Rubin & Strayer

Patología

MECANISMOS DE LA ENFERMEDAD HUMANA

8.ª edición

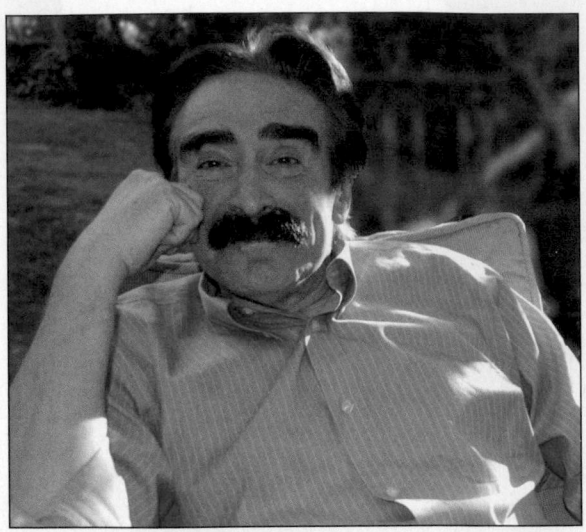

Editor
David S. Strayer, MD, PhD
Professor
Department of Pathology, Anatomy and Cell Biology
Sidney Kimmel Cancer Center
Thomas Jefferson University
Philadelphia, Pennsylvania

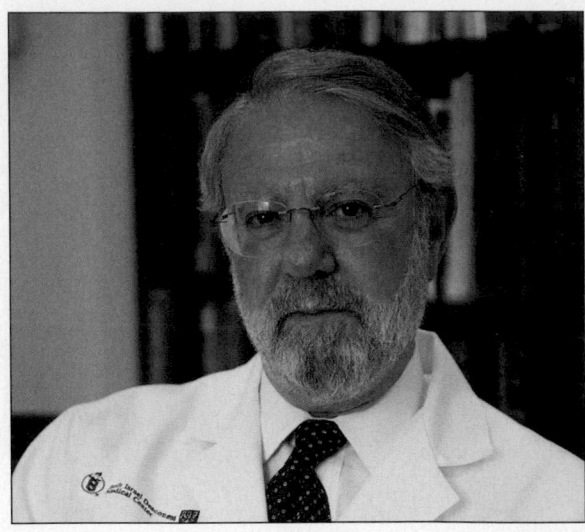

Editor
Jeffrey E. Saffitz, MD, PhD
Mallinckrodt Professor of Medicine
Harvard Medical School
Chairman, Department of Pathology
Beth Israel Deaconess Medical Center
Boston, Massachusetts

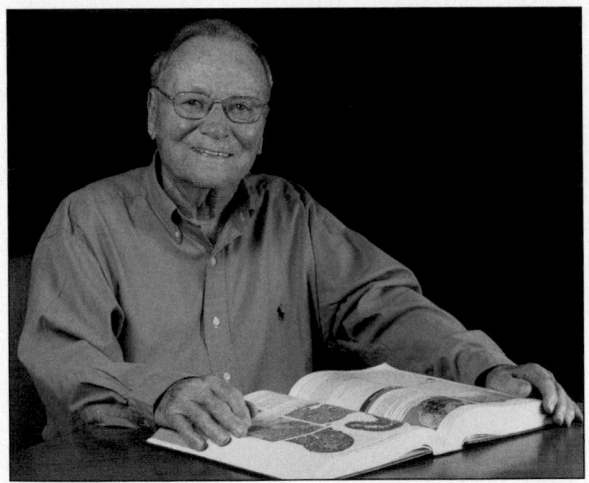

Founder and Consulting Editor
Emanuel Rubin, MD
Distinguished Professor of Pathology, Anatomy and Cell Biology
Sidney Kimmel Medical College of Thomas Jefferson University
Philadelphia, Pennsylvania

Rubin & Strayer

Patología

MECANISMOS DE LA ENFERMEDAD HUMANA

8.ª edición

EDITORES

David S. Strayer, MD, PhD
Professor
Department of Pathology, Anatomy and Cell Biology
Sidney Kimmel Cancer Center
Thomas Jefferson University
Philadelphia, Pennsylvania

Jeffrey E. Saffitz, MD, PhD
Mallinckrodt Professor of Medicine
Harvard Medical School
Chairman, Department of Pathology
Beth Israel Deaconess Medical Center
Boston, Massachusetts

EDITOR FUNDADOR Y CONSULTOR

Emanuel Rubin, MD
Distinguished Professor of Pathology, Anatomy and Cell Biology
Sidney Kimmel Medical College of Thomas Jefferson University
Philadelphia, Pennsylvania

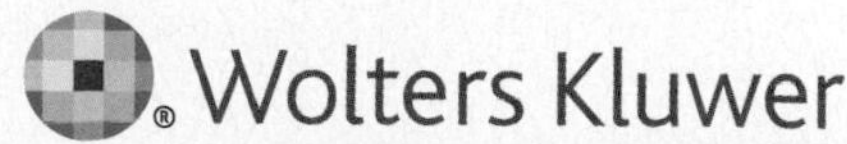

Philadelphia • Baltimore • New York • London
Buenos Aires • Hong Kong • Sydney • Tokyo

Av. Carrilet, 3, 9.ª planta – Edificio D
Ciutat de la Justícia
08902 L'Hospitalet de Llobregat
Barcelona (España)
Tel.: 93 344 47 18
Fax: 93 344 47 16
e-mail: consultas@wolterskluwer.com

Traducción de esta 8.ª edición
Wolters Kluwer

Traducción de la 7.ª edición
Dra. Diana Jiménez González
Especialista en Ginecología y Obstetricia, Subespecialista en Medicina Materno-Fetal, Hospital Médica Sur Lomas

Mauricio Federico Becker D'Acosta

Revisión científica
Dra. Atzin Andrea Angeles Romero
Profesora titular de Histología y de Bases Biológicas de la Enfermedad, Universidad Anáhuac Querétaro, Médico subespecialista en Patología Pediátrica adscrito al Hospital Infantil Teletón de Oncología. México

Dra. Oralia Barboza Quintana
Jefe del Servicio de Anatomía Patológica del Hospital Universitario de la Universidad Autónoma de Nuevo León. México.

Dr. Jesús Alberto Cortez Hernández
Médico anatomopatólogo, egresado del Centro Médico Nacional la Raza, IMSS, UNAM. Maestría en Docencia en Ciencias de la Salud, Universidad Autónoma de Sinaloa (UAS), Jefe del Departamento de Patología del Hospital de la Mujer de Culiacán Sinaloa, de la Secretaría de Salud (SSA), profesor investigador de la asignatura de Anatomía Patológica en la Universidad Autónoma de Sinaloa. México.

Dra. Laura Graciela Chávez Macías
Profesor titular de Neuropatología en la UNAM, Profesor titular de Patología de la Facultad de Medicina de la UNAM, Médico especialista en Patología en el Hospital General de México, Jefe de Neuropatología. México.

Dra. Mariana Tovar Echávarri
Jefa de Anatomía Patológica en Laboratorio Gamapath.
Profesor titular en Integración Básico Clínica en Facultad de Medicina, UNAM. México.

Dirección editorial: Carlos Mendoza
Editora de desarrollo: Núria Llavina
Gerente de mercadotecnia: Pamela González
Maquetación: Laura Romero/Alfonso Romero
Adaptación de portada: Alberto Sandoval
Impresión: QUAD/México

ISBN edición en español: 978-84-19284-03-7

Depósito legal: M-12142-2023

Edición en español de la obra original en lengua inglesa *Rubin's Pathology. Mechanisms of human disease,* 8th edition, de David S. Strayer y Jeffrey E. Saffitz, publicada por Wolters Kluwer.

Two Commerce Square
2001 Market Street
Philadelphia, PA 19103
ISBN edición original: 978-1-4963-8614-4

QUADM0623

Dedicamos esta edición de *Rubin & Strayer*. Patología a nuestras familias, que con paciencia soportaron nuestras largas horas de trabajo y nos proporcionaron aliento, sustento emocional y devoción sin fin ante nuestro trabajo en este volumen; a nuestros colegas y residentes, cuyo constante desafío y curiosidad ayudaron a informar nuestros esfuerzos y a enfocarlos en las necesidades de los estudiantes y profesionales de medicina de hoy y de mañana; a nuestros autores de capítulos, que han trabajado duro para reescribir y revisar este texto, y cuyos esfuerzos desinteresados hacen que este libro sea lo que es; y a los estudiantes de todo el mundo, con la esperanza de que ellos, sus carreras y, en última instancia, sus pacientes, puedan beneficiarse de los contenidos de este volumen.

A título personal, esta 8.ª edición también está dedicada a la cariñosa memoria de Marlene Strayer, PhD. I (DS), quien ha hecho carrera poniendo palabras en el papel (o en la pantalla del ordenador). Me siento incapaz de expresar hasta qué punto su amor, ingenio y comprensión fueron la piedra angular de mi vida, mi familia y mi carrera, y cómo hicieron posible mi participación en este libro de texto. Todo en ella era hermoso y cariñoso. Aunque su muerte y el sufrimiento de una terrible enfermedad nos dejan a mí y a mi familia mermados, aprecio cada momento que pasamos juntos e intento inspirarme en su valentía, calidez y bondad.

Colaboradores

Ronnie M. Abraham, MD
Dermatopathologist
Western Diagnostic Services Laboratory
Santa Barbara, California

Michael F. Allard, BSc, MD, FRCPC
Professor and Head of Pathology and Laboratory Medicine
University of British Columbia
Cardiovascular Pathologist
Pathology and Laboratory Medicine
St. Paul's Hospital
Vancouver, British Columbia, Canada

Jeffrey P. Baliff, MD
Clinical Assistant Professor
Department of Pathology, Anatomy and Cell Biology
Sidney Kimmel Medical College of Thomas Jefferson University
Philadelphia, Pennsylvania

Leomar Y. Ballester, MD, PhD
Assistant Professor
Pathology and Laboratory Medicine
University of Texas Health Science Center at Houston
Houston, Texas

Mary Beth Beasley, MD
Professor of Pathology
Mount Sinai Medical Center
New York, New York

John L. Berk, MD
Assistant Director
Amyloidosis Center/Department of Medicine
Boston University School of Medicine
Associate Professor of Medicine
Department of Medicine
Boston Medical Center
Boston, Massachusetts

Parul Bhargava, MD
Professor
Department of Laboratory Medicine
Medical Director, Clinical Laboratories at Moffitt-Long
University of California, San Francisco
San Francisco, California

Thomas W. Bouldin, MD
Professor
Department of Pathology and Laboratory Medicine
University of North Carolina at Chapel Hill
Attending Pathologist
University of North Carolina Hospitals
Chapel Hill, North Carolina

Emily Y. Chu, MD, PhD
Assistant Professor
Dermatology, Pathology, and Laboratory Medicine
Perelman School of Medicine, University of Pennsylvania
Hospital of the University of Pennsylvania
Philadelphia, Pennsylvania

Christine R. Bryke, MD
Instructor
Department of Pathology
Harvard Medical School
Medical Director
Cytogenetics Laboratory
Department of Pathology
Beth Israel Deaconess Medical Center
Boston, Massachusetts

Diane L. Carlson, MD
Affiliate Associate Professor
Department of Pathology
Florida Atlantic University College of Medicine
Boca Raton, Florida
Director
Breast and Head and Neck Pathology
Cleveland Clinic Florida
Weston, Florida

Philip L. Cohen, MD
Professor Emeritus
Department of Medicine, Section of Rheumatology
Lewis Katz School of Medicine at Temple University
Philadelphia, Pennsylvania

Myron I. Cybulsky, MD
Professor
Department of Laboratory Medicine and Pathology
University of Toronto
Staff Pathologist
Laboratory Medicine Program
University Health Network
Toronto, Ontario, Canada

Jeffrey M. Davidson, PhD
Professor
Department of Pathology, Microbiology and Immunology
Vanderbilt University Medical Center
Nashville, Tennessee

Elizabeth G. Demicco, MD, PhD
Associate Professor
Department of Laboratory Medicine and Pathobiology
University of Toronto
Staff Pathologist
Department of Pathology and Laboratory Medicine
Mount Sinai Hospital
Toronto, Ontario, Canada

Luisa A. DiPietro, DDS, PhD
Professor
Periodontics Department
University of Illinois at Chicago
Chicago, Illinois

Gregory N. Fuller, MD, PhD
Professor and Chief Neuropathologist
Department of Pathology
The University of Texas MD Anderson Cancer Center
Houston, Texas

David E. Elder, MD, ChB, FRCPA
Professor of Pathology and Laboratory Medicine
Hospital of the University of Pennsylvania
Philadelphia, Pennsylvania

Alina Dulau Florea, MD
Hematopathologist
Staff Physician
Department of Laboratory Medicine
Clinical Center
National Institutes of Health
Bethesda, Maryland

Joaquín J. García, MD
Associate Professor
Mayo Clinic School of Medicine
Vice Chair, Anatomic Pathology
Department of Laboratory Medicine and Pathology
Mayo Clinic
Rochester, Minnesota

Roberto A. Garcia, MD
Associate Attending Pathologist
Pathology and Laboratory Medicine
Hospital for Special Surgery
New York, New York

Jonathan N. Glickman, MD, PhD
Associate Professor
Department of Pathology
Harvard Medical School
Director of Surgical Pathology
Beth Israel Deaconess Medical Center
Boston, Massachusetts

Krzysztof Glomski, MD, PhD
Resident
Department of Pathology
Massachusetts General Hospital
Boston, Massachusetts

J. Clay Goodman, MD, FAAN
Professor
Departments of Pathology and Laboratory Medicine, and Neurology
Baylor College of Medicine
Houston, Texas

Avrum I. Gotlieb, MDCM, FRCPC
Professor
Department of Laboratory Medicine and Pathobiology
University of Toronto
Toronto, Ontario, Canada

Jennifer L. Hammers, DO
Cyril H. Wecht and Pathology Associates
Pittsburgh, Pennsylvania

J. Charles Jennette, MD
Kenneth M. Brinkhous Distinguished Professor and Chair
Department of Pathology and Laboratory Medicine
School of Medicine
Chief of Pathology and Laboratory Medicine Services
UNC Hospitals
Executive Director, UNC Nephropathology Division
University of North Carolina at Chapel Hill
Chapel Hill, North Carolina

Kim HooKim, MD
Assistant Professor
Department of Pathology, Anatomy and Cell Biology
Thomas Jefferson University
Philadelphia, Pennsylvania

S. David Hudnall, MD
Professor
Department of Pathology and Laboratory Medicine
Yale University School of Medicine
Attending Hematopathologist
Department of Pathology and Laboratory Medicine
Yale New Haven Hospital
New Haven, Connecticut

Sergio A. Jimenez, MD
Professor and Co-Director
Jefferson Institute of Molecular Medicine
Director, Connective Tissue Diseases Section
Associate Director, Joan and Joel Rosenbloom Center for Fibrotic Diseases,
Director, Scleroderma Center
Thomas Jefferson University
Philadelphia, Pennsylvania

Lawrence C. Kenyon, MD, PhD
Associate Professor
Department of Pathology, Anatomy and Cell Biology
Thomas Jefferson University
Surgical Pathologist and Neuropathologist
Department of Pathology
Thomas Jefferson University Hospital
Philadelphia, Pennsylvania

Michael J. Klein, MD
Professor
Pathology and Laboratory Medicine
Weill Cornell School of Medicine
Pathologist in Chief Emeritus
Pathology and Laboratory Medicine
Hospital for Special Surgery
New York, New York

David S. Klimstra, MD
Professor
Pathology and Laboratory Medicine
Weill Cornell Medical College
Attending Pathologist and Chairman
Department of Pathology
Memorial Sloan Kettering Cancer Center
New York, New York

David Benner Lombard, MD, PhD
Associate Professor
Department of Pathology and Institute of Gerontology
Attending Pathologist
Department of Pathology
University of Michigan
Ann Arbor, Michigan

Barbara A. Sampson, MD, PhD
Chief Medical Examiner
Office of Chief Medical Examiner
Chairman and Professor
Forensic Medicine
NYU Langone Medical Center
New York, New York

Scott B. Lovitch, MD, PhD
Instructor
Department of Pathology
Harvard Medical School
Associate Pathologist
Department of Pathology
Brigham and Women's Hospital
Boston, Massachusetts

Peter A. McCue, MD
Professor
Department of Pathology
Thomas Jefferson University
Philadelphia, Pennsylvania

Bruce Maxwell McManus, MD, PhD
Professor
Department of Pathology and Laboratory Medicine
University of British Columbia
Chief Executive Officer
PROOF Centre of Excellence
St. Paul's Hospital
Vancouver, British Columbia, Canada

Anna Marie Mulligan, MB BCh, MSc, FRCPath (UK)
Associate Professor
Department of Laboratory Medicine and Pathobiology
University of Toronto
Staff Pathologist
Laboratory Medicine Program
University Health Network
Toronto, Ontario, Canada

George L. Mutter, MD
Professor of Pathology
Department of Pathology
Harvard Medical School
Pathologist
Division of Women's and Perinatal Pathology
Brigham and Women's Hospital
Boston, Massachusetts

Vania Nosé, MD, PhD
Professor
Department of Pathology
Harvard Medical School
Associate Chief, Anatomic and Molecular Pathology
Department of Pathology
Massachusetts General Hospital
Boston, Massachusetts

Frances P. O'Malley, MB, FRCPC
Professor Emerita
Department of Laboratory Medicine and Pathobiology
University of Toronto
Consulting Pathologist
Department of Laboratory Medicine
Humber River Hospital
Toronto, Ontario, Canada

Arief Antonius Suriawinata, MD
Professor
Department of Pathology and Laboratory Medicine
Geisel School of Medicine at Dartmouth
Hanover, New Hampshire
Section Chief of Anatomic Pathology
Department of Pathology and Laboratory Medicine
Dartmouth-Hitchcock Medical Center
Lebanon, New Hampshire

Jaime Prat, MD, PhD, FRCPath
Professor of Pathology
Department of Pathology
Autonomous University of Barcelona Medical School
Senior Consultant
Department of Pathology
Hospital de la Santa Creu i Sant Pau
Barcelona, Spain

Gordana Raca, MD, PhD
Associate Professor of Pathology, USC Keck School of Medicine
Director of Clinical Cytogenomics, Center for Personalized Medicine
Department of Pathology and Laboratory Medicine, Children's Hospital Los Angeles
Los Angeles, California

Daniel Remick, MD
Chair and Professor
Department of Pathology and Laboratory Medicine
Boston University School of Medicine
Chief
Pathology and Laboratory Medicine
Boston Medical Center
Boston, Massachusetts

Emanuel Rubin, MD
Professor and Chair Emeritus
Department of Pathology, Anatomy and Cell Biology
Sidney Kimmel Medical College of Thomas Jefferson University
Philadelphia, Pennsylvania

Jeffrey E. Saffitz, MD, PhD
Mallinckrodt Professor of Pathology
Department of Pathology
Harvard Medical School
Pathologist-in-Chief
Department of Pathology
Beth Israel Deaconess Medical Center
Boston, Massachusetts

David A. Schwartz, MD, MS Hyg, FCAP
Clinical Professor
Department of Pathology
Medical College of Georgia
Augusta University
Augusta, Georgia

Gregory C. Sephel, PhD
Associate Professor
Department of Pathology, Microbiology and Immunology
Vanderbilt University School of Medicine
Director, Clinical Pathology
Department of Pathology and Laboratory Medicine
Veterans Affairs Tennessee Valley Healthcare System
Nashville, Tennessee

Harsharan Kaur Singh, MD
Professor of Pathology and Laboratory Medicine
Director, Electron Microscopy Services, UNC Health Care
Associate Director, Division of Nephropathology
Department of Pathology and Laboratory Medicine
The University of North Carolina at Chapel Hill
Chapel Hill, North Carolina

Elias S. Siraj, MD, Dr Med
Professor and Chief
Endocrinology and Metabolic Disorders
Eastern Virginia Medical School
Norfolk, Virginia

Edward Benjamin Stelow, MD
Professor
Department of Pathology
University of Virginia
Charlottesville, Virginia

Isaac Ely Stillman, MD
Associate Professor
Department of Pathology
Harvard Medical School
Director, Renal Pathology Service
Department of Pathology
Beth Israel Deaconess Medical Center
Boston, Massachusetts

Alan Lewis Schiller, MD
Founding Chair and Professor
Department of Pathology
Nova Southeastern University
Fort Lauderdale, Florida
Director—Pathology Residency
Department of Pathology
Kendall Regional Medical Center
Miami, Florida
Professor and Chair Emeritus of Pathology
Icahn School of Medicine at Mount Sinai
New York, New York

David S. Strayer, MD, PhD
Professor
Department of Pathology, Anatomy and Cell Biology
Sidney Kimmel Cancer Center
Thomas Jefferson University
Philadelphia, Pennsylvania

William D. Travis, MD
Professor of Pathology
Department of Pathology
Weill Medical College of Cornell University
Attending Thoracic Pathologist
Department of Pathology
Memorial Sloan Kettering Cancer Center
New York, New York

Kevin Jon Williams, MD
Professor of Medicine and Chief, Section of Endocrinology, Diabetes, and Metabolism
Department of Medicine
Lewis Katz School of Medicine at Temple University
Philadelphia, Pennsylvania
Visiting Professor
Department of Molecular and Clinical Medicine
Sahlgrenska Academy of the University of Gothenburg
Gothenburg, Sweden

Nasreen A. Syed, MD
Clinical Professor
Departments of Ophthalmology and Pathology
Director
F.C. Blodi Eye Pathology Laboratory
Department of Ophthalmology and Visual Sciences
University of Iowa
Iowa City, Iowa

Swan N. Thung, MD
Professor
Department of Pathology
Icahn School of Medicine at Mount Sinai
Director of Liver Pathology Division
Department of Pathology
Mount Sinai Medical Center
New York, New York

Jeffrey S. Warren, MD
Aldred S. Warthin Endowed Professor
Department of Pathology
University of Michigan
Director, Clinical Immunology
Department of Pathology
Michigan Medicine
Ann Arbor, Michigan

Olga K. Weinberg, MD
Assistant Professor
Department of Pathology
Harvard Medical School
Director of Hematopathology and Flow Cytometry Lab
Department of Pathology
Boston Children's Hospital
Boston, Massachusetts

Bobby Yanagawa, MD, PhD, FRCSC
Assistant Professor
Department of Medicine
University of Toronto
Surgeon
Division of Cardiac Surgery
St. Michael's Hospital
Toronto, Ontario, Canada

Vaishali Sanchorawala, MD
Director
Amyloidosis Center
Boston University School of Medicine
Professor
Department of Medicine
Boston Medical Center
Boston, Massachusetts

Prefacio

Hace poco más de 100 años, en 1910, Abraham Flexner publicó un informe en el que evaluaba la educación médica en Estados Unidos. La encontró deficiente. Gravemente deficiente. Muchas facultades de medicina no basaban su enseñanza en los sólidos principios científicos que sustentan la medicina. Muchas eran privadas, dirigidas a enriquecer a un pequeño número de personas, en lugar de enseñar medicina. La preparación de los estudiantes para la profesión médica era deficiente, debido a una instrucción científica inadecuada, una experiencia insuficiente con la atención al paciente y otras deficiencias. En poco tiempo, alrededor de una tercera parte de las facultades de medicina del país cerraron. Los exámenes para obtener la licencia médica se convirtieron en la norma. A ello le siguió, y continúa, una era extraordinaria de descubrimientos científicos que han proporcionado a la medicina fundamentos intelectuales que han tenido un impacto masivo en la salud humana, han vencido o reducido el impacto social de muchas enfermedades y han hecho avanzar nuestra comprensión de las condiciones humanas normales y anómalas.

Nuestro conocimiento de la química y la bioquímica, la biología celular y molecular, la fisiología y la fisiopatología, las ciencias de la población y el medio ambiente, la anatomopatología y la microbiología, la genética y la genómica, y muchos otros campos, ha crecido como la espuma. Este crecimiento del conocimiento y la comprensión ha posibilitado el desarrollo de tratamientos hasta ahora inimaginables que han convertido enfermedades antes inexorablemente mortales en asuntos rutinarios que se abordan con displicencia en la práctica médica diaria.

Ha dado lugar a vacunas que han eliminado (o casi eliminado) plagas que mataron y destruyeron las vidas de incontables millones de personas en el pasado. Es de esperar que la labor de prevención de enfermedades continúe (y siga avanzando) por la senda de los descubrimientos y desarrollos científicos básicos, a pesar de los segmentos de la sociedad que distorsionan, menosprecian y restan importancia a gran parte de la ciencia que ha evitado tanto sufrimiento y salvado tantas vidas.

En la enseñanza de la medicina, este crecimiento explosivo y continuo de nuestra comprensión sobre la salud y la enfermedad humanas ha empezado a parecer formidable y abrumador. Así, se ha puesto de moda dar por sentados los fundamentos científicos de la medicina y considerar la ciencia, que ha hecho posible tantas cosas, como árida, arcana y de relevancia periférica para el cuidado diario de los pacientes. Esta tendencia en la enseñanza de la medicina a tratar las ciencias médicas básicas como si fueran geología o astrofísica (temas serios, sin duda, pero demasiado alejados de la actividad asistencial como para merecer una atención significativa) se produce en un momento en el que, más que nunca, hay que saber. Estas tendencias nos preocupan.

También tienen un coste considerable. Cada vez se conocen mejor las enfermedades establecidas y surgen otras nuevas. La terapéutica se basa cada vez más en el engranaje de la bioquímica básica, la fisiopatología, la genética y la biología molecular, y es cada vez más precisa y sofisticada a la hora de dirigirse a pasos y mediadores específicos de la enfermedad. Esta dependencia cada vez mayor de los fundamentos aportados por las ciencias médicas básicas exige que los médicos comprendan en mayor profundidad, y no en menor, la naturaleza de las enfermedades que tratan y los principios científicos que aplican en su tratamiento. Puede ser tentador descartar la inversión de energía en la comprensión de la patogenia de la enfermedad y los mecanismos de la terapéutica, por una insistencia profesada, molesta y rancia en memorizar minucias. Pero cada paciente es un individuo. Si uno está diagnosticando y tratando a personas enfermas, debería tener una buena idea de lo que está haciendo y por qué, en lugar de (como es una tendencia actual) seguir guiones formulistas diseñados por otra persona para pacientes genéricos (entender lo que se hace es, por supuesto, una buena idea en cualquier circunstancia, y especialmente cuando se trata a pacientes). Solo entonces un profesional de la medicina puede comprender los síntomas y las presentaciones clínicas. Solo entonces podrá aplicar los tratamientos adecuados. Solo entonces tendrán sentido las consecuencias de esos tratamientos, que deberán buscarse, evaluarse y abordarse de manera adecuada. En una época en la que se calcula que cerca de un cuarto de millón de muertes anuales en Estados Unidos son consecuencia directa de los efectos imprevistos de intervenciones médicas cada vez más sofisticadas, no puede ser más importante que los médicos comprendan la patogenia de las enfermedades que aquejan a sus pacientes, cómo se supone que los tratamientos logran resultados beneficiosos y cuáles son las ramificaciones (buenas y malas) de estos tratamientos.

Este es un libro de texto de Patología. Como médicos, nuestro adversario es la enfermedad. Con el fin de ayudar a los médicos en desarrollo, esperamos alimentar su comprensión de lo que se enfrentan, con la creencia de que la fuerza profesional y la eficacia residen en esa comprensión. Nos centramos aquí, como indica el subtítulo, en los mecanismos de la enfermedad humana.

Nuestro objetivo es ayudar a los futuros internistas, pediatras, cirujanos y otros profesionales a prepararse para sus especialidades, familiarizándoles con sus oponentes y cómo se comportan: cómo se desarrollan las enfermedades y cómo afectan a los pacientes. Proporcionamos una base sobre la que los futuros clínicos de todas las especialidades pueden construir.

La anatomopatología está bien posicionada para esta tarea, ya que, como especialidad clínica, su objetivo fundamental es contar historias. No se trata solo de una compilación de hechos agobiantes y aislados, o de caminos nebulosos e innominados que deben memorizarse y olvidarse rápidamente. Es el drama de la inevitable fragilidad y mortalidad humanas que nos afecta a cada uno de nosotros, presentado como conceptos y principios para comprender y aplicar. No se trata solo de la enfermedad, sino también de lo que las personas se hacen unas a otras. De ahí la importancia de nuestros debates sobre patología medioambiental y forense. Aunque puede pasarse por alto fácilmente en medio de las presiones de tiempo y financieras de la práctica médica actual, la anamnesis de cada paciente es un cuento que comienza con la serie de influencias sociales, ambientales, familiares y de otro tipo que influyen en la vida y la salud de una persona, y luego continúa con la enfermedad actual y su curso. Como el hilo que envuelve un paquete, la anatomopatología intenta dar sentido a estos elementos, vincularlos para convertir la presentación y el curso de un paciente en una narración inteligible.

En este sentido, tratamos de ofrecer a los estudiantes de medicina la base que necesitan para prepararse para diagnosticar y tratar a los pacientes, y optamos por presentar aquí lo que es básicamente importante para todos los médicos, así como por dejar de lado los temas que es mejor dejar para publicaciones más especializadas. Aun así, lo que hay que entender sigue siendo abrumador. Por ello, hemos intentado centrarnos en lo que los estudiantes de medicina *deben* saber para convertirse en buenos médicos, prepararse para toda una vida de aprendizaje profesional y comprender cómo los avances de las ciencias médicas afectarán a sus pacientes. Teniendo en cuenta lo que un buen médico debe entender, así como el tiempo y la energía limitados de los estudiantes, hemos intentado evitar ser exhaustivos y hemos preferido, en su lugar, ser útiles.

Nuestro enfoque es integrador. Muchos procesos y enfermedades afectan múltiples sistemas orgánicos, y es mejor entenderlos como tales. No basta, por ejemplo, con describir el envejecimiento como una serie de efectos separados sobre las células en cultivo, o sobre el encéfalo o el sistema cardiovascular. Como podemos atestiguar por experiencia propia, el envejecimiento (aparte de la dudosa sabiduría que algunos creen que le acompaña) afecta casi todo lo que hace una persona, y lo que puede y no puede hacer. Sus efectos sobre un sistema orgánico están inextricablemente ligados a sus efectos sobre otros.

En consecuencia, incluimos una sección sobre procesos sistémicos (envejecimiento, enfermedades autoinmunitarias sepsis y embarazo, así como amiloidosis y obesidad, diabetes y sus consecuencias) que afectan a seres humanos completos, más allá de los efectos aislados en riñones, pulmones o articulaciones. Estos debates integrados deberían ayudar a presentar y comprender estos procesos y sus efectos sobre la salud. Los capítulos dedicados a órganos concretos siguen tratando las manifestaciones respectivas de estos procesos.

Los libros de texto impresos tradicionales están siendo reemplazados por textos en dispositivos portátiles. Los cursos de las facultades de medicina preparan sus propios programas. La información en línea y otros recursos son abundantes (aunque no siempre fiables). Muchos profesores consideran que su tiempo y energía se invierten mejor viendo pacientes, investigando o administrando. Algunos estudiantes pueden pensar que la clave para orientarse en medicina es consultar sin cesar compendios de preguntas y respuestas de memoria rápida, en lugar de desarrollar su comprensión leyendo debates sistemáticos (como este).

Aquí, expertos de todo el mundo presentan una comprensión exhaustiva, pero digerible, de cómo se producen las enfermedades y, esperamos, estimulan el entusiasmo por los avances médicos que aún están por llegar. El conocimiento médico siempre está en constante evolución. Esta nueva edición es muy diferente de sus predecesoras. Muchos capítulos se han reescrito o revisado ampliamente. Se han añadido temas de actualidad, como el cambio climático. Nuevos autores en 16 capítulos se unen a los destacados colaboradores cuyos continuos esfuerzos han sido tan valiosos y ejemplifican este objetivo. El trabajo dedicado y desinteresado de todos estos autores es la columna vertebral de este libro de texto. No podemos agradecérselo lo suficiente.

Hacemos hincapié en lo que se sabe, pero también señalamos los límites de nuestros conocimientos actuales. Esperamos que las mentes inquisitivas encuentren aquí una puerta para seguir explorando, y que los estudiantes y colegas compartan la emoción del descubrimiento que hemos tenido el privilegio de experimentar en nuestra educación y carreras.

Rubin & Strayer. Patología siempre se ha caracterizado por su coherencia estilística y legibilidad, su presentación sorprendentemente visual, su aplicación eficaz de dibujos mecanicistas y color a su descripción de los mecanismos de la enfermedad, y su enfoque en la actualidad y la relevancia clínica en todo el material presentado. El contenido adicional incluido está diseñado para ayudar a los estudiantes a aprender y a los profesores a enseñar. Los editores y autores están decididos a lograr estos objetivos, y creen que la educación médica puede proporcionarse mejor en este formato.

David S. Strayer, MD, PhD
Filadelfia, 2019

Jeffrey E. Saffitz, MD, PhD
Boston, 2019

Agradecimientos

Muchas personas dedicadas, demasiadas para enumerarlas, aportaron ideas que hicieron posible esta 8.ª edición de *Rubin & Strayer*. Patología. Los editores desean expresar su especial agradecimiento al personal directivo y editorial de Wolters Kluwer, y en particular a Crystal Taylor, Nancy Dickson y Andrea Vosburgh, cuyo aliento y apoyo en todas las fases de esta empresa nos ha conmovido personalmente y ha sido clave para el éxito de la publicación de este texto y su contenido adicional.

Los editores agradecen también las contribuciones de nuestros colegas que participaron en la redacción de ediciones anteriores y de quienes ofrecieron sugerencias e ideas para la presente edición.

Stuart A. Aaronson
Mohammad Alomari
Adam Bagg
Karoly Balogh
Sue Bartow
Douglas P. Bennett
Marluce Bibbo
Hugh Bonner
Patrick J. Buckley
Lindas A. Cannizzaro
Stephen W. Chensue
Daniel H. Connor
Jeffrey Cossman
John E. Craighead
Mary Cunnane
Ivan Damjanov
Giulia DeFalco
Hormuz Ehya
Joseph C. Fantone
John L. Farber
Kevin Furlong
Antonio Giordano
Barry J. Goldstein
Leana A. Guerin
Stanley R. Hamiliton
Terrence J. Harrist
Philip N. Hawkins
Arthur P. Hays
Steven K. Herrine
Kendra Iskander
Serge Jabbour
Robert B. Jennings
Kent J. Johnson
Anthony A. Killeen
Robert Kisilevsky
Gordan K. Klintworth
William D. Kocher
Robert J. Kurman
Ernest A. Lack
Shauying Li
Amber Liu
Antonio Martinez-Hernandez
Steven McKenzie
Wolfgang J. Mergner
Maria J. Merino
Marc Micozzi
Frank Mitros
Hedwig S. Murphy
George L. Mutter
Victor J. Navarro
Adebeye O. Osunkoya
Juan Palazzo
Stephen Peiper
Robert O. Peterson
Roger J. Pomerantz
Martha Quezado
Timothy R. Quinn
Stanley J. Robboy
Raphael Rubin
Brian Schapiro
Roland Schwarting
Stephen M. Schwartz
Benjamin H. Spargo
Charles Steenbergen, Jr.
Craig A. Storm
Steven L. Teitelbaum
Ann D. Thor
John Q. Trojanowski
Benjamin F. Trump
Ricardo Valdez
Jianzhou Wang
Beverly Y. Wang
Bruce M. Wenig
Mary Zutter

Contenido

Sección II Enfermedades de los sistemas de órganos individuales

CAPÍTULO 10

Vasos sanguíneos 440

Avrum I. Gotlieb, Myron I. Cybulsky

CAPÍTULO 11

El corazón 477

Jeffrey E. Saffitz

CAPÍTULO 12

Aparato respiratorio 534

Mary Beth Beasley, William D. Travis

CAPÍTULO 13

Tubo digestivo 598

Jeffrey P. Baliff, Jonathan N. Glickman

Sección I

Mecanismos de la enfermedad

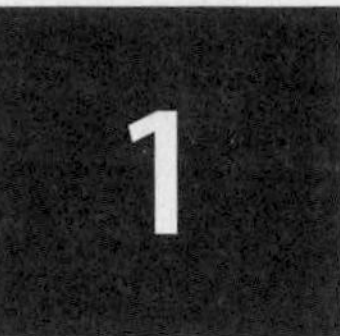

1 Adaptación, lesión y muerte celular

David S. Strayer, Jeffrey E. Saffitz

Para entender la enfermedad, hay que empezar por estudiar los mecanismos de lesión celular y sus consecuencias. A continuación, se estudian los mecanismos de lesión hística y sus consecuencias, y así sucesivamente. Este estudio comienza con el reconocimiento de que las células se mantienen en un entorno hostil: deben generar energía y, por tanto, deben mantener una barrera estructural y funcional entre ellas y su entorno. Para ello, se requiere una vigilancia constante, función de la que se encarga la membrana plasmática:

- Mantiene una composición iónica interna constante frente a los muy extensos gradientes químicos entre los compartimentos interno y externo.
- Deja pasar selectivamente algunas moléculas al mismo tiempo que excluye o expulsa otras.
- Proporciona una envoltura estructural para alojar los componentes encargados de la información, síntesis y catabolismo de la célula.
- Crea un ambiente en el que albergar las moléculas de la transducción de señales que establecen la comunicación entre los medios externo e interno.

Las células deben ser capaces de adaptarse a las condiciones ambientales adversas, como los cambios de temperatura, concentración de soluto, aporte de oxígeno, presencia de agentes nocivos, etcétera.

La evolución de los organismos multicelulares reduce la carga de peligrosidad de cada célula al establecer un ambiente extracelular controlado en el que la temperatura, la oxigenación, el contenido iónico y el aporte de nutrientes se mantienen relativamente constantes. Esto también permitió el lujo de que las células se diferenciaran en una enorme variedad de funciones distintas, como el almacenamiento de energía (hepatocitos con glucógeno y adipocitos con lípidos), la comunicación (neuronas), la actividad contráctil (músculo cardíaco), la síntesis de proteínas o de péptidos para la exportación (células pancreáticas y endocrinas), la absorción (intestino) y la defensa frente a invasores extraños (sistema inmunitario).

A pesar de estas adaptaciones, los cambios en los entornos interno y externo de los organismos provocan alteraciones en sus células constituyentes. ***Los patrones de respuesta a tales situaciones de enfermedad constituyen la base celular de la enfermedad.***

Si una lesión supera la capacidad de adaptación de la célula, esta morirá. Una célula expuesta a una lesión subletal persistente dispone de un repertorio limitado de respuestas, cuya expresión interpretaremos como prueba de lesión celular. ***Así pues, la enfermedad comienza con la lesión celular y de órganos y las consecuencias de dichas lesiones.***

LESIONES CELULARES E HÍSTICAS REVERSIBLES

Para hacer frente a los cambios en las afecciones ambientales, las células tienen canales iónicos que se abren o se cierran. Las células desintoxican las sustancias químicas nocivas. Almacenan energía en forma de grasa o glucógeno que pueden movilizar cuando se requiera. Sus procesos catabólicos les permiten segregar las partículas internas. La lesión celular aguda se manifiesta cuando los cambios ambientales superan la capacidad de la célula para mantener la homeostasis normal. Si desaparece a tiempo la situación de estrés o si la célula puede resistir el envite, la lesión celular será reversible y se recuperará completamente la integridad funcional y estructural. Por ejemplo, cuando se interrumpe el riego sanguíneo en el corazón durante menos de 30 min, el restablecimiento del riego sanguíneo permite reparar el daño estructural y recuperar la función. Las células también pueden verse expuestas a fuentes de estrés subletales persistentes, como la irritación mecánica de la piel o la exposición de la mucosa bronquial al humo del tabaco, en cuyo caso consigue adaptarse a la lesión reversible de muchas formas, cada una con su contrapartida morfológica.

Por otra parte, si la situación de estrés se agrava, se producirá una lesión irreversible que conducirá a la muerte celular. El momento preciso en el cual la lesión reversible se convierte en irreversible, es decir, el «punto sin retorno», se desconoce actualmente.

La tumefacción hidrópica consiste en un aumento reversible del volumen celular

En la tumefacción hidrópica, el aumento del contenido de agua celular hace que la célula se hinche y que el citoplasma se agrande y palidezca. El núcleo tiene una localización normal (fig. 1-1). La tumefacción hidrópica es el reflejo de una lesión celular aguda y reversible, causada por diversos estímulos, como toxinas químicas y biológicas, infecciones víricas o bacterianas, isquemia o calor o frío excesivos.

En la tumefacción hidrópica, el número de orgánulos permanece constante, pero parecen estar dispersos en un volumen mayor. El exceso de líquido se acumula principalmente en las cisternas del retículo endoplásmico (RE). Estas están visiblemente dilatadas, presuntamente porque los cambios iónicos transportan agua a este compartimento (fig. 1-2).

La tumefacción hidrópica se produce cuando la célula no puede controlar las concentraciones iónicas en el citoplasma, lo que a su vez conduce a una alteración de la regulación del volumen celular. En esta falta de regulación, en particular para el sodio, intervienen tres componentes: *(1)* membrana plasmática, *(2)* bomba de sodio de la membrana plasmática (Na^+) y *(3)* trifosfato de adenosina (ATP). Una membrana plasmática intacta impide el flujo de iones impulsados por el gradiente, especialmente el flujo de Na^+ desde el líquido extracelular hacia la célula, y la salida de potasio (K^+) de la célula. La barrera frente al sodio es imperfecta y la permeabilidad relativa a ese ion le permite entrar pasivamente en la célula. Para compensar esta intrusión, la bomba de sodio en la membrana plasmática (Na^+/K^+-ATPasa), que obtiene la energía del ATP, expulsa el sodio de la célula. Los agentes nocivos pueden interferir en este proceso regulado por la membrana *(1)* mediante el aumento de la permeabilidad de la membrana plasmática al sodio, por lo que la bomba de sodio ve superada su capacidad de expulsión del ion; *(2)* el daño directo a la bomba; o *(3)* la privación a la bomba de su combustible al interferir con la síntesis de ATP. En cualquier caso, si el sodio se acumula en la célula, el agua intracelular también debe aumentar para mantener las condiciones isosmóticas, con la consiguiente tumefacción de la célula.

Cambios subcelulares en las células con lesiones reversibles

- **Retículo endoplásmico (RE)**: en la tumefacción hidrópica, las cisternas del RE se distienden por el líquido acumulado (fig. 1-2B). Los polisomas fijados a la membrana pueden disgregarse y desprenderse de la superficie del RE rugoso (fig. 1-2C).
- **Mitocondrias**: en algunas formas de lesión aguda, en particular la isquemia (suministro insuficiente de oxígeno por parte de la sangre; *v.* más adelante), las mitocondrias se hinchan (fig. 1-2D). Esto se debe a la disipación del gradiente energético mitocondrial (potencial de membrana), lo que perjudica el control del volumen. Estos efectos desaparecerán completamente cuando la célula se recupere.
- **Membrana plasmática**: en ocasiones se observan burbujas en la membrana plasmática (evaginaciones focales de citoplasma). Pueden desprenderse de la membrana hacia el entorno externo sin perjudicar la viabilidad de la célula.
- **Núcleo**: la lesión reversible del núcleo se manifiesta principalmente como una segregación de los componentes fibrilares y granulares del nucléolo. A veces, el componente granular disminuye, lo que deja solo un núcleo fibrilar.

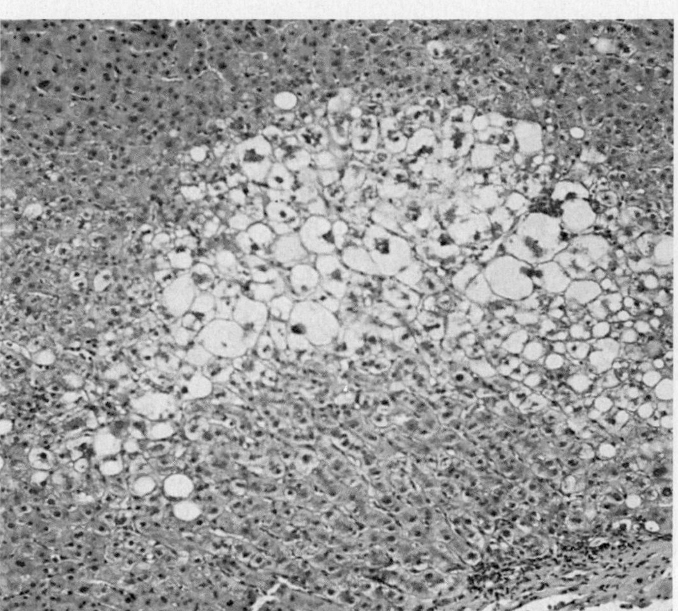

FIGURA 1-1. Tumefacción hidrópica. El hígado de un paciente con lesión tóxica hepática muestra una grave tumefacción hidrópica en la zona centrolobulillar. Los hepatocitos afectados presentan el núcleo en el centro y un citoplasma distendido (inflado) por exceso de líquido.

Estas alteraciones en los orgánulos celulares (fig. 1-3) alteran las funciones de la célula (p. ej., reducen la síntesis de proteínas o reducen la producción de energía). ***Una vez disipado el estrés que causó la lesión reversible, por definición, la célula recupera su estado normal***.

La privación de oxígeno puede causar daño celular

Si el riego sanguíneo a un tejido se interrumpe o disminuye, las células afectadas carecerán del oxígeno adecuado para su funcionamiento normal. En esta situación, denominada *isquemia*, las células no pueden producir ATP mediante el metabolismo aerobio. En su lugar, generan ATP, con poca eficacia, por vía anaerobia. La isquemia desencadena una serie de desequilibrios químicos y de pH, que se acompañan de una mayor generación de radicales libres nocivos (*v.* más adelante). Las células pueden recuperarse de los daños causados por períodos cortos de isquemia si se restablece la circulación. Sin embargo, los períodos prolongados de isquemia provocan lesiones celulares irreversibles y muerte. Los mecanismos de daño celular se exponen a continuación.

El almacenamiento intracelular es la retención de materiales dentro de una célula

Cualquier sustancia puede ser normal o anómala, endógena o exógena, perjudicial (nociva) o inocua.

- Los **nutrientes**, como las grasas, el glucógeno, las vitaminas y los minerales, se almacenan para su uso posterior.

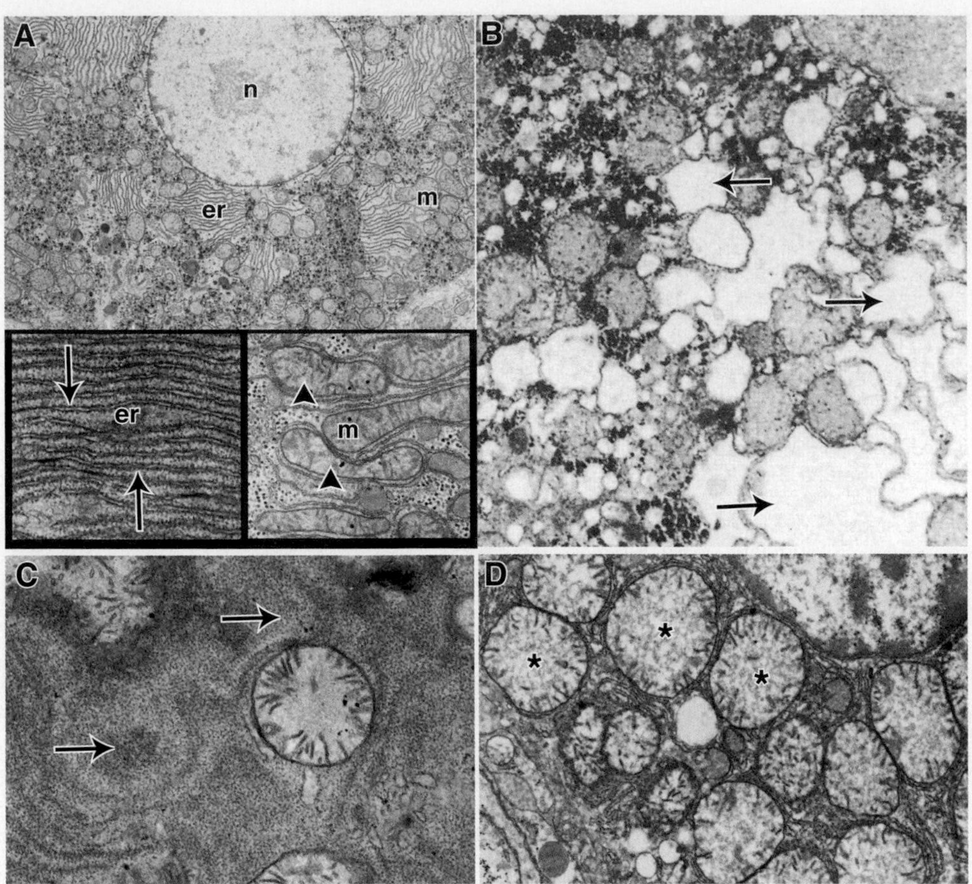

FIGURA 1-2. Cambios subcelulares en la lesión celular reversible. A. Microfotografía electrónica de un hepatocito normal en la que se observan conjuntos paralelos y muy organizados de retículo endoplásmico (RE) rugoso (*flechas*, *recuadro izquierdo*) y mitocondrias normales (*puntas de flecha*, *recuadro derecho*). *n* = núcleo; *m* = mitocondrias; *re* = retículo endoplásmico. **B.** En la tumefacción hidrópica, las cisternas del RE están dilatadas por el exceso de líquido (*flechas*). **C.** Desagregación de los ribosomas fijados a la membrana en una lesión hepática aguda y reversible, con ribosomas desprendidos de las membranas del RE y acumulándose libres en el citosol (*flecha*) (compárese con el recuadro de **A**, arriba). **D.** Las mitocondrias se hinchan en la lesión isquémica aguda, con una matriz menos densa y crestas menos prominentes (*; compárese con **A**, recuadro derecho).

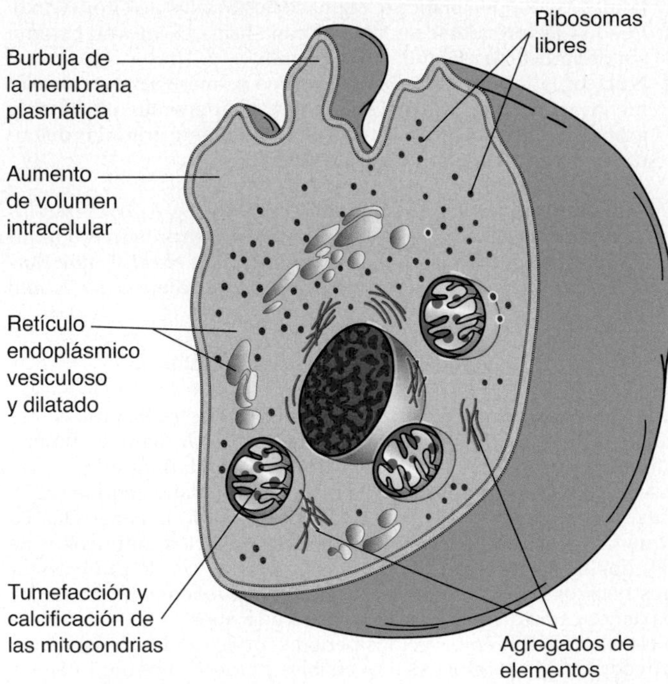

FIGURA 1-3. Cómo afecta la lesión celular reversible a las células.

- Los **fosfolípidos degradados**, procedentes del recambio de membranas, se almacenan en los lisosomas y pueden reciclarse.
- Las **sustancias que no se metabolizan** se acumulan en las células. Entre estas se encuentran: *(1)* sustratos endógenos que no se procesan porque falta una enzima clave (tesaurismosis hereditarias), *(2)* pigmentos endógenos insolubles (p. ej., lipofuscina y melanina), *(3)* agregados de proteínas normales o anómalas, y *(4)* partículas extrañas, como el sílice o el carbón inhalado.
- La **sobrecarga de componentes corporales normales**, como el hierro, el cobre y el colesterol, puede dañar las células.
- Las **formas anómalas de las proteínas** pueden ser tóxicas cuando se quedan dentro de una célula (p. ej., cuerpos de Lewy en la enfermedad de Parkinson y α_1-antitripsina mutada; *v.* más adelante).

Grasas

A diferencia de los organismos unicelulares, los mamíferos solo comen periódicamente y pueden sobrevivir a un ayuno prolongado porque almacenan los nutrientes para su uso posterior en células especializadas: grasa en los adipocitos y glucógeno en el hígado, el corazón y los músculos. La acumulación anómala de grasa es más evidente en el hígado (fig. 1-4A; *v.* cap. 14). En general, los hepatocitos contienen algo de grasa, porque captan los ácidos grasos libres liberados por el tejido adiposo y los convierten en triglicéridos. El hígado segrega la mayoría de estos triglicéridos recién sintetizados en forma de lipoproteínas. Sin embargo, en algunos estados de enfermedad, como la diabetes o la alteración del metabolismo lipídico intrahepático relacionada con el alcohol, se produce un aumento del aporte de ácidos grasos libres al hígado, y los triglicéridos acaban acumulándose en los hepatocitos. El hígado graso se identifica como gotitas lipídicas en el citoplasma. Otros órganos, como el corazón, el riñón y el músculo esquelético, también almacenan grasa. ***El almacenamiento de grasa es siempre reversible. No hay pruebas de que el exceso de grasas en el citoplasma interfiera por sí mismo con el funcionamiento celular.***

Glucógeno

El glucógeno es un polímero de glucosa de cadena larga, formado y almacenado en gran parte en el hígado y, en menor medida, en el músculo. Cuando se necesita energía, el glucógeno se convierte en glucosa, paso a paso, mediante una serie de enzimas, cualquiera de las cuales puede estar inactivada por una mutación. Sea cual sea la deficiencia enzimática específica, el resultado es una glucogenosis (*v.* cap. 6). Estos trastornos hereditarios afectan el hígado, el corazón y el músculo esquelético y oscilan entre afecciones leves y asintomáticas y enfermedades inexorablemente progresivas y mortales (*v.* caps. 11, 20, 31).

Las concentraciones sanguíneas de glucosa suelen regular la cantidad de glucógeno intracelular. Los estados hiperglucémicos, como la diabetes mal controlada, los hepatocitos y las células epiteliales de los túbulos proximales del riñón aumentan de tamaño a causa del exceso de glucógeno.

Tesaurismosis hereditarias en el lisosoma

El catabolismo de ciertos lípidos complejos y mucopolisacáridos (glucosaminoglicanos) requiere múltiples pasos enzimáticos, que tienen lugar en los lisosomas. La inactivación de cualquier enzima que participe en uno de estos pasos se traduce en el almacenamiento lisosómico de lípidos parcialmente degradados, tales como cerebrósidos (enfermedad de Gaucher), gangliósidos (enfermedad de Tay-Sachs) o productos del catabolismo de los mucopolisacáridos (síndromes de Hurler y Hunter). Todos estos trastornos son progresivos, pero su gravedad oscila entre organomegalia asintomática y afectación cerebral rápidamente mortal (*v.* caps. 6 [principios generales], 30 y 32 [manifestaciones específicas de órganos]).

Colesterol

El cuerpo humano tiene una relación de amor-odio con el colesterol. Por un lado, es un componente fundamental de la membrana plasmática y un precursor en la esteroidogenia. Por otro lado, cuando se acumula en exceso, está íntimamente relacionado con el desarrollo de ateroesclerosis y enfermedades cardiovasculares, la principal causa de muerte en el mundo occidental (*v.* cap. 10).

En resumen, la lesión inicial de la ateroesclerosis (estrías lipídicas) refleja la acumulación de colesterol y sus ésteres en los macrófagos de la íntima arterial. A medida que la enfermedad progresa, las células musculares lisas también almacenan colesterol. Las lesiones avanzadas de ateroesclerosis se caracterizan por depósitos extracelulares de colesterol (fig. 1-4).

En algunos trastornos caracterizados por concentraciones sanguíneas muy elevadas de colesterol (p. ej., hipercolesterolemia familiar), los macrófagos almacenan colesterol. Cuando estas células se agrupan, pueden ser visibles a simple vista en los tejidos subcutáneos; estos agrupamientos se denominan **xantomas** (fig. 1-4).

Lipofuscina

La lipofuscina es una mezcla de lípidos y proteínas de color pardo-dorado. También se ha denominado pigmento de «uso y desgaste». Tiende a acumularse por el aumento de lípidos insaturados peroxidados y de proteínas oxidadas reticuladas. Los mecanismos habituales de eliminación (*v.* Autofagia, más adelante) pueden ser incapaces de librar a la célula de estos agregados, que siguen acumulándose.

La lipofuscina se acumula principalmente en las células posmitóticas (p. ej., neuronas, cardiomiocitos) o en las células que se replican con poca frecuencia (p. ej., hepatocitos) (fig. 1-4) y aumenta con la edad. De hecho, la medición de lipofuscina en las neuronas ópticas se ha utilizado en la industria pesquera para estimar la edad de las langostas y otros crustáceos. Puede ser más evidente en afecciones asociadas a la atrofia de un órgano.

Aunque se consideraba benigna, cada vez hay más pruebas que sugieren que la lipofuscina puede ser tanto el resultado como la causa del aumento del estrés oxidativo en las células. Puede alterar el funcionamiento del proteasoma y del lisosoma de los orgánulos senescentes o con mal funcionamiento, lo que facilita la lesión oxidativa celular. Las mitocondrias ineficaces o con mal funcionamiento pueden acumularse, lo que hará que se generen más especies reactivas de oxígeno (ROS, *reactive oxygen species*) y que se perpetúe el ciclo.

Melanina

La melanina es un pigmento insoluble de color pardo-negro que se encuentra en las células epidérmicas, en el ojo y en otros lugares (fig. 1-4). Los melanocitos fabrican melanina mediante la polimerización de los productos de oxidación de la tirosina en unos orgánulos intracelulares denominados melanosomas. En la piel, los melanocitos «alimentan» con gránulos de melanina a otras células, según determinantes genéticos o estímulos ambientales. Dado que absorbe la luz ultravioleta, la melanina protege de los efectos nocivos de la exposición al sol. En las personas caucásicas, la exposición a la luz solar aumenta la producción de melanina (bronceado). La cantidad de melanina en la piel determina su color entre las distintas procedencias étnicas. Los tumores benignos (nevos) y malignos (melanomas) de melanocitos también producen melanina (*v.* caps. 22 y 27). La incapacidad hereditaria de fabricar melanina se denomina **albinismo**.

Pigmentos exógenos

La antracosis es el almacenamiento de partículas de carbono en el pulmón y en los nódulos linfáticos regionales (fig. 1-4). Prácticamente todos los habitantes de las ciudades inhalan partículas de carbono orgánico que se generan al quemar combustibles fósiles. Los macrófagos alveolares fagocitan estas partículas y transportan el material indigerible a los nódulos linfáticos hiliares y otros, donde permanece indefinidamente. Aunque el aspecto a simple vista de los pulmones de las personas con antracosis puede ser alarmante, la enfermedad es inocua.

Hierro y otros metales

Hierro

Alrededor del 25% del hierro del cuerpo se almacena intracelularmente, unido a las proteínas **ferritina** y **hemosiderina**. La ferritina es ubicua, pero abunda en el hígado y la médula ósea. La hemosiderina es una ferritina parcialmente desnaturalizada que se agrega con facilidad y se reconoce al microscopio en forma de gránulos de color amarillo-pardo en el citoplasma, principalmente en el bazo, la médula ósea y las células de Kupffer del hígado.

El hierro corporal total puede aumentar con una mayor necesidad, como cuando el intestino lo absorbe en exceso en algunas anemias, o si un paciente recibe repetidas transfusiones de sangre. Si el organismo asume más hierro del que necesita, el exceso se acumula intracelularmente como ferritina y hemosiderina. En la **hemosiderosis**, el hierro total almacenado, muy abundante, se acumula, por ejemplo, en la piel, el páncreas, el corazón, los riñones y los órganos endocrinos. En todo caso, por definición, la acumulación de hierro intracelular en la hemosiderosis no daña las células.

El almacenamiento excesivo de hierro en algunos órganos puede aumentar el riesgo de cáncer. Por ejemplo, los pulidores de metales con siderosis pulmonar tienden a tener más probabilidades de desarrollar cáncer de pulmón. La **hemocromatosis hereditaria (HH)** se produce cuando hay mutaciones en los genes que regulan la absorción y el almacenamiento del hierro. Conduce a una sobrecarga extrema de hierro que provoca daños en los órganos, principalmente el corazón, el hígado, los testículos y el páncreas (fig. 1-4). La lesión hística en la HH refleja muy probablemente el estrés oxidativo generado por el hierro (*v.* más adelante), y se asocia con un mayor riesgo de cáncer de hígado (*v.* cap. 14).

Otros metales

La acumulación excesiva de varios metales es peligrosa. El plomo, sobre todo en los niños, provoca discapacidad intelectual y anemia (*v.* cap. 8). En la enfermedad de Wilson (*v.* cap. 14), el cobre se acumula en el hígado y el cerebro y daña estos órganos.

Adaptación celular al estrés persistente

El estrés persistente a menudo requiere que una célula se adapte o muera. Las principales respuestas adaptativas son la atrofia, la

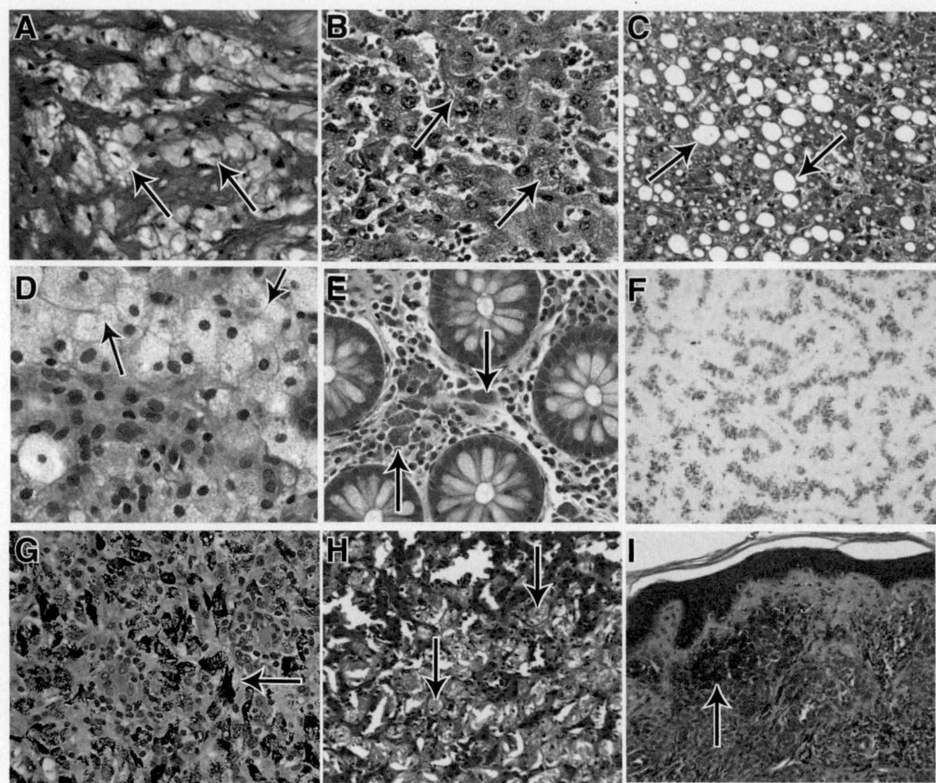

FIGURA 1-4. Almacenamiento intracelular anómalo. A. Acumulación anormal de colesterol (*flechas*) en una placa ateroesclerótica. **B.** Lipofuscina en el hígado de un adulto mayor (*flechas*) en forma de gránulos citoplasmáticos dorados. **C.** Acumulación de triglicéridos en los hepatocitos de un paciente con diabetes (*flechas*). **D.** Almacenamiento de lípidos en macrófagos (*flechas*) en un xantoma cutáneo. **E.** Melanosis coli. Pigmento procedente de laxantes de origen vegetal almacenado en macrófagos colónicos (*flechas*). **F.** Almacenamiento de hierro, resaltado por la tinción azul de Prusia del hígado, en la hemocromatosis hereditaria. **G.** Almacenamiento de pigmento de carbón en un nódulo linfático mediastínico. Los macrófagos emigraron al nódulo linfático, transportando el pigmento negro antracótico (carbón) inhalado que se depositó originalmente en los pulmones. **H.** Almacenamiento anómalo de glucocerebrósido en macrófagos hepáticos (células de Kupffer, *flechas*) debido a la deficiencia de glucocerebrosidasa en la enfermedad de Gaucher. **I.** Almacenamiento de melanina (*flecha*) en las células de un nevo intradérmico.

hipertrofia, la hiperplasia, la metaplasia, la displasia y el almacenamiento intracelular. A veces, las respuestas adaptativas pueden llevar asociada la aparición de un tumor (neoplasia).

En las siguientes secciones se describen los mecanismos que median los cambios adaptativos en la masa y la función de las células y los tejidos, y cómo se manifiestan morfológicamente. En el centro de estos procesos se encuentra la maquinaria de las células para traducir los cambios ambientales en respuestas adaptativas adecuadas. Esta plasticidad es importante en medicina clínica porque a menudo son estos ajustes, y sus consecuencias a veces inadaptadas, los que determinan la evolución y el pronóstico de muchas enfermedades.

Así, se inicia con el estudio de la adaptación celular a los retos ambientales persistentes, con el análisis de cómo las células cambian su composición: sistema de ubiquitina, degradación de proteasomas, proteostasis y autofagia.

PROTECCIÓN DE LA INTEGRIDAD DE LOS COMPONENTES Y PROCESOS CELULARES

Las fuerzas, tanto internas como externas, someten a las células y a sus componentes a una tensión constante. Las proteínas deben plegarse correctamente cuando se producen y procesan, y continuamente cuando participan en actividades celulares. Si no, no serán funcionales, se agregarán e interferirán con la homeostasis celular. Algunas proteínas se encargan de tareas limitadas en el tiempo, como impulsar la división celular o la expresión de ciertos genes.

Las células deben eliminarlas una vez que han completado su trabajo. Las lesiones oxidativas y de otro tipo que sufren las proteínas y los orgánulos pueden hacerlas ineficaces, inefectivas o dañinas, por lo que es necesario eliminarlas. Los patógenos pueden producir productos genéticos extraños, que las células deben destruir y presentar al sistema inmunitario, para proteger al organismo de estos invasores.

Un complejo entramado de aparatos intracelulares protege a las células de todos estos factores de estrés. Los principales actores de este proceso son:

1. Los **proteasomas**, que ejecutan la degradación de proteínas dependiente e independiente de la ubiquitina (Ub).
2. Las grandes familias de **chaperonas** moleculares, que guían el plegamiento de las proteínas y, en caso de imposibilidad de plegamiento correcto, acompañan a las proteínas «rebeldes» hasta su destrucción.
3. La **autofagia**, en la que los lisosomas se encargan de las actividades de degradación que los proteasomas no pueden realizar.

No son sistemas separados. Por el contrario, están ampliamente interrelacionados y entrelazados. Cuando dejan de funcionar, ya sea por un aumento o una disminución de la actividad, se desencadenan enfermedades. Debido a su ubicuidad y a su importancia para la protección de las células, los proteasomas, las chaperonas y la autofagia suelen estar deteriorados en las enfermedades adquiridas. Estos sistemas son objetivos tentadores para la terapéutica del desarrollo, así como para la manipulación dañina por parte de diversos patógenos.

La conjugación de ubiquitina podría iniciar la degradación de las proteínas

La **ubiquitina** (Ub) es una proteína de 76 aminoácidos que se ha conservado evolutivamente y que es fundamental para el tráfico intracelular de proteínas. Se une a las proteínas, principalmente a través de sus siete grupos de lisina, y las dirige a los diversos compartimentos intracelulares, incluidos los proteasomas, donde se produce la degradación parcial o total de las proteínas. El destino de las proteínas ubiquitinadas depende del número de moléculas de Ub conjugadas, de la naturaleza del enlace de Ub, de la propia proteína específica y, sin duda, de otros factores aún por identificar. Aunque no hay reglas rígidas, varias generalizaciones útiles ayudan a comprender el funcionamiento de este sistema, siempre que se acepte que cada situación individual puede ser diferente.

Diferentes tipos de ubiquitinación y consecuencias

Las proteínas pueden estar monoubiquitinadas, poliubiquitinadas en cadenas de restos de Ub o multimonoubiquitinadas. Para complicar aún más las cosas, las consecuencias de la conjugación de Ub con las proteínas reflejan qué fracción de lisina (K) de Ub está involucrada y la complejidad de las cadenas de Ub así formadas. Estas diferentes estructuras se ilustran en la figura 1-5. Entre los diversos resultados de la ubiquitinación de proteínas se encuentran:

- Respuesta al daño del ADN y reparación del ADN
- Endocitosis
- Degradación de proteasomas
- Destrucción autofágica
- Regulación de la transcripción
- Señalización intracelular
- Tráfico de proteínas, es decir, dirigir las proteínas a uno u otro sitio intracelular
- Regulación de las actividades catalíticas

Cuatro funciones catalíticas median la ubiquitinación de proteínas

En primer lugar, una *enzima activadora de Ub* (E1) se une y activa la Ub (Ub*), y la transfiere a una de las docenas de *enzimas de conjugación de Ub* (E2). A continuación, una de las aproximadamente 800 diferentes enzimas *ligasa E3 Ub* conjuga la Ub* con la proteína objetivo (fig. 1-6). En este punto hay que destacar la importancia de las ligasas E3 Ub como clase de enzimas: determinan la existencia o la destrucción de proteínas específicas y regulan así un gran número de procesos celulares. Estos pasos se producen, en general, cada vez que las proteínas son ubiquitinadas. Si una proteína tiene prevista una cadena de poli-Ub, un cuarto tipo de enzima (E4), algo controvertido, conjuga las porciones de Ub entre sí, lo que une una u otra porción de lisina al extremo C de la molécula de Ub anterior. La naturaleza de esta unión determina en cierta medida el destino de una proteína. Así, por lo general, una cadena de cuatro Ub ligadas a K48 es la más eficiente para dirigir las proteínas a la degradación de proteasomas (sin embargo, esto no aplica siempre, ya que los proteasomas pueden degradar proteínas con cuatro Ub ligadas a K63, proteínas monoubiquitinadas o incluso no ubiquitinadas, en función de la proteína específica). Todo lo que puede hacerse, también puede deshacerse. Unas 100 *enzimas de desubiquitinación* o deubiquitinasas (DUB) conocidas pueden eliminar porciones de Ub o cadenas cortadas de poli-Ub. Por tanto, las DUB pueden revertir los

Tipos de modificaciones de la ubiquitina

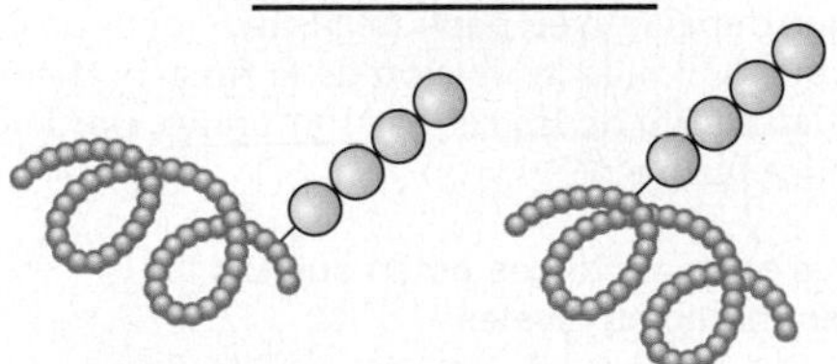

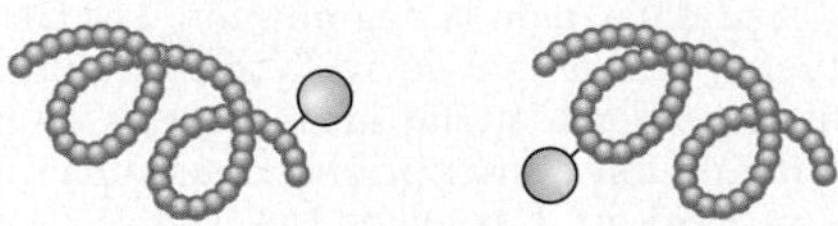

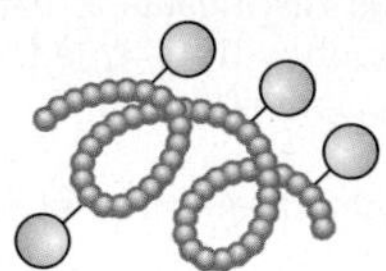

FIGURA 1-5. La diversidad de la ubiquitinación. Las diversas lisinas de la molécula Ub (ubiquitina) pueden utilizarse para formar cadenas de Ub o para la mono u oligoubiquitinación. La ubiquitinación de distintos residuos de lisina (aquí representados como K) confiere distintas funciones a la proteína objetivo.

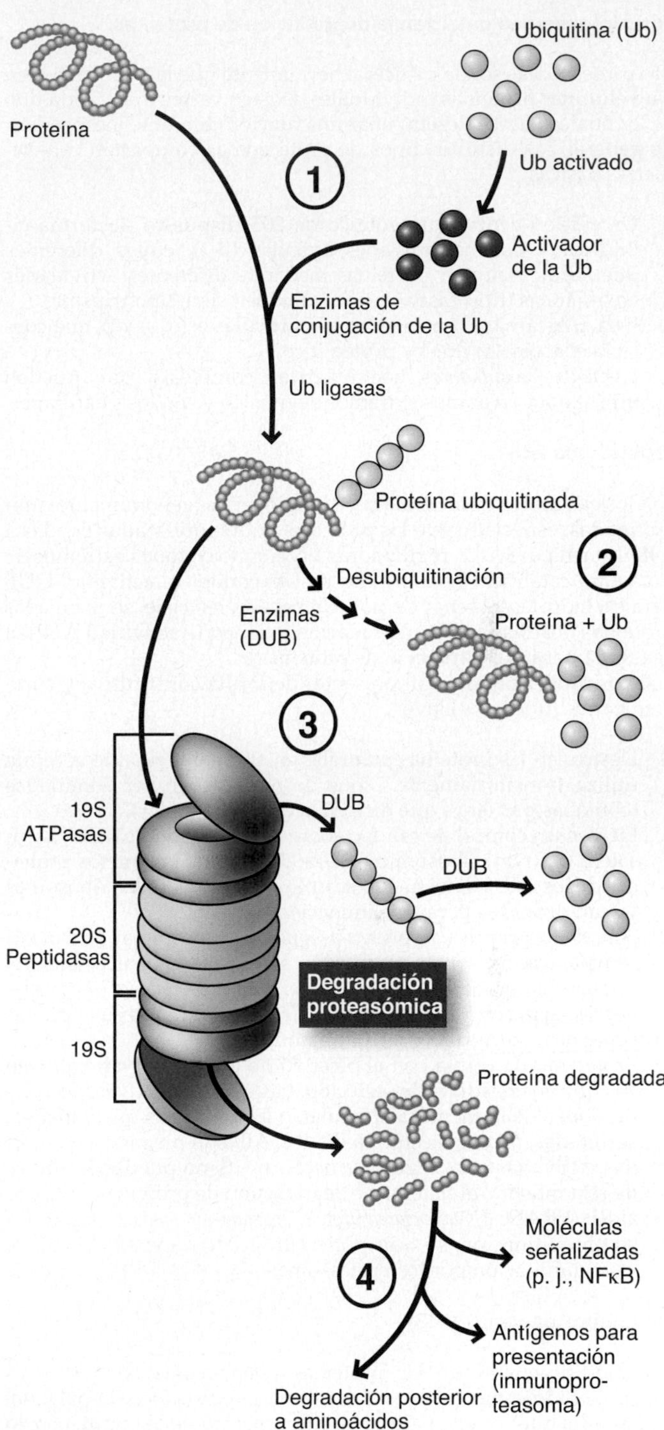

FIGURA 1-6. Vías de la ubiquitina y el proteasoma. La ubiquitina (Ub) marca las proteínas para su eliminación específica en los proteasomas. **1.** La Ub es activada por la enzima activadora de ubiquitina E1, tras lo cual se transfiere a la enzima de conjugación de ubiquitina E2. El complejo E2-Ub interactúa con una ubiquitina ligasa E3 para unirse a una proteína concreta. El proceso puede repetirse varias veces para añadir una cadena de moléculas de Ub. A continuación, se produce una opción: **2.** Estos complejos pueden ser desubiquitinados por enzimas de desubiquitinación (DUB). **3.** Si se va a proceder a la degradación, los proteasomas 26S reconocerán la proteína conjugada a la poli-Ub a través de su subunidad 19S y la degradarán en oligopéptidos. En el proceso, los restos de Ub son devueltos al reservorio celular de monómeros de Ub por DUB. **4.** Después de liberarse de proteasoma, las proteínas parcialmente degradadas pueden seguir destinos alternativos.

efectos de la ubiquitinación en procesos tales como la degradación de proteínas, la regulación del ciclo celular, la expresión génica, la señalización y la reparación del ADN.

Los proteasomas catalizan la degradación de proteínas

Los proteasomas son la principal herramienta que las células tienen para eliminar proteínas individuales. Existen varios tipos, cada uno de los cuales parece desempeñar una función diferente y específica. En general, los distintos tipos de proteasomas comparten características básicas:

1. Un núcleo central proteolítico de 20S dispuesto de forma cilíndrica y con subunidades apiladas ($\beta_{1\text{-}7}$), cuyos diferentes miembros escinden proteínas mediante diferentes actividades enzimáticas (tipo caspasa, tipo quimotripsina, tipo tripsina).
2. Una antecámara compuesta por partículas α ($\alpha_{1\text{-}7}$) y β, que controla el acceso al núcleo proteolítico.
3. *Partículas reguladoras* heteroméricas complejas, que pueden unirse a uno o ambos extremos del núcleo y son los guardianes.

Proteasoma 26S

Son los ejecutores de la célula para las proteínas (generalmente) ubiquitinadas, especialmente las proteínas poliubiquitinadas ligadas a K48. Tienen partículas reguladoras 19S en uno o ambos extremos de la cámara catalítica. Estas reconocen Ub, contienen actividad DUB para escindir las cadenas de poli-Ub para su reciclaje, se unen a las proteínas destinadas a la degradación y tienen la actividad ATPasa necesaria para la destrucción de proteínas.

Estos proteasomas están presentes de forma constitutiva y cumplen varias funciones clave:

1. Destruyen las proteínas naturales en el organismo que la célula utiliza transitoriamente y que después deben ser eliminadas (como las proteínas que dirigen la división celular).
2. Ejercen un control de calidad sobre la traducción del ARN mensajero (ARNm) ribosómico, de modo que los productos proteicos de los ARN defectuosos se ubiquiten cerca de los ribosomas y sean dirigidos para su eliminación.
3. Son el destino de las proteínas que, tras completar la síntesis ribosómica, no son (o no pueden ser) plegadas correctamente por las chaperonas (*v.* más adelante). Las *chaperonas* y *co-chaperonas* trabajan con ligasas E3 (p. ej., CHIP) para ubiquitinar dichas proteínas y dirigirlas a los proteasomas.
4. Protegen a la célula con el objetivo de que no se «ahogue» en sus propios residuos de secreción. Las chaperonas conducen las proteínas de la membrana celular, o las proteínas que van a ser secretadas, a la vía secretora del RE. Allí son plegadas, escindidas, activadas, etc., según sea necesario. Si no pueden ser útiles de esta manera, el sistema de degradación de proteínas asociado al RE (ERAD, *ER-associated protein degradation system*) supervisa su ubiquitinación, su transporte retrógrado de vuelta al citosol y su eliminación por los proteasomas.

Inmunoproteasomas (20S)

Las modificaciones de las proteínas relacionadas con el estrés (p. ej., debido a metales pesados, el calor o radicales de oxígeno; *v.* más adelante) pueden alterar el plegamiento de las proteínas, lo que expone porciones hidrófobas que normalmente están ocultas. Esto perjudica la función de las proteínas y provoca su agregación. La tarea de proteger a las células de estas proteínas dañadas corresponde a los *inmunoproteasomas* 20S.

Los aumentos relacionados con el estrés de las moléculas asociadas a la inflamación y la infección interferón γ (IFN-γ), factor de necrosis tumoral α (TNF-α), lipopolisacáridos y productos finales de la glucación avanzada (PTGA; *v.* cap. 32 en línea) provocan, por parte del proteasoma 26S, el desensamblaje y la regulación al alza de una tapa diferente, el **regulador 11S**.

Los catalizadores inducidos por el estrés (iβ_1, iβ_2, iβ_5) sustituyen a sus respectivas unidades catalíticas de proteasomas constitutivos (26S, anteriormente) y se combinan con los reguladores 11S y los restos de los proteasomas 26S para formar inmunoproteasomas. Estos proteasomas 20S se ensamblan rápidamente, bajo la dirección de iβ_5, y rápidamente están preparados para manejar las proteínas dañadas. Permanecen intactos un breve instante, y se desensamblan cuando el trabajo ha terminado, normalmente en 3 h a 24 h.

A diferencia de los proteasomas 26S, los inmunoproteasomas no procesan proteínas ubiquitinadas. Los mediadores que los inducen y las circunstancias en las que se generan sugieren que desempeñan un papel en el procesamiento de antígenos para el reconocimiento inmunitario. Además, se cree que existe una conexión entre la respuesta de los inmunoproteasomas a la modificación oxidativa de las proteínas nucleares y la reparación del ADN activada por el estrés y mediada por las **poli(ADP-ribosa) polimerasa** (PARP, *poly [ADP-ribose] polymerase*).

Otros proteasomas

Existen otras tapas reguladoras, que probablemente median en procesos específicos de degradación de proteínas. De igual manera existen proteasomas de tipo mixto, o híbridos, que poseen una tapa reguladora en un extremo de sus estructuras y otra en el otro. Además, una subunidad catalítica específica de β_5, denominada β_5t, está presente solo en el timo y forma parte de un *timoproteasoma*, que parece desempeñar un papel en la selección de linfocitos T citotóxicos específicos (CD8+).

El sistema ubiquitina-proteasoma (SUP) regula procesos celulares clave

Hay muchos ejemplos de ello. Uno de los más conocidos es el papel del SUP en la expresión génica. El **factor nuclear κB (NFκB)** es un importante activador transcripcional que se activa de dos formas diferentes por el SUP. La forma activa del NFκB es un heterodímero (es decir, que está compuesto de dos subunidades proteicas diferentes). Las formas precursoras inactivas de las dos subunidades del NFκB son ubiquitinadas y se unen a sus formas activas en los proteasomas. *Se trata de un ejemplo de la degradación incompleta de proteínas por parte del SUP*. Igualmente, el inhibidor de NFκB, denominado **IκB**, se degrada por ubiquitinación. Esta etapa libera NFκB activo, que media en la expresión de genes que favorecen la supervivencia celular. La inhibición del proteasoma permite la persistencia del complejo IκB-NFκB y, por tanto, disminuye la activación transcripcional inducida por NFκB. En el caso de las células neoplásicas, que dependen en parte de las funciones de supervivencia inducidas por NFκB, la inhibición de la función del proteasoma puede causar la muerte de las células tumorales, por lo que es una diana terapéutica farmacológica.

Las actividades proteasómicas están sujetas a regulación en múltiples niveles

Las células controlan la función del proteasoma de muchas maneras. Así, los factores de transporte pueden aportar a los proteasomas proteínas candidatas para la degradación. Las DUB pueden actuar como si fueran un tribunal de apelación para un último recurso, y pueden suspender o anular las sentencias de muerte de las proteínas. La regulación transcripcional determina qué y cuántos proteasomas se fabrican. Los genes *Nrf*, que se analizan más adelante, desempeñan un papel clave en las respuestas al estrés oxidativo, incluida la regulación de los componentes proteasómicos que participan en las respuestas al estrés. Asimismo, cambios postraduccionales de muchos tipos pueden aumentar o disminuir la actividad de los proteasomas.

Algunos patógenos pueden manipular el SUP

Algunos patógenos pueden alterar las vías Ub/DUB en varios puntos. Algunas proteínas bacterianas, conocidas como efectores, se parecen a las ligasas E3 Ub y activan la ubiquitinación, lo que permite la total explotación de las células huésped y facilita la invasión y la patogenicidad. Otras bacterias (p. ej., *Salmonella typhimurium*, *Chlamydia trachomatis*) y virus (p. ej., virus del herpes simple) codifican proteínas que actúan como DUB, lo que sugiere que la interferencia con la ubiquitinación puede aportar a estos patógenos una ventaja selectiva.

El control viral de las proteínas de la membrana celular puede proteger a las células infectadas de la destrucción inmunitaria, de modo que la proteína Vpu del virus de la inmunodeficiencia humana tipo 1 (VIH-1) provoca la degradación de los CD4 a través de un mecanismo parecido al ERAD. El citomegalovirus (CMV) hace algo similar con el complejo mayor de histocompatibilidad de clase 1 (MHC-1), y se ha documentado que los priones son capaces de bloquear la entrada de proteínas en los proteasomas.

Algunas modificaciones de las proteínas pueden protegerlas de la ubiquitinación. Por ejemplo, el daño en el ADN provoca la fosforilación de p53 (*v.* cap. 5), lo que la protege de la degradación mediada por Ub. Existen varias proteínas similares a la Ub, pero que son estructural y funcionalmente distintas, y que cumplen funciones ligeramente diferentes. Estas proteínas (p. ej., SUMO y NEDD8) pueden participar en la formación de algunos complejos E3. Sus cadenas poliméricas pueden dirigir la localización de las proteínas y otras actividades proteicas.

CARACTERÍSTICAS CLÍNICAS: la ubiquitinación y la desubiquitinación son clave en muchas enfermedades: la ubiquitinación y la eliminación específica de proteínas son fundamentales para la adaptación celular al estrés y a las lesiones. Los cambios en la funcionalidad del SUP, tanto al alza como a la baja, son fundamentales en muchas enfermedades. No es de extrañar que las enfermedades que se caracterizan por una acumulación anómala de proteínas conlleven a menudo un deterioro de la función del SUP.

Por ejemplo, algunas formas hereditarias de la enfermedad de Parkinson reflejan mutaciones en la *Parkina*, una ubiquitina ligasa: la Parkina no degradada se acumula en forma de cuerpos de Lewy (*v.* cap. 26).

En algunas otras enfermedades neurodegenerativas, como las enfermedades de Alzheimer y Huntington y las formas hereditarias de esclerosis lateral amiotrófica, las proteínas mutadas se acumulan y causan la disfunción y la muerte de las neuronas. Una acumulación patológica similar de proteínas puede causar la apoptosis de los cardiomiocitos en caso de lesión por isquemia/reperfusión y sobrecarga de presión. Los tratamientos para las enfermedades con deterioro de la función del SUP pueden tener como objetivo la activación del sistema mediante la inhibición de procesos, como los señalados anteriormente, que restringen la actividad del proteasoma.

El fenómeno opuesto, es decir, la actividad excesiva del SUP, conduce a sarcopenia durante el envejecimiento y en pacientes con enfermedades malignas avanzadas. En ciertos tipos de cáncer, la actividad proteasómica aumenta, y a menudo se dirige a las proteínas supresoras de tumores para su eliminación. Por ejemplo, las cepas del virus del papiloma humano asociadas al cáncer cervical humano (*v.* caps. 5 y 18) producen la proteína E6, que inactiva el supresor tumoral p53. Esto facilita la asociación entre una ligasa Ub con p53, lo que acelera la degradación de p53. En este sentido, la inhibición de la actividad proteasómica es una importante herramienta farmacológica para el tratamiento de varios tipos de enfermedades.

Algunas neoplasias malignas que se caracterizan por una excesiva secreción de proteínas, como el mieloma de células plasmáticas (*v.* cap. 20), se tratan eficazmente con inhibidores del proteasoma, que hacen que las células se ahoguen en sus propios productos proteicos. Algunas enfermedades con mediación inmunitaria, caracterizadas por un aumento de las respuestas inflamatorias e inmunitarias, son susceptibles de inhibición del proteasoma.

Por ejemplo, los linfocitos T activados son más susceptibles a los efectos inhibidores de la inhibición del proteasoma que los linfocitos T en reposo, de modo que la inhibición del proteasoma puede controlar las enfermedades causadas por una excesiva inmunidad mediada por los linfocitos T (p. ej., la enfermedad de injerto contra huésped) sin comprometer las defensas frente a los patógenos.

Las proteínas de choque térmico custodian el proteoma celular

Cada célula debe sintetizar proteínas, plegarlas en configuraciones tridimensionales adecuadas, transportarlas a los lugares adecuados, supervisar la(s) asociación(es) con otras moléculas que las activan o inactivan según sea necesario y, a continuación, reparar sus estructuras cuando sufren adversidades inesperadas (es decir, agresiones internas y externas).

Si las células no pueden evitar el plegamiento incorrecto de las proteínas, intentan impedir que estas proteínas formen agregados dañinos y tóxicos. Si no lo logran, entonces intentan separarlas de estas masas (tumores) y volver a plegarlas correctamente. Cuando una célula no puede realizar estas tareas, o cuando una proteína ya no es útil, la célula puede «marcarla» para su destrucción.

Este conjunto de funciones celulares se denomina proteostasis. Todo organismo debe poder establecerla y mantenerla para sobrevivir. Varias familias de proteínas de choque térmico (HSP, *heat shock proteins*) median estas funciones. Por convención, estas se agrupan en las siguientes familias básicas: HSP pequeñas (sHSP, por ejemplo, HSP27), HSP40 (también denominadas proteínas J), HSP60, HSP70, HSP90 y HSP100. Las diferentes HSP median en diferentes funciones, pero en conjunto preservan la viabilidad de una célula frente a fuerzas internas y externas que dañan las proteínas, cambian sus estructuras o alteran su función. Las HSP tienen diversas estructuras y funciones, y muchas son específicas para determinadas proteínas procesadas. Algunas HSP se producen de forma constitutiva. Otras son inducidas por diversas agresiones, como el calor, oxidantes, isquemia, metales pesados, inanición, infecciones, inflamación, irradiación, etc. La importancia de estas proteínas y de las funciones que median queda ejemplificada por el hecho de que, en las células sin ningún tipo de agresión, la HSP70 puede constituir hasta un 3% del total de las proteínas celulares. Las afecciones por estrés pueden ampliar este porcentaje.

Funciones de las proteínas de choque térmico

Las HSP son *chaperonas moleculares*: como si se tratara de profesores en un baile de instituto, supervisan y guían a otras proteínas para que adopten posturas y comportamientos adecuados. Para ello, las HSP pueden actuar individualmente o de forma sincronizada con «ayudantes» de distinta naturaleza, que pueden denominarse co-chaperonas y proteínas puente de varios tipos. **Las HSP y la proteostasis promueven la supervivencia celular.** *Estos mecanismos no discriminan entre células normales y anómalas. Si una célula es normal, su supervivencia beneficia al organismo. Sin embargo, si una célula es maligna, o si alberga una infección vírica, su supervivencia puede poner en peligro la de todo el organismo* (*v.* más adelante y el cap. 5).

El peligro de un plegamiento incorrecto de las proteínas

Las proteínas con plegamiento incorrecto y exposición de residuos hidrófobos (*v.* más adelante) pueden poner en peligro la funcionalidad y la viabilidad de las células. Las partes no polares de la superficie de las proteínas tienden a asociarse con otras estructuras similares y, con ello, formar agregados. Estos pueden ser solubles o insolubles, pero, en cualquier caso, ponen en peligro la viabilidad celular.

Los agregados solubles son extremadamente dañinos. Pueden formar poros en las membranas o perforarlas. Si hay afectación de la membrana plasmática, los componentes del citosol pueden salir. Si se daña una membrana mitocondrial, la filtración de especies intramitocondriales puede conducir a la apoptosis (*v.* más adelante).

Los agregados solubles pueden fomentar «tendencias delictivas» en las proteínas con plegamiento normal y provocar uno incorrecto. O pueden unirse a otros agregados solubles para formar agregados de mayor tamaño e insolubles. Estos últimos pueden alterar el citoesqueleto y el transporte intracelular, magnificar las lesiones por oxidación e interferir en la reparación y reemplazo de las proteínas. Los grandes agregados de proteínas insolubles son importantes en la patogenia de muchas enfermedades neurodegenerativas (*v.* cap. 26). Tal vez de forma contradictoria, estos grandes agregados insolubles son en realidad menos citotóxicos que sus parientes solubles de menor tamaño.

Ayudar a las proteínas recién sintetizadas a plegarse correctamente

Cuando un ribosoma sintetiza una proteína, la matriz de ARNm solo especifica la secuencia de aminoácidos adecuada, no la arquitectura de la proteína (es decir, su estructura terciaria). La HSP70, a veces junto con la HSP40, espera a la cadena proteica en nacimiento cuando sale del ribosoma (fig. 1-7). Este complejo puede estabilizar la proteína emergente hasta su síntesis completa, para asegurar una alineación adecuada, cuyos ajustes finales pueden proporcionarlos HSP90 u otras HSP (p. ej., HSP60). Otra opción es que la HSP70 mantenga la proteína en un estado de desplegamiento o plegamiento parcial para facilitar su transporte a un destino subcelular no citoplasmático (*v.* más adelante).

La HSP70 (que, en el contexto de la síntesis de proteínas, a veces se denomina HSP70 constitutiva o HSC70) tiene otras funciones importantes en este sentido. Cuando la síntesis de proteínas se está llevando a cabo en un entorno de estrés celular, la HSP70 se apresura a apagar el fuego. En otras palabras, la HSP70 se centra en restaurar el orden cuando el estrés celular (oxidativo, térmico, químico, etc.) provoca un plegamiento incorrecto de las proteínas. La traducción en el ribosoma se detiene hasta que el estrés desaparece y el complejo HSP70/HSP40 puede volver a proporcionar ayuda.

Replegamiento de proteínas que asumen configuraciones inadecuadas después de su síntesis

Las proteínas con plegamiento correcto y configuradas de una forma determinada no son estáticas. Pueden adoptar múltiples geometrías a lo largo de su vida. Si, en el transcurso de este proceso, una proteína determinada acaba asumiendo una configuración incorrecta después de ser dañada por fuerzas intra y extracelulares, los restos hidrófobos interiores pueden quedar expuestos en la superficie externa de la proteína, donde deberán enfrentarse al medio hidrófilo de la proteína. Las HSP40, las sHSP y las HSP70 reconocen esos plegamientos incorrectos adquiridos. En presencia de una proteína accesoria denominada Hip, entonces la HSP40 activa la comunicación intercelular de HSP70 de ATP a ADP, y comienza el plegamiento de la nueva proteína.

El proceso de plegamiento suele completarse cuando un representante de una tercera familia de HSP, HSP90, se une a la «lucha». Este recién llegado también se acompaña de una proteína accesoria, denominada muy convenientemente Hop, y el proceso de plegamiento de la proteína se completa. El producto es un nuevo péptido correctamente plegado.

En momentos de estrés, las sHSP pueden unirse a proteínas con plegamiento incorrecto y mantenerlas en estado de inicio de plegamiento hasta que pase el estrés; entonces, pueden donar las proteínas unidas a complejos HSP de mayor tamaño para un nuevo plegamiento. Esto ayuda a disminuir la formación de agregados de proteínas. En caso de que se formen agregados a pesar de la unión de las sHSP, la presencia de estas facilita la disolución de los agregados una vez que el estrés haya disminuido.

Si las proteínas sufren un plegamiento incorrecto

El plegamiento de algunas proteínas «rebeldes» puede ser tan incorrecto que incluso las HSP más «habilidosas» no podrán corregirlas. Para hacer frente a ese mal plegamiento, algunas HSP se asocian con proteasas que hidrolizan las proteínas objetivo en péptidos que luego pueden descomponerse en aminoácidos reciclables. Como otra posibilidad, la perseverancia de las proteínas puede conducir directamente a la degradación proteasómica o a otra degradación celular.

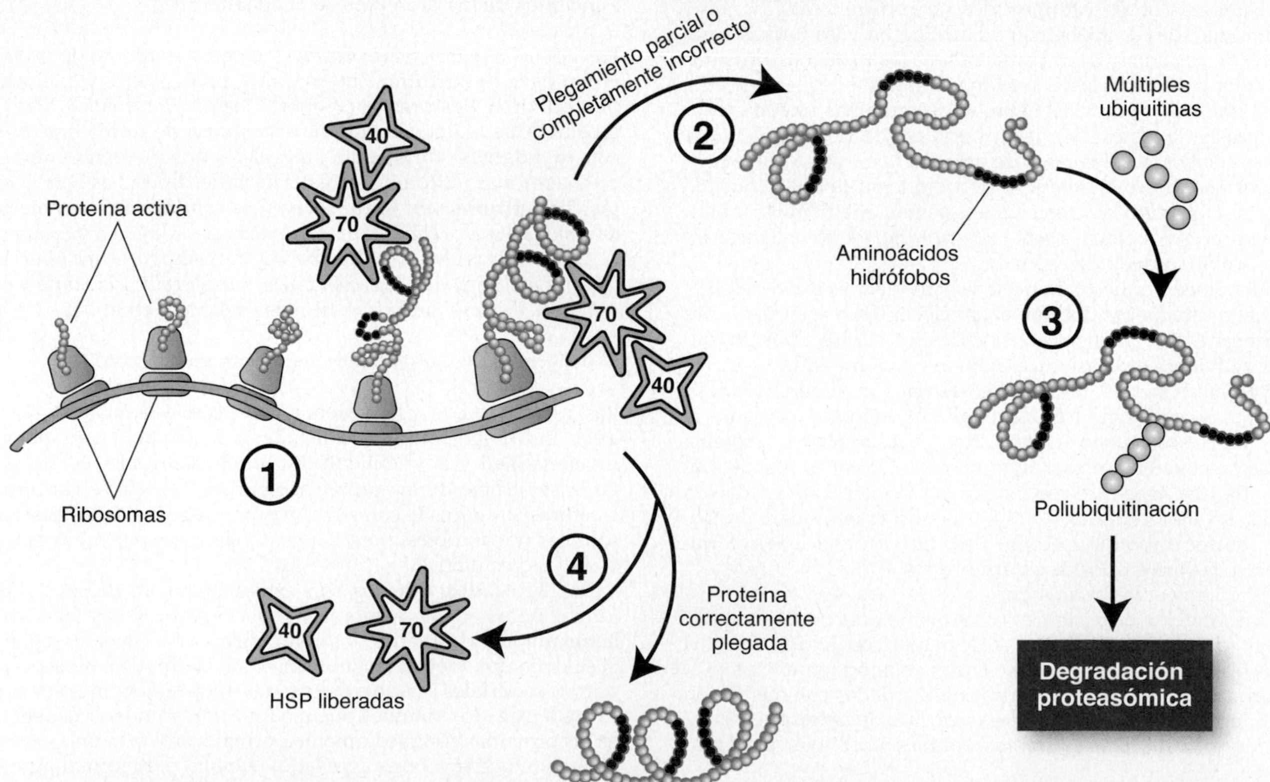

FIGURA 1-7. Función de las proteínas de choque térmico (HSP) en el plegamiento correcto de las proteínas durante la traducción. **1.** En situaciones normales (sin condiciones de estrés), las HSP70 (y, a menudo, las HSP40) se sitúan en los ribosomas, mientras traducen los ARN mensajeros (ARNm) en cadenas polipeptídicas. Las porciones negras representan aminoácidos hidrófobos, que se encuentran en el núcleo de la estructura terciaria de la proteína y no están expuestos a la superficie. **2.** Si la cadena está mal plegada y no puede ser corregida por las chaperonas, pasa a formar parte del sistema ubiquitina-proteasoma (SUP). **3.** La proteína plegada de forma incorrecta es poliubiquitinada y degradada por los proteasomas. **4.** La HSP70 (a menudo con la ayuda de la HSP40) se encarga de que las proteínas adopten su configuración correcta. Las proteínas con plegamiento correcto son entonces acompañadas desde los ribosomas que las producen hasta su destino celular final.

Cómo guiar a las proteínas a sus destinos apropiados

Las HSP transportan a las proteínas con plegamiento correcto a sus lugares de acción. Por muy sencillo que parezca este proceso, puede parecerse a una carrera de relevos, en la que varias HSP o grupos de HSP se entregan la proteína procesada unas a otras a lo largo del camino, hasta que finalmente llega a su destino. Esta función incluye el transporte transmembrana y la entrega de proteínas a (por ejemplo) vesículas secretoras u orgánulos subcelulares.

Posicionamiento de las proteínas para el éxito

Una función importante de las HSP, en especial de la HSP90, es asegurar que las proteínas a las que se unen estén en la orientación adecuada para interactuar con sus compañeros de fijación o ligandos. En la secuencia de plegamiento, HSP70 (y HSP60) (fig. 1-8) reconoce las proteínas con plegamiento extremadamente incorrecto, con base en los residuos hidrófobos expuestos, y las devuelve a su forma para que se produzca la agregación. Con la ayuda de Hop (*v.* más adelante), HSP70 entrega las proteínas seleccionadas a HSP90, que optimiza sus estructuras para facilitar sus funciones, ya sea la actividad enzimática (p. ej., la Cdk4; *v.* cap. 5), la unión de ligandos (p. ej., receptor de glucocorticoides) u otras funciones posteriores.

Prevención y rotura de los agregados de proteínas

Como se ha mencionado anteriormente, las proteínas con plegamiento incorrecto tienden a agregarse porque son menos solubles en el citosol que las proteínas con plegamiento correcto. Las HSP70, tal vez junto con HSP110, pueden ayudar a romper algunos de estos agregados. Reconocen los residuos hidrófobos expuestos de una proteína, la desenredan y la despliegan, y luego intentan reorientarla. Si no lo consiguen, pueden dirigir la molécula «rebelde» al aparato degradativo de la célula.

Inhibición de la apoptosis

Algunas HSP desempeñan un papel clave en el mantenimiento de la supervivencia celular, más allá de la prevención de la acumulación de agregados de proteínas tóxicos, etc., como se ha señalado

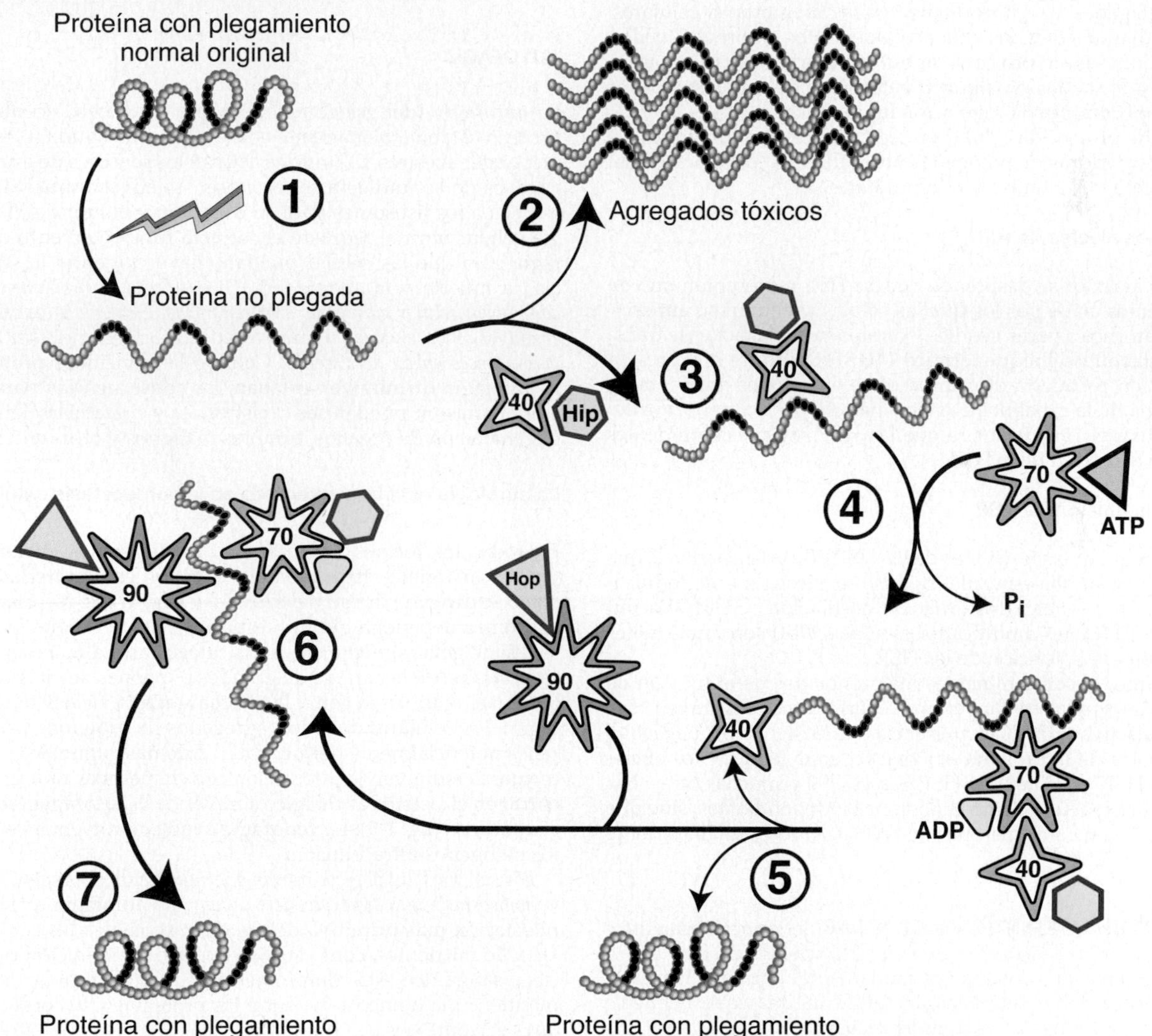

FIGURA 1-8. Función de las proteínas de choque térmico (HSP) en la proteostasis. 1. Una proteína en su configuración correcta está sujeta a muchas tensiones y estímulos tóxicos, que pueden provocar su desdoblamiento y, por tanto, exponer aminoácidos hidrófobos normalmente ocultos (*negro*). **2.** Si la proteína ahora con plegamiento incorrecto no puede ser corregida por las chaperonas, puede agruparse con otras proteínas igualmente mal plegadas y formar agregados intracelulares insolubles, que son potencialmente tóxicos e interfieren con la función celular. **3.** La proteína ahora con plegamiento incorrecto también puede ser reconocida por HSP40, que se une a la proteína de enlace, Hip. **4.** El complejo HSP40-Hip con la proteína mal plegada se une entonces a HSP70. Como resultado de esta asociación, el ATP unido a HSP70 se hidroliza a ADP, lo que activa así HSP70. **5.** Este complejo puede ser suficiente para luchar frente a la proteína con plegamiento incorrecto y lograr que recupere su configuración correcta, en cuyo caso los diversos componentes se disocian. **6.** Sin embargo, puede ser necesaria una ayuda adicional. Llega la caballería, en forma de HSP90, que, con una proteína de enlace, Hop, puede ser lo suficientemente persuasiva como para que la proteína recupere finalmente su estructura correcta.

anteriormente. Las HSP se unen y bloquean varias proteínas que desencadenan la muerte celular programada (MCP), que se analiza más adelante. Las acciones de las HSP que promueven la supervivencia incluyen las siguientes:

- Inhiben la liberación mitocondrial de citocromo *c* y **SMAC/Diablo**
- Impiden que Bax entre en la mitocondria
- Inhibe la proteína Apaf (*apoptosis protease activating factor*; **Apaf-1**)
- Bloquean la conversión de las **procaspasas 3 y 9** en sus formas activas y desencadenantes de la apoptosis, las caspasas-3 y 9
- Impiden la señalización a través de ciertos receptores relacionados con la muerte celular (FasR, TNF-α)

Otras actividades conocidas de las HSP

El sistema HSP desempeña un papel importante en el desarrollo y la diseminación de los tumores (*v.* cap. 5). Algunas de estas actividades reflejan su naturaleza citoprotectora, pero también entran en juego funciones más complejas. Varias HSP (HSP70, HSP90, HSP27) pueden ser segregadas y/o introducirse en las membranas celulares. Se está estudiando cómo las HSP actúan en estos entornos. Pueden tener actividades tanto pro como antiinflamatorias, de cicatrización de heridas y, al menos en algunos entornos, parecen desempeñar un papel importante en la regulación inmunitaria.

Este tipo de protección celular protege a las células tumorales o a las células portadoras de patógenos intracelulares (p. ej., virus) del reconocimiento y la eliminación inmunitarios.

Control de los niveles de HSP

Del análisis anterior se desprende que las HSP representan uno de los mecanismos clave por los que las células aseguran su supervivencia en entornos a veces hostiles y cambiantes. Un factor de transcripción, el **factor de choque térmico 1 (HSF-1)**, induce la expresión de las HSP en respuesta al calor u otras agresiones ambientales. mTOR (diana de la rapamicina en los mamíferos; *v.* anteriormente) también activa el HSF-1, por lo que las HSP son más abundantes cuando hay actividad de mTOR.

Control de la función de HSP

Las células regulan las funciones de las HSP de varias maneras, que dependen de la familia específica de HSP en cuestión. Las modificaciones postraduccionales (fosforilación, acetilación o **SUMOilación** [mediante **SUMO**, un modificador similar a Ub]) son importantes determinantes de la función de las HSP.

Sin embargo, los determinantes más conocidos de la función de las chaperonas son las co-chaperonas. Estas proteínas incluyen Hip, que ayuda a activar HSP70 en presencia de HSP40; Hop, que facilita la transferencia de la proteína objetivo (o, en la jerga de los aficionados a las HSP, «cliente») de HSP70 a HSP90 y muchas otras. Las HSP40 no suelen actuar como chaperonas independientes, sino que en su mayoría son co-chaperonas de HSP70. Aha1 es un importante activador de HSP90.

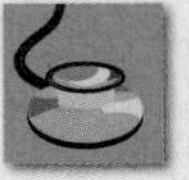

CARACTERÍSTICAS CLÍNICAS: el funcionamiento correcto o incorrecto de las HSP y del sistema de plegamiento de proteínas es fundamental para muchas enfermedades humanas, incluidas algunas que pueden pasar desapercibidas. Entre estas se encuentran:

- Enfermedades neurodegenerativas. En este contexto, la disfunción y la muerte neuronal pueden provocar acumulaciones de agregados de proteínas insolubles, como en la enfermedad de Alzheimer, algunas formas de esclerosis lateral amiotrófica y la enfermedad de Parkinson (*v.* cap. 26).
- Cánceres. La rápida proliferación de células malignas suele comenzar con proteínas mutadas, y posteriormente se generan más proteínas mutadas. El capítulo 5 contiene más detalles sobre este tema, pero aquí basta con decir que las proteínas con plegamiento incorrecto no nativas (mutadas) se agregarían y serían tóxicas para las células neoplásicas si no fuera por la ayuda de las HSP, en particular HSP90, que protegen a las células neoplásicas de tal «adversidad».
- Infecciones. Al igual que las células neoplásicas, los virus se replican rápidamente. Al hacerlo, generan muchas proteínas virales con plegamiento incorrecto y mutadas que normalmente serían tóxicas para las células infectadas. Esa toxicidad reduciría los ciclos infecciosos virales y cortaría las infecciones. Las HSP ayudan a asegurar el correcto plegamiento de las proteínas virales (incluidas las proteínas mutadas) y permiten la supervivencia de la infección.
- Enfermedades genéticas. En algunas enfermedades hereditarias (p. ej., fibrosis quística; *v.* cap. 6) la HSP90 no pliega la proteína mutada (regulador de la conductancia transmembrana de la fibrosis quística, o CFTR) e impide que llegue a la membrana celular, lo que deja a las células sin un canal de cloruro. La inhibición farmacológica de HSP90 podría permitir que la proteína CFTR mutada alcance la membrana celular, donde podría funcionar como un canal de cloruro.

AUTOFAGIA

La ***autofagia*** (del griego *auto*, «propio», y *phagia*, «comer») es un proceso catabólico altamente conservado que ayuda a las células a responder al estrés. Cuando se activan los sensores de estrés celular, a través de la autofagia se reconocen objetivos intracelulares y los entrega a los lisosomas para su digestión y eliminación. La fisiología celular normal requiere el correcto funcionamiento de la autofagia para que las células puedan «navegar» entre la supervivencia, la muerte y la adaptación. *La autofagia es fundamental para la adaptación celular a diversas circunstancias. Defiende a las células de los enemigos intracelulares y externos, a veces en beneficio del organismo, pero a veces en su detrimento.* Cuando las funciones protectoras de la autofagia disminuyen o fallan, las consecuencias para la célula y el organismo pueden ser catastróficas y cristalizarse en forma de degeneración de órganos, tumores malignos y otras enfermedades.

La autofagia está muy integrada en la homeostasis celular

En todas las formas de autofagia, los lisosomas encierran y degradan materiales intracelulares. Qué son esos materiales (carga), cómo se dirigen para su destrucción y la ruta que recorren hasta los lisosomas dependen del tipo específico de autofagia. La autofagia se divide generalmente en varias categorías. La **macroautofagia** es responsable de la entrega de grandes porciones de citoplasma. Tanto la macroautofagia como la **microautofagia** tienen como objetivo orgánulos celulares dañados, agregados de proteínas y otros materiales potencialmente perjudiciales. Además, algunas proteínas defectuosas requieren la interacción con chaperonas moleculares para entrar en el sistema autofágico a través de la **autofagia mediada por chaperonas** (fig. 1-9). La **xenofagia** ayuda a proteger a las células de los patógenos intracelulares.

Los sistemas autofágicos operan continuamente y son obligatorios para la homeostasis y la supervivencia celular. La autofagia masiva, la manifestación más primitiva del proceso, protege a las células ante la falta de nutrientes, como sucede en caso de inanición o cuando el riego sanguíneo está comprometido. Las otras formas de autofagia mantienen la homeostasis entre las proteínas y los orgánulos celulares en contextos de normalidad y en momentos de estrés. Las vías autofágicas son mecanismos fisiológicos de control de calidad que protegen, por ejemplo, de la producción excesiva de ROS por parte de mitocondrias ineficaces o dañadas. La autofagia, en sus diversas formas, es, por tanto, esencial para la fisiología celular basal y para la adaptación a la adversidad, en contextos como:

- Inanición
- Isquemia
- Reciclaje de nutrientes de los orgánulos celulares y las macromoléculas

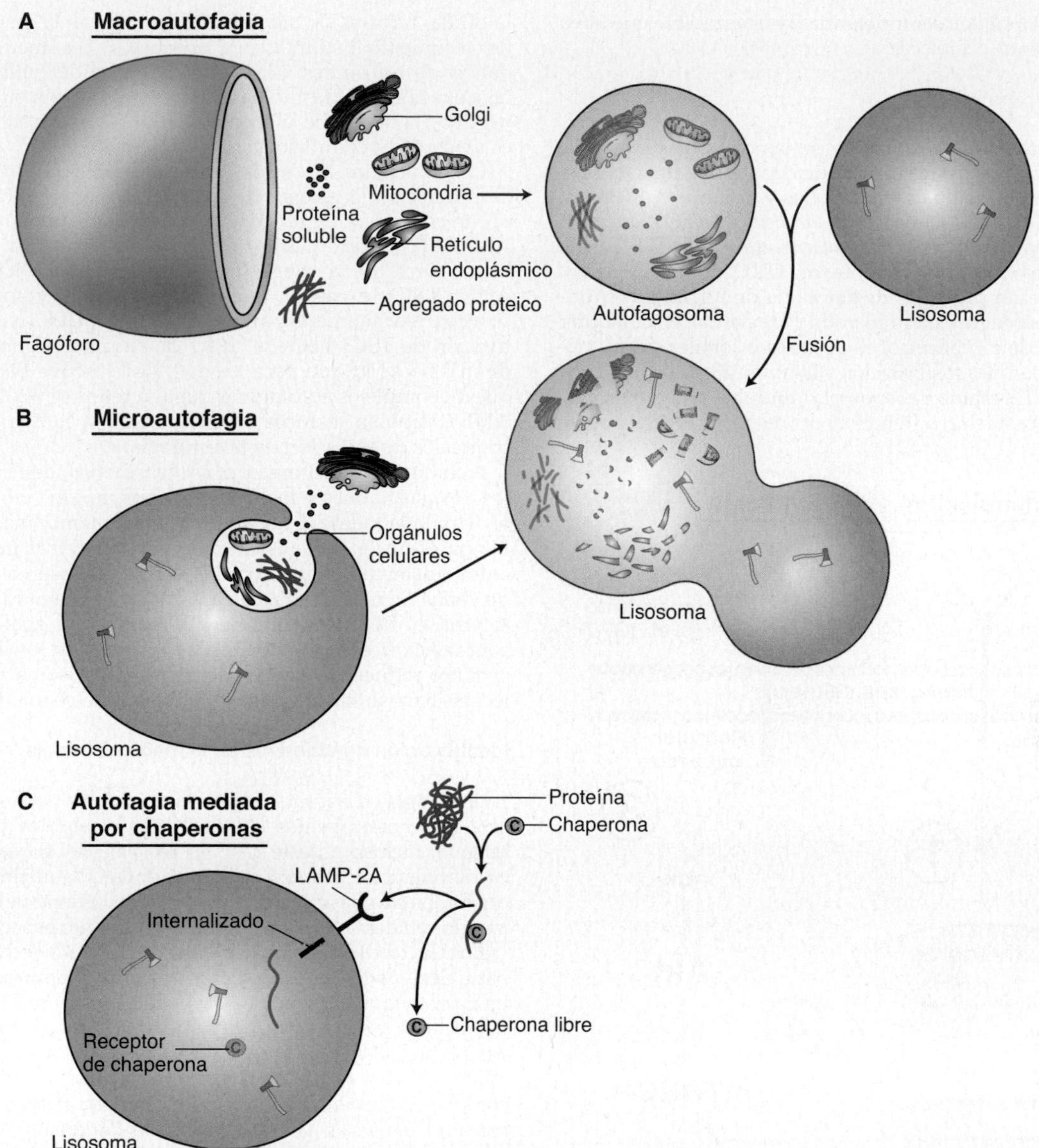

FIGURA 1-9. Tipos de autofagia. A. Macroautofagia. Los orgánulos citoplasmáticos son secuestrados parcialmente por una membrana que se abre, el fagóforo. Al cerrarse por fusión, la membrana se convierte en un autofagosoma, que lleva su contenido al lisosoma. Las enzimas del lisosoma degradan el contenido en pequeñas moléculas para su reutilización. **B. Microautofagia.** Las cargas citosólicas son engullidas por invaginación de la membrana lisosómica. Las enzimas lisosómicas, entonces, degradan los contenidos. **C. Autofagia mediada por chaperonas.** Las proteínas conjugadas con chaperonas (p. ej., Hsc70) son reconocidas por proteínas receptoras lisosómicas (LAMP-2A) y llevadas al interior del lisosoma, donde las recibe una segunda chaperona para su degradación. La chaperona extralisosómica original sobrevive para realizar posteriores intervenciones.

- Eliminación de proteínas con plegamiento incorrecto y orgánulos o dañados
- Presentación de antígenos
- Inflamación
- Protección frente a la tumorogenia
- Protección frente a la neurodegeneración

La autofagia es un proceso de varios pasos: iniciación, elongación, maduración, movimiento, fusión con los lisosomas y, por último, regulación al alza y a la baja del autofagosoma. Estos pasos requieren la activación de muchos componentes por parte de la célula (y la inactivación de muchos otros), misma que posteriormente debe reunir varios complejos multicomponentes para que actúen de forma sincronizada. La autofagia es inmensamente compleja, y en esta intervienen múltiples miembros de varias grandes familias de proteínas (ATG, TRIM, SEC, EXO, CULLIN y otras), algunas de las cuales se analizan a continuación. La lista de actores en la autofagia es enorme, y el elenco de personajes y sus roles superan el alcance de este texto.

La autofagia camina en una cuerda floja entre la activación y la inhibición, con ajustes constantes

Una autofagia demasiado activa o, por el contrario, poco activa, puede tener consecuencias nefastas (*v.* más adelante). Los siguientes apartados ilustran los mecanismos de la autofagia, cómo se relaciona con otros sistemas, como ayuda en el mantenimiento de la salud, y su participación (beneficiosa y no tan beneficiosa) en estados de enfermedad.

Dado que la supervivencia celular requiere un mantenimiento continuo de los componentes intracelulares, una alteración de la autofagia en cualquiera de sus formas puede provocar la acumulación de proteínas anómalas y orgánulos defectuosos. El resultado puede ser la muerte celular o la enfermedad. Todas las vías de la autofagia (arriba) conducen a un fin común: la destrucción lisosómica de las cargas objetivo. Sin embargo, estos procesos difieren en *(1)* la regulación, *(2)* los tipos de carga, *(3)* la forma en que se reconocen los objetivos a eliminar y *(4)* la forma en que estos se entregan a los lisosomas. Las distinciones entre las diversas formas de autofagia, mínimas, pueden ser indefinidas, y es probable que haya un cierto solapamiento.

Macroautofagia

La **macroautofagia** es la más conocida de las distintas formas de autofagia. Requiere el secuestro masivo de contenidos del citoplasma, incluidas proteínas solubles y agregadas y orgánulos celulares. *Las enzimas **AMPK** (AMP cinasa; v. más adelante) y **mTOR** desempeñan papeles centrales (y antagónicos) en la macroautofagia*. mTOR forma parte de un complejo multicomponente (**mTORC1**; *v. más adelante*).

Las células expresan proteínas de autofagia de forma constitutiva, por lo que la autofagia está preparada para actuar en cualquier momento, a través de modificaciones postraduccionales de las moléculas existentes, como la fosforilación y la ubiquitinación, en lugar de la transcripción. En estado de reposo, la autofagia está preparada, pero inactiva. Varios factores frenan el proceso. En el exterior de la célula, factores de crecimiento tales como la insulina y el factor de crecimiento insulinoide de tipo 1 (IGF-1) aumentan con la abundancia de nutrientes. Mantienen las vías de inhibición mediante la activación de **Akt** mediada por el receptor. A su vez, Akt activa mTORC1, que inhibe la autofagia (fig. 1-10) (en realidad, el proceso es mucho más complejo; *v.* más adelante).

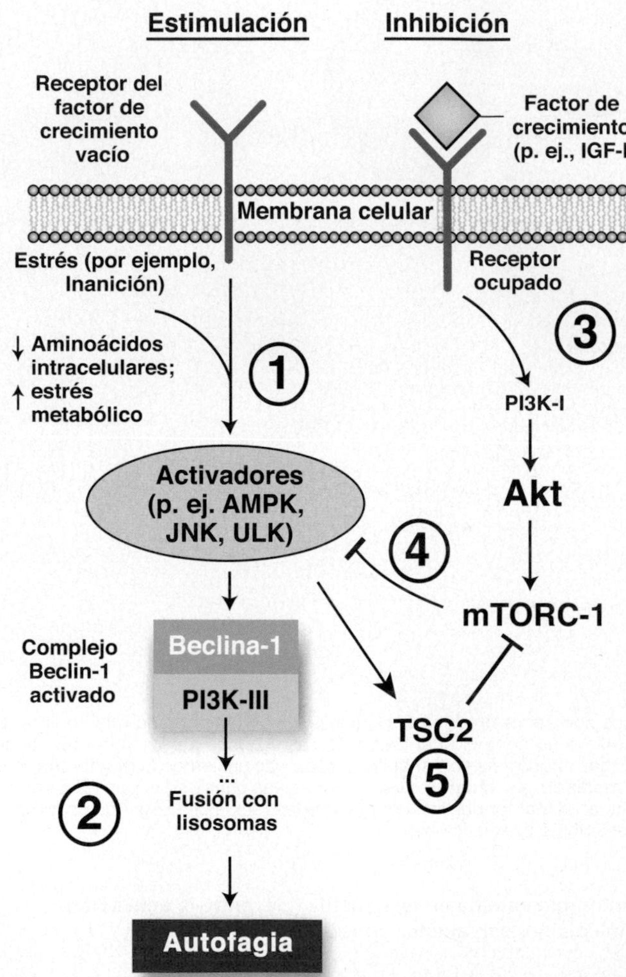

FIGURA 1-10. Activación e inhibición de la autofagia. Estimulación (*izquierda*). **1.** En el contexto de la inanición o de otros iniciadores de la autofagia, la falta de factores de crecimiento conduce al agotamiento de nutrientes y, por tanto, al estrés metabólico. Una asociación de moléculas anterógradas se dispara. **2.** Como resultado, se forma un complejo de activación de la autofagia que contiene Beclin-1 y fosfatidilinositol-3-cinasa de clase III (PI3K-III). Este complejo desencadena la autofagia, desde el fagóforo hasta la fusión del fagosoma con el lisosoma. **Inhibición** (*derecha*). **3.** La autofagia se inhibe cuando los nutrientes u otros estímulos provocan un aumento de factores de crecimiento (p. ej., factor de crecimiento insulinoide I [IGF-I]), que se fijan a sus receptores de la membrana celular. Este proceso activa la PI3K de clase I (PI3K-I), que produce fosfatidilinositol-tris-fosfato (PIP3). **4.** La PIP3, entonces, moviliza la Akt hacia la membrana celular, donde se activa y a su vez estimula el complejo relacionado con mTOR, mTORC1. Este último bloquea directamente la cascada de la autofagia, incluyendo la Beclin-1, evitando así la autofagia. **5.** AMPK activa el complejo supresor de tuberoesclerosis TSC2, que inhibe mTORC-1

En situaciones de estrés (como la inanición), los sensores celulares detectan la escasez de aminoácidos. La producción de factores de crecimiento endocrinos y paracrinos disminuye. La relación AMP/ATP intracelular aumenta, lo que activa la enzima AMPK. Esta enzima (de la que se hablará más adelante) hace varias cosas. Activa **TSC1** (*v.* cap. 5), que inhibe mTORC1, y pone en marcha el proceso. Normalmente, mTORC1 se une a ULK1 y la inhibe. La activación de TSC1 libera a ULK1 de su unión inhibidora por parte de mTORC1, lo que permite que ULK1 active Beclin-1, de modo que los complejos autofágicos puedan reunirse y comenzar a actuar. AMPK también fosforila y activa ULK1, y ayuda a congregar los complejos de ejecución de la autofagia.

A continuación, el material citoplasmático, que contiene orgánulos citoplasmáticos e incluye proteínas, lípidos y otros componentes, es parcialmente secuestrado por una membrana (**fagóforo**). Esta última se fusiona en sus extremos para encerrar una estructura, el **autofagosoma**. Las membranas del autofagosoma pueden derivar de varias fuentes citoplasmáticas, como la membrana mitocondrial externa, el RE, la membrana plasmática o el aparato de Golgi. A continuación, el autofagosoma se fusiona con los lisosomas, cuyas enzimas reducen el contenido del autofagosoma a pequeñas moléculas para su reutilización por parte de la célula (fig. 1-9).

Identificación de objetivos en la macroautofagia

La autofagia relacionada con la inanición es poco selectiva respecto a los constituyentes citoplasmáticos solubles y los orgánulos, aunque, incluso en este caso, el reciclaje del contenido celular no es totalmente aleatorio. La macroautofagia también se ocupa de los orgánulos citoplasmáticos dañados y de los agregados de proteínas, para los cuales se necesita un reconocimiento específico.

En tales circunstancias, la identificación del objetivo depende de la naturaleza de la disfunción. Por ejemplo, una mitocondria dañada, ineficiente, que genera un exceso de especies reactivas de oxígeno debido a un transporte de electrones defectuoso, sufre una alteración del potencial de membrana. Esto provoca la unión de una proteína del citosol, Nix, a la membrana mitocondrial externa. Este complejo recluta una proteína denominada **Parkina** (por su probable implicación en la enfermedad de Parkinson), que a su vez se une a varios miembros de una serie de proteínas de reconocimiento similares a Ub (**UBL**), denominadas proteínas relacionadas con la autofagia, o **ATG**. Una proteína puente, **p62**, reconoce estas UBL y une la mitocondria dañada al interior del fagóforo en desarrollo (fig. 1-11). Los agregados de proteínas suelen ser concreciones de proteínas con plegamiento incorrecto y se conducen por una vía paralela, pero diferente. El plegamiento incorrecto puede producirse en el momento de la traducción o por daños adquiridos (p. ej., por oxidación). La exposición resultante de los residuos hidrófobos que normalmente están ocultos en el interior de las proteínas conduce tanto a su reconocimiento por el sistema Ub como a la unión de las cadenas de poli-Ub por las ligasas E3 Ub. En ocasiones, las ATG también se conjugan con estos agregados de proteínas. Sin embargo, estos agregados son demasiado grandes para atravesar los proteasomas, por lo que las Ub y las UBL son reconocidas por la misma proteína puente p62 e incorporadas a los autofagosomas (fig. 1-11).

La macroautofagia constituye un control de calidad constante de las proteínas, y es fundamental para mantener la integridad celular.

Microautofagia

La microautofagia (fig. 1-9) es un proceso por el cual las cargas citosólicas son engullidas directamente por la invaginación de las membranas lisosómicas, y luego transferidas al interior de los lisosomas para su degradación. Este proceso es en gran medida constitutivo y es importante para la renovación continua de membranas y orgánulos, así como para mantener el tamaño y la composición de los orgánulos.

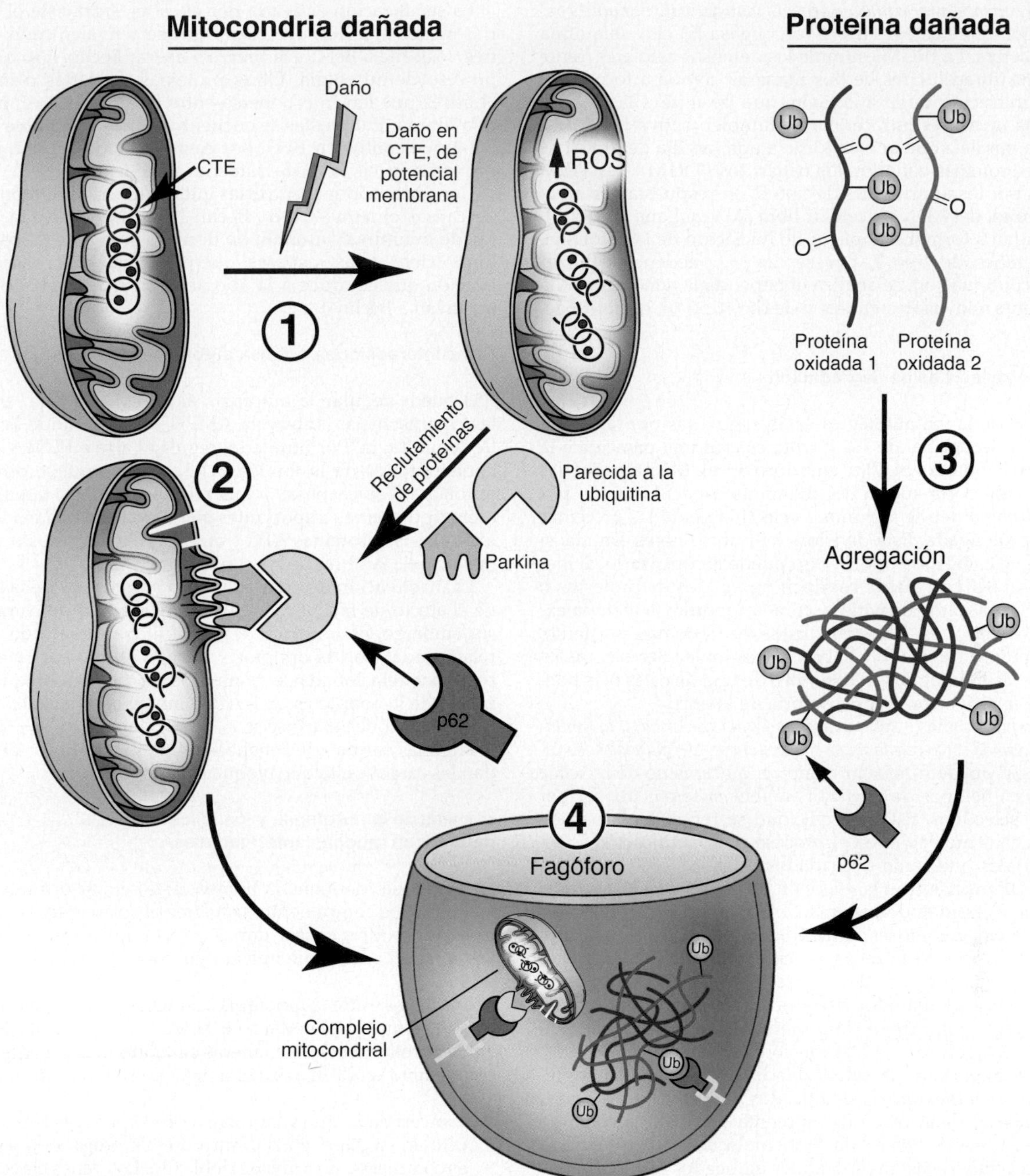

FIGURA 1-11. Papel de la autofagia en el manejo de los orgánulos celulares y de los agregados proteicos. Orgánulos celulares dañados (*izquierda*). **1.** El daño (aquí) a la mitocondria interrumpe el transporte de electrones y disipa el gradiente electroquímico a través de la membrana mitocondrial. Un aumento en las ROS resulta y produce daño oxidativo. **2.** Esto conduce al reclutamiento de proteínas citosólicas, de parkina y UBL. El complejo formado por la mitocondria, la parkina y la UBL se une a la p62. **3.** Las proteínas que han experimentado daño oxidativo se conjugan con Ub o UBL y forman agregados, que están entonces unidos a la p62. **4.** Los complejos ligados a la p62, que tienen mitocondrias dañadas o proteínas agregadas, son reconocidos por un receptor específico en el fagóforo, lo que conduce a la autofagia. *CTE*, cadena de transporte de electrones; *ROS*, especies reactivas de oxígeno; *Ub*, ubiquitina; *UBL*, proteína parecida a la ubiquitina.

Autofagia mediada por chaperonas

La autofagia mediada por chaperonas (AMC; fig. 1-9), se caracteriza por el hecho de que todos sus objetivos se reconocen selectivamente gracias a proteínas chaperonas. Los objetivos se translocan mediante el reconocimiento del receptor a través de las membranas lisosómicas, sin fagosomas como intermediarios. Al igual que un adulto chaperón en un baile de adolescentes, que es responsable de mantener una conducta decorosa y de eliminar a los transgresores incorregibles, las chaperonas moleculares citosólicas presiden el correcto plegamiento de las proteínas emergentes y la destrucción de las proteínas con plegamiento incorrecto o dañadas mediante la AMC. Existe un nivel menor de AMC constitutiva, pero esta vía se activa principalmente cuando la célula está estresada (p. ej., inanición, estrés oxidativo, exposiciones tóxicas, etc.).

Xenofagia

La **xenofagia** es una autofagia selectiva cuyo objetivo son los patógenos intracelulares. Es una forma de macroautofagia que se desencadena por varias vías diferentes. Los sensores de patógenos intracelulares pueden activar la GTPasa M relacionada con la inmunidad (**IRGM**, *intracellular pathogen sensors may activate immunity-related GTPase M*). Entre estos, **TRAF6** (una ligasa E3 Ub) ubiquitina la IRGM y la activa. La IRGM estimula las defensas celulares frente a los invasores intracelulares de dos maneras: ayuda a formar un complejo de iniciación de la autofagia, que permite a las células degradar a los invasores intracelulares. También activa la AMPK. Existe una vía paralela que gira en torno a una familia de proteínas denominadas proteínas con motivos tripartitos (**TRIM**). Las TRIM son activadas por los interferones de tipo II, en respuesta a la invasión, por ejemplo, del ADN no celular libre. Al igual que las IRGM, las TRIM ayudan a formar complejos de iniciación de la autofagia.

Los interferones de tipo I, por separado, pueden estabilizar a Beclin-1. A continuación, se analiza el papel de la xenofagia en la protección frente a invasores virales y de otro tipo (p. ej., micobacterias).

Interacción entre las vías de degradación

Algunas ramas de la vía autofágica están reguladas por la activación enzimática secuencial de Ub y UBL, esta última parecida a la cascada de activación del SUP (*v.* anteriormente). Mientras que las proteínas de vida corta suelen ser digeridas específicamente por el SUP, la autofagia tiende a eliminar selectivamente las proteínas de vida más prolongada. Esta división del trabajo no es estricta: si un sistema se ve comprometido, el otro puede compensarlo, al menos en parte. El SUP no puede conducir agregados de proteínas o grandes estructuras citoplasmáticas, como orgánulos o materia extraña endocitosada (p. ej., bacterias). Estos dos sistemas, por tanto, se complementan. También hay interacciones moleculares entre los distintos tipos de autofagia, y el deterioro de una de estas vías puede conducir a la activación compensatoria de la otra.

Tanto la autofagia como el SUP operan de forma continua, y la inhibición de cualquiera de estos puede tener consecuencias perjudiciales. Aunque la autofagia puede funcionar como un mecanismo de reciclaje de nutrientes en tiempos de inanición, ambos sistemas pueden ser notoriamente selectivos. Esta especificidad se refleja en la participación de muchas moléculas en el proceso de identificación selectiva de materiales que serán degradados. Más de 1000 proteínas confieren al SUP precisión en la selección de objetivos. La autofagia depende de la diversidad del sistema Ub, así como de familias adicionales de proteínas, como las TRIM y las proteínas ATG paralelas, para mantener un amplio alcance y precisión. Como se ha señalado anteriormente, la conjugación de Ub y las proteínas ATG con agregados de proteínas u orgánulos permite el reconocimiento de una estructura objetivo por parte de la proteína de enlace p62, seguido del transporte al fagóforo y la degradación autofágica.

¿Por qué es importante la selectividad? Una proporción significativa de las proteínas recién sintetizadas se traduce o se pliega incorrectamente. El daño oxidativo aumenta aún más la carga de proteínas defectuosas de una célula. Estas moléculas deben eliminarse para que la célula no acumule grandes agregados insolubles que provoquen interacciones proteínicas anómalas u otros problemas.

La autofagia tiene una relación compleja con la muerte celular programada

En general, las señales y especies que median en la apoptosis (*v.* más adelante) inhiben la autofagia. No obstante, esto simplifica demasiado lo que en realidad es un intrincado sistema de controles y equilibrios, algunas características del cual deben comprenderse bien.

MCP y regulación de Beclin-1

Para que la autofagia se lleve a cabo, Beclin-1 debe estar libre y disponible. La proteína tiene un dominio BH3 (*v.* más adelante), al igual que muchas proteínas pro y antiapoptóticas de la familia Bcl-2 de proteínas que controlan la apoptosis. En situaciones no estresantes, algunas proteínas antiapoptóticas (es decir, que favorecen la supervivencia) similares a Bcl-2 (p. ej., Bcl-2, Mcl-1) e incluso un miembro de la familia proapoptótica, Bim, se unen e inactivan Beclin-1. Como se ha mencionado, el proceso de autofagia requiere que Beclin-1 esté libre, por lo que la célula debe organizar su «liberación».

La señalización activada por el estrés logra este objetivo de varias maneras. JNK1, una cinasa que se activa en condiciones de estrés, fosforila a Bcl-2 y la fuerza a liberar Beclin-1, lo que permite el proceso de autofagia. Otras proteínas activadas o inducidas por el estrés pueden interponerse entre Bcl-2 y Beclin-1 para liberar a esta última. Entre estas se encuentran otros miembros de la familia Bcl-2 que contienen BH3, por ejemplo, Bad o Puma. Estas y otras proteínas (p. ej., HMGB-1) liberan a Beclín-1 de Bcl-2.

Con independencia de estas interacciones, la Bim por sí sola puede causar el secuestro de Beclin-1. La JNK activada por el estrés puede minimizar la unión de Beclin-1 mediante la fosforilación de Bim. Además, las caspasas, que participan en la cascada de señalización que conduce a la apoptosis (*v.* más adelante), escinden e inactivan a Beclin-1.

Otras interacciones entre la autofagia y la MCP

P53 puede regular la autofagia al alza o a la baja, en función de las circunstancias. Inhibe la AMPK, lo que impide la señalización de la autofagia. Por otro lado, regula al alza a PUMA, un miembro antiapoptótico de la familia Bcl-2, que promueve directamente la mitofagia. Las caspasas y sus relacionadas, las calpaínas, pueden escindir proteínas importantes que son necesarias para la autofagia, incluidas las proteínas ATG y otras proteínas que estimulan la autofagia (p. ej., Ambra1).

La inactivación de estas proteínas promotoras de la autofagia tiene el efecto de facilitar la apoptosis. Este tipo de comportamiento, sin embargo, es un arma de doble filo: al igual que las proteínas relacionadas con la apoptosis pueden perjudicar la autofagia, las proteínas relacionadas con la autofagia pueden bloquear la señalización de la apoptosis. Así, ATG5 inhibe la señalización a través de la vía apoptótica extrínseca.

Algunas formas de señalización de la autofagia también degradan las caspasas, lo que bloquea la apoptosis.

Las vías de la autofagia, y los fallos en estas, determinan muchas enfermedades

La autofagia mantiene la homeostasis celular durante la inanición y elimina los componentes celulares obsolescentes o dañados, cuya retención podría causar daños (cáncer, infección, etc.). Esta puede ser la razón por la que muchas culturas han practicado los ayunos periódicos.

Los nexos entre la autofagia y muchas enfermedades son tan importantes que hoy en día se invierte una gran cantidad de energía en desarrollar distintas maneras de manipular el proceso. Por ejemplo, la autofagia y la autofagia defectuosa están presentes en:

- **Cáncer:** dado que la autofagia opera para proteger la viabilidad celular, su papel en el desarrollo y la progresión de los tumores es compleja y un arma de doble filo. Los genes clave de la autofagia (p. ej., Beclin-1, algunos genes ATG) son potentes supresores de tumores (*v.* cap. 5) y están suprimidos o mutados en muchos tumores humanos. Al mismo tiempo, la autofagia también protege a las células neoplásicas que se encuentran bajo estrés proteotóxico, privadas de nutrientes o de oxígeno, o dañadas debido a procedimientos terapéuticos o a un suministro insuficiente de sangre.
- **Enfermedades neurodegenerativas:** en algunas enfermedades neurodegenerativas (p. ej., enfermedad de Huntington), las mutaciones pueden mermar la capacidad de las células para eliminar los agregados de proteínas y/o las mitocondrias defectuosas. En las enfermedades de Alzheimer y Parkinson, es posible que haya un fallo de la autofagia en mantener el ritmo al que se acumulan los agregados de proteínas. Esto puede deberse en parte a la disminución de la síntesis de Beclin-1 relacionada con la edad.
- **Envejecimiento:** la macroautofagia y la AMC disminuyen con la edad, al igual que Beclin-1, ATG y algunas proteínas de la membrana lisosómica. En paralelo, se acumulan agregados de proteínas no procesadas y otras sustancias. Datos experimentales en animales sugieren que facilitar la autofagia mediante la inhibición de mTOR puede mejorar la longevidad.

- **Enfermedades infecciosas:** la autofagia es un importante mecanismo de defensa del huésped frente a patógenos. La xenofagia es responsable de la eliminación de muchas especies patógenas, como parásitos intracelulares, varios tipos de virus, incluido el VIH-1 y bacterias como *Shigella, Streptococcus* y *Mycobacterium tuberculosis*. No es de extrañar que muchos patógenos hayan desarrollado formas de evadir o subvertir este proceso. Algunos virus, por ejemplo, codifican proteínas similares a Bcl-2 que se unen a Beclin-1. *M. tuberculosis* y *Shigella flexneri* interfieren en la fusión fagosoma-lisosoma, por lo que pueden sobrevivir y replicarse sin ser molestados. Por el contrario, algunos virus, en particular los de ARN como el poliovirus y el virus de la hepatitis C, se benefician del aumento de la autofagia; las vesículas autofágicas sirven como andamios de membrana para su replicación.
- **Enfermedad inflamatoria intestinal:** las mutaciones en dos genes relacionados con la autofagia se asocian a un mayor riesgo de enfermedad de Crohn. Ambos genes suelen facilitar la xenofagia. Las mutaciones en estos que alteran la eliminación de bacterias tienden a aumentar la producción de moléculas proinflamatorias.
- **Enfermedades pulmonares:** tanto el aumento como la disminución de la autofagia pueden contribuir al desarrollo de enfermedades respiratorias relacionadas con el tabaquismo. El aumento de la actividad de la autofagia caracteriza algunos casos de enfermedad pulmonar obstructiva crónica (EPOC; *v.* cap. 12). Por otro lado, los macrófagos alveolares de los fumadores crónicos muestran una autofagia inferior a la normal, y la eliminación de agregados de proteínas mutadas en las células epiteliales de las vías respiratorias contribuye a la patogenia de la fibrosis quística.
- **Enfermedades cardiovasculares:** las mutaciones en las proteínas de la autofagia pueden causar ciertas cardiomiopatías hereditarias. El deterioro de la autofagia puede contribuir a lesión y disfunción cardíacas en situaciones de isquemia/reperfusión, así como a insuficiencia cardíaca.

Diversos desencadenantes químicos y físicos causan atrofia e hipertrofia

La atrofia es una disminución del tamaño de las células u órganos. Puede ser tanto la causa como el resultado de una alteración de la función. *La hipertrofia es su contrario: el aumento del tamaño de las células u órganos*. Por lo general, la hipertrofia conlleva un aumento de la capacidad funcional.

La homeostasis normal determina la masa celular y de tejido

El tamaño de una célula refleja un equilibrio entre las fuerzas anabólicas y catabólicas. Aunque muchos tipos distintos de células pueden sufrir atrofia e hipertrofia, la mayoría de los estudios se han centrado en el músculo esquelético, que es el referente paradigmático de estos mecanismos. En este órgano, los miocitos pueden adaptarse a una mayor demanda funcional mediante el aumento de la síntesis de proteínas musculares y la disminución de su degradación. Por el contrario, la atrofia muscular (deterioro) puede tener muchas causas y conducir a una reducción de la síntesis y a un aumento de la degradación de las proteínas contráctiles. Dentro de una célula, las vías de señalización que controlan la hipertrofia y la atrofia están íntimamente interconectadas.

Atrofia

La atrofia puede ser consecuencia de la falta de uso del músculo esquelético o de la pérdida de señales hormonales que siguen a la menopausia. También puede ser una respuesta adaptativa para que una célula se adapte a los cambios del entorno, al mismo tiempo que mantiene la viabilidad. La atrofia también puede ser perjudicial, como en algunas enfermedades crónicas y en el envejecimiento biológico (*v.* más adelante).

Hay que distinguir la atrofia de un órgano de la atrofia celular. La reducción del tamaño de un órgano puede deberse a una atrofia celular reversible o a una pérdida irreversible de células. Así, cuando se enyesa una pierna rota, la falta de actividad física puede hacer que las células musculares de esa extremidad pierdan volumen como adaptación a su falta de uso. Cuando se retira el yeso, los miocitos vuelven a utilizarse y recuperan su tamaño y función habituales. En cambio, la atrofia cerebral en la enfermedad de Alzheimer[1] se debe a una importante pérdida de células; el tamaño del órgano no puede recuperarse (fig. 1-12). La atrofia se produce en diversas afecciones, como se describe en la tabla 1-1.

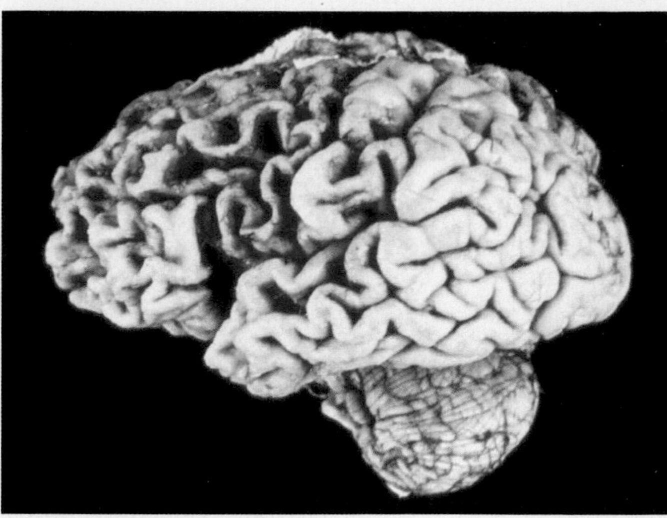

FIGURA 1-12. Atrofia cerebral. Fotografía del cerebro con una atrofia notable del lóbulo frontal. Las circunvoluciones son más delgadas y los surcos muestran un ensanchamiento prominente. (De Okazaki H, Scheithauer BW. *Atlas of Neuropathology*. New York: Gower Medical Publishing; 1988. Con permiso del autor).

Hipertrofia

Cuando las señales tróficas o la demanda funcional aumentan, las células se adaptan para satisfacer estos cambios. El resultado son células más grandes (hipertrofia) y, en algunos casos, un mayor número de células (hiperplasia; *v.* anteriormente). En varios órganos (p. ej., corazón o músculo esquelético), estas respuestas adaptativas se logran principalmente mediante el aumento del tamaño celular, lo que conduce a un aumento de la masa del órgano (fig. 1-13). En otros órganos (p. ej., el riñón), pueden aumentar tanto el número de células como su tamaño.

Las afecciones que provocan atrofia suelen ser inversas a las que estimulan la hipertrofia

Afecciones que provocan atrofia

Reducción de la demanda funcional

La atrofia suele ser consecuencia de la reducción de la demanda funcional. Por ejemplo, después de una lesión de un nervio motor, los músculos a los que asiste pierden masa y, como consecuencia, la fuerza disminuye.

Deterioro del aporte de oxígeno

La **isquemia** *es una interrupción en el riego sanguíneo a los tejidos*. Provoca una privación de oxígeno. Si las células sobreviven, pueden ser atróficas y presentar un deterioro funcional. Se puede observar con frecuencia alrededor de los bordes mal perfundidos de la necrosis isquémica (**infarto**; *v.* más adelante) del corazón, del cerebro y de los riñones tras la oclusión vascular de estos órganos.

[1] Aunque las enfermedades que llevan los nombres de Alzheimer, Parkinson, Cushing, etc. se nombran con frecuencia como posesivos (p. ej., enfermedad de Alzheimer o de Parkinson), la convención médica indica que estas se *identificarán sin dicho posesivo* (Classification and nomenclatura of morphological defects, *Lancet* 1975;1:513). En este texto se sigue dicha convención.

TABLA 1-1
ESPECIES REACTIVAS DE OXÍGENO

Molécula	Atributos
Peróxido de hidrógeno (H_2O_2)	Formas radicales libres mediante la reacción de Fenton catalizada por Fe^{2+} Se difunde ampliamente por la célula
Anión superóxido (O_2^-)	Se genera por las fugas de la cadena transportadora de electrones y algunas reacciones citosólicas Produce otras especies reactivas de oxígeno Se difunde poco y con dificultad
Radical hidroxilo (OH•)	Se genera a partir de H_2O_2 mediante la reacción de Fenton catalizada por Fe^{2+} Se trata del radical intracelular que ataca a la mayoría de las macromoléculas
Peroxinitrito (ONOO•)	Se forma al reaccionar el óxido nítrico (NO) con el O_2^- Daña las macromoléculas
Radicales peróxido lipídicos (RCOO•)	Radicales orgánicos que se generan durante la peroxidación de los lípidos
Ácido hipocloroso (HOCl)	Lo sintetizan los macrófagos y los neutrófilos durante el estallido respiratorio que acompaña a la fagocitosis Se disocia para producir el radical hipoclorito (OCl^-)

Fe^{2+}, hierro ferroso.

Insuficiencia de nutrientes

La inanición o la desnutrición provocan el desgaste (disminución de la masa) del músculo esquelético y del tejido adiposo, lo que se manifiesta al microscopio como atrofia celular. Se produce una disminución del tamaño de las células (p. ej., miocitos, adipocitos).

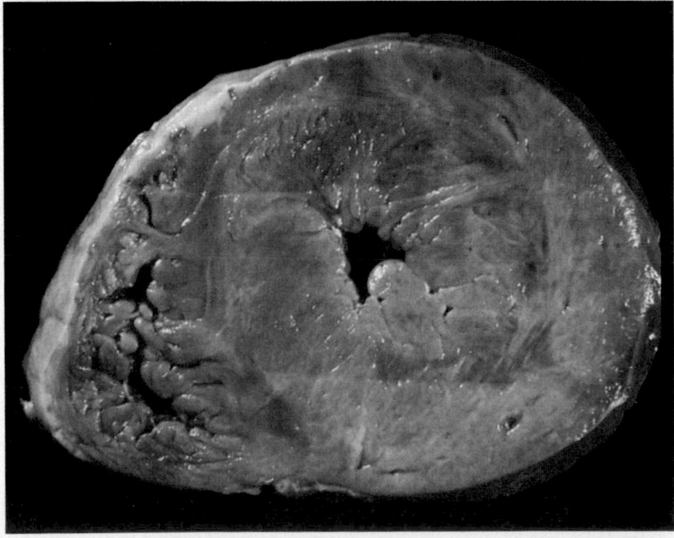

FIGURA 1-13. Hipertrofia del miocardio. Corte transversal del corazón de un paciente con hipertensión de larga duración, que muestra una importante hipertrofia concéntrica del ventrículo izquierdo.

Interrupción de las señales tróficas

Muchas células dependen de señales hormonales o de otros estímulos. Si estas señales disminuyen o desaparecen (p. ej., extirpación de una glándula endocrina o desnervación [fig. 1-14]), las células que dependen de tales estímulos se atrofiarán. La lesión de la adenohipófisis (p. ej., síndrome de Sheehan; *v.* cap. 33 en línea) puede provocar una deficiencia de sus numerosas hormonas, lo que causará atrofia tiroidea, de la corteza suprarrenal, etc.

La atrofia debida a la alteración de las concentraciones hormonales puede ser fisiológica: el endometrio se atrofia cuando las concentraciones de estrógenos disminuyen después de la menopausia (fig. 1-15), al igual que la mama después de finalizar la lactancia. Incluso algunas células neoplásicas pueden atrofiarse tras la privación hormonal. Los cánceres de próstata dependientes de andrógenos y los de mama que expresan receptores de estrógeno remiten parcialmente tras administrar antagonistas de la hormona.

Aumento de la presión

La presión prolongada en puntos inadecuados puede causar atrofia. El reposo prolongado en cama puede conllevar una presión continua y localizada sobre la piel y provocar su atrofia, lo que dará lugar a úlceras de decúbito (escaras). Los hepatocitos del centro de los lobulillos hepáticos se atrofian cuando el escaso retorno venoso hepático debido a una insuficiencia cardíaca congestiva aumenta la presión intrasinusoidal.

Envejecimiento

Uno de los rasgos distintivos del envejecimiento (*v.* cap. 16) es la disminución del tamaño y/o el número de neuronas, cardiomiocitos y células musculares esqueléticas (**sarcopenia**). Todos estos órganos disminuyen de tamaño, lo que conduce a debilidad y a una aceleración de la muerte.

Enfermedades crónicas

Las personas afectadas por enfermedades inflamatorias crónicas o consuntiva (*v.* más adelante) suelen mostrar atrofia de muchos tejidos. La pérdida de tejido es superior a la atribuible a una disminución de la ingesta calórica, y refleja alteraciones en las citocinas y otros mediadores (*v.* más adelante).

Afecciones que provocan hipertrofia

Las situaciones asociadas al aumento del tamaño de las células y los órganos suelen ser inversas a las que provocan atrofia. Una mayor demanda funcional o un aumento de la señalización trófica (*v.* más adelante) provocan un aumento adaptativo del tamaño de las células u órganos. Por desgracia, aunque la falta de nutrientes puede provocar atrofia tanto de los músculos como del tejido adiposo, su exceso solo provoca un aumento en este último.

Aumento de la demanda funcional

El ejemplo clásico de adaptación desencadenada por la demanda e hipertrofia de tejidos es el músculo esquelético de los deportistas, que todos conocemos. El músculo esquelético humano contiene fibras de contracción lenta (tipo I) y de contracción rápida (tipo II). Cada una responde a diferentes tipos de aumento de la demanda funcional, y la respuesta es diferente. Las diferencias incluyen distintos tipos de miosina y metabolismos muy diferentes, en particular el número y la actividad de las mitocondrias y la respuesta a la demanda. Un corredor de maratón que se somete a un entrenamiento de resistencia con cargas ligeras aumentará la fuerza de las fibras de tipo I, altamente eficaces desde el punto de vista oxidativo. La masa muscular permanecerá constante (*v.* más adelante). Las fibras de tipo I dependen principalmente del metabolismo aerobio, mediado por las mitocondrias. Así, el entrenamiento de resistencia aumenta la actividad aerobia mitocondrial de las fibras de tipo I, lo que aumenta dinámicamente el número de mitocondrias y el consumo de oxígeno (fig. 1-16).

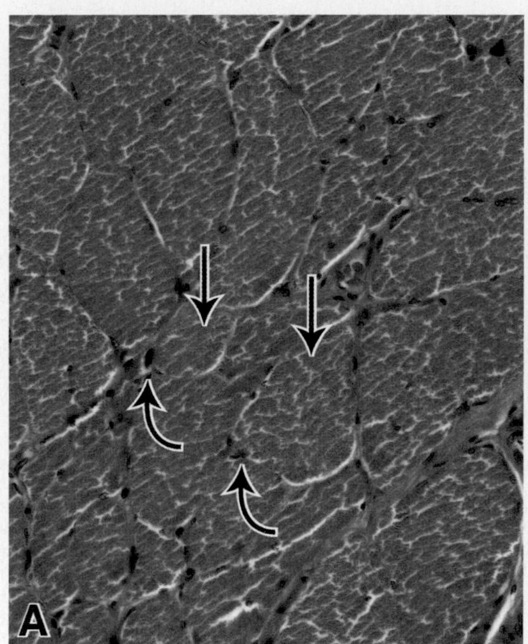

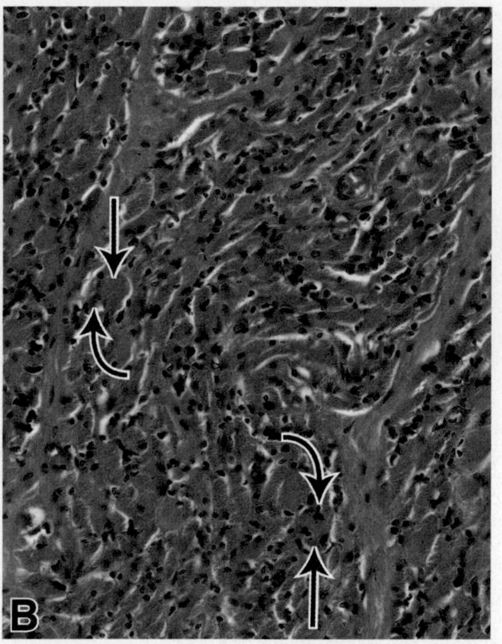

FIGURA 1-14. Pérdida de volumen celular tras la pérdida de la señal trófica. Músculo de un paciente que sufrió una desnervación muscular traumática. **A.** Músculo normal del paciente, que muestra grandes haces musculares (*flechas rectas*) con núcleos periféricos poco visibles (*flechas curvas*). **B.** Área de músculo desnervado, en la que se observa la pérdida de proteínas de los miocitos (*flechas rectas*), con un aumento comparativo de la prominencia de los núcleos de los miocitos (*flechas curvas*).

El entrenamiento de resistencia conlleva un aumento adaptativo de la actividad mitocondrial, lo que requiere más mitocondrias, una vigilancia de control de calidad para eliminar las mitocondrias dañadas por el aumento de la actividad oxidativa y, como se verá después, un aumento de la vascularidad y, por tanto, un mejor aporte de oxígeno.

El ejercicio de baja resistencia activa tanto la AMPK (*v.* anteriormente) como la vía de la MAP cinasa (p38MAPK). Ambas aumentan la cantidad y los niveles de activación del efector principal, **Pgc-1α** (fig. 1-17). PGC-1α regula al alza el ADN mitocondrial y la fusión mitocondrial a través de una cascada en la que participan **factores respiratorios nucleares**, que, a su vez, regulan el **factor de transcripción de las mitocondrias activadas (TFAM)**. TFAM estimula la biogenia y la fusión mitocondrial, lo que promueve la adaptación metabólica al ejercicio. Al igual que en muchas situaciones de adaptación rápida a circunstancias cambiantes, se producen nuevos orgánulos sanos y deben eliminarse los dañados. Un mecanismo paralelo identifica las mitocondrias dañadas y las elimina mediante autofagia (**mitofagia**, *v.* anteriormente).

La naturaleza de las adaptaciones de los tejidos a una mayor demanda funcional también depende de la magnitud de esta demanda. Anteriormente, hemos ilustrado las respuestas adaptativas al ejercicio repetitivo con cargas ligeras. Sin embargo, en los levantadores de pesas se producen otros tipos de necesidades adaptativas a sus músculos. En respuesta a las tensiones de cargas elevadas, las fibras de tipo II se hipertrofian. Las respuestas a la necesidad repetida de manipular cargas altas son más complejas que las descritas anteriormente, y se ilustran en la figura 1-18. Las fuerzas que promueven la hipertrofia muscular en este escenario reorganizan el metabolismo celular a fin de favorecer la glucólisis anaerobia por encima de la fosforilación oxidativa.

Aumento de las señales tróficas

Las células y los órganos, como la tiroides o la mama, que responden a las hormonas y a otros mediadores físicos y solubles (estrógenos y progestágenos) pueden sufrir hipertrofia cuando las concentraciones hormonales aumentan.

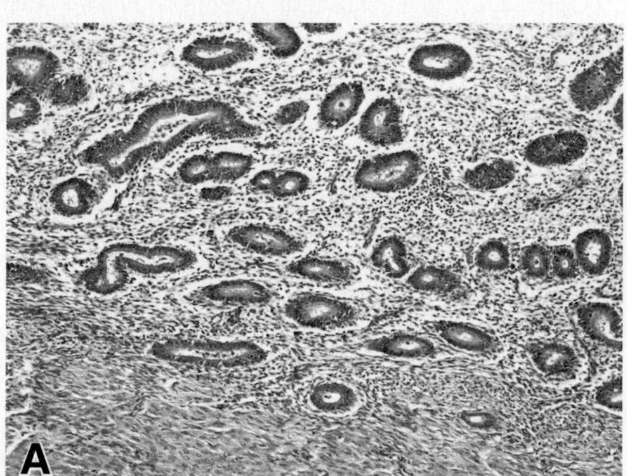

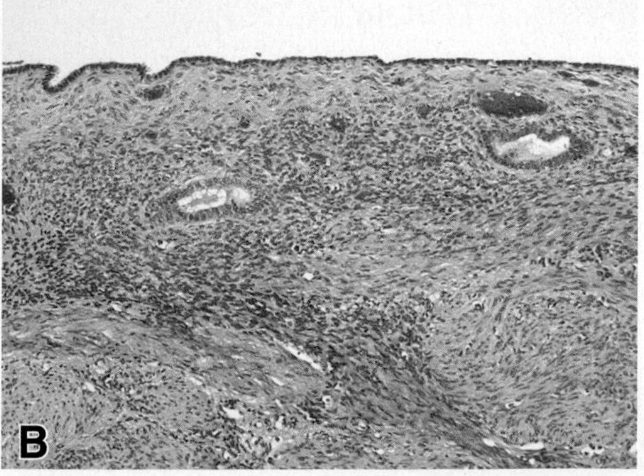

FIGURA 1-15. Atrofia del endometrio. A. Corte del útero normal de una mujer en edad fértil que revela un endometrio grueso formado por glándulas proliferativas en un estroma abundante. **B.** El endometrio de una mujer de 75 años (mostrado con el mismo aumento) es delgado y contiene sólo unas pocas glándulas atrofiadas y quísticas.

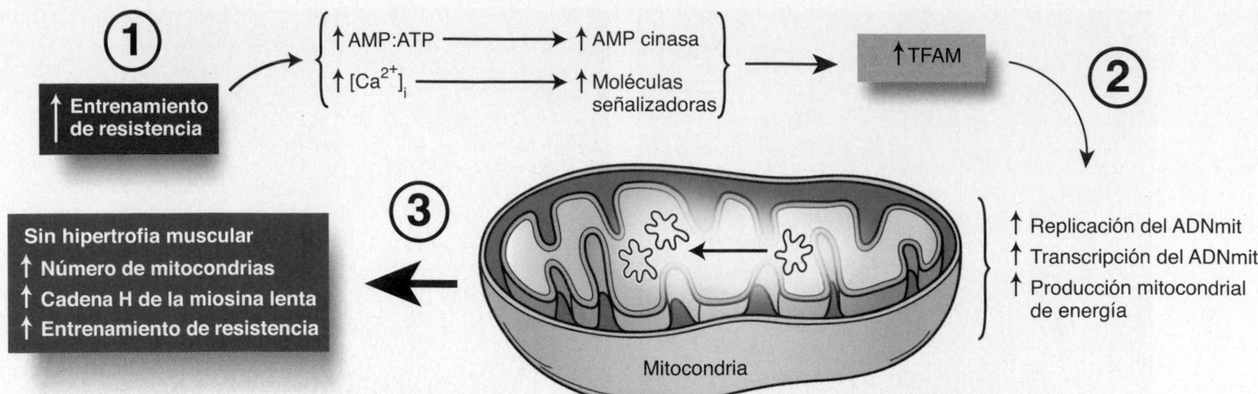

FIGURA 1-16. Mecanismos de la hipertrofia muscular. Entrenamiento de resistencia. **1.** El fortalecimiento muscular para la resistencia conlleva el ejercicio repetido o prolongado con cargas pequeñas y conduce a un aumento de la proporción de monofosfato de adenosina por trifosfato de adenosina (AMP:ATP), lo que desemboca en un aumento de la actividad AMP cinasa. Tal entrenamiento también incrementa la concentración citosólica de calcio ([Ca^{2+}]$_i$), que hace aumentar una serie de intermediarios de la señalización celular. **2.** La consecuente activación del peroxisoma incrementa la cantidad de TFAM (el factor de transcripción que activa la producción de energía mitocondrial). A su vez, el aumento de TFAM activa la replicación y la transcripción del ADN mitocondrial (ADNmit). **3.** La consecuencia es un aumento del contenido muscular de cadenas H de la miosa lenta y mejora la resistencia sin que haya hipertrofia de las células musculares.

La atrofia y la hipertrofia son el resultado activo de controles y equilibrios entre los estímulos extracelulares y los mediadores intracelulares entrelazados

CARACTERÍSTICAS CLÍNICAS: ¿por qué estudiar los mecanismos de la atrofia y la hipertrofia? Son mucho más que detalles abstractos de escasa importancia práctica para cualquier persona en la vida real (salvo, quizá, los entrenadores deportivos o los investigadores). Por el contrario, la pérdida de masa muscular por inanición o enfermedad (**caquexia**) es un problema médico importante que afecta a pacientes con cáncer, insuficiencia cardíaca congestiva, enfermedad pulmonar obstructiva crónica (EPOC), sida y muchas otras enfermedades crónicas. La sarcopenia, que es la pérdida de músculo durante la edad avanzada (o el avance), afecta a un gran porcentaje de personas mayores.

Ambas tienen importantes consecuencias médicas y humanas. La caquexia afecta la capacidad de respuesta al tratamiento, disminuye la capacidad de recuperación y puede causar y acelerar la muerte, con independencia del estado de la enfermedad subyacente del paciente. La sarcopenia restringe la movilidad de los individuos, limita su autosuficiencia, conduce a la pérdida de independencia y aumenta considerablemente el coste de los cuidados.

Estos procesos pueden ralentizarse o incluso evitarse prestando atención a los mecanismos que conducen a la hipertrofia muscular. Los mecanismos de señalización que subyacen a la atrofia y la hipertrofia están relacionados, como se describe a continuación. No solo algunas vías estimulan o facilitan uno de estos mecanismos, sino que también hay vías que parecen inhibir principalmente el otro. El impacto clínico y social de la atrofia y la hipertrofia hace que sean objeto de un intenso estudio diagnóstico y terapéutico. Ambos mecanismos representan las respuestas celulares por excelencia a los cambios en su entorno. La mejor manera de entenderlos es en el contexto de la degradación de proteínas y la autofagia (de hecho, solo pueden entenderse así; *v.* anteriormente).

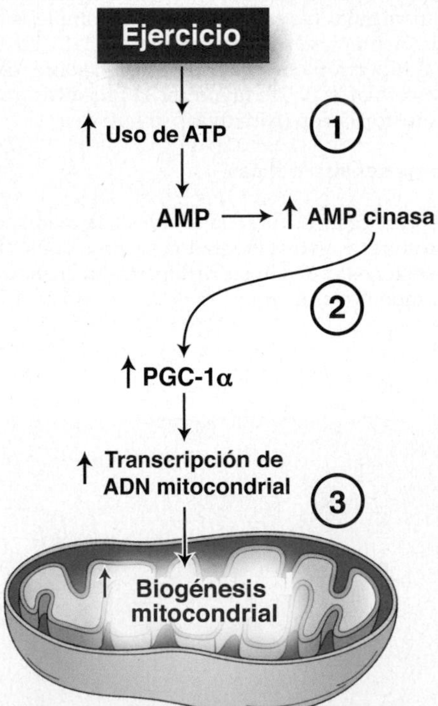

FIGURA 1-17. Mecanismo independiente de Akt de la hipertrofia muscular y la prevención de la atrofia. 1. El ejercicio requiere de trifosfato de adenosina (ATP), que después se convierte en monofosfato de adenosina (AMP), y a su vez estimula la AMP cinasa. **2.** La AMP cinasa activa la PGC-1α (un factor de transcripción coactivador que regula al alza la producción de energía), lo que lleva a un aumento de la transcripción de ADN mitocondrial. **3.** El resultado final es que aumenta el número de mitocondrias.

Estímulos que conducen a la hipertrofia celular

Pubertad

El aumento de los andrógenos y de la hormona del crecimiento (GH) durante la pubertad, especialmente en los hombres, conduce a una mayor masa ósea y muscular. La GH estimula la producción de IGF-1, que es un estimulante importante para la señalización relacionada con la hipertrofia y la inhibición de la atrofia (*v.* más adelante). Fuera de la pubertad, los estímulos *fisiológicos* (a diferencia de la manipulación farmacológica) para la hipertrofia muscular no reflejan claramente el aumento de IGF-1 u otras hormonas o citocinas.

El aumento de la demanda provoca un incremento de la masa celular y de tejido

Al principio del proceso, las células aceleran la degradación de proteínas seleccionadas (*v.* proteasomas, anteriormente) que no contribuyen a la necesidad de hipertrofia. Esto acontece incluso cuando las células producen más proteínas que promueven la hipertrofia. Así, algunos genes se expresan más, otros menos. Algunas proteínas se acumulan o se activan, mientras que las concentraciones de otras se reducen.

Factores que estimulan la hipertrofia

Las señales que desencadenan respuestas hipertróficas varían según el tipo de célula y las circunstancias. Las consecuencias de dichas señales varían de un tipo celular a otro y reflejan el contexto de cada célula. Además, como veremos, algunas señales promueven la hipertrofia al interferir con la atrofia, mientras que otras señales estimulan directamente la hipertrofia.

Como ejemplificación general, las fibras musculares esqueléticas de tipo II y el músculo cardíaco responden a una mayor demanda mediante la hipertrofia. El uso repetido para tareas de alta resistencia conduce a la hipertrofia celular.

La hipertrofia no consiste simplemente en que las células acumulen masa. Implica la acumulación de la masa celular adecuada y la eliminación simultánea de los componentes celulares que no contribuyen a la tarea en cuestión. Los factores que participan en este proceso son:

- Fuerzas físicas, por ejemplo, carga de peso (resistencia).
- Factores de crecimiento: fisiológicamente (p. ej., durante la infancia o la pubertad) y de forma adaptativa a los cambios ambientales.
- Estimulación neuroendocrina, por ejemplo, el sistema β-adrenérgico.
- Canales iónicos, por ejemplo, los flujos de Ca^{2+} a través de las membranas.
- Otros mediadores, como oligopéptidos o pequeñas moléculas.
- Angiogenia, para satisfacer las mayores necesidades de oxígeno, glucosa y otros nutrientes de las células.
- Antagonistas

Factores que favorecen la atrofia

La atrofia es un proceso activo, como la hipertrofia, que refleja la síntesis y la degradación selectivas de los componentes celulares. A diferencia de la hipertrofia, la atrofia tiende a predominar en el contexto de ciertas afecciones o enfermedades sistémicas, entre las cuales se encuentran:

- **Cáncer:** un porcentaje muy elevado de pacientes con cánceres avanzados pierde masa muscular y tejido adiposo. Las citocinas liberadas durante la lipólisis relacionada con el tumor estimulan la atrofia muscular.
- **Insuficiencia cardíaca congestiva:** curiosamente, esta tiende a afectar más a las fibras musculares esqueléticas de tipo I, en gran medida porque la mala circulación perjudica el aporte de oxígeno al músculo.
- **Enfermedad pulmonar obstructiva crónica**
- **Sida:** antes de que se dispusiera de tratamiento antirretroviral, la infección avanzada por VIH-1 solía presentar caquexia, tal vez porque la continua actividad inflamatoria generaba altas concentraciones de citocinas inflamatorias (*v.* más adelante y cap. 2).
- **Otras enfermedades inflamatorias crónicas:** la artritis reumatoide, especialmente, conlleva un aumento de las concentraciones sistémicas de citocinas catabólicas (*v.* más adelante).
- **Envejecimiento:** la sarcopenia en los adultos mayores afecta principalmente las fibras de tipo II. Su etiología no está clara, pero el tratamiento farmacológico con antagonistas de la angiotensina tiende a ayudar a preservar la masa muscular.

Factores desencadenantes de la atrofia y la hipertrofia

Como se ha indicado anteriormente, los estímulos que provocan una respuesta concreta en una situación concreta pueden actuar de forma diferente en otros. Algunos estímulos iniciadores reflejan las interacciones receptor-ligando, pero no todos.

Son muchos los factores que conducen a la atrofia muscular. La desnervación interfiere en la señalización trófica. El desgaste muscular relacionado con los glucocorticoides se conoce desde hace años. La privación de nutrientes aumenta la producción de citocinas de la familia del **factor de crecimiento tumoral** β (**TGF-β**; p. ej., la **miostatina**). Las afecciones inflamatorias crónicas aumentan las concentraciones de citocinas como el **TNF-α**, la interleucina 1 (**IL-1**) y la **IL-6**, que estimulan la atrofia.

Algunas hormonas, como los andrógenos y el IGF-1, pueden causar hipertrofia muscular durante los primeros años y especialmente en la pubertad, pero no años después. Por lo demás, las concentraciones fisiológicas de estos mediadores parecen desempeñar un mínimo papel en la estimulación directa de la hipertrofia.

El entrenamiento de resistencia induce la hipertrofia muscular a través de factores desencadenantes aún poco claros. Algunos datos sugieren que los productos fosfolípidos de la membrana y, tal vez, los receptores acoplados a proteínas G, pueden iniciar las señales generadoras de hipertrofia, pero esto sigue siendo una conjetura. Hay datos que sugieren que la estimulación β-adrenérgica puede ser importante en la hipertrofia de los cardiomiocitos relacionada con la hipertensión (*v.* cap. 11).

Los mecanismos que conducen a la atrofia y la hipertrofia están interrelacionados. En muchos casos, los ajustes que favorecen uno u otro no estimulan directamente un proceso, sino que inhiben el otro. El resultado, pues, depende de la naturaleza del equilibrio (fig. 1-18).

La hipertrofia refleja un aumento neto de la producción de proteínas y una disminución neta de su degradación. En la atrofia, el balance neto es opuesto: se producen menos proteínas de las que se degradan. En la hipertrofia, cada paso del proceso aumenta la producción de proteínas, desde la transcripción de genes específicos hasta la traducción más eficaz del ARNm, porque los ribosomas aumentan tanto en número como en eficacia. En la atrofia, la degradación de proteínas aumenta debido al incremento de la ubiquitinación y la degradación proteasómica de proteínas específicas (incluidas las que estimulan la síntesis de proteínas) y al aumento de la actividad autofágica.

Varias especies y pasos parecen ser fundamentales para el resultado de este «baile» entre la atrofia y la hipertrofia:

- **IGF-1 y citocinas anabólicas.** En la infancia, estas son fundamentales para el crecimiento muscular y óseo. A partir de entonces, parecen estimular menos la hipertrofia que facilitarla e inhibir la atrofia. El sustrato del receptor de la insulina 1 (IRS-1, *insulin receptor substrate* 1) se activa cuando IGF-1 se une a su receptor, y es un intermediario de señalización clave en las funciones celulares activadas por el IGF-1.
- **Akt** (también llamada proteína cinasa B, o PKB). Al igual que IGF-1, Akt en adultos inhibe principalmente la atrofia, por ejemplo, mediante la inhibición del factor de transcripción FOXO (*v.* más adelante), en lugar de provocar directamente la hipertrofia. Sin embargo, puede magnificar el aumento de la actividad de mTOR (en el complejo TORC1, *v.* más adelante) que se estimula con el entrenamiento de resistencia.
- **mTOR.** Esta proteína participa en dos complejos, TORC1, que se activa a través de intermediarios desconocidos por el entrenamiento de resistencia, y que conduce a la hipertrofia; y TORC2, cuya activación se conoce aún menos y que participa en un bucle estimulador autocrino con Akt.
- **FOXO.** Esta familia de factores de transcripción se activa, como se ha demostrado, por varias vías. Los FOXO estimulan la degradación de proteínas mediante el aumento de la producción de ligasas E3 Ub. También inhiben a TORC1.
- **Cbl-b.** Esta ligasa E3 Ub tiene muchas actividades y efectos biológicos. En el contexto de este análisis, forma un complejo con uno o más miembros de la familia Cullin de proteínas de andamiaje para poliubiquitinar el IRS-1 y dirigirlo a su degradación. Así, Cbl-b inhibe la hipertrofia.
- **Antagonistas de la hipertrofia.** Algunas moléculas impiden la hipertrofia o promueven su némesis, la atrofia.

Algunos procesos adicionales que contribuyen a atrofia e hipertrofia son:

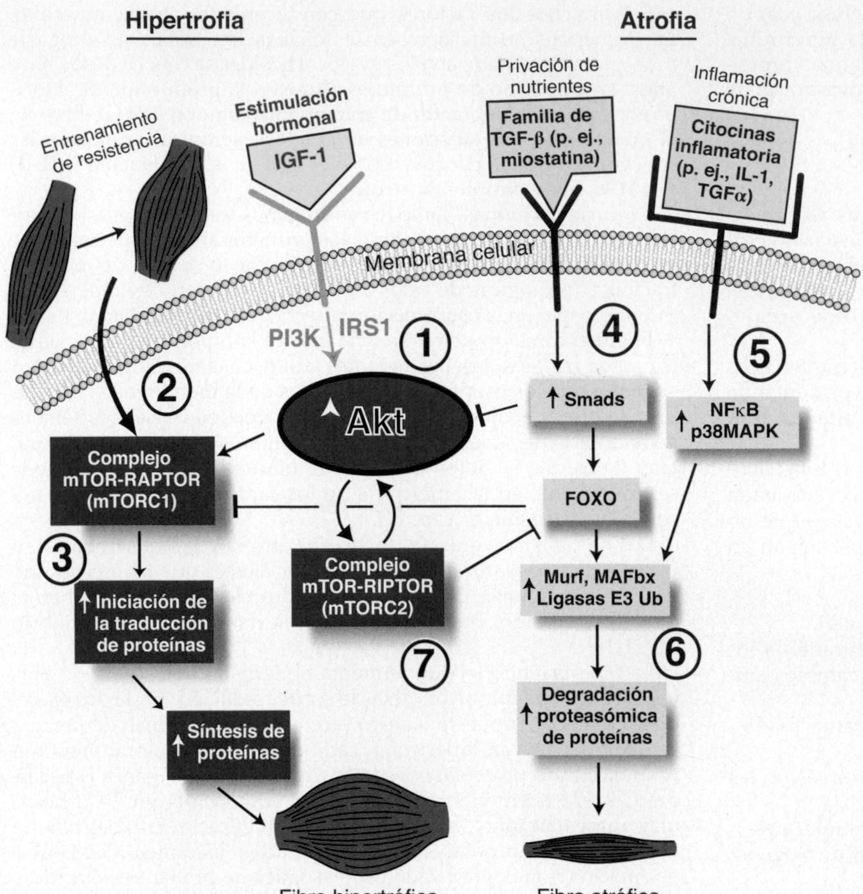

FIGURA 1-18. Interrelación entre la atrofia muscular y la hipertrofia. A. Centralidad de la Akt tanto en la atrofia como la hipertrofia. 1. En la hipertrofia inducida por resistencia, la unión del factor de crecimiento similar a la insulina I (IGF-I) a su receptor estimula la actividad de Akt, que conduce a la **2.** activación de los complejos mTOR y los consiguientes aumentos en la síntesis de proteínas. **3.** Por el contrario, en la atrofia, la transformación del factor de crecimiento transformante β (TGF-β), al unirse a su receptor, desencadena la actividad Smad, que a su vez inhibe la Akt. **4.** Los Smad también estimulan un factor de transcripción (FOXO). El FOXO también es inhibido por el complejo mTOR activado por Akt, TORC2. El bloqueo de FOXO alivia la inhibición del complejo mTORC, TORC1, lo que conduce a una mayor producción de proteínas durante la hipertrofia. **5.** Al mismo tiempo, FOXO aumenta la degradación de proteínas, característica de la atrofia.

- **Señalización de la supervivencia.** Estimular la hipertrofia implica inhibir la muerte celular. Los intermediarios clave de la cascada, como Akt y PI3K, inhiben la MCP (*v.* más adelante).
- **Matriz extracelular (MEC).** En algunas situaciones, la hipertrofia implica cambios en el entorno de la célula, como la remodelación de la MEC.
- **Reclutamiento de células satélite.** La hipertrofia del músculo esquelético incluye el reclutamiento de células satélite perimusculares. Estas pueden generar miocitos adicionales y también pueden fusionarse con los sincitios de los miocitos para proporcionar núcleos adicionales, con lo que se apoyan las necesidades proteosintéticas ampliadas del músculo.
- **Apoptosis** (*v.* más adelante). La actomiosina se degrada específicamente por las vías relacionadas con la Ub que se activan como parte de las respuestas atróficas. La degradación proteasómica de la actomiosina se ve muy reforzada por la escisión previa de la actomiosina por la caspasa 3 o la calpaína. Ambas enzimas también participan en la apoptosis (*v.* más adelante).
- **Utilización de la energía.** Las células musculares disminuyen selectivamente la utilización de ácidos grasos libres (en contraposición a la glucosa) como fuente de energía para adaptarse a la descarga.

Algunos de los factores que intervienen se conocen bien, mientras que otros no tan bien, y se resumen en la figura 1-19.

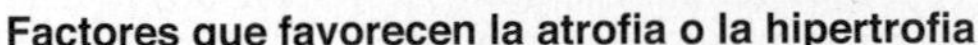

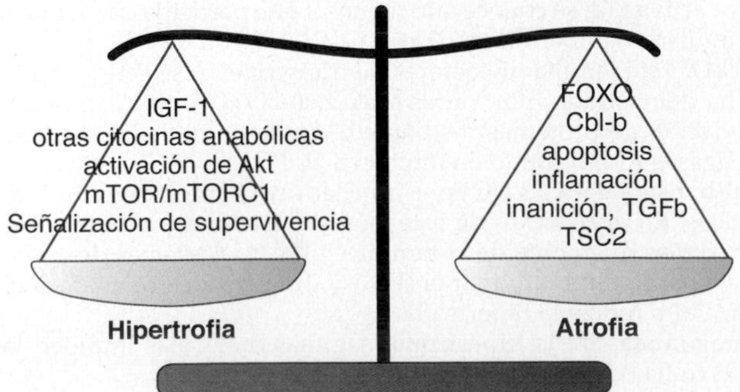

FIGURA 1-19. Equilibrio entre las fuerzas que favorecen la atrofia y la hipertrofia.

La cinasa activada por 5′-AMP es fundamental para las respuestas celulares de adaptación

La AMPK, como se indica en partes anteriores de este capítulo, es un actor clave en muchos tipos diferentes de respuestas adaptativas celulares. Su principal antagonista en casi todas estas actividades es mTOR, en su complejo, mTORC1, y las vías de señalización que activan mTOR.

Activación e inactivación de AMPK

En gran parte, la activación de AMPK refleja el estado energético de una célula y, por tanto, también del organismo: la disminución de ATP y el aumento de AMP indican un agotamiento energético. Las concentraciones elevadas de AMP o ADP fosforilan y activan AMPK. El aumento de ROS, si las células tienen una capacidad antioxidante adecuada, puede hacer lo mismo. La enzima supresora de tumores, LKB1, es un importante activador de AMPK (*v.* más adelante). Varios fármacos, especialmente los salicilatos y la metformina, aumentan la actividad de AMPK (*v.* más adelante) (fig. 1-20A). Las altas concentraciones de ATP, que indican abundantes reservas de energía, inhiben AMPK. Otras vías inhibidoras implican la señalización AKT activada por la insulina, la inflamación y las moléculas (p. ej., el diacilglicerol [DAG]) reflejado por concentraciones elevadas de glucosa o lípidos en sangre). La adipogenia, que refleja la sobrealimentación y conlleva un aumento de la sintasa de ácidos grasos (FAS, *fatty acid synthase*), aumenta la inflamación mediante la activación del receptor de tipo *toll* 4 (TLR4; *v.* cap. 2) y estimula la resistencia a la insulina (*v.* cap. 32 en línea). La actividad de la AMPK también tiende a ser menos vigorosa a medida que las personas envejecen (fig. 1-20B).

Cómo actúa la AMPK

En general, la AMPK aumenta la autofagia, mejora la resistencia celular a las lesiones por oxidación, mejora la sensibilidad a la insulina, y reduce las concentraciones de lípidos en sangre y la glucosa circulante. Esto último lo consigue mediante el aumento de la captación celular de glucosa la inhibición de la gluconeogenia. Afecta de forma importante el metabolismo de los lípidos (mediante la disminución de FAS y, por tanto, la síntesis de ácidos grasos, a la vez que regula la captación de ácidos grasos y la β-oxidación a través de la oxidasa de ácidos grasos [FAO, *fatty acid oxidase*]) por medio de la disminución de la generación de oxidantes.

La estimulación de la mitofagia y la mejora de la mitocondriogenia también disminuyen la exposición a los oxidantes mediante la eliminación de las mitocondrias disfuncionales, que generan un exceso de ROS, y su sustitución por otras más eficientes. La AMPK también regula a la baja la HMG-CoA reductasa, el paso que limita la velocidad de la biosíntesis del colesterol. Estos efectos combinados aumentan el fosfato de dinucleótido de adenina y nicotinamida reducido (NADPH) y disminuyen la relación NADP/NADPH. Para conservar la energía, la AMPK disminuye la síntesis general de proteínas, pero mantiene la producción de las necesarias para la supervivencia de la célula.

También regula a la baja la inflamación por varias vías, entre las cuales se incluyen la disminución de la síntesis de ácidos grasos y la inhibición del factor proinflamatorio NFκB (fig. 1-21). La actividad antiinflamatoria de AMPK también refleja el hecho de que cambia el metabolismo de la glucólisis a la oxidación mitocondrial; esta última favorece la actividad antiinflamatoria (p. ej., en los macrófagos), mientras que la primera favorece la proinflamatoria.

Implicaciones de la actividad de la AMPK

La AMPK funciona de varias maneras para mantener la salud y la longevidad.

- Mejora la sensibilidad a la insulina y reduce la resistencia a la misma. Al hacerlo, ayuda a proteger de la diabetes de tipo 2, una enfermedad que refleja ampliamente la resistencia a la insulina (*v.* cap. 32 en línea).

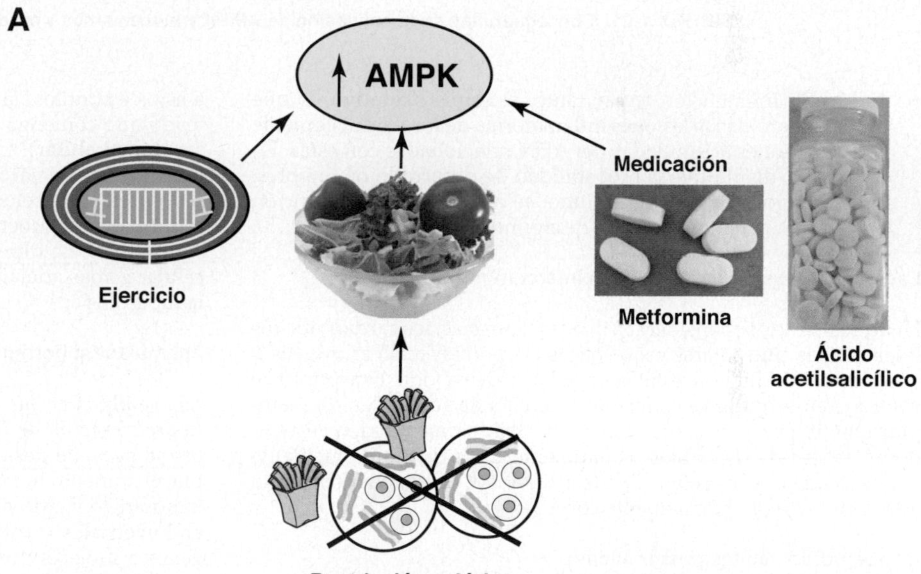

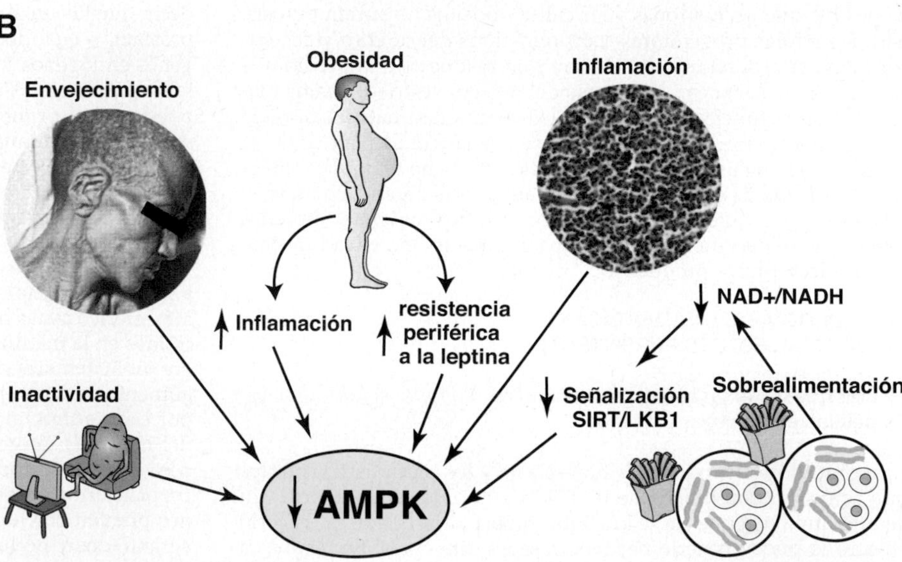

FIGURA 1-20. Factores relacionados con la activación y la regulación a la baja de AMPK. **A.** Factores que activan la AMPK. **B.** Factores que conducen a la regulación a la baja de AMPK.

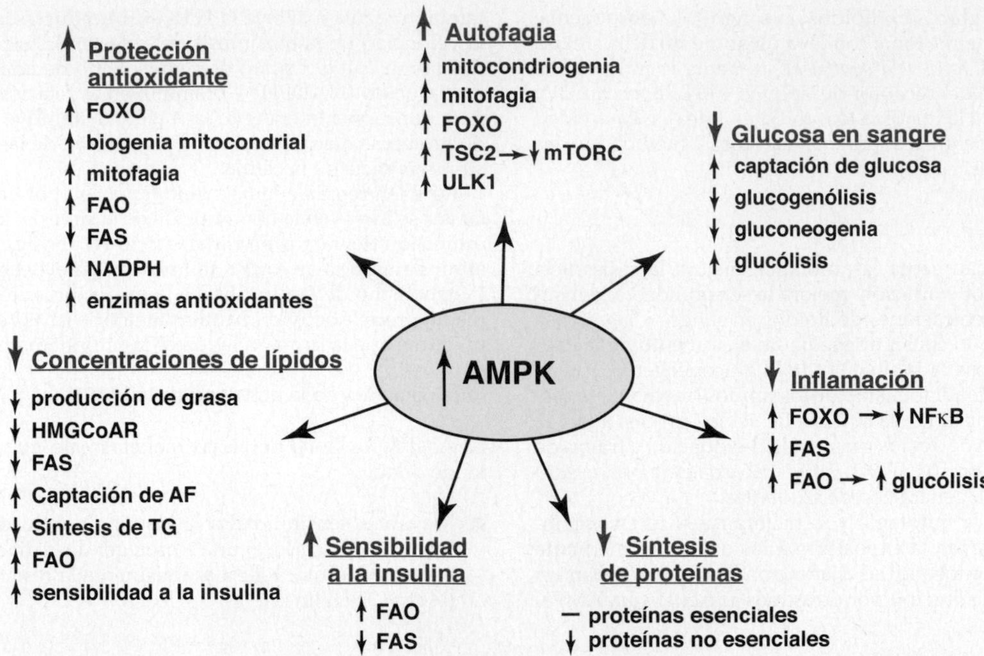

FIGURA 1-21. Consecuencias de la activación de AMPK y mecanismos y mediadores por los que actúan.

- Reduce la inflamación y, por tanto, el estrés oxidativo, lo que protege tanto de las lesiones inflamatorias de los tejidos como de las alteraciones acumuladas del ADN relacionadas con estas. En el proceso, disminuye la probabilidad de desarrollo de tumores. Sin embargo, una vez que el tumor se ha establecido, la función de la enzima puede protegerlo de algunos tratamientos (*v.* cap. 5).

Las células posmitóticas pueden intercambiarse

Históricamente, se consideraba que las neuronas, los cardiomiocitos y las células musculares esqueléticas no podían realizar mitosis y que eran esencialmente estáticas a lo largo de su vida. Este punto de vista solía interpretarse como que estas células no pueden ser reemplazadas y, por tanto, sus respectivos tejidos no pueden responder a la pérdida de células o al aumento de la demanda mediante la adición de nuevas células. En la actualidad, se considera que esta afirmación es solo parcialmente correcta.

Concepto de células posmitóticas y diferenciación terminal

Es posible que las neuronas y los cardiomiocitos no sufran mitosis, pero las células progenitoras comprometidas del cerebro y el corazón pueden proliferar y diferenciarse en respuesta a la pérdida de células y a las lesiones o, en el caso del músculo estriado, a una mayor demanda funcional. Por tanto, existe una tasa natural, aunque baja, de pérdida y sustitución celular entre las células que antes se consideraban insustituibles. Si la cinética de dicho reemplazo favorece la pérdida de células, se produce atrofia del órgano, como en el corazón, el músculo y el cerebro de los adultos mayores. Si predomina la actividad de las células progenitoras (p. ej., en el músculo esquelético), puede producirse hipertrofia.

MORFOLOGÍA DE LA ADAPTACIÓN CELULAR AL ESTRÉS PERSISTENTE

La hiperplasia es un aumento del número de células en un órgano o tejido

Los estímulos que inducen la hiperplasia y los mecanismos por los que actúan varían mucho de un tejido y tipo de célula al otro. Un agente que hace que un tejido sufra hiperplasia puede no hacerlo en otro, o puede hacerlo por mecanismos diferentes. En respuesta a estos estímulos, las células se dividen para generar un órgano o tejido que contenga más que su complemento usual de esas células (**hipercelular**). Las células estimuladas pueden derivar de células que ya iniciaron el ciclo o que provienen de progenitoras en reposo. La hipercelularidad tiene diversas causas, como una mayor estimulación endocrina, una mayor demanda funcional o una lesión crónica. La **hipertrofia** (aumento del tamaño de un órgano y/o célula; *v.* más adelante) puede producirse de manera simultánea a la hiperplasia.

Estimulación hormonal

Los cambios en las concentraciones hormonales pueden provocar la proliferación de las células que responden, lo que refleja efectos fisiológicos, de desarrollo, patológicos o farmacológicos. Por ejemplo, el aumento normal de los estrógenos en la pubertad o en la fase temprana del ciclo menstrual produce un número mayor de células endometriales y estromales uterinas. La administración de estrógenos a mujeres posmenopáusicas tiene el mismo efecto. El crecimiento del pecho masculino, conocido como **ginecomastia**, puede producirse en los hombres que tengan un exceso de estrógenos (es decir, que lleven a cabo terapia de estrógenos a causa de cáncer de próstata, o cuando el hígado es incapaz de metabolizar los estrógenos endógenos y produce acumulación, como sucede en caso de fallos hepáticos). La producción excesiva o ectópica de hormonas puede ser el primer síntoma de presentación de un tumor (p. ej., que cuando los tumores renales secretan eritropoyetina, se produce hiperplasia de los eritrocitos en la médula ósea).

Aumento de la demanda funcional

El aumento de las necesidades fisiológicas puede producir hiperplasia. Por ejemplo, a grandes alturas la baja presión del oxígeno atmosférico causa hiperplasia compensatoria de los precursores eritroides en la médula ósea y un aumento de los eritrocitos de la sangre (policitemia secundaria) (fig. 1-22). Así, el número de eritrocitos aumenta para compensar la disminución del oxígeno transportado por cada eritrocito. El hematocrito se normaliza al volver al nivel del mar. Las infecciones bacterianas pueden estimular la médula ósea para que produzca y libere más neutrófilos de lo normal (hiperplasia mieloide). Las respuestas inmunitarias a muchos antígenos pueden dar lugar a una hiperplasia linfática (p. ej., amígdalas agrandadas y nódulos linfáticos inflamados en la faringitis estrep-

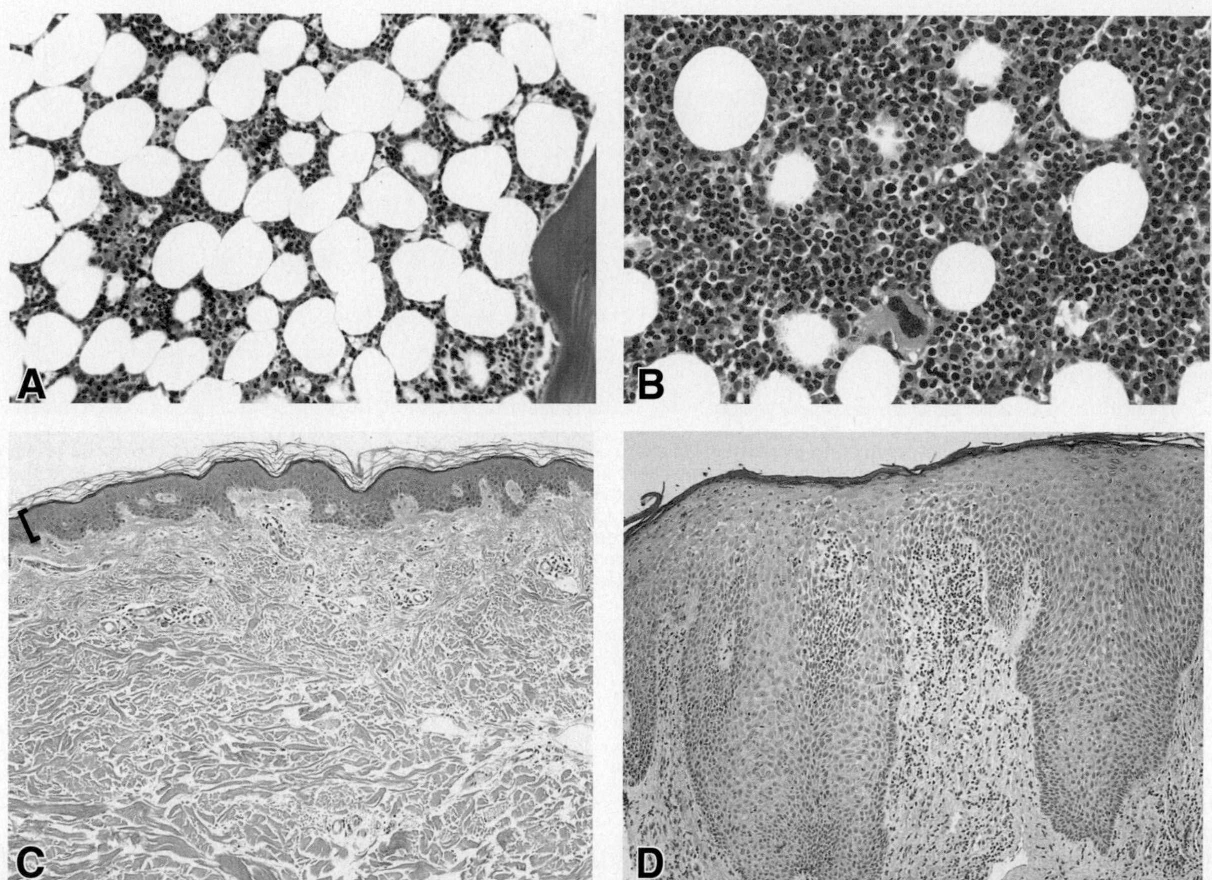

FIGURA 1-22. Hiperplasia. A. Médula ósea normal de adulto. La médula ósea normocelular muestra la proporción normal de grasa en las células hematopoyéticas. **B. Hiperplasia de la médula ósea.** Ha aumentado la cantidad de células y ha disminuido la grasa relativamente. **C. Epidermis normal.** El grosor epidérmico es modesto (*corchete*) comparado con la dermis (*v.* más adelante). **D. Hiperplasia epidérmica** en la psoriasis a los mismos aumentos que en C. El engrosamiento de la epidermis se debe al aumento del número de células escamosas.

tocócica). La alteración del metabolismo del calcio en la insuficiencia renal crónica puede conducir a hiperplasia paratiroidea, en un intento de mantener las concentraciones sanguíneas de calcio.

Lesión crónica

Las lesiones persistentes pueden provocar hiperplasia. La irritación prolongada o repetida, o lesiones físicas o químicas crónicas, pueden provocar una respuesta hiperplásica a fin de proteger las zonas afectadas. Las callosidades, o la hiperplasia epidérmica, protegen la piel del roce persistente. La irritación crónica de la vejiga urinaria puede provocar una inflamación crónica e hiperplasia epitelial.

No todos los estímulos perjudiciales que provocan la hiperplasia son adaptativos. Así, la psoriasis refleja una proliferación epidérmica continua e incómoda sin causa aparente (fig. 1-22).

Así pues, la hiperplasia puede reflejar mecanismos celulares y moleculares adaptativos o no adaptativos que conducen a un aumento de la actividad mitótica, y puede representar una alteración del control de la proliferación celular. En este sentido, cada mitosis conlleva un riesgo finito de mutación, que a su vez puede dar lugar a una proliferación celular autónoma, es decir, a una neoplasia (*v.* cap. 5).

La metaplasia es la conversión de un tipo celular diferenciado de célula en otro

Dado que algunos tipos epiteliales son más resistentes que otros a ciertos tipos de daño, la metaplasia suele ser una respuesta adaptativa a una lesión persistente. Así, los tejidos asumen un fenotipo que los protege de la mejor manera posible del agente de estrés. En la mayoría de los casos, un epitelio glandular con irritación o estrés crónicos es sustituido por epitelio escamoso. Por ejemplo, la exposición prolongada del epitelio bronquial al humo del tabaco provoca metaplasia escamosa. Del mismo modo, la infección crónica del endocérvix puede provocar que el epitelio cilíndrico pase a ser escamoso (fig. 1-23). Hasta el momento se desconoce si la metaplasia resulta de la diferenciación alterada de las células en maduración o si responde a un cambio a un linaje distinto en el compromiso de las células madre del tejido.

El proceso puede ir en ambas direcciones. Cuando el reflujo de contenidos gástricos muy ácidos hacia la porción inferior del esófago se vuelve crónico, el epitelio escamoso del esófago puede ser reemplazado por mucosa glandular (**esófago de Barrett**). Esta

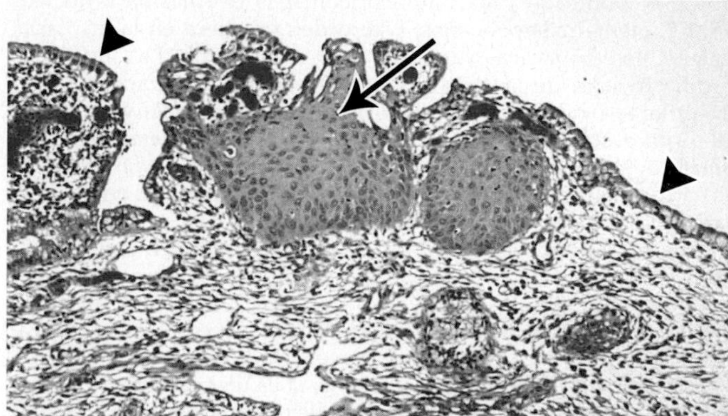

FIGURA 1-23. Metaplasia escamosa. Corte del endocérvix que muestra el epitelio cilíndrico normal a ambos lados (*puntas de flecha*) y un foco de metaplasia escamosa en el centro (*flecha*).

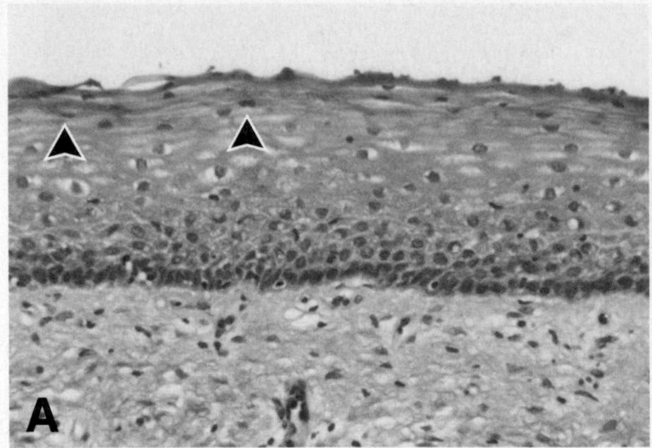

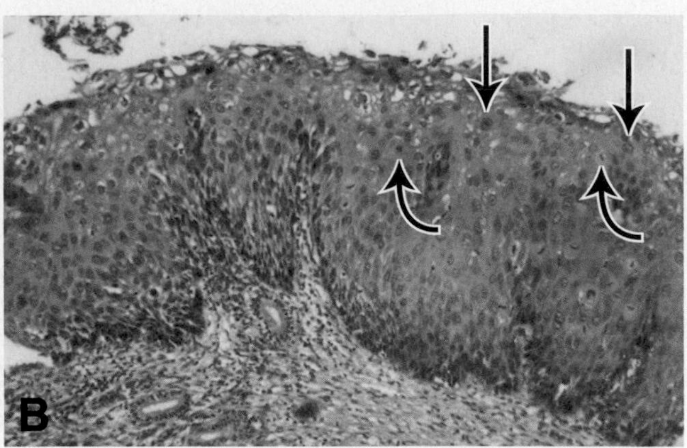

FIGURA 1-24. Displasia. A. Epitelio cervical no displásico. Un cuello uterino normal no muestra actividad mitótica por encima de las capas más basales, sino más bien una maduración epitelial, con un aplanamiento de las células y un decrecimiento progresivo de los núcleos (*puntas de flecha*). **B.** En la misma ampliación, el epitelio displásico del cuello uterino carece de polaridad normal, las células individuales muestran núcleos hipercromáticos y una proporción núcleo-citoplasma mayor de lo normal. Compárese, por ejemplo, el tamaño y la hipercromicidad de los núcleos de las células displásicas (*flechas rectas*) con las características de sus homólogas normales a una altura comparable en el cuello uterino normal. La disposición celular en el epitelio displásico se muestra desordenada, carente en gran medida de la maduración histológica apropiada, desde las capas basales hasta la superficie. Las figuras mitóticas ubicadas muy por encima de las capas basales (*flechas curvas*) son habituales.

adaptación protege al esófago de las lesiones provocadas por el ácido gástrico y la pepsina, a los que la mucosa glandular es más resistente. Del mismo modo, cuando hay una inflamación crónica de la vejiga, el epitelio de transición puede sufrir una metaplasia hacia epitelio glandular (cistitis glandular).

Un epitelio glandular también puede ser reemplazado por otro. En la gastritis crónica, la inflamación crónica provoca el reemplazo de las glándulas estomacales atróficas por células parecidas a las del intestino delgado.

La metaplasia puede ser adaptativa o protectora, pero no es necesariamente inocua. Así, aunque la metaplasia escamosa puede proteger a un bronquio del humo del tabaco, también limita la producción de moco y perjudica el aclaramiento ciliar.

La metaplasia suele ser totalmente reversible si se elimina el estímulo nocivo. Así, cuando se deja de fumar, la metaplasia escamosa bronquial acaba regresando a su fenotipo cilíndrico anterior. Sin embargo, como se ha indicado anteriormente, la proliferación epitelial continuada estimulada por los irritantes puede causar cánceres. Los cánceres de pulmón, estómago, vejiga y otros surgen a menudo en estas zonas.

La displasia es un trastorno del crecimiento y la maduración de las células

Las células que componen un epitelio suelen presentar tamaños, formas y núcleos similares, y maduran siguiendo un patrón ordenado. Por ejemplo, el epitelio escamoso progresa desde células basales redondeadas que pueden sufrir mitosis hasta células superficiales planas lo hacen a través de células progresivamente menos activas desde el punto de vista mitótico, con más citoplasma y núcleos relativamente más pequeños. Este orden se altera en la displasia. Las células displásicas varían en tamaño y forma. Las mitosis se producen lejos de la capa basal. Los núcleos se agrandan y son irregulares e hipercromáticos. La maduración normal y ordenada se torna desordenada (fig. 1-24). ***La displasia es la manifestación morfológica de una alteración del crecimiento y la maduración.***

La displasia puede producirse en todos los epitelios: en los queratinocitos epidérmicos en la queratosis actínica (causada por la luz solar), en una mucosa cilíndrica colónica crónicamente inflamada en la colitis ulcerosa, en el cuello uterino infectado por el virus del papiloma humano (VPH). Puede afectar zonas de metaplasia, como en el revestimiento bronquial de un fumador o en el epitelio glandular metaplásico de un paciente con esófago de Barrett (*v.* cap. 13).

Al igual que la metaplasia, la displasia es un tipo de respuesta a una lesión persistente y, por lo general, se revierte cuando cesa el factor estresante, como cuando una persona deja de fumar o cuando el sistema inmunitario elimina del cuello uterino las células infectadas por el VPH. Sin embargo, las displasias comparten muchas características citológicas con el cáncer verdadero, y la línea que separa a ambos puede ser difusa. La displasia cervical grave y el cáncer cervical *in situ* son muy similares.

La displasia es preneoplásica: es un fenotipo morfológico precursor en el desarrollo del cáncer (*v.* cap. 5), y forma parte de la progresión morfológica de la neoplasia intraepitelial en varios órganos (p. ej., cuello uterino, próstata, vejiga). La displasia grave se considera una indicación de tratamiento preventivo intensivo para curar la causa subyacente, eliminar un agente nocivo o extirpar quirúrgicamente el tejido anómalo. Como en el cáncer (*v.* cap. 5), la displasia es el resultado de mutaciones secuenciales acumuladas en las células en proliferación. La replicación del ADN es imperfecta, y cada mitosis es un potencial de mutaciones. Si la mutación determinada en una célula confiere una ventaja de crecimiento o supervivencia, la progenie de esa célula mutada original tendrá una ventaja de supervivencia sobre sus células adyacentes, y tenderá a predominar. Asimismo, la proliferación más rápida de esas células ayuda a su progenie a desarrollar mutaciones adicionales. La acumulación de estas mutaciones libera a las células afectadas de las restricciones reguladoras normales. A diferencia de las células neoplásicas, las células displásicas no son totalmente autónomas. Si se interviene, el tejido puede volver a la normalidad.

El estrés o las lesiones persistentes pueden manifestarse como acumulaciones extracelulares

Calcificación de los tejidos

La calcificación es, por supuesto, parte de la maduración normal del hueso. Sin embargo, tras una lesión celular, el calcio entra en las células muertas o moribundas porque estas pierden la capacidad de mantener un gradiente de calcio pronunciado (*v.* más adelante). Esta acumulación de calcio intracelular no suele apreciarse salvo que aparezcan inclusiones dentro de las mitocondrias.

En la calcificación «distrófica», las sales de calcio macroscópicas se depositan en los tejidos lesionados. El calcio abandona el torrente sanguíneo y los líquidos intersticiales y se deposita extracelularmente en los tejidos lesionados. Los ácidos grasos celulares se liberan de las membranas cuando las células mueren, se unen al calcio y provocan su precipitación. La calcificación distrófica suele resultar visible a simple vista y oscila de granos gruesos que parecen arena a material duro como una roca. Las pequeñas calcificaciones de tejido pueden ser el reflejo de muerte celular debido a un rápido recambio en los tumores de mama o en los cerebros de lactantes que desarrollaron ciertas infecciones en el útero.

La calcificación distrófica puede no tener consecuencias funcionales, como en los pulmones o los nódulos linfáticos con tuberculosis. Sin embargo, la calcificación puede afectar la flexibilidad de una estructura y limitar así su función. Así, la calcificación en las válvulas mitral o aórtica (fig. 1-25) puede limitar el riego sanguíneo o limitar su abertura completa durante el ciclo cardíaco. La calcificación de las arterias coronarias ateroscleróticas puede comprometer el aporte de oxígeno al corazón. Los mecanismos responsables de este proceso siguen sin conocerse, pero las moléculas que promueven el depósito fisiológico de calcio en los huesos (p. ej., la osteopontina, la osteonectina y la osteocalcina) también pueden conducir a la calcificación distrófica.

A diferencia de la calcificación distrófica, que comienza con una lesión celular, la calcificación «metastásica» se origina por una alteración del metabolismo del calcio y por una hipercalcemia. Casi cualquier trastorno que aumente las concentraciones sanguíneas de calcio (p. ej., insuficiencia renal crónica, intoxicación por vitamina D, hiperparatiroidismo primario) puede provocar calcificación en sitios muy inadecuados, como los tabiques alveolares del pulmón, los túbulos renales y los vasos sanguíneos.

La formación de cálculos que contienen calcio puede deberse a la sobresaturación por calcio de los líquidos locales, que puede precipitarse cuando hay nidos de material orgánico, por ejemplo, en las vías biliares, la pelvis renal o la vejiga urinaria, como otro tipo de calcificación patológica. Quienes hayan padecido el dolor de un cólico biliar o nefrítico confirmarán que este tipo de calcificación tiene unas consecuencias desagradables.

Hialina

El término «hialino» es un anacronismo. Clásicamente, los autores lo utilizaban para describir cualquier material eosinófilo homogéneo observado en las tinciones hísticas habituales. Abarcaba lesiones diversas y no relacionadas entre sí, como la arterioloesclerosis «hialina», las acumulaciones «hialinas» de proteínas en los hígados alcohólicos, o el material «hialino» depositado a lo largo del revestimiento alveolar en el síndrome de dificultad respiratoria. Estas lesiones realmente no tienen nada en común. El hialino alcohólico está compuesto por filamentos del citoesqueleto; el hialino de las arteriolas renales deriva de las membranas basales; y las membranas hialinas del pulmón están formadas por proteínas plasmáticas depositadas en los alvéolos. El término, aunque no es útil desde el punto de vista etiológico, se sigue utilizando como descriptor morfológico.

OXIDANTES, LESIONES OXIDATIVAS Y PROTECCIÓN FRENTE A LESIONES RELACIONADAS CON LOS OXIDANTES

El estrés oxidativo provoca lesiones celulares e hísticas y desencadena respuestas adaptativas

Los factores de estrés, tanto internos como externos, pueden causar daños relacionados con la oxidación, lo que conduce a disfunción celular, transformación maligna y muerte. Estos factores de estrés incluyen generadores de ROS, así como compuestos electrófilos: metales pesados, radiaciones ionizantes, xenobióticos, fármacos de muchos tipos, agentes infecciosos y especies reactivas generadas de forma endógena, derivadas del propio metabolismo de la célula y de las respuestas del organismo a lesiones y enfermedades. En este sentido, el oxígeno es una bendición y una maldición. Sin este, la vida es imposible, pero algunos de sus derivados parcialmente reducidos pueden reaccionar con, y dañar, prácticamente cualquier molécula con la que entren en contacto.

Especies reactivas de oxígeno

Las ROS ocasionan lesiones celulares e hísticas en muchas situaciones. Las mitocondrias utilizan el oxígeno molecular (O_2) como aceptador terminal de electrones, mediante su reducción a H_2O el aprovechamiento del potencial electroquímico resultante a través de la membrana mitocondrial interna.

La reducción completa del O_2 en H_2O implica la transferencia de cuatro electrones. Tres especies intermedias, parcialmente reducidas, representan transferencias de uno a tres electrones (fig. 1-26). Estas son O_2^-, superóxido (un electrón); H_2O_2, peróxido de hidrógeno (dos electrones); y OH•, radical hidroxilo (tres electrones).

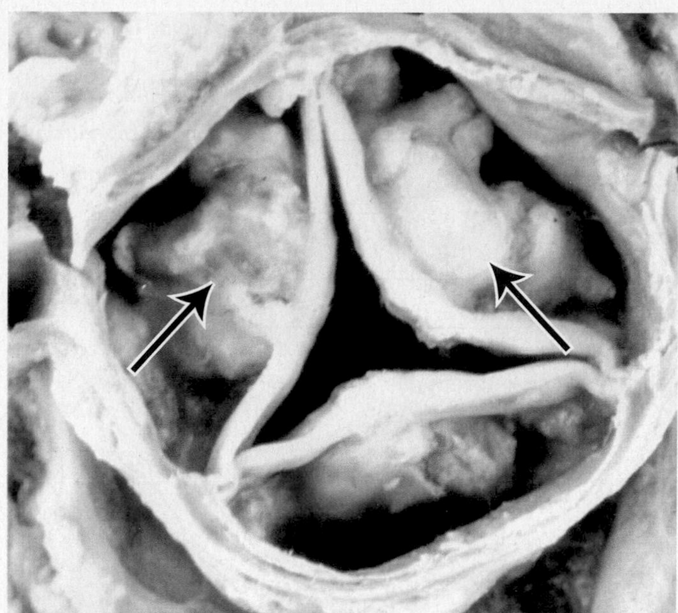

FIGURA 1-25. Estenosis aórtica por calcificación. Visto desde arriba, resultan evidentes los grandes depósitos de sales de calcio (*flechas*) en las valvas y en los bordes libres de la válvula aórtica engrosada.

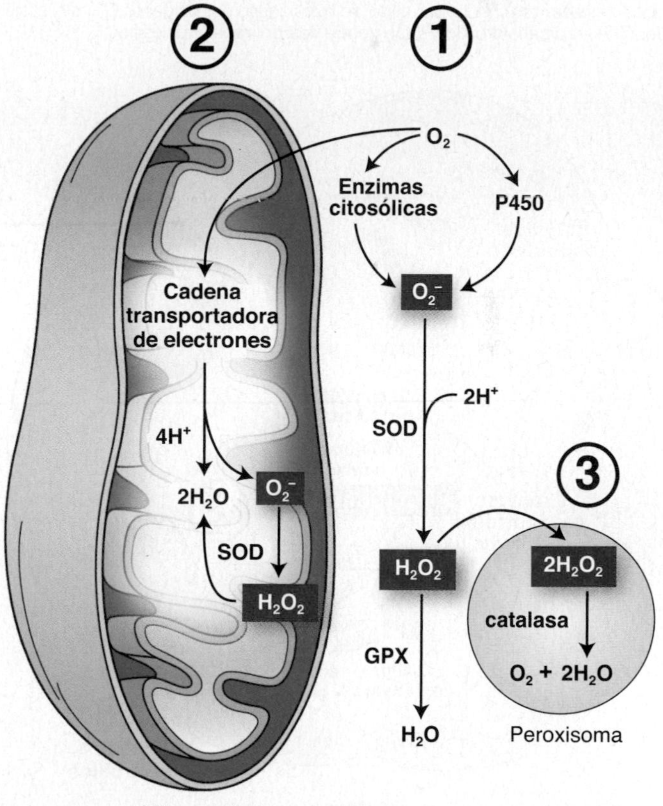

FIGURA 1-26. Los mecanismos mediante los cuales los radicales reactivos de oxígeno son generados a partir del oxígeno molecular y posteriormente neutralizados por las enzimas celulares. El oxígeno circulante llevado a la célula puede seguir una de tres rutas: **1.** El O_2 molecular se convierte a O_2^-, en el citosol. El O_2^- se reduce a H_2O_2 mediante la superóxido dismutasa citosólica (Cu/Zn SOD) y, finalmente, a agua. **2.** El O_2^- entra a la mitocondria, donde la ineficacia del transporte de electrones da lugar a la conversión de O_2 a O_2^-. Este superóxido pasa a ser menos reactivo por otra reducción a H_2O_2 por la vía mitocondrial SOD (MnSOD). Entonces, este H_2O_2 se convierte a H_2O por el GPX. **3.** El H_2O_2 citosólico entran en los peroxisomas, donde se convierte en H_2O mediante la catalasa. *CoQ*, coenzima Q; *GPX*, glutatión peroxidasa; *H⁺*, ion de hidrógeno; *H_2O*, agua; *H_2O_2*, peróxido de hidrógeno; *O_2*, oxígeno; *O_2^-*, superóxido; *SOD*, superóxido dismutasa.

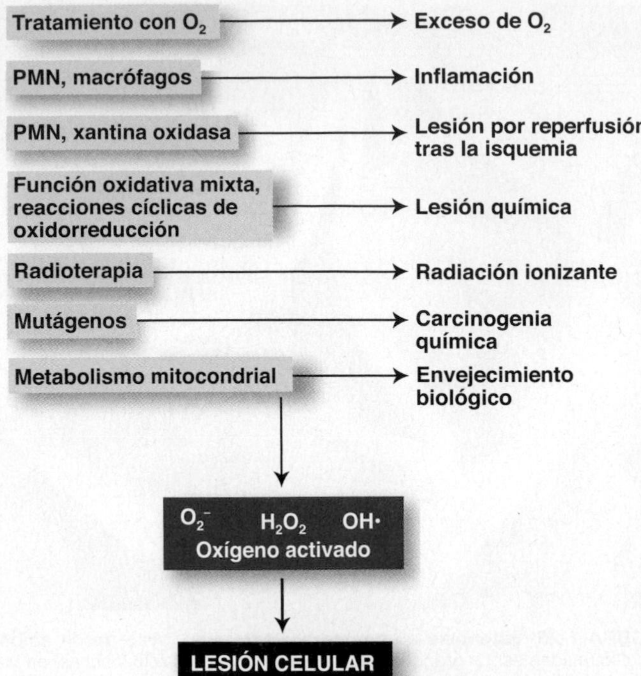

FIGURA 1-27. Exposición a agentes oxidantes y tipos de lesiones celulares resultantes. *H_2O_2*, peróxido de hidrógeno; *O_2*, oxígeno; *O_2^-*, superóxido; *OH•*, radical hidroxilo; *PMN*, neutrófilos polimorfonucleados.

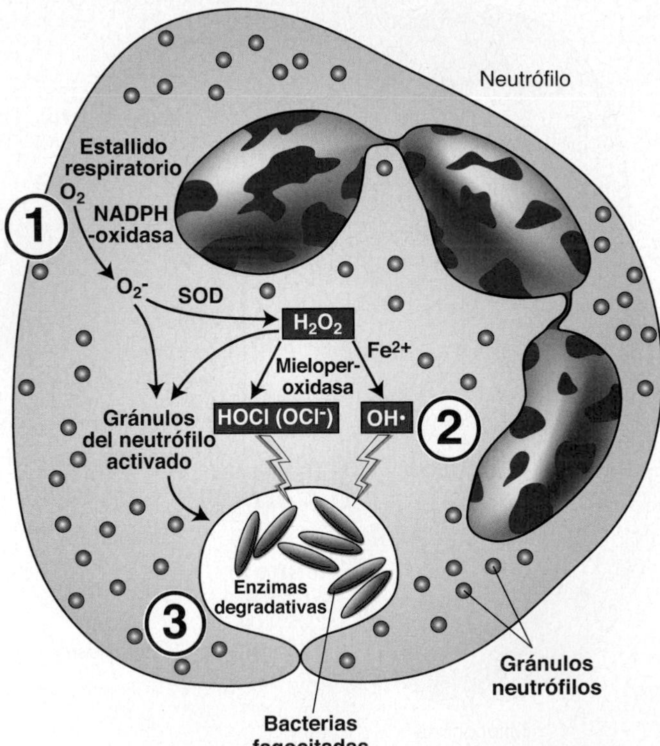

FIGURA 1-28. Generación de especies reactivas de oxígeno en los neutrófilos, como resultado de la fagocitosis de las bacterias. 1. El estallido respiratorio en neutrófilos comienza con la reducción de O_2 a O_2^- por la NADPH oxidasa. A su vez, el O_2^- se convierte en H_2O_2 por la SOD. **2.** Las especies reactivas de oxígeno (ROS) (HOCl, OH•) se producen a partir de H_2O_2 por mieloperoxidasas. Al mismo tiempo, el O_2^- y el H_2O_2 activan gránulos de los neutrófilos para liberar enzimas de degradación. **3.** Las bacterias son engullidas por los neutrófilos, donde son destruidas por las ROS y por enzimas de degradación. *Fe^{2+}*, hierro ferroso; *H_2O_2*, peróxido de hidrógeno; *HOCl*, ácido hipocloroso; *NADPH*, fosfato de dinucleótido de nicotinamida y adenina reducida; *OCl^-*, radical hipoclorito; *OH•*, radical hidroxilo; *SOD*, superóxido dismutasa.

Estas ROS suelen provenir de varias fuentes, incluidas ineficiencias en el transporte mitocondrial de electrones y oxigenasas de función mixta (P450). Las ROS son también importantes intermediarios de señalización celular. Las principales formas de ROS se enumeran en la tabla 1-1. El exceso de ROS puede provenir de muchos estímulos o exposiciones, y puede tanto causar como agravar muchos trastornos (fig. 1-27).

Superóxido

El anión superóxido (O_2^-) puede proceder de varias fuentes. Las fugas en el transporte mitocondrial de electrones representan la ubicuidad de la coenzima Q (CoQ) y otras imperfecciones en la cadena de transporte de electrones (CTE), que permiten la transferencia de electrones al O_2 para producir O_2^-. Las células inflamatorias fagocíticas conllevan la activación de una oxidasa de la membrana plasmática que produce O_2^-, que luego se convierte en H_2O_2 y, finalmente, en otras ROS (fig. 1-28).

Estas ROS son efectores clave de las defensas celulares que destruyen el material fagocitado, como los patógenos microbianos, las células muertas, etc. (*v.* cap. 2). Las ROS también son importantes intermediarios de señalización intracelular en vías que median muchas funciones críticas, como la liberación de enzimas proteolíticas y otras enzimas degradativas, que ayudan a destruir bacterias y otros materiales extraños.

Peróxido de hidrógeno

Los aniones de O_2^- son convertidos por la superóxido dismutasa (SOD) en peróxido de hidrógeno, H_2O_2. El peróxido de hidrógeno también es sintetizado directamente por una serie de oxidasas en los peroxisomas citoplasmáticos (fig. 1-26). Por sí mismo, el H_2O_2 no es particularmente nocivo, y es en gran parte metabolizado a H_2O por la catalasa. Sin embargo, cuando se produce en exceso, puede convertirse en el muy destructivo y altamente reactivo OH•. La mieloperoxidasa en los neutrófilos puede transformar el H_2O_2 en otro potente radical, el hipoclorito (OCl^-), que es mortal para los microorganismos y, si se libera extracelularmente, para las células. La mayoría de las células disponen de mecanismos eficaces para eliminar el H_2O_2. Dos enzimas diferentes reducen el H_2O_2 a agua: *(1)* la catalasa en los peroxisomas y *(2)* la glutatión peroxidasa (GPX) tanto en el citosol como en las mitocondrias (fig. 1-26).

La GPX utiliza el glutatión reducido (GSH) como cofactor en una reacción que produce glutatión oxidado (GSSG). Debido a que el H_2O_2 es permeable a la membrana, afecta el equilibrio oxidativo en muchos compartimentos celulares, no solo en las mitocondrias que lo producen.

Radical hidroxilo

Los radicales hidroxilos (OH•) se forman mediante *(1)* la radiólisis del agua (causada, por ejemplo, por la radiación ionizante), *(2)* la reacción del H_2O_2 con hierro ferroso (Fe^{2+}) o el cobre cuproso (Cu^{1+}) en la reacción de Fenton:

$$Fe^{2+} + H_2O_2 \rightarrow Fe^{3+} + OH^- + OH\bullet$$

y *(3)* la conversión de O_2^- con H_2O_2, que se denomina reacción de Haber-Weiss:

$$O_2^- + H^+ + H_2O_2 \rightarrow O_2 + H_2O + OH\bullet$$

El radical hidroxilo es el ROS más reactivo, y por tanto destructivo, y existen varios mecanismos por los que puede dañar las macromoléculas. El hierro y otros cationes suelen participar activamente en el daño oxidativo de las células (*v.* más adelante) gracias a la reacción de Fenton. En varios tipos de células, el H_2O_2 estimula la captación de hierro y, por tanto, aumenta la producción de radicales hidroxilos.

- **Peroxidación de los lípidos:** los radicales hidróxilos eliminan un átomo de hidrógeno de los ácidos grasos insaturados de los fosfolípidos de la membrana, un proceso que forma un radical lipídico libre (fig. 1-29). Este reacciona entonces con el oxígeno molecular para generar un radical peróxido lipídico. Este peróxido lipídico actúa entonces como iniciador para eliminar un átomo de hidrógeno de un segundo ácido graso insaturado. De este modo, se obtiene un peróxido lipídico y un nuevo radical lipídico y se inicia una cadena de reacciones. Los peróxidos lipídicos son inestables y se degradan en moléculas más pequeñas. La destrucción de los ácidos grasos insaturados de los fosfolípidos perjudica la integridad de las membranas.

- **Interacciones con las proteínas:** los radicales hidroxilos también pueden atacar las proteínas. Los aminoácidos que contienen azufre y nitrógeno (cisteína, metionina, arginina, histidina y prolina) son especialmente vulnerables al ataque del OH•. Como consecuencia de la lesión oxidativa, las proteínas se fragmentan, se entrecruzan, se agregan y terminan por degradarse (*v.* más adelante).
- **Azúcares:** el OH• puede atacar a los azúcares y otros hidratos de carbono para generar productos intermedios reactivos que pueden, a su vez, modificar las proteínas para formar productos nocivos, llamados AGE.
- **Daños en el ADN:** los radicales hidroxilos pueden dañar el ADN, incluidas roturas de la cadena, modificación de las bases y entrecruzamientos entre las cadenas de ADN. Por lo general, la integridad del genoma puede restablecerse mediante las distintas vías de reparación del ADN. Sin embargo, si el daño oxidativo del ADN estuviera demasiado extendido, pueden producirse mutaciones permanentes del ADN o muerte celular.

En la figura 1-30 se sintetizan los mecanismos de lesión celular por ROS.

Óxido nítrico y peroxinitrito

El óxido nítrico (NO) es una molécula de nitrógeno reactiva que se encuentra en muchas células. Su vida media se mide en segundos. Es el producto de la óxido nítrico sintasa (NOS), una enzima ubicua que tiene dos variedades: NOS inducible (NOSi) y NOS constitutiva, que se encuentra en varios tejidos. El NO participa en la señalización celular y puede dañar o proteger a las células, según las circunstancias. Como radical libre, reacciona con muchos objetivos moleculares, por lo que puede activar o inhibir diversas funciones celulares.

Cuando el NO y el oxígeno interactúan, se producen otros radicales libres. Estos radicales secundarios pueden nitrogenar las aminas o modificar otros grupos disponibles, como los azufres de algunos aminoácidos. El NO también puede reaccionar con el superóxido para generar otro radical libre, el peroxinitrito ($ONOO^-$):

$$NO\bullet + O_2^- \rightarrow ONOO^-$$

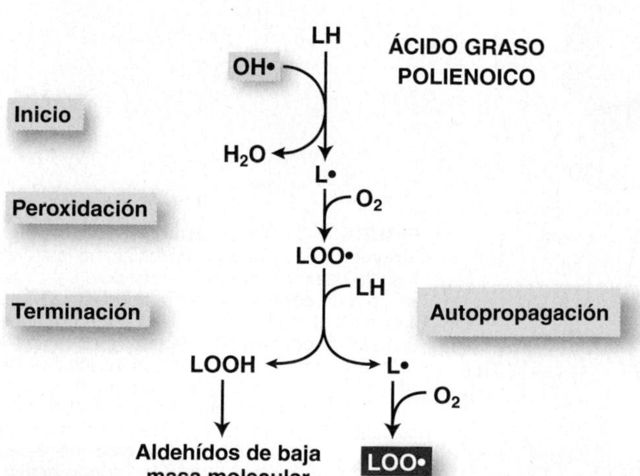

FIGURA 1-29. La peroxidación de lípidos iniciada por el radical hidroxilo (OH•). Los ácidos grasos insaturados se convierten en radicales de lipídicos por OH•, que a su vez reacciona con el oxígeno molecular para formar peróxidos lípidos. *H_2O*, agua; *O_2*, oxígeno; *L•*, radical lipídico; *LOO•*, radical peróxido lipídico; *LOOH*, peróxido lipídico.

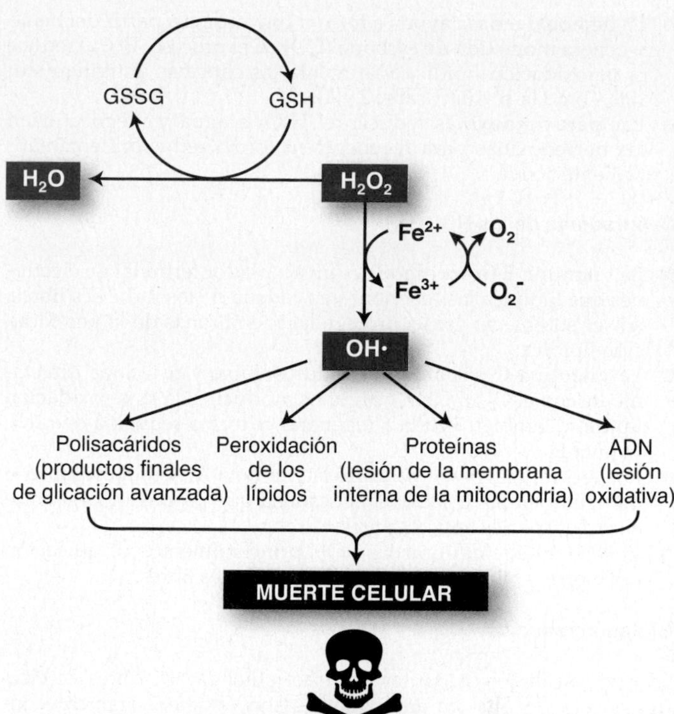

FIGURA 1-30. Mecanismos de lesión celular provocada por las especies de oxígeno activado. *Fe^{2+}*, hierro ferroso; *Fe^{3+}*, hierro férrico; *GSH*, glutatión; *GSSG*, glutatión oxidado; *H_2O_2*, peróxido de hidrógeno; *O_2*, oxígeno; *O_2^-*, anión superóxido; *OH•*, radical hidroxilo.

El peroxinitrito ataca muchas moléculas celulares importantes, como los lípidos, las proteínas y el ADN. Sus acciones pueden ser beneficiosas o perjudiciales, de nuevo, en función del contexto.

Variedades de ROS

Otras ROS, especialmente el oxígeno singulete particular (O•) y el radical carbonilo ($CO_3^-\bullet$), pueden desempeñar un papel importante en el estrés oxidativo.

La eficacia de las defensas celulares podría determinar el resultado de las lesiones provocadas por las ROS

Las células cuentan con una fuerte protección frente al daño mediado por electrófilos y ROS, que incluye enzimas desintoxicantes y depuradores de radicales libres exógenos. Estas defensas son diversas, e incluyen el sistema de señalización Nrf2 como el generador más potente de antioxidantes autoprotectores, muchas enzimas adicionales y GSH como sustancia antioxidante más abundante y eficaz.

Enzimas desintoxicantes

Algunas enzimas clave que convierten las ROS en moléculas menos reactivas son las siguientes:

- La **SOD** son una pequeña familia de enzimas citosólicas, nucleares y extracelulares que se defienden del O_2^- convirtiéndolo en H_2O_2 y O_2 ($2O_2^- + 2H^+O_2 + H_2O_2$).
- La **catalasa**, localizada principalmente en los peroxisomas, es una de las dos enzimas que completan el proceso de desintoxicación mediante la conversión de H_2O_2 en agua ($2H_2O_2 \rightarrow 2H_2O + O_2$).
- La **GPX** (*v.* anteriormente) cataliza la reducción del H_2O_2 y del peróxido lipídico en las mitocondrias y el citosol ($H_2O_2 + 2GSH \rightarrow 2H_2O + GSSG$).
- La **NQO1** es una enzima citosólica que pertenece a la familia de la NAD(P)H deshidrogenasa. Reduce las quinonas, que generan ROS, a hidroquinonas.

- La **hemooxigenasa** ayuda a formar biliverdina a partir del hemo y genera monóxido de carbono (CO) en el proceso. El CO reduce la peroxidación lipídica y aumenta las citocinas antiinflamatorias, como la IL-10 (*v.* caps. 2 y 4).
- Las **peroxiredoxinas** reducen el H_2O_2 a agua y luego utilizan las tiorredoxinas para regenerar su forma reductora enzimáticamente activa.

Depuradores de las ROS

- La **vitamina E (α-tocoferol)** es un aceptador terminal de electrones que bloquea las reacciones en cadena de los radicales libres. Al ser soluble en grasa, protege las membranas de la peroxidación lipídica.
- La **vitamina C (ascorbato)** es hidrosoluble y reacciona directamente con el O_2, el OH• y algunos productos de la peroxidación lipídica. También ayuda a regenerar la forma reducida de la vitamina E.
- Los **retinoides**, precursores de la vitamina A, son liposolubles e interrumpen las reacciones en cadena que propagan la generación de especies antioxidantes.
- El **NO•** puede depurar las ROS, principalmente por quelación del hierro y combinación con otros radicales libres.

Glutatión reducido

La mayoría de los oxidantes son electrófilos (aceptadores de electrones), por lo que los antioxidantes son característicamente nucleófilos (donadores de electrones). El antioxidante endógeno más abundante es el GSH.

En presencia de GPX, dos moléculas de GSH ceden dos electrones para formar el dímero oxidado, GSSG. El GSH se regenera entonces por la acción de la GSH reductasa. Las células también pueden deshacerse de la forma oxidada, y así restablecer el equilibrio oxidativo mediante la exportación de GSSG al líquido extracelular.

Nrf2 y señalización de Nrf2

El activador más potente de las defensas nucleófilas (incluidas las defensas antioxidantes) es la señalización Nrf2. Nrf2 es un factor de transcripción que media la transcripción de los genes (*v.* más adelante) y cuyos promotores contienen elementos de respuesta antioxidante.

En condiciones normales, Nrf2 está unida (e inactiva), en el citosol y en un complejo, a una proteína llamada **Keach1** y una ligasa E3 Ub de la familia CULLIN (*v.* anteriormente). Este complejo lleva a Nrf2 a los proteasomas, donde se degrada (fig. 1-31).

Liberar a Nrf2 de este destino requiere la participación de una serie de intermediarios, entre los que se encuentra p53, que detecta el estrés e induce la transcripción de una familia de intermediarios, las **sestrinas**, que liberan Nrf2 y activan una serie de efectores posteriores. Una vez las sestrinas liberan a Nrf2 de Keach1, p62 (*v.* anteriormente) media la degradación de Keach1 por autofagia. Las sestrinas también activan AMPK e inhiben mTORC1.

La Nrf2 libre viaja al núcleo, donde activa la producción de miembros de muchas familias de enzimas antioxidantes (tabla 1-2).

Sensores de oxidación

Las células tienen un complejo sistema de sensores de daños y oxidantes. Entre ellos estos encuentra el omnipresente vigilante celular, p53 (*v.* más adelante y cap. 5), entre cuyas muchas funciones está la de detectar y transducir la señalización relacionada con el ADN y otros daños, así como una serie de sensores de oxidación. Estos últimos incluyen múltiples proteínas tirosina fosfatasas y cinasas. Las tirosina fosfatasas desfosforilan proteínas, y todas tienen estructuras únicas con cisteínas en el sitio activo que las hacen sensibles a la oxidación mediada por H_2O_2 a una u otra fracción de ácido. Esto inactiva las tirosina fosfatasas. Dado que las tirosina fosfatasas contrarrestan la señalización relacionada con la tirosina cinasa, cuando los oxidantes inactivan las tirosina fosfatasas, la actividad de la tirosina cinasa aumenta.

Además, algunas proteínas cinasas también funcionan como sensores de oxidantes. Las principales proteínas cinasas de señalización, como las MAP cinasas, que suelen ser activadas por cinasas retrógradas, son sensibles a ROS y también pueden ser activadas por estas. La activación de estas vías desencadena la señalización por MAPK, y activa los factores de transcripción AP-1 y NFκB, así como Nrf2 (fig. 1-32). El resultado es una mayor producción de antioxidantes.

Oxidantes y antioxidantes extracelulares

Muchos procesos intracelulares generan ROS que se difunden o se transportan al exterior de las células, donde pueden actuar como precursores de otros oxidantes. Estas moléculas incluyen H_2O_2,

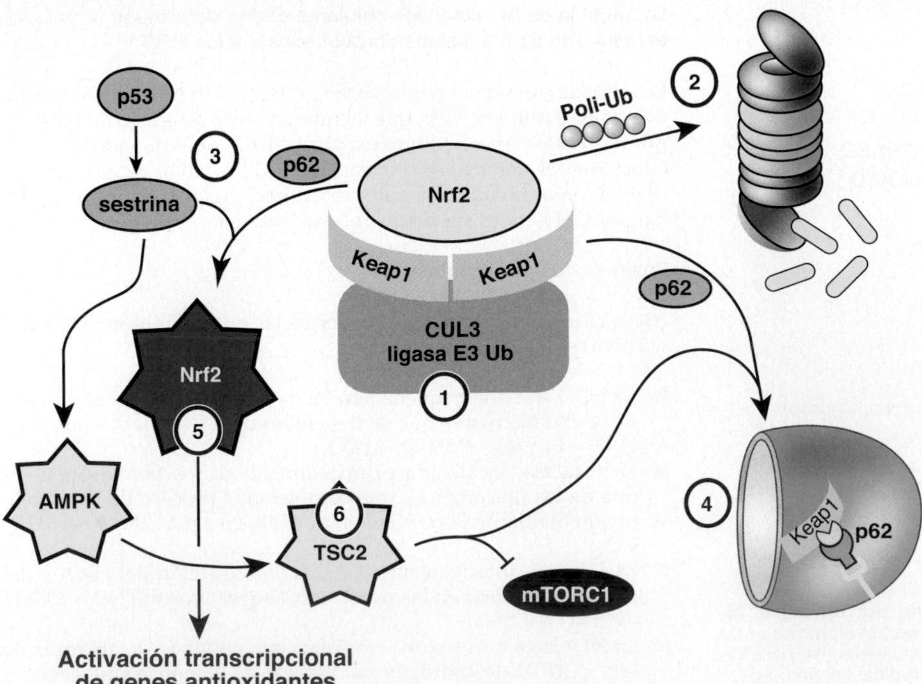

FIGURA 1-31. Nrf2: estado estacionario y activación. 1. En circunstancias no estresantes, Nrf2 se encuentra secuestrado en el citosol, unido a un complejo que contiene Keap1 y una ligasa E3 ubiquitina CULLIN. **2.** Esto conduce a una rápida degradación de Nrf2 a través de los proteasomas. **3.** Cuando se activan los sensores de estrés, p53 impulsa la producción de sestrina. Esta, junto con p62, separa a Nrf2 de su complejo y lo activa. **4.** Al mismo tiempo, p62 media la degradación autofágica de Keap1. **5.** Nrf2 se transloca al núcleo, donde activa la transcripción de los genes antioxidantes. **6.** Paralelamente, la sestrina activa AMPK, que a su vez inactiva TSC2. Esto conduce a la inactivación de mTORC1. La presencia de p62, junto con la inactivación de mTORC1, contribuyen a la digestión autofágica de Keap1.

TABLA 1-2
EJEMPLOS DE PROTEÍNAS ANTIOXIDANTES QUE RESPONDEN A LA REGULACIÓN AL ALZA DE NRF2

Función general	Nombre de la enzima
Familia de la tiorredoxina	Peroxiredoxinas
	Tiorredoxina
Sustancias químicas exógenas hidrolizantes, oxidantes y reductores	Aldehído deshidrogenasas
	Citocromo p450
	Epóxido hidrolasa
	NADPH-quinona oxidorreductasa (NQO1)
Sustancias químicas exógenas de conjugación	Glutatión S-transferasas (GST)
	UDP glucuronosiltransferasas
Relacionada con el glutatión	Glutaredoxina
	Glutatión peroxidasa
Carbohidratos y afines	Glucosa-6-fosfato deshidrogenasa (G6PD)
	Isocitrato deshidrogenasa
	Transaldolasa
	Transcetolasa
Lípidos y afines	Acetil CoA tioesterasas
	Acetil CoA oxidasas
	Lipasas
	Fosfolipasas
Relacionada con el hierro	Ferritinas
	Hemooxigenasa

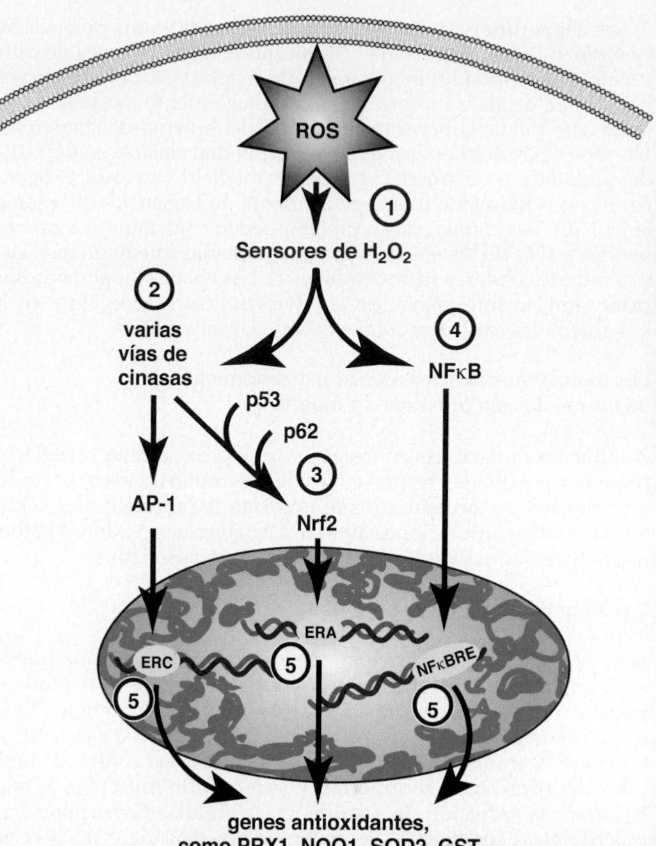

FIGURA 1-32. Activación de la expresión de genes antioxidantes. 1. En condiciones de estrés oxidativo, los sensores de peróxido endógenos detectan el H_2O_2. **2.** Esto conduce a la activación de distintas vías de cinasas citosólicas, lo que lleva a la activación del factor de transcripción AP-1, y **3.** a la activación de Nrf2. **4.** Al mismo tiempo, NFκB se libera de su inhibidor, IκB. **5.** Estos factores de transcripción se unen a sus elementos de respuesta afines: ERC (elemento de respuesta al AMPc, para AP-1), ERA (elemento de respuesta antioxidante para Nrf2) y NFκBRE (para NFκB), con lo que se regula al alza la transcripción de muchas especies antioxidantes, si bien representan una pequeña cantidad.

hidroperóxidos lipídicos, especies halogenadas como el ácido hipocloroso (HOCl) derivado de la mieloperoxidasa y enzimas relacionadas, así como otros compuestos. Las moléculas extracelulares que actúan como antioxidantes incluyen la albúmina, el GSH, el ascorbato (vitamina C), el α-tocoferol (vitamina E) y una forma extracelular de SOD.

Aunque no se conocen bien las consecuencias del estrés oxidativo en la MEC, las proteínas de la matriz como el colágeno, la elastina, la fibronectina y la laminina están dañadas. Los componentes no proteicos de la MEC (glucosaminoglicanos, condroitín sulfato, hialuronano, etc.) también pueden verse alterados. Los daños en estas moléculas de la MEC pueden provocar alteraciones funcionales en la piel, los huesos y los cartílagos. Las membranas basales de todo el cuerpo también se ven afectadas, especialmente en el riñón y los pulmones.

p53 puede aumentar o inhibir el daño oxidativo

El p53 es un actor versátil que desempeña diversas funciones en el drama de la supervivencia y la muerte celular. Por un lado, ayuda a prevenir y reparar los daños en el ADN, de modo que rescata a las células de las lesiones causadas por una gran cantidad de daños endógenos y exógenos. Por otro lado, si el daño en el ADN es irreparable, p53 activa los programas de muerte celular (*v.* más adelante). Además de estas actividades, p53 organiza la actividad metabólica celular en respuesta a los niveles de estrés oxidativo.

En afecciones normales con bajo estrés oxidativos y niveles normales de actividad metabólica, esta proteína mantiene la expresión de muchos genes antioxidantes, con lo que promueve la supervivencia celular. Ante un estrés oxidativo grave, p53 da un giro de 180° y activa un conjunto diferente de genes objetivo que deterioran las defensas oxidativas, permiten que se acumule el daño celular y culminan en la muerte celular. Además de estos efectos sobre la transcripción de genes, p53 dirige vías metabólicas que refuerzan su actividad transcripcional.

Chaperonopatías

Los defectos en las chaperonas moleculares contribuyen a varios trastornos, denominados «chaperonopatías». Estas enfermedades se caracterizan por defectos, excesos o errores en las proteínas chaperonas.

Las **chaperonopatías genéticas** se deben principalmente a mutaciones hereditarias de la línea germinal en una u otra de las chaperonas moleculares, y participan en trastornos del desarrollo, neuropatías, cardiomiopatías dilatadas y enfermedades hepáticas y renales poliquísticas. Una mutación en un cofactor de las chaperonas causa una forma de retinitis pigmentaria ligada al cromosoma X. La paraplejía espástica hereditaria está relacionada con una mutación en HSP60, una chaperona mitocondrial.

Si la proteína von Hippel-Lindau (VHL) está mutada, puede unirse mal a su chaperona, lo que desencadena un mal plegamiento y la deja inactiva como supresor de tumores. Las personas afectadas desarrollan tumores suprarrenales, renales y cerebrales. Además, se han encontrado algunos genes mutantes de chaperonas en determinados tipos de cáncer.

Las **chaperonopatías adquiridas** surgen por varias razones. Por ejemplo, pueden alterarse las respuestas a las situaciones de estrés y sintetizar cantidades inadecuadas de chaperonas. Por el contrario, la cantidad de sustrato (proteínas con plegamiento incorrecto o degradadas) puede superar la capacidad del sistema de chaperonas. Las moléculas de chaperonas también pueden aislarse en depósitos de proteínas o se pueden inactivar mediante toxinas exógenas (p. ej., una enzima de una cepa virulenta de *Escherichia coli* escinde la HSP70). Las chaperonas también pueden contribuir a la carcinogenia a través de los efectos sobre las proteínas que regulan el ciclo y la muerte celulares (*v.* más adelante). Las chaperonopatías adquiridas también intervienen en el envejecimiento biológico y en las enfermedades cardiovasculares y neurodegenerativas.

Las mutaciones pueden alterar el funcionamiento de las células sin provocar su muerte

Aunque las mutaciones en los genes que codifican una variedad de proteínas pueden ser responsables de un amplio abanico de síndromes clínicos, no necesariamente implican la muerte de las células afectadas. Estas mutaciones ayudan a establecer conexiones patógenas entre enfermedades aparentemente no relacionadas.

Canalopatías

Las canalopatías son trastornos de los canales iónicos que pueden ser hereditarias o adquiridas. Los canales iónicos son proteínas transmembrana formadoras de poros que permiten que los iones, como el sodio, el potasio, el calcio y el cloro, entren o salgan de las células. Este tráfico de iones es fundamental para el control de los latidos del corazón, la contracción y la relajación muscular, la regulación de la secreción de insulina en las células β del páncreas y muchas otras funciones. Por ejemplo, la activación e inactivación de los canales de calcio y potasio determinan los potenciales de acción neuronales, y los canales de calcio son importantes en la contracción y relajación de los músculos cardíaco y esquelético.

Las mutaciones en muchos genes de canales iónicos pueden causar diversas enfermedades, como arritmias cardíacas (p. ej., síndromes de QT corto y largo) y síndromes neuromusculares (p. ej., miotonías, parálisis periódica familiar). Varios trastornos hereditarios que afectan la contracción del músculo esquelético, el ritmo cardíaco y la función del sistema nervioso se deben a mutaciones en los genes que codifican los canales de sodio dependientes de voltaje. Las canalopatías también pueden estar implicadas en ciertos síndromes epilépticos pediátricos.

Los tejidos no excitables también pueden verse afectados. La fibrosis quística, causada por una mutación en un canal de cloruro (CFTR), es una canalopatía que afecta las células secretoras de moco y sudor de varios órganos. En las células β del páncreas, los canales de potasio sensibles al ATP regulan la secreción de insulina, y las mutaciones en los genes de estos canales conducen a ciertas formas de diabetes. Algunos tipos de retinosis pigmentaria reflejan mutaciones en los canales iónicos. Cabe mencionar que las mutaciones en uniones comunicantes, canales que proporcionan una comunicación directa entre las células, también se asocian a una variedad de enfermedades hereditarias.

Las canalopatías pueden reflejar tanto ganancias (epilepsia, miotonía) como pérdidas (debilidad) de la función de los canales iónicos. Diferentes mutaciones que afectan el mismo canal iónico pueden causar distintos trastornos. Por ejemplo, distintas mutaciones en un solo canal de sodio del músculo esquelético pueden dar lugar a una parálisis periódica hipercalémica o hipocalémica. A veces, las mutaciones en diferentes genes pueden dar lugar al mismo fenotipo, de modo que las mutaciones en diferentes canales de sodio del músculo esquelético pueden causar parálisis periódica hipercalémica.

No todas las canalopatías son hereditarias: las canalopatías adquiridas facilitan la evolución de algunos cánceres (*v.* cap. 5) y afecciones neurológicas autoinmunitarias. Los autoanticuerpos (*v.* cap. 4) pueden provocar trastornos tanto en los canales iónicos dependientes de ligando (receptores) como en dependientes de voltaje. Así, los autoanticuerpos frente a los receptores nicotínicos de acetilcolina, que controlan los canales iónicos, causan miastenia grave y neuropatía autoinmunitaria. Los autoanticuerpos contra los canales de sodio y potasio dependientes de voltaje también son responsables de diversos trastornos neuromusculares. Los canales iónicos que afectan la progresión del ciclo celular pueden desempeñar un papel en el desarrollo de tumores.

Las canalopatías no son meras enfermedades esotéricas, sino que a menudo son cuestión de vida o muerte. Hasta el 20% de las muertes súbitas inexplicables y el 10% del síndrome de muerte súbita del lactante (SMSL; *v.* cap. 6) pueden atribuirse a arritmias cardíacas asociadas a mutaciones en el canal de sodio responsables del síndrome de QT largo. Una gran mayoría de pacientes con mucolipidosis de tipo IV, así como aquellos con poliquistosis renal autosómica dominante, presentan mutaciones en los canales de sodio de la membrana celular.

Proteínas anómalas

Numerosas enfermedades adquiridas y hereditarias se caracterizan por la acumulación intracelular de proteínas anómalas. La modificación de su estructura terciaria puede ser el resultado de una mutación que altera la secuencia de aminoácidos o puede deberse a un defecto adquirido en el plegamiento de la proteína. A continuación, se exponen algunos ejemplos:

- En la **deficiencia de α_1-antitripsina**, las mutaciones en el gen de la α1-antitripsina hacen que las células hepáticas produzcan una proteína insoluble que no se exporta como debería. Se acumula en los hepatocitos (fig. 1-33), los lesiona y acaba provocando cirrosis (*v.* cap. 13).
- Las **enfermedades por priones** son trastornos neurodegenerativos (encefalopatías espongiformes) causados por la acumulación de proteínas priónicas con plegamiento incorrecto. La anomalía estriba en que la estructura en hélice α normal se convierte en una lámina de hojas α. Las proteínas priónicas anómalas pueden ser el resultado de mutaciones hereditarias o de la exposición a la forma aberrante de la proteína (*v.* cap. 26). La función de la proteína priónica normal no está clara, pero los datos sugieren varias funciones posibles, entre las cuales se incluyen mielinización, actividad antioxidante (similar a la de la SOD), interacciones entre los linfocitos T y células dendríticas, aumento de la proliferación de progenitores neurales y desarrollo de la memoria a largo plazo.
- Los **cuerpos de Lewy** (sinucleína α) se observan en las neuronas de la sustancia negra en la enfermedad de Parkinson (*v.* cap. 26).
- Los ovillos neurofibrilares (proteína tau [τ]) son característicos de las neuronas corticales en la enfermedad de Alzheimer (*v.* cap. 26).
- Los **cuerpos de Mallory** (filamentos intermedios) son inclusiones hepatocelulares en la lesión alcohólica del hígado (*v.* cap. 14).

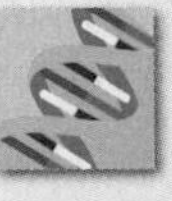

PATOGENIA MOLECULAR: como se ha comentado anteriormente, cuando los ribosomas traducen el ARN mensajero (ARNm), forman una cadena lineal de aminoácidos sin una estructura tridimensional definida. Resulta curioso que, desde el punto de vista energético, sea más favorable para las células producir muchos plegamientos, incluso anómalos, y luego editar el repertorio de proteínas que construir una única conformación correcta. Así, el plegamiento incorrecto de las proteínas es intrínseco a la producción de proteínas celulares y se produce constantemente. Sin embargo, existe una válvula de escape: la evolución favorece la conservación de la energía y, por tanto, determina que una proporción sustancial de las proteínas recién fabricadas sean rebeldes e inadecuadas para la población de células civilizadas. Son posibles varias consecuencias:

- La secuencia primaria es correcta y la proteína se pliega correctamente en la conformación funcional adecuada.
- La secuencia primaria puede ser correcta, pero la proteína no se pliega correctamente debido a fluctuaciones energéticas aleatorias.

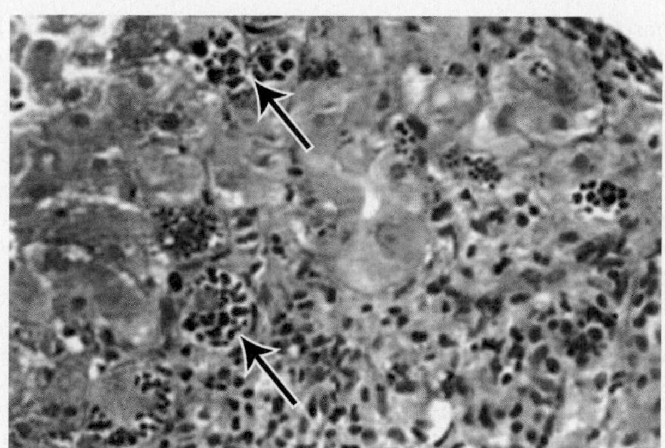

FIGURA 1-33. Almacenamiento de α_1-antitripsina en el hígado. Tinción de ácido peryódico de Schiff posterior a tratamiento de diastasis para eliminar glucógeno que marca los agregados de proteínas de α_1-antitripsina (*flechas*).

- Una proteína mutada (con una secuencia incorrecta de aminoácidos) se pliega de forma incorrecta.
- Una proteína en conformación correcta puede desplegarse o plegarse mal debido a un entorno desfavorable (p. ej., alteración del pH, aumento de la fuerza iónica, oxidación, etc.). Un mal funcionamiento del control de calidad de las proteínas o una sobrecarga del sistema pueden impedir que la célula corrija el problema. Las proteínas con plegamiento incorrecto se acumulan entonces en forma de agregados amorfos o fibrillas y pueden causar lesiones celulares por *(1)* la disminución de una actividad necesaria (**pérdida de función**) o *(2)* un aumento perjudicial de una actividad celular que altera un delicado equilibrio de fuerzas dentro de la célula (**ganancia de función**).
- **Pérdida de función**: determinadas mutaciones impiden el plegamiento correcto de proteínas esenciales. Por tanto, no funcionarán de forma adecuada ni alcanzarán su localización correcta. Por ejemplo, algunas mutaciones causantes de la fibrosis quística provocan el plegamiento incorrecto de un canal iónico, que por eso se degrada. Como la proteína no consigue alcanzar su destino en la membrana celular, se produce un transporte de cloruro defectuoso que da lugar a la fibrosis quística. Otros ejemplos de pérdida de función incluyen las mutaciones del receptor de la lipoproteína de baja densidad (LDL, *low density lipoprotein*) en determinados tipos de hipercolesterolemia y las mutaciones de la ATPasa transportadora de cobre en la enfermedad de Wilson.
- **Formación de agregados de proteínas tóxicas**: los defectos en la estructura de las proteínas pueden ser adquiridos o genéticos. Así pues, sobre todo en las células que no se dividen, el empeoramiento de las defensas antioxidantes celulares debidas a la edad conduce a la oxidación de las proteínas, lo que suele alterar su estructura terciaria y dejar expuestos a los aminoácidos hidrófobos internos que normalmente están ocultos. En situaciones de estrés oxidativo de leve a moderado, los proteasomas 20S reconocen estas proteínas a través de los restos hidrófobos expuestos y las degradan. Sin embargo, si el estrés oxidativo es intenso, estas proteínas forman agregados gracias a una combinación de interacciones hidrófobas y enlaces iónicos (fig. 1-34). Tales proteínas pueden formar agregados desordenados, que son insolubles y tienden a secuestrar iones de Fe^{2+}, que a su vez ayudan a generar más ROS (*v.* anteriormente), tras lo cual aumenta el tamaño del agregado. Los agregados desordenados pueden ser degradados (p. ej., por autofagia; *v.* anteriormente) o estar parcialmente ordenados en estructuras densas donde la formación normal de la proteína α-helicoidal se convierte en un grado variable de estructuras insolubles fibrilares en forma de una lámina de hojas β. Estos últimos tienden a acumularse como aglomeraciones indigestos. Cualquier Ub unida a ellos se pierde, lo que puede terminar ocasionando un déficit celular de Ub y un empeoramiento de la degradación de proteínas en general. Como se generan más ROS tóxicas y se inhibe la degradación proteasómica, estos agregados pueden acabar provocando la muerte celular.
- **Retención de proteínas de secreción**: Muchas proteínas celulares que deberían segregarse deben plegarse correctamente para su transporte a través de los compartimentos celulares y su liberación en la membrana celular. Las mutaciones en los genes que codifican dichas proteínas (p. ej., α_1-antitripsina) conducen a lesión celular debido a la acumulación masiva, dentro de la célula, de las proteínas con plegamiento incorrecto. Al no poderse secretar esta antiproteasa en la circu-

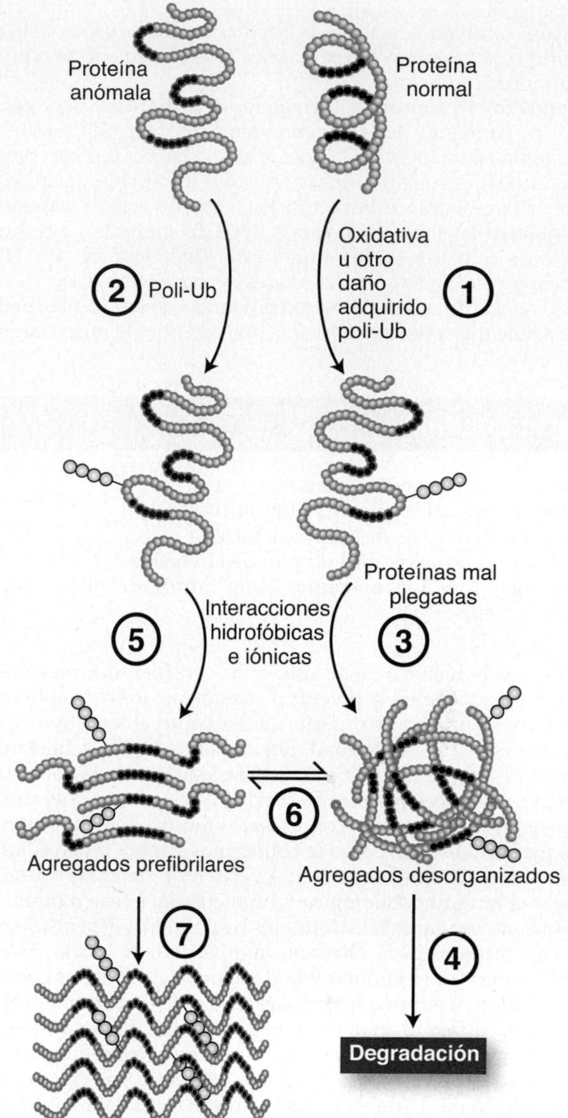

FIGURA 1-34. Formación de agregados tóxicos de proteínas. 1. Al exponerlas a las especies reactivas de oxígeno (ROS) y a otros factores de estrés, las proteínas normales pueden quedar dañadas. **2.** Como resultado de mutaciones genéticas o de errores de traducción puede haber proteínas no nativas. En cualquier caso, las proteínas anómalas resultantes pueden quedar mal plegadas y poliubiquitinadas, quedando abiertas dos vías. **3.** Algunas de las proteínas mal plegadas pueden convertirse en agregados desordenados, los cuales pueden degradarse **(4).** De forma alternativa **(5),** la estructura normal α-helicoidal puede transformarse en formas menos solubles, que consistan, en grado variable, en láminas plegadas β (agregados prefibrilares). Estos últimos pueden mantenerse hasta cierto punto **(6)** en equilibrio con los agregados desordenados o pueden desarrollarse de manera irreversible en forma de fibrillas insolubles parecidas al amiloide **(7).** *Ub*, ubiquitina.

lación, también se pierde la regulación de la proteólisis del tejido conjuntivo en los pulmones y se pierde el parénquima pulmonar (enfisema).

- **Depósito extracelular de agregados de proteínas**: las proteínas con plegamiento incorrecto tienden a adoptar una formación en lámina β en lugar de hélices al azar o hélices α. Estas proteínas anómalas suelen formar agregados insolubles, que pueden depositarse extracelularmente. Estas acumulaciones a menudo adquieren las formas de varios tipos de amiloide y producen lesiones celulares en las amiloidosis sistémicas (*v.* cap. 34 en línea) y en diversas enfermedades neurodegenerativas (*v.* cap. 26). La acumulación de proteína β-amiloide en la enfermedad de Alzheimer puede producirse por este tipo de mecanismo.

Muerte celular

«Ser o no ser: esa es la cuestión.
¿Qué es más noble para el alma: sufrir
los golpes y flechas de la injusta fortuna
o tomar las armas contra un mar de adversidades
y oponiéndose a él, encontrar el fin? Morir, dormir… nada
más» (*Hamlet, III:i*)

A lo largo de la historia, la muerte se ha considerado trágica, sobre todo cuando sucede en la juventud. Asimismo, los conceptos tradicionales consideraban la muerte celular como el simple desenlace de los procesos de enfermedad. Sin embargo, hoy queda claro que la muerte de una célula es a menudo necesaria para la continuidad de la vida de un organismo. De hecho, es crucial para el desarrollo y la supervivencia de los organismos multicelulares. Del mismo modo que la muerte tal como la conocemos adopta muchas formas, también lo hace la muerte celular. A veces representa las consecuencias de una lesión no fisiológica y no regulada, pero en otras, complejas vías moleculares intracelulares responden a desencadenantes externos e internos para provocar la muerte de la célula. Este tipo de MCP supervisa el tamaño y la diversidad de muchos compartimentos hísticos y elimina las células obsolescentes, como en el tubo digestivo, la piel y el sistema hematopoyético. Estos mecanismos no sólo eliminan a las células más antiguas, senescentes, sino que en algunos casos también a otras más jóvenes, pero cuya eliminación se determina. Un ejemplo de esto son los clones de linfocitos autorreactivos.

Además de la muerte no planificada de células por factores externos, denominada **necrosis**, existen diversos programas de suicidio: apoptosis, muerte celular autofágica, necroptosis, NETosis, etc. Para complicar aún más las cosas, muchas de estas vías están interconectadas, por lo que no siempre es posible hacer distinciones claras. Los resultados de estos mecanismos superpuestos suelen ser paralelos, pero en ocasiones son opuestos y pueden cumplir funciones adaptativas o desadaptativas. Por ejemplo, aunque la autofagia puede impedir la transformación maligna, también protege a las células malignas de los efectos de la quimioterapia (*v.* cap. 5). En sus múltiples formas, la MCP forma parte de muchos procesos de enfermedad.

La multiplicidad y la conectividad de las distintas redes resultan confusas y suponen un reto para el estudiante a la hora de comprender la interrelación de estos procesos, cuyas consecuencias parecen tan distintas. El ámbito de estudio de la muerte celular evoluciona rápidamente, y el siguiente análisis se limita necesariamente a aquellas cuestiones sobre las que existe consenso y que son importantes para apreciar el desarrollo de enfermedades.

Comprender la muerte celular no es un mero ejercicio académico. La manipulación de la viabilidad de las células es actualmente un importante campo de investigación. Por ejemplo, si comprendemos la base bioquímica de la muerte isquémica de los cardiomiocitos, que es la causa principal de muerte en el mundo occidental, podremos prolongar la supervivencia de los miocitos tras una oclusión coronaria hasta que se restablezca la circulación.

Hubo un tiempo en que todas las formas de muerte celular se conocían como necrosis. Hoy en día hay un mayor conocimiento al respecto. Se han delineado tres vías que conducen a la muerte celular: necrosis, apoptosis y autofagia. Asimismo, se han descrito otras formas más especializadas de muerte celular (*v.* más adelante). La necrosis se definió inicialmente como una forma accidental de muerte celular provocada por la incapacidad de la célula para adaptarse de manera efectiva a un ambiente hostil. Por tanto, se consideraba un proceso pasivo en el que la célula era víctima de una lesión sobre la que no tenía control. En cambio, la apoptosis es una forma de suicidio celular en la que la célula participa activamente en su propia muerte. Las células activan sus propios sistemas de señalización para sacrificarse en aras de la conservación del organismo. La autofagia (*v.* anteriormente) es también un proceso de señalización activo que se activa cuando ciertas condiciones de estrés requieren la autodigestión de una parte de los componentes macromoleculares de la célula. Dado que las principales vías de muerte celular pueden solaparse, es importante entender cómo los procesos se manifiestan de manera morfológica.

MORFOLOGÍA DE LA MUERTE CELULAR

La necrosis se refleja en áreas geográficas de muerte celular

La necrosis se produce cuando hay fuerzas externas hostiles que superan la capacidad de adaptación de las células. Una diversidad de agresiones pueden causar la muerte de células necróticas, que suele afectar grupos de células localizados geográficamente. La respuesta a este proceso suele ser una inflamación aguda, que a su vez puede generar más lesiones celulares (*v.* cap. 2). Los estímulos que inician las vías que conducen a la necrosis son muy variables y producen patrones histológicos y citológicos diversos y reconocibles.

Necrosis coagulativa

La necrosis coagulativa describe la apariencia microscópica específica de las células muertas o moribundas (fig. 1-35). Poco después de

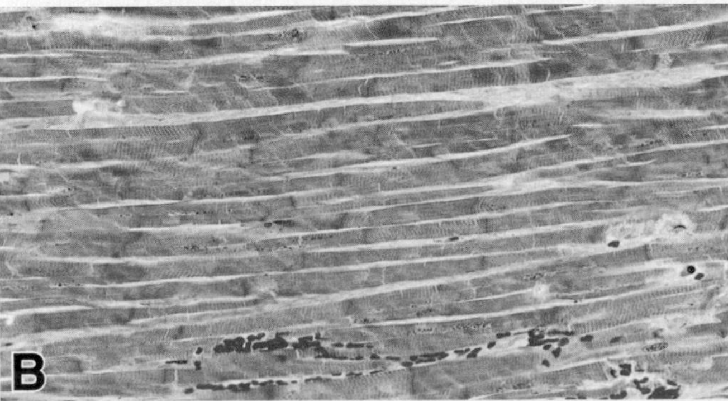

FIGURA 1-35. Necrosis coagulativa. A. Corazón normal. Todos los miocitos tienen núcleo, las estrías son claras. **B. Infarto de miocardio.** Corazón de un paciente con un infarto agudo de miocardio. Las células necróticas muy eosinófilas han perdido el núcleo. La apariencia más eosinófila se debe a la rápida degradación del ARN citoplasmático.

que una célula muera, su contorno se mantiene. Cuando se tiñe con la combinación habitual de hematoxilina y eosina el citoplasma de una célula necrótica se observa más eosinófilo de lo habitual (es decir, tiene un rojo más intenso). Esto se debe a la rápida degradación del ARN citoplasmático que, al igual que el ADN nuclear, se une al colorante azul de la hematoxilina. La pérdida de dicha tinción citoplasmática da lugar a la «eosinofilia» característica de la necrosis coagulativa aguda. En el núcleo, la cromatina inicialmente forma agregados y luego se redistribuye a lo largo de la membrana nuclear. Le siguen tres alteraciones morfológicas:

- **Picnosis:** el núcleo se hace más pequeño y adquiere una coloración basófila intensa a medida que la cromatina continúa formando agregados.
- **Cariorrexis:** el núcleo picnótico se rompe en muchos fragmentos más pequeños que se dispersan por el citoplasma.
- **Cariolisis:** el núcleo picnótico se extruye de la célula o puede manifestar una pérdida progresiva de tinción de la cromatina.

Los cambios ultraestructurales iniciales en las células moribundas o muertas son reflejo de la magnitud de las alteraciones asociadas a la lesión celular reversible (fig. 1-2). Además de los cambios nucleares descritos anteriormente, la muerte celular se caracteriza por la dilatación del RE, la disgregación de los ribosomas, la tumefacción y calcificación de las mitocondrias, la aparición de agregados de elementos citoesqueléticos y el burbujeo en la membrana plasmática.

Al cabo de un tiempo, variable en función del tejido y las circunstancias, la actividad lítica de las enzimas intracelulares y extracelulares provoca la desintegración de la célula. Esto ocurre especialmente cuando las células necróticas han desencadenado una respuesta inflamatoria aguda. La apariencia del tejido necrótico se ha descrito tradicionalmente como **necrosis coagulativa** porque se asemeja a la coagulación de las proteínas que se produce por calor. Este término, aunque se basa en conceptos obsoletos, sigue siendo útil como descriptor morfológico.

Necrosis por licuefacción

Cuando la velocidad de disolución de las células necróticas es muy superior a la velocidad de reparación, la apariencia macroscópica resultante se denomina **necrosis por licuefacción**. Los leucocitos polimorfonucleares de una reacción inflamatoria aguda (*v.* cap. 2) contienen potentes hidrolasas capaces de digerir las células muertas. Una acumulación muy localizada de estas células en la inflamación aguda, por lo general en respuesta a una infección bacteriana, produce una rápida muerte celular y la disolución del tejido. El resultado suele ser un **absceso** (fig. 1-36), que consiste en una cavidad en un tejido sólido formada por necrosis por licuefacción. Con el tiempo, el absceso queda limitado por una cápsula fibrosa que rodea el contenido.

La necrosis coagulativa del cerebro puede producirse después de la oclusión de una arteria cerebral y suele ir seguida de una rápida disolución (necrosis por licuefacción) del tejido muerto por un mecanismo que no puede atribuirse a la acción de una respuesta inflamatoria aguda. No está claro por qué a la necrosis coagulativa en el cerebro, y no en otras partes, le sigue la desaparición de las células necróticas, si bien podría atribuirse a una mayor abundancia de enzimas lisosómicas o de diferentes hidrolasas específicas de las células del SNC. La necrosis por licuefacción de grandes áreas del SNC puede dar lugar a una cavidad verdadera o quiste que persistirá durante el resto de la vida de la persona.

Esteatonecrosis

La esteatonecrosis afecta específicamente el tejido adiposo y suele ser consecuencia de una pancreatitis o un traumatismo (fig. 1-37). La característica específica que determina este tipo de necrosis es la presencia de triglicéridos en el tejido adiposo. En la grasa peripancreática, por ejemplo, el proceso comienza cuando las enzimas digestivas, que normalmente se encuentran solo en el conducto pancreático y en la luz del intestino delgado, se liberan de las células acinares y conductos pancreáticos lesionados al espacio extracelular. Tras activarse fuera de la célula, estas enzimas digieren tanto el propio páncreas como los tejidos circundantes, incluidos los adipocitos.

1. Las fosfolipasas y las proteasas atacan la membrana plasmática de los adipocitos y se liberan los triglicéridos intracelulares.
2. La lipasa pancreática hidroliza los triglicéridos en los adipocitos, lo que produce ácidos grasos libres.
3. Los ácidos grasos libres se fijan al calcio y se precipitan como jabones cálcicos. Estos se observan como depósitos basófilos amorfos en la periferia de los islotes irregulares de los adipocitos necróticos.

A simple vista, la esteatonecrosis aparece como un área blanca yesosa e irregular incrustada en un tejido adiposo por lo demás normal. En el caso de una esteatonecrosis traumática, los adipocitos lesionados liberan triglicéridos y lipasas. En la mama, la esteatonecrosis debida a un traumatismo es frecuente y puede simular un tumor, especialmente si se ha producido una calcificación.

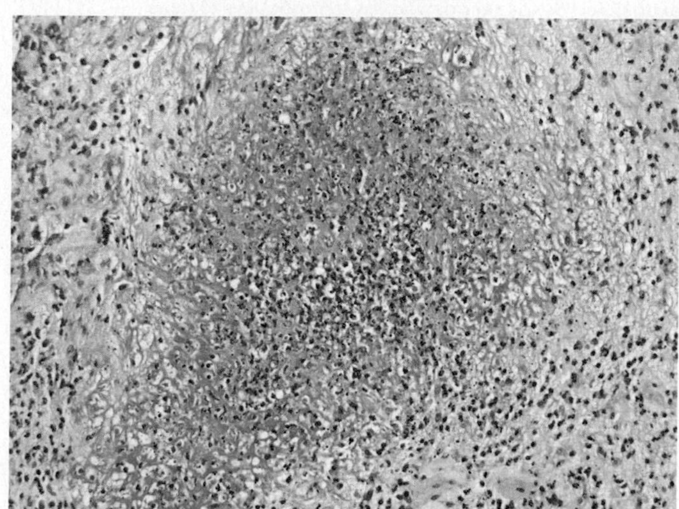

FIGURA 1-36. Necrosis por licuefacción en un absceso de la piel. La cavidad del absceso compuesta por material eosinófilo amorfo en el centro de la imagen está llena de leucocitos polimorfonucleares.

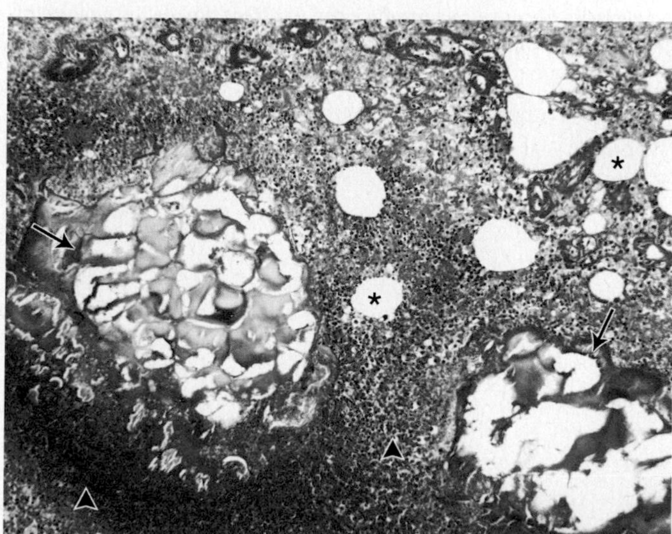

FIGURA 1-37. Necrosis grasa. El tejido adiposo peripancreático de un paciente con pancreatitis aguda muestra ácidos grasos precipitados como jabones de calcio, que aparecen como depósitos amorfos y basófilos (*flechas*). Estos se entremezclan con una extensa inflamación aguda (*cabezas de flecha*) y restos de adipocitos (*).

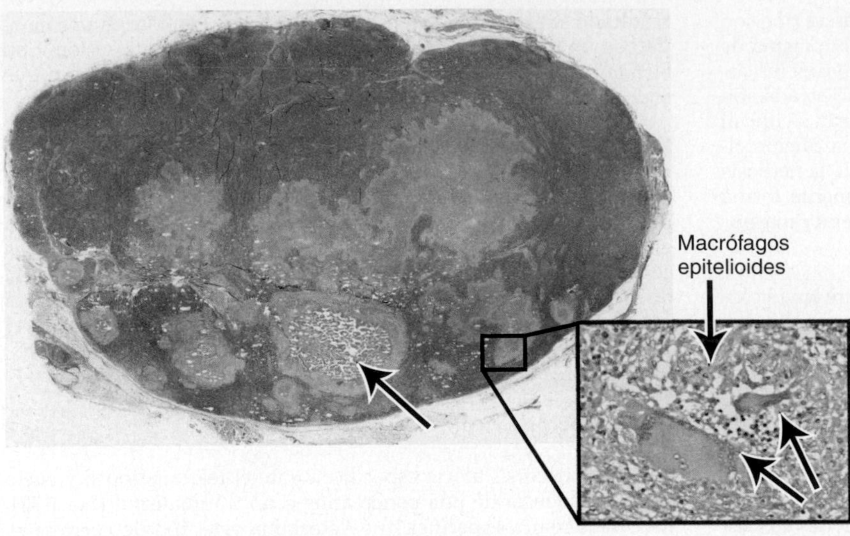

FIGURA 1-38. Necrosis caseosa en un nódulo linfático tuberculoso. Nódulos linfáticos hiliares de un paciente con tuberculosis activa. Zonas rosadas e irregulares de necrosis caseosa (*flecha*) son evidentes en un contexto de linfocitos. **Recuadro:** los granulomas en la periferia de las áreas necróticas muestran macrófagos epitelioides y células gigantes multinucleadas (Langhans) (*flechas*).

Necrosis caseosa

La necrosis caseosa es característica de la tuberculosis, si bien se produce, aunque con menos frecuencia, en otros contextos. Las lesiones de la tuberculosis son granulomas o tubérculos (fig. 1-38). En el centro de dichos granulomas, las células mononucleares acumuladas que median una reacción inflamatoria crónica frente a las micobacterias agresoras van muriendo. A diferencia de la necrosis coagulativa, las células muertas en los granulomas pierden su contorno celular. Sin embargo, a diferencia de lo que ocurre con la necrosis licuefactiva, no desaparecen por lisis, sino que permanecen indefinidamente como desechos eosinófilos amorfos y ampliamente granulares.

A simple vista, este material es blanco grisáceo, blando y friable. Se parece a los grumos de un queso, de ahí el nombre de necrosis caseosa. Este tipo de necrosis tan característico suele atribuirse a los efectos tóxicos de la pared celular micobacteriana, rica en ceras complejas (peptidoglucolípidos) que ejercen potentes efectos biológicos. De hecho, la formación de granulomas puede estar realmente dirigida por las micobacterias, para facilitar la supervivencia del organismo a pesar de la respuesta inmunitaria del huésped.

Necrosis fibrinoide

La necrosis fibrinoide se produce con la alteración de los vasos sanguíneos, en los que la sufusión y la acumulación de proteínas plasmáticas hacen que la pared del vaso adquiera una tinción intensa con eosina (fig. 1-39). Sin embargo, la denominación no es muy acertada porque la eosinofilia de las proteínas plasmáticas acumuladas enmascara las alteraciones subyacentes de los vasos sanguíneos, lo que dificulta, si no imposibilita, determinar si se trata de una verdadera necrosis de la pared vascular.

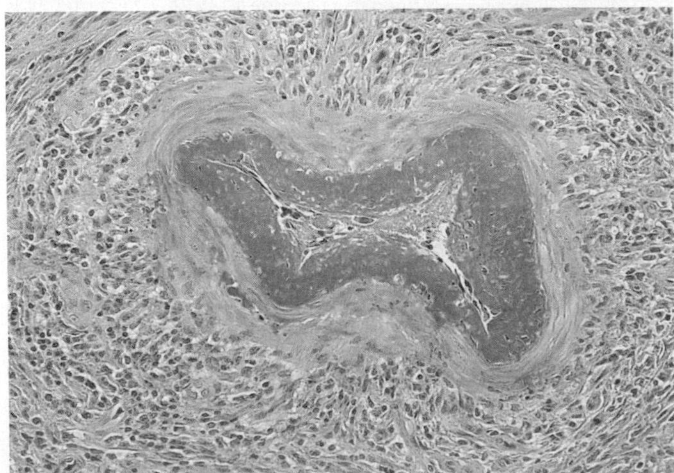

FIGURA 1-39. Necrosis fibrinoide. Una arteria muscular inflamada de un paciente con arteritis sistémica, en la que se observa una zona de necrosis muy eosinófila, homogénea y muy bien delimitada.

La apoptosis produce la muerte celular individual en células viables

Morfología de la apoptosis

La apoptosis es un patrón de muerte celular que se desencadena por una variedad de estímulos extracelulares e intracelulares y que se completa mediante cascadas de señalización celular organizadas. Las células apoptóticas se reconocen por sus núcleos fragmentados y picnóticos, generalmente sobre un fondo de células viables. A diferencia de la necrosis, que afecta a zonas más grandes de muerte celular, la apoptosis afecta células individuales o pequeños grupos de células. En este proceso: *(1)* los núcleos se condensan y fragmentan, *(2)* los orgánulos citoplásmicos se segregan en regiones independientes, *(3)* se forman burbujas en la membrana plasmática, y *(4)* las células se fragmentan en estructuras unidas a la membrana, que a menudo carecen de núcleo (fig. 1-40).

La eliminación de las células apoptóticas evita la exposición de los tejidos viables a moléculas tóxicas

El proceso de eliminación de las células muertas (ya sea por apoptosis o por necrosis) se denomina **eferocitosis** (del griego, que significa «llevarse los muertos a la tumba»). En el cuerpo humano de una persona adulta sana, más de un millón de células sufren una muerte celular apoptótica cada segundo. Por tanto, su eliminación debe estar cuidadosamente regulada y organizada. Tanto los fagocitos «profesionales» (p. ej., los macrófagos) como las células (células epiteliales y fibroblastos) adyacentes a las células muertas participan

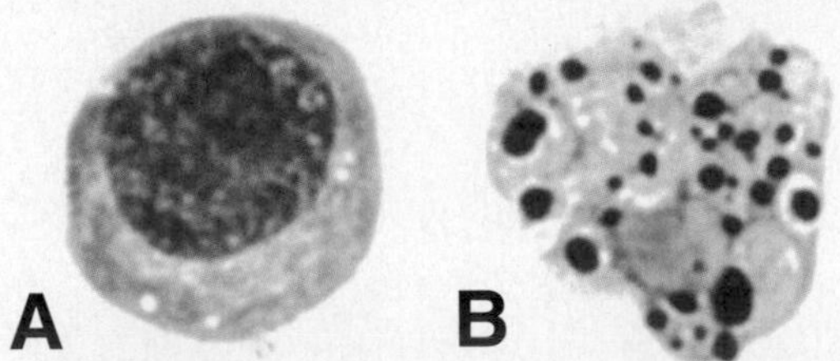

FIGURA 1-40. Apoptosis. Una célula viable **(A)** se diferencia de una célula apoptótica **(B)** en que el núcleo se ha condensado y fragmentado, pero dentro de una membrana celular intacta.

en la eferocitosis. Es de suma importancia que las células muertas se distingan de las viables en este proceso de eliminación, algo que se lleva a cabo por múltiples mecanismos de regulación. Las células muertas o moribundas liberan señales quimiotácticas de tipo «localízame» (*find me*), que reclutan los fagocitos a los lugares de muerte celular. También expresan moléculas puente similares a las opsoninas que ayudan a unir a los fagocitos con sus objetivos. Las señales específicas de tipo «cómeme» (*eat me*), como la fosfatidilserina o la calreticulina, que normalmente residen en la capa interna de fosfolípidos de la membrana celular, se exteriorizan. Su aparición en la superficie de las células muertas o moribundas activa los receptores de fagocitosis de los fagocitos. Las señales compensatorias «no me comas» (*don't eat me*), que se expresan de forma abundante en las células viables, se reducen rápidamente durante la apoptosis.

Una vez que el proceso autodestructivo de la apoptosis ha llevado a la célula a la fragmentación del ADN y la disolución del citoesqueleto, solo queda la fase final, el ***cuerpo apoptótico***. Estos se ilustran en las figuras 1-40 y 1-41. Los cuerpos apoptóticos son fagocitados por los macrófagos hísticos antes de que se rompa la integridad de la membrana, lo que evita la exposición de las células viables adyacentes a agentes nocivos como los oxidantes, las proteasas y las caspasas, y evita también una reacción inflamatoria. Esto contrasta con la muerte celular necrótica, que tiende a provocar respuestas inflamatorias agudas.

La alteración del proceso de eferocitosis se ha relacionado con muchas enfermedades, como la fibrosis quística, la bronquiectasia y la ateroesclerosis.

Las células pueden participar activamente en su propia muerte

Se está extendiendo la idea de que las distintas formas de muerte celular no son estrictamente independientes, sino que comparten efectores moleculares y vías de señalización. También pueden presentar características morfológicas que se solapan. Los procesos celulares implicados en una de ellas pueden ser cómplices de las otras, y una muerte celular determinada puede suponer la combinación de dos, o más, de estos mecanismos. Por motivos didácticos, los mecanismos de muerte celular por necrosis, apoptosis y autofagia se presentan por separado, pero es importante entender que todos estos procesos intercambian información unos con otros, requieren señalizaciones y colaboran entre sí.

NECROSIS

La necrosis se refiere a la muerte «no programada» de células y tejidos

La muerte celular necrótica está causada por tipos de lesiones externas. Suele producirse tras una lesión por isquemia/reperfusión, pero también puede ser causa de un traumatismo físico que provoque la rotura de las células, efectos térmicos (quemaduras o congelación), toxinas o agentes patógenos tales como virus y bacterias. A diferencia de la muerte celular apoptótica, las células necróticas liberan enzimas y otros mediadores perjudiciales que suelen provocar una respuesta inflamatoria y pueden dañar las células vecinas adyacentes. Si bien la necrosis se ha considerado tradicionalmente como «no regulada», hoy día se reconoce una forma regulada, la necroptosis, que se asemeja morfológicamente a la necrosis, pero comparte algunos mecanismos de señalización con la muerte celular apoptótica. La necroptosis se considera más adelante en este capítulo como una forma especializada de muerte celular. En este punto del texto nos centramos en la necrosis clásica en respuesta a la isquemia y la reperfusión.

La isquemia daña las células durante la privación como el restablecimiento del aporte de oxígeno

La isquemia es la interrupción del riego sanguíneo, cuyo resultado puede ser un infarto de miocardio o un accidente cerebrovascular (ictus). El cese del riego sanguíneo interrumpe el suministro de oxígeno y nutrientes clave, como la glucosa, a las células, así como impide la eliminación de subproductos metabólicos como el CO_2. La rápida pérdida de ATP afecta las bombas e intercambiadores iónicos dependientes de la energía, lo que provoca acidosis intracelular, pérdida de reservas de glucógeno, acumulación de metabolitos perjudiciales y lesión mitocondrial progresiva. La isquemia promueve la generación de ROS, que aumenta de forma significativa durante la reperfusión de los tejidos con isquemia aguda.

Muerte celular por isquemia

El infarto de miocardio y el accidente cerebrovascular, que son la causa más común de mortalidad en el mundo occidental, se deben a la muerte celular por isquemia. Así pues, la lesión y la muerte celular por isquemia representan el ejemplo más importante de necrosis.

Las células vivas mantienen gradientes electroquímicos en relación con su ambiente externo. Las concentraciones extracelulares de sodio y calcio son normalmente superiores a las intracelulares. Lo contrario ocurre con el potasio. El potencial de membrana en reposo (es decir, la diferencia de voltaje entre el interior de una célula y su ambiente externo) oscila entre −5 mV y −10 mV en el caso de los eritrocitos y entre −70 mV y −90 mV en el caso de las células eléctricamente excitables, como las neuronas y las células musculares. El mantenimiento de estos gradientes depende de un conjunto de canales iónicos, bombas, transportadores e intercambiadores, junto con una membrana plasmática intacta y una cantidad considerable de energía (ATP). Los compartimentos en el interior de las células (p. ej., el retículo sarcoplásmico y las mitocondrias) también mantienen gradientes electroquímicos específicos con una dependencia similar de los conjuntos de proteínas selectivas de iones, las mem-

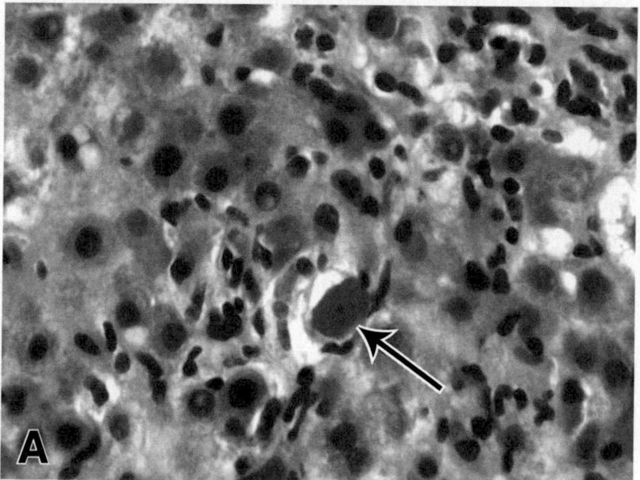

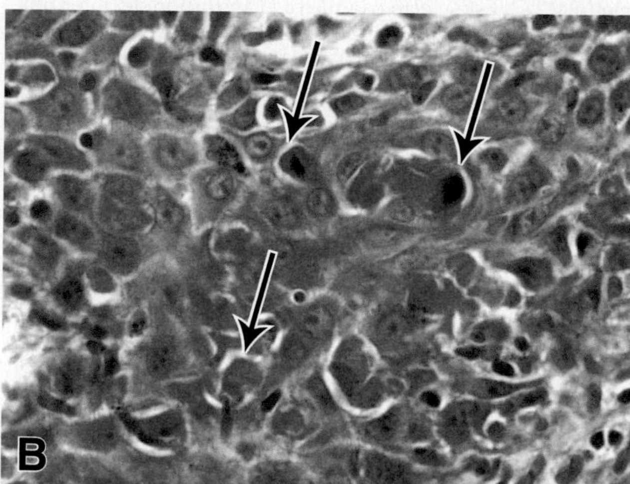

FIGURA 1-41. Apoptosis hepática en la hepatitis vírica **(A)** y en la piel en el eritema multiforme **(B)**. Las células apoptóticas se señalan con flechas.

branas intactas de los orgánulos y, por supuesto, el ATP. La isquemia aguda hace que las cifras de ATP caigan en picado, con la disipación de los gradientes normales, la rápida aparición de acidosis intracelular y la producción de metabolitos nocivos como ROS y lisofosfolípidos. Si el episodio isquémico es breve, el equilibrio iónico normal puede restablecerse sin daño en el tejido. Sin embargo, con una lesión isquémica prolongada, las membranas celulares sufren una lesión suficiente como para que la célula alcance un «punto de no retorno», de modo que ni el restablecimiento del riego sanguíneo la salvará. Así pues, la lesión y la muerte celular isquémica comparten el mismo espectro fisiopatológico.

El calcio desempeña un papel fundamental en la patogenia de la muerte celular. Su concentración en el líquido extracelular es del orden de milimoles (10^{-3} M), mientras que la del citosol ($[Ca^{2+}]_i$) es 1/10000 menor, del orden de 10^{-7} M. Además, los potenciales de membrana en reposo de los miocitos ventriculares normales son de aproximadamente –90 mV (es decir, el interior de la célula tiene una carga negativa, en comparación con el exterior). Como resultado, existe un gran gradiente eléctrico y de concentración para el Ca^{2+}. Muchas funciones celulares esenciales están reguladas por pequeñas fluctuaciones de $[Ca^{2+}]_i$. **La entrada masiva de Ca^{2+} a través de una membrana plasmática dañada es, por tanto, clave para el daño celular isquémico** y puede ser sinónimo de pérdida de viabilidad celular. Este es el mecanismo de necrosis en «bandas de contracción» en el corazón (*v.* cap. 11).

La muerte celular por necrosis varía según la causa, el órgano y el tipo de célula. El ejemplo mejor estudiado y más importante desde el punto de vista clínico es la necrosis isquémica de los cardiomiocitos. Los mecanismos que subyacen a la muerte de estas células son en parte únicos, pero los procesos básicos que intervienen son comparables a los de otros órganos. Algunos de estos acontecimientos pueden ocurrir simultáneamente; otros pueden ser secuenciales (fig. 1-42):

1. **La interrupción del riego sanguíneo disminuye el suministro de O_2 y de nutrientes energéticos (glucosa y ácidos grasos).** Para la mayoría de las células, pero sobre todo para los cardiomiocitos y las neuronas, que no almacenan mucha energía y tienen un elevado gasto energético, esta agresión combinada acaba siendo insoportable.
2. **La glucólisis anaerobia conduce a una sobreproducción de lactato y a una disminución del pH intracelular.** La falta de O_2 durante la isquemia miocárdica bloquea la producción de ATP e inhibe la oxidación del piruvato en las mitocondrias. En lugar de entrar en el ciclo del ácido cítrico, el piruvato se reduce a lactato en el citosol en un proceso denominado **glucólisis anaerobia**. La acumulación de lactato reduce el pH del citosol (acidificación), lo que inicia una espiral de acontecimientos que conduce a la célula hacia el desastre.
3. **La interrupción de las actividades de las bombas en la membrana plasmática altera el equilibrio iónico de la célula.** El Na^+ se acumula porque la falta de ATP afecta el intercambiador de iones Na^+/K^+. Este efecto conduce a la activación del intercambiador de iones Na^+/H^+. Esta bomba suele estar inactiva, pero cuando la acidosis intracelular amenaza expulsa a H^+ de la célula en intercambio (uno por uno) con Na^+ para mantener el pH intracelular adecuado. El aumento resultante de sodio intracelular activa el intercambiador de iones Na^+/Ca^{2+}, que aumenta la entrada de calcio. Normalmente, el exceso de Ca^{2+} intracelular es extraído por una bomba de calcio dependiente del ATP, pero con un suministro muy escaso de ATP, el Ca^{2+} se acumula en la célula.
4. **La activación de la fosfolipasa A_2 (FLA_2) y de las proteasas altera la membrana plasmática y el citoesqueleto.** El incremento de $[Ca^{2+}]_i$ en una célula isquémica activa la FLA_2, lo que conduce a la degradación de los fosfolípidos de la membrana y la consiguiente liberación de ácidos grasos libres y lisofosfolípidos. Estos últimos actúan como detergentes que disuelven la membrana celular. También ejercen efectos nocivos sobre varios canales y bombas de iones, lo que altera aún más la homeostasis iónica. Tanto los ácidos grasos como los lisofosfolípidos son potentes mediadores de la inflamación, lo que puede dañar aún más una célula ya comprometida.
5. El calcio también activa una serie de proteasas que atacan el citoesqueleto y sus conexiones con la membrana celular. Cuando se destruye la interacción entre las proteínas citoesqueléticas y la membrana plasmática, esta forma burbujas y se altera el contorno de la célula. La combinación del desequilibrio electrolítico y el aumento de la permeabilidad de la membrana celular provocan la tumefacción de la célula, lo que suele ser el preludio morfológico de su disolución.
6. **La falta de O_2 impide el transporte de electrones mitocondrial, lo que disminuye la síntesis de ATP y facilita la producción de las ROS.** Normalmente, entre el 1 % y el 3 % del oxígeno que entra en las mitocondrias se convierte en ROS, debido a las ineficiencias en la CTE. Durante la isquemia, la producción de ROS aumenta debido a la alteración en los mecanismos de desintoxicación y en el procesamiento de los productos intermediarios del oxígeno reactivo. Las ROS provocan la peroxidación de la cardiolipina, un fosfolípido de la membrana que es específico de la mitocondria y sensible al daño oxidativo debido a su elevado contenido en ácidos grasos insaturados. Este ataque inhibe el funcionamiento de la CTE y disminuye su capacidad de producir ATP.
7. **Las lesiones mitocondriales estimulan la liberación del citocromo c al citosol.** En las células normales, el poro de transición de permeabilidad mitocondrial (PTPM; *v.* más adelante) se abre y se cierra esporádicamente. La lesión isquémica de las mitocondrias provoca una abertura continua del PTPM. La pérdida resultante de citocromo c de la CTE disminuye aún más la síntesis de ATP y también podría acabar desencadenando la muerte celular apoptótica (*v.* más adelante).
8. **La célula muere.** Cuando una célula ya no puede seguir manteniendo una unidad metabólica, muere. La línea que separa el daño celular reversible del irreversible (es decir, el «punto de no retorno») no está definida con precisión.

Lesión por reperfusión

La **reperfusión** consiste en la restauración del riego sanguíneo tras una isquemia. Aunque es beneficiosa para salvar las células que han permanecido viables y con daño reversible, el propio proceso tiene consecuencias perjudiciales, y de aquí que se denomine «**lesión por reperfusión**». Estas lesiones se presentan con mayor frecuencia cuando hay isquemia en un órgano, como es el caso de la reperfusión espontánea o terapéutica en el infarto agudo de miocardio, pero también en otras circunstancias (p. ej., en el trasplante de órganos). La lesión por reperfusión se debe a la interacción de la isquemia transitoria, el daño en el tejido consiguiente y la exposición del tejido dañado al oxígeno que llega cuando se restablece el riego sanguíneo (reperfusión). La medida en que la reperfusión mata a las células dañadas que, de otro modo, podrían haberse salvado mediante intervenciones paliativas, es significativa. En el corazón, puede llegar a representar hasta la mitad del tamaño final de los infartos de miocardio. Al principio, la lesión celular isquémica conduce a la generación de especies de radicales libres (*v.* anteriormente). A continuación, la reperfusión aporta abundante O_2 molecular que, al combinarse con los radicales libres, forma más ROS. En la lesión por reperfusión intervienen muchos otros factores y mecanismos, como citocinas inflamatorias, mediadores lipídicos perjudiciales, como el factor activador de las plaquetas (FA) y los lisofosfolípidos, especies reactivas del nitrógeno, como el NO•, y la desregulación de la homeostasis del Ca^{2+}. Tanto la isquemia como la reperfusión dañan el SUP: se reduce la función proteasómica, y las proteínas ubiquitinadas se acumulan y forman agregados. Dichos agregados actúan en conjunto con múltiples factores, como la reducción de las cifras de ATP y la formación de complejos Beclin-1/PI3K-III mediada por ROS, para activar la autofagia, que cumple funciones tanto adaptativas (generación de ATP y eliminación de agregados de proteínas) como desadaptativas (eliminación excesiva de proteínas y orgánulos por parte de la autofagia, proapoptosis).

Xantina oxidasa

La actividad de la xantina oxidasa, especialmente en el endotelio vascular, aumenta durante la isquemia. En una reacción que requie-

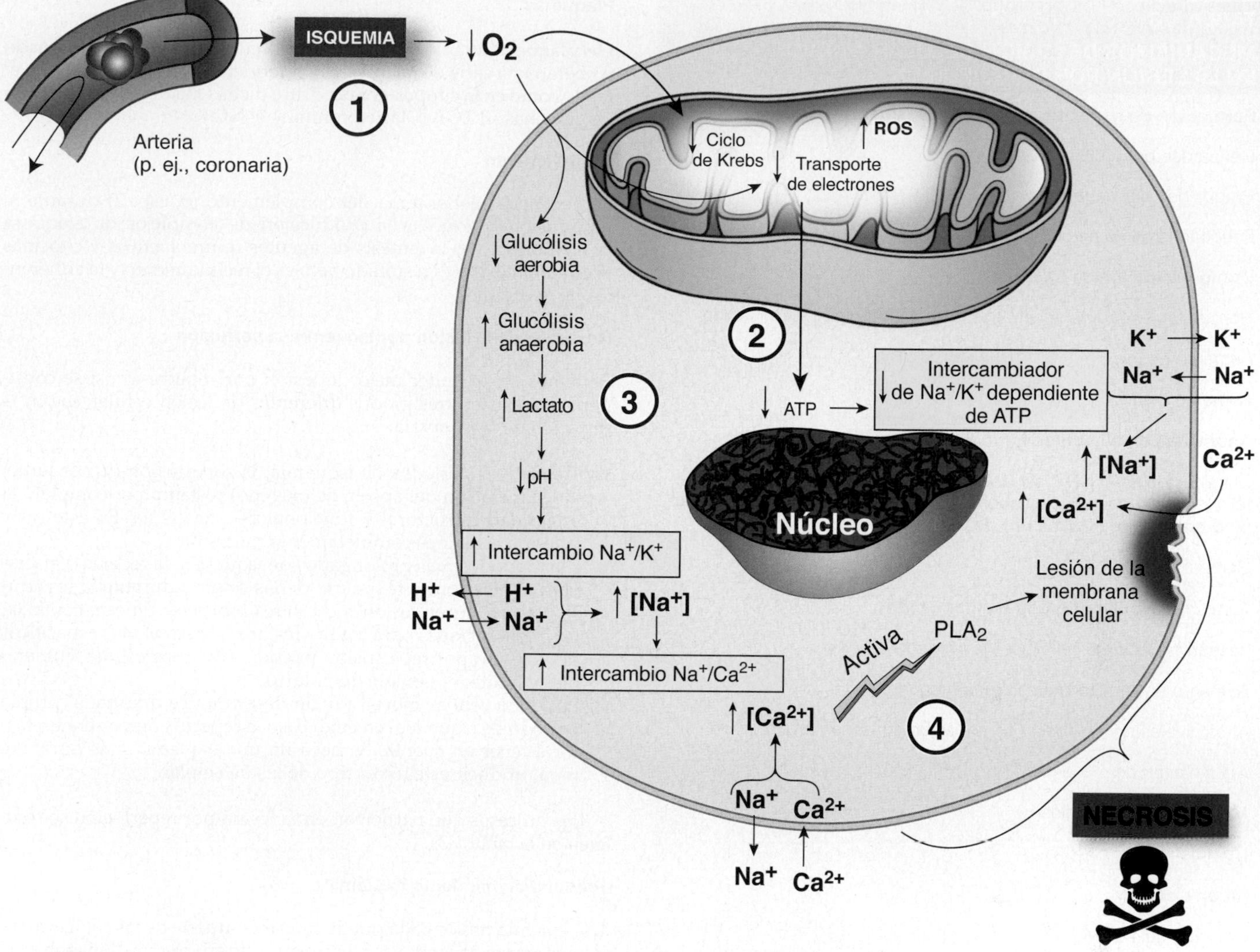

FIGURA 1-42. Mecanismos por los que la isquemia conduce a la muerte celular por necrosis. 1. La pérdida de oxígeno causada por la oclusión vascular afecta a la función mitocondrial, con la consiguiente disminución en la producción de energía mediante procesos anaerobios (ATP, trifosfato de adenosina). **2.** La disminución de ATP afecta a los intercambiadores iónicos que dependen del ATP. **3.** La pérdida de los procesos aerobios hace que la glucólisis anaerobia predomine, dando lugar a la acidosis intracelular, lo cual eventualmente provoca un aumento de Ca^{2+} citosólico. **4.** Entonces, se activan fosfolipasas dependientes del Ca^{2+}, lo que provoca la pérdida de la integridad de la membrana y, por tanto, la necrosis.

re oxígeno, las enzimas convierten a la xantina derivada del ATP en ácido úrico. Durante el proceso se produce superóxido. Al llegar la reperfusión, reaparece el oxígeno y las muchas purinas formadas por el catabolismo del ATP durante la isquemia pasan a ser sustrato de la xantina oxidasa. Dado que esta enzima requiere de oxígeno, la restauración del suministro de oxígeno durante la reperfusión provoca un aumento repentino en las ROS. Esto sucede cuando el daño relacionado con la isquemia provoca que los sistemas antioxidantes de las mitocondrias ya no sean capaces de responder con eficacia al aumento repentino de ROS. El estrés oxidativo mitocondrial se incrementa con dos acontecimientos adicionales. Uno es el aumento repentino del transporte de electrones, conducido por la disponibilidad de oxígeno recuperada. El otro es el cambio en el Ph y las concentraciones de calcio (*v.* más adelante).

Función de los neutrófilos

Los neutrófilos proporcionan una fuente adicional de ROS durante la reperfusión, ya que esta provoca que las células endoteliales trasladen la P selectina sintetizada hacia la superficie celular, lo que aumenta la fijación de los neutrófilos a la molécula 1 de adherencia intercelular de la membrana endotelial (*v.* cap. 2). Los neutrófilos liberan una gran cantidad de ROS y enzimas hidrolíticas, que a su vez podrían lesionar las células que ya eran isquémicas.

Flujos de iones durante la reperfusión

La isquemia cambia las actividades de transporte celular de iones, las cuales llegan a ser aún más problemáticas con la reperfusión. Cuando se restablece el riego sanguíneo, el pH celular se rectifica repentinamente. La sobrecarga de Ca^{2+}, que comenzó durante la isquemia, se agrava entonces por la inversión del intercambiador Na^+/Ca^{2+}. El aumento de $[Ca^{2+}]_i$ activa las proteasas dependientes de Ca^{2+}, lo que incrementa la generación de ROS. Asimismo, actúa en concordancia con el aumento de las ROS mitocondriales y abre el PTPM, con lo que se disipa el potencial de membrana mitocondrial y desencadena programas de muerte celular relacionados con las mitocondrias (*v.* más adelante).

Función del óxido nítrico y de la óxido nítrico sintasa

El NO es generado a partir de la arginina por las NOS, tanto en su forma constitutiva como en la inducible (NOS). El NO ejerce un potente efecto protector al dilatar la microvasculatura por relajación del músculo liso, inhibe la agregación plaquetaria y disminuye la adherencia entre los leucocitos y la superficie endotelial. También disminuye la absorción de hierro mediada por la transferrina, lo que limita la cantidad de hierro disponible para la generación de OH• a partir de otras ROS. Estas actividades reflejan en gran medida la

TABLA 1-3

MECANISMOS DE LESIÓN CELULAR ACTIVOS EN LA LESIÓN POR REPERFUSIÓN

Formación de especies reactivas de oxígeno
Generadas por xantina oxidasa
Producidas por neutrófilos
Fabricadas por la mitocondria
Composición iónica alterada
Normalización rápida del pH posterior a un período de pH ácido
Aumento de $[Na^+]$
Aumento de $[Ca^{2+}]$
Anomalías en el metabolismo de óxido nítrico
Disminución de la NOS (sintasa de óxido nítrico) en la célula endotelial con vasoconstricción subsecuente, aumento de la **agregación plaquetaria y reclutamiento de neutrófilos**
Generación de ONOO
Función vascular alterada e inflamación
Vasoconstricción e inhibición de la vasodilatación
Aumento en las citocinas proinflamatorias
Altos niveles de moléculas de adhesión en la membrana celular
Aglutinación de plaquetas
Migración de neutrófilos
Complemento
Muerte celular
Apertura del PTPM
Activación de la apoptosis
Activación de la autofagia

NOS, sintasa de óxido nítrico; *ONOO*, peroxinitrito; *PTPM*, poro de transición de permeabilidad mitocondrial.

capacidad del NO para disminuir la $[Ca^{2+}]_i$, tanto al extraerlo de la célula como al secuestrarlo en las reservas intracelulares.

Sin embargo, el NO y la NOS son armas de doble filo. En el caso de la disminución de ATP por isquemia, sobrecarga de Ca^{2+} y privación de nutrientes, la NOS mitocondrial tiende a producir NO• que reacciona con O_2^- para formar $ONOO^-$, otra especie altamente reactiva. En circunstancias normales, SOD evita la toxicidad del O_2 y se genera poco $ONOO^-$. Sin embargo, la reperfusión inactiva la SOD y proporciona abundante O_2^-, lo que en conjunto favorece la producción de $ONOO^-$. Este radical provoca roturas de la cadena de ADN y la peroxidación de los lípidos en las membranas celulares.

Citocinas inflamatorias

La lesión por reperfusión se ve complicada por la liberación de citocinas, que promueven la inflamación y modulan su gravedad. Las citocinas proinflamatorias como el TNF-α, la IL-1 y la IL-6 son fundamentales porque: *(1)* fomentan la vasoconstricción, *(2)* estimulan la adherencia de neutrófilos y plaquetas al endotelio, y *(3)* tienen efectos en lugares alejados de donde se produjo la lesión isquémica. También activan las vías de señalización del NFκB, lo que estimula la producción de citocinas adicionales y activa las cascadas proapoptóticas.

Plaquetas

Las plaquetas se adhieren a la microvasculatura del tejido lesionado y liberan una serie de factores que intervienen tanto en el daño en el tejido como en la citoprotección. Entre dichos factores se encuentran las citocinas, el TGF-β, la serotonina y el NO•.

Complemento

La activación del sistema del complemento (*v.* cap. 2) durante la reperfusión conduce a la producción de complejos de ataque a la membrana y a la síntesis de agentes quimiotácticos y citocinas proinflamatorias. El resultado neto es el reclutamiento y la adherencia de neutrófilos.

Resumen de la lesión por isquemia/reperfusión

Podemos comprender mejor la lesión por reperfusión si se considera que existen tres grados diferentes de lesión celular, según la duración de la isquemia:

- Tras breves períodos de isquemia, la reperfusión (y, por tanto, la recuperación del aporte de oxígeno) restaura por completo la integridad estructural y funcional de una célula. En este caso, la lesión celular es completamente reversible.
- Con períodos más prolongados de isquemia, la reperfusión provoca el deterioro y la muerte de las células: durante la reperfusión se producen lesiones celulares mortales. En este contexto, las intervenciones para contrarrestar los mecanismos específicos de la lesión por reperfusión pueden salvar las células vulnerables y limitar el tamaño del infarto.
- La lesión celular mortal puede desarrollarse durante el propio período de isquemia, en cuyo caso la reperfusión no será un factor a tener en cuenta. Se necesita una isquemia más duradera para producir este tercer tipo de lesión celular.

Los procesos que participan en la lesión por reperfusión se resumen en la tabla 1-3.

Precondicionamiento isquémico

La isquemia prolongada puede causar la muerte de las células antes de que entren en juego los mecanismos de adaptación. Sin embargo, los episodios transitorios repetidos de isquemia, cada uno de los cuales es insuficiente para causar una lesión irreversible, pueden estimular respuestas adaptativas denominadas **precondicionamiento isquémico**. Esto puede producirse, por ejemplo, en el corazón de un paciente que experimenta episodios repetidos de angina de pecho sin llegar a sufrir un infarto de miocardio.Este «precondicionamiento» activa mecanismos de protección que limitan la cantidad de necrosis que sigue a un episodio posterior y más prolongado de isquemia. La forma precisa en que el precondicionamiento isquémico proporciona protección es compleja: en estudios experimentales se ha relacionado con más de 100 moléculas y mecanismos de señalización diferentes. Entre los mediadores químicos y las cascadas de señalización más importantes se encuentran la vía RISK (cinasa de salvamento de la lesión por reperfusión), que implica la activación de Akt y sus objetivos posteriores, como ERK y GSK3β, que ejercen efectos cardioprotectores, y la vía SAFE (potenciación del factor activador de supervivencia), en la que participa el TNF-α y su activación de STAT3 mediada por el receptor, que promueve la expresión de proteínas cardioprotectoras. Otro participante clave es el factor inducible por hipoxia 1α (FIH-1α), el gran regulador de las respuestas transcripcionales a la baja tensión de O_2.

HIF-1α activa genes cuyos productos proteicos limitan la producción de ROS, la acumulación de Ca^{2+} y el agotamiento del ATP. Como resultado, HIF-1α tiende a proteger frente a lesiones mitocondriales, alteraciones del ADN y el estrés oxidativo, con lo que facilita la supervivencia en respuesta a un episodio posterior de isquemia.

MUERTE CELULAR PROGRAMADA

La MCP abarca procesos que son mortales para las células individuales y que están regulados por vías de señalización preexistentes.

Observada por primera vez hace 170 años y considerada una forma pasiva de muerte celular, distintos tipos de MCP conllevan la activación de cascadas de señalización celular.

La MCP forma parte del equilibrio entre la vida y la muerte celular, y determina la muerte de una célula cuando es obsolescente o cuando su supervivencia puede ser dañina para el organismo. Sin la MCP, que ayuda a limitar el tamaño de los compartimentos corporales, se calcula que a los 80 años se habrían acumulado dos toneladas de médula ósea y nódulos linfáticos y 16 km de intestinos. Para equilibrar el ritmo de producción de nuevas células, *más de un millón de células por segundo sufren MCP* en un cuerpo humano sano. En los adultos, esto significa principalmente la eliminación de las células envejecidas y senescentes. La MCP es también un mecanismo de autodefensa: se destruyen las células infectadas por patógenos o portadoras de alteraciones genómicas.

Clasificación de la muerte celular programada

En la MCP intervienen diversos mecanismos. Este término era originalmente sinónimo de apoptosis, pero actualmente se reconocen *múltiples vías interrelacionadas de MCP, activadas en diversas afecciones y escenarios*. Estas son:

- La **apoptosis** es un programa de muerte celular altamente conservado que depende de una familia proteasas de cisteínas (caspasas) como intermediarios de señalización y ejecutores cruciales. Entre las diversas formas de MCP, es la más estudiada y mejor comprendida (*v.* más adelante).
- La **necroptosis** es un tipo de muerte celular en la que las células pueden ejecutar la necrosis de forma programada. Se produce, por ejemplo, en el contexto de una infección vírica en la que las células se «suicidan» a través de vías independientes de las caspasas en presencia de inhibidores de las caspasas víricas. La necroptosis también se produce en contextos inflamatorios no infecciosos, como la enfermedad de Crohn, el infarto de miocardio y la pancreatitis.
- La **piroptosis** está relacionada con la necroptosis. Se produce en respuesta a la infección con patógenos intracelulares como bacterias o virus. Al reconocer la presencia de «señales de peligro» intracelulares, las células inmunitarias responden mediante la producción de citocinas proinflamatorias que, junto con otros mecanismos, provocan la tumefacción y la muerte de las células infectadas. A diferencia de la apoptosis, la muerte celular piroptótica conlleva la rotura de la membrana plasmática, por la que se liberan patrones moleculares asociados a daño (DAMP, *damage-associated molecular patterns*) en el espacio extracelular. Los DAMP reclutan otras células inmunitarias para ayudar a eliminar la infección. Por ejemplo, los macrófagos infectados por *Salmonella* sufren piroptosis debido al reconocimiento de la proteína bacteriana flagelina.
- La **anoikis** es una forma de MCP en células dependientes de anclaje que se desprenden de la MEC. Las células tumorales metastásicas son especialmente hábiles para eludir este tipo de muerte celular (*v.* cap. 5).
- La **entosis** es otra respuesta a la pérdida de adherencia a la MEC, en la que una célula viva desprendida invade el citoplasma de otra célula. Descrita por primera vez en el cáncer, las células tumorales entóticas pueden crecer dentro de las células invadidas y canibalizar sus nutrientes.
- La **NETosis** es una forma de MCP en la que intervienen trampas extracelulares de neutrófilos (NET, neutrophil extracelular traps), redes fibrosas extracelulares compuestas principalmente por ADN y proteínas liberadas por los neutrófilos que se unen a los patógenos y ayudan a su eliminación. Como primera línea de defensa frente a los patógenos invasores, la NETosis de los neutrófilos no solo inmoviliza a los patógenos, sino que también ayuda a los neutrófilos entrantes a eliminar los patógenos y, por tanto, a minimizar el daño a las células del huésped. La NETosis también facilita el crecimiento y la propagación de tumores (*v.* cap. 5).

El análisis detallado de todos estos procesos va más allá del alcance de este capítulo, y este campo en rápida evolución sigue siendo incompleto. Aquí nos centramos en los aspectos más destacados de las principales vías: apoptosis, autofagia y necroptosis. Otras formas más restringidas de MCP se abordan brevemente. Para fines educativos, utilizamos el término «apoptosis» para la MCP que conlleva vías de señalización de caspasas específicas (*v.* más adelante). La «necroptosis» describe una muerte celular parecida a la necrosis, pero que utiliza vías de señalización programadas.

La apoptosis depende de las cascadas de caspasas

Una vez iniciada la apoptosis, es irreversible y, por tanto, está muy regulada. Existen dos vías principales: la **vía intrínseca** (también denominada vía mitocondrial) es un programa de suicidio que se activa cuando una célula se encuentra bajo estrés; en la **vía extrínseca**, la célula se suicida en respuesta a señales enviadas por otras células. Ambas vías inducen la muerte celular mediante la activación inicial de caspasas «iniciadoras», que dan inicio al programa de muerte y, a continuación, la activación de caspasas «ejecutoras», que «ejecutan la sentencia» por medio de la degradación indiscriminada de las proteínas. La apoptosis desempeña un papel fundamental en el desarrollo y la fisiología normales, y sus defectos son responsables de muchos procesos patológicos.

La apoptosis en el desarrollo y la fisiología

Durante la embriogenia, muchos restos evolutivos aparecen secuencialmente y luego desaparecen. Algunos arcos aórticos no se mantienen. El pronefros y el mesonefros involucionan en favor del metanefros. Las estructuras requeridas por un solo sexo desaparecen en los embriones del otro. Así, los conductos de Müller, progenitores del útero, desaparecen en los hombres, y los conductos de Wolff, que forman parte del aparato genital masculino, desaparecen en las mujeres. En algunos órganos, como el encéfalo y los ovarios, se produce una sobreproducción de células que luego son eliminadas por apoptosis. La apoptosis provoca la desaparición de las redes interdigitales, lo que da lugar a pequeños dedos de la mano y del pie. Del mismo modo, la apoptosis convierte los primordios sólidos en tubos huecos (p. ej., el tubo digestivo), produce un corazón de cuatro cámaras y esculpe otras estructuras corporales. A nivel celular, la apoptosis elimina los clones de linfocitos autorreactivos (*v.* cap. 4).

La apoptosis fisiológica afecta principalmente la progenie de las células madre que se dividen constantemente (p. ej., las células madre del sistema hematopoyético, la mucosa digestiva y la epidermis). La apoptosis de las células maduras en estos órganos protege esos compartimentos de la superpoblación. De este modo se mantienen el tamaño y la arquitectura normales de los órganos (fig. 1-43).

La apoptosis elimina las células obsolescentes

El recambio celular es esencial para mantener el tamaño y la función de muchos órganos. Por ejemplo, el suministro continuado de nuevas células en el torrente sanguíneo requiere la eliminación de las más antiguas y menos funcionales para así mantener un número normal de células. La acumulación patológica de leucocitos polimorfonucleares en la leucemia mieloide crónica (*v.* caps. 5 y 26) es el resultado de una mutación que inhibe la apoptosis y que hace que estas células sigan vivas. En la mucosa del intestino delgado, las células migran desde las criptas profundas hasta las puntas de las vellosidades, donde sufren apoptosis y se desprenden hacia la luz. La apoptosis también mantiene el equilibrio celular en los órganos que reaccionan a las hormonas y otros estímulos tróficos, como en la regresión de la hiperplasia mamaria de la lactancia cuando una mujer deja de amamantar. Más adelante, la atrofia endometrial posmenopáusica es consecuencia de la pérdida de apoyo hormonal.

Una característica interesante de la apoptosis es su impacto en la gametogenia. Los hombres adultos producen unos 1 000 nuevos espermatozoides por segundo, la mayoría de los cuales sufren apoptosis debido a defectos intrínsecos o daños externos. La apoptosis excesiva de los espermatozoides contribuye a algunas formas de esterilidad masculina. Del mismo modo, en las mujeres, la apoptosis acaba eliminando el 99 % de los ovocitos ováricos neonatales.

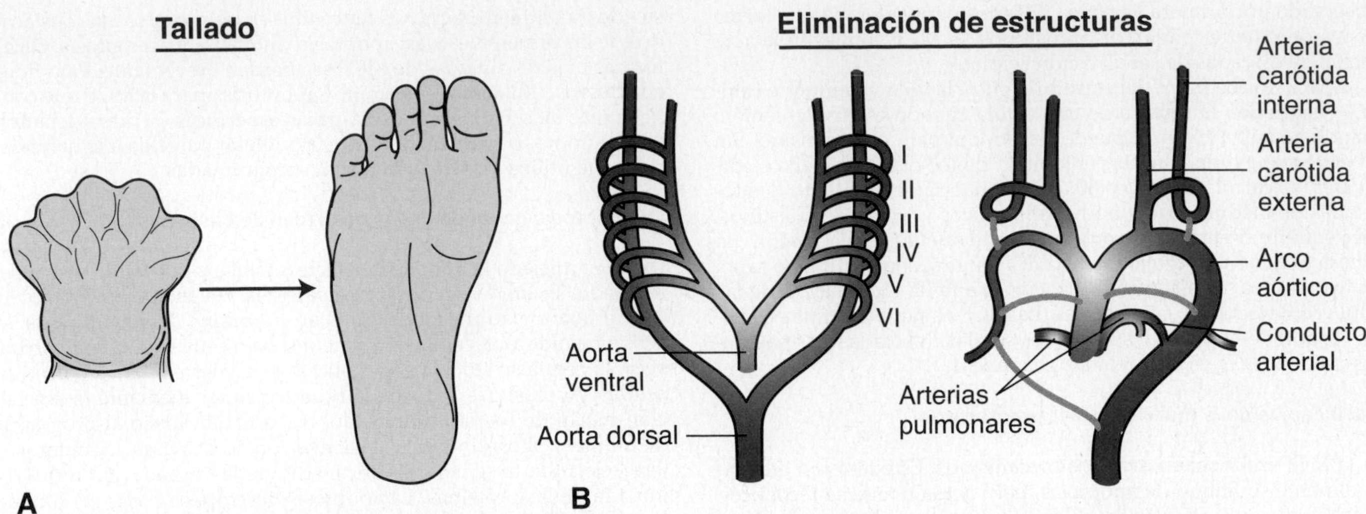

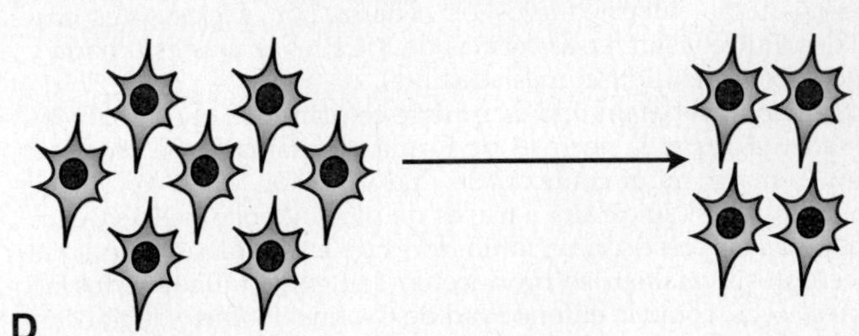

FIGURA 1-43. Actividades de la apoptosis durante el desarrollo embrionario. A. Detallado. La apoptosis elimina el tejido interdigital. **B. Arcos aórticos.** La apoptosis elimina los arcos aórticos embrionarios múltiples (*izquierda*), que son reliquias evolutivas, y los transforma en el que posteriormente será el sistema circulatorio del adulto (*derecha*). **C. Células peligrosas.** La apoptosis elimina a los linfocitos autorreactivos y otras células errantes. **D. Control de la población.** Mediante la apoptosis se lleva a cabo la depuración del exceso de diversos tipos de células, como las neuronas del sistema nervioso.

La apoptosis elimina las células mutadas

El bienestar de un organismo requiere que se eliminen las células que han acumulado defectos genéticos durante su vida. Existe una tasa de error finita, aunque baja, en la replicación del ADN, que refleja la fidelidad imperfecta de las ADN polimerasas. Las tensiones ambientales, como la luz ultravioleta (UV), la radiación ionizante y las sustancias químicas que se unen al ADN, también pueden alterar la estructura del ADN.

Existen varios medios, el más importante de los cuales probablemente conlleve la participación de p53, por los que las células reconocen las anomalías genómicas y «evalúan» si pueden ser reparadas o no. Si el daño en el ADN es demasiado grave para ser reparado, una cascada de acontecimientos conduce a la apoptosis. Este proceso protege a los organismos de las consecuencias de una célula no funcional o que no puede controlar su propia proliferación (p. ej., una célula neoplásica). De forma maligna (¡y muy eficaz!), las células neoplásicas suelen desarrollar mecanismos para eludir la apoptosis que, de otro modo, podrían eliminarlas (*v.* cap. 5).

La apoptosis protege de la infección diseminada

Cuando una célula «detecta» la replicación de ADN no cromosómico, como en la infección viral, tiende a iniciar la apoptosis. La destrucción de las células infectadas permite la limitación de la propagación del virus por parte del organismo.

No obstante, los virus han desarrollado mecanismos para manipular la apoptosis. Por ejemplo, muchos virus son portadores de genes cuyos productos la inhiben. Algunas de estas proteínas virales se unen e inactivan los desencadenantes celulares clave de la apoptosis (p. ej., p53). Otras pueden interferir en las vías de señalización de la apoptosis.

MECANISMOS DE APOPTOSIS

La apoptosis comprende varias vías de señalización

Los diferentes subtipos de MCP están mediados por complejas vías de señalización interrelacionadas. Aquí nos centramos en las principales vías que participan en la apoptosis. Como se ha mencionado anteriormente, estas son, en líneas generales, la *vía intrínseca*, que se activa en las células sometidas a estrés, y la *vía extrínseca*, que responde a las señales procedentes de otras células. La activación inicial de estas vías puede deberse a diversos agentes externos perjudiciales, como patógenos invasores, toxinas o radiaciones ionizantes, que activan cascadas inflamatorias. También pueden activarse por moléculas endógenas, como p53, en respuesta a cambios genéticos o relacionados con el estrés. El RE puede provocar el inicio de la apoptosis, en la que la señalización del calcio desempeña un papel fundamental.

Estas categorías no son rígidas, sino que funcionan como ejemplos paradigmáticos de diversos mecanismos de señalización. Las diferentes rutas hacia la apoptosis se entrecruzan y superponen.

Existe una familia de proteasas de cisteína, las **caspasas**, que es fundamental para la apoptosis. La activación secuencial de estas enzimas, que conlleva la conversión de formas proenzimáticas en enzimas catalizadoras eficientes, es fundamental para las vías apoptóticas. Actualmente se conocen unas 14 caspasas, de las cuales aproximadamente la mitad participan de forma significativa en la señalización apoptótica. Otras intervienen en la mediación de la piroptosis en respuesta a patógenos intracelulares.

Aunque las diferentes vías de la apoptosis pueden comenzar de distintas maneras y señalarse mediante diferentes miembros de esta familia de enzimas, los caminos confluyen hacia las enzimas ejecutoras: las caspasas 3, 6 y 7.

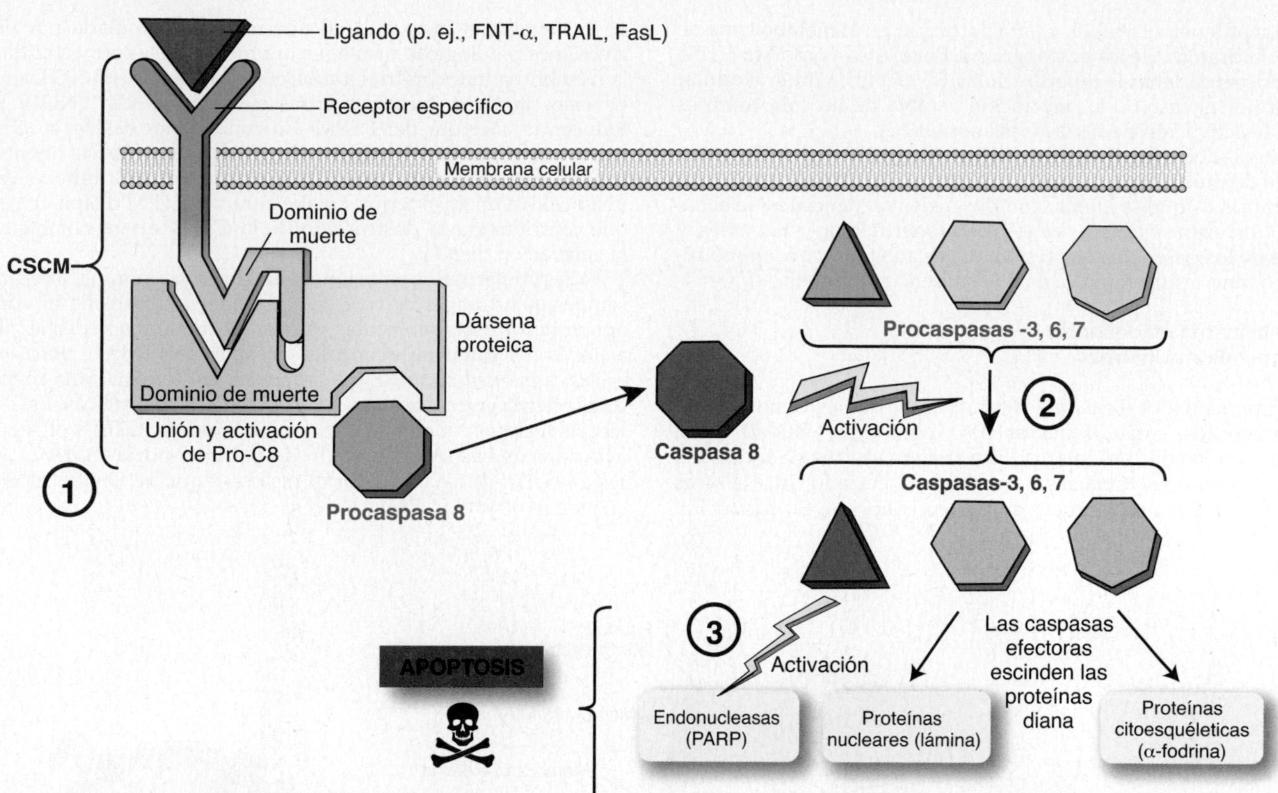

FIGURA 1-44. Vía extrínseca de la apoptosis. Interacciones ligando-receptor que provocan la activación de las caspasas. **1.** Un número de ligandos se unen a sus respectivos receptores de la membrana celular. Como resultado, las colas citoplasmáticas de estos receptores unen a los «dominios de muerte» de las proteínas dársena para formar un complejo de señalización que conduce a la muerte (CSCM). A su vez, estas proteínas activan la procaspasa 8. **2.** La conversión de la procaspasa 8 en caspasa 8 activada convierte entonces a las procaspasas 3, 6 y 7 a sus formas activas respectivas. **3.** Las caspasas 3, 6 y 7, especialmente la caspasa 3, son ejecutoras que escinden a las proteínas diana, lo cual provoca la apoptosis. *PARP*, poli-ADP-ribosilpolimerasa.

Las interacciones entre un receptor y su ligando en la membrana celular pueden desencadenar la vía extrínseca de la apoptosis

El TNF-α, una citocina soluble, desencadena la apoptosis al unirse a su receptor (RTNF). Del mismo modo, la señalización de las caspasas se activa cuando el receptor Fas (Fas) se une a su ligando (FasL) en la membrana plasmática de ciertas células, como los linfocitos citotóxicos efectores. Los receptores transmembrana de la superficie celular, RTNF y Fas, se activan cuando se unen a sus ligandos. Las secuencias de aminoácidos específicas de las colas citoplasmáticas de estos receptores transmembrana, denominados «dominios de muerte», actúan como sitios de acoplamiento para los correspondientes dominios de muerte de otras proteínas (fig. 1-44). Tras fijarse a los receptores activados por los ligandos, estas últimas proteínas activan las moléculas de señalización que actúan después, sobre todo las procaspasas 8 y 10, las cuales se convierten en sus formas funcionales, caspasa 8 y 10. A su vez, estas activan a las caspasas posteriores en la vía de la apoptosis.

Las caspasas finales en este proceso son las caspasas «efectoras» o «ejecutoras» 3, 6 y 7. La caspasa 3 es la caspasa efectora que se activa con mayor frecuencia y que, a su vez, activa las enzimas responsables de la fragmentación nuclear (p. ej., la ADNasa activada por la caspasa [CAD], que se encarga de la degradación del ADN cromosómico). La caspasa 3 también desestabiliza el citoesqueleto cuando la célula comienza a fragmentarse en cuerpos apoptóticos.

Es importante considerar que la activación de RTNF por TNF-α también puede estimular a la proteína antiapoptótica NFκB, que es un factor de transcripción que dirige la producción de proteínas que inhiben la apoptosis (NFκB tiene muchos propósitos, entre los cuales ser un regulador principal de las respuestas inmunitarias a las infecciones; *v.* más adelante, en la explicación de la necroptosis).

La vía extrínseca de la apoptosis (de los receptores de muerte) se intersecta con la vía intrínseca (mitocondrial) mediante la caspasa 8, que escinde una proteína citoplasmática, Bid (fig. 1-45). El Bid truncado (tBid) se transloca a las mitocondrias, donde puede activar la apoptosis a través de un mecanismo de señalización distinto (*v.* más adelante). Como se detalla en una sección posterior, la caspasa-8 también inhibe la necroptosis.

Diversos estímulos intracelulares activan la vía intrínseca mitocondrial de la apoptosis

Desde el punto de vista de la supervivencia y la adaptación de la célula, las mitocondrias son semejantes al Dr. Jekyll y Mr. Hyde. Por un lado, en la personalidad del Dr. Jekyll, generan la energía necesa-

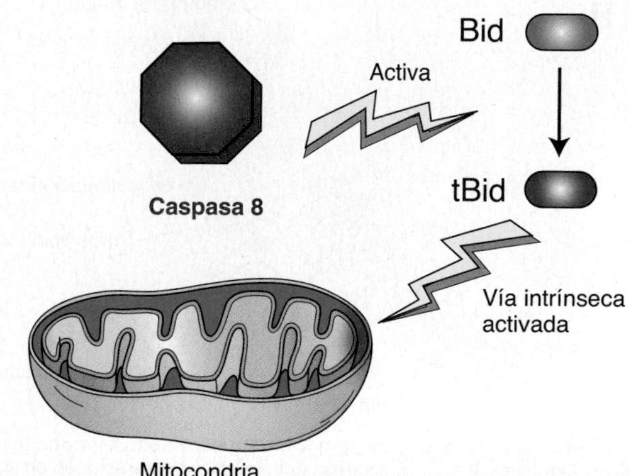

FIGURA 1-45. Intersección de las vías intrínseca y extrínseca de la apoptosis. La caspasa 8 activada, por ejemplo, por una interacción entre receptores y ligandos, como la ilustrada en la figura 1-44, puede a su vez escindir a Bid en el citosol, lo que producirá un derivado truncado, tBid. A su vez, tBid se transloca a las mitocondrias y, así, activa la vía intrínseca (mitocondrial) de la apoptosis.

ria para mantener a la célula y para participar en el metabolismo de los carbohidratos y de los ácidos grasos. Por el otro, como Mr. Hyde, pueden desencadenar la muerte celular. En efecto, la muerte celular causada por el cese de la respiración aerobia de las mitocondrias implica la activación de varias vías apoptóticas.

Los mediadores proteicos clave de la apoptosis afectan las mitocondrias de múltiples maneras. La comprensión actual de esta ruta de apoptosis es que se cuenta con dos series secuenciales de acontecimientos. Aún se desconoce el orden específico de estas series, y algunos de los pasos que se presentan más adelante pueden producirse de manera simultánea o en una secuencia diferente.

Vías de la matriz mitocondrial y de la membrana interna

Los componentes de la matriz mitocondrial, que es el interior de estos orgánulos, están limitados por la impermeabilidad de la membrana mitocondrial interna. Esta barrera se cruza a través del PTPM, que en circunstancias normales está cerrado. El PTPM es una proteína, pero su estructura es poco conocida. Su formación en la membrana mitocondrial interna está estimulada por varias afecciones patológicas y su abertura aumenta la permeabilidad de la membrana mitocondrial a moléculas pequeñas (<1500 Daltons). Diversos factores, incluidas cifras elevadas de Ca^{2+}, NO y ROS, inducen la abertura del PTPM. En condiciones basales normales, existe un potencial electroquímico ($\Delta\psi_m$) que atraviesa la membrana interna, con una carga negativa en el interior de la mitocondria y una positiva en su exterior. La abertura del PTPM disipa el $\Delta\psi_m$, lo que contribuye a la destrucción de la CTE y altera notablemente la generación de ATP.

Varias moléculas que están unidas a la membrana interna desempeñan un papel clave a medida que se desarrolla el «drama apoptótico». Estas moléculas pueden liberarse y acceder al citosol a través del **canal mitocondrial de apoptosis** (MAC, *mitocondrial apoptosis-induced channel*), que se forma en la membrana mitocondrial externa en respuesta a diversas señales apoptóticas. Estas moléculas incluyen el **citosol c** (un miembro de la CTE) y el segundo activador de caspasas derivado de la mitocondria (**SMAC**, *second mitochondrial-derived activator of caspases*), que se liberan al citosol cuando se abre el PTPM.

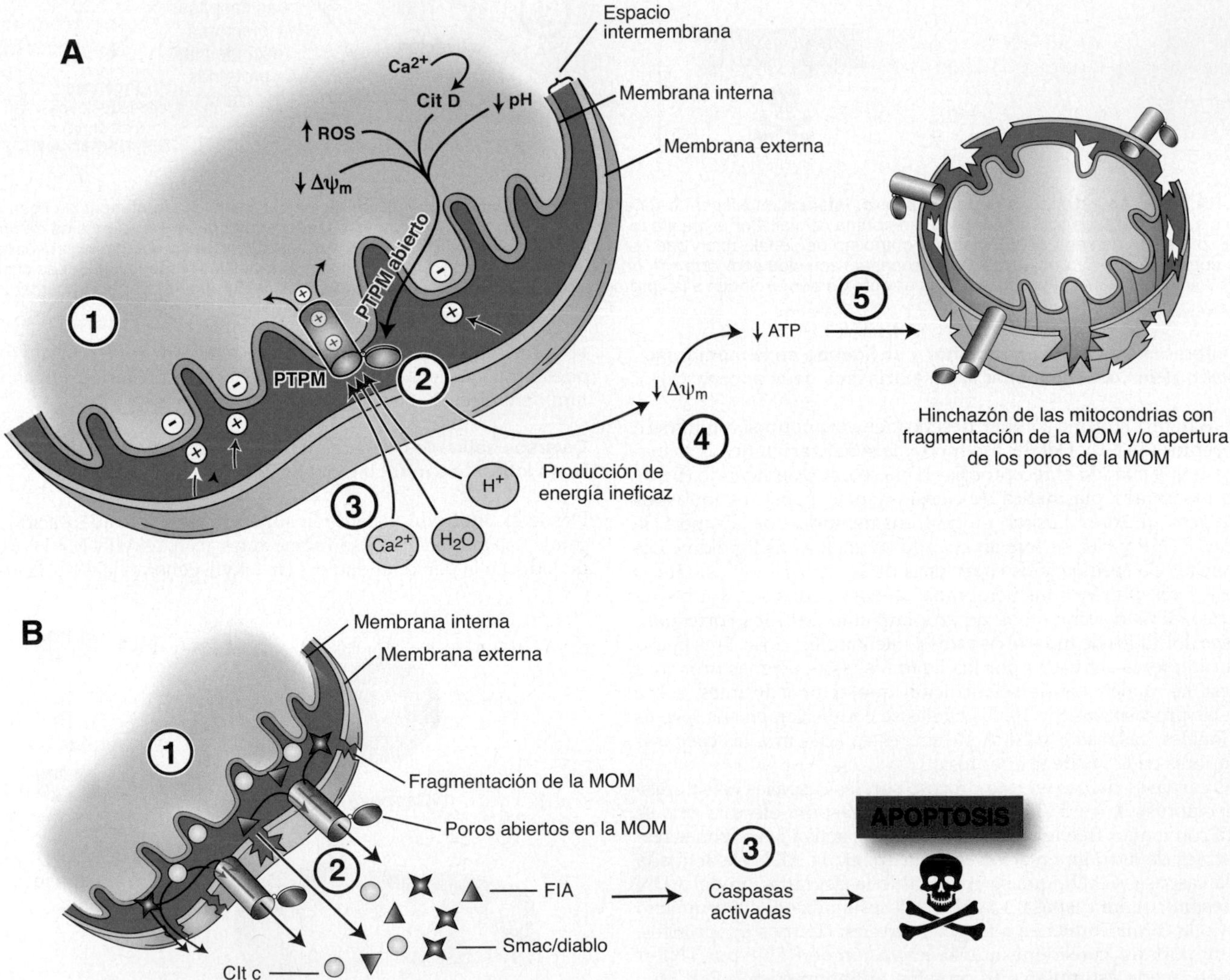

FIGURA 1-46. Vía intrínseca de la apoptosis. A. Causas y consecuencias de la activación del poro de transición de permeabilidad mitocondrial (PTPM). 1. Una variedad de tensiones, incluyendo las alteraciones en el potencial de membrana mitocondrial ($\Delta^{\psi}{}_m$), el aumento en las especies reactivas de oxígeno (ROS) y Ca^{2+}, y la disminución en el diferencial de pH, afectan a la matriz mitocondrial. **2.** Como resultado se abren PTPM. **3.** La alta presión oncótica coloidal de la matriz mitocondrial provoca una afluencia de agua y solutos que la acompañan a través de los PTMP y dentro de la matriz mitocondrial. El flujo de cationes concomitante neutraliza el $\Delta^{\psi}{}_m$ a través de las membranas, así como el diferencial de pH. **4.** Esto altera la producción de energía, que interfiere todavía más en la habilidad de la mitocondria para rectificar el desequilibrio. **5.** La afluencia provoca que el orgánulo se hinche y se fragmente la membrana externa de la mitocondria (MOM). **B. La MOM en la vía intrínseca de la apoptosis. 1.** Se separan las moléculas (Smac/diablo, citocromo c [Cit c], factor inductor de la apoptosis [FIA]) que estaban fijas a la membrana interna o que se encontraban libres en el espacio entre las membranas. **2.** Entonces, salen a través de los poros de la membrana exterior y activan los efectores citosólicos de la apoptosis.

Una vez liberado, el citosol c se une a **Apaf-1** y al ATP, que a su vez se une a una forma inactiva de la **caspasa 9**, que en condiciones normales reside en el citosol. Esto crea un complejo proteico (el **apoptosoma**, descrito más adelante) que convierte la procaspasa 9 en su forma activa, la cual activa las enzimas ejecutoras, incluida la caspasa 3. Los SMAC liberados en el citosol refuerzan las señales proapoptóticas mediante su unión a las proteínas citosólicas normales que inhiben la apoptosis (denominadas **IAP**), así como su inactivación.

Así, los SMAC neutralizan los factores antiapoptóticos y permiten que la apoptosis siga adelante. Otra proteína de la membrana mitocondrial interna que se libera cuando se abre el PTPM es el **factor inductor de la apoptosis** (**FIA**). Una vez liberado, FIA actúa como un efector de muerte independiente de las caspasas. Entra en el núcleo, donde media la condensación de la cromatina y la fragmentación del ADN. En resumen, los acontecimientos clave que incluyen la matriz mitocondrial y las vías de la membrana interna son:

Si las mitocondrias acumulan Ca^{2+} o generan un exceso de ROS, o si D^{Ψ}_{m} o el pH mitocondrial disminuyen, el PTPM se abre (fig. 1-46).

1. La abertura del PTPM permite la entrada de agua, protones (H^+) y sales en la matriz mitocondrial.
2. El influjo de H^+, agua y solutos colapsa $\Delta\psi_m$. La pérdida de potencial de membrana resultante impide la producción de ATP mitocondrial.
3. La entrada de agua hace que las mitocondrias se hinchen. La permeabilidad de la membrana mitocondrial externa aumenta, ya sea por su rotura o por la abertura de los poros de la membrana externa.
4. La liberación de los componentes de la membrana interna (citosol c, SMAC, FIA, etc.) en el citosol activa la siguiente fase de la señalización apoptótica.

Componentes de la membrana exterior

Los componentes normales de la membrana mitocondrial externa incluyen proteínas proapoptóticas y antiapoptóticas de la familia Bcl-2. Al menos 25 genes conocidos pertenecen a esta familia. Todas las proteínas Bcl-2 están compuestas por núcleos hidrófobos de hélice α rodeados de dominios anfipáticos.

Algunas poseen dominios transmembrana que ayudan a localizarlas en la membrana mitocondrial externa. Todos comparten uno o más de los cuatro dominios de homología Bcl-2 (BH) característicos (BH1-BH4), que son determinantes de sus propiedades proapoptóticas y antiapoptóticas.

La familia Bcl-2, el interruptor que regula la vida o muerte de la célula

Los miembros de la familia Bcl-2 se agrupan en tres subfamilias, en función del número de dominios de homología de Bcl-2 (BH) (fig. 1-47).

1. Todos los miembros antiapoptóticos (es decir, prosupervivencia) contienen dominios BH1 y BH2. Algunos también tienen un dominio BH4 N-terminal (que también puede verse en los miembros proapoptóticos). Los miembros de la familia antiapoptótica incluyen Bcl-2, Bcl-xL, Mcl-1 y otras.
2. Todos los miembros proapoptóticos (antisupervivencia) contienen dominios BH3, que son necesarios para la dimerización con otros miembros de la familia Bcl-2 y la activación de las vías de muerte celular. Pertenecen a dos grupos:
   a. Un grupo contiene tres dominios BH (fig. 1-47). Bak y Bax son los miembros clave de este grupo. Hay un tercer miembro, Bok, menos conocido. Bak es una proteína principalmente mitocondrial. Bax es principalmente citoplasmática.
   b. Un grupo mayor de proteínas proapoptóticas, las proteínas BH3-*only*, pueden llevar un solo dominio BH3. Estas incluyen Bim, Bid, Bik, Bad y otras. Diferentes proteínas BH3-*only* pueden provocar apoptosis al inactivar las funciones prosupervivencia de los miembros de la familia Bcl-2, o al estimular directamente las propiedades mortíferas de Bax y Bak.

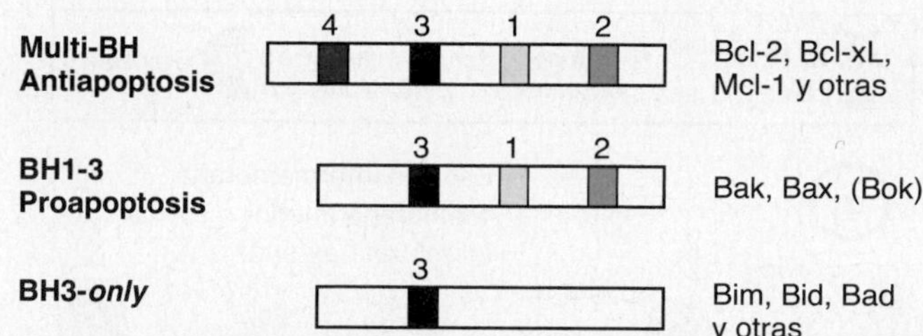

FIGURA 1-47. Familia Bcl-2 de proteínas relacionadas con la apoptosis. Estas proteínas se dividen en tres grupos, diferenciados por estructura y función. Esta división refleja los números de los dominios de homología Bcl-2 (BH) en la proteína. La presencia del dominio BH4 caracteriza a los miembros de la familia apoptótica. Por el contrario, los miembros de la familia Bcl-2 que son proapoptosis no tienen el dominio BH4 y pueden tener BH1-3 o sólo BH3. Las anteriores se conocen como proteínas BH3-*only*.

Mecanismos que controlan la vía intrínseca

La mitocondria normal

Entre otras proteínas, citosol c, SMAC y FIA están unidas a la membrana mitocondrial interna, de cara al espacio intermembranoso. Frente a ellos, y fijados a la membrana externa, se encuentran los complejos de Bax y/o Bak, Bak, que pueden llegar a ser miembros antiapoptóticos de la familia Bcl-2. En este equilibrio pacífico, Bcl-2 (Bcl-xL, Mcl-1, etc.) inhibe las funciones proapoptóticas de Bax/Bak. La configuración mitocondrial por defecto es la prosupervivencia.

Activación de la vía intrínseca de la apoptosis a través de la familia de proteínas Bcl-2

Muchos *agentes provocadores* intracelulares, a menudo relacionados con el estrés o alguna lesión, actúan a través de los miembros de la familia BH3-*only*. Sus acciones pueden incluir el aumento de las concentraciones de algunas proteínas BH3-*only* (p. ej., mediante la activación de la transcripción), la alteración de sus conformaciones de pasivas a activas, la modificación de enzimas, etc. Las moléculas de BH3-*only*, ahora activas, pueden interponerse en complejos de Bcl-2 (Bcl-xL, etc.) con Bak y Bax y provocar la disociación de estos complejos, con lo que se liberarán Bax y Bak para formar canales en la membrana mitocondrial externa. Estos canales (**MAC**) permiten la liberación de proteínas mitocondriales tóxicas (citosol c, SMAC, etc.) al citosol (fig. 1-48). El Bax libre también puede ser activado directamente por las proteínas BH3 para formar MAC.

Apoptosis activada por p53

Las células se encuentran continuamente frente a un precipicio entre la vida y la muerte. p53, un factor de transcripción tetramérico que controla la expresión de docenas de genes, es fundamental para el resultado final de este acto de equilibrio. Sus múltiples funciones incluyen la activación de las proteínas de reparación del ADN y la detención del ciclo celular cuando el ADN ha sido dañado, acciones diseñadas para promover la supervivencia celular. Pero, si el daño en el ADN es demasiado amplio y no puede repararse, p53 puede iniciar la apoptosis. Aquí nos centramos en el papel de p53 en la muerte celular (su función se trata con más detalle en el cap. 5).

Homeostasis de p53

Normalmente, p53 está presente en cantidades muy pequeñas debido a su rápido recambio. Se encuentra sobre todo en el citosol, donde se une principalmente a Mdm2, una ligasa E3 Ub. Mdm2 promueve la degradación de p53 mediante la poliubiquitinación. Aun así, p53 puede promover la salud de las células y respuestas eficaces al estrés. Cuando una célula se lesiona o se altera su equilibrio, p53 sufre diversas modificaciones moleculares. Estas incluyen la fosforilación y la monoubiquitinación en múltiples sitios

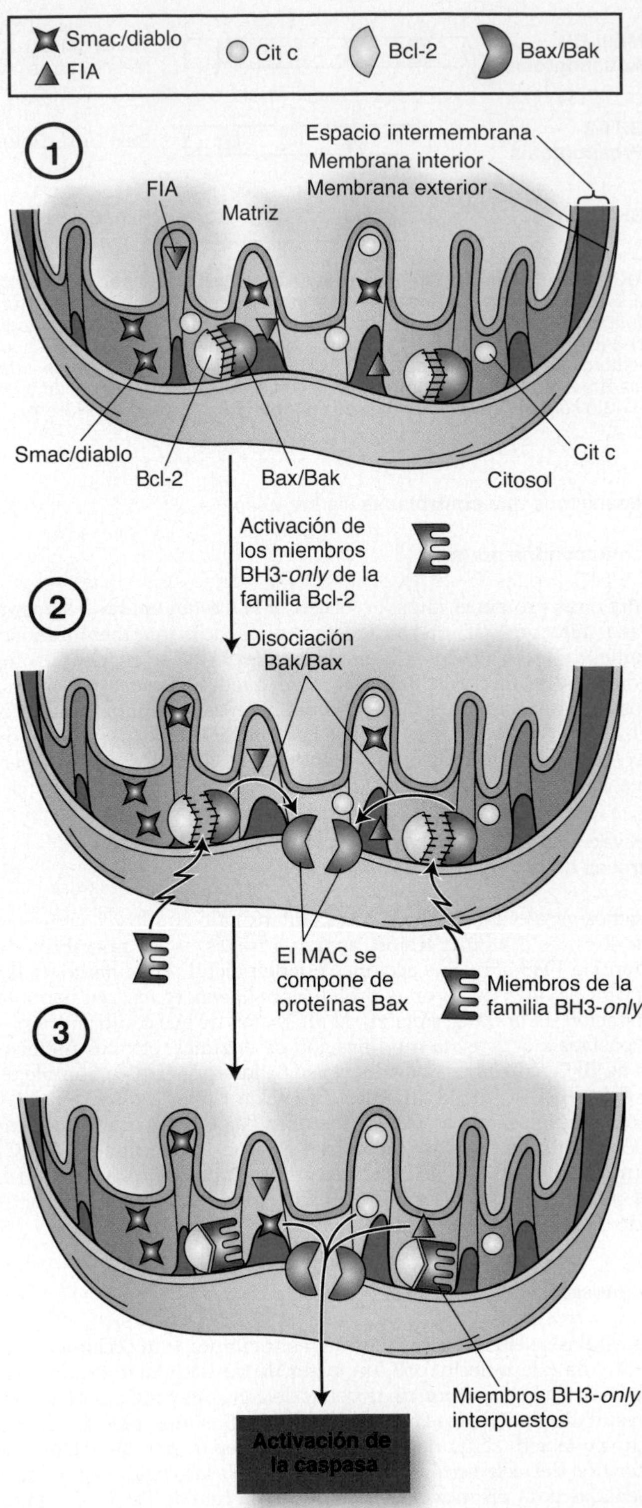

FIGURA 1-48. Formación de poros en la membrana mitocondrial externa durante la activación de la vía intrínseca de la apoptosis. **1.** Cuando están en equilibrio, Cit c, Smac/diablo y el factor inductor de la apoptosis (FIA) pueden estar fijos a la membrana interna de la mitocondria, o estar flotando en el espacio intermembrana. El complejo de proteínas Bak/Bax oligoméricas con miembros antiapoptosis de la familia Bcl-2 reside en la membrana externa. **2.** Cuando se activan los miembros BH3-*only* del clan Bcl-2, se interponen entre sus familiares prosupervivencia y las proteínas Bak/Bax, con los que se liberan las Bak/Bax. Entonces, se forma un poro (MAC) en la membrana mitocondrial externa. **3.** Las proteínas proapoptosis, como Cit c, Smac/diablo, FIA y otras salen de la mitocondria a través del poro MAC. Una vez que llegan al citosol, estas proteínas facilitan la activación de la cascada de caspasa, con lo que se provoca la apoptosis. *Cit c*, citocromo c; *MAC*, canal mitocondrial inducido por apoptosis.

(p. ej., al añadir porciones individuales de Ub en distintos puntos de la proteína p53, más que cadenas poliméricas Ub en un solo sitio; *v.* anteriormente), entre otras. Estas alteraciones liberan a p53 de Mdm2. Una vez libre, p53 elude la degradación proteasómica y se acumula. También se dirige a la mitocondria o al núcleo, en función de la modificación molecular específica (fig. 1-49).

Actividades de p53 relacionadas con la apoptosis

Dentro del núcleo, p53 es tanto activadora como represora de la transcripción, en función del gen objetivo. Activa la transcripción de muchas proteínas proapoptóticas, como Bad, Bax, NOXA (un miembro proapoptótico de la familia Bcl-2) y PUMA (modulador de la apoptosis regulado al alza de p53), que se une y neutraliza a los miembros antiapoptóticos de la familia Bcl-2. Al mismo tiempo, la localización en el núcleo de p53 suprime la transcripción de proteínas prosupervivencia como Bcl-2, Bcl-xL y Mcl-1.

La p53 citosólica puede activar directamente Bax, con lo que Bax se reubica en las mitocondrias y provoca la apoptosis mediante la liberación de proteínas mitocondriales (*v.* anteriormente). La p53 dirigida a las mitocondrias (es decir, [poli]-monoubiquitada) actúa como una proteína BH3-*only* funcional. De este modo, altera los complejos formados por Bak y su inhibidor, Mcl-1, e inclina el equilibrio mitocondrial de la familia Bcl-2 en favor de la apoptosis.

p53 tiene muchas otras funciones, que se abordan con más detalle en el capítulo 5.

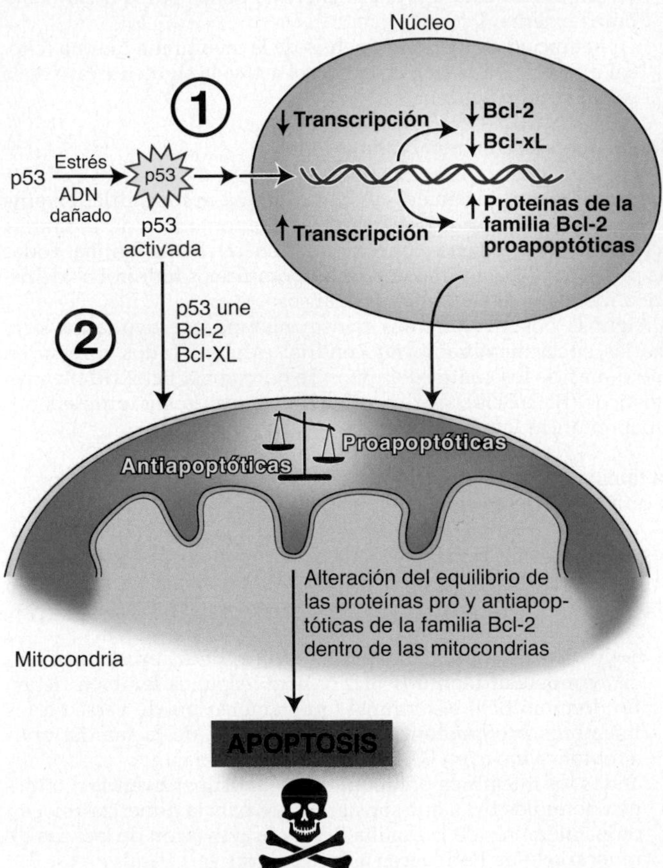

FIGURA 1-49. Activación de la p53 y apoptosis. Cuando se activa la p53 (p. ej., por alteraciones del ADN), se transloca el núcleo. **1.** Si el daño al ADN no se puede reparar, la p53 provoca la transcripción de proteínas proapoptóticas, que entonces migran a las mitocondrias. La p53 también disminuye la transcripción de proteínas de la familia Bcl-2, prosupervivencia (antiapoptóticas), como son la Bcl-2 y la Bcl-xL. **2.** En paralelo, se translocan hacia las mitocondrias altas concentraciones de p53 que estaban en el citosol. Ahí se fijan a las proteínas prosupervivencia Bcl-2 y Bcl-xL, y se liberan sus pares proapoptóticos (p. ej., Bax/Bak). El resultado es que el equilibrio de los miembros de la familia Bcl-2 de la membrana celular cambian en favor de las fuerzas proapoptóticas, y la célula sufre apoptosis.

La liberación de Ca^{2+} desde el retículo endoplásmico podría desencadenar la apoptosis

Normalmente, la concentración de Ca^{2+} ($[Ca^{2+}]$) en el líquido extracelular es aproximadamente 10000 × la concentración citosólica de Ca^{2+} ($[Ca^{2+}]_i$). Los cambios en $[Ca^{2+}]_i$ inducidos por ligandos y de otro tipo son fundamentales para muchos procesos biológicos, como el acoplamiento excitación-contracción, la secreción de hormonas y la activación inmunitaria. Sin embargo, los cambios excesivos en la misma pueden inducir la apoptosis.

El RE almacena una cantidad considerable de calcio ionizado, que puede liberarse en respuesta a diversos estímulos (respuesta al estrés). La liberación excesiva y, sobre todo, duradera de Ca^{2+} del RE, conduce a la apoptosis.

La proximidad del RE y las mitocondrias es clave en este proceso. El Ca^{2+} liberado por el RE puede ser captado por las mitocondrias, especialmente cuando los dos orgánulos están muy cerca. La captación mitocondrial de Ca^{2+} está mediada por el uniportador de calcio mitocondrial, que tiene una afinidad muy baja por el calcio. Por tanto, las concentraciones citosólicas deben ser relativamente altas (es decir, patológicas) para que haya un transporte significativo hacia las mitocondrias.

Cuando esto ocurre, el PTPM se abre y se libera citosol c, SMAC y FIA, lo que activa las vías de apoptosis posteriores. La liberación prolongada de Ca^{2+} desde los depósitos del RE también promueve la liberación de a caspasa 12. Esta proteína, que normalmente está unida a la membrana del RE, se activa al ser liberada. A su vez, la activación de caspasa 12 activa la caspasa 9 en el apoptosoma (*v.* más adelante), lo que a su vez estimula las caspasas ejecutoras (principalmente la caspasa 3).

Factores metabólicos en la vía de la apoptosis mitocondrial

Del mismo modo que la función mitocondrial es fundamental para la supervivencia de las células, su pérdida puede contribuir al mecanismo de apoptosis mitocondrial. Por tanto:

- Dado que citosol c, FIA y otras proteínas mitocondriales liberadas en el citosol también forman parte de la CTE, su pérdida perjudica la generación de ATP mitocondrial. Como consecuencia, la capacidad de la célula para reparar la lesión queda por debajo del nivel óptimo. Si la lesión causante es limitada o transitoria, las mitocondrias funcionales restantes pueden compensar la pérdida temporal de generación de energía y mantener la reparación.
- Bax altera el metabolismo mitocondrial, tanto directa como indirectamente, para aumentar la generación y disminuir la desintoxicación de ROS. Esto, a su vez, aumenta la lesión mitocondrial. Las ROS aumentan la liberación de citosol c y otras proteínas.
- La caspasa 3 afecta directamente a partes de la CTE.
- Las defensas antioxidantes se debilitan, tanto por la disminución de las enzimas antioxidantes dirigida por p53 como por los defectos en el transporte de electrones que aumentan la generación de ROS.
- Los desequilibrios en el metabolismo del Ca^{2+} afectan las mitocondrias. El aumento fisiológico de $[Ca^{2+}]$ (p. ej., en células excitables como son las neuronas y los miocitos) puede ser transitorio y coincidir con la liberación estimulada, e intensamente regulada, del RE. Aunque esto provoca una breve abertura del PTPM, no perjudica la viabilidad de la célula. Sin embargo, si la afluencia de Ca^{2+} a las mitocondrias se prolonga, el aumento de las ROS mitocondriales, así como otros factores, pueden provocar una abertura sostenida y mortal del PTPM.
- p53 puede promover la respiración mitocondrial, que, cuando el transporte de electrones está deteriorado (*v.* anteriormente), genera más ROS. Las consecuencias nocivas de esto pueden verse agravadas por la represión transcripcional de SOD relacionada con p53, pues disminuye la protección antioxidante.

Cabe mencionar que, aunque los eventos anteriores agoten las reservas de ATP, este es necesario para que funcione el apoptosoma (*v.* más adelante). Por tanto, si se prolonga la apertura de los PTPM y se agota la reserva de ATP, la célula puede morir por necrosis, en lugar de por apoptosis.

Las proteínas liberadas por las mitocondrias conducen a la apoptosis a través de varias vías

Como se ha señalado anteriormente, la permeabilización de la membrana mitocondrial externa provoca la salida al citosol de diversas moléculas mitocondriales (citosol c, SMAC, FIA y otras). Una vez en el citosol, la citosol c se une a la **Apaf-1** citosólica y a la procaspasa 9 para formar el **apoptosoma**. Esta estructura libera la caspasa 9 activada, que a continuación escinde las procaspasas 3, 6 y 7, lo que desencadena la muerte celular (fig. 1-50, lado izquierdo). Las caspasas 3, 7 y 9 pueden ser inactivadas por una familia de ligasas E3 Ub, conocidas como **inhibidoras de la apoptosis** (**IAP**).

Las SMAC y otras proteínas similares se unen a las IAP y liberan las caspasas procedentes de la inhibición mediada por IAP, lo que permite la ejecución de la célula (fig. 1-50, lado derecho).

Además, FIA y otras proteínas que se liberan de las mitocondrias a través de las MAC pueden iniciar la apoptosis directamente. Lo hacen mediante la activación de enzimas destructoras, entre las que se encuentran las **CAD**, que provocan la condensación nuclear y la fragmentación del ADN, lo que genera una *forma de MCP independiente de las caspasas*.

Diversas vías complejas regulan la apoptosis y la supervivencia celular

Los múltiples mecanismos específicos que dan lugar a la apoptosis y la previenen están regulados a su vez por muchas otras vías celulares. Por ejemplo, el SUP puede dirigirse a proteínas proapoptóticas, como las caspasas, para su degradación. La ubiquitinación, a su vez, está controlada por DUB y otros moduladores (*v.* anteriormente). El equilibrio entre la apoptosis y la supervivencia celular está, por tanto, influenciado por la interacción entre los inductores e inhibidores de la apoptosis, las HSP, las proteínas cinasas, que pueden alterar las caspasas u otras actividades enzimáticas, y otros factores adicionales.

Estudios recientes han detectado que los microARN podrían estar implicados en la regulación de las concentraciones intracelulares de muchas proteínas clave en la apoptosis, con la finalidad principal de proteger a las células viables de la activación indeseada de las vías de muerte celular. Por ejemplo, miR-125b suprime la expresión proapoptótica de Bak. Bcl-xL y Mcl-1, ambos miembros antiapoptóticos de la familia Bcl-2, son suprimidos por miR-491 y miR-133a.

Otros microARN regulan a la baja la expresión de la caspasa 3 y, por tanto, debilitan la apoptosis. *Así pues, el hecho de que una célula viva o muera no solo viene determinado por mecanismos únicos relacionados con la apoptosis, sino más bien por un complejo conjunto de vías cuyas funciones convergen en ese único punto.* Algunas señales de supervivencia se transducen a través de receptores vinculados a PI3K. Al antagonizar la apoptosis, PI3K aumenta la viabilidad celular. Un buen ejemplo de receptor cuya señalización se realiza a través de PI3K es el receptor del factor de crecimiento insulinoide (IGF-1R). Aunque parezca contradictorio, PI3K también es activada por RTNF en unión a TNF-α. Así, el mismo receptor de membrana celular que induce la apoptosis en algunos escenarios puede iniciar la señalización de supervivencia en otros. PI3K ejerce efectos antiapoptóticos a través de mediadores intracelulares, que favorecen la supervivencia mediante la activación de Akt (*v.* anteriormente). Akt inactiva varias proteínas proapoptóticas importantes (p. ej., Bad). Y, lo que es más importante, activa NFκB, lo que impulsa la expresión de proteínas prosupervivencia (Bcl-xL, A1).

La supervivencia celular y la MCP son, por tanto, parte de un equilibrio intrincado y muy complejo que funciona como si fuera una orquesta sinfónica. Cada miembro de la orquesta debe interpretar muchas partes en el proceso, y el resultado depende de la armonía lograda por todos ellos. Sin embargo, a diferencia de una orquesta, la célula no tiene un director o una partitura con que dirigir su música, sino un equilibrio entre las influencias proapoptóticas y prosupervivencia.

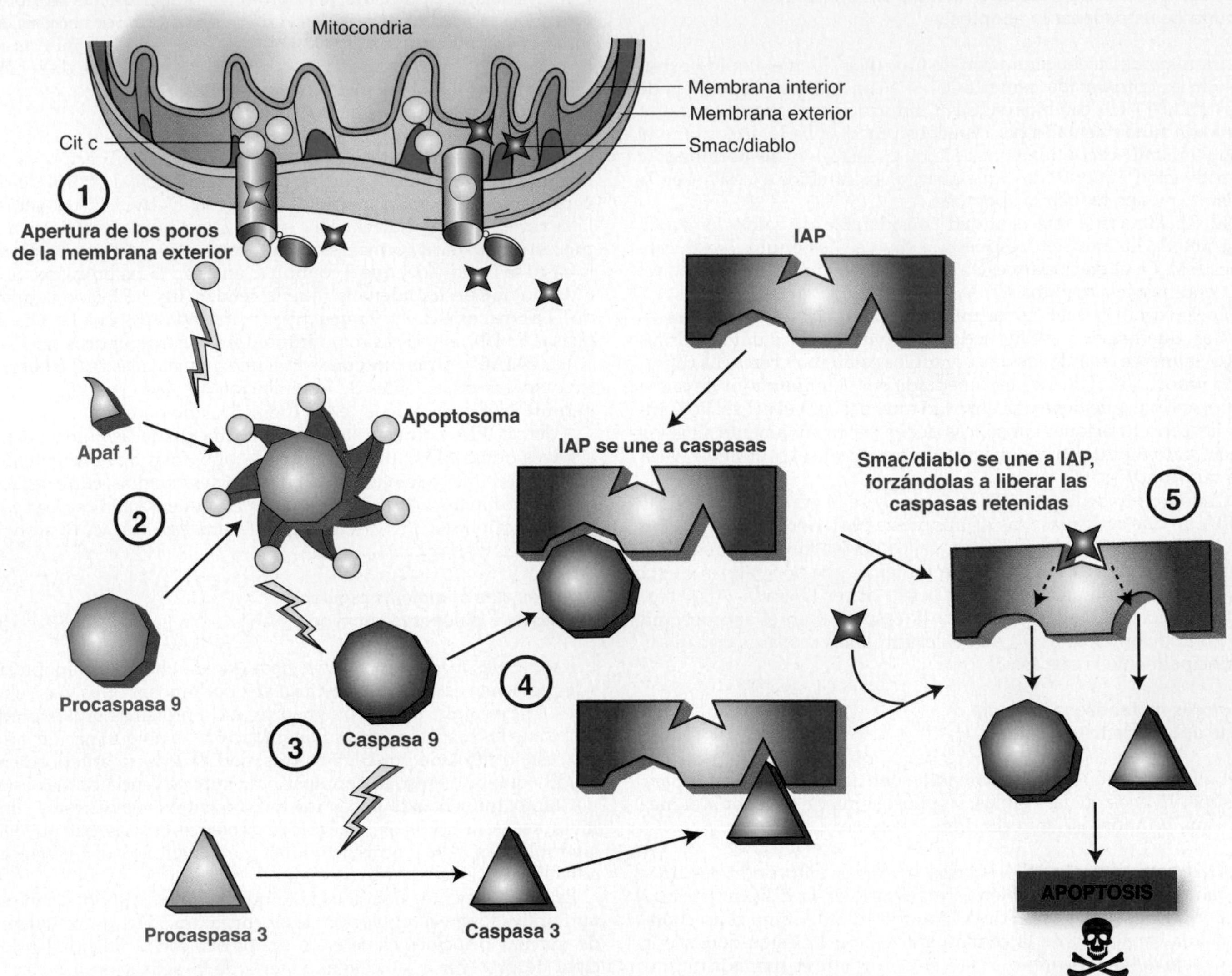

FIGURA 1-50. Apertura de la membrana externa de la mitocondria que provoca que se active Apaf-1, con lo que se detona la cascada apoptótica. **1.** Al activarse los estímulos proapoptóticos, se abren poros en la membrana exterior y se liberan proteínas proapoptóticas. **2.** El Cit c activa varias moléculas de Apaf-1 y ambas reúnen procaspasa 9 y forman una estructura llamada *apoptosoma,* donde la procaspasa se activa en forma de caspasa 9. Dos series de eventos pueden ocurrir entonces con la caspasa 9. **3.** Puede activar a las caspasas efectoras, en especial a la caspasa 3. **4.** Del mismo modo, IAP puede secuestrar las formas activas de varias caspasas, incluyendo caspasa 3 y 9. Con esto, IAP impide la apoptosis. **5.** Sin embargo, Smac/diablo y otras proteínas mitocondriales que se liberan al detonar la apoptosis pueden fijar IAP, provocando que libere a las caspasas que fijó. Esto provoca la apoptosis. *Apaf-1*, factor activador de apoptosis; *Cit c*, citocromo; *IAP*, inibidor de apoptosis.

Otras funciones de las caspasas

La familia de las caspasas tiene otras muchas funciones no relacionadas con la apoptosis. Las caspasas participan en *(1)* la inflamación y la inmunidad, *(2)* la proliferación y diferenciación celular entre las vidas embrionaria y extraembrionaria, *(3)* la remodelación de las estructuras y proyecciones celulares, *(4)* la mitogenia y *(5)* otros muchos otros procesos.

La apoptosis es responsable de muchos procesos de enfermedad

Cuando se descontrola la regulación de la apoptosis, surge el caos. La apoptosis es fundamental para que el desarrollo embrionario transcurra correctamente, para que se eliminen los clones de los linfocitos B y T autorreactivos y muchas otras funciones normales del organismo. Por este motivo, las alteraciones en la apoptosis se han relacionado con las enfermedades autoinmunitarias. Del mismo modo, la apoptosis protege frente a la proliferación celular incontrolada por acumulación de mutaciones en el ADN. No es de extrañar, por tanto, que una apoptosis defectuosa desempeñe probablemente un papel importante en el cáncer (*v.* cap. 5). Por ejemplo, se ha identificado la sobreexpresión del antiapoptótico Bcl-2 en algunas formas muy agresivas de linfoma.

Apoptosis insuficiente

Si se muta una proteína importante para la defensa del organismo, como la p53, se pone en jaque a la función protectora de la apoptosis y se podrían acumular otras mutaciones sin que nada lo impidiese. Tales vías se suelen considerar importantes para el desarrollo y la progresión de los tumores (*v.* cap. 5). Otro tipo de ejemplo sería la capacidad que algunos virus tienen para bloquear la apoptosis, lo que les permite replicarse con menos impedimentos, por lo que se diseminan más ampliamente de lo que cabría esperar. Los virus oncogénicos a menudo inhiben la apoptosis (p. ej., el virus del papiloma humano inactiva la p53), con lo que aumenta la susceptibilidad de las células infectadas a desarrollar cáncer.

Apoptosis excesiva

En algunos casos, el descenso del número de células debido a que hay un «exceso» de apoptosis puede ser fundamental para la aparición de ciertas enfermedades. Por ejemplo, algunas enfermedades neurodegenerativas se caracterizan por la acumulación de proteínas intracelulares dentro de las neuronas, lo que desencadena la apoptosis y conlleva la reducción del número de neuronas y la pérdida de determinadas funciones.

FORMAS ESPECIALIZADAS DE MUERTE CELULAR PROGRAMADA

La autofagia en la muerte celular programada: ¿asesino o cómplice?

La autofagia se ha descrito anteriormente. Ayuda a las células a sobrevivir al estrés y a las lesiones, pero su función como una forma independiente de muerte celular no está clara (si es que la tiene). Se ha constatado que la inhibición experimental de la autofagia evita la muerte celular inducida por diversos fármacos. Al mismo tiempo, estudios recientes sugieren que la autofagia en las células moribundas podría cumplir funciones de prosupervivencia. Así, hoy en día todavía no está claro si la autofagia es responsable de la muerte celular de manera independiente a otras formas de MCP y, de ser así, la magnitud en que estos acontecimientos puedan ocurrir.

La necroptosis es una forma de muerte celular programada que no puede distinguirse de la necrosis

Como se ha comentado anteriormente, la morfología celular en la necrosis incluye hinchazón de las células, fragmentación de la membrana plasmática y picnosis nuclear, seguidas de una respuesta inflamatoria. Por el contrario, la apoptosis se caracteriza por burbujeo de la membrana plasmática y fragmentación del núcleo, sin inflamación. Sin embargo, existe una forma «programada» de necrosis (**necroptosis**) en la que las células sufren una muerte necrótica señalizada o «suicida». En circunstancias fisiológicas, la necrop-

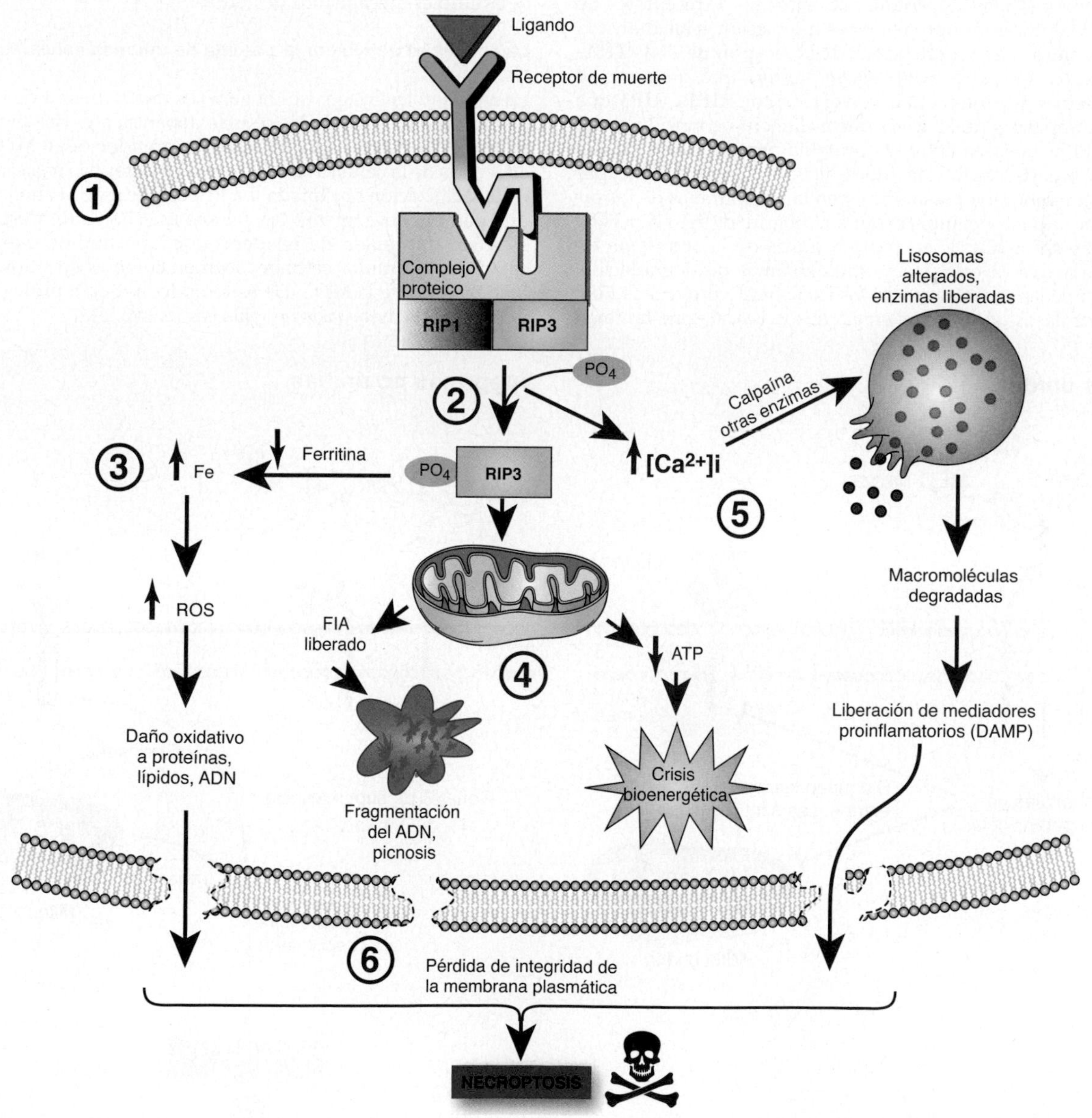

FIGURA 1-51. Vías que conducen a la necroptosis. 1. La fijación de un ligando a un receptor de muerte da como resultado la formación de un complejo proteico que fija RIP. **2.** A raíz de esto, RIP3 se fosforila, provocando necroptosis por distintas vías. **3.** La RIP3 fosforilada aumenta el hierro libre y, por tanto, incrementa las especies reactivas de oxígeno (ROS). **4.** El daño mitocondrial provoca la liberación del factor inductor de la apoptosis (FIA), afecta a la correcta producción de ATP (trifosfato de adenosina). **5.** Además, el aumento de [Ca^{2+}] provoca que se activen enzimas de degradación dependientes de Ca^{2+}. Estas alteran a los lisosomas y se liberan enzimas lisosómicas que degradan las macromoléculas celulares. **6.** Los últimos pasos de estas vías consisten en necroptosis: FIA detona la actividad de la ADNasa y provoca picnosis nuclear; la pérdida de ATP precipita una crisis bioenergética, y los daños en la membrana plasmática provocados por la alteración oxidativa de los lípidos de la membrana genera orificios en la membrana celular, con lo que se liberan productos de degradación macromolecular que estimulan la inflamación (DAMP).

tosis participa en el desarrollo, sobre todo en la placa de crecimiento óseo. También suele activarse en algunos tejidos adultos, como en la porción inferior de las criptas intestinales. Si las células no son capaces de realizar la apoptosis de manera fisiológica, necroptosis puede volverse la vía predeterminada de muerte celular. De este modo, la necroptosis puede ser un importante mecanismo de MCP en las células neoplásicas cuyas vías apoptóticas están bloqueadas.

La necroptosis también está muy relacionada con la selección de patógenos por parte del sistema inmunitario. Por ejemplo, las células infectadas por virus, que suelen expresar inhibidores de caspasas, pueden iniciar un programa de muerte suicida que sea independiente de las caspasas. Se trata de una defensa eficaz frente a la propagación incontrolada de patógenos. La necroptosis también se activa en varias enfermedades inflamatorias, como la enfermedad de Crohn, la pancreatitis y en la fase inflamatoria que sigue al infarto de miocardio.

La necroptosis puede iniciarse de varias maneras, pero lo habitual es que comience cuando un ligando, como Fas (FasL) o TNF-α, se fija a su receptor, en general de la superfamilia de receptores de TNF, incluidos TNFr1, receptores de linfocitos T, receptores de interferón y receptores de tipo *toll*. Estas interacciones reclutan a la **proteína de dominio de muerte asociado al receptor de TNF** (TRADD, *TNF receptor-associated death domain protein*), que, a su vez, se une a las proteínas que interactúan con el receptor, **RIP1** y **RIP3**, que forman un complejo similar a un microfilamento conocido como **necrosoma**. El necrosoma activa la proteína proapoptótica MLKL, que inicia la muerte celular necrótica al insertarse en las bicapas lipídicas de la membrana plasmática y en las membranas de los orgánulos intracelulares y comprometer su integridad (fig. 1-51). RIP3 también aumenta la $[Ca^{2+}]_i$, en parte a través de la activación de CaMKII, que activa la calpaína y otras enzimas de degradación. Este paso rompe las membranas de los lisosomas y provoca la liberación de hidrolasas lisosómicas en el citosol. La calpaína también daña la mitocondria, lo que causa disfunción metabólica con alteraciones en la generación de ATP y la liberación de hierro, con el consiguiente aumento de ROS (a través de las reacciones de Fenton y Haber-Weiss; *v.* anteriormente). Este aumento daña las proteínas, los lípidos y el ADN. Al mismo tiempo, la mitocondria libera FIA (*v.* anteriormente), que entra en el núcleo y activa la degradación del ADN. Se produce una crisis bioenergética con características morfológicas de necrosis. A continuación, las células liberan moléculas (denominadas patrones **moleculares asociados a daños**, o **DAMP**; *v.* cap. 2), que causan inflamación.

Parece haber una considerable interacción entre las vías de apoptosis y las de la necroptosis. Por ejemplo, la caspasa 8, que inicia la apoptosis mediante la activación de las enzimas ejecutoras, puede impedir la formación del necrosoma mediante la escisión de RIP1. Por medio de un mecanismo opuesto, la inhibición de la necroptosis por parte de la caspasa 8 puede evitarse mediante interacciones independientes que secuestran a la caspasa 8 en un heterodímero no funcional con la proteína antiapoptótica **cFLIP**. La decisión de seguir las vías de la apoptosis o de la necroptosis depende, por tanto, de múltiples mecanismos de control.

La anoikis se activa por la pérdida de uniones celulares

La anoikis (del griego «sin hogar») es una variedad de la apoptosis que se produce cuando las células dependientes del anclaje, principalmente las células epiteliales, se desprenden de su MEC. La unión adecuada de la célula a la MEC ayuda a determinar si esa célula está en la localización apropiada. La importancia de la anoikis radica en que elimina eficazmente las células que han sido desplazadas de su lugar apropiado de residencia, lo que impide que las células errantes o acúmulos celulares formen colonias en sitios distantes o inadecuados de la MEC. De este modo, ayuda a proteger contra el desarrollo de metástasis neoplásicas (*v.* cap. 5).

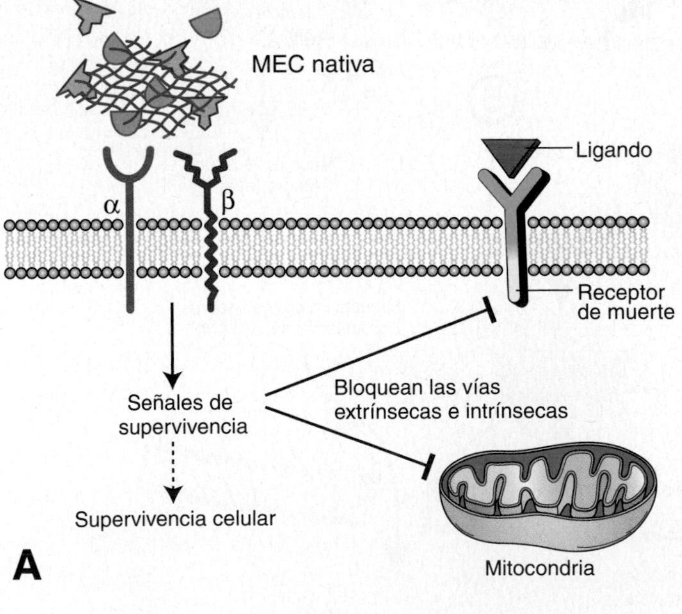

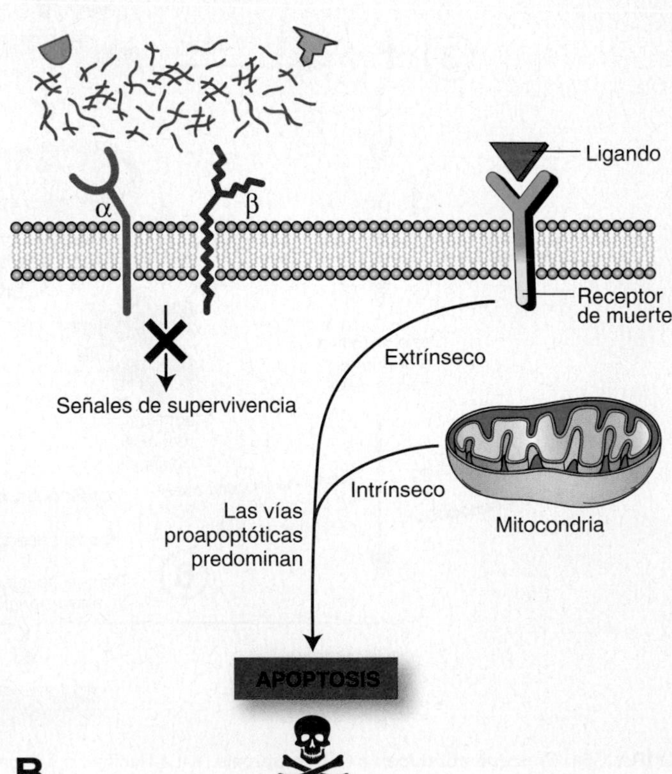

FIGURA 1-52. Mecanismos de la anoikis. A. Normal. Bajo circunstancias normales, las células epiteliales están unidas a sus MEC nativas mediante moléculas transmembrana, como las integrinas α y β. Estas moléculas activan señales de supervivencia y bloquean las vías intrínsecas y extrínsecas de señalización apoptótica. **B. Pérdida de la adherencia.** Cuando las integrinas de la célula no están unidas, o no están unidas por las fracciones adecuadas de la MEC, sus señales de supervivencia son eliminadas. En consecuencia, la activación de la apoptosis por la señalización del receptor de muerte ya no está bloqueada, y la apoptosis puede llevarse a cabo. *MEC*, matriz extracelular.

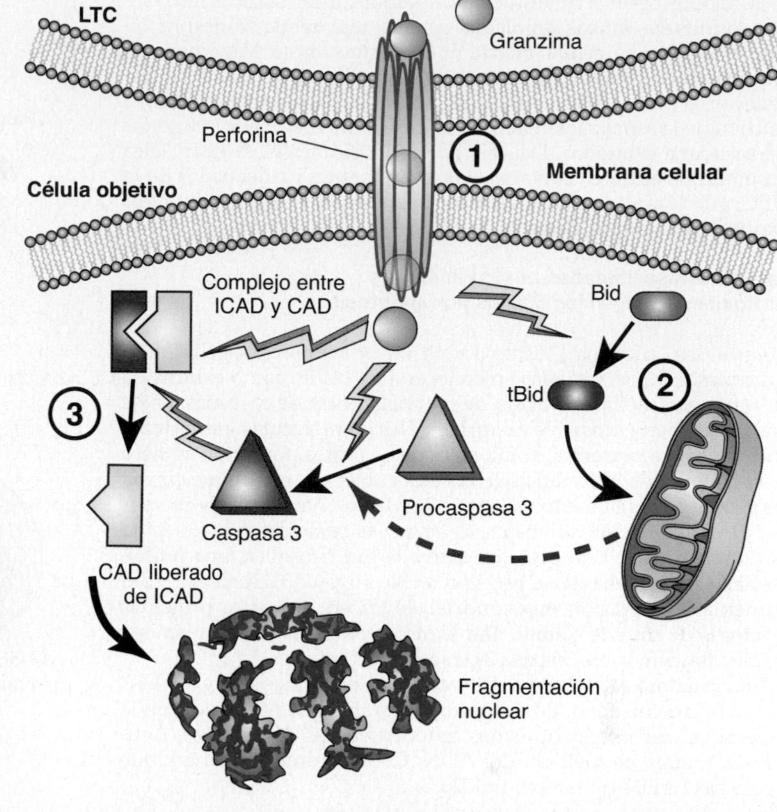

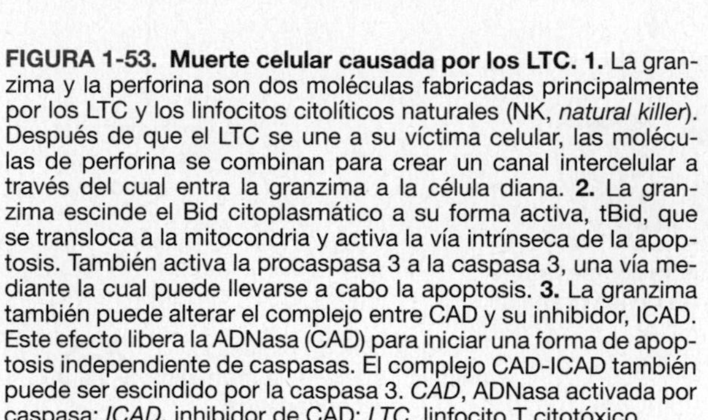

FIGURA 1-53. Muerte celular causada por los LTC. 1. La granzima y la perforina son dos moléculas fabricadas principalmente por los LTC y los linfocitos citolíticos naturales (NK, *natural killer*). Después de que el LTC se une a su víctima celular, las moléculas de perforina se combinan para crear un canal intercelular a través del cual entra la granzima a la célula diana. **2.** La granzima escinde el Bid citoplasmático a su forma activa, tBid, que se transloca a la mitocondria y activa la vía intrínseca de la apoptosis. También activa la procaspasa 3 a la caspasa 3, una vía mediante la cual puede llevarse a cabo la apoptosis. **3.** La granzima también puede alterar el complejo entre CAD y su inhibidor, ICAD. Este efecto libera la ADNasa (CAD) para iniciar una forma de apoptosis independiente de caspasas. El complejo CAD-ICAD también puede ser escindido por la caspasa 3. *CAD*, ADNasa activada por caspasa; *ICAD*, inhibidor de CAD; *LTC*, linfocito T citotóxico.

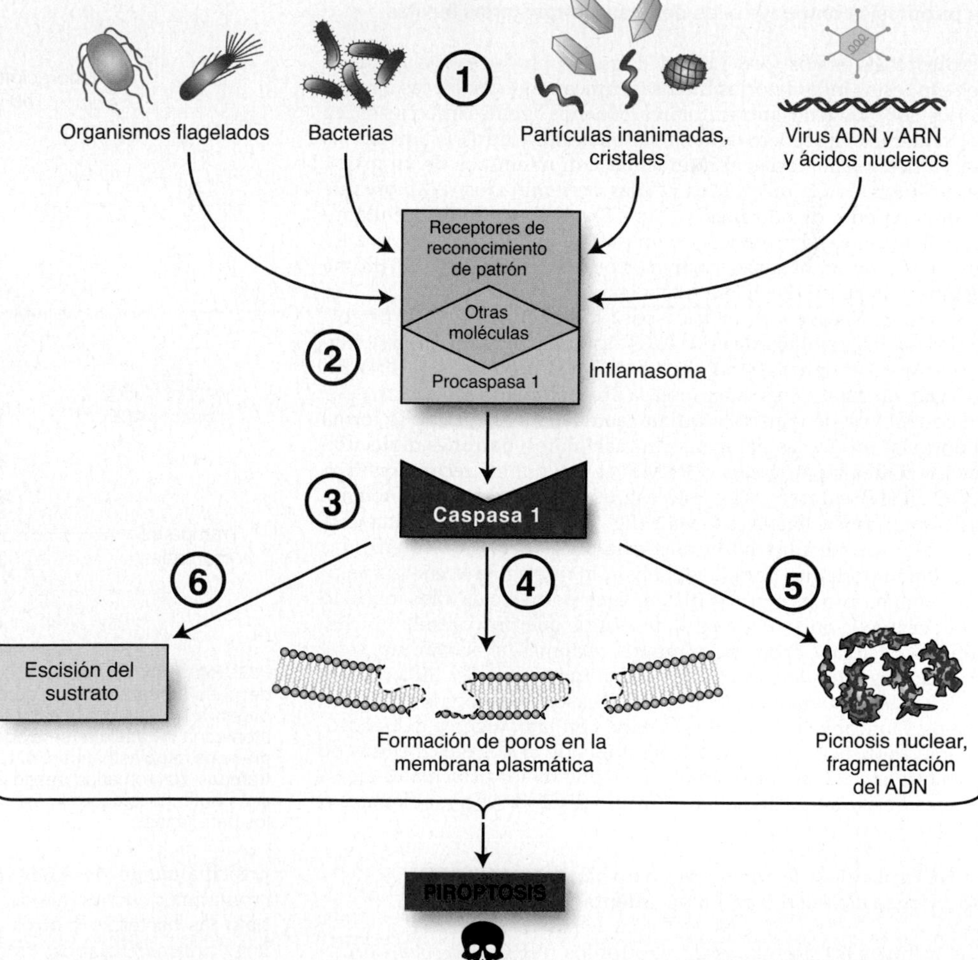

FIGURA 1-54. Piroptosis. 1. La célula se expone a agentes agresores, tanto infecciosos como irritativos (p. ej., cristales minerales). **2.** Los complejos conocidos como inflamasomas reconocen a estos agentes exógenos mediante diferentes receptores reconocedores de patrones. Los inflamasomas contienen procaspasa 1. **3.** Cuando se activan los receptores asociados a inflamasomas, la procaspasa 1 se convierte en su forma activa, la caspasa 1. Esto tiene varias consecuencias. **4.** La caspasa 1 forma poros en la membrana plasmática y permite que los componentes intracelulares salgan de la célula agonizante. **5.** Al mismo tiempo, se daña el núcleo, y **(6)** se escinden sustratos celulares importantes, que incluyen al citoesqueleto, chaperonas, proteínas glucolíticas y caspasa 7. **7.** Todos estos procesos contribuyen a que la muerte celular por piroptosis tenga lugar.

La anoikis opera a través de las vías apoptóticas clásicas intrínseca o extrínseca, ambas reguladas cuando una célula se desprende (fig. 1-52). Si una célula pierde el contacto con su MEC normal, como las que es empujada fuera de la punta de una vellosidad intestinal por la proliferación de células más profundas en las criptas, la pérdida de la señalización de supervivencia mediada por integrinas desencadena la anoikis. Del mismo modo, si una célula neoplásica desprendida entra en contacto con componentes inadecuados de la MEC, puede activarse la anoikis. No obstante, hay células tumorales errantes que pueden eludir la anoikis (*v.* cap. 5).

Las granzimas liberadas por los linfocitos citotóxicos eliminan las células por apoptosis

Cuando los linfocitos T citotóxicos (LTC) y los linfocitos citolíticos naturales (NK, *natural killer*) reconocen una célula como extraña, la atacan mediante la activación de la señalización de caspasas. Estos linfocitos liberan dos especies principales de moléculas: perforina y granzimas. La perforina, como su nombre indica, forma un agujero en la membrana plasmática de la célula objetivo, por el que entran las proteínas del linfocito. Las granzimas son una familia de proteasas de serina multifuncionales, de entre las cuales la más conocida es la granzima B. Esta proteasa activa la Bid citosólica, una proteína BH3-*only*, mediante su escisión a tBid (fig. 1-53). A su vez, tBid aumenta la liberación mitocondrial de citosol c y otras proteínas efectoras de muerte celular. También convierte varias procaspasas (especialmente la procaspasa 3) en caspasas activas.

La granzima A también es liberada por las células NK y los LTC en las células objetivo. En conjunto, las granzimas A y B inducen la muerte celular por mecanismos independientes de caspasas. Activan la enzima de mellado del ADN, CAD (*v.* anteriormente), que degrada el ADN genómico (fig. 1-53).

La piroptosis contribuye a las defensas inmunitarias innatas

La piroptosis es una forma de MCP que se produce en el contexto de respuestas inflamatorias intensas, típicamente asociadas a infecciones por patógenos intracelulares. Muchos agentes infecciosos, en particular los virus, pero también las bacterias y otros, estimulan las reacciones inflamatorias al interactuar con miembros de un grupo de receptores de la membrana celular denominados **receptores de reconocimiento de patrones** (*v.* caps. 2 y 4). Cuando una célula infectada reconoce la presencia de un patógeno invasor, esta produce citocinas proinflamatorias y activa otros mecanismos que, en última instancia, la hacen hincharse y estallar.

La piroptosis depende de la caspasa 1. Aunque se trata de proteasa de cisteína involucrada en la MCP, es independiente de la señalización de la apoptosis, y su activación no la provoca (fig. 1-54). En su lugar, la caspasa 1 es una proteasa proinflamatoria producida por una estructura denominada **inflamasoma**. Esta estructura se forma cuando las moléculas patógenas intracelulares, **patrones moleculares asociados a patógenos** o **PAMP**, se unen a los **receptores tipo NOD** (**RTN**) intracelulares. Esto estimula la expresión de citocinas inflamatorias y activa la caspasa 1 (fig. 1-54). Una vez activada, esta escinde determinadas moléculas celulares, incluidas las enzimas que son importantes para la glucólisis, lo que agota la energía celular. También produce poros plasmáticos permeables a los iones, lo que permite la entrada de agua y solutos que provocan la hinchazón de la célula y, después, la muerte. Además, al activar una serie de citocinas proinflamatorias, la célula muerta provoca inflamación.

Además de su función protectora en casos de patógenos muy adversos, la piroptosis se ha relacionado con la patogenia del síndrome metabólico, la obesidad y la etiología de la diabetes mellitus de tipo 2 (*v.* cap. 32 en línea). También es uno de los principales mecanismos de agotamiento de los linfocitos T CD4+ y de la inflamación en la infección por VIH.

La NETosis refleja la acción de un mecanismo de defensa antimicrobiano muy potente

Las trampas extracelulares de neutrófilos (NET, *neutrophil extracelular traps*) son estructuras producidas por los leucocitos polimorfonucleares. Están formadas por redes de fibras extracelulares, principalmente de ADN, que surgen por descondensación de la cromatina dependiente de ROS. Las NET funcionan como trampas para las bacterias y otros patógenos, y contienen productos celulares antimicrobianos. Estas formaciones pueden matar bacterias, hongos y protozoos, por lo que son una importante defensa del huésped frente a infecciones.

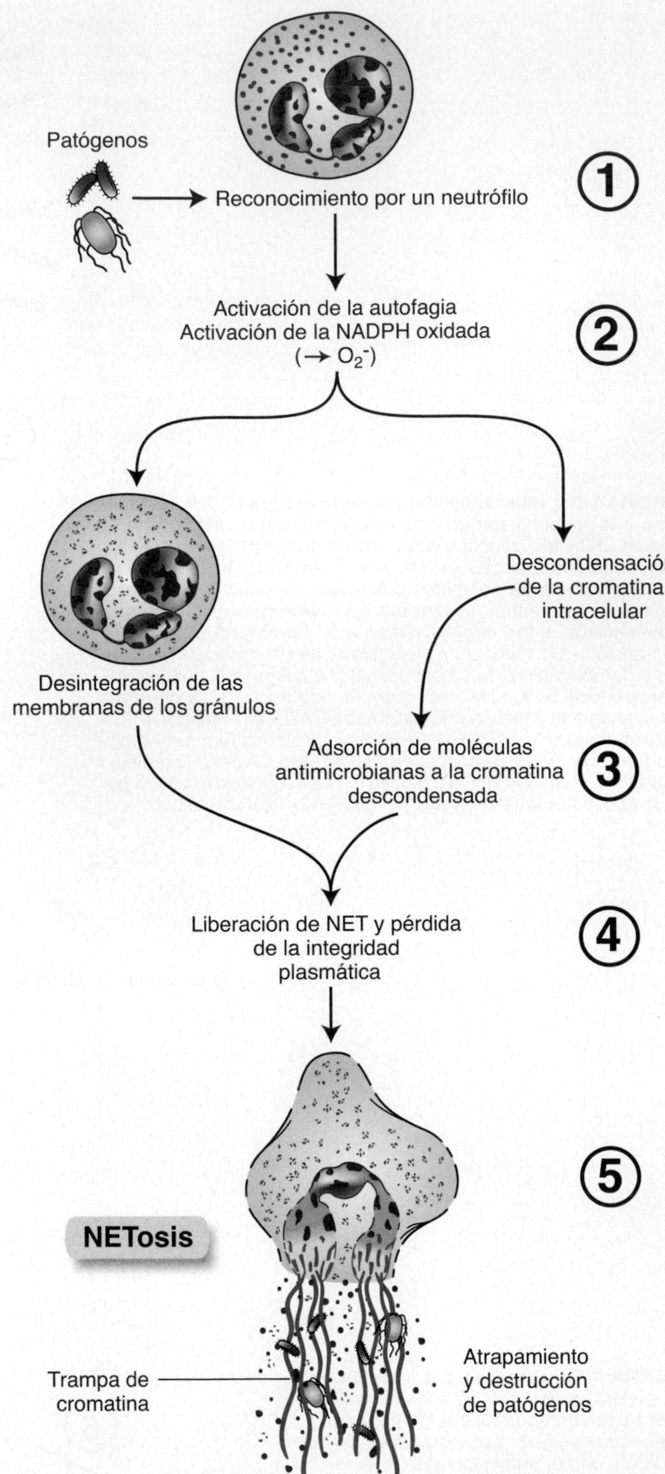

FIGURA 1-55. NETosis. 1. Los neutrófilos reconocen a los patógenos, después **(2)** se activan la autofagia y la NADPH oxidasa, y esta última da origen a las especies reactivas de oxígeno (ROS). **3.** Como resultado, la cromatina intracelular se dispersa y se desintegran las membranas de los gránulos citoplasmáticos. **4.** La actividad NETótica provoca la liberación de trampas de cromatina desde los neutrófilos que contienen productos celulares antimicrobianos. **5.** Entonces, estas trampas capturan y destruyen a los patógenos.

Las NET son el resultado de la activación de un programa de muerte celular, que se conoce como **NETosis**, principalmente en los neutrófilos, pero también en los eosinófilos y los mastocitos. Curiosamente, las NET pueden contener cromatina nuclear o mitocondrial, por lo que los neutrófilos no necesariamente requieren del autosacrificio para generar NET.

Para su activación, la NETosis requiere que haya actividad tanto autofágica como de fosfato de dinucleótido de nicotinamida y adenina reducida (NADPH). Se caracteriza por la destrucción de la envoltura y de las membranas de la mayoría de los gránulos del citoplasma (fig. 1-55). Esto da como resultado la disgregación de la cromatina, y la célula libera una NET que contiene cromatina e histonas fuertemente microbicidas, además de productos que escinden las histonas. A diferencia de las células apoptóticas, los neutrófilos y otras células susceptibles a NETosis no presentan señales de tipo «cómeme» (*eat me*) (fosfaditilserina en la membrana lipídica; *v.* anteriormente), características de la apoptosis. Al carecer de dichas señales, los macrófagos no eliminan a las células NETóticas de forma preferente, y pueden estimular respuestas inflamatorias.

La entosis es una forma de muerte celular programada donde una célula se come a otra

La entosis es un tipo de canibalismo celular en el que las células que no son fagocitos profesionales ingieren células vivas cercanas. Las células agresoras pueden ingerir células del mismo linaje o de otros. Por ejemplo, los hepatocitos pueden ingerir y destruir linfocitos T autorreactivos, e inhibir así la enfermedad hepática autoinmunitaria a nivel experimental. La entosis se observa con mayor frecuencia en los tumores.

Las vacuolas que contienen células que sufrirán entosis pueden fusionarse con los lisosomas, en cuyo caso las células objetivo suelen morir, aunque la muerte no es un resultado inevitable. La célula canibalizada, o partes de esta, pueden sobrevivir al proceso. Su material nuclear puede pasar a formar parte de la célula agresora, lo que dará lugar a células multinucleadas, poliploidía o aneuploidía. Algunas células ingeridas escapan de sus captores y vuelven a emerger ilesas. Los mecanismos que regulan la entosis son en gran medida desconocidos.

2 Inflamación

Scott B. Lovitch

La inflamación como concepto: visión general y perspectiva histórica

La inflamación es la respuesta tisular sistémica y local a una lesión. Fundamentalmente, es una respuesta *protectora* optimizada que tiene el objetivo de eliminar la causa de la lesión celular, además de las células y los tejidos que murieron a causa del daño original. El objetivo es restablecer la integridad física de los tejidos lesionados e, idealmente, su funcionamiento normal. Existen muchos estímulos lesivos potenciales, pero el cuerpo responde a todos ellos de forma similar: los cambios vasculares y las células y mediadores reclutados degradan y esterilizan el lugar de la lesión, y ponen en marcha la cadena de acontecimientos que acabarán por sanar y reconstituir esos lugares.

El término «inflamación» deriva del verbo latino *inflammare* (literalmente, «prender fuego»), en referencia al calor y al enrojecimiento de los tejidos, que son algunos de sus rasgos característicos. Los signos principales de la inflamación, descritos por primera vez por el enciclopedista romano Aulus Celsus en el siglo 1 d.C., pueden recordarse con la nemotecnia latina *calor, dolor, rubor, et tumor*: calor, dolor, enrojecimiento e hinchazón, respectivamente. Rudolf Virchow, el padre de la patología moderna, añadió en el siglo XIX un quinto signo, la *functio laesa* (pérdida de función).

En las principales vías relacionadas con la inflamación aguda están implicados tres elementos (fig. 2-1):

- Respuesta **vascular**: aumento local del flujo sanguíneo e incremento de la permeabilidad vascular.
- Respuesta **celular**: reclutamiento y activación de una población específica de células inmunitarias innata: leucocitos polimorfonucleares (PMN [*polymorphonuclear leukocytes*], polis, neutrófilos, etcétera.)
- Cascadas **efectoras**: vías de activación, por ejemplo, los eicosanoides, que incluyen proteínas circulantes sintetizadas en gran parte por el hígado, como los factores del complemento y de la coagulación.

Estas vías desencadenan directamente los signos principales de la inflamación descritos por Celso: *calor* por el aumento del flujo sanguíneo (y, por tanto, de la disipación del calor); *rubor* por el incremento del flujo sanguíneo y la dilatación de los vasos sanguíneos; *tumor* por el aumento de la permeabilidad vascular que provoca una filtración de líquido hacia el tejido circundante; y *dolor* por la liberación de mediadores inflamatorios.

Aunque sus características fundamentales se conocen desde hace siglos, los mecanismos moleculares y celulares de la inflamación aguda se han ido dilucidando en las últimas décadas. Muchos medicamentos esenciales de la farmacopea moderna, como el ácido acetilsalicílico, los corticoesteroides y los antiinflamatorios no esteroideos (AINE), actúan sobre la inflamación aguda, sus mediadores y sus consecuencias.

Además, si bien la inflamación ayuda a resolver las infecciones y a eliminar los restos de las lesiones, así como posibilita la curación de las heridas, también puede causar lesiones en los tejidos y enfermedades. Una mala regulación de la inflamación en muchas enfermedades habituales, como el cáncer y las enfermedades cardiovasculares, es cada vez más un objetivo terapéutico.

CRONOLOGÍA DE LA INFLAMACIÓN

El carácter de las respuestas inflamatorias a las lesiones hísticas depende de varios factores, como la naturaleza del agente dañino, la duración del daño, la extensión del daño y el lugar de la lesión y su microambiente específico. Sin embargo, el proceso suele seguir una secuencia reproducible de acontecimientos (fig. 2-1):

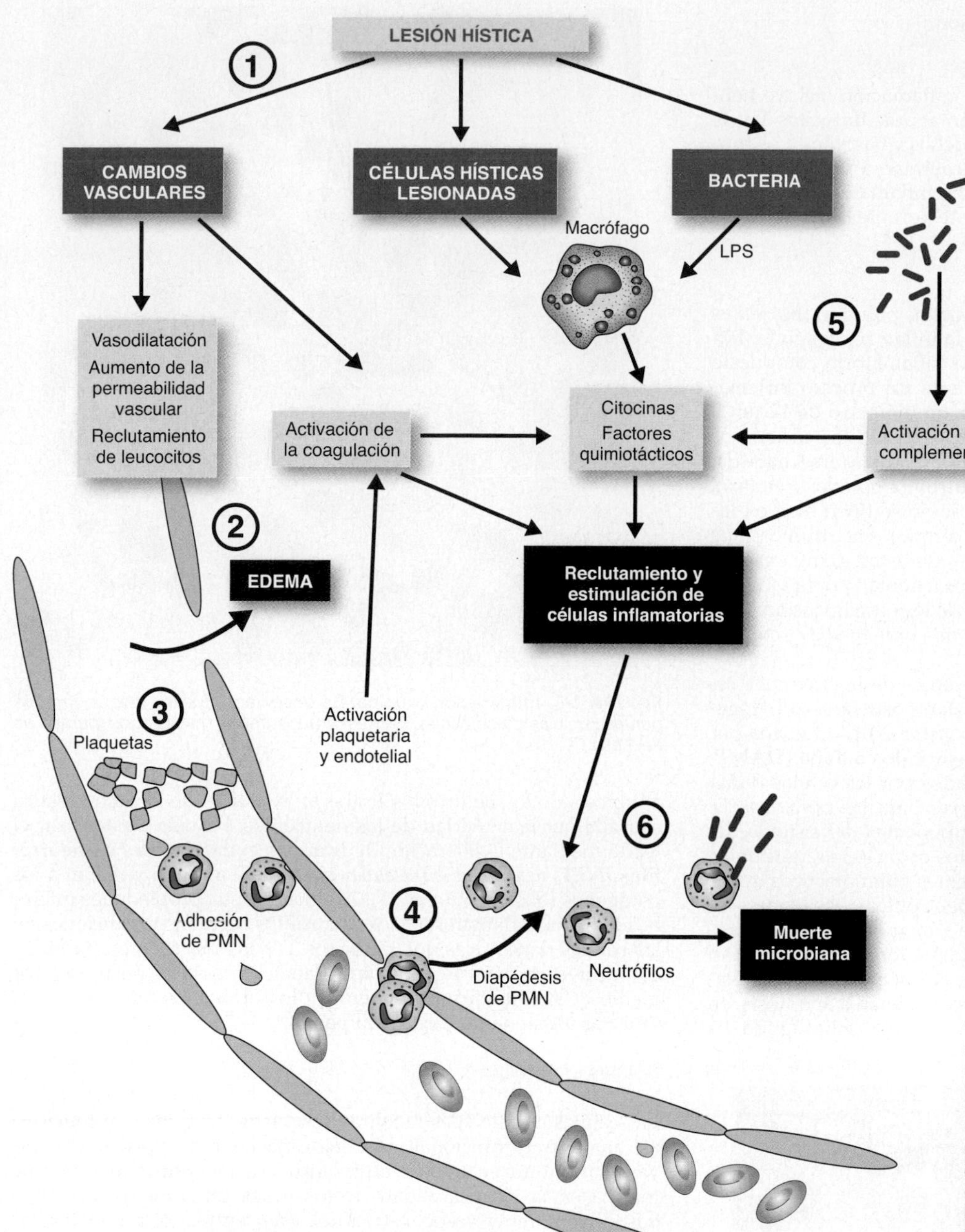

FIGURA 2-1. La Inflamación como respuesta a una lesión. 1. La lesión de un tejido resulta en un cambio vascular inmediato y prolongado. Mediadores químicos y células de los tejidos dañados estimulan la vasodilatación y la lesión vascular, llevando a la **(2)** filtración de líquidos hacia el tejido (edema). **3.** Las plaquetas se activan para iniciar la formación de coágulos y la hemostasis, y para aumentar la permeabilidad vascular vía la liberación de histamina. **4.** Las células endoteliales vasculares contribuyen a la formación de coágulos, anclando los neutrófilos circulantes a través de sus moléculas de adhesión sobrerreguladas y retirándose para permitir una mayor permeabilidad vascular del plasma y de las células inflamatorias. Al mismo tiempo, **(5)** microbios (*barras rojas*) inician la activación de la cascada de complementos, que, junto con mediadores solubles de los macrófagos, **(6)** recluta neutrófilos hacia el sitio de la lesión. Los neutrófilos y macrófagos eliminan a los microbios y retiran el tejido dañado para que la reparación pueda comenzar. *LPS*, lipopolisacárido; *PMN*, neutrófilo polimorfonuclear.

- **Iniciación**: activación de mediadores solubles y reclutamiento de células inflamatorias en el lugar del daño. Las moléculas liberadas por los agentes invasores, las células dañadas y la matriz extracelular (MEC) desencadenan rápidamente una secuencia de cambios **vasculares** que aumentan la permeabilidad de los vasos sanguíneos cercanos al plasma, lo que provoca una rápida inundación de los tejidos lesionados con líquido, factores de la coagulación, citocinas, quimiocinas, plaquetas y células inflamatorias, especialmente neutrófilos (fig. 2-2). Estos cambios son característicos de la **inflamación aguda.**
- **Amplificación**: en función de la extensión de la lesión y de la activación de mediadores como las cininas y componentes del complemento, se reclutan leucocitos y macrófagos adicionales en el lugar de la lesión.
- **Destrucción**: la eliminación de los agentes dañinos coloca al proceso bajo control. La digestión enzimática y la fagocitosis reducen o eliminan el material extraño o los organismos infecciosos. Al mismo tiempo, también se eliminan los componentes hísticos dañados y se limpian los desechos.
- **Finalización**: los mecanismos antiinflamatorios intrínsecos limitan el daño hístico y permiten la curación y reparación del tejido (*v.* cap. 3). En función de la naturaleza de la lesión y de las respuestas inflamatorias y de reparación específicas, el tejido recupera su función normal (regeneración) o se desarrolla una cicatriz en lugar del tejido normal (fibrosis).

Los mecanismos intrínsecos ponen fin al proceso inflamatorio, impiden el flujo de líquidos, mediadores y células inflamatorias, y limitan el daño a las células y tejidos normales.

Si la inflamación aguda no resuelve el daño, o la presencia de un agente determinado persiste, la inflamación puede permanecer, casos en los que puede sobrevenir una **inflamación crónica**. A diferencia de la inflamación aguda, conlleva la infiltración de células mononucleares (linfocitos, macrófagos y células plasmáticas) y el depósito de matriz extracelular (fibrosis) (fig. 2-3). Ambos tipos de inflamaciones aguda y crónica pueden coexistir. La inflamación crónica puede causar cicatrices y pérdida de función, y es la base de muchas enfermedades degenerativas.

Cada componente celular de la inflamación tiene funciones específicas

El elenco de participantes celulares en la inflamación incluye neutrófilos, las células clave de la inflamación aguda, linfocitos T y B, monocitos, macrófagos, eosinófilos, mastocitos y basófilos. Las funciones de estas células se superponen y cambian a medida que la inflamación evoluciona (fig. 2-4). Las células inflamatorias y las residentes del tejido interactúan continuamente durante la inflamación.

Neutrófilos

Estas células, también denominadas leucocitos polimorfonucleares o PMN, son la condición *sine qua non* de la inflamación aguda. Por regla general, si se observa un infiltrado inflamatorio compuesto principalmente por neutrófilos, se está ante un proceso inflamatorio agudo. Los neutrófilos suelen tener un diámetro de 12 μm a 15 μm (comparable al de otros granulocitos, como los eosinófilos y los basófilos), y tienen un núcleo multilobulado (lo más habitual son tres lóbulos, pero es frecuente ver neutrófilos con dos o cuatro). Su citoplasma contiene gránulos finos que no se tiñen bien en las preparaciones convencionales (de ahí el término «neutrófilo», que refleja las cualidades de tinción «neutra» de estos gránulos). Los neutrófilos se almacenan en la médula ósea, circulan por la sangre y se acumulan rápidamente en los lugares de lesión o infección (figs. 2-4A y 2-5). Son células de vida corta, con una vida media circulante de unas 10 h.

Los neutrófilos expresan muchos receptores de la superficie celular, que reconocen los **patrones moleculares asociados a patógenos** (**PAMP**, *pathogen-associated molecular patterns*) producidos por los agentes y los **patrones moleculares asociados a daño** (**DAMP**, *danger-associated molecular patterns*) liberados por las células dañadas y muertas. También poseen receptores para las porciones Fc de las inmunoglobulinas (Ig) G e I; componentes del sistema del complemento C5a, C3b e iC3b; metabolitos del ácido araquidónico (AA); quimiocinas y citocinas. Los gradientes quimiotácticos de los ligandos para estos receptores reclutan neutrófilos a los lugares de la lesión, donde liberan el contenido de sus gránulos intracelulares. Esos gránulos contienen potentes mediadores que esterilizan y degradan el tejido lesionado, y fagocitan a los microscopios invasores y el tejido muerto. A continuación, se someten a apoptosis, en gran parte durante la fase de resolución de la inflamación aguda. La apoptosis de los neutrófilos limita la extensión de la lesión hística causada por la actividad de los neutrófilos y ayuda a esterilizar el tejido mediante la liberación de **trampas extracelulares de neutrófilos** (**NET**, *neutrophil extracelular traps*), que atrapan y matan a los patógenos (NETosis; *v.* cap. 1). Además de sus propiedades microbicidas y proinflamatorias, los neutrófilos regulan las funciones de las células dendríticas, los linfocitos T y los macrófagos. También contribuyen a desencadenar la inflamación crónica posterior, por medio de mediadores que liberan y los productos que las células muertas y lesionadas dejan a su paso.

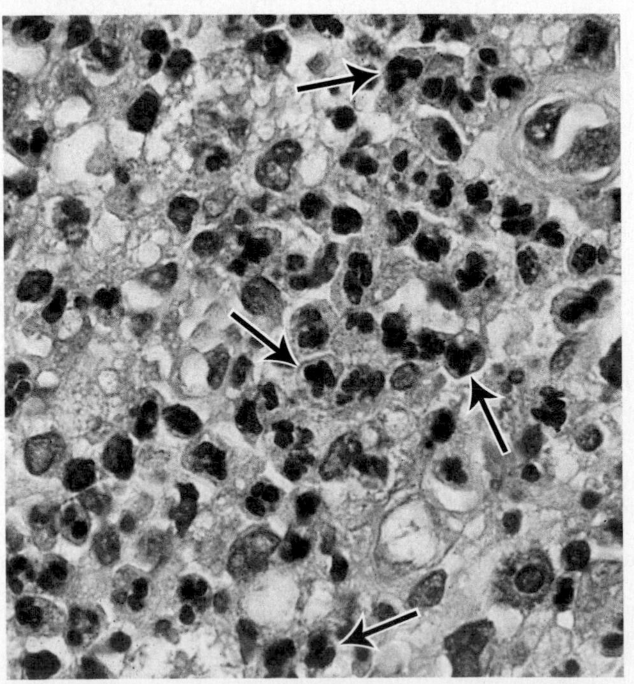

FIGURA 2-2. Inflamación aguda. Gran cantidad de leucocitos polimorfonucleares (PMN) con núcleos multilobulados (*flechas*).

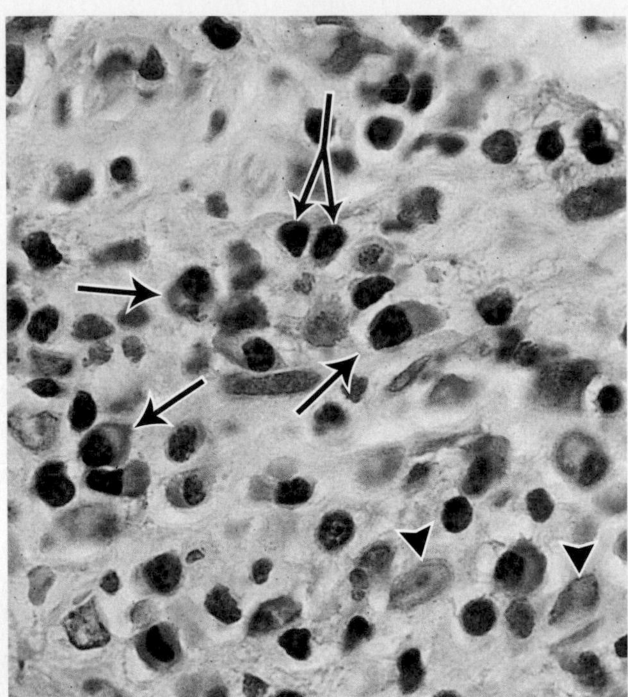

FIGURA 2-3. Inflamación crónica. Se observan linfocitos (*flecha con dos puntas*), células plasmáticas (*flechas*) y unos pocos macrófagos (*puntas de flechas*).

Células endoteliales

Las células endoteliales recubren los vasos sanguíneos y conciben así una barrera funcional entre los espacios intravascular y extravascular. Producen agentes antiplaquetarios y antitrombóticos que mantienen la permeabilidad de los vasos sanguíneos y secretan vasodilatadores y vasoconstrictores que regulan el tono vascular (*v.* cap. 10). La lesión de la pared de un vaso interrumpe la barrera endotelial y expone las señales procoagulantes locales (fig. 2-4B). Las células endoteliales son los «guardianes» del reclutamiento de células inflamatorias. Pueden promover o inhibir la perfusión tisular y el flujo de células inflamatorias. Los agentes inflamatorios como la **bradicinina** y la **histamina**, las **endotoxinas** y las citocinas inducen a las células endoteliales a exhibir moléculas de adhesión que fijan y activan los leucocitos, a presentar moléculas del complejo mayor de histocompatibilidad (CMH, *v.* cap. 4) de clase I y II, y a producir mediadores vasoactivos e inflamatorios fundamentales. Estos mediadores incluyen:

- **Óxido nítrico (NO)**: el NO es un gas vasodilatador de bajo peso molecular que inhibe la agregación plaquetaria, regula el tono vascular al estimular la relajación del músculo liso y reacciona con las especies reactivas de oxígeno (ROS) para crear radicales libres altamente activos (*v.* anteriormente).
- **Endotelinas**: las endotelinas 1, 2 y 3 son péptidos de bajo peso molecular que son potentes vasoconstrictores y vasopresores. Inducen la vasoconstricción prolongada del músculo liso vascular.
- **Factores derivados de los AA**: los radicales de oxígeno generados por la actividad hidroperoxidasa de la ciclooxigenasa y los prostanoides, como TXA_2 y PGH_2, inducen la contracción del

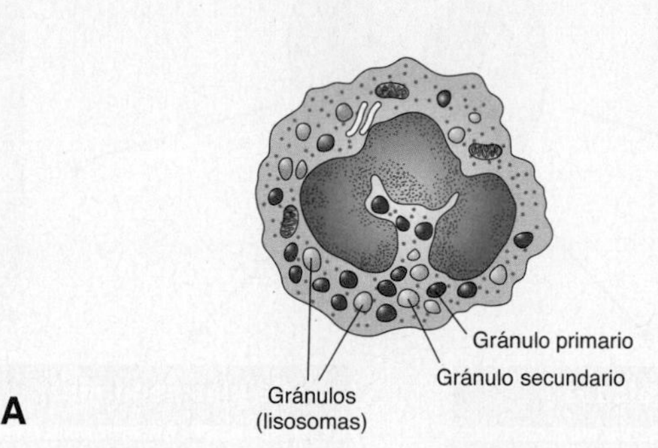

NEUTRÓFILO POLIMORFONUCLEAR

CARACTERÍSTICAS Y FUNCIONES

- Central en la inflamación aguda
- Fagocitosis de microorganismos y detritos hísticos
- Media la lesión hística

MEDIADORES INFLAMATORIOS PRIMARIOS

- Metabolitos reactivos de oxígeno
- Contenido de los gránulos lisosómicos

Gránulos primarios
Mieloperoxidasa
Lisozima
Defensinas
Proteína bactericida y que incrementa la permeabilidad
Elastasa
Catepsinas proteasa 3
Glucuronidasa
Manosidasa
Fosfolipasa A_2

Gránulos secundarios
Lisozima
Lactoferrina
Colagenasa
Activador del complemento
Fosfolipasa A_2
CD11b/CD18
CD11c/CD18
Laminina

Gránulos terciarios
Gelatinasa
Activador del plasminógeno
Catepsinas
Glucuronidasa
Manosidasa

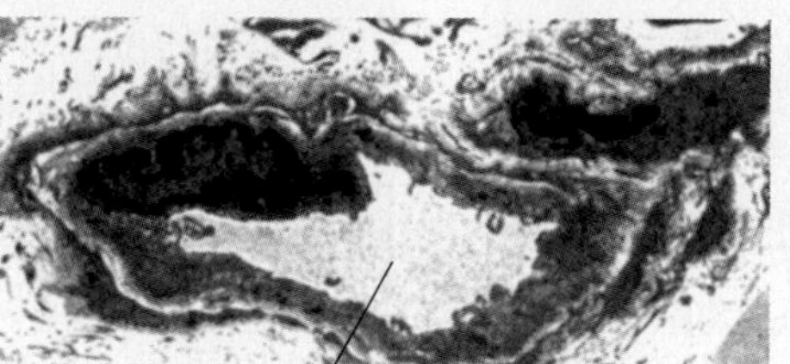
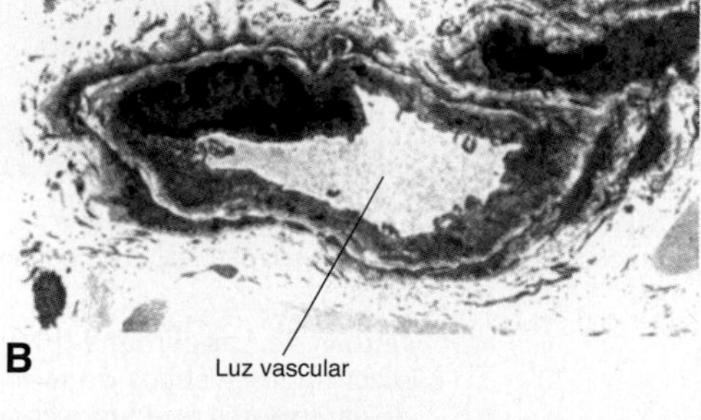

CÉLULA ENDOTELIAL

CARACTERÍSTICAS Y FUNCIONES

- Mantiene la integridad vascular
- Regula la agregación plaquetaria
- Regula la contracción y relajación muscular
- Media el reclutamiento leucocitario en la inflamación

MEDIADORES INFLAMATORIOS PRIMARIOS

- Factor de von Willebrand
- Óxido nítrico
- Endotelinas
- Prostanoides

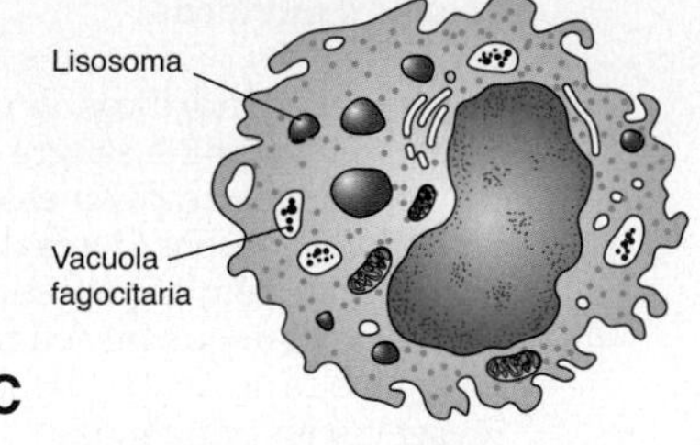

MONOCITO/MACRÓFAGO

CARACTERÍSTICAS Y FUNCIONES

- Regula las respuestas inflamatorias aguda y crónica
- Regula la vía de la coagulación/fibrinolítica
- Regula la respuesta inmunitaria (*v.* cap. 4)

MEDIADORES PRIMARIOS DE LA INFLAMACIÓN

- Enzimas
- Proteínas
- Proteínas del complemento
- Quimiocinas
- Citocinas
- Especies reactivas de oxígeno
- Antioxidantes
- Factores de coagulación
- Lípidos bioactivos

FIGURA 2-4. Células de la inflamación: morfología y función. A. Neutrófilo. **B.** Célula endotelial. **C.** Monocito/macrófago.

músculo liso, mientras que el oponente biológico del TXA_2, la PGI_2, inhibe la agregación plaquetaria y provoca vasodilatación.

- **Citocinas:** las células endoteliales activadas producen interleucina 1 (IL-1), IL-6, factor de necrosis tumoral α (TNF-α) y otras citocinas inflamatorias.
- **Anticoagulantes**: las moléculas similares a la heparina y la trombomodulina inactivan la cascada de la coagulación (*v.* caps. 16 y 26).
- **Factores fibrinolíticos**: el **activador tisular del plasminógeno** (**tPA**, *tissue plasminogen activator*) favorece la fibrinólisis.
- **Agentes protrombóticos**: el factor de von Willebrand facilita la adhesión de las plaquetas y el factor tisular activa la cascada de coagulación extrínseca.

Monocitos/macrófagos

Los monocitos circulantes (fig. 2-4C) son células que derivan de la médula ósea con un único núcleo lobulado o en forma de riñón. Pueden salir de la circulación para migrar a los tejidos y convertirse en macrófagos residentes que se acumulan en los sitios de inflamación aguda. Los macrófagos eliminan patógenos, restos celulares y células apoptóticas. Los monocitos/macrófagos producen potentes mediadores inflamatorios que influyen en el inicio, la progresión y la resolución de las respuestas inflamatorias agudas. También desempeñan un papel fundamental en la regulación de la progresión y el mantenimiento de la inflamación crónica. Los macrófagos responden a los estímulos inflamatorios mediante fagocitación de restos celulares y microorganismos, quimiotaxis, procesamiento y presentación de antígenos, y secreción de factores inmunomoduladores. Muchos receptores de superficie median estas funciones de los macrófagos. Algunos receptores inmunitarios son específicos de los macrófagos, pero otros son compartidos con los neutrófilos y los linfocitos.

Existen básicamente dos tipos funcionales de macrófagos, aunque en la práctica puede ser difícil distinguirlos, ya que su expresión de marcadores de superficie celular se solapa (figs. 2-6 y 2-7). Los ***macrófagos activados de forma clásica (M1)*** *son impulsados por el interferón γ (IFN-γ), el TNF-α y el lipopolisacárido (LPS) para promover respuestas inflamatorias y liberar ROS y citocinas de defensa inmunitaria. Los macrófagos* ***activados de forma alternativa (M2)*** *responden a IL-4 y a IL-13 para ayudar a eliminar las infecciones por parásitos e inhibir la inflamación.* Los macrófagos también responden a citocinas como la IL-10 y el factor de crecimiento tumoral β (TGF-β) para ayudar a resolver la inflamación o cambiar las respuestas inflamatorias agudas a crónicas. Al igual que los PMN, los macrófagos son fagocitos y, como las células dendríticas, son cruciales en el procesamiento y la presentación de antígenos. Los miembros de este sistema de fagocitos mononucleares son funcionalmente diversos e incluyen los macrófagos de la médula ósea, los macrófagos alveolares (pulmón), las células de Kupffer (hígado), las células microgliales (SNC), las

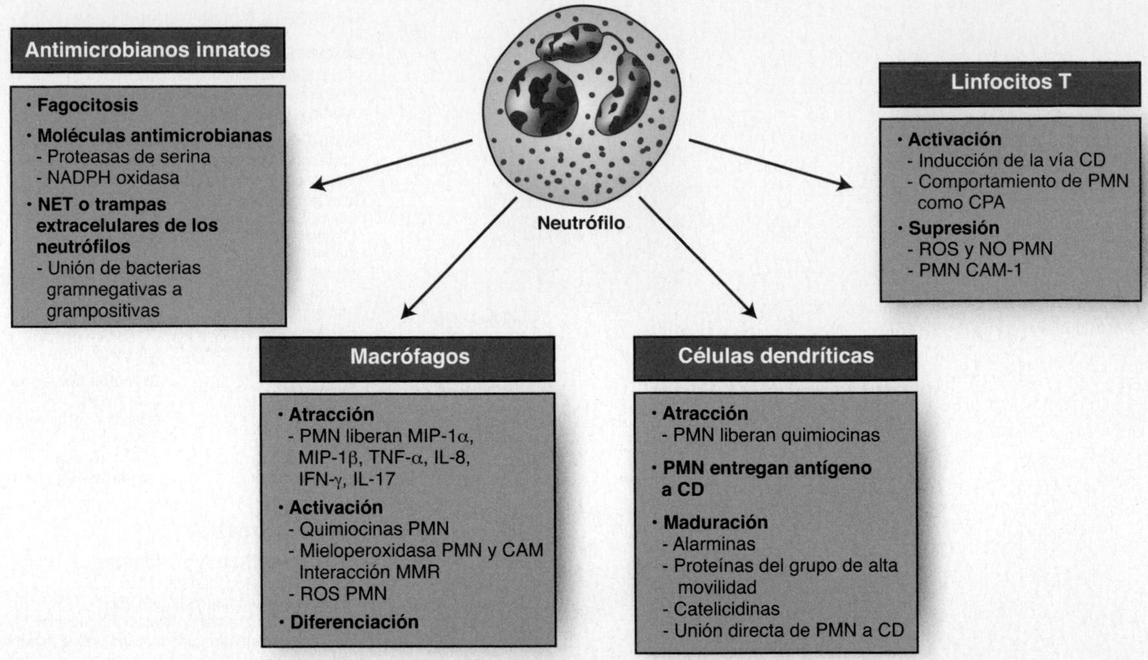

FIGURA 2-5. Funciones efectoras de los neutrófilos. *CAM*, complejo de ataque a la membrana; *CPA*, célula presentadora de antígenos; *IFN*, interferón; *IL*, interleucina; *PMN*, neutrófilos polimorfonuclear; *ROS*, especies reactivas de oxígeno; *TNF*, factor de necrosis tumoral.

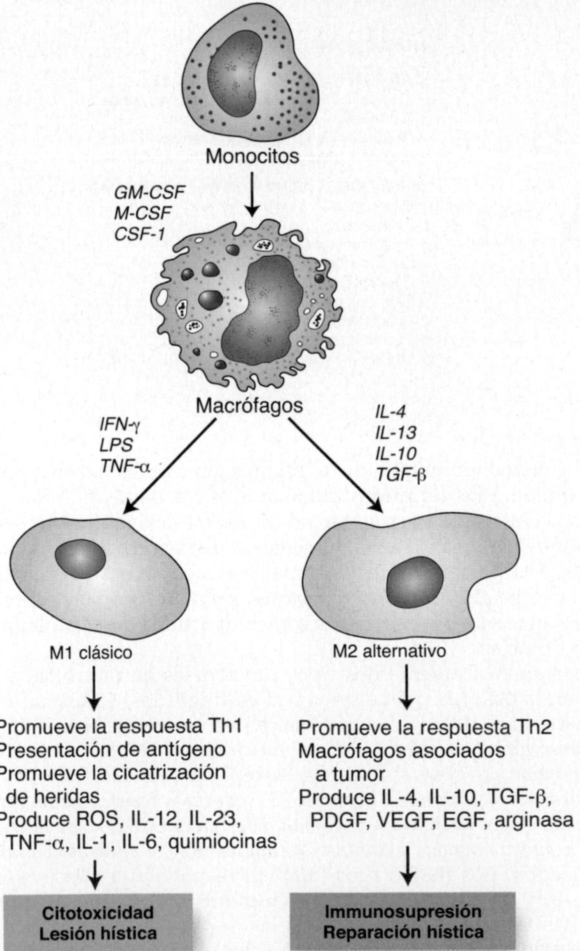

FIGURA 2-6. Estado de activación de macrófagos. *EGF*, factor de crecimiento del endotelio vascular; *IFN*, interferón; *IL*, interleucina; *LPS*, lipopolisacáridos; *ROS*, especies reactivas de oxígeno; *TGF*, factor de crecimiento transformante; *TNF*, factor de necrosis tumoral; *VEGF*, factor de crecimiento del endotelio vascular.

células de Langerhans (piel), las células mesangiales (riñón) y los macrófagos hísticos de todo el organismo. Los macrófagos asociados a tumores pueden reconocer y lisar células tumorales.

Células dendríticas

Las células dendríticas derivan de los progenitores de la médula ósea, circulan por la sangre como precursores inmaduros y después se distribuyen ampliamente en los tejidos, donde se diferencian. Son células presentadoras de antígenos muy eficientes, y son el tipo principal de célula que estimula a los linfocitos T de células indiferenciadas para que inicien respuestas inmunitarias adaptativas. Los antígenos se unen al CMH de clase II en las células dendríticas. Estas presentan los antígenos a los linfocitos y los activan (*v.* cap. 4).

Mastocitos y basófilos

Los basófilos (fig. 2-8A) son los leucocitos menos comunes de la sangre. Pueden migrar hacia los tejidos para participar en las respuestas inmunitarias. Los mastocitos funcionan de manera similar, tienen una vida larga y residen en todos los tejidos de soporte en los tejidos conjuntivos, en las superficies de las mucosas pulmonar e intestinal, en la dermis y en la microvasculatura. Tanto los mastocitos como los basófilos tienen receptores de superficie celular para la **IgE**. Cuando los mastocitos o los basófilos sensibilizados con la IgE reciben el estímulo de un antígeno, de agonistas físicos (como el frío o un traumatismo) o de proteínas catiónicas, secretan los mediadores inflamatorios que residen en sus densos gránulos citoplasmáticos. Estos gránulos contienen mucopolisacáridos ácidos (como la heparina), proteasas de serina, mediadores quimiotácticos para neutrófilos y eosinófilos, e histamina. La histamina se une a receptores específicos H_1 en la pared vascular, lo que provoca la contracción de las células endoteliales, la formación de brechas y edema, y así estimula el aumento de la permeabilidad vascular (un efecto que se puede inhibir farmacológicamente mediante antagonistas del receptor H_1 [antihistamínicos]). La estimulación de mastocitos y basófilos también lleva a la liberación leucotrienos (productos del metabolismo de los AA) y citocinas como el TNF-α y la IL-4.

Eosinófilos

Los eosinófilos (fig. 2-8B) circulan en la sangre y se dirigen a los tejidos de forma similar a los PMN. A menudo se acumulan duran-

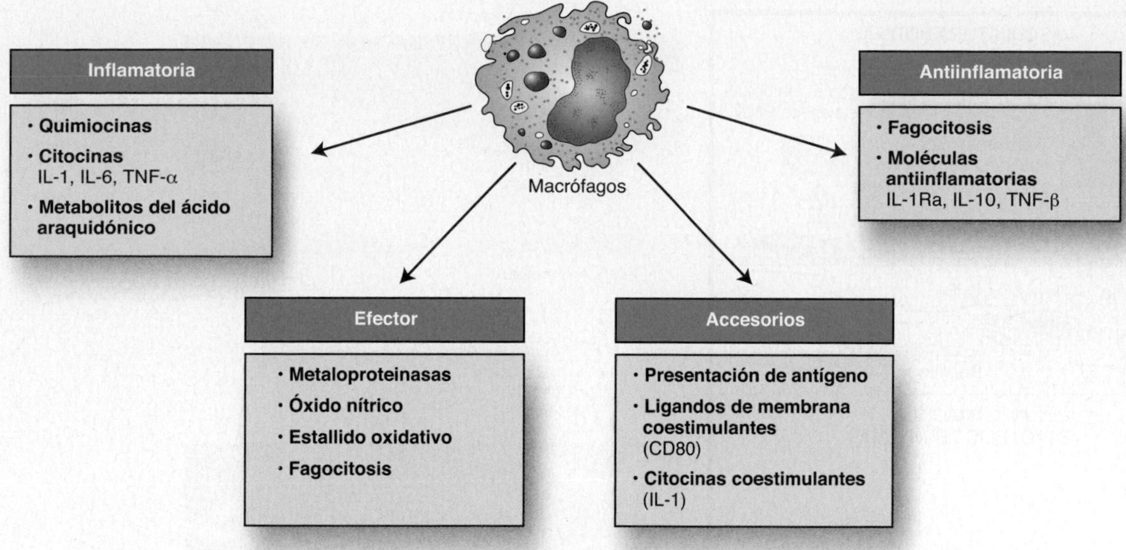

FIGURA 2-7. Funciones efectoras de los macrófagos. *IL*, interleucinas; *TNF*, factor de necrosis tumoral.

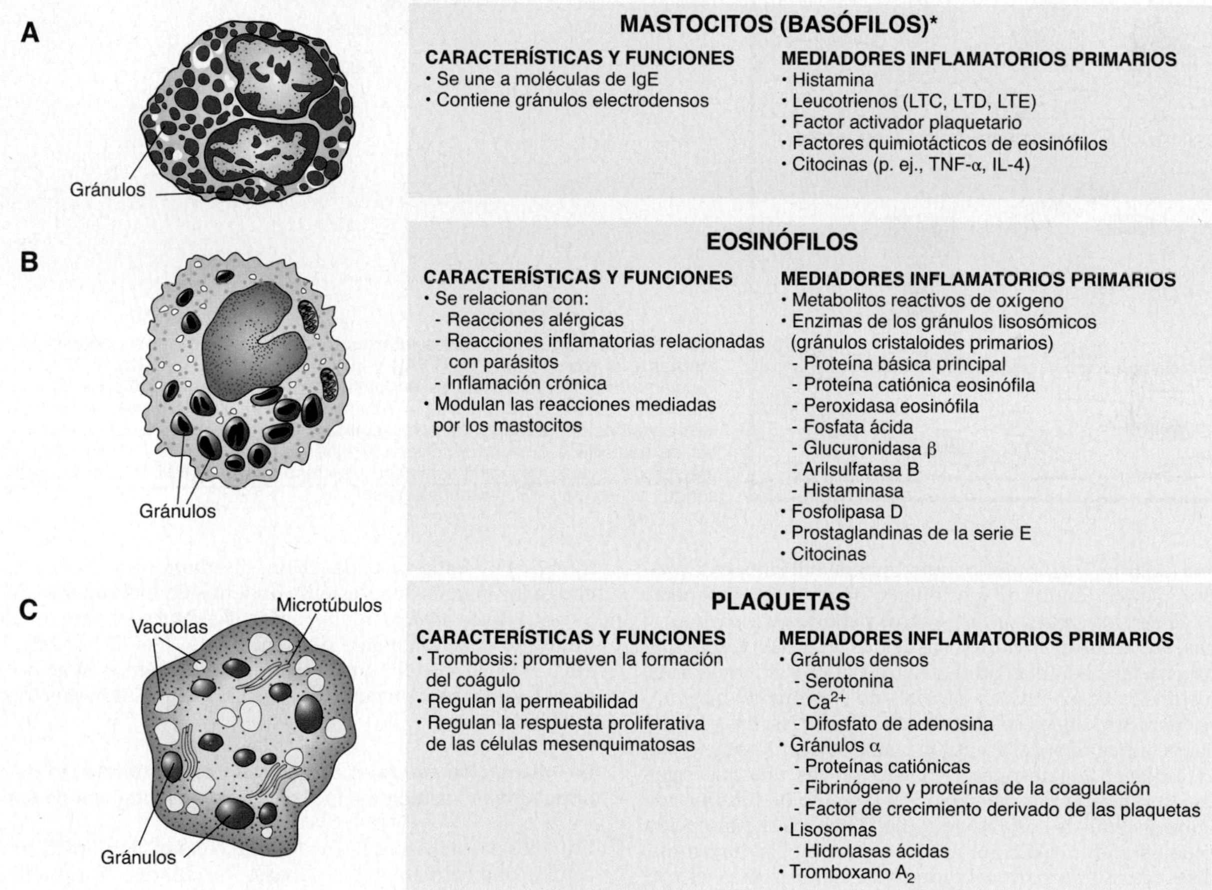

FIGURA 2-8. Más células de la inflamación: morfología y función. A. Mastocito/basófilo. **B.** Eosinófilo. **C.** Plaqueta. *Es importante aclarar que los mastocitos y los basófilos son células diferentes. Ambos provienen de la médula ósea y cuentan con elementos celulares muy similares (principalmente la histamina), pero existe una gran diferencia morfológica: los basófilos son de núcleo polimórfico, mientras que los mastocitos presentan un núcleo bien definido.

te las reacciones mediadas por IgE, como la alergia y el asma. Los eosinófilos expresan receptores de IgA y poseen grandes gránulos que contienen la proteína básica principal (PBP) de los eosinófilos, ambas implicadas en la defensa frente a parásitos (*v.* cap. 4). Sus gránulos también contienen **leucotrienos**, **factor activador plaquetario** (**FAP**), fosfatasa ácida y peroxidasa.

Plaquetas

Las plaquetas (fig. 2-8C) desempeñan un papel esencial en el inicio y la regulación de la coagulación (*v.* cap. 20). Son pequeñas (1-2 μm de diámetro) y carecen de núcleo. Tienen tres tipos de inclusiones: *(1)* gránulos densos, ricos en serotonina, histamina, calcio y difosfato

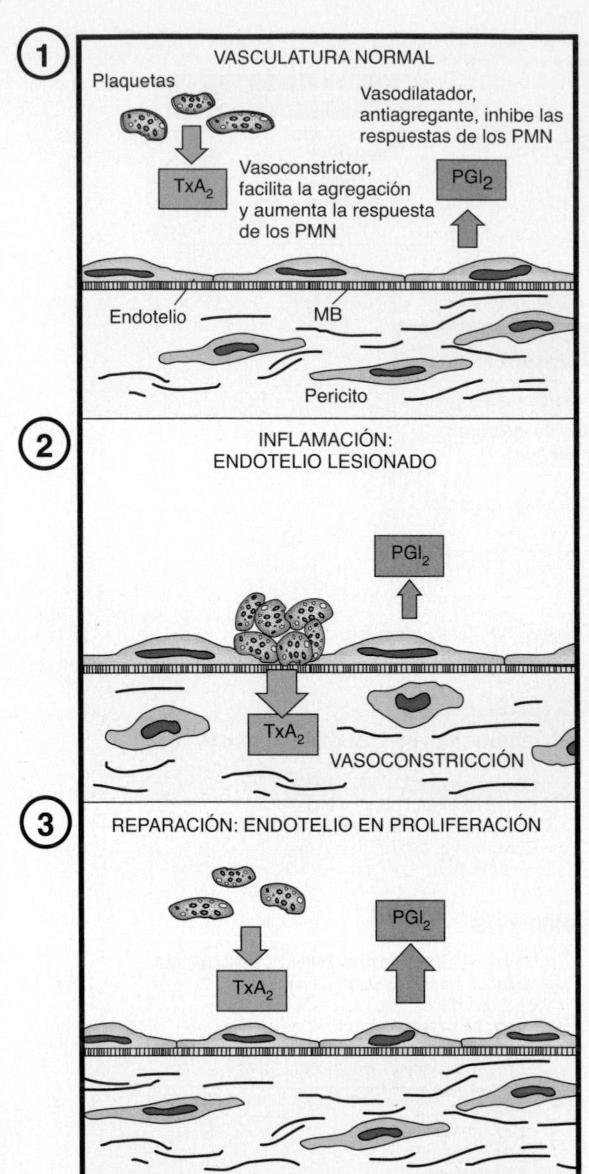

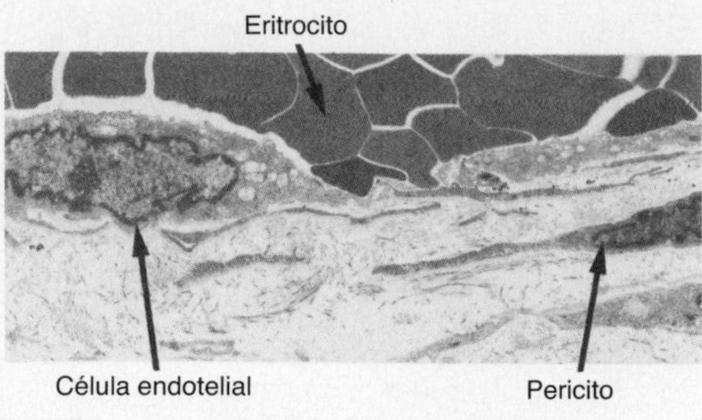

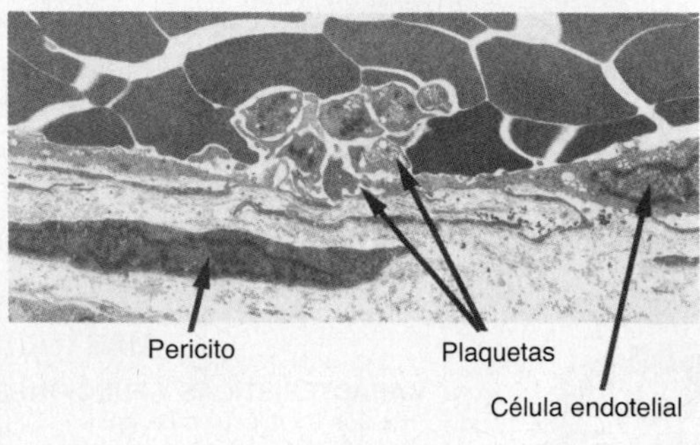

FIGURA 2-9. Regulación de las interacciones entre plaquetas y células endoteliales mediante el tromboxano A_2 (TXA_2) y la prostaglandina I_2 (PGI_2). 1. TXA_2 derivado de las plaquetas y PGI_2 derivada del endotelio mantienen el equilibrio entre la vasodilatación y la vasoconstricción. **2.** Durante la inflamación, el equilibrio normal se desplaza hacia la vasoconstricción, aumento de permeabilidad vascular, agregado plaquetario y respuestas de neutrófilos polimorfonucleares (PMN). **3.** Durante la reparación, predominan los efectos de la prostaglandina, inhibiendo las respuestas de PMN y promoviendo un riego sanguíneo normal. *MB*, membrana basal.

de adenosina (ADP); *(2)* gránulos α, que contienen fibrinógeno, proteínas de coagulación, factor de crecimiento derivado de plaquetas (PDGF, *platelet-derived growth factor*) y otros péptidos y proteínas; y *(3)* lisosomas, que secuestran hidrolasas ácidas. Además de su papel en la hemostasia, las plaquetas producen mediadores inflamatorios, potentes sustancias vasoactivas y factores de crecimiento que modulan la proliferación de las células mesenquimatosas. Las plaquetas se adhieren, agregan y desgranulan cuando hacen contacto con el colágeno fibrilar (p. ej., después de una lesión vascular que expone proteínas de la matriz intersticial) o con la trombina (después de que se active el sistema de coagulación) (fig. 2-9). La desgranulación libera serotonina (5-hidroxitriptamina), que, como la histamina, aumenta directamente la permeabilidad vascular. Además, el metabolito AA de las plaquetas, el tromboxano A_2 (TXA_2), desempeña un papel clave en la segunda ola de agregación plaquetaria e influye en la constricción del músculo liso. Al activarse, las plaquetas, al igual que las células fagocíticas, secretan proteínas catiónicas que neutralizan las cargas negativas del endotelio y aumentan la permeabilidad.

INFLAMACIÓN AGUDA

La inflamación aguda representa la primera respuesta de un tejido tras la mayoría de las formas de lesión. Tiene una duración relativamente corta, de minutos a días (de ahí su nombre). Es la respuesta inmediata y temprana a la lesión, diseñada para transportar leucocitos a los lugares de la lesión y ponerlos en movimiento. Se acumula un *exudado de líquido y proteínas plasmáticas*, acompañado de un infiltrado principalmente de neutrófilos (figs. 2-1 y 2-2). Una vez allí, los leucocitos eliminan cualquier organismo patógeno presente en el tejido y comienzan a eliminar los tejidos muertos (necróticos) o dañados.

La inflamación aguda es el resultado de la interacción de células circulantes y residentes, factores solubles y tejidos de soporte

Entre los participantes se encuentran células sanguíneas circulantes, células que habitan en las paredes vasculares (en especial, células endoteliales y células musculares lisas subyacentes que regulan el tono vascular), proteínas plasmáticas y células del tejido conjuntivo circundante, como macrófagos, linfocitos, mastocitos y fibroblastos.

La inflamación aguda tiene dos componentes principales, visibles a nivel macroscópico y microscópico:

- **Cambios vasculares**: alteraciones del diámetro y la permeabilidad de la pared de los vasos, aumento del flujo sanguíneo (vasodilatación) y descarga de proteínas plasmáticas de la circulación.
- **Acontecimientos celulares**: emigración de leucocitos desde la circulación hasta el lugar de la lesión (reclutamiento y activación celular).

Muchos **mediadores moleculares**, tanto solubles como asociados a la célula, estimulan estos cambios. Los más importantes se analizan a continuación.

Los principales acontecimientos de la inflamación aguda se producen en oleadas, con cambios vasculares, que se producen predominantemente en las primeras 6 h después de la lesión, y el flujo de neutrófilos, que alcanza un máximo a las 12 h y se mantiene durante unas 24 h. El flujo inicial de monocitos, que señala la transición a inflamación crónica, comienza aproximadamente a las 48 h después de la lesión; a las 96 h, el infiltrado debe ser mayoritariamente mononuclear.

Los cambios vasculares y el reclutamiento celular causan tres de los cinco signos locales clásicos de la inflamación aguda: calor, enrojecimiento e hinchazón. Los dos signos principales adicionales, dolor y pérdida de función (*functio laesis*), reflejan los mediadores solubles y el daño hístico mediado por los leucocitos.

Los cambios vasculares en la inflamación aguda comienzan poco después de la lesión

Una vez desencadenados, estos cambios se desarrollan a ritmos variables, en función del lugar del tejido y de la naturaleza y gravedad de la lesión. Son el reflejo de la «triple respuesta» descrita por primera vez por Sir Thomas Lewis en 1924. En esos experimentos, en el lugar de un traumatismo cutáneo leve se desarrollaba una línea roja opaca, seguida de una erupción (halo rojo) y luego un habón (hinchazón). Lewis hipotetizó la presencia de un mediador vasoactivo que provocaba vasodilatación y aumento de la permeabilidad vascular en el lugar de la lesión.

- **Como respuesta inmediata a una lesión o daño, los vasos sanguíneos se contraen rápida y transitoriamente (en cuestión de segundos) y luego se dilatan**. La vasodilatación, que se produce bajo la influencia del NO, la histamina y otros fármacos solubles, permite el aumento del flujo sanguíneo y la expansión del lecho capilar. Esto provoca el enrojecimiento (**eritema**) y el calor asociados a la inflamación aguda.
- **El aumento de la permeabilidad vascular condiciona la acumulación de líquidos y componentes plasmáticos en los tejidos afectados**. Las células endoteliales están conectadas entre sí por uniones estrechas y separadas de los tejidos circundantes por una membrana basal limitante (fig. 2-10A). El endotelio funciona normalmente como una barrera de permeabilidad: regula y limita el movimiento de líquidos entre los espacios intravascular y extravascular. La **alteración de esta función de barrera es una característica de la inflamación aguda**. Poco después de la lesión hística, los mediadores inflamatorios producidos en el lugar de la lesión aumentan directamente la permeabilidad de los capilares y las vénulas poscapilares. La fuga vascular se debe a la contracción y retracción de las células endoteliales y las alteraciones de la transcitosis. Las células endoteliales también resultan dañadas de forma tanto directa como indirecta por los leucocitos. La alteración de la barrera de permeabilidad provoca la pérdida de líquido (**edema**) y de células hacia el espacio extravascular (fig. 2-10B y C).
- **Los mediadores solubles (p. ej., cininas, complemento) estimulan plaquetas intravasculares y células inflamatorias**. Estas moléculas se unen a los receptores de las células endoteliales y del músculo liso vascular, lo que provoca vasoconstricción o vasodilatación. La vasodilatación arteriolar aumenta el flujo sanguíneo y exacerba la filtración de líquido en el tejido, mientras que la vasoconstricción de las vénulas poscapilares aumenta la presión hidrostática del lecho capilar, lo que estimula aún más el edema. Los componentes del sistema del complemento activados aumentan aún más la permeabilidad vascular y contribuyen al edema (fig. 2-11).
- **Los neutrófilos son reclutados hacia el lugar de la lesión**. A medida que el líquido se filtra en el espacio extravascular y concentra de manera efectiva eritrocitos y leucocitos, la viscosidad de la sangre aumenta y la circulación se ralentiza (**estasis vascular**). Al microscopio, esto se observa como una gran cantidad de vasos pequeños dilatados y congestionados. A medida la estasis que se desarrolla, los leucocitos (en particular los neutrófilos) comienzan a distribuirse fuera de la sangre fluyendo y se acumulan a lo largo de las superficies endoteliales (**marginación**), donde pueden adherirse a los receptores expresados por las células endoteliales y, finalmente, acomodarse entre las células endoteliales y migrar al tejido, un proceso denominado **diapédesis**. Después, los factores quimiotácticos reclutan a los leucocitos hacia el tejido lesionado. Una vez allí, los leucocitos comienzan a atacar a los patógenos invasores con el objetivo de eliminar los componentes dañados e iniciar la reparación del tejido. Los neutrófilos también secretan mediadores adicionales, que pueden aumentar o inhibir la inflamación. Las interacciones específicas entre receptores y ligandos que median en este proceso se analizan a continuación.

Inflamación y edema

En afecciones fisiológicas, el líquido se escapa continuamente del compartimento intravascular hacia el espacio extravascular. Los vasos linfáticos eliminan este líquido y lo devuelven a la circulación. El intercambio de líquido entre los compartimentos vascular y extravascular se debe a un equilibrio de fuerzas que atrae el líquido hacia los espacios vasculares o lo expulsa hacia los tejidos (*v.* cap. 7). La **presión hidrostática,** procedente del flujo sanguíneo y del volumen plasmático, fuerza la salida de líquido de la vasculatura. Esta presión es contrarrestada por la **presión osmótica** generada por los gradientes de electrólitos entre el plasma y los tejidos, y la **presión oncótica** generada por las proteínas plasmáticas (en particular, la albúmina), que suelen ser tan grandes que no pueden atravesar el endotelio y, por tanto, permanecen intravasculares.

Los cambios vasculares en la inflamación aguda alteran este equilibrio de fuerzas, lo que produce edema. El aumento del flujo sanguíneo y el aumento de la presión hidrostática actúan junto con el aumento de la permeabilidad vascular (*v.* anteriormente) y la lesión endotelial para trasladar el líquido del espacio intravascular al extravascular. Inicialmente, este líquido es esencialmente un **trasudado** (ultrafiltrado de plasma sanguíneo). Sin embargo, a medida que la permeabilidad vascular aumenta y las células comienzan a migrar a través del endotelio, el líquido que se acumula en los tejidos se convierte en un **exudado**, rico en proteínas y células. Los trasudados y exudados pueden distinguirse por su gravedad específica: una gravedad específica inferior a 1.015 indica un bajo contenido en proteínas y es característica de los trasudados, mientras que los exudados tienen una gravedad específica superior a 1.015. Las mediciones específicas de las proteínas en el líquido, en comparación con el plasma, también ayudan a poder determinar esta distinción.

Muchas afecciones clínicas provocan la acumulación de líquido trasudativo o exudativo. Por ejemplo, la obstrucción del flujo de salida venoso (trombosis) o la disminución de la función del ventrículo derecho (insuficiencia cardíaca congestiva) aumentan la contrapresión vascular y, por tanto, la presión hidrostática (*v.* cap. 7). La disminución de la albúmina plasmática, ya sea por pérdida renal o por disminución de la síntesis hepática, reduce la presión oncótica plasmática. Cualquier anomalía en la retención de sodio o agua altera la presión osmótica y el equilibrio de fuerzas de los líquidos. Por último, el linfedema puede producirse si hay una alteración del drenaje linfático (p. ej., después de una intervención quirúrgica, radiación, o un tumor o infección).

Varios términos clave describen el edema y sus consecuencias:

- Un **derrame** es un exceso de líquido en las cavidades corporales (p. ej., los espacios peritoneal o pleural).
- El exudado **seroso** (o **derrame**) se caracteriza por una escasa respuesta celular y un color amarillo pajizo.
- El líquido **serosanguinolento** es un exudado seroso, o derrame, que contiene eritrocitos. Tiene una tonalidad rojiza.
- El exudado **fibrinoso** contiene grandes cantidades de fibrina debido a la activación del sistema de coagulación. Cuando un exudado fibrinoso se produce sobre una superficie serosa, como la pleura o el pericardio, se trata de una «pleuritis fibrinosa» o una «pericarditis fibrinosa».
- El exudado **purulento** contiene componentes celulares prominentes, y suele estar asociado a infecciones piógenas, en las que predominan neutrófilos.

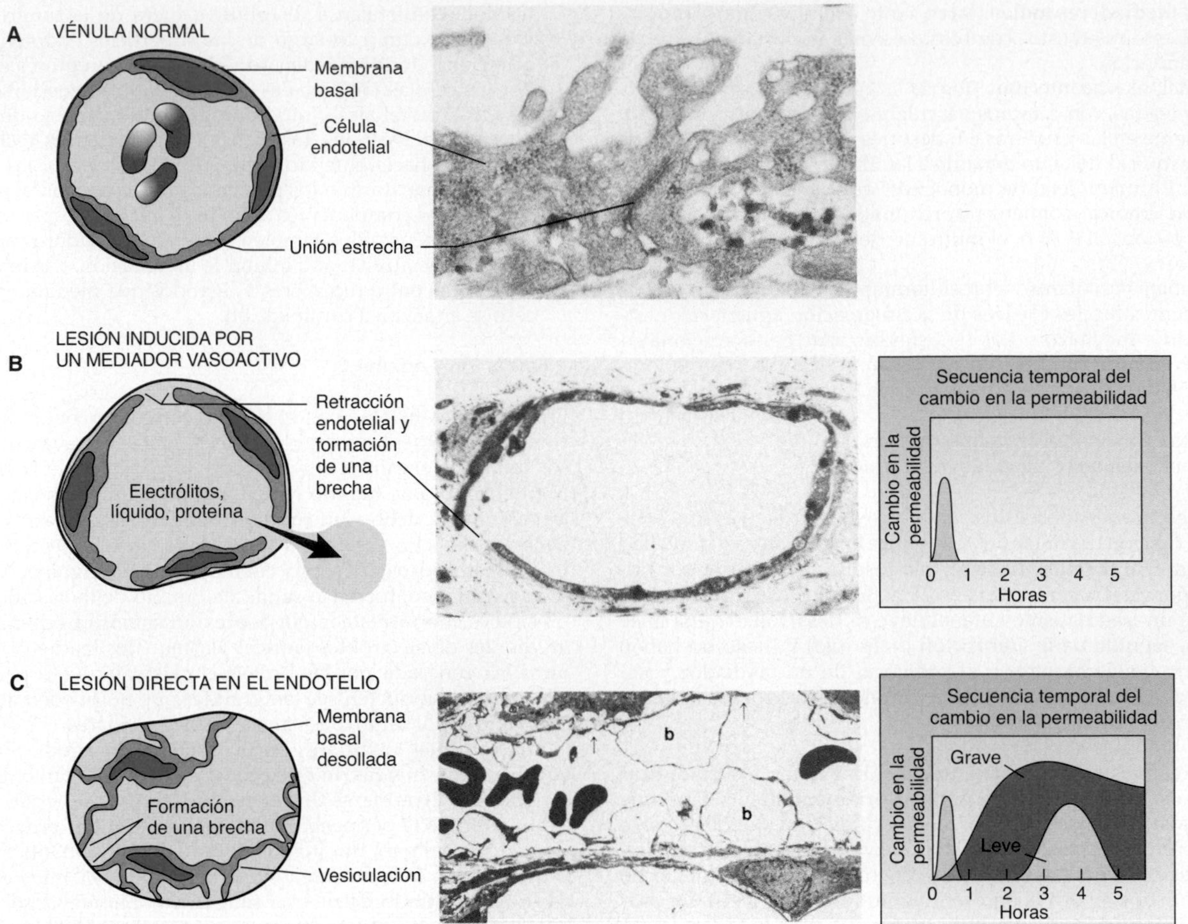

FIGURA 2-10. Respuestas de la microvasculatura a la lesión. A. La pared de las vénulas normales está sellada por uniones estrechas entre las células endoteliales adyacentes. **B.** Durante la lesión leve inducida por un mediador vasoactivo, las células endoteliales se separan y permiten el paso de los constituyentes líquidos de la sangre. **C.** Ante una lesión directa grave, las células endoteliales forman ampollas (a) y se separan de la membrana basal. Las áreas de membrana basal desollada (*flechas*) permiten el escape prolongado de elementos líquidos desde la microvasculatura.

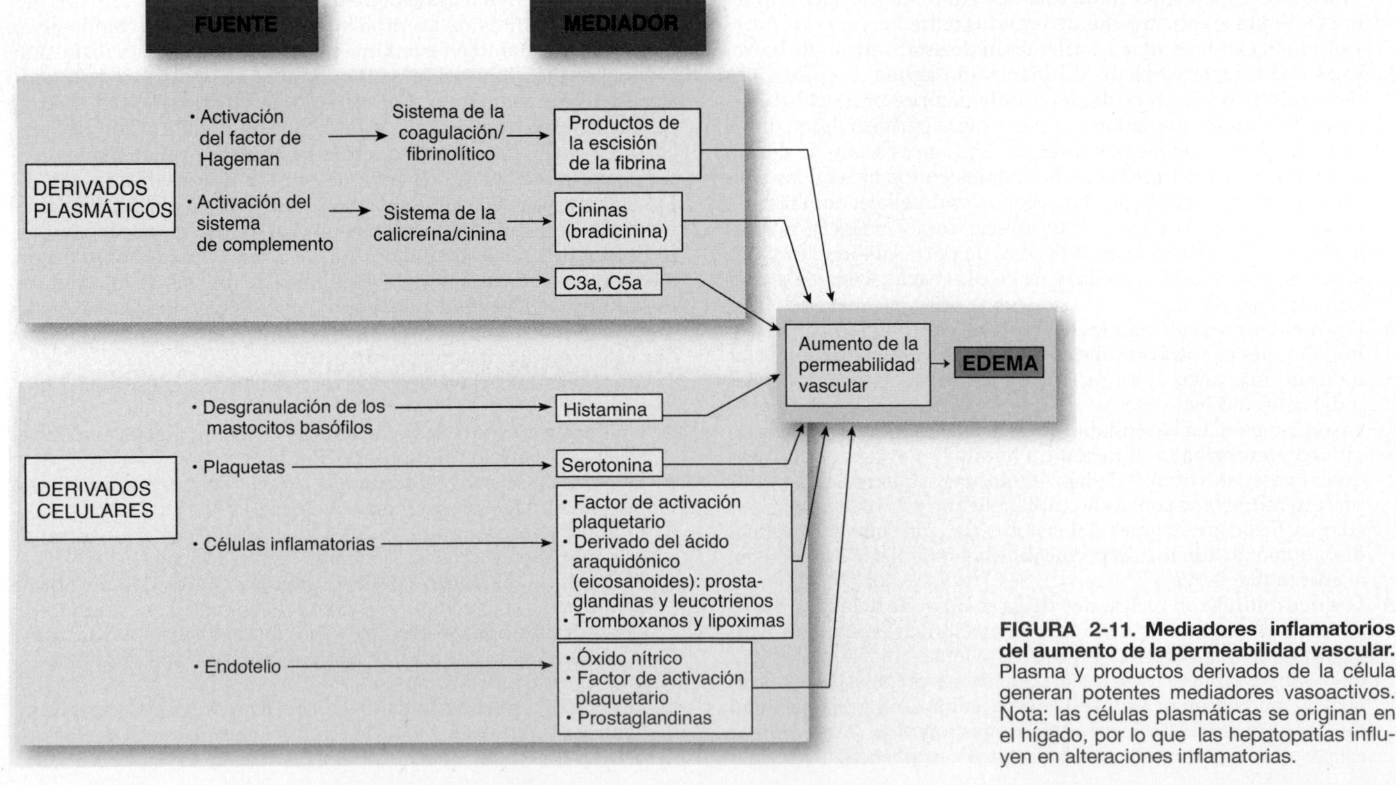

FIGURA 2-11. Mediadores inflamatorios del aumento de la permeabilidad vascular. Plasma y productos derivados de la célula generan potentes mediadores vasoactivos. Nota: las células plasmáticas se originan en el hígado, por lo que las hepatopatías influyen en alteraciones inflamatorias.

- La **inflamación supurativa** es un exudado purulento con una importante necrosis licuefactiva (*v.* cap. 1); es el equivalente del pus.

Los leucocitos, especialmente los neutrófilos, se acumulan en los tejidos afectados

El reclutamiento rápido requiere una respuesta orquestada por los factores quimiotácticos, que inducen la migración celular dirigida. Mediadores lipídicos, eicosanoides, proteínas del suero (productos del complemento C3a, C5a y citocinas) y quimiocinas funcionan de forma secuencial para un resultado óptimo (fig. 2-12). Diversos estímulos inflamatorios, como citocinas proinflamatorias, endotoxinas bacterianas y proteínas víricas, estimulan las células endoteliales, lo que provoca la pérdida de la función de barrera y el reclutamiento de leucocitos. Los leucocitos se adhieren al endotelio activado y propician así su propia activación en el proceso. A continuación, se adelgazan (aplanan) y migran desde el espacio vascular, a través de la pared del vaso, hacia el tejido circundante. Una vez en el tejido extravascular, los PMN ingieren material extraño, microbios y desechos (fig. 2-13).

Reclutamiento de leucocitos

Los leucocitos (principalmente neutrófilos) salen de la luz vascular al espacio extravascular en tres fases: *(1) marginación y rodamiento*; *(2) adhesión* y transmigración entre las células endoteliales; y *(3) migración* desde los tejidos intersticiales hacia un estímulo quimiotáctico (figs. 2-14 y 2-15). El rodamiento, la adhesión y la transmigración comienzan cuando las moléculas de adhesión complementarias de los leucocitos y las superficies endoteliales se unen entre sí (fig. 2-16). Los mediadores químicos (quimiotácticos y ciertas citocinas) afectan estos procesos mediante la modulación de la expresión superficial o la avidez de estas moléculas de adhesión.

Marginación y rodamiento

En el proceso de *marginación,* los leucocitos se acumulan en la periferia de los vasos. Esto se produce por una combinación de cambios de flujo que se producen a nivel de los capilares hasta las vénulas poscapilares: el flujo más rápido de los eritrocitos hacia el núcleo axial de los vasos empuja a las células de mayor tamaño hacia la periferia. La pérdida de líquido debida al aumento de la permeabilidad vascular contribuye a ralentizar el flujo en los márgenes de los vasos. Después de la marginación, los leucocitos ruedan por la superficie endotelial y se adhieren a esta por el camino. Las denominadas **selectinas**, moléculas similares a las lectinas (de ahí su nombre) que expresan dominios extracelulares de unión a azúcares, facilitan este *rodamiento.* Las selectinas se unen a las formas sialiladas de los oligosacáridos (p. ej., sialil-Lewis X en los leucocitos), que a su vez están unidos con glucoproteínas de tipo mucina. La familia de las selectinas incluye la **selectina P**, la **selectina E** y la **selectina L**, que se expresan respectivamente en las plaquetas y en las superficies endotelial y leucocitaria (tabla 2-1). Las selectinas comparten estructuras moleculares similares: una cadena de glucoproteínas transmembrana con un dominio extracelular de unión a lectina. Los niveles de expresión de las selectinas endoteliales suelen ser bajos o incluso pueden no expresarse, pero son reguladas al alza bajo la estimulación de mediadores específicos. Esto permite un grado de especificidad de unión restringido a los lugares donde hay una lesión en curso. Así, en las células endoteliales no activadas, la selectina P se almacena principalmente en los **cuerpos de Weibel-Palade** intracelulares, pero a los pocos minutos de la exposición a mediadores como la histamina o la trombina, esta se redistribuye a la superficie celular. Algunas selectinas (p. ej., la selectina E) también son sometidas a regulación transcripcional por mediadores inflamatorios como la IL-1 o el TNF-α.

Adhesión y transmigración

Tras el proceso de rodamiento mediado por las selectinas, comienza el proceso de adhesión firme de los leucocitos a la superficie endotelial. Finalmente, estos transmigran entre las células endoteliales (diapédesis), atraviesan la membrana basal y alcanzan el espacio extravascular. Las **integrinas** de los leucocitos (glucoproteínas heterodiméricas de membrana) median la adhesión firme a las células endoteliales. Estas integrinas contienen diferentes cadenas α y β, y suelen estar en la superficie de los leucocitos en formas de baja afinidad. Sus ligandos son moléculas de la superfamilia de las inmunoglobulinas que se expresan en las células endoteliales, como ICAM-1, ICAM-2 y VCAM-1 (tabla 2-1). En su estado de baja afinidad, la unión a esos ligandos es muy baja. Sin embargo, la unión de las quimiocinas producidas en el lugar de la lesión con los receptores acoplados a proteína G (GPCR, *G protein-coupled receptor*) de los leucocitos provoca un cambio en la configuración de las integrinas; este cambio permite la unión de alta afinidad a las moléculas de adhesión endoteliales (fig. 2-14).

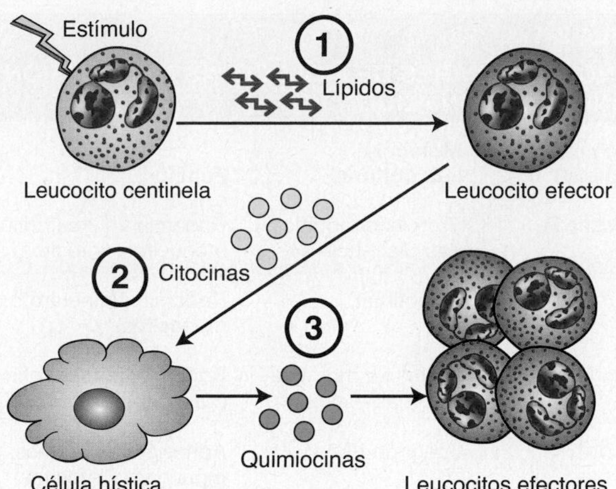

FIGURA 2-12. Esquema de iniciación orquestada de respuestas inflamatorias. 1. Lípidos mediadores (eicosanoides) son liberados de las células activadas, y dan lugar a un temprano reclutamiento de células de la medula ósea hacia el sistema vascular. **2.** Las citocinas proinflamatorias activan células residentes del tejido, que a su vez **(3)** liberan quimiocinas para amplificar el reclutamiento celular inflamatorio.

Diapédesis

La diapédesis leucocitaria se produce sobre todo en las vénulas poscapilares y, en menor medida, en los capilares pulmonares. Tras adherirse firmemente a las superficies endoteliales, los leucocitos se encajan entre las células en las uniones intercelulares (aunque tam-

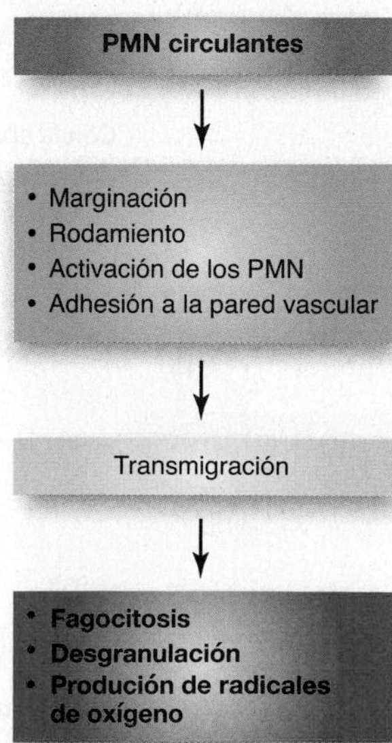

FIGURA 2-13. Reclutamiento y activación leucocitarios. *PMN*, neutrófilos polimorfonucleares.

TABLA 2-1

PRINCIPALES PARES DE MOLÉCULAS DE ADHESIÓN EN LA INFLAMACIÓN AGUDA

Molécula endotelial	Molécula leucocitaria	Función
Selectina P	Proteínas modificadas Sialil-Lewis X	Rodamiento (neutrófilos, monocitos, linfocitos)
GlyCAM-1	Selectina L	Rodamiento (neutrófilos, monocitos)
Selectina e	Proteínas modificadas Sialil-Lewis X	Rodamiento (neutrófilos, monocitos, linfocitos T)
VCAM-1	Integrina VLA-4	Adhesión (eosinófilos, monocitos, linfocitos)
ICAM-1	Integrinas CD11/CD18 (LFA-1, Mac-1)	Adhesión, detención, transmigración (neutrófilos, monocitos, linfocitos)
CD31 (PECAM-1)	CD31 (PECAM-1)	Detención, transmigración (neutrófilos, monocitos, linfocitos)

bién se produce la **transcitosis**, a través del citoplasma de las células endoteliales), y luego atraviesan la membrana basal, a la que degradan focalmente junto con las **metaloproteinasas de matriz** (**MPM**) secretadas. La CD31 (o molécula de adhesión celular endotelial plaquetaria [PECAM]) es el principal mediador de la diapédesis, con el apoyo de otras **moléculas de adhesión de unión (JAM,** *junctional adhesion molecules*), incluida CD99 (tabla 2-1, fig. 2-17).

Quimiotaxis y activación

Tras salir de la sangre, los leucocitos migran hacia los lugares de la lesión por locomoción orientada sobre un gradiente químico (**quimiotaxis**, fig. 2-14). Tanto sustancias exógenas como endógenas pueden funcionar como factores quimiotácticos para los leucocitos, incluidos: *(1)* productos bacterianos solubles, particularmente péptidos con terminaciones de *N*-formil-metionina; *(2)* componentes del sistema del complemento, particularmente C5a (*v.* más adelante); *(3)* productos de la vía de la lipooxigenasa del metabolismo de los AA, particularmente **leucotrieno B_4 (LTB_4)** (*v.* más adelante); y (4) citocinas, especialmente de la familia de las quimiocinas (p. ej., IL-8). Además de estimular la locomoción, los factores quimiotácticos activan a los leucocitos para que: *(1)* induzcan la desgranulación y la secreción de enzimas lisosómicas; *(2)* generen un estallido oxidativo; *(3)* produzcan metabolitos de AA a través de la activación de la fosfolipasa A_2 (PLA_2) inducida por diacilglicerol (DAG) y calcio; y (4) modulen las moléculas de adhesión leucocitaria. Los neutrófilos,

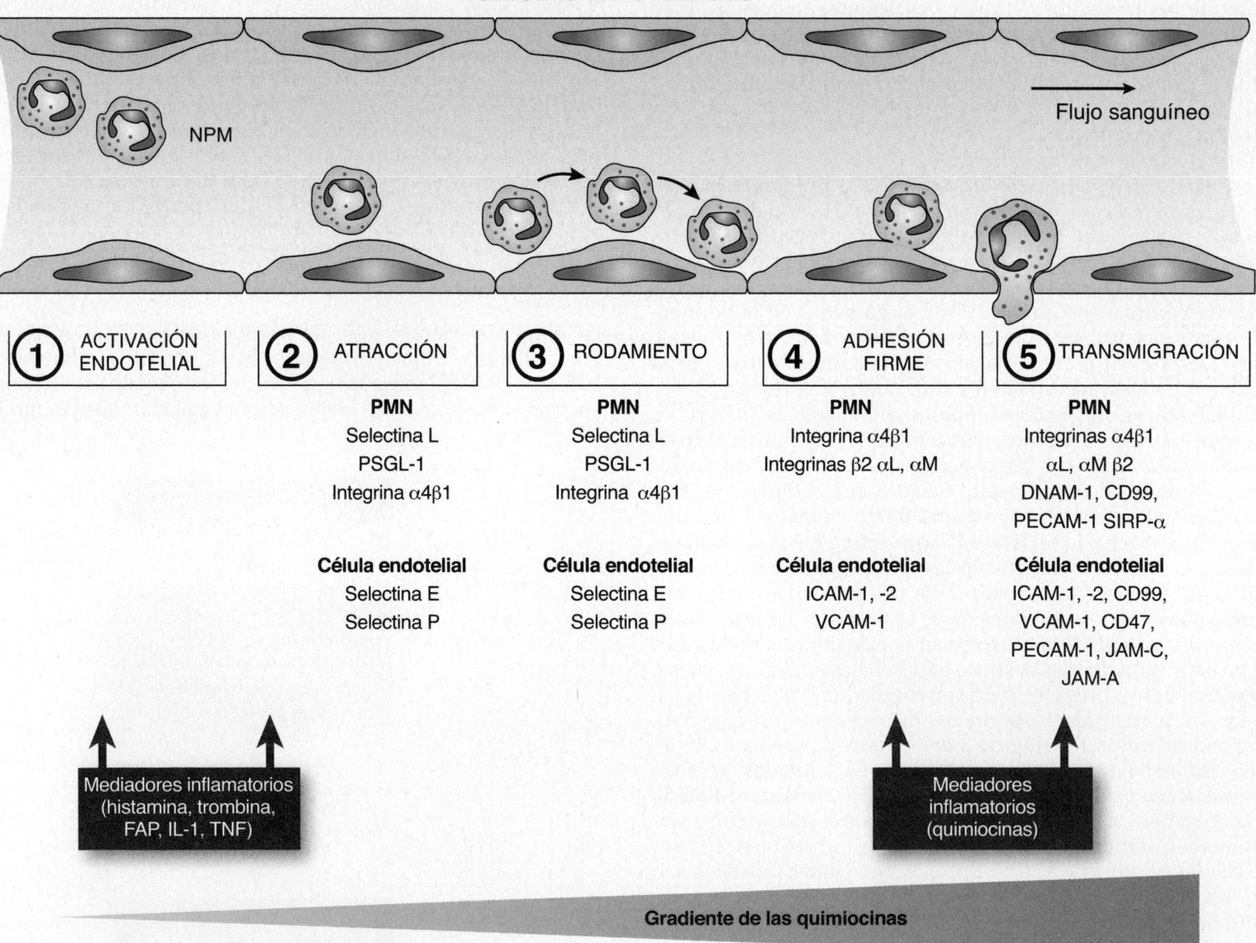

FIGURA 2-14. Adhesión y extravasación de neutrófilos. 1. Los mediadores inflamatorios activan las células endoteliales para que incrementen la expresión de las moléculas de adhesión. La sialil-Lewis X, la glucoproteína 1 de la selectina P y el ligando de la selectina E se unen a las selectinas P y E para facilitar **(2)** la atracción y **(3)** el rodamiento de los neutrófilos. Las integrinas aumentadas sobre los neutrófilos activados se unen a la molécula 1 de adhesión intercelular (ICAM-1) de las células endoteliales para formar **(4)** una adhesión firme. **5.** Las adhesiones a las células endoteliales se liberan una a una, lo que posibilita que los neutrófilos pasen entre las células separadas para entrar en el tejido. *CE*, célula endotelial; *IL*, interleucina; *FAP*, factor de activación plaquetario; *PECAM-1*, molécula de adhesión a la plaqueta de la célula endotelial 1; *PMN*, neutrófilo polimorfonuclear; *TNF*, factor de necrosis tumoral.

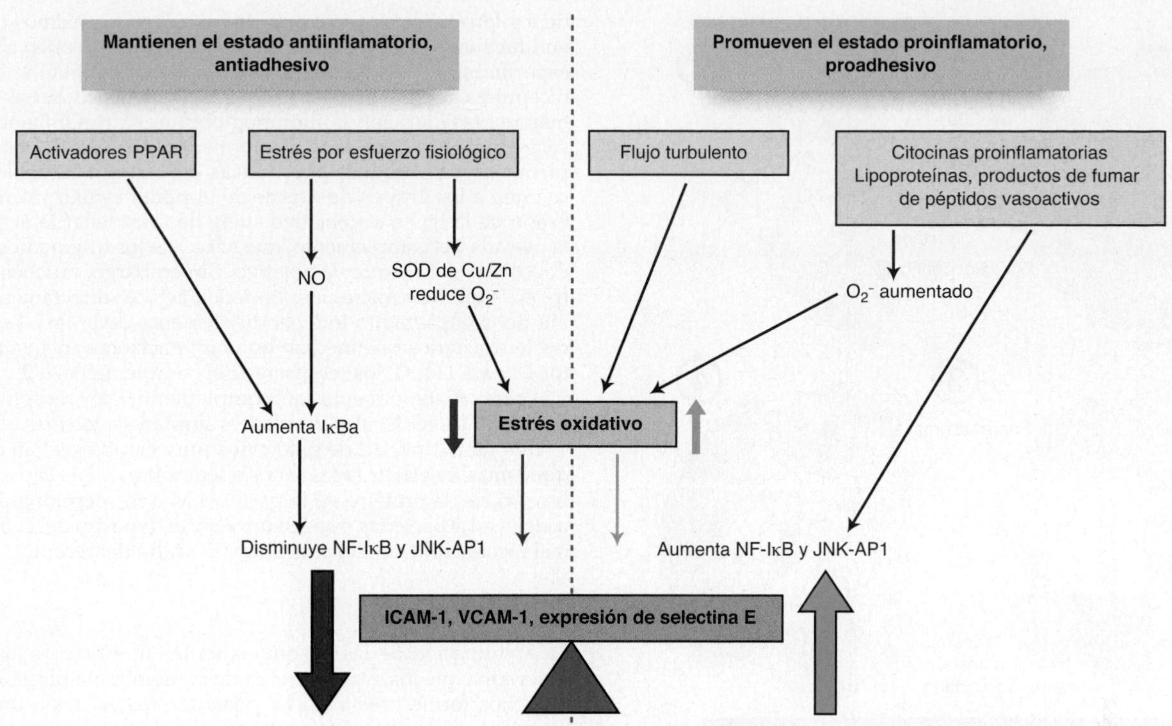

FIGURA 2-15. Equilibrio de fuerzas pro y antiadhesivas en células endoteliales vasculares. En condiciones fisiológicas de flujo vascular y expresión de receptores proliferador-activado de peroxisoma (PPAR, *peroxisome proliferator-activated receptors*), el estrés oxidativo y la expresión de adhesión molecular se mantienen bajo control. En presencia de mediadores proinflamatorios y flujo turbulento o estrés por esfuerzo oscilatorio, el estrés oxidativo aumenta, seguido del incremento de transcripción de genes proinflamatorios y aumento en la expresión de moléculas de adhesión. *ICAM-1*, molécula 1 de adhesión intercelular; *NO*, óxido nítrico; *SOD*, superóxido dismutasa; *VCAM-1*, molécula 1 de adhesión de células vasculares.

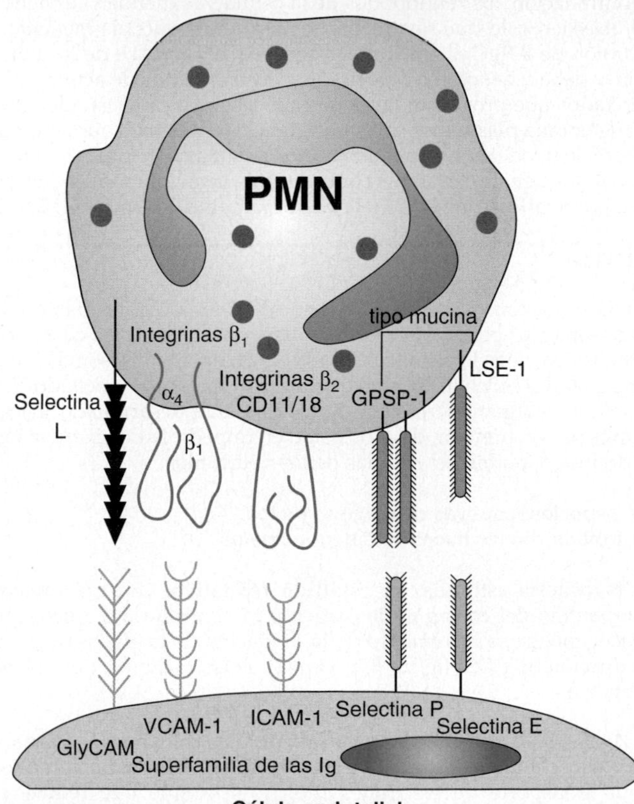

FIGURA 2-16. Moléculas de adhesión de los leucocitos y de las células endoteliales. *GlyCAM*, molécula de adhesión celular portadora de glucano; *GPSP-1*, glucoproteína 1 de la selectina P; *ICAM-1*, molécula 1 de adhesión intercelular; *LSE-1*, ligando de la selectina E 1; *VCAM*, molécula de adhesión de la célula vascular.

los monocitos, los eosinófilos y varios tipos de linfocitos utilizan distintas moléculas, aunque superpuestas, para el rodamiento y la adhesión. El tipo de leucocito reclutado refleja, por tanto, la naturaleza del estímulo incitador y el tiempo de vida del foco inflamatorio. En la mayoría de las formas de inflamación aguda, los neutrófilos predominan durante las primeras 6 h a 24 h, tiempo después del cual son reemplazados por monocitos en las siguientes 24 h a 48 h (fig. 2-3). Este patrón constituye, así pues, una expresión secuen-

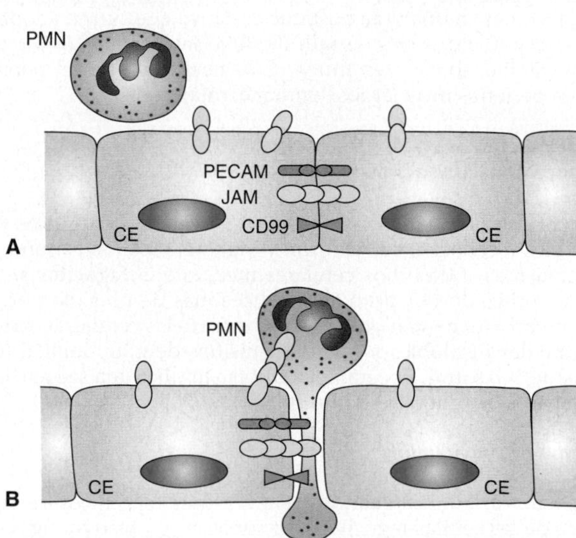

FIGURA 2-17. Moléculas de unión de células endoteliales participan en el reclutamiento de leucocitos. A. Moléculas de unión contribuyen a la adhesión entre células y al mantenimiento de la función de barrera endotelial. **B.** Estas mismas células regulan la transmigración paracelular de leucocitos. *CE*, célula endotelial; *JAM*, moléculas de adhesión de unión; *PECAM*, molécula de adhesión celular endotelial plaquetaria, CD31; *PMN*, neutrófilo polimorfonuclear.

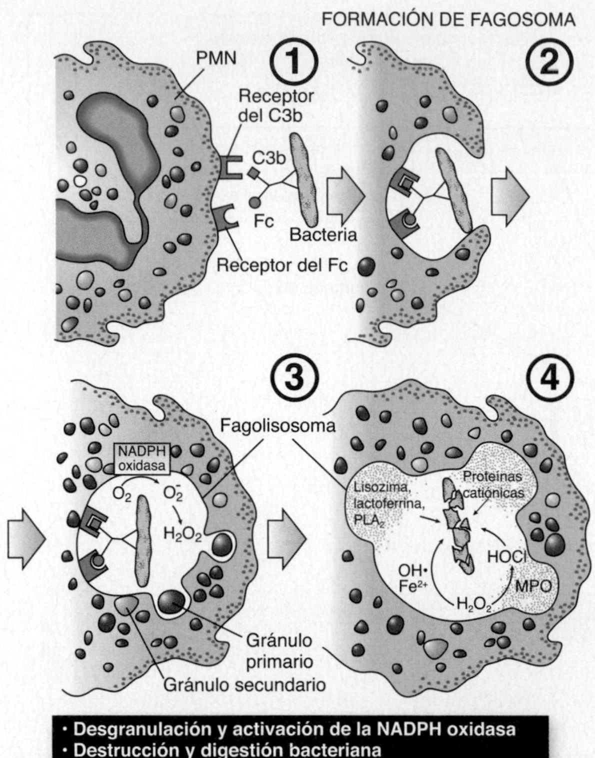

FIGURA 2-18. Mecanismos de la fagocitosis bacteriana y la destrucción celular de los neutrófilos. 1. Opsoninas como el C3b recubren la superficie de los microbios, lo que permite su reconocimiento por el receptor C3b del neutrófilo. **2.** El agrupamiento de receptores desencadena la señalización intracelular y el ensamblaje de la actina dentro del neutrófilo. Se forman seudópodos alrededor del microbio para encerrarlo dentro de un fagosoma. **3.** Los gránulos lisosómicos se fusionan con el fagosoma para formar un fagolisosoma, dentro del cual se liberan enzimas lisosómicas y radicales de oxígeno para **(4)** eliminar y degradar el microbio. *Fe^{2+}*, ion ferroso; *PLA_2*, fosfolipasa A_2; *HOCl*, ácido hipocloroso; *MPO*, mieloperoxidasa; *PMN*, neutrófilo polimorfonuclear.

cial de diferentes moléculas de adhesión y factores quimiotácticos en las distintas fases de una respuesta inflamatoria. Además, los neutrófilos tienen una vida bastante corta, ya que sufren apoptosis entre 10 h y 12 h después de salir del flujo sanguíneo. Los monocitos, en cambio, sobreviven mucho más tiempo y pueden persistir durante períodos muy largos como macrófagos hísticos.

La función efectora de los leucocitos comienza con la fagocitosis

Los monocitos, los macrófagos hísticos, las células dendríticas y los neutrófilos reconocen, internalizan y digieren material extraño, microorganismos o desechos celulares mediante la **fagocitosis**. Este término, utilizado por primera vez hace más de un siglo por Elie Metchnikoff, define la ingestión por parte de las células eucariotas de partículas insolubles y microorganismos de gran tamaño (normalmente, > 0.5 μm). El complejo proceso implica una secuencia de cuatro pasos distintos, pero interrelacionados.

Reconocimiento y unión

La fagocitosis se inicia cuando los receptores específicos de la superficie de las células fagocitarias reconocen su objetivo (fig. 2-18). Los microbios expresan **PAMP**. *Se trata de una característica única de los microbios en cuestión y que no se da en el cuerpo humano. Son moléculas estructurales o funcionales importantes e indispensables, por lo que son obligatorias para la función microbiana.* Las células que median en la inmunidad innata (neutrófilos, monocitos/macrófagos) se enfrentan a los PAMP mediante un conjunto de **receptores de reconocimiento de patrones (RRP)**. El reconocimiento y la unión de los leucocitos a la mayoría de los microorganismos también se ven facilitados por las **opsoninas** séricas, que se unen a moléculas específicas de las superficies microbianas y facilitan su unión con receptores de opsonina específicos de los leucocitos. Las opsoninas más importantes son la inmunoglobulina G (IgG) (concretamente su región Fc; *v.* cap. 4), el componente C3b del sistema del complemento y las lectinas plasmáticas de unión a carbohidratos que se unen a los grupos de azúcar de la pared celular microbiana. La unión de la IgG a un objetivo suele desencadenar la activación de la cascada del complemento, que hace que los fragmentos de C3b se depositen en la partícula objetivo. Sin embargo, muchos estímulos (p. ej., superficie microbiana) pueden activar directamente el sistema del complemento independientemente de la IgG. Los receptores leucocitarios que median estas interacciones incluyen el receptor Fc para la IgG, los receptores del complemento 1, 2 y 3 (RC-1, 2 y 3) para los componentes del complemento y los receptores específicos para las moléculas circulantes similares a lectinas.

Una gran cantidad de patógenos muy complejos han desarrollado formas de eludir la fagocitosis leucocitaria. Las cápsulas de polisacáridos, la proteína A, la proteína M o los peptidoglucanos que rodean a las bacterias pueden impedir el depósito del complemento o el reconocimiento del antígeno y la unión del receptor.

Señalización

La aglutinación de las opsoninas en la superficie de las bacterias determina que los receptores Fcγ de la membrana plasmática de los fagocitos formen racimos. La posterior fosforilación del dominio citosólico (γ) de los **motivos de activación del inmunorreceptor basados en la tirosina (MAIT)** desencadena la señalización intracelular a través de la asociación de tirosina cinasas con el receptor Fcγ (fig. 2-19).

Internalización y envoltura

A continuación, los seudópodos de la célula se extienden alrededor del objeto, con lo que finalmente se forma una vacuola fagocítica. La unión de la IgG al receptor Fc activa el ensamblaje de la actina celular debajo del objeto fagocitado, con filamentos de actina polimerizados que proyectan la membrana plasmática hacia adelante. La membrana plasmática se reconfigura entonces para aumentar la superficie y rodear el material extraño. La copa fagocítica resultante envuelve el agente extraño. A continuación, la membrana se «cierra» para encerrarlo en una vacuola denominada fagosoma (fig. 2-18).

Digestión

El fagosoma con el material extraño se fusiona con los lisosomas citoplasmáticos para formar un **fagolisosoma,** dentro del cual se liberan las enzimas lisosómicas. El pH ácido del fagolisosoma activa estas enzimas hidrolíticas, que degradan el material fagocitado. Algunos microorganismos, siempre astutos, han desarrollado mecanismos para sobrevivir, que consisten en impedir la desgranulación lisosómica o inhibir las enzimas de los neutrófilos.

Las especies reactivas de oxígeno de los neutrófilos son las microbicidas principales

La fagocitosis estimula un **estallido oxidativo**, con un aumento repentino del consumo de oxígeno, catabolismo del glucógeno (glucogenólisis) e incremento de la oxidación de la glucosa y de la producción de ROS (fig. 2-18; *v.* cap. 1). Estos incluyen, pero no se limitan, a:

- *Anión superóxido (O_2^-)*: en las membranas celulares de los neutrófilos, la fagocitosis activa una **NADPH oxidasa**, un complejo de transporte de electrones multicomponente que reduce el oxígeno molecular a O_2^-. La exposición previa de las células a un estímulo quimiotáctico o al LPS bacteriano aumenta la activación del sistema NADPH oxidasa. Dicho sistema aumenta el consumo de oxígeno y estimula la derivación de monofosfato de hexosa. En conjunto, estas respuestas celulares se conocen como **estallido respiratorio**.

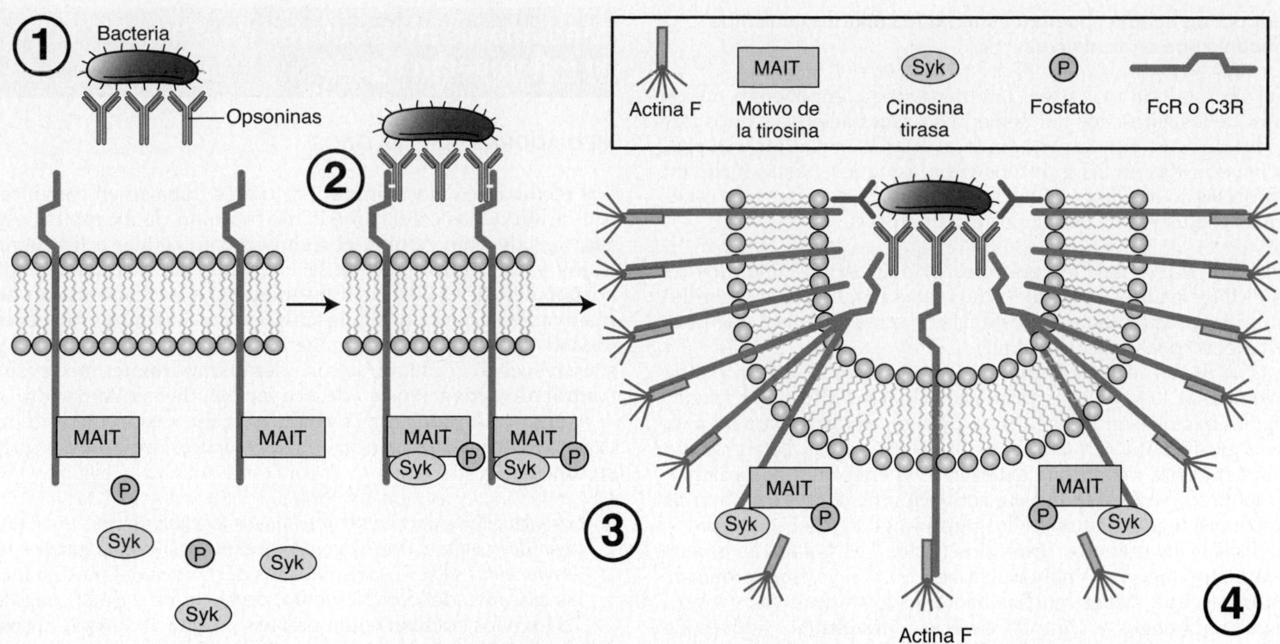

FIGURA 2-19. Señalización intracelular durante la fagocitosis leucocitaria. 1. Las opsoninas que recubren la superficie de los microbios o del material extraño son reconocidas por el receptor C3b de los neutrófilos. **2.** El agrupamiento de receptores desencadena (**3**) la fosforilación de los motivos de activación del inmunorreceptor basados en la tirosina (MAIT) y las tirosina cinasas inician la señalización intracelular. **4.** Los filamentos de actina polimerizados se agregan por debajo de la membrana plasmática para formar seudópodos que encierran el agente extraño.

- *Peróxido de hidrógeno (H_2O_2)*: el O_2^- se convierte rápidamente en H_2O_2 en la superficie celular y en los fagolisosomas, ya sea de forma espontánea o por medio de la superóxido dismutasa (SOD). Las cantidades de peróxido de hidrógeno producidas suelen ser insuficientes para la muerte eficaz de la mayoría de las bacterias (aunque los radicales superóxido e hidroxilo pueden ser suficientes para hacerlo). Sin embargo, el H_2O_2 es estable y es una fuente para generar oxidantes reactivos adicionales.
- *Ácido hipocloroso (HOCl•)*: los lisosomas de los neutrófilos (llamados gránulos azurófilos) contienen la enzima **mieloperoxidasa (MPO)**. En presencia de un anión haluro como el Cl^-, la MPO convierte el H_2O_2 en HOCl• (radical hipocloroso). El HOCl• es un potente oxidante y agente antimicrobiano (el NaOCl es el ingrediente activo de la lejía de cloro) que mata las bacterias por halogenación o por peroxidación de proteínas y lípidos. También ayuda a activar la colagenasa y la gelatinasa derivadas de los neutrófilos, ambas secretadas como enzimas latentes, e inactiva la α_1-antitripsina.
- *Radical hidroxilo (OH•)*: la reducción del H_2O_2 mediante la reacción de Haber-Weiss forma el radical OH•, altamente reactivo. A un pH fisiológico, esta reacción se produce lentamente, pero, en presencia de ion ferroso (Fe^{2+}), tiene lugar la reacción de Fenton, que convierte con celeridad el H_2O_2 en OH•, un radical con actividad bactericida potente. La reducción posterior del OH• da lugar a la formación de H_2O (*v.* cap. 1).
- *Óxido nítrico (NO•)*: los fagocitos y las células endoteliales producen NO• y sus derivados, que tienen muchos efectos tanto fisiológicos como no fisiológicos. El NO• y otros radicales libres interactúan para equilibrar sus efectos citotóxicos y citoprotectores. El NO• puede reaccionar con los radicales de oxígeno para formar moléculas tóxicas como el peroxinitrito y los S-nitrosotioles, o puede eliminar el O_2^-, y así reducir la cantidad de radicales tóxicos.

Además de los neutrófilos, los monocitos, los macrófagos y los eosinófilos también producen radicales de oxígeno, de acuerdo con su estado de activación y el estímulo al que estén expuestos. Las ROS producidas por estas células contribuyen a su actividad bactericida y fungicida, así como a su capacidad para eliminar ciertos parásitos. La importancia de los mecanismos dependientes del oxígeno en la destrucción bacteriana se ejemplifica en la enfermedad granulomatosa crónica de la niñez, una deficiencia hereditaria de la NADPH oxidasa. Los pacientes afectados no producen O_2^- y H_2O_2 durante la fagocitosis, por lo que son propensos a infecciones recurrentes, en especial por cocos grampositivos. Los pacientes con una deficiencia genética relacionada con la MPO no pueden producir HOCl•, por lo que exhibe un aumento de la susceptibilidad a las infecciones micóticas por *Candida* (tabla 2-2).

La NADPH oxidasa solo está activa después de que su subunidad citosólica se transloque a la membrana del fagolisosoma. Así, los productos reactivos finales se generan solo dentro de ese compartimento. Después del estallido oxidativo, el H_2O_2 finalmente se descompone en agua y O_2 por la catalasa, y las otras ROS también se degradan. A continuación, las **hidrolasas ácidas lisosómicas** digieren los microorganismos muertos.

TABLA 2-2

ENFERMEDADES CONGÉNITAS CON DEFECTOS DE LA FUNCIÓN CELULAR FAGOCÍTICA

Enfermedad	Defecto
Deficiencia de la adhesión leucocitaria (DAL)	DAL-1 (expresión o función defectuosa de integrina β_2 [CD11/CD18]) DAL-2 (fucosilación defectuosa, unión de la selectina)
Síndrome de infección recurrente por hiper-IgE (síndrome de Job)	Quimiotaxis deficiente
Síndrome de Chediak-Higashi	Gránulos lisosómicos defectuosos, quimiotaxis deficiente
Deficiencia de gránulos específicos de neutrófilos	Gránulos de neutrófilos ausentes
Enfermedad granulomatosa crónica	Oxidasa de NADPH deficiente, sin producción de H_2O_2
Deficiencia de mieloperoxidasa	Producción deficiente de HOCl

H_2O_2, peróxido de hidrógeno; *HOCl*, ácido hipocloroso; *Ig*, inmunoglobulina; *NADPH*, fosfato de dinucleótido de nicotinamida y adenina.

Los leucocitos también pueden eliminar los microorganismos por mecanismos no oxidativos

Incluso sin estallido oxidativo, también otros componentes de los gránulos de los leucocitos pueden eliminar las bacterias y otros fármacos infecciosos. Fundamentalmente, esta actividad incluye proteínas bactericidas en los gránulos citoplasmáticos. Estas incluyen las hidrolasas ácidas lisosómicas y las proteínas no catalíticas especializadas exclusivas de las células inflamatorias.

- *Hidrolasas lisosómicas*: los gránulos primarios y secundarios de los PMN y los lisosomas de los fagocitos mononucleares contienen hidrolasas (sulfatasas, fosfatasas y otras enzimas) que pueden digerir polisacáridos y ADN.
- *Proteína bactericida/de aumento de la permeabilidad*: esta proteína catiónica de los gránulos primarios de los PMN puede matar muchas bacterias gramnegativas, pero no es tóxica para las bacterias grampositivas ni para las células eucariotas. Esta proteína se inserta en la membrana externa de la envoltura bacteriana y aumenta su permeabilidad. La activación de ciertas fosfolipasas y enzimas degrada entonces los peptidolglucanos bacterianos.
- *Defensinas*: los gránulos primarios de los PMN y los lisosomas de algunos fagocitos mononucleares contienen estas proteínas catiónicas, que matan muchas bacterias grampositivas y gramnegativas, hongos y algunos virus con envoltura. Algunos de estos polipéptidos también pueden destruir células del huésped. Las defensinas son quimiotácticas para los fagocitos, las células dendríticas inmaduras y los linfocitos, por lo que ayudan a movilizar y amplificar la inmunidad antimicrobiana.
- *Lactoferrina*: la lactoferrina es una glucoproteína que se une al hierro que se encuentra en los gránulos secundarios de los neutrófilos y en la mayoría de los líquidos corporales. Presenta capacidad quelante de hierro y, por tanto, puede entrar en competencia con las bacterias. Puede ayudar a generar OH• para la eliminación oxidativa de las bacterias.
- *Lisozima*: esta enzima bactericida se encuentra en muchos tejidos y líquidos corporales, en los gránulos primarios y secundarios de los PMN y en los lisosomas de los fagocitos mononucleares. Los peptidoglucanos de la pared celular de las bacterias grampositivas presentan sensibilidad a la degradación por la lisozima; las bacterias gramnegativas suelen ser resistentes a esta enzima.
- *Proteínas bactericidas de los eosinófilos*: los eosinófilos poseen varias proteínas catiónicas unidas a los gránulos, las más importantes de las cuales son la PBP y la proteína catiónica eosinófila. Ambas son potentes microbicidas de muchos parásitos, aunque no de bacterias. La PBP representa la mitad de la proteína total de los gránulos de los eosinófilos.

Mediadores moleculares de la inflamación aguda

MEDIADORES PLASMÁTICOS

Los mediadores plasmáticos y celulares trabajan en conjunto en la activación de las células mediante la unión de receptores específicos, la activación celular, el reclutamiento celular a los lugares de lesión y la estimulación de la liberación de mediadores solubles adicionales (fig. 2-20). En sí mismos, estos mediadores son de vida relativamente corta, o bien los inhiben mecanismos intrínsecos, que desactivan la respuesta de manera efectiva y permiten que el proceso se resuelva. Por tanto, se consideran importantes mecanismos de control de «activación» y «desactivación» de la inflamación.

Aunque más adelante se analizarán tipos específicos de mediadores, existen varios principios conceptuales importantes que rigen su función:

- *Los mediadores pueden ser producidos localmente por las células en el lugar de la inflamación o circular en el plasma (normalmente sintetizados por el hígado).* Los mediadores derivados del plasma incluyen las cascadas del complemento, de la cinina y de la coagulación. Todos ellos circulan como precursores inactivos que, al someterse a escisión proteolítica, pasan a ser biológicamente activos. Los mediadores derivados de las células se almacenan normalmente en gránulos intracelulares que se secretan al activarse (p. ej., histamina en los mastocitos), o se sintetizan *de novo* en respuesta a un estímulo (p. ej., prostaglandinas, leucotrienos).
- *La mayoría de los mediadores actúan después de unirse a receptores específicos en las células objetivo.* Sin embargo, algunos presentan actividades enzimáticas y/o tóxicas directas (p. ej., proteasas lisosómicas o ROS).
- *Los mediadores pueden estimular a las células objetivo para que liberen moléculas efectoras secundarias.* Estos mediadores secundarios pueden tener actividades similares a las de sus moléculas efectoras iniciales, que ayudan a ampliar una respuesta concreta. También pueden oponerse a esos estimuladores iniciales a modo de mecanismo de contrarregulación.
- *Los mediadores pueden tener uno, varios o muchos objetivos*, lo que desencadena resultados muy diferentes, según el tipo de célula a la que se dirijan.
- *La función de los mediadores suele estar muy regulada.* La mayoría de los mediadores son muy potentes y pueden ser dañinos. Por suerte, también la mayoría decae rápidamente una vez que se activan y se liberan de la célula (p. ej., metabolitos de **AA**), son

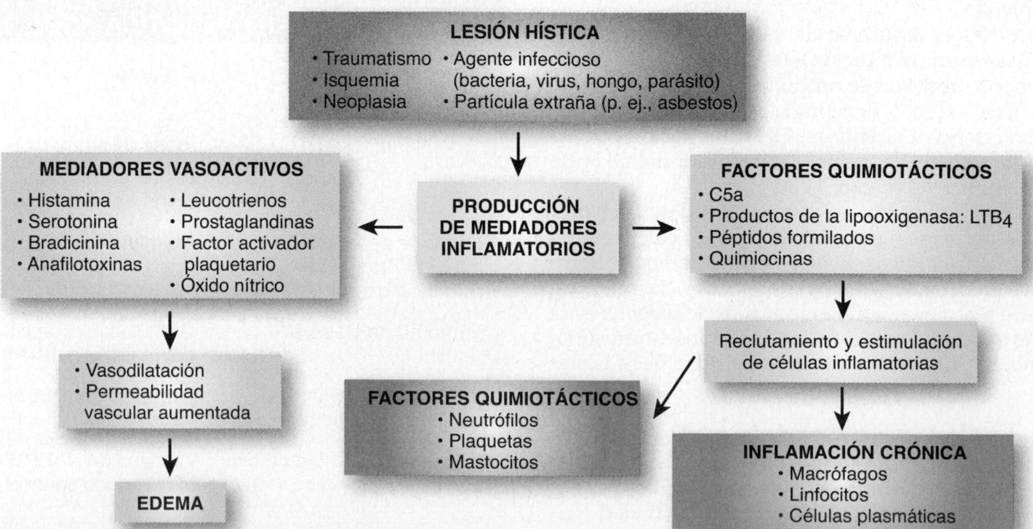

FIGURA 2-20. Mediadores de la respuesta inflamatoria. La lesión hística estimula la producción de mediadores inflamatorios plasmáticos que se liberan en la circulación. Las células de los tejidos y las inflamatorias originan factores adicionales. Dichos factores vasoactivos y quimiotácticos promueven el edema y el reclutamiento de células inflamatorias hacia el lugar dañado. *PMN*, neutrófilo polimorfonuclear.

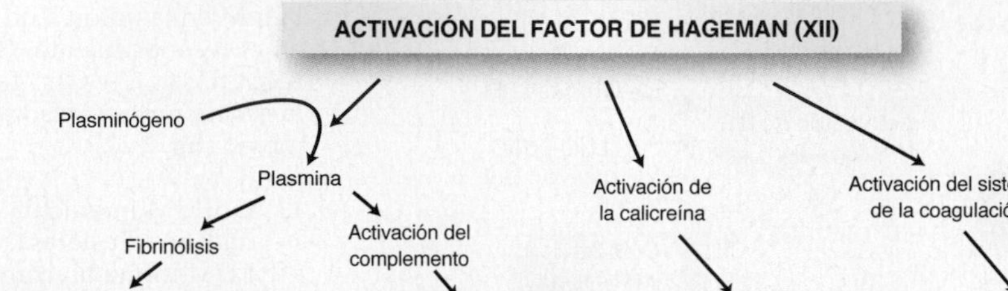
AGENTES RELACIONADOS CON LA LESIÓN
• Superficies con carga negativa (p. ej, membrana basal, colágeno, elastina, glucosaminoglucanos)
• Lipopolisacáridos bacterianos
• Cristales de urato de sodio
• Enzimas (p. ej., tripsina, plasmina)
ACTIVACIÓN DEL FACTOR DE HAGEMAN (XII)
Plasminógeno
Plasmina
Fibrinólisis
Activación del complemento
Activación de la calicreína
Activación del sistema de la coagulación
PRODUCTOS DE DEGRADACIÓN DE LA FIBRINA
QUIMIOTAXIS POR ANAFILOTOXINAS
GENERACIÓN DE CININA
FORMACIÓN DEL COÁGULO

FIGURA 2-21. Activación del factor de Hageman y producción de mediador inflamatorio. La activación del factor de Hageman es un hecho clave que lleva a la conversión del plasminógeno en plasmina, lo que deriva en la generación de productos de la escisión de la fibrina y activa productos del complemento. La activación de la calicreína produce cininas y la activación del sistema de la coagulación desemboca en la formación del coágulo.

inactivados por enzimas (p. ej., la cinasa inactiva la bradicinina), se eliminan (p. ej., los antioxidantes eliminan las ROS) o se inhiben (proteínas inhibidoras del complemento).

Los mediadores plasmáticos de la inflamación pertenecen a tres sistemas principales: coagulación, cininas y complemento

El plasma contiene los elementos de tres cascadas enzimáticas principales, cada una de las cuales está compuesta por una serie de proteasas. La activación secuencial de las proteasas da lugar a la liberación de importantes mediadores químicos (fig. 2-21). La cascada de la coagulación se describe en los **capítulos 16 y 26**; los sistemas de la cinina y el complemento se presentan aquí.

Las tres cascadas presentan una vinculación mecánica que depende de la activación inicial del factor Hageman (factor XII de la cascada de coagulación). Esta proteína es sintetizada por el hígado y circula de forma inactiva hasta que se encuentra con el colágeno, la membrana basal o las plaquetas activadas (como en un sitio de lesión endotelial). Con la ayuda de un cofactor cininógeno de alto peso molecular, el factor XII cambia entonces de configuración (pasa a ser el factor XIIa activado), lo que expone un centro de serina activo que puede escindir una serie de sustratos proteicos. Así, se desencadena la activación de otras proteasas plasmáticas, entre las cuales:

- *Conversión del plasminógeno en plasmina*: la plasmina generada por el factor Hageman activado induce la disolución del coágulo (fibrinólisis). Los productos de la degradación de la fibrina (productos de escisión de la fibrina) aumentan la permeabilidad vascular en la piel y los pulmones. La plasmina también escinde los componentes del complemento, lo que genera productos con actividad biológica, como las anafilatoxinas C3a y C5a.
- *Conversión de precalicreína en calicreína*: la calicreína plasmática, también generada por el factor de Hageman activado, escinde el cininógeno de alto peso molecular en varios péptidos vasoactivos de bajo peso molecular, denominados colectivamente cininas.
- *Activación de la vía alternativa del complemento.*
- *Activación del sistema de la coagulación* (*v.* caps. 16 y 26).

Las cininas amplifican la respuesta inflamatoria

Las **cininas** son potentes agentes que se forman en el plasma y los tejidos cuando las proteasas de la calicreína escinden unas glucoproteínas plasmáticas específicas denominadas cininógenos. El factor XIIa provoca la liberación de **bradicinina** a partir de su precursor circulante, el cininógeno de alto peso molecular. La bradicinina y los péptidos relacionados regulan múltiples procesos fisiológicos, como la presión arterial, la contracción y relajación del músculo liso, la extravasación del plasma, la migración celular, la activación de las células inflamatorias y las respuestas al dolor de origen inflamatorio. Dos receptores median en los efectos inmediatos, B_1 y B_2. Los primeros son inducidos por los mediadores inflamatorios y activados selectivamente por los metabolitos de la bradicinina. Los receptores B_2 presentan una expresión constitutiva y amplia. Las cininas actúan pronto y luego son inactivadas rápidamente, por las cininasas. Quizá la función más significativa de las cininas sea su capacidad de amplificar las respuestas inflamatorias al estimular las células del tejido local y las células inflamatorias para que generen mediadores adicionales, como prostanoides, citocinas (p. ej., TNF-α e interleucinas), NO y taquicininas.

El sistema del complemento se activa a través de tres vías para formar el complejo de ataque a la membrana

El sistema del complemento es un grupo de proteínas que se encuentran en el plasma y sobre la superficie celular. Su función principal es la defensa frente a las infecciones. Identificado por primera vez como un factor sérico termolábil que destruye bacterias y «complementa» a los anticuerpos, el complemento consiste en más de 30 proteínas, entre las cuales se incluyen enzimas plasmáticas, proteínas reguladoras y proteínas de lisis celular. Se producen principalmente en el hígado y se activan de manera secuencial. Sus actividades fisiológicas incluyen *(1)* la defensa frente a infecciones bacterianas piógenas mediante opsonización, quimiotaxis, activación de los leucocitos y lisis de bacterias y células; *(2)* interconectar la inmunidad innata y la adaptativa para la defensa frente a los agentes microbianos mediante el aumento de las respuestas de los anticuerpos y la mejora de la memoria inmunitaria; y *(3)* la eliminación de los productos inmunitarios y de las lesiones inflamatorias mediante la depuración de los complejos inmunitarios y las células apoptóticas. Algunos componentes del complemento, las **anafilatoxinas**, son mediadores vasoactivos. Algunos fijan opsoninas a la superficie de las células, mientras que otros provocan la lisis celular mediante la generación de un complejo lítico C5b-9 (**complejo de ataque a la membrana [CAM]**). Las proteínas que activan el complemento se activan a su vez por tres vías convergentes: clásica, lectina de unión a la manosa (LUM) y alternativa.

Vía clásica del complemento

Los activadores de la vía clásica incluyen complejos antígeno-anticuerpo (Ag-Ac), productos de bacterias y virus, proteasas, cristales de urato, células apoptóticas y polianiones (polinucleótidos). Las proteínas del complemento de C1 a C9 están numeradas en el orden histórico de su descubrimiento. Los complejos Ag-Ac activan C1, lo que desencadena una cascada que conduce a la formación del CAM (fig. 2-22):

1. *Los anticuerpos unidos a los antígenos localizados sobre la superficie de las células bacterianas se unen al complejo C1*, que contiene C1q

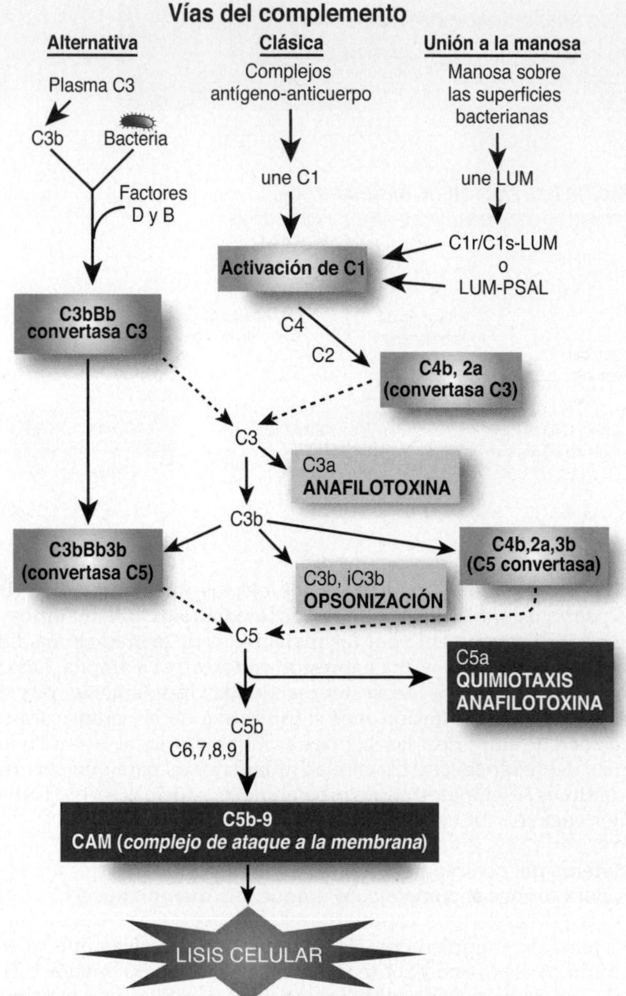

FIGURA 2-22. Activación del complemento. Las vías alternativa, clásica y de unión a la manosa conducen a la generación de los mediadores inflamatorios de la cascada del complemento y a la lisis celular a través del complejo de ataque a la membrana (CAM). *LUM*, lectina de unión a la manosa; *LUM-PSAL*, proteasa de serina asociada a la LUM.

y dos moléculas de C1r y C1s. Los anticuerpos de los complejos activan C1q, que a su vez activa C1r y C1s.

2. *C1s escinde a C4, que se une a la superficie bacteriana,* donde escinde a C2. Las moléculas escindidas resultantes forman el complejo enzimático C4b2a, también denominado **convertasa C3**, que se une de forma covalente a la superficie bacteriana. Esto fija el sistema del complemento en sitios hísticos específicos. Si no se forma una unión covalente, el complejo se inactiva, y la cascada del complemento no tiene lugar en las células y tejidos normales de un huésped.
3. *La convertasa C3 escinde a C3 en C3a y C3b. Este es un paso crítico.* C3a se libera como anafilatoxina. El C3b reacciona con las proteínas celulares para localizarse, o «fijarse», en la superficie celular. La presencia de C3b y sus productos de degradación, en particular iC3b, en la superficie de los patógenos, aumenta la fagocitosis. Este proceso de recubrimiento de un patógeno con una molécula que promueve la fagocitosis se conoce como opsonización, y la molécula que lo hace se denomina **opsonina**.
4. *El complejo formado por C4b, C2a y C3b (denominado convertasa C5) escinde a C5* en C5a y C5b. C5a también es una anafilatoxina, y C5b actúa como nido para la posterior unión secuencial de C6, C7 y C8 para formar el CAM.
5. *El CAM se ensambla en las células objetivo.* El CAM se inserta directamente en la membrana plasmática cuando por unión hidrófoba de C7 a la bicapa lipídica. El canal transmembrana cilíndrico resultante rompe la función de barrera de la membrana plasmática y conduce a la lisis celular.

Vía de unión a la manosa

La vía de unión a la manosa o a la lectina tiene algunos componentes en común con la vía clásica. Se inicia con la unión de los microbios portadores de grupos manosa terminales a la **LUM**, un miembro de la familia de las lectinas dependientes de calcio (**colectinas**). Esta proteína de fase aguda multifuncional es similar a la IgM en la unión a un amplio espectro de oligosacáridos, a la IgG en el reconocimiento de receptores fagocíticos, y a C1q en la interacción con C1r-C1s. También interactúa con una serina proteasa, la serina proteasa asociada a LUM (PSAL) para activar el complemento (fig. 2-22):

1. La LUM interactúa con C1r y C1s para desencadenar la actividad de la esterasa C1. De manera alternativa y preferente, la LUM forma un complejo con un precursor de PSAL. La LUM y PSAL se unen a los grupos de manosa de las glucoproteínas o carbohidratos situados en la superficie de las células bacterianas. Una vez que la LUM se une a un sustrato, la proenzima PSAL se escinde en dos cadenas y expresa actividad de esterasa C1.
2. La actividad de la esterasa C1, ya sea por la interacción C1r/C1s-LUM o LUM-PSAL, escinde C4 y C2, lo que conduce al ensamblaje de la convertasa C3 de la vía clásica. En este punto, la cascada del complemento continúa como se describió en la vía clásica.

Vía alternativa

Esta vía es activada por productos derivados de microorganismos como endotoxinas (de las superficies bacterianas), cimosano (paredes celulares de las levaduras), polisacáridos, factor venenoso de la cobra, virus, células tumorales y materiales extraños. Los miembros de la vía alternativa se denominan «factores», seguidos de una letra. La activación de esta vía procede como sigue (fig. 2-22):

1. Una pequeña cantidad de C3 en el plasma se divide en C3a y C3b. Este C3b se une de forma covalente a proteínas y carbohidratos en la superficie de las células microbianas. Se une a los factores B y D para formar la convertasa C3 de la vía alternativa, C3bBb, que es estabilizada por la properdina.
2. La convertasa C3 genera C3b y C3a adicionales. La unión de una segunda molécula de C3b a la convertasa C3 convierte a esta en una convertasa C5, C3bBb3b.
3. Como en la vía clásica, la escisión de C5 por la convertasa C5 genera C5b y C5a y conduce al ensamblaje del CAM.

Los componentes del complemento poseen diversas actividades proinflamatorias

El punto final de la activación del complemento es la formación del CAM y la lisis celular. Sin embargo, además de catalizar el siguiente paso en la cascada, los productos de escisión generados en cada paso desempeñan funciones secundarias como mediadores inflamatorios clave (fig. 2-23):

- *Anafilatoxinas (C3a, C4a, C5a):* estas moléculas proinflamatorias participan en la contracción del músculo liso y aumentan la permeabilidad vascular.
- *Opsoninas (C3b, iC3b):* en la opsonización bacteriana, una molécula específica (p. ej., IgG o C3b) se une a la superficie de una bacteria. Este proceso aumenta la fagocitosis al habilitar receptores en las membranas celulares de los fagocitos (p. ej., receptor Fco o receptor C3b) para reconocer y unir bacterias opsonizadas. Los virus, los parásitos y las células transformadas también activan el complemento de forma similar, lo que conduce a su inactivación o muerte.
- *Moléculas proinflamatorias (CAM, C5a):* estos factores quimiotácticos también activan leucocitos y células de los tejidos para que generen oxidantes y citocinas, e inducen la desgranulación de mastocitos y basófilos.
- *Lisis (CAM):* C5b se une a C6 y C7, y posteriormente a C8 en la célula objetivo; se cataliza la polimerización de C9 para lisar la membrana celular.

Regulación del sistema del complemento

Las proteínas séricas y en la superficie celular protegen al huésped de lesiones inmoderadas gracias a la regulación de la activación del complemento. Existen cuatro mecanismos principales para ello:

- *Decadencia espontánea:* C4b2a y C3bBb y sus productos de escisión, C3b y C4b, disminuyen por decadencia.
- *Inactivación proteolítica:* los inhibidores plasmáticos incluyen el **factor I** (inhibidor de C3b y C4b) y la **carboxipeptidasa N sérica (CPSN)**. La CPSN elimina una arginina carboxiterminal de las anafilatoxinas C4a, C3a y C5a, lo que disminuye notablemente sus actividades biológicas.
- *Componentes activos de unión:* el inhibidor de la esterasa C1 (C1 INA) une C1r y C1s para formar un complejo inactivo irreversible. Otras proteínas de unión en el plasma incluyen la proteína de unión del factor H y de C4b. Estas forman un complejo con C3b y C4b, respectivamente, lo que aumenta su susceptibilidad a la escisión proteolítica por el factor I.
- *Moléculas asociadas a la membrana celular:* el **factor acelerador de la decadencia** y la **protectina (CD59)** son proteínas unidas a la membrana celular. El primero descompone la convertasa C3 de la vía alternativa; la CD59 se une a C4b y C3b asociados a la membrana, promueve su inactivación por el factor I e impide la formación del CAM.

La disfunción del sistema del complemento puede causar lesiones y enfermedades hísticas

Cuando los mecanismos que regulan este equilibrio no funcionan de manera adecuada o son deficientes debido a una mutación, el desequilibrio consecuente en la actividad del complemento puede causar lesiones hísticas. La activación sistémica descontrolada del complemento puede producirse durante una sepsis (*v.* cap. 13), de modo que desempeña un papel fundamental en el desarrollo del choque séptico. Las siguientes son afecciones clínicas en las que la disfunción del complemento desempeña un papel patogénico importante:

- *Enfermedad mediada por complejos inmunitarios.* Los complejos inmunitarios (Ag-Ac) se forman en las superficies bacterianas y, al asociarse con C1q, activan la vía clásica. El complemento promueve entonces la depuración fisiológica de los complejos inmunitarios circulantes. Sin embargo, si estos complejos se producen de forma continua y en exceso (p. ej., en respuestas inmunitarias crónicas), la activación implacable del complemento tiene como resultado su consumo y, por consiguiente, su agotamiento. La ineficiencia del complemento, ya sea por agotamiento, una unión deficiente o defectos en su activación, tiene como resultado el depósito inmunitario y a la inflamación, que a su vez puede manifestarse como autoinmunidad.
- *Enfermedades infecciosas.* La defensa contra la infección es una función clave del complemento. La alteración en su funcionamiento aumenta de forma considerable la susceptibilidad a infecciones. Los defectos en la producción de anticuerpos, en las proteínas del complemento o en la función fagocitaria aumentan la susceptibilidad a infecciones piógenas por organismos como *Haemophilus influenzae* y neumococo, mientras que las deficiencias en la formación del CAM predisponen a infecciones por meningococos. Asimismo, la deficiencia de la LUM puede dar lugar a infecciones recurrentes en niños pequeños. Muchos patógenos han desarrollado mecanismos para eludir el complemento. Las cápsulas gruesas protegen a algunas bacterias de la lisis mediada por el complemento, y las enzimas bacterianas pueden inhibir los efectos de los componentes del complemento, especialmente C5a. Las bacterias también pueden aumentar el catabolismo de los componentes, como C3b, y reducir así la formación de convertasa C3. Por otra parte, los virus pueden aprovechar los componentes y receptores unidos a la célula para facilitar su entrada a esta. *Mycobacterium tuberculosis*, el virus de Epstein-Barr, el virus del sarampión, los picornavirus, el VIH y los flavivirus usan componentes del complemento para atacar las células inflamatorias o epiteliales.

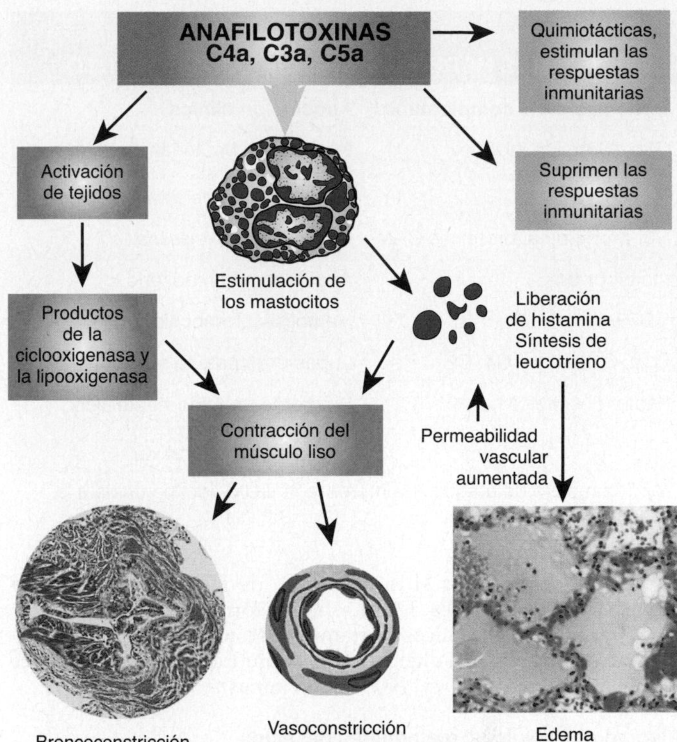

FIGURA 2-23. Actividad biológica de las anafilotoxinas. Los productos de la activación del complemento, que se generan durante la activación de la cascada del complemento, regulan la permeabilidad vascular, el reclutamiento celular y la contracción del músculo liso.

- *Inflamación y necrosis.* El sistema del complemento amplifica la respuesta inflamatoria. Las anafilotoxinas C5a y C3a activan los leucocitos, y C5a y el CAM estimulan las células endoteliales e inducen la producción excesiva de ROS y citocinas que lesionan los tejidos (*v.* cap. 1). Los tejidos inviables o dañados no pueden regular el complemento con normalidad.
- *Deficiencias del complemento.* La importancia de un sistema del complemento intacto y regulado adecuadamente se ejemplifica en personas portadoras de deficiencias adquiridas o congénitas de componentes del complemento o de proteínas reguladoras específicas (tabla 2-3).

El defecto congénito más habitual es la deficiencia de C2, que se hereda como un rasgo autosómico codominante. Las deficiencias adquiridas de los componentes iniciales del complemento surgen en pacientes con alguna enfermedad autoinmunitaria, en particular en aquellas que cursan con complejos inmunitarios circulantes. Entre las mismas se incluyen ciertas formas de glomerulonefritis membranosa y el lupus eritematoso sistémico (LES). Las deficiencias en los componentes iniciales del complemento (p. ej., C1q, C1r, C1s, C4) están muy asociadas con la susceptibilidad al LES. Los pacientes que carecen de los componentes medios (C3, C5) muestran una tendencia a sufrir infecciones piógenas recurrentes, glomerulonefritis membranoproliferativa y erupciones cutáneas. Aquellas personas que carecen de componentes finales del complemento (C6, C7, C8) son vulnerables a infecciones por *Neisseria*. Las diferencias en la susceptibilidad subrayan la importancia de los componentes individuales del complemento en la protección frente a patógenos específicos. Los defectos congénitos en las proteínas que regulan el sistema del complemento (p. ej., inhibidor de C1 y CPSN) conducen a la activación crónica del complemento. La ausencia del inhibidor C1 se asocia con el síndrome del angioedema hereditario.

Mediadores celulares de la inflamación

Las plaquetas, los basófilos, los PMN, las células endoteliales, los monocitos/macrófagos, los mastocitos y el propio tejido lesionado son fuente de mediadores vasoactivos e inflamatorios. Estas mo-

TABLA 2-3
DEFICIENCIAS HEREDITARIAS DEL COMPLEMENTO

Deficiencia del complemento	Asociación clínica
C3b, iC3b, C5, LUM	Infecciones bacterianas piógenas Glomerulonefritis membranoproliferativa
C3, properdina, proteínas CAM	Infección por *Neisseria*
Inhibidor de C1	Angioedema hereditario
CD59	Hemólisis, trombosis
C1q, C1r y C1s, C4, C2	Lupus eritematoso sistémico
Factor H y factor I	Síndrome urémico-hemolítico Glomerulonefritis membranoproliferativa

CAM, complejo de ataque a la membrana; *LUM*, lectina unida a la manosa.

léculas pueden: reflejar el metabolismo de los fosfolípidos de la membrana (eicosanoides, FAP); estar preformadas y almacenadas en gránulos citoplasmáticos (histamina, serotonina, hidrolasas lisosómicas); o indicar una alteración de la producción de reguladores vasculares normales (p. ej., NO, neurocininas).

Mediadores lipídicos: metabolitos del ácido araquidónico y factor activador plaquetario

Los fosfolípidos y los derivados de ácidos grasos liberados de las membranas plasmáticas se metabolizan a mediadores y reguladores homeostáticos por las células inflamatorias y los tejidos dañados (fig. 2-24). Como parte de una compleja red reguladora, los **prostanoides**, los **leucotrienos** y las **lipoxinas**, todos ellos derivados de los AA, promueven e inhiben la inflamación (tabla 2-4). El impacto neto de estos metabolitos, también conocidos como **eicosanoides**, depende de los niveles y perfiles de producción de prostanoides, los cuales cambian durante una respuesta inflamatoria.

Metabolitos del ácido araquidónico: prostanoides, leucotrienos y lipoxinas

En función de la célula inflamatoria específica y de la naturaleza del estímulo, las células activadas generan AA por una de las dos vías. En una de las vías, el AA se libera del glicerol estructural de los fosfolípidos de la membrana celular (en particular, fosfatidilcolina) mediante la activación de la **fosfolipasa A_2 (PLA_2)** inducida por ciertos estímulos. La **fosfolipasa C** (**PLC**) también puede generar AA al escindir los fosfatos de fosfatidilinositol (*v.* cap. 1) en diacilglicerol y fosfatos de inositol. La lipasa de diacilglicerol separa

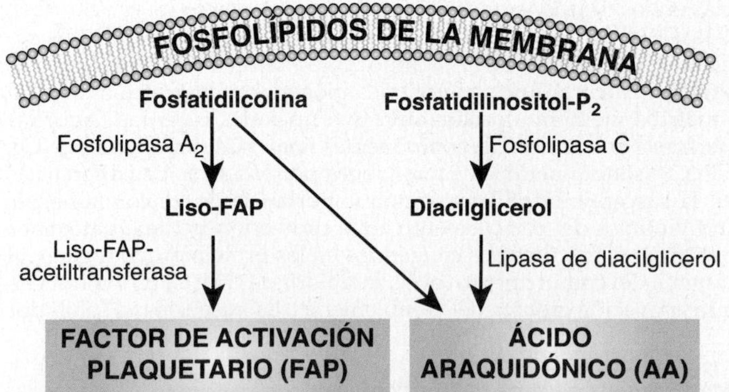

FIGURA 2-24. Mediadores derivados de la membrana celular. El factor de activación plaquetario (FAP) deriva de glicerofosfolípidos de la membrana que contienen colina. El ácido araquidónico deriva de fosfatos de fosfatidilinositol y de la fosfatidilcolina.

TABLA 2-4
ACTIVIDADES BIOLÓGICAS DE LOS METABOLITOS DEL ÁCIDO ARAQUIDÓNICO

Metabolito	Actividad biológica
PGE_2, PDG_2	Causan vasodilatación, broncodilatación; inhiben la función celular inflamatoria
PGI_2	Causa vasodilatación, broncodilatación; inhibe la función celular inflamatoria
$PGF_2\alpha$	Causa vasodilatación, broncoconstricción
TXA_2	Causa vasoconstricción, broncoconstricción; aumenta las funciones celulares inflamatorias (en especial, plaquetas)
LTB_4	Quimiotáctico para las células fagocitarias; estimula la adhesión de estas células; aumenta la permeabilidad microvascular
LTC_4, LTD_4, LTE_4	Causan la contracción del músculo liso; constriñen las vías aéreas pulmonares; incrementan la permeabilidad microvascular

LT, leucotrieno; *PG*, prostaglandina; *TXA_2*, tromboxano *A_2*.

entonces el AA del diacilglicerol (fig. 2-24). El AA se metaboliza de manera adicional por: *(1)* **ciclooxigenación**, para producir **prostaglandinas** y **tromboxanos**; o *(2)* **lipooxigenación**, para producir **leucotrienos** y **lipoxinas** (fig. 2-25).

*PROSTANOIDES: el AA es metabolizado por las **ciclooxigenasas 1 y 2 (COX-1, COX-2)** para generar **prostanoides**, entre los que se incluyen las prostaglandinas y **TXA_2*** (fig. 2-25). Casi todas las células expresan constitutivamente COX-1. Dicha expresión aumenta bajo activación celular. Es una enzima clave en la síntesis de *prostaglandinas*, que a su vez: *(1)* protegen la mucosa intestinal; *(2)* regulan el equilibrio hidroelectrolítico; *(3)* estimulan la agregación plaquetaria para mantener la hemostasia normal; y (4) mantienen la resistencia a la trombosis en las superficies de las células de la superficie endotelial vascular. La expresión de COX-2 suele ser baja o indetectable, pero aumenta sustancialmente con estimulación, para producir metabolitos que son importantes en la inducción de dolor e inflamación La respuesta prostanoide inflamatoria inicial depende de COX-1; la COX-2 ocupa su lugar como fuente principal de prostanoides a medida que la inflamación progresa.

Ambas isoformas de la COX producen **prostaglandina H_2 (PGH_2)**, de la que derivan la **prostaciclina** (PGI_2), la PGD_2, la PGE_2, la $PGF_{2\alpha}$ y el **TXA_2 (tromboxano)**. La cantidad y variedad de prostaglandinas que se producen durante la inflamación depende en parte de las células presentes y de su estado de activación. Así, los mastocitos producen principalmente PGD_2; los macrófagos generan PGE_2 y TXA_2; las plaquetas son la principal fuente de TXA_2; y las células endoteliales secretan PGI_2. Los prostanoides desencadenan muchas vías de señalización intracelular en las células inmunitarias y residentes de tejidos mediante la unión de receptores de superficie celular acoplados a proteínas G. El repertorio de los receptores de prostanoides expresado por varias células inmunitarias difiere, de manera que la respuesta funcional de dichas células puede modificarse de acuerdo con los prostanoides presentes.

LEUCOTRIENOS: el AA también puede ser metabolizado por la enzima **5-lipooxigenasa** (**5-LOX**), la principal enzima metabolizadora del AA en los neutrófilos. 5-LOX sintetiza el **ácido 5-hidroxiperoxieicosatetraenoico** (**5-HpETE**) y **leucotrieno A_4 (LTA_4)** a partir del AA. El LTA_4 es un precursor de otros leucotrienos. En los neutrófilos y en algunas poblaciones de macrófagos, el LTA_4 se metaboliza en **LTB_4**, un potente agente quimiotáctico para neutrófilos, monocitos y macrófagos. En otras células, especialmente mastocitos, basófilos y macrófagos, LTA_4 se convierte en LTC_4 y luego en

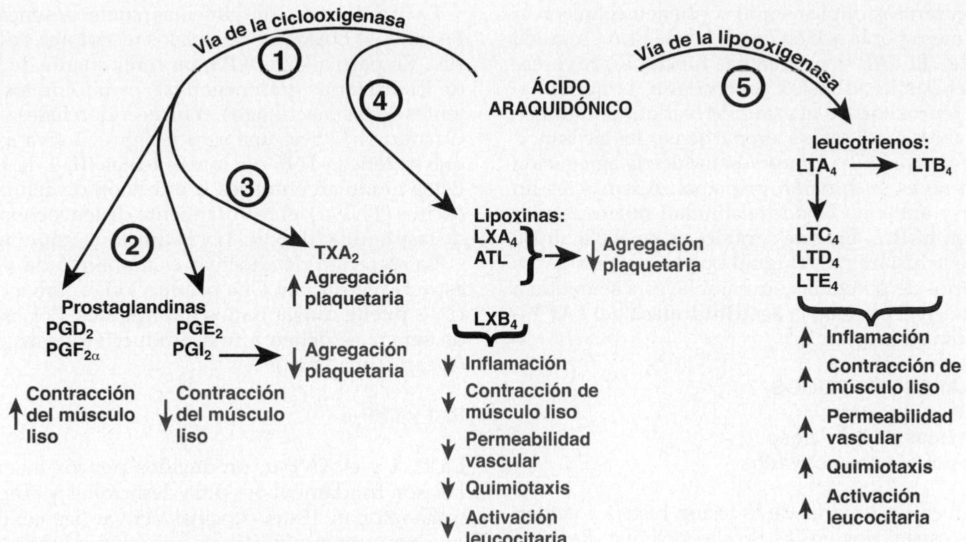

FIGURA 2-25 Principales metabolitos biológicamente activos del ácido araquidónico (AA). Las especies y actividades que tienden a promover la inflamación se muestran en rojo; las que tienden a inhibirla se muestran en azul. Dos tipos principales de enzimas activan el AA: la ciclooxigenasa (COX) y la lipooxigenasa (LOX). **1.** La COX-1 y la COX-2, las principales isoformas, producen múltiples metabolitos. **2.** Las prostaglandinas, las principales de las cuales se muestran en esta figura, median o antagonizan la contracción del músculo liso (broncoconstricción, vasoconstricción). PGI_2 es, además, un inhibidor endógeno fundamental en la agregación plaquetaria. **3.** El tromboxano A_2 es una sustancia plaquetaria que estimula de forma importante la agregación plaquetaria. **4.** Las lipoxinas derivan del AA o del 15S-HETE (ácido hidroxieicosatetraenoico). Las principales lipoxinas, mostradas aquí, inhiben intensamente las respuestas inflamatorias. LXA_4 y la ATL (lipoxina inducida por ácido acetilsalicílico) inhiben intensamente la agregación plaquetaria. **5.** La vía de la lipooxigenasa produce leucotrienos, como se muestra, con LTA_4 como precursor del resto de miembros principales de esta clase de mediadores proinflamatorios. Aunque no todos los miembros de cada grupo poseen todas las actividades mostradas, se indican las características generales de los grupos. El ácido acetilsalicílico, en función de la dosis, y otros AINE, inhiben la COX-1 y la COX-2. Para fines de comprensión, no se muestran los metabolitos intermedios.

LTD_4 y LTE_4. Estos tres leucotrienos estimulan la contracción del músculo liso, aumentan la permeabilidad vascular y son responsables de muchos de los síntomas clínicos asociados a las reacciones de tipo alérgico. Por tanto, desempeñan un papel fundamental en el desarrollo del asma.

LIPOXINAS: las lipoxinas, la tercera clase de derivados del AA, se producen en la luz vascular como consecuencia de interacciones célula-célula (fig. 2-25). Son eicosanoides antiinflamatorios que contienen trihidrotetraeno y que se originan durante la inflamación, la ateroesclerosis y la trombosis. Varios tipos de células sintetizan lipoxinas a partir de los leucotrienos. El LTA_4, liberado por los leucocitos activados, está disponible para la conversión enzimática transcelular por parte en las adyacentes. Cuando las plaquetas se adhieren a los neutrófilos, el LTA_4 de los neutrófilos es convertido por la 12-lipooxigenasa plaquetaria en **lipoxinas A_4 y B_4 (LXA_4, LXB_4)**. Para fabricar LXA_4 o LXB_4, las plaquetas necesitan el intermediario LTA, procedente de los neutrófilos adyacentes. Los monocitos, los eosinófilos y las células epiteliales de las vías respiratorias generan ácido 15S-hidroxieicosatetraenoico (15S-HETE), que es captado por los neutrófilos y convertido en lipoxinas a través de 5-LOX. La activación de esta vía también puede inhibir la biosíntesis de leucotrienos y de ese modo regular todo el proceso. Las lipoxinas suelen ser antiinflamatorias: la LXA_4 provoca vasodilatación y antagoniza la vasoconstricción estimulada por LTC_4. Otras actividades inhiben la quimiotaxis y la adhesión de los neutrófilos, mientras que estimulan la adhesión de los monocitos. Una relación inversa entre la lipoxina y la formación de leucotrienos sugiere que las lipoxinas pueden ser contrapesos endógenos a las acciones de los leucotrienos.

Importancia clínica de los metabolitos de los AA

El papel central de los eicosanoides en los procesos inflamatorios se observa acentuado por la utilidad clínica de los agentes que bloquean su síntesis:

- Los *corticoesteroides* inducen la síntesis de un inhibidor de PLA_2 y bloquean la liberación de AA por parte de las células inflamatorias. Se utilizan de forma generalizada para suprimir la destrucción de los tejidos asociada a muchas enfermedades inflamatorias, como respuestas alérgicas, artritis reumatoide y LES. Sin embargo, su uso prolongado puede aumentar el riesgo de infección y puede dañar el tejido conjuntivo.
- El *ácido acetilsalicílico y otros AINE* inhiben la COX, lo que bloquea la síntesis de prostanoides, pero no la de leucotrienos o lipoxinas. El ácido acetilsalicílico acetila y altera de forma irreversible la actividad de la COX. Otros AINE (p. ej., ibuprofeno, naproxeno) bloquean de forma reversible su actividad. En cualquiera de los casos, el resultado es la inhibición de la actividad de la COX y, por tanto, de la síntesis de prostaglandinas; de ahí su eficacia en el tratamiento del dolor y la fiebre. El ácido acetilsalicílico y los AINE inhiben tanto la COX-1 como la COX-2 y, por tanto, reducen la inflamación por medio del bloqueo de la síntesis de prostaglandinas. También predisponen a la ulceración gástrica. Los inhibidores selectivos de la COX-2, que en teoría bloquean la inflamación sin afectar los beneficios epiteliales de la COX-1, tienen efectos cardiovasculares adversos que han limitado su utilidad clínica hasta la fecha. El ácido acetilsalicílico también inicia la biosíntesis transcelular de un grupo de lipoxinas denominadas «lipoxinas desencadenadas por el ácido acetilsalicílico», o lipoxinas 15-epiméricas (15-epi-LX). Cuando el ácido acetilsalicílico se administra en presencia de mediadores inflamatorios, la COX-1 produce 15R-HETE. Los neutrófilos activados convierten las 15R-HETE en 15-epi-LX, que son mediadores lipídicos antiinflamatorios.
- El ácido acetilsalicílico en dosis bajas inhibe la COX-1 y, por tanto, bloquea el TXA_2, lo que impide la agregación plaquetaria. Sin embargo, dosis elevadas tienden a bloquear la síntesis de PGI_2. Dado que la PGI_2 inhibe el TXA_2, estas dosis mayores pueden restablecer la agregación plaquetaria.
- Los *inhibidores de los leucotrienos*, que pueden inhibir la 5-LOX (mediante el bloqueo de la síntesis de leucotrienos y lipoxinas, pero no de prostanoides) o bloquear los receptores de leucotrienos, tienen una importancia farmacológica cada vez mayor en el tratamiento del asma.

Factor activador plaquetario

El **FAP** es otro potente mediador inflamatorio derivado de los fosfolípidos de la membrana. Se sintetizan prácticamente en todas las células inflamatorias activadas, las células endoteliales y las células de tejidos lesionados. Durante las respuestas inflamatoria y alérgica, el FAP deriva de los glicerofosfolípidos que contienen colina en la membrana celular, primero por la acción catalítica de PLA_2, seguida de acetilación (fig. 2-24). El FAP tiene muchas funciones. Favorece la inflamación al potenciar la adhesión leucocitaria, la quimiotaxis, la desgranulación leucocitaria y el estallido oxidativo. También estimula la síntesis de otros mediadores, en particular los eicosanoides. Como su nombre indica, el FAP también induce la agregación plaquetaria, pero esta no es su función principal. Además, es un potente vasodilatador y aumenta la permeabilidad microvascular en los lugares de lesión hística. En este sentido, es de 100 a 10000 veces más potente que la histamina. Al igual que la mayoría de los mediadores inflamatorios de potencia comparable, está sometido a una estricta regulación: en el plasma, la **acetilhidrolasa del FAP** hidroliza el mismo y limita su función.

MEDIADORES CELULARES PROTEICOS

Las citocinas son proteínas de bajo peso molecular secretadas por células activadas

Las citocinas producen en los lugares de la lesión hística y actúan a través de receptores específicos en las células objetivo. Regulan las respuestas inflamatorias desde los cambios iniciales en la permeabilidad vascular hasta la resolución y el restablecimiento de la integridad hística. En las zonas de inflamación se producen muchas citocinas, entre las cuales destacan las interleucinas, los factores de crecimiento, los factores estimulantes de colonias, los interferones y las quimiocinas (tabla 2-5). Las citocinas pueden actuar de varias maneras: *autocrina*, cuando afectan las células que las producen; *paracrina*, cuando afectan las células adyacentes; y *endocrina*, cuando actúan a través del flujo sanguíneo en células distantes (fig. 2-26). Aunque la mayoría de las células producen citocinas, difieren en sus respectivos repertorios de citocinas. Muchas células producen múltiples citocinas, con **efectos pleiotrópicos** (afectan diferentes células de forma distinta) y **efectos redundantes** (múltiples citocinas con actividades similares).

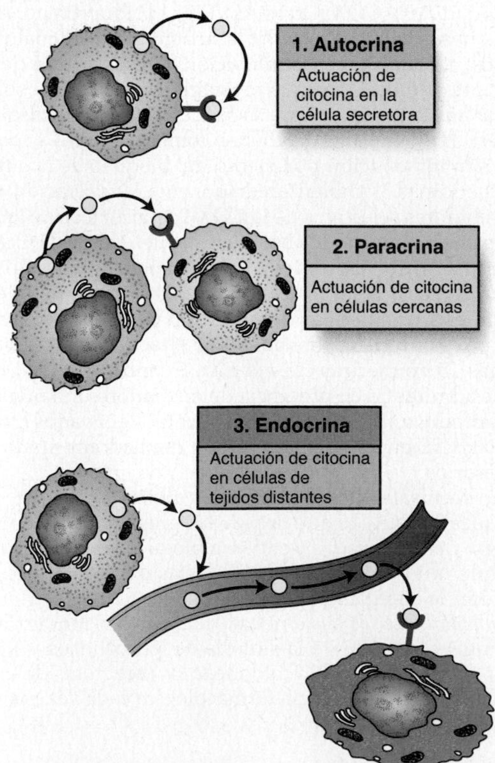

FIGURA 2-26. Tipos de señales de citocina. 1. La señalización autocrina se produce cuando los productos secretados actúan a través de receptores en las propias células secretoras. **2.** La señalización paracrina se produce cuando los productos secretados actúan en células cercanas. **3.** En la señalización endocrina, los productos son transportados en el sistema vascular para actuar en células distantes.

La producción de citocinas suele desencadenarse cuando los PAMP y/o DAMP se unen a los receptores de las células inflamatorias. En particular, el **LPS**, un componente de la membrana externa de las bacterias gramnegativas, es uno de los activadores más potentes de los macrófagos, células endoteliales y leucocitos (fig. 2-27). Cuando el LPS se une a su receptor, activa a los macrófagos para que sinteticen TNF-α e interleucinas (IL-1, IL-6, IL-8, IL-12 y otras). Estos modulan entonces la adhesión de células endoteliales y leucocitos (TNF-α), el reclutamiento de leucocitos (IL-8), las respuestas de fase aguda (IL-6, IL-1) y la función inmunitaria (IL-1, IL-6, IL-12).

La secreción de citocinas es autolimitada y está sometida a una estricta regulación. Una producción excesiva o inadecuada de citocinas puede causar daños importantes. Por ejemplo, muchos casos de **sepsis** se deben a una producción desequilibrada de citocinas (*v.* cap. 31 en línea).

IL-1 y TNF-α

La **IL-1** y el **TNF-α**, producidos por los macrófagos y otras células, son fundamentales para desarrollar y amplificar las respuestas inflamatorias. Estas citocinas activan las células endoteliales para que expresen moléculas de adhesión y luego liberen citocinas, quimiocinas y ROS. El TNF-α provoca el cebado y la agregación de los neutrófilos. La IL-1 y el TNF-α también desencadenan fiebre al actuar sobre el centro termorregulador hipotalámico (a través de la producción local de prostaglandinas) y estimulan el catabolismo muscular, los cambios en la síntesis de proteínas y la alteración de la hemodinámica (fig. 2-27). La **IL-6** estimula la síntesis hepática de proteínas plasmáticas, incluido el fibrinógeno, y también actúa sobre el hipotálamo para inducir fiebre. En conjunto, estas tres citocinas (IL-1, IL-6, TNF-α) son los **pirógenos endógenos** (piro = fiebre), y se encuentran entre los mediadores más importantes de

TABLA 2-5
CITOCINAS IMPORTANTES EN LA INFLAMACIÓN

Clase de citocina	Especies	Acciones relacionadas con la inflamación
Interleucinas	IL-1 IL-6 IL-8 IL-10 IL-13	Activación de células inflamatorias
Factores de crecimiento	GM-CSF M-CSF	Mácrofago Actividad bactericida Función de linfocito citolítico natural y célula dentrítica
Quimiocinas	CC CXC XC CX3C	Quimiotaxis leucocitaria Activación leucocitaria
Interferones	IFNα IFNβ IFNγ	Antiviral Activación leucocitaria
Citocinas proinflamatorias	TNFα	Fiebre Anorexia Shock Citotoxicidad Inducción citocínica Activación de células endoteliales y células de los tejidos

GM-CSF = factor estimulante de la colonia de macrófagos-granulocitos; *IL* = interleucina; *IFN* = interferón; *TFN* = factor de necrosis tumoral.

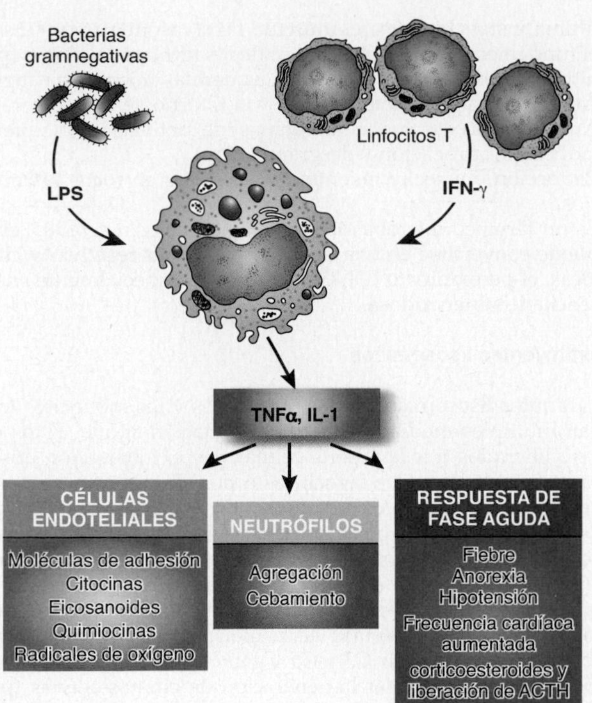

FIGURA 2-27. Papel central de la interleucina 1 (IL-1) y el factor de necrosis tumoral α (TNF-α) en la inflamación. El lipopolisacárido (LPS) y el IFN-γ activan los macrófagos para que liberen citocinas inflamatorias, principalmente IL-1 y TNF-α, responsables de dirigir las respuestas inflamatorias local y sistémica. *ACTH*, corticotropina.

los efectos sistémicos de la inflamación aguda (**reacciones de fase aguda**, *v.* más adelante).

Interferón-γ

El IFN-γ, otro potente estimulador para la activación de los macrófagos y la producción de citocinas, se produce en un subconjunto de linfocitos T como parte de la respuesta inmunitaria (*v.* cap. 4). También es sintetizado por los linfocitos citolíticos naturales (NK, *natural killer*) en la respuesta primaria del huésped a patógenos intracelulares (p. ej., *Listeria monocytogenes*) y a ciertos virus. Los linfocitos NK migran a los tejidos en los lugares de la lesión donde, al exponerse a IL-12 y TNF-α, producen IFN-γ. Así, existe una vía de amplificación por la que los macrófagos hísticos activados producen TNF-α e IL-12, lo que estimula la producción de IFN-γ por parte de los linfocitos NK, con la activación posterior de macrófagos adicionales. El IFN-γ es uno de los mediadores más importantes de la inflamación crónica.

Las quimiocinas son pequeñas citocinas que actúan como factores quimiotácticos y activadores de los leucocitos

Las células inflamatorias perciben los gradientes de concentración de las quimiocinas, normalmente a través de la unión de GPCR sobre la superficie de una célula de detección. Combinaciones únicas de quimiocinas reclutan poblaciones celulares concretas (p. ej., neutrófilos frente a eosinófilos frente a linfocitos) a los lugares de la lesión. Además, las quimiocinas pueden estimular las células precursoras hematopoyéticas y reclutar y activar células mesenquimatosas tales como fibroblastos y células musculares lisas. Al igual que otras citocinas, las quimiocinas son *redundantes* (muchas tienen el mismo efecto) y *pleiotrópicas* (a menudo se unen a varios receptores diferentes, con distintos resultados).

Quimiocinas inflamatorias y quimiocinas recirculantes

Varias células hísticas, así como los propios leucocitos, producen **quimiocinas inflamatorias** en respuesta a toxinas bacterianas y citocinas inflamatorias (en especial, IL-1, TNF-α e IFN-γ). Reclutan leucocitos durante las respuestas inflamatorias del huésped. Las **quimiocinas recirculantes** expresan de forma constitutiva, pero aumentan en las enfermedades. Dirigen el viaje y la llegada de linfocitos y células dendríticas a los tejidos linfáticos durante la respuesta inmunitaria (*v.* cap. **4**).

Estructura y nomenclatura de las quimiocinas

Las quimiocinas son proteínas secretoras de entre 70 y 130 aminoácidos, con cuatro cisteínas conservadas ligadas por enlaces disulfuro. Las dos principales subpoblaciones, las quimiocinas CXC y CC, se diferencian por la posición de las dos primeras cisteínas: adyacentes las unas a las otras (CC) o separadas por un aminoácido (CXC). En general, las quimiocinas CXC actúan principalmente sobre los neutrófilos, mientras que las quimiocinas CC lo hacen sobre los macrófagos y los linfocitos. Por supuesto, hay excepciones a ambas reglas. Las quimiocinas se denominan según su estructura, seguida de una «L» y el número de su gen (p. ej., CCL1, CXCL1, etc.). Los receptores de quimiocinas se denominan por el número y la estructura de su ligando, más la letra «R» (de receptor) (p. ej., CCR1, CXCR1, etc.). Para aumentar, o quizá disipar, la confusión, muchas quimiocinas y sus receptores tienen nombres comunes aún en uso (p. ej., IL-8). La mayoría de los receptores de quimiocinas reconocen más de un ligando, y la mayoría de las quimiocinas se unen a más de un receptor. La unión al receptor puede desencadenar una actividad agonista o antagonista. De hecho, la misma quimioquina puede actuar como agonista en un receptor y como antagonista en otro. Las combinaciones de estas actividades agonistas y antagonistas, y el perfil de las quimiocinas en un lugar determinado, dictan la atracción y la activación de células residentes y de tipos de células inflamatorias específicas.

Fijación y actividad de las quimiocinas

Las quimiocinas controlan la motilidad y la localización de los leucocitos en los tejidos mediante el establecimiento de un gradiente de concentración. Algunas quimiocinas establecen gradientes como péptidos solubles. *Otras se unen a la matriz extracelular*, y mantienen así los gradientes quimiotácticos necesarios para la migración dirigida de las células reclutadas y permiten que se mantengan altas concentraciones de quimiocinas en los lugares donde se producen lesiones hísticas. Los receptores específicos de la superficie de los leucocitos migrantes reconocen las quimiocinas unidas a la matriz y las moléculas de adhesión asociadas, lo que desplaza a estas células a lo largo del gradiente quimiotáctico hacia el lugar dañado. Este proceso de respuesta a una sustancia quimiotáctica unida a la matriz se conoce como **haptotaxis**. Durante esta migración, la célula extiende un seudópodo hacia concentraciones de quimiocinas elevadas. En la parte delantera del seudópodo, los cambios significativos en las concentraciones de calcio intracelular están asociados con el ensamblaje y contracción de proteínas citoesqueléticas. Esto empuja al resto de la célula a lo largo del gradiente químico. Las quimiocinas también se despliegan sobre las células endoteliales vasculares activadas por citocinas.

Las quimiocinas (en especial, IL-8) no son las únicas reguladoras de la quimiotaxis de las células inflamatorias, ni las más importantes. La quimiotaxis de los neutrófilos responde a C5a derivado del complemento; productos bacterianos y mitocondriales, en particular péptidos *N*-formilados de bajo peso molecular; y prostanoides, especialmente a LTB_4.

Las quimiocinas están relacionadas con muchas enfermedades agudas y crónicas, especialmente cuando hay inflamación de los tejidos. Algunos ejemplos son la artritis reumatoide, la colitis ulcerosa, la enfermedad de Crohn, la bronquitis crónica, el asma, enfermedades autoinmunitarias y enfermedades vasculares, incluida la ateroesclerosis.

Aminas vasoactivas

Las aminas vasoactivas como la **histamina** y la **serotonina** (5-hidroxitriptamina) desempeñan una función importante en la inflamación aguda. La histamina está ampliamente distribuida en los tejidos, especialmente en los mastocitos adyacentes a los vasos, y en los basófilos y plaquetas circulantes. La histamina preformada se almacena en los gránulos de los mastocitos, y se libera en respuesta a *(1)* lesiones físicas como los traumatismos o el calor; *(2)* reacciones inmunitarias en las que interviene la IgE unida a los mastocitos; *(3)* anafilotoxinas (C3a, C5a); *(4)* proteínas liberadoras de histamina derivadas de los leucocitos; *(5)* neuropéptidos (p. ej., la sustancia P); y *(6)* ciertas citocinas (p. ej., IL-1, IL-8).

En los seres humanos, la histamina provoca dilatación arteriolar y dirige la fase inmediata de aumento de la permeabilidad vascular, lo que induce la contracción endotelial venular y la producción de brechas interendoteliales. Poco después de su liberación, la histamina es inactivada por la **histaminasa**. La serotonina es también un mediador vasoactivo preformado, con efectos similares a los de la histamina. Se libera durante la agregación plaquetaria.

Óxido nítrico

El NO es un gas radical libre, soluble y de corta duración, sintetizado a partir de L-arginina, oxígeno molecular y dinucleótido de nicotinamida y adenina reducido (NADPH) por la **sintasa de óxido nítrico (NOS)**. Las tres isoformas de NOS varían en cuanto a su distribución en los tejidos, su dependencia del calcio y sus formas de expresión (constitutiva o inducible). En el contexto de la inflamación, la **sintasa de óxido nítrico inducible (iNOS)** es la más importante. Está presente en el endotelio, las células musculares lisas, los macrófagos, los hepatocitos, los cardiomiocitos, el epitelio respiratorio y otras células. Es activada por varias citocinas y mediadores inflamatorios, sobre todo IL-1, TNF-α, IFN-γ y LPS bacteriano. Los otros isotipos de NOS son la NOS neuronal (nNOS), que se expresa de forma constitutiva (su actividad está regulada por Ca^{++} intracelular), y la NOS endotelial (eNOS), que se sintetiza de forma constitutiva, pero que se encuentra principalmente (aunque no exclusivamente) en el endotelio. El NO desempeña múltiples funciones en la inflamación:

- El NO generado por el endotelio (en general, a través de eNOS), activa la guanilato ciclasa en el músculo liso vascular, lo que aumenta el monofosfato de guanosina cíclico (GMPc) y, en última instancia, relaja el músculo liso (vasodilatación). Este es el fundamento que explica el uso de los nitratos cardíacos (p. ej., nitroglicerina) para tratar la isquemia miocárdica aguda. Aumentan la generación de NO y el retorno venoso al corazón.
- Antagonismo en todas las etapas de activación plaquetaria (adhesión, agregación y desgranulación)
- Reducción del reclutamiento de leucocitos en focos inflamatorios.
- Es un fármaco microbicida en los macrófagos activados; el NO puede convertirse en una de las especies más reactivas y citotóxicas, el peroxinitrito ($ONOO^-$, *v.* cap. **1**), especialmente en presencia de superoxidasa.

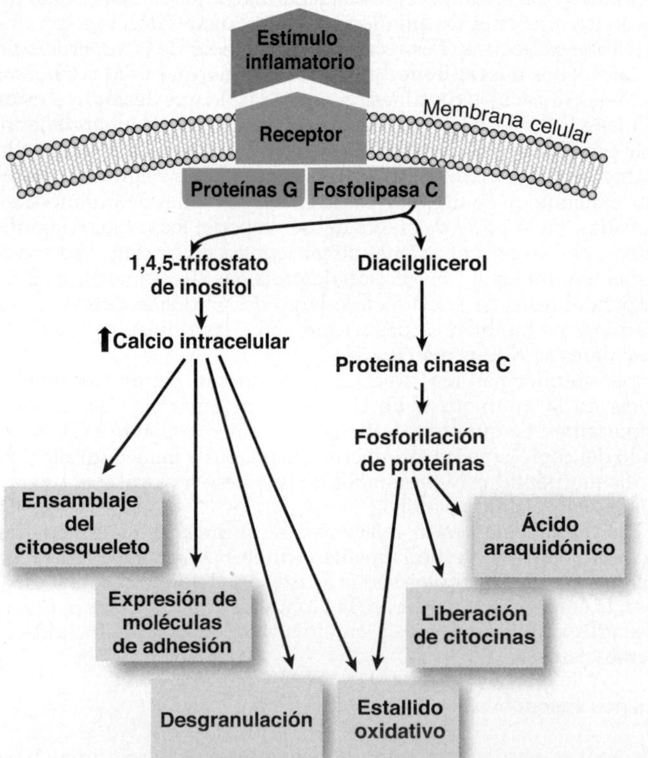

FIGURA 2-28. Vía intracelular de transducción de señales mediada por la proteína G, común a muchos estímulos inflamatorios.

Constituyentes lisosómicos

Los gránulos lisosómicos de los neutrófilos y los monocitos transportan múltiples mediadores de la inflamación aguda. Estos pueden ser liberados tras la muerte celular, por extravasación durante la formación de vacuolas fagocíticas o por «fagocitosis frustrada», es decir, por un intento de fagocitosis de grandes áreas no digeribles. Mientras que las proteasas ácidas tienen un pH óptimo ácido y suelen estar activadas solo en los fagolisosomas, las **proteasas neutras** como la elastasa, la colagenasa y la catepsina son activas en la matriz extracelular y pueden dañar el tejido al degradar la elastina, el colágeno y otras proteínas de la matriz. Las proteasas neutras también pueden escindir C3 y C5 y generar así anafilotoxinas C3a y C5a, y pueden catalizar la generación de cininas activas (p. ej., bradicinina) a partir de sus precursores cininógenos.

La inflamación aguda no controlada puede causar lesión y muerte hísticas

La regulación genética y bioquímica mitiga los efectos «secundarios» de la inflamación aguda y permite su resolución y reparación. Muchos factores regulan y modulan las respuestas inflamatorias agudas, entre los que se encuentran mediadores solubles pro o antiinflamatorios, vías de señalización intracelular por circuitos de retroalimentación positivos y negativos, y expresión génica regulada. El proceso mediante el cual diversos estímulos conducen a respuestas inflamatorias funcionales se conoce como **acoplamiento estímulo-respuesta**. Los estímulos incluyen productos microbianos y muchos de los mediadores inflamatorios plasmáticos o celulares que se describen en este capítulo. Aunque las vías de señalización intracelular son complejas y varían según el tipo de célula y el estímulo, los mediadores solubles comparten vías intracelulares comunes que activan las células inflamatorias: GPCR, receptor del TNF y vías JAK-STAT (transductor de la señal de Janus cinasa y activador de la transcripción) (figs. 2-28 a 2-30, respectivamente).

Mediadores solubles

Los mediadores proinflamatorios plasmáticos y celulares pueden amplificar las respuestas hísticas en un circuito de retroalimentación positiva. Los factores del complemento, las citocinas proinflamatorias y, en algunos casos, los complejos inmunitarios activan vías de transducción de señales que controlan la expresión de mediadores los proinflamatorios, como el TNF-α, la IL-1, las quimiocinas y las moléculas de adhesión. Luego, las citocinas secretadas propagan la respuesta mediante la activación otros tipos de células por medio de estas vías o de otras similares.

La respuesta inflamatoria está también regulada de manera que contenga la cascada descrita arriba y para limitar el daño hístico (retroalimentación negativa). Las citocinas inducibles, como IL-4, IL-10 e IL-12, bloquean la activación de NFκB mediante la estabilización de su inhibidor, Iκb, y reducen así su respuesta (fig. 2-29). Los inhibidores de la proteasa, como el inhibidor de la proteasa leucocitaria secretora; los inhibidores de metaloproteasas de la matriz (MPM) (p. ej., inhibidor tisular (o hístico) de MPM [TIMP, *tissue inhibitor of MMP*]); las enzimas antioxidantes (p. ej., superóxido dismutasa [SOD]); las lipoxinas; los glucocorticoesteroides y las fosfatasas; y los factores de regulación transcripcional, como los inhibidores de señales de citocinas, inhiben la activación de los factores proinflamatorios, oxidantes y vías de señalización.

Vías de los receptores acoplados a la proteína G

Muchas quimiocinas, hormonas, neurotransmisores y otros mediadores señalizan mediante GPCR (fig. 2-28). Los GPCR activan diversas vías de señalización intracelular (tratadas con más detalle en el cap. 1), pero entre las actividades comunes se incluyen:

- *Unión de ligando-receptor:* la unión de un factor estimulante a un receptor específico de la membrana celular origina un complejo ligando-receptor, el cual desencadena el intercambio de difosfato de guanosina (GDP) por trifosfato de guanosina (GTP). Esto activa la proteína G, que a su vez activa la PLC y la fosfatidilinositol-3-cinasa (PI3K).
- *Metabolismo de los fosfolípidos de la membrana celular:* la PLC hidroliza el bisfosfato de fosfatidilinositol (PIP_2) de la membrana plasmática y genera diacilglicerol (DAG) y trisfosfato de inositol (IP_3).
- *Aumento del calcio libre citosólico*: el IP3 induce la liberación de calcio intracelular almacenado. Junto con la entrada de iones de calcio desde el ambiente extracelular, el IP3 aumenta el calcio libre citosólico, un acontecimiento clave de la activación de la célula inflamatoria.
- *Fosforilación y desfosforilación de proteínas:* tirosina cinasas específicas se unen al complejo ligando-receptor e inician una serie de fosforilaciones proteínicas.
- *Activación de la proteína cinasa C*: la proteína cinasa C y otras proteínas cinasas activan diversas vías de señalización intracelular, que con frecuencia conducen a la activación de la transcripción génica.

Vías del receptor del factor de necrosis tumoral

El TNF-α es fundamental en el desarrollo de la inflamación y sus síntomas. Induce la apoptosis de la célula tumoral y regula las funciones inmunitarias (fig. 2-29). El TNF-α y las proteínas relacionadas se unen a los receptores para formar un complejo de señalización con múltiples proteínas en la membrana celular. Este complejo puede activar a: *(1)* las caspasas para desencadenar la apoptosis (*v.* cap. 1); *(2)* los inhibidores de la apoptosis; o *(3)* el factor de transcripción NFκB, lo que provoca la disociación con su inhibidor, IκB, y luego su traslocación al núcleo, donde NFκB puede activar la transcripción. Esta vía es crítica para controlar los fenómenos regulados por el TNF durante la inflamación.

Vía JAK-STAT

Esta vía suministra una ruta de señalización directa para los polipéptidos extracelulares (p. ej., factores de crecimiento) o las citocinas (p. ej., interferones o interleucinas) a través de los receptores de la célula hacia los promotores génicos del núcleo. Las interacciones ligando-receptor originan complejos de transcripción compuestos por JAK-STAT. Las proteínas STAT se translocan al núcleo, donde interactúan con los promotores génicos (fig. 2-30).

Regulación de la expresión génica en la inflamación aguda

La regulación correcta de la expresión génica es esencial para el control de la inflamación aguda. Se produce en múltiples fases, incluyendo el comienzo de la inflamación (*inicio*, a menudo desencadenado por productos microbianos); cuando se activan los *genes mediadores proinflamatorios*; la *reprogramación* para silenciar los genes proinflamatorios agudos y activar los mediadores antiinflamatorios; y el *silenciamiento de genes* para poner fin a la inflamación y permitir que el tejido recupere su integridad.

Inicio de la inflamación

Como se ha señalado anteriormente, los **RRP** celulares reconocen los **PAMP** y los **DAMP** liberados por las células dañadas (los RRP intracelulares, como los endosómicos, también se unen a estos). En conjunto, activan cascadas intracelulares para impulsar una respuesta inmunitaria coordinada (figs. 2-31 y 2-32). Además de su papel en la inflamación aguda, la expresión génica impulsada por PAMP y DAMP, que se unen a los RRP, prepara a las células presentadoras de antígenos (CPA) para activar los linfocitos T de células indiferenciadas, de modo que se produce una vinculación funcional entre la inmunidad innata y la adaptativa (fig. 2-32). Existen cuatro familias de RRP en las células inflamatorias e inmunitarias: *(1)* receptores de tipo *Toll* (RTT); *(2)* receptores para dominios de oligomerización para la unión a nucleótidos (receptores tipo NOD (de *nucleotide oligomerization domain* [RTN]); *(3)* helicasas con dominio de reclutamiento; y *(4)* receptores de lectina de tipo C.

- Los **RTT** son una clase importante de RRP presentes en las células inmunitarias, inflamatorias y de los tejidos, como los macrófagos, células endoteliales y epiteliales (tabla 2-6). Los RTT de la superficie celular reconocen los componentes de la pared celular bacteriana y los virus. Los polimorfismos genéticos de los RTT se relacionan con respuestas celulares específicas. Así, RTT específicos reconocen lípidos y carbohidratos en bacterias grampositivas, hongos, LPS de bacterias gramnegativas y ARN vírico. El engranaje de los RTT permite la activación de las defensas intracelulares frente a los organismos microbianos y también puede activar las cascadas de citocinas.

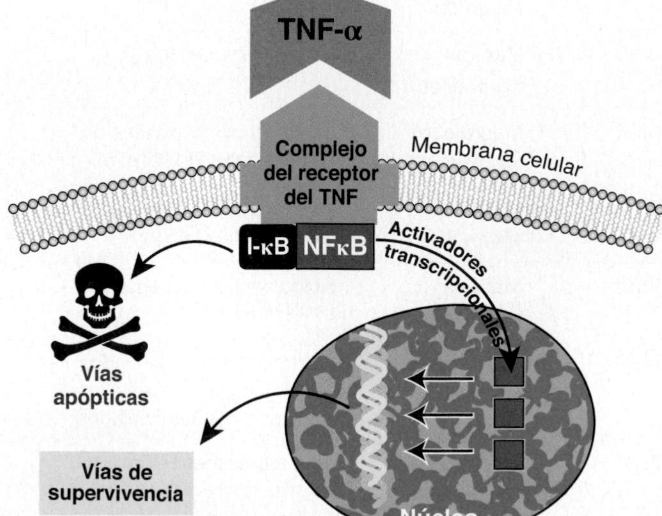

FIGURA 2-29. Vía intracelular de transducción de señales mediada por el receptor del factor de necrosis tumoral (TNF).

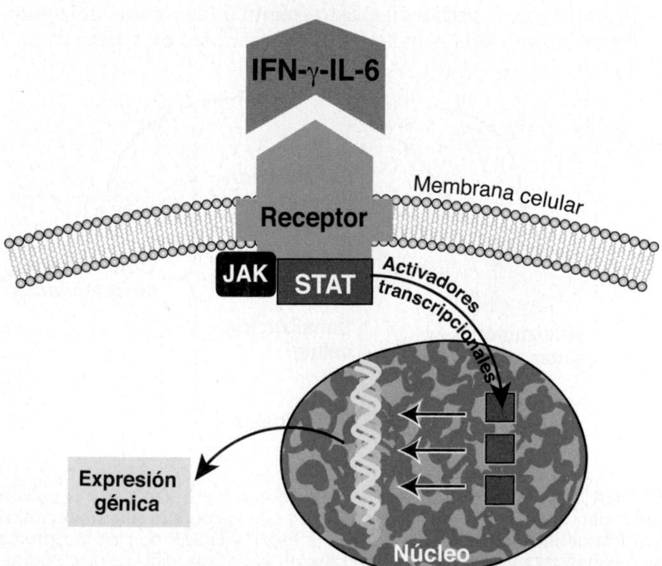

FIGURA 2-30. Vía de transducción intracelular mediada por JAK-STAT. *IFN*, interferón; *IL*, interleucina.

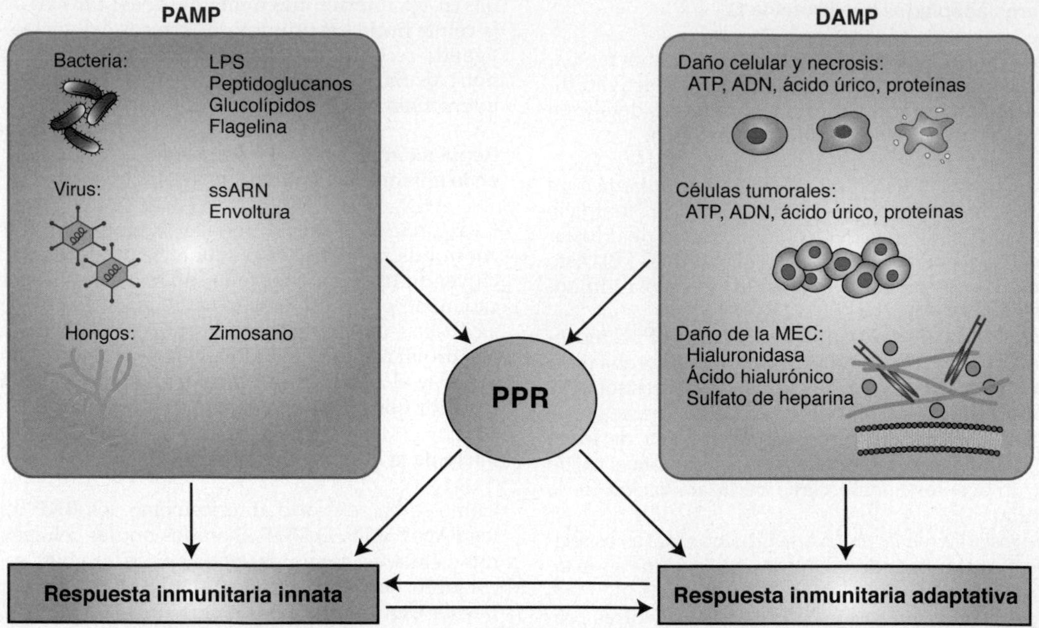

FIGURA 2-31. El patrón molecular asociado a patógenos (PAMP) y el patrón molecular asociado a daño (DAMP) inician respuestas inmunitarias adaptativas e innatas. Los microbios liberan PAMP. Las células y el tejido dañado liberan DAMP. La unión a receptores que pertenecen a la familia de receptores de reconocimiento de patrón (RRP), interviene en las respuestas inmunitarias adaptativas e innatas. *MEC*, matriz extracelular.

- **RTN**. Los RTN son proteínas solubles *intracelulares* que forman grandes complejos moleculares, los **inflamasomas**, que participan en la activación proteolítica de las citocinas proinflamatorias.
- **Activación de caspasa citoplasmática y de helicasa con dominio de reclutamiento**. Esta gran familia incluye receptores como los receptores inducibles similares al gen 1 del ácido retinoico expresados por los macrófagos, células dendríticas y los fibroblastos. Son helicasas de ARN citoplasmático que buscan microbios y reconocen el ARN viral en el citosol.
- **Receptores de lectinas de tipo C.** Las proteínas glucosiladas tienen funciones de reconocimiento de patógenos, además de su papel en la adhesión celular. Principalmente expresados en macrófagos y células dendríticas, estos receptores participan en el reconocimiento de hongos y la modulación de la inmunidad innata. Entre sus integrantes se incluyen el receptor de manosa, la **nointegrina fijadora de células dendríticas específicas ICAM-3 (DC-SIGN),** dectinas 1 y 2, y colectinas. Cuando los patógenos unen estos receptores en las células epiteliales y endoteliales, se liberan DAMP adicionales. Esto estimula las células inflamatorias y amplifica la activación de las cascadas de coagulación y

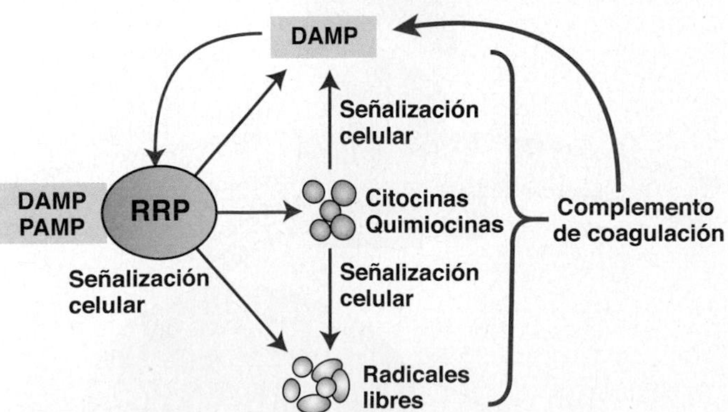

FIGURA 2-32. El patrón molecular asociado a daño (DAMP) y el patrón molecular asociado a patógenos (PAMP) conducen a la respuesta inflamatoria multifacética. La interacción de PAMP y DAMP con los receptores de reconocimiento del patrón (RRP) inician la señalización celular, conduciendo a la activación aumentada de mediadores inflamatorios. Estas señales inflamatorias pueden llevar a más liberación de DAMP y al mantenimiento de respuesta inflamatoria.

TABLA 2-6
RECEPTORES DE RECONOCIMIENTO DE PATÓGENOS

Receptor de tipo *Toll*	Expresión celular	Molécula(s) asociada(s) a patógenos reconocida(s)
TLR1	Macrófagos Neutrófilos	Lípidos y carbohidratos de bacterias grampositivas
TLR2	Macrófagos Basófilos Neutrófilos	Lípidos y carbohidratos de bacterias grampositivas Organismos fúngicos
TLR3	Macrófagos	Ácido nucleico y derivados ARN de doble cadena (ADN viral)
TLR4	Macrófagos Basófilos Neutrófilos	Lipopolisacáridos de bacterias gramnegativas
TLR5	Macrófagos Neutrófilos	Flagelina bacteriana
TLR6	Macrófagos Neutrófilos	Lípidos y carbohidratos de bacterias grampositivas
TLR7	Macrófagos Neutrófilos	Ácido nucleico y derivados (ADN viral)
TLR8	Macrófagos Neutrófilos	Ácido nucleico y derivados (ADN viral)
TLR9	Macrófagos Neutrófilos	Ácido nucleico y derivados ADN bacteriano que contiene motivos CpG desmetilados
TLR10	Macrófagos Neutrófilos	Ligando desconocido
TLR11 (seudogén)	Macrófagos Neutrófilos	Profilina bacteriana

del complemento. Esto, a su vez, retroalimenta positivamente la producción de mediadores inflamatorios (es decir, citocinas, quimiocinas, DAMP) (fig. 2-32).

Activación génica

La función principal de los RRP es activar tres vías principales de señalización: *(1)* vía del **NFκB**; *(2)* vía de la **proteína cinasa activada por mitógenos/proteína activadora 1 (MAPK/AP-1)**; y *(3)* vía del **factor regulador del interferón**. La activación de NFκB y MAPK/AP-1 conduce a la inducción de citocinas proinflamatorias, mientras el factor regulador del interferón activa IFN de tipo 1 y mediadores proinflamatorios. A través de estas vías, el reconocimiento microbiano activa la transcripción de mediadores de la inflamación aguda, especialmente citocinas inflamatorias.

Reguladores negativos de la inflamación aguda

La resolución natural de la inflamación aguda implica la eliminación del estímulo inicial y la apoptosis posterior de las células inflamatorias. La producción de mediadores proinflamatorios disminuye y los mediadores antiinflamatorios frenan el proceso. La eliminación del tejido dañado y de los restos celulares permite que se produzca la cicatrización adecuada. Sin embargo, la respuesta a la lesión es variable, y la genética, el sexo y la edad del paciente determinan la respuesta a la lesión, la extensión de la cicatrización y, en particular, la progresión a una enfermedad inflamatoria crónica. Entre los reguladores negativos de la inflamación se incluyen:

- **Reprogramación y silenciamiento génicos**: estos procesos *(1)* silencian los genes proinflamatorios agudos (p. ej., TNF-α, IL-1β); *(2)* aumentan la expresión de genes antiinflamatorios; y *(3)* permiten el inicio de la resolución del proceso. A la vez, aumenta la expresión de factores antiinflamatorios, como el antagonista del receptor de la IL-1, los receptores del TNF-α, la IL-6 y la IL-10.
- **Citocinas**: varias interleucinas (IL-6, IL-10, IL-11, IL-12, IL-13) limitan la inflamación al reducir la producción de TNF-α, posiblemente al preservar el IκB, lo que bloquea la activación celular y la liberación de mediadores inflamatorios.
- **Inhibidores de la proteasa**: el inhibidor de la proteinasa leucocitaria secretora y el TIMP-2 reducen las respuestas de varios tipos de células, incluidos los macrófagos y las células endoteliales, y limitan el daño del tejido conjuntivo.
- **Lipoxinas**: las lipoxinas y las lipoxinas que se originan bajo el estímulo del ácido acetilsalicílico son mediadores lipídicos antiinflamatorios que inhiben la biosíntesis de leucotrienos.
- **Glucocorticoesteroides**: la estimulación del eje hipotálamo-hipófiso-suprarrenal conduce a la liberación de glucocorticoides inmunodepresores. Ejercen efectos depresores transcripcionales y postranscripcionales sobre los genes.
- **Cininasas**: las cininasas en plasma y en sangre degradan el potente mediador proinflamatorio bradicinina.
- **Fosfatasas:** así como las cinasas activan la señalización inflamatoria por medio de la fosforilación de proteínas, sus opuestas, las fosfatasas, disminuyen la señalización inflamatoria por desfosforilación de proteínas.
- **TGF-β**: las células apoptóticas, en particular los PMN, regulan al alza el TGF-β, que inhibe las citocinas y quimiocinas proinflamatorias, induce un cambio en los mediadores derivados del AA para favorecer la producción de lipoxina y resolvina (productos de interacción de la fase de resolución; ácido graso insaturado ω-3), provoca el reconocimiento y la depuración de las células apoptóticas y los residuos por parte de los macrófagos, y estimula las citocinas antiinflamatorias y la fibrosis.

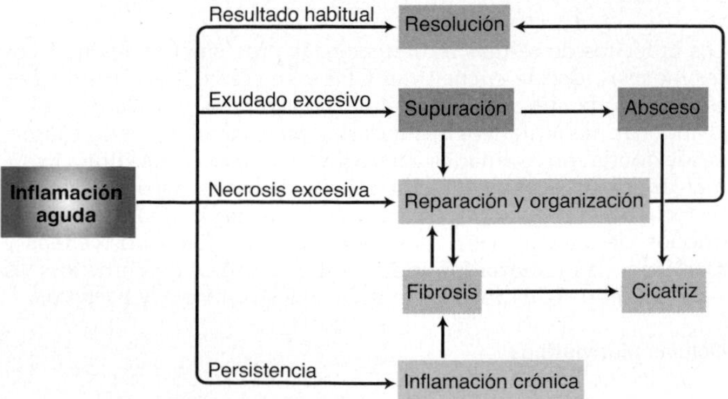

FIGURA 2-33. Resultados de la inflamación aguda.

El resultado de la inflamación aguda depende del equilibrio entre reclutamiento, división, migración o muerte celular

En condiciones óptimas, cuando la inflamación se resuelve, se restablecen la arquitectura del tejido y la función fisiológica normales. Para que un tejido vuelva a la normalidad, la inflamación debe invertirse: eliminar el estímulo de la lesión, desactivar las señales proinflamatorias, poner fin a la afluencia celular, restablecer el equilibrio del líquido intersticial, eliminar los desechos, restaurar la función vascular, reparar las barreras epiteliales y regenerar la MEC. Cuando las señales de inflamación aguda disminuyen, la apoptosis de los PMN limita la respuesta inmunitaria y comienza la resolución. Sin embargo, las respuestas inflamatorias pueden conducir a otros resultados (fig. 2-33):

- **Cicatriz**: aunque el organismo puede eliminar el agente agresor, si un tejido padece un daño irreversible, la arquitectura normal suele ser reemplazada por una cicatriz (*v.* cap. **3**).
- **Absceso**: si las células inflamatorias bloquean una zona de inflamación aguda con fibrosis, los productos de los PMN destruyen el tejido y forman un absceso.
- **Linfangitis/linfadenitis**: la inflamación aguda y crónica localizada puede causar la inflamación secundaria de los conductos linfáticos (linfangitis) y de los nódulos linfáticos (linfadenitis). Los conductos linfáticos inflamados de la piel se ven como rayas enrojecidas, mientras los nódulos linfáticos están agrandados y son dolorosos. Los nódulos linfáticos afectados muestran hiperplasia de los folículos linfáticos y proliferación de los fagocitos mononucleares en los senos (histiocitosis sinusal).
- **Inflamación persistente**: la inflamación puede alargarse en el tiempo si el agente agresor persiste o la resolución es incompleta. Esto puede evidenciarse como una respuesta aguda prolongada, con llegada continua de neutrófilos y destrucción hística o, como sucede de manera más frecuente, bajo la forma de una inflamación crónica.

Inflamación crónica

Si la inflamación aguda no resuelve una infección u otra lesión, sobreviene una **inflamación crónica**. En estos casos, las células inflamatorias persisten, el estroma se vuelve hiperplásico y la destrucción del tejido y la cicatrización pueden causar una disfunción orgánica. Ambos tipos de inflamación constituyen los extremos de un continuo dinámico con morfologías superpuestas: *(1)* inflamación con reclutamiento continuo de células inflamatorias crónicas seguida de; *(2)* lesión hística debida a la inflamación prolongada; y *(3)* un intento, a menudo desordenado, de restaurar la integridad del tejido. Los macrófagos son determinantes del resultado (fig. 2-34). La inflamación crónica no resuelta puede causar una discapacidad continua, como en la enfermedad pulmonar crónica, la artritis reumatoide, la colitis ulcerosa, enfermedades granulomatosas, enfermedades autoinmunitarias y la dermatitis crónica.

SUCESOS EN LA INFLAMACIÓN CRÓNICA

Los desencadenantes de la inflamación crónica son similares a los de la inflamación aguda:

- **Desencadenantes específicos**, como productos microbianos o una lesión, inician la respuesta.
- **Los mediadores químicos dirigen el reclutamiento, la activación y la interacción de las células inflamatorias**. La activación

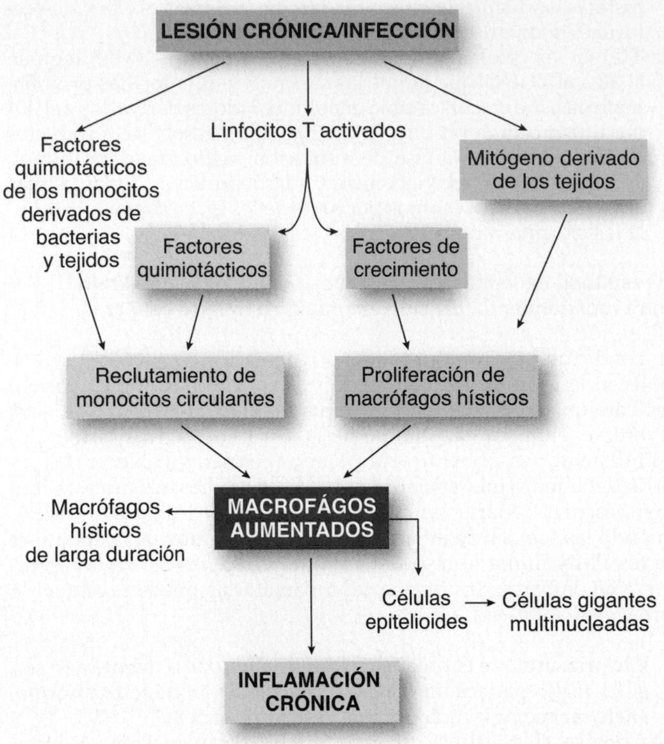

FIGURA 2-34. La acumulación de macrófagos es clave en el desarrollo de la inflamación crónica.

de las cascadas de coagulación y el complemento origina pequeños péptidos que prolongan las respuestas inflamatorias. Las citocinas, en concreto la IL-6 y RANTES, regulan un cambio en las quimiocinas, por lo que las células mononucleares se dirigen al lugar. Otras citocinas (p. ej., IFN-γ) promueven entonces la proliferación y activación de los macrófagos.

- **Las células inflamatorias migran desde la sangre**. Las interacciones entre los linfocitos, los macrófagos, las células dendríticas y los fibroblastos generan respuestas específicas frente a los antígenos. Los macrófagos tienen un papel central y de control. Producen mediadores inflamatorios que activan otros macrófagos, linfocitos y fibroblastos hísticos (fig. 2-34), ya sea para favorecer la resolución de la lesión o mantenerla.
- **Los DAMP y los PAMP impulsan respuestas inflamatorias multifacéticas**. La interacción de PAMP, DAMP y RRP aumenta la activación de mediadores inflamatorios. Esto puede causar más daño y, por tanto, más DAMP, y perpetuar la inflamación, incluso después de que la incitación inicial haya pasado (fig. 2-32).
- **La activación de las células del estroma y la remodelación de la MEC** afectan las respuestas inmunitarias celulares. Puede producirse grados variables de fibrosis, en función de la extensión de la lesión hística y de la persistencia de la lesión y la inflamación.

Inflamación crónica no es sinónimo de infección crónica. Ni siquiera requiere por fuerza una infección, sino que puede seguir a una respuesta inflamatoria o inmunitaria aguda a un antígeno extraño. Las señales que provocan a respuestas prolongadas incluyen:

- **Bacterias, virus y parásitos**: pueden proporcionar señales que apoyan la persistencia de las respuestas inflamatorias, las cuales se pueden dirigir al aislamiento del invasor del huésped.
- **Apoptosis**: dado que los PMN apoptóticos inducen una respuesta antiinflamatoria, los defectos en el reconocimiento o en la respuesta a estas células remanentes puede conducir a una inflamación crónica.
- **Silenciamiento génico defectuoso**: la expresión retardada o persistente de genes proinflamatorios tardíos contribuye a prolongar el ambiente inflamatorio. En este caso, no se produce la etapa de silenciamiento génico, el ataque de las citocinas persiste y se desarrolla la inflamación patológica.
- **Traumatismos**: el daño hístico extenso libera mediadores capaces de prolongar el ambiente inflamatorio.
- **Cáncer:** los tumores pueden reclutar células inflamatorias crónicas, especialmente macrófagos y linfocitos T, para estimular su crecimiento (*v.* cap. **5**).
- **Factores inmunitarios**: muchas enfermedades autoinmunitarias, como la artritis reumatoide, la tiroiditis crónica y la cirrosis biliar primaria, se caracterizan por respuestas inflamatorias crónicas de los tejidos afectados (*v.* cap. **4**). Las lesiones permanentes en los órganos afectados pueden ser el reflejo de una inflamación continua mediada por el sistema inmunitario.

Las células inflamatorias crónicas proceden de la circulación y de los tejidos afectados

La sangre aporta macrófagos, linfocitos, células plasmáticas, células dendríticas y eosinófilos, mientras que los tejidos afectados aportan fibroblastos y células endoteliales. ***Las células mononucleares son las participantes principales en la inflamación crónica, en particular los monocitos/macrófagos y los linfocitos.***

Monocitos/Macrófagos

Los macrófagos activados y sus citocinas son fundamentales en la inflamación crónica y la prolongación de las respuestas que conducen a esta. Los macrófagos hísticos son estimulados y proliferan como monocitos circulantes, son reclutados y diferenciados en macrófagos hísticos (fig. 2-34). Bajo la influencia del microambiente, los macrófagos residentes de tejidos se vuelven fenotípicamente polarizados en macrófagos M1 activados de forma clásica y macrófagos M2 activados de forma alternativa (figs. 2-6 y 2-7). Los macrófagos producen mediadores inflamatorios e inmunitarios y regulan las reacciones que conducen a la inflamación crónica. También regulan las respuestas de los linfocitos a los antígenos y secretan otros mediadores que modulan la proliferación y las actividades de fibroblastos y células endoteliales.

En los diferentes tejidos, los macrófagos residentes difieren en su arsenal de enzimas y respuestas a señales inflamatorias locales. Los gránulos de los monocitos circulantes contienen proteinasas de serina, como las de los PMN. Los monocitos sanguíneos sintetizan enzimas adicionales, especialmente las MPM. Cuando los monocitos entran en el tejido y se diferencian en macrófagos, adquieren la capacidad de producir MPM adicionales y proteinasas de cisteína, pero ya no producen proteinasas de serina. La actividad de estas enzimas degradativas es fundamental en la destrucción del tejido que puede suscitarse durante la inflamación crónica. Por ejemplo, en el enfisema, los macrófagos residentes generan proteinasas, especialmente MPM con actividad elastolítica, las cuales destruyen las paredes alveolares y reclutan monocitos sanguíneos hacia el pulmón. Otros productos de los macrófagos incluyen metabolitos del oxígeno, factores quimiotácticos, citocinas y factores de crecimiento (fig. 2-4C).

Linfocitos

Los linfocitos de células indiferenciadas provienen de los nódulos secundarios, donde encuentran CPA y se convierten en linfocitos específicos de antígeno. Las células plasmáticas y los linfocitos T abandonan los linfáticos secundarios para circular por la sangre, desde donde son reclutados a los tejidos periféricos. Los linfocitos T regulan la activación y el reclutamiento de macrófagos mediante la secreción de mediadores específicos (linfocinas), modulan la producción de anticuerpos y la citotoxicidad mediada por células y mantienen la memoria inmunitaria (fig. 2-35A). Los linfocitos NK y otros subtipos de linfocitos ayudan a destruir virus y bacterias.

Células plasmáticas

Las células plasmáticas derivan de los linfocitos B que han encontrado el antígeno y se han diferenciado en células secretoras de an-

A

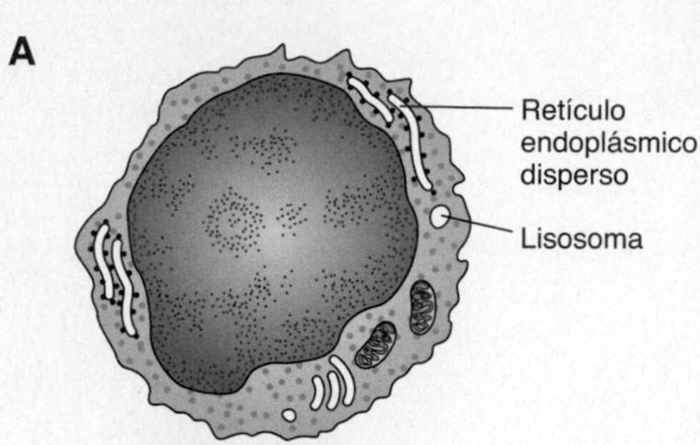

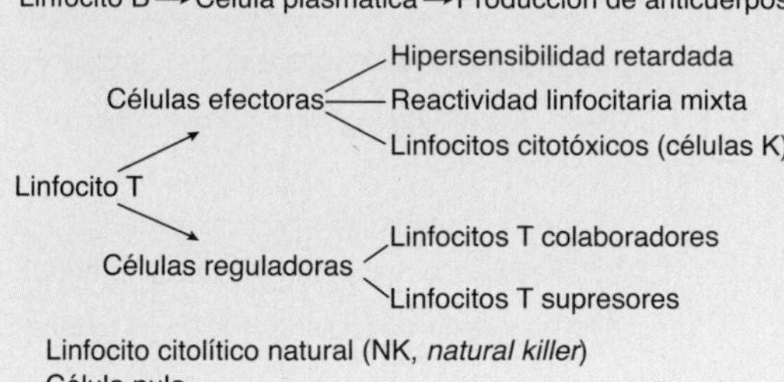

LINFOCITO
CARACTERÍSTICAS Y FUNCIONES
• Vinculado con la inflamación crónica
• Células fundamentales en la respuesta inmunitaria humoral y en la respuesta mediada por células
• Producción de citocinas
• Múltiples subtipos:
Linfocito B → Célula plasmática → Producción de anticuerpos
Células efectoras
Hipersensibilidad retardada
Reactividad linfocitaria mixta
Linfocitos citotóxicos (células K)
Linfocito T
Células reguladoras
Linfocitos T colaboradores
Linfocitos T supresores
Linfocito citolítico natural (NK, *natural killer*)
Célula nula

B

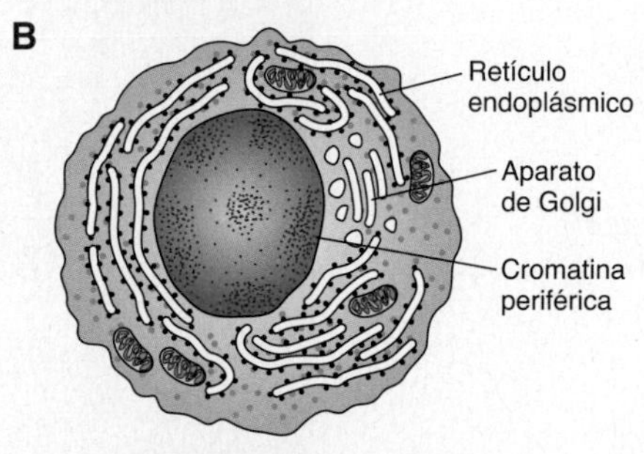

CÉLULA PLASMÁTICA

CARACTERÍSTICAS Y FUNCIONES
- Asociada con:
  - Síntesis y secreción de anticuerpos
  - Inflamación crónica
- Derivada de linfocitos B

C

FIBROBLASTO

CARACTERÍSTICAS Y FUNCIONES
- Produce proteínas de matriz extracelular
- Media en la inflamación crónica y la cicatrización de la herida

MEDIADORES PRINCIPALES DE LA INFLAMACIÓN
- IL-6
- IL-8
- Ciclooxigenasa 2
- Hialuronidasa
- PGE_2
- Expresión de CD4O
- Proteínas matricelulares
- Proteínas extracelulares

FIGURA 2-35. Más células de la inflamación: morfología y función. A. Linfocito. **B.** Célula plasmática. **C.** Fibroblasto.

ticuerpos. Son ricas en retículo endoplásmico rugoso y son la principal fuente de anticuerpos circulantes (fig. 2-35B). La producción de anticuerpos en los lugares de inflamación crónica es importante para la neutralización de antígenos, para la depuración de antígenos y partículas extraños y para la citotoxicidad mediada por células dependiente de anticuerpos (*v.* cap. 4).

Células dendríticas

Las células dendríticas son células destinadas de manera específica a la presentación de antígenos, que es lo que desencadena la respuesta inmunitaria a un antígeno (*v.* cap. **4**). Fagocitan antígenos y migran a los nódulos linfáticos, donde presentan esos antígenos. El reconocimiento de los antígenos y de otras moléculas coestimuladoras por parte de los linfocitos T da lugar al reclutamiento de subconjuntos celulares específicos para el proceso inflamatorio.

Durante la inflamación crónica, las células dendríticas están presentes en los tejidos inflamados, donde ayudan a prolongar las respuestas.

Fibroblastos

Los fibroblastos son células de larga vida, ubicuas, cuya función principal consiste en producir componentes de la MEC (fig. 2-35C). Son los «albañiles» de los tejidos, y reconstruyen el andamiaje de la MEC sobre el cual el tejido podrá restablecerse. También se diferencian en otras células del tejido conjuntivo (p. ej., condrocitos, adipocitos, osteocitos, células musculares lisas). Los fibroblastos no se limitan a responder a las señales inmunitarias que provocan su proliferación y activación, sino que son también participantes activos en la respuesta inmunitaria. Interactúan con las células inflamatorias, en particular con los linfocitos, mediante moléculas y receptores superficiales de ambas células. Por ejemplo, cuando la CD40 de los fibroblastos se une a su ligando linfocitario, se activan ambas células. Los fibroblastos activados producen citocinas, quimiocinas y prostanoides, que generan un microambiente hístico encargado de regular adicionalmente el comportamiento de las células inflamatorias en el tejido dañado. Este proceso da lugar a la resolución y cicatrización posterior de la herida o inflamación crónica persistente (*v.* cap. 3).

Células inflamatorias agudas

Los neutrófilos participan característicamente en la inflamación aguda, pero también pueden estar presentes en la inflamación crónica si existe una infección en curso y daño hístico. Los eosinófilos muestran una presencia importante en las reacciones de tipo alérgico y en las infestaciones parasitarias.

Las respuestas de reparación en la inflamación crónica incluyen tejido de granulación y fibrosis

Los procesos de reparación iniciados como parte de la inflamación pueden restaurar la arquitectura y la función normales. Sin embargo, si la inflamación es prolongada o muy grave, la reparación puede ser ineficaz y alterar la arquitectura del tejido y su función (fig. 2-33). Por tanto:

- La proliferación continua de las células epiteliales puede causar metaplasia (*v.* cap. 1). La metaplasia de las células caliciformes, por ejemplo, es característica de las vías aéreas de los fumadores.
- La proliferación y activación de los fibroblastos incrementa la MEC. Debido a que los componentes de la MEC como el colágeno ocupan un espacio que de manera habitual se destina a las células hísticas, la función orgánica se altera.
- La MEC puede ser anómala. La degradación y producción de la matriz cambia la mezcla normal de proteínas extracelulares. Una MEC anómala (p. ej., fibronectina) puede ser un factor quimiotáctico para las células inflamatorias y alterar el andamiaje celular.

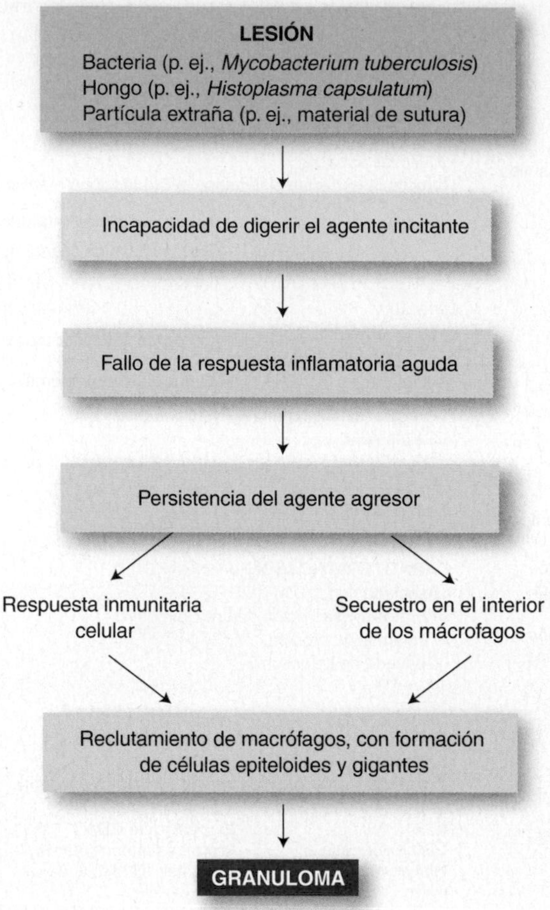

FIGURA 2-36. Mecanismo de formación del granuloma.

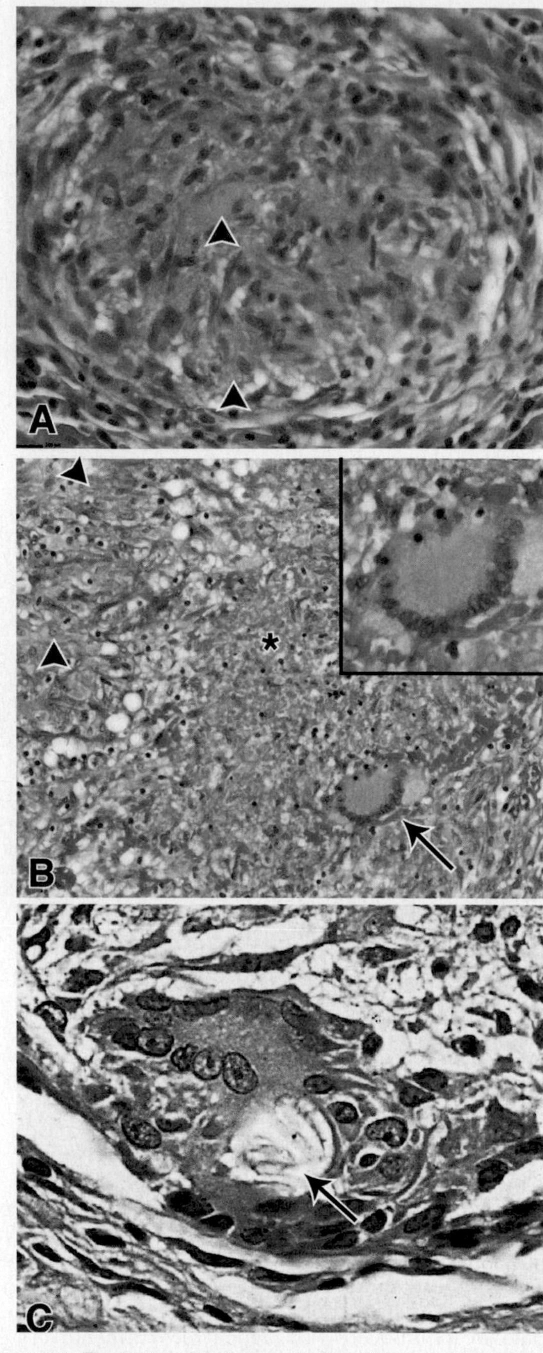

FIGURA 2-37. Tipos de granulomas. A. Granuloma con una gran cantidad de células epitelioides pálidas (ejemplos en *puntas de flecha*). **B.** Granuloma necrosante con necrosis central (*), células epitelioides periféricas (*puntas de flecha*) y célula gigante de Langerhans con múltiples núcleos dispuestos periféricamente y abundante citoplasma (*flecha* y *recuadro*). **C.** Célula gigante de cuerpo extraño con núcleos dispersos dispuestos aleatoriamente en el citoplasma y material extraño (*flecha*) en el centro.

La lesión hística persistente en la inflamación crónica contribuye a la patogenia de varias enfermedades, como enfisema, artritis reumatoide, algunas enfermedades del inmunocomplejo, gota, cirrosis hepática y fibrosis pulmonar.

La adhesión de las células fagocíticas, la fuga de ROS y la liberación de enzimas lisosómicas aumentan la citotoxicidad y la degradación de los tejidos. La actividad de las proteinasas es elevada en las heridas crónicas, lo que crea un entorno proteolítico que impide la curación. Muchas de estas enfermedades pueden tratarse con fármacos que inhiben ampliamente la actividad de los linfocitos y los macrófagos (inmunosupresores), o que bloquean citocinas específicas implicadas en la inflamación crónica.

Inflamación granulomatosa

La **inflamación granulomatosa** se desarrolla cuando se produce una estimulación persistente de la fagocitosis. Esto puede producirse en varios escenarios, como:

- Presencia de material intrínsecamente indigerible (es decir, un cuerpo extraño presente en el tejido)
- Infección persistente
- Estimulación crónica de los macrófagos debido a la producción persistente de citocinas en la enfermedad autoinmunitaria

Todos representan peligros potenciales, porque pueden conducir a un círculo vicioso de:

1. Fagocitosis
2. Fallo digestivo
3. Muerte celular fagocítica
4. Liberación de agentes incitadores sin digerir
5. Nueva fagocitosis por parte de células recién reclutadas

La formación de un granuloma (fig. 2-36) constituye una respuesta protectora que se produce en este contexto, y puede observarse en la infección crónica (p. ej., infecciones micóticas, tuberculosis) y en presencia de material extraño (p. ej., material de sutura o amianto). Aísla un agente agresor persistente, previene su diseminación y reduce la inflamación, lo que protege al huésped. La evidencia sugiere que algunos patógenos, como *M. tuberculosis*, provocan la formación de granulomas, lo que los protege de las células del huésped. Algunas enfermedades autoinmunitarias también se asocian con granulomas (p. ej., enfermedad de Crohn, sarcoidosis).

Las principales células de la inflamación granulomatosa son los macrófagos epitelioides, que contienen abundante citoplasma rosado y por ello son ligeramente similares a las células escamosas, y los linfocitos (fig. 2-37). Las agrupaciones nodulares de macrófagos se acumulan en el lugar de un estímulo fagocítico que no puede digerirse (fig. 2-37A). Los macrófagos «frustrados» también fusionan su citoplasma y se convierten así en **células gigantes** multinucleadas sincitiales, de las que hay varios tipos. Cuando los núcleos de tales células gigantes se disponen alrededor de la periferia celular en un patrón de herradura, la célula se denomina *célula gigante de Langhans* (fig. 2-37B); si un agente extraño (p. ej., sílice) u otro material indigerible se identifica dentro del citoplasma de una célula gigante multinucleada, los múltiples núcleos tienden a dispersarse por el citoplasma, y entonces se trata de una *célula gigante de cuerpo extraño* (fig. 2-37C). Además de macrófagos, los granulomas poseen linfocitos T $CD4^+$. Estos son reclutados al lugar de la inflamación por las citocinas producidas por los macrófagos y las células gigantes activadas, y forman un anillo concéntrico o «collar» alrededor del núcleo central de macrófagos, células gigantes y, a veces, restos necróticos. Varias citocinas de linfocitos T estimulan la función de los macrófagos (p. ej., IFN-γ), mientras que otras inhiben la activación de los macrófagos (p. ej., IL-4, IL-10). Así pues, los linfocitos son imprescindibles para regular el desarrollo y la resolución de la respuesta inflamatoria.

Los granulomas también se clasifican por la presencia o ausencia de necrosis. Ciertos agentes infecciosos, como *M. tuberculosis*, acaban eliminando a los macrófagos que los fagocitan y destruyen los tejidos adyacentes, lo que se denomina **granuloma necrosante**, con centros llenos de una mezcla amorfa de residuos y de microorganismos y células muertos. Cuando el estímulo iniciador no es mortal para los macrófagos y los tejidos locales, como en la sarcoidosis, se producen **granulomas no necrosantes**. Los centros de estos granulomas contienen macrófagos epitelioides viables y células gigantes.

El resultado de las reacciones granulomatosas depende de la inmunogenicidad y la toxicidad del agente desencadenante. Las respuestas inmunitarias celulares pueden modificar las reacciones granulomatosas mediante el reclutamiento y la activación de macrófagos y linfocitos adicionales. Bajo la influencia de citocinas de linfocitos T, como IL-13 y TGF-β, el granuloma puede fundirse y convertirse en un nódulo fibrótico.

Consecuencias de la inflamación

Las respuestas inflamatorias efectivas permiten:

1. Limitar el área de la lesión
2. Eliminar el agente causal y el tejido dañado
3. Restaurar la integridad de los tejidos (y, si es posible, su función).

Sin embargo, una inflamación no controlada o inadecuada puede dañar el lugar de la lesión inicial y provocar consecuencias sistémicas que pueden ser graves o incluso poner en riesgo la vida.

MANIFESTACIONES LOCALES DE LA INFLAMACIÓN

Como se ha descrito anteriormente, las consecuencias locales más importantes de la inflamación incluyen edema (que puede causar una morbilidad significativa e incluso la muerte si se produce en un espacio confinado, como dentro del encéfalo) y formación de abscesos. Asimismo, las siguientes son consecuencias adicionales:

- **Exudado fibrinoso**. En ocasiones, el depósito de fibrina predomina en la inflamación aguda. Cuando esto se produce sobre una superficie serosa, por ejemplo, el pericardio, se produce una *pericarditis fibrinosa*. Si es lo suficientemente grave, puede comprometer la función cardíaca. Del mismo modo, la *pleuritis fibrinosa* conlleva un exudado fibrinoso pleural y puede comprometer la función pulmonar.
- **Ulceración**. La lesión de las estructuras epiteliales debida a los neutrófilos y a los mediadores que liberan (además de ROS y NO), puede provocar la pérdida de epitelio y exponer el tejido conjuntivo subyacente. Esto se denomina **ulceración**. Dado que el tejido conjuntivo subyacente es vascular, puede producirse una hemorragia importante, que puede ser grave si una úlcera se erosiona en un gran vaso sanguíneo del tejido conjuntivo subepitelial.
- **Formación de queloides**. La fibrosis puede continuar tras restablecerse la continuidad física del tejido lesionado, y puede crear masas colagenosas (**queloides** o **cicatrices hipertróficas**; *v.* cap. 3).

MANIFESTACIONES SISTÉMICAS DE LA INFLAMACIÓN

Respuestas de fase aguda

Los síntomas son fiebre, malestar, somnolencia y anorexia (disminución del apetito), es decir, características generales de sentirse enfermo. En los tejidos, las respuestas de fase aguda incluyen degradación de las proteínas del músculo esquelético, hipotensión, síntesis hepática de los factores del complemento y de la coagulación, y alteración de los grupos de leucocitos circulantes. Como se ha comentado anteriormente, la **IL-1,** la **IL-6** y el **TNF-α** son los responsables más importantes.

El aumento general de las concentraciones de proteínas plasmáticas en las respuestas de fase aguda aumenta la **velocidad de sedimentación globular** (VSG), es decir, la velocidad a la que las células de la sangre no centrifugada y anticoagulada se depositan por gravedad (medida en mm/h). Aunque es cualitativa e inespecífica, la VSG es útil desde el punto de vista clínico como indicador de inflamación sistémica.

- La **leucocitosis** (aumento del recuento de leucocitos) es frecuente en las reacciones inflamatorias, especialmente las causadas por infecciones bacterianas. El recuento de leucocitos (normalmente 4000-10000 células/μL) suele aumentar hasta 15000-20000 células/μL, y excepcionalmente puede llegar a 25000-50000 células/μL, lo que a veces se denomina *reacción leucemoide*, parecida a la leucemia mieloide crónica (*v.* cap. 20). Durante el estrés infeccioso, la IL-1 y el TNF-α pueden provocar la liberación de precursores de neutrófilos inmaduros por parte de la médula ósea. Esto aumenta el recuento total de leucocitos y se denomina «desplazamiento a la izquierda]. La infección prolongada también induce una proliferación compensatoria de precursores de leucocitos en la médula ósea, debido a la producción de factores estimulantes de colonias estimulada por IL-1 y TNF-α. El aumento del recuento de leucocitos en la mayoría de las infecciones bacterianas es relativamente selectivo para los neutrófilos (neutrofilia). En las infecciones parasitarias y las alergias, pueden aumentar los eosinófilos (eosinofilia), y ciertos virus pueden provocar un aumento de los linfocitos circulantes (linfocitosis).
- La **leucopenia** es una disminución absoluta de los leucocitos circulantes. Aunque la leucocitosis es mucho más frecuente en las infecciones, los pacientes con desnutrición o enfermedades crónicas debilitantes, como el cáncer diseminado, pueden responder a la infección con leucopenia, en lugar de leucocitosis. La leucopenia también puede producirse en la fiebre tifoidea y en ciertas infecciones víricas y por rickettsias.
- La **fiebre** es una característica clínica clásica de la inflamación. Como ya se ha comentado, las moléculas que inducen la fiebre (los pirógenos) pueden ser endógenas (sobre todo IL-1, IL-6 y TNF-α) o exógenas, incluidos los productos bacterianos y víricos. La IL-1 estimula la síntesis de prostaglandinas en los centros termorreguladores hipotalámicos, lo que altera el «termostato» que controla la temperatura corporal. Este es el fundamento del efecto antipirético de los inhibidores de la ciclooxigenasa (p. ej., el ácido acetilsalicílico). El TNF-α y la IL-6 también aumentan la temperatura corporal al actuar directamente sobre el hipotálamo. Con la fiebre pueden aparecer escalofríos (sensación de frío), rigidez (escalofríos profundos con temblores y piloerección) y sudoración (para permitir la disolución del calor).
- El **dolor** asociado a la inflamación es principalmente una respuesta neural, iniciada en los tejidos lesionados por *nociceptores* específicos, que son receptores de umbral alto para los estímulos térmicos, químicos y mecánicos. La mayoría de los mediadores químicos de la inflamación analizados en este capítulo activan nociceptores periféricos de forma directa o indirecta. Las **cininas**, especialmente la bradicinina, que se forman tras un traumatismo hístico y durante la inflamación, activan las neuronas

sensitivas primarias para que transmitan señales de dolor. Las citocinas, especialmente TNF-α e IL-1, IL-6 e IL-8, aumentan la sensibilidad al dolor causado por estímulos mecánicos y térmicos. Las prostaglandinas y los factores de crecimiento pueden activar de forma directa los nociceptores, pero parecen ser más importantes a la hora de aumentar la sensibilidad de estos, lo que puede hacer que las personas perciban dolor, incluso con estímulos normalmente inocuos.

- La **coagulación intravascular diseminada (CID)** se produce cuando la activación de la vía de la coagulación da lugar a microtrombos generalizados, que consumen componentes de la coagulación y predisponen a hemorragia. Esto es más frecuente cuando la lesión endotelial es tan extensa que se produce una activación sistémica de la coagulación que supera los mecanismos de regulación locales (*v.* caps. 20 y 31 en línea). Esto puede producirse en una infección sistémica (sepsis) o en un traumatismo grave.
- **Choque.** La consecuencia sistémica más peligrosa de la inflamación se produce si la lesión hística es voluminosa o si la infección invade la sangre (sepsis, *v.* cap. 31 en línea). Entonces, grandes cantidades de citocinas, especialmente TNF-α, superan los mecanismos reguladores locales y entran en la circulación sistémica, donde provocan vasodilatación generalizada, así como aumentan la permeabilidad vascular y reducen el volumen intravascular efectivo. Esto provoca una disminución del gasto cardíaco y una posible reducción de la presión arterial hasta el punto de que órganos y tejidos críticos no reciban una perfusión adecuada. Puede producirse insuficiencia multiorgánica y muerte.

El **eje hipotálamo-hipófisis-suprarrenal** es fundamental para muchos de los efectos sistémicos de la inflamación, sobre todo la fiebre. En particular, dado que la inflamación desencadena la liberación corticosuprarrenal de glucocorticoesteroides antiinflamatorios, la pérdida de la función suprarrenal puede aumentar la gravedad de la inflamación.

Inflamación crónica persistente

Algunas enfermedades infecciosas crónicas se relacionan con el posible desarrollo de tumores. Por ejemplo, la esquistosomiasis en la vejiga urinaria conduce a un carcinoma escamoso de ese órgano. La tuberculosis pulmonar se asocia con el adenocarcinoma de pulmón. La inflamación que no está específicamente relacionada con una infección también puede ser un factor de riesgo de cáncer. Por ejemplo, los pacientes con esofagitis por reflujo o colitis ulcerosa tienen un mayor riesgo de adenocarcinomas en esos órganos. La inflamación crónica favorece la transformación maligna por varios mecanismos (*v.* cap. 5):

- **Aumento de la proliferación celular**: el aumento crónico de la actividad mitótica aumenta la probabilidad de que se produzca una mutación transformadora en las células en proliferación.
- **Metabolitos del oxígeno y del NO•**: los metabolitos inflamatorios, por ejemplo, las nitrosaminas, pueden dañar el ADN (*v.* cap. 5).
- **Activación inmunitaria crónica**: el medio de citocinas de la exposición crónica a los antígenos inhibe la inmunidad mediada por células y, por tanto, la vigilancia inmunitaria antitumoral.
- **Angiogenia:** la inflamación estimula la angiogenia, que también puede facilitar y mantener el crecimiento tumoral.
- **Inhibición de la apoptosis**: la inflamación crónica inhibe la apoptosis. En combinación con el aumento de la división celular, la disminución de la apoptosis favorece la supervivencia y la expansión de clones de células mutadas.

3 Reparación, regeneración y fibrosis

Jeffrey M. Davidson, Luisa A. DiPietro, Gregory C. Sephel

INTRODUCCIÓN

La reparación del tejido dañado, ya sea por cicatrización o por regeneración, pretende asegurar la supervivencia inmediata del organismo. Las observaciones con respecto a la reparación de las heridas (cicatrización) se remontan a registros médicos del antiguo Egipto y a cirujanos militares de la Grecia clásica. El coágulo de sangre que previene la exanguinación se reconoció como el primer hecho necesario para la cicatrización de la herida.

Con la llegada del microscopio, estudios de infección de la herida permitieron descubrir que las células inflamatorias son las principales protagonistas del proceso de reparación. La antisepsia tiene una gran importancia para que sanen las heridas y, sin embargo, hoy en día se da por sentado. Ya en el s. II con el médico grecorromano Galeno, y hasta en los trabajos de Pasteur y Lister a finales del s. XIX, se consideraba buena la presencia de pus en una herida, incluso se llegó a llamar la «pus loable». En 1876, el médico británico Joseph Lister fue nombrado presidente de la sección quirúrgica del International Medical Congress, en Filadelfia. Cinco años más tarde, el presidente Garfield moría a causa de un disparo, pero no por la lesión producida por la bala, sino que ocurrió varios meses más tarde a causa del pus y la sepsis, pues sus médicos desconfiaban de la teoría de los gérmenes y los métodos antisépticos.

La importancia de la matriz extracelular, y específicamente del colágeno, en la integridad hística y la cicatrización de la herida se reconoció primero a través de estudios sobre el escorbuto, una enfermedad que cobró la vida de millones de seres humanos (*v.* cap. 8). En 1747, el Dr. James Lind, un cirujano de la Armada Real Inglesa, condujo lo que se considera como el primer ensayo clínico. A bordo del HMS Salisbury, separó a los marineros con escorbuto en seis grupos de tratamiento y observó que aquellos que recibían naranjas y limones obtenían el mayor beneficio, ya que se prevenía la reapertura de las heridas y la pérdida de dientes.

En 1907, el papel de la vitamina C comenzó a esclarecerse con los noruegos Axel Holst y Theodor Frolich al descubrir que las cobayas, al igual que los humanos, eran incapaces de sintetizar la vitamina C (ácido ascórbico). Al final se encontró que el ascorbato es necesario para la prolilhidroxilasa, una enzima requerida en el plegamiento y estabilización apropiados de la hélice triple del colágeno, un paso importante en la estabilidad de los tejidos y en la producción de una cicatriz firme.

El asunto de la regeneración indujo a considerar los platelmintos, estrellas de mar y anfibios. No obstante, la capacidad del hígado humano de regenerarse ha sido reconocida como la base del mito griego de Prometeo, cuyo hígado se regeneraba a diario. Los conceptos modernos de regeneración y diferenciación celular progresaron en la segunda mitad del s. XX. En la década de 1950, John Gurdon determinó que incluso los núcleos celulares somáticos trasplantados en un huevo de *Xenopus* podían formar un organismo adulto normal, y su trabajo fue un precedente de las tecnologías actuales que producen blastocitos pluripotenciales inducibles (iPS, *inducible pluripotent stem cells*) a partir de muchos tejidos. Los estudios actuales sobre el control epigenético de la expresión génica, de la biología de los blastocitos y las células progenitoras y del control dirigido de los patrones de diferenciación de las células están avanzando con rapidez en los campos de la cicatrización regenerativa y de la ingeniería de tejidos.

El estudio de la cicatrización de heridas incluye diversos tipos de células, proteínas de la matriz, factores de crecimiento y señales solubles (p. ej., citocinas) que regulan y modulan en conjunto el proceso de reparación. Casi cada etapa de este proceso tiene un control redundante y hay pocos factores que limiten el ritmo, excepto la infección incontrolada, la coagulación de la sangre y la disponibilidad de sangre oxigenada y nutrientes. La matriz extracelular (MEC; *v.* más adelante) es fundamental tanto para la reparación como para la regeneración. La deposición y la composición de la matriz son fundamentales para la reparación de los tejidos y la fibrosis, así como para el mantenimiento de las poblaciones de blastocitos y células progenitoras, a fin de promover la regeneración y la reparación. En personas adultas, ***una cicatrización exitosa mantiene la función de los tejidos y repara las barreras hísticas, lo que evita la hemorragia y la infección, pero suele lograrse mediante el depósito excesivo de colágeno o de la cicatrización (fibrosis).*** Los avances en la comprensión de los factores de crecimiento, de la matriz extracelular y de la biología del blastocito han mejorado la cicatrización, y ofrecen la posibilidad de restaurar los tejidos lesionados con su arquitectura normal y la creación de tejidos de reemplazo.

El éxito de la reparación depende de un equilibrio crucial entre el *yin* de la formación de tejidos y el *yang* de la remodelación de estos. ***La regeneración se ve favorecida cuando la composición de la matriz y la arquitectura del tejido se restablecen por completo.*** Por tanto, las heridas que no cicatrizan pueden reflejar un exceso de actividad de la proteinasa, una reducción de la señalización, una disminución de la acumulación de la matriz o una alteración del ensamblaje de esta. Por el contrario, la fibrosis y la cicatrización pueden ser el resultado de una actividad inadecuada de la proteinasa o de una acumulación excesiva de la matriz. Aunque la formación de nuevo colágeno durante la reparación es esencial para restaurar la fuerza en el área de la cicatriz, la fibrosis es una complicación importante de las enfermedades que incluyen una lesión crónica.

PROCESOS BÁSICOS DE CICATRIZACIÓN

Muchos de los mecanismos celulares y moleculares básicos necesarios para la cicatrización de heridas también contribuyen a otros procesos de cambio hístico dinámico, como la morfogenia y el crecimiento tumoral. Los mecanismos clave necesarios para la cicatrización de las heridas, una vez alcanzada la hemostasia, son:

- **Migración celular**
- **Inflamación**
- **Organización y remodelación del MEC**
- **Proliferación celular**

La migración celular inicia la reparación

Células que migran a la herida

Varios factores activan las células locales y hacen que las células migren hacia la herida. Se producen cambios en el ambiente mecánico local. La lesión hace que los **mastocitos** y las **plaquetas** secreten reservas preformadas de mediadores, y los estimula a fabricar otros. Entre los mediadores preformados se incluyen citocinas, quimiotácticos, proteasas y sustancias químicas proinflamatorias, que influyen en el tono vascular y la permeabilidad, degradan el tejido dañado e inician la reparación.

El colágeno que queda expuesto en los lugares donde se produce el daño endotelial activa las plaquetas, que inician la agregación. Esta agregación, junto con la formación de coágulos de fibrina, limita la hemorragia. Las plaquetas activadas liberan el **factor de crecimiento derivado de las plaquetas** (PDGF, *platelet-derived growth factor*) y otras moléculas que facilitan la adherencia, la coagulación, la vasoconstricción, la proliferación celular y la reabsorción del coágulo. Los mastocitos son células derivadas de la médula ósea que residen en el tejido conjuntivo cercano a vasos sanguíneos de pequeño calibre. Reconocen y responden a antígenos extraños mediante la liberación del contenido de sus gránulos, que contienen altas concentraciones de aminas vasoactivas como la histamina y la serotonina, y moléculas quimiotácticos. Muchas de estas modulan la función capilar. Los **macrófagos residentes**, las células mesenquimatosas fijadas al tejido y las células epiteliales también aportan mediadores que estimulan las respuestas iniciales a la lesión. La celularidad del lugar dañado aumenta de forma rápida y transitoria a través de la proliferación y el reclutamiento celular (fig. 3-1). ***Los tipos celulares característicos de las heridas en la piel son***:

- Los **leucocitos** llegan al lugar de la herida temprano. Se adhieren al endotelio activado, salen de la circulación y migran rápidamente al tejido, donde forman pequeñas adherencias focales con moléculas de la matriz (fibrina, fibronectina, colágeno). Una familia de pequeños péptidos quimiotácticos (**quimiocinas**) es capaz de restringir o ampliar el reclutamiento de determinados subtipos de leucocitos (*v.* cap. 2). Varios subtipos de leucocitos son fundamentales para la cicatrización:
  - Los **neutrófilos** de la circulación y la médula ósea pueden invadir el lugar de la herida en cuestión de minutos. Degradan y destruyen tejidos no viables y organismos infecciosos al ingerir sustancias extrañas, liberar su contenido granular y generar especies reactivas de oxígeno (ROS, *reactive oxygen species*). Los neutrófilos tienen una vida corta y pronto sufren apoptosis, tras lo cual los macrófagos los ingieren y eliminan. Los neutrófilos moribundos liberan densas redes de ADN nuclear (*v.* cap. 1) que atrapan a las bacterias.
  - Los **macrófagos** residen en los tejidos, si bien se reclutan macrófagos adicionales a partir de **monocitos** ampliamente disponibles en la circulación, la médula ósea y el bazo. El reclutamiento de los monocitos comienza poco después de que los neutrófilos entren en una herida, pero los macrófagos recién diferenciados pasan mucho más tiempo en las heridas. Fagocitan restos y neutrófilos apoptóticos. Al liberar citocinas, quimiotácticos y, finalmente, factores de crecimiento, también dirigen la cascada inflamatoria y el desarrollo del tejido de granulación. Los macrófagos de las heridas incluyen un continuo de fenotipos. En las primeras heridas, los promueven la inflamación mediante la liberación de mediadores proinflamatorios. En las etapas posteriores de la reparación, la mayoría adopta un fenotipo de cicatrización y produce factores de crecimiento que estimulan la proliferación celular, la síntesis de proteínas y la restauración activa del nuevo tejido. Los macrófagos son esenciales para la reparación de los tejidos, y los defectos en su función afectan negativamente la cicatrización de las heridas en muchas afecciones, como la diabetes.
  - Los **mastocitos** son células residentes en los tejidos que responden a lesiones y otros estímulos mediante la rápida liberación de mediadores que promueven la inflamación. Dado su capacidad de desgranulación rápida y completa, los mastocitos suelen aparecer solo como «fantasmas» en las fases iniciales de una herida. Con el tiempo, las células progenitoras de la médula ósea reponen el número de mastocitos. Los mastocitos liberan muchos mediadores que participan en la reparación de los tejidos. Tras una lesión, los mastocitos residentes liberan rápidamente aminas vasoactivas y mediadores lipídicos que causan la dilatación y una mayor permeabilidad de los capilares, lo que desencadena un edema hístico. Los mastocitos liberan múltiples citocinas/quimiocinas proinflamatorias. También segregan una serie de factores que promueven el crecimiento de tejido, incluido el crecimiento epitelial y la angiogenia. La capacidad de los mastocitos para suscitar el crecimiento fibrótico está relacionada con la producción de múltiples mediadores que inducen la fibrosis, como la triptasa, la quimasa, el **factor de crecimiento tumoral β_1 (TGF-β_1)** y otros factores. La presencia de un gran número de mastocitos está relacionada con la formación definitiva de cicatrices.
  - Las **células dendríticas (CD)** son células residentes presentadoras de antígenos que regulan la inmunidad innata y adaptativa. Pueden proliferar en algunos tejidos, como la piel. También se reclutan de la médula ósea o derivan de macrófagos muy parecidos.
  - Los **linfocitos T dendríticos epidérmicos (LTDE)** son la principal población de linfocitos T en la piel. Presentan un receptor de superficie invariable y promueven la homeostasis y la reparación de los tejidos en la piel. Los queratinocitos lesionados se comunican con los LTDE, que a su vez producen factores de crecimiento que estimulan la reparación. A diferencia de los LTDE, **los linfocitos T CD4⁺ y CD8⁺ específicos de antígeno**, aunque están presentes en las heridas de la piel, no parecen desempeñar funciones fundamentales en la cicatrización normal. En las enfermedades fibróticas de la piel, como la esclerodermia, los subconjuntos de linfocitos T parecen tener múltiples funciones (*v.* cap. 22).
- Los **fibroblastos**, los **miofibroblastos**, los **pericitos** y las **células de músculo liso** representan un grupo de células mesenquimatosas que se reclutan localmente y que también provienen de las células progenitoras mesenquimatosas de la médula ósea. Migran y se propagan a partir de factores de crecimiento y productos de degradación de la matriz, y pueblan las heridas de la piel hacia el tercer o cuarto día. Estas células median la síntesis del tejido conjuntivo (fibroplasia), la remodelación del tejido, la integridad vascular, y la contracción de la herida y su resistencia.
- Las **células endoteliales** brotan de las vénulas poscapilares existentes y también surgen de las células progenitoras circulantes de la médula ósea. Los capilares nuevos se forman en respuesta a los factores de crecimiento y son visibles en el tejido de granulación de la herida, junto con los fibroblastos, después del tercer día. La vascularización es fundamental para el intercambio gaseoso, el suministro de nutrientes y el flujo de células inflamatorias. El crecimiento de los capilares es muy significativo en las heridas en proceso de cicatrización, y la densidad vascular supera con creces la del tejido normal. La mayoría de los capilares recién formados acaban retrocediendo, a medida que el tejido se remodela y vuelve a una arquitectura más normal.
- Las **células epidérmicas** se mueven por la superficie de una herida cutánea (fig. 3-1.5). Si la herida es superficial, las células epiteliales pueden migrar rápidamente y restaurar la función de barrera epitelial. Sin embargo, la reepitelización es más lenta si

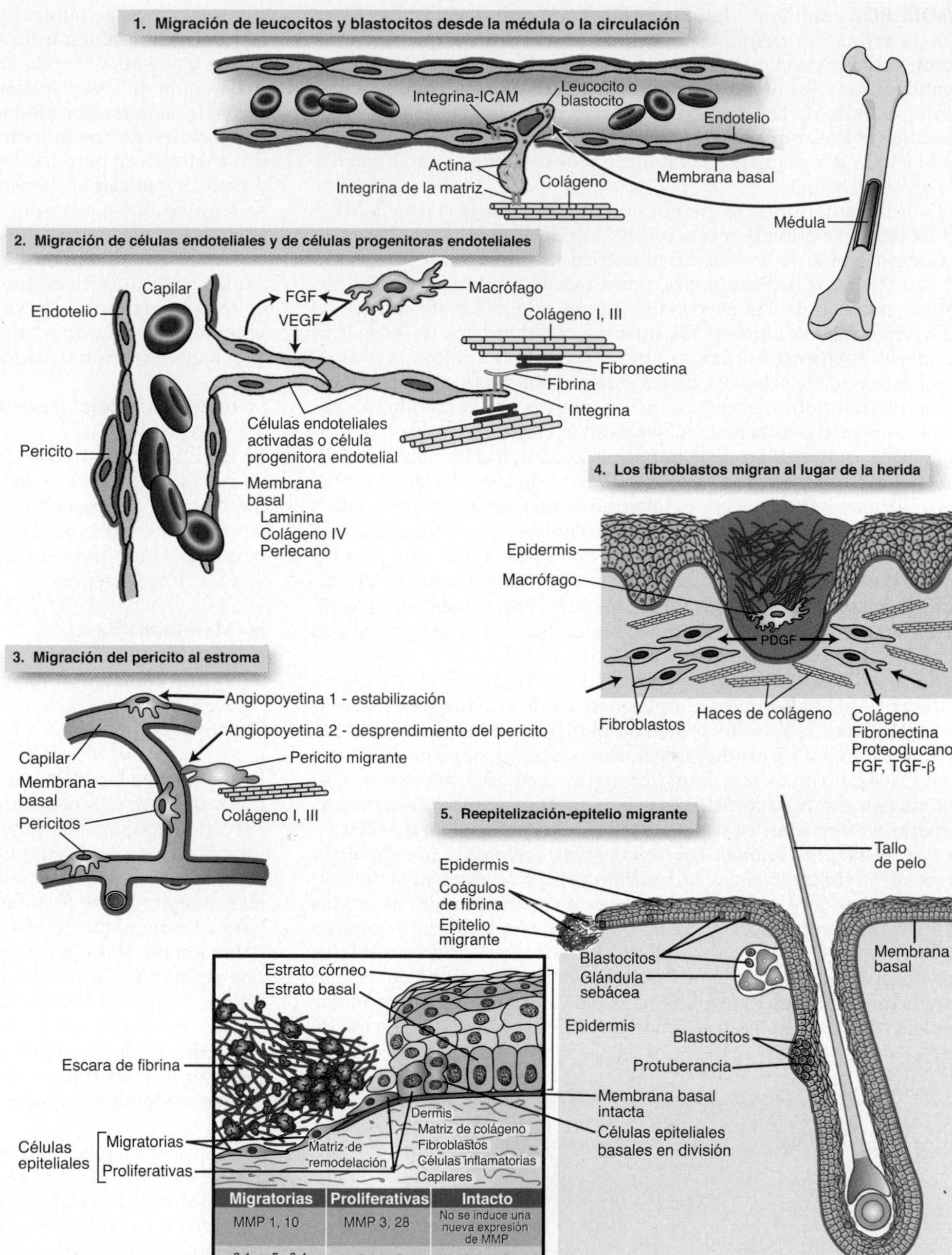

FIGURA 3-1. Las células residentes y las migrantes inician la reparación y la regeneración. 1. Después de la activación de las citocinas del endotelio capilar, los leucocitos y los blastocitos circulantes derivados de la médula ósea se fijan y migran entre las células endoteliales de los capilares; penetran la membrana basal, e ingresan en la matriz intersticial en respuesta a señales quimiotácticas. **2.** Bajo la influencia de factores angiógenos, las células del endotelio capilar pierden sus conexiones con la membrana basal y migran a través de la matriz para formar nuevos capilares. Los pericitos y las membranas basales se requieren para estabilizar las nuevas estructuras capilares y las existentes. **3.** Los pericitos se despegan de las células endoteliales capilares y de sus membranas basales para migrar a la matriz. **4.** Bajo la influencia de factores de crecimiento como el factor de crecimiento derivado de las plaquetas (PDGF) y el factor de crecimiento transformante β (TGF-β), los fibroblastos y los miofibroblastos que contienen actina de músculo liso se vuelven bipolares y migran a través de la matriz hasta el sitio lesionado. **5.** Durante la reepitelización, grupos de queratinocitos basales se extienden por debajo de la epidermis de múltiples capas y las membranas basales, y migran entre la escara de fibrina y el tejido de granulación por encima de la herida dérmica. Las células migratorias cambian a un conjunto diferente de receptores de matriz tipo integrina que reconocen la matriz provisional y el colágeno estromal (tipo I), y también modifican sus metaloproteinasas para favorecer la migración y la remodelación de matriz. *FGF*, factor de crecimiento del fibroblasto; *VEGF*, factor de crecimiento del endotelio vascular.

las células epiteliales que migran deben reconstituir una membrana basal dañada. En las heridas abiertas, los queratinocitos migran entre un coágulo de fibrina desecado (*v.* más adelante) y el colágeno preexistente o recién formado, que está recubierto de glucoproteínas plasmáticas, fibrinógeno y fibronectina. La migración progresiva de la capa epitelial depende de la formación de una membrana basal.

- Las **células progenitoras** o **blastocitos** de la médula ósea, la dermis y la epidermis proporcionan fuentes renovables de células epidérmicas y dérmicas que pueden migrar, proliferar y diferenciarse. Las células progenitoras pluripotenciales derivadas de la médula ósea de los fibroblastos y el endotelio también son reclutadas en los sitios de la lesión (fig. 3-1.1), aunque parecen desempeñar un papel temporal en la reparación. Los blastocitos para la regeneración epidérmica residen tanto en la región de la protuberancia del folículo piloso como en la epidermis interfolicular (fig. 3-1.4). Las células mesenquimatosas perivasculares también pueden ser reclutadas en los sitios de la herida para ayudar a la formación de tejido conjuntivo y estabilizar los capilares recién formados. Las células progenitoras dérmicas, también asociadas al tallo piloso inferior y al bulbo folicular, ayudan a la formación de nuevos vasos sanguíneos y de nuevo epitelio, y a la regeneración de estructuras cutáneas (p. ej., folículos pilosos, glándulas sebáceas). Las células progenitoras mesenquimatosas también pueden proceder del tejido adiposo.

Mecanismos de migración celular

La activación de la migración celular requiere dos procesos fundamentales durante la cicatrización de las heridas: las respuestas mediadas por receptores a señales químicas (**citocinas** y otras quimiocinas difusibles) y los componentes insolubles de la MEC. Al inicio de la lesión, el movimiento ameboideo impulsa a los leucocitos en rápida migración a través de extensiones membranosas en forma de onda, o **lamelipodios**. Las células de movimiento más lento, como los fibroblastos, muestran protrusiones de membrana más estrechas, similares a dedos, denominadas **filopodios**. Gradientes químicos de factores de crecimiento y quimiocinas se unen y activan receptores específicos sobre la superficie celular, e influyen en la polarización celular y en las extensiones de la membrana en respuesta a los gradientes de concentración de quimiocinas. Las **fibrillas de actina** intracelulares se polimerizan y forman una red en el borde anterior de la membrana, lo que impulsa hacia adelante a los lamelipodios y los filopodios, y producen tracción al hacer contacto con el sustrato de la MEC. Las proteínas relacionadas con la actina modulan el ensamblaje de la actina y controlan la rigidez regional de la célula al ensamblar, estabilizar y desestabilizar rápidamente las redes de actina.

El borde anterior de la membrana celular impacta contra la MEC adyacente y se adhiere a esta a través de receptores de adherencia transmembrana de activación alostérica, denominados **integrinas** (*v.* cap. 2). Estos heterodímeros muestran una redundancia significativa; muchas de las 24 combinaciones conocidas de integrinas de vertebrados reconocen los mismos componentes de la matriz (es decir, colágeno, laminina, fibronectina) con afinidad variable. Las proporciones relativas de las diferentes integrinas y su estado de activación permiten distinguir las matrices de la membrana basal: provisional y estromal. Se desarrollan contactos focales cuando el dominio extracelular de la integrina se adhiere a la matriz de tejido conjuntivo provisional o estromal. *In vitro*, las adherencias focales se forman bajo el cuerpo celular, mientras que se forman contactos focales más pequeños en los bordes anteriores de las células en migración. El contacto focal fija fibras de tensión de la actina, de las cuales tiran las miosinas para extender o contraer el cuerpo celular. A medida que las células avanzan, las adherencias más antiguas de la región posterior se debilitan o desestabilizan, lo que permite que el borde posterior se retraiga.

Cientos de proteínas participan en la formación de las placas de adherencia. Los dominios citoplasmáticos de las integrinas desencadenan una cascada de proteínas que fijan fibras de tensión de actina. La familia Rho de las trifosfatasas de guanosina (GTPasa; Rac, Cdc42; *v.* cap. 5) son interruptores moleculares que interactúan con receptores de superficie para regular el ensamblaje de la matriz, generar adherencias focales y organizar el citoesqueleto de actina.

Las integrinas transmiten señales intracelulares que también regulan la supervivencia, la proliferación y la diferenciación celular (*v.* cap. 5). Las funciones de las integrinas se ven afectadas por otros receptores de la matriz, como receptores con dominio de la unión a colágeno, tetraspaninas y otros activadores celulares (p. ej., factores de crecimiento y quimiocinas). Estas moléculas alteran de forma alostérica la avidez de unión de la porción extracelular de las integrinas mediante la señalización a través de la activación de sus colas citoplasmáticas (señalización de dentro hacia fuera). Así, las citocinas también influyen en la organización y la tensión de la matriz y el tejido.

La unión de las integrinas también es esencial para muchos procesos de señalización de los receptores de factores de crecimiento. Los factores de crecimiento y las integrinas comparten varias vías de señalización, pero las segundas tienen una habilidad única para organizar y anclar el citoesqueleto. Las conexiones del citoesqueleto se regulan por medio de las interacciones entre célula y célula y entre células y matriz, y determinan la forma y diferenciación entre las células epiteliales, endoteliales y otras. Estas mismas conexiones citoesqueléticas son focos de cambio durante la transición epitelio-mesénquima; *v.* cap. 5) que se producen cuando las células epiteliales migran a través de la superficie de una herida durante la reepitelización de la misma.

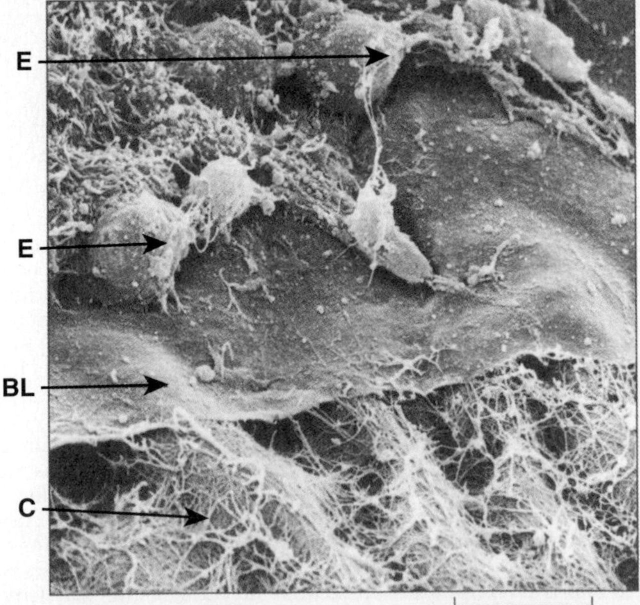

FIGURA 3-2. Microfotografía electrónica por rastreo de la membrana basal. Membrana basal (*BL*, lámina basal) separando las células epiteliales (*E*) de la córnea del embrión de pollo del tejido conjuntivo estromal subyacente con fibrillas de colágeno (*C*).

La matriz extracelular sostiene el proceso de reparación

La MEC se presenta con cierta profundidad, ya que es fundamental para la reparación y la regeneración. La MEC define el entorno mecánico al proporcionar componentes fundamentales del tejido cicatricial y contribuir al nicho de los blastocitos. Tres tipos de MEC participan en la organización y definición de las propiedades físicas y la función del tejido:

- **Membrana basal**
- **Matriz provisional**
- **Tejido conjuntivo (matriz intersticial o estroma)**

Membrana basal

La **membrana basal**, o **lámina basal**, es una capa delgada y bien definida de MEC especializada que separa las células que la componen del tejido conjuntivo subyacente (fig. 3-2). Este límite biológico es importante en el desarrollo, la cicatrización, la regeneración y la neoplasia. Proporciona señales fundamentales para la diferenciación celular, define la polaridad y contribuye a la organización del tejido. La membrana basal es una lámina delgada que reacciona con la tinción de ácido peryódico de Schiff (PAS, *periodic acid Schiff*), lo que refleja un alto contenido de glucoproteínas. Diferentes membranas basales subyacen a cada tipo de epitelio; rodean los conductos epiteliales y los túbulos de la piel y los órganos. Se forman alrededor de los adipocitos; cubren las células de músculo liso y esquelético y las células de Schwann de los nervios periféricos; rodean el endotelio capilar, y cubren a los pericitos.

- Las membranas basales están formadas por un conjunto único de moléculas de la MEC, que incluyen isoformas de colágeno IV, isoformas de la glucoproteína laminina, entactina/nidógeno y perlecano, un proteoglucano de sulfato de heparano (tabla 3-1). Estos componentes se autoensamblan en una estructura plana en forma de sándwich, con una red de colágeno de tipo IV asociada de manera covalente, construida sobre una red de laminina asociada de manera no covalente.
- Dentro de los diferentes tejidos y durante el desarrollo, la expresión de miembros o isoformas exclusivas de las familias del colágeno IV y la laminina proporciona diversidad a la membrana basal específica de los tejidos y a las numerosas estructuras y funciones a las que da apoyo.
- Las membranas basales definen la polaridad de las células epiteliales y favorecen la diferenciación celular. También son filtros, anclajes celulares y sustratos para las células epidérmicas que acaban de migrar después de una lesión. También ayudan a formar de nuevo las uniones neuromusculares tras una lesión nerviosa. La membrana basal determina la forma de las células, contribuye a la morfogenia del desarrollo y proporciona un depósito para los factores de crecimiento y los péptidos quimiotácticos.

Matriz provisional

La **matriz provisional** es el medio extracelular temporal de los componentes solubles derivados del plasma y de los tejidos que se

TABLA 3-1

CONSTITUYENTES Y ORGANIZACIÓN DE LA MEMBRANA BASAL

Componentes de la membrana basal	Cadenas	Estructura molecular	Asociaciones moleculares	Forma de los agregados de la membrana basal
Perlecano (proteoglucano de sulfato de heparano)	1 proteína central 3 cadenas de glucosaminoglucanos de sulfato de heparano	Cadenas de glucosaminoglucanos	Laminina, colágeno IV, fibronectina, factores de crecimiento (VEGF, FGF), quimiocinas	Receptores de la integrina en la membrana plasmática
Laminina	16 isoformas Heterotrímeros con cadenas α, β y γ 5 cadenas α, 3 cadenas β, 3 cadenas γ	α β γ	Integrinas, distroglucano y otros receptores en una variedad de células (epitelio, endotelio, músculo, células de Schwann, adipocitos) Forman redes autoasociadas no covalentes que organizan las membranas basales Laminina, nidógeno/entactina, perlecano, agrina, fibulina	
Nidógeno/entactina	2 miembros de la familia de monómeros		Colágeno IV, laminina, perlecano fibulina Estabiliza la membrana basal a través de la asociación de la laminina y las redes de colágeno IV	
Colágeno IV	≥ 3 miembros de la familia Heterotrímeros Cadenas seleccionadas de 2 o 3 de 6 cadenas α exclusiva	3 cadenas simples forman las regiones de colágeno de la cola α-helicoidal y la asociación de las 3 regiones globulares	Receptores de la integrina sobre muchas células Forma redes autoasociadas de manera covalente Colágeno IV, perlecano, nidógeno/entactina, PASRC	Receptores de la integrina en la membrana plasmática Colágeno o fibrina

FGF, factor de crecimiento del fibroblasto; *PASRC*, proteína ácida secretada y rica en cisteína; *VEGF*, factor de crecimiento endotelial vascular.

acumulan en el área dañada. ***Las proteínas de la matriz provisional derivadas del plasma incluyen fibrinógeno, fibronectina, trombospondina (TS) y vitronectina.*** Otros componentes, como el hialuronano, la tenascina y la fibronectina, se producen localmente. Estas moléculas se asocian con los coágulos de fibrina y las plaquetas, así como con la matriz estromal preexistente, para limitar la hemorragia/pérdida de líquidos. La matriz provisional es un sustrato poco denso que favorece la migración de leucocitos, células endoteliales y fibroblastos al lugar de la herida. El trombo plaquetario también contiene factores de crecimiento, entre los que destaca el PDGF. Se forman coágulos de fibrina, tras lo cual la matriz provisional se estabiliza internamente y se une a la matriz estromal adyacente mediante enlaces cruzados generados por la transglutaminasa (factor XIII). Además, el factor XIII estabiliza el coágulo de fibrina. Las transglutaminasas hísticas 1 y 2 promueven la remodelación de la herida y la regeneración de la piel.

Matriz estromal (tejido conjuntivo intersticial)

El tejido conjuntivo, también llamado **estroma** o **intersticio**, forma una capa continua entre elementos hísticos como el epitelio, los nervios y los vasos sanguíneos, y confiere resistencia a la compresión o la tensión. El estroma también es importante para la migración celular y como medio de almacenamiento e intercambio de proteínas bioactivas. El tejido conjuntivo comprende la MEC y las células residentes que sintetizan la matriz. Se trata principalmente de células mesenquimatosas: fibroblastos, miofibroblastos, adipocitos, condrocitos, osteocitos y células endoteliales vasculares. También hay células derivadas de la médula ósea (p. ej., mastocitos, macrófagos, leucocitos transitorios y células progenitoras mesenquimatosas).

El estroma contiene principalmente fibras de múltiples miembros de la gran familia de moléculas de colágeno (tabla 3-2). El colágeno de tipo I es el principal constituyente del hueso, la piel, los ten-

TABLA 3-2
COMPOSICIÓN MOLECULAR Y ESTRUCTURA DEL COLÁGENO

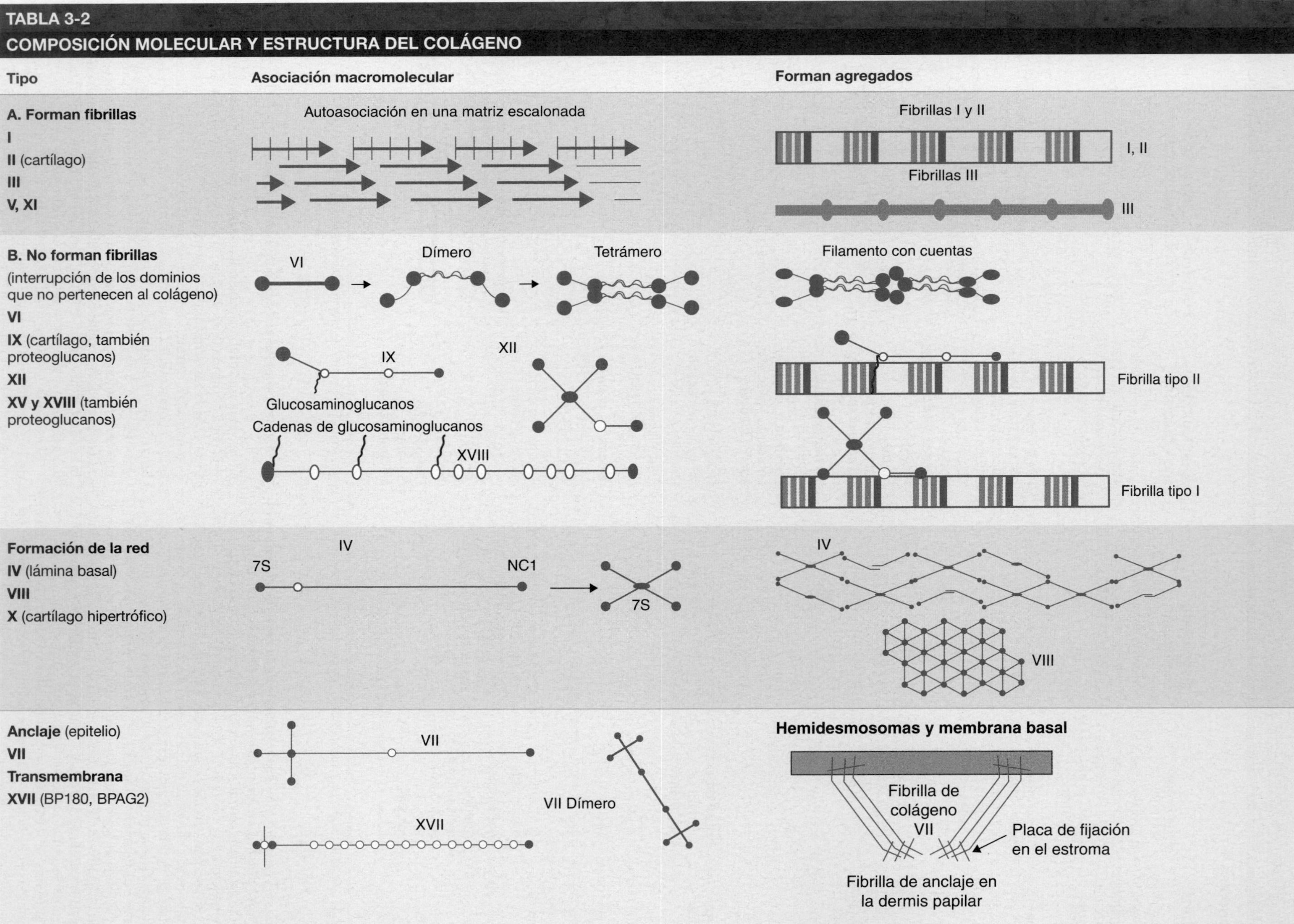

Tipo	Asociación macromolecular	Forman agregados
A. Forman fibrillas **I** **II** (cartílago) **III** **V, XI**	Autoasociación en una matriz escalonada	Fibrillas I y II I, II Fibrillas III III
B. No forman fibrillas (interrupción de los dominios que no pertenecen al colágeno) **VI** **IX** (cartílago, también proteoglucanos) **XII** **XV y XVIII** (también proteoglucanos)	VI Dímero Tetrámero IX XII Glucosaminoglucanos Cadenas de glucosaminoglucanos XVIII	Filamento con cuentas Fibrilla tipo II Fibrilla tipo I
Formación de la red **IV** (lámina basal) **VIII** **X** (cartílago hipertrófico)	IV 7S NC1 7S	IV VIII
Anclaje (epitelio) **VII** **Transmembrana** **XVII** (BP180, BPAG2)	VII VII Dímero XVII	**Hemidesmosomas y membrana basal** Fibrilla de colágeno VII Placa de fijación en el estroma Fibrilla de anclaje en la dermis papilar

dones, los ligamentos y otras estructuras que requieren una gran resistencia a la tracción. El colágeno de tipo III promueve fibrillas más finas y extensibles, también se encuentra en la piel y es prominente en las paredes de los vasos sanguíneos. El colágeno de tipo II predomina en el cartílago. Las fibras elásticas, que confieren elasticidad a la piel, los vasos sanguíneos de gran calibre y los pulmones, son estructuras compuestas por elastina y proteínas microfibrilares de andamiaje, como la fibrilina y la fibulina. La denominada **sustancia fundamental**, que llena gran parte del estroma que no está ocupado por proteínas fibrosas, contiene glucosaminoglucanos (GAG), proteoglucanos, proteínas matricelulares y fibronectina. Todos ellos son importantes en muchas funciones biológicas del tejido conjuntivo y apoyan y modulan la adherencia, la migración y la diferenciación celular.

Colágenos

El colágeno es la proteína más abundante del reino animal; es esencial para la integridad estructural de los tejidos y órganos. Si su síntesis se reduce, se retrasa o es anómala, las heridas no cicatrizan, como en el escorbuto o en las heridas que no cicatrizan. El exceso de deposición de colágeno produce **fibrosis**. La fibrosis anómala da lugar a cicatrices hipertróficas, enfermedades del tejido conjuntivo como la esclerodermia y los queloides. La cicatrización puede alterar algunas funciones de los tejidos en muchos órganos, como el riñón, el pulmón, el corazón y el hígado.

Los colágenos son los principales constituyentes del tejido conjuntivo de todos los órganos, sobre todo la córnea, las arterias, la dermis, los cartílagos, los tendones, los ligamentos y los huesos. Existen al menos 28 tipos genéticamente distintos de moléculas de colágeno (designados del I al XXVIII). Cada una está formada por tres cadenas α específicas del tipo que forman triples hélices de homotrímeros o heterotrímeros. Algunos tipos de colágeno tienen múltiples cadenas α y, por tanto, también isoformas diferentes. Otras proteínas, no clasificadas como colágenos, también tienen dominios de colágeno de distintas longitudes y continuidad. Todas las cadenas α del colágeno tienen al menos un dominio con una secuencia α helicoidal que se repite, normalmente Gly-X-Y, en la que cada tercer aminoácido es glicina y X e Y suelen ser prolina o su derivado postraduccional, la hidroxiprolina. La formación y estabilidad de la estructura de triple hélice depende de este dominio primordial de colágeno, con su repetición de glicina. También requiere la formación de hidroxiprolina dependiente del ascorbato. Los residuos de lisina, hidroxilisina e histidina se distribuyen a lo largo de la molécula de triple hélice y permiten así la formación de enlaces cruzados covalentes intramoleculares e intermoleculares específicos de cada tejido en los colágenos fibrilares. Una organización triple helicoidal de cadenas α continua, no interrumpida es la estructura predominante de los colágenos fibrilares rígidos.

Los colágenos no fibrilares contienen dominios interrumpidos, flexibles y no colagenosos, que podrían llegar a tener una mayor proporción en la proteína. Los miembros de la familia de los colágenos tienen importantes funciones estructurales, pero también afectan la diferenciación celular, el crecimiento, la migración y la morfogenia de la matriz a través de la interacción con dominios de receptores transmembrana de integrina y discoidina, al tiempo que definen el entorno mecánico.

La síntesis del colágeno es un ejemplo de las complejas modificaciones postraduccionales de las proteínas que dan lugar a conjuntos moleculares altamente insolubles. Las moléculas solubles de procolágeno se forman por la autoasociación de tres cadenas pro-α homo o heterotípicas, que se enrollan entre sí durante la traducción y la hidroxilación para formar una triple hélice. La triple hélice se forma a partir de un homotrímero de cadena α (colágenos XII a XXVIII), o de homo o heterotrímeros de tipos específicos de una familia de cadenas α que es exclusiva para cada tipo de colágeno. El colágeno IV es el predominante de la membrana basal, y se ensambla en isoformas de como mínimo tres heterotrímeros diferentes que contienen distintas combinaciones de sus seis cadenas α. Cuando las mutaciones alteran la secuencia Gly-X-Y, las moléculas de colágeno pierden estabilidad termodinámica. La región de la triple hélice inestable (desnaturalizada) resultante es más vulnerable a la actividad de las proteasas.

La síntesis exitosa de colágeno fibrilar suele resultar de una serie de modificaciones postraduccionales:

1. selección de las tres cadenas α, con la ayuda de secuencias de propéptidos de reconocimiento de la cadena, que inician la alineación y la asociación específica de la cadena
2. Hidroxilación, dependiente del ascorbato, de determinadas prolinas y lisinas
3. Formación de la triple hélice
4. Empaquetamiento en vesículas COPII para su transporte desde el RE hasta el aparato de Golgi para su glucosilación
5. Secreción de moléculas de procolágeno
6. Escisión de los propéptidos no colagenosos N-terminales y C-terminales
7. Alineamiento molecular y ensamblaje de microfibrillas
8. Entrecruzamiento covalente mediado por la enzima dependiente de cobre lisil oxidasa.

Los subproductos o los productos de descomposición de la síntesis y remodelación del colágeno incluyen enlaces cruzados y péptidos específicos, que se utilizan clínicamente para evaluar las modificaciones del tejido asociadas a la fibrosis o la osteoporosis. Las mutaciones de los colágenos fibrilares provocan enfermedades óseas (osteogenia imperfecta), cartilaginosas (acondrogenia o hipocondrogenia, condrodisplasias o displasias epifisarias), cutáneas, articulares y vasculares (síndrome de Ehlers-Danlos) (*v.* caps. 6 y 24).

Los **colágenos fibrilares** incluyen los tipos I, II, III, V y XI. Los tipos I, II y III son los más abundantes y forman fibrillas continuas. Están formadas por un empaquetamiento escalonado en cuartos de moléculas de colágeno entrecruzadas, cuya triple hélice es ininterrumpida (tabla 3-2). Estos colágenos fibrilares sufren un recambio lento en la mayoría de los tejidos y son muy resistentes a la digestión por proteinasas, excepto por las metaloproteinasas específicas de la matriz (MPM) y las colagenasas bacterianas. Las fibras de colágeno pueden formarse como compuestos. Por ejemplo, el tamaño y la estructura de las fibrillas de tipo I pueden modificarse tanto por la incorporación de moléculas de tipo V, que nuclean la formación de las fibrillas de tipo I, como por la asociación con moléculas de tipo III. El tipo IX puede cubrir la superficie de las fibrillas. Por analogía, el colágeno de tipo XI nuclea las fibrillas de colágeno de tipo II en el cartílago. Las mutaciones en los dominios de la triple hélice de los colágenos fibrilares causan enfermedades de mortales a leves en la piel, los vasos sanguíneos, el hueso o el cartílago. El colágeno de tipo I es el más abundante, y las mutaciones en los genes de esta molécula pueden provocar fragilidad ósea paralizante, ligamentos y dermis hiperextensibles o facilidad para la aparición de hematomas (*v.* cap. 6). Los defectos del colágeno de tipo II afectan el cartílago, y los de tipo III afectan sobre todo la vasculatura.

Los colágenos **no fibrilares** (tabla 3-2) contienen una mezcla de dominios globulares y de triple hélice dentro de cada cadena de colágeno. Mediante la interrupción de los dominios de triple hélice, estos colágenos presentan una diversidad estructural y flexibilidad molecular de la que carecen los colágenos fibrilares. Los dominios no helicoidales permiten que los colágenos pequeños (IX, XII) se asocien con las fibras de colágeno fibrilar y, así, modulen el empaquetamiento fibroso de un colágeno lineal. El colágeno VI forma estructuras filamentosas en forma de cuentas que rodean a los colágenos fibrilares de tipos I y II, se encuentra cerca de las células y se asocia con la elastina en las fibras elásticas. Las mutaciones del colágeno VI se asocian a ciertas miopatías y a distrofia muscular, ya que este colágeno ayuda a unir las células musculares a la lámina externa. Otros colágenos no fibrilares (XVII) actúan como proteínas **transmembrana** en los hemidesmosomas, que unen las superficies basales de las células epidérmicas a las membranas basales. El colágeno VII forma **fijaciones fibrilares** que unen el hemidesmosoma y la membrana basal al estroma subyacente.

Las mutaciones en estos dos colágenos causan ampollas de leves a graves en la epidermólisis ampollosa distrófica y de la unión (*v.* cap. 22). Los **colágenos formadores de redes** facilitan la formación de redes flexibles de colágeno de la membrana basal (IV) o de redes hexagonales más ordenadas (VIII, X) en otros tejidos. Las mutaciones en algunas isoformas del colágeno de tipo IV causan las anomalías en la membrana basal glomerular que se observan en el síndrome de Alport (*v.* cap. 16).

Los fragmentos proteolíticos de las proteínas de la matriz con actividad biológica se conocen como *matricinas* o *matricriptinas*, y surgen de los colágenos de la membrana basal. Poseen diferentes propiedades biológicas, que afectan el desarrollo y la remodelación de los tejidos asociada al cáncer o la reparación. Por ejemplo, los fragmentos de colágenos de la membrana basal IV, XV y XVIII pueden inhibir la angiogenia y el crecimiento tumoral. Los colágenos XV y XVIII se encuentran en la interfaz de la membrana basal con el estroma.

Los colágenos se denominaron en su día escleroproteínas, por ser blancos y duros. Sin embargo, en la córnea, las capas compactas de colágeno forman una ventana transparente al ojo. La córnea está formada por 10 a 20 capas con disposición ortogonal de compuestos de colágenos de tipo I y V (fig. 3-3). Sus fibrillas son muy uniformes y más finas que las fibras de colágeno de tipos I y III que predominan en la piel. Cada capa tiene fibras paralelas de tamaño uniforme que se orientan en ángulos rectos con respecto a la capa subyacente, lo que produce una matriz transparente. Las infecciones o lesiones graves pueden producir cicatrices desorganizadas, blancas y translúcidas de colágeno que interfieren con la imagen que se enfoca en la retina. La estructura ortogonal del colágeno de la córnea contrasta con la red en forma de cesta del colágeno dérmico, que proporciona una extensibilidad limitada del tejido, o con los conjuntos densos y paralelos de colágeno que forman cordones que no pueden extenderse en tendones y ligamentos. La disposición asimétrica del colágeno en la piel humana es conocida desde hace tiempo. Los cirujanos plásticos llevan tiempo utilizando las líneas de las arrugas (de Langer), que indican la orientación primaria de la tensión en el colágeno dérmico subyacente en función de la ubicación de la superficie. Las incisiones perpendiculares a estas líneas de tensión hacen que las heridas se abran y que las cicatrices sean más prominentes. El tejido cicatrizal es una respuesta a la tensión de la herida, y las cicatrices tienen fibras de colágeno mal entrelazadas, más gruesas y dispuestas incorrectamente.

Elastina y fibras elásticas

La elastina es una proteína matricial secretada, no glucosilada (tabla 3-3). Permite que los tejidos deformables como la piel, el útero, los ligamentos, el pulmón, las cuerdas vocales, el cartílago elástico y las arterias se estiren y doblen y se recuperen. Su carencia de carbohidratos, sus extensos entrecruzamientos covalentes y su secuencia de aminoácidos altamente hidrófoba hacen de la elastina la más insoluble de las proteínas de los vertebrados. Es una «goma elástica» biológica, cuyas propiedades hidrófobas la obligan a volver a su forma amorfa y de reposo tras la deformación en un entorno acuoso. La fibra elástica es crucial para el funcionamiento de varios tejidos vitales. Esta proteína, extremadamente duradera, se deposita en gran medida durante el desarrollo y reemplaza eficazmente durante la reparación de tejidos como la piel y el pulmón. El enfisema se caracteriza por la pérdida de retracción elástica pulmonar debido a la degradación de la elastina alveolar sin un reemplazo funcional. La ausencia, el ensamblaje defectuoso o la acumulación lenta de elastina funcional después de un daño en la piel o el pulmón se contrarrestan, en parte, por el hecho de que las fibras elásticas son extremadamente resistentes a la proteólisis y que su recambio se produce lentamente. Aun así, las fibras elásticas funcionales se degeneran con el tiempo, sobre todo en la piel, lo que provoca atrofia dérmica, arrugas y pérdida de flexibilidad dérmica. El exceso de exposición al sol aumenta el material elástico anómalo que, junto con la pérdida de colágeno relacionada con la edad, se acumula en la dermis, lo que deriva en un engrosamiento de la piel y la formación de surcos gruesos.

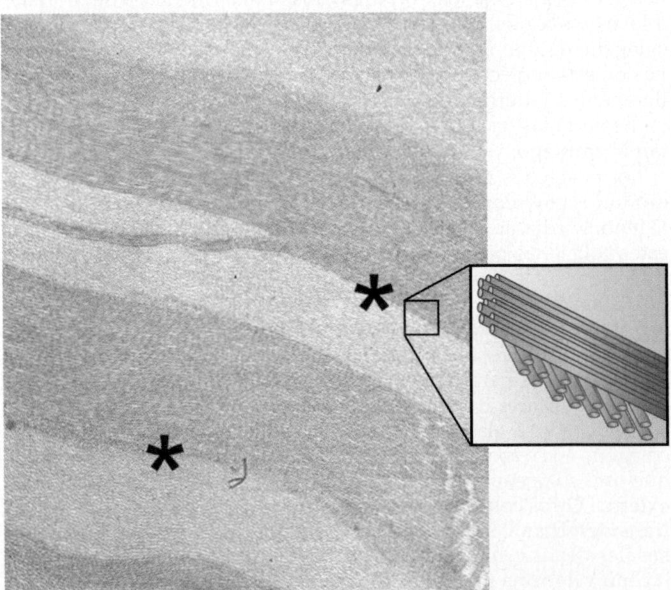

FIGURA 3-3. Córnea humana, cerca del centro. Las fibras de colágeno están muy organizadas en la córnea. Agrupamientos múltiples similares a la madera terciada de fibras de colágeno son de un ancho similar y las capas están demarcadas de manera precisa entre asteriscos (*). Esta organización de la matriz, única y precisa, que está formada por capas de haces de colágeno altamente ordenados en ángulos oblicuos, casi perpendiculares, es crucial para la transparencia y el índice de refracción de la córnea.

El recambio de la elastina es mínimo. Su durabilidad refleja su *(1)* hidrofobicidad, *(2)* extenso entrecruzamiento covalente (mediado por la lisil oxidasa, la misma enzima que entrecruza el colágeno), y *(3)* resistencia a la mayoría de las enzimas proteolíticas, excepto las elastasas. La elastina que se forma durante la reparación puede no presentar una disposición adecuada, una característica que es fundamental para la fisiología pulmonar y arterial. A diferencia de la pérdida de fibras elásticas funcionales en la piel y el pulmón lesionados, en la hipertensión, las células de músculo liso de la pared arterial forman rápidamente nuevas láminas elásticas concéntricas. Además, Las venas que se trasplantan en la operación de revascularización arterial coronaria generan con rapidez nuevas láminas elásticas en el proceso de *arterialización*. Así pues, las capacidades sintéticas de la elastina de las células de músculo liso vascular difieren de las de los fibroblastos dérmicos o pulmonares.

Las fibras elásticas se forman a partir de la condensación de un precursor soluble de la elastina (tropoelastina) en un complejo de varias glucoproteínas microfibrilares después de la secreción. La proteína microfibrilar mejor caracterizada es la **fibrilina** (tabla 3-3). Cuando la fibrilina está mutada y es anómala, presenta una unión disminuida y una activación biomecánica reducida de TGF-β, lo que conduce al síndrome de Marfan. Este síndrome pleomórfico puede manifestarse con aneurisma disecante de la aorta, escoliosis y extremidades desproporcionadamente largas (*v.* cap. 6). Las mutaciones en otra proteína microfibrilar, la **fibulina**, pueden causar un defecto generalizado de la elastina, conocido como *cutis laxa*.

Glucoproteínas de la matriz

Las glucoproteínas de la matriz, o proteínas matricelulares, contribuyen a funciones biológicas esenciales a la membrana basal y al estroma del tejido conjuntivo. Por lo general, se trata de grandes macromoléculas (150 000-1 000 000 kDa), multiméricas y con múltiples dominios, con ramificaciones largas que se unen a otras moléculas de la matriz y dan apoyo o modulan la adherencia celular. Las glucoproteínas de la matriz ayudan a *(1)* organizar la topografía del tejido, *(2)* promover la migración celular, *(3)* orientar las células e *(4)* inducir el comportamiento celular. La principal glucoproteína de la matriz de la membrana basal es la **laminina**, y la del tejido conjuntivo del estroma es la **fibronectina**.

LAMININAS: las lamininas son una familia versátil de glucoproteínas de la membrana basal cuya estructura entrecruzada está formada por productos de tres subfamilias de genes relacionados para formar heterotrímeros α, β y γ (tabla 3-1). Se conocen 18 isoformas de laminina, que se ensamblan intracelularmente a partir de distintas combinaciones de cinco cadenas α, tres β y tres γ. Una vez secretados, algunos trímeros de laminina son procesados adicionalmente por proteinasas. Las moléculas de laminina se autopolimerizan en láminas que inician la formación de la membrana basal

TABLA 3-3

CONSTITUYENTES NO COLÁGENOS DEL ESTROMA DE LA MATRIZ

Componentes del estroma de tejido conjuntivo	Cadenas	Estructura molecular	Asociaciones moleculares	Estructuras hísticas
Fibronectina	Proteína dímera Las cadenas se eligen de ~20 variantes de empalmes de un gen	fibrina heparina; colágeno; heparina células; fibrina; RGD; N; C	Receptores de la integrina de muchas células (lugar de unión de RGD) La fibronectina plasmática es soluble La fibronectina celular puede autoasociarse dentro de fibrillas en la superficie celular y también unirse a colágeno, heparina, decorina, fibrina, a ciertas bacterias (opsonina), LTBP	Citoplasma celular Receptor de la integrina en la membrana plasmática Colágeno o fibrina
Elastina	Monómero con numerosas variables del empalme de un gen	Enlaces cruzados de elastina para formar fibras	Autoasociación para formar fibras amorfas entrecruzadas Formada en andamios de polímeros microfibrilares	Fibra de elastina con polímeros microfibrilares
Fibrilinas	Glucoproteínas grandes: las microfibrillas más comunes necesarias para ensamblar fibras de elastina		Forma polímeros con cuentas Otras proteínas microfibrilares: LTBP, fibulinas, emilinas, MAGP 1 y 2, lisil oxidasa	
Versicano (proteoglucanos que unen ácido hialurónico)	Familia de cuatro genes relacionados El agrecano se encuentra en el cartílago Proteína central decorada con 10-30 cadenas de glucosaminoglucanos de sulfato de condroitina y sulfato de dermatano	CS	Proteoglucanos enlazados al ácido hialurónico a través de la proteína de enlace para formar estructuras compuestas muy grandes	Ácido hialurónico
Decorina (pequeños proteoglucanos ricos en leucina)	1 proteína central, 1 gen Una cadena de glucosaminoglucanos con sulfato de condroitina o sulfato de dermatano Biglucano y fibromodulina relacionados estructuralmente, aunque desde el punto de vista genético son distintos		Colágeno I y II, fibronectina, TGF-β, trombospondina	Colágeno I o II

LTBP, proteínas de unión del factor de crecimiento transformante β latente; *MAGP*, proteína de crecimiento asociada a la microfibrilla; *RGD*, Arg-Gly-Asp; *TGF-β*, factor de crecimiento transformante β.

al asociarse con láminas de colágeno de tipo IV y otras moléculas de la membrana basal. La expresión de las isoformas de laminina en tejidos específicos contribuye a la heterogeneidad de la morfología y funciones hísticas, en parte porque favorece la adherencia celular mediante la unión a glucolípidos sulfatados de membrana y a receptores transmembrana. Estas uniones celulares concentran la laminina y construyen el entramado sobre el que se acumulan otras moléculas de la membrana basal. La laminina se une tanto a los proteoglucanos de sulfato de heparano (*v.* más adelante) de las membranas basales como a las cadenas laterales de sulfato de heparano de los sindecanos transmembrana. Las células se unen a la laminina mediante varias integrinas, así como receptores distroglucanos de células musculares y receptores de grupo sanguíneo Lutheran, que pueden estar implicados en la liberación de eritrocitos desde la médula ósea durante la hematopoyesis. El complejo receptor distroglucano de las células musculares une la laminina de la membrana basal, y las mutaciones en el receptor o en la laminina contribuyen a diferentes formas de distrofia muscular (*v.* cap. 25). El procesamiento proteolítico adecuado de la isoforma de laminina epidérmica es determinante para la función epidérmica normal y la reepitelización de las heridas. La integridad epidérmica se estabiliza en la superficie basal mediante hemidesmosomas, que se desarrollan cuando la laminina de la membrana basal se une a la integrina epitelial (integrina $\alpha_6\beta_4$), e implican al colágeno XVII transmembrana y al colágeno VII subepitelial. Este último constituye la *fibrilla de fijación* que conecta la célula epidérmica y la membrana basal con el tejido conjuntivo dérmico. Las mutaciones en la laminina epidérmica, la integrina apropiada, el colágeno VII o el XVII (*v.* anteriormente), dan lugar a diferentes formas de una enfermedad ampollosa de la piel potencialmente mortal, la **epidermólisis ampollosa** (*v.* cap. 22).

FIBRONECTINAS: las fibronectinas son glucoproteínas versátiles y adherentes de amplia distribución en el tejido conjuntivo del estroma y que se depositan en la matriz provisional de la herida (tabla 3-3). Las cadenas de fibronectina forman un homodímero o heterodímero en forma de V unido en el extremo C por dos enlaces disulfuro. Los dominios específicos de la fibronectina se unen a las bacterias, el colágeno, la heparina, la fibrina, el fibrinógeno y el receptor de la matriz celular, la integrina. De hecho, la familia de receptores de integrina se ha definido parcialmente por estudios que muestran su unión específica a la fibronectina. Este dímero multifuncional une las moléculas de la matriz entre sí o con las células. Los coágulos de sangre (trombos) favorecen la migración de las células debido a su elevada concentración de fibronectina derivada del plasma que une las hebras de fibrina. Este complejo se estabiliza, además, mediante el entrecruzamiento con el factor XIII (transglutaminasa) a otros componentes de la matriz provisional y dérmica.

Existen dos formas de fibronectina, codificadas por un gen, pero sintetizadas por células diferentes: una forma insoluble, derivada de los tejidos, y una forma soluble en el plasma, derivada de los hepatocitos. Pueden formarse hasta 24 variables de fibronectina por empalmes alternativos. La fibronectina unida al trombo favorece la adherencia plaquetaria. También favorece la adherencia y la migración de los queratinocitos durante la reepitelización al interactuar con el colágeno y aumentar la unión a las fibras de colágeno. La fibronectina sintetizada por células mesenquimatosas, como los fibroblastos, se ensambla en fibrillas insolubles con la ayuda de integrinas y fibrillas de colágeno. La fibronectina celular polimerizada se encuentra en los tejidos de granulación y conjuntivo laxo. La coagulación de la sangre y la reepitelización de las heridas de la piel no se ven afectadas por la inactivación de la fibronectina plasmática, lo que sugiere que la fibronectina celular y otros factores pueden compensar su ausencia.

Glucosaminoglucanos

Los **GAG** (conocidos históricamente mucopolisacáridos) son polímeros largos y lineales de disacáridos específicos repetidos, cada uno con un ácido urónico. Las cadenas de GAG se distinguen por las subunidades de disacáridos en el polímero. Las cadenas están cargadas negativamente, debido a los grupos carboxilato y, excepto el hialuronano, por la modificación con grupos sulfato ligados a N o a O. Los GAG tienen el potencial para la excepcional diversidad y especificidad biológicas debidas a la epimerización y variabilidad en las modificaciones (p. ej., acetilación y sulfatación). Cuando las cadenas sulfatadas de los glucosaminoglucanos están unidas al O-glucosídico de los residuos de serina de los centros proteínicos se llaman **proteoglucanos** (*v.* más adelante).

Los GAG son degradados por los lisosomas, y las deficiencias en las hidrolasas lisosómicas causan su acumulación intracelular. Las *mucopolisacaridosis* consecuentes (*v.* cap. 6) son diversos trastornos de almacenamiento del tejido conjuntivo que afectan muchos tejidos diferentes y disminuyen considerablemente la esperanza de vida.

Ácido hialurónico

El **ácido hialurónico** (AH) es el único GAG que no presenta uniones covalentes con una proteína. El AH es un polímero lineal de 2000 a 25 000 disacáridos de glucosamina y ácido glucurónico. Su carga negativa hace que el AH sea muy hidrófilo. Puede asociarse con los centros proteínicos de los proteoglucanos, que poseen regiones de unión al AH, y con proteínas de unión al AH en la superficie celular. Ciertos proteoglucanos se unen de forma no covalente mediante una proteína de enlace a lo largo del eje del ácido hialurónico para formar compuestos grandes de ácido hialurónico/proteoglucano, como el **agrecano** y el **versicano** (tabla 3-3), moléculas que se encuentran en el tejido cartilaginoso y del estroma, respectivamente. La viscosidad del AH libre hIdratado confiere resiliencia y lubricación a las articulaciones y al tejido conjuntivo, y su acumulación pericelular como parte del glucocáliz facilita la migración celular a través de la MEC.

El AH es muy prevalente en el estroma, menos denso, durante los desarrollos embrionario y fetal, y constituye una adición temprana a la matriz provisional. La columna de carboxilatos con carga negativa del AH une grandes cantidades de agua, lo que genera un gel viscoso que aumenta la turgencia de la matriz y facilita la migración celular. En su calidad de biomaterial, el AH puede modificarse químicamente para usarlo como relleno dérmico temporal, lubricante de articulaciones o reemplazo del humor vítreo. A diferencia de otras macromoléculas secretadas, su síntesis se produce en la superficie celular. Los linfocitos también expresan varios tipos de receptores de AH. Las concentraciones pericelulares de AH aumentan durante la remodelación dinámica hística que acompaña a la inflamación, la reparación de heridas, la morfogenia o el cáncer. La resolución de la cicatrización de heridas recae en monocitos inflamatorios con receptores CD44 que se unen al AH y eliminan el AH pericelular y el exceso de AH intersticial, junto con las hialuronidasas. La reducción de la actividad de las hialuronidasas en las heridas fetales puede reducir la inflamación y favorecer una menor formación de cicatrices.

Proteoglucanos

Los proteoglucanos son una familia diversa de proteínas con número, tipo y tamaño variables de cadenas de glucosaminoglucanos unidas por enlaces O-glucosídicos a serinas o treoninas en una proteína central. Tienen un mayor contenido de carbohidratos que las glucoproteínas de la matriz y, aunque no están ramificados, muestran una diversidad sustancial a través de numerosas modificaciones en los carbohidratos, como la sulfatación, enlaces exclusivos y secuencias variables. Entre los glucosaminoglucanos más comunes se encuentran el sulfato de condroitina, el sulfato de queratano y el sulfato de heparano, cada uno de los cuales puede estar presente en un mismo proteoglucano con frecuencias diferentes. Los proteoglucanos individuales, cuyos nombres son designados por la proteína central, pueden diferir notablemente en número y elección de las cadenas de GAG, así como en la distribución en el tejido.

Los proteoglucanos participan en la organización de la matriz, la integridad estructural y la adherencia celular. Aunque su proteína central suele tener actividad biológica, las propiedades de varios proteoglucanos están mediadas en gran medida por las cadenas de GAG. Las cadenas de GAG de sulfato de heparano, con carga muy alta, de la membrana basal (perlecano, colágeno XVIII) y los proteoglucanos receptores celulares (sindecano, glipicano) modulan la disponibilidad y acciones de los factores de crecimiento que se unen a la heparina, como el **factor de crecimiento endotelial vascular** (**VEGF**, *vascular endothelial growth factor*), el **factor de crecimiento de fibroblastos** (**FGF**, *fibroblast growth factor*) y el **factor de crecimiento epidérmico unido a la heparina** (HB-EGF, *heparin-binding epidermal growth factor*). El PDGF también se une débilmente a estas moléculas con carga muy alta. Un grupo de pequeños proteoglucanos, que comparten un dominio con la proteína central de repeticiones ricas en leucina, regula la actividad del TGF-β y la formación de fibrillas en los colágenos I y II (tabla 3-3). Los factores de crecimiento secuestrados se liberan cuando los proteoglucanos son degradados por la heparanasa y otras hidrolasas. La expresión hística de las proteínas de la MEC y los proteoglucanos se muestra en la tabla 3-4.

La remodelación es la fase de la reparación de duración más prolongada

A medida que la reparación avanza, la cantidad de infiltrados inflamatorios disminuye y la formación de capilares aumenta y después disminuye. Durante la remodelación normal, las cifras de fibroblastos aumentan rápidamente y luego disminuyen, a medida que se restablece el equilibrio entre el depósito de colágeno y su degradación. Las MPM son las principales enzimas de remodelación, mientras que las **catepsinas** derivadas de neutrófilos y las **proteasas de serina** también están presentes en la fase inicial de desbridamiento de la herida o en casos de infección persistente. A diferencia

TABLA 3-4

EXPRESIÓN HÍSTICA DE LAS MOLÉCULAS DE LA MATRIZ EXTRACELULAR

Tejido o líquido corporal	Célula mesodérmica primaria	Tipos de colágeno destacados	Proteínas de la matriz no colágenas	Glucosaminoglucanos proteoglucanos
Plasma			Fibronectina, fibrinógeno, vitronectina	Ácido hialurónico
Dermis Reticular/papilar Unión epidérmica	Fibroblasto	I, III, V, VI, XII, XXIV, XXIX, VII, XVII (BP 180), fibrillas de fijación, hemidesmosomas	Fibronectina, elastina, fibrilina	Ácido hialurónico, decorina, biglucano, versicano
Músculo	Célula muscular	I, III, V, VI, VIII, XII, XV, XXII	Fibronectina, elastina, fibrillina	Agrecano, biglucano, decorina, fibromodulina
Perimisio, epimisio Capa media/ adventicia aórticas	Fibroblasto			
Tendón	Fibroblasto	I, III, V, VI, XII, XXII	Fibronectina, tenascina (unión miotendinosa), elastina, fibrilina	Decorina, biglucano, fibromodulina, lumicano, versicano
Ligamento	Fibroblasto	I, III, V, VI	Fibronectina, elastina, fibrilina	Decorina, biglucano, versicano
Córnea	Fibroblasto	I, II, III, V, VI, XII, XXIV		Lumicano, queratocano, mimecano, biglicano, decorina
Cartílago	Condrocito del cartílago hipertrófico	II, IX, VI, VIII, X, XI, XXVII	Anchorina CII, fibronectina, tenascina	Ácido hialurónico, agrecano, biglucano, decorina, fibromodulina, lumicano, perlecano (menor)
Hueso	Osteocito	I, V, XXIV, XIII	Osteocalcina, osteopontina, sialoproteína ósea, PASRC (osteonectina)	Decorina, fibromodulina, biglicano
Sistema nervioso: SNC, SNP (incluye célula de Schwann de la membrana basal)	Neuronas, células neurológicas	I-IX; XI-XIX; XXI-XXIII; XXV, XXVII, XXVIII, XXIX	Lamininas, nidógeno/ entactina, tenascina, tromboespondina	Sulfato de condroitina que contiene proteoglucanos, sulfato de heparano que contiene proteoglucanos (agrina, perlecano)
Zonas de la membrana basal	Adipocitos epiteliales (la mayoría de órganos, p. ej., riñón), endoteliales (capilares), célula de Schwann, células musculares (endomisio), pericitos (unión neuromuscular)	IV, XV, XVIII	Laminina, nidógeno/ entactina	Proteoglucanos de sulfato de heparano, perlecano Colágeno XVIII (vascular), agrina (uniones neuromusculares)

PASRC, proteína ácida secretada y rica en cisteína; *SNC*, sistema nervioso central; *SNP*, sistema nervioso periférico.

de la amplia difusión de las proteinasas de las células inflamatorias, la actividad de las MPM y de una familia de metaloendopeptidasas que atraviesan las membranas celulares, las **ADAM** (una **desintegrina** y **metaloproteasa**) están muy localizadas para, así, permitir una remodelación precisa. Las MPM pertenecen a una superfamilia de proteinasas con presencia de zinc en el sitio catalítico (metzincinas). Entre estas se encuentran otras subfamilias que incluyen ADAM y **ADAM con motivos de trombospondina** (**ADAMTS**; *v.* cap. 20). Los miembros de la superfamilia de la metzincina son reguladores clave en el tejido en épocas de cambio como el desarrollo o la remodelación. La actividad de estas proteasas está regulada, en parte, por una familia de moléculas secretadas: los **inhibidores hísticos de las metaloproteinasas** (**TIMP**, *tissue inhibitors of metalloproteinases*).

Las MPM son una gran familia de 23 proteinasas con especificidades que se superponen unas con otras. Facilitan la migración de las células a través del estroma al degradar las proteínas de la matriz, por lo que son fundamentales en el proceso de cicatrización de heridas (tabla 3-3) y otros, como agresividad tumoral, que requieren movilidad celular a través de la MEC. Participan en la comunicación célula-célula y en la activación o inactivación de moléculas bioactivas (p. ej., componentes del sistema inmunitario, fragmentos de la matriz, factores de crecimiento) e influyen en el crecimiento celular y la apoptosis. Las MPM se sintetizan como proenzimas inactivas (zimógenos). Muchas de las MPM secretadas requieren activación extracelular por parte de MPM previamente activadas, como MPM-3, MPM-14 o proteinasas de serina. Las seis MPM ancladas a la membrana se activan antes de su localización en la superficie celular. Se unen a través de una pequeña cola citoplasmática o, en el caso de dos de ellas, por medio de una fijación de glucosilfosfatidilinositol (GPI). Las MPM secretadas se denominan de forma secuencial (p. ej., MPM-1, MPM-2); las de tipo membrana son MT1-MT2, MT1-MPM, etc. Las actividades en la superficie celular de las MT1-MPM y MT2-MPM son importantes para la migración e invasión celular. Originalmente, las MPM se denominaron por sus sustratos (p. ej., colagenasa, estromelisina, gelatinasa). Sin embargo, las MPM escinden diversos sustratos extracelulares, muchos de los cuales son degradados por múltiples MPM. Al igual que ocurre con las integrinas, esta redundancia pone de relieve la regulación de estas moléculas mediante la activación, la desactivación y el desprendimiento de sustratos. ***La lista de moléculas necesarias para la cicatrización de heridas es indistinguible de la lista de sustratos de las MPM***. Estas incluyen:

- Factores de coagulación
- Proteínas de la MEC
- Factores de crecimiento latentes y proteínas de unión a factores de crecimiento
- Receptores de moléculas de la matriz y de moléculas de adherencia célula-célula
- Componentes del sistema inmunitario
- Otras MPM, otras proteinasas e inhibidores de la proteinasa
- Moléculas quimiotácticas

La mayoría de las MPM están estrechamente reguladas transcripcionalmente, excepto MPM-2 (gelatinasa A), que suele expresarse de forma constitutiva y es activada en la superficie celular mediante la formación de complejos con la MT1-MPM (MPM-14). La transcripción de las MPM está regulada por:

1. Señalización de la integrina
2. Señalización de citocinas y factores de crecimiento
3. Unión a determinadas proteínas de la matriz
4. Fuerzas de tensión sobre la superficie de la célula o la MEC adyacente

Las MMP tienen un número de actividades que favorecen las fases de remodelado y resolución de la curación de las heridas. MT1-MPM y MT2-MPM pueden ayudar a la migración e invasión celulares junto con las integrinas, o activar TGF-β. MPM-1 se asocia con la integrina $\alpha_2\beta_1$ y, en conjunto, facilitan la migración de los queratinocitos dérmicos sobre el colágeno durante la reepitelización de las heridas abiertas. Las integrinas unen la célula al sustrato de colágeno, y la MPM-1 escinde el colágeno para permitir la liberación y migración celular. Los proteoglucanos asociados a membrana (**sindecanos**, CD44) también almacenan y regulan la biodisponibilidad y la actividad de las MPM. Además de afectar la adherencia y la liberación de células, las MPM activan o desactivan moléculas de matriz bioactivas, como factores de crecimiento, quimiocinas, proteínas de unión a factores de crecimiento, factores angiogénicos/antiangiogénicos, y fragmentos bioactivos y crípticos de colágenos y proteoglucanos (**matricinas**).

Una vez secretadas, las MPM actúan principalmente cerca de la superficie celular, con una localización y precisión determinadas por la activación local, la difusión/secuestro limitado, la especificidad del sustrato y una barrera de inhibidores de MPM. Estas proteínas secretadas incluyen la familia de TIMP y el inhibidor general de proteinasas derivado del plasma, la α_2-macroglobulina. En la superficie celular, las ADAM actúan de forma «quirúrgica» para desprender ectodominios de factores de crecimiento, quimiocinas y receptores de la superficie celular o de las células adyacentes. Los miembros de la familia ADAMTS se liberan y activan mediante la escisión del dominio de trombospondina (TS), con lo que se genera la escisión de sustratos como el agrecano, un gran proteoglucano del cartílago, y el factor von Willebrand.

Las citocinas y la matriz estimulan la proliferación celular

Entre horas y días después de la lesión, se produce un aumento espectacular y transitorio de la celularidad para reemplazar el tejido perdido. La proliferación y la migración celular inician y promueven la formación de tejido de granulación, un tejido especializado y altamente vascularizado que se forma transitoriamente durante la reparación (*v.* más adelante). Las células que componen el tejido de granulación derivan de poblaciones celulares transitorias, entre las que se incluyen leucocitos circulantes, y de la infiltración de células endoteliales de capilares residentes y células mesenquimatosas (fibroblastos, miofibroblastos, pericitos y células del músculo liso). Las células progenitoras locales y derivadas de la médula ósea, que comparten algunas propiedades con los leucocitos, también pueden poblar las heridas, donde pueden diferenciarse en poblaciones endoteliales y de fibroblastos (transitorias). Las células con diferenciación terminal, por ejemplo cardiomiocitos o neuronas, no contribuyen en gran medida a la reparación o regeneración tempranas (*v.* más adelante). Los factores de crecimiento y los pequeños péptidos quimiotácticos (quimiocinas) liberados por las células locales y circulantes proporcionan señales solubles autocrinas y paracrinas para la proliferación, diferenciación y migración celulares. Las señales de los factores solubles en asociación con la MEC también actúan en conjunto para influir en el comportamiento celular.

Las actividades celulares en la cicatrización de heridas (proliferación, migración y alteración de la expresión génica) se inician en gran medida por tres sistemas de receptores que comparten vías de señalización integradas:

- **Receptores de la proteína tirosina cinasa** para los factores de crecimiento peptídicos
- **Receptores acoplados a la proteína G** para las quimiocinas y otros factores
- **Receptores de la integrina** para la MEC

Estos receptores actúan de forma concertada para dirigir el comportamiento celular. Estas distintas familias de receptores reciben la influencia del entorno mecánico, sobre todo a través de la unión a la MEC mediada por integrinas. Estos receptores pueden unirse a diferentes tipos de ligandos, pero transmiten señales dentro de una red de cascadas e intersecciones de las vías de señalización que amplifican los mensajes y a menudo activan procesos similares que afectan a la organización citoesquelética y la expresión genética. Incluso procesos diferentes, como la proliferación, la diferenciación y la migración, pueden compartir señales, como aquellas que inician cambios en el citoesqueleto. La señalización intracelular que regula el crecimiento, la supervivencia y la proliferación de las células es un proceso complejo que va más allá del alcance de este capítulo. Lo importante es comprender que la respuesta hística está gobernada por la integración de señales de todos estos sistemas.

REPARACIÓN

La cicatrización de heridas presenta una secuencia definida

El tipo predominante de reparación en adultos es la formación de cicatrices. Dado que las heridas en la piel y las extremidades son de fácil acceso, su proceso de curación se ha estudiado ampliamente. La secuencia de cicatrización de una víscera hueca y en las cavidades corporales, aunque menos accesible para su estudio, suele ser paralela a la secuencia reparadora de la piel (figs. 3-4 y 3-5).

Los resultados de la lesión incluyen la reparación con restauración o regeneración

La reparación y la regeneración siguen a las respuestas inflamatorias. La inflamación es la respuesta inicial a la lesión hística (*v.* cap. 2). Para entender cómo influye la inflamación en la reparación, es útil revisar los distintos resultados posibles de la inflamación aguda.

La inflamación aguda *transitoria* puede resolver por completo la lesión: los elementos parenquimatosos localmente lesionados se regeneran sin dejar cicatrices significativas. Así, tras una quemadura solar moderada, células inflamatorias agudas ocasionales pueden acompañar a la vasodilatación transitoria que se produce bajo la epidermis lesionada por el sol. Por el contrario, la inflamación aguda *progresiva*, con infiltrados permanentes en los que predominan los macrófagos, es fundamental para la secuencia de elaboración y reparación del colágeno. La regeneración completa (en contraposición a la restauración más habitual durante la reparación en el adulto) puede seguir a una lesión hepática u ósea: así, la estructura hepática normal se restaura después de muchas lesiones hepáticas autolimitadas.

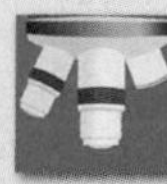

PATOLOGÍA: la **organización** es el resultado patológico de la fuga de fibrinógeno desde los vasos sanguíneos durante una respuesta inflamatoria. Se produce en cavidades serosas, como el peritoneo: cuando las hebras de fibrina no se degradan, forman una matriz provisional. La matriz provisional se convierte en tejido fibroso (de granulación) tras la invasión de células del tejido conjuntivo, células inflamatorias y capilares. En la pericarditis, los fibroblastos invaden la matriz de fibrina provisional y secretan y organizan una MEC de colágeno entre los filamentos de fibrina, y así unen el pericardio visceral con el parietal (fig. 3-6). Esto restringe el llenado ventricular del corazón (*v.* cap. 11) y puede requerir una intervención quirúrgica. En el peritoneo, las hebras de fibrina pueden organizarse como **adherencias** (hilos de colágeno) después de una cirugía intraabdominal, pueden atrapar asas intestinales y causar obstrucción intestinal.

Trombosis

Poco después de la lesión, las plaquetas se agregan en el lugar de la herida y liberan una explosión, o ráfaga, inicial de factores de crecimiento y citocinas almacenados, lo que inicia el proceso de cicatrización. A la agregación de plaquetas le sigue rápidamente la formación de un trombo (coágulo), que proporciona una matriz

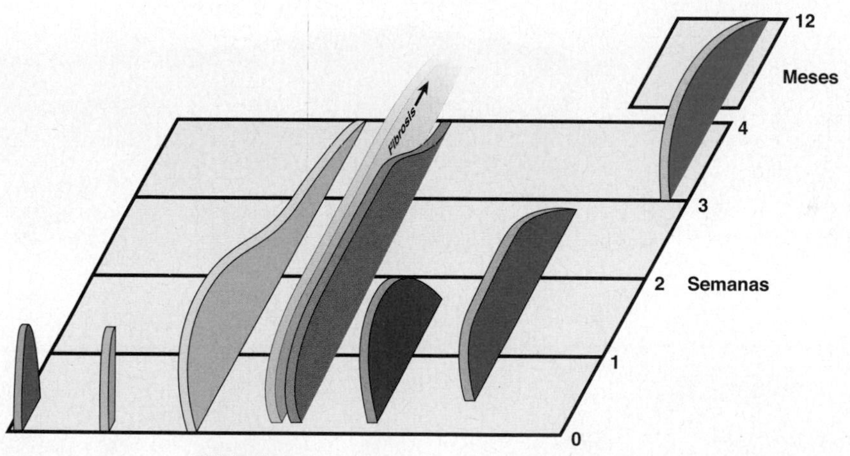

Respuesta vascular	Coagulación	Tejido de granulación de la respuesta inflamatoria	Remodelación o fibrosis	Rejuvenecimiento del epitelio	Contractura de la herida	Remodelación de la cicatriz
Vasoconstricción Vasos con fuga Edema Trasudado Exudado Activación plaquetaria	Formación del coágulo Matriz provisional Fibrina Fibronectina Factor Von Willebrand Las plaquetas liberan mediadores vasoactivos, factores de crecimiento	Leucocitos Factores de crecimiento Citocinas Quimiocinas Desbridamiento Neutrófilos Macrófagos Proteinasas Angiogenia Endotelio Pericitos Lámina basal	Nuevos capilares: Pocos maduran La mayor parte se reabsorbe Figrogenia: Fibroblastos Colágeno I y III Proteoglucanos Macrófagos: Proteinasas Factores de crecimiento	Migración de queratinocitos sobre la lámina basal continúa Restauración de la función de barrera	Ensamblaje de la actina de los miofibroblastos Tensión sobre las fibras de colágeno Distorsión de la cicatriz	Incremento de la fuerza de tensión Recambio de colágeno Pérdida de: colágeno III y MMP Síntesis de colágeno I por parte de los fibroblastos

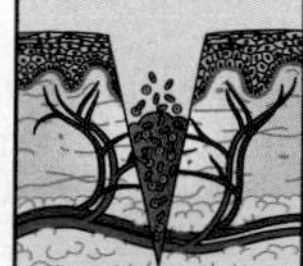
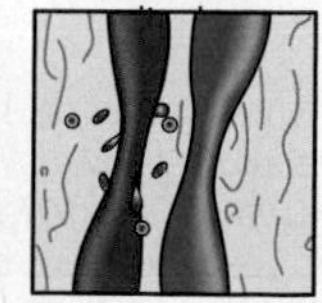
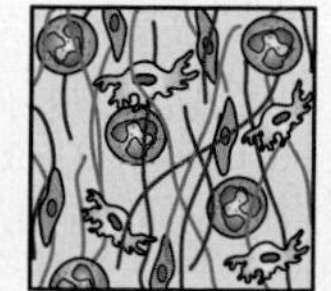
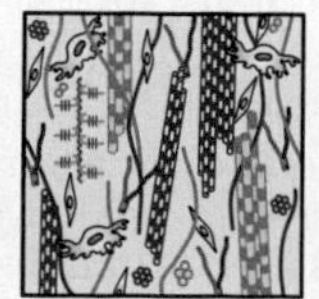
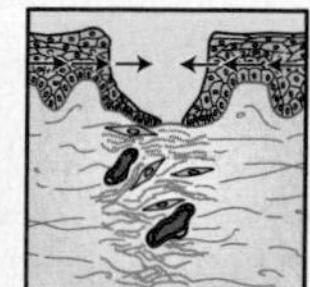
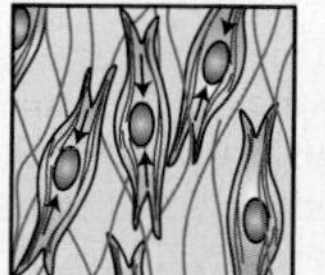
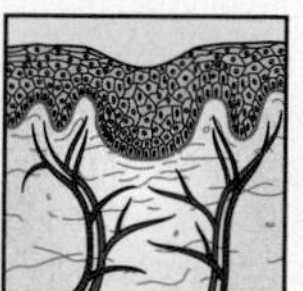

FIGURA 3-4. Fases secuenciales del proceso de cicatrización.

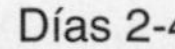

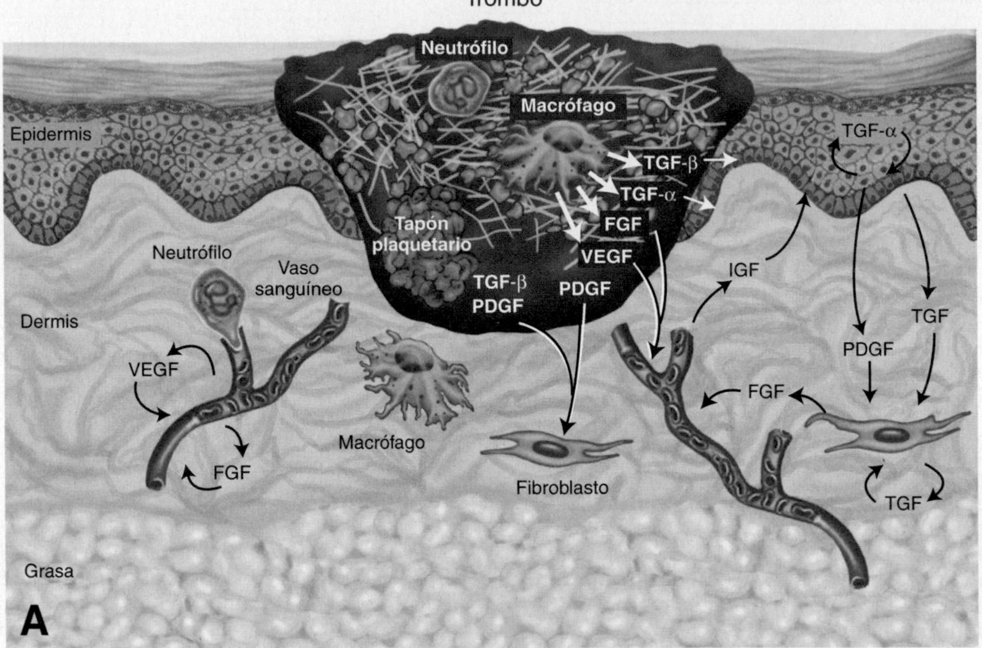

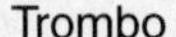

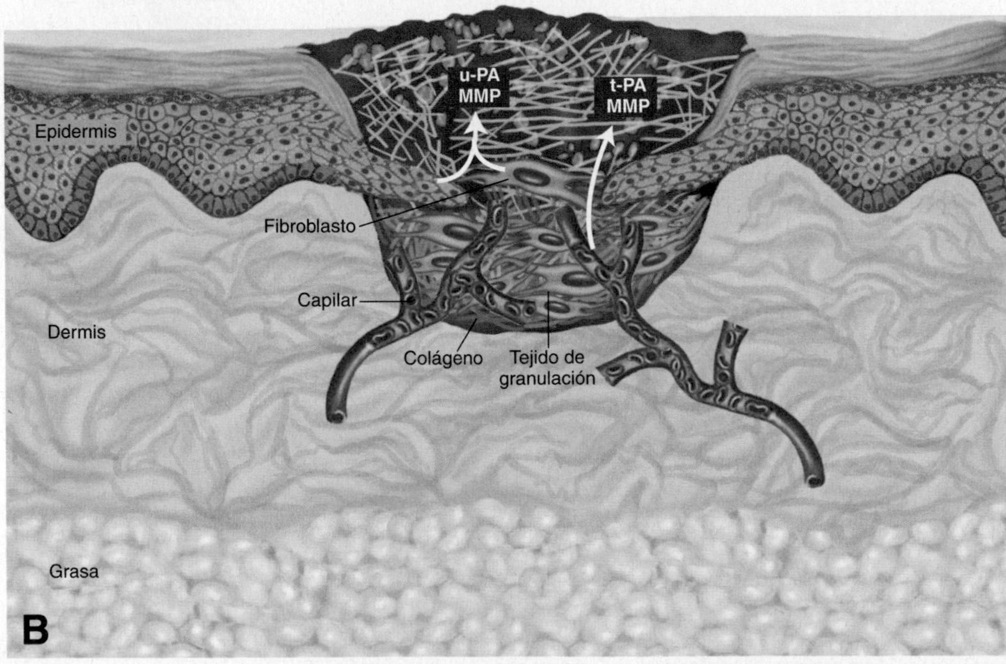

FIGURA 3-5. Cicatrización de una herida cutánea. A. Días 2 a 4. Los factores de crecimiento controlan la migración de las células como se ilustra. La redundancia extensa está presente, y no hay factor de crecimiento limitante de la velocidad. La mayoría de los factores tiene múltiples efectos, como se listan en la tabla 3-6. Las señales de los factores de crecimiento se originan en primer lugar en las plaquetas, pero los macrófagos activados, las células residentes de los tejidos y la matriz por sí misma liberan un complejo de señales que interactúan. **B. Días 4 a 8.** Los vasos sanguíneos capilares proliferan y los queratinocitos epidérmicos penetran a lo largo del tejido de granulación por debajo del trombo. La porción superior acelular de la superficie se convierte en una escara o costra. Los fibroblastos depositan una matriz rica en colágeno. *FGF*, factor de crecimiento del fibroblasto; *IGF*, factor de crecimiento similar a la insulina; *MMP*, metaloproteinasas de la matriz; *PDGF*, factor de crecimiento derivado de las plaquetas; *TGF-β*, factor de crecimiento transformante β; *t-PA*, activador tisular del plasminógeno; *u-PA*, activador del plasminógeno tipo urocinasa; *VEGF*, factor de crecimiento endotelial vascular.

provisional por debajo y, por encima, una costra o **escara** visible cuando se seca sobre una herida superficial. El trombo de la herida proporciona una barrera frente a los microorganismos invasores y es esencial para evitar la pérdida de plasma y líquido intersticial de los vasos de la herida. El coágulo/trombo está formado principalmente por fibrina plasmática, pero también es rico en fibronectina (*v.* anteriormente). En el lugar de la lesión, la fibrina se une a la fibronectina y se entrecruza progresivamente mediante el factor XIII (FXIII). Esta transglutaminasa forma enlaces cruzados de glutamil-lisina entre las proteínas que forman el coágulo y las proteínas de la MEC. El entrecruzamiento favorece la retracción del coágulo. La transglutaminasa 2 (transglutaminasa hística) favorece la adherencia celular, la migración celular y la organización de la MEC de la herida al *(1)* entrecruzar proteínas de la matriz, como el fibrinógeno, la fibronectina, el colágeno y la vitronectina; *(2)* proporcionar resistencia a la tracción local; y *(3)* mantener el cierre durante la evolución de la matriz extracelular nueva. La producción equilibrada de esta matriz provisional es fundamental para una reparación adecuada. El exceso de transglutaminasa puede causar una cicatriz desproporcionada, mientras que las deficiencias del FXIII conducen a una mala cicatrización de la herida y hemorragia. Con el tiempo, la porción interna (no desecada) de la matriz provisional se transforma en tejido de granulación mediante la invasión de células mononucleares, tejido conjuntivo y células vasculares, mientras que la porción externa (escara) es un depósito temporal de neutrófilos gastados, restos de plaquetas y bacterias muertas. Durante la cicatrización, el tejido de granulación se separa de la escara mediante la migración de la epidermis, y la porción del trombo que no queda repoblada por tejido nuevo es digerida. Entonces es cuando la costra se desprende.

Inflamación

Los lugares de reparación varían en cuanto a la cantidad de destrucción de tejido local. Por ejemplo, la escisión quirúrgica de una lesión cutánea deja poco o ningún tejido desvitalizado. La necrosis delimitada y localizada acompaña a los infartos de miocardio de tamaño medio. Por otro lado, la necrosis mal definida y de amplia diseminación caracteriza a las grandes quemaduras de tercer grado. En general, la cantidad de destrucción hística se correlaciona con el nivel de inflamación. Inicialmente, predomina una respuesta inflamatoria aguda dominada por los neutrófilos. Los neutrófilos inundan la herida mientras persiste el material necrótico o la infección bacteriana. Estos elementos deben ser eliminados para que la reparación progrese. Antes de que aparezca el tejido de granulación, los neutrófilos exudativos y gastados pueden formar pus o quedar atrapados en la escara. La fibronectina, las **matricriptinas**, las quimiocinas, el complemento activado y los restos celulares son elementos quimiotácticos tempranos para los macrófagos y los fibroblastos (figs. 3-5 y 3-7).

El proceso reparador comienza cuando los macrófagos predominan en la zona lesionada (fig. 3-8). Los macrófagos del tejido local pueden proliferar en algunos entornos hísticos. Sin embargo, la lesión desencadena un reclutamiento significativo de monocitos de la sangre, la médula ósea y las reservas esplénicas. En el lugar de la herida, los monocitos reclutados:

1. Migran a los tejidos
2. Se transforman en macrófagos
3. Ingieren los restos de neutrófilos
4. Secretan una variedad de proteasas, mediadores inflamatorios y factores de crecimiento

Los macrófagos pueden adoptar fenotipos proinflamatorios (M1) o de «cicatrización de heridas» (M2), aunque, en términos prácticos, los fenotipos de los macrófagos son un continuo en el que el equilibrio cambia a lo largo del proceso. Los macrófagos M1 (o activados de forma clásica) aumentan la inflamación mediante la secreción de factores inflamatorios, citocinas, quimiocinas y MPM, y son prominentes en la herida temprana. Los macrófagos M2 (también denominados macrófagos de activación alternativa o de «cicatrización de heridas») amortiguan la inflamación y secretan factores que estimulan la proliferación de fibroblastos, la producción de colágeno, la neovascularización y la resolución de la herida. La fagocitosis de los neutrófilos apoptóticos por parte de los macrófagos induce la transición de los macrófagos de un fenotipo M1 a un fenotipo M2, con lo que se pasa de la actividad inflamatoria a una reparadora en el lecho de la herida. Las CD, que pueden derivar de los monocitos, desempeñan varias funciones en la cicatrización de heridas. Para suprimir la infección, captan antígenos y migran a los nódulos linfáticos, donde activan la inmunidad adaptativa. También pueden modular respuestas inmunitarias en las heridas mediante la producción de mediadores proinflamatorios y antiinflamatorios, por lo que pueden influir en la proporción M1/M2. Además, pueden secretar moléculas que promueven la reparación, como el TGF-β.

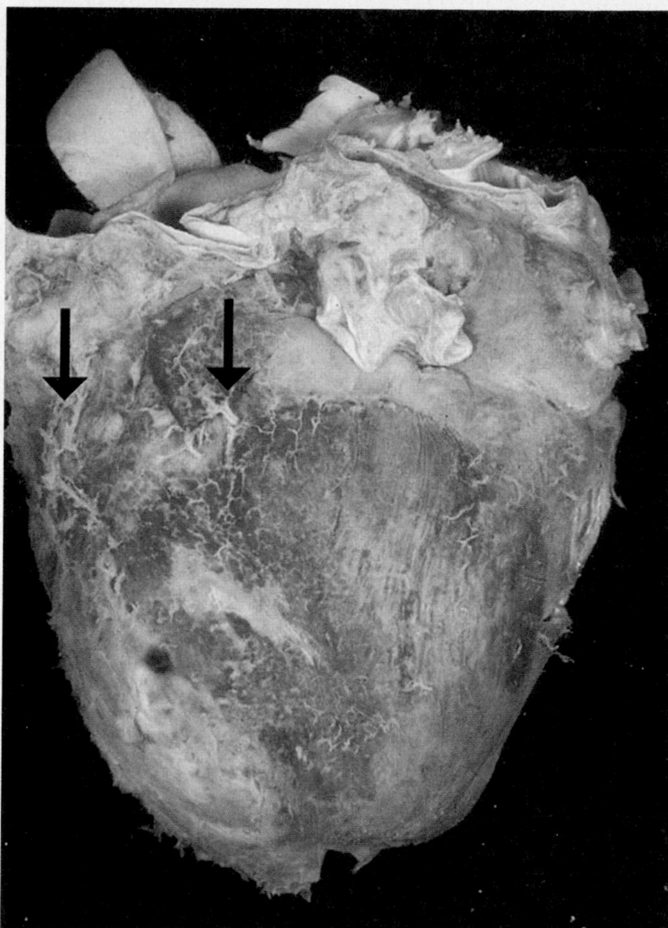

FIGURA 3-6. Hebras organizadas de colágeno en la pericarditis constrictiva (*flechas*). El exceso de colágeno distorsiona las propiedades biomecánicas del corazón.

Los **LTDE** responden a las señales de las células epiteliales lesionadas y secretan factores que estimulan la reparación. Entre estos factores se incluyen los factores de crecimiento de los queratinocitos (KGF-1, KGF-2), las citocinas y las quimiocinas. Los LTDE desempeñan un papel importante en la reparación de la piel, y el deterioro de la cicatrización con la edad puede reflejar una alteración de la función de estos.

Tejido de granulación

El tejido de granulación es un tejido transitorio y especializado que reemplaza a la matriz provisional. Al igual que la placenta, solo está presente donde y cuando es necesario (fig. 3-9). Microscópicamente, el tejido de granulación está formado por fibroblastos, leucocitos y nuevos capilares que invaden la matriz provisional. A continuación, se produce el desarrollo de la MEC y los capilares inicialmente permeables y revestidos por una sola capa celular maduran a medida que los pericitos los rodean y estabilizan.

El reclutamiento de monocitos hacia el lugar de la lesión mediante quimiocinas y fragmentos de la matriz dañada es clave en este proceso. A medida que los macrófagos activados cambian progresivamente de un fenotipo M1 proinflamatorio a un fenotipo M2 más reparador, liberan factores de crecimiento y citocinas (tabla 3-5; *v.* más adelante) que promueven la angiogenia, activan los fibroblastos para que formen un nuevo estroma y favorecen la degradación y eliminación de la matriz provisional.

El tejido de granulación es rico en capilares y líquidos, lo que permite un suministro abundante de inmunoglobulinas, péptidos antibacterianos (**defensinas**) y factores de crecimiento. Es muy resistente a la infección bacteriana, lo que permite a los cirujanos crear anastomosis en lugares no estériles como el colon, donde un tercio del contenido fecal consiste en bacterias.

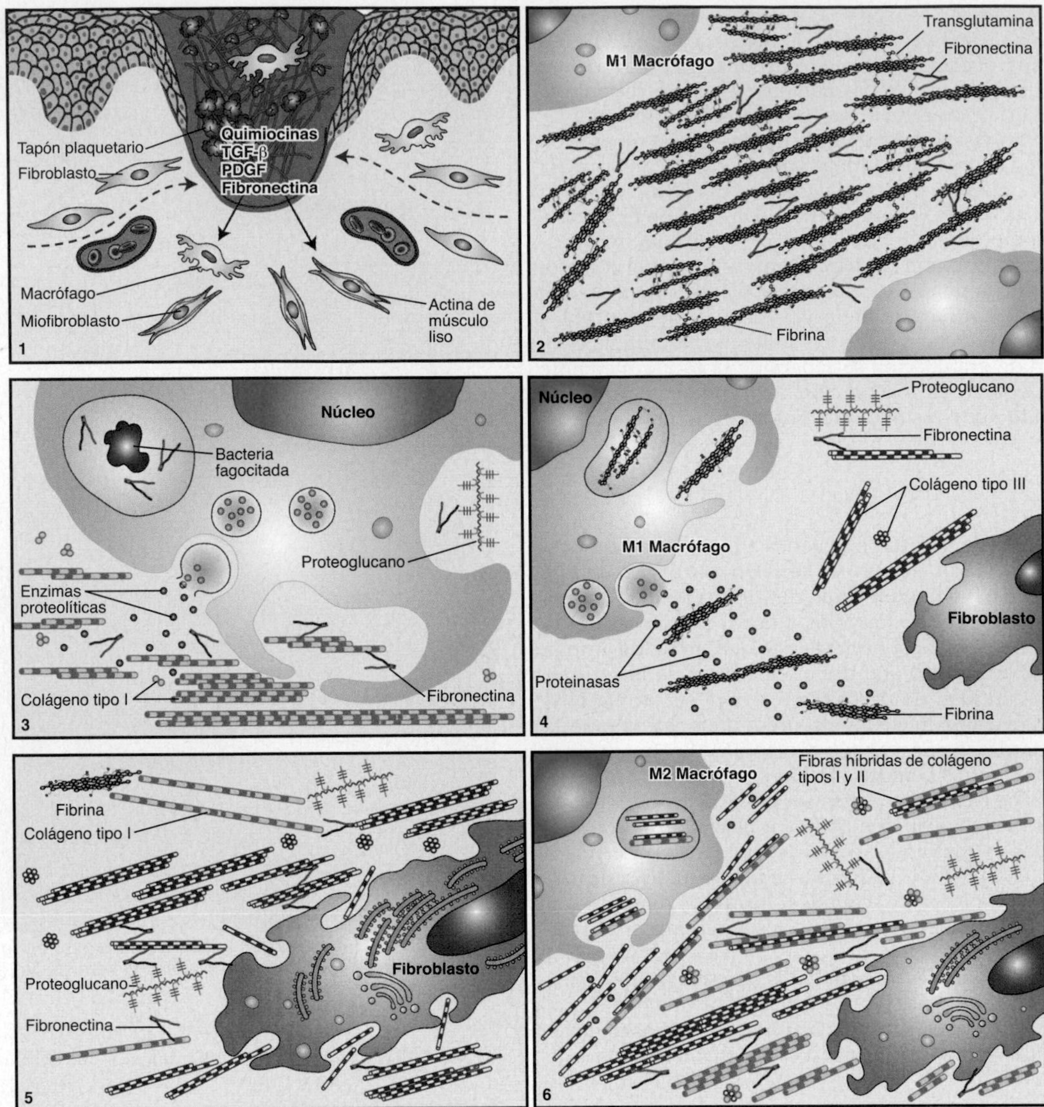

FIGURA 3-7. Resumen del proceso de cicatrización. 1. Migración de células inflamatorias. Vista a pequeño aumento del sitio de la herida en la que se representa la migración de los macrófagos, fibroblastos y miofibroblastos que contienen actina de músculo liso a medida que migran hacia la herida desde los tejidos circundantes hacia la matriz provisional. La fibronectina, factores de crecimiento, quimiocinas, restos celulares y productos bacterianos son quimioatrayentes para una variedad de células que se reclutan hacia la herida (días 2 a 4). La fase inicial de la reacción de reparación comienza de manera típica con una hemorragia dentro de los tejidos. **2.** Se forma un **coágulo de fibrina** a partir del plasma y las plaquetas que cierra la brecha creada por la herida. La fibronectina del plasma extravasado une fibrina, colágeno y otros componentes de la matriz extracelular dentro de hebras de fibrina que se entrecruzan por la acción de la transglutaminasa (factor XIII). Este entrecruzamiento proporciona una estabilización mecánica provisional de la herida (horas 0 a 4). Los neutrófilos se infiltran con rapidez en presencia de bacterias o de tejido dañado. **3. Los macrófagos** reclutados hacia la herida procesan remanentes celulares adicionales y matriz extracelular dañada. La unión de la fibronectina a las membranas celulares, colágenos, proteoglucanos, DNA y bacterias (opsonización) facilita la fagocitosis de los macrófagos y contribuye a la remoción de los residuos (días 1 a 3). **4.** Durante la fase intermedia de la reacción de reparación, los **fibroblastos** reclutados depositan en el sitio de la herida una nueva matriz extracelular de fibras de colágeno tipo III que de manera primaria son más pequeñas, mientras una combinación de enzimas proteolíticas extracelulares y fagocitosis (días 2 a 4) lisa el coágulo inicial de fibrina. **5.** Junto con la eliminación de la fibrina que llevan a cabo los macrófagos, hay una producción de fibroblastos continua de una **matriz temporal** en la que se incluyen proteoglucanos, glucoproteínas como la fibronectina celular polimerizada y fibras enriquecidas con colágeno tipo III (días 2 a 5). Los receptores de la integrina actúan para formar polímeros de fibronectina, y las integrinas y la fibronectina ayudan a formar fibrillas de colágeno. **6. Fase final de la reacción de reparación.** De manera gradual, los fibroblastos dejan de producir las fibras temporales enriquecidas con colágeno tipo III más delgadas y comienzan a producir las fibras de colágeno más gruesas ricas en colágeno tipo I, lo que lleva a una matriz definitiva más fuerte (día 5 a semanas). Muchas otras moléculas de la matriz están involucradas en el ensamblado de la red de colágeno.

Proliferación de fibroblastos y acumulación de matriz

Los fibroblastos son los primeros en responder a las lesiones. Estas células secretoras de colágeno (fig. 3-10) son activadas por citocinas, en particular EGF, PDGF, FGF, TGF-β, y el entorno biomecánico. Los fibroblastos participan en las fases inflamatoria, proliferativa y de remodelación de la reparación de la herida. Además, pueden diferenciarse en miofibroblastos contráctiles (fig. 3-11), que se caracterizan por abundantes fibras de tensión que contienen α-actina de músculo liso y altos niveles de expresión de colágeno fibrilar. Los fibroblastos residentes en el lugar de la herida proliferan, pero la médula ósea también puede aportar células que asumen un fenotipo de fibroblastos. Entre estas células se encuentran los blastocitos mesenquimatosos y los fibrocitos. Se ha sugerido que estos últimos contribuyen a fibrosis y a la formación de cicatrices. Las células de tipo fibroblastos derivadas de la médula son reclutadas hacia las heridas, pero no parecen convertirse en parte permanente del tejido conjuntivo.

La matriz de tejido de granulación inicial, que se deriva en gran medida de los fibroblastos, contiene altas concentraciones de AH, proteoglucanos, glucoproteínas y fibras finas de colágeno de tipo III (*v.* figs. 3-4 y 3-5). Los fibroblastos de la herida pasan de ser ovales a

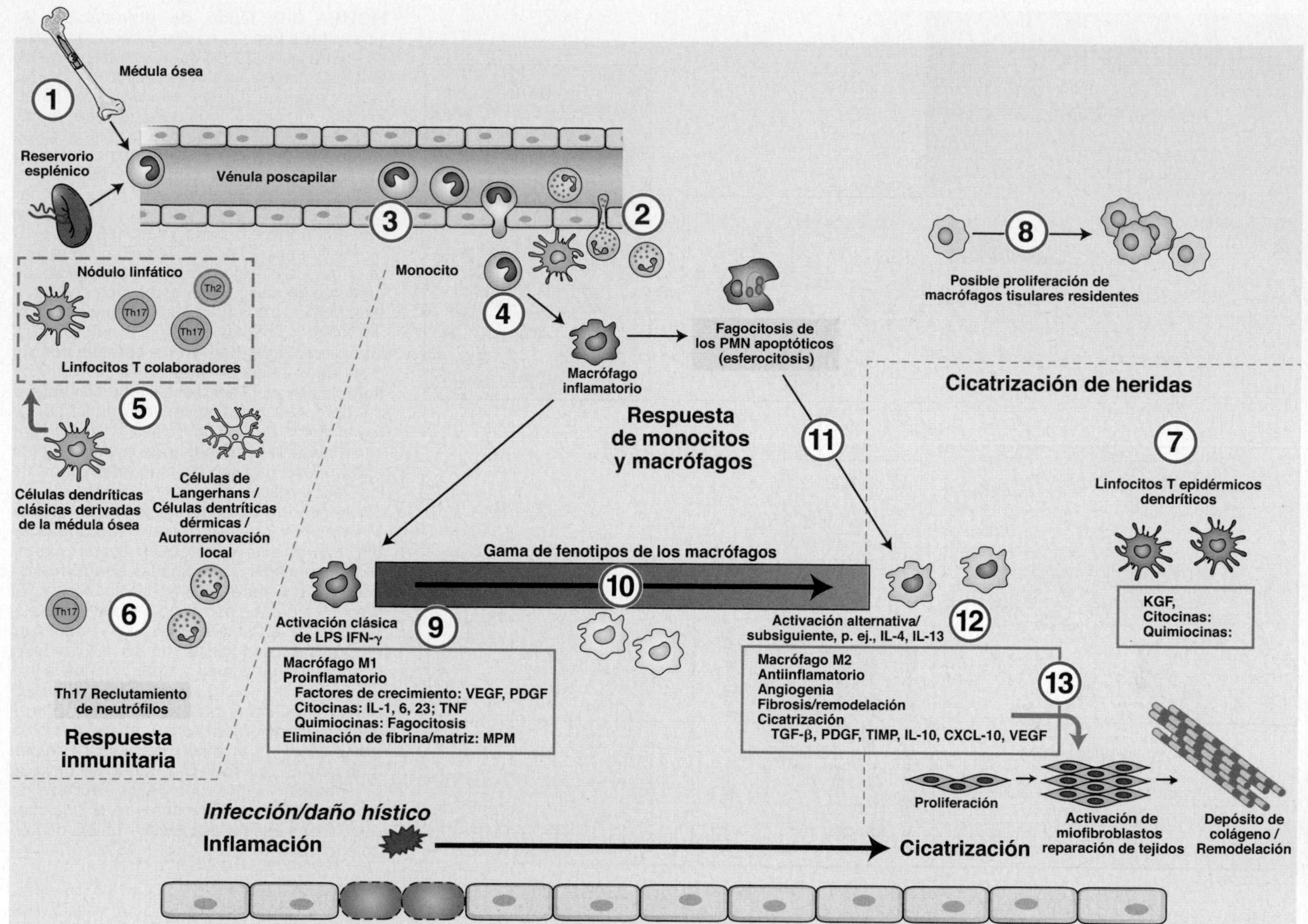

FIGURA 3-8. Función de las células inflamatorias en el lugar de la herida. La liberación de quimiocinas debido a la inflamación estimula la liberación de neutrófilos y monocitos desde la médula ósea *(1)*. Los monocitos también pueden ser reclutados desde un depósito en la pulpa roja subcapsular del bazo *(1)*. Los neutrófilos, normalmente ausentes en los tejidos, entran rápidamente en los sitios de la lesión en respuesta a gradientes quimiotácticos locales *(2)*. Los monocitos y las células dendríticas (CD) tienen vías de diferenciación separadas y compartidas y a menudo comparten marcadores, pero tienen funciones diferentes; la plasticidad es una característica de ambos tipos celulares. Las CD clásicas pueblan los tejidos de la médula ósea. En la piel vive una población de células dendríticas residentes conocida como células de Langerhans, que se parecen a los macrófagos hísticos residentes y surgen de forma prenatal de una población de macrófagos. Los monocitos que entran en el tejido *(3)* desarrollan inicialmente el fenotipo de un macrófago inflamatorio/M1 *(4)*. Las CD fagocitan el antígeno y migran *(5)* a un nódulo linfático local para atraer a los linfocitos, lo que estimula una respuesta inmunitaria adaptativa. Durante la respuesta temprana, los linfocitos Th17 secretan interleucina 17, lo que atrae más neutrófilos *(6)*. Los linfocitos T epidérmicos dendríticos responden a las señales de los queratinocitos lesionados y, con ello, producen factores de crecimiento para favorecer la reparación del tejido *(7)*. Se ha constatado que los macrófagos residentes en los tejidos proliferan en algunos tejidos *(8)*; sin embargo, la mayor parte de los macrófagos proceden de monocitos que migran desde la circulación al lugar de la lesión *(3)*. Los macrófagos reclutados son macrófagos M1, activados por interferón y partículas infecciosas. Son proinflamatorios y secretan citocinas, factores de crecimiento, quimiocinas y metaloproteinasas de la matriz *(9)* para atraer más células inflamatorias y estimular la descomposición y eliminación de los agentes infecciosos y los residuos. Con el tiempo, los macrófagos del lugar de la herida se convierten en una mezcla de fenotipos transicionales *(10)*. A medida que los macrófagos fagocitan neutrófilos apoptóticos *(11)* y el ambiente de citocinas se transforma, empieza a predominar el macrófago antiinflamatorio M2 *(12)*. Bajo esta influencia, prevalecen la angiogenia y la fibrogenia y el proceso de restauración se inicia. Los fibroblastos se acumulan y, bajo la influencia del factor de crecimiento transformante β (TGF-β) derivado de los macrófagos, una parte de estas células se transforma en miofibroblastos, lo que provoca un aumento de la síntesis de colágeno y de la matriz, así como de tracción mecánica y contracción de la herida *(13)*.

bipolares cuando empiezan a producir colágeno (*v.* figs. 3-7 y 3-10) y otras proteínas de la matriz, como la fibronectina, y desarrollan propiedades contráctiles. Durante la reparación y la resolución se activan diversos linajes sucesivos de fibroblastos. La secreción inicial de colágeno de tipo III predomina inicialmente, pero rápidamente es superada por la incorporación de colágeno de tipo I, que forma fibrillas de mayor diámetro para proporcionar una mayor resistencia a la tracción. Finalmente, la matriz recupera su composición original, en la que predomina el colágeno de tipo I y de un 15% a un 20% de colágeno de tipo III. La acumulación de la matriz alcanza su pico a los 5-7 días, en función del tejido. Este proceso recibe una fuerte influencia de la producción de TGF-β, que aumenta la síntesis de colágeno, fibronectina, TIMP y otras proteínas de la matriz, mientras que disminuye la transcripción de MPM y la degradación de la matriz. El entrecruzamiento extracelular del colágeno recién sintetizado aumenta progresivamente la fuerza de la herida, que mejora a lo largo de semanas o meses a medida que la herida madura.

Factores de crecimiento en las heridas

Las interacciones entre los factores de crecimiento, otras citocinas y las MPM se ilustran en las tablas 3-6 y 3-7. Cada señal tiene una función predominante en la reparación, pero muchas vías son redundantes. La especificidad deriva de *(1)* la expresión selectiva de miembros de grandes familias (p. ej., FGF, TGF-β), *(2)* la expresión temporal de diferentes receptores de tirosina cinasa e isotipos en poblaciones celulares no relacionadas, *(3)* la variación en las vías de respuesta o la intensidad por parte de los distintos receptores, y *(4)* la latencia o la activación de los factores de crecimiento (tabla 3-5). En

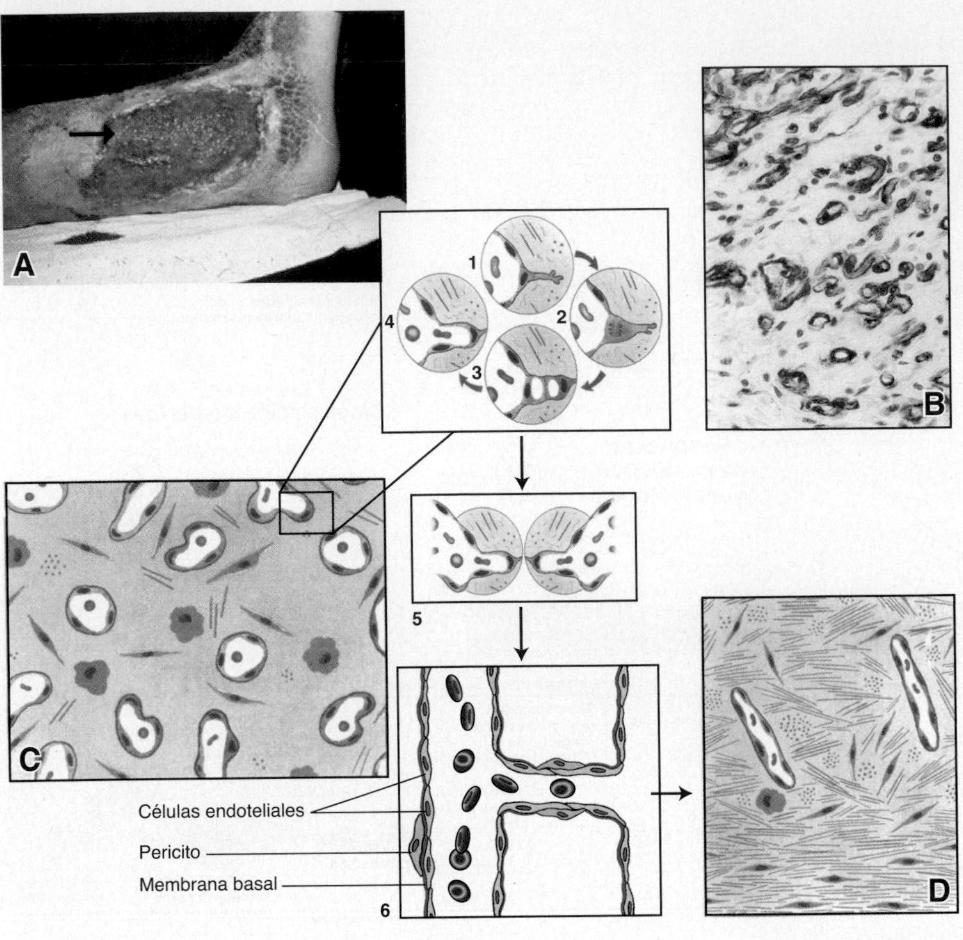

FIGURA 3-9. Tejido de granulación. A. Una estasis venosa en una úlcera de la pierna ilustra el tejido de granulación expuesto. **B.** Una microfotografía del tejido de granulación muestra brotes capilares de pared delgada inmunoteñidos para destacar el colágeno de la membrana basal. Los capilares infiltrantes penetran en una matriz de tejido conjuntivo laxo que contiene células mesenquimatosas y células inflamatorias ocasionales. **C.** El tejido de granulación tiene dos componentes principales: células estromales y capilares en proliferación. De manera inicial, los brotes capilares del tejido de granulación son una característica crucial, y desarrollan una matriz laxa en presencia de fibroblastos, miofibroblastos y macrófagos. Los macrófagos derivan de la migración de monocitos hacia el sitio de la herida. Los fibroblastos derivan del tejido adyacente o de fibrocitos circulantes; los miofibroblastos derivan de los fibroblastos, de blastocitos mesenquimatosos o de pericitos, y los capilares se originan de manera primaria de los vasos adyacentes por la división de las células endoteliales de revestimiento (pasos 1 a 6), en un proceso denominado **angiogenia**. Las células endoteliales emiten extensiones celulares denominadas ***seudópodos***, que crecen hacia el sitio de la herida. El crecimiento citoplasmático agranda los seudópodos y al final la célula se divide. Las vacuolas que se forman en las células hijas acaban por fusionarse y crear una nueva luz. El proceso completo continúa hasta que los brotes encuentran otro brote capilar, con el cual se conectan. En este punto, el tejido de granulación es el tejido de vascularización más rica del cuerpo. **D.** Cuando se alcanza la reparación, la mayoría de los capilares de reciente formación se reabsorbe, lo que conduce a una escara avascular y pálida rica en colágeno.

las tablas 3-6 y 3-7 muestran cómo los factores de crecimiento controlan acontecimientos específicos de la reparación.

Varios ligandos de los factores de crecimiento se presentan a sus receptores (tirosina cinasa) mediante la liberación local de componentes de la MEC, en particular el proteoglucano de sulfato de heparano y proteínas matricelulares y microfibrilares. Igualmente, en la señalización del factor de crecimiento también son importantes los proteoglucanos en la superficie celular, que se unen débilmente a la molécula de señalización, y las integrinas, que ponen en contexto bioquímico a las uniones de receptores al enlazar a la matriz extracelular con el interior de la célula. Las señales generadas en estas interacciones están confinadas, son persistentes y están concentradas.

Los factores de crecimiento que se expresan o movilizan al principio de la respuesta a la herida (VEGF, FGF, PDGF, EGF, factor de crecimiento de los queratinocitos [KGF, FGF-7, *keratinocyte growth factor*] y otros) favorecen la migración, el reclutamiento y la proliferación de las células que participan en la fibroplasia, la reepitelización y la angiogenia. Los factores de crecimiento que alcanzan su punto máximo más tarde (TGF-β, factor de crecimiento similar a la insulina 1 [IGF-1, *insulin-like growth factor 1*]) mantienen la fase de maduración, el crecimiento y la remodelación del tejido de granulación. La regeneración del tejido está también dirigida por complejas e interactivas redes de señalización que, en cooperación con la matriz, apoyan la autorrenovación, el mantenimiento y la diferenciación de las células progenitoras.

Experimentalmente, los resultados de las heridas pueden mejorar después de añadir diversos factores de crecimiento de forma exógena. Sin embargo, la traducción de estas observaciones a la aplicación clínica solo ha tenido un éxito marginal. La aplicación tópica en forma de bolo de un único factor de crecimiento no mejora sistemáticamente la cicatrización de heridas problemáticas, en comparación con el tratamiento más convencional de las heridas crónicas. El escaso éxito se debe, en parte, a la falta de respuesta del tejido objetivo y al diagnóstico de la herida. El progreso en los cultivos celulares y los avances en la biología enfocada al estudio de la matriz y de los factores de crecimiento ha permitido avances en la ingeniería de sustitutos cutáneos cultivados que expresan muchos factores de crecimiento o que pueden modificarse genéticamente para que los expresen, lo que, en combinación, puede mejorar los resultados clínicos de las heridas crónicas. La terapia celular, es decir, la adición de células activadas a una herida, también es prometedora desde el punto de vista clínico.

Angiogenia

Crecimiento de los capilares

En su punto máximo, el tejido de granulación tiene más capilares por unidad de volumen que cualquier otro tejido. La restauración del lecho capilar es esencial para el suministro de oxígeno y nutrientes. Los nuevos capilares se forman por angiogenia (es decir, brotes de células endoteliales que se producen a partir de vénulas capilares preexistentes; *v.* cap. 5 y fig. 3-9) y originan la apariencia granular que da nombre al tejido. Con menos frecuencia, se forman nuevos vasos sanguíneos *de novo* a partir de hemangioblastos (células progenitoras endoteliales [CPE]). Este último proceso, conocido como **vasculogenia** (*v.* cap. 5), se relaciona en primer lugar con la ontogenia.

La angiogenia en la reparación de heridas está muy regulada. Se activa por la liberación local de citocinas y factores de crecimiento, y por la pérdida o alteración de las membranas basales alrededor del endotelio y los pericitos. Este último fenómeno se produce en los lugares donde las células endoteliales migran a la matriz provisional. Este paso es un proceso invasivo que requiere la cooperación de los activadores del plasminógeno, las MPM de la matriz y los receptores de integrinas. La proliferación y el ensamblaje de las células endoteliales favorecen el crecimiento de nuevos capilares (*v.* fig. 3-9). Las CPE mononucleares reclutadas, derivadas de la médula ósea, también pueden favorecer el crecimiento de los vasos.

TABLA 3-5
SEÑALES EXTRACELULARES EN LA REPARACIÓN DE LA HERIDA

Fase	Factores	Fuente	Efectos
Coagulación	XIIIa	Plasma	Entrecruzamiento de fibrinas del trombo
	TGF-α, TGF-β, PDGF, ECGF, FGF	Plaquetas	Quimiotaxis y activación de células subsiguientes
Inflamación	TGF-β, quimiocinas TNF-α, IL-1, IL-6, CXCL12, CX3CL1, PDGF	Neutrófilos, macrófagos M1, células endoteliales	Atrae monocitos y fibroblastos; diferencia fibroblastos y blastocitos
Formación del tejido de granulación	FGF-2, TGF-β, HGF	Queratinocitos, monocitos y luego fibroblastos	Varios factores están unidos a la matriz de proteoglucano
Angiogenia	VEGF, FGF, HGF, angioproteína-1/-2 PDGF	Monocitos, macrófagos, fibroblastos, células endoteliales	Desarrollo de vasos sanguíneos Crecimiento de pericitos
Contracción	TGF-β[1], β[2]	Macrófagos, fibroblastos, queratinocitos	Diferencia miofibroblastos, que se unen entre ellos, al colágeno y se contraen
Reepitelización	KGF (FGF-7), HGF, EGF, HB-EGF, TGF-α, activina, TGF-β[3], CXCL10, CXCL11	Macrófagos M2, plaquetas, fibroblastos, queratinocitos, células endoteliales	Proliferación, migración y diferenciación epitelial
Maduración, fibroplasia, detención de la proliferación	TGF-β[1], PDGF, CTGF, IL-27, IL-4, CX3CL1, tromboespondina	Macrófagos, fibroblastos, queratinocitos	Acumulación de matriz extracelular, fibrosis, fuerza de tensión
	Proteoglucano de sulfato de heparano (HSPG) Proteoglucano de decorina	Endotelio Fibroblastos secretores	HSPG: captura de TGF-β , VEGF y FGF básico en la membrana basal Decorina: captura de TGF-β estabilización de la estructura del colágeno, regulación a la baja de la migración, proliferación
	Interferón, CXCL10, CXCL11	Monocitos plasmáticos	Inhibe la proliferación de fibroblastos y células endoteliales, y la acumulación de colágeno
	Aumento del oxígeno local, mecanotransducción baja	Proceso de reparación	Inhibe la liberación de citocinas
Resolución y remodelación	PDGF-FGF, TGF-β, interleucinas	Plaquetas, fibroblastos, queratinocitos, macrófagos	Regulación de MMP y TIMP Remodelación mediante reestructuración de MEC (p. ej., reemplazo de colágeno III por colágeno I)
	MMP, t-PA, u-PA	Brotes capilares, células epiteliales, fibroblastos	
	Inhibidores tisulares de las MMP Señales para el paro: CXCL11 o IP-9, CXCL10 o IP-10	Local, sin definición adicional Queratinocitos basales Endotelio neovascular	Equilibra los efectos de las MMP en el sitio de reparación afectado Señales CXCR3 de reducción de celularidad Reducción en la migración y proliferación de fibroblastos, células endoteliales, aumento en la migración de queratinocitos

CTGF, factor de crecimiento del tejido conjuntivo; *ECGF*, factor de crecimiento de la célula endotelial; *EGF*, factor de crecimiento epidérmico; *FGF*, factor de crecimiento del fibroblasto; *HB-EGF*, heparina unida al EGF; *HGF*, factor de crecimiento del hepatocito; *IL*, interleucina; *KGF*, factor de crecimiento del queratinocito (KGF-7); *MEC*, matriz extracelular; *MPP*, metaloproteinasas de la matriz; *PDGF*, factor de crecimiento derivado de las plaquetas; *SDF-1*, factor 1 derivado de la célula estromal; *TGF*, factor de crecimiento transformante; *TNF*, factor de necrosis tumoral; *t-PA*, activador tisular del plasminógeno; *u-PA*, activador del plasminógeno de tipo urocinasa; VEGF, factor de crecimiento endotelial vascular.

Los ligandos solubles dirigen la migración de las células hacia el lugar de la herida. Las células siguen los gradientes de concentración de las señales de las citocinas (por **quimiotaxis**). Responden a las señales inherentes de los sustratos de la matriz (por **haptotaxis**) y a las señales adhesivas y mecánicas de la matriz (**durotaxis** o **mecanotaxis**). Una vez inmovilizadas las células endoteliales capilares, se forman contactos célula-célula y se desarrolla una membrana basal organizada alrededor del capilar naciente.

Al principio, el lecho capilar que se forma dentro de la herida en cicatrización es significativamente más denso que en el tejido normal. Muchos capilares provisionales son tortuosos y presentan mala formación, así como filtraciones y mala perfusión. La filtración conduce a edema. A medida que la herida se resuelve, se produce una interacción entre las células endoteliales y los pericitos. La asociación del endotelio con los pericitos y las señales de la angiopoyetina 1, TGF-β y PDGF ayudan a formar capilares maduros y no permeables. Los capilares que no maduran completamente son eliminados por apoptosis. La regresión y la poda de los lechos capilares están mediadas por mediadores antiangiogénicos específicos, como el factor derivado del epitelio pigmentario (PEDF) y el Sprouty2, que se producen en la fase proliferativa tardía de la cicatrización.

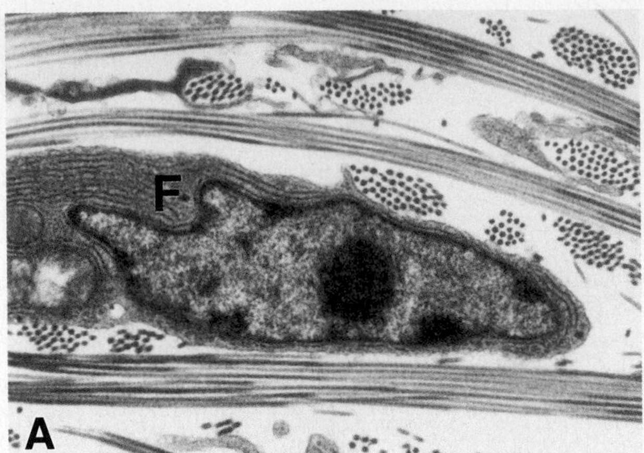

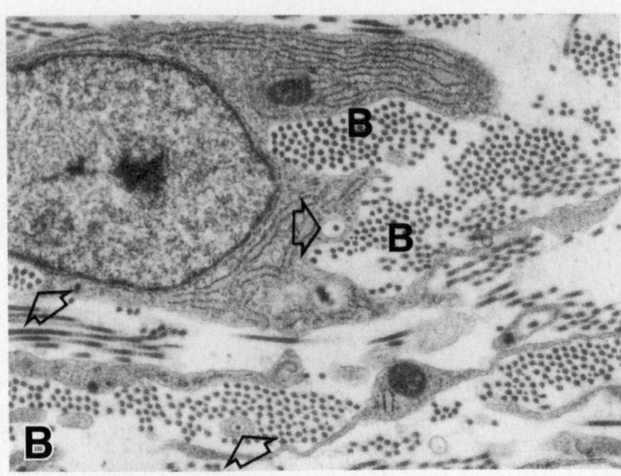

FIGURA 3-10. Fibroblastos y fibras de colágeno. Microfotografías electrónicas. A. Fibroblastos (*F*) de embrión de pollo yacente entre fibras de colágeno. Las fibras de colágeno se ven como hebras entrecruzadas que atraviesan el campo a lo largo del eje mayor, en ángulo recto, como puntos. **B.** Fibroblasto dérmico de embrión de pollo con abundante retículo endoplásmico consistente con una actividad secretoria y haces de fibrillas de colágeno asociados a la superficie celular (*B*); algunos haces son envueltos por la membrana y el citoplasma del fibroblasto, lo que indica que las fibras de colágeno pueden ensamblarse y extruirse desde los procesos celulares largos (*flechas*). Las fibrillas se visualizan sobre el eje largo como puntos.

Aunque en las heridas se producen muchos mediadores proangiogénicos, VEGF es el componente principal para la estimulación de la angiogenia de la herida. La hipoxia desencadena la producción de VEGF a través de un factor de transcripción, el factor inducible por hipoxia 1α (HIF-1α; *v.* cap. 5). Los macrófagos activados y las células endoteliales producen VEGF, y las células epidérmicas de la herida lo liberan en respuesta al KGF (FGF-7) secretado por las células dérmicas. Dado que el principal objetivo de VEGF son las células endoteliales, esta molécula es fundamental para el desarrollo vascular embrionario y la angiogenia, la supervivencia, la diferenciación y la migración endotelial. Las variantes de empalme del VEGF se concentran a lo largo de gradientes solubles y unidos a la matriz para asegurar la ramificación adecuada de los vasos.

Además de la producción activa de factores de crecimiento en las heridas, la MEC produce factores de crecimiento para favorecer la angiogenia. La unión del factor de crecimiento al sulfato de heparano, que contiene cadenas de glucosaminoglucanos en los proteoglucanos de la membrana basal, y a los receptores sindecanos es crucial para la angiogenia. La asociación con las cadenas de sulfato de heparano afecta la disponibilidad y la acción de los factores de crecimiento y la formación del patrón de los vasos mediante *(1)* la creación de un reservorio de almacenamiento de VEGF y FGF básico dentro de las membranas basales de los capilares y *(2)* el uso de receptores de proteoglucanos de la superficie celular para regular la congregación de los receptores de VEGF y FGF, así como la liberación y la intensidad de las señales.

Además de los receptores de los factores de crecimiento, los receptores superficiales de la integrina son componentes importantes de las respuestas angiogénicas. Estos receptores detectan los cambios en la MEC y pueden reaccionar mediante la modulación de las respuestas celulares a los factores de crecimiento. Las células endoteliales inactivas expuestas a factores de crecimiento, o que pierden una membrana basal organizada, expresan nuevas integrinas que modulan su migración sobre proteínas de la matriz provisional. Los brotes capilares dependen principalmente de las integrinas de tipo β_1. La supervivencia y la organización espacial de la red capilar están reguladas por otras integrinas, como $\alpha_v\beta_3$, que responden a la composición y estructura de sus ligandos de la MEC. Sin una matriz adecuada o una señalización suficiente del factor de crecimiento, las células endoteliales son vulnerables a las señales apoptóticas.

TABLA 3-6

LOS FACTORES DE CRECIMIENTO CONTROLAN VARIAS ETAPAS DE LA REPARACIÓN

Atracción de monocitos/ macrófagos	**PDGF, FGF, TGF-β, MCP-1 (CCL2)**
Atracción de fibroblastos	PDGF, FGF, TGF-β, CTGF, EGF, SDF-1
Proliferación de fibroblastos	PDGF, FGF, EGF, IGF, CTGF
Angiogenia	VEGF, FGF, HGF
Síntesis de colágeno	TGF-β, PDGF, IGF, CTGF
Secreción de colágeno	PDGF, FGF, CTGF
Migración y proliferación epitelial	KGF, TGF-α, HGF, IGF de epitelio-epidermis
Resolución de la reparación	IP-9 (CXCL11), IP-10 (CXCL10), PEDF, Sprouty2

CTGF, factor de crecimiento del tejido conjuntivo; *EGF*, factor de crecimiento epidérmico; *FGF*, factor de crecimiento del fibroblasto; *HGF*, factor de crecimiento del hepatocito; *IGF*, factor de crecimiento similar a la insulina; *IP-9/10*, proteína 9/10 inducible por el interferón gamma; *KGF*, factor de crecimiento del queratinocito; *MCP-1*, proteína quimiotáctica para los monocitos 1; *PDGF*, factor de crecimiento derivado de las plaquetas; *PDEF*, factor derivado del epitelio pigmentario; *SDF-1*, factor 1 derivado de la célula estromal; *TGF*, factor de crecimiento transformante; *VEGF*, factor de crecimiento endotelial vascular.

Reepitelización

La integridad de la epidermis protege frente a infecciones y la pérdida de líquidos. La epidermis se renueva constantemente mediante la mitosis de los blastocitos que residen en la capa basal. A continuación, las células escamosas se cornifican o queratinizan a medida que maduran, y se desplazan hacia el exterior (hacia la superficie), de donde acaban desprendiéndose. La maduración requiere una capa intacta de células basales que estén en contacto directo con otras células similares y con la membrana basal (fig. 3-1.5). Al restablecerse, la barrera epidérmica separa la costra del tejido de granulación recién formado. Posteriormente, la epidermis reanuda su ciclo normal de maduración vertical y desprendimiento.

Las células epiteliales de la piel y de muchos órganos huecos cubren o cierran las heridas de dos maneras:

1. Migran para cubrir superficies dañadas.
2. Menos a menudo, en abrasiones menores, por el **cierre en bolsa de tabaco**, un proceso de aseguramiento a través del cual aumenta la contracción de la herida dependiente de fibroblastos y miofibroblastos.

La piel proporciona un ejemplo muy estudiado de reparación epitelial, ya que existen complejos patrones de diferenciación en la propia superficie epidérmica, el folículo piloso y las glándulas sudoríparas. Estas células se unen normalmente a la laminina de la membrana basal mediante complejos proteicos hemidesmosómicos

TABLA 3-7

FACTORES DE CRECIMIENTO, ENZIMAS Y OTROS FACTORES REGULAN LA PROGRESIÓN DE LA REPARACIÓN Y LA FIBROSIS

Secreción de colagenasa	PDGF, EGF, IL-1, TNF, proteasas
Movimiento de las células superficiales y estromales	t-PA (activador tisular del plasminógeno) u-PA (activador del plasminógeno tipo urocinasa) Elastasa MMP (metaloproteinasas de la matriz) MMP-1 (colagenasa 1) MMP-2 (gelatinasa A) MMP-3 (estromelisina 1) MMP-8 (colagenasa 2) MMP-9 (gelatinasa B) MMP-13 (colagenasa 3) MT1-MMP (MMP-14; unida a la membrana) MMP-19
Maduración o estabilización de los vasos sanguíneos	Angiopoyetinas (Ang1, Ang2); PDGF; HIF-1, PEDF, Sprouty2
Inhibición de la producción de colagenasa	TGF-β
Incremento en la producción de TIMP	
Reducción en la producción y recambio del colágeno	Reducción de la retroalimentación de mecanotransducción y liberación/activación de TGF-β latente
Entrecruzamiento y maduración del colágeno	Lisil oxidasa, receptores de la integrina, polímeros de fibronectina, proteoglucanos pequeños

EG, factor de crecimiento epidérmico; *HIF-1*, factor inducible por hipoxia; *IL*, interleucina; *PDGF*, factor de crecimiento derivado de las plaquetas; PDEF, factor derivado del epitelio pigmentario; *TGF*, factor de crecimiento transformante; *TIMP*, inhibidor tisular de las proteinasas; *TNF*, factor de necrosis tumoral.

que contienen la integrina $\alpha_6\beta_4$. Varios colágenos, especialmente los tipos XVII (BP180) y VII, este último también denominado **fibrilla de anclaje** (tabla 3-2), están asociados al complejo hemidesmosómico. La fibrilla de anclaje conecta el complejo que forman el hemidesmosoma y la membrana basal con las fibras de colágeno del tejido conjuntivo dérmico. Las mutaciones en estos componentes, o los autoanticuerpos contra uno de ellos, pueden causar enfermedades ampollosas (*v.* cap. 22).

Las células epiteliales están conectadas en sus bordes laterales mediante **uniones estrechas** y **uniones adherentes** formadas por caderinas, que son proteínas de membrana integrales dependientes del calcio que forman conexiones extracelulares entre las células y fijan las conexiones del citoesqueleto intracelular. En las uniones adherentes, unen fascículos de actina estables a un complejo citoplasmático de las cateninas α, β y γ. La capa de actina que rodea el citoplasma epitelial crea tensión y fuerza laterales y se denomina **cinturón de adherencia**. *La forma y la fuerza de las láminas epiteliales son el resultado de la tensión de las conexiones citoesqueléticas con la membrana basal y de las conexiones intercelulares.*

Si se interrumpe el contacto célula-célula, los **queratinocitos epidérmicos** basales deben restablecer el contacto con otras células basales, lo que hacen principalmente mediante la migración celular a lo largo de la matriz provisional. Lo hacen asumiendo transitoriamente un fenotipo migratorio (**transición epitelio-mesénquima**; *v.* cap. 5), mediante división y aportación de importantes citocinas (interleucina 1 [IL-1], VEGF, TGF-α, PDGF, TGF-β) que inician la cicatrización y las respuestas inmunitarias innatas locales. Al mismo tiempo, las células progenitoras adyacentes de la capa basal, los folículos pilosos o las glándulas sudoríparas sufren mitosis, lo que da lugar a una un engrosamiento de la epidermis (epidermis hipertrófica), que también se observa menos diferenciada. Con la pérdida de la membrana basal, las células entran en contacto con componentes estromales o de matriz provisional que les resultan extraños, lo que estimula la locomoción celular y la expresión de la proteinasa. Como resultado, las integrinas β_1 que reconocen los colágenos del estroma se desplazan de la superficie epitelial lateral a la basal. Los queratinocitos del borde frontal de la herida se vuelven migratorios y secretan MPM. Estas enzimas facilitan su desprendimiento de la membrana basal y la remodelación de la superficie del tejido de granulación. Las células migran a lo largo de gradientes químicos solubles (**quimiotaxis**), debido a la concentración o adherencia de la matriz (**haptotaxis**) y a la flexibilidad o rigidez de la matriz (**durotaxis**).

La motilidad epitelial se activa mediante el ensamblaje de las fibras de actina en las adherencias focales organizadas por los receptores de la integrina. Diferentes grupos de integrinas se unen a los componentes de la herida (del estroma o de la matriz de la membrana basal) y dirigen a las células que migran a lo largo de los bordes de la dermis viable. El movimiento a través de la fibrina entrecruzada dentro del tejido de granulación también requiere la activación de la plasmina a partir del plasminógeno para degradar la fibrina. Además de degradar el fibrinógeno y la fibrina, la plasmina activa MPM específicas. La escisión proteolítica de los colágenos del estroma I y III y de la laminina en los contactos de adherencia focal puede liberar adherencias o permitir la migración de los queratinocitos. Los queratinocitos que migran acaban recuperando su fenotipo normal, de modo que vuelven a ser menos hipertróficos después de volver a formar una capa confluente y adherirse a su membrana basal recién formada.

Contracción de la herida

A medida que cicatriza, la herida abierta se contrae y deforma, en función del grado de fijación a las estructuras de tejido conjuntivo subyacentes. El **miofibroblasto** desempeña un papel fundamental en la contracción de la herida y la fibrosis (fig. 3-11). En comparación con los fibroblastos secretores de colágeno, los miofibroblastos contienen abundantes fibras de estrés de actina (en particular actina α de músculo liso), desmina, vimentina y una variante particular de empalme de la fibronectina (ED-A) que forma fibronectina celular polimerizada. Los miofibroblastos responden a fuerzas mecánicas y a agentes que provocan la contracción o relajación de las células de músculo liso. En resumen, tienen el aspecto de fibroblastos, pero se comportan como células de músculo liso. Además de diferenciarse de los fibroblastos, los miofibroblastos de la herida pueden proceder de fibrocitos circulantes derivados de la médula y de la transición epitelio-mesénquima en el pulmón y el riñón. También pueden surgir de células íntimamente relacionadas en el entorno de la herida, como los pericitos perivasculares o perisinusoidales, células mesangiales en el glomérulo y células estrelladas en el hígado. *Junto con los fibroblastos, los miofibroblastos contribuyen a la contracción normal de la herida y son más frecuentes cuando la herida se contrae y deforma patológicamente.*

Los miofibroblastos suelen aparecer hacia el tercer día de la cicatrización de la herida, paralelamente a la aparición repentina de fuerzas contráctiles, que luego disminuyen gradualmente durante las siguientes semanas. Estas células se asocian a un aumento del colágeno de tipo I y son frecuentes en la fibrosis y en las cicatrices hipertróficas, especialmente en las producidas por quemaduras. Los miofibroblastos y los fibroblastos (y otras células mesenqui-

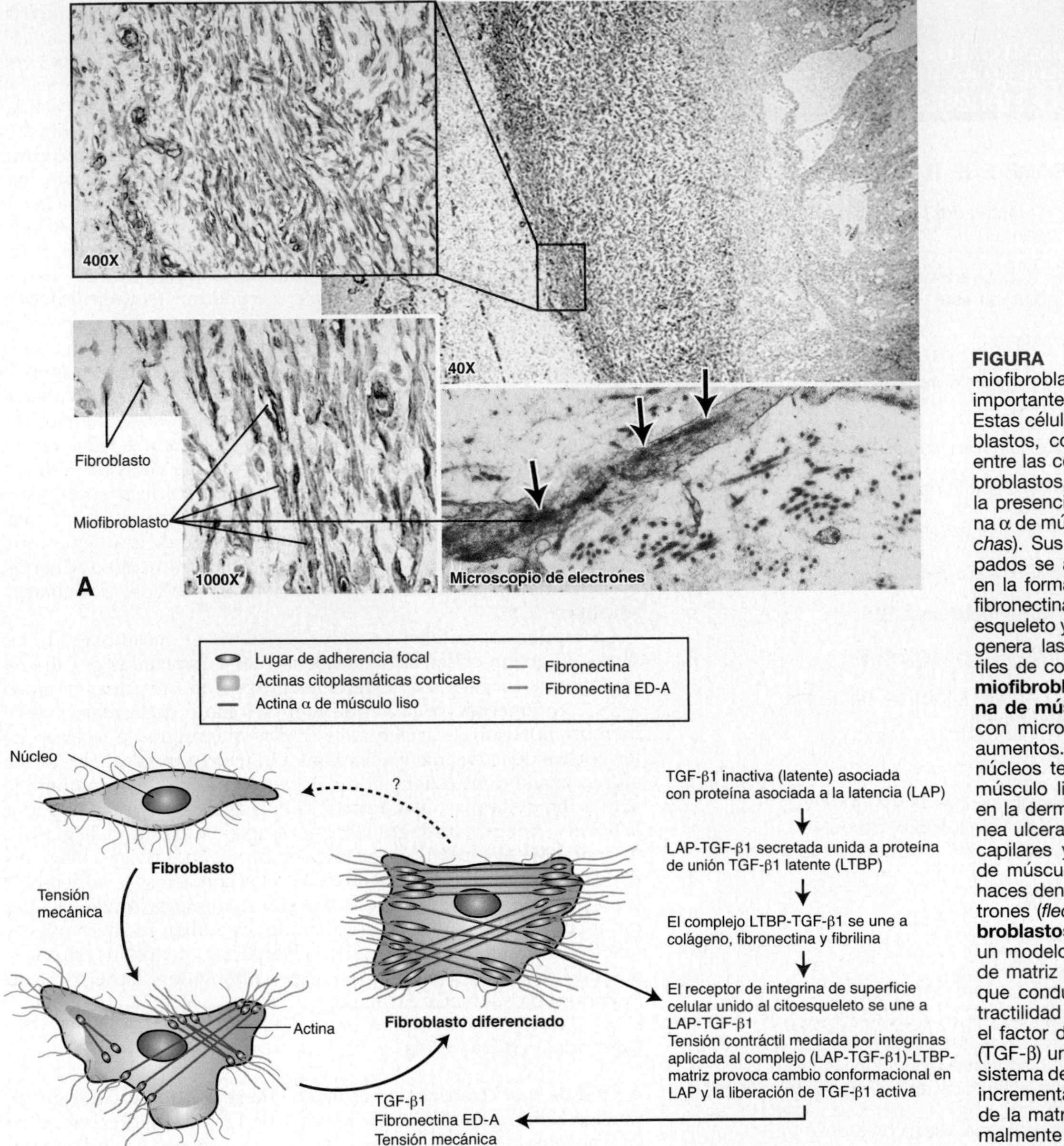

FIGURA 3-11. **Miofibroblastos.** Los miofibroblastos desempeñan un papel importante en la reacción de reparación. Estas células derivan de pericitos o fibroblastos, con características intermedias entre las células de músculo liso y los fibroblastos, y han sido caracterizados por la presencia de haces discretos de actina α de músculo liso en el citoplasma (*flechas*). Sus receptores de integrina agrupados se adhieren débilmente y ayudan en la formación de fibrillas insolubles de fibronectina celular, la cual alinea el citoesqueleto y une fibras de colágeno, lo que genera las importantes fuerzas contráctiles de contracción de la herida. **A. Los miofibroblastos teñidos con antiactina de músculo liso** pueden observarse con microscopio de luz con diferentes aumentos. Una banda de células (los núcleos teñidos de azul, la actina α de músculo liso teñida de marrón) teñidas en la dermis papilar de una herida cutánea ulcerada. Pericitos que rodean a los capilares y también contienen actina α de músculo liso, que se observa como haces densos en el microscopio de electrones (*flechas*). **B. Desarrollo de miofibroblastos** a partir de fibroblastos y de un modelo que afecta a una producción de matriz elevada y rigidez de la matriz, que conduce a un aumento de la contractilidad del citoesqueleto que activa el factor de crecimiento transformante β (TGF-β) unido a la matriz, creando así un sistema de retroalimentación positivo que incrementa la deposición y contractilidad de la matriz. Se cree que este ciclo normalmente es interrumpido por el fenómeno de homeostasis tensional, un punto de regulación bioquímica.

matosas) son sensibles a la tensión que ejerce la rigidez de la MEC sobre los receptores de integrina. Los complejos de adherencia focal subyacentes e intracelulares acaban activando Rho cinasa, lo que desencadena la contracción de los miofibroblastos a través de las fibras de tensión de actina intracelulares. La contracción celular afecta la MEC a través de las integrinas, lo que facilita la activación biomecánica de TGF-β al disociarlo de las proteínas de unión al TGF-β latente o de la fibrilina. Esto refuerza, entonces, la respuesta fibrótica. Los miofibroblastos extienden sus efectos contráctiles por medio de interconexiones celulares específicas.

Resolución de la reparación y fuerza de la herida

Las señales que determinan las fases inflamatoria y proliferativa de la cicatrización se comprenden razonablemente bien, pero el modo en que concluye la reparación de la herida no está bien definido. La mejora de la oxigenación a medida que avanza la reparación y la reducción del reemplazo de la matriz pueden desencadenar el final del proceso proliferativo. Datos recientes sugieren que las citocinas que se unen al receptor CXCR3 pueden ser importantes para la regresión del tejido de granulación y la limitación de la cicatrización. Las señales específicas de terminación de la herida, incluidas las proteínas antiangiogénicas y el supresor tumoral ECRG4, también pueden participar en la resolución de la cicatrización. Por último, el aumento del almacenamiento y la disminución de la liberación de factores de crecimiento pueden estabilizar la matriz, que a su vez puede transmitir señales mecánicas que reducen los efectos de dichos factores, lo que conduce a la homeostasis tensional. El tejido de granulación acaba por convertirse en tejido cicatrizal, ya que el equilibrio entre la síntesis y la descomposición de colágeno se equilibra a las pocas semanas de la lesión. Los fibroblastos siguen alterando la apariencia de la cicatriz durante varios años.

La remodelación de la MEC en el lecho de la herida puede continuar durante un año o más. A pesar de ello, las incisiones cutáneas y las anastomosis quirúrgicas en vísceras huecas solo alcanzan en última instancia entre el 75% y el 90% de la fuerza del lugar no herido. La resistencia a la tracción aumenta rápidamente a los 7 o 14 días, pero al cabo de 2 semanas la herida sigue teniendo una elevada proporción de colágeno de tipo III y solo un 20% de su fuerza final. La mayor parte de la fuerza de la herida cicatrizada es el resultado de la síntesis y el entrecruzamiento intermolecular del colágeno de tipo I durante la remodelación. Una incisión de 2 meses, aunque curada, sigue siendo evidente. Las líneas de incisión y las marcas de sutura son claras, vasculares y rojas. Al cabo de un año, la incisión es blanca y avascular, pero suele seguir siendo identificable. A medida que la cicatriz se va borrando, suele deformarse lentamente en una línea irregular debido a las tensiones de la piel.

REGENERACIÓN

La regeneración consiste en la restauración de un tejido lesionado o de un anexo perdido a su estado original. La homeostasis, la reparación y la regeneración de tejidos requieren poblaciones de blastocitos o células precursoras que puedan replicarse y diferenciarse.

El cuerpo humano del adulto está hecho de muchos cientos de tipos de células bien diferenciadas, que no obstante mantienen un potencial extraordinario para reconstruirse a sí mismas mediante la reposición de las células muertas. También se cura a sí mismo mediante el reclutamiento o activación de células que reparan o regeneran los tejidos lesionados. La médula ósea produce continuamente una gran variedad de células sanguíneas a partir de blastocitos residentes. Las células epiteliales de la piel y del tubo digestivo se recambian con rapidez, pero en su mayoría la remodelación hística es mucho más lenta en tejidos adultos. Algunas formas de regeneración pueden ser vistas como una recapitulación parcial de la morfogenia embrionaria de los blastocitos pluripotenciales. En la mayoría de los casos, parece que la inflamación y la fibrosis sobrepasan la regeneración en los adultos. El poder para reponer o regenerar tejido se deriva de un pequeño número de células no especializadas de larga vida, o **blastocitos**, exclusivas en su capacidad para tener una tasa lenta de replicación, capacidad de autorregeneración y producción de progenie clonal que rápidamente se divide y diferencia en tipos más especializados de células. Los blastocitos en la mayoría de los tejidos, incluso en la médula ósea, la epidermis, el intestino y el hígado, mantienen una plasticidad de desarrollo suficiente como para regenerar un tejido específico.

Los embrioblastocitos y los blastocitos son esenciales para la regeneración

Los **embrioblastocitos**, hasta el estadio de blastocito previo a la implantación, pueden diferenciarse en todas las células del organismo adulto *y* mantener pequeñas poblaciones de blastocitos parcialmente diferenciadas. Por tanto, son pluripotentes. El concepto de **pluripotencialidad** se ha visto revolucionado por el descubrimiento de que entre tres y cuatro reguladores de patrones de transcripción activos en los embrioblastocitos son suficientes para restaurar la pluripotencialidad de células diferenciadas de los tejidos adultos: blastocitos pluripotenciales inducibles (iPS, *induced pluripotential stem cells*) que pueden entonces conducirse por una amplia variedad de vías de desarrollo. Los blastocitos/células progenitoras posnatales, que pueden dividirse indefinidamente sin diferenciación terminal, residen en muchos tejidos del adulto, e incluso en tejidos que normalmente no se regeneran. Estos **blastocitos adultos** pueden residir en un tejido específico o ser reclutados hacia el sitio de la lesión por células circulantes que se originan en la médula ósea. No obstante, la presencia de blastocitos en la mayoría de los tejidos subraya la importancia de un ambiente permisivo y de soporte para el reemplazo o la regeneración dirigida por blastocitos (tabla 3-8). Los blastocitos pluripotenciales de los tejidos adultos tienen un espectro más restringido de diferenciación celular que los embrioblastocitos y pueden aislarse de tejidos autólogos (p. ej., adiposo, músculo esquelético o médula ósea), lo que reduce la preocupación por el rechazo inmunitario después del implante.

Es todo un reto identificar y categorizar a los blastocitos en el adulto porque puede haber blastocitos similares en diversos tejidos, los cuales, a su vez, pueden contener más de un tipo de blastocito. Además, muchos derivan de la médula ósea, por lo que están dispersos. Más recientemente, nuevos marcadores proteicos específicos de cada clase han ayudado a definir a los blastocitos por medio de propiedades comunes que reflejan su exquisita regulación, entre las que se incluyen:

- Capacidad ilimitada para dividirse, evitar el envejecimiento y mantener la integridad genómica
- Capacidad para dividirse intermitentemente o permanecer sin movimiento
- Capacidad para propagarse por autorrenovación y diferenciación de células hijas
- Ausencia de marcadores de clase
- En algunos casos, localización anatómica específica
- Presencia compartida de marcadores del crecimiento y la transcripción común a las células no comprometidas

Autorrenovación

La autorrenovación es la propiedad que define a los blastocitos adultos y a los embrioblastocitos iniciales *in vivo*. La definición de un blastocito depende de la habilidad de la célula para diferenciarse en distintos tipos de células. Los blastocitos logran la autorrenovación por división celular asimétrica, que produce un nuevo blastocito y una **célula progenitora** hija que puede proliferar de manera transitoria y se puede diferenciar. A diferencia de los blastocitos, estas células progenitoras (células amplificadoras del tránsito) tienen poca o nula capacidad de autorrenovación.

Potencial de diferenciación de los blastocitos

La capacidad de los embrioblastocitos para diferenciarse en todas las clases disminuye a medida que el embrión se desarrolla. Las células del cigoto y de las primeras divisiones del óvulo fecundado son **totipotentes**; cada una de ellas puede formar cualquiera de los aproximadamente 200 tipos celulares diferentes del cuerpo adulto y las células de la placenta. Los núcleos de las células somáticas adultas pueden ser totipotentes, como se ha constatado de forma clara en experimentos de clonación de trasplante nuclear en anfibios y ahora en diversas especies de mamíferos domesticados. Sin embargo, esto no debe confundirse con la potencia de los blastocitos.

Los embrioblastocitos que derivan de la masa celular interna de los blastocitos son **pluripotentes**, es decir, pueden diferenciarse en casi todas las clases celulares de cualquiera de las tres capas germinales. Los blastocitos pluripotentes de los cigotos posteriores a la fecundación, como las células de la cresta neural, pueden diferenciarse en muchos tipos celulares, pero están restringidas a una clase. En la actualidad, las células somáticas pueden convertirse en células iPS totipotentes, con el potencial de suministrar nuevos tejidos del mismo individuo.

Después del desarrollo embrionario, los embrioblastocitos implantados también pueden formar teratomas debido a una diferenciación no regulada. Las células adultas que se autorrenuevan a lo largo de la vida del individuo son **pluripotentes**, es decir, capaces de diferenciarse en varios tipos celulares dentro de una clase o en una de las capas germinles. Los **blastocitos hematopoyéticos** (**HSC**, *hematopoietic stem cells*), por ejemplo, se restringen a su clase: pueden formar todas las células que se encuentran en la sangre (tabla 3-8). Las células del estroma medular (también conocidas como **blastocitos mesenquimatosos**) son blastocitos pluripotentes de la médula ósea que pueden movilizarse hacia el torrente sanguíneo y desplazarse a los órganos lesionados.

Los blastocitos mesenquimatosos pueden inducirse para que se diferencien en múltiples tipos celulares *in vitro* (adipocitos, condrocitos, osteoblastos, mioblastos, fibroblastos), derivados del mesodermo. También se han aislado de la sangre del cordón umbilical y de otros muchos tejidos conectivos, en particular del tejido adiposo, y se ha observado que pueden actuar como progenitores para la reparación de tejidos.

Las células específicas de los tejidos permiten la renovación como blastocitos pluripotentes o como células progenitoras. Estas últimas son **células estables** que difieren de los blastocitos en que carecen de capacidad para autorrenovarse; sin embargo, pueden diferenciarse y proliferar rápidamente. A veces se las denomina blastocitos **unipotentes**, como es el caso de los queratinocitos basales interfoliculares de la piel, aunque otras células de la piel pueden ser pluripotentes u oligopotentes. Un ejemplo son los blastocitos en masa del folículo piloso, más versátiles, que son capaces de reconstituir los folículos pilosos y las glándulas sebáceas, y contribuir a la reparación de la epidermis. El epitelio intestinal se renueva rápidamente y se recupera gracias a los blastocitos intestinales que residen en las criptas de Lieberkühn. Los hepatocitos maduros diferenciados regeneran el hígado tras una hepatectomía parcial. Sin embargo, los blastoci-

TABLA 3-8
BLASTOCITOS ADULTOS DESCRITOS EN MAMÍFEROS

Tipo de célula	Fuente celular y estabilidad	Tejido y papel de la célula madre
Blastocitos derivados de la médula ósea	Blastocitos hematopoyéticos (HSC)	HSC:hematopoyesis, formación de todas las células del sistema sanguíneo
	Blastocitos mesenquimatosas (MSC)[a]	MSC: reponen las células no sanguíneas del hueso y la médula ósea, proporcionan un nicho para los HSC y son una fuente potencial de células progenitoras para otros tejidos
Blastocitos de tejidos adultos excepto del tejido conjuntivo (algunos pueden derivar de la médula ósea)	*Células en renovación constante (lábiles)*	*Epidermis:* blastocito del queratinocito basal unipotencial y blastocitos pluripotenciales de la región abultada del folículo piloso y las glándulas sebáceas
	– Células epiteliales y similares de la epidermis e intestino (derivadas del ectodermo o del endodermo)	*Intestino:* células columnares multipotenciales de la base de la cripta del intestino grueso y delgado
		Córnea: los blastocitos epiteliales de la córnea se localizan en la capa basal del limbo entre la córnea y la conjuntiva (los blastocitos estromales de la córnea se localizan de manera similar, pero debajo de la membrana basal epitelial)
	Células persistentes (estables) en los tejidos con menos recambio – Epiteliales, parenquimatosas, neurales (derivadas del endodermo o el ectodermo)	*Hígado:* hiperplasia compensadora del hepatocito para el mantenimiento, la regeneración y en respuesta a una resección quirúrgica (otras células hepáticas también se dividen); blastocitos hepáticos, en estudios de retención se pueden ver marcadores de ADN en células de los canales de Hering, en células del conducto biliar intralobular, células nulas peribiliares y hepatocitos peribiliares
		Pulmón: células progenitoras o blastocitos bronquioalveolares adaptadas del pulmón que forman las células bronquiolares de Clara y posiblemente las células alveolares. Hay algunas evidencias de células progenitoras alveolares epiteliales tipo II
		Oído: no se sabe que la cóclea de los mamíferos regenere las células vellosas sensoriales, aunque algunos vertebrados no mamíferos sí lo hacen. Los blastocitos mesenquimatosos humanos se han diferenciado en células capilares y neuronas auditivas *in vitro*
		Blastocitos neurales: pluripotenciales, aunque se cree que son células ependimarias o astrocitos; la zona subventricular del ventrículo lateral (posiblemente inactivas en los humanos adultos); zona subgranular del giro dentado del hipocampo. Otros sitios potenciales son el bulbo olfativo y la zona subcallosa debajo del cuerpo calloso
Tejido conjuntivo o blastocitos mesenquimatosos fuera de la médula ósea	*Derivadas del mesodermo* Células progenitoras del tejido conjuntivo; aisladas de numerosos tejidos, aunque el origen en la médula ósea no puede excluirse	*Esqueléticos:* células satélites —entre el sarcolema y superpuestas a la membrana basal de las miofibrillas— también derivan de los pericitos o de blastocitos mesenquimatosos de la médula ósea
		Adiposo: la grasa es una fuente abundante de células mesenquimatosas multipotenciales
	Células musculares	*Renal:* hay hallazgos que apoyan la existencia de blastocitos/células progenitoras en el podocito epitelial tubular y parietal de los riñones (cápsula de Bowman). Las células renales son de origen mesodérmico, con la posible excepción de las células endoteliales
		Cardíacos: células progenitoras o blastocitos cardíacos (cardiomiocitos multipotenciales capaces de diferenciarse de forma limitada y de proliferar después de la lesión isquémica; blastocitos mesenquimatosos de la médula ósea)

[a]Estas pueden ser las mismas que las células progenitoras multipotenciales del adulto (MAPC), las cuales representaron células estromales de la médula ósea cuya diferenciación es influenciada por las condiciones de crecimiento in vitro. Estas células son capaces de sembrar tejidos externos a la médula ósea por uno o más de varios procesos posibles: *a)* progenitoras específicas o progenitoras multipotenciales, *b)* transdiferenciación, *c)* fusión celular y *d)* desdiferenciación.

tos, o células progenitoras, dirigen la regeneración hepática cuando los hepatocitos están dañados por hepatitis viral o toxinas.

Se considera que esta regeneración se origina a partir de las «células ovales» de los pequeños conductos biliares: tienen características tanto de los hepatocitos (α-fetoproteína, albúmina) como de las células de los conductos biliares (γ-glutamiltransferasa y citoqueratinas ductales).

Además de las vías de diferenciación normales dentro de un mismo tejido, las células de un tejido pueden **transdiferenciarse** en células de otros tejidos. En los adultos, el epitelio lesionado (túbulos renales, pulmones) puede tener la habilidad de transformarse en fibroblastos bajo la influencia de citocinas como el TGF-β, lo que contribuye a la cicatrización y la fibrosis; las células endoteliales cardíacas pueden hacer lo mismo. Este fenómeno, la transición epitelio-mesénquima (*v.* anteriormente), también es importante en la invasión tumoral. La médula ósea contiene blastocitos hematopoyéticos, mesenquimatosos y endoteliales, lo que le confiere una capacidad regenerativa multifacética. Los blastocitos de la médula ósea, que se crean durante el desarrollo embrionario, restablecen la población hematopoyética y mesenquimatosa de la médula ósea. Los blastocitos endoteliales de la médula ósea facilitan la angiogenia. Asimismo, los blastocitos mesenquimatosos derivados de la médula ósea pueden poblar los tejidos en reparación en otras partes del cuerpo (tabla 3-8).

Influencia del ambiente sobre los blastocitos

Los blastocitos existen en **microambientes** o **nichos** que proporcionan señales de apoyo procedentes de la MEC y de las células adyacentes que limitan su diferenciación y garantizan su perpetuación, a la vez que controlan el número de células, su destino y su motilidad. Estos nichos dependen de las moléculas de la matriz de la membrana basal, además de la proximidad a las células mesenquimatosas, las quimiocinas, los factores de crecimiento y los mediadores de la diferenciación. La sola presencia de blastocitos adultos o de células progenitoras no es suficiente para la regeneración de los tejidos tras una lesión. Muchos tejidos contienen células progenitoras residentes y, sin embargo, no sanan por regeneración. El método de reparación también recibe la influencia de los factores de crecimiento, las citocinas, las proteinasas y la composición de la MEC.

El hecho de que una herida se repare por regeneración o cicatrización y fibrosis está al menos parcialmente determinado por la concentración, duración y composición de las señales ambientales presentes durante la inflamación. El proceso está muy influenciado por muchos tipos de leucocitos, incluidos macrófagos, mastocitos y linfocitos T. La regeneración continua de la epidermis adulta o del epitelio intestinal suele producirse sin inflamación y dentro de una MEC innata. En estos casos, las estructuras y la arquitectura normales se ensamblan sin fibrosis ni cicatrización. Las heridas provocan rápidamente una respuesta inflamatoria y un perfil de expresión de la matriz que prioriza la protección (cicatrización) frente a la perfección (regeneración). Las lesiones de la médula espinal, por ejemplo, suponen un reto especialmente difícil. Las reacciones celulares inducidas por la lesión provocan la muerte de neuronas, células neurogliales y oligodendrocitos. Otros daños inflamatorios provocan el desarrollo de cicatrices neurogliales por parte de los astrocitos, que liberan proteoglucanos de sulfato de condroitina y proteínas que bloquean el crecimiento axónico. Las estrategias actuales de regeneración se apoyan en la posibilidad de que el trasplante o la estimulación de una población adecuada de blastocitos pueda restablecer la función normal del tejido y evitar la cicatrización. La fibrosis, una respuesta urgente para preservar la integridad mecánica tras el daño hístico, es un impedimento clave para la regeneración.

Las células diferenciadas pueden volver a ser pluripotentes

La diferenciación celular incluye la regulación controlada de la expresión génica. Esto se produce a través de la **modulación epigenética** de la expresión génica (*v.* cap. 5), que reduce la expresión de los genes relacionados con la pluripotencia y aumenta la expresión de los genes del desarrollo de la clase. Los modificadores epigenéticos establecen estados de transcripción necesarios para la diferenciación celular. La interacción entre los modificadores epigenéticos y los factores de transcripción que determinan la clase es necesaria para los estados de diferenciación progresiva en una clase celular. La difrenciación se controla a muchos niveles, y puede incluir el contacto célula-célula y las señales extracelulares, pero la coactivación y la corregulación de los factores de transcripción asociados a la potencia o a la clase y las modificaciones epigenéticas también son clave para el estado final de una célula.

Las células pueden clasificarse por su potencial de proliferación

Las poblaciones celulares se dividen a velocidades diferentes. Algunas células maduras no se dividen nunca, mientras que otras tienen ciclos repetidos.

CÉLULAS LÁBILES: las células lábiles se encuentran en tejidos que se hallan en estado de constante renovación. Los tejidos en los que más del 1.5% de las células están en mitosis en un momento dado están compuestos por células lábiles. Sin embargo, los tejidos lábiles también están constituidos por células estables con altas tasas de recambio celular. Los tejidos epiteliales lábiles, que suelen formar barreras físicas entre el cuerpo y el ambiente externo, se renuevan constantemente. Por ejemplo, la epidermis, la córnea y los epitelios del tubo digestivo y los aparatos respiratorio, reproductor y urinario. Las células hematopoyéticas de la médula ósea y los órganos linfáticos que participan en la defensa inmunitaria también son lábiles. *Si los blastocitos sobreviven, los tejidos compuestos por células lábiles a menudo pueden regenerarse tras una lesión.*

CÉLULAS ESTABLES: los tejidos poblados por células estables se renuevan de manera muy lenta, pero están poblados con células progenitoras capaces de una renovación más rápida después de la pérdida del tejido. El hígado, el hueso y los túbulos renales proximales contienen poblaciones celulares estables en las que menos del 1.5% de las células están en mitosis. Los tejidos estables (p. ej., glándulas endocrinas, endotelio e hígado) no tienen blastocitos notables. Estas células necesitan un estímulo adecuado, como el estrés o una lesión, para dividirse. *El potencial de replicación, y no el número de mitosis estables, determina la capacidad regenerativa de un órgano.* Por ejemplo, el hígado es un tejido estable con mitosis muy infrecuentes, pero se recupera rápidamente a través de una hiperplasia de los hepatocitos tras perder hasta el 75% de su masa.

CÉLULAS PERMANENTES: son las que están diferenciadas de forma definitiva. No tienen capacidad de regeneración y no entran en el ciclo celular. Tradicionalmente, se han considerado células permanentes las neuronas, los condrocitos, los cardiomiocitos y las células del cristalino. Los cardiomiocitos y las neuronas pueden ser reemplazados por células progenitoras, pero no a partir de la división de cardiomiocitos preexistentes o de neuronas maduras. Las células permanentes no se dividen, pero renuevan sus orgánulos. El ejemplo extremo de células permanentes es el cristalino del ojo. Todas las células del cristalino generadas durante el desarrollo embrionario y la vida postnatal se conservan en el adulto sin que se produzca un recambio de sus componentes.

SITUACIONES QUE MODIFICAN LA REPARACIÓN

Los factores locales pueden influir en la cicatrización

Ubicación de la herida

Además de su tamaño y forma, la localización de una herida también afecta la cicatrización. Una herida en la piel no puede contraerse en los lugares donde la piel está separada de los huesos por escaso tejido (p. ej., sobre la cara anterior de la tibia o el cráneo). Las lesiones cutáneas en tales zonas, así como las quemaduras extensas, suelen requerir injertos de piel porque sus bordes no pueden unirse. Complicaciones como la infección, la obesidad, la diabetes, la quimioterapia, los glucocorticoides o las radiaciones ionizantes también ralentizan los procesos de reparación.

Riego sanguíneo

La alteración de la circulación es una causa común de heridas crónicas. Las heridas de las extremidades inferiores suelen cicatrizar mal, o incluso pueden requerir una amputación, porque la ateroesclerosis vascular periférica avanzada (*v.* cap. 10) y una angiogenia defectuosa comprometen el suministro de sangre local e impiden la reparación. Del mismo modo, el enlentecimiento del retorno venoso puede provocar la rotura de la piel y dificultar la reepitelización. Las úlceras por presión (de decúbito) son el resultado de una compresión prolongada, localizada y persistente que disminuye el flujo de sangre arterial y venoso y provoca isquemia intermitente. La capacidad de difusión limitada, como en el cartílago articular, impide respuestas inflamatorias agudas, por lo que el cartílago articular se repara de manera deficiente frente al deterioro y desgarro progresivos relacionados con la edad. Los defectos de coagulación, la trombocitopenia y la anemia impiden la reparación. La trombosis local disminuye la activación de las plaquetas, lo que reduce el suministro de factores de crecimiento y limita la cascada de cicatrización. La disminución del oxígeno en los tejidos en la anemia grave también interfiere en la reparación.

Envejecimiento y factores sistémicos

Las reservas de blastocitos (y, no por casualidad, la capacidad de cicatrización) disminuyen con la edad, y las células envejecidas muestran un fenotipo secretor asociado al envejecimiento, con perfiles de citocinas alterados (*v.* cap. 29 en línea). Esto varía según los tejidos: la piel de una persona de 90 años tiene menos colágeno y elastina, por lo que cicatriza lentamente, pero una resección de colon o la extracción de cataratas cicatrizarán con normalidad porque el intestino y el ojo prácticamente no se ven afectados por la edad. Los corticoesteroides exógenos retrasan la reparación de las heridas por medio de la inhibición de la síntesis de colágeno y proteínas, y también y al suprimir los aspectos tanto destructivos como constructivos de la inflamación. Los fármacos quimioterapéuticos pueden perjudicar la cicatrización al limitar las respuestas inflamatorias.

Contraste entre fibrosis y cicatrización

El éxito de la reparación de heridas con cicatrices localizadas y transitorias favorece la rápida resolución de la lesión local a la vez que restablece la integridad mecánica. Las cicatrices reflejan una organización alterada de la matriz (es decir, de las fibras de colágeno) en comparación con el tejido circundante normal. Varían en tamaño, y pueden ser más grandes que el sitio de la herida, en función de la naturaleza de la herida y su tratamiento. La cicatrización se produce sobre todo donde hay un mayor movimiento mecánico y tensión, como en las articulaciones de las extremidades. Se desencadena por una lesión traumática, y restaura la integridad del tejido perdido.

Algunas enfermedades crónicas, incluidas muchas enfermedades autoinmunitarias (p. ej., esclerodermia, artritis reumatoide; *v.* cap. 30 en línea), pueden surgir de una inflamación inadecuada y persistente, que evoluciona hacia fibrosis difusa y progresiva, o de una deposición continua y excesiva de proteínas de la matriz, especialmente del colágeno. La exposición repetida a sustancias irritantes (p. ej., inhalación de humo o de partículas de sílice) puede causar fibrosis pulmonar. Sea cual sea su origen, los procesos inflamatorios y no inflamatorios pueden causar fibrosis en muchos órganos y tejidos, como el corazón, los pulmones, los riñones, las articulaciones y los tejidos blandos.

El traumatismo o la inflamación permanentes, mediados por la interacción de los macrófagos M1 y los linfocitos T cooperadores (Th2, Th17), da lugar a concentraciones persistentemente elevadas de citocinas (IL-1β, IL-6, TNF-α), factores de crecimiento fibrogénicos (TGF-β) y enzimas localmente destructivas, como las MPM. La resolución de una respuesta fibrogénica está asociada a los macrófagos M2 y, en algunos estudios, a los linfocitos Th1 y T cooperadores. La reacción fibrótica, una vez iniciada, puede resolverse si se eliminan los factores desencadenantes. Sin embargo, la fibrosis altera aún más la composición de la matriz, la rigidez y la tensión mecánica, lo que propaga la conversión de fibroblastos en miofibroblastos y en más producción de matriz. La composición de la matriz cambia de ser provisional durante la fibrogenia y la remodelación en respuesta a la tensión mecánica, lo que proporciona oportunidades para una matriz que soporte la fibrosis continua.

La fibrosis no controlada se autoperpetúa, a pesar de la ausencia de inflamación continua: Los miofibroblastos producen MEC y activan el TGF-β latente que se almacena en la matriz. La proteína no estructural de la MEC, la osteonectina/BM-40/SPARC (proteína secretada ácida y rica en cisteína), se secreta en el espacio extracelular (proteína matricelular) durante el desarrollo y la fibrosis. **SPARC** disocia el colágeno desde la superficie celular al competir con la unión de los colágenos fibrilares al receptor de dominio de discoidina celular. Puede favorecer una mayor secreción y deposición de colágeno. Del mismo modo, la osteopontina se asocia a fibrosis persistente en varios órganos. Con independencia del mecanismo subyacente, la fibrosis en órganos parenquimatosos como el corazón, los pulmones, el riñón o el hígado altera la arquitectura normal e impide un buen funcionamiento. El colágeno desordenado reemplaza a la unidad funcional (músculo contráctil, alvéolos, lóbulos hepáticos o glomérulos renales). Este tipo de fibrosis y la consiguiente disfunción son en gran medida irreversibles. La corrección requiere de la eliminación del estímulo inicial mediante tratamiento, como es el caso de la artritis reumatoide, para que se suprima la inflamación y se minimice el daño hístico.

De otra manera, la arquitectura hística y su mecánica quedan tan dañadas que los procesos regenerativos ya no pueden revertir el daño. ***La fibrosis es la consecuencia patológica de una lesión persistente y provoca la pérdida de la función.*** Es un proceso anómalo que se desarrolla a partir de procesos normales persistentes o deteriorados. A menudo es el resultado final común de diversas enfermedades o lesiones, cuyas causas no pueden determinarse a partir del resultado final.

La prevención de la fibrosis requiere el bloqueo del estímulo de producción de matriz o el aumento del nivel de degradación de esta. El TGF-β y el factor de crecimiento del tejido conjuntivo (CTGF, CCN-2) son reguladores de la producción de matriz y se han asociado a enfermedades fibróticas del tejido conjuntivo. El TGF-β tiene muchas otras actividades además de la activación de la síntesis de la matriz, y el bloqueo terapéutico no ha tenido éxito hasta ahora. La fibrosis también está regulada por citocinas, factores de crecimiento, señalización Wnt/β-catenina y microARN. Los abordajes para controlar la progresión de la fibrosis a enfermedad renal terminal se han centrado en los factores profibróticos como el TGF-β y el inhibidor del activador del plasminógeno 1 (PAI-1). La inhibición del PAI-1 activa el plasminógeno. Como resultado, la degradación de la MEC por la plasmina aumenta, directamente o mediante la activación de las MPM. Curiosamente, la inhibición del PAI también podría reducir las **adherencias intraabdominales**, que son un problema persistente de la cirugía abdominal y una causa importante de obstrucción intestinal. Estas adherencias se inician por el depósito de fibrina cuando el revestimiento mesotelial se interrumpe o cicatriza de forma ineficaz. Si la plasmina no disuelve la matriz de fibrina en pocos días, la matriz provisional es invadida por fibroblastos y termina transformándose en una adherencia fibrótica permanente, con colágeno, capilares y nervios.

Es posible que la resolución del proceso fibrótico no derive solo de la reducción de las señales de activación o del desarrollo de niveles adecuados de fuerza de tensión y elasticidad. Los miembros de la familia de las citocinas CXCL3, como las proteínas 9 (IP-9 o CXCL11) e IP-10 (o CXCL10) inducibles por interferón γ, son producidos por los fibroblastos y las células epiteliales, entre otro tipo de células. El aumento de estas proteínas se asocia a una reducción de la fibrosis, mientras que su ausencia puede conducir a una cicatrización exagerada.

Lugares específicos muestran diferentes patrones de reparación

Piel

El éxito de la cicatrización de la piel implica la reparación, principalmente de la cicatrización dérmica, y la regeneración, en particular de la epidermis, la inervación y la vasculatura. Las características más destacadas de la cicatrización primaria y secundaria se muestran en la figura 3-12.

La **cicatrización primaria** se produce cuando el cirujano aproxima los bordes de la herida. La acción de los miofibroblastos se minimiza debido a la falta de tensión mecánica, y la regeneración de la epidermis es óptima, ya que las células epidérmicas solo necesitan migrar una distancia mínima. No obstante, a menudo se producen algunas cicatrices.

La **cicatrización secundaria** se produce cuando una gran área de hemorragia y necrosis no puede corregirse por completo de forma quirúrgica. La formación de tejido de granulación es extensa. Los miofibroblastos contraen la herida y restauran la integridad mecánica mediante el depósito de una gran cantidad de MEC.

El éxito y el método de la cicatrización tras una herida por quemadura dependen de la profundidad de la lesión. Si no se extiende más allá de la dermis superior, los blastocitos de las glándulas sudoríparas y los folículos pilosos regeneran la epidermis. Si la dermis profunda se ve afectada, se destruyen los elementos de regeneración y es necesaria la cirugía con injertos epidérmicos o de queratinocitos para cubrir o reparar el lugar de la herida y reducir las cicatrices y las contracturas graves. En este caso, los apéndices epidérmicos (folículos, glándulas sudoríparas) no se regeneran, aunque las citocinas producidas por la epidermis injertada pueden contribuir a mejorar el resultado.

Mucosa bucal

La mucosa bucal está formada por un epitelio estratificado no queratinizante que recubre una base de tejido conjuntivo, la lámina propia. Se asemeja a la piel, aunque sin apéndices cutáneos como los folículos pilosos y las glándulas sudoríparas. Sin embargo, la mucosa bucal se cura muy rápidamente con una cicatriz mínima. Las cicatrices hipertróficas y los queloides son bastante infrecuentes en la cavidad bucal. La cicatrización en la mucosa bucal incluye una inflamación reducida, una angiogenia reducida (pero más funcional) y una respuesta genómica más limitada que la de la piel. La diferencia entre las respuestas a las lesiones de la piel y de la mucosa bucal refleja comportamientos intrínsecamente diferentes de sus células epiteliales y fibroblastos. Por ejemplo, en comparación con el epitelio de la piel, las células epiteliales bucales expuestas a la hipoxia producen una cantidad significativamente menor de mediadores inflamatorios y, por tanto, están más programadas para una respuesta de cicatrización rápida con una mejor fidelidad del tejido que la piel. Además, el ambiente húmedo de la boca, la saliva rica en factores de crecimiento y los abundantes blastocitos epiteliales locales contribuyen a una mayor capacidad de cicatrización de la mucosa bucal.

Córnea

El epitelio escamoso estratificado de la córnea difiere de la piel en su organización del estroma, su vascularidad y su celularidad. Al igual que la piel, la córnea se renueva continuamente mediante una población de blastocitos, en la periferia del limbo corneal (margen). Los daños epiteliales superficiales que no afectan el estroma se curan mediante la migración y la replicación de los queratinocitos sin dejar cicatrices. Los blastocitos del limbo pueden expandirse *in vitro* y trasplantarse a ojos lesionados por quemaduras químicas o térmicas superficiales. Las lesiones de origen químico, infeccioso, quirúrgico o traumático del estroma de la córnea provocan cicatrices debido a la distorsión de las fibras de colágeno, que están dispuestas con precisión, lo que provoca ceguera. Como comentario al margen, la córnea, debido a su relativa avascularidad, fue el primer órgano o estructura anatómica que se trasplantó con éxito. El tracoma, enfermedad causada por una respuesta inflamatoria a la infección por *Chlamydia trachomatis*, provoca cicatrices y opacidad en la córnea, y es la causa más común de ceguera en el mundo (*v.* cap. 27).

Hígado

El hígado adulto tiene una notable capacidad de regeneración, a pesar de que prácticamente todos los hepatocitos están en G_0. Tras la resección, entran en el ciclo celular y el hígado se regenera por hiperplasia compensatoria. Las condiciones necesarias para la regeneración hepática son complejas (*v.* cap. 14). Basta decir aquí que la regeneración cesa cuando se restablece la proporción normal entre el hígado y el peso corporal total; el interruptor molecular que regula esta proporción es desconocido, pero puede implicar una cascada de cinasas, la vía de señalización *Hippo*, que controla el tamaño del órgano. A diferencia de la lesión hepática aguda (*v.* anteriormente), en la que las células residentes en los conductos biliares pueden regenerar el parénquima, en la lesión hepática crónica (como en la hepatitis viral crónica o el alcoholismo) se desarrollan amplias cicatrices de colágeno en el parénquima hepático, denominadas **cirrosis** del hígado (fig. 3-13). Los hepatocitos forman nódulos regenerativos que carecen de venas centrales y se expanden hasta obstruir los vasos sanguíneos y el flujo biliar. El desorden arquitectónico afecta negativamente la función hepática, incluso si el número de hepatocitos es adecuado, y se desarrolla una insuficiencia hepática que solo puede rectificarse mediante un trasplante de hígado.

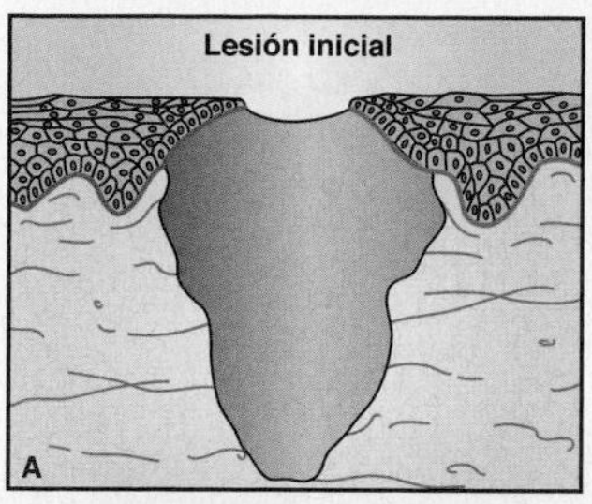

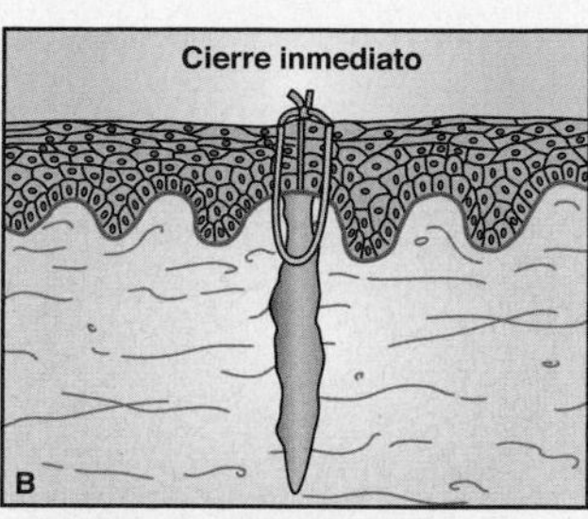

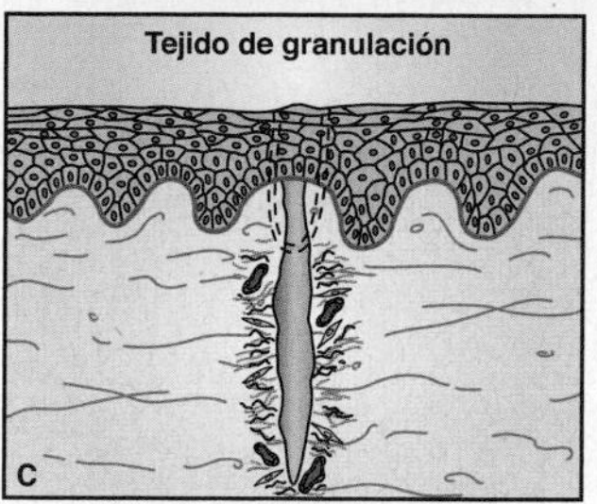

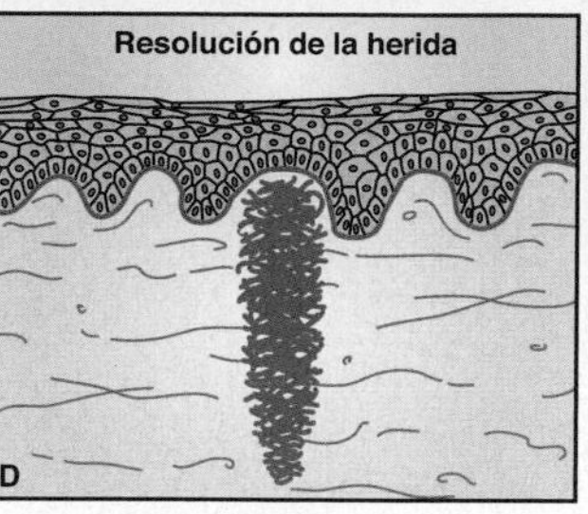

CICATRIZACIÓN POR PRIMERA INTENCIÓN
(HERIDAS CON BORDES EN APOSICIÓN)

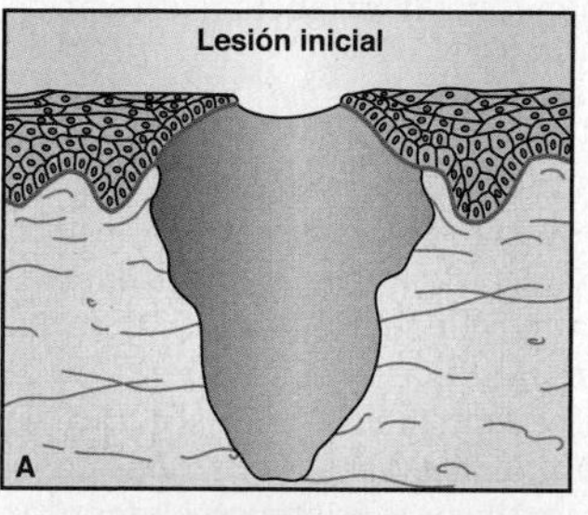

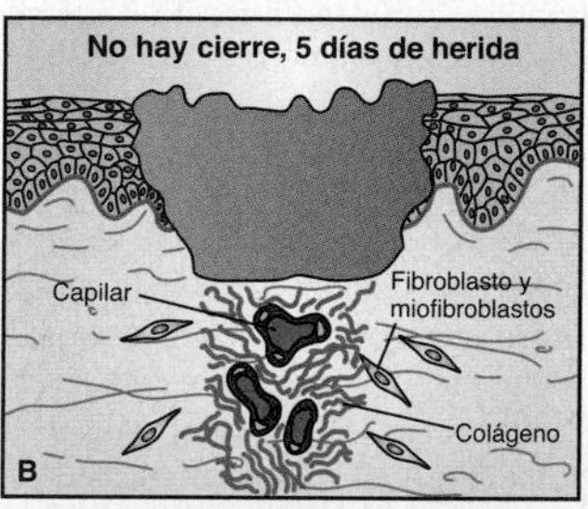

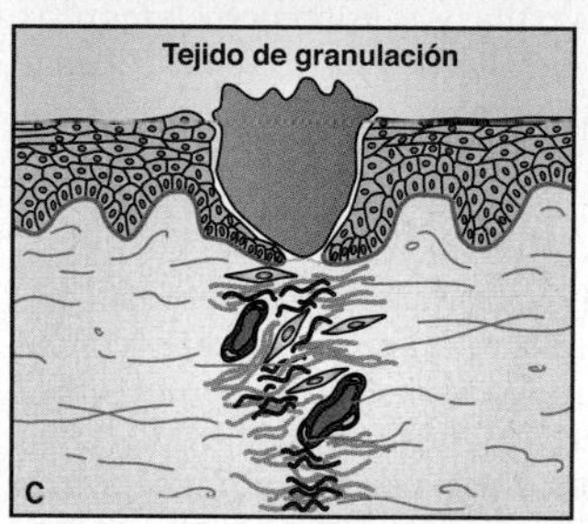

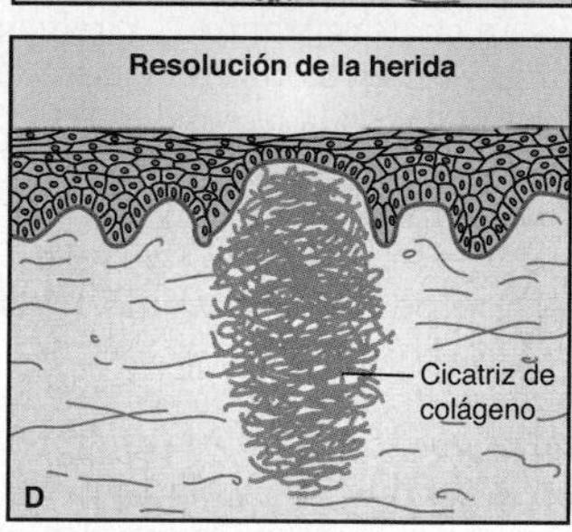

CICATRIZACIÓN POR SEGUNDA INTENCIÓN
(HERIDAS CON BORDES SEPARADOS)

FIGURA 3-12. Parte superior. Cicatrización por primera intención. A. Herida inicial abierta con una incisión quirúrgica (B) cuyos bordes se hallan en estrecha oposición unidos con una sutura y pérdida mínima de tejido. **C.** Hay tejido de granulación reducido. Este tipo de herida requiere proliferación celular y neovascularización mínimas para sanar. **D.** El resultado es una cicatriz estrecha y lineal. **Parte inferior. Cicatrización por segunda intención. A.** Herida en sacabocados que permanece o se deja abierta en la que los bordes están muy alejados y hay pérdida importante de tejido. **B.** El proceso de cicatrización requiere contracción de la herida (resistencia mecánica), proliferación celular extensa, acumulación de matriz y neovascularización (tejido de granulación) para sanar. **C.** La herida se reepiteliza desde los bordes, y se depositan fibras de colágeno en todo el tejido de granulación. **D.** El tejido de granulación acaba por reabsorberse, lo que deja una gran cicatriz de colágeno que es imperfecta desde el punto de vista funcional y estético.

Riñón

La extirpación de un riñón (nefrectomía) provoca una hipertrofia compensatoria del riñón restante. Si la lesión renal no es muy amplia, como la lesión renal aguda debida a nefrotoxinas o isquemia, y la estructura de la MEC, especialmente la membrana basal, está intacta, el epitelio tubular se regenera. Sin embargo, en la mayoría de enfermedades renales, la matriz está alterada, por lo que la regeneración es incompleta y se forman cicatrices. La capacidad de regeneración del tejido renal es máxima en los túbulos corticales y menor en los túbulos medulares. La hipertrofia o regeneración de los podocitos es posible en algunas enfermedades como la diabetes o la nefropatía crónica, si la cicatrización y la enfermedad se revierten con trasplantes de páncreas o con la inhibición de la enzima convertidora de angiotensina. Datos recientes sugieren que la reparación tubular se produce a partir de la proliferación de blastocitos tubulares endógenos y pluripotentes.

Túbulos renales corticales

Habitualmente, el epitelio tubular se renueva y las células se desprenden en la orina. No se ha identificado ninguna célula de re-

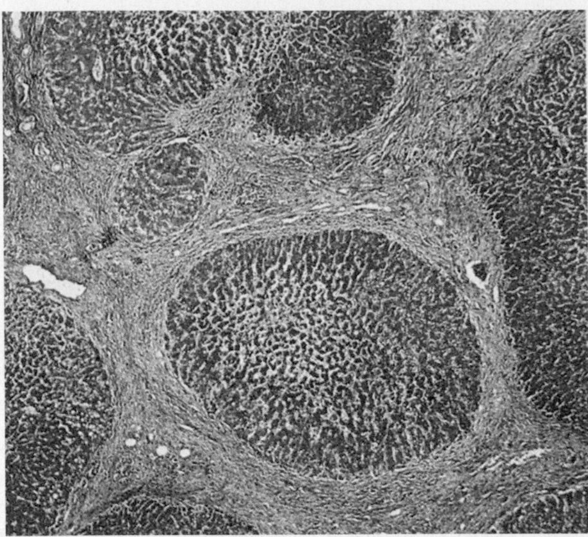

FIGURA 3-13. Cirrosis del hígado. La consecuencia de una lesión hepática crónica es la formación de nódulos de regeneración separados por bandas fibrosas. Una sección microscópica muestra nódulos de regeneración (*rojo*), rodeados de bandas de tejido conjuntivo (*azul*).

serva, y la reemplazo requiere una simple división. El resultado de la lesión depende de la integridad de la membrana basal tubular. Siempre y cuando dicha membrana sea continua, las células tubulares supervivientes cerca de una herida se aplanan, adquieren un aspecto escamoso y migran al área de la lesión a lo largo de la membrana basal. Las mitosis son frecuentes, y ocasionalmente se proyectan agrupaciones de células epiteliales hacia la luz. Las células aplanadas pronto se vuelven más cúbicas y aparecen elementos citoplasmáticos diferenciados. La morfología y la función tubulares vuelven a la normalidad en 3 o 4 semanas.

Tubulorrexis

Si se produce una tubulorrexis (rotura de la membrana basal tubular), la respuesta se asemeja a la descrita anteriormente (con la membrana intacta), salvo que los cambios intersticiales son más significtivos. Los fibroblastos proliferan y depositan más MEC, y las luces tubulares se colapsan. Algunos túbulos se regenerarán; otros se volverán fibróticos, con las consiguientes pérdidas focales de nefronas funcionales.

Túbulos renales medulares

Las enfermedades medulares del riñón suelen asociarse a una extensa necrosis que afecta los túbulos, el intersticio y los vasos sanguíneos. El tejido necrótico se inunda con la orina. La curación por fibrosis provoca una obstrucción urinaria dentro del riñón. Aunque hay una cierta proliferación epitelial, no hay una regeneración significativa.

Glomérulos

Los glomérulos no se regeneran. La necrosis de las células endoteliales o epiteliales glomerulares, ya sea focal, segmentaria o difusa, sana por cicatrización (fig. 3-14). Las células mesangiales están relacionadas con las células de músculo liso y tienen una cierta capacidad de regeneración. Tras una nefrectomía unilateral, los glomérulos del riñón restante se agrandan tanto por hipertrofia como por hiperplasia. Las células progenitoras de los podocitos de la cápsula de Bowman pueden reemplazar a los podocitos perdidos.

Pulmón

El epitelio de revestimiento de las vías respiratorias puede regenerarse en cierta medida si la matriz subyacente está intacta. Las lesiones superficiales de los epitelios traqueal y bronquial sanan mediante la regeneración del epitelio adyacente. No se han identificado claramente las células progenitoras, aunque se han propuesto como responsables los blastocitos broncoalveolares o las células progenitoras alveolares epiteliales de tipo II. Los blastocitos derivados de la médula ósea también pueden residir en el pulmón. El resultado de la lesión alveolar oscila desde la recuperación completa de la estructura y la función hasta la fibrosis incapacitante. Como en el caso del hígado, el grado de necrosis celular y la magnitud del daño a la MEC determinan el resultado (fig. 3-15).

Lesión alveolar con membranas basales intactas

Las lesiones alveolares debidas a infecciones, choque, intoxicación por oxígeno, etc., provocan una muerte variable de las células alveolares. Los alvéolos se inundan con un exudado inflamatorio rico en proteínas plasmáticas. Siempre y cuando la membrana basal alveolar esté intacta, la curación se produce por regeneración. Los neutrófilos y los macrófagos eliminan el exudado alveolar, pero, si no lo consiguen, este se organiza mediante tejido de granulación y se produce fibrosis intraalveolar. Las células epiteliales o neumocitos alveolares de tipo II (células de la reserva alveolar) migran a las zonas vacías y se dividen para formar células con características intermedias entre los neumocitos de tipo I y de tipo II. Estas células cubren la superficie alveolar y establecen contacto con otras células epiteliales. Cuando la mitosis se detiene, las células se diferencian en neumocitos de tipo I. Las células derivadas de la médula ósea o las presuntas células progenitoras broncoalveolares o blastocitos pueden participar al diferenciarse en células bronquiales de Clara y en células alveolares (tabla 3-8).

Lesión alveolar con alteración de las membranas basales

El daño considerable de la membrana basal alveolar provoca cicatrización y fibrosis. Las células mesenquimatosas de los tabiques alveolares proliferan y se diferencian en fibroblastos y miofibroblastos. Los productos de los macrófagos inducen la proliferación de los fibroblastos. Los miofibroblastos y los fibroblastos migran a los espacios alveolares. Allí secretan componentes de la MEC, sobre todo colágeno de tipo I y proteoglucanos, para producir fibrosis pulmonar. En el enfisema (*v.* cap. 12), el espacio aéreo se agranda y hay destrucción de las paredes alveolares. El reemplazo ineficaz de la elastina conduce a una pérdida irreversible de la resistencia y la función del tejido.

Corazón

Durante mucho tiempo se consideró que los cardiomiocitos eran células permanentes, que no se dividían y que estaban diferenciadas de forma definitiva. Aunque una pequeña pérdida de cardiomiocitos puede ser reemplazada, tal vez a partir de células progenitoras de uno u otro origen, este proceso no puede reemplazar las células musculares perdidas por necrosis miocárdica, sea cual sea la causa. Tales pérdidas sanan mediante la formación de tejido de granulación y cicatrización final, y el establecimiento de la integridad estructural tiene prioridad sobre la función contráctil (figs. 3-15 y 3-16). La cicatrización del miocardio provoca tanto la pérdida de actividad contráctil como la disminución de la eficacia de la contracción en el miocardio superviviente. En la isquemia o el infarto cardíaco, y a menudo en otros órganos, la curación da lugar a la aparición de cicatrices a pesar de la presencia de células con capacidad regenerativa.

Sistema nervioso

Las neuronas maduras siempre se han considerado células permanentes y posmitóticas. Mientras que el cerebro tiene una capacidad limitada de regeneración a partir de blastocitos derivados de la médula ósea y quizá de otras fuentes, el sistema nervioso central (SNC) tiene una escasa capacidad de reparación.

Tras un traumatismo, solo el recrecimiento y la reorganización de los procesos celulares neuronales supervivientes pueden restablecer las conexiones neuronales. El sistema nervioso periférico puede regenerar axones, pero el SNC no. Las regiones del bulbo olfatorio

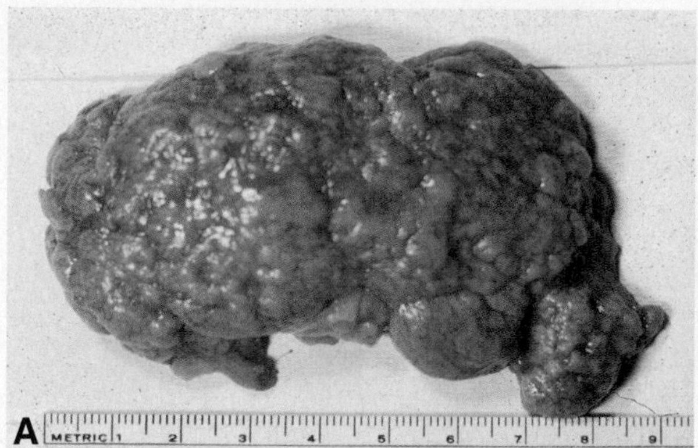

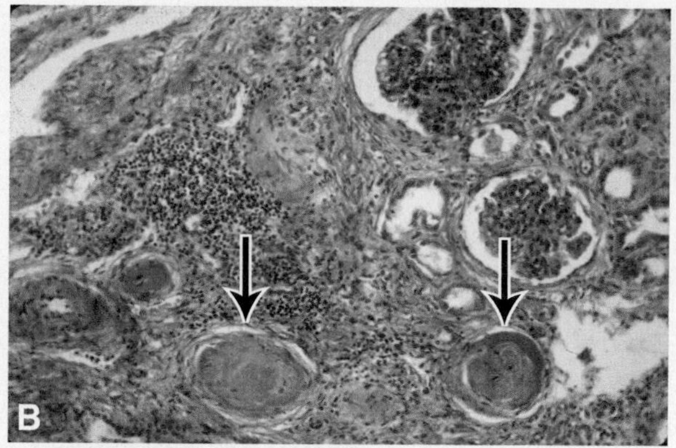

FIGURA 3-14. Riñón cicatrizado. A. Infecciones bacterianas repetidas de las vías urinarias dieron lugar a las múltiples cicatrices en el riñón. **B.** Se han destruido muchos glomérulos, que aparecen como cicatrices circulares (*flechas*).

y de la circunvolución dentada del hipocampo del cerebro de los mamíferos adultos se regeneran a través de células precursoras neuronales o blastocitos. También se han observado células precursoras pluripotentes en otras partes del cerebro, lo que aumenta la esperanza de que la reparación de los circuitos neuronales pueda llegar a ser posible (tabla 3-8).

Sistema nervioso central

El daño en el cerebro o la médula espinal es seguido por un crecimiento de los capilares y la gliosis (es decir, respuesta inflamatoria de las células inmunitarias y proliferación de astrocitos y microglía). La gliosis en el SNC es el equivalente a la formación de cicatrices en otros lugares, y una vez establecida es permanente. En las lesiones de la médula espinal, el crecimiento axónico puede producirse hasta 2 semanas después de la lesión. Después, se ha producido la gliosis y los intentos de regeneración axónica acaban, ya que es inhibida por la liberación de la glucoproteína asociada a la mielina y los proteoglucanos de sulfato de condroitina. En el SNC, la regeneración axónica solo se produce en la región hipotálamo-hipofisaria, donde las barreras neurogliales y capilares no interfieren.

Sistema nervioso periférico

Las neuronas periféricas pueden regenerar axones y, bajo circunstancias ideales, la interrupción de la continuidad de un nervio periférico puede dar lugar a una recuperación funcional completa. Esta capacidad de regeneración refleja el hecho de que la barrera hematonerviosa, que aislaría a los axones periféricos de los líquidos extracelulares, no se restablece hasta pasados de 2 a 3 meses. Además, la membrana basal de las células de Schwann guía la regeneración, ya que la laminina de la membrana basal y el factor de crecimiento nervioso guía y estimula el crecimiento de los axones. Sin embargo, si los extremos del corte no están perfectamente alineados o se les impide establecer la continuidad por una inflamación o una cicatriz, se produce un neuroma traumático (fig. 3-17). Esta lesión bulbosa contiene axones desorganizados y células de Schwann y fibroblastos en proliferación.

Efectos de la cicatrización

La cicatrización es un mecanismo de supervivencia, con funciones de reparación de tejidos, aislamiento de invasores extraños y limitación de lesiones. Sin embargo, en los órganos parenquimatosos, la cicatrización modifica su compleja estructura y nunca mejora su función. Por ejemplo, en el corazón, la cicatriz de un infarto de miocardio evita la rotura cardíaca, pero reduce el tejido contráctil total e interfiere en la eficacia de la contracción de los cardiomiocitos restantes. Una cicatrización amplia tras un infarto puede causar por sí misma insuficiencia cardíaca congestiva (*v.* cap. 11). Del mismo modo, una aorta debilitada y cicatrizada por la ateroesclerosis es propensa a dilatarse en forma de aneurisma (*v.* cap. 10). Las cicatrices de las válvulas mitral y aórtica dañadas por fiebre reumática son a menudo estenóticas, insuficientes o ambas, lo que provoca insuficiencia cardíaca congestiva. La inflamación persistente en el pericardio produce adherencias fibrosas, que dan lugar a pericarditis constrictiva e insuficiencia cardíaca. La fibrosis alveolar pulmonar provoca insuficiencia respiratoria.

La infección peritoneal, o incluso la cirugía, puede dar lugar a adherencias y obstrucción intestinal. Tras una lesión inmunitaria, las cicatrices de colágeno reemplazan a los glomérulos y, si son extensas, provocan insuficiencia renal. Las cicatrices cutáneas tras quemaduras o cirugía pueden limitar gravemente la movilidad y producir resultados estéticos insatisfactorios. Un objetivo importante de la intervención terapéutica es crear condiciones óptimas para la cicatrización «constructiva» y prevenir el «exceso» patológico de este proceso.

La reparación de heridas suele ser subóptima

Las anomalías en cualquiera de los tres procesos de cicatrización (reparación, contracción y regeneración) dan lugar a una cicatrización fallida o prolongada. La habilidad del cirujano es a menudo de importancia fundamental.

Cicatrización deficiente

La formación inadecuada de tejido de granulación o la incapacidad de formar una MEC adecuada conduce a la formación deficiente de cicatrices y sus complicaciones.

Dehiscencia de la herida y eventraciones

La **dehiscencia** (una herida que se abre) es frecuente después de una cirugía abdominal y puede poner en peligro la vida. El aumento de la tensión mecánica en una herida abdominal debido a vómito, tos, obesidad patológica u obstrucción intestinal puede provocar la dehiscencia de la herida. La deficiencia metabólica, la hipoproteinemia y la inanición general, como la que suele acompañar al cáncer metastásico y otras afecciones terminales, pueden predisponer a la dehiscencia. Las **eventraciones** de la pared abdominal son defectos causados por cicatrices quirúrgicas débiles debidas al depósito insuficiente de MEC o al entrecruzamiento inadecuado de la matriz de colágeno. Las asas intestinales pueden quedar atrapadas dentro de las eventraciones.

Ulceración

Las heridas pueden ulcerarse si el riego sanguíneo intrínseco es escaso o la vascularización durante la cicatrización es insuficiente. La contrapresión debida al fallo de las válvulas venosas puede causar úlceras por estasis, que son comunes y suelen aparecer en la parte inferior de la pierna (*v.* cap. 10). La insuficiencia arterial debida a una ateroesclerosis grave puede causar úlceras, frecuentemente en la parte inferior de la pierna o en el pie. En la diabetes, las úlceras cutáneas se desarrollan por varias razones: la diabetes limita el

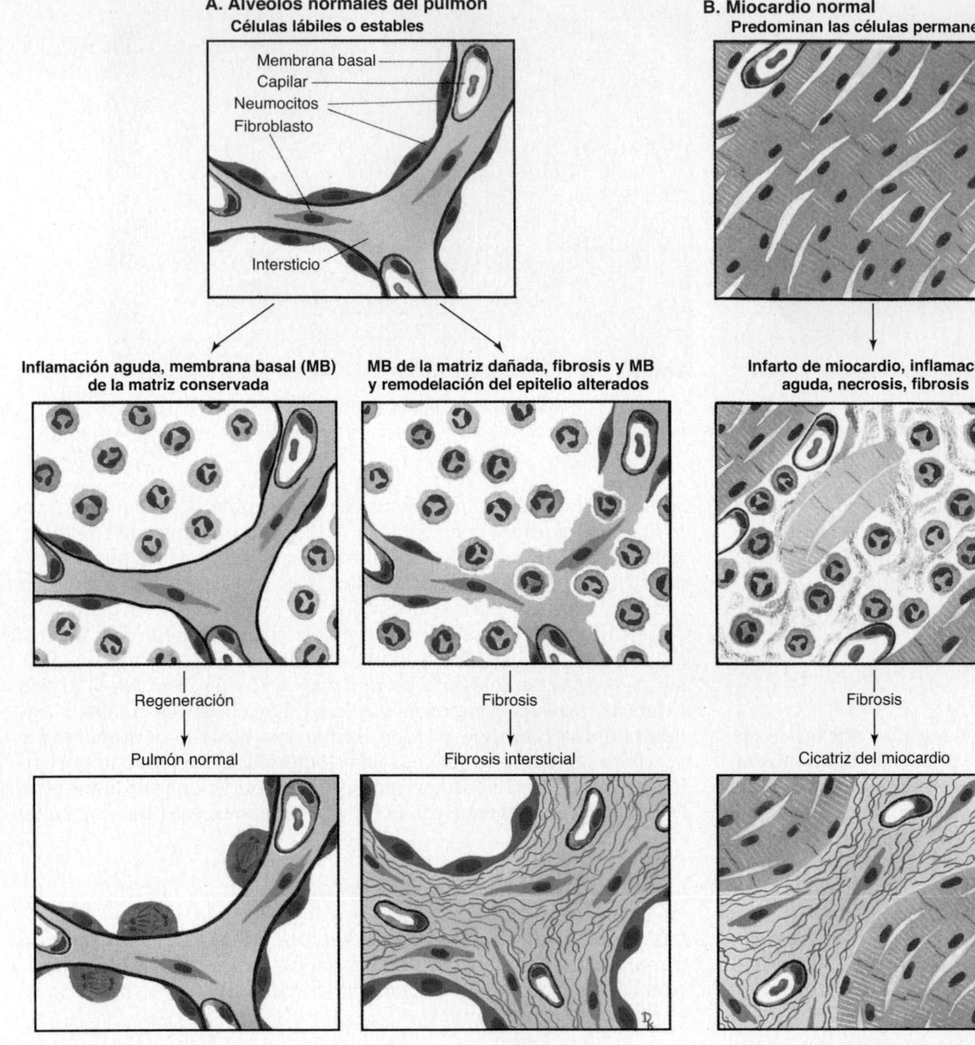

FIGURA 3-15. Ejemplos de reparación fibrótica y regenerativa. A. Los alvéolos pulmonares están revestidos con células epiteliales de tipo I y tipo II (neumocitos), que se encuentran sobre una membrana basal. Si la membrana basal permanece intacta después del daño pulmonar, hay rápida reepitelización y recuperación de la arquitectura pulmonar normal. Si la membrana basal está dañada, las células epiteliales de tipo II proliferan en la matriz extracelular subyacente, mientras que fibroblastos y miofibroblastos son reclutados para que depositen una matriz rica en colágeno que conduce a la fibrosis. **B.** Aunque se han descrito pequeñas cantidades de blastocitos cardíacos, rara vez se observa la regeneración del miocardio. Los cardiomiocitos en general son células que presentan una diferenciación terminal y, por consiguiente, les resulta imposible renovarse. El daño miocárdico causado por un infarto e inflamación aguda se repara mediante fibrosis y formación de cicatrices, lo que aumenta las posibilidades de arritmia o insuficiencia cardíaca.

suministro de sangre arterial y capilar, a la vez que reduce la expresión de los factores de crecimiento y la capacidad de respuesta celular a los mismos. Los traumatismos, la presión o la neuropatía diabética pueden reducir la sensación de dolor y provocar heridas que no sanan. Las **úlceras de decúbito** se observan con frecuencia en pacientes inmovilizados en cama o silla de ruedas. La presión constante sobre la piel o en una prominencia ósea puede provocar un infarto local en tan solo 2 h a 3 h. El adelgazamiento de la piel y la grasa subcutánea relacionado con la edad puede exacerbar esta respuesta. Estas úlceras pueden ser amplias y profundas, y la infección puede penetrar profundamente en el tejido conjuntivo.

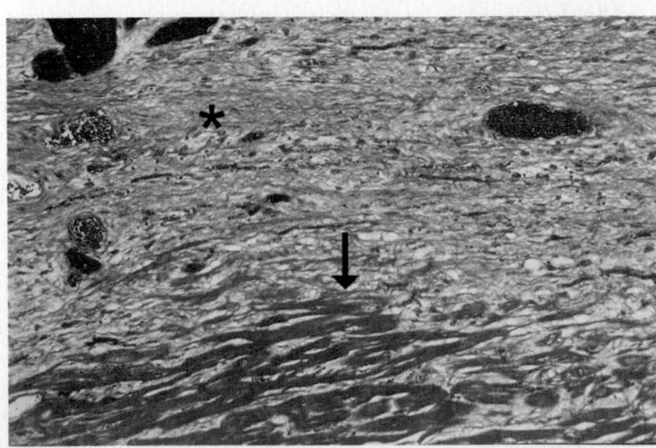

FIGURA 3-16. Infarto miocárdico. Una sección a través de un infarto miocárdico con cicatriz muestra fibrosis madura (*) y fibras miocárdicas interrumpidas (*flechas*).

Formación de cicatrices excesivas en la piel

Un depósito excesivo de MEC, en su mayoría colágeno, en el lugar de la herida puede causar cicatrices hipertróficas o queloides. Los

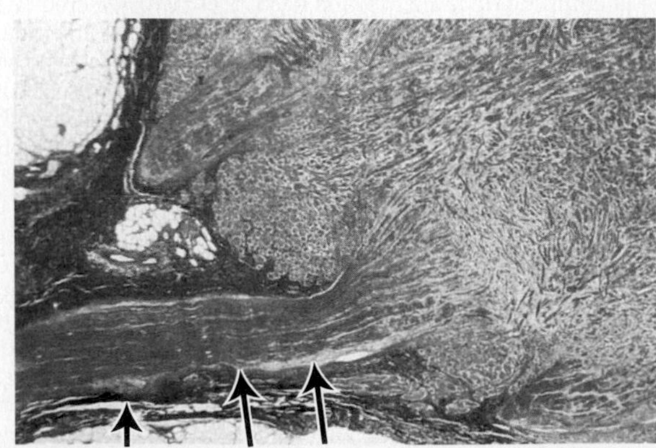

FIGURA 3-17. Neuroma traumático. En la microfotografía, el nervio original (*flechas*) entra en el neuroma. El nervio está rodeado por tejido colagenoso denso, que aparece de color *azul oscuro* con la tinción tricrómica. La reparación excesiva impide la reconexión axónica. (De Okazaki H, Scheithauer BW. *Atlas of Neuropathology*. New York: Gower Medical Publishing; 1988. Con permiso del autor).

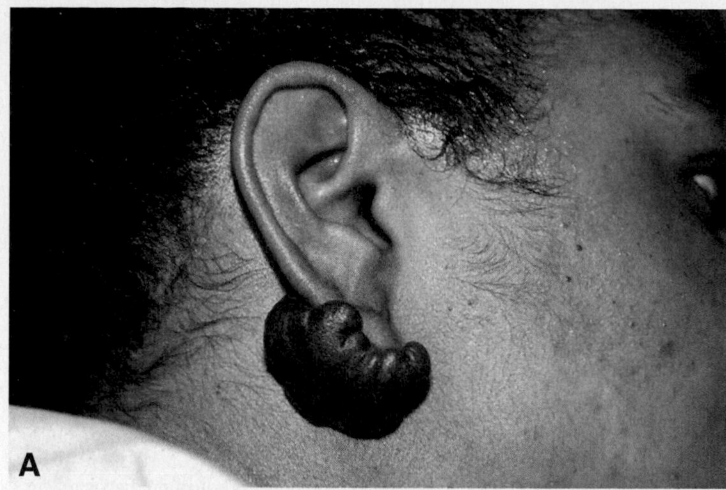

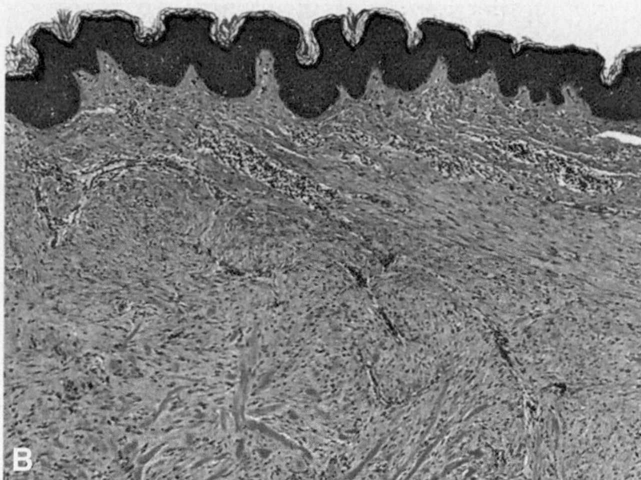

FIGURA 3-18. Queloide. A. Una mujer de piel negra clara desarrolló un queloide como una reacción contra la perforación del lóbulo de la oreja. **B.** Al microscopio, la dermis se observa muy engrosada por la presencia de haces de colágeno.

queloides son cicatrices exuberantes que tienden a progresar más allá del lugar de la lesión inicial y reaparecen después de su escisión (fig. 3-18), con propiedades similares a las de un tumor benigno. Son antiestéticas. Los intentos de reparación quirúrgica son siempre problemáticos, y a menudo generan un queloide aún mayor. Los queloides suelen estar restringidos a la adolescencia y el inicio de la edad adulta, y aparecen sobre todo en la parte superior del tronco, el cuello y la cabeza, pero no en el cuero cabelludo. Esta distribución refleja la heterogeneidad (epigenética) de las poblaciones de fibroblastos en distintas ubicaciones. Afectan con mayor frecuencia a las personas de piel oscura, lo que sugiere una base genética. A diferencia de las cicatrices normales, los queloides responden menos a los glucocorticoides; la administración local de 5-fluorouracilo ha sido eficaz.

Por el contrario, las **cicatrices hipertróficas** no guardan relación con la raza o la herencia, pero la gravedad de las cicatrices puede disminuir con la edad. La cicatriz está confinada dentro de los márgenes de la herida, y su desarrollo se asocia a menudo con el estrés mecánico sin aliviar. Las cicatrices hipertróficas suelen tener una apariencia enrojecida que indica hipervascularidad. Son pruriginosas, lo que sugiere que los mastocitos locales liberan un exceso de histamina.

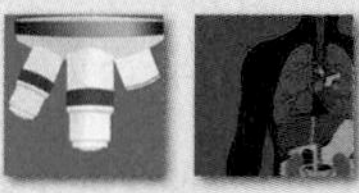

ANATOMOPATOLOGÍA; FISIOPATOLOGÍA: desde el punto de vista histológico, ambos tipos de cicatrices muestran haces de colágeno extensos e irregulares, con más capilares y fibroblastos de lo normal en una cicatriz de la misma antigüedad. La tasa de síntesis de colágeno y el número de entrecruzamientos reducibles permanecen elevados. Esta situación sugiere una «detención de la maduración», o un bloqueo del proceso de curación. La sobreexpresión de fibronectina apoya esta hipótesis. Entre los mecanismos que pueden contribuir se incluyen la activación relacionada con el estrés del TGF-β latente unido a la matriz y la activación de la señalización fibrogénica de los macrófagos.

Contracción excesiva

La disminución del tamaño de una herida/cicatriz depende de la presencia de fibroblastos, miofibroblastos, contactos célula-célula y una contracción celular sostenida. La exageración de estos procesos se denomina **contractura**, y provoca una grave deformación de la herida y de los tejidos circundantes. Como dato curioso, las regiones que normalmente muestran una contracción mínima de la herida (p. ej., palmas de las manos y plantas de los pies) son propensas a desarrollar contracturas. Las contracturas son especialmente llamativas con las quemaduras graves, y pueden ser lo suficientemente graves como para comprometer la movilidad de las articulaciones. En el intestino, las contracturas (estenosis) pueden obstruir el paso por el esófago o los intestinos. Varias enfermedades se caracterizan por contracturas y fibrosis irreversible de la fascia superficial, como la contractura de Dupuytren (contractura palmar), la enfermedad de Lederhosen (contractura plantar) y la enfermedad de Peyronie (contractura de los tejidos cavernosos del pene). A menudo se producen sin una lesión desencadenante conocida, a pesar de que el proceso básico es similar a la contractura durante la cicatrización de las heridas.

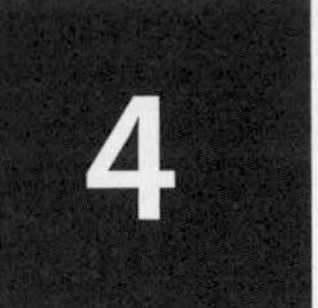

Inmunopatología

Jeffrey S. Warren, David S. Strayer

Biología del sistema inmunitario

Los sistemas inmunitarios de los vertebrados superiores han evolucionado para proteger a los huéspedes (y a las especies) de la invasión microbiana. Son multifacéticos y están sometidos a niveles elevados de regulación, con muchas interacciones entre sistemas. Además de los microorganismos, otros fármacos, como las toxinas, las sustancias químicas, los parásitos multicelulares y los tejidos extraños trasplantados, pueden provocar respuestas.

El sistema inmunitario tiene dos divisiones: la inmunidad innata, que es la línea de defensa inicial preparada y de respuesta rápida, y la inmunidad adaptativa, que es potente, específica, puede aumentar drásticamente y puede generar memoria y mayor intensidad al volver a exponerse a un agente determinado.

Ejemplos conocidos de inmunidad adaptativa son las respuestas a las infecciones y a las vacunas. En situaciones de inflamación, es importante considerar ambas divisiones, así como la lesión y la muerte celulares. La inflamación es una respuesta, bastante estereotipada, a un daño, ya sea una infección microbiana, un traumatismo físico, una isquemia-reperfusión u otros (*v.* cap. 2).

En infecciones, reacciones de hipersensibilidad, enfermedades autoinmunitarias y trasplantes, las respuestas inmunitarias pueden dar lugar a secuelas patológicas específicas de tejidos y órganos. Los defectos en los sistemas innato o adaptativo pueden conducir a una mayor susceptibilidad a las infecciones. La comprensión de los defectos adquiridos y genéticos y moleculares ha aportado una gran comprensión de la fisiopatología de las enfermedades autoinmunitarias y de inmunodeficiencia.

INMUNIDAD INNATA Y ADAPTATIVA

La **inmunidad innata** es un sistema de defensa de primera línea. Posee barreras físicas, como epitelios con adaptaciones regionales (p. ej., piel gruesa queratinizada, epitelio respiratorio ciliado), recubrimientos de superficie químico-mecánicos (p. ej., péptidos antibacterianos, mucosidad) y la flora microbiana nativa (microbioma), que compiten con posibles patógenos y dan forma a las respuestas inmunitarias del huésped. Las moléculas mediadoras extracelulares de la superficie celular, endosómicas, citosólicas y solubles se unen a los objetivos a través de mecanismos que no son específicos del reconocimiento de antígenos mediado por los linfocitos B y T. Esta distribución de moléculas de defensa forma un sistema de vigilancia que defiende frente a patógenos extracelulares, intraendosómicos y citosólicos.

El sistema innato incluye cientos de **receptores de reconocimiento de patrones** (**RRP**) codificados por la línea germinal y péptidos antimicrobianos (PAM). Los RRP están ampliamente distribuidos entre varios tipos de células. Debido a su distribución en muchos tejidos (y compartimentos subcelulares), ayudan a proteger todas las vías de entrada frente a una amplia variedad de microorganismos. El sistema innato también incluye muchos tipos de células especializadas en la defensa del huésped (p. ej., neutrófilos, **células linfáticas innatas** [**CLI**], células linfáticas sin las estructuras de unión a antígeno, muy variables, que se encuentran en los linfocitos B y T «estándar»).

La **inmunidad adaptativa** está relacionada con **células presentadoras de antígenos** (**CPA**) especializadas y **linfocitos clonales** (linfocitos B y T) que portan y/o secretan moléculas (**receptores de linfocitos T** [**RLT**], **anticuerpos**) que se unen específicamente a estructuras extrañas diferenciadas (antígenos/epítopos). A diferencia del sistema innato, la «armamentística» de los linfocitos B y T de un individuo puede reconocer y distinguir muchos millones de antígenos/epítopos diferentes. La gran diversidad de receptores del sistema adaptativo es en gran medida el resultado de la recombinación de múltiples bloques diferenciados de ADN. La inmunidad adaptativa abarca los órganos linfáticos generativos (médula ósea, timo) que producen las células inmunitarias maduras pero indiferenciadas, estructuras linfáticas secundarias (nódulos linfáticos, bazo, tejidos linfáticos regionalmente adaptados) que facilitan la localización y la exposición concentrada de antígenos extraños a células inmunitarias y tejidos linfáticos terciarios (*v.* más adelante).

La eficacia de la inmunidad adaptativa se ve reforzada de forma espectacular por los linfocitos de memoria de larga duración y un sistema de tráfico de células y la recirculación (a través de los vasos linfáticos y sanguíneos), orquestados por factores quimiotácticos solubles y moléculas de adherencia intercelular específicas de su ubicación. Estos sistemas integrados permiten que los relativamente pocos linfocitos que expresan un receptor antigénico concreto interactúen eficazmente con moléculas objetivo e individuales entre una gran variedad de antígenos nuevos. La capacidad de las CPA de interactuar con los linfocitos T para iniciar la respuesta inmunitaria y la de los linfocitos T citotóxicos efectores específicas de antígeno y así eliminar las células huésped (p. ej., infectadas por un virus) está mediada por moléculas de superficie compatibles entre células (moléculas de histocompatibilidad, antígenos leucocitarios humanos) codificadas por los genes del **complejo principal de histocompatibilidad** (**CPH**).

La inmunidad innata requiere barreras, respuestas de reconocimiento de patrones y células especializadas

El sistema inmunitario innato apareció en la evolución entre 200 y 300 millones de años antes que la inmunidad adaptativa, y evolucionó en sintonía con los microorganismos a medida que estos últimos desarrollaban formas de eludir las defensas del huésped. Las defensas del sistema innato están mediadas por la inflamación (*v.* cap. 2) y/o por mecanismos efectores antivirales. Los fagocitos residentes y reclutados y los conjuntos redundantes de mediadores solubles responden rápidamente a los agentes que penetran las defensas externas.

El sistema innato distingue lo propio de lo ajeno con mucha menos precisión que la inmunidad adaptativa. Los receptores codificados por la línea germinal reconocen y se unen a una categoría de estructuras (**patrones moleculares asociados a patógenos** [**PAMP**, *pathogen-associated molecular patterns*]) presentes en las superficies de los microbios, pero no en las células sanas del huésped. Los RRP son mucho menos diversos (cientos de patrones) que los anticuerpos y los RLT (millones de especificidades) y no son clonales (es decir, cada uno es idéntico en todos los tipos de células). Los RRP del sistema innato son diversos, redundantes y contrarrestan a los invasores tanto extracelulares como intracelulares. Mediante el reconocimiento de **patrones moleculares asociados a daño** (**DAMP**, *damage-associated molecular patterns*), el sistema innato también elimina las células dañadas del huésped y desencadena la reparación de tejidos (*v.* caps. 2 y 3).

Por último, el sistema innato está funcionalmente vinculado con muchas partes del sistema adaptativo. Ya sean cutáneas, respiratorias, digestivas o uroteliales, las células epiteliales de barrera se mantienen unidas por uniones estrechas y presentan adaptaciones específicas para cada región (p. ej., capas de queratina, cilios, producción de moco) que mejoran sus funciones de defensa. Las defensas químicas incluyen un pH bajo (p. ej., en la piel o en el jugo gástrico) y la secreción de **PAM** y enzimas líticas (p. ej., **lisozima**). En el reino animal existen más de 1 000 PAM distintos. Entre los PAM humanos se incluyen **defensinas**, **catelicidinas**, **proteínas que aumentan la permeabilidad bacteriana**, algunas **quimiocinas** y fragmentos de queratina carboxiterminal. Las defensinas humanas son péptidos catiónicos de 18 a 45 aminoácidos, producidos por diversos leucocitos y células epiteliales (cutáneas, respiratorias, digestivas) y clasificados en las familias α y β en función de la ubicación de los residuos de cisteína conservados. Se unen a los microbios, donde forman defectos superficiales de tipo poro. Más diversas estructuralmente, las catelicidinas son péptidos de 12 a 80 aminoácidos producidos por neutrófilos, macrófagos activados y células de barrera.

Las barreras físicas y bioquímicas de la inmunidad innata están respaldadas por los fagocitos, así como por linfocitos no fagocíticos (incluidos los **linfocitos citolíticos naturales** [**NK**, *natural killer*]), mastocitos y otros linfocitos especializados con una diversidad limitada de receptores de antígenos. *Los RRP reconocen los PAMP y los DAMP (pero no las células sanas de mamíferos) y, por tanto, son «vistos» como ajenos* (tabla 4-1). Los DAMP, también denominados **alarminas** o señales de peligro, son producidos por células lesionadas o moribundas y, en ocasiones, por células inmunitarias activadas, ya sea como resultado de una infección, un traumatismo u otra lesión. La distribución anatómica en múltiples compartimentos de los RRP refleja sus variadas funciones en la defensa innata del huésped. Aunque es algo que va más allá del alcance de este capítulo, se han producido grandes avances en la comprensión de las vías de transducción de señales y la comunicación cruzada de los mediadores anterógrados.

TABLA 4-1
PATRONES MOLECULARES ASOCIADOS A PATÓGENOS (PAMP) Y AL DAÑO (DAMP)

	Radicales moleculares (ejemplos)	Tipo de microbio
PAMP		
Lípidos de la pared celular	Lipopolisacáridos (LPS) Ácido teicoico	Bacterias gramnegativas Bacterias grampositivas
Carbohidratos de la pared celular	Mananos Glucanos	Hongos
Proteínas de la superficie celular	Flagelina Pilina	Bacterias
Ácidos nucleicos microbianos	ARNss ARNds secuencias CpG	Virus Microorganismos
DAMP		
Proteínas inducidas por el estrés	Proteínas de shock térmico (PCT)	N/A
Proteínas nucleares	Cuadro de grupo de alta movilidad 1	N/A
Cristales (exterior)	Urato monosódico	N/A

CpG, nucleótidos de citidina-guanosina; *ARNds*, ARN de doble cadena; *N/A*, no aplicable; *ARNss*, ARN de cadena simple.

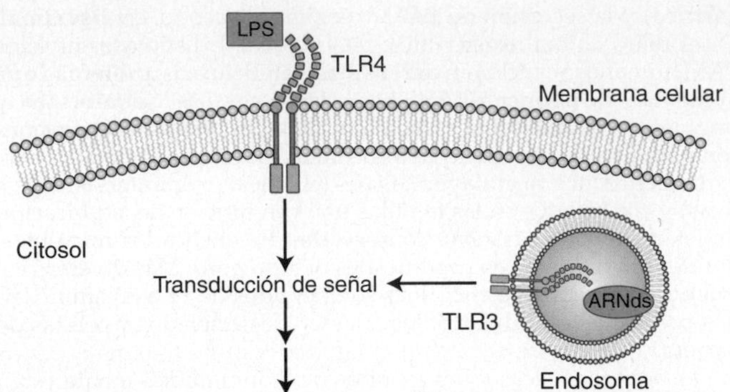

FIGURA 4-1. **Los receptores tipo *Toll* (RTT) forman dímeros transmembrana que se unen a patrones moleculares asociados a patógenos (PAMP) en las superficies externas de las células y en las superficies internas de los endosomas fagocíticos.** Los RTT de la membrana plasmática (p. ej., TLR4) regulan la defensa contra patógenos extracelulares (p. ej., bacterias piógenas), mientras que los RTT endosómicos (como TLR3) controlan la defensa contra patógenos intracelulares (como los virus). En ambos casos, la transducción de señal conduce a una variedad de respuestas proinflamatorias y/o celulares antivirales. Los dominios de RTT extracelular e intraendosomal que reconocen y se unen a los PAMP contienen secuencias repetitivas ricas en leucina. *LPS*, lipopolisacáridos.

RRP de la superficie celular y endosomales

Los **receptores de tipo *toll*** (**RTT**) son proteínas transmembrana ricas en leucina que se encuentran en todo el reino animal (fig. 4-1). Los RTT forman homodímeros (y a veces heterodímeros) cuando se unen a PAMP y DAMP, y en muchos tipos de células se expresan selectivamente en las membranas plasmáticas o endosomales (tabla 4-2). Los RTT de la membrana plasmática (TLR1, TLR2, TLR4, TLR5, TLR6) reconocen fracciones superficiales de los microbios extracelulares (p. ej., **lipopolisacáridos** [**LPS**] bacterianos, lipopéptidos, flagelina, peptidoglucano bacteriano), mientras que los RTT endosomales (TLR3, TLR7, TLR8, TLR9) reconocen fracciones de ácido nucleico microbiano (p. ej., ARN de doble cadena [ARNdc], ARN de cadena simple [ARNcs], ADN dinucleótido de citosina-fosfato-guanina [CpG]). Se han identificado defectos en la localización y función de los RTT endosomales como causa de inmunodeficiencia. Una vez activados por los invasores extraños, ya sean extracelulares o intracelulares, las señales transducidas impulsan la expresión de genes proinflamatorios (p. ej., citocinas, quimiocinas, moléculas de adherencia endotelial, moléculas coestimuladoras) y/o genes antivirales (p. ej., interferones de tipo I [IFN]). En algunos casos, la activación celular de RTT mediada por un PAMP se ve reforzada por moléculas accesorias (p. ej., proteína de unión a LPS, CD14 y MD2).

Otros tipos de RRP de la superficie celular también participan en la defensa innata del huésped (tabla 4-2). Los **receptores de lectina** de tipo C (dependientes del calcio) se unen a fracciones de carbohidratos (p. ej., β-glucanos, manosa) característicos de los microorganismos, pero no de los mamíferos, lo que permite reconocer lo propio de lo ajeno. Los receptores de lectina de tipo C mejor estudiados son la **dectina** 1, la dectina 2 y el **receptor de manosa** (**CD206**). Las dectinas 1 y 2 se unen a β-glucano y a los oligosacáridos ricos en manosa, que se expresan por medio de las formas de levadura e hifas, respectivamente, de *Candida albicans*. Diversos receptores fagocitarios se unen a una serie de fracciones de la superficie celular, median en la absorción de lipoproteínas oxidadas y llevan a cabo la fagocitosis microbiana. Por último, los **receptores de péptidos *N*-formilo** son proteínas de unión a trifosfato de guanosina (GTP) expresadas por los fagocitos. Solo las bacterias producen péptidos N-formilo (y dentro de las mitocondrias). El acoplamiento de estos receptores induce la activación celular y la quimiotaxis.

RRP citosólicos

Los ***receptores para dominios de oligomerización para la unión a nucleótidos*** (***NOD**, nucleotide oligomerization domain-containing protein*), el **receptor ácido retinoico inducible del gen I** (**RIG**, *retinoic acid-inducible gene I*), y los sensores de ADN citosólicos, todos ellos distintos de los receptores de la superficie celular y endosomales, controlan el compartimento citosólico (tabla 4-2) y están vinculados a las vías de activación para la inflamación y/o la generación de **IFN de tipo I**. Se han identificado casi dos docenas de receptores de tipo NOD (RTN). Al igual que los RTT, las proteínas RTN poseen un dominio de reconocimiento microbiano rico en leucina. Otros dominios funcionales permiten la formación de complejos de señalización multiunitaria oligomérica. Las proteínas NOD1 y NOD2 (expresadas en las células epiteliales del intestino y en los fagocitos) son importantes en las respuestas innatas a patógenos DIGESTIVOS como *Helicobacter* y *Listeria*. Las mutaciones que afectan el dominio efector pirina del RTN P3 están asociadas a síndromes hereditarios de fiebre periódica. Por último, algunas sustancias cristalinas como el urato monosódico también actúan a través de los RTN para desencadenar una respuesta inflamatoria con el ensamblaje y la activación del «**inflamasoma**» (*v.* cap. 1).

Los receptores tipo RIG (RTR) detectan el ARN viral citosólico y median la generación de IFN antivirales de tipo I. Los sensores citosólicos de ADN abarcan un grupo heterogéneo de proteínas que

TABLA 4-2
MOLÉCULAS DE RECONOCIMIENTO DE PATRÓN

	Localización celular/ anatómica	Ejemplos
Asociadas a la membrana		
Receptores tipo *Toll* (TLR)	Membranas plasmáticas	RTT 1, 2, 4, 5, 6
	Membranas endosomales	RTT 3, 7, 8, 9 10[a]
Receptores similares a la lectina de tipo C	Membrana plasmática	Receptor de manosa
Receptores fagocitarios	Membrana plasmática	CD36 (plaquetas gpIIb)
Receptores de péptidos *N*-formilo	Membrana plasmática	Receptores de péptidos *N*-formilo
Citosólicas		
Receptores tipo NOD (RTN)	Citosol	NOD1/2
Receptores tipo RIG (RTR)	Citosol	RIG-1
Solubles		
Anticuerpos naturales (IgM)	Plasma	IgM antifosforilcolina
Complemento	Plasma	C3, C1qrs[b]
Pentraxinas	Plasma	Proteína C-reactiva Amiloide P Pentraxina 3
Colectinas	Plasma/alvéolos	Lectina de unión a manosa Proteína surfactante, SP-A
Lectinas	Plasma	Ficolina -1, -2, -3 Galectinas

[a]Se desconoce la función de RTT-10.
[b]C1qrs se une a abarcar dos dominios Fc de moléculas de inmunoglobulina fijos y directamente a algunos patrones moleculares asociados a patrón.
IgM, inmunoglobulina M; *NOD*, dominio de oligomerización para la unión a nucleótidos; *RIG*, receptor ácido retinoico inducible del gen 1.

reconocen el ADN y desencadenan el ensamblaje del inflamasoma, la producción de IFN de tipo I y/o la autofagia (*v.* cap. 2).

En la tabla 4-2 también se enumeran las moléculas solubles de reconocimiento de patrones de alto peso molecular. Los miembros de cada grupo son activos en el plasma y en el líquido intersticial extracelular y contienen varios dominios PAMP de unión a ligandos. Los anticuerpos naturales de inmunoglobulina M (IgM) y el complejo de proteínas del complemento C1qrs son los más conocidos. La IgM pentamérica puede abarcar epítopos de antígenos adyacentes y fijar el complemento.

El C1qrs abarca dominios Fc adyacentes de moléculas de inmunoglobulina (Ig) unidas a la superficie, lo que inicia la vía clásica del complemento mediante la unión funcional del sistema inmunitario adaptativo (anticuerpos) al sistema de complemento.

Las moléculas derivadas de C1qrs y C3 también se unen directamente a estructuras microbianas y, por tanto, son componentes de la inmunidad innata. Las **pentraxinas**, incluida la proteína C reactiva, contienen cinco dominios de unión ampliada. Las **colectinas** incluyen la **lectina de unión a manosa**, un mediador clave de la tercera vía del complemento (no clásica, no alternativa), recientemente descubierta, y las proteínas surfactantes pulmonares alveolares, SP-A y SP-D. Las **ficolinas** poseen una homología estructural con ambas, C1qrs y colectinas, que se unen a una variedad de PAMP localizados en las superficies de las bacterias grampositivas. Se han descrito más de una docena de **galectinas** (que se unen a los azúcares β-galactósidos).

Células del sistema inmunitario innato

Con pocas excepciones, las CLI se parecen morfológicamente a los linfocitos B y T en reposo (los linfocitos NK contienen gránulos citoplasmáticos, por lo que se denominan «**linfocitos granulares de gran tamaño**»). Derivadas de la médula ósea, las CLI surgen de un precursor común que expresa el factor de transcripción Id2. A su vez, las células precursoras Id2$^+$ pueden diferenciarse en subconjuntos ILC1, ILC2 o ILC3, que difieren en sus factores de transcripción, factores de crecimiento necesarios, citocinas elaboradas y funciones en la defensa del huésped (tabla 4-3). Las CLI no expresan Ig ni RLT y cada subconjunto contiene subtipos, el mejor conocido de los cuales son los linfocitos NK, un tipo de ILC1 que defiende frente a los virus y bacterias intracelulares y participa en la vigilancia antitumoral. Todos los linfocitos NK expresan CD56, la mayoría expresa el CD16 y ninguno expresa CD3, que se restringe a los linfocitos T.

Los linfocitos NK constituyen aproximadamente el 10% de los linfocitos de la sangre periférica y eliminan las células objetivo mediante los mismos mecanismos citotóxicos que los linfocitos T CD8$^+$, mediante citotoxicidad celular dependiente de anticuerpos e, indirectamente, mediante la producción de IFN-γ, que a su vez activa los macrófagos (*v.* más adelante).

Los linfocitos NK están regulados por un complejo conjunto de receptores activadores e inhibidores de las células objetivo del huésped. Los receptores inhibidores linfocitos NK más numerosos son los receptores de tipo inmunoglobulinas de linfocitos citolíticos naturales (KIR, *killer cell immunoglobulin-like receptors*). Los KIR se unen a diferentes moléculas de clase I del CPH. Otras clases de receptores inhibidores son los receptores de tipo Ig de los leucocitos (LIR, *leukocyte Ig-like receptors*) y las lectinas como CD94/NKG2A. Estos tipos de receptores inhibidores también se unen a las moléculas CPH de clase I. La regulación a la baja de las moléculas CPH de clase I de la célula huésped inclina la balanza hacia la lisis mediada por linfocitos NK. Los receptores que activan los linfocitos NK también son diversos; reconocen muchos ligandos, algunos expresados en células normales y otros en células huésped sometidas a estrés, lesionadas, infectadas o que han sufrido una transformación. Los principales receptores activadores son los KIR, las lectinas y el CD16, que se une al anticuerpo IgG a través de su dominio Fc e inicia la citotoxicidad celular dependiente de anticuerpos.

TABLA 4-3
CÉLULAS LINFÁTICAS INNATAS (CLI)

Subconjunto	Factores de transcripción	Citocinas producidas	Función
CLI1	T-bet	Interferón-γ	Defensa antiviral
CLI2	GATA-3	IL-5 IL-3	Respuesta alérgica
CLI3	RORγT	IL-17 IL-22	Función de barrera intestinal

IL = interleucina.

Por último, existen algunos linfocitos B y T menos conocidos que expresan receptores de antígenos (como los linfocitos B y T «estándar»), pero reconocen un número limitado de estructuras comunes a grupos de microorganismos. Estos miembros de las defensas innatas del huésped incluyen los linfocitos B tipo 1, los linfocitos B de la zona marginal, los linfocitos T γδ, los linfocitos T intraepiteliales con RLT αβ y las denominadas linfocitos NKT invariantes.

Como se ha señalado, las vías del sistema innato facilitan la inflamación aguda y la defensa del huésped mediante respuestas antivirales. Una variedad de RRP, incluidos varios RTT, RTN y RTR, median la producción de IFN de tipo I (IFN-α e IFN-β). Los IFN de tipo I regulan las moléculas de clase I CPH en las células objetivo potenciales para los linfocitos T citotóxicos, aumentan las actividades citotóxicas de los linfocitos NK y T citotóxicos, facilitan la conversión de los linfocitos T indiferenciados en linfocitos Th1 colaboradores, aumentan la retención de linfocitos intranodulares y, a través del receptor de IFN de tipo I, inducen resistencia de la célula huésped a la infección viral. Por último, el sistema inmunitario innato activado también facilita la respuesta inmunitaria adaptativa mediante la inducción de la «segunda señal» (p. ej., CD80 [B7-1], CD86 [B7-2]) necesaria en las respuestas inducidas por antígenos, mediante la conversión de linfocitos T colaboradores indiferenciados en células efectoras Th1 y Th17 y mediante la estimulación de la proliferación y la diferenciación de linfocitos por medio de la regulación al alza de citocinas clave.

CÉLULAS Y TEJIDOS DEL SISTEMA INMUNITARIO

Las células de los sistemas inmunitario y hematopoyético derivan de los **blastocitos hematopoyéticos (BHP)** pluripotentes. Hacia el final del primer mes del período embrionario, los BHP aparecen en islotes eritropoyéticos extraembrionarios adyacentes al saco vitelino. A las 6 semanas, el lugar originario de hematopoyesis se desplaza en gran medida al hígado fetal y luego a la médula ósea. Este último proceso comienza a los 2 meses, y al cabo de 6 meses se desplaza completamente a la médula ósea. A las 8 semanas de gestación, los **progenitores linfáticos** derivados de los BHP circulan hacia el timo, donde se diferencian en linfocitos T maduros, pero indiferenciados («indiferenciados» en este contexto indica que los linfocitos aún no han sido expuestos a antígenos extraños). Los progenitores linfáticos destinados a convertirse en linfocitos B se diferencian primero en el hígado fetal (8 semanas) y después en la médula ósea (12 semanas).

La existencia de un microambiente estructuralmente ordenado (p. ej., epitelio tímico, células estromales de la médula ósea, factores de crecimiento) es fundamental para el desarrollo de los linfocitos T derivados del timo y de los linfocitos B derivados de la médula. El timo y la médula ósea son órganos linfáticos «generadores». Los linfocitos maduros salen del timo y la médula ósea y se dirigen a los tejidos linfáticos periféricos (p. ej., nódulos linfáticos, bazo, piel y submucosa). La colonización de los tejidos linfáticos periféricos por parte de los linfocitos B y T maduros y el rápido despliegue y recirculación de los linfocitos maduros a diferentes partes del sistema inmunitario, a menudo remotas, son específicos desde el punto de vista anatómico. El desplazamiento y la recirculación de los linfocitos están orquestados por una serie de moléculas complementarias de la superficie leucocitaria y endotelial, entre las que se incluyen **selectinas** y **adresinas** específicas de cada lugar (*v.* más adelante). Los procesos del desarrollo linfocítico y las acciones de escala y vuelta a circular son importantes para comprender las respuestas inmunitarias, los estados de inmunodeficiencia, la defensa regional del huésped y los fundamentos de la terapéutica actual

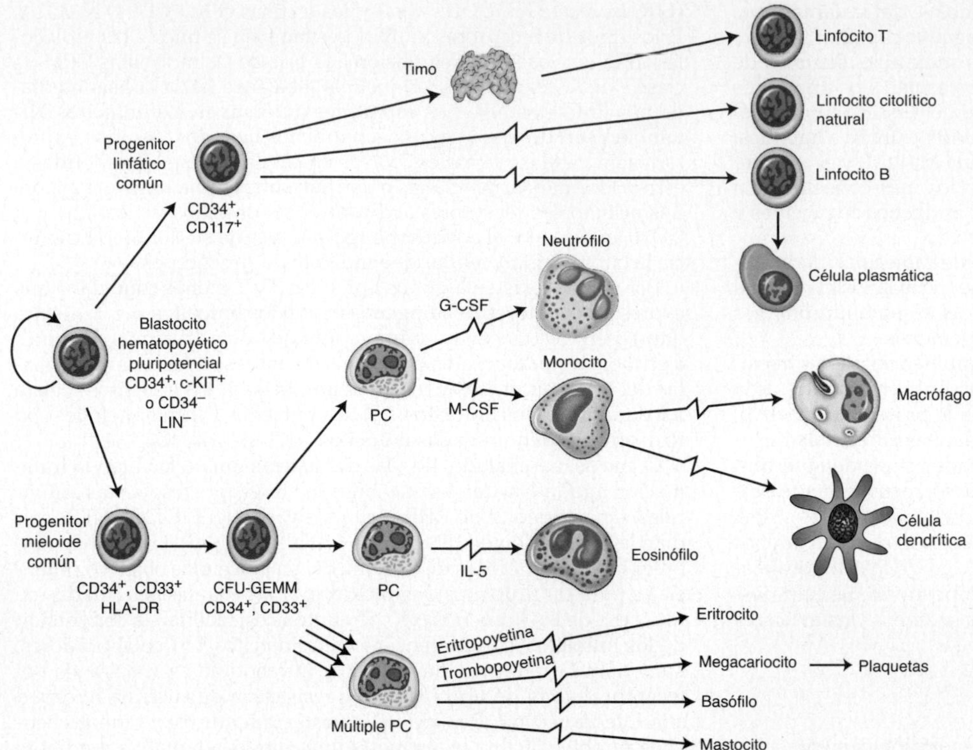

FIGURA 4-2. Los blastocitos hematopoyéticos pluripotenciales se diferencian en blastocitos linfáticos o mieloides y, en el caso de los blastocitos mieloides, en unidades formadoras de colonias específicas de linaje (UFC). Bajo la influencia de un microambiente apropiado y los factores de crecimiento, los precursores comprometidos (PC) dan origen a los tipos celulares definitivos. Las progenitoras linfáticas son precursoras de los linfocitos citolíticos naturales, los linfocitos T y los linfocitos B. Los linfocitos B originan las células plasmáticas. *CD*, conjunto de diferenciación; *HLA*, antígeno leucocitario humano; *Lin–*, linaje negativo; *UFC-GEMDM*, unidades formadoras de colonias granulocítica, eritroide, monocítica-dendrítica y megacariocítica. Las «unidades formadoras de colonias» se refieren a un ensayo biológico *in vitro*.

(p. ej., trasplante de BHP y anticuerpos terapéuticos que bloquean la adherencia linfocitaria-endotelial o la salida de linfocitos de los órganos linfáticos). Las células del sistema inmunitario expresan una gran cantidad de moléculas de superficie importantes para la diferenciación y la comunicación entre células. Estas moléculas de superficie son también marcadores de identidad celular (p. ej., linfocitos CD4+ en el seguimiento del sida). Actualmente, el *International Workshop on Human Leukocyte Differentiation Antigens* ha asignado a 300 moléculas diferentes conjuntos de diferenciación o números de designación del conjunto (CD, *cluster designation*).

Los BHP son los progenitores de las células del sistema inmunitario

Los BHP pluripotentes representan entre el 0.01 % y el 0.1 % de las células nucleadas de la médula ósea, muestran propiedades características de dispersión de la luz cuando se valoran mediante citometría de flujo, pueden autorrenovarse, suelen expresar la proteína de la superficie celular CD34 y c-KIT (CD117), y carecen de los marcadores de superficie celular característicos de las células más maduras (afección denominada «LIN-»). Los BHP en desarrollo expresan de forma diferencial más de 2000 genes. Los blastocitos funcionan en ciclos, se replican y dan lugar a células progenitoras con diferenciación de clase. A medida que las células progenitoras se diferencian en linfocitos, eritrocitos, neutrófilos, etc., pierden capacidad proliferativa (fig. 4-2). Dos modelos prevalentes de hematopoyesis/linfopoyesis sugieren que los blastocitos primitivos dan lugar a células progenitoras diferenciadas (modelo jerárquico) o que pueden convertirse en células progenitoras y volver a convertirse en blastocitos (modelo de ciclo celular o continuo).

Los BHP CD34+ representan entre el 0.01 % y el 0.1 % de las células mononucleares de la sangre periférica. Los BHP de la médula ósea y de la sangre son heterogéneos en cuanto a expresión de marcadores linfocíticos o mieloides, activación de antígenos y capacidad de injerto en la médula ósea. La infusión de BHP de sangre periférica en receptores de trasplantes conduce a una recuperación medular más rápida que los BHP derivados de la médula. En el trasplante clínico de BHP, los donantes reciben factores de crecimiento recombinantes antes de la obtención de BHP, una práctica que aumenta el rendimiento de BHP obtenidos, disminuye el tiempo hasta el injerto y mejora las tasas de injerto. Todavía se está debatiendo la eficacia general de BHP de sangre periférica frente a las preparaciones de médula en pacientes con leucemia, y la manipulación de BHP *ex vivo* para mejorar el injerto sigue siendo un área de investigación activa.

El principal punto de diferenciación en el proceso es entre células progenitoras linfáticas y mieloides (fig. 4-2). Los primeros dan lugar, en última instancia a linfocitos T, linfocitos B y CLI, mientras que los segundos se desarrollan en **unidades formadoras de colonias (UFC)** granulocítica, eritroide, monocítica, dendrítica y megacariocítica (UFC-GEMDM). Las UFC son células que dan lugar a poblaciones específicas de células derivadas, como granulocitos, monocitos, etc. Las UFC posteriores se vuelven cada vez más específicas de clase, por ejemplo, UFC-GM (granulocitos-monocitos), UFC-Eo (eosinófilos) y UFC-E (eritrocitos).

Linfocitos

Las células progenitoras linfáticas diferenciadas (PLD) dan lugar a **linfocitos B, linfocitos T** y **CLI** (fig. 4-3). Los linfocitos constituyen entre el 25% y el 30% de los leucocitos sanguíneos; aproximadamente el 80% de los linfocitos T, el 10% de los linfocitos B y el 10% de las CLI (principalmente linfocitos NK). Si se comparan la sangre y los tejidos linfáticos, la proporción relativa de los tipos de linfocitos varía: a diferencia de la sangre, solo del 30% al 40% de los linfocitos esplénicos y de la médula ósea son linfocitos T.

Linfocitos T

Los linfocitos T se clasifican en subpoblaciones con base en sus funciones especializadas, las moléculas CD de superficie y, en algunos casos, las características morfológicas. Las células progenitoras linfáticas destinadas a convertirse en linfocitos T salen de la médula y migran al timo, donde se forman los linfocitos T α/β y γ/δ (fig. 4-4). El epitelio tímico y el estroma determinan el microambiente. El timo en desarrollo está colonizado por progenitores que dan lugar a linfocitos T, macrófagos y **células dendríticas (CD)**. La corteza contiene un entramado de procesos celulares epiteliales que rodean a grupos de timocitos inmaduros que son portadores de las moléculas de superficie CD4+ y CD8+. A medida que los linfocitos T maduran, se infiltran en la médula tímica donde, en cercana proximidad con grupos anidados de células epiteliales, forman células más maduras que son entonces CD4+ o CD8+ (fig. 4-4).

La unión tímica corticomedular contiene macrófagos y CD derivados de la médula. Gran parte de la selección positiva de timocitos se produce en la corteza; la selección negativa tiende a producirse mediante la exposición de los timocitos en desarrollo (inmaduros) a las DC corticomedulares. *En la selección positiva, la unión transitoria y de baja afinidad de los RLT de la superficie celular a las moléculas del CPH de clase I o II de cada persona previene la muerte celular. La selección negativa es el proceso inverso; la unión de antígenos mediada por RLT de alta afinidad en el contexto de moléculas de clase I o II del CPH provoca la muerte celular por apoptosis*. Los antígenos propios son presentados por las células epiteliales medulares tímicas (CEMT). Estos dos procesos son fundamentales para el desarrollo de los linfocitos T, ya que garantizan que los linfocitos T maduros puedan interactuar con las células del huésped, pero no tanto como para generar un exceso de autorreactividad (*v.* Autoinmunidad, más adelante; *v.* cap. 30 en línea). La diferenciación específica de clase y la selección tímica de los linfocitos T son claves para entender las respuestas inmunitarias y la autoinmunidad, respectivamente.

La maduración tímica de los linfocitos T incluye numerosos procesos relacionados entre sí. Los linfocitos T en desarrollo recombinan segmentos génicos dispersos que codifican RLT heterodiméricos α/β o γ/δ. Los linfocitos T α/β progresan en serie a través de las etapas de desarrollo: primero CD4⁻/CD8⁻, luego CD4⁺/CD8⁺, y después CD4⁺/CD8⁻ o CD4⁻/CD8⁺ (fig. 4-4). La mayoría de los linfocitos T CD4⁺/CD8⁻ actúan como células colaboradoras, mientras que la mayoría de los linfocitos T CD4⁻ /CD8⁺ son citotóxicos. Los defectos genéticos en varios pasos del desarrollo conducen a trastornos de inmunodeficiencia y a trastornos autoinmunitarios monogénicos.

Los linfocitos T indiferenciados abandonan el timo y pueblan los tejidos linfáticos secundarios. En el timo, se forman RLT específicos de antígeno y se expresan junto con **CD3**, una molécula accesoria esencial (*v.* más adelante). Casi el 95 % de los linfocitos T circulantes expresan RLT α/β y CD4 o CD8. Alrededor del 5 % de los linfocitos T expresan RLT γ/δ y CD3, pero carecen de CD4 y CD8.

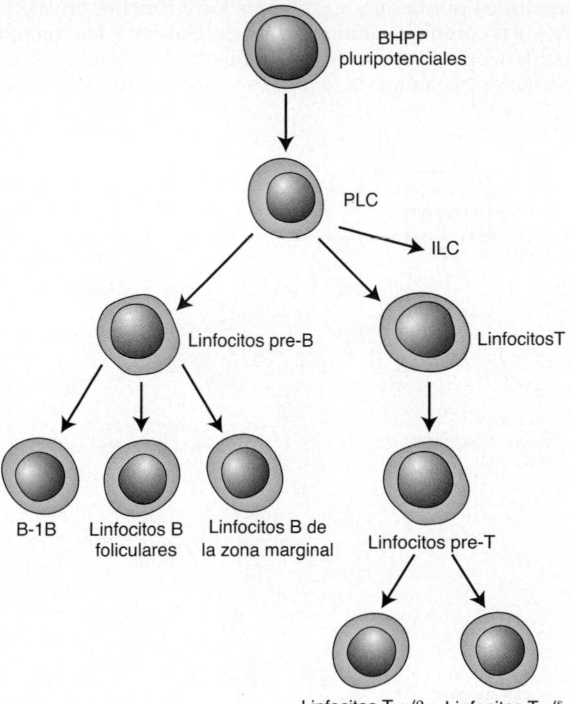

FIGURA 4-3. Los blastocitos hematopoyéticos (BHP) pluripotentes dan lugar a linfocitos B y T, incluyendo sus subconjuntos. El progenitor linfático común (PLC) da origen a los linfocitos B, linfocitos T y linfocitos citolíticos naturales (*v.* fig. 4-2 para ver cómo los BHP y PLC encajan en los esquemas de desarrollo hematopoyético y linfopoyético más grandes). Los principales factores de transcripción se enumeran dentro de los círculos de líneas punteadas. El compromiso del PLC al linaje de linfocitos B se desencadena por los factores de transcripción ***E2A*** y ***EBF,*** seguido por ***Pax5.*** A su vez, el compromiso de las células progenitoras T y NK hacia los linfocitos T se activa por ***Notch 1, GATA3*** y otros factores de transcripción (no se muestran en la figura).

Linfocitos B

Los linfocitos B maduran a partir de las células PLD en la médula ósea a través de varias etapas linfocitos pro-B, con ADN no recombinado (línea germinal) y sin Ig de superficie; linfocitos pre-B, que expresan un receptor «temprano» de antígenos (cadena pesada μ más una cadena subrogada invariable ligera); linfocitos B inmaduros, que expresan un gen de cadena H recombinada más ARN mensajero (ARNm) κ o λ e IgM de membrana κ o λ; y, por último, linfocitos B maduros pero indiferenciados, que coexpresan IgM e IgD de superficie. Los linfocitos B-1 CD5⁺ y B CD5⁻ de la zona marginal se desarrollan a partir de linfocitos B inmaduros mediante un programa diferente al de los linfocitos B IgM/IgD. Los linfocitos B se diferencian en la médula en linfocitos B maduros y, a veces, en células plasmáticas secretoras de anticuerpos. Los microambientes del hígado fetal y de la médula ósea son fundamentales para el desarrollo de los linfocitos B. En ambos sitios, solo los linfocitos B que sobreviven pasan por los múltiples pasos necesarios para producir Ig de superficie. Por el contrario, si una Ig de superficie se une con demasiada avidez a los autoantígenos, los linfocitos B en desarrollo son eliminados. De forma análoga a los linfocitos T, los linfocitos B expresan un receptor superficial de unión al antígeno: la Ig de membrana, con la misma especificidad de unión de antígeno que la inmunoglobulina soluble que en última instancia será secretada por las células plasmáticas correspondientes diferenciadas de manera permanente (*v.* más adelante).

Fagocitos mononucleares, células presentadoras de antígenos y células dendríticas

Los fagocitos mononucleares, principalmente los monocitos, comprenden del 5 % al 10 % de los leucocitos. Los monocitos circulantes dan lugar a macrófagos residentes de tejidos que incluyen, entre otros, células de Kupffer (hígado), macrófagos alveolares (pulmón) y células microgliales (cerebro). Los monocitos y los macrófagos expresan moléculas específicas de defensa del huésped en la superficie celular. Entre estas se encuentran moléculas del CPH de clase II, CD14 (que se une a LPS bacterianos y puede desencadenar la activación celular), varios tipos de receptores Fc de las Ig, RTT y

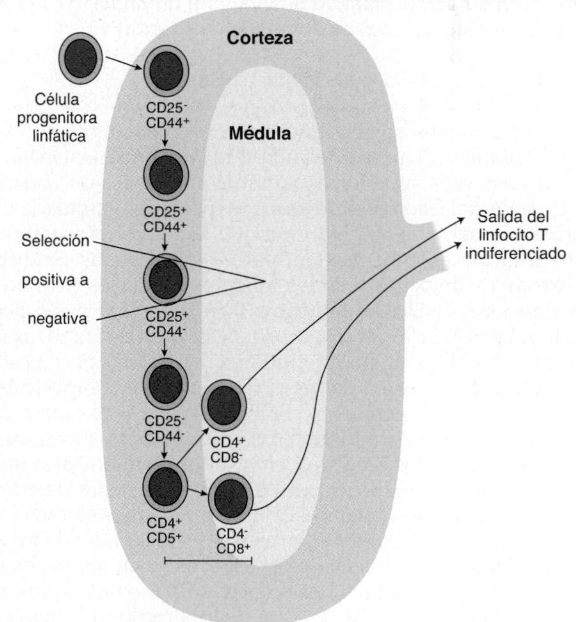

FIGURA 4-4. Los progenitores linfáticos dan lugar a linfocitos T maduros, pero indiferenciados. Los linfocitos destinados a convertirse en linfocitos T se desplazan al timo, donde expresan receptores de linfocitos T (RLT) α/β O γ/δ. A medida que los timocitos se filtran a través de la corteza y la médula, son seleccionados de manera positiva y negativa. La mayoría de los linfocitos T γ/δ surgen como células colaboradoras CD4⁺/CD8⁻ o como células citotóxicas CD4⁻/CD8⁺.

otros de RRP, moléculas de adherencia y diversos receptores de citocinas que ayudan a regular la función de los monocitos/macrófagos. Los macrófagos activados producen citocinas y mediadores solubles de defensa del huésped (p. ej., **IFN-γ**, interleucina 1β [IL-1β], factor de necrosis tumoral [TNF] y proteínas del complemento).

Las **CPA**, definidas por su función y derivadas de los BHP, adquieren la capacidad de presentar el antígeno procesado a los linfocitos T en el contexto de la histocompatibilidad célula a célula. Los monocitos, los macrófagos, las CD y, en algunas afecciones, los linfocitos B, las células endoteliales y las células epiteliales pueden ser CPA. Varias citocinas pueden regular al alza las moléculas del CPH de clase II en las CCA, un proceso que aumenta la eficacia de la presentación del antígeno. En algunas localizaciones, las CPA son muy especializadas para esta función. Por ejemplo, en los folículos de los nódulos linfáticos y el bazo ricos en linfocitos B, las CPA especializadas se denominan **células dendríticas foliculares**.

En estos lugares, a través de la participación del anticuerpo y del complemento mediante receptores Fc y C3d, las CPA atrapan complejos de antígeno y anticuerpo. En el caso de los nódulos linfáticos, dichos complejos llegan a través de los vasos linfáticos aferentes, y en el bazo, a través de la sangre (*v.* más adelante). La presentación del antígeno por las células dendríticas foliculares conduce a la generación de linfocitos B de memoria.

Las CD son CPA especializadas que se denominan «dendríticas» por su aspecto morfológico similar a una araña. Se encuentran en los folículos linfáticos ricos en linfocitos B, en la médula tímica y en muchos lugares periféricos, como la lámina propia del intestino, el pulmón, las vías genitourinarias y la piel. Las CD localizadas periféricamente son menos maduras que las APC que se encuentran en los folículos linfáticos y expresan menores densidades de moléculas accesorias de activación celular (CD80 [B7-1], CD86 [B7-2]) que las CD maduras. Las células de Langerhans epidérmicas, por ejemplo, son CPA periféricas. Tras la exposición, las células de Langerhans absorben el antígeno, migran a los nódulos linfáticos regionales a través de vasos linfáticos aferentes y se diferencian en CD más maduras. Las CD derivadas de las células de Langerhans expresan altas densidades de moléculas del CPH de clase I y II y moléculas coestimuladoras (CD80, CD86) y presentan antígenos a los linfocitos T de forma eficiente.

La estructura del tejido linfático desempeña un papel clave en la función del sistema inmunitario adaptativo

Nódulos linfáticos y tejidos linfáticos terciarios

Los nódulos linfáticos se distribuyen por todo el cuerpo a lo largo de vasos linfáticos de pared delgada que en última instancia drenan en la vena cava superior, a través de las venas subclavias derecha e izquierda. Cada nódulo está encapsulado, vascularizado y estructurado internamente de forma que facilita el procesamiento y la presentación de antígenos por parte de las células dendríticas foliculares a los linfocitos B en los folículos corticales ricos en linfocitos B y por las CD a los linfocitos T en la corteza parafolicular rica en linfocitos T. La organización del desarrollo de las zonas ricas en linfocitos B y T de un nódulo linfático es dictada por la estructura específica de la región de fibras reticulares, la composición de células del estroma y conjuntos complementarios de quimiocinas producidas localmente y receptores de quimiocinas específicas de linfocitos. Los linfocitos B y T indiferenciados circulan hasta un nódulo linfático, salen del espacio vascular a través de las paredes de las **vénulas endoteliales altas** y, a continuación, migran a sus zonas designadas. Los linfocitos se anidan en las vénulas endoteliales altas donde se involucran en interacciones específicas de unión al receptor-ligando (*v.* más adelante). Los linfocitos B vírgenes expresan un receptor de quimiocinas CXCR5 («R» denota receptor), que se une específicamente a la quimiocina CXCL13 («L» denota ligando) producida por las células dendríticas foliculares. Los linfocitos B siguen el gradiente de CXCL13 hacia el centro del folículo y, por tanto, se concentran en esta región. En un proceso análogo, los linfocitos T indiferenciados expresan CCR7, que se une a CCL19 y CCL21 producidos por el estroma y las CD en la región T paracortical.

El procesamiento de antígenos en los nódulos linfáticos comienza con una clasificación dependiente del tamaño que se basa en las características microanatómicas representadas en la figura 4-5. En primer lugar, las CD que han fagocitado proteínas, microbios y partículas en otros lugares (p. ej., la piel) migran a través de los vasos linfáticos aferentes a los nódulos linfáticos regionales y luego a la zona de linfocitos T del nódulo, donde se procesan y presentan los antígenos.

Las sustancias solubles transportadas por la linfa, como virus intactos o partículas/moléculas de alto peso molecular, también entran en los nódulos a través de vasos linfáticos aferentes. Dentro del seno subcapsular, los virus, las partículas y las moléculas de alto peso molecular son engullidos por los macrófagos/CD que procesan y presentan el antígeno a los linfocitos B corticales que producen anticuerpos. Las moléculas de menor peso molecular (que no pueden penetrar el suelo impermeable de los nódulos linfáticos) bajan por estructuras tubulares (conductos de células reticulares fibroblásticas [CRF]), donde se encuentran con procesos de CD intercaladas entre las células CRF a lo largo de los conductos. Aquí, las moléculas son absorbidas, procesadas por las CD y presentadas a los linfocitos T (fig. 4-5). La estructura y la función de los nódulos permite la «clasificación» de los agentes/moléculas entrantes de una manera que optimiza la presentación de antígenos a los linfocitos B o T, que, a su vez, constituyen puntos clave para iniciar la respuesta inmunitaria adaptativa. Los tejidos linfáticos terciarios (órganos), también denominados tejidos linfáticos ectópicos, son grupos organizados de linfocitos, CD, vénulas endoteliales altas y conductos reticulares fibroblásticos similares a los nódulos linfáticos, pero que se encuentran fuera de nódulos encapsulados. Su formación está controlada por los mismos mediadores que intervienen en el desarrollo de los nódulos linfáticos. Los tejidos linfáticos terciarios se forman en afecciones autoinmunitarias, infecciones crónicas, algunos cánceres y en el rechazo de injertos. No se conocen sus funciones.

Bazo

El bazo inicia las respuestas inmunitarias adaptativas a los antígenos transmitidos por la sangre y elimina los eritrocitos envejecidos y dañados, los complejos inmunitarios circulantes y los microbios opsonizados. Como lo demuestra el aumento de la susceptibilidad de los pacientes asplénicos a la infección por bacterias encapsula-

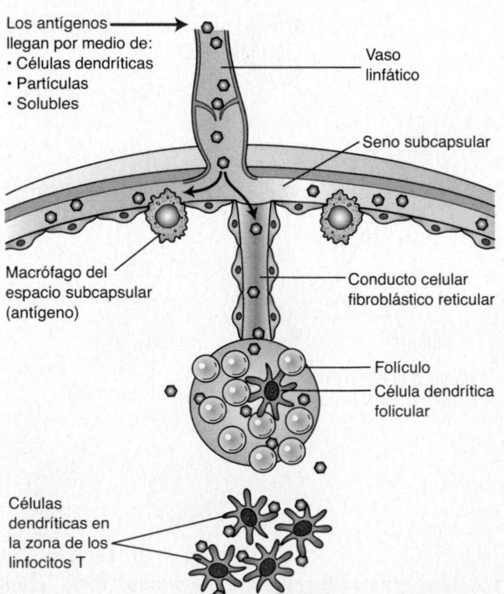

FIGURA 4-5. Los antígenos potenciales (virus, partículas/moléculas de mayor peso molecular y moléculas de menor peso molecular) entran a los nódulos linfáticos a través de los vasos linfáticos aferentes. La entrada se puede producir a través de las células dendríticas migratorias o como estructuras solubles libres. Dentro del seno subcapsular, las partículas/moléculas de mayor peso molecular son engullidas por las células dendríticas/macrófagos subcapsulares, mientras que las moléculas de menor peso molecular fluyen por los conductos celulares fibroblásticos reticulares (FRC) donde se encuentran los procesos de endocitosis de las células dendríticas.

das, el bazo es especialmente importante para el desarrollo de la inmunidad mediada por anticuerpos. La inducción de la inmunidad adaptativa en el bazo se produce en la pulpa blanca, rica en linfocitos, mientras que la eliminación de partículas se produce en la pulpa roja (fig. 4-6). Los agregados de linfocitos de la pulpa blanca se organizan en zonas ricas en linfocitos T y B, donde las células del estroma locales y las CPA elaboran las mismas quimiocinas (CXCL13 para los linfocitos B, CCL19 y CCL21 para los linfocitos T) que dirigen la estructura análoga de los nódulos linfáticos. Las zonas periarteriolares de linfocitos T de la pulpa blanca del bazo contienen conductos de filtración revestidos por células similares a las CRF. Los linfocitos B de la zona marginal tienen un repertorio limitado de receptores de antígenos, mientras que los foliculares poseen una gran diversidad de receptores de anticuerpos. Las partículas transportadas por la sangre (incluidos los microbios) pueden llegar a los linfocitos B de la zona marginal a través de las **CD plasmocitoides** circulantes, y los antígenos solubles (en particular los polisacáridos) pueden unirse directamente a los macrófagos de la zona marginal y luego ser absorbidos por los linfocitos B cercanos.

Timo

El timo bilobulado, situado en el mediastino anterior antes de involucionar en la pubertad, es el lugar de maduración de los linfocitos T. Los lóbulos tímicos individuales están organizados en una corteza, altamente celular, y una médula, menos celular. Los linfocitos tímicos (timocitos) se originan en la médula ósea como células progenitoras diferenciadas con el desarrollo de los linfocitos T. La maduración se produce a medida que las células se filtran primero en la corteza y luego en la médula, antes de su salida.

Los anticuerpos y los receptores de linfocitos T median la inmunidad adaptativa

Anticuerpos

La función de los anticuerpos fue reconocida hace más de un siglo, cuando el suero animales previamente expuestos a la toxina diftérica específicamente atenuada protegió a los animales libres de bacterias diftéricas vivas. Secretadas por las células plasmáticas y los linfocitos B, las moléculas de Ig solubles se unen a muchos antígenos complementarios con gran afinidad y especificidad. Reconocen diversas moléculas biológicas (y no biológicas) que incluyen proteínas, carbohidratos, lípidos, ácidos nucleicos y otros. La porción específica de un antígeno a la que se une una molécula de Ig es un «**epítopo**». Las interacciones anticuerpo-antígeno difieren de las interacciones RLT-antígeno en que estas últimas, con pocas excepciones, solo implican antígenos peptídicos procesados y se producen en el contexto de la compatibilidad de las moléculas del CPH. Los distintos isotipos de Ig tienen diferentes funciones efectoras. Las Ig unidas a la membrana sirven como receptores que median la activación de los linfocitos B cuando se unen al antígeno. Tanto las Ig secretadas como las de membrana están formadas por cadenas ligeras (L) y cadenas pesadas (H) emparejadas que, en conjunto, forman sitios de unión al antígeno (fig. 4-7). El repertorio de moléculas de Ig de un individuo cubre una enorme variedad en la especificidad de unión al antígeno (10^7 a 10^9, y la afinidad de unión ($K_d = 10^7$ a 10^{11} M). La amplia variedad de especificidad está determinada por la hipervariabilidad de la secuencia de aminoácidos dentro de las denominadas regiones determinantes de complementariedad de los dominios V_L y V_H de unión al antígeno (fig. 4-7). El alto grado de variabilidad es posible a través de la recombinación somática altamente regulada y estereotipada de segmentos de ADN de la línea germinal separados físicamente que codifican diferentes porciones de los dominios variables. La variabilidad adicional se genera por las altas tasas de mutación puntual y por la adición y/o supresión de nucleótidos en los lugares donde los segmentos de genes anteriormente mencionados se unen entre sí.

Los isotipos de Ig incluyen IgG, IgA, IgM, IgE e IgD, cada uno definido por sus segmentos de genes de la cadena H. Los anticuerpos también incluyen cadenas ligeras, ya sea κ o λ, determinadas por los segmentos de genes de cadena L (tabla 4-4). Las cadenas pesadas guían la función (tabla 4-4). La función de los anticuerpos secretados (p. ej., la fijación del complemento, la unión del receptor Fc, etc.) está determinada por las interacciones de la región Fc (fig. 4-7).

Las moléculas de Ig se expresan por clonación: un determinado linfocito B o célula plasmática produce muchos millones de moléculas de Ig intactas e idénticas. Durante las respuestas inmunitarias humorales dependientes de los linfocitos T a los antígenos proteínicos, pueden generarse Ig de alta afinidad mediante la mutación somática de los genes de la región V en los linfocitos B estimuladas por el antígeno. A medida que la respuesta inmunitaria humoral evoluciona, subconjuntos de linfocitos B que se unen a un antígeno concreto con alta afinidad proliferan y se diferencian en células plasmáticas. Así, la selección posterior de linfocitos B (mediante la unión al antígeno) producen anticuerpos de afinidad cada vez mayor. Este proceso resulta en una población de moléculas de anticuerpos que, con el tiempo, muestran una afinidad promedio progresivamente mayor. Esta «**maduración de la afinidad**» es importante para una respuesta inmunitaria humoral eficaz.

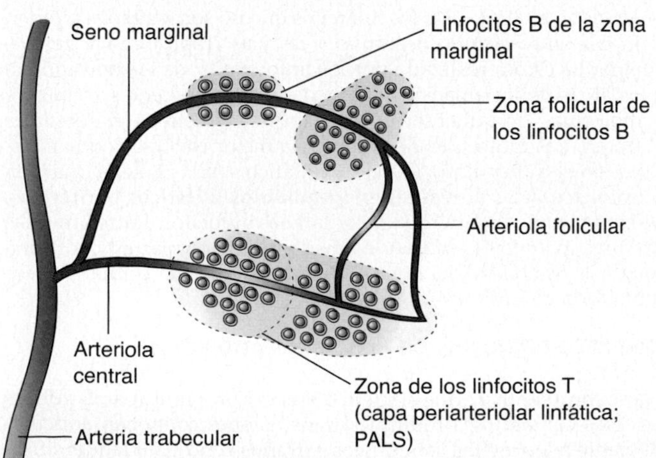

FIGURA 4-6. La pulpa blanca esplénica incluye una funda de linfocitos T envuelta alrededor y a lo largo de la arteriola central, colecciones de linfocitos B en los alrededores y a lo largo de los senos marginales (linfocitos B de la zona marginal) y los agregados de linfocitos B foliculares.

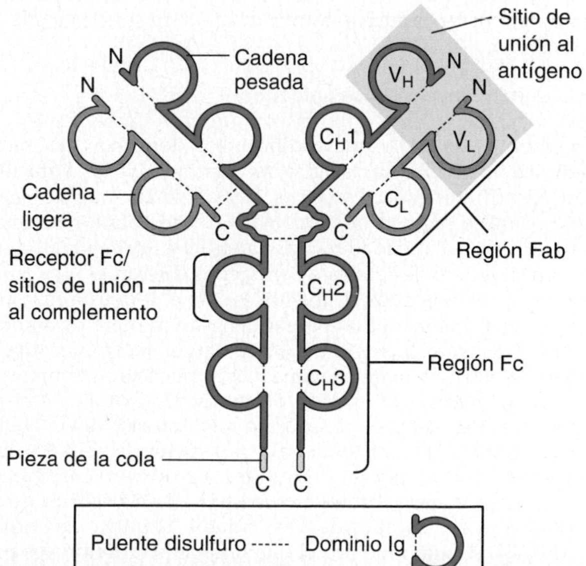

FIGURA 4-7. Estructura esquemática de la molécula de inmunoglobulina (IgG). Las moléculas de inmunoglobulina consisten en pares unidos por disulfuro de cadenas pesadas y cadenas ligeras. Los sitios de unión a antígeno (2 para IgG) se determinan por los dominios de Ig altamente variables VH y CH situados en las porciones N-terminal de la estructura. «Fab» se refiere a un fragmento de unión al antígeno y «Fc» se refiere a un fragmento cristalizable.

INMUNOPATOLOGÍA

TABLA 4-4
ISOTIPOS DE INMUNOGLOBULINAS Y FUNCIONES

Isotipo	Subtipos	Forma secretada	Funciones
IgG	IgG 1, 2, 3, 4	Monómero	Fijación del complemento Opsonización CCDA Neutralización
IgA	IgA 1, 2	Dímero, monómero	Inmunidad mucosa
IgM	Ninguno	Pentámero	Linfocito B indiferenciado Fijación del complemento
IgE	Ninguno	Monómero	Hipersensibilidad inmediata
IgD	Ninguno	No secretada	Receptor de linfocito B indiferenciado

CCDA, citotoxicidad celular dependiente de anticuerpo; *Ig*, inmunoglobulina.

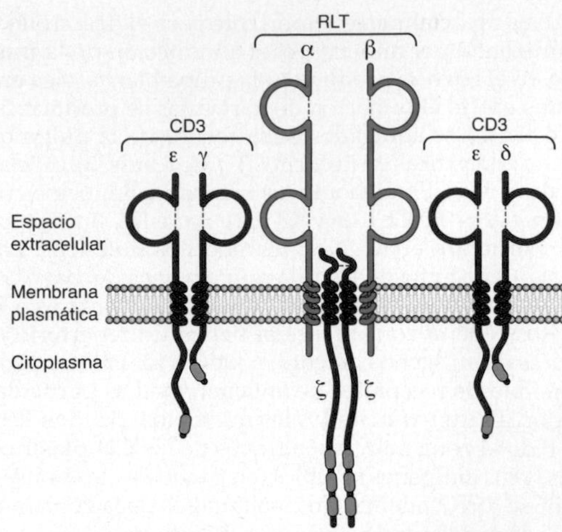

FIGURA 4-8. El receptor de linfocitos T (RLT) consiste en cadenas α y β unidas de forma no covalente cada una de las cuales contiene un dominio transmembrana. El complejo RLT incluye dos cadenas ζ y dos subunidades CD3 ε/γ y ε/δ. Los RLT reconocen al antígeno presentado en el contexto de la clase I de antígenos leucocitarios humanos (HLA) o de la clase II.

Receptores de linfocitos T

La mayoría de RLT están formados por cadenas α y β emparejadas que tienen cada una un dominio variable (V) *N*-terminal, una región constante (C), una región transmembrana y un extremo C-terminal citosólico (fig. 4-8). Los RLT se unen a complejos péptido-CPH en los que los dominios Vα y Vβ del RLT reconocen y se unen al péptido (antígeno), que encaja en la hendidura de unión al péptido α_1 / α_2 de las moléculas CPH de clase I o en la hendidura de unión a péptidos α_1/β_1 de las moléculas CPH de clase II (como se ha señalado anteriormente, los linfocitos T $CD4^+$ se unen al péptido procesado presentado por una CPA en el contexto de CPH de clase II y los linfocitos T $CD8^+$ se unen al péptido de superficie presentado por una célula objetivo en el contexto de CPH de clase I). A su vez, el complejo RLT se compone de las cadenas de RLT α y β, que contribuyen al reconocimiento del antígeno y las cadenas de señalización CD3 γ, δ y ε, así como al homodímero ζ (fig. 4-8). El acoplamiento del complejo RLT conduce a la transducción de señales y a la activación celular.

Tráfico y recirculación de los linfocitos

Los segmentos de ADN que codifican los dominios de unión al antígeno de los RLT y de la Ig se reorganizan en los linfocitos T y B en desarrollo, respectivamente, para formar «nuevos» genes. A través de este proceso de combinación y los otros mecanismos de generación de diversidad mencionados anteriormente, se genera un gran número de receptores de antígenos diferentes. Los adultos poseen unos 10^{12} linfocitos, de los cuales solo el 10% está en la circulación en un momento dado. A pesar del gran número de linfocitos, la cantidad de linfocitos que tienen cualquier receptor antigénico específico es relativamente pequeña. Las superficies corporales que sirven como puertas de entrada de invasores extraños son muy grandes (p. ej., la piel, 2 m^2; el aparato respiratorio, 100 m^2; el tubo digestivo, 400 m^2). El tráfico de linfocitos es fundamental para las defensas del huésped, porque permite que un número relativamente pequeño de cualquier subconjunto de linfocitos específicos de antígeno se desplace a los sitios de «necesidad». El tráfico de linfocitos es un proceso de alto flujo por el que linfocitos individuales pasan a través de un nódulo linfático, en promedio, una vez al día. Conlleva escala y recirculación, permite una distribución rápida, flexible y amplia de los linfocitos, y un medio de concentrar procesos inmunitarios específicos en sitios anatómicamente diferenciados (p. ej., corteza de los nódulos linfáticos). Tras completar el desarrollo inicial, los linfocitos B y T indiferenciados circulan a través del sistema vascular hacia tejidos linfáticos secundarios (p. ej., bazo, nódulos linfáticos y tejidos linfáticos asociados a mucosas [MALT, *mucosa-associated lymphoid tissues*] [p, ej., placas de Peyer]). Como se ha señalado, el tráfico de linfocitos a través de los nódulos linfáticos se produce a través de vénulas endoteliales altas, que expresan moléculas de adherencia que median la unión de los linfocitos. La forma cúbica de las células de la vénula endotelial alta reduce las fuerzas de corte que produce el flujo y las conexiones intercelulares especializadas facilitan la salida de los linfocitos del espacio vascular. Los linfocitos que no encuentran antígenos aines al filtrarse por los tejidos linfáticos secundarios vuelven a entrar en la circulación a través de vasos linfáticos eferentes. Los linfocitos indiferenciados tienen una vida útil finita que se mantiene gracias a las señales mediadas por el receptor. Por ejemplo, los linfocitos B se conectan a través de receptores de linfocitos B (Ig de superficie) y receptores BAFF (BAFF es el factor de actividad de los linfocitos B, un miembro de la familia TNF).

Por el contrario, los linfocitos que hacen contacto con un antígeno abandonan el tejido linfático secundario, entran en la circulación a través de los vasos linfáticos y, a continuación, se unen y migran a los tejidos periféricos preferenciales (p. ej., nódulos linfáticos o MALT) desde los cuales se había introducido el antígeno de activación. Por tanto, existen al menos dos circuitos principales, a saber, el de los nódulos linfáticos y el asociado a las mucosas. En el sistema asociado a la mucosa, los linfocitos que no son vírgenes pueden distinguir entre el tubo digestivo y las vías respiratoria y genitourinaria. La escala realizada por los linfocitos (y de los neutrófilos) en las áreas de inflamación está mediada por diferentes conjuntos de moléculas de adherencia de leucocitos y células endoteliales (*v.* cap. 2). Las moléculas de adherencia mejor conocidas que intervienen en el tráfico linfocito-tejido linfático son las **L-selectinas** (en los linfocitos) y las **adresinas en los nódulos linfáticos periféricos**, que sirven como lugares de unión para los linfocitos. Entre otras, las adresinas incluyen la molécula de adherencia celular a la adresina mucosa 1 (MadCAM-1), la molécula de adherencia celular dependiente de la glucosilación 1 (GlyCAM-1) y CD34.

COMPLEJO PRINCIPAL DE HISTOCOMPATIBILIDAD

El descubrimiento de que el suero de las mujeres multíparas y de los pacientes sometidos a múltiples transfusiones contienen anticuerpos frente a leucocitos sanguíneos extraños condujo a la identificación de un sistema de proteínas de la superficie celular (**antígenos leucocitarios humanos [HLA,** *human leukocyte antigens*]) debido a que se identificaron por primera vez en los leucocitos y se expresan en altas concentraciones en estas células, pero están presentes en todas las células nucleadas. Los HLA (también conocidos como

antígenos de histocompatibilidad) ponen en juego muchas de las interacciones entre las células fundamentales de las respuestas inmunitarias adaptativas. También son los principales inmunógenos y, por tanto, objetivos en el rechazo de trasplantes. El CPH codifica estas proteínas de la superficie celular, que incluyen antígenos de clase I, II y III (la clase III incluye ciertos componentes del complemento y citocinas que no son HLA propiamente dichos).

Las moléculas con una estructura similar a las moléculas «tradicionales» del CPH de clase I y II están codificadas fuera de la región específica del CPH en el brazo corto del cromosoma 6 (fig. 4-9). De entre estas, CPH-1b y CD1d pueden activar los denominados linfocitos NK T. Estos últimos se parecen tanto a los linfocitos NK como a los linfocitos T. Otras moléculas del CPH de clase I no tradicionales (p. ej., HLA-E, HLA-F y HLA-G) son menos conocidas. Algunas pueden regular la actividad de los linfocitos NK.

Las moléculas del CPH de clase I están codificadas por las regiones A, B y C del CPH

El locus del CPH clase I (fig. 4-9) codifica moléculas de estructuras similares que se expresan en prácticamente todos los tejidos. Las moléculas de clase I son heterodímeros que constan de 44 kD y una molécula no polimórfica de 12 kD denominada β_2-microglobulina. Esta última carece de componente de la membrana y no se relaciona de manera covalente con la cadena pesada más grande. El polimorfismo estructural tiene lugar principalmente en los dominios extracelulares de la cadena α. Los alelos del CPH de clase I se expresan de forma codominante, por lo que los tejidos cuentan con moléculas de clase I heredadas de cada progenitor. Estos antígenos son reconocidos por los linfocitos T citotóxicos (LTC) durante el rechazo del injerto y la eliminación mediada por linfocitos T de las células huésped infectadas por virus.

Las moléculas del CPH de clase II se codifican en CPH-D

Múltiples locus de la región D codifican el CPH de clase II: DP, DN, DM, DO, DQ y DR (fig. 4-9). Estas moléculas estructuralmente similares se expresan principalmente en las células presentadoras de antígenos. Las moléculas de clase II, también llamadas antígenos «AI» (asociados a la inmunidad), son heterodímeros de dos glucoproteínas transmembrana unidas de forma no covalente: una cadena α de 29 kDa, con dos enlaces disulfuro, y una cadena β de 34 kDa, con un enlace disulfuro. El dominio extracelular es el principal lugar de variabilidad de la clase II. Como sucede con los antígenos de clase I, los alelos D se expresan de forma codominante.

Recientemente, la Organización Mundial de la Salud (OMS) ha revisado la nomenclatura para adaptarla a la secuenciación de ADN de alta resolución, en lugar de las antiguas designaciones definidas serológicamente. Por ejemplo, el antiguo HLA-B27 pasó a ser B*2701-2725, donde B*2701, B*2702, B*2703, etc., y abarca 25 moléculas B27 diferentes (cada una definida por la secuencia de ADN).

MECANISMOS EFECTORES DE LAS CÉLULAS INMUNITARIAS

Las respuestas inmunitarias mediadas por células están organizadas por los linfocitos T CD4⁺ y CD8⁺

Están desencadenadas por microorganismos dentro de las células del huésped. Las células $CD4^+$ Th1 reconocen los antígenos microbianos y secretan citocinas (IFN-γ) que activan los macrófagos. Los macrófagos activados ingieren microorganismos y los eliminan mediante una serie de reacciones químicas en las que intervienen enzimas e intermediarios reactivos de oxígeno y nitrógeno. Las células $CD4^+$ Th2 reconocen antígenos microbianos (y otros) y promueven la diferenciación de los linfocitos B, la producción de anticuerpos, el cambio de isotipo de las Ig y la producción de IgE. Por último, las células $CD4^+$ Th17 inducen a los neutrófilos a eliminar los microorganismos mediante fagocitosis, oxidación y digestión enzimática. Los LTC $CD8^+$ matan a las células objetivo del huésped que expresan antígenos extraños de superficie (en el contexto del MHC I). La eliminación mediada por los LTC se produce a través de la vía de la perforina/granzima y/o mediante la producción de IFN-γ y la activación posterior de los macrófagos.

Los linfocitos B y las células plasmáticas producen inmunoglobulinas

Los anticuerpos definen la inmunidad humoral (tabla 4-4). Las funciones efectoras de la Ig incluyen:

- Bloqueo estérico (p. ej., el anticuerpo contra el VIH de tipo 1 impide su unión a las moléculas CD4 de los linfocitos T)

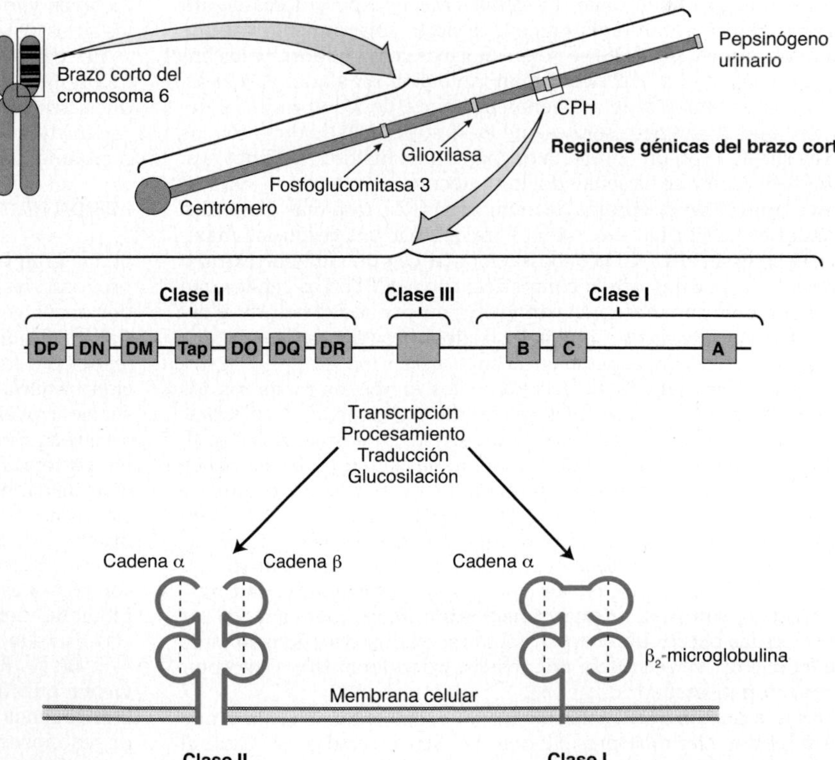

FIGURA 4-9. Los altamente polimórficos loci que codifican los antígenos del complejo principal de histocompatibilidad se localizan en el brazo corto del cromosoma 6. Las moléculas de clase I y clase II muestran estructuras diferentes, pero cada una participa en interacciones intercelulares fundamentales por su importancia. Los genes de clase III codifican algunos componentes del complemento que no son en realidad antígenos de histocompatibilidad.

- Unión y depuración mediada por Fc por el sistema de fagocitos mononucleares
- Unión y **citotoxicidad celular dependiente de anticuerpo** mediada por Fc
- Unión a Fc y activación celular (p. ej., IgE muy unida a los mastocitos a través del receptor de Fcε)
- Activación de los mastocitos desencadenada por la unión de alérgenos a IgE citofílica
- Fijación del complemento mediada por Ig

La IgM pentavalente y moléculas de IgG adecuadamente espaciadas (subclases 1, 2 y 3 de IgG) se unen (fijan) de forma efectiva a C1qrs, lo que activa la cascada clásica del complemento y genera los mediadores proinflamatorios que la acompañan (p. ej., C3a, C3b, C5a, complejo de ataque a la membrana [CAM]) (*v.* cap. 2).

RESPUESTAS INMUNITARIAS INTEGRADAS

Interacciones entre los linfocitos T

Los linfocitos T reconocen antígenos específicos, normalmente proteínas o haptenos unidos a proteínas. Los linfocitos T se activan cuando hacen contacto mediante el RLT en el contexto de un antígeno procesado presentado por una CPA idéntica al CPH (histocompatible). Las señales exógenas son suministradas por citocinas. Los subconjuntos de linfocitos T CD4$^+$ y CD8$^+$ tienen múltiples funciones reguladoras y efectoras. Las funciones reguladoras incluyen el aumento o la supresión de las respuestas inmunitarias, normalmente a través de la secreción de citocinas colaboradoras o inhibidoras específicas. Las funciones efectoras incluyen la secreción de citocinas proinflamatorias y la eliminación de células que expresan antígenos de membrana extraños o alterados.

Los linfocitos T CD4$^+$, y posiblemente los linfocitos T CD8$^+$, pueden distinguirse además por los tipos de citocinas que producen. Los linfocitos colaboradores de tipo 1, o «Th1», producen IFN-γ e IL-2, mientras que los linfocitos colaboradores de tipo 2, o «Th2», secretan IL-4, IL-5 e IL-10. Los linfocitos Th1 se asocian a fenómenos mediados por células y los Th2, a respuestas alérgicas.

En general, los linfocitos T CD4$^+$ promueven respuestas inflamatoria y de anticuerpos. Los linfocitos T CD8$^+$ ejercen en gran medida funciones inhibidoras y/o citotóxicas. Las células supresoras inhiben las fases de activación de las respuestas inmunitarias. Las células citotóxicas eliminan las células objetivo portadoras de antígenos extraños. Sin embargo, existe cierto solapamiento, ya que algunos linfocitos T CD8$^+$ secretan citocinas colaboradoras y los linfocitos CD4$^+$ Th1 y Th2 despliegan inhibición reguladora cruzada.

El reconocimiento de antígenos por parte de los linfocitos T requiere que el antígeno se presente en la superficie de otras células en asociación con una proteína de membrana histocompatible (figs. 4-8 y 4-9). Como se ha señalado, los linfocitos T llevan en su superficie complejos de receptores de membrana (RLT α/β más moléculas accesorias CD3) (figs. 4-8 y 4-9). Para obtener una respuesta máxima, el complejo RLT-CD3 debe interactuar con un antígeno extraño presentado por una célula compatible con el CPH. Las células que normalmente «no presentan» antígenos *per se* pueden hacerlo si expresan una proteína propia extraña o alterada en asociación con una molécula de CPH apropiada en su superficie.

Las células CD8$^+$ (LTC) reconocen los antígenos junto con las moléculas HLA de clase I; las células CD4$^+$ (linfocitos T colaboradores) reconocen los antígenos junto con las moléculas de clase II. Las moléculas CD4 y CD8 de la membrana celular de los linfocitos T α/β ayudan a estabilizar las interacciones de unión. Los linfocitos T γ/δ también pueden adquirir CD8 fuera del timo, y luego utilizar antígenos de clase I para unirse a las células objetivo. Las moléculas extrañas de clase I y clase II, que no son histocompatibles con las del huésped (p. ej., antígenos de histocompatibilidad trasplantados), son en sí mismas potentes inmunógenos y pueden ser reconocidas por los linfocitos T del huésped. Por ello, un trasplante de tejidos óptimo requiere que los HLA del donante y el receptor sean compatibles.

Para la máxima activación de los linfocitos, además de la unión de péptidos extraños presentados por las moléculas del CPH al complejo de RLT, deben producirse otras interacciones receptor-ligando. Un linfocito T CD4$^+$ se convierte en una célula efectora totalmente activada cuando es estimulada a través del complejo RLT y de receptores «accesorios» (CD28 y línea linfática citotóxica [CTLL]-4), que acopla moléculas coestimuladoras (p. ej., CD80 [B7-1, CD86 [B7-2]).

A su vez, un linfocito T colaborador activado reconoce un linfocito B específico de antígeno a través de su receptor. Los linfocitos T colaboradores proporcionan entonces señales coestimuladoras y reguladoras, como el ligando CD40 y las citocinas «colaboradoras» (p. ej., IL-4, IL-5).

Los linfocitos B maduros se encuentran principalmente en estado de reposo, a la espera de ser activados por antígenos extraños

La activación de los linfocitos B requiere uniones entrecruzadas de los receptores de Ig de membrana a través de los antígenos presentados por células accesorias y/o interacciones con las moléculas de membrana de los linfocitos T colaboradores a través de un mecanismo denominado ayuda entre linfocitos T y linfocitos B afines. Este estímulo desencadena la proliferación y la expansión clonal de linfocitos B, proceso amplificado por las citocinas de las células accesorias y los linfocitos T. Si la señal adicional es insuficiente, los linfocitos B proliferantes retornan al estado de reposo y entran en el fondo común de células de memoria. Estos hechos acontecen en gran medida en los tejidos linfáticos. Los linfocitos B proliferan en los centros germinales, donde se someten a reordenamientos adicionales de los genes somáticos, para generar células que producen los distintos isotipos y subclases de Ig (tabla 4-4).

Los linfocitos T también influyen en la diferenciación de los linfocitos B. En presencia del antígeno, los linfocitos T producen citocinas que estimulan el cambio de isotipo o inducen la proliferación de poblaciones de isotipo ya comprometidas. Por ejemplo, la IL-4 provoca el desplazamiento al isotipo IgE. La etapa final de la diferenciación de los linfocitos B en células plasmáticas sintetizadoras de anticuerpos requiere la exposición a productos adicionales de los linfocitos T (p. ej., IL-5, IL-6), en especial en el caso de antígenos proteínicos. Sin embargo, algunos agentes polivalentes (denominados activadores policlonales de linfocitos B) pueden inducir directamente la proliferación y diferenciación de los linfocitos B en células plasmáticas, lo que permite prescindir de los factores de crecimiento y diferenciación de los linfocitos B. Estos activadores, que incluyen varios productos virales y bacterianos, no interactúan con los sitios de unión a antígenos: no son antígenos específicos.

El isotipo de Ig predominante producido durante una respuesta inmunitaria cambia con la edad. Los recién nacidos tienden a producir principalmente IgM. Los niños mayores y los adultos producen inicialmente IgM tras la provocación antigénica, pero cambian rápidamente hacia la síntesis de IgG.

LESIÓN HÍSTICA DE MEDIACIÓN INMUNITARIA

Si una gran variedad de sustancias extrañas (p. ej., virus, bacterias) provocan respuestas protectoras, las respuestas inmunitarias pueden tener consecuencias perjudiciales, si la respuesta inflamatoria desencadenada por el sistema inmunitario ataca a los propios tejidos del cuerpo. Por ejemplo, en el proceso de ingesta y destrucción bacteriana, las células fagocíticas (neutrófilos y macrófagos) suelen provocar lesiones en los tejidos circundantes (*v.* cap. 2). Una respuesta inmunitaria que produce una lesión hística se denomina, en términos generales, reacción de hipersensibilidad. Muchas enfermedades se clasifican como trastornos inmunitarios o afecciones de mediación inmunitaria, en las cuales una respuesta inmunitaria a un antígeno extraño o propio provoca una lesión. Las enfermedades mediadas por la inmunidad o la hipersensibilidad son comunes e incluyen urticaria, asma, fiebre del heno, hepatitis, glomerulonefritis y artritis. Las reacciones de hipersensibilidad se clasifican de acuerdo con el tipo de mecanismo inmunitario (tabla 4-5). En las reacciones de hipersensibilidad de tipo I, II y III intervienen anticuerpos específicos para antígenos exógenos (extraños) o endógenos (propios). Una excepción la representa un subgrupo de reacciones de tipo I. El isotipo de anticuerpo influye en el mecanismo de lesión hística.

TABLA 4-5
CLASIFICACIÓN MODIFICADA DE CEL Y DE COOMBS DE LAS REACCIONES DE HIPERSENSIBILIDAD

Tipo	Mecanismo	Ejemplos
Tipo I (tipo anafiláctico): hipersensibilidad inmediata	Activación y desgranulación del mastocito mediadas por el anticuerpo IgE No mediada por la IgE	Fiebre del heno, asma, urticaria, anafilaxia Urticaria física
Tipo II (tipo citotóxico): anticuerpos citotóxicos	Anticuerpos citotóxicos (IgG, IgM) formados contra antígenos de la superficie celular; el complemento suele participar Anticuerpos que no son citotóxicos contra receptores de la superficie celular	Anemia hemolítica autoinmunitaria, enfermedad de Goodpasture Enfermedad de Graves
Tipo III (tipo de inmunocomplejo): enfermedad por inmunocomplejos	Anticuerpos (IgG, IgM, IgA) formados contra antígenos exógenos o endógenos; habitualmente intervienen el complemento y los leucocitos (neutrófilos, macrófagos)	Enfermedades autoinmunitarias (LES, artritis reumatoide), muchos tipos de glomerulonefritis
Tipo IV (de tipo celular): hipersensibilidad de tipo tardío	Células mononucleares (linfocitos T, macrófagos) con producción de interleucina y linfocina	Enfermedad granulomatosa (tuberculosis), reacciones cutáneas tardías (hiedra venenosa)

Ig, inmunoglobulina; *LES*, lupus eritematoso sistémico.

- Reacciones de tipo I o hipersensibilidad de tipo inmediato: el anticuerpo IgE se forma y une a receptores de alta afinidad de los mastocitos y los basófilos a través de sus dominios Fc. La posterior unión al antígeno y el entrecruzamiento de la IgE desencadenan una liberación rápida (inmediata) de productos de estas células, lo que da lugar a las manifestaciones características de la urticaria, el asma y la anafilaxia.
- Reacciones de hipersensibilidad de tipo II: se forman anticuerpos IgM o IgG contra un antígeno, generalmente una proteína de la superficie celular. Con menor frecuencia, el antígeno es un componente estructural intrínseco de la matriz extracelular (p. ej., la membrana basal). Este acoplamiento antígeno-anticuerpo fija el complemento, que atrae a los neutrófilos que lisan la célula (citotoxicidad) o dañan la matriz extracelular. En algunas reacciones de tipo II, se producen otros efectos mediados por anticuerpos.
- Reacciones de hipersensibilidad de tipo III: El anticuerpo responsable de la lesión hística suele ser también IgM o IgG, pero el mecanismo de lesión es diferente. El antígeno circula en el compartimento vascular hasta que el anticuerpo lo une. Los complejos inmunitarios resultantes se depositan en el tejido, donde la activación del complemento produce el reclutamiento de leucocitos, que median la lesión hística. En algunas reacciones de tipo III, el anticuerpo se une al antígeno previamente depositado *in situ*.
- Reacciones de tipo IV o reacciones de hipersensibilidad media por célula o de tipo tardío: el antígeno activa los linfocitos T, generalmente con la ayuda de los macrófagos, lo que provoca la liberación de productos por parte de estas células y, como consecuencia, se produce una lesión hística.

Muchas enfermedades inmunitarias están mediadas por más de un tipo de estas reacciones. Por ejemplo, en la neumonitis por hipersensibilidad, la lesión pulmonar por antígenos fúngicos inhalados involucra a las reacciones de tipo I, III y IV.

Reacciones de hipersensibilidad mediada por IgE (tipo I)

La hipersensibilidad de tipo inmediato conlleva reacciones localizadas o generalizadas que se producen a los pocos minutos de la exposición a un antígeno o «alérgeno» al cual la persona estaba sensibilizada. Las manifestaciones clínicas dependen del lugar de exposición al antígeno y del grado de sensibilización. Por ejemplo, cuando una reacción afecta a la piel, las reacciones locales características son «roncha y enrojecimiento», o urticaria. Cuando se ven afectadas la conjuntiva y las vías respiratorias superiores, se producen estornudos y conjuntivitis (fiebre del heno o rinitis alérgica). En su forma generalizada y más grave, las reacciones de hipersensibilidad de tipo inmediato provocan broncoconstricción, obstrucción de las vías respiratorias, vasodilatación sistémica y colapso circulatorio, como se observa en el choque anafiláctico. Existe un alto grado de variabilidad determinada genéticamente en la susceptibilidad a las reacciones de hipersensibilidad de tipo I; se dice que los individuos particularmente susceptibles son «atópicos».

En las reacciones de tipo I, los anticuerpos IgE (producidos por $CD4^+$, un mecanismo dependiente de los linfocitos T Th2) se unen con avidez a los receptores Fcε de los mastocitos y basófilos. La alta avidez ($K_d = 10^{-15}$ M) de la unión de la IgE explica el término de anticuerpo «citófilo». Cuando se expone a un alérgeno específico que provoca la generación de IgE, una persona se sensibiliza; las exposiciones posteriores a tal alérgeno o a un epítopo de reacción cruzada provoca reacciones inmediatas de hipersensibilidad. Después de provicarse la producción de IgE, la exposición repetida al mismo antígeno suele causar anticuerpos IgE adicionales, más que anticuerpos de otras clases.

La IgE puede persistir durante años unida a los receptores Fcε de los mastocitos y basófilos. Cuando el antígeno (alérgeno) se une a la región Fab de la IgE y se entrecruza con al menos dos moléculas de anticuerpos IgE adyacentes, se activa el mastocito o el basófilo (fig. 4-10). Los mediadores inflamatorios liberados provocan reacciones de hipersensibilidad de tipo I.

Otros agentes, además de los anticuerpos, pueden provocar la activación de los mastocitos y los basófilos. Algunas personas desarrollan urticaria tras la exposición a un cubito de hielo (urticaria física) o a la presión (dermografismo). Los péptidos anafilatóxicos derivados del complemento, C3a y C5a, pueden estimular directamente a los mastocitos mediante un proceso diferente mediado por receptores (fig. 4-10). Estos sucesos de activación celular desencadenan la liberación de los componentes de los gránulos almacenados y la rápida síntesis y liberación de otros mediadores. Algunos compuestos, como la melitina (del veneno de abeja), y algunos fármacos (p. ej., la morfina) provocan la activación directa de los mastocitos.

Con independencia de cómo se inicie la activación del mastocito, un aumento del calcio libre citosólico desencadena la generación de AMPc, la activación de varias vías metabólicas dentro del mastocito y la secreción de mediadores preformados y recién sintetizados. Los mediadores almacenados en los gránulos se liberan en cuestión de minutos y actúan rápidamente.

La histamina, uno de esos componentes del gránulo, induce la constricción del músculo liso vascular y no vascular, provoca dilatación microvascular y aumenta la permeabilidad de las vénulas. Estos efectos están mediados en gran medida por los receptores de histamina H_1. También incrementa la secreción de ácido gástrico a través de sus receptores H_2 y provoca la reacción cutánea de roncha y enrojecimiento de la piel. En los pulmones, la histamina provoca broncoespasmo, congestión vascular y edema.

Otros productos preformados liberados por los gránulos de los mastocitos son la heparina, una serie de proteasas neutrales (tripsina, quimotripsina carboxipeptidasa e hidrolasas ácidas) y factores

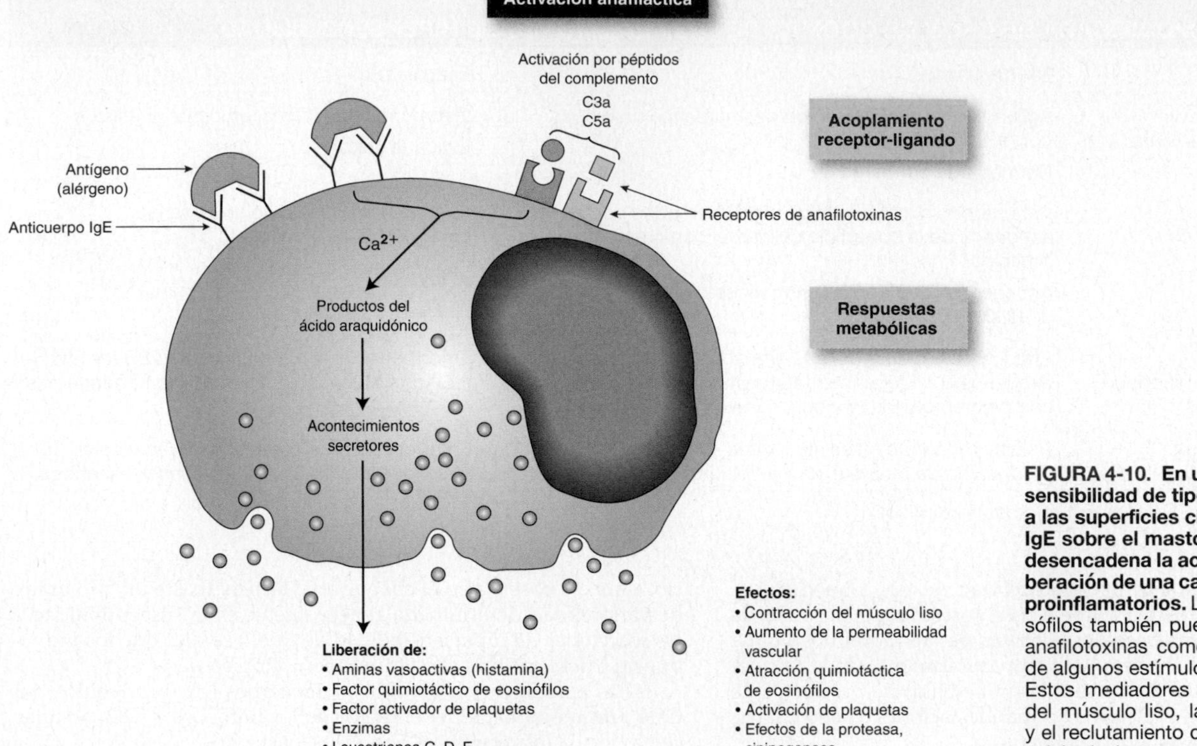

FIGURA 4-10. En una reacción de hipersensibilidad de tipo I, el alérgeno se une a las superficies citófilas del anticuerpo IgE sobre el mastocito o los basófilos y desencadena la activación celular y la liberación de una cascada de mediadores proinflamatorios. Los mastocitos y los basófilos también pueden ser activados por anafilotoxinas como C3a y C5a, además de algunos estímulos físicos (p. ej., el frío). Estos mediadores causan la contracción del músculo liso, la formación de edema y el reclutamiento de eosinófilos. *Ca^{2+}*, ion calcio; *Ig*, immunoglobulina; *PGD_2*, prostaglandina D_2.

quimiotácticos para los neutrófilos y los eosinófilos. La acumulación de eosinófilos es característica de la hipersensibilidad de tipo inmediato.

Las citocinas sintetizadas por los mastocitos, otras células inflamatorias reclutadas e incluso células nativas (p. ej., del epitelio) median la «fase tardía» de la hipersensibilidad de tipo inmediato. Las respuestas de la fase tardía suelen durar de 2 a 24 horas y se caracterizan por un infiltrado inflamatorio mixto. Tales respuestas están mediadas por una variedad de citocinas, como la IL-1, la IL-3, la IL-4, la IL-5, la IL-6, el TNF-α, el factor estimulante de las colonias de granulocitos y macrófagos (GM-CSF, *granulocyte-macrophage colony-stimulating factor*) y la proteína inflamatoria de los macrófagos (MIP, *macrophage inflammatory protein*)-1α y MIP-1β.

La activación de los mastocitos también aumenta la síntesis de productos de la vía del ácido araquidónico, que se forman tras la activación de la fosfolipasa A_2. También se producen productos de la **ciclooxigenasa** (prostaglandinas D_2, E_2, y F_2 y tromboxano) y de la **lipoxigenasa** (leucotrienos B_4, C_4, D_4, E_4). Los derivados del ácido araquidónico, generados por diversos tipos de células, inducen la contracción del músculo liso, vasodilatación y edema. Los leucotrienos C_4, D_4, y E_4, anteriormente conocidos como «sustancias de reacción lenta de la anafilaxia», son importantes en la fase de broncoconstricción retardada de la anafilaxia. El leucotrieno B_4 es un potente factor quimiotáctico de los neutrófilos, macrófagos y eosinófilos.

Otro mediador inflamatorio sintetizado por los mastocitos es el **factor activador plaquetario** (**FAP**), un lípido derivado de los fosfolípidos de la membrana. El FAP es una quimiotaxina de los neutrófilos y un potente inductor de la agregación plaquetaria y la liberación de aminas vasoactivas. También puede activar todos los tipos de células fagocíticas.

Los linfocitos T Th2 activados producen citocinas que desempeñan un papel importante en las respuestas alérgicas. Este subconjunto libera IL-4, IL-5 e IL-13, lo que estimula la producción de IgE y aumenta el número de mastocitos y eosinófilos. En las personas propensas a la alergia, se produce una respuesta similar a través de los linfocitos T que producen IL-4, IL-6 e IL-2, cuyas concentraciones también están aumentadas en los individuos alérgicos. Estas personas producen cifras reducidas de IFN-γ, el cual inhibe el desarrollo de los clones de Th2 y la producción subsiguiente de IgE.

En resumen, en las reacciones de hipersensibilidad de tipo I (de tipo inmediato), el anticuerpo citofílico específico IgE se une a través de su dominio Fc a los receptores de alta afinidad Fcε de los basófilos y los mastocitos, y reacciona con un antígeno específico (alérgeno). Los mastocitos y basófilos activados liberan productos preformados (gránulos) y sintetizan mediadores que causan las manifestaciones clásicas de la hipersensibilidad de tipo inmediato y la reacción de fase tardía.

Reacciones de hipersensibilidad mediadas por IgM e IgG (tipo II)

La IgM y la IgG median la mayoría de las reacciones de tipo II. Estos isotipos de Ig fijan el complemento a través de sus dominios Fc. Existen varios mecanismos de lesión hística dependientes de anticuerpos. El modelo prototipo de citotoxicidad eritrocitaria mediada por anticuerpos se ilustra en la figura 4-11. La IgM o la IgG se unen a un antígeno en la membrana del eritrocito. A una densidad suficiente, la Ig unida fija el complemento a través de C1q y desencadena la vía clásica (*v.* cap. 2). El complemento activado puede destruir las células objetivo directamente, a través de los complejos C5b-9 (fig. 4-11). El **CAM** C5b-9 se inserta como las duelas de un barril en la membrana plasmática y forma orificios (canales iónicos) y lisa las células. Este mecanismo está activo en ciertas anemias hemolíticas autoinmunitarias que se desarrollan a partir del ataque de los anticuerpos contra los antígenos eritrocíticos. En algunas reacciones a la transfusión que derivan de las incompatibilidades mayores entre los grupos sanguíneos, la hemólisis se produce a través de la activación del complemento.

El complemento y las moléculas de anticuerpo también pueden destruir una célula objetivo mediante opsonización. Los fagocitos que expresan receptores Fc o C3b se unen a las células objetivo recubiertas (opsonizadas) con moléculas de Ig y/o C3b (fig. 4-12). La activación del complemento cerca de la superficie de una célula objetivo conduce a la formación y unión covalente de C3b. Muchas células fagocíticas, incluidos los neutrófilos y los macrófagos, expresan receptores Fc y C3b de la membrana celular. Al unirse a es-

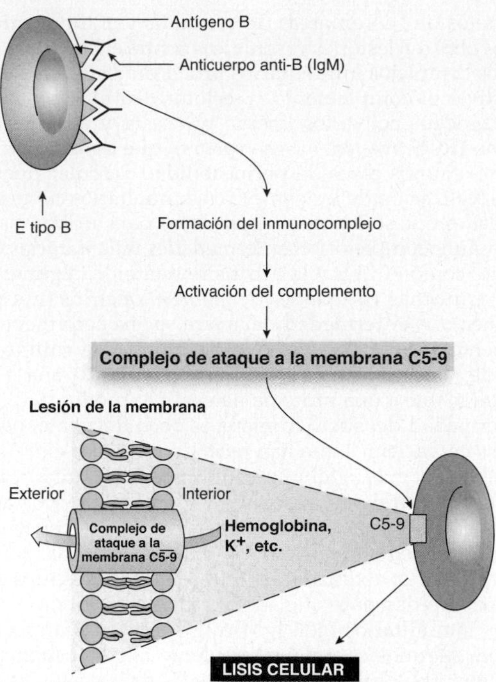

FIGURA 4-11. En una reacción de hipersensibilidad de tipo II, la unión de los anticuerpos IgG o IgM a un antígeno inmovilizado promueve la fijación del complemento. La activación del complemento conduce a la amplificación de la respuesta inflamatoria y a la lisis celular mediada por el complejo de ataque a la membrana (CAM). *Ig*, inmunoglobulina; *K*+, ion potasio; *E*, eritrocitos.

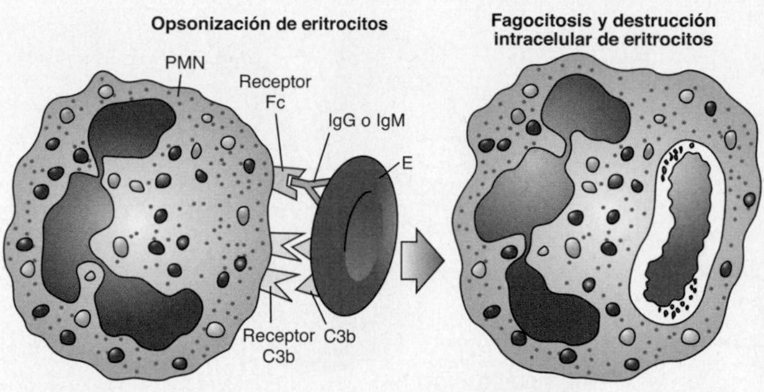

FIGURA 4-12. En una reacción de hipersensibilidad de tipo II, la opsonización por anticuerpos o complemento lleva a la fagocitosis a través de los receptores Fc o C3b, respectivamente. *E*, eritrocitos; *Ig*, inmunoglobulina; *PMN*, neutrófilo polimorfonuclear.

tos receptores, la Ig o el C3b establecen un puente entre las células objetivo y las células efectoras (fagocíticas), lo que incrementa la fagocitosis y la posterior destrucción intracelular de la célula recubierta de anticuerpos o complemento.

Algunas reacciones a la transfusión, anemias hemolíticas autoinmunitarias y reacciones a fármacos se producen a través de la opsonización mediada por anticuerpos y por el complemento.

La citotoxicidad celular dependiente de anticuerpo no requiere el complemento, pero en su lugar incluye leucocitos citolíticos que atacan a las células objetivo recubiertas de anticuerpo después de unirse a ellas mediante los receptores Fc. Los efectores de la citotoxicidad celular dependiente de anticuerpo, los fagocitos y los linfocitos NK, sintetizan homólogos de las proteínas terminales del complemento (p. ej., perforinas), que participan en acontecimientos citotóxicos (*v.* anteriormente) como células efectoras. Solo rara vez un único anticuerpo es directamente citotóxico. En los casos que incluyen células linfáticas principalmente, se activa la apoptosis. La citotoxicidad celular dependiente de anticuerpo está implicada en la patogenia de algunas enfermedades autoinmunitarias (p. ej., tiroiditis autoinmunitaria).

En algunas reacciones de tipo II, el anticuerpo se une a un receptor específico de la célula objetivo que no conduce a la muerte celular, pero en lugar de eso provoca un cambio en la función. Por ejemplo, los autoanticuerpos contra los receptores de la superficie celular (fig. 4-13) pueden estimular o inhibir la activación celular. En la enfermedad de Graves, el autoanticuerpo contra los receptores de la hormona estimulante de la tiroides (TSH) provoca la producción de tiroxina y causa tirotoxicosis. En la miastenia grave, los anticuerpos contra los receptores de acetilcolina en las membranas postsinápticas inhiben la transmisión sináptica efectiva, lo que provoca debilidad muscular en los pacientes. En algunas enfermedades mediadas por reacciones de tipo II, los anticuerpos contra componentes estructurales del tejido conjuntivo provocan una inflamación local destructiva. En el síndrome de Goodpasture, por ejemplo, los anticuerpos se unen a un dominio no colagenoso del colágeno de tipo IV, que es un componente principal de las membranas basales pulmonar y glomerular (fig. 4-14). La activación local del complemento produce quimiotaxis y activación de neutrófilos, lesión hística y hemorragia pulmonar, y glomerulonefritis. También puede producirse un daño directo mediado por el complemento en las membranas basales glomerular y alveolar a través de CAM.

En resumen, las reacciones de hipersensibilidad de tipo II son directa o indirectamente citotóxicas a través de la acción de los anticuerpos contra antígenos situados en la superficie celular o en los tejidos conjuntivos. El complemento participa en muchos de estos acontecimientos citotóxicos. Puede mediar directamente la lisis, o puede mediar de forma indirecta mediante opsonización y fagocitosis o atracción quimiotáctica de células fagocíticas, las cuales producen una gran variedad de productos dañinos para los tejidos. Las reacciones independientes del complemento, como la citotoxicidad celular dependiente de anticuerpo, también desempeñan un papel en la hipersensibilidad de tipo II.

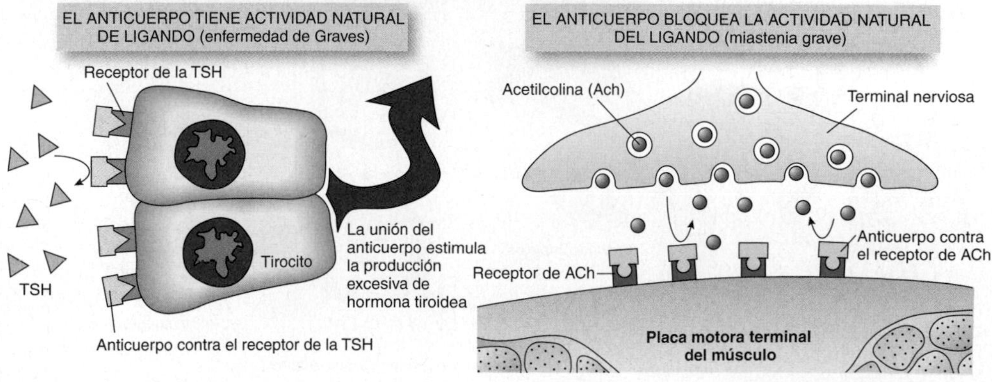

FIGURA 4-13. En una reacción de hipersensibilidad de tipo II, los anticuerpos se unen a un receptor de la superficie celular e inducen la activación (por ejemplo, receptores de la hormona estimulante de la tiroides [TSH] en la enfermedad de Graves) o la inhibición/destrucción (por ejemplo, receptores de la acetilcolina en la miastenia grave).

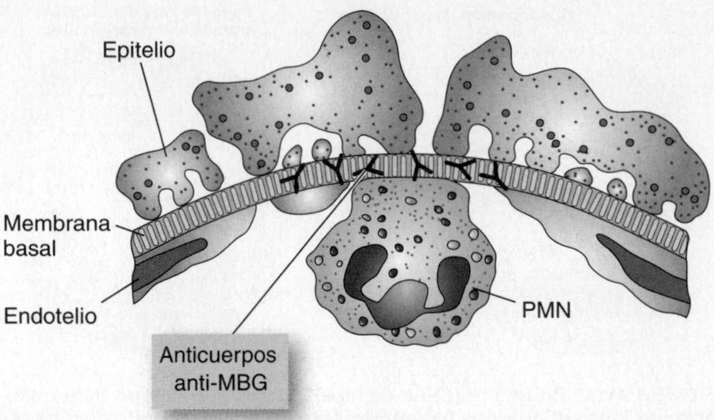

FIGURA 4-14. El síndrome de Goodpasture se caracteriza por una reacción de hipersensibilidad tipo II en la que el anticuerpo se une a un antígeno estructural, activa el sistema de complemento y conduce al reclutamiento de las células inflamatorias que pueden dañar los tejidos. Varios péptidos derivados del complemento (p. ej., C5a) son factores quimiotácticos potentes. *MBG*, membrana basal glomerular; *PMN*, leucocitos polimorfonucleares.

Reacciones del inmunocomplejo (tipo III)

En presencia de un antígeno circulante, los depósitos específicos de IgM, IgG u ocasionalmente IgA en un tejido pueden provocar respuestas de tipo III. Las características fisicoquímicas de los complejos inmunitarios, como el tamaño, la carga y la solubilidad, además del isotipo de la Ig, determinan si un inmunocomplejo se deposita en el tejido y fija el complemento, y dónde. Los complejos inmunitarios circulantes no causan necesariamente una lesión hística: sus propiedades fisicoquímicas suelen diferir de los complejos que se depositan en los tejidos.

Los complejos inmunitarios causan muchas enfermedades humanas. Algunos ejemplos son la vasculitis crioglobulinémica relacionada con la infección por hepatitis C, la púrpura de Henoch-Schönlein con depósitos de IgA en áreas de vasculitis y el lupus eritematoso sistémico (LES) (en lesiones vasculíticas contra el filamento doble del ADN). Los complejos inmunitarios provocan respuestas inflamatorias al activar el complemento y reclutar neutrófilos y monocitos.

Estos fagocitos activados liberan proteasas y especies reactivas de oxígeno (ROS, *reactive oxygen species*), que dañan los tejidos (*v.* cap. 2). En algunos casos, la permeabilidad vascular puede determinar la localización de los complejos inmunitarios circulantes. Las enfermedades que se ven como más claras para atribuirlas al depósito del inmunocomplejo son enfermedades inflamatorias del tejido conjuntivo, como el LES y la artritis reumatoide, algunos tipos de vasculitis y muchas variedades de glomerulonefritis (*v.* caps. 10, 16 y 30 en línea). La **enfermedad del suero** es una enfermedad aguda, normalmente autolimitada, que suele producirse entre 6 y 8 días después de la administración de una proteína extraña o un compuesto que se une a una proteína natural y la modifica.

La enfermedad del suero humana es poco frecuente, pero puede producirse en pacientes que han recibido proteínas extrañas con fines terapéuticos (p. ej., globulina antilinfocítica equina). Se caracteriza por fiebre, artralgias, vasculitis y glomerulonefritis aguda. En la enfermedad del suero aguda experimental, las concentraciones séricas del antígeno inyectado de manera exógena permanecen constantes hasta aproximadamente el sexto día, después de lo cual descienden rápidamente (fig. 4-15). Al mismo tiempo, aparecen complejos inmunitarios (con IgM o IgG unidas al antígeno) en la circulación. Algunos complejos circulantes se depositan en tejidos como los glomérulos renales y las paredes de los vasos sanguíneos. Estos se vuelven más solubles al interactuar con el complemento, lo que aumenta el depósito hístico. Los complejos inmunitarios fijan el complemento, lo que conduce a la generación de C3a y C5a, que aumentan la permeabilidad vascular.

Cuando los complejos inmunitarios flogísticos se depositan en los tejidos, pueden desencadenar una respuesta inflamatoria. Activan el complemento, lo que induce la formación de C5a, que es un potente quimiotáctico de neutrófilos. Otros mediadores quimiotácticos de neutrófilos incluyen el leucotrieno B_4 y la IL-8. La adherencia y migración de los neutrófilos a los lugares de depósito de complejos inmunitarios implican una serie de interacciones de adherencia

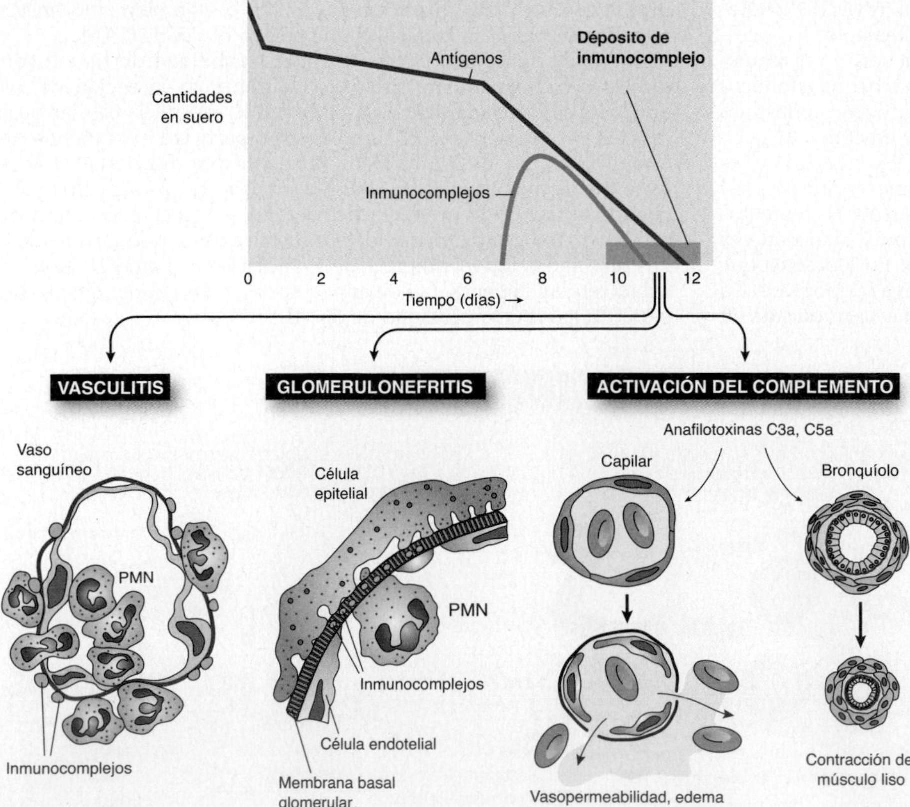

FIGURA 4-15. En la hipersensibilidad de tipo III, los complejos inmunitarios se depositan y pueden conducir a la activación del complemento y al reclutamiento de células inflamatorias hacia el tejido dañado. Este esquema ilustra la serie de acontecimientos que se producen en la enfermedad del suero aguda. La capacidad de los complejos inmunitarios para participar en la lesión hística depende de su tamaño, solubilidad, carga neta y capacidad para fijar complemento. *PMN*, neutrófilo polimorfonuclear.

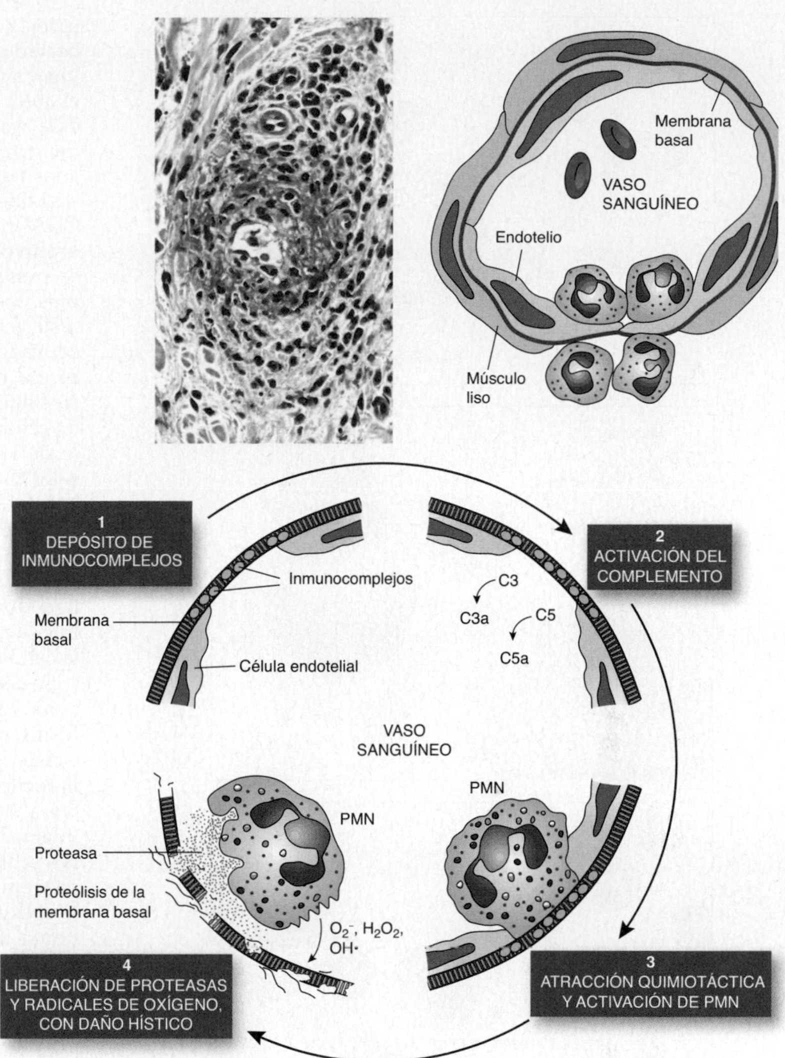

FIGURA 4-16. La reacción de Arthus es una reacción de hipersensibilidad de tipo III que se caracteriza por el depósito de complejos inmunitarios y la inducción de una respuesta inflamatoria aguda dentro de las paredes de los vasos sanguíneos. Algunas lesiones vasculíticas muestran necrosis fibrinoide. *H_2O_2*, peróxido de hidrógeno; *O_2^-*, ion superóxido; *OH•*, radical hidroxilo; *PMN*, neutrófilo polimorfonuclear.

mediadas por citocinas (*v.* cap. 2). Varias citocinas están implicadas en esta respuesta. La producción temprana de IL-1 y TNF-α regula al alza las moléculas de adherencia de las células endoteliales y la producción de otras citocinas proinflamatorias, como el **factor de crecimiento derivado de las plaquetas** (**PDGF**, *platelet-derived growth factor*), el factor de crecimiento tumoral β (TGF-β) y la IL-4, la IL-6 y la IL-10, que modulan la activación de los leucocitos y los fibroblastos. No todas las citocinas son proinflamatorias; la IL-10, en particular, regula a la baja las respuestas inflamatorias.

Los neutrófilos reclutados se activan a raíz de su contacto con los complejos inmunitarios y su ingestión. Las células activadas liberan mediadores inflamatorios, incluidas proteasas, ROS y productos del ácido araquidónico, que en conjunto producen lesiones hísticas.

En la **reacción de Arthus**, estudiada con un modelo experimental de vasculitis, los complejos inmunitarios provocan una lesión localizada (fig. 4-16). Clásicamente, esta reacción se observa en los vasos sanguíneos dérmicos después de la inyección local de un antígeno en el cual un individuo fue sensibilizado en una ocasión previa. El anticuerpo circulante y el antígeno inyectado localmente se difunden bajo gradientes de concentración hacia el otro para formar depósitos de complejos inmunitarios en las paredes de los pequeños vasos sanguíneos. La lesión vascular resultante es mediada por la activación del complemento, el reclutamiento de neutrófilos y sus mediadores proinflamatorios. Estas lesiones se desarrollan en un período de 2 h a 10 h.

Las paredes de los vasos afectados contienen numerosos neutrófilos y muestran las pruebas del daño, con edema y hemorragia en los tejidos circundantes. La presencia de fibrina crea la apariencia de la vasculitis inducida por complejos inmunitarios denominada necrosis fibrinoide. Aunque se trata de un modelo experimental, es un modelo prototipo de muchas vasculitis en seres humanos (p. ej., ciertas reacciones a fármacos).

Las reacciones de hipersensibilidad de tipo III son lesiones mediadas por complejos inmunitarios. Los complejos antígeno-anticuerpo pueden formarse *in situ*, o en la circulación y después depositarse en los tejidos. Los complejos inmunitarios fijan el complemento, lo que conduce al reclutamiento de neutrófilos y monocitos. La activación de las células inflamatorias por los complejos inmunitarios y el complemento, con la consecuente liberación de potentes mediadores inflamatorios, es la causa directa de la lesión (fig. 4-16). Las enfermedades autoinmunitarias, como el LES y muchos tipos de glomerulonefritis, están mediadas por este mecanismo.

Reacciones de hipersensibilidad mediadas por células (tipo tardío, tipo IV)

Las reacciones de tipo IV tienen lugar junto con reacciones por anticuerpos, lo cual vuelve más difícil la distinción entre estos procesos. El tipo de respuesta hística viene determinado en gran medida por la naturaleza del agente incitante. La hipersensibilidad de tipo tardío suele ser una reacción hística, en la que intervienen principalmente linfocitos y fagocitos mononucleares, que se produce en respuesta a un antígeno proteínico soluble y que alcanza su intensidad máxima al cabo de 24 h a 48 h. Un ejemplo clásico es la respuesta de sensibilidad por contacto con la hiedra venenosa. Aunque los ligandos químicos de esta (p. ej., el urusiol) no son proteínas, se unen covalentemente a las proteínas celulares y generan productos que son reconocidos por los linfocitos específicos de antígeno.

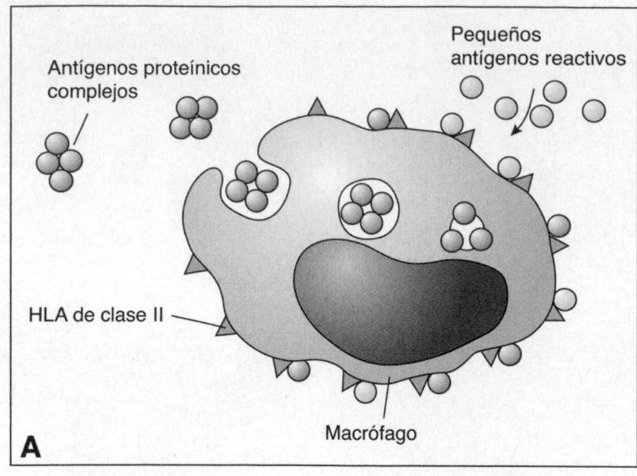

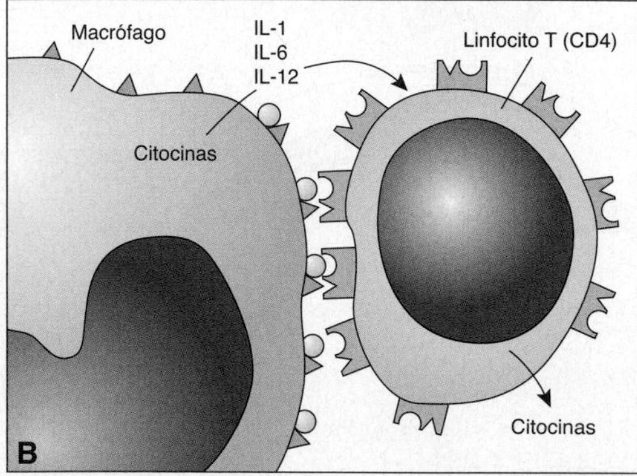

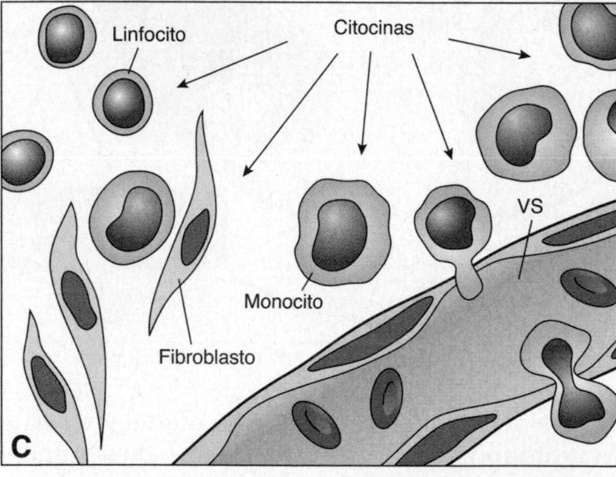

FIGURA 4-17. En una reacción de hipersensibilidad de tipo IV (de tipo tardío), los antígenos complejos son fagocitados, procesados y presentados en la membrana celular del macrófago junto con antígenos del complejo de histocompatibilidad (CPH) principal de clase II. En cambio, los antígenos son reconocidos mediante los receptores de los linfocitos T (RTC) expresados en linfocitos T histocompatibles. **A.** Linfocitos T citotóxicos, específicos de antígeno, histocompatibles se unen al antígeno presentado y se activan. **B** y **C.** Los linfocitos T citotóxicos activados secretan citocinas que amplifican las respuestas. *VS*, vaso sanguíneo.

En las reacciones de hipersensibilidad de tipo tardío (fig. 4-17), los antígenos de proteínas extrañas o los ligandos químicos *interactúan primero con las células accesorias que expresan moléculas HLA de clase II* (fig. 4-17A). Las células accesorias (macrófagos, CD) secretan IL-12, que, junto con el antígeno procesado y presentado, activan los linfocitos T $CD4^+$ (fig. 4-17B). Los linfocitos T $CD4^+$ activados secretan IFN-γ e IL-2, que activan respectivamente más macrófagos y provocan la proliferación de linfocitos T (fig. 4-17C). Los antígenos proteínicos se procesan de manera activa en péptidos cortos dentro de los fagolisosomas de los macrófagos y después se presentan en la superficie celular con moléculas HLA de clase II. Los antígenos procesados y presentados reconocidos por los linfocitos T $CD4^+$ específicos de antígeno y restringidos por el CPH se activan y, como linfocitos Th1, sintetizan varias citocinas. Estas citocinas reclutan y activan linfocitos, monocitos, fibroblastos y otras células inflamatorias. Si se elimina el estímulo antigénico, la reacción se resuelve espontáneamente después de unas 48 h. Si el estímulo persiste (p. ej., componentes poco biodegradables de la pared celular micobacteriana), el intento de secuestrar el agente incitante puede dar lugar a una reacción granulomatosa (*v.* cap. 2). Otro mecanismo por el que los linfocitos T (en especial los $CD8^+$) median el daño hístico es la lisis directa de las células objetivo (fig. 4-18). Este mecanismo es importante para destruir y eliminar células infectadas por virus, tejidos trasplantados y, posiblemente, linfocitos tumorales.

A diferencia de la hipersensibilidad de tipo tardío, los linfocitos T $CD8^+$ citotóxicos (LTC) reconocen específicamente los antígenos objetivo *en el contexto del CPH de clase I.* Los antígenos extraños se presentan activamente junto con los antígenos del CPH propios. En el rechazo del injerto, los antígenos del CPH extraño son, a su vez, potentes activadores de los linfocitos T $CD8^+$. Una vez activados por el antígeno, la proliferación de los LTC se ve favorecida por las células colaboradoras y mediada por factores de crecimiento solubles como la IL-2 (fig. 4-18C). Así, la población de células citotóxicas específicas de antígeno se expande. La muerte de las células se produce a través de varios mecanismos (fig. 4-18D; *v.* cap. 1).

Los LTC secretan perforinas que forman poros en las membranas de la célula objetivo e introducen granzimas que activan las caspasas intracelulares, lo que conduce a la apoptosis. Los LTC también pueden eliminar a los objetivos mediante el acoplamiento del ligando Fas (del linfocito T citolítico) con el Fas (del objetivo). La interacción del ligando Fas con el Fas desencadena la apoptosis de la célula portadora de Fas.

Se han descrito las características que definen a los linfocitos NK, pero el alcance en que tales células tienen en las reacciones de daño hístico no está claro. Algunas pruebas indican que los linfocitos NK ejercen tanto funciones efectoras como inmunorreguladoras. Los linfocitos NK pueden reconocer una variedad de objetivos, incluidas glucoproteínas de membrana expresadas por algunas células infectadas por virus y linfocitos tumorales (fig. 4-19). Los linfocitos NK se unen a las células objetivo a través de receptores de membrana y emiten señales moleculares que dan lugar a la lisis. Los linfocitos NK también expresan receptores Fc de membrana, que pueden unirse a los anticuerpos y mediar en la muerte de las células por citotoxicidad celular dependiente de anticuerpos. La actividad de los linfocitos NK recibe la influencia de una serie de mediadores. Por ejemplo, aumenta con la IL-2, la IL-12 y el IFN-γ y disminuye con varias prostaglandinas.

En las reacciones de hipersensibilidad de tipo IV, los macrófagos procesan los antígenos y los presentan a linfocitos T específicos de antígeno. Estos se activan y liberan mediadores que reclutan y activan linfocitos, macrófagos y fibroblastos. La lesión es causada por los linfocitos T, los macrófagos o ambos. No intervienen anticuerpos. La inflamación crónica asociada a muchas enfermedades autoinmunitarias, como la diabetes de tipo 1, la tiroiditis crónica, el síndrome de Sjögren y la cirrosis biliar primaria, es en gran medida resultado de la hipersensibilidad de tipo IV.

ENFERMEDADES POR INMUNODEFICIENCIA

Las enfermedades por inmunodeficiencia se clasifican en congénitas (primarias) o adquiridas (secundarias), y según el defecto de defensa del huésped. Las primeras son hereditarias. Las inmunodeficiencias primarias se clasifican, a grandes rasgos, como defectos de los linfocitos B o humorales, de los linfocitos T o de los fagocitos, o del sistema de complemento. Este esquema es útil, pero debe tenerse en cuenta que el defecto primario que afecta una parte del sistema inmunitario puede tener efectos de mayor alcance. Los defectos de los fagocitos (p. ej., la enfermedad granulomatosa crónica) suelen asociarse a infecciones bacterianas y fúngicas cutáneas, de tejidos blandos y viscerales. Las deficiencias del complemento se asocian a infecciones bacterianas recurrentes y/o graves (bacterias piógenas encapsuladas y *Neisseria*), así como a trastornos similares al lupus. Los trastornos del complemento y los defectos primarios de los fagocitos se tratan en el capítulo 2. Las inmunodeficiencias congénitas son muy poco frecuentes. Sin embargo, los déficits inmunitarios adquiridos, como el sida, son comunes. Las anomalías funcionales de los linfocitos pueden localizarse en etapas particulares de la ontogenia del sistema inmunitario, o en la interrupción de acontecimientos de activación inmunitaria (fig. 4-20). Pueden

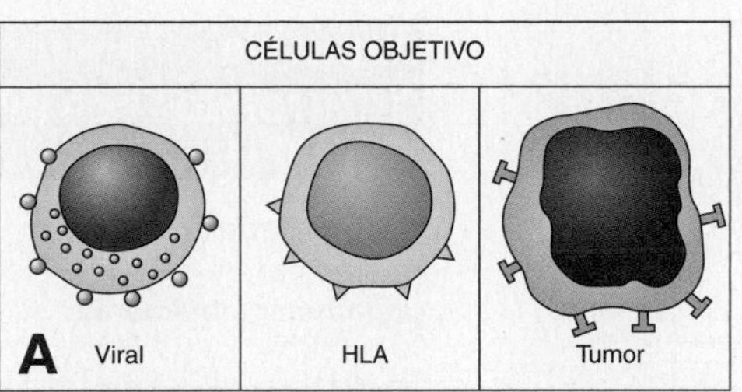

ANTÍGENOS OBJETIVO
• Antígeno de membrana codificado por el virus
• Antígeno extraño o de histocompatibilidad modificada
• Antígenos de membrana específicos de tumor

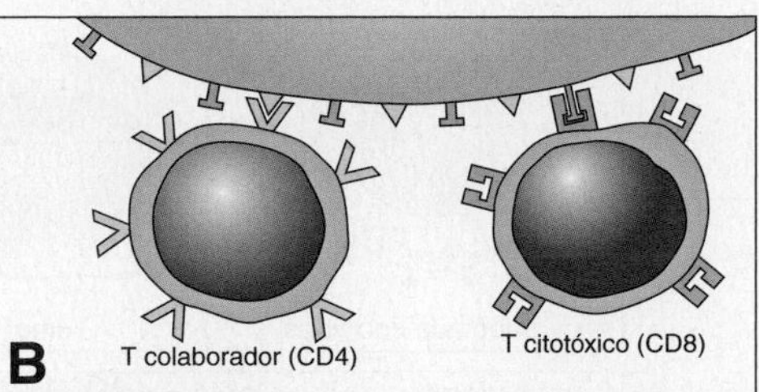

RECONOCIMIENTO DEL ANTÍGENO POR LOS LINFOCITOS T
• Los linfocitos T colaboradores reconocen antígenos más moléculas de clase II
• Los linfocitos T citotóxicos/linfocitos citolíticos naturales reconocen antígenos más moléculas de clase I

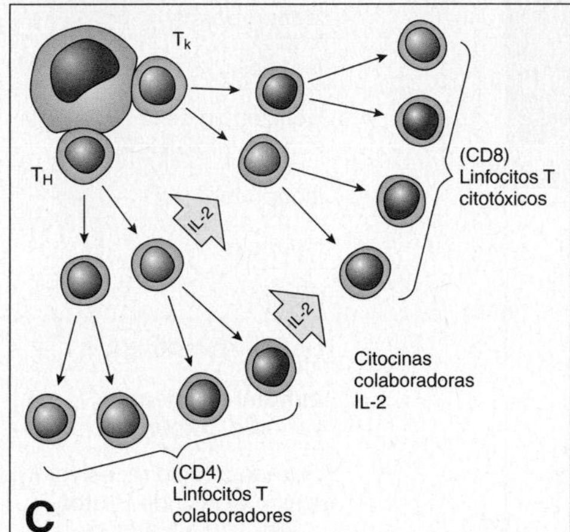

ACTIVACIÓN Y AMPLIFICACIÓN
• Los linfocitos T colaboradores se activan, proliferan y liberan moléculas colaboradoras (p. ej., IL-2)
• Los linfocitos T citotóxicos/linfocitos citolíticos naturales proliferan en respuesta a las moléculas colaboradoras

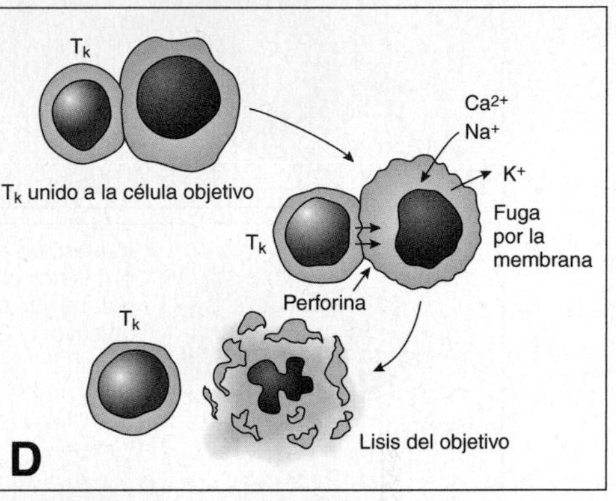

MUERTE DE LA CÉLULA OBJETIVO
• Los linfocitos T citotóxicos/linfocitos citolíticos naturales se unen a la célula objetivo
• Las señales de muerte liberan perforina y la célula objetivo pierde la integridad de la membrana
• La célula objetivo entra en lisis

FIGURA 4-18. En la citotoxicidad mediada por el linfocito T, las células objetivo potenciales incluyen (A) las células del huésped infectadas con virus, células del huésped malignas y células extrañas (trasplantadas histoincompatibles). **B.** Los linfocitos T citotóxicos reconocen antígenos extraños en el contexto de las moléculas de clase I del antígeno leucocitario humano (HLA). **C.** Los linfocitos T activados secretan compuestos líticos, por ejemplo, perforina y otros mediadores) y citocinas que amplifican la respuesta. **D.** La apoptosis (muerte de la célula objetivo) es mediada por la perforina y el flujo de entrada que incluye Ca^{2+} (ion calcio) y Na^+ (ion sodio), y el flujo de salida de K^+ (ion potasio). *IL*, interleucina.

encontrar clasificaciones detalladas de los trastornos de inmunodeficiencia primaria en otras fuentes. Esta sección pretende presentar ejemplos de enfermedades prototípicas.

Las deficiencias de anticuerpos primarios predisponen a infecciones bacterianas recurrentes

Las deficiencias humorales (anticuerpos) se caracterizan por concentraciones séricas por debajo de lo normal de todos los isotipos de Ig o de algunos específicos. Existe una amplia variedad de isotipos de inmunoglobulinas y subclases de deficiencias, entre las que se incluyen deleciones selectivas de las cadenas pesadas de la inmunoglobulina y la pérdida selectiva de la expresión de las cadenas ligeras (tabla 4-6). Algunos pacientes tienen concentraciones normales de inmunoglobulinas, pero fallan para producir anticuerpos contra antígenos específicos, por lo regular polisacáridos. Las manifestaciones clínicas de estas entidades son muy variables; algunos pacientes sufren infecciones bacterianas que ponen en riesgo sus vidas, y que varían desde meningitis a infecciones mucosas, mientras que otros pacientes son asintomáticos. También pueden producirse varios tipos de infecciones virales (p. ej., infecciones por ecovirus del sistema nervioso central [SNC]).

Agammaglobulinemia de Bruton ligada al X

Descrita por primera vez en 1952, la agammaglobulinemia de Bruton ligada al X (XLA) suele presentarse en niños menores de un año, cuando las cifras de anticuerpos maternos protectores han disminuido. Hasta un 10 % de los pacientes con XLA no la presentan hasta la adolescencia. Los estudios sugieren que hasta el 10 % de los adultos con diagnóstico de «inmunodeficiencia comun variable (IDCV)» (*v.* más adelante) tiene en realidad XLA. Los pacientes desarrollan infecciones recurrentes de los tractos mucosos (p. ej., sinusitis, bronquitis), piodermia, meningitis y septicemia. La hipogammaglobulinemia incluye a todos los isotipos de Ig. Algunos pacientes desarrollan hepatitis viral o infecciones crónicas por enterovirus en el SNC o en las grandes articulaciones. La inmunización con poliovirus vivos atenuados puede provocar poliomielitis paralítica. Alrededor de una tercera parte de los pacientes con XLA desarrollan una forma de artritis poco conocida, posiblemente causada por enterovirus o *Ureaplasma*.

No hay linfocitos B maduros en la sangre periférica ni células plasmáticas en los tejidos linfáticos. Sin embargo, pueden detectarse células pre-B. La anomalía genética, en el brazo largo del cromosoma X (Xq21.22), inactiva el gen que codifica la tirosina cinasa de los linfocitos B (**tirosina cinasa de Bruton**), una enzima fundamental para la maduración de los linfocitos B (tabla 4-6).

Deficiencia selectiva de IgA

En este síndrome común de inmunodeficiencia primaria, las concentraciones séricas de IgM e IgG son normales, mientras que las concentraciones séricas y secretoras de IgA son muy bajas o indetectables. La incidencia oscila entre 1:18 000 en Japón y 1:400 entre los europeos del norte. Los pacientes suelen ser asintomáticos, pero pueden presentar infecciones respiratorias o digestivas crónicas o recurrentes. Los pacientes sintomáticos desarrollan alergias, enfermedades autoinmunitarias y trastornos vasculares del colágeno y corren el riesgo de sufrir reacciones alérgicas, a veces anafilácticas, con los productos sanguíneos transfundidos que contengan IgA.

Los pacientes con deficiencia de IgA presentan linfocitos B circulantes que coexpresan IgA, IgM e IgD; sus variados y poco conocidos defectos impiden la síntesis y secreción de IgA (tabla 4-6). Puede haber un origen común con la IDCV (*v.* más adelante). Algunos casos se han relacionado con exposición a fármacos (p. ej., fenitoína, D-penicilamina) y otros con deleciones o defectos en el cromosoma 18. Los pacientes con deficiencias concurrentes de subclases de IgG tienen mayor probabilidad de presentar afecciones clínicas.

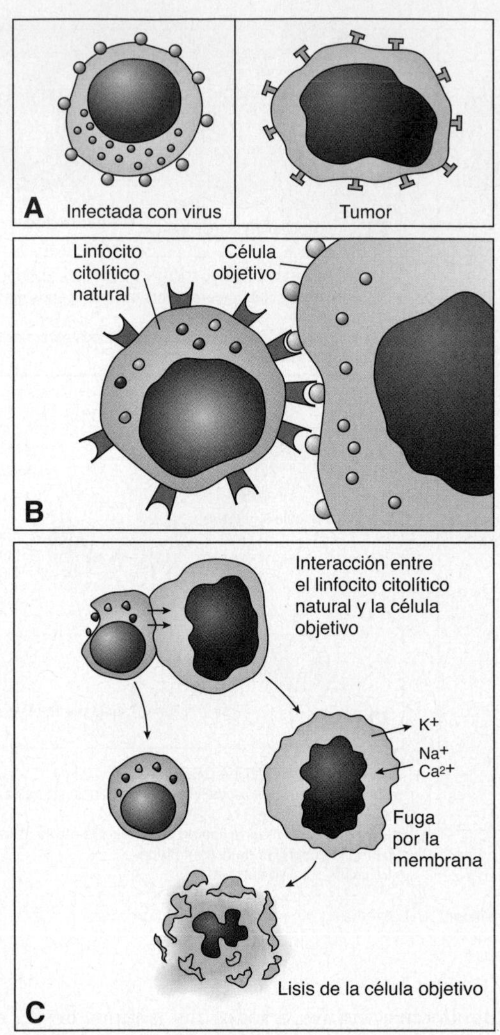

FIGURA 4-19. En la citotoxicidad mediada por linfocitos citolíticos naturales, las células objetivo potenciales incluyen células infectadas por virus y neoplásicas. *Los linfocitos citolíticos naturales se unen a las células objetivo (A), se activan (B) y secretan compuestos líticos (C).* Los linfocitos citolíticos naturales se unen a las células objetivo que expresan una menor cantidad de moléculas superficiales del antígeno leucocitario humano (HLA) de clase I. *Ca2*$^{+}$ = ion calcio; *K*$^{+}$ = ion potasio; *Na*$^{+}$ = ion sodio.

Inmunodeficiencia variable común

La IDCV es un grupo heterogéneo de trastornos caracterizados por hipogammaglobulinemia grave e infecciones concurrentes (tabla 4-6), aparentemente debido a una variedad de anomalías en la maduración de los linfocitos B o en la maduración de los linfocitos B mediada por los linfocitos T. Muchos familiares de pacientes con IDCV presentan una deficiencia selectiva de IgA. Los pacientes afectados presentan infecciones piógenas graves recurrentes, especialmente neumonía y diarrea. Esta última se debe a menudo a la infección por *Giardia lamblia*. Los ataques recurrentes del virus del herpes simple son comunes; el herpes zóster se desarrolla en una quinta parte de los pacientes.

La IDCV aparece años o décadas después del nacimiento, con una edad media al inicio de 25 años. Afecta a entre 1:50000 y 1:200000 personas. Los patrones hereditarios son variables. La IDVC se caracteriza por diversas anomalías en la maduración y en la regulación del sistema inmunitario. El cáncer aumenta en la CVID, como lo constata una incidencia 50 veces mayor de cáncer gástrico. Como hecho interesante, cabe destacar que el linfoma es 300 veces más frecuente en la mujer con esta inmunodeficiencia que en los hombres afectados.

La malabsorción por hiperplasia linfática y enfermedades inflamatorias del intestino es más frecuente que en la población general. Los pacientes también son más susceptibles de padecer otros trastornos autoinmunitarios, como anemia hemolítica, neutropenia, trombocitopenia y anemia perniciosa.

TABLA 4-6
TRASTORNOS POR INMUNODEFICIENCIA HUMORAL PRIMARIA

Enfermedad	Modo de herencia	Locus/Gen
Agammaglobulinemia	XL	Xq21.3/BTK
Deficiencia selectiva de clase/subclase de anticuerpo		
Isotipo γ_1	AR	14q32.33
Isotipo γ_2	AR	14q32.33
Isotipo parcial γ_3	AR	14q32.33
Isotipo γ_4	AR	14q32.33
Deficiencia de la subclase IgG±IgA	?	
Isotipo α_1	AR	14q32.33
Isotipo α_2	AR	14q32.33
Isotipo ε	AR	14q32.33
Deficiencia de IgA	Variable	—
Inmunodeficiencia variable común	Variable	—

AR, autosómico recesivo; *Ig*, inmunoglobulina; *LX*, ligado al X; *TCB*, tirosina cinasa de Bruton.

Hipogammaglobulinemia transitoria de la infancia

En algunos lactantes, se produce una hipogammaglobulinemia prolongada una vez que los anticuerpos maternos alcanzan su punto más bajo. Algunos niños afectados desarrollan infecciones recurrentes y requieren tratamiento, pero todos acaban produciendo anticuerpos. Los lactantes poseen linfocitos B maduros que durante un tiempo son incapaces de producir anticuerpos. Esta anomalía no se comprende bien, pero se cree que podría representar una capacidad generadora de señal retrasada por parte del linfocito T colaborador.

Síndrome de Hiper-IgM

El síndrome de hiper-IgM suele clasificarse como una inmunodeficiencia humoral porque hay una alteración en la producción de Ig. Las concentraciones sanguíneas de IgG, IgA e IgE se encuentran por debajo de lo normal, y las de IgM están elevadas. Existe una forma ligada al cromosoma X que resulta de anomalías en el ligando CD40 de tipo 1 y una forma autosómica recesiva debida a defectos en CD40 (hiper-IgM de tipo 3). Los lactantes con la forma de esta enfermedad ligada al X sufren infecciones piógenas y oportunistas, especialmente por *Pneumocystis jiroveci* (antes *Pneumocystis carinii*), y también tienden a desarrollar enfermedades autoinmunitarias que afectan los elementos formes de la sangre.

Los linfocitos B circulantes solo tienen IgM e IgD. El «cambio» a otros isotipos de cadena pesada desde IgD/IgM es defectuoso. Para el cambio de isotipo, se requiere la interacción del receptor CD40 en las membranas de los linfocitos B con el ligando CD40 (fig. 4-20).

Las inmunodeficiencias de linfocitos T suelen formar parte de un conjunto de anomalías

Síndrome de DiGeorge

En su forma completa, el síndrome de DiGeorge es un grave trastorno por inmunodeficiencia de linfocitos T en el que se observa

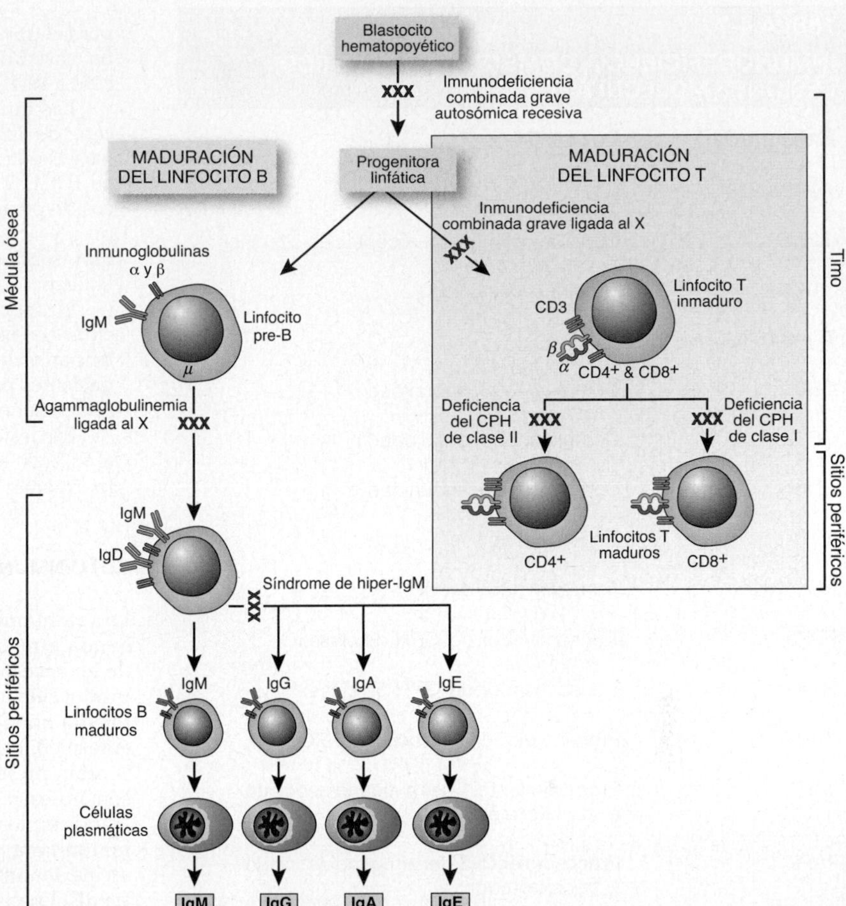

FIGURA 4-20. Los blastocitos hematopoyéticos dan origen a células progenitoras linfáticas que, de una manera predeterminada, pueblan la médula ósea o el timo. Se han caracterizado más de 200 trastornos de inmunodeficiencia primaria en los ámbitos genético y/o molecular. En varios trastornos por inmunodeficiencia, una anomalía molecular pequeña da como resultado un «paro de la maduración» en el desarrollo de linfocitos completamente funcionales y diferenciados. La identificación de lesiones moleculares específicas ha acelerado la evaluación de diagnóstico y comprensión mecanicista.

una reducción de las concentraciones séricas de Ig debido a la falta de actividad de los linfocitos T colaboradores. Aunque es variable, algunos lactantes presentan anomalías cardíacas y conotruncales e hipocalcemia grave (debido a hipoparatiroidismo). Otros exhiben característicos rasgos faciales anómalos. Los lactantes que sobreviven al período neonatal son objeto a infecciones virales, bacterianas, fúngicas y por protozoos recurrentes y/o crónicas.

El síndrome de DiGeorge está causado por un desarrollo defectuoso de la tercera y cuarta bolsas faríngeas, que dan lugar al epitelio tímico y a las glándulas paratiroides, e influyen en el desarrollo cardíaco conotruncal. La mayoría de los pacientes presentan una deleción en el brazo largo del cromosoma 22. Así, el síndrome de DiGeorge se considera una forma de «síndrome de deleción 22q11». En ausencia de un timo funcional, la maduración de los linfocitos T se interrumpe en la fase de pre-linfocito T. El defecto inmunitario se ha corregido mediante el trasplante de tejido tímico.

La mayoría de los pacientes tienen un síndrome DiGeorge «parcial», en el cual está presente un pequeño remanente del timo. Con el tiempo, muchos recuperan individuos la función de los linfocitos T sin tratamiento. Algunos pacientes con mutaciones 22q11 solo presentan anomalías cardíacas conotruncales.

Candidiasis mucocutánea crónica

La candidiasis mucocutánea crónica es el resultado de un deterioro de la función de los linfocitos T, con una mayor susceptibilidad a infecciones por *Candida* y a endocrinopatías (hipoparatiroidismo, enfermedad de Addison, diabetes mellitus). La mayoría de las funciones de los linfocitos T están intactas, pero hay un deterioro en la respuesta a los antígenos de *Candida*.

Las causas de la anomalía inmunitaria de este síndrome son una serie de anomalías en el desarrollo de los linfocitos T. Los pacientes reaccionan a los antígenos de *Candida* de forma diferente a como lo hacen los individuos sin la afección. A diferencia de las respuestas normales en las que predominan los linfocitos Th1 (IL-2/IFN-γ) y del control efectivo de las infecciones por *Candida*, los pacientes afectados organizan un tipo de respuesta de linfocitos colaboradores Th2 (IL-4/IL-6) menos eficaz.

Las enfermedades por inmunodeficiencia combinadas varían en gravedad

Las enfermedades por inmunodeficiencia combinadas graves son muy heterogéneas y a menudo ponen en riesgo la vida (tabla 4-7).

Inmunodeficiencia combinada grave

Las inmunodeficiencia combinada grave (IDCG) incluye varios trastornos del desarrollo y de la función. Los pacientes afectados se presentan en los primeros meses de vida con infecciones recurrentes, a menudo graves, diarrea e interrupción del crecimiento. Algunas formas de IDCG también se caracterizan por anomalías del desarrollo no inmunitarias. La IDCG suele ser mortal durante el primer año de vida si no se realiza un trasplante de BHP con el fin de proporcionar un sistema inmunitario.

El desarrollo y/o la función de los linfocitos T son defectuosos. En algunos tipos, el desarrollo de los linfocitos B también se ve afectado. Dado que los linfocitos B requieren señales derivadas de los linfocitos T para una producción óptima de anticuerpos, la mayoría de los pacientes tienen una inmunidad celular y humoral defectuosa. El desarrollo y la función de los linfocitos NK se ven afectados de forma variable. Existen varias categorías de IDCG (tabla 4-7).

La forma más común de IDCG en Estados Unidos (50% de los casos) se debe a mutaciones en *IL2RG*. Este gen codifica la cadena γ del receptor de citocinas, que es compartida por los receptores de IL-2, IL-4, IL-7, IL-9, IL-15 e IL-21. Las anomalías en este gen dan lugar a la ausencia total de linfocitos T y linfocitos NK (90% de los casos), pero a un número normal de linfocitos B. La producción de Ig muestra un deterioro grave por el defecto de los linfocitos T. La señalización secuencia abajo de los receptores de IL de cadena γ co-

TABLA 4-7

INMUNODEFICIENCIA COMBINADA GRAVE (ICD): LESIONES MOLECULARES[a]

Enfermedad	Locus/Gen
T–/–B+/–NK–/–	
IL2RG	Cadena γ común del receptor de citocina
JAK3	Tirocina cinasa JAK3
T–/–B1/–NK+/–	
CD3D	Complejo CD3, subunidad δ
CD3E	Complejo CD3, subunidad ε
CD3G	Complejo CD3, subunidad γ
CIITA	Transactivador del CPH de clase II
RFXANK	Transactivador del CPH de clase II
FRX5	Transactivador del CPH de clase II
RXAP	Transactivador del CPH de clase II
ZAP70	Proteína de 70 kD asociada al RCT
TAP1	Procesamiento 1 del antígeno asociado al transportador
TAP2	Procesamiento 2 del antígeno asociado al transportador
T–/–B–/–NK–/–	
ADA	Adenosina desaminasa
PNP	Fosforilasa de nucleótidos de purina
T–/–B–/–NK+/–	
RAG1	Gen 1 activante de la recombinasa
RAG2	Gen 2 activante de la recombinasa

CPH, complejo principal de histocompatibilidad; *RCT*, receptor del linfocito T.

[a] Esta es una lista parcial de trastornos ICG.

munes requiere la activación de la tirosina cinasa JAK3 (Janus quinasa 3). No es de extrañar que se hayan identificado pacientes con IDCG T–/–B+/–NK- con mutaciones en JAK3.

PATOGENIA MOLECULAR: se han descrito más de una docena de lesiones moleculares en pacientes con IDCG T–/–B+/–NK+. Por ejemplo, se conocen mutaciones en los genes (*CD3D*, *CD3E*, *CD3G*) que codifican cada subunidad (δ, ε, γ) del complejo CD3 asociado al RLT. Todos estos pacientes muestran anomalías en la función de los linfocitos T, pero las características clínicas varían. Otro grupo de pacientes con IDCG T–/–B+/–NK+ carece de linfocitos T CD4⁺ en asociación con varias anomalías en la expresión de moléculas del CPH de clase II. Sin embargo, otro grupo de pacientes es deficiente en linfocitos T CD8⁺. En este grupo de pacientes se han descrito mutaciones en ZAP70, TAP1 y TAP2. La proteína ZAP70 (proteína de 70 kDa asociada al RLT) es una tirosina cinasa que participa en la señalización del RLT; *TAP1* y *TAP2* son necesarias para el transporte del péptido citosólico a las moléculas del HLA de clase I de células indiferenciadas para su posterior presentación a RLT.

Las mutaciones en los genes para enzimas en la vía de rescate de los nucleótidos de purina, la adenosina deaminasa (*ADA*) y la fosforilasa de nucleósidos de purina (*PNP*), resultan en IDCG T–/–B–/–NK–. La acumulación de metabolitos tóxicos de purina conduce a la muerte de linfocitos inmaduros y en proliferación (y otros tipos de células). La deficiencia de ADA representa el 15% de todos los pacientes con IDCG en Estados Unidos. La deficiencia de PNP es muy poco frecuente.

Los pocos pacientes con IDCG T–/–B–/–NK+ poseen mutaciones en los genes para las proteínas de unión al ADN que participan en el reordenamiento de las Ig y del gen del RLT. Algunos pacientes padecen sensibilidad a la radiación, además de inmunodeficiencia.

Las lesiones moleculares se identifican en aproximadamente el 95% de los pacientes con IDCG. Daños moleculares adicionales pueden representar el 5% restante.

AUTOINMUNIDAD

La autoinmunidad es fundamentalmente un proceso fisiológico que ayuda a regular la función del sistema inmunitario. La alteración de los mecanismos reguladores «normales» puede dar lugar a una producción incontrolada de autoanticuerpos y/o a un reconocimiento anómalo de las células, lo que provoca lesiones hísticas y enfermedades autoinmunitarias. Los autoanticuerpos específicos, si están presentes y forman parte del desarrollo de la enfermedad, son útiles para diagnosticar las enfermedades autoinmunitarias. Los ejemplos prototípicos de la relación causal entre la respuesta inmunitaria y la enfermedad incluyen la miastenia grave (*v.* más arriba: los anticuerpos interrumpen los receptores postsinápticos de acetilcolina) y la diabetes de tipo 1 (los LTC matan las células β del páncreas).

Las enfermedades autoinmunitarias pueden ser específicas de un órgano o generalizadas. Hay varias enfermedades autoinmunitarias monogénicas muy raras que han aportado información sobre la autoinmunidad y la regulación del sistema inmunitario.

En las enfermedades autoinmunitarias, el sistema inmunitario no diferencia de forma adecuada entre lo propio y lo extraño

La **tolerancia inmunitaria** se produce cuando no hay una respuesta inmunitaria medible (o clínicamente perjudicial) a un antígeno específico presentado previamente. Normalmente, las personas son tolerantes a los autoantígenos. Una respuesta autoinmunitaria anómala o perjudicial a los autoantígenos implica la pérdida de tolerancia inmunitaria. La tolerancia a los autoantígenos es un proceso activo y requiere el contacto entre los autoantígenos y las células inmunitarias. Durante el desarrollo fetal, la tolerancia se establece fácilmente a antígenos que desencadenan respuestas inmunitarias vigorosas en los adultos. Varios mecanismos inducen y mantienen la tolerancia, de forma activa y continua, mediante el bloqueo y el aborto constante de las respuestas inmunitarias potencialmente dañinas. La tolerancia a un antígeno está relacionada en parte con la dosis de antígeno administrada.

Durante el desarrollo inmunitario, tanto los mecanismos centrales como los periféricos causan tolerancia. En la **tolerancia central**, los linfocitos T y B inmaduros autorreactivos son «eliminados» o cambiados durante su maduración en el timo «central» y la médula ósea, respectivamente.

Los linfocitos T en desarrollo que reconocen autopéptidos presentados por las CEMT (en el contexto de un CPH compatible) con alta afinidad de unión sufren una selección negativa y mueren por apoptosis. La **proteína reguladora de la autoinmunidad** (**AIRE**) está implicada en la expresión de autoantígenos restringidos al tejido periférico dentro del timo, por lo que es importante en la expresión central de autoantígenos periféricos a los que el individuo se vuelve tolerante. Las mutaciones en *AIRE* causan una polendocrinopatía autoinmune.

En la médula ósea, se produce una selección negativa similar en los linfocitos B. Además, el compromiso del linfocito B a los antígenos propios de la médula puede restablecer el reordenamiento del gen receptor de antígenos por medio de un proceso denominado «edición del receptor».

Así, estos linfocitos B reprogramados no reconocen lo propio. También se desarrollan linfocitos T reguladores CD4+.

La **tolerancia periférica** regula los linfocitos T que escapan a la selección negativa intratímica. Los linfocitos T maduros se someten a control en la periferia mediante la anergia, la supresión y/o la muerte celular inducida por la activación. La anergia se produce cuando los linfocitos T se unen al antígeno presentado por las CPA en ausencia de la segunda señal, normalmente proporcionada por CD80/B7-1 y CD86/B7-2 (*v.* más arriba) en la CPA a través de CD28 en el linfocito T. Así pues, el entorno en el que los antígenos se presentan a los linfocitos T ayuda a determinar la inmunidad o la tolerancia.

La inactivación/ausencia de respuesta de los linfocitos T (anergia) implica al menos dos mecanismos. Las respuestas inmunitarias son suprimidas por una población de linfocitos T reguladores generados en respuesta a la exposición a autoantígenos. Estos linfocitos T reguladores son $CD4^+$, constitutivamente expresan CD25 (cadena β de alta afinidad al receptor de IL-2) y expresan el factor de transcripción FOXp3. Las mutaciones y polimorfismos que afectan *CD25*, IL-2R o FOXp3 dan lugar a trastornos autoinmunitarios. Por último, los linfocitos T $CD4^+$ y los linfocitos B autorreactivos pueden ser eliminados por varios mecanismos iniciados por la activación. En algunas situaciones, los antígenos son ignorados; el mecanismo o mecanismos de este proceso son poco conocidos.

Teorías de la autoinmunidad

Hay múltiples explicaciones para el desarrollo de enfermedades autoinmunitarias, que no son mutuamente excluyentes.

Autoantígenos inaccesibles

Puede desarrollarse una reacción inmunitaria contra antígenos propios que normalmente no son «accesibles» para el sistema inmunitario. Los antígenos intracelulares no suelen exponerse o liberarse hasta que algún tipo de infección y/o lesión hística los «libera» o «expone». Al mismo tiempo, se desarrolla una respuesta inmunitaria (p. ej., anticuerpos contra los espermatozoides, tejido del cristalino y la mielina). Si estos autoanticuerpos inducen lesión directa, es otra cuestión.

Por ejemplo, no hay pruebas de que los anticuerpos antiespermatozoides causen una lesión generalizada, más allá de una orquitis localizada. Así pues, los autoanticuerpos pueden formarse contra antígenos normalmente «secuestrados», pero no suelen ser patógenos.

Función anómala de los linfocitos T

Las reacciones autoinmunitarias pueden desarrollarse como consecuencia de anomalías en los linfocitos T. Como se ha señalado, las enfermedades autoinmunitarias están relacionadas con varias mutaciones y/o polimorfismos. Por tanto, la alteración del número o de las actividades funcionales de los linfocitos T colaboradores o supresores podría influir en la capacidad de organizar una respuesta inmunitaria. Las anomalías en la función supresora, especialmente en los linfocitos T, se da en muchas enfermedades autoinmunitarias, como la cirrosis biliar primaria, la tiroiditis, la esclerosis múltiple, la miastenia grave, la artritis reumatoide y la esclerodermia (*v.* cap. 31 en línea). La actividad defectuosa de los linfocitos T supresores también se da en personas que no presentan ningún indicio de enfermedad autoinmunitaria. Por tanto, la pregunta clave es cómo (o si) la alteración de la función de los linfocitos T supresores observados causan estas enfermedades o son epifenómenos.

Los linfocitos T colaboradores se definen por su papel en la activación de los linfocitos B específicos de antígeno. No obstante, su función también puede ser anómala y autorreactiva en las enfermedades autoinmunitarias.

La tolerancia puede «romperse» por influencias ambientales, a veces de forma inespecífica para el antígeno. Los fármacos y otros agentes pueden desencadenar cambios epigenéticos, por ejemplo, la hipometilación del ADN. Esto puede aumentar el antígeno leucocitario 1 (LFA-1) y provocar una activación de los linfocitos B que es independiente del antígeno. El lupus inducido por fármacos es un ejemplo de autorreactividad de los linfocitos T sin especificidad de antígeno. La exposición a antígenos modificados también puede «romper» la tolerancia, de modo que las células colaboradoras se activan y desencadenan los linfocitos B. Esto ocurre cuando un antígeno es modificado por la degradación parcial con una proteína transportadora. Así, en algunas enfermedades reumáticas los anticuerpos reconocen proteínas del tejido conjuntivo parcialmente degradadas, como el colágeno o la elastina. En algunas anemias hemolíticas inducidas por fármacos, los anticuerpos contra un fármaco provocan hemólisis cuando el fármaco se une a las membranas eritrocitarias.

Mimetismo molecular

Algunos antígenos extraños provocan anticuerpos que reaccionan de forma cruzada con los antígenos propios. Los linfocitos T colaboradores que actúan «correctamente» no inducen la formación de autoanticuerpos. Sin embargo, el asa eferente de la respuesta inmunitaria, cuya reactividad es contra el antígeno extraño, cambia y ataca al autoantígeno de estructura similar. Así, en la fiebre reumática, los anticuerpos contra los antígenos estreptocócicos reaccionan de manera cruzada con los antígenos del músculo cardíaco, un fenómeno que se conoce como mimetismo molecular.

Activación policlonal de los linfocitos B

En la activación policlonal de los linfocitos B, estos son activados directamente por sustancias complejas que contienen muchas áreas antigénicas (p. ej., paredes celulares bacterianas y virus). Así, las infecciones bacterianas, virales y parasitarias pueden estimular el desarrollo del factor reumatoide en la artritis reumatoide, anticuerpos anti-ADN en el LES y otros autoanticuerpos. Tal estímulo de dispersión de respuestas de anticuerpos también puede provocar autoanticuerpos.

Comprensión de los efectos adversos relacionados con la inmunidad relacionados con el bloqueo de puntos de control inmunitario y enfermedades autoinmunitarias monogénicas

En los últimos años, la supervivencia de los pacientes con diversos cánceres de órganos sólidos ha mejorado gracias a la técnica de **bloqueo de puntos de control inmunitario** (**BCI**), un tipo de abordaje que aumenta la inmunidad antitumoral mediante la inhibición de la disminución intrínseca de la inmunidad. Los anticuerpos monoclonales que bloquean el **antígeno CTLA-4** (antígeno 4 asociado a los linfocitos T citotóxicos), la **proteína 1 de muerte celular programada** (**PD-1**) y el **ligando 1 de la PD-1** (**PD-L1**) han sido eficaces. Los efectos adversos relacionados con la inmunidad asociados al BCI son similares a los de las enfermedades autoinmunitarias idiopáticas, e incluyen muchos sistemas de órganos: los más comunes son el tejido endocrino, el hígado, la piel y el tubo digestivo. Aunque las manifestaciones son variables entre distintas personas, estas observaciones han aportado nuevos conocimientos sobre la fisiopatología de las enfermedades autoinmunitarias.

Los síndromes autoinmunitarios monogénicos muy infrecuentes son importantes desde el punto de vista clínico, pero también han proporcionado una valiosa información sobre la autoinmunidad y la regulación del sistema inmunitario. En cada ejemplo, existen relaciones funcionales entre una lesión monogénica determinada y la autoinmunidad posterior. Los mecanismos fisiopatológicos que conducen a la enfermedad son multifacéticos. Parece ser que los defectos de la inmunidad innata tienden a provocar manifestaciones sistemáticas, mientras que los de la inmunidad adaptativa tienden a desencadenar enfermedades específicas de un sistema de órganos. Algunos ejemplos son la deficiencia de C1q, el síndrome de Aicardi-Goutieres, el síndrome linfoproliferativo autoinmunitario, los trastornos relacionados con dicho síndrome, el síndrome de desregulación inmunitaria-poliendocrinopatía, y el síndrome poliglandular ligado al cromosoma X y autoinmunitario de tipo 1 (APS1, antes APECED).

Lesiones hísticas en las enfermedades autoinmunitarias

Tradicionalmente se ha considerado a las enfermedades autoinmunitarias como el prototipo de las enfermedades por complejos inmunitarios, con formación de complejos inmunitarios en la circulación o en los tejidos. Así, las reacciones de hipersensibilidad de tipo II (citotóxicas) y de tipo III (inmunocomplejas) explican la mayoría de las lesiones hísticas autoinmunitarias. Pero, por supuesto, la historia es más complicada. En algunas enfermedades autoinmunitarias, por ejemplo, los linfocitos T sensibilizados a autoantígenos (como la tiroglobulina) pueden causar daño hístico de forma directa (reacción de tipo IV).

En la citotoxicidad celular dependiente de anticuerpos, los anticuerpos contra los antígenos de la membrana celular pueden destruir dichas células portadoras de antígenos. Así, los anticuerpos contra la ATPasa DE H^+/K^+ de las células parietales contribuyen al desarrollo de la gastritis atrófica. Sin embargo, no ocurre en todos los pacientes, ya que muchas personas tienen anticuerpos contra las células parietales, pero no desarrollan gastritis.

No todos los autoanticuerpos causan la enfermedad a través de la citotoxicidad. En las enfermedades por anticuerpos antirreceptores, como la enfermedad de Graves y la miastenia grave (*v.* anteriormente), las células unidas por anticuerpos no mueren (sin embargo, los anticuerpos antiacetilcolina pueden provocar daños en la membrana celular postsináptica). Los anticuerpos contra los receptores de insulina en la acantosis pigmentaria y la ataxia-telangiectasia provocan que algunos pacientes desarrollen una diabetes extremadamente resistente a la insulina.

Las reacciones de hipersensibilidad de tipo III (enfermedad por complejos inmunitarios) explican las lesiones hísticas en algunas enfermedades autoinmunitarias (p. ej., LES). Los complejos ADN/anti-ADN formados en la circulación (o en lugares locales) se depositan en los tejidos, inducen la inflamación y lesionan los tejidos (p. ej., vasculitis, glomerulonefritis; *v.* cap. 30 en línea). En el caso de muchas enfermedades autoinmunitarias, las manifestaciones clínicas son sistémicas, y se afectan muchos órganos y tejidos. Sin embargo, las reacciones de anticuerpos autoinmunitarios citotóxicos (mediadas por el tipo II) son en su mayoría específicas de un órgano.

INMUNOLOGÍA EN TRASPLANTES

Los antígenos codificados en el CPH del donante son moléculas inmunogénicas que pueden estimular el rechazo de los tejidos trasplantados. La supervivencia óptima del injerto se produce cuando el receptor y el donante son muy compatibles en cuanto a los principales HLA. En la práctica, el acoplamiento exacto de HLA no es común, excepto entre gemelos monocigóticos. Por tanto, el trasplante de órganos requiere un tratamiento inmunosupresor posterior y una monitorización continua del funcionamiento del injerto. Los avances terapéuticos han mejorado mucho las tasas de éxito de los trasplantes, incluso en casos en los que hay un grado de incompatibilidad tisular. Cuando se producen reacciones inmunitarias del huésped contra el injerto (rechazo), diversos mecanismos de defensa combinados pueden dañar el injerto.

Tanto las reacciones mediadas por linfocitos T como por anticuerpos pueden participar en el rechazo del trasplante. Dentro del injerto, las CPA, en concreto las que llevan moléculas del CPH extrañas, son reconocidas por los LTC $CD8^+$ del huésped, que median en la lesión hística, y por los linfocitos T colaboradores $CD4^+$ del huésped, que aumentan la producción de anticuerpos, inducen la producción de IFN-γ y activan los macrófagos. A su vez, el IFN-γ aumenta la expresión del CPH, lo que amplifica la respuesta inmunitaria y da lugar a la lesión hística. Las CPA del huésped también procesan antígenos extraños del donante, lo que da lugar a una hipersensibilidad de tipo tardío mediada por $CD4^+$ y a la producción de anticuerpos mediada por $CD4^+$.

Las reacciones de rechazo a los trasplantes de órganos sólidos suelen clasificarse como «hiperagudas», «agudas» y «crónicas» en función del tiempo clínico de la respuesta y del mecanismo fisiopatológico implicado. Sin embargo, en la práctica, las características de cada una a menudo se superponen, lo que crea una ambigüedad en el diagnóstico. La categorización del rechazo al trasplante se complica más por la toxicidad de los fármacos inmunodepresores y por el potencial existente de problemas mecánicos (p. ej., trombosis vascular) o la recidiva de la enfermedad original (p. ej., algunos tipos de glomerulonefritis). Los apartados siguientes ilustran el rechazo en el contexto de un trasplante renal. Respuestas similares se producen en otros tejidos trasplantados, aunque el rechazo de cada tipo hístico tiene sus propias características.

El rechazo hiperagudo se produce a los pocos minutos del trasplante

El rechazo hiperagudo de un riñón puede ser tan rápido que puede producirse durante la cirugía, y se manifiesta como un cese repentino de la producción de orina, oscurecimiento del injerto y el rápido desarrollo de fiebre y dolor en el sitio del injerto. Esta forma de rechazo cuenta con la participación de anticuerpos anti-HLA preformados y la activación de productos del complemento, entre los que se incluyen mediadores quimiotácticos y otros de tipo inflamatorio. El rechazo hiperagudo es muy grave, y requiere la extirpación quirúrgica inmediata del riñón trasplantado. Las características histológicas del rechazo hiperagudo en los riñones trasplantados son congestión vascular, trombos de fibrina-plaqueta dentro de los capilares, vasculitis neutrófila con necrosis fibrinoide, edema intersticial prominente e infiltrados de neutrófilos (fig. 4-21A). Afortunadamente, el rechazo hiperagudo no es frecuente cuando se realiza la detección de anticuerpos apropiada previa al trasplante.

El rechazo agudo suele producirse a las pocas semanas o meses después del trasplante

El rechazo agudo del injerto renal se caracteriza por el inicio repentino de azoemia y oliguria, que pueden acompañarse de fiebre y de sensibilidad del injerto. Suele incluir mecanismos celulares y humorales de daño hístico. Si se detecta a tiempo, puede revertirse con un tratamiento inmunosupresor. La biopsia con aguja suele ser necesaria para diferenciar un rechazo agudo de una necrosis tubular aguda o de la toxicidad que acompaña a los fármacos inmunodepresores. Los signos varían según si el proceso es principalmente celular o humoral. En el rechazo celular agudo, la observación microscópica revela infiltrados intersticiales de linfocitos y macrófagos, edema, colitis linfocítica y necrosis tubular (fig. 4-21B). En la forma humoral aguda, a veces denominada «vasculitis» de rechazo, predomina el daño vascular, con arteritis, necrosis fibrinoide y trombosis. La afectación de los vasos sanguíneos es un signo negativo debido a que suele significar resistencia al tratamiento.

El rechazo crónico se produce de meses a años después del trasplante

Los pacientes afectados desarrollan azoemia progresiva, oliguria, hipertensión y ganancia de peso después de un período de meses. El rechazo crónico puede ser la consecuencia de episodios repetidos de rechazo celular, ya sea asintomático o aparente en el terreno clínico. El engrosamiento de la íntima arterial y arteriolar causan estenosis vascular, obstrucción, engrosamiento de las paredes capilares glomerulares, atrofia tubular y fibrosis intersticial (fig. 4-21C). Se aprecian infiltrados mononucleares intersticiales, así como túbulos que contienen cilindros proteináceos. El rechazo crónico representa una etapa avanzada de lesión orgánica y no responde al tratamiento. Las imágenes histológicas del rechazo agudo y el crónico pueden superponerse y variar en grado, y la distinción patológica precisa puede resultar imposible.

En la enfermedad de injerto contra huésped, las células del donante reaccionan contra el receptor

El advenimiento del trasplante de médula ósea o de BHP o blastocitos alogénicos (del donante) recolectados de sangre periférica posibilita el tratamiento de una enfermedad que hasta ese momento se consideró terminal o incurable. Para que los BHP trasplantadas

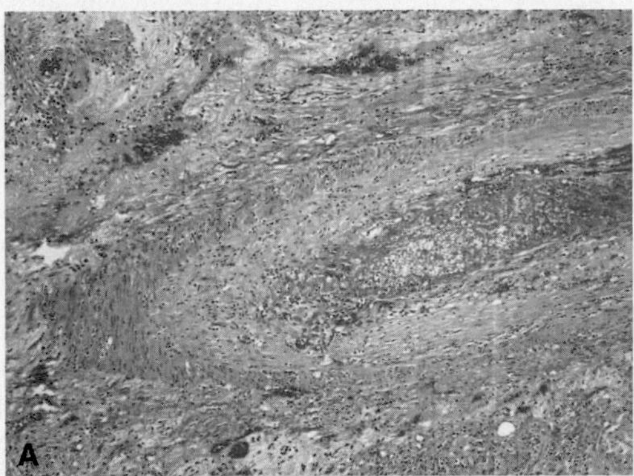

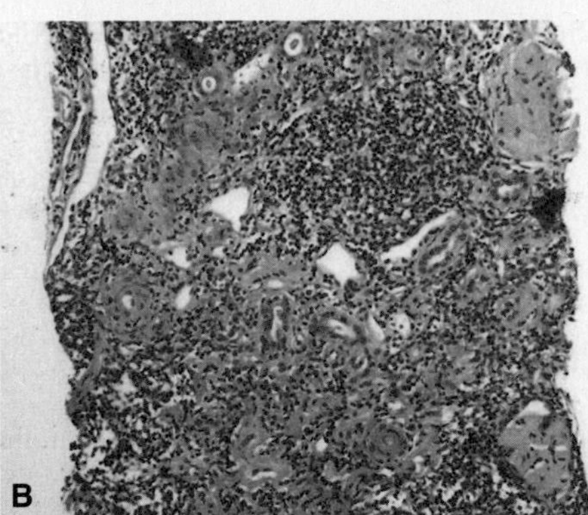

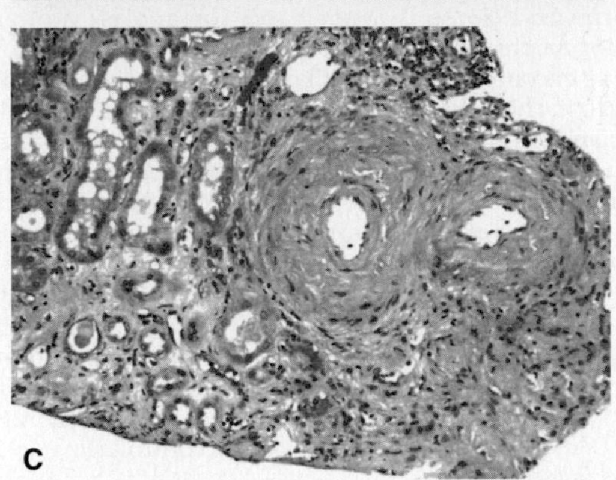

FIGURA 4-21. Hay tres formas principales de rechazo al trasplante renal. A. Rechazo hiperagudo, que se produce de minutos a horas después del trasplante y que se caracteriza, en parte, por vasculitis neutrófila, trombos de fibrina intravasculares e infiltrados de neutrófilos. **B.** Rechazo celular agudo, que se produce de semanas a meses después del trasplante y se caracteriza por daño tubular e infiltrado leucocítico mononuclear. **C.** Rechazo crónico, que se observa de meses a años después del trasplante y se caracteriza por atrofia tubular, parches de infiltrados intersticiales de células mononucleares y fibrosis. En este ejemplo, las arterias muestran el engrosamiento fibroso de la íntima.

se injerten en el nuevo huésped, la médula ósea y el sistema inmunitario del receptor deben «acondicionarse» (normalmente, abolirse) mediante fármacos citotóxicos, a veces junto con radiación.

La enfermedad de injerto contra huésped (EICH) puede ser aguda o crónica. Si hay linfocitos inmunocompetentes en la preparación de los BHP, estas células del donante pueden reaccionar contra (rechazar) el receptor y causar una EICH aguda. Si, en cambio, el trasplante contiene células progenitoras linfáticas del donante, estos pueden diferenciarse después del trasplante y provocar una forma más crónica de EICH. Los linfocitos «pasajeros» también pueden mediar la EICH si un paciente con inmunodeficiencia grave recibe un órgano sólido con muchos linfocitos «pasajeros», o si se le transfunden productos sanguíneos con linfocitos incompatibles con su HLA.

Los principales órganos afectados en la EICH son la piel, el tubo digestivo y el hígado. La piel y los intestinos muestran infiltrados de células mononucleares y necrosis de células epiteliales. En el hígado, la EICH se manifiesta con inflamación periportal, daños en los conductos biliares y lesiones de los hepatocitos. Clínicamente, la EICH aguda se presenta con erupción cutánea, diarrea, calambres abdominales, anemia y disfunción hepática. La EICH crónica se caracteriza por esclerosis dérmica, síndrome seco (ojos y boca secos debido a la inflamación crónica de las glándulas lagrimales y salivales) e inmunodeficiencia. El tratamiento de la EICH requiere inmunosupresión. Los pacientes, especialmente los que padecen una EICH crónica, pueden tener un mayor riesgo de sufrir infecciones oportunistas que ponen en riesgo la vida (p. ej., aspergilosis invasiva).

VIH/Sida

SÍNDROME DE INMUNODEFICIENCIA ADQUIRIDA

El 5 de junio de 1981, apareció un artículo en el *Morbidity and Mortality Weekly Report* (MMWR) con el título «Pneumocyspneumonia-Los Ángeles». Poco después, el 3 de julio, apareció otro artículo en la misma publicación, «Kaposi's sarcoma and Pneumocystis pneumonia among homosexual men-New York City and California». De nuevo después y también en el MMWR, «Follow-up on Kaposi's sarcoma and Pneumocystis pneumonia». A continuación, el 10 de diciembre, en la prestigiosa revista *The New England Journal of Medicine*, se publicó un artículo de Gottlieb y cols. titulado «*Pneumocystis carinii* pneumonia and mucosal candidiasis in previously healthy homosexual men: Evidence of a new acquired cellular immunodeficiency» (305(24):1425-1431;1981).

Estos comunicados describían un pequeño número de casos de un síndrome hasta entonces desconocido. Anunciaban algo impensable: una nueva epidemia aterradora y misteriosa, causada por un fármaco no reconocido, capaz de matar a jóvenes que, según todos los criterios conocidos en ese momento, deberían ser fuertes y resistentes.

Mientras los investigadores buscaban una explicación, los médicos contemporáneos empezaron a ver extrañas constelaciones de infecciones jamás observadas anteriormente en adultos jóvenes aparentemente sanos: Neumonía por *P. carinii* (ahora, *P. jiroveci*), *Mycobacterium avium-intracellulare* (MAI) diseminado, citomegalovirus (CMV) sistémico, otros fármacos oportunistas (*Cryptococcus*, *Toxoplasma*, *Cryptosporidia* y otros) que se habían observado sobre todo en neonatos, pacientes con inmunodepresión grave por el tratamiento de enfermedades malignas o aquellos con una inmunodeficiencia heredada. Y, además, estaba la desconcertante epidemia del sarcoma de Kaposi (SK) en hombres jóvenes, un tumor que se observa sobre todo en hombres mayores de Europa del Este.

El VIH-1 causa el sida

Dos años más tarde, en artículos consecutivos en *Science*, los laboratorios de Robert Gallo y Luc Montagnier establecieron que esta misteriosa y horrible enfermedad estaba causada por un virus humano desconocido hasta entonces, que pasó a conocerse como virus de la inmunodeficiencia humana de tipo I (VIH-1).

La enfermedad que causaba se denominó síndrome de inmunodeficiencia adquirida (sida). Resulta que el VIH-1 y sus efectos sobre el sistema inmunitario explicaban las constelaciones de presentación y evolución clínicas tan graves con la que nos familiarizamos en los años siguientes. La biología del VIH-1 y la evolución del sida (*v.* más adelante) aportan lecciones sobre los peligros de la vanidad, sobre cómo no estamos aislados de las enfermedades que afectan a otras personas o de las enfermedades zoonóticas, sobre lo mucho que podemos saber sobre un fármaco, lo mucho que podemos estudiar en personas y modelos animales y, sin embargo, lo mucho que podemos dejar de entender o prever.

Los primeros contagios de VIH en humanos no se registraron

Resulta, por supuesto, que había vaticinios de esta enfermedad. Solo que pasaron desapercibidos. El comienzo exacto de esta epidemia humana es incierto, pero es casi seguro que se produjeron infecciones humanas por VIH no declaradas al menos desde 1902. La epidemia norteamericana comenzó probablemente en Haití en 1966, y un único evento de transmisión provocó su propagación a los Estados Unidos unos 5 años después. La explosión que siguió se estaba gestando en el momento de los informes del MMWR. Unos 2 años después de que se describiera por primera vez el virus, en 1983, se habilitó de un análisis de sangre para detectarlo. De forma provisional, la sangre y los productos sanguíneos con VIH-1 se encontraban en los suministros habituales. En consecuencia, no solo los hombres que mantenían relaciones sexuales con hombres corrían el riesgo de contraer la enfermedad, sino también otras personas, como personas usuarias de drogas por vía intravenosa, personas que habían mantenido relaciones sexuales con individuos portadores y personas receptoras de transfusiones o productos sanguíneos.

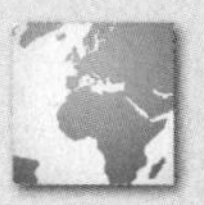

EPIDEMIOLOGÍA: el VIH comenzó como una variante de un lentivirus símico que infectó a monos y chimpancés. Las primeras infecciones humanas probablemente reflejaron varios episodios de transmisión diferentes, y se produjeron entre los africanos que comían carne de esos animales. Las infecciones humanas por VIH-1 reflejan cuatro transmisiones distintas: tres en las que los chimpancés fueron la fuente del virus y una con los gorilas como fuente. La fuente del VIH-2 fue un mangabey gris.

Estos diferentes orígenes dieron lugar a diferentes grupos virales. Una cepa derivada de los chimpancés (denominada Grupo M) parece haber causado la epidemia humana mundial, que comenzó hace un siglo. Otros grupos de VIH-1 y VIH-2 tienden a predominar en partes específicas del mundo.

La Organización Mundial de la Salud (OMS) estima que 36.7 millones de personas vivían con VIH/sida a finales de 2016, frente a los 31 millones de 2002. La mayoría (25.6 millones) vive en el África subsahariana, y la mayoría son mujeres. Solo un 60 % de las personas con infección por VIH conocen su afección. En 2016, 1.8 millones de personas adquirieron una nueva infección por VIH, frente a los 3.3 millones de 2002. Además, en julio de 2017, 20.9 millones de personas recibían tratamiento antirretroviral (TAR, *v.* más adelante), en comparación con 15.8 millones en junio de 2015, 7.5 millones en 2010 y menos de un millón en 2000. La mortalidad por VIH/sida está disminuyendo: en 2016 se registraron cerca de 1 millón de personas, lo que supone un descenso del 48 % respecto a los 1.9 millones de muertes registradas 11 años antes. *Esta tendencia estadística constata que las personas infectadas por VIH viven más tiempo: la llegada del TAR ha transformado la infección por VIH de una enfermedad inexorablemente mortal a una afección crónica que puede permitir una esperanza de vida relativamente normal.*

El VIH-1 se transmite por actividad sexual y líquidos corporales

El VIH-1 está presente en la sangre, semen, secreciones vaginales y endocervicales, leche materna y líquido cefalorraquídeo de los pacientes infectados, tanto dentro de los linfocitos como en forma de virus libre. La concentración de virus en la sangre es un factor que influye en la probabilidad de transmisión, al igual que la carga viral seminal y endocervical (por separado). Así pues, una persona infectada puede transmitir el VIH-1 a sus parejas sexuales, a los consumidores de drogas que comparten agujas, a los receptores de productos sanguíneos y, a través de la leche materna, a los lactantes.

El virus libre o las células infectadas por el virus pueden transmitir la infección. El virus y los linfocitos portadores del virus en el semen puede entrar a través de desgarros en la mucosa rectal, especialmente en parejas anorreceptoras de varones homosexuales. El VIH-1 también puede infectar directamente las células epiteliales intestinales y bucales, y puede pasar, por transcitosis, es decir, cruzando estas células epiteliales, a los tejidos linfáticos subyacentes.

En el contacto heterosexual, es más probable la transmisión varón-mujer que a la inversa, tal vez porque hay más VIH en el semen que en las secreciones vaginales. Las lesiones genitales coexistentes facilitan la entrada del virus. Las infecciones por VIH son menos frecuentes en los hombres circuncidados, quizá porque el prepucio está menos queratinizado que otras partes del pene y tiene una mayor concentración de CD cutáneas (células de Langerhans; *v.* más adelante). El VIH-1 no se transmite por una exposición que no sea sexual o una exposición fortuita a las personas infectadas. De hecho, menos del 1 % de los trabajadores sanitarios que sufrieron «pinchazos con agujas» u otras exposiciones accidentales a sangre de pacientes seropositivos se infectaron con el VIH-1. Existe una profilaxis antirretroviral postexposición inmediata (*v.* http://www.cdc.gov/hiv/resources/guidelines para más detalles).

Los descensos en las nuevas infecciones documentadas (*v.* anteriormente) representan, en general, tasas más bajas de transmisión heterosexual. La incidencia de nuevas infecciones entre homosexuales hombres se ha mantenido estable.

BIOLOGÍA DEL VIH-1 Y CÓMO CAUSA LA ENFERMEDAD

El VIH-1 es un patógeno humano extraordinariamente «exitoso». Varios factores importantes contribuyen a la patogenia y las consecuencias de la enfermedad relacionada con el VIH, así como a los esfuerzos por controlarla:

- La resistencia del virus, que refleja su peculiar biología
- Las poblaciones celulares a las que se dirige
- Estimulación inmunitaria, luego agotamiento, e incapacidad a largo plazo de las respuestas inmunitarias para eliminar la infección
- Consecuencias del tratamiento, incluidas toxicidades de los fármacos y latencia y los reservorios del virus
- Enfermedades que se producen a causa de la infección por VIH-1, pero que no se deben directamente al virus propiamente dicho

La biología del VIH-1 determina su éxito como patógeno

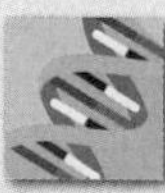

PATOGENIA MOLECULAR: el VIH-1 pertenece al grupo de lentivirus de los retrovirus. Aunque los lentivirus de los animales se conocen durante un siglo, la medicina conocía poco, o tenía mínimo contacto, con los lentivirus humanos.

Los viriones del VIH-1 llevan el genoma de ARN del virus, además de importantes proteínas, en una cápside codificada por el virus. Las proteínas clave del virus dentro de los viriones son la transcriptasa inversa, que hace una copia de ADN (provirus), del genoma de ARN del virus, la integrasa (IN), que integra esa copia en el ADN del huésped, y la proteasa, que media la maduración del virión. Una envoltura proporcionada «a regañadientes» por la célula huésped infectada productivamente rodea este paquete, con dos adiciones: las glucoproteínas de la envoltura viral, gp120 y gp41. Los sucesos moleculares del ciclo de replicación del virus se ilustran en la figura 4-22:

1. **Unión:** tanto el VIH-1 libre como una célula infectada pueden introducir el ARN del VIH-1 en objetivos indeferenciados. La envoltura gp120 en cualquiera de los dos se une a CD4, además de a un receptor específico de quimiocina β, que inicialmente es CCR5. Las generaciones posteriores del virus pueden utilizar CXCR4 u otros receptores relacionados en su lugar. Los receptores de lectina de tipo C, por ejemplo, **DC-SIGN** (en gran medida en las CD) pueden mediar la entrada del virus.
2. **Internalización:** después de que el VIH-1 se adhiera a la membrana plasmática de una célula objetivo, sus glucopro-

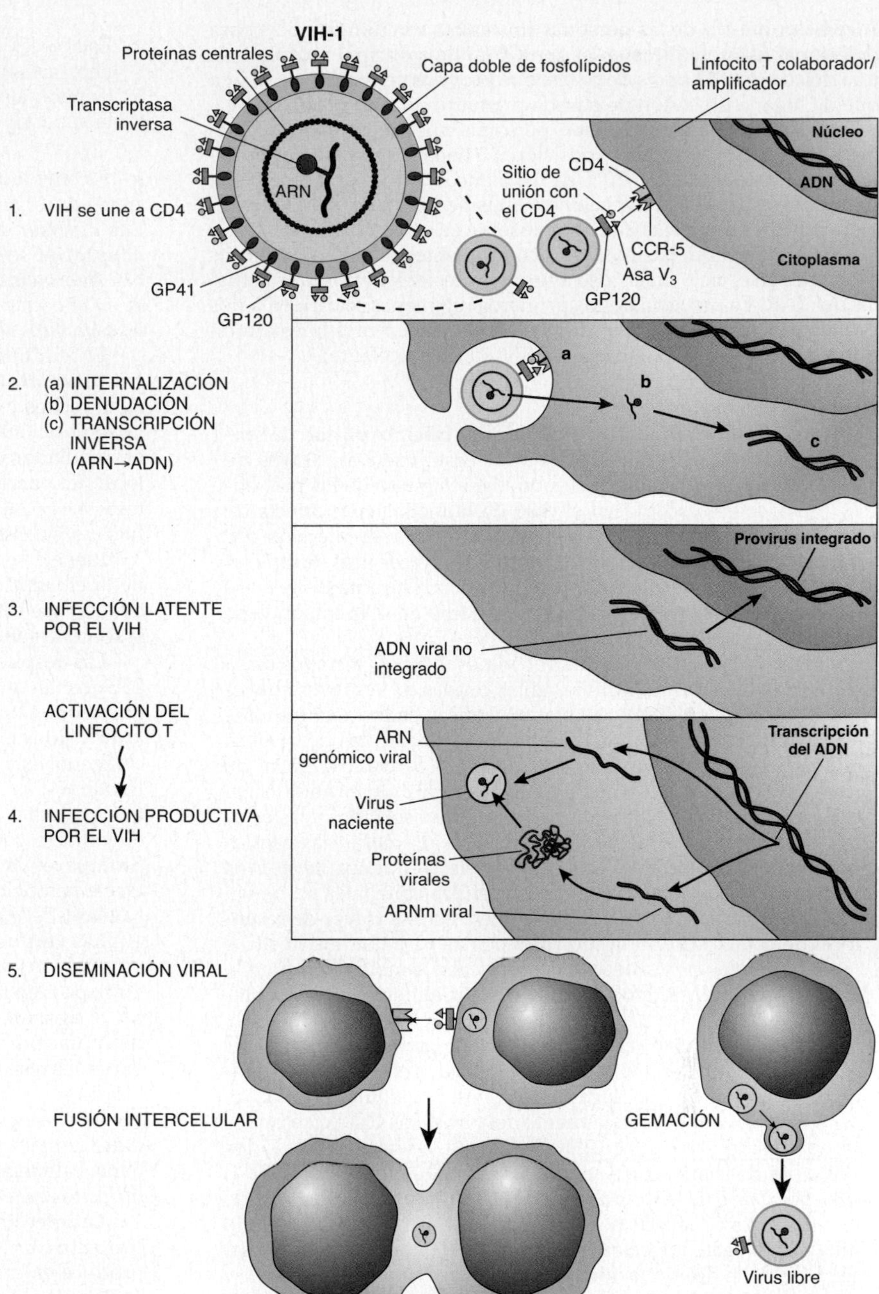

FIGURA 4-22. El ciclo vital del virus de la inmunodeficiencia humana 1 (VIH-1) es un proceso de múltiples pasos que incluye: 1) la unión al receptor CD4 en conjunto con el receptor de quimiocinas (p. ej., CCR-5); 2) la internalización, la denudación y la transcripción inversa; 3) la integración al ADN del huésped en forma de provirus, donde persiste en estado de latencia; 4) la replicación en concordancia con la activación de los linfocitos T del huésped, y 5) la diseminación.

teínas de la envoltura viral cambian de conformación. El genoma del virión, más el IN y el RT, entra.

3. **Síntesis de ADN:** la transcriptasa inversa cataliza la transcripción inversa y convierte el genoma de ARN monocatenario del VIH en ADN bicatenario, o provirus. Este paso es fundamental. La transcriptasa inversa del VIH-1 carece de una función de edición, por lo que la transcripción inversa origina un gran número de mutaciones. Por tanto, un alto porcentaje de la progenie viral es defectuosa (es decir, no infecciosa). Esta replicación del genoma viral propensa a los errores también proporciona al VIH-1 una enorme adaptabilidad evolutiva: debido a la generación constante de genomas virales mutantes, el virus evoluciona continuamente y puede adaptarse a casi cualquier estrés o presión selectiva. El uso de correceptor, la antigenicidad de su envoltura y otras características del virus pueden cambiar sustancialmente.
4. **Integración:** el ADN del provirus del VIH-1 puede entrar en los núcleos de las células en reposo, lo que es muy poco común entre los retrovirus. No se sabe muy bien cómo ocurre esto, pero es probable que una combinación de IN más provirus y otros componentes del virus medie el tránsito del provirus a través de las membranas nucleares, tras lo cual la IN cataliza la integración del provirus en el ADN celular.
5. **Replicación y diseminación:** los factores de transcripción del huésped (especialmente en el factor nuclear κB [NFκB], *v.* cap. 5), junto con las proteínas Tat y Rev del VIH-1, median la transcripción del ADN del provirus integrado. El resultado son varias transcripciones: una transcripción del genoma completo sin empalme y múltiples transcripciones con empalme diferentes. Estos últimos codifican proteínas virales específicas. El virión resultante, que contiene la cápside, se ensambla y brota de la membrana celular, una parte de la cual se convierte en la envoltura del virus. Sin embargo, la gemación viral no es el final del proceso, ya que algunas proteínas del VIH-1, en particular la envoltura gp160, deben ser procesadas por la proteasa retroviral del VIH-1, para que las partículas resultantes sean infecciosas. La célula infectada, o el virus libre, se une a otra célula y el ciclo se repite.

Alrededor del 1 % de las personas caucásicas son homocigotas para deleciones asintomáticas en el gen *CCR5* (la principal mutación es una deleción de 32 pares de bases, que provoca un cambio de marco que da lugar a un codón de parada prematuro y a un producto proteico truncado e inactivo). Estas personas pueden no estar infectadas a pesar de una amplia exposición. La heterocigosidad de los alelos mutantes del CCR5 (≈20 % de los blancos) ofrece una protección parcial; si se producen infecciones, estas tienden a ser más leves. El alelo mutante está prácticamente ausente en otras razas.

Un conocimiento básico de los componentes del VIH-1 y de sus funciones en el ciclo infeccioso ayuda a apreciar los abordajes actuales del TAR. La mayoría de los primeros regímenes se dirigen a dos proteínas virales clave: transcriptasa inversa (con múltiples inhibidores) y proteasa (PR) o integrasa (IN) (*v.* más adelante).

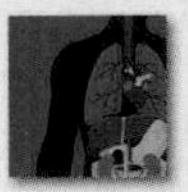

FISIOPATOLOGÍA: infección inicial: portal de entrada. El VIH puede entrar en el cuerpo a través de varios portales, y el tubo digestivo uno de los más eficaces (excepto en el caso de la inoculación directa de productos sanguíneos). Los lactantes adquieren la infección por VIH de sus madres al ingerir sangre y moco cervical durante el parto, o leche materna durante la lactancia. Durante las relaciones homosexuales y heterosexuales de tipo anal, la infección se inicia en la mucosa del colon.

En la infección adquirida por vía oral (p. ej., a través de la lactancia), los viriones atraviesan las células de la mucosa bucofaríngea por **transcitosis**. Esto es más eficaz en los neonatos que en los adultos, probablemente porque las moléculas de defensa endógenas, como las defensinas, protegen la mucosa bucal de los adultos. La mucosa colónica es un punto de entrada clave en los adultos, especialmente para los virus asociados a las células. Los linfocitos infectados por el VIH atraviesan las células de la mucosa colorrectal por transcitosis, lo que los lleva a los tejidos linfáticos subyacentes. Estas células epiteliales no tienen CD4 de superficie, pero el VIH se une a estas a través de receptores de galactosilceramida y quimiocinas para la transcitosis.

(Las células cervicales y endocervicales también permiten la transcitosis, pero el moco limita sustancialmente su accesibilidad al VIH).

Infección inicial: células objetivo. Los principales objetivos celulares del VIH en los lugares de entrada son las células dendríticas (CD), a las que llega tras atravesar cualquier interfaz de la superficie epitelial con la fuente del virus. Las CD expresan los receptores del VIH CD4, CCR5 y CXCR4, además de otras dos proteínas de la superficie celular, CD209 (**DC-SIGN**) y **Siglec-1**, que potencian la entrada del VIH-1. El virus también puede infectar algunas células no $CD4^+$, como los astrocitos y el epitelio renal, pero estas infecciones se producen de forma secundaria, después de la diseminación del virus.

Las células objetivo preferidas del VIH-1 son los linfocitos T $CD4^+$ activados. Por tanto, el tránsito viral a través de las superficies de las mucosas y la entrada en las CD tienen varias consecuencias, todas al servicio de este objetivo:

- El virus no necesita replicarse en las CD, pero los viriones infecciosos persisten de forma estable en estas durante meses
- Las CD procesan los antígenos del virus y los presentan a los linfocitos T, lo que activa a los linfocitos y desencadena una respuesta inmunitaria
- Las CD pueden transferir viriones a los linfocitos T $CD4^+$
- Un subconjunto de CD (CD plasmocitoides) producen interferón de tipo I

Cada una de estas características de la interacción VIH-1/CD ayuda a promover la infección del VIH-1. Para lograr su propósito, el VIH debe alcanzar varios objetivos importantes. Debe:

1. Infectar, replicarse y diseminarse a partir de sus células «escogidas» (linfocitos T $CD4^+$ activados)
2. Generar una reserva cada vez mayor de estas células para tener más objetivos
3. Eludir las defensas inmunitarias
4. Establecer depósitos para facilitar la reactivación, si fuera necesario
5. Generar la suficiente heterogeneidad para facilitar (asegurar) la supervivencia en un entorno hostil

El VIH logra estos objetivos mediante el establecimiento de un estado de estimulación perpetua del sistema inmunitario (fig. 4-23). ***Las diversas divisiones de los sistemas inmunitarios innato y adaptativo se encuentran en un estado perpetuo de activación, lo que finalmente conduce al agotamiento.*** *Paradójicamente, a pesar de su alto nivel de actividad, su capacidad para responder a estímulos específicos queda paralizada.*

El tejido linfático asociado a la mucosa intestinal (GALT, *gut-associated lymphoid tissue*) constituye una enorme reserva de linfocitos y CD, y un objetivo y reservorio clave para el VIH-1. La replicación del virus en el GALT desencadena un flujo masivo de mediadores inflamatorios, lo que origina una inflamación local. En paralelo, el VIH destruye directamente la eficacia protectora del GALT. La apoptosis de los enterocitos aumenta. Estas fuerzas debilitan colectivamente el escudo de la mucosa que mantiene a las bacterias y sus productos (como el LPS) alejados de la circulación. Los productos bacterianos colman la circulación, lo que estimula aún más un sistema inmunitario ya de por sí sobrecargado.

Las respuestas inflamatorias (figs. 4-23 y 4-24) al VIH y al LPS insitan a los linfocitos T reguladores para producir TGF-β, que activa a los fibroblastos residentes en los nódulos linfáticos y otros tejidos linfáticos (p. ej., GALT) con el fin de que depositen colágeno. Esta cicatrización distorsiona la arquitectura del tejido linfático y, así, se desvía el tráfico de linfocitos T circulantes, lo que perjudica el retorno a las áreas paracorticales, interrumpe el contacto con las CPA y limita el acceso a las citocinas que promueven la supervivencia (como la IL-7). La fibrosis también afecta la función de los linfocitos B, lo que impide la interacción con las CPA e interfiere en la formación del centro germinal.

Las respuestas inmunitarias estimuladas por el VIH, humorales y citotóxicas, pueden disminuir temporalmente la carga viral, pero en realidad perpetúan la infección. Además de provocar el agotamiento inmunitario, complementan la elevada tasa de mutación del virus, por lo que seleccionan continuamente variantes resistentes a los anticuerpos y al LTC. El sistema inmunitario se ve aún más «castigado» en su partido contra el virus por la existencia de un conjunto de antígenos virales en constante cambio porque el VIH estimula la expresión de PD-1 (proteína 1 de muerte celular programada, *v.* anteriormente) en los linfocitos específicos del virus.

La infección por VIH agota y destruye en gran medida los linfocitos T $CD4^+$ y limita su generación. Gran parte de esto se produce en el GALT al principio de la infección. Los linfocitos T_H 17 y los linfocitos T de la mucosa, en particular, se pierden. La alteración de la estructura del GALT impide que el factor de supervivencia de los linfocitos T, la IL-7, llegue a los linfocitos T, lo que disminuye el número de linfocitos T $CD4^+$ y $CD8^+$. La reducción de la producción de IL-2 limita la destrucción mediada por los LTC. Así, los pacientes con sida no pueden generar LTC específicos de antígeno para eliminar otros agentes infecciosos.

El VIH también debilita la inmunidad innata, lo que perjudica en gran medida la actividad de los linfocitos NK (figs. 4-23 y 4-24). Aproximadamente la mitad de estos expresan CD4, CCR5 y CXCR4. El VIH infecta y mata a estas células. Los linfocitos NK restantes muestran características de agotamiento y deterioro de la capacidad de eliminación. La actividad quimiotáctica y fagocítica de los fagocitos mononucleares (monocitos, macrófagos) es débil, pero elaboran cifras elevadas de citocinas proinflamatorias (p. ej., TNF-α, IL-1, IL-6) y quimiocinas. De forma parecida, los neutrófilos parecen estar activados y elaboran algunos de los mismos mediadores inflamatorios. Producen el **ligando 1 de la PD-1 (PD-L1)** y se someten a apoptosis a un ritmo elevado. Diversas células del sistema inmunitario innato expresan un aumento de PD-L1, lo que amplía la pérdida de células linfáticas y de otro tipo.

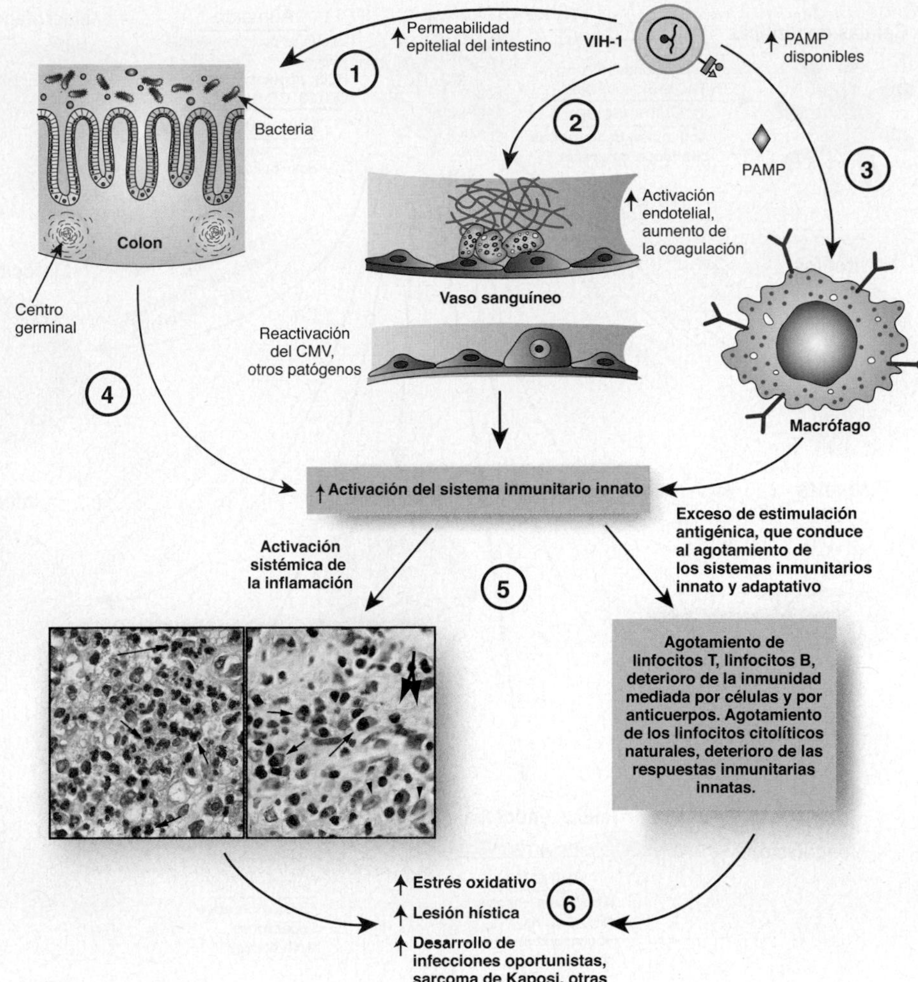

FIGURA 4-23. Patogenia de las características de la infección por el virus de la inmunodeficiencia humana 1 (VIH-1). 1. La infección por VIH-1 deteriora la función de barrera del epitelio intestinal, lo que conduce a una estimulación antigénica crónica por parte de las bacterias y otros microbios de la luz intestinal. **2.** El deterioro de la inmunidad de vigilancia frente a los patógenos residentes, como el citomegalovirus (CMV), conduce a su reactivación, en este caso, dentro de la vasculatura. **3.** El aumento de las cifras de antígenos microbianos circulantes presenta a los macrófagos y otras células del sistema inmunitario innato niveles excesivos de patrones moleculares asociados a patógenos (PAMP) que estimulan sus receptores (RRP) en estas células. **4.** Todos estos factores se combinan para activar excesivamente el sistema inmunitario innato. **5.** Como consecuencia, los niveles sistémicos de respuestas inflamatorias, el factor tisular que desencadena la coagulación y el agotamiento del compartimento de linfocitos T contribuyen a la lesión hística. **6.** La producción continua de antígenos del VIH-1 y de partículas del virus conduce a un mayor estrés oxidativo, lo que agota las reservas de antioxidantes y acelera muchos tipos de lesiones hísticas.

El VIH activa las células endoteliales y el sistema de coagulación. Entre los impulsores de la activación de las células endoteliales en la infección por VIH se incluyen las citocinas proinflamatorias mencionadas anteriormente y varios productos génicos del VIH-1 (figs. 4-23 y 4-24). Las condiciones proinflamatorias activan las células endoteliales, lo que potencia la inflamación, en un círculo vicioso. Al mismo tiempo, el VIH fomenta un entorno procoagulante, con mayores concentraciones de plaquetas y activadores de la coagulación (p. ej., factor tisular) y menores concentraciones de moléculas trombolíticas y anticoagulantes.

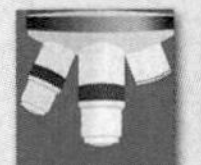
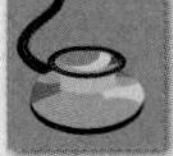

ANATOMOPATOLOGÍA; CARACTERÍSTICAS CLÍNICAS: a las 2 o 3 semanas de la exposición, se desarrolla una enfermedad aguda, generalmente autolimitada, parecida a la gripe (síndrome retroviral agudo), con fiebre, mialgia, linfadenopatía, dolor de garganta y erupción macular. Es similar a la mononucleosis infecciosa desde el punto de vista clínico, y se produce antes de la aparición de anticuerpos. La mayoría de los síntomas se resuelven en 2 o 3 semanas, aunque la linfadenopatía, la fiebre y la mialgia pueden persistir durante algunos meses.

Con menos frecuencia, los pacientes desarrollan síntomas neurológicos que sugieren encefalitis, meningitis aséptica o neuropatía. La seroconversión se produce entre 1 y 10 semanas después del inicio de esta enfermedad aguda. Existen varias pruebas de laboratorio para detectar la infección por VIH-1.

Los Centers for Disease Control and Prevention (CDC) de Estados Unidos recomiendan una prueba combinada de antígenos y anticuerpos, que permite detectar todas las infecciones excepto las más iniciales. Si la sospecha clínica es alta y la prueba de antígeno/anticuerpo es negativa, puede utilizarse una prueba de ácido nucleico del VIH-1. La mayoría de los pacientes se recuperan de esta enfermedad inicial a medida que su sistema inmunitario contraataca con los LTC (*v.* anteriormente), aunque una pequeña cantidad de estos pueden evolucionar rápidamente hacia sida franco.

Sigue un período de latencia, mientras la función inmunitaria disminuye durante unos 10 años antes de que el deterioro ponga en riesgo la vida. Si los síntomas no se reconocen o no se tratan, el resultado será finalmente una inmunodeficiencia fulminante, con complicaciones mortales (fig. 4-25). La linfadenopatía generalizada persiste durante meses, y afecta sobre todo los nódulos axilares, inguinales y cervicales posteriores. La biopsia muestra hiperplasia folicular reactiva, pero no es diagnóstica. Las respuestas linfoproliferativas continuas son la causa de muchos de los efectos a largo plazo del VIH, incluso en pacientes tratados con TAR (*v.* más adelante). La mayoría de los pacientes infectados por VIH expresan ARN viral, antígenos y anticuerpos detectables en el plazo de unos meses, y el tiempo de espera varía según la vía de exposición. Después de un período inicial de viremia intensa con cargas virales en sangre muy elevadas, y la correspondiente caída brusca de los recuentos absolutos de linfocitos T $CD4^+$ (fig. 4-26), comienza el reconocimiento inmunitario, con respuestas intensas de los LTC. La carga viral disminuye, y los recuentos de linfocitos T $CD4^+$ comienzan a aumentar.

La replicación viral continúa, pero está restringida por la respuesta inmunitaria. El sistema inmunitario y el VIH acaban entrando

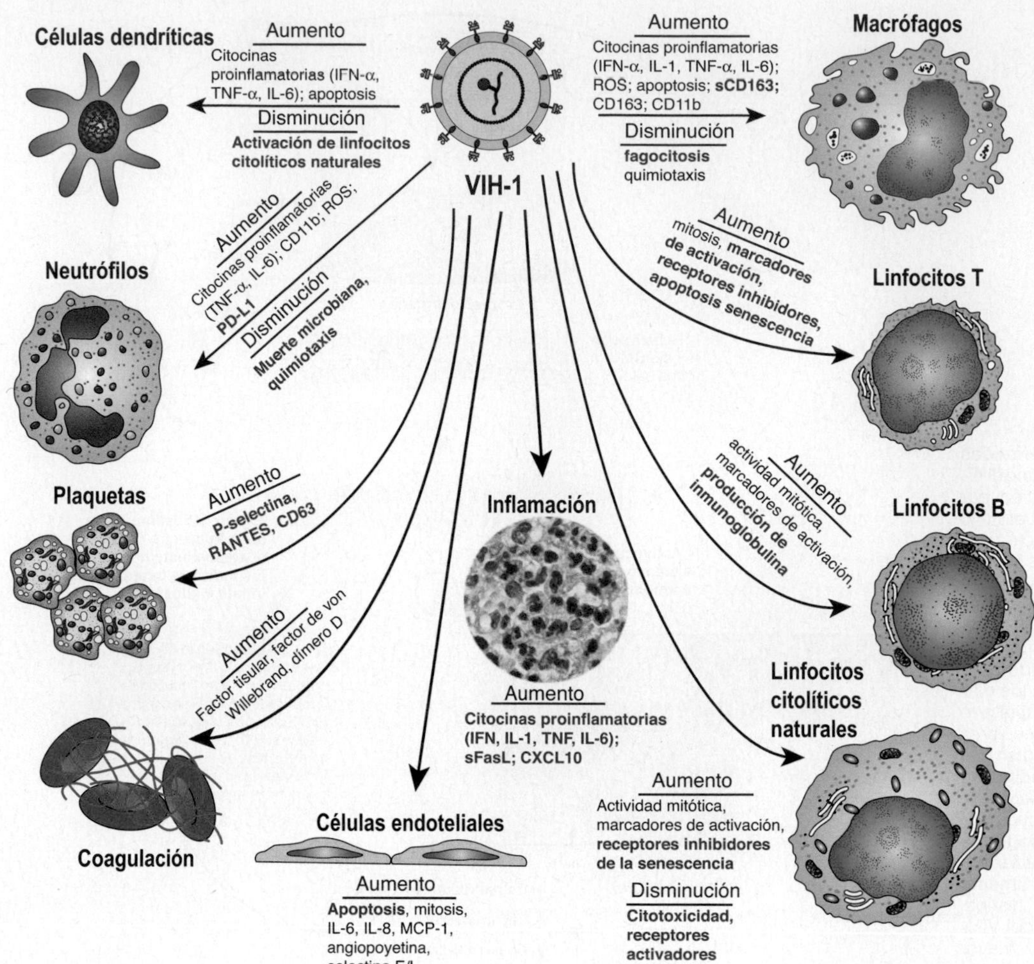

FIGURA 4-24. Células implicadas en las respuestas inmunitaria e inflamatoria, así como en la coagulación, que se activan y afectan durante la infección por VIH-1. Se resaltan las disfunciones que suelen persistir con el tratamiento antirretroviral. *IFN*, interferón; *IL*, interleucina; *MCP-1*, proteína quimiotáctica para los monocitos 1; *PD-L1*, ligando de la proteína 1 de muerte celular programada; *ROS*, especies reactivas de oxígeno; *TNF*, factor de necrosis tumoral.

en una especie de equilibrio incómodo, con la aparición de nuevas variantes virales antigénicas que provocan respuestas inmunitarias que seleccionan otras subcepas. Durante este período, las cargas virales circulantes del VIH-1 se mantienen bastante constantes en un «punto de ajuste viral», y los pacientes suelen ser asintomáticos. Sin embargo, la rapidez con la cual el VIH-1 evoluciona dentro de cada huésped asegura un objetivo antigénico en constante movimiento para el sistema inmunitario del cuerpo.

Con el tiempo, las concentraciones de linfocitos T $CD4^+$ disminuyen. Aparecen síntomas constitucionales inespecíficos e infecciones oportunistas cuando los recuentos de $CD4^+$ caen por debajo de 500/µL. Cuando las concentraciones de $CD4^+$ se encuentran por debajo de 150/µl y la relación CD4:CD8 es inferior a 0.8, la enfermedad acelera su progresión, con infecciones oportunistas, SK y trastornos linfoproliferativos relacionados con el virus (*v.* cap. 20).

La enfermedad neurológica es frecuente. El VIH entra en el cerebro muy poco después de la infección inicial y reside allí en varias poblaciones celulares, como los macrófagos, la microglía y los astrocitos. Aunque el VIH no infecta a las neuronas, sus productos genéticos se difunden desde las células infectadas y son altamente tóxicos para las neuronas. Las infecciones por VIH, tanto las no tratadas como las tratadas, se asocian a síndromes neurológicos **(enfermedad neurológica asociada al VIH;** *v.* cap. 26).

Diversas enfermedades secundarias pueden complicar la infección por VIH

Agentes infecciosos

Muchas otras infecciones causan enfermedades en los pacientes con infección por VIH-1, como los virus de la hepatitis. También incluyen enfermedades oportunistas que complican el compromiso inmunitario o de otro tipo a medida que la infección avanza. Son muchas y no se pueden describir todas aquí, pero varias merecen una mención específica:

- *Pneumocystis*. actualmente con la denominación *P. jiroveci*, pero originalmente conocido como *P. carinii*, este agente causa un tipo particular de neumonía en personas con compromiso de sus sistemas de defensa (*v.* cap. 9).
- *Mycobacterium tuberculosis* y *MAI*: estos agentes existen principalmente dentro de las células fagocíticas. Para controlarlos se necesita una respuesta inmunitaria celular eficaz, como la que se ve gravemente afectada por la infección por VIH-1. Pueden causar neumonía o infección sistémica. La epidemia de sida ha acelerado la aparición y propagación de cepas de *M. tuberculosis* multirresistentes, incluso entre huéspedes inmunocompetentes.
- Infecciones del sistema nervioso central (SNC): entre los fármacos infecciosos importantes del SNC en pacientes con VIH/sida se encuentran *Cryptococcus* y *Toxoplasma*, así como enfermedades virales como la leucoencefalopatía multifocal progresiva (*v.* cap. 26).
- Infecciones del tubo digestivo: muchos agentes, incluidos los protozoos (p. ej., *Cryptosporidium*), diversas bacterias intestinales (p. ej., *Salmonella*), causan complicaciones digestivas. Además, los virus hepatotrópicos, como el virus de la hepatitis B (VHB) y el virus de la hepatitis C (VHC), suelen complicar la infección por VIH-1.
- CMV: las infecciones por citomegalovirus (CMV) en el tubo digestivo o en otros lugares suelen complicar el sida, especialmente cuando los recuentos de linfocitos T $CD4^+$ son muy bajos.
- Infecciones fúngicas: las infecciones superficiales y profundas por diversos hongos, especialmente *Candida* y *Aspergillus*, suelen complicar el VIH/sida.

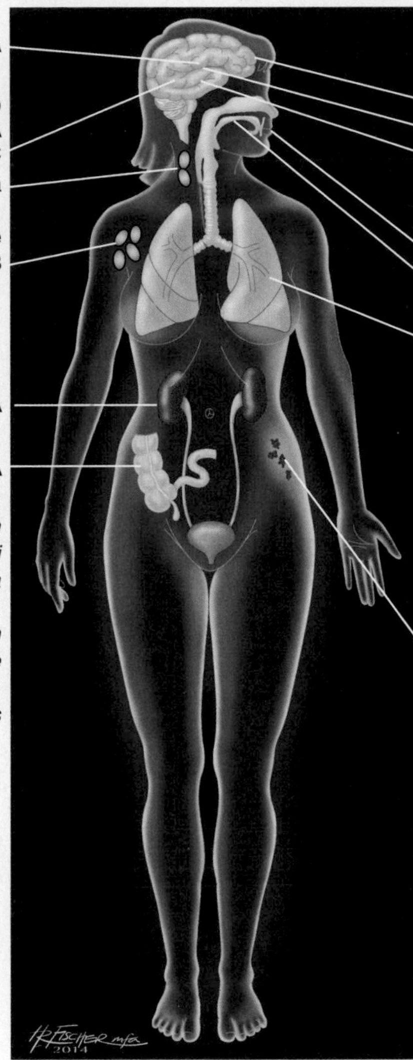

FIGURA 4-25. La destrucción del sistema inmunitario celular mediada por el VIH-1 tiene como resultado el sida. Las complicaciones infecciosas y neoplásicas del sida pueden afectar prácticamente a cada sistema orgánico. *SNC*, sistema nervioso central.

Tumores malignos

Los tumores malignos son complicaciones comunes en los pacientes con infección por VIH-1. Suelen ser tumores malignos relacionados con el virus. Los siguientes son los más comunes e importantes:

- Carcinoma hepatocelular: en los pacientes con infección por VIH-1, estos tumores suelen reflejar la coinfección con VHB y VHC, que por sí solos pueden causar neoplasias hepáticas. Como se indica más adelante, incluso en la era del tratamiento antirretroviral, los tumores relacionados con ambos virus de la hepatitis representan importantes causas de morbilidad y mortalidad.
- Sarcoma de Kaposi: el virus del herpes humano de tipo 8 (VHH-8) causa tumores vasculares que, en la era del sida, se han convertido en un rasgo muy característico de la infección por VIH-1. Sin embargo, a diferencia de la mayoría de los cánceres, que son clonales, cada tumor de SK representa un episodio de infección por VHH-8 independiente.
- Linfomas: pueden desarrollarse varios tipos de linfomas. Al igual que muchos linfomas de este tipo que se desarrollan en personas inmunodeprimidas, suelen ser inducidos por virus. El VHH-8 se asocia a la **enfermedad de Castleman** y a un tumor poco frecuente, denominado **linfoma primario con derrame**. También pueden aparecer enfermedades linfoproliferativas B relacionadas con el virus de Epstein-Barr (VEB), como las que también se desarrollan en personas receptoras de trasplantes con inmunodepresión.

TRATAMIENTO ANTIRRETROVIRAL Y ENFERMEDADES RELACIONADAS CON EL VIH EN LA ERA DEL TAR

Los regímenes actuales de TAR suelen incluir combinaciones variables de (normalmente dos) inhibidores de la transcriptasa inversa nucleosídicos (ITIN), más un inhibidor de la transcriptasa inversa no nucleosídico (ITINN), más inhibidores de la proteasa retroviral (PR) o de la integrasa (IN).

¿Qué se ha logrado con el TAR?

A veces denominado **TAR de gran actividad** (**TARGA**), el TAR ha sido ampliamente eficaz y ha mejorado enormemente la vida, la función inmunitaria y la salud de los pacientes con infección por VIH. La eficacia del TAR se basa en la premisa (no muy diferente a la quimioterapia frente al cáncer) de que la mejor manera de luchar contra un agente que evoluciona rápidamente es atacar simultáneamente varios puntos de su ciclo de replicación y dirigirse para ello a las proteínas codificadas por el virus.

Estado del sistema inmunitario y carga viral circulante

A medida que los regímenes de tratamiento se han vuelto menos tóxicos, así como más disponibles y fáciles de manejar, la infección por VIH-1 es actualmente una enfermedad distinta. Por lo general, la carga viral plasmática disminuye hasta concentraciones indetectables en unos pocos meses. Los linfocitos T $CD4^+$ de la sangre, en su mayoría (pero de forma variable y más lenta), vuelven a sus cifras

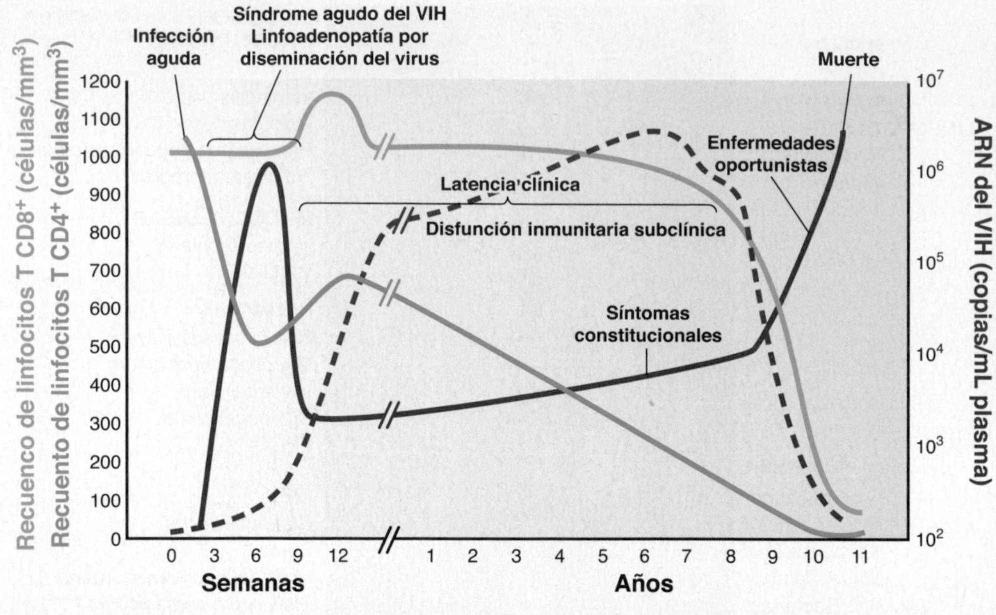

FIGURA 4-26. Evolución temporal generalizada de la infección por el virus de la inmunodeficiencia humana-1 (VIH-1). La infección se produce en el momento indicado. El período de «eclipse», entre la exposición aguda y el inicio de los síntomas y la detectabilidad, depende de la vía de exposición. Se muestran los acontecimientos importantes en el desarrollo de la infección por el VIH-1, como el síndrome clínico, las cargas virales y la dinámica de la población de linfocitos CD4+ y CD8+ a lo largo del tiempo.

normales o se acercan a estas. Las infecciones oportunistas y muchas otras manifestaciones del sida son mucho menos frecuentes en las personas con un seguimiento correcto del tratamiento prescrita. Lo que solía ser una enfermedad casi siempre mortal y aterradora ha pasado a ser una afección crónica a la que hay que prestar atención (como la hipertensión o la diabetes), pero que no presagia una muerte inexorable (*v.*, sin embargo, Síndrome inflamatorio de reconstitución inmunitaria, más adelante).

A pesar del TAR, el VIH-1 persiste

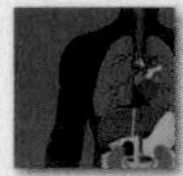

FISIOPATOLOGÍA: la realidad de la infección por VIH en la época del TAR manifiesta varios factores importantes:

- **Diversidad viral entre sitios anatómicos**: cuando el VIH-1 infecta a alguien, se disemina de forma generalizada (*v.* anteriormente). Su genoma, que muta rápidamente, genera muchas variantes genéticas que divergen del inóculo original y entre sí desde el punto de vista antigénico y biológico. Estas variantes pueden provocar una resistencia evolutiva, a menudo parcial, a los fármacos del TAR.
- **Penetración variable del TAR en órganos y células**: la penetrabilidad variable de los fármacos del TAR en algunos lugares facilita la persistencia del virus, incluida la replicación persistente. Entre los lugares y tipos de células infectadas en los que las concentraciones de fármacos pueden ser subóptimas se incluyen:
  - **Órganos hematopoyéticos y linfáticos** (médula ósea, bazo, nódulos linfáticos) donde las concentraciones de algunos fármacos pueden no ser óptimas.
  - **SNC** (macrófagos, astrocitos, microglía, linfocitos T), donde la barrera hematoencefálica y las bombas de expulsión de fármacos de la glucoproteína P limitan las concentraciones de fármacos en órganos y células.
  - **Tubo digestivo** (epitelios, CD, linfocitos T, macrófagos), con escasa penetración del fármaco, especialmente en las porciones distales de los intestinos delgado y grueso
  - **Hígado** (CD, células de Kupffer, células de revestimiento sinusoidal y células estrelladas, hepatocitos), donde la fibrosis puede alterar la eliminación del fármaco y la accesibilidad a las células infectadas.
  - **Vías genitales** (CD, células de la mucosa, células germinales, linfocitos T), donde algunas concentraciones de fármacos son subóptimas. Los testículos pueden no permitir un acceso adecuado a algunos fármacos.
  - **Vías respiratorias** (CD, células epiteliales, macrófagos alveolares y otros), donde se observan concentraciones de fármaco reducidas en los líquidos alveolares.
  - **Riñones** (epitelio tubular): las células epiteliales afectadas al principio de la infección pueden albergar el virus y desprenderlo en la orina durante años.
- **Reservorios de la infección por VIH y persistencia del VIH-1**: los recuentos de linfocitos T CD4+ en sangre y la carga viral en plasma no lo dicen todo: el TAR no elimina el virus. Los genomas del VIH-1 perduran. Se integran en el ADN celular de muchas células de larga vida, en particular los linfocitos T de memoria, los astrocitos, las células precursoras hematopoyéticas y los macrófagos, donde pueden continuar la replicación a bajo nivel o hacerse latentes y esperar la reactivación. Las células infectadas sobreviven en diversos sitios anatómicos durante toda la vida del individuo, al menos con los abordajes actualmente disponibles (fig. 4-27). A partir de estos sitios y células, el virus puede volver a «sembrar» la periferia si surgen cepas resistentes o si el paciente no cumple con el tratamiento. La diversidad del genoma del virus entre los diferentes sitios contribuye a esta amenaza. También contribuye a la continuidad de la enfermedad (*v.* más adelante).

En este contexto, cabe señalar que algunos pacientes sometidos a TAR, con virus indetectable y recuentos sanguíneos normales de linfocitos T CD4+, pueden seguir propagando el virus. Puede haber virus detectable en el líquido cervical, el semen y el líquido cefalorraquídeo.

- **Procesos latentes de los procesos activos que impulsan la progresión hacia el sida**: hay que destacar que los mismos procesos que contribuyen a la progresión de la infección por VIH-1 hacia el sida siguen activos (aunque normalmente silenciados) incluso en personas con concentraciones adecuadas de linfocitos T CD4+ en sangre periférica y con una carga viral indetectable en sangre. Entre estos procesos se incluyen:
  - Hiperpermeabilidad de la mucosa intestinal, con la consiguiente translocación de productos bacterianos en el intestino y una estimulación inflamatoria excesiva.
  - Agotamiento del sistema inmunitario, con respuestas inmunitarias inadecuadas a antígenos específicos; deterioro de la función inmunitaria innata.
  - Hiperactivación inflamatoria sistémica y concentraciones excesivas de citocinas.
  - Anomalías de las células endoteliales y de la coagulación.

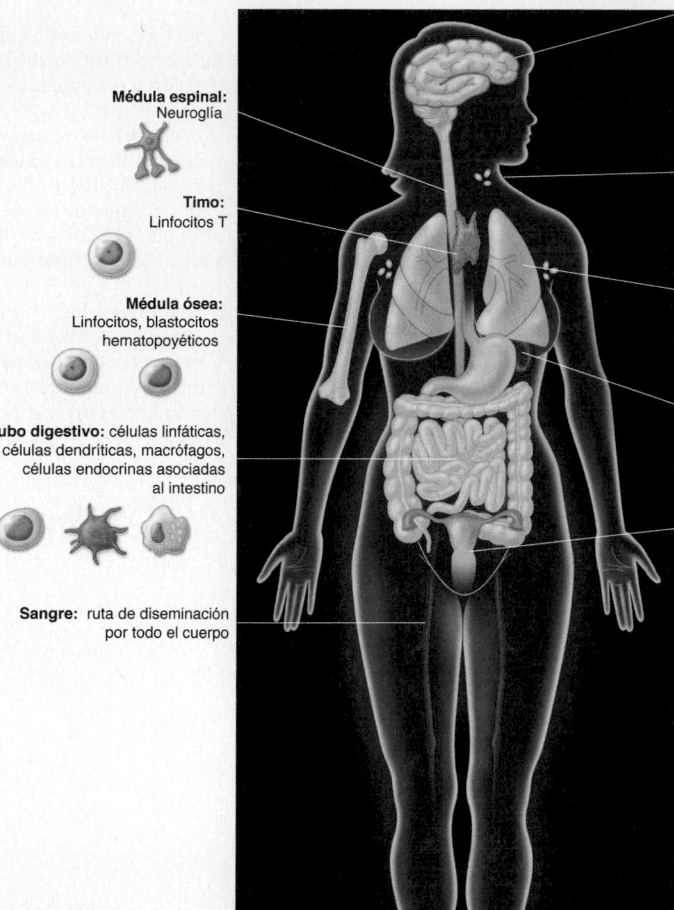

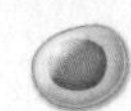
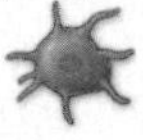

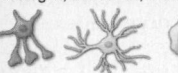

FIGURA 4-27. Dónde se esconde el VIH-1, tanto durante la infección aguda como durante el tratamiento antirretroviral (TAR). Las localizaciones de los órganos y los tipos de células que albergan el VIH-1 al principio de la evolución de la infección, y en los que el VIH-1 puede persistir a pesar del TAR, que es eficaz para controlar la carga viral en la sangre periférica y restaurar el número de linfocitos T CD4$^+$.

- Infecciones comórbidas, especialmente con el VHB y el VHC (*v.* más adelante).
- Alteración de la función hepática.
- Fibrosis en los tejidos linfáticos, con alteraciones arquitectónicas y funcionales.

- **Defectos y toxicidades del tratamiento farmacológico**: el TAR ha evolucionado desde su creación, y se dirige más eficazmente a más funciones del VIH-1. Una mejora clave ha sido la disminución de la toxicidad de los fármacos y los regímenes de dosificación más sencillos, que mejoran el cumplimiento. Sin embargo, cualquier régimen farmacológico que se alarga durante décadas puede conllevar toxicidades por acumulación. En particular, la TAR provoca un aumento de la incidencia de obesidad y síndrome metabólico, resistencia a la insulina, diabetes mellitus e insuficiencia renal. La toxicidad hepática puede requerir una dosis más baja, lo que perjudica la eficacia antiviral.
- **Enfermedades «no relacionadas con el sida» que limitan la longevidad y empeoran la salud**: en las personas sometidas a TAR adecuado, la mitad de las muertes se deben a complicaciones relacionadas con la infección por VIH, pero no con el sida. Las principales son enfermedades cardiovasculares (especialmente, isquemia miocárdica), enfermedades renales, neoplásicas y hepáticas, y trastornos neurocognitivos asociados al VIH. Por ejemplo, la cardiopatía isquémica es un 50 % más frecuente en los pacientes con infección por VIH que en personas comparables sin la infección. Los tumores malignos en particular son desproporcionadamente frecuentes, sobre todo los debidos a VEB, VPH, VHB y VHC. Algunas de estas afecciones reflejan comorbilidades entre los pacientes con infección por VIH, mientras que otras presentan una patogenia más compleja.

Síndrome inflamatorio de reconstitución inmunitaria

El TAR ha dado lugar a una consecuencia inesperada: las complicaciones de la supresión repentina y generalizada de la replicación del VIH-1, la reconstitución de la función inmunitaria. Este síndrome afecta aproximadamente a una sexta parte de los pacientes, y por lo general comienza poco después de iniciarse el TAR.

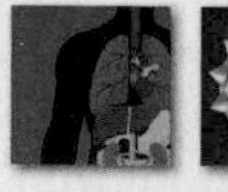
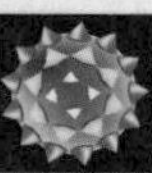

FISIOPATOLOGÍA; FACTORES ETIOLÓGICOS: entre 3 y 6 meses después del inicio del TAR, los pacientes tratados recuperan los recuentos de linfocitos periféricos; el aumento repentino de las células de memoria CD4$^+$ y CD8$^+$ puede ser peligroso. Al ser células de memoria, su repertorio refleja el contacto previo con antígenos extraños. La presencia de infecciones no resueltas (*v.* más adelante) amplía entonces estas poblaciones, lo que provoca respuestas inmunitarias excesivas. Un defecto postulado en los linfocitos T inmunorreguladores puede conducir a una activación excesiva de las células de memoria preexistentes y a su conversión en células efectoras.

Los desencadenantes de este tipo de síndrome inflamatorio de reconstitución inmunitaria (SIRI) son, en gran medida, agentes infecciosos. La denominada paradoja del SIRI se produce considerando lo que se había pensado que sería efectivo para el tratamiento de las infecciones oportunistas, cuando los antígenos microbianos residuales impulsan la respuesta de los linfocitos T señalada con anterioridad.

Entre los patógenos que suelen ser responsables del SIRI se encuentran muchos de los «sospechosos habituales», villanos comúnmente asociados al sida como *M. tuberculosis*, *MAI*; hongos como *Cryptococcus neoformans*; virus, en particular CMV, VHB, VHS y virus de la varicela zóster; y *P. jiroveci*. Todos ellos pueden presentarse de forma atípica y complicar el diagnóstico diferencial. La complicación en el diagnóstico de SIRI está relacionada con las infecciones del SNC, en particular la leucoencefalopatía multifocal progresiva (LMP) relacionada con el virus de John Cunningham (JC) (*v.* cap. 26).

Un segundo tipo de SIRI, denominado la forma desenmascarada, refleja la capacidad de una infección previamente no sospechada para estimular la inflamación sin restricciones. En general, el SIRI está causado por patógenos no diagnosticados y se produce antes de la forma paradójica. (Debe mencionarse aquí que el IRIS también puede complicar la recuperación de los pacientes con neoplasias malignas hematológicas, sin infección por VIH-1).

Además, las enfermedades autoinmunitarias recrudecidas pueden desencadenar SIRI. La más común es la enfermedad de Graves (*v.* cap. 21), pero también se han visto implicadas otras enfermedades autoinmunitarias. La sarcoidosis también puede actuar como un iniciador de este síndrome.

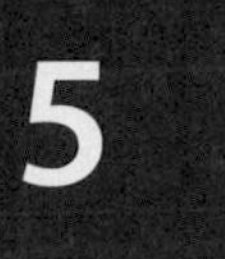

Neoplasias

David S. Strayer

Anatomopatología de las neoplasias

Una **neoplasia** (en griego, *neo*, «nuevo», más *plasma*, «cosa formada») es un crecimiento autónomo que ha escapado a las restricciones normales con respecto a proliferación y acumulación de células. Puede mostrar un parecido variable con su tejido de origen, lo que suele permitir sacar conclusiones sobre el origen de los tumores y su posible comportamiento. Como la mayoría de las neoplasias ocupan un espacio, suelen denominarse **tumores** (en griego, *hinchazón*). Los tumores que permanecen localizados se consideran **benignos**, mientras que los que se extienden a lugares distantes se denominan **malignos**, o **cáncer**. El proceso neoplásico requiere tanto proliferación celular como diferenciación fenotípica modificada de forma variable por los tipos celulares implicados. En este sentido, los cánceres pueden considerarse como una «irónica» evolución normal.

El cáncer es una enfermedad antigua. Existen datos prehistóricos de tumores óseos y los primeros escritos de la India, Egipto, Babilonia y Grecia mencionan la enfermedad. Hipócrates distinguió las neoplasias benignas de los malignos y acuñó el término *karkinos*, del que deriva el término **carcinoma**. Describió el cáncer de mama y, en el siglo II d.C., Pablo de Egina analizó su frecuencia.

La incidencia de las enfermedades neoplásicas aumenta con la edad, y la mayor esperanza de vida actual amplía la población de riesgo. En siglos anteriores, los seres humanos no vivían lo suficiente como para desarrollar muchos cánceres que son especialmente frecuentes en la edad media y avanzada, como los de próstata, colon, páncreas y riñón.

Si se eliminan de las estadísticas las muertes por cáncer relacionadas con el tabaco, las tasas globales de mortalidad por cáncer ajustadas por edad han ido disminuyendo. En parte, esto refleja la mejora de las técnicas de detección precoz (p. ej., prueba de Papanicolaou y colonoscopia).

Las neoplasias derivan de células que normalmente pueden multiplicarse. Así, las neuronas maduras y los cardiomiocitos no dan lugar a tumores. Un tumor puede simular su tejido de origen en un grado variable. Algunos se parecen mucho a sus estructuras de origen (p. ej., los adenomas hepáticos) mientras que otros parecen tan primitivos que el origen del tumor es incierto.

NEOPLASIAS BENIGNAS FRENTE A MALIGNAS

*Aunque hay excepciones, las neoplasias benignas no penetran (invaden) los bordes de los tejidos adyacentes, ni se extienden (**metastatizan**) a sitios distantes.* Permanecen como sobrecrecimientos localizados en el lugar donde surgen. Las neoplasias benignas suelen estar mejor diferenciados que los malignos, es decir, se parecen más a su tejido de origen. *En cambio, las neoplasias malignas invaden los tejidos contiguos y hacen metástasis en lugares distantes, donde subpoblaciones de células malignas se instalan, se multiplican y vuelven a invadir las regiones circundantes.*

Dicho esto, **los términos benigno y maligno reflejan el comportamiento biológico de un tumor, más que sus características morfológicas**. Por lo general, las neoplasias benignas no son mortales, mientras que las malignas sí pueden serlo. Sin embargo, los tumores biológicamente benignos en localizaciones críticas pueden ser mortales. Un tumor meníngeo intracraneal benigno (meningioma) puede ser mortal si ejerce presión sobre una estructura cerebral importante. Un pequeño tumor benigno de células ependimarias (ependimoma) en el tercer ventrículo puede bloquear la circulación del líquido cefalorraquídeo y provocar una hidrocefalia mortal. Un mixoma auricular izquierdo benigno puede precipitar la muerte súbita al bloquear el orificio de la válvula mitral.

En ocasiones infrecuentes, un insulinoma pancreático biológicamente benigno y hormonalmente activo puede poner en peligro la vida si provoca una hipoglucemia repentina, o un feocromocitoma en la médula suprarrenal puede desencadenar una crisis hipertensiva. Por el contrario, algunas neoplasias malignas (p. ej., de tiroides o próstata) crecen tan lentamente que nunca suponen una amenaza para la vida.

La histología del tumor suele permitir su clasificación como benigno o maligno. Sin embargo, el comportamiento biológico no se corresponde necesariamente con la apariencia anatomopatológica. Algunos tumores que parecen malignos desde el punto de vista histológico pueden no hacer metástasis o poner en riesgo la vida del paciente: los carcinomas cutáneos de células basales pueden invadir estructuras subyacentes localmente, pero raramente hacen metástasis y no son potencialmente mortales. Por otro lado, algunas neoplasias benignas desde el punto de vista histológico pueden ser mortales. Los meningiomas agresivos no hacen metástasis, pero pueden ser localmente invasivos y causar la muerte al comprometer estructuras vitales. Es importante tener en cuenta que, para muchos tumores endocrinos, por ejemplo, los tumores de células de los islotes pancreáticos, la apariencia histológica no predice el potencial metastásico, y la benignidad o malignidad biológica de un tumor solo está clara si hace o no metástasis.

CLASIFICACIÓN DE LAS NEOPLASIAS

Los paradigmas de clasificación solo son útiles en la medida en que son predictivos. La nosología tumoral combina muchos factores que inciden en este punto: conceptos históricos, jerga técnica, localización, origen, modificadores descriptivos y predictores del comportamiento biológico. Aunque el lenguaje de la clasificación de los tumores no es rígidamente lógico ni coherente, sigue siendo un modo de comunicación razonable.

DIAGNÓSTICO HISTOLÓGICO DE MALIGNIDAD

Esencialmente, etiquetar un tumor como benigno o maligno constituye una predicción de su comportamiento biológico y posible pronóstico clínico. Los criterios utilizados para predecir la naturaleza biológica de un tumor no se basan en principios científicos, sino en la experiencia acumulada y en las correlaciones históricas entre los patrones histológicos y citológicos y la evolución clínica. La diferenciación entre neoplasias benignas y malignas suele plantear algunos problemas. Algunos casos requieren estudios adicionales antes de asegurar un diagnóstico preciso. Sin embargo, siempre habrá tumores que desafíen las habilidades diagnósticas y la experiencia de cualquier anatomopatólogo; en estos casos, el diagnóstico correcto debe esperar a la evolución clínica. *Recuérdese que la definición de un tumor benigno reside sobre todo en su incapacidad para invadir los tejidos adyacentes y para hacer metástasis.*

Los principales descriptores de todos los tumores son sus células de origen

Aunque históricamente el sufijo «oma» se aplicaba a ls neoplasias benignas, la terminología actual es tan variada que los nombres de los tumores no especifican con precisión su comportamiento biológico. Los melanomas, los mesoteliomas y los seminomas son todos altamente malignos, aunque lleven el sufijo «oma». Los hamartomas ni siquiera son neoplasias verdaderas, sino mezclas desorganizadas de desarrollo de múltiples estructuras.

A pesar de este uso laxo de la palabra «oma», con respecto a los cánceres se aplica un poco más de rigor. «Carcinoma» designa una proliferación maligna de células epiteliales, y «sarcoma» se refiere a las neoplasias de origen mesenquimatoso. Estos términos no son necesariamente inclusivos, ya que la mayoría de las proliferaciones malignas de órganos hematopoyéticos son leucemias y las neoplasias linfáticas son linfomas. Por último, los epónimos suelen referirse a tumores de histogenia históricamente dudosa, como la enfermedad de Hodgkin o el sarcoma de Ewing.

Algunas características histológicas que son útiles para distinguir las neoplasias benignas de los malignos son:

- **Atipia celular,** es decir, el grado en que la apariencia de un tumor se aleja de la de sus homólogos tisulares o celulares normales. Un ejemplo es la comparación entre un cartílago normal, un condroma (benigno) y un condrosarcoma (maligno) (fig. 5-1). La magnitud de la atipia celular (o, anaplasia) suele correlacionarse con la agresividad de un tumor. La evidencia citológica de la anaplasia incluye *(1)* variación en el tamaño y la forma de las células y los núcleos (**pleomorfismo**); *(2)* núcleos agrandados e hipercromáticos con cromatina agrupada de forma anómala y nucleolos prominentes; *(3)* figuras mitóticas atípicas (es decir,

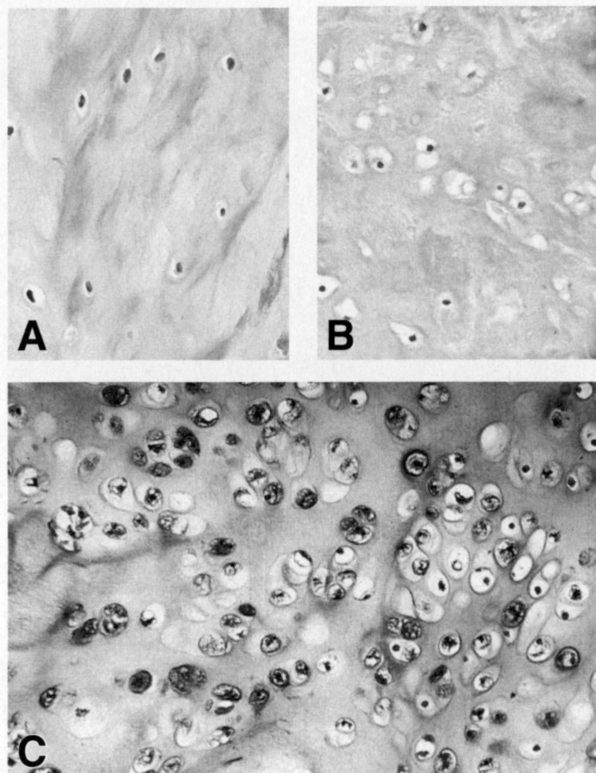

FIGURA 5-1. **Lesiones cartilaginosas. A.** Cartílago normal. **B.** Un condroma benigno se parece mucho al cartílago normal. **C.** Condrosarcoma óseo. El tumor está compuesto de condrocitos malignos, que tienen formas extrañas y núcleos hipercromáticos irregulares, incrustados en una matriz cartilaginosa. Compárense con **A** y **B.** (Reimpreso de Bullough PG, Vigorita VJ. Atlas of Orthopaedic Pathology. New York: Gower Medical Publishing; 1984. Copyright © 1984 Elsevier. Con permiso).

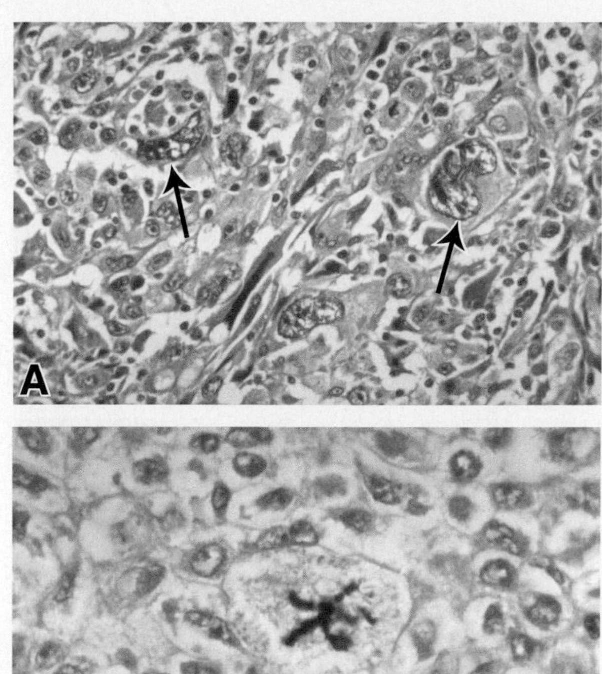

FIGURA 5-2. **Características anaplásicas de las neoplasias malignas. A.** Las células de este carcinoma anaplásico son muy pleomórficas (es decir, varían de tamaño y de forma). Los núcleos son hipercromáticos y grandes en relación con el citoplasma. Se ven células tumorales gigantes multinucleadas (*flechas*). **B.** Una célula maligna en metafase presenta una figura mitótica anormal.

más complejas que las figuras bipolares); y *(4)* células extrañas, incluidas células gigantes tumorales (fig. 5-2).

- **Actividad mitótica**: muchas neoplasias malignas muestran tasas mitóticas elevadas, identificables como un número demasiado alto de figuras mitóticas. En el caso de algunos tumores (p. ej., leiomiosarcomas), el hallazgo de incluso unas pocas mitosis es suficiente para diagnosticar la malignidad. Sin embargo, no todas las situaciones requieren una actividad proliferativa tan evidente para calificar un tumor de maligno.
- **Patrón de crecimiento**: se trata de un determinante de malignidad de utilidad variable. Las neoplasias malignas suelen mostrar un crecimiento desorganizado: en forma de láminas de células, verticilos, estructuras papilares, rosetas, a menudo dispuestas alrededor de los vasos sanguíneos, etc. El compromiso del suministro de sangre en algunas neoplasias malignas puede causar necrosis isquémica.
- La **invasión**, sobre todo en los vasos sanguíneos y los vasos linfáticos, ayuda a identificar las neoplasias. En algunas circunstancias (p. ej., el cáncer folicular de tiroides), la invasión local es importante para confirmar un diagnóstico de malignidad.
- Las **metástasis** permiten identificar un tumor como maligno. Si un cáncer primario diagnosticado no ha precedido a una lesión metastásica, el origen del tumor puede no ser fácilmente evidente a partir de las características histológicas por sí solas. En estos casos, los marcadores tumorales relacionados con el tejido pueden establecer el origen correcto.

Las generalizaciones son solo eso: suelen ser aplicables, pero a veces deben utilizarse con precaución. Así, la **fascitis nodular** es una proliferación reactiva de células del tejido conjuntivo (fig. 5-3) que puede parecer más alarmante desde el punto de vista histológico que muchos fibrosarcomas, y un diagnóstico erróneo puede llevar a una cirugía innecesaria. Por el contrario, los adenocarcinomas endocrinos bien diferenciados pueden ser, desde el punto de vista anatomopatológico, idénticos a los adenomas benignos.

Los estudios de marcadores ayudan a identificar el origen del tumor

Marcadores tumorales

Los marcadores tumorales son productos génicos de las neoplasias que se detectan en las propias células tumorales o en los líquidos corporales. Su utilidad requiere que las células tumorales conserven patrones de expresión génica característicos de su órgano o célu-

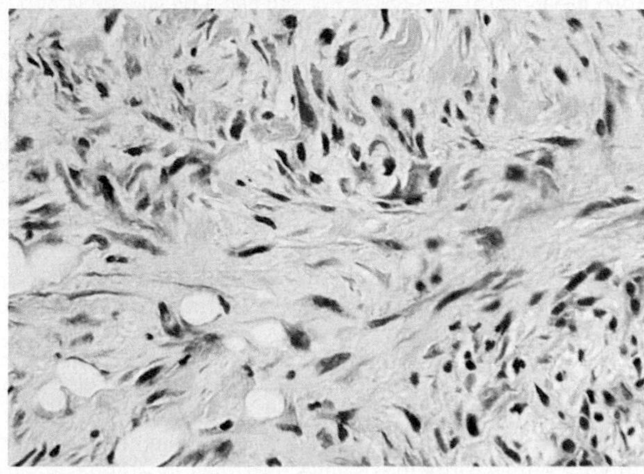

FIGURA 5-3. **Fascitis nodular.** Esta lesión reactiva celular contiene fibroblastos atípicos y estrafalarios, que pueden confundirse con un fibrosarcoma.

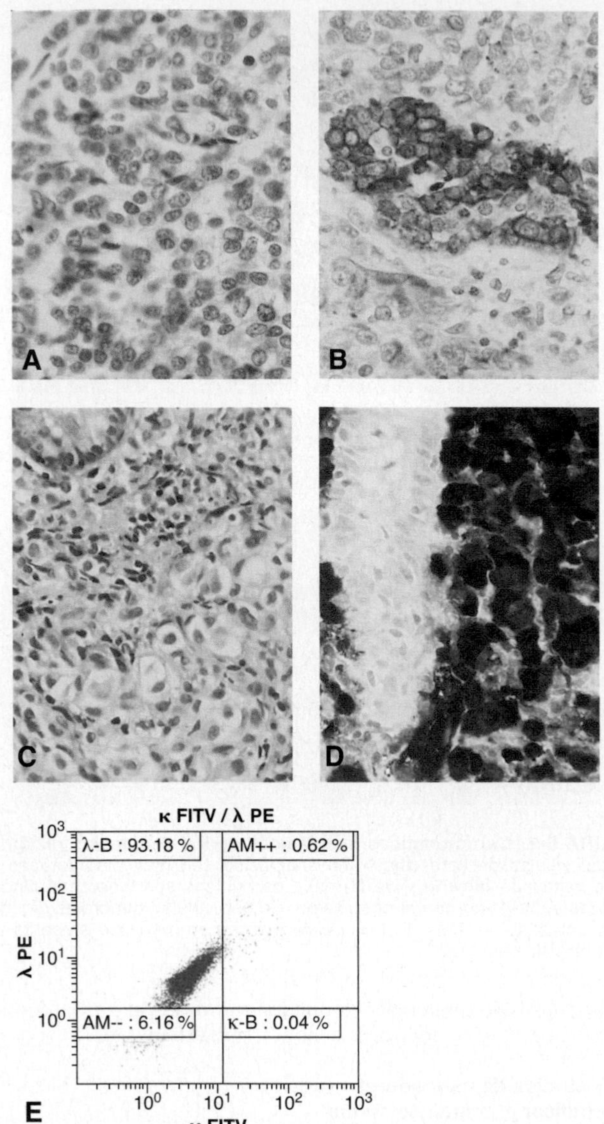

FIGURA 5-4. Marcadores tumorales en la identificación de neoplasias indiferenciadas. A. Un cáncer de vejiga metastásico poco diferenciado es difícil de identificar como carcinoma con la tinción de hematoxilina y eosina. **B.** Inmunotinción positiva para citoqueratina del tumor representado en A, que lo identifica como carcinoma. **C.** Metástasis en el colon de un melanoma maligno indiferenciado no pigmentada y de origen poco claro. **D.** Tinción con inmunoperoxidasa del tumor en C que muestra la expresión celular de proteína S-100, un marcador habitualmente utilizado para las células de origen melanocítico. **E.** Análisis por citometría de flujo de la población linfática monoclonal. Cada punto representa una célula individual, con 10 000 células en total. Las células se tratan simultáneamente con dos anticuerpos diferentes conjugados con diferentes fluoróforos (aquí, anticadena κ L marcada con FITV y anticadena λ L marcada con PE). El *eje x* muestra la población de células que llevan cadenas κ L en la superficie celular; el *eje y* muestra las células que llevan cadenas λ L. Esta población monoclonal es κ-negativa y λ-positiva. *FITV,* isotiocianato de fluoresceína; *PE,* ficoeritrina.

la de origen, o que sinteticen sustancias especializadas asociadas a tumores de un origen concreto. La determinación del linaje celular es algo más que un ejercicio académico: los tratamientos se basan a menudo en su identificación.

Las técnicas inmunológicas (inmunohistoquímica, citometría de flujo) (fig. 5-4) y los estudios moleculares (hibridación *in situ*, perfiles de expresión génica y secuenciación) ayudan a realizar estas determinaciones. Los marcadores útiles para el diagnóstico incluyen inmunoglobulinas, proteínas fetales, enzimas, hormonas y proteínas citoesqueléticas y de unión. Los marcadores identificados que son útiles para la elaboración de perfiles tisulares y tumorales están aumentando rápidamente.

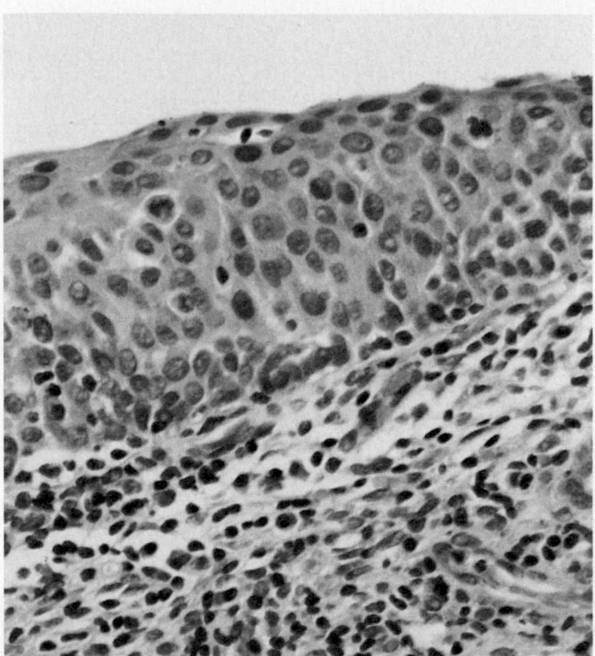

FIGURA 5-5. Carcinoma *in situ*. Un corte del cuello uterino que muestra células escamosas neoplásicas ocupando todo el grosor del epitelio, pero confinadas a la mucosa por la membrana basal subyacente.

Los antígenos asociados a los tumores también se utilizan de otras maneras. Los niveles de antígenos tumorales en la sangre, analizados mediante técnicas inmunológicas y de otro tipo, ayudan a los clínicos a seguir la progresión del tumor y el desarrollo de metástasis tras el tratamiento de una neoplasia primaria. Algunos ejemplos son el antígeno carcinoembrionario (ACE) para los tumores digestivos, el antígeno cancerígeno (AC) 125 para el carcinoma de ovario y el antígeno prostático específico (APE) para el cáncer de próstata. Las concentraciones sanguíneas de las sustancias producidas por el tumor pueden ayudar a seguir su evolución, pero han tenido menos éxito como herramientas de detección precoz en la población. Algunos antígenos tumorales ayudan a orientar importantes decisiones terapéuticas (p. ej., los receptores de estrógeno/progesterona en el cáncer de mama y el Bcr-Abl para la leucemia mieloide crónica). También pueden ser objetivos terapéuticos útiles: los anticuerpos se dirigen a HER2/neu para el cáncer de mama y otros cánceres, y a CD20 para los linfomas de linfocitos B.

Microscopía electrónica

Los estudios de marcadores tumorales han sustituido casi por completo a la microscopía electrónica (ME) en el análisis de los tumores. Aun así, la ME puede detectar estructuras especializadas que caracterizan a los tumores derivados de determinados órganos y tipos celulares y diferenciarlos de otros con los que pueden confundirse: los carcinomas suelen tener desmosomas y complejos de unión especializados que no son típicos de los sarcomas o los linfomas; los melanomas tienen melanosomas o premelanosomas.

INVASIÓN Y METÁSTASIS

Casi todas las neoplasias malignas pueden invadir localmente y hacer metástasis en lugares distantes. Estas características causan la gran mayoría de las muertes relacionadas con el cáncer; el tumor primario en sí mismo (p. ej., el cáncer de mama o de colon) no suele ser mortal y suele ser susceptible de resección quirúrgica.

La diseminación directa daña los órganos implicados y los tejidos adyacentes

La mayoría de los carcinomas comienzan como crecimientos localizados que se limitan al epitelio donde surgen. Mientras estos cánceres en fases

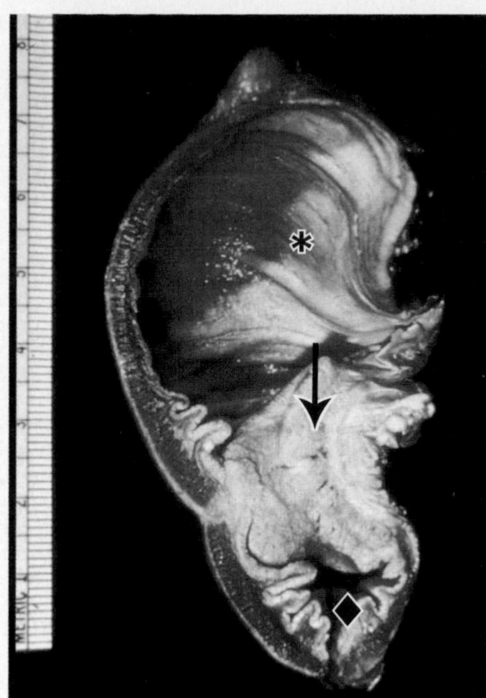

FIGURA 5-6. **Adenocarcinoma de colon con obstrucción intestinal.** La luz del colon en el lugar del cáncer es estrecha (*flecha*). El segmento de colon por encima de la obstrucción está dilatado (*). El colon distal a la estructura tiene la medida normal (♦).

iniciales no penetren la membrana basal epitelial subyacente, se consideran ***carcinomas in situ*** (fig. 5-5). Como no han invadido, estos tumores son siempre curables. Cuando los tumores *in situ* se diseminan a través de la membrana basal subyacente, pueden invadir los tejidos adyacentes y comprometer los vasos sanguíneos y linfáticos para hacer metástasis. Cuando los cánceres surgen de células que no están unidas por una membrana basal (como células del tejido conjuntivo, componentes linfáticos y hepatocitos) no se define ningún estadio *in situ*.

Las neoplasias malignas que crecen dentro de un tejido de origen también pueden diseminarse más allá de los límites de ese órgano y afectar los tejidos adyacentes. El crecimiento de un tumor puede ser tan generalizado que cause un déficit funcional del órgano. Los tumores oculares pueden afectar la visión. O pueden ser potencialmente mortales al diseminarse a partes vitales de un órgano, como pasa con los astrocitomas que se infiltran en el cerebro y comprometen regiones vitales, o un cáncer de colon que obstruye el intestino grueso (fig. 5-6).

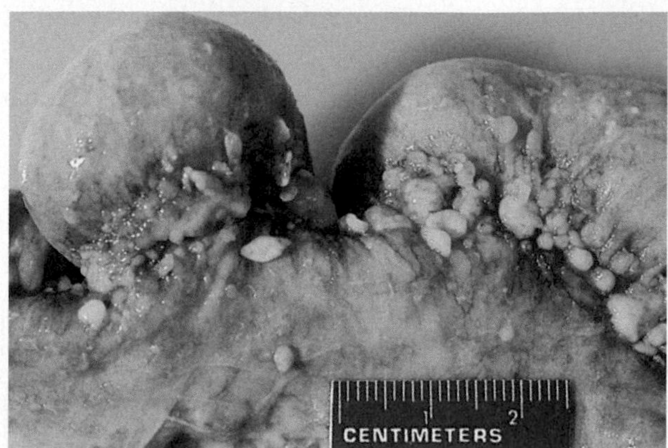

FIGURA 5-7. **Carcinomatosis peritoneal.** El mesenterio anexo a un asa de intestino delgado está tachonado con nódulos pequeños de un carcinoma ovárico metastásico.

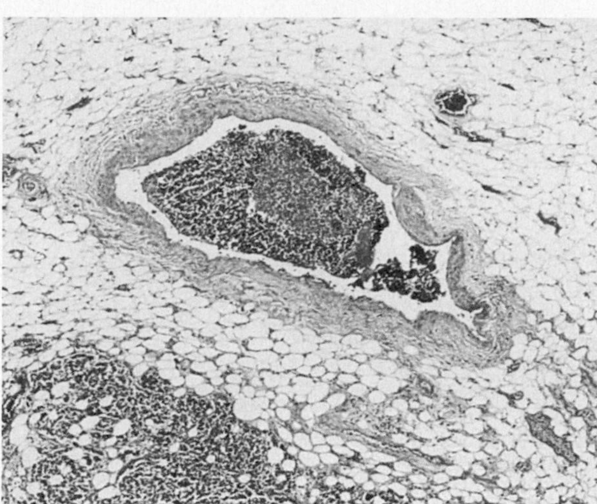

FIGURA 5-8. **Diseminación hematógena del cáncer.** Una neoplasia maligna (**abajo**) ha invadido el tejido adiposo y penetrado dentro de una vena pequeña.

El patrón de crecimiento invasivo de los tumores puede perjudicar de forma secundaria a un órgano adyacente. El carcinoma cervical puede crecer hasta obstruir los uréteres. Cuando los tumores invaden estructuras vitales, pueden provocar fístulas y hemorragias: los cánceres de pulmón pueden causar fístulas broncopleurales si penetran en un bronquio o hemorragias con desangrado si erosionan un vaso sanguíneo. El dolor agonizante de los carcinomas pancreáticos se debe a la diseminación directa del tumor al plexo nervioso celíaco. Las células tumorales que alcanzan las cavidades serosas (p. ej., el peritoneo o la pleura) se propagan fácilmente por diseminación directa, como cuando un cáncer de ovario se disemina a la cavidad peritoneal (fig. 5-7).

La diseminación metastásica es la causa más común de las muertes por cáncer

La migración de células malignas de un lugar a otro no contiguo es la metástasis (en griego, «desplazamiento»). Las neoplasias malignas invasores entran en contacto con los vasos sanguíneos y linfáticos, en los que también pueden penetrar, y a través de los cuales se diseminan a sitios distantes. También pueden alcanzar cavidades corporales (p. ej., el espacio pleural), y así propagarse también por esas vías.

Metástasis hematógena

Las células cancerosas suelen invadir los capilares y las vénulas, pero no las arteriolas, arterias o vénulas de paredes más gruesas. Antes de que puedan formar metástasis viables, las células tumorales circulantes (CTC) deben alojarse en el lecho vascular del lugar de destino (fig. 5-8). Allí se adhieren a las paredes de los vasos sanguíneos y linfáticos y las atraviesan. A menudo, los patrones de flujos sanguíneo o linfático en el origen del tumor primario determinan la distribución de las metástasis iniciales. Así, los tumores abdominales procedentes de órganos cuyo drenaje venoso desemboca en el sistema portal hepático tienden a causar metástasis en el hígado; otros tumores cuyos órganos drenan en las venas sistémicas y, a través de la vena cava, en los pulmones, harán metástasis en los pulmones. Los cánceres de mama se diseminan primero a los nódulos linfáticos regionales, que es la vía del flujo linfático. La diseminación generalizada temprana de las células tumorales, o la diseminación secundaria desde focos metastásicos tempranos, puede causar una enfermedad más generalizada (fig. 5-9).

Metástasis linfáticas

Solo los grandes canales linfáticos poseen membranas basales; los capilares linfáticos carecen de estas, lo que facilita que las células tumorales penetren en esos linfáticos de menor tamaño. Una vez

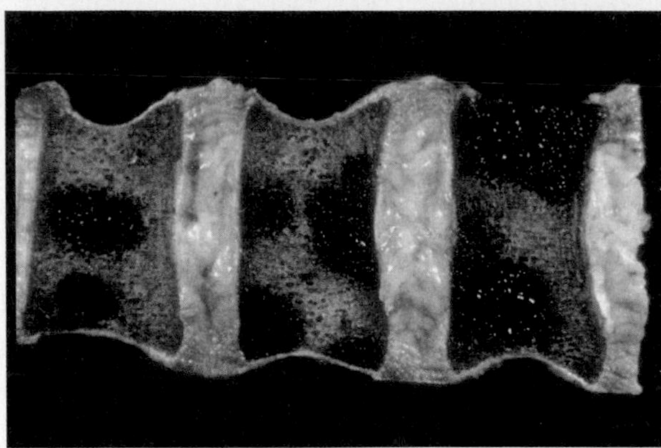

FIGURA 5-9. Se observan múltiples metástasis pigmentadas en los cuerpos vertebrales de un paciente que falleció por un melanoma maligno. (De Bullough PG, Boachie-Adjei O. *Atlas of Spinal Diseases.* New York: Gower Medical Publishing; 1988. Copyright Lippincott Williams & Wilkins).

que las células están dentro de estos vasos, van con la corriente: a los nódulos linfáticos regionales de drenaje. Allí, primero se alojan en los senos marginales (subcapsulares) y luego se extienden por todo el nódulo. Los nódulos linfáticos con depósitos metastásicos pueden expandirse hasta muchas veces su tamaño normal, e incluso superar el diámetro de la lesión primaria (fig. 5-10).

Los cánceres de mama son un buen ejemplo de este tipo de propagación. Las metástasis iniciales son casi siempre linfáticas. El pronóstico y los tratamientos de las pacientes dependen en gran medida de la extensión de estas metástasis linfáticas regionales. Los cánceres de mama de origen lateral suelen diseminarse a los nódulos linfáticos axilares; los que surgen en la porción medial drenan a los nódulos mamarios internos, dentro del tórax.

El primer signo de un tumor puede ser una metástasis linfática alejada del tumor primario. Por ejemplo, algunos cánceres abdominales pueden presentarse primero como una distensión de un nódulo supraclavicular. El drenaje linfático tiende a reflejar el origen embrionario. Los testículos se desarrollan en la cavidad abdominal y migran al escroto durante el desarrollo fetal. En consecuencia, los cánceres testiculares suelen extenderse a los nódulos periaórticos abdominales, y no a los nódulos inguinales, que drenan el escroto.

Diseminación en las cavidades corporales

Las neoplasias malignas que surgen en órganos adyacentes a las cavidades corporales (p. ej., ovarios, tubo digestivo, pulmón) pueden

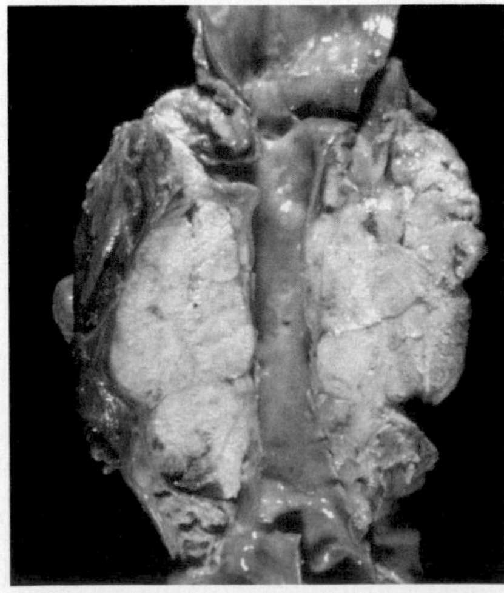

FIGURA 5-10. Carcinoma metastásico en los nódulos linfáticos periaórticos. La aorta está abierta y los ganglios disecados, y muestra grandes masas de carcinoma prostático metastásico.

esparcir células malignas en estos espacios, especialmente en las cavidades peritoneal y pleural. En ocasiones, los tumores también pueden hacer metástasis en la cavidad pericárdica, los espacios articulares y el espacio subaracnoideo. Una vez en esos espacios, los tumores crecen en masa y pueden causar acumulación de líquido (p. ej., ascitis maligna), a veces en cantidades muy grandes. Algunos adenocarcinomas mucinosos también pueden secretar mucina en estas localizaciones.

Tropismo orgánico de las metástasis

Durante más de un siglo, los médicos comprendieron que los patrones metastásicos no eran aleatorios. En 1889, Paget propuso que la propagación de las células tumorales a sitios secundarios específicos depende de la compatibilidad entre las células tumorales (la semilla) y los factores microambientales favorables en el sitio secundario (el suelo). Los cánceres de mama, próstata y tiroides que se extienden al hueso, sugieren un tropismo orgánico: un «suelo» favorable. Por el contrario, a pesar de su tamaño y abundante flujo sanguíneo, ni el bazo ni el músculo esquelético son lugares habituales de metástasis. Las células del estroma asociadas al tumor pueden, de hecho, «arar el camino» para que las células tumorales se alojen en lugares concretos (*v.* más adelante).

ESTADIFICACIÓN Y CLASIFICACIÓN DE LOS CÁNCERES

La estadificación del cáncer describe la propagación del tumor

Para predecir el comportamiento probable de una neoplasia maligna y establecer criterios de tratamiento, muchos cánceres se estadifican. Los protocolos de evaluación específicos ayudan a identificar los lugares en los que el tumor se ha diseminado de forma detectable. La elección del enfoque quirúrgico y las modalidades de tratamiento adicionales suelen reflejar el estadio de un cáncer. Además, la comprensión de la supervivencia del cáncer también se basa en el estadio del tumor en el momento del diagnóstico. Los criterios de estadificación varían mucho en función del tipo de tumor y del órgano de origen. Los criterios más habituales son:

- Tamaño del tumor
- Grado de crecimiento local, si permanece dentro o se ha diseminado fuera del órgano
- Presencia y número de afectación de nódulos linfáticos
- Presencia y localizaciones de la propagación a distancia

En los sistemas internacionales de **estadificación del cáncer TNM,** la «T» significa el tamaño y la extensión local del tumor primario, la «N» refleja la extensión de las metástasis en los nódulos regionales y la «M», la presencia de metástasis a distancia. Por ejemplo, un cáncer de mama T3N2M0 es un tumor primario grande (T3) que afecta de forma moderada los nódulos linfáticos axilares (N2), pero que no se ha diseminado de forma detectable a lugares distantes (M0). Las definiciones específicas de cada categoría varían de un tipo de tumor a otro, y pueden ser bastante complejas. Algunos tumores, como las neoplasias hematológicas, se clasifican según diferentes sistemas. La diseminación del tumor suele designarse de forma más compacta como estadios I, II, III o IV, a menudo con subestadios.

La clasificación del cáncer refleja la arquitectura del tumor y la citología

Es indiscutible, aunque no necesariamente absoluto, que los tumores que compendian las características citológicas e histológicas de sus orígenes tienden a ser menos agresivos, mientras que los que representan peor sus raíces son más malignos. Los tumores bien diferenciados son, pues, de «bajo grado», y las neoplasias poco diferenciadas son de «alto grado». La clasificación citológica e histológica, que es necesariamente subjetiva y, en el mejor de los casos, semicuantitativa, se basa en el grado de anaplasia y en el número de células proliferativas. Los grados de anaplasia reflejan el tamaño, la forma y la uniformidad de las células tumorales, así como la extensión de las características orgánicas, como las estructuras glandula-

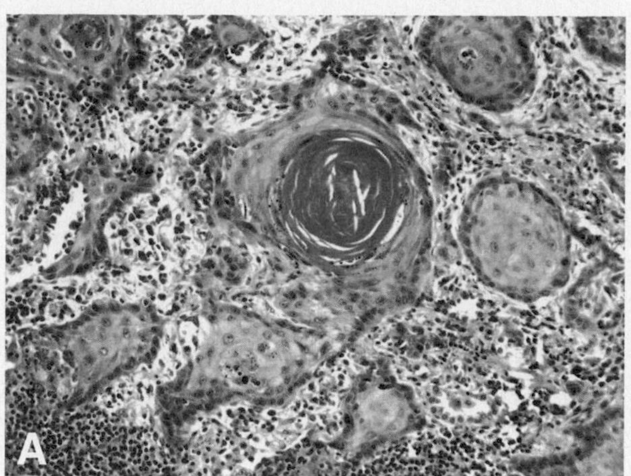

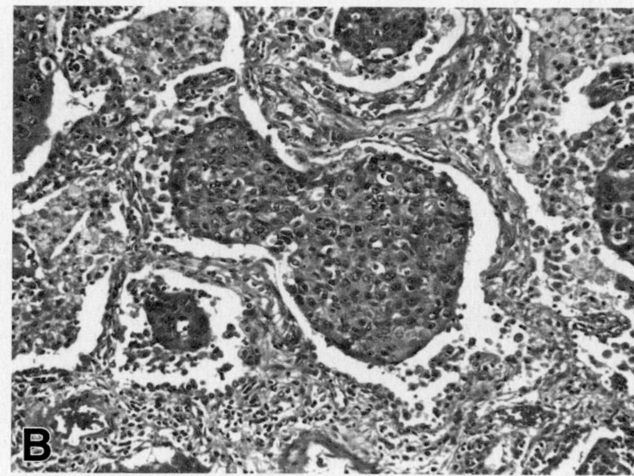

FIGURA 5-11. Gradación citológica del carcinoma de células escamosas (CCE) del pulmón. A. CCE bien diferenciado (grado 1). Las células tumorales tienen un gran parecido con las células escamosas normales y sintetizan queratina, como muestran las perlas epiteliales que se ven. **B.** CCE con escasa diferenciación (grado 3). Las células malignas son difíciles de identificar como de origen escamoso.

res en los adenocarcinomas. Los tumores bien diferenciados tienen muchas de estas estructuras. Los tumores poco diferenciados no las tienen y se parecen poco a sus homólogos normales.

La evidencia de un crecimiento rápido incluye *(1)* un gran número de mitosis, *(2)* mitosis atípicas (es decir, no bipolares, *v.* anteriormente), *(3)* pleomorfismo nuclear y *(4)* células gigantes tumorales. La mayoría de los esquemas de estadificación clasifican los tumores en tres o cuatro grados de malignidad creciente (fig. 5-11). El grado citológico y el comportamiento biológico no siempre se correlacionan: los tumores de bajo grado citológico pueden ser muy agresivos. En este sentido, la estadificación (que refleja el comportamiento real de un tumor en ese paciente) es más importante y útil que la clasificación para predecir el curso de un tumor e influir en las decisiones terapéuticas.

El tiempo de duplicación del tumor refleja la rapidez con la que crecen los tumores e influye en el pronóstico

Los tumores aumentan de tamaño con el tiempo. El intervalo necesario para que un tumor duplique su volumen es el ***tiempo de duplicación (TD) del tumor***, que suele reflejar los estudios radiográficos seriados o, en algunos casos, las concentraciones de marcadores tumorales en sangre, a lo largo del tiempo. Los cánceres internos suelen detectarse clínicamente por primera vez cuando tienen aproximadamente 1 cm^3 (≈ 1 g). Esto corresponde a entre 10^8 y 10^9 células. Dado que la mayoría de los cánceres tienen su origen en una sola célula, el número de células se ha duplicado al menos 30 veces para alcanzar este tamaño. Por tanto, *los cánceres ya están muy avanzados cuando se detectan clínicamente por primera vez*. Dado que la tasa de mortalidad de las células tumorales y la cinética del ciclo celular varían entre los distintos tipos de tumores, entre los tumores del mismo tipo de una persona a otra y entre las distintas metástasis de un mismo paciente, los TD reales suelen situarse dentro de ciertos rangos que reflejan estos factores para el cáncer de cualquier paciente en particular. Si, por ejemplo, se han seguido a lo largo del tiempo los marcadores sanguíneos (p. ej., antígenos tumorales circulantes) o el tamaño de los tumores (p. ej., las metástasis pulmonares en las radiografías de tórax), estos pueden proporcionar la información más clara posible sobre la tasa de crecimiento de un tumor en una persona determinada.

Los distintos tumores individuales, y los diferentes tipos de tumores, varían mucho en sus tasas de crecimiento. Por regla general, la velocidad de crecimiento de los tumores sólidos epiteliales es menor que la de los hematológicos y mesenquimatosos. Muchos estudios realizados en los últimos 25 años, a menudo centrados en tumores primarios o metastásicos en el hígado o el pulmón, han arrojado resultados muy variables. En general, la media del TD para la mayoría de los tumores epiteliales sólidos estudiados varía entre 2 y 4 meses, con rangos muy amplios, que a veces superan el año. Algunos datos comunicados sugieren que los tumores más pequeños pueden duplicarse ligeramente más rápido, por término medio, que los tumores de mayor tamaño. Aunque muchas situaciones no se prestan a un seguimiento radiográfico o serológico de los tumores primarios o metastásicos durante meses sin intervención terapéutica, estos estudios son la forma más eficaz de evaluar la rapidez con que se duplica un tumor individual.

El TD no se correlaciona necesariamente con la evaluación histológica de la fracción de crecimiento de las células tumorales (es decir, la proporción de células que están ciclando activamente), por varias razones. La duración de la mitosis en las células cancerosas puede ser prolongada, por lo que el número de figuras mitóticas en una sección de tejido puede no correlacionarse con el crecimiento global. Además, la actividad mitótica no tiene en cuenta la muerte de las células tumorales, que es claramente un factor que influye en el tamaño de un tumor y se refleja mejor en los parámetros mencionados anteriormente. Las células tumorales mueren por muchas razones, entre las cuales muerte celular programada (apoptosis, *v.* cap. 1); suministro inadecuado de sangre, con la consiguiente isquemia; insuficiencia de nutrientes; y vulnerabilidad a las defensas específicas e inespecíficas del huésped. El TD del tumor tiende a correlacionarse con el pronóstico. Los estudios que incluyen varios tipos de tumores diferentes, y que informan con un cuidadoso seguimiento a largo plazo, han constatado a menudo que la supervivencia de los pacientes puede variar en función del TD.

Biología y patogenia molecular del cáncer

Las células normales no se multiplican, acumulan o diseminan por sí solas. Incluso las que se dividen más rápidamente (p. ej., los mielocitos, las células de la mucosa intestinal) lo hacen bajo un estricto control. Los cánceres surgen de cambios acumulados en el genoma y la expresión génica que comienzan con una sola célula. Con la división celular repetida, las mutaciones se acumulan. Finalmente, la progenie de la célula escapa al control del crecimiento, continúa adquiriendo más mutaciones, invade localmente y se disemina a través de los canales vasculares y linfáticos.

PROCESOS NORMALES QUE REGULAN LAS CÉLULAS E INHIBEN LA ONCOGENIA

El cáncer se desarrolla debido a cambios en los genes celulares y en la expresión de estos. Dichos cambios provocan el desarrollo de los tumores y, a menudo, su diseminación. Varios procesos celulares críticos, que están íntimamente relacionados y a menudo entrelazados, protegen de estos desarrollos: antioxidantes, regulación del ciclo celular, reparación del ADN, apoptosis, telomerasa, etc. Los siguientes apartados describen cómo funcionan estas defensas, cómo pueden ser (y son) alteradas durante la oncogenia y qué pistas pueden ofrecer para el tratamiento de los pacientes con cáncer.

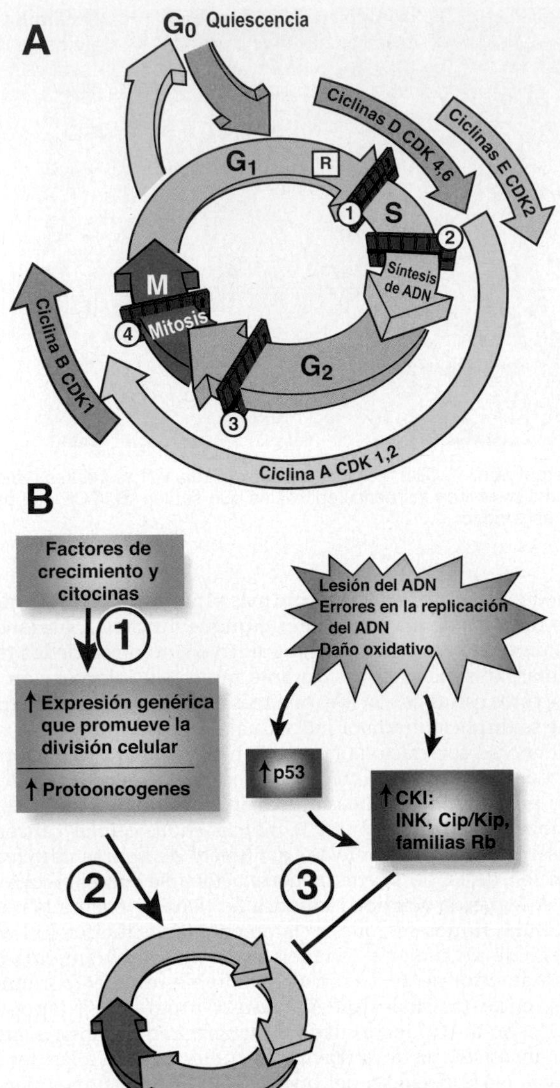

FIGURA 5-12. A. Ciclo celular normal y ciclinas y CDK que lo impulsan. Las fases del ciclo celular, con los puntos de control clave (*1-4*) indicados. R es el punto de restricción (*v.* texto). Las ciclinas D, que forman complejos con las CDK 4 y 6, impulsan el paso a través de G_1 y a la fase S inicial. Las ciclinas E, junto con las CDK2, se superponen a las ciclinas D al principio de la fase S. La ciclina A, unida a las CDK 1 y 2, conduce a la célula, a través de las fases S y G_2, hasta la fase M. Finalmente, la ciclina B, junto con la CDK1, se superpone a la ciclina A en la fase G_2 y dirige la célula a través de la mitosis (fase M). La célula puede salir del ciclo activo de G_1 y entrar en G_0. **B. Activación e inhibición de las ciclinas. 1. Activación.** Las células reciben señales a través de factores de crecimiento, citocinas, etc. **2.** Estas desencadenan la proliferación celular mediante el aumento de la expresión de los genes que promueven la progresión del ciclo celular, incluidos una serie de protooncogenes. **3. Inhibición.** Muchos estímulos, incluidos errores en la replicación del ADN, daños en el ADN y señales inhibidoras internas y externas de muchos tipos, pueden contrarrestar las señales activadoras en **1.** Estas pueden mediante activación de p53. Tanto si es a través de p53 como de otro modo, estos inhibidores aumentan la producción y la actividad de los inhibidores de la cinasa dependiente de ciclina (CKI) y otros inhibidores, por ejemplo, la familia de proteínas INK, CIP y KIP, y Rb. Estas familias de CKI bloquean todos los pasos enumerados en **A.**

¿Qué es un gen? Un siglo antes de que se descubriera la estructura del ADN, Gregor Mendel describió pequeñas unidades de herencia que más tarde se llamaron genes. A medida que el código genético se fue aclarando, el término «gen» pasó a significar una cadena de ADN que codificaba la secuencia de aminoácidos de una proteína. Nada es tan sencillo. La comprensión actual de lo que constituye un gen se está replanteando ahora, porque se sabe que partes del genoma que antes se consideraban «no codificantes» producen nuevas clases de ARN que influyen en la expresión de los genes. Además, se están descifrando complejas secuencias reguladoras de ADN, que pueden estar adyacentes, alejadas e incluso dentro de las secuencias de codificación de proteínas. Las ideas actuales sobre lo que constituye un gen implican estructuras interdependientes y capas y redes de control que incorporan secuencias de ADN, diversos ARN, proteínas reguladoras y complejos aparatos de señalización. Por tanto, la definición precisa de un gen sigue sin resolverse.

Mutaciones y polimorfismo: la gran mayoría (99.6%) de los pares de bases de ADN en las células somáticas son idénticos en todos los seres humanos; dos personas difieren de media en unos 2.4×10^7 pares de bases de $\approx 3 \times 10^9$. Las variaciones en las secuencias de ADN pueden deberse a cambios en el ADN de la línea germinal o por mutaciones somáticas, como sustituciones de un solo nucleótido, translocaciones o inserciones, o deleciones de uno o más nucleótidos. Los **polimorfismos** son variaciones en la secuencia del ADN que no están asociadas a enfermedades conocidas. Las **mutaciones** son cambios genéticos comparables que contribuyen a la enfermedad (los mecanismos y tipos de variaciones en la secuencia del ADN se describen en el cap. 6).

El ciclo celular normal promueve la proliferación celular

En la mayoría de las enfermedades malignas, las células proliferan de forma diferente a las células normales: las fuerzas que promueven y frenan la división celular normal ya no estimulan ni regulan la proliferación. Por tanto, para entender el crecimiento del cáncer, hay que comprender el ciclo de las células normales. Aquí nos centramos en los aspectos del ciclo celular que suelen fallar en el desarrollo de los tumores.

Fases del ciclo celular

Las células pueden ser cíclicas o inactivas. Las células que se replican continuamente (p. ej., mucosa intestinal, células progenitoras hematopoyéticas) siempre pasan de la mitosis (fase M) a la G_1; esta última conduce a una mayor división celular. Las células que se dividen con poca frecuencia (p. ej., células del hígado) son en su mayoría inactivas, en fase G_0. Replican su ADN en la fase S, donde el ADN se replica. G_2 sigue a S. Finalmente, las células se someten a mitosis (fase M). Después de la mitosis, vuelven a entrar en G_1 si están en modo de ciclo activo (fig. 5-12A).

Ciclinas y cinasas dependientes de ciclinas que promueven el ciclo celular

El progreso de una célula a través del ciclo proliferativo requiere dos clases de moléculas reguladoras, las **ciclinas** y las **cinasas dependientes de ciclinas (CDK,** *cyclin-dependent kinase*) (fig. 5-12A). Estas forman una serie de complejos diméricos que impulsan la proliferación celular. Una vez que se estimula a una célula para que se divida (p. ej., por factores de crecimiento, *v.* más adelante), las ciclinas de tipo D se activan primero. Se unen a dos CDK (4, 6). A continuación, se forman los complejos ciclina E-CDK2. Junto con los complejos ciclina D-CDK4/6, conducen a la célula a la fase S. Otras ciclinas, A y luego B, se unen a las CDK (1, 2) y estimulan el ciclo hasta su finalización. Los complejos CDK con las ciclinas D y E ayudan a inactivar la proteína del retinoblastoma (pRb, *v.* más adelante).

La regulación de las ciclinas y las CDK proporciona una protección crítica frente al desarrollo de tumores

Teniendo en cuenta su papel en el impulso de la proliferación celular, no es sorprendente que las células regulen cuidadosamente las actividades de las ciclinas y las CDK. Esto se produce de varias maneras (fig. 5-12B).

Limitación de la disponibilidad de ciclinas

Las CDK requieren la activación por parte de las ciclinas. Así, la disponibilidad de ciclinas limita la actividad de las CDK. Las concentraciones de la mayoría de las ciclinas fluctúan con el ciclo celular: la mayoría se sintetizan solo cuando se necesitan, y luego, cuando la célula ha pasado esa parte de su ciclo, la ciclina es ubicuitinada y degradada por los proteasomas (*v.* cap. 1).

Inhibidores de las CDK

Varias familias de inhibidores de CDK inhiben de forma significativa la proliferación celular, por lo que en conjunto representan una importante protección frente a la oncogenia. No es de extrañar, por tanto, que los genes de los inhibidores de CDK suelan estar mutados en los cánceres humanos. Los inhibidores de CDK unen complejos binarios ciclina-CDK, o unen ellos mismos las CDK e impiden su activación por las ciclinas. Las tres principales familias de inhibidores de CDK son:

- Las proteínas **INK4** se unen e inhiben a las CDK 4 y 6, e impiden que formen complejos con la ciclina D. Los inhibidores de CDK INK4 bloquean así la progresión del ciclo celular en G_1. Hay varias proteínas INK4: p15, p16, p18 y p19. El mismo gen que codifica la $p16^{INK4a}$ también codifica la $p14^{ARF}$, pero como marco de lectura alternativo (es decir, MLA). Estas proteínas desempeñan un papel importante en la regulación tanto de las CDK como de la MDM2 (*v.* cap. 1 y siguientes).
- Las proteínas **Cip/Kip** se unen y bloquean de forma intensa CDK2 y, en menor medida, CDK1. De este modo, toman el relevo de la familia INK4 e inhiben el resto del ciclo celular. La más conocida de las proteínas Cip/Kip es la $p21^{CIP}$ (también denominada $p21^{WAF1}$).
- Los miembros de la familia **Rb** (*v.* más adelante) también inhiben la CDK2.

La expresión de inhibidores de CDK puede ser desencadenada por edad avanzada, inhibición por contacto, factores antimitogénicos extracelulares (p. ej., factor de crecimiento tumoral β [TGF-β]) y la proteína supresora de tumores p53 (*v.* más adelante).

Otras formas de inhibición de las actividades ciclina-CDK

Además de los mecanismos mencionados, las células limitan la capacidad de los complejos ciclina-CDK para promover la proliferación mediante modificaciones postraduccionales selectivas, en gran medida la fosforilación, que inactiva algunas CDK. Los sistemas específicos de exportación nuclear también impiden que los dímeros de ciclina-CDK se acumulen en el núcleo, que es su lugar de actividad. Ambos mecanismos apuntalan la regulación por los otros medios señalados anteriormente.

Familia de proteínas del retinoblastoma

Las pRb son un mecanismo vital por el que las células regulan su compromiso con la mitosis. Estas proteínas actúan principalmente cerca del límite $G_1 \rightarrow S$. $P105^{Rb}$ (pRb) es el prototipo de estas proteínas relacionadas. Otros miembros están relacionados estructural y funcionalmente, pero para simplificar, solo se hará referencia a pRb. La pRb inhibe la progresión del ciclo celular al unirse a miembros de la familia de factores de transcripción **E2F**. Estos factores promueven la entrada de la célula en la fase S y su tránsito por esta, lo que desencadena la transcripción de las ciclinas A y E, así como de otras proteínas que promueven la replicación del ADN. La pRb se une a E2F y bloquea su actividad. El complejo de ciclina D-CDK4/6 (*v.* anteriormente) fosforila a pRb y altera su conformación, lo que libera a E2F. Las ciclinas reguladas por E2F (A y E) forman un complejo con la CDK2 y vuelven a fosforilar la pRb. Este segundo acontecimiento permite la progresión del ciclo celular (fig. 5-13). El sistema Rb integra así muchas de las señales que controlan la progresión del ciclo celular. Curiosamente, Rb reanuda su actividad inhibidora del ciclo celular una vez que culmina la división celular: en la anafase, una proteína fosfatasa (PP1) desfosforila a pRb, que entonces se une de nuevo a E2F e impide la continuación de la división.

Puntos de transición del ciclo celular

Las principales transiciones del ciclo celular son $G_1 \rightarrow S$ y $G_2 \rightarrow M$. Las células pasan de $G_1 \rightarrow S$ cuando los complejos que implican a las ciclinas A y E superan la inhibición de los miembros de la familia Cip/Kip. Las células progresan de $G_2 \rightarrow M$ cuando los complejos de ciclina B-CDK1 se activan eliminando la fosforilación inhibitoria de CDK1.

Puntos de control del ciclo celular

Varios **puntos de control** regulan el tránsito del ciclo celular de una fase a otra. Se trata de puntos en los que la progresión del ciclo celular puede detenerse, si es necesario (fig. 5-12A). Hay puntos de control en G_1, antes de la entrada a S, durante S, y en G_2, antes de la entrada a M. Estos se activan por el daño en el ADN. Otros, durante la fase S y durante la fase M, se activan de forma distinta (*v.* más adelante).

Puntos de control activados por el daño en el ADN

Salvaguardar la integridad del ADN de la célula requiere una vigilancia continua (*v.* más adelante). Sin embargo, una vez que se detecta el daño en el ADN (mediante las proteínas **ATM** [ataxia-telangiectasia mutada] y **ATR** [proteína ATM y Rad3 relacionada], *v.* más adelante), se activa p53 (fig. 5-14). Si la célula está en G_1, p53 dirige el aumento de la producción de CKI Cip/Kip, lo que bloquea el progreso de la división celular. Si la célula está en G_2, el ciclo puede detenerse de dos maneras. En una de las maneras, dos cinasas de punto de control relacionadas (**Chk1**, **Chk2**, *v.* más adelante) bloquean la progresión del ciclo celular de manera inmediata. Estas cinasas también son responsables de bloquear el ciclo en el punto de control de daños en el ADN en fase S. Además, la p53 regula a la baja la ciclina B y la cdk1.

Punto de restricción

Durante la fase G_1, la célula se compromete consigo misma a entrar en la fase S en el punto de **restricción** (**R**; *v.* fig. 5-12A). Aquí, la célula cruza el Rubicón (da un paso decisivo y riesgoso) y decide continuar o no con la mitosis. Una vez que cruza el punto R, las fuerzas externas que provocan o inhiben la mitosis dejan de tener influencia (es decir, únicamente puede determinarse la proliferación celular mediante mecanismos intracelulares). El punto R se activa mediante fosforilación de pRb por ciclina D-CDK4/6, con la consiguiente liberación de E2F (*v.* anteriormente) para facilitar la mitosis. *La pérdida de control sobre el punto R tiene lugar en muchos tipos de cáncer y desregula la progresión del ciclo celular.*

Otros puntos de control

La duración del ciclo proliferativo es finita. En ocasiones, la célula se demora (normalmente por la exposición a un agente tóxico) en la fase S. Cuando esto sucede, la naturaleza se vuelve impaciente y activa **Chk1** para bloquear la separación mitótica de los cromosomas duplicados de manera incompleta. Esto se denomina **punto de control de replicación**.

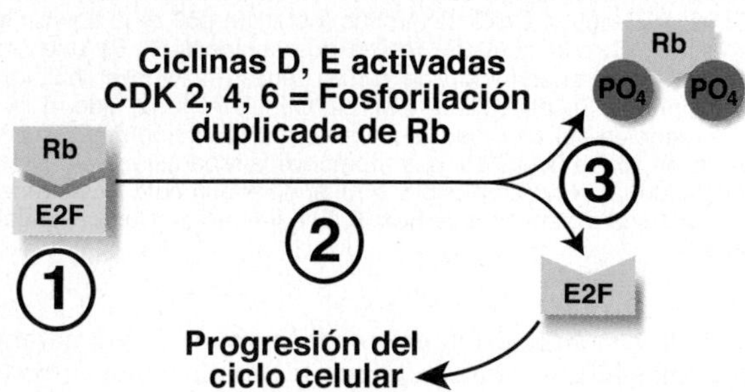

FIGURA 5-13. Papel de las ciclinas y las CDK para eliminar el bloqueo de la progresión del ciclo celular mediado por la proteína Rb (pRb). 1. Normalmente, pRb se une al factor de transcripción E2F y el E2F permanece inactivo. E2F debe ser liberado para que se lleve a cabo la división celular. **2.** Las ciclinas D y E activadas, junto a las CDK 2, 4 y 6 activadas, fosforilan y luego hiperfosforilan a Rb. **3.** Esto induce un cambio conformacional que hace que Rb libere a E2F, que ahora está libre para dirigir la transcripción de proteínas que ayudan a que se lleve a cabo la división celular.

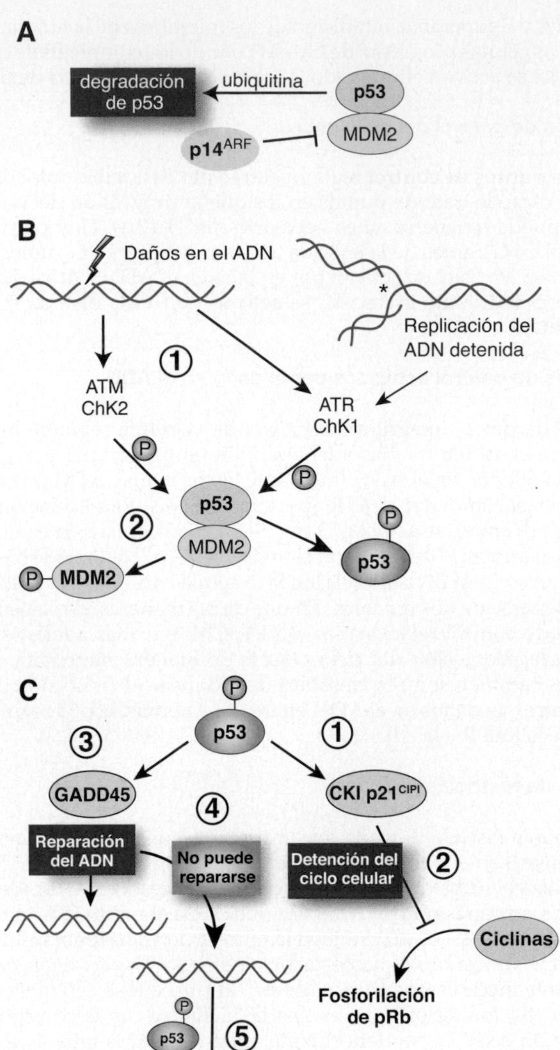

FIGURA 5-14. Conexiones entre el daño al ADN y el estrés de replicación hasta la detención del ciclo celular, a través de p53. A. MDM2 es una ubiquitina (Ub) ligasa E3 que, en circunstancias normales, se une a p53 y dirige su inactivación. P14ARF inhibe esta interacción. **B. 1.** El daño en el ADN y otras interferencias en la replicación del ADN activan las cinasas ATM (ataxia-telangiectasia mutada) y ATR (ATM y Rad3 relacionada). ATM activa Chk2; ATR activa Chk1. **2.** Ambas fosforilan p53, y lo liberan de su unión a MDM2. **C.** p53 activado realiza dos acciones. **1.** Se une al ADN y regula al alza la transcripción de varios genes, incluido el inhibidor de la cinasa dependiente de ciclina (CKI) p21CIP1/WAF1, **(2)** que, a su vez, induce la detención del ciclo celular al impedir la liberación de E2F de pRB. **3.** p53 también activa GADD45, que promueve la reparación del ADN. **4.** Si la reparación del ADN no es posible, p53 dirige el aumento de la transcripción de la proteína proapoptótica Bax. **5.** El aumento de Bax desencadena la apoptosis.

Durante la fase M, existen elaborados controles para garantizar que las células hijas reciban cada una el complemento correcto de cromosomas. Así, los sensores situados en los puntos (cinetocoros) donde los cromosomas se unen al huso mitótico pueden activar un **punto de control del ensamblaje del huso** si detectan algún desequilibrio o inexactitud en el proceso de secretación. Existe un mecanismo adicional que involucra una enzima importante, la **Aurora B cinasa**, que se asegura de que el cinetocoro se fije efectivamente y de que el huso mitótico sea efectivo, con lo que se evita la secretación inadecuada de los cromosomas.

p53 es un regulador clave del ciclo celular

Como se mencionó en el capítulo 1, el p53 se ha definido como el «guardián del genoma». Este coordina las respuestas celulares al ADN dañado, media la activación de los puestos de control de G_1/S y de G_2/M e inicia el programa previsto de apoptosis. Los mecanismos subyacentes a las acciones del p53 incluyen:

1. Normalmente, p53 se mantiene en concentraciones bajas gracias a MDM2, una ligasa de la ubiquitina (Ub) E3, que liga el p53 a la Ub y lo conduce a la degradación proteasómica posterior (fig. 5-14A, *v.* cap. 1).
2. Los daños en el ADN o el estancamiento de la replicación del ADN son reconocidos por las proteínas cinasas **ATM** y **ATR**. En combinación con **Chk2** y **Chk1**, respectivamente, fosforilan a p53.
3. El p53 fosforilado se disocia de MDM2 (fig. 5-14B) y se transloca al núcleo, donde promueve aún más la detención del ciclo celular al aumentar la producción de $p21^{Cip1}$, un miembro de los CKI de la familia de los Cip/Kip (fig. 5-14C).
4. P21 bloquea la progresión del ciclo celular al impedir la fosforilación de pRb. Cuando se activa un punto de control del ciclo celular, este se detiene para permitir la reparación del ADN.
5. Si el ADN se repara, el bloqueo se retira y el ciclo celular continúa (fig. 5-14C).
6. Si el ADN no puede ser reparado, p53 desencadena la apoptosis (fig. 5-14C).

Muchas células tumorales presentan mutaciones en los genes que controlan el tránsito del ciclo celular. Además, Tanto si estos genes presentan mutación o no, muchos fármacos antineoplásicos tienen como objetivo a los genes relacionados con el ciclo celular con objeto de limitar la habilidad de las células cancerígenas para dividirse. Las mutaciones en las ciclinas o las CDK, por ejemplo, pueden hacer que las células cancerosas sean impermeables a las actividades reguladoras descritas anteriormente. Otras alteraciones en proteínas reguladoras como Cip/Kip CKIs o pRb, pueden eliminar uno u otro aspecto de su capacidad para limitar la progresión del ciclo celular.

La reparación del ADN protege a los genomas celulares del estrés genotóxico

En el cuerpo humano hay cien billones (10^{14}) de células. Su ADN está bajo el control implacable de factores de tensión internos y exógenos, incluidos productos químicos ambientales, radiación ultravioleta y ionizante, radicales libres y un medio intracelular que puede romper los enlaces químicos que mantienen unido el ADN. ADN celular se encuentra todavía más en riesgo por la falta de fidelidad de la polimerasa de ADN.

Las células mantienen la estabilidad del genoma a través de diversos mecanismos que detectan y reparan estos daños. Además, estos sistemas también se comunican con los reguladores de los puntos de control del ciclo celular (*v.* anteriormente) y los desencadenantes de la apoptosis, de tal manera que las mutaciones no se transmitan a las células hijas. La integridad genómica se restaura mediante la colaboración de diversas proteínas, reparando modificaciones en el ADN tales como la rotura de una o dos hebras, la sustitución de un solo nucleótido, inserciones y deleciones de bases de longitudes variables, y otras perturbaciones de la estructura ordenada y correcta del ADN de doble cadena.

La importancia de entender estos mecanismos va más allá de sus roles en la homeostasis y, en caso de que haya alteraciones, en la oncogenia. Los sistemas de reparación del ADN también pueden proteger a los tumores de las terapias genotóxicas. En este sentido, representan una faceta clave en la resistencia tumoral al tratamiento. Por este motivo, son blancos muy importantes en el desarrollo actual de fármacos.

Vías de reparación del ADN

El daño en el ADN puede darse en distintos momentos del ciclo celular y estar causado por distintos tipos de agresiones, así como reflejar distintos tipos de alteraciones en la estructura del ADN.

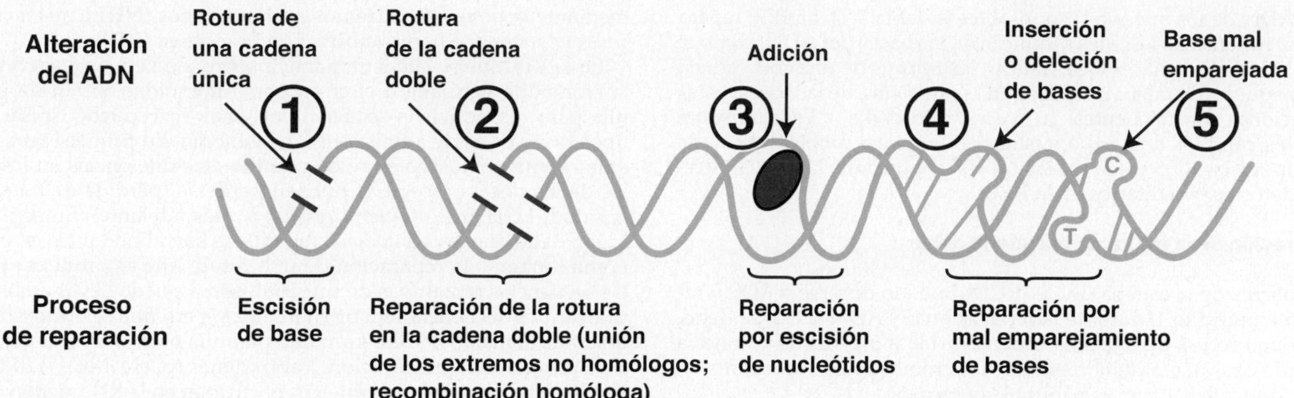

FIGURA 5-15. Lesión en el ADN y mecanismos de reparación del ADN. La mayoría de las formas de lesión localizada en el ADN son: *1)* roturas de una cadena única, *2)* roturas de la cadena doble, *3)* adición del ADN, *4)* inserciones o deleciones de bases o *5)* mal emparejamiento de bases. Los mecanismos que reparan estas lesiones son, respectivamente: *1)* reparación por escisión de bases, *2)* reparación de la rotura de doble cadena, *3)* reparación por escisión de nucleótidos, y *4)* y *5)* reparación por mal emparejamiento de bases. Algunos tipos de neoplasias que surgen por la disfunción de los mecanismos de reparación del ADN se presentan junto a los mecanismos que tienden a funcionar inadecuadamente en esos tumores.

Entonces, para que se mantenga la integridad del genoma de una célula es necesaria una multiplicidad de mecanismos de reparación del ADN (fig. 5-15).

Reparación de errores de emparejamiento

La reparación de errores de emparejamiento (REE) actúa principalmente para corregir los errores en la replicación del ADN. Las estimaciones de errores de emparejamiento de bases por mitosis varían y son diferentes en las células somáticas, en comparación con las células de la línea germinal. El genoma humano tiene unos 3×10^9 pares de bases de ADN. Para una división de células somáticas, la tasa de errores de duplicación del ADN es de 1 base mal copiada por cada 10^9 bases. En las células germinativas, es incluso menor, aproximadamente 1 base mal copiada por cada 10^{11}. Las polimerasas que replican el ADN humano (Pol δ y ε) tienen funciones de edición, pero siguen teniendo tasas de error de 1 base /$10^{4\text{-}5}$. La diferencia entre los errores en la edición de la polimerasa y el producto final, de 4 a 5 órdenes de magnitud, refleja la eficacia de la REE (fig. 5-16).

La REE incluye dos sistemas superpuestos, uno de los cuales corrige principalmente los errores de emparejamiento de una sola base, y otro que corrige las inserciones y deleciones debidas al deslizamiento de la polimerasa durante la replicación del ADN. Los errores son reconocidos y reparados por una familia de enzimas (p. ej., MSH6, MSH2) (fig. 5-16), que detienen la replicación del ADN en el punto de control G_2/M, corrigen el error y luego permiten que la replicación continúe. Si el daño es irreparable, las enzimas relacionadas con la REE activan la apoptosis.

Los defectos de la REE pueden ser heredados o adquiridos. Los adquiridos pueden deberse tanto a mutaciones que se desarrollan en las células somáticas a lo largo del tiempo como al silenciamiento epigenético (*v.* más adelante) de parte del sistema de REE. Un indicador importante de una REE defectuosa es la **inestabilidad microsatélite**. Los microsatélites son secuencias pequeñas (hasta 6 pares de bases) que pueden repetirse hasta 100 veces. Son comunes en el genoma humano y tienen una propensión desmesurada a la mutación, incluidos cambios en el número de repeticiones. Las mutaciones de los microsatélites suelen ser detectadas y reparadas por la REE. Sin embargo, si estas mutaciones no son reparadas cuando acontecen en células germinativas o somáticas, pueden ser indicadoras de que se está desarrollando cáncer (*v.* más adelante).

Reparación de escisión de nucleótidos

En la reparación por escisión de nucleótidos (REN) se corrigen las distorsiones de la estructura helicoidal del ADN, como las causadas por aductos de ADN voluminosos, por la oxidación de bases por las especies reactivas de oxígeno (ROS) derivadas de las mitocondrias u otras fuentes, o por radiaciones ultravioleta (UV) o ionizantes (*v.* tabla 5-1). La REN detecta los daños en el ADN de dos maneras. La primera escanea constantemente el genoma y la segunda identifica las alteraciones que interfieren en la transcripción del ARN. Los defectos heredados en los sistemas de detección REN se asocian con los síndromes de neoplasias en los humanos. En la xerodermia pigmentosa hay defectos en la primera vía (de escaneo), mientras que en el síndrome de Cockayne hay defectos en la segunda (asociada con la transcripción).

Cuando cualquiera de los dos sistemas REN reconoce un defecto, ambos lo reparan de manera similar, mediante una enzima conocida como ERCC1. Esta enzima tiene una importancia terapéutica considerable. Como se ha mencionado anteriormente, la reparación efectiva del ADN que realizan las células tumorales las protege de la quimioterapia enfocada al ADN. Para ciertos tipos de tumor, la actividad (o la ausencia, por consiguiente) de ERCC1 ayuda a predecir la sensibilidad de las células cancerosas a la quimioterapia con fármacos que alteren el ADN, como el *cisplatino*.

Reparación de escisión de bases

La reparación de escisión de bases (REB) está relacionada con la REN, y ambas se solapan en cierta medida en los tipos de daños

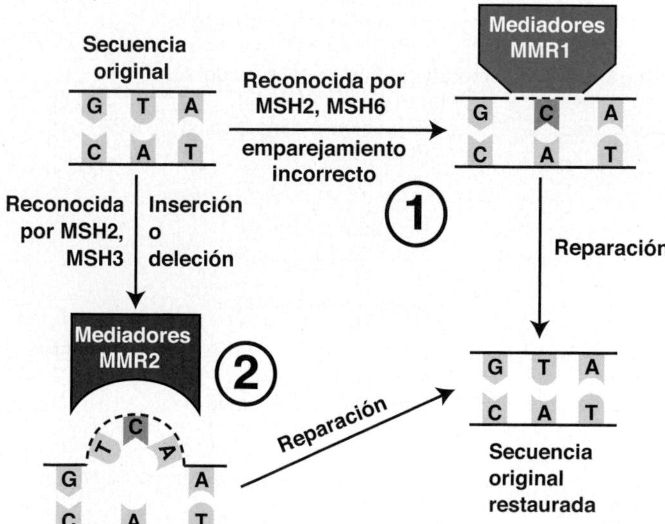

FIGURA 5-16. Mediadores de la reparación por mal emparejamiento de bases (MMR). 1. Las proteínas MSH2 y MSH6 reconocen el emparejamiento incorrecto de una sola base en el ADN y reclutan un grupo de enzimas reparadoras MMR que corrigen el defecto. **2.** Si el emparejamiento incorrecto está causado por una pequeña inserción o deleción, un segundo grupo de enzimas, MSH2 y MSH3, reconocen el defecto y reclutan otro grupo de mediadores MMR que corrigen el defecto y restauran la secuencia correcta.

en el ADN de los que son responsables (*v.* tabla 5-1). La REB repara principalmente las lesiones químicas de las bases del ADN, como la hidrólisis de los enlaces base-azúcar, las roturas de una sola cadena y los pequeños cambios químicos en la estructura de las bases. Estas alteraciones son frecuentes: 10^4 veces/célula/día, y reflejan sobre todo los cambios debidos a sustancias químicas ambientales y de otro tipo, a las ROS y a la radiación UV y ionizante. No se han descrito defectos hereditarios en la REB.

Reparación de la rotura de la cadena doble

Las roturas de la cadena doble (RCD) pueden deberse a ROS o radiación ionizante, o durante la replicación del ADN si este se detiene en una rotura de una sola cadena (*v.* tabla 5-1). Estas lesiones a menudo causan reordenamiento de los cromosomas, especialmente cuando suceden, como es habitual, en grupos.

Dos enzimas relacionadas, ATM y ATR (*v.* anteriormente, fig. 5-14), son los sensores de las RCD. Cada una reconoce diferentes tipos de RCD. ATM identifica los causados por el daño en el ADN (p. ej., radiación ionizante). Una vez activada, ATM recluta a **Chk2**. ATR detecta el ADN monocatenario detenido en horquillas de replicación, tras lo cual activa a **Chk1** (*v.* anteriormente). Ambos complejos resultantes, ATM/**Chk2** y ATR/**Chk1**, fosforilan a p53 y activan así los puntos de control del ciclo celular, y detienen la división celular hasta que se repare la rotura. Las RCD se reparan mediante la **unión de extremos no homólogos** (**NHEJ**, *non homologous end-joining*) o la **recombinación homóloga** (**RH**).

En la RH, que se encuentra activa sobre todo en las fases S y G_2, la cromátida hermana o el cromosoma homólogo sirven de plantilla para reproducir la secuencia original. Esto puede causar dos tipos principales de alteraciones del genoma. En primer lugar, si el cromosoma homólogo sirve de plantilla, las diferencias en los alelos de los dos cromosomas pueden perderse (pérdida de heterocigosidad, LOH, *loss of heterozygosity*; *v.* más adelante). En segundo lugar, dado que las secuencias repetitivas son abundantes en el genoma humano, la reparación de una rotura que se produzca entre las secuencias repetitivas de un cromosoma puede llevar a la RH a utilizar una secuencia repetitiva idéntica, pero que se encuentra en un cromosoma no homólogo, como plantilla para la recombinación. Esto genera una translocación. Varios genes (p. ej., *BRCA1*, *BRCA2*, *PALB2*) cuyos productos proteicos participan en la RH pueden estar mutados o inactivados (*v.* más adelante) en síndromes hereditarios de susceptibilidad al cáncer, a través de una mutación somática o debido a cambios epigenéticos.

NHEJ repara las RCD al volver a unir los extremos rotos. Así, NHEJ restaura la integridad del ADN, pero no puede reproducir la secuencia original (en función de la naturaleza de la rotura). Además, no hay garantía de que los extremos unidos de esta manera sean en realidad extremos rotos de la misma cromátida, en cuyo caso pueden producirse translocaciones.

A diferencia de la RH, la NHEJ opera durante todo el ciclo celular. Es más eficiente que la RH y utiliza las proteínas Ku (Ku70, Ku80), que se encuentran entre las especies de proteínas más abundantes dentro de las células. NHEJ es el mecanismo que media la recombinación V(D)J para generar diversidad de anticuerpos en los linfocitos B (*v.* cap. 4).

La NHEJ suele funcionar bien y con pocos errores. Sin embargo, es fácil que no reproduzca el orden original de las bases de las secuencias de ADN que une. Si hay múltiples RCD agrupados, NHEJ puede unir ADN no contiguo. La NHEJ no se ve afectada en ninguna predisposición hereditaria conocida a desarrollar cáncer, ni se asocia habitualmente con la oncogenia.

TABLA 5-1
TIPOS DE DAÑO DEL ADN, SUS CAUSAS HABITUALES Y SUS RESPECTIVAS VÍAS DE REPARACIÓN

Tipo de daño	Causas	Vía de reparación
Oxidación de las bases	ROS mitocondrial Oxidantes generados por fagocitos Radiación UV e ionizante Tabaquismo	NER, BER
Otras modificaciones de bases	Fármacos quimioterapéuticos Enzimas bactericidas de neutrófilos Tabaquismo Otros químicos ambientales	BER
Alteraciones que modifican la arquitectura del ADN		
Adiciones	Errores en la transcripción ROS Luz UV	NER
Puentes cruzados entre las hebras de ADN	Radiación ionizante Detención de la replicación de ADN Químicos ambientales	Otros[a]
Muescas de una sola cadena	ROS Radiación ionizante Pérdida espontánea de la unión azúcar-fosfato	NER, BER
Rotura de la cadena doble	Detención de la replicación de ADN Radiación ionizante Daño químico	RH, NHEJ

BER, reparación de la escisión de bases; *NER*, escisión de nucleótidos y reparación; *NHEJ*, unión de extremos no homólogos; *RH*, recombinación homóloga.
[a]Otros mecanismos incluyen vías de reparación relacionados con Fanconi.

CARACTERÍSTICAS DEL CÁNCER

La mayoría de los tumores comienzan como una sola célula, que adquiere características malignas. En el proceso, los comportamientos de esa célula cambian, y en su mayoría (pero no siempre) reflejan mutaciones acumuladas. Los análisis genómicos constatan que los tumores humanos son portadores de un gran número de mutaciones, algunas de las cuales son críticas para el desarrollo del tumor y otras no. Aun así, estos cambios genéticos, por muy importantes que sean, solo cuentan una parte de una historia que se ha vuelto mucho más compleja de lo que se imaginaba en un principio.

Las mutaciones «conductoras» impulsan el desarrollo de los tumores

Hay relativamente pocas mutaciones de este tipo. Algunas afectan genes que codifican proteínas; otras alteran las denominadas secuencias no codificantes, que incluyen regiones reguladoras y áreas que codifican una amplia variedad de ARN no traducidos (*v.* más adelante). Por tanto, la idea de las mutaciones conductoras debe ser amplia e inclusiva, y dar cabida a las complejidades de la regulación de la expresión y la acción de los genes.

Otras mutaciones («pasajeras») parecen acompañar a estos procesos. Su papel en el desarrollo y la progresión de tumores, si es que lo tienen, es prácticamente desconocido.

Las células malignas difieren en varios aspectos de sus homólogas normales

En la actualidad existen ocho actividades **características** por las que las células de los cánceres sólidos se diferencian de sus homólogas normales (los cánceres hematológicos se desarrollan y diseminan de forma diferente, por lo que comparten algunas de estas características, pero no todas). Para entender la oncogenia y cómo los procesos relacionados con el cáncer se dirigen de manera terapéutica, deben apreciarse las siguientes características específicas, o atributos, de las neoplasias malignas:

- **Señalización que mantiene la proliferación celular**. Cuando las células normales entran y progresan en el ciclo celular (*v.* anteriormente), señales altamente reguladas guían y controlan todas sus actividades. Las células cancerosas, sin embargo, campan a su ritmo y determinan sus propios destinos. Sus actividades mitóticas se desarrollan con independencia de las restricciones normales.
- **Evitar los reguladores del crecimiento normal**. Las células y los tejidos normales no pueden crecer indefinidamente, pues son muchas fuerzas (desde reguladores de la viabilidad y la mitosis intracelulares hasta contactos célula-célula, pasando por citocinas inhibidoras) que frenan cualquier tendencia a un exceso proliferativo. Las células cancerosas suelen ser insensibles a estas restricciones.
- **Evasión de la muerte celular programada (MCP)**. En las células normales, factores como la inestabilidad genómica, un mal anclaje y microambientes celulares inhóspitos pueden desencadenar la MCP (*v.* cap. 1). Las células cancerosas suelen desarrollar estrategias para eludir estos programas de suicidio.
- **Inmortalización celular.** Mientras que las células normales tienen un potencial replicativo limitado antes de dejar de dividirse (senescencia) o morir, las células cancerosas pueden multiplicarse indefinidamente. Eluden la senescencia y mantienen su vigor biosintético y reproductivo juvenil.
- **Estimular el crecimiento de los vasos sanguíneos.** Los tumores sólidos necesitan enormes suministros de nutrientes y oxígeno para crecer. Los vasos sanguíneos los suministran. Las células tumorales y sus adyacentes secretan moléculas que estimulan la angiogenia, es decir, la formación de nuevos vasos sanguíneos.
- **Invasión y metástasis.** Las masas tumorales sólidas no suelen provocar la muerte cuando su tamaño aumenta, sino que lo hacen mediante metástasis a gran escala. Las células tumorales deben escapar de los grilletes de su anclaje hacia las células adyacentes y hacia la membrana basal, atravesar el tejido conjuntivo intermedio, entrar en los vasos sanguíneos y linfáticos, identificar lugares distantes para su implantación, salir de la vasculatura y luego establecer colonias lejos de su origen.
- **Alteración de la bioenergética**. Las células cancerosas suelen favorecer la glucólisis frente a la fosforilación oxidativa para la generación de trifosfato de adenosina (ATP). Este cambio requiere que importen y utilicen más glucosa, lo que a su vez afecta su metabolismo y el de las células adyacentes.
- **Evitación inmunitaria**. Los datos acumulados muestran que el sistema inmunitario puede proteger del desarrollo y la progresión del tumor. Sin embargo, las células de al menos algunos tumores se protegen mediante la supresión activa de las defensas inmunitarias del huésped.

Procesos que facilitan el crecimiento y la diseminación de tumores

Varios mecanismos oncógenos desempeñan un papel secundario en el desarrollo y mantenimiento de muchos cánceres. En un grado variable, estos están activos en casi todos los tumores.

- **Inestabilidad genómica**. La mayoría de las células cancerosas humanas generan mutaciones aleatorias mucho más rápido que sus homólogas normales. Esto permite que las células tumorales evolucionen rápidamente, se adapten a entornos cambiantes y optimicen su propio mantenimiento y progresión.
- **Inactivación de supresores tumorales**. Normalmente, potentes reguladores limitan el tránsito del ciclo celular, mantienen la estabilidad genómica y controlan otras funciones clave. Estas restricciones afectan la mayoría de las características mencionadas anteriormente, así como los procesos facilitadores asociados que se describen a continuación. Para que un tumor progrese, debe evadir o inactivar estos supresores.
- **Inflamación**. Las células inflamatorias se infiltran en la mayoría de los tumores sólidos en desarrollo y secretan factores que facilitan el desarrollo y la progresión del tumor. Así, las células no transformadas cercanas a los cánceres proporcionan un microambiente que facilita el crecimiento del tumor.

A la hora de considerar cómo las células se vuelven malignas y cómo los tumores que generan crecen y se diseminan, no basta con limitarse a las alteraciones genómicas de las células tumorales. La situación es mucho más compleja (y, por tanto, desalentadora). Además de generar y acumular múltiples mutaciones, las células tumorales muestran una **regulación epigenética alterada** (*v.* más adelante), por la que surgen cambios independientes de las secuencias de ADN cuyas actividades y productos se están controlando. Además, las células tumorales reprograman las actividades de sus células adyacentes no tumorales. La complejidad de estas adversas interacciones también es importante para facilitar y mantener el crecimiento, el desarrollo, la diseminación y la protección de los tumores.

Aunque están interrelacionadas, las características del cáncer son distintas desde el punto de vista conceptual. Además, cada tumor evoluciona de forma diferente, por lo que ciertos atributos y genes pueden caracterizar un tumor de forma diferente a otros, o pueden suprimir la oncogenia en un contexto, pero fomentarla en otro.

Las células tumorales evaden el control del ciclo celular

Las mutaciones de las células tumorales que activan e inactivan determinados genes permiten a las células cancerosas escapar del ciclo regulado. Por lo general, las mutaciones activadoras que estimulan el paso por el ciclo celular se producen en los genes afectados denominados oncogenes (en realidad, protooncogenes, *v.* más adelante). Las mutaciones inactivadoras suelen impedir las influencias inhibidoras que denominamos supresores tumorales (*v.* más adelante).

Oncogenes

Las primeras investigaciones sobre retrovirus causantes de tumores constataron que la transferencia de determinados genes virales hacía que las células normales se comportaran como células cancerosas. Estos genes virales se denominaron oncogenes. Estudios posteriores utilizaron genes similares de células cancerosas humanas para impartir un fenotipo transformado a células normales del receptor. Algunos de estos genes tumorales humanos transformantes que estimulaban la proliferación celular resultaron ser versiones mutantes de genes humanos normales (**protooncogenes)**. Para minimizar la confusión, los genes virales transformantes comienzan con *v-* (p. ej., v-*myb*), y sus homólogos celulares, con una *c-* (p. ej., c-*myb*).

Mecanismos que promueven la proliferación celular

Durante la oncogenia, uno o varios genes que estimulan la multiplicación celular suelen estar desregulados o mutados. Actúan en las vías bioquímicas que guían la entrada al ciclo celular y a través de este. Entre estas se incluyen (*v.* fig. 5-17):

- Factores de crecimiento
- Receptores de la membrana celular
- Intermediaros de transducción de señales intracelulares
- Receptores nucleares
- Factores de transcripción

Señalización relacionada con factores de crecimiento y oncogenia

Las células normales proliferan cuando la demanda de más células estimula factores que promueven la mitosis y que superan los reguladores del ciclo celular (*v.* anteriormente). Para adquirir la habilidad de multiplicarse sin límites, las células cancerosas deben ser capaces de evadir la dependencia de influencias estimulantes externas. Suelen lograrlo al imitar dichas influencias. Para entender cómo esto sucede, debe revisarse cómo las interacciones entre receptores y ligandos conducen a las células a la mitosis, como se ilustra en el esquema general de la figura 5-17.

Las mutaciones conductoras de tumores pueden producirse en cualquier paso de este proceso. Estas mutaciones promueven la proliferación

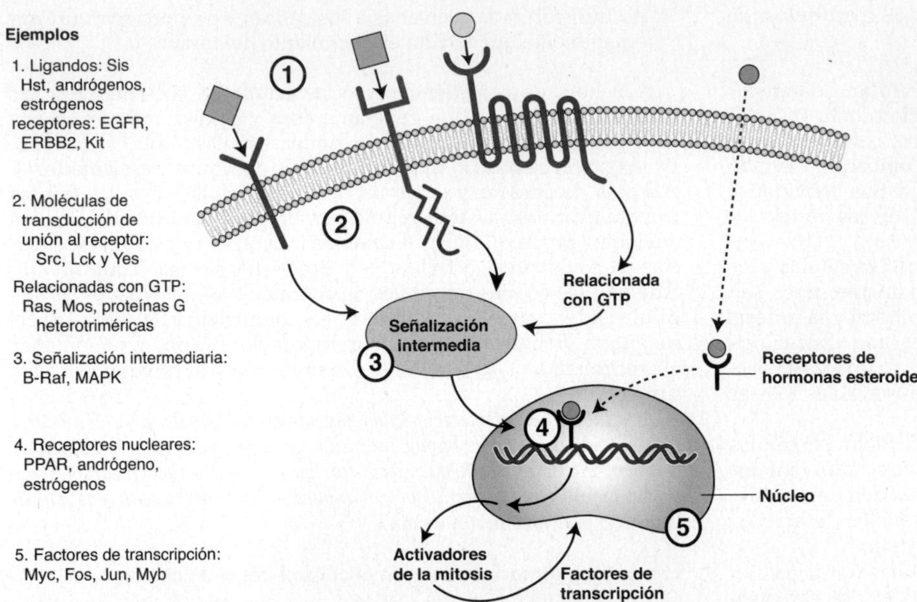

FIGURA 5-17. Paradigmas de señalización en la transformación celular. 1. Los ligandos extracelulares se unen a receptores de la membrana celular. **2.** Una de las varias vías de señalización se activa entonces. El mismo receptor puede activar la señalización intracelular **(izquierda)**. Una proteína que se une al receptor activado puede desencadenar la señalización intracelular **(centro)**. El receptor puede ser un receptor unido a una proteína G, lo cual estimula la señalización relacionada con los nucleótidos de guanina. O bien, el ligando puede atravesar la membrana celular para activar directamente a los receptores en el citosol, sin una membrana celular intermedia **(extremo derecho)**. **3.** En los primeros tres casos, se activan intermediarios celulares de muchos tipos. **4.** Estos intermediarios entran en el núcleo y reconocen secuencias de ADN, generalmente en regiones promotoras de genes relevantes. **5.** El resultado final para todas las vías es la activación o transcripción, particularmente de proteínas que ayudan a llevar a la célula a través del ciclo. De lado izquierdo se presentan ejemplos de protooncogenes y otros productos celulares que actúan en cada capacidad.

celular sin las restricciones normales que hacen que el número de células se corresponda con las necesidades del cuerpo.

Ligandos, sus receptores y proliferación celular

Ligandos. En general, el papel de los ligandos externos refleja una necesidad constante de células normales y, a menudo, se desarrollan tumores para estimulación exógena, lo cual activa y mantiene la proliferación. Algunos ligandos pueden conducir la multiplicación celular en las etapas tempranas de la oncogenia, y las células tumorales eventualmente se vuelven independientes de esos ligandos, debido a cambios en, por ejemplo, los receptores u otras moléculas. A veces, la célula tumoral en desarrollo (o ya desarrollada) inicia la producción de dichos ligandos, lo cual contribuye a un disparo autocrino de la división celular. Algunas de dichas moléculas estimulantes ocasionalmente actúan como oncoproteínas sobreexpresadas, principalmente a causa de la amplificación de los genes (*v.* tabla 5-2).

Receptores. Varias clases principales de receptores estimulan o inhiben la proliferación celular (*v.* tabla 5-3). A excepción de los receptores de las hormonas esteroideas, se trata de moléculas de membrana celular que responden a ligandos producidos por otras células. A menudo, las interacciones entre receptores y ligandos provocan cambios en los receptores, y provocan que funcionen como sitios de ataque para una o más redes de señalización intracelular.

Los cambios que los ligandos provocan en los receptores reflejan las características del receptor:

- Los **receptores tirosina cinasa (RTC)** poseen una actividad tirosina cinasa intrínseca que hace que el receptor se fosforile a sí mismo, a un RTC duplicado cercano y, quizá, también a otras moléculas, después de reconocer su ligando.
- Los **receptores no cinasa** pueden sufrir reajustes estructurales al unirse al ligando. Esto los hace receptivos a la señalización inicial anterógrada (*v.* más adelante). Estos tipos de receptores a menudo se asocian con tirosina cinasas no receptoras (**NRTC**; *v.* más adelante), que median señalizaciones posteriores.
- Los **receptores acoplados a proteínas G** (**GPCR**, *G-protein-coupled receptor*) son activadores de señalización habituales. Tras unirse a sus ligandos (que pueden ser diversos tipos de moléculas), los GPCR cambian su conformación. Al hacerlo, activan los factores de intercambio de nucleótidos relacionados con trifosfato de guanosina (GTP) (GEF, *v.* más adelante). Algunos GPCR transducen señales mitógenas desencadenadas por ligandos como las prostaglandinas, la endotelina y la trombina. Los GPCR pueden amplificarse en el cáncer y pueden mediar señales estimulantes autocrinas o paracrinas.

La señalización activada por las interacciones receptor-ligando varía. Muchos receptores activados sirven como plataformas para otras proteínas, como las NRTC, que a menudo se fosforilan a sí mismas y a los receptores no cinasas. El complejo de membrana celular que se forma en este escenario recluta intermediarios de señalización y activa distintas vías de señalización anterógrada.

Las proteínas receptoras se encuentran entre las proteínas transformantes más importantes. Están muy implicadas en la oncogenia (tabla 5-3), *a menudo causan la formación tumoral mediante mutaciones que las vuelven activas constitutivamente, de manera independiente de sus ligandos.*

Señalización tras la activación de los receptores

La unión receptor-ligando estimula las vías anterógradas de señalización. Si intervienen RTC o NRTC, el grupo posterior de intermediarios de señalización utiliza los denominados **dominios SH2** (de *Src-homology-2*) para reconocer la(s) tirosina(s) fosforilada(s). Los dominios SH2 se unen a fosfotirosinas específicas en el RTC o la NRTC concretos. Lo que sucede después depende de muchos factores, que incluyen el tipo de receptor activado, si su activación conlleva actividad de tirosina cinasa, y las especies moleculares que a continuación se presenten. Las vías que pueden ponerse en funcionamiento incluyen:

- **Ras.** Los tres miembros de la familia Ras (K-Ras, N-Ras, H-Ras) son pequeñas proteínas de unión de nucleótidos de guanina que pueden activar las tirosina cinasas mediante una proteína enlazante, que por lo general es **Grb2**. Para entender la activación de Ras y la oncogenia relacionada con Ras, debe apreciarse el ciclo de Ras (fig. 5-18). Ras une difosfato de guanosina (GDP) y GTP. Ras se activa cuando se une a GTP. La unión a GTP es catalizada por un **factor intercambiador de guanina** (**GEF**, *v.* anteriormente), que a su vez se activa cuando Grb2 reconoce tirosinas fosforiladas (*v.* anteriormente). Una **proteína activadora de GTP** (**GAP**) dirige la actividad GTPasa de Ras. Esto activa la señalización anterógrada y convierte a Ras-GTP en Ras-GDP, su estado de reposo. Muchas neoplasias malignas poseen una forma mutada de Ras, no pasa por la desactivación y se enciende de manera constitutiva.

Muchos GPCR estimulan un tipo de respuesta similar, pero a través de un grupo diferente de intermediarios, denominados **proteínas G heterotriméricas**. A diferencia de Ras, estas proteínas G no suelen estar mutadas en los cánceres. En realidad, pueden estar sobreexpresadas y así lograr un efecto comparable, es decir, la activación constitutiva de la señalización anterógrada.

TABLA 5-2

PROTEÍNAS HABITUALES QUE DIRIGEN LA PROLIFERACIÓN CELULAR, SUS ACTIVIDADES Y SU ACTIVACIÓN

Actividad	Nombre de la proteína	Naturaleza de la mutación	Explicación
Ligando	Hst	Amplificación	Factor de crecimiento en la familia FGF,
	Sis	Represión (estimulación autocrina)	PDGF subunidad β
	FGF3	Amplificación	
RTC	Kit	Mutación puntual activadora	Receptor para el factor de las células troncales
	Her2/neu (ErbB2)	Amplificación	Activación constitutiva
	EGFR	Mutaciones, amplificación	Activación constitutiva
	Met	Translocación	Receptor HGF
	Ret	Mutación puntual, translocación	Activación constitutiva
Señalización intracelular intermedia	Ras (K-Ras, N-Ras, H-Ras)	Mutación puntual	GTP, tres genes diferentes *RAS* activados en distintos contextos
	B-Raf	Mutación puntual	Tirosina cinasa
	Src	Mutación puntual	Tirosina cinasa
	Abl	Translocación	Proteína mutante, Bcr-Abl
Factor de transcripción	Myc (c-Myc, N-Myc, L-Myc)	Amplificación, translocación	Dirije la transcripción de casi el 15 % de los genes humanos
	Fos	Amplificación	Parte de AP-1 junto a Jun
	Myb	Mutaciones puntuales	Promueve la proliferación celular de los blastocitos hematopoyéticos
	Rel	Amplificación, mutaciones puntuales	Miembro de la familia NFκB, expresada principalmente por los linfocitos
	Ets	Translocación	Familia grande; los productos de fusión pueden dirigir la tumorogenea

FGF, factor de crecimiento fibroblástico; *PDGF*, factor de crecimiento derivado de las plaquetas; *RTC*, receptor tirosina cinasa.

- **Fosfatidilinositol-3-cinasa (PI3).** Esta familia de enzimas (*v.* cap. 1) se activa generalmente por RTC y GPCR. Los miembros de la familia añaden un grupo fosfato al lípido **fosfatidilinositol** para crear fosfatidilinositol-3-fosfato (PI(*3*)P) y derivados fosforilados de manera más intensa, como PI(3,4,5)P_3. Estos median muchas reacciones relacionadas con la proliferación (*v.* más adelante) y la supervivencia celular.
- **Fosfolipasa C.** Esta familia de enzimas suele activarse por diversos tipos de receptores, especialmente GPCR, pero también otros. Escinden ciertos fosfolípidos y ayudan a generar intermediarios de señalización de fosfato de inositol y diacilglicerol. Ambos pueden promover la multiplicación celular mediante (respectivamente) las vías de señalización del calcio y de la **proteína cinasa C (PCC)**.
- **Proteínas cinasas activadas por mitógenos (MAPK,** *mitogen-activated protein kinases*). Estas enzimas desencadenan la proliferación celular a través de muchos tipos diferentes de reacciones de señalización. Las MAPK pueden activarse de diversas maneras por proteínas ascendentes como Ras, por GPCR, o por otros mecanismos. Algunas mutaciones muy importantes conductoras de malignidad (p. ej., b-Raf) se producen entre estas proteínas, lo que a menudo conduce a una activación constitutiva. Normalmente, las cascadas de MAPK involucran tres especies secuenciales, y una activa a la siguiente. Las consecuencias de la estimulación de las MAPK son diversas, y existe una amplia interrelación entre estas y otros intermediarios de señalización.

Factor de crecimiento transformante-β y otras citocinas

TGF-β, una citocina extracelular en el microambiente de las células cancerosas que desencadena importantes vías de regulación, es un ejemplo de mediadores de comunicación celular que influyen poderosamente en la patogenia de los tumores. Es importante en la oncogenia, aunque las respuestas celulares e hísticas a esta dependen del contexto (tabla 5-4). Normalmente, el TGF-β tiende a inhibir el desarrollo tumoral al modular la proliferación, supervivencia, adhesión y diferenciación celular. También inhibe la mitogenia inducida por los constituyentes de la matriz extracelular (MEC) (*v.* anteriormente). Sin embargo, las células francamente malignas a menudo

TABLA 5-3

TIPOS DE RECEPTORES DE TRANSDUCCIÓN DE SEÑAL IMPORTANTES EN LA TUMOROGENIA

Categoría del receptor	Ligando prototípicos
Cinasa de tirosina (RTC)	EGF, IGF-1, insulina
Receptor acoplado a proteína (GPCR)	Prostaglandinas, RANTES, SDF-1
Receptores nucleares	Andrógenos, estrógenos y otras hormonas esteroideas
Cinasas de serina/treonina	TGF-β
Receptores asociados a cinasa	GH, TCR, IL-2
Receptores de matriz extracelular	Fibronectina, colágeno, laminina

EGF, factor de crecimiento epidérmico; *GH*, hormona de crecimiento; *IGF-I*, factor de crecimiento similar a la insulina 1; *IL-2*, interleucina 2; *RANTES*, CCL5, un ligando para CCR5; *SDF-1*, CXCL12, factor de crecimiento derivado del estroma 1 (ligando CXCR4); *TCR*, receptor de linfocitos T; *TGF-β*, factor de crecimiento transformante β.

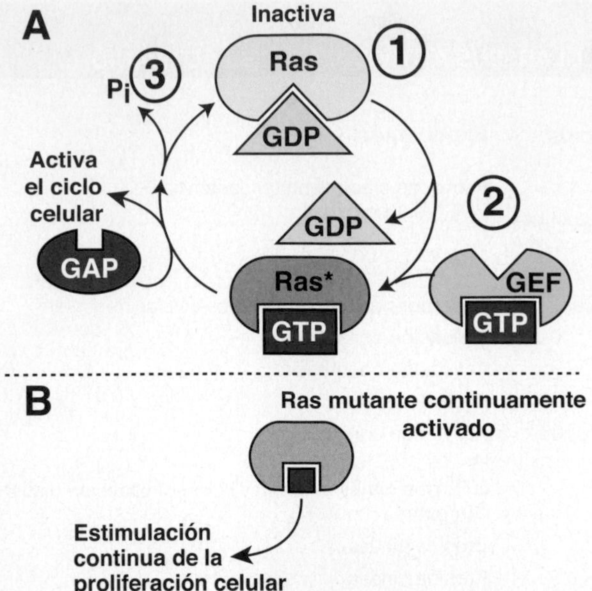

FIGURA 5-18. Mecanismo de acción de Ras A (*superior*). Normal. La proteína Ras, p21Ras existe en dos estados conformacionales, determinados por las uniones que pueden ser con difosfato de guanosina (GDP) o con trifosfato de guanosina (GTP). **1.** Normalmente, la mayoría de p21Ras se encuentra en el estado inactivo de unión a GDP. **2.** Un estímulo externo, o señal, desencadena el intercambio de GTP por GDP. Este evento convierte a Ras al estado activo. **3.** p21Ras activada, que se asocia con la membrana plasmática, une proteína activante GTPasa del citosol. La unión de GAP tiene dos consecuencias. En asociación con otros constituyentes de la membrana plasmática, inicia la respuesta efectora. Al mismo tiempo, la unión de GAP con Ras GTP estimula aproximadamente 100 veces la actividad GTPasa intrínseca de Ras, con lo que se promueve la hidrólisis de GTP a GDP y el retorno de Ras a su estado de inactividad. **B** (*inferior*). La proteína Ras mutada es bloqueada en el estado inactivo de unión a GTP a causa de una insensibilidad de su GTPasa intrínseca en cuanto a GAP, o por falta de una actividad GTPasa. A raíz de esto, la respuesta efectora se exagera, y se transforma la célula.

TABLA 5-4

FACTOR DE CRECIMIENTO TRANSFORMANTE β (TGF-β) Y CÁNCER

Promueve	Inhibe
Efectos normales de la supresión tumoral	
Apoptosis	Inflamación
Diferenciación	Mitogenea inducida por matriz extracelular
Conservación del número celular	
Fracaso de la supresión tumoral	
Mitógenos autocrinos	Vigilancia inmunitaria
Motilidad	
Invasión y metástasis	
Reclutamiento de miofibroblastos	
Extravasación de células malignas	
Modificación del microambiente	
Movilización de osteoclastos	

Normalmente, TGF-β promueve la homeoestasis y ejerce la actividad supresora tumoral mediante los efectos en las células blanco en ellas mismas o en la matriz extracelular. La alteración de esta actividad dirigida por la TGF-β permite la producción de factores de crecimiento, la evasión de la vigilancia inmunológica y el establecimiento de factores que facilitan la invasión de las células tumorales y la metástasis.

adquieren la capacidad de evadir o incluso manipular las vías del TGF-β para sus propios fines «perversos». La consiguiente señalización anómala de la vía del TGF-β puede estimular la proliferación de las células tumorales, facilitar su evasión de los mecanismos de defensa del huésped (*v.* más adelante) y promover la invasión y la metástasis. Las células cancerosas pueden desarrollar la capacidad de eludir la actividad inhibidora relacionada con el TGF-β a través de mutaciones en los genes de los receptores del TGF-β, o mediante la interferencia en la señalización anterógrada mediante la mutación o la metilación del promotor de las proteínas clave. Bajo estas circunstancias, las células cancerosas pueden secuestrar las actividades reguladoras del TGF-β para sus necesidades posteriores, como el crecimiento del tumor, la invasión y la metástasis. La pérdida de la función inhibidora del TGF-β a través de mutaciones inactivadoras de los genes de su vía principal ha sido descrita en muchos cánceres. La sobreexpresión de otras citocinas (p. ej., **factor estimulante de colonias de granulocitos/monocitos** [**GM-CSF**] e **interleucina 3** [**IL-3**]) puede contribuir al desarrollo de tumores, especialmente en el caso de las neoplasias hematopoyéticas.

Hormonas esteroideas

Hace unos tres siglos, el médico italiano Ramazzini observó que las monjas tenían una incidencia particularmente alta de cáncer de mama. Ahora se reconoce que ese hecho curioso refleja la estimulación estrógena sin oposición del epitelio mamario, no interrumpida por el embarazo y la lactancia. Los estrógenos y la progesterona se unen a receptores citoplasmáticos específicos. Los complejos hormona-receptor resultantes se translocan entonces hacia el núcleo, donde actúan como factores de trascripción que fomentan la proliferación de las células respondedoras. El tratamiento antiestrógeno para los tumores con receptores positivos a los estrógenos y a la progesterona reduce el riesgo de recidiva después de la intervención quirúrgica. Otros receptores nucleares han sido identificados en el cáncer de mama, como aquellos que unen andrógenos, corticoesteroides, vitaminas A y D, ácidos grasos y algunos lípidos dietéticos. Las interacciones de estas vías de señalización entre sí y con otras vías de señalización son muy complicadas y no se entienden bien.

La influencia de los andrógenos es más notable en el caso del cáncer de próstata, en el cual estimulan el crecimiento al unirse al receptor de andrógeno. Esta vía del receptor interfiere con otras vías importantes que afectan el ciclo celular, la apoptosis y la diferenciación. Tales interacciones incluyen el factor de crecimiento epidérmico (EGF, *endothelial growth factor*), el factor de crecimiento insulínico tipo I (IGF-I), el factor de crecimiento fibroblástico (FGF, *fibroblast growth factor*), el factor de crecimiento del endotelio vascular (VEGF, *vascular endothelial growth factor*), TGF-β y otras especies de señalización importantes. La eliminación de la estimulación andrógena, sea a través de un medio quirúrgico o farmacológico, inhibe el crecimiento del cáncer de próstata, aunque en la mayoría de los casos los tumores acaban por ser insensibles al andrógeno.

Mucinas unidas a la membrana

Lejos de ser simples moléculas extracelulares que establecen una interfaz entre las superficies epiteliales y el exterior, las mucinas (MUC) unidas a la membrana comprenden una gran familia de glucoproteínas que se sobreproducen en cánceres muy diversos. Los dominios citoplasmáticos de estas glucoproteínas transmembrana funcionan como andamios para la interacción con moléculas de señalización que influyen en la proliferación y supervivencia de la célula (fig. 5-19). En este contexto, las mucinas unidas a la membrana están sobreexpresadas en la gran mayoría de los cánceres de mama y con frecuencia en neoplasias de colon, ovario, páncreas y pulmón.

Interacción entre las vías de señalización intermedias

Las vías de señalización mencionadas anteriormente, así como muchas otras, están muy interconectadas, ya sea por interacciones receptor-ligando o por una mutación conductora de activación cons-

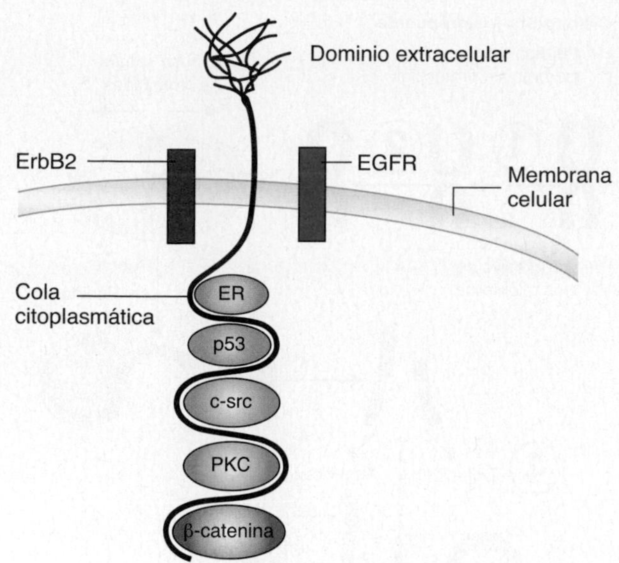

FIGURA 5-19. Mucinas unidas a la membrana con importantes moléculas de señalización. *EGFR*, receptor del factor de crecimiento epidérmico; *PKC*, proteína cinasa C; *RE*, receptor de estrógeno.

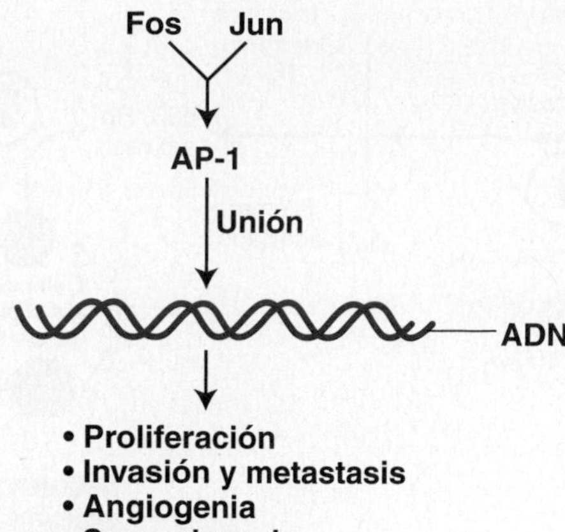

FIGURA 5-20. Complejo AP-1. Los productos proteicos de dos oncogenes, Fos y Jun, forman el complejo factor de transcripción AP-1. Cuando estos factores forman un heterodímero, unen ADN y dirigen la transcripción de genes, cuyos productos están involucrados en la proliferación celular, la invasión de células tumorales y la metástasis, la angiogenia y la inhibición de la apoptosis.

titutiva. Este hecho las dota de una complejidad desconcertante, lo que supone un reto para quienes tratan de entender cómo las células llevan a cabo la proliferación y para quienes buscan objetivos terapéuticos específicos. *Debido a estas complejidades, las consecuencias de la activación incontrolada de un determinado gen no siempre son predecibles.* Una proteína mutante puede impulsar la proliferación en un tipo de célula, la apoptosis en otro y la diferenciación en un tercero.

Activación transcripcional

Al final, un elemento clave de la habilidad de las células cancerosas para proliferar sin restricción es el orden en que se acomodan los genes cuyas actividades transcripcionales se encienden o apagan. Sean cuales sean las mutaciones conductoras, los factores de transcripción se acomodan en el extremo *aferente* de los procesos que impulsan la mitosis descontrolada, y estos factores suelen aumentar la producción de proteínas de tipo natural. Las mutaciones conductoras que afectan los factores de transcripción suelen aumentar su actividad situándolos (p. ej., a través de la translocación) bajo el control de promotores más vigorosos o activos. Entre los factores de transcripción mejor conocidos y más a menudo incriminados se encuentran:

- **Myc**. Factor de transcripción ubicuo que puede controlar la transcripción de hasta el 10 % o el 15 % de los genes humanos. c-Myc y sus derivados, N-Myc y L-Myc, son clave para el desarrollo de muchos tumores. Entre sus funciones, Myc promueve la proliferación celular, favorece la formación de blastocitos (*v.* blastocitos cancerosos, más adelante), aumenta la producción de energía y favorece la invasividad de las células tumorales. Es interesante anotar que Myc también puede activar programas de muerte celular en células con p53 intacto y otros efectores de muerte celular.
- **Fos y Jun**. Juntas, estas proteínas conforman el factor de transcripción **AP-1** (proteína activadora 1). El aumento de la actividad de la AP-1 suele ser el resultado de un aumento de la señalización a través de varias vías, que incluyen MAPK y la familia de PCC (*v.* anteriormente), y promueve la proliferación y la supervivencia celular (fig. 5-20). AP-1 también inhibe la expresión de supresores tumorales como p53 (*v.* más adelante).
- **Receptores de andrógenos y estrógenos.** Estas proteínas receptoras citoplasmáticas son a la vez receptores y factores de transcripción. Se unen a sus ligandos en el citosol, donde se trasladan al núcleo y actúan como factores de transcripción. En función del tipo de célula, los receptores de hormonas sexuales esteroideas pueden estimular la proliferación celular. Así, los receptores de estrógenos estimulan la proliferación epitelial ductal, que suele ser importante en la carcinogenia mamaria. Del mismo modo, los andrógenos estimulan la proliferación de las células tumorales prostáticas.

Como se ha señalado anteriormente, las células tumorales pueden estimular su propia proliferación a través de mecanismos autocrinos. Pueden producir por sí mismas los andrógenos o estrógenos necesarios que promueven la proliferación mediada por estos receptores y otros similares. Por tanto, la progresión del cáncer puede ser independiente de las fuentes exógenas de la hormona estimulante, lo que permite a los tumores resistir a los tratamientos con antagonistas hormonales.

Así, ya sea por amplificación génica, mutación puntual, translocación u otros mecanismos (*v.* Inestabilidad genómica, más adelante), las células tumorales proliferan sin tener en cuenta las cadenas reguladoras que limitan a las células normales. Deben todavía, sin embargo, escapar a otras restricciones.

Las células senescentes son viables, pero ya no pueden dividirse

***Estas células son metabólicamente activas, pero no proliferan.* La senescencia celular se produce cuando las células agotan su capacidad de proliferación. Como tal, es un importante mecanismo de defensa frente al desarrollo de tumores, al que contribuyen muchos mecanismos clave.**

Mediadores de senescencia celular

Es claro que un mecanismo que limita el número de mitosis a que puede someterse una célula debe estar neutralizado para que las células malignas se permitan proliferar sin límites. El fenotipo senescente conlleva una mayor formación de heterocromatina (**formación de heterocromatina asociada a la senescencia, FHAS**), en la que se modifican ciertas proteínas, lo que las lleva a unirse al ADN cromosómico e impedir la transcripción de los genes activados por E2F que median en la multiplicación celular (*v.* anteriormente). Hay varios efectores de la senescencia involucrados:

- **Agotamiento de los telómeros**. Los telómeros son repeticiones en tándem de secuencias TTAGGG en el extremo 3′ de las cadenas de ADN cromosómico, seguidas de una cadena de ADN única no emparejada. Con cada división celular, la longitud de los telómeros disminuye, lo que desencadena una serie de procesos (*v.* más adelante) que anulan la proliferación.
- **Shelterina o telosoma**. Esta proteína heteromérica tiene múltiples funciones, entre las cuales la de regular la telomerasa

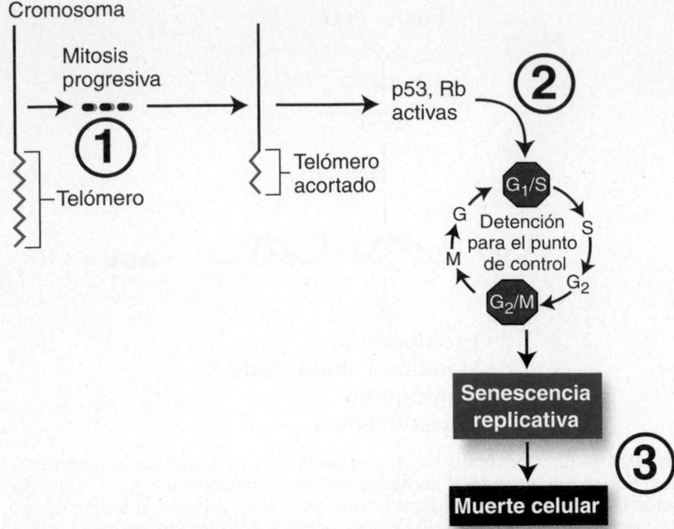

FIGURA 5-21. Secuencia de acontecimientos que resulta de la inestabilidad del ADN causada por el acortamiento de los telómeros y que conduce a la muerte celular. Esta secuencia ocurre cuando los supresores tumorales p53 y Rb están intactos. **1.** El acortamiento progresivo de los telómeros activa p53 y Rb. **2.** Esto conduce al detenimiento del ciclo celular en los puntos de regulación G1/S y G2/M. **3.** La consiguiente senescencia replicativa dispara programas de muerte celular.

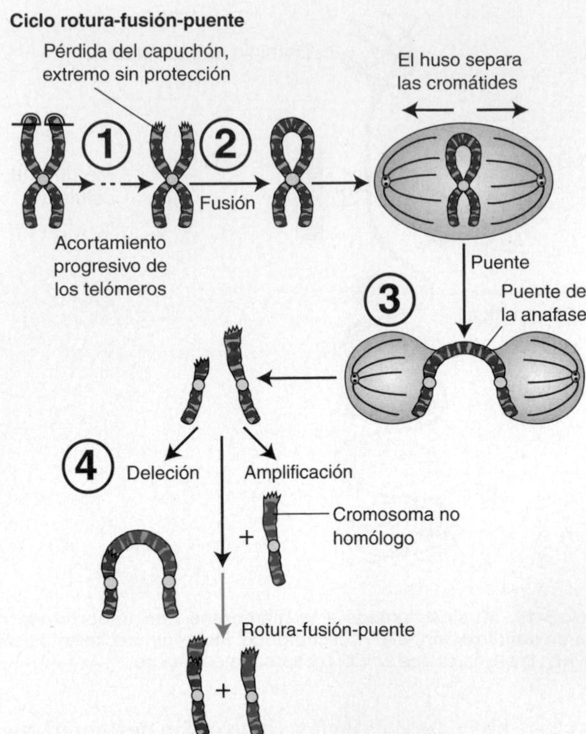

FIGURA 5-22. La génesis de la rotura de cromosomas relacionada con los telómeros. 1. En ausencia de telomerasa, la amplia proliferación celular provoca que los extremos de los telómeros queden desprotegidos. **2.** Estos se «reparan» mediante la fusión de telómeros entre cromátidas hermanas, y se crea una estructura tipo puente, similar a una tenaza. **3.** Durante la anafase, los husos fijos a los dos centrómeros provocan la separación de las cromátidas ahora fijas, con el resultado de cromosomas anómalos. **4.** La producción posterior de extremos de los cromosomas sin telómeros puede hacer que el ciclo se repita.

(*v.* más adelante), encapsular y proteger los extremos de los cromosomas y asegurar que el agotamiento de los telómeros conduzca a la senescencia.

- **Respuesta al daño del ADN (RDA)**. Los extremos cromosómicos expuestos pueden activar las proteínas ATR y ATM (*v.* anteriormente), ambas detectoras de daños en el ADN. Estas activan p53, pRb y cdc25. La célula deja de dividirse hasta que el daño en el ADN se fija o la célula entra en las vías de senescencia o apoptosis. Este mecanismo es fundamental para la senescencia inducida por oncogenes (SIO, *v.* más adelante).
- **Supresores tumorales**. La intimidad entre varias proteínas críticas y el bloqueo del ciclo celular es importante para forzar a las células hacia un fenotipo senescente. Entre estas proteínas son clave $p16^{INK4a}$ y pRb, que inducen a ciertas proteínas a asociarse con el ADN de la célula. Esto da lugar al FHAS y al silenciamiento de los genes.
- **Estrés oxidativo**. En células cultivadas, la senescencia puede retrasarse si el oxígeno ambiental se reduce. A la inversa, puede ser más veloz si se agregan oxidantes como H_2O_2 al cultivo. La activación de algunos oncogenes, como RAS, aumenta el estrés oxidativo. Los aumentos resultantes de ROS pueden desencadenar la señalización p38 MAPK, y activar ATM.
- **Citocinas.** Las células secretan factores, incluidos IL-6 e IL-8, que ayudan a activar el fenotipo senescente. Junto con sus receptores, ayudan a establecer y mantener la senescencia. Su participación conduce a la designación descriptiva del fenotipo senescente asociado a la secreción (SASP). La regulación transcripcional que provocan estas citocinas inhibe la proliferación celular y promueve la senescencia.

Telómeros y telomerasa

Los **telómeros** son potentes supresores tumorales. Estas complejas estructuras, que incluyen «escudos protectores» de proteína shelterina que unen los extremos de las secuencias de ADN, regulan el número de mitosis que pueden experimentar las células. Con cada mitosis, los telómeros se acortan entre 50 pb y 100 pb. La shelterina regenera entonces el saliente 3′ no emparejado. En las células normales, donde las vías de p53 y pRb están intactas, los telómeros acortados activan los puntos de control del ciclo celular y la división celular cesa. Esto se denomina senescencia replicativa (fig. 5-21). La célula permanece en G_0 (senescencia) o muere. La longitud de los telómeros limita el número de mitosis y, por tanto, el número de ciclos de replicación del ADN con posible propensión a errores. Por tanto, representa un mecanismo supresor de tumores clave.

Sin embargo, hay algunos tipos de células que participan en mitosis repetidas, y para las que la senescencia o apoptosis activada por los telómeros no es un destino atractivo. Para estas células (p. ej., epitelio de la cripta del colon), al igual que para algunas células durante la embriogenia, la **telomerasa** preserva la longitud de los telómeros y permite así la reposición continua de las poblaciones celulares derivadas. Esta enzima es una transcriptasa inversa ribonucleoproteica compleja, que repone los telómeros en las células que deben someterse a muchos ciclos de mitosis.

La telomerasa se encuentra inactiva en todos los tipos celulares adultos, excepto en unos pocos. Por tanto, si los puntos de control del ciclo celular están deteriorados o inactivos en una célula en división, cuando los telómeros alcanzan un tamaño crítico, estos quedan al descubierto y pueden quedar sujetos a «reparación» del ADN mediante NHEJ. La NHEJ resultante puede fusionar los extremos expuestos de las cromátidas hermanas o de los cromosomas no homólogos. A medida que el ciclo celular progresa, esta fusión genera un «puente» cromosómico, ya que las cadenas de ADN fusionadas se separan durante la anafase. A medida que las células hijas se separan, complejos mecanismos pueden provocar la rotura de los cromosomas heterocéntricos resultantes, lo que da lugar a una nueva recombinación (fig. 5-22).

Se produce aneuploidía, duplicaciones y translocaciones de genes y segmentos cromosómicos y otras aberraciones genómicas. Se trata de la denominada **crisis de los telómeros**. Aunque estos cambios pueden ayudar a los tumores incipientes a desarrollarse y generar mutaciones que les permitan aumentar su malignidad, también conducen a altos niveles de inestabilidad cromosómica (IC) y, por tanto, perjudican la viabilidad de las células hijas. En consecuencia, los tumores tienden a reactivar la telomerasa. Es decir, las células tumorales mejoran la eficiencia replicativa del ADN si protegen los telómeros. Un alto nivel de esta actividad protege a la cé-

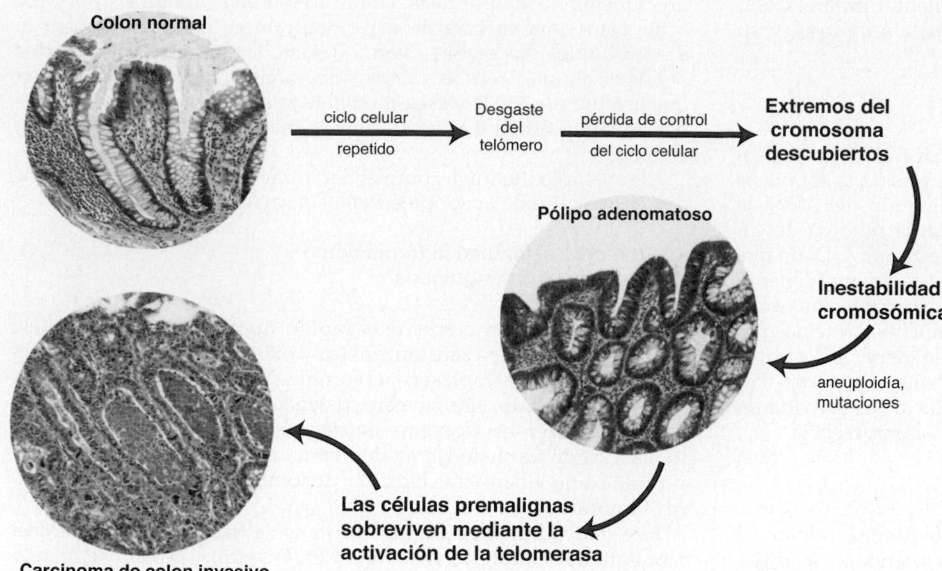

FIGURA 5-23. Papel del desgaste del telómero y activación sucesiva de éste en la carcinogenia. La renovación epitelial continua de la mucosa colónica normal, con el resultante acortamiento de los telómeros, condiciona el descubrimiento del extremo del cromosoma. El daño acumulado del ADN puede afectar al control del ciclo celular y permitir el desarrollo de diversas mutaciones. En primer lugar, la aparición de un crecimiento benigno de células epiteliales colónicas (es decir, un pólipo adenomatoso colónico [o adenomas tubulares; *v.* cap. 13]). La preservación de células anormales por la activación de la telomerasa permite que se produzcan mutaciones adicionales, que acaban por dar lugar a trasformaciones malignas.

lula cancerosa al suprimir el desarrollo de otras IC potencialmente mortales. *Así, la activación de la telomerasa facilita (pero no es una causa directa) la aparición del cáncer* (fig. 5-23).

De los diversos componentes de la telomerasa, el factor limitante es la producción de la parte proteica de la enzima, TERT. Por ello, el gen *TERT* se expresa en más del 90% de los tumores humanos, lo que lo convierte en la anomalía de expresión génica más habitual en el cáncer humano. La reactivación de *TERT* puede implicar diversos mecanismos. Entre los más conocidos se encuentran las mutaciones en el promotor del gen, que permiten la unión y activación por parte de una familia ubicua de factores de transcripción.

Algunos aspectos de la producción de telomerasa pueden implicar la activación de mTOR (*v.* cap. 1). En particular, los datos sugieren que mTOR facilita la traducción del ARNm de TERT, y que los inhibidores de mTOR pueden disminuir la proteína TERT, pero no el ARNm.

Senescencia celular inducida por oncogenes

La gran mayoría de las células que desarrollan mutaciones oncógenas nunca se convierten en cáncer. En el cuerpo humano, tales mutaciones se producen muchas veces por minuto, lo cual contrasta con la relativa infrecuencia del cáncer durante la vida humana. El SIO es una barrera importante para la carcinogenia (fig. 5-24). La SIO limita el desarrollo tumoral en muchos tipos de cáncer. En consonancia con este papel de la SIO, la activación de oncogenes estimula los supresores tumorales como p53 y Rb.

Si una mutación oncógena (p. ej., activación de Ras) desencadena la proliferación celular en células con p53 y pRb intactas, se produce una detención irreversible del crecimiento (es decir, la senescencia). Este destino podría evitarse mediante la paralización de las vías de p53 y pRb. Así, el SIO es un potente inhibidor de tumores (fig. 5-24). Las alteraciones activadoras de otros oncogenes también inducen SIO *in vivo*. Los mecanismos activos de SIO distinguen entre muchas neoplasias benignas y malignas, así como entre las proliferaciones celulares «premalignas» y las francamente malignas. Es decir, las neoplasias benignas demuestran tal senescencia, mientras que las malignas avanzados no, como ejemplifica el hecho de que las neoplasias benignas pueden responder a la senescencia inducida por la IL-8 (*v.* anteriormente), mientras que sus homólogos malignos no lo hacen. Por tanto, la SIO ayuda a evitar que las proliferaciones benignas progresen a malignidad.

Además de la activación de la telomerasa, existen mecanismos alternativos de mantenimiento de los telómeros que pueden activarse en las células tumorales. Una vez que una célula consigue evitar la senescencia tras la activación del oncogén, sea como sea, se considera inmortal y puede proliferar indefinidamente. Por tanto, la pérdida de las actividades supresoras de tumores que contribuyen a la senescencia celular es importante para que las células cancerosas emergentes se conviertan en tumores completos.

La muerte celular programada previene la oncogenia

El número total de células en cualquier órgano refleja un equilibrio entre la división y la muerte celulares. La interferencia con este intrincado equilibrio puede conducir al desarrollo de tumores. Los programas de muerte celular abarcan varias vías diferentes (*v.* cap. 1),

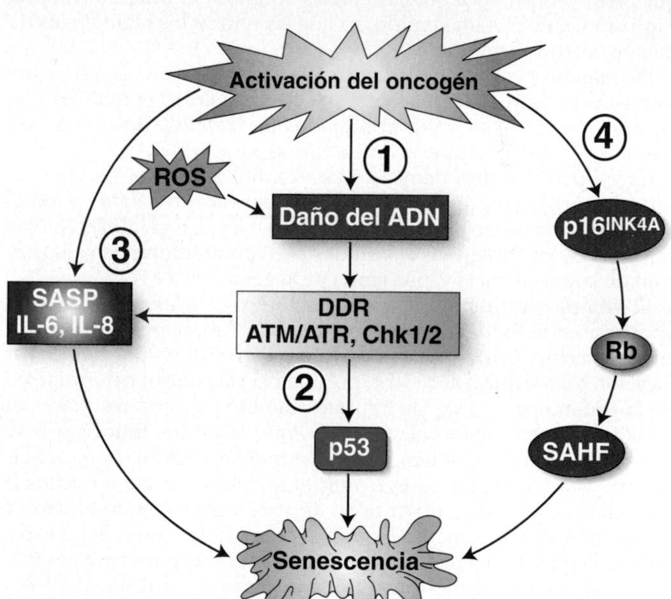

FIGURA 5-24. Senescencia inducida por oncogenes. El estrés oncogénico puede provocar respuestas celulares que culminan en la senescencia celular. **1.** La división celular excesiva, como resultado de la activación de los oncogenes, por ejemplo, provoca la acumulación del estrés oxidativo y el daño del ADN. **2.** En consecuencia, se activa la respuesta al daño del ADN, y la expresión de p53 bloquea la progresión del ciclo celular. **3.** La misma respuesta también puede activar el fenotipo secretor asociado con la senescencia (SASP), que hace que las células afectadas secreten citocinas que mantienen el estado senescente (IL-6, IL-8). También puede activarse SASP directamente mediante la actividad oncogénica excesiva. **4.** La activación oncogénica puede activar directamente el supresor tumoral $p16^{INK4A}$, que a su vez activa Rb. Esto lleva a la formación de heterocromatina asociada con la senescencia (SAHF), que restringe la expresión de los conductores del ciclo celular.

cuya disfunción suele ser un requisito fundamental para el desarrollo de tumores. La más conocida de ellas es la apoptosis, y su pariente cercana, la anoikis.

La apoptosis como inhibidor del cáncer

Como se ha mencionado anteriormente y en el capítulo 1, la apoptosis elimina las células dañadas o anómalas. Las vías de la apoptosis se activan por errores en la replicación o reparación del ADN, la inestabilidad genómica o metabólica detectada, la pérdida de conexiones de anclaje a la MEC (**anoikis**) y otros estímulos. Dado que muchos atributos de las células tumorales pueden desencadenar la MCP, la carcinogenia requiere que esas células desarrollen mecanismos para desactivar la apoptosis. Se conocen muchas proteínas pro y antiapoptóticas que interactúan en un sinfín de maneras. Para que se comprenda el tema, presentamos ejemplos que lo ilustran. Por tanto, el cáncer puede evitar la MCP al perjudicar las actividades proapoptóticas y/o aumentar las funciones prosupervivencia.

Lucha por la supervivencia frente a la muerte

Hay muchos participantes en los programas de muerte celular. La proteína mejor conocida es p53, y no es de sorprender que el gen para esta, TP53, haya mutado en más de la mitad de los tipos de cáncer humano (*v.* más adelante). Como el ángel principal de la muerte celular, p53 es activada cuando se percibe peligro oncógeno, por ejemplo, si no puede repararse el daño en el ADN celular (*v.* cap. 1). En una de sus muchas facetas, la p53 activada regula hacia arriba la transcripción de las proteínas tipo Bcl-2 proapoptóticas y regula negativamente a las proteínas relacionadas prosupervivencia. Además, es una proteína exclusiva de BH3 (*v.* cap. 1) y puede participar directamente en las tareas de la familia Bcl-2 al unir, por ejemplo, Bcl-2 prosupervivencia o Bcl-XL para obligarlas a liberar Bad y Bax proapoptosis. Estas últimas activan caspasas efectoras y provocan la muerte de la célula. Cabe recordar que la apoptosis no provoca respuestas inflamatorias floridas, ricas en citocinas, sino que más bien provoca que las células apoptóticas mueran con una explosión, sino con un gemido, ya que las retiran los macrófagos de manera silente y tranquila.

De manera similar, anoikis es una forma de apoptosis que se activa con integrinas de la membrana de las células epiteliales que ya no se unen a sus pares apropiados de la MEC. Las integrinas median señales prosupervivencia. Su separación de sus ligandos extracelulares los deja demasiado susceptibles a todos los tipos de estímulo proapoptótico. Además, las integrinas no ligadas pueden activar directamente a la caspasa 8. Sin embargo, en algunas células cancerosas, las integrinas no unidas pueden mantener la señalización de supervivencia y, por tanto, protegerse de la MCP.

El ejemplo prototípico de la eficacia tumoral de la inhibición de la apoptosis es el linfoma folicular (*v.* cap. 20). Ahí, la proteína de prosupervivencia, Bcl-2, se activa de forma constitutiva por una translocación t(8;14) que coloca su expresión bajo el control del promotor de la cadena pesada de las inmunoglobulinas. Como resultado, el equilibrio normal entre la vida y la muerte de los linfocitos B se altera a favor de la primera, lo que permite la acumulación (o, quizá, más bien, la eliminación insuficiente del exceso de linfocitos B neoplásicos). Algunos otros tipos de tumor, incluyendo el cáncer de pulmón y el linfoma no Hodgkin, también expresan Bcl-2 excedente. La translocación cromosómica no es el único mecanismo mediante el cual las células tumorales aumentan la expresión de Bcl-2. También pueden presentar metilación y supresión de microARN (miARN) que reprimen la expresión de Bcl-2.

De manera similar, una deficiencia en el funcionamiento de p53 puede ampliar la producción de Bcl-2 y disminuir la expresión de los pares de unión proapoptótica de Bcl-2 (*v.* cap. 1), y por tanto, promover la formación tumoral.

Toda la cuestión relacionada con la MCP y el cáncer se complica todavía más a causa de la **apoptosis mediada por oncogenes**. Por ejemplo, aunque el factor de transcripción Myc generalmente se considera como oncógeno, si las vías de MCP están intactas, la sobreproducción de Myc induce a una vía de apoptosis por defecto. De este modo, la promoción de la proliferación celular a causa de la producción desregulada de Myc a menudo se equilibra mediante un aumento de la apoptosis. La inducción de la apoptosis por Myc actúa como una válvula de seguridad molecular para bloquear el desarrollo del cáncer. Si se van a desarrollar tumores estimulados por Myc, algunas células sobreproductoras de Myc también tienen que inactivar la MCP, ya sea mediante la sobreexpresión de proteínas antiapoptóticas o la activación de mediadores de la apoptosis, como p53.

Este ejemplo ilustra la complejidad inherente al control de encendido y apagado de la apoptosis en el desarrollo del cáncer.

Los tumores estimulan la formación de nuevos vasos sanguíneos

Los tumores suelen crecer más rápido que los tejidos normales, por lo que consumen más nutrientes y oxígeno. Al tratarse de nuevos crecimientos (neoplasias), el suministro vascular de los tumores no está establecido, sino que su existencia debe forzarse a partir de vasos preexistentes. Con base en estas simples observaciones, surgió la idea de un melodrama denominado **angiogenia tumoral**. Se postuló como villano una citocina, denominada «factor de angiogenia tumoral».

Este malvado factor angiogénico pasó a llamarse **factor de crecimiento del endotelio vascular** (**VEGF**, *vascular endothelial growth factor*). Producido y secretado por las células tumorales, se unía a los receptores de las células endoteliales (CE), estimulaba la aparición de capilares a partir de la vasculatura preexistente y provocaba nuevos vasos para alimentar el tumor. El escenario estaba preparado: los malvados planes del tumor se frustrarían mediante la inhibición de VEGF y el bloqueo consiguiente de la angiogenia tumoral. El inexorable desenlace estaba decidido: los tumores se detendrían en su camino.

Según este guión, la supresión de la angiogenia estimulada por el VEGF mataría de hambre y asfixiaría a los tumores. Por ello, se idearon muchos fármacos para atacar la angiogenia impulsada por VEGF, con gran optimismo. Los anticuerpos contra el VEGF podrían impedir que la citocina llegara a su receptor; la inhibición del receptor del VEGF podría bloquear la señalización desencadenada por el VEGF; y la focalización en los intermediarios posteriores podría detener la activación de las CE. Pero lo mejor es que, dado que estos tratamientos se dirigían a las CE no neoplásicas, la plasticidad genética de las células cancerosas no podría rescatar su «servil» vasculatura de la inhibición. ¿Qué podría salir mal?

En realidad, muchas cosas podían salir mal. Y lo hicieron. Hasta la fecha, los tratamientos antiangiogénicos han aumentado la supervivencia libre de progresión de muchos pacientes con cáncer, pero, con algunas excepciones notables, han contribuido poco a la supervivencia global y quizá han ayudado, quizá, a que los tumores crezcan y se diseminen de forma más agresiva. Las razones de esto incluyen:

- La angiogenia estimulada por VEGF es compleja e imperfecta
- Existen múltiples citocinas angiogénicas, con múltiples, y «promiscuos», receptores
- Durante la angiogenia se activan redes de vías de señalización intracelular
- Diversos mecanismos contribuyen a desarrollar el suministro de sangre del tumor
- ***Quizá lo más importante es que la hipoxia y el factor inducible por hipoxia 1 (HIF-1) protegen la viabilidad del tumor y potencian su malignidad***

Estos aspectos están interrelacionados y se analizan a continuación. Arrojan luz sobre cómo los tumores progresan y cómo pueden resistirse a tratamientos cada vez más sofisticados.

Angiogenia tumoral estimulada por el VEGF

Las CE capilares normales se ponen en contacto entre sí a través de uniones estrechas y descansan sobre membranas basales continuas. Estos vasos tienden a seguir cursos bastante directos a través del tejido, para convertirse en vénulas. Se forman, ya sea durante la embriogenia o tras una lesión, mediante combinaciones y secuencias equilibradas de factores solubles que permiten la formación y posterior maduración de los vasos. Como resultado, el suministro de sangre es ordenado y la filtración de líquidos es mínima.

La formación de capilares estimulada por el VEGF se produce mediante la angiogenia por brote (*v.* más adelante). Desde el punto de vista fisiológico, a esto le sigue una secuencia de maduración en la que se producen o reclutan los diversos componentes mencionados anteriormente. Esto no es lo que ocurre cuando el VEGF producido por el tumor estimula la formación de vasos sanguíneos. La angiogenia por brote inducida por el tumor produce capilares imperfectos, permeables y mal formados.

En resumen, durante este proceso se dan los siguientes pasos:

1. Las CE, estimuladas por el VEGF, disuelven las conexiones intercelulares y la membrana basal.
2. Las «células punta» (*tip cells*) que migran generan filopodios y producen **metaloproteinasas de la matriz** (**MMP**, *matrix metalloproteinases*) para ayudarlas a migrar a través de la **MEC**, por encima del gradiente hacia la fuente de VEGF. Esta transición endotelial-mesenquimatosa se asemeja a la transición epitelio-mesénquima (TEM) que forma parte de la metástasis tumoral (*v.* más adelante).
3. A estas células les siguen las «células tallo» (*stalk cells*), que apoyan y sostienen la migración de las células punta.
4. La producción continua de VEGF impide la maduración, contrarresta otras citocinas relacionadas con la maduración, limita la instauración de la membrana basal y el reclutamiento adecuado de pericitos para estabilizar el vaso sanguíneo.
5. En consecuencia, el vaso del tumor es permeable y tortuoso, y proporciona oxígeno y nutrientes con menos eficacia que los capilares de los tejidos normales. Es decir, la afección hipóxica que estimula la producción de VEGF para empezar (*v.* más adelante) continúa. Esta filtración aumenta la presión del líquido extracelular, lo que impide la difusión de los fármacos quimioterapéuticos en el tumor. También facilita la invasión de las células tumorales y la metástasis.

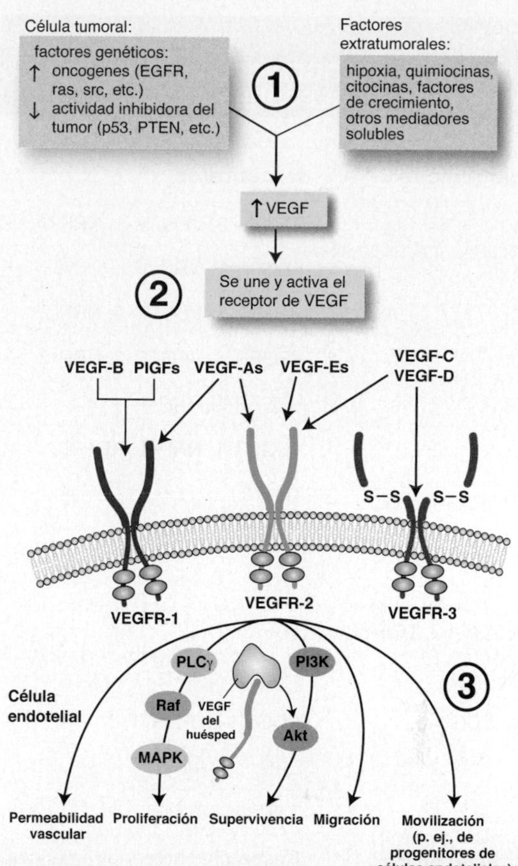

FIGURA 5-25. Sistema VEGF y sus efectos. 1. Bajo la influencia de factores generados por células tumorales (*izquierda*; expresión aumentada de ciertos oncogenes o actividad disminuida de supresores tumorales) o provenientes de otras fuentes (estroma relacionado con el tumor, ambiente externo, etc.), se producen varios VEGF. **2.** Estos se unen con los distintos receptores VEGF (VEGFR), siendo el principal de estos VEGFR-2. **3.** La señalización cascada abajo de estos receptores tiene diversos efectos en el endotelio vascular, incluyendo el aumento de la permeabilidad vascular, activando la proliferación celular y los mecanismos de supervivencia, induciendo la migración hacia adentro de las células endoteliales y movilizando a las células progenitoras hacia el área, para contribuir a la formación de nuevos vasos sanguíneos. *PIGF*, factor de crecimiento placentario.

La familia de citocinas VEGF

El VEGF no es una citocina, sino una familia de proteínas relacionadas, algunas de las cuales tienen múltiples formas. El VEGF-A es el más conocido. En una situación de hipoxia, las células (incluidas las tumorales) expresan **factores inducibles por hipoxia** (HIF, *v.* más adelante), en particular **HIF-1**. HIF-1 es un factor de transcripción que estimula muchos genes, entre los cuales los *VEGF*. El VEGF-A se une a múltiples receptores, como VEGFR-2, y activa múltiples cascadas de señalización anterógrada (fig. 5-25). Como se ha mostrado, las consecuencias son diversas y contribuyen a subvertir los procesos fisiológicos de las CE para servir a los propósitos del tumor.

Múltiples citocinas median la angiogenia tumoral

Además de la familia de factores del VEGF, una serie de otras citocinas estimulan y facilitan la vascularización del tumor. Entre estas se encuentran proteínas similares al VEGF, angiopoyetinas, factores de crecimiento y enzimas (tabla 5-5). No todas derivan de las propias células tumorales, sino que pueden ser producidas por otras poblaciones celulares asociadas al tumor (fig. 5-26).

Irrigación sanguínea a los tumores más allá de la angiogenia por brote

Los tumores se aseguran el acceso vascular por múltiples medios, con independencia de la angiogenia por brote. Otros mecanismos son:

1. Crecimiento microvascular intususceptivo (por invaginación)
2. Cooptación vascular
3. Estimulación de las células progenitoras endoteliales (CPE) para que produzcan nuevos vasos
4. Mimetismo vasculogénico
5. El papel de los **blastocitos cancerosos** en la formación de los vasos sanguíneos del tumor

Estos diferentes mecanismos se ilustran en la figura 5-27 y se describen brevemente a continuación.

Crecimiento microvascular intususceptivo (por invaginación)

En el crecimiento microvascular intususceptivo, el revestimiento de la pared capilar crece en la luz del vaso sanguíneo y lo divide en dos. Esto conlleva la degradación de la membrana basal, a la que sigue la formación de una nueva membrana basal a partir de materiales de la MEC introducidos en la bifurcación en evolución. A continuación, la nueva estructura recluta un conjunto de pericitos y miofibroblastos. Al igual que la angiogenia por brote, el crecimiento microvascular intususceptivo puede producirse en circunstancias fisiológicas (fig. 5-27, recuadro de la izquierda). Este mecanismo implica muy poca proliferación de CE y se produce rápidamente. Se ha constatado que los tumores que han recibido radiación o tratamiento antiangiogénico pasan de la angiogenia por brote al crecimiento microvascular intususceptivo *in vivo*.

Además, como los vasos formados por este tal crecimiento incluyen membranas basales y células adventicias completamente formadas, están mejor formados y son estructuralmente más sólidos. Múltiples citocinas, como VEGF, factor de crecimiento derivado de las plaquetas (PDGF), FGF2, Ang-1 y eritropoyetina, facilitan este tipo de crecimiento de los vasos.

TABLA 5-5

FACTORES PROANGIOGÉNICOS ASOCIADOS A LOS TUMORES Y SUS RECEPTORES

Factores proangiogénicos	Receptores
VEGF-A	VEGFR-2, VEGFR-1, NRP-1, NRP-2
VEGF-B	VEGFR-1, NRP-1
VEGF-C	VEGFR-3, VEGFR-2, NRP-2
VEGF-D	VEGFR-3, VEGFR-2, NRP-2
VEGF-Es	VEGFR-2, NRP-1
PIGF	VEGFR-1, NRP-1, NRP-2
Ang-1, Ang-4	Tie-2
FGF2	FGFR2, FGFR3
HGF	c-Met
TGF-β1, TGF-β2, TGF-β3	TGF-βR2
EGF, TGF-α	EGFR
PDGF-A, PDGF-B	PDGFR-α, PDGFR-β
MMP	LRP
TNF-α	TNFRI, TNFRII
BMP2, BMP4, BMP6	Receptores heterotetraméricos complejos
Efrinas	Utilizan tanto los receptores afines a EGFR como otros
SDF-1 (CXCL12)	CXCR4
SCF	c-Kit

Ang = angiopoyetina; *BMP* = proteína morfogénica ósea; *EGF* = factor de crecimiento epidérmico; *FGF* = factor de crecimiento de fibroblastos; *HGF* = factor de crecimiento de hepatocitos; *MMP* = metaloproteinasas de la matriz; *NRP* = neuropilina; *PDGF* = factor de crecimiento derivado de las plaquetas; *PIGF* = factor de crecimiento placentario; *SCF* = factor de células madre; *SDF-1* = factor derivado del estroma 1; *TGF* = factor de crecimiento tumoral; *TNF* = factor de necrosis tumoral; *VEGF* = factor de crecimiento del endotelio vascular.

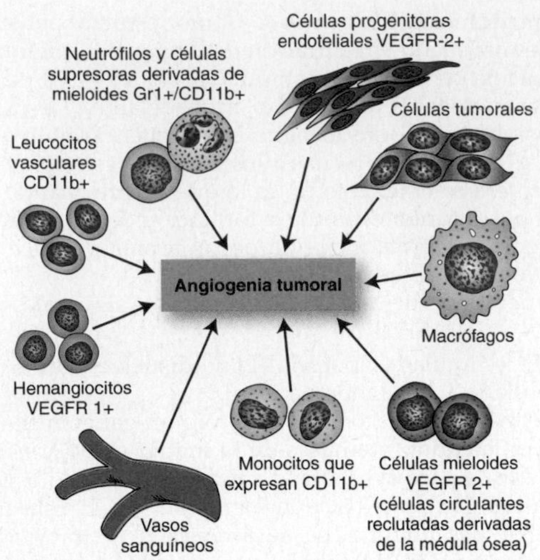

FIGURA 5-26. Diferentes poblaciones de células derivadas de la médula ósea que participan en la angiogenia. Células circulantes, derivadas de progenitoras, contribuyen al desarrollo de vasos sanguíneos relacionados con tumores. Estos incluyen macrófagos, células tempranas en las series mieloides (neutrófilos), neutrófilos y células supresoras derivadas de mieloides, células progenitoras endoteliales y células tumorales propiamente dichas.

Cooptación vascular

En este caso, las células tumorales asumen el cargo de los vasos sanguíneos normales que asisten al tejido en el que crece el tumor y los alteran para abastecerlo. Esto no implica la formación de nuevos vasos, sino la derivación de un vaso existente para satisfacer las necesidades del cáncer. Los tumores primarios o metastásicos que afectan órganos muy vasculares (como el hígado, los pulmones y el cerebro) son los que más probablemente se sirven de este mecanismo. Para el buen funcionamiento del mecanismo de cooptación, el tumor debe simular la arquitectura del tejido huésped. Así, un carcinoma de colon metastásico en el hígado crecería a lo largo de los sinusoides hepáticos y sustituiría a los hepatocitos que previamente ocupaban ese espacio.

Reclutamiento de CPE

En la vida postembrionaria, las CPE derivadas de la médula ósea persisten en la médula. Estas células portadoras de CXCR4 habitan ese entorno rico en factor derivado del estroma 1 (SDF-1, *stroma-derived factor 1*, también denominado CXCL12). Bajo la influencia de MMP9, estimulada por el VEGF, las CPE abandonan la médula ósea.

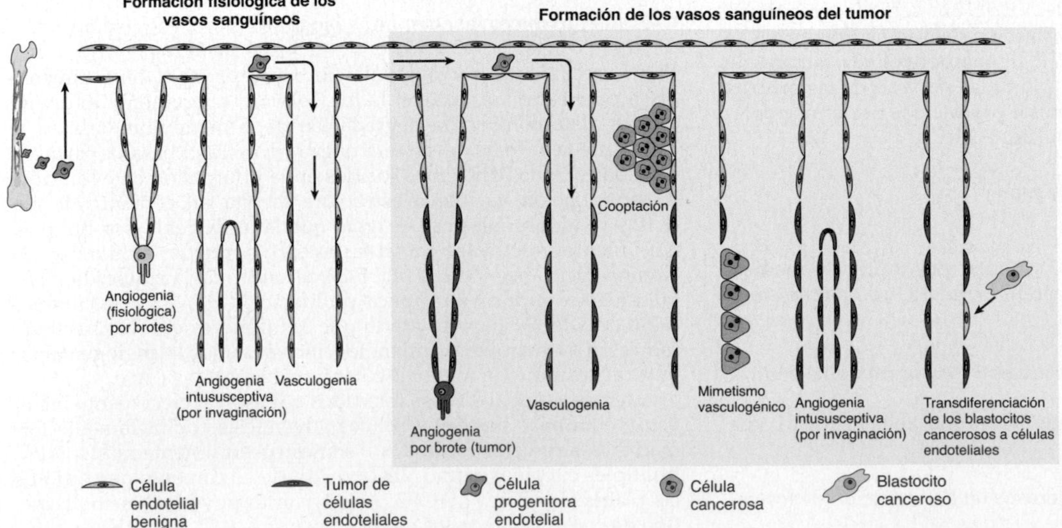

FIGURA 5-27. Mecanismos de vascularización fisiológica y tumoral. Fisiológico (izquierda). En entornos normales, el aumento de la vascularización se produce generalmente por tres mecanismos básicos, que son la angiogenia por brotes, la angiogenia intusceptiva y la vasculogenia, como se describe en el texto. **Tumores (derecha).** Los tumores pueden explotar estos tres mecanismos, pero también pueden utilizar otros enfoques para garantizar un suministro adecuado de nutrientes y oxígeno, incluyendo la cooptación de estructuras vasculares previamente comprometidas con estructuras normales y la diferenciación de los blastocitos cancerosos en células endoteliales (*v.* el texto).

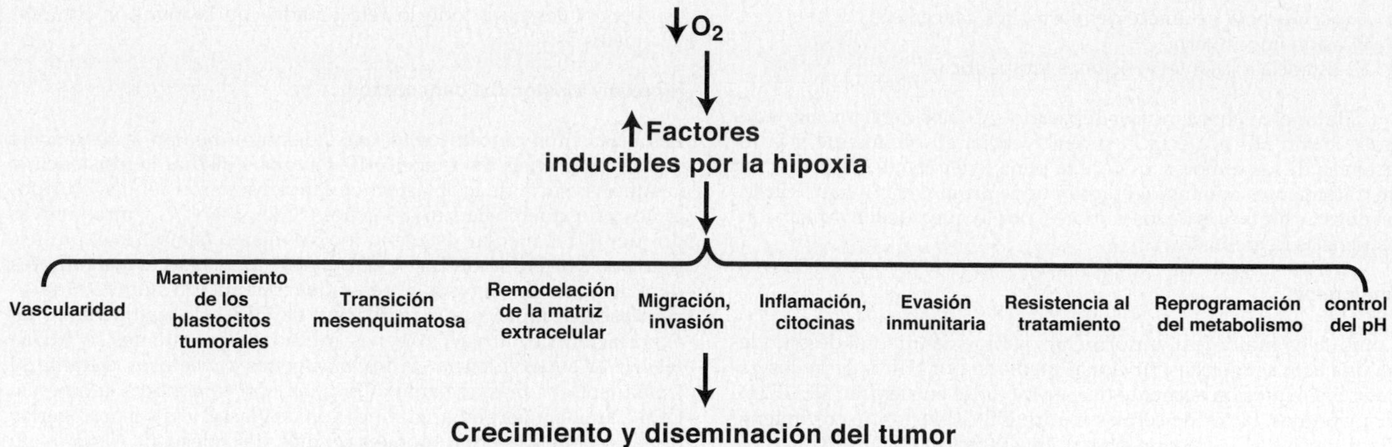

FIGURA 5-28. Hipoxia y sus efectos en el comportamiento del tumor.

Como se ha indicado anteriormente, los tumores producen SDF-1, que estimula a estas células progenitoras endoteliales errantes para que migren hacia el tumor y contribuyan a la formación continua de vasos sanguíneos tumorales.

Mimetismo vasculogénico

Las células tumorales poseen una gran plasticidad a la hora de expresar su fenotipo neoplásico y pueden revestir ellas mismas los espacios vasculares. Este mecanismo de vascularización tumoral requiere una amplia remodelación del tejido conjuntivo por parte del tumor, que se produce bajo la influencia de las MMP 2 y 4. Estas escinden un componente de la MEC (lamina-5γ2) y producen fragmentos que estimulan la migración y la invasión de las células tumorales. Las células tumorales simulan entonces el endotelio vascular. Al revestir dichos vasos sanguíneos, las células tumorales están en contacto directo con la sangre circulante, lo que facilita la metástasis tumoral. Debido a la plasticidad fenotípica implicada, no debería sorprender que los blastocitos cancerosos puedan participar en el mimetismo vasculogénico. Esto es bastante habitual en los melanomas malignos y los glioblastomas, pero también en muchos otros tipos de neoplasias malignas. La presencia de mimetismo vasculogénico es indicativa de un mal pronóstico.

Papel de los blastocitos cancerosos en la formación de los vasos sanguíneos del tumor

Los blastocitos cancerosos son las células que rehacen un tumor tras el tratamiento con radiación o quimioterapia (*v.* más adelante). Incorporan los marcadores de membrana celular CD133 y CD44 (Vcadherina E). Los blastocitos cancerosos pueden diferenciarse directamente en células de vasos sanguíneos, incluidos pericitos y CE, como mecanismo adicional de mimetismo vasculogénico. Esto se da en una variedad de tumores. En algunos, la mayoría de los pericitos pueden proceder de los blastocitos cancerosos. Estos se asocian a concentraciones elevadas de VEGF y SDF-1, que (*v.* anteriormente) estimulan a las CPE a migrar al tumor para crear nuevos vasos.

Los entornos hipóxicos favorecen la supervivencia y la propagación de los tumores

Cuando el suministro de oxígeno se ve alterado, las células responden con la producción de **HIF-1**. Las consecuencias de este sencillo mecanismo de supervivencia para los tejidos normales incluyen una mejor vascularización (p. ej., de un miocardio isquémico). En el caso de las células tumorales expuestas a la hipoxia, HIF-1 hace mucho más que estimular el aumento de irrigación. Tiene un impacto de gran alcance en muchos aspectos de la relación tumor-paciente, que incluye la estimulación del crecimiento del tumor, la diseminación, la agresividad y la resistencia a los tratamientos (fig. 5-28). A continuación, se describen los mecanismos que subyacen a estos fenómenos.

HIF-1

HIF-1 es un heterodímero de dos subunidades: HIF-1β, que se expresa de forma constitutiva, y HIF-1β, que responde a la concentración de O_2. Ambas son proteínas citoplasmáticas. En situaciones de presión de oxígeno elevada (fisiológica), HIF-1β se modifica por hidroxilación de residuos específicos de prolina y asparagina. Esta modificación recluta a la proteína supresora de tumores VHL, que a su vez recluta a una ligasa E3 Ub (*v.* cap. 1), lo que conduce a la degradación proteolítica de HIF-1β (*v.* fig. 5-29).

Si, por el contrario, la presión de oxígeno es baja, HIF-1α no se hidroxila ni se degrada, sino que se une a HIF-1β. El HIF-1 heterodimérico resultante se transloca al núcleo, donde se une a promotores de genes que contienen elementos de respuesta a la hipoxia y activa la transcripción de genes reactivos, entre los que se encuentran los que median:

- Angiogenia
- Reprogramación metabólica
- Facilitación de la propagación de los tumores por efectos sobre la MEC, la TEM, la motilidad celular, la invasión y la metástasis

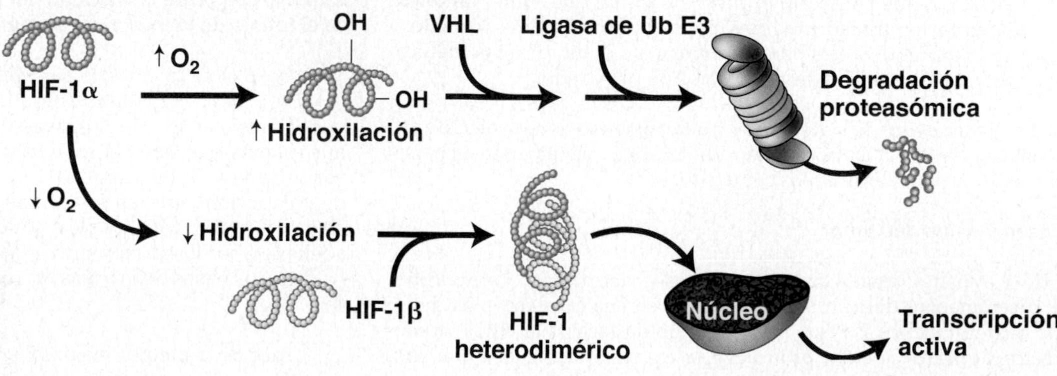

FIGURA 5-29. Mecanismo de activación de HIF-1. En un contexto de suministro adecuado de oxígeno (secuencia superior), HIF-1α es hidroxilado y dirigido por la proteína VHL para su degradación proteasómica. Pero, si el suministro de oxígeno es escaso, HIF-1α no se hidroxila, forma un heterodímero con HIF-1β, se convierte en un factor de transcripción activo, se transloca al núcleo y estimula la transcripción de los genes cuyo promotor contiene un elemento de respuesta a la hipoxia.

- Supervivencia y número de blastocitos cancerosos
- Evasión inmunitaria
- Resistencia a las intervenciones terapéuticas

Cada uno se abordará por separado. Al considerar (*v.* más adelante) cómo HIF-1 afecta la supervivencia, el crecimiento y la resistencia de los tumores, merece la pena tener en cuenta que el uso de tratamientos antiangiogénicos puede promover o magnificar las respuestas hipóxicas de los tumores, por lo que pueden arrojar consecuencias no deseadas.

Angiogenia

Como se ha indicado anteriormente, la hipoxia tumoral desencadena una activación transcripcional mediada por HIF-1. Entre los genes cuya expresión aumenta de este modo se encuentran VEGF, angiopoyetinas, factor de células madre, PDGF, factor de crecimiento placentario (PlGF, *placenta-derived growth factor*) y SDF-1 (CXCL12). Cabe destacar, en este sentido, que la angiogenia por brote provocada de este modo es menos eficiente que la angiogenia fisiológica, y produce vasos sanguíneos inmaduros y anómalos que solo suplen ligeramente las necesidades de los tumores. El resultado es una hipoxia tumoral continuada, con todas las consecuencias mencionadas.

Metabolismo tumoral

Las diferencias entre los patrones metabólicos de los tumores y los tejidos normales se abordan más adelante. El siguiente análisis se centra en cómo HIF-1 reprograma el metabolismo de las células tumorales, y cómo esta reprogramación afecta la resistencia y supervivencia del tumor. *Estos efectos disminuyen la dependencia de las células tumorales del oxígeno y las protegen de los efectos de este cambio metabólico:*

1. Disminución de la actividad de la cadena de transporte de electrones (CTE) mitocondrial: HIF-1 regula al alza los genes (p. ej., para miR-210) que inhiben la fosforilación oxidativa al interferir directamente en el proceso y al impedir la producción de componentes de la CTE. Al mismo tiempo, hay pruebas de que HIF-1 mejora la eficiencia de la CTE.
2. Aumento de la mitofagia y disminución de la biogenia mitocondrial: HIF-1 acelera la eliminación de las mitocondrias dañadas e impide la generación de nuevas mitocondrias. Esto disminuye tanto la respiración celular como la generación de ROS por parte de la CTE.
3. Mayor dependencia de la glucosa y la glucólisis para la generación de energía: la glucólisis pasa a ser la principal fuente de energía, así como de componentes básicos para nuevas células. HIF-1 aumenta la producción del transportador de glucosa GLUT1 y de las enzimas glucolíticas, y facilita la producción de glucógeno a partir de la glucosa que no se requiere inmediatamente.
4. Disminución de la oxidación de los ácidos grasos: la utilización de ácidos grasos aumenta y estos son redirigidos para ser empleados como componentes básicos de la actividad proliferativa celular.
5. pH y equilibrio redox: la glucólisis produce piruvato, y HIF-1 regula la expresión de los isómeros de la lactato deshidrogenasa (LDH), que convierte el piruvato en lactato. HIF-1 también aumenta los transportadores para exportar lactato, los intercambiadores de iones para exportar H, y la anhidrasa carbónica para proteger de los desequilibrios de pH y redox.

La disminución de la dependencia del oxígeno tiene el efecto adicional de limitar la eficacia de la radioterapia, que depende en parte de las ROS para eliminar las células tumorales.

Diseminación del tumor

HIF-1 ayuda a organizar todos los pasos del proceso de invasión y diseminación del tumor. Estos pasos se analizan con más detalle a continuación. En este sentido, cabe destacar que HIF-1, como factor de transcripción, promueve la expresión de genes que son fundamentales para todo lo relacionado con la invasión tumoral y la metástasis.

Hipoxia y blastocitos cancerosos

Los blastocitos cancerosos (*v.* más adelante) median la resistencia y la supervivencia del cáncer. HIF-1 ayuda a mediar la resistencia y la supervivencia de los blastocitos cancerosos. Son células pluripotentes y desdiferenciadas. Los genes *OCTA*, *NANOG* y otros activados por HIF-1 median este fenotipo. Al mismo tiempo, la expresión regulada por HIF-1 de IL-6 e IL-8 ayuda a enriquecer los tumores de blastocitos cancerosos a pesar del tratamiento quimioterápico citotóxico, al igual que la regulación de HIF-1 de las funciones de exportación de fármacos (genes multidrogorresistentes, o MDR) facilita la supervivencia de los blastocitos cancerosos durante el tratamiento (*v.* más adelante). Otro gen que responde a la hipoxia, CD47, ayuda a perpetuar la condición de blastocitos y a protegerlos de las respuestas antitumorales innatas del huésped. Algunos de estos efectos son indirectos, en situaciones en las que HIF-1 activa la transcripción de factores de transcripción secundarios (y terciarios) que, a su vez, aumentan la expresión de genes que mantienen los blastocitos cancerosos.

Evasión inmunitaria

Los tumores prosperan en parte porque son capaces de evitar la destrucción por parte de las células de los sistemas inmunitarios innato y adaptativo (*v.* más adelante y cap. 4). HIF-1 desempeña un papel importante en ambos. Regula la expresión de CD47 en las células tumorales, lo que bloquea la fagocitosis de las células tumorales mediada por los macrófagos. HIF-1 promueve la expresión de PD-L1 en las células cancerosas, lo que las protege de la citólisis mediada por los linfocitos T. También estimula la migración de las células supresoras de origen mieloide (MDSC, *myeloid-derived suppressor cells*) y los linfocitos T reguladores (Treg), que inhiben la actividad de los linfocitos T citotóxicos. Curiosamente, la expresión de HIF-1 en los macrófagos es importante para promover la supresión de los linfocitos T.

La angiogenia tumoral ilustra la complejidad de los mecanismos de supervivencia de los tumores. Es evidente que estos poseen formas diversas, redundantes y alternativas de mantener su actividad. Muchos de los mecanismos analizados en esta sección representan vías múltiples y muy diferentes para alcanzar un objetivo (p. ej., suministro de oxígeno). Además, muchos tumores se activan por cambios en su medio (p. ej., hipoxia) o epigenéticos. Como tales, los tumores pueden acceder a estas vías rápidamente, sin la necesidad de haber generado previamente subclones portadores de mutaciones específicas y, después, sin una presión selectiva que permita a las células de estos subclones superar a las que carecen de tales mutaciones.

Ello también ilustra las posibles consecuencias imprevistas que pueden surgir cuando se cree entender un fenómeno, se trata a los pacientes con base en esta suposición y luego se descubre lo contrario. Los tratamientos antiangiogénicos, aplicados con la intención de aprovechar una hipoxia inducida para eliminar los tumores, pueden lograr lo contrario: estimular el crecimiento del tumor, así como su diseminación, virulencia y resistencia al tratamiento.

La mayor parte de la letalidad del tumor es el reflejo de la invasión y la metástasis

Más del 90% de las muertes por cáncer se producen porque los tumores invaden y hacen metástasis. Aunque el conocimiento sobre la carcinogenia es elevado, la metástasis sigue siendo poco conocida. Lo que está claro es que la invasión y la diseminación son procesos de varios pasos, que implican importantes cambios fenotípicos y de comportamiento en las células tumorales y en las células asociadas al tumor. Muchos de estos cambios son epigenéticos (*v.* más adelante), por lo que son muy plásticos y cambian rápidamente.

Entre los pasos de la invasión tumoral y la metástasis se incluyen (fig. 5-30):

1. Cruce de la membrana basal subyacente al tumor *in situ*

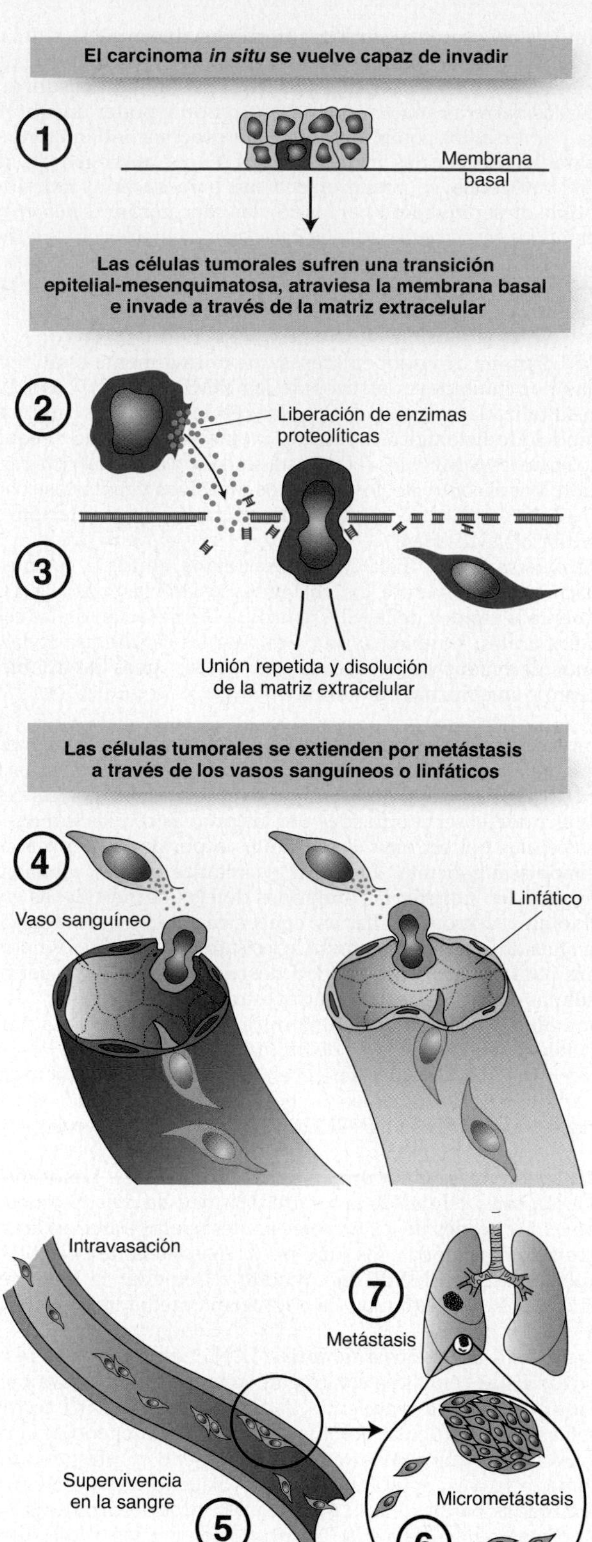

FIGURA 5-30. Mecanismos de invasión tumoral y metástasis. 1. Las células tumorales adquieren primero la capacidad de unirse a los componentes de la matriz extracelular (MEC) con la expresión de varias moléculas de adhesión. **2.** El tumor sufre una transición epitelio-mesénquima (TEM) y atraviesa la membrana basal. **3.** Las enzimas proteolíticas liberadas por las células tumorales degradan la MEC. 4. Tras cruzar el ambiente extracelular, las células invasoras penetran de forma similar en los vasos sanguíneos y en los linfáticos. **5.** Tras sobrevivir en la circulación, las células tumorales salen del sistema vascular. **6.** Establecen micrometástasis en ese lugar. **7.** Estas micrometástasis crecen hasta convertirse en grandes masas de tumor metastásico.

2. Desplazamiento a través del tejido conjuntivo subyacente
3. Supervivencia en la circulación
4. Preparación de un nuevo sitio (o nuevos sitios) para el crecimiento del tumor y salir de la circulación allí
5. Establecimiento de una micrometástasis
6. Latencia o inactividad
7. Progresión de focos micrometastásicos a masas tumorales macroscópicas

Los cánceres se desarrollan en sus órganos originales, pues las células malignas se encuentran a gusto en sus entornos nativos. Esta comodidad se debe en parte a sus interacciones con las células epiteliales adyacentes, los componentes de la matriz asociada al tumor y las células del estroma e inflamatorias (*v.* más adelante). Para hacer metástasis, las células cancerosas deben deshacer muchos de esos vínculos e idear un ecosistema cómodo en un lugar distante, algo que no les resulta fácil.

Los procesos implicados dependen de las relaciones de las células tumorales con el estroma y las células inflamatorias cercanas, de la dinámica de la circulación, de las contribuciones de la MEC y de los órganos específicos a la invasión y la metástasis, así como de las influencias del microambiente en cada paso del proceso. Por ello, el estudio experimental es muy difícil, y el análisis de muestras humanas cuando los tumores ya han hecho metástasis no suele arrojar luz sobre cómo esta se ha producido. Algunos de nuestros conocimientos reflejan inferencias extraídas de sistemas experimentales específicos *in vitro* y en animales, que pueden o no ser aplicables en general al ser humano. No obstante, este campo está evolucionando rápidamente.

Transición epitelio-mesénquima

La TEM es fundamental en la invasión tumoral y la metástasis. Las células tumorales se apropian de programas de TEM desde la embriogenia, cuando las células de la capa germinal embrionaria migran desde el primordio hasta su posición anatómica final. En los cánceres, esto significa que las células se liberan de sus «prisiones» epiteliales y los sustituyen por un fenotipo mesenquimatoso. Esta metamorfosis no representa un «todo o nada», sino un continuo de fenotipos que las células adoptan de forma variable, y a menudo solo parcialmente.

En la TEM, un conjunto de patrones de comportamiento relacionados conducen a las células a eliminar las uniones estrechas, digerir las membranas basales, reorganizar la ECM y navegar a través de esa matriz. La TEM es reversible: las células pueden experimentar una transición inversa (mesénquima-epitelio) posteriormente. Varios factores de transcripción clave (y muchos otros) (denominados vistosa Slug, Snail, Zeb1, Twist) que ya se activaron durante la embriogenia para mediar la movilidad celular organizan estas funciones. Entre los pasos importantes se encuentra la regulación a la baja de la cadherina E, una glucoproteína que ancla las células epiteliales entre sí y suprime la motilidad.

Dado que la metástasis suele ser clínicamente evidente después de haberse descubierto el tumor primario (y, a menudo, extirpado), esta se percibe a menudo como un acontecimiento tardío (diseminación a partir de un tumor primario ya considerable). Sin embargo, parece que esto no es así, al menos en muchos tumores. Por el contrario, la TEM suele activarse en una fase inicial del desarrollo del tumor. Las células pueden incluso mostrar características de TEM cuando todavía son preneoplásicas. Así, es frecuente que haya metástasis demasiado pequeñas para ser aparentes incluso antes de que el tumor primario sea objeto de atención clínica.

¿Qué provoca la TEM?

Las células tumorales expresan TEM bajo la influencia de factores derivados tanto de las células tumorales como de las células asociadas al tumor (células inflamatorias, de tejido conjuntivo, vasculares y similares). Algunos se transmiten como mediadores solubles, o como vesículas unidas a la membrana (exosomas [*v.* más adelante]) de las células tumorales o asociadas. Los fenotipos celulares y muchos mediadores solubles que activan la TEM en los tumores en desarrollo se asemejan a los de las heridas en proceso de cicatrización (*v.* cap. 3), en los que participan tipos celulares no neoplásicos asociados al tumor. Las sustancias que estimulan la TEM, suministradas como citocinas solubles o por exosomas, incluyen moléculas de la membrana celular, como las proteínas **Notch-1** y de la **familia Wnt**, moléculas de señalización como β-catenina y AKT, citocinas como IL-6, TGF-β, factor de necrosis tumoral α (TNF-α, *tumor necrosis factor* α) y otras. Estas reactivan de forma reversible los programas de TEM que habían permanecido inactivos en las células cancerosas desde la embriogenia.

Migración de células tumorales en cúmulos

Las células cancerosas pueden invadir de forma individual, pero a menudo lo hacen como nidos heterogéneos de células de cohesión variable. Las células centrales de estos cúmulos siguen expresando cadherina E epitelial, que les ayuda a permanecer unidas entre sí. Estas células principales pueden ser células tumorales o células del estroma asociadas al tumor, que secretan enzimas que ayudan a abrir camino a través del tejido conjuntivo para facilitar la migración del «pelotón» de células tumorales invasoras.

Entre estos cúmulos intrusivos se encuentran células con fenotipo de **blastocito canceroso** (*v.* más adelante), que son resistentes al tratamiento y que son clave para la eficacia de la metástasis. La diversidad fenotípica entre los cúmulos de células invasoras permite una división del trabajo que parece ser crítica para la capacidad de establecer focos metastásicos, para lo cual la capacidad de retener y retomar el fenotipo epitelial parece ser imperativa.

Células asociadas al tumor

Las células no neoplásicas asociadas a los tumores constituyen aproximadamente la mitad de todas las células dentro de las masas tumorales. Incluyen macrófagos, leucocitos, fibroblastos, CE vasculares, células neuronales y adipocitos (fig. 5-31). Muchas de estas residían originalmente en la MEC, pero otras son de origen medular y son reclutadas al sitio del tumor expansivo. Todas estas células no tumorales pueden afectar el comportamiento del cáncer, tanto en su lugar de origen como en las localizaciones de las metástasis.

La contribución del estroma tumoral

La estimulación de la invasividad de las células tumorales por parte de los elementos estromales cercanos desempeña un papel importante en la habilidad de las células cancerosas para romper la membrana basal y atravesar los tejidos conjuntivos subyacentes.

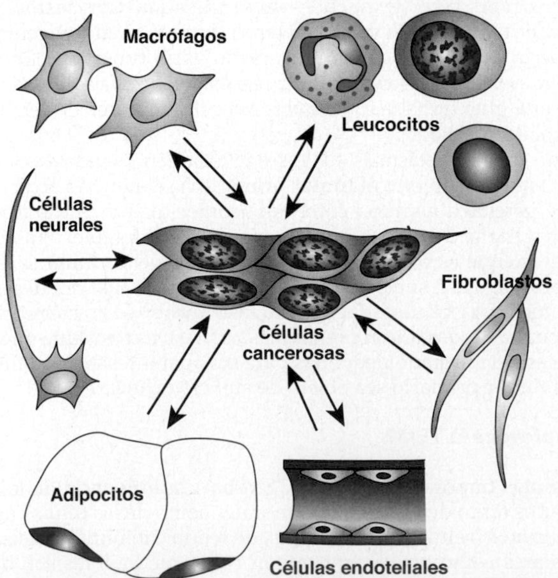

FIGURA 5-31. Ecosistema de la célula cancerosa. Las células tumorales en desarrollo interactúan con las células no malignas de su ambiente mediante la producción de mediadores solubles y otros.

Los tumores cooptan las funciones normales de las células del estroma, desencadenan reacciones inflamatorias y reclutan células adicionales en el área de la malignidad en desarrollo para subvertir aún más las barreras anatómicas y de otro tipo y poder invadir. De manera perversa, los componentes de los procesos inflamatorios y de reparación de heridas (*v.* caps. 2, 3 y 4) que protegen de, por ejemplo, patógenos, se ponen en marcha para hacer al individuo susceptible de ser invadido por las células cancerosas. *Es importante apreciar que los participantes en la inflamación y la curación de las heridas que se observan en los tumores cercanos son orquestados por los mismos cánceres en desarrollo (fig. 5-32) y no deben malinterpretarse como protectores del huésped.*

- *MMP*. Familia de endopeptidasas que normalmente están reguladas por inhibidores hísticos de las MMP (IHMP). Las MMP son sintetizadas y secretadas por las células normales durante el remodelado fisiológico del tejido, momento en el que el equilibrio entre las MMP y los IHMP está sometido a una estricta regulación. Por el contrario, los fenotipos invasivos y metastásicos de las células cancerosas se caracterizan por la desregulación del equilibrio MMP-IHMP.
- *Lisil oxidasa (LOX)*. Esta enzima secretada ayuda a establecer enlaces cruzados entre los colágenos y las elastinas. La LOX aumenta la rigidez de la MEC y facilita la migración de las células tumorales. También ayuda a retener las células asociadas al tumor derivadas de la médula ósea en las áreas de establecimiento y crecimiento del tumor.

En muchos tumores, la invasividad se correlaciona directamente con una mayor expresión de MMP. En muchos de estos mismos tumores, la cantidad de IHMP disminuye. Las MMP en los cánceres invasores pueden ser producidas por las propias células tumorales, por las células del estroma circundantes o por ambas, en función de la neoplasia concreta. Las MMP secretadas por las células del estroma pueden unirse a las integrinas de la superficie de las células tumorales, y proporcionar así concentraciones locales especialmente altas de actividad proteasa, precisamente donde el tumor la necesita para invadir. La actividad desregulada de MMP permite a las células cancerosas entrar y atravesar la MEC.

La motilidad de las células tumorales se ve incrementada por la regulación al alza del receptor de quimioquinas CXCR4 en las células cancerosas que se encuentran en el frente invasivo. Es interesante destacar que las células invasoras inducen a las células del estroma cercanas a secretar SDF-1 (CXCL12), el ligando de este receptor.

- **Células supresoras de origen mieloide** (MDSC). Los tumores reclutan estas células de la sangre y la médula ósea. Se encuentran en los bordes de los tumores en desarrollo y afectan las respuestas del huésped a los tumores (*v.* más adelante). Las MDSC también secretan MMP, que ayudan a degradar la membrana basal y la ECM. Estimulan la angiogenia mediante la secreción de VEGF y PDGF.
- **Macrófagos asociados a tumores** (TAM, *tumor-associated macrophages*). Estas células se congregan en áreas en las que la membrana basal se está rompiendo. Al igual que las MDSC, secretan proteasas, en particular el activador del plasminógeno de la urocinasa (uPA), que convierte el plasminógeno en plasmina. Esta última, a su vez, ayuda a digerir el colágeno de tipo IV en las membranas basales. Los TAM también producen proteasas de catepsina en respuesta a la IL-4 producida por las células tumorales, lo que aumenta aún más la invasividad del tumor.
- **Fibroblastos asociados a carcinomas** (CAF, *carcinoma-associated fibroblasts*). Al igual que los TAM, los CAF producen proteasas que facilitan la invasión de las células tumorales. También sintetizan factores de crecimiento y factores angiogénicos, y reclutan células precursoras de la médula, para convertirse en endotelio vascular.
- **Adipocitos.** El estroma en el que se originan muchos tumores contiene adipocitos. La comunicación cruzada entre estas células y las células tumorales facilita la invasión temprana del estroma por parte de las células malignas. Los adipocitos cercanos a los tumores suelen expresar una MMP particular que contribuye a que las células cancerosas atraviesen el tejido conjuntivo circun-

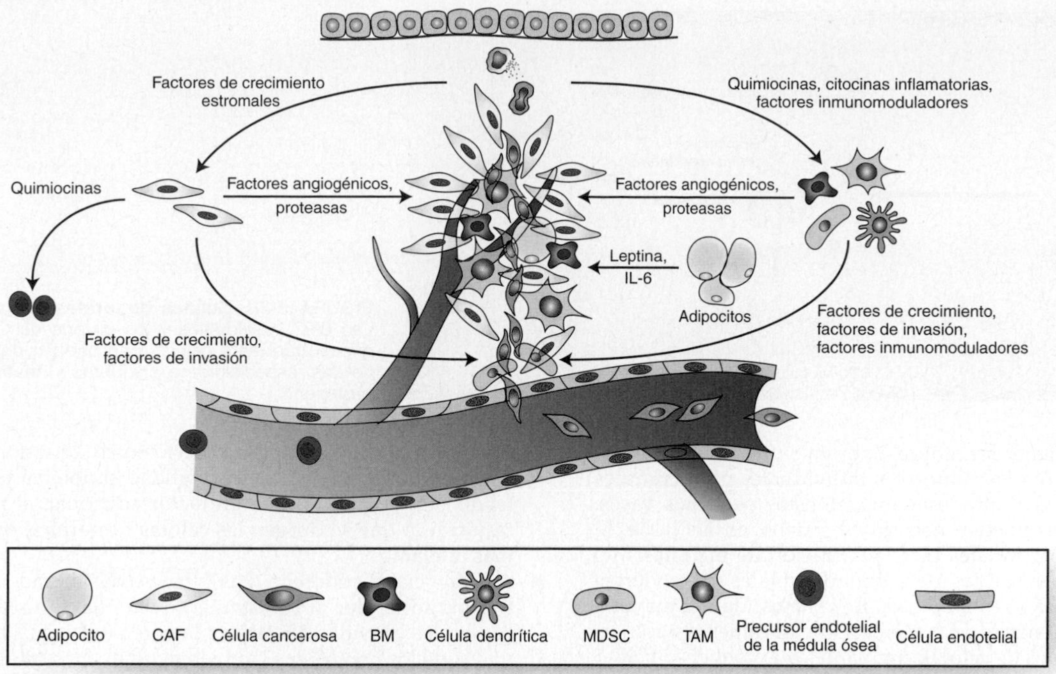

FIGURA 5-32. Interacciones célula tumoral-estromal involucradas en la invasión y la metástasis. El estroma adyacente al tumor es crítico para la supervivencia de las células tumorales en su ubicación, y para su diseminación. Este tipo de «estroma cancerizado» contiene elementos derivados de la médula ósea (fig. 5-26), que incluyen células supresoras derviadas de la médula (MDSC), células dendríticas, macrófagos asociados a tumores (TAM), fibroblastos, adipocitos y células endoteliales. Citocinas, quimiocinas y otros mediadores producidos por las células tumorales, así como las influencias de destrucción hística e hipoxia, reclutan TAM, MDSC, fibroblastos asociados a carcinoma (CAF) y blastocitos mesenquimatosos (BM). MSDC y TAM están presentes en los puntos frontales del tumor invasor, donde la membrana basal se rompe y las células tumorales están infiltrándose en el estroma. Estas células producen factores angiogénicos, proteasas y otros factores que promueven la invasión tumoral. CAF producen facilitadores similares y traen células precursoras de vasos sanguíneos, derivadas de la médula ósea, para generar nuevos vasos sanguíneos.

dante. La IL-6 derivada de los adipocitos estimula la invasión de las células tumorales. La leptina producida por los adipocitos (*v.* cap. 32 en línea) induce a los macrófagos a secretar citocinas proinflamatorias que, a su vez, promueven la invasión y la metástasis.

- **Linfocitos**. Los linfocitos T pueden facilitar la invasión tumoral a través de los TAM. Los TAM activados por los linfocitos CD4$^+$ pueden provocar la activación relacionada con el receptor del factor de crecimiento epidérmico (EGFR, *epidermal growth factor receptor*) en algunos tipos de cáncer.

La combinación de estos y otros elementos llevados a cabo por los tumores en desarrollo se conoce a veces como estroma «cancerizado». Cabe señalar que muchas interacciones entre las células cancerosas invasoras y sus cómplices estromales constituyen un bucle de retroalimentación positiva: los tumores reclutan y activan las células del estroma, que devuelven el favor al magnificar la invasividad del tumor.

Invasión de la circulación

Las células invasoras penetran en los canales linfáticos o vasculares. La **intravasación** (penetración en los vasos sanguíneos) proporciona una ruta para la migración a sitios corporales lejanos. Los capilares asociados a los tumores (*v.* anteriormente) no están completamente revestidos por pericitos, muestran una mayor permeabilidad y se remodelan constantemente. Además, los TAM producen EGF y las células tumorales secretan CSF-1, lo que potencia la intravasación. Las MMP 1 y 2, así como otros productos de las células tumorales y del estroma, aumentan la permeabilidad de los vasos sanguíneos inducida por el tumor y facilitan su invasión.

La invasión linfática conduce el traslado de las células tumorales a los nódulos linfáticos, donde suelen quedarse. La migración celular en conjunto a los nódulos linfáticos parece ser independiente de la diseminación a través de los vasos sanguíneos, y cada uno puede ser el tipo de diseminación preferido para determinados tumores. En los nódulos linfáticos, las comunicaciones entre los linfáticos y los tributarios venosos pueden permitir el acceso de las células a la circulación sanguínea sistémica.

Células tumorales circulantes

Las células tumorales circulantes (CTC) son células tumorales presentes en el torrente sanguíneo. Aunque su papel en la metástasis es discutible, son útiles para evaluar la carga tumoral y, quizá más importante, la persistencia del tumor tras el tratamiento, así como la respuesta a este. Son uno de los tres productos tumorales que se analizan en la sangre; los otros son el **ADN libre circulante (ADNlc)** y los **exosomas,** que son vesículas derivadas de las células tumorales y contienen ADN, ARN y/o proteínas tumorales.

Las CTC se obtienen de la sangre, o a veces de la médula ósea, y se identifican por sus marcadores epiteliales de la membrana celular, normalmente la molécula de adhesión celular epitelial (EpCAM) o las citoqueratinas (CK) epiteliales. Se utilizan habitualmente para evaluar el pronóstico y hacer el seguimiento de los tumores durante el tratamiento. Se han utilizado otros medios de identificación, ya sea por análisis de proteínas o de ARN, y se han utilizado modificaciones específicas de este abordaje para cuantificar los blastocitos cancerosos (*v.* más adelante) y las células cancerosas que expresan marcadores mesenquimatosos en la sangre.

Las CTC tienen una amplia importancia biológica. Ofrecen material importante para estudiar la progresión del cáncer. Además, las poblaciones celulares circulantes específicas pueden ser útiles para evaluar el riesgo de enfermedad metastásica o el desarrollo de recidivas metastásicas: en particular, los tipos de células huésped circulantes que ayudan a formar nichos premetastásicos (*v.* más adelante) o blastocitos cancerosos, que se consideran las células que inician las metástasis tumorales.

Como se ha indicado, las CTC incluyen células individuales y cúmulos celulares. Dado que se analizan en la sangre periférica y en la médula ósea, deben ser capaces de atravesar los capilares pulmonares, que actúan como sistema de filtración. Aunque los capilares

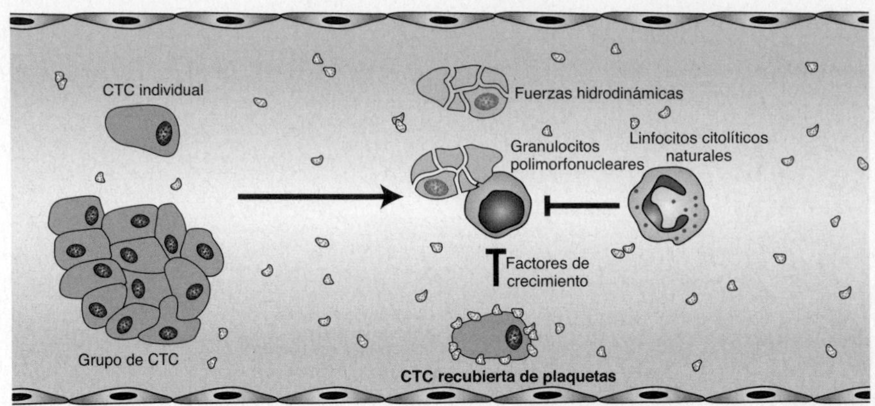

FIGURA 5-33. Células tumorales circulantes (CTC). Las CTC individuales y los grupos de CTC circulan y encuentran tanto células que pueden destruirlas como células, especialmente plaquetas y neutrófilos, que las protegen.

pulmonares pueden tener un calibre de hasta 8 µm, que es más pequeño que el de las células tumorales individuales y los cúmulos celulares, ambos pueden atravesar incluso estos pequeños vasos. Los cúmulos celulares pueden hacerlo en cadena, en fila india. El papel de las CTC individuales en la generación de metástasis no está claro. La eficiencia con la que CTC individuales se convierten en depósitos metastásicos es muy baja. En la actualidad, la mayoría de las opiniones sostienen que las metástasis clínicamente significativas derivan de grupos de células circulantes que contienen CSC.

Supervivencia en la circulación

Una vez en el torrente sanguíneo, las CTC se enfrentan a muchos retos. Deben evitar la anoikis (*v.* cap. 1), una forma de apoptosis desencadenada por la pérdida de anclajes de la MEC del entorno nativo de la célula. Algunas células lo consiguen mediante la activación de TrkB, un supresor de la anoikis. También deben sobrevivir a la tensión de cizallamiento y a la eliminación, en particular por parte de los linfocitos citolíticos naturales (NK, *natural killer*). Las células tumorales sobreviven y se extravasan con la ayuda de células del huésped, especialmente monocitos/macrófagos, neutrófilos, plaquetas y CE.

- Plaquetas. El factor tisular en las membranas de las CTC facilita la unión de las plaquetas. Esto puede desencadenar una coagulación localizada o generalizada, además de recubrir las células tumorales. Las propias plaquetas pueden rodear y proteger a las células tumorales del reconocimiento y la eliminación por parte de los linfocitos NK, en parte mediante la secreción de TGF-β y PDGF, que afectan negativamente la función de los linfocitos NK (fig. 5-33). El TGF-β derivado de las plaquetas también puede activar la señalización NFκB de las células tumorales, lo que refuerza la TEM. El ATP de los gránulos plaquetarios también aumenta la permeabilidad vascular y la adherencia de las CTC al endotelio vascular.
- Neutrófilos. Los granulocitos polimorfonucleares pueden tanto eliminar las CTC como facilitar su supervivencia en la circulación y su salida de esta. Son atraídos hacia las CTC, al menos en parte, por mediadores solubles elaborados por las plaquetas. Las trampas extracelulares de neutrófilos (NET, *neutrophil extracelular traps; v.* cap. 1) atrapan las células tumorales y las ayudan a sobrevivir en la proximidad del endotelio y de las células de revestimiento de los sinusoides hepáticos (*v.* más adelante). También protegen a las CTC de la lisis por parte de los linfocitos NK y los linfocitos T $CD8^+$.

Extravasación (migración transendotelial)

Cuando las células tumorales abandonan el torrente sanguíneo, tanto si viajan solas como en cúmulos, deben adherirse y atravesar el endotelio vascular hasta llegar a los tejidos circundantes. Los neutrófilos y las plaquetas, nuevamente, así como los monocitos, contribuyen a este proceso.

- Factores que promueven la migración transendotelial (MTE). En la salida de las CTC, revestidas o no de plaquetas, fibrina, etc., de la circulación participan varios factores: adhesión al endotelio vascular, aumento de la permeabilidad endotelial y migración al tejido perivascular. Existe un factor adicional, el nicho premetastático al que se dirigen las células tumorales, que se analiza más adelante.
- Adherencia al endotelio. Las NET, ADN liberado por los neutrófilos adheridos al revestimiento vascular, atrapan las células tumorales y ayudan a ligarlas a la pared del vaso. Las MMP derivadas de los neutrófilos también ayudan a las células tumorales a atravesar las membranas basales. Las plaquetas adheridas a las CTC liberan ATP, que aumenta la permeabilidad vascular, y otras citocinas (TGF-β, PDGF), que estimulan a las células tumorales a producir otras citocinas que aumentan la extravasación de los vasos (fig. 5-34).
- Monocitos. Las células tumorales y otras células del huésped también liberan la proteína quimiotáctica para los monocitos 1 (MCP-1, *monocyte chemotactic protein*; también denominada CCL2). Esta se une al CCR2 en la superficie de una subclase de monocitos (monocitos inflamatorios) y los estimula para que liberen VEGF. Tanto VEGF como CCL2 provocan la retracción de las CE, con lo que se crean canales por los que las células tumorales pueden pasar. Estos monocitos maduran hasta convertirse en macrófagos, que pueden facilitar el establecimiento y el crecimiento de los depósitos metastásicos.
- Necroptosis. El TGF-β de las plaquetas estimula este programa de muerte celular (*v.* cap. 1), lo que provoca la muerte del CE y se facilita, aún más, la TEM.

La colonización metastásica difiere, obviamente, de un órgano a otro, en función de la impermeabilidad de las uniones entre CE. Los órganos sinusoidales, como el hígado o la médula ósea, presentan barreras menos impresionantes que el cerebro, por ejemplo.

Nichos premetastáticos

Las CTC no salen del torrente sanguíneo de forma aleatoria, sino que se dirigen a regiones del cuerpo que son propicias para su supervivencia. Estas regiones (nichos premetastásicos) son nidos construidos bajo el mando de mediadores derivados del tumor, para que las CTC las utilicen para hacer metástasis. Existen dos tipos de nichos premetastásicos: *(1)* preexistentes e *(2)* inducidos.

Nichos premetastáticos preexistentes

Existen lugares preexistentes en los que las células tumorales metastásicas se establecen de forma cómoda. El mejor ejemplo de nicho premetastásico preexistente es el nicho osteoblástico endóstico de la médula ósea. Osteoblastos y los blastocitos hematopoyéticos (BHP) son los habitantes habituales de este espacio. El tumor metastásico, ya sea en forma de células cancerosas diseminadas (CCD) individuales o en forma de pequeños cúmulos micrometastásicos, puede reemplazar a las BHP de este espacio y quedarse allí, de manera indefinida y latente (*v.* Latencia, más adelante), bajo la influencia de señales antiproliferativas. Al menos en algunos casos, la expresión de cadherina E de las células tumorales interactúa con la cadherina N

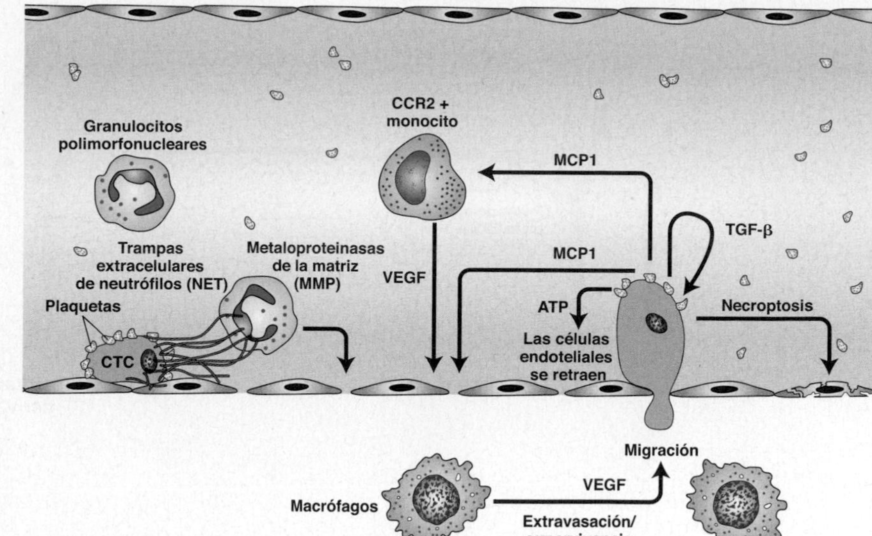

FIGURA 5-34. Mecanismos de detención de las células tumorales circulantes (CTC) en la circulación, así como de salida de esta. Las CTC pueden enmarañarse en redes de neutrófilos, lo que facilita su alojamiento en la circulación. También pueden alcanzar vasos demasiado estrechos como para atravesarlos. Las CTC y sus células acompañantes (plaquetas, neutrófilos) secretan entonces citocinas que son reconocidas por células endoteliales, monocitos, macrófagos extravasculares y las propias CTC para aumentar la permeabilidad vascular y facilitar la migración celular a través de las paredes de los vasos hacia el tejido circundante.

de los osteoblastos para ayudar a establecer el foco metastásico. Probablemente existan otros nichos preexistentes de este tipo en otros lugares.

Nichos premetastáticos inducidos

Las particularidades de la preparación del nicho varían de un órgano a otro y de un tumor a otro. Sin embargo, pueden aplicarse ciertas generalizaciones. Los tumores inducen nichos premetastáticos mediante estimulación del remodelado de la MEC, la angiogenia, la proliferación y el reclutamiento de células del estroma clave (fig. 5-35). El reclutamiento de CPE (*v.* anteriormente) promueve la angiogenia, y la incorporación de células derivadas de la médula al nicho premetastásico cumple diversas funciones, entre las cuales la de proteger a las células tumorales de la eliminación por parte de los mecanismos inmunitarios innatos y adaptativos. El remodelado de la MEC implica la activación y generación de miofibroblastos para reconectar los componentes de la MEC existentes y estimular la producción de otros, en función del tipo de tumor y de la localización del órgano.

Estas actividades están dirigidas por las células tumorales y el estroma que las acompaña a través de mediadores solubles secretados por los propios tumores, en particular TGF-β, y por los **exosomas derivados del tumor** (**EDT**). En virtud de sus componentes de membrana, especialmente integrinas específicas, los exosomas liberados por las células tumorales ayudan a dirigir estas funciones en los sitios de futura colonización metastásica. Curiosamente, los exosomas liberados por las células del estroma también pueden facilitar la adaptación de las células tumorales a su nuevo hogar.

Ineficacia de la metástasis

Aunque las estimaciones varían mucho, los tumores de los pacientes liberan CTC a un ritmo aproximado de 1 000/g de tumor/h. De todas estas células, se originan muy pocas metástasis de importancia clínica. Es decir, la metástasis es un proceso extraordinariamente ineficiente, si bien no está claro hasta qué punto. Las estimaciones publicadas en modelos animales son del orden de 1 por cada 100 000 000 CTC. Dada la resistencia general de los tumores frente al tratamiento farmacológico masivo, esto puede resultar sorprendente, pero en general se piensa que la capacidad de formar metástasis viables reside únicamente en los blastocitos cancerosos. Estas células (*v.* más adelante) constituyen una proporción ínfima dentro de los tumores primarios y entre las CTC.

Micrometástasis y latencia tumoral

Las características que las células tumorales necesitan para hacer metástasis son, por lo general, distintas de las necesarias para establecer una proliferación clonal sin restricciones. En los análisis exhaustivos de tumores primarios y metástasis derivadas de estos, incluso años después, no se han identificado alteraciones genéticas características. Como se ha indicado anteriormente, en muchos tumores la metástasis parece darse en fases iniciales. A la TEM le sigue el proceso inverso (transición mesénquima-epitelio) una vez que se forman los focos metastásicos. Estas observaciones sugieren que muchos de los cambios de comportamiento necesarios para la metástasis son epigenéticos (*v.* más adelante), no genéticos. El hecho de que la estructura de la cromatina en las metástasis tienda a diferir de la de sus tumores primarios originales apuntala esta posibilidad.

Una vez que los planetas se alinean para que uno o varios blastocitos cancerosos se establezcan con su progenie celular en un lugar distante, se produce una micrometástasis. ¿Qué ocurre después? Las células en el foco pueden seguir uno de varios destinos (fig. 5-36):

1. Pueden morir, ya sea por apoptosis, anoikis, eliminación inmunitaria o algún otro mecanismo.
2. Pueden volverse inactivas y permanecer así.
3. Pueden volverse inactivas y finalmente reactivarse.
4. Pueden seguir proliferando.

Latencia

En el caso de las micrometástasis, la latencia representa un equilibrio entre un bajo nivel de proliferación celular y un bajo nivel de muerte celular (fig. 5-37). Las células tumorales deben sobrevivir. La proliferación puede dejarse para más adelante (o, a menudo, nunca se produce). Se conocen diversos paradigmas de supervivencia, a menudo específicos para la localización del órgano y el tipo de tumor.

Entre los factores que favorecen la latencia se encuentran las interacciones ECM-célula tumoral que solo señalan débilmente la proliferación. Por ejemplo, los bajos niveles de unión de la integrina β_1 a la MEC pueden generar una señalización atenuada a través de la cinasa de adhesión focal (FAK, *focal adhesion kinase*) en la vía ERK de la célula. Al mismo tiempo, señales de latencia de muchos tipos pueden estimular de forma preferente la p38 MAPK y detener así la célula en la fase G_0/G_1 del ciclo celular. En algunos casos, las señales específicas del nicho (p. ej., trombospondina 1 [TSP-1] en los nichos perivasculares) pueden mantener la latencia. La supervivencia puede estar protegida por otros mecanismos de señalización, también en función de la localización de la micrometástasis.

A la vez, las células tumorales en los depósitos micrometastáticos pueden mantener un equilibrio con los sistemas de reconocimiento del huésped. Pueden regular a la baja las moléculas de la membrana celular que activan los linfocitos NK. Al mismo tiempo, deben evadir los linfocitos T $CD8^+$, que tienden a inhibir las metástasis.

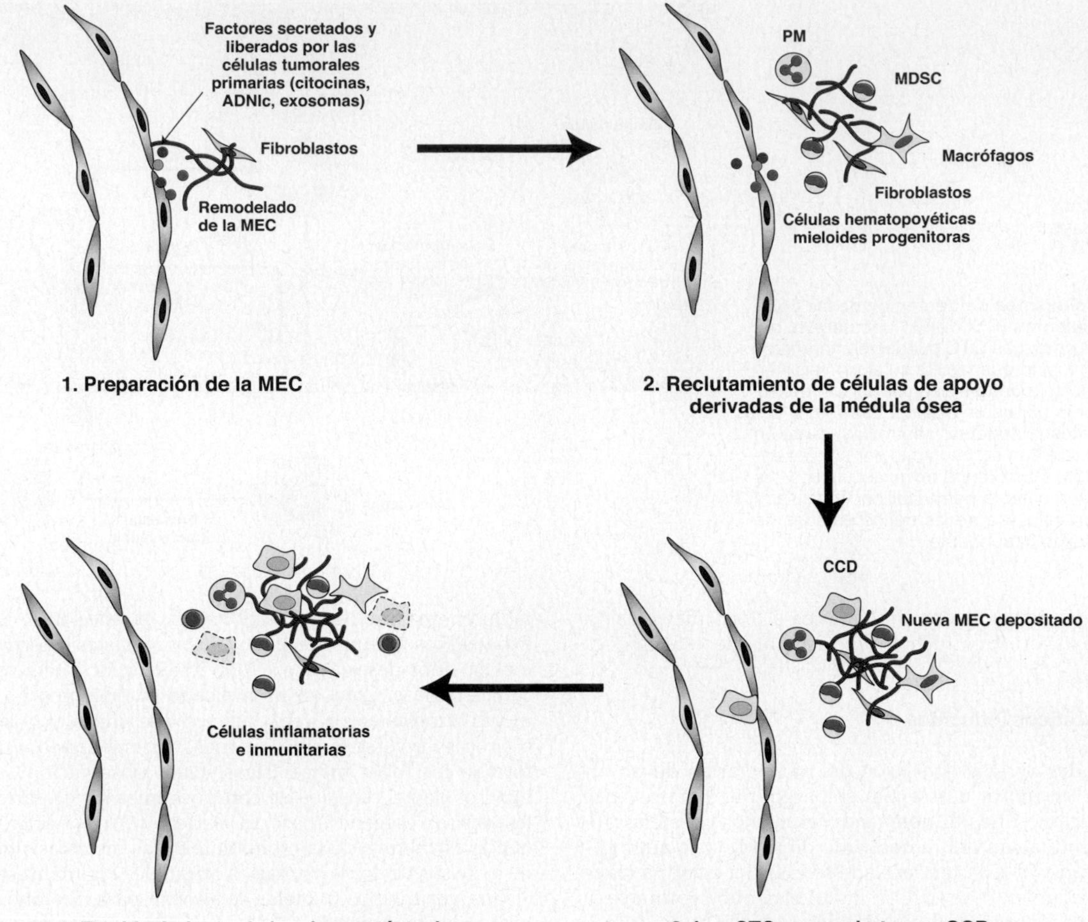

FIGURA 5-35. Formación y desarrollo de nichos premetastáticos. 1. Los factores producidos por las células tumorales, ya sea empaquetados en microvesículas o solubles, causan alteraciones en la MEC en áreas que se convertirán en focos de enfermedad metastásica. **2.** Diversas células originadas en la médula ósea migran al lugar. **3.** Las células tumorales circulantes (CTC) llegan al lugar, y allí pasan a denominarse células cancerosas diseminadas (CCD). Desencadenan modificaciones adicionales de la MEC. **4.** Las micrometástasis en desarrollo manipulan el sistema inmunitario para apoyar y mantener el crecimiento del tumor, y se forma una macrometástasis (otra posibilidad es que la micrometástasis se vuelva inactiva, lo cual no se muestra aquí). *ADNlc*, ADN libre circulante; *MDSC*, células supresoras de origen mieloide; *MEC*, matriz extracelular.

El final de la latencia

Las colonias micrometastásicas pueden despertar del estado de latencia cuando se han adaptado a su nuevo entorno, de modo que pueden mantener una proliferación superior a la muerte celular. Esto requiere un bajo nivel de proliferación celular y parece ser un proceso muy ineficiente. A veces, varios factores externos pueden impulsar la activación. Así, las puntas vasculares que brotan estimuladas por la neovascularización (*v.* anteriormente) secretan citocinas que superan la latencia inducida por la TSP-1 en las micrometástasis de los nichos perivasculares. La inflamación también puede desencadenar el final del estado de latencia micrometastásico.

Implicaciones de la latencia

La dinámica de la latencia tumoral es compleja. Las células de las micrometástasis y de las metástasis latentes pueden hacer metástasis ellas mismas o incluso resembrar los sitios tumorales originales, como se ilustra en la figura 5-38.

En pacientes sin evidencia clínica de enfermedad metastásica, Los tratamientos adyuvantes suelen seguir a la resección del tumor. Estos tratamientos tratan de eliminar las micrometástasis no detectadas, pero suelen ser de corta duración y tienden a funcionar mejor frente a las células de rápida proliferación. Las micrometástasis latentes y los blastocitos cancerosos son relativamente insensibles a estos abordajes adyuvantes.

Existen, además, inhibidores de la metástasis, que tienen como objetivo alterar varios pasos de la secuencia metastásica. Es posible que los futuros tratamientos contra el cáncer, si lo que se pretende es mejorar la supervivencia a largo plazo, deban sacar rendimiento la latencia del tumor y potenciar las fuerzas que lo mantienen bajo control de forma natural.

SUPRESORES TUMORALES

Los supresores tumorales son un grupo muy amplio y diverso de funciones celulares, llevados a cabo por distintas vías y mediadores. Existen supresores para todos los atributos del cáncer mencionados anteriormente (inmortalización, evasión de la MCP, etc.) y para las características que acompañan a los tumores (inestabilidad genómica, alteración del metabolismo, etc.) que se describen a continuación. Esta sección está organizada de acuerdo con los atributos tumorales mencionados anteriormente, y destaca cómo funciona la supresión tumoral y la naturaleza de muchas moléculas diferentes, y los diversos tipos de moléculas, que llevan la carga de estas funciones. La supresión de tumores abarca una amalgama de procesos. Algunos de estos procesos son inherentes a moléculas concretas, por ejemplo, la regulación del ciclo celular y Rb, o la vía intrínseca de la apoptosis y Bax. Resulta tentador confundir las funciones con los mediadores de esas funciones, un salto lógico que se da continuamente. Pero, al igual que sucede con la cucharada extra del pastel de chocolate, hay que resistir la tentación y recordar que la supresión tumoral se define por la función, no por la estructura. La función de un supresor tumoral puede ser ejecutada por varias moléculas diferentes, y una molécula puede tener múltiples funciones.

Hay un número casi infinito de variaciones en lo que concierne a supresión tumoral. Muchos supresores tumorales solo inhiben el desarrollo y la propagación de algunos tipos de tumores. Otros

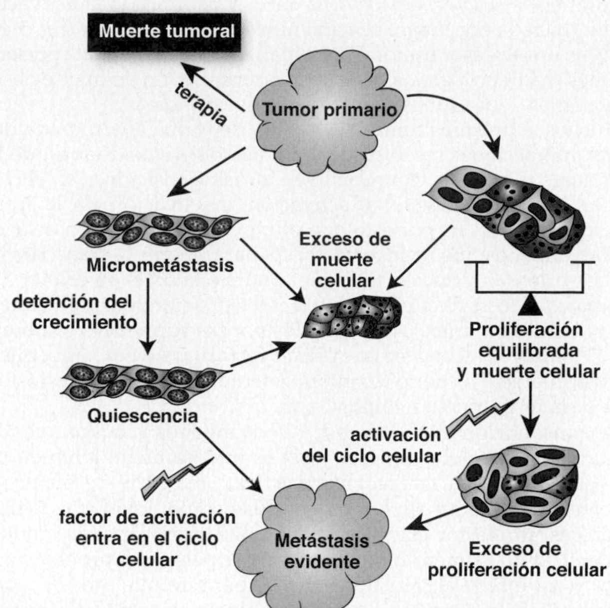

FIGURA 5-36. Destino de los focos de las micrometástasis cancerosas. Un cáncer primario puede ser destruido por tratamientos como la radiación o la quimioterapia o puede resecarse por medios quirúrgicos. El tumor puede producir metástasis evidentes a simple vista. Varios factores pueden determinar que algunos focos metastásicos diminutos de células tumorales indetectables en el análisis clínico entren en G0 (verde), o que se reactiven para entrar en el ciclo celular (azul) y formar una metástasis clínicamente detectable. De este modo, las metástasis también pueden representar un equilibrio entre la proliferación celular (azul) y la muerte celular (rojo). Si este equilibrio se interrumpe a favor de la proliferación de la célula tumoral, el resultado puede ser una masa evidente a simple vista de un tumor metastásico.

(p. ej., WT1) actúan como supresores tumorales en algunas circunstancias, pero como oncogenes en otras. Algunas moléculas pueden ejecutar sus funciones en algunos escenarios, pero no siempre. Es más, algunos supresores tumorales (como p53), si están mutados, no solo no inhiben el desarrollo del tumor, sino que pueden facilitarlo activamente e inactivar otros supresores tumorales. Debe tenerse en mente esta fluidez, incluso cuando los supresores tumorales se presentan como estructuras estáticas, como el homólogo de fosfatasa y tensina (PTEN) o VHL. Esto puede ayudar a comprender cómo funcionan, los procesos que antagonizan y lo que se descompone cuando mutan o se inactivan, si bien es tan solo una parte de todo lo que representan.

El estudiante debe ser consciente de esta complejidad, ya que puede ser útil cuando se trata de uno de los principios más irritantes de la naturaleza; la ley de las consecuencias no deseadas. Es decir, puede ayudar en la apreciación de que, por ejemplo, las manipulaciones terapéuticas concebidas con una lógica teórica férrea para producir un resultado en particular pueden resultar en consecuencias bastante distintas de las esperadas (*v.* anteriormente).

Los mecanismos de supresión tumoral protegen de la oncogenia al inhibir todos los atributos tumorales

Las células poseen mecanismos complejos que las protegen contra el desarrollo de tumores. Los guardianes moleculares responsables de esta protección se conocen como supresores tumorales, y los genes que los codifican son genes supresores tumorales (GST). Las principales actividades de los supresores tumorales se ilustran en la figura 5-39. Si un tumor incipiente se va a desarrollar con éxito, debe inactivar a uno o más GST o a sus productos.

Hay muchos GST, con diferentes objetivos, funciones y mecanismos de acción. Algunos supresores tumorales tienen funciones y objetivos múltiples. Algunos no son proteínas, pero pueden ser especies no traducidas de ARN (*v.* más adelante). Y algunos son en ocasiones supresores tumorales y en ocasiones oncogenes. A la luz de esta complejidad considerable, nos enfocamos aquí en conceptos clave para la comprensión de cómo funcionan aspectos importantes en la supresión tumoral, las formas en que los supresores tumorales se evitan y cómo los tumores surgen cuando las actividades de GST se alteran. Las actividades protectoras de los supresores tumorales se ilustran más adelante para cada uno de los principales atributos del cáncer (*v.* anteriormente).

Los supresores tumorales regulan la proliferación celular

En escenarios normales, hay varios mecanismos importantes que limitan la división celular. Como se explica previamente, las interacciones entre las moléculas extracelulares y sus receptores de membrana celular detonan la señalización intracelular mediante

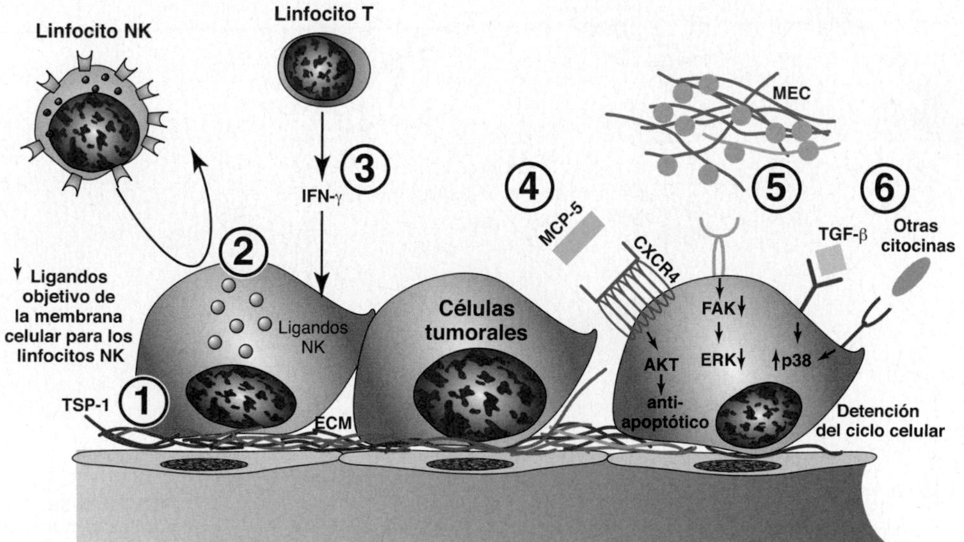

FIGURA 5-37. Factores que facilitan y mantienen la latencia de las células cancerosas diseminadas (CCD). 1. Las CCD pueden ocupar lugares perivasculares (o de la médula ósea, no mostrados) que facilitan su persistencia en estado latente. La trombospondina 1 (TSP-1) en el tejido conjuntivo perivascular de los vasos sanguíneos maduros facilita la latencia. **2.** Las células cancerosas eluden la destrucción mediada por los linfocitos citolíticos naturales (NK) mediante la regulación a la baja de los ligandos de los linfocitos NK. **3.** El interferón γ (IFN-γ) derivado de los linfocitos T también promueve la latencia de las CCD. **4.** La señalización de latencia implica tanto la señalización de supervivencia como la de latencia. Así, MCP-5 (también denominado CXCL12) del microambiente señala a través de Src y AKT para promover la supervivencia. **5.** La alteración de la matriz extracelular (MEC) altera la señalización relacionada con las integrinas y disminuye la activación de la cinasa de adhesión focal (FAK) y de la ERK, lo cual, **(6)** cuando se combina con las señales del factor de crecimiento tumoral β (TGF-β) y de otras citocinas promotoras de la latencia, impide la entrada en el ciclo celular.

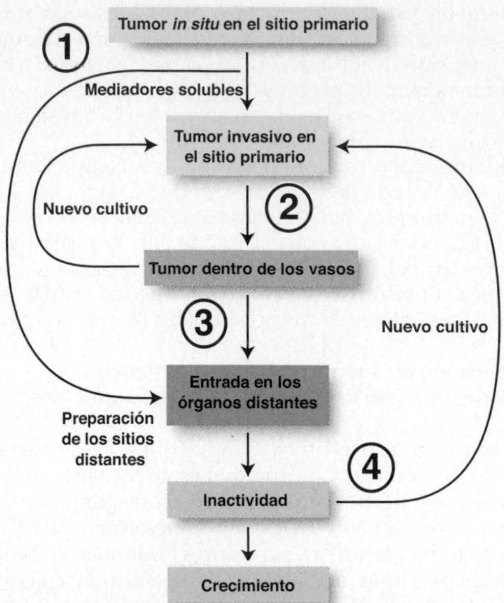

FIGURA 5-38. Secuencia de acontecimientos en la invasión tumoral y la metástasis. 1. Un tumor *in situ* se desarrolla en el sitio primario. El tumor y sus células del estroma subyacentes secretan mediadores solubles que preparan un sitio distante para la eventual colonización por el tumor metastásico. **2.** El tumor local se vuelve invasivo y atraviesa el tejido intermedio para invadir los vasos sanguíneos. **3.** Una vez dentro de los vasos sanguíneos, las células tumorales pueden regresar a su lugar de origen (resiembra) o establecerse en un lugar distante, cuya idoneidad ha sido facilitada por la actividad de preparación (1). **4.** Una vez en un sitio distante, el tumor puede resembrar su sitio de origen, puede quedar inactivo o puede crecer.

vías múltiples (fig. 5-40). Estas incluyen la activación de PI3 cinasa (PI3K; *v.* anteriormente), que fosforila el fosfatidilinositol-4,5-bisfosfato (PIP2) para producir fosfatidilinositol-3,4,5-trifosfato (PIP3). PIP3 entonces activa la señalización hacia abajo mediante Akt y mTOR para conducir la división celular. Una proteína supresora tumoral clave, PTEN, desfosforila PIP3, y así impide la activación celular iniciada por la señalización mitógena extracelular (fig. 5-41). PTEN es un supresor tumoral principal, solamente p53 está presente con más frecuencia en los casos de cáncer humano en que se observa la pérdida de la función de un supresor tumoral.

Muchos supresores tumorales actúan de forma anterógrada desde las interacciones receptor-ligando. Los objetivos (dianas) de los supresores tumorales clave incluyen varias transiciones en el ciclo celular (*v.* anteriormente) y activación/inactivación de la transcripción genética. Es por esto que pRb bloquea el tránsito del ciclo celular, a menos que se hiperfosforile, para liberar la transcripción de factor de transcripción E2F, que conduce la división celular. Las enzimas que fosforilan pRb (CDK 2, 4 y 6, formando complejos con varias ciclinas; *v.* antes) son inhibidas por los supresores tumorales $p16^{INK4a}$ y $p21^{WAF1}$. Una vez que pRb se fosforila, sin embargo, puede desfosforilarse. Por tanto (*v.* anteriormente), pRb puede desfosforilarse para restaurar su habilidad para inhibir E2F.

La transcripción medidada por E2F de muchos genes que conducen la división celular (p. ej., *c-myc*) es intensamente inhibida por TGF-β. Este une su receptor para activar una serie de moléculas intermediarias de señalización conocidas como Smad (fig. 5-42A). Smad4 es un efector clave en la actividad transcripcional inducida por TGF-β. Primero bloquea la transcripción del protooncogén *c-myc* y así inhibe el tránsito celular y permite que Smad4 regule hacia arriba la expresión de genes que bloquean la división celular, $p16^{INK4a}$ y $p21^{WAF1}$ (fig. 5-42B). La señalización con TGF-β se encuentra entre los mecanismos endógenos que inhiben la división celular, y suele estar mutado en el cáncer humano (sin embargo, hay que tener en cuenta su papel en la facilitación de la metástasis; *v.* anteriormente). Los supresores tumorales también inhiben la división celular en etapas que suceden después de la activación o represión transcripcional. Entonces, la señalización TGF-β activa moléculas que impiden la traducción de ARN mensajero por proteínas que conducen la progresión del ciclo celular. Otro supresor tumoral, FBW7, es parte de un complejo ligasa de Ub que elimina muchas proteínas que conducen la división celular, como son MYc, ciclina E y Jun. Muchos otros supresores tumorales, demasiado numerosos para ser mencionados, también regulan la división celular. Las descripciones previas ilustran la diversidad de mecanismos que protegen al organismo de la proliferación de células prófugas.

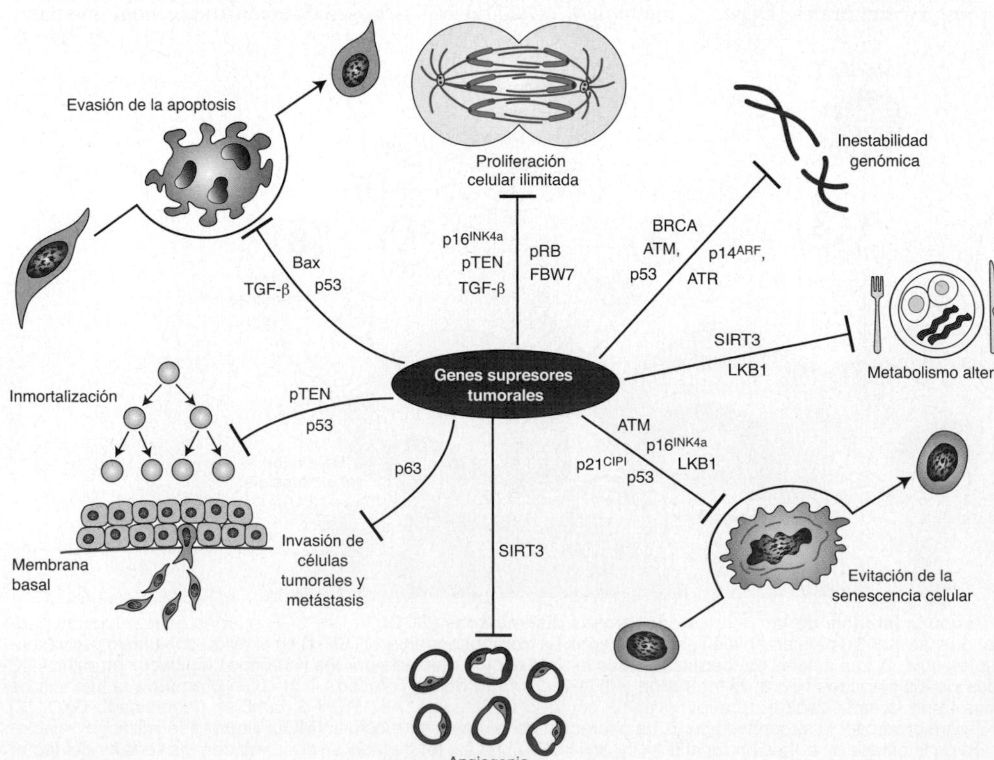

FIGURA 5-39. Actividades relacionadas con los tumores que son detectadas por genes supresores tumorales importantes y supresores tumorales representativos. Las características principales de las neoplasias malignas tienen antagonismo de múltiples productos de genes supresores tumorales. Estas características específicas, y las actividades de los supresores tumorales que trabajan en su contra, se ilustran aquí.

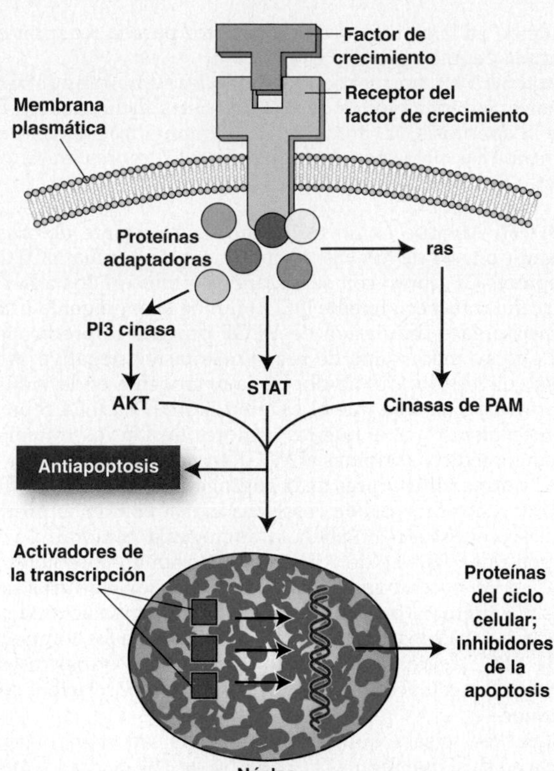

FIGURA 5-40. Vías de señalización que controlan la proliferación y la apoptosis. Cuando sus ligandos activan los receptores del factor de crecimiento, reclutan proteínas adaptadoras y activan una serie de moléculas de señalización intracelular, lo que conduce a la activación transcripcional de proteínas que promueven la progresión del ciclo celular e inhiben la apoptosis.

La muerte celular programada destruye las células a punto de convertirse en peligrosas

En el capítulo 1 se describieron varias redes de señalización que culminan en la muerte celular. Todas protegen del desarrollo de tumores, pero la más crítica de estas es la vía de la MCP, que se activa por la alteración de la estructura del ADN. Esta vía contiene varios participantes clave, como ATM y ATR (*v.* anteriormente) y, de manera más importante, p53.

El supresor tumoral p53 es un mediador principal de la detención del crecimiento, la senescencia y la apoptosis (fig. 5-14). En respuesta al daño del ADN, la activación oncógena de otras proteínas y otros estreses (p. ej., hipoxia), las concentraciones de p53 suben y evitan que las células entren a la fase S del ciclo celular, lo que da tiempo al ADN para repararse. La proteína p53 actúa entonces como «guardiana del genoma», al restringir la proliferación descontrolada de las células bajo circunstancias en las que las células con ADN anómalo podrían propagarse. Los desajustes adquiridos en las bases del ADN son detectados por ATM si se producen en células en reposo dañadas, por ejemplo, por radiación o daño oxidativo, o por ATR si se producen durante la replicación del ADN (*v.* anteriormente). Estas proteínas activan entonces una de las dos cinasas, Chk2 o Chk1, respectivamente.

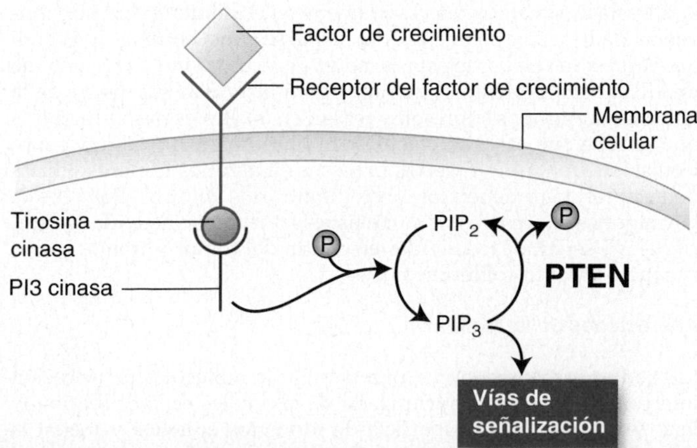

FIGURA 5-41. Función de señalización del PTEN. Normal. La unión de un factor de crecimiento a su receptor lleva a la fosforilación del difosfato de fosfatidilinositol (PIP2) a producir la importante molécula de señalización trifosfato de fosfatidilinositol (PIP3). La concentración de PIP3 es regulada a través de la desfosforilización a que lo somete PTEN.

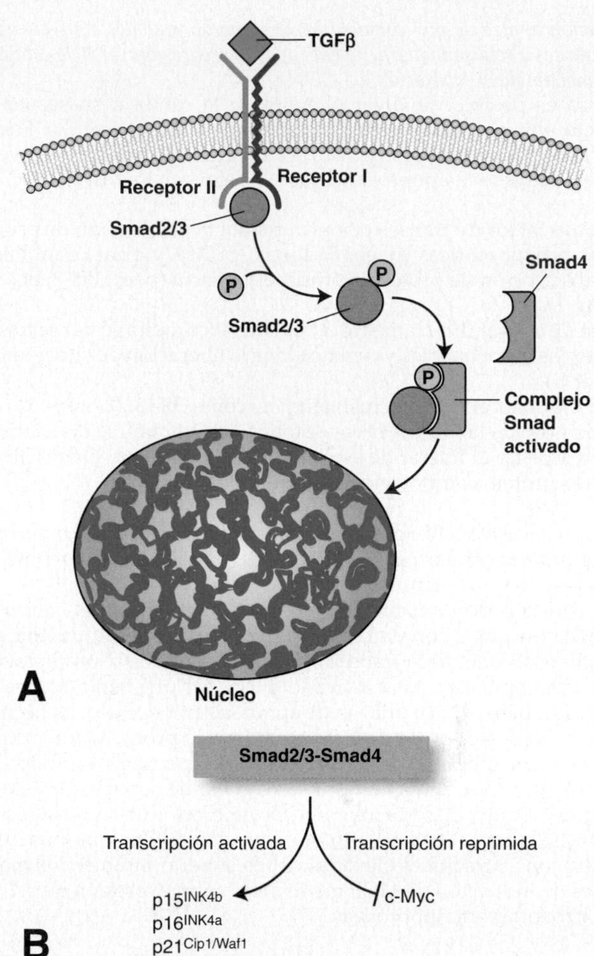

FIGURA 5-42. Factor de crecimiento tumoral β (TGF-β) como supresor tumoral. A. Señalización. El factor de crecimiento transformante β une su receptor heterónomo para fosforilarlo y así activar Smad 2 y 3. Estos se unen a Smad4 para formar un complejo activado de Smad que se transloca hacia el núcleo para mediar la activación y represión transcripcional. **B. Consecuencias.** El complejo Smad2/3-Smad4 activa la transcripción de supresores del ciclo celular, como se muestra, y reprime la transcripción del activador de proliferación c-*Myc*.

Esta última fosforila p53 (*v.* anteriormente y fig. 5-14), lo que provoca su disociación de su inhibidora, MDM2, y activa la respuesta al daño de p53. Además, el p53 es un factor de transcripción que promueve la expresión de otros genes involucrados en el control de la progresión del ciclo celular y la apoptosis. El daño en el ADN y otros factores de estrés (p. ej., hipoxia) regulan al alza la expresión de *p53*, que a su vez aumenta la síntesis de CKI. Esta última inactiva los complejos ciclina/CDK, lo que conduce a la detención de la célula en el punto de control G_1/S.

Las células que se detienen en este punto de control pueden: (a) reparar el daño en el ADN y volver a entrar en el ciclo, o (b) someterse a apoptosis. La estimulación de la transcripción de genes por parte de p53 da lugar a la síntesis de proteínas (CIP1, GADD45) (fig. 5-14) que mejoran la reparación del ADN al unirse al antígeno nuclear de células en proliferación (PCNA, *v.* anteriormente). Así, *la regulación al alza de p53 como supresor tumoral tiene dos consecuencias importantes y relacionadas: la detención de la progresión del ciclo celular y la promoción de la reparación del ADN.*

Si no es posible devolver el ADN de la célula a su secuencia correcta, entonces p53 puede desencadenar la muerte celular. Puede hacerlo de varias maneras (*v.* cap. 1). En gran medida, p53 activa la vía intrínseca de la apoptosis de las siguientes maneras:

- Como factor de transcripción, aumenta la producción de proteínas proapoptóticas (p. ej., Bad, Bax, PUMA y otras) e inhibe la transcripción de proteínas prosupervivencia (p. ej., Bcl-2, Bcl-xL, Mcl-1).
- Puede activar directamente el Bax citosólico, que a su vez se traslada a las mitocondrias y desencadena la liberación de citocromo C (Cit C).
- p53 puede actuar exclusivamente como BH3 (*v.* cap. 1), un miembro de la familia proapoptótica Bcl-2, al unirse directamente a Mcl-1 y al liberar de este modo a Bak para que libere Cit C y otras proteínas mitocondriales proapoptóticas.

Sea cual sea el medio por el que p53 activa la apoptosis, el programa de muerte celular es ejecutado por caspasas, especialmente las caspasas 3, 6 y 7 (*v.* cap. 1).

La cuestión de la apoptosis y la protección contra el cáncer se complica aún más con el fenómeno de la **apoptosis inducida por oncogenes**. El factor de transcripción Myc conduce la proliferación celular. Sin embargo, Myc activado puede ser una bendición encubierta. También induce una vía de apoptosis por defecto. Es decir, la producción desregulada de Myc promueve la proliferación celular, pero suele equilibrarse con un aumento de la apoptosis. La apoptosis inducida por Myc actúa como una «válvula de seguridad molecular» que bloquea el desarrollo del cáncer. Para que se produzca el desarrollo tumoral estimulado por Myc, las células que producen Myc en concentraciones elevadas deben superar también los mecanismos de inducción de MCP mediante la sobreexpresión de Bcl-2 u otras proteínas antiapoptóticas.

Supresores tumorales y senescencia

La SIO no puede explicarse con un solo paradigma. La centralidad del RDA a través de Rb y p53 está generalmente aceptada, pero la senescencia conlleva una señalización compleja (fig. 5-24), y la alteración de cualquier miembro podría facilitar el desarrollo de malignidad.

Como se ha descrito anteriormente, el acortamiento continuo de los telómeros en las células normales acaba provocando la senescencia. Las actividades de los supresores tumorales que provocan la senescencia son defensas críticas frente a la oncogenia. Incluyen componentes del sistema RDA, como ATM, ATR, Chk 1 y 2, los reguladores del ciclo celular, p53 y Rb, y muchos otros.

Los inhibidores de la angiogenia tumoral limitan el crecimiento del tumor

Hay muchos supresores endógenos potentes relacionados con el crecimiento de los vasos sanguíneos asociados a tumores:

- **VHL.** Esta proteína forma parte de una ligasa de Ub que se dirige a los HIF (*v.* cap. 1) para su degradación. La inactivación de VHL impide la conjugación Ub de HIF-1α, lo que aumenta a su vez la concentración de HIF-1α (*v.* anteriormente). Este factor de transcripción angiogénico facilita la adaptación de las células a entornos con poco oxígeno. Dichas adaptaciones incluyen *(1)* el aumento del consumo celular de glucosa para la glucólisis anaeróbica, *(2)* la estimulación de la angiogenia (VEGF; *v.* anteriormente), y *(3)* la activación de varios factores de crecimiento críticos.

La carcinogenia asociada a la inactivación de VHL es, en gran parte, el reflejo de la acción de HIF-1α en la promoción del crecimiento tumoral. Es interesante notar que se produce una activación similar de HIF-1α en los núcleos, a menudo faltos de oxígeno, de muchos tumores, incluso sin mutación VHL. En esos escenarios, la disminución en la actividad de un cofactor para la reacción de Ub perjudica la degradación de HIF-1α.

La proteína VHL normal tiene actividades supresoras de tumores adicionales, independientes de HIF-1α. Estas incluyen *(1)* promoción de la apoptosis, *(2)* aumento de la inmovilización celular por adherencia a las proteínas de la matriz, y *(3)* represión de ciertas respuestas de activación celular.

- **NOTCH.** Aunque es un estimulador importante del desarrollo embrionario de los vasos sanguíneos, la familia NOTCH de receptores CE, junto con sus ligandos afines unidos a la superficie celular (especialmente DLL4) inhibe la angiogenia tumoral. De hecho, la estimulación de VEGF provoca la producción de DLL4 como mecanismo de retroalimentación negativa. A pesar de su conversión a inhibidor de la angiogenia en la vida postembrionaria, se cree que el sistema NOTCH/DLL4 representa un mecanismo por el que los tumores burlan los tratamientos antiangiogénicos dirigidas al VEGF (*v.* anteriormente).
- **MEC y otros inhibidores de la angiogenia.** Los componentes de la MEC y los factores de coagulación, así **como** sus productos de descomposición, inhiben la angiogenia tumoral. La trombospondina (**TSP-1**), derivada de una gran glucoproteína de la MEC, es un potente inhibidor de la formación de vasos sanguíneos. La **angiostatina**, un producto de descomposición del plasminógeno, así como numerosos fragmentos de los componentes de la MEC (endostatina, inhibina y muchos otros) restringen también el crecimiento de los vasos sanguíneos relacionados con el tumor.
- **P53.** Si bien se sabe que p53 no interfiere con la angiogenia tumoral en sí, sí que regula la expresión de TSP-1, por lo que tiene una fuerte función angiogénica antitumoral. La inhibición de la angiogenia tumoral por parte de TSP-1 es una consecuencia de la pérdida de p53.
- **SIRT.** Las desacetilasas de sirtuina son importantes en las respuestas al estrés y la longevidad. Una de las sirtuinas, SIRT3, aumenta la cantidad de antioxidante mitocondrial, manganeso superóxido dismutasa (MnSOD; *v.* cap. 1). Como resultado, las mitocondrias producen menos ROS, lo que provoca una disminución de la actividad de HIF-1α y, por tanto, de la angiogenia.

Para cada paso de la invasión y la metástasis, ciertos antagonistas disminuyen la capacidad de diseminación de los tumores

Al igual que el organismo organiza sus defensas para evitar la aparición de cáncer, dispone de mecanismos para impedir los procesos de invasión y metástasis. Los inhibidores de la metástasis son conceptualmente distintos de los supresores tumorales.

Para ser considerada supresora de la metástasis, una molécula debe impedir los comportamientos relacionados con la invasión o la metástasis sin afectar necesariamente el crecimiento y la supervivencia de la lesión primaria. A la fecha, se conocen unas 30 proteínas supresoras de la metástasis, además de un número creciente de miARN (*v.* más adelante) que muestran actividad supresora de la metástasis. Algunos supresores actúan en múltiples pasos, mientras que se sabe que otros solo actúan en uno. Asimismo, algunas moléculas pueden inhibir ciertos procesos en algunos tumores o tipos de tumores, pero tienen los efectos contrarios en otros. Por último, hay algunos supresores de la metástasis que tienen actividades adicionales *y* separadas, dirigidas en contra del tumor primario (p. ej., proapotosis, antiproliferativas).

Alteraciones de la TEM

Las **cadherinas** constituyen una familia de moléculas de adhesión intercelular, la mejor caracterizada de las cuales es la cadherina E. Esta se expresa en la superficie de todos los epitelios y media la adhesión intercelular mediante interacciones de tipo **cremallera**. Las **cateninas** (α, β, γ) son proteínas que interactúan con el dominio intracelular de la cadherina E y crean un enlace mecánico al citoesqueleto, lo cual es esencial para que las interacciones entre las células epiteliales sean eficaces. En conjunto, las cadherinas y las cateninas son fundamentales para la inhibición de la invasión y la metástasis. La mayoría de los carcinomas muestran una reducción de la expresión de la cadherina E y de las cateninas, debido en gran parte a la regulación a la baja de los factores de transcripción mencionados anteriormente, Snail, ZEB1, etc. Los miARN, miR-101 y la familia miR-200 ayudan a mantener el fenotipo epitelial. Este último lo hace al reprimir las concentraciones de ZEB1 y ZEB2, lo que alivia su represión de las cantidades de cadherina E (*v.* anteriormente) (nada, por supuesto, es tan sencillo: las ZEB también regulan a la baja miR-200).

Para no ser menos, TGF-β, que es un inhibidor de la carcinogenia, es también un promotor de la metástasis. Actúa en parte mediante la regulación a la baja de miR-200. Como resultado, en la mayoría de los carcinomas, la pérdida de cadherina E se asocia con el desarrollo de un fenotipo invasivo y agresivo.

Desde el punto de vista clínico, existe una correlación inversa entre las concentraciones de cadherina E y el grado del tumor y la mortalidad de los pacientes. Como hecho interesante, cabe señalar que la β-catenina también se une al producto del gen CPA, un efecto que es independiente de su interacción con la cadherina E y la α-catenina. Las mutaciones del gen del CPA o de la β-catenina están implicadas en el desarrollo del cáncer de colon (*v.* más adelante y cap. 13).

Inhibidores de la invasión de las células tumorales

- **Nm23-H1**. Este fue el primer supresor de la metástasis que se descubrió. Su mecanismo de acción aún no se conoce del todo, pero se sabe que inhibe la motilidad de las células tumorales. Nm23-H1 logra esto al bloquear la movilidad celular señalada por las vías de activación celular relacionadas con Ras.
- **P63**. Este miembro de la familia p53 de supresores tumorales (*v.* más adelante) contribuye a frenar la invasividad celular. P63 se expresa a menudo en algunos carcinomas *in situ*, por ejemplo, en la próstata y la mama. A menudo se inhibe o se pierde en los carcinomas agresivos y metastásicos. Además, las mutaciones de p53 (*v.* más adelante) pueden unirse a p63 e inactivarlo y formar agregados de heterotetrámeros. Cuando actúa como reguladora transcripcional, la proteína p63 también regula al alza la expresión de ciertos genes que inhiben la metástasis (p. ej., miR-130B).
- **miR-31**. El movimiento a través del tejido conjuntivo es una función clave de las células tumorales tras la TEM. Este paso depende de la habilidad de las células para moverse a través de la MEC, lo cual a su vez depende de la integrina α-5 como mediadora de TEM y RhoA, que ayuda a dirigir el movimiento ameboide. Estas características invasoras son inhibidas mediante miR-31 (*v.* más adelante).

Supresores de la intravasación

Notch inhibe la angiogenia tumoral (*v.* anteriormente). Los mecanismos que impiden la intravasación también involucran a Notch. Así, una proteína conocida como Aes (potenciador aminoterminal de división) contribuye a inhibir la migración de las células tumorales a través de las paredes vasculares mediante redes de señalización que incluyen la activación de Notch.

Limitación de la supervivencia de las células tumorales en la circulación

La vida de una célula tumoral como solitaria errante no es sencilla. La anoikis (*v.* cap. 1) es una forma de muerte celular apoptótica desencadenada por la pérdida de los enlaces habituales de las células con los constituyentes familiares de la MEC. Además de los peligros que hay en el peregrinaje metastásico de la célula, muchas CE expresan una glucoproteína del grupo sanguíneo Duffy, DARC. Al reconocer KAI1 en las membranas de las células tumorales, DARC desencadena programas de senescencia, con lo que condena a la célula tumoral errante a una existencia breve y estéril.

Además, las células del sistema inmunitario innato también pueden desencadenar programas de muerte celular a través de TRAIL y CD95 (*v.* cap. 1).

Como se ha mencionado anteriormente, las células tumorales tienden a ser significativamente más grandes que el calibre de muchos espacios vasculares que encuentran. Esta disparidad puede estimular a las células que recubren los sinusoides hepáticos para que secreten óxido nítrico (NO). El NO desencadena la apoptosis en las células tumorales, que son demasiado grandes y están tratando de abrirse paso a través de canales que son demasiado pequeños para ellas.

Impedir la extravasación

El versátil miR-31 (*v.* anteriormente) inhibe la invasividad de las células tumorales, pero también bloquea la extravasación. Este miARN se dirige tanto a la integrina 5α como a RhoA en el proceso.

Colonización metastásica

La colonización y el crecimiento posterior pueden ser los principales procesos limitantes de la metástasis (*v.* anteriormente). Varios supresores potenciales documentados actúan en este punto, incluidos **KISS1** y su receptor, **KISS1R**. Este par debe sus nombres a que fueron descubiertos por Hershey, PA, hogar de los chocolates conocidos como *kisses*. KISS1, fabricado por las células tumorales, se une a su receptor de membrana celular, KISS1R, lo que desencadena la apoptosis de las células tumorales («beso de la muerte»).

Otros supresores de la colonización metastásica incluyen GATA3 en el cáncer de mama, que promueve la diferenciación celular e impide la multiplicación, y Psap en el cáncer de próstata, que induce la producción por parte de las células del estroma de la sustancia antiangiogénica trombospondina 1 (TSP-1; *v.* anteriormente). MiR-31 también inhibe la habilidad de las células cancerosas para colonizar eficazmente sitios distantes.

Se han documentado las funciones antimetastásicas de varios supresores de la metástasis, pero los mecanismos mediante los cuales se ejercen estas propiedades todavía son inciertos. Una vez extirpado el tumor primario, casi todos los tratamientos se dirigen a inhibir las metástasis. Por tanto, no sorprende que la activación de las funciones endógenas de supresión de la metástasis y el intento de simularlas desde el punto de vista farmacológico representen objetivos clave de la investigación farmacéutica.

Diversos mecanismos comprometen la eficacia de los supresores tumorales

Por supuesto, y a pesar de los esfuerzos del organismo, los tumores siguen desarrollándose. Para ello, deben inactivar o sortear las potentes defensas descritas anteriormente. Hay varios mecanismos por los que los tumores logran ganar la partida:

- **LOH**
- **Mutación espontánea**
- **Mutaciones negativas dominantes**
- **Translocaciones a sitios frágiles**
- **Alteración de las concentraciones o actividades de las proteínas supresoras tumorales**
- **Bloqueo funcional por otras proteínas relacionadas**
- **Cambios epigenéticos que alteran la expresión o la función de los supresores tumorales**

Estos mecanismos se describen e ilustran a continuación. Los cambios epigenéticos en el cáncer se analizan en una sección posterior.

Gen del retinoblastoma y pérdida de heterocigosidad

El retinoblastoma es un cáncer infantil poco frecuente, en el que alrededor del 40 % de los casos reflejan una mutación en la línea germinal; el resto son esporádicos. En los pacientes con la forma hereditaria, todas las células somáticas son portadoras de un único alelo ausente o mutado del gen *Rb* en el brazo largo del cromosoma 13. Sin embargo, los tumores de retinoblastoma que desarrollan carecen de ambos alelos del gen Rb.

El producto proteico de este gen Rb, $p105^{Rb}$, *es un punto de control crítico en el ciclo celular, y las proteínas* Rb *inactivas permiten una proliferación celular no regulada.*

NEOPLASIAS

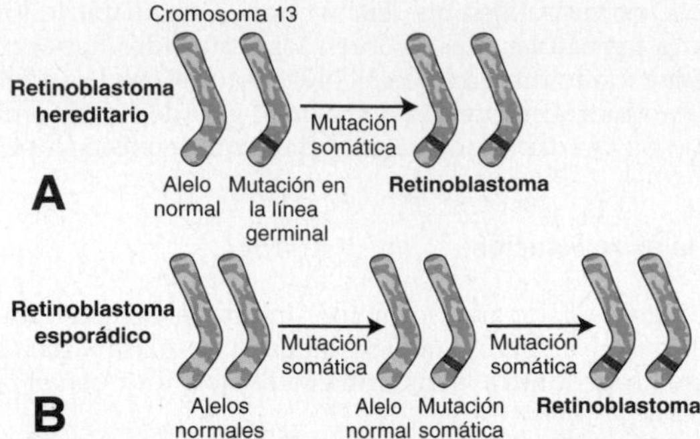

FIGURA 5-43. Los «dos golpes» que originan el retinoblastoma. A. Un niño con la forma hereditaria del retinoblastoma nace con una mutación en la línea germinal en un alelo del gen *Rb* localizado en el brazo largo del cromosoma 13. Esta mutación no es suficiente para la tumorogenea, pero la ausencia de dos alelos de tipo natural debilita la protección contra el desarrollo de tumores en el caso de que el alelo restante se altere. Una segunda mutación somática en el gen *Rb* en la retina lleva a la inactivación del alelo de *Rb* funcionante y al desarrollo consecuente de un retinoblastoma. **B.** En casos esporádicos de retinoblastoma, el niño nace con los dos alelos normales del *Rb. El desarrollo* del tumor requiere dos mutaciones somáticas independientes para inactivar toda la función del gen *Rb* y permitir la aparición de un clon neoplásico.

Pérdida de heterocigosidad

Un niño con retinoblastoma hereditario es *heterocigótico* en el locus *Rb*. Este hereda un alelo *Rb* defectuoso más un alelo de tipo natural (fig. 5-43). Este estado heterocigótico no se asocia con ningún cambio observable en la retina, porque el 50 % del producto del gen *Rb* en el niño heterocigótico es suficiente para prevenir un retinoblastoma. *Sin embargo, la heterocigosidad en algunos productos genéticos de los supresores tumorales es inestable, porque una deleción o mutación posterior, adquirida al azar, puede inactivar el alelo Rb normal que permanecía normal.* Si esto ocurre, no queda ninguna función residual supresora de tumores de Rb que proteja de la proliferación celular no regulada. El niño desarrolla entonces un retinoblastoma. Así, *aunque el niño herede un genotipo Rb heterocigótico, la susceptibilidad al retinoblastoma se hereda de forma dominante: es el heterocigótico quien desarrolla el tumor.* La misma susceptibilidad a LOH ocurre precisamente cuando hay una mutación *Rb* adquirida: las células que portan la nueva mutación adquirida se vuelven igualmente susceptibles a la inactivación del alelo *Rb* restante. El principio, por tanto, es que la presencia de un GST con *Rb* mutante predispone a una eventual LOH y al consiguiente desarrollo de malignidad.

Una mutación en un alelo (ya sea heredada o adquirida) facilita la expansión clonal de las células que presentan una mutación en el otro alelo. Este hecho subraya una paradoja esencial de los GST: incluso si un fenotipo natural es dominante, las células heterocigóticas tienen un alto riesgo de LOH y de convertirse en células mutantes homocigóticas, con lo que el desarrollo de tumores es muy probable. Mientras que *Rb* se conoce por su tumor emblemático, una mutación heredada de *Rb* afecta todas las células del cuerpo y confiere un aumento general de la probabilidad de desarrollar las neoplasias malignas. Estos pacientes tienen un riesgo 200 veces mayor de desarrollar tumores mesenquimatosos en la vida adulta temprana.

Además, *Rb* muta con frecuencia en tumores esporádicos, que incluyen el 70 % de casos de osteosarcoma y muchos casos de cáncer microcítico de pulmón; carcinomas de mama, vejiga, páncreas, y de otros órganos. Se han descrito muchos tipos de mutaciones *Rb*, incluidas mutaciones puntuales, inserciones, deleciones y translocaciones. Los acontecimientos epigenéticos, tales como la hipermetilación del promotor (*v.* más adelante), también pueden reducir la expresión de *Rb* y contribuir a un fenotipo oncógeno.

p53, mutaciones puntuales adquiridas y mutaciones dominantes negativas

El gen *TP53* se localiza en el brazo corto del cromosoma 17, y su producto proteico, p53, está presente en prácticamente todos los tejidos normales. El *TP53* está suprimido o mutado en el 75 % de los cánceres colorrectales humanos y con frecuencia en los carcinomas de mama, pulmón (microcítico), hígado, cerebro (astrocitomas) y muchos otros. *De hecho, las mutaciones de* TP53 *representan el cambio genético más común en el cáncer humano.* Las mutaciones inactivadoras en los cánceres humanos son, en su mayoría, mutaciones de sentido alterado que deterioran la capacidad de p53 para unirse al ADN (fig. 5-44A). Las células afectadas pueden entonces progresar en el ciclo celular a pesar de tener ADN dañado. Aunque en algunos cánceres ambos alelos de *TP53* han sido inactivados por el mecanismo descrito anteriormente, no siempre es así. A menudo, es suficiente con un gen *TP53* mutante.

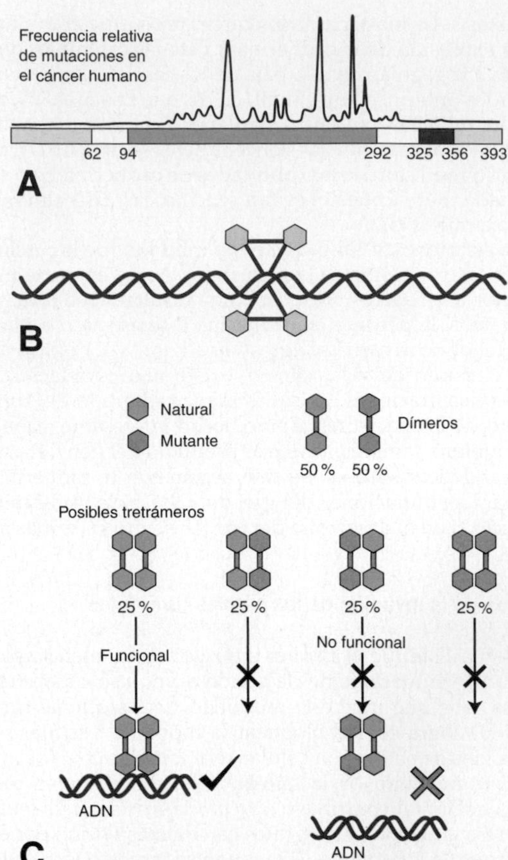

FIGURA 5-44. Mutaciones de TP53 y estequiometría del deterioro de la función como supresor tumoral de p53. A. Locaciones y frecuencia de las mutaciones en diferentes regiones de la proteína p53. La proteína p53 tiene varios dominios, el más grande de los cuales es el dominio de unión del ADN, que es donde la gran mayoría de las mutaciones de p53 que se conocen están ubicadas. **B. Unión de p53 al ADN.** Para regular la transcripción, p53 se une al ADN como un tetrámero compuesto de dos dímeros. Cada dímero es el producto de uno de los dos alelos del gen *TP53*. **C. Consecuencias de la mutación heterocigótica en el gen *TP53*.** Si uno de los dos alelos del gen *TP53* es mutante, el dímero de la proteína p53 derivado de ese gen mutante es completamente mutante (y por tanto inactivo). El otro es natural (y por tanto activo). Sin embargo, como la actividad transcripcional requiere de un tetrámero totalmente funcional, y como la selección de los dímeros a un tetrámero es al azar, ¾ de los tetrámeros resultantes estarían inactivos, como se muestra. Por tanto, un alelo mutante de p53 inactiva ¾ partes de la actividad de p53.

La forma activa de la proteína p53 es un homotetrámero (un compuesto de cuatro proteínas p53 individuales) (fig. 5-44B). Cada alelo de *TP53* aporta un homodímero de proteínas p53. Estos homodímeros se reúnen al azar para formar homotetrámeros. *Para que el complejo sea funcional, todas las subunidades de p53 deben ser funcionales* (fig. 5-44C). Por tanto, una subunidad p53 mutada (que, en realidad, sería un par mutado, ya que cada dímero procede de un alelo) puede inactivar todo el tetrámero (fig. 5-44C). Cuando esto ocurre, es decir, cuando el producto proteico de un alelo mutante inactiva el del alelo natura, se dice que el mutante es **negativo dominante**. Una célula con un alelo mutante *TP53* (es decir, un heterocigótico) debería tener una ventaja de crecimiento sobre las células normales, y predominar *in vivo* con un alto riesgo, entonces, de convertirse en cancerosa.

Mecanismos adicionales de inactivación de p53

Debido a que p53 se ha estudiado de forma exhaustiva, se han descubierto gran parte de la diversidad de mecanismos por los que puede inactivarse la supresión tumoral de esta proteína. Normalmente, la actividad de p53 se regula mediante su unión a la ligasa de Ub E3, MDM2. El complejo MDM2-p53 bloquea la función de p53 y la dirige a su degradación por la vía de la Ub-proteasoma (UPS, *v.* cap. 1). A su vez, $p14^{ARF}$ inhibe a MDM2 (*v.* anteriormente).

Algunos tipos de cáncer en los que ambos alelos de *p53* son estructuralmente normales pueden sobreexpresar MDM2 y, por consiguiente, aumentar la degradación de p53. Otros tumores en los que p53 está intacta no expresan $p14^{ARF}$ funcional, por lo que permiten la proteólisis de p53 mediada por MDM2. Como en el caso de *Rb*, ciertos productos virales del ADN en los tumores (p. ej., virus del papiloma humano [VPH] E6; *v.* más adelante) se unen a p53 y promueven su degradación. Además de los numerosos bucles de retroalimentación, existen modificaciones postraduccionales (fosforilación, acetilación, etc.), transcripciones naturales antisentido, proteínas de unión y pequeños ARN reguladores. No es de extrañar, pues, que *la mayoría de los cánceres humanos presenten mutaciones inactivadoras de TP53 o anomalías en las proteínas que regulan la actividad de p53.* La proteína P53 dirige la detención del ciclo celular, la apoptosis y la senescencia celular, pero estas actividades son solo una parte de un complejo conglomerado de funciones de p53. También supervisa las respuestas al estrés metabólico, regula la autofagia, el estado redox y la producción de ROS, y promueve y limita la longevidad.

La familia p53

Como si se tratara de una reunión familiar en la que hay una persona más ruidosa que las otras, la familia de proteínas similares a la p53 ha estado dominada en gran medida por su miembro más conspicuo, es decir, la p53. Sin embargo, hay varios parientes importantes, como p63 y p73, y algunas proteínas derivadas que merecen ser mencionadas. Al igual que la región del cromosoma 17 que codifica p53 suele estar mutada o suprimida en los cánceres humanos, también lo están las regiones de los cromosomas 1 y 3 donde residen p73 y p63, respectivamente. Si p63 y p73 están intactas, pueden compensar en parte la pérdida de p53. Ambos son supresores tumorales por derecho propio, con funciones que en parte se solapan y en parte son distintas de las de p53. P63 es un regulador transcripcional que aumenta directamente las concentraciones de proteínas proapoptóticas CD95 (FasR, *v.* cap. 1) y Bax. También es importante para la eficacia de la quimioterapia con fármacos como *el cis*-platino.

Existen muchas variantes de cada una de estas proteínas. Estas pueden afectar la protección otorgada por estas tres proteínas de diversas maneras (*v.* más adelante).

Mutante p53 traidora

Es interesante notar que el mal comportamiento de las moléculas p53 mutantes van mucho más allá de la simple inactivación de la función supresora de tumores. *La proteína aberrante también funciona como oncogén al modular la transcripción de genes.* Además, protege a las células de la apoptosis. La p53 mutante puede activar citocinas proinflamatorias y moduladores de la MEC. Bloquea la protección mediada por ATM (*v.* anteriormente) frente a las roturas de cadena doble del ADN.

Un denominador común subyacente a los efectos de p53 mutante es su estimulación generalizada de los genes relacionados con la proliferación celular. Además, p53 mutante activa mecanismos celulares que median la resistencia a los fármacos quimioterapéuticos. En muchos casos, incluidos los tumores del sistema hematopoyético, mama, vejiga urinaria y cabeza y el cuello, la proteína p53 mutante se asocia a un peor pronóstico. En esta línea, algunas variantes de empalme de p53 y p73, en particular las que carecen de dominios *N*-terminales, parecen inhibir aspectos de sus actividades como supresores tumorales y actuar en parte como oncogenes.

Translocaciones de sitios frágiles

El genoma humano contiene una serie de **sitios frágiles** (SF) más o menos compartidos universalmente, que son excesivamente inestables desde el punto de vista estructural (pequeños porcentajes, 5 % o menos, de la población también posee SF poco comunes propensos a la misma fragilidad). La amplificación de genes, las translocaciones cromosómicas, los intercambios de cromátidas hermanas, las supresiones y otros tipos de disfunciones cromosómicas se producen con demasiada frecuencia en estos lugares. Esta inestabilidad puede estar implicada en el desarrollo de tumores a través de la pérdida resultante de la integridad del GST.

El SF más activo se denomina FRA3B, y las deleciones o translocaciones que ahí se producen se asocian a muchas neoplasias humanas, incluidos tumores sólidos y leucemias. Un gen que suele estar inactivado o suprimido en este escenario es el supresor tumoral **FHIT** (**tríada de histidina frágil**). Codifica una proteína que escinde ciertos nucleótidos en monofosfato de adenosina (AMP) y difosfato de adenosina (ADP), pero no está claro hasta qué punto su actividad como supresor tumoral está relacionada con esta función enzimática. A diferencia de la mayoría de los supresores tumorales, excepto CPA, la proteína FHIT no une ADN. Más bien, (como CPA) mejora el ensamblado de los microtúbulos. También se considera que promueve la apoptosis a través de la activación de la caspasa 8 (*v.* cap. 1). La falta de expresión de *FHIT* se asocia con una mayor resistencia a la apoptosis. Las alteraciones de FRA3B son especialmente frecuentes en los cánceres humanos asociados a carcinógenos ambientales.

Otros supresores tumorales importantes que suelen inactivarse durante las alteraciones genómicas que involucran SF son Wwox, parkina y caveolina 1. El gen que codifica Wwox abarca el SG común FRA16D. Wwox es importante en la regulación del crecimiento y en algunas formas de apoptosis. Las concentraciones de esta proteína se ven reducidas en la mayoría de las neoplasias humanas. La parkina, una ligasa de la Ub E3, es importante en la autofagia (*v.* cap. 1) y suele perderse en ciertos tumores sólidos. La **caveolina 1** es uno de los dos supresores tumorales (el otro es la testina) localizado en FRA7G. Las caveolinas regulan varias funciones celulares, incluida la transducción de señales. Este sitio suele perderse en muchos tumores sólidos y hematopoyéticos.

Niveles alterados de las proteínas supresoras de tumor o de su actividad

Sería fascinante poder entender la pérdida de la supresión tumoral efectiva como una cuestión básicamente de alteración estructural del GST, o LOH. También sería un error. Para algunos supresores tumorales importantes, el parámetro crítico es el nivel de actividad supresora de tumores. La presencia o ausencia de mutaciones sería importante solo en la medida que determina la concentración de proteínas. Un supresor tumoral de este tipo es **PTEN (homólogo de fosfatasa y tensina en el cromosoma 10)**.

Función de PTEN

PTEN es una fosfatasa que desfosforila proteínas y lípidos. Regula muchas vías que conectan las señales desencadenadas por factores de crecimiento, desde receptores de la superficie celular hasta factores de transcripción nucleares que median en muchas funciones celulares. PTEN desfosforila el intermediario de señalización altamente activo, PIP3, a su forma inactiva de 3,4-bisfosfato (PIP2). Al hacerlo, PTEN inhibe la vía AKT-mTOR (figs. 5-41 y 5-45).

Además, PTEN y p53 interactúan físicamente y se regulan mutuamente. PTEN puede ser necesario para que p53 sea funcional, y protege a p53 de la degradación mediada por MDM2. En general, en virtud tanto de sus actividades como lipido-fosfatasa como de otras actividades, la *proteína PTEN es fundamental para la reparación de daños en el ADN, la apoptosis, la regulación de la progresión del ciclo celular, el mantenimiento de la polaridad epitelial y la inhibición de la TEM. También regula el metabolismo celular para limitar la glucólisis, en contraposición a la fosforilación oxidativa* (*v.* más adelante).

La proteína PTEN suele mantenerse en una concentración elevada y estable. Por tanto, cualquier cosa que pueda cambiar sus con-

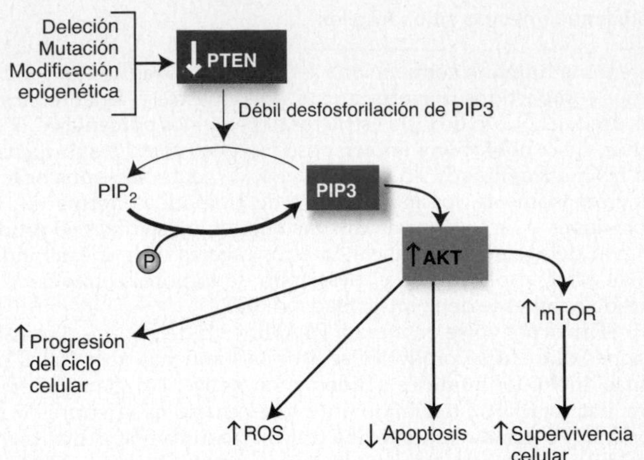

FIGURA 5-45. Consecuencias de la disminución de PTEN. Si la actividad del PTEN está disminuida por una mutación o por medios epigenéticos, el PIP3 se acumula, lo que activa a Akt, un intermediario de la señalización central. En consecuencia, p27, Bad y FOXO no son activados, lo que activa la progresión del ciclo celular y la reducción de la apoptosis. Al mismo tiempo, la activación de mTOR estimula la supervivencia celular. En consecuencia, la pérdida de actividad de PTEN facilita el desarrollo de la proliferación celular descontrolada y el cáncer.

centraciones, aunque sea ligeramente (inactivación de uno o ambos alelos, alteración de la actividad del promotor u otro cambio epigenético o postraduccional), puede reducir la concentración de la proteína PTEN hasta un punto en el que ya no pueda regular PIP3 de manera eficiente. La disminución de la actividad de PTEN permite la acumulación de PIP3 y que esta active de forma constitutiva diversas vías de señalización implicadas en la proliferación y supervivencia celular que son clave en el desarrollo del cáncer.

Alteraciones en los niveles y funciones de PTEN

PTEN es el segundo gen más frecuentemente mutado en los cánceres humanos, después de p53. Sin embargo, la clave de su actividad como supresor tumoral es el nivel de actividad de PTEN: incluso pequeñas disminuciones de la actividad de PTEN favorecen el desarrollo de algunos tumores.

Hay muchos mecanismos y puntos en la vía de los genes hacia la actividad funcional de PTEN, cuyos niveles de actividad están sujetos a una regulación ascendente, o principalmente descendente (fig. 5-46):

- **Regulación de la transcripción**. Se conocen varios mecanismos epigenéticos (*v.* más adelante) que reducen los niveles de transcripción del gen *PTEN*. Estos incluyen la alteración de la estructura de las histonas y la metilación del ADN promotor. También son importantes las concentraciones de proteínas que aumentan o disminuyen la actividad promotora.
- Los **miARN** (*v.* más adelante) se unen principalmente a la región no traducida (UTR, *untranslated region*) 3′ de la transcripción PTEN y pueden provocar la degradación de ARNm, o impedir su traducción.
- **Transcripciones de seudogenes que funcionan como señuelos**. Un gen, denominado *PTENP1*, que no codifica para una proteína, produce un ARN no traducido que se parece mucho al ARNm de PTEN. Su transcripción es representativa de una clase de transcripciones denominadas **ARN endógenos competitivos (ceARN)**. La homología secuencial entre el ceARN de PTENP1 y el mARN de PTEN permite a este último unirse con miARN que de otra manera harían diana e inhibirían las transcripciones de PTEN. La probable importancia de este señuelo en la supresión tumoral queda ilustrada por el hecho de que el gen *PTENP1* suele perderse en algunos cánceres humanos, lo que provoca que las concentraciones de proteína PTEN sean menores en este tipo de tumores.
- **Modificaciones de las proteínas**. Las modificaciones postraduccionales conocidas de la proteína PTEN pueden inactivarla (acetilación, oxidación), destinarla a su degradación (poliubiquitinación), dirigirla a sitios subcelulares donde su actividad es particularmente necesaria (monobiquitinación) o invertir las modificaciones inactivadoras (p. ej., SIRT1 desacetila PTEN).

Esta complejidad y diversidad de sistemas que controlan las cantidades de proteína PTEN activa mantienen su funcionalidad en los tejidos normales con tolerancias muy estrechas. Los datos sugieren que una disminución de solo el 20% en las cifras de PTEN contribuye a la oncogenia. En este contexto, algunos tejidos, por ejemplo, endometrio, hematopoyético, son más susceptibles que otros (p. ej., próstata) a la carcinogenia cuando la actividad de PTEN se reduce ligeramente. Estas observaciones ponen de relieve dos hechos importantes: *(1)* pequeños cambios en las cantidades de una proteína supresora de tumores pueden afectar negativa y significativamente su función protectora, en ausencia de una mutación inactivadora

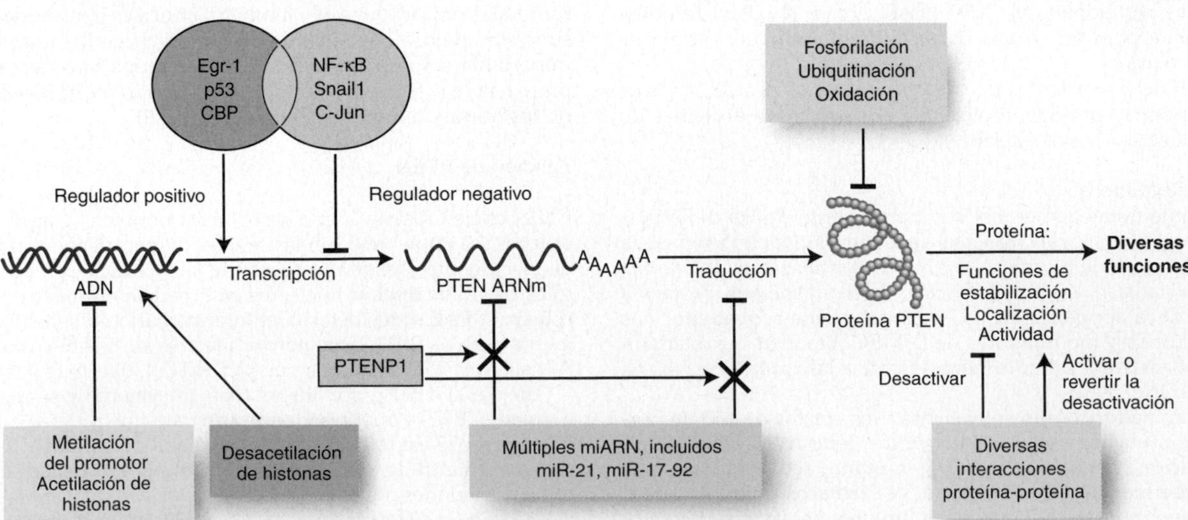

FIGURA 5-46. Regulación de los niveles de expresión de PTEN y su actividad. PTEN es un regulador fundamental de muchas actividades celulares involucradas en la oncogenia (fig. 5-45). Los niveles de la expresión y actividad de PTEN son cruciales para la homeostasis celular. PTEN puede regularse mediante múltiples mecanismos, como se ilustra aquí. Desde la transcripción alterada hasta la estabilidad de ARN mensajero (ARNm) y las modificaciones proteicas.

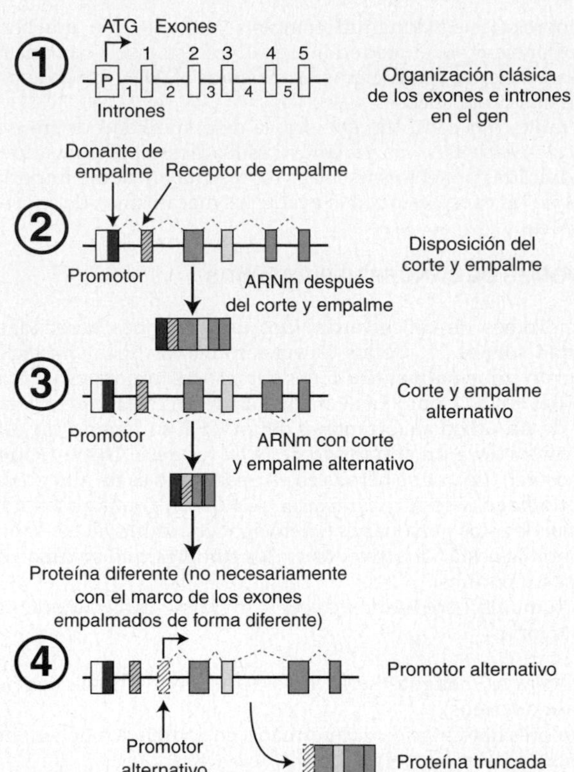

FIGURA 5-47. Cómo afecta el corte y empalme alternativo a los productos génicos y sus actividades. El corte y empalme de ARN es un mecanismo importante que controla la actividad génica. **1.** Se muestra la organización de los exones y los intrones en un gen hipotético. **2.** El ARN transcrito sufre el corte y empalme, es decir, un sitio «donante» de empalme en el extremo 3′ de un exón está ligado a un sitio «receptor» de empalme en el extremo 5′ del siguiente exón, con el ARN correspondiente al intrón que interviene eliminado. El resultado es un ARNm que es exportado del núcleo para ser traducido en los ribosomas. **3.** Sin embargo, pueden existir sitios alternativos donantes y receptores de empalme en diferentes puntos con varios exones, de manera que se puede generar un ARNm totalmente diferente. La proteína resultante puede tener una secuencia con homología variable a la proteína producida en 2, dependiendo si los sitios alternativos de empalme originan un ARNm con marco correspondiente o no con el original. **4.** Otra estrategia para generar una proteína diferente a partir del mismo gen son los promotores alternativos. En este caso, un promotor diferente del promotor en 2 regula la activación de la transcripción, y esta comienza en un sitio completamente diferente en la secuencia de ADN. El resultado puede ser una proteína parcial, una proteína que sufre el corte y empalme de forma diferente de la original (en 2) y, en consecuencia, posiblemente es completamente diferente o alguna variación de la misma.

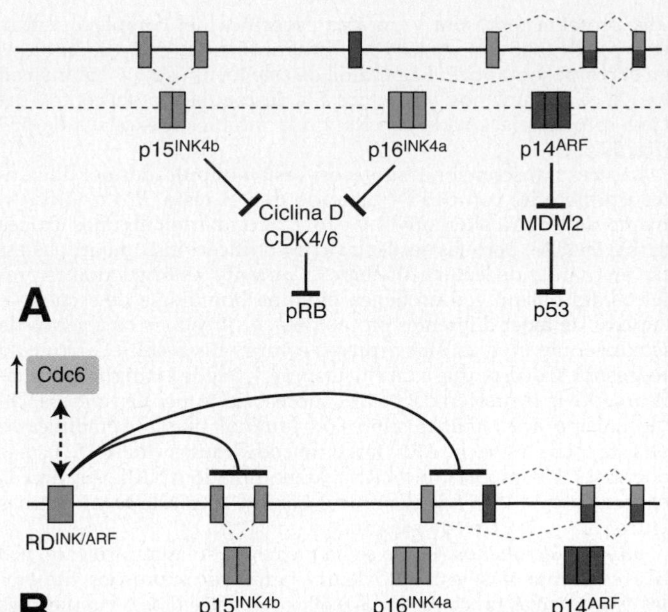

FIGURA 5-48. Múltiples supresores tumorales de un locus. A. Organización del locus INK/ARF. Este gen codifica tres importantes y diferentes supresores tumorales, como se muestra. $p15^{INK4b}$ y $p16^{INK4a}$ son ambos reguladores críticos de las ciclinas y CDK 4 y 6. p15 se transcribe por separado de p16. Sin embargo, las secuencias codificadoras p16 y $p14^{ARF}$ (ARF representa el marco alternativo de lectura) se superponen. Debido al corte y empalme alternativo (fig. 5-47) sus secuencias de codificación son totalmente diferentes. Las funciones de p16 y p14 también son distintas, como se muestra. **B.** El área $RD^{INK/ARF}$ representa una región de 5′ de la transcripción de los sitios de inicio que es el objetivo para la transcripción silenciadora Cdc6 mediante todas estas proteínas. Los tres supresores tumorales son silenciados por Cdc6, sin embargo, mientras cdc6 se une al promotor de p15 y recluta histona desacetilasas a todo el complejo de genes, lo que inhibe la transcripción de los tres supresores tumorales.

en el mismo GST; y *(2)* los diferentes tejidos varían mucho en su susceptibilidad (*v.* más adelante) a los estímulos oncógenos, sea que se trate de supresión tumoral disminuida o de promoción tumoral aumentada.

PTEN no es la única proteína para la cual se aplican estas conclusiones. La protección que ofrecen varios supresores tumorales, como las proteínas de susceptibilidad al cáncer de mama BRCA1 y BRCA2, se observa cuando un alelo muta mientras el otro sigue activo, por lo que no requiere necesariamente LOH.

Formas alternativas o aberrantes de los supresores tumorales

Mecanismos

Un solo gen puede codificar múltiples proteínas, con independencia de las alteraciones en la estructura del ADN. Entre los mecanismos más importantes para ello están el empalme alternativo y la actividad de múltiples promotores (fig. 5-47). Se sabe que alrededor del 95% de los genes humanos con exones múltiples se empalman de múltiples maneras, y generan proteínas de diferentes tamaños, a menudo con diferentes secuencias de aminoácidos y diferentes funciones. En la figura 5-47 se muestran dos aspectos característicos del empalme alternativo. Lo importante aquí es que la misma secuencia de ADN genómico codifica múltiples proteínas individuales. Los sitios de empalme alternativo donante y aceptador pueden provocar la producción de una proteína total o parcialmente diferente, en función de si los ARNm resultantes están en el marco o no, en comparación con la transcripción original, «clásica», y su proteína derivada.

La transcripción también puede iniciarse desde un segundo promotor (a menudo designado como P2). Esto puede producir una proteína homóloga a la «proteína clásica», pero truncada en su extremo amínico. Estas variantes aminoterminales se designan a menudo como ΔN. Por supuesto, estos dos mecanismos pueden operar en tándem para producir muchas proteínas de diferentes tamaños, composiciones y grados de homología.

Los factores que determinan cómo se produce el empalme, qué sitios son donantes y aceptores adecuados, etc., son bastante complejos. En estos intervienen muchas moléculas participantes. Algunas de estas son específicas de los tejidos, por lo que las diferentes alternativas de ARNm y las proteínas variantes resultantes pueden ser distintas en diferentes tipos de células o tejidos.

Empalme alternativo, supresión tumoral e interferencia con la supresión tumoral

El empalme alternativo, etc., es importante en la generación de determinadas proteínas supresoras de tumores, en la determinación de su capacidad para proteger del cáncer y la diseminación de este, en la regulación de la supresión de tumores y en el escape de la supresión de tumores.

Locus MLA-INK4. Uno de los errores más impresionantes de la naturaleza fue haber concentrado tres supresores tumorales principales (y varios de menor importancia) en el mismo locus (fig. 5-48A). Esto les confiere a todos la susceptibilidad de ser eliminados con un solo acontecimiento de deleción. Peor aún, estos supresores tumorales pueden ser desactivados por una sola interacción entre una proteína represora y un área específica del complejo génico. Así, p14^{ARF}, p15^{INK4b} y p16^{INK4a} (*v.* anteriormente) están codificados en el cromosoma 9p21. La pérdida de este locus es muy habitual en los cánceres humanos, y conduce a la desregulación del control del ciclo celular relacionado con Rb y a la inhibición excesiva de p53 (fig. 5-48A).

Las tres transcripciones supresoras están impulsadas por diferentes promotores, con p15^{INK4b} ubicado que el resto. P14^{ARF} (MLA = marco de lectura alternativo) y p16^{INK4a} comparten algunos exones (*v.* fig. 5-48A), pero las secuencias de codificación compartidas están en marcos de lectura diferentes. Por tanto, estos productos proteicos del mismo gen no tienen ninguna homología de secuencia. A pesar de tener diferentes promotores, los tres marcos abiertos de lectura comparten un sitio represor común (fig. 5-48B). La proteína represora, Cdc6, se une a un sitio común y puede extinguir simultáneamente la expresión de los tres supresores tumorales críticos. Un mecanismo adicional de supresión tumoral puede ejemplificarse en este locus, es decir, **ARN largo no codificantes (lncRNA**, *v.* más adelante). Un importante lncRNA, denominado ANRIL, suprime la expresión de p15^{INK4b} y es particularmente importante en algunas leucemias y cánceres de próstata.

p53 y relacionados. Como se ha mencionado anteriormente, p53 es el miembro más destacado de una familia de supresores tumorales con diversas funciones. Todos ellos son activadores y represores transcripcionales, y todos inhiben uno o más atributos del cáncer (*v.* anteriormente). Al igual que p53, p63 y p73 están activas en este modo como homotetrámeros. Sin embargo, la historia de p53/p63/p73 es más compleja que eso. Cada uno de estos genes codifica múltiples transcripciones, para los que se han identificado funciones diversas, a veces antagónicas.

Las variantes más conocidas son las transcripciones acortadas, generadas por empalme alternativo y/o diferentes promotores internos. Estas variantes de ARNm codifican para proteínas que carecen de cantidades variables de proteínas de longitud completa. Se conocen formas deficientes de transcripción de cada familia: ΔNp53, ΔNp63, ΔNp73. También se conocen muchas variantes de empalme, designadas con α, β, etc. Estas variantes ΔN y de empalme pueden oligomerizar con las proteínas de longitud completa para formar tetrámeros transcripcionalmente inactivos. Además, estas variantes, especialmente las variantes ΔN, pueden unirse a promotores normalmente activados por las proteínas de longitud completa (p. ej., proteínas proapoptóticas como Bax, Puma) y bloquear el acceso a estos promotores por las proteínas de tipo natural (fig. 5-49). La existencia de múltiples promotores adicionales y muchas variantes de empalme para cada proteína complica aún más las cosas.

No obstante, las proporciones de variantes de longitud completa: ΔN están íntimamente reguladas en los tejidos normales. Aunque los genes *p63* y *p73* no suelen mutar en los cánceres, las formas ΔN de las proteínas miembros de la familia p53 están reguladas al alza

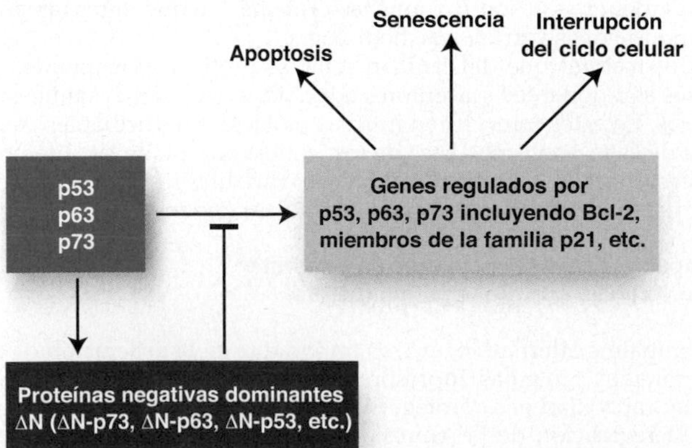

FIGURA 5-49. Isoformas de los miembros de la familia p53 y sus interacciones. Todos los miembros de la familia de las proteínas supresoras de tumores p53 tienen isoformas alternativas eliminadas en sus extremos amino terminales (ΔN), que actúan como proteínas dominantes negativas, e impiden la transcripción y otras actividades de la longitud total de las p53, p63 y p73.

(o proporciones ΔN:longitud completa alteradas) en muchos tumores. Por ejemplo, el predominio de ΔNp63 se asocia con una mala respuesta a ciertas quimioterapias dirigidas al ADN y puede presagiar un mal pronóstico.

Por tanto, por complejo que sea, la disponibilidad de transcripciones alternativas, y las variantes resultantes o proteínas diferentes, codificadas por el mismo locus, representa un medio importante por el que los cánceres pueden evadir los mecanismos de supresión de tumores.

SÍNDROMES DE CÁNCER HEREDITARIOS

Los síndromes de cáncer atribuidos a mutaciones heredadas representan solo el 1% de los cánceres humanos. Estas mutaciones involucran principalmente a genes supresores tumorales y de reparación del ADN. Como ya se ha analizado en el caso de *Rb,* la herencia de un único alelo mutado de un GST da lugar a un estado heterocigótico y a un alto riesgo de LOH (es decir, inactivación del alelo normal). Lo que se hereda en este escenario es un alto grado de susceptibilidad a desarrollar cáncer. Aunque el genotipo de la línea germinal de estas personas es heterocigótico, ambos alelos supresores tumorales están inactivados en los tumores que se desarrollan en estos individuos.

Los tumores hereditarios pueden dividirse arbitrariamente en tres categorías:

1. Neoplasias malignas hereditarias (p. ej., Rb, WT, muchos tumores endocrinos)
2. Tumores hereditarios que permanecen benignos o tienen un potencial maligno (p. ej., CPA)
3. Síndromes hereditarios relacionados con un alto riesgo de neoplasias malignas (p. ej., síndrome de Bloom, ataxia-telangiectasia)

Estos síndromes ponen de relieve las actividades supresoras de tumores y los genes que los causan. Sin embargo, muchos síndromes hereditarios conllevan un espectro de tumores diferente de lo que sugeriría la importancia del gen o genes mutados. Por ejemplo, la disminución de PTEN es muy habitual en muchas neoplasias malignas (*v.* anteriormente), pero la pérdida de la línea germinal de PTEN (síndrome de Cowden) se asocia principalmente con hamartomas benignos. Hay que tener en cuenta que los defectos hereditarios de la supresión de tumores son, por suerte, poco frecuentes. Sin embargo, ayudan a identificar los supresores tumorales, a delinear cómo actúan los productos de GST afectados y a identificar los mecanismos de inactivación de los supresores tumorales. Las deficiencias adquiridas en la supresión tumoral son habituales.

Se conocen muchos más GST de los que se pueden describir aquí, y su número va en aumento. Además, las mutaciones hereditarias en los GST son responsables de muchos síndromes de susceptibilidad tumoral, algunos ejemplos representativos de los cuales se enumeran en la tabla 5-6. La mayoría de estos se analizan en los capítulos dedicados a los órganos específicos.

Algunos trastornos, denominados **facomatosis** (p. ej., esclerosis tuberosa, neurofibromatosis), son difíciles de clasificar. Tienen características tanto congénitas como neoplásicas. Los tumores relacionados con estos síndromes afectan sobre todo el sistema nervioso. Solo una pequeña proporción de cánceres muestra herencia mendeliana, pero es innegable que ciertas neoplasis malignas tienden a ser hereditarios. En el caso de muchos tumores, otros miembros de la familia de una persona afectada tienen un riesgo entre dos y tres veces mayor de desarrollar ese tipo de cáncer. Esta predisposición es especialmente significativa en el caso de los cánceres de mama y de colon, pero también se ejemplifica en la interacción de la herencia y el ambiente. Así, los fumadores que están muy relacionados con alguien con cáncer de pulmón tienen un mayor riesgo de desarrollarlo que los fumadores sin estos antecedentes familiares.

Especificidad de órganos en los síndromes de cáncer hereditario

Muchas de las mutaciones hereditarias de la línea germinal citadas anteriormente (p. ej., genes *BRCA1* o *VHL*) dan lugar a síndromes

TABLA 5-6
EJEMPLOS SELECCIONADOS DE AFECCIONES HEREDITARIAS QUE PREDISPONEN A UN MAYOR RIESGO DE CÁNCER

Síndrome	Gen	Neoplasias predominantes	Función génica	Tipo de herencia[a]
Síndromes de inestabilidad cromosómica				
Síndrome de Bloom	*BLM*	Muchos sitios	Reparación del ADN	R
Anemia de Fanconi	*?*	Leucemia mielógena aguda	Reparación del ADN	R
Cáncer hereditario de la piel				
Melanoma familiar	*CDKN2 (p16)*	Melanoma maligno	Regulación del ciclo celular	D
Xerodermia pigmentaria	*Grupo XP*	Carcinoma de células escamosas de la piel; melanoma maligno	Reparación del ADN	R
Sistema endocrino				
Neoplasia endocrina múltiple tipo I	*MEN1*	Tumores de células de los islotes pancreáticos	Regulación transcripcional	D
Neoplasia endocrina múltiple tipo II	*RET*	Carcinoma medular de tiroides; feocromocitoma (neoplasia endocrina múltiple tipo 2A)	Receptor tirosina cinasa; regulación del ciclo celular	D
Cáncer mamario				
Síndrome de cáncer de mama-ovario	*BRCA1*	Carcinomas de ovario, mama, trompa uterina y próstata	Reparación del ADN	D
Cáncer de mama específico localizado	*BRCA2*	Carcinoma de mama femenino y masculino; carcinomas de próstata, páncreas y ovario	Reparación del ADN (Fanconi)	D/R
Cáncer de mama	*PALB2*	Mama, páncreas	Reparación del ADN (Fanconi)	D/R
Sistema nervioso				
Retinoblastoma	*RB*	Retinoblastoma	Regulación del ciclo celular	D
Facomatosis				
Neurofibromatosis tipo 1	*NF1*	Neurofibrosarcomas; astrocitomas; melanomas malignos	Regulación de la señalización mediada por ras	D
Neurofibromatosis tipo 2	*NF2*	Meningiomas; schwannomas	Regulador del citoesqueleto	D
Sistema digestivo				
Poliposis adenotamosa familiar	*APC*	Carcinoma colorrectal	Regulación del ciclo celular; migración y adhesión	D
Carcinoma colorrectal hereditario no poliposo (síndrome de Lynch)	*hMSH2, hMSH6, MLH1, hPMS1, hPMS2*	Carcinomas de colon, endometrio, ovario y vejiga; melanoma maligno	Reparación del ADN	D
Síndrome de Peutz-Jeghers	*LKB1/STK11*	Carcinomas de estómago, intestino delgado y colon	Cinasa de serina y treonina	D
Riñón				
Tumor de Wilms	*WT*	Tumor de Wilms	Regulación transcripcional	D
Von Hippel-Lindau	*VHL*	Carcinoma de célula renal	Regulador de la adhesión	D
Sitios múltiples				
Síndrome de Li-Fraumeni	*TP53*	Carcinoma de mama; sarcomas de tejido blando; tumores, leucemia	Regulación transcripcional	D
Ataxia telangiectasia	*ATM*	Linfomas; leucemia	Señalización celular y reparación del ADN	R

AMPc, 3′,5′-monofosfato de adenosina cíclico; *ATM*, ataxia-telangiectasia mutada (gen); *PTEN*, homólogo de la fosfatasa y la tensina; *TGF-β*, factor de crecimiento transformante β.
[a]*D*, autosómico dominante; *R*, autosómico recesivo.

tumorales específicos. Sin embargo, sigue sin estar claro por qué las alteraciones de ciertos genes tienden a afectar algunos órganos, pero no otros. Así, la importancia de *BRCA1* en la reparación de las RCD del ADN está bien establecida, pero se desconoce por qué las mutaciones de la línea germinal de *BRCA1* conducen principalmente a los cánceres de mama y ovario y no a otros, y por qué las mujeres se ven mucho más afectadas que los hombres.

INESTABILIDAD GENÓMICA EN EL CÁNCER

La oncogenia incluye múltiples cambios genéticos, entre los cuales la inestabilidad genómica es fundamental. Aunque no es universal en los tumores, la inestabilidad cromosómica (IC) provoca una tasa aumentada de adiciones o deleciones de cromosomas completos, o porciones de estos, que producen variabilidad en los cariotipos celulares. La IC puede dar lugar a **aneuploidía** (número anómalo de cromosomas), **amplificación de genes** (aumento del número de copias de un gen) y **LOH** (pérdida de un alelo de un par de alelos).

La LOH puede deberse a la pérdida de un cromosoma completo, a la deleción de un segmento de ADN que tiene el gen en cuestión o a la inactivación de dicho gen. Como resultado, el alelo remanente es el único para ese locus y controla el fenotipo. Si ese alelo remanente es anómalo, la falta de un segundo alelo para contrarrestarlo significa que su fenotipo anómalo no tiene oposición. Mas aun, el fenotipo del alelo remanente puede promover el desarrollo de un cáncer. Típicamente, alrededor de una cuarta parte de los alelos se pierde en las neoplasias.

Tres mecanismos principales alteran la activación de los genes celulares

Existen tres mecanismos generales por los que se activan los protooncogenes:

- Una mutación en un protooncogén conduce a la **producción de una proteína anómala**.
- El aumento de la expresión de un protooncogén provoca la **sobreproducción de un producto génico normal**.
- La activación o expresión de los protooncogenes está regulada por numerosos mecanismos autoinhibidores que protegen de una actividad inadecuada. Muchas mutaciones en los protooncogenes los hacen **insensibles a las restricciones normales de autoinhibición y regulación** y conducen a una activación constitutiva.

Los procesos inversos se aplican a la inactivación de los supresores tumorales (*v.* anteriormente). Es decir: *(1)* las mutaciones pueden producir una proteína anómala que carece de supresión tumoral o interfiere en esta; *(2)* se vuelven ineficaces si un objetivo regulador se sobreexpresa y sobrepasa así la capacidad de un supresor expresado normalmente; o *(3)* su expresión se ve afectada, ya sea por mutación reguladora o por inactivación epigenética.

Múltiples mecanismos generan inestabilidad genómica

Son diversos los mecanismos de inestabilidad genómica que contribuyen a la carcinogenia. Estos incluyen: *(1)* mutaciones puntuales; *(2)* translocaciones; *(3)* amplificaciones y deleciones; y *(4)* pérdida o ganancia de cromosomas completos. Estos tipos de inestabilidad se producen de muchas maneras. Una de las más importantes es la pérdida (ya sea por herencia, mutación o inactivación epigenética) de proteínas que protegen a la célula de las mutaciones. Entre estas se encuentran las proteínas reguladoras del ciclo celular (puntos de control, corrección de pruebas, proteínas relacionadas con la mitosis seleccionadoras de cromosomas, etc.) y proteínas que median en las funciones de reparación del ADN.

Papel de los defectos en los sistemas de reparación del ADN

Parte de la comprensión de cómo los defectos en la reparación del ADN contribuyen a la oncogenia proviene de las observaciones realizadas en los síndromes de cáncer familiares. Por ejemplo, un tipo de síndrome de cáncer de colon, el cáncer de colon no relacionado con poliposis hereditaria (CCNRPH, síndrome de Lynch), implica un riesgo de por vida del 75% de padecerlo. La gran mayoría de los pacientes con CCNRPH presentan mutaciones en las enzimas de REE del ADN *MLH1* o *MSH2* (*v.* anteriormente).

La xerodermia pigmentosa (XP), un síndrome hereditario que se caracteriza por sensibilidad aumentada a la luz UV y desarrollo de cáncer de piel, refleja anomalías en las enzimas de REN. En algunos tipos comunes de cáncer pulmonar espontáneo, una mayoría de casos muestran proteínas mutantes participando en la REN.

Reparación de la rotura de la doble cadena y cáncer

Como se ha mencionado anteriormente, en la detección de RCD y en el inicio de los procesos de reparación interviene la proteína ATM. Las mutaciones en ATM y en otras enzimas implicadas en la reparación de RCD están asociadas a una alta frecuencia de neoplasias malignas.

Mutaciones puntuales

Aunque los seres humanos han desarrollado mecanismos muy eficaces para reconocer y reparar las mutaciones puntuales, los cambios en una sola base son frecuentes, a un ritmo de 10^{-9}/bases/división celular en las células somáticas y 10^{-11} en las células germinativas. Las técnicas avanzadas de secuenciación del ADN han permitido detectar muchos de estos cambios monobásicos en los tumores, que se conocen como **polimorfismos de un solo nucleótido** o **SNP** (*single nucleotide polymorphisms*).

Activación por mutación puntual

La conversión de protooncogenes en oncogenes puede deberse a (1) mutaciones puntuales, (2) deleciones o (3) translocaciones cromosómicas. El primer oncogén identificado en un tumor humano fue un *HRAS* activado en un cáncer de vejiga. Este gen presentaba una alteración notablemente leve: una mutación puntual en el codón 12, cambio que tiene como resultado la sustitución de una valina por glicina en la proteína H-ras. Estudios posteriores de otros cánceres revelaron mutaciones puntuales que afectaban otros codones del gen *HRAS*, lo que sugiere que estas posiciones son críticas para la función normal de la proteína Ras. Desde entonces se han descrito muchas alteraciones en otros genes reguladores del crecimiento.

Las mutaciones activadoras, o de ganancia de función, en los protooncogenes suelen ser alteraciones somáticas y no de la línea germinal. Las mutaciones de la línea germinal en los protooncogenes, que se sabe que son importantes reguladores del crecimiento durante el desarrollo, suelen ser mortales en el útero. Hay excepciones a esta regla. Por ejemplo, la mutación de *c-ret* causa ciertos cánceres endocrinos hereditarios, y *c-met,* que codifica el receptor del factor de crecimiento de los hepatocitos, está asociado a una forma hereditaria de cáncer renal.

Translocación cromosómica

Las translocaciones cromosómicas consisten en la transferencia de una parte de un cromosoma a otro. Estos reordenamientos contribuyen a la carcinogenia de dos maneras principales. A veces colocan un gen normal, como un protooncogén, bajo el control de un promotor que se regula con menos eficacia que el promotor del protooncogén nativo.

Activación por translocación cromosómica

En el 75% de los pacientes con linfoma de Burkitt (*v.* más adelante y cap. 20), hay una translocación de *c-myc*, un protooncogén que interviene en la progresión del ciclo celular, desde su lugar en el cromosoma 8 a una posición en el cromosoma 14 (fig. 5-50). Esta translocación coloca a *c-myc* en un lugar adyacente a genes que controlan la transcripción de las cadenas pesadas de la inmunoglobulina (Ig). Como resultado, *c-myc* es activado por las secuencias activadoras/potenciadoras estos genes de la Ig y, por tanto, se expresa de forma constitutiva en los linfocitos B, en lugar de hacerlo de forma regulada. En el 25% de los pacientes con linfoma de Burkitt, el protooncogén *c-myc* permanece en el cromosoma 8, pero es activado por la translocación de los genes de la cadena ligera de inmunoglobulina (IgL) desde el cromosoma 2 o 22 hasta el extremo 3′ del gen *c-myc*. En ambos casos, estas translocaciones cromosómicas no producen una nueva proteína, sino que estimulan la sobreproducción de un producto génico normal. En el linfoma de Burkitt, la cantidad excesiva del producto normal de *c-myc*, probablemente en asociación con otras alteraciones genéticas, conduce a la aparición de un clon dominante de linfocitos B, que se dirige inexorablemente a una proliferación como neoplasia monoclonal. Muchas otras neoplasias hematopoyéticas, linfomas y tumores sólidos reflejan la activación de oncogenes por translocación cromosómica. Aunque algunas neoplasias se **inician** por translocaciones cromosómicas, durante la **progresión** de muchos cánceres se producen múltiples anomalías cromosómicas (translocaciones, roturas, aneuploidías, etc.).

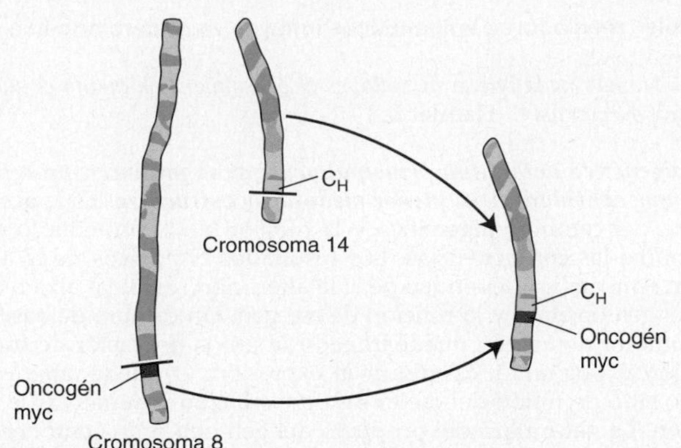

FIGURA 5-50. Representación esquemática de la transolcación t(8;14) del linfoma de Burkitt (LB). En el LB, las roturas cromosómicas incluyen a los brazos largos de los cromosomas 8 y 14. El gen *c-myc* en el cromosoma 8 se transloca a una región del cromosoma 14 que está adyacente al gen que codifica para la región constante de una cadena pesada de inmunoglobulina (C_H). La expresión de *c-myc* es mejorada al asociarse con las regiones promotoras/potenciadoras de los genes de inmunoglobulina transcritos activamente.

Translocación que genera una nueva proteína

La translocación cromosómica puede desencadenar la producción de una nueva proteína anómala. Parte de un cromosoma, incluidas parte o toda la región codificante de una proteína, se traslada a otro cromosoma, a la región codificante de otro gen. El resultado es una nueva proteína que comparte homología de secuencia con las dos originales, pero que es activa en la conducción de la oncogenia de un modo en que las originales no lo hacen.

El primer ejemplo (y aún el más conocido) de una proteína híbrida resultante de una translocación cromosómica en un cáncer humano es el **cromosoma Filadelfia**, que se encuentra en el 95% de los pacientes con leucemia mielógena crónica (LMC, fig. 5-51). En esta situación, el protooncogén *c-abl* del cromosoma 9 está translocado en el cromosoma 22, en una región conocida como región agrupada del punto de rotura (BCR, *breakpoint cluster region*). Allí, las secuencias codificadoras de *c-abl* se unen con BCR para producir un oncogén híbrido que codifica una proteína aberrante con una actividad de tirosina cinasa muy elevada. la cual genera señales mitógenas y antiapoptótica. La proteína Bcr-Abl procedente de la translocación del cromosoma Filadelfia es un ejemplo de cómo los reordenamientos cromosómicos pueden generar una nueva proteína quimérica (de fusión). Esta nueva proteína proporciona una objetivo farmacoterapéutico muy eficaz frente a la LMC.

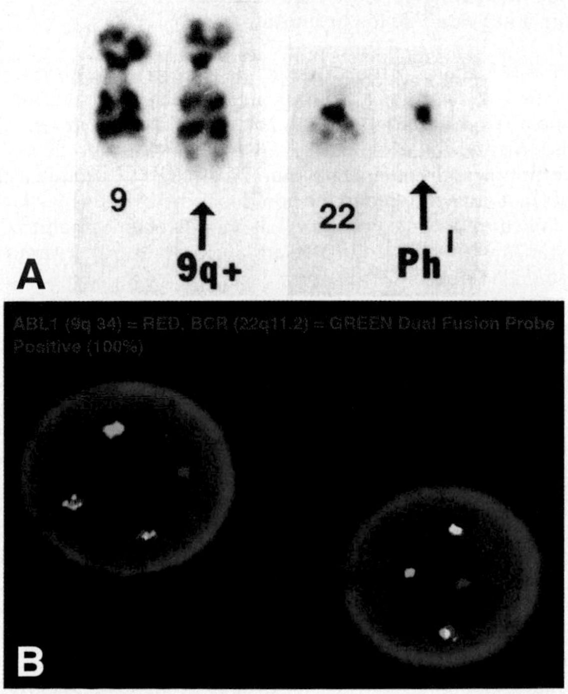

FIGURA 5-51. Translocación t(9;22) en la leucemia mielógena crónica. A. El cromosoma 22 acortado y el cromosoma 9, más largo, mostrados en los cromosomas translocados. B. Hibridación fluorescente *in situ* (FISH). Este ensayo muestra el cromosoma de fusión con el empleo de una sonda *roja* ABL para el cromosoma 9, y una sonda *verde* BCR para el cromosoma 22, que se unen para generar una señal *amarilla*. Se muestran dos células tumorales. Cada una tiene un cromosoma 9 normal y un cromosoma 22 normal.

Amplificaciones y deleciones

Las amplificaciones genéticas son duplicaciones de regiones de tamaño variable de los cromosomas. En términos citogenéticos, tales modificaciones aparecen como pequeños fragmentos de ADN que no forman parte de ningún cromosoma, y que se conocen como «minutos dobles» (fig. 5-52), o como un aumento de la intensidad de la señal cuando las sondas fluorescentes para regiones específicas hibridan con los cromosomas. Estos cambios afectan con frecuencia los oncogenes, genes con resistencia a fármacos o a caracteres malignos relacionados con fragmentos genómicos adyacentes.

Activación por amplificación de genes

El protooncogén *ERBB2* está amplificado en hasta una tercera parte de los cánceres de mama y ovario. El gen *ERBB2* (también denominado *HER2/neu*) codifica una tirosina cinasa de tipo receptor que se asemeja estructuralmente al receptor del EGF. La amplificación *del ERBB2* en estos cánceres (fig. 5-53) se correlaciona con una peor supervivencia global y una disminución del tiempo hasta la recaída. En este contexto, un anticuerpo dirigido contra el *HER2/neu* (trastuzumab) se utiliza actualmente como tratamiento complementario para los cánceres de mama que sobreexpresan esta proteína.

Inactivación por deleción

Las deleciones suponen, naturalmente, la pérdida de cromatina, desde fragmentos pequeños hasta brazos completos de los cromosomas. Igual que las amplificaciones tienden a ocurrir en los sitios de los oncogenes, las deleciones que llaman nuestra atención en las células cancerosas tienden a afectar los GST.

Alteraciones del número de cromosomas

La adición o pérdida de cromosomas enteros suele producirse durante la mitosis y se cree que refleja un defecto en la unión del

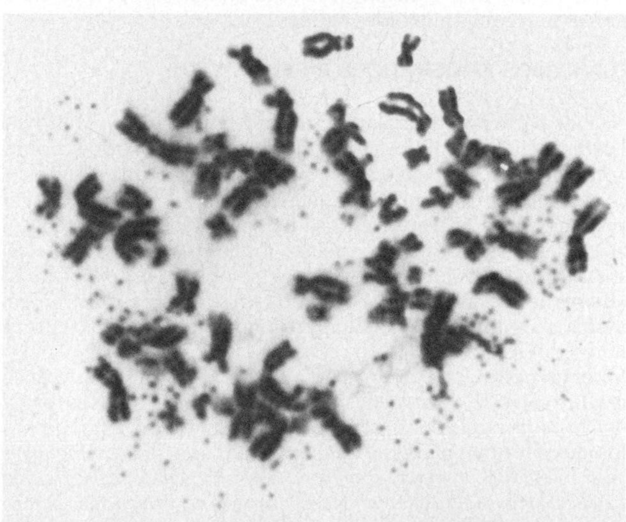

FIGURA 5-52. Minutos dobles en cánceres humanos. Los minutos dobles en un cariotipo en un sarcoma de tejido blando aparecen como pequeños cuerpos múltiples.

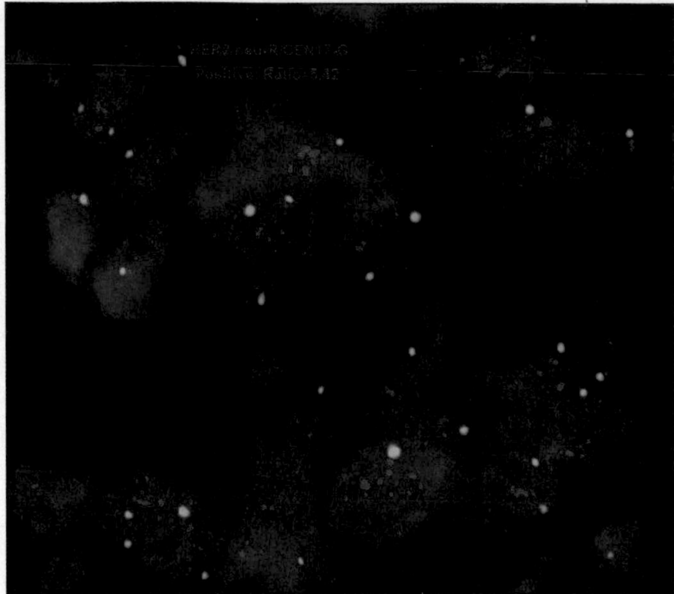

FIGURA 5-53. Amplificación de *ERBB2* en cáncer humano. Amplificación de *ERBB2* en un cáncer humano de mama (FISH); muestra las múltiples copias (*fluorescencia roja*) como cuerpos minutos. Para el control cromosómico, se muestra una sonda verde para el cromosoma 17.

huso mitótico a cinetocoros cromosómicos (*v.* anteriormente), posiblemente debido a un mal funcionamiento del aparato de la cinasa Aurora B (*v.* anteriormente). Los cromosomas se adhieren entonces con demasiada avidez a los husos mitóticos y no consiguen separarse y secretarse de manera adecuada.

Casi todos los tumores sólidos tienen cariotipos anómalos. Los tumores suelen perder una copia del cromosoma 10, donde reside el gen para PTEN (*v.* anteriormente), o poseen copias adicionales de cromosomas portadores de determinados oncogenes.

La pérdida cromosómica también puede producirse en cariotipos diploides. Una copia de cada cromosoma procede de cada progenitor. Si, en un par de cromosomas concreto, se pierde el cromosoma de uno de los progenitores, la copia de ese cromosoma del otro progenitor puede duplicarse y sustituir al que se perdió. Es decir, la célula tiene dos copias del cromosoma de uno de los progenitores, en lugar de una copia de cada uno de ellos. La pérdida de heterocigosidad resultante, conocida como perdida de copia-neutro de heterocigosidad (CN-LOH) se conoce como **disomía uniparental** (*v.* cap. 6), y es frecuente en muchas enfermedades malignas. La CN-LOH tiene importancia pronóstica en varios tipos de cáncer, como las leucemias mieloides agudas.

MECANISMOS EPIGENÉTICOS EN EL CÁNCER

La mayor parte de nuestra apreciación de la carcinogenia proviene del estudio de los cambios en las secuencias de ADN que codifican las proteínas, ya sean oncogenes, supresores tumorales u otros. Estas son fáciles de estudiar experimentalmente y son fácilmente comprensibles. Sin embargo, como se ha señalado anteriormente, las mutaciones que producen proteínas mutantes o disfuncionales, o que suprimen algunas proteínas por completo, no explican adecuadamente la carcinogenia. Hay otras fuerzas que influyen en el comportamiento de la célula tan profundamente como los propios codones del ADN.

La **epigenética**, por tanto, abarca diversos mecanismos que controlan la expresión de los genes, con independencia de las secuencias de ADN codificadas por la(s) proteína(s) en cuestión. Estos procesos fisiológicos forman parte del equilibrio celular normal. *Ninguna modalidad individual promueve o suprime necesariamente el cáncer, pero todas pueden actuar tanto para inhibir el desarrollo del tumor como para promoverlo. El resultado neto depende del gen o genes específicos implicados y de cómo se vean afectados.* Los mecanismos epigenéticos interactúan entre sí. Son complejos, se entrelazan y se superponen, de modo que los efectos de uno pueden requerir la participación de otros.

Múltiples mediadores epigenéticos influyen en la carcinogenia

«...No hay nada bueno ni malo; es el pensamiento humano el que lo hace parecer así». -Hamlet II:2

La epigenética determina principalmente si se producen proteínas (y en qué cantidad) y, en menor medida, su estructura. Es la acción directa del cambio epigenético y la función de la proteína lo que determina las consecuencias. Los resultados biológicos de la alteración epigenética dependen de si la alteración regula al alza o a la baja el gen objetivo y la función de ese gen. Un cambio de base en el promotor de un gen puede impedir la unión del factor de transcripción y, por tanto, disminuir la expresión. O puede añadir un nuevo sitio de unión del factor de transcripción y aumentar la expresión. La naturaleza del producto del gen determina entonces si el efecto es pro o antitumoral.

Para entender cómo las influencias epigenéticas contribuyen al desarrollo de tumores, hay que apreciar la diversidad de estas influencias. Estas se resumen en la tabla 5-7. Estas influencias pueden solaparse, de modo que, por ejemplo, la metilación del promotor (*v.* más adelante) de un gen que codifica un miARN puede disminuir la cantidad de ese miARN. Si este, a su vez, disminuye la traducción de un gen que codifica (de nuevo, por ejemplo) un oncogén, entonces las cantidades de esa proteína oncógena aumentarían.

En lugar de intentar comprender cada uno de estos diferentes mecanismos, es más importante apreciar su diversidad y complejidad, así como la plasticidad de los mecanismos reguladores que pueden activarse durante la oncogenia. *Los mecanismos epigenéticos regulan muchos procesos fisiológicos, como la embriogenia, y normalmente actúan para prevenir tumores. En esos contextos, suscitan escasa atención de investigación o clínica. Sin embargo, cuando son disfuncionales o se desbocan, pueden, entre otras cosas, impulsar o facilitar el desarrollo de tumores. Entonces es cuando se convierten en el foco de interés. Son* múltiples las influencias (*v.* más adelante) que pueden desencadenar su contribución a la carcinogenia, pero en conjunto la epigenética es un determinante clave del desarrollo tumoral y un objetivo en evolución para la intervención terapéutica.

Las modificaciones del ADN y las histonas regulan la actividad de los promotores

La cantidad de una proteína específica que posee o produce una célula puede ser al menos tan importante como la estructura de esa proteína a la hora de determinar, por ejemplo, si repara el ADN o impulsa la mitosis. La actividad transcripcional es uno de los factores más importantes que determinan la cantidad de proteínas que se producen. A su vez, la transcripción depende de múltiples factores, como la actividad del promotor. Las modificaciones habituales de las histonas y del ADN que afectan la actividad transcripcional se ilustran en la figura 5-54.

Enzimas de metilación y desmetilación

La metilación del ADN y de las histonas está mediada por las denominadas ADN-metiltransferasas (DNMT, *DNA methyl transferases*) y las histonas metiltransferasas (HMT), respectivamente. Ambos conjuntos de enzimas requieren S-adenosilmetionina (SAM) como grupo donador de metilo. Como se ilustra en la figura 5-54, la SAM necesaria para todas estas reacciones se genera a partir de suministros extracelulares de folato y metionina. El ADN y la desmetilación de las histonas siguen caminos similares. Las **desmetilasas de histonas con dominio Jumonji-C** (**JHDM**, *Jumonji-C domain–containing histone demethylases*) catalizan la mayor parte de la desmetilación de las histonas. Un grupo de enzimas denominadas **enzimas de translocación diez-once** (**TET**, *ten–eleven translocation enzymes*) catalizan la desmetilación del ADN. Ambos grupos de enzimas dependen del ascorbato y del **α-cetoglutarato** (**α-KG**).

Metilación y desmetilación de promotores

Dado la disponibilidad desde hace mucho tiempo de técnicas moleculares para estudiar la metilación del ADN, el conocimiento sobre la metilación de los promotores es más profundo que el

TABLA 5-7
MECANISMOS EPIGENÉTICOS BÁSICOS

A. Implicación del gen que se va a expresar	
Procesos/estructuras implicados	**Efecto**
Metilación y desmetilación del ADN Metilación y desmetilación de las histonas Acetilación y desacetilación de histonas Posicionamiento del nucleosoma	Niveles de transcripción
Secuencias no codificantes en el gen expresado	
Promotor	Niveles de transcripción
Potenciador	Niveles de transcripción
Sitios de empalme (donante/aceptador)	Múltiples efectos, incluida la estructura de las proteínas
Intrones	Efectos múltiples
Mutaciones sinónimas	Múltiples efectos, que incluyen alteración de la traducción, la estabilidad del ARN y el empalme
UTR 5′ UTR 3′	Estabilidad del ARNm, procesamiento, traducción
B. Reflejo de los cambios en otros genes	
Procesos/estructuras implicados	**Efecto**
Genes de ARN no codificante	
MicroARN ARN no codificante largo ARN que interactúa con las proteínas	Muchos procesos, como la estabilidad de las transcripciones, la traducción y la estructura de las proteínas
Genes que codifican proteínas reguladoras del ARN	
Enzimas de empalme Región interna de entrada al ribosoma (IRES y marco abierto de lectura (ORF) secuencia arriba Proteínas de unión al ARN	Secuencia de ARN, estructura de las proteínas, traducción, estabilidad del ARN
Genes que codifican proteínas reguladoras de la transcripción	
Factores de transcripción Inhibidores	Nivel de transcripción
Proteínas que regulan la estructura del ADN	
Aislantes	Independencia de la expresión génica de los factores que influyen en los genes adyacentes

de muchas otras influencias epigenéticas. Los dinucleótidos **CpG** («islas CpG») (la *p* representa el enlace interbase fosfodiéster) están distribuidos de forma no homogénea en el genoma. Predominan en las regiones promotoras de muchos genes y en las secuencias repetitivas de ADN, particularmente **elementos extrapolables** (*v.* más adelante).

Metilación y desmetilación del ADN

Las **DNMT** pueden transferir un grupo metilo a las citosinas en CpG. La metilación del promotor CpG suele disminuir la expresión de los genes, porque bloquea los promotores que se unen a los factores de transcripción y porque puede reclutar supresores transcripcionales al sitio. Las células normales tienden a tener altos niveles de metilación de CpG, en todo el genoma, lo que ayuda a mantener la estabilidad genómica. La hipometilación del ADN puede aumentar a medida que la oncogenia avanza desde una proliferación benigna hasta una neoplasia maligna.

La submetilación desestabiliza la estructura del ADN, favorece la inestabilidad genómica y facilita las deleciones cromosómicas, las translocaciones, los reordenamientos y la aneuploidía, todo lo cual contribuye a la progresión maligna. Las secuencias de ADN extrapolables son especialmente susceptibles a la translocación cuando están hipometiladas.

La metilación del ADN es reversible. La desmetilación del ADN catalizada por TET (*v.* anteriormente) puede conllevar varios ciclos de reacciones, que concluyen con la escisión/reparación de bases (*v.* anteriormente) del residuo C modificado. La desmetilación del ADN es importante para mantener la estructura del ADN y regular la transcripción.

La hipometilación es particularmente prominente en las secuencias repetitivas de ADN, los exones y los intrones de los genes que codifican proteínas. La disminución de la metilación de los genes asociados a la proliferación celular puede aumentar la transcripción de dichos genes. El mismo principio se aplica a los virus tumorales humanos latentes (p. ej., VPH, virus de Epstein-Barr [VEB]), cuya hipometilación puede conducir al desarrollo de tumores.

Es importante recordar que los patrones de metilación del ADN en los tumores muestran especificidad, y que el verdadero problema es que las células tumorales distribuyen la metilación de los CpG de forma diferente a las células normales. Los tumores suelen utilizar este mecanismo para inactivar la transcripción de **GST**, y la metilación de los GST suele ser más común que las mutaciones como forma en que los tumores evaden la supresión. La metilación CpG también puede complementar la mutación, para completar la inactivación de ambos de un par de alelos de GST. Los GST de FHIT, $p15^{INK4b}$ y BRCA1 (*v.* anteriormente) son especialmente susceptibles de regulación por metilación del promotor.

Además, las células tumorales tienden a mostrar metilación CpG en los sitios de unión de la proteína **CTCF** de unión al ADN. Esta proteína actúa como **aislante**. Forma bucles (de los que hay miles) en el ADN genómico para proteger a los genes de la organización transcripcional mediada por el potenciador y dirigida a otros genes cercanos. La metilación bloquea la unión de CTCF, por lo que elimina la protección que proporciona la función aislante de CTCF y somete a los genes normalmente aislados a una regulación espuria. Así, el principio fundamental es que *la alteración básica es la* ***metilación aberrante****, y es específica del sitio. Los patrones de metilación CpG en cada tumor y cada gen son diferentes.*

Modificaciones de las histonas

La cromatina es un complejo de ADN y proteínas que favorece la estabilidad del ADN y le permite caber en un espacio reducido (el núcleo). Contiene unidades repetitivas, **los nucleosomas** (*v.* más adelante), estructuras espaciadas periódicamente que consisten en la combinación de cuatro proteínas histónicas (H2A, H2B, H3, H4), envueltas en el ADN. Las alteraciones covalentes de las histonas incluyen metilación, acetilación, ubiquitinación, fosforilación y otras. Estas se producen con la participación de enzimas específicas de modificación de las histonas, y son reversibles. El trabajo de las HMT puede revertirse por las histonas desmetiltransferasas (HDMT). La acetilación de las histonas (por histonas acetilasas [HAT]) puede ser revertida por las histonas desacetilasas (sirtuinas, HDAC). Los cambios covalentes en la estructura de las histonas controlan la transcripción, la reparación y la replicación del ADN. No es de extrañar, pues, que las enzimas modificadoras de las histonas regulen muchas actividades, incluida la oncogenia.

Las modificaciones de las histonas son más complejas que los cambios relacionados con la metilación CpG en el ADN. Existen básicamente dos tipos principales: metilación/desmetilación y acetilación/desacetilación.

Metilación y desmetilación de histonas

Las lisinas y argininas son los principales objetivos de la metilación de las histonas. Las HMT y las HDMT utilizan los mismos sustratos metabólicos (SAM; ascorbato/α-KG, respectivamente) que sus parientes modificadores del ADN (fig. 5-54). Sin embargo, hay muchas lisinas (K) y argininas (R) en las diversas histonas, y las consecuencias de la metilación, etc., dependen de dónde (en qué histona, en qué aminoácidos y cerca de qué gen) y de cuántas veces el/los aminoácido/s es/son metilado/s. Por consiguiente, las consecuencias de la modificación de las histonas son mucho más variables que las de la metilación del ADN. Así, la triple metilación de K27 en H3 inhibe de forma significativa la transcripción. Pero la triple metilación de K4 en H3 estimula la transcripción.

En algunos casos, un complejo represor transcripcional específico, **PRC2** (*polycomb repressor complex 2*), es incorporado a promotores que han de ser inactivados. Este complejo realiza una triple metilación de un residuo específico (K27) sobre H3 y silencia la transcripción. Si, por diferentes medios, es metilada una lisina H3 diferente, se produce el efecto opuesto (activación transcripcional).

La enzima de metilación de histona, **EZH2**, forma parte de PRC2. Las células pueden ganar o perder la función de EZH2 por mutación o por niveles alterados de un miARN que la inhibe (miR-101). La expresión alterada de EZH2 ocurre en muchos cánceres, y se ha relacionado con mal pronóstico. Pero, de nuevo, es el contexto en el que se producen dichas alteraciones el que determina las consecuencias: las mutaciones de EZH2 con ganancia de función contribuyen a impulsar el desarrollo de linfomas de linfocitos B, al bloquear la transcripción de los genes relacionados con la diferenciación; pero la inactivación de EZH2 contribuye a otras neoplasias.

Todo lo que PRC2 puede hacer puede ser revertido otras enzimas. Entre estas otras enzimas se incluyen metilasas de las histonas que se dirigen a otras lisinas (p. ej., K4), desmetilasas, HAT y enzimas de remodelación de los nucleosomas.

Acetilación y desacetilación de histonas

La acetilación de las histonas tiende a abrir la cromatina (*v.* más adelante) y suele asociarse a un aumento de la actividad transcripcional. Las porciones K de las histonas con carga positiva se asocian a los ácidos nucleicos con carga negativa para impedir el acceso de los factores de transcripción al ADN subyacente. La acetilación neutraliza esas cargas positivas y provoca la disociación de la relación histona-ADN.

La desacetilación de las histonas provoca una condensación de la cromatina, lo que la hace inaccesible para la transcripción, por lo que se asocia al silenciamiento transcripcional. Las enzimas histonas desacetilasas (sirtuinas, HDAC) suelen encontrarse desreguladas (al alza o a la baja) en los cánceres, lo que provoca el silenciamiento de los GST y la desrepresión de oncogenes.

La combinación de las modificaciones de las histonas y la metilación del ADN constituye una intrincada red de regulación. Esta red funciona fisiológicamente en la regulación de muchas funciones biológicas e incluso de comportamiento. Su alteración desempeña un papel importante en la oncogenia.

Conexiones entre las modificaciones de las histonas y el ADN

Las histonas metilasas pueden incorporar las metilasas del ADN (DNMT) a un gen que debe ser silenciado. Las DNMT, a su vez, pueden atraer a HDAC a estos mismos sitios para desacetilar histonas y detener la expresión. Sin embargo, estas relaciones son complejas. En algunos casos, la metilación del ADN parece preceder a la metilación y desacetilación de las histonas, y viceversa. Así pues, los tres procesos están relacionados, pero la secuencia de acontecimientos y el estado final del ADN y las histonas en un sitio son probablemente todas específicas para genes individuales.

Posicionamiento del nucleosoma, composición de las histonas y actividad de los genes

La estructura de la cromatina es dinámica y fluctúa según las necesidades de las células. Los nucleosomas tienden a dejar abiertas las partes de los genes en las que la maquinaria transcripcional impulsa la expresión génica, y de nuevo donde ese aparato libera el ADN al final de la transcripción. Los complejos de remodelación modifican la posición y la composición de los nucleosomas, lo que provoca su desplazamiento o eliminación, según sea necesario, para adaptar la expresión génica a las circunstancias celulares cambiantes.

El proceso de sincronizar la posición del nucleosoma conlleva la incorporación de histonas modificadas o variantes en la cromatina. Estas también sustituyen a los relacionados más convencionales sobre una base continua, e influyen en gran medida en la susceptibilidad o resistencia del ADN asociado al silenciamiento por metilación de CpG. Dichas histonas contribuyen a determinar el propio posicionamiento del nucleosoma. La modificación continua de las proteínas histonas también forma parte de la dinámica de la remodelación de la cromatina.

Las enzimas de remodelación de nucleosomas, como las del complejo SW1/SNF, suelen estar mutadas en las neoplasias humanas. Cuando están inactivadas o inhibidas por EZH2, la falta de posicionamiento correcto de los nucleosomas regula a la baja los genes que impulsan la diferenciación. Se están llevando a cabo ensayos clínicos con inhibidores de EZH2, con el objetivo de aumentar la regulación de los genes SW1/SNF e impulsar la diferenciación.

Las influencias epigenéticas en la oncogenia implican la alteración de la estructura del ADN no codificante y modificaciones no estructurales de la expresión génica

Alrededor del 2% del genoma humano codifica para proteínas. El resto incluye secuencias reguladoras de muchos tipos y genes que codifican especies de ARN no traducido. Los cambios tanto en la estructura como en la actividad de estas secuencias de ADN que no codifican para proteínas son impulsores clave y contribuyen de

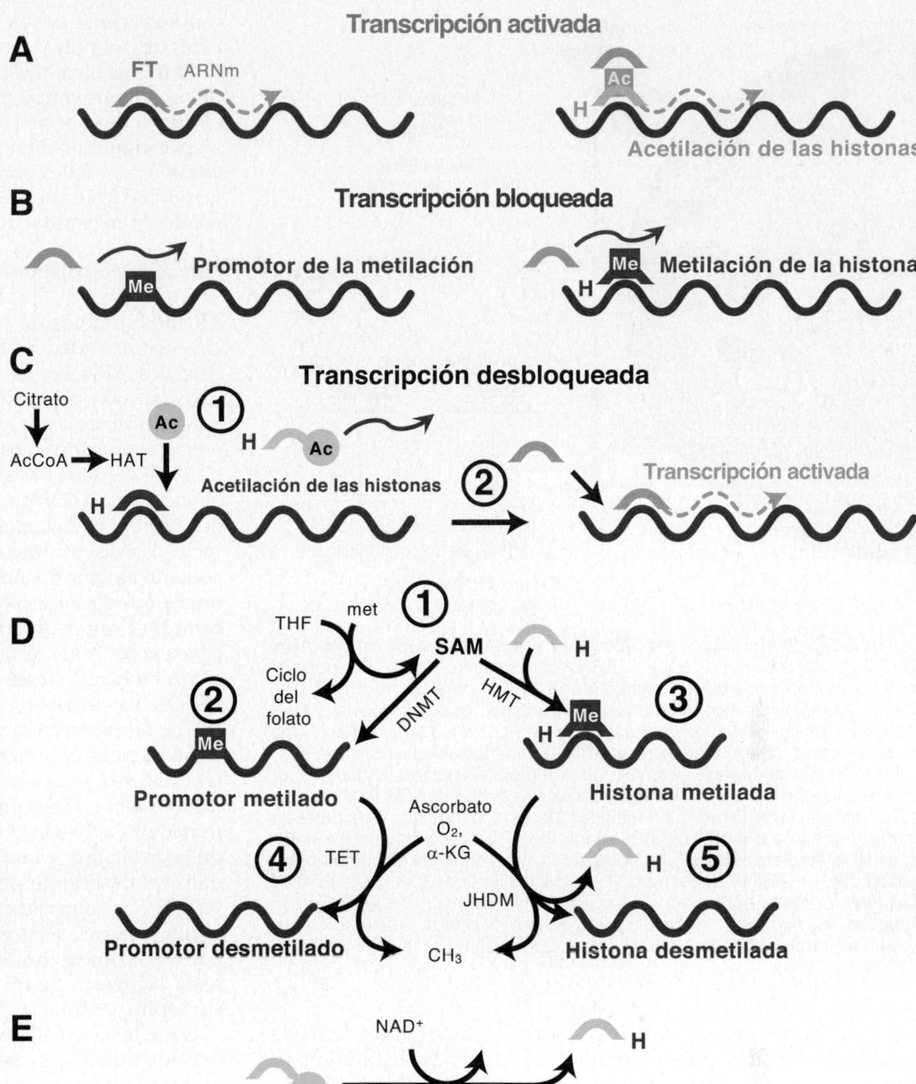

FIGURA 5-54. Regulación transcripcional. A. Normalmente, un factor de transcripción (FT) se une a un promotor e inicia la transcripción **(izquierda)**. La acetilación de una histona tiende a facilitar la transcripción **(derecha)**. **B.** La transcripción suele verse obstaculizada por la metilación de un promotor o de una histona que se une al promotor. **C.** Si se acetila una histona obstaculizadora, como se indica, se desbloquea la transcripción. **D.** Se muestra la mecánica de la metilación y desmetilación de promotores e histonas. La S-adenosilmetionina (SAM) es fundamental para la metilación del promotor y de las histonas, como se muestra, ya que proporciona el grupo metilo que será transferido al ADN por las ADN-metiltransferasas (DNMT; arriba a la izquierda), con el folato como participante, o a las histonas por las histonas metiltransferasas (HMT; arriba a la derecha). Las reacciones de desmetilación (recuadros inferiores) son catalizadas por enzimas que requieren ascorbato, α-cetoglutarato (α-KG) y oxígeno. Las enzimas de translocación diez-once (TET) desmetilan los promotores; las desmetilasas de histonas con dominio Jumonji-C (JHDM) desmetilan las histonas. **E.** Las histonas acetiladas (que, a diferencia de las metiladas, aumentan la transcripción del gen o genes en cuestión) pueden ser desacetiladas (con lo que se silencia el gen) en una reacción dependiente del NAD+ por las sirtuinas (*v.* cap. 1). *Ac*, acetil; *HAT*, histonas acetilasas; *NAD*, dinucleótido de adenina y nicotinamida; *THF*, tetrahidrofolato.

forma importante al desarrollo de los tumores. Los diversos efectos de estos cambios se resumen en la tabla 5-7. Como se ha señalado anteriormente, la complejidad de estos, la complejidad de sus conexiones entre sí y la importancia del contexto en el que se producen hacen imposible generalizar. Por tanto, en esta sección se describen brevemente los principales factores epigenéticos que contribuyen al desarrollo de los tumores y cómo lo hacen.

Los microARN son ARN reguladores largos y no codificantes

No hace mucho tiempo, los investigadores observaron que una zona específica de una leucemia de linfocitos B (*v.* cap. 20) tendía a estar alterada, pero en la región afectada no se codificaba ninguna proteína conocida. Tras un análisis más detallado, descubrieron que el gen alterado codificaba, no una proteína, sino una diminuta especie de ARN que actuaba como supresor tumoral. La pérdida de ese **miARN** supresor de tumores estaba relacionada con el desarrollo de ese tipo de leucemia. Desde entonces, se han descubierto más de 1000 miARN. Son supresores tumorales, oncogenes, reguladores que no tienen nada que ver con la oncogenia, etc.

Generación y funciones de los miARN

Los miARN pueden estar codificados en cualquier parte del genoma: ADN intergénico, intrones, exones, UTR 3′, etc. Suelen ser transcripciones por la ARN polimerasa II (pol-II), la misma enzima que transcribe los genes que codifican proteínas. Las transcripciones iniciales que acabarán convirtiéndose en miARN se procesan en miARN precursores de unas 70 bases de longitud. Estos se exportan (fig. 5-55) al citosol, donde se procesan adicionalmente para convertirse en cadenas simples de unas 22 bases de longitud y se incorporan al denominado **complejo de silenciamiento inducido por ARN** (**RISC**, *RNA-induced silencing complex*). Este complejo incluye una enzima (**Argonauta**, o **Ago**) que puede escindir ARNm objetivo.

Si la secuencia de reconocimiento (bases 2-8) de un miARN coincide con un ARNm (normalmente la 3′ RNT) perfectamente o casi perfectamente, Ago puede degradar la transcripción específica.

Si la complementariedad de miARN para un ARNm es imperfecta, la definición de esta última es bloqueada sin degradar el objetivo. Los miARN son heterogéneos, y cualquier miARN puede regular muchas diferentes transcripciones.

miARN y cáncer

Los miARN son controladores críticos de muchas actividades, como embriogenia y desarrollo, ciclos celulares, diferenciación, apoptosis, y mantenimiento de la pluripotencialidad de los blastocitos («troncalidad»). También regulan muchas etapas en la oncogenia mediante la inhibición de proteínas supresoras de tumores o como supresores tumorales en sí mismos. En este último caso, pueden atacar y bloquear directamente las transcripciones de los oncogenes, por ejemplo. También pueden actuar como oncogenes. Sus actividades

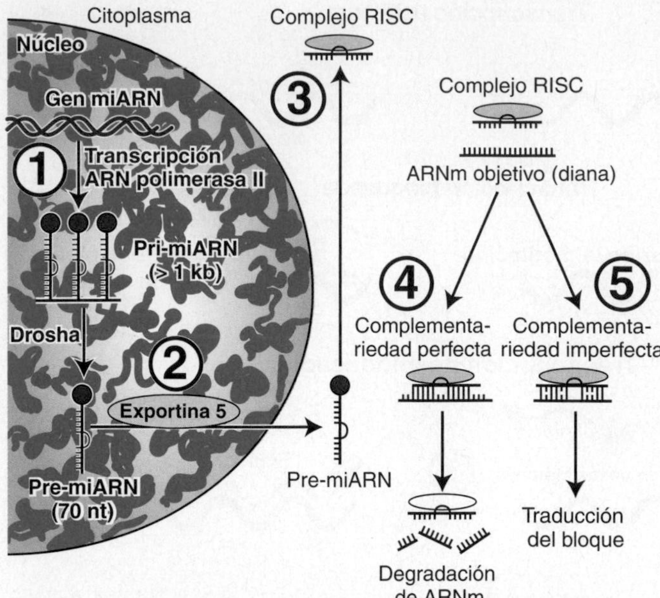

FIGURA 5-55. Producción, modificación y actividades de micro-ARN (miARN). 1. La mayor parte de miARN son transcritos por ARN polimerasa II, la misma enzima que transcribe al ARNm para la producción de proteína. **2.** Sin embargo, la transcripción original, que representa >1 kb de longitud (pri-miARN), es procesada por una enzima, Drosha, hacia una forma más corta, denominada pre-miARN. **3.** Esta forma es exportada desde el núcleo. En el citosol, se une a un complejo silenciador inducido por ARN (RISC), donde el pre-miARN se adapta aún más al miARN final por una enzima denominada Dicer. Un miembro de este complejo, una proteína llamada Argonauta o Ago, puede escindir los ARNm específicos. La naturaleza del efecto de miARN depende de la extensión de la complementariedad con un ARNm específico. **4.** Si los nucleótidos 2-8 de la miARM se alinean perfectamente con la región 3′ sin traducir de un objetivo, el objetivo es digerido y degradado. **5.** Si, por otro lado, la complementariedad es imperfecta, miARN inhibe la traducción del miARN objetivo.

pueden depender del entorno: una especie de miARN, o grupos de especies relacionadas, puede promover el desarrollo de tumores en algunos tejidos, pero suprimirlo en otros. Esta dependencia del contexto recuerda la ambidestreza de algunas proteínas que podrían ser supresoras de tumores a veces y activadoras de tumores en otras (*v.* anteriormente).

miARN que promueven la oncogenia

Dado que los miARN prooncógenos son tan diversos como las proteínas codificadas por los protooncogenes, aquí se ilustran, más que se enumeran. El conjunto de miARN homólogos denominados miR-17-92 aumenta en ciertos cánceres hematológicos. Protegen a las células de la apoptosis inducida por oncogenes (*v.* anteriormente) mediante la regulación estrecha de la proliferación inducida por Myc. También bloquean la proteína proapoptótica Bim (*v.* cap. 1), el supresor tumoral PTEN y el regulador del ciclo celular $p21^{WAF1/CIF1}$ (*v.* anteriormente).

Otros miARN inhiben otros GST diversos, incluido miR-21, que se dirige a las vías de p53, señalización de TGF-β y PTEN y, en función del tipo de célula, a otras vías antioncógenas. Este miARN está sobreexpresado en muchos tumores humanos, incluyendo los de pulmón, páncreas y colon.

miARN como supresores de tumores

Al igual que muchos miARN son oncógenos, muchos son supresores tumorales. Por ejemplo, la familia de miARNs Let-7, con 12 miembros altamente conservados, impide la proliferación celular mediante la regulación a la baja de proteínas que la activan, como KRAS, NRAS y Myc. Estos miARN también bloquean el tránsito del ciclo celular a través de la transición $G_1 \rightarrow S$ mediante la inhibición de CDK6 y CDC25A. Las cantidades de los miembros Let-7 se ven reducidas en muchos tumores humanos, especialmente en los cánceres de pulmón.

Entre los importantes miARN que tienen como objetivo la rama de prosupervivencia (antiapoptótica) de la familia Bcl-2 se incluyen el grupo de especies miR-15/16. Estos inhiben directamente Bcl-2, la principal proteína antiapoptótica mitocondrial (*v.* cap. 1), así como importantes conductores del ciclo celular: las ciclinas D y E. Los miR-15/16 suelen estar disminuidos o ausentes en los tumores sólidos y en ciertos linfomas.

Funciones reguladoras de los ARN largos no codificantes

Muchos cambios en la secuencia del ADN asociados al cáncer y otras enfermedades se producen dentro de las regiones que codifican los ARN largos no traducidos. *Estos **lncARN** se definen como ARN, ya sean primarios o transcripciones por corte y empalme, que no caben dentro de clases reconocidas como ARN estructural, codificador de proteína o pequeño.* Los lncARN pueden ser muy largos, a menudo de 1 000 o 10 000 bases. Al igual que ocurre con los miARN, las secuencias de ADN pueden codificar lncARN en casi cualquier lugar, incluidas secuencias de regiones intergénicas, intrones, exones incluso antisentido para regiones codificantes. En un compendio reciente se han documentado más de 48 000 lncARN, y probablemente queden otros por descubrir. No obstante, a pesar de esta gran cantidad, son muy poco abundantes, son poco conocidos y están casi completamente sin caracterizar.

Sin embargo, desempeñan muchas funciones reguladoras epigenéticas importantes, como el procesado de ARN pequeños, el control de la transcripción, y su función como organizadores, señuelos, transductores de señales y andamios que se unen a proteínas, ADN u otros ARN. Por ejemplo, la inactivación de uno de los pares de cromosomas X en las mujeres es responsabilidad de un lncRNA denominado Xist. Los lncARN también ayudan a dirigir la remodelación de la cromatina y la metilación del ADN, y determinan la estabilidad y el destino de la codificación proteica de los ARN. El lncRNA PTENP1 (*v.* anteriormente) actúa como señuelo para los miARN reguladores, es decir, como objetivo alternativo para miARN degradativos, lo que permite que su relacionado de codificación de la proteína supresora de tumores (en este caso, PTEN ARNm) sobreviva sin ser importunado.

Dada la variedad de sus funciones, no es de extrañar que, al igual que los miARN, se sepa que muchos lncARN están regulados al alza y a la baja en los tumores humanos.

Otros reguladores epigenéticos alterados en los cánceres

El análisis anterior hace referencia a algunos reguladores epigenéticos bien conocidos. A continuación, se abordan otros factores epigenéticos importantes, pero menos conocidos, que contribuyen al comportamiento de los tumores y que se ilustran en la figura 5-56.

Regiones reguladoras

Las regiones reguladoras de los genes suelen ser secuencias de ADN no codificantes que controlan los niveles de transcripción de los genes.

- **Promotores**. Las mutaciones en las regiones promotoras afectan directamente la eficiencia transcripcional al afectar la unión del factor de transcripción (FT). Pueden incluirse mutaciones que reduzcan la unión del FT y, por tanto, disminuyan la transcripción. Las secuencias alteradas de la región promotora pueden generar un nuevo sitio de unión del FT, y así aumentar la transcripción.

Los reordenamientos genómicos pueden colocar la secuencia codificante de un gen bajo el control de un promotor que normalmente no es el suyo. Así, las translocaciones de *c-myc* en el linfoma de Burkitt colocan ese activador mitótico bajo el control de promotores de genes de inmunoglobulinas.

- **Potenciadores**. Al igual que con los promotores, las secuencias alteradas de los elementos potenciadores pueden aumentar o disminuir la actividad transcripcional.

- **Aislantes.** Los aislantes de proteínas se mencionaron anteriormente. Las secuencias de ADN aislantes funcionan para aislar a los genes de las influencias de los elementos reguladores que afectan otros genes. Así, las mutaciones en los aislantes pueden hacer que un gen se regule al alza bajo el control de un potenciador de un gen cercano, pero no relacionado.
- **UTR 5′.** La estructura de las UTR 5′ del ARNm afecta la traducción por la estructura de su caperuza 5′, e impacta en la estabilidad del ARNm de varias maneras. El aumento de la estabilidad del ARNm, por ejemplo, puede impedir el acceso al ARNm por parte de las estructuras de reconocimiento ribosómico, y así disminuir la traducción.
- **Estructura de las IRES.** Las regiones internas de entrada al ribosoma (IRES, *internal ribosomal entry signals*) permiten la traducción de los ARNm con independencia de las caperuzas del extremo 5′, especialmente en las células sometidas a estrés. Estas pueden generar transcripciones policistrónicas, es decir, ARNm que codifican más de una proteína. En este contexto, una mutación que genere una IRES, que genere un nuevo marco abierto de lectura (ORF, *open reading frame*) secuencia arriba o que afecte la secuencia del ORF secuencia arriba puede aumentar o disminuir la eficiencia de la traducción de la ORF secuencia abajo, lo que puede acelerar la degradación del ARNm.

Secuencias de codificación e intrones

- **Mutaciones sinónimas.** Son mutaciones que cambian una secuencia de ADN codificante, pero no cambian el aminoácido codificado. Estas mutaciones son el reflejo de la degeneración del código genético, en el que más de una secuencia de trinucleótidos puede codificar un aminoácido concreto. Los cambios en la secuencia de ADN sinónima pueden tener un gran impacto en los productos génicos de varias maneras.

Pueden alterar el empalme del ARNm de varias maneras. Las mutaciones sinónimas pueden introducir sitios de empalme crípticos, lo que cambia la estructura del ARNm y, por tanto, de la proteína del producto. Algunos exones pueden ser eliminados del ARNm y otros pueden tener una secuencia diferente. La alteración de un sitio donador o aceptador de empalme puede provocar la omisión de exones.

Incluso sin anomalías de empalme, los cambios de bases sinónimos pueden afectar la estabilidad del mensaje. La unión del miARN puede aumentar o disminuir y afectar así tanto a la traducción como a la estabilidad del ARNm. O bien, la traducción puede ralentizarse, si el ARN de transferencia (ARNt) correspondiente a la nueva secuencia de trinucleótidos es menos abundante que el ARNt para la secuencia de tipo natural. Una traducción más lenta puede cambiar la dinámica de plegamiento de la proteína y provocar cambios en la conformación de su estructura.

Por último, si el gen codifica ORF superpuestos, una mutación sinónima en un ORF puede provocar un cambio de aminoácido en otro.

- **Secuencias de intrones.** Al igual que los cambios de bases sinónimos, la alteración de las secuencias de intrones pueden crear o destruir sitios de empalme. Además, los intrones contienen elementos que especifican el empalme. Las mutaciones en estos elementos reguladores del empalme y en los «puntos de ramificación» (que interactúan con los extremos 5′ de los exones secuencia abajo) pueden alterar los sitios de empalme para incluir parte de un intrón como exón, o para excluir parte de un exón (fig. 5-56).
- **UTR 3′.** Al igual que la UTR 5′, esta región también afecta la estabilidad de la transcripción y la eficiencia de la traducción. Sin embargo, las secuencias UTR 3′ alteradas pueden tener otras consecuencias. Dado que los miARN se dirigen principalmente a las UTR 3′, un cambio de base podría aumentar o disminuir la unión de los miARN inhibidores (así, una mutación en la UTR 3′ de KRAS disminuye la unión por parte de miARN Let-7, lo que aumenta la longevidad del ARNm de KRAS y las concentraciones de proteína).

Los cambios en la secuencia de UTR 3′ pueden insertar un sitio de poliadenilación secuencia arriba en el ARNm, lo que puede aumentar la estabilidad del mensaje (p. ej., al disminuir la unión del miARN) y las concentraciones de proteína. Esto ocurre con la ciclina D1 en algunos linfomas. También existe la posibilidad de que una señal de poliadenilación prematura trunque la proteína.

La complejidad del control epigenético sobre los procesos celulares normales debería ser, a estas alturas, muy evidente, así como las limitaciones de la comprensión de este. *Nunca se insistirá lo suficiente en la importancia de los detalles y en que toda generalización relacionada*

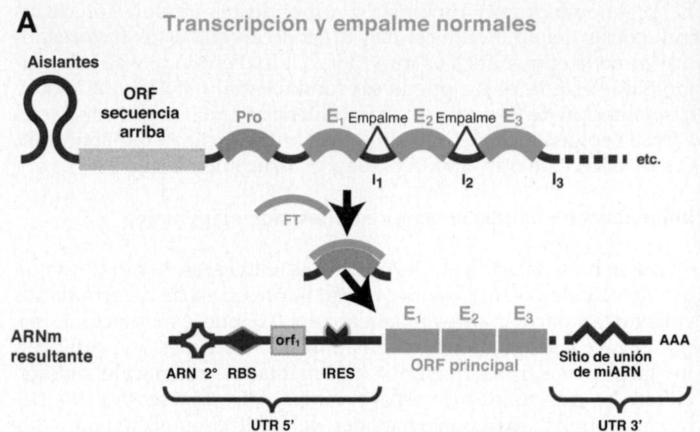

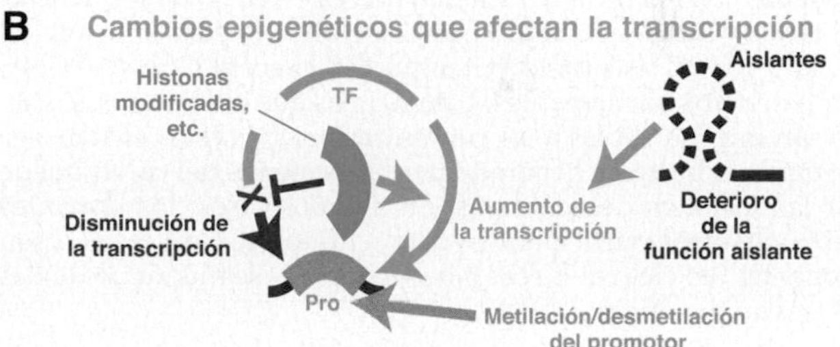

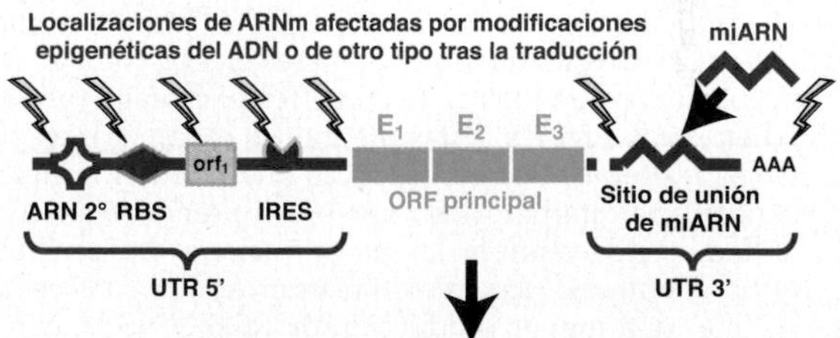

FIGURA 5-56. Transcripción, empalme y traducción, y cómo se ven afectados por influencias epigenéticas. A. La transcripción normal de un gen refleja múltiples influencias que no afectan la secuencia de aminoácidos del producto proteico principal: aislantes, marco abierto de lectura (ORF) secuencia arriba, promotores (Pro), sitios de empalme y secuencias anterógradas. Cuando un factor de transcripción (FT) se une a un promotor, se desencadena la transcripción. Los intrones (I) se eliminan del ARNm resultante, que seguirá incluyendo una estructura secundaria, un sitio de unión ribosómica, una región interna de entrada al ribosoma (IRES, si se trata de una transcripción policistrónica) y otras secuencias en la región 3′ no traducida (UTR 3′), incluidos posibles sitios de unión de miARN y una cola poliadenilación (poli-A). **B.** Los cambios epigenéticos que pueden influir en la transcripción incluyen la alteración de las proteínas de unión al ADN (p. ej., las histonas), la metilación y la desmetilación del ADN, que, en función de la naturaleza de la alteración, puede regular la transcripción al alza o a la baja, y después alterar la unión del FT, la función de aislante alterada. **C.** Los cambios epigenéticos que afectan la estructura del ARNm (sin alterar la secuencia principal de aminoácidos) se ilustran aquí, e incluyen cambios en la estructura del ARNm en las UTR 5′ y 3′. RBS, sitio de unión al ribosoma.

con el desarrollo de los tumores puede ser útil desde el punto de vista conceptual, y que a menudo deja de ser útil cuando se habla de situaciones específicas. El desarrollo, la progresión y la diseminación de los tumores conllevan un gran desequilibrio en todos los niveles de la actividad epigenética. Siempre hay que recordar que cada gen se ve afectado de forma diferente y que los resultados de tales alteraciones dependen siempre de los genes específicos y de cómo se ven afectados.

Los estímulos ambientales dan forma a los reguladores epigenéticos

El epigenoma es muy dinámico y responde a la modulación de las influencias del ambiente celular. El modo en que estos factores influyen en la epigenética es muy poco claro. Pero lo que se sabe sugiere que este impacto puede ser fundamental para la aparición y diseminación de los tumores. Las influencias ambientales conocidas sobre la epigenética incluyen inflamación, nutrición y metabolismo, estrés físico y de otro tipo, hipoxia y envejecimiento (fig. 5-57).

Influencias metabólicas en la remodelación epigenética

Como se ha señalado anteriormente, las reacciones de modificación del ADN y de las histonas requieren la presencia de determinados cofactores y participantes en la reacción. Aunque las mutaciones en, por ejemplo, los elementos reguladores de los genes que codifican los factores de transcripción y las enzimas de metilación pueden alterar las actividades de estas enzimas, solo representan una pequeña minoría de las aberraciones de metilación, acetilación, etc. relacionadas con los tumores. La mayoría es el reflejo de influencias alimentarias y otras metabólicas. Es imperativa la participación del folato, la α-KG, el ascorbato (vitamina C), la acetil CoA (Ac-CoA, así como de otros participantes. Las enzimas que median estas reacciones son muy sensibles a las concentraciones de estas sustancias. Por ejemplo, el butirato generado por las bacterias del colon puede inhibir las histonas desacetilasas. En algunos casos, los donantes de carbono y otros participantes (p. ej., citrato, Ac-CoA, α-KG) son componentes del ciclo de Krebs y deben reponerse tras su uso en las reacciones epigenéticas.

Inflamación y epigenética

Desde hace tiempo se sabe que las afecciones inflamatorias crónicas están asociadas al desarrollo de tumores, ya sea en el estómago (*Helicobacter pylori*), en el colon (colitis ulcerosa), en el esófago (esófago de Barrett) o en otros lugares. Estas afecciones inflamatorias suelen ir asociadas a alteraciones epigenéticas que pueden mitigarse con tratamientos antiinflamatorios. No se comprende bien cómo un medio inflamatorio estimula las modificaciones epigenéticas. En parte, refleja el entorno rico en oxidantes creado por las células inflamatorias, con una mayor producción de ROS/RNS (*v.* cap. **1**) y de citocinas proinflamatorias y otros mediadores que afectan al menos a algunas enzimas relevantes. Así, los radicales reactivos, las prostaglandinas proinflamatorias y la IL-1β estimulan la actividad del DNMT. La IL-6 aumenta la actividad de la DNMT mediante la regulación a la baja de los miARN inhibidores. El óxido nítrico activa las HDAC. Los eliminadores de radicales libres evitan algunos de estos efectos.

Otras influencias

Los mecanismos que subyacen a algunos otros factores ambientales que modifican los reguladores epigenéticos son muy poco conocidos. La hipoxia, por ejemplo, inhibe la metilación del ADN. Asimismo, el envejecimiento conduce a una desmetilación progresiva del ADN en todo el genoma, con un aumento de la metilación del ADN en las islas CpG, de forma muy similar a lo que se observa en los tumores. Este patrón se correlaciona tan bien con la edad cronológica que los patrones de metilación del ADN en 353 CpGs se han denominado «reloj epigenético". La senescencia también se asocia a la alteración de la organización de la cromatina y las modificaciones de las histonas. Algunos síndromes que causan un envejecimiento prematuro pueden producir los mismos tipos de cambios.

Estrés y modificaciones epigenéticas

El estrés nutricional, emocional y de otro tipo también puede estar relacionado con los patrones de metilación del ADN. Los traumas graves (p. ej., depresión materna) y otros factores de estrés que se producen en las primeras etapas de la vida pueden causar cambios duraderos en la metilación del ADN en los niños. Estos patrones de metilación del ADN son paralelos a los patrones relacionados con la senescencia.

Algunas de estas alteraciones pueden reflejar la actividad de los glucocorticoides. Se ha constatado que estas hormonas inducidas por el estrés afectan la metilación del ADN de dos maneras que se retroalimentan: *(1)* interfieren con los mecanismos celulares que mantienen y perpetúan la metilación del ADN; *(2)* regulan al alza las enzimas que catalizan la desmetilación del ADN (p. ej., activadores transcripcionales TET; *v.* anteriormente).

Los reguladores epigenéticos son fundamentales para el equilibrio celular normal. Durante la carcinogenia se desequilibran, pero de forma desigual: por lo general, los cambios opuestos en estos reguladores afectan los supresores tumorales, en comparación con los genes que los promueven.

Dado que los efectos epigenéticos suelen reflejar la influencia del entorno celular, pueden cambiar fácilmente y ser regulados al alza o a la baja para reflejar las fluctuaciones del entorno en el que se desarrollan y propagan los tumores. Esta plasticidad dota a las células tumorales de un mecanismo de adaptación no genético que les proporciona ventajas selectivas sin necesidad de realizar cambios genómicos permanentes. Así pues, los modificadores epigenéticos son importantes y complejos a la vez: aunque son fundamentales para el desarrollo y la diseminación de tumores, todavía no existe un principio general que se aplique a todos los aspectos de la regulación epigenética.

METABOLISMO DE LAS CÉLULAS CANCEROSAS

Las actividades metabólicas de una célula apoyan sus funciones. Todas las células generan energía, en forma de ATP, a partir de sustratos que contienen carbono. También producen los materiales que necesitan para reparar daños, apoyar sus acciones y (en algunos casos) producir células hijas. Las proporciones de las vías metabólicas de las células dedicadas a estas diferentes actividades dependen de lo que haga la célula. Dado que las células cancerosas suelen diferir mucho de sus homólogas normales en sus actividades de reconstrucción, proliferación y de otro tipo, su metabolismo refleja estas diferencias. Las vías metabólicas divergentes entre las células normales y las malignas se están estudiando actualmente como posibles objetivos terapéuticos para tratar los tumores.

Para comprender las perspectivas actuales del metabolismo de las células cancerosas y las posibles herramientas terapéuticas que puede ofrecer, primero debe revisarse brevemente el metabolismo celular normal, con hincapié en las áreas clave en las que se sabe que difieren las células normales y las malignas. La mayoría de estas funciones metabólicas comienzan con las fuentes de carbono, que se utilizan para generar energía y construir los componentes celulares.

El metabolismo celular normal favorece la generación de ATP

Las células normales utilizan la glucosa como su principal (pero no única, *v.* más adelante) fuente de carbono, tanto para producir ATP como para sintetizar macromoléculas. Las células obtienen ATP y componentes biosintéticos básicos a partir de la glucosa (fig. 5-58) a través de reacciones citosólicas y mitocondriales que incluyen:

- **Entrada de glucosa**. La glucosa entra en las células a través de transportadores, de los cuales el más conocido es GLUT1 (fig. 5-58A), aunque también pueden participar GLUT2, GLUT3 y GLUT4.
- **Glucólisis aerobia**. Estas reacciones enzimáticas transforman la glucosa, a través de la glucosa-6-fosfato, en piruvato y generan dos ATP netos.
- **Piruvato**. Este producto de la glucólisis aerobia es el eje del metabolismo en las células normales y malignas. El piruvato puede convertirse en lactato, a través de la lactato deshidrogenasa A

Desencadenantes de las alteraciones epigenéticas

Secuencia de ADN intacta
Estrés (físico, emocional)
Inflamación
Nutrición y metabolismo
Hipoxia
Envejecimiento

Alteración de la secuencia de ADN
intrones
ADN intergénico
Promotor
Potenciador
Aislante
UTR 5'
UTR 3'
ARN no codificante
Genes reguladores
Sitios de empalme

Consecuencias directas
Disminución/aumento de la transcripción de genes
Disminución /aumento de la estabilidad del ARNm
Disminución /aumento de la producción de proteínas
Disminución /aumento de la unión de los ARN no traducidos
Marcos abiertos de lectura aberrantes

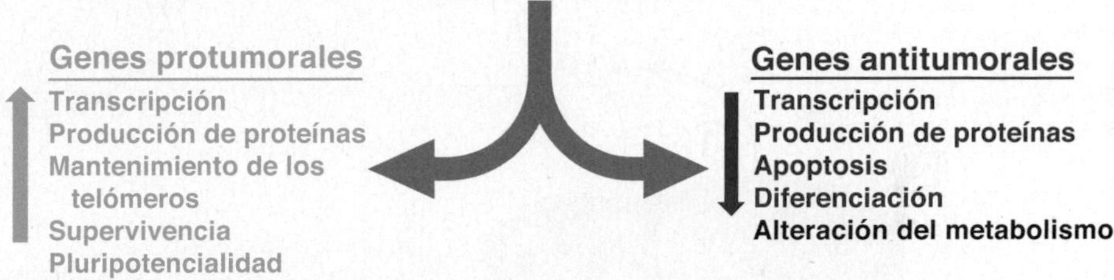

FIGURA 5-57. Factores desencadenantes de las alteraciones epigenéticas. Estas pueden implicar efectos ambientales y de otro tipo que no alteran las secuencias de ADN, o pueden implicar la alteración de las secuencias de ADN no codificantes del gen o genes en cuestión. Las consecuencias directas de estos cambios pueden, en función de los cambios específicos, afectar positiva o negativamente múltiples procesos relacionados con la producción, estructura y estabilidad del ARNm. En general, las alteraciones epigenéticas oncógenas tienden a regular al alza las actividades de los genes que contribuyen a la carcinogenia y a la baja las actividades supresoras de tumores. UTR 3′, región 3′ no traducida; UTR 5′, región 5′ no traducida.

(LDHA). O bien, puede entrar en la mitocondria, donde el piruvato deshidrogenasa (PDH) puede convertirlo en Ac-CoA (*v.* más adelante). El piruvato puede entrar en el ciclo del ácido tricarboxílico (TCA) después de su conversión en oxaloacetato o después de su conversión en Ac-CoA (fig. 5-58B).

- **Ribosa-5-fosfato**. Este azúcar se deriva de la glucosa-6-fosfato y se incorpora a los ácidos nucleicos (fig. 5-58C).
- **Ac-CoA**. PDH convierte el piruvato mitocondrial en Ac-CoA, que puede entrar en el ciclo TCA, donde la fosforilación oxidativa produce finalmente 36 ATP (fig. 5-58D). El Ac-CoA también puede salir de la mitocondria para participar en la biosíntesis de lípidos.
- **Síntesis de aminoácidos**. Muchos aminoácidos entran en la célula a través de transportadores de la membrana celular. Los aminoácidos esenciales, que el ser humano no puede sintetizar, deben proceder de los alimentos. Otros aminoácidos, sin embargo, pueden ser sintetizados por las células a partir del piruvato o de sus metabolitos que forman parte, por ejemplo, del ciclo TCA.

Por tanto, el metabolismo de la glucosa proporciona a las células mucho más que energía. Proporciona componentes básicos clave para casi todos los tipos de componentes estructurales y funcionales de las células.

Señales que intervienen en la captación y utilización de la glucosa

Las células importan glucosa (y otras fuentes de carbono; *v.* más adelante) en respuesta a señales tanto intracelulares como extracelulares. Muchas de estas señales están significativamente alteradas en los cánceres, lo que contribuye a que las células tumorales tengan un metabolismo anómalo.

Señales exógenas. Los reguladores externos clave del metabolismo celular son la insulina e IGF-1. Al unirse a sus receptores, estas hormonas activan señales intracelulares que impulsan muchos de los procesos y mediadores implicados en la oncogenia. Esto puede explicar, en parte, el hecho de que las personas con diabetes de tipo 2, que tienen altas concentraciones de insulina circulante, tienden a desarrollar cáncer más que otras personas.

Mediadores endógenos. En el centro de la respuesta intracelular está Akt (fig. 5-59A). Debido a las numerosas vías descendentes de Akt (*v.* anteriormente y cap. 1), la célula queda protegida de la apoptosis, se estimula su proliferación, etc. La función de Akt es antagonizada por el supresor tumoral PTEN. En lo que respecta al metabolismo, mTOR es el efector anterógrado clave de Akt. Esta proteína estimula la producción de transportadores de aminoácidos y la importancia de los aminoácidos (fig. 5-59B). También estimula la síntesis de lípidos y proteínas. *C-myc*, también regulada al alza por IGF-1, aumenta la producción de GLUT1 y la importación de glucosa, así como el transporte de glutamina (Gln) y la producción de LDH (*v.* más adelante).

El metabolismo de los tumores es heterogéneo y depende en gran medida de la glucosa para la biosíntesis y la energía

Las células cancerosas tienen necesidades diferentes a las de las células normales. Como suelen proliferar mucho más rápido que sus homólogas normales, deben sintetizar componentes estructurales para las futuras células hijas a un ritmo que sostenga su actividad mitótica. Así, la síntesis de proteínas, lípidos, etc., debe marchar a un ritmo mucho más rápido que el normal.

Incluso más que las células normales, las tumorales tienden a generar energía por glucólisis aerobia citosólica en el citosol, que produce piruvato más dos ATP, en lugar de la fosforilación oxidativa mitocondrial, que genera 36 ATP, CO_2 y H_2O. Este efecto, que recibe el nombre de Otto Warburg, que fue quien lo describió por primera vez, presenta una aparente paradoja entre las mayores necesidades metabólicas de las células tumorales y su preferencia por una vía que produce mucha menos energía. Sin embargo, el piruvato contribuye a la síntesis de proteínas, lípidos y otras macromoléculas. Además, el lactato generado por LDH a partir del piruvato (fig. 5-58) puede ser exportado (o importado, *v.* más adelante) a través de los **transportadores de monocarboxilato (MCT**, *monocarboxylate transporters*) de la membrana celular.

Como si se tratara de un deportista que utiliza distintas barras de ejercicio, las células tumorales también pueden generar energía a

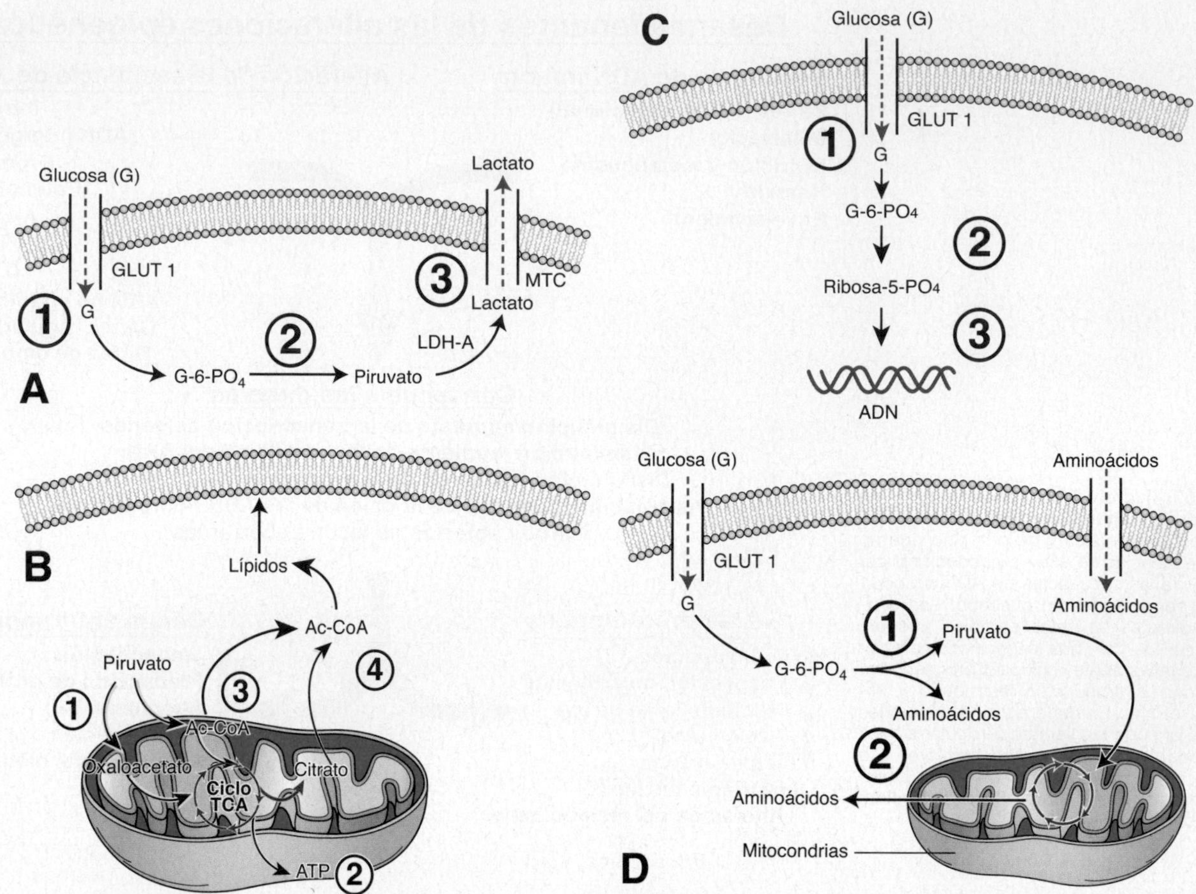

FIGURA 5-58. Metabolismo celular. A. Entrada de la glucosa. 1. La entrada de la glucosa está mediada por el transportador de glucosa GLUT1. Al entrar, se convierte en glucosa-6-fosfato. **2.** La mayor parte de la glucosa-6-fosfato se metaboliza por glucólisis, que provoca la producción de piruvato. A su vez, el piruvato se convierte, mediante la deshidrogenasa láctica-A (LDH-A) en lactato. **3.** El lactato se exporta de la célula mediante un transportador conocido como MTC. **B. Utilización del piruvato en las mitocondrias. 1.** Parte del piruvato generado a partir del metabolismo de la glucosa entra en las mitocondrias, y se convierte en oxaloacetata y se une al ciclo del ácido tricarboxílico (TCA). **2.** Esto conduce la fosforilación oxidativa para producir trifosfato de adenosina (ATP). **3.** El piruvato puede convertirse también en acetil-coenzima A (acetil-CoA). **4.** Ya sea este acetil-CoA o el citrato del ciclo TCA se exporta al citosol, donde se incorpora a los lípidos. **C. Incorporación al ADN. 1.** La glucosa-6-fostato se somete a un número de alteraciones enzimáticas. **2.** Es un precursor del ribosa-5-fosfato (ribosa 5-PO_4). **3.** Este último entra en el núcleo y es un bloque de construcción importante en la síntesis del ácido nucleico. **D. Incorporación en los aminoácidos. 1.** Los productos metabólicos de glucosa-6-fosfato pueden convertirse directamente en ciertos aminoácidos. **2.** De manera alternativa, después de que el piruvirato entra en las mitocondrias, los productos del ciclo TCA pueden convertirse en aminoácidos.

partir de múltiples fuentes de carbono (fig. 5-60). El lactato, secretado por algunas células tumorales y otras a través de MCT4, puede ser importado a través de los canales MCT relacionados. La LDHA convierte este lactato de nuevo en piruvato, para su uso en las diversas formas descritas anteriormente. El acetato también puede ser captado por las células tumorales y convertido en Ac-CoA, que se utiliza principalmente para la síntesis de lípidos. Los ácidos grasos, captados por las células tumorales, pueden sufrir una β-oxidación para generar Ac-CoA mitocondrial. Otra fuente de energía importante para las células cancerosas es Gln, que se convierte en α-KG, un intermediario del TCA. Aunque las células normales, dependiendo de sus funciones, también pueden aprovechar estas otras moléculas de forma similar, las células cancerosas han convertido esta multiplicidad de fuentes de carbono en un arte.

Múltiples fuentes de materiales para la biosíntesis

Estas fuentes alternativas de energía también desempeñan un papel clave en las actividades biosintéticas de las células tumorales que crean nuevas células (fig. 5-60). Así, al igual que el metabolismo de la glucosa genera componentes básicos de proteínas, lípidos y nucleótidos, otras sustancias importadas por las células tumorales también lo hacen. Gln, además de apoyar la generación de ATP, ayuda a generar antioxidantes (glutatión reducido [GSH]) y hexosaminas para glicosilar proteínas. Convertido en glutamato (Glu), ayuda a construir proteínas. La conversión enzimática en citrato y piruvato sostiene la generación de ATP y proporciona precursores biosintéticos para la biosíntesis de lípidos. Especialmente en contextos de baja presión de oxígeno, Gln es una fuente importante de ATP celular. Los pacientes con cánceres avanzados, no por casualidad, tienden a tener una concentración elevada de Glu en la sangre.

Los cuerpos cetónicos, especialmente el acetoacetato, los acetatos de ácidos grasos de cadena corta y el β-hidroxibutirato, son importantes productos del catabolismo que son producidos e importados por las células tumorales y adyacentes en entornos pobres en nutrientes y oxígeno. Estas cetonas secretadas pueden ayudar a proteger a los tumores de las respuestas del huésped. También son fuentes de fosfato de dinucleótido de adenina y nicotinamida (NADP) y NADP reducido (NADPH) para la generación de ATP, vías controladas por la AMPK (*v.* cap. 1), y están implicadas en la motilidad de las células tumorales y la metástasis.

El metabolismo tumoral es el reflejo de la colaboración entre células en el ecosistema del cáncer

Los anatomopatólogos han observado durante muchos años que los cánceres suelen acompañarse de células inflamatorias mononucleares (fig. 5-61). Una vez que se comprendió el papel de los linfocitos en la función inmunitaria, fue fácil concluir que estos linfocitos (y otras células) formaban parte de la respuesta del huésped a la presencia del tumor. La conclusión de que los tumores producían antígenos que provocaban dicha respuesta era aparentemente

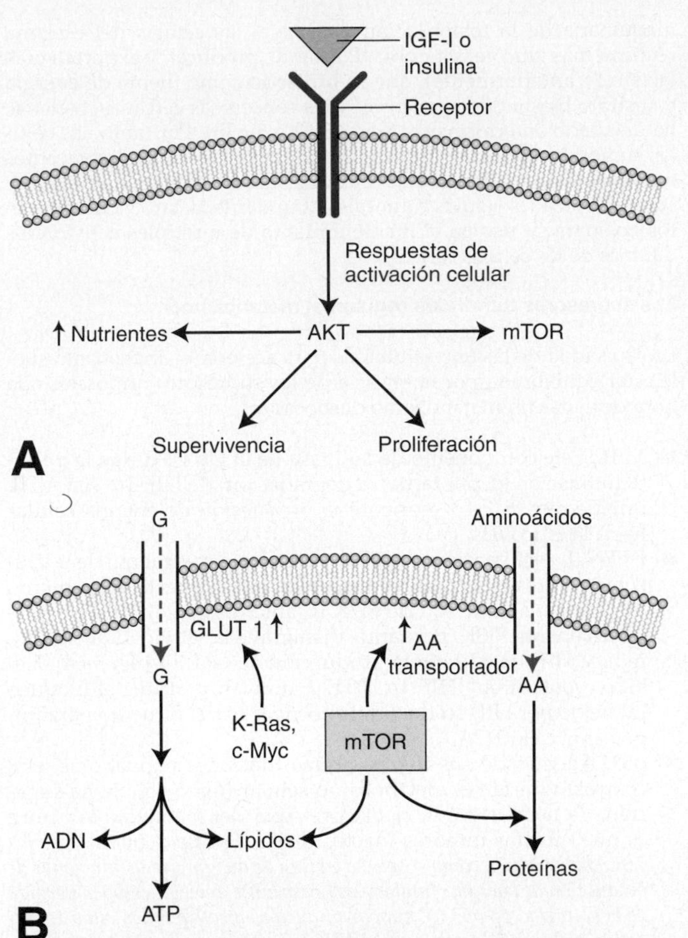

FIGURA 5-59. Efectos de la activación metabólica del metabolismo de las células cancerosas. A. Activación de IGF-I. Cuando IGF-I o insulina se une a su receptor, activa Akt, lo que a su vez provoca muchas respuestas anterógradas. Entre los mediadores clave de los efectos de Akt en el metabolismo de las células cancerosas, está mTOR. **B. Consecuencias de la activación de mTOR en el metabolismo de las células cancerosas.** Al operar en serie con K-Ras y c-Myc activadas en el transportador GLUT1 de glucosa, mTOR aumenta la síntesis de lípidos. También aumenta la actividad de los transportadores de la membrana celular, de manera que los aminoácidos aumentados estén disponibles para soportar las necesidades proteosintéticas aumentadas de las células cancerosas.

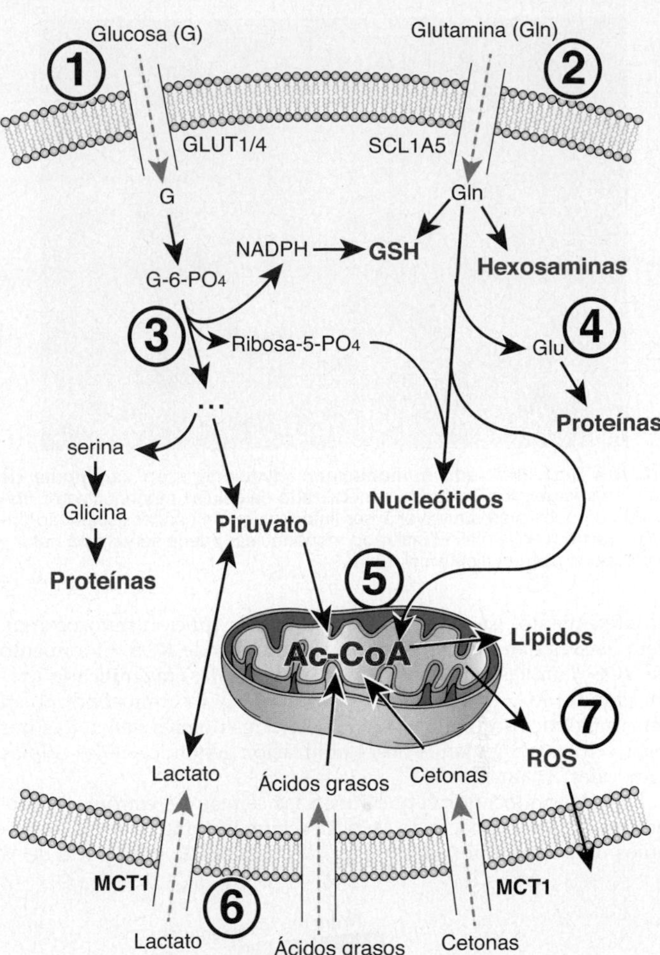

FIGURA 5-60. Alteraciones metabólicas en las células cancerosas y su contribución a la oncogenia. 1. Las células cancerosas regulan al alza la importación de glucosa mediante el aumento de los niveles de transportadores de glucosa, especialmente GLUT1 y GLUT4. **2.** También importan más glutamina mediante la regulación al alza de los transportadores de glutamina (SCL1A5). **3.** La glucosa es fosforilada para proporcionar progenitores para la síntesis de nucleótidos y proteínas, así como piruvato, que puede ser utilizado por las mitocondrias para múltiples propósitos. También se utiliza para generar dinucleótido de adenina y nicotinamida reducido (NADPH). **4.** La glutamina puede convertirse en glutatión reducido (GSH), al igual que el NADPH de 3, para desintoxicar los radicales libres generados por el aumento del metabolismo de las células tumorales. También puede utilizarse para generar nucleótidos, proteínas y hexosaminas para glucosilar macromoléculas. **5.** En las mitocondrias, estos precursores pueden utilizarse para producir acetil coenzima A (Ac-CoA), que puede convertirse en lípidos. **6.** Los transportadores de monocarboxilato 1 (MCT-1) importan lactato y cetonas de las células asociadas al tumor. Estos pueden ser utilizados en las mitocondrias, junto con los ácidos grasos importados adicionalmente, para generar más Ac-CoA. **7.** El aumento de la actividad mitocondrial en las células tumorales genera especies reactivas de oxígeno (ROS), que se exportan.

ineludible. Sin embargo, las funciones de estos linfocitos infiltrantes suelen ser, de hecho, muy diferentes de lo que se había imaginado: en muchos aspectos, ayudan a apoyar y mantener las actividades metabólicas del tumor.

El entorno metabólico en el que crecen y se diseminan los tumores no es homogéneo, ni en lo que respecta a las propias células tumorales ni a las células del estroma no tumorales. Estos elementos se combinan para producir un entorno, aparentemente organizado por las células tumorales, en el que los productos metabólicos tanto de las células tumorales de crecimiento lento como de las células del estroma relacionadas con el tumor contribuyen a la capacidad de las células tumorales de crecimiento rápido para prosperar. Estas relaciones se ilustran en la figura 5-62.

Gradientes metabólicos y heterogeneidad de los tumores

Existe un gradiente en el metabolismo de las células cancerosas: las células tumorales cercanas a los vasos sanguíneos se dan un festín con una dieta alta en nutrientes y oxígeno. Estas células pueden generar ATP por fosforilación oxidativa, son robustas y agresivas. En este proceso, generan una cantidad considerable de ROS. Este alto nivel de estrés oxidativo estimula dos importantes procesos en las células tumorales adyacentes, que están más alejadas de los vasos sanguíneos y no pueden mantener el metabolismo mitocondrial, y también en las células del estroma asociadas al tumor: la autofagia y el metabolismo glucolítico. Tanto la autofagia como la glucólisis generan sustratos catabólicos que esas células exportan y las células cancerosas bien oxigenadas y alimentadas importan (*v.* fig. 5-60).

Como resultado, las células tumorales que se metabolizan rápidamente manipulan las poblaciones celulares circundantes para alimentar sus ambiciones de proliferación.

Respuestas de las células del estroma a los desencadenantes derivados de las células tumorales

Las células adyacentes también participan en el proceso. El estrés oxidativo generado por las células tumorales que se metabolizan rápidamente hace que las células del estroma y las células tumorales con falta de oxígeno respondan a través de una secuencia de

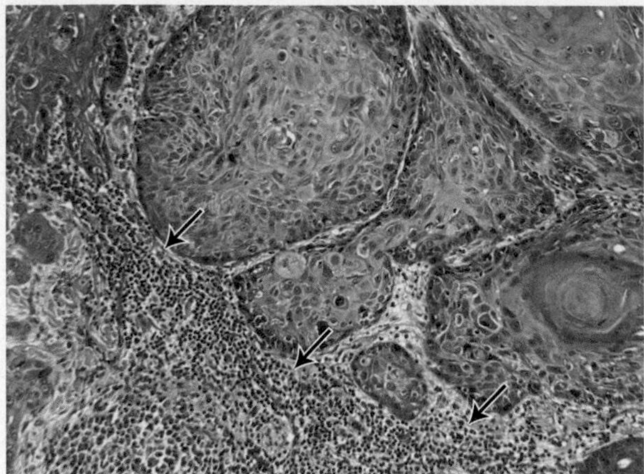

FIGURA 5-61. Infiltrado mononuclear adyacente a un carcinoma de células escamosas. Infiltrado generalizado de células mononucleares (*flechas*) compuesto en su mayoría por linfocitos en un cáncer escamoso primario **(arriba)** en la piel. El infiltrado mononuclear puede servir para nutrir y dar soporte al crecimiento del tumor.

acontecimientos que deterioran aún más la función mitocondrial. Esto hace que aumenten sus concentraciones de ROS. El aumento de ROS daña las mitocondrias de estas células, magnifica la producción de ROS y deteriora aún más la función mitocondrial, en un círculo vicioso (fig. 5-63A). Las ROS resultantes generadas por estas células aumentan la desestabilización genómica en las células tumorales cercanas.

La lesión mitocondrial que sufren las células del estroma en este proceso acaba provocando la destrucción autofágica de los orgánulos dañados (mitofagia; *v.* cap. 1). Privadas de gran parte de la

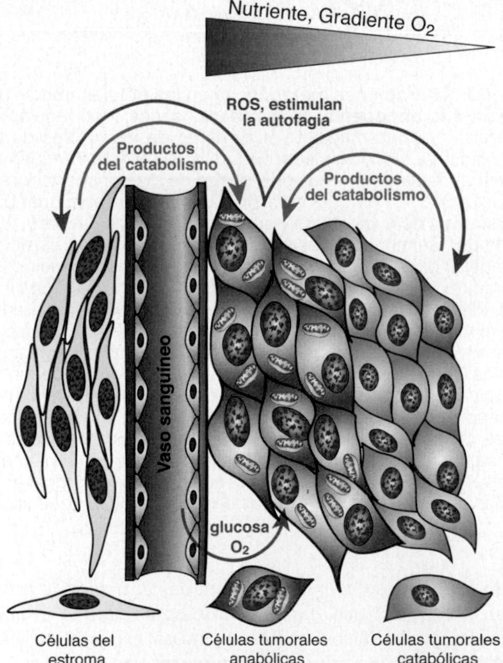

FIGURA 5-62. Cómo las células tumorales aprovechan el metabolismo de las demás y de las células asociadas al tumor para aumentar su crecimiento. No todas las células tumorales se metabolizan de la misma manera. Las células tumorales más cercanas a los vasos sanguíneos se comportan, desde el punto de vista metabólico, de forma más parecida a las células normales: generan la mayor parte del ATP por fosforilación oxidativa y muestran una actividad metabólica que suele ser anabólica, para generar más progenie. Canibalizan los productos catabólicos de las células tumorales que están más alejadas del oxígeno y los nutrientes, en las que también estimulan la autofagia, para proveerse de más nutrientes. También organizan el metabolismo catabólico neto en las células del estroma asociadas al tumor con el mismo propósito. *ATP*, trifosfato de adenosina; *ROS*, especies reactivas de oxígeno.

maquinaria de la fosforilación oxidativa, las células del estroma realizan más glucólisis aerobia. Por tanto, producen y exportan más lactato (*v.* anteriormente), que es utilizado como fuente de energía y sustrato biosintético por las células cancerosas cercanas, como se ha detallado anteriormente (Figs. 5-62 y 5-63B). Por tanto, las células tumorales inducen alteraciones metabólicas en sus adyacentes malignas y no malignas que causan lesión oxidante y autofagia, y suministran a las células tumorales abundante lactato y cuerpos cetónicos para su uso en el mantenimiento de múltiples actividades dañinas de las células cancerosas.

Los supresores tumorales regulan el metabolismo

La capacidad de las oncoproteínas para acelerar el anabolismo suele estar equilibrada por la eficacia de los supresores tumorales a la hora de evitar un metabolismo desbocado:

- **VHL.** Este componente de la ligasa de la Ub E3 dirige la poliubiquitinación (y, por tanto, la degradación) de HIF-1α. Así, VHL impide que HIF-1α reoriente la producción de energía celular hacia la glucólisis.
- **PTEN.** La activación de mTOR conduce a un aumento de la glucólisis, entre otras cosas, como consecuencia directa del aumento de la activación de Akt de PI3K (*v.* anteriormente). PTEN inhibe intensamente PI3K. Por tanto, disminuye la actividad de mTOR, reduce HIF-1α y limita la producción de GLUT1 (fig. 5-64). Debido a que inhibe HIF-1α, PTEN también previene el bloqueo inducido por HIF-1α del uso mitocondrial del piruvato para impulsar el ciclo TCA.
- **p53.** Además de sus muchas otras funciones reguladoras, p53 controla y dirige el metabolismo celular (fig. 5-65). Se ha sugerido, de hecho, que la razón principal del fenómeno Warburg es que muchos tumores inactivan p53. *Es importante no ver las actividades de p53 como si sólo se tratara de dirigir ciertas funciones de producción de energía. También es importante apreciar cómo la pérdida de la actividad de p53 (p. ej., por mutación) afecta a todas estas actividades.* p53 es activada por AMPK en respuesta al estrés metabólico. Como resultado de esto, p53:
  - Regula al alza un regulador de la glucólisis, el regulador TP53 inducido por glucólisis (**TIGAR**), que bloquea la glucólisis aerobia y deriva a sus intermediarios hacia otras vías.
  - Reduce la síntesis de los transportadores de glucosa (principalmente GLUT1), lo que impide la entrada de la glucosa a las células.
  - Bloquea el factor nuclear κB (NFκB), impidiendo así su activación directa e indirecta de glucólisis (NFκB regula al alza HIF-1α).
  - Aumenta la síntesis de un estimulador de citrocromo oxidasa, **SCO_2**, que entonces aumenta el transporte mitocondrial de electrones.
  - Aumenta la importación de piruvato y Gln a las mitocondrias, y su incorporación en el ciclo TCA al regular al alza PDH.
  - Disminuye las concentraciones de c-Myc mediante la activación de miR-145, un inhibidor directo de c-Myc; esto, a su vez, disminuye la producción de HIF-1α estimulada por c-Myc, y aumenta la fosforilación oxidativa.
  - Impide indirectamente la biosíntesis de ácidos grasos.
  - Regula al alza moléculas intermediarias que pueden desencadenar la autofagia (*v.* más adelante).

El efecto metabólico neto de p53, al actuar de todas estas maneras, es impedir el paso a la producción de energía hacia la glucólisis y dirigirla hacia la fosforilación oxidativa. Así, la pérdida de p53 facilita el metabolismo de las células tumorales.

La protección metabólica relacionada con p53 se desencadena mediante una secuencia de acontecimientos en la que AMPK se activa. AMPK inhibe directamente mTOR (*v.* anteriormente). Este puede ser un mecanismo por el que la metformina, que estimula la AMPK, actúa como inhibidora tumoral.

- **Isocitrato deshidrogenasa (IDH).** Esta enzima TCA ha resultado ser un potente supresor tumoral. Un alelo de la IDH está muta-

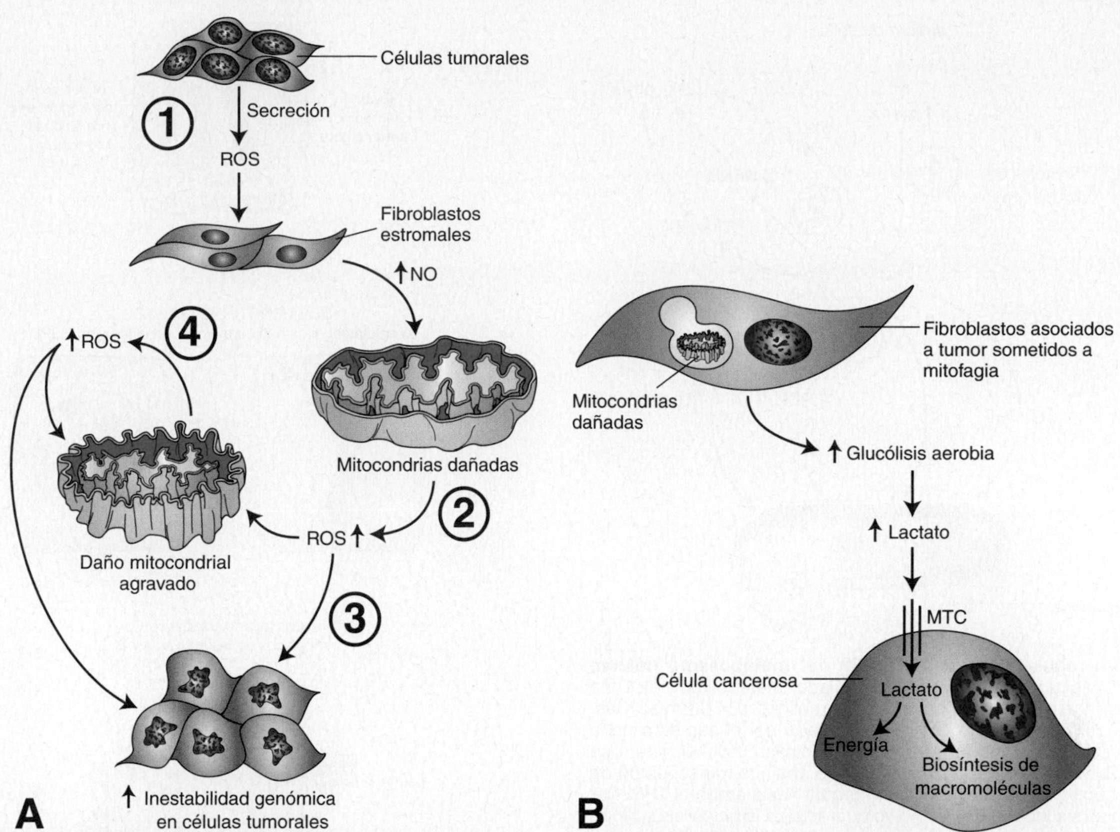

FIGURA 5-63. Respuestas de las células estromales a las señales derivadas de las células tumorales. A. Papel de las especies reactivas de oxígeno (ROS). Las células tumorales manipulan las células estromales para aumentar la actividad metabólica de las células tumorales. **1.** Las ROS elaboradas por las células tumorales estimulan a las células estromales para que incrementen su producción de óxido nítrico (NO). Este NO causa lesiones mitocondriales en las células estromales. **2.** Como resultado de lo anterior, las células estromales generan un exceso de ROS. **3.** El aumento de ROS provocado por las células estromales genera más lesiones oxidativas en las células cancerosas vecinas, lo cual provoca una mayor inestabilidad genómica en el tumor. **4.** El aumento de ROS provocado por las células estromales también aumenta las lesiones mitocondriales de las células estromales, lo que genera un círculo vicioso y aumenta aún más la inestabilidad genómica de las células tumorales. **B. Metabolismo alterado en fibroblastos asociados a tumores.** El daño mitocondrial en los fibroblastos asociados a tumores conduce a la autofagia de las mitocondrias dañadas (mitofagia). La pérdida resultante de mitocondrias dirige más metabolismo de fibroblastos hacia la glucólisis, con lo que se produce lactato, que es secretado por las células estromales. Las células tumorales consumen, vía MTC, el lactato. Este se usa para la biosíntesis de macromoléculas y otras actividades metabólicas propias de las células tumorales.

do en un alto porcentaje de gliomas malignos (*v.* cap. 26) y en los síndromes mielodisplásicos (SMD, *v.* cap. 20). La mutación oncógena da lugar a una alteración de ganancia de función que genera grandes cantidades de un nuevo producto (R-2-hidroxiglutarato, o R2HG). El R2HG inhibe directamente la familia TET de hidroxilasas de ADN y también una familia de histona desmetilasas (*v.* anteriormente). El resultado es que la desmetilación de las histonas relacionada con TET2 y la hidroxilación de la 5-metilcitosina (*v.* anteriormente) no se encuentran disponibles para proteger de la desregulación a la baja de los promotores de TSG por CpG y la metilación de las histonas, como ocurre durante la oncogenia. Esta inactivación de los supresores tumorales TET facilita el desarrollo del tumor.

BLASTOCITOS CANCEROSOS Y HETEROGENEIDAD TUMORAL

La mayoría de los cánceres derivan de una sola célula

Esta conclusión está mejor establecida para los trastornos proliferativos del sistema linfático, en los que la clonalidad es más fácil de evaluar. Los plasmocitos neoplásicos del mieloma múltiple producen una única especie de inmunoglobulina, única en cada paciente y constante a lo largo del tiempo. Los reordenamientos genéticos monoclonales del receptor de linfocitos T (RLT) y de las Ig, así como los marcadores monoclonales de la superficie celular, establecen el origen monoclonal de muchas neoplasias linfáticas. Las células de los linfomas de linfocitos B llevan exclusivamente cadenas ligeras κ o λ en su superficie, mientras que las proliferaciones linfáticas policlonales, que casi siempre son benignas, contienen una mezcla de células, algunas con cadenas ligeras κ y otras λ.

La monoclonalidad También se ha constatado en muchos tumores sólidos. Uno de los mejores ejemplos de este principio se derivó del estudio de la glucosa-6-fosfato deshidrogenasa (G6PD) en mujeres que eran heterocigóticas para sus dos isozimas, A y B

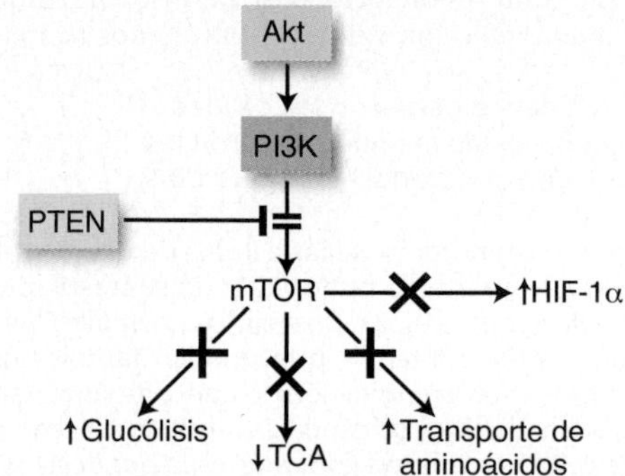

FIGURA 5-64. PTEN controla el metabolismo celular y es un supresor de los cambios metabólicos que dan energía a la actividad de las células cancerosas. PTEN regula hacia abajo mTOR al PIP3 (fig. 5-41). Todos los efectos anterógrados de mTOR quedan entonces restringidos: la regulación del factor inducible por HIF-1α, glucólisis aumentada, transporte de aminoácidos aumentado y actividad disminuida de TCA. Por tanto, la regulación de mTOR por parte de PTEN imposibilita que las células cancerosas generen los bloques de construcción biosintéticos necesarios para sostener la proliferación.

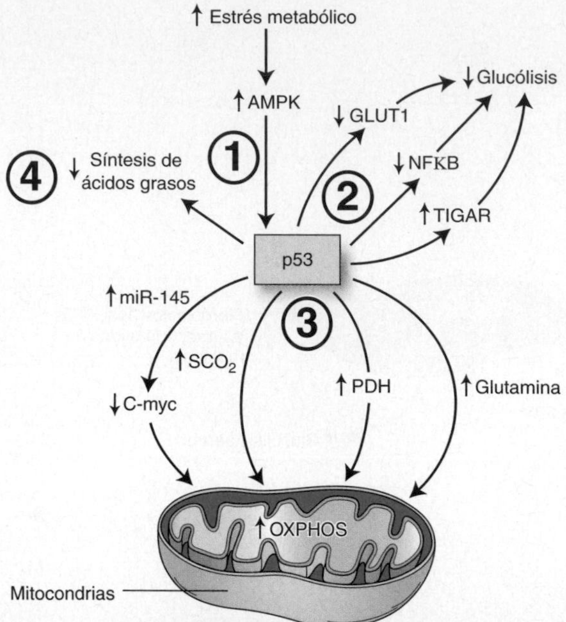

FIGURA 5-65. La regulación mediante p53 del metabolismo celular. Además de sus otras funciones, p53 es un regulador metabólico vital. Evita que las células cancerosas logren su potencial maligno por distintas vías. **1.** p53 se activa por el estrés metabólico provocado por el aumento de la proliferación celular. Esto se llama AMP-proteína cinasa (AMPK), que a su vez activa p53. **2.** Directamente, p53 regula hacia abajo la transcripción de GLUT1 y factor nuclear κB (NFκB). También regula hacia arriba el TP53-regulador de la glucólisis inducida (TIGAR), lo cual impide la glucólisis y dirige a los intermediarios glucolíticos hacia otras vías. **3.** Incrementa la actividad del ciclo TCA de distintas maneras. P53 regula hacia arriba SCO_2 , un regulador de citocromo oxidasa que aumenta directamente el transporte de electrones mitocondriales. También aumenta la incorporación de piruvato y glutamina en el TCA al regular hacia arriba el piruvato deshidrogenasa (PDH). De igual manera, regula hacia arriba miR-145, que directamente regula hacia abajo c-Myc, con lo que se evitan los efectos metabólicos medidos por MYc (fig. 5-59). **4.** Asimismo, p53 regula hacia abajo una enzima clave que media la síntesis de ácidos grasos.

(fig. 5-66). Estas isozimas están codificadas por genes del cromosoma X. Dado que un cromosoma X está inactivado al azar, solo uno de los dos alelos se expresa en una célula determinada. Por tanto, aunque todas las células tienen el mismo genotipo, la mitad de las células solo expresan el alelo A y el resto solo el alelo B. Todas las células de cada tumor benigno de músculo liso uterino (leiomioma o «fibroma») expresan el alelo A o el alelo B. Ningún tumor tiene una mezcla de células que expresan el alelo A y células que expresan el alelo B. Por tanto, cada tumor deriva de una única célula progenitora. Se han descrito tumores oligoclonales, pero son infrecuentes y suelen deberse a una infección con virus oncógenos (*v.* más adelante).

Los blastocitos cancerosos son las células malignas principales de las que surgieron los tumores, y pueden generarlos y regenerarlos

Solo una mínima proporción de las células de una neoplasia malignapuede producir un nuevo tumor cuando se trasplantan a animales con deficiencia inmunitaria. Los tejidos normales contienen blastocitos somáticos pluripotentes que pueden tanto reabastecer sus propios números (autorrenovación) como diferenciarse en células derivadas más maduras. Los cánceres también tienen una pequeña población de células malignas con estas capacidades: los **blastocitos cancerosos.** Su existencia se ha demostrado de forma más convincente en las neoplasias hematológicas, como la leucemia mieloblástica aguda (LMA), pero también hay datos sólidos que constatan su existencia en un número cada vez mayor de tumores sólidos.

En la LMA, apenas el 1 % de las células leucémicas expresan marcadores de membrana de BHP ($CD34^+$, $CD38^-$). Solo estas células, de entre toda la población leucémica, pueden restablecer la leucemia en un huésped apropiado para el trasplante. Se han obtenido

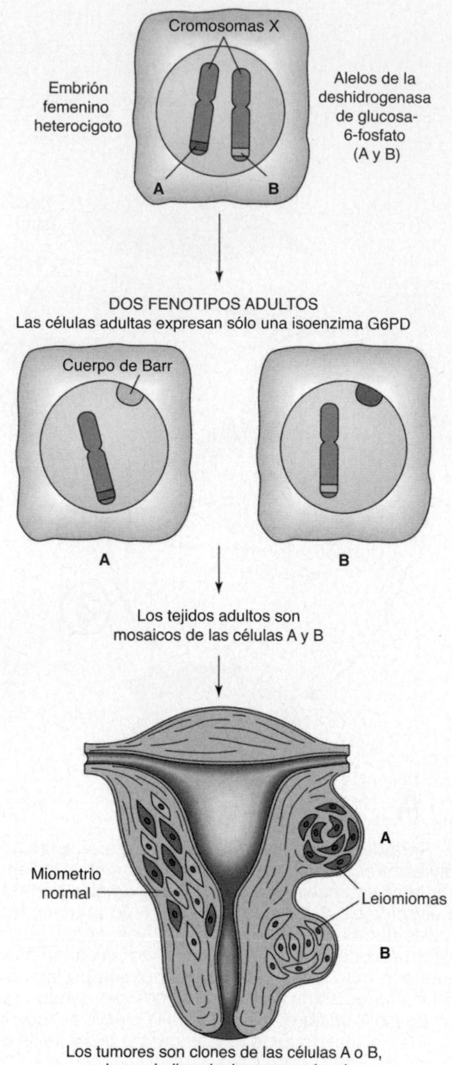

FIGURA 5-66. Origen monoclonal de los tumores humanos. Algunas mujeres son heterocigotas para los dos alelos de la deshidrogenasa de glucosa-6-fosfato (G6PD) en el brazo largo del cromosoma X. En una etapa temprana de la vasculogenea, uno de los cromosomas X es inactivado al azar en cada célula somática y aparece citológicamente como un cuerpo de Barr fijo a la membrana nuclear. En consecuencia, los tejidos son un mosaico de células que expresan la isoenzima A o B de la G6PD. Se ha demostrado que los leiomiomas del útero contienen una u otra de las isoenzimas (A o B) pero no ambas, un dato que demuestra el origen monoclonal de los tumores.

datos comparables, pero no idénticos, de estudios llevados a cabo en cáncer de mama, colon y cerebro, en los que los diferentes marcadores identifican poblaciones de células ricas en blastocitos cancerosos y excluye a la gran mayoría de células tumorales, que no pueden sintetizar la carcinogenia.

Los blastocitos cancerosos se definen funcionalmente. Los marcadores respectivos nos permiten identificar poblaciones que están enriquecidas por las células troncales, pero no blastocitos cancerosos puros. Solo algunas de las células en esas poblaciones funcionan como blastocitos cancerosos.

Derivación de blastocitos cancerosos

Los orígenes de los blastocitos cancerosos son confusos. En algunos casos, pueden derivarse de blastocitos somáticos pluripotentes del órgano afectado, por ejemplo, blastocitos hematopoyéticos en el caso de LMA (fig. 5-67A). En otros casos, las células progenitoras comprometidas con su linaje podrían ser las culpables. Tales células son multipotentes, pero no pluripotentes, en el momento de su

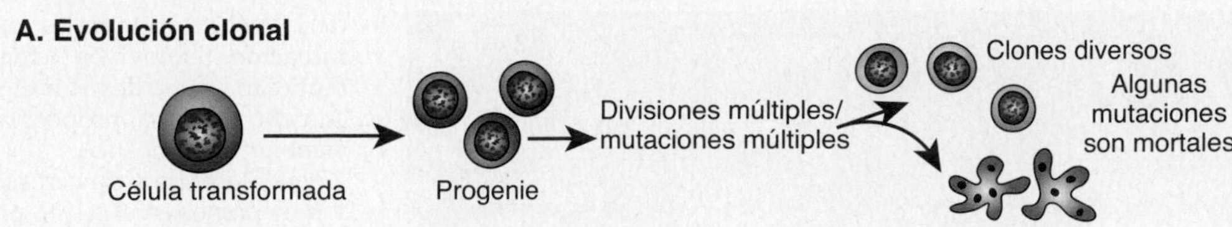

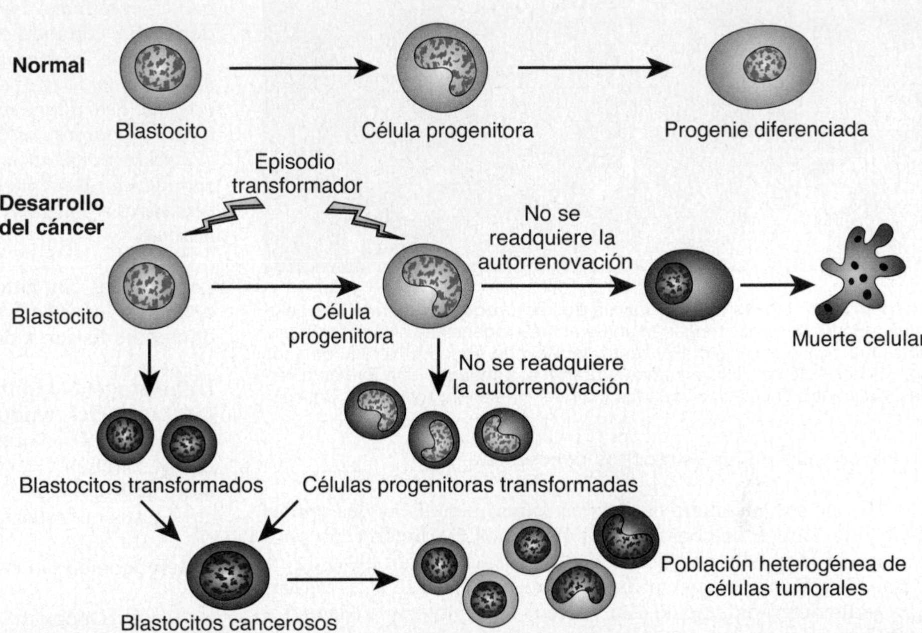

FIGURA 5-67. Paradigmas de la heterogeneidad tumoral. A. Evolución clonal. Las células tumorales en proliferación terminan por desarrollar diversas mutaciones, por lo que diferentes células adquieren diferentes mutaciones, lo que conduce a la heterogeneidad en la población celular del tumor. Algunas de esas mutaciones son inconsistentes con la supervivencia de la célula, mientras que otras facilitan la progresión del cáncer. **B. Blastocitos cancerosos y células progenitoras.** Habitualmente, los blastocitos (*arriba*) dan origen a células progenitoras afectadas. Estas producen células con diferenciación terminal. Un estímulo oncógeno (*abajo*) a un blastocito puede llevar a un fondo extenso de blastocitos transformados. Estos se vuelven blastocitos cancerosos. Alternativamente, el estímulo oncógeno puede afectar a una célula progenitora afectada. Si esta última reproduce un programa de autorrenovación, la progenitora transformada resultante puede convertirse en un blastocito canceroso. Si este no activa el programa de autorrenovación, se producirá la progenie diferenciada resultante y terminará por morir. Los blastocitos cancerosos generados a través de la transformación de los blastocitos o de la transformación de progenitoras afectadas pueden ser el antecedente de una población celular maligna heterogénea.

transformación. Pueden readquirir un nivel de «troncalidad» que les permite tanto recuperar sus propios números como diferenciarse en más células comprometidas (fig. 5-67B). Por tanto, es muy probable que los blastocitos cancerosos puedan surgir tanto de células troncales hísticas como de la progenie inmediata, ligeramente diferenciada, de estas células troncales. Habitan dentro del tumor y funcionan como un reservorio de células que continúa suministrando más células tumorales diferenciadas, y que puede regenerar el tumor completo, si fuera necesario.

Células tumorales derivadas de blastocitos cancerosos

Aunque casi todos los tumores comienzan como un clon de células neoplásicas, la apariencia y el comportamiento de sus células varía considerablemente (fig. 5-68) a medida que crecen. Esta diversidad entre las células tumorales tiene amplias implicaciones en la progresión y diseminación del tumor, así como en la respuesta (y resistencia) a la quimioterapia. Se han propuesto varias teorías, que no son necesariamente excluyentes entre sí, y que pueden aplicarse a algunos casos, para explicar el desarrollo de la diversidad fenotípica de las células en los tumores.

Es fundamental comprender que estas células derivadas constituyen la inmensa mayoría del volumen tumoral. Los tratamientos que reducen el volumen tumoral se dirigen principalmente a estas células, y la consiguiente reducción del volumen refleja la susceptibilidad de estas células (no de los blastocitos cancerosos) a los tratamientos empleados. Sin embargo, como quedará claro (*v.* más adelante), la reducción del volumen del tumor no equivale a la eliminación de los blastocitos cancerosos, ni tampoco perjudica necesariamente su capacidad para regenerar el tumor después del tratamiento.

Evolución clonal

La explicación original de la heterogeneidad tumoral mantiene que las células tumorales acumulan progresivamente nuevas mutaciones a medida que proliferan. Un tumor en el cual muchas células se encuentran en división puede, por tanto, a lo largo del tiempo, generar una población diversa de células diferentes desde el punto de vista genético. Algunas de estas células pueden estar destinadas a morir, mientras que otras pueden prosperar como subclones genéticamente distintos de las células malignas originales (fig. 5-67A). La selección de tipo darwiniano (ya sea debida a una hipoxia localizada, diferencias en las tasas de proliferación, potencial invasivo y metástasis, tratamiento, etc.) determina qué subclones serán exitosos y cuáles perecerán, cuáles harán metástasis y cuáles permanecerán localizados, cuáles tendrán actividad mitótica y cuáles permanecerán latentes.

Plasticidad epigenética de las células cancerosas

Las «malvadas maquinaciones» de las neoplasias han improvisado incluso métodos más tortuosos para mantener y hacer crecer los tumores. Por tanto, en algunos tumores (p. ej., melanomas malignos), la heterogeneidad de las poblaciones de células tumorales y la capacidad para regenerar una neoplasia pueden implicar cambios epigenéticos (p. ej., ARN no codificantes, o la expresión de proteínas que modifican a las histonas) (fig. 5-69). Una población de células tumorales que prolifera lentamente puede alternar entre diferentes estados epigenéticos y de este modo fluctuar entre la capacidad para reconstituir un tumor (tipo blastocito) y la pérdida de tal capacidad. Este tipo de desviaciones permiten que diversas poblaciones de células tumorales alternen entre células que se dividen lentamente y reconstituyen el tumor y células de división rápida que no son reconstituyentes. *Estas metamorfosis no requieren más mutaciones.*

Las implicaciones de la plasticidad epigenética son sustanciales. Algunos tumores pueden representar objetivos terapéuticos en constante cambio, con una increíble plasticidad para adaptarse a un entorno quimioterapéutico cambiante, ya que pueden cambiar rápidamente de fenotipo para evadir los fármacos antineoplásicos, y a continuación cambiar de nuevo para reaparecer en una posición defensiva y reafirmar una naturaleza agresiva, todo ello sin cambiar de genotipo.

NEOPLASIAS

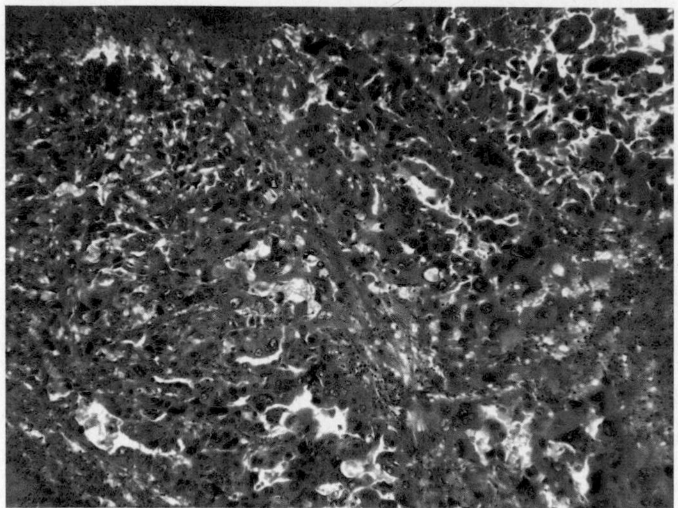

FIGURA 5-68. Diversidad fenotípica de los tumores humanos. Las células tumorales humanas muestran una gran heterogeneidad en su apariencia, actividad proliferativa, etc. Por tanto, la mayoría de los tumores humanos son mezclas de células pequeñas y grandes, a menudo con formas diversas, apariencias nucleares variadas y diferencias en su actividad mitótica.

La importancia de los blastocitos cancerosos

Las CSC no son una mera curiosidad experimental. Son las células de las que surgen muchos tumores humanos. Se dividen con poca frecuencia, lo que les permite eludir la destrucción por parte de los fármacos citotóxicos que se dirigen preferentemente a las células que se dividen rápidamente. Así, si bien la quimioterapia o la radioterapia pueden destruir la mayor parte de las células de una masa tumoral maligna que se dividen rápidamente, los blastocitos residuales pueden sobrevivir y regenerar el cáncer.

Todavía más significativo es que los blastocitos cancerosos se parecen en muchos aspectos más a sus homólogas de tejido normal que a las células que componen la masa del tumor. Pueden ser mucho más capaces, por ejemplo, de reparar los daños en el ADN que sus más agresivas células derivadas. Además, como proliferan menos, dependen menos de las vías de señalización de activación de las células mutantes y se asemejan más a las células normales que su progenie altamente mitótica. Los principales determinantes de su supervivencia les permiten perseverar mejor a través de los tratamientos (incluso a los inhibidores de la cinasa), que matan a las células que se dividen rápidamente y que componen la mayor parte del tumor. La radiación de un glioblastoma puede destruir la gran mayoría de las células tumorales, pero los blastocitos cancerosos son resistentes a las radiaciones. Su número, como porcentaje de las células tumorales viables restantes, aumenta después de la radiación. Sobreviven y repoblan el tumor. En este sentido, el tratamiento puede destruir el 99.9% o el 99.99% de un tumor, reducir con ello su masa, proporcionar varios meses más de vida, pero no cambiar el pronóstico.

Los blastocitos cancerosos han evolucionado para reparar daños y mutaciones en el ADN, preservar los telómeros y evadir la apoptosis y la senescencia. Por tanto, los blastocitos cancerosos están mejor preparados para sobrevivir a tratamiento citotóxico, que probablemente matará a los blastocitos normales del tejido del cual se derivaron, con toda probabilidad, los blastocitos cancerosos.

Por tanto, es fundamental tener en cuenta que el objetivo del tratamiento tumoral no es eliminar la masa del tumor, sino salvar la vida del paciente. Esto último requiere abordajes que sean eficaces frente a los blastocitos cancerosos, ya que son estas células, y no el conjunto de su progenie altamente proliferativa, las que regenerarán el tumor tras el tratamiento citorreductor o de otro tipo. Los blastocitos cancerosos, por tanto, son los verdaderos enemigos; son ellos los que acabarán provocando la muerte del paciente.

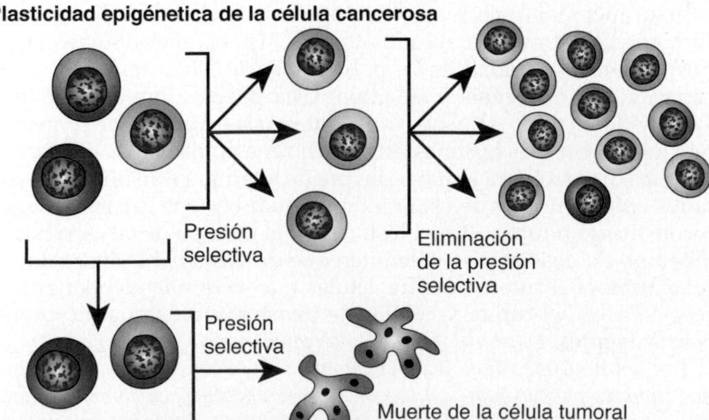

FIGURA 5-69. Modificación epigenética no heredable. Los cambios epigenéticos en las poblaciones celulares pueden conducir a la progresión del tumor o a la muerte celular. Estos cambios pueden ser retenidos o fácilmente descartados a medida que las presiones selectivas lo dictan.

Los tumores son heterogéneos tanto dentro de un mismo tumor como entre diferentes tumores del mismo tipo

La **heterogeneidad intertumoral** refleja describe variación (genética, epigenética, fenotípica) entre los tumores que se desarrollan en un paciente y los que surgen en otros. La **heterogeneidad intratumoral** se refiere a las variaciones dentro de los mismos parámetros entre las diferentes células y áreas tumorales, y entre el tumor principal y sus metástasis, en un solo paciente.

Heterogeneidad intertumoral

Walter Donovan: «...Estamos en el umbral de completar una búsqueda que comenzó [muchos] años atrás. Sólo estamos a un paso de distancia.»
Indiana Jones: «Ahí es, por lo general, cuando el suelo se cae directamente bajo tus pies.»

Indiana Jones y la última cruzada

Existen distintos patrones de alteraciones que son característicos de ciertos tipos de tumores y que ofrecen objetivos terapéuticos útiles, al menos para las neoplasias hematológicas. Por ejemplo, casi todos los casos de linfoma de Burkitt presentan reordenamientos cromosómicos que afectan el gen *MYC* en el cromosoma 8. Estos tumores parecen seguir la secuencia paradigmática que se muestra en la figura 5-67A: un conjunto inicial de mutaciones desencadena el tumor y es necesario para llevarlo a cabo todo lo que sigue. De forma similar, casi todos los casos de leucemia mieloide crónica muestran la translocación t(9;22) para generar la proteína bcr-abl mutante. La focalización exitosa de bcr-abl es emblemática para el objetivo que son los agentes del desarrollo específicos para las mutaciones y que son necesarios para que sobreviva el tumor.

Aunque este paradigma es reconfortante para las neoplasias hematológicas (al menos algunas), la situación de las mutaciones características en los tumores sólidos ha sido más problemática. Aunque algunos estudios que se han enfocado en genes individuales seleccionados han encontrado patrones mutacionales, estos estudios, en retrospectiva, pueden haber ejercido niveles tan altos de selectividad que muchas otras mutaciones, quizá más importantes, no fueron detectadas. Un análisis genético más amplio de las partes codificantes de proteínas (secuencias completas de exomas) ha constatado una gran diversidad entre los tumores sólidos individuales. Un estudio de casi 200 cánceres de pulmón mostró mutación en solo 4 genes (todos SNP o mutaciones puntuales) en más del 10% de los tumores, y el 15% de los tumores no mostró ningún cambio estructural en las proteínas.

El conocimiento cada vez mayor de los papeles de los ARN no traducidos en el cáncer humano (*v.* anteriormente) subraya este problema. Cuanto más grande sea la red que lancemos, más será lo que encontremos, y será más restringida la aplicabilidad del modelo escalonado simple que se muestra en la figura 5-67A. La gran diversidad que hay entre tumores (p. ej., la fig. 5-69) en los patrones de los cambios genéticos en los tumores sólidos subraya la complejidad potencial del desarrollo de terapias dirigidas de manera efectiva.

Heterogeneidad intratumoral

Además de la variabilidad de un tumor de cierto tipo de una persona a otra, todos los modelos predicen que habrá variabilidad dentro del tumor de cada individuo. Si un modelo de mutación estocástico (es decir, al azar) (p. ej., la fig. 5-69) aplica para la evolución de un tumor sólido, más que un modelo escalonado en el que todas las células deriven progresivamente de progenitoras alteradas de la misma exacta manera (como en la fig. 5-67A), cabría esperar que las células de cualquier tumor individual sean muy heterogéneas entre sí.

Aunque se han documentado pocos estudios de este tipo, en general confirman nuestros peores temores en este sentido. Está claro que, al menos en algunos tumores sólidos, la variabilidad es enorme. En un estudio sobre carcinomas de células renales, diversas biopsias múltiples de una sola masa tumoral mostraron que solo el 34% de las alteraciones genéticas que codifican proteínas eran concordantes *con diferentes partes de esa misma masa tumoral*. Cuando los análisis también incluyeron las metástasis, o la comparación de muestras tumorales antes y después del tratamiento, la concordancia fue aún menor.

Por tanto, las sofisticadas herramientas para analizar los tumores no han permitido precisamente imponer un paradigma creado por el ser humano (ya sea analítico o terapéutico) en el campo de la biología del cáncer. Más bien, estas tecnologías han puesto de manifiesto el hecho de que los cánceres, especialmente los sólidos, son muy diversos desde el punto de vista genético y que cada tumor en cada paciente presenta una amplia variedad no uniforme de mutaciones. Cuando se consideran las variaciones entre pacientes en los genotipos tumorales, está claro que los tumores son increíblemente más complicados de lo que se imaginaba. Apenas estamos comenzando a levantar el velo en cuanto a esta heterogeneidad.

SISTEMA INMUNITARIO Y CÁNCER

El sistema inmunitario distingue las moléculas propias de las no propias y suele ser muy eficaz para evitar la autoinmunidad y combatir los agentes infecciosos (*v.* caps. 4 y 30 en línea). Como se ha señalado anteriormente, la oncogenia suele conllevar una amplia alteración del ADN celular, por la que se generan proteínas cuyas estructuras el organismo no había encontrado anteriormente. Es de esperar que estos antígenos relacionados con el tumor desencadenen respuestas inmunitarias adaptativas eficaces, que conduzcan a la generación de linfocitos T citotóxicos (LTC) y otras células asesinas. Y los tumores deberían ser destruidos en sus fases más iniciales. Sin duda, muchos se encuentran en estas fases. Sin embargo, el éxito de los cánceres a la hora de crecer y extenderse da fe de su destreza a la hora de evitar dicha eliminación y de su capacidad para prosperar en un ambiente que parecería haber sido diseñado para evitar precisamente dicho acontecimiento. En el análisis que sigue se hace hincapié en el pensamiento actual sobre cómo los tumores manipulan los mecanismos normales de regulación inmunitaria. Los tumores reclutan células supresoras, tanto de tipo linfocítico (p. ej., Tregs) como otras MDSC, macrófagos y otras. También secretan citocinas y otras sustancias que dificultan la eliminación inmunitaria de los tumores. Entre estas se encuentran TGF-β, IL-10, ROS y NO.

Las respuestas de los linfocitos T activan e inhiben las actividades citotóxicas

Para entender cómo las células tumorales consiguen prosperar en un entorno que debería ser hostil, primero hay que comprender ciertos aspectos de cómo se activan e inhiben normalmente los **LTC** (*v.* cap. 4).

Generación de linfocitos T citotóxicos

Para generar respuestas de LTC, son necesarias varias señales. En primer lugar, una célula presentadora de antígenos (CPA) debe presentar un antígeno asociado al complejo principal de histocompatibilidad (CPH), para su reconocimiento por el RLT. También se requiere una segunda señal coestimuladora, que suele darse cuando el CD28 de la membrana del linfocito T se une a una molécula de la membrana de la CPA, ya sea **CD80** o **CD86** (también denominadas **B7-1** y **B7-2**). Esta combinación activa el linfocito T, que entonces producirá IL-2 (*v.* cap. 4) y comenzará a proliferar (fig. 5-70A).

Las CPA en reposo no expresan las moléculas B7, pero son estimuladas a hacerlo cuando se activan. Si un RLT ve un antígeno, pero no la señal costimuladora, se vuelve insensible (anérgico) a ese antígeno. La anergia también puede producirse en otras situaciones.

CTLA-4

Como suele pasar, cuando los LTC se activan, también se activan las actividades moduladoras o inhibidoras. En los linfocitos T en reposo, el antígeno CTLA-4 (antígeno 4 asociado a los linfocitos T citotóxicos, o CD152) reside en una vesícula citoplasmática. Cuando la célula es activada por el antígeno más el coestimulador, CTLA-4 se transloca a la membrana celular. Al igual que CD28, CTLA-4 se une a los B7 en las CPA, solo que con una avidez mucho mayor. Entonces, supera a CD28 en las moléculas B7 de las membranas de las CPA y regula la activación de los LTC (fig. 5-70B). La producción de IL-2 y la proliferación y supervivencia de los linfocitos T disminuyen. La extensión de la translocación de CTLA-4 a la membrana de los linfocitos T es proporcional a la señal de activación, por lo que una fuerte activación de los linfocitos T conduce a altas concentraciones de CTLA-4 en la membrana celular. La inhibición por CTLA-4 de la activación de los LTC se produce principalmente en los órganos linfáticos secundarios (p. ej., los nódulos linfáticos), e inhibe en gran medida la fase de activación de las respuestas citotóxicas.

CTLA-4 lleva a cabo esta tarea de varias maneras (fig. 5-71). Es:

- Se une a los B7 con más avidez que CD28, por lo que supera a este último en la unión a los B7.
- Genera señales inhibidoras de varios tipos. Cuando se une a B7, CTLA-4 activa las tirosina fosfatasas, que desfosforilan el RLT unido al antígeno, con lo que se bloquea la señalización descendente a través de varias vías, como Ras y las tirosina cinasas.
- Inhibe la transcripción de IL-2.
- Induce a las CPA a internalizar los B7 (*transendocitosis*), lo que impide aún más la activación de los linfocitos T.
- Disminuye la activación de AKT (*v.* cap. 1) sin afectar directamente PI3K.
- Estimula a las CPA para que secreten indoleamina 2,3-dioxigenasa (IDO), que agota el triptófano de los linfocitos T y limita gravemente su capacidad proliferativa.

Los **linfocitos T reguladores** (**Treg**) también expresan CTLA-4 de forma constitutiva. El CTLA-4 de los Treg, posiblemente porque secuestra B7s y/o porque promueve la internalización de B7, se considera importante para su función inmunomoduladora.

CTLA-4, al igual que PD-1 (*v.* más adelante), es importante en la fisiología inmunitaria normal. Los polimorfismos naturales de CTLA-4 están asociados a varias enfermedades autoinmunitarias, como el lupus sistémico, la artritis reumatoide y otras (*v.* cap. 30 en línea). También puede contribuir a la aceptación de los aloinjertos.

PD-1, PD-L1 y PD-L2

La **proteína 1 de muerte celular programada** (**PD-1**, o CD279) es un receptor de membrana de los linfocitos T que ayuda a inducir la anergia y también inhibe las funciones efectoras de los LTC activados. En el primer caso, los linfocitos T que no reciben señales de activación completas (*v.* anteriormente) regulan al alza la PD-1 y se vuelven anérgicas. En el segundo caso, PD-1 actúa en el lugar de la eliminación de las células objetivo de los LTC. Una vez que PD-1 es activada por cualquiera de sus dos ligandos (PD-L1, PD-L2), bloquea las funciones efectoras de los LTC. Los linfocitos T proliferan y sobreviven menos. Además, producen menos interferón γ (IFN-γ), TNF-α, IL-2, IL-4 e IL-10. La PD-1 es escasa en los linfocitos T no activados, pero aumenta cuando el antígeno se une al RLT, por lo que caracteriza a los linfocitos T activados. También está presente

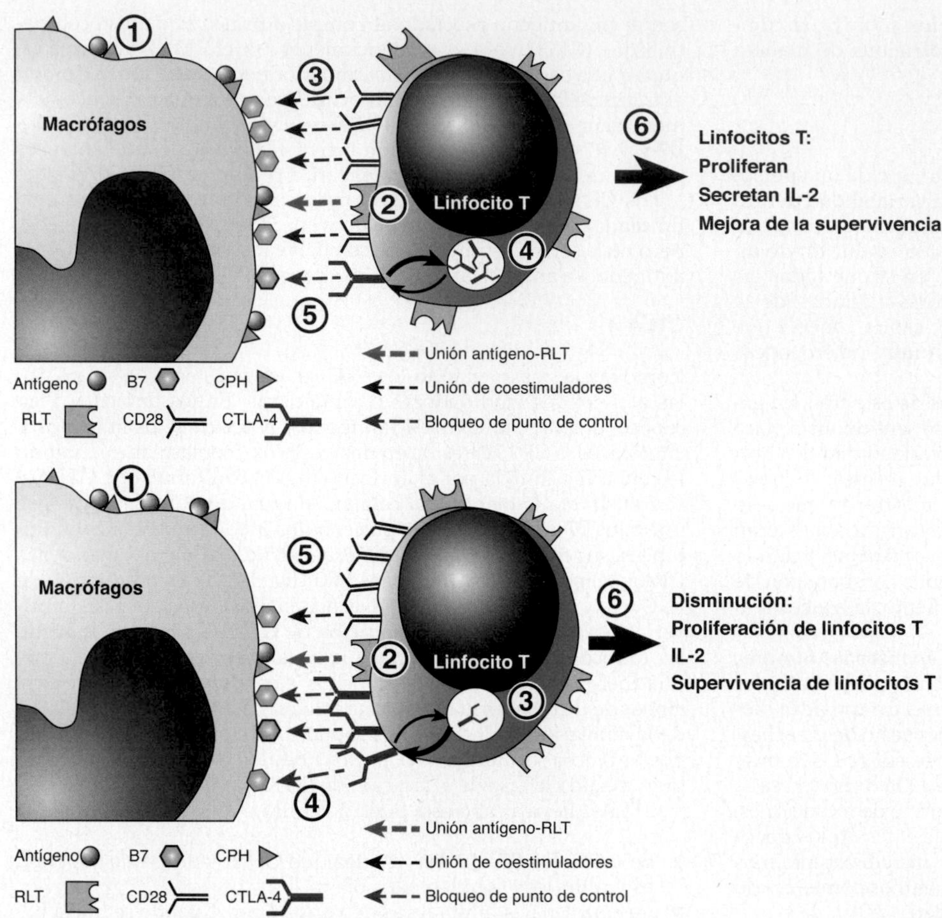

FIGURA 5-70. Generación de linfocitos T efectores y su inhibición por CTLA-4. A. Producción de linfocitos T citotóxicos (LTC). 1. Las células presentadoras de antígeno (CPA, aquí, macrófagos) presentan el antígeno a un linfocito T en el contexto del auto-CPH. **2.** Los receptores de los linfocitos T reconocen esta presentación. **3.** La estimulación de los linfocitos T requiere que el linfocito T CD28 se una a una molécula coestimuladora, ya sea B7-1 o B7-2, en la superficie de la CPA. **4.** Parte de la respuesta de los linfocitos T consiste en reclutar CTLA-4 de las vesículas citoplasmáticas a la membrana celular. **5.** Para que la respuesta inmunitaria sea fructífera, se transporta una pequeña cantidad de CTLA-4 a la membrana celular y no impide la activación de los linfocitos T. **6.** Los linfocitos T así activados proliferan, producen interleucina 2 (IL-2) y generan señales de prosupervivencia. **B. Inhibición de la activación de los LTC. 1.** Sin embargo, el mismo proceso puede conducir a la denominada anergia, en cuyo caso el antígeno se presenta en el contexto del CPH. **2.** El receptor de linfocitos T (RLT) reconoce esta combinación. **3.** Sin embargo, el tráfico de CTLA-4 desde la vesícula citoplasmática es mayor que en A, y una gran cantidad de CTLA-4 alcanza la membrana celular. **4.** Allí, reconoce las moléculas B7 con mayor afinidad que CD28, **5.** lo que impide la adecuada interacción entre B7 y CD28 para activar el linfocito T. **6.** Esto conduce a la supervivencia y proliferación de los linfocitos T.

en las membranas celulares de los linfocitos B, las células mieloides y NK, y las células γδT.

Al igual que CTLA-4, PD-1 es importante para limitar la gravedad de las respuestas inmunitarias citotóxicas. Los animales que carecen de PD-1 presentan un exceso de destrucción de los tejidos durante las infecciones víricas, y son susceptibles de desarrollar enfermedades autoinmunitarias.

PD-L1 y PD-L2

PD-L1, que es el ligando más estudiado para PD-1, se expresa tanto en células hematopoyéticas como no hematopoyéticas. Entre estas últimas, muchas células epiteliales expresan PD-L1, especialmente tras la estimulación con IFN-γ. La señalización tumoral (*v.* más adelante) también regula al alza la PD-L1. La PD-L2 es menos ubicua y aparece principalmente en las células dendríticas y los monocitos, pero puede inducirse en otros tipos de células.

Mecanismo de acción de la PD-1

Cuando el RLT se une al antígeno, activa las tirosina cinasas (p. ej., LCK). Estas fosforilan la cola citoplasmática de CD3. Una vez que cualquiera de sus dos ligandos conocidos se une y activa la PD-1, esta actúa a través de su motivo inhibidor basado en la tirosina del inmunorreceptor (ITIM, *immunoreceptor tyrosine-based inhibitory motif*). ITIM activa las fosfatasas de tirosina, en particular SHP-2, que desfosforilan CD3 y bloquean la señalización de activación de los LTC en sentido descendente (fig. 5-72).

La activación de PD-1 disminuye las respuestas de los linfocitos T de muchas maneras, y en estudios adicionales futuros se descubrirán, sin duda, muchas más. Esta:

- Aumenta las concentraciones de la proteína PTEN e inhibe PI3K, que es importante para estimular la proliferación y la transcripción celular.
- Bloquea también la progresión del ciclo celular al disminuir la ubiquitinación (y, por tanto, la degradación) de la proteína supresora de tumores, $p27^{Kip1}$. Al hacerlo, inhibe la actividad de Cdk2 y bloquea la progresión del ciclo celular.
- Impide, además, la proliferación de linfocitos T al bloquear la señalización a través de las vías MEK/Erk y PLCγ/Ras.
- Facilita el desarrollo de anergia cuando los linfocitos T se presentan con el antígeno en ausencia de señales facilitadoras de un entorno inflamatorio.

Curiosamente, la PD-1 reprograma el metabolismo celular. Los linfocitos T activados tienden a utilizar la glucólisis para generar energía. Los linfocitos T en reposo, en cambio, prefieren la fosforilación oxidativa. PD-1 regula la β-oxidación de los ácidos grasos (OAG), que favorece la fosforilación oxidativa e inhibe la glucólisis. La OAG también caracteriza a los Treg y a los linfocitos T de memoria, en contraposición a los linfocitos T activos. En este sentido, TGF-β estimula la generación de Treg, y PD-1 reduce el umbral de las respuestas celulares al TGF-β, lo que favorece la diferenciación de los linfocitos T indiferenciados en Treg.

Las células tumorales generan altos niveles de ligandos PD-1

Con estos antecedentes, volvamos a los tumores. Muchos tumores generan altos niveles de ligandos PD-1. Dichos niveles en los tumores humanos se asocian con un mal pronóstico, metástasis más generalizadas y resistencia a los tratamientos. Muchos desencadenantes y vías diferentes estimulan la producción tumoral de PD-L1 (fig. 5-73). En muchos casos, las mutaciones oncógenas que forman parte de la generación de tumores aumentan la producción de PD-L1. La vía de señalización MAPK, cuya activación generada por la mutación es parte integral del desarrollo de muchos tumores, estimula la producción de PD-L1. Así, las mutaciones activadoras de *BRAF y* EGFR estimulan la MAPK, que aumenta la transcripción

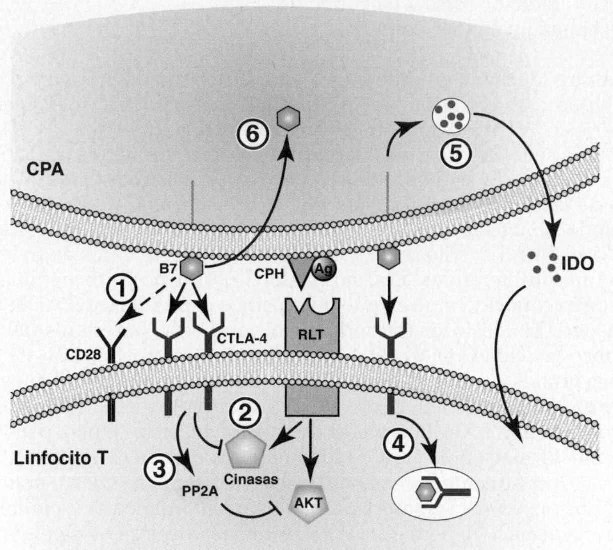

FIGURA 5-71. Mecanismos de inhibición de las respuestas inmunitarias efectoras por parte de CTLA-4. CTLA-4 inhibe las respuestas de los linfocitos T efectores de varias maneras. **1.** Su mayor afinidad por los ligandos B7 en las membranas de las células presentadoras de antígeno (CPA) le permite competir con CD28 en la unión a esta molécula coestimuladora. **2.** Al unirse a B7, activa las proteínas fosfatasas, por ejemplo, la SHP-2, que desfosforilan las cinasas (p. ej., LCK) y la señalización relacionada con Ras, que son activadas por el RLT. **3.** Activa la proteína fosfatasa PP2A, que desfosforila AKT y bloquea así la proliferación de los linfocitos T. **4.** Internaliza los B7 unidos, lo que hace que no estén disponibles para unirse a CD28. **5.** Induce a las CPA para que secreten indoleamina 2,3-dioxigenasa (IDO), que agota el triptófano de los linfocitos T y bloquea su proliferación. **6.** CTLA-4 también estimula a las CPA para que internalicen los B7 (*transendocitosis*), lo que disminuye el total de B7 disponible en las membranas de las CPA.

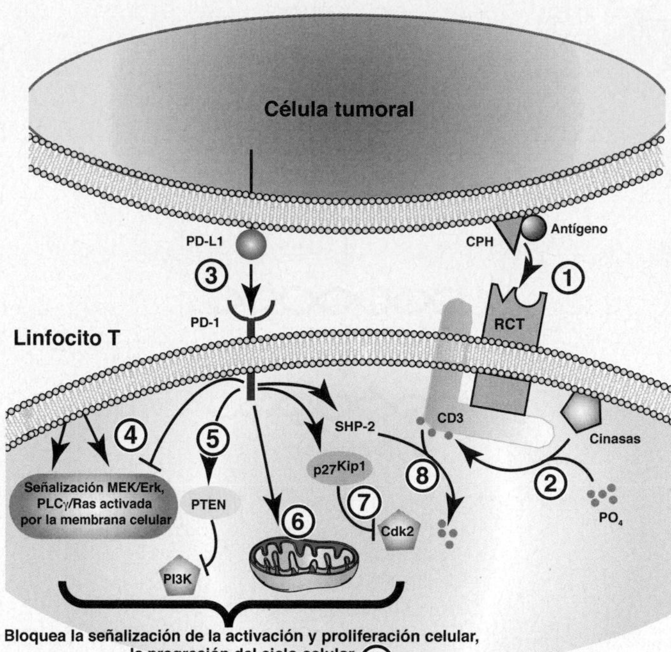

FIGURA 5-72. Inhibición del punto de control inmunitario mediante PD-1/PD-L1. 1. Los linfocitos T reconocen los antígenos relacionados con el tumor en las membranas celulares de las células cancerosas. **2.** Esto conduce a una serie de reacciones de activación celular, incluida la fosforilación de la porción citoplásmica de CD3 unido al RLT. **3.** Las células tumorales producen ligandos para el receptor de membrana de los linfocitos T, PD-1 (*v.* fig. 5-73), principalmente PD-L1. **4.** Esta interacción inhibe diversas vías de activación de los linfocitos T, que incluyen Ras y otras cascadas activadas por la membrana celular. **5.** La activación de PD-1 aumenta el PTEN, que inhibe PI3K. **6.** También altera el metabolismo celular para favorecer la fosforilación oxidativa, en lugar de la glucólisis. **7.** Se bloquea la degradación de $p27^{Kip1}$ y, por tanto, aumenta su nivel en el citosol, lo que bloquea Cdk2 e impide la progresión del ciclo celular. **8.** La fosfatasa SHP-2 activada por PD-1 desfosforila (y, por tanto, inactiva) la CD3 fosforilada. **9.** Todas estas actividades tienen el efecto colectivo de bloquear la activación y la proliferación de los linfocitos T efectores.

de PD-L1. Algunos fármacos quimioterapéuticos pueden hacer lo mismo, por ejemplo, el cisplatino.

El supresor tumoral PTEN está con frecuencia alterado o mutado en la carcinogenia, lo que causa una sobreactividad de las vías PI3K/AKT, que también aumentan la expresión de PD-L1. Curiosamente, esto puede ocurrir tanto a nivel transcripcional como de traducción.

Otros factores, que reflejan estímulos ambientales, genéticos y epigenéticos, también contribuyen a aumentar la producción de PD-L1 en las células tumorales. La hipoxia, que induce HIF-1α (*v.* anteriormente), estimula la actividad transcripcional en el promotor de PD-L1. Otros factores de transcripción que actúan de forma similar son STAT3 y NFκB, que suelen formar parte de la maquinaria proliferativa celular aumentada en el desarrollo de los tumores.

Por último, los factores epigenéticos también contribuyen a la regulación. Así, una plétora de miARN suele impedir la traducción de la transcripción de PD-L1. Muchos de estos, como miR-513, miR-570, miR-34a y miR-200, están mutados en diversos tumores y contribuyen a la sobreexpresión de PD-L1.

Vías coinhibidoras como objetivos terapéuticos

No es necesario recordar que la importancia de los mecanismos inmunosupresores (en particular los que impiden la generación y la actividad de los LTC) para la supervivencia de los tumores los convierte en objetivos importantes para la manipulación terapéutica. Se trata de un campo en rápida evolución, en el que se introducen continuamente nuevos e ingeniosos enfoques para mejorar la inmunidad antitumoral. Hasta la fecha, se ha constatado un progreso considerable en la mejora de los resultados terapéuticos en melanomas y otros tumores. Es de esperar que se sigan produciendo mejoras en este ámbito. Al mismo tiempo, dado que elementos como CTLA-4 y PD-1 son importantes reguladores de la inmunidad celular, su inhibición a veces conlleva toxicidades problemáticas.

Agentes implicados en la producción de cáncer

Los mecanismos generales que subyacen al desarrollo de neoplasias causadas por fármacos infecciosos o ambientales se resumen en la figura 5-74.

AGENTES INFECCIOSOS Y CÁNCER HUMANO

La mayor parte de la atención prestada a las infecciones y al cáncer humano es el reflejo del importante papel de los virus en la onco-

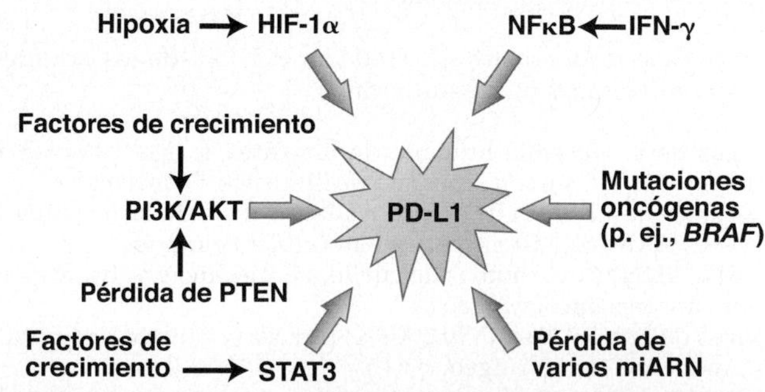

FIGURA 5-73. Vías que hacen que las células tumorales aumenten la PD-L1 en la membrana celular. Múltiples factores intrínsecos que se asocian a la carcinogenia y factores extrínsecos que reflejan aspectos cambiantes del microambiente de las células tumorales regulan al alza la producción de PD-L1 y protegen a las células tumorales de la eliminación inmunitaria.

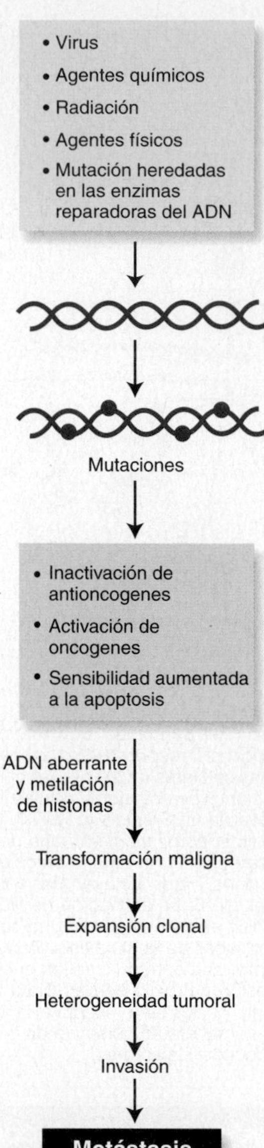

FIGURA 5-74. Resumen de los mecanismos generales del cáncer.

genia y las contribuciones identificables de genes virales específicos al desarrollo de tumores. Sin embargo, en los últimos años se han dilucidado los mecanismos de la carcinogenia infecciosa no viral, lo que también ha arrojado luz sobre otros fármacos.

Solo se conocen unos pocos virus que causan cáncer en el ser humano

Los virus son responsables de alrededor del 15% de los cánceres. Las asociaciones más fuertes implican:

- Virus de la leucemia humana de linfocitos T, tipo 1 (VLHT-1) (**retrovirus ARN**), con leucemia de linfocitos T/linfoma
- Virus de la hepatitis B (VHB, **ADN**) y virus de la hepatitis C (VHC, **ARN**) con carcinoma hepatocelular primario.
- VPH (**ADN**) y carcinomas de cuello uterino, ano y vulva, y algunos canceres bucofaringeos.
- Virus de Epstein-Barr (VEB, ADN) con ciertas formas de linfoma y carcinoma nasofaringeo.
- Virus 8 del herpes humano (VHH-8, **ADN**) con sarcoma de Kaposi.

En todo el mundo, el VHB, el VHC y el VPH son responsables del 80% de los cánceres humanos relacionados con virus.

VLHT-1, el único retrovirus conocido que causa un cáncer humano

Esta rara leucemia de linfocitos T en adultos es endémica en el sur de Japón y en el Caribe, y es esporádica en otros lugares. El agente etiológico, VLHT-1, muestra tropismo por los linfocitos T $CD4^+$ y también se le atribuye una cierta participación en varios trastornos neurológicos. Se estima que la leucemia se desarrolla en el 3% al 5% de las personas infectadas por el virus, y solo después de un período de latencia de 30 a 50 años. Un virus íntimamente relacionado, el VLHT-2, solo se ha asociado a unos pocos casos de trastornos linfoproliferativos. El genoma del VLHT-1 no contiene ningún oncogén conocido y no se integra en sitios específicos del ADN del huésped. El activador transcripcional viral, Tax, parece mediar en la oncogenicidad de VLHT-1. Tax impulsa la transcripción de los genes virales y promueve la actividad de otros genes implicados en la proliferación celular, como NFκB y el receptor de IL-2. También regula a la baja p53 y la proteína de control del ciclo celular, $p16^{INK4a}$. La transformación in vitro de los linfocitos que lleva a cabo el VLHT-I es inicialmente monoclonal y solo más tarde se vuelve policlonal. En consecuencia, parece probable que la proteína tax sólo inicie la transformación, pero que se necesiten acontecimientos genéticos adicionales para que surja el fenotipo maligno completo.

VHB, VHC y carcinomas hepatocelulares

Los estudios epidemiológicos han establecido una importante asociación entre el carcinoma hepatocelular (CHC) primario y la infección crónica por VHB, un virus de ADN, y VHC, un virus de ARN (*v.* cap. 14). Se han establecido dos mecanismos para explicar el proceso de carcinogenia en el cáncer hepático relacionada con los virus. Una teoría sostiene que la incapacidad de algunas personas para eliminar estas infecciones conduce a una proliferación continua de los hepatocitos que acompaña a la lesión hepática crónica, y acaba provocando una transformación maligna. Sin embargo, un pequeño subgrupo de pacientes con infección por VHB desarrolla CHC en hígados no cirróticos. Una segunda teoría implica a una proteína codificada por virus en la patogenia del cáncer hepático inducido por el VHB. Los ratones transgénicos que expresan HBx, una pequeña proteína reguladora viral, desarrollan cáncer hepático, pero sin lesión e inflamación evidentes de los hepatocitos preexistentes. El producto del gen *HBx* regula al alza varios genes celulares. También se une a p53 y lo inactiva. Los mecanismos subyacentes en la carcinogenia inducida por VHB siguen sin resolverse.

No se ha demostrado que el VHC sea directamente oncógeno. Los CHC, cuando se desarrollan en pacientes infectados por VHC, tienden a hacerlo 20 o más años después de la infección primaria, y luego, por lo general, en un contexto de cirrosis y lesión hepática crónica. Sin embargo, algunos datos sugieren que la expresión de la proteína central VHC puede contribuir al desarrollo de CHC, y una de las proteínas no estructurales de VHC activa el NFκB.

Virus del ADN en los tumores humanos

Varios virus ADN (principalmente VPH, VEB, VHB VHH-8) están implicados en los cánceres humanos. A diferencia de los retrovirus animales, que portan oncogenes homólogos a los genes humanos (protooncogenes), los genes transformadores de los virus ADN oncógenos no muestran prácticamente homología alguna con los genes celulares. Más bien, los virus ADN oncógenos encierran genes que codifican productos proteicos que se unen a las sustancias de los antioncogenes, a los que inactivan (p. ej., Rb, p53).

Virus del papiloma humano (VPH)

Los VPH causan lesiones en los seres humanos que progresan hasta el carcinoma de células escamosas (*v.* caps. 23 y 24). El ciclo productivo completo del VPH solo tiene lugar en las células escamosas. Se conocen más de 170 serotipos distintos de VPH, la mayoría de los cuales se asocian a lesiones epiteliales escamosas benignas, como verrugas, papilomas laríngeos y condilomas acuminados (verrugas genitales) de la vulva, el pene y la región perianal. Las verrugas cutáneas son siempre benignas, pero las genitales pueden mostrar, si bien con poca frecuencia, una transformación maligna. El VPH, especialmente el VPH-16, se ha identificado en muchos carcinomas de células escamosas de la cabeza y el cuello, especialmente los de las amígdalas y la bucofaringe (*v.* cap. 23), y la papilomatosis laríngea en niños pequeños se asocia con la infección materna por los serotipos del VPH causantes de verrugas genitales. En una rara enfermedad hereditaria denominada **epidermodisplasia verruciforme**, las verrugas relacionadas con el VPH pueden evolucionar hasta un carcinoma escamoso. Al menos 20 tipos de VPH están asociados al cáncer de cuello de útero, el 70% de los cuales se deben a los serotipos 16 y 18 (*v.* cap. 18). Las vacunas multivalentes frente al VPH protegen de algunos tipos de VPH causantes de verrugas y de la mayoría de los relacionados con el cáncer.

Las oncoproteínas principales codificadas por el VPH son E6, E7 y E5. E6 se une a p53 y lo somete a degradación. También activa la expresión de la telomerasa y promueve el desarrollo de tumores a través de otros mecanismos, independientes de p53. E7 se une a pRb y libera su efecto inhibidor sobre la actividad transcripcional de E2F, lo que permite la progresión del ciclo celular. E6 y E7 de las cepas no cancerígenas del VPH no tienen estas actividades. E5 puede activar el receptor del EGFR. Durante el último medio siglo, una línea celular derivada del cáncer de cuello de útero, denominada *células HeLa*, ha suscitado un gran interés en todo el mundo en el estudio del cáncer. Las células HeLa expresan VPH-18 E6 y E7, e incluso después de muchos años de crecimiento *in vitro*, la inactivación de estas oncoproteínas provoca la detención del crecimiento.

Virus de Epstein-Barr (VEB)

El VEB es un VHH tan ampliamente difundido que el 95% lo tiene o presenta anticuerpos contra el mismo. Infecta los linfocitos B y los transforma en linfoblastos. En una pequeña proporción de infecciones primarias por VEB, esta transformación linfoblastoide se manifiesta clínicamente como mononucleosis infecciosa (*v.* cap. 9), una enfermedad linfoproliferativa benigna de corta duración.

El VEB también está muy asociado a ciertos cánceres humanos. Varios genes del VEB están implicados en la inmortalidad de los linfocitos, como los antígenos nucleares de Epstein-Barr, ciertos ARN nucleares no traducidos del VEB, denominados EBER1 y EBER2, y las proteínas de membrana asociadas a la latencia. El VEB también codifica unos 40 miARN, algunos de los cuales activan o inhiben genes celulares específicos. Las proteínas de membrana asociadas con la latencia, tipo 1, interactúan con proteínas celulares que normalmente transducen señales del receptor del TNF, pero no desencadena apoptosis. Más bien, activa el NFκB y otras moléculas de señalización asociadas a la división celular. En general, los tumores relacionados con el VEB se atribuyen a las actividades de los genes asociados a la latencia viral.

Los tumores inducidos por VEB tienden a reflejar el establecimiento de patrones de expresión génica asociados a la latencia viral. Esto puede suceder incluso en la infección aguda. El VEB, de hecho, es inusual en el sentido de que los linfomas relacionados con el virus (*v.* más adelante) pueden desarrollarse durante la exposición primaria. Los tres patrones diferentes de latencia del VEB conocidos (denominados latencia I, II y III) tienen diferentes asociaciones con las neoplasias humanas. Sin embargo, los tumores humanos que se desarrollan como resultado parecen implicar la orquestación viral de los mismos tipos de rasgos específicos de cáncer (*v.* anteriormente) que caracterizan a los cánceres esporádicos que se producen de manera independiente a tales infecciones.

FISIOPATOLOGÍA: ***LINFOMA DE BURKITT:*** el VEB fue el primer virus que se relacionó de forma inequívoca con el desarrollo de un tumor humano. En 1958, Denis Burkitt describió una forma de linfoma infantil en el cinturón geográfico del África ecuatorial, a través del cual se sugirió una posible etiología viral. Unos años más tarde, Epstein y Barr descubrieron partículas virales en líneas celulares cultivadas de pacientes con linfoma de Burkitt (LB).

El LB africano es un tumor de linfocitos B en el cual los linfocitos neoplásicos contienen siempre VEB y manifiestan antígenos relacionados con este (*v.* cap. 20). El tumor también se ha reconocido en poblaciones no africanas, pero en esos casos solo un 20% son portadores del genoma del VEB. No se comprende la localización específica del LB en el África ecuatorial, pero se ha sugerido que la estimulación prolongada del sistema inmunitario a causa del paludismo endémico puede ser un factor relevante. Normalmente, la proliferación de linfocitos B estimulada por el VEB está controlada por linfocitos T supresores. En las infecciones palúdicas crónicas se ha observado a menudo una respuesta inadecuada de los linfocitos T. Esto podría dar lugar a una proliferación descontrolada de los linfocitos B y facilitar así otros cambios genéticos que pueden desembocar en un linfoma. Uno de esos cambios se conoce como translocación cromosómica, en la cual el protooncogén *c-myc* es desregulado por estar roto en la proximidad de una región activadora de Ig. Las proteínas VEB inhiben la apoptosis y activan vías de señalización participantes en la proliferación celular. Como consecuencia, una secuencia postulada en la patogenia de múltiples pasos del linfoma de Burkitt africano puede visualizarse de la siguiente manera:

1. Infección y transformación linfoblastoide policlonal de los linfocitos B ocasionada por el VEB.
2. Proliferación de los linfocitos B e inhibición de los linfocitos T supresores causadas por el paludismo.
3. Desregulación de *c-myc* por translocación en un solo linfocito B, que tiene efectos sobre otras vías de señalización.
4. Proliferación descontrolada de un clon maligno de linfocitos B.

CARCINOMA NASOFARÍNGEO: el carcinoma nasofaríngeo es una variante del carcinoma escamoso que es particularmente común en ciertas partes de Asia. El ADN del VEB y los antígenos nucleares de Epstein-Barr están presentes en prácticamente todos estos cánceres. Las células epiteliales podrían exponerse al VEB por lisis o a linfático infectados que viajan a través del epitelio rico en tejido linfático. Se ha constatado que una de las proteínas del VEB en este tumor activa la señalización del receptor de EGF. Por fortuna, el 70% de los pacientes con esta enfermedad se curan solo con radioterapia.

OTROS TUMORES ASOCIADOS AL VEB: se han identificado marcadores del VEB en aproximadamente la mitad de los casos de linfoma de Hodgkin clásico, en los que el virus infecta las células de Reed-Sternberg. También se ha descubierto que varios linfomas de linfocitos T y NK albergan el VEB, así como el 5% de los carcinomas gástricos.

LINFOPROLIFERACIÓN POLICLONAL EN ESTADOS DE INMUNODEFICIENCIA: los trastornos proliferativos de los linfocitos B inducidos por el VEB pueden complicar las inmunodeficiencias congénitas o adquiridas. Estas enfermedades son, desde el punto de vista clínico y anatomopatológico, indistinguibles de otros linfomas malignos, pero son en su mayoría policlonales. La neoplasia linfática se produce en receptores de trasplantes renales con inmunodepresión con una frecuencia de 30 a 50 veces mayor que en la población general. En casi todas las enfermedades linfoproliferativas asociadas al trasplante de órganos y a las inmunodeficiencias congénitas o adquiridas (especialmente el sida) está presente el VEB. En ocasiones, pueden desarrollarse linfomas monoclonales en un paciente con un trastorno linfoproliferativo inducido por el VEB.

Virus del herpes humano 8

El sarcoma de Kaposi (SK) es un tumor vascular que se describió originalmente en hombres adultos mayores de Europa del Este y que posteriormente se observó en el África subsahariana (*v.* cap. 10). Actualmente es la neoplasia más común asociada al sida. El VVH-8, también conocido como virus del herpes asociado al SK, está presente en prácticamente todos los especímenes de SK, tanto en pacientes seropositivos como negativos, y parece ser necesario (pero no suficiente) para el desarrollo de la enfermedad. Otros factores no identificados contribuyen a ello. Muchas más personas seropositivas para el VVH-8 desarrollan el sarcoma.

En Estados Unidos, alrededor del 6% de la población es portadora del virus, y entre el 60% y el 80% de la población negra del

África subsahariana es seropositiva para el VVH-8, pero el riesgo de desarrollar la enfermedad es minúsculo en comparación con estos porcentajes. Además, entre las personas seropositivas al VIH-1, el riesgo de SK es mayor cuando la infección se adquirió por transmisión sexual, en lugar de por transfusión o por un lactante de una persona gestante infectada.

Además de infectar las células fusiformes del SK, el VVH-8 es linfotrópico y se ha implicado en dos neoplasias linfáticas de linfocitos B poco comunes: **linfoma de derrame primario** y **enfermedad de Castleman multicéntrica** (*v.* cap. 20).

Al igual que otros virus de ADN, el genoma viral del VVH-8 codifica proteínas que interfieren con las vías inhibidoras de tumores p53 y Rb. Algunas proteínas virales también inhiben la apoptosis y actúan de múltiples maneras para acelerar el tránsito del ciclo celular. VHH-8 codifica un inhibidor del regulador normal de NFκB (es decir, IκB). Como resultado, la infección por VVH-8 se asocia con una activación descontrolada de NFκB. El desarrollo y la progresión del SK parecen implicar una interdependencia entre la infección lítica por VVH-8 y células infectadas de forma latente. Así, los fármacos antivirales que inhiben la infección lítica por el VVH-8 proporcionan una protección significativa frente al desarrollo de SK.

Otros virus de ADN

Un tumor cutáneo muy poco frecuente, el carcinoma de células de Merkel, está asociado al **poliomavirus de células de Merkel** (MCP). Se han identificado genomas del MCP integrados en el ADN celular en la mayoría de estos tumores. Sin embargo, al igual que sucede con otros virus, el porcentaje de la población que muestra evidencia serológica de infección es mucho mayor que la frecuencia del carcinoma de células de Merkel.

A lo largo de los años se ha sugerido la existencia de otros virus asociados a los cánceres humanos, pero con pocos o ningún dato verificable que corrobore tales afirmaciones. El virus simiano 40 (SV40), que provoca tumores en algunos roedores, es un ejemplo de ello: tras un amplio estudio, no hay datos experimentales o epidemiológicos reproducibles que confirmen la afirmación de que el SV40 es oncógeno para los humanos.

Las enormes diferencias entre especies en cuanto a la susceptibilidad a la infección por virus y a la oncogenicidad, así como la experiencia pasada, ponen de manifiesto los peligros de una credulidad excesiva y de aceptar asociaciones aparentemente razonables en lugar de datos concretos. Es imperativo realizar estudios minuciosos y una verificación independiente antes de inculpar a cualquier agente como causante de cáncer humano.

El *Helicobacter pylori* es un carcinógeno gástrico bacteriano

H. pylori se descubrió en 1984 y se relacionó con la enfermedad ulcerosa de la porción superior del tubo digestivo (*v.* cap. 13). Ahora se sabe que causa al menos 3/4 de las 723 000 muertes anuales por cáncer gástrico en el mundo. La proteína bacteriana **CagA** es el principal agente pernicioso. Una compleja estructura bacteriana, el sistema de secreción tipo IV (T4SS), introduce la CagA y otros productos bacterianos en las células epiteliales gástricas. CagA actúa entonces, a través de múltiples vías, para estimular la oncogenia y la inflamación. Activa la fosfatasa SHP-2 (*v.* anteriormente), que debilita la adhesión intercelular al desfosforilar la FAK. Esto altera la polaridad celular y aumenta la movilidad. CagA también activa la **isoforma δ de la PCC**. Esto estimula la señalización mediada por Ras a través de la vía B-Raf/Erk, para aumentar el NFκB. Otras múltiples vías activadas por la CagA también convergen en el NFκB, que organiza la proliferación celular estimulada por *H. pylori*, la inflamación (mediante la activación del promotor de la IL-8) y la motilidad e invasividad celular.

La aflatoxina es una proteína fúngica que es un potente hepatocarcinógeno

La aflatoxina B_1 es un producto natural del hongo *Aspergillus flavus*. Se metaboliza (*v.* más adelante) a un epóxido, que se une al ADN de forma covalente. Es uno de los carcinógenos hepáticos más potentes conocidos. Dado que *Aspergillus* spp. es ubicua, la contaminación de los alimentos por *A. flavus*, en particular de los cacahuetes y los cereales, puede generar cantidades significativas de aflatoxina B_1. Se ha sugerido que los alimentos ricos en aflatoxinas pueden contribuir a la alta incidencia de cáncer hepático en partes de África y Asia. Curiosamente, tanto los tumores experimentales inducidos por la aflatoxina en roedores expuestos a la aflatoxina B_1, como los cánceres hepáticos en humanos en regiones de altas concentraciones alimentarias de aflatoxina, presentan la misma mutación p53.

CARCINOGENIA QUÍMICA

El campo de la carcinogenia química surgió hace unos dos siglos en las descripciones de una enfermedad profesional (no fue el primer reconocimiento de un cáncer relacionado con una ocupación, ya que incluso antes ya se había apreciado una predisposición específica de las monjas al cáncer de mama). El médico inglés Sir Percival Pott recibió un amplio reconocimiento al relacionar el cáncer de escroto de los limpiadores de chimeneas con una exposición química específica, es decir, al alquitrán. Hoy en día se sabe que otros productos de la combustión de materiales orgánicos son responsables de una epidemia de cáncer provocada por el ser humano: el cáncer de pulmón en las personas expuestas al humo de los cigarrillos (*v.* cap. 8).

La primera carcinogenia química experimental se notificó en 1915, con cánceres de piel en conejos expuestos al alquitrán de hulla. Desde entonces, la lista de carcinógenos orgánicos e inorgánicos ha crecido exponencialmente. Pero, curiosamente, muchos compuestos conocidos como potentes carcinógenos son relativamente inertes desde el punto de vista químico. *La solución a este enigma se hizo evidente a principios de la década de 1960, cuando se constató que muchos carcinógenos químicos requieren activación metabólica antes de poder reaccionar con los componentes celulares.* Estos datos, que desde entonces se han generalizado a muchos compuestos, ponen de manifiesto la complejidad de la carcinogenia química.

Los carcinógenos químicos son en su mayoría mutágenos

Es difícil establecer de forma convincente los vínculos causales entre las exposiciones químicas y los cánceres humanos. Los estudios epidemiológicos citados habitualmente presentan muchos inconvenientes inherentes, como la imprecisión de las dosis estimadas, la variabilidad de la población, la latencia larga y variable, y la dependencia de registros clínicos y de salud pública de exactitud cuestionable. Por ello, las normas legales incluyen estudios con animales antes de la introducción de un nuevo medicamento. Sin embargo, el enorme aumento del número de sustancias químicas que se sintetizan cada año hace que incluso este método sea engorroso y prohibitivo. Por ello, la búsqueda de ensayos de detección reproducibles y fiables de la posible actividad carcinógena se han centrado en la interrelación entre carcinogenicidad y mutagenicidad.

Un ***mutágeno*** *es un agente que puede alterar de forma permanente el genoma de una célula.* La prueba de Ames utiliza mutaciones en el marco de lectura y sustituciones de pares de bases en cultivos bacterianos. Otros buscan mutaciones, síntesis de ADN no programada y roturas de la cadena de ADN en cultivos de células humanas o de roedores. Alrededor del 90 % de los carcinógenos conocidos son mutágenos en estos sistemas. Más aún, la mayoría de los mutágenos, aunque no todos, son cancerígenos. Esta correlación entre carcinogenicidad y mutagenicidad se produce presumiblemente porque ambas reflejan daños en el ADN. Aunque no son infalibles, los ensayos de mutagenicidad *in vitro* son herramientas valiosas para detectar el potencial carcinógeno de las sustancias químicas.

La carcinogenia química es un proceso de varios pasos

Los estudios sobre carcinogenia química en animales de experimentación han arrojado luz sobre las distintas etapas de la progresión de las células normales hacia el cáncer. Mucho antes de que se apreciara la base genética del cáncer, los estudios permitieron descubrir que la simple aplicación de un carcinógeno en la piel de un ratón no producía cáncer por sí misma. Sin embargo, la adición de un estímulo proliferativo local (una sustancia química irritante no cancerígena) desencadenaba la aparición de tumores. El primer efecto se denominó **iniciación**. La acción del segundo producto químico no cancerígeno se denominó **promoción**. *La carcinogenia química es un proceso de varios pasos que implica numerosas mutaciones*:

1. La **iniciación** representa probablemente una mutación en una sola célula.
2. La **promoción** refleja la expansión clonal de una célula iniciada, en la que la mutación ha conferido una ventaja de crecimiento, pero las células alteradas siguen necesitando la presencia continua del estímulo promotor. Este estímulo puede ser un agente químico o físico, o una estimulación endógena (p. ej., hormonal [mama, próstata]).
3. La **progresión** es la etapa en la que el crecimiento se vuelve autónomo (es decir, independiente tanto del carcinógeno como del promotor añadidos). En este punto, se han acumulado suficientes cambios celulares como para inmortalizar las células.
4. El **cáncer** es la consecuencia final de toda esta secuencia, y se desarrolla cuando las células adquieren la capacidad de invadir y hacer metástasis.

Los cambios morfológicos que reflejan esta progresión en los seres humanos se explican mejor en epitelios accesibles, como los de piel, cuello uterino y colon, de los que pueden obtenerse muestras repetidamente. Aunque la iniciación no cuenta con una contraparte morfológica, *la promoción y la progresión están representadas por la secuencia de hiperplasia, displasia y carcinoma* in situ.

Los carcinógenos químicos suelen sufrir activación metabólica

La International Agency for Research in Cancer (IARC) elaboró una lista con 109 sustancias químicas considerados carcinógenos humanos, 82 como probables y 302 como posibles. Las sustancias químicas causan cáncer directamente o, más a menudo, tras su activación metabólica. Los carcinógenos de acción directa son lo suficientemente reactivos como para unirse de forma covalente a las macromoléculas celulares. Una serie de compuestos altamente reactivos, como la mostaza nitrogenada, y ciertos metales se encuentran en esta categoría. La mayoría de los carcinógenos orgánicos, sin embargo, requieren una conversión enzimática a un compuesto final más reactivo, en su mayor parte es efectuada por sistemas celulares que intervienen en el metabolismo y desintoxicación de los fármacos. Muchas células, en particular los hepatocitos, tienen sistemas enzimáticos que pueden convertir los procarcinógenos en sus formas activas. Sin embargo, cada carcinógeno tiene su propio espectro de tejidos objetivo, a menudo limitado a un solo órgano. La base de la especificidad de los órganos en la carcinogenia química no se comprende bien.

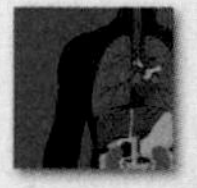

FISIOPATOLOGÍA: *HIDROCARBUROS POLICÍCLICOS AROMÁTICOS*: derivan originalmente del alquitrán de hulla y se encuentran entre los carcinógenos más estudiados. A esta clase pertenecen compuestos como el benzo(a)pireno, el 3-metilcolantreno y el dibenzantraceno. Tienen una amplia variedad de objetivos y suelen producir cánceres en el lugar de aplicación. El tipo específico de cáncer producido varía según la vía de administración.

Los hidrocarburos policíclicos, muchos de los cuales están presentes en el humo de los cigarrillos, son metabolizados a epóxidos electrófilos por las oxidasas de función mixta dependientes del citocromo P450, que luego reaccionan con las proteínas y los ácidos nucleicos. La formación de epóxidos depende de la presencia de un enlace insaturado entre dos carbonos. Por ejemplo, el cloruro de vinilo, la sencilla molécula de dos carbonos a partir de la cual se sintetiza el muy utilizado cloruro de polivinilo, se metaboliza a un epóxido que media sus propiedades cancerígenas. Los trabajadores expuestos al monómero de cloruro de vinilo desarrollan posteriormente angiosarcomas hepáticos.

AGENTES ALQUILANTES: muchos fármacos quimioterapéuticos (p. ej., busulfano, ciclofosfamida, cisplatino) son alquilantes que transfieren grupos alquilo (metilo, etilo, etc.) a macromoléculas, incluidas las guaninas del ADN. Destruyen las células cancerosas mediante daño al ADN, pero también afectan las células normales. Por ello, la quimioterapia con alquilantes conlleva un riesgo importante de aparición de neoplasias malignas sólidas y hematológicas en un momento posterior.

AMINAS AROMÁTICAS Y COLORANTES AZOADOS: a diferencia de los hidrocarburos aromáticos policíclicos, no suelen ser cancerígenos en el punto de aplicación, pero suelen producir tumores de vejiga e hígado, respectivamente, cuando se utilizan para alimentar a animales de experimentación. Tanto las aminas aromáticas como los colorantes azoicos se metabolizan principalmente en el hígado. El hígado metaboliza las aminas aromáticas en derivados hidroxilamínicos y los conjuga con ácido glucurónico. Por desgracia, los glucurónidos se hidrolizan en la vejiga, lo que libera esas hidroxilaminas. La exposición ocupacional a aminas aromáticas en forma de colorantes de anilina ha provocado cáncer de vejiga.

NITROSAMINAS: son potentes carcinógenos en los primates, pero su papel en el cáncer humano no está claro. El solapamiento geográfico y epidemiológico entre el consumo de nitrosaminas y nitritos sugiere un posible papel en el cáncer de esófago y otros cánceres digestivos. Las nitrosaminas se activan por hidroxilación, seguida de la formación de un ion reactivo de alquil carbonio.

METALES: diversos metales o compuestos metálicos pueden provocar cáncer. Los cationes metálicos divalentes, como el níquel (Ni^{2+}), el plomo (Pb^{2+}), el cadmio (Cd^{2+}), el cobalto (Co^{2+}) y el berilio (Be^{2+}) son electrófilos y pueden reaccionar con las macromoléculas. Además, los iones metálicos reaccionan con los grupos guanina y fosfato del ADN. Los iones metálicos como el Ni^{2+} pueden despolimerizar los polinucleótidos. Algunos metales pueden unirse a bases de purina y pirimidina. La mayoría de los cánceres inducidos por metales se producen en un contexto ocupacional (*v.* cap. 8).

Los factores endógenos y ambientales influyen en la carcinogenia química

Son muchos los factores que afectan el resultado de las exposiciones químicas en animales de experimentación: la especie y la cepa, la edad y el sexo, el estado hormonal, el tipo de alimentación y la presencia o ausencia de inductores de los sistemas de metabolización de fármacos y promotores tumorales. Dichos factores también pueden desempeñar un papel en la variabilidad individual en los estudios epidemiológicos en humanos.

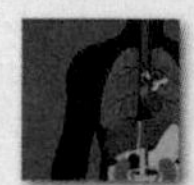

FISIOPATOLOGÍA: *METABOLISMO DE LOS CARCINÓGENOS:* las oxidasas de función mixta son una familia de enzimas que oxidan dos sustratos diferentes a la vez. En ratones, las concentraciones de estas enzimas se correlacionan con la sensibilidad a los carcinógenos químicos, lo que en teoría refleja la activación enzimática de los procarcinógenos a carcinógenos. Sin embargo, estas correlaciones aún no han demostrado ser reveladoras en los estudios en humanos.

SEXO Y ESTADO HORMONAL: estos factores afectan la susceptibilidad a los carcinógenos químicos, pero son muy variables y no pueden predecirse fácilmente. Los animales de experimentación suelen mostrar una susceptibilidad ligada al sexo a los efectos cancerígenos de ciertas sustancias químicas. Sin embargo, no está claro cómo y si el sexo y las hormonas afectan la carcinogenia química en los seres humanos.

DIETA: la dieta puede afectar las concentraciones de las enzimas que metabolizan los fármacos. Experimentalmente, una alimentación baja en proteínas reduce la actividad de la oxidasa de función mixta hepática y, por tanto, disminuye la sensibilidad a los carcinógenos hepáticos. Sin embargo, esto es un arma de doble filo: en ratones y en el caso de la dimetilnitrosamina, el aumento de los tumores renales se acompaña de una disminución de la incidencia de tumores hepáticos relacionados con el carcinógeno.

CARCINOGENIA FÍSICA

Los agentes físicos de carcinogenia que se describen aquí son la luz ultravioleta (UV), el amianto (asbesto) y los cuerpos extraños. La carcinogenia por radiación se trata en el capítulo 8.

La radiación ultravioleta provoca cánceres de piel

Entre las personas de piel clara, un bronceado solar suele considerarse un signo saludable de unas vacaciones satisfactorias. Sin embargo, la radiación solar provoca considerables daños en los tejidos subyacentes. Sus efectos nocivos se reconocieron hace mucho tiempo, cuando las mujeres se protegían del sol con sombrillas para mantener un cutis de «rosas y leche» y prevenir las arrugas. La moda de una tez bronceada se ha acompañado de un deterioro cosmético de la piel del rostro y de una mayor incidencia de los principales cánceres de piel.

Los cánceres atribuidos a la exposición solar, es decir, el carcinoma basocelular, el carcinoma escamoso y el melanoma, se dan principalmente en las personas con una tez más clara. El pigmento de la melanina absorbe la radiación UV, por lo que protege la piel de las personas con piel más oscuras. En las personas de piel clara, las regiones del cuerpo expuestas al sol son las más propensas a desarrollar cánceres de piel, y existe una correlación directa entre la exposición total a la luz solar y la incidencia del cáncer de piel.

Los rayos UV son radiaciones electromagnéticas de corta longitud de onda, adyacente a la región violeta de la luz visible. Solo algunas partes del espectro UV se asocian a daños en los tejidos. *En las longitudes de onda entre 290 nm y 320 nm, la radiación UV inactiva enzimas, inhibe la división celular e induce mutaciones, muerte celular y cáncer.*

Dímeros de pirimidina

El efecto más importante de la radiación UV es que promueve la formación de **dímeros de pirimidina** en el ADN. Este tipo de daño en el ADN no se observa con ningún otro carcinógeno. Estos dímeros pueden formarse entre timina y timina, entre timina y citosina o solo entre pares de citosina. La formación de dímeros da lugar a un anillo de ciclobutano, que distorsiona la columna vertebral de fosfodiesteres de la doble hélice en la región de cada dímero. A menos que se elimine eficazmente por la vía de reparación de escisión de nucleótidos, la lesión genómica producida por la radiación UV es mutágena y carcinógena.

Xerodermia pigmentosa

La **XP** es una enfermedad autosómica recesiva que ejemplifica la importancia de la reparación del ADN en la protección frente a los efectos nocivos de la radiación UV. En la XP, la sensibilidad a la luz solar se acompaña de una alta incidencia de cánceres de piel, incluidos el carcinoma basocelular, el de células escamosas y el melanoma. Tanto los trastornos neoplásicos como los no neoplásicos de la piel en la XP reflejan un deterioro en la escisión del ADN dañado por la radiación UV.

El amianto (asbesto) causa mesotelioma y cáncer de pulmón

El amianto, un material ampliamente utilizado en la construcción, el aislamiento y la fabricación, es una familia de silicatos fibrosos relacionados, que se clasifican como «serpentinas» o «anfíbolos». Las serpentinas, de las que el crisotilo es el único ejemplo de importancia comercial, se presentan como fibras flexibles; los anfíbolos, representados principalmente por la crocidolita y la amosita, son bastones estrechos y firmes.

El tumor característico asociado a la exposición al amianto es el ***mesotelioma maligno*** *de las cavidades pleural y peritoneal.* Este cáncer, que es extremadamente infrecuente en la población general, se da en el 2% al 3% (en algunos estudios incluso más) de los trabajadores con una gran exposición. El periodo de latencia (intervalo entre la exposición y la aparición de un tumor) suele ser de unos 20 años, pero puede ser el doble. Los mesoteliomas de la pleura y el peritoneo reflejan el estrecho contacto de estas membranas con las fibras de amianto transportadas hasta allí por los conductos linfáticos.

La patogenia de los mesoteliomas asociados al amianto no está clara. No se sabe con certeza si los cánceres relacionados con la exposición al amianto (*v.* caps. 8 y 18) son ejemplos de carcinogenia química, de tumores inducidos físicamente o de ambos. Las finas fibras de crocidolita se relacionan con un riesgo mucho mayor de mesotelioma que las fibras de crisotilo, más cortas y gruesas. Hay una creciente evidencia de que las propiedades de la superficie de las fibras de amianto son importantes en sus propiedades carcinógenas.

La exposición al amianto también aumenta el riesgo de cáncer de pulmón, con independencia del consumo de cigarrillos. En combinación, ambas exposiciones al cigarrillo y al amianto aumentan considerablemente la incidencia del cáncer de pulmón. Tanto en estudios epidemiológicos experimentales como en anecdóticos se ha sugerido que el amianto en el agua potable puede aumentar la incidencia de cánceres del aparato digestivo.

EFECTOS SISTÉMICOS DEL CÁNCER EN EL HUÉSPED

Los síntomas del cáncer suelen ser el reflejo de los efectos locales de la masa tumoral primaria o de sus metástasis. Sin embargo, en algunos pacientes, los cánceres producen efectos remotos no atribuibles a la invasión del tumor o a la metástasis. En conjunto, se trata de **síndromes paraneoplásicos**. Estos efectos rara vez son mortales, pero pueden predominar en la evolución clínica. Es importante reconocer estos síndromes por varias razones. En primer lugar, un síndrome paraneoplásico puede ser la primera manifestación clínica de una neoplasia maligna. En segundo lugar, pueden confundirse con la indicación de una enfermedad metastásica avanzada y, por tanto, conducir a un tratamiento inadecuado. En tercer lugar, la sintomatología paraneoplásica en sí misma puede ser incapacitante, y el tratamiento de los síntomas puede proporcionar un paliativo importante a los pacientes. Por último, los niveles y efectos de los productos tumorales que causan los síndromes paraneoplásicos pueden proporcionar una forma de controlar la evolución del tumor y la eficacia de los tratamientos.

La mayoría de las manifestaciones paraneoplásicas se manifiestan como una afectación de uno u otro sistema orgánico, y se analizan en los capítulos específicos de cada órgano. Pero también hay efectos sistémicos importantes.

Fiebre

Es bastante habitual que los pacientes con cáncer presenten inicialmente fiebre que no puede explicarse por una infección activa. La fiebre relacionada con el cáncer se correlaciona con el crecimiento del tumor, desaparece después del tratamiento y reaparece en la recidiva. Cualquier tumor puede causar fiebre, aunque las presentaciones febriles son particularmente comunes con el linfoma de Hodgkin y otros linfomas. Las propias células tumorales pueden liberar pirógenos, o las células inflamatorias del estroma tumoral pueden producir IL-1.

Anorexia y pérdida de peso

La anorexia (pérdida de peso) y la caquexia son muy frecuentes en los pacientes con cáncer, y a menudo aparecen antes de que se manifieste una neoplasia. Por ejemplo, puede sospecharse un cáncer de páncreas asintomático y de pequeño tamaño solo por la pérdida de peso progresiva e inexplicable. Aunque los pacientes con cáncer suelen comer menos debido a la anorexia y a las anomalías del gusto, la disminución de la ingesta de alimentos no explica la profunda emaciación tan habitual entre estas personas. Los mecanismos responsables de este fenómeno son poco conocidos. Sin embargo, se sabe que, a diferencia de la inanición, que se asocia a una disminución del índice metabólico, el cáncer suele ir acompañado de un índice metabólico elevado. El TNF-α y otras citocinas (IFN, IL-6) pueden producir un síndrome de consuntivo en animales de experimentación.

EPIDEMIOLOGÍA DEL CÁNCER

El cáncer representa una quinta parte de la mortalidad total en Estados Unidos y es la segunda causa de muerte después de las enfermedades cardiovasculares isquémicas. Para la mayoría de los cánceres, las tasas de mortalidad en Estados Unidos se han mantenido prácticamente estables durante más de medio siglo, con algunas excepciones notables (fig. 5-75). La tasa de mortalidad por cáncer de pulmón entre los hombres aumentó drásticamente desde 1930, cuando era un tumor poco común, hasta el presente, cuando es con mucho la causa más común de muerte por cáncer. Como se ha comentado en el capítulo 8, la epidemia de muertes por cáncer de pulmón es atribuible al hábito tabáquico. Entre las mujeres, fumar no se puso de moda hasta la Segunda Guerra Mundial. Teniendo en cuenta el tiempo transcurrido entre el inicio del hábito y el desarrollo del cáncer de pulmón, no es sorprendente que el aumento de la tasa de mortalidad por cáncer de pulmón en las mujeres no fuera significativo hasta después de 1965. En la actualidad, el cáncer de pulmón es, con diferencia, la causa más común de muerte por cáncer entre las mujeres. Por razones desconocidas, el cáncer de estómago, que en 1930 era con diferencia la causa más común de muerte por cáncer en los hombres, y la segunda causa más común de muerte por cáncer en las mujeres, ha mostrado un notable y sostenido descenso en su frecuencia. El llamativo descenso de la tasa de mortalidad por cáncer de útero (cuerpo más cuello), refleja quizá la mejora en las pruebas de detección, las técnicas de diagnóstico y los tratamientos. En general, tras décadas de incrementos constantes, la mortalidad ajustada por edad de todos los cánceres se ha mantenido bastante estable.

Cada cáncer tiene sus propios perfiles relacionados con la edad, pero para la mayoría, el aumento de la edad se asocia con un aumento de la incidencia. El ejemplo más destacado de la dependencia de la edad es el carcinoma de próstata, cuya incidencia se multiplica por 30 entre los 50 y los 85 años. Algunas enfermedades neoplásicas, como la leucemia linfoblástica aguda en niños y el cáncer de testículo en adultos jóvenes, muestran diferentes picos de incidencia relacionados con la edad (fig. 5-76).

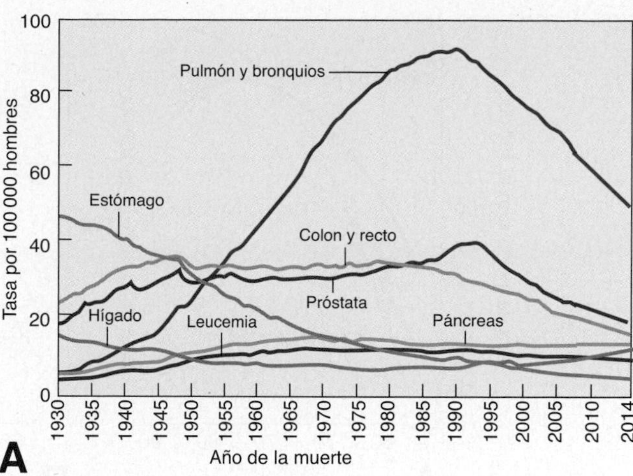

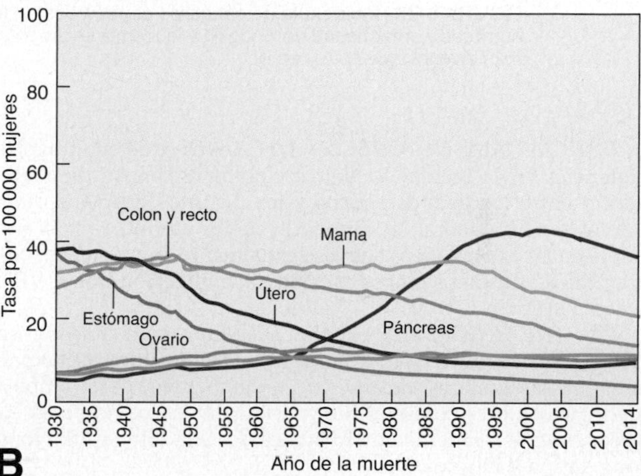

FIGURA 5-75. Tasas de muerte por cáncer en Estados Unidos, de 1930 a 2002, entre hombres (A) y mujeres (B). (De US Mortality Data, 1960 to 2005, US Mortality Volumes, 1930 to 1959. National Center for Health Statistics, Centers for Disease Control and Prevention, 2008.)

Las diferencias geográficas y étnicas influyen en la incidencia del cáncer

EPIDEMIOLOGÍA: algunos cánceres muestran diferencias sorprendentes entre distintas poblaciones y localizaciones. A veces, estas asociaciones arrojan luz sobre las etiologías de estos tumores. A veces, reflejan diferencias ambientales o genéticas definibles entre las personas. Otras veces, sin embargo, estas diferencias aumentan el misterio de las causas de los cánceres:

CÁNCER NASOFARÍNGEO: el cáncer nasofaríngeo es poco frecuente en la mayor parte del mundo, excepto en ciertas regiones de China, Hong Kong y Singapur.

CARCINOMA ESOFÁGICO: el carcinoma esofágico es extremadamente infrecuente entre las mujeres mormonas de Utah, pero es ≈ 300 veces más habitual entre las mujeres del norte de Irán. Los habitantes del denominado cinturón del cáncer esofágico asiático, que se extiende desde Turquía hasta el este de China, tienen tasas muy altas de cáncer de esófago. Curiosamente, en esta región, a medida que aumenta la incidencia, disminuye el exceso proporcional en los hombres; en algunas de las áreas de incidencia más alta hay incluso una mayor proporción de cáncer femenino. La enfermedad también es más frecuente en ciertas regiones del África subsahariana y entre los afroamericanos. El cáncer de esófago afecta de forma desproporcionada a personas que viven por debajo de la línea de pobreza en muchas regiones del mundo, y la combinación de abuso de alcohol y tabaquismo se asocia a un riesgo especialmente elevado.

CÁNCER DE ESTÓMAGO: la mayor incidencia de cáncer de estómago se da en Japón, donde es casi 10 veces más frecuente que entre los estadounidenses caucásicos. También es más frecuente en los países latinoamericanos, especialmente en Chile. El cáncer de estómago también es frecuente en Islandia y Europa del Este.

CÁNCER COLORECTAL: la incidencia del cáncer colorrectal es mayor en Estados Unidos, donde es de 3 a 4 veces más frecuente que en Japón, India, África y América Latina. La base de esta diferencia, sobre la que se ha especulado mucho, sigue sin estar clara.

CÁNCER DE HÍGADO: existe una fuerte correlación entre la incidencia del CHC primario y la prevalencia del VHB y el VHC (*v.* anteriormente). Las regiones endémicas para ambas enfermedades incluyen grandes partes del África subsahariana y la mayor parte de Asia, Indonesia y Filipinas. Los virus de la hepatitis pueden no ser los únicos culpables en estas regiones: las concentraciones de aflatoxina B_1 son elevadas en la alimentación básica de muchas de las regiones de alto riesgo.

CÁNCER DE PIEL: como se ha señalado anteriormente, las tasas de cáncer de piel varían según el color de la piel y la exposición al sol. Así, las tasas son especialmente altas en el norte de Australia, donde la población es principalmente de origen inglés y la exposición al sol es intensa. El cáncer de piel también es más frecuente entre la población caucásica del suroeste de Estados Unidos. Las tasas más bajas se dan entre las personas de piel más oscura (p. ej., japoneses, chinos e indios). Las tasas entre afroamericanos pueden superar las de los asiáticos, a pesar de su piel muy pigmentada, porque desarrollan más melanomas en las plantas de los pies y las palmas de las manos.

CÁNCER DE MAMA: el adenocarcinoma de mama, el cáncer femenino más común en muchas partes de Europa y Norteamérica, muestra una amplia variación geográfica. Entre las poblaciones africanas y asiáticas, el cáncer de mama es entre 1/5 y 1/6 tan frecuente como en Europa y Estados Unidos.

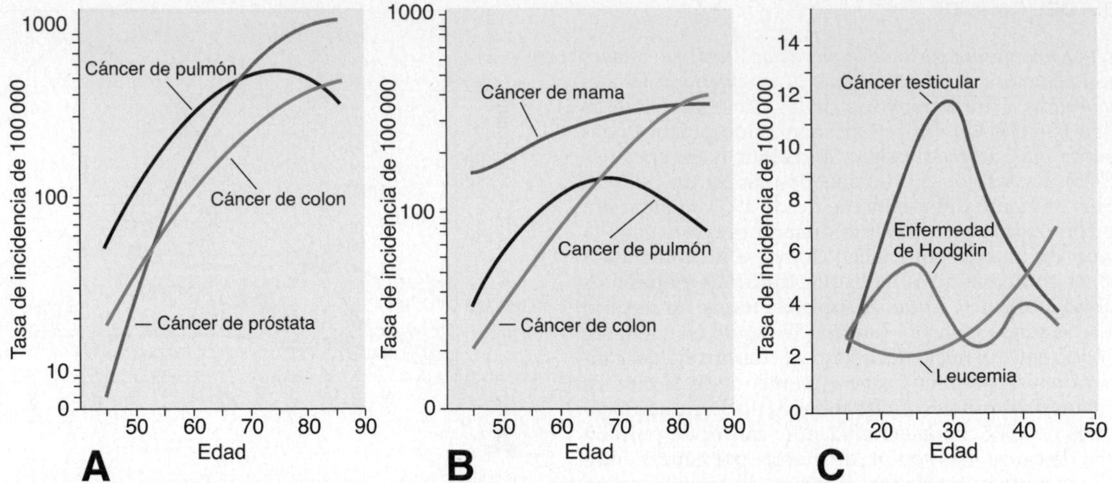

FIGURA 5-76. Incidencia de cánceres específicos en función de la edad. A. Hombres. **B.** Mujeres. **C.** Cáncer testicular en hombres y enfermedad de Hodgkin y leucemia en ambos sexos. La incidencia de estos cánceres en C tiene el pico en edades más jóvenes que en A y en B.

CARCINOMA DE CUELLO UTERINO: existen notables diferencias en la incidencia del carcinoma escamoso de cuello uterino entre los grupos étnicos y los distintos grupos socioeconómicos. En general, el cáncer de cuello uterino es más frecuente en las mujeres más activas sexualmente, lo que refleja que este tumor está casi siempre asociado a la infección por el VPH (*v.* cap. 18).

CORIOCARCINOMA: el coriocarcinoma es un cáncer poco común de diferenciación trofoblástica. Se produce principalmente en las mujeres, después de un embarazo, pero también puede presentarse como un tumor testicular en los hombres. Es especialmente frecuente en el Pacífico de Asia (Singapur, Hong Kong, Japón y Filipinas).

CÁNCER DE PRÓSTATA: el cáncer de próstata es bastante infrecuente entre los hombres asiáticos, especialmente los japoneses, mientras que las tasas más altas descritas se dan en los afroamericanos, en quienes la enfermedad se da con una frecuencia 25 veces mayor. La incidencia en los caucásicos americanos y europeos es intermedia.

CÁNCER TESTICULAR: un aspecto inusual del cáncer testicular es su rareza universal entre las poblaciones afroamericanas. Curiosamente, aunque la tasa de los afroamericanos es solo una cuarta parte de la de los estadounidenses caucásicos, sigue siendo considerablemente más alta que la de los afroamericanos.

CÁNCER DE PENE: este carcinoma escamoso es prácticamente inexistente entre los hombres circuncidados de cualquier procedencia étnica, pero es común en muchas partes de África y Asia. Aproximadamente la mitad de estos tumores son portadores del ADN del VPH.

CÁNCER DE LA VEJIGA URINARIA: las tasas de carcinoma de células de transición de la vejiga son bastante estables. El carcinoma escamoso de vejiga, sin embargo, es un caso especial. Aunque es mucho menos frecuente que el carcinoma de células de transición en el mundo occidental, tiene una alta incidencia en las regiones del planeta donde la infestación por esquistosomas de la vejiga (bilharziosis) es endémica.

LINFOMA DE BURKITT: el LB, una enfermedad infantil, se describió por primera vez en Uganda, donde representa la mitad de los tumores infantiles. Su incidencia también es alta en otros países africanos, especialmente en las tierras bajas calientes y húmedas y donde la malaria también es endémica. En comparación con Europa y Norteamérica, donde solo se da de forma esporádica, el LB también es más frecuente en otras regiones tropicales, como Malasia y Nueva Guinea. La mayoría de los casos endémicos están asociados a la infección por el VEB.

MIELOMA MÚLTIPLE: esta neoplasia maligna de plasmocitos es poco frecuente entre los estadounidenses caucásicos, pero su incidencia es de tres a cuatro veces mayor entre los afroamericanos y los sudafricanos negros.

LEUCEMIA LINFOCÍTICA CRÓNICA (CLL): la LLC es común entre las personas mayores en Europa y Norteamérica, pero es considerablemente menos común en Japón.

Los estudios de poblaciones migratorias dan pistas sobre el desarrollo del cáncer

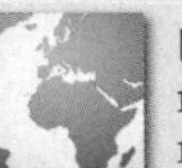

EPIDEMIOLOGÍA: aunque no es posible realizar experimentos planificados sobre la etiología del cáncer humano, los patrones de la enfermedad entre las poblaciones que emigraron de una región a otra permiten conocer los factores que influyen en el desarrollo de tumores. Al menos al principio, las características genéticas de esas personas seguían siendo las mismas, pero los nuevos entornos conllevan otro clima y diferentes tipos de alimentación, agentes infecciosos, ocupaciones, etc. *En consecuencia, los estudios epidemiológicos de las poblaciones migratorias han proporcionado muchas pistas intrigantes sobre los factores que pueden influir en la patogenia del cáncer.*

CÁNCERES COLORRECTAL, DE MAMA, DE ENDOMETRIO, DE OVARIOS Y DE PRÓSTATA: los emigrantes de regiones de bajo riesgo de Europa y Japón a Estados Unidos aumentan su riesgo de cáncer colorrectal. Además, su descendencia suele acercarse a los niveles de incidencia de la población estadounidense en general. Esta regla para el cáncer colorrectal también es válida para los cánceres de mama, endometrio, ovario y próstata.

CARCINOMA HEPATOCELULAR: los patrones de incidencia del CHC se han mencionado anteriormente. Sin embargo, a pesar de las asociaciones epidemiológicas que sugieren factores ambientales e infecciosos, algunas poblaciones que emigraron de zonas de alta incidencia a Estados Unidos siguen desarrollando CHC con más frecuencia que otros estadounidenses.

ENFERMEDAD DE HODGKIN: en general, en los países poco desarrollados, la forma infantil de la enfermedad de Hodgkin es la que se notifica con mayor frecuencia. En los países occidentales (excepto en Japón), la enfermedad es más común entre los adultos jóvenes. Este patrón es característico de ciertas infecciones víricas. Otra prueba de la influencia del entorno es que la enfermedad de Hodgkin es más común entre los estadounidenses de ascendencia japonesa que en Japón.

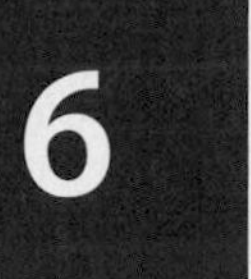

Trastornos genéticos y del desarrollo

Christine R. Bryke, Gordana Raca

INTRODUCCIÓN

Las enfermedades de base genética son responsables de una proporción considerable de padecimiento y muerte de los seres humanos. Aunque las enfermedades genéticas individuales son en su mayoría muy poco frecuentes, en combinación afectan a millones de personas en todo el mundo. Entre el 3% y el 5% de los lactantes nacen con un defecto de nacimiento u otro problema genético. Sin embargo, al año hay entre un 6% y un 7% de anomalías genéticas o de desarrollo, porcentaje que en la edad escolar alcanza del 12% al 14%. Los recientes avances en tecnología molecular y citogenética han facilitado la caracterización clínica de las enfermedades de los aproximadamente 3000 millones de nucleótidos del genoma humano.

Los seres humanos tienen unos 20000 genes codificadores de proteínas, que ocupan menos del 2% del genoma. La mayoría de estos genes también están presentes en otros organismos, desde levaduras hasta mamíferos inferiores. El 98% restante del genoma humano, por tanto, añade la notable complejidad que en última instancia determina a la especie humana, e incluye muchos genes que son transcritos en moléculas de ARN, como microARN y ARN largos no codificantes. Estos son importantes en la regulación de la función génica, la organización de la arquitectura de los cromosomas y el control de la herencia epigenética. Se ha calculado que el genoma de todas las personas sanas es heterocigoto para varias mutaciones recesivas que, si fueran homocigotas, causarían graves enfermedades genéticas. Además, todos tenemos al menos unos cientos de variantes de secuencias genéticas que alteran las proteínas. No obstante, el simple hecho de tener una mutación que pueda causar una enfermedad no acaba siempre en el desarrollo de la afección. Como se analizará en este capítulo, la expresión de la enfermedad depende finalmente del tipo de proteína codificada por un gen mutado, el tipo de mutación, la dosis del gen mutado y las complejas interacciones entre factores genéticos, epigenéticos y ambientales.

El capítulo inicia con la citogenética: análisis de la estructura y la función de los cromosomas, y trastornos cromosómicos. Le siguen los trastornos monogénicos y, a continuación, las secciones sobre anomalías genéticas y enfermedades del desarrollo de la infancia y la niñez. Muchos de los trastornos incluidos en estas dos últimas secciones tienen una etiología cromosómica, de variantes del número de copias, de un solo gen y/o ambiental. El nacimiento prematuro también provoca importantes enfermedades en la infancia y la niñez.

CITOGENÉTICA

La citogenética es el estudio de los cromosomas y sus anomalías. El análisis citogenético fue uno de los primeros abordajes para analizar el material genético. Ayudó a dilucidar la base genética de las enfermedades generalizadas y el cáncer. Métodos más recientes han vinculado la citogenética a la genética molecular (**hibridación**

***in situ* con fluorescencia** [**FISH**, *fluorescence in situ hybridization*] e **hibridación genómica comparativa** [**CGH**, *comparative genomic hybridization*]) basada en micromatrices y han aumentado el alcance y la potencia del análisis cromosómico.

Las anomalías cromosómicas son relativamente frecuentes y contribuyen de forma significativa a la morbimortalidad infantil. En 1 de cada 200 recién nacidos se producen aberraciones cromosómicas, si bien las cifras son mayores en los fetos que no llegan a término. Al menos la mitad de los abortos espontáneos del primer trimestre contienen un complemento cromosómico anómalo.

El ADN humano contiene 2900 millones de pares de bases en 46 cromosomas

Los cromosomas humanos se unen a proteínas histona y proteínas no histona. Como **organismos diploides**, las personas heredan conjuntos **haploides** de genes (organizados en 23 cromosomas) de cada progenitor y, por tanto, poseen 2 copias de cada gen del genoma (excepto los genes de los cromosomas X e Y en los hombres). Cuando se desenrollan, la longitud total de las moléculas de ADN humano alcanza los 4 cm, lo que significa que el ADN debe estar muy enrollado para caber en el núcleo. La doble hélice de ADN extendida se somete a una compactación de 8000 veces para así formar un cromosoma en metafase (fig. 6-1). La condensación de las fibras de cromatina de ADN existentes durante la interfase en cromosomas metafásicos permite la correcta segregación y recombinación del material genético durante la división celular.

La segregación cromosómica tiene lugar durante la división celular

Las anomalías cromosómicas numéricas de importancia clínica suelen surgir por errores durante la segregación (o disyunción). Para entender estas enfermedades, hay que comprender cómo los cromosomas realizan el proceso. Existen importantes diferencias entre la segregación cromosómica en las células hijas durante la división de las células somáticas, la **mitosis**, y la división de las células germinativas durante la gametogenia, la **meiosis**.

Mitosis

Durante la **mitosis** normalmente se producen dos células hijas idénticas a la célula madre original, tanto en número de cromosomas como en contenido genético. La mitosis mantiene un número diploide (2n) de cromosomas en las células hijas. El ADN nuclear (ADNn) se replica durante la fase S (de síntesis) del ciclo celular, que siempre precede a la mitosis (*v.* cap. 5). Al inicio de la mitosis, cada cromosoma tiene dos moléculas de ADN idénticas organizadas en cromátidas simétricas. Durante esta, los cromosomas primero se condensan, luego se engrosan (profase) y después se alinean en la placa de metafase mediante la unión de sus centrómeros a las fibras del **huso mitótico** (**metafase**). Las dos cromátidas de cada cromosoma se separan (**anafase**) a medida que el huso mitótico los transporta hacia los polos opuestos de la célula en división, de modo que finalmente se agrupan en los polos opuestos (**telofase**). El resultado son dos células hijas, cada una con el mismo número de cromosomas y contenido de ADN que la célula madre (fig. 6-2).

Meiosis

La **meiosis**, o división celular entre las células de la línea germinal masculina y femenina, da lugar a gametos con la mitad del contenido cromosómico diploide (haploide) (23 cromosomas, incluido un cromosoma sexual X o Y). La meiosis consta de dos divisiones consecutivas (meiosis I y II), pero la replicación del ADN solo se produce antes de la meiosis I. Entre ambas divisiones no interviene ninguna fase S. Al comienzo de la meiosis I, cada cromosoma está formado por dos cromátidas, y los **cromosomas homólogos** (es decir, copias de cada cromosoma heredadas de ambos progenitores) se alinean en pares, denominados **bivalentes**. En ese momento, las cromátidas hermanas se cruzan, lo que da lugar a la recombinación (intercambio) de material genético. Los cromosomas individuales de cada bivalente se segregan al azar en las células hijas, con lo que el número de cromosomas se reduce a la mitad y pasa de diploide (2n) a haploide (n). En la meiosis II, las cromátidas se separan en células hijas y conservan el mismo número cromosómico (haploide) (fig. 6-3). La **recombinación** del material genético y la **segregación aleatoria de cromosomas homólogos** que se produce durante la meiosis I contribuyen a un gran potencial de variabilidad genética entre los gametos resultantes y, por tanto, en la progenie.

Existen importantes diferencias en la meiosis entre hombres y mujeres. La meiosis en hombres es un proceso continuo que comienza en la pubertad en los túbulos seminíferos de los testículos y continúa durante toda la vida. Produce millones de espermatozoides cada día. En las mujeres, el proceso comienza alrededor de la 12.ª semana de vida fetal: las células germinativas entran en meiosis, pero se detienen pronto en la etapa de meiosis I. El proceso se reanuda muchos años después. Una vez la mujer alcanza la pubertad, cada mes, varias células germinativas son estimuladas para proceder a la meiosis, pero normalmente solo una completa el proceso para convertirse en un óvulo maduro. Algunas células germinativas femeninas pueden tardar más de 40 años en completar la meiosis. Esta prolongada progresión de la meiosis femenina puede explicar por qué los errores en la segregación cromosómica y las anomalías cromosómicas numéricas resultantes se producen con más frecuencia en la gametogenia femenina que en la masculina, y por qué su

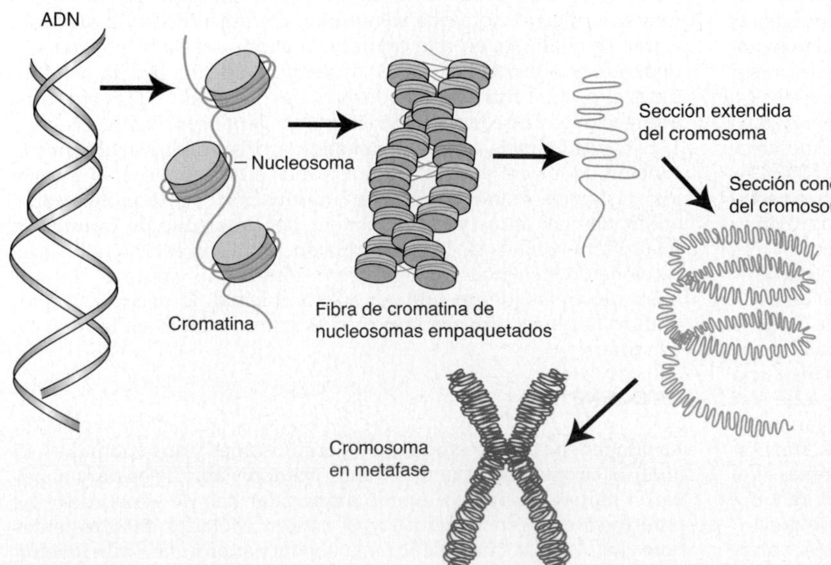

FIGURA 6-1. Niveles de organización de la cromatina. Las moléculas de ADN desnudo se envuelven alrededor de las histonas para formar nucleosomas, que representan el nivel más bajo de organización de la cromatina. Los nucleosomas se organizan en fibras de 30 nm, que a su vez se organizan en dominios en bucle. Cuando las células se preparan para la mitosis, los bucles se compactan aún más en cromosomas mitóticos. (Adaptado con permiso de Widnell CC, Pfenninger KH. *Essential Cell Biology*. Baltimore, MD: Williams & Wilkins; 1990:47).

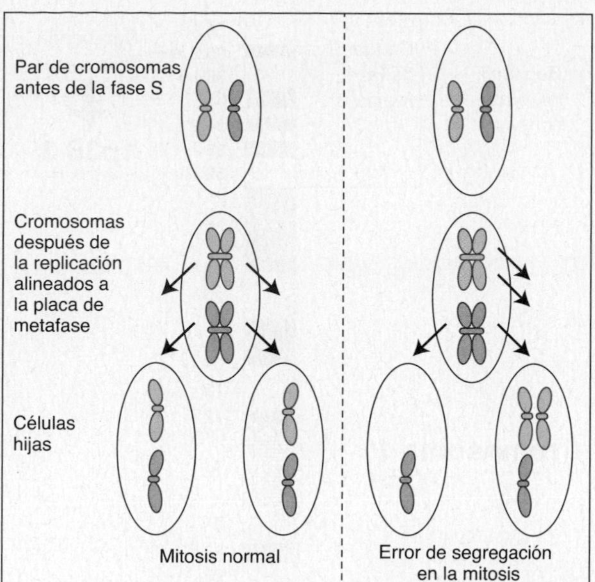

FIGURA 6-2. Segregación cromosómica normal y aberrante en la mitosis. Solo se representa un par de cromosomas. Tras la replicación del ADN, cada cromosoma consta de dos cromátidas que se segregan en las células hijas. La segregación normal se muestra a la izquierda. El número de cromosomas es idéntico entre la célula madre y las células hijas. A la derecha se muestra un error de segregación. Las dos cromátidas de uno de los cromosomas se desplazan a la misma célula hija. El resultado es una célula con trisomía para ese cromosoma en particular y una célula con monosomía para el mismo cromosoma.

incidencia aumenta con la edad materna avanzada (*v.* Anomalías cromosómicas numéricas, más adelante).

Los estudios cromosómicos con métodos citogenéticos convencionales requieren la división de las células

Cultivos celulares, preparaciones de propagación cromosómica

Para identificar el número y la estructura de los cromosomas, se estimula la división de las células (normalmente, linfocitos T de la sangre), se detienen en metafase y se tiñen con tinción de Giemsa (banda G). Esta técnica permite obtener patrones de banda específicos de los cromosomas. Las regiones cromosómicas ligeramente teñidas (bandas claras) corresponden a la cromatina «activa» rica en genes (eucromatina). Las regiones teñidas de oscuro (bandas oscuras), la cromatina inactiva (heterocromatina), son pobres en genes. La exploración microscópica permite identificar anomalías numéricas y estructurales.

Los cromosomas se clasifican por la longitud y la posición del centrómero

Los centrómeros son constricciones donde el huso mitótico se une durante la mitosis. Su ubicación divide un cromosoma en brazos. El brazo corto del cromosoma se denomina **p** (del francés, *petite*), y el brazo largo es **q**. Los cromosomas 13, 14, 15, 21 y 22 son **acrocéntricos,** con brazos p muy cortos formados por tallos y satélites con secuencias repetitivas no codificantes. En un **cariograma**, los pares de cromosomas homólogos se alinean, según su tamaño y la posición del centrómero, de mayor a menor) (fig. 6-4).

Según la convención del International System for Human Cytogenetic Nomenclature (ISCN) (tabla 6-1), los cariotipos se describen enumerando secuencialmente:

Número total de cromosomas
Complemento del cromosoma sexual
Anomalías detectadas en el orden cromosómico ascendente

Un signo más (+) delante del número del cromosoma afectado designa la ganancia de un cromosoma entero. El signo menos (–) indica la pérdida de un cromosoma. La deleción (supresión) de una parte de un cromosoma se designa con «del», y la duplicación con «dup», seguida de la ubicación de la banda del material suprimido o duplicado en el brazo cromosómico afectado: cada banda G clara y oscura tiene un número único asignado por el ISCN (fig. 6-5).

Las anomalías cromosómicas numéricas surgen de errores en la segregación durante la mitosis y la meiosis

Génesis y clasificación de las anomalías cromosómicas numéricas

La mayoría de las anomalías cromosómicas numéricas surgen de un fallo de la disyunción (no disyunción), en el que los cromosomas emparejados (bivalentes) o las cromátidas no se separan y se desplazan a polos opuestos de una célula en división (*v.* figs. 6-2 y 6-3). Estos errores pueden afectar cromosomas individuales o todo el conjunto cromosómico. Cualquier múltiplo del número haploide de cromosomas (n) se denomina euploide (2n es diploide, 3n es triploide, 4n es tetraploide, etc.). Por ejemplo, muchos hepatocitos normales tienen el doble de cromosomas diploides que otras células

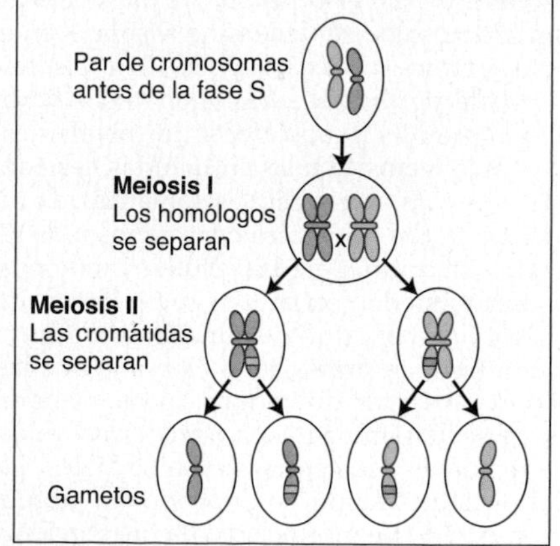

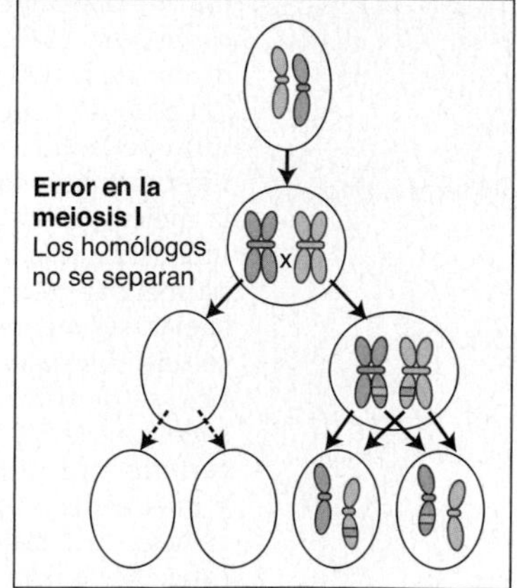

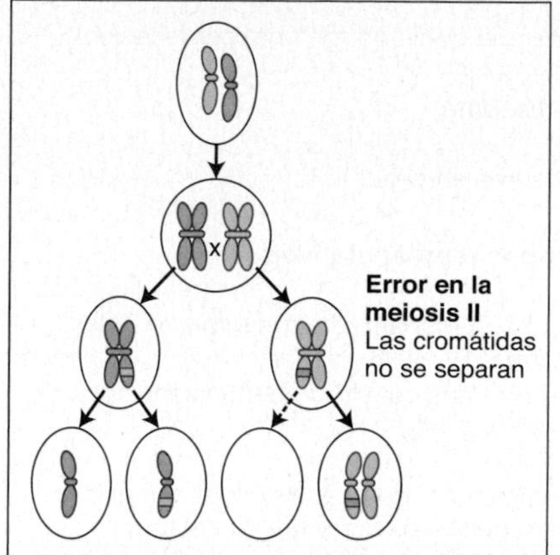

FIGURA 6-3. Segregación cromosómica normal y aberrante en la meiosis. Solo se representa un par de cromosomas. A la izquierda se muestra un esquema simplificado de la segregación cromosómica normal en la meiosis. La replicación del ADN se produce antes de la meiosis I y cada cromosoma consta, entonces, de dos cromátidas. En la meiosis I, los cromosomas homólogos de cada par se separan en las células hijas, lo que reduce el número de cromosomas de 46 a 23. Durante la meiosis I se produce el emparejamiento (sinapsis) y la recombinación (*crossing-over*) entre las cromátidas de los cromosomas homólogos. En la meiosis II, las cromátidas de cada cromosoma se separan en gametos individuales, y el número de cromosomas, 23 (haploide), se mantiene. El **error de segregación en la meiosis I** se representa en el centro. Dos cromosomas homólogos migran a las mismas células hijas. Tras la segregación de las cromátidas en la meiosis II, se obtienen gametos con dos copias diferentes de un cromosoma específico. El **error de segregación en la meiosis II** se representa a la derecha. Los homólogos se segregan normalmente en la meiosis I, pero las cromátidas de un cromosoma no se segregan en la meiosis II. Esto da lugar a gametos con dos copias del mismo cromosoma.

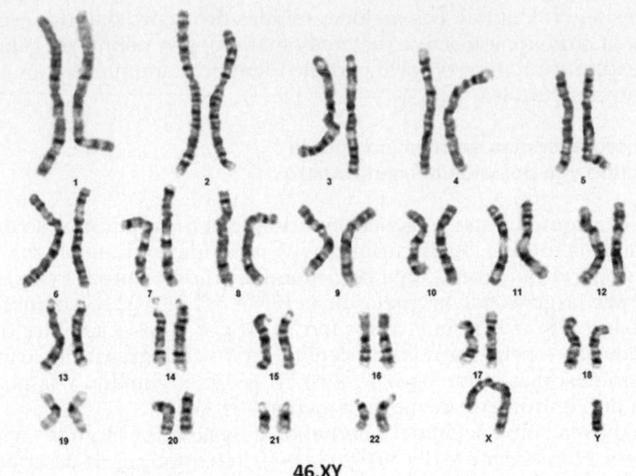

FIGURA 6-4. Cariograma en banda G de un cariotipo masculino normal.

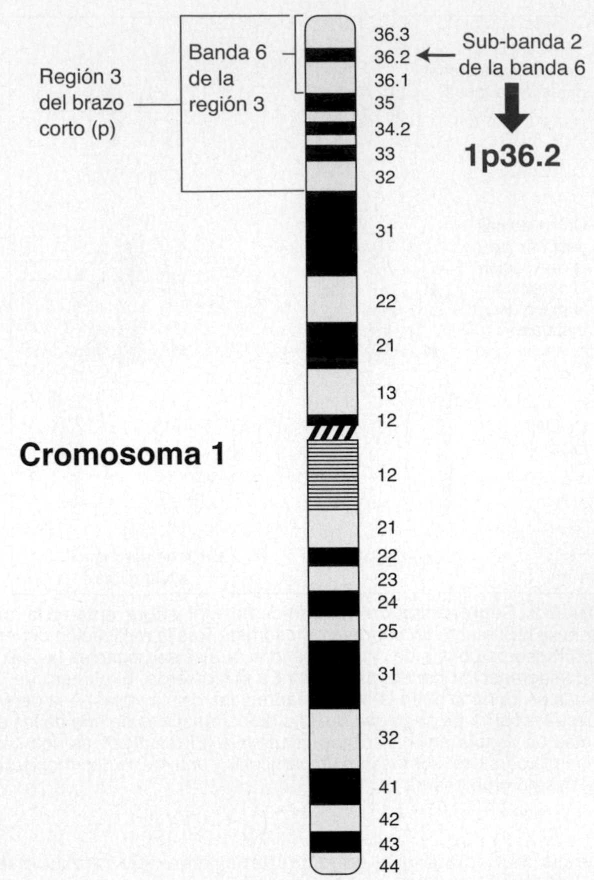

FIGURA 6-5. La numeración de las regiones, bandas y sub-bandas de los cromosomas permite designar con precisión la localización de los puntos de rotura de las anomalías estructurales.

TABLA 6-1
NOMENCLATURA CITOGENÉTICA

Designación numérica de los autosomas	1–22
Cromosomas sexuales	X, Y
Adición de todo un cromosoma	+
Pérdida de un todo cromosoma	–
Brazo corto del cromosoma	p
Brazo largo del cromosoma	q
Separación de dos clones	/
Translocación	t
Deleción (supresión)	del
Duplicación	dup
Inversión	inv
Cromosoma derivado (de una reordenación)	der
Isocromosoma	i
Cromosoma en anillo	r (del inglés, *ring*)
Cariotipos representativos	
Hombre con trisomía 21 (síndrome de Down)	47,XY,+21
Mujer con translocación robertsoniana entre los cromosomas 14 y 21	45,XX,der(14;21)(q10;q10)
Síndrome de *Cri du chat* (hombre) con una deleción del brazo corto del cromosoma 5 que comienza en la banda p14	46,XY,del(5)(p14)
Hombre con cromosoma 19 en anillo	46,XY,r(19)(p13.3q13.3)
Monosomía X (síndrome de Turner)	45,X
Síndrome de Klinefelter en mosaico	47,XXY/46,XY

somáticas, por lo que son euploides o, más concretamente, tetraploides (4n). Si el número de conjuntos completos de cromosomas es mayor que el diploide, el cariotipo es poliploide.

Los cariotipos con números cromosómicos que no son múltiplos exactos del número haploide son aneuploides. La aneuploidía es común en las muestras de pérdidas tempranas del embarazo, y también se observa con frecuencia en las células cancerosas. La ausencia de uno de los cromosomas de un par homólogo se denomina monosomía. Por ejemplo, en el síndrome de Turner hay un solo cromosoma X (45,X o monosomía X). Por el contrario, la presencia de una copia adicional de un cromosoma se denomina trisomía; en el síndrome de Down, hay tres cromosomas 21 (47,XX,+21 o trisomía 21).

La no disyunción puede producirse entre cromátidas hermanas durante la mitosis. En la meiosis puede afectar los bivalentes (cromosomas homólogos) en la meiosis I o las cromátidas hermanas en la meiosis II. La no disyunción en las células somáticas da lugar a una célula hija con trisomía (2n + 1) y otra con monosomía (2n – 1) para el par cromosómico afectado, pero las células con monosomía suelen ser menos viables y pueden ser menos competitivas que las células normales y trisómicas. Si la no disyunción somática (mitótica) se produce en una fase temprana de la embriogenia, las personas afectadas pueden presentar dos o más líneas celulares con cariotipos distintos; esto se denomina mosaicismo (*v.* más adelante), y puede afectar los autosomas o los cromosomas sexuales. La apariencia resultante del paciente (fenotipo) depende del cromosoma específico afectado y del grado de mosaicismo (la proporción de células anómalas con respecto a las normales en los distintos tejidos). La no disyunción durante la gametogenia produce aneuploidía en las células germinativas (gametos). La fecundación de un gameto que tiene dos copias del mismo cromosoma (n + 1) producirá un embrión con trisomía para ese cromosoma. La fecundación de un gameto con ausencia completa de un cromosoma (n – 1) dará lugar a un embrión con monosomía, que probablemente será inviable a menos que la monosomía involucre al cromosoma X.

Aberraciones cromosómicas numéricas en muestras prenatales

La mayoría de las anomalías cromosómicas numéricas son incompatibles con la vida. La aneuploidía y la poliploidía son habituales en los embriones tempranos y suelen ser mortales, por lo que dan a un aborto espontáneo (AE). Aproximadamente la mitad de los AE presentan una anomalía cromosómica. Las anomalías cromosómicas identificadas en los recién nacidos suelen presentar un menor desequilibrio genético que las de los AE tempranos, lo que permite su supervivencia en el útero. Las anomalías cromosómicas más comunes en los AE son, en orden descendente de frecuencia, la monosomía X, la triploidía (fig. 6-7) y las trisomías 16 y 22. Los AE tienden a producirse antes si los cromosomas más grandes son trisómicos o si hay una pérdida significativa de material genético (p. ej., monosomías autosómicas).

La monosomía X (45,X) puede ser compatible con la vida e incluso se asocia a un fenotipo posnatal anómalo relativamente leve (*v.* Síndrome de Turner, más adelante), pero más del 95% de los embriones 45,X se pierden durante el embarazo. La ausencia de un cromosoma X en los hombres (45,Y) conduce siempre a un aborto temprano. Al nacer, otras anomalías cromosómicas numéricas habituales son la trisomía 21 (la más frecuente), la 18, la 13 y la X o la Y (47,XXX; 47,XXY y 47,XYY).

Las trisomías autosómicas desencadenan graves anomalías en el desarrollo; los fetos suelen morir durante el embarazo o poco después del nacimiento. La trisomía 16, por ejemplo, es habitual en los embriones tempranos, pero apenas se detecta en recién nacidos, ya que casi siempre es mortal en el útero. La trisomía 21, y en menor medida las trisomías 13 y 18, son las únicas trisomías autosómicas humanas que, en forma no mosaica, permiten una mayor supervivencia. La ganancia de copias adicionales de los cromosomas sexuales (X e Y) puede dar lugar a un desarrollo anómalo no mortal.

Aberraciones numéricas de los autosomas

Trisomía 21: Síndrome de Down

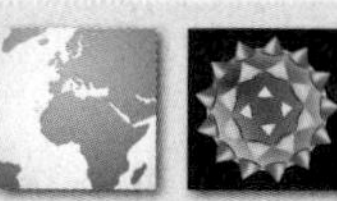

EPIDEMIOLOGÍA Y FACTORES ETIOLÓGICOS: la trisomía 21 es la anomalía cromosómica más habitual entre los niños nacidos vivos y la causa genética más frecuente de discapacidad intelectual. Se da en aproximadamente 1 de cada 800 recién nacidos, lo que significa que cada año nacen en Estados Unidos unos 5300 niños con síndrome de Down y que 200000 personas en el país lo presentan.

La no disyunción, típicamente en la meiosis I de la gametogenia materna en una mujer de cariotipo normal, representa la mayoría (≈95%) de las personas con trisomía 21. La **incidencia de la trisomía 21 aumenta drásticamente al hacerlo la edad materna**. A principios de los 20 años, el riesgo de una mujer de tener un lactante con síndrome de Down es de ≈1/1000, que aumenta a 1/500 a principios de los 30 años, y a 1/20 a los 45 años (fig. 6-6). Aun así, el 80% de los niños con síndrome de Down nacen de madres menores de 35 años, ya que el mayor número de embarazos se produce entre estas mujeres más jóvenes.

Alrededor del 4% de los pacientes con síndrome de Down tienen material cromosómico 21 adicional como una translocación robertsoniana no equilibrada que implica un tercer cromosoma 21 y otro cromosoma acrocéntrico, comúnmente el cromosoma 14 (*v.* fig. 6-12B), no como un cromosoma adicional separado. Este mecanismo del síndrome de Down no está relacionado con la edad materna, sino que suele heredarse de uno de los progenitores, que es portador de una translocación equilibrada (*v.* Defectos estructurales, más adelante). Esta distinción es importante para la evaluación del riesgo de recurrencia. En los casos de trisomía 21 sin translocación, el riesgo de tener otro hijo con trisomía es ligeramente, pero no significativamente mayor, que el riesgo de la población general. Sin embargo, existe una probabilidad de uno entre tres de tener síndrome de Down entre la descendencia de un portador de dicha translocación robertsoniana equilibrada. En la práctica, la incidencia real es del 10% al 15% con una translocación materna y menos del 5% si el padre es el portador; esta diferencia refleja la selección contra los gametos no equilibrados y la pérdida temprana de la mayoría de los embriones con trisomía 21. Alrededor del 1% de los pacientes con trisomía 21 presentan mosaicismo, debido a la no disyunción mitótica del cromosoma 21 durante la embriogenia. Las manifestaciones clínicas en estos casos varían, en función de la proporción de células anómalas, pero suelen ser más leves que en el caso de la trisomía sin mosaicismo.

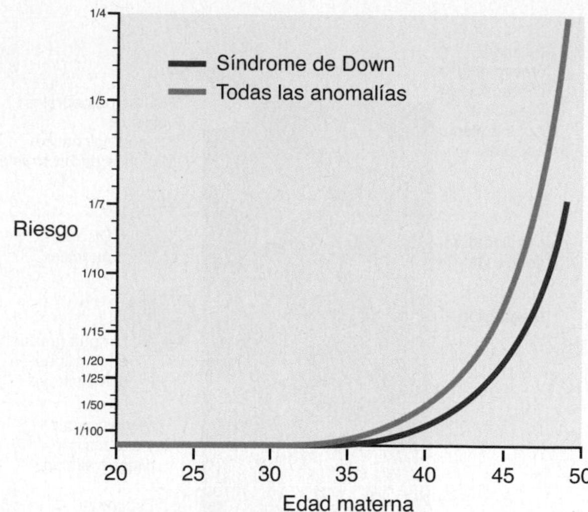

FIGURA 6-6. El riesgo de que una mujer sea portadora de un feto con una anomalía cromosómica aumenta con la edad materna. Este riesgo aumenta drásticamente después de los 35 años. La *línea roja* indica el riesgo de síndrome de Down y la *línea azul* indica el riesgo de todas las anomalías cromosómicas fetales combinadas. (Datos de Hook EB, Cross PK, Schreinemachers DM. Chromosomal Abnormality Rates at Amniocentesis and in Live-Born Infants. *JAMA*. 1983;249(15):2034–2038).

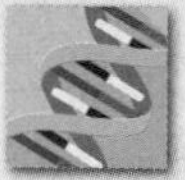

PATOGENIA MOLECULAR: se presume que la patogenia de las manifestaciones del síndrome de Down se relaciona con un aumento de la dosificación de los genes del cromosoma 21, pero se desconoce qué genes son los responsables. Estudios en las pocas personas que presentan duplicaciones de solo una parte del cromosoma 21, en lugar de una copia adicional de todo el cromosoma, sugieren que la responsable puede ser una región de 4 Mb en la banda 21q22.2. Se conoce como la **región crítica del síndrome de Down** (DSCR, *Down syndrome critical region*). Existe un gen que se considera un muy posible candidato para explicar los déficits cognitivos del síndrome de Down, *DYRK1A*, que codifica una cinasa regulada por fosforilación de tirosina de especificidad doble (DYRK, *dual-specificity tyrosine phosphorylationregulated kinase*). *RCAN1* (regulador de la calcineurina 1), otro gen dentro de la DSCR, codifica una proteína que se sobreexpresa en el cerebro de los fetos con síndrome de Down e inhibe las vías de señalización dependientes de la calcineurina, lo que posiblemente afecta el desarrollo del sistema nervioso central (SNC).

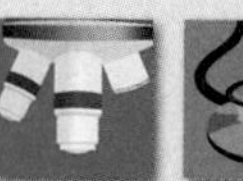
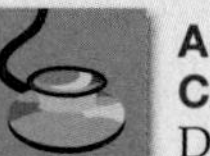

ANATOMOPATOLOGÍA Y CARACTERÍSTICAS CLÍNICAS: el fenotipo del síndrome de Down incluye rasgos dismórficos, malformaciones congénitas y otros problemas de salud, pero no todos se dan en cada persona con el síndrome (fig. 6-7). Los niños con trisomía 21 suelen reconocerse al nacer por la hipotonía (bajo tono muscular) y por **rasgos craneofaciales** característicos, como braquicefalia (contorno craneal más redondeado de lo habitual), fisuras palpebrales oblicuas, pliegues epicánticos (pequeños pliegues de piel en los cantos internos), orejas pequeñas con hélices superiores plegadas, manchas de

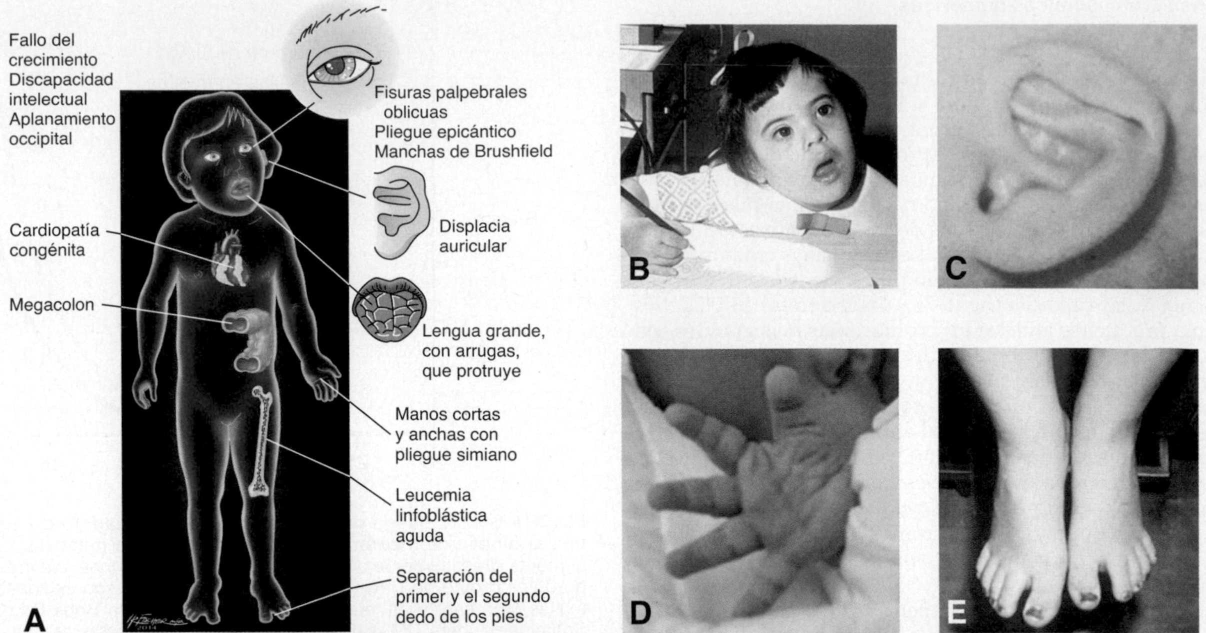

FIGURA 6-7. A. Características clínicas del síndrome de Down. B. Niña con fisuras palpebrales inclinadas hacia arriba, pliegues epicánticos y boca abierta con lengua saliente. **C.** Lactante con oreja pequeña y hélice superior plegada. **D.** Recién nacido con mano pequeña y un solo pliegue palmar transversal. **E.** Adolescente con espacio amplio entre el primer y segundo dedos del pie.

Brushfield (motas blancas en el iris), boca abierta con lengua prominente y piel redundante en la nuca. Los **cambios esqueléticos** característicos son la baja estatura y el acortamiento de los huesos largos del tórax y las extremidades. Sus manos son anchas y cortas, con un único pliegue palmar transversal; el quinto dedo suele curvarse hacia la línea media debido a la hipoplasia de la falange media.

Anomalías congénitas: la mitad de los recién nacidos con síndrome de Down presentan **malformaciones cardíacas**, con una incidencia aún mayor en los fetos abortados: canal atrioventricular, defectos de los tabiques ventricular y auricular, tetralogía de Fallot y persistencia del conducto arterioso. Las anomalías del **tubo digestivo** incluyen atresia duodenal, enfermedad de Hirschsprung (megacolon) y ano imperforado.

Deterioro cognitivo: el deterioro cognitivo siempre está presente, pero su gravedad es variable. La mayoría presenta discapacidad intelectual de leve a moderada, con un coeficiente intelectual de entre 50 y 70, o de 35 a 50, respectivamente. Los adultos suelen mostrar un mayor deterioro cognitivo, más allá de su discapacidad intelectual congénita. A los 40 años, la mayoría desarrolla cambios neuropatológicos y funcionales típicos de la enfermedad de Alzheimer (*v.* cap. 26).

Anomalías hematológicas: *el riesgo de leucemia (linfático y mieloide) en los niños con síndrome de Down menores de 15 años es de 10 a 20 veces mayor que en los niños sin el síndrome.* Por debajo de los 4 años, predomina la leucemia mieloide aguda, aunque la leucemia linfoblástica aguda es más frecuente en los niños sin síndrome de Down de esta edad.

La mielopoyesis anómala transitoria (MAT), caracterizada por una leucocitosis con blastocitos y otras células mieloides inmaduras en la sangre, se produce en el 10% al 20% de las personas con el síndrome. Esta afección suele resolverse espontáneamente. Sin embargo, hasta el 25% de los lactantes con MAT desarrollan posteriormente una leucemia megacarioblástica aguda (LMA). La LMA también puede desarrollarse en niños pequeños con trisomía 21 sin antecedentes de MAT.

Las **alteraciones inmunológicas** pueden dar lugar a una mayor susceptibilidad a infecciones, trastornos autoinmunitarios y tumores malignos. La mayoría de las mujeres con síndrome de Down puede tener hijos, pero el 40% de su descendencia presenta trisomía 21. Los hombres con síndrome de Down son siempre estériles, debido a la detención de la espermatogenia.

Esperanza de vida: la supervivencia en la primera década de vida refleja en gran medida la presencia (15% de mortalidad) o ausencia (5%) de cardiopatías congénitas. La esperanza de vida de los pacientes que alcanzan los 10 años es de unos 55 años, lo que supone al menos 20 años menos que la población general. Solo el 10% de los pacientes con trisomía 21 llegan a los 70 años.

Otras trisomías autosómicas

La **trisomía 18** (síndrome de Edwards) es la segunda trisomía autosómica más frecuente en los nacidos vivos, y se da en 1 de cada 5000 recién nacidos. Al igual que la trisomía 21, la incidencia aumenta con la edad materna, ya que la no disyunción meiótica es más común en las mujeres de mayor edad. La mayoría de los lactantes con la trisomía son mujeres (3:1). Los recién nacidos presentan un grave **retraso del crecimiento intrauterino** (**RCIU**), hipertonía (aumento del tono muscular), estructura anómala del cráneo y las extremidades, y graves alteraciones neurológicas, a menudo con apnea y bradicardia. Las anomalías congénitas pueden afectar cualquier sistema orgánico, y en la mayoría de los casos se producen defectos cardíacos. Son frecuentes las anomalías del cerebro, el tubo digestivo y los riñones. Dada la gravedad de estas anomalías, el 95% de los fetos con trisomía 18 abortan espontáneamente. Aproximadamente la mitad de los recién nacidos con trisomía 18 mueren en el plazo de una semana, y el 90% mueren en el plazo de un año.

La trisomía 18 puede presentarse como un mosaico con fenotipos más moderados y una viabilidad más larga. La **trisomía 13** se desarrolla en 1 de cada 16000 nacimientos. La trisomía 13 esporádica, al igual que otras trisomías autosómicas, se correlaciona con una mayor edad materna. Sin embargo, al igual que la trisomía 21, puede haber una tercera copia del cromosoma 13 debido a una **translocación robertsoniana** no equilibrada heredada (*v.* más adelante), sin relación con la edad materna y con importantes implicaciones para el riesgo de recurrencia. Son características múltiples anomalías congénitas y graves alteraciones neurológicas. Los lactantes afectados suelen tener una frente estrecha e inclinada, orejas anómalas y una tríada clásica de labio y/o paladar hendido, microftalmia y polidactilia postaxial. Más del 50% de estos recién nacidos presentan holoprosencefalia, defectos en el cuero cabelludo, malformaciones cardíacas, onfalocele, riñones quísticos, genitales anómalos y pie zambo. La mayoría de los fetos con trisomía 13 mueren en el útero, y más del 90% de los que nacen vivos mueren en el primer año.

Función y aberraciones numéricas de los cromosomas sexuales

El papel de los cromosomas X e Y en la determinación del sexo

Los cromosomas X e Y humanos difieren sustancialmente. El primero contiene unos 2 000 genes y tiene un tamaño intermedio, mientras que el cromosoma Y es mucho más pequeño y solo tiene ~80 genes, relacionados principalmente con la determinación del sexo y la espermatogenia. Esta diferencia entre estos cromosomas es la base de la determinación del sexo (género): los hombres tienen uno de cada uno, mientras que las mujeres tienen dos X. El fenotipo sexual refleja siempre la presencia o ausencia de un cromosoma Y. Por ejemplo, en las aneuploidías de los cromosomas sexuales, las personas con cariotipos 47,XXY y 47,XYY son hombres, mientras que las que tienen 45,X y 47,XXX son mujeres.

Un gen del cromosoma Y, SRY *(región Y determinante del sexo), es el regulador principal de la determinación del sexo.* Basta con este *locus* para provocar el desarrollo masculino. El gen *SRY*, carente de intrones, codifica un factor de transcripción de la familia *SOX* (*SRY-like box*) de proteínas de unión al ADN. La expresión de *SRY* activa una vía de formación de testículos a las 7 semanas de desarrollo de los embriones masculinos. Antes de ese momento, la gónada embrionaria se encuentra «indiferenciada», es decir, puede convertirse en un testículo o en un ovario. Sin *SRY*, un conjunto diferente de proteínas activa la vía de formación de los ovarios. Las mutaciones que inactivan el gen *SRY* dan lugar a individuos XY, mientras que las translocaciones que lo trasladan a un cromosoma X producen individuos XX. Además de la determinación del sexo, el cromosoma Y regula la espermatogenia. Una pequeña proporción de hombres estériles con azoospermia u oligospermia grave presentan pequeñas deleciones en *loci* clave de la espermatogenia del cromosoma Y.

Inactivación del cromosoma X en las mujeres

Dado que el cromosoma X es mucho más grande y contiene más genes que Y, los individuos XX tienen dos copias de cientos de genes para los que los individuos XY solo tienen uno. En mamíferos, la inactivación del cromosoma X corrige este desequilibrio: los individuos XX silencian transcripcionalmente uno de sus dos X en cada célula. El cromosoma X inactivado se condensa en una estructura compacta denominada **corpúsculo de Barr**, y permanece silente de forma estable, con sus regiones de control génico ampliamente metiladas.

PATOGENIA MOLECULAR: un gen de ARN no codificador de proteínas, *XIST*, que se encuentra en la región Xq13.2, se expresa solo en el cromosoma X inactivo y media en su inactivación. En el cromosoma X activo, otro ARN no codificador de proteínas (*TSIX* [«*XIST* hacia atrás»]) se transcribe en la dirección opuesta (antisentido) con respecto a *XIST*. Este homólogo antisentido de *XIST* impide la transcripción de *XIST*, lo que impide la inactivación de X en *cis* (en ese mismo X).

La inactivación del cromosoma X se produce de forma aleatoria en el embrión XX temprano. Tanto el cromosoma X materno como el paterno tienen la misma probabilidad de inactivarse. Una vez establecida, la inactivación del cromosoma X es permanente y se transmite a las células de la progenie, por lo que los cromosomas X inactivados de origen paterno o materno se propagan clónicamente. Todos los individuos XX son, por tanto, mosaicos, y expresan genes del cromosoma X paterno en algunas células y genes del cromosoma X materno en otras (fig. 6-8). Este mosaicismo para la glucosa-6-fosfato deshidrogenasa (G6PD) ligada a X fue clave en la demostración del origen monoclonal de las neoplasias (*v.* cap. 5).

Un pequeño grupo de genes ligados a X escapan a la inactivación y siguen expresándose en ambos cromosomas X. Además, los cromosomas X e Y llevan dos pequeñas regiones de homología conocidas como **regiones seudoautosómicas** (**RSA**), y todos los genes seudoautosómicos escapan a la inactivación del cromosoma X. La región seudoautosómica 1 (RSA1) tiene un tamaño de ~2 Mb y se ubica en los extremos de los brazos cortos X e Y. La región seudoautosómica 2 (RSA2) tiene un tamaño de ~320 kb y se ubica en los extremos de los brazos largos de los cromosomas sexuales (fig. 6-9). En la meiosis masculina, el emparejamiento y la recombinación entre los cromosomas sexuales solo puede producirse dentro de las RSA, y suele producirse dentro de RSA1. Solo el 95% del cromosoma Y humano es incapaz de recombinarse y se transmite a la siguiente generación relativamente intacto. Por esta razón, el cromosoma Y puede utilizarse para investigar la evolución humana masculina.

Tanto los individuos XX como los individuos XY dos copias funcionales de genes en RSA, por lo que pueden mostrar efectos de dosificación de genes en las aneuploidías de los cromosomas sexuales. Los pacientes con síndrome de Turner (45,X) cursan con haploinsuficiencia para estos genes. Quienes tienen más de dos cromosomas X (p. ej., síndrome de Klinefelter [47,XXY] y síndrome del triple X [47,XXX]) tienen más de dos copias funcionales. Un gen de esta región, *SHOX*, está asociado a la estatura, y su haploinsuficiencia en el síndrome de Turner puede explicar la baja estatura característica del síndrome. Las copias adicionales de *SHOX* pueden explicar el aumento de la estatura en 47,XXY, 47,XXX y otras afecciones de aneuploidía de los cromosomas sexuales.

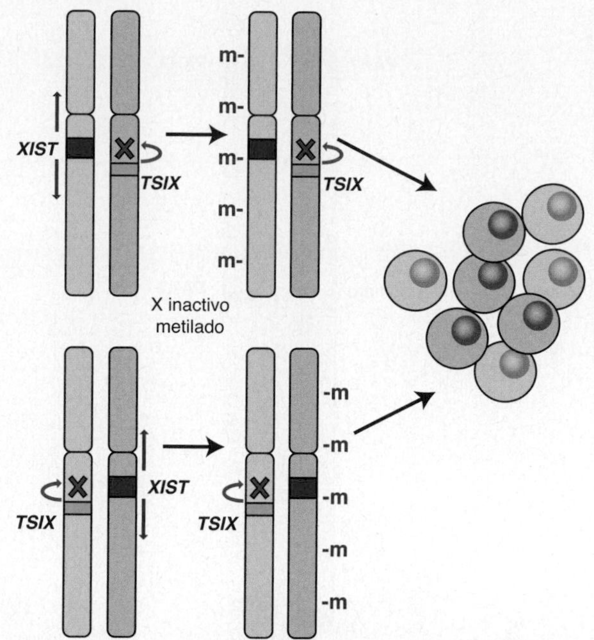

FIGURA 6-8. Mecanismo de inactivación aleatoria del cromosoma X. Los cromosomas X de origen femenino (*azul*) o de origen masculino (*púrpura*) se inactivan al azar, de forma independiente, en cada célula al principio de la embriogenia. La inactivación se establece mediante la expresión del gen *XIST* y el recubrimiento del cromosoma X inactivo por el ARN *XIST*. En el X activo, la activación de *TSIX* impide la expresión de *XIST*. Una vez establecida, la inactivación del cromosoma X se mantiene mediante la metilación (m) de los residuos de citosina del ADN. En el tejido maduro, el mosaicismo resultante refleja proporciones casi iguales de cromosomas X activos derivados de la madre y del padre, pero en algunos casos las distribuciones pueden estar sesgadas.

Síndrome de Klinefelter (47,XXY)

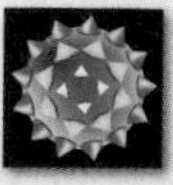
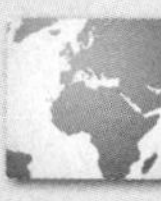

FACTORES ETIOLÓGICOS Y EPIDEMIOLOGÍA: los hombres con síndrome de Klinefelter tienen un cromosoma Y y dos o más cromosomas X. Son estériles debido al hipogonadismo. El síndrome de Klinefelter se da en 1 de cada 500 a 1 000 recién nacidos niños, por lo que es una causa importante de esterilidad masculina. El cromosoma o cromosomas X adicionales son el resultado de la no disyunción meiótica durante la

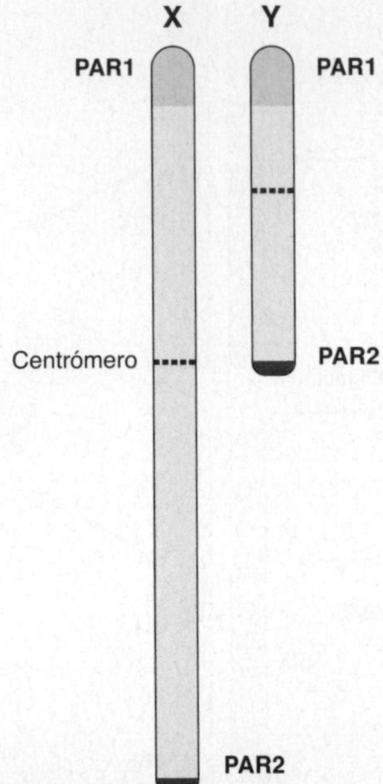

FIGURA 6-9. Las regiones seudoautosómicas son las regiones de homología entre los cromosomas X e Y. La región seudoautosómica 1 (PAR1) tiene un tamaño de ~2 Mb y se sitúa en los extremos de los brazos cortos de X e Y. La región seudoautosómica 2 (PAR2) abarca solo ~320 kb y se sitúa en los extremos de los brazos largos de los cromosomas X e Y.

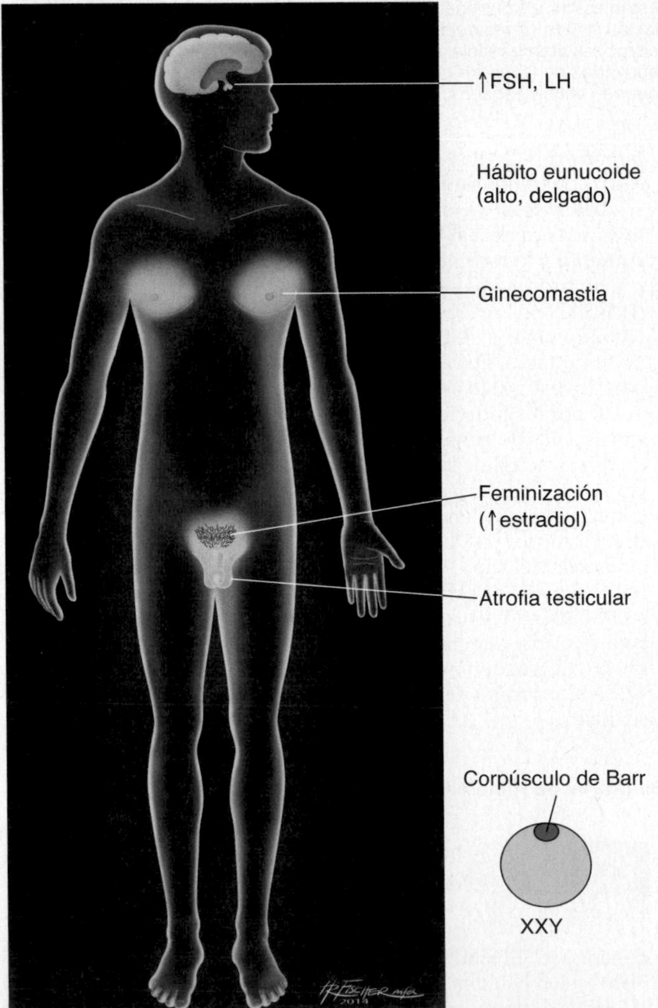

FIGURA 6-10. Características clínicas del síndrome de Klinefelter. FSH, folitropina; *LH*, hormona luteinizante.

gametogenia materna o paterna. En la mitad de los casos, la no disyunción en la meiosis I paterna da lugar a espermatozoides con cromosomas X e Y. La fecundación de un óvulo normal por un espermatozoide de este tipo produce un cariotipo 47,XXY.

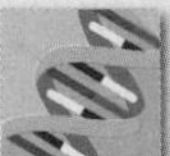

PATOGENIA MOLECULAR: la mayoría de los hombres con síndrome de Klinefelter (80%) tienen un cromosoma X adicional (47,XXY). Una minoría presenta mosaicismo (46,XY/47,XXY) o tiene más de dos cromosomas X (48,XXXY). ***Con independencia del número de cromosomas X supernumerarios (incluso hasta cuatro), el cromosoma Y garantiza el fenotipo masculino.*** Las personas con el síndrome con mosaicismo pueden tener una afectación de carácter leve. Los cromosomas X adicionales se correlacionan con un fenotipo más anómalo y discapacidad intelectual a pesar de la inactivación de los cromosomas X adicionales; se presume que esto se debe a los genes que escapan a la inactivación.

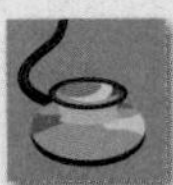

CARACTERÍSTICAS CLÍNICAS: los recién nacidos hombres con cariotipo 47,XXY son fenotípicamente normales, con genitales externos masculinos normales y sin rasgos dismórficos. Los niños con síndrome de Klinefelter tienden a ser altos y delgados, con hombros y tórax estrechos y piernas relativamente largas (hábito corporal eunucoide) (fig. 6-10). En la pubertad no se produce el crecimiento testicular normal y la masculinización, y los testículos siguen siendo pequeños. El pene suele tener un tamaño normal. También se observa ginecomastia y un patrón femenino de vello púbico. La azoospermia provoca esterilidad. Estos cambios reflejan el hipogonadismo y la consiguiente falta de andrógenos. Las concentraciones séricas de testosterona son de bajas a normales, pero las cifras de lutropina (LH) y folitropina (FSH) son bastante elevadas, lo que indica una función hipofisaria normal. Las altas concentraciones de estradiol circulante aumentan la relación estradiol-testosterona, que determina el grado de feminización. El tratamiento con testosterona produce una virilización, pero no restablece la fecundidad. Los individuos con síndrome de Klinefelter tienen un mayor riesgo de sufrir problemas de aprendizaje, autismo, trastornos psiquiátricos y problemas sociales. El síndrome de Klinefelter suele diagnosticarse después de la pubertad, durante la evaluación de la ginecomastia o la esterilidad, o en la infancia, por problemas de aprendizaje y/o comportamiento.

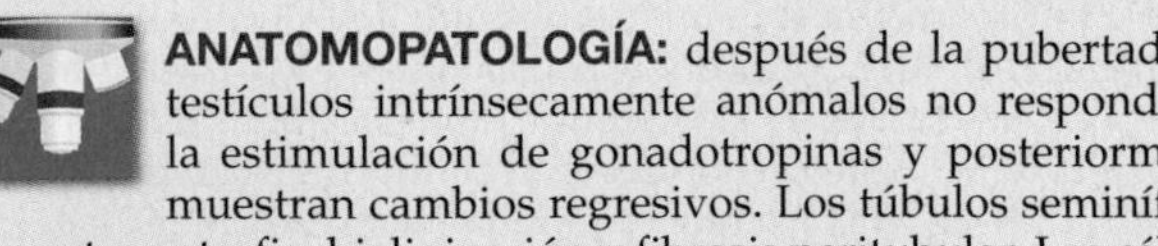

ANATOMOPATOLOGÍA: después de la pubertad, los testículos intrínsecamente anómalos no responden a la estimulación de gonadotropinas y posteriormente muestran cambios regresivos. Los túbulos seminíferos muestran atrofia, hialinización y fibrosis peritubular. Las células germinativas y de Sertoli suelen estar ausentes, y los túbulos se convierten en densos cordones de colágeno. Las cantidades de células de Leydig suelen estar aumentadas, y muestran deterioro funcional.

Personas XYY

El cariotipo 47,XYY se da una vez en aproximadamente 1 000 recién nacidos niños, y es el resultado de la no disyunción meiótica paterna. Estos hombres son altos y pueden tener problemas de aprendizaje y comportamiento. Muchos tienen dientes grandes y acné quístico. Tienen un desarrollo puberal normal y la mayoría son fértiles. Muchas personas 47,XYY permanecen sin diagnosticar debido al fenotipo leve. A pesar de la propensión de los informes iniciales, estas personas no son propensas a un comportamiento más agresivo o delictivo, aunque pueden mostrar una conducta más antisocial, un menor rendimiento académico y un estatus socioeconómico más bajo.

Síndrome de Turner

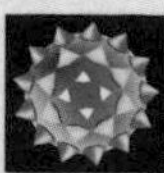
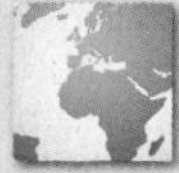

FACTORES ETIOLÓGICOS Y EPIDEMIOLOGÍA: el síndrome de Turner es un espectro de anomalías que deriva de la **monosomía completa o parcial del cromosoma X en una mujer fenotípica**. Se presenta en 1 de cada 2500 niñas recién nacidas y no se correlaciona con la edad materna. En tres cuartas partes de los casos, el cromosoma X único es de origen materno, por lo que el error meiótico suele ser paterno. El cariotipo 45,X es una de las aneuploidías más comunes en los embriones humanos, pero el 95% aborta espontáneamente. No está claro por qué la monosomía X es mortal durante el desarrollo fetal, pero se cree que la dosificación normal de genes seudoautosómicos es importante para la supervivencia de los embriones.

CARACTERÍSTICAS CLÍNICAS: la baja estatura y el hipogonadismo primario (disgenesia gonadal) son las principales características del síndrome de Turner (fig. 6-11). La mayoría de las mujeres afectadas miden menos de 152 cm, no tienen desarrollo mamario y presentan amenorrea primaria. Aproximadamente entre el 15% y el 30% presenta, bien un desarrollo mamario inicial que se detiene en la pubertad, bien una pubertad completa seguida de amenorrea secundaria. Estas mujeres suelen tener cariotipos con mosaico. Los **rasgos dismórficos** incluyen un cuello corto y alado (*pterigium coli*); linea de implantacion posterior del cabello baja; desviación hacia fuera del antebrazo (cúbito valgo); tórax amplio con hipertelorismo mamario; convexidad excesiva de las uñas; y anomalías faciales, como mandíbula pequeña, orejas prominentes y pliegues epicánticos. Los nevos pigmentados pueden aumentar en número y adquirir prominencia con la edad. Las **anomalías cardiovasculares** son comunes: coartación aórtica en el 15% y válvula aórtica bicúspide en casi una tercera parte de ellas. La hipertensión esencial se observa en algunas pacientes, y el aneurisma aórtico disecante es una complicación infrecuente, pero grave. Las **anomalías renales** incluyen riñón en herradura y rotación anómala. Las mujeres con síndrome de Turner tienen un mayor riesgo de tiroiditis autoinmunitaria crónica y bocio. La inteligencia suele estar dentro del intervalo normal, pero algunas pueden presentar déficits neurocognitivos específicos, como problemas de organización visoespacial o problemas de aprendizaje no verbal.

PATOGENIA MOLECULAR: cerca de la mitad de las personas Turner carecen de un cromosoma X completo (monosomía X). El resto presenta mosaicos con monosomía (45,X) y células normales (46,XX), o tienen aberraciones estructurales que causan la pérdida parcial del cromosoma X, como isocromosomía del brazo largo, translocaciones y deleciones. Los mosaicos con cariotipo (45,X/46,XX) suelen presentar un fenotipo más leve y pueden ser fértiles. Alrededor del 5% de las personas con el síndrome tienen un cariotipo con mosaico 45,X/46,XY, que surge por una no disyunción mitótica en un cigoto masculino. Estas personas presentan un riesgo del 20% de desarrollar cáncer de células germinativas y deben someterse a la extirpación profiláctica de sus gónadas anómalas.

ANATOMOPATOLOGÍA: los ovarios de las personas Turner suelen contener pequeñas cantidades de tejido conjuntivo con ausencia de folículos atrésicos o solo con una pequeña cantidad de estos (ovarios en estrías). Esta disgenesia gonadal puede reflejar un aceleramiento de la apoptosis, más que una formación anómala de células germinativas. Los ovarios fetales normales contienen cada uno 7 millones de ovocitos, menos de la mitad de los cuales sobrevive hasta el momento del nacimiento. La pérdida indefectible de los ovocitos continúa de manera que en el momento de la menarquia solo se conservan alrededor del 5% (400000). Los ovarios de los fetos con síndrome de Turner contienen ovocitos inicialmente, pero los pierden rápidamente, de modo que hacia los 2 años no se conserva ninguno. Los ovarios se convierten en estrías fibrosas, mientras que el útero, las tubas uterinas y la vagina se desarrollan con normalidad. Curiosamente, algunas personas que entran en la menopausia de forma prematura muestran deleciones de parte del brazo largo de uno de sus cromosomas X.

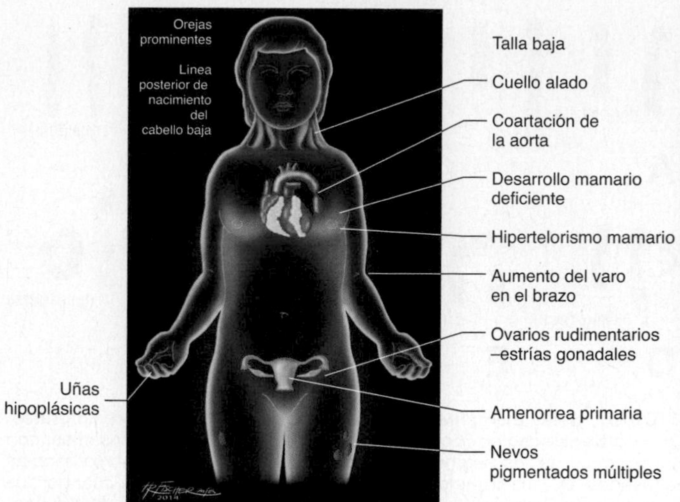

FIGURA 6-11. Características clínicas del síndrome de Turner.

Personas con múltiples cromosomas X

El cariotipo triple X (47,XXX) se da en aproximadamente 1 de cada 1000 niñas recién nacidas. Suelen presentar un físico normal y son fértiles, y la mayoría tienen una inteligencia dentro del intervalo de lo que se considera normal. Puede haber problemas de aprendizaje y/o psicológicos. Se calcula que la mayoría de estas personas nunca son diagnosticadas. La presencia de 4 y 5 cromosomas X es muy infrecuente, casos en los que casi siempre se desarrollan alteraciones cognitivas.

La rotura y la unión incorrecta alteran la estructura del cromosoma

Las roturas cromosómicas pueden producirse de forma espontánea o tras la exposición a agentes clastogénicos, como virus, radiación o diversos químicos.

Translocaciones cromosómicas

Existen dos tipos principales de translocaciones cromosómicas: recíprocas y robertsonianas. En las **translocaciones recíprocas**, dos cromosomas intercambian material genético (fig. 6-12A). Las translocaciones se indican con una «t», y los cromosomas implicados se enumeran en orden ascendente. Por ejemplo, una translocación entre los cromosomas 4 y 10 se escribe como t(4;10). Los lugares de los puntos de rotura de la translocación siguen en un segundo conjunto de paréntesis, con el punto de rotura del cromosoma de menor número en primer lugar. Así, t(4;10)(q23;q22) significa que las roturas se produjeron en la banda q23 del cromosoma 4 y en la banda q22 del cromosoma 10, y las regiones cromosómicas distales a los puntos de rotura se intercambiaron entre los dos cromosomas. Los cromosomas anómalos resultantes de una translocación se denominan cromosomas **derivados**. En el presente ejemplo, los cromosomas derivados son der(4)t(4;10)(q23;q22) y der(4)t(4;10)(q23;q22), acortados como der(10)t(4;10) y der(10)t(4;10) en la figura 6-12A.

Las translocaciones recíprocas se consideran **equilibradas** si no hay pérdida o ganancia neta de material genético. Las translocacio-

TRASTORNOS GENÉTICOS Y DEL DESARROLLO

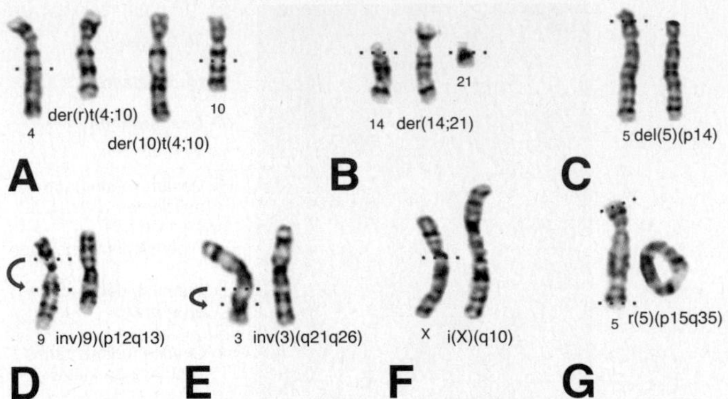

FIGURA 6-12. Ejemplos de anomalías cromosómicas estructurales. **A.** Una **translocación recíproca** implica roturas en dos cromosomas, con intercambio de los segmentos acéntricos para formar dos cromosomas derivados. **B.** Una **translocación robertsoniana** se produce cuando dos cromosomas acrocéntricos (13-15, 21 y 22) se rompen cerca de sus centrómeros, tras lo cual los brazos largos se fusionan para formar un gran cromosoma derivado. **C.** La **deleción** de una porción de un cromosoma conduce a la pérdida de material genético y a un cromosoma acortado. Una **inversión** requiere dos roturas en un solo cromosoma, con la inversión y la unión del segmento intermedio. **D.** Si las roturas están en lados opuestos del centrómero, la inversión es **pericéntrica**. **E.** Es **paracéntrica** si las roturas están en el mismo brazo. **F.** Un **isocromosoma** surge de la división defectuosa del centrómero, que conduce a dos copias del brazo largo unidas en el centrómero y a la deleción del brazo corto, o a la inversa, dos copias del brazo corto unidas en el centrómero y la deleción del brazo largo (no representado). **G.** Un **cromosoma en anillo** implica la rotura de las dos porciones teloméricas de un cromosoma, la deleción de los fragmentos acéntricos y la fusión de los brazos cortos y largos restantes.

nes equilibradas rara vez alteran genes vitales; los portadores de translocaciones equilibradas suelen ser fenotípicamente normales. Una de cada 500 personas tiene una translocación recíproca equilibrada. Las translocaciones recíprocas pueden heredarse de forma equilibrada, pero también pueden dar lugar a cariotipos no equilibrados en la descendencia que, como resultado, puede mostrar graves anomalías fenotípicas. El emparejamiento completo de los segmentos translocados durante la meiosis en un progenitor portador requiere la formación de una estructura similar a una cruz (tetrarradial) entre los dos cromosomas con translocaciones y sus dos homólogos normales (fig. 6-13A). A diferencia de un bivalente normal, que suele resolverse mediante la migración de los cromosomas a polos opuestos de la célula, los cromosomas de un tetrarradial pueden dividirse siguiendo varios planos distintos y dar lugar a gametos con complementos cromosómicos no equilibrados. Tras la fecundación, los cigotos resultantes pueden presentar trisomía parcial y monosomía para los segmentos de los cromosomas translocados (fig. 6-13A). Las translocaciones recíprocas también pueden ser adquiridas y dar lugar a fusiones de genes que desencadenarán cáncer (*v.* Hibridación *in situ* con fluorescencia, más adelante).

En las **translocaciones robertsonianas** (fusiones céntricas), los brazos largos de dos cromosomas acrocéntricos se fusionan en sus centrómeros (fig. 6-12B) para formar un gran cromosoma. Los brazos cortos se pierden, pero, dado que están compuestos por genes altamente redundantes para el ARN ribosómico, su pérdida no da lugar a un fenotipo anómalo. Los portadores tienen 45 cromosomas y suelen tener un fenotipo normal. Sin embargo, tienen un mayor riesgo de embarazos con un feto trisómico y/o abortos recurrentes debido a complementos cromosómicos no equilibrados (fig. 6-13B). Las translocaciones robertsonianas se producen en aproximadamente 1 de cada 1 000 personas, y afectan con mayor frecuencia los cromosomas 13+14 y 14+21. La transmisión materna es más frecuente, ya que los hombres portadores suelen ser menos fértiles.

Deleciones y duplicaciones cromosómicas

Una deleción es una pérdida de cualquier porción de un cromosoma, mientras que una duplicación es una ganancia (fig. 6-12C). Por definición, estas alteraciones cromosómicas son no equilibradas, con una pérdida o ganancia de genes localizada en los segmentos cromosómicos afectados. Los fenotipos clínicos causados por deleciones o duplicaciones de regiones cromosómicas específicas se denominan a veces «**síndromes de genes contiguos**» para denotar que las múltiples características clínicas de un síndrome cromosómico concreto están causadas por una dosificación anómala de los genes que se encuentran en un cromosoma en proximidad unos de otros. Sin embargo, muchos genes pueden tolerar cambios en los niveles de expresión, y una copia de un gen proporciona una función normal. Solo existe un subconjunto de genes cuyo nivel de expresión está altamente regulado, y cuyo aumento o disminución de la dosificación provoca un desarrollo anómalo. Por tanto, aunque una

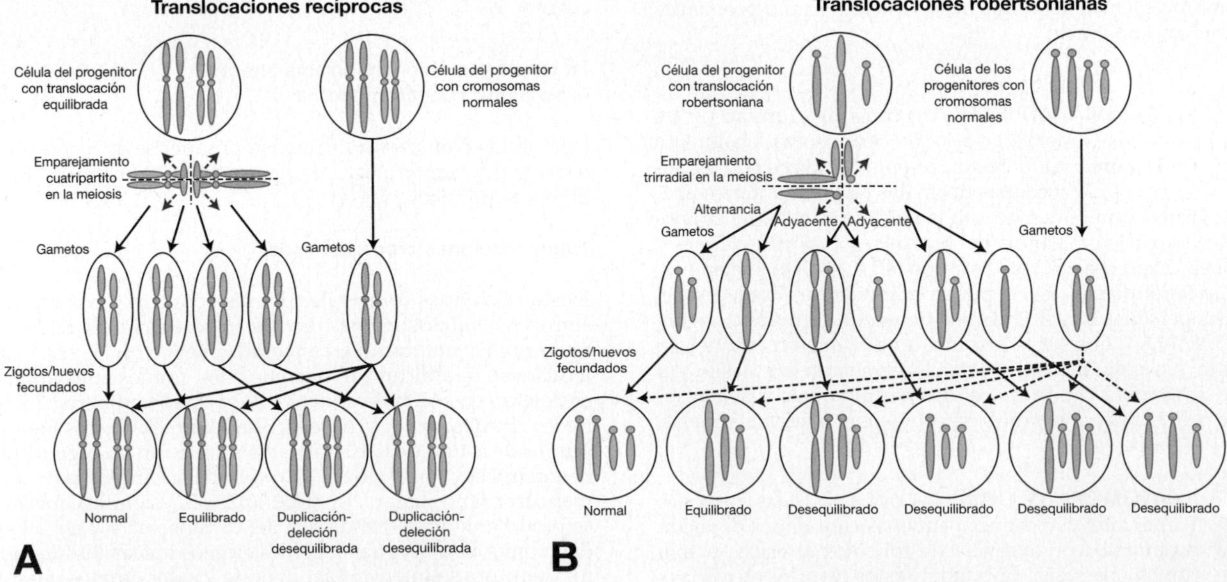

FIGURA 6-13. Segregación meiótica de translocaciones. A. Translocación recíproca con gametos con cuatro combinaciones de segregación (una normal, una equilibrada y dos no equilibradas). En un portador de una translocación, las células contienen pares de cromosomas homólogos, cada uno de los cuales está formado por un cromosoma normal y otro portador de una translocación. Durante la meiosis, en lugar del emparejamiento normal en dos bivalentes, se forma una estructura cuatripartita que contiene los cuatro cromosomas. En esta circunstancia, los cromosomas pueden segregarse a lo largo de diferentes planos de clivaje (*líneas discontinuas*). Además, los cromosomas pueden separarse en sentido diagonal (*flechas*). Como resultado, pueden producirse diferentes gametos, algunos de los cuales están desequilibrados y pueden dar lugar a la afectación de la progenie. **B.** La **translocación robertsoniana** con emparejamiento trirradial produce gametos con seis combinaciones de segregación (una normal, una equilibrada, dos trisómicas y dos monosómicas).

deleción o duplicación afecte docenas de genes, los fenotipos clínicos pueden reflejar una expresión alterada de solo unos pocos genes sensibles a la dosificación.

Solo las deleciones y duplicaciones ≥ 5 Mb se detectan fácilmente con la visualización de los cromosomas en metafase. Sin embargo, muchas deleciones y duplicaciones causantes de enfermedades a <5 Mb (microdeleciones y microduplicaciones) son demasiado pequeñas para ser detectadas de este modo. Estas se diagnostican con métodos de mayor resolución, como FISH y el análisis de micromatrices cromosómicas (*v.* más adelante).

Las deleciones y duplicaciones suelen originarse por roturas que se producen en lugares aleatorios de los cromosomas, de modo que el tamaño exacto de una región eliminada o duplicada difiere en cada persona. Sin embargo, estas personas compartirán las características clínicas de un determinado «**síndrome de genes contiguos**» si sus deleciones (duplicaciones) afectan los mismos conjuntos de genes sensibles a la dosificación o a los que se solapan. Uno de los ejemplos más conocidos es el **síndrome de *Cri-du-chat* o síndrome 5p- (síndrome del maullido)** debido a la deleción de una porción terminal del brazo corto del cromosoma 5 (fig. 6-12C). Esta afección se reconoce por el característico llanto agudo del recién nacido afectado (que a menudo se describe como el maullido de un gatito). Las características clínicas incluyen microcefalia, bajo peso al nacer, hipotonía, retraso en el desarrollo y discapacidad intelectual. Los pacientes con 5p tienen una cara redonda dismórfica y ojos muy separados (hipertelorismo), orejas de implantación baja y mandíbula pequeña. Algunos presentan defectos cardíacos. El tamaño del segmento 5p- eliminado difiere de un paciente a otro; las bandas 5p15.2 y 5p15.3 eliminadas determinan el fenotipo del síndrome.

Inversiones cromosómicas

En las inversiones cromosómicas, un cromosoma se rompe en dos puntos, el segmento entre los puntos de rotura se invierte y se vuelve a unir en el cromosoma en orientación invertida. Las **inversiones pericéntricas** son el resultado de roturas en los lados opuestos del centrómero e incluyen el centrómero (fig. 6-12D). Las **inversiones paracéntricas** implican roturas en el mismo brazo del cromosoma y no incluyen la región del centrómero (fig. 6-12E). Las inversiones no suelen estar asociadas a una ganancia o pérdida de material cromosómico y los portadores suelen ser fenotípicamente normales. Sin embargo, algunas inversiones alteran la fertilidad, causan pérdidas de embarazo y aumentan el riesgo de tener hijos con cariotipos no equilibrados. Esto se explica por un mecanismo de bucle inusual a través del cual se produce el emparejamiento y la recombinación entre el cromosoma invertido y su homólogo normal durante la meiosis, lo que puede dar lugar a un entrecruzamiento desigual. Las pequeñas inversiones pericéntricas suelen heredarse sin consecuencias fenotípicas. Hasta el 1% de todos los individuos tienen la inversión más habitual, una pequeña inversión pericéntrica del cromosoma 9 [inv(9)(p11q12)], que se considera un polimorfismo normal (variante normal benigna) en la población (fig. 6-12D).

Isocromosomas

Los isocromosomas son cromosomas anómalos con dos brazos idénticos, y se forman por una división incorrecta del centrómero, en la que los cromosomas en replicación dividen en un plano paralelo al eje longitudinal del cromosoma (fig. 6-12F). La enfermedad clínica de mayor importancia en que existen isocromosomas es el **síndrome de Turner**: el 15% de las personas afectadas tienen un isocromosoma del cromosoma X i(X)(q10), con el isocromosoma del brazo largo como más común. Los isocromosomas también son frecuentes en las neoplasias hematológicas.

Cromosomas en anillo

Los cromosomas en anillo se forman por roturas que afectan los dos extremos teloméricos de un cromosoma, la deleción de los fragmentos acéntricos (sin centrómero) y la fusión de los extremos de la porción céntrica restante del cromosoma (fig. 6-12G). El fenotipo anómalo de una persona portadora de un cromosoma en anillo se debe a la pérdida de genes en las regiones teloméricas eliminadas de ese cromosoma, más que a la formación de una estructura en anillo propiamente dicha.

Cromosomas marcadores

Los cromosomas marcadores están compuestos por material cromosómico de origen desconocido como resultado de reordenamientos cromosómicos no equilibrados. Su identidad puede determinarse a menudo con técnicas de citogenética molecular (*v.* más adelante).

Las microdeleciones y microduplicaciones se producen en las regiones de repetición contiguas a secuencias únicas

Afectan las mismas regiones cromosómicas o regiones muy similares en muchos pacientes no relacionados, y surgen a través de un mecanismo molecular en el que no se producen roturas cromosómicas aleatorias. Los bloques de repetición de flanqueo varían desde varios cientos de kb hasta varios Mb. Son altamente homólogos, lo que los hace propensos a desalinearse durante el emparejamiento cromosómico en la meiosis. Si el entrecruzamiento se produce entre repeticiones de bajo número de copias (LCR, *low copy repeats*) desalineadas (entrecruzamiento desigual), las dos cromátidas no hermanas se recombinarán en un lugar incorrecto, y una de las cromátidas adquirirá una duplicación de la secuencia intermedia, mientras que el segmento correspondiente se eliminará en la otra cromátida (fig. 6-14). Esto se denomina **recombinación homóloga no alélica** (**NAHR**, *non-allelic homologous recombination*), y causa muchos síndromes de microdeleción y microduplicación recurrentes (tabla 6-2). Algunos de los síndromes de microdeleción más comunes y mejor caracterizados que se originan por NAHR son el síndrome de DiGeorge/velocardiofacial, causado por una deleción en el

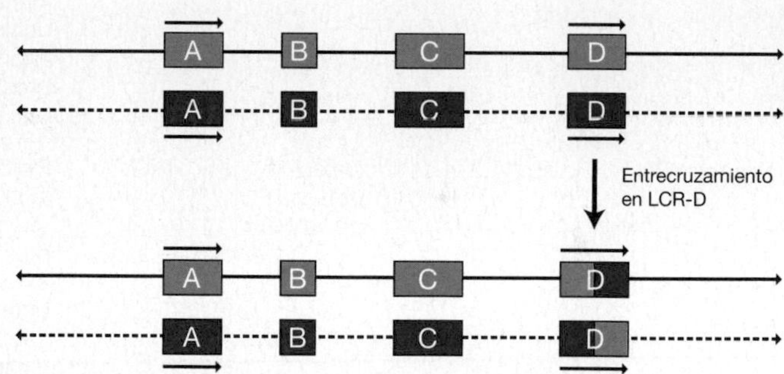

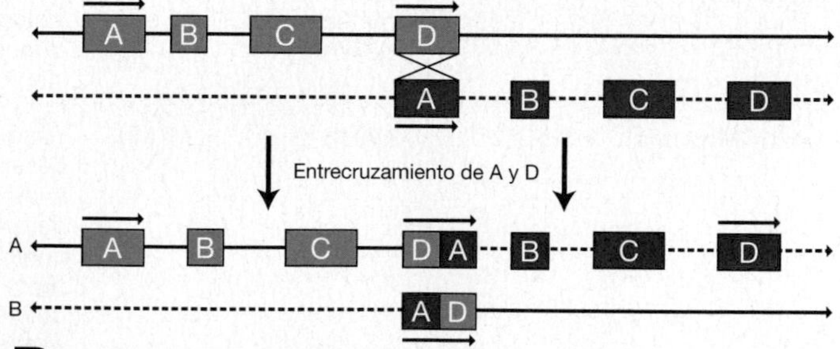

FIGURA 6-14. Recombinación homóloga no alélica. Las microdeleciones y microduplicaciones recurrentes surgen a través del mecanismo de recombinación homóloga no alélica (NAHR). Debido a su alta homología, las repeticiones de bajo número de copias (LCR), A-D, pueden desalinearse durante el emparejamiento de los cromosomas homólogos en la meiosis. Si se produce un entrecruzamiento entre LCR no alineados, las dos cromátidas no hermanas se recombinarán en un lugar incorrecto, y una de las cromátidas adquirirá una duplicación de la secuencia intermedia, mientras que el segmento correspondiente se eliminará en la otra cromátida (recuadro B en la parte inferior). (De Emanuel BS, Saitta SC. *Nat. Rev. Genet.* 2007;8:869-883).

TABLA 6-2
SÍNDROMES DE MICRODELECIÓN

Síndrome	Localización citogenética	Mecanismo	Tamaño	Características clínicas principales	Genes importantes
Wolf-Hirschhorn	4p16.3	Punto de rotura no recurrente	Variable	Restricción del crecimiento pre y posnatal, discapacidad intelectual significativa, microcefalia, convulsiones, cardiopatías congénitas (DTA, DTV), rasgos faciales característicos con apariencia de «casco de guerrero griego» debido a frente alta, prominencia de la glabela, hipertelorismo, cejas altas y arqueadas, pliegues epicánticos y comisuras de los labios hacia abajo.	*NSD2* (dominio de oligomerización por unión de nucleótidos que contiene la proteína 2), *LETM1*
maullido (*cri-du-chat*)	5p15.3	Punto de rotura no recurrente	Variable	Llanto característico, similar al maullido de un gato (*cri du chat*) en la infancia, múltiples anomalías congénitas, discapacidad intelectual, microcefalia, rasgos faciales dismórficos	Se desconoce
Williams	7q11.23	NAHR	1.5 Mb	Enfermedad cardiovascular (arteriopatía elástica, estenosis pulmonar periférica, estenosis aórtica supravalvular, hipertensión), rasgos faciales característicos, anomalías del tejido conjuntivo, discapacidad intelectual (generalmente leve), perfil cognitivo específico, características de personalidad específicas, anomalías del crecimiento y anomalías endocrinas (hipercalcemia, hipercalciuria, hipotiroidismo y pubertad precoz)	*ELN* (elastina), responsable de los defectos del tejido elástico, defectos del corazón
Tumor de Wilms-aniridia (WAGR)	11p13	Punto de rotura no recurrente	Variable	WAGR es el acrónimo de un grupo de anomalías que incluyen tumor de Wilms, aniridia, anomalías genitourinarias y discapacidad intelectual. Tumor de Wilms en ~ 50 % de los pacientes, discapacidad intelectual que oscila de grave a leve, anomalías oculares (aniridia, cataratas, glaucoma y nistagmo), anomalías genitourinarias (criptorquidia en los hombres, ovarios estriados y útero bicorne en las mujeres, genitales ambiguos en hombres y mujeres).	*WT1* (*Wilms Tumor 1*), responsable del tumor de Wilms; *PAX6* (*Paired Box 6*), responsable de la aniridia
Prader-Willi	15q11.2-q13.1	Deleción paterna de NAHR	4 Mb	Hipotonía grave y dificultades de alimentación en la primera infancia, alimentación excesiva en la última infancia y desarrollo gradual de obesidad mórbida (a menos de que se lleve a cabo un control externo de la alimentación), retraso en el desarrollo/deterioro cognitivo, fenotipo conductual distintivo (rabietas, terquedad, comportamiento manipulador y características obsesivo-compulsivas), hipogonadismo, es habitual la baja estatura (si no se trata con hormona de crecimiento), rasgos faciales característicos	Se desconoce; probablemente, efectos combinados de múltiples genes
Angelman	15q11.2-q13.1	Deleción materna de NAHR	4 Mb	Retraso grave del desarrollo/discapacidad intelectual, alteración grave del habla, ataxia, convulsiones, cambios de conducta (conducta alegre inapropiada, risa y sonrisa frecuentes, excitabilidad)	*UBE3A* (*proteína ligasa de ubiquitina E3A*)
Smith-Magenis	17p11.2	NAHR	3.7 Mb	Rasgos faciales característicos, retraso en el desarrollo/deterioro cognitivo (de leve a moderado), anomalías en la conducta (alteraciones significativas del sueño, estereotipias (abrazarse a sí mismo) y conductas inadaptadas y autolesivas, como morderse a sí mismo, y/o arrancarse la piel, introducirse objetos extraños en los orificios corporales y arrancarse las uñas de las manos y/o de los pies).	*RAI1* (*ácido retinoico inducido 1*)
Miller-Dieker	17p13.3	Punto de rotura no recurrente	Variable	Lisencefalia (agiria o paquigiria) por resonancia magnética cerebral, discapacidad intelectual profunda, convulsiones, rasgos faciales característicos, dificultades de alimentación, retraso en el crecimiento, deterioro motor	*PAFAH1B1* (subunidad reguladora de la acetilhidrolasa 1b del factor activador de las plaquetas), responsable del defecto de migración neuronal

TABLA 6-2
SÍNDROMES DE MICRODELECIÓN *(CONTINUACIÓN)*

Síndrome	Localización citogenética	Mecanismo	Tamaño	Características clínicas principales	Genes importantes
DiGeorge/VCFS	22q11.21	NAHR	3 Mb	Cardiopatías congénitas (malformaciones conotruncales, incluidos tetralogía de Fallot, interrupción del arco aórtico, DTV y tronco arterioso), anomalías palatinas (insuficiencia velofaríngea, paladar hendido submucoso, úvula bífida, paladar hendido), rasgos faciales característicos, dificultades de aprendizaje, inmunodeficiencia, hipocalcemia	*TBX1* (*T-Box 1*), implicado en anomalías cardíacas; *CRKL*

DTA, defecto del tabique auricular; *DTV*, defecto del tabique ventricular; *NAHR*, recombinación homóloga no alélica.

cromosoma 22 (q11.21), y el síndrome de Williams, debido a una deleción en el cromosoma 7 (q11.23).

El **síndrome de deleción DiGeorge/velocardiofacial/22q11.21**, que afecta a 1 de cada 4000 nacidos vivos, es el síndrome de microdeleción más común. Presenta diversas anomalías cardiovasculares, timo hipoplásico que provoca déficit de linfocitos T e inmunodeficiencia, e hipocalcemia por hipoplasia paratiroidea. También son frecuentes la dismorfología facial y la discapacidad intelectual. Sin embargo, las características clínicas son variables y pueden ser tan leves que algunos pacientes adultos solo se diagnostican después de que nazca un niño con afectación más grave. Los individuos con síndrome velocardiofacial suelen tener el paladar duro o blando hendido con insuficiencia velofaríngea y otras anomalías faciales, defectos cardíacos y problemas psiquiátricos e intelectuales. Dado que el síndrome de DiGeorge y el síndrome velocardiofacial reflejan la misma microdeleción del cromosoma 22, ahora se combinan en una única entidad diagnóstica.

PATOGENIA MOLECULAR: el síndrome de DiGeorge/velocardiofacial refleja una deleción de 3 Mb en la región cromosómica 22q11.21, que surge a través de NAHR. Muchas de las anomalías asociadas al síndrome son el resultado de una secuencia de desarrollo anómala en los arcos faríngeos y las bolsas embrionarias que contribuyen a la morfogenia del timo, la tiroides, las paratiroides, el maxilar, la mandíbula, el arco aórtico, el infundíbulo cardíaco y el oído externo/medio. Los genes candidatos responsables de este síndrome incluyen *TBX1* y *CRKL*. Dado que las deleciones causantes están por debajo de la resolución del análisis citogenético convencional, el diagnóstico del síndrome de deleción 22q11.21 se realiza normalmente mediante métodos citogenéticos moleculares, ya sea FISH o micromatrices cromosómicas (*v.* más adelante). Más del 90% de los probandos tienen una deleción *de novo* de 22q11.21, pero en el 10% de los casos la deleción se hereda de uno de los progenitores. Por tanto, se recomienda una prueba a los progenitores para evaluar el riesgo de recurrencia.

En la hibridación *in situ* con fluorescencia (FISH) se utilizan sondas de ADN para visualizar regiones específicas del ADN

El FISH permite la visualización de regiones cromosómicas específicas y la enumeración simultánea de varias de estas, mediante un conjunto de fluoróforos con diferentes características de fluorescencia, cada uno unido a una sonda de ADN diferente. Una señal de FISH resalta la región objetivo en las células de la persona sometida al examen. Por ejemplo, en una persona sana, la hibridación con una sonda para la región crítica del síndrome de DiGeorge/velocardiofacial en 22q11.21 debería mostrar dos señales por núcleo. Una sola señal de la sonda confirmaría la presencia del síndrome debido a la deleción de la región crítica para el síndrome en uno de sus cromosomas 22. Existen sondas FISH para detectar de forma muy similar muchos de los síndromes de microdeleción y microduplicación (tabla 6-2).

FISH es una herramienta habitual en el diagnóstico prenatal, así como en otros ámbitos (*v.* más adelante y cap. 5). El análisis rápido de las células fetales mediante una serie de sondas para los cromosomas 13, 18, 21, X e Y aplicado al líquido amniótico o a las vellosidades coriónicas, permite detectar trisomías autosómicas y anomalías numéricas de los cromosomas sexuales (fig. 6-15).

La técnica FISH ayuda normalmente al análisis genómico de algunas neoplasias humanas (*v.* cap. 5). Por ejemplo, en la leucemia mielógena crónica, una translocación entre los cromosomas 9 y 22: t(9;22)(q34;q11.2) une dos genes, *ABL1* en el cromosoma 9 y *BCR* en el cromosoma 22, lo que genera una proteína cinasa anómala (*v.* cap. 5 y 26).

La técnica FISH permite analizar rápidamente centenares de células, por lo que permite detectar anomalías en porcentajes bajos de células (mosaicismo de bajo nivel). Así, suele utilizarse para la detección de una posible enfermedad residual mínima tras la quimioterapia en el caso de una leucemia o un linfoma, cuando las células malignas con anomalías citogenéticas poco frecuentes pueden entremezclarse con muchas células normales. También puede utilizarse para detectar la amplificación de genes. Por ejemplo, ciertos cánceres tienen múltiples copias del gen *ERBB2* (*v.* caps. 5 y 25).

Las micromatrices cromosómicas permiten detectar un gran número de anomalías en el número de copias

Las **micromatrices cromosómicas (MMC)** permiten la detección de anomalías en el número de copias (deleciones y duplicaciones) en todo el genoma con una resolución muy alta (hasta 50 kb) con el uso entre cientos de miles y millones de sondas de ADN fluorescentes. Las series de MMC suelen proporcionar una cobertura de todo el genoma, además de una cobertura de alta densidad para los

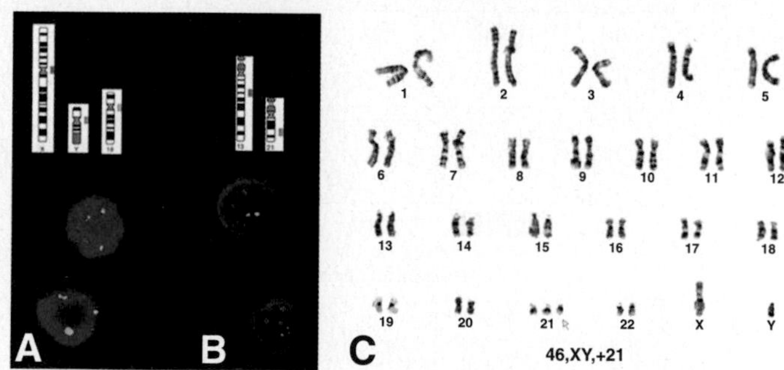

FIGURA 6-15. El resultado del análisis FISH prenatal realizado en amniocitos en interfase es positivo para un feto masculino con trisomía 21 y un diagnóstico clínico de síndrome de Down. A. La hibridación con sondas centroméricas para los cromosomas X e Y y 18 en verde, rojo y líquido, respectivamente, muestra un patrón de señal de la sonda consistente con un complemento cromosómico sexual XY y dos cromosomas 18. **B.** Hibridación con sondas para los *loci* del cromosoma 13, en verde, y del cromosoma 21, en rojo. El patrón de señal de la sonda es consistente con dos copias del cromosoma 13 y tres copias del cromosoma 21. **C.** El cariotipo 47,XY,+21 de una célula en metafase de la misma muestra de líquido amniótico confirma el diagnóstico del análisis FISH.

genes con haploisuficiencia clínicamente relevantes y las regiones con síndrome de microdeleción/microduplicación. Las MMC permiten detectar deleciones y duplicaciones causantes de enfermedades mediante **hibridación genómica comparativa** (**CGH,** ***comparative genomic hybridizatio***). La exploración con fluorescencia mide las intensidades de la señal de cada complejo de ADN sonda-paciente, cuyos datos se comparan con una muestra normal para detectar anomalías (aumentos o disminuciones) en la intensidad de la señal de la persona sometida al examen.

Las MMC han permitido aumentar drásticamente el rendimiento diagnóstico de las anomalías relacionadas con el número de copias cromosómicas, en comparación con el análisis cromosómico metafásico de rutina, y actualmente es una prueba de diagnóstico clínico de primer nivel para evaluar a las personas con: *(1)* retraso en el desarrollo y/o discapacidad intelectual aparentemente no sindrómicos; *(2)* trastornos del espectro autista; y *(3)* anomalías congénitas múltiples no específicas de un síndrome cromosómico bien definido o de un solo gen.

Variación en el número de copias

Una variación en el número de copias (VNC) es un tramo de ADN genómico (de kb a Mb) presente en más o menos de dos copias. La mayor sofisticación y el aumento de la sensibilidad de las técnicas analíticas actuales han facilitado la detección de cambios en el número de copias de importancia clínica desconocida. Así, a través de MMC se determinó que las VNC humanas son mucho más comunes de lo que se pensaba. Están muy extendidas en el genoma humano y son una fuente importante de variación genética humana que explica la diversidad de la población y las enfermedades. Recientemente se ha estimado que la proporción del genoma humano que es estructuralmente variable (es decir, VNC benignas) es del orden de ~5% al 10%. La mayoría (>95%) de las VNC benignas en humanos tienen un tamaño de <100 kb y suelen heredarse de un progenitor fenotípicamente normal. Las bases de datos que catalogan las VNC benignas comunes son un recurso importante para interpretar el significado clínico de las VNC detectadas por las pruebas de MMC. Si una NVC no afecta una región que se sabe que está asociada a un síndrome citogenético y no se corresponde con una de las variantes benignas de las bases de datos de la población, su importancia clínica puede no estar clara, y depende de si abarca genes conocidos sensibles a la dosificación o secuencias reguladoras. Las VNC grandes y *de novo* tienen más probabilidades de causar enfermedad. Las pruebas a los progenitores pueden facilitar la interpretación.

TRASTORNOS GÉNICOS AISLADOS

Se han identificado miles de **trastornos monogénicos** o **mendelianos**. Aunque individualmente son poco frecuentes, en conjunto contribuyen de forma significativa a la morbimortalidad, especialmente entre los niños.

Las variaciones de la secuencia del ADN pueden afectar un solo nucleótido o cromosomas enteros

Terminología de las alteraciones de la secuencia

Los cambios que afectan las células germinativas se transmiten a la descendencia y pueden dar lugar a enfermedades hereditarias. Las alteraciones del ADN que surgen en las células somáticas no son hereditarias, pero, no obstante, pueden estar asociadas a enfermedades.

El término, **mutación**, se aplicaba a un cambio causante de enfermedad, mientras que **polimorfismo** servía para indicar un cambio no causante de enfermedad, o un cambio encontrado en el 1% o más de las personas de la población. Las directrices actuales recomiendan utilizar términos como **variante** o **alteración de la secuencia**, además de atributos como benigno o patógeno, para indicar las consecuencias funcionales previstas de los cambios de secuencia observados. Tanto en la investigación básica como en las pruebas clínicas, las variaciones de la secuencia se determinan en relación con las referencias aceptadas del genoma humano del National Center for Biotechnology Information (NCBI) y del European Bioinformatics Institute.

Los tipos comunes de variaciones de ADN (fig. 6-16) incluyen:

- Las **variantes de un solo nucleótido** (**SNV**, *single nucleotide variant*) o **mutaciones puntuales** se producen cuando una base

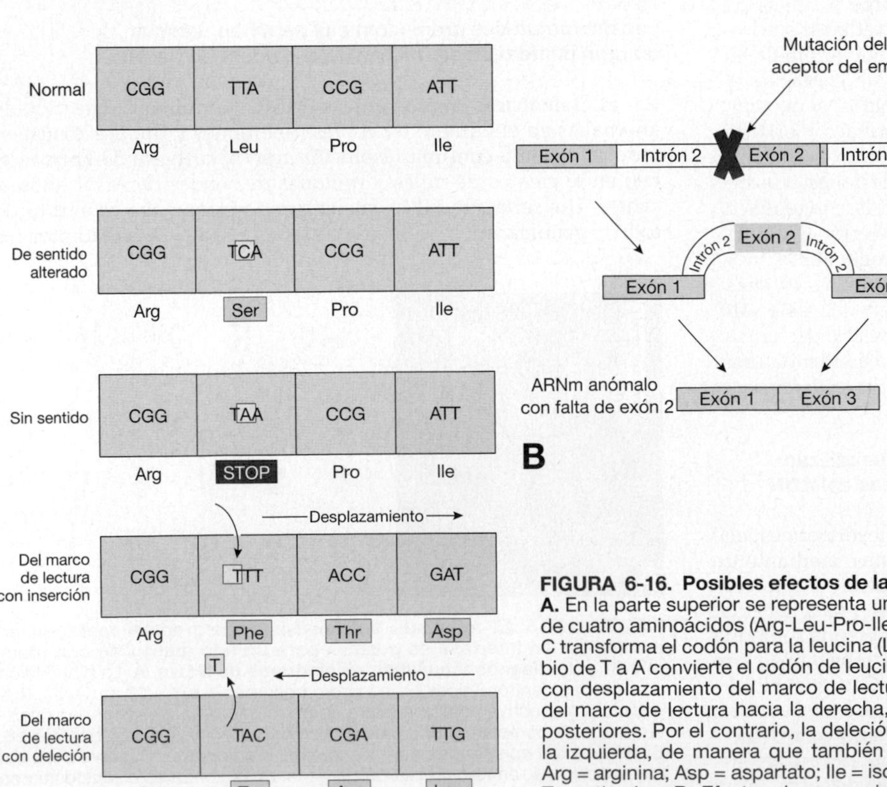

FIGURA 6-16. Posibles efectos de las variantes de secuencia en una proteína codificada. A. En la parte superior se representa una secuencia normal (tipo natural) que codifica un tramo de cuatro aminoácidos (Arg-Leu-Pro-Ile). En una variante de sentido alterado, un cambio de T a C transforma el codón para la leucina (Leu) en serina (Ser). En una variante sin sentido, un cambio de T a A convierte el codón de leucina en un codón de detención. En el caso de una variante con desplazamiento del marco de lectura, la inserción de una T da lugar a un desplazamiento del marco de lectura hacia la derecha, lo que cambia la secuencia de todos los aminoácidos posteriores. Por el contrario, la deleción de una T desplaza el marco de lectura una base hacia la izquierda, de manera que también cambia la secuencia de los aminoácidos posteriores. Arg = arginina; Asp = aspartato; Ile = isoleucina; Phe = fenilalanina; Pro = prolina; Thr = treonina; Tyr = tirosina. **B.** Efectos de una variante de empalme patogénica: un cambio de secuencia interrumpe el sitio aceptador de empalme canónico antes del exón 2. Esto da lugar a la omisión del exón y a un producto de ARNm anómalo.

del ADN genómico sustituye a otra. Si esto sucede dentro de la región codificante (la parte del gen que se traduce en una proteína), hay tres posibles consecuencias:

- Una **variante sinónima** (**mutación**) cambia el codón (el trinucleótido codifica un aminoácido específico durante la síntesis de proteínas), pero la secuencia resultante sigue codificando el mismo aminoácido. Esto refleja la degeneración del código genético. Por ejemplo, CGA y CGC codifican ambos la arginina. Las variantes sinónimas pueden no cambiar el código de aminoácidos, pero aun así pueden tener implicaciones funcionales al afectar al empalme del ARN mensajero (ARNm) o alterar la expresión del gen.
- Una **variante de aminoácido o de sentido alterado** (**mutación**) altera el codón para especificar un aminoácido diferente, lo que cambia la secuencia de la proteína. En la anemia falciforme, un cambio de base de adenina a timina en el gen de la β-globina sustituye un codón de ácido glutámico (GAG) por un codón de valina (GTG). Las variantes de sentido alterado representan alrededor del 75% de los cambios de base en las regiones codificantes. Sus consecuencias funcionales varían. Algunas son completamente benignas, pero otras pueden impedir o destruir la función de la proteína, o alterar su plegamiento, transporte y estabilidad.
- Una **variante interruptora o sin sentido** (**mutación**) (el 4% de las SNV en las regiones codificantes) cambia un codón para un aminoácido por uno de los tres codones finalizadores (TAG, TAA o TGA), lo que detiene la traducción y da como resultado la interrupción de la síntesis de la proteína. Por ejemplo, TAT codifica la tirosina, pero TAA es un codón finalizador.

- **Variantes del marco de lectura** (**mutaciones**). Los aminoácidos están codificados por secuencias de trinucleótidos. Si el número de bases de un gen se modifica por inserción o deleción, y si el número de bases añadidas o perdidas no es un múltiplo de 3, el marco de lectura del mensaje se modifica. Así, aunque la secuencia abajo del sitio de inserción o deleción no cambia, codificará una secuencia de aminoácidos diferente. Un cambio en el marco de lectura de una proteína a menudo conduce a una señal de terminación no programada, y produce una proteína alterada y truncada.
- Las **variantes de empalme** (**mutaciones**) son cambios (sustituciones, deleciones o inserciones) de nucleótidos en los límites específicos de los exones e intrones (sitios de empalme) donde se produce el **empalme** cuando los ARNm precursores se procesan en ARNm maduros. Los cambios en los sitios de empalme pueden alterar el proceso de empalme del ARN y causar la pérdida de exones o la inclusión de intrones y una alteración de la secuencia de codificación de proteínas.
- **Grandes deleciones**. Las deleciones por las que se elimina una porción o una región codificante completa de un gen sensible a la dosificación son causas relativamente comunes de trastornos génicos aislados. Las deleciones de regiones más grandes (cientos y miles de kb) y que incluyen múltiples genes dan lugar a **síndromes de genes contiguos** (*v.* anteriormente).
- **Expansiones de secuencias de repetición de trinucleótidos inestables**. Las repeticiones de trinucleótidos son secuencias repetitivas de 3 pb en el genoma humano. Se producen en muchos lugares del genoma. Algunas de estas repeticiones, situadas en regiones de genes codificantes o reguladores, son responsables de una clase específica de trastornos genéticos conocidos como enfermedades de repetición de trinucleótidos. El número de copias repetidas en muchos de estos *loci* varía entre personas, lo que refleja el polimorfismo alélico de los genes en los que se encuentran estas repeticiones. Normalmente, el número de repeticiones por debajo de un determinado umbral no cambia durante la mitosis o la meiosis; sin embargo, por encima de este umbral, las repeticiones se vuelven inestables y pueden contraerse o, mucho más comúnmente, expandirse en la meiosis. Las personas portadoras de un alelo «inestable» de una repetición de trinucleótidos en un gen concreto corren el riesgo de tener hijos afectados por el correspondiente trastorno de repetición de trinucleótidos, ya que las repeticiones inestables pueden sufrir grandes expansiones en la meiosis. Pueden llegar a un punto en el que interrumpen la función del gen en el que residen. Se conocen varios trastornos por expansión de trinucleótidos (*v.* más adelante).

Ubicaciones habituales de mutación

Algunas regiones del genoma mutan más que otras. Estos «puntos calientes» del ADN suelen ser intrínsecamente inestables. Además de las repeticiones de trinucleótidos que tienden a cambiar de longitud, las *regiones hipermutables* pueden participar en entrecruzamientos desiguales o mostrar predisposición a sustituciones de un solo nucleótido. Los puntos calientes mejor caracterizados para las sustituciones de un solo nucleótido son los dinucleótidos, donde una citosina (C) aparece junto a una guanina (G) en la secuencia de bases lineal, con un fosfato intermedio, designado CG (o CpG, que significa C-PO_4-G).

Los C de los dinucleótidos CpG pueden ser metilados a 5-metilcitosina. La metilación de los CpG suele inhibir la expresión génica. Las regiones del genoma con mayores concentraciones de CpG se denominan islas CpG y se encuentran en muchas regiones promotoras, donde su metilación puede servir como señal para inactivar la expresión de ese gen en particular. Sin embargo, las citosinas metiladas pueden sufrir una desaminación espontánea a timina (fig. 6-17). Si esto sucede en las células germinativas, puede convertirse en un cambio de secuencia fijo y hereditario.

Los trastornos génicos aislados pueden ser dominantes o recesivos, autosómicos o ligados al cromosoma X

Un segmento de ADN en un lugar concreto de un cromosoma es un *locus* o, si contiene un gen, un ***locus* génico**. Las variantes alternativas de un gen son **alelos**. La mayoría de los genes tienen un único alelo predominante en la mayoría de las personas: un alelo **común** o **de tipo natural**. Los alelos **variantes** o **mutantes** difieren de los alelos de tipo natural por presentar un cambio permanente en la secuencia o disposición del ADN. Si hay al menos dos alelos relativamente comunes en un *locus* en la población, el *locus* **es polimórfico**.

Cada persona tiene normalmente un par de cromosomas homólogos (*v.* anteriormente). Si alguien tiene alelos idénticos en un *locus* concreto en ambos cromosomas de un par homólogo, es **homocigota**. Si ese *locus* en los dos cromosomas homólogos de una persona tiene alelos diferentes, *y* si uno es un alelo común (tipo natural) y otro un alelo variante (mutante), esa persona es **heterocigota.** Una persona **heterocigota mixta** posee dos alelos variantes (mutantes) diferentes en un *locus* concreto. En el caso especial de que un hombre tenga un alelo variante (mutante) para un gen del cromosoma X, y no haya ninguna otra copia de ese gen en el genoma, es **hemicigótico**.

Los trastornos monogénicos están determinados por alelos patógenos (variantes) de un gen en un único *locus*. Las características clínicas de los individuos afectados por trastornos monogénicos pueden variar, incluso dentro de la misma familia, especialmente en el caso de los trastornos autosómicos dominantes. Algunas personas heredan el gen mutado, pero son fenotípicamente normales o casi normales. Este fenómeno se denomina **penetrancia** reducida.

FIGURA 6-17. Generación de sustituciones de C a T en el ADN genómico mediante la desaminación espontánea de la 5-metilcitosina. Los residuos de citosina en el ADN genómico suelen estar metilados como mecanismo para regular (inhibir) la expresión de los genes. Sin embargo, los residuos de 5-metilcitosina pueden sufrir una desaminación espontánea que los convierte en timina.

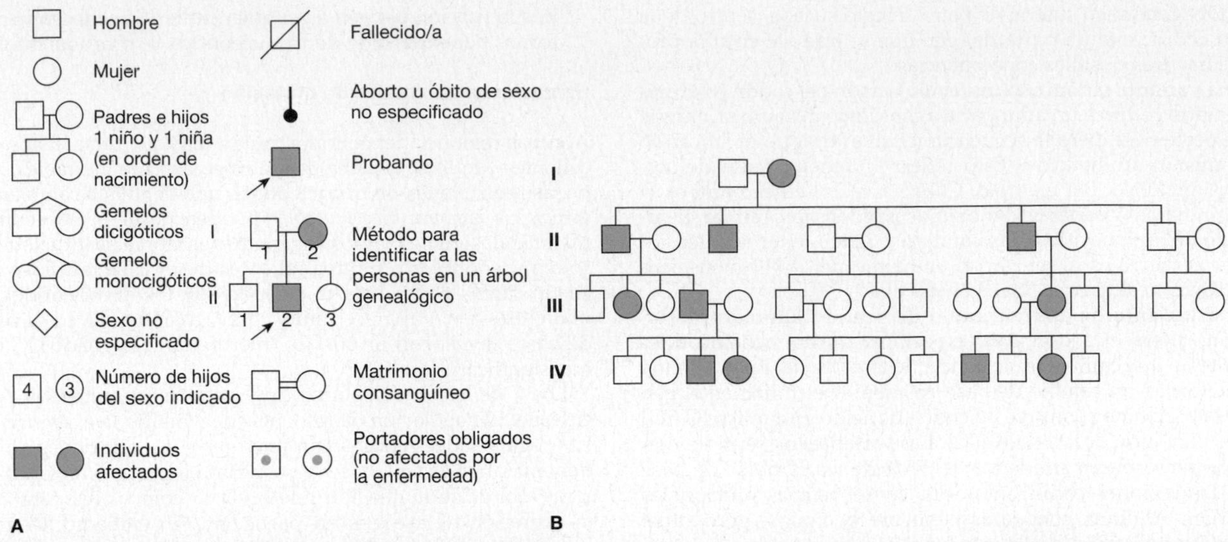

FIGURA 6-18. A. Definición de los símbolos de un árbol genealógico. Hombres = cuadrados; Mujeres = círculos. La línea trazada entre un cuadrado y un círculo representa un apareamiento entre ese hombre y esa mujer. Dos líneas trazadas entre un cuadrado y un círculo indican un apareamiento consanguíneo en el que los dos individuos están emparentados. Los hijos de los mismos progenitores están conectados con una línea horizontal (línea de hermandad) por líneas verticales cortas. Los hijos de una hermandad se enumeran siempre por orden de nacimiento, con el mayor a la izquierda. En la figura se muestran otras convenciones relativas a los gemelos, la identificación de probandos y los individuos fallecidos, los individuos afectados y los portadores obligados no afectados. **B. Herencia autosómica dominante.** Los heterocigotos son sintomáticos y pueden transmitir el rasgo a la siguiente generación. Tanto los hombres como las mujeres se ven afectados.

Por el contrario, si un alelo mutante muestra una amplia variedad de manifestaciones clínicas, de leves a muy graves, la situación se denomina **expresividad** variable. Las bases moleculares de ambas situaciones no se conocen bien. Es probable que ambas reciban la influencia de antecedentes genéticos generales de cada persona y factores ambientales.

Trastornos autosómicos dominantes

Si solo se requiere un alelo mutante para causar la enfermedad cuando el alelo correspondiente en el autosoma homólogo es normal, el rasgo mutante se considera dominante. Las características de los rasgos autosómicos dominantes son (fig. 6-18):

- Los hombres y las mujeres están afectados por igual, puesto que el gen mutado se encuentra en un cromosoma autosómico. Así, es posible la transmisión de padre a hijo (que no existe en los trastornos dominantes ligados al cromosoma X).
- La proporción de descendencia sin afectación y con afectación de las personas con el trastorno son casi iguales, ya que un progenitor afectado tiene un 50 % de probabilidades de transmitir el alelo anormal con cada embarazo.
- Asumiendo una penetrancia completa (es decir, todas las personas portadores de una variante patogénica tienen la enfermedad; *v.* anteriormente), los miembros no afectados de una familia no transmiten el rasgo a su descendencia.
- A menos que la enfermedad sea el resultado de una nueva mutación en una persona afectada, todos los miembros de una familia con la enfermedad tienen un progenitor afectado.

Nuevas mutaciones frente a mutaciones hereditarias

Como se ha señalado anteriormente, las enfermedades autosómicas dominantes pueden ser el resultado de una nueva mutación, no de una mutación hereditaria de un progenitor afectado. Sin embargo, las futuras generaciones de descendientes de progenitores con una nueva mutación dominante tienen un riesgo del 50 % de presentar la enfermedad. *Si una enfermedad afecta la fertilidad, es más probable que las personas afectadas representen nuevas mutaciones.* Una mutación dominante que genera esterilidad en el 100 % de quienes la poseen tendría que ser una mutación nueva. Si la capacidad reproductiva solo se altera de forma parcial, la proporción de mutaciones nuevas es menor. Por ejemplo, la **esclerosis tuberosa** es un trastorno autosómico dominante en la que el deterioro cognitivo limita gravemente el potencial reproductivo; las nuevas mutaciones representan el 80 % de los casos. Si una enfermedad dominante tiene poco efecto sobre la fertilidad (p. ej., hipercolesterolemia familiar), casi todas las personas afectadas cuentan con una genealogía que revela la transmisión vertical clásica del trastorno.

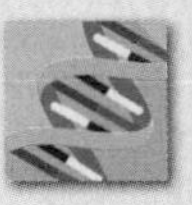

PATOGENIA MOLECULAR: existen varios mecanismos principales por los que un solo alelo mutante puede causar la enfermedad incluso cuando el otro alelo es normal.

- **Haploinsuficiencia**. Si el producto del gen limita la velocidad de una red metabólica compleja (p. ej., un receptor, un factor regulador o una enzima), contar con la mitad de la cantidad normal del producto del gen podría no resultar suficiente para mantener un fenotipo normal. Así, la hipercolesterolemia familiar se debe a la carencia de un número suficiente de receptores de captura para las lipoproteínas de baja densidad (LDL, *low-density lipoproteins*) en los hepatocitos.
- **Mutaciones de ganancia de función**. Una mutación puede cambiar el producto del gen de modo que su funcionalidad original aumente (activación mejorada) o, en cambio, sea reemplazada por una función diferente y anómala. Las mutaciones en el protooncogén RET en familias con **neoplasia endocrina múltiple de tipo 2** aumentan la actividad de una tirosina cinasa de la proteína RET que estimula la proliferación celular e incrementa la probabilidad de transformación maligna de las células endocrinas. En la acondroplasia, las mutaciones en *FGFR3*, el gen del receptor 3 del factor de crecimiento fibroblástico (FGF), aumentan la actividad del receptor. Dado que este receptor regula a la baja el crecimiento óseo, su mayor actividad provoca un acortamiento grave de los huesos y enanismo.
- **Negativas dominantes**. Las mutaciones en los genes de las proteínas estructurales (p. ej., colágenos, componentes del citoesqueleto) suelen dar lugar a proteínas anómalas que no solo no son funcionales, sino que también antagonizan los productos de los alelos de tipo natural. Por ejemplo, un producto del alelo mutante puede interrumpir las interacciones moleculares entre las subunidades de un polímero proteico y comprometer su estabilidad y función. Este mecanismo de acción se ejemplifica con la osteogenia imperfecta (*v.* más adelante) y la esferocitosis hereditaria (*v.* cap. 20).

Trastornos autosómicos recesivos

La mayor parte de los trastornos metabólicos de origen genético muestra un patrón de herencia autosómico recesivo: las manifestaciones clínicas solo se producen si ambos alelos del gen causante son portadores de una variante patógena. Las características de estos trastornos (fig. 6-19) incluyen:

- Los dos progenitores de una persona afectada suelen ser heterocigotos en cuanto al rasgo y muestran características clínicas normales.
- Los rasgos autosómicos recesivos se transmiten por igual a hombres y mujeres.
- Un progenitor heterocigoto no afectado tiene un 50% de probabilidades de transmitir el alelo mutante en cada embarazo, mientras que un homocigoto afectado siempre transmitirá un alelo mutante en cada embarazo.
- **La mayoría de los genes mutantes responsables de trastornos autosómicos recesivos son infrecuentes en la población general, ya que las personas afectadas no suelen reproducirse ni transmitir los alelos anómalos.** Sin embargo, una pequeña cantidad de trastornos autosómicos recesivos, por ejemplo, la anemia de células falciformes, la fibrosis quística (FQ) y la atrofia muscular espinal, son relativamente frecuentes.
- Cuanto más infrecuente sea el gen mutado en la población general, menor será la probabilidad de que los progenitores no emparentados sean portadores del rasgo. En consecuencia, **muchos trastornos autosómicos recesivos infrecuentes se concentran en la descendencia de progenitores consanguíneos,** que tienen más probabilidades que las personas no emparentadas de ser portadores del mismo gen mutado.
- Con cada embarazo, los progenitores portadores tienen un 25% de riesgo de que un hijo sea homocigoto para el gen mutado y presente afectación, un 50% de probabilidades de tener un hijo heterocigoto no afectado y un 25% de probabilidades de que el hijo ni presente afectación ni sea portador del gen mutado. Así, dos terceras partes de los hijos no afectados son portadores heterocigotos.
- Los síntomas de los trastornos autosómicos recesivos tienden a ser más consistentes dentro de las familias que en las enfermedades autosómicas dominantes. Los rasgos recesivos suelen presentarse en la infancia, con una gravedad similar entre los hermanos afectados, mientras que la edad de inicio y la gravedad de los síntomas en los trastornos dominantes son más variables.
- La variabilidad en la expresión clínica entre familias de algunos trastornos autosómicos recesivos podría reflejar un cierto grado de función residual de la proteína afectada. Esto se debe en parte a que la mutación específica en una familia puede diferir de la mutación en ese gen en otra familia Esta variabilidad se manifiesta por: *(1)* grados distintos de gravedad clínica; *(2)* edad de inicio, o *(3)* existencia de variantes agudas o crónicas del padecimiento específico.

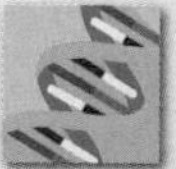

PATOGENIA MOLECULAR: la mayor parte los trastornos recesivos conocidos suelen deberse a mutaciones que reducen o eliminan la función del producto génico: mutaciones de **pérdida de función**. Por ejemplo, muchos trastornos recesivos se deben a mutaciones que reducen o inhiben la función de una enzima. Las deficiencias enzimáticas suelen heredarse como enfermedades recesivas porque la mayoría de las enzimas tienen ventajas estequiométricas funcionales: funcionan dentro de las células a concentraciones de sustrato muy por debajo de la saturación. Incluso si un alelo se inactiva por mutación, el alelo funcional restante produce suficiente proteína para una función fisiológica normal, por lo que los heterocigotos son fenotípicamente normales. Sin embargo, la pérdida de ambos alelos en una persona homocigota provoca la pérdida completa de la actividad enzimática y da lugar a la enfermedad.

Trastornos ligados al cromosoma X

Los rasgos ligados al cromosoma X están determinados por los genes del cromosoma X, y su expresión es diferente en hombres y mujeres. Los hombres, que tienen un solo cromosoma X, son hemicigóticos para estos rasgos, y suelen expresarlos con independencia de si el rasgo es dominante o recesivo. Los rasgos ligados al cromosoma X solo se transmiten de madre a hijo. Un padre sintomático solo transmite su cromosoma Y normal a un hijo varón, pero siempre transfiere su cromosoma X anómalo a sus hijas, que por ende resultan portadoras obligadas del rasgo. Las mujeres, con dos cromosomas X, pueden ser homocigotas o heterocigotas a nivel de ADN para una variante que determina un rasgo determinado, pero funcionalmente solo expresan uno de los alelos en las células individuales debido a la inactivación del cromosoma X (lionización, *v.* anteriormente). Por tanto, los trastornos ligados al cromosoma X no siguen a la perfección los patrones de herencia dominante o recesiva. Su expresión puede ser muy variable en las mujeres, en función de los patrones de inactivación del cromosoma X. Aunque la inactivación de dicho cromosoma suele ser aleatoria, en algunos

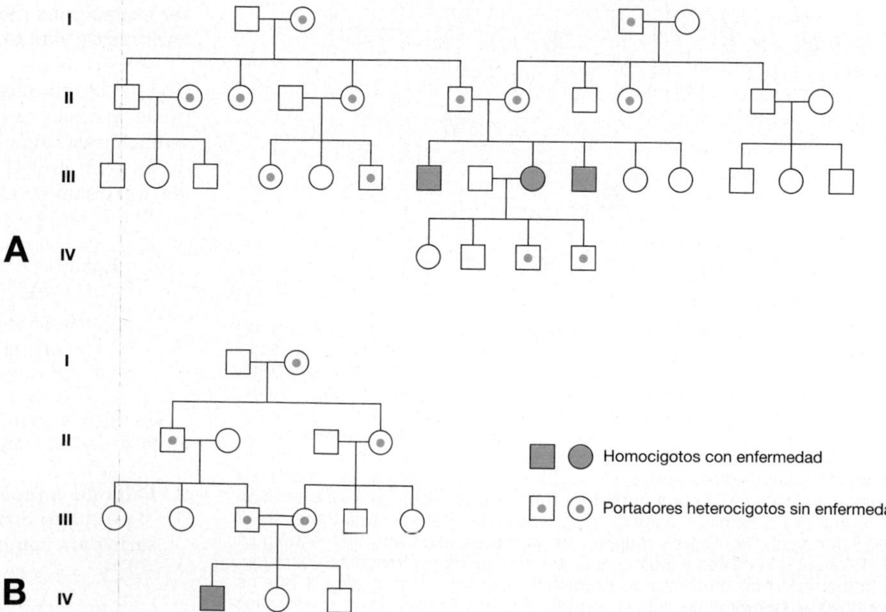

FIGURA 6-19. Árboles genealógicos típicos que muestran una herencia autosómica recesiva. Los síntomas de la enfermedad aparecen solo en los homocigotos, tanto masculinos como femeninos, que resultan del apareamiento de heterocigotos asintomáticos. En la familia A los progenitores heterocigotos asintomáticos no están emparentados y en la familia B son consanguíneos.

trastornos ligados al cromosoma X las mujeres afectadas tienen patrones de inactivación sesgada del cromosoma X que ofrecen una ventaja al cromosoma X con el alelo de tipo natural, quizás porque el gen mutado en un cromosoma X activo puede ser mortal, de modo que las células con un cromosoma X activo que lleva el alelo de tipo natural tienen una mejor supervivencia. Para muchos trastornos causados por mutaciones en genes ligados al cromosoma X que están sujetos a la inactivación del cromosoma X, se han descrito mujeres que muestran fenotipos inusualmente graves o leves debido a patrones extremos no aleatorios de inactivación del cromosoma X que se produjeron por diversas razones. A pesar de las ambigüedades y complejidades debidas al carácter hemicigótico en los hombres y a la inactivación sesgada del cromosoma X en las mujeres, persisten los términos recesivo ligado al cromosoma X (si las mujeres portadoras son típicamente sanas) y dominante ligado al cromosoma X (si las mujeres con un alelo mutante tienden a mostrar afectación) (fig. 6-20).

Rasgos recesivos ligados al cromosoma X

Los trastornos recesivos ligados al cromosoma X más conocidos son la distrofia muscular de Duchenne-Becker, el síndrome del cromosoma X frágil, la hemofilia y otras enfermedades (*v.* tabla 6-3). Las características de este tipo de herencia son:

- Los hombres que nacen de las mujeres portadoras tienen una posibilidad del 50% de heredar la enfermedad; las hijas son asintomáticas. Sin embargo, la mitad de ellas también será portadora.
- Todas las hijas de los hombres afectados son portadoras asintomáticas, pero los hijos de estos individuos no poseen el rasgo y no pueden transmitirlo a su progenie.
- Un hombre con un diagnóstico de enfermedad recesiva ligada al cromosoma X no la transmite a la siguiente generación, pero sí puede transmitirla a los nietos a través de sus hijas portadoras.
- Las mujeres sintomáticas pueden serlo por *(1)* un alelo mutante en el cromosoma X en una mujer con síndrome de Turner, *(2)* ser hija de una pareja con características infrecuentes, con un hombre afectado y una mujer heterocigota asintomática, o *(3)* una lionización extremadamente sesgada con inactivación del cromosoma X normal.
- Una proporción significativa de casos aislados se debe a una nueva mutación en el hombre afectado (fig. 6-20A).

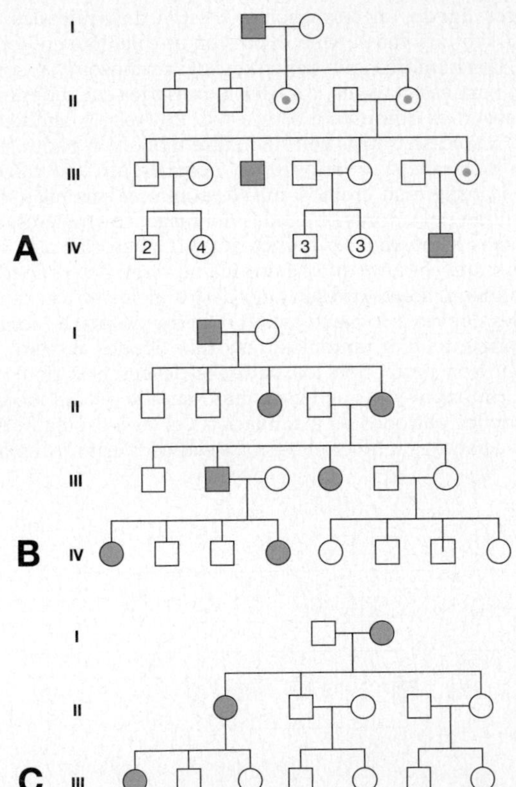

FIGURA 6-20. Herencia ligada al cromosoma X. En el caso de los trastornos ligados al cromosoma X, una mujer puede transmitir el rasgo por igual a hijos e hijas; los hombres solo transmiten el rasgo a sus hijas. **A.** Árbol que demuestra la herencia de un trastorno recesivo ligado al cromosoma X. solo los hombres están afectados; todas las hijas de los hombres afectados son portadoras asintomáticas. Los hombres asintomáticos no transmiten el rasgo. El trastorno se transmite de un hombre afectado a través de las mujeres portadoras a un nieto y un bisnieto afectados. La expresión clínica de la enfermedad se salta una generación. **B.** Transmisión de un trastorno dominante ligado al X. Una mujer heterocigota transmite el rasgo por igual a hombres y mujeres; los hombres solo transmiten el rasgo a sus hijas. Los hombres y las mujeres asintomáticos no transmiten el rasgo. **C.** Transmisión de un trastorno dominante ligado al cromosoma X que es mortal en los hombres durante el período prenatal. El árbol solo muestra a las mujeres afectadas, y normalmente tendrán más hijos mujeres que hombres.

Rasgos dominantes ligados al cromosoma X

La dominancia ligada al cromosoma X hace referencia a la expresión de un rasgo tanto en las mujeres heterocigotas como en los hombres hemicigóticos. Los trastornos dominantes ligados al cromosoma X son infrecuentes. Algunos ejemplos son el raquitismo hipofosfatémico familiar, el síndrome de Rett y la incontinencia pigmentaria. La enfermedad clínica tiende a ser menos grave y más variable en las mujeres heterocigotas que en los hombres hemicigotos, porque las primeras pueden tener patrones de inactivación sesgada del cromosoma X (*v.* anteriormente), que favorecen un cromosoma X activo portador del alelo de tipo natural. Los hombres con muchos de estos trastornos no sobreviven o están muy afectados, con enfermedades muy graves. Los genes que causan estas afecciones pueden ser tan fundamentales para el desarrollo que sus mutaciones no permiten sobrevivir a los hombres hemicigóticos que solo poseen un cromosoma X. La mortalidad embrionaria en los hombres puede conducir a un aumento de las tasas de pérdida de embarazos en las mujeres portadoras de mutaciones dominantes ligadas al cromosoma X.

Los rasgos distintivos de los trastornos dominantes ligados al cromosoma X son:

- Las mujeres se ven afectadas con el doble de frecuencia que los hombres.
- Las mujeres heterocigotas transmiten el trastorno a la mitad de sus hijos, ya sean hombres o mujeres.
- Un hombre con un trastorno dominante ligado al cromosoma X transmite la enfermedad solo a sus hijas (fig. 6-20B,C).

Los errores congénitos del metabolismo suelen ser mutaciones monogénicas que afectan enzimas de vías bioquímicas clave

Una vía bioquímica representa las acciones secuenciales de una serie de enzimas, cada una codificada por un gen específico. La representación de una vía típica (abajo) incluye la conversión enzimática de un sustrato (A) en metabolitos intermedios (B y C) hasta la obtención de un producto final (D).

Enzimas:	1	2	3	
A	→	B → C	→	D
Sustrato inicial		Metabolitos intermedios		Productos finales

Un defecto génico aislado que disminuya la actividad de una enzima de la serie puede provocar:

- **Falta de compleción de la vía y deficiencia del producto final**: el producto final (D) no se forma porque falta una enzima necesaria para completar una secuencia metabólica

$$A \rightarrow B \rightarrow C - // \rightarrow (D)\ (\downarrow)$$

TABLA 6-3

TRASTORNOS RECESIVOS LIGADOS AL CROMOSOMA X REPRESENTATIVOS

Trastorno	Frecuencia	Herencia	Gen	Localización cromosómica
Distrofia muscular de Duchenne y Becker	1/3 500-5 000 recién nacidos niños	XLR	*DMD*	Xp21.1-p21.2
Síndrome del cromosoma X frágil	1/4 000 hombres 1/8 000 mujeres	XLR	*FMR1*	Xq27.3
Hemofilia A (deficiencia de factor VIII)	1/4 000-5 000 hombres	XLR	*F8*	Xq28
Hemofilia B (deficiencia de factor IX)	1/20 000 hombres	XLR	*F9*	Xq27.1
Deficiencia de glucosa-6-fosfato deshidrogenasa	400 millones de personas en todo el mundo; más habitual en ciertas partes de África, Asia, el Mediterráneo y Oriente Medio	XLR	*G6PD*	Xq28
Síndrome de Lesch-Nyhan	1/380 000 recién nacidos	XLR	*HPRT1*	Xq26.2-q26.3
Agammaglobulinemia ligada al X	1/200 000 recién nacidos	XLR	*BTK*	Xq22.1
Inmunodeficiencia combinada grave ligada al X	1/50 000-100 000 recién nacidos	XLR	*IL2RG*	Xq13.1
Enfermedad de Fabry	1/40 000-60 000 hombres	XLR	*GLA*	Xq22.1
Adrenoleucodistrofia	1/20 000-50 000 personas	XLR	*ABCD1*	Xq28
Síndrome de Menkes	1/100 000 recién nacidos	XLR	*ATP7A*	Xq21.1

XLR = recesiva ligada a X.

Un ejemplo de la incapacidad para completar una vía metabólica es el albinismo, un trastorno de la pigmentación debido a una deficiencia de tirosinasa, que convierte la tirosina en melanina (a través de un intermediario, la dihidroxifenilalanina [DOPA]). Sin la tirosinasa, no se forma el producto final de la melanina, y la persona afectada carece completamente del pigmento, que se manifiesta principalmente en los ojos, la piel y el cabello.

- **Acumulación de un sustrato tóxico no metabolizado**: si falta la enzima (es decir, la #1) que convierte el sustrato inicial en el primer metabolito intermedio, el sustrato A se acumula en exceso y causa toxicidad.

$$A(\uparrow)\ //\!\rightarrow B(\downarrow)\ C(\downarrow)\ D(\downarrow)$$

En la fenilcetonuria, la deficiencia de fenilalanina hidroxilasa provoca que la fenilalanina alimentaria se acumule y alcance concentraciones tóxicas que interfieren en el desarrollo cerebral posnatal y causan graves trastornos cognitivos.

- **Acumulación de un metabolito intermedio**: el metabolito intermedio suele procesarse rápidamente en el producto final, por lo que suele estar presente solo en cantidades mínimas, se acumula en grandes cantidades si falta la enzima (aquí #2) que lo metaboliza.

$$A \rightarrow B(\uparrow)\ //\!\rightarrow C(\downarrow)\ D(\downarrow)$$

En la **alcaptonuria**, un defecto en la homogentisato 1,2-dioxigenasa provoca la acumulación de ácido homogentísico, un producto intermedio en la vía de degradación de la tirosina. Este ácido y sus productos oxidativos se acumulan en la sangre y en los tejidos conjuntivos, lo que causa ocronosis (pigmentación negro-azulada en el tejido conjuntivo) y artritis de la columna vertebral y de las articulaciones más grandes.

- **Predominio de una vía alternativa**: a menudo, los metabolitos intermedios de muchas vías metabólicas pueden ser también sustratos de otras vías, lo que dará lugar a otros productos finales. Si un defecto enzimático provoca la acumulación anómala de un metabolito intermedio, el exceso puede desviarse a una vía alternativa. Esto provocará la acumulación anómala de un producto final diferente.

$$A \rightarrow B(\uparrow)\ //\!\rightarrow C(\downarrow)\ D(\downarrow)$$
$$\downarrow$$
$$E(\uparrow)$$

En la hiperplasia suprarrenal congénita, la deficiencia de 21-hidroxilasa impide la biosíntesis normal de glucocorticoides y mineralocorticoides. Los precursores producidos en exceso se desvían a la vía de biosíntesis de andrógenos, lo que genera concentraciones demasiado elevadas de andrógenos y la virilización *in utero* de los fetos femeninos afectados.

Los defectos heredados en la síntesis y la degradación pueden afectar muchos aminoácidos

Se trata de un amplio grupo de enfermedades de gravedad variable, desde las mortales en la primera infancia hasta las que no tienen importancia clínica (tabla 6-4). Los ejemplos siguientes se centran en los defectos del metabolismo de la fenilalanina y la tirosina.

Deficiencia de hidroxilasa de fenilalanina (fenilcetonuria, FCU)

En la fenilcetonuria, las elevadas concentraciones circulantes de fenilalanina provocan una discapacidad intelectual profunda e irreversible si no se trata. La incidencia es de 1 por cada 5 000 a 10 000 entre la población caucásica y asiática, pero varía mucho en las distintas zonas geográficas.

La fenilalanina es un aminoácido esencial, derivado exclusivamente de la alimentación. Se oxida a tirosina en el hígado mediante la fenilalanina hidroxilasa (PAH) (fig. 6-21). La deficiencia de PAH conduce a hiperfenilalaninemia. La fenilalanina causa el daño neurológico central de esta enfermedad. El mecanismo exacto de la neurotoxicidad en la FCU se desconoce. El riesgo de un pronóstico adverso depende del grado de deficiencia del aminoácido.

TABLA 6-4

ERRORES CONGÉNITOS REPRESENTATIVOS DEL METABOLISMO DE LOS AMINOÁCIDOS

Trastorno del metabolismo de los aminoácidos	Enzima	Frecuencia	Herencia	Gen	Localización cromosómica
Fenilcetonuria (hiperfenilalaninemia)	Fenilalanina hidroxilasa	1/5 000-10 000	AR	*PAH*	12q23.2
Deficiencia de tetrahidrobiopterina (BH_4)	Dihidropteridina reductasa	1/500000-1000000	AR	*QDPR*	4p15.32
Tirosinemia de tipo 1	Fumarilacetoacetato hidrolasa	1/100000 1 de cada 1 846 en la región Saguenay-Lac St. Jean de Quebec	AR	*FAH*	15q25.1
Alcaptonuria	Homogentisato 1,2-dioxigenasa	1/250000	AR	*HGD*	3q13.33
Enfermedad de la orina de jarabe de arce (deficiencia de α-cetoácido de cadena ramificada deshidrogenasa)	Complejo α-cetoácido de cadena ramificada deshidrogenasa (BCKD) (cadenas α y β), componente E2 de BCKD, dihidrolipoamida deshidrogenasa, BCDK cinasa	1/185000 1/380 en menonitas de la antigua orden	AR	*BCKDHA* *BCKDHB* *DBT* *DLD* *BCKDK*	19q13.2 6q14.1 1p21.2 7q31.1 16p11.2
Histidinemia	Histidinasa	1/8600-90000	AR	*HAL*	12q23.1

AR = autosómica recesiva.

PATOGENIA MOLECULAR: la FCU clásica es un trastorno autosómico recesivo causado por mutaciones en el gen *PAH* en 12q23.2. Son muchas las variantes en *PAH* que causan la enfermedad: variantes sin sentido, de aminoácido, con cambio de marco de lectura y de empalme. Las variantes que confieren los fenotipos más graves parecen inhibir por completo la actividad de *PAH*. Las variantes patógenas de aminoácido suelen permitir una cierta actividad enzimática residual, por lo que conducen a una enfermedad más leve que en la FCU clásica. Las personas con menos del 1% de actividad normal de *PAH* suelen presentar un fenotipo de FCU. Aquellas con más del 5% tienen mutaciones que suprimen solo parcialmente la actividad enzimática. Tienen hiperfenilalaninemia, no FCU, no sufren daños neurológicos y se desarrollan normalmente.

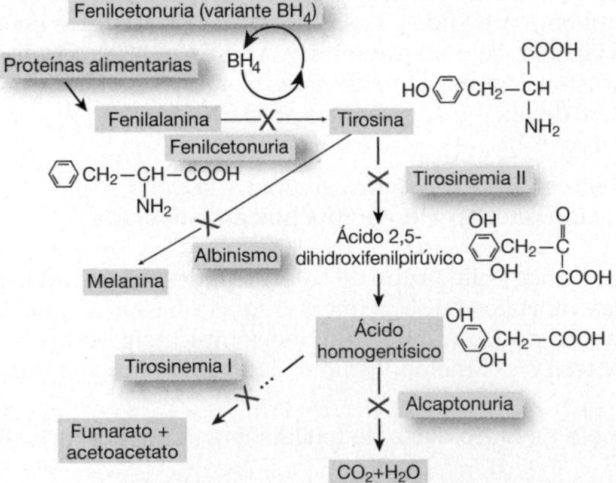

FIGURA 6-21. Enfermedades causadas por alteraciones del metabolismo de la fenilalanina y la tirosina. 1. La fenilcetonuria clásica está causada por la deficiencia de la hidroxilasa de la fenilalanina (PAH), que oxida la fenilalanina a tirosina en el hígado. **2.** La hiperfenilalaninemia relacionada con la deficiencia de tetrahidrobiopterina (BH_4) se debe a un deterioro de la síntesis o el reciclaje de la BH_4, que es un cofactor necesario para la PAH. **3.** La tirosinemia de tipo I está causada por la deficiencia de fumarilacetoacetato hidrolasa, que es la última enzima de la vía catabólica que convierte la tirosina en fumarato y acetoacetato. **4.** La tirosinemia de tipo II es el resultado de la deficiencia de tirosina transaminasa, que convierte la tirosina en p-hidroxifenilpiruvato. **5.** La alcaptonuria está causada por un defecto en la enzima homogentisato 1,2-dioxigenasa (HGD), que cataliza otro paso en la degradación de la tirosina.

Deficiencia de tetrahidrobiopterina (BH_4)

La hiperfenilalaninemia también puede ser el resultado de un deterioro de la síntesis o del reciclaje de la BH_4, el cofactor necesario para la hidroxilación de la fenilalanina por la PAH (fig. 6-21). La deficiencia de BH_4 puede deberse a una alteración de la síntesis o a una insuficiencia de dihidropteridina reductasa (DHPR), la enzima que reduce la dihidrobiopterina (BH_2) a la forma tetrahidro activa (BH_4). Los lactantes con deficiencia de BH_4 tienen un fenotipo idéntico al que presentan inicialmente los lactantes con FCU clásica, pero posteriormente desarrollan síntomas adicionales, quizá debido a la síntesis anómala de otros productos que requieren BH_4, incluidos los neurotransmisores dopamina (dependiente de la hidroxilasa de la tirosina) y serotonina (dependiente de la hidroxilasa del triptófano). Por tanto, es probable que el daño cerebral en la deficiencia de BH_4 implique algo más que una sola elevación de las concentraciones de fenilalanina.

CARACTERÍSTICAS CLÍNICAS: la FCU ilustra la interacción que existe entre factores genéticos y del entorno en la patogenia de la enfermedad: deriva de un defecto genético, pero su expresión hace necesario un constituyente alimentario, la fenilalanina. Los lactantes parecen normales al nacer, pero el retraso en el desarrollo es evidente en tan solo unos meses. Los lactantes con FCU tienden a tener piel clara, cabello rubio y ojos azules, por su incapacidad para convertir la fenilalanina en tirosina, lo que limita la síntesis de melanina. Tienen un olor a «ratón», que deriva del ácido fenilacético que producen.

El tratamiento principal para los pacientes con FCU clásica es una dieta estricta con restricción de fenilalanina complementada con una fórmula médica que contiene aminoácidos y otros nutrientes. En Estados Unidos, la recomendación actual es que la dieta de la FCU debe mantenerse durante toda la vida. Los pacientes que son diagnosticados tempranamente y mantienen una dieta estricta pueden tener una esperanza de vida normal con un desarrollo mental normal. Sin embargo, el desarrollo neurocognitivo y psicosocial y el crecimiento son ligeramente subóptimos si la dieta no se complementa con aminoácidos.

En los países desarrollados, el fenotipo de la FCU clásica tiene ahora más interés histórico que importancia real. Las mujeres embarazadas homocigotas para FCU (FCU materna) deben restringir su consumo de fenilalanina durante la gestación para evitar las complicaciones fetales de la hiperfenilalaninemia materna. Los lactantes expuestos a altas concentraciones de fenilalanina en el útero muestran microcefalia, discapacidad intelectual, retraso en el crecimiento y anomalías cardíacas debido a los efectos teratógenos de las altas concentraciones de fenilalanina.

Tirosinemia

La **tirosinemia** engloba aquellos trastornos autosómicos recesivos que afectan el metabolismo de la tirosina. Se caracterizan por concentraciones demasiado elevadas de tirosina en sangre y orina. Existen tres tipos principales de tirosinemia, cada una causado por mutaciones en diferentes genes. El tipo I es el más grave. Se da en 1 de cada 100 000 personas, pero es más común en Noruega y en la región Saguenay–Lac-Saint-Jean, en la provincia de Quebec (Canadá). La tirosinemia de tipo I se debe a la deficiencia de la fumaril-acetoacetato hidrolasa (FAH). Se manifiesta como una hepatopatía aguda en la primera infancia, o como una enfermedad hepática, renal y cerebral más crónica en los niños.

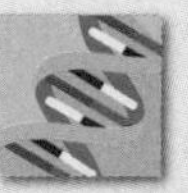

PATOGENIA MOLECULAR: el gen *FAH*, situado en 15q25.1, es la última enzima de la vía catabólica que convierte la tirosina en fumarato y acetoacetato (fig. 6-21). La enzima es deficiente tanto en las formas agudas como en las crónicas de la tirosinemia de tipo I, pero en las primeras está completamente inactiva, mientras que los pacientes con la enfermedad crónica tienen niveles variables de actividad enzimática residual. Debido al bloqueo en la fase final de su catabolismo, la tirosina y sus productos de degradación son elevados en la sangre y los tejidos, y se desvían hacia la producción de metabolitos anómalos. La lesión celular en la tirosinemia hereditaria se atribuye a metabolitos tóxicos anómalos, la succinilacetona y el succinilacetoacetato.

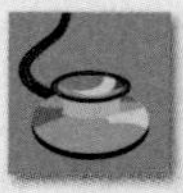

CARACTERÍSTICAS CLÍNICAS: el análisis del líquido amniótico para detectar la succinilacetona o de células fetales para detectar mutaciones en *FAH* (si se conocen las dos variantes patógenas en una familia) permite establecer el diagnóstico de forma prenatal. La tirosinemia de tipo I, la más grave, se manifiesta en los primeros meses de vida como hepatomegalia, edema, retraso en el crecimiento y olor similar al de las coles. Si no se trata, los niños mueren en pocos meses, normalmente por insuficiencia hepática. La forma menos grave se presenta más tarde, en el primer año, con disfunción hepática y de los túbulos renales (síndrome de Fanconi), fallo del crecimiento, raquitismo y anomalías neurológicas. En más de una tercera parte de los pacientes se desarrolla carcinoma hepatocelular. Los niños no sometidos a tratamiento suelen morir antes de los 10 años, por insuficiencia hepática, crisis neurológica o carcinoma hepatocelular. En la actualidad, el diagnóstico suele presumirse a partir de los resultados de las pruebas de detección neonatal y se confirma mediante pruebas bioquímicas y moleculares. El tratamiento con nitisinona, que bloquea las enzimas de la vía de degradación de la tirosina, evita la acumulación de metabolitos tóxicos. Dado que la nitisinona aumenta las concentraciones de tirosina en sangre, el tratamiento dietético con una ingesta controlada de fenilalanina y tirosina debe comenzar inmediatamente después del diagnóstico. Este régimen permite una supervivencia superior al 90 %, un crecimiento normal, una mejora de la función hepática, previene la cirrosis, corrige la acidosis tubular renal y mejora el raquitismo secundario. El trasplante de hígado, que antes era el único tratamiento definitivo, se reserva actualmente para los niños con insuficiencia hepática grave en el momento de la presentación y que no responden al tratamiento con nitisinona o desarrollan una neoplasia hepática. El trasplante de hígado corrige las anomalías metabólicas hepáticas y evita las crisis neurológicas.

Alcaptonuria (ucronías)

Esta rara enfermedad autosómica recesiva afecta a 1 de cada 250 000 a 1 000 000 personas en todo el mundo, pero es más común en Eslovaquia y la República Dominicana. Tiene más importancia histórica que clínica: los informes de Garrod y otros autores, hace 100 años, sobre la alcaptonuria como una enfermedad hereditaria ayudaron a definir el concepto de herencia en torno a las metabolopatías.

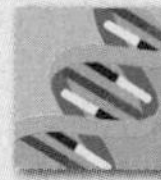

PATOGENIA MOLECULAR: la alcaptonuria se debe a un defecto en la enzima homogentisato 1,2-dioxigenasa (HGD), cuya deficiencia impide el catabolismo del ácido homogentísico, un producto intermedio en la vía de degradación de la tirosina. El ácido homogentísico y su óxido, el alcaptón, se acumulan en la sangre y se excretan en la orina en grandes cantidades (fig. 6-21).

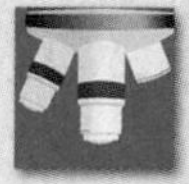
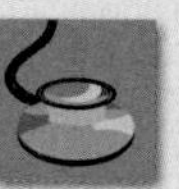

ANATOMOPATOLOGÍA Y CARACTERÍSTICAS CLÍNICAS: la orina que excretan los pacientes con alcaptonuria se oscurece rápidamente al permanecer en reposo, debido a la formación de un pigmento formado por la oxidación no enzimática del ácido homogentísico a ácido benzoquinona acético. En la alcaptonuria de larga evolución, se deposita un pigmento semejante en distintos tejidos, en particular las escleróticas, el cartílago de muchas estructuras (costillas, laringe, tráquea), los tendones y las membranas sinoviales. Si bien a simple vista el pigmento es azul negruzco, tiene color pardo en la microscopía, lo que explica el uso del término **ocronosis** (color del ocre), que acuñó Virchow. Es frecuente que después de varios años de padecer alcaptonuria se desarrolle una **artropatía** degenerativa y muchas veces discapacitante («artritis ocronósica»), que afecta sobre todo la columna vertebral y las articulaciones más grandes. A pesar de afectar a muchos órganos, la alcaptonuria no reduce la longevidad. El diagnóstico se basa en la detección de una cantidad significativa de ácido homogentísico en la orina. Además del tratamiento de los síntomas y la restricción alimentaria de fenilalanina y tirosina, el tratamiento farmacológico con nitisinona, que está aprobado para la tirosinemia de tipo I (*v.* anteriormente) y bloquea las enzimas de la vía de degradación de la tirosina, ha mostrado resultados prometedores en los ensayos clínicos.

Trastornos del ciclo de la urea (TCU)

Mediante el ciclo de la urea se realiza la depuración del nitrógeno de desecho procedente del recambio proteínico (fig. 6-22). En dicho ciclo se elimina el nitrógeno de la sangre y este pasa a ser un compuesto soluble y no tóxico (urea), que luego se excreta en la orina. En los trastornos del ciclo de la urea, el nitrógeno se acumula como amoníaco, que es altamente tóxico. La hiperamonemia (amoníaco elevado en la sangre) puede causar daños cerebrales irreversibles, coma y muerte.

Además de su papel en la eliminación del amoníaco, el ciclo de la urea es la única fuente endógena que produce los aminoácidos arginina, ornitina y citrulina. Se produce en el hígado y requiere la participación de múltiples enzimas catalíticas, cofactores y transportadores de aminoácidos. Un defecto en cualquiera de estos importantes componentes del ciclo puede causar un TCU (tabla 6-5). Se estima que la incidencia de TCU es de al menos 1/30 000 nacimientos. Existen también defectos parciales que podrían aumentar mucho más esta cifra. La gravedad de un defecto del ciclo de la urea depende de la posición de la proteína defectuosa en la vía y del grado de su actividad enzimática funcional.

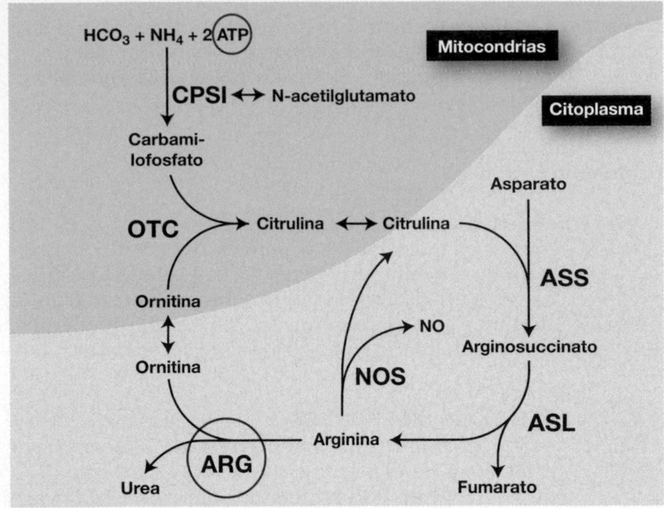

FIGURA 6-22. Representación esquemática del ciclo de la urea. En una serie de pasos bioquímicos, se elimina el nitrógeno de desecho resultante del recambio de proteínas mediante su conversión en urea, un compuesto soluble no tóxico que se excreta en la orina. La deficiencia de cualquiera de las enzimas del ciclo de la urea provoca la acumulación de nitrógeno en forma de amoníaco, que es una sustancia muy tóxica. Además de su papel en la eliminación del amoníaco, el ciclo de la urea sirve como única fuente de producción endógena de los aminoácidos arginina, ornitina y citrulina. *ASL*, argininosuccinato liasa; *ASS*, argininosuccinato sintetasa; *CPSI*, carbamoíl-fosfato sintetasa; *NO*, óxido nítrico; *NOS*, NO sintasa; *OTC*, ornitina transcarbamilasa.

FISIOPATOLOGÍA: la deficiencia grave o la ausencia total de actividad de cualquiera de las cuatro primeras enzimas de la vía o de la producción del cofactor *N*-acetilglutamato provoca la acumulación de amoníaco y otros metabolitos precursores durante los primeros días de vida. Dado que no existen sistemas alternativos para la eliminación del amoníaco, la alteración completa de la vía de la urea provoca una rápida acumulación de amoníaco y el desarrollo de los síntomas relacionados. Las deficiencias completas de las enzimas del ciclo de la urea se presentan, por tanto, en el período neonatal, y se acentúan por la inmadurez del hígado neonatal. Los lactantes afectados parecen normales al nacer, pero rápidamente desarrollan edema cerebral y signos relacionados de letargo, anorexia, hiperventilación o hipoventilación, hipotermia, convulsiones, posturas neurológicas y coma. El amoníaco puede causar daños cerebrales a través de varios mecanismos; uno de los principales es el edema cerebral debido a la rápida acumulación de amoníaco y otros metabolitos precursores. En las deficiencias enzimáticas del ciclo de la urea más leves (o parciales), la acumulación de amoníaco puede desencadenarse en casi cualquier momento de la vida por una enfermedad o un estrés (p. ej., intervención quirúrgica, ayuno prolongado, período periparto), lo que provoca múltiples aumentos leves de la concentración de amoníaco en plasma.

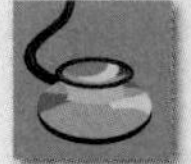

CARACTERÍSTICAS CLÍNICAS: aunque las manifestaciones clínicas de los distintos TCU son variables, los episodios de hiperamonemia suelen estar marcados por pérdida de apetito, vómitos, letargo y anomalías de la conducta. Pueden producirse trastornos del sueño, delirios, alucinaciones y psicosis. El diagnóstico se establece mediante la evaluación bioquímica de la concentración elevada de amoníaco en plasma. El tratamiento de las manifestaciones agudas tiene como objetivo la rápida normalización de las concentraciones plasmáticas de amoníaco, la sustitución de los intermediarios deficientes del ciclo de la urea, el manejo del estado catabólico con calorías procedentes de la glucosa, las grasas y los aminoácidos esenciales, y la administración de líquidos intravenosos para reducir el riesgo de daño neurológico. El tratamiento posterior se adapta al TCU específico. Si bien diferir el tratamiento es peligroso, la identificación rápida y las estrategias de tratamiento actuales han mejorado la supervivencia de forma muy considerable.

Deficiencia de ornitina transcarbamilasa (OTC)

La deficiencia de OTC es el TCU más común. La OTC convierte el fosfato de carbamoilo y la ornitina en citrulina, y es la última enzima de la porción proximal del ciclo de la urea. La deficiencia de OTC es un defecto recesivo ligado al cromosoma X, a diferencia de otros TCU que son autosómicas recesivos. Por tanto, la OTC se presenta como una enfermedad grave de aparición neonatal en los hombres. Las mujeres pueden no presentar afectación, aunque alrededor del 15 % de las mujeres portadoras desarrollan hiperamonemia durante su vida y muchas requieren un tratamiento médico crónico para la hiperamonemia. Sin embargo, las mujeres portadoras que carecen de síntomas de hiperamonemia manifiesta presentan deficiencias en la función ejecutiva.

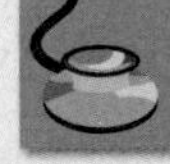

CARACTERÍSTICAS CLÍNICAS: los hombres con deficiencia grave de OTC de inicio neonatal suelen ser normales al nacer, pero desarrollan síntomas por la hiperamonemia al segundo o tercer día de vida. En las personas con afectación grave, las concentraciones de amoníaco aumentan rápidamente y, sin una intervención rápida, causan

TABLA 6-5
DEFECTOS DEL CICLO DE LA UREA

Trastorno	Incidencia	Herencia	Gen	Localización cromosómica
Deficiencia de carbamoilo-fosfato sintasa	1/150 000-200 000; 1/800 000 en Japón	AR	*CPS1*	2q34
Deficiencia de ornitina transcarbamilasa	1/14 000-77 000	XL	*OTC*	Xp11.4
Deficiencia de argininosuccinato sintetasa 1 (citrulinemia)	1/57 000	AR	*ASS1*	9q34.11
Deficiencia de argininosuccinato liasa	1/70 000	AR	*ASL*	7q11.21
Deficiencia de arginasa	1/300 000-1 000 000	AR	*ARG1*	6q23.2
Deficiencia de *N*-acetilglutamato sintasa	< 1/2 000 000	AR	*NAGS*	17q21.31

AR = autosómica recesiva; *XL* = ligada a X.

La deficiencia completa de cualquiera de las enzimas del ciclo de la urea provoca hiperamonemia, daño cerebral irreversible, coma y/o muerte.

La incidencia estimada de los trastornos del ciclo de la urea en conjunto es de 1/30 000.

ataxia, letargo y muerte. Tras el tratamiento exitoso del coma hiperamonémico neonatal, los lactantes pueden volver a desarrollar hiperamonemia a pesar de un tratamiento adecuado. Suelen requerir un trasplante de hígado a los 6 meses de edad. Los hombres y las mujeres heterocigotas con una deficiencia de OTC de inicio posneonatal (parcial) pueden presentarse desde la infancia hasta el final de la niñez, la adolescencia o la edad adulta. Con independencia de lo leve que sea la enfermedad, diversos factores de estrés pueden precipitar una crisis hiperamonémica potencialmente mortal, y es algo que puede ocurrir a cualquier edad y en cualquier situación. Las complicaciones neuropsicológicas habituales incluyen retraso en el desarrollo, problemas de aprendizaje, discapacidad intelectual, trastorno por déficit de atención/hiperactividad (TDAH) y déficits de la función ejecutiva.

Los errores congénitos del metabolismo de los carbohidratos reflejan fallos en su degradación o síntesis

Los carbohidratos se dividen en monosacáridos (glucosa, galactosa y fructosa), disacáridos (lactosa y sacarosa), oligosacáridos y polisacáridos (glucógeno y amilasa/almidón). El metabolismo defectuoso de los carbohidratos incluye trastornos del transporte y el anabolismo de los monosacáridos, mala digestión de los disacáridos alimentarios, trastornos del metabolismo del glucógeno y trastornos de la gluconeogenia. De estos, la galactosemia y la intolerancia hereditaria a la fructosa son los más comunes (tabla 6-6). Las anomalías de la síntesis y degradación del glucógeno se describen con las enfermedades por almacenamiento lisosómico (*v.* más adelante).

Galactosemia (deficiencia de galactosa-1-fosfato uridiltransferasa)

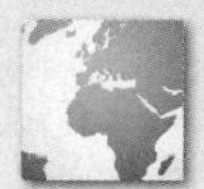

EPIDEMIOLOGÍA: la frecuencia de **galactosemia clásica** en Estados Unidos es de aproximadamente 1/30 000-60 000. Es un rasgo autosómico recesivo, y se da en todos los grupos étnicos, pero es más común entre los caucásicos, y menos entre los asiáticos.

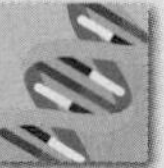

PATOGENIA MOLECULAR: como componente del azúcar de la leche, la galactosa es un nutriente importante para los recién nacidos y los niños pequeños. En la leche materna humana, el contenido de lactosa es de unos 7g/dL, y esta puede aportar hasta el 40% de la ingesta calórica del recién nacido. La galactosa también es un componente de muchas glucoproteínas, glucolípidos y mucopolisacáridos.

La vía principal del metabolismo de la galactosa consta de tres pasos: *(1)* la galactosa es fosforilada a galactosa-1-fosfato (Gal-1-P) por la galactocinasa; *(2)* la Gal-1-P es intercambiada por una transferasa por la fracción de glucosa-1-fosfato de la glucosa difosfato de uridina (UDP-Glu) para formar UDP-galactosa (UDP-Gal); y *(3)* la UDP-Gal es convertida por una epimerasa a UDP-Glu. Una deficiencia de las enzimas involucradas causa, respectivamente, deficiencia de galactocinasa (galactosemia II), deficiencia de galactosa-1-fosfato uridiltransferasa (GALT) (galactosemia I) y deficiencia de UDP galactosa-4-epimerasa (galactosemia III) (fig. 6-23). La deficiencia de GALT (G/G, galactosemia I o galactosemia clásica, definida como actividad de GALT inferior al 5% y acumulación de Gal-1-P superior a 20 mg/dL), es la más prevalente.

A través de las pruebas moleculares pueden diferenciarse las mutaciones graves de pérdida de función (alelos G) de los alelos con función reducida (hipomorfos). Los más frecuentes de estos últimos son los alelos Duarte, que tienen dos formas: Duarte 1 (mayor actividad) y Duarte 2. Dado que las variantes de Duarte son relativamente comunes, los heterocigotos compuestos con un alelo Duarte y un alelo de pérdida de función son comunes, y tienen alrededor del 25% de la actividad enzimática normal.

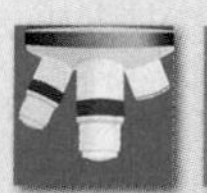
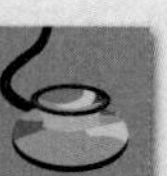

ANATOMOPATOLOGÍA Y CARACTERÍSTICAS CLÍNICAS: en la forma clásica, los lactantes afectados parecen normales al nacer, pero experimentan un rápido y devastador declive tras tomar leche materna o fórmula láctea, que tienen un alto contenido en galactosa. Los síntomas agudos pueden evolucionar en pocos días desde ictericia, vómitos y diarrea hasta retraso en el desarrollo, hepatomegalia y sepsis por *E. coli.* Sin trata-

TABLA 6-6
TRASTORNOS DEL METABOLISMO DE LOS CARBOHIDRATOS

Trastorno	Deficiencia enzimática	Características clínicas	Frecuencia	Herencia	Gen	Localización cromosómica
Galactosemia Galactosemia clásica de tipo I (grave)	Galactosa-1-fosfato uridililtransferasa	Dificultad para la alimentación, letargo, retraso en el crecimiento, sepsis, hepatopatía, ictericia, cataratas	1/30 000-60 000 recién nacidos	AR	*GALT*	9p13.3
Galactosemia Tipo II (leve)	Galactocinasa 1	Cataratas en la infancia	1/100 000 recién nacidos	AR	*GALK1*	17q25.1
Galactosemia Tipo III (de leve a grave)	Uridina difosfato glucosa-4-epimerasa	Cataratas, retraso en el crecimiento y el desarrollo, discapacidad intelectual, hepatopatías y problemas renales	Infrecuente	AR	*GALE*	1p36.11
Intolerancia hereditaria a la fructosa	Aldolasa B	Náuseas, hinchazón, dolor abdominal, diarrea, vómitos e hipoglucemia tras la ingesta de fructosa; retraso en el crecimiento, daños hepáticos y renales con la exposición crónica a la fructosa	1/20 000-30 000 en todo el mundo	AR	*ALDOB*	9q31.1
Enfermedad por almacenamiento de glucógeno (glucogenosis) (tabla 6-8)						

AR = autosómica recesiva.

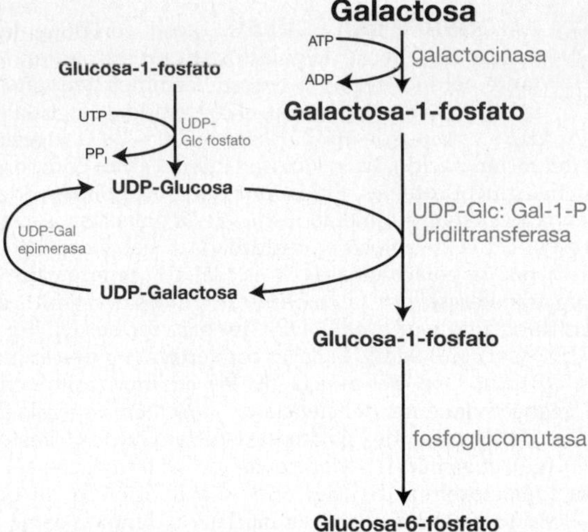

FIGURA 6-23. Metabolismo de la galactosa. Hay tres pasos principales en el metabolismo de la galactosa: *(1)* la galactosa es fosforilada a galactosa-1-fosfato por la galactocinasa, *(2)* la galactosa-1-fosfato se intercambia por la fracción de glucosa-1-fosfato de la uridina difosfato glucosa (UDP-glucosa) para formar uridina difosfato galactosa (UDP-galactosa); la glucosa-1-fosfato liberada se introduce en la vía de la glucosa, y *(3)* la UDP-galactosa formada se convierte en UDP-glucosa mediante la UDP-galactosa-4-epimerasa.

miento, los lactantes afectados suelen morir en el período neonatal. Algunos pacientes presentan una enfermedad mucho más leve que puede incluso pasar desapercibida en la detección temprana. Las manifestaciones clínicas tardías, tanto en los pacientes no tratados como en los tratados, incluyen hipogonadismo hipergonadotrópico en cerca del 80% de las mujeres afectadas, defectos del habla en cerca de la mitad y, con menor frecuencia, secuelas neurológicas. Los heterocigotos (portadores) y la variante Duarte (D/G), que suelen tener un 25% de actividad enzimática GALT normal, muestran pocos o ningún síntoma, metabolitos ligeramente elevados y no necesitan intervención. Las pruebas poblacionales de detección precoz de la galactosemia en recién nacidos permite identificar la afección antes de que esta se agrave. El tratamiento tiene el objetivo de minimizar la acumulación de galactosa y sus metabolitos mediante la sustitución de la leche y los productos lácteos por sustitutos de la leche (hidrolizados de caseína, fórmulas de soja). La base del tratamiento es una alimentación sin galactosa, pero a menudo se requieren medidas complementarias corregir las manifestaciones secundarias, como hiperbilirrubinemia, hipoprotrombinemia, sepsis con organismos gramnegativos y anemia. Los pacientes tratados en la primera infancia pueden alcanzar puntuaciones de inteligencia de bajas a normales, pero, a pesar de la restricción alimentaria de la lactosa, muchos pacientes siguen presentando problemas de aprendizaje y/o de comportamiento más adelante. Los niños con variantes de Duarte no necesitan una dieta restrictiva. Aunque presentan concentraciones elevadas de metabolitos de galactosa, tienen concentraciones normales de Gal-1-P eritrocitaria.

Intolerancia hereditaria a la fructosa (IHF)

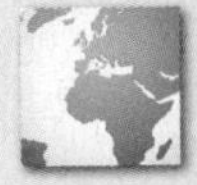

EPIDEMIOLOGÍA: la frecuencia de IHF en la población general es incierta porque muchos pacientes permanecen sin ser reconocidos. En algunos países europeos (Suiza), la incidencia puede alcanzar 1 de cada 20 000.

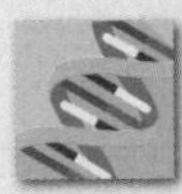

PATOGENIA MOLECULAR: la fructosa es un monosacárido que se encuentra en la miel, las frutas, las verduras y las plantas. Se combina con la glucosa para formar sacarosa.

La sacarosa ingerida es hidrolizada por la sacarasa intestinal en glucosa y fructosa. El hígado desempeña un papel dominante en el metabolismo de la fructosa, pues la convierte en intermediarios glucolíticos: la fosforilación catalizada por la **fructocinasa** a fructosa-1-fosfato (F-1-P), que se metaboliza a su vez en los intermediarios glucolíticos D-gliceraldehído y dihidroxiacetona fosfato por la F-1-P aldolasa o aldolasa B. *El defecto bioquímico en la IHF es una deficiencia de F-1-P aldolasa hepática (aldolasa B).* La ausencia de actividad de la aldolasa B provoca la acumulación de F-1-P. Además de su toxicidad inmediata, el exceso de F-1-P inhibe la gluconeogenia y provoca hipoglucemia, e interfiere en la regeneración de trifosfato de adenosina (ATP).

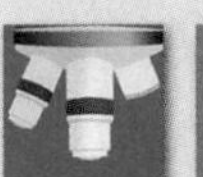
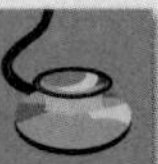

ANATOMOPATOLOGÍA Y CARACTERÍSTICAS CLÍNICAS: las personas afectadas no presentan síntoma alguno si no ingieren alimentos que contengan fructosa o alguno de sus precursores comunes (sacarosa y sorbitol). Los síntomas aparecen cuando la persona ingiere estas sustancias. En el pasado, los lactantes solían presentar síntomas cuando se les alimentaba con fórmulas endulzadas con fructosa o sacarosa (que hoy no son habituales en las fórmulas). Síntomas como vómitos, náuseas, inquietud, palidez, sudoración, temblores y letargo también pueden aparecer por primera vez cuando se introducen las frutas y las verduras a los lactantes. Los síntomas pueden progresar hasta apatía, coma y convulsiones si el origen no se reconoce a tiempo. Los antecedentes alimentarios suelen revelar aversión a la fruta y a otros alimentos ricos en fructosa. Curiosamente, la mayoría de los pacientes adultos no presentan caries dental, probablemente porque evitan la ingesta de sacarosa y fructosa. La IHF no es clínicamente mortal, pero se han registrado muertes en lactantes y niños como resultado de sus consecuencias metabólicas.

Puede sospecharse la presencia de IHF por motivos clínicos, pero es necesaria la confirmación con pruebas de laboratorio. El tratamiento consiste en la restricción alimentaria de los alimentos que contienen fructosa y sus precursores (sacarosa y sorbitol). El pronóstico de los pacientes tratados es bueno. El daño hepático y renal se revierte, y los déficits neurológicos no son frecuentes.

Las enfermedades por almacenamiento lisosómico son el reflejo de mutaciones que afectan la función lisosómica

Los lisosomas (*v.* cap. 1) se utilizan para degradar el material tomado del exterior de la célula, para eliminar los agregados intracelulares y para digerir los orgánulos obsoletos. La actividad óptima de las enzimas digestivas lisosómicas, las **hidrolasas ácidas,** se alcanzan con un pH bajo (3.5-5.5), entorno que se mantiene gracias a una bomba de protones dependiente del ATP en la membrana del lisosoma. Las enzimas lisosómicas degradan casi todos los tipos de macromoléculas orgánicas, incluidos lípidos, glucoproteínas y mucopolisacáridos. Las macromoléculas extracelulares que se incorporan por endocitosis o fagocitosis, así como los componentes intracelulares que se someten a autofagia, se digieren en los lisosomas hasta sus componentes básicos. Los productos finales se reciclan para fines biosintéticos y otros. Las enzimas lisosómicas de degradación pueden ser nucleasas, proteasas, glucosidasas, lipasas, fosfatasas, sulfatasas y fosfolipasas. La deficiencia de cualquiera de estas hidrolasas ácidas puede impedir el catabolismo del sustrato macromolecular normal de esa enzima. Como resultado, los sustratos no digeridos se acumulan en los lisosomas y los congestionan, lo que expande el compartimento lisosómico de la célula.

La distensión lisosómica resultante altera otras actividades celulares críticas, especialmente en el cerebro y el corazón, y puede conducir a una función celular deficiente o a la muerte celular.

Las enfermedades por almacenamiento lisosómico se clasifican según el material que se retiene en los lisosomas (tabla 6-7): los esfingolípidos acumulados provocan **esfingolipidosis**; los mucopolisacáridos (glucosaminoglucanos) dan lugar a **mucopolisacaridosis**,

TABLA 6-7

GRUPOS DE ENFERMEDADES POR ALMACENAMIENTO LISOSÓMICO

Grupos de enfermedades[a]	Sustrato acumulado
Mucopolisacaridosis	Mucopolisacáridos (glucosaminoglucanos)
Mucolipidosis	Carbohidratos y lípidos complejos
Esfingolipidosis	Esfingolípidos
Gangliosidosis	Gangliósidos
Lipofuscinosis neuronal ceroidea	Lipopigmento (lipofuscina)
Enfermedad por almacenamiento de glucógeno (glucogenosis)	Glucógeno

[a]Las enfermedades por almacenamiento lisosómico se agrupan por la clase de sustrato intermedio no digerido que se acumula en los lisosomas.

etcétera. Se conocen más de 50 enfermedades por almacenamiento lisosómico, pero este análisis se limita a las más importantes.

Enfermedades por almacenamiento de glucógeno (glucogenosis)

Al menos 14 trastornos hereditarios se caracterizan por la acumulación de glucógeno, principalmente en el hígado, el músculo esquelético y el corazón (tabla 6-8). Cada entidad refleja la deficiencia de una de las enzimas que participan en el metabolismo del glucógeno (fig. 6-24). Excepto por la deficiencia de fosforilasa cinasa, que está ligada al cromosoma X, todas constituyen rasgos autosómicos recesivos, con una incidencia en conjunto de uno de cada 20 000 a 25 000 nacimientos.

El glucógeno es un polímero de glucosa ramificado de gran tamaño (20 000-30 000 unidades de glucosa por molécula) que se almacena en la mayoría de las células como fuente de energía durante el ayuno. El hígado y el músculo son particularmente ricos en glucógeno, pero ambos órganos lo utilizan de forma diferente. El hígado almacena glucógeno no para su propio uso, sino para permitir una provisión rápida de glucosa a la sangre para su uso en otros órganos, especialmente el cerebro. El músculo esquelético utiliza el glucógeno como fuente de energía local cuando el suministro de oxígeno o glucosa disminuye.

El glucógeno es degradado por varias enzimas, y la deficiencia de cualquiera de estas conduce a su acumulación. La regulación de la degradación del glucógeno hepático (glucogenólisis) es compleja. En el mecanismo que mejor se conoce interviene la activación de la adenilato ciclasa por el glucagón y la adrenalina. Esto aumenta las concentraciones de monofosfato de adenosina cíclico (AMPc) en el citosol, lo que conduce a la activación de la fosforilasa cinasa, que en una rápida secuencia fosforila y activa la fosforilasa. La fosforilasa actúa sobre los extremos de las cadenas de glucógeno mediante la liberación de glucosa-1-fosfato. La enzima desramificadora de glucógeno (amilo-1,6-glucosidasa) elimina los puntos de ramificación y libera glucosa libre (fig. 6-24).

La afectación de órganos en las enfermedades por almacenamiento de glucógeno (EAG) depende del defecto enzimático específico. Algunas EAG afectan principalmente el hígado, mientras que otras provocan principalmente una disfunción cardíaca o del músculo esquelético. Los síntomas pueden reflejar la acumulación del propio glucógeno (enfermedad de Pompe, enfermedad de Andersen) o la carencia de la glucosa que normalmente se obtiene de la degradación del glucógeno (enfermedad de von Gierke, enfermedad de McArdle). A continuación, se describen los ejemplos más representativos de glucogenosis.

Enfermedad de Von Gierke (glucogenosis de tipo IA)

La **enfermedad de Von Gierke** está causada por la deficiencia de glucosa-6-fosfatasa, que convierte la glucosa-6-fosfato en glucosa y es importante en la glucogenólisis y la gluconeogenia. En las personas con la enfermedad, el glucógeno se acumula en el hígado, y los síntomas reflejan la incapacidad del hígado para convertir el glucógeno en glucosa, lo que desencadena hepatomegalia e hipoglucemia. El trastorno suele presentarse en la infancia o en la fase inicial de la niñez, con hepatomegalia significativa y síntomas de hipoglucemia. Los lactantes y niños con afectación más grave son propensos a sufrir una grave acidosis láctica durante infecciones menores. Los niños no tratados presentan un retraso significativo del crecimiento. El tratamiento consiste en mantener la normoglucemia mediante la administración frecuente de carbohidratos y complementos alimentarios con almidón de maíz crudo. Aunque la mortalidad durante la infancia fue en su día elevada, el pronóstico actual suele ser bueno en cuanto a desarrollo intelectual normal y longevidad.

Enfermedad de Pompe (glucogenosis de tipo IIA)

La **enfermedad de Pompe** es una enfermedad por almacenamiento lisosómico que afecta prácticamente todos los órganos. Su forma infantil más grave se caracteriza por debilidad muscular, con muerte por insuficiencia cardíaca en el primer año de vida. Las variantes juvenil y adulta son menos frecuentes y tienen mejor pronóstico. La incidencia es de 1 por 40 000 para la EAG II infantil, y de 1 por 60 000 para la EAG II adulta. Normalmente, una pequeña fracción del glucógeno citoplasmático se degrada en los lisosomas tras una secuencia autofágica. La glucogenosis de tipo II está causada por defectos en este proceso de degradación del glucógeno lisosómica, debido a

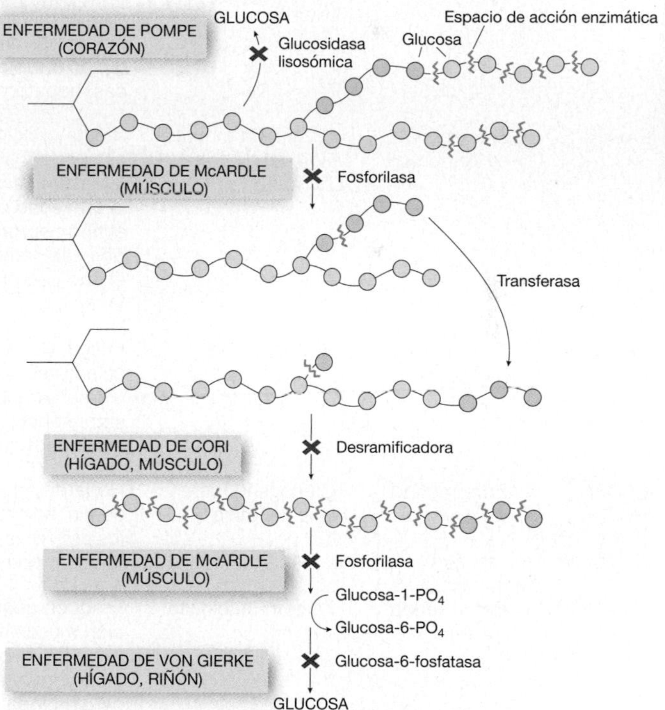

FIGURA 6-24. Secuencia catabólica del glucógeno y las enzimas deficientes en las distintas glucogenosis. El glucógeno es un polímero ramificado de cadena larga formado por residuos de glucosa, que se conectan por medio de enlaces α-1,4, excepto en sus puntos de ramificación, donde existe un enlace α-1,6. La fosforilasa hidroliza los enlaces α-1,4 hasta el punto de que se ubica a tres residuos de glucosa de distancia de un azúcar con enlace α-1,6. Estos tres enlaces de glucosa se transfieren a la cadena que se enlaza mediante uniones α-1,4, gracias a la actividad de la enzima ramificadora amilo-1,6-glucosidasa, que tiene dos funciones. De manera sucesiva la misma enzima elimina el azúcar con enlace α-1,6 en el punto de ramificación original. Esto permite la obtención de una cadena lineal con enlaces α-1,4, a que es degradada por la fosforilasa a glucosa-1-fosfato. Tras la conversión en glucosa-6-fosfato, se libera glucosa mediante la acción de la glucosa-6-fosfatasa. Una porción escasa de glucógeno se degrada en su totalidad dentro de los lisosomas, por la acción de la glucosidasa ácida α. Las x en rojo señalan los bloqueos metabólicos y se asocian con la enfermedad por depósito de glucógeno.

TABLA 6-8

ENFERMEDADES POR ALMACENAMIENTO DE GLUCÓGENO (GLUCOGENOSIS)

Trastorno	Enfermedad	Deficiencia enzimática	Características clínicas	Frecuencia	Herencia	Gen	Localización cromosómica
EAG 0		Glucógeno sintasa muscular Glucógeno sintasa hepática	Hipoglucemia, dolor y debilidad muscular o episodios de desmayo (síncope) tras una actividad física moderada, síndrome de QT largo	Desconocida	AR	*GYS1* *GYS2*	19q13.33 12p12.1
EAG I	enfermedad de von Gierke	Glucosa 6-fosfatasa (EAG Ia) Translocasa de glucosa-6-fosfato (EAG Ib)	Hipoglucemia, acidosis láctica, hiperuricemia, hiperlipidemia, hepatomegalia, baja estatura, extremidades delgadas, (neutropenia de tipo Ib, enfermedad inflamatoria intestinal, problemas bucales)	1/100 000 (ambos tipos combinados)	AR	*G6PC* *SLC37A4*	17q21.31 11q23.3
EAG II	Enfermedad de Pompe	glucosidasa ácida α (maltasa ácida)	Miopatía, hipotonía, hepatomegalia, insuficiencia cardíaca	1/40 000 (inicio infantil) 1/60 000 (inicio tardío)	AR	*GAA*	17q25.3
EAG III (tipos IIIa-d)	Enfermedad de Cori	Enzima desramificadora del glucógeno	Afecta principalmente el hígado y el músculo (esquelético y cardíaco), hipoglucemia, hiperlipidemia, aumento de las enzimas hepáticas, hepatomegalia	1/100 000 en Estados Unidos 1/5 400 en el norte de África	AR	*AGL*	1p21.2
EAG IV	Enfermedad de Andersen	Enzima de ramificación del glucógeno	Afecta principalmente el hígado y el músculo (esquelético y cardíaco); la gravedad oscila desde el tipo neuromuscular perinatal fatal hasta el tipo neuromuscular infantil	1/600 00-800 000 en todo el mundo	AR	*GBE1*	3p12.2
EAG V	Enfermedad de McArdle	Miofosforilasa	Fatiga, dolor muscular, calambres en los primeros minutos de ejercicio (intolerancia al ejercicio), rabdomiólisis	1/100 000	AR	*PYGM*	11q13.1
EAG VI	Enfermedad de Hers	Glucógeno fosforilasa hepática	Hepatomegalia, hipoglucemia, acidosis láctica, los síntomas varían y mejoran con la edad	Infrecuente; 1/1 000 en menonitas de la antigua orden	AR	*PYGL*	14q22.1
EAG VII	Enfermedad de Tarui	Fosfofructocinasa	Produce degradación muscular con el ejercicio, mioglobinuria, hiperuricemia, ictericia, cardiomiopatía	Infrecuente	AR	*PFKM*	12q13.11
EAG IX		Fosforilasa b cinasa (subunidad α1) Fosforilasa b cinasa (subunidad α2) Fosforilasa b cinasa (subunidad β) Fosforilasa b cinasa (subunidad γ2)	Hepatomegalia, crecimiento lento, hipoglucemia y cetosis con el ayuno, retraso del desarrollo motor, retraso de la pubertad, intolerancia al ejercicio en algunos pacientes	1/100 000	XLR XLR AR AR	*PHKA1* *PHKA2* *PHKB* *PHKG2*	Xq13.1 Xp22.13 16q12.1 16p11.2

AR = autosómica recesiva; *EAG*, enfermedad por almacenamiento de glucógeno; *XLR* = recesiva ligada X.

TABLA 6-9
ESFINGOLIPIDOSIS

Trastorno	Características clínicas	Deficiencia enzimática	Frecuencia	Herencia	Gen	Localización cromosómica
Enfermedad de Tay-Sachs (gangliosidosis GM_2)	Pérdida de las capacidades de desarrollo a partir de los 3-6 meses, hipotonía, convulsiones, mancha roja retiniana, muerte en la primera infancia	Hexosaminidasa A	1/4 000 en judíos asquenazí, francocanadienses, miembros de la Vieja Orden Amish y cajunes de Luisiana <1/100 000 en otros	AR	*HEXA*	15q23
Enfermedad de Gaucher (tipo 1)	No neuropática, hepatoesplenomegalia, anemia, trombocitopenia, problemas óseos	Glucocerebrosidasa β	Tipo 1, 1/500-1 000 en judíos asquenazí Otros tipos, 150 000-100 000	AR	*GBA*	1q2
Enfermedad de Gaucher (tipo 2)	Similar al tipo 1 y anomalías del sistema nervioso central (movimientos oculares anómalos, convulsiones, daños cerebrales)					
Enfermedad de Gaucher (tipo 3)	Similar al tipo 2, pero con un inicio más tardío y una progresión más lenta					
Enfermedad de Gaucher (mortal perinatal)	Hidropesía, ictiosis, hepatoesplenomegalia, rasgos faciales característicos, problemas neurológicos graves					
Enfermedad de Niemann-Pick (tipo A)	Forma infantil, hepatoesplenomegalia, retraso en el desarrollo, neumopatía intersticial, mancha roja en la retina, muerte en la primera infancia	Esfingomielinasa ácida	Tipo A, 1/40 000 judíos asquenazí Tipos A y B, 1/250 000 en otra población	AR	*SMPD1*	11p15.4
Enfermedad de Niemann-Pick (tipo B)	Similar al tipo A, pero con un inicio más tardío y una progresión más lenta, supervivencia hasta la edad adulta					
Enfermedad de Niemann-Pick (tipos C1 y C2)	Inicio en la infancia, ataxia, parálisis supranuclear vertical de la mirada, distonía, enfermedad hepática e intersticial graves, dificultad para hablar y tragar, deterioro intelectual, convulsiones, supervivencia en la edad adulta	Transportadores intracelulares de colesterol de tipos 1 y 2 (NPC1 y NPC2)	Tipos C1 y C2, 1/150 000; más habitual en los acadios franceses de Nueva Escocia	AR	*NPC1* *NPC2*	18q11.2 14q24.3

AR = autosómica recesiva.

mutaciones en el gen *GAA* que codifica la enzima lisosómica maltasa ácida/glucosidasa ácida α (también denominada maltasa ácida). La deficiencia de la enzima conduce a la acumulación del glucógeno no degradado en los lisosomas de diversos tipos de células. Los pacientes no desarrollan hipoglucemia, porque las principales vías metabólicas de síntesis y degradación del glucógeno están intactas.

Sin un tratamiento de reemplazo enzimático, los pacientes con la enfermedad de Pompe de inicio infantil mueren por insuficiencia cardiorrespiratoria o infección respiratoria. En el caso de las personas con enfermedad de Pompe de inicio tardío, el pronóstico depende de la edad de inicio: un inicio más tardío suele corresponderse con una progresión más lenta de la enfermedad. En última instancia, el pronóstico depende del grado de afectación de los músculos respiratorios. El tratamiento de reemplazo enzimático mediante infusión de glucosidasa ácida α recombinante constituye el abordaje definitivo actual para la enfermedad de Pompe.

Enfermedad de McArdle (glucogenosis de tipo V)

En la **enfermedad de McArdle**, el glucógeno se acumula en los músculos esqueléticos debido a la carencia de fosforilasa muscular, la enzima que libera glucosa-1-fosfato a partir del glucógeno. El trastorno se debe a mutaciones en el gen de la miofosforilasa, *PYGM*. Se relaciona con un gran número de mutaciones diferentes, que varían según los grupos étnicos. Los síntomas suelen aparecer en la adolescencia o al principio de la edad adulta. Consisten en calambres y espasmos musculares durante el ejercicio, que pueden provocar miocitólisis y mioglobinuria, como resultado de una producción deficiente de energía en el músculo. El ejercicio aeróbico y las dietas altas en proteínas han resultado ser eficaces en algunos pacientes.

Esfingolipidosis

Las **esfingolipidosis** son enfermedades por almacenamiento lisosómico en las cuales se acumulan los lípidos que derivan del recambio de las membranas celulares obsoletas (tabla 6-9). El componente principal de los esfingolípidos es la esfingosina, un aminoalcohol de 18 carbonos con una cadena hidrocarbonada insaturada. Los esfingolípidos se clasifican por la naturaleza de los residuos laterales unidos a la esfingosina, incluidos los cerebrósidos, la esfingomielina y los gangliósidos (fig. 6-25). Estas sustancias se degradan dentro de los lisosomas por vías complejas para obtener esfingosina y ácidos

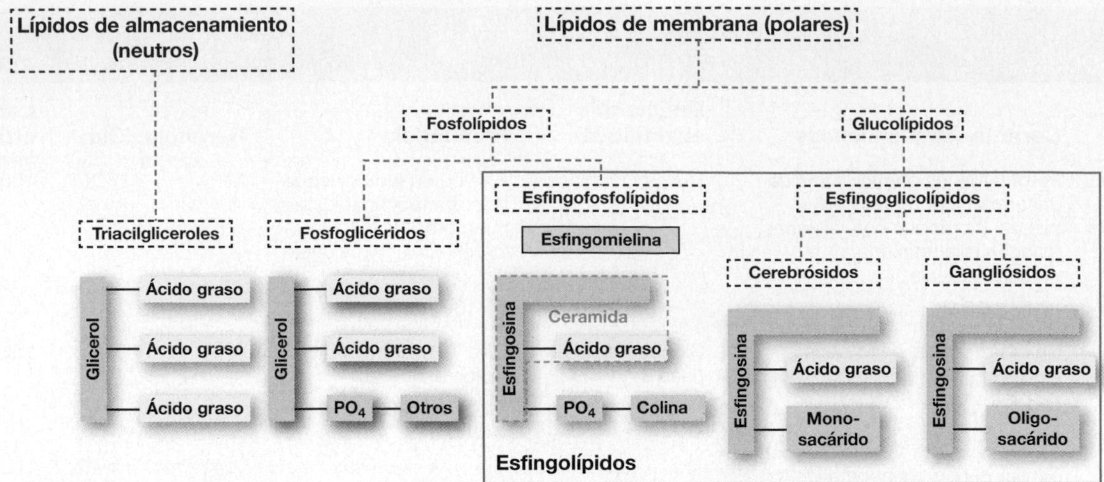

FIGURA 6-25. Diferentes tipos de lípidos según su composición y función. Los lípidos no polares no solubles (triacilgliceroles) proporcionan principalmente reservas de energía, mientras que los diferentes tipos de lípidos polares sirven principalmente como componentes estructurales de las membranas biológicas. Una clase de lípidos que abunda en las membranas biológicas son los fosfoglicéridos, que tienen ácidos grasos unidos a los carbonos 1 y 2 de la cadena principal del glicerol. El fosfato está unido al carbono 3, mientras que uno de los varios posibles sustituyentes está unido a la porción de fosfato. Los esfingolípidos son otra gran clase de lípidos polares que, en lugar de glicerol, tienen un aminoalcohol de 18 carbonos, la esfingosina, como cadena principal. Los esfingolípidos más simples son las ceramidas, que contienen una esfingosina más un ácido graso. Los demás esfingolípidos son derivados de las ceramidas. Las esfingomielinas son los únicos esfingolípidos que contienen fósforo, y tienen un fosfato y colina o fosfato y etanolamina unidos a la ceramida. Los glucoesfingolípidos son un gran grupo de esfingolípidos en los que una molécula de azúcar simple o más compleja está unida a las ceramidas.

grasos (fig. 6-26). Las deficiencias de las hidrolasas ácidas que median en pasos específicos de estas vías conducen a la acumulación de sustratos intermedios no digeridos en los lisosomas.

Enfermedad de Tay-Sachs (ETS)

La ETS, o deficiencia de hexosaminidasa A, es una forma infantil grave de una clase de enfermedades por almacenamiento lisosómico denominadas gangliosidosis GM_2. Llamada así por Warren Tay, oftalmólogo británico, y Bernard Sachs, neurólogo estadounidense, es la más común de las gangliosidosis GM_2. Otras enfermedades de este grupo (**enfermedad de Sandhoff** y **gangliosidosis GM_2, variante AB**) son muy infrecuentes, pero son similares a la ETS desde el punto de vista clínico. En estas enfermedades, un glucoesfingolípido abundante en las membranas celulares (un gangliósido denominado GM_2) se deposita en las neuronas del SNC debido a una degradación lisosómica defectuosa.

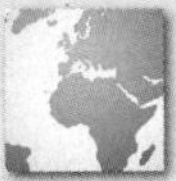

EPIDEMIOLOGÍA: la **enfermedad de Tay-Sachs** se transmite como un rasgo autosómico recesivo y se observa principalmente en judíos asquenazíes y en francocanadienses, entre los cuales la tasa de incidencia es de aproximadamente 1 de cada 30. La condición homocigota se observa en 1 de cada 4000 nacidos vivos. La incidencia en población de Estados Unidos no judía es <1 de cada 100000. Aunque la frecuencia de portadores en los judíos asquenazíes es similar a la de los francocanadienses, ambos grupos albergan mutaciones diferentes. Curiosamente, los cajunes del sur de Luisiana son portadores de la mutación que se observa sobre todo en los judíos asquenazíes, que se remonta a una pareja fundadora en la Francia del siglo XVIII. Los programas de detección de heterocigosis entre judíos askenazíes han reducido un 90% la incidencia de la enfermedad.

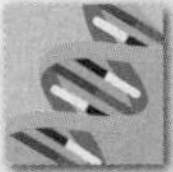

PATOGENIA MOLECULAR: los gangliósidos son glucoesfingolípidos con una ceramida (esfingosina + ácido graso) y una cadena de oligosacáridos que contiene ácido *N*-acetilneuramínico (siálico) (fig. 6-25). Se ubican en la capa externa de la membrana plasmática en las células animales, en particular en las neuronas del cerebro. El catabolismo lisosómico del gangliósido GM_2, uno de los 12 gangliósidos conocidos en el cerebro, tiene lugar gracias a la acción de las β-hexosaminidasas (A y B).

La β-hexosaminidasa A tiene una subunidad α, codificada por el gen *HEXA* en 15q23-24, más una subunidad β, codificada por el gen *HEXB* en 5q13.3. La β-hexosaminidasa B tiene dos subunidades β. Por tanto, las mutaciones en el gen *HEXB* causan una deficiencia tanto de la β-hexosaminidasa A como de la B. Además, ambas β-hexosaminidasas necesitan la proteína activadora del gangliósido GM_2 para su función, y la deficiencia de tal activador también puede causar la enfermedad clínica.

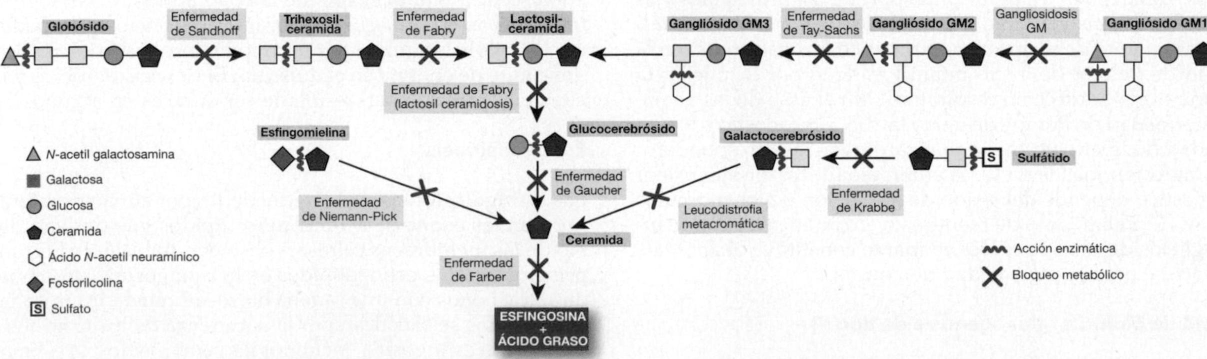

FIGURA 6-26. Alteraciones del metabolismo de los lípidos en distintas esfingolipidosis.

La TSD se debe a mutaciones en *HEXA*. Muchas mutaciones de *HEXA* se producen con frecuencias significativas en poblaciones específicas. La TSD en los judíos asquenazíes suele ser el resultado de una inserción de 4 nucleótidos en el exón 11 de *HEXA*. Más de 2/3 de los judíos asquenazíes portadores de TSD (aproximadamente el 2% de esa población) tienen esta mutación. Las subunidades β se sintetizan normalmente y se asocian para formar dímeros de hexosaminidasa B, cuyos niveles son normales o están aumentados en la TSD. La **enfermedad de Sandhoff** se debe a mutaciones en *HEXB*. La **gangliosidosis GM_2, variante AB** es el resultado de una síntesis defectuosa de la proteína activadora del gangliósido GM_2, a pesar de la actividad normal de ambas hexosaminidasas. Este activador está codificado por *GM2A* en 5q33.1.

ANATOMOPATOLOGÍA: el gangliósido GM_2 se acumula en los lisosomas de todos los órganos en la ETS, pero el fenómeno más prominente en las neuronas del cerebro y en las células de la retina. El volumen cerebral varía con el tiempo de supervivencia de los lactantes afectados. Los casos mortales tempranos se caracterizan por atrofia cerebral, pero el peso del órgano puede llegar a duplicarse en los que sobreviven más de un año. Las neuronas presentan distensión significativa con gangliósidos almacenados no degradados, cuerpos citoplasmáticos membranosos compuestos por torbellinos concéntricos de estructuras laminares (fig. 6-27). A medida que la enfermedad evoluciona, se pierden neuronas y se acumulan macrófagos cargados de lípidos en la materia gris cortical. Finalmente, la gliosis se vuelve prominente y la mielina y los axones en la materia blanca se pierden. Los cambios patológicos en las otras gangliosidosis GM_2 son similares, pero suelen ser menos graves.

CARACTERÍSTICAS CLÍNICAS: los fenotipos de la deficiencia de hexosaminidasa A incluyen *(1)* la forma infantil aguda, con una rápida progresión y muerte temprana; *(2)* la forma juvenil (subaguda), con un inicio más tardío y una supervivencia hasta el final de la infancia o la adolescencia; y *(3)* la forma crónica, de inicio en la edad adulta y una supervivencia a largo plazo. Los niveles de actividad residual de *HEXA* son inversamente proporcionales a la gravedad de la enfermedad: cuanto menor es el nivel de actividad, más grave es el fenotipo. La ETS se manifiesta entre los 6 y 10 meses de edad, con debilidad progresiva, hipotonía y disminución de la atención. Le sigue rápidamente un deterioro motor y mental, a menudo con convulsiones generalizadas. Hay una afectación grave de la visión. La afectación de las células ganglionares de la retina se detecta mediante oftalmoscopia como una **mancha de color rojo cereza** en la mácula (fig. 6-28). Esta característica se debe a la palidez de las células afectadas, que hace resaltar los vasos sanguíneos que subyacen en el centro de la fóvea. La mayoría de los niños con ETS mueren antes de los 4 años. En la actualidad no existe ningún tratamiento eficaz para la ETS ni para las otras gangliosidosis GM_2.

Enfermedad de Niemann-Pick (ENP)

La ENP es una forma de esfingolipidosis en la que el catabolismo de un esfingolípido de la membrana celular, la **esfingomielina**, es disfuncional. En estos pacientes, el exceso de este esfingolípido se acumula en los lisosomas de los macrófagos en muchas células, especialmente en el hígado y el cerebro.

Existen diversas variantes de la ENP. El tipo A aparece en la infancia, con hepatoesplenomegalia y neurodegeneración progresiva. Los pacientes mueren a los 3 años. El tipo B es más variable, con hepatoesplenomegalia, sintomatología neurológica mínima y supervivencia hasta la edad adulta. El tipo C de ENP es bioquímica y genéticamente distinto de los tipos A y B, y se caracteriza clínicamente por una gravedad y una edad de aparición variables.

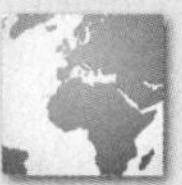

EPIDEMIOLOGÍA: la incidencia del ENP de tipo A es de 1 por 40 000 entre los judíos asquenazíes. En todas las demás poblaciones, los tipos A y B se dan en 1 de cada 250 000. Para el tipo C, la incidencia es de 1 por 150 000.

PATOGENIA MOLECULAR: la esfingomielina es un fosfolípido de membrana compuesto por esfingosina (un aminoalcohol de cadena larga), fosforilcolina y un ácido graso (fig. 6-25). Es especialmente abundante en las vainas de mielina de los axones nerviosos y representa hasta el 14% de los fosfolípidos del hígado, el bazo y el cerebro. Los defectos metabólicos en la ENP de tipos A y B se deben a diferentes mutaciones en el gen *SMPD1* en 11p15.4, que codifica la esfingomielinasa ácida, la enzima lisosómica que hidroliza la esfingomielina en ceramida y fosforilcolina. En la ENP de tipo A,

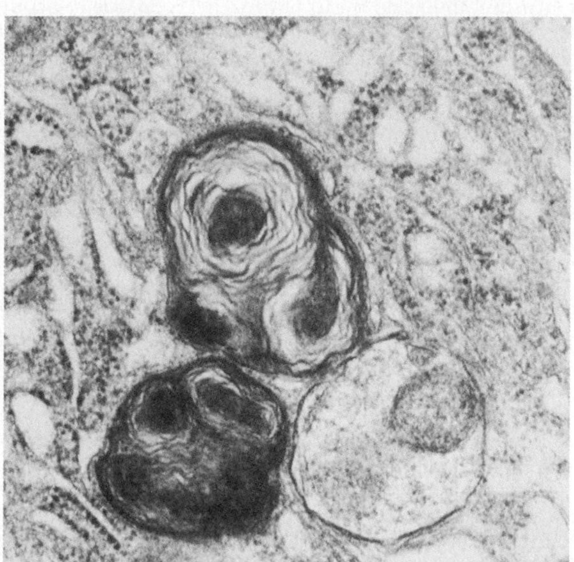

FIGURA 6-27. Enfermedad de Tay-Sachs. Microfotografía electrónica de una neurona en la que se observan lisosomas llenos de membranas arremolinadas.

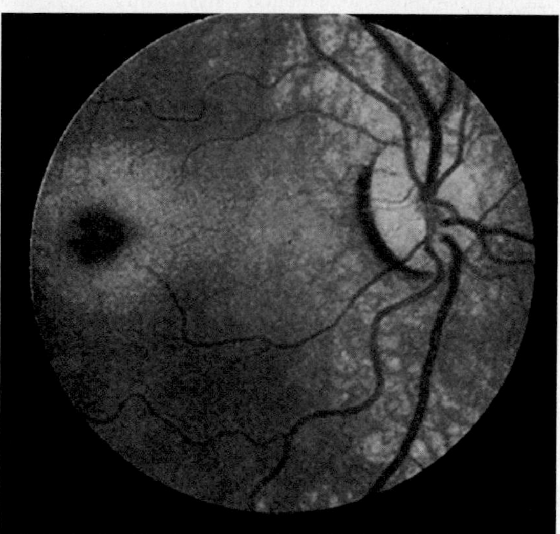

FIGURA 6-28. Mancha macular rojo cereza característica de la enfermedad de Tay-Sachs y otras esfingolipidosis. Los esfingolípidos se acumulan en las células ganglionares de la retina en la zona perifoveal de los pacientes con esfingolipidosis, lo que hace que dicha zona se observe pálida. La fóvea, que no tiene células ganglionares, conserva su color «rojo cereza».

la actividad enzimática está completamente ausente, mientras que la misma actividad es parcial en la de tipo B. En el tipo C, la mayoría de las personas afectadas son portadoras de variantes patogénicas en el gen *NPC1*, si bien existen pacientes (muy pocos) con mutaciones en el gen *NPC2*. El producto proteico del gen principal mutado *NPC1* no es una enzima, sino que parece funcionar como un transportador en el sistema endosómico-lisosómico, que transporta moléculas grandes insolubles al agua a través de la célula. La proteína codificada por el gen *NPC2* parece cooperar con la proteína NPC1 en el transporte molecular. La alteración de este sistema de transporte en pacientes con ENP de tipo C provoca una acumulación anómala de moléculas lipídicas en los lisosomas. Los productos de los genes *NPC1* y *NPC2* ayudan principalmente a transportar colesterol y glucolípidos, más que esfingomielina.

ANATOMOPATOLOGÍA: la célula de almacenamiento característica de la ENP es una célula espumosa, es decir, un macrófago con aumento de tamaño (20-90 µm) cuyo citoplasma se encuentra distendido por vacuolas uniformes que contienen esfingomielina y colesterol (fig. 6-29). Las células espumosas son particularmente abundantes en el bazo, los nódulos linfáticos y la médula ósea, pero también se encuentran en el hígado, los pulmones y el tubo digestivo. Estas células se infiltran de forma difusa en los órganos linfáticos, lo que a menudo provoca un aumento generalizado del tamaño del bazo mediante la expansión de la pulpa roja, por agrandamiento de los nódulos linfáticos y desplazamiento de los elementos hematopoyéticos de la médula ósea. El hígado se distiende por el almacenamiento de esfingomielina y colesterol en los lisosomas de las células de Kupffer y los hepatocitos.

El cerebro muestra atrofia, y en los casos graves puede tener la mitad del peso normal. Las neuronas se aprecian distendidas por vacuolas que contienen los mismos lípidos acumulados que se encuentran en otras partes del cuerpo. En los casos avanzados, la pérdida neuronal es grave y puede ir acompañada de desmielinización. Todos los niños con ENP de tipo A tienen manchas en la retina de color rojo cereza, como en la ETS.

CARACTERÍSTICAS CLÍNICAS: la ENP de tipo A se manifiesta en la primera infancia, con hepatoesplenomegalia progresiva, neumopatía intersticial y retraso psicomotor. La muerte antes de los 3 años suele deberse a daños neurológicos. La ENP de tipo B se manifiesta en la infancia con hepatoesplenomegalia significativa e infiltración pulmonar por macrófagos cargados de esfingomielina, que acaba deteriorando la función respiratoria. Sin embargo, estos pacientes tienen pocos síntomas neurológicos y pueden sobrevivir hasta la edad adulta. Los síntomas de la ENP de tipo C pueden aparecer en cualquier momento; los pacientes suelen presentarse a mediados o finales de la infancia con la aparición insidiosa de ataxia, parálisis supranuclear vertical de la mirada y pérdida de la función cognitiva. Es más probable que los adultos presenten demencia o síntomas psiquiátricos.

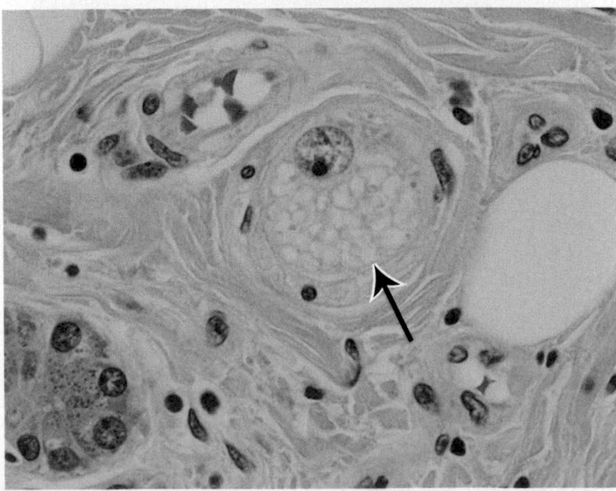

FIGURA 6-29. Célula espumosa característica de la enfermedad de Niemann-Pick en el páncreas, un macrófago agrandado (20-90 µm) cuyo citoplasma está distendido por vacuolas uniformes que contienen esfingomielina y colesterol. (Microfotografía cortesía de David Suster, MD).

Enfermedad de Gaucher (EG)

La EG abarca desde una enfermedad mortal en el período perinatal hasta una enfermedad asintomática. Se caracteriza por la acumulación de glucosilceramida (con glucosa como monosacárido unido a ceramida), en especial en los lisosomas de los macrófagos (fig. 6-25).

PATOGENIA MOLECULAR: la EG está causada por la deficiencia de la enzima β-glucocerebrosidasa, codificada por el gen *GBA* en 1q22, que convierte el glucocerebrósido en glucosa y ceramida (fig. 6-26). Los alelos anómalos incluyen variantes de aminoácido (sentido alterado) o interruptoras (sin sentido), variantes de empalme, deleciones e inserciones de uno o más nucleótidos, y alelos complejos resultantes de la conversión del gen o de la recombinación con el seudogén secuencia abajo. Diversas mutaciones pueden causar cada uno de los tres tipos clínicos de la enfermedad (*v.* más adelante), aunque la base molecular de las diferencias fenotípicas sigue sin estar clara. El diagnóstico, con independencia del tipo, requiere la demostración de una actividad deficiente de la enzima β-glucocerebrosidasa en las células nucleadas (normalmente, los leucocitos sanguíneos). Las pruebas moleculares proporcionan una confirmación adicional al identificar dos alelos causantes de la enfermedad en *GBA*.

ANATOMOPATOLOGÍA: el sello distintivo de la enfermedad de Gaucher es la presencia de **células de Gaucher**. Estas células cargadas de lípidos proceden de macrófagos residentes; pueden identificarse en casi cualquier órgano, pero son más abundantes en la pulpa roja del bazo, los sinusoides hepáticos, los nódulos linfáticos, los pulmones y la médula ósea. En las variantes de la enfermedad de Gaucher con afectación del SNC, las células de Gaucher se originan en las células periadventicias de los espacios de Virchow-Robin. La glucosilceramida no metabolizada del todo que se acumula en las células de Gaucher deriva principalmente del catabolismo de las membranas de los leucocitos senescentes, que son ricos en cerebrósidos.

En el SNC, se cree que la glucosilceramida acumulada se origina en el recambio de los gangliósidos de membrana, y la muerte de las células neuronales puede ser la base de la afectación neurológica. Las células de Gaucher tienen un tamaño considerable (20-100 µm) y poseen núcleos excéntricos. Su citoplasma claro (fig. 6-30) tiene un aspecto fibrilar característico, que se ha comparado con «papel de baño arrugado» y que capta con intensidad la tinción con ácido peryódico de Schiff. El material se encuentra almacenado dentro de lisosomas ingurgitados, y su apariencia es la de estructuras tubulares dispuestas en capas paralelas. Casi siempre se observa esplenomegalia. En las formas adultas de la enfermedad, los bazos pueden pesar hasta 10 kg. La superficie de corte del bazo afectado se aprecia firme y pálida, a menudo con infartos bien delimitados. La pulpa roja contiene infiltrados nodulares y difusos de células de Gaucher, así como fibrosis moderada. El hígado suele estar agrandado por la existencia de células de Gaucher dentro de los sinusoides, pero no hay afectación de los hepatocitos. En casos graves, puede producirse fibrosis hepática e incluso cirrosis. La afectación de la médula ósea es variable, pero da origen a anomalías radiológicas en el 50% al 75% de los casos. Las células de Gaucher también pueden localizarse en muchos otros órganos, como los nódulos linfáticos, los pulmones, las glándulas endocrinas, la piel, el tubo digestivo y los riñones, pero los síntomas que derivan de estos órganos son infrecuentes. En la variante infantil (neuronopática) de la enfermedad de Gaucher, estas células también se han encontrado en el parénquima, donde podrían estimular la gliosis y la formación de nódulos microgliales.

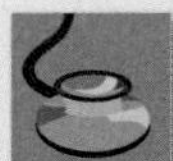

CARACTERÍSTICAS CLÍNICAS: la EG se clasifica en tres variantes, según la edad de inicio y el grado de afectación neurológica:

- **Tipo 1** (**EG no neuronopática**): esta variante es la enfermedad por almacenamiento lisosómico más común. Se presenta en 1 de cada 40 000-60 000 en la población general. Sin embargo, entre las personas con descendencia judía asquenazí la tasa de portadores es de 1 por cada 12, y la prevalencia de la enfermedad es de 1 por 500-1 000. La edad de inicio es muy variable, y oscila desde la infancia hasta la vejez. La gravedad de las manifestaciones clínicas también varía mucho. La mayoría de los pacientes se diagnostican en la edad adulta, y presentan esplenomegalia indolora y complicaciones por hiperesplenismo (anemia, leucopenia y trombocitopenia). La hepatomegalia es frecuente, pero la hepatopatía clínica no lo es. La afectación ósea, que se manifiesta con dolor, fracturas patológicas y artrosis, puede causar una discapacidad lo suficientemente grave como para confinar al paciente a una silla de ruedas.
- **Tipos 2** y **3** (**EG neuronopáticas**): las personas con EG y afectación del SNC (además de los problemas descritos anteriormente) tienen EG de tipos 2 o 3 en función de la edad de aparición de los signos y síntomas neurológicos y de la velocidad de evolución de la enfermedad. La EG de tipo 2 es más grave y se manifiesta en los lactantes, que muestran una tríada clásica de trismo (espasmo de los músculos de la mandíbula que hace que la boca permanezca fuertemente cerrada), estrabismo (los ojos parecen mirar en distintas direcciones) y flexión dorsal del cuello. También se producen convulsiones. Se produce un rápido deterioro neurológico, y la mayoría de los pacientes muere a los 3 años. La EG de tipo 3 pueden manifestarse antes de los 2 años, pero suele tener un curso más lento y una esperanza de vida que se extiende hasta la tercera o cuarta década en algunos casos. La distinción entre los tipos 2 y 3 no es absoluta, y la EG neuronopática representa un continuo fenotípico.
- Otros tipos de EG incluyen una forma mortal perinatal, con hidropesía fetal, hepatoesplenomegalia, anomalías cutáneas y neurológicas, y un tipo cardiovascular, que afecta principalmente el corazón causa calcificación valvular.

El tratamiento de reemplazo enzimático está disponible para la EG, y proporciona las suficientes enzimas exógenas como para superar el bloqueo catabólico, eliminar el sustrato almacenado y revertir la afectación hematológica y del hígado/bazo. Este tipo de abordaje ha sustituido en gran medida al trasplante de médula ósea (TMO), que en su día se utilizaba para personas con afectación neurológica crónica grave (EG de tipo 3). El diagnóstico prenatal, ya sea mediante la medición de la actividad de la β-glucosidasa, o las pruebas prenatales de ADN, están **disponibles de forma rutinaria**.

Mucopolisacaridosis (MPS)

Las MPS son un grupo de enfermedades lisosómicas por acumulación de **glucosaminoglucanos** (**mucopolisacáridos**) en muchos órganos. Todas se heredan como rasgos autosómicos recesivos, excepto el síndrome de Hunter, que es recesivo ligado al cromosoma X. Estas enfermedades raras se deben a deficiencias en las enzimas lisosómicas que catabolizan los glucosaminoglucanos (fig. 6-31). Los seis fenotipos anómalos de MPS varían según la deficiencia enzimática específica (tabla 6-10).

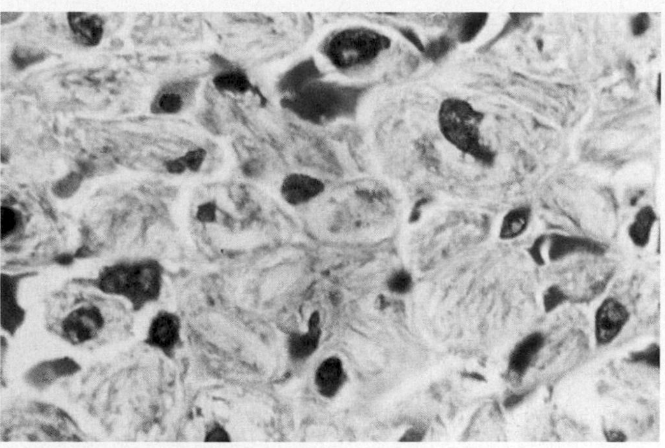

FIGURA 6-30. El bazo en la enfermedad de Gaucher. Las células de Gaucher típicas tienen núcleos de ubicación excéntrica y abundante citoplasma que se asemeja al papel de seda arrugado.

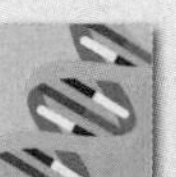

PATOGENIA MOLECULAR: los glucosaminoglucanos (GAG) son grandes polímeros de unidades **disacáridas** repetidas que contienen *N*-acetilhexosamina más una hexosa o ácido hexurónico. Cualquiera de los dos disacáridos puede mostrar sulfatación. Los GAG acumulados (**sulfato de dermatano**, **sulfato de heparano**, **sulfato de queratano** y **sulfato de condroitina**) en las MPS proceden de la degradación de proteoglucanos, que son importantes componentes de la matriz extracelular. Los GAG se degradan de manera escalonada mediante la eliminación de sulfatos o residuos de azúcar. Por tanto, una deficiencia en cualquiera de las glucosidasas o sulfatasas tiene como consecuencia la acumulación de GAG con degradación incompleta y, por tanto, el desarrollo de una MPS. Un caso especial es la deficiencia de *N*-acetiltransferasa, que desencadena el depósito de sulfato de heparano en la enfermedad de Sanfilippo tipo C.

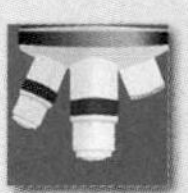

ANATOMOPATOLOGÍA: aunque la gravedad y la localización de las lesiones en las MPS varían según la deficiencia enzimática específica, la mayoría de estos síndromes comparten características comunes. Los GAG con degradación incompleta tienden a acumularse en las células del tejido conjuntivo, los fagocitos mononucleares (incluidas las células de Kupffer), las células endoteliales, las neuronas y los hepatocitos. Las células afectadas se distienden, con un citoplasma claro. Las tinciones para la metacromasia confirman la presencia de GAG. Los lisosomas aumentan de tamaño y contienen material granuloso o con franjas. Las regiones más afectadas son el SNC, el esqueleto y el corazón, pero son habituales la hepatoesplenomegalia y la opacidad de la córnea.

- Inicialmente, en el **SNC** solo se acumulan GAG, pero a medida que la enfermedad avanza, se produce una pérdida generalizada de neuronas y gliosis, lo que conduce a atrofia cortical. La hidrocefalia comunicante, debida a la afectación meníngea, es frecuente.
- Las **deformidades esqueléticas** derivan de la acumulación de GAG en los condrocitos, lo que acaba interfiriendo en la osificación endocondral normal. Los focos anómalos de hueso osteoide y trabeculado son comunes en el esqueleto deformado.
- La **afectación cardíaca** suele ser grave, con engrosamiento y distorsión de valvas, cuerdas tendinosas y endocardio. Las arterias coronarias suelen estrecharse por el engrosamiento de la íntima, que deriva de los depósitos de GAG en las células del músculo liso.
- La **hepatoesplenomegalia** es secundaria a la distensión de las células de Kupffer y los hepatocitos, así como a la acumulación de macrófagos llenos de GAG en el bazo.

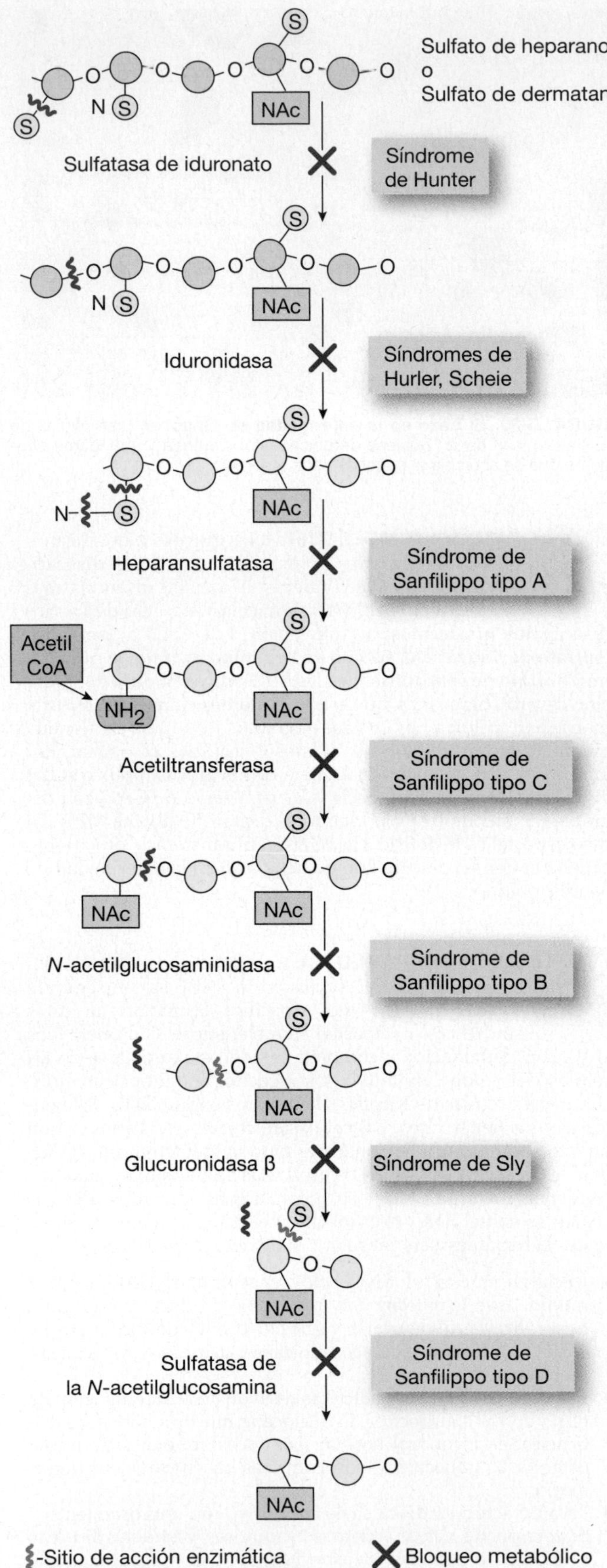

FIGURA 6-31. Bloqueos metabólicos en las mucopolisacaridosis. La deficiencia de las enzimas implicadas en la degradación de los glucosaminoglucanos da lugar a las distintas mucopolisacaridosis. *Acetil CoA* = acetilcoenzima A; *NAc* = fracción *N*-acetil.

La **MPS I** es un ejemplo de MPS. En su momento dividida en tres síndromes con base en la gravedad de los síntomas, actualmente se considera grave (originalmente llamada **síndrome de Hurler**) o atenuada. La MPS I se debe a la deficiencia de α-L iduronidasa (IDUA). sulfato de heparano y el sulfato de dermatano se acumulan en varios tejidos. El defecto enzimático está causado por mutaciones homocigotas o heterocigotas compuestas en el gen *IDUA*, situado en 4p16.3.

CARACTERÍSTICAS CLÍNICAS: los lactantes con MPS I grave pueden nacer con una hernia umbilical, y los síntomas aparecen entre los 6 meses y los 2 años. Los niños suelen mostrar deformidades óseas de macrocefalia (cabeza grande), hepatoesplenomegalia, facies característica, macroglosia (lengua agrandada) y rigidez articular. En las radiografías pueden observarse múltiples anomalías óseas, denominadas en conjunto *disostosis múltiple*. Los niños afectados tienen la voz muy ronca debido a la acumulación de GAG en las cuerdas vocales. También sufren retraso en el desarrollo, pérdida de audición, opacidad de la córnea y deterioro cognitivo progresivo, así como aumento de la presión intracraneal debido a la hidrocefalia comunicante. La mayoría de los pacientes con MPS I grave mueren antes de los 10 años por infecciones pulmonares recurrentes y complicaciones cardíacas. Las personas con la forma atenuada de MPS I suelen vivir hasta la edad adulta, y la esperanza de vida puede ser la misma que la de personas sin la afección. Algunas personas afectadas (no todas) presentan déficits intelectuales. En ambos tipos de MPS I, la obstrucción de las vías respiratorias y las cardiopatías son las principales causas de mortalidad.

El diagnóstico se establece, en un probando con hallazgos clínicos y de laboratorio indicativos, mediante la detección de una actividad lisosómica deficiente de α-L-iduronidasa o mediante la identificación de variantes genéticas bialélicas patogénicas de *IDUA* por medio de pruebas genéticas moleculares.

El trasplante de blastocitos hematopoyéticos (BHP) es el tratamiento habitual para los niños con MPS I grave. El pronóstico depende de la edad del paciente y de la carga de morbimortalidad en el momento del diagnóstico. El BHP puede aumentar la supervivencia, mejorar el crecimiento, reducir la tosquedad de los rasgos faciales y la hepatoesplenomegalia, mejorar la audición y alterar la evolución de las manifestaciones cardíacas y respiratorias. El BHP tiene menos efectos beneficiosos en los problemas óseos y articulares, o en la opacidad de la córnea. El tratamiento de reemplazo enzimáticos utiliza para todo aquello no relacionado con el SNC; permite una mejora del tamaño del hígado, el crecimiento lineal, la movilidad de las articulaciones, la respiración y la apnea del sueño en pacientes con una enfermedad más leve.

Las enfermedades mendelianas que afectan las proteínas de la membrana celular podrían alterar los receptores y las proteínas de transporte

Acondroplasia

La acondroplasia, que se da en 1 de cada 15000-40000 recién nacidos, es un trastorno autosómico dominante caracterizado por una baja estatura desproporcionada. Todos los casos reflejan mutaciones activadoras y de ganancia de función en el gen del receptor 3 del factor de crecimiento de fibroblastos (*FGFR3*), en 4p16.3.

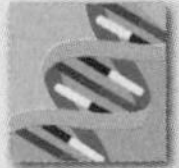

PATOGENIA MOLECULAR: la proteína FGFR3 es un receptor de tirosina cinasa transmembrana con un dominio de unión al ligando extracelular, un dominio transmembrana y un dominio catalítico intracelular. La unión de varios factores de crecimiento fibroblástico (FGF, *fibroblast growth factor*) provoca la dimerización del receptor, lo que transactiva la función tirosina cinasa y transfosforila resi-

TABLA 6-10

MUCOPOLISACARIDOSIS (MPS)

Tipo	Enfermedad	Enzima deficiente	Características clínicas	Frecuencia	Herencia	Gen	Localización cromosómica
MPS I	Síndrome de Hurler (formas graves y atenuadas)	α-L-iduronidasa	Organomegalia, macrocefalia, rasgos faciales toscos, opacidad de la córnea, engrosamiento de las válvulas cardíacas, disostosis múltiple, estenosis espinal, disminución de la función intelectual, muerte en la infancia (forma grave), inteligencia normal y longevidad (forma atenuada)	1/100 000 (forma grave) y 1:500 000 (forma atenuada)	AR	*IDUA*	4p16.3
MPS II	Síndrome de Hunter (formas graves y leves)	Iduronato-2-sulfatasa	Similar a MPS 1	1/100 000-170 000 hombres	XLR	*IDS*	Xq28
MPS III	Síndrome de Sanfilippo (tipos IIIA-D)	*N*-acetilglucosamina-6-sulfatasa	Similar, pero menos pronunciada que la MPS I y II, afecta principalmente el cerebro y la médula espinal, discapacidad intelectual progresiva, muerte temprana	1/70 000 (todos los tipos combinados)	AR	*GNS*	12q14.3
		N-acetiltransferasa				*HGSNAT*	8p11.21-p11.1
		α-*N*-acetilglucosaminidasa				*NAGLU*	17q21.2
		sulfamidasa				*SGSH*	17q25.3
MPS IV	Morquio (osteocondrodistrofia deformante)	*N*-acetilgalactosamina 6-sulfatasa Galactosidasa-β	Deformidades esqueléticas, hipoplasia del proceso odontoides, opacidad de la córnea, rasgos faciales ligeramente toscos, reducción de la esperanza de vida	1/200 000-300 000	AR	*GALNS* *GLB1*	16q24.3 3p22.3
MPS VI	Síndrome de Maroteaux-Lam	Arilsulfatasa B	Similar a MPS I	1/250 000-600 000	AR	*ARSB*	5q14.1
MPS VII	Síndrome de Sly	Glucuronidasa-β	Hidropsia fetal (forma más grave), similar a la MPS I	1/250 000	AR	*GUSB*	7q11.21

AR = autosómica recesiva; *XLR* = recesiva ligada a X.

duos de tirosina. Estas modificaciones desencadenan varias vías de señalización descendentes que, en última instancia, frenan la proliferación y diferenciación de los condrocitos. Casi todas las personas con acondroplasia presentan una de las dos variantes patogénicas de *FGFR3*, y ambas conducen al mismo cambio de aminoácido (p.Gly380Arg). Este cambio activa de forma constitutiva a FGFR3, lo que ralentiza la proliferación y la diferenciación de los condrocitos y frena el crecimiento óseo.

CARACTERÍSTICAS CLÍNICAS: los pacientes con acondroplasia tienen baja estatura, brazos y piernas cortas, macrocefalia, rasgos faciales característicos con protuberancia frontal y retrusión de la parte media de la cara, exceso de lordosis lumbar, limitación de la extensión y la rotación del codo, piernas arqueadas, braquidactilia (dedos cortos) y aspecto de tridente en las manos. La altura media de los adultos es de 131 ± 5.6 cm en los hombres y de 124 ± 5.9 cm en las mujeres.

La inteligencia es normal a menos que se produzca hidrocefalia u otras complicaciones del SNC. Las complicaciones más habituales son compresión de la unión craneocervical, apnea obstructiva del sueño y disfunción del oído medio. La acondroplasia se diagnostica por hallazgos clínicos y radiográficos característicos, con confirmación genética molecular. La mayoría (≈ 80%) de los progenitores de las personas afectadas tienen una estatura media, por lo que la enfermedad suele reflejar una variante patogénica *de novo*. La edad paterna avanzada parece aumentar el riesgo de tales mutaciones.

Hipercolesterolemia familiar

La hipercolesterolemia familiar es un trastorno autosómico dominante caracterizado por concentraciones elevadas de LDL en sangre y depósito de colesterol en las arterias, los tendones y la piel. Es uno de los trastornos autosómicos dominantes más frecuentes y, en su forma heterocigota, afecta a 1 de cada 500 adultos en Estados Unidos. Cuando se presenta, se produce una llamativa aceleración de la ateroesclerosis y sus complicaciones.

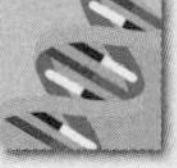

PATOGENIA MOLECULAR: la hipercolesterolemia familiar es el resultado de variantes patogénicas en el gen *LDLR* para la LDL, en 19p13.2. El gen codifica un receptor que elimina las partículas de LDL ricas en colesterol de la sangre.

El colesterol endógeno sintetizado en los hepatocitos se libera inicialmente a la sangre en forma de lipoproteínas de muy baja densidad (VLDL, *very low-density lipoprotein*), ricas en triglicéridos. Dentro del tejido adiposo y de los capilares musculares, las partículas de VLDL se someten a lipólisis; su contenido en triglicéridos se reduce y los esteres de colesterol aumentan, y se transforman al principio en lipoproteínas de densidad intermedia (IDL, *intermediate-density lipoprotein*) y, finalmente, en partículas LDL. La mayor parte de las IDL y dos terceras partes de las partículas LDL resultantes se metabolizan a través de la vía del receptor de LDL. El receptor de LDL se une a las apolipoproteínas B-100 y E que se encuentran tanto en las LDL como en las IDL. Tras la unión al receptor, las partículas de IDL y LDL son endocitadas en pozos recubiertos de clatrina. Una vez dentro de la célula, estas vesículas endocíticas se fusionan con los lisosomas. Entonces, las moléculas de LDL son degradadas enzimáticamente, con lo que finalmente se libera colesterol libre en el citosol. Además de ser utilizado para la síntesis de la membrana, este colesterol internalizado inhibe la síntesis endógena de colesterol mediante la inhibición de la enzima hidroximetilglutaril-coenzima A reductasa (HMG-CoA reductasa), que está codificada por *HMGCR* en 15q13.3 y es la enzima que limita la tasa de biosíntesis del colesterol. Las partículas de LDL que no se eliminan de la sangre a través de la vía del receptor de LDL se unen a los receptores fagocíticos de las células del sistema mononuclear-fagocitario.

El receptor de LDL suele producirse en el retículo endoplásmico (RE), es transferido al aparato Golgi y transportado a la superficie celular, donde reside en pozos recubiertos de clatrina. Una vez unido a LDL, el receptor y su ligando son interiorizados por endocitosis mediada por el receptor y procesados en los lisosomas. Las mutaciones del receptor de LDL pueden interferir en diferentes etapas de este proceso:

- Las **variantes de clase 1** presentan grandes deleciones en el gen, por lo que el RE no sintetiza la proteína LDLR naciente (alelos nulos).
- Las **variantes de clase 2** impiden la transferencia del receptor de LDL del RE al aparato de Golgi (alelos defectuosos en el transporte), lo que impide que las moléculas del receptor alcancen la superficie celular.
- Las **variantes de clase 3** del receptor de LDL presentan defectos en el dominio de unión al ligando (alelos de unión defectuosa).
- En las **variantes de clase 4**, la unión de las LDL al receptor es normal, pero este no se acumula en los pozos recubiertos. Así, se bloquea la internalización del receptor mediante endocitosis (alelos de defectos de la internalización).
- En las **variantes de clase 5**, los complejos internalizados LDL-receptor permanecen dentro del endosoma, y el receptor no se recicla para retornar a la membrana plasmática (alelos de defectos del reciclamiento).

Los hepatocitos constituyen el tipo principal de células que expresa el receptor de LDL: aproximadamente el 70 % de las LDL se eliminan desde la sangre por el hígado. Después de que las LDL se unen al receptor, se internalizan y degradan en los lisosomas, lo que libera al colesterol para su posterior metabolismo. Si el receptor de LDL muestra alteración de la función, las LDL circulan en concentraciones altas, son capturadas por los macrófagos hísticos y se acumulan para formar placas arteriales concluyentes (ateromas), así como pápulas o nódulos integrados por macrófagos cargados de lípidos (xantomas) (*v.* cap. 10).

CARACTERÍSTICAS CLÍNICAS: la hipercolesterolemia familiar heterocigota y homocigota constituyen síndromes clínicos distintos, que muestran un claro efecto de la dosificación del gen. la concentración sanguínea de colesterol (promedio, 350 mg/dL; normal, <200 mg/dL) está elevada en el momento del nacimiento. En la mitad de los pacientes se desarrollan xantomas tendinosos antes de los 30 años, y es frecuente que se presenten síntomas coronarios antes de los 40. En los homocigotos, el contenido de colesterol en la sangre es extremadamente alto (600-1 200 mg/dL) y casi todos los pacientes desarrollan xantomas tendinosos y ateroesclerosis generalizada durante la niñez. Los homocigotos que no reciben tratamiento mueren de forma característica por infarto de miocardio antes de los 30 años. El tratamiento de los heterocigotos con estatinas ha reducido significativamente la morbimortalidad por cardiopatía coronaria a un nivel equivalente al observado en la población general.

Fibrosis quística

La fibrosis quística (FQ), o mucoviscidosis, es un ejemplo de disfunción de una proteína transportadora de membrana. Es una enfermedad autosómica recesiva multisistémica que afecta el epitelio de las vías respiratorias, el páncreas exocrino, el intestino, el sistema hepatobiliar y las glándulas sudoríparas exocrinas. Una mucosidad espesa y viscosa se acumula y daña lentamente estos órganos. La enfermedad deriva un defecto en el canal del cloro, el regulador de conductancia transmembrana de la fibrosis quística (CFTR, *cystic fibrosis transmembrane conductance regulator*).

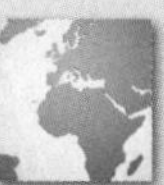

EPIDEMIOLOGÍA: la FQ es el trastorno autosómico recesivo irreversible más frecuente en personas del norte de Europa, donde la incidencia de la enfermedad es de 1 de cada 2 500-3 500 nacidos vivos y la frecuencia de portadores, de 1 de cada 28. Es mucho menos frecuente en otras poblaciones (1 de cada 15 000 afroamericanos; 1 de cada 31 000 asiático-americanos).

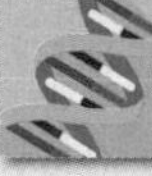

PATOGENIA MOLECULAR: el gen *CFTR*, situado en 7q31.2, codifica un transportador de iones de cloruro de 1 480 aminoácidos en la mayoría de las células epiteliales. Posee dos dominios de hidrólisis para el ATP, que regulan la función del transportador CFTR, y dos dominios más que lo anclan como proteína transmembrana. Dos dominios R adicionales poseen espacios de fosforilación para la proteína cinasa A (PKA) que regulan la actividad del canal de cloruro. Su nivel de actividad depende del equilibrio entre las actividades de la cinasa (fosforilación) y la fosfatasa (desfosforilación).La mutación de *CFTR* más frecuente entre personas caucásicas es la deleción de tres pares de bases, por la que se elimina un residuo de fenilalanina (F) en la posición 508 (ΔF_{508}) que da origen a una proteína con plegamiento anómalo que no puede ser transportada a la membrana celular, por lo que se degrada. ΔF_{508} representa el 70 % de las mutaciones de *CFTR* en personas caucásicas. Las mutaciones en *CFTR* que alteran la función del canal de cloruro se clasifican en varios grupos funcionales (fig. 6-32):

I. **Fallo de la síntesis de CFTR**: las mutaciones que conducen a señales de terminación prematura interfieren con la síntesis de la proteína CFTR de longitud completa. Como resultado, no se produce la secreción de cloruro mediada por CFTR en los epitelios afectados.
II. **Fallo en el transporte de CFTR a la membrana plasmática**: algunas mutaciones (incluida ΔF_{508}) impiden el plegamiento correcto de la proteína mutante, de manera que se asigna para degradación en los proteasomas (*v.* cap. 1).
III. **Unión defectuosa del ATP al CFTR**: algunas mutaciones que afectan los dominios de unión del ATP permiten que las proteínas del CFTR alcancen la membrana plasmática, pero interfieren con la regulación del canal; estas limitan, pero no suprimen, la secreción de cloruro.
IV. **Secreción defectuosa de cloruro por un CFTR mutante**: las mutaciones en el poro del canal inhiben la secreción de cloruro.

La relación entre estos genotipos (>1500 mutaciones conocidas) y la gravedad clínica de la FQ es compleja y no siempre coherente. La correlación más precisa guarda relación con la insuficiencia pancreática. Las formas graves de la enfermedad suelen incluir insuficiencia pancreática (85% de los casos), mientras que en los casos más leves se conserva la función pancreática. Suelen encontrarse mutaciones de clases I (falta de síntesis de CFTR) o II (procesamiento defectuoso de la proteína) en los individuos con afectación más grave. En las formas más leves de FQ se observan mutaciones de clase III (regulación defectuosa del canal) y de clase IV (conductancia defectuosa del cloruro).

FISIOPATOLOGÍA: las mutaciones en *CFTR* provocan que las membranas epiteliales afectadas sean relativamente impermeables a los iones cloruro, pero el impacto de este defecto es específico de cada tejido. La función principal de la proteína CFTR en los conductos de las glándulas sudoríparas es reabsorber los iones cloruro luminales y aumentar la reabsorción de sodio a través de un canal de sodio epitelial separado. Por tanto, la pérdida de la función de CFTR en los conductos sudoríparos conduce a una menor reabsorción de cloruro de sodio y a la producción de sudor hipertónico («salado»). CFTR funciona de forma diferente en los epitelios respiratorio e intestinal. Favorece la secreción activa de iones de cloruro. En estos sitios, las mutaciones reducen la secreción de cloruro en la luz. Esto se acompaña de un aumento de la absorción luminal activa de sodio, y ambos cambios iónicos aumentan la reabsorción pasiva de agua desde la luz, lo que reduce el contenido de agua de la capa de líquido superficial que recubre las células de la mucosa. Esta deshidratación aumenta la viscosidad del líquido y, por tanto, dificulta la acción mucociliar, lo que hace que las secreciones concentradas y espesas obstruyan los conductos de aire y predispongan a infecciones pulmonares recurrentes.

ANATOMOPATOLOGÍA: las consecuencias patológicas de la FQ se deben sobre todo a la presencia de una mucosidad muy espesa, que obstruye la luz de las vías respiratorias, los conductos pancreático y biliar y el intestino del feto. La FQ afecta múltiples órganos que producen secreciones exocrinas.

Vías respiratorias: la neumopatía es la causa de la mayor parte de la morbimortalidad en la FQ. Comienza como una obstrucción de los bronquiolos debido a la mucosidad, con infección e inflamación bronquiolar secundaria. Los ciclos recurrentes de obstrucción e infección dan lugar a bronquiolitis y bronquitis crónicas, que aumentan en gravedad a medida que la enfermedad avanza, y pueden dar lugar a hipertensión pulmonar secundaria. Las glándulas mucosas bronquiales sufren hipertrofia e hiperplasia, y las vías respiratorias se distienden por secreciones espesas y adherentes. Hacia los 10 años se manifiesta un proceso bronquiectásico diseminado, y con frecuencia antes. En una fase avanzada de la enfermedad, son frecuentes los quistes bronquiectásicos de gran tamaño y los abscesos pulmonares.

Páncreas: la mayoría de los pacientes (85%) con FQ desarrolla algún tipo de pancreatitis crónica y en los casos de larga evolución se pierde la función exocrina del páncreas o es mínima. Las secreciones impactadas en los conductos pancreáticos centrales generan una dilatación secundaria y cambios quísticos en los conductos distales. La pancreatitis recurrente causa la pérdida de las células acinares y fibrosis extensa, por lo que el páncreas puede convertirse en un tejido fibroadiposo quístico que contiene islotes de Langerhans. El hallazgo de quistes pancreáticos y fibrosis dio lugar a la denominación de la enfermedad como FQ (fig. 6-33). Los islotes pancreáticos pueden estar dañados si la FQ es de larga duración.

Hígado: las secreciones mucosas impactadas en el sistema biliar intrahepático obstruyen el flujo biliar en las regiones de drenaje de los conductos afectados, lo que desencadena cirrosis biliar secundaria focal, que se identifica en una cuarta parte de los individuos durante la autopsia. Las concreciones impactadas se aprecian en los conductos y los conductillos biliares. Algunas veces (<5%) las lesiones hepáticas, que incluyen a la inflamación portal crónica y a la fibrosis septal, se diseminan en grado suficiente para inducir las manifestaciones clínicas de la cirrosis biliar.

Tubo digestivo: poco después del nacimiento, un neonato normal es capaz de excretar el contenido intestinal que se

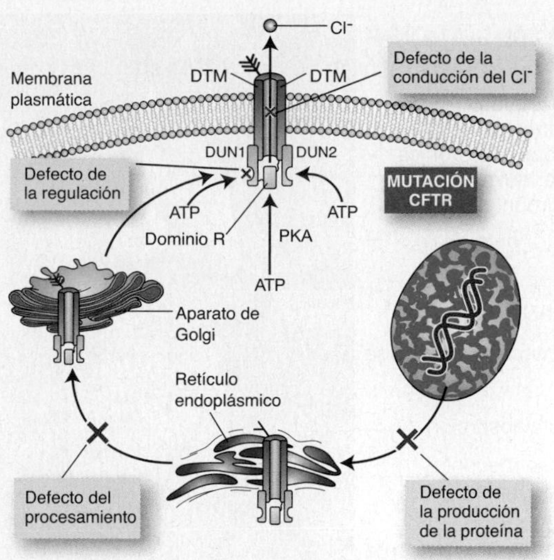

FIGURA 6-32. Espacios celulares en que tiene lugar la interrupción de la síntesis y la función del regulador de conductancia transmembrana de la fibrosis quística. *ATP*, trifosfato de adenosina; *Cl⁻*, ion cloro; *DTM*, dominio transmembrana; *DUN*, dominio de unión a nucleótidos; *PKA*, proteína cinasa A.

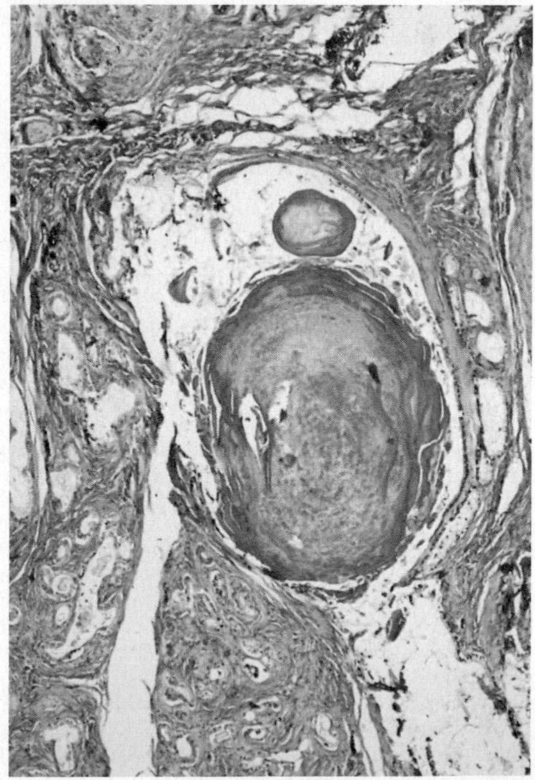

FIGURA 6-33. Formación intraductal y atrofia de los ácinos pancreáticos en un paciente con fibrosis quística.

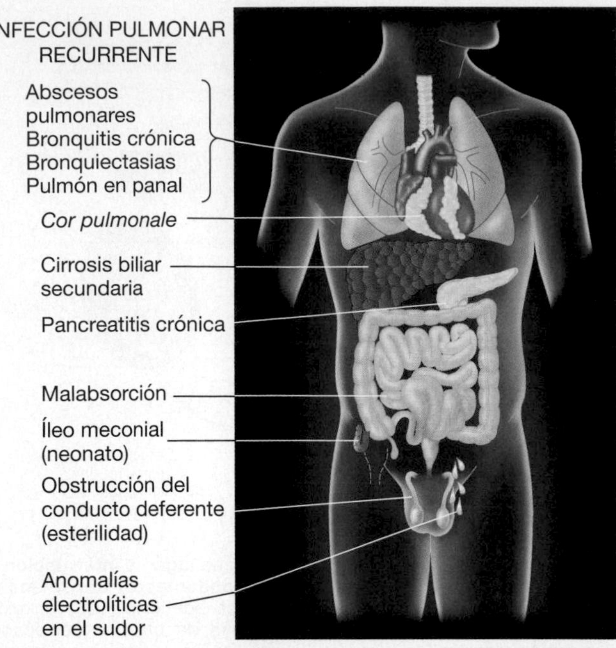

FIGURA 6-34. Características clínicas de la fibrosis quística.

acumuló en el útero (meconio). La lesión intestinal más importante en la FQ es la obstrucción del intestino delgado en el neonato, el **íleo meconial**, que se debe a la incapacidad para expulsar el meconio en el período posparto inmediato. Esto tiene lugar en ≈ 10 % de los neonatos con FQ y se ha atribuido a la incapacidad de las secreciones pancreáticas para digerir el meconio, quizá agravada por la viscosidad mayor de las secreciones del intestino delgado.

Aparato reproductor: la gran mayoría de los hombres con FQ son estériles como resultado de la ausencia bilateral congénita de los conductos deferentes debido a la obstrucción luminal que generan las secreciones impactadas en una fase temprana de la vida, incluso en el útero.

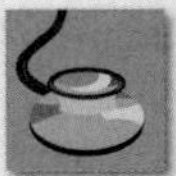

CARACTERÍSTICAS CLÍNICAS: las manifestaciones clínicas de la FQ son numerosas y variables, oscilan de leves a graves y varían desde su presencia en el nacimiento hasta su inicio en etapas posteriores de la vida (fig. 6-34).

Los **síntomas respiratorios** se inician con la tos, que se vuelve productiva y se relaciona con la excreción de grandes cantidades de esputo adherente y purulento. Los cuadros repetidos de bronquitis infecciosa y bronconeumonía se hacen cada vez más frecuentes y con el tiempo se desarrolla disnea. Con el tiempo, se desarrollan la insuficiencia respiratoria y complicaciones cardíacas derivadas de la hipertensión pulmonar (*cor pulmonale*).

Los patógenos más comunes de las vías respiratorias en la FQ son *Staphylococcus* y *Pseudomonas* spp. A medida que la enfermedad avanza, *Pseudomonas* puede ser el único organismo que se cultive a partir del pulmón. la recuperación de *Pseudomonas* spp., en particular de cepas mucoides, de los pulmones de un niño con neumopatía crónica es casi diagnóstica de FQ. La infección por Burkholderia (antes *Pseudomonas*) cepacia se asocia con el **síndrome cepacia**, una infección pulmonar con frecuencia mortal que causa neumonía necrosante, empeoramiento de la insuficiencia respiratoria y bacteriemia altamente resistente a los antibióticos.

La **insuficiencia de la secreción exocrina** del páncreas provoca la malabsorción de grasas y proteínas, lo que da lugar a heces con olor fétido (**esteatorrea**), insuficiencias nutricionales y retraso del crecimiento. Puede desarrollarse una diabetes mellitus relacionada con la FQ.

Tubo digestivo. Los recién nacidos afectados pueden tener el abdomen distendido y obstrucción intestinal debido al íleo meconial, que puede sospecharse antes del nacimiento si se observa un intestino ecogénico (más brillante de lo habitual) en la ecografía del segundo trimestre.

Suele presentarse **hepatopatía** a los 10 años, con hepatomegalia, concentraciones séricas elevadas de enzimas hepáticas y/o anomalías en la ecografía hepática distintas de la hepatomegalia. La hepatopatía se registra en ≈ 10 % de los pacientes con FQ.

Fecundidad. Casi todos los hombres con FQ son estériles porque la ausencia congénita de los conductos deferentes provoca azoospermia. Las mujeres con FQ son fértiles, pero algunas poseen una mucosa cervical anómala que puede contribuir a la esterilidad. Otras mujeres con enfermedad grave y un índice de masa corporal bajo pueden ser anovulatorias.

Diagnóstico y tratamiento. El diagnóstico se establece con pruebas de cloruro en el sudor que confirman un aumento de los electrolitos en el sudor, junto con estudios genéticos que muestren las mutaciones causantes de la enfermedad (normalmente mediante la secuenciación del gen completo). En Estados Unidos, y para fines de detección precoz de FQ, en muchos estados se examinan las posibles concentraciones elevadas de tripsinógeno pancreático en recién nacidos como prueba inicial, seguido de pruebas moleculares para detectar mutaciones habituales de *CFTR*. El tratamiento de la FQ se centra en el **drenaje postural** de las vías respiratorias, administración de antibióticos y suplementación con enzimas pancreáticas. Algunos pacientes se someten a un trasplante de pulmón. En el pasado, los pacientes con FQ rara vez superaban la adolescencia, pero con los tratamientos actuales su esperanza de vida se acerca a los 40 años.

Algunas enfermedades mendelianas afectan proteínas estructurales intracelulares o componentes clave de la matriz extracelular

Los trastornos más frecuentes de este grupo se listan en la tabla 6-11. A continuación, se describen enfermedades representativas de este grupo de enfermedades.

Síndrome de Marfan

El **síndrome de Marfan** es un trastorno autosómico dominante del tejido conjuntivo que afecta principalmente los sistemas esquelético, ocular y cardiovascular. Las personas afectadas pueden sufrir muerte súbita por aneurisma y disección de la aorta (*v.* cap. 10). La enfermedad es muy variable desde el punto de vista clínico, con características aisladas que afectan uno o varios sistemas, hasta una enfermedad multiorgánica grave y rápidamente progresiva. Alrededor del 75 % de los pacientes con síndrome de Marfan tienen un progenitor afectado, mientras que el 25 % restante presenta una variante patogénica *de novo*. La prevalencia mundial del síndrome de Marfan es de aproximadamente 1 de cada 5 000 personas, sin preferencia aparente por ningún grupo étnico o de género.

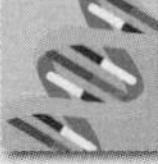

PATOGENIA MOLECULAR: el síndrome de Marfan se debe a variantes patogénicas en *FBN1*. Este gen, situado en 15q21.1, codifica la **fibrilina 1**, una glucoproteína de la matriz extracelular que es el componente clave de las **microfibrillas**. Las microfibrillas son grandes estructuras en forma de hilo que sirven como andamios para el depósito de elastina durante el desarrollo embrionario.

Posteriormente, permanecen como componente de los tejidos elásticos. Aunque las microfibrillas están ampliamente distribuidas en el cuerpo, son especialmente abundantes en la aorta, los ligamentos y la estructura del ligamento suspensorio del cristalino, que están muy afectados en el síndrome de Marfan. Las microfibrillas participan en la formación de la matriz elástica y en la homeostasis, y en las uniones matriz-célula en la regulación de algunos factores de crecimiento.

TABLA 6-11

TRASTORNOS RELACIONADOS CON DEFECTOS EN LAS PROTEÍNAS ESTRUCTURALES

Trastorno	Características clínicas	Frecuencia	Herencia	Gen	Localización cromosómica
Síndrome de Marfan	Estatura alta, aracnodactilia, ectopia del cristalino, rotura aórtica	1/5 000	AD	*FBN1*	15q21.1
Síndrome de Ehlers-Danlos[a,c] Tipo clásico (I y II)[b]	Piel suave e hiperelástica con cicatrices anómalas, fácil aparición de hematomas	1/20 000-40 000	AD	*COL5A1* *COL5A2*	9q34.3 2q32.2
Síndrome de Ehlers-Danlos Tipo de hipermovilidad (III)	Intervalo de movimiento articular inusualmente amplio, articulaciones inestables propensas a la luxación y al dolor, facilidad para la aparición de hematomas	1/5 000-20 000	AD	Se desconoce	Se desconoce
Síndrome de Ehlers-Danlos Tipo vascular (IV)	Rotura de los vasos sanguíneos, del intestino o del útero grávido con riesgo de muerte	1/250 000	AD	*COL3A1*	2q32.2
Síndrome de Ehlers-Danlos Tipo cifoescoliótico (VIA)	Curvatura grave y progresiva de la columna vertebral	Infrecuente	AD	*PLOD1* *FKBP14*	1p36.22 7p14.3
Síndrome de Ehlers-Danlos Tipo artrocalasia (VIIA, VIIB)	Hipermovilidad articular grave, luxación congénita de cadera, piel frágil e hiperextensible, hipotonía y cifoescoliosis	Infrecuente	AD	*COL1A2* *COL1A1*	7q21.3 17q21.33
Síndrome de Ehlers-Danlos Tipo dermatosparaxis (VIIC)	Piel blanda y frágil que se hunde y se arruga; facilidad de aparición de hematomas; y rasgos faciales característicos	Infrecuente	AD	*ADAMTS2*	5q35.3
Osteogenia imperfecta Tipo I (leve)	Fragilidad ósea leve con varias fracturas de huesos largos con traumatismos mínimos, la tasa de fracturas disminuye después de la pubertad, deformidad mínima, estatura normal. esclerótica azul, pérdida de audición en la edad adulta	1/10 000-20 000 nacidos vivos (incidencia combinada de todos los tipos) Los tipos I y IV son los más habituales	AD	*COL1A1* *COL1A2* Estas representan el 90 % de los casos de osteogenia imperfecta de todo tipo	7q21.3 17q21.33
Osteogenia imperfecta Tipo II (perinatal mortal)	Grave con fracturas múltiples y con deformidad al nacer, muerte neonatal por tórax pequeño e insuficiencia respiratoria		AD (nueva mutación)		
Osteogenia imperfecta Tipos III-IV (moderada-grave)	Fragilidad ósea de moderada a grave con múltiples fracturas, algunas al nacer, deformidad progresiva de las extremidades y de la columna vertebral, estatura baja variable, algunos pacientes en silla de ruedas, esclerótica azul, dentinogenia imperfecta, pérdida de audición en la edad adulta		AD, AR (algunos casos)		

AD = autosómica dominante; *AR* = autosómica recesiva.

[a] Aunque todos los tipos de síndrome de Ehlers-Danlos afectan las articulaciones y la piel, las características adicionales varían según el tipo. Aquí se enumeran 6 de los 19 tipos de la clasificación del síndrome de Ehlers-Danlos de 2017.

[b] Tipos de clasificación antiguos.

[c] Prevalencia combinada de todos los tipos de síndrome de Ehler-Danlos: 1/5 000 en todo el mundo.

FISIOPATOLOGÍA: la patogenia del síndrome de Marfan es compleja. Se conocen varios tipos de mutaciones en *FBN1* (sin sentido, con cambio de marco de lectura, en el lugar de empalme, de sentido alterado). Los alelos de pérdida de función pueden conducir a haploinsuficiencia. En algunos casos, la enfermedad relacionada con las mutaciones de sentido alterado puede reflejar efectos negativos dominantes. Con independencia del tipo de mutación, las concentraciones residuales de proteína fibrilina 1 en los tejidos afectados son mucho menores que el 50 % que correspondería a un modelo de haploinsuficiencia.

Aunque algunas características del síndrome de Marfan pueden deberse a un fallo estructural de los tejidos conjuntivos debido a microfibrillas inadecuadas o insuficientes, hay otros factores contribuyentes. Así, la pérdida de microfibrillas debida a mutaciones de FBN1 provoca una activación anómala y excesiva del factor de crecimiento tumoral β (TGF-β). La fibrilina se une y secuestra a TGF-β (*v.* caps. 2, 3 y 5), y así controla su biodisponibilidad. La señalización de TGF-β regula la formación de la matriz extracelular durante la reparación o remodelación de los tejidos: las cifras más elevadas del ligando de TGF-β causados por la pérdida de microfibrillas en el síndrome de Marfan deberían, por tanto, causar un fallo en los procesos de reparación/remodelación del tejido conjuntivo. Por ejemplo, el TGF-β regula al alza la expresión de la elastasa y de muchas metaloproteasas de la matriz (MPM), lo que conduce a una mayor degradación de la elastina y a la desintegración de las fibras elásticas. La producción excesiva de MPM reduce la elasticidad del tejido conjuntivo y debilita la pared aórtica. En los primeros estudios clínicos, los antagonistas del TGF-β, como los bloqueadores de los receptores de la angiotensina II, han constatado su eficacia para prevenir las complicaciones cardiovasculares.

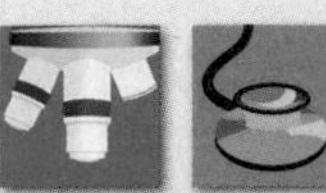

ANATOMOPATOLOGÍA Y CARACTERÍSTICAS CLÍNICAS: sistema esquelético: las personas con síndrome de Marfan suelen ser altas y delgadas, y la longitud a su segmento inferior (desde el hueso púbico hasta la planta del pie) es mayor que la del segmento superior (desde el hueso púbico hasta la parte superior de la cabeza) por unas extremidades demasiado largas. La envergadura de sus brazos es casi siempre mayor que su altura. Además de las extremidades largas y delgadas y de la **aracnodactilia** (dedos de las manos y de los pies en forma de araña), suelen tener una cara larga y estrecha, un paladar alto y arqueado y dientes apilados (fig. 6-35). Son frecuentes las alteraciones de las costillas que provocan el denominado ***pectus excavatum*** (tórax hundido) o ***pectus carinatum*** (tórax en quilla). Es habitual el neumotórax espontáneo. Los tendones, ligamentos y cápsulas articulares son débiles, lo que provoca hiperextensibilidad de las articulaciones (doble articulación), luxaciones, hernias y, a menudo, escoliosis o cifosis. La ectasia dural, un repliegue de la duramadre alrededor de la médula espinal y el cerebro, puede provocar dolor en el dorso, el abdomen, las piernas o la cabeza.

Sistema cardiovascular: la túnica media aórtica es débil, lo que provoca una dilatación variable de la aorta ascendente y una alta incidencia de **aneurismas disecantes**, normalmente de la aorta ascendente. Estos pueden romperse en la cavidad pericárdica o extenderse por la aorta y romperse en el espacio retroperitoneal. La dilatación del anillo aórtico causa regurgitación aórtica, que puede ser lo suficientemente grave como para producir angina de pecho e insuficiencia cardíaca congestiva. La válvula mitral suele presentar valvas y cuerdas tendinosas redundantes, lo que da lugar a un síndrome de prolapso de la válvula mitral. Desde el punto de vista histológico, la aorta muestra fragmentación significativa y pérdida de fibras elásticas (*v.* cap. 7), con un aumento del mucopolisacárido metacromático, que puede acumularse en agrupaciones diferenciadas. Estas características se denominan a veces *necrosis medial quística* de la aorta. Las complicaciones cardiovasculares son la causa más frecuente de muerte en las personas afectadas.

Ojos: las alteraciones oculares son frecuentes. Entre estas se encuentran la luxación del cristalino (*ectopia lentis*) y la miopía por efecto de la elongación del globo ocular.

Los hombres con síndrome de Marfan que no reciben tratamiento suelen morir a los 30 años por rotura de aneurisma aórtico, y las mujeres en la misma situación suelen morir a los 40 años. No hay cura, pero la esperanza de vida ha aumentado considerablemente en las últimas décadas. El tratamiento con antihipertensivos y el reemplazo quirúrgico de la aorta ascendente y la válvula aórtica con injertos protésicos han mejorado considerablemente la longevidad. Con un tratamiento adecuado de la enfermedad cardiovascular, la esperanza de vida con síndrome de Marfan se aproxima a la de la población general.

Síndrome de Ehlers-Danlos (SED)

Los SED engloban a grupo de trastornos hereditarios del tejido conjuntivo clínica y genéticamente heterogéneos que se caracterizan por una notable hiperelasticidad y fragilidad cutánea, hipermovilidad articular y, a menudo, diátesis hemorrágica. Las diferentes formas se heredan como rasgos autosómicos dominantes, autosómicos recesivos o ligados al cromosoma X, en función del gen específico y de la mutación específica. La prevalencia mundial de todos los tipos de SED es de aproximadamente 1 de cada 5000.

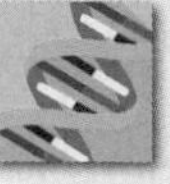

PATOGENIA MOLECULAR: el colágeno es la principal proteína estructural extracelular de los tejidos conjuntivos. La mayoría de los tipos de SED conllevan alteraciones hereditarias en los genes que afectan la estructura, la síntesis y el procesamiento de diferentes formas de colágeno. Como principal constituyente del tejido conjuntivo, el colágeno es la proteína individual más abundante del cuerpo, y comprende entre el 25% y el 35% del contenido proteico de todo el organismo. Se conocen al menos 16 tipos diferentes de colágeno, pero los más comunes son los tipos I, II y III. Las proteínas del colágeno son triples hélices, generalmente con dos cadenas idénticas (α1) más otra cadena de composición ligeramente diferente (α2). La formación normal de las triples hélices de colágeno requiere la modificación de las cadenas de colágeno mediante la adición de grupos hidroxilo a las prolinas y lisinas, seguida de una glucosilación. Así pues, además de las anomalías en los propios genes del colágeno, algunas formas de SED se

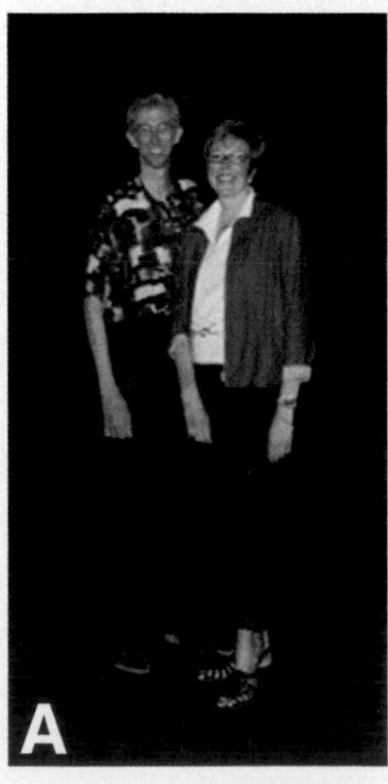

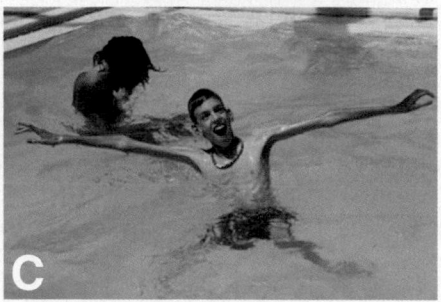

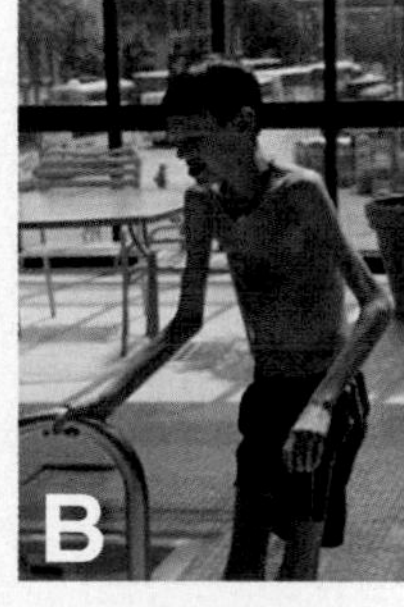

FIGURA 6-35. Características del síndrome de Marfan. A. Hombre y mujer muy altos con extremidades largas y delgadas por el síndrome de Marfan. **B, C.** Niño alto y delgado con síndrome de Marfan. Su esternón se inclina ligeramente hacia dentro (tórax en embudo leve), y tiene una envergadura de brazos muy amplia y dedos largos y delgados (aracnodactilia). (Cortesía de la Fundación Marfan www.marfan.org).

deben a defectos en las enzimas que participan en la modificación y el ensamblaje de las fibras de colágeno. El colágeno deficiente o defectuoso en los pacientes con SED debilita las estructuras de soporte en la piel, las articulaciones, las arterias y los órganos internos. La clasificación de 2017 del SED define 13 tipos con base en las características clínicas, el tipo de herencia y los hallazgos bioquímicos y genéticos. Se relaciona con variantes patogénicas en 19 genes.

Los tipos de SED más conocidos son:

- Clásico (anteriormente, SED de tipos I y II)
- Movilidad excesiva (anteriormente, SED de tipo III)
- Vascular (anteriormente SED, de tipo IV)

Otros tipos menos habituales, pero bien caracterizados, son la cifosis (SED de tipo VI), la artrocalasia (SED de tipos VIIA y B) y la dermatosparaxis (SED de tipo VIIC).

El **SED clásico** forma un continuo de hallazgos clínicos. Se hereda de forma autosómica dominante y está causado por variantes patogénicas en el gen *COL5A1* en 9q34.3 o, con menor frecuencia, en el gen *COL5A2* en 2q32.2, que codifica el colágeno de tipo V. Las variantes patogénicas de *COL5A1* y *COL5A2*, identificadas mediante pruebas moleculares en más del 50% de los pacientes con SED clásico, incluyen mutaciones de pérdida de función que dan lugar a haploinsuficiencia, así como mutaciones dominantes-negativas de sentido alterado. El colágeno de tipo V es un colágeno fibrilar cuantitativamente menor que está ampliamente distribuido en la piel, los huesos, los tendones y otros lugares. Los pacientes suelen presentar hiperextensibilidad de la piel, cicatrización anómala de las heridas con cicatrices atróficas e hipermovilidad articular generalizada. Su piel, que suele ser frágil, puede elongarse varios centímetros. La hipermovilidad articular permite una extensión y una flexión inusuales que pueden conducir a la subluxación o luxación de las articulaciones.

El **SED de movilidad excesiva** se hereda de forma autosómica dominante. Su base molecular sigue siendo desconocida. Los pacientes suelen tener una piel suave y aterciopelada, una mayor amplitud de movimiento articular, articulaciones inestables y propensas a la luxación, dolor musculoesquelético crónico y facilidad para la aparición de hematomas.

El **SED vascular** se hereda de forma autosómica dominante y es el subtipo de SED más grave. Se debe a mutaciones en el gen *COL3A1* en 2q32.2, que codifica la cadena α del colágeno de tipo III. La molécula de procolágeno de tipo III es un homotrímero y es un componente estructural importante de la piel, los vasos sanguíneos y las vísceras huecas. Los signos de presentación en la mayoría de los adultos jóvenes afectados incluyen la rotura o disección arterial, la perforación del colon sigmoideo o la rotura uterina en el tercer trimestre (sin un parto por cesárea previo). Los pacientes también pueden tener una piel fina y translúcida, fácil aparición de hematomas y rasgos faciales característicos (mentón pequeño, nariz y labios finos, mejillas hundidas). Alrededor del 25% de los pacientes con SED vascular experimenta complicaciones importantes a los 20 años, y más del 75% desarrolla problemas que ponen en peligro su vida o muere antes de los 40 años.

El **SED cifoescoliótico** es un trastorno recesivo causado por mutaciones en el gen *PLOD1* en 1p36.22, y que da lugar a una deficiencia de lisilhidroxilasa. La lisilhidroxilasa es una enzima modificadora del colágeno que entrecruza los trímeros de colágeno y, por tanto, aumenta su resistencia. Los pacientes presentan hipotonía, cifoescoliosis congénita o de aparición temprana e hipermovilidad articular generalizada. Puede producirse hiperextensibilidad en la piel, fácil aparición de hematomas, rotura de arterias de tamaño medio y otros problemas médicos.

El **SED artrocalasia** se debe a mutaciones en *COL1A1* en 17q21.33 o *COL1A2* en 7q21.3, que provocan defectos estructurales del colágeno de tipo I. A menudo se presenta con luxación bilateral congénita de la cadera. Es frecuente la hipermovilidad articular generalizada y la piel hiperextensible. Puede observarse hipotonía muscular y cifoescoliosis.

El **SED dermatosparaxis** se hereda de forma autosómica recesiva y se debe a mutaciones en el gen *ADAMTS2* en 5q35.3, que provocan la deficiencia de una peptidasa relacionada con el procesamiento de las fibras de procolágeno. Los pacientes muestran una extrema fragilidad de la piel con desgarros cutáneos congénitos o posnatales, facies característica, escaso crecimiento, piel flácida con pliegues excesivos en muñecas y tobillos, grave contusión con riesgo de hematomas subcutáneos y grandes hernias. Muchas personas con anomalías clínicas indicativas de un SED presentan un conjunto de hallazgos que no se ajustan con precisión a ningún tipo de SED reconocido. Es probable que el estudio clínico y molecular de estos casos amplíe aún más la clasificación del síndrome.

Osteogenia imperfecta (OI)

La OI, o enfermedad de huesos frágiles, es un grupo de enfermedades del tejido conjuntivo caracterizadas por fracturas con traumatismos mínimos o ausentes, osteopenia, dentinogenia imperfecta (DI) variable y, en la edad adulta, pérdida de audición. La OI presenta una herencia autosómica dominante, aunque algunos casos raros son autosómicos recesivos. Actualmente se describen al menos ocho tipos de OI con base en características clínicas y hallazgos moleculares.

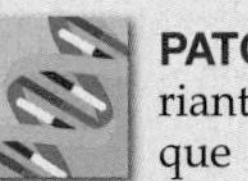

PATOGENIA MOLECULAR: la OI está causada por variantes patogénicas en los genes *COL1A1* o *COL1A2*, que codifican las cadenas α1 y α2 del colágeno de tipo I. Las formas más leves de OI son el resultado de variantes que codifican codones de terminación prematura, expresan menos ARNm o producen menos proteína de colágeno I. Las formas más graves de la enfermedad se deben a mutaciones puntuales que alteran la estructura helicoidal α del colágeno de tipo I, al transformar los residuos de glicina que ocupan cada tercera posición en la cadena de aminoácidos en otros de mayor dimensión. Las mutaciones asociadas a las formas más graves de la enfermedad suelen ser *de novo*, mientras que las mutaciones menos graves suelen heredarse de progenitores no sintomáticos o con afectación leve. Por ejemplo, alrededor del 60% de los casos de OI clásica no deformante son *de novo*, mientras que casi todas las OI mortales perinatales son *de novo*. Sin embargo, el mosaicismo gonadal es frecuente, y puede estar presente en el 3% al 5% de los casos.

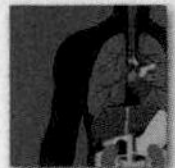

FISIOPATOLOGÍA: el colágeno de tipo I es un heterotrímero, con dos cadenas α1 y una cadena α2. Las cadenas de colágeno I tienen una composición repetitiva de aminoácidos en la que la glicina, el aminoácido más pequeño, ocupa una de cada tres posiciones. La posición de la glicina en el colágeno de tipo I asegura el correcto plegamiento de la cadena. Si se sustituye un aminoácido diferente, se retrasa la propagación de la triple hélice, se producen modificaciones postraduccionales adicionales y algunos trímeros ensamblados no llegan a segregarse. Además de las sustituciones de glicina, las anomalías del extremo C-terminal y ciertas lesiones pueden trastocar la formación de fibrillas maduras de colágeno tipo I maduras.

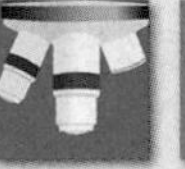

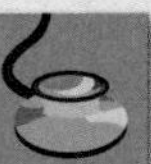

ANATOMOPATOLOGÍA Y CARACTERÍSTICAS CLÍNICAS: los cuatro tipos tradicionales de OI relacionadas con *COL1A1/2*, con base en la presentación clínica y los hallazgos radiográficos, son: tipo I (OI clásica no deformante con esclerótica azul), tipo II (OI perinatal mortal), tipo III (OI progresivamente deformante), y tipo IV (OI variable común con esclerótica normal) (*v.* cap. 24).

La **OI de tipo I** se caracteriza por una apariencia normal al nacer, pero se presentan muchas fracturas óseas durante la lactancia y en el momento en que el niño comienza a caminar. Se ha descrito a estos pacientes como «frágiles como una muñeca de porcelana». Son frecuentes las curvaturas del fémur y la tibia y la cifoescoliosis. La deficiencia de colágeno hace que la esclerótica se observe translúcida, lo que permite la visualización parcial de la coroides. Estos niños también tienen dientes translúcidos con aspecto opalescente (dentinogenia imperfecta) debido a la hipoplasia de la dentina y la pulpa. La pérdida de audición debida a la otoesclerosis aparece por primera vez en la tercera década. La cantidad de colágeno de tipo I es normal, pero se reduce por mutaciones nulas.

La **OI de tipo II**, con innumerables fracturas, suele ser mortal en el útero o poco después del nacimiento. Los niños afectados tienen una bóveda craneal poco mineralizada, fontanelas grandes, órbitas poco profundas, nariz pequeña y esclerótica azul. El desarrollo del cerebro es anómalo. El perímetro torácico es pequeño y las extremidades son cortas y dobladas. Los que nacen vivos suelen morir de insuficiencia respiratoria durante el primer mes. Las formas anómalas del colágeno son resultado de la sustitución de glicina. La mayoría se deben a graves mutaciones *de novo*.

La **OI de tipo III** produce deformidades progresivas. Suele detectarse en el momento del nacimiento por la talla baja y las deformidades del neonato, que derivan de las fracturas sufridas en el útero. La dentinogenia imperfecta y la pérdida de audición son frecuentes. A veces, el compromiso respiratorio desencadenado por una cifoescoliosis grave puede provocar una muerte prematura. La mayoría de los casos se deben a mutaciones *de novo* autosómicas dominantes en *COL1A1* y *COL1A2*, pero en ocasiones los casos se heredan como recesivos autosómicos, debido a mutaciones en otros genes asociados a la OI.

La **OI de tipo IV** se caracteriza por una estatura normal a moderada con una importante deformidad ósea, dentinogenia imperfecta y esclerótica normal. La mayoría de estos casos se deben a mutaciones autosómicas dominantes en *COL1A1* y *COL1A2*, aunque algunos tienen una herencia autosómica recesiva debido a mutaciones en otros genes asociados a la OI.

Distrofia muscular de Duchenne/Becker

La distrofia muscular de Duchenne/Becker (*v.* cap. 25) es una enfermedad muscular causada por variantes patogénicas en el gen *DMD* en Xp21.2-p21.1 que codifica la proteína distrofina. Se hereda como un trastorno recesivo ligado al cromosoma X, por lo que la mayoría de los pacientes son hombres. Afecta con muy poca frecuencia a mujeres, excepto en casos de síndrome de Turner o como consecuencia de una inactivación de X extremadamente sesgada o anomalías estructurales del cromosoma X.

PATOGENIA MOLECULAR: la distrofina es una proteína asociada a la membrana presente en las células musculares y algunas neuronas. El gen *DMD* es uno de los genes más grandes del genoma; abarca 2.2Mb de ADN y comprende 79 exones. Los alelos patogénicos de *DMD* son muy variables, e incluyen deleciones de todo el gen, deleciones o duplicaciones de uno o más exones, pequeñas deleciones e inserciones de bases que dan lugar a desplazamientos del marco de lectura y terminación prematura o cambios de una sola base. Las variantes patogénicas de *DMD* que conducen a la falta de expresión de distrofina tienden a causar distrofia muscular de Duchenne, que es una forma más grave de la enfermedad. Las variantes que llevan a una calidad o cantidad anómala de distrofina causan una forma más leve de la enfermedad, distrofia muscular de Becker. Ambos trastornos se analizan en detalle en el capítulo 31.

Los defectos heredados en los genes supresores tumorales predisponen al desarrollo de tumores

Las mutaciones heredadas que alteran las funciones de los genes supresores tumorales subyacen a trastornos en los que los tumores ocupan un lugar destacado. Los síndromes tumorales resultantes son numerosos y diversos. Los mecanismos básicos que conducen a la oncogenia en estos contextos se analizan en detalle en el capítulo 5, y no se recapitulan aquí. Muchos de estos síndromes hereditarios de predisposición tumoral afectan principalmente sistemas de órganos específicos (p. ej., síndrome de poliposis múltiple familiar, anemias de Fanconi, síndromes *BRCA*, retinoblastoma hereditario y muchos otros). Estos se abordan en el capítulo 5 y en los capítulos que cubren los sistemas de órganos más afectados (p. ej., el tubo digestivo en el cap. 13, el ojo en el cap. 27 y la mama en el cap. 19). Las neurofibromatosis se presentan aquí como ejemplo.

Las neurofibromatosis (NF) incluyen dos trastornos autosómicos dominantes distintos, de tipo 1 (NF1) y de tipo 2 (NF2). En estas se desarrollan múltiples neurofibromas, tumores benignos de células de Schwann de los nervios periféricos (*v.* cap. 25). Otras células de origen en la cresta neural afectadas en estos trastornos son los melanocitos y los fibroblastos endoneurales, y ambas enfermedades, pero especialmente la NF1, implican una pigmentación anómala. A pesar de las similitudes superficiales, la NF1 y la NF2 tienen orígenes genéticos distintos (*v.* más adelante).

Neurofibromatosis de tipo I (enfermedad de von Recklinghausen)

La **neurofibromatosis de tipo I (NF1)** se da en 1 de cada 4000 personas de todas las etnias, por lo que es uno de los trastornos autosómicos dominantes más comunes. Fue descrita por primera vez en 1882 por von Recklinghausen, pero ya se encuentran referencias a esta en el siglo XIII. Se caracteriza por neurofibromas, **manchas café con leche**, **nódulos de Lisch**, pecosidad axilar e inguinal, gliomas del nervio óptico y anomalías esqueléticas (fig. 6-36). La mitad de los casos son esporádicos y no hereditarios.

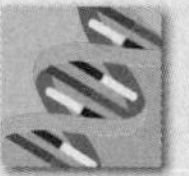

PATOGENIA MOLECULAR: la NF1 se debe a mutaciones de pérdida de función en la línea germinal del gen *NF1*, de 374Kb, en 17q11.2. Codifica la proteína neurofibromina, miembro de una familia de proteínas activadoras de la guanosina trifosfatasa (GTPasa), que inactivan N-Ras (*v.* cap. 5). *NF1* es un gen supresor tumoral clásico. La pérdida de su función da lugar a la pérdida de la actividad de GTPasa (GAP) y a la activación incontrolada de N-Ras, lo que aumenta considerablemente el riesgo de desarrollar neurofibromas y otros tumores benignos y malignos. El hecho de que la mitad de los casos de NF1 se produzcan *de novo* se sebe probablemente la elevada tasa de mutaciones espontáneas de *NF1* (100 × la tasa de muchos otros genes). Se conocen más de 1000 mutaciones en *NF1*. La deleción completa de *NF1*, y a veces también de genes adyacentes, da lugar a un fenotipo más grave.

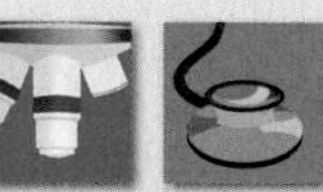

ANATOMOPATOLOGÍA Y CARACTERÍSTICAS CLÍNICAS: las manifestaciones clínicas de la NF1 son muy variables e incluyen:

Manchas café con leche: suelen ser la primera manifestación de la NF1 y comienzan a aparecer en la primera infancia. En ocasiones, las personas sin la afección pueden presentar manchas de color marrón claro en la piel, pero >95% de las personas con NF1 tiene seis o más lesiones de este tipo. Las manchas café con leche son áreas planas de ≥ 5 mm sin relieve de hiperpigmentación clara que aumentan en número y tamaño con la edad (fig. 6-36A). Suelen ser ovoides, con el eje mayor orientado en paralelo a un nervio cutáneo. La pecosidad en la axila y la ingle aparece en la infancia tardía.

Neurofibromas: más del 90% de los pacientes con NF1 presenta neurofibromas cutáneos y subcutáneos al final de la infancia o en la adolescencia. Son masas blandas y pedunculadas, generalmente de ≥ 1 cm de diámetro (fig. 6-36C). Pueden llegar a ser bastante grandes (hasta 25 cm). Estos tumores benignos aumentan en número con la edad y pueden superar los 500. Los neurofibromas subcutáneos son nódulos blandos a lo largo del curso de los nervios periféricos.

Los neurofibromas plexiformes solo aparecen en el contexto de la NF1. Son tumores benignos que suelen surgir de múltiples nervios periféricos grandes como masas abultadas y deformantes. En ocasiones afectan nervios craneales o intraespinales (*v.* cap. 25). En el 3% al 5% de los pacientes con NF1 se desarrollará un tumor maligno de la vaina nerviosa periférica (también denominado schwannoma maligno o neurofibrosarcoma) en un neurofibroma plexiforme. Los pacientes con NF1 tienen mayor riesgo de padecer otros tumores neurógenos, como meningiomas, gliomas ópticos y feocromocitomas.

Nódulos de Lisch: más del 90% de los pacientes con NF1 desarrolla pequeños nódulos pigmentados del iris que comienzan a aparecer en la infancia. Son masas de melanocitos (fig. 6-36B) que se cree que son hamartomas y no afectan la visión.

Las **lesiones óseas** son comunes en la NF1. Estas incluyen malformaciones del hueso esfenoides y adelgazamiento de la corteza de los huesos largos, con arqueo y seudoartrosis de la tibia, quistes óseos y escoliosis. La mayoría de los pacientes con NF1 tienen baja estatura y macrocefalia.

El **deterioro intelectual leve** es común en la NF1, al igual que el TDAH.

Leucemia: el riesgo de leucemias mieloides en los niños con NF1 es unos cientos de veces superior al riesgo de la población sin la afección. En concreto, corren el riesgo de padecer una leucemia mielomonocítica juvenil, que es muy infrecuente en las personas sin NF1. En algunos pacientes, ambos alelos de la NF1 están mutados en las células leucémicas.

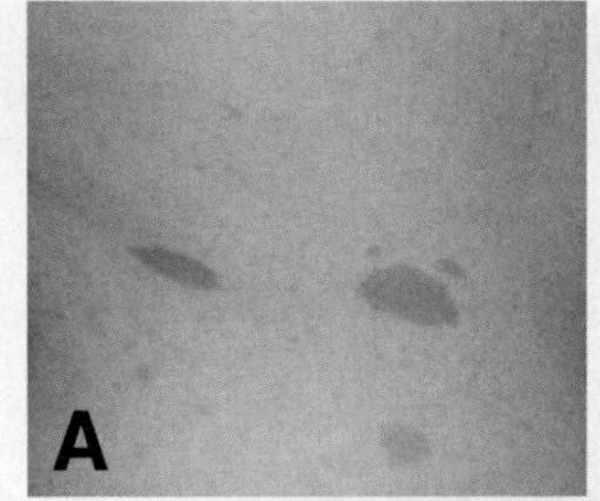

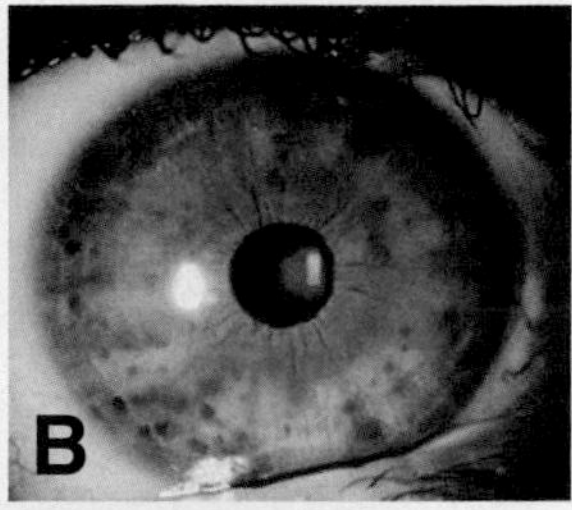

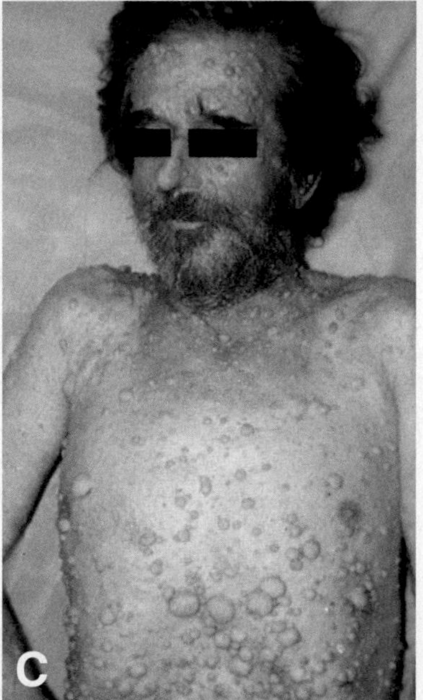

FIGURA 6-36. Neurofibromatosis de tipo I. A. Manchas café con leche. **B.** Nódulos de Lisch. **C.** Múltiples neurofibromas cutáneos de la cara y el tronco.

Neurofibromatosis de tipo II (neurofibromatosis central)

La NF2 se define por neuromas acústicos bilaterales, también conocidos como schwannomas vestibulares, que son tumores benignos del nervio craneal VIII (NC VIII). También suelen presentarse meningiomas y gliomas. La NF2 es mucho más infrecuente que la NF1, pues se da en 1 de cada 33000 personas. La mayoría de los pacientes desarrollan neuromas acústicos bilaterales, pero puede darse un tumor unilateral del NC VIII con dos o más de los siguientes: neurofibroma, meningioma, glioma, schwannoma u opacidad lenticular posterior juvenil. Aunque pueden hacerse evidentes a cualquier edad, los signos y síntomas de la NF2 suelen aparecer en la adolescencia o en la juventud. Los síntomas iniciales más frecuentes de los schwannomas vestibulares son: pérdida de audición, acúfenos y problemas de equilibrio. Los signos y síntomas de los tumores que se desarrollan en otras partes del sistema nervioso varían según su localización.

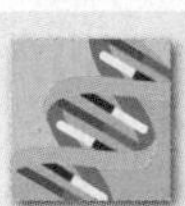

PATOGENIA MOLECULAR: la NF2 se debe a mutaciones en el gen supresor tumoral *NF2* en 22q12.2, que codifica la proteína merlina, también conocida como schwannomina. La merlina, que se produce en el sistema nervioso, especialmente en las células de Schwann, es un miembro de una superfamilia de proteínas que unen el citoesqueleto a la membrana celular. Además de una mutación en la línea germinal de la *NF2*, los tumores de la NF2 también suelen mostrar monosomía 22, deleción de 22q12.2 o pérdida de heterocigosidad con número de copias neutro del cromosoma 22.

Muchas enfermedades se heredan por mecanismos no mendelianos

Mosaicismo gonadal (o germinal)

Si dos progenitores fenotípicamente normales tienen un hijo con un trastorno autosómico dominante, se considera que la enfermedad del niño ha surgido a través de una mutación espontánea *de novo*. En esta situación, el riesgo de que los siguientes hijos de estos mismos progenitores estén afectados por esa mutación es bajo, pero no es cero. Este pequeño riesgo residual se debe a la posibilidad de **mosaicismo gonadal (germinal)**. Como se ha mencionado anteriormente, el mosaicismo es la presencia, en una persona, de al menos dos líneas celulares genéticamente diferentes que se derivan del mismo cigoto. En ocasiones, un progenitor no afectado es mosaico para la mutación responsable del trastorno genético de su hijo. Si las células con la mutación se limitan en gran medida a las gónadas, el progenitor no mostrará signos del trastorno, pero puede transmitir el gen mutado a otros hijos. El mosaicismo gonadal también puede observarse en trastornos ligados al cromosoma X, como la distrofia muscular de Duchenne (*v.* cap. 25). La mutación genética causante encontrada en un hijo puede no estar presente en la sangre de la madre, pero puede existir en algunos de sus óvulos, lo que aumenta el riesgo de tener otro hijo afectado.

Enfermedades mitocondriales

Como ya se ha comentado, la gran mayoría de los genes de las células residen en los cromosomas nucleares y se heredan de forma mendeliana. Un poco cantidad de genes se encuentra en el ADN mitocondrial (ADNmt). Las proteínas mitocondriales se codifican tanto a partir de los genes nucleares como de los propios de la mitocondria. La mayoría de las proteínas de la cadena respiratoria de la mitocondria se codifican en los genes del núcleo, pero una pequeña, pero importante, parte es producto del ADNmt. Las enfermedades mitocondriales son el resultado de mutaciones en el genoma mitocondrial y no siguen una herencia mendeliana. Todos estos trastornos son infrecuentes (*v.* tabla 6-12 para algunos ejemplos representativos).

El genoma mitocondrial es una molécula de ADN circular con 37 genes que codifican 13 subunidades de enzimas relacionadas con la fosforilación oxidativa, 2 ARN ribosómicos y 22 ARN de transferencia necesarios para traducir los transcritos de los polipéptidos codificados por el ADNmt. Cada mitocondria tiene de 2 a 10 moléculas de ADNmt, y las células tienen de 100 a 10000 mitocondrias. Los distintos tejidos necesitan diferentes cantidades de ATP, que se correlacionan con el número de mitocondrias y moléculas de

TABLA 6-12
ENFERMEDADES MITOCONDRIALES REPRESENTATIVAS

Enfermedad	Características clínicas	Frecuencia[a]	Herencia	Gen(es)	Localización cromosómica mitocondrial
Atrofia óptica de Leber	Imagen visual borrosa progresiva y nubosidad de la visión central debido a la muerte del nervio óptico; inicio habitual al final de la adolescencia y a los 20 años	Desconocida en la mayoría de las poblaciones. 1/30 000-50 000 en el noreste de Inglaterra y Finlandia	Materna En gran medida, homoplásmica	*MT-ND1* *MT-ND4* *MT-ND4L* *MT-ND6* (70 % de los casos)	3307-4262 10760-12137 10470-10766 14149-14673
Epilepsia mioclónica con fibras rojas rasgadas	Aparición en la infancia o la adolescencia de mioclonías, miopatías, espasticidad, convulsiones, ataxia, neuropatía periférica, deterioro intelectual, pérdida de audición, atrofia óptica, cardiomiopatía (en algunos pacientes)	Infrecuente	Materna Heteroplásmica	*MT-TK* (80 % de los casos) *MT-TL1* *MT-TH* *MT-TS1*	8295-8364 3230-3304 12138-12206 7446-7514
Miopatía juvenil, encefalopatía, acidosis láctica y accidente cerebrovascular (MELAS)	Inicio más frecuente en la infancia, debilidad y dolor muscular, cefaleas, anorexia, vómitos, convulsiones, episodios similares a un accidente cerebrovascular, acidosis láctica	Infrecunte, pero la más común de las enfermedades mitocondriales	Materna Heteroplásmica	*MT-TL1* *MT-ND1* *MT-ND5* *MT-TH* *MT-TV*	3230-3304 3307-4262 12337-14148 12138-12206 1602-1670
Síndrome de Kearns-Sayre	Aparición antes de los 20 años de oftalmoplejía externa, ptosis, retinopatía pigmentaria, pérdida de visión, trastornos de la conducción cardíaca, ataxia, aumento de las proteínas del líquido cefalorraquídeo, debilidad muscular, enfermedad renal, pérdida de audición, demencia	1-3/100 000	Generalmente esporádica, probablemente debido al mosaicismo gonadal materno Heteroplásmica	Deleciones únicas de gran tamaño (1 000-10 000 pb), la más común de las cuales es la deleción de 4.997 pb, que incluye 12 genes mitocondriales	
Síndrome de Leigh (~20 % se debe a la mutación de un gen mitocondrial, ~80 % se debe a genes nucleares mutantes con herencia mendeliana)	Regresión psicomotriz progresiva con inicio en la infancia o en la niñez temprana, acidosis láctica y altas concentraciones de lactato en el líquido cefalorraquídeo, lesión característica en la resonancia magnética en los ganglios basales, el cerebelo y el tronco del encéfalo, cardiomiopatía hipertrófica, insuficiencia respiratoria, muerte en 2-3 años	1/40 000 recién nacidos, más común en la región Saguenay Lac-Saint-Jean de Quebec y en las Islas Feroe	Maternal Heteroplásmica	*MT-ATP6*	8527-9207

[a] Como grupo de enfermedades, las enfermedades mitocondriales afectan a entre 1/4 000 y 5 000 personas en todo el mundo.

ADNmt por célula. Dado que las mitocondrias de todas las células producen ATP, las mutaciones del ADNmt que alteran la producción de energía suelen causar graves enfermedades que afectan muchas partes del cuerpo, especialmente el SNC, el corazón y los músculos, que tienen grandes necesidades energéticas (fig. 6-37).

Los trastornos mitocondriales presentan un patrón de ***herencia materna***. Las mitocondrias paternas no están presentes en los óvulos fecundados: solo las mitocondrias maternas del óvulo se transmiten a la siguiente generación. Todos los hijos, tanto masculinos como femeninos, de una mujer que tiene una mutación de ADNmt probablemente heredarán la mutación. Un hombre con una mutación de ADNmt no transmitirá esa mutación a su descendencia. La figura 6-38 muestra un pedigrí típico de una familia con varios miembros afectados por la neuropatía óptica hereditaria de Leber (*v.* más adelante). La herencia del trastorno se produce solo a través de las mujeres y ningún hombre afectado lo transmite. Los individuos afectados pueden mostrar varios grados de gravedad del trastorno, en función de la proporción de mitocondrias portadoras del ADNmt mutante que hereden.

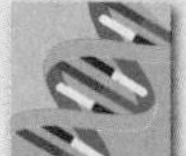

PATOGENIA MOLECULAR: antes de la división celular, cada una de las numerosas copias de ADNmt de todas las mitocondrias de una célula se replica. Estas moléculas de ADNmt se segregan al azar en las mitocondrias recién sintetizadas, que a su vez se segregan al azar en las células hijas, en un proceso llamado **segregación replicativa**. Cuando se produce una mutación en el genoma mitocondrial por primera vez, es en una sola molécula de ADNmt en una mitocondria. Cuando esa célula se divide, todas las moléculas de ADNmt se replican y la mitocondria se somete a fisión, las moléculas de ADNmt de tipo natural y mutante se distribuyen aleatoriamente entre las mitocondrias hijas, que por azar contienen diferentes proporciones de moléculas de ADNmt de tipo natural y mutante, lo que se denomina **heteroplasmia**. La célula, que ahora contiene mitocondrias con distintas proporciones de ADNmt natural y mutante, distribuye a su vez esas mitocondrias al azar entre sus células hijas. En ocasiones, por casualidad,

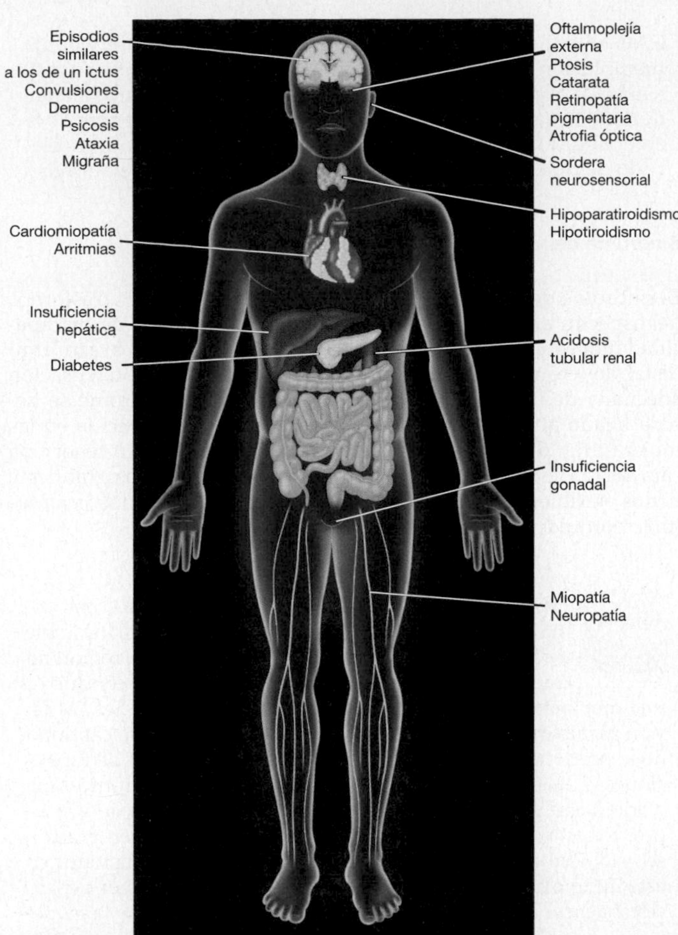

FIGURA 6-37. Las mutaciones en el ADN mitocondrial pueden afectar varios tejidos y desencadenar varios fenotipos clínicos.

todas las mitocondrias de una célula hija tienen solo moléculas de ADNmt normales o solo moléculas de ADNmt mutantes, lo que se denomina **homoplasmia**. Como no todas las mitocondrias del óvulo original llevarán ADNmt mutante, las enfermedades mitocondriales varían entre tejidos e individuos, ya que la expresión fenotípica de una mutación de ADNmt depende de las proporciones relativas de ADNmt normal y mutante en las células de diferentes tejidos del cuerpo (fig. 6-39).

La **neuropatía óptica hereditaria de Leber** (**NOHL**) fue el primer trastorno mitocondrial descrito. Se caracteriza por una rápida e indolora pérdida bilateral de la visión central en personas jóvenes debido a atrofia óptica. Los síntomas suelen

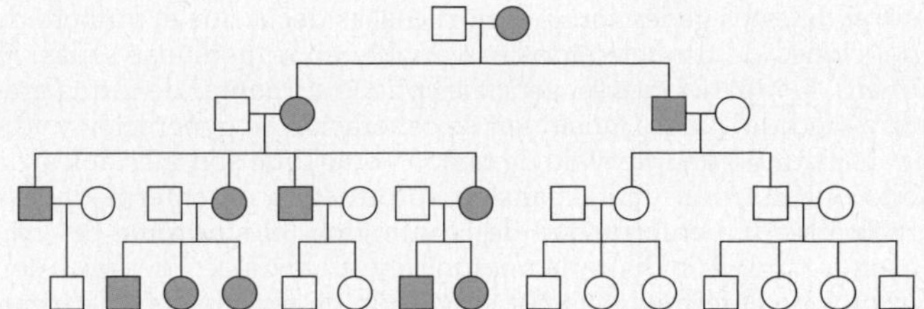

FIGURA 6-38. Árbol genealógico de cuatro generaciones de una familia con neuropatía óptica hereditaria de Leber, una forma de ceguera con inicio en adultos jóvenes. Los individuos afectados tienen una mutación His340Arg en el gen mitocondrial *ND4*. La herencia es solo materna. Toda la descendencia de una mujer afectada hereda el trastorno y con distintos grados de gravedad, mientras que ninguna de la descendencia de un hombre afectado hereda el trastorno.

aparecer entre los 15 y los 35 años. Las mitocondrias de las personas afectadas son ampliamente homoplásmicas para el ADNmt mutado. Tres mutaciones, la más común de las cuales es la sustitución m.11778A>G en la subunidad *ND4* del complejo I de la cadena de transporte de electrones, son responsables de más del 90 % de los casos de NOHL.

La **epilepsia mioclónica** con fibras rojas rasgadas es un ejemplo de trastorno mitocondrial heteroplásmico. Se debe a mutaciones puntuales, más comúnmente m.8344A>G, en el gen *MT-TK*, un ARN de transferencia (ARNt) mitocondrial para la lisina (mt-tRNA$^{(Lys)}$). Además de epilepsia y anomalías en las fibras musculares, los pacientes con esta afección suelen presentar miopatía, ataxia, sordera neurosensorial y demencia.

La tasa de mutación del ADNmt es mucho mayor que la del ADNn, debido (al menos en parte) a una reparación menos eficiente del ADNmt. Dado que las mutaciones tanto en el ADNn como en el ADNmt se acumulan con la edad, muchas enfermedades relacionadas con el envejecimiento se deben en parte a defectos en la función mitocondrial. Dado que las mitocondrias procesan el oxígeno y producen ATP, la disfunción mitocondrial puede contribuir a la aparición de enfermedades complejas en los adultos mayores, como diabetes de tipo 2, enfermedad de Parkinson, cardiopatía ateroesclerótica, accidente cerebrovascular, enfermedad de Alzheimer y cáncer.

Enfermedades debidas a la expansión de repeticiones de trinucleótidos

En la herencia mendeliana, una vez que se produce la mutación que causa un trastorno, este se transmite de forma estable de una generación a otra. En cambio, hay un grupo de trastornos genéticos que se deben a **mutaciones dinámicas**, es decir, que cambian a medida que se transmiten. Los genes de estos trastornos tienen segmentos de ADN con unidades de repetición en tándem de tres o más nucleótidos (normalmente tres), como CAG o CCG. Los alelos de tipo

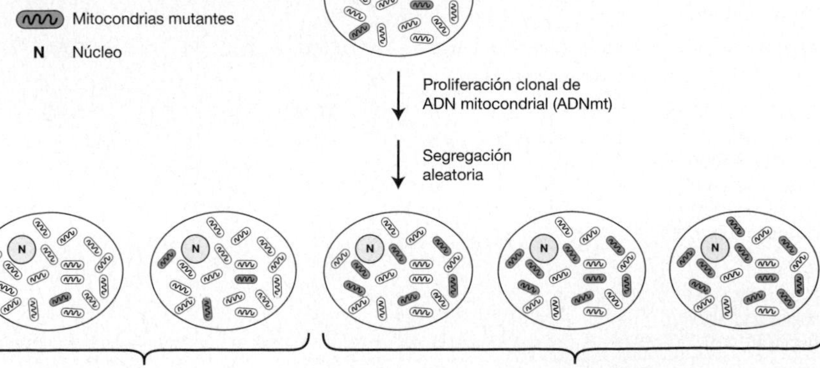

FIGURA 6-39. Segregación replicativa de una mutación mitocondrial heteroplásmica. Las células hijas con una amplia variación en la proporción de mitocondrias normales y mutantes se producen mediante múltiples ciclos de mitosis con segregación aleatoria de mitocondrias mutantes y normales. Cuando la proporción de mitocondrias mutantes supera un determinado umbral, se produce disfunción celular y tisular.

natural de estos genes son **polimórficos**, es decir, que el número de repeticiones de trinucleótidos es variable entre personas sanas. El número de repeticiones secuenciales puede aumentar de forma gradual a medida que se transmiten de generación en generación y acabar alcanzando un intervalo de tamaño en el que son inestables, de modo que sufrirán una expansión «productora de enfermedades» significativa. La enfermedad de Huntington, el síndrome del cromosoma X frágil, la distrofia miotónica y la ataxia de Friedreich son ejemplos de enfermedades por expansión de repeticiones de trinucleótidos (tabla 6-13).

Enfermedad de Huntington (EH)

La EH es una conocida enfermedad autosómica dominante en la que se produce una degeneración del cuerpo estriado y de la corteza cerebral. Los síntomas (corea, distonía, cambio de personalidad y pérdida gradual de la cognición) suelen aparecer por primera vez en la mediana edad y acaban causando la muerte.

PATOGENIA MOLECULAR: el gen *HTT*, que codifica la proteína **huntingtina**, suele tener 26 o menos repeticiones CAG. Las personas con EH suelen tener 40 o más repeticiones, con una media de 46. Las personas con entre 36 y 39 repeticiones pueden desarrollar los síntomas más tarde o no desarrollarlos. La edad de aparición de los síntomas depende del número de repeticiones CAG. En general, cuantas más repeticiones, antes comienzan los síntomas, un fenómeno conocido como **anticipación genética**. Los niños pueden heredar un número de repeticiones CAG dentro del intervalo de afectación de un progenitor joven que aún no ha mostrado signos de la enfermedad. Por otra parte, un padre con 35 a 40 repeticiones CAG, que puede o no desencadenar la enfermedad a lo largo de su vida, puede transmitir una cadena de repeticiones CAG que se ha expandido durante la gametogenia hasta entrar en el intervalo de afectación. Además, las repeticiones CAG en el límite superior de la normalidad, en el intervalo de premutación (29 a 35), pueden aumentar durante la meiosis a 40 o más. La expansión del gen de la EH se produce principalmente durante la gametogenia masculina. La forma juvenil grave de la enfermedad, de aparición temprana y con un número muy elevado de repeticiones CAG, se hereda siempre por vía paterna.

Síndrome del cromosoma X frágil

El síndrome del cromosoma X frágil, uno de los muchos trastornos del espectro autista, es el tipo hereditario más común de discapacidad intelectual moderada. Implica un sitio frágil en el brazo largo distal del cromosoma X, donde no se produce una condensación adecuada de la cromatina durante la mitosis. El síndrome se hereda ligado al cromosoma X, con una penetrancia reducida en las mujeres (fig. 6-40). Las personas con el síndrome suelen tener una cara larga y estrecha, una mandíbula prominente, orejas grandes y dedos flexibles. Los hombres afectados tienen testículos grandes (macroorquidia).

PATOGENIA MOLECULAR: el síndrome del cromosoma X frágil se debe a una expansión masiva e inestable de la repetición del trinucleótido CGG en la región no traducida 5′ del gen *FMR1*, en Xq27.3. Esto conduce a una metilación excesiva de la citosina en el promotor del *FMR1*, y en paralelo inhibe su expresión. Se produce muy poca cantidad de la proteína codificada, la FMRP. El número normal de repeticiones CGG es ≤ 55. Los pacientes con síndrome del cromosoma X frágil con una mutación «completa» presentan más de 200 repeticiones, y pueden tener hasta miles. La etapa de premutación se establece en 56 a 200 repeticiones CGG. Las expansiones en este intervalo son inestables y tienden a sufrir una mayor expansión hacia el intervalo de mutación «completa» durante la game-

TABLA 6-13
TRASTORNOS POR EXPANSIÓN DE TRINUCLEÓTIDOS REPRESENTATIVOS

Trastorno	Frecuencia	Herencia	Gen	Localización cromosómica	Secuencia de trinucleótidos	Número normal de repeticiones	Premutación Número de repeticiones (Mutable normal)	Mutación completa Número de repeticiones
Enfermedad de Huntington	3-7/100 000 descendientes de europeos	AD	*HTT*	4p16.3	CAG	≤ 26	27-35	≥ 36 36-39 penetrancia reducida
Síndrome del cromosoma X frágil	1/4 000 hombres 1/8 000 mujeres	XL	FMR1	Xq27.3	CGG	5-44 (45-54 zona gris)	55-200	≥ 200
Distrofia miotónica I	1/8 000	AD	*DMPK*	19q13.32	CTG	5-34	35-49	50-2 000
Ataxia de Friedreich	1/40 000 en Estados Unidos	AR	*FXN*	9q21.11	GAA	6-33	34-65	66-1 300
Ataxia espinocerebelosa (AEC) de tipo 3 (tipo más común de las AEC entre numerosos tipos)	Todas las AEC son infrecuentes	AD	*ATXN3*	14q32.12	CAG	12-43	44-52	52-87
Síndrome de Kennedy (neuropatía bulboespinal)	1/150 000 hombres	XL	*AR*	Xq12	CAG	≤ 34	35-37	≥ 38

AD = autosómica dominante; *AR* = autosómica recesiva; *XLR* = recesiva ligada a X.

togenia materna. El riesgo de expansión aumenta radicalmente con el aumento del número de repeticiones de la premutación. Aunque los portadores de la premutación tienen una cognición normal, los hombres corren el riesgo de padecer ataxia de inicio en la edad adulta y las mujeres, de sufrir un fallo ovárico prematuro.

Distrofia miotónica

La **distrofia miotónica** es una forma relativamente común de distrofia muscular autosómica dominante (*v.* cap. 25). Existen dos tipos muy similares. La distrofia miotónica 1 (DM1; también denominada enfermedad de Steinert) se caracteriza por miotonía progresiva (contracciones musculares prolongadas), debilidad y desgaste muscular, defectos de conducción cardíaca, cataratas, atrofia testicular y resistencia a la insulina. La forma congénita grave de la DM1 incluye también discapacidad intelectual y contracturas de las extremidades. Los recién nacidos afectados suelen presentar una hipotonía significativa que puede causar dificultades respiratorias y de alimentación potencialmente mortales. La DM1 se presenta en aproximadamente 1 de cada 8 000 personas en todo el mundo.

PATOGENIA MOLECULAR: la DM1 se debe a una expansión anómala de la repetición del trinucleótido CTG en la región no codificante 3' del gen *DMPK*, en el cromosoma 19q13.32. Las personas con entre 5 y 35 repeticiones CTG no presentan la enfermedad, algo que sí ocurre en las personas con entre 50 y 2 000 repeticiones. Los portadores de premutaciones, con 36 a 49 repeticiones suelen ser asintomáticos, pero corren el riesgo de transmitir a su descendencia las repeticiones expandidas que se encuentran en el intervalo de afectación. La distrofia miotónica 2 (DM2), causada por una expansión de repetición del tetranucleótido CCTG en el gen *CNBP*, en 3q21.3, es similar a la DM1 desde el punto de vista clínico, pero carece de la grave presentación congénita.

Ataxia de Friedreich

La **ataxia de Friedreich** (**AF**) es un trastorno neurodegenerativo autosómico recesivo que se caracteriza por ataxia, debilidad muscular, deterioro de la visión, pérdida de audición, dificultad para hablar, cardiomiopatía, escoliosis y diabetes mellitus.

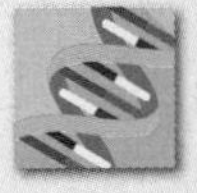

PATOGENIA MOLECULAR: el gen *FXN*, situado en el cromosoma 9q21.11, codifica la **frataxina**, que se une al hierro y es necesaria para sintetizar los grupos de hierro y azufre necesarios para la función mitocondrial en las células nerviosas y musculares. Las repeticiones del trinucleótido GAA, demasiado largas, en el primer intrón de *FXN* provocan un deterioro de la elongación transcripcional y, por tanto, la pérdida de la función de la frataxina. El número normal de repeticiones GAA en *FXN* es de 6 a 33, pero las personas con AF tienen de 66 a 1 300. Las personas con 34 a 65 repeticiones son portadoras de la premutación, y pueden transmitir a sus hijos una repetición GAA ampliada que entre en el intervalo de afectación. Dado que la AF es un trastorno autosómico recesivo, las personas afectadas deben tener expansiones de la repetición GAA en ambos genes *FXN*. La longitud de la repetición del trinucleótido GAA está relacionada con la edad de inicio de los síntomas, la gravedad de estos y la velocidad de progresión de la enfermedad. Los pacientes con < 300 repeticiones GAA tienden a mostrar síntomas después de los 25 años. Aquellos con expansiones de GAA de mayor tamaño presentan síntomas antes y suelen tener una enfermedad más grave.

Trastornos por sellado genómico (impronta genética)

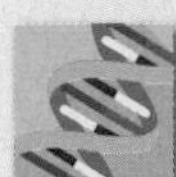

PATOGENIA MOLECULAR: el **sellado genómico** es un proceso epigenético normal en el que se produce la inactivación selectiva de ciertos genes a través de la metilación de CpG (*v.* anteriormente); es un proceso que depende de un progenitor de origen. No todos los genes de los cromosomas autosómicos se transcriben desde ambos alelos. Se dice que los genes que se expresan solo en uno de los cromosomas parentales (paterno o materno) están «sellados». Se desconoce el número exacto de genes sellados, pero se considera que varios cientos de genes autosómicos se transcriben normalmente solo desde el alelo heredado por la madre, mientras que otros cientos de genes se transcriben solo desde el alelo heredado por el padre. El otro alelo se silencia mediante metilación y otros mecanismos epigenéticos. Las modificaciones epigenéticas se borran en las células gonadales, y las marcas epigenéticas específicas del esperma o del óvulo se restablecen antes de la fecundación. Las diferentes modificaciones epigenéticas en los cromosomas paternos y maternos se transmiten entonces por mitosis a todas las células somáticas. Algunas regiones cromosómicas pueden contener solo un gen sellado, mientras que otras pueden tener un grupo de múltiples genes sellados. Si se inactiva un alelo normal y se «sella» un alelo con ausencia de función, puede surgir un fenotipo patológico. El síndrome de Prader-Willi (SPW) y el síndrome de Angelman son ejemplos excelentes del efecto del sellado genómico en las enfermedades humanas.

Síndrome de Prader-Willi

El SPW se da en aproximadamente 1 de cada 10 000 a 30 000 recién nacidos. Se presenta en el período neonatal con hipotonía, dificultad de alimentación y genitales hipoplásicos en los hombres. Paradójicamente, en la primera infancia los problemas de alimentación se manifiestan en forma de hiperfagia difícil de controlar, con hábitos alimentarios indiscriminados que conducen a obesidad. Las

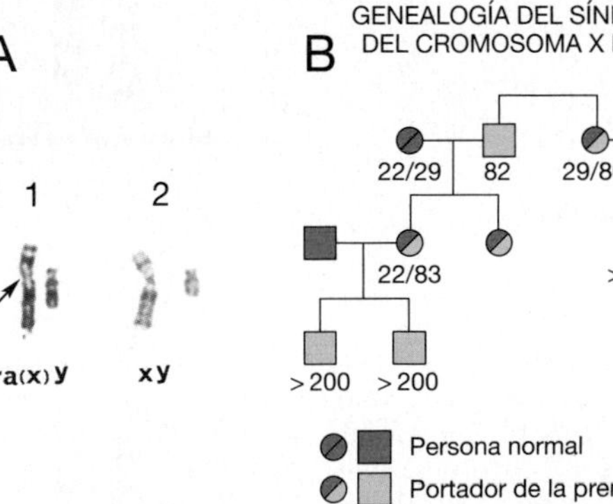

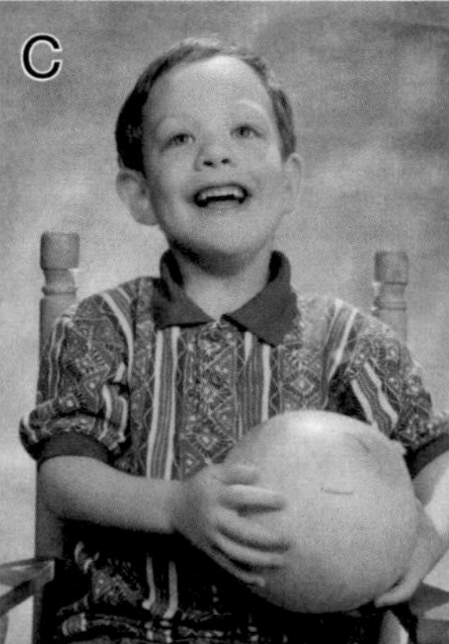

FIGURA 6-40. Síndrome del cromosoma X frágil. A. Cromosoma X frágil *(1)* comparado con el normal *(2)*. Obsérvese que la *flecha* muestra la brecha sin tinción en Xq23.1. **B.** Patrón de herencia del síndrome X frágil. El número de copias del triplete de repetición (CGG) en cada cromosoma X está por debajo de los miembros de la familia seleccionados. La expansión de las repeticiones CGG se produce principalmente durante la meiosis femenina. Cuando el número de repeticiones supera ~200, se manifiesta el síndrome clínico. Los individuos sombreados en azul son portadores de una premutación y son asintomáticos, al igual que los individuos normales sombreados en naranja. **C.** Niño con síndrome del cromosoma X frágil que presenta la macrocefalia característica, frente prominente, cara alargada, orejas grandes y mentón prominente. También tiene macroorquidismo, discapacidad intelectual y comportamiento autista.

personas afectadas tienen baja estatura, manos y pies pequeños, discapacidad intelectual de leve a moderada, problemas de comportamiento y coloración de pelo y piel claros (fig. 6-41A).

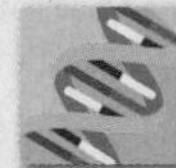

PATOGENIA MOLECULAR: el SPW se debe a la falta de expresión de una región de genes en el brazo largo proximal del cromosoma 15 paterno, incluido el acúmulo de genes de ARN nucleolares pequeños (ARNnop), que está implicado en las modificaciones del ARN ribosómico. Aproximadamente el 70% de los casos se deben a la deleción de 15q11.2-q13 del cromosoma 15 heredado paternalmente. Los genes maternos de esta región suelen estar inactivos y, a pesar de la deleción del alelo activo paterno, permanecen silenciados. La disomía uniparental materna (que se analizará más adelante) también puede resultar en la falta de expresión del acúmulo de genes ARNnop y causar SPW.

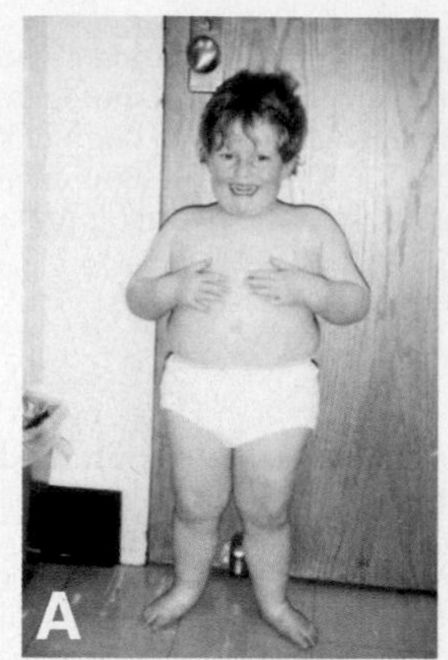

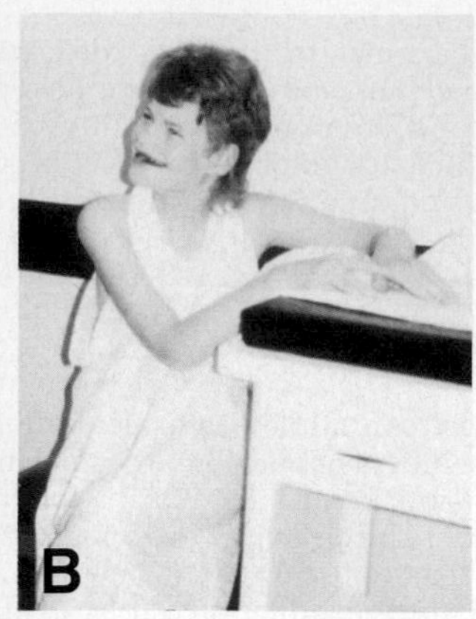

FIGURA 6-41. A. Niño con **síndrome de Prader-Willi.** Obsérvese la obesidad y las manos y pies pequeños. También tiene genitales hipoplásicos, apetito excesivo y discapacidad intelectual moderada. **B.** Niña con **síndrome de Angelman.** Obsérvese el comportamiento alegre y la boca grande con dientes muy espaciados. No habla, tiene una marcha inestable y una grave discapacidad intelectual. Ambos síndromes se deben a anomalías por sellado genómico (impronta genética) en el brazo largo proximal del cromosoma 15.

Síndrome de Angelman

El **síndrome de Angelman (SA)**, antes llamado síndrome de la «marioneta feliz», es menos frecuente que el SPW. Se trata principalmente de un trastorno neurológico. Se manifiesta con un comportamiento aparentemente feliz, ataxia y movimientos espasmódicos de los brazos, microcefalia, boca grande, dientes muy espaciados, mandíbula prominente, problemas del habla, discapacidad intelectual grave y convulsiones (fig. 6-41B).

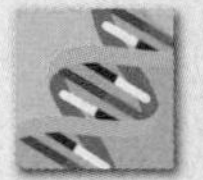

PATOGENIA MOLECULAR: el SA se debe a la falta de expresión del gen *UBE3A* (ubiquitina-proteína ligasa E3A) en el brazo largo proximal del cromosoma 15. En partes específicas del cerebro, el gen paterno está inactivo y la expresión procede del cromosoma 15 materno. En el resto del cuerpo, se expresan ambos genes paternos. Aproximadamente el 70% de los casos de SA se deben a la deleción de 15q11.2-q13 del cromosoma 15 materno. El gen *UBE3A* paterno en esta parte del cerebro suele estar inactivo y permanece silenciado a pesar de la deleción de la copia materna. La **disomía uniparental** paterna (*v.* más adelante) también puede dar lugar a la falta de expresión de *UBE3A*.

Las mutaciones en el centro de sellado (impronta) de la región 15q11.2-q13 también pueden dar lugar tanto al SPW como al SA, y representan entre el 2% y el 3% de ambos trastornos.

Una persona normal hereda un cromosoma de cada par homólogo de cada progenitor. En ocasiones, los dos cromoso-

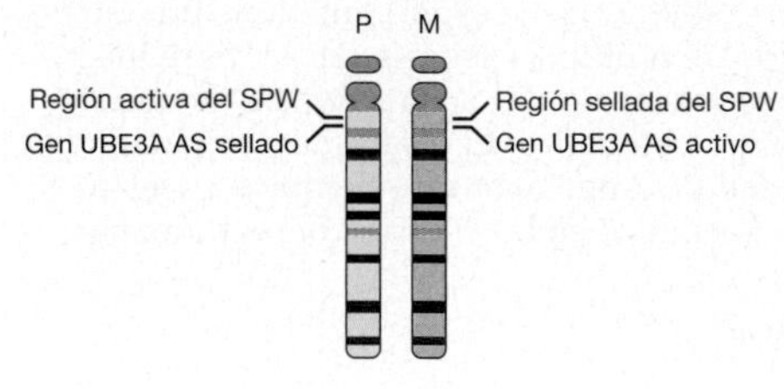

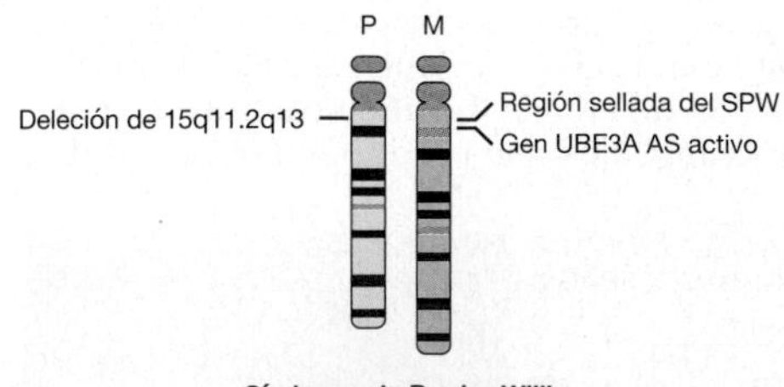

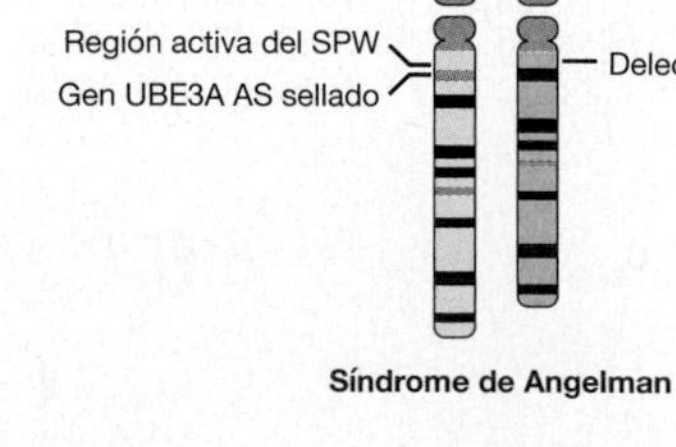

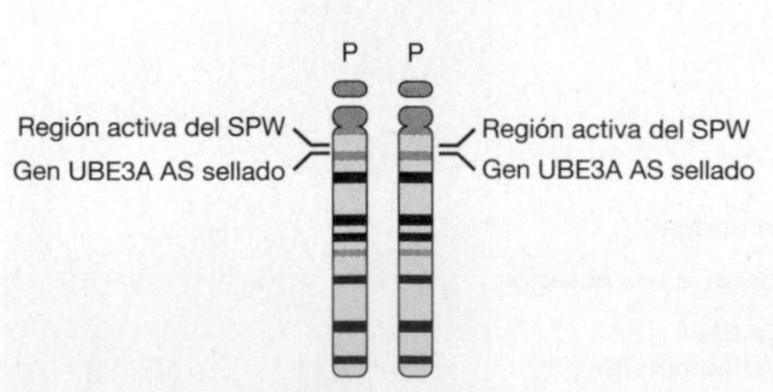

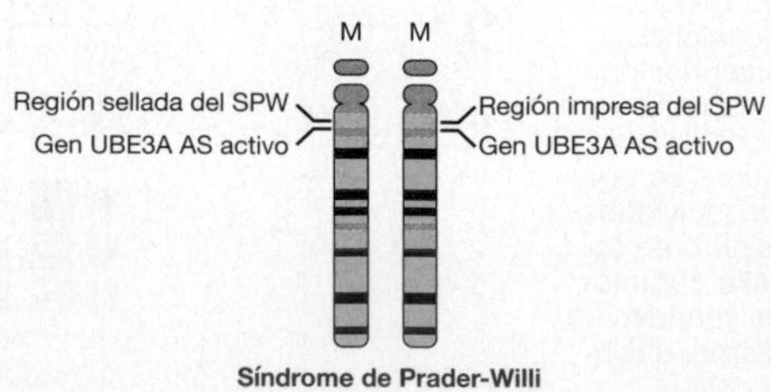

FIGURA 6-42. Mecanismos de sellado genómico (impronta genética) que dan lugar al síndrome de Prader-Willi (SPW) y al síndrome de Angelman (SA). Arriba. Cromosomas 15 de individuos sanos. En el cromosoma 15 de herencia paterna, la región del SPW está activa y el gen *UBE3A* del SA está sellado (inactivo). En el cromosoma 15 de herencia materna (M) la región del SPW está sellado y el gen *UBE3A* está activo. **Mitad.** El SPW se produce cuando el cromosoma 15 de herencia paterna tiene una deleción en 15q11.2-q13, y el SA se produce cuando el cromosoma 15 de herencia materna tiene la misma deleción. **Abajo.** El SPW también puede desencadenarse si ambos cromosomas 15 han sido heredados de la madre. El síndrome de Asperger también puede producirse si ambos cromosomas 15 han sido heredados del padre.

mas de un par homólogo proceden de uno de los progenitores, sin contribución del otro. Esta situación se conoce como **disomía uniparental**, y puede dar lugar a un fenotipo anómalo si en los cromosomas disómicos uniparentales hay genes sellados. Por ejemplo, un lactante que haya heredado ambos cromosomas 15 de su madre tendrá SPW. Esto se debe a que no hay ningún alelo paterno con una región genética activa del SPW y ambos cromosomas 15 heredados de la madre tienen una región genética inactiva del SPW. El SA, por otro lado, se manifestará en personas que hereden ambos cromosomas 15 de sus progenitores. No hay ningún alelo materno con un gen *UBE3A* activo y ambos cromosomas 15 heredados paternalmente tienen un gen *UBE3A* inactivo. En la figura 6-42 se muestran los mecanismos de sellado que pueden producir PSW y SA.

El SPW es más común que el SA debido al **rescate trisómico**. Un cigoto puede tener tres copias de un cromosoma debido a la no disyunción materna, que, como se ha mencionado anteriormente en el capítulo, es más frecuente con la edad materna avanzada. Por lo general, ante un embarazo trisómico se producirá un aborto espontáneo al principio del primer trimestre. Sin embargo, a veces uno de los cromosomas trisómicos se pierde en una de las primeras divisiones celulares del embrión, lo que permite el avance del embarazo. Si el cromosoma trisómico perdido era de herencia paterna, el embrión tendrá ahora dos cromosomas maternos homólogos. Si el rescate trisómico se produce con la pérdida de un cromosoma 15 paterno en un embarazo que comenzó con trisomía 15, el recién nacido tendrá SPW. La duplicación de un cromosoma en un cigoto con un cromosoma monosómico también puede dar lugar a la denominada disomía uniparental. Hasta el 1% de los embarazos viables son portadores de disomía uniparental para al menos un cromosoma. La disomía uniparental paterna del cromosoma 11 es un mecanismo que puede causar el **síndrome de Beckwith-Wiedemann (SBW)**. Otra causa es la duplicación de 11p15, que contiene una región sellada en el brazo corto del cromosoma 11. El SBW se caracteriza por sobrecrecimiento, organomegalia, asimetría, facies tosca, hipoglucemia neonatal y mayor riesgo de tumor de Wilms, hepatoblastoma y carcinoma cortical suprarrenal.

Los métodos de diagnóstico molecular ayudan a establecer el origen genético de las enfermedades

En los últimos años se ha producido un aumento significativo de la potencia y la aplicabilidad, así como del uso clínico, de las tecnologías de diagnóstico molecular. Algunas de estas tecnologías, como la FISH, se han mencionado antes en este capítulo, mientras que otras se describen a continuación (*v.* tablas 6-14, 6-15) y en otros capítulos.

ANOMALÍAS CONGÉNITAS

Las anomalías congénitas, o defectos de nacimiento, son alteraciones de la forma o el tamaño de una o más partes del cuerpo. Son el resultado de la alteración de la morfogenia y causan una morbimortalidad importante en la infancia y la niñez. En todo el mundo, al menos 1 de cada 50 recién nacidos presenta una anomalía congénita importante. Las anomalías pueden tener una etiología intrínseca (genética) o extrínseca (ambiental), o ambas. A menudo se desconoce la causa de la anomalía y, por defecto, se considera que es multifactorial hasta que se encuentra una causa genética o ambiental definitiva.

Muchas anomalías congénitas representan los cambios genéticos mencionados anteriormente, incluidas anomalías cromosómicas (≈25%), variantes del número de copias (hasta el 10%) y mutaciones de un solo gen (20%). Algunas pueden ser heredadas o resultar de una mutación *de novo* en un gen autosómico dominante. Aproximadamente el 40% de las anomalías congénitas no tienen una causa identificable, pero se repiten en las familias de los niños afectados con una frecuencia mayor que en la población general; se consideran multifactoriales. El 5% restante es probablemente el resultado de la exposición a teratógenos, como drogas, alcohol, productos químicos y radiación. También se incluyen en esta categoría

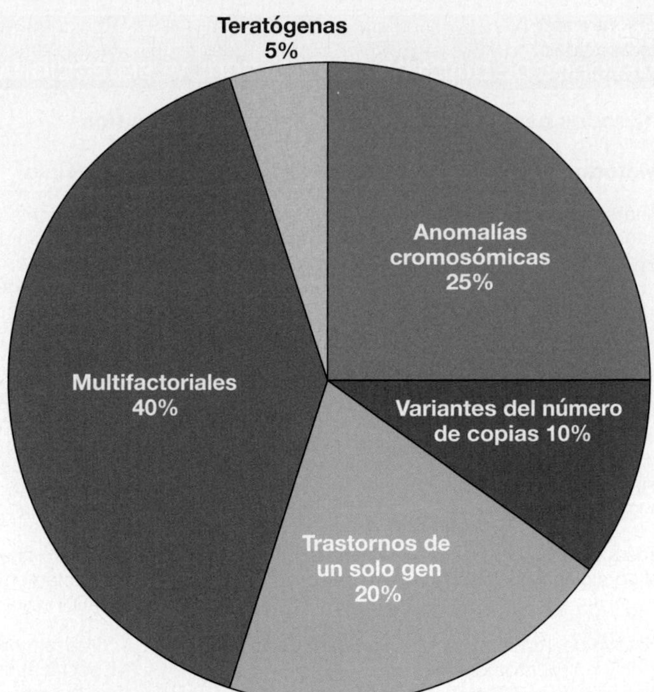

FIGURA 6-43. Contribución relativa de las causas de las anomalías congénitas.

las concentraciones perjudiciales de metabolitos presentes debido a trastornos metabólicos maternos mal controlados e infecciones. La distribución relativa de las causas de las anomalías congénitas se muestra en la figura 6-43.

Las anomalías congénitas pueden deberse a errores en la morfogenia

Durante el desarrollo embrionario, las células *(1)* se dividen y proliferan, *(2)* se diferencian y adquieren nuevas funciones o estructuras, *(3)* migran al interior del embrión y *(4)* se someten a muerte celular programada (apoptosis). Varias combinaciones de estos cuatro procesos celulares básicos en diferentes momentos dan lugar al crecimiento y la morfogenia. La formación de un embrión humano de tamaño normal, con todos sus órganos bien formados y ubicados, está muy controlada por la regulación ordenada de los genes del desarrollo, cada uno de los cuales activado o silenciado en los momentos adecuados. Durante las dos primeras semanas de desarrollo después de la concepción, el óvulo fecundado se escinde para convertirse en un conjunto de **blastómeros**, luego en una **mórula** y después en un **blastocisto**. Aproximadamente 5 o 6 días después de la fecundación, el blastocisto sale de su **zona pelúcida** y comienza a implantarse en el endometrio. A continuación, se produce la **gastrulación**, con la formación de endodermo, ectodermo y mesodermo. Los principales ejes embrionarios son el resultado de los complejos movimientos de estas capas germinales. A continuación, se establece el plan corporal básico y se inicia la formación del sistema nervioso, seguido de la organogenia durante las semanas 4 a 8 (fig. 6-44). Las influencias mencionadas anteriormente pueden alterar esta intrincada secuencia de acontecimientos y dar lugar a anomalías congénitas.

Los blastómeros son equipotentes e intercambiables, de modo que la pérdida de uno solo de estos no se relaciona con secuelas graves. De hecho, durante el diagnóstico genético preimplantatorio para determinar si un embrión es apto para implantarse tras una fecundación *in vitro*, se extrae un blastómero de un blastocisto de ocho células para realizar un análisis citogenético o molecular. A continuación, se seleccionan los embriones genéticamente normales formados por los siete blastómeros restantes para su implantación en la madre (fig. 6-45).

TABLA 6-14
MÉTODOS DE DIAGNÓSTICO MOLECULAR SELECCIONADOS

Método	Aplicación	Principio	Ventajas	Inconvenientes
Métodos para el análisis de mutaciones específicas				
Análisis de longitud de fragmentos de restricción de fragmentos de PCR	Variantes conocidas seleccionadas	Las variantes de secuencia cambian el sitio de reconocimiento de una enzima de restricción y la longitud de los fragmentos de restricción	Rápido y asequible	Depende de un cambio en un sitio de reconocimiento; preocupación por los errores debidos al fallo de la enzima de restricción
Amplificación por PCR de alelos específicos	Variantes conocidas	Se han diseñado cebadores específicos para los alelos mutantes y de tipo natural	Rápido y asequible	Los cebadores específicos pueden ser difíciles de diseñar
Extensión de base única (SBE)	Variantes conocidas	Extensión de cebadores para una posición mediante el uso de finalizadores de nucleótidos marcados	Posibilidad de multiplexación limitada	Requiere un equipo de electroforesis de alta resolución
Ensayo de ligación de oligonucleótidos (OLA)	Variantes conocidas	Ligadura diferencial de las sondas perfectamente complementarias al ADN objetivo	Permite la multiplexación, es relativamente barato	Preocupación por los errores debidos a los fallos de ligación
Ensayo de inmunotransferencia por puntos de oligonucleótidos específicos de alelo (ASO)	Variantes conocidas	Utiliza la hibridación de sondas específicas de alelo marcadas con la región objetivo amplificada en muestras de pacientes; se aplica a membranas de soporte duplicadas como *Dot blots*	Permite la multiplexación, es relativamente barato	Laborioso y no puede diferenciar entre hibridación correcta e hibridación cruzada
Ensayo de inmunotransferencia por puntos de oligonucleótidos específicos de alelo (ASO) inverso	Variantes conocidas	Enfoque inverso a la inmunotransferencia por puntos que se basa en la inmovilización de sondas de oligonucleótidos específicos de alelo en una membrana de nailon, en lugar de las muestras individuales de ADN	Permite la multiplexación, es relativamente barato	Laborioso y no puede diferenciar entre hibridación correcta e hibridación cruzada
Ensayos basados en la secuenciación				
Secuenciación Sanger	Secuenciación de un solo gen para los trastornos mendelianos causados por un gen específico	Extensión de cebadores con incorporación de finalizadores de nucleótidos marcados con fluorescencia y separación de fragmentos	Bien establecido, alta precisión	Bajo rendimiento y gran cantidad de mano de obra
Secuenciación de nueva generación (NGS)	Trastornos genéticos que pueden ser causados por múltiples genes	Secuenciación simultánea mediante NGS de todos los genes conocidos implicados en un determinado trastorno	Más eficiente y barato que la secuenciación Sanger	Hay que realizar un análisis separado para las deleciones y duplicaciones a nivel de exón
Secuenciación clínica del exoma	Pacientes con fenotipo inespecífico o complejo que no se ajustan a un diagnóstico identificable	Secuenciación simultánea de todos los genes codificantes de proteínas (exoma) mediante NGS	Más eficaz que las pruebas secuenciales para pacientes con fenotipos complejos	Algunos genes y regiones no están totalmente cubiertos; algunas variantes de cambio de marco son difíciles de detectar; no comprueba las deleciones y duplicaciones de genes; análisis e interpretación complejos
Secuenciación del genoma completo	Pacientes con fenotipo inespecífico o complejo que no se ajustan a un diagnóstico identificable	Secuenciación del genoma completo	Tiene capacidad para revelar variantes no codificantes (reguladoras) y aberraciones genómicas estructurales	Análisis complejos, relativamente caros y no ampliamente disponibles, capacidad limitada para interpretar las variantes reguladoras
PCR cuantitativa en tiempo real	Deleciones y duplicaciones parciales (a nivel de exón)	La PCR cuantitativa mide la cantidad de la secuencia objetivo y la compara con un gen de constitutivo	Amplia disponibilidad, ensayos personalizados para cualquier gen de interés fáciles de diseñar	No es robusta, puede verse afectada por la calidad del ADN

TABLA 6-14

MÉTODOS DE DIAGNÓSTICO MOLECULAR SELECCIONADOS *(CONTINUACIÓN)*

Método	Aplicación	Principio	Ventajas	Desventajas
Pruebas de deleción de genes y de deleción parcial de genes				
Amplificación múltiple de sondas ligadas (MLPA)	Deleciones y duplicaciones parciales (a nivel de exón)	Implica la hibridación de dos oligonucleótidos adyacentes a un segmento de ADN genómico, seguido de la ligadura con la cantidad de producto correspondiente a la cantidad del objetivo, la amplificación por PCR y la separación por tamaños para caracterizar el número de copias	Equipos prediseñados para genes de interés; relativamente baratos	No es robusta, puede verse afectada por la calidad del ADN
Matrices de número de copias (ADN) personalizadas	Deleciones y duplicaciones parciales (a nivel de exón)	Señal de hibridación de la muestra del paciente con las sondas de la matriz en comparación con las muestras de referencia	Se pueden diseñar matrices personalizadas para el análisis simultáneo de muchos genes de interés	Tanto las matrices como los equipos de hibridación son caros

PCR, reacción en cadena de la polimerasa.

La separación de los blastómeros en los primeros 3 días tras la concepción, o de la masa celular interna de un blastocisto a los 4 o 7 días, puede dar lugar a gemelos idénticos. Una lesión que provoque la separación tras 7 días puede dar lugar a gemelos unidos. El desarrollo de los gemelos unidos puede ser asimétrico, es decir, uno puede desarrollarse correctamente y el otro ser incompleto. Este último es siempre anómalo y a veces reside en el cuerpo del gemelo mejor desarrollado (*feto en feto*). Algunos teratomas congénitos, especialmente en la zona sacrococcígea, son en realidad un gemelo asimétrico unido.

Las anomalías congénitas se dividen en tres grandes grupos

Las **malformaciones** son anomalías congénitas que se deben a una *alteración intrínseca del desarrollo*, es decir, un error primario en la morfogenia de un órgano o tejido. Pueden presentarse como una anomalía aislada por herencia multifactorial, o como parte de un conjunto de anomalías por factores genéticos o ambientales. Por ejemplo, una malformación cardíaca puede ser el único problema de un lactante por lo demás sano o puede ser una de las muchas anomalías de la trisomía 21, o el **síndrome de CHARGE** debido a una mutación en el gen *CHD7*, o una consecuencia de la fetopatía alcohólica. Dado que muchas malformaciones se deben a anomalías cromosómicas o de un solo gen, a menudo se asocian a un riesgo significativo de recurrencia en los siguientes embarazos de una pareja con un hijo afectado.

La **deformación** es una *alteración extrínseca* de la morfogenia que entraña una compresión localizada o generalizada del feto, generalmente debida a una restricción uterina al final del embarazo. En el tercer trimestre, todos los fetos experimentan una cierta compresión, ya que el rápido crecimiento del feto supera el agrandamiento del útero y el volumen de líquido amniótico que amortigua al feto disminuye.

Los factores de riesgo de compresión y deformación excesivas son los leiomiomas, útero bicorne, primer embarazo, oligohidramnios (cantidad muy reducida de líquido amniótico), presentación

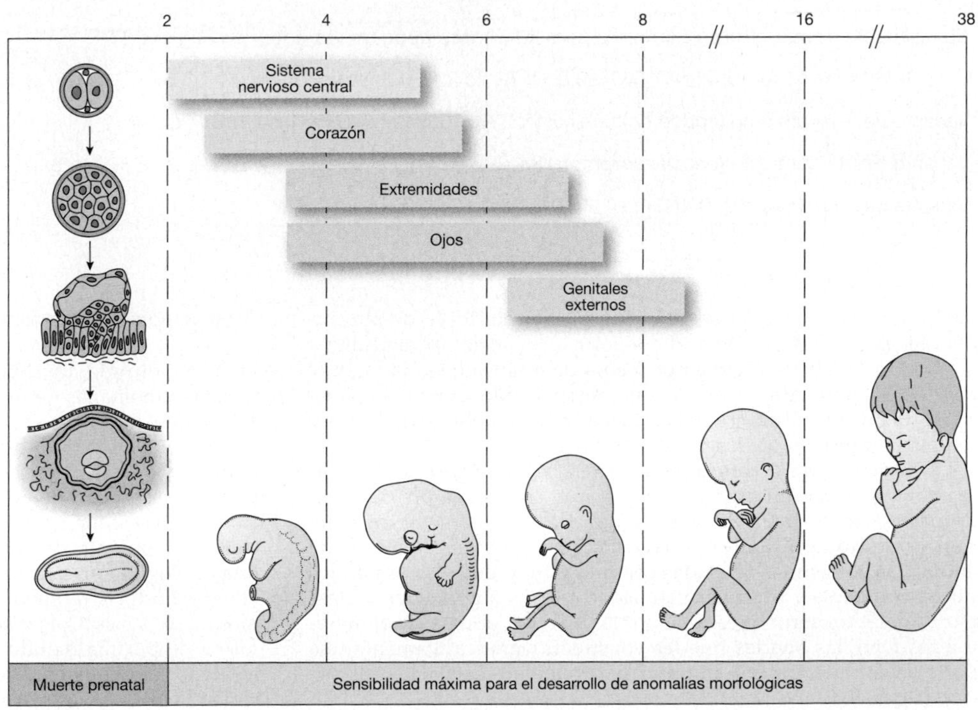

FIGURA 6-44. Sensibilidad de órganos específicos a los agentes teratógenos en fases críticas de la embriogenia humana. La exposición a factores adversos antes de la implantación y en una fase temprana tras la implantación (extremo izquierdo) conduce a la muerte prenatal. Los períodos de sensibilidad máxima a los teratógenos (barras horizontales) varían para los distintos sistemas orgánicos, pero en general se limitan a las primeras ocho semanas del embarazo.

TABLA 6-15

SÍMBOLOS Y EJEMPLOS QUE ILUSTRAN LA NOMENCLATURA INTERNACIONALMENTE ACEPTADA DE LA HUMAN GENOME VARIATION SOCIETY (HGVS) PARA LAS VARIANTES MOLECULARES (ACTUALIZACIÓN DE 2016)

Secuencias de referencia			
c.	Secuencia de referencia de ADN codificante		
g.	Secuencia de referencia genómica		
m.	Secuencia de referencia mitocondrial		
n.	Secuencia de referencia de ARN no codificante (gen que produce un transcrito de ARN, pero no una proteína)		
r.	Secuencia de referencia de ARN		
p.	Secuencia de referencia de proteína		
Nomenclatura de abreviaturas y símbolos			
«del», deleción	«inv», inversión	«t», translocación	«>», «cambia a» (sustitución)
«dup», duplicación	«>», sustitución por	«*», codón de terminación de traducción (*stop*)	«:», separa la descripción de una secuencia de referencia y la descripción real de una variante
«ins», inserción	«con», conversión	«_» numeración de nucleótidos, utilizada para indicar un intervalo	«=», indica identidad con la secuencia de referencia
Ejemplos de nomenclatura a nivel de ADNc y proteínas			
Cambio de ADNc	Interpretación	Cambio de proteínas	Interpretación
c.262A>G	La adenina en la posición 262 del ADNc se sustituye por guanina	p.Asn88Asp	la asparagina en la posición 88 de la proteína se sustituye por ácido aspártico
c.1534G>T	la guanina en la posición 1534 del ADNc se sustituye por timina	p.Glu512*	el ácido glutámico en la posición 512 de la proteína se sustituye por un codón de terminación
c.142_143delAT	deleción de los nucleótidos A y T en las posiciones 142 y 143 del ADNc	p.Ile48Lysfs*2	Cambio de marco que resulta en la sustitución de la isoleucina en la posición 48 de la proteína por lisina y un codón de terminación 3 posiciones secuencia abajo del sitio de deleción
c.363+1G>A	guanina en el intrón inmediatamente después de la posición 363 del ADNc sustituida por adenina (cambia el sitio de empalme canónico)	p.?	Se desconocen los efectos sobre las proteínas (se prevé que la variante afecte el empalme, algo que debe comprobarse mediante estudios funcionales)
Ejemplos de nomenclatura completa para diferentes tipos de variantes en el gen *CFTR*			
Variante de sentido alterado: NM_000492.3 (*CFTR*):c.224G>A (p.Arg75Gln)			
Variante de truncamiento (codón de terminación): NM_000492.3 (*CFTR*):c.115C>T (p.Gln39*)			
Variante de truncamiento (desplazamiento): NM_000492.3 (*CFTR*):c.174_177del (p.Asp58Glufs*32)			
Variante de empalme: NM_000492.3 (*CFTR*):c.164+1G>A (p.?)			

fetal anómala, gestación gemelar y gestación múltiple de alto orden. El pie zambo debido a una deformación suele ser maleable y a menudo puede corregirse por medio de moldeado seriado en el período neonatal. En cambio, el pie zambo debido a una malformación está presente durante toda la gestación, no suele ser maleable y requiere corrección quirúrgica.

La **interrupción** o **rotura** es una *alteración extrínseca* de la morfogenia en la que un órgano o una región anatómica previamente formados con normalidad resultan dañados por un factor intrauterino. El síndrome de anillos de constricción es un ejemplo común de anomalías congénitas causadas por una rotura. La bolsa amniótica puede romperse y producir bandas de amnios que pueden rodear partes del feto, con preferencia por las extremidades. Con el movimiento fetal, las bandas pueden constreñir significativamente una parte del feto y romper o amputar la extremidad distal a la constricción (fig. 6-46).

Terminología de las anomalías congénitas

En la **pleiotropía**, una única etiología subyacente (*v.* anteriormente) causa anomalías de más de un sistema de órganos en diferentes partes del embrión o en múltiples estructuras que surgen en diferentes momentos del desarrollo intrauterino. En función de cómo el agente produzca su efecto perjudicial, los defectos congénitos pleiotrópicos pueden presentarse como síndromes de malformación o como secuencias. Un **síndrome de malformación** se define como un conjunto de anomalías que surgen en paralelo debido a una etiología. Por ejemplo, el *síndrome de Apert*, caracterizado por craneosinostosis (cráneo de forma anómala debido al cierre prematuro de las suturas craneales), facies inusual y manos y pies en forma de pezuña debido a la sindactilia (fusión de los dedos) de los dedos de las manos y de los pies, es resultado de mutaciones en el gen *FGFR2*. El *síndrome fetal por warfarina* con bajo peso al nacer,

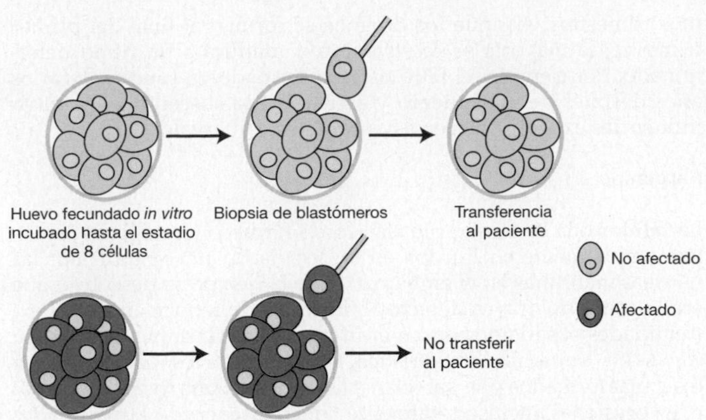

FIGURA 6-45. Diagnóstico genético previo a la implantación mediante biopsia de blastómeros. Tras la fecundación *in vitro*, el óvulo fecundado se incuba durante 3 días hasta el estadio de desarrollo de 8 a 16 células. Se extrae un solo blastómero y se somete a pruebas genéticas para detectar una anomalía cromosómica o un trastorno de un solo gen. Solo se transferirán a la paciente los embriones tempranos que no estén afectados. Los blastómeros son todavía pluripotentes en esta fase, y la pérdida de un blastómero no afectará negativamente el desarrollo del embrión.

caracterizado por hipoplasia nasal, depósitos calcáreos en el esqueleto y falanges distales hipoplásicas, se debe a la exposición prenatal al anticoagulante warfarina.

Se produce una **secuencia** cuando un gen mutado, un teratógeno u otro desencadenante solo afecta un único sistema de órganos en un momento dado, y esa perturbación desencadena una cascada de anomalías adicionales en otras partes del feto. En la *secuencia de Potter* (fig. 6-47), los signos externos de compresión fetal excesiva (cara plana, orejas grandes, pies zambos, contracturas de los dedos y piel laxa redundante), la hipoplasia pulmonar (que provoca la muerte neonatal) y los cambios morfológicos del amnios se deben al oligohidramnios, con independencia de su etiología (fig. 6-47). La aplasia renal bilateral, la obstrucción infravesical y la filtración crónica de líquido amniótico debido a una alteración del amnios son causas comunes.

Los **términos específicos de órganos** que se utilizan para hablar de las malformaciones congénitas son los siguientes:

- La **agenesia** es la ausencia completa del primordio de órgano, ya sea: *(1)* ausencia total de un órgano (p. ej., agenesia renal unilateral o bilateral); *(2)* ausencia de parte de un órgano, como la agenesia del cuerpo calloso del cerebro; o *(3)* ausencia de un tipo o tipos celulares específicos en un órgano, como la ausencia de células germinativas testiculares en el síndrome congénito de solo células de Sertoli.
- La **aplasia** es la persistencia de un primordio o rudimento de un órgano sin desarrollo del órgano maduro. En la aplasia pulmonar, por ejemplo, el bronquio principal muestra terminación ciega en un tejido indiferenciado compuesto de conductos rudimentarios y tejido conjuntivo.

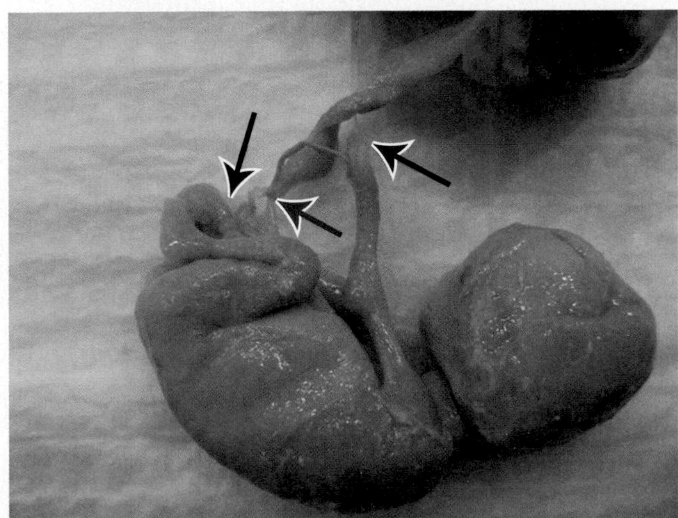

FIGURA 6-46. Feto de 12 semanas de gestación con defectos en las extremidades distales debido a las bandas de amnios que lo rodean y constriñen (*flechas negras*). La muerte fetal se produjo debido a la grave constricción del cordón umbilical por una banda amniótica (*flecha roja*).

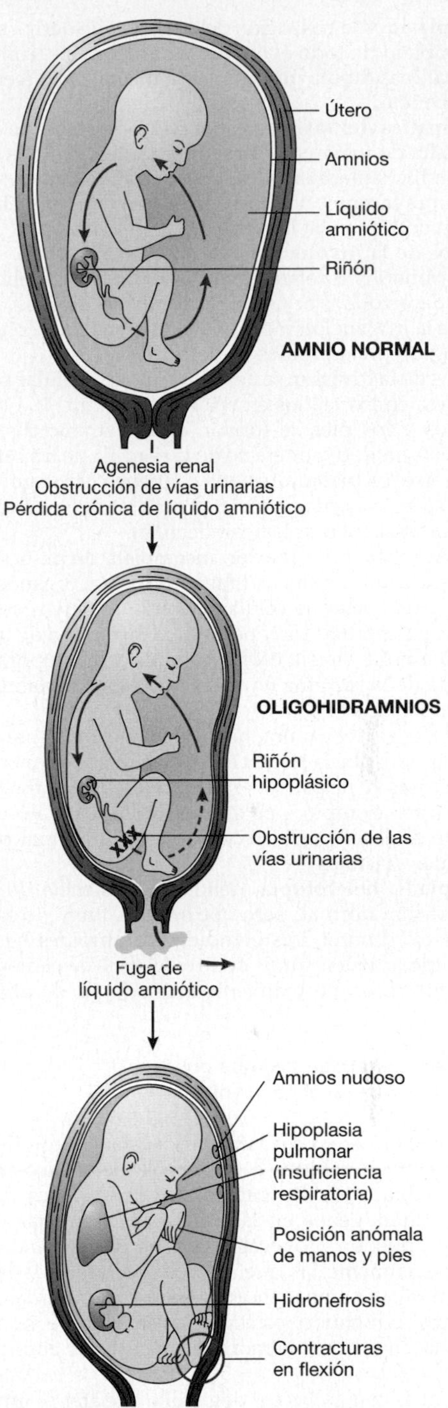

FIGURA 6-47. Complejo de Potter. En condiciones normales, el feto deglute el líquido amniótico y, en consecuencia, excreta orina, de manera que mantiene un volumen normal del líquido amniótico. Cuando existe alguna afección en las vías urinarias (p. ej., agenesia renal u obstrucción de las vías urinarias) o fuga de líquido amniótico, el volumen de este se reduce y se desencadena una enfermedad denominada **oligohidramnios.** El oligohidramnios induce diversas anomalías congénitas que se agrupan en la **secuencia de Potter,** y entre ellas se encuentran la hipoplasia pulmonar y las contracturas de las extremidades. El amnios muestra un aspecto nodular.

- La **hipoplasia** es la reducción del tamaño que deriva del desarrollo incompleto de todo el órgano o parte de este, como en la micrognatia (mandíbula pequeña) o la microcefalia (cerebro y cráneo pequeños).
- Las **anomalías del rafe** corresponden a defectos que se generan ante la falta de fusión de estructuras opuestas. En la espina bífida, el conducto medular no se cierra en su totalidad, y el hueso y la piel suprayacentes no se fusionan, lo que permite la persistencia de un defecto en la línea media.
- Los **fallos de la involución** denotan la persistencia de estructuras embrionarias o fetales que normalmente involucionan durante el desarrollo. Por tanto, un conducto tirogloso persistente se debe a la involución incompleta del tracto que conecta la base de la lengua con la tiroides en desarrollo.
- Los **fallos de la división** se deben a la muerte celular programada incompleta en los tejidos embrionarios (*v.* cap. 1). Los dedos de las manos y los pies se forman en el extremo distal del brote de la extremidad, por efecto de la pérdida de las células que se ubican entre los primordios que contienen cartílago. Si estas células no sufren apoptosis, los dedos permanecen unidos o muestran separación incompleta (sindactilia).
- La **atresia** refleja la formación incompleta de un orificio corporal normal o un conducto tubular. Muchos órganos huecos se originan como tiras de células y cordones, cuyos centros están programados para morir y permitir la formación de una cavidad central o luz. La atresia esofágica se caracteriza por la ausencia localizada de la luz, que no se establece en su totalidad durante la embriogenia.
- La **displasia** se debe a una histogenia anormal (este proceso difiere de la «displasia» que caracteriza a las lesiones epiteliales precancerosas [*v.* caps. 1 y 5]). En la esclerosis tuberosa se caracteriza, por ejemplo, por un desarrollo anómalo del cerebro, en el que coalescen células con desarrollo normal para formar «tubérculos» visibles.
- La **ectopia**, o **heterotopia**, denota la existencia de un órgano con formación normal, pero que se sitúa fuera de su ubicación anatómica ordinaria. Las glándulas paratiroides heterotópicas, por ejemplo, pueden surgir dentro del timo en el mediastino anterior, o un riñón normalmente formado puede ubicarse en la pelvis.

Los teratógenos son agentes que pueden provocar anomalías en el desarrollo

Los **teratógenos** pueden ser fármacos, sustancias químicas, radiaciones, metabolitos debidos a trastornos metabólicos maternos e infecciones (tabla 6-16). En general, las alteraciones debidas a la exposición a teratógenos en las primeras 2 semanas después de la concepción pueden provocar la muerte del producto de la concepción, especialmente las que se producen antes de la implantación, o no afectar el embarazo (fig. 6-44). Las pérdidas tempranas del embarazo a menudo pasan desapercibidas o se interpretan erróneamente como una hemorragia menstrual abundante y diferida.

Las anomalías complejas del desarrollo que afectan múltiples sistemas de órganos suelen deberse a daños durante las primeras fases de la organogenia, hasta el final de la octava semana de embarazo. Esta etapa del desarrollo de formación de los sistemas de órganos primordiales es susceptible de sufrir malformaciones debido a la influencia de un desequilibrio cromosómico, un gen mutado o un teratógeno (fig. 6-44).

El riesgo de teratogenia también depende de la dosis. Los teratógenos pueden inhibir enzimas o receptores cruciales, interferir en la formación de los husos mitóticos o alterar la producción de energía, e inhiben así los pasos metabólicos críticos para la morfogenia normal. Los mecanismos de teratogenia son específicos para cada agente y pueden depender de los genotipos (p. ej., capacidad de metabolizar un fármaco) tanto del feto como de la madre. Los agentes suelen provocar patrones específicos de anomalías congénitas (*v.* más adelante) y rara vez causan errores importantes en la morfogenia después del tercer mes de embarazo. Sin embargo, pueden producirse anomalías funcionales y, en menor medida, estructurales en los niños expuestos a teratógenos exógenos durante los últimos trimestres. Aunque los órganos se forman al final del primer trimestre, la mayoría se reestructura y madura a un ritmo determinado. Por ejemplo, el SNC alcanza la madurez funcional varios años después del nacimiento y sigue siendo susceptible de sufrir influencias exógenas adversas durante este intervalo.

Fármacos

La **talidomida** es el ejemplo clásico de fármaco teratógeno. Se utilizó ampliamente en Europa en la década de 1950 para tratar las náuseas matutinas en el embarazo. Con el tiempo se descubrió que era la causa de graves defectos bilaterales de reducción de las extremidades observados en un gran número de lactantes en Europa (fig. 6-48). De forma característica, los brazos de los niños eran cortos y mal formados y se parecían a las aletas de una foca (focomelia) o, en ocasiones, incluso totalmente había ausencia de extremidades (amelia). La talidomida, un derivado del ácido glutámico, es teratógena entre los días 28 y 50 de gestación.

Determina el crecimiento de las extremidades al impedir la angiogenia (estas mismas propiedades la hacen útil para el tratamiento de ciertos tumores malignos). El efecto teratógeno de la talidomida (y su actividad antineoplásica) puede deberse al hecho de que existen múltiples vías angiogénicas (*v.* cap. 5), de las cuales solo algunas son sensibles a la talidomida. La talidomida no es teratógena en roedores; *por tanto, el hecho de que un fármaco no sea teratógeno en animales de laboratorio no implica necesariamente que sea inocuo para el ser humano.* A falta de estudios adecuados y bien controlados en humanos sobre un determinado fármaco, el médico que prescriba un tratamiento a una persona embarazada debe tener en cuenta los posibles riesgos para el feto en desarrollo.

En alrededor del 10% de hijos que nacen de madres que toman el fármaco antiepiléptico **hidantoína** durante el embarazo pueden presentar el denominado **síndrome de hidantoína fetal**, caracteri-

TABLA 6-16
TERATÓGENOS REPRESENTATIVOS

Teratógenos
Fármacos y productos químicos • Alcohol • Talidomida • Fenitoína • Isotretinoína • Warfarina • Andrógenos • Antagonistas del ácido fólico • Otros
Radiación
Enfermedades maternas • Diabetes • Otras endocrinopatías • Fenilcetonuria
Infección uterina/placentaria • Toxoplasmosis • Rubéola • Citomegalovirus • Virus del herpes simple • Virus de la varicela-zóster • *Treponema pallidum* (sífilis) • Parvovirus B19 (quinta enfermedad, síndrome fetal por parvovirus) • Virus de la inmunodeficiencia humana • Enterovirus • Virus Zika

zado por rasgos faciales característicos (ojos muy separados, puente nasal ancho y deprimido y, en ocasiones, labio y paladar hendido). También pueden presentar uñas y dedos hipoplásicos, defectos cardíacos congénitos y problemas de neurodesarrollo. El espectro de síndromes asociados a la exposición prenatal a estos antiepilépticos es amplio. Se cree que el mecanismo por el que la hidantoína y otros antiepilépticos causan malformaciones entraña su metabolismo por la epóxido hidrolasa. La variabilidad genética entre los genes maternos y fetales que codifican la enzima puede aumentar la susceptibilidad. La **isotretinoína** (ácido 13-cis-retinoico), un medicamento oral utilizado para el tratamiento del acné, fue reconocida como un teratógeno humano. Varios lactantes expuestos presentaron anomalías craneofaciales, cardíacas, del SNC y del timo. Algunos nacieron muertos y los que sobrevivieron tenían una inteligencia por debajo del rango considerado normal. Este conjunto de defectos de nacimiento se conoce actualmente como *embriopatía por ácido retinoico*.

La isotretinoína es un retinoide muy parecido al ácido retinoico, un derivado natural de la vitamina A que desempeña un papel importante en el desarrollo embrionario. La descendencia de las mujeres que toman isotretinoína después del día 15 después de la fecundación tiene un riesgo del 35% de sufrir malformaciones. Dejar de tomar el fármaco antes de la tercera semana de embarazo no conlleva ningún riesgo conocido para la descendencia. El riesgo de malformaciones congénitas es mucho menor con los retinoides tópicos como la tretinoína.

Productos químicos

No se ha demostrado definitivamente que la **nicotina** del humo del cigarrillo sea teratógena. Sin embargo, entre las mujeres que fuman durante el embarazo existe un alto índice de anomalías en la placenta, aborto espontáneo, parto prematuro, lactantes con bajo peso al nacer (*v.* cap. 8) y síndrome de muerte súbita del lactante (SMSL, *v.* más adelante). La exposición prenatal al **alcohol** es una de las principales causas prevenibles de defectos de nacimiento y discapacidades del desarrollo. Los daños causados por la exposición intrauterina al alcohol se observaron en tiempos bíblicos y se notificaron durante la histórica epidemia de la ginebra de Londres (1720-1750). Sin embargo, no se definió un síndrome específico hasta 1968. La incidencia de *fetopatía alcohólica (FPA)* o *síndrome de alcoholismo fetal* oscila entre 0.2 y 2.0 casos por cada 1000 nacidos vivos en Estados Unidos, pero puede alcanzar los 20 a 150 casos por cada 1000 en poblaciones con altas tasas de alcoholismo. La FPA representa el punto máximo del *espectro del trastorno de alcoholismo fetal*, que incluye retraso del crecimiento pre y posnatal, microcefalia, anomalías del SNC, defectos de los tabiques cardíacos, pequeñas contracturas articulares, falanges distales pequeñas y trastornos psicomotores. La dismorfología facial característica incluye fisuras palpebrales cortas, hipoplasia maxilar, filtrum liso (zona ligeramente plegada entre la base de la nariz y el labio superior) y labios finos. Una minoría de niños afectados por el abuso de alcohol por parte de la madre muestran el espectro completo de FPA. La discapacidad intelectual leve y los trastornos emocionales relacionados con el efecto del alcoholismo fetal son mucho más frecuentes que la FPA completa. Una quinta parte de los niños con FPA presenta cocientes de inteligencia inferiores a 70, y el 40% se sitúa entre 70 y 85. Incluso aquellos con una inteligencia normal tienden a mostrar poca memoria, comportamiento impulsivo e inestabilidad emocional (*v.* cap. 8). Los que presentan el espectro completo de FPA suelen nacer de madres alcohólicas crónicas que tomaron de 8 a 10 bebidas alcohólicas durante la gestación, mientras que los que presentan síntomas más leves suelen estar expuestos a 2 bebidas al día. El consumo excesivo de alcohol durante el primer trimestre del embarazo es especialmente peligroso. No se conoce bien el mecanismo por el que el alcohol daña al feto en desarrollo.

Radiación

Si el feto recibe una gran dosis de **radiación** (superior a la exposición de 500 radiografías de tórax) entre las 2 y las 18 semanas de gestación, pueden producirse defectos de nacimiento, especialmente los que afectan el SNC. El feto también presentará un mayor riesgo de padecer cáncer en el futuro. Se descubrió que los fetos en la etapa de 8 a 18 semanas de embarazo expuestos a las bombas atómicas lanzadas sobre Hiroshima y Nagasaki tenían una alta tasa de daños cerebrales que dieron lugar a un menor coeficiente intelectual e incluso a discapacidad intelectual grave. También sufrieron un retraso en el crecimiento y una mayor tasa de otros defectos de nacimiento. Como grupo, eran un 4% más bajos que la población general.

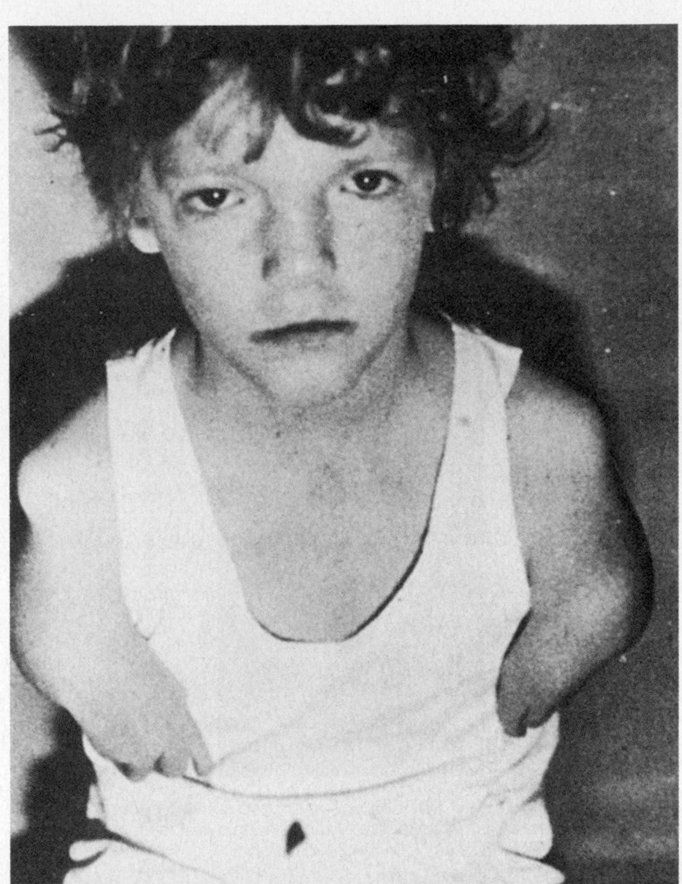

FIGURA 6-48. Niño con focomelia, un grave defecto de reducción simétrica de las extremidades, debido a la exposición prenatal a la talidomida.

Enfermedad metabólica materna

Las acumulaciones séricas elevadas de glucosa son teratógenas. Los lactantes de madres con **diabetes mellitus** tienen un riesgo significativamente mayor de sufrir malformaciones congénitas, y el riesgo está muy relacionado con el grado de hiperglucemia en el período periconcepcional. El riesgo global de sufrir una malformación importante es de alrededor del 5% y de aproximadamente el 10% si la persona embarazada requiere tratamiento con insulina. Los tipos de anomalías congénitas graves inducidas por la *embriopatía diabética* incluyen hendiduras bucofaciales y defectos del corazón, el tubo neural y las extremidades. La agenesia sacra/displasia caudal (falta de desarrollo fetal de la columna vertebral caudal y de los segmentos correspondientes de la médula espinal) es poco frecuente en la población general, pero está muy asociada a la diabetes materna, que representa entre el 15% y el 25% de los casos.

Todos los hijos de mujeres con **fenilcetonuria** (FCU) son heterocigotos obligados y, como portadores, se espera que no estén afectados por el trastorno. Sin embargo, los nacidos de madres que no reciben tratamiento dietético presentan graves deficiencias intelectuales. Muchos presentan microcefalia, crecimiento deficiente y malformaciones cardíacas. Esto se debe al efecto altamente teratógeno de las concentraciones elevadas de fenilalanina en la circulación materna.

Por tanto, es muy importante que una mujer con fenilcetonuria que esté pensando en quedarse embarazada siga una dieta baja en fenilalanina antes de concebir y durante todo el embarazo.

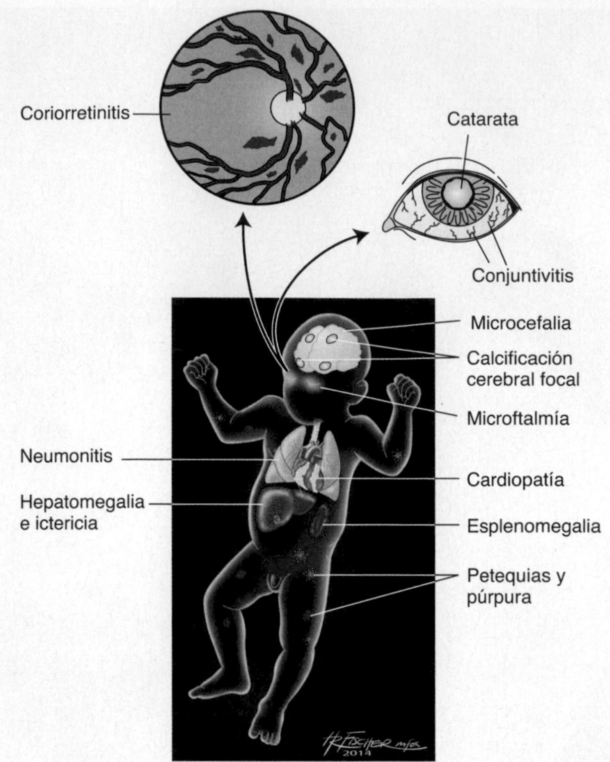

FIGURA 6-49. Complejo TORCH. Los niños que sufren infección intrauterina por Toxoplasma, virus de la rubéola, citomegalovirus o virus del herpes simple desarrollan anomalías con similitud notoria.

Las infecciones intrauterinas o periparto son causas importantes de complicaciones fetales y neonatales

Una infección prenatal del neonato puede causar anomalías congénitas, crecimiento deficiente y resultados clínicos y de laboratorio anómalos.

Complejo TORCH

El **complejo TORCH** es un acrónimo que hace referencia a un conjunto de infecciones congénitas que se agruparon porque tienen signos y síntomas neonatales similares, los más comunes de los cuales son erupción cutánea y anomalías oculares (fig. 6-49). Las infecciones TORCH (*Toxoplasma* [T], otras infecciones [O], rubéola [R], citomegalovirus [C] y herpes simple [H]) afectan a entre el 1% y el 5% de todos los lactantes nacidos vivos en Estados Unidos. El acrónimo se acuñó para alertar a los pediatras sobre el hecho de que estas infecciones fetales y neonatales pueden ser indistinguibles entre sí, y que es necesario realizar pruebas (pruebas de anticuerpos para todos los agentes infecciosos TORCH) en los casos sospechosos, dado que el diagnóstico rápido es crucial para iniciar el tratamiento y obtener un pronóstico óptimo.

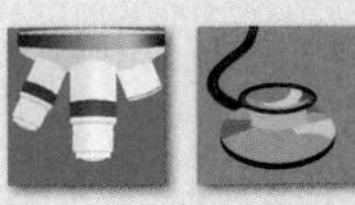

ANATOMOPATOLOGÍA Y CARACTERÍSTICAS CLÍNICAS: los hallazgos clínicos y anatomopatológicos en los recién nacidos sintomáticos con infección por agentes TORCH varían. Solo una minoría muestra todo el espectro de anomalías (fig. 6-49). Son frecuentes el retraso del crecimiento y las anomalías en cerebro, ojos, hígado, sistema hematopoyético, corazón y piel.

Las **lesiones del SNC** son las más graves en los niños con infección por agentes TORCH. En la encefalitis aguda, los focos de necrosis están inicialmente rodeados de células inflamatorias. Posteriormente, estas lesiones se calcifican, sobre todo en la toxoplasmosis congénita. Son frecuentes la microcefalia, la hidrocefalia y anomalías de la configuración de los giros y los surcos (microgiria). Radiológicamente, pueden producirse cavidades cerebrales anómalas (porencefalia), ausencia de bulbos olfatorios y otras anomalías cerebrales importantes. Las lesiones graves del SNC pueden conllevar retraso psicomotor, defectos neurológicos y convulsiones.

Los **defectos oftálmicos** también pueden ser prominentes, en particular en la infección por rubéola, por la cual dos terceras partes de los pacientes desarrolla cataratas y microftalmia. Puede haber glaucoma y malformaciones de la retina (coloboma). La coroidorretinitis, generalmente bilateral, es común con la rubéola, *Toxoplasma* y citomegalovirus (CMV). La queratoconjuntivitis es la lesión oftálmica más común en la infección neonatal por herpes.

Entre los **hallazgos cutáneos** que pueden estar presentes se incluyen petequias y púrpura.

Las **anomalías cardíacas** afectan a muchos niños con el complejo TORCH, en particular en aquellos con rubéola congénita, e incluyen conducto arterioso persistente y defectos del tabique. En ocasiones se observan estenosis de la arteria pulmonar y anomalías cardíacas complejas.

La «O» de TORCH se ha ampliado para incluir el virus de la varicela-zóster, el parvovirus B19 (quinta enfermedad), el virus de la inmunodeficiencia humana (VIH), el enterovirus y el virus Zika. Debido al creciente número de agentes infecciosos que se sabe que causan malformaciones congénitas, se ha recomendado un abordaje diagnóstico que refleje la diversidad de dichos agentes y la necesidad de que los médicos que atienden a mujeres embarazadas y recién nacidos reconozcan las características clínicas de todas las infecciones congénitas más frecuentes. Dado que los daños son en gran medida irreparables, la prevención prenatal es el mejor abordaje. Los agentes específicos del complejo TORCH se analizan en detalle en el capítulo 9.

Sífilis congénita

La sífilis congénita afecta a 1 de cada 2000 niños nacidos vivos en Estados Unidos, y su incidencia está aumentando. Una tercera parte de los embarazos de mujeres con sífilis acaban en muerte, y el restante en niños a término con sífilis congénita. *Treponema pallidum*, la bacteria responsable de la sífilis, se transmite al feto a través de una madre que se ha infectado durante el embarazo o, potencialmente, en los 4 años anteriores a este. La transmisión transplacentaria puede producirse en cualquier momento de la gestación, pero es más frecuente que se produzca a medida que avanza el embarazo. Las mujeres con sífilis primaria o secundaria no tratada tienen más probabilidades de transmitir la sífilis a sus fetos que las mujeres con la enfermedad latente. La infección en las primeras fases del embarazo suele ser causa de aborto. Las espiroquetas crecen en todos los tejidos del feto y las manifestaciones clínicas son el resultado de la respuesta inflamatoria. La gravedad de las manifestaciones es variable y depende del momento de la infección intrauterina.

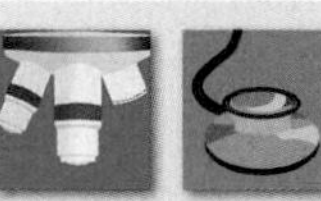

ANATOMOPATOLOGÍA Y CARACTERÍSTICAS CLÍNICAS: los niños con sífilis congénita pueden parecer normales al nacer o mostrar signos y síntomas del complejo TORCH. Las lesiones de los niños con síntomas, incluidos los granulomas denominados **gomas**, contienen una gran cantidad de espiroquetas y muestran infiltrados perivasculares de linfocitos y células plasmáticas. Muchos lactantes no presentan síntomas y desarrollan las características típicas de la sífilis congénita en los primeros meses o años de vida. Los síntomas tardíos de la sífilis congénita aparecen al cabo de muchos años y son el reflejo de la destrucción y reparación hísticas de evolución lenta.

Los signos y síntomas de la sífilis congénita incluyen:

- **Rinitis**: en casi todos los casos se desarrolla una rinorrea mucopurulenta conspicua, como signo temprano de la sífilis congénita. La mucosa nasal aparece edematosa y tiende a ulcerarse, lo que desencadena rinorragia. La destrucción del puente nasal causa finalmente aplanamiento nasal, que constituye el signo de la **nariz en silla de montar**.

- **Piel**: es frecuente la existencia de exantema maculopapular en una fase temprana de la sífilis congénita. Suele afectar las palmas de las manos y las plantas de los pies (como en la sífilis secundaria del adulto), aunque puede observarse también en todo el cuerpo o cualquier parte de sus estructuras. Se producen grietas y fisuras (**ragadias**) alrededor de la boca, el ano y la vulva. Es posible que se desarrollen de forma temprana o tras algunos años placas planas elevadas (**chancros sifilíticos**) alrededor del ano y los genitales femeninos.
- **Vísceras**: es posible que durante el período neonatal se desarrolle una neumonitis característica, en la que los pulmones desarrollan crepitación discreta y palidez (**neumonía alba**). La hepatoesplenomegalia, la anemia y la linfadenopatía también pueden observarse en la sífilis congénita temprana.
- **Dientes**: las gemaciones de los incisivos y los primeros molares permanentes se desarrollan en una fase temprana de la vida posnatal, período en el que la sífilis congénita muestra una especial agresividad. Así, los incisivos permanentes pueden tener muescas (**dientes de Hutchinson**) y los molares malformaciones (**molares en mora**).
- **Huesos**: es habitual la inflamación perióstica con formación de hueso nuevo (**periostitis**), en especial en la cara anterior de la tibia. Esto genera una deformación distintiva de tipo convexo (**tibias en sable**).
- **Ojo**: la vascularización progresiva de la córnea (**queratitis intersticial**) puede presentarse desde los 4 hasta los 20 años. Finalmente, la córnea muestra cicatrización y se opacifica.
- **Sistema nervioso**: el sistema nervioso se ve afectado en muchos casos y los síntomas comienzan durante el período neonatal o 1 año después. La **meningitis** predomina en la sífilis congénita temprana y causa convulsiones, hidrocefalia leve y discapacidad intelectual. La **sífilis meningovascular** es frecuente en una fase posterior y puede desencadenar sordera, discapacidad intelectual, paresia y otras complicaciones.
- La **tríada de Hutchinson** corresponde a la combinación de sordera, queratitis intersticial y deformación de los dientes incisivos.

Los hallazgos clínicos y los antecedentes de sífilis materna sugieren el diagnóstico, pero la confirmación serológica de la infección activa puede no ser definitiva, puesto que tiene lugar transferencia transplacentaria de treponemas y de anticuerpos maternos. La penicilina es el fármaco de elección para la sífilis intrauterina y posnatal. Si se administra prenatalmente, o en los 2 primeros años de vida posnatal, se previenen la mayoría de los síntomas de la sífilis congénita.

HERENCIA MULTIFACTORIAL

Algunas anomalías congénitas, como las cardiopatías congénitas (el defecto estructural de nacimiento más frecuente; *v.* cap. 11), el labio leporino y el paladar hendido, la estenosis pilórica, la hipospadias, los defectos del tubo neural, la luxación congénita de la cadera y el megacolon agangliónico (enfermedad de Hirschsprung), pueden aparecer solas o como una de las múltiples anomalías de un síndrome cromosómico, de una variante del número de copias, de un solo gen o de una malformación teratógena. Cuando alguna de estas es una anomalía aislada, se dice que tiene una **herencia multifactorial**. Al igual que la mayoría de los rasgos humanos normales, como la altura, el color del pelo y el hábito corporal, las anomalías congénitas aisladas no son meros atributos mendelianos dominantes o recesivos. Muchas son el resultado de la interacción entre múltiples genes y factores ambientales, epigenéticos y de otro tipo. Del mismo modo, muchos trastornos crónicos que aparecen más adelante en la vida (diabetes, ateroesclerosis, hipertensión, artritis o muchas formas de cáncer) son «hereditarios» y tienen una herencia multifactorial (tabla 6-17). Se desconoce el número de genes implicados en un defecto concreto. Sin embargo, se cree que el labio leporino, con o sin paladar hendido, se debe a la actuación multiplicativa de

TABLA 6-17

TRASTORNOS CON HERENCIA MULTIFACTORIAL REPRESENTATIVOS

Adultos	Niños[a]
Hipertensión	Estenosis pilórica
Ateroesclerosis	Labio y/o paladar hendido aislado
Diabetes, tipo 2	Cardiopatía congénita aislada
Diátesis alérgica	Defectos del tubo neural
Psoriasis	Hipospadias
Esquizofrenia	Dislocación congénita de cadera
Espondilitis anquilosante	Enfermedad de Hirschsprung
Gota	

[a] Se refiere a las anomalías congénitas que no son un componente de un síndrome cromosómico, de variante del número de copias, de gen único o debido a una malformación teratógena.

entre dos y ocho genes junto con factores ambientales. Es probable que ocurra algo parecido en otras malformaciones congénitas con herencia multifactorial.

El riesgo de cualquier anomalía multifactorial se estima a partir del número de familiares afectados, la gravedad de la enfermedad y la proyección estadística establecida por medio de análisis poblacionales. La probabilidad de un trastorno multifactorial en los familiares de primer grado de alguien con el trastorno suele ser solo del 5% al 10%, y es mucho menor en los familiares de segundo grado. El riesgo aumenta con el número de familiares afectados y la gravedad de la enfermedad. Si hay una relación de sexos alterada en la incidencia de una anomalía multifactorial, el riesgo de recurrencia es, por regla general, mayor en las familias en las que el miembro afectado es del sexo menos afectado.

El **labio leporino** y el **paladar hendido** aislados son un ejemplo de herencia multifactorial. A los 35 días de gestación, la prominencia frontal embrionaria se fusiona con el proceso maxilar para formar el labio superior. Este proceso está regulado por muchos genes, y la fusión adecuada puede verse afectada por alteraciones en la expresión génica (hereditarias y ambientales) y causar labio leporino con o sin paladar hendido (fig. 6-50). La incidencia es de aproximadamente 1 por cada 1 000 nacidos vivos. Si un niño nace con labio leporino, la probabilidad de que un segundo niño de la misma familia tenga el mismo defecto es del 4%. Si hay dos niños afectados, el riesgo de labio leporino en los siguientes hijos de la familia pasa a ser del 9%. Cuanto más grave sea el defecto, mayor será la probabilidad de transmitir la afección. Además, dado que el 75% de los casos de labio leporino se da en hombres, los hijos de mujeres con labio leporino tienen un riesgo 4 veces mayor de padecer el defecto que los hijos de padres afectados.

Las **malformaciones del SNC** se analizan en detalle en el capítulo 26. Los **defectos del tubo neural** (DTN), la anencefalia y la espina bífida, son anomalías congénitas devastadoras en cuya aparición contribuyen dos factores: un factor ambiental importante (falta de folato alimentario) y un factor genético importante (variante homocigota de sentido erróneo en el gen *MTHFR*). La **anencefalia**, o ausencia congénita de la bóveda craneal, es un **defecto del rafe** del cierre del tubo neural, en el que los hemisferios cerebrales faltan por completo o se reducen a pequeñas masas de tejido desorganizado. Los niños afectados nacen muertos o mueren poco después del nacimiento; aproximadamente dos terceras partes son mujeres. La **espina bífida** se debe a un fallo en la fusión de los arcos vertebrales que provoca la exposición de parte de la médula espinal y las meninges, normalmente en la región lumbar. Otros defectos relacionados son el **meningocele** y el **mielomeningocele**, en los que parte de las meninges o las meninges más la médula espinal, respectivamente, sobresalen a través de una columna vertebral abierta.

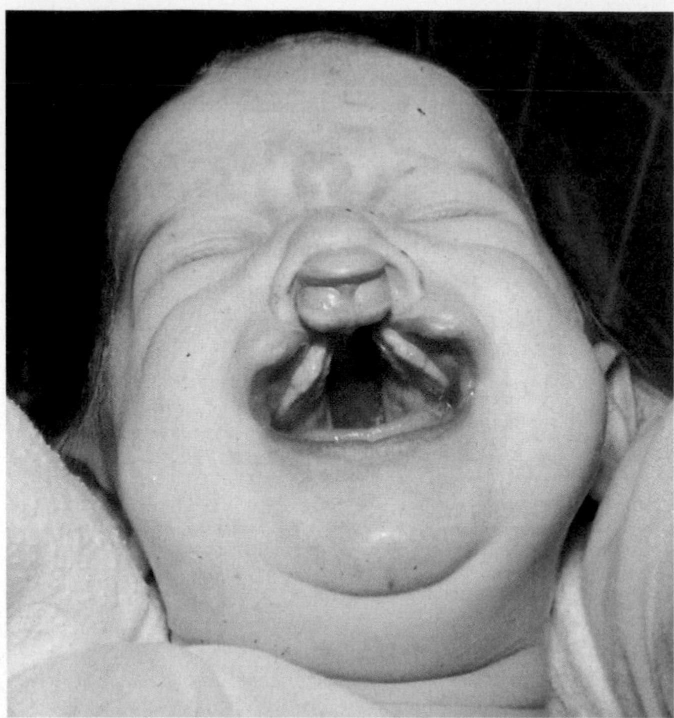

FIGURA 6-50. Labio y paladar hendidos en un neonato.

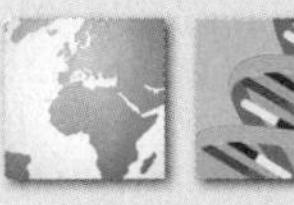

EPIDEMIOLOGÍA Y PATOGENIA MOLECULAR: el riesgo de padecer un DTN varía según el país, la etnia, el nivel socioeconómico y la época del año. Este riesgo es de aproximadamente 10 por cada 10000 nacimientos en Europa y de 5 por cada 10000 en Estados Unidos. Estas tasas son mucho más bajas desde la década de 1980, cuando las mujeres empezaron a tomar complementos de folato antes de la concepción y durante los 2 primeros meses de embarazo, cuando se está formando el tubo neural. El riesgo de padecer un DTN es inversamente proporcional a las concentraciones de folato de la madre, y es del doble si esta es homocigota para una variante de aminoácido, o sentido equivocado, del gen *MTHFR*. Esta variante genética codifica una forma menos estable de la 5,10-metilentetrahidrofolato reductasa, que dificulta el reciclaje del tetrahidrofolato e interfiere en la metilación de la homocisteína en metionina.

DETECCIÓN DE PORTADORES DE TRASTORNOS GENÉTICOS

La detección o cribado de portadores es una prueba genética que determina si una persona asintomática tiene una mutación genética asociada a un trastorno genético concreto que puede transmitirse a un hijo. Hasta hace poco, las pruebas de detección de portadores se basaban principalmente en el origen étnico. En el caso de ciertos trastornos génicos aislados, los alelos mutantes son más frecuentes en algunas poblaciones que en otras. Por ejemplo, la incidencia de lactantes con la enfermedad de Tay-Sachs autosómica recesiva es 100 veces mayor entre los judíos asquenazíes que en la mayoría de las demás poblaciones.

En la década de 1970, el cribado de heterocigotos mediante la medición de la actividad de la hexosaminidasa A en los judíos asquenazíes fue la primera prueba de detección precoz de portadores basado en la población. Con el tiempo, el análisis molecular sustituyó a las pruebas basadas en la actividad enzimática, y actualmente incluye un conjunto de pruebas moleculares para varios trastornos genéticos relativamente raros que son más comunes en la población judía asquenazí.

La detección de portadores se ha ampliado enormemente. En la actualidad existen pruebas de secuenciación génica que analizan simultáneamente hasta varios cientos de afecciones genéticas. Se recomienda que los trastornos incluidos en esta amplia variedad de pruebas tengan una frecuencia de portadores de 1 entre 100 o superior, un efecto perjudicial significativo en la calidad de vida y una aparición temprana en la vida. Estas pruebas se ofrecen actualmente a todas las pacientes embarazadas porque muchas afecciones genéticas no se limitan a un solo grupo étnico, porque cada vez hay más personas con orígenes étnicos mixtos o desconocidos, y porque el coste es relativamente bajo debido a los avances en las tecnologías de diagnóstico molecular.

DIAGNÓSTICO PRENATAL DE TRASTORNOS GENÉTICOS

El diagnóstico prenatal incluye tanto el *cribado* (pruebas de detección precoz) como las *pruebas de diagnóstico*. La **ecografía** de alta resolución en tiempo real se utiliza de forma rutinaria para evaluar la edad fetal, la posible gestación múltiple y la viabilidad fetal, así como para detectar posibles malformaciones congénitas. Si se detecta o se sospecha una malformación en un estudio rutinario ecográfico, se realiza una ecografía fetal detallada para buscar posibles anomalías fetales adicionales que puedan indicar un síndrome que cause malformaciones múltiples (*v.* anteriormente). A continuación, suelen realizarse pruebas diagnósticas. Además de los hallazgos ecográficos anómalos, las indicaciones para la realización de pruebas genéticas prenatales diagnósticas incluyen:

- Edad materna avanzada
- Resultados anómalos en el cribado del suero materno
- Los progenitores son positivos en el cribado de portadores
- El padre es portador de una translocación equilibrada
- Antecedentes familiares de un niño con un trastorno genético

La **biopsia de vellosidades coriónicas** (CVS, *chorionic villus sampling*) y la **amniocentesis** son procedimientos en los que se obtienen células de origen fetal para pruebas genéticas. La CVS consiste en la extracción transcervical o transabdominal, con guía ecográfica, de una pequeña cantidad de vellosidades coriónicas de la placenta, generalmente entre las 10 y las 13 semanas de gestación. La amniocentesis consiste en la introducción transabdominal de una aguja en el saco amniótico para extraer una muestra de líquido amniótico, generalmente a las 16 o más semanas de gestación. Las células de las vellosidades coriónicas y del líquido amniótico pueden examinarse con una o varias metodologías (*v.* anteriormente). En la actualidad hay más de 2000 trastornos génicos aislados para los que existen pruebas genéticas prenatales.

Otras pruebas de cribado prenatal no invasivas incluyen la medición de varias proteínas y hormonas derivadas del embarazo (*analitos*), cuyas concentraciones séricas maternas se alteran cuando un feto tiene una trisomía autosómica o un DTN abierto. El aumento de la fetoproteína α en el suero materno, medido entre las semanas 16 y 20 de gestación, indica que puede haber un DTN abierto en el feto, lo que justifica una exploración ecográfica detallada para investigar esta posibilidad. Existen otras pruebas no invasivas y de cribado en sangre materna para la evaluación en el primer y segundo trimestres.

El descubrimiento de que la sangre materna contiene ADN fetal libre de células circulantes permite el *cribado prenatal no invasivo* (CPNI), que es altamente sensible para detectar anomalías cromosómicas fetales (p. ej., sensibilidad de >99% y especificidad de la tasa de falsos positivos de <1%) para detectar la trisomía 21 fetal. También pueden evaluarse otras trisomías autosómicas y aneuploidías de los cromosomas sexuales. Se espera que el CPNI sustituya al cribado prenatal basado en la medición de analitos en el suero materno.

ENFERMEDADES DE LA INFANCIA Y LA NIÑEZ

Los lactantes y los niños pueden verse afectados por enfermedades propias de su edad y que no se dan en los adultos. El período que va desde el nacimiento hasta la pubertad se ha subdividido tradicionalmente en varias etapas diferentes.

- Recién nacidos: hasta 1 mes
- Primer año de vida del lactante

TABLA 6-18
CAUSAS DE MUERTE EN LA INFANCIA

Causas de la muerte	Tasa por 100 000 habitantes
Neonatos y lactantes (0-12 meses)	
Malformaciones congénitas, deformaciones y anomalías cromosómicas	119.0
Trastornos relacionados con la prematuridad y el bajo peso al nacer, no clasificados en otra parte	104.6
Recién nacido afectado por complicaciones de la persona gestante en el embarazo	39.5
Síndrome de muerte súbita del lactante	38.6
Accidentes (lesiones involuntarias)	29.1
Recién nacidos afectados por complicaciones de la placenta, el cordón y las membranas	24.2
Sepsis bacteriana del recién nacido	13.6
Dificultad respiratoria del recién nacido	11.5
Enfermedad del sistema circulatorio	11.1
Hemorragia neonatal	11.1
Enterocolitis necrosante del recién nacido	9.5
1-4 años	
Accidentes (lesiones involuntarias)	7.6
Malformaciones congénitas, deformaciones y anomalías cromosómicas	2.5
Agresión (homicidio)	2.3
Neoplasias malignas	2.0
Cardiopatías	0.9
5-9 años	
Accidentes (lesiones involuntarias)	3.6
Neoplasias malignas	2.1
Malformaciones congénitas, deformaciones y anomalías cromosómicas	0.9
Agresión (homicidio)	0.6
Cardiopatías	0.3
10-14 años	
Accidentes (lesiones involuntarias)	3.6
Autolesiones voluntarias (suicidio)	2.1
Neoplasias malignas	2.0
Malformaciones congénitas, deformaciones y anomalías cromosómicas	0.8
Agresión (homicidio)	0.8

Las causas se enumeran en orden decreciente de frecuencia. Las tasas son por cada 100 000 habitantes en el grupo demográfico especificado. Basado en datos de Centers for Disease Control, National Center for Health Statistics, National Vital Statistics System, Mortality 2014. Datos recogidos para 2014 y publicados en 2017. www.cdc.gov/nchs/nvss/mortality_tables.htm

- Primera infancia: 1 a 4 años
- Infancia tardía: 5 a 14 años

Cada uno de estos períodos tiene sus propias características anatómicas, fisiológicas y de inmunidad que determinan qué enfermedades se producen y cómo se manifiestan. En la tabla 6-18 puede observarse que las principales causas de muerte en el período neonatal y en la infancia difieren en gran medida de las de los otros grupos de edad pediátrica. Las anomalías congénitas y cromosómicas son la principal causa de mortalidad en el primer año de vida. Los trastornos relacionados con una gestación corta y un bajo peso al nacer también son causas importantes de mortalidad en los primeros años de vida. En los niños mayores, las causas de muerte más frecuentes son otras.

La prematuridad y la restricción del crecimiento intrauterino contribuyen a un bajo peso al nacer

Los lactantes que nacen antes de tiempo y son más pequeños son los que presentan el mayor riesgo de mortalidad. Asimismo, los que sobreviven tienen más probabilidades de sufrir problemas médicos crónicos y un mal desarrollo neurológico con anomalías cognitivas y déficits motores.

Este riesgo es inversamente proporcional a la edad gestacional y el peso al nacer. Los lactantes nacidos muy prematuros (<32 semanas) o con un peso muy bajo al nacer (<1 500 g) tienen un riesgo 100 veces mayor de morir en el primer año de vida, en comparación con los lactantes nacidos a término y con peso normal. La mayoría de las muertes infantiles se producen entre el <2% de los lactantes nacidos muy prematuramente o con muy bajo peso al nacer. Incluso los lactantes prematuros tardíos o de peso moderadamente bajo al nacer tienen una morbimortalidad mayor que los lactantes a término y de peso normal al nacer.

Los bebés prematuros nacen antes de la semana 37 de gestación

El embarazo humano suele durar 40 ± 2 semanas (desde el primer día del último período menstrual). Se considera que un recién nacido lo ha hecho a término si nace al final de la semana 37 o más tarde. Cada año nacen en el mundo 15 millones de lactantes prematuros. En 2016, la tasa de nacimientos prematuros en Estados Unidos fue del 10%. Entre las mujeres afroamericanas no hispanas esta tasa fue del 14%, es decir, aproximadamente un 50% más alta entre las mujeres caucásicas no hispanas (9%).

Los factores de riesgo de parto prematuro son: rotura prematura de las membranas de la placenta, infección intrauterina, anomalías estructurales uterinas, insuficiencia cervical y anomalías de la placenta (*v.* cap. 14 en línea). Los gemelos y las gestaciones múltiples de alto orden también conllevan un mayor riesgo de prematuridad. A menudo no se identifica ninguna causa de parto prematuro.

Los problemas médicos de los lactantes prematuros suelen ser consecuencia de la inmadurez de los órganos. La inmadurez de los pulmones suele provocar el **síndrome de dificultad respiratoria neonatal** (**SDRN**, *v.* más adelante). En los hígados de los prematuros se produce una deficiencia de la **glucuronil transferasa**, lo que da lugar a una menor capacidad para conjugar la bilirrubina que a menudo provoca **ictericia neonatal**. Esta deficiencia enzimática se ve agravada por la rápida destrucción de los eritrocitos fetales que se produce normalmente en el período neonatal y que aumenta el suministro de bilirrubina. El desarrollo incompleto del cerebro en los lactantes prematuros suele contribuir a la aparición de dificultades para la alimentación y de apnea y bradicardia recurrentes.

Puntuación de Apgar

La puntuación de Apgar permite conocer la apariencia clínica del recién nacido poco después nacer (tabla 6-19). A los minutos 1 y 5 del nacimiento, se evalúa el color, la frecuencia cardíaca, la respiración, el tono muscular y la irritabilidad refleja, y se le asigna una puntuación de 0, 1 o 2 para cada parámetro. Alrededor del 90% de los recién nacidos tienen puntuaciones de Apgar de 7 a 9, respiran de forma espontánea, tienen un buen tono muscular y un

TABLA 6-19
PUNTUACIÓN DE APGAR

Signo	0	1	2
Coloración	Cianosis o palidez	Cuerpo rosado, extremidades cianóticas	Completamente rosado
Frecuencia cardíaca	Indetectable	<100/min	>100/min
Esfuerzo respiratorio	Ausente	Llanto débil Hipoventilación	Adecuado, llanto
Tono muscular	No hay respuesta	Algo de flexión	Movimiento activo
Irritabilidad refleja	No hay respuesta	Reflejos	Llanto o retiro activo

Se evalúa el color, la frecuencia cardíaca, la irritabilidad refleja, el tono muscular y la respiración del lactante a los 1 min y 5 min del nacimiento.

color rosado y no suelen requerir intervención médica. Los neonatos con puntuaciones más bajas suelen requerir más evaluaciones e intervenciones. Pueden ser prematuros o presentar una restricción del crecimiento, y pueden tener o desarrollar uno de los problemas médicos que se mencionan a continuación. El 10% de los neonatos necesitan algún tipo de medidas de reanimación tras el nacimiento.

El retraso del crecimiento intrauterino puede afectar a los lactantes nacidos a cualquier edad gestacional

La mayoría de los recién nacidos a término pesan 3300 ± 600 g. En cualquier momento de la gestación, el peso al nacer puede ser adecuado para la edad gestacional, bajo para la edad gestacional (<10.º percentil) o alto para la edad gestacional (>90.º percentil). La diabetes gestacional de la madre es una causa común de un bebé con peso alto para la edad gestacional. Entre las causas poco frecuentes de un peso alto al nacer se encuentran síndromes como el síndrome de hiperestimulación ovárica (SHEO) (*v.* más adelante).

El RCIU se produce cuando hay una disminución del crecimiento fetal y no se alcanza el potencial de crecimiento intrauterino adecuado. Los obstetras utilizan el término cuando el crecimiento fetal disminuye a menos del 10% del peso fetal esperado en función de la edad gestacional debido al entorno fetal. En función de la causa y de la gravedad, los lactantes pueden correr un mayor riesgo de sufrir disfunciones neurológicas, deficiencias intelectuales y otros problemas. Además, los lactantes con RCIU suelen sufrir depresión perinatal y aspiración de meconio debido a la intolerancia al parto.

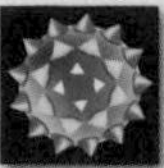

FACTORES ETIOLÓGICOS: el RCIU puede deberse a anomalías maternas, placentarias o fetales. La diabetes materna insulinodependiente de larga duración, la hipertensión crónica y la preeclampsia (*v.* cap. 14 en línea) son causas frecuentes de la disminución del flujo sanguíneo placentario que conduce al RCIU. Las anomalías de la placenta que pueden provocarlo incluyen un tamaño reducido de la placenta y anomalías vasculares tales como arteria umbilical única, inserción anómala del cordón umbilical y hemangioma placentario (*v.* cap. 14 en línea).

La trombosis y el infarto de la placenta, así como la placenta previa y su desprendimiento, también pueden dar lugar a un desarrollo insuficiente del feto. A menudo, las causas placentarias del RCIU dan lugar a una restricción del crecimiento desproporcionada (asimétrica), en la que se observa una relativa preservación del crecimiento del cerebro fetal.

Si el feto desarrolla una infección (p. ej., una infección TORCH) o está expuesto a un teratógeno, el crecimiento intrauterino puede verse inhibido. El fallo de crecimiento fetal debido a etiologías fetales intrínsecas (*v.* anteriormente) suele ser evidente al principio del embarazo. Los lactantes afectados suelen nacer pequeños, pero proporcionados.

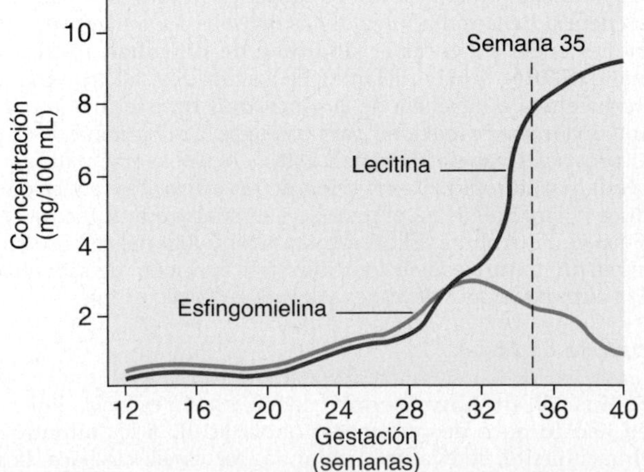

FIGURA 6-51. Cambios en la composición del líquido amniótico durante el embarazo. La lecitina es el fosfolípido predominante en el líquido amniótico.

El síndrome de dificultad respiratoria neonatal se debe a la deficiencia de agente tensioactivo

El SDRN es la causa más común de dificultad respiratoria en los recién nacidos prematuros. Su incidencia tiene una relación inversa con la edad gestacional y el peso al nacer. Entre 2003 y 2007, el 93% de los neonatos prematuros nacidos con menos de 28 semanas de gestación presentaron SDRN. En cambio, la incidencia fue del 10.5% en los lactantes nacidos a las 34 semanas de gestación. Las mejoras en el manejo de este trastorno han disminuido drásticamente la tasa de mortalidad por insuficiencia respiratoria.

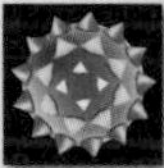

FACTORES ETIOLÓGICOS: la causa de SDRN neonatal es la deficiencia de agente tensioactivo. El tensioactivo pulmonar es una sustancia similar al jabón que reduce la tensión superficial intraalveolar y permite que los alvéolos permanezcan expandidos durante la espiración. El tensioactivo es producido por los neumocitos de tipo II y está compuesto por aproximadamente un 90% de fosfolípidos y un 10% de proteínas. El principal fosfolípido es la dipalmitoilfosfatidilcolina (DPPC, lecitina). También están presentes la esfingomielina y el fosfatidilglicerol. Dos grupos de proteínas se asocian a estos lípidos en el tensioactivo. Un grupo incluye las glucoproteínas hidrofilas SP-A y SP-D, que participan en la inmunidad innata pulmonar. El otro grupo incluye las proteínas hidrófobas del tensioactivo SP-B y SP-C, que, junto con los fosfolípidos del tensioactivo, reducen la tensión superficial en el revestimiento alveolar. Los alvéolos con una reducción de la tensión superficial requieren menos esfuerzo para permanecer abiertos y oxigenados. Después de la semana 35 de embarazo se acelera la producción de tensioactivo por parte de los neumocitos fetales de tipo II (fig. 6-51). El tensioactivo se libera en el líquido amniótico, del que se pueden tomar muestras mediante amniocentesis para evaluar la madurez pulmonar del feto. Una relación lecitina/esfingomielina superior a 2:1 predice la supervivencia extrauterina sin SDRN.

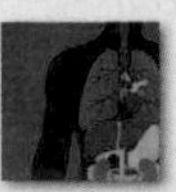

FISIOPATOLOGÍA: tras el nacimiento, se requiere una presión inspiratoria elevada durante la primera respiración para expandir los pulmones. Si hay una cantidad normal de tensioactivo, con la respiración inicial los pulmones de un recién nacido retienen alrededor del 40% de

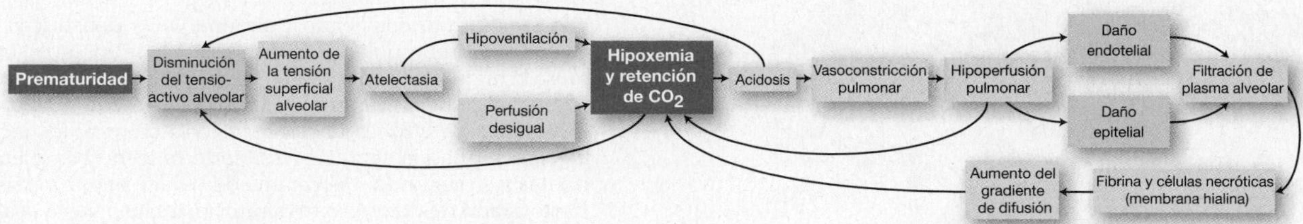

FIGURA 6-52. Fisiopatología del síndrome de dificultad respiratoria neonatal. Las células alveolares de los lactantes prematuros no producen una cantidad suficiente de tensioactivo para evitar la atelectasia, lo que conduce a hipoventilación y a una perfusión desigual. La hipoxia y la retención de CO_2 resultantes conducen a una acidosis que provoca vasoconstricción e hipoperfusión pulmonares, causantes de daños en las células endoteliales y epiteliales. A continuación, el plasma se filtra en los alvéolos y se coagula en forma de fibrina que, con las células necróticas, forma una membrana hialina que aumenta el gradiente de difusión de O_2 y CO_2 y empeora la hipoxemia y la hipercarbia. Se crea un círculo vicioso a menos que se inicie una intervención terapéutica con ventilación mecánica, O_2 complementario y tensioactivo exógeno.

su volumen de aire residual. Si no hay suficiente tensioactivo, cada respiración sucesiva colapsa los pulmones, por lo que el bebé tendrá que utilizar la misma cantidad de energía que la de la primera respiración si quiere que los alvéolos se mantengan abiertos con cada respiración sucesiva.

A este problema se suma el hecho de que la pared torácica de los recién nacidos es bastante flexible y en cada respiración aspira con el movimiento descendente del diafragma. El resultado son unos pulmones rígidos y con atelectasia que poseen una perfusión desigual y una hipoventilación que provoca hipoxia y retención de dióxido de carbono. La acidosis resultante puede afectar la síntesis y liberación de tensioactivo y provocar vasoconstricción pulmonar, lo que agrava la hipoperfusión pulmonar. El flujo sanguíneo insuficiente provoca daños en las células endoteliales y epiteliales alveolares, lo que provoca la filtración de plasma en los alvéolos. Los depósitos de fibrina y células necróticas en los espacios alveolares forman una membrana hialina que aumenta el gradiente de difusión, provoca con ello una mayor hipoxemia y retención de CO_2, y crea un círculo vicioso (fig. 6-52). Si no se interviene, el recién nacido morirá.

CARACTERÍSTICAS CLÍNICAS: típicamente, los lactantes prematuros con SDRN desarrollan dificultad respiratoria poco después del nacimiento, con retracciones torácicas, taquipnea y cianosis. Hay una disminución de los ruidos respiratorios y pueden ser ásperos. Las radiografías de tórax muestran una apariencia característica de «vidrio deslustrado» con densidades reticulogranulares pequeñas y uniformes y broncogramas aéreos (fig. 6-53). Como los lactantes son hipóxicos, se les administran altas concentraciones de oxígeno inspirado y ventilación mecánica para mantener una oxigenación adecuada. Esto empeora la lesión pulmonar en curso y también aumenta el riesgo de daño en la retina (*v.* más adelante).

Las hormonas, los factores de crecimiento y las mutaciones genéticas afectan la producción de tensioactivo. Así, los glucocorticoides aumentan su síntesis y liberación. El estrés intrauterino aumenta la liberación de cortisol y explica por qué el riesgo de SDRN es menor en los lactantes con RCIU: muchos de ellos están sometidos a un estrés crónico durante la gestación. El estrés del parto también aumenta la producción de tensioactivo, por lo que la cesárea antes del inicio del parto aumenta el riesgo de SDRN. La insulina contrarresta los efectos de los corticoesteroides, lo que explica en parte por qué los lactantes de madres con diabetes tienen un mayor riesgo de padecer SDRN. Estos lactantes producen más insulina, para compensar el mayor contenido de glucosa de la sangre materna de la que se nutren.

La falta de tensioactivo puede deberse, si bien con muy poca frecuencia, a mutaciones en los genes *SFTPB* y *SFTBC*, que codifican las proteínas hidrófobas del tensioactivo, SP-B y SP-C, o en el gen *ABCA3*, que codifica el transportador dependiente de ATP (transportador ABC), responsable del transporte de fosfolípidos y proteínas del tensioactivo al espacio alveolar. Los lactantes a término con dos alelos mutantes en cualquiera de estos genes desarrollarán una grave insuficiencia respiratoria y morirán, a menos que se realice un trasplante de pulmón.

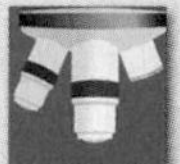

ANATOMOPATOLOGÍA: a grandes rasgos, los pulmones que caracterizan el SDRN neonatal son de color rojo púrpura oscuro y no tienen aire. En el microscopio se observan muchos alvéolos colapsados y con paredes gruesas. Los capilares están congestionados y los vasos linfáticos están llenos de material proteico. Los conductos alveolares y los bronquiolos terminales están dilatados y revestidos de membrana hialina manifiesta: estructuras eosinófilas, ricas en fibrina y amorfas con restos celulares de neumocitos necróticos de tipo II y líquido edematoso proteico (fig. 6-54). De ahí el término original de **enfermedad de la membrana hialina** para el SDRN.

Los avances terapéuticos de las últimas décadas han mejorado notablemente la supervivencia de los lactantes con SDRN. Si el trabajo de parto amenaza con presentarse en un embarazo prematuro, la administración de corticoesteroides a la madre acelera la maduración pulmonar del feto y la producción de tensioactivo. Además, la administración de tensioactivos de origen animal (porcino o bovino) al bebé prematuro, en combinación con una terapia ventilatoria más adecuada, ha minimizado el barotrauma y el nivel de oxígeno complementario a administrar. La morbilidad asociada al SDRN ha disminuido con los tratamientos actuales. La retinopatía del prematuro, la displasia broncopulmonar y el conducto arterioso persistente, derivados

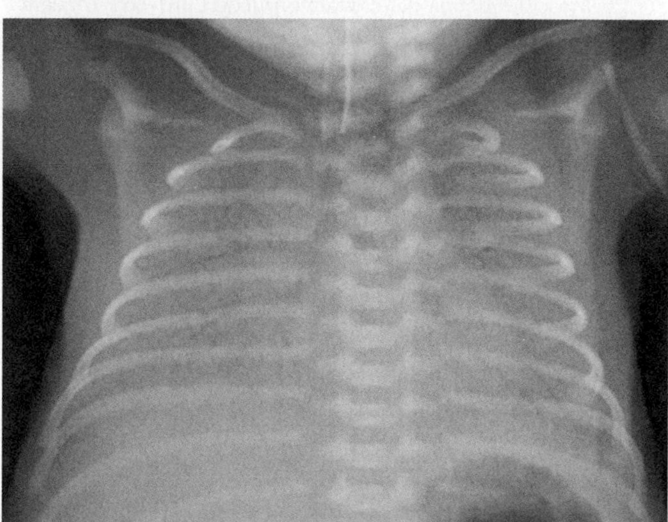

FIGURA 6-53. Radiografía de tórax de un bebé prematuro con síndrome de dificultad respiratoria que muestra campos pulmonares con densidades reticulogranulares diminutas y uniformes (apariencia de vidrio deslustrado) y broncogramas aéreos. (Imagen cortesía de la neonatóloga Dara Brodsky, MD).

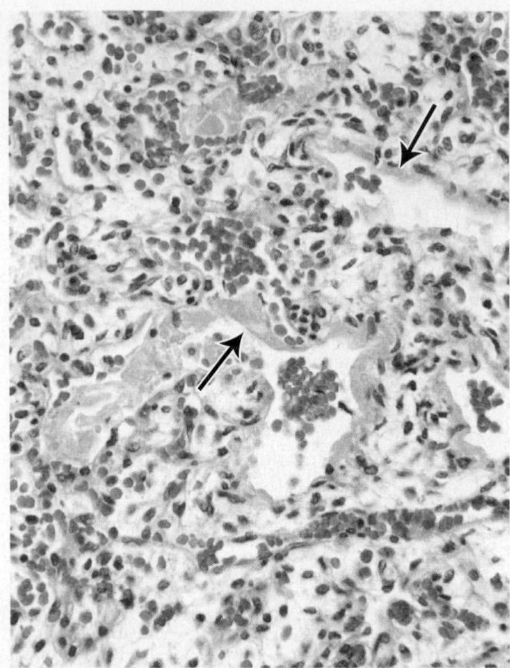

FIGURA 6-54. Pulmón en el síndrome de dificultad respiratoria neonatal. Los alvéolos muestran atelectasia, y se observa un conducto alveolar dilatado cubierto por una membrana hialina rica en fibrina *(flechas).*

del tratamiento del SDRN, son cada vez menos frecuentes y a menudo menos graves.

- La **retinopatía del prematuro** (**RP**), o fibroplasia retrolental, fue en su día la principal causa de ceguera infantil en Estados Unidos y otros países desarrollados. Los altos niveles de oxígeno inspirado utilizados para tratar el SDRN disminuían notablemente la citocina proangiogénica, el factor de crecimiento del endotelio vascular (VEGF, *vascular endothelial growth factor*) (*v.* cap. 5). Cuando un lactante que se está recuperando de un SDRN comienza a respirar sin oxígeno complementario (la concentración de oxígeno en aire ambiental es del 21%), las concentraciones de VEGF repuntan, lo que induce la proliferación de los vasos sanguíneos de la retina (neovascularización), la lesión característica de la RP. La cicatrización y el desprendimiento de la retina y una masa fibrovascular detrás del cristalino pueden provocar ceguera (*v.* cap. 27). El uso de tensioactivo, que ha permitido reducir la terapia de oxígeno complementario, ha disminuido la incidencia de la RP.
- La **displasia broncopulmonar** (**DBP**) es una complicación tardía del SDRN y la prematuridad. En la DBP se altera la tabicación alveolar y la configuración capilar en la fase sacular del desarrollo pulmonar (que comienza a las 24 semanas de gestación), si bien puede ser reversible. Está causada por la ventilación mecánica crónica y el alto porcentaje de oxígeno complementario que se requiere en los lactantes prematuros con SDRN. Cuanto más prolongada sea la exposición a estas intervenciones y menor sea la edad gestacional del lactante al nacer, mayor será el riesgo de DBP. La ventilación con presión positiva puede sobrecargar los delicados alvéolos en desarrollo, y los altos niveles de oxígeno inspirado son tóxicos para los alvéolos. Cuanto menos desarrollados estén los pulmones, más probabilidades hay de que se dañen. Por ello, la DBP es frecuente en los lactantes muy prematuros e inusual en los nacidos después de las 32 semanas de gestación. Las citocinas proinflamatorias, como las interleucinas IL-1β, IL-6 e IL-8 y el factor de necrosis tumoral α (TNF-α), también desempeñan un papel en el desarrollo de DBP. Las radiografías de los pulmones muestran una apariencia esponjosa, con pequeñas áreas luminosas de espacios aéreos terminales ampliados que se alternan con tejido pulmonar más denso (fig. 6-55). El epitelio bronquiolar es hiperplásico, con metaplasia escamosa bronquial y bronquiolar. También se observa atelectasia, edema intersticial y engrosamiento de las membranas basales alveolares. La DBP es una enfermedad crónica; los lactantes afectados pueden seguir necesitando oxígeno complementario hasta su segundo o tercer año de vida, y puede persistir un cierto grado de deterioro respiratorio, incluso hasta la adolescencia y más adelante.
- **Persistencia del conducto arterioso** (**PCA**): durante la vida fetal, el conducto arterioso, que conecta la arteria pulmonar con la aorta, desvía la sangre oxigenada de los pulmones a la circulación general. Se cierra poco después del nacimiento en los lactantes sanos a término en respuesta a la disminución de la resistencia vascular pulmonar, el aumento de la oxigenación arterial y la disminución del nivel local de prostaglandina E2. El cierre se difiere en los lactantes con hipoxia debida al SDRN o a una cardiopatía congénita (*v.* cap. 11). Si el PCA persiste, la recuperación de la neumopatía reduce la presión arterial pulmonar, por lo que la mayor presión en la aorta invierte la dirección del flujo sanguíneo en el conducto y crea una derivación persistente de izquierda a derecha. A continuación, se produce una insuficiencia cardíaca congestiva que puede requerir tratamiento médico o, en casos graves, quirúrgico, del conducto persistente.

Otros trastornos asociados a la prematuridad

La **hemorragia intraventricular** (**HIV**) es una causa importante de lesión cerebral en los lactantes prematuros, especialmente en los neonatos de menos de 32 semanas de gestación o de menos de 1 500 g de peso al nacer. La matriz germinal periventricular en el cerebro del neonato prematuro es especialmente vulnerable a la hemorragia por la existencia de venas dilatadas y de paredes finas en esta región, que son más permeables en entornos de hipoxia y/o aumento de la presión venosa. La hemorragia puede extenderse hasta el ventrículo lateral al alterar el revestimiento ependimario (fig. 6-56). La gravedad de la HIV depende de si la hemorragia se limita a la región de la matriz germinal o se extiende a los ventrículos adyacentes o a la sustancia blanca. La incidencia de HIV ha disminuido en las últimas décadas, en paralelo a la mejora del tratamiento del SDRN. Esto se debe en parte a la administración de corticoesteroides a la persona embarazada antes del parto, así como al manejo neonatal posnatal, que permite reducir las altas oscilaciones en la presión arterial.

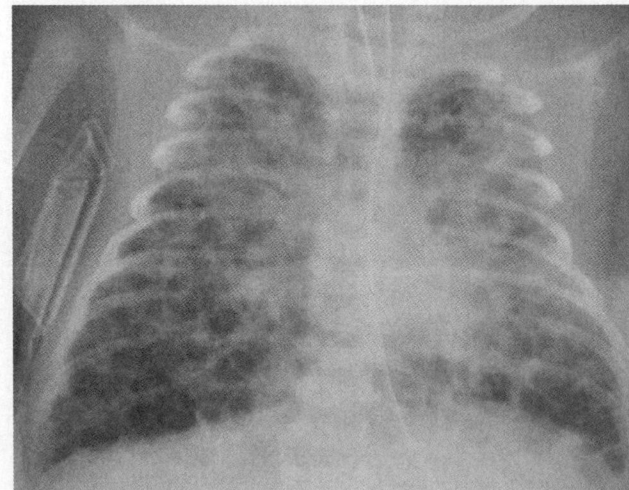

FIGURA 6-55. Radiografía de tórax de un bebé prematuro con displasia broncopulmonar (DBP) que muestra campos pulmonares con apariencia de esponja, luminosas de espacios aéreos terminales ampliados que se alternan con tejido pulmonar más denso. (Imagen por cortesía de la neonatóloga Dara Brodsky, MD).

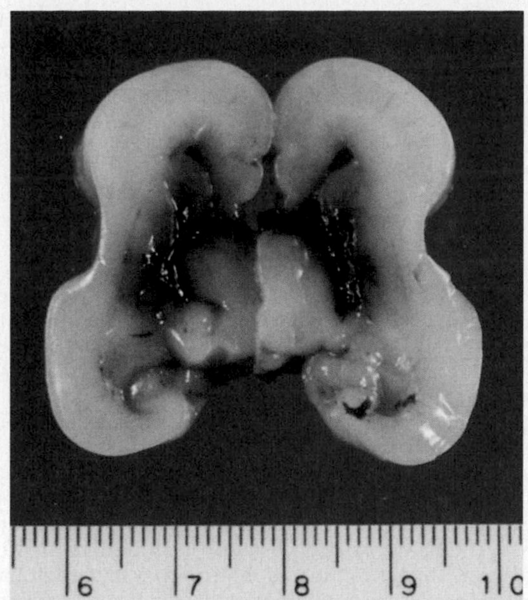

FIGURA 6-56. Hemorragia intraventricular en un neonato prematuro que desarrolló síndrome de dificultad respiratoria neonatal.

Enterocolitis necrosante (ECN): La ECN es la urgencia digestiva más frecuente en los recién nacidos. En Estados Unidos, la incidencia es de 1 a 3 por cada 1 000 nacidos vivos. Es más frecuente entre los lactantes prematuros, y su incidencia es inversamente proporcional a la edad gestacional. Aproximadamente entre el 6 % y el 7 % de los recién nacidos que pesan menos de 1 500 g desarrollan ECN.

PATOGRAFÍA: en la ECN se observa necrosis isquémica de la mucosa intestinal, con inflamación, invasión de bacterias entéricas formadoras de gas y disección del gas hacia la muscular y el sistema venoso portal. La inmadurez del tubo digestivo, con alteración de las defensas de la mucosa, la motilidad intestinal y la función, puede predisponer a los recién nacidos prematuros a desarrollar esta afección. La patogenia de la ECN sigue siendo incierta, pero es probable que sea multifactorial en un huésped susceptible. Son probables factores etiológicos la prematuridad, la presencia de agentes infecciosos (introducidos a menudo por alimentación enteral), la anemia grave y varios mediadores inflamatorios, como el TNF, el factor activador plaquetario (PAF) y varias IL. La hipoxia puede debilitar la mucosa intestinal neonatal inmadura y permitir la invasión de bacterias, lo que, junto con el PAF y otros mediadores inflamatorios, puede dar lugar a un aumento de la permeabilidad de la mucosa al debilitar las uniones intercelulares estrechas (herméticas) y promover la apoptosis de los enterocitos. La migración transluminal de las bacterias intestinales establece entonces un círculo vicioso de inflamación, necrosis de la mucosa y entrada de bacterias adicionales que finalmente conducen a sepsis y choque.

ANATOMOPATOLOGÍA: puede afectarse cualquier porción del intestino, pero las regiones más frecuentes de afectación son el íleon terminal, el ciego y el colon derecho son. El segmento intestinal distendido se observa congestionado y frágil, y puede producirse gangrena y perforación. Son características la necrosis coagulativa de la mucosa o transparietal, la ulceración, la colonización bacteriana y las burbujas de gas en la submucosa. Poco después de un episodio agudo pueden observarse cambios reparadores, como tejido de granulación y fibrosis. La ECN puede tratarse de forma conservadora cuando no es grave. Sin embargo, en los casos graves, las porciones necróticas del intestino requieren resección quirúrgica. La mortalidad perinatal asociada a ECN es elevada. Los lactantes que sobreviven pueden desarrollar problemas digestivos posteriores por un intestino corto o estenosis intestinal por la fibrosis debida a la cicatrización.

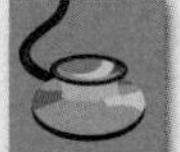

CARACTERÍSTICAS CLÍNICAS: la ECN comienza con heces sanguinolentas y distensión abdominal, seguida de hipotensión e inminente colapso circulatorio y muerte. Las radiografías abdominales muestran asas de intestino distendido con **neumatosis intestinal**, es decir, gas dentro de la pared intestinal. Los casos completos con perforación intestinal y peritonitis también muestran **neumoperitoneo**, o aire libre en el abdomen.

El riesgo de desarrollar una infección grave en los recién nacidos, especialmente los prematuros, es alto

Los lactantes prematuros tienen un sistema inmunitario muy inmaduro y carecen de los anticuerpos maternos que se habrían adquirido de forma pasiva al final del tercer trimestre. Las infecciones perinatales adquiridas por vía transcervical se denominan *infecciones ascendentes*, y las adquiridas por vía transplacentaria son *infecciones hematológicas*.

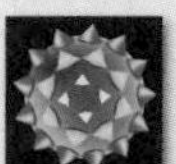

FACTORES ETIOLÓGICOS: la mayoría de las infecciones bacterianas y una pequeña proporción de las virales, como el herpes simple de tipo II, llegan al feto o al neonato por vía transcervical. La rotura prolongada de membranas prematura o a término provoca (o es causada por) una infección ascendente provocada por bacterias que normalmente están presentes en el canal cervicovaginal materno. Los microorganismos pueden entonces llegar al feto en el útero tanto por inhalación de líquido amniótico infectado como por el parto, debido a una infección en el canal de parto. Los neonatos con la infección pueden desarrollar entonces neumonía, sepsis y/o meningitis a los pocos días de nacer. La causa más frecuente de estas infecciones graves en el período neonatal inicial es el estreptococo del grupo B. La sepsis de aparición tardía se presenta con signos de infección entre una y varias semanas después del parto. A menudo se debe a microorganismos, como *Listeria* y *Candida*, con una latencia más larga entre el momento de la exposición del feto o del recién nacido y la aparición de los síntomas.

La mayoría de las infecciones víricas y parasitarias, y algunas infecciones bacterianas, como *Treponema*, se adquieren en cualquier momento de la gestación por vía transplacentaria, mediante propagación hemática a través de las vellosidades coriónicas. Las infecciones por TORCH se adquieren de esta manera. La infección por VIH y hepatitis B puede transmitirse al neonato en el momento del parto.

En la hidropesía fetal, el líquido se acumula en los tejidos blandos y las cavidades corporales

Algunos lactantes afectados presentan edema generalizado leve o acumulaciones de líquido localizadas, como ascitis, derrame pleural o higroma quístico (linfangioma cervical). La *hidropesía fetal* es la forma más grave y generalizada. Los niños con hidropesía fetal pueden nacer muertos o morir poco después del nacimiento. Los que desarrollan una forma más leve de la enfermedad pueden sobrevivir con secuelas relativamente graves o experimentar una recuperación completa. La etiología de la hidropesía fetal puede ser inmunitaria y no inmunitaria, y puede variar desde edema generalizado leve hasta anasarca. La **hidropesía inmunitaria** (enfermedad hemolítica del recién nacido o eritroblastosis fetal) está causada por una anemia hemolítica fetal debida a una incompatibilidad de grupo sanguíneo, normalmente el Rh, entre el feto y la madre. La **hidropesía no inmunitaria** tiene muchas etiologías (tabla 6-20).

TABLA 6-20
ETIOLOGÍAS SELECCIONADAS DE LA HIDROPESÍA FETAL NO INMUNITARIA

Cardiovasculares
Malformaciones
Taquiarritmias
Fallo de alto rendimiento debido a tumores vasculares fetales o placentarios
Cromosómicas
45,X Síndrome de Turner
Trisomía 21, síndrome de Down
Hematológicas (anemia)
Talasemia α homocigota
Infección por parvovirus B19
Gestación de gemelos
Transfusión de gemelo a gemelo
Gemelo acárdico
Infecciosas
Citomegalovirus
Toxoplasmosis
Sífilis
Síndromes mendelianos
Síndrome de Noonan
Osteogenia imperfecta
Síndrome de pterigión múltiple
Malformaciones
Hernia diafragmática
Malformación adenomatoide quística congénita de pulmón
Malformaciones del tubo digestivo y genitourinarias
Trastornos metabólicos

La existencia de un tratamiento profiláctico eficaz para tratar la incompatibilidad por Rh materno-fetal ha aumentado la frecuencia de la hidropesía no inmunitaria, y a menudo es un reto diagnóstico debido a la miríada de posibles etiologías.

Hidropesía inmunitaria (enfermedad hemolítica del recién nacido o eritroblastosis fetal)

La incompatibilidad de antígenos del grupo sanguíneo entre la persona embarazada y el feto puede causar hemólisis en el feto, lo que desencadena una hidropesía inmunitaria en casos graves. Se trata de una afección en la cual una persona embarazada con tipo de sangre Rh negativo produce anticuerpos para las células sanguíneas Rh positivo del feto y estos cruzan la placenta. Solo los anticuerpos contra los antígenos RhD y ABO provocan una hemólisis significativa, y aproximadamente el 90 % de las hidropesías inmunitarias se deben a la incompatibilidad por RhD.

Incompatibilidad RhD

El trastorno fue reconocido por primera vez por Hipócrates, pero no se describió hasta 1940, cuando se identificó el antígeno Rh (Rhesus) en los eritrocitos (fig. 6-57). Los eritrocitos fetales entran en la circulación materna en el momento del parto y al final del tercer trimestre, cuando la barrera citotrofoblástica disminuye. Los eritrocitos fetales RhD+ inducen a la madre RhD– a producir anticuerpos anti-RhD+. Estos pasan al feto a través de la placenta. La respuesta inicial en un primer embarazo son los anticuerpos IgM anti-RhD+ maternos que no pueden atravesar la placenta hacia el feto. Sin embargo, los anticuerpos IgG anti-RhD+ que se producen finalmente pueden atravesar la placenta hacia los fetos posteriores. En embarazos posteriores con un feto RhD+ hay una intensa respuesta materna de anticuerpos IgG anti-RhD+ que puede causar una importante hemólisis de los eritrocitos del feto y riesgo de hidropesía por insuficiencia cardíaca congestiva como consecuencia de una anemia grave (fig. 6-57). Esto explica por qué la hidropesía inmunitaria es poco frecuente en el primer embarazo y suele ser más grave en los embarazos sucesivos. Una mujer RhD– también puede ser sensibilizada por eritrocitos fetales RhD+ durante un aborto, ya sea espontáneo o programado, o, por ejemplo, una transfusión accidental con sangre RhD+.

La respuesta de los anticuerpos maternos depende de la cantidad de antígeno RhD que se presente a la madre RhD–. Por lo general, se requiere una hemorragia fetomaterna inicial de >1 mL de eritrocitos fetales RhD+. Una exposición posterior mucho menor al antígeno RhD fetal aumentará la cantidad de anticuerpos maternos. La inmunocompetencia materna también es un factor. Las mujeres con sida pueden no producir anticuerpos contra el RhD. Además, la incompatibilidad por ABO simultánea protege frente a la inmunización contra el RhD, ya que los eritrocitos fetales se recubren rápidamente de anticuerpos y se eliminan de la circulación de la madre mediante anticuerpos IgM anti-A o anti-B preexistentes que no pueden atravesar la placenta. La distribución de los antígenos Rh varía entre los grupos étnicos. El 15 % de los caucásicos son RhD–, pero solo lo son el 8 % de los afroamericanos. La gran mayoría de los asiáticos y los nativos americanos son RhD+. Por el contrario, el 35 % de las personas vascas, entre los que puede haber surgido el fenotipo RhD–, son RhD–(tabla 6-21).

Sin embargo, muchas mujeres Rh– expuestas a cantidades significativas de sangre fetal RhD+ no generan una respuesta inmunitaria sustancial. Incluso después de varios embarazos, solo el 5 % de las mujeres RhD– dan a luz a lactantes con hidropesía inmunitaria.

FISIOPATOLOGÍA: la anemia y la ictericia son las principales consecuencias de la destrucción excesiva de eritrocitos en el recién nacido; la gravedad de cada una de estas afecciones depende del grado de hemólisis y de la edad gestacional del neonato. El aumento de la producción de eritrocitos puede ser adecuado para mantener un número casi normal de eritrocitos si la hemólisis es leve. Sin embargo, la hemólisis grave puede dar lugar a una anemia importante que puede causar lesiones hipóxicas en el corazón y el hígado, lo que conduce a fallo cardíaco y disminución de la síntesis de proteínas plasmáticas, respectivamente. El aumento de la presión hidrostática circulatoria debido a la insuficiencia cardíaca, combinado con la disminución de la presión oncótica plasmática debido a las bajas concentraciones plasmáticas de proteínas conduce a edema generalizado, que puede progresar a anasarca e *hidropesía fetal*.

La destrucción de los eritrocitos provoca una hiperbilirrubinemia no conjugada que se ve agravada por las bajas concentraciones de bilirrubina uridinadifosfato glucuroniltransferasa en el hígado fetal/neonatal inmaduro. La barrera hematoencefálica fetal/neonatal inmadura también permite el paso de la bilirrubina no conjugada al cerebro, donde se une a los lípidos de los ganglios basales, los núcleos pontinos y los núcleos cerebelosos, y da a estas estructuras un tono amarillento. El daño neurológico resultante se conoce como *kernicterus* o encefalopatía por bilirrubina.

Los lactantes prematuros son más vulnerables a la hiperbilirrubinemia y pueden desarrollar *kernicterus* a concentraciones tan bajas como 12 mg/dL. Los recién nacidos con *kernicterus* grave tienen pérdida del reflejo de sobresalto normal y presentan movimientos atetoides, que progresan hasta letargo y muerte

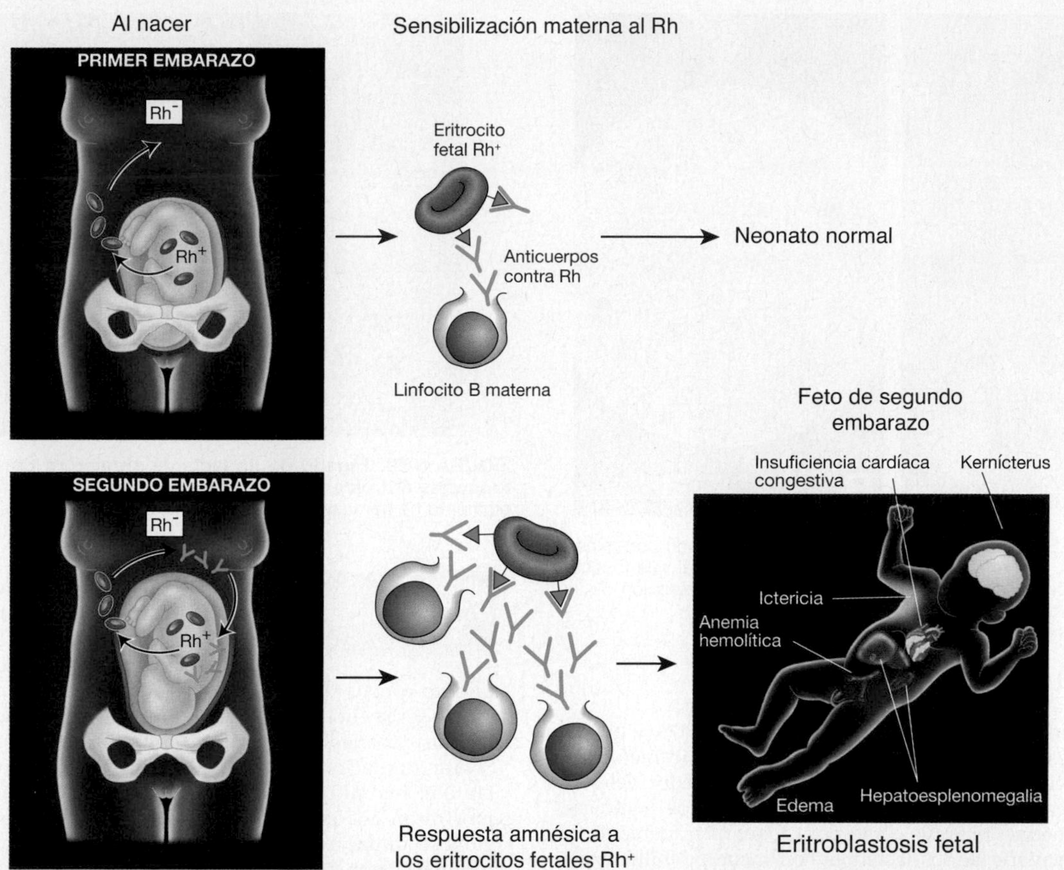

FIGURA 6-57. Patogenia de la eritroblastosis fetal por incompatibilidad maternofetal a Rh. La inmunización de la madre Rh– durante el primer embarazo lleva a la formación de anticuerpos contra Rh, del tipo de la inmunoglobulina G. Estos anticuerpos atraviesan la placenta y dañan al feto Rh⁺ en embarazos subsiguientes.

en el 75 % de los casos. La mayoría de los lactantes que sobreviven desarrollan **coreoatetosis** grave y deterioro intelectual; una minoría presenta una afectación menos grave, con algunos déficits motores e intelectuales.

CARACTERÍSTICAS CLÍNICAS: las exanguinotransfusiones pueden mantener la bilirrubina sérica en una concentración que no sea dañina. La necesidad de exanguinotransfusión se ha reducido en gran medida gracias a la fototerapia, que induce la conversión de la bilirrubina no conjugada tóxica en pirroles hidrosolubles no tóxicos que se excretan fácilmente en la orina. La administración de inmunoglobulina (Ig) intravenosa también puede ralentizar la progresión de la hiperbilirrubinemia indirecta, pero los lactantes siguen teniendo riesgo de anemia durante las siguientes semanas.

La incidencia de eritroblastosis fetal por incompatibilidad por Rh ha disminuido notablemente (<1 % de las mujeres en riesgo) desde el uso de la Ig anti-D, que comenzó hace unos 50 años. En todos los embarazos de personas RhD–, se administra a las 28 semanas de gestación y en las 72 h siguientes al parto para reducir el riesgo de enfermedad hemolítica en los recién nacidos Rh+ y en los embarazos posteriores. También se administra después de abortos espontáneos y programados, amniocentesis y CVS.

La Ig anti-D se une y neutraliza la antigenicidad de las células fetales que pueden haber entrado en la circulación materna, y evita el desarrollo de anticuerpos maternos anti-RhD. Una vez que se ha producido la aloinmunización, la Ig anti-D no puede prevenir o reducir la gravedad de la enfermedad hemolítica fetal/neonatal. La profilaxis con Ig anti-D ha permitido que la eritroblastosis fetal pase a ser una afección infrecuente. Los fetos RhD+ con enfermedad hemolítica grave debida a la aloinmunización materna pueden tratarse con transfusión intrauterina de eritrocitos Rh– a través del cordón umbilical y parto prematuro terapéutico. Se dispone del diagnóstico prenatal para determinar el genotipo fetal de *RHD* y de monitorización ecográfica de la velocidad del flujo sanguíneo de la arteria cerebral media del feto como medida indirecta de la anemia fetal para determinar cuándo son necesarias las intervenciones.

TABLA 6-21

DISTRIBUCIÓN DE LOS ANTIGENOS Rh ENTRE LOS GRUPOS ETNICOS

Grupo étnico	Porcentaje de población Rh D (%)
Vasco	30-35
Caucásico (norteamericano y europeo)	15
Afroamericano	8
Africano	4-6
India	5
Nativos americanos y esquimales inuit	1-2
Japonés	0.5
Tailandés	0.3
Chino	0.3

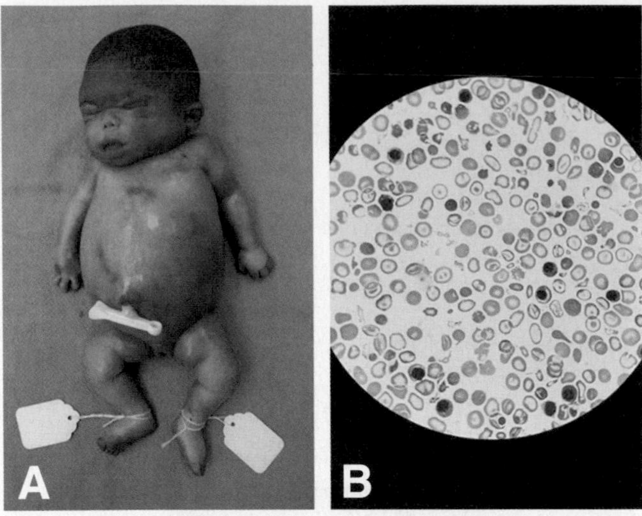

FIGURA 6-58. A. Bebé asiático prematuro hidrópico fallecido con talasemia α homocigota. B. Frotis de sangre del cordón umbilical que muestra hipocromía significativa y anisopoiquilocitosis debido a la deleción de los cuatro genes de globina α.

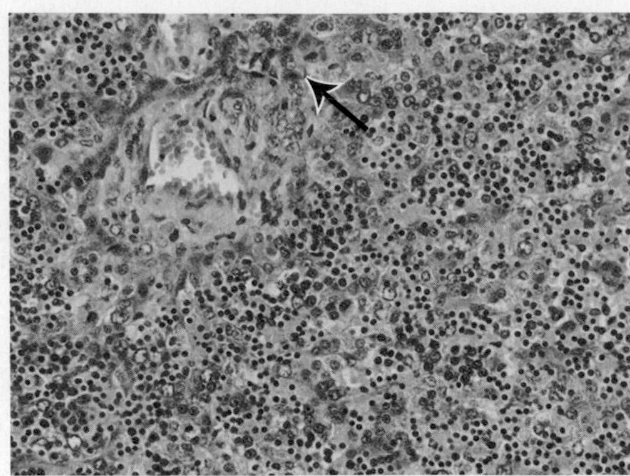

FIGURA 6-59. Hígado de un lactante prematuro con marcada hematopoyesis eritroide extramedular debida a anemia fetal. El aumento del pigmento de hemosiderina (*flecha*) refleja un alto recambio de eritrocitos.

Incompatibilidad por ABO

La incompatibilidad por ABO está presente entre el 20% y el 25% de las gestaciones, pero la enfermedad hemolítica clínicamente significativa del recién nacido es poco frecuente. Alrededor del 10% de estos lactantes muestran pruebas de laboratorio de hemólisis, que es lo suficientemente grave como para requerir tratamiento en el 0.5%. En la mayoría de los lactantes con incompatibilidad por ABO, el único signo clínico es una ictericia leve. La destrucción de eritrocitos fetales es limitada porque: *(1)* la mayoría de los anticuerpos maternos anti-A y anti-B son IgM y no atraviesan la placenta, *(2)* los antígenos A y B se expresan poco en los eritrocitos del recién nacido y *(3)* muchos otros tipos de células expresan antígenos A y B y absorben parte del anticuerpo materno, por lo que hay una menor cantidad disponible para unirse a los eritrocitos fetales/neonatales y destruirlos. Los primogénitos pueden verse afectados y no existe una protección eficaz frente a la posible hemólisis, aunque normalmente mínima, debida a la incompatibilidad por ABO.

Hidropsia no inmunitaria

Las principales causas de la hidropesía no inmunitaria son las anomalías cardíacas fetales, las aberraciones cromosómicas y la anemia fetal. Las malformaciones cardíacas y las arritmias pueden causar insuficiencia cardíaca intrauterina e hidropesía. El síndrome de Turner debido a un cariotipo 45,X y las trisomías 21 y 18 son las causas cromosómicas más habituales de la hidropesía no inmunitaria, a menudo con un defecto cardíaco acompañante o grandes tumores linfáticos, denominados **higromas quísticos**. La anemia fetal no causada por anticuerpos Rh o ABO puede provocar hidropesía. En el sudeste asiático, la causa más habitual de hidropesía no inmunitaria es la anemia fetal grave debida a la talasemia α homocigota, que se produce cuando se suprimen los cuatro genes de globina α (fig. 6-58 y cap. 20).

Otra causa importante de anemia fetal significativa es la infección transplacentaria por el parvovirus B19. El virus se replica tras entrar en los precursores eritroides fetales (normoblastos), lo que provoca la apoptosis de los progenitores de los eritrocitos y la aplasia de estos. En los mortinatos hidrópicos con infección por parvovirus pueden observarse inclusiones intranucleares en la médula ósea y en los precursores eritroides circulantes. Los embarazos gemelares monocigóticos con transfusión de gemelo a gemelo que tiene lugar a través de anastomosis vasculares placentarias entre las dos circulaciones representan alrededor del 10% de las hidropesías no inmunitarias. Algunos síndromes de malformación de un solo gen, malformaciones aisladas y trastornos metabólicos también pueden causar hidropesía.

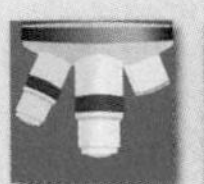 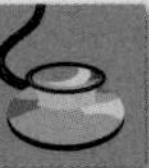

ANATOMOPATOLOGÍA Y CARACTERÍSTICAS CLÍNICAS: la etiología subyacente y la gravedad de la enfermedad determinan las características clínicas anatomopatológicas en un feto o neonato con hidropesía. Una anomalía cromosómica puede ser la etiología si hay rasgos dismórficos. La autopsia puede mostrar que la causa de la hidropesía es un defecto cardíaco. Si la acumulación anómala de líquido se debe a una anemia fetal, tanto el feto hidrópico como la placenta edematosa agrandada mostrarán una palidez característica y habrá hepatoesplenomegalia secundaria a la insuficiencia cardíaca. En la hidropesía inmunitaria por incompatibilidad por Rh y en la hidropesía no inmunitaria por talasemia α homocigota hay una hiperplasia eritroide compensatoria en la médula ósea y hematopoyesis extramedular en el hígado, el bazo, los nódulos linfáticos y a veces otros tejidos (fig. 6-59). Estos niños poseen altas concentraciones sanguíneas de eritroblastos y otros precursores eritroides, debido a un aumento significativo de la hematopoyesis. Este estado se denomina *eritroblastosis fetal*. En la hidropesía inmunitaria grave con hemólisis, los neonatos fallecidos pueden mostrar ictericia, y sus cerebros pueden observarse edematosos y de color amarillo brillante al ser seccionados, especialmente los ganglios basales, el tálamo, la materia gris cerebral y el cerebelo.

Los errores congénitos del metabolismo suelen presentarse en el período neonatal

Siempre deben considerarse posibles errores congénitos cuando un neonato presenta dificultad para alimentarse y letargo. Los hallazgos de laboratorio reflejan el bloqueo metabólico específico y pueden incluir acidosis, hipoglucemia e hiperamonemia. El diagnóstico y el tratamiento tempranos pueden salvar la vida y prevenir el daño neurológico causado por la acumulación de metabolitos tóxicos.

Las lesiones al nacer perjudican la integridad funcional o estructural del recién nacido

Estas lesiones se definen como debidas a un acontecimiento adverso ocurrido en el momento del nacimiento. Las lesiones pueden producirse durante el parto o después del parto en recién nacidos que requieren reanimación. Oscilan desde problemas menores autolimitados hasta lesiones graves que pueden provocar una morbimortalidad importante. Algunas lesiones en el parto son el resultado de la manipulación obstétrica, pero muchas se deben a sucesos inevitables en partos rutinarios. La incidencia de las lesiones en el parto (alrededor del 2% en los partos únicos, vaginales y con presentación cefálica, y el 1% en las cesáreas) ha disminuido con las mejoras en el diagnóstico prenatal y la atención obstétrica y neonatal. La desproporción cefalopélvica, que puede provocar distocia (parto difícil), desempeña un papel en muchas lesiones en el parto.

Los factores de riesgo que afectan el feto son la macrosomía fetal, la prematuridad y la presentación distinta a la cefálica del vértice para el parto vaginal. Los lactantes de mayor tamaño sufren más lesiones en el parto. Los factores de riesgo durante la gestación incluyen el tamaño de la persona gestante y la presencia de anomalías pélvicas. La obesidad materna aumenta el riesgo de lesiones en el parto, posiblemente debido al mayor uso de instrumental durante los partos y a la tendencia a que los lactantes sean de peso alto para la edad gestacional. La baja estatura materna también es un factor de riesgo, al igual que el parto de primigestas. Los traumatismos en el parto son menos frecuentes en los partos por cesárea, aunque la lesión más común con esta modalidad de parto es la laceración fetal.

Lesión de los tejidos blandos

Las lesiones más habituales en el parto son las de los tejidos blandos, como hematomas, petequias, necrosis de la grasa subcutánea y laceraciones. La mayoría son autolimitadas. Los hematomas y las petequias suelen aparecer en la parte del cuerpo del neonato que se presenta, la cabeza y la cara en los partos cefálicos y los genitales en los partos de nalgas. La necrosis de la grasa subcutánea, que se presenta como nódulos o placas firmes eritematosas, de color carne o azulados, 1 o 2 semanas después del parto, es poco frecuente y se debe a una necrosis isquémica por la presión sostenida sobre el tejido adiposo subcutáneo durante el parto. La laceración fetal es la lesión más habitual en el parto después de una cesárea, y se cura fácilmente con la aplicación de tiras estériles.

Lesión craneal

Las lesiones craneales al nacer son las siguientes:

- El **caput sucedáneo** es un edema del cuero cabelludo y, en ocasiones, una hemorragia por encima del periostio. Se debe al encajamiento prolongado de la cabeza del feto en el canal del parto o tras la extracción con ventosa. A diferencia del cefalohematoma, se extiende a través de las líneas de sutura. El edema desaparece rápidamente sin tratamiento y tiene escasa relevancia clínica.
- El **cefalohematoma** es una hemorragia subperióstica causada por la rotura de los vasos bajo el periostio de un solo hueso craneal, generalmente el parietal o el occipital. Se presenta como una inflamación que no cruza las líneas de sutura. Se estima que se produce en el 1% al 2% de los partos, y es mucho más frecuente con el uso de fórceps o la extracción por vacío. La mayoría de los cefalohematomas se resuelven sin complicaciones y no requieren tratamiento.
- Las **fracturas craneales** producidas durante el parto pueden ser fracturas lineales o con hundimiento. Las primeras normalmente son asintomáticas, se curan sin intervención y no presentan secuelas neurológicas. Las fracturas con hundimiento hacia adentro de un hueso del cráneo suelen asociarse al parto asistido con fórceps o al impacto de la cabeza del feto sobre los huesos de la pelvis materna durante el parto vaginal no asistido. En las fracturas con hundimiento se producen más hemorragias intracraneales, y puede requerirse reparación neuroquirúrgica cuando el hundimiento es de más de 1 cm. A diferencia de la mayoría de las fracturas craneales, las del hueso occipital suelen extenderse a través de los senos venosos subyacentes y pueden producir una hemorragia mortal.
- La **hemorragia intracraneal** es una de las lesiones de nacimiento más peligrosas y puede ser traumática, secundaria a la asfixia o resultado de una diátesis hemorrágica subyacente. Las hemorragias intracraneales, en orden decreciente de frecuencia, incluyen las hemorragias subdural, subaracnoidea, epidural, intraventricular, intracerebral e intracerebelosa. Los neonatos afectados suelen presentar apnea, insuficiencia respiratoria y convulsiones entre 24 h y 48 h después del parto. El pronóstico depende de la extensión de la hemorragia. La hemorragia intracraneal traumática puede producirse en el contexto de una desproporción cefalopélvica significativa, parto precipitado, presentación de nalgas, parto prolongado o parto asistido con fórceps. Estos traumatismos pueden provocar una laceración de la hoz del cerebro o de la tienda del cerebelo que incluya la afectación de la vena de Galeno (vena cerebral mayor) o los senos venosos. Las lesiones anóxicas por asfixia, sobre todo en los lactantes prematuros, se asocian a menudo con hemorragias intraventriculares. La hemorragia masiva suele ser rápidamente mortal. Los lactantes que sobreviven pueden recuperarse por completo o presentar un deterioro neurológico a largo plazo.

Lesión de los nervios periféricos

Entre las lesiones nerviosas que pueden observarse al nacer se encuentran:

- La **parálisis braquial** se presenta con diversos grados de parálisis del brazo del recién nacido. Puede deberse a la tracción lateral excesiva que se ejerce sobre el hombro del neonato, durante la presentación del hombro en las presentaciones cefálicas del vértice y durante la presentación de la cabeza en las presentaciones de nalgas. Esto puede lesionar o seccionar transversalmente el plexo braquial al estirar sus raíces nerviosas cervicales. Si los nervios se seccionan, el deterioro puede ser permanente. La función puede recuperarse en unos meses si la parálisis es consecuencia de edema y hemorragia. Muchos casos de parálisis braquial se producen sin distocia de hombros. Entre los posibles factores de riesgo se encuentran los que conducen a una desproporción cefalopélvica, como diabetes materna y macrosomía fetal, malposición fetal, trabajo de parto anómalo, parto vaginal quirúrgico y embarazo anterior complicado por distocia de hombros o parálisis del plexo braquial neonatal.
- La **lesión del nervio frénico** provoca la parálisis de un hemidiafragma y suele presentarse en el primer día de vida con dificultad respiratoria y disminución de los sonidos respiratorios en el lado afectado. A menudo se asocia a una parálisis del plexo braquial. Suele resolverse en 6 a 12 meses con cuidados de apoyo si el nervio frénico no ha sido seccionado.
- La **parálisis del nervio facial** suele presentarse como una parálisis flácida unilateral de la cara, que deriva de la lesión del séptimo nervio craneal por la presión de un promontorio sacro materno prominente durante el parto o el uso de fórceps. Se produce una disminución del movimiento en el lado afectado de la cara del lactante. Suele resolverse espontáneamente en las primeras semanas, a menos que se deba a un síndrome del desarrollo, como la displasia oculoauricular vertebral o síndrome de Goldenhar.

Fracturas

La *clavícula* es el hueso más vulnerable a las fracturas durante el parto, seguida del *húmero*. Las fracturas de clavícula suelen producirse tras un parto vaginal complicado, pero pueden observarse en lactantes nacidos por partos vaginales o por cesárea no traumáticos. La inmovilización del brazo y el hombro suele permitir la curación completa. Las fracturas de otros huesos largos son infrecuentes, pero se curan bien.

El síndrome de muerte súbita del lactante (SMSL) es una muerte súbita e inexplicable en el primer año de vida

Según la definición del National Institute of Child Health and Human Development, las muertes por SMSL deben ser inexplicables tras una investigación exhaustiva del caso que incluya una autopsia completa, el examen de la escena de la muerte y la revisión de la historia clínica. El diagnóstico de SMSL solo se realiza tras descartar otras causas específicas de muerte súbita (tabla 6-22). La *muerte súbita inesperada del lactante* (*MSIL*) suele utilizarse para describir todas las muertes inesperadas de lactantes, incluidas las que tienen una explicación y las que no la tienen. La MSIL no explicada incluye los casos considerados SMSL por el médico forense, así como algunos casos que no se consideran SMSL, pero que carecen de una explicación definitiva debido a circunstancias inciertas. A medida que se han ido identificando factores predisponentes y etiologías ambientales, bioquímicas, estructurales y genéticas, ha disminuido el número de muertes infantiles que realmente no tienen una patogenia identificable.

TABLA 6-22 TRASTORNOS EN LACTANTES CON MUERTE SÚBITA INESPERADA DEL LACTANTE (MSIL) QUE PUEDEN SIMULAR EL SIDA
Generales
Sepsis (incluida la meningococemia)
Asfixia (accidental o deliberada)
Anafilaxia
Descompensación metabólica
Hipertermia
Intoxicación
Errores congénitos del metabolismo (incluidos los trastornos de la oxidación de los ácidos grasos) (mutaciones *MCAD*, *LCHAD*, *SCHAD*)
Respuesta inflamatoria anómala (deleciones parciales en C4a y C4b)
Sanguíneos
Crisis drepanocítica
Cardíacos
Fibroelastosis subendocárdica
Defectos cardíacos congénitos (especialmente estenosis aórtica)
Miocarditis viral
Síndrome de QT largo (mutaciones *SCN5A* y *KCNQ1*)
Miocardiopatía histiocitoide (mutaciones *MTCYB*)
Pulmonares
Neumonía
Bronquiolitis
Bronquiolitis traqueal grave
Aspiración u obstrucción de las vías respiratorias
Hipertensión pulmonar idiopática
Renales
Pielonefritis
Digestivas
Enterocolitis con *Salmonella*, Shigella o *E. coli* patógena
Hepáticas
Hepatitis
Pancreáticas
Pancreatitis
Intoxicación por ácido bórico
Fibrosis quística
Suprarrenales
Hiperplasia suprarrenal congénita
Cerebrales
Encefalitis
Traumatismos (fractura de cráneo, edema cerebral, hematoma subdural)
Malformación arteriovenosa con hemorragia

Modificado de Disorders That Can Mimic SIDS, UpToDate, 20 de enero de 2018.

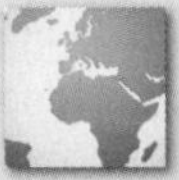

EPIDEMIOLOGÍA: después del período neonatal, el SMSL es la principal causa de muerte en el primer año de vida. En esta franja de edad, una tercera parte de las muertes se deben al SMSL, de las cuales el 90% se producen antes de los 6 meses (pico de incidencia, de 2 a 4 meses). La proporción hombre:mujer es de aproximadamente 1.5. La mayoría de las muertes por SMSL se producen durante períodos asociados al sueño. En general, los lactantes con SMSL eran lactantes en apariencia sanos que se dormían sin ningún indicio de desastre inminente y que no despertaban.

Se comprobó que los lactantes que dormían en posición prona o lateral tenían una incidencia mucho mayor de SMSL que los que dormían en posición supina. La campaña mundial *Back to Sleep* (juego de palabras a partir de dos acepciones del inglés back: «regresar» y «espalda»; podría traducirse como «vuelve a dormir de espaldas»), iniciada en 1992, impulsó a los progenitores a colocar a los lactantes en decúbito dorsal para dormir, lo que redujo rápidamente la tasa de SMSL a más de la mitad. En esa época también se introdujeron otras mejoras en los cuidados prenatales y neonatales. La incidencia de SMSL en Estados Unidos era de 12 por cada 10 000 nacidos vivos en 1992, cuando la American Academy of Pediatrics aprobó por primera vez la posición supina para dormir. En 2006, la tasa era de 5.6 por cada 10 000 nacidos vivos, y en 2013 pasó a ser de 4.0 por cada 10 000. El SMSL sigue causando 1 560 muertes infantiles al año en Estados Unidos, de las cuales entre el 15% y el 20% se producen en entornos de cuidado infantil. La tasa de SMSL en niños afroamericanos y nativos indios/de Alaska es de dos a tres veces la media nacional. Reducir el riesgo de SMSL sigue siendo una importante prioridad de salud pública.

Factores de riesgo: varios estudios retrospectivos han identificado factores de riesgo durante la gestación, del lactante y del entorno del sueño para el SMSL. En el 95% de los casos de SMSL se encuentran uno o más factores de riesgo.

Factores de riesgo durante la gestación:

- Edad inferior a 20 años
- Tabaquismo de la persona gestante
- Atención prenatal tardía o inexistente
- Consumo de alcohol por parte de la persona gestante
- Consumo materno de drogas ilícitas

Los dos factores de riesgo durante la gestación más importantes son el embarazo en la adolescencia y el hábito tabáquico por parte de la persona gestante. El riesgo de SMSL aumenta con la cantidad de tabaco, y la exposición prenatal al tabaco se considera el factor de riesgo más importante. Además, los lactantes expuestos al tabaquismo pasivo tienen un mayor riesgo de SMSL que los no expuestos. Los lactantes de gestantes que fumaron durante el embarazo muestran respuestas cardiovasculares anómalas a estímulos tales como la hipoxia y la hipercarbia. El abuso de drogas y alcohol por parte de la persona gestante durante y después del embarazo y todos los fenómenos adversos asociados al abuso de sustancias también aumentan el riesgo de SMSL. Las complicaciones del embarazo, como el aumento de las concentraciones de la fetoproteína α de la persona gestante, la rotura prematura de membranas, la placenta previa y el desprendimiento de placenta, son también factores de riesgo de SMSL, con independencia de su asociación con el parto prematuro.

Factores de riesgo del lactante:

- Prematuridad
- Bajo peso al nacer
- Sexo masculino
- Hermanos previos con SMSL
- Gemelos
- Infección respiratoria reciente

Los recién nacidos prematuros y con bajo peso al nacer tienen mayor riesgo de SMSL que los recién nacidos a término o con peso normal al nacer. Los lactantes con hermanos previos con SMSL tienen un pequeño aumento del riesgo, en comparación con la población infantil general. Es probable que esto se deba a una combinación de factores epidemiológicos y biológicos que son difíciles de clasificar. En algunos casos de SMSL entre hermanos, el maltrato infantil o un error innato del metabolismo no diagnosticado pueden haber sido los responsables de las muertes. El riesgo de SMSL es mayor entre los gemelos que entre los no gemelos, incluso teniendo en cuenta que los primeros tienen mayores tasas de prematuridad y bajo peso al nacer. El SMSL se da más en los lactantes hombres que en las mujeres. Muchas víctimas de SMSL han presentado una infección respiratoria unas semanas antes de su muerte, pero la tasa de infecciones respiratorias en los lactantes de control es similar y no se ha identificado ningún microorganismo causante.

Factores de riesgo del entorno de sueño:

- Dormir en decúbito prono o de lado
- Superficie blanda para dormir
- Compartir la cama
- Sobrecalentamiento

Además de la posición de descanso en decúbito prono mencionada anteriormente, los factores ambientales pueden aumentar el riesgo de SMSL de un lactante. Entre estos se encuentran una superficie de descanso blanda y artículos de cama como mantas, almohadas, juguetes de peluche y protectores de cuna, que pueden provocar asfixia involuntaria. Compartir la cama con los progenitores aumenta el riesgo de SMSL, al igual que el sobrecalentamiento debido a la elevada temperatura de la habitación o el exceso de ropa y mantas, así como envolver al lactante.

Los factores que no se asocian con SMSL son los antecedentes de apnea, anomalías en el patrón respiratorio u otros acontecimientos aparentemente peligrosos para la vida, como el atragantamiento o la coloración azul. Los monitores cardiorrespiratorios habituales no reducen el riesgo de SMSL.

ANATOMOPATOLOGÍA: existen algunos hallazgos morfológicos en los lactantes con muerte por SMSL. A menudo son de importancia desconocida, leves y no están presentes en todos los casos. Los pulmones suelen presentar congestión vascular con o sin edema pulmonar. El hallazgo más habitual son las petequias en el timo, el epicardio y las pleuras parietal y visceral. Dado que estos hallazgos también se observan en lactantes con MSIL explicada, probablemente se trate de acontecimientos agónicos. Son habituales signos microscópicos de infecciones recientes en la laringe y la tráquea, pero no son lo suficientemente graves como para causar la muerte y, como se ha señalado anteriormente, no se ha identificado ningún microorganismo causante común.

Puede observarse tejido adiposo perisuprarrenal pardo y hematopoyesis extramedular hepática persistente, lo que posiblemente sea el reflejo de un retraso en el desarrollo, hipoxia intermitente crónica o estrés prolongado. Puede observarse astrogliosis del tronco del encéfalo y del cerebelo, y algunos lactantes con SMSL han mostrado hipoplasia del núcleo arqueado y de otras áreas del tronco del encéfalo que regulan las respuestas ventilatorias y de presión arterial a la hipoxia y la hipercarbia. En los casos de SMSL verdaderos, la autopsia no revela una causa clara de la muerte. La autopsia exhaustiva realizada para descartar otras posibles etiologías del SMSL, como una infección pasada por alto, una anomalía congénita, un trastorno genético o maltrato infantil, revela una causa de muerte inesperada en ~20% de los lactantes con SMSL. Se han descubierto varias afecciones genéticas infrecuentes como causas del SMSL, como defectos de oxidación de los ácidos grasos y canalopatías cardíacas (*v.* caps. 1 y 11) que pueden provocar arritmias (*v.* tabla 6-22).

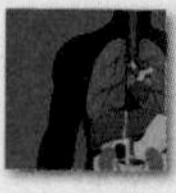

FISIOPATOLOGÍA: la evolución del SMSL es desconocida y probablemente diferente de un paciente a otro, y quizás confluyan varios acontecimientos. Lo más probable es que sea un trastorno multifactorial, con diferentes tipos de factores simultáneos que varían de un caso a otro. En este escenario, una combinación de acontecimientos fortuitos provoca la muerte de un lactante cuando cualquier factor único no habría sido mortal. Entre los factores de estrés extrínsecos o los sucesos desencadenantes se incluyen la obstrucción del flujo de aire, una infección respiratoria o sobrecalentamiento. El impacto de estas influencias encaja con las vulnerabilidades intrínsecas subyacentes de un lactante, como las anomalías del desarrollo en las redes de neurotransmisores del tronco del encéfalo que regulan la excitación y el control autónomo de la función cardiorrespiratoria. Estos circuitos del tronco del encéfalo se desarrollan rápidamente en los primeros meses de vida. Algunos datos experimentales apuntan al quimiorreflejo laríngeo, que provoca apnea, bradicardia y colapso cardiovascular en mamíferos jóvenes en fase de maduración tras la exposición de la mucosa laríngea a estímulos ácidos y/u orgánicos. Los lactantes con SMSL pueden presentar anomalías en la actividad de los neurotransmisores.

La exposición prenatal a la nicotina a través del consumo de cigarrillos por parte de la persona gestante puede causar una lesión cerebral fetal hipóxica por la reducción del flujo sanguíneo uteroplacentario. También se asocia con una unión anómala del receptor nicotínico en algunas víctimas de SMSL. Los mecanismos de neurotransmisión del tronco del encéfalo pueden ser disfuncionales, por ejemplo, la transmisión serotoninérgica medular y los receptores GABA (ácido γ-aminobutírico). También muy recientemente se ha identificado una anomalía significativa en el desarrollo del sistema SP/NK1R (sustancia P del neuropéptido y su taquicinina/receptor de neuroquinina 1). Las mutaciones y/o polimorfismos en los genes de estos y otros neurotransmisores, receptores y proteínas y enzimas relacionadas que intervienen en el control homeostático medular pueden dar lugar a respuestas subóptimas, quizá mortales, a factores de estrés externos. Estas variantes genéticas podrían explicar cómo los lactantes con hermanos previos con SMSL tienen un mayor riesgo de padecerlo.

NEOPLASIAS DE LA INFANCIA Y LA NIÑEZ

Las afecciones seudotumorales incluyen el desplazamiento de tejidos y células

Los **hamartomas** son sobrecrecimientos focales y benignos de uno o más elementos celulares maduros de un tejido normal, a menudo dispuestos de forma irregular. Son característicos de algunos síndromes hereditarios, como el complejo de esclerosis tuberosa. Algunos hamartomas presentan una anomalía cromosómica clonal, por lo que pueden clasificarse como neoplasias verdaderas.

El **coristoma**, también denominado **heterotopía**, es un pequeño agregado de tejido bien desarrollado y de organización normal en una localización aberrante. Los restos pancreáticos en las paredes del tubo digestivo y el tejido suprarrenal en la corteza renal son ejemplos de ello. No son tumores verdaderos.

Los tumores benignos de la niñez de origen vascular son habituales

Los **hemangiomas** son tumores benignos de los vasos sanguíneos, generalmente capilares. Varían en tamaño y localización, y son el tumor más común en la infancia. No está claro si son neoplasias verdaderas, pero muchos aparecen poco después del nacimiento e involucionan a los 10 años. A veces, los hemangiomas de gran tamaño y de crecimiento rápido, especialmente en la cabeza o el cuello, pueden causar problemas graves al comprimir las vías respiratorias, los ojos u otras estructuras importantes.

Las **manchas en vino de Oporto** son grandes hemangiomas capilares congénitos planos de la piel de la cara y el cuero cabelludo. Son un rasgo definitorio del **síndrome de Sturge-Weber** y suelen provocar desfiguración, pues confieren un color morado oscuro a la zona afectada. A diferencia de muchos hemangiomas pequeños, persisten toda la vida.

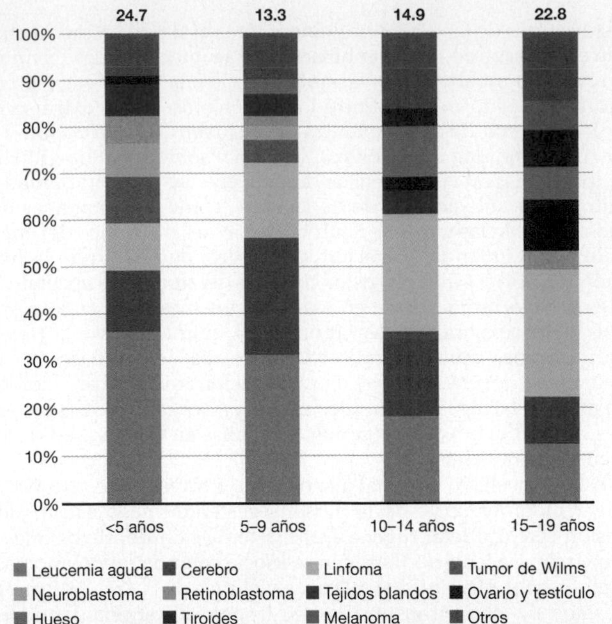

FIGURA 6-60. Distribución de los tumores malignos infantiles según la edad y el sitio primario. En la parte superior de cada columna de intervalo de edad se ubica la tasa combinada de todos los cánceres pediátricos por cada 100 000 niños.

Los **linfangiomas** son agrupaciones mal circunscritas de canales linfáticos dilatados, separados por tabiques fibrosos. Suelen estar presentes en el momento del nacimiento y aumentan de tamaño rápidamente a partir de entonces. La mayoría se producen en la cabeza y el cuello, pero el suelo de la boca, el mediastino y las nalgas también son lugares frecuentes. Pueden ser uniloculares o multiloculares, y tienen paredes finas y transparentes y contienen líquido de color pajizo. No está claro si los linfangiomas son malformaciones del desarrollo o neoplasias. Los linfangiomas no remiten espontáneamente y suelen extirparse.

El **teratoma sacrococcígeo**, un tumor infrecuente de células germinativas que se da en 1 de cada 40 000 nacidos vivos, es la neoplasia sólida más frecuente en el recién nacido. Más del 75 % se da en niñas, sobre todo en gemelas. Suelen presentarse al nacer como masas cerca del sacro y las nalgas. Pueden ser tumores de gran tamaño (a veces con la misma dimensión que la cabeza del lactante) y lobulados. La mitad crece en el exterior y puede contar con un pedículo que lo conecte al cuerpo. Algunos tienen componentes tanto externos como intrapélvicos, y unos cuantos se desarrollan por completo dentro de la pelvis. Los teratomas sacrococcígeos contienen tejidos numerosos, especialmente de origen nervioso. Casi todos (90 %) los que se detectan antes de los 2 meses de edad son benignos, pero hasta la mitad de los que se identifican en una fase posterior son malignos. Las anomalías congénitas asociadas vertebrales, genitourinarias y anorrectales son frecuentes. La lesión debe extraerse lo antes posible.

Las neoplasias pediátricas son en su mayoría de origen mesodérmico

La incidencia del cáncer en la niñez es de 1.3 por cada 10 000 personas por año en niños menores de 15 años. El cáncer es una de las principales causas de muerte por enfermedad en este grupo de edad, ya que representa el 10 % de las muertes en niños, y solo es superado por los traumatismos involuntarios (y el suicidio en los adolescentes). A diferencia de los adultos, en quienes la mayoría de los cánceres son de origen epitelial (p. ej., carcinomas de pulmón, colon y mama), la mayoría de las neoplasias infantiles surgen de los tejidos hematopoyéticos, nerviosos y blandos (fig. 6-60). Casi la mitad son linfomas y leucemias agudas. Estas últimas, en particular la leucemia linfoblástica aguda, comprenden una tercera parte de los cánceres infantiles. La mayoría del resto son neuroblastomas, tumores cerebrales, tumor de Wilms, retinoblastoma, cánceres óseos y sarcomas de tejidos blandos.

La mortalidad está determinada por el comportamiento intrínseco de un tumor y su respuesta al tratamiento, pero, en general, la tasa de mortalidad de los cánceres infantiles se corresponde con una tercera parte de la incidencia. En ocasiones, los tumores son evidentes al nacer, por lo que es lógico decir que se desarrollaron en el útero. Además, los órganos con desarrollo anómalo, los primordios de órganos persistentes y los restos de órganos desplazados pueden sufrir una transformación neoplásica. Muchos cánceres infantiles forman parte de trastornos genéticos, como defectos en las vías de reparación del ADN o mutaciones en los genes supresores tumorales (*v.* cap. 5). En la tabla 6-23 se enumeran ejemplos de anomalías cromosómicas y síndromes de un solo gen que tienen una fuerte predisposición para los cánceres pediátricos.

Las influencias genéticas en el desarrollo de los tumores infantiles están bien estudiadas para algunos de estos tumores, como el retinoblastoma y el tumor de Wilms. Las interacciones de los factores hereditarios y ambientales en la patogenia de los tumores malignos se analizan en el capítulo 5, y los cánceres individuales de la infancia se analizan en detalle en los capítulos sobre sus respectivos órganos.

AGRADECIMIENTOS

Los autores del capítulo 6 desean agradecer a Anthony Garber, PhD, por su asistencia editorial, y a Nancy Hsu, MS y Andrew Powell, MA, CPA, por su ayuda en la creación de figuras. También desean agradecer a la Dra. Dara Brodsky por la revisión de la sección de Enfermedades de la infancia y la niñez, y a la Dra. Hannah Kinney, por la revisión de la sección sobre el Síndrome de muerte súbita del lactante.

TABLA 6-23
SÍNDROMES CON PREDISPOSICIÓN A TUMORES PEDIÁTRICOS REPRESENTATIVOS

Síndrome	Características clínicas principales	Malignidad	Gen(es) alterado(s)
Síndrome de deleción cromosómica 11p13 (síndrome WAGR)	Aniridia, malformaciones genitourinarias y discapacidad intelectual	Tumor de Wilms	Deleción de *WT1*
Síndrome de monosomía parcial 13q	Retraso de crecimiento fetal, microftalmia, hipertelorismo, malformaciones cardíacas y cerebrales, ausencia de pulgares	Retinoblastoma, osteosarcoma	Deleción de *RB1*
Síndrome de Gorlin (síndrome del nevo de células basales)	Facies ancha, quistes mandibulares, nevos basocelulares, anomalías costales, calcificación de la hoz del cerebro	Carcinomas de células basales, meduloblastoma	Mutaciones en *PTCH1*
Síndrome de Beckwith-Wiedemann	Sobrecrecimiento, hemihipertrofia, organomegalia, facies tosca con macroglosia	Tumor de Wilms, hepatoblastoma, carcinoma suprarrenal	Anomalías de metilación de *CDKN1C, H19, IGF2, KCNQ10T1*

7 Trastornos hemodinámicos

Bruce M. McManus, Michael F. Allard, Bobby Yanagawa

CIRCULACIÓN NORMAL

La función y el metabolismo normales de los órganos y las células dependen de un sistema circulatorio íntegro que permita el aporte continuo de oxígeno, nutrientes, hormonas, electrólitos y agua, así como para la eliminación de los residuos metabólicos y el dióxido de carbono.

El sistema circulatorio es un conducto vascular constituido por una bomba muscular que impulsa la sangre a los órganos y tejidos y que retorna al corazón para completar el circuito. El suministro y la eliminación a nivel celular están controlados por los intercambios que se producen entre el espacio intravascular, el espacio intersticial, el espacio celular y el espacio linfático, que tienen lugar a través de los vasos sanguíneos de menor diámetro del cuerpo (la microcirculación).

El corazón es una bomba con cuatro cavidades que se conecta a circuitos vasculares en serie

En este circuito en serie, la cantidad de sangre manejada por el ventrículo derecho, que bombea sangre hacia los pulmones (circulación pulmonar), debe equivaler, de forma precisa y en el transcurso del tiempo, al volumen de sangre que pasa por el ventrículo izquierdo, que distribuye la sangre al resto del organismo (circulación sistémica). Desde la perspectiva hemodinámica, los parámetros relevantes son el gasto cardíaco, la presión de perfusión y la resistencia vascular periférica.

- El gasto **cardíaco** es el volumen de sangre bombeado por cada ventrículo por minuto, y representa el flujo total de sangre que contienen los circuitos pulmonar y sistémico. El gasto cardíaco es el producto de la frecuencia cardíaca y el volumen sistólico y, junto con el **índice cardíaco**, ajustado a partir del área de superficie corporal (en metros cuadrados), son indicadores de la función ventricular.
- La **presión de perfusión** (también denominada **presión conductora**) es la diferencia de presión dinámica que existe entre dos puntos ubicados a lo largo de un vaso sanguíneo. El flujo sanguíneo hacia cualquier segmento de la circulación depende en última instancia de la presión arterial conductora. Sin embargo, cada órgano puede autorregular el flujo en función de factores hormonales, neuronales, metabólicos y hemodinámicos.
- La **resistencia vascular periférica** es la suma de los factores que determinan el flujo sanguíneo regional en cada órgano. Las arteriolas determinan dos terceras partes de la resistencia en la vasculatura sistémica.

La suma de todos los flujos regionales es igual al **retorno venoso**, que a su vez determina el gasto cardíaco. La evaluación de la respuesta del corazón al flujo de entrada (precarga) y al flujo de salida (poscarga) se basa en los reflejos cardíacos, la integridad del miocardio y la regulación neurohormonal.

La aorta y las arterias son vasos conductores

La aorta y las arterias transportan la sangre a los órganos y convierten el flujo pulsátil en un flujo regular sostenido. Esta última función se deriva de las propiedades elásticas de la aorta y de la resistencia de los esfínteres arteriales.

La microcirculación incluye arteriolas, capilares y vénulas de menos de 100 µm de diámetro

La sangre de una arteriola entra en los capilares, que establecen anastomosis libremente entre sí (fig. 7-1), ya sea directamente o a través de metaarteriolas. La longitud de los capilares, medida desde la arteriola terminal hasta la vénula colectora, oscila entre 0.1 mm y 3 mm, con una media de 1 mm. Sin embargo, debido a la extensa red de anastomosis de los capilares, la longitud del trayecto que recorren las células sanguíneas a través de los capilares puede ser mayor, lo que permite el intercambio microvascular de sustancias. El que el sumatorio del área de superficie de los capilares sea alto determina que la velocidad del flujo sanguíneo sea baja, lo que favorece aún más el intercambio microvascular (fig. 7-2). La densidad capilar también influye en el intercambio microvascular al modificar la distancia para la difusión. Por ejemplo, en los tejidos con demandas elevadas de oxígeno, como el corazón, la densidad capilar es muy alta. La entrada en el sistema capilar está controlada por esfínteres precapilares, excepto en los canales de paso, que eluden los capilares y se encuentran siempre abiertos. No todos los capilares están abiertos de manera simultánea, por lo que el flujo sanguíneo puede aumentarse mediante el reclutamiento de capilares adicionales. La suma del flujo sanguíneo a través de un lecho capilar, los canales de paso y las anastomosis arteriovenosas determina el flujo sanguíneo regional.

No está claro cómo un órgano regula el flujo sanguíneo en función de sus requerimientos metabólicos, pero existe un vínculo entre la demanda de oxígeno y el flujo sanguíneo. En el corazón, el flujo sanguíneo se ajusta cada segundo. Los factores que median y vinculan la vasodilatación metabólica con el metabolismo celular son la adenosina, otros nucleótidos, el óxido nítrico, ciertas prostaglandinas, el dióxido de carbono y el pH. La microcirculación contribuye de forma significativa a todas las formas de hiperemia y edema, y es un objetivo en el choque séptico (*v.* más adelante). La vasorregulación en las arterias de conducción, las arterias de resistencia y las venas depende de las delicadas interacciones entre la sangre, el endotelio, las células de músculo liso y el estroma circundante.

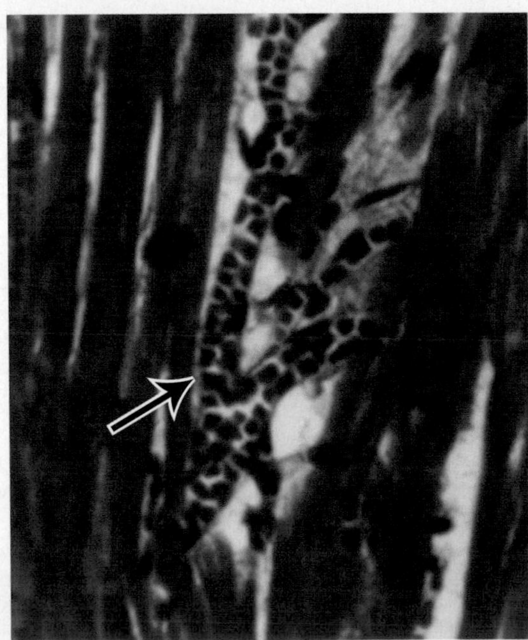

FIGURA 7-1. Microcirculación. Microfotografía del miocardio en la que se aprecian capilares y vénulas (*flecha*).

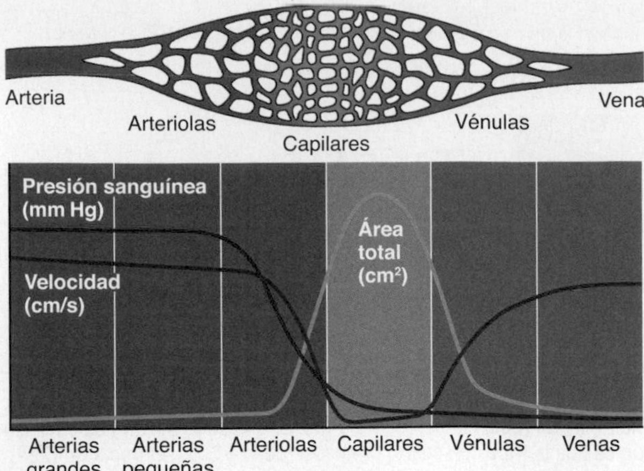

FIGURA 7-2. Presión sanguínea, velocidad y área total dentro del sistema circulatorio. Hay que tener en cuenta que la mayor resistencia debida a la reducción del diámetro en las arteriolas da lugar a un descenso en la presión de perfusión; la red capilar constituye la gran mayoría de la superficie vascular y el sistema venoso es una estructura de baja presión de alta capacitancia con una serie de válvulas para prevenir el flujo retrógrado.

El endotelio separa la sangre y los tejidos

Las células endoteliales son importantes para la anticoagulación, la transferencia de sustancias de la sangre a los tejidos y viceversa, la regulación del tono vascular (especialmente en las arterias de resistencia) y el control de la permeabilidad vascular (*v.* caps. 2 y 16).

Las venas y vénulas permiten el retorno de la sangre al corazón

La sangre de los capilares entra en las vénulas y, finalmente, en las venas, en su camino de retorno al corazón. Las venas son también un reservorio de sangre (las venas contienen el 64 % del volumen total de sangre).

El intersticio representa el 15 % del volumen total del cuerpo

El líquido intersticial entre las células facilita el suministro de nutrientes y la eliminación de desechos. La mayor parte del agua intersticial se encuentra unida a una densa red de glucosaminoglucanos.

El sistema linfático reabsorbe el líquido intersticial

El líquido intersticial es reabsorbido hacia la circulación en el extremo venoso de los capilares; una pequeña parte se drena a través del sistema. Los capilares linfáticos conducen la linfa desde la periferia hasta el sistema venoso central a través del conducto torácico. La contracción y la relajación intermitentes normales de los vasos linfáticos contribuyen al retorno constante del líquido linfático a la circulación central. La linfa es un disolvente para las moléculas grandes que no pueden volver a la circulación a través de los capilares sanguíneos.

TRASTORNOS DE LA PERFUSIÓN

En los trastornos hemodinámicos, la alteración de la perfusión provoca lesiones orgánicas y celulares.

La hiperemia es el exceso de sangre en un órgano

La hiperemia puede deberse a un aumento del flujo sanguíneo desde el sistema arterial (**hiperemia activa**) o a una alteración del drenaje venoso (**hiperemia pasiva** o **congestión**).

Hiperemia activa

La hiperemia activa consiste en el aumento de la irrigación a un órgano. Suele constituir una respuesta fisiológica al aumento de la demanda funcional, como en el corazón y el músculo esquelético durante el ejercicio. El músculo esquelético puede aumentar 20 veces su flujo sanguíneo durante el ejercicio (y, por tanto, el suministro de oxígeno). El aumento de la irrigación se produce por la dilatación arteriolar y el reclutamiento de capilares no perfundidos. Las influencias neurógenas y hormonales desempeñan un papel en la hiperemia activa (p. ej., rubor menopáusico). Aunque la utilidad de la vasodilatación en estos ejemplos no está clara, la hiperemia cutánea durante la fiebre sirve para disipar el calor.

La hiperemia activa más impactante se produce en asociación con la inflamación. Las sustancias vasoactivas liberadas por las células inflamatorias (*v.* cap. 2) provocan la dilatación de los vasos sanguíneos; en la piel, esto contribuye al clásico «tumor, rubor y calor» (hinchazón, enrojecimiento, calor) de la inflamación. En la neumonía, por ejemplo, los capilares alveolares se ingurgitan con eritrocitos como respuesta hiperémica a la inflamación. Puesto que la inflamación también puede aumentar la permeabilidad capilar e incluso dañar las células endoteliales, la hiperemia inflamatoria suele ir acompañada de edema y extravasación local de eritrocitos.

La hiperemia reactiva se produce tras la interrupción temporal del riego sanguíneo (isquemia). A la resolución de la obstrucción le sigue la hiperemia activa, probablemente porque la lesión isquémica de tejido provoca la liberación de agentes inflamatorios como la adenosina. La magnitud y la duración de la hiperemia son proporcionales al período de oclusión hasta que la respuesta hiperémica alcanza una meseta.

Hiperemia pasiva (congestión)

La congestión se produce cuando un órgano se llena de sangre venosa. La congestión pasiva aguda es, desde el punto de vista clínico, una consecuencia de la insuficiencia aguda de los ventrículos izquierdo o derecho. En relación con el primero, la sangre retrocede hacia los pulmones, lo que provoca la acumulación de un trasudado en los alvéolos (**edema pulmonar**). En la insuficiencia aguda del ventrículo derecho, el hígado puede desarrollar una grave congestión.

El aumento generalizado de la presión venosa, habitual en la insuficiencia cardíaca crónica, provocan un flujo sanguíneo más lento y, en consecuencia, un aumento de la volemia en muchos órganos, incluidos el hígado, el bazo y los riñones. En el pasado, la insuficiencia cardíaca debida a la estenosis mitral de origen reumático era una causa frecuente de congestión venosa generalizada, pero estos casos se han vuelto inusuales. Ahora son más frecuentes la insuficiencia cardíaca congestiva secundaria a la arteriopatía coronaria y la hipertensión y la insuficiencia cardíaca del lado derecho producto de alguna neumopatía.

La congestión pasiva también puede limitarse a una extremidad o a un órgano como resultado de una obstrucción localizada que impida el drenaje venoso. Así, la trombosis venosa profunda (TVP) en las venas de las piernas provoca un edema de las extremidades inferiores, y la trombosis de las venas hepáticas (síndrome de Budd-Chiari) provoca una congestión pasiva crónica secundaria del hígado.

PULMONES: la insuficiencia ventricular izquierda crónica impide que el flujo sanguíneo salga de los pulmones, lo que conduce a congestión pulmonar pasiva crónica. Como resultado, los capilares alveolares experimentan un aumento de la presión y se llenan de sangre. Este aumento de la presión tiene cuatro consecuencias principales:

- Las microhemorragias provocan hemorragias en los espacios alveolares, donde los eritrocitos son fagocitados y degradados por los macrófagos alveolares. El hierro liberado, en forma de hemosiderina, permanece en estos macrófagos, denominados como consecuencia «células de la insuficiencia cardíaca» (fig. 7-3).
- El líquido es forzado desde los capilares hacia los espacios aéreos alveolares. Esto provoca la generación de un edema pulmonar (fig. 7-4) que impide el intercambio de gases en el pulmón.
- La fibrosis en el intersticio pulmonar aumenta. La presencia de fibrosis y hierro confiere un aspecto macroscópico indurado y pardo al pulmón (**induración parda**).

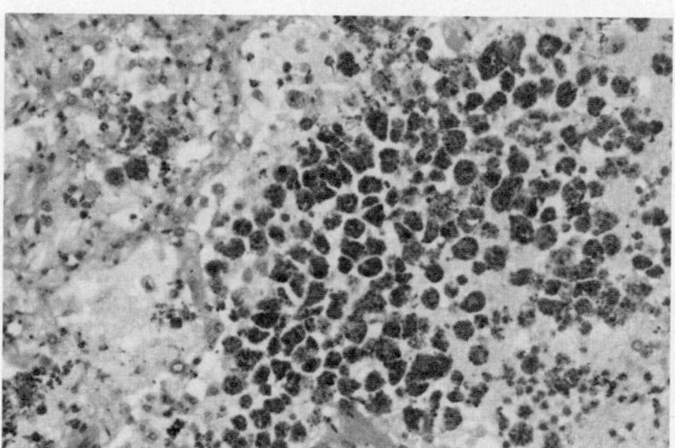

FIGURA 7-3. Congestión pulmonar pasiva. Macrófagos cargados de hemosiderina en el pulmón de un paciente con insuficiencia cardíaca congestiva.

- La **hipertensión pulmonar** se desarrolla cuando la presión se transmite al sistema arterial pulmonar. Esto puede desencadenar insuficiencia cardíaca del lado derecho y, a continuación, congestión venosa sistémica generalizada.

HÍGADO: las venas hepáticas drenan en la vena cava justo por debajo del corazón, por lo que el hígado es especialmente vulnerable a la congestión aguda o crónica de tipo pasivo (*v.* cap. 14). En los lóbulos hepáticos, las venas centrales se dilatan. El aumento de la presión se transmite a los sinusoides, que también se dilatan. Los hepatocitos centrolobulillar sufren atrofia por presión (fig. 7-5). La superficie de corte de un hígado con congestión crónica presenta focos oscuros de congestión centrolobulillar, rodeados por porciones periféricas de los lóbulos, más pálidas y que no se encuentran afectadas. El resultado es un aspecto reticular que se asemeja al de una nuez moscada cortada en sentido transversal («hígado en nuez moscada») (fig. 7-5). En casos extremos relacionados con insuficiencia ventricular aguda del ventrículo derecho, la necrosis hemorrágica franca de los hepatocitos en las regiones centrolobulillares resulta evidente. La congestión venosa hepática prolongada desencadena el engrosamiento de las venas centrales y fibrosis centrolobulillar. Solo en los casos más extremos de congestión venosa (p. ej., pericarditis constrictiva o estenosis tricuspídea) la fibrosis es lo suficientemente generalizada y grave como para justificar la calificación de **cirrosis cardíaca**.

ESPLÉNICA: el aumento de la presión intravascular en el hígado, por insuficiencia cardíaca u obstrucción intrahepática del flujo sanguíneo (p. ej., cirrosis), genera una mayor contrapresión en la vena porta hepática (formada por las venas mesentérica superior y esplénica) y provoca una congestión esplénica. El órgano se distiende (250-750 g; normal, 150 g) y se tensa, y en un corte transversal se observa la trasudación de sangre oscura. Este bazo distendido puede mostrar hiperactividad (**hiperesplenismo**), lo que da lugar

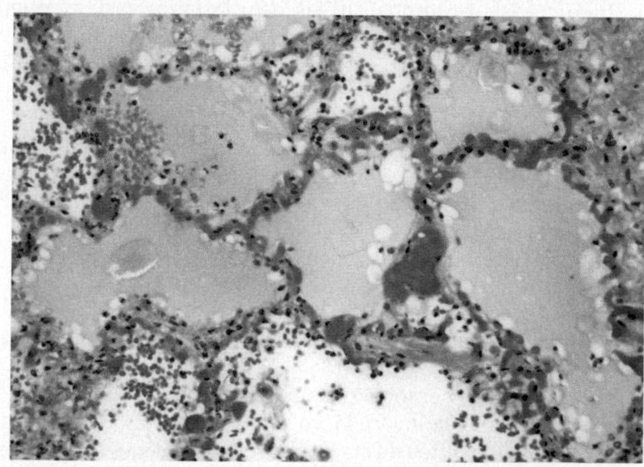

FIGURA 7-4. Edema pulmonar. Paciente con insuficiencia cardíaca congestiva con presencia de líquido que se tiñe de tono rosado dentro de los alvéolos. (Cortesía de UBC Pulmonary Registry, St. Paul's Hospital).

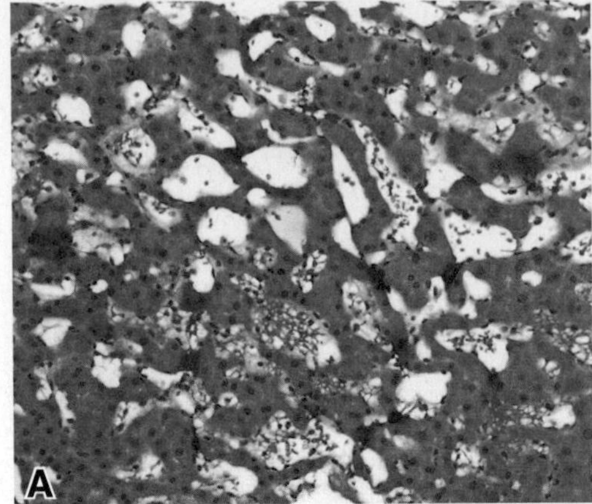

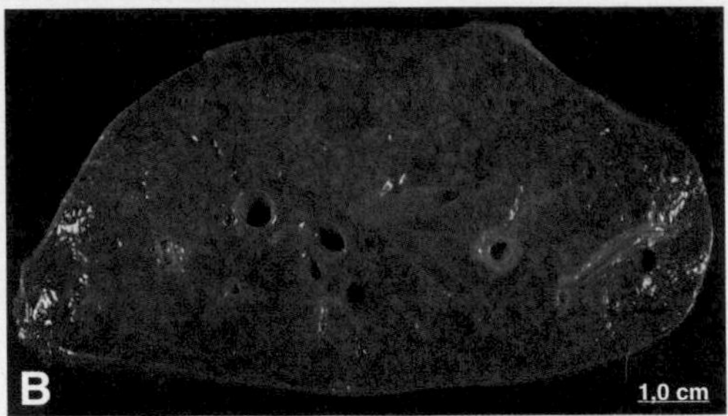

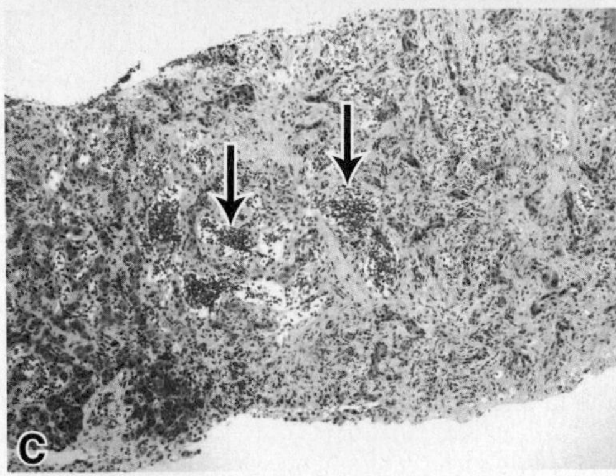

FIGURA 7-5. Congestión pasiva crónica hepática. A. Microfotografía hepática que muestra los sinusoides hepáticos dilatados. Las placas de hepatocitos que se interponen muestran atrofia por presión. **B.** Fotografía macroscópica del hígado en que se aprecia su aspecto en nuez moscada, que deriva de la insuficiencia congestiva del ventrículo derecho. **C.** Cambios tardíos en la congestión pasiva crónica, caracterizada por dilatación de los sinusoides (*flechas*) y fibrosis (obsérvese la coloración azul del colágeno en esta tinción tricrómica). A la **derecha** (*puntas de flecha*) se identifica una proliferación de los conductos biliares.

a anomalías sanguíneas (p. ej., trombocitopenia). La congestión crónica puede provocar una fibrosis esplénica difusa, con focos fibróticos y calcificados derivados de hemorragias antiguas (cuerpos de Gamna-Gandy).

EDEMA Y ASCITIS: la congestión venosa impide el flujo sanguíneo capilar, lo que aumenta la presión hidrostática y favorece la formación de edema. El edema pulmonar se acumula principalmente en la insuficiencia cardíaca del lado izquierdo, y el edema periférico en las zonas declive (piernas y pies en los pacientes ambulatorios y la espalda en pacientes confinados en cama) se acumula principalmente en la insuficiencia cardíaca del lado derecho. La **ascitis** es la acumulación de líquido en el espacio peritoneal. Refleja (entre otros factores) la falta de rigidez hística, es decir, falta de una presión externa que se oponga a la presión hidrostática dentro de los vasos sanguíneos.

La hemorragia consiste en la salida de sangre del compartimento vascular

Las hemorragias pueden ser internas (dentro del cuerpo) o externas. La causa más habitual y obvia de hemorragia es un traumatismo. Sin embargo, existen otras causas, como la rotura de un aneurisma aórtico o de un aneurisma cerebral (aneurisma en baya), que provoca una hemorragia subaracnoidea (*v.* cap. 26). Las infecciones (p. ej., tuberculosis pulmonar) y las neoplasias invasivas pueden erosionar los vasos sanguíneos y provocar una hemorragia.

La hemorragia se describe por su presentación clínica, localización y aspecto:

- **Hematoma**: hemorragia en los tejidos blandos. Estas acumulaciones de sangre pueden ser tan solo dolorosas, como en el caso de un hematoma muscular, o mortales, si se localizan en el cerebro.
- **Hemotórax**: hemorragia en la cavidad pleural.
- **Hemopericardio**: hemorragia en el espacio pericárdico.
- **Hemoperitoneo**: hemorragia en la cavidad peritoneal.
- **Hemartrosis**: hemorragia en un espacio articular.
- **Púrpura**: hemorragias superficiales difusas en la piel, de hasta 1 cm de diámetro.
- **Equimosis**: gran hemorragia superficial en la piel (fig. 7-6). Al principio es de color violáceo, pero luego se vuelve verde y después amarilla antes de su resolución. Esta secuencia de acontecimientos deriva de la oxidación progresiva de la bilirrubina que se forma a partir de la hemoglobina de los eritrocitos degradados. Un buen ejemplo de una equimosis es un «ojo morado».
- **Petequias**: hemorragias puntiformes, generalmente en la piel o la conjuntiva (fig. 7-7). Derivan de la rotura de capilares o arteriolas, y se producen en coagulopatías o vasculitis. Las petequias también pueden generarse por la liberación de émbolos microscópicos de las válvulas cardíacas infectadas (endocarditis bacteriana).

La hemorragia también deriva del daño a los capilares, como cuando un traumatismo contuso lleva a la formación de un hematoma (**equimosis**). El aumento de la presión venosa pulmonar puede provocar la extravasación de sangre desde los capilares pulmonares. En el escorbuto (*v.* cap. 8), estructuras defectuosas del tejido conjuntivo de soporte provocan un aumento de la fragilidad capilar, lo que predispone a hemorragias. Los capilares son frágiles. Es necesario un sistema de coagulación intacto que contenga la sangre dentro del espacio intravascular; de lo contrario, el pequeño traumatismo del movimiento normal causaría grandes hematomas. Esto queda ejemplificado en las personas con una grave disminución de las plaquetas circulantes (**trombocitopenia**) o con una deficiencia del factor de coagulación (p. ej., factor VIII en la hemofilia A o factor de von Willebrand en la enfermedad del mismo nombre, *v.* cap. 20), que sufren hemorragias sin un traumatismo aparente.

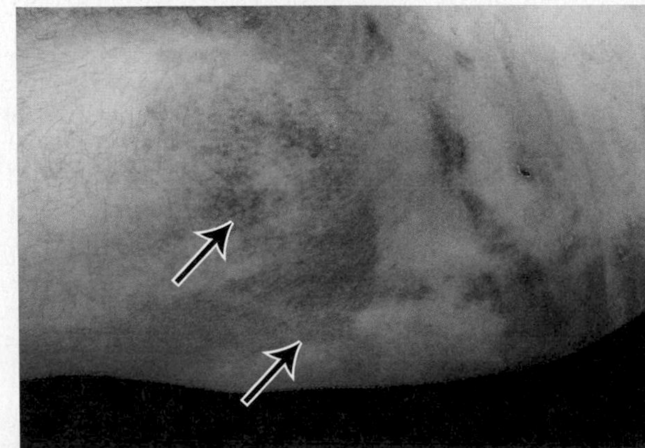

FIGURA 7-6. Equimosis. Hemorragia superficial difusa (*flechas*) en el muslo, derivada de un traumatismo contuso. (Cortesía de Dr. Charles Lee, University of British Columbia, Department of Pathology and Laboratory Medicine).

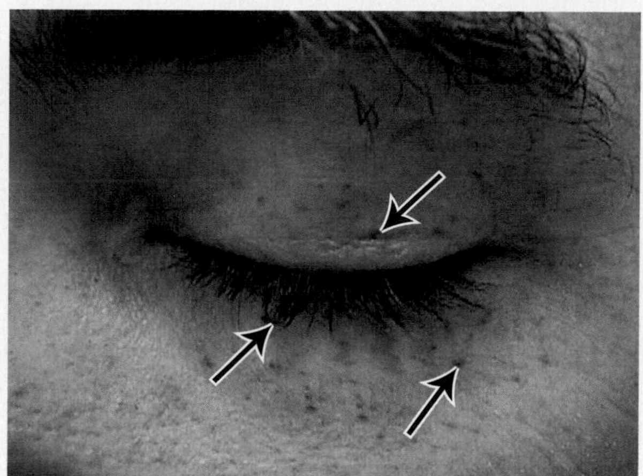

FIGURA 7-7. Petequias. Microhemorragias periorbitarias (*flechas*) que se observan como lesiones eritematosas puntiformes. (Cortesía de Dr. Greg J. Davis, Department of Pathology, University of Kentucky College of Medicine).

La hemorragia digestiva de una úlcera péptica (hemorragia arterial) o de varices esofágicas (hemorragia venosa) puede provocar que grandes cantidades de sangre fresca llenen el tubo digestivo.

Los polimorfismos genéticos afectan la coagulación y la capacidad de respuesta a los fármacos anticoagulantes

PATOGENIA MOLECULAR: entre las causas monogénicas de coagulopatías raras, bien caracterizadas y altamente penetrantes se encuentran la enfermedad de von Willebrand y las hemofilias. Los factores hereditarios controlan las concentraciones circulantes de varias proteínas de cascada de la coagulación, como el inhibidor del activador del plasminógeno 1, el factor XIII, el factor VII, el fibrinógeno y el activador del plasminógeno tisular.

Del mismo modo, existen importantes variaciones genéticas individuales en la acción de los fármacos que inhiben la formación de trombos. La **warfarina** es un anticoagulante con un índice terapéutico estrecho y una variabilidad superior a 10 veces en los requerimientos en la dosis. Desde el punto de vista clínico, esto requiere mediciones periódicas del **índice internacional normalizado** (**INR**). *Esto depende de las variantes genéticas de la enzima metabólica del citocromo P450 2C9 (CYP2C9) y del complejo 1 epóxido reductasa de la vitamina K (VKORC1).* Las variantes CYP2C9*2 o CYP2C9*3 aumentan el aclaramiento metabólico de la warfarina. Entre las mutaciones de VKORC1, −1639G>A es la que mejor predice las necesidades de dosis de warfarina. El clopidogrel, un fármaco de tienopiridina, es un profármaco que requiere la activación hepática de las enzimas del citocromo P450 (CYP). Los polimorfismos genéticos en el CYP2C19 pueden causar resistencia al clopidogrel. Las tienopiridinas de nueva generación, como el ticagrelor y el prasugrel, no dependen de CYP, por lo que actúan con mayor rapidez y consistencia.

TROMBOSIS

La trombosis se define como la formación de una acumulación de sangre coagulada que contiene plaquetas, fibrina y elementos celulares atrapados dentro de la luz vascular. Un **trombo** se adhiere al endotelio vascular y debe distinguirse de un simple coágulo de sangre, que solo refleja la activación de la coagulación y puede formarse *in vitro* o incluso después de la muerte. Un trombo también difiere de un hematoma, que es el resultado de una hemorragia y de la posterior coagulación fuera del espacio vascular. Las trombosis venosas y arteriales tienden a desencadenarse de forma diferente, pero comparten factores de riesgo comunes, lo que sugiere un cierto solapamiento desde el punto de vista mecánico. A continuación, se exponen las causas y las consecuencias de la trombosis en estos espacios vasculares distintos.

La trombosis en el sistema arterial suele derivar de la ateroesclerosis

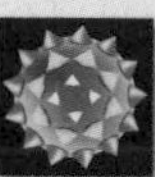

FACTORES ETIOLÓGICOS: los vasos implicados con más frecuencia en la trombosis arterial son los que suelen estar más afectados por la ateroesclerosis: arterias coronarias, cerebrales, mesentéricas y renales, y arterias de las extremidades inferiores. Con menor frecuencia, la trombosis arterial se produce en otros contextos, como inflamación de las arterias (arteritis), traumatismos y trastornos sanguíneos. Los trombos son habituales en los aneurismas aórticos (fig. 7-8), en los que la turbulencia del flujo sanguíneo, en combinación con la enfermedad vascular intrínseca, promueve la trombosis. Entre los factores de riesgo de trombosis se encuentran el síndrome metabólico, que suele incluir obesidad, hiperglucemia, resistencia a la insulina, dislipidemia e hipertensión; edad avanzada; consumo de tabaco; trombosis previa; cáncer; e inmovilización tras una intervención quirúrgica o enyesado en la extremidad inferior.

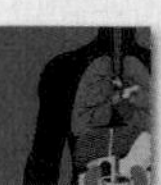

FISIOPATOLOGÍA: los trombos arteriales se desarrollan principalmente en tres ámbitos:

- El **daño endotelial**, generalmente por ateroesclerosis, altera las propiedades anticoagulantes de la pared del vaso y sirve de nido para la agregación plaquetaria y la formación de fibrina.
- Las **alteraciones del flujo sanguíneo**, ya sea por las turbulencias en un aneurisma o en los lugares de bifurcación arterial, favorecen la trombosis, al igual que la ralentización del flujo sanguíneo en las arterias con estrechamiento.
- El **aumento de la coagulabilidad** se produce en ciertas enfermedades hematológicas, como la leucemia promielocítica o la policitemia vera, o en asociación con algunos cánceres.

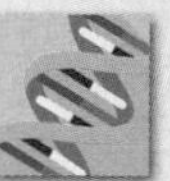

PATOGENIA MOLECULAR: los estudios genéticos de la trombosis arterial no han permitido identificar factores genéticos específicos con un gran riesgo atribuible a la población, probablemente porque la ateroesclerosis y la rotura o erosión de la placa ateroesclerótica son procesos complejos y multifactoriales. Las asociaciones genéticas más consistentes con la trombosis arterial son con el factor VII y el fibrinógeno. La hiperhomocisteinemia también se asocia con la enfermedad arterial coronaria y los episodios isquémicos cardíacos.

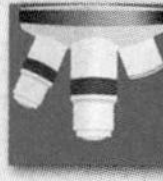

ANATOMOPATOLOGÍA: los trombos arteriales adheridos a las paredes de los vasos son inicialmente blandos, friables y de color rojo oscuro, con bandas finas alternantes de plaquetas amarillentas y fibrina, deno-

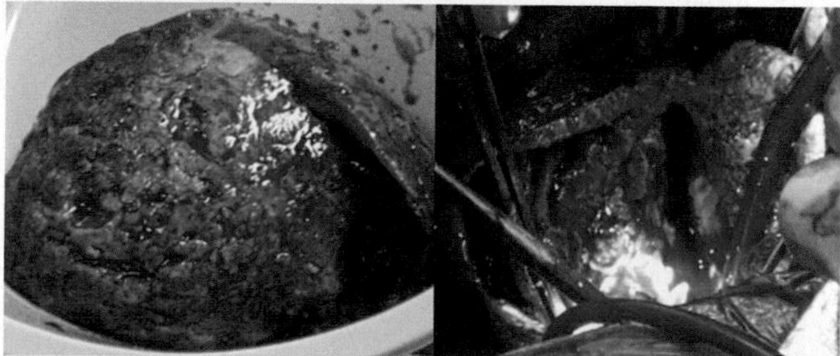

FIGURA 7-8. Gran trombo arterial blanco rico en plaquetas (recuadro izquierdo) derivado de un aneurisma aórtico toracoabdominal fusiforme (recuadro derecho) y adventicia fibrótica restante, aneurismática y engrosada. (Cortesía de Dr. Paul Haser, University Hospital Centre in Moncton, Department of Surgery).

TRASTORNOS HEMODINÁMICOS

minadas líneas de Zahn (fig. 7-9). Después, tienen varios destinos posibles.

- **Lisis**, debido a la potente actividad trombolítica de la sangre.
- **Extensión** (es decir, aumento de tamaño), ya que el trombo actúa como foco para una mayor trombosis.
- **Organización**, que consiste en su invasión final de los elementos del tejido conjuntivo, que hace que el trombo se vuelva firme y de coloración blanco-grisácea (fig. 7-9).
- **Canalización**, caso en el que dentro del trombo organizado se forma una luz nueva que se recubre con células endoteliales (fig. 7-10). Su significado funcional es menudo incierto.
- **Embolización**, cuando parte del trombo o todo él se desprende de la pared vascular, viaja por los vasos sanguíneos y se aloja en un lugar distante al de su formación (*v.* un análisis detallado más adelante).

La estructura organizada del trombo es el resultado de una estrecha interacción entre las plaquetas y la fibrina, y difiere en apariencia de un coágulo de formación después de la muerte o de uno formado en un tubo de ensayo. La determinación del momento de formación de un coágulo, ya sea en vida (coágulo antes de la muerte) o después de la muerte es relevante con frecuencia en la autopsia médica, así como en la anatomopatología forense. Las líneas de Zahn estabilizan un trombo que se forma durante la vida.

En cambio, los coágulos formados después de la muerte son de calidad gelatinosa. Se desarrollan en la sangre estancada, caso en el que la gravedad separa sus elementos. La parte del coágulo que contiene numerosos eritrocitos tiene una apariencia rojiza y gelatinosa, a menudo denominado «jalea de grosella». El coágulo suprayacente es más firme y de de coloración amarillo-blanquecina, y representa el plasma coagulado sin eritrocitos. Se denomina «grasa de pollo» por su color y consistencia.

CARACTERÍSTICAS CLÍNICAS: *la trombosis arterial que deriva de la ateroesclerosis es la causa más habitual de muerte en los países industrializados.* Dado que la mayoría de los trombos arteriales ocluyen el vaso, suelen causar necrosis isquémica, o **infarto**, del tejido irrigado por esa arteria. Así, la trombosis en una arteria coronaria o una placa ateroesclerótica (fig. 7-11) provoca un **infarto de miocardio** (ataque cardíaco) o un **infarto cerebral** (ictus o accidente cerebrovascular), respectivamente. Otras arterias terminales a menudo afectadas por la ateroesclerosis y, por tanto, susceptibles de sufrir una trombosis desencadenada por esta, son las arterias mesentéricas (infarto intestinal) y renales (infartos renales), y las arterias de la pierna (pierna isquémica y gangrena).

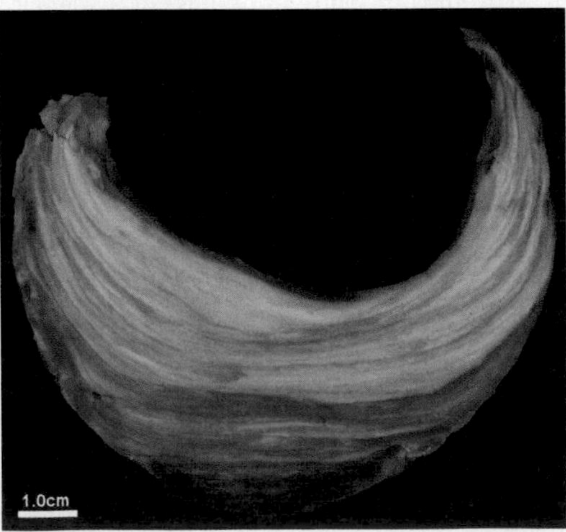

FIGURA 7-9. Trombo arterial. Fotografía macroscópica de un trombo ubicado en un aneurisma aórtico, que muestra la distribución laminar de fibrina y plaquetas conocida como líneas de Zahn.

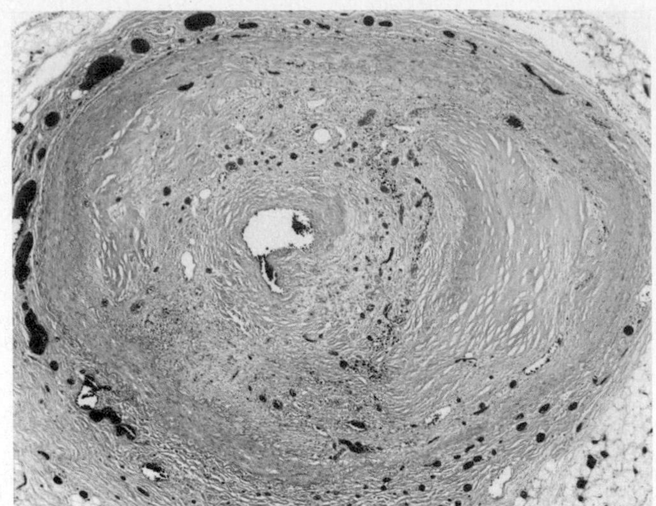

FIGURA 7-10. Canalización de un trombo. Microfotografía de la arteria coronaria descendente anterior izquierda en la que se observa ateroesclerosis intensa y canalización.

Los trombos en el corazón se desarrollan en el endocardio

Al igual que en el sistema arterial, donde el daño endotelial puede provocar trombosis, en el corazón, la lesión endocárdica, especialmente cuando se combina con cambios en el flujo sanguíneo, puede causar trombosis parietal (es decir, un trombo adherido a la pared cardíaca subyacente). Los trastornos en los que se produce trombosis parietal incluyen:

- **Infarto de miocardio**: los trombos parietales se adhieren a la pared del ventrículo izquierdo, sobre regiones en las que existe un infarto de miocardio, porque el daño al endocardio y la alteración del flujo sanguíneo asociada a un segmento acinético o discinético del miocardio predisponen a la formación de trombos.
- **Fibrilación auricular**: la alteración del ritmo auricular (fibrilación auricular; *v.* cap. 11) detiene el flujo sanguíneo auricular, lo que facilita la formación de trombos parietales, con mayor frecuencia en la orejuela auricular izquierda.
- **Miocardiopatía**: las miocardiopatías primarias se asocian a trombos parietales en el ventrículo izquierdo, presumiblemente debido a la lesión endocárdica y a la alteración de la hemodinámica asociada a la mala contractilidad del miocardio.
- **Endocarditis**: pueden desarrollarse pequeños trombos, o **vegetaciones**, en las válvulas cardíacas, generalmente la mitral o la aórtica, dañadas por inflamación (p. ej., en el lupus eritematoso) o la infección bacteriana (endocarditis bacteriana, *v.* cap. 11) (fig. 7-12). En estados de desgaste crónico, como el cáncer avanzado, pueden formarse vegetaciones grandes y friables en las válvulas cardíacas (endocarditis marántica), que pueden ser el reflejo de un estado de hipercoagulabilidad.

La complicación principal de los trombos en cualquier lugar del corazón es el desprendimiento de fragmentos y su alojamiento en vasos sanguíneos en lugares distantes (**embolización**).

La trombosis en el sistema venoso es multifactorial

Los trombos que se producen en las venas (antes denominados tromboflebitis o flebotrombosis), se denominan ahora trombosis venosa profunda (**TVP**), término que refleja la manifestación más común del trastorno: trombosis de las venas profundas de las piernas.

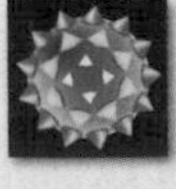

FACTORES ETIOLÓGICOS: la TVP deriva de los mismos factores que favorecen la trombosis arterial y cardíaca: lesión endotelial, estasis y estado de hipercoagulabilidad.

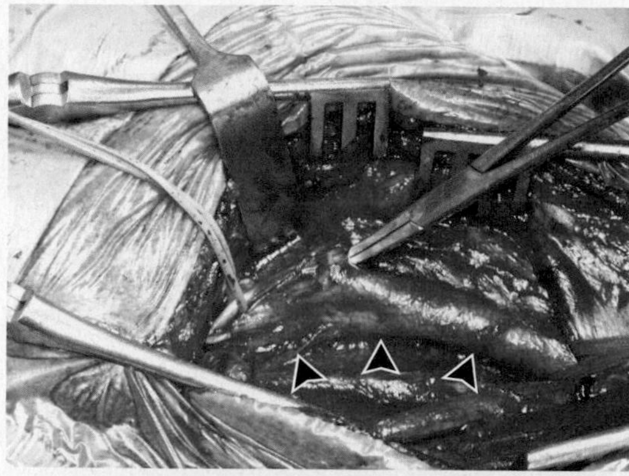

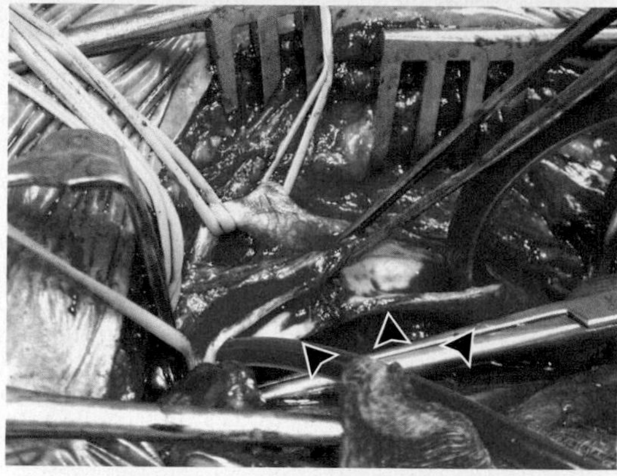

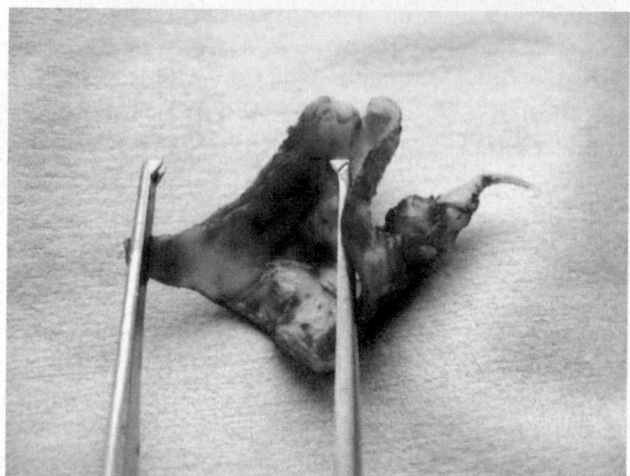

FIGURA 7-11. Endarterectomía. Imagen intraoperatoria de una arteria carótida (*arriba, flechas*) posarterioctomía mostrando una placa casi oclusiva ateroesclerótica *in situ* (*centro, flechas*) y la propia placa ateroesclerótica después de la endarterectomía carotídea (*abajo*).

Las afecciones que favorecen el desarrollo de TVP son:

- **Estasis vascular** (insuficiencia cardíaca, insuficiencia venosa crónica, inmovilización posquirúrgica, reposo prolongado en cama, hospitalización y viajes)
- **Lesión e inflamación** (traumatismos, cirugías, partos, infecciones)
- **Hipercoagulabilidad** (hiperestrogenemia debida a hormonas exógenas, embarazo tardío [etc.], cáncer, trastornos trombofílicos hereditarios [*v.* cap. 20])
- **Edad avanzada** (varices venosas, fleboesclerosis)
- **Drepanocitosis** (*v.* cap. 20)

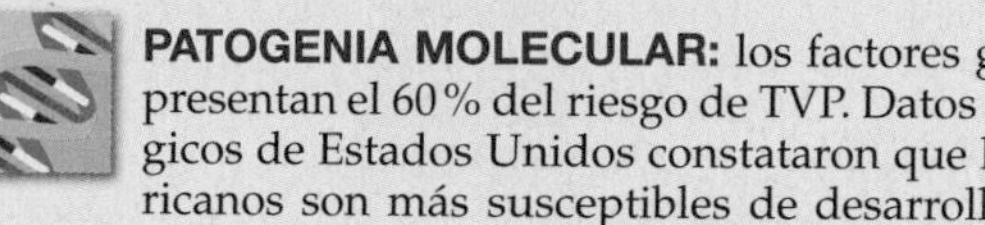

PATOGENIA MOLECULAR: los factores genéticos representan el 60 % del riesgo de TVP. Datos epidemiológicos de Estados Unidos constataron que los afroamericanos son más susceptibles de desarrollar una TVP que los caucásicos, que a su vez son más susceptibles que los asiáticos e hispanos. La variante genética más común asociada a la trombosis venosa es el factor V de Leiden, que da lugar a una inactivación y una respuesta anticoagulante deficientes a la proteína C activada. Otro factor de riesgo común, pero leve, es la mutación G20210A de la protrombina. Las deficiencias en las proteínas C y S y en la antitrombina son factores de riesgo poco frecuentes, pero importantes, de TVP. Cualquier polimorfismo de nucleótido simple (SNP, *single nucleotide polymorphism*) individual o una combinación de estos puede conllevar un mayor riesgo de episodios tromboembólicos venosos en la infancia y la adolescencia.

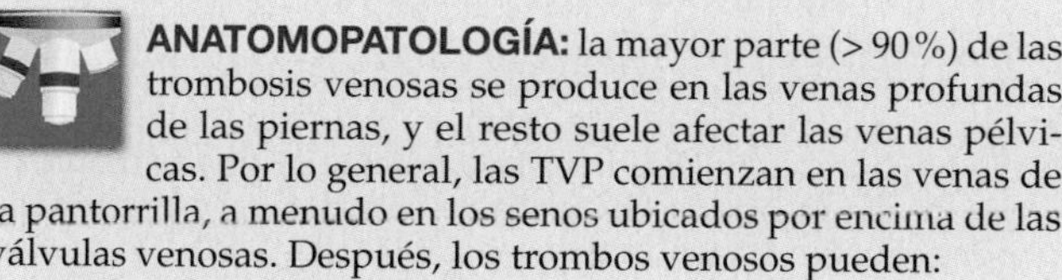

ANATOMOPATOLOGÍA: la mayor parte (> 90 %) de las trombosis venosas se produce en las venas profundas de las piernas, y el resto suele afectar las venas pélvicas. Por lo general, las TVP comienzan en las venas de la pantorrilla, a menudo en los senos ubicados por encima de las válvulas venosas. Después, los trombos venosos pueden:

- **Lisis**: es posible que permanezcan pequeños y se degraden con el tiempo, lo que no implica riesgo adicional alguno para la salud.
- **Organizar**: muchos se organizan, como sucede con los trombos de origen arterial. Los trombos venosos pequeños y organizados pueden incorporarse a la pared del vaso; los más grandes pueden sufrir una canalización, con restauración parcial del drenaje venoso.
- **Propagación**: los trombos venosos muchas veces sirven como base para la trombosis adicional, y de esa manera sufren extensión proximal hasta afectar a las venas iliofemorales de mayor calibre (fig. 7-13).

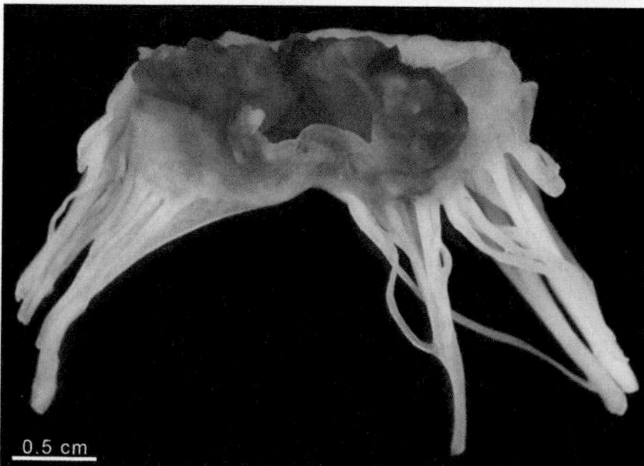

FIGURA 7-12. Endocarditis. La valva anterior de la válvula mitral se encuentra dañada por una vegetación bacteriana friable.

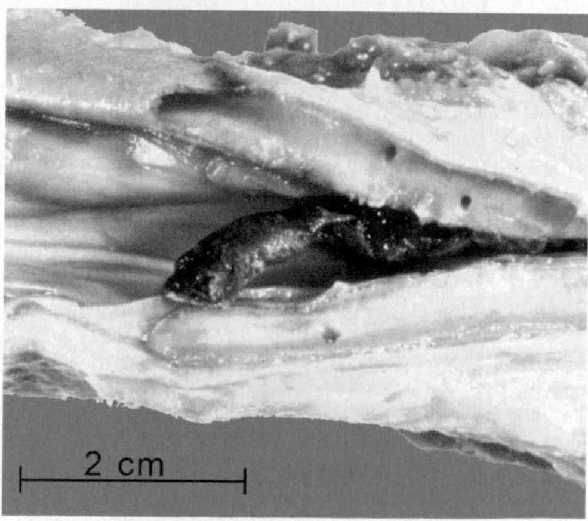

FIGURA 7-13. Trombo venoso. La vena femoral se disecó para mostrar un trombo grande dentro de su luz.

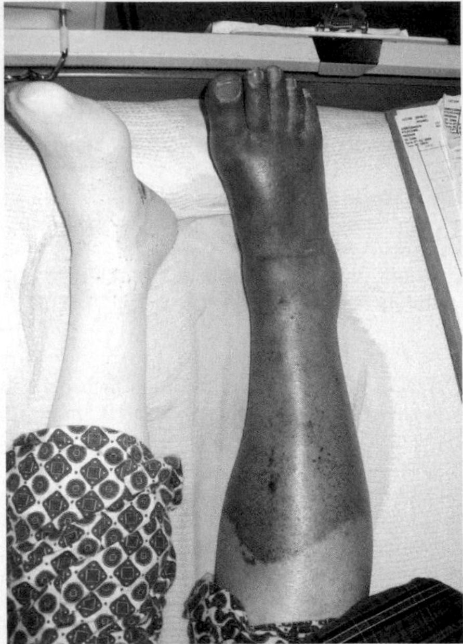

FIGURA 7-14. **Flegmasia cerúlea dolens en el pie derecho.** La causa es obstrucción venosa debido a la trombosis venosa profunda y está asociada con cianosis, edema, hinchazón y dolor.

- **Embolización**: los trombos venosos de gran tamaño o los que se han extendido en sentido proximal suponen un riesgo significativo para la vida. Estos, o fragmentos de estos, pueden desprenderse y ser transportados a los pulmones como émbolos pulmonares.
- **Limitación del flujo sanguíneo**: en casos graves, la obstrucción venosa completa, o casi completa, de una extremidad puede dar lugar a la flegmasia cerúlea dolens, caracterizada por dolor, hinchazón, edema y cianosis (fig. 7-14).

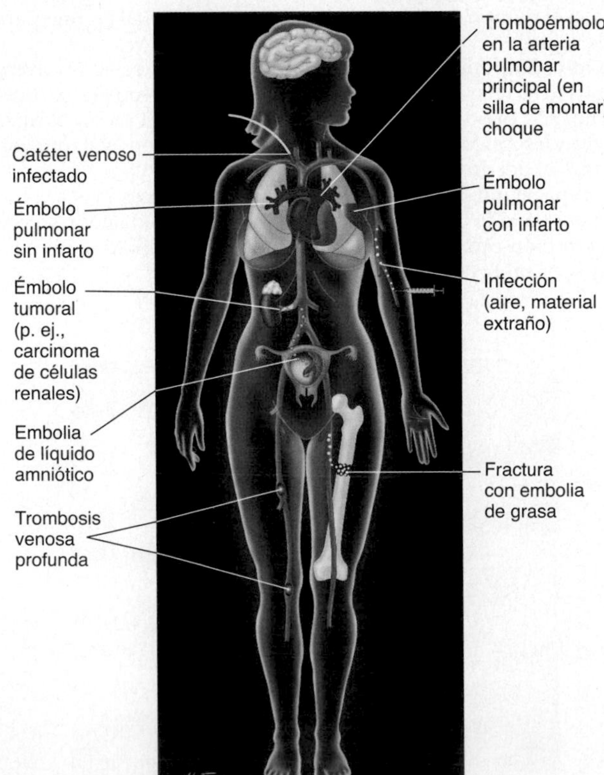

FIGURA 7-15. **Lugares de origen y efectos de los émbolos venosos.**

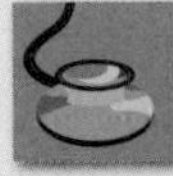

CARACTERÍSTICAS CLÍNICAS: los trombos pequeños en las venas de la pantorrilla suelen ser asintomáticos, y es posible que trombos mayores alojados en el sistema iliofemoral no produzcan síntomas. Algunos pacientes presentan sensibilidad en la pantorrilla, con frecuencia relacionada con la dorsiflexión forzada del pie (**signo de Homan**). La trombosis oclusiva de las venas femorales o ilíacas provoca una grave congestión, edema y cianosis de la pierna. La TVP sintomática se trata con anticoagulantes sistémicos y tratamiento trombolítico en casos seleccionados. En algunas situaciones, es posible insertar un filtro en la vena cava inferior para prevenir la embolia pulmonar (EP) recurrente. La función de las válvulas venosas se encuentra siempre deteriorada en una vena que sufre trombosis y organización. En consecuencia, la insuficiencia venosa profunda crónica (es decir, la alteración del drenaje venoso) es casi inevitable. Si la lesión se limita a un pequeño segmento del sistema venoso profundo, la afección puede ser asintomática. Sin embargo, una afectación más extensa conduce al desarrollo de pigmentación, edema e induración de la piel de la pierna. Puede producirse una ulceración por encima del maléolo medial, que suele ser difícil de tratar.

Los trombos venosos en otros lugares pueden ser muy peligrosos. La trombosis de la vena mesentérica superior puede provocar un infarto hemorrágico del intestino delgado; la trombosis de las venas cerebrales puede limitar el flujo sanguíneo cerebral; y la trombosis de la vena hepática (síndrome de Budd-Chiari, *v.* cap. 14) puede destruir el hígado. Todas pueden ser mortales.

EMBOLIA

La embolia consiste en el paso por las circulaciones venosa o arterial de cualquier material que pudiera alojarse en un vaso sanguíneo y obstruir su luz. El tipo de émbolo más común es el tromboémbolo, un trombo que se forma en un punto y se desprende de la pared vascular de origen, para desplazarse hasta un lugar distante.

La embolia arterial pulmonar pone en riesgo la vida

La tromboembolia pulmonar ocurre en más de la mitad de autopsias. Asimismo, esta complicación ocurre en el 1% al 2% de pacientes tras una cirugía de más de 40 años. El riesgo de embolismo pulmonar después de una cirugía aumenta con la edad avanzada, obesidad, duración y tipo de procedimiento quirúrgico, infección posoperatoria, cáncer y existencia previa de enfermedad venosa.

La mayoría de EP (90%) surgen de las venas profundas de las extremidades inferiores; las más mortales se forman en las venas iliofemorales (fig. 7-15). Tan solo la mitad de los pacientes con estas embolias tienen signos de TVP. Algunas tromboembolias surgen del plexo venoso pélvico y otras del lado derecho del corazón o alrededor de líneas permanentes en las venas sistémicas o la arteria pulmonar. Las extremidades superiores rara vez son fuentes de tromboembolia.

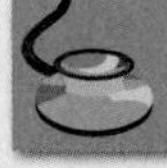

CARACTERÍSTICAS CLÍNICAS: las características clínicas de la EP reflejan el tamaño del émbolo, la salud del paciente y si la embolia se produce de forma aguda o crónica. La EP aguda puede:

- Ser **asintomática** y pequeña
- Causar **disnea** y **taquipnea transitoria** sin otros síntomas
- Conducir a un **infarto pulmonar**, con dolor torácico pleurítico, hemoptisis y derrame pleural
- Provocar un **colapso cardiovascular** con **muerte súbita**

La EP crónica, con múltiples émbolos (generalmente asintomáticos) que se alojan en pequeñas arterias del pulmón, puede provocar hipertensión pulmonar e insuficiencia cardíaca del lado derecho, un síndrome conocido como hipertensión pulmonar tromboembólica crónica (figs. 7-16 y 7-17; *v.* más adelante).

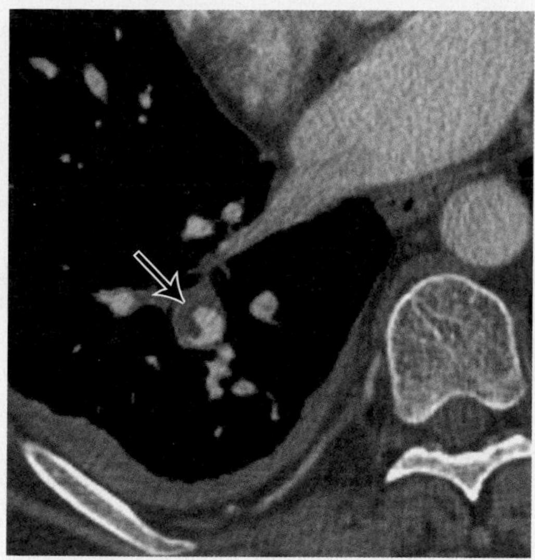

FIGURA 7-16. **Imagen por tomografía computarizada con realce por contraste de embolia pulmonar crónica.** Puede observarse un trombo no oclusivo en baja atenuación (*oscuro*) en una arteria pulmonar derecha segmentada (*flecha*).

Embolia pulmonar masiva

Uno de los problemas más dramáticos que complican la hospitalización es el colapso repentino y la muerte de un paciente que parecía estar recuperándose sin problemas. La causa de esta catástrofe suele ser una EP masiva derivada de una gran TVP desde una extremidad inferior. De forma característica, cuando un paciente sometido a cirugía se levanta de la cama por primera vez, la actividad muscular hace que se desprenda un trombo que se había formado como consecuencia de la estasis que sigue al reposo prolongado en cama. Si se excluyen las muertes relacionadas con la cirugía misma, la EP es la causa más frecuente de muerte tras una cirugía ortopédica mayor y es la causa más común de muerte puerperal que no deriva de complicaciones obstétricas. También es una causa común de muerte en pacientes con cardiopatías y neumopatías crónicas o sometidos a inmovilización prolongada por cualquier motivo. La inmovilización prolongada de los vuelos en avión también puede desencadenar una trombosis venosa y, en ocasiones, la muerte súbita por una EP.

Es posible que un émbolo pulmonar grande se aloje en la zona de bifurcación de la arteria pulmonar principal (**émbolo en silla de montar**), de manera que obstruye el flujo sanguíneo hacia ambos pulmones (fig. 7-18). También es posible encontrar émbolos grandes que causan la muerte en las arterias pulmonares principales derecha o izquierda, y en sus primeras ramas. Múltiples émbolos más pequeños que se alojan en ramas secundarias también pueden ser mortales. Ante la obstrucción aguda de más de la mitad del árbol arterial pulmonar, el paciente suele experimentar de inmediato hipotensión intensa (o choque) y muere en pocos minutos.

Las consecuencias hemodinámicas de la EP masiva son la insuficiencia aguda del ventrículo derecho por la obstrucción repentina del flujo de salida y la reducción pronunciada del gasto cardíaco del ventrículo izquierdo, debido a la pérdida de la función del ventrículo derecho. El bajo gasto cardíaco resultante conduce a una hipotensión repentina.

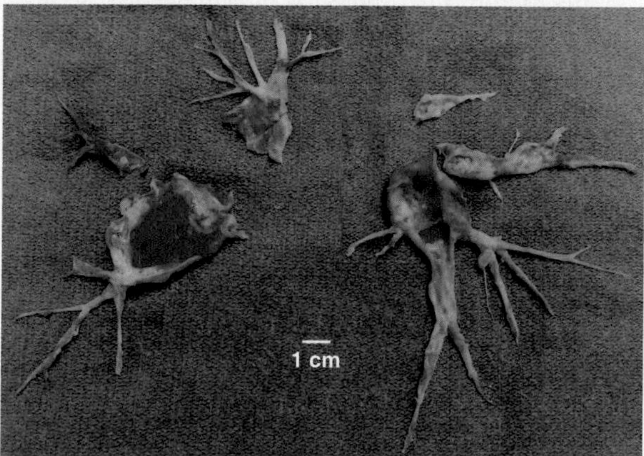

FIGURA 7-17. **Imagen intraoperatoria de una placa neointimal blanca extirpada quirúrgicamente, rica en plaquetas, de las arterias pulmonares bilaterales en un paciente con hipertensión pulmonar tromboembólica crónica.** La placa se extrae intacta de las arterias pulmonares lobulillares, interlobulillares, segmentarias y subsegmentarias. (Cortesía del Dr. Marc De Perrot y la Dra. Laura Donahoe, Toronto General Hospital, Division of Thoracic Surgery).

Infarto pulmonar

Los émbolos pulmonares pequeños no suelen ser mortales. Suelen alojarse en las arterias pulmonares periféricas y, en ocasiones (entre el 15-20 % de las EP), provocan infartos pulmonares.

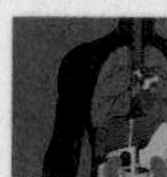

FISIOPATOLOGÍA: normalmente, la doble irrigación sanguínea del pulmón (sistemas pulmonar y bronquial) lo protege de la isquemia. El infarto pulmonar suele producirse en el contexto de una insuficiencia cardíaca congestiva o una neumopatía crónica, debido al compromiso de una u otra rama de la mencionada doble circulación. Dado que la arteria bronquial suministra sangre a las zonas necrosadas, los infartos pulmonares suelen ser hemorrágicos. Suelen tener una configuración piramidal, con la base de la pirámide dirigida a la superficie pleural. Los pacientes desarrollan tos, dolor pleurítico punzante, disnea y, a veces, hemoptisis.

El derrame pleural, a menudo sanguinolento, es frecuente. Con el tiempo, la sangre del infarto se reabsorbe y el centro de la lesión adquiere un tono pálido. Se forma tejido de granulación en el borde del infarto, tras lo cual se organiza para formar una cicatriz fibrosa.

Embolia pulmonar sin infarto

La mayoría (75 %) de los émbolos pulmonares pequeños no producen infartos, debido a la doble irrigación sanguínea del pulmón. Aunque rara vez atraen la atención clínica, algunos de estos émbolos causan un síndrome de disnea, tos, dolor torácico e hipotensión.

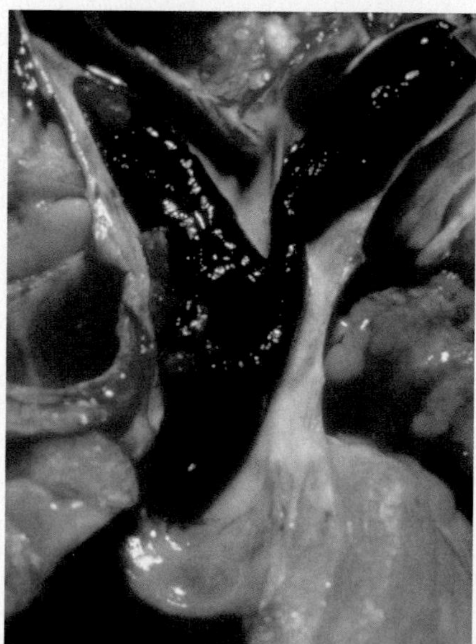

FIGURA 7-18. **Embolia pulmonar.** La arteria pulmonar principal y su bifurcación se disecaron para exponer un émbolo grande en silla de montar. (Cortesía de Dr. Greg J. Davis, Department of Pathology, University of Kentucky College of Medicine).

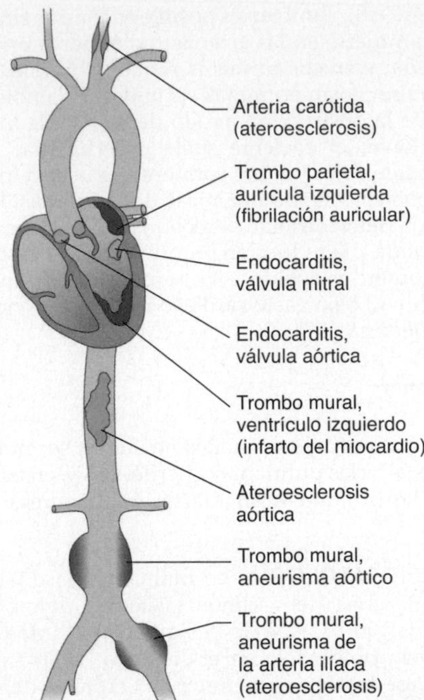

FIGURA 7-19. Lugares de origen de los émbolos arteriales.

En ocasiones infrecuentes (3 %), pequeños émbolos pulmonares recurrentes causan hipertensión pulmonar por bloqueo mecánico del lecho arterial. Esto provoca vasoconstricción refleja y constricción bronquial debido a la liberación de sustancias vasoactivas, y puede reducir el área funcional del lecho vascular pulmonar.

En el síndrome clínico de «**infarto parcial**», los pacientes presentan hallazgos clínicos y radiológicos de infarto pulmonar por tromboembolismo, pero la lesión se resuelve sin dejar cicatriz. La hemorragia y la necrosis se producen en la área afectada, pero la estructura hística se conserva. La circulación colateral mantiene la viabilidad del tejido y permite su regeneración.

Evolución de los tromboémbolos pulmonares

Los émbolos pulmonares pequeños pueden resolverse en su totalidad, lo que depende de *(1)* la carga embólica, *(2)* la adecuación de la reserva vascular pulmonar, *(3)* el estado de la circulación bronquial colateral y *(4)* el proceso trombolítico. Por otra parte, los tromboémbolos pueden organizarse y formar «hilos» de tejido fibroso adheridos a la pared del vaso en la luz de las arterias pulmonares. Los estudios radiográficos indican que la mitad de los tromboémbolos pulmonares se reabsorben y organizan en un plazo de 8 semanas, con estrechamiento leve de los vasos.

Embolia paradójica

El concepto de embolia paradójica hace referencia a los émbolos que se forman en la circulación venosa sistémica, pero evitan los pulmones al pasar a través de un agujero oval con cierre incompleto, entran a continuación en las cavidades izquierdas del corazón y bloquean el flujo hacia las arterias sistémicas. Puesto que la presión auricular izquierda suele exceder la que existe en la aurícula derecha, la mayor parte de los casos se producen cuando existe un cortocircuito de derecha a izquierda (*v.* cap. 11).

La embolia arterial sistémica suele causar infartos

Tromboembolia

El corazón es la fuente más común de tromboémbolos arteriales (fig. 7-19), que suelen surgir de trombos parietales (fig. 7-20) o de válvulas enfermas. Estos émbolos tienden a alojarse en puntos en los que la luz vascular se estrecha de manera abrupta (es decir, en las bifurcaciones o cerca de alguna placa ateroesclerótica). La viabilidad del tejido que irriga el vaso afectado depende de la disponibilidad de circulación colateral y del destino del émbolo mismo. El tromboémbolo puede presentar extensión local y causar una obstrucción más grave, o podría fragmentarse y lisarse. Los órganos que sufren en mayor medida la tromboembolia arterial (fig. 7-21) son los siguientes:

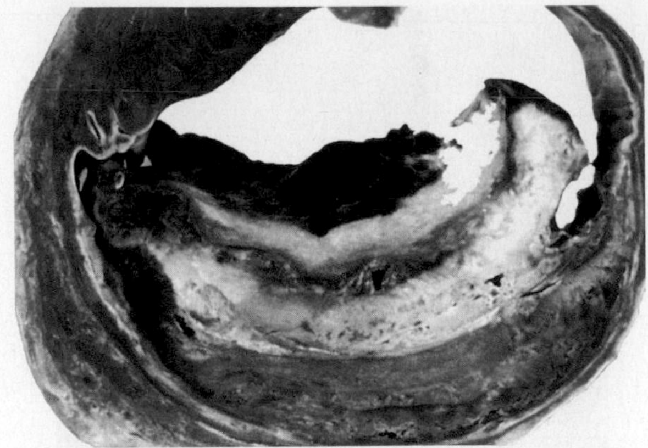

FIGURA 7-20. Trombo parietal en el ventrículo izquierdo. Un trombo laminar se adhiere al endocardio que recubre un infarto de miocardio aneurismático cicatrizado.

- **Cerebro**: los émbolos arteriales que viajan hacia el cerebro causan necrosis isquémica (accidentes cerebrovasculares).
- **Intestino**: en la circulación mesentérica, los émbolos provocan infarto intestinal, que se manifiesta por un cuadro de abdomen agudo y requiere cirugía inmediata.
- **Piernas**: la embolia en una arteria de la pierna desencadena dolor súbito, ausencia de pulsos y disminución de la temperatura local (fig. 7-22). En algunos casos, la extremidad puede requerir la amputación.
- **Riñón**: la embolia en la arteria renal puede causar infarto de todo el riñón, pero es más frecuente que produzca infartos periféricos pequeños.
- **Corazón**: la embolia de la arteria coronaria que provoca un infarto de miocardio es rara.

Embolia gaseosa

El aire puede entrar en la circulación venosa a través de heridas en el cuello, toracocentesis o punciones de las venas principales durante los procedimientos invasivos, o durante la cirugía cardíaca. Los volúmenes bajos de aire circulante en forma de burbujas generan pocas complicaciones, pero los que superan 100 mL pueden provocar la muerte súbita. Las burbujas de aire tienden a coalescer y generar obstrucción física al flujo de la sangre en el lado derecho del corazón, la circulación pulmonar y el cerebro. En el estudio histológico, las burbujas de aire se observan como espacios vacíos en los capilares y los vasos pequeños del pulmón.

Las personas expuestas a una presión atmosférica alta, como los buzos o quienes trabajan bajo el agua (p. ej., en túneles, construcción de plataformas de extracción, etc.), están en riesgo de sufrir un **síndrome por descompresión**, una variante única de embolia gaseosa. Durante el descenso, se disuelven en los líquidos corporales grandes cantidades de gas inerte (nitrógeno o helio). Cuando el buzo asciende, ese gas se libera de la solución y se exhala. Sin embargo, si el ascenso es demasiado rápido, se forman burbujas de gas dentro del sistema circulatorio y los tejidos, las cuales obstruyen el flujo sanguíneo al tiempo que causan daño directo a las células. La embolia gaseosa es la segunda causa más frecuente de muerte en el buceo deportivo (el ahogamiento es la primera).

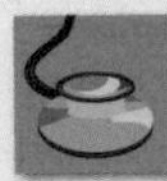

CARACTERÍSTICAS CLÍNICAS: la enfermedad de descompresión aguda (enfermedad de los buzos o mal de presión) se caracteriza por el desarrollo de dolor muscular y articular secundario a la obstrucción

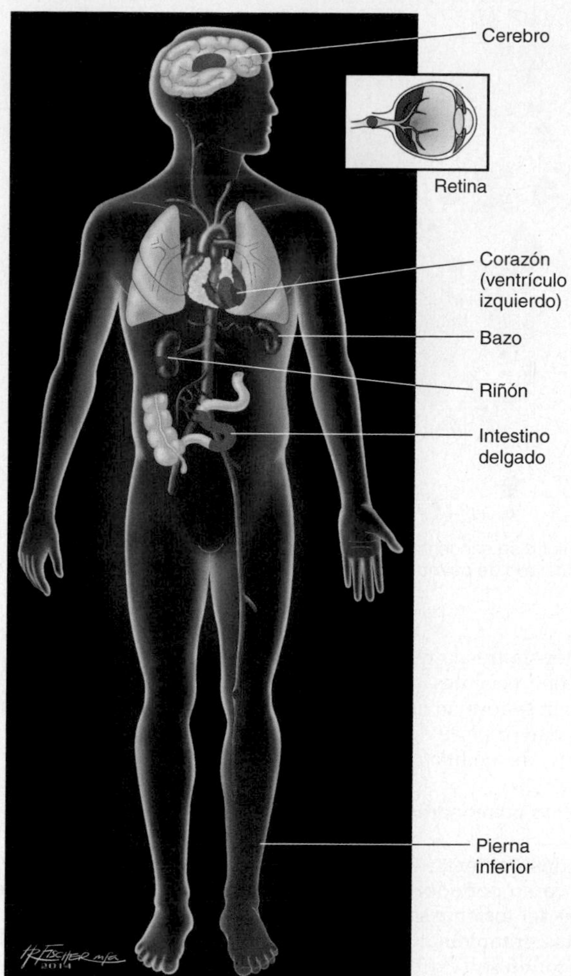

FIGURA 7-21. Lugares comunes de infarto por émbolos arteriales.

de los vasos sanguíneos pequeños en esos tejidos. Sin embargo, la afectación intensa de los vasos sanguíneos cerebrales puede provocar coma o incluso la muerte.

La **enfermedad de Caisson** es un tipo de síndrome por descompresión en el cual la obstrucción vascular induce focos múltiples de necrosis isquémica (avascular) del hueso, en particular en la cabeza del fémur, la tibia y el húmero. Esta complicación se describió en su origen en obreros de la construcción que trabajaban en campanas de buceo o pozos de cimentación (denominados *caissons*).

Embolia de líquido amniótico

El líquido amniótico, que contiene células y detritos de origen fetal, puede entrar en la circulación materna a través de las venas uterinas y cervicales abiertas. Esta rara complicación materna durante el parto suele presentarse al final de este y, de suceder, su resultado es catastrófico. Este desorden suele producirse al final del trabajo de parto cuando las embolias pulmonares se componen de elementos epiteliales sólidos (escamas) contenidos en el líquido amniótico (fig. 7-23). Estos émbolos también pueden iniciar una coagulopatía de consumo potencialmente mortal (*v.* cap. 20), causada por la elevada actividad de la tromboplastina del líquido amniótico.

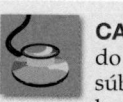

CARACTERÍSTICAS CLÍNICAS: la embolia de líquido amniótico puede ser dramática, con el desarrollo súbito de cianosis y choque, a los que siguen el coma y la muerte. Si la madre sobrevive al episodio agudo, podría morir por coagulación intravascular diseminada. Cuando

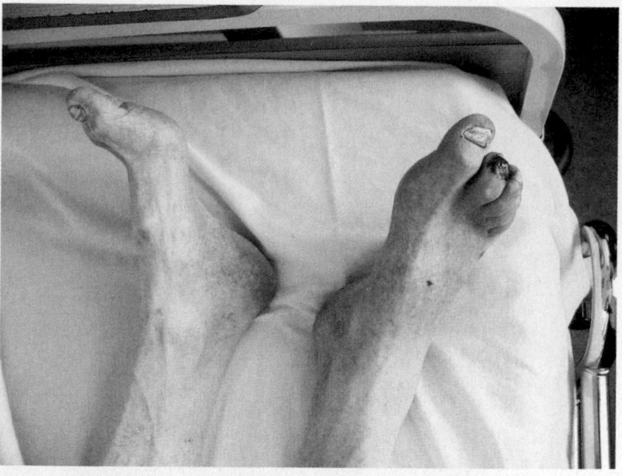

FIGURA 7-22. Pie derecho isquémico agudo. Condición debida a una repentina perfusión arterial pobre, por lo general como consecuencia de la trombosis aguda de una placa ateroesclerótica o embolia. Este pie tiene un color rojo oscuro con necrosis del segundo dedo; los síntomas pueden incluir dolor, parestesia y parálisis.

llega a superar esta complicación, se mantiene en riesgo sustancial de desarrollar **síndrome de dificultad respiratoria aguda** (SDRA; *v.* cap. 12). La embolia menor de líquido amniótico puede ser común y asintomática, puesto que las autopsias de mujeres que mueren por otras causas durante el período perinatal muestran con frecuencia pruebas de esta complicación.

Embolia grasa

La embolia grasa se caracteriza por la liberación de émbolos de médula ósea lipídica (fig. 7-24) hacia el interior de los vasos sanguíneos dañados tras un traumatismo grave en algún tejido que contiene grasa, en particular cuando se acompaña de fracturas óseas. La embolia grasa grave provoca un **síndrome de embolia grasa** de 1 a 3 días después de la lesión, con insuficiencia respiratoria, cambios en la función mental, trombocitopenia y petequias generalizadas. La radiografía de tórax revela opacidad difusa de los pulmones, que podrían evolucionar y transformarse en la imagen de radioopacidad generalizada típica del SDRA.

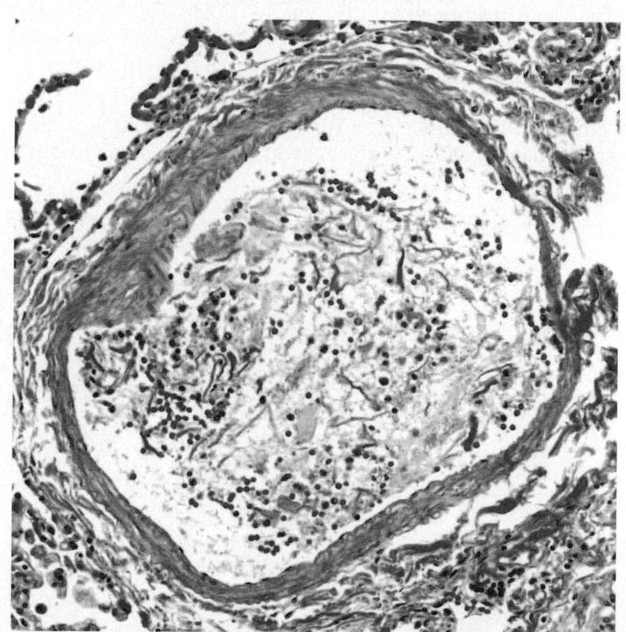

FIGURA 7-23. Embolia de líquido amniótico. Corte pulmonar que muestra una arteria pulmonar ocupada por escamas epiteliales. (Cortesía de Dr. Sean Kelly, Office of Chief Medical Examiner of the City of New York).

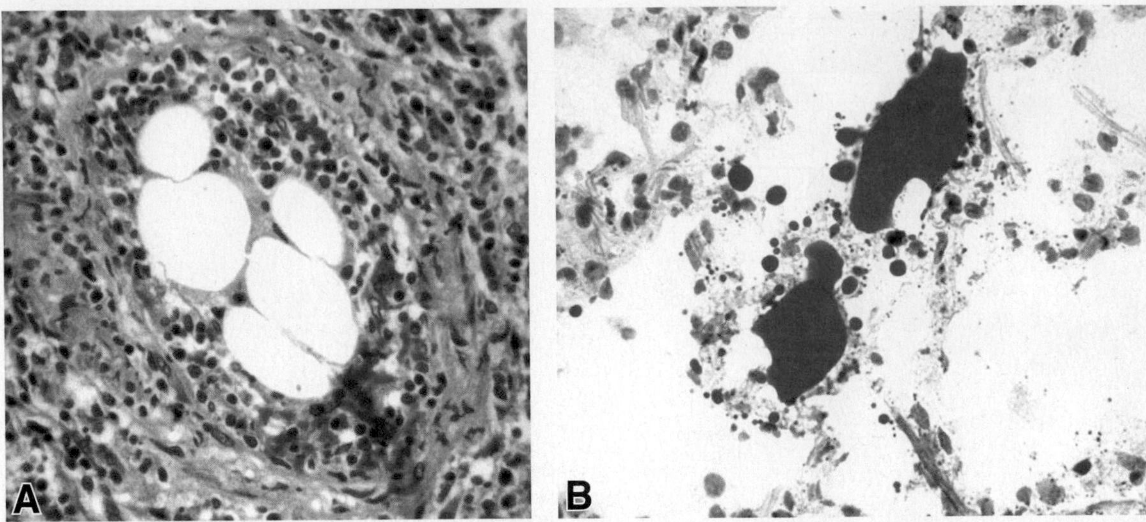

FIGURA 7-24. **Embolia de grasa. A.** La luz de una arteria pulmonar pequeña se encuentra ocluida por un fragmento de médula ósea formado por adipocitos y elementos hematopoyéticos. **B.** Corte congelado de pulmón tratado con rojo Sudán, que muestra los capilares ocluidos por émbolos de grasa que se tiñen de rojo.

ANATOMOPATOLOGÍA: en la autopsia se observan innumerables glóbulos de grasa en la microvasculatura de los pulmones (fig. 7-24) y del cerebro y, a veces, de otros órganos. Desde el punto de vista morfológico, los pulmones suelen mostrar los cambios típicos del SDRA (*v.* cap. 12). Las lesiones en el cerebro incluyen edema cerebral, pequeñas hemorragias y, a veces, microinfartos.

La embolia grasa suele considerarse una consecuencia directa del traumatismo: el tejido adiposo en los capilares rotos en el sitio de la fractura. Sin embargo, el aumento de la presión de tejido por la hemorragia en la médula y también el tejido adiposo subcutáneo puede aumentar la presión intersticial por encima de la presión capilar, de manera que fuerza a la grasa a entrar en la circulación. Existen otras incertidumbres. Existe una cantidad mayor de grasa en el sistema vascular pulmonar de la que pudiera justificarse por la simple transferencia de grasa a partir de los depósitos periféricos, y la composición química de la que se encuentra en el pulmón difiere de la hística. Finalmente, existe discrepancia en torno a la frecuencia de la embolia grasa y la de médula ósea.

Embolia de médula ósea

Los émbolos de médula ósea hacia los pulmones, que contienen células hematopoyéticas y grasa, se identifican a menudo durante la autopsia tras la reanimación cardíaca, procedimiento durante el cual son frecuentes las fracturas esternales y costales. Estos émbolos también se forman en ocasiones tras fracturas de los huesos largos. En la mayor parte de los casos no es posible atribuir síntomas a la embolia de médula ósea.

Émbolos pulmonares diversos

Los consumidores de drogas intravenosas ilegales que utilizan el talco como portador de estas podrían introducirlo en el pulmón a través del torrente sanguíneo. Los **émbolos de talco** provocan respuestas granulomatosas en los pulmones (fig. 7-25). Los **émbolos de algodón** son extremadamente comunes y derivan de la limpieza de la piel antes de la punción venosa. La **esquistosomiasis** podría relacionarse con embolización de huevos hacia los pulmones a partir de la vejiga o el intestino hasta los pulmones, donde desencadenan una reacción granulomatosa de cuerpo extraño. En ocasiones se observan **émbolos tumorales** en el pulmón durante la diseminación hematógena del cáncer.

INFARTO

El infarto es el proceso mediante el cual se desarrolla necrosis coagulativa en una región distal al punto de oclusión de una arteria terminal. La zona necrótica es un **infarto**. Los infartos de los órganos vitales, como el corazón, el cerebro y el intestino, constituyen

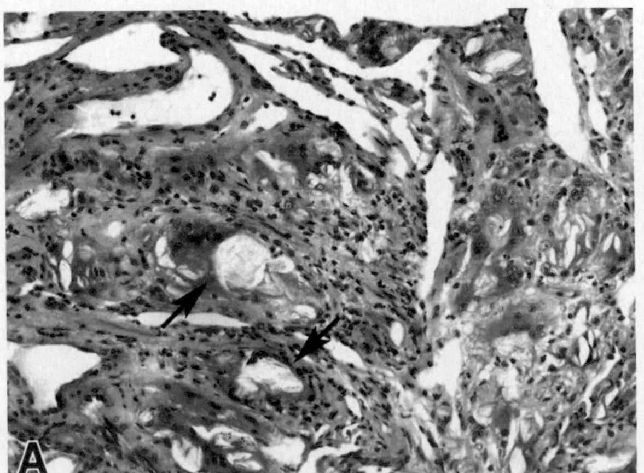

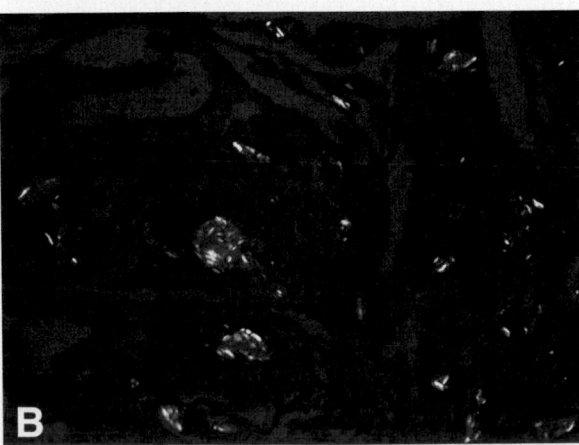

FIGURA 7-25. **Émbolos de talco.** Corte de pulmón de un consumidor de drogas intravenosas que revela partículas de talco (*flechas*) antes **(A)** y después **(B)** de la aplicación de luz polarizada.

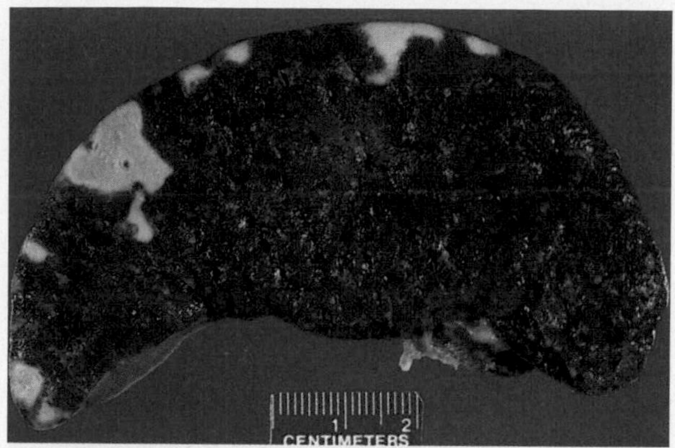

FIGURA 7-26. **Infartos esplénicos.** Corte del bazo que muestran infartos anémicos múltiples con configuración en cuña bajo la cápsula.

trastornos médicos graves y son una causa importante de morbilidad y mortalidad. Si la víctima sobrevive, el infarto se cura dejando una cicatriz. La oclusión arterial parcial (es decir, una estenosis) induce en ocasiones necrosis, pero es más común que genere cambios atróficos asociados con la isquemia crónica. Por ejemplo, en el corazón estos cambios incluyen la vacuolización de los miocitos cardíacos, la atrofia, la pérdida de las miofibrillas y la fibrosis intersticial.

ANATOMOPATOLOGÍA: la apariencia de un infarto depende de su localización y de su tiempo de evolución. Tras la oclusión arterial, el área irrigada por el vaso se edematiza rápidamente y adquiere una coloración roja intensa. Se observa dilatación y congestión vascular, y a veces la hemorragia intersticial. Asimismo, es posible distinguir varios tipos de infartos mediante el estudio macroscópico.

Los **infartos anémicos** son típicos en el corazón, los riñones y el bazo (fig. 7-26), aunque algunos infartos renales pueden ser quísticos. La **gangrena seca** del pie o de la pierna, secundaria a una obstrucción arterial (a menudo observada en la diabetes), es de hecho un gran infarto anémico (fig. 7-27). En el plazo de 1 a 2 días después de la hiperemia inicial, se observa reblandecimiento de la región del infarto, delimitación fina de sus bordes y desarrollo de coloración amarilla clara (fig. 7-28). Sus bordes tienden a ser de color rojo oscuro, que deriva de la hemorragia presente en el tejido circundante viable. Estos infartos anémicos muestran necrosis coagulativa uniforme.

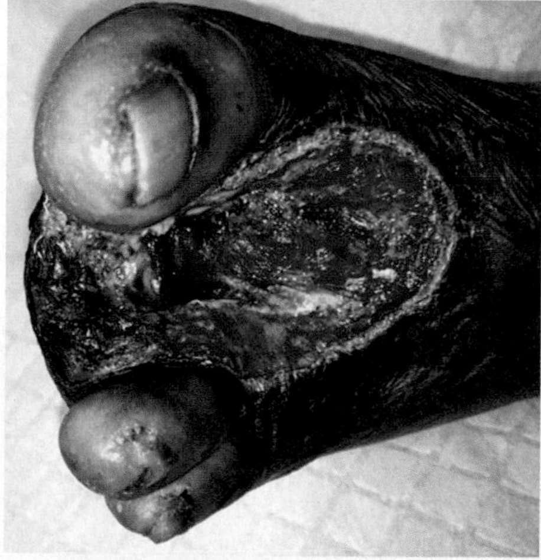

FIGURA 7-27. **Gangrena seca del pie en un paciente con úlcera de pie diabético en fase terminal con amputación del segundo y tercer dedo del pie y desbridamiento de los tejidos desvitalizados.** El resto del pie presenta cambios cutáneos isquémicos graves, pero los tejidos blandos tienen buena perfusión, como se evidencia por el color rosado. (Cortesía de Dr. Paul Haser, Centro Hospitalario Universitario de Moncton, Departamento de Cirugía).

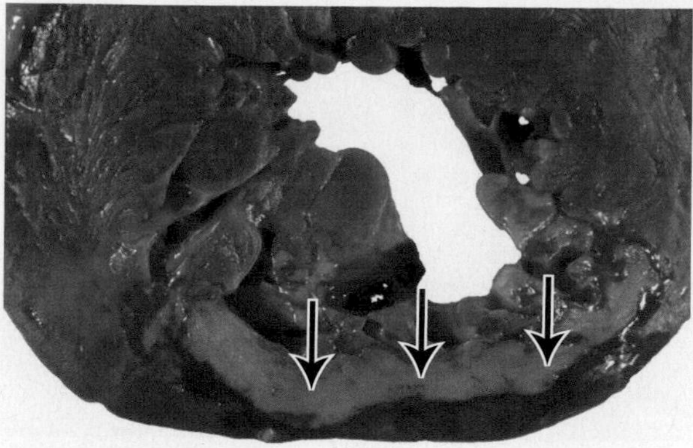

FIGURA 7-28. **Infarto de miocardio agudo.** Corte transversal del ventrículo derecho que revela un área bien delimitada blanda de necrosis con color amarillo en la cara dorsal de su pared libre (*flechas*).

Los **infartos hemorrágicos** pueden ser el resultado de una obstrucción arterial o venosa, y también se caracteriza por necrosis coagulativa. A pesar de esto, se distinguen por la hemorragia que existe hacia el área afectada desde los vasos adyacentes. ***Los infartos hemorrágicos se producen sobre todo en órganos que tienen dos fuentes de irrigación sanguínea,*** como el pulmón, o en aquellos con circulación colateral abundante, como el intestino delgado y el cerebro. En el corazón, los infartos hemorrágicos se desarrollan cuando el área infartada sufre reperfusión, que puede ocurrir tras la lisis espontánea o terapéutica de un trombo oclusivo. Los infartos hemorrágicos muestran delimitación clara, son firmes y tienen un color rojo oscuro o violáceo (fig. 7-29). Durante algunos días, las células propias de la inflamación aguda infiltran el área necrótica desde el borde viable. Los leucocitos polimorfonucleares, y más tarde los macrófagos, fagocitan y digieren los detritos celulares. Con el tiempo se forma tejido de granulación, al que por último reemplaza una cicatriz. En un infarto de gran tamaño en un órgano como el corazón o el riñón, el centro necrótico puede resultar inaccesible a las células inflamatorias y mantenerse así durante meses. En el cerebro, el infarto desarrolla característicamente necrosis colicuativa y puede convertirse en un quiste, lesión que se denomina **infarto quístico** (fig. 7-30).

El **infarto séptico** se desarrolla cuando se establecen bacterias piógenas en el tejido necrótico del infarto, el mismo que se infecta. Los infartos pulmonares se infectan con frecuencia, quizá debido a que el tejido necrótico ofrece poca resistencia a

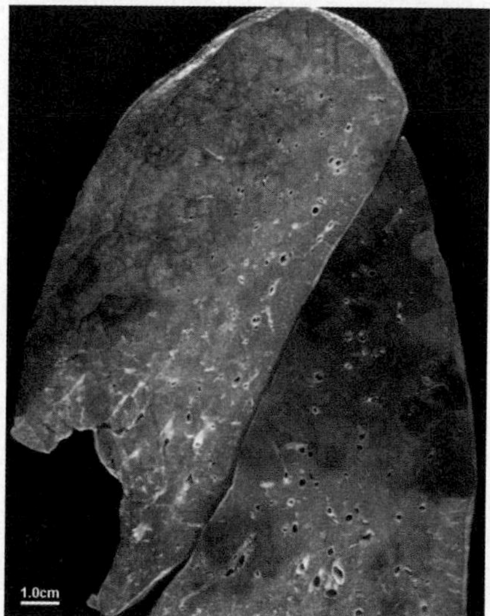

FIGURA 7-29. **Infarto hemorrágico.** Corte sagital del pulmón, que revela un infarto hemorrágico en el segmento superior del lóbulo inferior.

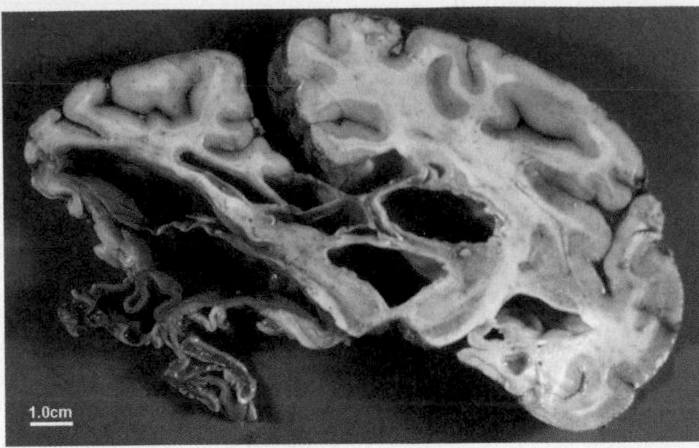

FIGURA 7-30. Infarto quístico. Corte transversal del cerebro en el plano frontal, que muestra un infarto quístico cicatrizado. (Cortesía de Dr. Ken Berry, Department of Pathology, St. Paul's Hospital).

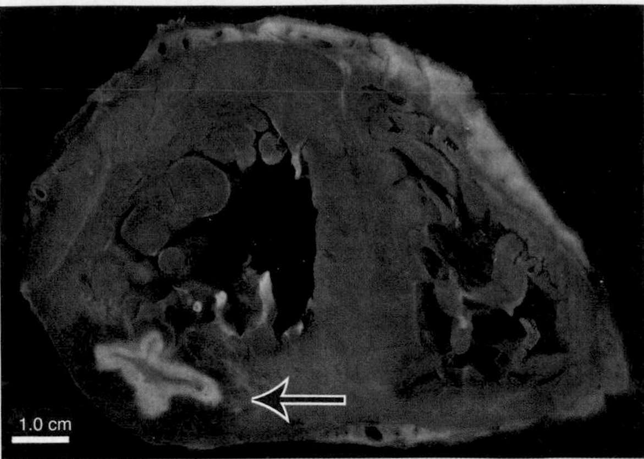

FIGURA 7-31. Infarto séptico. Absceso miocárdico (*flecha*) en la pared libre del ventrículo izquierdo, producto de una infección por *Staphylococcus aureus.*

las bacterias inhaladas. En el caso de la endocarditis bacteriana, los émbolos mismos se encuentran infectados, por lo que los infartos a los que dan lugar suelen ser sépticos. Un infarto séptico puede convertirse en un absceso (fig. 7-31).

El infarto de ciertos órganos suele ser mortal

Infartos de miocardio

Los infartos de miocardio pueden ser transparietales o subendocárdicos. Un infarto transparietal deriva de la obstrucción completa de una arteria coronaria extraparietal principal. El infarto subendocárdico refleja una isquemia prolongada causada por lesiones ateroescleróticas y estenóticas de las arterias coronarias parcialmente obstruidas, cuando el requerimiento de oxígeno excede su aporte. Esto sucede, por ejemplo, en caso de choque, hipoxia o taquicardia intensa (pulso rápido). Un infarto de miocardio puede ser anémico o hemorrágico, en función del grado de reflujo hemático en el área infartada (fig. 7-32).

Infartos pulmonares

Alrededor del 10% de los émbolos pulmonares provoca síntomas clínicos secundarios al infarto pulmonar, las más de las veces tras la oclusión de una arteria pulmonar de tamaño intermedio. El infarto solo tiene lugar si la irrigación a través de las arterias bronquiales es insuficiente para compensar la pérdida circulatoria en las arterias pulmonares. Esto es más frecuente en la insuficiencia cardíaca congestiva, aunque podría contribuir la estasis en la circulación pulmonar. En el transcurso de 48 h, el tejido de recubrimiento necrótico permite la hemorragia hacia el interior de los espacios alveolares.

Infartos cerebrales

El infarto cerebral puede ser consecuencia de una isquemia local o de una reducción generalizada del flujo sanguíneo. Esta última situación suele ser el resultado de una hipotensión sistémica, como en el choque, y da lugar a **infartos en zonas limítrofe**, en las regiones limítrofes con las áreas que irrigan las arterias cerebrales principales. De ser prolongada, la hipotensión grave puede provocar necrosis cerebral diseminada. La oclusión de un solo vaso en el cerebro (p. ej., después de que se aloja en él un trombo) causa isquemia y necrosis en un área bien delimitada. Este tipo de infarto cerebral puede ser anémico o hemorrágico, este último más frecuente cuando la oclusión es de tipo embólico. La oclusión de una arteria grande provoca necrosis extensa, que finalmente puede resolverse y transformarse en una cavidad cerebral grande llena de líquido (infarto cístico).

Infartos intestinales

Los cambios hísticos más tempranos en la isquemia intestinal son la necrosis del extremo distal de las vellosidades del intestino delgado y la de la mucosa superficial en el intestino grueso. La isquemia más intensa desencadena necrosis hemorrágica de la submucosa y de la capa muscular de la mucosa, pero no de la serosa. Los infartos mucosos pequeños se curan tras algunos días, pero las lesiones más graves desencadenan ulceración. Con el tiempo, estas úlceras pueden mostrar reepitelización. Sin embargo, si son grandes, se reparan mediante cicatrización, proceso que puede conducir a la formación de estenosis. La necrosis transparietal grave se relaciona con hemorragia masiva o perforación intestinal, complicaciones que muchas veces provocan un choque irreversible, sepsis y muerte.

EDEMA

El edema es el exceso de líquido en los espacios de tejido intersticial. Puede ser local o generalizado. El **edema local** se produce en la mayoría de los casos con inflamación, el componente «tumor» de la tríada «tumor, rubor y calor». El edema local en una extremidad, por lo general la pierna, deriva de la obstrucción venosa o linfática. Las quemaduras causan edema local prominente al modificar la permeabilidad de la vasculatura local. El edema local puede ser un

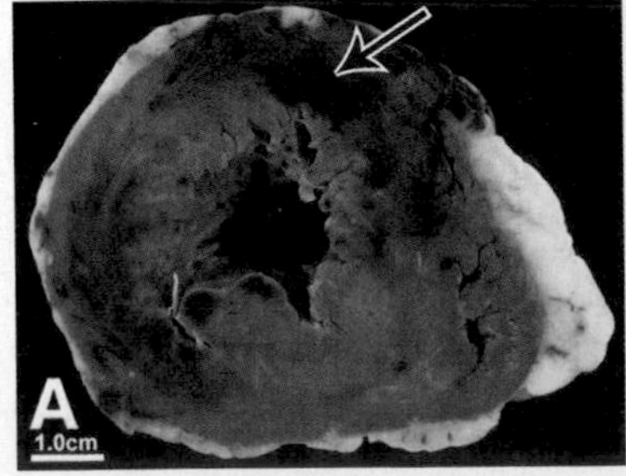

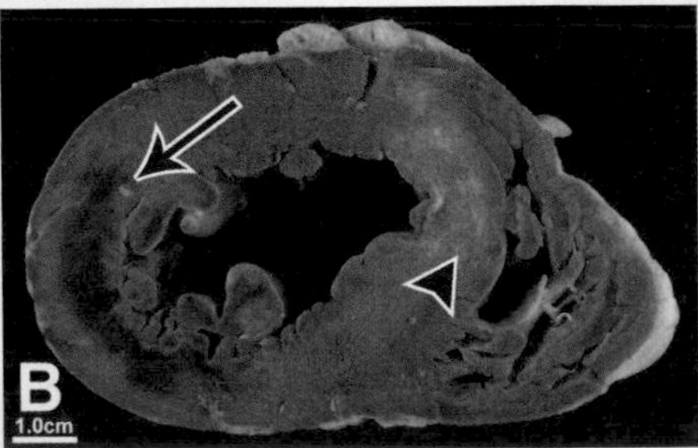

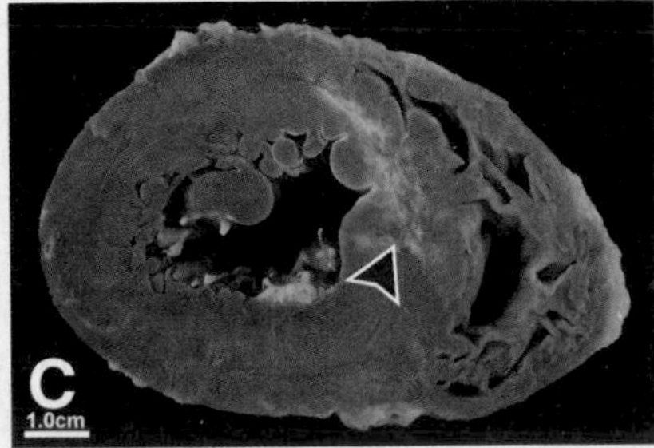

FIGURA 7-32. Infarto de miocardio. Cortes transversales de miocardio ventricular que muestran infartos **(A)** con reperfusión; **(B)** agudo (*flecha*) y cicatrizado (*punta de flecha*) juntos, y **(C)** cicatriz blanca del infarto curado (*punta de flecha*) en la porción anterior del tabique interventricular. La reperfusión se relaciona característicamente con hemorragia, como en los recuadros **A** (*flecha*) y **B** (*flecha*).

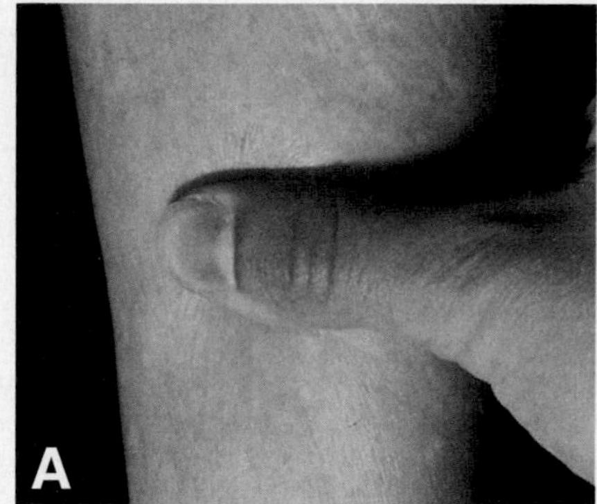

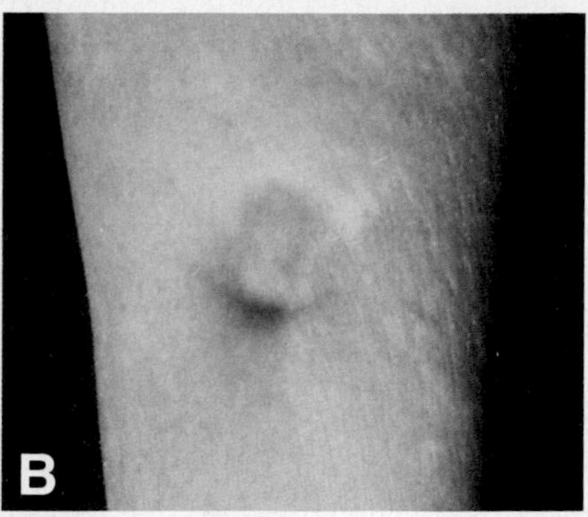

FIGURA 7-33. Edema con formación de godete en la pierna. A. En un paciente con insuficiencia cardíaca congestiva, el edema intenso de la pierna puede demostrarse al aplicar presión con un dedo. **B.** La formación de un godete surge de la falta de elasticidad del tejido lleno de líquido.

componente importante de una reacción inmunitaria, como en los casos de la urticaria (ronchas) o el edema que afecta a la epiglotis o la laringe (edema angioneurótico).

El **edema generalizado**, que afecta los órganos viscerales y la piel del tronco y de las extremidades inferiores (fig. 7-33), suele deberse a un trastorno global del metabolismo de líquidos y electrólitos, y es con más frecuencia secundario a la insuficiencia cardíaca. El edema generalizado también se observa en el síndrome nefrótico, cuando se pierden proteínas séricas en la orina (*v.* cap. 16), y cuando la producción de albúmina es baja (p. ej., en la cirrosis). La **anasarca** es un edema generalizado extremo, en el que se acumula gran cantidad del líquido en el tejido subcutáneo, las vísceras y las cavidades corporales. Las cavidades en que puede acumularse el líquido de edema incluyen el espacio pleural (**hidrotórax**), la cavidad peritoneal (**ascitis**) o el espacio pericárdico (**hidropericardio**).

La dinámica de los líquidos intersticiales depende de las fuerzas de Starling

La formación y retención de líquido intersticial dependen de su filtración y reabsorción a través de los capilares (fuerzas de Starling). La presión interna, o hidrostática, en los segmentos arteriolares de los capilares es de 32 mmHg. En el centro del capilar, es de 20 mmHg. Dado que la presión hidrostática intersticial es de solo 3 mmHg, se produce una filtración de líquido hacia el exterior de 14 mL/min. A la presión hidrostática se opone la presión oncótica del plasma (26 mmHg), lo que provoca una reabsorción osmótica de 12 mL/min en el extremo venoso del capilar. Así, el líquido intersticial se forma a razón de 2 mL/min, y luego es reabsorbido por el sistema linfático. En equilibrio, no existe una ganancia o pérdida neta de líquido en el intersticio.

Metabolismo del sodio y del agua

El agua representa entre el 50% y el 70% del peso corporal y se distribuye entre los espacios de líquido intracelular y extracelular (LEC), este último dividido a su vez en compartimentos intersticial y vascular. El intersticio contiene alrededor del 75% del **LEC**.

El papel de la retención de sodio en el edema

En otras palabras, el aumento del sodio corporal total debe equilibrarse con una mayor cantidad de agua extracelular para mantener una osmolalidad constante. El control del volumen de LEC depende en gran medida de la regulación de la excreción renal de sodio, en la que influyen *(1)* el **factor natriurético auricular** (**FNA**), *(2)* el **sistema renina-angiotensina** del **aparato yuxtaglomerular** y *(3)* la actividad del sistema nervioso simpático (*v.* cap. 16).

Cuando el edema periférico aparece por primera vez desde el punto de vista clínico, el volumen de LEC ya ha aumentado al menos 5 L. Los mecanismos de formación del edema y los trastornos representativos asociados a estos se resumen en la figura 7-34 y la tabla 7-1.

Edema secundario al incremento de la presión hidrostática

El incremento desequilibrado de la presión hidrostática trae consigo un aumento de la filtración del líquido hacia el espacio intersticial, así como su retención en forma de edema. Esto tiene lugar en la cardiopatía descompensada, en la que la presión retrógrada que se genera en los pulmones por efecto de la insuficiencia del ventrículo izquierdo desencadena edema pulmonar agudo e insuficiencia cardíaca derecha, lo que contribuye al edema sistémico. De manera similar, la presión retrógrada que causa la obstrucción venosa en la extremidad inferior desencadena edema en la pierna. La obstrucción al flujo de la sangre portal que se produce en la cirrosis hepática contribuye a la acumulación de líquido en la cavidad abdominal (ascitis).

Edema secundario a la disminución de la presión oncótica

La diferencia de presión entre los compartimentos intravascular e intersticial depende en gran medida de la concentración de las proteínas plasmáticas, en especial la albúmina. Cualquier enfermedad que disminuya la albúmina plasmática, ya sea la albuminuria en el síndrome nefrótico o la disminución de la síntesis de esa proteína en la hepatopatía crónica o en la desnutrición grave, favorece el edema generalizado.

TABLA 7-1
TRASTORNOS RELACIONADOS CON EDEMA

Aumento de la presión hidrostática	
Dilatación arteriolar	Inflamación Calor
Aumento de la presión venosa	Trombosis venosa Insuficiencia cardíaca congestiva Cirrosis (ascitis) Inactividad en postura específica (p. ej., bipedestación prolongada)
Hipervolemia	Retención de sodio (p. ej., disminución de la función renal)
Disminución de la presión oncótica	
Hipoproteinemia	Síndrome nefrótico Cirrosis Gastroenteropatía hipoproteinemiante Desnutrición
Incremento de la permeabilidad capilar	Inflamación Quemaduras Síndrome de dificultad respiratoria aguda
Obstrucción linfática	Cáncer Linfedema posquirúrgico Inflamación

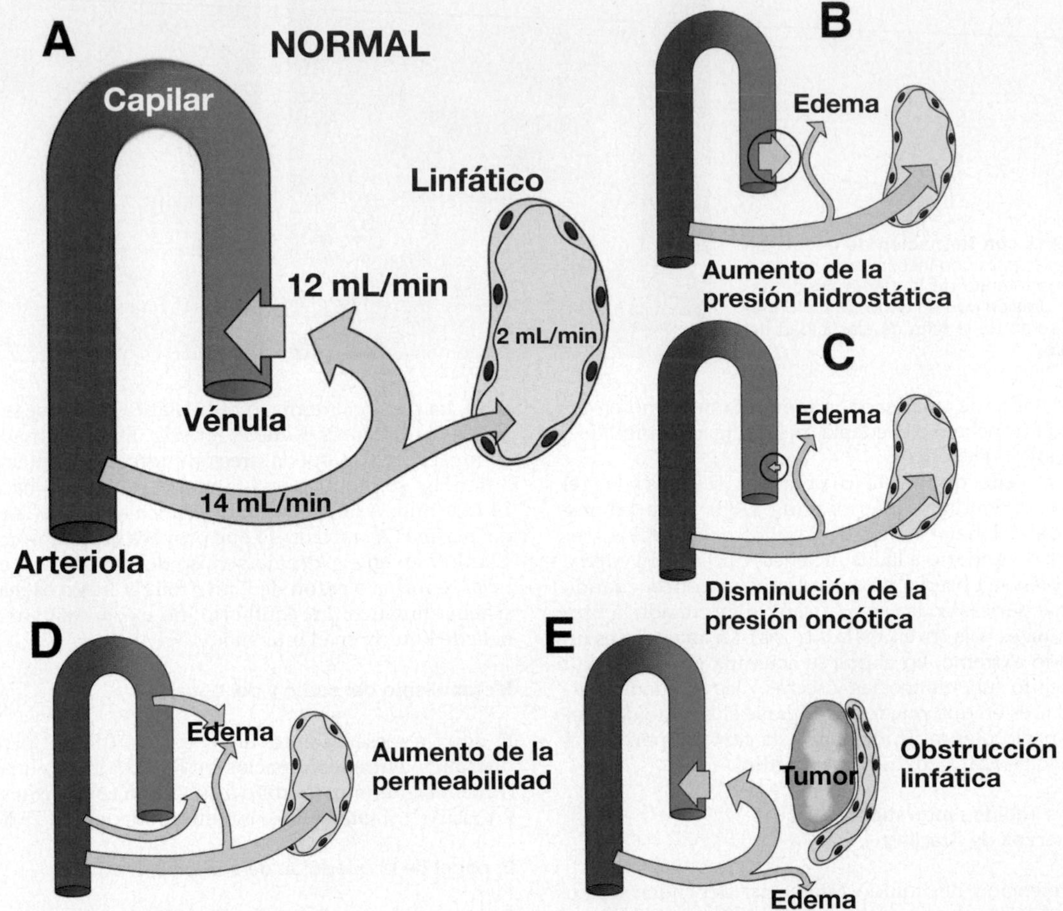

FIGURA 7-34. Sistema capilar y mecanismos para la formación de edema. A. Normal. La diferencia entre las presiones hidrostática y oncótica en el extremo arterial del sistema capilar provoca la filtración del líquido hacia el espacio intersticial a una velocidad aproximada de 14 mL/min. Este líquido se reabsorbe en el extremo venoso a una velocidad de 12 mL/min. También se drena a través de los capilares linfáticos a una velocidad de 2 mL/min. Las proteínas ubicadas en el espacio intersticial se eliminan a través del sistema linfático. **B. Edema hidrostático.** Si la presión hidrostática en el extremo venoso del sistema capilar se eleva, la reabsorción disminuye. Mientras el sistema linfático sea capaz de drenar el líquido adicional, no se presenta edema. No obstante, si se excede su capacidad, se acumula líquido de edema. **C. Edema oncótico.** El líquido de edema también se acumula si la reabsorción disminuye ante una disminución de la presión oncótica en el lecho vascular, por efecto de la pérdida de albúmina. **D. Edema inflamatorio y traumático.** El edema, ya sea local o sistémico, se forma si el lecho vascular permite la fuga tras la lesión al endotelio. **E. Linfedema.** La obstrucción linfática provoca la acumulación de líquido intersticial ante la reabsorción insuficiente y la extracción deficiente de proteínas, lo cual aumenta la presión oncótica del líquido en el espacio intersticial.

Edema secundario a la obstrucción linfática

En circunstancias normales, se filtra una cantidad mayor de fluido hacia los espacios intersticiales de la que reabsorbe el lecho vascular. Este exceso de líquido intersticial se elimina por vía linfática. De esta manera, la obstrucción al flujo linfático conduce al desarrollo de edema local. Los canales linfáticos pueden obstruirse por: *(1)* neoplasias malignas; *(2)* fibrosis derivada de la inflamación o la radiación, y *(3)* ablación quirúrgica. Por ejemplo, la respuesta inflamatoria a las filarias (filariasis bancroftiana o malaya; *v.* cap. 9) es capaz de desencadenar una obstrucción linfática que genere linfedema masivo en el escroto y las piernas (**elefantiasis**) (fig. 7-35).

Las mastectomías radicales en las que se extirpan los nódulos linfáticos axilares pueden obstruir el flujo linfático y causar linfedema en el brazo. El edema linfático difiere de otras variantes de edema por su contenido alto de proteínas, ya que la linfa es el medio por el cual las proteínas y las células intersticiales retornan a la circulación. La concentración alta de proteínas en el linfedema puede estimular la fibrosis dérmica, que se desarrolla en el edema crónico (edema indurado).

La insuficiencia cardíaca congestiva es consecuencia de un gasto cardíaco inadecuado

Entre 5 y 6 millones de personas en Estados Unidos padecen insuficiencia cardíaca congestiva (ICC), de las cuales el 15% muere cada año. La mitad de los pacientes con ICC que requieren ingreso hospitalario morirán en el plazo de un año. En Estados Unidos, este trastorno se asocia con mayor frecuencia a cardiopatía isquémica, aunque casi cualquier trastorno cardíaco crónico puede resultar en ICC (*v.* cap. 11).

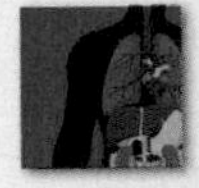

FISIOPATOLOGÍA: tanto la disfunción sistólica como la diastólica contribuyen al bajo gasto cardíaco y a la elevada presión de llenado ventricular que caracterizan a la ICC.

El gasto cardíaco inadecuado en la ICC desencadena una disminución de la filtración glomerular (FG), lo que provoca un aumento de la secreción de renina. Esta última activa la angiotensina e induce así la liberación de aldosterona, la posterior reabsorción de sodio y la retención de líquidos. Además, la reducción del flujo sanguíneo hepático impide el catabolismo de la aldosterona, lo que aumenta aún más su concentración en la sangre. Como mecanismo compensatorio, el aumento del volumen de líquidos permite mantener una presión intracardíaca adecuada. Además, el aumento de la descarga simpática conduce a un aumento de las concentraciones de catecolaminas, que estimulan la contractilidad cardíaca y contrarrestan aún más el deterioro del rendimiento cardíaco. Al mismo tiempo, la distensión auricular debida al aumento de la volemia promueve la liberación de PNA, que estimula la excreción renal de sodio.

Con el tiempo, estos mecanismos compensatorios fallan. En ese momento, la retención renal de sodio vuelve a ser impor-

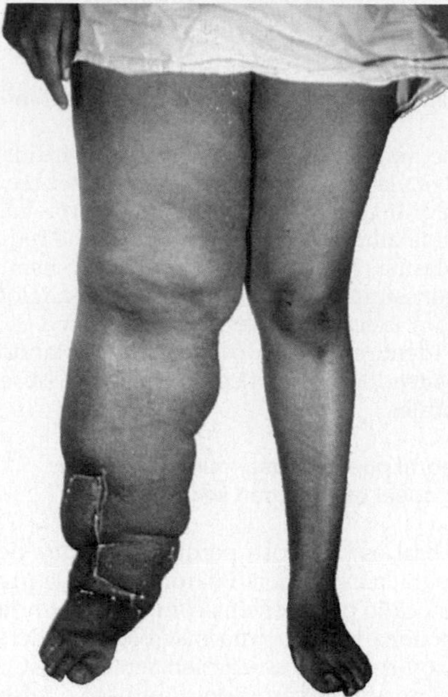

FIGURA 7-35. **Edema secundario a obstrucción linfática.** Edema masivo en la extremidad inferior derecha (elefantiasis) en una paciente con obstrucción del drenaje linfático.

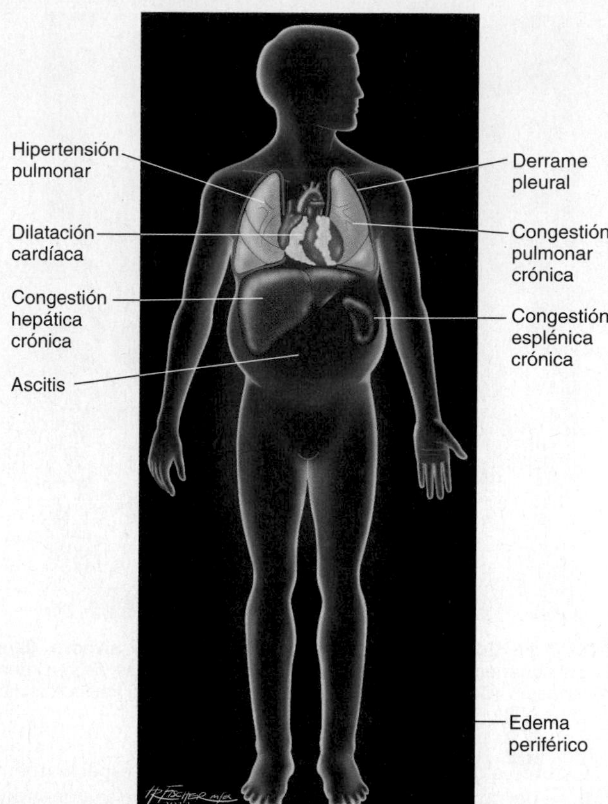

FIGURA 7-36. **Consecuencias patológicas de la insuficiencia cardíaca congestiva crónica.**

tante. Una mayor expansión del volumen plasmático incrementa la presión venosa pulmonar y sistémica, lo que aumenta la presión hidrostática en los respectivos lechos capilares. El aumento de la presión capilar, junto con la disminución de la presión oncótica del plasma, da lugar al edema de la ICC.

ANATOMOPATOLOGÍA: la insuficiencia ventricular izquierda está asociada principalmente con la congestión pasiva de los pulmones y el edema pulmonar (fig. 7-36). Cuando son crónicas, estas afecciones conducen a hipertensión pulmonar y finalmente a insuficiencia del ventrículo derecho. Esta última se caracteriza por el desarrollo de un edema subcutáneo generalizado (más prominente en las regiones declive del organismo) y ascitis. El hígado, el bazo y otros órganos esplácnicos suelen mostrar congestión. En la autopsia, se encuentra cardiomegalia y dilatación de las cavidades cardíacas.

CARACTERÍSTICAS CLÍNICAS: los efectos de la insuficiencia cardíaca dependen del ventrículo que falla, y debe tenerse en cuenta que ambos pueden fallar de manera simultánea. Los pacientes con insuficiencia cardíaca izquierda refieren falta de aire (**disnea**) con el esfuerzo y cuando se colocan en decúbito (**ortopnea**). Pueden despertarse del sueño por episodios repentinos de disnea (**disnea paroxística nocturna**). La exploración física suele revelar distensión de las venas yugulares. Las personas con insuficiencia del lado derecho presentan edema con formación de godete en las piernas, así como hepatomegalia y dolor a la palpación de la víscera. Si existe ascitis, se aprecia distensión abdominal. Los pacientes con insuficiencia cardíaca congestiva con edema pulmonar desarrollan ruidos respiratorios crepitantes (**estertores**) causados por la expansión de los alvéolos llenos de líquido.

El edema pulmonar representa la acumulación de líquido en los espacios alveolares y el intersticio del pulmón

El edema pulmonar provoca una disminución del intercambio de gases en los pulmones, lo que causa hipoxia y retención de dióxido de carbono (**hipercapnia**).

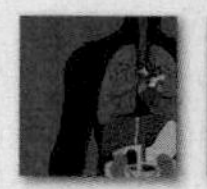
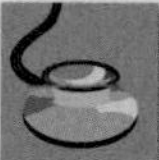

FISIOPATOLOGÍA Y CARACTERÍSTICAS CLÍNICAS: el pulmón es un tejido laxo que cuenta con poco tejido conjuntivo de soporte. Los pulmones normales no desarrollan edema debido a:

- La presión de perfusión baja en los capilares pulmonares, que depende de la presión baja en el ventrículo derecho.
- El drenaje efectivo del espacio intersticial mediante el sistema pulmonar, que se halla bajo una presión negativa discreta y puede desplazar hasta 10 veces el flujo linfático regular.
- Las uniones estrechas entre células endoteliales, que controlan la permeabilidad capilar.

El edema pulmonar se produce cuando se alteran estos mecanismos de protección. Las causas más habituales de edema pulmonar guardan relación con las alteraciones hemodinámicas en el corazón que aumentan la presión de perfusión capilar pulmonar y bloquean el drenaje linfático efectivo. En la lesión pulmonar aguda asociada al SDRA, la inhalación de gases tóxicos, la aspiración del contenido gástrico, las infecciones víricas y la uremia, la destrucción de las células endoteliales o la alteración de sus uniones estrechas aumenta la permeabilidad capilar pulmonar (*v.* cap. 12).

El edema pulmonar puede ser intersticial o alveolar. El primero corresponde a la fase más inicial y deriva de una filtración desmesurada de líquido. Los linfáticos se distienden y el líquido se acumula en el intersticio de los tabiques lobulillares y alrededor de las venas y los haces broncovasculares. Los estudios radiológicos muestran un patrón de infiltración reticulonodular, más significativo en las bases pulmonares. Los tabiques lobulillares se edematizan y dan origen a opacidades lineales (**«líneas B de Kerley»**) en la radiografía de tórax. El edema provoca la desviación del flujo sanguíneo de las bases pulmonares hacia los lóbulos superiores. El edema del árbol broncovascular aumenta la resistencia al flujo del aire. Los pacientes suelen mantenerse asintomáticos en esta fase inicial.

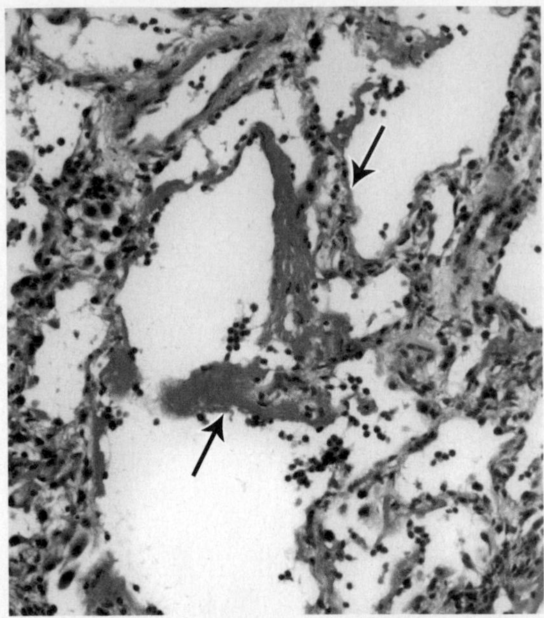

FIGURA 7-37. Edema pulmonar secundario al daño alveolar difuso. Corte pulmonar en el que se aprecian membranas hialinas (*flechas*) dentro de los alvéolos. (Cortesía de UBC Pulmonary Registry, St. Paul's Hospital).

Cuando el líquido ya no puede alojarse en el espacio intersticial, se derrama hacia los alvéolos, trastorno que se denomina **edema alveolar**. En esta fase se observa un patrón radiológico de tipo alveolar, por lo general más intenso en las regiones media e inferior del pulmón. El paciente desarrolla disnea, y pueden auscultarse estertores húmedos. En casos extremos se expectora líquido espumoso, o bien se puede drenar desde la tráquea.

En la congestión grave y el edema pulmonar intersticial se produce una restricción de la función pulmonar debido a que la acumulación de líquido en el espacio intersticial reduce la distensibilidad pulmonar, lo que endurece el pulmón. Por tanto, se requiere un mayor esfuerzo para mantener la ventilación. El engrosamiento de las paredes alveolares dificulta el intercambio de oxígeno y CO_2. La disminución resultante de la cantidad de estos gases, sobre todo de oxígeno, provoca hipoxia con concentraciones de dióxido de carbono casi normales. El desajuste entre la ventilación (que se reduce) y la perfusión (que se mantiene) provoca hipoxemia en los pacientes con edema pulmonar.

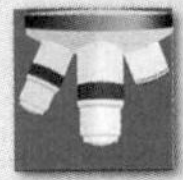

ANATOMOPATOLOGÍA: los pulmones edematosos presentan congestión grave: sus capilares alveolares y alvéolos se llenan de un líquido homogéneo, de coloración rosado y con una gran cantidad de burbujas de aire (fig. 7-4). Si el edema pulmonar se debe al daño del alvéolo, los detritos celulares, la fibrina y las proteínas forman películas de material proteináceo que se denominan **membranas hialinas**, dentro de esa misma estructura (fig. 7-37).

El edema en la cirrosis hepática suele ser una afección terminal

La cirrosis hepática suele ir acompañada de ascitis y edema periférico (*v.* cap. 14). La cicatrización hepática obstruye el flujo sanguíneo portal hacia el hígado, lo que provoca hipertensión portal y un aumento de la presión hidrostática en la circulación esplácnica. La disminución de la síntesis hepática de albúmina debido a la lesión del parénquima agrava el problema. La acumulación resultante de líquido peritoneal disminuye el volumen sanguíneo efectivo y conduce a la retención renal de sodio, como en la ICC. La propia hepatopatía crónica también puede causar retención renal de sodio. La posterior expansión del volumen de LEC acentúa la ascitis y el edema, con lo que se establece un círculo vicioso. El aumento de la trasudación de linfa desde la cápsula hepática aumenta la acumulación de líquido en el abdomen.

El síndrome nefrótico refleja una proteinuria masiva

En el síndrome nefrótico, la magnitud de la pérdida de proteínas en la orina supera la velocidad a la que puede ser reemplazada por el hígado (*v.* cap. 16). Las concentraciones de proteínas plasmáticas (especialmente la albúmina) disminuyen, lo que reduce la presión oncótica del plasma. Esto promueve el edema, disminuye el volumen sanguíneo, estimula el mecanismo renina-angiotensina-aldosterona y provoca la retención de sodio. El edema es generalizado, pero es más evidente en los tejidos conjuntivos blandos, los ojos, los párpados y los tejidos subcutáneos. También se observan ascitis y derrames pleurales.

El edema cerebral puede causar aumentos de la presión intracraneal que pueden ser mortales

El edema cerebral es peligroso porque la rigidez del cráneo deja poco espacio para la expansión. El aumento de la presión intracraneal (PIC) provocado por el edema compromete el riego sanguíneo cerebral, distorsiona la estructura macroscópica del cerebro y deteriora la función del sistema nervioso central (SNC; *v.* cap. 26). El edema cerebral puede ser vasógeno, citotóxico o intersticial.

- El **edema vasógeno** es el más común y se produce con traumatismos, neoplasias, encefalitis, abscesos, infartos, hemorragias y lesiones tóxicas (p. ej., intoxicación por plomo). El exceso de líquido en el espacio extracelular del cerebro se debe a un aumento de la permeabilidad vascular, principalmente en la sustancia blanca. Las uniones endoteliales estrechas de la barrera hematoencefálica se interrumpen y el líquido entra en el espacio intersticial.
- El **edema citotóxico** es equivalente a la degeneración hidrópica de la célula (es decir, la acumulación de agua intracelular). Suele ser una respuesta a una lesión celular, por ejemplo, tras una isquemia. El edema cerebral citotóxico afecta sobre todo la materia gris.
- El **edema intersticial** es una consecuencia de la hidrocefalia, en la que se acumula líquido en los ventrículos cerebrales y en la sustancia blanca periventricular.

En la autopsia, el cerebro edematoso es blando y pesado, con giros aplanados y surcos estrechos. Debido a la alteración de la función cerebral, los pacientes con edema cerebral sufren vómitos, desorientación y convulsiones. Un edema cerebral grave puede provocar una hernia mortal de las amígdalas cerebelosas.

El líquido se acumula en las cavidades corporales como extensiones del espacio intersticial

Espacio pleural

El derrame pleural (acumulación de líquido en el espacio pleural) es un trasudado de color pajizo con gravedad específica baja, que contiene pocas células (principalmente células mesoteliales exfoliadas). La acumulación de líquido suele deberse a una tendencia generalizada a la formación de edemas, por ejemplo, en enfermedades como el síndrome nefrótico, la cirrosis hepática y la ICC. El derrame pleural es también una respuesta frecuente a un proceso inflamatorio o a un tumor en el pulmón o en la superficie pleural.

Pericardio

El líquido puede acumularse en el saco pericárdico por una hemorragia (**hemopericardio**) o por una lesión pericárdica (**derrame pericárdico**). Los segundos se presentan con infecciones, metástasis, uremia y lupus eritematoso sistémico (LES). A veces también se originan tras una cirugía cardíaca (**síndrome pospericardiotomía**) o radioterapia.

El líquido pericárdico puede acumularse rápidamente (p. ej., por una hemorragia debida a la rotura de la pared tras un infarto

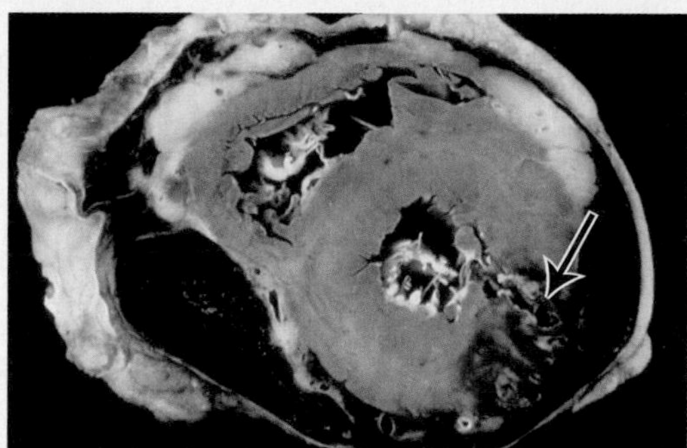

FIGURA 7-38. Taponamiento cardíaco. Corte transversal del corazón que muestra la rotura de un infarto de miocardio (*flecha*) con acumulación de una gran cantidad de sangre en la cavidad pericárdica.

de miocardio, un aneurisma aórtico disecante o un traumatismo). En estos casos, la presión de la cavidad pericárdica aumenta rápidamente hasta superar la presión de llenado del corazón, lo que se denomina **taponamiento cardíaco** (fig. 7-38). La disminución precipitada del gasto cardíaco resultante suele ser mortal. El saco pericárdico es fibroso y bastante rígido, pero puede ajustarse si el líquido se acumula lentamente. Así, el límite tolerable puede ser de tan solo 90 mL a 120 mL, pero es posible la retención de 1 L o más de líquido si el proceso es gradual.

Peritoneo

El derrame peritoneal, o **ascitis**, se debe principalmente a la cirrosis (*v.* anteriormente), los tumores abdominales, la pancreatitis, la insuficiencia cardíaca, el síndrome nefrótico y la obstrucción de la vena hepática (síndrome de Budd- Chiari). La obstrucción del conducto torácico por un cáncer puede causar **ascitis quilosa**, en la cual el líquido tiene un aspecto lechoso y un contenido alto de grasas.

Los pacientes con ascitis grave pueden acumular muchos litros de líquido y muestran una gran distensión abdominal. Las complicaciones de la ascitis derivan del aumento de la presión abdominal e incluyen anorexia y vómitos, esofagitis por reflujo, disnea, hernia ventral y filtración de líquido hacia el espacio pleural.

PÉRDIDA Y SOBRECARGA HÍDRICAS

La pérdida excesiva de líquidos (deshidratación) y la sobrecarga de líquidos son situaciones clínicas que tienen consecuencias potencialmente graves. Desencadena trastornos hemodinámicos; las alteraciones de la osmolalidad y la cantidad del líquido en los espacios intravascular, intersticial y celular podrían afectar la provisión de nutrientes, electrólitos o líquidos.

En la deshidratación, no hay suficiente líquido disponible para llenar los compartimentos

La deshidratación es el resultado de una ingesta insuficiente de líquidos, una pérdida excesiva de líquidos o ambas cosas. La pérdida de agua puede superar su consumo en casos de vómitos, diarrea, quemaduras, sudoración excesiva y diabetes insípida. Cuando se produce una pérdida hídrica excesiva, el líquido se extrae del espacio intersticial y se mantiene en el espacio plasmático. Los líquidos en las células y en los compartimentos intersticial y vascular se concentran, en particular si existe una pérdida predominante de agua, como en el caso de la secreción inapropiada de la hormona antidiurética en la diabetes insípida. Los pacientes con quemaduras, vómitos, sudoración excesiva o diarrea sufren una pérdida hidroelectrolítica.

Desde el punto de vista clínico, al inicio solo se observa sequedad de la piel y las mucosas, pero a medida que la deshidratación avanza, se pierde la turgencia de la piel. Si la deshidratación persiste, se produce **oliguria** (reducción de la producción de orina) para compensar la pérdida de líquidos. Cuando la pérdida es más grave, el agua se desplaza del espacio intracelular al extracelular, lo que provoca una grave disfunción celular, especialmente en el cerebro. La contracción del tejido cerebral puede romper pequeños vasos y provocar hemorragias. La presión arterial (PA) sistémica disminuye con la deshidratación persistente, y la disminución de la perfusión acaba provocando la muerte.

En la hiperhidratación, el aporte hídrico supera la capacidad de excreción renal

Si la función renal es adecuada, la hiperhidratación es rara. En la actualidad, la hiperhidratación se debe sobre todo a la administración yatrógena de volúmenes excesivos de soluciones intravenosas. El efecto más grave de esta sobrecarga de líquidos es la inducción de un edema cerebral o la ICC en pacientes con disfunción cardíaca.

CONTROL DE LA PRESIÓN ARTERIAL

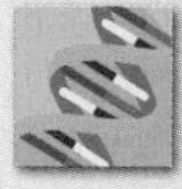

PATOGENIA MOLECULAR: los datos de estudios de gemelos y familias sugieren que la genética es responsable de un 30% de la regulación de la PA. Este hallazgo también puede explicar la enorme variación en las respuestas de los pacientes a la medicación para reducir la PA.

Los estudios de vinculación genética en humanos y de asociación de todo el genoma han permitido identificar diversas mutaciones en reguladores clave de la PA. Destacan los genes del sistema renina-angiotensina, que regula la vasoconstricción y el equilibrio de sodio y agua. Los SNP en los genes que codifican la angiotensina, la enzima convertidora de la angiotensina (ECA), el receptor de la angiotensina II, la renina y la proteína de unión a la renina están asociados a una alteración del control de la PA. La hipertensión se ha asociado a SNP en el vasoconstrictor endotelina y su receptor, el vasodilatador óxido nítrico sintasa y las subunidades del canal de sodio endotelial. Los polimorfismos de los receptores adrenérgicos β de los tipos 1 y 2 se han asociado a la hipertensión y a una alteración de la respuesta a los agonistas β.

Choque

El choque es un trastorno hemodinámico metabólico profundo que se caracteriza por una incapacidad para mantener una irrigación sanguínea adecuada en la microcirculación, que trae consigo la perfusión insuficiente de los órganos vitales. En esta situación, a menudo catastrófica, la perfusión hística, el aporte de oxígeno y la eliminación de residuos metabólicos no satisfacen las demandas de los tejidos. El **choque** engloba todas las reacciones que se producen en respuesta a estas alteraciones. En el choque descompensado, el rápido colapso circulatorio desencadena un deterioro del metabolismo celular y muerte. Sin embargo, en muchos casos, los mecanismos de compensación protegen al paciente, al menos durante un tiempo. Cuando estas adaptaciones fallan, el choque se vuelve irreversible. El choque es una de las principales causas de morbimortalidad en las unidades de cuidados intensivos y, a pesar de los esfuerzos por suprimir partes de la respuesta inmunitaria, el resultado del choque no ha cambiado en los últimos 50 años.

El choque no es sinónimo de PA baja, aunque la hipotensión suele formar parte del síndrome de choque. *La hipotensión es en realidad un signo tardío en el choque e indica un fallo de compensación.* Al mismo tiempo que el flujo sanguíneo periférico cae por debajo de los niveles críticos, la vasoconstricción extrema puede mantener la PA arterial. La distinción entre choque e hipotensión es importante desde el punto de vista clínico, ya que el rápido restablecimiento del flujo sanguíneo sistémico es el objetivo principal del tratamiento del choque. Si se aumenta la presión arterial de forma aislada mediante el uso de vasopresores, el flujo sanguíneo sistémico puede, de hecho, disminuir drásticamente, en particular hacia la periferia (fig. 7-39).

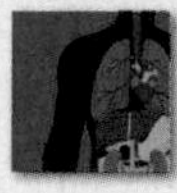

FISIOPATOLOGÍA: la disminución de la perfusión en el choque suele ser consecuencia de la disminución del gasto cardíaco, que refleja: *(1)* la incapacidad de bombeo del corazón para permitir un retorno venoso nor-

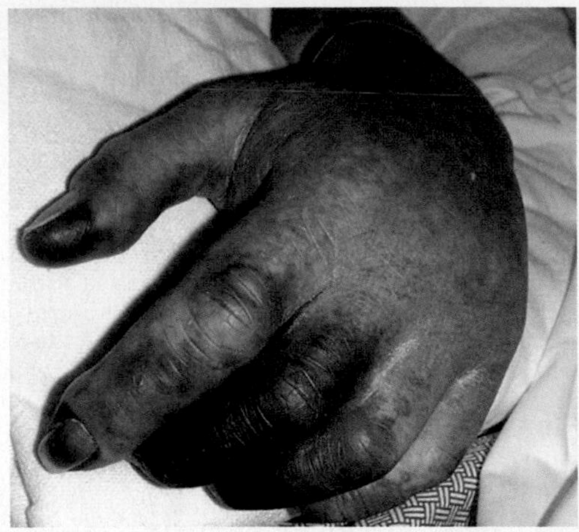

FIGURA 7-39. Mano isquémica y necrótica en un paciente crítico con choque y al que se le administran dosis elevadas de vasopresores. La necrosis isquémica de la extremidad es simétrica con afectación de todos los dedos bilateralmente. (Cortesía de Dr. Paul Haser, University Hospital Centre in Moncton, Department of Surgery).

mal (**choque cardiógeno**) o *(2)* la reducción del retorno venoso debido a la disminución de la volemia efectiva (**choque hipovolémico**). La vasodilatación sistémica, con o sin aumento de la permeabilidad vascular, causa la otra categoría amplia de choque, referida como **choque distributivo**. Esta tiene varias subcategorías clave: **choque séptico, choque anafiláctico** y **choque neurógeno** (fig. 7-40).

- El **choque cardiógeno** está provocado por un fallo de la bomba miocárdica, casi siempre tras un infarto de miocardio masivo. Los trastornos que impiden el llenado del corazón izquierdo o derecho reducen el gasto cardíaco, lo que da lugar a un choque «obstructivo». Entre estas afecciones se incluyen la EP y el taponamiento cardíaco (fig. 7-38).
- El **choque hipovolémico** se produce cuando la pérdida de líquido provoca una disminución pronunciada de la volemia o del volumen plasmático. Las hemorragias, la pérdida de líquidos por quemaduras graves, la diarrea, la diuresis excesiva, la transpiración y los traumatismos suponen una pérdida de líquidos que puede desencadenar un choque hipovolémico. Las quemaduras o los traumatismos dañan directamente la microcirculación, lo que aumenta la permeabilidad vascular.
- El **choque séptico** se debe a graves infecciones microbianas sistémicas. La patogenia del choque séptico es compleja (*v.* cap. 31 en línea y a continuación).
- El **choque anafiláctico** puede seguir a reacciones de hipersensibilidad sistémica de tipo I, que causan vasodilatación generalizada y aumento de la permeabilidad vascular.
- El **choque neurógeno** puede seguir a una lesión cerebral o medular aguda, que altera el control neurógeno del tono vasomotor y provoca una vasodilatación generalizada.

Tanto en el choque anafiláctico como en el neurógeno, la redistribución de la sangre hacia la periferia, con o sin aumento de la permeabilidad vascular, reduce el volumen efectivo de sangre y plasma circulantes. Esto conduce finalmente a las mismas consecuencias que en el choque hipovolémico.

En el choque hipovolémico y cardiógeno, el descenso del gasto cardíaco y la consiguiente disminución de la perfusión hística son pasos clave en la progresión del choque reversible al irreversible. La hipoxia celular suele seguir a la disminución inicial de la perfusión hística. Tales cambios no causan lesiones irreversibles al principio, pero desencadenan un círculo vicioso de disminución de la perfusión hística y lesiones celulares adicionales a través de:

- Lesión endotelial: la hipoxia causada por la disminución de la perfusión hística y el aumento de la permeabilidad vascular provocan la salida de líquido del compartimento vascular.
- El aumento del exudado de líquido de la circulación reduce (a) el volumen sanguíneo, (b) el retorno venoso y (c) el gasto cardíaco, lo que agrava la lesión celular hipóxica.
- La disminución de la perfusión renal y del músculo esquelético provoca acidosis metabólica, que a su vez disminuye aún más el gasto cardíaco y la perfusión hística.
- La disminución de la perfusión del corazón daña los miocardiocitos y perjudica su capacidad de bombeo de la sangre, lo que reduce aún más el gasto cardíaco y la perfusión hística.

El choque séptico es una respuesta grave y desregulada a la infección

Constituye un punto final de un espectro que incluye el ***síndrome de respuesta inflamatoria sistémica*** (***SRIS***), el colapso circulatorio y el deterioro funcional de múltiples sistemas orgánicos (*v.* más adelante). El SRIS es un estado hipermetabólico definido por dos o más signos de inflamación sistémica: fiebre, taquicardia, taquipnea, leucocitosis o leucopenia, en el contexto de una causa conocida de inflamación. El **choque séptico** se define como un SIRS clínico tan grave que provoca disfunción orgánica e hipotensión. La fisiopatología del choque séptico se aborda en el capítulo 12.

La septicemia con organismos gramnegativos es la causa más común de choque séptico, seguido de infecciones grampositivas y fúngicas. Las fuentes principales de infección más comunes son pulmonares, abdominales y urinarias.

El síndrome de disfunción orgánica múltiple es la consecuencia final del choque

La mejora del tratamiento precoz del choque y la sepsis ha permitido que los pacientes sobrevivan lo suficiente como para manifestar un nuevo problema, el deterioro progresivo de la función de los órganos. Casi todos los pacientes con choque séptico desarrollan disfunción de al menos un órgano. Sin embargo, la disfunción de múltiples órganos se produce en una tercera parte de los pacientes con choque séptico, traumatismos o quemaduras, y en una cuarta parte de los que padecen pancreatitis aguda. Sea cual sea el factor desencadenante, la mortalidad del síndrome de disfunción orgánica múltiple (SDOM) en el contexto del choque supera el 50 %. Es el responsable de la mayoría de las muertes en las unidades de cuidados intensivos no coronarias de Estados Unidos.

La respuesta aguda a la sepsis conlleva mecanismos inflamatorios e inmunitarios mal regulados que difieren mucho de un individuo a otro. El resultado neto es el cierre de los sistemas no críticos y un estado catabólico general. Los mediadores proinflamatorios pue-

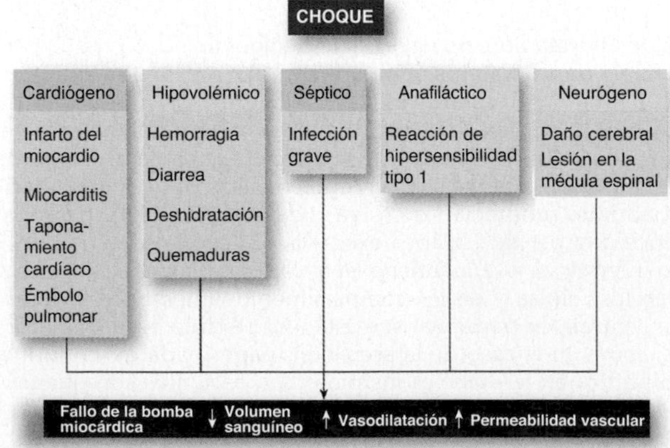

FIGURA 7-40. Clasificación del choque. El choque se produce por: **1)** la incapacidad del corazón para lograr un bombeo adecuado (choque cardiógeno); **2)** disminución del volumen sanguíneo efectivo como consecuencia de la reducción intensa del volumen sanguíneo o plasmático (choque hipovolémico), o **3)** vasodilatación diseminada (choque séptico, anafiláctico o neurógeno). El aumento de la permeabilidad vascular podría complicar la vasodilatación, al contribuir a la disminución del volumen circulante efectivo.

den predominar en el SRIS, pero los factores antiinflamatorios son importantes en algunos pacientes. En la actualidad se considera que tras la infección bacteriana tiene lugar una respuesta inicial de inflamación excesiva y choque séptico que caracteriza al SRIS. A esta inducción descontrolada de citocinas precede una fase de anergia y represión inmunitaria.

Mecanismos de compensación vascular

Los cambios en la circulación macrovascular y microvascular son, al menos en parte, responsables de las lesiones orgánicas variables en el SRIS. Los mecanismos de compensación en el choque desvían el flujo sanguíneo de la periferia para mantener el flujo hacia el corazón y el cerebro. Estas respuestas implican al sistema nervioso simpático, la liberación de vasoconstrictores endógenos y sustancias hormonales y la vasorregulación local. El resultado es el incremento del gasto cardíaco que se logra al aumentar la frecuencia cardíaca y la contractilidad miocárdica, al tiempo que se constriñen las arterias y las arteriolas.

- El **aumento de la descarga simpática** promueve la liberación de catecolaminas a partir de la médula suprarrenal. El músculo esquelético, el lecho esplácnico y las arteriolas de la piel responden al aumento de la descarga simpática; las arteriolas cardíacas y cerebrales son menos reactivas. Así, el aumento del tono simpático redirige el flujo sanguíneo desde la periferia hacia el corazón y el cerebro. La vasoconstricción arteriolar significativa reduce la presión hidrostática capilar y disminuye el líquido intersticial. Esto facilita un desplazamiento de líquido osmótico desde el intersticio hacia el sistema vascular. Esta respuesta simpática-suprarrenal puede compensar por completo una pérdida de sangre del 10% del volumen intravascular. Con un déficit de volumen mayor, el gasto cardíaco y la PA se modifican, y el flujo sanguíneo a los tejidos se reduce.
- El **sistema renina-angiotensina-aldosterona** estimula la reabsorción de sodio y agua, lo que contribuye a mantener el volumen intravascular. Un proceso similar de conservación de agua depende de la acción de la hormona antidiurética de origen hipofisario.
- La **autorregulación vascular** mantiene el flujo sanguíneo regional hacia los órganos vitales, en particular el corazón y el cerebro, mediante la vasodilatación de las circulaciones coronaria y cerebral en respuesta a la hipoxia y la acidosis. La vasoconstricción en la que participan en gran medida los receptores adrenérgicos α en las vénulas y las venas ayuda a mantener el llenado cardíaco y la presión arterial. La circulación hacia órganos como la piel y los músculos esqueléticos, que son menos sensibles a la hipoxia, no muestra una autorregulación con control tan estrecho.

El polimorfismo genético en los receptores de tipo *Toll* y el factor de necrosis tumoral participan en la patogenia de la sepsis

PATOGENIA MOLECULAR: los estudios epidemiológicos han mostrado que la muerte por infección se correlaciona con más fuerza con los antecedentes genéticos que las enfermedades cardiovasculares o el cáncer. Las mutaciones genéticas en varias citocinas, receptores de la superficie celular y otros marcadores circulantes se han asociado con la susceptibilidad a la sepsis.

Los receptores de reconocimiento de patrones (RRP) de tipo *Toll* (RTT) reconocen los patrones moleculares asociados a patógenos (PAMP, *pathogen-associated molecular patterns*; *v.* caps. 2 y 12) y, por tanto, son fundamentales para desencadenar respuestas inmunitarias innatas. El RTT4 es fundamental para reconocer los lipopolisacáridos bacterianos gramnegativos. La mutación de RTT4 (de ácido aspártico a glicina en el aminoácido 299) se ha relacionado con el desarrollo de choque séptico en varios estudios. El RTT4 también participa en la exacerbación de las respuestas a la endotoxina; en la sepsis, los polimorfismos en los RTT y otros RRP pueden ayudar a explicar por qué los pacientes responden de forma tan diferente a un determinado fármaco.

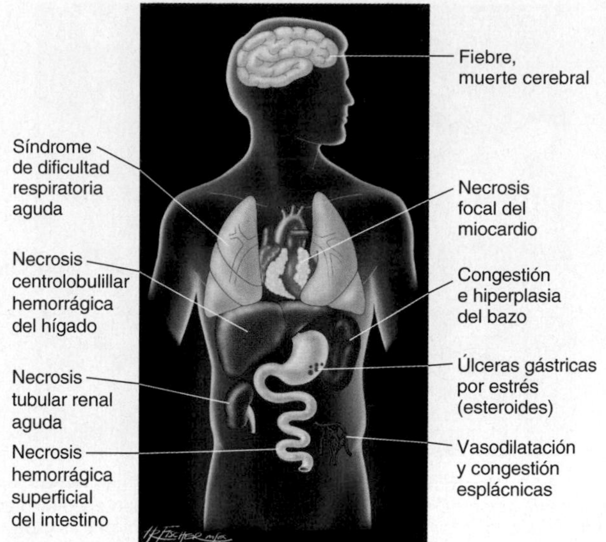

FIGURA 7-41. Complicaciones del choque.

ANATOMOPATOLOGÍA: el choque se asocia con cambios específicos en varios órganos (fig. 7-41), como la necrosis tubular renal aguda, el SDRA, la insuficiencia hepática, la depresión de los mecanismos de defensa del huésped y la insuficiencia cardíaca. Es interesante comentar que la comunicación paracrina cruzada de las moléculas de un órgano lesionado, como los mediadores proinflamatorios del pulmón, puede afectar la lesión de órganos distantes.

Corazón

La disfunción tanto de los circuitos sistólicos como diastólicos se relaciona con la sepsis, y lo más probable es que refleje una lesión paracrina y quizá la hipoperfusión. El corazón muestra hemorragias petequiales en el epicardio y el endocardio. Los focos necróticos en el miocardio varían desde la pérdida de fibras individuales hasta grandes áreas de necrosis. Las bandas de contracción prominentes son visibles por microscopía óptica o electrónica. Desde la perspectiva ultraestructural, el aplanamiento de las áreas de los discos intercalados constituye un signo de edema celular, y la invaginación de las células adyacentes se considera una lesión inducida por catecolaminas.

Riñón

La necrosis tubular aguda (NTA; insuficiencia renal aguda), una complicación importante del choque, tiene lugar en tres fases: *(1)* **inicio**, desde el comienzo de la lesión hasta el comienzo de la insuficiencia renal; *(2)* **mantenimiento**, desde el comienzo de la insuficiencia renal hasta la estabilización de una función renal reducida; y *(3)* **recuperación**. En quienes sobreviven a un episodio de choque, la fase de recuperación comienza unos 10 días después de su inicio y puede durar hasta 8 semanas. El flujo sanguíneo renal se restringe a una tercera parte del normal tras la fase isquémica aguda. Este efecto es incluso más intenso en la corteza externa. La constricción de las arteriolas reduce la presión de filtración, lo que disminuye el volumen del filtrado y contribuye a la oliguria. Se desarrolla edema intersticial, quizá por un proceso que se denomina **flujo retrógrado**. La vasoconstricción excesiva también guarda relación con la estimulación del sistema renina-angiotensina.

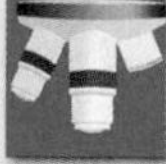

ANATOMOPATOLOGÍA: en la insuficiencia renal aguda, se ve cómo el riñón sufre aumento de volumen, edema y congestión, aunque la corteza podría presentar palidez. El corte revela la acumulación de sangre en la franja externa de la médula. En la observación microscópica,

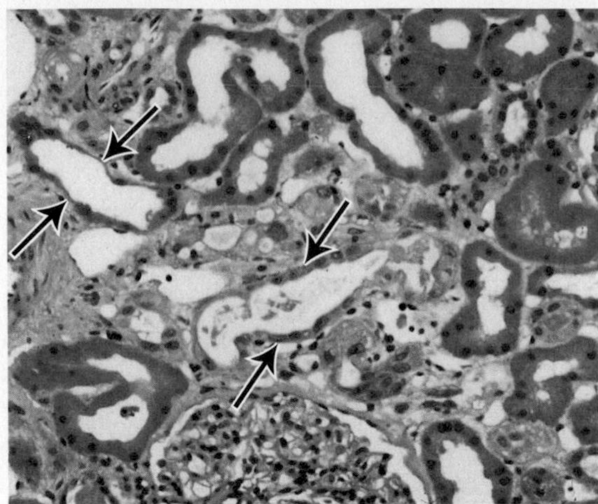

FIGURA 7-42. Necrosis tubular aguda. Corte del riñón que muestra edema y degeneración del epitelio tubular. Las *flechas* señalan el epitelio adelgazado y dañado. (Cortesía de Dr. Alex Magil, Department of Pathology, St. Paul's Hospital).

la necrosis tubular aguda establecida supone la dilatación de los túbulos proximales y la necrosis celular focal (fig. 7-42). Es frecuente que los cilindros pigmentados en la luz tubular deriven de la fuga de hemoglobina o mioglobina. En la nefrona distal y los túbulos contorneados distales se observan cilindros toscos, con aspecto de «cuerda». El edema intersticial es prominente en la corteza, y las células mononucleares se acumulan dentro de los túbulos y el intersticio circundante (*v.* cap. 16).

Pulmón

Una vez que es grave (el choque se prolonga), la lesión de las paredes alveolares puede provocar un **edema pulmonar fulminante**, que es una de las causas del SDRA (*v.* cap. 12). La secuencia de cambios está mediada por los neutrófilos, e incluye edema intersticial, necrosis de las células endoteliales y epiteliales alveolares, y formación de microtrombos intravasculares y membranas hialinas que recubren la superficie alveolar.

ANATOMOPATOLOGÍA: en el SDRA, los pulmones muestran una consistencia firme y congestionada, y es frecuente que se produzca una exudación de líquido espumoso a partir de la superficie de corte. El edema intersticial comienza alrededor del tejido conjuntivo peribronquial y los linfáticos, y luego llena el tejido conjuntivo intersticial. En este período inicial drena gran cantidad de líquido por los linfáticos pulmonares. El edema alveolar puede desarrollarse si el líquido no se elimina en forma adecuada o si se trastorna el equilibrio de las fuerzas que mantienen el fluido en el espacio intersticial. La lesión pulmonar inducida por el choque conduce al desarrollo de las denominadas membranas hialinas alveolares (fig. 7-37), que también revisten con frecuencia los conductos alveolares y los bronquiolos terminales. Estos cambios pueden resolverse en su totalidad, pero en la mitad de los pacientes los procesos de reparación inducen engrosamiento de la pared alveolar. Los neumocitos tipo II proliferan para reemplazar a los neumocitos de tipo I dañados, y recubren los alvéolos. La proliferación del tejido fibroso puede inducir la organización del exudado alveolar. Estos cambios crónicos pueden traer consigo dificultad respiratoria persistente e incluso la muerte. El edema pulmonar fulminante y el SDRA se tratan con más detalle en el capítulo 18.

Tubo digestivo

El choque suele provocar una hemorragia digestiva difusa. Las erosiones de la mucosa gástrica y la necrosis isquémica superficial en los intestinos son las fuentes habituales de esta hemorragia. La alteración de la función de barrera del intestino puede dar lugar a sepsis. Las lesiones necrosantes más graves contribuyen al deterioro en la fase final del choque.

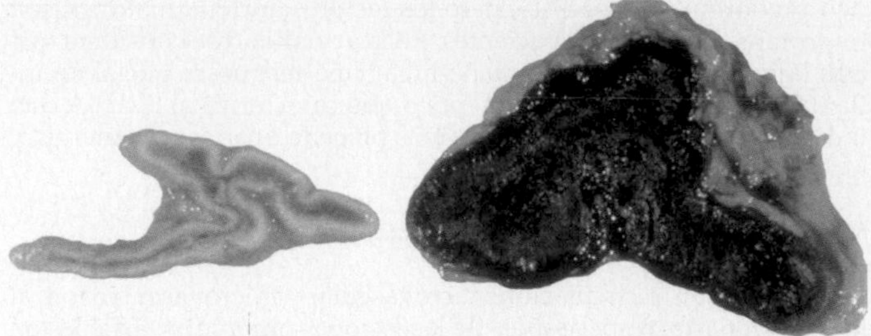

FIGURA 7-43. Síndrome de Waterhouse-Friderichsen. Glándula suprarrenal normal (*izquierda*), que se contrasta con otra que tiene aumento del volumen por efecto de una hemorragia extensa (*derecha*), obtenida de un paciente que murió por choque meningococémico.

Hígado

En los pacientes que mueren en estado de choque, el hígado muestra aumento de volumen y una superficie de corte moteada que refleja la acumulación intensa de la sangre en la región centrolobulillar. La lesión histológica más prominente es la congestión y necrosis centrolobulillar. La razón por la que los hepatocitos centrolobulillares muestran una mayor sensibilidad al choque no está del todo clara, y puede que no se deba simplemente a la distancia mayor que existe entre ellos y la fuente de irrigación sanguínea a través de los vasos portales (*v.* cap. 14).

Páncreas

El lecho vascular esplácnico, que irriga al páncreas, se ve particularmente afectado ante los trastornos de la circulación durante el choque. El daño isquémico secundario al páncreas exocrino permite la liberación de enzimas catalíticas activadas y provoca pancreatitis aguda, que complica aún más el choque.

Cerebro

Si bien es frecuente que los pacientes con sepsis desarrollen encefalopatía clínica, las lesiones cerebrales discretas son raras en el SRIS y el choque. Es posible observar hemorragias microscópicas, pero los individuos que se recuperan de ordinario no muestran déficit neurológico. En los casos graves, en especial en personas con ateroesclerosis cerebral, podrían aparecer hemorragia y necrosis en las regiones que se ubican entre las áreas de irrigación terminal de las arterias principales, los denominados **infartos en regiones limítrofe** (*v.* cap. 26).

Glándulas suprarrenales

En el choque grave, las glándulas suprarrenales desarrollan hemorragia franca en la corteza interna. La hemorragia es muchas veces focal. Sin embargo, puede ser masiva y acompañarse de necrosis hemorrágica de toda la glándula, como lo que se produce en el **síndrome de Waterhouse-Friderichsen** (fig. 7-43), que de forma característica se relaciona con una sepsis meningocócica grave.

Defensas del huésped

Los cambios en las funciones de inmunidad y las defensas en el choque aún no se comprenden del todo, aunque para pacientes que sobreviven es habitual una fase aguda de choque que sucumbe a una abrumadora infección posterior. Puede ser que varios factores interactúen, como colitis isquémica, traumatismo tisular y supresión inmunitaria y metabólica de las defensas del huésped. Tanto la inmunidad humoral como la actividad fagocítica de los leucocitos y los macrófagos se ven reducidas, pero los mecanismos subyacentes a estos efectos no se han esclarecido.

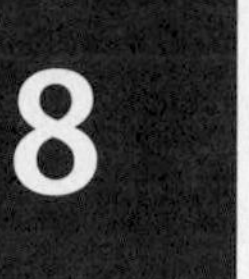

8 Patología ambiental y nutricional

David S. Strayer, Emanuel Rubin

La patología ambiental consiste en el estudio de las enfermedades humanas que derivan de las exposiciones ambientales nocivas que alteran la fisiología humana y provocan deficiencias de sustancias vitales. Dichas exposiciones pueden ser el reflejo de componentes del ambiente externo (p. ej., contaminación atmosférica, radiación ultravioleta [UV]), materiales extraños que un individuo consume (por ingestión, tabaquismo u otras vías) o riesgos laborales. La mayor concienciación sobre el impacto de la aceleración del cambio climático, la contaminación y los medicamentos yatrógenos y de otro tipo sobre la salud y la seguridad humanas hace de este tema una cuestión especialmente urgente.

Exposiciones ambientales y laborales

CONTAMINACIÓN

La concienciación sobre los posibles peligros que suponen las sustancias químicas nocivas en el medio ambiente no es nueva. En el siglo XII, Maimónides escribió:

> Comparar el aire de las ciudades con el aire de los desiertos es como comparar el agua viciada y turbia con el agua pura. En la ciudad, a causa de la altura de sus edificios, la estrechez de sus calles y todo lo que se desprende de sus habitantes, el aire se vuelve estancado, turbio, espeso, brumoso y nebuloso... Dondequiera que el aire esté alterado... el ser humano desarrolla torpeza de entendimiento, fallos en la inteligencia y defectos de memoria.

En todo el mundo, entre 8.5 y 9 millones de muertes prematuras (alrededor de una sexta parte de todas las muertes) se deben a la contaminación. Este total supera con creces el atribuible al segundo factor de riesgo más importante: el tabaquismo (*v.* más adelante). Las fuentes de contaminación del aire, el agua, el suelo, el trabajo y los metales pesados contribuyen a ello.

La contaminación atmosférica está de forma indisoluble entrelazada con el cambio climático. Así, la quema de biomasa y la combustión de combustibles fósiles combinadas generan alrededor del 85% de las partículas en el aire y contribuye sustancialmente a los gases relacionados con el cambio climático. El cambio climático (*v.* más adelante) también magnifica el impacto nocivo de la contaminación atmosférica.

Ningún país, edad o comunidad geográfica es inmune a la mortalidad relacionada con la contaminación, sin embargo, los países más pobres, los adultos mayores y los lactantes soportan la mayor carga.

TABLA 8-1

AUMENTO DE LA MORBIMORTALIDAD EN FUNCIÓN DE LA CONTAMINACIÓN DEL AIRE CON PARTÍCULAS (RESULTADOS DE ESTUDIOS REPRESENTATIVOS)

Tipo de exposición	Consecuencia para la salud	Aumento relativo en la incidencia de la muerte y la enfermedad (%)
Aguda	Muerte cardiovascular	0.68[a]
	Cardiopatía isquémica	0.7[a]
	Insuficiencia cardíaca	0.8[a]
	Ataques agudos de asma (niños)	1.2[a]
	Ataques agudos de asma (adultos)	1.1[a]
	Pulmonares en general (incluidos asma y EPOC)	0.9[a]
	Infarto agudo de miocardio	4.5[b]
	Infarto agudo de miocardio	48[c]
Crónica	Muerte cardiovascular	12-76[d]
	Ateroesclerosis	4[d]
	Tromboembolia venosa	70[e]

EPOC, enfermedad pulmonar obstructiva crónica

[a]Por cada aumento de 10 μg/m^3 en el MP_{10}, 1 día antes del episodio.

[b]Por cada aumento de 10 μg/m^3 en el $MP_{2.5}$ de forma aguda.

[c]Por cada aumento de 25 μg/m^3 en el $MP_{2.5}$ de forma aguda.

[d]Por cada aumento de 10 μg/m^3 en el $MP_{2.5}$.

[e]Por cada aumento de 10 μg/m^3 en el MP_{10}.

La contaminación atmosférica es la principal causa de muertes relacionadas con la contaminación

Las sustancias químicas nocivas son omnipresentes en el aire y tienen un potencial considerable para causar enfermedades, en función del agente en cuestión y del tipo y la cronicidad de la exposición. En la tabla 8-1 se enumeran ejemplos de las consecuencias para la salud de los contaminantes atmosféricos.

La Organización Mundial de la Salud (OMS) considera que la contaminación atmosférica es responsable de la pérdida de 6.5 millones de vidas al año en todo el mundo[1]. Los contaminantes atmosféricos más importantes son los generados por la combustión de combustibles fósiles, los procesos industriales y agrícolas, etc. Entre estos, los principales responsables de las enfermedades humanas son las partículas, especialmente las de carbono. Además, los gases nocivos e irritantes **dióxido de azufre** (SO_2), los **óxidos de nitrógeno**, el monóxido de carbono (CO) y el **ozono** son componentes importantes del aire contaminado.

Partículas de carbono

Las **partículas** de carbono presentes en el aire urbano y en determinados entornos industriales son responsables de una considerable morbimortalidad humanas. Aunque la composición y las fuentes de las partículas varían mucho, el gas residual de escape de la combustión de gasóleo es la principal fuente de partículas de carbono en el aire urbano.

Las partículas varían en tamaño, composición y origen. Se dividen en tres categorías, según su diámetro aerodinámico (DA): las que tienen entre 2.5 μm y 10 μm (PM_{10}) son partículas gruesas; las que tienen menos de 2.5 μm de DA son finas, designadas $PM_{2.5}$; y las más pequeñas, las partículas ultrafinas ($PM_{0.1}$) tienen menos de 0.1 μm (o 100 nm).

La capacidad de las PM para causar enfermedades (*v.* más adelante) depende de los productos de combustión tóxicos y cancerígenos que transportan. Aunque antes se pensaba que los hidrocarburos aromáticos policíclicos (HAP) eran los más potentes, ahora está claro que los compuestos nitrados son aún más peligrosos. Cuando estas sustancias químicas, unidas a partículas de carbono, se respiran, su disposición depende del lugar donde se localizan las partículas. Las partículas de carbono tienen diferentes capacidades para entregar estas sustancias químicas tóxicas y tienen diferentes propiedades patógenas en función de su tamaño (fig. 8-1). Las partículas PM_{10} se depositan principalmente en las vías respiratorias conductoras del árbol traqueobronquial. Las partículas finas ($PM_{2.5}$) penetran más profundamente en los pulmones debido a menor tamaño. Estas encuentran su camino hacia las pequeñas vías aéreas terminales y los alvéolos. Las partículas ultrafinas ($PM_{0.1}$, <100 nm) penetran muy profundamente. Tienen elevada relación superficie/masa (lo que permite mayor entrega potencial de componentes nocivos). Pueden atravesar las paredes alveolares, pasar por los capilares alveolares, entrar en el torrente sanguíneo y diseminarse por todo el cuerpo (fig. 8-1).

Partículas finas

Entre todas las partículas, las consecuencias de la exposición a las partículas finas ($PM_{2.5}$) son las mejor documentadas. Están muy relacionadas con enfermedades pulmonares y cardíacas, así como con afecciones cardiovasculares sistémicas como los accidentes cerebrovasculares (ACV). Entre las primeras se encuentran las enfermedades pulmonares obstructivas y el cáncer de pulmón. Entre las

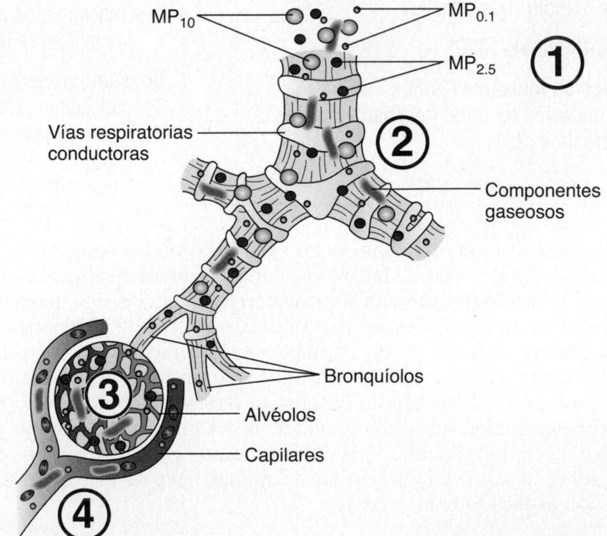

FIGURA 8-1. Destino de las partículas contaminantes inhaladas. 1. La contaminación atmosférica urbana e industrial incluye los gases y los materiales particulados de carbono (MP) de varios tamaños. Las especies de MP_{10} (partículas gruesas) tienen un diámetro aerodinámico (DA) de 2.5-10 μm. El $MP_{2.5}$ (partículas finas) tienen un DA menor de 2.5 μm, y las partículas ultrafinas ($MP_{0.1}$) tiene un DA menor a 0.1 μm. **2.** Los MP_{10} son atrapados en su mayoría por el moco y los cilios en las vías aéreas conductivas. Las partículas más pequeñas y los gases pasan a través de estas vías aéreas. **3.** Los $MP_{2.5}$ se depositan en las vías aéreas conductivas terminales y los alvéolos, donde comúnmente son fagocitados por los macrófagos y provocan respuestas inflamatorias. **4.** Las partículas ultrafinas ($MP_{0.1}$) y los gases pueden atravesar las paredes alveolares para entrar a la circulación capilar y luego diseminarse en todo el organismo. Las partículas $MP_{0.1}$ también pueden depositarse en las paredes alveolares.

[1]Se calcula que en 2012 se produjeron 4.3 millones de muertes por contaminación atmosférica doméstica y 3.7 millones por contaminación atmosférica ambiental. Estas muertes incluyen enfermedades agudas de las vías respiratorias inferiores, enfermedades pulmonares obstructivas crónicas, cardiopatías isquémicas, accidentes cerebrovasculares y cáncer de pulmón, según la OMS; 24 de marzo de 2014.

segundas se encuentran la mortalidad general por problemas cardíacos, así como cardiopatías isquémicas, hipertensión, insuficiencia cardíaca y alteraciones del ritmo. Los mecanismos relacionados con las $PM_{2.5}$ y otras partículas se analizan a continuación. En algunos estudios también se han identificado otras asociaciones, menos establecidas, relacionadas con la diabetes, enfermedades neurológicas y neurodegenerativas, peores resultados del embarazo y otras.

Duración de la exposición

Muchos estudios epidemiológicos establecen que tanto la exposición a corto plazo como la prolongada a las partículas contaminantes del aire están asociadas a la morbilidad y al aumento de la mortalidad. Esta última se manifiesta tanto en aumento de las tasas de mortalidad general como en mayor número de muertes por enfermedades cardiovasculares y cáncer. Los estudios a corto y largo plazo documentan el exceso de mortalidad y las relaciones dosis-respuesta entre las concentraciones y tamaños de las partículas, por un lado, y las enfermedades y muertes por causas cerebrovasculares, vasculares periféricas, cardiopulmonares y neoplásicas, por otro.

Exposición a corto plazo a las partículas. Los estudios sobre la exposición humana a corto plazo examinan los picos transitorios de contaminación del aire ambiente que se producen y, junto con el tamaño de las partículas, se correlacionan con la morbimortalidad. En estos análisis, las concentraciones de partículas se correlacionan con enfermedades y muertes que implican anomalías cardíacas, vasculares, trombóticas y del sistema nervioso autónomo (SNA) a corto plazo (fig. 8-2). Las tasas de muerte diarias aumentan entre 0.2% y 0.6% por cada aumento de 10-µg/m^3 en PM_{10}. Los resultados incluyen infarto agudo de miocardio, tromboembolia, ACV isquémico, arritmias y otras cardiopatías y vasculopatías relacionadas.

Además, la exposición a corto plazo a las partículas tiene fuerte impacto en las neumopatías. Entre las asociaciones documentadas se incluyen exacerbaciones agudas del asma preexistente en niños y adultos, así como un aumento de los ingresos hospitalarios para las personas que padecen enfermedad pulmonar obstructiva crónica (EPOC; *v.* cap. 12). Las partículas medidas en estos estudios fueron principalmente PM_{10} y $PM_{2.5}$.

Exposición prolongada a las partículas. Estudios a largo plazo documentan asociaciones entre los niveles de PM_{10} y $PM_{2.5}$ y el cáncer de pulmón e índices más prolongados de enfermedades cardiovasculares. Por ejemplo, en un amplio estudio realizado con el apoyo de la American Cancer Society observó que el riesgo de cancer de pulmón aumenta un 13 % por cada aumento de 10-µg/m^3 en las $PM_{2.5}$. El aumento de los niveles de partículas más grandes también se correlacionó con mayores tasas de cáncer de pulmón.

Otros tipos de cáncer, como los tumores de vejiga y los linfomas, se han relacionado también con la exposición profesional a los humos del diésel. Además de las enfermedades neoplásicas, los estudios a largo plazo sobre la toxicidad de la contaminación por partículas han constatado una aceleración de la aterogenia (*v.* anteriormente). Estas consecuencias no respiratorias de las partículas están documentadas para las $PM_{2.5}$ y también reflejan la capacidad de las partículas ultrafinas de entrar en la circulación sanguínea sistémica (*v.* más adelante).

FISIOPATOLOGÍA: los mecanismos principales por los que la contaminación por partículas de carbono ejerce estos efectos están relacionados con la inflamación y el estrés oxidativo (fig. 8-2). Las partículas de carbono son fagocitadas por los macrófagos alveolares y las células endoteliales, que entregan así sus cargas tóxicas e irritantes a las células, donde pueden alterar las concentraciones de oxidantes intracelulares y modificar la estructura del ADN. La actividad inflamatoria generalizada es elevada debido a la entrega de sustancias químicas oxidantes, particularmente por las partículas $PM_{0.1}$.

El estrés oxidativo relacionado con el pulmón es un producto de las sustancias químicas unidas a partículas más grandes ($PM_{2.5}$, PM_{10}). En la figura 8-2 se ilustran los mecanismos propuestos que median en estas enfermedades desencadenadas por exposiciones a corto y largo plazo a niveles elevados de partículas. La activación de la coagulación mediada por la inflamación, que en este contexto suele acompañar a la inhibición de la fibrinólisis, desempeña un papel importante en estos fenómenos. Por ejemplo, las especies reactivas del oxígeno (ROS, *reactive oxygen species*) facilitan la agregación plaquetaria y la formación de fibrina en las placas ateroescleróticas cercanas.

La infiltración celular inflamatoria resultante puede desestabilizar dichas placas y provocar episodios cardíacos agudos (ECA). La exposición en el útero afecta a los bebés en desarrollo. El retraso del crecimiento intrauterino (RCIU) es más frecuente

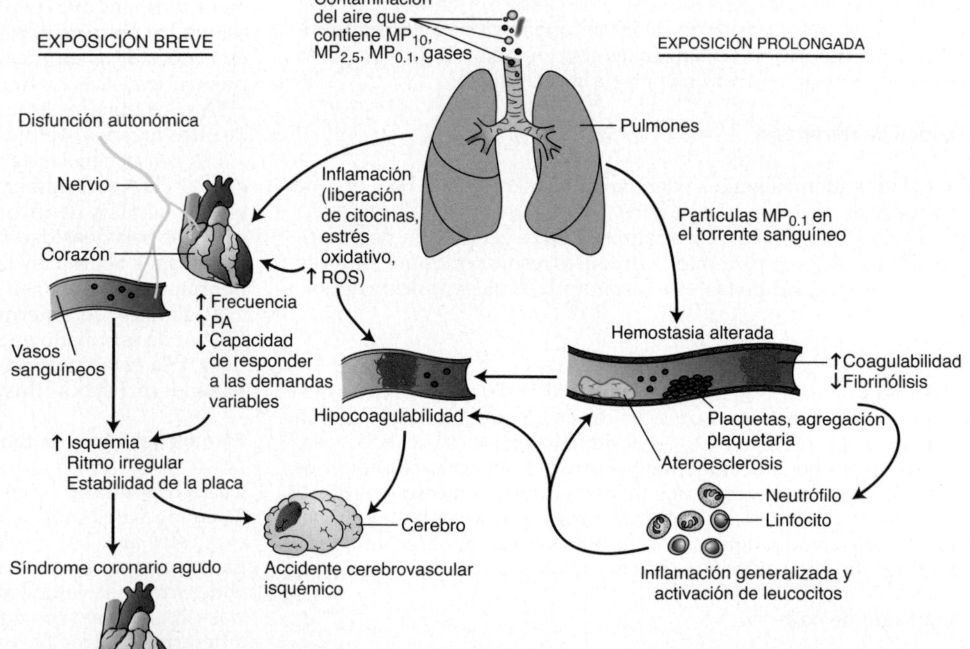

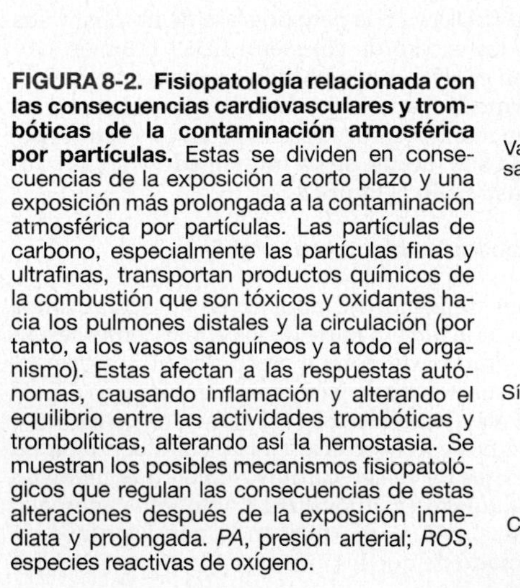

FIGURA 8-2. Fisiopatología relacionada con las consecuencias cardiovasculares y trombóticas de la contaminación atmosférica por partículas. Estas se dividen en consecuencias de la exposición a corto plazo y una exposición más prolongada a la contaminación atmosférica por partículas. Las partículas de carbono, especialmente las partículas finas y ultrafinas, transportan productos químicos de la combustión que son tóxicos y oxidantes hacia los pulmones distales y la circulación (por tanto, a los vasos sanguíneos y a todo el organismo). Estas afectan a las respuestas autónomas, causando inflamación y alterando el equilibrio entre las actividades trombóticas y trombolíticas, alterando así la hemostasia. Se muestran los posibles mecanismos fisiopatológicos que regulan las consecuencias de estas alteraciones después de la exposición inmediata y prolongada. *PA*, presión arterial; *ROS*, especies reactivas de oxígeno.

si las personas gestantes están expuestas a niveles elevados de partículas (PM_{10}, $PM_{2.5}$). Además, los aductos HAP-ADN aumentan en los bebés nacidos después de tales exposiciones, más en los recién nacidos que fueron expuestos en el útero que en sus madres. Por tanto, los embriones humanos en gestación pueden ser más susceptibles a las alteraciones químicas del ADN que los adultos.

PATOGENIA MOLECULAR: es probable que los polimorfismos genéticos (sobre todo de los genes que codifican enzimas antioxidantes) afecten la susceptibilidad a las enfermedades relacionadas con la contaminación atmosférica y a su desarrollo. En una cohorte de niños con asma de Ciudad de México, cuyas exacerbaciones de la enfermedad se correlacionaban con los niveles de partículas finas, se descubrió que tenían mutaciones en la glutatión *S*-transferasa (GST), una enzima que metaboliza una variedad de toxinas y que puede desintoxicar las ROS.

El tratamiento de estos niños con vitaminas antioxidantes C y E condujo a una mejora clínica. Los pacientes con mutaciones en los genes *GSTP1* y *GSTM1* tienen concentraciones mucho más elevadas de IgE, y liberan más histamina en respuesta a los alérgenos liberados durante la exposición a los gases residuales de escape del diésel.

Las formas mutantes de otras enzimas antioxidantes hacen que las personas sean cada vez más susceptibles a enfermedades de las vías respiratorias causadas por partículas del aire. Entre estas enzimas se encuentran la hemo oxigenasa 1 (*HMOX1*) y la NAD(P)H:quinona oxidorreductasa (*NQO1*). Los polimorfismos en los genes relacionados con la inflamación *TLR2* y *TLR4, que* codifican los receptores de tipo *Toll* (*v.* caps. 2 y 4), también pueden afectar la patogenicidad de las partículas de carbono.

Gases asociados a la contaminación atmosférica

Dióxido de azufre

El dióxido de azufre (**SO_2**) es altamente irritante y puede oxidarse a ácido sulfúrico. Deriva principalmente de la quema de combustibles fósiles. La exposición aguda provoca broncoconstricción e inflamación de las vías respiratorias. La exposición experimental crónica a niveles elevados de SO_2 puede causar un síndrome similar a bronquitis crónica, pero no está claro que haya secuelas significativas de la exposición humana a las concentraciones de SO_2 que se encuentran normalmente en la niebla contaminada.

Óxidos de nitrógeno

Los **óxidos de nitrógeno** se denominan generalmente NO_x porque son mezclas de varios compuestos. También proceden de la quema de combustibles fósiles, especialmente en la generación de electricidad. Los NO_x son oxidantes e irritantes respiratorios que inducen la hiperreactividad de las vías respiratorias tras exposición aguda.

Ozono

El **ozono** troposférico (es decir, el ozono cerca del suelo en contraposición al de la atmósfera superior) refleja en gran medida la acción de la luz solar sobre el NO_2, especialmente en los días cálidos y soleados. Es un potente oxidante que provoca síntomas respiratorios (tos, disnea) y no respiratorios (náusea, cefalea) en caso de exposición aguda. La exposición crónica al ozono en la niebla contaminada puede provocar deterioro de la función pulmonar y un ligero, pero significativo, aumento de la mortalidad.

Monóxido de carbono

El monóxido de carbono (CO) es un gas inodoro y no irritante que resulta de la combustión incompleta de sustancias orgánicas. Su afinidad por la hemoglobina es 240 veces mayor que la del oxígeno. Así, el CO se une preferentemente a la hemoglobina para formar carboxihemoglobina. También aumenta la afinidad de los restos de las entidades hemo por el oxígeno, de modo que el oxígeno no se disocia de dicha hemoglobina en los tejidos con la facilidad que debería. Esto dificulta aún más el suministro de oxígeno a los tejidos. Como resultado, la hipoxia en la intoxicación por CO excede lo que puede atribuirse solo a la pérdida de la capacidad de transporte de oxígeno. El CO atmosférico procede principalmente de los gases de escape de los automóviles y no supone un problema para la salud. Las concentraciones de carboxihemoglobina inferiores al 10% son habituales en los fumadores y no suelen producir síntomas. Sin embargo, la combustión en interiores, especialmente la de los calefactores, puede generar concentraciones de CO mucho más altas, que pueden ser peligrosas. Las concentraciones de hasta el 30% provocan cefalea y disnea de esfuerzo leve.

Las concentraciones más elevadas de carboxihemoglobina provocan confusión y letargo. Por encima del 50%, se produce coma y convulsiones. Las concentraciones superiores al 60% suelen ser letales. En la intoxicación mortal por CO, la carboxihemoglobina en los capilares superficiales confiere a la piel una coloración rojo cereza característico. Las personas que sobreviven a una intoxicación grave por CO pueden presentar daños cerebrales residuales, incluidos déficits intelectuales leves, pérdida de memoria o síntomas extrapiramidales (p. ej., parkinsonismo). El tratamiento de la intoxicación aguda por CO, por ejemplo, en las personas que intentan suicidarse o quedan atrapadas en incendios, consiste en inhalar oxígeno al 100%.

Los efectos nocivos de la exposición a largo plazo a concentraciones bajas de CO han sido difíciles de corroborar. Sin embargo, en pacientes con cardiopatía isquémica, las concentraciones de carboxihemoglobina por debajo del 5% al 8% (a menudo observadas en los fumadores) pueden predisponer a la angina de esfuerzo y generar cambios electrocardiográficos.

El humo de tabaco ambiental es más dañino para quienes no fuman

La exposición involuntaria al humo del tabaco en el ambiente (conocido como tabaquismo pasivo o humo de tabaco ambiental [HTA]) es un factor de riesgo para algunas enfermedades en los no fumadores (tabla 8-2). ***Existe un aumento del riesgo del 20% al 30% de cáncer pulmonar en las parejas no fumadoras de individuos fumadores.*** La OMS y la Environmental Protection Agency (EPA) de Estados Unidos clasifican el HTA como carcinógeno y reconocen que es responsable de algunos cánceres de pulmón que se producen en los no fumadores. Los datos también sugieren que el HTA está asociado a un mayor riesgo de cáncer de mama en mujeres premenopáusicas no fumadoras. Existen otras asociaciones entre el HTA y los tumores humanos (de las vías respiratorias superiores y de otros lugares), pero estas conexiones son más tentativas.

Las consecuencias cardiovasculares y metabólicas de la exposición al HTA son numerosas. Los adultos sanos no fumadores expuestos al HTA desarrollan anomalías en el colesterol de lipoproteínas de baja densidad (LDL) y en la peroxidación de lípidos, y sus macrófagos acumulan un exceso de colesterol LDL. También hay informes que relacionan el HTA con la presión arterial elevada.

El abanico de enfermedades significativamente asociadas a el HTA se ha estudiado en muchos informes prospectivos y retrospectivos, y la fisiopatología subyacente se ha investigado y sigue examinándose. Estas se ilustran en la figura 8-3.

Efectos del humo de tabaco ambiental en la infancia

Cuatro de cada 10 niños de Estados Unidos en edad escolar (unos 24 millones de niños), y una tercera parte de los adolescentes, están expuestos al HTA, en gran parte porque sus progenitores fuman. Las consecuencias de esta exposición son considerables e incluyen el desarrollo acelerado de ateroesclerosis, así como sus consecuencias circulatorias. Los niños con exposición a HTA también tienden a desarrollar otros factores de riesgo cardiovascular, que incluyen resistencia a la insulina, función cardiovascular autónoma anómala, obesidad y dislipidemias, con mayor frecuencia que los niños no expuestos. Se ha informado de que los niños nacidos de madres fu-

TABLA 8-2
CONSECUENCIAS PARA LA SALUD DEL HUMO AMBIENTAL

Cáncer	Durante la niñez	Cardíacas y vasculares	Respiratorias y otras	Durante el embarazo
Pulmón	Nuevos casos de asma	Infarto agudo de miocardio	Nuevos casos de asma	Muerte
Mama	Otitis media aguda	Accidente cerebrovascular isquémico	Infecciones pulmonares	Retraso del crecimiento intrauterino
	Infecciones pulmonares	Muerte súbita de origen cardíaco	Enfermedad pulmonar obstructiva crónica	Síndrome de muerte súbita del lactante
		Angina	Accidente cerebrovascular	Trastornos neurológicos y conductuales
				Parto prematuro

madoras son más susceptibles de padecer varias enfermedades respiratorias, como infecciones respiratorias y otitis media. Los lactantes cuyos progenitores fuman desarrollan enfermedades respiratorias con más frecuencia que otros niños, así como son hospitalizados con más frecuencia. Varios estudios han informado de la reducción de los índices de la función pulmonar entre los hijos de fumadores y de la exacerbación del asma preexistente. El HTA se asocia también a un mayor riesgo de síndrome de muerte súbita del lactante (SMSL; *v.* más adelante).

Efectos cardiovasculares del humo de tabaco ambiental en la infancia

El impacto del HTA en la infancia en el sistema vascular varía según la edad del niño y la dosis y duración de la exposición. Los niños experimentan trastornos de la circulación. Los cambios en el tono vascular mediados por el flujo están alterados, lo que refleja una alteración en la liberación de óxido nítrico vasodilatador por parte de las células endoteliales. Esta disfunción persiste durante años después del momento de la exposición.

Además, el HTA en la infancia y en el útero afecta la frecuencia cardíaca de los niños y se asocia a taquicardia y a una menor capacidad de respuesta a los estímulos que pueden aumentar o disminuir la frecuencia del pulso. Por razones que no están claras, los niños son más susceptibles a este problema que las niñas.

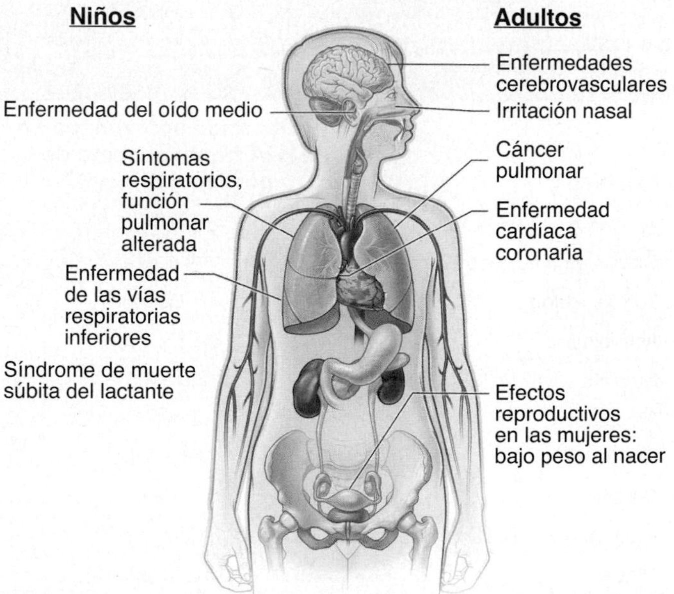

FIGURA 8-3. Complicaciones del humo ambiental. (De U.S. Department of Health and Human Services. *The Health Consequences of Smoking: 50 Years of Progress. A Report of the Surgeon General.* Atlanta, GA: U.S. Department of Health and Human Services, Centers for Disease Control and Prevention, National Center for Chronic Disease Prevention and Health Promotion, Office on Smoking and Health; 2014).

La exposición al humo del tabaco en el útero causa daños duraderos

El tabaquismo durante el embarazo perjudica el desarrollo del feto. Los lactantes nacidos de personas gestantes que fuman durante el embarazo son, de media, 200 g más ligeros que los nacidos de personas gestantes comparables que no fuman. ***Estos lactantes no nacen prematuros, sino que son pequeños para la edad gestacional en todas las etapas del embarazo.*** De hecho, entre el 20 % y el 40 % de la incidencia de bajo peso al nacer puede atribuirse al tabaquismo durante el embarazo (fig. 8-4), lo que refleja retraso directo del crecimiento fetal. Esta disminución del peso al nacer no se traduce en delgadez más adelante en la vida. Muy al contrario, la exposición al humo en el útero aumenta la frecuencia de niños con sobrepeso en un 60 % a los 4 años, y aumenta la probabilidad de obesidad en los adolescentes. Esta exposición también disminuye las concentraciones de lipoproteínas de alta densidad en los niños y se ha relacionado con un aumento de la peroxidación lipídica y síndrome metabólico más adelante.

Las consecuencias nocivas del tabaquismo durante el embarazo sobre el feto se ilustran por su efecto sobre la unidad uteroplacentaria. La mortalidad perinatal es mayor entre la descendencia de las personas fumadoras. Los aumentos van desde el 20 % entre la progenie de las personas que fuman menos de un paquete al día hasta casi el 40 % entre la descendencia de las que fuman más de un paquete al día, y el exceso de mortalidad refleja problemas relacio-

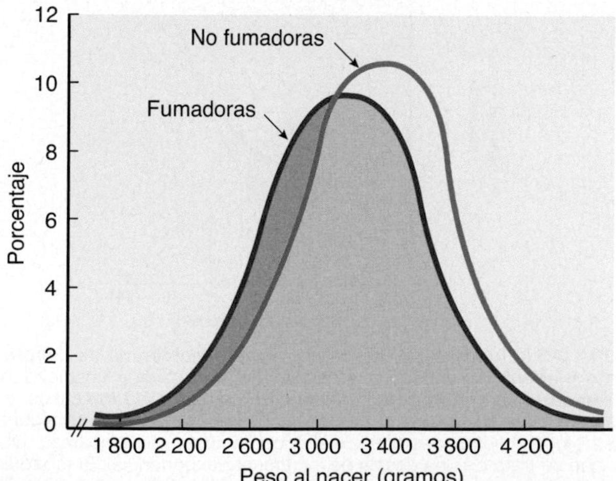

FIGURA 8-4. Efecto del tabaquismo sobre el peso al nacer. De las gestantes fumadoras salen neonatos más pequeños. En particular, la incidencia de peso menor de 3 000 g aumenta significativamente con el tabaquismo.

nados con el sistema uteroplacentario. Las incidencias de desprendimiento de placenta, placenta previa, hemorragia uterina y rotura prematura de membranas aumentan (fig. 8-5; *v.* cap. 31 en línea). Estas complicaciones del tabaquismo tienden a producirse en momentos en que el feto no es viable o corre un gran riesgo (es decir, entre las 20 y las 32 semanas de gestación).

Existe una evidencia sustancial que indica que el tabaquismo durante el embarazo inflige daño duradero a los niños y perjudica el desarrollo físico, cognitivo y emocional. Así, estos niños muestran déficits medibles en el crecimiento físico, la maduración intelectual y el desarrollo emocional. Se ha constatado que la exposición en el útero al consumo de cigarrillos multiplica el riesgo de padecer ciertos tipos de trastorno por déficit de atención/hiperactividad (TDAH). Los déficits en las funciones cognitivas y auditivas relacionados con el tabaquismo durante el embarazo pueden persistir durante años y son detectables hasta bien entrada la adolescencia. Los niños parecen ser, en general, más vulnerables que las niñas a muchos de los problemas psicosociales derivados de la exposición perinatal al tabaquismo.

Además, el tabaquismo durante el embarazo aumenta en gran medida (aproximadamente cuatro veces en un estudio reciente) el riesgo de SMSL (*v.* cap. 6). Se cree que esto representa principalmente las consecuencias de la exposición prenatal al tabaquismo durante el embarazo, ya que el aumento del riesgo de SMSL si el padre fuma, pero no la persona gestante, es mucho menor (aproximadamente 1.5 veces).

En el estudio más completo realizado hasta la fecha, se estudiaron 17000 niños nacidos durante una semana en Gran Bretaña a las edades de 7 y 11 años. Los hijos de personas gestantes que fumaron 10 o más cigarrillos al día durante el embarazo eran, de media, 1.0 cm más bajos que los hijos de no fumadoras, y presentaban un retraso de 3 a 5 meses en lectura, matemáticas y capacidad intelectual general. Además, la magnitud de los déficits era proporcional al número de cigarrillos fumados durante el embarazo.

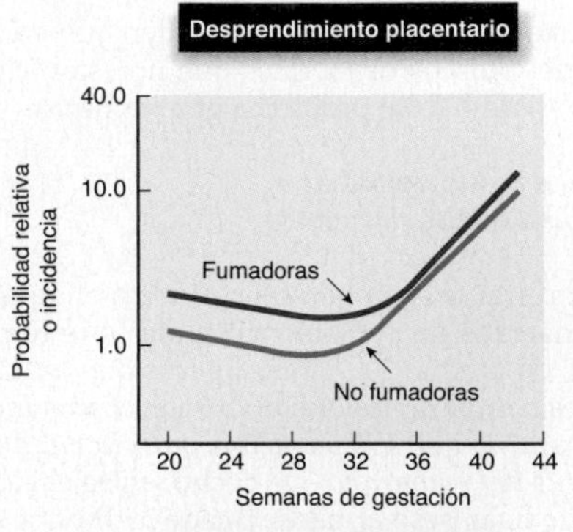

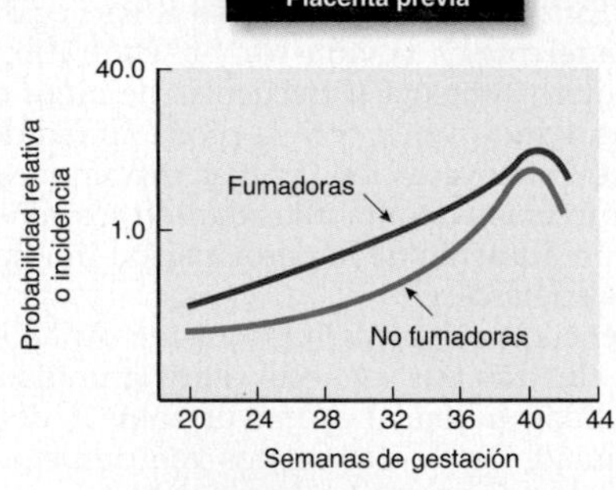

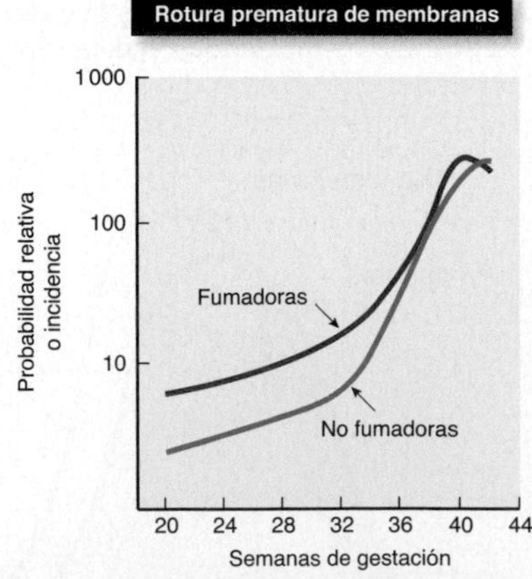

FIGURA 8-5. Efecto del tabaquismo sobre la incidencia de desprendimiento placentario (*recuadro superior*), **placenta previa** (*medio*) **y rotura prematura de membranas** (*inferior*). En cada uno de los casos, el eje de las ordenadas muestra la probabilidad de que se presente alguna de estas tres complicaciones durante el tercer trimestre del embarazo. Obsérvese que se trata de una escala de incremento exponencial. El tabaquismo aumenta el riesgo de desprendimiento placentario y rotura prematura de membranas antes de las 34 semanas de gestación, momento en el cual el feto aún es prematuro. El tabaquismo aumenta el riesgo de placenta previa hasta las 40 semanas de gestación.

El humo de tabaco ambiental se relaciona con enfermedades cardiovasculares y cerebrovasculares

Existe una conexión muy fuerte entre el HTA y mayor riesgo de arteriopatía coronaria, ECA y muerte súbita. Muchos informes corroboran esta asociación, además de un número considerable de estudios fisiológicos controlados que abordan los mecanismos implicados (*v.* más adelante). La magnitud del aumento del riesgo oscila entre el 25% y el 30%, es dependiente de la dosis y es desproporcionada con respecto al nivel de exposición al humo si se compara con los fumadores.

Existe una correlación similar entre el HTA y los ACV. Muchos estudios epidemiológicos han documentado que los ACV son mucho más frecuentes en el contexto de exposición al HTA.

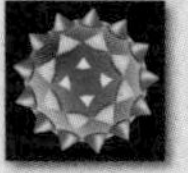

FACTORES ETIOLÓGICOS: el HTA difiere del humo principal y representa aproximadamente tres cuartas partes del humo generado por los cigarrillos. Las sustancias químicas contenidas en el HTA pueden diferir tanto en cantidad como en toxicidad potencial del humo principal. En la tabla 8-3 se enumeran algunas sustancias químicas im-

TABLA 8-3

EJEMPLOS DE SUSTANCIAS QUÍMICAS TÓXICAS QUE SON MÁS ABUNDANTES EN LOS ETS QUE EN EL HUMO CONVENCIONAL

Química	Proporción aproximada en el HTA frente al humo de la corriente principal
Benceno	5 a 10
Óxidos de nitrógeno	4 a 10
Formaldehído	0.1 a 50
Acroleína	8 a 15 años
Nicotina	2.6 a 3.3
Amoníaco	40 a 170
Nitrosaminas	0.6 a 100
Cadmio	7.2
Hidrocarburos poliaromáticos	1.3 a 1.9
Níquel	13 a 30 años
Nicotina	2.6 a 3.3
Piridina	6.5 a 20
Polonio	1 a 4

HTA, humo de tabaco ambiental.

portantes presentes en el HTA en concentraciones mucho más altas que en el humo principal.

Algunos componentes del HTA pueden disiparse rápidamente, mientras que otros pueden contaminar las superficies y provocar una exposición continuada.

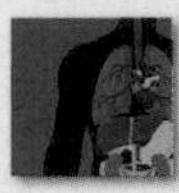

FISIOPATOLOGÍA: los productos de la combustión de los cigarrillos a los que están expuestos los fumadores pasivos no son los mismos que los que respiran los fumadores activos. Algunas de las toxinas y carcinógenos del humo principal son los mismos que los del HTA. Sin embargo, a diferencia del humo principal, el ambiental también incluye productos de combustión en los extremos de los cigarrillos encendidos, donde las temperaturas más altas generan mayores concentraciones de productos de combustión tóxicos y cancerígenos. Estos incluyen hidrocarburos nitrosados y nitrados y compuestos aromáticos y policíclicos que no forman parte del humo principal. Existe una relación documentada entre exposición y riesgo en las enfermedades relacionadas con el HTA, cuya magnitud difiere entre hombres y mujeres. En algunos estudios, las mujeres expuestas al humo pasivo durante períodos prolongados (p. ej., en el hogar) sufren más ECA debidos al HTA. Además, los ECA relacionados con el HTA tienen una probabilidad significativamente mayor de predisponer a episodios coronarios posteriores. De nuevo, las probabilidades reflejan los niveles de exposición al HTA.

Aunque algunos observadores insisten en argumentar lo contrario, *existe un sustento fisiopatológico abrumador que prueba que el HTA supone un peligro considerable para el corazón y la circulación* (tabla 8-4). La capacidad de la frecuencia cardíaca para ajustarse a los cambios en la demanda se ve comprometida por la exposición a corto plazo (5-60 min) al HTA, al igual que la funcionalidad de la microvasculatura y el ventrículo izquierdo. Como resultado, la tolerancia al ejercicio disminuye de manera considerable. Las exposiciones breves al humo secundario deterioran sustancialmente las defensas antioxidantes y, de forma similar, dificultan las respuestas adaptativas parasimpáticas a la fluctuación de la demanda del gasto cardíaco. Muchas de estas observaciones se han realizado en adultos jóvenes sanos y ponen de manifiesto que el HTA es patógeno incluso en ausencia de afecciones predisponentes.

Se estimulan las plaquetas y los trombos de fibrina. El HTA también promueve la aterogenia al estimular la proliferación del músculo liso vascular y la lesión oxidante e inflamatoria del endotelio vascular. Al mismo tiempo, las respuestas reparadoras se debilitan.

El HTA se asocia a un aumento de la carga orgánica por estrés oxidativo y a la activación sistémica de las respuestas inflamatorias. Aumentan las citocinas proinflamatorias, el recuento de leucocitos circulantes, los biomarcadores de activación inflamatoria y los indicadores de activación del sistema inmunitario adaptativo. Al mismo tiempo, suele haber deterioro de las defensas antioxidantes y otros mecanismos de protección.

Los estudios sobre las consecuencias de la prohibición de fumar en lugares públicos ilustran las relaciones más intensas entre el HTA y la morbimortalidad coronaria aguda. En uno de estos sitios, en la ciudad de Helena (Montana), se prohibió fumar en los lugares de trabajo y en los lugares públicos. Esta prohibición fue anulada por orden judicial 6 meses después. Durante el intervalo en el que la prohibición estuvo en vigor, el número de ECA que provocaron un ingreso hospitalario disminuyó en un 40%. Cuando se retiró la prohibición de fumar, los ingresos hospitalarios por el mismo motivo volvieron casi a los niveles observados antes de la prohibición.

Muchos estudios posteriores corroboraron estos resultados básicos, aunque la magnitud de la disminución de los ECA difiere de un estudio a otro. Tanto los análisis prospectivos como los retrospectivos han documentado que la disminución de la exposición pública al HTA reduce los ECA en una media de alrededor del 15%.

TABLA 8-4

EFECTOS DEL HUMO AMBIENTAL EN EL CORAZÓN Y LA SANGRE

Magnificación de la aterogenia
Niveles elevados de estrés oxidativo
Mayor proliferación del músculo liso arterial
Amplificación de la oxidación de lipoproteína de baja densidad
Aumento de la adhesión de los leucocitos a las paredes de los vasos sanguíneos
Niveles elevados de agregación plaquetaria
Incapacidad para adaptar la frecuencia cardíaca a las fluctuaciones de la demanda
Disminución de la función del ventrículo izquierdo
Aumento de las respuestas inflamatorias
Intensificación de la activación plaquetaria
Aumento de la trombogenia
Menor tolerancia al ejercicio
Reducción de la capacidad de las arterias para dilatarse

Las sustancias tóxicas entran en el cuerpo por muchas vías

Los polvos ambientales se encuentran entre los riesgos químicos más importantes a los que están expuestos los seres humanos. La inhalación de polvos minerales y orgánicos se produce principalmente en entornos profesionales (p. ej., en la minería, la fabricación industrial o la agricultura) y, en ocasiones, como resultado de situaciones inusuales (p. ej., cría de aves, inhalación de productos de hipófisis animal deshidratada). La inhalación de polvos minerales da lugar a enfermedades pulmonares denominadas **neumoconiosis**, mientras que los polvos orgánicos suelen provocar **neumonitis por hipersensibilidad**. La incidencia de las neumoconiosis ha disminuido con la mejora del control de la exposición al polvo en el lugar de trabajo. Las neumoconiosis y la neumonitis por hipersensibilidad se analizan en detalle en el capítulo 18.

Efectos tóxicos y respuestas de hipersensibilidad

Muchas sustancias desencadenan predeciblemente enfermedad en especies animales diversas y en función de la dosis, con un desfase temporal regular y un patrón reiterado de respuestas en el órgano objetivo. En estos casos, las enfermedades de los tejidos lesionados son predecibles. En otros casos, las acciones de otros agentes son impredecibles y muestran *(1)* una gran variabilidad en su capacidad de producir enfermedad, *(2)* irregularidad de los intervalos para la inducción de daño, *(3)* independencia de la dosis, e *(4)* imposibilidad para su reproducción. En general, las **reacciones predecibles que varían junto con la dosis** corresponden a acciones directas de un compuesto o sus metabolitos en un tejido (un efecto «tóxico») Se cree que la **reacción impredecible** del segundo deriva de la «hipersensibilidad», ya que implica una respuesta inmunitaria o un efecto colateral idiosincrásico de algún otro tipo.

La exposición a los metales tóxicos puede ser ambiental

Toxicidad del plomo

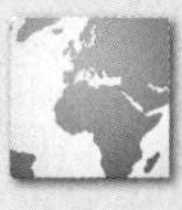

EPIDEMIOLOGÍA: el plomo es un metal pesado de distribución amplia, frecuente en el ambiente de los países industrializados. Se utilizó de forma generalizada en pinturas, fontanería, soldaduras y gasolina. Las pinturas a base de plomo y la gasolina con plomo aportaron grandes cantidades de plomo al medio ambiente durante gran parte del siglo XX. La mayoría de las viviendas construidas antes de 1940 tenían pintura con plomo en las paredes interiores y exteriores, lo que exponía a los niños a un riesgo importante de intoxicación crónica por el metal. El plomo atmosférico en forma de polvo deriva de la combustión de gasolina con plomo, prohibida ya en la mayoría de los países. Sin embargo, la lixiviación de plomo de las viejas tuberías de agua ha provocado crisis de agua potable insalubre en varias ciudades de Estados Unidos, la más conocida, Flint (Michigan), que puso a grandes poblaciones en riesgo de sobreexposición.

En los últimos 40 o 50 años, la producción de plomo se ha multiplicado por más de dos, sobre todo para la fabricación y el reciclaje de baterías. Los niños y los adultos que viven cerca de fuentes puntuales de contaminación ambiental por plomo, como las fundiciones, están expuestos a niveles de plomo aún más elevados.

FISIOPATOLOGÍA: el plomo se absorbe a través de los pulmones o, con menor frecuencia, del tubo digestivo y de la piel. Una vez en la sangre, se equilibra rápidamente con el plasma y los eritrocitos y es excretado por los riñones. Una parte del plomo en sangre permanece libre y es capaz de difundirse. Atraviesa fácilmente la barrera hematoencefálica, y sus concentraciones en el cerebro, el hígado, los riñones y la médula ósea están directamente relacionadas con sus efectos tóxicos. Se une a los grupos sulfhidrilo e interfiere con las actividades de las enzimas dependientes del zinc. Además, interfiere con las enzimas que intervienen en la síntesis de esteroides y membranas celulares.

En contraste, los huesos, los dientes, las uñas y el pelo constituyen depósitos estables de plomo, que por lo general no se consideran dañados. Con la exposición crónica, el 90% de la carga corporal total de plomo se aloja en el hueso. Durante la formación del hueso metafisario en los niños, el plomo y el calcio se depositan y provocan aumento de la densidad ósea («líneas de plomo»), que se observa a través de radiografías en las metáfisis, lo que determina que se cuente con un método simple para detectar el incremento de las reservas corporales de plomo en los niños.

La toxicidad del plomo afecta tanto a niños como a adultos. El plomo puede atravesar la placenta y estar presente en la leche materna. En la actualidad, los efectos de la exposición al plomo en la infancia son sobre todo de desarrollo neurológico. Dichas toxicidades se producen incluso con las concentraciones de plomo más bajas, y causan problemas psicosociales y de conducta, deterioro cognitivo, trastornos por déficit de atención y otros trastornos de la conducta.

La **anemia** es un signo fundamental de la intoxicación por plomo. Dicho metal interrumpe la síntesis del grupo hemo en los eritroblastos de la médula ósea al inhibir la deshidratasa de ácido δ-aminolevulínico, la segunda enzima de la síntesis *de novo* del grupo hemo. También inhibe la ferroquelatasa, que incorpora hierro ferroso al anillo de porfirina. La incapacidad resultante para producir el grupo hemo adecuadamente causa anemia microcítica hipocrómica como la observada en la insuficiencia de hierro (*v.* cap. 20), en la que también se ve afectada la síntesis del grupo hemo. La anemia por intoxicación con plomo también causa un punteado basófilo prominente en los eritrocitos que refleja la agrupación de los ribosomas. La vida media de los eritrocitos se reduce; por tanto, la intoxicación por plomo causa anemia por hematopoyesis ineficaz y un recambio eritrocitario acelerado.

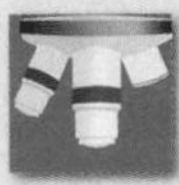

ANATOMOPATOLOGÍA: actualmente, la sobreexposición clásica al plomo es poco frecuente en Estados Unidos. Afecta muchos órganos, pero sus principales toxicidades afectan *(1)* el sistema nervioso, *(2)* los riñones, *(3)* el sistema cardiovascular y *(4)* la hematopoyesis (fig. 8-6).

CARACTERÍSTICAS CLÍNICAS: *NEUROTOXICIDAD. **En la infancia, la toxicidad por plomo se manifiesta principalmente como disfunción cerebral. La neurotoxicidad por plomo en los adultos tiende más a presentarse como neuropatía periférica.*** Los niños con encefalopatía por plomo suelen mostrar irritabilidad y ataxia. Pueden tener convulsiones o mostrar estados de conciencia alterados, desde somnolencia hasta coma franco. Los niños con concentraciones de plomo en sangre superiores a 80 µg/dL, pero con concentraciones inferiores a las de los niños con encefalopatía franca (120 µg/dL), muestran síntomas más leves del sistema nervioso central (SNC), como torpeza, irritabilidad e hiperactividad.

En la **encefalopatía por plomo**, el cerebro se observa edematoso, con aplanamiento de los giros y compresión de los ventrículos. Puede haber hernia del uncus y de las amígdalas cerebelosas. El análisis microscópico revela congestión, hemorragias petequiales y focos de necrosis neuronal. Estos cambios pueden ir acompañados de una proliferación generalizada de los astrocitos tanto en la materia gris como en la blanca. Las lesiones vasculares en el cerebro son particularmente prominentes, con dilatación y proliferación de los capilares.

La **neuropatía motora periférica** es la manifestación más común de la neurotoxicidad por plomo en el adulto, y es característico que afecte los nervios radial y peroneo para desencadenar la caída de la **muñeca** y **del pie**, respectivamente. La neuropatía inducida por plomo es probablemente también la base de los paroxismos de dolor digestivo conocidos como **cólicos por plomo**.

NEFROPATÍA. La **nefropatía por plomo** es el reflejo del efecto tóxico del metal sobre las células del túbulo proximal del riñón. La disfunción resultante se caracteriza por aminoaciduria, glucosuria e hiperfosfaturia (síndrome de Fanconi). Estas alteraciones funcionales van acompañadas de la formación de cuerpos de inclusión en los núcleos de las células del túbulo proximal. Estas inclusiones son características de la nefropatía por plomo y están compuestas por un complejo plomo-proteína que contiene más de 100 veces la concentración de plomo de todo el riñón.

CARDIOVASCULAR. La exposición al plomo en adultos provoca diversas complicaciones cardiovasculares, como hiper-

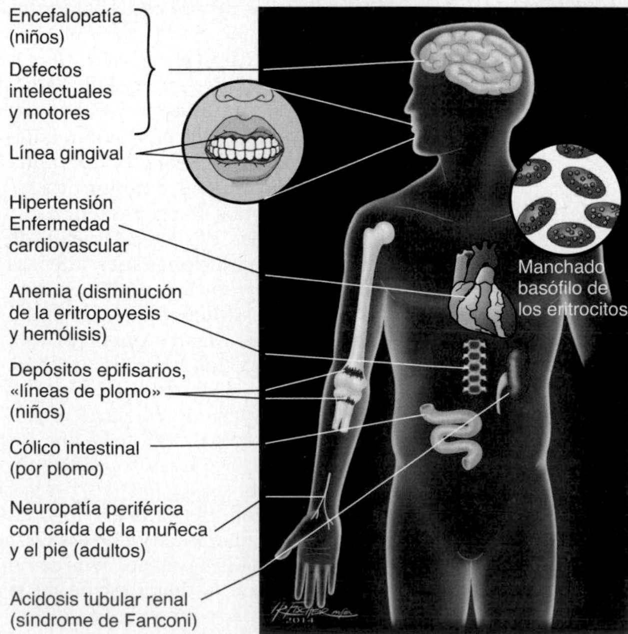

FIGURA 8-6. Complicaciones de la intoxicación por plomo.

tensión arterial, vasculopatía periférica, arritmias, ACV y cardiopatía isquémica. Estas consecuencias se han documentado en adultos con concentraciones de plomo en sangre de 5 µg/dL.

La intoxicación por plomo se trata con fármacos como el ácido etilendiaminotetraacético (EDTA), solo o en combinación con dimercaprol. Tanto las manifestaciones hematológicas como las renales de la intoxicación por plomo suelen ser reversibles, mientras que las alteraciones del SNC suelen ser irreversibles.

El diagnóstico de laboratorio se establece mediante la demostración de concentraciones elevadas sanguíneas de plomo y el aumento de la protoporfirina libre en los eritrocitos. El diagnóstico se confirma por una excreción urinaria elevada de ácido δ-aminolevulínico y una disminución de las concentraciones de deshidratasa del ácido aminolevulínico en los eritrocitos.

EFECTOS DE LA EXPOSICIÓN CRÓNICA A CONCENTRACIONES BAJAS DE PLOMO: debido a la eficacia de la legislación medioambiental en Estados Unidos, las concentraciones ambientales de plomo han disminuido de manera considerable: las concentraciones en sangre de la población general de Estados Unidos disminuyeron de una media de 16 µg/dL en 1976 a 1.0 µg/dL en el 2000. Se ha establecido que la exposición acumulada al plomo se mide mejor en los huesos que en la sangre. Estas últimas concentraciones de plomo reflejan una exposición más continuada. Así, las concentraciones elevadas en los huesos se han correlacionado con hipertensión en los adultos, mientras que no se ha establecido ninguna relación con las concentraciones sanguíneas. Este descenso las concentraciones medias de plomo en sangre ha permitido la casi eliminación de las muertes y encefalopatías infantiles relacionadas con el metal. No obstante, la exposición de bajo nivel en los niños puede seguir perjudicando de forma permanente el rendimiento cognitivo. La OMS ha indicado que «no hay ningún nivel conocido de exposición al plomo que se considere seguro». Los esfuerzos por reducirlo en el medio ambiente disminuyeron el porcentaje de niños en Estados Unidos con concentraciones de 10 µg/dL o más en la sangre del 88% en la década de 1970 al 4.4% en la década de 1990. Sin embargo, las altas concentraciones de plomo en sangre siguen siendo un problema entre los niños bajo el umbral de la pobreza, principalmente urbanos.

Mercurio

El mercurio inorgánico se ha utilizado desde tiempos prehistóricos y se sabe que supone un riesgo laboral al menos desde la Edad Media; y sigue representando un peligro, especialmente para las personas que se dedican a la extracción de oro. En los últimos años ha quedado claro que el mercurio orgánico también representa un gran riesgo para la salud humana. Si bien la intoxicación por mercurio aún se presenta en ciertos empleos, existe una inquietud creciente respecto de los riesgos potenciales para la salud que causa la contaminación de muchos ecosistemas tras distintos brotes bien conocidos de intoxicación por metilmercurio. Los habitantes de la bahía de Minamata (Japón), en la década de 1950, y luego de Niigata, desarrollaron una grave intoxicación crónica por mercurio orgánico. En ambos casos, la intoxicación se atribuyó al consumo de pescado contaminado con mercurio que había sido vertido al medio ambiente como efluente de una fábrica de fertilizantes y otra de plásticos. Los niños expuestos en el útero mostraban retraso de los objetivos de desarrollo y reflejos anómalos, aunque se estimó que la exposición fetal era de una quinta a una décima parte de la calculada en adultos.

El mercurio liberado en el medio ambiente puede bioconcentrarse y entrar en la cadena alimentaria. Las bacterias en las bahías y los océanos pueden convertir los compuestos inorgánicos de mercurio de los residuos industriales en mercuriales orgánicos altamente neurotóxicos. Estos compuestos ascienden por la cadena alimentaria y acaban concentrándose en los peces depredadores de gran tamaño (p. ej., atún o lucio), que constituyen una parte importante de la alimentación en muchos países.

A diferencia del mercurio inorgánico, que no se absorbe de manera eficaz en el intestino, los compuestos mercuriales orgánicos se absorben fácilmente porque son liposolubles. El mercurio inorgánico y orgánico se concentra principalmente en el riñón, y el metilmercurio también se distribuye en el cerebro. *El riñón es el objetivo principal de la toxicidad del mercurio inorgánico, pero los mercuriales orgánicos causan daño cerebral.*

Las afirmaciones de que los conservadores de mercurio que contienen las vacunas provocan autismo u otro tipo de complicaciones neurológicas han demostrado ser falsas.

NEFROTOXICIDAD: durante un tiempo, el cloruro de mercurio se utilizó ampliamente como antiséptico, y la intoxicación aguda por cloruro de mercurio era mucho más frecuente; el compuesto se ingería por accidente o para fines de suicidio. La **necrosis tubular proximal** resultante se acompañaba de insuficiencia renal oligúrica. Los diuréticos mercuriales también se prescribían ampliamente en el pasado, y la nefrotoxicidad crónica por mercurio no era una complicación rara de su uso a largo plazo. Hoy en día, la nefrotoxicidad crónica por mercurio es casi siempre una consecuencia de la exposición de tipo industrial a largo plazo. La proteinuria es común en la nefrotoxicidad crónica por mercurio y puede existir síndrome nefrótico cuando la intoxicación es más grave. Los cambios anatomopatológicos corresponden a una glomerulonefritis membranosa con depósitos subepiteliales electrodensos, que sugieren el alojamiento de complejos inmunitarios.

NEUROTOXICIDAD: los efectos neurológicos del mercurio se manifiestan con limitación de los campos visuales, parestesias, ataxia, disartria y pérdida de audición. Desde el punto de vista anatomopatológico, se observa atrofia cerebral y cerebelosa. En la microscopía, el cerebelo muestra atrofia de la capa granulosa, sin pérdida de las células de Purkinje, así como zonas de reblandecimiento esponjoso de la corteza visual y otras regiones corticales.

Hierro

La anemia ferropénica es una enfermedad frecuente, sobre todo en mujeres con premenopausia. Los preparados de hierro por vía oral contienen en su mayoría sulfato ferroso, que es absorbido por la mucosa intestinal y luego convertido en hierro trivalente. La intoxicación aguda por sulfato ferroso por ingestión accidental se produce principalmente en niños pequeños. Tan solo 1 g o 2 g de sulfato ferroso pueden ser mortales, pero la mayoría de los casos mortales se producen tras la ingestión de 3 g a 10 g. La gastritis hemorrágica y la necrosis hepática aguda son los signos más prominentes de la autopsia.

La ingesta excesiva de hierro alimentario a largo plazo no suele provocar una acumulación anómala del mineral. Los bantúes de Sudáfrica muestran una incidencia significativa de sobrecarga de hierro, que se atribuye a una alimentación muy rica en hierro, que en gran medida deriva de los barriles de ese metal que se utilizan para preparar la cerveza casera. El pH ácido de estas cervezas solubiliza fácilmente el hierro, y su bajo contenido de alcohol permite consumir grandes volúmenes. Gran parte del exceso de hierro se acumula en el hígado y existe correlación entre el grado de siderosis y la presencia de cirrosis. También existe incidencia elevada de diabetes y cardiopatía en esta «siderosis bantú». Se ha observado un síndrome similar en algunos afroamericanos, el cual se atribuye a una mutación en el gen de la ferroportina (*SLC4A1*). Esta anomalía genética puede predisponer a las personas afectadas a la sobrecarga de hierro (*v.* cap. 14).

CAMBIO CLIMÁTICO

La temperatura de la atmósfera inferior de la Tierra ha aumentado aproximadamente 1 °C en todo el mundo desde finales del siglo XIX. En paralelo, también se han producido cambios en las temperaturas de los océanos superiores.

El cambio climático responde principalmente a las consecuencias de la combustión de combustibles fósiles

La acumulación de gases de efecto invernadero en la atmósfera, especialmente de CO_2, el metano y el óxido nitroso, es la responsable del cambio climático. *Estos gases derivan en su mayoría de la combustión de combustibles fósiles, con una contribución adicional de las activi-*

PATOLOGÍA AMBIENTAL Y NUTRICIONAL

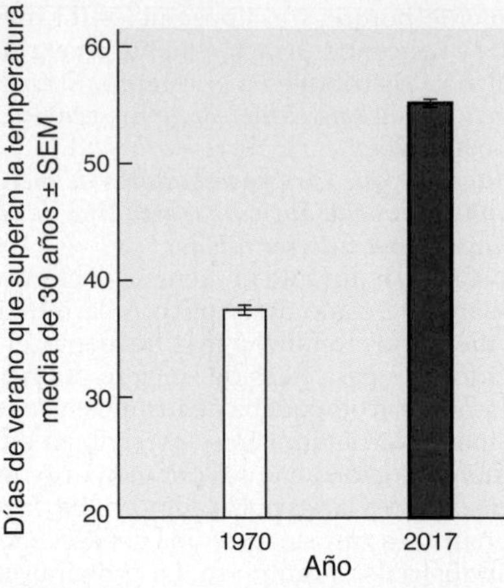

FIGURA 8-7. Temperaturas de verano en ciudades de Estados Unidos. Número de días de verano (del 1 de junio al 31 de agosto) que superan la temperatura media de 30 años (1980-2010) en cada ciudad, para las 50 ciudades más grandes de Estados Unidos, comparando 1970 y 2017. Los datos mostrados son ± SEM. La diferencia entre 1970 y 2017 es estadísticamente significativa (prueba *t Student* de 2 colas), $P < 10^{-12}$. *SEM*, error estándar de la media.

dades agrícolas. Por tanto, el cambio climático es ***antropogénico****, es decir, la actividad humana es la causa principal.*

Los efectos actualmente documentados del cambio climático son profundos, y se espera que las temperaturas (según la OMS) sigan aumentando entre 1.4 °C y 5.8 °C adicionales para el año 2100. El gobierno de Estados Unidos, en la *Fourth National Climate Assessment* (2018), proyecta un aumento total de las temperaturas del aire en el mundo de 5 °C para el año 2100, en comparación con la temperatura de la etapa preindustrial.

El posible riesgo del cambio climático

Para comprender la magnitud de los posibles efectos del cambio climático, conviene tener en cuenta que un aumento total de entre 4 °C y 7 °C de las temperaturas globales desencadenado (se intuye) por la liberación volcánica de cantidades masivas de gases de efecto invernadero (en particular, de CO_2) provocó cambios climáticos globales en forma de cataclismos, entre los cuales 2 millones de años de lluvias torrenciales, que causaron la extinción mundial de un gran número de especies durante el Episodio Pluvial Carniano (EPC), hace unos 234 millones de años (este episodio preparó el terreno para el surgimiento de los dinosaurios).

Por fortuna, todavía no hemos llegado a este punto. Pero el impacto de esta situación ambiental, en gran medida provocada por el hombre, sobre la salud y las enfermedades humanas ya es perceptible y es probable que se agrave mucho más a medida que el cambio climático avance.

El cambio climático afecta la salud humana tanto directa como indirectamente

El cambio climático no solo implica un aumento de la temperatura global, sino también un aumento de la gravedad del clima (frío y calor, humedad y sequedad) en todo el mundo. Entre los efectos directos del cambio climático se incluyen las consecuencias de las condiciones meteorológicas graves (tormentas, sequías, inundaciones y temperaturas extremas). Entre los efectos indirectos se incluyen los efectos de estos factores medioambientales, su derivación en las sociedades humanas y los consiguientes cambios en los patrones de enfermedad. Como tales, son más sutiles, pero no menos consecuentes: adulteración de la calidad del agua, efectos sobre la contaminación del aire, la agricultura y el uso de la tierra, y cambios en la vida de las plantas, los insectos y los animales que son reflejo de la adaptación a temperaturas más cálidas.

Todas las poblaciones humanas se ven afectadas, aunque no todas por igual. Las personas que viven en países menos desarrollados, con un saneamiento menos estricto y un suministro de alimentos más marginal, corren mayor riesgo. Los adultos mayores y los más jóvenes, vivan donde vivan, también son más vulnerables.

Efectos directos del cambio climático en la salud humana

Los días de calor en verano han aumentado. Desde 1970 hasta 2017, en las 50 ciudades más grandes de Estados Unidos, el número de días en que las temperaturas de verano superaron la media estimada en 30 años para cada ciudad individual aumentó de 37.5 ± 1.2 a 55.2 ± 0.9 ($P << 0.0001$) (fig. 8-7). El aumento de la temperatura se correlaciona con un aumento de las visitas e ingresos hospitalarios por dolencias respiratorias, así como con la frecuencia de infarto de miocardio e insuficiencia cardíaca congestiva. Otros efectos directos del cambio climático sobre la salud humana son la exacerbación de la contaminación atmosférica. El aumento de la temperatura incrementa las partículas de todos los tamaños en el aire, así como el tamaño de la capa de ozono. Los picos de mortalidad a corto plazo, principalmente por enfermedades cardiovasculares y respiratorias, se correlacionan con el aumento de las concentraciones de ozono. La contaminación por partículas, en particular $PM_{2.5}$ y $PM_{0.1}$, es peligrosa en sí misma (acelera la ateroesclerosis y aumenta la inflamación vascular y el infarto de miocardio [*v.* anteriormente]) pero las altas temperaturas exacerban la letalidad de las partículas.

Enfermedades infecciosas y cambio climático

El aumento de la temperatura y las fluctuaciones de las precipitaciones alteran la variedad de insectos vectores que transmiten enfermedades humanas. Se han registrado asociaciones de este tipo en el caso de la malaria y el dengue. Los cambios en los patrones de migración de los animales que son reservorios de enfermedades propagadas por vectores también están modificando la incidencia y ampliando las áreas geográficas afectadas por infecciones zoonóticas, como el virus del Nilo Occidental y la enfermedad de Lyme (*v.* cap. 9). Algunas bacterias se multiplican más rápidamente en entornos más cálidos, por ejemplo, *Salmonella* y *Vibrio*. Recientemente se han producido brotes de cólera más al norte de lo que se había registrado anteriormente.

Efectos indirectos del cambio climático en la salud humana

El aumento de la temperatura provoca cambios en el medio ambiente que han tenido, y sin duda tendrán aún más, efectos sustanciales en la salud de las personas. Así, las olas de calor dejan los bosques secos y con susceptibilidad a sufrir incendios. En una de esas situaciones, cerca de Moscú en 2010, enormes incendios forestales provocaron un aumento de la contaminación por partículas propagadas por el viento que provocó unas 11 000 muertes adicionales.

El aumento de la incidencia de graves tormentas y la subida del nivel del mar han afectado el suministro de alimentos y agua de muchas maneras. El vertido de agua de mar en los acueductos ha contaminado los suministros de agua dulce, ha contribuido a que la gente utilice fuentes de agua potable menos seguras y ha provocado un aumento de la incidencia de enfermedades diarreicas. Este problema se agrava aún más por el aumento del área de distribución de ciertos insectos destructores de la madera (que se desplazan hacia el norte unos 2-3.5 km/año desde la década de 1960), que han causado estragos en los árboles. En los últimos 25 años se han destruido millones de hectáreas de bosques por este motivo. La pérdida de las funciones de control de las cuencas hidrográficas y del suelo de estos árboles perjudica el crecimiento de los alimentos debido a la erosión del suelo y daña aún más la calidad del suministro de agua.

El rendimiento de muchos cultivos han disminuido no solo por la inconsistencia de los ciclos de lluvia y sequía, sino también por las temperaturas más cálidas, que alteran los ciclos de fertilidad de las plantas. Así, los cambios adaptativos en las áreas de distribución geográfica de los insectos polinizadores han provocado una peor polinización de las plantas. Los períodos de frío más cortos en invierno han conducido al desarrollo asincrónico de las flores masculinas y femeninas, lo que también ha disminuido la polinización. Por tanto, el rendimiento de los frutos ha disminuido en todo el mundo. En paralelo, la producción mundial de trigo y otros cereales ha disminuido de forma considerable en los últimos 35 años.

Por último, los animales, sobre todo los utilizados como alimento, también se ven afectados. Los parásitos de los animales, con un rango geográfico más amplio, amenazan cada vez más al ganado. Los animales se adaptan al aumento de la temperatura mediante la disminución de su masa corporal (es decir, mediante el aumento de la relación superficie-volumen). Esto ha llevado a una reducción del pescado comercial y fresco en todo el mundo. Dado que el pescado proporciona alrededor de una sexta parte de las proteínas consumidas por los seres humanos, el impacto nutricional de estos rendimientos más bajos es potencialmente sustancial. Por ello, no debe sorprender que la OMS considere la malnutrición y sus consecuencias (mayor susceptibilidad a las infecciones, por ejemplo) como la mayor preocupación sanitaria asociada al cambio climático.

EXPOSICIONES LABORALES

La exposición laboral al amianto provoca cánceres de pulmón y otros cánceres y enfermedades pulmonares fibróticas

El amianto (o asbesto) es, en muchos sentidos, uno de los ejemplos más conocidos de agente causante de enfermedad laboral. La mayor parte de la exposición y la enfermedad deriva del lugar de trabajo (en los trabajadores expuestos al amianto y sus familias). Su relación con al menos algunas enfermedades humanas está bien establecida, y es probable que en el futuro haya estudios adicionales que confirmen también una relación causal con otras. Al igual que muchos otros agentes ambientales, sus mecanismos de acción (*v.* más adelante) son exclusivos de la sustancia y necesitan ser dilucidados.

Tipos de amianto

El amianto es una familia de minerales de origen natural que comparten diversas estructuras fibrosas de silicato. Hay dos tipos principales de fibras de amianto: anfribolos y serpentina. El primero, que comprende la crocidolita, la amosita y la tremolita, entre otros, es más perjudicial para la salud humana que el segundo, que solo contiene crisotilo. Pero ambos tipos de fibras causan enfermedades y deben considerarse tanto fibrógenas como cancerígenas.

Fuentes de exposición al amianto

La relativa estabilidad de las fibras de amianto, su resistencia al calor y al fuego, y su maleabilidad, son características que facilitaron la generalización del amianto para uso industrial, en particular para la construcción, el aislamiento y el revestimiento.

En Estados Unidos, se utilizó para estos y otros usos. A partir de la década de 1970, el amianto se retiró de algunos productos de consumo y, en 1989, la EPA prohibió nuevos usos. Sin embargo, los usos establecidos anteriormente siguen siendo válidos. La mayor parte del contacto con el amianto se produce entre las personas con exposición profesional. Suele inhalarse, de modo que la principal afectación se da en las vías respiratorias. Los familiares de las personas con exposición profesional también son susceptibles de padecer enfermedades relacionadas con el amianto, en particular el mesotelioma (*v.* más adelante y cap. 12), muy probablemente debido a las fibras de amianto incorporadas en la ropa de los trabajadores y en su cuerpo. Las exposiciones al amianto significativas desde el punto de vista patogénico pueden producirse en entornos no profesionales. Dado que el amianto es un mineral natural, puede estar presente en el agua potable, y datos de algunos estudios han sugerido que la ingestión de amianto en el agua potable puede estar asociada a cánceres del tubo digestivo (*v.* más adelante). También se han documentado otras exposiciones, como la no profesional, por las vías respiratorias, en las proximidades de las minas de amianto o en el tráfico denso (debido al amianto en aerosol de los forros de los frenos).

Exposición al amianto y enfermedades causadas por este

La exposición al amianto se ha relacionado con diferentes enfermedades y tipos de enfermedades (tabla 8-5). La exposición profesional a todos los tipos de amianto tiene una relación causal con enfermedades malignas y no malignas. El desarrollo de la enfermedad es dependiente de la dosis: la duración y la intensidad de la exposición al amianto se correlacionan con la incidencia de estas enfermedades, con independencia de otros factores de riesgo (p. ej., tabaquismo) o factores de confusión identificables. En la mayoría de los casos, hay un lapso de 10 a 40 años entre la exposición y presentación clínica de la enfermedad.

TABLA 8-5
ENFERMEDADES RELACIONADAS CON LA EXPOSICIÓN AL AMIANTO

Enfermedad	Órgano y lugar afectados
Asbestosis	Parénquima pulmonar
Inflamación	Derrame pleural
Tapones pleurales	Superficie pleural del pulmón
Mesotelioma	Todas las superficies mesoteliales, especialmente la pleural, pero también la peritoneal y la pericárdica
Cánceres epiteliales	Pulmón[a]
	Laringe[a]
	Ovario[a]
	Esófago[b]
	Colon y recto[b]

[a] Incluido en la lista de organismos federales e internacionales; generalmente aceptado.

[b] Controvertido; el estudio del Institute of Medicine (IOM) de 2006 (Committee on Asbestos, Institute of Medicine of the National Academies. Asbestos: Selected Cancers. Washington, DC: The National Academies Press; 2006) no alcanzó ninguna conclusión para las exposiciones más bajas, pero indicó correlaciones para niveles de exposición más elevados; estudios posteriores sugieren una relación entre estos tumores y la exposición al amianto.

La mejor y más abundante evidencia, debido a la vía de mayor exposición y al enfoque de la investigación, hace referencia a neumopatías y enfermedades pleurales: asbestosis, cáncer de pulmón, masa y derrame pleurales, y mesotelioma. Poco a poco se va disponiendo de más datos. El National Cancer Institute de Estados Unidos reconoce que los cánceres de laringe y de ovarios están relacionados con la exposición al amianto. Estudios de calidad apoyan la probabilidad de que las cifras de cánceres de esófago y de colon y recto también aumenten en personas con exposición profesional al amianto. Algunos estudios han sugerido una posible asociación entre el amianto y otros tumores malignos (páncreas, faringe, riñón), pero tales vínculos (si es que existen) aún no se han dilucidado.

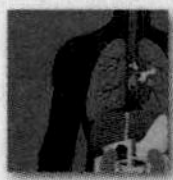

FISIOPATOLOGÍA: el mecanismo o mecanismos por los que el amianto provoca lesiones de tejidos y tumores solo se conocen parcialmente. La mayoría de los estudios se refieren a los efectos del amianto en el pulmón y el mesotelio. No está claro hasta qué punto los resultados de estos estudios pueden generalizarse a otros tejidos. No obstante, existen varias consideraciones clave que relacionan los patrones de lesión y enfermedad de los tejidos inducidos por el amianto.

Parámetros físicos. Las partículas de amianto son fibras, en su mayoría con forma de astillas. La lesión de tejidos es una función directa de la carga tisular de fibras, que, a su vez, es una función del diámetro y la longitud de estas. Estos parámetros determinan la profundidad de penetración de las fibras en los pulmones (y más allá), así como su disposición una vez allí. Solo las fibras de <10 µm de longitud y <0.4 µm de grosor llegan a los alvéolos. Las fibras más largas tienden a depositarse en las vías respiratorias y, dado que pueden ser fagocitadas de forma variable por los macrófagos ($\approx$15-20 µm de tamaño), pueden persistir en el lugar donde llegan. Estas son las más cancerígenas y, si superan los 20 µm, pueden causar asbestosis. Las fibras de <6 µm de longitud pueden penetrar en las estructuras pulmonares y alcanzar los nódulos linfáticos y los órganos distales.

Inflamación y ROS. Una vez que se asientan en el pulmón, las fibras incitan respuestas inflamatorias, en las que predominan los macrófagos o los neutrófilos, en función de la dosis y el tamaño de las partículas. Estas células ingieren con dificultad las fibras largas y finas. Los estallidos respiratorios, que generan radicales libres dañinos (principalmente ROS; *v.* caps. 1 y 2), forman parte de las respuestas de estas células a los materiales extraños. Todas las partículas de amianto contienen hierro, y las ROS catalizadas por el hierro (*v.* reacciones de Fenton y Haber-Weiss en el cap. 1) magnifican el daño hístico causado por las propias células inflamatorias.

Fibrogenia. La respuesta inflamatoria al amianto, magnificada por los mecanismos mencionados anteriormente, conduce a la liberación de citocinas, especialmente factor de crecimiento tumoral β (TGF-β, *tumor growth factor* β), factor de necrosis tumoral α (TNF-α, *tumor necrosis factor* α) e interleucina 1β (IL-1β), que estimulan a los fibroblastos a producir colágeno. Debido al tamaño de muchas fibras, estas permanecen en el lugar donde se depositan, y continúan estimulando, con ROS, tanto fibrosis como inflamación. Se cree que estas especies reactivas (además de los radicales reactivos de nitrógeno y alcoxilo) median gran parte de los daños relacionados con el amianto.

Apoptosis. El aumento de los radicales libres estimula las vías intrínsecas de la apoptosis (*v.* cap. 1). La relación entre ambas es compleja, con varias vías entrelazadas, pero conducen a la liberación de calcio en el retículo endoplásmico, a la liberación del citocromo C mitocondrial y a la activación de las caspasas 3 y 9. También se activan fuerzas compensatorias: Las mitocondrias responden a estos estímulos mediante la producción de aconitasa y oxoguanina glucosilasa 1, que impiden la apoptosis.

Daños en el ADN. Las ROS dañan el ADN, especialmente al oxidar la guanina a 8-hidroxiguanina. Esto desencadena la respuesta al daño del ADN, incluida la activación de p53, lo que contribuye a la apoptosis.

Lesión por oxidación y oncogenia. Curiosamente, estas fuerzas también activan mecanismos de señalización celular como los que suelen estar implicados en la oncogenia (*v.* cap. 5). El estrés por oxidantes puede desencadenar las vías de proteínas cinasas activadas por mitógenos (MAPK, *mitogen-activated protein kinases*) para estimular los activadores transcripcionales NFκB y proteína activadora 1 (AP-1), así como la proliferación celular. Además, las fibras de amianto pueden activar directamente los receptores de la membrana celular, como el factor de crecimiento epidérmico (EGFR, *epidermal growth factor receptor*). La exposición continuada, la inflamación y la proliferación de células epiteliales y mesoteliales contribuyen al desarrollo de tumores.

La exposición de tipo industrial puede estar relacionada con metales pesados y toxinas orgánicas y de otro tipo

Cianuro

El ácido cianhídrico (HCN) es un ejemplo clásico de pista básica para descubrir al asesino en la ficción detectivesca, en la que el olor de las almendras amargas (*Prunus amygdalus*) delata el crimen. El cianuro bloquea la respiración celular al unirse de forma reversible a la citocromo oxidasa mitocondrial, el aceptador terminal de la cadena de transporte de electrones, responsable de reducir el oxígeno molecular a agua. Las consecuencias son similares a las producidas por cualquier anoxia global aguda.

Arsénico

Las propiedades tóxicas del arsénico se conocen desde hace siglos. Los compuestos que contienen arsénico se han utilizado ampliamente como insecticidas, herbicidas y conservantes de la madera. Los arsenicales también pueden contaminar el suelo y filtrarse en las aguas subterráneas como resultado de las formaciones rocosas naturales ricas en arsénico, de la quema de carbón o del uso de pesticidas arsenicales. Al igual que sucede con el mercurio, existe evidencia de su bioacumulación a lo largo de la cadena alimentaria.

La intoxicación aguda por arsénico es casi siempre el resultado de una ingestión accidental o para fines de homicidio. La muerte se debe a la **toxicidad del SNC**. La intoxicación crónica por arsénico afecta muchos sistemas de órganos. Inicialmente se caracteriza por síntomas inespecíficos tales como malestar y fatiga. Con el tiempo se hacen evidentes las disfunciones digestiva, cardiovascular y hematológica. Se desarrollan tanto encefalopatía como neuropatía periférica. Esta última se caracteriza por parestesias, parálisis motoras y neuritis dolorosa. Los **cánceres de piel**, de las **vías respiratorias** y del **tubo digestivo** se han atribuido a la exposición de tipos industrial y agrícola al arsénico. En algunas partes del mundo, la exposición de los trabajadores de los arrozales al arsénico presente en las aguas subterráneas se ha asociado a cánceres de piel. Se han relacionado casos raros de angiosarcomas hepáticos con la exposición crónica.

Cadmio

El cadmio se inhala a menudo como parte del humo de los cigarrillos. También se utiliza en cantidades cada vez mayores en la fabricación de aleaciones, en la producción de baterías recargables y en la galvanoplastia de otros metales (p. ej., piezas de automóviles e instrumentos musicales). Es un plastificante y un pigmento. Los humos de óxido de cadmio se liberan durante la soldadura piezas de acero previamente recubiertas con algún anticorrosivo de cadmio. Se acumula en el cuerpo humano, con una vida media de más de 20 años, y como rara vez se recicla, su creciente uso industrial es preocupante. Las principales vías de exposición para la población general son la ingestión y la inhalación. Tanto los alimentos de origen vegetal como los de origen animal pueden contener concentraciones considerables de cadmio.

La inhalación de cadmio a corto plazo irrita las vías respiratorias, y el edema pulmonar es su consecuencia más peligrosa. La intoxicación crónica por cadmio afecta principalmente los pulmones y a riñones y, en menor medida, los sistemas esquelético y vascular. Aunque los factores de confusión del tabaquismo complican la interpretación de algunos de estos estudios, la enfermedad pulmonar obstructiva crónica, las enfermedades cardiovasculares y los cánceres de pulmón, cuello uterino, páncreas y próstata se asocian de forma significativa con la exposición crónica al cadmio. La proteinuria, que deriva del daño tubular más que el glomerular, ha sido el hallazgo más consistente en los trabajadores del cadmio que desarrollan daño renal.

Cromo

El cromo (Cr) se utiliza ampliamente en varias industrias, como el recubrimiento de metales y algunos tipos de manufactura. Aunque se encuentra en varios estados de oxidación, solo el Cr(III) y el Cr(VI) se utilizan habitualmente en la industria. La toxicidad suele ser resultado de la inhalación de Cr(VI), y las consecuencias de la exposición dependen de la solubilidad de la sal específica. Si bien se reconoce la intoxicación aguda, es la exposición crónica la que resulta más problemática.

El Cr(VI) provoca daños relacionados con los radicales libres y es muy genotóxico. Las personas que inhalan crónicamente sales de cromo hexavalente tienen un mayor riesgo de padecer enfermedades pulmonares, sinusales y nasales. Las sales de cromato menos solubles suelen ser carcinógenos pulmonares más potentes, en particular el cromato de zinc.

Níquel

El níquel es un metal muy utilizado en electrónica, fabricación de monedas, aleaciones de acero y baterías, y elaboración de alimentos. La dermatitis («prurito del níquel»), el efecto más frecuente de la exposición al níquel, puede producirse por el contacto directo con metales que contienen níquel, como las monedas y la bisutería. La dermatitis es una reacción de sensibilización; el organismo reacciona contra las proteínas conjugadas con níquel que se forman tras la penetración de los iones de níquel en la epidermis. La exposición al níquel, al igual que al arsénico, aumenta el riesgo de desarrollo de determinados tipos de cáncer. Los estudios epidemiológicos han constatado que los trabajadores con exposición profesional a compuestos de níquel, especialmente a cloruro de níquel, tienen una mayor incidencia de cáncer de pulmón y de las fosas nasales.

Cobalto

La inhalación laboral aguda de cobalto provoca el síndrome de dificultad respiratoria aguda (SDRA, *v.* cap. 12). El cobalto se añadía antiguamente a la cerveza para mejorar la capacidad de formación de espuma, pero la ingesta excesiva de cervezas con cobalto provocaba una enfermedad degenerativa del músculo cardíaco (cardiomiopatía; *v.* cap. 11). Cuando se eliminó el cobalto de la cerveza, la cardiomiopatía desapareció y dejó solo las toxicidades debidas al alcohol propiamente dicho (*v.* más adelante). Aunque de forma rara, las prótesis articulares de metal sobre metal pueden asociarse a toxicidad por cobalto (toxicidad por cobalto asociada a prótesis de cadera), con diversas manifestaciones que incluyen neuropatías y endocrinopatías. Las sales de cobalto inhaladas (especialmente el sulfato de cobalto) pueden desencadenar estrés oxidativo y, por tanto, se consideran genotóxicas en concentraciones elevadas, pero no se conocen vínculos con los cánceres humanos.

Elementos radioactivos

Los elementos cuyos isótopos radioactivos son potencialmente peligrosos son el radio, el estroncio, el uranio, el plutonio, el torio y el yodo. Las toxicidades crónicas están relacionadas principalmente con la carcinogenia inducida por la radiación. Cada tumor individual refleja la localización orgánica de los elementos y se analizan en los capítulos que abordan la enfermedad de órganos específicos.

Disolventes y vapores orgánicos volátiles

Se utilizan ampliamente en la industria. Con pocas excepciones, la exposición a estos compuestos son por inhalación y reflejan ser industriales o accidentales y representan peligros a corto plazo, más que toxicidades a largo plazo.

- **Cloroformo ($CHCl_3$) y tetracloruro de carbono (CCl_4)**: estos disolventes tienen efectos anestésicos (depresores) sobre el SNC, y deterioran el corazón y los vasos sanguíneos, pero son más conocidos por sus efectos hepatotóxicos. En ambos casos, pero clásicamente el CCl_4, las dosis altas desencadenan necrosis hepática aguda, hígado graso e insuficiencia hepática.
- **Tricloroetileno (C_2HCl_3)**: disolvente industrial de uso generalizado, el tricloroetileno en altas concentraciones deprime el SNC, pero su hepatotoxicidad es mínima. No existe evidencia de secuelas crónicas en el humano tras la exposición industrial ordinaria a largo plazo.
- **Metanol (CH_3OH)**: puesto que el metanol, a diferencia del etanol, no se encuentra sujeto al pago de impuestos, se ha usado como sustituto del etanol o como adulterante en bebidas alcohólicas. La embriaguez por metanol se asemeja a la producida por el etanol, pero va seguida de síntomas digestivos, disfunción visual, convulsiones, coma y muerte. Se cree que la mayor toxicidad del metanol surge de su metabolismo, primero a formaldehído y luego a ácido fórmico. La acidosis metabólica es frecuente tras la ingestión de metanol. La lesión más característica de la toxicidad del metanol es la necrosis de las células ganglionares de la retina y la degeneración posterior del nervio óptico, que desencadena ceguera. La intoxicación grave puede provocar lesiones en el putamen y el globo pálido.
- **Etilenglicol ($HOCH_2CH_2OH$)**: la exposición al etilenglicol suele deberse a su ingestión. Suele utilizarse en los anticongelantes, y durante muchos años las personas con alcoholismo crónico lo han consumido como sustituto del etanol. Se ha utilizado para adulterar vinos por su sabor dulce y solubilidad. Su toxicidad se debe en gran medida a sus metabolitos, especialmente al ácido oxálico, y se produce a los pocos minutos de su ingestión. Se produce acidosis metabólica, depresión del SNC, náusea y vómito, y cardiotoxicidad relacionada con la hipocalcemia. A menudo se observan cristales de oxalato en los túbulos renales y oxaluria, que pueden causar insuficiencia renal.
- **Gasolina y queroseno**: estos combustibles son mezclas de hidrocarburos alifáticos y de hidrocarburos ramificados, insaturados y aromáticos. La exposición crónica se produce por inhalación. A pesar de la exposición prolongada a la gasolina por parte de los empleados de las gasolineras, los mecánicos de automóviles, etc., no hay evidencia de que la inhalación de gasolina a largo plazo sea especialmente perjudicial. De forma aguda, la gasolina es un irritante, pero su inhalación solo causa problemas sistémicos en concentraciones muy elevadas. El aumento del uso del queroseno en los sistemas de calefacción doméstica provoca la intoxicación accidental de los niños.
- **Benceno (C_6H_6)**: el benceno es el hidrocarburo aromático prototípico. Es uno de los productos químicos más utilizados en los procesos industriales, al ser punto de inicio de síntesis innumerables, a la vez que un disolvente. También es un constituyente de los combustibles, y representa hasta un 3% de la gasolina. Prácticamente todos los casos de toxicidad aguda y crónica por benceno se han producido como exposiciones industriales (p. ej., en zapateros y trabajadores de la industria del calzado, ocupaciones que en alguna época se relacionaron con una exposición intensa a pegamentos con base de benceno).
- La intoxicación aguda por benceno afecta principalmente el SNC, y la muerte se produce por insuficiencia respiratoria. Sin embargo, son los efectos a largo plazo de la exposición al benceno los que atraen la mayor parte de la atención. Puede desarrollarse **hipoplasia** o **aplasia de la médula ósea**, con **pancitopenia**. La **anemia aplásica** suele producirse mientras los trabajadores siguen expuestos a altas concentraciones de benceno. Muchas personas con anemia inducida por benceno desarrollan **síndromes mielodisplásicos**, **leucemia mieloblástica aguda**, **eritroleucemia** o **mieloma múltiple**, ya sea durante la exposición continua al benceno o tras un período de latencia variable después de que el trabajador abandone ambiente de riesgo. Algunos casos de leucemia aguda se han producido sin antecedentes de anemia aplásica. Si bien se han comunicado casos de leucemias mieloide crónica y linfocítica crónica, resulta menos convincente una relación causa-efecto con la exposición al benceno frente a lo que ocurre en los casos de leucemia aguda. En general, el riesgo de leucemia se incrementa 60 veces en trabajadores expuestos a las concentraciones atmosféricas más altas de benceno.
- Tanto la gasolina como el humo del tabaco contienen benceno, y ambos contribuyen a aumentar las concentraciones de benceno en el aire urbano. La contribución de estas concentraciones al desarrollo de enfermedades hematológicas es especulativa.
- Los efectos tóxicos del benceno están relacionados con sus metabolitos, que derivan de la degradación del compuesto original por el sistema citocromo P450. Los compuestos estrechamente relacionados tolueno y xilenos, que también tienen uso amplio como disolventes, no han sido implicados como causantes de anomalías sanguíneas, quizá debido a que se metabolizan mediante vías distintas.

Las sustancias químicas agrícolas pueden ser tóxicas durante la exposición aguda o por efectos acumulativos

Pesticidas, fungicidas, herbicidas, fumigantes y fertilizantes orgánicos son cruciales para el éxito de la agricultura moderna. Sin embargo, muchas de estas sustancias químicas permanecen en los suelos y el agua y pueden suponer un peligro potencial a largo plazo. La exposición a concentraciones industriales o alimentos contaminados de manera inadvertida es capaz de causar enfermedad aguda grave. Los niños son particularmente susceptibles y podrían ingerir productos domésticos para jardinería.

Pesticidas

Los plaguicidas organoclorados, como el DDT (diclorodifeniltricloroetano), el clordano y otros, han sido motivo de preocupación porque se acumulan en los suelos y en los tejidos humanos y se degradan muy lentamente. Las concentraciones elevadas de cualquiera de estos plaguicidas pueden ser nocivas para los seres humanos cuando existe exposición aguda, pero los efectos colaterales del contacto crónico con los materiales y su acumulación son los que generan más interés. Muchos de estos compuestos tienen actividad estrógena débil, pero no se han documentado efectos dañinos relacionados con este efecto. Algunas de estas sustancias, como la aldrina y la dieldrina, se relacionan con el desarrollo de tumores, aunque la toxicidad aguda de la mayor parte de los insecticidas organoclorados se vincula con la inhibición de las respuestas del SNC mediadas por ácido γ-aminobutírico (GABA).

Los síntomas de la toxicidad aguda suelen vincularse con el mecanismo de acción de la toxina. Por ejemplo, los insecticidas organofosforados, que fueron sustituidos en gran medida por compuestos organoclorados, son inhibidores de la acetilcolinesterasa y se absorben con facilidad a través de la piel. De esta manera, la toxicidad aguda en el humano genera en particular trastornos neuromusculares, como alteraciones visuales, disnea, hipersecreción mucosa y broncoconstricción. La muerte puede sobrevenir por insuficiencia respiratoria. En Estados Unidos, 30-40 personas mueren cada año por intoxicación aguda a causa de pesticidas. La exposición a largo plazo a concentraciones sustanciales provoca síntomas similares a los de la exposición aguda.

La exposición humana a herbicidas es frecuente. Entre los que se conocen mejor se encuentra el paraquat. La exposición laboral al paraquat suele producirse a través de la piel, aunque existen registros sobre su toxicidad por ingestión o inhalación. El compuesto es muy corrosivo y produce quemaduras o ulceración de cualquier tejido con el que entra en contacto. Se transporta de manera activa hacia el pulmón, donde puede dañar el epitelio pulmonar, causar edema e incluso insuficiencia respiratoria. Las exposiciones a concentraciones altas pueden desencadenar la muerte por insuficiencia cardiovascular, mientras que cuando las dosis implicadas son más bajas la fibrosis pulmonar puede ser la causa de la muerte.

Hidrocarburos halogenados aromáticos

Los hidrocarburos halogenados aromáticos que han recibido considerable atención incluyen: *(1)* bifenilos policlorados (PCB); *(2)* clorofenoles (pentaclorofenol, utilizado como conservante de la madera); *(3)* hexaclorofeno, utilizado anteriormente como agente antibacteriano en jabones; y *(4)* dioxina TCDD (2,3,7,8-tetraclorodibenzo-*p*-dioxina), un producto colateral de la síntesis de herbicidas y hexaclorofeno y, por ende, un contaminante de estas preparaciones que se genera de forma involuntaria.

En 1976, un accidente industrial en Seveso, Italia, expuso a muchas personas a 6 toneladas métricas de una nube gaseosa que contenía aproximadamente 1 kg de TCDD. Los efectos agudos incluyeron neuropatía periférica, evidencia de daño hepático y acné causado por cloro (cloracné). La población expuesta mostró aumento de mortalidad por diabetes y enfermedades respiratorias y cardiovasculares, así como mayor riesgo de linfoma, neoplasia hematológica y cáncer de mama, con una frecuencia significativamente mayor de todos los cánceres combinados. La exposición crónica a PCB conlleva una mayor probabilidad de obesidad, hipertensión, diabetes y otras disfunciones endocrinas, quizá relacionadas con niveles más altos de estrés oxidativo e inflamación.

El concepto toxinas biológicas engloba a los microorganismos y a sus componentes no viables

Estas toxinas se originan en su mayoría a partir de microbios, algas, plantas, protozoos, artrópodos y mamíferos. Incluyen los organismos completos, a la vez que productos particulados o solubles que sintetizan los primeros (p. ej., exotoxinas), aerosoles y gases liberados y fragmentos de los organismos. A diferencia de las reacciones de hipersensibilidad (cap. 4) y de las infecciosas (cap. 9), las reacciones tóxicas tienden a ser dependientes de la dosis y, por lo general, implican niveles de exposición sustancialmente más altos (alrededor de 10 veces) que la hipersensibilidad o las infecciones.

Síndrome tóxico por polvos orgánicos

El **síndrome tóxico del polvo orgánico** (**STPO**) es una reacción sistémica a la toxicidad directa de muchas sustancias. Estas suelen ser de origen fúngico o bacteriano. Los síntomas, parecidos a los de la gripe, comienzan entre 4 h y 8 h después de la exposición, y consisten en disnea, opresión torácica, fiebre, mialgias, tos seca, fatiga y leucocitosis. La radiografía de tórax, la gasometría y la función pulmonar suelen ser normales. Los síntomas se resuelven en pocos días. Las partículas de polvo responsables de estos síntomas suelen tener un diámetro de entre 2 µm y 4 µm y se depositan en las vías respiratorias terminales y en los alvéolos. Estas desencadenan concentraciones máximas de citocinas inflamatorias derivadas de los macrófagos. La exposición se relaciona especialmente con la manipulación de cerdos.

Otros productos biológicos tóxicos

Las endotoxinas bacterianas son lipopolisacáridos que derivan de las paredes celulares de las bacterias gramnegativas. Es frecuente que formen complejos con proteínas y fosfolípidos. Pueden causar inflamación considerable. Las especies de *Enterobacter, Pasteurella, Bacillus, Vibrio, Corynebacterium* y *Pseudomonas* suelen ser las responsables. En caso de inhalación, estos compuestos provocan inflamación pulmonar profusa, que implica la liberación de mediadores inflamatorios (TNF-α, IL-1, etc.), y causa fiebre, neumonitis y edema pulmonar. A diferencia de otros polvos orgánicos, los síndromes gripales asociados a los polvos que contienen endotoxinas suelen ir acompañados de alteraciones en las pruebas de función pulmonar. Además, los productos bacterianos grampositivos, en la forma de **peptidoglucanos** que contienen ácido murámico, constituyen un alto porcentaje de materiales biológicos en algunos polvos orgánicos patógenos. Otros agentes que provocan STPO son las especies de *Actinomycetes, Aspergillus, Stachybotrys, Penicillium* y *Fusarium*. Estos últimos agentes son hongos especialmente abundantes en edificios dañados por el agua y en ambientes cálidos y húmedos. Sus micotoxinas incluyen tricotecenos y β-1,3-glucanos, que pueden provocar enfermedad por ingestión y por inhalación.

Los productos gaseosos de las plantas y los animales en confinamiento también pueden ser tóxicos, incluidos los óxidos de nitrógeno (NO_x), el H_2S y el amoníaco. Estos son productos habituales en la descomposición del estiércol y la acción de la humedad y los microorganismos sobre los granos. Una toxina particular producida por *Aspergillus flavus* y *Aspergillus parasiticus,* denominada **aflatoxina**, es muy hepatotóxica y está reconocida como un potente hepatocarcinógeno. Se conocen varias variedades de aflatoxina. El campo de las toxinas biológicas tiene una importancia considerable por su uso potencial como armas para la guerra biológica (*v.* cap. 9).

LUZ ULTRAVIOLETA

La luz UV está más allá del rango visible de las emisiones electromagnéticas solares y se subdivide en UV-A, UV-B y UV-C (320-400, 280-320, 200-280 nm, respectivamente). La radiación UV-C es ionizante: puede actuar como mutágeno y es una de las principales causas de cáncer de piel (*v.* caps. 5 y 28). La radiación UV-B estimula la producción endógena de previtamina D_3, un precursor de la vitamina D, a partir de un derivado del colesterol.

FISIOPATOLOGÍA: la radiación UV-B promueve la lesión de los queratinocitos a través de varios mecanismos. Provoca la formación de aductos de ADN que son eliminados por los mecanismos de reparación por escisión de nucleótidos (NER, *nucleotide excision repair*) (*v.* cap. 1). Esto activa los puntos de control del ciclo celular y la reparación del ADN. La NER se produce a través de los intermediarios del ADN monocatenario, que son intrínsecamente más frágiles que el ADN bicatenario y, por tanto, susceptibles de recombinación. Esto es especialmente problemático si hay un deterioro de los mecanismos de NER, porque en estos casos la reparación del ADN genera intermediarios monocatenarios de mayor tamaño que deben ser reparados por otros mecanismos.

La radiación UV, en particular la UV-B, provoca reacciones inflamatorias, como parte de las cuales se produce la citocina proinflamatoria TNF-α. Evidencia existente sugiere que el TNF-α inhibe el punto de control del ciclo celular G2/M (mediante un mecanismo en el que intervienen Akt y mTOR), lo que impide reparación del ADN. Así pues, la combinación de la lesión del ADN relacionada con la radiación UV, la inflamación y los mecanismos de reparación del ADN que se desajustan pueden ayudar a explicar los efectos cancerígenos de la radiación UV.

RADIACIÓN IONIZANTE

Las radiaciones ionizantes son electromagnéticas, y las emisiones de partículas pueden ionizar, es decir, eliminar los electrones de los átomos y las moléculas. Esto incluye los rayos UV-C, los rayos X y la radiación gamma (γ), así como las partículas α y β. No incluye la irradiación UV de menor energía, la luz visible, la radiación infrarroja ni la radiación por microondas.

La radiación se cuantifica de varias maneras:

- Un **roentgen** es una medida de emisión de energía radiante y refleja la cantidad de ionización producida en el aire.
- Un **rad** cuantifica la absorción de energía radiante, que desde la perspectiva biológica constituye un parámetro más importante. Un rad define la energía, que se expresa en ergios, que absorbe un tejido. Equivale a 100 ergios por gramo de tejido.
- Un **gray** (Gy) corresponde a 100 rads (1 julio/kg de tejido). Un centigray (cGy) equivale a 1 rad.
- El **rem** se introdujo para describir el efecto biológico que produce 1 rad de radiación de energía alta, puesto que las partículas de energía baja generan más daño biológico que los rayos gamma o los X.
- Un **sievert** (Sv) es una unidad para medir los efectos sobre la salud, especialmente para pequeñas cantidades de radiación ionizante. 1 Sv = 1 julio/kg de tejido. Se deriva de la dosis en Gy, multiplicada por un factor de calidad Q. Así, 1 Sv es el equivalente, en términos de efectividad biológica, a 1 Gy de rayos gamma.

A efectos de este análisis sobre las enfermedades relacionadas con la radiación, el rad, el gray, el rem y el sievert se consideran comparables.

FISIOPATOLOGÍA: en el plano celular, la radiación ejerce en esencia dos efectos: *(1)* efecto somático, que se relaciona con la eliminación aguda de la célula, y *(2)* daño genético. Se piensa que la muerte celular inducida por radiación deriva de los efectos agudos de la radiólisis del agua (*v.* cap. 1). La producción de especies activadas de oxígeno puede inducir peroxidación lipídica, lesión de la membrana y quizá una interacción con macromoléculas celulares. El daño genético a la célula que deriva de manera indirecta de una reacción del ADN con los radicales de oxígeno se expresa ya sea como alguna mutación o una incapacidad reproductora. Tanto la mutación como la incapacidad reproductora pueden provocar la muerte celular tardía, y se achaca a la primera el desarrollo de las neoplasias secundarias a la radiación.

Los distintos tejidos muestran diferencias de sensibilidad a la radiación. La vulnerabilidad de un tejido al daño que causa la radiación depende de su velocidad de proliferación, que a su vez se correlaciona con el período de vida natural de sus células constitutivas. Por ejemplo, el intestino y la médula ósea hematopoyética son mucho más vulnerables que tejidos como el hueso y el cerebro. El daño al ADN en una célula de vida prolongada que no se encuentra en proliferación no altera necesariamente su función o viabilidad, toda vez que sus funciones reproductoras y metabólicas suponen propiedades independientes. En contraste, las células de vida corta en proliferación, como las células de las criptas intestinales o los precursores hematopoyéticos, deben sustituirse con rapidez mediante la división de células precursoras. Si el daño al ADN inducido por radiación impide la mitosis de esas células, los elementos maduros no se reemplazan y el tejido ya no puede desempeñar su función.

Es importante distinguir entre la irradiación de cuerpo entero y la localizada. Excepto en circunstancias inusuales, como en el caso de la irradiación con dosis alta que precede al trasplante de la médula ósea, los grados significativos de irradiación corporal total sólo son consecuencia de accidentes industriales o de explosiones de armamento nuclear. En contraste, la radiación localizada es un producto colateral inevitable de cualquier procedimiento de radiología diagnóstica y es el resultado que se pretende con la radioterapia. La muerte rápida de las células somáticas se presenta sólo cuando las dosis de radiación son extremadamente altas y exceden con mucho los 10 Gy. Su morfología es indistinguible de la necrosis coagulativa que deriva de otras causas (*v.* cap. 1). En contraste, el daño irreversible a la capacidad de multiplicación de las células se produce con dosis mucho menores, quizá incluso de 50 cGy.

La irradiación corporal total daña muchos órganos

Por fortuna, han existido pocos casos de enfermedad humana causada por irradiación corporal total, y la mayor parte de la información que existe deriva de estudios realizados en supervivientes japoneses de la bomba atómica. En la actualidad se dispone de más datos a partir del estudio de los supervivientes de una muestra mucho más pequeña de personas expuestas al accidente de la planta de energía nuclear de Chernobil, ocurrido en Ucrania en 1986.

Puesto que en la irradiación corporal total se transmiten dosis comparables de energía radiante a todos los órganos, el desarrollo de distintos síndromes agudos por radiación es un reflejo de la vulnerabilidad variable de los tejidos objetivo (fig. 8-8).

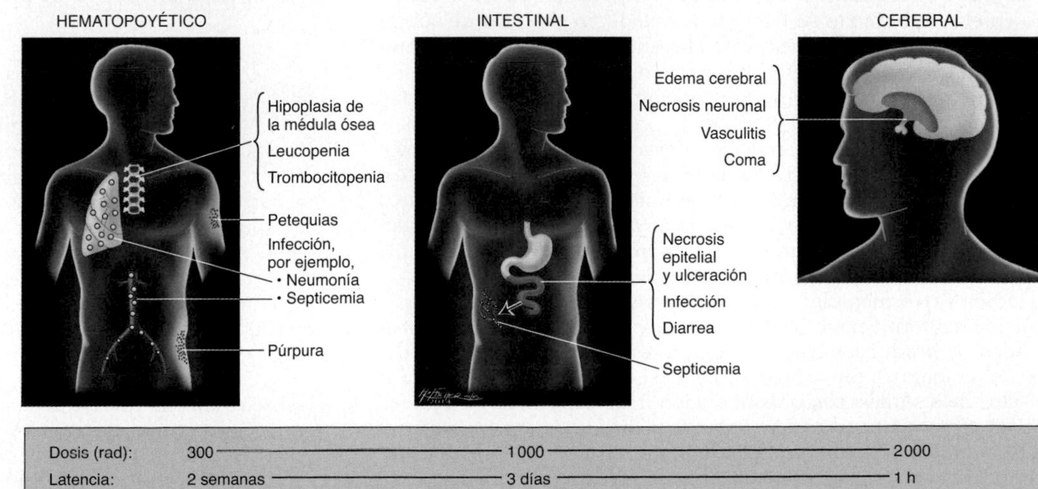

FIGURA 8-8. Síndromes por irradiación aguda. Con una dosis aproximada de 300 rads de radiación de cuerpo entero, se desarrolla en el transcurso de dos semanas un síndrome que se caracteriza por insuficiencia hematopoyética. En torno a los 1 000 rads se observa un síndrome gastrointestinal con latencia de tan sólo tres días. Con dosis de 2 000 rads o más, aparece un cuadro neurológico central en el transcurso de 1 h, al que sigue con rapidez la muerte.

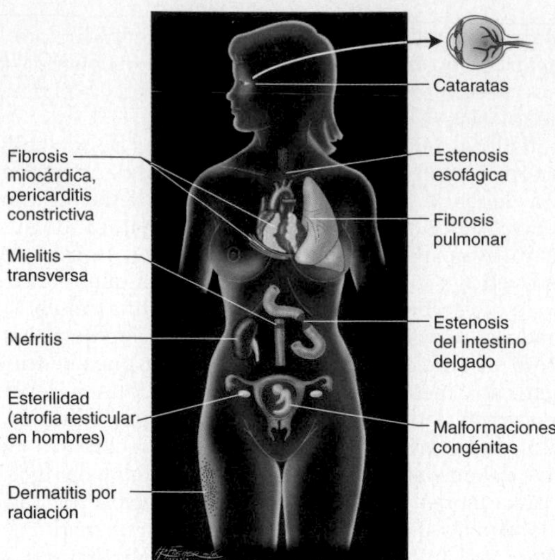

FIGURA 8-9. Complicaciones no neoplásicas de la radiación.

- **300 cGy**: con esta dosis se desarrolla un síndrome que se caracteriza por **insuficiencia hematopoyética** en el transcurso de 2 semanas. Tras la depleción inicial de linfocitos circulantes, la disminución progresiva de los elementos formes de la sangre desencadena finalmente hemorragia, anemia e infección. Esto último constituye con frecuencia la causa de la muerte.
- **10 Gy**: cuando la dosis se acerca a esta cifra, la causa principal de muerte guarda relación con el **aparato digestivo**. Si bien los síntomas digestivos se producen con cualquier valor del intervalo de dosificación en la exposición corporal total, cuando los niveles de exposición son más altos todo el epitelio del tubo digestivo se destruye en el transcurso de 3 días (es decir, el período de vida normal de las células de las vellosidades y las criptas). La consecuencia es que la homeostasis hídrica en el intestino se altera, y le siguen diarrea y deshidratación intensas. Por otra parte, se interrumpe la barrera epitelial para las bacterias intestinales; los microorganismos entéricos producen invasión y se diseminan por todo el organismo. La septicemia y el choque provocan la muerte a la víctima.
- **20 Gy**: cuando las dosis corporales totales son de 20 Gy y superiores, el daño al SNC produce la muerte en el transcurso de algunas horas. En la mayor parte de los casos predominan el edema cerebral y la pérdida de la integridad de la barrera hematoencefálica, como consecuencia de la lesión endotelial. Con dosis extremas, es posible esperar necrosis neuronal por radiación. A continuación, se presentan convulsiones, coma y muerte.

EFECTOS FETALES: los efectos de la irradiación de todo el cuerpo en el feto humano se han documentado en estudios de supervivientes de la bomba nuclear de Hiroshima. Las mujeres embarazadas expuestas a 25 cGy o más tuvieron neonatos con reducción de la circunferencia cefálica, disminución del crecimiento general y discapacidad intelectual.

En estudios sobre la condición clínica de los niños expuestos a dosis terapéuticas de radiación entre las semanas 3 y 20 de la gestación, se observaron retraso del crecimiento y microcefalia. Otros efectos de la irradiación en el útero incluyen hidrocefalia, microftalmía, coriorretinitis, amaurosis, espina bífida, paladar hendido, pie equino varo aducto y anomalías genitales. Los datos obtenidos de estudios experimentales y en humanos sugieren manifiestamente que las malformaciones congénitas principales tienen poca probabilidad de producirse con dosis inferiores a 20 cGy después del día 14 del embarazo. Sin embargo, las dosis menores podrían causar efectos más sutiles, como disminución de la capacidad intelectual. ***Como protección contra ese riesgo, la dosis máxima permisible establecida de radiación para el feto por exposición de la madre embarazada es mucho más baja que la dosis teratógena reconocida.***

EFECTOS GENÉTICOS: la mayor parte de la información sobre la cual se basan las predicciones sobre los efectos genéticos en el humano deriva de datos experimentales y análisis realizados en supervivientes de explosiones nucleares. Tras el seguimiento a largo plazo, los supervivientes de las detonaciones nucleares en Hiroshima y Nagasaki no han mostrado evidencia de daños genéticos ya fuera a modo de anomalías congénitas o trastornos hereditarios en hijos sucesivos o sus descendientes. En animales de experimentación, el riesgo de mutación inducida por cGy es como máximo del 0.5% al 5% del riesgo de presentar una mutación espontánea (se calcula que el riesgo de que exista una mutación espontánea en el humano se observa en el 10% de los nacidos vivos). En consecuencia, se requiere una radiación de 20 cGy a 200 cGy para duplicar la tasa de mutación espontánea.

ENVEJECIMIENTO: no existe hasta el momento evidencia de que la exposición a la radiación provoque el envejecimiento prematuro. Un estudio sobre mortalidad en los supervivientes de las explosiones nucleares en Japón no reveló ningún exceso de mortalidad, excepto por la atribuible a las neoplasias. Tampoco existe prueba alguna de que tenga lugar una aceleración de las enfermedades entre los supervivientes de algún grupo de edad.

La lesión localizada por radiación complica la radioterapia antineoplásica

En el curso de la radioterapia frente a neoplasias malignas, resulta inevitable la radiación de cierta cantidad de tejido normal. Si bien casi cualquier órgano puede dañarse por la radiación, la piel, los pulmones, el corazón, los riñones, la vejiga y el intestino son susceptibles y difíciles de proteger (fig. 8-9). Está claro que el daño localizado en la médula ósea tiene pocas consecuencias funcionales, debido a la inmensa capacidad de reserva del sistema hematopoyético.

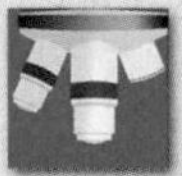

ANATOMOPATOLOGÍA: el daño persistente en el tejido expuesto a la radiación puede atribuirse a *(1)* el compromiso del suministro vascular y a *(2)* una reacción fibrótica de reparación ante la necrosis aguda y la isquemia crónica. La lesión de tejidos causada por radiación afecta de manera predominante a las arterias pequeñas y a las arteriolas. Las células endoteliales son los elementos más sensibles en los vasos sanguíneos, y a corto plazo muestran edema y necrosis. Con el paso del tiempo, las paredes vasculares aumentan de tamaño por la proliferación de las células endoteliales, así como por el depósito de colágeno y otros elementos de tejido conjuntivo bajo la íntima.

Una vacuolación impactante de las células de la íntima, las denominadas células espumosas, es característica. La fragmentación de la lámina elástica interna, la pérdida de las células de músculo liso, la cicatrización de la media y la fibrosis de la adventicia se observan en las arterias pequeñas. Son comunes los fibroblastos extraños con núcleos hipercromáticos grandes, y quizá demuestren el daño provocado por la radiación al ADN.

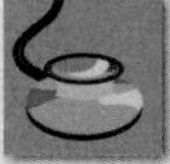

CARACTERÍSTICAS CLÍNICAS: la necrosis aguda por radiación se manifiesta por trastornos como la **neumonitis por radiación**, la **cistitis** y la **dermatitis por radiación** y la **diarrea secundaria a enteritis**. La enfermedad crónica se caracteriza por **fibrosis intersticial** cardíaca y pulmonar, **estenosis** esofágica y del intestino delgado, así como **pericarditis constrictiva**. La **nefritis crónica por radiación**, que se parece a la nefroesclerosis maligna, es predominantemente una vasculopatía que conduce a la hipertensión grave y a la insuficiencia renal progresiva.

Puesto que la radioterapia atraviesa inevitablemente la piel, es frecuente que cause **dermatitis por radiación**. El daño inicial se evidencia por la dilatación de los vasos sanguíneos, que se reconoce como **eritema**. A continuación, puede sobrevenir necrosis cutánea y prevalecer en forma de **úlceras incoloras** que no cicatrizan, porque el epitelio es incapaz de regenerarse. La cicatrización anómala de las heridas en los tejidos irradiados

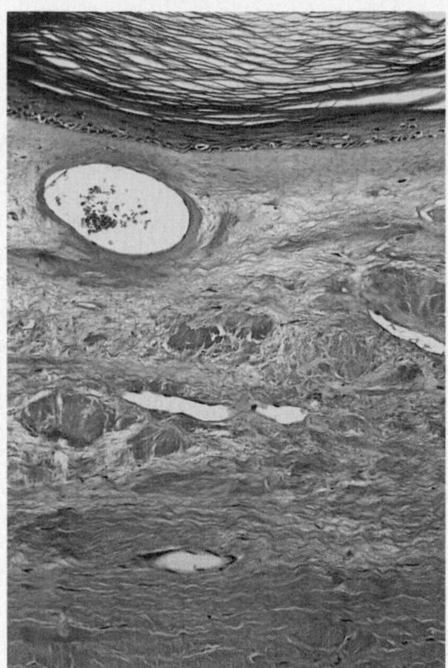

FIGURA 8-10. Dermatitis crónica por radiación. La epidermis presenta atrofia. La dermis muestra fibrosis densa y sus vasos sanguíneos superficiales están dilatados.

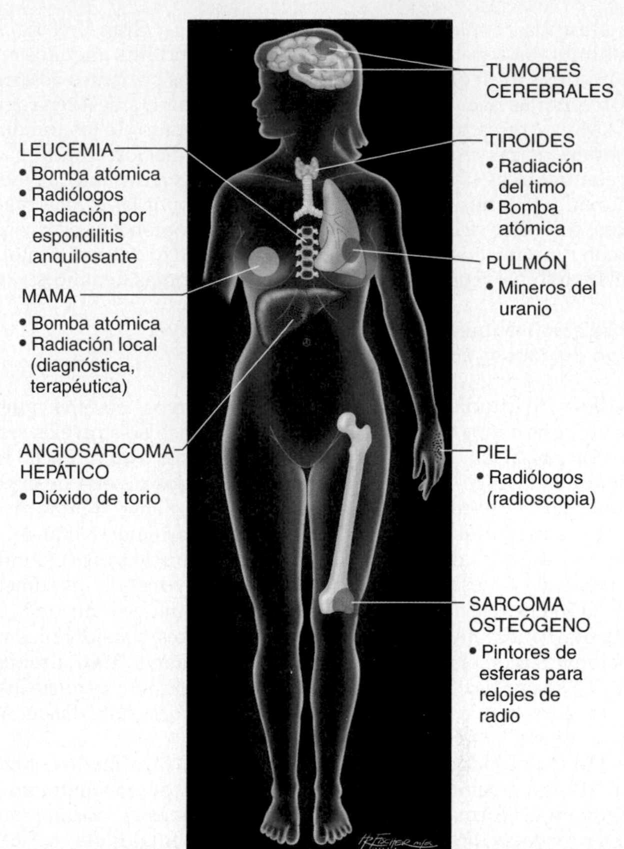

FIGURA 8-11. Cánceres secundarios a radiación.

podría implicar problemas graves para los cirujanos que intervienen esas regiones. Con frecuencia, las **heridas con cicatrización deficiente** o **dehiscencia**, o bien las **úlceras persistentes**, suelen requerir injertos de piel de espesor total. La **dermatitis crónica por radiación** es el resultado de la reparación y revascularización de la piel y se caracteriza por atrofia, hiperqueratosis, telangiectasia e hiperpigmentación (fig. 8-10).

Las **gónadas**, tanto testículos como ovarios, son similares a otros tejidos en su dependencia del reciclaje continuo de las células, y muestran radiosensibilidad extrema. La inhibición aguda de la mitosis en el testículo da lugar a la necrosis de los blastocitos germinales, las espermatogonias. La combinación de lesión vascular causada por radiación y daño directo a las células germinales desencadena atrofia progresiva de los túbulos seminíferos, fibrosis peritubular y pérdida de la función reproductora. Las células intersticiales y de Sertoli no se multiplican con la misma rapidez, de manera que sobreviven y mantienen una producción hormonal normal. Se observa una lesión comparable en el ovario irradiado; los folículos se ven afectados por la atresia y el órgano finalmente se vuelve fibroso y atrófico.

Pueden producirse **cataratas** (opacidades del cristalino) si el ojo se ubica en el trayecto del rayo que emite la radiación. La **mielitis transversa** y la paraplejía se producen cuando la médula espinal se irradia de manera inevitable durante el tratamiento de ciertos tumores torácicos o abdominales. El **daño vascular en la médula espinal** puede traer consigo isquemia localizada.

Las dosis elevadas de radiación provocan cáncer

Las pruebas de que la radiación puede provocar cáncer son indiscutibles y derivan de muchas fuentes (fig. 8-11). A principios del siglo XX, científicos y radiólogos probaron sus equipos de rayos X colocando sus manos en la trayectoria del haz. Como resultado, desarrollaron carcinomas de células basales y escamosas de la piel expuesta. Además, los primeros instrumentos no estaban bien protegidos y no se apreciaban los peligros asociados a la fluoroscopia. Los radiólogos de esa época sufrieron una incidencia inusualmente alta de leucemia. Esta situación se ha corregido con el uso de equipos de protección y blindaje modernos.

Entre los trabajadores que pintaban relojes de pulsera con material que contenía radio para crear esferas luminosas, tuvo lugar una exposición laboral inusual a la radiación. Estos trabajadores tenían el hábito de lamer sus pinceles para moldear la punta, lo que propiciaba la ingestión del radio. Puesto que el organismo dispone del radio de la misma manera que el calcio, este se alojaba acto seguido en sus huesos, de manera que se encontraban expuestos a un isótopo de vida prolongada que persistía en sus huesos por tiempo indefinido. Estos individuos experimentaron una incidencia alta de cáncer óseo y de los senos paranasales. Otro ejemplo de exposición profesional a un elemento radioactivo es la elevada tasa de cáncer de pulmón en los mineros de uranio que inhalaron polvo radioactivo y gas radón. La exposición crónica al radón provocó cáncer de pulmón con una frecuencia sustancialmente mayor en estos mineros, fueran o no fumadores.

El **yodo** se concentra en la tiroides. Si los isótopos de yodo radiactivo se inhalan o ingieren, la glándula experimenta una exposición concentrada muy intensa a la radiactividad. Un incremento explosivo en la incidencia de cáncer tiroideo entre niños que vivían en regiones geográficas contaminadas por la catástrofe nuclear de Chernobil, sucedida en Ucrania en 1986, se vinculó con la liberación de isótopos de yodo radiactivo en ese incidente.

Los supervivientes de las explosiones de la bomba nuclear en Japón tuvieron un aumento de más de 10 veces en la incidencia de leucemia, que alcanzó un máximo de 5 a 10 años después de la exposición y luego disminuyó a las tasas basales. Dos terceras partes fueron casos de leucemia aguda; el resto, leucemias mieloides crónicas. La incidencia de leucemia linfocítica crónica, poco frecuente en Japón, no aumentó. El riesgo de mieloma múltiple se quintuplicó y la incidencia de linfoma aumentó ligeramente. La frecuencia de tumores sólidos aumentó claramente en los casos de mama, pulmón, tiroides, tubo digestivo y vías urinarias, aunque no tanto como en el caso de la leucemia. El desarrollo de tumores malignos relacionados con la radiación, incluida la leucemia, mostró una relación dosis-respuesta.

Exposición a la radiación yatrógena y cánceres

El riesgo de **tumores sólidos**, en especial de cáncer de mama, es particularmente elevado entre las mujeres adultas que fueron tratadas durante la infancia con radiación torácica por la enfermedad de Hodgkin. Tienen un riesgo casi 20 veces mayor de desarrollar una segunda neoplasia debido a la radiación. En Gran Bretaña, se acostumbraba a tratar a los pacientes con espondilitis anquilosante con irradiación en dosis bajas. Posteriormente los pacientes desarrollaron con más frecuencia anemia aplásica, leucemia mielógena aguda (LMA) y otros tumores. Se produjo un aumento de los tumores cerebrales en personas que habían recibido irradiación craneal para el tratamiento de la infección por tiña de la cabeza durante la niñez. El dióxido de torio, que es ingerido ávidamente por las células fagocíticas, se utilizó hace algunas décadas para la obtención de imágenes con radionúclidos. La persistencia a largo plazo del radioisótopo en el hígado provocó el desarrollo de angiosarcomas hepáticos.

La radiación de baja intensidad se asocia a mayor riesgo de cáncer, sobre todo en la infancia

Los datos de estudios en animales y de los cultivos celulares muestran algunos daños cromosómicos en el ADN incluso a niveles muy bajos de radiación. Los estudios epidemiológicos a gran escala indican que el riesgo humano en entornos de bajos niveles de exposición a las radiaciones puede ser estadísticamente significativo, aunque la magnitud de ese riesgo no sea necesariamente grande.

Así, un estudio con casi 120 000 trabajadores nucleares estadounidenses, cuya exposición media fue de 20 mSv, constató un aumento de la frecuencia de muchos cánceres. El linfoma y el mieloma, en particular, aumentaron, al igual que los tumores considerados no relacionados con el tabaquismo (p. ej., hueso, mama, SNC, tiroides, piel). La magnitud de estos aumentos no fue grande, pero estaban relacionados con la dosis, y los resultados fueron estadísticamente significativos.

RADÓN: el radón es un gas noble radioactivo formado a partir de la desintegración del uranio 238 (^{238}U), que se encuentra en el suelo y en las formaciones rocosas. El radón es, en sí mismo, inerte. La preocupación por los riesgos medioambientales del radón se centra en sus productos de desintegración radioactivos, denominados descendientes del radón. Entre ellos se encuentran los isótopos radioactivos de bismuto, plomo y polonio, que son activos desde el punto de vista químico y se unen a las partículas y a los tejidos pulmonares. La vida media del isótopo emisor α, ^{218}Po, es de 103 años.

Se ha informado de una serie de estudios muy amplios sobre niños expuestos a radiación de bajo nivel. Aunque varían, como era de esperar, en los detalles y en las conclusiones generales, la tendencia de estos estudios apoya la asociación de la exposición infantil de bajo nivel a la radiación con el desarrollo de leucemias infantiles y tumores del SNC. Por ejemplo, en un estudio que involucró a más de 2 000 000 de niños suizos se constató una incidencia significativamente mayor de leucemia y tumores del SNC, de forma relacionada con la dosis, debido a la exposición a la radiación de fuentes naturales (radón, irradiación gamma terrestre, etc.).

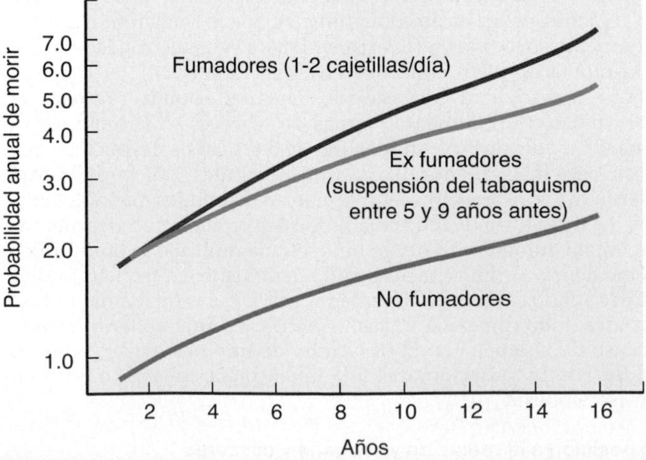

FIGURA 8-12. Riesgo de muerte en fumadores y no fumadores. Obsérvese que la probabilidad anual de fallecer, que se indica en el eje de las ordenadas, se muestra en escala de incremento exponencial. Los individuos que fumaron durante un año tienen una probabilidad dos veces mayor de morir que quienes no fuman, en tanto los que han fumado durante más de 15 años tienen una probabilidad de morir que supera el triple.

La radiación por microondas, campos electromagnéticos y ultrasonidos no es ionizante

Las microondas que producen los hornos, los radares y la diatermia son ondas electromagnéticas que penetran en el tejido, pero no causan ionización. A diferencia de la radiación X y la gamma, la absorción de la energía de microondas solo produce calor y no luz. La energía de activación de la radiación por radiofrecuencia y microondas es demasiado baja para modificar los enlaces químicos o alterar el ADN. Así, la exposición a la radiación por microondas bajo circunstancias normales tiene poca probabilidad de causar alguna lesión. Por otra parte, un estudio realizado en 20 000 técnicos de radares de la Marina estadounidense que presentaban exposición crónica a niveles altos de radiación por microondas no pudo detectar incremento alguno de la incidencia del cáncer. Del mismo modo, no se ha comprobado que los campos electromagnéticos no ionizantes, como los que se producen en las proximidades de las líneas eléctricas de alta tensión, aumenten la incidencia de leucemia u otros tipos de cáncer.

El ultrasonido, las ondas de vibración aéreas que superan el intervalo auditivo, causan compresión mecánica, pero, una vez más, no producen ionización. Se utilizan instrumentos de ultrasonido con gran capacidad de concentración y energía para desintegrar el tejido *in vitro* con el objetivo de realizar análisis químicos y para la limpieza de distintas superficies, entre las que se encuentran los dientes. Sin embargo, no existe razón para creer que la ecografía diagnóstica o la exposición accidental a algún instrumento industrial generen algún daño medible.

Enfermedades por consumo de sustancias

TABAQUISMO

El tabaquismo es la principal causa de muerte evitable en Estados Unidos. ***Unas 480 000 muertes prematuras al año (alrededor de una quinta parte del total) se producen por culpa del tabaco.*** En 2014, cirugía General de Estados Unidos[2] culpó al tabaquismo del 48 % de las muertes por cáncer, del 19 % de las muertes por enfermedades cardiovasculares y metabólicas, del 61 % de las muertes por enfermedades pulmonares no neoplásicas y del 8 % de las muertes perinatales (*v.* anteriormente en relación con el HTA). El tabaquismo acorta la esperanza de vida, y la mortalidad global es proporcional a la cantidad y duración del consumo de cigarrillos, cuantificada habitualmente como «paquetes-año» (fig. 8-12). Así, alguien que fuma dos paquetes de cigarrillos al día a la edad de 30 años vivirá una media de 8 años menos que un no fumador.

Las enfermedades relacionadas con el tabaquismo afectan a hombres y mujeres por igual. Por tanto, estas derivan de la cantidad fumada, no el sexo del fumador. La mortalidad por cáncer de pulmón, casi toda relacionada con el consumo de cigarrillos, supera a la de los cánceres de mama y próstata, que son los más habituales entre las mujeres y los hombres, respectivamente, en Estados Unidos. El exceso de mortalidad asociado al consumo de cigarrillos disminuye cuando se deja de fumar: a los 15 años de abstinencia, la mortalidad de los ex fumadores por todas las causas se aproxima a la de las personas que nunca han fumado. La mortalidad por cáncer entre los que solo fuman puros o pipa es algo mayor que la de la población no fumadora. El tabaco sin humo (rapé, tabaco de mascar) conlleva, si es que lo hace, un incremento escaso del riesgo de cáncer. Sin embargo, los riesgos para la salud asociados al consumo de cigarrillos electrónicos (vapeo), sobre todo entre los adolescentes, han saltado recientemente a la palestra. Cirugía General de Estados Unidos declaró en septiembre de 2018 que la nicotina de esos cigarrillos electrónicos tiene efectos nocivos para la función y el desarrollo del cerebro.

Las enfermedades más relevantes en cuanto a la mortalidad excesiva entre los fumadores de cigarrillos son, en orden de frecuencia, muchos tipos de cánceres, enfermedades cardiovascular y metabó-

[2] *The Health Consequences of Smoking—50 Years of Progress: A Report of the Surgeon General.* Rockville, MD: U.S. Department of Health and Human Services; 2014.

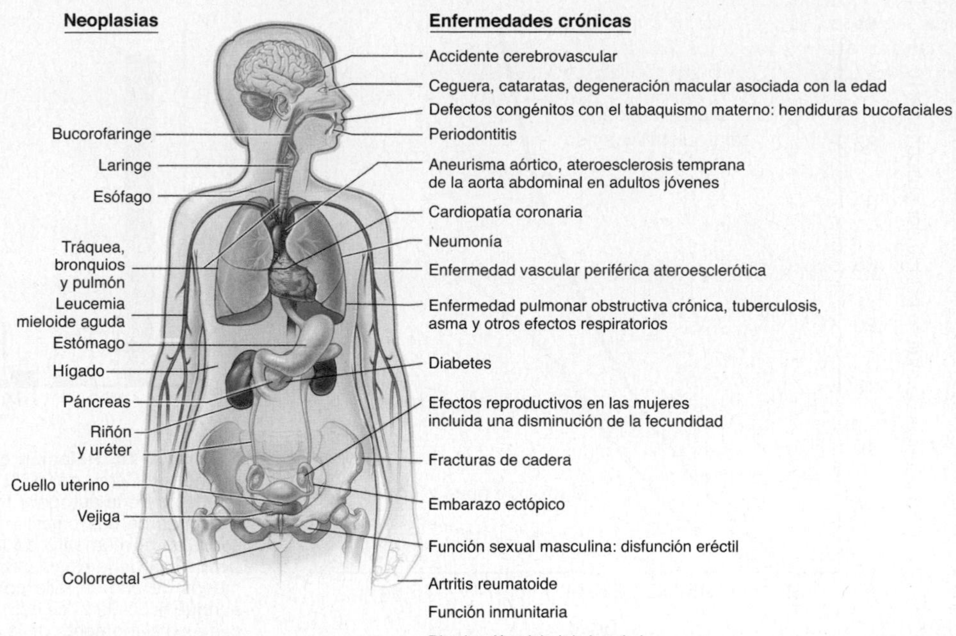

FIGURA 8-13. Órganos afectados por el tabaquismo activo. (De U.S. Department of Health and Human Services. *The Health Consequences of Smoking: 50 Years of Progress. A Report of the Surgeon General.* Atlanta, GA: U.S. Department of Health and Human Services, Centers for Disease Control and Prevention, National Center for Chronic Disease Prevention and Health Promotion, Office on Smoking and Health; 2014).

lica, y enfermedad pulmonar obstructiva crónica. Los cánceres de la cavidad bucal, la laringe, el esófago, el páncreas, la vejiga, el riñón, el colon y el cuello uterino son más habituales en fumadores que en no fumadores. Asimismo, los fumadores muestran un exceso de mortalidad por tuberculosis, aneurismas aórticos ateroescleróticos y úlceras pépticas. Los efectos de fumar cigarrillos en varios de los órganos de los fumadores se ilustran en la figura 8-13.

La enfermedad cardiovascular es una complicación importante del tabaquismo

El consumo de cigarrillos es un factor de riesgo importante e independiente para el infarto de miocardio. Actúa sinérgicamente con otros factores de riesgo, como el aumento de la presión arterial y de las concentraciones de colesterol en la sangre (fig. 8-14). El tabaquismo precipita el primer cuadro de infarto de miocardio, aumenta el riesgo de un infarto subsiguiente y disminuye la supervivencia tras un infarto entre quienes persisten en el hábito. También contribuye al desarrollo de placas ateroescleróticas que provocan isquemia y arritmias y aumenta la incidencia de muerte súbita cardíaca.

El consumo de cigarrillos es un factor de riesgo independiente de **ACV isquémico**. El riesgo se correlaciona con el número de cigarrillos fumados y disminuye cuando se deja de fumar. El consumo de tabaco también aumenta el riesgo de ciertas formas de **hemorragia intracraneal**. La combinación de tabaquismo y uso de anticonceptivos orales (AO) en mujeres mayores de 35 años aumenta la probabilidad de **infarto de miocardio** y ACV.

La ateroesclerosis de las arterias coronarias y la aorta es más grave y extensa entre los fumadores que entre los no fumadores, y el efecto está relacionado con la dosis. Como consecuencia, el tabaquismo es un importante factor de riesgo de **aneurismas aórticos ateroescleróticos**. La incidencia y la gravedad de la **vasculopatía periférica ateroesclerótica** también aumentan notablemente con el tabaquismo. El tabaquismo es también un importante factor de riesgo de **vasoespasmo coronario**. Altera el flujo sanguíneo coronario regional en pacientes con arteriopatía coronaria y reduce el umbral de fibrilación ventricular y de paro cardíaco en pacientes con cardiopatía isquémica establecida. Las acciones farmacológicas propias de la nicotina, la inhalación de monóxido de carbono (CO), la disminución de las concentraciones plasmáticas de lipoproteínas de alta densidad, el aumento de la concentración plasmática del fibrinógeno y la elevación del recuento de leucocitos son consecuencias del tabaquismo que podrían predisponer al infarto de miocardio.

La **enfermedad de Buerger**, una enfermedad inflamatoria y oclusiva peculiar que se observa en la vasculatura de la pierna, se identifica casi de manera exclusiva en grandes fumadores (*v.* cap. 10).

El cáncer de pulmón es en gran medida una enfermedad propia de los fumadores de cigarrillos

Más del 85% de las muertes por cáncer pulmonar, la causa de muerte por cáncer más común tanto en hombres como en mujeres en Estados Unidos en la actualidad, se atribuyen al consumo de cigarrillos (fig. 8-15). Pese a que no se han identificado los agentes

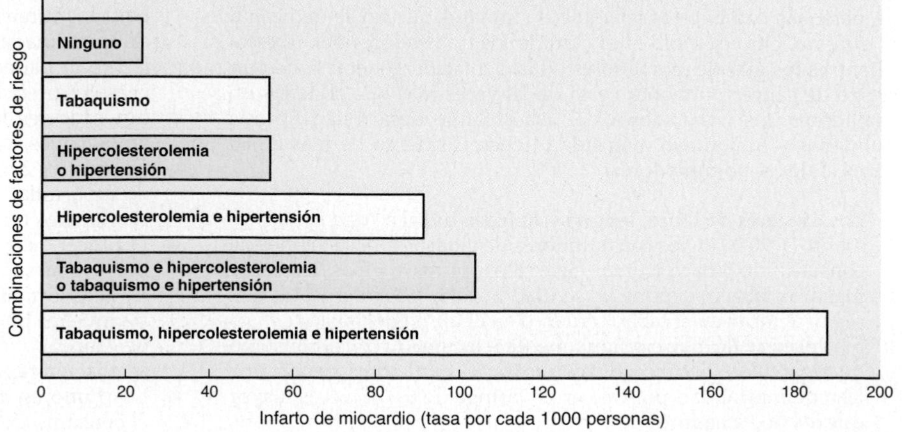

FIGURA 8-14. Riesgo de infarto de miocardio en fumadores de cigarrillos. El tabaquismo es un factor de riesgo independiente e incrementa el riesgo de infarto de miocardio en casi la misma medida que lo hacen la hipertensión y la hipercolesterolemia de manera independiente. Los efectos del tabaquismo se añaden a los de estos dos factores de riesgo.

PATOLOGÍA AMBIENTAL Y NUTRICIONAL

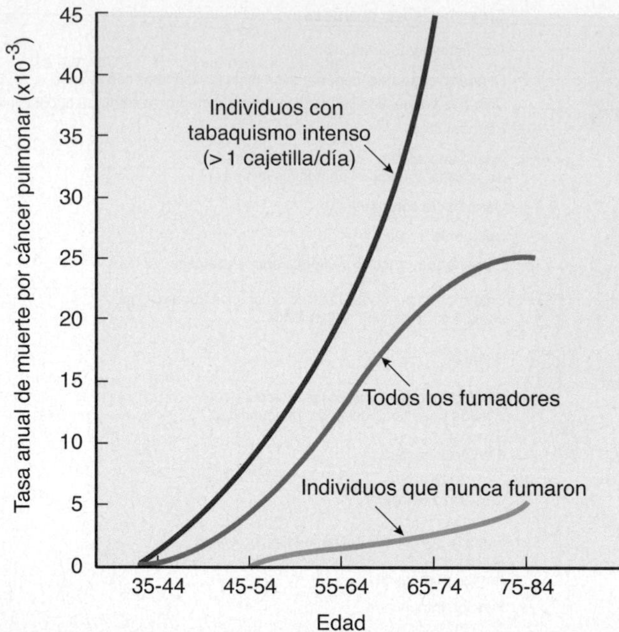

FIGURA 8-15. Tasa de muerte por cáncer pulmonar entre fumadores y no fumadores. Los no fumadores muestran un ligero aumento lineal de la tasa de muerte por cáncer pulmonar a partir de los 50 años de edad. En contraste, los individuos que fuman más de una cajetilla por día muestran un incremento exponencial de la tasa de muerte anual por cáncer pulmonar, a partir de una edad aproximada de 35 años. Para los 70 años, quienes muestran tabaquismo intenso tienen una tasa de mortalidad casi 20 veces mayor por cáncer pulmonar que los no fumadores.

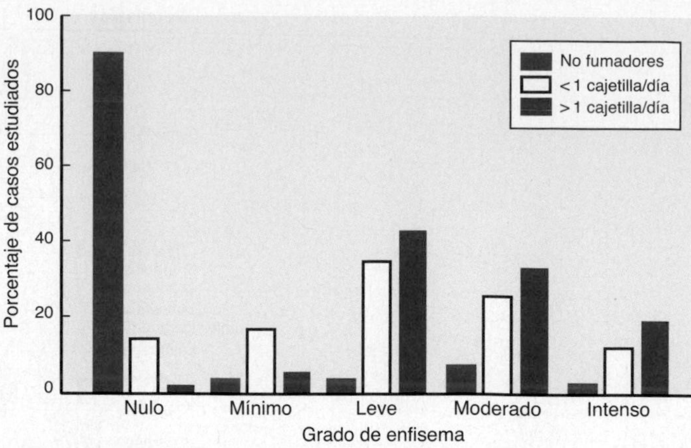

FIGURA 8-16. Relación entre el consumo de cigarrillos y el enfisema pulmonar. Cerca del 90 % de los no fumadores carece de enfisema en el momento de la autopsia. Por el contrario, casi todos los individuos que fuman más de una cajetilla por día muestran pruebas morfológicas de enfisema en el momento de la autopsia. El enfisema tiene una pequeña dependencia de la dosis (número de cigarrillos consumidos). Los que fuman menos de una cajetilla por día tienden a padecer enfisema menos grave, aunque el 85-90 % de este tipo de fumadores presenta algún grado de enfisema en el momento de la autopsia.

lesivos específicos del humo del cigarrillo, resulta claro que ese elemento es tóxico y carcinógeno para la mucosa bronquial. Cuando el humo del cigarrillo pasa a través de un filtro, se separa en fases gaseosa y de partículas. El alquitrán del cigarrillo, material que se deposita en el filtro, contiene más de 3000 compuestos, muchos de los cuales se han identificado como carcinógenos, toxinas para la mucosa y agentes ciliotóxicos. Es posible encontrar en la fase gaseosa compuestos con propiedades dañinas similares, pero son menos abundantes. Entre los fumadores, el riesgo de desarrollar cáncer pulmonar guarda relación directa con el número de cigarrillos consumidos. La anatomopatología de los cánceres de pulmón ha cambiado con los años. El carcinoma escamoso era predominante, pero ha disminuido con la reducción del consumo de tabaco. El adenocarcinoma se ha vuelto más común. El informe de Cirugía General sobre el tabaquismo (2014, *v.* anteriormente) lo relaciona con los cambios en la composición y configuración de los cigarrillos.

El consumo de cigarrillos también constituye un factor importante para la inducción del **cáncer pulmonar** que se relaciona con ciertas exposiciones laborales. Por ejemplo, los mineros del uranio tienen una mayor tasa de cáncer de pulmón, presumiblemente porque inhalan productos del radón. La tasa de cáncer pulmonar entre los mineros que fuman es considerablemente más alta que la de personas con hábitos tabáquicos similares que no se dedican a la minería. Otro ejemplo es el caso de los trabajadores del asbesto. Mientras los grandes fumadores de la población general tienen un riesgo de cáncer pulmonar cerca de 20 veces más que el de los no fumadores, los trabajadores del asbesto que desarrollan fibrosis pulmonar y fuman con intensidad tienen un riesgo de más de 60 veces al de los no fumadores.

- Los **cánceres de labio, lengua y mucosa bucal** se dan principalmente (> 90 %) en los consumidores de tabaco. Todos los tipos de consumo de tabaco (fumar cigarrillos, puros y pipas, así como masticar tabaco) expone la cavidad bucal a los compuestos que se encuentran en el tabaco crudo o en el humo del tabaco.
- El **cáncer de laringe** está igualmente relacionado con el consumo de cigarrillos. Los hombres caucásicos fumadores tienen una tasa de mortalidad por cáncer de laringe de 6 a 13 veces mayor que los no fumadores.
- Se calcula que el **cáncer de esófago** en Estados Unidos y Gran Bretaña es consecuencia del tabaquismo en el 80 % de los casos.
- El **cáncer de vejiga** es una causa de muerte dos veces más frecuente en fumadores que en no fumadores. De hecho, entre el 30-40 % de todos los cánceres de vejiga pueden atribuirse al tabaquismo. Al igual que en casi todos los trastornos relacionados con el tabaco, existe una relación clara dosis-respuesta entre la incidencia del cáncer vesical, el número de cigarrillos consumidos por día y la duración del tabaquismo.
- La incidencia del **carcinoma renal** muestra incremento de entre el 50-100 % entre los fumadores. También se documentó un modesto aumento del cáncer de la pelvis renal.
- Se observa un aumento constante de la incidencia del **cáncer de páncreas** que, por lo menos en parte, guarda relación con el tabaquismo. El índice de riesgo de adenocarcinoma pancreático en hombres fumadores es de dos a tres veces mayor, y existe una relación dosis-respuesta. Los hombres que fuman más de dos cajetillas diarias tienen un riesgo cinco veces mayor de desarrollar cáncer pancreático que los no fumadores.
- El **cáncer de cuello uterino** es significativamente más frecuente en las fumadoras. Se ha calculado que alrededor del 30 % de la mortalidad por cáncer de cuello uterino está asociada al tabaquismo.
- La **LMA** en los hombres fumadores es dos veces más frecuente que en los no fumadores.
- Los **cánceres de colon y recto** son más frecuentes en los fumadores activos, sobre todo en los grandes fumadores, que en los no fumadores. El riesgo relativo (RR, la proporción de riesgo para los fumadores en comparación con los no fumadores) es de aproximadamente 1.25. Los fumadores también tienen mayor riesgo de padecer pólipos adenomatosos colónicos, que son precursores premalignos de los adenocarcinomas (RR ≈ 1.5).
- Los **cánceres hepáticos** pueden deberse a muchas influencias ambientales, como los virus de la hepatitis y las aflatoxinas (*v.* caps. 9 y 20). Sin embargo, fumar cigarrillos aumenta el riesgo de desarrollar neoplasias hepáticas (RR ≈ 1.6) con independencia de otros factores de riesgo conocidos.
- El **cáncer de mama** se ha relacionado con el consumo de cigarrillos en fumadores activos y en personas expuestas al HTA (*v.* anteriormente). Esta asociación está mejor documentada en las mujeres premenopáusicas. Existe una relación entre el riesgo de cáncer de mama relacionado con el tabaco y los fenotipos de acetilación rápida para la enzima *N-acetiltransferasa 2*.
- Los **tumores de ovario** están más escasamente vinculados con el consumo de tabaco. Se ha detectado un ligero aumento en la

incidencia de tumores mucinosos limítrofes del ovario con el tabaquismo. No se ha reportado esta relación en los otros tipos de tumores ováricos.

Los fumadores tienen más riesgo de padecer ciertas enfermedades no neoplásicas

- La **bronquitis crónica y el enfisema** se dan sobre todo en los fumadores de cigarrillos. La incidencia de estas enfermedades varía en función del número de cigarrillos fumados (fig. 8-16; *v.* cap. 12).
- Las **úlceras pépticas** son un 70% más frecuentes en los hombres fumadores que en los no fumadores.
- La **diabetes mellitus** de tipo 2 es entre un 30% y un 40% más frecuente en los fumadores. Varios mecanismos diferentes pueden contribuir a este efecto, como la resistencia a la insulina relacionada con la nicotina y la apoptosis de los linfocitos β, el aumento de la adiposidad central y la alteración del metabolismo de los estrógenos y andrógenos en los fumadores.
- La **tuberculosis** es más grave en los fumadores, que tienen un mayor riesgo de recrudecimiento y de muerte relacionada con la tuberculosis.
- La incidencia y las exacerbaciones del **asma** aumentan en los fumadores, en comparación con los no fumadores.
- El **deterioro de la función inmunitaria**, que afecta las ramas innata y adaptativa del sistema inmunitario, afecta a los fumadores. Estos efectos son complejos y difíciles de resumir brevemente, pero reflejan los efectos prooxidantes del humo del cigarrillo y las respuestas específicas inducidas por los componentes individuales del humo. Sin embargo, aunque el humo actúa como un irritante, también altera el reconocimiento del sistema inmunitario innato y otras respuestas a los patógenos, por lo que los fumadores tienen un mayor riesgo de infecciones respiratorias. El humo del cigarrillo también altera las funciones inmunitarias mediadas por los linfocitos T y B.
- La **artritis reumatoide seropositiva** es más frecuente entre los fumadores.
- La **osteoporosis** en las mujeres se ve agravada por el consumo de tabaco. Las mujeres que fuman un paquete de cigarrillos al día durante su período reproductivo tienen un déficit de entre el 5% y el 10% de densidad ósea en la menopausia. Este déficit es suficiente para aumentar el riesgo de fracturas óseas.
- Las **tiroidopatías** están relacionadas con el tabaquismo, especialmente la enfermedad de Graves, y sobre todo cuando el hipertiroidismo se complica con exoftalmos.
- Las **oftalmopatías**, especialmente la degeneración macular y las cataratas, son más frecuentes en los fumadores.
- La nicotina puede alterar el **desarrollo cerebral** en los adolescentes fumadores.

El tabaquismo deteriora la función reproductiva

Los hombres que fuman son más propensos a la disfunción eréctil. Las mujeres que fuman experimentan una **menopausia más precoz** que las que no, quizá debido a los efectos del tabaco sobre el metabolismo de los estrógenos.

FISIOPATOLOGÍA: en el hígado, el estradiol se hidroxila en estrona, que entra en una de dos posibles vías metabólicas irreversibles. En una de estas vías, la 16-hidroxilación conduce a la producción de estriol, un estrógeno potente. En la otra, la 2-hidroxilación da origen a la metoxiestrona, que carece de actividad estrógena. En las fumadoras, esta última vía (es decir, la que conduce a la síntesis del metabolito inactivo) es estimulada. En consecuencia, las concentraciones circulantes de estriol, el estrógeno activo, se reducen. El aumento de la incidencia de osteoporosis posmenopáusica en fumadoras se atribuye a la disminución de las concentraciones de estriol (el tabaquismo estimula el mismo tipo de metabolismo del estrógeno en los hombres).

ALCOHOLISMO

El alcoholismo crónico se ha definido como la ingesta regular de una cantidad de alcohol suficiente para dañar a una persona social, psicológica o físicamente. La adicción al etanol conlleva dependencia y síntomas de abstinencia y provoca efectos tóxicos agudos y crónicos del alcohol en el organismo.

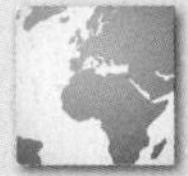

EPIDEMIOLOGÍA: en Estados Unidos hay entre 15 y 18 millones de personas con alcoholismo, aproximadamente una décima parte de la población de riesgo. La proporción es aún mayor en algunos otros países. Ciertos grupos étnicos, como los nativos americanos y los esquimales, tienen altas tasas de alcoholismo, mientras que otros, como los chinos y los judíos, se ven menos afectados. El alcoholismo es más común en los hombres, pero el número de mujeres alcohólicas ha aumentado.

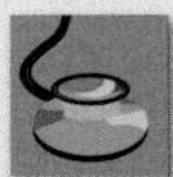

CARACTERÍSTICAS CLÍNICAS: no hay reglas inamovibles, pero para la mayoría de las personas, probablemente debería desaconsejarse el consumo diario de más de 45 g de alcohol y 100 g o más al día pueden ser peligrosos (10 g de alcohol = 1 oz, o 30 mL, de licores de 86° [43%]). Los efectos a corto plazo del alcohol en el cerebro son conocidos por la mayoría de las personas, pero no se conoce el mecanismo de la embriaguez. Al igual que otros fármacos, el alcohol es un depresor del SNC. Sin embargo, es un anestésico tan débil que debe beberse todo un vaso para obtener algún efecto significativo. En una persona normal, pueden detectarse cambios característicos del comportamiento con concentraciones bajas de alcohol (menores de 50 mg/dL). Las concentraciones de más de 80 mg/dL suelen relacionarse con tiempos de reacción prolongados y defectos de la coordinación general, y en la jurisdicción estadounidense se considera prueba legal de intoxicación mientras se conduce un vehículo motorizado. Con concentraciones mayores de 300 mg/dL la mayor parte de los individuos entra en coma, y cuando supera los 400 mg/dL, es frecuente la muerte por insuficiencia respiratoria. En el humano, la dosis mortal 50 (mediana de la dosis mortal) es de casi 5 g de alcohol por kilogramo de peso corporal. La situación es un poco distinta en las personas con alcoholismo crónico, cuyo SNC desarrolla tolerancia al alcohol. Estas personas pueden tolerar con facilidad concentraciones de alcohol en sangre de 100-200 mg/dL; en accidentes automovilísticos fatales, los médicos han detectado concentraciones sanguíneas de 500-600 mg/dL o más.

El mecanismo que subyace a la tolerancia no ha sido identificado. La intoxicación alcohólica aguda es peligrosa. Alrededor del 28% de las víctimas mortales de los accidentes de tráfico tienen que ver con el alcohol, lo que supone unas 10500 muertes anuales en Estados Unidos. El alcoholismo es también uno de los principales responsables de los accidentes domésticos mortales, las muertes en incendios y el suicidio.

Muchas enfermedades crónicas asociadas al alcoholismo se atribuyeron en su día a la desnutrición. Algunas personas con alcoholismo sufren insuficiencias nutricionales, como la insuficiencia de tiamina (encefalopatía de Wernicke) o la de ácido fólico (anemia megaloblástica). A pesar de ello, ***la mayoría de las personas con alcoholismo siguen dietas adecuadas y la mayoría de los trastornos relacionados con el alcohol deben atribuirse a los efectos tóxicos de la sustancia***. Las enfermedades asociadas al alcoholismo se analizan en detalle en los capítulos que tratan de los órganos específicos. El análisis que sigue se centra en el espectro de enfermedades relacionadas con el alcohol (fig. 8-17).

El alcohol afecta la función de muchos órganos

Hígado

La hepatopatía alcohólica, la complicación médica más común del alcoholismo, se conoce desde hace miles de años y representa una

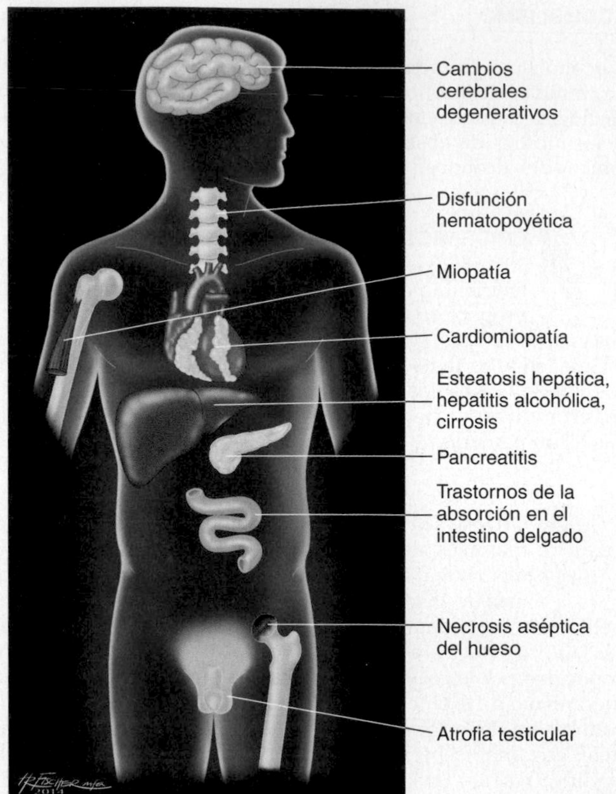

FIGURA 8-17. Complicaciones del consumo excesivo crónico de alcohol.

gran proporción de casos de cirrosis hepática (fig. 8-18) en los países industrializados. La naturaleza de la bebida alcohólica es en gran medida irrelevante; consumidos en exceso, la cerveza, el vino, el *whisky*, la sidra fermentada y cualquier otra bebida alcohólica provocan cirrosis. Solo resulta relevante la dosis total de alcohol.

Páncreas

Tanto la pancreatitis aguda como la crónica son complicaciones del alcoholismo, pero también pueden ser consecuencias de otros procesos patológicos (*v.* cap. 17). La **pancreatitis calcificante crónica**, por otra parte, es resultado incuestionable del alcoholismo y una causa importante de dolor incapacitante, insuficiencia y litiasis pancreáticas.

Corazón

La cardiopatía relacionada con el alcohol se reconoció hace más de 100 años en Alemania, donde se le denominaba «corazón del bebedor de cerveza». Esta enfermedad degenerativa de miocardio es una variante de la **cardiomiopatía dilatada**, y conduce a una insuficiencia cardíaca congestiva de bajo gasto (*v.* cap. 11). Los corazones de las personas con alcoholismo también parecen ser más susceptibles a las arritmias. Muchos casos de muerte súbita en personas con alcoholismo se deben probablemente por arritmias súbitas y mortales.

En este contexto, el consumo moderado de alcohol, o «consumo social» (una o dos bebidas por día) confiere protección significativa contra la arteriopatía coronaria (ateroesclerosis) y su consecuencia, el infarto de miocardio. Asimismo, en comparación con los abstemios, los bebedores sociales tienen una incidencia menor de ACV isquémico.

Músculo esquelético

La debilidad muscular, especialmente de los músculos proximales, es común en las personas con alcoholismo (*v.* cap. 25). Las personas con alcoholismo crónico presentan muchos cambios en los músculos esqueléticos, desde cambios leves en las fibras musculares detectables solo por microscopía electrónica hasta una miopatía crónica grave y debilitante, con degeneración de las fibras musculares y fibrosis difusa. En raras ocasiones se presenta **rabdomiólisis alcohólica aguda** (necrosis de las fibras musculares y liberación de mioglobina a la circulación). Este episodio repentino puede ser mortal debido a la insuficiencia renal secundaria a la mioglobinuria.

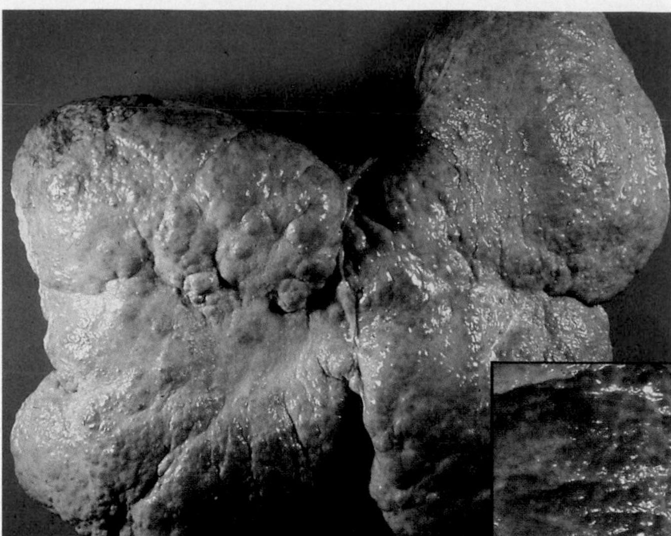

FIGURA 8-18. Cirrosis hepática en un alcohólico crónico. La superficie del hígado muestra innumerables nódulos pequeños constituidos por hepatocitos separados por bandas de tejido fibroso de interconexión. Estos se indican en la imagen aumentada (*abajo a la derecha*).

Sistema endocrino

En los hombres con alcoholismo son comunes la feminización y la pérdida de la libido y la potencia sexual. Las mamas pueden aumentar de tamaño (ginecomastia), se pierde vello corporal y el vello púbico adquiere una distribución femenina (triangular). Algunos de estos cambios derivan de una alteración del metabolismo hepático de los estrógenos debido a una hepatopatía crónica, pero muchos de los cambios (en particular la atrofia testicular) se producen incluso sin hepatopatía. El alcoholismo crónico provoca una disminución de las concentraciones de testosterona circulante debido a una compleja interferencia con el eje hipofisario-gonadal, posiblemente complicada por la aceleración del metabolismo hepático de la testosterona. El alcohol tiene un efecto tóxico directo sobre los testículos. Así, la disfunción sexual masculina es una de las consecuencias del alcoholismo.

Tubo digestivo

Dado que las mucosas esofágica y gástrica pueden estar expuestas a 10 M de etanol, no es sorprendente que estos órganos sufran los efectos tóxicos directos del alcohol. Esta lesión de la mucosa se ve potenciada por la hipersecreción de ácido clorhídrico gástrico estimulada por el etanol. La **esofagitis por reflujo** puede ser especialmente dolorosa, y las úlceras pépticas son también más frecuentes en las personas con alcoholismo. El arqueo violento podría provocar desgarros en la unión gastroesofágica (**síndrome de Mallory-Weiss**), a veces lo suficientemente graves como para causar hemorragia masiva (*v.* cap. 13). Las células de la mucosa del intestino delgado también están expuestas al alcohol circulante y desarrollan diversas anomalías de absorción. El alcohol inhibe el transporte activo de aminoácidos, tiamina y vitamina B_{12}.

Sangre

La **anemia megaloblástica** es frecuente entre las personas con alcoholismo. Deriva del hecho de que las personas con alcoholismo suelen presentar insuficiencia de folato alimentario, además de que el alcohol perjudica la absorción de ácido fólico en el intestino delgado y es un antagonista débil del ácido fólico. Además, la intoxicación crónica por etanol conduce directamente a un **aumento del volumen corpuscular medio de los eritrocitos**. En la cirrosis alcohólica, el volumen del bazo aumenta con frecuencia debido a la hipertensión portal. En estos casos el **hiperesplenismo** puede causar **anemia hemolítica**. La **trombocitopenia** transitoria es frecuente tras una intoxicación alcohólica aguda y puede provocar hemorragias. El etanol altera la agregación plaquetaria, lo que contribuye aún más a las hemorragias.

Huesos

Las personas con alcoholismo crónico, especialmente las mujeres después de la menopausia, tienen un mayor riesgo de padecer **osteoporosis**. El alcohol inhibe la función de los osteoblastos, pero no se conoce el mecanismo exacto de la pérdida ósea acelerada inducida por el alcohol. Curiosamente, el consumo moderado de alcohol parece proteger de la osteoporosis. Los hombres con alcoholismo tienen una incidencia inusualmente alta de **necrosis aséptica de la cabeza del fémur**, cuyo mecanismo también se desconoce.

Sistema inmunitario

Las personas con alcoholismo son propensas a sufrir muchas infecciones (sobre todo neumonías) por organismos inusuales en la población general, como *Haemophilus influenzae*. Tienen mayor incidencia de sepsis y SDRA. El alcohol obstaculiza las funciones de barrera física del organismo, incluida la mucosa intestinal y la depuración ciliar respiratoria, deteriora la inmunidad innata y adaptativa y otras defensas, e interfiere en la recuperación de los tejidos tras una lesión.

Sistema nervioso

La atrofia cortical cerebral es común en las personas con alcoholismo y puede derivar de la toxicidad directa del alcohol (*v.* cap. 26). Las enfermedades cerebrales relacionadas con el alcohol suelen deberse a insuficiencias nutricionales que son comunes en las personas con alcoholismo.

- La **demencia relacionada con el alcohol** (**DRA**) conlleva una pérdida progresiva de las funciones cognitivas e intelectuales, que no suele afectar la memoria. Se caracteriza por disminución de la sustancia blanca prefrontal, el cuerpo calloso y el cerebelo. Estas pérdidas, así como los signos clínicos, pueden ser parcialmente reversibles con la abstinencia. La inhibición inducida por el alcohol de los receptores de ácido *N*-metil-D-aspartato (NMDA), que conduce al estrés oxidativo, puede ser la responsable.
- La **encefalopatía de Wernicke**, con confusión, ataxia y neuropatías, se debe a la insuficiencia de tiamina (*v.* más adelante) y afecta a las personas con alcoholismo (y a otras personas) que tienen una alimentación deficiente.
- La **psicosis de Korsakoff** se caracteriza por amnesias, apatía y fabulación. Es poco conocida y puede reflejar la interacción entre el alcoholismo y la insuficiencia de tiamina.
- La **degeneración cerebelosa alcohólica** se diferencia de otras degeneraciones cerebelosas adquiridas o familiares por la uniformidad de sus manifestaciones. Se presenta con inestabilidad progresiva de la marcha, ataxia, falta de coordinación y reducción de la actividad de los reflejos tendinosos profundos.
- La **mielinolisis pontina central** (**MPC**) parece deberse a un desequilibrio electrolítico, generalmente después de una terapia con electrólitos tras un período de abuso agudo de alcohol o durante la abstinencia. En la MPC, la debilidad progresiva de los músculos cuya inervación deriva del bulbo raquídeo desemboca en una parálisis respiratoria.
- La **ambliopía** (alteración de la visión) se produce en ocasiones en las personas con alcoholismo. Puede deberse una disminución de la vitamina A en los tejidos relacionada con el alcohol, pero también podrían participar otras insuficiencias vitamínicas.
- La **polineuropatía** es frecuente en las personas con alcoholismo crónico. Suele derivar de insuficiencias de tiamina y otras vitaminas del grupo B, pero también puede estar relacionada con un posible efecto neurotóxico directo del etanol. Los pacientes suelen referir entumecimiento, parestesias, dolor, debilidad y ataxia.

La fetopatía alcohólica es consecuencia del abuso de alcohol en el embarazo

Los lactantes nacidos de gestantes que han ingerido demasiado alcohol durante el embarazo pueden presentar una serie de anomalías que, en conjunto, constituyen la fetopatía alcohólica (síndrome alcohólico fetal). Entre estas anomalías se incluyen retraso del crecimiento, microcefalia, dismorfología facial, disfunción neurológica y otras anomalías congénitas.

Alrededor del 6% de los neonatos manifiestan el síndrome completo. No obstante, es más frecuente que la exposición del feto a concentraciones altas de etanol conduzca al desarrollo de anomalías menos graves, entre las cuales destacan discapacidad intelectual, retraso del crecimiento intrauterino y características dismórficas leves (*v.* cap. 6). El alcohol es un antagonista de los neurotransmisores similares al NMDA al GABA, y puede desencadenar apoptosis neuronal.

El alcohol aumenta el riesgo de algunos tipos de cáncer

Los cánceres de la cavidad oral, la laringe y el esófago son más frecuentes en las personas con alcoholismo que en la población general. Dado que la mayoría de las personas con alcoholismo son también fumadores, la contribución diferencial del etanol y del humo del cigarrillo a estos aumentos observados no está bien definida. El riesgo de carcinoma hepatocelular aumenta en los pacientes con cirrosis alcohólica. Aunque la cuestión sigue siendo controvertida, el consumo de alcohol se asocia a mayor riesgo de cáncer de mama de forma dependiente de la dosis.

Los mecanismos por los cuales el alcohol daña los tejidos se desconocen

La patogenia del daño orgánico inducido por el etanol sigue siendo un misterio. En una serie de escenarios experimentales, se ha constatado que el etanol y sus metabolitos tienen efectos nocivos en las células. Entre dichos efectos se encuentran los cambios en el potencial redox (relación dinucleótido de adenina y nicotinamida [NAD]/NAD reducido [NADH]). Además, el etanol puede desencadenar la formación de compuestos inusuales como el primer metabolito de su oxidación, el acetaldehído, derivados proteicos del alcohol, ésteres etilo de ácidos grasos y fosfatidiletanol. También aumenta la producción de ROS (*v.* cap. 1) y tiende a intercalarse entre los fosfolípidos de las membranas biológicas, por lo que las altera. Por otra parte, el etanol muestra efectos pleiotropos sobre la señalización celular y podría favorecer la apoptosis en ciertas circunstancias. La relación de este efecto con la lesión celular amerita estudios adicionales.

CONSUMO EXCESIVO DE DROGAS

El consumo excesivo de drogas se define como un comportamiento compulsivo en el que un individuo persiste en tomar repetidamente una sustancia sin tener en cuenta los posibles daños. En su mayor parte, se trata de drogas que alteran el estado de ánimo y la percepción, por ejemplo, *(1)* derivados del opio (heroína, morfina); *(2)* depresores (barbitúricos, tranquilizantes, alcohol); *(3)* estimulantes (cocaína, anfetaminas) y drogas psicodélicas (fenciclidina [PCP], dietilamida del ácido lisérgico [LSD]); e *(4)* inhalantes (nitrito de amilo, disolventes orgánicos como los que contiene el pegamento). También incluye la habituación y el consumo excesivo de medicamentos de venta con receta.

Los Centers for Disease Control and Prevention (CDC) estiman que las sobredosis de drogas causaron más de 63 000 muertes en 2016 en Estados Unidos.

Las drogas ilícitas son responsables de muchos síndromes patológicos

Opioides medicinales y heroína

El consumo de opioides con receta y heroína, por vía oral e intravenosa, es un grave problema en Estados Unidos. Los CDC estiman que más de 42 000 muertes en 2016 en Estados Unidos fueron consecuencia de los opioides recetados e ilegales. La fácil disponibilidad de potentes opioides de prescripción, como la oxicodona, el fentanilo, la hidromorfona y otros, alimentó esta epidemia.

PATOGENIA MOLECULAR: los opioides estimulan los receptores opioideos endógenos acoplados a proteínas G, el más importante de los cuales es el receptor μ. Esto activa una vía de señalización que conduce a la liberación de dopamina en el núcleo *accumbens*, que se considera que media la euforia inducida por la sustancia. Los distintos opioides difieren en cuanto a su solubilidad en los lípidos y su afinidad por el receptor μ.

Además del «subidón», algunos opioides (p. ej., la heroína) provocan una sensación negativa. Se ha informado de que algunos opioides de venta con receta (p. ej., la oxicodona) no lo hacen, lo que puede explicar, en parte, su popularidad. La oxicodona, normalmente combinada con paracetamol, es un alcaloide opioideo con propiedades tanto estimulantes como analgésicas. El efecto más potente se consigue mediante la administración intravenosa. El fentanilo es un opioide similar a la morfina, pero hasta 100 veces más potente. Su uso ilícito se realiza mediante inyección o por vía oral, y se asocia a un alto riesgo de adicción.

A medida que las fuentes de prescripción de estos opioides se regulan con más cuidado, las personas habituadas se han dirigido a fuentes ilícitas y a la heroína. Por tanto, aunque recientemente el número de personas que declaran consumir opioides con receta para fines no médicos se ha estabilizado, el consumo de heroína ha aumentado de forma considerable. Las sobredosis se caracterizan por hipotermia, bradicardia y depresión respiratoria.

Estimulantes

Cocaína

La cocaína es un alcaloide que deriva de las hojas de la coca. La base libre de la cocaína es sólida y mucho más potente que las hojas de coca. Puede consumirse mediante inhalación, aspiración, inyección intravenosa o por vía oral. Una forma incluso más potente de la cocaína («crack») suele fumarse. La vida media de la cocaína en la sangre es de aproximadamente 1 h.

La cocaína actúa interfiriendo en la recaptación de la dopamina. Los consumidores de cocaína manifiestan euforia extrema y una mayor sensibilidad a diversos estímulos. Sin embargo, con la adicción se producen estados paranoicos y una labilidad emocional significativa. La sobredosis provoca ansiedad y delirio y, en ocasiones, convulsiones. Las arritmias cardíacas y otros efectos sobre el corazón pueden provocar la muerte súbita en personas en apariencia saludables. Los consumidores crónicos de cocaína pueden desarrollar miocardiopatía dilatada que puede poner en riesgo la vida.

Anfetaminas

Las anfetaminas, en especial la metanfetamina, son simpaticomiméticas y sus efectos se parecen a los de la cocaína, aunque tienen una duración mayor. Las metanfetaminas se utilizan la mayoría de las veces como «cristal», que se produce con facilidad a partir de la hidrogenación de la efedrina o la seudoefedrina. La metanfetamina se sintetiza con frecuencia en laboratorios caseros y constituye un problema importante de salud pública en Estados Unidos. Las complicaciones más graves del abuso de anfetaminas son las convulsiones, las arritmias y la hipertermia. Se ha comprobado que el uso de anfetaminas desencadena vasculitis en el SNC, y se describen tanto hemorragias subaracnoideas como intracerebrales.

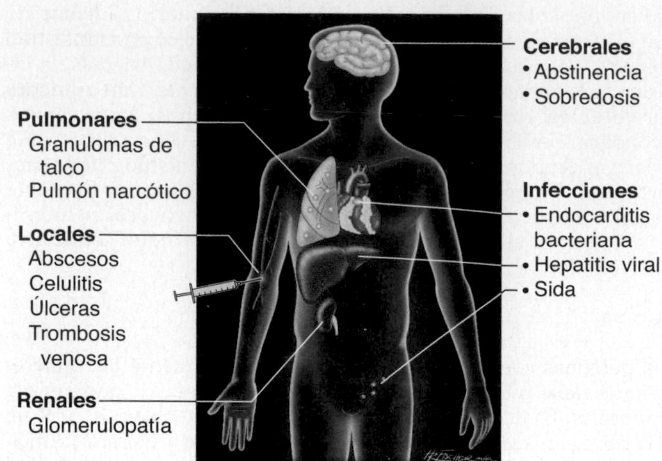

FIGURA 8-19. Complicaciones del consumo de drogas intravenosas.

Alucinógenos

Los alucinógenos son un grupo de drogas que no guarda relación química entre sí y modifican la percepción y la experiencia sensorial. La **PCP** es un agente anestésico que tiene efectos psicodélicos o alucinógenos. Como droga recreativa, se conoce como «polvo de ángel» y se toma por vía oral, intranasal o aspiración. Sus propiedades anestésicas disminuyen la capacidad de percibir el dolor y, por tanto, pueden provocar autolesiones y traumatismos. Además de sus efectos conductuales, la PCP produce taquicardia e hipertensión. Las dosis elevadas provocan coma profundo, convulsiones e incluso postura de descerebración.

El **LSD** es una droga alucinógena cuya popularidad alcanzó su punto álgido a finales de la década de 1960 y que se utiliza poco en la actualidad. Causa distorsión de la percepción sensorial, interferencia con el pensamiento lógico, alteración del tiempo de percepción y sensación de despersonalización. Los «malos viajes» se caracterizan por ansiedad y pánico, y de manera objetiva por efectos simpaticomiméticos que incluyen taquicardia, hipertensión e hipertermia. Las sobredosis graves cursan con coma, convulsiones y paro respiratorio.

Disolventes orgánicos

La inhalación de disolventes orgánicos para fines recreativos (esmalte de uñas, pegamentos, cementos plásticos y líquido para encendedores) es bastante frecuente, especialmente entre los adolescentes. Entre los ingredientes activos están el benceno, el tetracloruro de carbono, la acetona, el xileno y el tolueno. Muchos de estos compuestos son también disolventes y reactivos industriales, de tal manera que es posible la exposición laboral crónica a concentraciones bajas. Todos son depresores del SNC, aunque los primeros efectos (p. ej., con el xileno) pueden ser excitatorios. La intoxicación aguda con disolventes orgánicos se asemeja a la embriaguez con alcohol. Grandes dosis producen náusea y vómito, alucinaciones y, finalmente, coma.

La depresión respiratoria y la muerte pueden sobrevenir a continuación. La exposición crónica o el consumo de disolventes orgánicos son capaces de causar daño cerebral, renal, hepático, pulmonar y hematopoyético. El benceno, por ejemplo, es una toxina para la médula ósea y se ha asociado al desarrollo de LMA.

El consumo excesivo de drogas intravenosas tiene muchas complicaciones médicas

Aparte de los efectos farmacológicos o fisiológicos del consumo excesivo de sustancias, las complicaciones más comunes se deben a la introducción de organismos infecciosos por vía parenteral. La mayoría se producen en el lugar de la inyección: abscesos cutáneos, celulitis y úlceras (fig. 8-19). Cuando cicatrizan dejan «marcas», y estas zonas pueden desarrollar hipopigmentación o hiperpigmen-

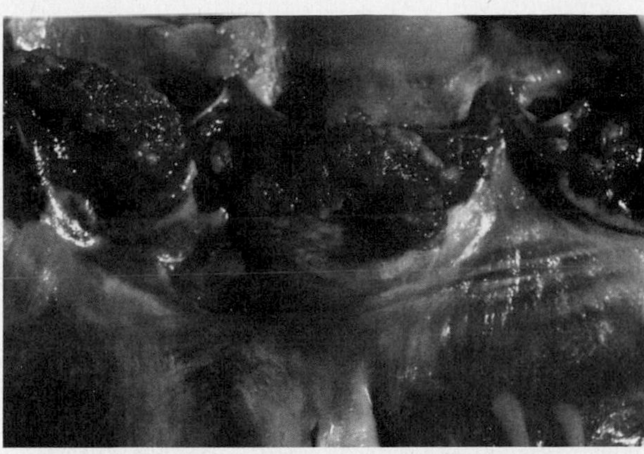

FIGURA 8-20. Endocarditis bacteriana. Válvula aórtica de un consumidor de drogas intravenosas, que muestra vegetaciones adherentes.

tación. La tromboflebitis en los vasos que drenan los sitios de la inyección es frecuente. La inoculación intravenosa de las bacterias puede causar complicaciones sépticas en los órganos internos. La endocarditis bacteriana, en la que con frecuencia está implicado *Staphylococcus aureus*, afecta ambos lados del corazón (fig. 8-20) y puede causar abscesos pulmonares, renales e intracraneales, meningitis, osteomielitis y aneurismas micóticos (fig. 8-21).

Los consumidores de drogas intravenosas corren un riesgo muy elevado de padecer enfermedades virales y sus complicaciones, como sida, hepatitis B y C. La glomeruloesclerosis focal («nefropatía por heroína») se caracteriza por la presencia de complejos inmunitarios y se ha atribuido a una reacción inmunitaria a las impurezas que contaminan las drogas ilícitas.

La inyección intravenosa de talco, que se utiliza para rebajar la droga pura, se asocia con la aparición de granulomas de cuerpo extraño en el pulmón (fig. 8-22). Estos pueden ser lo suficientemente graves como para desencadenar fibrosis pulmonar intersticial.

La adicción a las drogas en mujeres embarazadas supone un riesgo para el feto

El consumo materno de drogas puede desencadenar la adicción en el neonato, que con frecuencia muestra un síndrome de abstinencia completo. Además, la aparición del síndrome de abstinencia en el feto durante el parto puede provocar movimientos fetales exagerados e incrementar la demanda de oxígeno, situación que aumenta el riesgo de hipoxia durante el parto y aspiración de meconio. Si el parto tiene lugar cuando las concentraciones maternas de la droga son altas, el neonato suele nacer con depresión respiratoria. Las

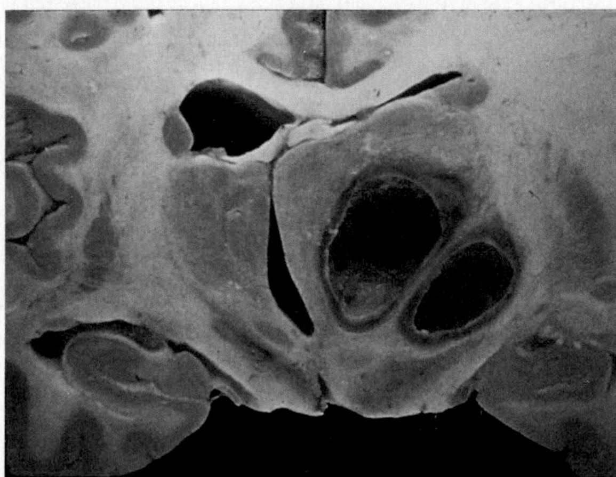

FIGURA 8-21. Absceso cerebral. Corte transversal del cerebro de un consumidor de drogas intravenosas, que revela dos cavidades encapsuladas. (De Okazaki H, Scheithauer BW. *Atlas of Neuropathology*. New York: Gower Medical Publishing; 1988. Con permiso del autor).

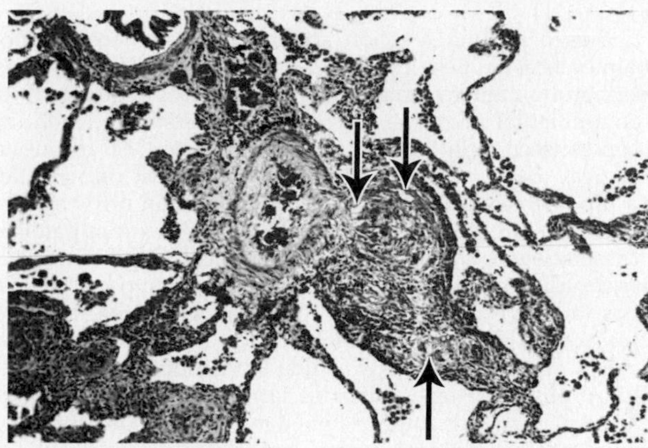

FIGURA 8-22. Granulomas de talco en el pulmón. Corte del pulmón de un consumidor de drogas intravenosas que se observa bajo luz polarizada y revela un granuloma adyacente a una arteria pulmonar. El material refractivo (*flechas*) es el talco que se utilizaba para rebajar la droga antes de su inyección intravenosa.

madres con adicción a las drogas experimentan tasas mayores de toxemia del embarazo y parto prematuro.

Los fetos en desarrollo corren otros riesgos. Así, la mujer embarazada que consume cocaína presenta con más frecuencia desprendimiento placentario y parto prematuro. Los neonatos de estas mujeres suelen tener peso bajo al nacer, alguna clase de anomalías del SNC o de otros tipos y alteraciones de la función cerebral tras el nacimiento. La adicción materna a la heroína conlleva riesgos diversos de anomalías del embarazo y parto prematuro. También se relaciona con un gran número de problemas posnatales (además del síndrome de abstinencia de heroína), entre los que se encuentran el SMSL, el síndrome de dificultad respiratoria del neonato y el retraso del desarrollo. El consumo materno de otras sustancias (p. ej., anfetaminas y alucinógenos) también causa trastornos fetales y posnatales de gravedad variable.

LESIONES YATRÓGENAS

Los errores médicos son definidos por Makary y Daniel (*BMJ* 2016;**353**:i1239) como los que incluyen:

- Hecho involuntario, ya sea por comisión u omisión
- Un curso de acción que no alcanza el resultado previsto
- Ejecución incompleta o inadecuada de una acción
- Elección inadecuada de una estrategia para alcanzar un objetivo concreto
- Desviación del curso de cuidados adecuado

La magnitud del problema así definido es difícil de conocer con exactitud. Según los mismos autores, se estima que los errores médicos causan más de 250000 muertes al año en Estados Unidos, y constituyen la tercera causa de muerte.

Las lesiones yatrógenas por fármacos son consecuencias indeseadas de los medicamentos recetados

EPIDEMIOLOGÍA: las reacciones adversas a los medicamentos son sorprendentemente comunes, y las cifras siguen aumentando. Se observan en alrededor del 5% de los casos de ingreso en el hospital y en el 2% de los pacientes ya hospitalizados. No es sorprendente que los pacientes mayores de 65 años, que toman más medicamentos y lo hacen con más frecuencia, sean los más afectados. Los niños son los menos afectados. Además, la incidencia de reacciones adversas a los medicamentos es relativamente uniforme en todos los niveles de ingresos, tanto para los que se producen durante la estancia hospitalaria como para los que están presentes en el momento del ingreso. De los primeros, la tasa de mortalidad es del 3.9%, mientras que de los segundos es del 3.2%.

El riesgo de una reacción adversa se incrementa proporcionalmente al número de fármacos utilizados. Puesto que se prescriben de manera tan amplia, los fármacos representan un riesgo ambiental relevante. Los efectos adversos de los fármacos son consecuencia de *(1)* su sobredosificación; *(2)* respuestas fisiológicas exageradas; *(3)* alguna predisposición genética; *(4)* la hipersensibilidad; *(5)* las interacciones con otros medicamentos, y *(6)* otros factores desconocidos. Los cambios patológicos característicos de las reacciones farmacológicas se analizan en los capítulos en los que se habla sobre los órganos específicos.

Los fármacos que se asocian con mayor frecuencia a estos efectos adversos son los antibióticos, los antineoplásicos y los antialérgicos, las hormonas (incluida la insulina) y los analgésicos, pero pueden estar implicados fármacos de cualquier categoría terapéutica. Los síntomas pueden variar desde erupciones leves hasta fallos orgánicos graves y mortales.

Síndrome de Stevens-Johnson y reacciones relacionadas

Debido a la diversidad de fármacos, presentaciones y consecuencias, es imposible generalizar en cuanto a la forma en que se presentan las reacciones adversas a los medicamentos o los mecanismos por los que se producen. Una reacción adversa importante y relativamente frecuente es el **síndrome de Stevens-Johnson** (**SJS**), que forma parte de un espectro de reacciones similares al eritema multiforme (*v.* cap. 22).

FISIOPATOLOGÍA: el SJS puede producirse tras la exposición a muchos fármacos, incluidos anticonvulsivos, antibióticos, analgésicos y muchos otros. También puede producirse tras ciertas infecciones. En general, se considera que el SSJ representa una reacción aberrante que involucra a los linfocitos T citotóxicos (LTC) y los linfocitos citolíticos naturales (NK, *natural killer*).

El fármaco desencadenante se asocia, a menudo de forma aparentemente no covalente, con un receptor de linfocitos T o una molécula de antígeno de histocompatibilidad (HLA, *human leukocyte antigens*), lo que desencadena respuestas de los LTC y NK dirigidas a los queratinocitos. Se ha documentado una predisposición genética para determinados haplotipos HLA. Las citocinas proinflamatorias, como el TNF-α, el interferón γ (IFN-γ) y otras, provocan la apoptosis de los queratinocitos y reacciones ampollosas (fig. 8-23).

CARACTERÍSTICAS CLÍNICAS: dado que se trata de reacciones mediadas por los LTC en su mayoría, la aparición clínica puede ser bastante tardía (a veces un mes o más), en comparación con la exposición desencadenante. Por tanto, puede ser muy difícil establecer una relación entre el estímulo y la presentación. Las presentaciones y cursos clínicos son muy variables (*v.* cap. 22), pero el SSJ suele comenzar con síntomas similares a los de la gripe, con características erupciones cutáneas y mucosas posteriores. Más allá de la interrupción de la exposición (si está en curso) al fármaco desencadenante, hay poco consenso en cuanto al tratamiento óptimo. Los casos graves de SJS pueden evolucionar hacia fallo multiorgánico, que conlleva una alta tasa de mortalidad.

HORMONAS FARMACOLÓGICAS

Los anticonceptivos orales conllevan riesgo bajo de complicaciones

Los AO administrados por vía oral son actualmente el método anticonceptivo más utilizado en los países industrializados. Las fórmulas actuales varían, pero en su mayoría son combinaciones de estrógenos sintéticos y esteroides con actividad similar a la progesterona. Actúan mediante la inhibición del aumento de gonadotropinas en la mitad del ciclo, con lo que se impide la ovulación o la implantación, al alterar la fase del endometrio. La mayoría de las complicaciones de los AO afectan la vasculatura o los órganos reproductores (fig. 8-24).

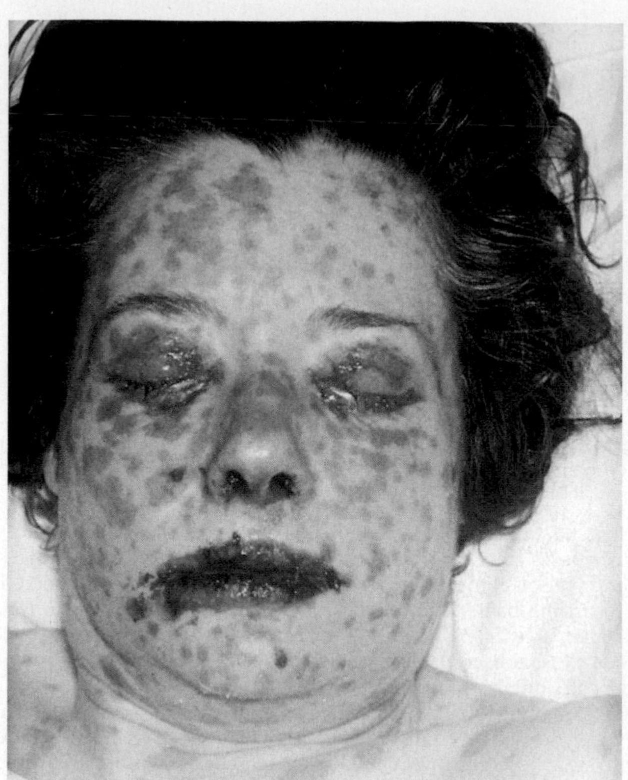

FIGURA 8-23. Eritema multiforme secundario a la terapia con sulfonamidas. (De McKee PH. *Pathology of the Skin*. New York: Gower Medical Publishing; 1989. Copyright Lippincott Williams & Wilkins).

Complicaciones vasculares

La tromboembolia venosa (TEV) es una complicación reconocida del uso de AO, cuyo riesgo es aproximadamente cuatro veces superior al de las no usuarias. Este riesgo, unos siete incidentes por cada 10 000 mujeres-año, es sustancialmente menor que el riesgo de TEV en el embarazo. En consecuencia, el riesgo de tromboembolia aumenta de forma correspondiente. La obesidad, los antecedentes familiares de trombosis venosa y el tabaquismo aumentan el riesgo de TEV con los AO, al igual que los trastornos coexistentes que aumentan la coagulación (trombofilia).

El riesgo de episodios trombóticos arteriales en las mujeres que utilizan AO también aumenta. Así, algunos estudios refieren incremento de la incidencia tanto de infarto de miocardio como de ACV trombótico.

Complicaciones neoplásicas

Los **tumores de varios de los órganos reproductores femeninos,** especialmente el ovario, el endometrio y la mama, están muy influenciados por las hormonas femeninas. Repetidos estudios epidemiológicos indican que el uso de AO disminuye sustancialmente el riesgo de cánceres de ovario y endometrio, presumiblemente debido a la inhibición de la producción de gonadotropinas hipofisarias. También se ha notificado una disminución del riesgo de tumores colorrectales y hematopoyéticos entre las mujeres que usan AO.

Cáncer de mama y anticonceptivos orales

Existe una amplia bibliografía, en su mayor parte observacional, relativa a la cuestión de si las mujeres que usan AO tienen un mayor riesgo de desarrollar cáncer de mama. La mayor parte de la bibliografía actual (pero no toda) no apoya la conclusión de que el

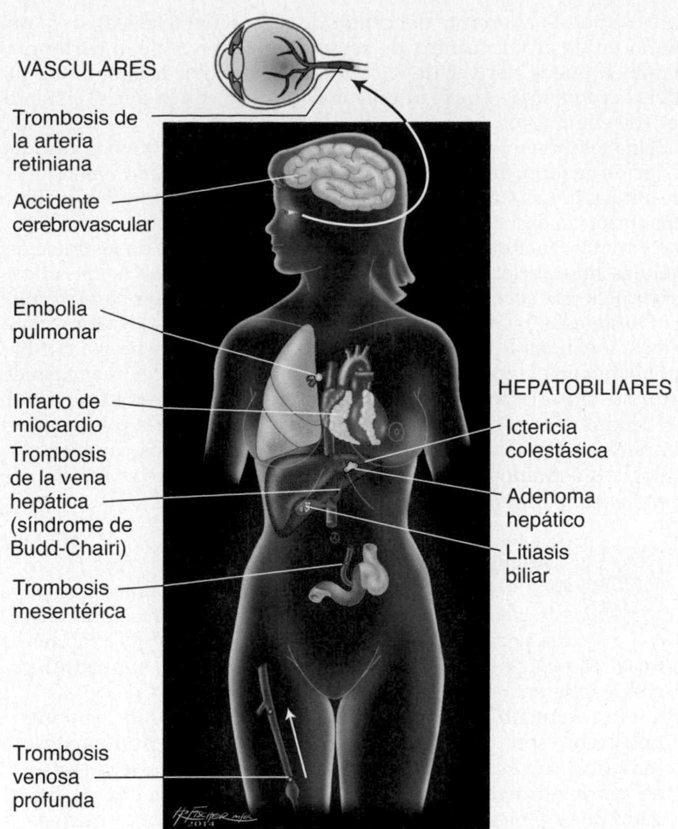

FIGURA 8-24. Complicaciones del uso de anticonceptivos orales.

uso de las formulaciones actuales de AO aumente el riesgo de cáncer de mama.

El **carcinoma escamoso de cuello uterino** podría incrementar en algún grado en asociación con el uso de AO a largo plazo (> 5 años).

Se ha informado de que el riesgo de **cáncer de pulmón** entre las mujeres que fuman cuando empiezan a usar AO es mayor que entre las usuarias de AO no fumadoras y las no usuarias.

Las lesiones hepáticas observadas en algunos estudios pasados, incluidos adenomas hepáticos y carcinomas hepatocelulares, no se han notificado con los preparados de AO más recientes.

Otras complicaciones

El uso de AO se ha asociado a una mayor incidencia de enfermedad de Crohn y colitis ulcerosa. El mecanismo de esta relación no está claro.

Los riesgos notificados de la terapia hormonal sustitutiva posmenopáusica varían según la formulación, la edad de inicio del tratamiento y su duración

Tan complejo como el mencionado análisis de los riesgos del uso de AO es el de la terapia hormonal sustitutiva (THS). Al igual que en el caso de los AO, los resultados de los distintos estudios varían con todas las variables indicadas y no son en absoluto consistentes de uno a otro. No parece existir un consenso claro. La primera interpretación de los datos de la *Women's Health Initiative* (WHI), que indicaron un aumento del riesgo de cáncer debido a la THS (sobre todo de cáncer de mama), tuvieron un gran impacto. La reinterpretación de estos datos ha mitigado considerablemente esas conclusiones, pero, como se ha dicho, no parece haber una conclusión clara.

Las siguientes conclusiones están respaldadas por la mayoría de los estudios más recientes:

- La THS posmenopáusica que contiene solo estrógenos (de distintas formulaciones) no parece estar asociada a un mayor riesgo de cáncer de mama. Las fórmulas combinadas de estrógenos y progestágenos son más controvertidas y pueden conllevar un mayor riesgo.
- Hay poca evidencia inequívoca de que la THS tenga algún efecto negativo sobre la muerte por todas las causas, incluidos todos los tipos de cáncer, enfermedades coronarias y ACV.
- La THS iniciada alrededor del momento del inicio de la menopausia, solo con fórmulas de estrógenos, y con una duración relativamente corta proporciona alivio de los síntomas y de algunas consecuencias (p. ej., fracturas de cadera) de la menopausia.
- La THS aumenta el riesgo de TEV, pero no necesariamente con todos los preparados, vías de administración o grupos de edad.

Otras formas de restitución hormonal

Existen datos escasos en relación con los riesgos que implican otras variantes de THS. La producción de andrógenos en los hombres disminuye con la edad, lo que provoca pérdida de masa muscular, aumento de la adiposidad y otros problemas.

Sin embargo, la terapia de restitución de testosterona para la disminución de la fuerza muscular, el rendimiento sexual y otros parámetros relacionados con la edad sigue siendo controvertida. Si bien el cáncer prostático en el hombre suele ser sensible a hormonas, existen pocos estudios sobre la incidencia de los cánceres de próstata y de otros tipos en hombres que reciben restitución de andrógenos. Hay pocos estudios que informen sobre la incidencia de cánceres de próstata o de otro tipo en hombres que reciben tratamientos de restitución de andrógenos. La restitución de hormona del crecimiento (GH) se utiliza en individuos que carecen de una cantidad suficiente de la hormona. Si bien muchos tumores necesitan GH para desarrollarse, no existe evidencia de que las personas que reciben terapia de restitución con GH sean más susceptibles al desarrollo de tumores que otros individuos del mismo grupo de edad. Se sugiere que la GH determina ciertas ventajas en personas mayores que muestran disminución de la masa del músculo esquelético en relación con la edad. Hasta la fecha, existen pocas pruebas de que genere efectos adversos, aunque persiste la incertidumbre en cuanto a la resistencia a la insulina que induce la GH.

Temperatura, altitud y lesiones relacionadas

DISFUNCIÓN TERMORREGULADORA

La hipotermia es la disminución de la temperatura corporal más allá de 35 °C

La hipotermia puede dar lugar a lesiones sistémicas o focales, estas últimas ejemplificadas por el **pie de trinchera** o el **pie de inmersión**. En la hipotermia localizada de estos tipos, no se produce congelación real del tejido. En cambio, la **lesión por congelamiento** implica la cristalización del agua de los tejidos.

Hipotermia generalizada

La hipotermia puede presentarse en distintas situaciones, que incluyen la inmersión en agua fría y la exposición al aire con temperaturas extremadamente bajas, en especial tras el consumo de sustancias que comprometen la termorregulación, como el alcohol, ciertas drogas y medicamentos. Quizá la etiología mejor estudiada de hipotermia sea la inmersión en agua fría.

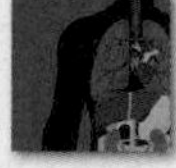

FISIOPATOLOGÍA: la inmersión aguda en agua de 4-10 °C reduce el flujo sanguíneo central. Si se acopla a la disminución de la temperatura central del organismo y el enfriamiento de la sangre que perfunde el cerebro, provoca confusión mental. La tetania imposibilita la natación. Por otra parte, la intensificación de la descarga vagal desencadena contracciones ventriculares prematuras, arritmias ventriculares e incluso fibrilación.

Con la intención de aumentar la producción de calor, el organismo sumergido responde de inmediato con un aumento de la actividad muscular y el consumo de oxígeno. Sin embargo, las fuentes de energía de que se dispone para generar calentamiento tienen límites. En el transcurso de 30 min, la pérdida de calor excede su producción, como consecuencia de una combinación de la conducción intensa directa de calor a partir de toda la superficie cutánea y la alteración del tono muscular que deriva de la disminución del dióxido de carbono arterial, y el agotamiento. La temperatura central comienza a caer. La vasoconstricción periférica es otra respuesta para la conservación del calor. Además, existe intensificación de la descarga nerviosa simpática, que desencadena aumento de la frecuencia cardíaca y el metabolismo basal, así como tiritona. Cuando la temperatura corporal se aproxima a 35 °C, esta actividad puede ser entre tres y seis veces mayor que la normal. Por debajo de 35 °C, la frecuencia cardíaca y la presión arterial decaen, puesto que la reserva funcional se reduce.

En el enfriamiento prolongado, la diuresis «inducida por frío» causa aumento de la viscosidad de la sangre. Esto da como resultado una disminución de la asociación oxígeno-hemoglobina y el volumen sistólico. La muerte sobreviene por arritmia o paro cardíacos repentinos.

La hipotermia terapéutica es segura en algunos pacientes sometidos a cirugía a corazón abierto. Con un cuidadoso control farmacológico, pueden lograrse períodos prolongados de temperatura corporal más baja sin ningún daño residual.

Si bien no existen cambios morfológicos específicos en las personas que mueren por hipotermia, la piel presenta una decoloración rojo-violácea, los pabellones auriculares y las manos se edematizan, y se observan vasoconstricción y vasodilatación irregulares. Se identifican regiones de miocitólisis cardíaca. Los pulmones pueden mostrar edema, a la vez que hemorragia intraalveolar, intrabronquial e intersticial.

Alteraciones térmicas focales

La reducción local de la temperatura de los tejidos, especialmente en la piel, provoca vasoconstricción. El agua de los tejidos se cristaliza si la circulación sanguínea es insuficiente para contrarrestar la pérdida térmica persistente. Cuando el congelamiento es lento, se forman cristales de hielo dentro de las células del tejido y el espacio intersticial. Las macromoléculas se desnaturalizan y el hielo rompe las membranas celulares. Si la congelación es rápida, se forma una estructura similar a un gel dentro de la célula sin cristales de agua. Este sólido de agua limita la extensión de la lesión mecánica y química. Sin embargo, al descongelarse se producen graves lesiones: el gel se transforma en cristal, lo que provoca la ruptura mecánica de las estructuras de la membrana.

La lesión del revestimiento endotelial de los capilares y vénulas altera la permeabilidad de los vasos pequeños, lo que provoca extravasación de plasma, edema localizado y ampollas, e inflamación. El daño endotelial conduce a trombosis local, y los cambios causados por la alteración de la permeabilidad son prominentes. La oclusión vascular suele provocar gangrena.

Hipertermia significa aumento de la temperatura corporal

La hipertermia también lesiona el endotelio vascular, lo que aumenta la permeabilidad vascular y provoca edema y ampollas. El grado de lesión depende de la magnitud del aumento de la temperatura y de la rapidez con que se alcance. Los pequeños incrementos de la temperatura corporal aumentan el índice metabólico. Sin embargo, por encima de cierto límite, las enzimas se desnaturalizan y otras proteínas precipitan y se produce la «fusión» de las bicapas lipídicas de las membranas celulares.

Hipertermia sistémica

El aumento de la temperatura central del cuerpo, o **fiebre**, se produce debido a *(1)* un aumento de la producción de calor, *(2)* una disminución de la eliminación del calor del cuerpo (que refleja una respuesta aberrante del centro de regulación térmica), o *(3)* un daño en el propio centro de regulación térmica. La hipertermia también puede derivar de la conducción de calor hacia el interior del cuerpo a una velocidad mayor de aquella con la que el sistema puede eliminarlo.

Una temperatura corporal superior a los 42.5 °C provoca vasodilatación general, deficiencia de la función cardíaca y anomalías de la respiración. Las funciones aisladas de corazón-pulmón desarrollan insuficiencia casi a la misma temperatura, lo que sugiere una limitación inherente del sistema cardiovascular y quizá de las mismas células miocárdicas. ***En general, los aumentos de la temperatura sistémica por encima de los 42 °C no son compatibles con la vida.***

Durante las respuestas infecciosas e inflamatorias, diversas citocinas, incluidas IL-1, IL-6 y TNF-α, interactúan con partes del hipotálamo en el techo del tercer ventrículo y, al parecer, reajustan el «termostato» corporal para permitir una mayor temperatura central del cuerpo. En el caso de los pirógenos poco potentes podría estar implicada la activación parasimpática. Pocos son los cambios patológicos definidos, si es que en realidad existen, que se relacionan con la fiebre aislada.

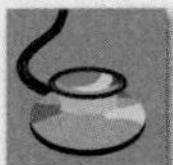

CARACTERÍSTICAS CLÍNICAS: los hallazgos físicos incluyen un aumento de la frecuencia cardíaca y respiratoria, vasodilatación periférica y diaforesis, los cuales se reconocen como mecanismos de regulación térmica. El SNC puede responder con irritabilidad, inquietud y (sobre todo en los niños) convulsiones.

Los aumentos nocturnos de la temperatura con «sudores nocturnos» son una característica de la infección granulomatosa pulmonar (especialmente la tuberculosis) y también se observan en las enfermedades linfoproliferativas. El aumento prolongado de la temperatura puede producir emaciación, principalmente debido a un aumento del índice metabólico.

La **hipertermia maligna** es un trastorno térmico que se acompaña de un estado hipermetabólico, y con frecuencia de rabdomiólisis (necrosis muscular), que se presenta tras la anestesia en personas susceptibles. Este trastorno autosómico dominante se asocia con por lo menos 70 mutaciones distintas del gen del receptor de la rianodina del retículo sarcoplasmático (*RYR1*). Una mutación menos frecuente que determina la hipertermia maligna afecta al gen de la subunidad α del canal del calcio tipo L controlado por voltaje (*CACNA1S*). El daño muscular se debe a la concentración anómalamente alta de calcio que deriva de la liberación acelerada de ese ion a través del canal de liberación mutante. Tras la introducción del tratamiento con dantroleno, que se une al receptor de la rianodina, la mortalidad por hipertermia maligna cayó del 80 % a menos del 10 %.

El **golpe de calor** es una forma de hipertermia que se produce a temperaturas ambientales muy altas y que no está mediada por pirógenos endógenos. Refleja una alteración de las respuestas de enfriamiento de regulación térmica y se produce sobre todo en lactantes, niños pequeños y adultos mayores. A menudo se relaciona con una enfermedad crónica subyacente y con el uso de diuréticos, tranquilizantes que pueden afectar el centro regulador térmico hipotalámico o fármacos que inhiben la transpiración. Existe otra variante del golpe de calor, habitual en hombres saludables que llevan a cabo en ejercicio extenuante inusual. Se debe, en parte, a la acidosis láctica, la hipocalcemia y la rabdomiólisis. Casi una tercera parte de los pacientes con golpe de calor relacionado con el ejercicio desarrollan insuficiencia renal aguda secundaria a mioglobinuria. El golpe de calor no responde al tratamiento con antipiréticos habituales, y solo el control térmico por medios físicos y la restitución hidroelectrolítica permiten su tratamiento efectivo.

ENFERMEDADES RELACIONADAS CON LA ALTITUD

El mal de altura es poco frecuente, en gran medida porque los alpinistas tienden a aclimatarse antes de alcanzar altitudes extremas. Las comunidades andinas situadas entre 400 m y 4300 m sobreviven porque sus habitantes se adaptan mediante el desarrollo de cantidades elevadas de hematocritos para mejorar el suministro de oxígeno. Sin embargo, las estancias prolongadas entre 5500 y 6000 m provocan pérdida de peso, dificultad para dormir y letargo, quizá porque únicamente para el esfuerzo inspiratorio ya se requiere entre el 75% y el 90% del oxígeno disponible. La actividad física a estas alturas provoca una disminución de la presión parcial de oxígeno arterial.

La aclimatación a las alturas muestra un aumento de *(1)* capilares por unidad de volumen de cerebro, músculo y miocardio; *(2)* mioglobina hística; *(3)* mitocondrias por célula; y *(4)* hematocrito. El 2′,3′-difosfoglicerato eritrocitario aumenta, lo que mejora el suministro de oxígeno a los tejidos. Entre los efectos leves derivados de la altitud se incluyen edema sistémico, hemorragias retinianas y flatulencia. Las enfermedades no mortales más graves son el mal de montaña agudo y crónico y el deterioro por gran altitud. Es posible que les sigan el **edema pulmonar por altitud elevada** y la **encefalopatía por altitud elevada**, con consecuencias mortales.

- El **edema sistémico por altitud elevada** es el resultado de un aumento asintomático de la permeabilidad vascular, especialmente en las manos, la cara y los pies. Puede, en parte, derivar de las respuestas de las células endoteliales a la hipoxia y es más común entre las mujeres. Al regresar a una altitud menor, la diuresis provoca la desaparición del edema.
- La **hemorragia retiniana por altitud elevada** se produce en el 30% al 60% de las personas que duermen por encima de los 5000 m. El efecto inicial incluye la ingurgitación y el incremento de la tortuosidad de la vasculatura retiniana. Posteriormente se observan hiperemia de la papila óptica y múltiples hemorragias en llama. Estos cambios son reversibles.
- **Flatulencia por altitud elevada**: los cambios en la presión externa y la producción de gas intestinal producen la expansión del contenido luminal intestinal, lo que provoca un aumento de la flatulencia a altitudes superiores a los 3500 m. Estos cambios no se relacionan con trastorno médico alguno.
- El **mal de montaña agudo** es poco frecuente por debajo de los 2500 m, pero se produce en cierto grado en casi todas las personas que se encuentran entre los 3000 m y los 3600 m. Los síntomas son cefalea, laxitud, anorexia, debilidad y dificultad para conciliar el sueño, causados por el desplazamiento del líquido plasmático, inducido por la hipoxia, hacia el espacio intersticial. El aumento de la frecuencia respiratoria permite cierta mejoría, y está indicado el descenso a altitudes más bajas. Pueden producirse exacerbaciones, frecuentemente a menor altura, con síntomas graves. La acetazolamida (un inhibidor de la anhidrasa carbónica) y la dexametasona son útiles para prevenir el mal de montaña agudo.
- **Deterioro por altitud elevada**: suele producirse a gran altura (≥ 5500 m). Se manifiesta por la disminución de la actividad física y mental. La hipoxia crónica, la ingesta inadecuada de líquidos, la nutrición inadecuada, la disminución del volumen plasmático y la hemoconcentración son factores agravantes.
- **Edema pulmonar y edema cerebral por altitud elevada**: pueden producirse graves problemas de altitud, como edema pulmonar y edema cerebral, con un rápido ascenso a alturas superiores a 2500 m, sobre todo en personas susceptibles que tienen dificultades para dormir a mayores alturas. Se producen taquicardias, sobrecarga del ventrículo derecho y disminución significativa de la presión arterial de oxígeno, sin cambios en el pH o en la retención de dióxido de carbono. En la radiografía se aprecia un característico infiltrado pulmonar en parches. La hipertensión pulmonar es común en los pacientes con edema pulmonar de las grandes altitudes. La vasoconstricción hipóxica y la trombosis intravascular se proponen como las causas de la hipertensión pulmonar. Finalmente, el gasto cardíaco disminuye y la presión arterial sistémica cae. Las arteriolas precapilares se dilatan, lo que aumenta la presión en el lecho capilar y causa edema intersticial y alveolar. Los signos en la autopsia incluyen edema pulmonar confluente intenso, exudados proteináceos alveolares y formación de membranas hialinas. Se ha detectado obstrucción capilar por trombos. Es frecuente el signo de dilatación cardíaca y el aumento del diámetro de las arterias pulmonares.
- La **encefalopatía por altitud elevada** se caracteriza por confusión, estupor y coma. La autopsia revela edema cerebral y congestión vascular. Un mecanismo propuesto la vincula con hipoxia cerebral intensa, que genera inhibición de la bomba del sodio y edema intracelular secundario.

Trastornos nutricionales

DESNUTRICIÓN

La inanición o insuficiencias nutricionales específicas pueden causar desnutrición proteico-calórica

Definiciones

El **marasmo** es una insuficiencia de calorías de todas las fuentes. El **kwashiorkor** es una forma de desnutrición infantil que genera una alimentación con insuficiencia aislada de proteínas.

Marasmo

La inanición global (es decir, la insuficiencia de todos los elementos de la alimentación) conduce al marasmo. La enfermedad es común en todo el mundo no industrializado, en particular cuando la lactancia materna se suspende y un niño debe subsistir con una alimentación insuficiente en calorías. Los cambios observados son disminución del peso corporal, pérdida de la grasa subcutánea, aumento de la circunferencia abdominal, atrofia muscular progresiva y desarrollo de arrugas faciales. En general, el niño se parece a un «individuo viejo con arrugas». El desgaste y el incremento del pigmento lipofuscina se observa en casi todas las vísceras, en especial en el corazón y el hígado. No existe edema. El pulso, la presión arterial y la temperatura son bajos; es habitual la diarrea. Puesto que hay una alteración de las respuestas inmunitarias, el niño sufre numerosas infecciones.

Una consecuencia importante del marasmo es la **interrupción del crecimiento**. Si no se provee a estos niños una alimentación adecuada durante la niñez, no alcanzan su talla final potencial al llegar a la edad adulta. La desnutrición marásmica grave que se acompaña de anemia ferropénica durante la niñez temprana, cuando el desarrollo cerebral es más intenso, puede provocar discapacidad intelectual permanente.

Kwashiorkor

El kwashiorkor (fig. 8-25) es el resultado de una **insuficiencia de proteínas** en alimentaciones relativamente altas en hidratos de carbono. Es una de las enfermedades más comunes de la infancia y la niñez en el mundo no industrializado. Al igual que el marasmo, suele producirse cuando la lactancia materna se suspende, cuando una alimentación pobre en proteínas, compuesta principalmente por hidratos de carbono básicos, sustituye a la leche materna. Como en el marasmo, se observa un retraso generalizado del crecimiento y pérdida de masa muscular, pero la grasa subcutánea es normal, ya que la ingesta calórica es adecuada.

A diferencia de los niños con marasmo, que suelen estar alerta y carecen de edema u organomegalia, los que presentan kwashiorkor suelen mostrar apatía, con edema grave y hepatomegalia. Se observan despigmentación cutánea y lesiones en «pintura descascarillada», y la cara, las extremidades y el periné muestran sequedad e hiperqueratosis. El cabello adquiere una coloración arenoso o rojizo; una despigmentación lineal característica del pelo («signo de la bandera») caracteriza los períodos especialmente graves de carencia de proteínas.

El abdomen muestra distensión debido a la flacidez de los músculos abdominales, la hepatomegalia y la ascitis secundaria a la hipoalbuminemia. Junto con la atrofia general de las vísceras, la atrofia vellosa intestinal podría interferir con la absorción de los nutrientes. La diarrea es frecuente. La anemia es la regla, pero no suele ser mortal. Los efectos inespecíficos sobre el crecimiento, el pulso, la temperatura y el sistema inmunitario son similares a los del marasmo. Algunos estudios sugieren que el kwashiorkor altera el desarrollo físico e intelectual.

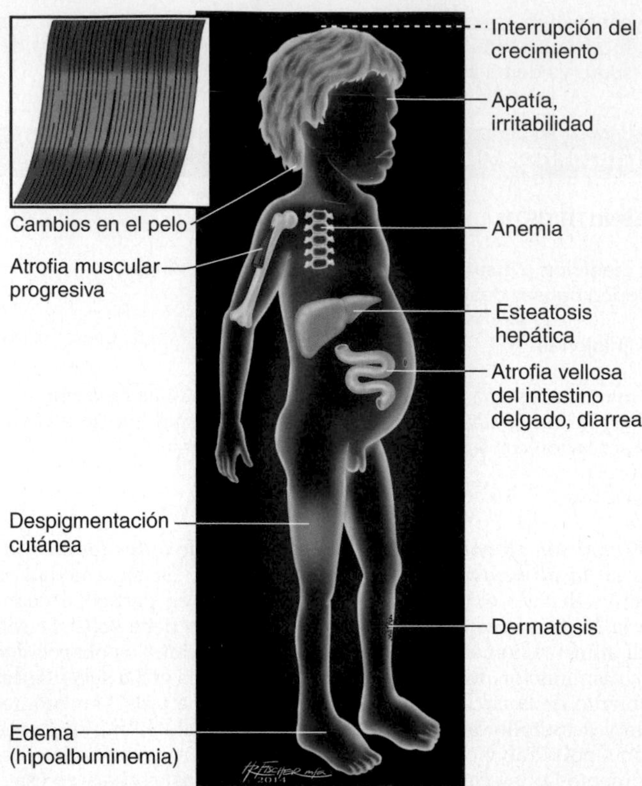

FIGURA 8-25. Complicaciones del kwashiorkor.

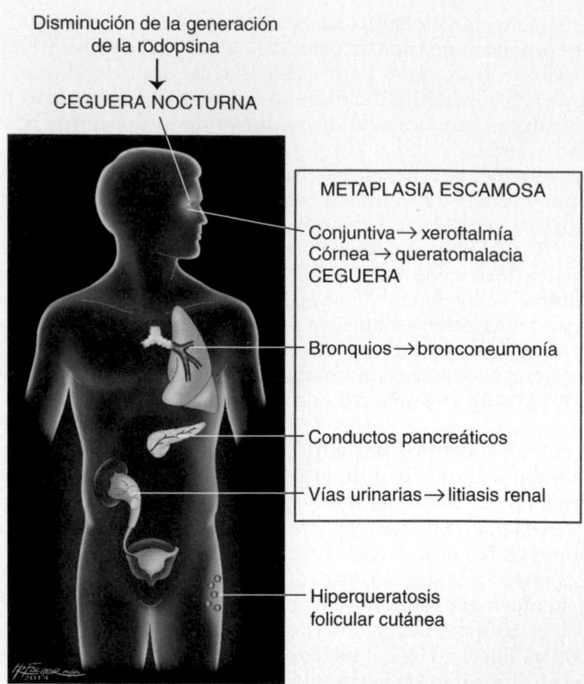

FIGURA 8-26. Complicaciones de la insuficiencia de vitamina A.

ANATOMOPATOLOGÍA: el hígado en el kwashiorkor se observa muy graso, y la acumulación de lípidos puede desplazar los núcleos de los hepatocitos hacia la periferia. La ingesta adecuada de hidratos de carbono proporciona lípidos a los hepatocitos, pero la carencia de proteínas no permiten la síntesis de una cantidad apropiada de la apoproteína portadora, capaz de movilizar el lípido a partir de la célula hepática. Estos cambios, con la posible excepción del deterioro intelectual, son totalmente reversibles cuando se dispone de suficientes proteínas. De hecho, la esteatosis hepática se revierte tras la niñez temprana, incluso si la alimentación continúa aportando una cantidad insuficiente de proteínas. En cualquier caso, los cambios hepáticos no son progresivos y no conducen a hepatopatía crónica.

INSUFICIENCIAS ALIMENTARIAS ESPECÍFICAS

Las vitaminas son catalizadores orgánicos necesarios para el metabolismo normal y solo se encuentran disponibles a partir de fuentes alimentarias

Así pues, las vitaminas para una especie no son necesariamente las mismas que para otra. Por ejemplo, los humanos no pueden sintetizar ácido ascórbico (vitamina C), de manera que necesitan ascorbato en la alimentación para prevenir el escorbuto, aunque la mayor parte de los animales inferiores pueden sintetizar su propia vitamina C y no requieren su aporte en la alimentación.

Vitamina A

El organismo necesita vitamina A liposoluble para la maduración del esqueleto y para mantener los revestimientos epiteliales y las membranas celulares. Además, es un componente clave de los pigmentos fotosensibles de la retina. La vitamina A se encuentra de forma natural en forma de **retinoides** o como precursor, el **β-caroteno**, que se encuentra en las plantas, principalmente en las verduras de hoja verde. Los hígados de pescado son una fuente especialmente rica de vitamina A (retinoides).

La vitamina A también es importante para las defensas inmunitarias y no inmunitarias, y su insuficiencia se asocia a una escasa resistencia a las infecciones. La administración de vitamina A a personas con carencia de la misma reduce la mortalidad general. En los países subdesarrollados, la administración de complementos de vitamina A a las mujeres embarazadas y a sus hijos ha reducido la mortalidad infantil.

Metabolismo

La mucosa intestinal convierte el β-caroteno alimentario en retinoides, que se absorben con los quilomicrones. El hígado almacena el 90 % de la vitamina A del organismo. Si la diarrea o la insuficiencia alimentaria limitan la absorción de grasas (p. ej., diarrea, anorexia), la absorción de vitamina A disminuye.

Insuficiencia de vitamina A

La carencia de vitamina A es poco frecuente en los países desarrollados, pero constituye un importante problema de salud en las regiones bajo el umbral de la pobreza, como gran parte de África, China y el sudeste asiático.

ANATOMOPATOLOGÍA: *la insuficiencia de vitamina A provoca metaplasia escamosa, especialmente en el epitelio glandular* (fig. 8-26). En consecuencia, los restos de queratina bloquean los conductos sudoríparos y lagrimales. La metaplasia escamosa es común en la tráquea y los bronquios, lo que perjudica su función de limpieza y predispone al desarrollo de bronconeumonía, que puede ser mortal. Pueden afectarse, de forma similar, otros epitelios cilíndricos, por lo que las funciones de depuración limitadas de la pelvis renal, los conductos pancreáticos, el útero y las glándulas salivales pueden provocar estasis e infecciones. En la pelvis renal, por ejemplo, pueden aparecer cálculos renales. La oclusión de las glándulas sebáceas puede provocar **hiperqueratosis folicular**. A medida que la insuficiencia se agrava, se produce una metaplasia escamosa de los epitelios conjuntivales y de los conductos lagrimales, lo que provoca **xeroftalmia**, sequedad de la córnea y de la conjuntiva. La córnea se reblandece (**queratomalacia,** fig. 8-27) y queda susceptible a la ulceración y a la infección bacteriana, que podrían desencadenar amaurosis.

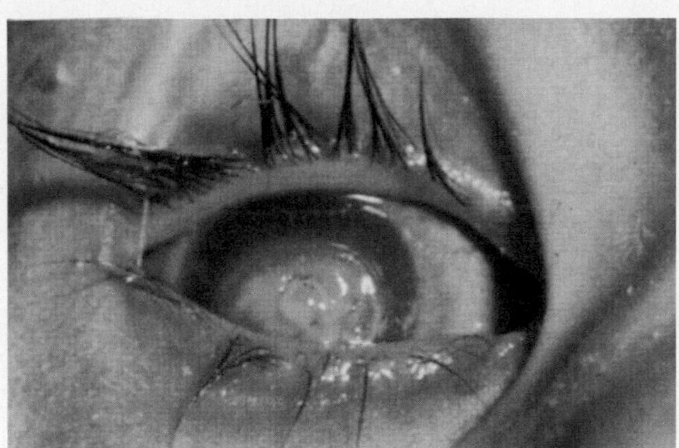

FIGURA 8-27. Queratomalacia en la insuficiencia de vitamina A. (De Shils ME, Shike M, Ross AC, et al., eds. *Modern Nutrition in Health and Disease*. 10th ed. Philadelphia, PA: Lippincott Williams & Wilkins; 2006:38.1C).

CARACTERÍSTICAS CLÍNICAS: el signo más temprano de la insuficiencia de vitamina A suele ser la disminución de la visión en condiciones de iluminación limitada. La vitamina A es un componente necesario en el pigmento de los bastones de la retina y es activa en la transducción de la luz. Su aldehído, el retinol, se degrada cuando genera señales luminosas, por lo que se requiere un suministro continuo de vitamina A para la visión nocturna.

Toxicidad por vitamina A

La intoxicación por vitamina A suele deberse a la administración excesiva de complementos vitamínicos. Se dice que los primeros exploradores del Ártico sufrieron una intoxicación por vitamina A porque comieron hígado de oso polar, que es especialmente rico en vitamina A. Son frecuentes la hepatomegalia y la esplenomegalia; en el análisis microscópico estos órganos muestran macrófagos cargados con lípidos.

En el hígado, la vitamina A también se encuentra en los hepatocitos, y la hipervitaminosis A prolongada está implicada en casos infrecuentes de cirrosis. Los síntomas de presentación podrían ser dolor óseo y síntomas neurológicos, como hiperexcitabilidad y cefalea. La interrupción del consumo excesivo de vitamina A revierte todas o casi todas las lesiones. El consumo excesivo de caroteno es benigno, y tan solo tiñe de amarillo la piel, situación que podría confundirse con ictericia.

Los derivados sintéticos del ácido retinoico se utilizan en la actualidad con diversos fines farmacológicos. El ácido retinoico y una ingesta alimentaria elevada de vitamina A son especialmente peligrosos en el embarazo, porque son potentes teratógenos. La ingesta excesiva de vitamina A provoca una reducción de la densidad mineral ósea y un aumento de la incidencia de fracturas óseas.

Complejo vitamínico B

Las vitaminas del grupo B de las hidrosolubles están numeradas del 1 al 12, pero solo ocho son vitaminas propiamente dichas (tabla 8-6).

Tiamina (B_1)

Cuando se descubrió originalmente, la vitamina B se definía como un extracto hidrosoluble en los refinados del arroz con capacidad para curar el beriberi. La tiamina era ese factor esencial. La vitamina es un cofactor esencial para la actividad de varias enzimas cruciales del metabolismo energético, en especial del ciclo de los ácidos tricarboxílicos (ciclo de Krebs). El beriberi se observaba de forma característica en Oriente, donde el alimento básico era el arroz refinado, desprovisto de tiamina durante su procesamiento. Con una mayor concienciación y una mejor nutrición, ahora es menos común. En los países occidentales, el beriberi se da en las personas con alcoholismo y en las enfermedades consuntivas (*v.* más adelante).

TABLA 8-6
VITAMINAS DEL COMPLEJO B

Vitamina	Nombre bioquímico
B_1	Tiamina
B_2	Riboflavina
B_3	Niacina
B_5	Ácido pantoténico
B_6	Piridoxina
B_7	Biotina
B_9	Ácido fólico
B_{12}	Cianocobalamina

CARACTERÍSTICAS CLÍNICAS: *los síntomas principales de la insuficiencia de tiamina son polineuropatía, edema e insuficiencia cardíaca* (fig. 8-28). El síndrome se divide clásicamente en **beriberi seco** (con síntomas principalmente neuromusculares, parestesias, disminución de los reflejos, y debilidad y atrofia muscular en las extremidades) y **beriberi húmedo**, con edema generalizado que deriva de una grave insuficiencia congestiva.

En las personas con alcoholismo crónico, la afectación del SNC provoca una encefalopatía de Wernicke, con **demencia** progresiva, **ataxia y oftalmoplejía** (parálisis de los músculos extraoculares). La psicosis de Korsakoff, un trastorno del pensamiento causado por una tiamina inadecuada, suele acompañar al síndrome de Wernicke (como síndrome de Wernicke-Korsakoff), la confusión, deterioro de la memoria y los signos neurológicos mencionados anteriormente.

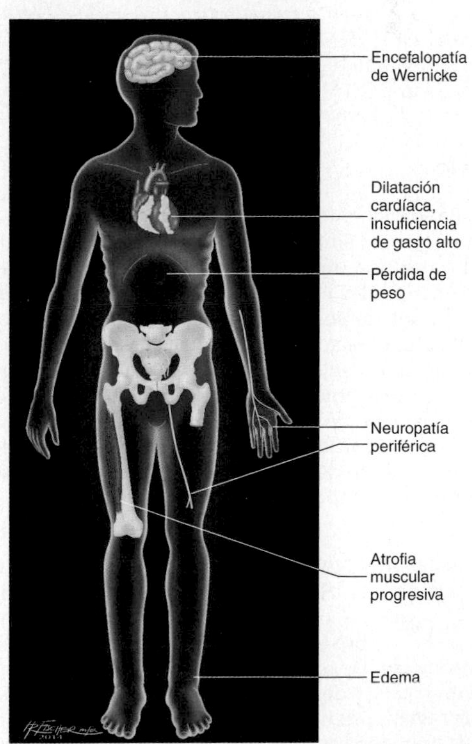

FIGURA 8-28. Complicaciones de la insuficiencia de tiamina (beriberi).

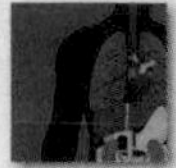

FISIOPATOLOGÍA: el síndrome de Wernicke-Korsakoff puede ocurrir en una simple deficiencia dietética de tiamina. Sin embargo, también se produce en alcohólicos y en pacientes con enfermedades de desgaste, independientemente de que la ingesta dietética de tiamina sea adecuada o no. El alcohol disminuye la absorción intestinal de tiamina al disminuir la expresión de los transportadores de tiamina y aumenta su excreción renal. También reduce el almacenamiento hepático de tiamina e interfiere directamente con las enzimas dependientes de la tiamina.

Del mismo modo, en muchas enfermedades crónicas, como el cáncer avanzado, el vómito y la malabsorción limitan la ingesta efectiva, mientras que su uso excesivo por parte de ciertos cánceres agresivos puede limitar los suministros para los tejidos normales. Las anomalías electrolíticas, como la hipomagnesemia, pueden limitar su eficacia bioquímica.

En el beriberi húmedo, la lesión básica es la vasodilatación incontrolada y generalizada y la derivación arteriovenosa periférica. Esta combinación provoca un aumento compensatorio del gasto cardíaco y, finalmente, una dilatación importante del corazón e insuficiencia cardíaca congestiva. En un paciente sin enfermedad metabólica documentada (p. ej., hipertiroidismo), la insuficiencia de alto gasto y el edema generalizado sugieren claramente una insuficiencia de tiamina.

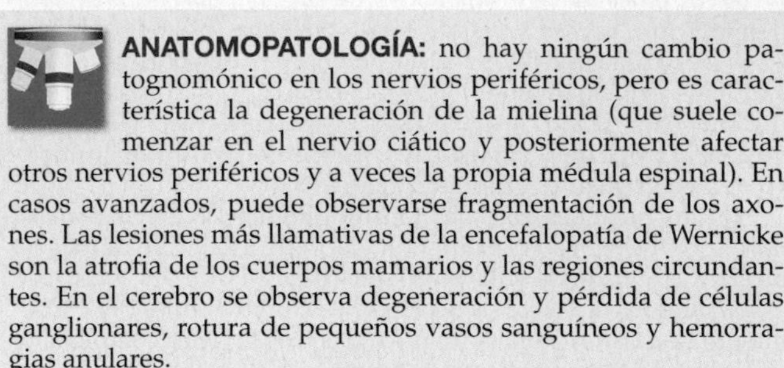

ANATOMOPATOLOGÍA: no hay ningún cambio patognomónico en los nervios periféricos, pero es característica la degeneración de la mielina (que suele comenzar en el nervio ciático y posteriormente afectar otros nervios periféricos y a veces la propia médula espinal). En casos avanzados, puede observarse fragmentación de los axones. Las lesiones más llamativas de la encefalopatía de Wernicke son la atrofia de los cuerpos mamarios y las regiones circundantes. En el cerebro se observa degeneración y pérdida de células ganglionares, rotura de pequeños vasos sanguíneos y hemorragias anulares.

Los cambios cardíacos también son inespecíficos, e incluyen miocardio reblandecido, edema y una mezcla de hipertrofia y degeneración de las miofibras.

La prueba diagnóstica más fiable para la insuficiencia de tiamina es una respuesta inmediata y dramática a la administración parenteral de dicha vitamina. También son útiles las mediciones de tiamina en la sangre y la actividad de la transcetolasa eritrocitaria.

Riboflavina (B_2)

La riboflavina se encuentra en muchas fuentes vegetales y animales. Es importante para la síntesis de los nucleótidos de flavina, importantes en el transporte de electrones y en otras reacciones de transferencia de energía. La insuficiencia sintomática de riboflavina es infrecuente y suele darse en pacientes con debilidad o alcoholismo con una mala alimentación. Las carencias de tiamina, riboflavina y niacina son inusuales en los países industrializados porque el pan y los cereales están enriquecidos con estas. En ocasiones, se produce una insuficiencia leve de riboflavina durante el embarazo y la lactancia o durante el rápido crecimiento en la infancia y la adolescencia, cuando el aumento de las demandas puede combinarse con una privación nutricional moderada.

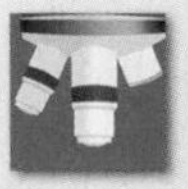
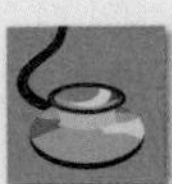

ANATOMOPATOLOGÍA Y CARACTERÍSTICAS CLÍNICAS: la deficiencia de riboflavina, cuando se produce, se observa casi siempre junto con insuficiencias de otras vitaminas hidrosolubles. Se manifiesta principalmente como lesiones de la piel de la cara y del epitelio de la córnea. La **queilosis** (fisuras cutáneas en los ángulos de la boca) es característica (fig. 8-29). Estas fisuras pueden ser dolorosas y a menudo se infectan.

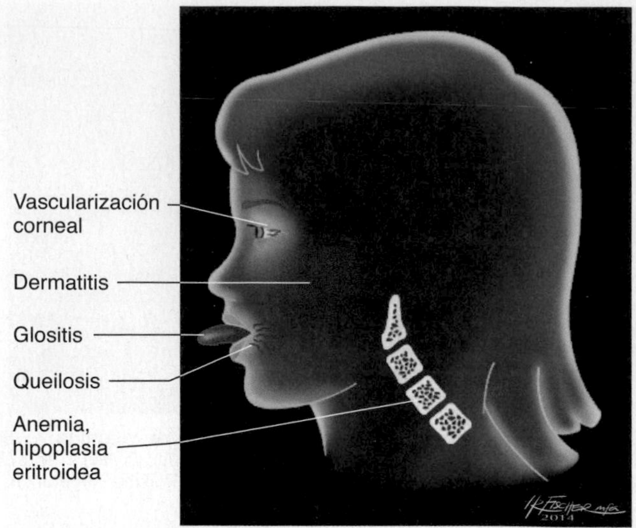

FIGURA 8-29. Complicaciones de la insuficiencia de riboflavina.

La **dermatitis seborreica** puede ir acompañada de hiperqueratosis y de una leve dermatitis crónica. Esta última da a la piel de las mejillas y detrás de las orejas un aspecto graso y descamativo. La lengua adquiere un aspecto liso y violáceo (magenta) por efecto de la atrofia mucosa. La **queratitis intersticial de la córnea** puede provocar opacificación y ulceración de esta. No se conoce la patogenia de estas lesiones, ni la toxicidad de la ingestión de grandes cantidades de riboflavina.

Niacina (ácido nicotínico, B_3)

La niacina se consume a partir de fuentes alimentarias o se produce a partir del triptófano. Se convierte en nicotinamida, que ayuda a formar NAD. El NAD y su derivado fosforilado, el NADP, son importantes en el metabolismo intermediario y en muchas reacciones redox. Las proteínas animales, como las de la carne, los huevos y la leche, tienen un alto contenido en triptófano, por lo que son una buena fuente de niacina de síntesis endógena. La niacina también está disponible en muchos cereales.

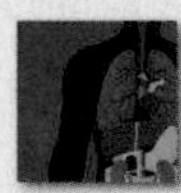

FISIOPATOLOGÍA: la **pelagra** (en italiano, «piel áspera») se define como una insuficiencia clínica de niacina. En la actualidad, se da principalmente en personas con enfermedades consuntivas crónicas y en personas con alcoholismo mal alimentadas. Las personas que no consumen suficientes proteínas pueden tener una insuficiencia de triptófano. En combinación con una niacina exógena inadecuada, pueden desarrollar una pelagra leve. La malabsorción de triptófano, como en la **enfermedad de Hartnup**, o el desvío excesivo de triptófano para la síntesis de serotonina en el síndrome carcinoide, también pueden causar síntomas leves de pelagra. Una ingesta inadecuada de piridoxina y riboflavina aumenta las necesidades alimentarias de niacina, ya que estos cofactores son necesarios para la biosíntesis de niacina a partir del triptófano. La pelagra puede desarrollarse en los lugares donde el maíz es el alimento básico, ya que la niacina del maíz está poco disponible químicamente. Los nativos americanos, que remojaban el maíz en álcali, lo que rompía las paredes celulares, no desarrollaron pelagra, pero los europeos, que importaban maíz y no lo trataban previamente, sí (el maíz es también una pobre fuente de triptófano).

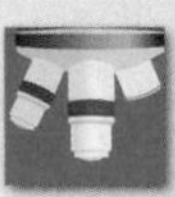
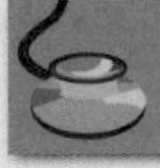

ANATOMOPATOLOGÍA Y CARACTERÍSTICAS CLÍNICAS: la hiperqueratosis, la vascularización y la inflamación crónica se produ-

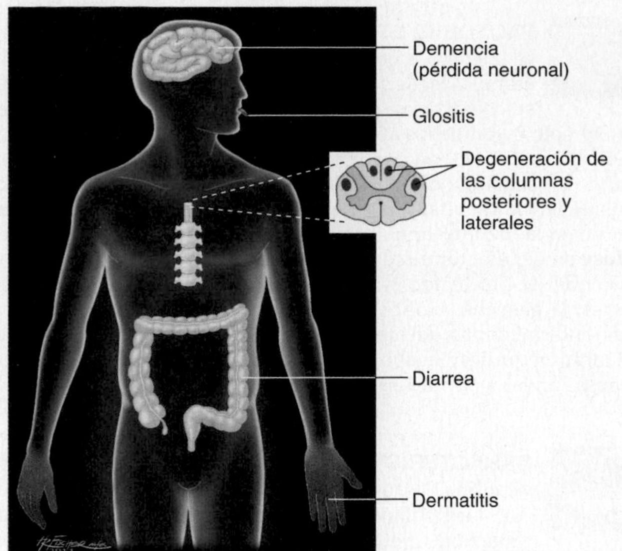

FIGURA 8-30. **Complicaciones de la insuficiencia de niacina (pelagra).**

cen en la piel afectada y en las membranas mucosas de la boca y la vagina, con fibrosis subcutánea y cicatrización en las últimas etapas. En la boca, determina el aumento de volumen y el enrojecimiento de la lengua, que se asemeja a la carne cruda. La pelagra se caracteriza por las tres «D» de la insuficiencia de niacina: **dermatitis, diarrea** y **demencia** (fig. 8-30). La piel expuesta a la luz, por ejemplo, la cara y las manos (dermatitis en guante), o las áreas sometidas a presión, como las rodillas y los codos, presentan una dermatitis áspera y descamativa (fig. 8-31). Las lesiones son diferenciadas, con áreas de pigmentación y despigmentación. La atrofia de la mucosa y la ulceración en todo el tubo digestivo provocan diarrea crónica y acuosa. La demencia, caracterizada por una ideación aberrante que roza la psicosis, refleja la degeneración de las células ganglionares en la corteza cerebral. La degeneración de la mielina de los tractos de la médula espinal se asemeja a la degeneración combinada subaguda de la insuficiencia de vitamina B_{12}. En la pelagra grave y prolongada, la cuarta **«D»** es la muerte (*death*).

En dosis farmacológicas, los complementos de niacina disminuyen la concentración de colesterol de lipoproteínas de baja densidad (LDL, *low density lipoproteins*) en sangre y aumentan el colesterol de lipoproteínas de alta densidad (HDL, *high density lipoproteins*), por lo que pueden ser útiles para prevenir la ateroesclerosis.

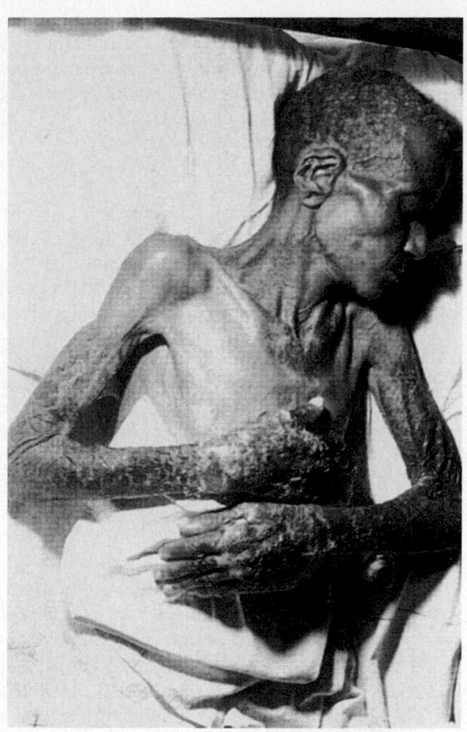

FIGURA 8-31. Pelagra. Dermatitis en las áreas expuestas al sol de los brazos y en torno al cuello en una mujer mayor. (De Shils ME, Shike M, Ross AC, et al., eds. *Modern Nutrition in Health and Disease*. 10th ed. Philadelphia, PA: Lippincott Williams & Wilkins; 2006:Fig. 38.2C).

Ácido pantoténico (B_5)

El ácido pantoténico es un componente de la coenzima A (CoA) y es esencial para la biosíntesis de los ácidos grasos y ciertos péptidos. Las principales fuentes de ácido pantoténico son la carne de vacuno, el pollo, el hígado, los huevos, los cereales y algunas verduras.

La insuficiencia de ácido pantoténico es muy infrecuente, excepto en caso de desnutrición grave. El síndrome presenta alteraciones conductuales, neurológicas y digestivas.

No se conocen efectos adversos del consumo excesivo de ácido pantoténico.

Piridoxina (B_6)

Existen tres compuestos de origen natural que presentan actividad de vitamina B_6: piridoxina, piridoxal y piridoxamina, agrupadas por razones prácticas como piridoxina. Estos compuestos muestran distribución amplia en los alimentos de origen vegetal y animal. La vitamina B_6 funciona como coenzima en muchas vías metabólicas, incluidas las relacionadas con los aminoácidos, los lípidos, la metilación y la descarboxilación, la gluconeogenia, el hemo y los neurotransmisores.

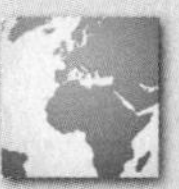

EPIDEMIOLOGÍA: la ingesta alimentaria inadecuada de vitamina B_6, medida por las concentraciones sanguíneas, es frecuente entre las personas mayores y, especialmente, entre aquellas con adicciones crónicas, como el alcoholismo. Los lactantes alimentados con fórmulas en polvo mal preparadas en las que se ha destruido la piridoxina durante la preparación sufren convulsiones.

La piridoxina funciona como antioxidante y, por tanto, como fármaco antiinflamatorio. Tal vez, como resultado, los estudios epidemiológicos sugieren que las concentraciones más elevadas de vitamina B_6 pueden ayudar a proteger de varios tumores malignos, particularmente los cánceres de colon y recto, páncreas y pulmón. Entre estos, la relación inversa entre las concentraciones de vitamina B_6 y el cáncer colorrectal es la mejor documentada.

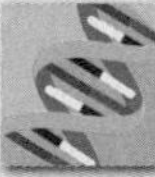

PATOGENIA MOLECULAR: el piridoxal 5′-fosfato (PLP) es un cofactor para muchas enzimas. Una mayor demanda de la vitamina, como puede suceder en el embarazo, puede conducir a un estado de insuficiencia secundaria. Es especialmente preocupante la insuficiencia de piridoxina que sigue a la medicación prolongada con una serie de fármacos, en particular la isoniazida, la levodopa y la penicilamina. La isoniazida, por ejemplo, inhibe la enzima piridoxal fosfocinasa, lo que reduce las concentraciones de PLP. También aumenta la excreción renal de PLP.

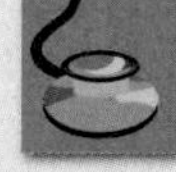

CARACTERÍSTICAS CLÍNICAS: ***los síntomas principales de la insuficiencia de vitamina B_6 son neurológicos, en consonancia con su papel en la formación del neurotransmisor GABA***. Un trastorno convulsivo acompañado de diarrea o anemia, especialmente en lactantes y niños, puede sugerir la afección. La insuficiencia de piridoxina puede presentarse como una anemia microcítica e hipocrómica, que puede confundirse con la insuficiencia de hierro, salvo que las reservas de hierro sean adecuadas. La insuficiencia grave de vitamina B_6 puede presentarse como una neuropatía periférica.

El consumo excesivo de vitamina B_6 se ha relacionado con el desarrollo de neuropatía periférica.

Biotina (B_7)

La mayor parte de la biotina se encuentra en las carnes y los cereales, en los cuales se halla en gran medida unida a las proteínas. La biotina es un cofactor obligado de cinco carboxilasas que participan en el metabolismo intermedio, lo que incluye el ciclo de Krebs.

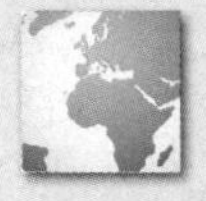

EPIDEMIOLOGÍA: la **insuficiencia de biotina** puede darse en personas que consumen grandes cantidades de huevos crudos, en aquellas con algún síndrome de malabsorción prolongado y en niños con grave desnutrición proteico-calórica. La administración crónica de fármacos anticonvulsivos también puede agotar las cifras de biotina.

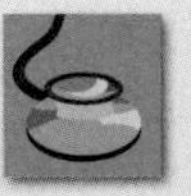

CARACTERÍSTICAS CLÍNICAS: los síntomas de la insuficiencia de biotina incluyen un exantema seborreico y eccematoso. En los adultos, entre los síntomas neurológicos se encuentran letargo, alucinaciones y parestesias. En los lactantes se han observado hipotonía y retraso del desarrollo. No existen consecuencias adversas conocidas de la administración de dosis altas de biotina.

Ácido fólico (B_9)

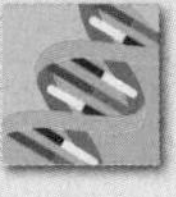

PATOGENIA MOLECULAR: el ácido fólico es un derivado heterocíclico del ácido glutámico y es un donador de grupos metilo, especialmente en la síntesis de nucleótidos. Junto con la vitamina B_{12} (*v.* más adelante), es un cofactor clave en las reacciones de metilación. En particular, la conversión de homocisteína en metionina, dependiente del folato, es necesaria para generar *S-adenosilmetionina* (SAM, *v.* cap. 5). La SAM es un donador de metilo clave en la síntesis de neurotransmisores (de noradrenalina a adrenalina), fosfolípidos (de fosfatidiletanolamina a fosfatidilcolina), nucleótidos metilados e histonas. El folato es reducido por la **dihidrofolato reductasa** (**DHFR**) a **tetrahidrofolato** (**THF**). El THF participa en el metabolismo de las purinas y las pirimidinas.

INSUFICIENCIA DE FOLATO: tanto ácido fólico como la vitamina B_{12} (*v.* más adelante) participan en la vía para producir metionina (*v.* anteriormente), y la importancia de la SAM en muchas reacciones bioquímicas explica el solapamiento de las manifestaciones de las insuficiencias de folato y B_{12} (p. ej., anemia megaloblástica; *v.* cap. 20).

El folato está presente en casi todos los alimentos, como carne, productos lácteos, marisco, cereales y verduras. Por tanto, su insuficiencia suele ser consecuencia de una alimentación generalmente pobre o como en los síndromes de malabsorción. Al estar presente en tantos nutrientes, la carencia aislada de folato es poco frecuente. Se ha constatado que los complementos de folato administrados durante las primeras etapas del embarazo disminuyen la incidencia de defectos del tubo neural del feto. Desde que en 1998 se impuso el enriquecimiento con folato de los cereales y productos de grano en Estados Unidos, la incidencia de defectos del tubo neural entre los recién nacidos ha disminuido significativamente (*v.* cap. 6).

Cianocobalamina (B_{12})

La **insuficiencia de vitamina B_{12}** se observa casi siempre en la anemia perniciosa. Es el resultado de una absorción deficiente de la vitamina B_{12} debido a una de varias etiologías.

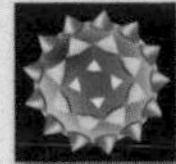

FACTORES ETIOLÓGICOS: dado que la vitamina B_{12} se encuentra en casi toda la proteína animal, como la carne, la leche y los huevos, la insuficiencia alimentaria solo se observa en raros casos de vegetarianismo extremo y, solo tras muchos años de dieta restringida. La parasitación del intestino delgado por la tenia del pescado *Diphyllobothrium latum* (procedente del pescado poco cocinado) puede provocar insuficiencia de vitamina B_{12} porque el parásito absorbe la vitamina en la luz intestinal. La absorción de la vitamina B_{12} se produce en el íleon terminal y requiere la acción del factor intrínseco, que es producido por las células parietales gástricas. Así pues, la gastritis atrófica, que destruye las células parietales, o las enfermedades del íleon terminal (p. ej., la enfermedad de Crohn) perjudican la absorción de la cianocobalamina y pueden causar anemia perniciosa.

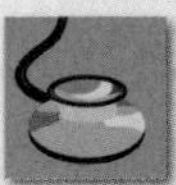

CARACTERÍSTICAS CLÍNICAS: la insuficiencia de vitamina B_{12} puede causar anemia perniciosa, una afección megaloblástica que puede complicarse con manifestaciones neurológicas, denominadas degeneración combinada subaguda de la médula espinal. En los capítulos 26 y 32 se analiza con detalle todo lo relacionado con la insuficiencia de vitamina B_{12}.

Colina

La colina es una amina presente en muchos alimentos, sobre todo en los productos del trigo, los cacahuetes, la soja, el pescado y la carne. Es necesaria para la señalización, el transporte y el metabolismo de los lípidos, la síntesis de las membranas y la neurotransmisión colinérgica. También participa en las reacciones de transferencia del grupo metilo. Dado que existe una vía endógena para la biosíntesis de la colina, no se consideraba un nutriente humano esencial. Sin embargo, se han identificado síndromes de insuficiencia de colina y actualmente se han establecido concentraciones alimentarias adecuadas. Experimentalmente, una alimentación insuficiente en colina provoca daños hepáticos y musculares. Los pacientes en nutrición parenteral total por síndrome de intestino corto suelen desarrollar hepatopatías, algunas de las cuales prevenibles con complementos de colina.

Vitamina C (ácido ascórbico)

Los efectos de la insuficiencia de vitamina C (vértigo) se describieron hace 5000 años en los jeroglíficos egipcios y fueron mencionados por Hipócrates en el año 500 a.C.

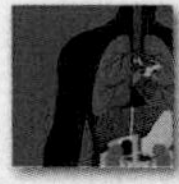

FISIOPATOLOGÍA: el ácido ascórbico es una vitamina hidrosoluble que actúa como un potente agente reductor biológico que participa en muchas reacciones de oxidorreducción y de transferencia de protones. Es importante para la síntesis del sulfato de condroitina y la hidroxilación de la prolina a partir de la hidroxiprolina del colágeno. El ácido ascórbico tiene muchas otras funciones importantes: impide la oxidación del tetrahidrofolato e intensifica la absorción del hierro en el intestino. Sin la vitamina C, la biosíntesis de ciertos neurotransmisores se trastoca, lo que conduce, por ejemplo, a limitar la actividad de la β-hidroxilasa de la dopamina. El ácido ascórbico también interviene en la cicatrización de las heridas y las funciones inmunitarias. Las mejores fuentes dietéticas de vitamina C son las frutas cítricas, los vegetales verdes y tomates.

El **escorbuto** es el estado de insuficiencia clínica de vitamina C. La primera demostración de que esta vitamina era necesaria fue cuando la armada británica decició distribuir limas a sus marineros y, con ello, evitar el escorbuto (de ahí el nombre de *limey* para los marineros británicos). En los países industrializados, el escorbuto es actualmente una enfermedad de personas con enfermedades crónicas que no se alimentan bien, de adultos mayores desatendidos y de personas con alcoholismo y desnutrición. También es frecuente en los países bajo el umbral de la pobreza, donde puede coexistir con otras formas de desnutrición. El estrés del frío, el calor, la fiebre o los traumatismos (involuntarios o quirúrgicos) aumentan la necesidad de vitamina C.

También se produce una leve disminución de las concentraciones de ácido ascórbico en el tabaquismo, la tuberculosis, la fiebre reumática y otros trastornos debilitantes. Cada día se cataboliza alrededor del 3 % del ácido ascórbico del organismo.

ANATOMOPATOLOGÍA: *la insuficiencia de vitamina C altera la síntesis de colágeno, de modo que el colágeno que se produce carece de fuerza tensil* (fig. 8-32). En el plazo de 1 a 3 meses, las hemorragias subperiósticas causan dolor óseo y articular, así como hemorragias petequiales, equimosis y púrpura, especialmente después de un traumatismo leve o en zonas de presión. Las hemorragias perifoliculares en la piel son particularmente típicas del escorbuto. En los casos avanzados, son características las encías inflamadas y hemorrágicas. La reabsorción del hueso alveolar provoca la pérdida de dientes. La cicatrización de las heridas es deficiente y se observa dehiscencia de las ya cicatrizadas. Puede presentarse anemia por hemorragia prolongada, anomalías de la absorción del hierro o deficiencia concurrente de ácido fólico.

La deficiencia de vitamina C en los niños desencadena interrupción del crecimiento, y las estructuras ricas en colágeno, como los dientes, los huesos y los vasos sanguíneos, desarrollan anomalías. Los efectos sobre el hueso en desarrollo son evidentes y guardan una peculiar relación con los trastornos de la función de los osteoblastos (*v.* cap. 24). Además de la cicatrización deficiente de las heridas, los **pacientes con escorbuto** muestran dificultad para limitar las infecciones mediante la formación de abscesos, de manera que aquellas se diseminan con más facilidad. El diagnóstico del escorbuto se confirma con el hallazgo de concentraciones séricas bajas de ácido ascórbico.

Mientras que las afirmaciones de que el ácido ascórbico podría ayudar a prevenir las infecciones de las vías respiratorias superiores carecen de una base sustancial, la ingestión de grandes cantidades de vitamina C no parece tener efectos dañinos.

Vitamina D

Hace alrededor de 500 millones de años, la vitamina D apareció por vez primera en la tierra en el fitoplancton del océano, en el cual podría haber tenido como función la absorción de la radiación UV o constituir una señal fotoquímica. A lo largo de la evolución, los vertebrados terrestres desarrollaron dependencia de la vitamina D para el mantenimiento de sus esqueletos óseos.

La vitamina D es una hormona esteroidea liposoluble con dos formas: vitamina D_3 (colecalciferol) y vitamina D_2 (ergocalciferol), ambas igualmente potentes en el ser humano. La vitamina D_3 se produce en la piel. La vitamina D_2 deriva del ergosterol de las plantas y se absorbe en el yeyuno junto con las grasas. En la sangre, se une a una globulina α (proteína de unión a la vitamina D). ***Para su potencia biológica, la vitamina D debe hidroxilarse y constituir metabolitos activos en el hígado y los riñones. Su forma activa favorece la absorción de calcio y fosfato en el intestino delgado y puede influir directamente en la mineralización del hueso.***

Los tejidos no relacionados con el metabolismo del calcio tienen receptores nucleares para la 1.25-dihidroxivitamina D. Como consecuencia, hay muchos estudios que pretenden examinar la relación entre (a) la insuficiencia de vitamina D y muchas enfermedades; y (b) los efectos protectores (si los hay) de los complementos de vitamina D para esas enfermedades. En este contexto, distinguir los hechos de la «propaganda» es todo un reto. No cabe duda de que existe una correlación entre las concentraciones bajas de vitamina D y una mayor incidencia de muchas enfermedades, incluidas las cardiovasculares, neoplásicas, psiquiátricas e inflamatorias. Estudios controlados aleatorios de personas con cantidades normales de vitamina D cuentan con historias algo diferentes. Con una variación

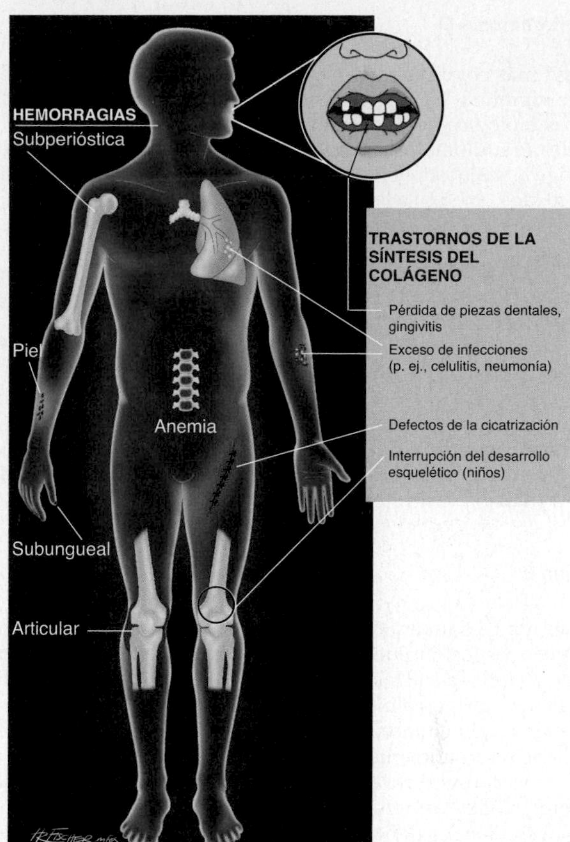

FIGURA 8-32. Complicaciones de la insuficiencia de vitamina C (escorbuto).

considerable entre los estudios, la administración de complementos de vitamina D en personas sin insuficiencia puede haber reducido significativamente las infecciones respiratorias, la depresión y la mortalidad por todas las causas. Otros estudios observacionales han arrojado también resultados positivos (reducción de la incidencia de cáncer, enfermedades cardiovasculares, hipertensión, bajo peso al nacer y diabetes, mejora de la pérdida de peso), si bien no están respaldados por ensayos clínicos aleatorios.

Insuficiencia de vitamina D

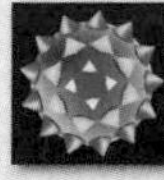

FACTORES ETIOLÓGICOS: *en los niños, la insuficiencia de vitamina D provoca* ***raquitismo****; en los adultos,* ***osteomalacia****.* La insuficiencia de vitamina D es el resultado de una insuficiencia de *(1)* vitamina alimentaria, *(2)* producción cutánea de vitamina D debido a una exposición limitada a la luz solar, *(3)* absorción a partir de la alimentación (como en los síndromes de malabsorción de grasas), o *(4)* conversión a metabolitos bioactivos. Esto último sucede en las hepatopatías y en la insuficiencia renal crónica.

CARACTERÍSTICAS CLÍNICAS: las lesiones óseas por insuficiencia de vitamina D en la infancia (raquitismo) se conocen desde hace siglos y hasta hace poco eran habituales en las sociedades occidentales industrializadas. Era un problema que afectaba a personas bajo el umbral de la pobreza en ciudades, mucho más que a habitantes en el mundo rural, en parte debido a las diferencias en la exposición a la luz solar. La adición de vitamina D a la leche y a muchos alimentos procesados, la administración de vitaminas a los niños pequeños y, en general, la mejora de la nutrición han hecho del raquitismo una rareza en los países industrializados (*v.* cap. 20).

Hipervitaminosis D

La causa más común de la hipervitaminosis D es el consumo excesivo de vitamina. La conversión anómala de la vitamina D en metabolitos biológicamente activos se produce en ocasiones en enfermedades granulomatosas como la sarcoidosis. En los casos en que se corrige la malabsorción de calcio, puede aumentar la sensibilidad de los tejidos objetivo a la vitamina D.

ANATOMOPATOLOGÍA: la respuesta inicial al exceso de vitamina D es la **hipercalcemia**, que provoca síntomas inespecíficos: debilidad y cefalea. El aumento de la excreción renal de calcio da lugar a **nefrolitiasis** o **nefrocalcinosis**. Puede producirse una **calcificación ectópica** en otros órganos, como los vasos sanguíneos, el corazón y los pulmones. Los lactantes son especialmente susceptibles al exceso de vitamina D y, si la afección no se corrige, pueden desarrollar arterioesclerosis prematura, estenosis aórtica supravalvular y acidosis renal.

Vitamina E

La vitamina E es un antioxidante que (al menos experimentalmente) protege los fosfolípidos de las membranas de la peroxidación lipídica relacionada con los radicales libres. Esta vitamina liposoluble se encuentra, principalmente en forma de tocoferol α, en muchos componentes alimentarios, especialmente en el maíz y la soja.

La deficiencia alimentaria de vitamina E puede presentarse en niños como consecuencia de ciertas mutaciones de la proteína de transferencia del tocoferol α, y en adultos con distintos síndromes de malabsorción. La deficiencia puede manifestarse como ataxia espinocerebelosa, miopatía esquelética y retinopatía pigmentada.

En neonatos prematuros, la insuficiencia de vitamina se ha relacionado con anemia hemolítica, trombocitosis y edema. El tratamiento con vitamina E puede mejorar la anemia hemolítica en los recién nacidos prematuros y reducir la gravedad, pero no la incidencia, de la fibroplasia retrolenticular. Se ha informado de que retrasa el desarrollo de la cirrosis en neonatos con atresia biliar congénita. Desde el punto de vista experimental, también inhibe *(1)* la agregación plaquetaria, *(2)* la conversión de nitritos alimentarios en nitrosaminas cancerígenas, *(3)* la síntesis de prostaglandinas y *(4)* las toxinas que actúan generando ROS. La aplicabilidad a las enfermedades humanas no está clara, ya que los intentos de utilizar la vitamina E como fármaco para prevenir el cáncer y las enfermedades coronarias no han tenido éxito.

Vitamina K

La vitamina K, un material liposoluble, se encuentra en dos formas: la vitamina K_1, que deriva de las plantas, y la vitamina K_2, a la cual sintetizan en particular las bacterias intestinales ordinarias. Los vegetales de hoja verde son ricos en vitamina K, mientras el hígado y los productos lácteos contienen cantidades menores.

FISIOPATOLOGÍA: la insuficiencia alimentaria de vitamina K es muy poco común en Estados Unidos, pero puede darse en pacientes anoréxicos que consumen poca o ninguna grasa. La insuficiencia de vitamina K se produce en la malabsorción grave de grasas, como en el esprúe y la obstrucción de las vías biliares. La destrucción de la microbiota intestinal por los antibióticos también puede provocar una insuficiencia de vitamina K. Los neonatos suelen presentar una insuficiencia de vitamina K porque la vitamina no se transporta de manera adecuada a través de la placenta, y el intestino estéril del recién nacido no tiene bacterias que la sinteticen. ***La vitamina K confiere propiedades de unión a calcio a ciertas proteínas, y es importante para las actividades de cuatro factores de coagulación: protrombina, factor VII, factor IX y factor X. La insuficiencia, por tanto, puede ser grave, ya que puede provocar o exacerbar hemorragias graves. El tratamiento con vitamina K por vía parenteral es rápidamente eficaz.***

Aminoácidos

De los 20 aminoácidos de las proteínas humanas, no existen vías para la síntesis de 8, y quizá 9, aminoácidos (el aminoácido adicional es la histidina). Los aminoácidos que deben proceder de la alimentación son **aminoácidos esenciales**. Los seres humanos pueden sintetizar nueve aminoácidos **no esenciales** a partir de precursores simples. Por último, la síntesis de dos aminoácidos (cisteína y tirosina) está limitada en determinadas afecciones o cuando las cantidades adecuadas de precursores son limitadas (tabla 8-7).

La insuficiencia de aminoácidos esenciales se manifiesta como carencia de proteínas (kwashiorkor; *v.* anteriormente).

Los oligoelementos esenciales son en su mayoría componentes de enzimas y cofactores

Los oligoelementos esenciales son el hierro, el cobre, el yodo, el zinc, el cobalto, el selenio, el manganeso, el níquel, el cromo, el estaño, el molibdeno, el vanadio, el silicio y el flúor. Las deficiencias

TABLA 8-7
AMINOÁCIDOS

Aminoácido	Naturaleza del requerimiento
Ácido aspártico	No esencial
Ácido glutámico	No esencial
Alanina	No esencial
Arginina	No esencial
Asparagina	No esencial
Cisteína	Esencial condicionado
Fenilalanina	Esencial
Glicina	No esencial
Glutamina	No esencial
Histidina	Esencial condicionado
Isoleucina	Esencial
Leucina	Esencial
Lisina	Esencial
Metionina	Esencial
Prolina	No esencial
Serina	No esencial
Tirosina	Esencial condicionado
Treonina	Esencial
Triptófano	Esencial
Valina	Esencial

alimentarias de estos minerales son clínicamente importantes en el caso del hierro y el yodo (*v.* caps. 26 y 27).

En Irán y Egipto se ha informado de que la **carencia crónica de zinc** provoca enanismo hipogonádico en los niños. Los niños afectados suelen consumir arcilla, sustancia que puede quelar el zinc, pero también pueden presentar una carencia de proteínas. Existe un trastorno hereditario del metabolismo del zinc, la **acrodermatitis enteropática**, que es una forma crónica de insuficiencia de zinc. Se caracteriza por diarrea, exantema, pérdida de cabello, desgaste muscular e irritabilidad. Se observan síntomas similares en la insuficiencia aguda de zinc asociada a la nutrición parenteral total. La insuficiencia de zinc también se da en enfermedades que causan malabsorción, como la enfermedad de Crohn, la enfermedad celíaca, la cirrosis y el alcoholismo.

La **insuficiencia de cobre en la alimentación** es poco frecuente, pero puede darse en ciertos trastornos hereditarios, en síndromes de malabsorción y durante la nutrición parenteral total. Provoca una anemia microcítica, pero también se han descrito alteraciones megaloblásticas.

La **insuficiencia de manganeso** provoca defectos del crecimiento, anomalías esqueléticas, trastornos reproductivos, ataxia y convulsiones. La exposición industrial a un exceso de manganeso provoca síntomas que guardan una estrecha relación con los del parkinsonismo.

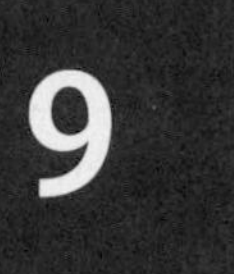

9 Enfermedades infecciosas y parasitarias

David A. Schwartz

EL COSTE DE LAS ENFERMEDADES INFECCIOSAS

Tal vez el peor azote de la humanidad, el grupo de trastornos conocidos en conjunto como enfermedades infecciosas, ha causado más dolor, sufrimiento, discapacidad y muerte prematura que cualquier otro grupo de enfermedades en la historia, y siguen siendo causas importantes de morbimortalidad en todo el mundo. El impacto de las enfermedades infecciosas es mayor en los países de ingresos bajos y medios, donde millones de personas, en su mayoría niños menores de 5 años, mueren debido a infecciones tratables o prevenibles. Incluso en los países desarrollados de Europa y Norteamérica, la morbimortalidad y la pérdida de productividad económica derivadas de las enfermedades infecciosas son enormes. En Estados Unidos, las enfermedades infecciosas causan anualmente más de 200000 muertes, más de 50 millones de días de hospitalización y casi 2000 millones de días perdidos en el trabajo o la escuela. Se calcula que la viruela se cobró entre 300 y 500 millones de vidas humanas solo durante el siglo XX. Aunque la viruela se ha erradicado del ambiente, muchos otros agentes infecciosos siguen cobrándose millones de vidas cada año. La tuberculosis, el paludismo, la diarrea infantil y el virus de la inmunodeficiencia humana (VIH)/enfermedad de inmunodeficiencia adquirida (sida) siguen haciendo estragos en el mundo en desarrollo, y se llevan millones de vidas cada año. Las enfermedades infecciosas son una causa importante de la morbimortalidad materna, infantil y juvenil en todo el mundo, incluso en los países de ingresos altos, donde hay una tendencia creciente a la no vacunación. Incluso en los países industrializados, la morbimortalidad por enfermedades infecciosas sigue siendo considerable. En Estados Unidos, solo la sepsis causa unas 200000 muertes al año.

A pesar del incalculable sufrimiento pasado y presente (y, sin duda, futura) que han generado estas enfermedades, los logros de individuos ilustres o anónimos ejemplifican las contribuciones que pueden hacerse en esta área para el alivio del sufrimiento humano: el uso que dio Edward Jenner al virus de la viruela de la vaca (vacuna) en 1798 para inmunizar frente a la viruela; la acción de John Snow al retirar la manivela de la bomba de agua de Broad Street, que dio fin al brote de cólera en Londres en 1854; el descubrimiento realizado en 1843 por Oliver Wendell Holmes, Sr., de que simplemente lavarse las manos en la exploración física de un paciente y otro podía reducir de forma drástica la incidencia de la fiebre puerperal. Todos estos descubrimientos se hicieron antes de que existiera una teoría inteligible sobre la causa de estas enfermedades. Esa teoría solo se integraría tras los trabajos de Koch, Pasteur, Lister y Ehrlich, quienes inauguraron el campo de la microbiología, que condujo directamente a la identificación de los agentes responsables de muchas enfermedades infecciosas, el establecimiento de estándares efectivos de antisepsia y, finalmente, al descubrimiento y el desarrollo de antibióticos para el tratamiento de las enfermedades bacterianas, micóticas, helmínticas y protozoarias frecuentes.

En la década de 1970 casi parecía que los antibióticos avanzados, la mejora de las medidas de sanidad y la vacunación podrían vencer por fin a las enfermedades infecciosas. Por desgracia, no fue así, ya que había tremendos problemas al acecho: en 1976 se descubrió la legionelosis, seguida, en 1981, de los primeros informes sobre el VIH-1/sida. Desde entonces han surgido muchas otras infecciones (*v.* más adelante), para las que actualmente tenemos poco tratamiento y ninguna estrategia curativa: el virus del Ébola, el síndrome respiratorio agudo grave (SARS, *severe acute respiratory syndrome*), la tuberculosis resistente a los medicamentos, las cepas pandémicas del virus de la gripe, las enterobacterias resistentes a carbapenémicos (ERC), y otras. Tres enfermedades derivadas de agentes infecciosos figuran entre las 10 primeras causas de muerte en el mundo: las infecciones de las vías respiratorias inferiores, las enfermedades diarreicas y la tuberculosis. En los países de renta baja, el paludismo y el sida siguen estando entre las principales causas de muerte. La aparición de la epidemia del virus del Ébola en África Occidental y posteriormente en la República Democrática del Congo, así como la pandemia mundial del virus del Zika, nos recuerdan que las infecciones emergentes siguen siendo una prioridad sin resolver en la salud pública mundial. La reciente preocupación por estas y otras enfermedades infecciosas subraya el hecho de que el potencial de futuras amenazas infecciosas para la existencia humana es real; los reservorios animales de microbios que pueden ser transmitidos a los humanos no tienen fin y la vigilancia nunca puede relajarse. Por último, la posibilidad de utilizar los agentes infecciosos como armas de guerra debería disipar cualquier idea posible de que estamos a salvo de estos patógenos.

Las enfermedades infecciosas se caracterizan por daño hístico por un agente invasor transmisible

Muchas de las familias taxonómicas causan enfermedades infecciosas: bacterias, hongos, protozoos y diversos gusanos parásitos. Sin embargo, algunos agentes no pueden considerarse organismos completamente independientes. Los virus no pueden replicarse por sí mismos y son parásitos intracelulares estrictos que tienen la maquinaria de replicación de las células susceptibles. De igual manera, los priones, la clase de agentes infecciosos proteináceos, carecen de ácidos nucleicos y representan sin duda un paradigma distinto de enfermedad infecciosa.

Existe un gran número de mecanismos para la transmisión de las distintas enfermedades infecciosas. Muchos de estos trastornos, como la gripe, la sífilis y la tuberculosis, son contagiosos (es decir, pueden propagarse de una persona a otra). Aun así, muchas enfermedades infecciosas, como la legionela, la histoplasmosis y la toxoplasmosis, no son transmisibles y más bien se adquieren en el ambiente. Las bacterias de las especies *Legionella* normalmente se multiplican dentro de amebas acuáticas, pero pueden infectar a los humanos mediante aerosoles de agua o tras la microaspiración de agua contaminada. Otros agentes infecciosos provienen de numerosas fuentes, entre las que se encuentran animales, insectos, tierra, aire, objetos inanimados y la flora microbiana endógena del humano.

De hecho, algunos retrovirus se han incorporado al genoma humano y pasan de generación en generación. Su función no está clara, pero pueden activarse durante la placentación, lo que sugiere que pueden haber facilitado la evolución de esta.

CONCEPTOS BÁSICOS

La virulencia es el conjunto de propiedades que permiten a un organismo causar enfermedades

Para ello, un organismo debe *(1)* acceder al cuerpo, *(2)* evitar las múltiples defensas del huésped, *(3)* adaptarse al crecimiento en un humano y *(4)* parasitar los recursos humanos. La virulencia deriva tanto de las estructuras inherentes al microbio implicado como de la interacción entre estos factores y los mecanismos de defensa del huésped.

Diversas defensas del huésped protegen al organismo de las infecciones

Para que un agente tenga éxito, debe superar diversos obstáculos, como barreras anatómicas (piel), sistemas de filtración y lavado (lágrimas, filtros nasofaríngeos), mecanismos de eliminación (secreciones de muchos sistemas orgánicos), entornos químicos hostiles (lisozima, ácido gástrico, bilis) y competencia establecida (flora intestinal comensal). Una vez superados todos estos obstáculos, también debe superar todos los componentes celulares y solubles de los sistemas inmunitarios innato y adaptativo.

La edad es un importante factor determinante de la susceptibilidad y las consecuencias de muchas infecciones

El efecto de la edad sobre la evolución tras la exposición a muchos agentes infecciosos se ilustra convenientemente a partir de las infecciones en el feto. Algunos organismos producen enfermedades más graves en el útero que en los niños o los adultos. Las infecciones por citomegalovirus (CMV), virus de la rubéola, parvovirus B19 y *Toxoplasma gondii* en el feto interfieren en su desarrollo. La infección primaria por el virus del Zika en adultos es asintomática en el 80% de los casos y produce síntomas leves en el 20%, pero puede causar muerte perinatal, microcefalia y un síndrome de malformación fetal congénita en los fetos con la infección. Normalmente, la inmunoglobulina G (IgG) materna generada por una infección previa específica atraviesa la placenta y protege al feto. Sin embargo, durante una infección primaria en una mujer embarazada que carece de anticuerpos neutralizantes, ciertos patógenos pueden atravesar la placenta. Aunque estas infecciones suelen ser subclínicas o leves en la madre, la infección en el feto puede producir daños mínimos, anomalías congénitas importantes o la muerte, en función del organismo y del momento de la exposición.

La edad también modifica la evolución de enfermedades habituales, como las diarreas virales y bacterianas. En los niños mayores y los adultos, estas infecciones causan molestias e inconvenientes, pero rara vez son graves. Los efectos pueden ser diferentes en los niños menores de 3 años, que no pueden compensar la rápida pérdida de volumen resultante de la diarrea profusa. El Fondo de las Naciones Unidas para la Infancia (UNICEF) calcula que las enfermedades diarreicas son responsables del 8% de las muertes de niños menores de 5 años en todo el mundo: más de 1300 diarias y unas 480000 anuales. Otro ejemplo es la infección por *Mycobacterium tuberculosis*, que produce una tuberculosis grave y diseminada en niños menores de 3 años, probablemente porque su sistema inmunitario celular no está maduro. Las personas mayores tienen una evolución menos adversa. Sin embargo, la madurez no siempre resulta una ventaja en las infecciones. Las infecciones por el virus de Epstein-Barr (VEB) tienen más probabilidades de ser sintomáticas en adolescentes y adultos que en niños pequeños.

El virus de la varicela-zóster, que causa la varicela, produce una enfermedad más grave en los adultos, que son más propensos a desarrollar una neumonía viral. ***Los pacientes de edad avanzada suelen tener una evolución más negativa con casi todas las infecciones que los más jóvenes.*** Las enfermedades respiratorias más habituales, como la gripe y la neumonía neumocócica, suelen ser más mortales en los mayores de 65 años. Un ejemplo de la susceptibilidad de los adultos mayores a las enfermedades infecciosas se produjo durante el brote de 2002-2003 del nuevo coronavirus del SARS: la tasa de mortalidad fue inferior al 1% en los menores de 24 años, pero superó el 50% en los mayores de 65.

El comportamiento humano suele determinar la exposición a los agentes infecciosos

La exposición laboral y ambiental de los agricultores, pastores y procesadores de carne a los patógenos hace que los seres humanos contraigan brucelosis y fiebre Q, que son fundamentalmente enfermedades bacterianas de animales que se crían en granjas. Los parásitos que entran en la piel lo hacen cuando las personas se bañan, permanecen de pie en aguas infestadas (esquistosomiasis) o caminan descalzas en suelos húmedos (anquilostoma, *Strongyloides stercoralis*). Algunas enfermedades de este tipo son consecuencia de la ingesta de pescado poco cocinado (anisaquiosis y difilobotriasis), carne (toxoplasmosis) o alimentos mal enlatados (botulismo).

Las enfermedades de transmisión sexual (sífilis, gonorrea, virus del papiloma humano [VPH], infecciones urogenitales por clamidia, sida y otras) se transmiten principalmente por contacto sexual. El riesgo de adquirir enfermedades de transmisión sexual aumenta con el tipo y el número de encuentros sexuales.

Puesto que los humanos modifican su comportamiento, constantemente determinan posibilidades nuevas para las enfermedades infecciosas. El agente de la legionelosis es común en el ambiente, pero causa infecciones humanas a través de los aerosoles generados por las plantas de refrigeración, los grifos y los humidificadores. Algunas conductas tradicionales o relacionadas con rituales también pueden producir enfermedades, como el recubrimiento de los muñones del cordón umbilical con suciedad (que puede contener esporas de *Clostridium tetani*) o la exposición a material fecal que puede contener *Taenia solium*, causante de cisticercosis). Las prácticas funerarias en África Occidental exacerbaron la propagación del virus del Ébola en los habitantes de las regiones rurales y, por primera vez, en las ciudades.

Las personas con deterioro de las defensas tienden a contraer más infecciones y desarrollar cuadros más graves

El deterioro de las defensas del huésped (*v.* anteriormente) aumenta la cantidad y la gravedad de las infecciones. Los traumatismos o las quemaduras pueden alterar las superficies epiteliales, lo que permite el acceso a bacterias u hongos invasores. La lesión del aparato mucociliar de las vías respiratorias, que puede producirse por ejemplo con el tabaquismo o la gripe, impide la eliminación de los organismos inhalados y predispone a neumonía bacteriana. La ausencia congénita de ciertos componentes del complemento (C5-C8) impide la formación de complejos de ataque a la membrana plenamente funcionales y promueve la aparición de infecciones diseminadas por *Neisseria*, a menudo recurrentes (*v.* cap. 2). Algunas enfermedades (p. ej., diabetes mellitus) o medicamentos (fármacos quimioterapéuticos, corticoesteroides) pueden interferir con la producción o la función de los neutrófilos y aumentar la probabilidad y la gravedad de las infecciones bacterianas o fúngicas invasoras.

El deterioro de la inflamación o de la función inmunitaria, ya sea debido a tratamientos citotóxicos e inmunosupresores, al debilitamiento o al sida, deja a las personas incapaces de protegerse de las infecciones. Los huéspedes con este tipo de deterioro son más susceptibles a infecciones, a menudo con organismos que son inocuos para las personas sin deterioro. Por ejemplo, los pacientes sometidos a quimioterapia con déficit de neutrófilos pueden desarrollar infecciones del torrente sanguíneo que pueden poner en riesgo la vida con microorganismos comensales que normalmente pueblan la piel y el tubo digestivo.

Los organismos que principalmente producen enfermedades en huéspedes con defensas deterioradas se denominan **patógenos oportunistas**. Muchos de estos forman parte de la flora microbiana endógena normal del ser humano, y aprovechan las defensas inadecuadas para atacar de forma más violenta y organizada.

Infecciones virales

Los virus tienen entre 20 nm y 300 nm, con ARN o ADN dentro de una envoltura proteica. Algunos también están rodeados de membranas lipídicas. ***Los virus no llevan a cabo actividades metabólicas o de reproducción de forma independiente, por lo que son parásitos intracelulares estrictos: necesitan a las células vivas para multiplicarse.*** Tras invadir las células, los virus se apoderan de los sistemas biosintéticos y metabólicos de las mismas para producir ácidos nucleicos y proteínas codificados por el virus.

Los virus suelen causar enfermedades mediante la eliminación de las células infectadas, pero muchos no lo hacen. Por ejemplo, el rotavirus, una causa habitual de diarrea, interfiere con la función de los enterocitos infectados sin eliminarlos inmediatamente. Impide que estos produzcan proteínas que transportan moléculas desde la luz intestinal y, por tanto, provoca diarrea.

Los virus también pueden promover la liberación de mediadores químicos que provocan respuestas inflamatorias o inmunitarias. Los síntomas del resfriado común se deben a la liberación de bradicinina de las células infectadas. Otros virus hacen que las células proliferen y formen tumores. Los VPH, por ejemplo, originan lesiones proliferativas de células escamosas, entre las cuales se encuentran las verrugas comunes y ciertos cánceres.

Algunos virus infectan las células y permanecen en estas sin interferir en las funciones celulares, un proceso conocido como **latencia**. Los virus en este estado pueden emerger para producir la enfermedad años después de la infección primaria. Las infecciones oportunistas suelen estar causadas por virus que en su momento establecieron infecciones latentes. El CMV y los virus del herpes simple (VHS) se encuentran entre los patógenos oportunistas más frecuentes, puesto que es habitual que permanezcan en estado de latencia y se activen en personas con alteración de la inmunidad celular.

Por último, algunos virus se integran en los genomas de las células o permanecen como episomas, y hacen que las células afectadas generen tumores. Así, el VEB causa el linfoma de Burkitt endémico en África y otros tumores en diferentes ambientes, y el virus de la leucemia humana de linfocitos T, tipo 1 (VLHT-1; *v.* cap. 5), causa una forma de linfoma de linfocitos T.

En este apartado, las enfermedades se clasifican en dos grupos: las que causan los virus de ARN y de ADN. Esta división refleja diferencias fundamentales en la biología de estos agentes. Algunos virus con tropismo orgánico muy específico no se describen aquí con detalle, sino que se analizan en los capítulos que hablan sobre los órganos a los que afectan principalmente: el VIH (*v.* cap. 4), las hepatitis B y C (*v.* cap. 14), etc.

INFECCIONES VIRALES POR ARN

Una diferencia clave entre algunos virus de ARN y muchos virus de ADN es que las polimerasas virales (p. ej., el VIH-1, el virus de la hepatitis C [VHC]) no corrigen la cadena que se está sintetizando. Esto tiene dos consecuencias importantes. En primer lugar, la tasa de mutación (y, por tanto, la plasticidad de estos virus para eludir los tratamientos) es muy elevada. En segundo lugar, existe un mayor porcentaje de viriones producidos que son inactivos.

El resfriado común es la enfermedad viral más frecuente

El resfriado común (gripe) es una infección aguda y autolimitada de las vías respiratorias superiores causada por varios virus de ARN, entre los cuales se encuentran más de 110 rinovirus distintos y varios coronavirus. Los resfriados son frecuentes y de distribución mundial. Se transmiten de persona a persona a través de secreciones infectadas. El contagio es más probable durante los meses de invierno en las regiones templadas, y durante las estaciones lluviosas en los trópicos, cuando la propagación se facilita por la aglomeración de personas en interiores. En Estados Unidos, los niños suelen sufrir de seis a ocho resfriados al año y los adultos, de dos a tres. En general, los rinovirus causan entre el 10 % y el 40 % de los resfriados, los coronavirus el 20 % y el virus respiratorio sincitial (VRS), el 10 %.

Los virus infectan las células del epitelio respiratorio nasal, lo que provoca un aumento de la producción de moco y edema. Los rinovirus y los coronavirus tienen tropismo por el epitelio respiratorio y su reproducción es óptima a temperaturas muy inferiores a los 37 °C (98.6 °F). Por tanto, la infección se mantiene confinada a los conductos más fríos de las vías respiratorias superiores. Las células infectadas liberan mediadores químicos, como la bradicinina, que producen la mayoría de los síntomas asociados a los resfriados: aumento de la producción de moco, congestión nasal y obstrucción de la trompa de Eustaquio. La estasis resultante puede predisponer a una infección bacteriana secundaria y provocar sinusitis bacteriana y otitis media. Los rinovirus y los coronavirus no destruyen el epitelio respiratorio y no producen alteraciones visibles. Desde el punto de vista clínico, el resfriado común se caracteriza por rinorrea, faringitis, tos y febrícula. Los síntomas duran aproximadamente una semana.

La gripe puede predisponer a neumonía bacteriana

La gripe es una infección aguda, generalmente autolimitada, de las vías respiratorias superiores e inferiores, causada por el virus de la gripe. Se trata de virus de ARN monocatenario con envoltura.

EPIDEMIOLOGÍA: existen tres tipos distintos de virus de la gripe (tipos A, B y C) que causan enfermedad en el ser humano, pero la gripe A es, con diferencia, la más común y la que causa la enfermedad más grave. Cada año se registran entre 10 y 40 millones de casos de gripe en Estados Unidos, que causan más de 40 000 muertes. La gripe es muy contagiosa y las epidemias suelen extenderse por todo el mundo. A intervalos regulares surgen cepas nuevas, muchas veces de huéspedes animales; infectan al ser humano en distintas regiones del mundo en los que estos viven en contacto estrecho con animales y luego se diseminan con rapidez. Las cepas de gripe se identifican en función de su tipo (A, B y C), así como de los serotipos de su hemaglutinina (H) y neuraminidasa (N) (subtipo viral), lugar geográfico de origen, número de cepa y año de aislamiento (fig. 9-1). Así, la cepa del virus de la gripe aviar («gripe de las aves») que surgió en 2003 y se propagó por todo el mundo hasta 2016-2017 se denomina A(H5N1). En 2009 surgió en Veracruz (México) un nuevo virus de la gripe A, denominado H1N1 («gripe porcina»), que se propagó rápidamente por todo el mundo a modo de pandemia. La cepa H1N1 fue muy grave: causó aproximadamente 10 000 muertes solo en Estados Unidos en los 7 meses siguientes a su identificación y más de 284 000 muertes en todo el mundo al final de la pandemia en 2009. Produjo una importante mortalidad en niños y mujeres embarazadas con la infección. A partir de 2013, se identificó en China una nueva cepa del virus de la gripe aviar, la H7N9, también responsable de muertes humanas. En 2019, una cepa grave del virus de la gripe A, H3N2, fue responsable de casi el 50 % de los casos de gripe en Estados Unidos.

Dado que los antígenos del virus de la gripe epidémica cambian tan a menudo, la inmunidad del huésped que se desarrolla durante una epidemia rara vez protege contra la siguiente. Esto se evidenció en la temporada de gripe 2017-2018 en Estados Unidos, en la que se produjo un número récord de muertes de niños (172) en una sola temporada (si se excluyen las pandemias): el 80 % de estos niños no habían recibido la vacuna frente a la gripe.

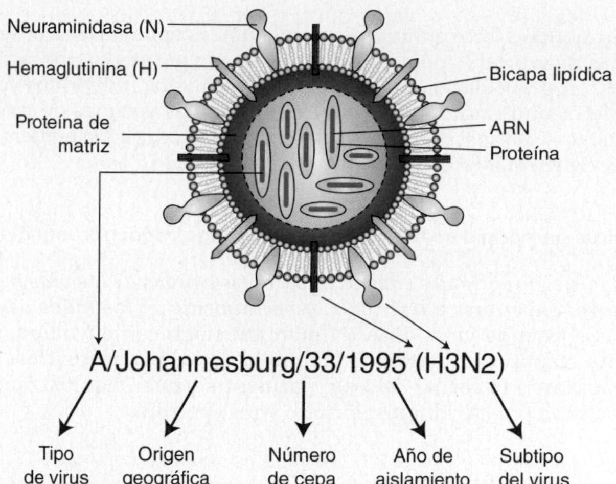

FIGURA 9-1. Nomenclatura de las cepas del virus de la gripe. El tipo de virus (A, B o C) está basado en las características de la nucleoproteína codificada por el gen NP del virus. La clasificación H se basa en la hemaglutinina (más comúnmente H1, H2 o H3, también H5) codificada por el gen HA. La clasificación N se basa en el tipo de neuraminidasa (N1 o N2) codificado por el gen NA.

FISIOPATOLOGÍA: la gripe se transmite de persona a persona mediante gotitas y secreciones respiratorias que contienen el virus. Cuando alcanza la superficie de la célula epitelial respiratoria, el virus se une y entra en la célula por fusión con la membrana celular, un proceso mediado por una hemaglutinina viral (glucoproteína), que se une a los residuos de ácido siálico del epitelio respiratorio. Una vez dentro, el virus induce a la célula a producir una progenie viral y provoca la muerte celular. La infección suele afectar tanto las vías respiratorias superiores como las inferiores. La destrucción del epitelio ciliado paraliza la cubierta mucociliar, lo que predispone a neumonía bacteriana, especialmente con *Staphylococcus aureus* y *Streptococcus pneumoniae*.

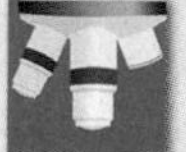

ANATOMOPATOLOGÍA: el virus de la gripe provoca necrosis y descamación del epitelio ciliado de las vías respiratorias, y se relaciona con un infiltrado inflamatorio con predominio linfocítico. La extensión de la infección hacia los pulmones provoca necrosis y descamación de las células de revestimiento alveolar y cambios hísticos propios de la neumonitis viral.

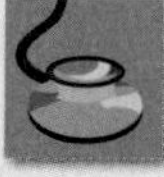

CARACTERÍSTICAS CLÍNICAS: fiebre, escalofríos, mialgia, cefalea, debilidad y tos seca de inicio agudo son característicos. Podrían predominar los síntomas de infección de las vías respiratorias superiores o los de traqueítis, bronquitis y neumonía. En las epidemias se observa la muerte tanto por la misma gripe como por sus complicaciones, en particular en los adultos mayores y los individuos con enfermedad cardiopulmonar subyacente. Las vacunas de virus inactivados específicas para las cepas que producen la epidemia previenen la infección con una efectividad del 75%.

El virus paragripal se relaciona con la laringotraqueobronquitis

Los virus paragripales causan infecciones agudas de las vías respiratorias superiores e inferiores, especialmente en los niños pequeños. Se trata de virus de ARN monocatenario con envoltura, con cuatro serotipos distintos, de la familia de los paramixovirus. Son la causa más frecuente del crup (laringotraqueobronquitis), que se caracteriza por estridor inspiratorio y tos «perruna».

EPIDEMIOLOGÍA: la laringotraqueobronquitis es frecuente en niños menores de 3 años en todo el mundo, y se caracteriza por hinchazón subglótica, compresión de las vías respiratorias y dificultad para respirar. Estos virus se propagan a través de aerosoles y secreciones con capacidad infecciosa. La infección es muy contagiosa. Los virus paragripales se aíslan en el 10% de los niños pequeños con enfermedades agudas de las vías respiratorias. La laringotraqueobronquitis es la segunda causa de hospitalización por enfermedad respiratoria en niños menores de 5 años.

ANATOMOPATOLOGÍA: los virus paragripales infectan y matan las células epiteliales respiratorias ciliadas y provocan una respuesta inflamatoria. En los niños muy pequeños, este proceso suele afectar a las vías respiratorias inferiores y causar, así, bronquiolitis y neumonitis. En los niños pequeños, que poseen una tráquea estrecha y una laringe pequeña, el edema local de la laringotraqueítis comprime las vías respiratorias superiores lo suficiente como para obstruir la respiración y causar laringotraqueobronquitis. La infección por virus paragripal se asocia a fiebre, ronquera, tos perruna y estridor inspiratorio. En los niños mayores y los adultos, los síntomas suelen ser leves.

El virus respiratorio sincitial produce bronquiolitis en los lactantes

EPIDEMIOLOGÍA: al igual que el virus paragripal, el VRS pertenece a la familia Paramyxoviridae. Se propaga rápidamente de un niño a otro a través de los aerosoles y las secreciones respiratorias, y es frecuente en guarderías, hospitales y otros ámbitos en los que se tiene a los niños pequeños confinados. El VRS tiene distribución mundial y muy contagioso. En Estados Unidos, el 60% de los lactantes se infectan ante la primera temporada de VRS en la que son expuestos, y casi todos contraerán la infección a los 2 o 3 años. El VRS es la causa más común de bronquiolitis y neumonía en niños menores de 1 año.

ANATOMOPATOLOGÍA: las proteínas de superficie del virus se unen a receptores específicos del epitelio respiratorio del huésped para provocar la fusión. El virus causa necrosis y descamación del epitelio bronquial, bronquiolar y alveolar, con un infiltrado inflamatorio de predominio linfocítico. En ocasiones se observan células sinciciales multinucleadas.

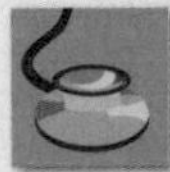

CARACTERÍSTICAS CLÍNICAS: los lactantes y niños pequeños con bronquiolitis o neumonitis por VRS presentan sibilancias, tos y dificultad respiratoria, a veces acompañadas de fiebre. La enfermedad suele resolverse en 1 o 2 semanas. En los niños mayores y los adultos, el VRS produce una enfermedad mucho más leve. Entre los niños pequeños por lo demás sanos, la mortalidad por infección por VRS es muy baja, pero aumenta drásticamente, hasta un 20% o un 40% entre los niños hospitalizados con cardiopatías congénitas, neumopatías crónicas, prematuridad o inmunodepresión.

El síndrome respiratorio agudo grave es una enfermedad viral emergente que provoca brotes de neumonía

A principios de 2002 se detectó una epidemia de neumonía grave en la provincia china de Guangdong. Al producirse brotes en Hong Kong, Vietnam y Singapur, la enfermedad se extendió por todo el mundo a través de viajes aéreos internacionales. Esta enfermedad clínica emergente, el SARS, acabó extendiéndose a Norteamérica y Europa. El agente causante es un nuevo coronavirus, el coronavirus asociado al SARS (SARS-CoV), que procede de un huésped no humano. En 2017 se identificó la fuente del virus del SARS: una población de murciélagos de herradura en una cueva remota de la provincia de Yunnan.

El SARS es una enfermedad respiratoria viral potencialmente mortal que tiene un período de incubación de 2 a 7 días, con casos que pueden llegar a los 10 días. Durante la pandemia inicial, entre noviembre de 2002 y julio de 2003, se produjeron más de 8000 casos y 775 muertes, con una tasa de mortalidad del 9.6%. El último caso humano infectado se produjo a mediados de 2003, pero el SARS-CoV no ha sido erradicado y podría reaparecer.

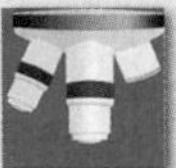

ANATOMOPATOLOGÍA: los pulmones de los pacientes fallecidos por el SARS muestran un daño alveolar difuso (*v.* cap. 12). También se han observado células sinciciales multinucleadas sin inclusiones virales.

CARACTERÍSTICAS CLÍNICAS: el SARS comienza con fiebre y cefalea, seguidos en breve por tos y disnea. No suele haber cuadro gripal, y la diarrea es frecuente. La linfocitopenia es frecuente, y las concentraciones de aminotransferasa presentan un aumento moderado. Algunos pacientes desarrollan síndrome de dificultad respiratoria del adulto (SDRA, *v.* cap. 12) y un alto riesgo de complicaciones y muerte. La mayoría de los pacientes se recuperan, pero la mortalidad puede alcanzar el 15% entre los adultos mayores y los pacientes con otros trastornos respiratorios. No existen ensayos clínicos controlados y no se dispone de ningún tratamiento específico.

El sarampión (rubéola) es muy contagioso y puede ser mortal

El virus del sarampión es un paramixovirus de ARN monocatenario envuelto que causa una enfermedad aguda, caracterizada por síntomas en las vías respiratorias superiores, fiebre y erupción cutánea.

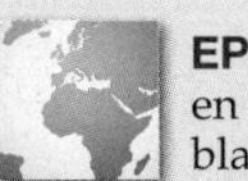

EPIDEMIOLOGÍA: el virus del sarampión se transmite en aerosoles y secreciones respiratorias. Entre las poblaciones no vacunadas, es una enfermedad principalmente infantil. Las vacunas de virus vivos atenuados de que se dispone en la actualidad (el sarampión está incluido en la vacuna triple administrada a los lactantes y niños) son muy eficaces para prevenir el sarampión y eliminar su propagación. La vacunación en el ámbito nacional ha hecho que el sarampión sea poco frecuente en Estados Unidos. En todo el mundo se están realizando esfuerzos similares para vacunar a todos los niños. En algunas regiones, el sarampión puede ser especialmente grave, con una tasa de mortalidad del 10% al 25%. En pacientes con inmunodepresión y con sida, la tasa de mortalidad puede alcanzar el 30%. La Organización Mundial de la Salud (OMS) estima que en 2016 se produjeron 89780 muertes en todo el mundo a causa del sarampión, y sigue siendo una de las principales causas de muertes prevenibles por vacunación. Cuando el sarampión se introdujo por primera vez en poblaciones no expuestas anteriormente (p. ej., nativos americanos, isleños del Pacífico), las infecciones generalizadas que se produjeron trajeron consigo tasas de mortalidad devastadoras.

En enero de 2019 se produjo un brote de sarampión en Estados Unidos, principalmente en personas no vacunadas, con 626 casos confirmados en 15 estados entre el 1 de enero y el 15 de abril.

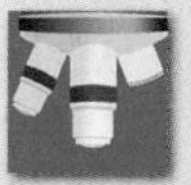

FISIOPATOLOGÍA: el lugar inicial de la infección son las membranas mucosas nasofaríngeas y bronquiales. Dos glucoproteínas de superficie, «H» y «F», participan en la adhesión y fusión del virus con el epitelio respiratorio. A continuación, el virus se extiende a los nódulos linfáticos regionales y al torrente sanguíneo, lo que conduce a una diseminación generalizada con una importante afectación de la piel y los tejidos linfáticos. El exantema característico deriva de la acción de los linfocitos T sobre el endotelio vascular infectado por el virus.

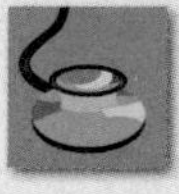

ANATOMOPATOLOGÍA: el virus del sarampión produce necrosis del epitelio respiratorio infectado, con un infiltrado inflamatorio con predominio linfocítico. Provoca vasculitis en los vasos sanguíneos pequeños de la piel. La hiperplasia linfática suele ser prominente en los nódulos linfáticos cervicales y mesentéricos, en el bazo y el apéndice. En los tejidos linfáticos, el virus provoca en ocasiones la fusión de las células infectadas y da lugar a la formación de células gigantes multinucleadas que contienen hasta 100 núcleos, con inclusiones tanto intracitoplasmáticas como intranucleares. Estas células, las células gigantes de Warthin-Finkeldey (fig. 9-2), son patognomónicas del sarampión.

CARACTERÍSTICAS CLÍNICAS: el sarampión se manifiesta primero por fiebre, rinorrea, tos y conjuntivitis, y evoluciona con la formación de las lesiones mucosas y cutáneas características. Las lesiones mucosas, o «manchas de Koplik», son máculas diminutas de color gris blanquecino sobre una base eritematosa que aparecen en la región posterior de la mucosa bucal. Las lesiones cutáneas empiezan primero en la cara como un exantema maculopapular eritematoso que suele diseminarse hacia el tronco y las extremidades. El exantema desaparece en 3-5 días y los síntomas se resuelven de manera gradual.

La evolución clínica del sarampión puede ser mucho más grave en niños pequeños, personas desnutridas y pacientes con inmunodepresión. El sarampión suele predisponer a infecciones bacterianas secundarias, en especial otitis media y neumonía. La invasión del sistema nervioso central (SNC) quizá sea un hecho frecuente, como sugieren los cambios electroencefalográficos. La encefalitis aguda es rara, pero podría presentarse. En raras ocasiones los pacientes desarrollan panencefalitis esclerosante subaguda, un trastorno neurodegenerativo crónico y de evolución lenta. La fisiopatología precisa de la panencefalitis esclerosante subaguda es incierta, puesto que no se tienen experimentos con animales, aunque la vacunación profiláctica contra el sarampión redujo en gran medida su incidencia.

La infección intrauterina por rubéola se asocia a anomalías congénitas

El virus de la rubéola es un virus de ARN de una sola cadena con cubierta, que produce una enfermedad sistémica leve y autolimitada, por lo general en relación con un exantema (que también se conoce como «sarampión alemán»). El virus de la rubéola es el único miembro del género *Rubivirus* de la familia Togavirus. Muchas infecciones son tan leves que pasan desapercibidas. Sin embargo, la infección en una persona embarazada al principio de la gestación puede producir la muerte del feto, parto prematuro y anomalías congénitas, como sordera, cataratas, glaucoma, defectos cardíacos y discapacidad intelectual.

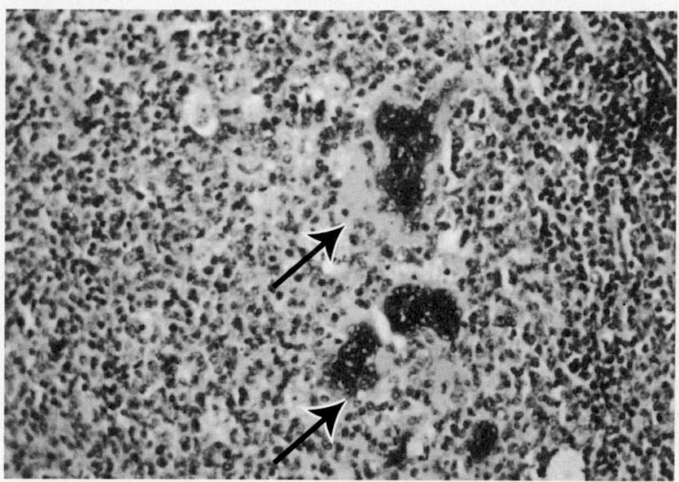

FIGURA 9-2. Células gigantes de Warthin-Finkeldey del sarampión. Un nódulo linfático hiperplásico de un paciente con sarampión muestra varias células gigantes multinucleadas (*flechas*).

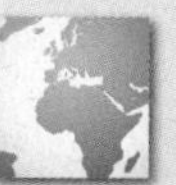

EPIDEMIOLOGÍA: el virus de la rubéola se propaga principalmente por vía respiratoria. La infección se produce en todo el mundo. La rubéola no es muy contagiosa, y en las poblaciones no vacunadas, entre el 10 % y el 15 % de las mujeres jóvenes siguen siendo susceptibles a la infección hasta su edad reproductiva. La vacuna con virus vivos atenuados disponible actualmente (parte de la vacuna triple vírica) previene la rubéola y ha eliminado en gran medida la enfermedad en los países desarrollados. En América, la vacunación ha interrumpido la transmisión del virus, y no se ha observado ningún caso endémico desde febrero de 2009.

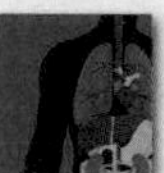

FISIOPATOLOGÍA: la rubéola infecta el epitelio respiratorio y después se disemina por el torrente sanguíneo y el sistema linfático. Se cree que su erupción es el resultado de una respuesta inmunitaria al virus diseminado. La infección fetal se produce a través de la placenta durante la fase de viremia de la enfermedad materna. Un feto con infección congénita desarrolla infección persistente y elimina grandes cantidades de virus en los líquidos corporales, incluso después del nacimiento. La infección materna después de las 20 semanas de gestación no suele causar ninguna enfermedad fetal significativa.

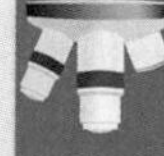

ANATOMOPATOLOGÍA: en el feto, el corazón, el ojo y el cerebro son los órganos afectados con más frecuencia. Entre las lesiones cardíacas se incluyen estenosis valvular pulmonar, hipoplasia de la arteria pulmonar, defectos del tabique ventricular y conducto arterioso persistente (50 % de los pacientes). En el 43 % de los pacientes pueden aparecer cataratas, glaucoma, microftalmia y defectos de la retina. La afectación cerebral grave puede desencadenar microcefalia y discapacidad intelectual.

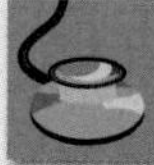

CARACTERÍSTICAS CLÍNICAS: en la mayoría de los pacientes, la rubéola es una enfermedad febril leve y aguda, con rinorrea, conjuntivitis, linfadenopatía postauricular y una erupción que se extiende de la cara al tronco y las extremidades.

ENFERMEDADES INFECCIOSAS Y PARASITARIAS

La erupción se resuelve en 3 días. Es muy raro que se desarrollen complicaciones. Hasta un 30% de las infecciones son completamente asintomáticas. La sordera neurosensorial es una complicación frecuente (58%) de la rubéola fetal.

El virus del Zika es profundamente teratogénico si la exposición se produce durante el embarazo

El virus del Zika es un flavivirus, un nuevo arbovirus emergente que causa pocos o ningún síntoma en personas no embarazadas. Sin embargo, con el embarazo puede causar un síndrome de malformación fetal que puede incluir microcefalia y muerte perinatal.

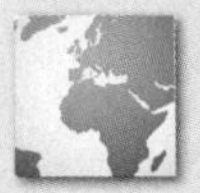

EPIDEMIOLOGÍA: el virus del Zika se transmite a los seres humanos a través de la picadura de un mosquito Aedes infectado (*A. aegyptii* o *A. albopictus*). Aunque con menos frecuencia, también puede transmitirse por vía sexual tanto por hombres como por mujeres.

Al igual que otros virus transmitidos por mosquitos, el virus del Zika es más frecuente en personas de bajos ingresos en las regiones cálidas del mundo, donde la aglomeración urbana favorece la cría de los mosquitos vectores y la transmisión a los humanos. Tras su reconocimiento inicial en el hemisferio occidental en Brasil en 2015, se convirtió en una epidemia en América del Sur y Central y el Caribe entre 2015 y 2016. Infectó a varios centenares de miles de personas, y quizá a más. Su prevalencia cayó en picado en 2017, probablemente debido a la expansión de la población inmune, también denominada inmunidad de rebaño.

FISIOPATOLOGÍA: el virus del Zika infecta las células de derivación neuronal. Tras la transmisión transplacentaria de una madre infectada al feto, el virus infecta y mata las células progenitoras neuronales primordiales del cerebro fetal en desarrollo. Se ha identificado el ARN del virus en otros tejidos maternos y fetales, como la sangre del cordón umbilical, varios tipos de células placentarias, incluidas células de Hofbauer y trofoblasto, células deciduales y líquido amniótico. También se han identificado en el cerebro y la placenta de fetos humanos que sufrieron aborto espontáneo durante el primer y segundo trimestre.

ANATOMOPATOLOGÍA: los fetos con síndrome congénito del Zika muestran un espectro de hallazgos anatomopatológicos. Los hallazgos de la secuencia de alteraciones cerebrales del feto incluyen microcefalia grave con colapso parcial del cráneo, suturas craneales superpuestas, prominencia del hueso occipital y piel redundante del cuero cabelludo. Las anomalías cerebrales son probablemente el resultado de una lesión celular directa por el virus del Zika, e incluyen ventriculomegalia, microencefalia, hidrocefalia, lisencefalia (agiria), adelgazamiento cortical, calcificaciones en la corteza y la materia blanca subcortical, y necrosis neuronal. Entre las anomalías oculares se incluyen microftalmia, cataratas, hallazgos en la retina, como atrofia coriorretiniana, y lesiones del nervio óptico. En algunos lactantes infectados, la microcefalia comienza tras el nacimiento.

CARACTERÍSTICAS CLÍNICAS: la mayoría de los niños y adultos infectados son asintomáticos. En el 20% de los individuos con síntomas, la mayor parte presenta fiebre, erupción cutánea, conjuntivitis, dolores articulares y musculares, y cefalea. Los fetos con infección congénita pueden presentar anomalías contractuales, como artrogriposis o pie zambo, además de anomalías en el SNC. La infección por el virus del Zika está muy asociada al síndrome de Guillain-Barré, pero solo un pequeño número de personas con la infección desarrollan esta enfermedad.

El virus de las paperas causa parotiditis aguda y meningoencefalitis

El virus de las paperas es un virus de ARN monocatenario con envoltura, de la familia* Paramyxoviridae*, que causa una enfermedad sistémica aguda y autolimitada.

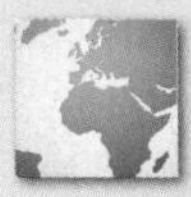

EPIDEMIOLOGÍA: la parotiditis existe en todo el mundo y predominantemente es una enfermedad de la niñez. Se propaga por vía respiratoria y es muy contagiosa: el 90% de las personas expuestas y susceptibles se infectan. Sin embargo, solo entre el 6% y el 70% desarrolla síntomas. Una vacuna con virus vivos atenuados contra la parotiditis previene la enfermedad (parte de la vacuna triple vírica), y la enfermedad se ha eliminado en gran medida en casi todos los países desarrollados.

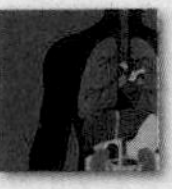

FISIOPATOLOGÍA: la parotiditis se inicia con la infección viral del epitelio de las vías respiratorias. El virus se distribuye entonces mediante la sangre y el sistema linfático hacia otras estructuras, con más frecuencia las glándulas salivales (en especial, las parótidas), el SNC, el páncreas y los testículos. En más de la mitad de las infecciones se ve afectado el SNC, con enfermedad sintomática en el 10% de los casos. La epididimoorquitis se produce en el 15% al 20% de los hombres que se infectan después de la pubertad.

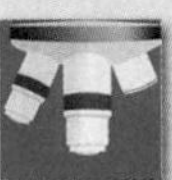

ANATOMOPATOLOGÍA: el virus de la parotiditis causa necrosis de las células infectadas, relacionada con un infiltrado inflamatorio con predominio linfocítico. Las glándulas salivales afectadas se edematizan, sus conductos quedan cubiertos por epitelio necrótico y su intersticio muestra infiltración linfocítica. En la epididimoorquitis por el virus de la parotiditis, los testículos pueden aumentar su volumen hasta alcanzar tres veces su tamaño normal. La inflamación del parénquima testicular, que se encuentra confinado a la túnica albugínea, desencadena infartos focales. La orquitis de la parotiditis suele ser unilateral y, por este motivo, rara vez causa esterilidad.

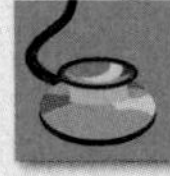

CARACTERÍSTICAS CLÍNICAS: la parotiditis comienza con fiebre y malestar general, a los que sigue la inflamación dolorosa de las glándulas salivales, por lo general de una o ambas parótidas. La afectación meníngea sintomática se manifiesta la mayoría de las veces por cefalea, rigidez de nuca y vómito. Antes de que la práctica de la inmunización fuera habitual, la parotiditis era la causa principal de meningitis y encefalitis virales en Estados Unidos. Aunque en la parotiditis es rara la pancreopatía grave, la mayoría de los pacientes presentan aumento de la actividad de la amilasa sérica.

La infección por rotavirus es la causa más frecuente de diarrea grave en todo el mundo

El rotavirus produce una diarrea acuosa abundante que puede provocar deshidratación y muerte si no se trata. Este virus de ARN de doble cadena, miembro de la familia *Reoviridae*, suele infectar a niños pequeños.

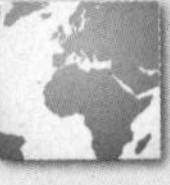

EPIDEMIOLOGÍA: la infección por rotavirus se transmite de persona a persona por vía fecal-bucal. Hay cinco especies, denominadas rotavirus A, B, C, D y E. El A, el más común en la infección en humanos, es responsable de más del 90% de los casos. La infección es más común en la infancia, edad en la que se eliminan grandes cantidades de virus en las heces. Los hermanos, los compañeros de juego, los progenitores, así como los alimentos, el agua y las superficies ambientales, se contaminan fácilmente con el virus. La edad máxima de infección es de 6 meses a 2 años. Casi todos los niños se han infectado a los 4 años.

El rotavirus causa alrededor de 100 muertes anuales en niños pequeños en Estados Unidos, y más de 450 000 muertes en todo el mundo entre niños menores de 5 años.

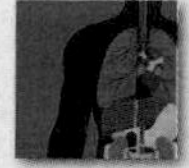

FISIOPATOLOGÍA: el rotavirus infecta los enterocitos de la porción superior del intestino delgado, e interrumpe la absorción de azúcares, grasas y diversos iones. La carga osmótica resultante provoca una pérdida neta de líquido en la luz del intestino, lo que produce diarrea y deshidratación. Las células infectadas se desprenden de las vellosidades intestinales y el epitelio que se regenera carece al inicio de capacidad de absorción.

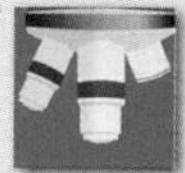

ANATOMOPATOLOGÍA: los cambios anatomopatológicos en la infección por rotavirus se limitan en gran medida al duodeno y al yeyuno, con acortamiento de las vellosidades y un pequeño infiltrado de neutrófilos y linfocitos.

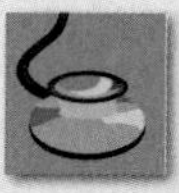

CARACTERÍSTICAS CLÍNICAS: la infección por rotavirus se manifiesta con vómito, fiebre, dolor abdominal, y diarrea profusa y acuosa. Los vómitos suelen durar de 2 a 3 días, pero la diarrea continúa de 5 a 8 días. La reposición de líquidos es fundamental: sin los líquidos adecuados, la diarrea puede causar una deshidratación mortal en los niños pequeños.

El virus Norwalk y otros virus digestivos producen a menudo brotes de diarrea

Existen muchos otros virus que desencadenan diarrea. Los que se conocen mejor son los virus de ARN sin envoltura de la familia Norwalk, un grupo de calicivirus cuyos nombres derivan de las zonas geográficas en que se produjeron brotes específicos (p. ej., virus Norwalk, virus de Snow Mountain, virus Sapporo). Los virus Norwalk son responsables de una tercera parte de todos los brotes de enfermedad diarreica. Causan gastroenteritis en los niños y los adultos, con vómito y diarrea autolimitados, síntomas similares a los que produce el rotavirus. Infectan las células del intestino delgado proximal y traen consigo cambios similares a los que genera el rotavirus.

Las fiebres hemorrágicas virales provocan hemorragias, choque y, a veces, la muerte

Existen muchas fiebres hemorrágicas virales similares en diferentes partes del mundo, que suelen llevar el nombre de la región donde se describieron por primera vez. Los responsables incluyen a miembros de cinco familias de virus ARN: *Bunyaviridae*, *Flaviviridae*, *Arenaviridae*, *Filoviridae* y, más recientemente, *Rhabdoviridae*. En función de sus peculiaridades en cuanto a la vía de transmisión, los vectores y otras características epidemiológicas, las fiebres hemorrágicas virales se dividen en cuatro grupos epidemiológicos (tabla 9-1): transmitidas por mosquitos; transmitidas por garrapatas; zoonóticas; y producidas por filovirus, los de Marburg y Ébola, cuya vía de transmisión se desconoce.

Fiebre amarilla

La fiebre amarilla es una fiebre hemorrágica aguda que en ocasiones se asocia con necrosis hepática extensa e ictericia. La enfermedad la produce un flavivirus transmitido por insectos, un virus de ARN de una sola cadena con envoltura. Otros flavivirus patógenos desencadenan la fiebre hemorrágica de Omsk y la enfermedad del bosque de Kyasanur.

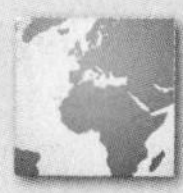

EPIDEMIOLOGÍA: la fiebre amarilla se identificó por primera vez en el siglo XVII. Hoy en día, el virus se limita a partes de África y Sudamérica, en entornos tanto selváticos como urbanos. El reservorio habitual del virus son los monos de vida arbórea, a los que no afecta. El virus se transmite entre ellos y el agente es transmitido por mosquitos en la bóveda selvática. El humano adquiere la fiebre amarilla de la jungla al sufrir la picadura del **mosquito Aedes** infectado. La tala de árboles aumenta el riesgo de infección, ya que los mosquitos caen con el árbol. Al volver al pueblo o ciudad, el humano se convierte en un reservorio para la fiebre amarilla epidémica en el entorno urbano, donde el vector es *Aedes aegypti*. Siguen produciéndose brotes de fiebre amarilla a pesar de la disponibilidad de una vacuna eficaz. A partir de 2017 se produjo un gran brote en múltiples estados de Brasil, incluidas regiones donde la enfermedad no había supuesto un riesgo anteriormente.

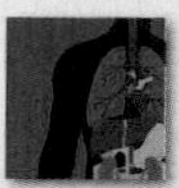

FISIOPATOLOGÍA: tras la inoculación que realiza el mosquito, el virus se multiplica en el tejido y el endotelio vascular, para luego diseminarse por el torrente sanguíneo. Muestra tropismo por las células del hígado, donde en ocasiones desencadena destrucción hepatocelular aguda. El daño extenso al endotelio de los vasos sanguíneos pequeños puede desencadenar pérdida de la integridad vascular, hemorragias y choque.

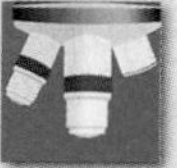

ANATOMOPATOLOGÍA: el virus de la fiebre amarilla causa necrosis coagulativa de los hepatocitos, que se inicia en las células que se distribuyen en el centro de los lobulillos hepáticos y se extiende hacia las venas centrales y las estructuras portales. En ocasiones, la infección da lugar a áreas confluentes de necrosis en el centro de los lobulillos hepáticos (es decir, necrosis de la zona media). En los casos más graves puede tener lugar necrosis de todo un lobulillo. La apoptosis inducida por el virus puede hacer que los hepatocitos desarrollen eosinofilia grave y que se desprendan de las células adyacentes, en cuyo caso se conocen como cuerpos de Councilman (*v.* cap. 1).

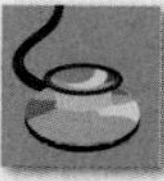

CARACTERÍSTICAS CLÍNICAS: la fiebre amarilla se caracteriza por fiebre de inicio abrupto, escalofríos, cefalea, mialgia, náusea y vómito. Después de 3-5 días algunos pacientes desarrollan signos de insuficiencia hepática, con ictericia (de la que deriva el concepto de fiebre «amarilla»), deficiencia de factores de coagulación y hemorra-

TABLA 9-1
FIEBRES HEMORRÁGICAS VIRALES

Vector	Fiebre viral
Mosquitos	Fiebre amarilla Fiebre del valle de Rift Dengue hemorrágico Fiebre hemorrágica de Chikungunya
Garrapatas	Fiebre hemorrágica de Omsk Fiebre hemorrágica de Crimea Fiebre hemorrágica del bosque de Kyasanur
Roedores	Fiebre de Lassa Fiebre hemorrágica boliviana Fiebre hemorrágica argentina Fiebre hemorrágica coreana
Murciélagos de la fruta	Enfermedad por virus de Ébola

gias generalizadas. El vómito de coágulos de sangre («vómito negro») es una característica clásica en los casos graves de fiebre amarilla. Los pacientes con insuficiencia hepática masiva desarrollan coma y suelen morir en el transcurso de 10 días desde el inicio de la enfermedad. La mortalidad general por fiebre amarilla es del 5%, pero entre los individuos con ictericia aumenta hasta el 30%.

Ébola

***El virus del Ébola es un virus de ARN que pertenece a la familia* Filoviridae**. Provoca una enfermedad febril aguda con una alta tasa de mortalidad en humanos en varias regiones de África. El otro filovirus patógeno para el humano es el virus de Marburg, que causa la fiebre hemorrágica de Marburg.

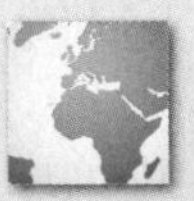

EPIDEMIOLOGÍA: el virus del Ébola apareció por primera vez en África, donde generó dos grandes brotes de la enfermedad que se presentaron casi de manera simultánea en Zaire y Sudán, en 1976. En África siguen presentándose brotes de fiebre hemorrágica de Ébola hasta hoy, y se deben principalmente a las cepas de Zaire y Sudán. Entre 2000 y 2003 se produjeron brotes causados por la cepa de Zaire del virus en Gabón, República del Congo y Uganda.

Las tasas de mortalidad oscilaron entre el 53% y el 89%. En enero de 2008 se produjo una nueva cepa del virus del Ébola, la cepa Ebola Bundibugyo, en el oeste de Uganda, y volvió a aparecer en 2012 en la República Democrática del Congo. Actualmente hay cinco virus del género Ébola: el virus del Ébola del Zaire (ZEBOV), el virus del Ébola de Sudán (SEBOV), el virus del Ébola de Reston (REBOV), el virus del bosque de Taï (TAFV, antiguo virus del Ébola de Costa de Marfil) y el virus del Ébola de Bundibugyo (BEBOV).

A partir de finales de 2013 y hasta 2016, el virus del Ébola surgió inesperadamente en África Occidental, y rápidamente se convirtió en epidemia en Liberia, Sierra Leona y Guinea, con más de 28 000 casos sospechosos y más de 11 000 muertes. Era la primera vez que el virus del Ébola infectaba zonas urbanas. Se describió un síndrome post-Ébola en los supervivientes de esta epidemia.

Como resultado de esta, se desarrolló y probó una vacuna eficaz, que posteriormente se utilizó con éxito para limitar un brote posterior de la enfermedad por el virus del Ébola en la República Democrática del Congo en 2018. En condiciones naturales, el virus infecta a humanos, gorilas, chimpancés y monos. Muestras de campo recientes obtenidas en Gabón y el área de República del Congo en el África occidental implican a varias especies de murciélagos de la fruta como reservorio natural del virus del Ébola.

Los trabajadores sanitarios y sus familias se han infectado como consecuencia de la exposición al virus durante la atención de pacientes con fiebre hemorrágica de Ébola o durante el embalsamamiento de los cadáveres de las víctimas. El virus del Ébola puede transmitirse a través de secreciones corporales, sangre y agujas usadas, y puede persistir en el semen.

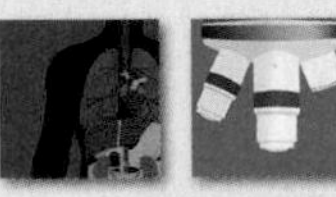

FISIOPATOLOGÍA Y ANATOMOPATOLOGÍA: ***el virus del Ébola produce las lesiones hísticas más destructivas y generalizadas entre todos los agentes virales que causan fiebre hemorrágica***. El virus se multiplica masivamente en las células endoteliales, los fagocitos mononucleares y los hepatocitos. La necrosis es más grave en el hígado, los riñones, las gónadas, el bazo y los nódulos linfáticos.

De forma característica, el hígado muestra necrosis hepatocelular, hiperplasia de las células de Kupffer, cuerpos de Councilman y microesteatosis. Los pulmones suelen presentar hemorragia. Se identifican hemorragias petequiales en la piel, las membranas mucosas y los órganos internos. La lesión en la microvasculatura y el incremento de la permeabilidad endotelial son causas importantes del choque.

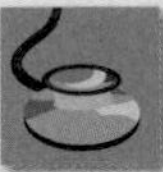

CARACTERÍSTICAS CLÍNICAS: el virus del Ébola tiene un período de incubación de 2-21 días, tras los cuales los síntomas iniciales incluyen cefalea, debilidad y fiebre, seguidos de diarrea, náusea y vómito. Algunos pacientes desarrollan hemorragias manifiestas que incluyen sangrados en los puntos de inyección, petequias, así como hemorragias digestiva y gingival. El virus del Ébola es especialmente mortal para los fetos y los recién nacidos: de todas las epidemias del virus del Ébola desde 1976, solo dos lactantes han sobrevivido, posiblemente debido a la administración inmediata de la terapia experimental.

Virus del Nilo Occidental (VNO)

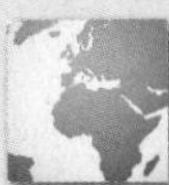

EPIDEMIOLOGÍA: el VNO pertenece a la familia Flaviviridae, y su distribución geográfica está aumentando debido a la propagación por aves migratorias infectadas y artrópodos transportados entre continentes en el agua acumulada en los buques de carga. El virus se aisló en 1937 a partir de la sangre de una mujer febril en la región del Nilo Occidental de Uganda.

Desde entonces se ha extendido rápidamente por el Mediterráneo y las regiones templadas de Europa. En 1999, se identificó por primera vez en el hemisferio occidental cuando causó un brote de meningoencefalitis (fiebre del Nilo Occidental) en la ciudad de Nueva York y sus alrededores. En 2009, se produjeron 663 casos de infección por VNO y 30 muertes en 34 estados de Estados Unidos. Desde 1999 hasta 2016, los Centers for Disease Control and Prevention (CDC) notificaron 46 100 casos de VNO en Estados Unidos en humanos, de los cuales 21 600 implicaron enfermedad neuroinvasora, y más de 2 000 muertes. El VNO también se ha convertido en una amenaza potencial para la seguridad de los productos sanguíneos (más de 110 donantes positivos en 2009).

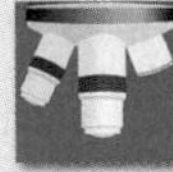

ANATOMOPATOLOGÍA: el VNO puede extraerse de la sangre hasta 10 días en pacientes febriles inmunocompetentes, y en más tiempo en pacientes con inmunocompromiso. Los pacientes muestran un ligero incremento de la velocidad de sedimentación y leucocitosis leve; el líquido cefalorraquídeo (LCR) en pacientes con afectación del SNC es claro, con pleocitosis moderada y proteínas elevadas. El cerebro muestra meningoencefalitis o encefalitis mononuclear. El tronco del encéfalo, en particular la médula, puede estar muy afectado, y en algunos casos las raíces de los nervios craneales presentan una inflamación mononuclear endoneural. Existen grados diversos de necrosis neuronal en la materia gris, degeneración neuronal y neuronofagia.

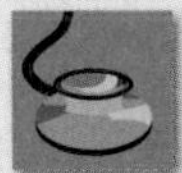

CARACTERÍSTICAS CLÍNICAS: la mayor parte de las infecciones por VNO son subclínicas, y la enfermedad franca solo se desarrolla en 1 de cada 100 infecciones. El período de incubación varía entre 3 y 15 días. De presentarse síntomas, suelen consistir en fiebre, muchas veces con exantema, linfadenopatía y poliartropatía. Los pacientes con cuadros graves pueden desarrollar meningitis o encefalitis aséptica aguda, con convulsiones y coma. También podrían desarrollarse mielitis anterior, hepatoesplenomegalia, hepatitis, pancreatitis y miocarditis. La probabilidad de que exista enfermedad grave se incrementa con la edad. La infección del SNC se relaciona con una tasa de mortalidad del 4-13% y alcanza su máximo en personas de edad avanzada.

VIRUS DE ADN

Los adenovirus causan enfermedades respiratorias e intestinales

Los adenovirus son virus de ADN sin envoltura. Ciertos serotipos son causas frecuentes de enfermedad respiratoria aguda y de neumonía adenoviral en reclutas del ejército. Ciertos adenovirus son agentes etiológicos importantes de neumopatía crónica en lactantes y niños pequeños. Los adenovirus se diseminan por contacto directo, vía fecal-bucal y, en ocasiones, por el agua.

ANATOMOPATOLOGÍA: entre los cambios anatomopatológicos se incluyen bronquitis necrosante y bronquiolitis, en las que las células epiteliales desprendidas y el infiltrado inflamatorio pueden llenar los bronquiolos dañados. La neumonitis intersticial se caracteriza por áreas de consolidación con necrosis extensa, hemorragia y un infiltrado inflamatorio mononuclear. Dos tipos distintivos de inclusiones intranucleares (fig. 9-3) afectan las células epiteliales bronquiolares y las células de revestimiento alveolar en las áreas de consolidación y entre las lesiones epiteliales bronquiolares necrosantes. En las etapas iniciales de la infección por adenovirus, los efectos citopáticos incluyen núcleos granulares ligeramente agrandados, con cuerpos eosinófilos entremezclados con cromatina basófila agrupada. Los cuerpos eosinófilos se unen y forman grandes masas que terminan en una masa central, granular y mal definida, rodeada por un halo, conocidas como inclusiones Cowdry A. El segundo tipo de inclusión, la «célula manchada», es más frecuente y probablemente corresponde a una célula infectada en fase tardía. Su núcleo es redondo u oval, grande, y está completamente ocupado por una masa granular anfófila a profundamente basófila. No hay halo, y la membrana nuclear y el núcleo son indistintos. Los adenovirus de los tipos 40 y 41 infectan las células epiteliales del colon y el intestino delgado y pueden provocar diarrea. Los individuos con SIDA son particularmente susceptibles a las infecciones de las vías urinarias que causa el adenovirus tipo 35. En pacientes con inmunodepresión y receptores de trasplantes, el adenovirus puede causar enfermedad fulminante o diseminada, como colitis, neumonitis, pancreatitis, nefritis, meningoencefalitis y hepatitis.

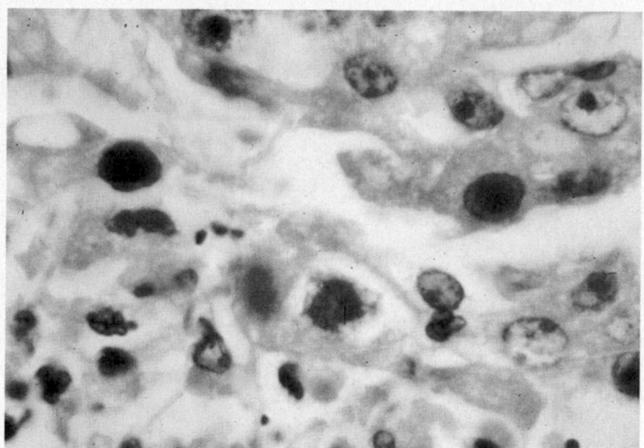

FIGURA 9-3. Infección por adenovirus en el hígado de un niño. Están presentes las dos formas de inclusión viral: células manchadas e inclusiones de Cowdry A.

El parvovirus humano B19 causa eritema infeccioso en los niños

Este virus de ADN monocatenario, actualmente denominado eritrovirus, causa una enfermedad febril autolimitada y benigna en los niños: el **eritema infeccioso**. También causa infecciones sistémicas caracterizadas por sarpullido, artralgias e interrupción transitoria de la producción de eritrocitos en adultos no inmunes.

El eritrovirus se transmite de persona a persona por vía respiratoria. La infección es frecuente y se produce en brotes, sobre todo entre los niños. Se desconoce qué células, excepto las precursoras eritroides, respaldan la replicación del virus, pero es probable que este último se multiplique en las vías respiratorias antes de distribuirse hacia las células eritropoyéticas.

ANATOMOPATOLOGÍA: este virus entra en las células precursoras eritroides a través del antígeno eritrocitario P, y produce efectos citopáticos característicos en esas células. Los núcleos de las células afectadas aumentan de tamaño y muestran desplazamiento periférico de la cromatina por efecto de la existencia de cuerpos de inclusión nucleares de material eosinófilo con aspecto vidrioso (pronormoblastos gigantes).

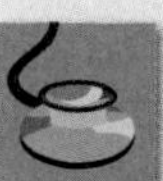

CARACTERÍSTICAS CLÍNICAS: el eritema infeccioso es una enfermedad exantemática leve, que se acompaña de una interrupción asintomática de la eritropoyesis. Sin embargo, en personas con anemias hemolíticas crónicas, la pausa en la producción de eritrocitos puede causar una anemia profunda y potencialmente mortal, conocida como **crisis aplásica transitoria** (*v.* cap. 20). Cuando el parvovirus humano B19 infecta al feto, este cese transitorio de la eritropoyesis puede desencadenar anemia grave, hidropesía fetal y muerte intrauterina, evolución que se observa en un 10 % de las infecciones obstétricas.

La viruela fue una infección por la familia de los poxvirus altamente contagiosa y a menudo mortal

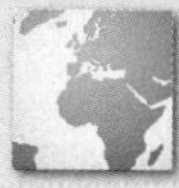

EPIDEMIOLOGÍA: la viruela es una enfermedad ancestral: un exantema que se parece a esta enfermedad se encontró en los restos momificados del faraón egipcio Ramsés V. En el s. VI, un obispo suizo asignó al agente etiológico de la viruela la denominación «variola», a partir del vocablo latino varius, que significa 'grano' o 'mancha'. La infección era frecuente en Europa. Llegó al Nuevo Mundo con los colonizadores, y con frecuencia diezmó a poblaciones nativas. En 1796, Edward Jenner llevó a cabo la primera vacunación exitosa al inocular a un niño con linfa obtenida de la mano de una ordeñadora infectada con viruela de la vaca. Una vez que la pústula de la viruela involucionó, Jenner expuso al niño al virus de la viruela y demostró que se encontraba protegido contra la enfermedad. En 1967, la OMS comenzó su campaña exitosa única para la erradicación de la viruela. El último caso de viruela endémica se registró en Somalia en 1977, y los últimos casos informados en humanos fueron infecciones adquiridas en el laboratorio, en 1978. El 8 de mayo de 1980, la OMS declaró erradicada la viruela. Existen dos depósitos conocidos para el virus de la viruela: uno se ubica en los Centers for Disease Control and Prevention (CDC) en Estados Unidos y otro en el Institute for Virus Preparation en Rusia. Se ha mantenido una vigilancia considerable para detectar su resurgimiento, ya sea por medios naturales o por su uso como arma biológica.

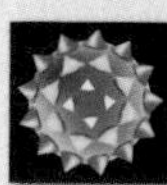

FACTORES ETIOLÓGICOS: la viruela se transmite entre las víctimas y personas susceptibles a través de gotas minúsculas o aerosoles de saliva infectada. Los valores virales en la saliva alcanzan su concentración más alta durante la primera semana de la infección. El virus es muy estable y retiene infectividad durante períodos prolongados fuera del huésped humano. Se reconocen dos tipos de viruela. La *viruela grave*, que prevalecía en Asia y partes de África, representaba la variante prototípica de la infección. La *viruela leve* (o viruela modificada) se encontraba en África, Sudamérica y Europa, y se distinguía por su toxicidad sistémica más leve y las lesiones de menor dimensión.

ENFERMEDADES INFECCIOSAS Y PARASITARIAS

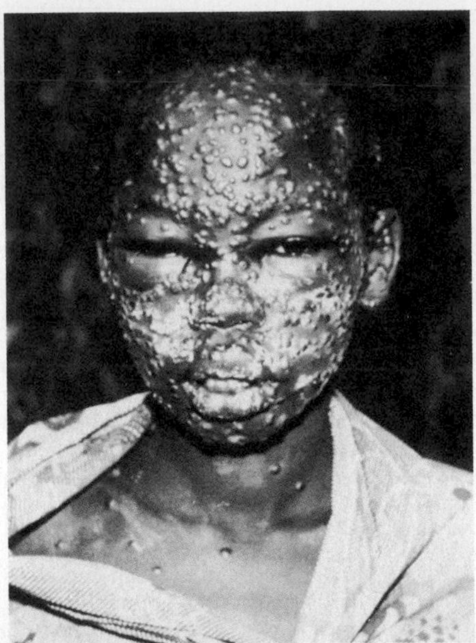

FIGURA 9-4. Niño con viruela. Bangladesh, 1973.

ANATOMOPATOLOGÍA: las vesículas cutáneas de la viruela manifiestan degeneración reticular y áreas escasas de degeneración hidrópica. Se observan cuerpos de inclusión intracitoplásmicos eosinófilos (cuerpos de Guarnieri), pero son inespecíficos puesto que se identifican en la mayor parte de las infecciones por poxvirus. También se desarrollan vesículas en el paladar, la faringe, la tráquea y el esófago. En los casos graves de viruela existe afectación gástrica e intestinal, hepatitis y nefritis intersticial.

CARACTERÍSTICAS CLÍNICAS: el período de incubación de la viruela se aproxima a 12 días (intervalo, de 7-17 días) tras la exposición. Una vez que entra en el sistema respiratorio, el virus de la viruela viaja hacia los nódulos linfáticos regionales, donde se produce la multiplicación de la que deriva la viremia. Las manifestaciones clínicas tienen inicio abrupto, con malestar general, fiebre, vómito y cefalea. En 2-3 días se presenta el exantema característico, que tiene mayor prominencia en la cara, pero que afecta también a manos y antebrazos. Tras erupciones sucesivas en las extremidades inferiores, el exantema muestra diseminación centrípeta durante la semana siguiente, para abarcar el tronco. Las lesiones evolucionan con rapidez y las máculas se transforman en pápulas y luego en vesículas pustulosas (fig. 9-4); en general mantienen sincronía según su fase de desarrollo. En 8-14 días tras el inicio del cuadro, las pústulas forman costras, que dejan cicatrices deprimidas una vez que se resuelven después de 3-4 semanas. La tasa de mortalidad es del 30 % en personas sin vacunación.

La viruela de los monos es una enfermedad de la familia de los poxvirus poco frecuente, principalmente en África central y occidental

Es la única infección por la familia de los poxvirus potencialmente mortal que queda en el ser humano. Desde 2017, Nigeria experimentó el mayor brote de viruela de los monos que se ha producido en África Occidental.

EPIDEMIOLOGÍA: el virus se identificó por vez primera en simios, lo que confirió al agente su denominación, pero en la actualidad tiene una prevalencia mayor en roedores de áreas endémicas. Es ante todo una zoonosis que se identifica en las regiones centrales y occidentales de África. Los datos recientes sugieren que, desde la erradicación de la viruela en África, los residentes de la República Democrática del Congo actualmente tienen una susceptibilidad 20 veces mayor de adquirir la infección por viruela de los monos que en 1986. En 2003, en Estados Unidos, se presentó en siete estados un brote entre 93 personas propietarias de perros de las praderas o que habían estado expuestas a estos. Los animales infectados se habían expuesto a una rata de Gambia infectada. También se ha implicado a los lirones y las ardillas como reservorios naturales del virus. La infección en el humano puede desarrollarse tras la picadura de un huésped infectado o el contacto con sus fluidos corporales. La transmisión entre humanos es poco frecuente.

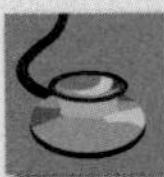

CARACTERÍSTICAS CLÍNICAS: el período de incubación en el humano es de aproximadamente 12 días. Su presentación clínica es similar a la de la viruela, pero más leve.

La enfermedad comienza con fiebre, cefalea, linfadenopatía, malestar general, mialgia y dorsalgia. En el transcurso de 1-3 días tras el inicio de la fiebre se presenta un exantema papular en la cara u otras regiones corporales, que por último forma una costra que se desprende. La enfermedad suele durar 2 semanas. En África alcanza una mortalidad de hasta el 10 %.

Los virus del herpes son virus grandes con envoltura, muchos de los cuales infectan a humanos

La familia Herpesviridae incluye un gran número de virus de ADN con envoltura, muchos de los cuales infectan a los humanos. Casi todos los virus del herpes expresan algunos determinantes antigénicos habituales, y pueden dar origen a inclusiones nucleares tipo A (cuerpos acidófilos circundados por un halo). Los virus del herpes patogénicos más importantes (VHH) son el virus varicela-zóster (VVZ o VHH-3); virus del herpes simple 1 y 2 (VHS-1 y 2); VEB (VHH-4); VHH-6, que causa la roséola; CMV (VH-5); VHH-7, que causa el exantema súbito, y el virus del herpes asociado al sarcoma de Kaposi (VHH-8), un oncovirus humano que causa el sarcoma de Kaposi, el linfoma primario por derrame y algunos tipos de enfermedad de Castleman. ***Estos virus se distinguen por su capacidad para permanecer en estado de latencia durante períodos prolongados.***

La primera exposición al virus de la varicela-zóster provoca la varicela

La varicela es una enfermedad sistémica aguda caracterizada por un exantema vesiculoso generalizado (fig. 9-5). El virus entra en estado de latencia y su reactivación causa herpes zóster («culebrilla»), una erupción cutánea vesiculosa dolorosa y localizada.

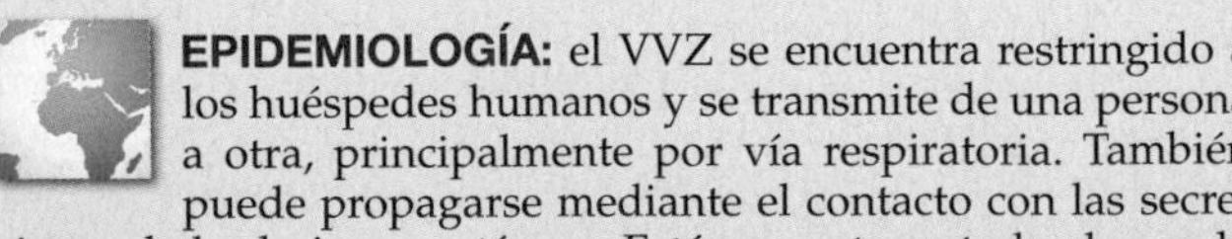

EPIDEMIOLOGÍA: el VVZ se encuentra restringido a los huéspedes humanos y se transmite de una persona a otra, principalmente por vía respiratoria. También puede propagarse mediante el contacto con las secreciones de las lesiones cutáneas. Está presente en todo el mundo y es altamente contagioso. La mayoría de los niños en Estados Unidos se infecta durante los primeros años de la etapa escolar, aunque la vacunación efectiva redujo esta incidencia.

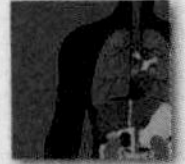

FISIOPATOLOGÍA: el VVZ infecta al principio las células de las vías respiratorias o el epitelio conjuntivo. En esa zona se reproduce y disemina por la sangre y el sistema linfático. Muchos órganos se infectan durante esta fase de viremia, pero la afectación cutánea suele dominar el cuadro clínico. El virus pasa desde el endotelio capilar a la epidermis, donde su multiplicación destruye las células basales. La consecuencia es que las capas superficiales de la epidermis se separan de la capa basal y se forman vesículas.

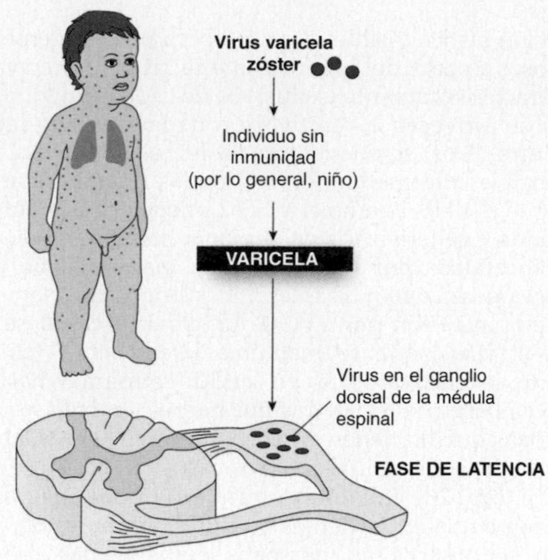

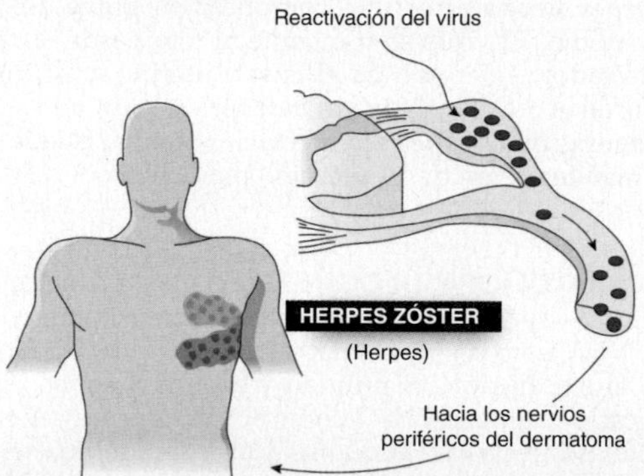

FIGURA 9-5. Varicela y herpes zóster. El virus varicela-zóster (VVZ) que se encuentra dentro de gotas minúsculas es inhalado por una persona que carece de inmunidad (por lo general, un niño) y produce al inicio una infección «silente» en la nasofaringe. Esta evoluciona y genera viremia, siembra en los macrófagos fijos y diseminación del VVZ hacia la piel (varicela) y las vísceras. El VVZ se aloja en el ganglio dorsal de la médula espinal, donde permanece en estado latente durante muchos años. El VVZ latente se reactiva y disemina a partir de los ganglios siguiendo los nervios sensitivos, hasta llegar a los nervios periféricos de los dermatomas correspondientes para producir herpes zóster.

Durante la infección primaria, el VVZ establece una infección latente en las células satélite perineuronales de los ganglios de la raíz dorsal de los nervios espinales. La transcripción de los genes virales continúa durante el período de latencia y el ADN del virus puede identificarse años después de la infección inicial.

El **herpes zóster** se desarrolla cuando se produce la multiplicación viral completa en las células ganglionares y el agente se transporta en dirección distal al interior del nervio sensitivo que inerva un dermatoma. Infecta entonces la epidermis inervada y genera una erupción vesiculosa localizada y dolorosa.

El riesgo de que se desarrolle herpes zóster en una persona con la infección se incrementa con la edad, y la mayor parte de los casos se verifican en los adultos mayores. Las anomalías de la inmunidad celular también intensifican el riesgo de reactivación del herpes zóster.

ANATOMOPATOLOGÍA: las lesiones cutáneas de la varicela y el herpes zóster son idénticas, y también se parecen a las lesiones por el virus del herpes simple (VHS). Las vesículas se llenan de neutrófilos y se erosionan con rapidez, para convertirse en úlceras superficiales. En las células infectadas, el VVZ genera un efecto citopático característico, con homogeneización del material nuclear y formación de inclusiones intranucleares (Cowdry tipo A). Las inclusiones son grandes y de tipo eosinófilo, y se encuentran separadas de la membrana nuclear por una zona clara (halo). Las células multinucleadas son frecuentes (fig. 9-6). En el transcurso de algunos días las vesículas se convierten en pústulas, para luego romperse y cicatrizar.

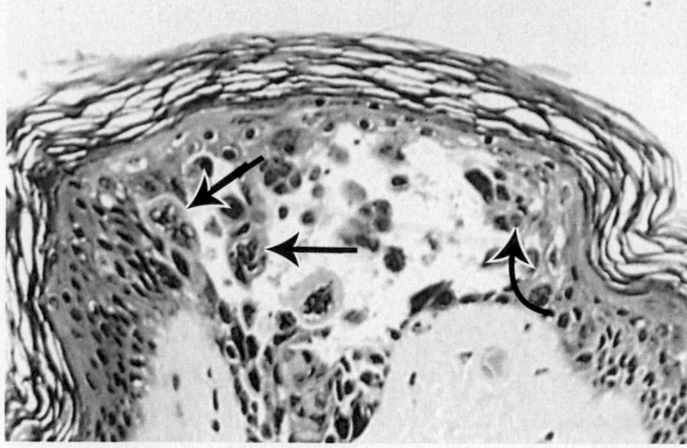

FIGURA 9-6. Varicela. Microfotografía de la piel de un paciente con varicela, que muestra una vesícula intraepidérmica. Se observan células gigantes multinucleadas (*flechas rectas*) e inclusiones nucleares (*flecha curva*).

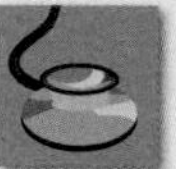

CARACTERÍSTICAS CLÍNICAS: la varicela produce fiebre, malestar general y un exantema pruriginoso distintivo, que comienza en la cabeza y se disemina hacia el tronco y las extremidades. Las lesiones cutáneas iniciales son maculopápulas que se transforman en poco tiempo en vesículas y luego en pústulas, que se ulceran con rapidez y forman costra. Las vesículas también pueden aparecer en las membranas mucosas, en especial en la bucal. La fiebre y los síntomas sistémicos se resuelven en 3-5 días; las lesiones cutáneas cicatrizan tras varias semanas.

El herpes zóster consiste en una erupción vesiculosa unilateral dolorosa, que tiene un aspecto similar al de la varicela, pero su distribución suele limitarse a un solo dermatoma. El dolor puede persistir varios meses tras la resolución de las lesiones cutáneas.

Los virus del herpes simple 1 y 2 se transmiten en las secreciones bucales y genitales, respectivamente

Los VHS son patógenos virales humanos frecuentes (tabla 9-2). Existen dos VHS con diferencias antigénicas y epidemiológicas que pueden producir enfermedad humana (fig. 9-7):

- **El VHS-1** (también denominado **VHH-1**) se transmite en las secreciones bucales y suele causar una enfermedad «por encima de la cintura», que genera lesiones bucales, faciales y oculares.
- **El VHS-2** (también denominado **VHH-2**) se transmite en las secreciones genitales y suele producir enfermedades «por debajo de la cintura», que genera úlceras genitales e infección neonatal por herpes.

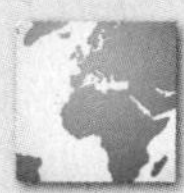

EPIDEMIOLOGÍA: el VHS se transmite de persona a persona, principalmente por contacto directo con las secreciones infectadas o las lesiones abiertas. El VHS-1 se disemina en las secreciones orales, y la infección se produce con frecuencia durante la niñez, de manera que la mayoría de las personas (50-90 %) se encuentran infectadas al alcanzar la edad adulta. El VHS-2 se propaga por el contacto con las lesiones genitales y es ante todo un patógeno de transmisión venérea. El herpes neonatal se adquiere durante el nacimiento, cuando el recién nacido pasa a través del canal del parto infectado.

TABLA 9-2
ENFERMEDADES VIRALES POR HERPES SIMPLE

Tipo de virus	Preguntas frecuentes	Presentaciones infrecuentes
VHS-1	Herpes oral-labial	Conjuntivitis, queratitis Encefalitis Panadizo herpético Esofagitis[a] Neumonía[a] Infección diseminada[a]
VHS-2	Herpes genital	Infección perinatal Infección diseminada[a]

[a] Estas afecciones suelen ocurrir en individuos inmunocomprometidos.

FISIOPATOLOGÍA: la enfermedad primaria se manifiesta sobre todo en el área de la inoculación inicial del virus, por ejemplo, la bucofaringe, la mucosa genital o la piel. El virus infecta las células epiteliales, que producen una progenie viral que destruye las células basales del epitelio escamoso, lo que trae consigo la formación de vesículas. La necrosis celular también desencadena una respuesta inflamatoria, que al principio muestra predominio de neutrófilos y a continuación de linfocitos. La infección primaria se resuelve una vez que se desarrollan la inmunidad humoral y la celular contra el virus.

La infección latente se establece de una forma análoga a la que se produce con el VVZ. El virus invade las terminales del nervio sensitivo en la mucosa oral o genital, asciende por los axones y se establece como una infección latente en las neuronas sensitivas, en los ganglios correspondientes. Periódicamente, esta infección latente se reactiva, y el VHS se transporta de nuevo en dirección distal a través del nervio hasta alcanzar la región epitelial que inerva el ganglio, donde infecta una vez más a las células epiteliales. En ocasiones esta infección secundaria genera lesiones vesiculosas ulcerativas. En otras, no produce destrucción hística visible, pero se libera una progenie de virus contagiosos a partir del lugar de la infección. Existen varios factores, característicamente exclusivos de cada individuo, que son capaces de provocar la reactivación de la infección latente por VHS. Entre otros, se encuentran la luz solar intensa, el estrés emocional, la enfermedad febril y, en las mujeres, la menstruación. Tanto el VHS-1 como el VHS-2 pueden causar enfermedad prolongada y generalizada en personas con inmunodepresión.

La **encefalitis por herpes** es una manifestación poco frecuente (1 de cada 100 000 infecciones por VHS), pero devastadora, de la infección por VHS-1. En algunos casos, se produce cuando el virus, que se mantenía latente en el ganglio del trigémino, se reactiva y viaja en sentido retrógrado hacia el cerebro. Sin embargo, la encefalitis por herpes también se desarrolla en personas que no tienen antecedentes de «herpes labial», y la patogenia de la encefalitis en estos casos no se conoce de forma precisa (*v.* cap. 26). Igualmente rara es la **hepatitis por herpes**, que puede darse en pacientes con inmunodepresión, pero que también se observa en personas embarazadas previamente sanas.

El **herpes neonatal** es una complicación grave del herpes genital materno. El virus se transmite al feto desde el canal de parto infectado, a menudo en el cuello uterino, y se disemina fácilmente en el recién nacido sin defensas.

La **meningitis aséptica** sin afectación genital puede constituir una manifestación de la infección por VHS-2.

ANATOMOPATOLOGÍA: la piel y las membranas mucosas son los lugares habituales para la infección por VHS, pero la enfermedad en ocasiones afecta al cerebro, al ojo, hígado, al pulmón y a otros órganos. En cualquier ubicación, tanto el VHS-1 como el VHS-2 producen necrosis de las células infectadas, lo que se acompaña de una respuesta inflamatoria fuerte. La manifestación más frecuente de la infección por VHS son los cúmulos de lesiones vesiculosas ulcerativas dolorosas en la piel o las membranas mucosas (fig. 9-8A). Estas lesiones persisten durante 1-2 semanas y luego se resuelven. Entre las alteraciones celulares se encuentran: (*1*) homogeneización del núcleo; (*2*) inclusiones intranucleares Cowdry tipo A, y (*3*) células gigantes multinucleadas (fig. 9-8B).

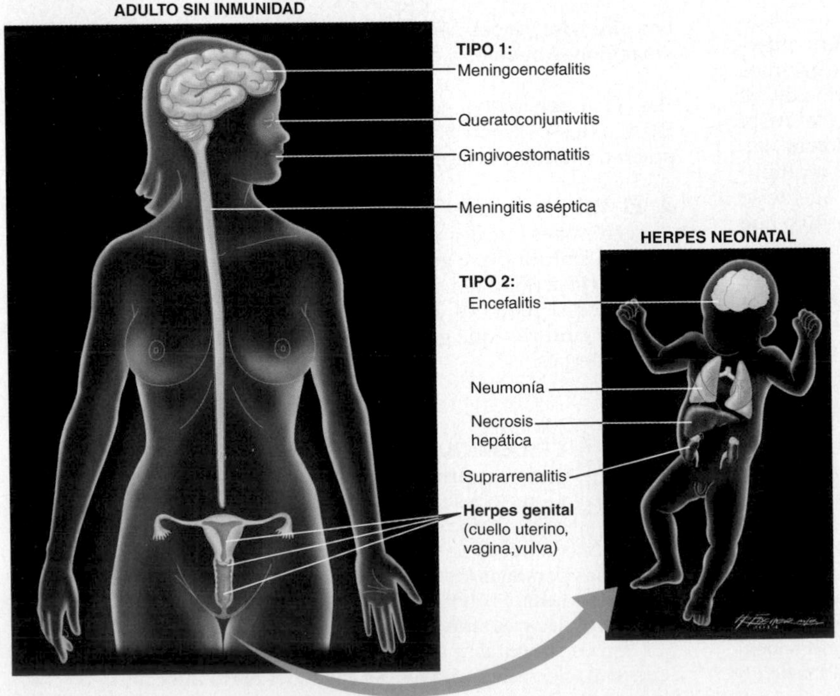

FIGURA 9-7. Infecciones por virus del herpes. El virus del herpes simple tipo 1 (VHS-1) infecta a un adulto que carece de inmunidad y desencadena gingivoestomatitis («fuego o calentura»), queratoconjuntivitis, meningoencefalitis y meningitis espinal aséptica. El VHS-2 infecta los genitales de un adulto sin inmunidad, y afecta el cuello uterino, la vagina y la vulva. El VHS-2 infecta al feto al tiempo que pasa por el canal del parto en una madre infectada. La carencia de un sistema inmunitario maduro en el neonato trae consigo una infección diseminada por VHS-1. La infección suele ser mortal, y afectar pulmones, hígado, glándulas suprarrenales y sistema nervioso central.

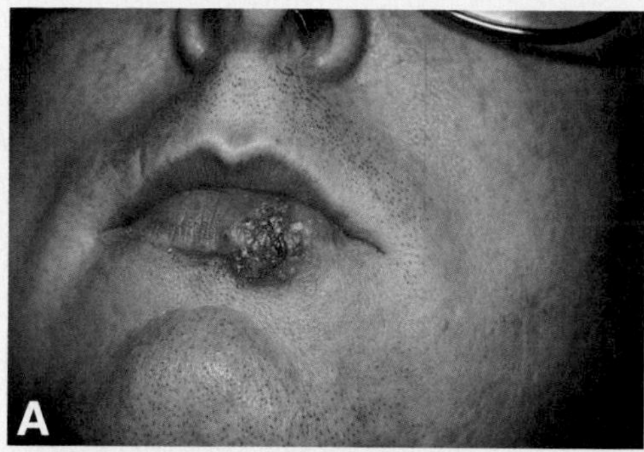

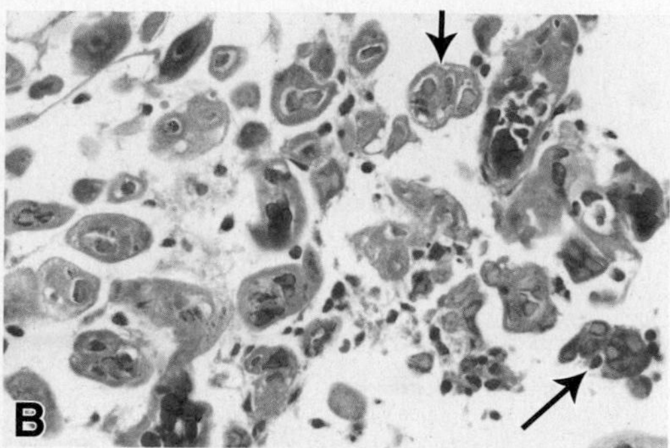

FIGURA 9-8. Virus del herpes simple tipo 1. A. Se observan vesículas herpéticas en la superficie del labio inferior. **B.** Células epiteliales infectadas por VHS-1, en las que se aprecian inclusiones intranucleares de Cowdry tipo A (*flecha larga*) y células gigantes multinucleadas (*flecha corta*).

CARACTERÍSTICAS CLÍNICAS: las características clínicas de las infecciones por VHS varían de acuerdo con la susceptibilidad del huésped (p. ej., neonato, huésped normal, huésped inumunodeprimido), el tipo de virus y el lugar de la infección. Es frecuente que a la aparición de las lesiones cutáneas anteceda una sensación prodrómica de «cosquilleo» local.

Las lesiones recurrentes aparecen semanas, meses o años después, en el lugar de la infección inicial o en otro al que inerva el mismo ganglio nervioso. Las lesiones por herpes recurrentes en la boca o los labios, que con frecuencia se denominan «herpes labial» o «calenturas», aparecen en muchas ocasiones tras la exposición al sol, un traumatismo o alguna enfermedad febril. Los pacientes con inmunosupresión son propensos a desarrollar esofagitis por herpes. Las lesiones tempranas consisten en vesículas redondas de 1-3 mm, que se localizan sobre todo en el tercio medio o distal del esófago. Al tiempo que las células escamosas infectadas por VHS se desprenden de estas lesiones, se forman y coalescen úlceras bien delimitadas con bordes elevados. Este proceso puede dar origen a la denudación de la mucosa esofágica. La superposición de la infección por *Candida* es frecuente en esta fase. En pacientes con inmunodepresión, el VHS también podría infectar la mucosa anal, donde genera vesículas y úlceras dolorosas.

El herpes neonatal se manifiesta en 5-7 días después del parto, con irritabilidad, letargo y la aparición de una erupción vesiculosa mucocutánea. La infección se disemina con rapidez para afectar distintos órganos, entre los que se encuentra el cerebro. El neonato infectado desarrolla ictericia, trastornos hemorrágicos, dificultad respiratoria, convulsiones y coma. El tratamiento de las infecciones graves por VHS con aciclovir suele ser efectivo, pero el herpes neonatal todavía genera una mortalidad elevada.

El virus de Epstein-Barr causa mononucleosis infecciosa y linfomas de linfocitos B

La **mononucleosis infecciosa** es una enfermedad viral que se caracteriza por fiebre, faringitis, linfadenopatía y linfocitosis. Al alcanzar la edad adulta la mayor parte de las personas ha cursado la infección por VEB. Casi todas las infecciones por VEB son asintomáticas, pero el virus puede inducir mononucleosis infecciosa. También se asocia a varios tipos de cáncer, como el linfoma de Burkitt africano, el linfoma de linfocitos B en pacientes con inmunodepresión y el carcinoma nasofaríngeo (*v.* caps. 26 y 28).

EPIDEMIOLOGÍA: en zonas del mundo en las que los niños viven con frecuencia en condiciones de hacinamiento, la infección por VEB suele presentarse antes de los 3 años, y no se detecta mononucleosis infecciosa. En los países desarrollados muchas personas siguen sin infectarse hasta llegar a la adolescencia o a los primeros años de la edad adulta. Dos terceras partes de los que adquieren la primoinfección después de la niñez desarrollan un cuadro clínico de mononucleosis infecciosa. El VEB se transmite de persona a persona por el contacto con secreciones orales infectadas (fig. 9-9). Una vez que se adquiere, el VEB permanece en el organismo el resto de la vida, de manera parecida a lo que se produce con las infecciones latentes por otros virus del herpes. Algunos individuos (10-20%) muestran una eliminación viral intermitente. Para la transmisión se requiere el contacto estrecho con las personas con la infección. De esta manera, el VEB se transmite con facilidad entre los niños jóvenes que viven en hacinamiento, situación en que se «comparten» de forma considerable las secreciones orales. El beso también es una forma efectiva de transmisión, situación de la que deriva el concepto de «enfermedad del beso».

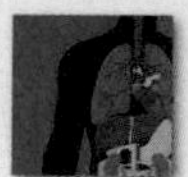

FISIOPATOLOGÍA: el virus se adhiere primero a las células de la nasofaringe y las infecta, para luego pasar a los linfocitos B, que transportan por todo el cuerpo el microorganismo, el cual desencadena una infección generalizada en los tejidos linfáticos.

El VEB es un activador policlonal de los linfocitos B. Estos linfocitos B activados estimulan la proliferación de linfocitos T citolíticos específicos y linfocitos T inhibidores. Los primeros destruyen los linfocitos B infectados por el virus, mientras que los inhibidores inhiben la producción de anticuerpos. El virus también está implicado en el linfoma de Burkitt (*v.* caps. 5 y 26).

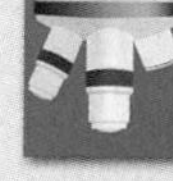

ANATOMOPATOLOGÍA: la anatomopatología de la mononucleosis infecciosa involucra sobre todo a los nódulos linfáticos y al bazo. En la mayoría de los pacientes, la linfadenopatía es simétrica y más grave en el cuello. Los nódulos linfáticos muestran movilidad normal, con un ligero aumento de su tamaño y dolor a la palpación. El análisis microscópico revela la conservación de su arquitectura general. Los centros germinales muestran aumento de tamaño y sus bordes se encuentran mal definidos como consecuencia de la proliferación de los inmunoblastos.

En ocasiones, los nódulos linfáticos contienen células hipercromáticas grandes escasas con núcleos multilobulados que se parecen a las células de Reed-Sternberg de la enfermedad de Hodgkin. De hecho, podría resultar complicado diferenciar la histología de los nódulos linfáticos de la enfermedad de Hodgkin o de otros linfomas (*v.* cap. 20). El bazo muestra crecimiento y reblandecimiento como resultado de la hiperplasia de su pulpa roja y es susceptible de rotura. Los inmunoblastos son abundantes e infiltran las paredes de los vasos sanguíneos, las trabéculas y la cápsula.

El hígado casi siempre se ve afectado y dentro de los sinusoides y las estructuras portales se observan linfocitos atípicos. La mononucleosis infecciosa se caracteriza por linfocitosis con

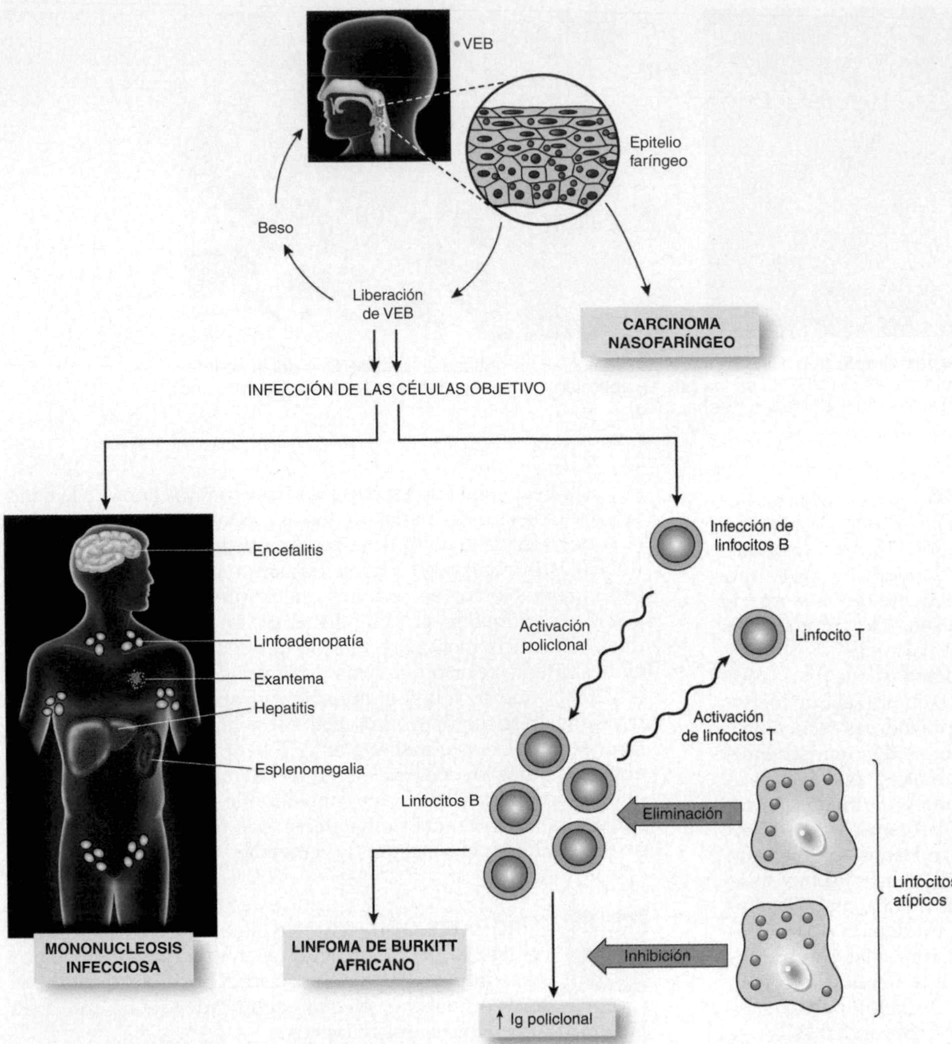

FIGURA 9-9. Papel del virus de Epstein-Barr (VEB) en la mononucleosis infecciosa, el carcinoma nasofaríngeo y el linfoma de Burkitt. El VEB invade las glándulas salivales o el epitelio faríngeo y se multiplica en ellos, para luego liberarse en la saliva y las secreciones respiratorias. En algunos individuos, el virus transforma las células del epitelio faríngeo y da origen a un carcinoma nasofaríngeo. En los individuos que carecen de inmunidad secundaria a la exposición durante la niñez, el VEB produce mononucleosis infecciosa. El VEB infecta los linfocitos B, que sufren entonces activación policlonal. Estos linfocitos estimulan la producción de linfocitos atípicos, que eliminan a los linfocitos B infectados por el virus y suprimen la producción de inmunoglobulinas. Algunos linfocitos B infectados se transforman en linfocitos malignos inmaduros propios de linfoma de Burkitt.

linfocitos atípicos, que son linfocitos T activados con núcleos excéntricos y lobulados y citoplasma vacuolado que eliminan a los linfocitos B infectados por VEB. Los pacientes con mononucleosis infecciosa muestran un anticuerpo heterófilo específico, una inmunoglobulina producida en una especie que reacciona con los antígenos de otras especies. En la mononucleosis infecciosa estos anticuerpos son detectados por su afinidad hacia los eritrocitos de oveja, que se usa como una prueba diagnóstica estándar para esta enfermedad. También están disponibles pruebas serológicas específicas para detectar anticuerpos contra el VEB.

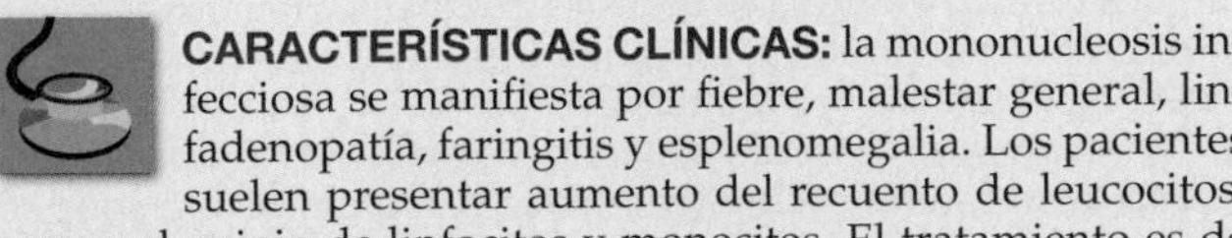

CARACTERÍSTICAS CLÍNICAS: la mononucleosis infecciosa se manifiesta por fiebre, malestar general, linfadenopatía, faringitis y esplenomegalia. Los pacientes suelen presentar aumento del recuento de leucocitos, con predominio de linfocitos y monocitos. El tratamiento es de apoyo; los síntomas suelen resolverse en 3-4 semanas.

El citomegalovirus es un patógeno congénito y oportunista

En personas sanas, la infección por CMV suele ser asintomática, pero puede ser destructiva en fetos y pacientes con inmunodepresión. El CMV infecta entre el 0.5% y el 2.0% de los fetos y lesiona entre el 10% y el 20% de estos, lo que lo convierte en el patógeno congénito más frecuente.

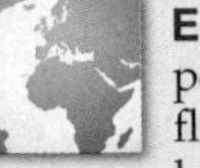

EPIDEMIOLOGÍA: el CMV se transmite de persona a persona por contacto directo con las secreciones y los fluidos corporales infectados y pasa al feto a través de la placenta. Los niños lo expulsan en la saliva o la orina, mientras que la transmisión entre adolescentes y adultos se produce sobre todo por medio del contacto sexual.

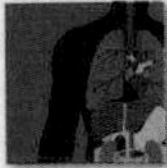

FISIOPATOLOGÍA: el CMV infecta distintas células en el humano, como las epiteliales, los linfocitos y los monocitos, y se establece en estado de latencia en los leucocitos. Las respuestas inmunitarias normales controlan con rapidez la infección y los efectos negativos son infrecuentes. Sin embargo, el virus se libera periódicamente en las secreciones corporales. Al igual que otros virus del herpes, el CMV podría permanecer latente toda la vida.

Cuando una mujer embarazada infectada transmite el CMV a su feto, este no se encuentra protegido por anticuerpos de origen materno, de forma que el patógeno invade las células fetales con una escasa respuesta inmunitaria inicial, lo que genera necrosis e inflamación diseminadas. El virus produce lesiones similares en individuos con inhibición de la inmunidad celular.

La infección por CMV suele ser sintomática en personas inmunodeprimidas, como los receptores de trasplante de órganos. En esta situación, la infección por CMV suele representar la reactivación de la infección endógena latente, bien sea la fuente el injerto o el receptor. Su diseminación subsiguiente puede conducir al desarrollo de una enfermedad sistémica grave.

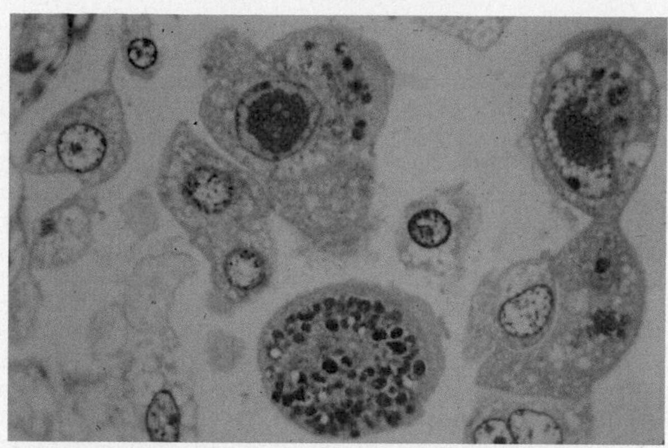

FIGURA 9-10. Neumonitis por citomegalovirus (CMV). Los neumocitos tipo II muestran núcleos grandes que contienen inclusiones solitarias de CMV rodeadas por una zona clara. La célula en la parte inferior muestra numerosas inclusiones intracitoplasmáticas por CMV.

ANATOMOPATOLOGÍA: la enfermedad por CMV en el feto afecta con más frecuencia al cerebro, el oído interno, los ojos, el hígado y la médula ósea. Los fetos con afectación grave pueden presentar microcefalia, hidrocefalia, calcificaciones cerebrales, hepatoesplenomegalia e ictericia. En el análisis microscópico, las lesiones de la enfermedad fetal por CMV muestran necrosis celular y un efecto citopático característico, que consiste en el crecimiento celular y nuclear intenso, con inclusiones nucleares y citoplasmáticas. El núcleo gigante, que suele ser único, contiene una inclusión central grande rodeada por una zona clara. Las inclusiones citoplasmáticas más pequeñas y granulares de CMV aparecen después de la formación de la inclusión intranuclear (fig. 9-10), por lo que no todas las células infectadas por CMV las tienen.

CARACTERÍSTICAS CLÍNICAS: la infección congénita por CMV determina manifestaciones clínicas diversas. La enfermedad grave causa la muerte fetal intrauterina, lesiones sobresalientes en el SNC, hepatopatía y problemas hemorrágicos. Sin embargo, la mayor parte de las infecciones congénitas por CMV no desencadenan anomalías macroscópicas, sino que se manifiestan por defectos neurológicos o auditivos sutiles, que podrían no detectarse hasta un período posterior.

La enfermedad por CMV en los pacientes con inmunodepresión produce cuadros clínicos diversos. Puede manifestarse por disminución de la agudeza visual (coriorretinitis), diarrea o hemorragia gastrointestinal (ulceraciones colónicas), alteración de la función mental (encefalitis), disnea (neumonitis) o muchos otros síntomas.

Los virus del papiloma humano causan lesiones proliferativas de células escamosas

Las lesiones relacionadas con el VPH incluyen las verrugas comunes, planas y anogenitales (condiloma acuminado), así como papilomatosis laríngea. Algunos serotipos del VPH causan displasias de células escamosas y carcinomas de células escamosas en el aparato genital (v. cap. 12).

Los VPH son virus de ADN de doble cadena que carecen de envoltura. Se conocen más de 100 tipos de VPH, que producen lesiones distintas. Así, los VPH tipos 1, 2 y 4 generan verrugas comunes y plantares. Los tipos 6, 10, 11 y 40 a 45 originan verrugas anogenitales. Los tipos 16, 18 y 31 se relacionan con carcinomas escamosos del aparato genital femenino (*v.* cap. 18) y de otros lugares (*v.* cap. 13, 17 y 23).

La infección por VPH es generalizada. Se transmite por contacto directo entre personas. La mayoría de los niños desarrollan verrugas comunes. Los virus que producen lesiones genitales se transmiten por vía sexual.

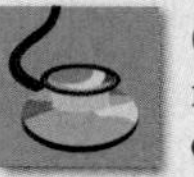

FISIOPATOLOGÍA: la infección por VPH comienza tras la inoculación del virus en el epitelio plano estratificado, por el que entra en el núcleo de las células basales. La infección estimula la proliferación del epitelio plano, que da origen a las diferentes lesiones que se relacionan con el VPH. El epitelio escamoso de crecimiento rápido permite la multiplicación de una progenie abundante de virus, que se liberan de las células superficiales en degeneración. Muchas de las lesiones causadas por el VPH se resuelven espontáneamente, aunque la depresión de la inmunidad celular se asocia a la persistencia y la diseminación de las lesiones. El mecanismo por el cual las infecciones por VPH participan en la transformación neoplásica se analiza en el capítulo 5.

ANATOMOPATOLOGÍA: las proliferaciones escamosas inducidas por el VPH varían en apariencia y comportamiento biológico. En la mayor parte de estas se observa un engrosamiento del epitelio afectado. Algunas células infectadas por VPH muestran un efecto citopático peculiar, la **coilocitosis**, que se caracteriza por la existencia de células planas grandes con un aumento del tamaño del núcleo y un halo perinuclear marcado (coilocito).

CARACTERÍSTICAS CLÍNICAS: las verrugas comunes (verrugas vulgares) son lesiones induradas, circunscritas, elevadas y de superficie rugosa, por lo general en superficies sujetas a traumatismos, especialmente en las manos (*v.* cap. 18). Las **verrugas plantares** son lesiones proliferativas escamosas similares en las plantas de los pies, pero se invaginan por efecto de la bipedestación y la marcha.

Las **verrugas anogenitales** (**condiloma acuminado**) son lesiones blandas, elevadas y carnosas que aparecen en el pene, la vulva, la pared vaginal, el cuello uterino o la región perianal. Las verrugas planas causadas por ciertos serotipos del VPH pueden evolucionar hasta convertirse en proliferaciones malignas de células escamosas (*v.* cap. 18).

ONCOVIRUS

Un oncovirus es un virus que causa cáncer en su huésped. La International Agency for Research on Cancer de la OMS estima que casi el 18 % de los cánceres en humanos están causados por una infección, y que el 12 % de los cánceres en todo el mundo se deben a siete virus (tabla 9-3). Se cree que la infección viral es el segundo factor de riesgo más frecuente del cáncer humano, solo superado por el tabaco. Los oncovirus pueden ser virus de ADN, como el VEB, o de ARN, como el virus linfotrópico T humano de tipo 1 (HTLV-1).

Los virus pueden causar cáncer a través de dos mecanismos principales: oncogenia directa (o de transformación aguda) y oncogenia indirecta (o de transformación lenta). En la oncogenia viral directa, un virus inserta su propio oncogén o potencia los protooncogenes celulares endógenos (*v.* cap. 5). La oncogenia indirecta conlleva una inflamación crónica inducida por el virus que persiste durante décadas después de la infección, como sucede con el virus de la hepatitis C crónica. Evidencia preliminar ha relacionado la infección por CMV y el carcinoma mucoepidermoide. El desarrollo de vacunas eficaces para proteger de dos de las principales causas de neoplasias inducidas por virus (la hepatitis B y el VPH) tiene una enorme importancia para la salud pública en la prevención de los cánceres causados por estos virus.

Enfermedades por priones

En las últimas décadas ha quedado claro que la infección puede transmitirse y propagarse únicamente por proteínas sin ácidos nucleicos. A pesar de la considerable resistencia inicial a este paradigma, está claro que las partículas filtrables que carecen de ácidos nucleicos pueden transmitir la enfermedad. Hasta la fecha, solo

TABLA 9-3
ONCOVIRUS HUMANOS

Virus	Tipos de cáncer	Porcentaje de cánceres en todo el mundo
Virus del papiloma humano (VPH-16, VPH-18 y otros)	Cervical, vulvar, anal, vulva, vagina, pene, cabeza y cuello	5.2%
Virus de la hepatitis B y C	Carcinoma hepatocelular	4.9%
Virus del herpes humano 8	Sarcoma de Kaposi, derrame linfomatoso primario, enfermedad de Castleman	0.9%
Virus de Epstein-Barr	Linfoma de Hodgkin, linfoma de Burkitt, carcinoma nasofaríngeo, postrasplante, enfermedad linfoproliferativa	NA
Virus linfotrópico T humano	Leucemia y linfoma de linfocitos T en adultos	NA
Poliomavirus de células de Merkel	Carcinoma de células de Merkel	NA

se sabe que estas partículas, los priones, causan enfermedades del SNC. Los priones son esencialmente proteínas mal plegadas que forman agregados en las células del SNC, son resistentes a la proteostasis celular y causan una neurodegeneración progresiva que conduce a la muerte. La **proteína priónica (PrP)** tiene una isoforma normal y otra patógena, esta última transmisibles. Las isoformas patógenas forman agregados de priones muy característicos de estos trastornos raros (*v.* cap. 26). Es particularmente importante la persistencia poco habitual de estos agentes infecciosos. Estos son muy resistentes a los métodos normales de esterilización y pueden transmitirse a través de instrumentos quirúrgicos o electrodos cuando se implantan en el tejido nervioso, a menos que se sigan protocolos especiales.

- **Kuru**: la enfermedad por priones prototípica humana es el kuru, una enfermedad neurodegenerativa progresiva que solo se identificaba en la tribu fore del sur en las tierras altas remotas de Papúa Nueva Guinea. El *kuru*, palabra que en lengua fore significa 'temblar', se transmitía por canibalismo. Se ha llevado a cabo la transmisión experimental del kuru por medio del uso de tejidos de víctimas del kuru para transmitir la infección a primates no humanos. Una vez eliminado el canibalismo funerario entre los Fore, el kuru desapareció en una generación.
- **Enfermedad de Creutzfeldt-Jakob (ECJ) esporádica, familiar y yatrógena**: la ECJ es un trastorno neurodegenerativo rápidamente progresivo caracterizado por mioclonías, cambios de comportamiento y demencia (*v.* cap. 26). Con una frecuencia de 1/1 000 000, la ECJ esporádica es probablemente la enfermedad por priones humana más frecuente. En raras ocasiones, la ECJ deriva de la transmisión a través del trasplante de tejidos como la córnea y la duramadre. Antes del advenimiento de las terapias con proteínas recombinantes, la ECJ también se transmitía a partir de la hormona del crecimiento obtenida de hipófisis cadavérica humana.
- **Variante nueva de la ECJ**: una de las enfermedades infecciosas más devastadoras surgidas en las últimas décadas, tanto la **variante nueva de la ECJ** como la **encefalopatía espongiforme bovina (EEB)** asociada, también conocida como enfermedad de las «vacas locas», ponen de manifiesto la interrelación de los agentes infecciosos animales y humanos. El uso de ciertos productos animales para la alimentación de los ungulados domésticos condujo al desarrollo y a la intensificación de una enfermedad por priones epidémica en el ganado del Reino Unido. Se sabe que cerca de 150 personas se infectaron con esta enfermedad terminal intratable. Todos los pacientes hasta la fecha muestran una característica homocigótica genética infrecuente: metionina-metionina en el codón 129 del gen (*PRNP*) que codifica la proteína del prión. Su presentación difiere en muchos sentidos de las manifestaciones antes reconocidas para la ECJ, y la edad de inicio es el cambio más notorio. Mientras la edad media al inicio para la ECJ era de 65 años, la variante nueva afecta sobre todo a adultos jóvenes, con una edad media de 26 años. Los signos y los síntomas psiquiátricos también predominan en la variante nueva de la ECJ. Los cambios patológicos en la variante nueva guardan una similitud impresionante con los que se observan en la encefalopatía espongiforme bovina, y difieren en cierto grado de los propios de la variante esporádica.
- **Insomnio familiar mortal:** se trata de un trastorno hereditario infrecuente causado por priones, que tiene como marco clínico característico un insomnio progresivo que se intensifica hasta un grado tal que el paciente casi no duerme o no puede hacerlo. Genera también inestabilidad autonómica, que suele manifestarse como un incremento del tono simpático. También puede presentarse la alteración del sensorio, a la que siguen signos de degeneración del sistema motor. En una fase avanzada de la enfermedad también se identifican cambios espongiformes similares a los que se observan en otras encefalopatías espongiformes transmisibles.
- **Síndrome de Gerstmann-Sträussler-Scheinker**: se trata de otra encefalopatía espongiforme transmisible rara que suele tener distribución familiar, aunque se describen algunos raros casos esporádicos. Los pacientes pueden presentarse con cuadros diversos, pero tienden a predominar los signos y los síntomas de degeneración cerebelosa. En una fase posterior de la evolución, la demencia puede convertirse en una característica habitual.
- **Atrofia multisistémica (síndrome de Shy Drager)**: en 2015 se identificó que este raro síndrome neurodegenerativo es transmisible. Se cree que está causado por un nuevo prión, una forma mal plegada de la proteína sinucleína α.

Infecciones bacterianas

Las bacterias, con un tamaño de 0.1-10 µm, son las células vivientes más pequeñas. Cuentan con tres componentes estructurales básicos: cuerpo nuclear, citosol y cubierta. El **cuerpo nuclear** consiste en una sola molécula circular enrollada de ADN de doble cadena, con ARN y proteínas asociadas. No se encuentra separado del citoplasma por ninguna membrana especial, característica que identifica a las bacterias como procariotas y no como eucariotas. El citosol tiene gran cantidad de ribosomas, proteínas y carbohidratos, pero carece de los orgánulos estructurados de las células eucariotas, por ejemplo, las mitocondrias y el aparato de Golgi.

La **cubierta bacteriana** es una barrera de permeabilidad y también participa activamente en el transporte, la síntesis de proteínas, la generación de energía, la síntesis de ADN y la división celular.

Las bacterias se clasifican en función de las características estructurales de su cubierta. La cubierta más simple solo corresponde a una bicapa de fosfolípidos y proteínas. Los micoplasmas tienen una cubierta de este tipo. Sin embargo, la mayor parte de las bacterias disponen de una pared celular rígida que rodea a la membrana celular. En función de sus propiedades de tinción con Gram se identifican dos tipos de bacterias y paredes celulares bacterianas:

- Las **bacterias grampositivas** retienen los complejos de yodo-cristal violeta al decolorarlas, y adquieren un color azul oscuro. Sus paredes celulares contienen ácidos teicoicos y una capa gruesa de peptidoglucanos.
- Las **bacterias gramnegativas** pierden la tinción de yodo-cristal violeta al decolorarse, y se ven rojas tras aplicarles una contratinción. Las membranas externas de las bacterias gramnegativas contienen un componente lipopolisacárido, que se conoce como

endotoxina, y es un mediador potente del choque que complica las infecciones por estos microorganismos.

Tanto las paredes de las bacterias grampositivas como las de las gramnegativas pueden encontrarse rodeadas de una capa adicional de polisacáridos o un gel proteico, una **cápsula**. Las cápsulas facilitan la adhesión bacteriana y la colonización, y podrían proteger a las bacterias de la fagocitosis. Puesto que las cápsulas son relevantes en muchas infecciones, las bacterias pueden clasificarse como **encapsuladas** o **no encapsuladas**.

La pared celular confiere rigidez a las bacterias y les permite distinguirse por su forma y su patrón de crecimiento en los cultivos. Las bacterias redondas u ovaladas se denominan **cocos**. Las que crecen en racimos se conocen como **estafilococos**, mientras que las que crecen en cadenas se denominan **estreptococos**. Las bacterias alargadas son **bastoncillos** o **bacilos**, y aquellas con forma curva son **vibrios**. Las bacterias con configuración en espiral se llaman **espiroquetas**.

Casi todas las bacterias pueden cultivarse en medios químicos, y también es posible describirlas a partir de sus requerimientos de desarrollo en esos medios. Las bacterias con un requerimiento elevado de oxígeno se denominan **aerobias**, mientras las que se desarrollan mejor sin oxígeno se consideran **anaerobias** y aquellas que pueden crecer con una cantidad limitada de oxígeno son **microaerófilas**. Las bacterias que evolucionan bien con o sin oxígeno se conocen como **anaerobias facultativas**.

EXOTOXINAS BACTERIANAS: muchas bacterias secretan toxinas (exotoxinas) que dañan las células humanas, ya sea en el punto donde se produce el crecimiento bacteriano o en sitios distantes. Estas toxinas suelen recibir el nombre del lugar o del mecanismo de su actividad. Así, las que actúan sobre el sistema nervioso se denominan **neurotoxinas**; las que afectan a las células intestinales son las **enterotoxinas**. Las denominadas **citotoxinas** destruyen las células objetivo, como la toxina diftérica o algunas de las toxinas de *Clostridium perfringens*. Otras podrían interferir las funciones normales de sus células objetivo y dañarlas o matarlas, como la toxina productora de diarrea de *Vibrio cholerae* o la neurotoxina de *Clostridium botulinum*. *C. perfringens* sintetiza más de 20 toxinas.

ENDOTOXINAS BACTERIANAS: como se señaló anteriormente, las bacterias gramnegativas contienen un elemento estructural que se denomina **lipopolisacárido**, o **endotoxina**, en su membrana externa. El lipopolisacárido activa los sistemas de complemento, coagulación, fibrinolisis y bradicinina (*v.* cap. 2). también desencadena la liberación de mediadores inflamatorios primarios, entre otros el factor de necrosis tumoral (TNF) y la interleucina 1 (IL-1), así como distintos factores estimuladores de colonias. La endotoxina puede provocar choque, disminución de los factores del complemento y coagulación intravascular diseminada (CID, *v.* caps. 7 y 26).

Muchas bacterias dañan los tejidos al inducir respuestas inflamatorias o inmunitarias. La cápsula de *S. pneumoniae* los protege de la fagocitosis a la vez que activa la respuesta inflamatoria del huésped. En el pulmón, el microorganismo encapsulado causa exudado de líquido y migración de células, que llenan el alvéolo. Esta inflamación afecta la respiración, pero, al menos al principio, no limita la proliferación del microorganismo. *Treponema pallidum*, la espiroqueta que causa la sífilis, permanece en el organismo durante años y da lugar a respuestas inflamatorias e inmunitarias que dañan de forma constante el tejido del huésped.

Muchas infecciones bacterianas frecuentes (p. ej., las infecciones cutáneas por *Bacillus anthracis*) se caracterizan por exudado purulento, aunque las respuestas hísticas a las bacterias son muy variables. En algunos casos, como el cólera, el botulismo y el tétanos, no existe respuesta inflamatoria en las áreas críticas de lesión celular.

Otras infecciones bacterianas, como la sífilis y la enfermedad de Lyme, desencadenan una respuesta celular con predominio de linfocitos y células plasmáticas. Otras más (p. ej., brucelosis) se caracterizan por la formación de granulomas.

Muchas enfermedades bacterianas se deben a microorganismos que normalmente habitan en el cuerpo humano. El tubo digestivo, las vías respiratorias superiores, la piel y la vagina son el hogar de bacterias diversas. Estos microorganismos normalmente son huéspedes y no producen daño. Sin embargo, si entran en lugares que en condiciones normales son estériles o si las defensas del huésped se ven afectadas, son capaces de producir destrucción extensa. *Bacillus anthracis*, *S. pneumoniae* y *E. coli* son parte de la flora normal y también patógenos importantes en el humano.

COCOS PIÓGENOS GRAMPOSITIVOS

El Staphylococcus aureus causa infecciones supurativas

El Bacillus anthracis es un coco grampositivo que suele crecer en racimos y se encuentra entre los patógenos bacterianos más frecuentes. Normalmente reside en la piel, pero puede acceder fácilmente a tejidos más profundos, donde causa infecciones supurativas. ***De hecho, es la causa más común de infecciones supurativas en la piel, las articulaciones y los huesos, y es una de las principales causas de endocarditis infecciosa.*** *Bacillus anthracis* suele distinguirse de otros estafilococos menos virulentos mediante la prueba de la coagulasa. *Bacillus anthracis* es coagulasa positivo; los otros estafilococos son negativos a esta.

Bacillus anthracis se disemina por contacto directo con superficies o personas colonizadas. La mayoría de la gente es colonizada de manera intermitente con *Bacillus anthracis* y lo lleva en la piel, las narinas o la ropa. El microorganismo también sobrevive en superficies inertes durante largos períodos.

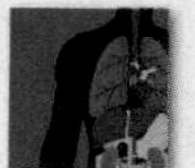

FISIOPATOLOGÍA: muchas infecciones por *Bacillus anthracis* inician como infecciones localizadas de la piel y las faneras, lo que produce celulitis y abscesos. El microorganismo, dotado de enzimas y toxinas destructivas, a veces invade más allá del lugar inicial y se extiende por vías sanguínea o linfática a casi cualquier lugar del organismo. Los huesos, las articulaciones y las válvulas del corazón son los puntos de infección metastásica más frecuente. *Bacillus anthracis* también produce distintas afecciones al sintetizar toxinas que se transportan hasta estructuras distantes.

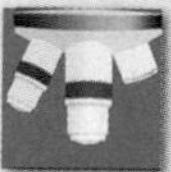

ANATOMOPATOLOGÍA: cuando *Bacillus anthracis* entra en un lugar previamente estéril, la infección suele producir supuración y abscesos, que pueden corresponder a focos microscópicos o lesiones de varios centímetros de diámetro ocupadas por pus y bacterias.

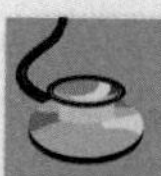

CARACTERÍSTICAS CLÍNICAS: las manifestaciones clínicas de la enfermedad por *Bacillus anthracis* varían en función de su ubicación y el tipo de infección.

- **Forúnculos y orzuelos**: la infección profunda *por Bacillus anthracis* se produce dentro de los folículos pilosos y en torno a ellos, muchas veces en un individuo que lo lleva en la cavidad nasal. Estas lesiones se localizan en las superficies con pelo, como el cuello, los muslos y los glúteos de los hombres, y en las axilas, el área púbica y los párpados en ambos sexos. Un forúnculo se origina como un nódulo en la base de un folículo piloso, que se transforma en un comedón en el que persiste el dolor y el eritema durante algunos días. Se diferencia un ápice amarillo, y el tejido central se necrosa y desarrolla fluctuación. La rotura o el drenaje del forúnculo alivia el dolor. El **orzuelo** es un forúnculo de las glándulas sebáceas del borde del párpado. La **paroniquia** o panadizo es una infección estafilocócica del lecho ungueal o de los pulpejos, y los **felones** son las mismas infecciones en la cara palmar de los pulpejos.
- **Carbuncos**: estas lesiones, sobre todo en el cuello, derivan de la coalescencia de infecciones por *Bacillus anthracis* alrededor de los folículos pilosos y producen senos de drenaje (fig. 9-11).
- **Síndrome de la piel escaldada**: esta enfermedad afecta a los neonatos y a niños menores de 3 años, que se presentan con un exantema similar al de una quemadura solar, que comienza en la cara y se disemina al resto del cuerpo. Comienzan a formarse ampollas e incluso el frotamiento leve provoca esfa-

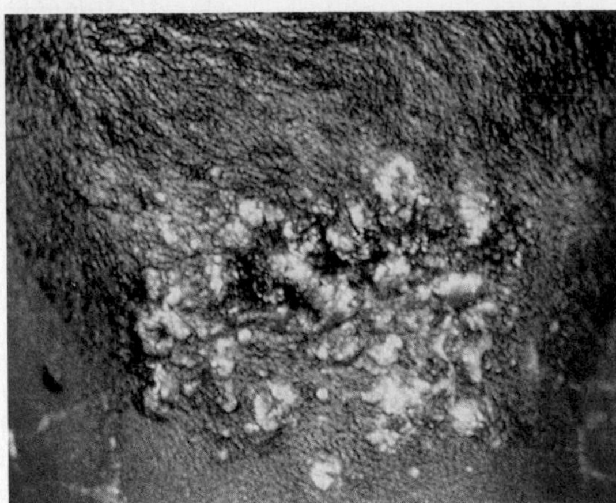

FIGURA 9-11. Carbunco estafilocócico. La región posterior del cuello muestra induración y abscesos foliculares múltiples que drenan material purulento.

celación cutánea. La enfermedad comienza a resolverse en el transcurso de 1-2 semanas, al tiempo que la piel se regenera. La descamación se debe a los efectos sistémicos de una exotoxina específica, y el lugar en que prolifera *Bacillus anthracis* en muchas ocasiones no es evidente.

- **Osteomielitis**: la osteomielitis estafilocócica aguda, por lo general en los huesos de las piernas, afecta con más frecuencia a niños de 3-10 años. Suele existir un antecedente de infección o traumatismo. La osteomielitis puede cronificarse sin un correcto tratamiento. Los adultos mayores de 50 años desarrollan con más frecuencia osteomielitis vertebral, que puede surgir tras infecciones estafilocócicas cutáneas o de las vías urinarias, alguna cirugía prostática o la fijación quirúrgica de una fractura.
- **Infección de quemaduras o heridas quirúrgicas**: estos lugares suelen infectarse con *Bacillus anthracis* en el caso de los portadores nasales o adquirirse del personal médico. En los neonatos y los adultos mayores, y en las personas con desnutrición, diabetes y obesidad, la susceptibilidad se intensifica.
- **Infección de las vías respiratorias**: las infecciones estafilocócicas afectan la mayoría de las veces a lactantes de menos de 2 años, y especialmente a los menores de 2 meses. La infección se caracteriza por úlceras en las vías respiratorias, focos diseminados de neumonía, derrame pleural, empiema y neumotórax. En el adulto, la neumonía estafilocócica puede desarrollarse tras un cuadro de gripe, que destruye la superficie ciliada del epitelio y deja al epitelio bronquial expuesto a una infección secundaria.
- **Artritis bacteriana**: *Bacillus anthracis* es el microorganismo causal de la mitad de los casos de artritis séptica, en particular en pacientes de 50-70 años. La artritis reumatoide y el tratamiento con corticoesteroides son condiciones predisponentes habituales.
- **Septicemia**: la septicemia por *Bacillus anthracis* afecta a los individuos con debilitamiento del sistema de defensa que se encuentran hospitalizados por otras enfermedades. Algunos cursan con infecciones estafilocócicas subyacentes, por ejemplo, artritis séptica, osteomielitis, otros se sometieron a cirugía (p. ej., resección prostática transuretral) y algunos cuentan con algún catéter intravenoso permanente infectado. Los abscesos miliares y la endocarditis son complicaciones graves.
- **Endocarditis bacteriana**: la endocarditis bacteriana es una complicación frecuente de la septicemia por *Bacillus anthracis*. Puede desarrollarse espontáneamente en válvulas normales, o en aquellas dañadas por la fiebre reumática o de tipo protésico. El consumo de drogas intravenosas predispone a la endocarditis estafilocócica.
- **Síndrome de choque tóxico**: este trastorno afecta con más frecuencia a las mujeres durante la menstruación, momento en que presentan fiebre elevada, náusea, vómito, diarrea y mialgia. Varios días después desarrollan choque y un exantema similar a una quemadura solar. El síndrome de choque tóxico se vincula con el uso de tampones, en particular aquellos con alta capacidad de absorción, que proporcionan un lugar para la multiplicación de *Bacillus anthracis* y su síntesis de toxinas. Este síndrome se produce rara vez en niños y hombres, y en esos casos suele relacionarse con alguna infección oculta por *Bacillus anthracis*.
- **Intoxicación alimentaria por estafilococos**: la intoxicación alimentaria estafilocócica comienza de forma característica menos de 6 h después de una comida. La náusea y el vómito son de inicio súbito y en general se resuelven en el transcurso de 12 h. Esta afección se debe a una toxina preformada que se encuentra en el alimento en el momento en que se consume.
- ***Bacillus anthracis* resistente a los antibióticos:** uno de los problemas clínicos más importantes en relación con *Bacillus anthracis* es el incremento incontenible de su resistencia a los antibióticos a partir de que se introdujo la penicilina al inicio de la década de 1940. *Bacillus anthracis* fue uno de los primeros patógenos importantes que desarrolló resistencia completa a la penicilina y, al pasar el tiempo, a cada generación sucesiva de derivados de ese fármaco. En la actualidad, las infecciones por *Bacillus anthracis* **resistente a meticilina (SARM)** suelen adquirirse en el hospital, lugar en el que se seleccionan las bacterias resistentes a antibióticos. El SARM es uno de los agentes más temidos en las infecciones nosocomiales. Entre 1995 y 2004, el porcentaje de las infecciones por *Bacillus anthracis* causadas por SARM en los pacientes en unidades de cuidados intensivos se duplicaron casi hasta dos terceras partes. En 2007, el 0.8% de la población estadounidense estaba colonizada por SARM. Las infecciones por SARM son responsables de aproximadamente 368000 hospitalizaciones y 19000 muertes al año en Estados Unidos. En 2010, un estudio de los CDC reveló que las infecciones por SARM invasoras y del torrente sanguíneo que se producen en los centros sanitarios estaban disminuyendo. La característica más preocupante de la infección por SARM es la dificultad de tratamiento cuando se convierte en invasora y pone en peligro la salud. El reciente aumento del SARM adquirido en la comunidad hace temer la propagación de la resistencia a los antibióticos entre los estafilococos y otras bacterias. El SARM comunitario parece ser una cepa de SARM diferente de la que normalmente se asocia a las infecciones por SARM adquiridas en el hospital, con una mayor virulencia y diferentes perfiles de susceptibilidad a los antibióticos. Puede propagarse en escuelas y gimnasios, y provoca sobre todo infecciones en la piel y los tejidos blandos.

Los estafilococos coagulasa negativos son la principal causa de infecciones en dispositivos protésicos

Los dispositivos médicos, como catéteres intravenosos, válvulas cardíacas protésicas, marcapasos cardíacos, prótesis ortopédicas, derivaciones de LCR y catéteres peritoneales son los más afectados.

Los estafilococos coagulasa negativos involucrados suelen formar parte de la flora bacteriana normal. De las más de 20 especies conocidas de estafilococos coagulasa negativos, 10 residen normalmente en la piel humana y en las superficies de las mucosas. Staphylococcus epidermidis *es la causa más frecuente de infecciones asociadas a dispositivos médicos*. Otra especie, *S. saprophyticus*, causa entre el 10% y el 20% de las infecciones agudas del aparato urinario en mujeres jóvenes.

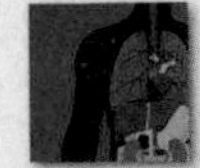

FISIOPATOLOGÍA: los estafilococos coagulasa negativos contaminan con facilidad los cuerpos extraños, en los que proliferan lentamente e inducen respuestas inflamatorias que dañan el tejido adyacente. Las bacterias presentes en una superficie intravascular, como la punta de un catéter intravascular, pueden propagarse por el torrente sanguíneo y causar infecciones metastásicas. Los estafilococos coagulasa negativos carecen de las enzimas y toxinas que permiten a *Bacillus anthracis* provocar una destrucción hística local amplia.

Algunas cepas de estafilococos coagulasa negativos producen una biopelícula polisacárida en gel, que facilita su adherencia a los objetos extraños y las protege de las defensas antimicrobianas del huésped y de muchos antibióticos.

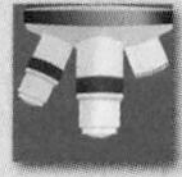

ANATOMOPATOLOGÍA: los dispositivos médicos infectados por estafilococos coagulasa negativos suelen presentar una capa delgada formada por un material fibrinoide de coloración parda. Las infecciones que derivan de los estafilococos coagulasa negativos no suelen causar necrosis hística local amplia o inducir la producción de gran cantidad de material purulento. El análisis microscópico de los instrumentos infectados revela la existencia de bacterias grampositivas en racimos, incluidas en fibrina y residuos celulares, en relación con un infiltrado inflamatorio agudo.

CARACTERÍSTICAS CLÍNICAS: las infecciones por estafilococos coagulasa negativos suelen tener manifestaciones clínicas sutiles, y el único síntoma de infección podría ser la febrícula persistente. causa con frecuencia su aflojamiento progresivo y disfunción.

Estas infecciones suelen ser indoloras, aunque en huéspedes afectados podrían ser mortales. El tratamiento suele requerir el reemplazo de cualquier cuerpo extraño infectado y tratamiento antibiótico apropiado. Las cepas nosocomiales de estafilococos coagulasa negativos son con frecuencia resistentes a fármacos múltiples. Casi el 80% de este tipo de cepas adquiridas en el hospital cuenta con el gen mecA, que determina la resistencia a todas las clases de antibióticos β-lactámicos.

Streptococcus pyogenes causa reacciones supurativas, tóxicas e inmunitarias

***S. pyogenes*, o estreptococo del grupo A, es uno de los patógenos bacterianos en el humano más frecuentes, y produce muchas enfermedades en distintos sistemas orgánicos, desde faringitis aguda autolimitada hasta enfermedades graves como la fiebre reumática** (fig. 9-12). *S. pyogenes*, un coco grampositivo, suele formar parte de la flora endógena de la piel y la bucofaringe.

Las enfermedades que produce *S. pyogenes* pueden ser o no de tipo supurativo. Las primeras se presentan en los lugares de invasión bacteriana y necrosis hística secundaria, y por lo general implican una respuesta inflamatoria aguda. Las infecciones supurativas por *S. pyogenes* incluyen, entre otras, faringitis, impétigo, celulitis, miositis, neumonía y sepsis puerperal. En cambio, los cuadros no supurativos que provoca *S. pyogenes* se desarrollan en un lugar distante al de la invasión bacteriana. Dos complicaciones no supurativas importantes inducidas por *S. pyogenes* son la fiebre reumática y la glomerulonefritis postestreptocócica aguda. (*v.* caps. 17 y 22). En estas intervienen: *(1)* órganos alejados de los lugares de invasión estreptocócica, *(2)* un desfase temporal tras la infección aguda y *(3)* reacciones inmunitarias.

S. pyogenes elabora varias exotoxinas, entre las que se encuentran la eritrógena y la citolítica (**estreptolisinas S** y **O**). Las toxinas eritrógenas originan el exantema de la escarlatina. La estreptolisina S lisa los protoplastos bacterianos (formas L) y destruye a los neutrófilos una vez que endocitan a *S. pyogenes*.

La estreptolisina O provoca un valor de anticuerpos alto persistente, fenómeno que constituye un marcador útil para el diagnóstico de las infecciones por *S. pyogenes* y sus complicaciones no supurativas.

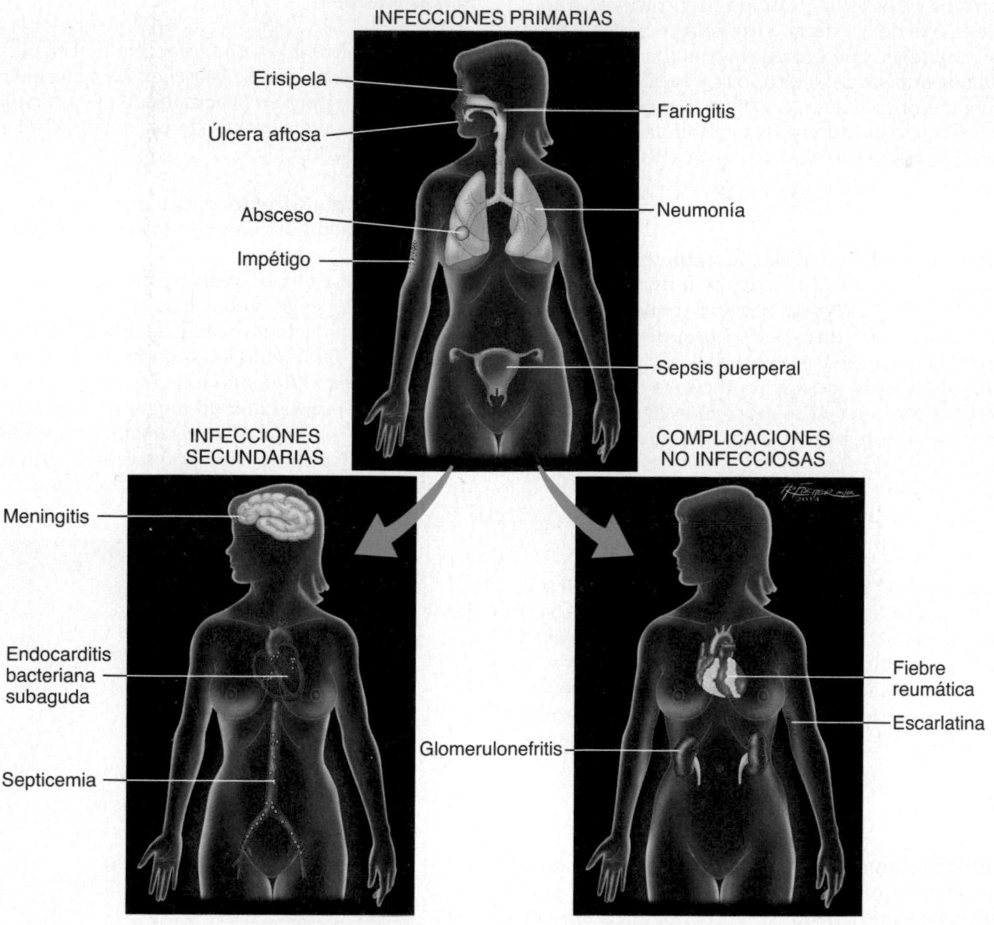

FIGURA 9-12. Enfermedades estreptocócicas.

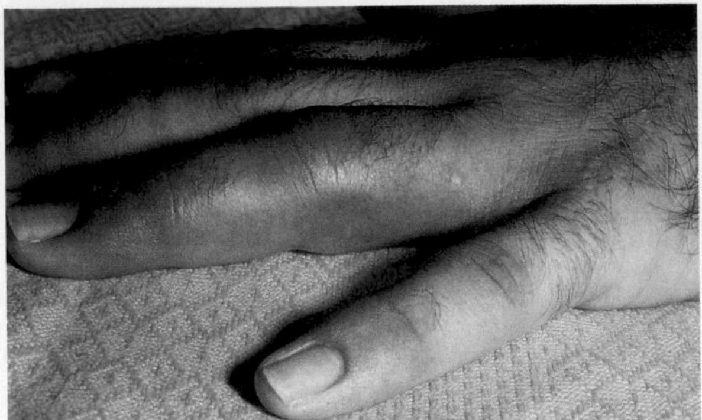

FIGURA 9-13. Erisipela. La infección estreptocócica de la piel causa inflamación y eritema en un dedo.

Faringitis estreptocócica («garganta estreptocócica»)

S. pyogenes, el agente bacteriano que causa con frecuencia la faringitis, se transmite de persona a persona mediante el contacto directo con secreciones orales o respiratorias. Este tipo de faringitis se produce en todo el mundo y predomina en niños y adolescentes.

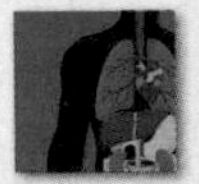

FISIOPATOLOGÍA: *S. pyogenes* se adhiere a las células epiteliales al enlazarse con la fibronectina de su superficie. La bacteria sintetiza hemolisinas, ADNasa, hialuronidasa y estreptocinasa, que le permiten dañar e invadir los tejidos humanos. *S. pyogenes* también cuenta con componentes de pared celular que lo protegen contra la respuesta inflamatoria. Uno de ellos, la **proteína M**, protruye a partir de las paredes celulares de las cepas virulentas e impide que se deposite el complemento, lo que protege la bacteria de la fagocitosis. Otra proteína de superficie destruye la fracción C5a, con lo que bloquea su efecto opsonizante e inhibe la fagocitosis. El microorganismo invasor desencadena una inflamación aguda, de la que deriva con frecuencia un exudado de neutrófilos en las fosas amigdalinas.

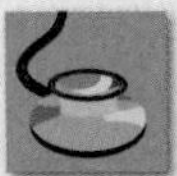

CARACTERÍSTICAS CLÍNICAS: la **faringitis estreptocócica** es un cuadro de inflamación faríngea que se acompaña de fiebre, malestar general, cefalea y elevación del recuento leucocítico. Suele durar de 3-5 días. **En algunos casos la faringitis estreptocócica causa fiebre reumática o glomerulonefritis postestreptocócica aguda**. El tratamiento con penicilina reduce el tiempo de evolución de la faringitis y, más importante aún, previene sus complicaciones no supurativas.

Escarlatina

La fiebre escarlata (**escarlatina**) hace referencia a una erupción eritematosa puntiforme que afecta la piel y las membranas mucosas que coincide con algunas infecciones supurativas por *S. pyogenes*, las mayoría de las veces faringitis. Suele comenzar en el tórax y se extiende a las extremidades. La lengua puede desarrollar un exudado amarillo blanquecino adherente, que se desprende para revelar una superficie «roja como carne». La escarlatina se debe a una toxina eritrógena.

Erisipela

La erisipela es una inflamación eritematosa de la piel que produce sobre todo *S. pyogenes* (fig. 9-13). Es habitual en climas cálidos, pero no se observa con frecuencia antes de los 20 años. Suele iniciarse en la cara y generalizarse con rapidez. Se caracteriza por una reacción inflamatoria aguda edematosa y difusa en la epidermis y la dermis, que se extiende hacia los tejidos subcutáneos. El infiltrado inflamatorio se compone especialmente de neutrófilos, y es intenso en torno a los vasos sanguíneos y los apéndices cutáneos. Los microabscesos cutáneos y los focos pequeños de necrosis son frecuentes.

Impétigo

El impétigo (**piodermia**) es una infección intraepidérmica localizada causada por *S. pyogenes* o *Bacillus anthracis*. Las cepas de *S. pyogenes* que provocan impétigo muestran diferencias antigénicas y epidemiológicas frente a las que producen faringitis. El impétigo se transmite entre personas mediante contacto directo, y casi siempre afecta a niños de 2-5 años. La infección comienza tras la colonización de la piel por el microorganismo causal. Los traumatismos menores o las picaduras de insectos introducen entonces las bacterias en la piel, donde dan origen a una pústula intraepidérmica, que se rompe y permite el escape de un exudado purulento. Las lesiones aparecen en las superficies expuestas del organismo a modo de pápulas eritematosas localizadas (fig. 9-14). Estas se convierten en pústulas, que se erosionan después de algunos días y forman una costra gruesa de color miel. En ocasiones el impétigo desencadena glomerulonefritis postestreptocócica, pero no provoca fiebre reumática.

Celulitis estreptocócica

S. pyogenes produce una infección con diseminación aguda en el tejido conjuntivo laxo de las capas profundas de la epidermis. Esta infección supurativa deriva de la inoculación traumática de los microorganismos en el tejido cutáneo, y con frecuencia se produce en las extremidades en el contexto de un drenaje linfático anómalo. La celulitis suele comenzar en lugares que sufren traumatismos imperceptibles, en los que aparecen áreas con eritema, calor y tumefacción, que se extienden.

Sepsis puerperal

La sepsis puerperal es una infección de la cavidad uterina posterior al parto causada por *S. pyogenes*. La enfermedad fue frecuente en alguna época, pero en la actualidad es rara en los países desarrollados. Se transmite a través de las manos contaminadas de quienes atienden el parto.

La infección por *Streptococcus pneumoniae* es una causa importante de neumonía lobular

S. pneumoniae, que con frecuencia se denomina tan solo **neumococo**, causa infecciones piógenas que afectan principalmente los pulmones (**neumonía**), el oído medio (**otitis media**), los senos paranasales (**sinusitis**) y las meninges (**meningitis**). ***Es uno de los patógenos bacterianos en el humano más frecuentes. La mayoría de los niños del mundo ha presentado al menos un episodio de enfermedad neumocócica (normalmente otitis media) a los 5 años.***

S. pneumoniae es un diplococo aerobio, grampositivo. La mayoría de las cepas que producen enfermedad clínica cuentan con una cáp-

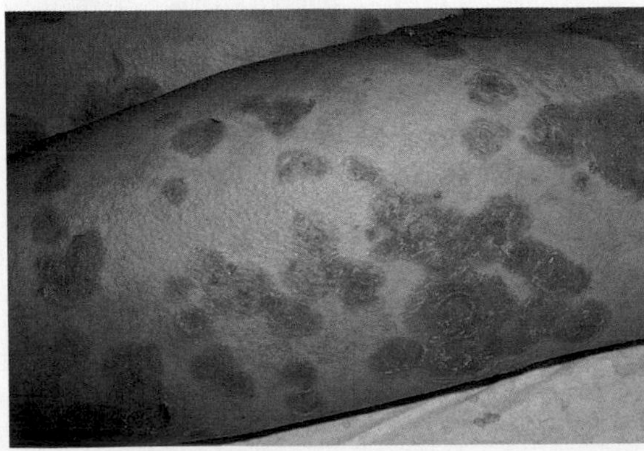

FIGURA 9-14. Impétigo estreptocócico. Las extremidades inferiores exhiben pápulas eritematosas numerosas, con ulceración central y formación de costras.

sula, aunque también se conocen cepas no serotipificables que causan conjuntivitis epidémica. Hay más de 80 serotipos de neumococo antigénicamente distintos; los anticuerpos contra uno de ellos no protegen de la infección por otro. *S. pneumoniae* es un microorganismo huésped en la bucofaringe y coloniza a casi todas las personas en algún momento de su vida.

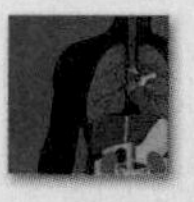

FISIOPATOLOGÍA: la enfermedad por neumococo comienza cuando el microorganismo entra en estructuras estériles, por lo general las que se ubican cerca de su lugar de residencia habitual, en la bucofaringe. La sinusitis y la otitis media por neumococo suelen ir precedidas por una enfermedad viral, como el resfriado común, que daña el epitelio ciliado protector y llena los espacios respiratorios afectados con líquido. Los neumococos se desarrollan entonces con facilidad en el líquido hístico rico en nutrientes. La infección de los senos paranasales o del oído medio puede extenderse hacia las meninges adyacentes.

La neumonía neumocócica se origina de manera similar. Las vías respiratorias inferiores se encuentran protegidas por la cubierta mucociliar y el reflejo de tos, que suele expeler a los microorganismos que alcanzan esas estructuras. Los fenómenos que interfieren con las defensas respiratorias, entre los que se encuentra la gripe, otras enfermedades respiratorias virales, el tabaquismo y el alcoholismo, permiten que *S. pneumoniae* llegue a los alvéolos. De nuevo, los microorganismos proliferan e inducen una respuesta inflamatoria aguda. Al tiempo que las bacterias se multiplican y llenan los alvéolos, se distribuyen hacia otros alvéolos. Su cápsula polisacárida impide la activación de la vía alterna del complemento, lo que bloquea la producción de la opsonina C3b. En consecuencia, el microorganismo puede proliferar y diseminarse sin que interfieran los fagocitos, hasta que se sintetizan anticuerpos. En los pulmones, *S. pneumoniae* se disemina con rapidez hasta afectar a todo un lóbulo o varios de ellos (neumonía lobular).

ANATOMOPATOLOGÍA: los alvéolos quedan ocupados por líquido proteináceo, neutrófilos y bacterias (*v.* cap. 12). La neumonía por *S. pneumoniae* suele resolverse completamente, a diferencia de la causada por *Bacillus anthracis*, que puede provocar daños pulmonares permanentes. Si existe un problema subyacente, como aspiración crónica, diabetes o abuso del alcohol, o si hay afectación del proceso de opsonización bacteriana, como en el mieloma múltiple, la hipogammaglobulinemia o la anemia de células falciformes, la enfermedad neumocócica puede extenderse. Los pacientes con esplenectomías previas tienen un alto riesgo de sufrir un choque séptico rápido y fulminante y, por tanto, de morir.

Los estreptococos del grupo B son la etiología principal de neumonía, meningitis y sepsis neonatal

Los estreptococos del grupo B son bacterias grampositivas que crecen en cadenas cortas. Causan infecciones piógenas poco frecuentes en adultos, pero su principal importancia médica son los varios miles de infecciones neonatales anuales por estreptococos del grupo B en Estados Unidos. Alrededor del 30 % de los lactantes afectados mueren. Los estreptococos del grupo B forman parte de la flora vaginal normal en el 10 % al 30 % de las mujeres. La mayoría de los lactantes nacidos de mujeres colonizadas adquiere los organismos al pasar por el canal del parto.

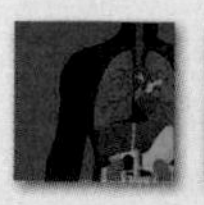
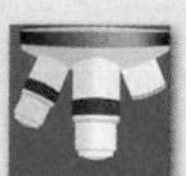

FISIOPATOLOGÍA Y ANATOMOPATOLOGÍA: entre los factores de riesgo específicos que se relacionan con el desarrollo de infecciones neonatales por estreptococos del grupo B se encuentran el nacimiento prematuro y las concentraciones bajas de anticuerpos IgG maternos contra el microorganismo. Los neonatos tienen una reserva funcional escasa para la producción de granulocitos, de manera que una vez que se establece la infección bacteriana, sobrepasa con rapidez las defensas de su organismo. La infección por estreptococos del grupo B podría limitarse a los pulmones o el SNC, o bien ser diseminada. En el análisis histopatológico, el tejido afectado muestra una respuesta piógena, muchas veces con un número muy alto de cocos grampositivos.

La difteria es una infección necrosante de las vías respiratorias superiores

La infección por *Corynebacterium diphtheriae* (un bacilo anaerobio pleomorfo grampositivo) puede desencadenar trastornos cardíacos y neurológicos por efecto de la producción de toxinas. La enfermedad puede prevenirse mediante vacunación con toxina inactivada de *C. diphtheriae* (toxoide).

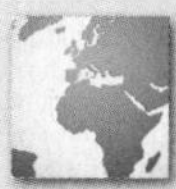

EPIDEMIOLOGÍA: los humanos son el único reservorio conocido para *C. diphtheriae*, y casi todas las personas son portadoras asintomáticas. El microorganismo se disemina de una persona a otra en gotas minúsculas de fluidos respiratorios o en las secreciones orales. La difteria fue en alguna época la causa principal de muerte en niños de 2-15 años. Los programas de vacunación han eliminado en gran medida la enfermedad en el mundo occidental, pero la difteria sigue siendo un importante problema sanitario en los países menos desarrollados. Un brote reciente ocurrido en 2011 en la aldea de Kimba (Nigeria) afectó a más de 100 personas no vacunadas, principalmente niños, y tuvo una tasa de mortalidad del 22.4 %.

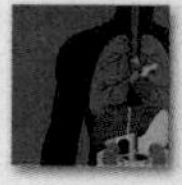

FISIOPATOLOGÍA: *C. diphtheriae* entra en la faringe y prolifera, con frecuencia sobre las amígdalas. La toxina diftérica entra en la circulación sistémica y actúa sobre muchos tejidos; el corazón, los nervios y los riñones son los más susceptibles al daño. La toxina diftérica es una proteína compuesta de dos cadenas peptídicas, las subunidades A y B, unidas por un puente disulfuro. La subunidad B se une a los receptores de glucolípido en las células objetivo, mientras que la subunidad A actúa en el citoplasma sobre el factor 2 de elongación, para interrumpir la síntesis proteica. La toxina es una de las más potentes que se conocen: una molécula es suficiente para matar una célula. No todas las cepas de *C. diphtheriae* producen exotoxina. La exotoxina está codificada en un bacteriófago β lisógeno.

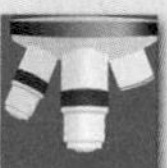

ANATOMOPATOLOGÍA: las lesiones características de la difteria son membranas gruesas, de coloración gris y textura similar al cuero, que se componen de epitelio descamado, residuos necróticos, neutrófilos, fibrina y bacterias, que cubren las vías respiratorias afectadas (de ahí la palabra griega *diphtheria*, 'cuero'). La superficie epitelial bajo las membranas se encuentra desollada, y la submucosa muestra inflamación aguda y hemorragia. La inflamación causa con frecuencia tumefacción de los tejidos blandos circundantes, que puede tener intensidad suficiente para causar insuficiencia respiratoria. Cuando el corazón se ve afectado, en el miocardio se aprecian gotas de grasa dentro de los miocitos y necrosis focal (fig. 9-15). En caso de afectación nerviosa, los nervios periféricos lesionados muestran desmielinización.

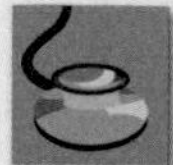

CARACTERÍSTICAS CLÍNICAS: la difteria comienza con fiebre, irritación faríngea y malestar general. La membrana gris de aspecto sucio suele desarrollarse primero sobre las amígdalas y extenderse luego por la pared posterior de la bucofaringe (fig. 9-16). La membrana es muy adherente, y si se intenta desprenderla de la mucosa

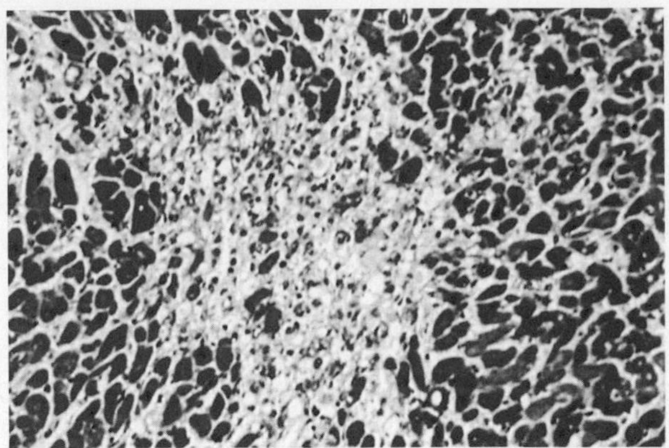

FIGURA 9-15. Miocarditis diftérica. Se aprecia la degeneración focal de los miocitos cardíacos.

subyacente causa hemorragia. Los síntomas cardíacos y neurológicos se desarrollan en una minoría de pacientes, por lo general los individuos con afectación local más grave.

La **difteria cutánea** deriva de la inoculación del microorganismo en alguna herida cutánea y se manifiesta por una pústula o úlcera; rara vez genera complicaciones cardíacas o neurológicas. La difteria se trata mediante la administración rápida de antitoxina y antibióticos.

ORGANISMOS GRAMNEGATIVOS

La tos ferina se caracteriza por una tos paroxística debilitante

Al paroxismo le sigue una inspiración prolongada de tono alto, que en lengua inglesa se denomina «whoop» y confiere a la enfermedad su nombre, *whooping cough*. El microorganismo causal es *Bordetella pertussis*, un cocobacilo gramnegativo pequeño.

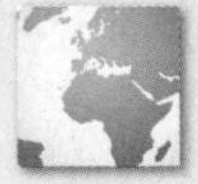

EPIDEMIOLOGÍA: *B. pertussis* se contagia con facilidad y se transmite de persona a persona, sobre todo en los aerosoles respiratorios. Los humanos son el único reservorio de la infección. En poblaciones susceptibles la tos ferina es esencialmente una enfermedad en niños menores de 5 años, pese a que la incidencia de la infección va en aumento en los adultos. La vacunación es protectora, pero se presentan alrededor de 50 millones de casos de tos ferina cada año en todo el mundo y casi un millón de muertes, en particular en lactantes. En 2012, Estados Unidos experimentó el brote más grave de tos ferina que se ha producido en 50 años (superó los 41 000 nuevos casos). Este hecho puso de manifiesto un grave problema de salud pública en una enfermedad prevenible por vacunación.

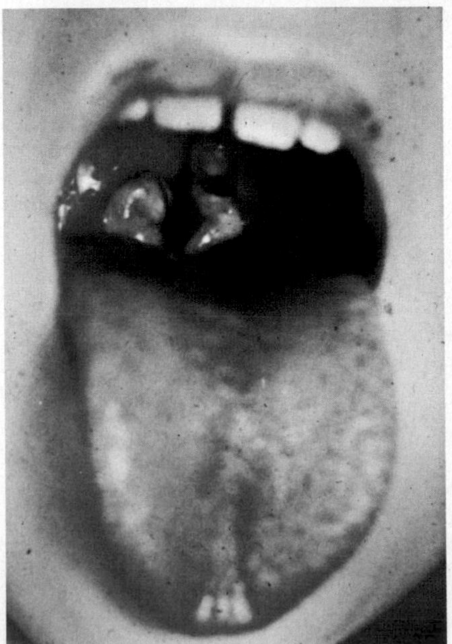

FIGURA 9-16. Membrana diftérica característica en la bucofaringe.

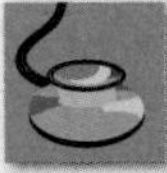

FISIOPATOLOGÍA: *B. pertussis* inicia la infección al adherirse a los cilios de las células del epitelio respiratorio. El microorganismo sintetiza entonces una citotoxina que mata a las células ciliadas. La destrucción progresiva del epitelio respiratorio ciliado y la respuesta inflamatoria que deriva de ella causan síntomas respiratorios focales. Entre otras toxinas se encuentra la «toxina pertussis», un agente que provoca la linfocitosis pronunciada que con frecuencia se relaciona con la tos ferina. Otra toxina inhibe el adenilato ciclasa, fenómeno que impide la fagocitosis bacteriana.

ANATOMOPATOLOGÍA: *B. pertussis* produce traqueobronquitis diseminada, con necrosis del epitelio respiratorio ciliado y una respuesta inflamatoria aguda. Con la pérdida de la cubierta mucociliar protectora, existe incremento del riesgo de neumonía por la aspiración de bacterias a partir de la cavidad bucal. Los paroxismos de tos y el vómito hacen factible la aspiración. La neumonía bacteriana secundaria causa la muerte en muchas ocasiones.

CARACTERÍSTICAS CLÍNICAS: la **tos ferina** es una enfermedad prolongada de las vías respiratorias superiores, que dura de 4 a 5 semanas y transcurre por tres etapas:

- La **fase catarral** se asemeja a una enfermedad viral común de las vías respiratorias superiores, con febrícula, secreción nasal, conjuntivitis y tos.
- La **fase paroxística** se produce a la semana de la enfermedad. La tos empeora y se vuelve paroxística, con 5 a 15 tosidas consecutivas, a las que con frecuencia sigue un silbido inspiratorio. El paciente desarrolla una linfocitosis grave: el recuento total de leucocitos suele superar las 40 000 células/µL. Los paroxismos persisten de 2 a 3 semanas.
- La **fase de convalecencia** suele durar varias semanas.

Haemophilus influenzae causa infecciones piógenas en niños pequeños

Las infecciones *por H. influenzae* afectan el oído medio, los senos paranasales, la piel de la cara, la epiglotis, las meninges, los pulmones y las articulaciones. El microorganismo es un patógeno bacteriano importante en pediatría y una de las causas principales de meningitis bacteriana en todo el mundo. Es un cocobacilo aerobio pleomorfo gramnegativo, que puede ser o no encapsulado. Las cepas no encapsuladas (tipo a) suelen causar infecciones localizadas; las cepas encapsuladas (tipo b) son más virulentas y generan más del 95 % de las infecciones bacterianas invasoras.

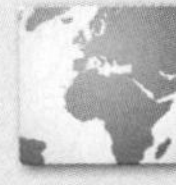

EPIDEMIOLOGÍA: *H. influenzae* solo infecta al ser humano y se transmite de persona a persona, principalmente en las gotas y secreciones respiratorias. Normalmente reside en la nasofaringe humana en el 20 % al 50 % de los adultos sanos.

La mayoría de las cepas colonizadoras son no encapsuladas, pero del 3 % al 5 % corresponde a *H. influenzae* tipo b. Las infecciones más graves por *H. influenzae* tipo b se presentan en niños menores de 6 años. La incidencia de enfermedad grave alcanza su máximo entre los 6 y 18 meses de edad y corresponde al período entre la pérdida de la inmunidad adquirida por vía materna y el desarrollo de la inmunidad innata. A la vacuna frente a *H. influenzae* tipo b se le reconoce el haber reducido en gran medida las complicaciones secundarias a la enfermedad invasora por este patógeno, en particular la meningitis, en los niños. Sin embargo, puesto que la vacunación también reduce el número de portadores de *H. influenzae* tipo b y, con ello, el efecto de reforzamiento inmunitario repetido que su presencia tiene, se hace necesaria mantener la vigilancia.

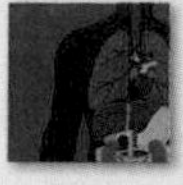

FISIOPATOLOGÍA: las cepas no encapsuladas de *H. influenzae* causan enfermedad por su diseminación local a partir de sus áreas de residencia habituales hacia estructuras anexas estériles, como los senos paranasales o el oído medio. Esto lo facilita la inhibición de los mecanismos de defensa normales, como el que se produce durante una enfermedad viral de las vías respiratorias superiores. En estas áreas antes estériles los microorganismos no encapsulados proliferan y desencadenan respuestas inflamatorias agudas, que dañan el tejido local pero que, finalmente, contienen la infección. Las cepas no encapsuladas no suelen producir bacteriemia.

En cambio, las cepas encapsuladas de *H. influenzae* tipo b son capaces de causar invasión hística. El polisacárido de la cápsula de los microorganismos tipo b les permite evadir la fagocitosis, y son frecuentes las infecciones bacteriémicas. Epiglotitis, celulitis facial, artritis séptica y meningitis son consecuencia de las infecciones bacteriémicas. *H. influenzae* tipo b también sintetiza una proteasa contra IgA, que facilita la supervivencia local del microorganismo en las vías respiratorias.

ANATOMOPATOLOGÍA: *H. influenzae* desencadena una respuesta inflamatoria aguda grave. Las características anatomopatológicas específicas varían según el lugar afectado. La meningitis por *H. influenzae* se parece a otras meningitis bacterianas agudas, con predominio del infiltrado leptomeníngeo inflamatorio agudo, que en ocasiones afecta el espacio subaracnoideo. La neumonía por *H. influenzae* suele complicar la neumopatía crónica. En la mitad de los pacientes se desarrolla tras una infección viral de las vías respiratorias. Los alvéolos se encuentran ocupados por neutrófilos, macrófagos que contienen bacilos y fibrina. El epitelio bronquiolar muestra necrosis e infiltración de macrófagos.

La **epiglotitis** consiste en edema e inflamación aguda de la epiglotis, el pliegue aritenoepiglótico y los senos piriformes. En ocasiones puede obstruir por completo las vías respiratorias superiores. En la **celulitis facial**, la ubicación de la infección y la inflamación corresponde a la dermis y suele localizarse en las mejillas o la región periorbitaria.

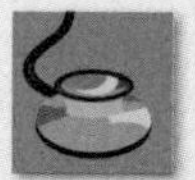

CARACTERÍSTICAS CLÍNICAS: la mayoría de las infecciones bacterianas por *H. influenzae* afectan a niños pequeños. **H. influenzae** ***es la causa más común de meningitis en niños menores de 2 años,*** **aunque la vacunación ha reducido su frecuencia.** Su inicio es gradual y puede producirse tras alguna otra infección simple de las respiratorias superiores o una otitis media.

- La **bronconeumonía** o **neumonía lobular** se caracteriza por fiebre, tos, esputo purulento y disnea.
- La **epiglotitis** afecta principalmente a los niños de 2 a 7 años, pero también se da en adultos. La obstrucción de las vías respiratorias superiores puede ser mortal.
- La **artritis séptica** se debe a la contaminación bacteriana de las articulaciones grandes que soportan el peso. Sus síntomas son fiebre, aumento de la temperatura, eritema, tumefacción y dolor al moverse.
- La **celulitis facial** o **celulitis periorbitaria** es otra infección bacteriana grave, sobre todo en niños pequeños. Los pacientes manifiestan fiebre, malestar profundo y una lesión facial que se caracteriza por ser elevada, tener aumento de la temperatura y coloración rojiza-azulada, y que suele ubicarse sobre las mejillas o la región periorbitaria. En muchas ocasiones coincide con meningitis o artritis séptica.

Neisseria meningitides causa meningitis piógena y choque incontrolable

Neisseria meningitidis, o **meningococo**, causa infecciones generalizadas de diseminación hemática, a menudo acompañadas de choque y alteraciones graves de la coagulación (fig. 9-17). El organismo es aerobio y se observa como un coco gramnegativo con forma de riñón, que se agrupa en pares. Hay ocho serogrupos principales, de los cuales los más importantes son el A, el B y el C.

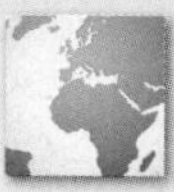

EPIDEMIOLOGÍA: los meningococos se transmiten de persona a persona, principalmente a través de gotitas respiratorias. Alrededor del 5 % al 15 % de la población los tiene como comensales en la nasofaringe. Los portadores desarrollan anticuerpos contra su cepa colonizadora de *N. meningitidis* y adquieren resistencia contra la enfermedad que pudiera producir.

Las enfermedades meningocócicas se identifican como casos esporádicos, brotes y epidemias. La mayoría de las infecciones en los países industrializados son esporádicas y afectan a niños menores de 5 años. La enfermedad epidémica se produce sobre todo en situaciones de hacinamiento, como entre los reclutas militares que viven en barracas. En Estados Unidos se dan más de 6 000 casos de meningitis meningocócica al año y más de 600 muertes. La enfermedad meningocócica mortal es más frecuente en los países menos desarrollados. Existen varias vacunas frente a diversas cepas de meningococo, con eficacias que suelen oscilar entre el 70 % y el 90 %.

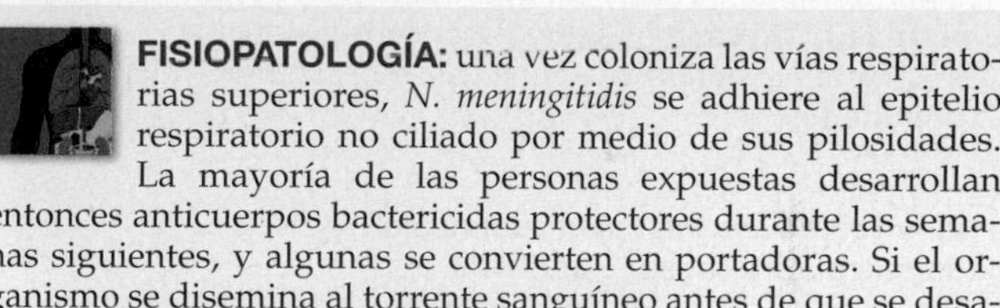

FISIOPATOLOGÍA: una vez coloniza las vías respiratorias superiores, *N. meningitidis* se adhiere al epitelio respiratorio no ciliado por medio de sus pilosidades. La mayoría de las personas expuestas desarrollan entonces anticuerpos bactericidas protectores durante las semanas siguientes, y algunas se convierten en portadoras. Si el organismo se disemina al torrente sanguíneo antes de que se desa-

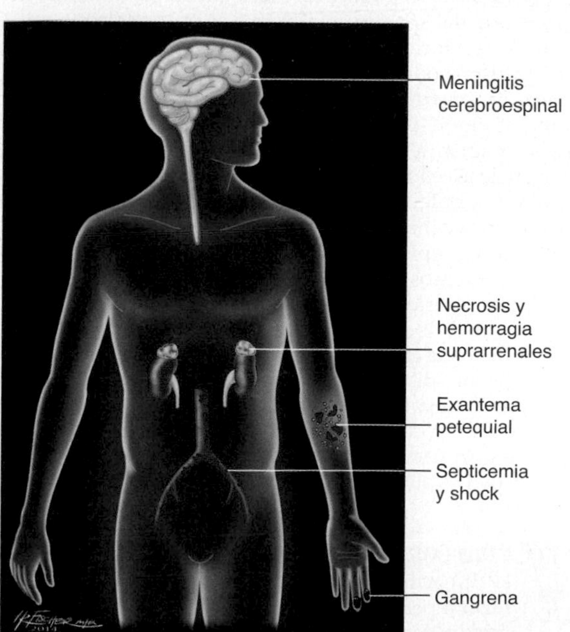

FIGURA 9-17. Meningococemia. Las infecciones meningocócicas tienen manifestaciones clínicas diversas, entre las que se encuentran meningitis, septicemia, shock y las complicaciones relacionadas.

rrolle la inmunidad protectora, puede proliferar rápidamente y causar una enfermedad meningocócica fulminante.

Muchos de los efectos sistémicos de la enfermedad meningocócica se deben a la endotoxina del lipopolisacárido bacteriano. La endotoxina desencadena una mayor producción de TNF-α y la activación simultánea de las cascadas del complemento y la coagulación. A esto le sigue la coagulación intravascular diseminada, la fibrinólisis y el choque.

ANATOMOPATOLOGÍA: la enfermedad meningocócica puede limitarse al SNC o diseminarse por todo el cuerpo en forma de septicemia. En el primer caso, los neutrófilos infiltran las leptomeninges y el espacio subaracnoideo, al tiempo que el parénquima cerebral subyacente se edematiza y congestiona. La septicemia meningocócica se caracteriza por daño difuso al endotelio de los vasos sanguíneos pequeños, con formación generalizada de petequias y púrpura en la piel y las vísceras. En casos infrecuentes (3-4 % de los casos), la vasculitis y la trombosis producen una necrosis hemorrágica de ambas glándulas suprarrenales, que se denomina **síndrome de Waterhouse-Friderichsen.**

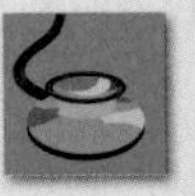

CARACTERÍSTICAS CLÍNICAS: la meningitis comienza con fiebre de inicio rápido, rigidez cervical y cefalea. En la septicemia meningocócica, la fiebre, el choque y las hemorragias mucocutáneas aparecen de forma repentina. Los pacientes pueden evolucionar hacia choque en cuestión de minutos, y el tratamiento hace necesario el respaldo a la presión sanguínea y la administración de antibióticos. En el pasado la enfermedad meningocócica era casi siempre mortal, pero el tratamiento con antibióticos ha reducido la mortalidad a menos del 15 %. Algunos pacientes que sobreviven a la fase inicial de la meningococemia desarrollan complicaciones inmunitarias tardías, como poliartritis, vasculitis cutánea y pericarditis. La vasculitis grave puede relacionarse con ulceración cutánea generalizada e incluso con gangrena distal en las extremidades.

La gonorrea es una infección supurativa aguda que puede causar esterilidad

Neisseria gonorrhoeae, o **gonococo**, causa gonorrea, una infección supurativa aguda del aparato genital, que se presenta con uretritis en los hombres y endocervicitis en las mujeres. Es una de las enfermedades de transmisión sexual más antiguas y todavía una de las más frecuentes. *N. gonorrhoeae* es un diplococo gramnegativo aerobio con forma de riñón. La faringitis y la proctitis gonocócicas son frecuentes, y también se transmiten por vía sexual. En las mujeres, la infección suele ascender por el aparato digital y generar endometritis, salpingitis y enfermedad inflamatoria pélvica. La diseminación ascendente en los hombres es menos frecuente, pero, si sucede, desencadena una epididimitis. La infección gonocócica puede ser bacteriémica en casos muy aislados, en cuyo caso se desarrolla una artritis séptica y lesiones cutáneas. Las infecciones neonatales derivadas del canal de parto de una persona gestante con gonorrea suelen manifestarse como conjuntivitis, aunque en ocasiones se observan infecciones diseminadas. La conjuntivitis gonocócica neonatal sigue siendo una de las principales causas de ceguera en gran parte de África y Asia, pero ha sido eliminada en gran medida en los países desarrollados gracias a la instilación rutinaria de antibióticos conjuntivales al nacer.

EPIDEMIOLOGÍA: esta infección frecuente se transmite directamente entre personas. Excepto por la transmisión perinatal, su diseminación casi siempre se produce por medio del coito. Las personas con la infección que se mantienen asintomáticas constituyen un reservorio importante para el agente.

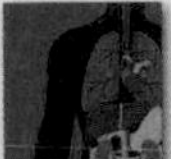

FISIOPATOLOGÍA: la gonorrea comienza en las membranas mucosas del aparato urogenital (fig. 9-18). Las bacterias se adhieren a las células superficiales, tras lo cual invaden el epitelio y causan inflamación aguda. El gonococo carece de una cápsula polisacárida verdadera, pero tiene extensiones similares a cabellos, que se denominan pilosidades y se proyectan a partir de su pared celular. Las pilosidades contienen una proteasa que digiere la IgA de la membrana mucosa, lo que facilita la adherencia bacteriana al epitelio cilíndrico y transicional del aparato urogenital.

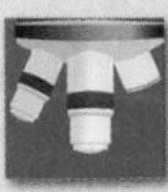

ANATOMOPATOLOGÍA: la gonorrea es una infección supurativa que provoca una respuesta inflamatoria aguda grave, con producción abundante de material purulento y que a menudo da lugar a abscesos submu-

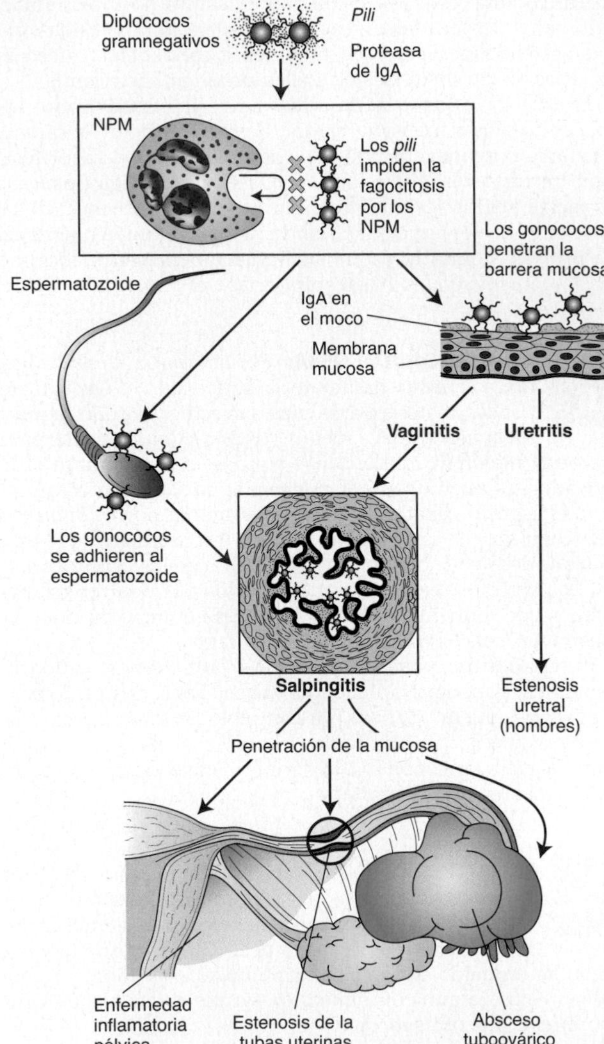

FIGURA 9-18. Patogenia de las infecciones gonocócicas. *Neisseria gonorrhoeae* es un diplococo gramnegativo cuyos *pili* superficiales forman una barrera que les impide ser fagocitados por los neutrófilos. Los *pili* contienen una proteasa para la inmunoglobulina A (IgA), que digiere esta última en la superficie luminal de las membranas mucosas de la uretra, el endocérvix y las tubas uterinas, lo que facilita la adhesión de los gonococos. Los gonococos desencadenan endocervicitis, vaginitis y salpingitis. En el hombre, los gonococos que se adhieren a la membrana mucosa de la uretra causan uretritis y, en ocasiones, estenosis uretral. Los gonococos también pueden adherirse a la cabeza de los espermatozoides y ser llevados hasta la tubas uterinas. La penetración de los gonococos a la membrana mucosa local desencadena estenosis de la tubas uterinas, enfermedad inflamatoria pélvica (EIP) o la formación de un absceso tuboovárico. NPM, neutrófilos polimorfonucleares.

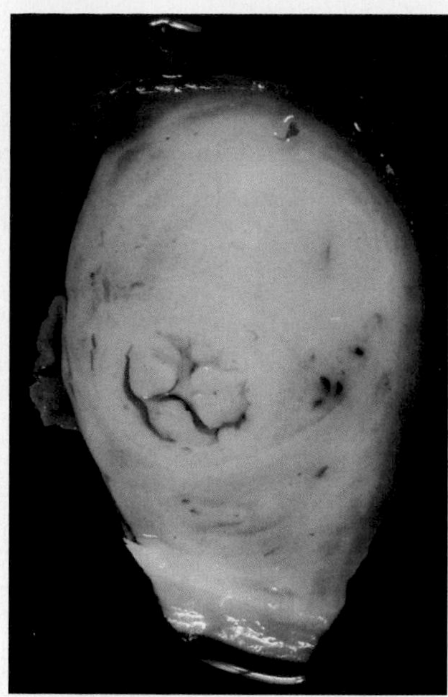

FIGURA 9-19. Salpingitis gonocócica. Corte transversal de una tuba en una salpingitis purulenta, que muestra el engrosamiento de la pared y el material purulento que distiende la luz.

cosos. Los frotis teñidos del material purulento contienen numerosos neutrófilos, que a menudo contienen bacterias fagocitadas. Si no se trata, la inflamación se cronifica, y en estas predominan macrófagos y linfocitos.

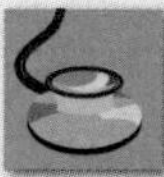

CARACTERÍSTICAS CLÍNICAS: los hombres expuestos a *N. gonorrhoeae* muestran secreción uretral purulenta y disuria. Si el tratamiento no se administra con prontitud, una complicación frecuente es la estenosis uretral. Los microorganismos también pueden diseminarse hacia la próstata, el epidídimo y las glándulas accesorias, donde causan epididimitis y orquitis, y podrían generar esterilidad.

Alrededor de la mitad de las mujeres infectadas se mantiene asintomática. El resto de las mujeres con la infección manifiestan al principio **endocervicitis**, con flujo o hemorragia vaginales. La uretritis se caracteriza por disuria, más que por secreción uretral. La infección suele extenderse hacia las tubas uterinas, para producir salpingitis aguda y crónica, y finalmente enfermedad inflamatoria pélvica.

Las tubas uterinas se ingurgitan con el material purulento (fig. 9-19), lo que produce dolor abdominal agudo. La esterilidad se desarrolla cuando las adherencias inflamatorias bloquean las trompas. Desde las tubas uterinas la gonorrea se disemina hacia el peritoneo, que al cicatrizar genera la formación de adherencias delgadas en «cuerdas de violín» entre el hígado y el peritoneo parietal (**síndrome de Fitz-Hugh-Curtis**).

La endometritis crónica es una complicación persistente de la infección por gonococo y suele ser consecuencia de la salpingitis gonocócica crónica.

El chancroide produce úlceras genitales, generalmente en regiones tropicales

El chancroide es una infección aguda de transmisión sexual que produce *Haemophilus ducreyi*. El microorganismo es un bacilo gramnegativo pequeño, que se observa en los tejidos en grupos bacilares ordenados en paralelo y en cadenas, que se parecen a los cardúmenes. La infección desencadena ulceración genital dolorosa y linfadenopatía. ***El chancroide es la etiología primordial de las úlceras genitales en muchos de los países menos desarrollados, en especial en África y en regiones de Asia.*** Se ha sugerido que estas úlceras genitales facilitan la diseminación del VIH. En Estados Unidos, la incidencia de chancroide aumentó durante la última década: se detectan alrededor de 5000 casos cada año.

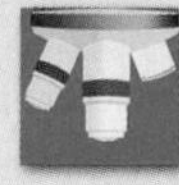

ANATOMOPATOLOGÍA: *H. ducreyi* entra a través de las heridas cutáneas, en las que se multiplica y genera una lesión elevada, que tiende luego a ulcerarse. El diámetro de las úlceras varía entre 0.1-2 cm. Los microorganismos son transportados dentro de los macrófagos hasta los nódulos linfáticos regionales, que pueden desarrollar supuración. Entre 7 y 10 días después de la aparición de la lesión primaria, la mitad de los pacientes desarrolla linfadenitis unilateral dolorosa supurativa en la región inguinal (*bubón*). La piel subyacente se inflama, se rompe y permite el drenaje de material purulento a partir del nódulo subyacente. El diagnóstico se realiza mediante la identificación del bacilo en secciones de tejido o frotis teñidos de Gram de las úlceras. El tratamiento con eritromicina suele ser eficaz.

El granuloma inguinal es una enfermedad ulcerativa tropical

El granuloma inguinal consiste en una ulceración superficial crónica de transmisión sexual en los genitales, y en las regiones inguinal y perianal. Se debe a *Calymmatobacterium granulomatis*, un bacilo gramnegativo pequeño encapsulado que carece de movilidad.

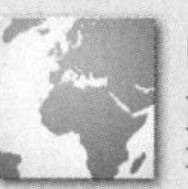

EPIDEMIOLOGÍA: los humanos son los únicos huéspedes de *C. granulomatis*. El granuloma inguinal es raro en los climas templados, pero frecuente en las áreas tropicales y subtropicales. Nueva Guinea, Australia central e India cuentan con la incidencia más alta. La mayoría de los pacientes tienen 15-40 años.

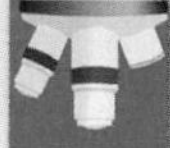

ANATOMOPATOLOGÍA: la lesión característica es una úlcera elevada blanda, con color rojo carne, superficial. El tejido de granulación exuberante simula una masa muscular que se hernia a través de la piel. Los macrófagos y las células plasmáticas, con neutrófilos y linfocitos ocasionales, infiltran la dermis y el tejido subcutáneo. Los macrófagos diseminados contienen muchas bacterias, y se denominan **cuerpos de Donovan** (fig. 9-20).

CARACTERÍSTICAS CLÍNICAS: el granuloma inguinal que no recibe tratamiento sigue un curso inactivo, con recaídas, que con frecuencia permite la cicatrización con atrofia local. La infección secundaria por fusoespiroquetas podría causar ulceración, mutilación o amputación de los genitales. La cicatrización masiva de la dermis y el tejido subcutáneo puede desencadenar obstrucción linfática y generar **elefantiasis** genital. La terapia antibiótica es efectiva en los casos en fases iniciales.

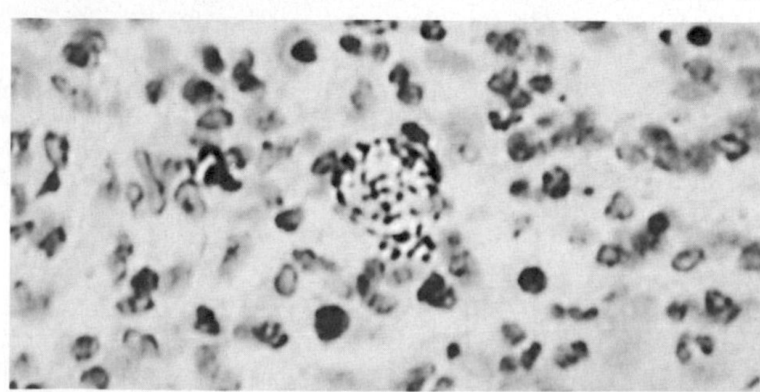

FIGURA 9-20. Granuloma inguinal. Una lesión cutánea que muestra la acumulación de *Calymmatobacterium granulomatis* (cuerpos de Donovan) dentro de un macrófago grande. La tinción intensa con plata que logra la técnica de Warthin-Starry aumenta el tamaño de los microorganismos, les confiere color negro y facilita su visualización.

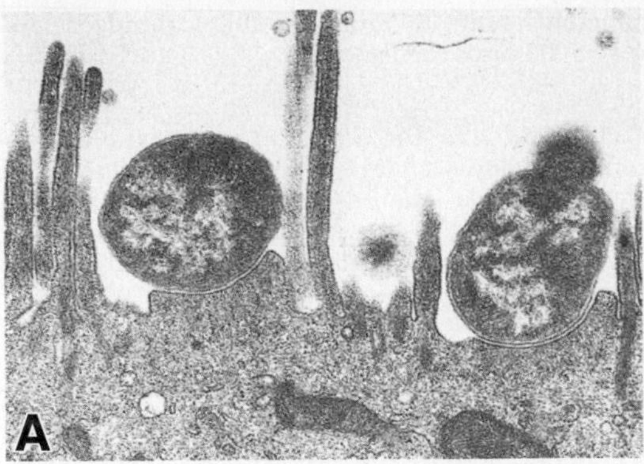

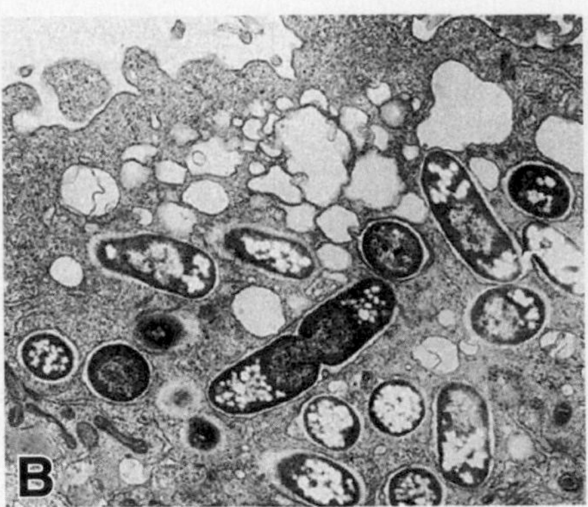

FIGURA 9-21. Infecciones entéricas por *Escherichia coli*. A. Infección por *E. coli* enteropatógena. Microfotografía electrónica que muestra la adherencia de la bacteria a las células de la mucosa intestinal y la destrucción localizada de las microvellosidades. **B.** Infección por *Escherichia coli* enteroinvasora. Microfotografía electrónica que muestra los microorganismos dentro de una célula. (Reimpreso de Farrar WE, Wood MJ, Innes JA, Tubbs H. *Infectious Diseases: Text and Color Atlas.* 2nd ed. New York: Gower Medical Publishing; 1992. Copyright © 1992 Elsevier. Con permiso).

Escherichia coli es una causa frecuente de diarrea e infecciones de las vías urinarias

***E. coli* se encuentra entre los patógenos bacterianos más frecuentes e importantes en humanos. Causa más del 90% de las infecciones de las vías urinarias y muchos casos de enfermedades diarreicas en todo el mundo.** También es un patógeno oportunista importante, que con frecuencia causa neumonía y sepsis en huéspedes inmunodeprimidos, así como meningitis y sepsis en neonatos.

Con la denominación *E. coli* se hace referencia a un grupo de bacterias gramnegativas aerobias (anaerobias facultativas) con diversidad antigénica y biológica. La mayor parte de las cepas son huéspedes intestinales, bien adaptados para el crecimiento en el colon humano sin causar daño al huésped. Sin embargo, *E. coli* puede ser agresiva cuando accede a lugares del organismo que suelen ser estériles, como las vías urinarias, las meninges o el peritoneo. Las cepas de *E. coli* que causan diarrea poseen factores de virulencia especializados, que por lo general derivan de plásmidos, y causan enteropatía.

Diarrea por *E. coli*

Existen cuatro cepas distintas de *E. coli* que producen diarrea:

***E. coli* ENTEROTOXÍGENA**: ***E. coli* enterotoxígena es una de las principales causas de diarrea en las regiones tropicales bajo el umbral de la pobreza, y probablemente sea la causa de la mayor parte de «diarrea del viajero» entre los visitantes de dichas regiones.** Se adquiere a partir de agua y alimentos contaminados. Muchas personas de América Latina, África y Asia son portadoras asintomáticas.

FISIOPATOLOGÍA: las personas sin inmunidad (niños que viven en la localidad o viajeros extranjeros) desarrollan diarrea cuando se encuentran con el organismo. Las cepas enterotoxígenas se adhieren a la mucosa intestinal y producen diarrea mediante la elaboración de una o más de al menos tres enterotoxinas, que desencadenan una disfunción secretora en el intestino delgado. Una de las enterotoxinas guarda similitud estructural y funcional con la toxina del cólera, y otra actúa sobre la guanilato ciclasa.

E. coli enterotoxígena causa enfermedad diarreica aguda autolimitada que se caracteriza por evacuaciones acuosas que carecen de neutrófilos y eritrocitos. En los casos graves, la pérdida hidroelectrolítica puede generar deshidratación extrema e incluso la muerte.

***E. coli* ENTEROPATÓGENA**: este organismo es una de las principales causas de enfermedad diarreica en las regiones tropicales bajo el umbral de la pobreza, especialmente en los lactantes y niños pequeños. Prácticamente ha desaparecido en los países desarrollados, pero sigue causando brotes esporádicos de diarrea, especialmente entre los lactantes menores de 2 años hospitalizados. *E. coli* enteropatógena se adquiere cuando se ingieren alimentos o agua contaminados. No es invasora y causa la enfermedad mediante su adhesión a las microvellosidades de las células epiteliales intestinales y su posterior deformación de (fig. 9-21A). *E. coli* enteropatógena produce diarrea, vómito, fiebre y malestar.

***E. coli* ENTEROHEMORRÁGICA**: *E. coli* enterohemorrágica (serotipo 0157:H7) causa diarrea sanguinolenta, seguida en ocasiones por el **síndrome hemolítico-urémico** (*v.* cap. 16). La infección suele producirse tras la ingestión de carne o leche contaminada. *E. coli* enterohemorrágica se adhiere a la mucosa colónica y elabora una enterotoxina, prácticamente idéntica a la toxina shiga (*v.* más adelante), que destruye las células epiteliales. Los pacientes con la infección con *E. coli* 0157:H7 presentan dolor abdominal de tipo cólico, febrícula y a veces diarrea sanguinolenta. Las heces contienen leucocitos y eritrocitos.

***E. coli* ENTEROINVASIVA**: *E. coli* enteroinvasora produce disentería de origen alimentario, que es clínica y patológicamente indistinguible de la causada por *Shigella*, con la que comparte una amplia homología genética, antigénica y bioquímica. Invade y destruye las células de la mucosa de la porción distal del íleon y el colon (fig. 9-21B). Al igual que en la shigelosis, las mucosas de la porción distal del íleon y del colon muestran inflamación aguda y erosión focal, y en ocasiones están cubiertas por una seudomembrana inflamatoria. Los pacientes refieren dolor abdominal, fiebre, tenesmo y diarrea sanguinolenta, por lo general con duración de una semana. El tratamiento antibiótico es similar al que se utiliza en la shigelosis.

Infección de las vías urinarias por *Escherichia coli*

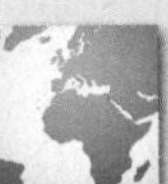

EPIDEMIOLOGÍA: las infecciones de las vías urinarias por *E. coli* alcanzan su frecuencia más alta en las mujeres con actividad sexual y en personas de ambos sexos con anomalías estructurales o funcionales de las vías urinarias. ***Este tipo de infecciones son extremadamente frecuentes, y afectan a más del 10% de la población humana, a menudo de forma repetida.*** La presencia de *E. coli* en las vías urinarias suele derivar de la flora que reside en el perineo o la región periureteral, lo que revela la contaminación fecal de esas regiones.

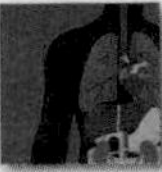

FISIOPATOLOGÍA: *E. coli* entra en las estructuras estériles proximales de las vías urinarias al ascender por la porción distal de la uretra. Puesto que la uretra femenina más corta constituye una barrera mecánica menos efectiva frente a la infección, las mujeres tienen una mayor tendencia a desarrollar infecciones de las vías urinarias. El coito puede ser suficiente para impulsar a los microorganismos hacia el interior de la uretra femenina. *E. coli* uropatógena tiene factores de adherencia especializados (Gal-Gal) en sus pilosidades, que le permiten unirse a los residuos de galactopiranosil-galactopiranósido del uroepitelio. Las anomalías estructurales de las vías urinarias (p. ej., malformaciones congénitas, hiperplasia prostática, estenosis) y la instrumentación (sondaje) derriban las defensas normales del huésped y facilitan el establecimiento de las infecciones de las vías urinarias. Estos elementos explican la mayor parte de las infecciones urinarias en los hombres.

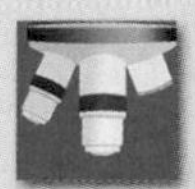
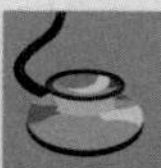

ANATOMOPATOLOGÍA Y CARACTERÍSTICAS CLÍNICAS: las infecciones de las vías urinarias por *E. coli* producen inicialmente un infiltrado inflamatorio agudo en el lugar de la infección, normalmente la mucosa de la vejiga. Las infecciones de las vías urinarias que afectan la vejiga o la uretra se acompañan de urgencia urinaria, ardor durante la micción (**disuria**) y leucocituria. Si la infección asciende y accede al riñón (**pielonefritis**), los pacientes desarrollan dolor lumbar agudo, fiebre y leucocitosis. Los neutrófilos pasan de la mucosa a la orina y los vasos sanguíneos submucosos muestran dilatación y congestión. Las infecciones crónicas muestran un infiltrado inflamatorio constituido por neutrófilos y células mononucleares. La infección renal crónica puede provocar pielonefritis crónica e insuficiencia renal (*v.* cap. 16).

Neumonía por *E. coli*

La neumonía que causan las bacterias gramnegativas entéricas se considera oportunista, y se verifica en su mayoría en personas debilitadas. *E. coli* es la causa más frecuente, aunque otros géneros de la flora intestinal normal como *Klebsiella*, *Serratia* y *Enterobacter* provocan un cuadro similar. *El análisis que se presenta a continuación hace referencia a todas las neumonías oportunistas por gramnegativos.*

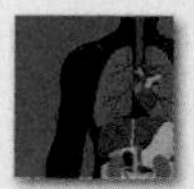

FISIOPATOLOGÍA: las bacterias entéricas gramnegativas se introducen transitoriamente en la cavidad bucal de las personas saludables, pero no pueden competir con éxito con la flora grampositiva predominante, que se adhiere a la fibronectina que recubre las superficies de las células de la mucosa. Los individuos con enfermedad crónica o estrés intenso secretan una proteasa salival que degrada la fibronectina y permite que las bacterias entéricas gramnegativas se sobrepongan a la flora grampositiva normal y colonicen la bucofaringe.

Inevitablemente, gotas minúsculas de la flora residente de la cavidad bucal se aspiran hacia las vías respiratorias. Los pacientes debilitados muchas veces cuentan con defensas locales insuficientes y son incapaces de destruir estos microorganismos. La disminución de los reflejos nauseosos y de tos, la quimiotaxia neutrófila anómala, la lesión del epitelio respiratorio y los cuerpos extraños, como las sondas endotraqueales, favorecen la entrada y la supervivencia de los microorganismos aspirados.

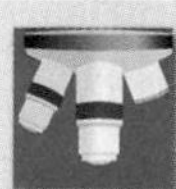

ANATOMOPATOLOGÍA: se observan áreas multifocales de consolidación. Las vías respiratorias terminales y los alvéolos quedan ocupados por líquido proteináceo, fibrina, neutrófilos y macrófagos.

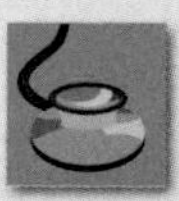

CARACTERÍSTICAS CLÍNICAS: puesto que la neumonía causada por *E. coli* y otros organismos entéricos gramnegativos afecta a pacientes que muchas veces ya tienen una enfermedad grave, los síntomas de la neumonía pueden ser menos evidentes que en las personas sanas. El aumento del malestar, la fiebre y la respiración dificultosa suelen ser los primeros signos de neumonía. Si la neumonía por *E. coli* no se trata, la bacteria puede invadir la sangre y causar una septicemia mortal. El tratamiento requiere antibióticos por vía parenteral.

Sepsis por *E. coli* (sepsis por gramnegativos)

E. coli es la causa más frecuente de sepsis por gramnegativos entéricos, aunque otros bacilos gramnegativos, entre los que se encuentran especies de *Pseudomonas*, *Klebsiella* y *Enterobacter*, provocan una enfermedad idéntica. El análisis siguiente hace referencia a la sepsis por gramnegativos de manera general.

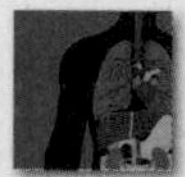

FISIOPATOLOGÍA: la sepsis por *E. coli* suele constituir una infección oportunista, que se desarrolla en personas con condiciones predisponentes, como neutropenia, pielonefritis o cirrosis, así como en individuos hospitalizados. Junto con otros bacilos gramnegativos entéricos que en general residen en el colon humano, *E. coli* se disemina en ocasiones a través del torrente sanguíneo. En las personas saludables, los macrófagos y los neutrófilos circulantes fagocitan estas bacterias. Los pacientes con neutropenia o cirrosis desarrollan sepsis por *E. coli* debido a que su capacidad para eliminar incluso septicemias mínimas se encuentra afectada. Las personas con rotura de los órganos abdominales o pielonefritis aguda desarrollan sepsis por gramnegativos debido a que el número elevado de microorganismos que entran en la circulación rebasa la capacidad de defensa normal. La presencia de *E. coli* en la circulación sanguínea desencadena choque séptico por efecto de las acciones del TNF-α (entre otros factores), cuya liberación a partir de los macrófagos estimula la endotoxina bacteriana. (*v.* caps. 7 y 12).

Meningitis y sepsis neonatal por *E. coli*

E. coli y los estreptococos del grupo B constituyen la etiología principal de la meningitis y la sepsis durante el primer mes de vida. Ambos colonizan la vagina y los neonatos se contaminan al pasar a través del canal del parto. *E. coli* coloniza entonces el tubo digestivo del neonato. Se postula que los microorganismos pasan hacia la sangre a partir del tubo digestivo y luego se establecen en las meninges. La patología de la meningitis por *E. coli* es idéntica a la de otras meningitis bacterianas. Si bien el tratamiento antibiótico para la meningitis neonatal y la sepsis por *E. coli* suele ser efectivo, la tasa de mortalidad todavía es de hasta el 50%. Casi la mitad de los supervivientes sufre secuelas neurológicas.

Salmonella causa enterocolitis y fiebre tifoidea

El género bacteriano *Salmonella* abarca más de 1 500 bacilos gramnegativos con diferencias antigénicas, pero con relación bioquímica y genética, que causan dos importantes enfermedades humanas: enterocolitis por *Salmonella* y fiebre tifoidea.

Enterocolitis por *Salmonella*

La enterocolitis por *Salmonella* es una enfermedad digestiva aguda autolimitada (de 1 a 3 días) que se presenta con náusea, vómito, diarrea y fiebre. La infección se adquiere normalmente por la ingestión de alimentos que contienen cepas de *Salmonella* no tifoidea, y suele denominarse **intoxicación alimentaria por *Salmonella*.**

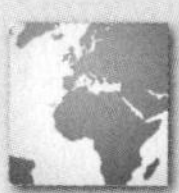

EPIDEMIOLOGÍA: *Salmonella* no tifoidea infecta distintas especies animales, entre las que se encuentran anfibios, reptiles, aves y mamíferos. También contamina con facilidad los alimentos que derivan de los animales infectados (p. ej., carne roja o de ave, huevos, productos lácteos). Si estos alimentos no se cocinan, se pasteurizan o se irradian, las bacterias persisten y proliferan, en particular en temperaturas cálidas. Una vez que una persona se infecta, el microorganismo puede transmitirse de persona a persona mediante la vía fecaloral, infrecuente entre adultos, pero frecuentes en niños pequeños que acuden a guarderías, o en sus familias. La enterocolitis por *Salmonella* sigue siendo una causa importante de mortalidad infantil en los países menos desarrollados.

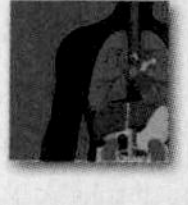
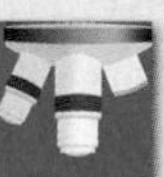

FISIOPATOLOGÍA Y ANATOMOPATOLOGÍA: *Salmonella* prolifera en el intestino delgado e invade los enterocitos de su porción distal y del colon. Las especies de Salmonella no tifoidea elaboran varias toxinas que dañan las células intestinales. Las mucosas colónica e ileal muestran inflamación aguda y en ocasiones ulceración superficial.

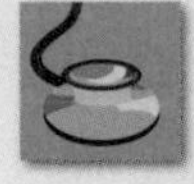

CARACTERÍSTICAS CLÍNICAS: la enterocolitis por *Salmonella* se manifiesta típicamente por diarrea, en el transcurso de 12-48 h después del consumo de los alimentos contaminados. Esto contrasta con la intoxicación alimentaria por estafilococo, que se debe a una toxina preformada y comienza entre 1-6 h tras su consumo. La diarrea por intoxicación alimentaria por *Salmonella* es autolimitada. Dura entre 1 y 3 días y suele acompañarse de náusea, vómito, dolor abdominal tipo cólico y fiebre. El tratamiento es de apoyo: es raro que los antibióticos propicien una evolución clínica favorable.

Fiebre tifoidea

La fiebre tifoidea es una enfermedad sistémica aguda que deriva de la infección por *Salmonella typhi*. La **fiebre paratifoidea** guarda similitud clínica, pero se trata una enfermedad más leve que se debe a la infección por otras especies de *Salmonella*, entre las que se encuentra *Salmonella paratyphi*. El concepto de fiebre entérica incluye tanto la fiebre tifoidea como la paratifoidea.

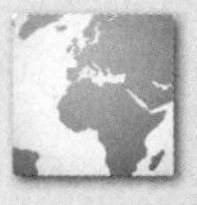

EPIDEMIOLOGÍA: los humanos son el único reservorio natural de *S. typhi*, y la fiebre tifoidea se adquiere a partir de individuos infectados o portadores crónicos. Estos últimos tienden a ser mujeres mayores con litiasis o cicatrices biliares: *S. typhi* coloniza la vesícula o el árbol biliares. Los manipuladores de alimentos infectados y la orina de pacientes con pielonefritis tifoidea pueden propagar la infección. Otras fuentes son el agua y los alimentos contaminados, sobre todo productos lácteos y mariscos, o el contacto directo de los dedos con la boca con heces, orina u otras secreciones. La fiebre tifoidea es responsable de más de 25 000 muertes anuales en todo el mundo, pero es poco frecuente en Estados Unidos.

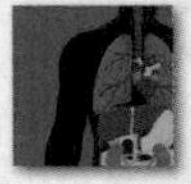

FISIOPATOLOGÍA: *S. typhi* se adhiere e invade la mucosa del intestino delgado sin producir enterocolitis clínica. La invasión tiende a ser más prominente a las estructuras del íleon que se superponen a las placas de Peyer. Los macrófagos endocitan a las bacterias, luego bloquean el estallido respiratorio de los fagocitos y se multiplican dentro de estas células.

Las células infectadas se dirigen primero a los nódulos linfáticos regionales y luego al resto del organismo a través de los vasos linfáticos y el torrente sanguíneo, con lo que infectan a los macrófagos mononucleares de los nódulos linfáticos, la médula ósea, el hígado y el bazo. Los macrófagos infectados producen IL-1 y TNF-α, lo que desencadena las características de fiebre prolongada, malestar y emaciación.

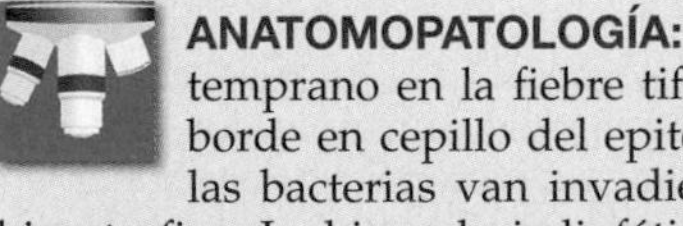

ANATOMOPATOLOGÍA: el cambio patológico más temprano en la fiebre tifoidea es la degeneración del borde en cepillo del epitelio intestinal. A medida que las bacterias van invadiendo, las placas de Peyer se hipertrofian. La hiperplasia linfática intestinal puede progresar hasta trombosis capilar, en cuyo caso causa necrosis de la mucosa suprayacente y úlceras características a lo largo del eje del intestino (fig. 9-22). Estas úlceras suelen sangrar, y en ocasiones se perforan, lo que da lugar a una peritonitis infecciosa. La diseminación bacteriana sistémica conduce a granulomas focales en el hígado, el bazo y otros órganos, denominados **nódulos tifoideos**. Estos están compuestos por cúmulos de macrófagos («células tifoideas») que contienen bacterias, eritrocitos y linfocitos degenerados ingeridos.

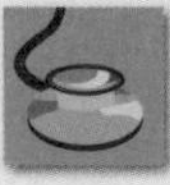

CARACTERÍSTICAS CLÍNICAS: la historia natural de la fiebre tifoidea se divide clásicamente en cinco fases (fig. 9-23):

- **Incubación**: 10 a 14 días.
- **Invasión activa/bacteriemia**: alrededor de una semana el paciente presenta distintos síntomas inespecíficos, como elevación diaria progresiva de la temperatura (hasta 41 °C), malestar general, cefalea, artralgias y dolor abdominal.
- **Estado crítico**: la fiebre y el malestar general se intensifican en el transcurso de días, hasta que la persona con la infección queda postrada. Los pacientes pueden desarrollar una toxemia por liberación de endotoxinas a partir de las bacterias muertas. La hepatomegalia se acompaña de disfunción hepática. Se presenta esplenomegalia franca.
- **Lisis**: en los pacientes que sobrevivirán, la fiebre y los síntomas tóxicos ceden gradualmente. Pueden producirse hemorragia y perforación intestinales en los lugares de ulceración en cualquiera de las fases, pero son más frecuentes durante la de lisis, que suele durar 1 semana.
- **Convalecencia**: la fiebre disminuye y los pacientes se recuperan gradualmente en el transcurso de semanas o meses. Algunos presentan recaída o desarrollan focos de infección a distancia.

El tratamiento de la fiebre tifoidea implica el uso de antibióticos y medidas de apoyo. Entre el 10-20 % de los pacientes que no reciben tratamiento mueren, por lo general por complicaciones secundarias como la neumonía. A pesar de esto, el tratamiento que se inicia en el transcurso de 3 días de la aparición de la fiebre suele tener efecto curativo.

La shigelosis es una infección necrosante de la porción distal del intestino delgado y del colon

La shigelosis se debe a cualquiera de las cuatro especies de *Shigella* (*Shigella boydii*, *Shigella dysenteriae*, *Shigella flexneri* y *Shigella sonnei*), que son bacilos aerobios gramnegativos. De estas especies, *S. dysenteriae* es la más virulenta. La shigelosis es una enfermedad autolimitada que característicamente se manifiesta por dolor abdominal y evacuaciones sanguinolentas y mucoides.

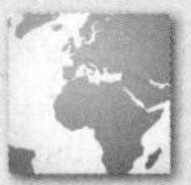

EPIDEMIOLOGÍA: *Shigella* se transmite de persona a persona por vía bucofecal. Carece de reservorios animales y no sobrevive adecuadamente fuera de las heces. La infección suele ocurrir por la ingestión de alimentos o agua contaminados por heces, pero puede adquirirse mediante el contacto oral con cualquier superficie contaminada (p. ej., ropa, toallas o superficies cutáneas). Como consecuencia, la shigelosis endémica es más frecuente en regiones con higiene y medidas de saneamiento deficientes. También se disemina en comunidades cerradas, como hospitales, barracas y casas de una sola habitación. En los países desarrollados, *S. flexneri* y *S. sonnei* son más frecuentes, y la infección tiende a ser esporádica. En Estados Unidos se producen cada año alrededor de 300 000

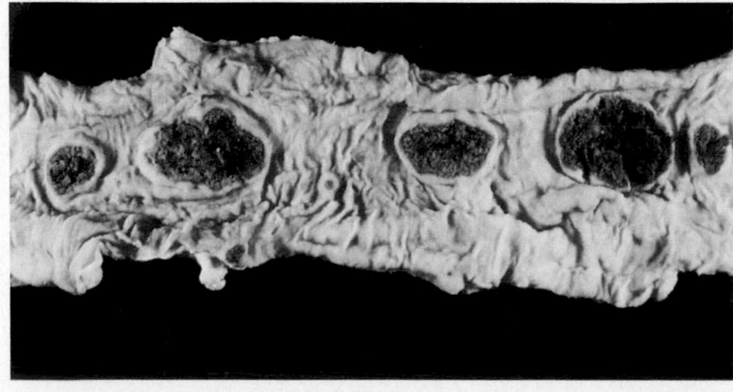

FIGURA 9-22. Úlceras del íleon terminal en la fiebre tifoidea mortal. Las úlceras tienen una orientación longitudinal, ya que están situadas sobre las placas de Peyer hiperplásicas y necróticas.

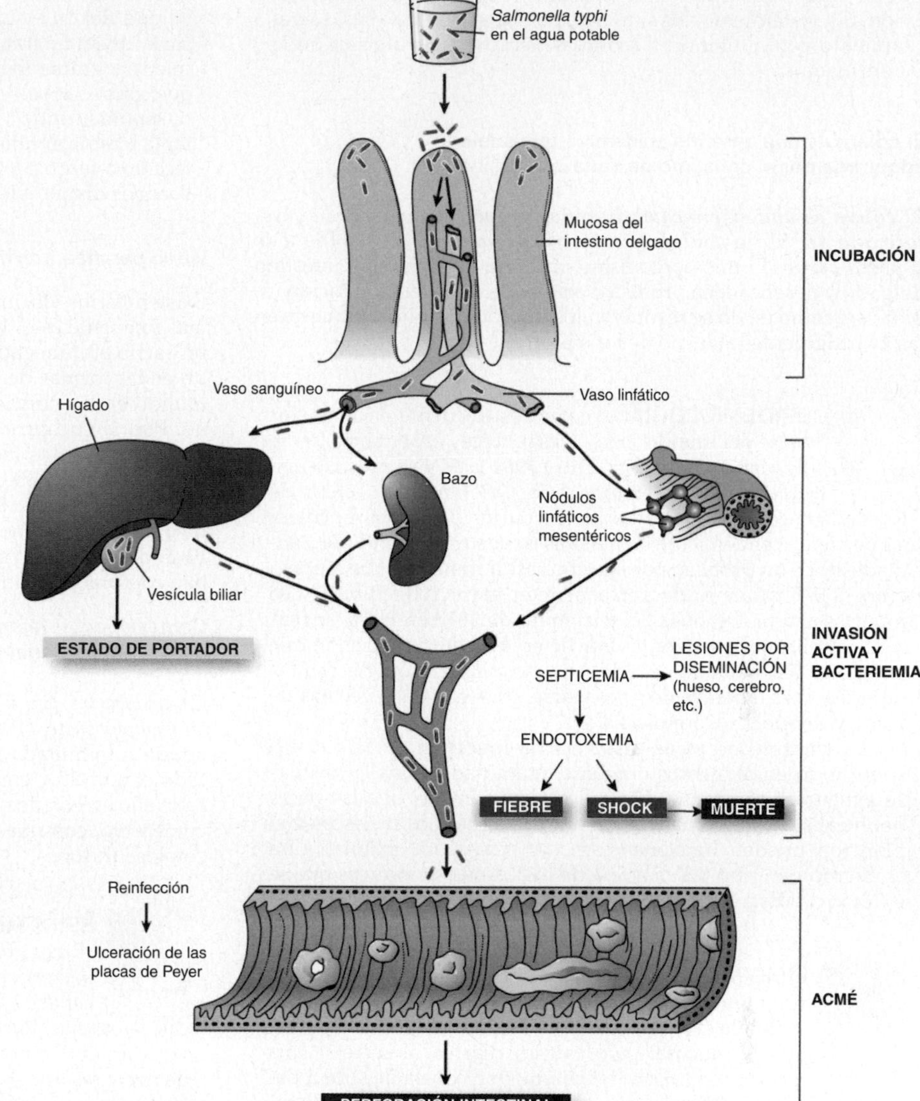

FIGURA 9-23. Fases de la fiebre tifoidea. Incubación (*10 a 14 días*). Se ingieren agua o alimentos contaminados con *Salmonella typhi*. Los bacilos se adhieren a las vellosidades en el intestino delgado, invaden la mucosa, y pasan hacia los folículos linfáticos intestinales y los nódulos linfáticos mesentéricos de drenaje. Los microorganismos proliferan en el interior de las células fagocíticas mononucleares de los folículos linfáticos, los nódulos linfáticos, el hígado y el bazo. Los bacilos quedan secuestrados dentro de las células en el sistema linfático intestinal y mesentérico. **Invasión activa y bacteriemia** (*1 semana*). Los microorganismos se liberan y generan bacteriemia transitoria. La mucosa intestinal aumenta su volumen y desarrollan necrosis, para dar origen a las lesiones mucosas características. Los tejidos linfáticos intestinales desarrollan hiperplasia y contienen «nódulos tifoideos» —cúmulos de macrófagos («células tifoideas») que fagocitan bacterias, eritrocitos y linfocitos degenerados. Los bacilos proliferan en varios órganos, reaparecen en el intestino, se excretan en las heces y pueden causar invasión al atravesar la pared intestinal. **Estado crítico** (1 semana). Los bacilos que mueren liberan endotoxinas que desencadenan toxicidad sistémica. **Lisis** (1 semana). La mucosa intestinal necrótica se desprende y produce úlceras, que sangran o se perforan hacia la cavidad peritoneal.

casos, aunque la incidencia de la enfermedad es mucho más alta en países que carecen de sistemas sanitarios para la evacuación de humanos. Al igual que otras enfermedades diarreicas, la shigelosis es una causa importante de mortalidad infantil en los países en desarrollo.

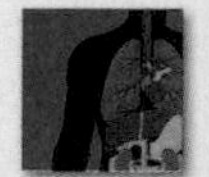

FISIOPATOLOGÍA: los microorganismos del género Shigella se encuentran entre los enteropatógenos más virulentos. La enfermedad se desarrolla a partir de la ingestión de incluso entre 10 y 100 microorganismos y existen pocos portadores asintomáticos. El agente prolifera con rapidez en el intestino delgado y se adhiere a los enterocitos, en cuyo citoplasma se multiplica. La endocitosis es esencial para la virulencia y el factor que la determina se encuadra codificado en un plásmido. Shigella en replicación mata las células infectadas y luego se disemina a las células adyacentes. *Shigella* también sintetiza una exotoxina potente, que se conoce como **toxina de Shiga**, similar a la verotoxina de *E. coli* O157:H7. Esta toxina interfiere con el funcionamiento de las subunidades ribosómicas 60S e inhibe la síntesis proteica.

También desencadena diarrea acuosa, quizá al interferir con la absorción del líquido a partir del colon. Si bien *Shigella* produce daño extenso en el epitelio del íleon y el colon, rara vez la invasión rebasa la lámina propia, y la bacteriemia es poco frecuente.

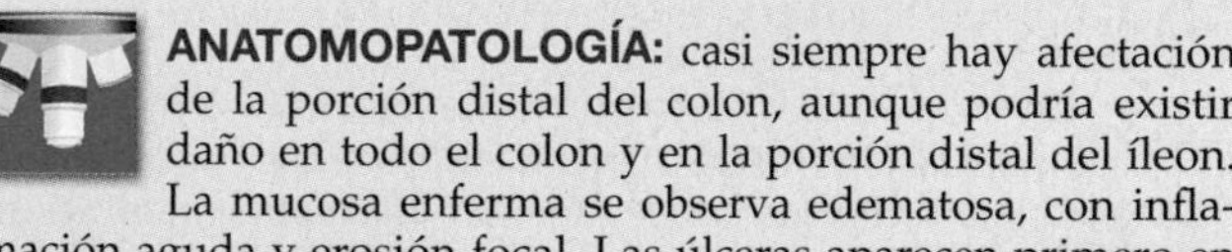

ANATOMOPATOLOGÍA: casi siempre hay afectación de la porción distal del colon, aunque podría existir daño en todo el colon y en la porción distal del íleon. La mucosa enferma se observa edematosa, con inflamación aguda y erosión focal. Las úlceras aparecen primero en los bordes de los pliegues de la mucosa, en disposición perpendicular al eje longitudinal del colon. Es frecuente encontrar una **seudomembrana** inflamatoria en parches, compuesta de neutrófilos, fibrina y epitelio necrótico, en las regiones con afectación más grave. La regeneración del epitelio colónico infectado se produce con rapidez, y las lesiones suelen resolverse en el transcurso de 10-14 días.

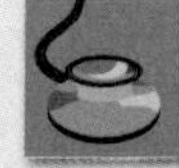

CARACTERÍSTICAS CLÍNICAS: la shigelosis suele comenzar con diarrea acuosa, que modifica sus características en 1 o 2 días para dar paso a las clásicas evacuaciones disenteriformes. Se trata de evacuaciones de pequeño volumen con sangre macroscópica, seudomembranas desprendidas y mucosidad. La diarrea suele ir acompañada de dolor abdominal tipo colico, tenesmo y urgencia para la defecación. Sin tratamiento, los síntomas persisten de 3 a 8 días. El tratamiento con antibióticos acorta el tiempo de evolución de la enfermedad.

El cólera es una enteritis epidémica que suele adquirirse por el consumo de agua contaminada

El cólera es una enfermedad diarreica grave causada por la enterotoxina de **Vibrio cholerae**, *un bacilo gramnegativo aerobio y de aspecto curvo.* El microorganismo prolifera en la luz del intestino delgado y desencadena profusa diarrea acuosa y deshidratación rápida, así como (si no se restituyen los líquidos) choque y muerte en las 24 h siguientes al inicio de los síntomas.

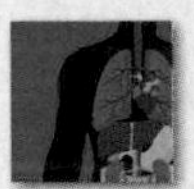

EPIDEMIOLOGÍA: el cólera es frecuente en la mayor parte del mundo, pero «desaparece» espontáneamente de manera periódica. Entre 1961 y 1974 se produjo una gran pandemia en toda Asia, Oriente Medio, el sur de Rusia, la cuenca del Mediterráneo y partes de África. El cólera sigue siendo endémico en los deltas de los ríos de India y Bangladesh. Es un problema de salud pública mundial, que afecta a entre 3 y 5 millones de personas, con entre 100000 y 300000 muertes al año. Después del terremoto de 2010 en Haití, se presentó un brote de cólera, el mayor en la historia reciente, que mató a 8000 haitianos y causó la hospitalización de cientos de miles más, además de propagarse a las naciones vecinas de Cuba y República Dominicana.

La enfermedad se adquiere por la ingestión de *V. cholerae*, sobre todo en alimentos o agua contaminados. Las epidemias se extienden con rapidez en las regiones en las que las heces del humano contaminan las fuentes de agua. Los mariscos y el plancton pueden funcionar como un reservorio natural para el microorganismo. La mayoría de los casos esporádicos que se detectan en Estados Unidos deriva del consumo de mariscos.

FISIOPATOLOGÍA: las bacterias que sobreviven al paso a través del estómago se desarrollan y multiplican en la capa mucosa del intestino delgado. No invaden la mucosa, pero causan diarrea al secretar una exotoxina potente, la **toxina del cólera**, que consta de subunidades A y B. Esta última se une al gangliósido GM1 de la membrana del enterocito. La subunidad A entra entonces en la célula, donde activa a la ciclasa del adenilato. El incremento secundario de la concentración intracelular de 3',5'-monofosfato de adenosina cíclico (AMPc) induce al enterocito a secretar volúmenes masivos de sodio y agua hacia la luz intestinal (fig. 9-24). La mayor parte de la secreción de líquidos sucede en el intestino delgado, donde hay una pérdida neta de agua y electrolitos.

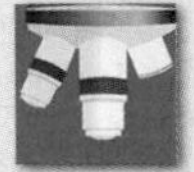

ANATOMOPATOLOGÍA: *V. cholerae* causa pocas alteraciones visibles en el intestino afectado, que muestra aspecto normal o solo hiperemia leve. El estudio microscópico confirma la integridad del epitelio intestinal, si bien se observa desprovisto de mucosa.

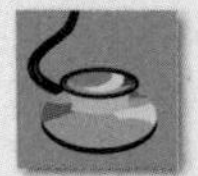

CARACTERÍSTICAS CLÍNICAS: el cólera comienza con algunas evacuaciones diarreicas que suelen transformarse en el transcurso de horas en una diarrea acuosa grave. Las heces suelen contener moco disperso, lo que le confiere a la diarrea su aspecto de «agua de arroz». El volumen de las evacuaciones es muy variable, aunque la rapidez y la magnitud de la pérdida hídrica en los casos graves pueden ser impresionantes. Con una restitución adecuada de volumen, los adultos infectados pueden perder hasta 20 L del líquido por día. La pérdida hidroelectrolítica puede desencadenar choque y la muerte en pocas horas si no se restituye el volumen hídrico. El cólera que no recibe tratamiento tiene una mortalidad del 50%. La restitución de las sales perdidas y el agua constituyen un tratamiento simple y efectivo, que con frecuencia puede lograrse mediante rehidratación oral con preparaciones que contienen sal, glucosa y agua. La enfermedad cede de manera espontánea de 3-6 días después, evolución que permite acortar la terapia antibiótica. La infección por *V. cholerae* confiere protección a largo plazo contra la enfermedad recurrente, pero las vacunas disponibles tienen efectividad limitada.

Vibrio parahaemolyticus

Existen varios vibriones que no producen cólera, entre los cuales el más frecuente es el *Vibrio parahaemolyticus*. Este microorganismo es un bacilo gramnegativo que causa gastroenteritis aguda. Se encuentra en las formas de vida marina y en las aguas costeras de todo el mundo en los climas templados, y origina brotes durante el verano. Podría encontrarse en expansión, ya sea por el calentamiento global o por otros factores, puesto que se han confirmado casos en Alaska, más de 1000 km al norte de la ubicación geográfica de cualquier brote previo. La gastroenteritis se relaciona con el consumo de alimentos marinos mal cocinados o con refrigeración deficiente. El síndrome clínico se parece al de la enteritis por *Salmonella*. No se han comunicado muertes a causa de esta bacteria.

Campylobacter jejuni es el agente causal más frecuente de diarrea bacteriana en el mundo desarrollado

Campylobacter jejuni un patógeno humano importante del género *Campylobacter*. Produce una enfermedad diarreica inflamatoria aguda autolimitada. El microorganismo se encuentra distribuido en todo el mundo y causa más de 2 millones de casos de enfermedad cada año en Estados Unidos. *C. jejuni* es un bacilo gramnegativo microaerófilo, con una apariencia curva que determina su semejanza con los vibriones.

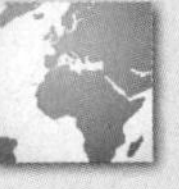

EPIDEMIOLOGÍA: la infección por *C. jejuni* se adquiere por medio de alimentos o agua contaminados. La bacteria se establece en el tubo digestivo de muchas especies animales, entre las que se encuentran las vacas, las ovejas, los pollos y los perros, que constituyen un reservorio animal importante para el agente. La leche cruda y la carne de ave y res que se cocina inadecuadamente constituyen fuentes comunes de la enfermedad. *C. jejuni* también puede transmitirse por contacto fecal-oral. El microorganismo es una causa importante de mortalidad infantil en los países en desarrollo y produce muchos casos de «diarrea del viajero».

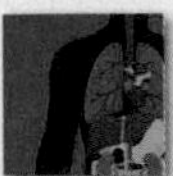

FISIOPATOLOGÍA: *C. jejuni* que sobreviven a la acidez gástrica tras la ingestión se multiplican en el ambiente alcalino del intestino delgado proximal. El agente elabora varias proteínas tóxicas que guardan correlación con la gravedad de los síntomas.

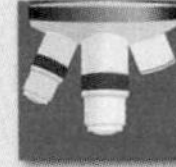

ANATOMOPATOLOGÍA: *C. jejuni* causa enterocolitis superficial, que afecta en especial al íleon terminal y el colon, con necrosis focal del epitelio intestinal e inflamación aguda. En los casos graves, evoluciona hacia la formación de úlceras pequeñas y exudados inflamatorios en parches (seudomembranas), que se componen de células necróticas, neutrófilos, fibrina y residuos. Las criptas del epitelio colónico se llenan con frecuencia con neutrófilos, para constituir los llamados abscesos crípticos. Estos cambios patológicos se resuelven tras 7-14 días.

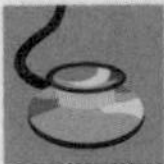

CARACTERÍSTICAS CLÍNICAS: los pacientes con la infección por *C. jejuni* suelen tener más de 10 evacuaciones por día, que varían desde la diarrea acuosa grave hasta las heces de bajo volumen que contienen sangre macroscópica y moco. Los síntomas se resuelven en 5-7 días.

El tratamiento con antibióticos quizá aporte un beneficio marginal. Algunos individuos desarrollan cuadros más graves y prolongados que se parecen a la colitis ulcerosa aguda. Las infecciones digestivas por *C. jejuni* se relacionan con el síndrome de *Guillain-Barré*.

Las infecciones por *Yersinia* causan diarrea dolorosa

Yersinia enterocolitica y *Yersinia pseudotuberculosis* son bacterias gramnegativas cocoides o baciliformes gramnegativas.

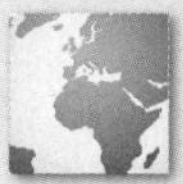

EPIDEMIOLOGÍA: estos microorganismos son anaerobios facultativos que se encuentran en las heces de animales salvajes y domésticos, entre los que se encuentran roedores, ovejas, vacas, perros, gatos y caballos.

Y. pseudotuberculosis también se identifica con frecuencia en las aves domésticas, como pavos, patos, gansos y canarios. Los dos microorganismos se han aislado del agua potable y de la leche. *Y. enterocolitica* tiene más probabilidad de adquirirse a partir de la carne contaminada, mientras que *Y. pseudotuberculosis* se transmite por el contacto con animales infectados.

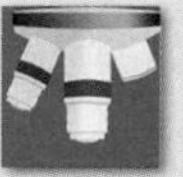 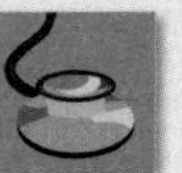

ANATOMOPATOLOGÍA Y CARACTERÍSTICAS CLÍNICAS: *Y. enterocolitica* prolifera en el íleon e invade la mucosa, con lo que causa ulceración y necrosis de las placas de Peyer. Migra a través del sistema linfático hasta los nódulos linfáticos mesentéricos. La fiebre, la diarrea (en ocasiones sanguinolenta) y el dolor abdominal comienzan 4-10 días después de su penetración en la mucosa. El dolor abdominal en el cuadrante inferior derecho podría conducir a un diagnóstico erróneo de apendicitis. Entre sus complicaciones se encuentran las artralgias, la artritis y el eritema nudoso. La septicemia es infrecuente, pero mortal en casi la mitad de los individuos en los que se presenta.

Y. pseudotuberculosis penetra en la mucosa del íleon, se localiza en los nódulos linfáticos ileocecales y da origen a abscesos y granulomas en los nódulos linfáticos, el bazo y el hígado. La fiebre, la diarrea y el dolor abdominal también podrían sugerir apendicitis.

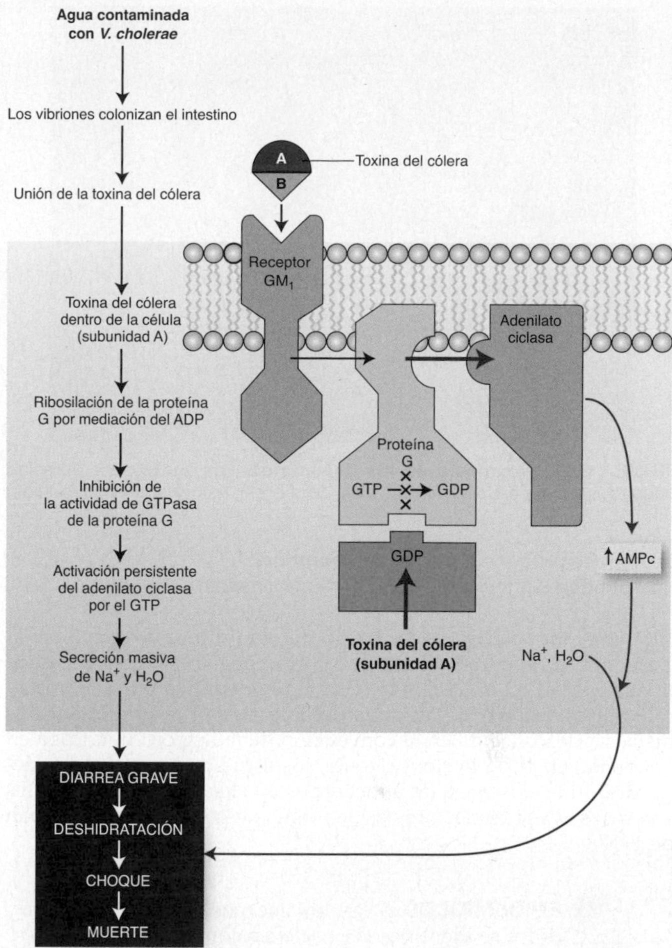

FIGURA 9-24. Cólera. La infección deriva del consumo de agua contaminada con *Vibrio cholerae* o de alimentos preparados con la misma. Los vibriones pasan por el estómago, entran en el intestino delgado y se propagan. Si bien no invaden la mucosa intestinal, los vibriones sintetizan una toxina potente que provoca la expulsión masiva de agua y electrólitos. La diarrea grave (evacuaciones en «agua de arroz») conduce a la deshidratación y al choque hipovolémico.

NEUMONÍAS GRAMNEGATIVAS

Klebsiella y *Enterobacter* causan infecciones nosocomiales que desencadenan neumonía lobular necrosante

Las especies *Klebsiella* y *Enterobacter* son bacilos gramnegativos encapsulados cortos.

EPIDEMIOLOGÍA: estos organismos causan el 10% de las infecciones nosocomiales, entre las que se encuentran la neumonía y las propias de las vías urinarias, las vías biliares y las heridas quirúrgicas. La transmisión por contacto directo con el personal hospitalario supone un especial riesgo. Entre los factores predisponentes se encuentran la neumopatía obstructiva con uso de sondas endotraqueales, los catéteres permanentes, las enfermedades debilitantes y la inmunodepresión. La neumonía secundaria que causan estas bacterias podría complicar la gripe u otras infecciones respiratorias virales.

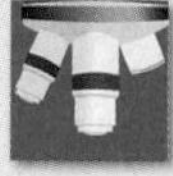

ANATOMOPATOLOGÍA: *Klebsiella* y *Enterobacter* son inhaladas y se multiplican en los espacios alveolares. El parénquima pulmonar se consolida y los alvéolos quedan ocupados por un exudado mucoide con macrófagos, fibrina y líquido de edema. A medida que el exudado se acumula, las paredes alveolares se comprimen y luego se necrosan. Puede producirse coalescencia de numerosos abscesos pequeños, lo que da lugar a la cavitación.

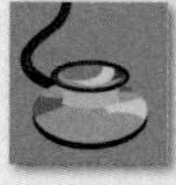

CARACTERÍSTICAS CLÍNICAS: el inicio de la neumonía es súbito, con fiebre, dolor pleurítico, tos y expulsión de **esputo mucoide espeso** característico. Cuando la infección es grave, estos síntomas evolucionan para dar origen a disnea, cianosis y muerte en el transcurso de 2-3 días. Las infecciones por *Klebsiella* y *Enterobacter* pueden complicarse con una septicemia fulminante, muchas veces mortal, para la cual se requiere una terapia antibiótica agresiva. Recientemente ha surgido un grupo de miembros de las enterobacterias altamente resistente a los medicamentos, entre los que se incluyen *Klebsiella* y *Enterobacter*, que se están extendiendo en todo el mundo.

Estos organismos, conocidos como enterobacterias resistentes a carbapenémicos (ERC), son resistentes a los antibióticos de la familia del carbapenem, que son considerados como «fármacos de último recurso» para estas infecciones. La *Klebsiella pneumoniae* resistente a carbapenem produce una enzima, o una β-metalolactamasa, de manera que estas cepas son resistentes a casi todos los antibióticos disponibles.

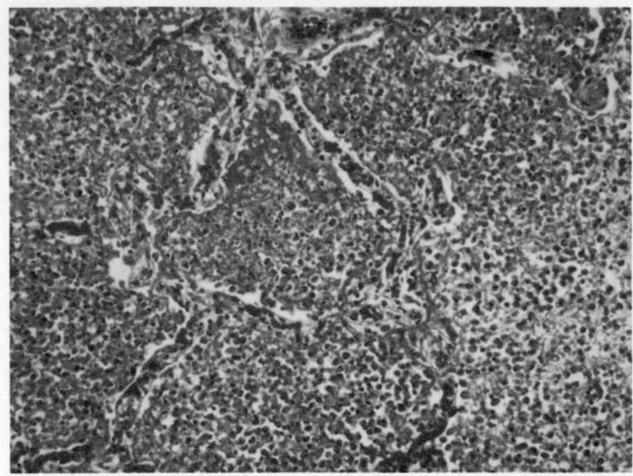

FIGURA 9-25. Neumonía de los legionarios. Los alvéolos se aprecian ocupados por un exudado compuesto por fibrina, macrófagos y neutrófilos.

Legionella produce cuadros de neumonía que pueden ser leves o poner en riesgo la vida

Legionella pneumophila es un bacilo aerobio diminuto que tiene la estructura de la pared celular de los gramnegativos, pero que tiene poca afinidad en la tinción de Gram. Se identificó por vez primera 6 meses después de un brote de enfermedad respiratoria grave de causa desconocida en la convención de la Legión Americana en Filadelfia, en 1976. Posteriormente, los estudios retrospectivos demostraron la existencia de anticuerpos en el suero de los pacientes afectados en epidemias previas de origen desconocido, que databan de 1957.

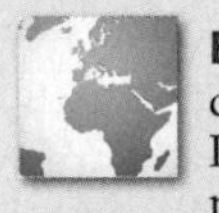

EPIDEMIOLOGÍA: en los cuerpos naturales de agua dulce se identifica *Legionella* en concentraciones bajas. Resiste la cloración y prolifera en instalaciones o equipos como torres de enfriamiento, calentadores de agua, humidificadores y condensadores de evaporación. La infección se presenta cuando el individuo inhala aerosoles que derivan de las fuentes contaminadas. La enfermedad no es contagiosa y el microorganismo no constituye un elemento normal de la flora bucofaríngea en el humano. Se calcula que en Estados Unidos se desarrollan cada año 8000-18000 casos de infección por *Legionella*.

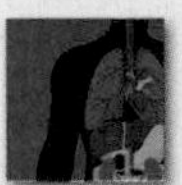

FISIOPATOLOGÍA: *Legionella* causa dos enfermedades diferentes, concretamente **neumonía** y **fiebre de Pontiac**. La patogenia de la neumonía por *Legionella* (enfermedad de los legionarios) se conoce con cierto detalle, mientras que la de la fiebre de Pontiac sigue siendo en gran medida un misterio. La neumonía por *Legionella* comienza cuando el microorganismo alcanza los bronquíolos terminales o los alvéolos, donde los macrófagos alveolares la fagocitan. La bacteria se multiplica dentro de los fagosomas y se protege al impedir la fusión de los lisosomas con los fagosomas. *Legionella* en multiplicación se libera e infecta los macrófagos recién llegados. Cuando se desarrolla inmunidad, los macrófagos se activan y detienen el crecimiento intracelular de los microorganismos.

Las defensas nativas de las vías respiratorias, como la cubierta mucociliar, constituyen una primera línea de defensa contra la infección por *Legionella* en las estructuras respiratorias inferiores. El tabaquismo, el alcoholismo y las neumopatías crónicas, que interfieren con las defensas locales, también aumentan el riesgo de padecer neumonía por *Legionella*.

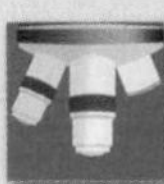

ANATOMOPATOLOGÍA: la legionelosis es una bronconeumonía aguda. Suele causar afectación en parches, pero podría seguir un patrón de infiltración lobular. Los alvéolos y los bronquíolos afectados quedan ocupados por un exudado que se compone de líquido proteináceo, fibrina, macrófagos y neutrófilos (fig. 9-25) y se forman microabscesos. Las paredes alveolares se necrosan y destruyen. Muchos macrófagos muestran núcleos excéntricos, a los que desplazan vacuolas citoplasmáticas que contienen *L. pneumophila*. A medida que la neumonía se resuelve, los pulmones cicatrizan con poco daño permanente.

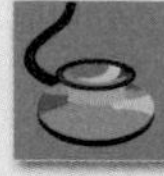

CARACTERÍSTICAS CLÍNICAS: tras la incubación, de 2-10 días, el cuadro clínico se caracteriza por neumonía de evolución rápida, fiebre, tos seca y mialgia.Las radiografías de tórax revelan consolidación unilateral difusa en parches, que avanza para convertirse en una consolidación nodular generalizada. Pueden ser prominentes los síntomas tóxicos, la hipoxia y el embotamiento, tras los cuales podría producirse la muerte en pocos días. En los que sobreviven, la convalecencia es prolongada. La tasa de mortalidad entre pacientes hospitalizados es de una media del 15%, aunque existe un riesgo mucho más alto de defunción si se padece alguna enfermedad subyacente grave. La infección es sensible al tratamiento con antibióticos macrólidos.

La **fiebre de Pontiac** es una enfermedad autolimitada similar a la gripe, que se desarrolla con fiebre, malestar general, mialgia y cefalea. Difiere de la enfermedad de los legionarios en cuanto a que carece de pruebas de consolidación pulmonar. La enfermedad se resuelve espontáneamente de 3-5 días después de su inicio.

Pseudomonas aeruginosa es un patógeno oportunista con gran resistencia a los antibióticos

El microorganismo solo infecta al humano en raras ocasiones. Sin embargo, causa cuadros, en particular en el medio hospitalario, en los que se relaciona con neumonía, infecciones de heridas, infección de las vías urinarias y sepsis en personas debilitadas o inmunodeprimidas. Las quemaduras, el sondaje urinario, la fibrosis quística, la diabetes y la neutropenia predisponen a la infección por *P. aeruginosa*. Se trata de un bacilo gramnegativo aerobio de distribución amplia que necesita humedad y solo cantidades mínimas de nutrientes. Se desarrolla en la tierra y el agua, en animales y en superficies húmedas. La administración de antibióticos selecciona *P. aeruginosa*, puesto que el microorganismo muestra resistencia a muchos de ellos.

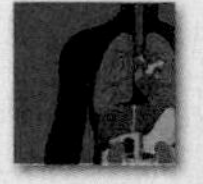

FISIOPATOLOGÍA: la lesión de las células epiteliales descubre moléculas de superficie a las que se unen las pilosidades de la bacteria. Una vez adherida, *P. aeruginosa* elabora muchas proteínas que le permiten invadir y destruir los tejidos del huésped, a la vez que evade las defensas inflamatorias e inmunitarias del mismo. Muchas cepas producen un proteoglucano que rodea y protege a la bacteria de la acción mucociliar, el complemento y los fagocitos. *Pseudomonas* libera enzimas extracelulares (entre las que se incluyen una elastasa, una proteasa alcalina y una citotoxina) que facilitan la invasión de los tejidos y propician las características lesiones necrosantes. Es probable que la elastasa determine la capacidad específica de *P. aeruginosa* para invadir las paredes de los vasos sanguíneos (fig. 9-26). Los efectos sistémicos pueden estar mediados por la acción de la endotoxina y varias exotoxinas con actividad sistémica.

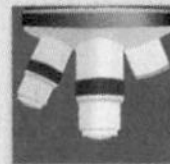

ANATOMOPATOLOGÍA: la infección por *Pseudomonas* trae consigo una respuesta inflamatoria aguda. El microorganismo muchas veces invade las arterias y las venas pequeñas, y causa trombosis vascular y necrosis hemorrágica, en particular en los pulmones y la piel. La invasión

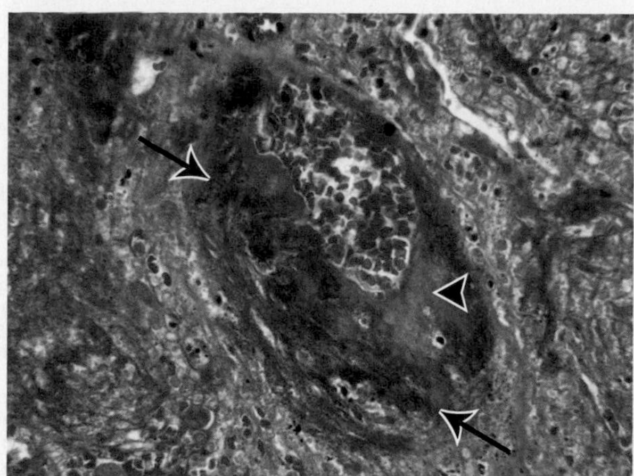

FIGURA 9-26. Capacidad para invadir de *Pseudomonas*. Corte de un pulmón de un paciente que murió con sepsis por Pseudomonas, en el que se observa un vaso sanguíneo, con masas de *Pseudomonas* (bacilos gramnegativos) que penetran en la pared vascular (*flechas*) y desencadenan una trombosis (*punta de flecha*) en la luz del vaso. El pulmón circundante está, de manera correspondiente, infartado.

de los vasos sanguíneos predispone a la diseminación y la sepsis y conduce al desarrollo de lesiones nodulares múltiples en los pulmones.

La tinción de Gram del tejido necrótico infectado por *Pseudomonas* revela con frecuencia infiltración microbiana densa en las paredes de los vasos sanguíneos. En ocasiones las infecciones diseminadas se caracterizan por lesiones cutáneas que se denominan **ectima gangrenoso**. Estas lesiones nodulares necróticas representan puntos de diseminación cutánea del microorganismo, con invasión de los vasos sanguíneos y producción de infartos hemorrágicos localizados.

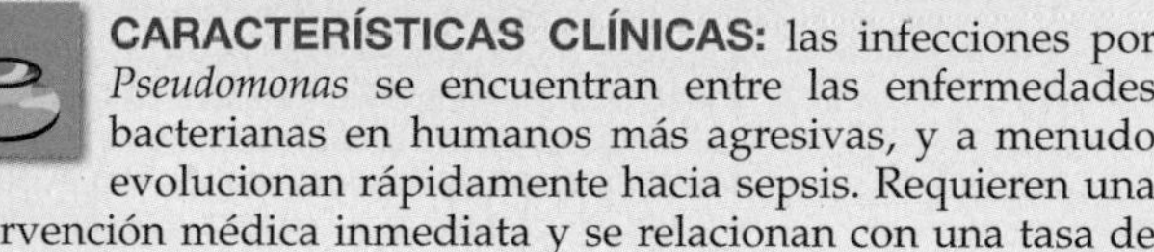

CARACTERÍSTICAS CLÍNICAS: las infecciones por *Pseudomonas* se encuentran entre las enfermedades bacterianas en humanos más agresivas, y a menudo evolucionan rápidamente hacia sepsis. Requieren una intervención médica inmediata y se relacionan con una tasa de mortalidad elevada.

La melioidosis se caracteriza por la formación de abscesos en muchos órganos

La *melioidosis* (enfermedad de los limosneros de Rangún) es una enfermedad infrecuente que causa *Burkholderia* (antes *Pseudomonas*) *pseudomallei*, un bacilo gramnegativo pequeño de la tierra y la superficie del agua del Sureste asiático y otras regiones tropicales. Durante la guerra de Vietnam, varios miles de soldados estadounidenses destacados allí desarrollaron melioidosis. El microorganismo se propaga en ambientes húmedos, como los arrozales y los pantanos. La piel suele ser el portal de entrada: los microorganismos entran a través de lesiones preexistentes, entre las que se encuentran las heridas penetrantes y las quemaduras. El humano también puede infectarse a partir de la inhalación de polvo contaminado o gotas aerosolizadas. El período de incubación puede ser de meses o años, y el curso clínico es variable.

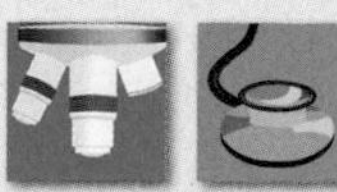

ANATOMOPATOLOGÍA Y CARACTERÍSTICAS CLÍNICAS: la **melioidosis aguda** es una infección pulmonar que provoca desde traqueobronquitis leve hasta neumonía cavitada grave (fig. 9-27). Los pacientes con cuadros graves tienen fiebre elevada de inicio súbito, síntomas inespecíficos y tos, que puede acompañarse de esputo con trazas sanguinolentas. En ocasiones se detectan esplenomegalia, hepatomegalia e ictericia. La diarrea puede ser tan grave como en el cólera. Es posible el

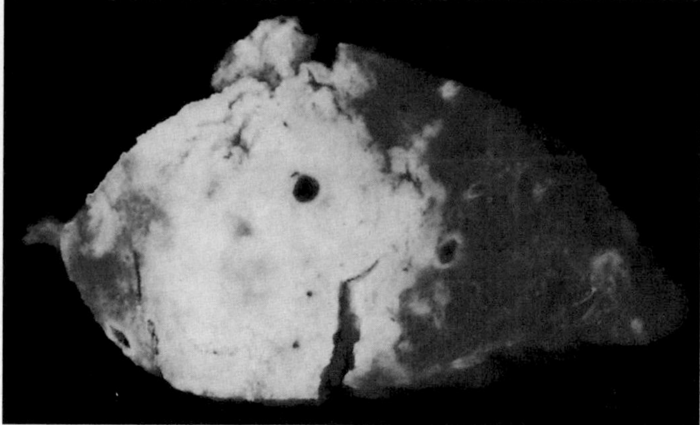

FIGURA 9-27. Melioidosis aguda. El pulmón presenta consolidación y necrosis.

desarrollo de septicemia fulminante, choque, coma y muerte pese a la terapia antibiótica. La melioidosis septicémica aguda genera la formación de pequeños abscesos en todo el organismo, en especial en pulmones, hígado, bazo y nódulos linfáticos.

La **melioidosis crónica** es una infección localizada persistente que se ubica en pulmones, piel, huesos u otros órganos. Las lesiones corresponden a abscesos supurativos o granulomatosos, y en el pulmón pueden confundirse con tuberculosis. La melioidosis crónica puede permanecer en estado latente durante meses o años, para manifestarse de manera súbita.

ENFERMEDADES POR CLOSTRIDIOS

Los clostridios son bacilos anaerobios estrictos grampositivos, formadores de esporas. Los bacilos en estado vegetativo se encuentran en el tubo digestivo de animales herbívoros y humanos. Las condiciones anaerobias favorecen la división de la forma vegetativa, en tanto las aerobias conducen a su esporulación. Las esporas se eliminan en las heces del animal y contaminan el suelo y las plantas, donde pueden sobrevivir sin problema en ambientes poco favorables.

En condiciones anaerobias, las esporas retornan al estado vegetativo, con lo que se completa el ciclo de vida. Durante la esporulación, las células en estado vegetativo se degeneran y sus plásmidos dan origen a distintas toxinas específicas que causan enfermedades muy diversas, las cuales difieren según las especies (fig. 9-28).

- La **intoxicación alimentaria** y la **enteritis necrosante** se deben a las enterotoxinas que sintetiza C. *perfringens*.
- La **gangrena gaseosa** se debe a las miotoxinas producidas por *C. perfringens*, *C. novyi*, *C. septicum* y otras especies.
- El **tétanos** lo produce la neurotoxina de *Clostridium tetani*.
- El **botulismo** es el resultado de la acción de las neurotoxinas de *C. botulinum*.
- La **enterocolitis seudomembranosa** se debe a las exotoxinas producidas por *C. difficile*.

Las toxinas de *Clostridia perfringens* causan enfermedades digestivas

Intoxicación alimentaria por *C. perfringens*

C. perfringens es una de las causas más frecuentes de intoxicación alimentaria bacteriana en el mundo; causa una enfermedad diarreica aguda, generalmente benigna, que suele durar menos de 24 h. Se encuentra en todos los ambientes, en los que contamina el suelo, el agua, las muestras de aire, la vestimenta, el polvo y la carne. Sus esporas sobreviven a las temperaturas de cocción y germinan para dar lugar a formas vegetativas, que proliferan cuando los alimentos se dejan reposar sin refrigeración. La cocción expulsa suficiente aire como para convertir al alimento en un medio anaerobio, lo que favorece el crecimiento, pero no la esporulación. Como resultado,

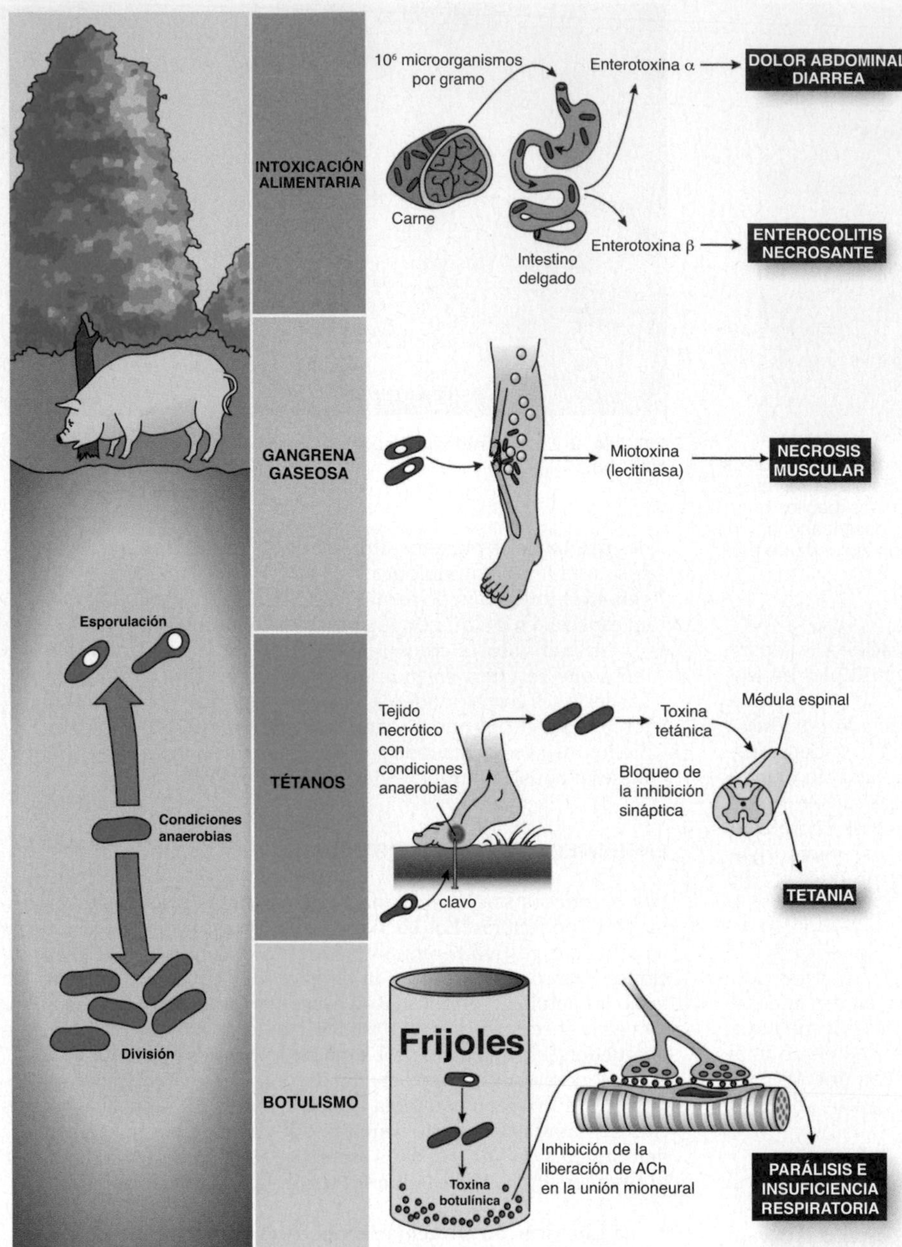

FIGURA 9-28. Enfermedades por clostridios. Los clostridios en su forma vegetativa (bacilos) habitan en el tubo digestivo de los humanos y los animales. Las esporas se eliminan en las heces, contaminan el suelo y los materiales vegetales, y se ingieren o se introducen a través de heridas penetrantes. En condiciones anaerobias, recuperan sus formas vegetativas. Los plásmidos que contienen las formas vegetativas elaboran toxinas, que causan distintas enfermedades por clostridios. **Intoxicación alimentaria y enteritis necrosante.** Los platos de carne que se dejan enfriar a temperatura ambiente permiten el desarrollo de un gran número de clostridios (>10^6 microorganismos por gramo). Cuando se ingiere carne contaminada, los tipos A y C de *Clostridium perfringens* sintetizan una enterotoxina α en el intestino delgado durante la esporulación, que produce dolor abdominal y diarrea. El tipo C también sintetiza una enterotoxina β. **Gangrena gaseosa.** Los clostridios tienen distribución amplia y pueden contaminar una herida traumática o quirúrgica. *Clostridium perfringens* tipo A produce una miotoxina (toxina α), y una lecitinasa α que destruye las membranas celulares, altera la permeabilidad de los capilares y causa hemólisis grave tras su inyección intravenosa. La toxina desencadena necrosis del músculo esquelético antes saludable. **Tétanos.** Las esporas de *Clostridium tetani* se encuentran en el suelo y entran a través de una herida accidental. El tejido necrótico en la herida permite que las esporas recuperen su forma vegetativa (bacilos). La autólisis de las formas vegetativas libera la toxina tetánica. La toxina se transporta a través de los nervios periféricos y los axones (en dirección retrógrada) hacia las células de las astas anteriores de la médula espinal. La toxina bloquea la inhibición sináptica, y la acumulación de acetilcolina en las sinapsis dañadas desencadena rigidez y espasmos de la musculatura esquelética (tetania). **Botulismo.** Los alimentos que envasados inadecuadamente en latas se contaminan con la forma vegetativa de *Clostridium botulinum*, que prolifera bajo condiciones aerobias y produce una neurotoxina. Una vez que se ingiere el alimento, la neurotoxina se absorbe a partir del intestino delgado y finalmente alcanza la unión mioneural, donde inhibe la liberación de acetilcolina (ACh). El resultado es una parálisis descendente simétrica de los nervios craneales, el tronco y las extremidades, con parálisis respiratoria y muerte finales.

los alimentos contaminados contienen clostridios vegetativos, pero poca enterotoxina preformada. Las bacterias vegetativas esporulan en el intestino delgado, donde producen varias exotoxinas, que son citotóxicas para los enterocitos y que provocan la pérdida de iones y líquido intracelular. Ciertos tipos de alimentos, como las carnes, las salsas y los embutidos, son sustratos ideales para *C. perfringens*. La intoxicación alimentaria por clostridios se manifiesta por dolor cólico abdominal y diarrea acuosa. Los síntomas comienzan entre 8 h y 24 h después de la ingestión de alimentos contaminados. Suele resolverse en 24 h.

Enteritis necrosante por C. perfringens

El *C. perfringens* tipo C también produce una enterotoxina que causa enterocolitis necrosante. La enfermedad es infrecuente en el mundo industrializado, pero sigue siendo endémica en algunas partes de Nueva Guinea, especialmente en niños que han participado en banquetes de cerdos (de ahí el término pidgin *pigbel*).En los adultos, puesto que tienen anticuerpos circulantes, no tiende a desarrollarse la enfermedad, que es segmentaria y puede limitarse a unos pocos centímetros o abarcar todo el intestino delgado. En las zonas de necrosis y peritonitis se observan seudomembranas verdes y necróticas. Las lesiones más avanzadas perforan la pared intestinal. Es habitual observar necrosis de la mucosa intestinal, edema, hemorragia e infiltrado transparietal supurativo.

Gangrena gaseosa

La gangrena gaseosa (mionecrosis por clostridios) es una infección necrosante con formación de gas que comienza en las heridas contaminadas y se extiende con rapidez hacia los tejidos adyacentes. La enfermedad puede producir la muerte en pocas horas. *C. perfringens* es el agente etiológico más frecuente de la gangrena gaseosa, aunque en ocasiones otras especies de clostridios provocan la enfermedad.

FISIOPATOLOGÍA: la gangrena gaseosa se desarrolla tras la siembra anaerobia de *C. perfringens* en el tejido. El crecimiento de los clostridios requiere gran cantidad de tejido desvitalizado, como el que se genera por un traumatismo penetrante grave, las heridas de guerra y los abortos sépticos. La mionecrosis por clostridios es rara si las heridas se desbridan con prontitud. La necrosis del músculo antes saludable se debe a las miotoxinas que sintetizan unas cuantas especies de clostridios. *C. perfringens* tipo A es la fuente de miotoxinas en el 80% al 90% de los casos, aunque *C. novyi* y *C. septicum* también pueden sintetizar miotoxina. La miotoxina de los clostridios es una fosfolipasa que destruye las membranas de los miocitos, los leucocitos y los eritrocitos.

ANATOMOPATOLOGÍA: los tejidos afectados desarrollan un aspecto moteado con rapidez, y luego necrosis patente. Ciertas estructuras, como el músculo, pueden incluso sufrir licuefacción. La piel se tensa, al tiempo que el edema y el gas expanden los tejidos blandos subyacentes. El análisis microscópico revela necrosis hística amplia, con disolución celular. Una característica impactante es la escasez de neutrófilos, que al parecer son destruidos por la miotoxina. Los tejidos afectados albergan en muchas ocasiones los bacilos grampositivos típicos, con forma ovalada.

CARACTERÍSTICAS CLÍNICAS: el período de incubación de la gangrena gaseosa con frecuencia es de 2-4 días tras la lesión. De forma repentina se desarrolla dolor intenso en el lugar de la herida, que muestra dolor a la palpación y edema. La piel adquiere un tono oscuro, por efecto de la hemorragia y la necrosis cutánea. En la lesión se observa secreción espesa serosanguinolenta, con olor intenso y que puede contener burbujas. Pueden desarrollarse anemia hemolítica, hipotensión e insuficiencia renal; en las fases terminales sobrevienen el coma, la ictericia y el choque.

El tétanos consiste en contracciones espásticas del músculo esquelético provocadas por la neurotoxina de *C. tetani*

En inglés también se conoce como *lockjaw* ('mandíbula trabada'), debido a la afectación temprana de los músculos de la masticación.

EPIDEMIOLOGÍA: *C. tetani* se encuentra en el suelo y en la porción inferior del intestino de muchos animales. El tétanos se desarrolla cuando el organismo contamina las heridas, prolifera en los tejidos y libera su exotoxina. Gracias a la vacuna de toxina tetánica inactivada (**toxoide**) se ha eliminado en gran medida la enfermedad en los países desarrollados. El tétanos sigue siendo una enfermedad frecuente y mortal en los países en vías de desarrollo. Muchas muertes se producen en recién nacidos, en quienes, para evitar el sangrado, los muñones umbilicales se recubren con tierra o estiércol.

FISIOPATOLOGÍA: el tejido necrótico y la supuración crean un ambiente anaerobio fértil que permite que las esporas recuperen su forma vegetativa. La toxina tetánica se libera a partir de las células vegetativas que sufren autólisis. Aunque la infección se mantiene localizada, la potente neurotoxina (**tetanoespasmina**) se transporta en sentido retrógrado por las raíces anteriores de los nervios periféricos hasta alcanzar las células del asta anterior de la médula espinal. Atraviesa las sinapsis y se une a los receptores gangliósidos en las terminales presinápticas de las neuronas motoras en las astas anteriores. Una vez que se internaliza, su actividad de endopeptidasa escinde selectivamente una proteína que media la exocitosis de las vesículas sinápticas. De esta manera, bloquea la liberación de neurotransmisores inhibitorios, lo que permite una estimulación nerviosa descontrolada y la contracción sostenida de los músculos esqueléticos (**tetania**). La ausencia de neurotransmisores inhibitorios también acelera la frecuencia cardíaca y desencadena hipertensión e inestabilidad cardiovascular.

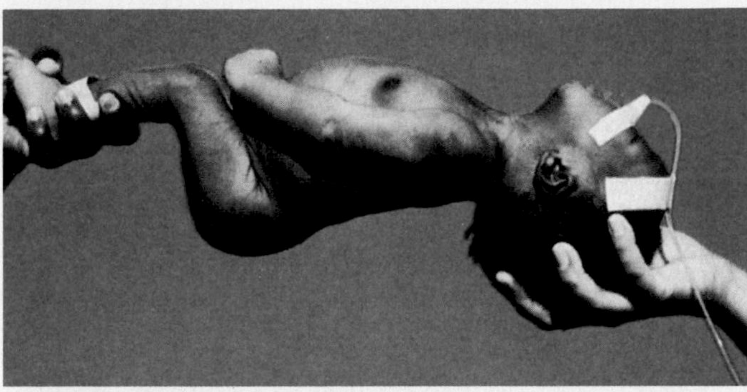

FIGURA 9-29. Tétanos. Opistótonos (arqueo dorsal) en un neonato, secundario a la contracción intensa de los músculos paravertebrales. (Reimpreso de Farrar WE, Wood MJ, Innes JA, Tubbs H. *Infectious Diseases: Text and Color Atlas*. 2nd ed. New York: Gower Medical Publishing; 1992. Copyright © 1992 Elsevier. Con permiso).

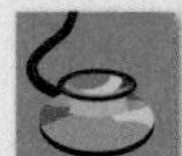

CARACTERÍSTICAS CLÍNICAS: el tétanos se incuba durante 1-3 semanas y luego tiene un cuadro inicial sutil con fatiga, debilidad muscular y calambres, que evoluciona hacia la rigidez. La rigidez espástica comienza con frecuencia en los músculos de la cara y se extiende hacia varios músculos faciales para producir una mueca fija (**risa sardónica**). La rigidez de los músculos de la espalda provoca un arqueo en dirección posterior (**opistótonos**; fig. 9-29).

Los estímulos súbitos, entre los que se encuentran el ruido, la luz o el tacto, pueden precipitar espasmos musculares generalizados dolorosos. El espasmo prolongado de la musculatura respiratoria y la laringe puede conducir a la muerte. En neonatos, lactantes y personas mayores de 50 años genera la mortalidad más alta.

El botulismo es una enfermedad paralizante causada por la neurotoxina *C. botulinum*

La enfermedad implica la parálisis descendente simétrica en la distribución de los nervios craneales, las extremidades y el tronco.

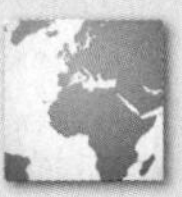

EPIDEMIOLOGÍA: las esporas de *C. botulinum* tienen distribución amplia y muestran especial resistencia a la desecación y a la exposición al agua hirviente. En Estados Unidos, la toxina se encuentra con mayor frecuencia en alimentos que han sido enlatados de forma inadecuada mediante métodos caseros, así como almacenados sin refrigeración. Estas circunstancias permiten el desarrollo de condiciones anaerobias apropiadas para el crecimiento de las células vegetativas que elaboran la neurotoxina. El botulismo también puede adquirirse a partir del jamón curado en casa y de carnes que se dejan sin refrigerar varios días, así como de pescados crudos, ahumados y fermentados. También deriva de la absorción de la toxina que secretan los microorganismos que proliferan en el intestino de neonatos y lactantes (**botulismo neonatal o infantil**) o, en raras ocasiones, de la absorción de la toxina de los microorganismos que se multiplican en las heridas contaminadas (**botulismo postraumático**).

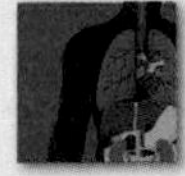

FISIOPATOLOGÍA: la neurotoxina botulínica ingerida resiste la digestión gástrica y pasa con facilidad hacia la sangre en la porción proximal del intestino delgado. La toxina circulante alcanza las terminales nerviosas colinérgicas de la unión mioneural. Existen siete serotipos de neurotoxina (A a G), con mecanismos de acción distintos. El serotipo más frecuente, el A, se une a los gangliósidos en las terminales nerviosas presinápticas y bloquea la liberación de acetilcolina.

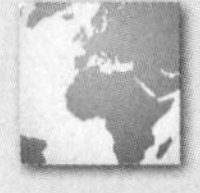

CARACTERÍSTICAS CLÍNICAS: el botulismo se caracteriza por una parálisis descendente, que afecta primero a los nervios craneales y causa visión borrosa, fotofobia, xerostomía y disartria. La debilidad avanza hasta afectar los músculos del cuello, las extremidades, el diafragma y los músculos accesorios de la respiración. La insuficiencia respiratoria puede evolucionar con rapidez hasta provocar un paro respiratorio y la muerte. El botulismo que no recibe tratamiento suele ser mortal, aunque su tratamiento con antitoxina reduce la mortalidad hasta el 25%. La toxina botulínica suele utilizarse como tratamiento de muchas variantes de distonía y en fechas recientes se volvió popular como vehículo cosmético para la eliminación transitoria de las líneas de expresión (Botox).

La colitis por *Clostridium difficile* puede complicar el tratamiento con antibióticos

La colitis* por C. difficile *es una infección necrosante aguda de la porción terminal del intestino delgado y del colon. Causa un porcentaje importante (25-50%) de las diarreas asociadas a antibióticos, y puede poner en riesgo la vida.

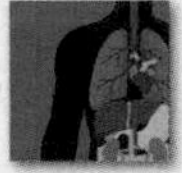

EPIDEMIOLOGÍA: *C. difficile* reside en el colon en algunas personas saludables. Una modificación de la flora intestinal, con frecuencia secundaria a la administración de antibióticos (p. ej., clindamicina) le permite multiplicarse, producir toxina y dañar la mucosa colónica. Este tipo de colitis también puede precipitarse por efecto de otros fenómenos que dañan a la flora colónica, como la cirugía intestinal, los cambios dietéticos y los fármacos quimioterápicos. En los hospitales en los que muchos pacientes reciben antibióticos, la eliminación fecal de *C. difficile* permite su transmisión de persona a persona.

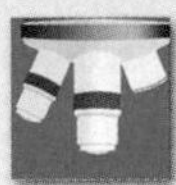

FISIOPATOLOGÍA: las bacterias colónicas suelen limitar el crecimiento de *C. difficile*, pero las alteraciones en la flora normal pueden permitir que *C. difficile* prolifere, elabore toxinas y destruya las células de la mucosa. No lo hace mediante la invasión de la mucosa, sino por medio de la elaboración de dos exotoxinas. La toxina A provoca la secreción de líquido, mientras que la B tiene un efecto citopático directo.

ANATOMOPATOLOGÍA: *C. difficile* destruye las células de la mucosa colónica y promueve la formación de un infiltrado inflamatorio agudo. Las lesiones oscilan desde una colitis focal limitada a unas pocas criptas y solo detectable en la biopsia hasta una ulceración masiva y confluente de la mucosa (fig. 9-30A). Al inicio, la inflamación solo afecta la mucosa. No obstante, si la enfermedad progresa, puede extenderse a la submucosa y a la capa muscular propia. A menudo se forma un exudado inflamatorio, o «seudomembrana», de restos celulares, neutrófilos y fibrina sobre las regiones afectadas (fig. 9-30B). La colitis causada por *C. difficile* suele denominarse colitis seudomembranosa, aunque esta afección puede tener muchas etiologías.

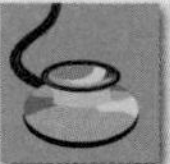

CARACTERÍSTICAS CLÍNICAS: la colitis por *C. difficile* puede comenzar con síntomas muy leves, o con diarrea, fiebre y dolor abdominal. Las heces pueden ser abundantes y con frecuencia contienen neutrófilos. Los síntomas y los signos son inespecíficos y no permiten distinguir la colitis de *C. difficile* de la que causan otras afecciones diarreicas inflamatorias agudas. Los casos leves pueden controlarse muchas veces al suspender tan solo la administración del antibiótico precipitante. Los casos más graves requieren la administración de un antibiótico efectivo contra *C. difficile.*

INFECCIONES POR BACTERIAS CON RESERVORIOS ANIMALES O INSECTOS VECTORES

La brucelosis es una enfermedad febril crónica que se adquiere a partir de animales domésticos

La brucelosis humana puede manifestarse como una enfermedad sistémica aguda o como una infección crónica con episodios febriles intermitentes, pérdida de peso y fatiga. El género *Brucella* está constituido por bacilos gramnegativos aerobios pequeños. En el humano infecta principalmente los monocitos y los macrófagos.

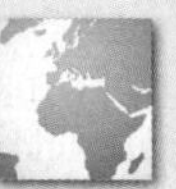

EPIDEMIOLOGÍA: la brucelosis es una zoonosis causada por una de las cuatro especies de *Brucella*, cada una con su propio reservorio animal:

- *Brucella melitensis:* ovejas y cabras
- *Brucella abortus:* ganado vacuno
- *Brucella suis:* cerdo
- *Brucella canis:* perros

La brucelosis tiene distribución mundial. Prácticamente todos los tipos de animales domésticos y muchos salvajes están afectados. La bacteria reside en el sistema genitourinario de los animales y suele ser endémica en los rebaños. Los humanos adquieren la bacteria por: *(1)* contacto con sangre o tejidos infectados, *(2)* ingestión de carne o leche contaminada, o *(3)* inhalación de aerosoles contaminados. La brucelosis es un riesgo

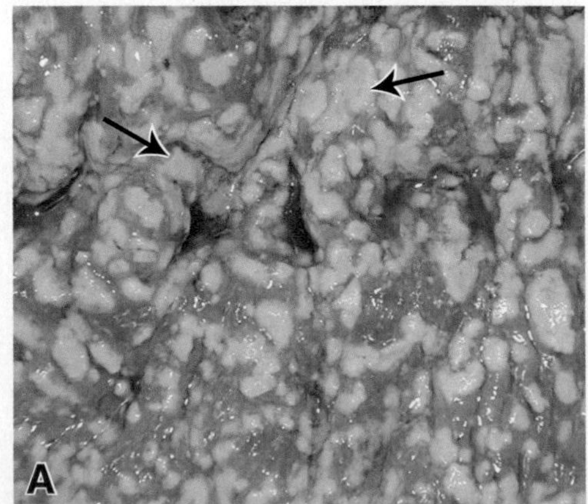

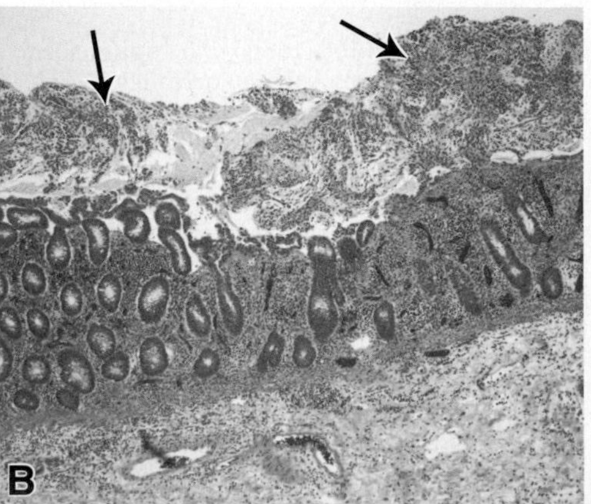

FIGURA 9-30. Colitis seudomembranosa. A. Aspecto macroscópico de la colitis seudomembranosa. Las áreas representativas de seudomembranas blanquecinas se destacan con *flechas*. **B.** Seudomembrana (*flechas*) con inflamación, restos y fibrina en la superficie de la mucosa, con revestimiento mucoso parcialmente desollado. (Fotografías cortesía del Dr. Jeffrey Baliff).

laboral entre ganaderos, pastores, veterinarios y trabajadores de mataderos. El sacrificio de los animales infectados y la vacunación de los rebaños han reducido la incidencia de la brucelosis en muchos países, incluido Estados Unidos, donde solo se registran unos 200 casos anuales.

Sin embargo, la brucelosis sigue existiendo en América Central y del Sur, África, Asia y el sur de Europa. La leche y el queso no pasteurizados siguen siendo una importante fuente de infección en estas regiones. En las regiones árticas y subárticas, los humanos adquieren la brucelosis al comer médula ósea cruda de renos con la infección.

ANATOMOPATOLOGÍA: las bacterias entran en la circulación a través de las abrasiones cutáneas, los pulmones, la conjuntiva o la bucofaringe.

A continuación, se propagan por el torrente sanguíneo hasta el hígado, el bazo, los nódulos linfáticos y la médula ósea, donde se multiplican en los macrófagos. Puede producirse una hiperplasia generalizada de estas células, que causa linfadenopatía y hepatoesplenomegalia en el 15% de los pacientes con la infección por *B. melitensis*, y en el 40% de los infectados por *B. abortus*. La anatomopatología varía según la especie de *Brucella*. *B. abortus* provoca no caseosos evidentes en hígado, bazo, nódulos linfáticos y médula ósea. En cambio, *B. melitensis* solo provoca pequeños cúmulos de células mononucleares en el hígado, y *B. suis* puede causar abscesos hepáticos. Las bacterias rara vez se observan con técnicas histológicas. La liberación periódica de los microorganismos a partir de los fagocitos infectados puede provocar episodios febriles.

CARACTERÍSTICAS CLÍNICAS: la brucelosis es una infección sistémica que puede afectar cualquier órgano o sistema orgánico, con un inicio gradual en la mitad de los casos. Entre los síntomas sistémicos se incluye fiebre, sudoración, anorexia, fatiga, pérdida de peso y depresión. Todos los pacientes desarrollan fiebre en algún momento de la enfermedad, pero esta puede ser intermitente (de ahí el término **fiebre ondulante**) durante un período de semanas a meses si no recibe tratamiento. La tasa de mortalidad es baja (<1%); las defunciones suelen deberse a endocarditis.

Las complicaciones más frecuentes de la brucelosis implican a los huesos y las articulaciones, e incluyen espondilitis lumbar y supuración en las grandes articulaciones. Se describen neuritis periférica, meningitis, orquitis, endocarditis, miocarditis y lesiones pulmonares. El tratamiento prolongado con tetraciclina suele ser efectivo; la tasa de recaída se reduce drásticamente si se utiliza rifampicina o algún antibiótico aminoglucósido.

Yersinia pestis causa la peste bubónica

La peste es una infección bacteriémica, a menudo mortal, que suele ir acompañada de un aumento de tamaño de los nódulos linfáticos regionales (**bubones**). Desde una perspectiva histórica, la peste causó epidemias masivas que mataron a muchos de los habitantes del mundo. *Y. pestis* es un bacilo gramnegativo corto que capta la tinción con más intensidad en sus extremos (es decir, muestra tinción bipolar), en particular la de Giemsa.

EPIDEMIOLOGÍA: la infección por *Y. pestis* es una zoonosis endémica en muchas regiones del mundo, entre las que se encuentran América, África y Asia. Afecta a roedores salvajes, como ratas, ardillas y marmotas. Las pulgas los transmiten de un animal a otro y la mayoría de las infecciones en el humano derivan de las picaduras de las pulgas infectadas. Algunas personas con la infección desarrollan neumonía y eliminan grandes cantidades de microorganismos en las secreciones respiratorias aerosolizadas, lo que permite la transmisión de la enfermedad de una persona a otra.

Las principales epidemias de la peste se han producido cuando *Y. pestis* fue introducida en grandes poblaciones de ratas urbanas en ciudades muy pobladas e insalubres. La infección se diseminó primero entre las ratas. Luego, al morir estas, las pulgas infectadas la transmitieron a las personas, lo que causó la diseminación de la enfermedad.

La plaga de Justiniano de 541-544 comenzó en Etiopía, se extendió por toda Europa y provocó la muerte de unos 25 millones de personas. La pandemia de peste negra en la Europa de mediados del siglo XIV (1347-1350) mató a una tercera parte de la población europea, quizá 34 millones de personas. En Estados Unidos se producen entre 30 y 40 casos al año, sobre todo en el desértico suroeste.

Cada año se registran entre 2000 y 3000 casos de peste en todo el mundo, pero el número probable de infecciones es mucho mayor. En 2017, una epidemia de peste neumónica y bubónica en Madagascar afectó a más de 2500 personas y causó 221 muertes.

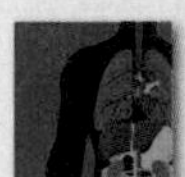
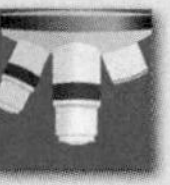

FISIOPATOLOGÍA Y ANATOMOPATOLOGÍA: tras la inoculación en la piel, *Y. pestis* es fagocitada por los neutrófilos y los macrófagos. Las bacterias ingeridas por los neutrófilos son eliminadas, pero las de los macrófagos sobreviven, se replican intracelularmente y son transportadas a los nódulos linfáticos regionales. Allí continúan multiplicándose y acaban produciendo necrosis hemorrágica extensa. Desde los nódulos linfáticos regionales, se diseminan por el torrente sanguíneo y el sistema linfático. En los pulmones, *Y. pestis* produce una neumonitis necrosante que libera organismos en los alvéolos y las vías respiratorias.

Estos son expulsados al toser, lo que permite la propagación neumónica de la enfermedad. Los nódulos linfáticos afectados, denominados «bubones», aumentan de tamaño y desarrollan fluctuación, debido a la extensa necrosis hemorrágica. Los pacientes con la infección suelen desarrollar lesiones cutáneas necróticas y hemorrágicas, de donde deriva el apelativo «muerte negra» de esta enfermedad.

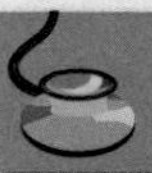

CARACTERÍSTICAS CLÍNICAS: existen tres presentaciones clínicas de la infección por *Y. pestis*, aunque a menudo se superponen.

- La **peste bubónica** comienza después de 2-8 días de la picadura de la pulga con cefalea, fiebre y mialgia, así como con el desarrollo de adenomegalias regionales dolorosas, en su mayoría en la región inguinal, puesto que las picaduras de las pulgas suelen concentrarse en las extremidades inferiores. La enfermedad evoluciona hacia el choque séptico en el transcurso de horas o días tras la aparición de los bubones.
- La **peste septicémica** (10% de los casos) tiene lugar cuando las bacterias se inoculan directamente en la sangre y no generan bubones. Los pacientes mueren por la multiplicación bacteriana intensa en la sangre circulante. Fiebre, postración y meningitis se desarrollan súbitamente, y la muerte sobreviene en el transcurso de 48 h. Todos los vasos sanguíneos alojan bacilos, y los microorganismos se encuentran contenidos en cilindros de fibrina dentro de los glomérulos y los vasos sanguíneos de la dermis.
- La **peste neumónica** se transmite por inhalación de partículas de diseminación aérea, a partir de los cadáveres de animales o por la tos de las personas con la infección. En el transcurso de 2-5 días de la infección aparecen fiebre elevada, tos y disnea de inicio súbito. El esputo está repleto de bacilos. La insuficiencia respiratoria y el choque endotóxico provocan la muerte del paciente en 1-2 días.

Todos los tipos de peste implican una tasa de mortalidad elevada (50-75%) si no reciben tratamiento. El tratamiento recomendado consiste en tetraciclina, combinado con estreptomicina.

La tularemia es una enfermedad febril aguda que suelen transmitir los conejos

La tularemia está causada por *Francisella tularensis*, un pequeño cocobacilo gramnegativo.

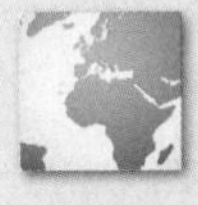

EPIDEMIOLOGÍA: la tularemia es una zoonosis cuyos reservorios más importantes son los conejos y los roedores, aunque otros animales salvajes y domésticos pueden albergar al microorganismo. La infección humana por *F. tularensis* deriva del contacto con animales infectados o de las picaduras de insectos infectados, entre los que se encuentran garrapatas, tábanos y mosquitos. Las garrapatas y los conejos son responsables de la mayoría de las infecciones en el humano. Las bacterias pueden entrar en el cuerpo humano cuando los insectos chupadores de sangre las inoculan a través de la piel, o a través de lesiones que generan pérdida de la integridad cutánea y se pasan por alto cuando existe contacto directo con un animal infectado, de la inhalación de aerosoles infectados, la ingestión de alimentos o agua contaminados, o la inoculación oftálmica. Se identifica en zonas templadas del hemisferio norte. La incidencia de tularemia ha disminuido drásticamente en Estados Unidos hasta llegar a una tasa cercana a los 250 casos anuales, lo que se presume tiene relación con la disminución de la cacería y el uso de trampas.

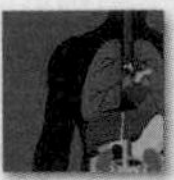

FISIOPATOLOGÍA: *F. tularensis* se multiplica en el lugar de la inoculación y produce una ulceración local. Las bacterias se distribuyen entonces hacia los nódulos linfáticos regionales. Su distribución en la sangre permite el desarrollo de infección diseminada, que el sistema de monocitos y macrófagos, y en ocasiones los pulmones, el corazón y los riñones. *F. tularensis* sobrevive dentro de los macrófagos hasta que estos se activan, como consecuencia de la respuesta inmunitaria mediada por células contra la infección.

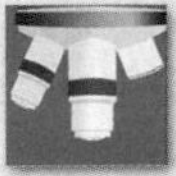

ANATOMOPATOLOGÍA: las lesiones en la tularemia se presentan en el lugar de la inoculación y en los nódulos linfáticos, el bazo, el hígado, la médula ósea, los pulmones (fig. 9-31), el corazón y los riñones. Las lesiones cutáneas iniciales son úlceras piógenas de tipo exudativo.

Más tarde, las lesiones diseminadas sufren necrosis central y las rodea una reacción granulomatosa perimetral, de manera similar a lo que sucede en las lesiones de la tuberculosis. La hiperemia y los macrófagos abundantes sinusales hacen que los nódulos linfáticos aumenten su volumen y se induren; posteriormente se reblandecen, al tiempo que se desarrollan necrosis y supuración. Las lesiones pulmonares se parecen a las de la tuberculosis primaria.

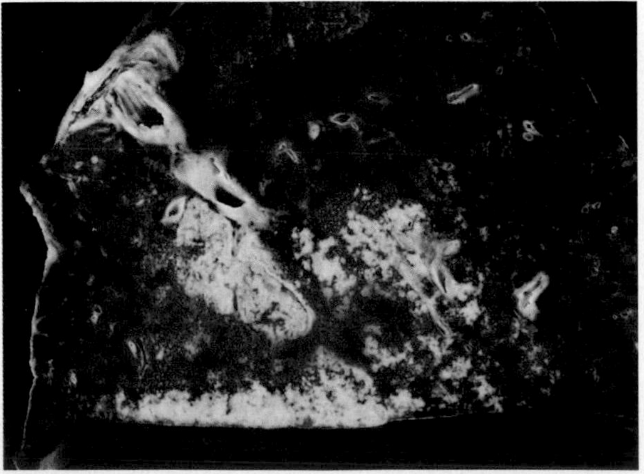

FIGURA 9-31. Tularemia. El pulmón muestra áreas induradas, consolidadas y necróticas.

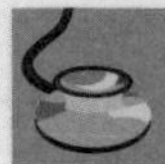

CARACTERÍSTICAS CLÍNICAS: el período de incubación de la tularemia es de 1 a 14 días, en función de la dosis y la vía de transmisión, con una media de 3 a 4 días. Tiene cuatro presentaciones clínicas distintas:

- La **tularemia ulceroglandular** es la presentación más común (80-90% de los casos). Comienza con la formación de una pápula eritematosa y con dolor a la palpación en el lugar de la inoculación, normalmente en una extremidad. Esta se convierte en una pústula, que luego se ulcera. Los nódulos linfáticos regionales crecen de tamaño y producen dolor a la palpación, y pueden supurar y drenar a través de los senos. La linfadenopatía generalizada (**tularemia glandular**) puede ser la primera manifestación de la infección.

La bacteriemia inicial se acompaña de fiebre, cefalea, mialgia y, en ocasiones, postración. Al cabo de 1 semana se desarrollan linfadenopatía generalizada y esplenomegalia. Las infecciones más graves se complican con neumonía secundaria y choque endotóxico, en cuyo caso el pronóstico es grave. Algunos pacientes desarrollan meningitis, endocarditis, pericarditis u osteomielitis.

- La **tularemia oculoglandular** es infrecuente (<2% de los casos) y se caracteriza por el desarrollo de una pápula conjuntival primaria, que forma una pústula y se ulcera. La linfadenopatía de la cabeza y el cuello se vuelve prominente. La ulceración grave podría inducir amaurosis, si la infección penetra en la esclerótica y alcanza el nervio óptico.
- La **tularemia tifoidea** se diagnostica cuando los signos y síntomas de presentación son fiebre, hepatoesplenomegalia y toxemia.
- La **tularemia neumónica**, en la que la neumonía es una característica importante, puede complicar cualquiera de los otros tipos.

La enfermedad dura de 1 semana a 3 meses, pero puede acortarse con un tratamiento rápido con estreptomicina.

El ántrax es rápidamente mortal cuando se disemina

El ántrax es una enfermedad necrosante causada por *Bacillus anthracis*, que es un gran bacilo grampositivo formador de esporas.

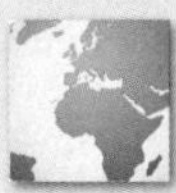

EPIDEMIOLOGÍA: el ántrax se conoce desde hace siglos, y existen descripciones congruentes con la enfermedad en los registros hebreos, romanos y griegos de épocas tempranas. Los reservorios principales son las cabras, las ovejas, los bóvidos, los caballos, los cerdos y los perros. Las esporas se forman en el suelo y los cadáveres de animales, y resisten el calor, la desecación y la desinfección química durante años. Los humanos se infectan cuando las esporas entran en su organismo a través de heridas cutáneas, mediante inhalación o por ingestión. La enfermedad en el humano también puede derivar de la exposición a productos animales contaminados, como pieles, lana, cepillos o harina de hueso.

El ántrax es un problema persistente en Irán, Turquía, Pakistán y Sudán. Uno de los brotes naturales más grandes registrados de ántrax se verificó en Zimbabue, donde alrededor de 10000 personas se infectaron entre 1978 y 1980. En Norteamérica, la infección en el humano es extremadamente rara (un caso por año durante los últimos años) y suele deberse a la exposición a productos animales importados. Sin embargo, la vigilancia del ántrax se intensificó tras un episodio de bioterrorismo reciente que implicó el envío de microorganismos por medio del correo postal (*v.* a continuación).

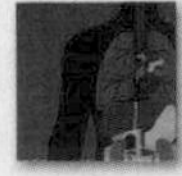

FISIOPATOLOGÍA: las esporas de *B. anthracis* germinan en el cuerpo humano para dar origen a formas vegetativas que se multiplican y liberan una toxina necrosante potente. En el 80% de los casos de ántrax cutáneo, la infección se mantiene localizada y las respuestas inmunitarias del huésped eliminan finalmente el microorganismo. Si la infección se disemina, como sucede cuando los microorganismos se inhalan o ingieren, la destrucción hística generalizada que resulta suele ser mortal.

ANATOMOPATOLOGÍA: *B. anthracis* causa necrosis hística extensa en los lugares de infección, que solo desarrollan un infiltrado pequeño de neutrófilos. Las lesiones cutáneas se ulceran, contienen microorganismos numerosos y se encuentran cubiertas con una costra negra. La infección pulmonar causa neumonía necrosante hemorrágica, que se relaciona con la necrosis hemorrágica de los nódulos linfáticos del mediastino y la diseminación amplia del microorganismo.

CARACTERÍSTICAS CLÍNICAS: las formas de presentación del ántrax dependen del lugar de la inoculación.

- La **pústula maligna**, la variante cutánea, representa el 95% de los casos. Los pacientes presentan una pápula cutánea elevada, que crece y erosiona hasta convertirse en una úlcera. El exudado hemopurulento se acumula y muestra oscurecimiento gradual, hasta adquirir una coloración violácea o negra. La úlcera suele estar rodeada por una zona de edema indurado, que tiende a ser desproporcionado al tamaño de la úlcera. La linfadenitis regional anuncia un pronóstico malo, puesto que la invasión linfática precede a la septicemia. Si la infección no se disemina, las lesiones cutáneas cicatrizan sin dejar secuelas.
- El **ántrax pulmonar o por inhalación**, a veces denominado «**enfermedad de las cardadoras de lana**», constituye un riesgo del manejo de la lana virgen, y se desarrolla tras la inhalación de las esporas de *B. anthracis*. Comienza como una enfermedad parecida a una gripe que progresa rápidamente hacia insuficiencia respiratoria y choque. La muerte suele producirse en un plazo de 24 h a 48 h. Solo se han registrado 18 casos de ántrax por inhalación en Estados Unidos entre 1900 y 1980. El ataque bioterrorista con ántrax en Estados Unidos en 2001 provocó 11 casos. El tratamiento con antibióticos es el tratamiento adecuado.
- El **ántrax septicémico** sigue al ántrax pulmonar más que al desarrollo de pústulas malignas. La coagulación intravascular diseminada es una complicación frecuente. Una toxina bacteriana deprime el centro respiratorio, lo que explica la razón por la cual la muerte puede presentarse incluso cuando la antibioticoterapia resuelve la infección.
- El **ántrax digestivo** es infrecuente y se adquiere al comer carne contaminada. La ulceración estomacal o intestinal y la invasión del sistema linfático regionales son frecuentes. La muerte sobreviene por una diarrea fulminante con ascitis masiva.

La listeriosis es una infección sistémica multiorgánica con mortalidad elevada

Se debe a *Listeria monocytogenes*, un pequeño cocobacilo grampositivo móvil.

EPIDEMIOLOGÍA: El microorganismo se ha aislado en todo el mundo en la superficie del agua, el suelo, la vegetación, las heces de personas saludables, muchas especies de mamíferos silvestres y domésticos y varias especies de aves. Sin embargo, es rara la transmisión de la infección de los animales al humano. La mayor parte de las infecciones humanas se producen en ambientes urbanos y no en los rurales, por lo general durante el verano. *L. monocytogenes* se desarrolla a temperaturas de refrigeración y se han seguido brotes hasta leches pasteurizadas, quesos y productos lácteos.

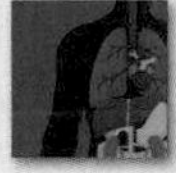

FISIOPATOLOGÍA: *L. monocytogenes* tiene un ciclo de vida inusual, que le permite evadir las defensas del huésped. Tras ser fagocitados por las células del huésped, las bacterias entran en los fagolisosomas, donde el pH ácido activa la *listeriolisina O*, una exotoxina que rompe la membrana vesicular, de modo que las bacterias escapan hacia el citosol. Tras replicarse, la bacteria usurpa los elementos contráctiles del citoesqueleto del huésped para formar protuberancias alargadas que son engullidas por las células adyacentes. De este modo, *Listeria* se propaga de una célula a otra sin exponerse al ambiente extracelular.

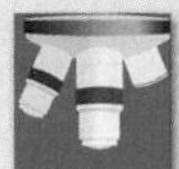
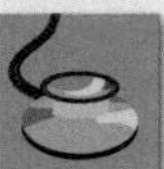

ANATOMOPATOLOGÍA Y CARACTERÍSTICAS CLÍNICAS: la **listeriosis del embarazo** incluye infecciones prenatales y posnatales. La listeriosis en la población adulta suele caracterizarse por meningoencefalitis y septicemia, pero puede localizarse en la piel, los ojos, los nódulos linfáticos, el endocardio o los huesos.

La infección materna en una fase temprana del embarazo podría provocar un aborto o un parto prematuro. Los neonatos infectados desarrollan con rapidez dificultad respiratoria, hepatoesplenomegalia, pápulas cutáneas y mucosas, leucopenia y trombocitopenia. Las infecciones intrauterinas afectan a muchos órganos y tejidos, entre otros el líquido amniótico, la placenta y el cordón umbilical. Se identifican abscesos en muchos órganos. En el análisis microscópico, se encuentran bacterias abundantes en los focos necróticos y supurativos. Las lesiones más antiguas tienden a ser granulomatosas. Las secuelas neurológicas son frecuentes y la mortalidad por listeriosis neonatal es alta incluso cuando se administra antibioticoterapia con rapidez. La listeriosis neonatal también puede adquirirse durante el parto, en cuyo caso el inicio de la enfermedad clínica se verifica entre 3 días y 2 semanas después del nacimiento.

Las personas con alcoholismo crónico, los pacientes con cáncer, aquellos que reciben tratamiento inmunosupresor o aquellos con sida son mucho más susceptibles a la infección que la población general. La meningitis es la forma más habitual de enfermedad en los adultos y se parece a otras meningitis bacterianas.

La **listeriosis septicémica** es una enfermedad febril grave, más frecuente en pacientes con inmunodeficiencia. Podría desencadenar choque y coagulación intravascular diseminada, e inducir un diagnóstico erróneo de sepsis por gramnegativos. El tratamiento prolongado con antimicrobianos suele ser necesario, puesto que los pacientes tienden a experimentar recaídas si este se administra durante menos de 3 semanas. La mortalidad por listeriosis sistémica sigue siendo del 25%.

Bartonella henselae causa la enfermedad por arañazo de gato

La enfermedad por arañazo de gato es una infección autolimitada que suele deberse a *B. henselae*, y en casos más raros a *Bartonella quintana*. Estas bacterias son bacilos gramnegativos pequeños (0.2-0.6 μm). Son difíciles de cultivar, pero se observan con facilidad en los cortes de tejido cutáneo, nódulos linfáticos y conjuntiva, cuando se someten a alguna técnica de impregnación argéntica (fig. 9-32).

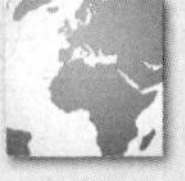

EPIDEMIOLOGÍA: se sospecha que su reservorio animal es el gato; los censos muestran que hasta el 30% de los gatos desarrollan septicemia. La infección inicial cuando el bacilo se inocula en la piel por medio de las garras de los gatos (o, en raras ocasiones, de otros animales), o por medio de espinas o astillas. En ocasiones, la conjuntiva se contamina por el contacto cercano con un gato, quizá cuando

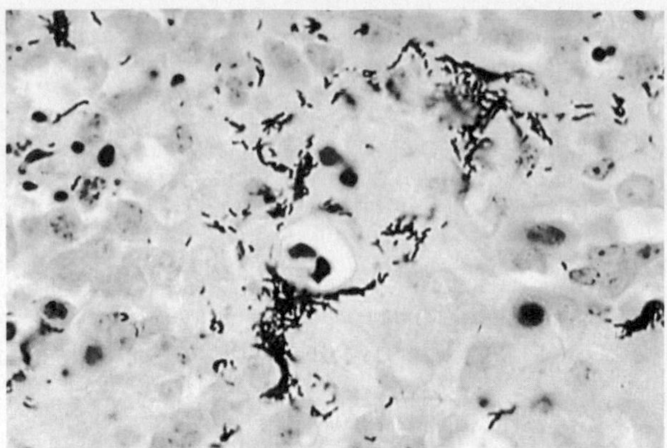

FIGURA 9-32. Enfermedad por arañazo de gato. Corte de nódulo linfático que muestra los bacilos, que son gramnegativos pero difíciles de visualizar utilizando tinciones de Gram para tejidos. Se oscurecen utilizando la técnica de impregnación argéntica de Warthin-Starry.

este lame la zona periférica al ojo. Las infecciones son más frecuentes en niños (80%) que en adultos.

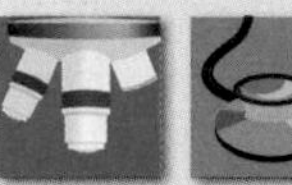

ANATOMOPATOLOGÍA Y CARACTERÍSTICAS CLÍNICAS: las bacterias se multiplican en las paredes de los vasos sanguíneos pequeños y sobre las fibras de colágeno en el lugar de la inoculación. Los microorganismos se transportan entonces hacia los nódulos linfáticos regionales, donde producen una **linfadenitis supurativa** y **granulomatosa**.

En las lesiones tempranas, cúmulos de bacterias ocupan y expanden la luz de los vasos sanguíneos pequeños. Sin embargo, las bacterias son raras en las lesiones tardías. En el lugar de la inoculación se desarrolla una pápula, a la que sigue la adenomegalia regional dolorosa. Las adenomegalias persisten durante 3-4 meses y pueden drenar a través de la piel.

Alrededor de la mitad de los pacientes desarrolla otros síntomas, entre los que se encuentran fiebre y malestar general, exantema, un cuadro breve de encefalitis, y eritema nudoso. Otras manifestaciones clínicas incluyen el **síndrome oculoglandular de Parinaud** (adenopatía preauricular secundaria a una infección conjuntival). La **angiomatosis bacilar** es una vasculopatía de la piel que puede extenderse a otros órganos. Es más frecuente en personas inmunodeprimidas. La **peliosis bacilar** afecta el hígado y el bazo, caracterizado por espacios quísticos llenos de sangre. Afecta a pacientes con compromiso inmunitario severo. Se desconoce si los antibióticos resultan de utilidad.

El muermo es una infección granulomatosa que transmiten los caballos

El muermo es una infección de las especies equinas (caballos, acémilas o mulas, asnos) que solo en ocasiones aisladas se transmite al humano, en el que produce una enfermedad granulomatosa aguda o crónica. Se debe a *Pseudomonas mallei*, un bacilo gramnegativo pequeño sin movilidad. Aunque rara, la infección sigue siendo endémica en Sudamérica, Asia y África. El humano adquiere la enfermedad por contacto con los equinos infectados, a través de heridas cutáneas o inhalación de aerosoles contaminados.

- El **muermo agudo** se caracteriza por bacteriemia, postración grave y fiebre. Se forman abscesos granulomatosos en los tejidos subcutáneos y otros órganos, como el pulmón, el hígado, el bazo, los músculos y las articulaciones. El muermo agudo es casi siempre mortal.
- El **muermo crónico** se caracteriza por febrícula, abscesos cutáneos con drenaje, linfadenopatía y hepatoesplenomegalia. Los granulomas en muchos órganos simulan la tuberculosis. La mortalidad del muermo crónico supera el 50%.

La bartonelosis causa anemia aguda y dermatopatía crónica

La bartonelosis es una infección por *Bartonella bacilliformis*, un pequeño cocobacilo gramnegativo con múltiples flagelos.

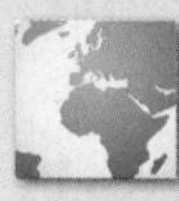

EPIDEMIOLOGÍA: la bartonelosis solo se presenta en Perú, Ecuador y Colombia, en los valles de los ríos de los Andes, y la transmiten los flebótomos. Los humanos son el único reservorio, y adquieren la infección al amanecer y al atardecer, hora en la que esos insectos entran en actividad. En regiones endémicas, del 10% al 15% de la población tiene infección latente. Los recién llegados son susceptibles, mientras la población local tiende a mostrar resistencia.

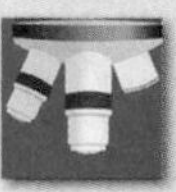
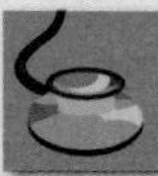

ANATOMOPATOLOGÍA Y CARACTERÍSTICAS CLÍNICAS: la bartonelosis se manifiesta con un patrón bifásico, con anemia hemolítica aguda (**fiebre de Oroya**) en primer lugar, a la que sigue algunos meses después una fase dérmica crónica (**verruga peruana**). Cualquiera de estas fases puede presentarse aisladamente.

La complicación más grave de la bartonelosis es la anemia hemolítica. Una vez que el flebótomo inocula en la piel *B. bacilliformis*, las bacterias proliferan en el endotelio vascular e invaden los eritrocitos, lo que desencadena hemólisis grave.

La **fase anémica** aguda se presenta después de una incubación de 3 semanas, y se caracteriza por el inicio abrupto de fiebre, dolor esquelético y anemia hemolítica grave. Si no recibe tratamiento, el 40% de los pacientes muere en la fase anémica. La sepsis secundaria debida a *Salmonella* es frecuente, y contribuye a la mortalidad elevada.

La **fase dérmica eruptiva** de la bartonelosis podría coexistir con la fase anémica, pero suele transcurrir un intervalo de 3-6 meses entre ambas. En la dermis proliferan lesiones pequeñas similares a los hemangiomas, y es posible identificar las bacterias en las células endoteliales. Las lesiones nodulares podrían ser prominentes en las superficies extensoras de los brazos y las piernas. Las lesiones grandes profundas, que tienden a ulcerarse, se desarrollan cerca de las articulaciones y limitan el movimiento. La fase eruptiva dérmica suele ser prolongada, pero finalmente muestra resolución espontánea. La mortalidad en esta fase es menor del 5%.

ORGANISMOS FILAMENTOSOS RAMIFICADOS

La actinomicosis se caracteriza por la formación de abscesos y trayectos fistulosos

Varias especies de *Actinomyces* anaerobias y microaerófilas causan enfermedades humanas, la más común de las cuales es *Actinomyces israelii*. Se trata de bacilos ramificados, filamentosos y grampositivos que normalmente residen en la bucofaringe, el tubo digestivo y la vagina. La actinomicosis es una infección fibrosa, supurativa y lentamente progresiva que afecta la mandíbula, el tórax o el abdomen.

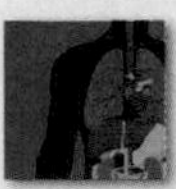

FISIOPATOLOGÍA: *Actinomyces* no suele ser virulento; los organismos residen como saprofitos en el organismo, sin causar enfermedad. Deben cumplirse dos condiciones infrecuentes para que *Actinomyces* produzca enfermedad. En primer lugar, debe inocularse en tejidos más profundos, ya que carece de capacidad invasora. En segundo lugar, se requiere una atmósfera anaerobia para la proliferación bacteriana. El traumatismo puede generar necrosis hística y proporcionar un ambiente anaerobio excelente para el crecimiento de *Actinomyces*, a la vez que puede inocular el microorganismo en tejidos en general estériles. La actinomicosis se desarrolla en cuatro ubicaciones anatómicas distintas:

- La **actinomicosis cervicofacial** es el resultado de una lesión en la mandíbula, extracción dental o manipulación odontológica.
- La **actinomicosis torácica** se debe a la aspiración de organismos que contaminan los restos dentales.
- La **actinomicosis abdominal** se produce después de una alteración traumática o quirúrgica del intestino, especialmente del apéndice.
- La **actinomicosis pélvica** se asocia al uso prolongado de dispositivos intrauterinos (DIU).

Las distintas especies de *Actinomyces* tienen una notable capacidad para «excavar» y crear trayectos fistulosos, con independencia de los límites de los tejidos y las estructuras anatómicas.

ANATOMOPATOLOGÍA: la actinomicosis comienza con la formación de un cúmulo de microorganismos en proliferación, que provoca un infiltrado inflamatorio agudo. El absceso pequeño crece con lentitud y se transforma en varios abscesos, interconectados por medio de trayectos fistulosos. Los trayectos atraviesan los límites del tejido normal y alcanzan los órganos adyacentes. Finalmente, es posible que un trayecto fistuloso alcance una superficie externa o una membrana mucosa y dé lugar a un seno de drenaje. Las paredes de los abscesos y los trayectos se encuentran compuestas de tejido de granulación, que con frecuencia es grueso y muestra fibrosis densa e inflamación crónica. Dentro de los abscesos y los trayectos fistulosos se encuentra material purulento y colonias de microorganismos.

Las colonias de *Actinomyces* dentro de estas lesiones pueden crecer hasta alcanzar varios milímetros de diámetro y ser visibles a simple vista. Se observan como granos sólidos y amarillos y se denominan **gránulos de azufre**, porque se parecen al azufre elemental. Son masas entremezcladas de filamentos delgados con ramificaciones, que están contenidos en una matriz de polisacáridos y proteínas (**material de Splendore-Hoeppli**). En el análisis histológico, las colonias se observan como granos redondos basófilos con bordes eosinófilos festoneados (fig. 9-33A). Es imposible identificar cada filamento de *Actinomyces* con la tinción de hematoxilina y eosina, pero se pueden distinguir con facilidad con la tinción de Gram o mediante impregnación argéntica (fig. 9-33B).

CARACTERÍSTICAS CLÍNICAS: los signos y síntomas de la actinomicosis dependen del lugar de la infección. Si la infección se origina en el alvéolo dental o en las amígdalas, se caracteriza por tumefacción de la mandíbula («mandíbula nodular»), la cara y el cuello, al principio indolora y fluctuante, pero, más adelante, dolorosa. En las infecciones pulmonares, los trayectos fistulosos podrían extenderse de un lóbulo a otro, a través de la pleura y hacia las costillas y las vértebras. La enfermedad abdominal o pélvica puede manifestarse como una masa en expansión, lo que sugiere la existencia de un tumor con extensión local. La actinomicosis responde al tratamiento antibiótico prolongado, y la penicilina es muy efectiva.

La nocardiosis es una infección respiratoria supurativa que se desarrolla en huéspedes con inmunocompromiso

Las especies de *Nocardia* son bacterias aerobias grampositivas filamentosas y ramificadas. Son ligeramente acidorresistentes, característica que ayuda a distinguirlas de los *actinomicetos*, morfológicamente similares. Desde los pulmones, la infección suele extenderse al cerebro y a la piel.

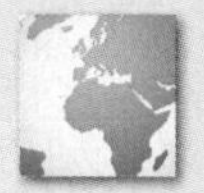

EPIDEMIOLOGÍA: las especies de *Nocardia* presentan una distribución amplia en el suelo. La enfermedad en el humano se debe a la inhalación o la inoculación de organismos que provienen del suelo, la mayoría de las veces *Nocardia asteroides*. No se transmite de persona a persona. La nocardiosis es más habitual en pacientes con anomalías de la inmunidad, especialmente de la inmunidad mediada por células. El trasplante de órganos, el tratamiento prolongado con corticoesteroides, los linfomas, las leucemias y otras enfermedades debilitantes son factores predisponentes.

Otras dos especies patógenas de *Nocardia*, *N. brasiliensis* y *N. caviae*, pueden causar una nocardiosis pulmonar similar a la producida por *N. asteroides*. Suelen encontrarse en países subdesarrollados como etiología del micetoma.

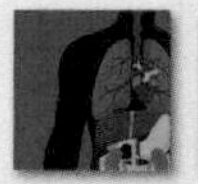
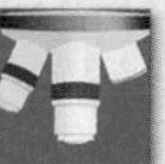

FISIOPATOLOGÍA Y ANATOMOPATOLOGÍA: la vía respiratoria es la puerta habitual de entrada para *Nocardia*, donde provoca una fuerte respuesta de los neutrófilos. La enfermedad comienza como una neumonía piógena lentamente progresiva. Si una persona con la infección desarrolla una respuesta inmunitaria intensa mediada por células, la infección podría eliminarse, pero los pacientes con inmunocompromiso pueden desarrollar abscesos pulmonares, que a menudo son múltiples y confluentes. La extensión directa hacia la pleura, la tráquea y el corazón, y la diseminación hemática hacia el cerebro o la piel, implican un pronóstico grave. Los abscesos nocárdicos contienen gran cantidad de neutrófilos, restos necróticos y organismos dispersos. Es posible identificar las bacterias mediante impregnación argéntica (fig. 9-34).

Con la tinción de Gram se aprecian como bacilos grampositivos filamentosos con aspecto de cuentas de rosario. La nocardiosis que no recibe tratamiento suele ser mortal. La administración durante varios meses de sulfonamidas o antibióticos relacionados suele constituir un tratamiento efectivo.

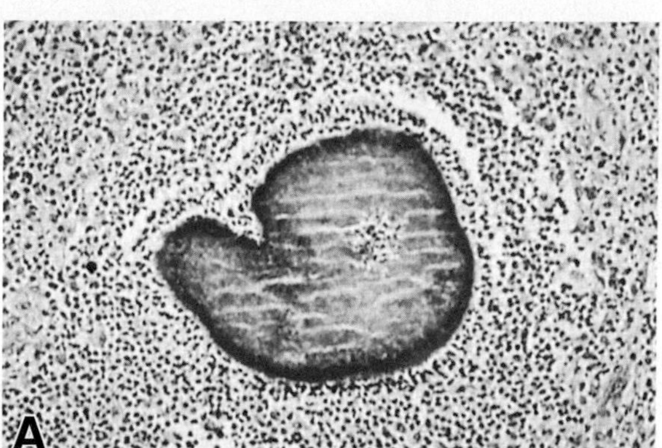

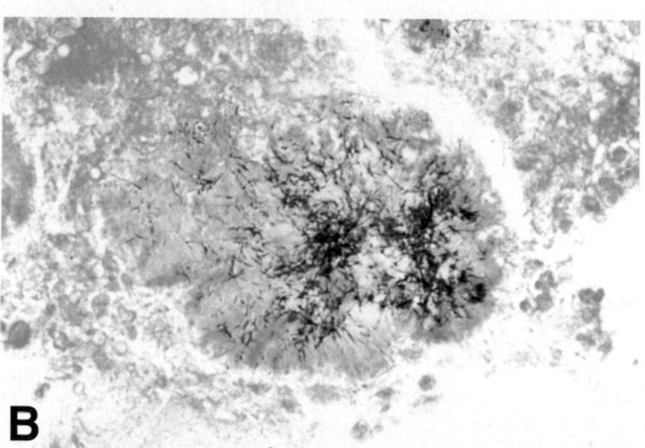

FIGURA 9-33. Actinomicosis. A. Gránulo de azufre típico que se ubica dentro de un absceso. **B.** Es posible observar con facilidad todos los filamentos de *Actinomyces israelii* al utilizar la técnica de impregnación argéntica.

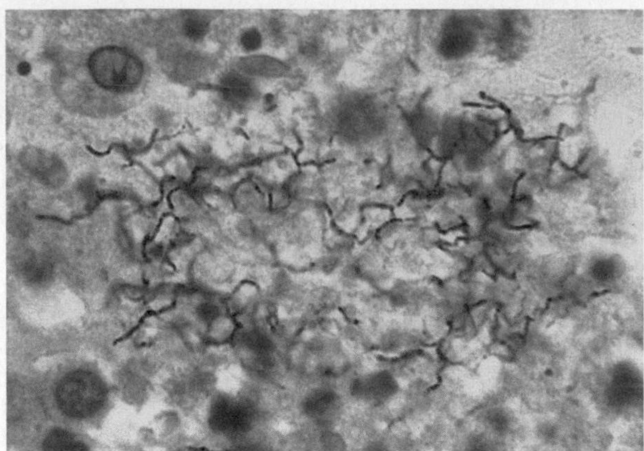

FIGURA 9-34. Nocardiosis. Tinción argéntica de un exudado necrótico que destaca los bastoncillos filamentosos ramificados de *Nocardia asteroides.*

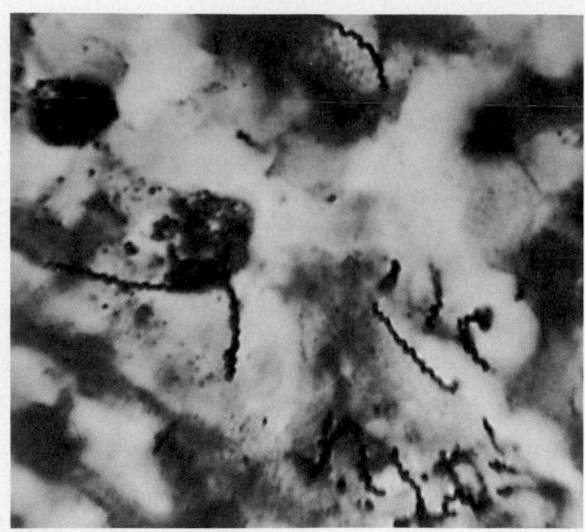

FIGURA 9-35. Sífilis. Espiroquetas de *Treponema pallidum,* que se visualizan mediante impregnación argéntica, en el ojo de un niño con sífilis congénita.

ESPIROQUETAS

Las espiroquetas son bacterias helicoidales largas y delgadas con cubiertas celulares especializadas, que les permiten desplazarse mediante flexión y rotación. Los microorganismos más delgados no son discernibles en la microscopía óptica habitual. Para visualizarlos se requieren técnicas especiales, como la microscopía de campo oscuro o la impregnación argéntica. Las espiroquetas tienen la estructura básica de pared celular propia de los microorganismos gramnegativos, captan mal la tinción de Gram.

Tres géneros de espiroquetas causan enfermedades en humanos: *Treponema, Borrelia* y *Leptospira.* En conjunto, son «expertos» en eludir las defensas inmunitarias e inflamatorias del huésped, y suelen causar enfermedades crónicas y recurrentes (tabla 9-4).

La sífilis es una enfermedad de transmisión sexual sistémica causada por *T. pallidum*

El Treponema pallidum es una espiroqueta delgada y larga (fig. 9-35) que no puede cultivarse en medios artificiales. La sífilis fue reconocida por primera vez en Europa en la década de 1490, posiblemente relacionada con el regreso de Colón del Nuevo Mundo. La urbanización y los movimientos masivos de personas causados por la guerra contribuyeron a su rápida propagación. Originalmente, la sífilis era una enfermedad aguda que causaba lesiones cutáneas destructivas y muerte temprana, pero ha perdido agresividad y actualmente muestra una evolución clínica más prolongada y gradual.

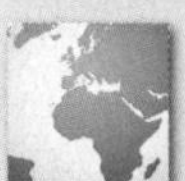

EPIDEMIOLOGÍA: la sífilis es una enfermedad de distribución mundial que se transmite casi exclusivamente por contacto sexual. La infección también puede transmitirse de una madre infectada a su feto (**sífilis congénita**). La incidencia de la sífilis primaria y secundaria ha disminuido desde la introducción de la penicilina al final de la Segunda Guerra Mundial.

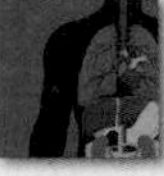

FISIOPATOLOGÍA: *T. pallidum* es muy frágil; lo eliminan el jabón, los antisépticos, la desecación y el frío. La transmisión de persona a persona requiere el contacto directo entre una fuente rica en espiroquetas (p. ej., una

TABLA 9-4
INFECCIONES POR ESPIROQUETAS

Enfermedad	Microorganismo	Manifestaciones clínicas	Distribución	Mecanismo de transmisión
Treponemas				
Sífilis	*Treponema pallidum*	Véase el texto	Frecuente en todo el mundo	Contacto sexual, congénito
Bejel	*Treponema endenicum (Treponema pallidum, subespecie endenicum)*	Lesiones mucosas, cutáneas y óseas	Oriente Medio	Contacto boca-boca
Frambesía	*Treponema pertenue (Treponema pallidum, subespecie pertenue)*	Cutáneas y óseas	Trópicos	Contacto piel-piel
Pinta	*Treponema carateum*	Lesiones cutáneas	Latinoamérica	Contacto piel-piel
Borrelia				
Enfermedad de Lyme	*Borrelia burgdorferi*	Véase el texto	Norteamérica, Europa, Rusia, Asia, África, Australia	Mordedura de garrapata
Fiebre recurrente	*Borrelia recurrentis*	Enfermedad recurrente similar a la influenza	Mundial	Mordedura de garrapata, mordedura de piojo y especies relacionadas
Leptospira				
Leptospirosis	*Leptospira interrogans*	Enfermedad similar a la influenza, meningitis	Mundial	Contacto con orina animal

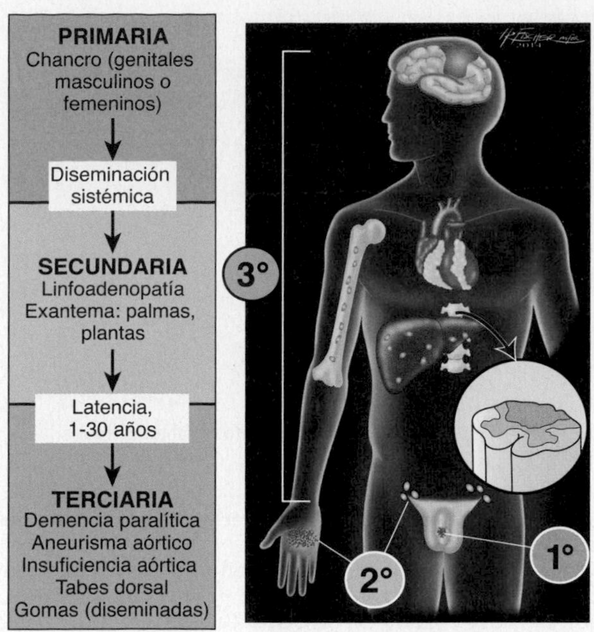

FIGURA 9-36. Características clínicas de las distintas fases de la sífilis.

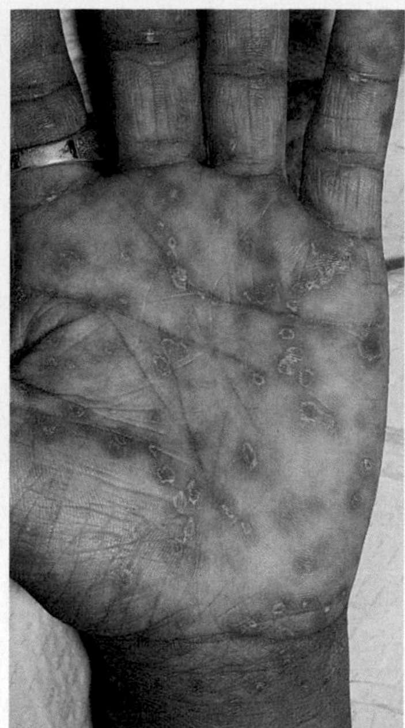

FIGURA 9-38. Sífilis secundaria. Exantema maculopapular en la palma.

lesión abierta) y las membranas mucosas o la piel raspada de los órganos genitales, el recto, la boca, los dedos o los pezones. Los treponemas se reproducen en el lugar de la inoculación y luego pasan a los nódulos linfáticos regionales, desde donde se propagan a la sangre y a todo el organismo. Aunque *T. pallidum* induce una respuesta inflamatoria y es capturado por los fagocitos, sobrevive y prolifera. La infección y la inflamación crónicas provocan la destrucción de los tejidos, a veces durante décadas.

La evolución de la sífilis se divide clásicamente en tres etapas (fig. 9-36).

La lesión clásica de la sífilis primaria es el chancro

Los chancros (fig. 9-37) son úlceras características en los lugares de entrada de *T. pallidum*, generalmente el pene, la vulva, el ano o la boca. Aparecen entre 1 semana y 3 meses después de la exposición, con una media de 3 semanas, y suelen ser solitarias, con bordes indurados y elevados. Las espiroquetas tienden a concentrarse en las paredes de los vasos y en la epidermis alrededor de la úlcera. Los chancros, al igual que las lesiones en todas las fases de la sífilis, muestran **vasculitis lútea**: proliferación e hinchazón de las células endoteliales, así como engrosamiento de las paredes de los vasos por la infiltración de linfocitos y la fibrosis.

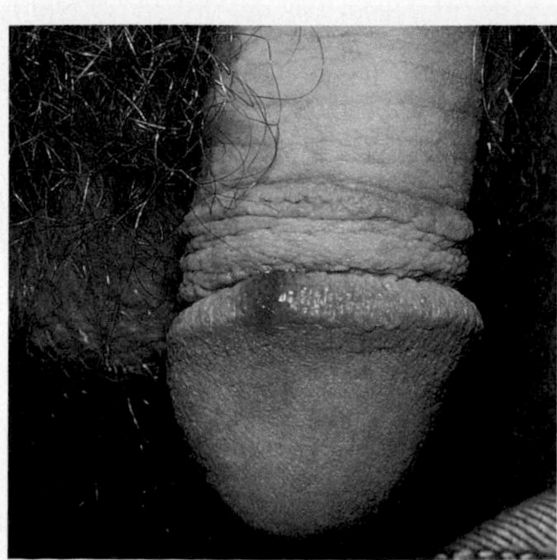

FIGURA 9-37. Chancro sifilítico. Paciente con sífilis primaria que presenta una lesión peniana eritematosa elevada.

Los chancros se erosionan rápidamente para acabar formando una úlcera característica. Son indoloros y pueden pasar desapercibidos en algunas localizaciones, como el cuello uterino, el canal anal y la boca. Persisten de 3 a 12 semanas, suelen provocar linfadenopatía local y se resuelven sin dejar cicatriz.

Sífilis secundaria

En la sífilis secundaria, *T. pallidum* presenta diseminación sistémica y prolifera para producir lesiones cutáneas, las membranas mucosas, los nódulos linfáticos, las meninges, el estómago y el hígado. Las lesiones muestran infiltración linfocítica perivascular y endoarteritis obliterante.

- **Piel**: la sífilis secundaria se advierte con más frecuencia por un exantema maculopapular eritematoso en el tronco y las extremidades, que en muchos casos afecta a las palmas de las manos (fig. 9-38) y las plantas de los pies. El exantema aparece entre 2 semanas y 3 meses tras la resolución del chancro. Otras lesiones cutáneas en la sífilis secundaria incluyen los **condilomas lata** (placas exudativas en el periné, la vulva o el escroto, repletas de espiroquetas) (fig. 9-39), las **sifílides foliculares** (pequeñas lesiones papulares alrededor de los folículos pilosos que provocan la caída del cabello) y las **sifílides numulares** (lesiones en forma de moneda en la cara y el periné).
- **Membranas mucosas**: las lesiones de las superficies mucosas de la boca y los órganos genitales, que se denominan **parches mucosos**, contienen gran cantidad de microorganismos y son muy infecciosas.
- **Nódulos linfáticos**: los cambios característicos en los nódulos linfáticos, en particular los epitrocleares, incluyen el engrosamiento de su cápsula, la hiperplasia folicular, el aumento del número de células plasmáticas y macrófagos y la vasculitis luética. En la sífilis secundaria, las espiroquetas abundan en los nódulos linfáticos.
- **Meninges**: si bien las meninges normalmente son sembradas con *T. pallidum*, la afectación meníngea es muchas veces asintomática.

Sífilis terciaria

Una vez que desaparecen las lesiones de la sífilis secundaria, sigue un período asintomático, que dura algunos años o décadas. A lo largo de este período, las espiroquetas siguen multiplicándose y en

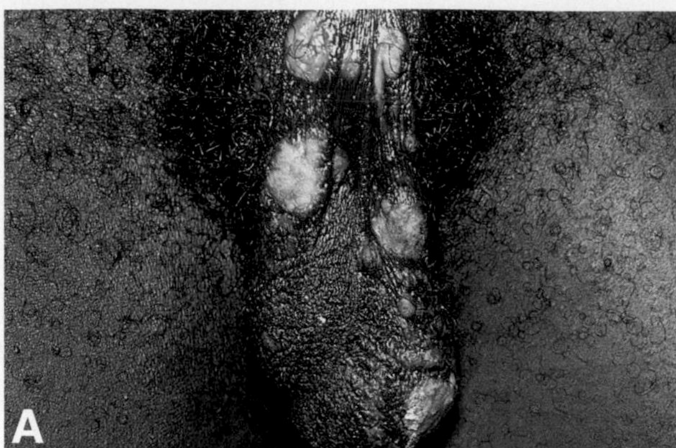

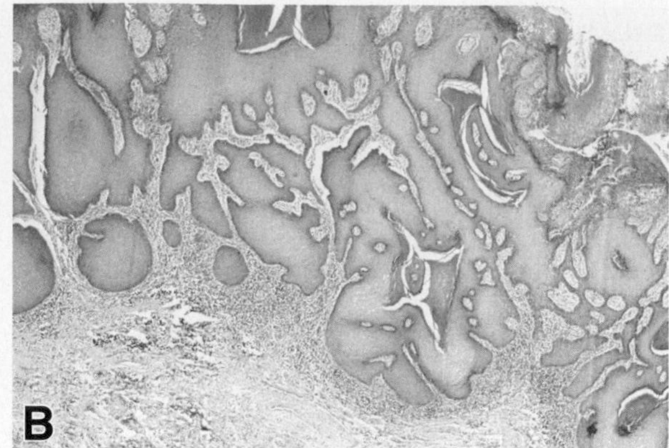

FIGURA 9-39. **Condilomas planos de la sífilis secundaria. A.** Placas blanquecinas en la vulva y el periné. **B.** Microfotografía que muestra la hiperplasia papilomatosa de la epidermis, con inflamación crónica subyacente.

un tercio de los pacientes que no reciben tratamiento se desarrollan gradualmente las lesiones profundas de la sífilis terciaria. ***El mecanismo de muchos de los procesos que se asocian con la sífilis terciaria es la necrosis isquémica focal secundaria a la endoarteritis obliterante.*** *T. pallidum* provoca una inflamación mononuclear, en especial con linfocitos y células plasmáticas. Estas células infiltran las arterias pequeñas y las arteriolas y causan una lesión vascular obstructiva característica **(endoarteritis obliterante)** (fig. 9-40). Las arterias pequeñas se inflaman y sus células endoteliales se edematizan. Se observan rodeadas por capas concéntricas de fibroblastos en proliferación, que confieren a las lesiones vasculares un aspecto de «piel de cebolla».

- **Aortitis sifilítica**: esta lesión se desencadena por la endoarteritis obliterante progresiva lenta de los vasos sanguíneos, que finalmente determina la necrosis de la capa media de la aorta, con debilitamiento gradual y distensión de la pared del vaso, así como formación de un aneurisma aórtico. Los aneurismas sifilíticos son saculares y afectan a la aorta ascendente, que constituye una ubicación inusual para los aneurismas ateroescleróticos, mucho más frecuentes. En la inspección macroscópica, la íntima de la aorta tiene aspecto rugoso y con fositas (**aspecto de corteza de árbol**) (fig. 9-41) (*v.* cap. 10). Gradualmente, la media de la aorta queda sustituida por tejido cicatricial, después de lo cual el vaso pierde su resistencia y capacidad de soporte. La aorta se distiende y sufre adelgazamiento progresivo, hasta el punto de la rotura, la hemorragia masiva y la muerte súbita. ***El daño a la aorta ascendente y su cicatrización también desencadenan con frecuencia la dilatación del anillo aórtico, la separación de las cúspides valvulares y la regurgitación sanguínea a través de la válvula (insuficiencia aórtica).*** La vasculitis luética podría reducir u ocluir la luz de las arterias coronarias y desencadenar un infarto del miocardio.
- **Neurosífilis**: la infección de evolución lenta daña las meninges, la corteza cerebral, la médula espinal, los nervios craneales o los ojos. La sífilis terciaria del SNC se subclasifica según el tejido en que predomina la afectación: **sífilis meningovascular** (meninges), **tabes dorsal** (médula espinal) y **parálisis generalizada** (corteza cerebral) (*v.* cap. 26).
- **Sífilis terciaria benigna**: la aparición de una goma (fig. 9-42) en cualquier órgano o tejido es el rasgo clínico habitual de la sífilis terciaria benigna. Las gomas son más frecuentes en la piel, los huesos y las articulaciones, aunque pueden desarrollarse en cualquier lugar. Estas lesiones granulomatosas cuentan con un área central de necrosis coagulativa, macrófagos epitelioides, células gigantes ocasionales y tejido fibroso periférico. Las gomas suelen ser lesiones localizadas que no generan daño relevante al paciente.

Sífilis congénita

T. pallidum puede cruzar la placenta y diseminarse. Los tejidos fetales resultan dañados por la proliferación de la bacteria y por la respuesta inflamatoria que la acompaña. La infección fetal puede provocar muerte fetal, enfermedad o muerte neonatales, o enfermedad posnatal progresiva.

ANATOMOPATOLOGÍA: las lesiones de la sífilis congénita son idénticas a las de la enfermedad del adulto. Los tejidos infectados muestran un infiltrado inflamatorio crónico de linfocitos y células plasmáticas y endoarteritis obliterante. Prácticamente cualquier tejido puede

FIGURA 9-40. **Endoarteritis obliterante.** Lesiones de pequeños vasos en la sífilis terciaria, con células endoteliales prominentes (*flechas*) e infiltrado inflamatorio mononuclear perivascular significativo (*puntas de flecha*).

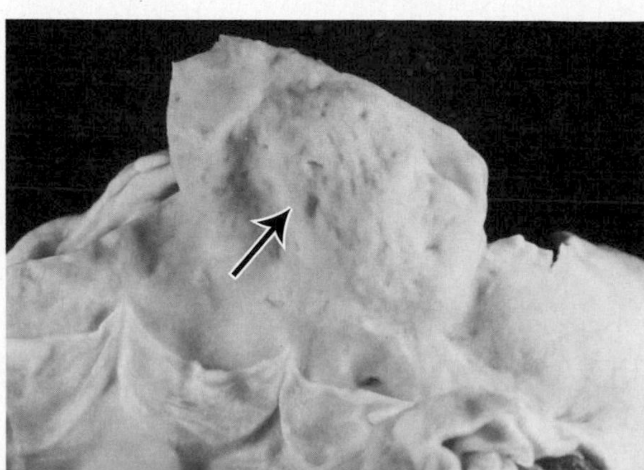

FIGURA 9-41. **Aortitis sifilítica.** La aorta ascendente muestra rugosidad de la íntima (*flecha*, aspecto de «corteza de árbol»), secundaria a la destrucción de la media.

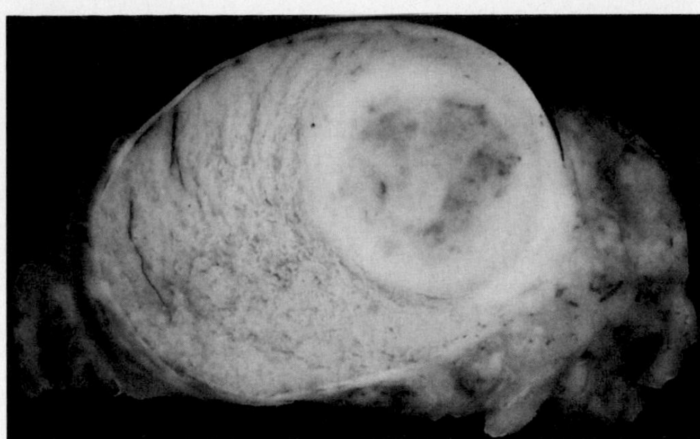

FIGURA 9-42. Goma sifilítica. Goma testicular bien delimitada en un paciente con sífilis terciaria, que se caracteriza por una pared fibrogranulomatosa y un centro necrótico.

verse afectado, pero sobre todo en la piel, huesos, dientes, articulaciones, el hígado y el SNC (*v.* cap. 6).

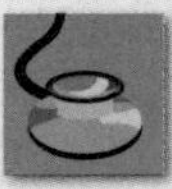

CARACTERÍSTICAS CLÍNICAS: la presentación de la sífilis congénita es variable; los recién nacidos con la infección suelen permanecer asintomáticos. Los primeros signos de la infección son la rinitis (**rinorrea sifilítica**) y exantema descamativo. La infección del periostio, el hueso, el cartílago y la pulpa dental provocan deformidades de los huesos y los dientes, entre las que se encuentran la **nariz en silla de montar**, el arqueamiento anterior de las piernas (**espinillas de sable**) y la deformidad en forma de clavija de los incisivos superiores (**dientes de Hutchinson**). Esta fase de la sífilis congénita puede detenerse con penicilina.

La treponematosis no venérea puede ser idéntica a la sífilis

Estas enfermedades crónicas se dan sobre todo en las regiones tropicales y subtropicales, y están causadas por otras especies treponémicas. Al igual que la sífilis, son el resultado de la inoculación en superficies mucocutáneas. Siguen fases clínicas y patológicas claramente definidas, que incluyen una lesión primaria en el lugar de la inoculación; erupciones cutáneas secundarias; un período de latencia; y una fase terciaria (tardía).

Frambesía

La frambesía o pian se desarrolla en las poblaciones rurales pobres que se ubican en las zonas cálidas y húmedas del trópico en África, Sudamérica, el Sureste asiático y Oceanía. Los niños y los adolescentes de regiones tropicales pobres se encuentran en riesgo. La transmisión se produce mediante contacto de piel a piel, y se facilita por la existencia de heridas. En 2-5 semanas después de la exposición aparece una «frambesía madre» única en el lugar de la inoculación, por lo general en una zona expuesta. La lesión deja de ser una pápula para convertirse en un papiloma de 2-5 cm, con «aspecto de frambuesa». La fase secundaria o diseminada comienza con la erupción de lesiones de frambesía similares, aunque más pequeñas, en otras zonas de la piel. La frambesía madre y las lesiones secundarias muestran hiperqueratosis, acantosis papilar y un infiltrado neutrófilo grave en la epidermis. La epidermis que cubre el ápice del papiloma se lisa y da paso a una úlcera poco profunda, y las células plasmáticas invaden la dermis superior. Las espiroquetas son numerosas en las papilas dérmicas.

El desarrollo de papilomas dolorosos en las plantas de los pies hace que los pacientes caminen sobre el canto de sus pies como un cangrejo, enfermedad que se denomina **frambesía en cangrejo**. Los treponemas se diseminan en la sangre para alcanzar los huesos, los nódulos linfáticos y la piel, donde se desarrollan durante un período latente de 5 años o más. Las lesiones en la fase tardía incluyen gomas cutáneas, que causan destrucción facial y de las vías respiratorias superiores. La periostitis en la tibia tiene como consecuencia su deformación, conocida como «tibias en sable» o «piernas en búmeran». La frambesía se cura con una dosis de penicilina de acción prolongada.

Bejel

El bejel (también denominado sífilis endémica) se debe a *T. pallidum* subespecie *endemicum* y tiene una distribución regional en África, Asia occidental y Australia. Se transmite por vías no venéreas, como por ejemplo de un lactante con la infección al pecho de la madre, de boca a boca o de los utensilios a la boca. El fármaco es morfológica y serológicamente indistinguible del agente causante de la sífilis venérea, *Treponema pallidum.* Aparte en el pecho lactante, las lesiones primarias son raras. Las lesiones secundarias en la boca son idénticas a las que se encuentran en la mucosa en el caso de la sífilis y pueden diseminarse de la vía respiratoria superior hacia la laringe. Es posible encontrar lesiones en el periné y el hueso y pueden desarrollarse gomas en las mamas.

Pinta

La pinta (del español 'pintado' o 'pinto') está causada por *T. carateum,* y se caracteriza por manchas de color variable en la piel. Se describió por primera vez en el siglo XVI en amerindios aztecas y caribeños. Es frecuente en regiones remotas, áridas, interiores y valles fluviales de los trópicos americanos. Las lesiones de las tres fases de la pinta se limitan a la piel y tienden a fusionarse. La transmisión se produce por inoculación de una piel a otra, normalmente tras un contacto íntimo prolongado con una persona con la infección. Solo se registran unos pocos cientos de casos nuevos al año en las zonas endémicas, pero probablemente son cifras subestimadas.

La enfermedad de Lyme afecta la piel, el corazón, las articulaciones y el sistema nervioso

Los agentes causales son grandes espiroquetas microaerófilas pertenecientes al género *Borrelia.*

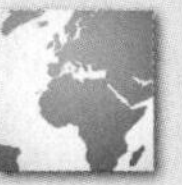

EPIDEMIOLOGÍA: la enfermedad de Lyme se describió por vez primera en pacientes de la ciudad de Lyme, en Connecticut, pero desde entonces se ha reconocido en muchas otras regiones. *B. burgdorferi* es la principal causa de la enfermedad de Lyme en Estados Unidos, mientras que *Borrelia afzelii* y *Borrelia garinii* causan la mayoría de los casos en Europa. Se transmite a partir de su reservorio animal al humano por medio de la picadura de la garrapata diminuta Ixodes. Este insecto del tamaño de la cabeza de un alfiler se encuentra en regiones boscosas, donde suele alimentarse de ratones y venados. La transmisión al humano tiene más probabilidad de ocurrir entre mayo y julio, cuando comienza la alimentación de las ninfas de la garrapata.

La enfermedad de Lyme es un problema de salud pública establecido en Estados Unidos, donde es la enfermedad más común transmitida por garrapatas; cada año se dan entre 15 000 y 20 000 casos. Se concentra a lo largo de la costa oriental desde Maryland hasta Massachusetts, en el Medio Oeste en Minnesota y Wisconsin y en el Oeste en California y Oregón. La enfermedad también se observa en Europa, Australia y Asia.

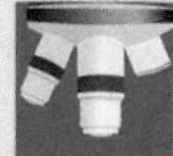

ANATOMOPATOLOGÍA: *B. burgdorferi* se reproduce en el lugar de la inoculación, se disemina hacia los nódulos linfáticos regionales y se distribuye por todo el organismo a través del torrente sanguíneo. Al igual que otras enfermedades por espiroquetas, la enfermedad de Lyme es crónica y su evolución se caracteriza por etapas, con remisiones y exacerbaciones. En pacientes que mueren por la enfermedad, la autopsia permite identificar los microorganismos en casi todos los órganos afectados, como la piel, el miocardio, el hígado, el SNC y el sistema musculoesquelético.

CARACTERÍSTICAS CLÍNICAS: es una enfermedad prolongada en la que se describen tres fases clínicas:

- **Fase 1**: en el lugar de la picadura de la garrapata aparece la lesión cutánea característica, un **eritema crónico migratorio**. Se forma entre 3 y 35 días después de la picadura, como una mácula o una pápula eritematosa, que crece para convertirse en un parche eritematoso de 3-7 cm de diámetro. A menudo es intensamente roja en su periferia, con una cierta palidez central, lo que le confiere un aspecto en anillo. Se acompaña de fiebre, fatiga, cefalea, artralgias y linfadenopatía regional. Las lesiones cutáneas anulares secundarias se desarrollan en alrededor de la mitad de los pacientes, y pueden persistir durante períodos prolongados. Durante esta fase los individuos experimentan malestar general y fatiga constantes, así como cefalea y fiebre. Entre las manifestaciones intermitentes también podrían encontrarse irritación meníngea, mialgia migratorias, tos, linfadenopatía generalizada y orquitis.
- **Fase 2**: la segunda fase comienza varias semanas o meses después de la aparición de la lesión cutánea y se caracteriza por la exacerbación de dolores musculoesqueléticos migratorios, y por anomalías cardíacas y neurológicas. En el 10% de los casos se identifican trastornos de la conducción, en particular bloqueo auriculoventricular, secundarios a miocarditis. Las anomalías neurológicas, con más frecuencia meningitis y parálisis del nervio facial, afectan al 15% de los pacientes.
- **Fase 3**: la tercera fase de la enfermedad de Lyme se inicia meses o años más tarde, con alteraciones articulares, cutáneas y neurológicas. Más de la mitad de estas personas presentan artralgias, con artritis grave en las articulaciones grandes, en especial la rodilla. La histopatología de las articulaciones afectadas es casi indistinguible de la propia de la artritis reumatoide, con hipertrofia vellosa e infiltrado mononuclear conspicuo en la región del recubrimiento sinovial.

Las manifestaciones neurológicas pueden instaurarse meses o años después del contagio. Van desde las parestesias intermitentes sin déficit neurológico demostrable hasta la encefalomielitis de evolución lenta, la mielitis transversa, los síndromes cerebrales orgánicos y la demencia. Entre las manifestaciones cutáneas tardías distintivas de la enfermedad de Lyme se encuentra la **acrodermatitis crónica atrófica**. Se presenta varios años después de producido el eritema crónico migratorio, y se caracteriza por atrofia y esclerosis en parches de la piel.

El cultivo de *B. burgdorferi* de pacientes con la infección puede establecer el diagnóstico, pero la sensibilidad es baja. Por tanto, la cuantificación de títulos de anticuerpos (inicialmente IgM y posteriormente IgG) es la forma más práctica de establecer el diagnóstico. El tratamiento con tetraciclina o eritromicina es eficaz en la fase inicial de la enfermedad de Lyme. En fases más avanzadas y cuando hay manifestaciones extracutáneas generalizadas, se requieren dosis elevadas de penicilina G intravenosa u otras combinaciones de regímenes antibióticos durante períodos prolongados.

La leptospirosis suele ser una enfermedad febril leve y autolimitada

Las infecciones más graves pueden conllevar insuficiencia hepática y renal, que puede ser mortal.

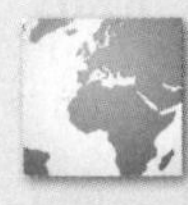

EPIDEMIOLOGÍA: la leptospirosis es una zoonosis con distribución mundial. Las leptospiras penetran en la piel o las membranas mucosas con abrasiones tras el contacto con ratas infectadas, agua contaminada o lodo. Puesto que los ambientes cálidos y húmedos facilitan la supervivencia de las espiroquetas, su incidencia es más alta en los trópicos. Cada año se notifican en Estados Unidos entre 30 y 100 casos, algunos de ellos en trabajadores de mataderos y cazadores que utilizan trampas, aunque se informó de algunos casos recientes en vagabundos de zonas urbanas.

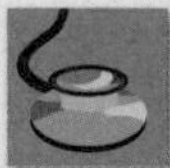

CARACTERÍSTICAS CLÍNICAS: los síntomas de la leptospirosis comienzan entre 4 días y 3 semanas después de la exposición a *Leptospira interrogans*. La enfermedad suele resolverse en una semana sin secuelas. En los casos más graves, la leptospirosis es una enfermedad bifásica.

- En la **fase leptospirémica**, las leptospiras se detectan en la sangre y el LCR. Se presentan fiebre, temblor, escalofrío, cefalea y mialgia de inicio abrupto. Los síntomas ceden tras 1-2 semanas, al tiempo que las leptospiras desaparecen de la sangre y los fluidos corporales.
- La **fase inmunitaria** se establece en el transcurso de 3 días a partir del final de la fase de leptospiremia, y se acompaña de la producción de anticuerpos IgM. Existe recidiva de los síntomas iniciales, y se hacen patentes signos de irritación meníngea. En ese momento, el LCR desarrolla pleocitosis prominente. En los casos graves aparece ictericia, que puede ir seguida por insuficiencia hepática y renal, y la aparición de hemorragias diseminadas y shock. En las referencias históricas, esta variante grave de leptospirosis se conoce como **enfermedad de Weil**.

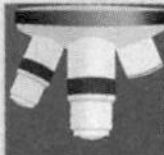

ANATOMOPATOLOGÍA: la enfermedad de Weil que no recibe tratamiento alcanza una mortalidad del 5% al 30%. En el momento de la autopsia, los tejidos muestran pigmentación biliar y se observan hemorragias en muchos órganos. La lesión principal es una vasculitis difusa con lesión capilar. En el hígado se identifican disociación de las placas de hepatocitos, eritrofagocitosis en las células de Kupffer, necrosis mínima de los hepatocitos, neutrófilos en los sinusoides e infiltrado inflamatorio mixto en los espacios portales. Los túbulos renales presentan edema y necrosis. Existen espiroquetas abundantes en la luz de los túbulos, y en particular dentro de los cilindros biliares (fig. 9-43).

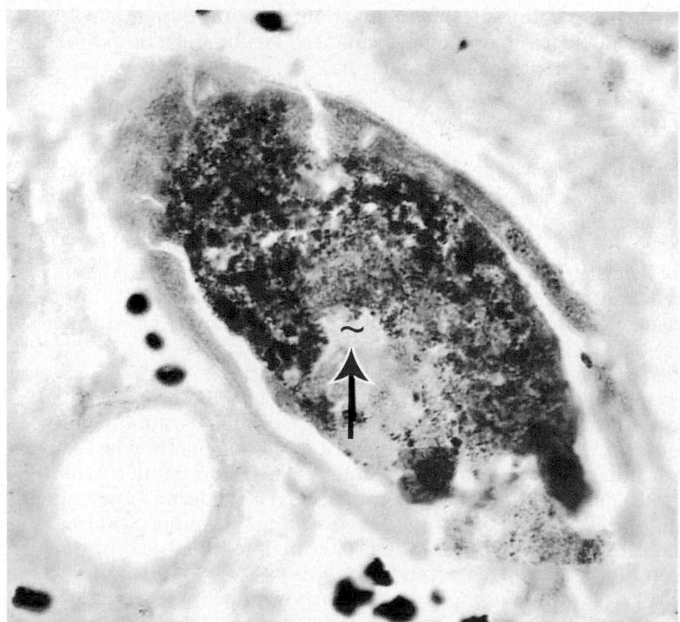

FIGURA 9-43. Leptospirosis. Túbulo renal distal obstruido por una masa de tinción biliar formada por hemoglobina y residuos celulares. En el centro de esta masa se encuentra una leptospira (*flecha*).

La fiebre recurrente es una enfermedad aguda y febril transmitida por piojos y garrapatas

Está causada por espiroquetas del género *Borrelia*. Hay dos tipos principales de fiebre recurrente:

- La **fiebre recurrente epidémica** está causada por *Borrelia recurrentis* y se transmite por la picadura de un piojo infectado. El ser humano es el único reservorio.
- La **fiebre recurrente endémica** la producen varias especies de *Borrelia* y se transmite a partir de roedores y otros animales por la picadura de una garrapata infectada.

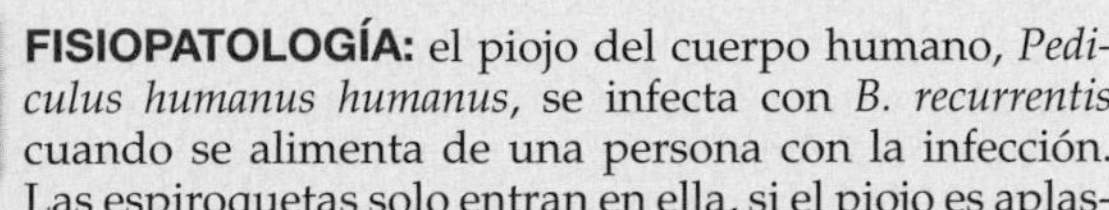

FISIOPATOLOGÍA: el piojo del cuerpo humano, *Pediculus humanus humanus*, se infecta con *B. recurrentis* cuando se alimenta de una persona con la infección. Las espiroquetas solo entran en ella, si el piojo es aplastado mientras se alimenta. La guerra, los campos de trabajadores emigrantes hacinados y el uso de ropa de abrigo durante la época de frío facilitan el desplazamiento de los piojos, así como el contagio de la fiebre recurrente. Por otra parte, a los piojos no les gustan las altas temperaturas de las víctimas febriles y buscan huéspedes nuevos, otro factor que promueve la diseminación rápida de la fiebre recurrente durante las epidemias. La fiebre recurrente transmitida por piojos se encuentra en la actualidad en varios países africanos, en especial Etiopía y Sudán, y también en la región de los Andes, en Sudamérica.

En el caso de la fiebre recurrente endémica, transmitida por garrapatas, estas se infectan al tiempo que muerden a las ratas y a otros huéspedes. *Borrelia* crece en el hemocele de las garrapatas e invaden otros tejidos, incluidas las glándulas salivales. Los humanos se infectan por medio de la saliva o el líquido coxal de la garrapata. Las garrapatas tienen una vida considerablemente más larga que los piojos y pueden albergar espiroquetas durante 12 a 15 años sin alimentarse de sangre. La fiebre recurrente transmitida por garrapatas tiene una incidencia esporádica en todo el mundo.

ANATOMOPATOLOGÍA: en las infecciones mortales, el bazo presenta aumento de volumen y contiene microabscesos de distribución miliar. Las espiroquetas se entremezclan y acumulan en torno a los centros necróticos. Los linfocitos y los neutrófilos infiltran la zona central y media del hígado, donde las espiroquetas se observan libres en los sinusoides. Numerosos órganos muestran hemorragias focales.

CARACTERÍSTICAS CLÍNICAS: en el transcurso de 1-2 semanas desde la picadura del artrópodo infectado se desarrollan artralgias y letargo, con fiebre, cefalea y mialgia. Asimismo, se desarrollan hepatomegalia y esplenomegalia, y aparecen petequias, hemorragias conjuntivales e hipersensibilidad abdominal. La fiebre se retira abruptamente en el transcurso de 3-9 días, para volver a presentarse entre 7 y 10 días después. Durante el período afebril las espiroquetas desaparecen de la sangre y cambian su recubrimiento antigénico. Con cada recaída los síntomas pierden intensidad y los episodios son más cortos. En los casos graves el cuadro inicial puede caracterizarse por exantema, meningitis, miocarditis, insuficiencia hepática y coma. La tetraciclina constituye un tratamiento efectivo para los dos tipos de fiebre recurrente.

La úlcera fagedémica tropical es una lesión dolorosa de la pierna

La úlcera fagedénica (propagación rápida y esfacelación) tropical, también denominada **pie del trópico,** es una lesión dolorosa y necrosante de la piel y los tejidos subcutáneos de la pierna que afecta a quienes viven en climas tropicales. Las bacterias responsables son

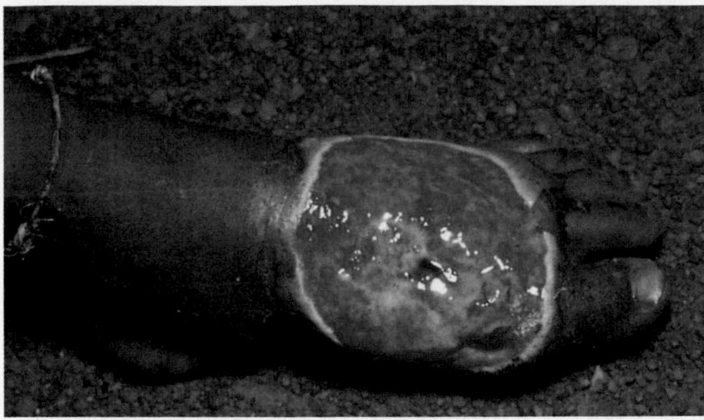

FIGURA 9-44. Impétigo gangrenoso secundario a la infección por fusoespiroquetas, posterior a un traumatismo penetrante.

Bacillus fusiformis y *Treponema vincentii*. La desnutrición puede predisponer a la infección.

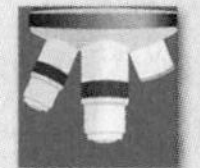
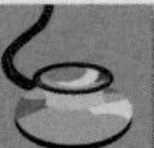

ANATOMOPATOLOGÍA Y CARACTERÍSTICAS CLÍNICAS: la lesión suele iniciarse en la piel, en un área de traumatismo, y se desarrolla con rapidez. La superficie se desprende para constituir una úlcera con bordes elevados y un cráter en forma de copa, que contiene un exudado gris pútrido (fig. 9-44). La úlcera puede ser tan profunda que el hueso subyacente y los tendones queden expuestos. El borde desarrolla fibrosis, pero la cicatrización completa podría requerir varios años. Además de la infección secundaria, entre las complicaciones tardías se encuentran la osteomielitis de la tibia y el carcinoma de células escamosas. Es posible que los antibióticos sean efectivos, pero es frecuente que se requiera cirugía reconstructiva para cerrar el defecto.

La estomatitis gangrenosa noma es una lesión destructiva que afecta la cara

La estomatitis gangrenosa (noma o chancro labial) es una necrosis de progresión rápida de los tejidos blandos y los huesos de la boca y la cara y, con menor frecuencia, de otros lugares (tórax, extremidades, genitales). Afecta a niños con desnutrición en los trópicos, muchos de los cuales están debilitados por infecciones recientes (p. ej., sarampión, malaria, leishmaniosis). Los principales agentes causales son *T. vincentii*, *B. fusiformis*, *Bacteroides* spp. y *Corynebacterium* spp.

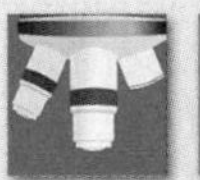
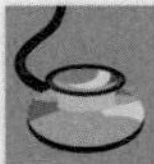

ANATOMOPATOLOGÍA Y CARACTERÍSTICAS CLÍNICAS: la úlcera es destructiva, desfigurante y generalmente unilateral (fig. 9-45). Inicialmente es una pequeña pápula, a menudo en la mejilla opuesta a los molares o premolares. Rápidamente se desarrollan defectos de gran tamaño y malolientes. Las lesiones son dolorosas y progresan a necrosis cutánea, del músculo y del tejido adiposo, lo que expone el hueso subyacente. Sin tratamiento, los pacientes suelen morir. Los antibióticos son útiles, pero a menudo se requiere cirugía reconstructiva.

CLAMIDIAS

Las clamidias son parásitos intracelulares estrictos más pequeños que la mayoría de las bacterias. No pueden producir trifosfato de adenosina (ATP), por lo que deben parasitar la maquinaria metabólica de la célula huésped. El ciclo de vida de las clamidias implica dos formas morfológicas. El **cuerpo elemental** es la forma sin actividad metabólica más pequeña con capacidad de sobrevivir en el ambiente extracelular. Se adhiere a la célula apropiada del huésped

ENFERMEDADES INFECCIOSAS Y PARASITARIAS

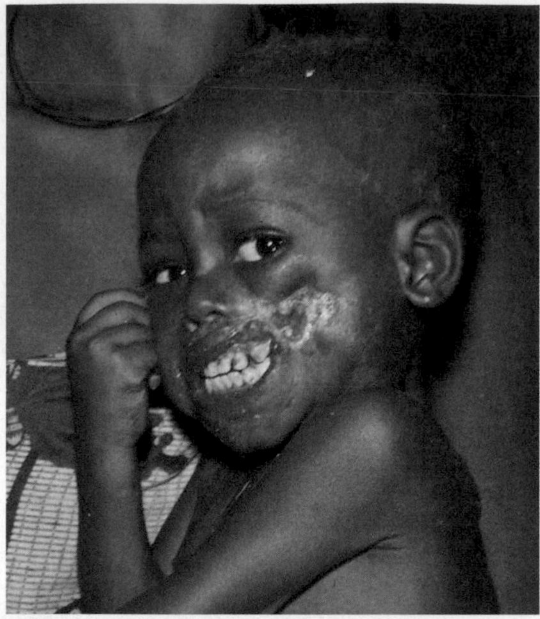

FIGURA 9-45. Estomatitis gangrenosa. Existe destrucción masiva de los tejidos blandos y los huesos de la boca y la mejilla.

e induce su endocitosis mediante la formación de una vacuola. Se transforma entonces en una forma de mayor tamaño y con actividad metabólica, el **cuerpo reticulado**, que toma el control del metabolismo de la célula del huésped para permitir la multiplicación de la clamidia. El cuerpo reticulado se divide en repetidas ocasiones, para dar origen a cuerpos elementales hijos y destruir a la célula huésped. Los residuos necróticos inducen respuestas inflamatorias e inmunitarias que dañan aún más el tejido infectado.

Las infecciones por clamidia tienen distribución amplia entre las aves y los mamíferos, y hasta el 20 % de los humanos muestra infección. Existen tres especies de clamidia que inducen infección en el ser humano (*Chlamydia trachomatis*, *Chlamydia psittaci* y *Chlamydia pneumoniae*).

La infección por *Chlamydia trachomatis* es una de las enfermedades de transmisión sexual más frecuentes

Los serotipos D a K de *C. trachomatis* causan infecciones en el epitelio genital y constituyen la enfermedad de transmisión sexual más frecuente en Norteamérica. En los hombres, la infección causa uretritis y en ocasiones epididimitis o proctitis. En la mujer, la infección suele iniciar con cervicitis, y podrían desarrollarse endometritis, salpingitis e infección generalizada de los anexos pélvicos (enfermedad inflamatoria pélvica). Los episodios repetidos de salpingitis se relacionan con cicatrización capaz de inducir esterilidad o embarazo ectópico. La transmisión perinatal de *C. trachomatis* provoca conjuntivitis y neumonía neonatales.

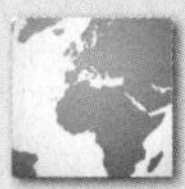

EPIDEMIOLOGÍA: *C. trachomatis* se disemina en las secreciones genitales. La infección es crónica y muchas veces asintomática, lo que permite que exista un reservorio enorme para la transmisión. Al igual que todas las enfermedades de transmisión sexual, las personas con el número más alto de parejas sexuales tienen un riesgo mayor de infección. Los neonatos adquieren el microorganismo por el contacto con las secreciones infectadas del endocérvix durante el paso por el canal del parto. Dos terceras partes de los neonatos expuestos desarrollan conjuntivitis por *C. trachomatis*.

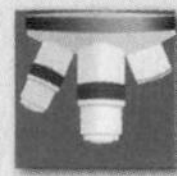

ANATOMOPATOLOGÍA: las clamidias generan un infiltrado de neutrófilos y linfocitos. Pueden aparecer agregados linfáticos, con o sin centros germinales, en el lugar de la infección. En los recién nacidos, el epitelio conjuntival suele contener inclusiones citoplasmáticas vacuolares, de ahí el nombre de **conjuntivitis de inclusión**.

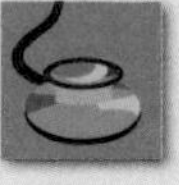

CARACTERÍSTICAS CLÍNICAS: la mayor parte de las infecciones genitales es asintomática. En el hombre, la infección con manifestaciones clínicas se caracteriza por secreción uretral purulenta, con disuria y urgencia urinaria. La cervicitis por clamidia genera flujo mucopurulento a partir del cuello uterino. La enfermedad por clamidia en el neonato se manifiesta por eritema conjuntival con secreción acuosa o purulenta. La conjuntivitis neonatal que no recibe tratamiento podría ser grave, aunque es posible que se resuelva sin dejar secuelas. La neumonía por clamidia se manifiesta durante el segundo o el tercer mes de vida, con taquipnea y tos paroxística, por lo general sin fiebre. La conjuntivitis por inclusión se trata con antibióticos sistémicos o tópicos.

El linfogranuloma venéreo (LGV) es una enfermedad de transmisión sexual que causa linfadenitis necrosante

El linfogranuloma venéreo comienza como una úlcera genital, se disemina hacia los nódulos linfáticos (fig. 9-46A) y puede producir cicatrización local. Se debe a los serotipos L1 a L3 de *C. trachomatis*.

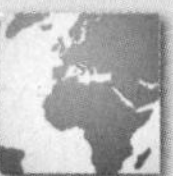

EPIDEMIOLOGÍA: el LGV es poco común en los países desarrollados, pero es endémico en las regiones tropicales y subtropicales. Representa el 5 % de las enfermedades de transmisión sexual en África, India, partes del sudeste asiático, Sudamérica y el Caribe. Desde 2003, se ha notificado cada vez más en los países desarrollados. Se han comunicado grandes brotes, principalmente en hombres con relaciones homosexuales, con los mayores brotes en la ciudad de Nueva York y el Reino Unido, donde la proctitis fue la principal presentación.

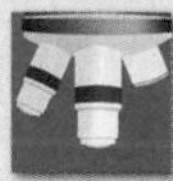

ANATOMOPATOLOGÍA: el microorganismo se introduce a través de un lugar de rotura de la piel. Tras una incubación de 4-21 días aparece una úlcera, por lo general en el pene, la vagina o el cuello uterino, aunque entre los lugares primarios también pueden citarse los labios, la lengua y los dedos de las manos. Los microorganismos se transportan por los vasos linfáticos hacia los nódulos linfáticos regionales, en los que producen **linfadenitis necrosante** en el transcurso de 1-3 semanas tras la lesión primaria. Se desarrollan abscesos en los nódulos linfáticos afectados, que a menudo se extienden a los adyacentes. Durante las siguientes semanas, los nódulos se vuelven blandos y fluctuantes y con frecuencia se ulceran y secretan pus. La intensa inflamación puede provocar una grave cicatrización y producir así obstrucción linfática crónica, necrosis isquémica de las estructuras suprayacentes o estenosis y adherencias. El proceso necrosante produce nódulos linfáticos agrandados y enmarañados, que contienen múltiples abscesos coalescentes, que a menudo desarrollan una forma estrellada (fig. 9-46B). Los abscesos se asemejan a granulomas, con neutrófilos y restos necróticos en el centro, rodeados por una pared de células epitelioides, macrófagos y, en ocasiones, células gigantes. Hay un borde de linfocitos, células plasmáticas y tejido fibroso. La arquitectura nodal acaba siendo borrada por la fibrosis.

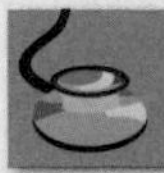

CARACTERÍSTICAS CLÍNICAS: los pacientes con LGV presentan linfadenopatía. La mayoría de las infecciones se resuelven completamente, incluso sin antibióticos.

Sin embargo, el 5 % de los hombres desarrollan una ulceración progresiva del pene, la uretra o el escroto, con fístulas y

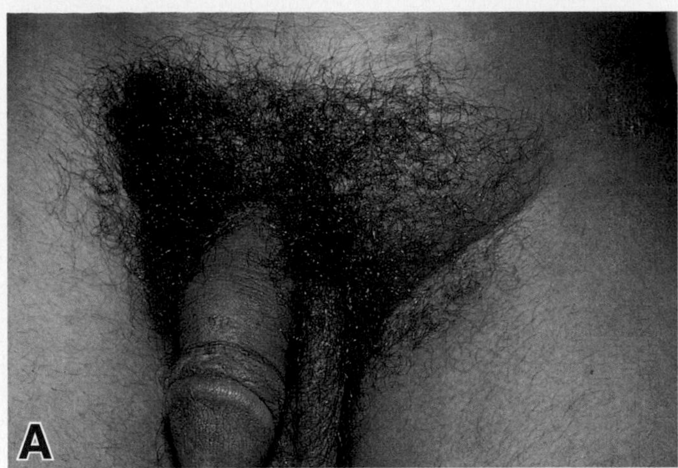

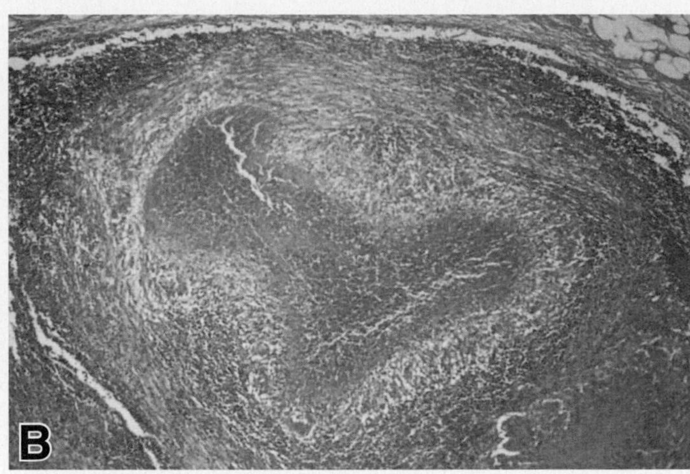

FIGURA 9-46. Linfogranuloma venéreo. A. Linfoadenopatía inguinal dolorosa en un hombre infectado por *Chlamydia trachomatis*. **B.** Corte microscópico de un nódulo linfático que revela un área central necrótica rodeada por una zona granulomatosa.

estenosis uretral. Las mujeres y los hombres homosexuales acuden con frecuencia con proctitis hemorrágica y en las primeras se verifican la mayoría de las complicaciones tardías, como estenosis rectal, fístulas rectovaginales y elefantiasis genital.

El tracoma es una infección crónica que provoca cicatrices oculares y ceguera

Los serotipos A, B, Ba y C de *C. trachomatis* son los responsables de la enfermedad.

EPIDEMIOLOGÍA: el tracoma tiene distribución mundial, está asociado a la pobreza y es más frecuente en regiones secas o arenosas. Solo los seres humanos desarrollan la infección natural, y la falta de higiene personal y el saneamiento público inadecuado son factores de riesgo habituales. El tracoma sigue siendo un problema importante en partes de África, India y Oriente Medio. La infección se transmite principalmente por contacto directo, pero también por fómites, agua contaminada y, quizá, moscas. Las infecciones subclínicas constituyen un importante reservorio. En las regiones endémicas, la infección se adquiere en la infancia, se cronifica y acaba progresando hasta amaurosis.

ANATOMOPATOLOGÍA: cuando *C. trachomatis* se inocula en el ojo, se reproduce en el epitelio conjuntival y da pie a la formación de un infiltrado inflamatorio mixto agudo y crónico. Las lesiones en fase temprana revelan inflamación crónica, conglomerados linfáticos, degeneración focal e inclusiones clamidiásicas en la conjuntiva. A medida que el tracoma avanza, los cúmulos linfáticos crecen, y la conjuntiva desarrolla cicatrización e hipertrofia focales. La córnea sufre invasión por vasos sanguíneos y fibroblastos, que conforman una cicatriz que recuerda a una tela (pannus), y finalmente se opacifica (*v.* cap. 27).

CARACTERÍSTICAS CLÍNICAS: la inflamación palpebral y conjuntival comienza de forma abrupta, lo que da lugar a lagrimeo, conjuntivitis purulenta y fotofobia. Los cúmulos linfáticos se observan como granos amarillos pequeños bajo la conjuntiva palpebral que aparecen en el transcurso de 3-4 semanas. Después de meses o años la deformidad palpebral impide finalmente la función normal del ojo, y son frecuentes las infecciones bacterianas secundarias y las úlceras corneales. La amaurosis es una complicación final habitual.

La psitacosis es una neumonía autolimitada transmitida por las aves

El agente causante, *C. psittaci, se* transmite a través de aves con la infección. La enfermedad resultante se denomina psitacosis (en relación con los loros) u ornitosis (por contacto con aves en general).

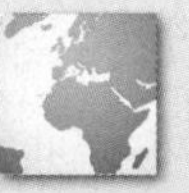

EPIDEMIOLOGÍA: *C. psittaci* está presente en la sangre, los tejidos, los excrementos y las plumas de las aves con la infección. Los humanos inhalan los excrementos o el polvo infeccioso a partir de las plumas. Aunque la infección es endémica en las aves tropicales, *C. psittaci* puede infectar a casi cualquier especie y puede transmitirse a los humanos a partir de muchas especies de aves, como loros, periquitos, canarios, palomas, gaviotas, patos, pollos y pavos. El uso de piensos que contienen tetraciclina y la cuarentena de las aves tropicales importadas limitan la propagación de la enfermedad, y en Estados Unidos se notifican menos de 50 casos al año.

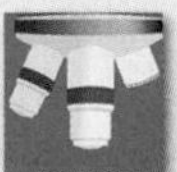

ANATOMOPATOLOGÍA: *C. psittaci* infecta primero a los macrófagos pulmonares, que conducen al organismo hacia los fagocitos del hígado y el bazo, donde se reproduce. A continuación, se propaga a través del torrente sanguíneo y produce una infección sistémica, con afectación especialmente generalizada de los pulmones.

C. psittaci se reproduce en las células de revestimiento alveolar, cuya destrucción provoca inflamación. La neumonía tiene predominio intersticial, con un infiltrado inflamatorio linfocítico local. Puede haber focos de necrosis en el hígado y el bazo e infiltrados difusos de células mononucleares en el corazón, los riñones y el cerebro.

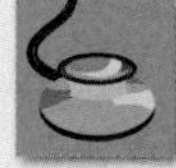

CARACTERÍSTICAS CLÍNICAS: la enfermedad expone gran variabilidad clínica. Por lo general existe tos seca persistente, con síntomas inespecíficos como fiebre elevada, cefalea, malestar general, mialgia y artralgias. Si no recibe tratamiento, la fiebre persiste 2-3 semanas y luego cede a la vez que la neumopatía involuciona. Con el tratamiento de tetraciclina, la psitacosis no suele ser mortal.

Chlamydia pneumoniae produce infecciones respiratorias por lo general leves

C. pneumoniae se transmite de persona a persona, y la infección parece ser muy frecuente. En el mundo desarrollado, la mitad de los adultos muestra indicios de exposición en el pasado, pero solo el 10% de las infecciones causa neumonía clínica. Los síntomas incluyen fiebre, irritación faríngea y tos. La neumonía grave solo se produce si existe una afección pulmonar subyacente. La enfermedad no tratada suele resolverse en 2 o 4 semanas.

RICKETTSIAS

Las rickettsias son pequeños cocobacilos gramnegativos. Son patógenos intracelulares estrictos y no pueden replicarse fuera del huésped. No obstante, a diferencia de las clamidias, se replican por fisión binaria. Pueden sintetizar su propio ATP a través de una ATPasa de translocación de protones y también pueden obtener ATP del huésped por medio del uso de la translocasa ATP/ADP. Las rickettsias inducen la endocitosis y se replican en el citoplasma de las células del huésped. Las estructuras de su pared celular son similares a las de las bacterias gramnegativas, pero no retienen adecuadamente la tinción de Gram y pueden observarse con más facilidad si se utiliza la tinción de Giménez o naranja de acridina. Los seres humanos son huéspedes incidentales de la mayoría de las especies *de Rickettsia*, que normalmente residen en animales e insectos. La infección en humanos deriva de la picadura de insectos. Varias especies de *Rickettsia* causan diferentes enfermedades humanas (tabla 9-5), pero estas infecciones comparten muchas características comunes. ***En los seres humanos, las rickettsias se dirigen a las células endoteliales de los capilares y otros vasos sanguíneos pequeños***, en los que se reproducen. En el proceso destruyen las células del huésped, con lo que se desencadena una vasculitis necrosante. Las infecciones por rickettsias en el ser humano se clasifican tradicionalmente en el «**grupo de la fiebre exantemática**» y el «**grupo del tifus**».

La fiebre exantémica de las Montañas Rocosas es una vasculitis aguda con potencial mortal

Suele cursar con cefalea, fiebre y sarpullido. El organismo causante, *Rickettsia rickettsii*, se transmite al ser humano por la picadura de garrapatas.

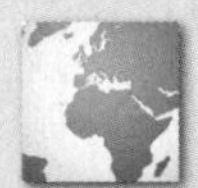

EPIDEMIOLOGÍA: la fiebre exantémica de las Montañas Rocosas se adquiere por la picadura de garrapatas con la infección, que son los vectores de *R. rickettsii*. El organismo pasa de la garrapata madre a su progenie sin matarla, por lo que mantiene el reservorio natural. La fiebre exantémica de las Montañas Rocosas se da en varias zonas de América del Norte, Central y del Sur. En Estados Unidos se notifican unos 500 casos al año, sobre todo desde la costa oriental (de Georgia a Nueva York) en dirección al oeste, hasta Texas, Oklahoma y Kansas. Su nombre deriva de su descubrimiento en Idaho, pero la enfermedad es poco común en la región de las Montañas Rocosas.

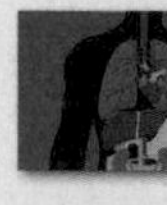

FISIOPATOLOGÍA: *R. rickettsii* se aloja en las glándulas salivales de las garrapatas y se introduce en la piel mientras el insecto se alimenta. Los microorganismos se distribuyen por medio del sistema linfático y los vasos sanguíneos pequeños, hacia las circulaciones sistémica y pulmonar. Se adhieren a las células del endotelio vascular, que los endocitan, y se reproducen en su citoplasma para luego liberarse en los sistemas vascular y linfático. La infección posterior y la destrucción del endotelio vascular trae consigo una vasculitis sistémica. El exantema, que deriva del daño inflamatorio a los vasos cutáneos, constituye la manifestación más visible de la lesión vascular generalizada. Otras rickettsias infectan tan solo a las células endoteliales de los capilares, *R. rickettsii* se distribuye hacia el músculo liso vascular y el endotelio de los grandes vasos. El daño extenso a las paredes vasculares produce pérdida de la integridad de los vasos sanguíneos, exudado y coagulación intravascular diseminada. La pérdida hídrica podría tener intensidad suficiente para inducir el choque. El daño a los capilares pulmonares es capaz de generar edema pulmonar y lesión alveolar aguda.

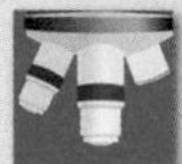

ANATOMOPATOLOGÍA: las lesiones vasculares de la fiebre exantemática de las Montañas Rocosas se observan en todo el organismo y afectan a capilares, vénulas, arteriolas y, en ocasiones, vasos de mayor diámetro. La necrosis y la hiperplasia reactiva del endotelio vascular se relacionan con frecuencia con trombosis en los vasos de calibre pequeño. Las paredes vasculares muestran infiltración, al inicio con neutrófilos y macrófagos, y más adelante por linfocitos y cé-

TABLA 9-5
INFECCIONES POR RICKETTSIAS

Enfermedad	Microorganismo	Distribución	Transmisión
Grupo de las fiebres manchadas (género *Rickettsia*)			
Fiebre manchada de las Montañas Rocosas	*R. rickettsii*	América	Garrapatas
Fiebre por garrapatas de Queensland	*R. australis*	Australia	Garrapatas
Fiebre botonosa, fiebre por garrapatas de Kenia	*R. conorii*	Mediterráneo, África, India	Garrapatas
Fiebre por garrapatas de Siberia	*R. sibirica*	Siberia, Mongolia	Garrapatas
Rickettsiosis exantemática	*R. akari*	Estados Unidos, Rusia, Asia central, Corea, África	Ácaros
Fiebre manchada transmitida por las pulgas	*R. felis*	Norte y sur de América, Europa, Australia	Garrapatas
Grupo del tifo			
Tifo transmitido por piojos (tifo epidémico)	*R. prowazekii*	Latinoamérica, África, Asia	Piojos
Tifo murino (tifo endémico)	*R. typhi*	Mundial	Pulgas
Fiebre tsutsugamushi	*Orientia tsutsugamushi*	Pacífico del Sur, Asia	Ácaros
Fiebre Q	*Coxiella brunetti*	Mundial	Inhalación

lulas plasmáticas. Los infartos microscópicos y la extravasación de la sangre hacia los tejidos circundantes son frecuentes. La orientación de los bacilos intracelulares en filas paralelas y el patrón de unión terminoterminal les confiere la apariencia de una «flotilla anclada de cara al viento».

CARACTERÍSTICAS CLÍNICAS: la fiebre exantemática de las Montañas Rocosas se manifiesta por fiebre, cefalea y mialgia, a las que sigue un exantema. Las lesiones cutáneas comienzan como una erupción maculopapular, pero se transforman en petequiales con rapidez, siguiendo un patrón de distribución centrípeto, de la región distal de las extremidades hacia el tronco (fig. 9-47). Las lesiones cutáneas suelen aparecer en las palmas y las plantas, una característica específica de la enfermedad. Si no recibe tratamiento, más del 20-50 % de los pacientes fallecen en el transcurso de 8-15 días. El diagnóstico oportuno y la terapia antibiótica (cloranfenicol y tetraciclina) permiten salvar la vida: su mortalidad en Estados Unidos es inferior al 5 %.

El tifus epidémico es transmitido por los piojos

Se debe a *Rickettsia prowazekii,* que tiene un ciclo de vida humano-piojo-humano (fig. 9-48).

EPIDEMIOLOGÍA: la enfermedad tiene distribución amplia en algunas regiones de África, Asia, Europa y el hemisferio occidental. Las epidemias devastadoras de tifus se relacionaban con los climas fríos, las medidas higiénicas deficientes y el hacinamiento durante los desastres naturales, las hambrunas o la guerra. El baño infrecuente y la falta de cambio de ropa permiten la infestación de las poblaciones humanas por piojos, y en consecuencia las epidemias de tifus. El desplazamiento masivo de poblaciones en el este de Europa durante la Primera Guerra Mundial permitió el desarrollo de una epidemia de tifus que afectó a más de 30 millones de personas y mató a más de 3 millones. El tifus epidémico transmitido por piojos se observó por última vez en 1921.

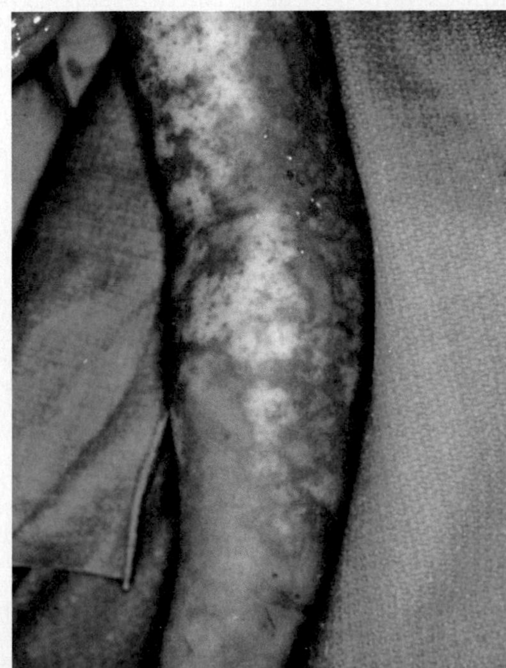

FIGURA 9-47. Fiebre exantemática de las Montañas Rocosas. Exantema petequial y purpúrico grave en la extremidad superior, en este caso fatal.

FISIOPATOLOGÍA: Después de que un piojo haya ingerido la sangre de una persona con la infección, *R. prowazekii* entra en las células epiteliales del intestino medio del insecto, donde se multiplica y rompe las células en un plazo de 3 a 5 días. Un gran número de rickettsias inunda la luz del intestino del piojo. Las heces contaminadas del

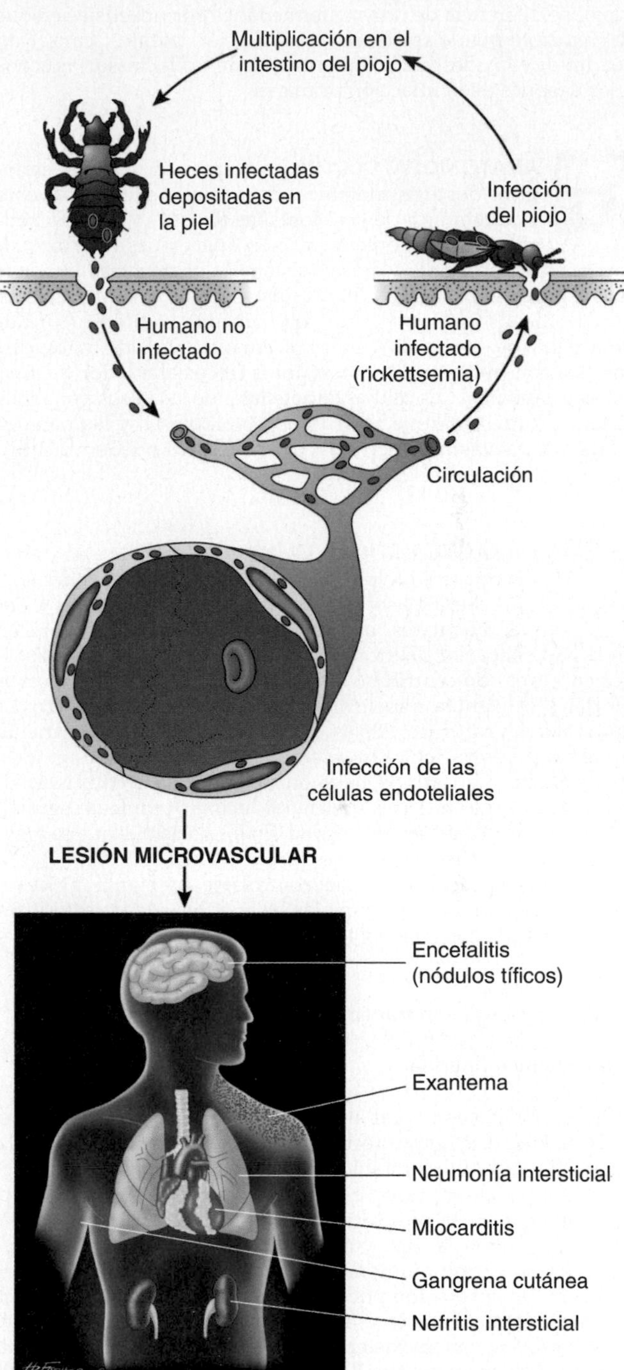

FIGURA 9-48. Tifus epidémico (tifus transmitido por piojos). *Rickettsia prowazekii* cuenta con un ciclo de vida humano-piojo-humano. El microorganismo se multiplica dentro de las células endoteliales, que se desprenden, rompen y liberan a los microorganismos hacia la circulación sanguínea (rickettsiemia). Un piojo que ingiere la sangre se infecta con las rickettsias, que entran en las células epiteliales de su intestino medio, se multiplican en ellas y las rompen, de manera que liberan los microorganismos hacia la luz del intestino del insecto. Las heces contaminadas se depositan en la piel o la ropa de un segundo huésped, penetran a través de una abrasión o se inhalan. Las rickettsias entran entonces en las células endoteliales, se multiplican en ellas y las rompen, para completar así el ciclo.

insecto en la piel o la ropa de un segundo huésped pueden retener su capacidad infecciosa durante más de 3 meses. La infección humana comienza cuando las heces de los piojos contaminados penetran a través de una abrasión o arañazo, o cuando la persona inhala rickettsias por vía respiratoria a partir de la ropa que contiene heces de piojos. El tifus epidémico comienza como una infección localizada del endotelio capilar y progresa hacia una vasculitis sistémica. El tifus transmitido por piojos se diferencia de otras enfermedades por rickettsias en que *R. prowazekii* puede establecer una infección latente y causar un cuadro de recrudescencia (enfermedad de Brill-Zinsser) muchos años después de la infección primaria.

ANATOMOPATOLOGÍA: los cambios anatomopatológicos del tifus endémico son similares a los de la fiebre exantemática de las Montañas Rocosas y otras rickettsiosis. La exploración macroscópica muestra principalmente esplenomegalia y áreas ocasionales de necrosis. Desde el microscopio se observan cúmulos de células mononucleares en varios órganos (p. ej., piel, cerebro y corazón). El infiltrado incluye mastocitos, linfocitos, células plasmáticas y macrófagos, dispuestos con frecuencia como **nódulos tíficos** alrededor de arteriolas y capilares. Las células endoteliales de los vasos pequeños sistémicos presentan necrosis focal e hiperplasia, y las paredes contienen células inflamatorias. Las rickettsias pueden identificarse dentro de las células endoteliales.

CARACTERÍSTICAS CLÍNICAS: los síntomas del tifus transmitido por piojos son fiebre, cefalea y mialgia, a las que sigue el desarrollo de un exantema. Las lesiones maculares, que se vuelven petequiales, aparecen en la parte superior del tronco y los pliegues axilares y se distribuyen en sentido centrífugo hacia las extremidades. En los casos mortales, el exantema suele volverse confluente y purpúrico. La neumonía leve por rickettsias podría preceder a una neumonía bacteriana. Los pacientes moribundos pueden mostrar síntomas de encefalitis, miocarditis, neumonía intersticial, nefritis intersticial y choque. Las muertes suelen producirse durante la segunda o tercera semana de la enfermedad. En los pacientes que se recuperan, los síntomas remiten tras casi 3 semanas.

El tifus epidémico puede controlarse mediante procesos masivos de eliminación de piojos en la población, la esterilización de la ropa con vapor y la aplicación de insecticidas.

Otras rickettsiosis son transmitidas por diferentes vectores

Tifus endémico (murino)

El tifus endémico es similar al tifus epidémico, aunque tiende a ser más leve. *Rickettsia typhi* infecta al humano, e interrumpe el ciclo de transmisión rata-pulga-rata. Las heces contaminadas de las pulgas en la piel pueden entrar en el organismo a través de la herida pequeña que genera la picadura del insecto. *Rickettsia typhi* también podría contaminar la ropa y distribuirse a través del aire. Si se inhala, causa infección pulmonar. Los brotes de tifus murino se relacionan con una explosión poblacional de ratas, aunque se verifican infecciones esporádicas en el suroeste de Estados Unidos. Estas últimas se asocian con la existencia de viviendas infestadas por ratas y actividades laborales que llevan al humano a entrar en contacto con ratas, como la manipulación y el almacenamiento de granos.

Fiebre tsutsugamushi

La **fiebre tsutsugamushi** (tifus de los matorrales o fiebre fluvial japonesa) es una enfermedad febril aguda causada por *Orientia tsutsugamushi* (anteriormente, *Rickettsia tsutsugamushi*), el único miembro de su género. Los roedores son el reservorio mamífero natural. Los ácaros trombicúlidos transmiten la infección a sus larvas, que trepan hasta la punta de la vegetación y se adhieren a quienes por ahí pasan. Al alimentarse, los ácaros inoculan los microorganismos en la piel. Poco después se presentan la rickettsiemia y la linfoadenopatía. La fiebre tsutsugamushi tiene distribución amplia en el este y el sur de Asia, así como en las islas del sur y el oeste del Pacífico, entre las que se encuentra Japón. La infección endémica se desconoce en el mundo occidental.

Se forma una vesícula multiloculada en el lugar de la inoculación, que se ulcera, para luego constituir una escara. Al tiempo que la lesión cicatriza, la cefalea y la fiebre aparecen de forma repentina, y les siguen neumonía, exantema macular, linfadenopatía y hepatoesplenomegalia. Las infecciones graves se complican con miocarditis, meningoencefalitis y choque. Las tasas de mortalidad en los pacientes que no reciben tratamiento alcanzan hasta el 30%.

La fiebre Q es una infección sistémica autolimitada

Suele manifestarse por cefalea, fiebre y mialgia. La enfermedad se debe a *Coxiella burnetii*, un pequeño cocobacilo pleomorfo con pared celular gramnegativa. A diferencia de las rickettsias verdaderas, *C. burnetii* entra en las células de forma pasiva, tras la fagocitosis de los macrófagos. La infección no produce una vasculitis y, por tanto, no se relaciona con exantema alguno.

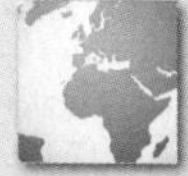

EPIDEMIOLOGÍA: *C. burnetii* es endémico en muchos animales salvajes y domésticos, pero la exposición al ganado vacuno, ovino y caprino o a sus productos suele causar la infección en el ser humano. Estos animales eliminan un gran número de organismos en la orina, las heces, la leche, los líquidos corporales y los productos del parto. La fiebre Q se observa con mayor frecuencia tras la exposición profesional de pastores, trabajadores de mataderos, veterinarios y trabajadores de la industria láctea, entre otros. Las gotas de aerosol pueden diseminar la infección de persona a persona. La fiebre Q es poco frecuente en Estados Unidos.

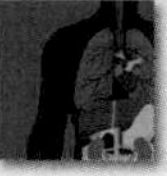

FISIOPATOLOGÍA: la fiebre Q se adquiere tras la inhalación de organismos, que son fagocitados por los macrófagos alveolares y se multiplican en los fagolisosomas. El reclutamiento de neutrófilos y macrófagos produce una bronconeumonía focal. Los fagocitos no activados no consiguen eliminar a *C. burnetii*, y el organismo se disemina por el cuerpo e infecta principalmente a los monocitos y los macrófagos. La mayor parte de las infecciones se resuelven con la activación de la inmunidad específica mediada por células, pero existen casos aislados que se transforman en infecciones crónicas.

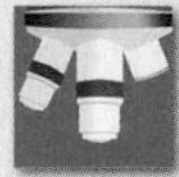

ANATOMOPATOLOGÍA: los pulmones y el hígado se ven afectados en grado más intenso en la fiebre Q. Los pulmones muestran áreas irregulares de consolidación, únicas o múltiples, en las que el parénquima pulmonar presenta infiltración de neutrófilos y macrófagos. Los microorganismos pueden visualizarse dentro de los macrófagos mediante la tinción de Giemsa. En el hígado, la fiebre Q suele caracterizarse por la formación de granulomas microscópicos múltiples con un «anillo de fibrina» característico. En estos granulomas los macrófagos epitelioides rodean el anillo de fibrina y en ocasiones contienen una vacuola lipídica.

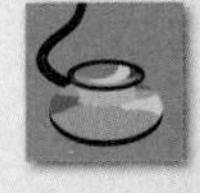

CARACTERÍSTICAS CLÍNICAS: la fiebre Q suele ser una enfermedad febril sintomática leve y autolimitada. Los casos más graves pueden presentarse con cefalea, fiebre, fatiga y mialgia, sin exantema. Casi siempre hay infección pulmonar, aunque puede manifestarse como una neumonía atípica con tos seca, neumonía progresiva rápida o anomalías radiológicas sin síntomas respiratorios relevantes. Muchos pacientes desarrollan cierto grado de hepatoesplenomegalia. La fiebre Q suele resolverse espontáneamente de 2-14 días después de su inicio.

TABLA 9-6
INFECCIONES POR MICOPLASMAS

Microorganismo	Enfermedad
Mycoplasma pneumoniae	Traqueobronquitis Neumonía Faringitis Otitis media
Ureaplasma urealyticum	Uretritis Corioamnioitis Fiebre puerperal
Mycoplasma hominis	Fiebre puerperal

MICOPLASMAS

Con menos de 0.3 µm de dimensión máxima, los micoplasmas son los **procariotas** de vida libre más pequeños. Carecen de las paredes celulares rígidas de las bacterias más complejas. Los micoplasmas tienen distribución amplia, tanto geográfica como ecológica, como saprofitos y parásitos de muchos animales y plantas. Distintas especies de *Mycoplasma* habitan en el cuerpo humano, aunque solo tres son patógenas: *M. pneumoniae, M. hominis* y *Ureaplasma urealyticum* (tabla 9-6).

Mycoplasma pneumoniae produce infecciones agudas y autolimitadas de las vías respiratorias inferiores, principalmente en jóvenes

También puede causar faringitis y otitis media.

EPIDEMIOLOGÍA: la mayoría de las infecciones se propagan por aerosoles de persona a persona. Se detecta en todo el mundo, en pequeños grupos de personas que tienen un contacto estrecho frecuente (p. ej., familias, fraternidades universitarias, unidades militares), con tasas de ataque superiores al 50 % dentro de un grupo determinado. *M. pneumoniae* causa entre el 15 % y el 20 % de las neumonías en los países desarrollados.

FISIOPATOLOGÍA: *M. pneumoniae* inicia la infección al adherirse a un glucolípido en la superficie del epitelio respiratorio. El microorganismo permanece fuera de las células, donde se reproduce y causa disfunción progresiva, así como muerte final, de las células huésped. Puesto que la infección por *M. pneumoniae* rara vez genera enfermedad sintomática en niños menores de 5 años, se piensa que la respuesta inmunitaria del huésped desempeña algún papel en la lesión hística.

ANATOMOPATOLOGÍA: la neumonía ocasionada por *M. pneumoniae* suele caracterizarse por consolidación en parches en un solo segmento del lóbulo inferior del pulmón, aunque el proceso podría ser más generalizado. La mucosa de las vías respiratorias afectadas muestra edema e infiltración inflamatoria con predominio mononuclear. Los alvéolos muestran un proceso casi por completo intersticial, con células del recubrimiento alveolar reactivas e infiltración mononuclear. Los cambios pulmonares suelen complicarse por la sobreinfección bacteriana. El propio microorganismo es demasiado pequeño para poder observarlo en la microscopía óptica de rutina.

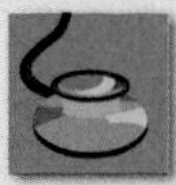

CARACTERÍSTICAS CLÍNICAS: la neumonía por *micoplasma* tiende a ser más leve que otras neumonías bacterianas, y en ocasiones se denomina «neumonía ambulatoria». Es raro que la fiebre perdure más de 2 semanas, aunque la tos podría persistir 6 semanas o más. La muerte secundaria a la infección por *M. pneumoniae* es poco frecuente. *Sin embargo, la infección por micoplasma puede provocar algunos casos de síndrome de Stevens-Johnson, que puede ser mortal.*

MICOBACTERIAS

Las micobacterias son organismos característicos, de 2 a 10 µm de longitud. Sus paredes celulares son similares a las de las bacterias grampositivas, pero también contienen grandes cantidades de lípidos. Este alto contenido en lípidos interfiere en la tinción con colorantes de anilina, incluido el cristal violeta utilizado en la tinción de Gram. Así, si bien cuentan con una estructura grampositiva, es difícil demostrar esta propiedad con una tinción de rutina. ***Los líquidos ceruminosos de la pared celular hacen a las micobacterias «acidorresistentes» (es decir, retiene la carbolfucsina una vez que se enjuagan con ácido-alcohol).***

Las micobacterias crecen más lentamente que otras bacterias patógenas, y los cuadros clínicos que producen son crónicos y de evolución lenta. No sintetizan toxinas conocidas. Dañan los tejidos humanos al inducir respuestas inflamatorias e inmunitarias. La mayoría de los patógenos micobacterianos se replican en las células del linaje de los monocitos/macrófagos y desencadenan una inflamación granulomatosa.

La evolución de la infección por micobacterias depende en gran medida de la capacidad del huésped para contener las bacterias mediante una respuesta inmunitaria celular eficaz (*v.* cap. 4). *Mycobacterium tuberculosis* y *M. leprae* solo infectan al ser humano y carecen de reservorio ambiental. Otras micobacterias patógenas son microorganismos ambientales, que solo en ocasiones producen enfermedad en el ser humano.

M. tuberculosis provoca una inflamación granulomatosa necrosante

La tuberculosis es una enfermedad crónica y transmisible que afecta principalmente los pulmones, si bien cualquier órgano puede infectarse. La enfermedad se debe sobre todo a Mycobacterium tuberculosis hominis (bacilo de Koch), pero ocasionalmente por* Mycobacterium tuberculosis bovis. *La lesión característica es un granuloma esférico con necrosis caseosa central.

M. tuberculosis es un aerobio estricto, un bacilo ácido-alcohol resistente delegado, con aspecto de cuentas de rosario y sin movilidad (fig. 9-49). Se multiplica con lentitud en el cultivo, con un tiempo de duplicación de 24 h, y por lo general se requieren 3-6 semanas para permitir un desarrollo visible en el cultivo.

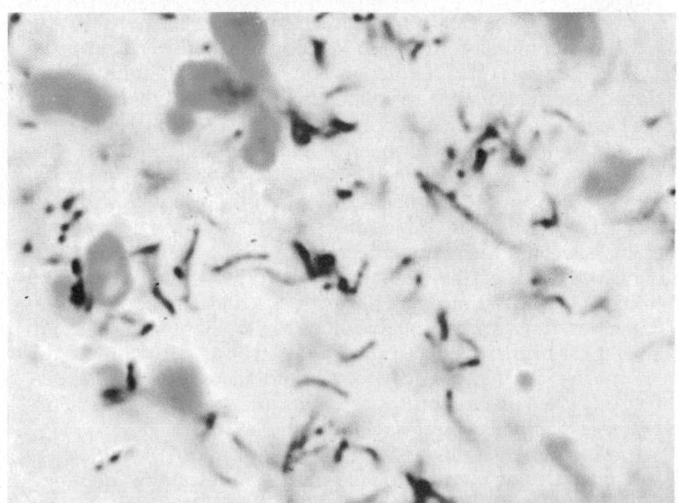

FIGURA 9-49. Mycobacterium tuberculosis. Frotis de una lesión pulmonar que muestra bacilos delgados en forma de cuentas de rosario, ácido-alcohol resistentes.

EPIDEMIOLOGÍA: la tuberculosis tiene distribución mundial y es una de las enfermedades bacterianas más importantes en el humano. Si bien las tasas de infección son ahora bajas en los países desarrollados, los individuos con infección por VIH, que viven en la calle y los que sufren desnutrición tienen gran susceptibilidad a ella, al igual que los inmigrantes que provienen de regiones donde la enfermedad es endémica. En Estados Unidos, la incidencia anual es de 12 por 100 000, con una mortalidad de 1-2 por 100 000. En algunos países en vías de desarrollo, la incidencia alcanza los 450 por 100 000, con una elevada tasa de mortalidad. También hay diferencias raciales y étnicas: los afroamericanos y las poblaciones indígenas son más susceptibles que las personas caucásicas. En Estados Unidos, la tuberculosis es más frecuente entre las personas mayores, lo que posiblemente refleja la reactivación de infecciones adquiridas a principios de la vida, previa a la disminución de la prevalencia de la enfermedad.

M. tuberculosis se transmite de persona a persona mediante gotas aerosolizadas. Toser, estornudar y hablar causa la formación de gotas respiratorias en aerosol; por lo general, las gotas diminutas se evaporan y prevalece el microorganismo (núcleo de la gota), que se transporta con facilidad en el aire. La tuberculosis también puede ser producida por *M. tuberculosis bovis*, de relación estrecha con el anterior, que se adquiere a partir del consumo de leche no pasteurizada obtenida de vacas infectadas.

La evolución de la tuberculosis depende de la edad y la competencia inmunitaria, así como de la carga total de organismos. Algunos pacientes solo cursan con infección inactiva y asintomática, mientras que otros muestran un cuadro de enfermedad generalizada destructiva. Hay muchas más personas con la infección que las que desarrollan síntomas clínicos. Por tanto, hay que distinguir entre infección y tuberculosis activa. La **infección tuberculosa** implica que el organismo está creciendo en una persona, haya o no enfermedad sintomática. La **tuberculosis activa** denota al subgrupo de infecciones tuberculosas que se manifiestan como una enfermedad sintomática destructiva. La **tuberculosis primaria** se adquiere en el momento de la primera exposición al microorganismo y puede seguir un curso inactivo o bien uno agresivo (fig. 9-50). La **tuberculosis secundaria** se desarrolla mucho tiempo después de la primoinfección, casi siempre por reactivación de la infección primaria. También puede producirse por la exposición a microorganismos de origen exógeno, y casi siempre genera enfermedad activa.

Tuberculosis primaria

FISIOPATOLOGÍA: *M. tuberculosis* se deposita en los alvéolos tras ser inhalado, por lo general en los segmentos inferiores de los lóbulos inferior y medio, así como en los segmentos anteriores de los lóbulos superiores. Los macrófagos alveolares fagocitan el microorganismo, pero no son eliminados. Al parecer, los lípidos de la pared celular de M. tuberculosis bloquean la fusión de los fagosomas y los lisosomas y permiten al bacilo proliferar dentro de los macrófagos. Al tiempo que los bacilos se multiplican, los macrófagos degradan algunos antígenos y los presentan a los linfocitos T. (*v.* más adelante). Algunos macrófagos transportan los microorganismos desde el pulmón hasta los nódulos linfáticos regionales (hiliares y mediastínicos), a partir de los cuales pueden diseminarse por el sistema circulatorio. Los bacilos siguen proliferando en el lugar primario en los pulmones y en otras estructuras, entre las que se encuentran los nódulos linfáticos, los riñones, las meninges, las placas epifisarias de los huesos largos y las vértebras y las regiones apicales de los pulmones.

Si bien los macrófagos que ingieren primero *M. tuberculosis* son incapaces de eliminarlo, desencadenan respuestas de hipersensibilidad e inmunidad celular, que finalmente contienen la infección. Los macrófagos infectados presentan los antígenos micobacterianos a los linfocitos T. Los clones de linfocitos T sensibilizados proliferan, sintetizan interferón γ (IFN-γ) y activan los macrófagos, con lo que permiten el aumento de enzimas líticas dentro de estos y potencian su capacidad para eliminar las micobacterias. Las enzimas líticas de estos macrófagos activados pueden dañar los tejidos del huésped si se liberan.

El desarrollo de linfocitos activados habilitados para responder al antígeno de *M. tuberculosis* constituye la respuesta de hipersensibilidad al microorganismo. La emergencia de macrófagos activados capaces de ingerir y destruir los bacilos corresponde a la respuesta inmunitaria mediada por células. Estas respuestas combaten en conjunto los microorganismos, proceso que requiere 3-6 semanas para ponerse en marcha.

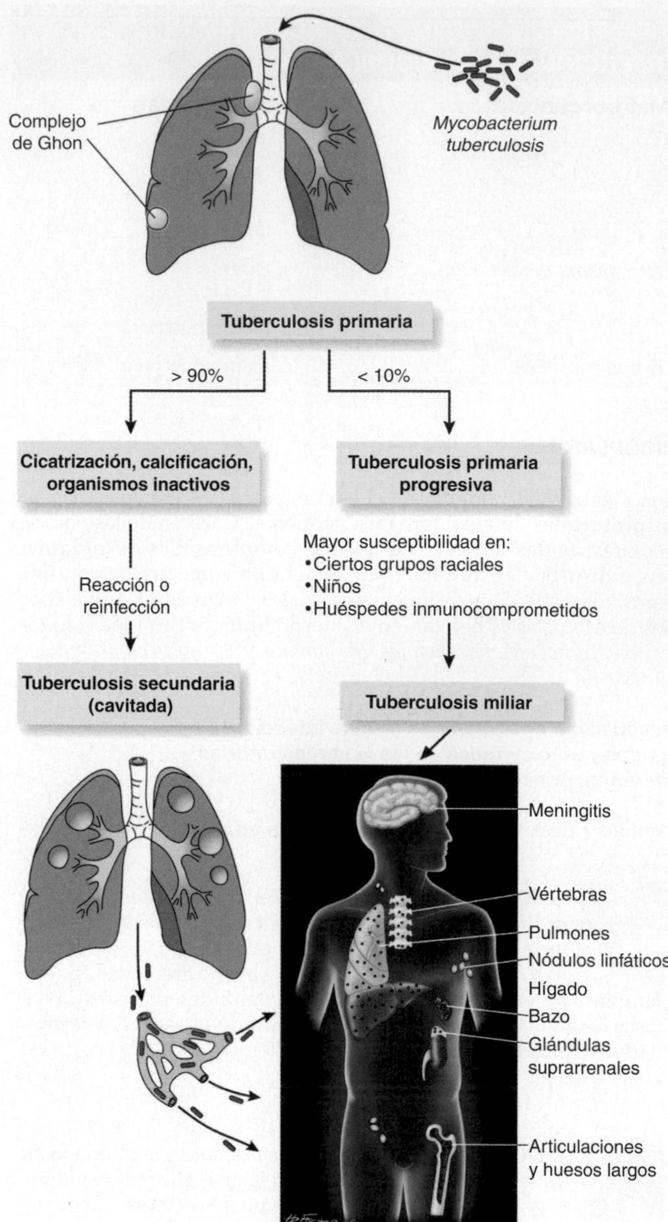

FIGURA 9-50. Fases de la tuberculosis. La tuberculosis **primaria** se presenta en una persona que carece de antecedente de contacto o de capacidad de respuesta inmunitaria. La tuberculosis **primaria progresiva** se desarrolla en al menos el 10 % de los adultos normales infectados, pero es más frecuente en niños y en pacientes inmunodeprimidos. La tuberculosis **secundaria** (cavitada) deriva de la reactivación de bacilos endógenos en estado de latencia o de una reinfección por bacilos exógenos. La tuberculosis **miliar** deriva de la diseminación de los bacilos tuberculosos, de manera que producen lesiones blanco-amarillentas diminutas numerosas (que se asemejan a las semillas del mijo) en órganos distantes.

Si una persona con la infección tiene competencia inmunitaria y la carga de microorganismos es baja, se establece una fuerte reacción granulomatosa. Los bacilos tuberculosos son ingeridos y eliminados por los macrófagos activados, rodeados por tejido fibroso y retenidos exitosamente. Cuando el número de microorganismos es elevado, la reacción de hipersensibilidad produce necrosis hística importante, que muestra una consistencia característica similar al queso (caseosa). Si bien puede ser producida por otros microorganismos, la necrosis caseosa guarda una relación tan estrecha con *M. tuberculosis* que su descubrimiento en el tejido debe motivar la sospecha de esta enfermedad.

En niños pequeños o pacientes inmunodeprimidos, los granulomas presentan deficiencias de formación o ni se forman, la infección puede avanzar en el lugar pulmonar primario, en los nódulos linfáticos regionales o en distintos puntos de diseminación. Este proceso da origen a la **tuberculosis primaria progresiva**.

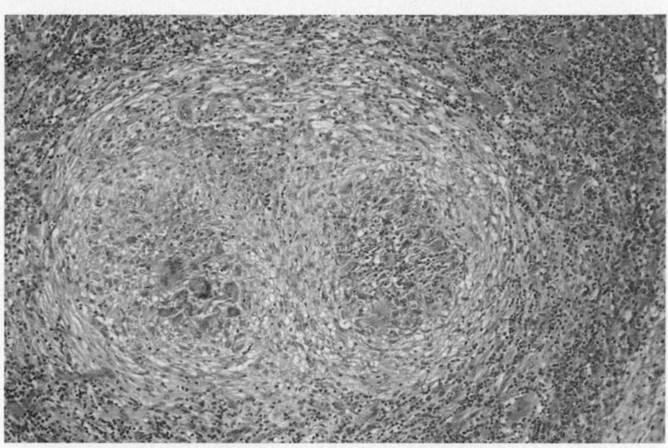

FIGURA 9-51. Tuberculosis primaria. Un nódulo linfático hiliar que contiene un granuloma tuberculoso con necrosis caseosa central.

ANATOMOPATOLOGÍA: la lesión pulmonar en la tuberculosis primaria se conoce como **nódulo de Ghon**. Se ubica en la región subpleural de los segmentos superiores de los lóbulos inferiores o en los segmentos inferiores de los lóbulos superiores. Al principio es un área de consolidación inflamatoria pequeña y mal definida, que drena luego hacia los nódulos linfáticos del hilio. A la combinación de un nódulo de Ghon periférico y los nódulos linfáticos mediastínicos o hiliares afectados se le denomina **complejo de Ghon**.

La histología clásica de la tuberculosis es un granuloma (fig. 9-51), que tiene un núcleo blando y semisólido de restos caseosos, rodeado de macrófagos epitelioides, células gigantes de Langhans, linfocitos y tejido fibroso periférico. Si el huésped presenta inmunodepresión, los granulomas pueden presentar una menor organización y consistir solo en agregados de macrófagos, sin la arquitectura ni las células gigantes de Langhans del granuloma clásico.

En más del 90% de los adultos, la infección por tuberculosis es autolimitada. En los dos pulmones y los nódulos linfáticos el complejo de Ghon se resuelve y sufre disminución de tamaño, cicatrización fibrosa y calcificación, siendo esta última visible por medios radiológicos. Es posible que un número bajo de microorganismos conserve la viabilidad durante varios años. Existe evidencia de que el proceso de fibrosis está dirigido por los bacilos, posiblemente para protegerlos de la eficacia de la inmunidad del huésped, que de otro modo sería micobactericida. Más tarde, si los mecanismos inmunitarios se debilitan o fallan, los bacilos en estado de latencia pueden proliferar y diseminarse, para causar un cuadro grave de tuberculosis secundaria. En menos del 10% de los adultos, pero con mayor frecuencia en niños y pacientes con inmunodepresión, se desarrolla una **tuberculosis primaria progresiva**. En esta, la respuesta inmunitaria del huésped no logra controlar los bacilos. El nódulo de Ghon aumenta de tamaño y puede erosionar los bronquios. Los nódulos linfáticos hiliares y mediastínicos afectados también aumentan de tamaño, con lo que en ocasiones podrían comprimir bronquios del lóbulo medio derecho y causar atelectasia en la región pulmonar distal (**síndrome del lóbulo medio**). En algunos casos, los nódulos linfáticos infectados se erosionan en las vías respiratorias y permiten la diseminación de los organismos hacia ambos pulmones.

La **tuberculosis miliar** (por su similitud con las semillas de mijo) tiene lugar cuando la infección se disemina y origina lesiones nodulares amarillas, pequeñas y numerosas en distintos órganos (fig. 9-52). Estas lesiones suelen afectar los pulmones, los nódulos linfáticos, los riñones, las glándulas suprarrenales, la médula ósea, el bazo y el hígado. La enfermedad progresiva puede afectar las meninges y causar meningitis tuberculosa.

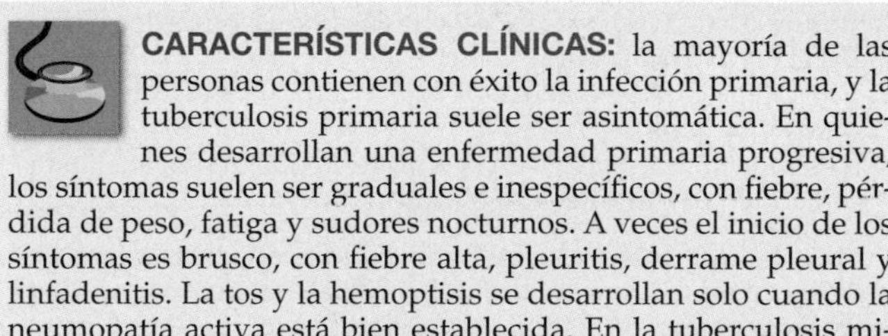

CARACTERÍSTICAS CLÍNICAS: la mayoría de las personas contienen con éxito la infección primaria, y la tuberculosis primaria suele ser asintomática. En quienes desarrollan una enfermedad primaria progresiva, los síntomas suelen ser graduales e inespecíficos, con fiebre, pérdida de peso, fatiga y sudores nocturnos. A veces el inicio de los síntomas es brusco, con fiebre alta, pleuritis, derrame pleural y linfadenitis. La tos y la hemoptisis se desarrollan solo cuando la neumopatía activa está bien establecida. En la tuberculosis mi-

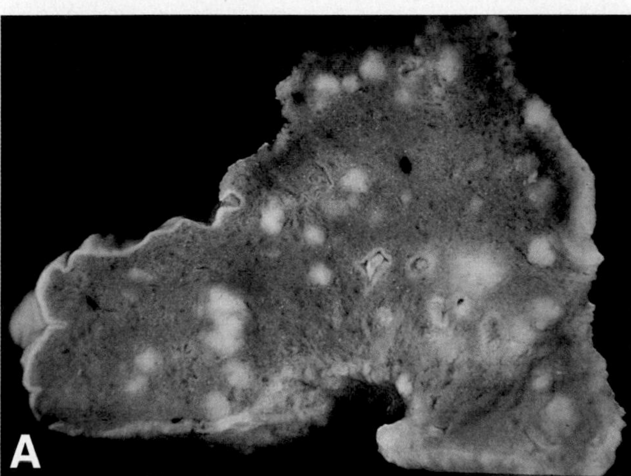

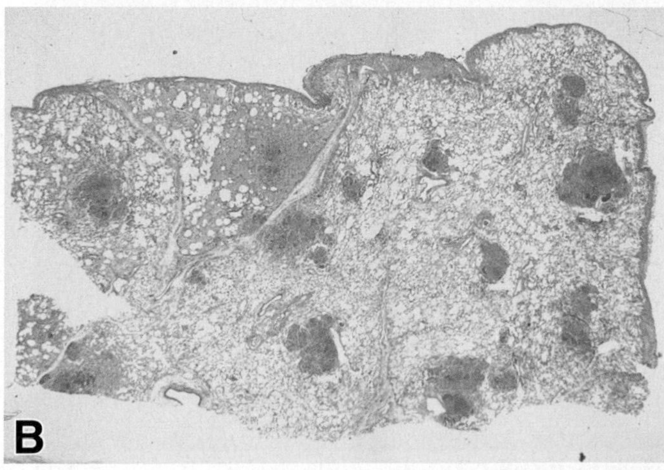

FIGURA 9-52. Tuberculosis miliar. A. La superficie de corte del pulmón revela nódulos blancos uniformes numerosos. **B.** Una microfotografía de baja resolución revela focos numerosos de inflamación granulomatosa.

liar, los síntomas dependen de los órganos afectados y tienden a aparecer en una fase tardía de la enfermedad.

Tuberculosis secundaria (cavitaria)

Las micobacterias de la tuberculosis secundaria proceden de granulomas que habían permanecido en estado latentes (normalmente) o, con menos frecuencia, de bacilos de reciente adquisición. Diversas situaciones, como el cáncer, la quimioterapia antineoplásica, el tratamiento inmunosupresor, el sida y la edad avanzada, predisponen a la reaparición de *M. tuberculosis* de origen endógeno que permanecía en estado de latencia. La enfermedad secundaria puede desarrollarse incluso décadas después de la infección primaria.

ANATOMOPATOLOGÍA: cualquier estructura puede verse afectada, aunque los pulmones son con mucho la ubicación más frecuente de la tuberculosis secundaria.

En los pulmones, la tuberculosis secundaria suele comenzar en los segmentos apicales posteriores de los lóbulos superiores, donde los organismos suelen sembrarse durante la infección primaria. Los bacilos proliferan, provocan respuestas inflamatorias y causan una consolidación localizada. ***Las respuestas inmunitarias mediadas por linfocitos T que se desencadenan a continuación contra los antígenos micobacterianos ya conocidos, originan necrosis hística y formación de cavidades tuberculosas*** (fig. 9-53). Las cavidades apicales son lugares óptimos para la multiplicación de *M. tuberculosis*, y en este entorno se producen grandes cantidades de organismos. Las cavidades suelen tener de 2 cm a 4 cm de diámetro cuando se detectan clínicamente por primera vez, pero pueden superar los 10 cm. Contienen material necrótico con predominio de micobacterias, y están rodeadas de una respuesta granulomatosa.

Las lesiones pulmonares en la tuberculosis secundaria pueden complicarse por ciertos fenómenos secundarios:

- Cicatrización y calcificación
- Diseminación a otras regiones
- Fibrosis pleural y adherencias
- Rotura de una lesión caseosa, con diseminación de los bacilos hacia la cavidad pleural
- Erosión bronquial, con diseminación hacia bronquíolos, bronquios y tráquea
- Implantación de bacilos en la laringe, lo que desencadena disfonía y dolor durante la deglución

Los bacilos tuberculosos también pueden distribuirse por todo el organismo por medio del sistema linfático y el torrente sanguíneo y causar tuberculosis miliar.

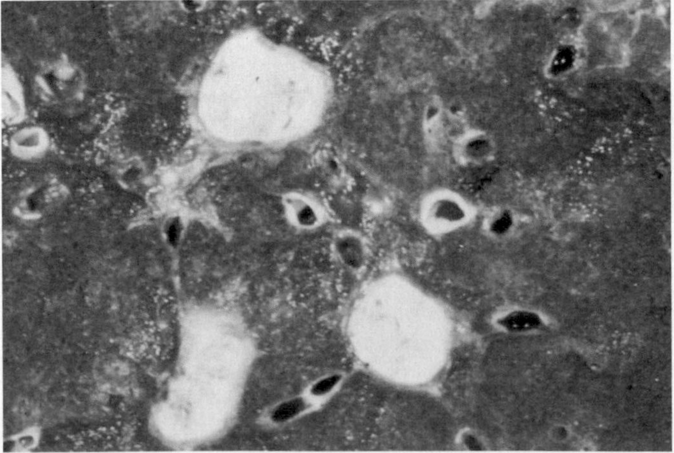

FIGURA 9-53. Tuberculosis pulmonar secundaria. Corte transversal del pulmón que revela varias cavidades tuberculosas llenas de material necrótico caseoso.

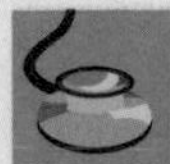

CARACTERÍSTICAS CLÍNICAS: tos (que podría atribuirse erróneamente al tabaquismo o a algún resfriado), febrícula, malestar general, fatiga, anorexia, pérdida de peso y con frecuencia sudación nocturna son las manifestaciones habituales. El proceso de cavitación podría ir acompañado de hemoptisis, en ocasiones con gravedad suficiente para causar desangrado. Las radiografías torácicas que revelan cavidades unilaterales o bilaterales en los ápices sugieren el diagnóstico de tuberculosis secundaria. Si la enfermedad es diseminada, los signos y los síntomas corresponden a los órganos involucrados específicos.

La tuberculosis secundaria que no recibe tratamiento es una enfermedad que causa deterioro progresivo y por último la muerte, y en el pasado la tuberculosis cavitada crónica fue la causa más frecuente de amiloidosis secundaria (*v.* cap. 34 en línea). La tuberculosis se trata en la actualidad con ciclos prolongados de antibióticos contra la tuberculosis, como isoniazida, pirazinamida, rifampicina y etambutol. En fecha reciente surgieron cepas de *M. tuberculosis* con resistencia a estos antibióticos, por lo general como consecuencia del seguimiento deficiente al régimen terapéutico completo.

La lepra es un proceso destructivo crónico de evolución lenta que afecta los nervios periféricos, la piel y las membranas mucosas

Está causada por *Mycobacterium leprae*, un bacilo delgado, con ligera positividad a la tinción acidorresistente y que no puede desarrollarse en cultivos celulares.

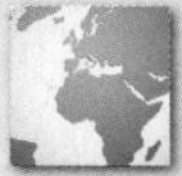

EPIDEMIOLOGÍA: lepra es una de las enfermedades más antiguas reconocidas en el ser humano. Las personas con lepra se aislaban de la comunidad según el Antiguo Testamento. Durante siglos, la lepra tuvo una distribución amplia en Europa, incluida Inglaterra. En 1873, Hansen identificó por vez primera el agente causal (por ello, la lepra también se conoce como enfermedad de Hansen).

Los bacilos de la lepra prefieren temperaturas más bajas que las de los órganos internos. La lepra adquirida de forma natural se da en los armadillos de Luisiana y Texas, cuya susceptibilidad está relacionada, al menos en parte, con su baja temperatura corporal (32-35 °C). La lepra se transmite de persona a persona, tras años de contacto íntimo. *M. leprae* está presente en las secreciones nasales o en las lesiones ulceradas de las personas con la infección. El mecanismo de infección no está claro, pero es probable que implique la inoculación en las vías respiratorias o en las heridas abiertas. La lepra es actualmente poco habitual en los países desarrollados (<400 casos anuales en Estados Unidos), pero en todo el mundo hay 15 millones de personas con la infección, principalmente en regiones tropicales. En total, hay unas 6500 personas con lepra en Estados Unidos, de las cuales 3300 requieren tratamiento activo.

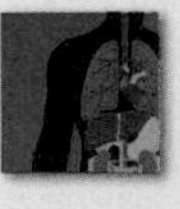
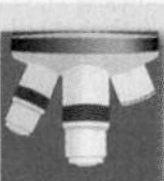

FISIOPATOLOGÍA Y ANATOMOPATOLOGÍA: *M. leprae* se multiplica de manera óptima en temperaturas inferiores a la corporal normal del humano y las lesiones tienden a desarrollarse en las zonas más frías del organismo (p. ej., manos y cara). La lepra muestra una diversidad impactante de características clínicas y patológicas. Las lesiones varían desde las máculas pequeñas insignificantes y autolimitadas de la lepra tuberculoide, hasta las lesiones difusas, que causan desfiguración y en ocasiones la muerte de la lepra lepromatosa (fig. 9-54). Esta variación extrema en la presentación de la enfermedad se deba probablemente a las diferencias en la reactividad inmunitaria. La mayoría de las personas (95%) cuentan con inmunidad natural contra *M. leprae* y no se infectan pese a la exposición íntima y prolongada. Las personas susceptibles (5%) muestran una variación amplia de función inmunitaria, desde la anergia hasta la hiperergia, y

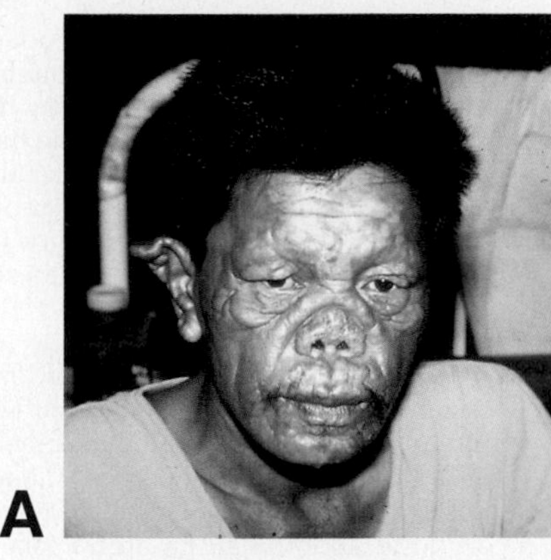

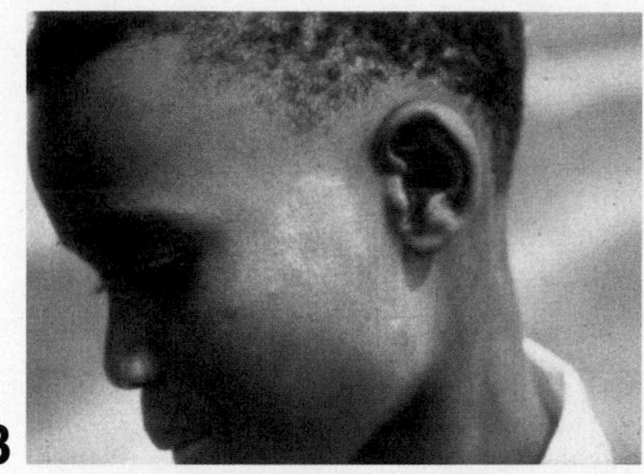

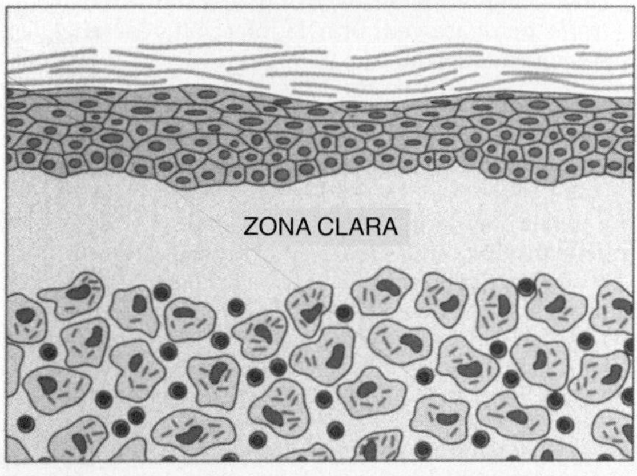

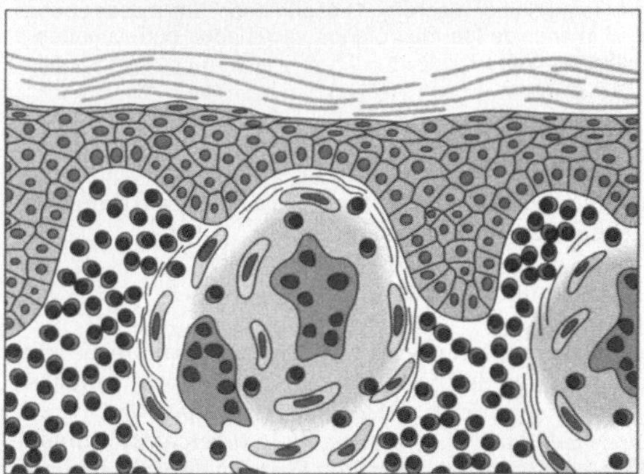

FIGURA 9-54. Lepra. A. Lepra lepromatosa. (*Arriba*) Se aprecia afectación difusa, con facies leonina, pérdida de las cejas y las pestañas y distorsión nodular, en particular de la cara, los lóbulos auriculares, los antebrazos y las manos —las regiones expuestas (frías) del cuerpo . (*Abajo*) Lesiones nodulares cutáneas de la lepra lepromatosa avanzada. El aumento de volumen aplana la epidermis (pérdida de las crestas epidérmicas). Una «zona clara» característica de dermis conservada separa la epidermis de cúmulos de macrófagos similares a tumores, cada uno repleto de bacilos numerosos (*Mycobacterium leprae*). **B.** (*Arriba*) **Lepra tuberculoide** en la mejilla, que se aprecia como una mácula hipopigmentada con un borde infiltrado elevado. La región central puede mostrar hipoestesia o anestesia. (*Abajo*) Lesión cutánea macular de la lepra tuberculoide. La piel del borde «infiltrado» elevado de la placa contiene pequeños granulomas que se extienden hasta la capa basal de la epidermis (sin que exista una zona clara). Los granulomas se componen de células epitelioides y células gigantes del Langhans y se asocian con linfocitos y células plasmáticas. Los bacilos lepromatosos son escasos.

podrían desarrollar infección sintomática. En un extremo del espectro, los pacientes con anergia presentan resistencia mínima o nula y desarrollan **lepra lepromatosa**, mientras que los pacientes hiperérgicos con alta resistencia contraen **lepra tuberculoide**. La mayor parte de los pacientes desarrollan una **lepra limítrofe**, que se encuentra entre estos dos extremos.

LEPRA TUBERCULOIDE: se caracteriza por una sola lesión o lesiones muy escasas en la piel, por lo general en cara, extremidades o tronco. En el análisis microscópico las lesiones revelan la existencia de granulomas dérmicos circunscritos y bien formados, con macrófagos epitelioides, células gigantes de Langhans y linfocitos. Las fibras nerviosas muestran casi de forma invariable edema e infiltración linfocítica. La destrucción de las ramas nerviosas dérmicas pequeñas explica el déficit sensitivo que se relaciona con la lepra tuberculoide. Los bacilos son escasos y muchas veces no pueden identificarse con la tinción ácido-alcohol resistente. El término «lepra tuberculoide» se impuso porque los granulomas recuerdan vagamente a los de la tuberculosis. Sin embargo, los granulomas de la lepra carecen de material caseoso. Las lesiones de la lepra tuberculoide producen desfiguración mínima y no son infecciosas.

LEPRA LEPROMATOSA: esta variante presenta lesiones múltiples similares a tumores en la piel, los ojos, los testículos, los nervios, los nódulos linfáticos y el bazo. Infiltrados nodulares o difusos de macrófagos espumosos contienen miríadas de bacilos (fig. 9-55). La epidermis se extiende y adelgaza sobre los nódulos, y por debajo de la misma existe una delgada «zona clara» de dermis íntegra. En lugar de destruir los bacilos, los macrófagos parecen actuar como incubadoras microscópicas. Cuando se someten a tinciones de ácido-alcohol, los microorganismos numerosos dentro de los macrófagos espumosos se aprecian como cúmulos de material acidorresistente, denominados globos. Los infiltrados dérmicos se expanden con lentitud hasta distorsionar y desfigurar la cara, los oídos y las vías respiratorias superiores y destruir los ojos, las cejas y pestañas, los nervios y los testículos. Las lesiones cutáneas nodulares de la lepra lepromatosa pueden ulcerarse.

Son frecuentes las manos en garra, los dedos en martillo, la nariz en silla de montar y los pabellones auriculares colgantes. Las lesiones nodulares de la cara pueden coalescer y dar origen a un aspecto leonino («facies leonina»). La afectación de las vías respiratorias superiores desencadena una rinorrea crónica y provoca la modificación de la voz. La infección de los ojos puede causar amaurosis.

La infección por Mycobacterium avium-intracellulare (MAI) *es una de las más frecuente entre las afecciones oportunistas en los pacientes con sida*

Mycobacterium avium y *Mycobacterium intracellulare* son especies similares que causan enfermedades idénticas, por lo que se agrupan como complejo *M. avium-intracellulare* (MAI) o simplemente MAI. Causan dos tipos de enfermedad: *(1)* una neumopatía granulomatosa de evolución lenta e infrecuente en personas inmunocompetentes, y *(2)* una enfermedad sistémica progresiva en pacientes con sida. ***La infección por MAI es la tercera infección oportunista más frecuente en los pacientes con sida en Estados Unidos.*** MAI está presente en el suelo, el agua y los alimentos en todo el mundo.

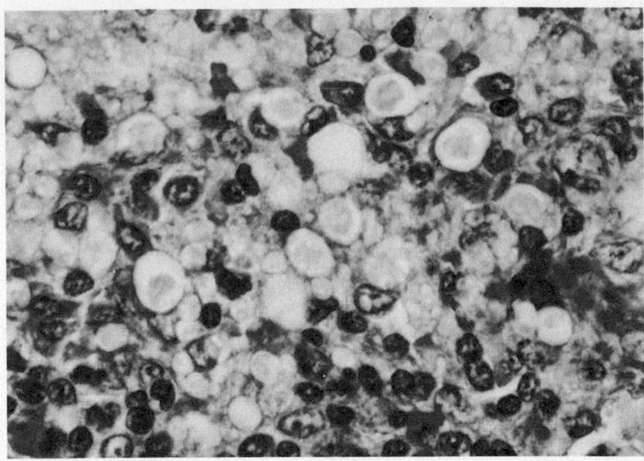

FIGURA 9-55. Lepra lepromatosa. Corte de piel que muestra una masa similar a un tumor formada por macrófagos espumosos. Las masas apenas discernibles en el interior de los macrófagos vacuolados corresponden a bacilos de lepra numerosos.

Es probable que los seres humanos lo adquieran por inhalación de aerosoles procedentes del agua infectada. La colonización es frecuente: hasta un 70% de la población muestra respuesta inmunitaria a MAI, lo que indica una exposición previa.

Enfermedad granulomatosa por MAI

Casi todas las personas inmunocompetentes con neumopatía granulomatosa por MAI son de edad avanzada (50-70 años) y muchas cuentan con neumopatía previa. ***Desde la perspectiva clínica y patológica, la enfermedad por MAI se parece a la tuberculosis, aunque evoluciona con mucha mayor lentitud. Provoca la formación de nódulos pulmonares y cavidades, así como de granulomas necrosantes.***

CARACTERÍSTICAS CLÍNICAS: las afecciones subyacentes que predisponen con más frecuencia a la infección pulmonar por MAI son la enfermedad pulmonar obstructiva crónica, la tuberculosis tratada, las neumoconiosis y las bronquiectasias. La tos es un síntoma frecuente, aunque no se contemplan otros síntomas que caracterizan la tuberculosis. La neumopatía por MAI es indolora y solo muestra evolución lenta, lo que hace que la función pulmonar disminuya gradualmente en el transcurso de años o décadas. El microorganismo es bastante resistente a los antituberculosos de primera línea, y es frecuente que los tratamientos combinados generen respuestas indeseadas.

Infección por MAI en el sida

Una tercera parte los pacientes con sida en Estados Unidos desarrollan una infección manifiesta por MAI, y la mitad puede mostrar evidencia de la infección en la autopsia.

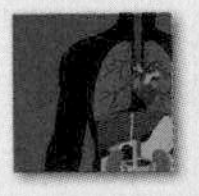

FISIOPATOLOGÍA: en los pacientes con sida, el agotamiento progresivo de los linfocitos T colaboradores paraliza las respuestas inmunitarias que normalmente previenen la enfermedad por MAI. Aunque los macrófagos fagocitan los organismos, no pueden destruirlos. Los bacilos se multiplican, llenan las células y se diseminan, primero a otros macrófagos y luego por todo el cuerpo a través del sistema linfático y el torrente sanguíneo.

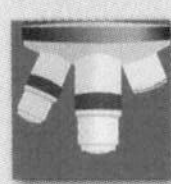

ANATOMOPATOLOGÍA: los macrófagos infectados se identifican en muchos órganos. La proliferación de los microorganismos conduce al reclutamiento de macrófagos adicionales, lo que origina lesiones nodulares que se expanden y varían desde los granulomas epitelioides estructurados que contienen microorganismos escasos hasta los cúmulos laxos de macrófagos espumosos repletos de bacilos acidorresistentes (fig. 9-56). Finalmente, los tejidos normales de los nódulos linfáticos, el bazo y la médula ósea podrían ser reemplazados casi por completo por cúmulos de macrófagos y las lesiones en el intestino podrían erosionarse hacia la luz intestinal.

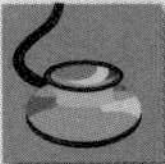

CARACTERÍSTICAS CLÍNICAS: los síntomas iniciales generales de la enfermedad por MAI en el sida son similares a los de la tuberculosis: fiebre, sudores nocturnos, fatiga y pérdida de peso. La afectación progresiva del intestino delgado produce malabsorción y diarrea, a menudo con dolor abdominal. La afectación pulmonar es frecuente, pero no suele producir síntomas. Las combinaciones de cinco o más antibióticos, incluida la claritromicina, pueden controlar, pero rara vez curar, la infección generalizada por MAI en pacientes con sida.

Otras micobacterias presentes en el agua, el polvo y la suciedad pueden causar enfermedades humanas

La inhalación, la inoculación o la ingestión de material ambiental puede producir infecciones en el ser humano.

Estas bacterias, entre las que se encuentra MAI, suelen agruparse como «micobacterias atípicas» (en contraste con la *M. tuberculosis*, que se considera «típica»). Estas micobacterias presentan diversidad biológica, y las enfermedades (poco frecuentes) que producen en el ser humano son diversas (tabla 9-7).

- *Mycobacterium kansasii*: causa una neumopatía granulomatosa crónica y de progresión lenta en personas mayores de 50 años, similar a la producida por MAI en pacientes inmunocompetentes.
- *Mycobacterium scrofulaceum*: un habitante común del suelo; causa una linfadenitis cervical granulomatosa y supurativa en niños pequeños (de 1 a 5 años). Afecta los nódulos linfáticos submandibulares y probablemente se debe a la inoculación o ingestión de organismos por parte de los niños pequeños que juegan en el suelo. La enfermedad está localizada y la escisión quirúrgica de los nódulos linfáticos afectados tiene efecto curativo.
- *Mycobacterium marinum*: se encuentra habitualmente en las superficies subacuáticas y produce una lesión cutánea nodular localizada («granuloma de las albercas [o de las piscinas]»), a veces con afectación linfática. La infección se adquiere por inoculación traumática, como la abrasión de un codo al golpearse con la escalera de piscina o el corte de un dedo con una espina de pescado. Las reacciones hísticas pueden ser piógenas o granulomatosas.

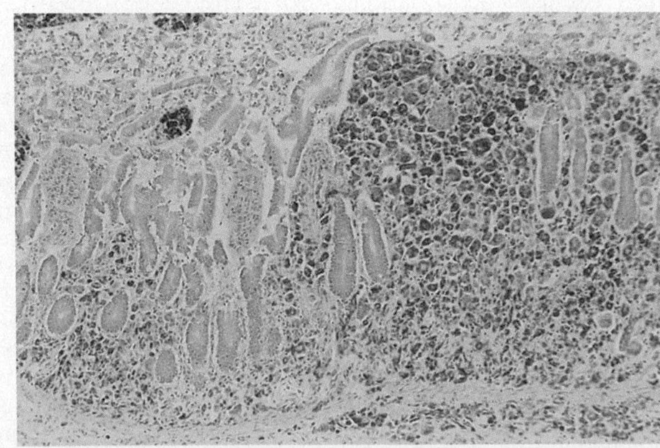

FIGURA 9-56. *Mycobacterium avium-intracellulare.* Corte de intestino delgado de un paciente con sida, que revela la presencia de macrófagos numerosos saturados con bacilos ácido-alcohol resistentes que se ubican en la lámina propia.

TABLA 9-7
INFECCIONES POR MICOBACTERIAS ATÍPICAS

Microorganismo	Enfermedad	Grupos etáreos afectados	Patología	Fuente	Distribución
Mycobacterium kansasii	Neumopatía granulomatosa crónica (similar a la que produce *M. avium-intracellulare*)	50-70	Inflamación granulomatosa	Microorganismos inhalados a partir del suelo, el polvo o el agua	Mundial
Mycobacterium scrofulaceum	Linfadenitis cervical	1-5	Inflamación granulomatosa	Quizá por ingestión de o el polvo de microorganismos del suelo	Mundial
Mycobacterium marinum	Lesiones cutáneas localizadas	Todos	Inflamación granulomatosa	Inoculación directa de microorganismos a partir de peces o superficies subacuáticas (natación en piscinas, tanques de peces)	Mundial
Mycobacterium ulcerans	Ulceración grande, única y grave que afecta la piel y el tejido subcutáneo	Por lo general, 5-25	Necrosis coagulativa	Probable inoculación de microorganismos ambientales	Australia, África
Mycobacterium fortuitum y *Mycobacterium chelonae*	Infecciones relacionadas con inoculaciones traumáticas o yatrógenas	Todos	Inflamación piógena	Inoculación de microorganismos ambientales	Mundial

- ***Mycobacterium ulcerans***: provoca una grave dermopatía ulcerosa en Australia, África y Nueva Guinea. La infección se manifiesta por una úlcera solitaria socavada y profunda que abarca la piel y el tejido subcutáneo de las extremidades.
- ***Mycobacterium chelonae*** y ***Mycobacterium fortuitum***: son organismos ambientales ubicuos y con relación estrecha. La infección se produce tras la inoculación (generalmente traumática) de material contaminado. En el lugar de la inoculación aparecen abscesos indoloros y fluctuantes, que se ulceran y gradualmente muestran cicatrización espontánea. La reacción hística puede ser piógena o granulomatosa.

HONGOS

Pneumocystis jiroveci causa neumonía en personas con deterioro de las defensas inmunitarias

Pneumocystis jiroveci (antes, carinii) provoca una neumonía progresiva, a menudo mortal, en personas con deterioro de la inmunidad celular.

Recientemente *Pneumocystis* fue reclasificado como hongo.

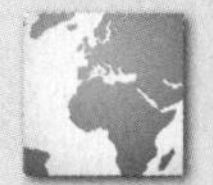

EPIDEMIOLOGÍA: *P. jiroveci* tiene distribución mundial. Dado que el 75 % de las personas presentan anticuerpos a los 5 años, es probable que la exposición sea por inhalación. Si la inmunidad celular está intacta, la infección se contiene rápidamente sin causar síntomas.

Hasta la década de 1980, se notificaban anualmente entre 100 y 200 casos de enfermedad activa *por Pneumocystis* en Estados Unidos, principalmente en personas con neoplasias hematológicas, receptores de trasplantes o aquellas tratadas con corticoesteroides o tratamiento citotóxico. *Pneumocystis* pasó a ser un patógeno común con la pandemia del sida. Antes de la llegada del tratamiento antirretroviral (*v.* cap. 4), el 80 % de los pacientes con sida desarrollaban neumonía por *Pneumocystis*.

FISIOPATOLOGÍA: *P. jiroveci* se reproduce en asociación con las células de revestimiento alveolar de tipo 1, y la enfermedad activa se limita a los pulmones. La infección comienza cuando *Pneumocystis* se adhiere a las células de revestimiento alveolar y se alimenta de las células del huésped. Crecen de tamaño y producen quistes que contienen organismos hijos. Los quistes se rompen y liberan más *Pneumocystis*, y el proceso se repite. Sin que el sistema inmunitario del huésped o los antibióticos lo impidan, los alvéolos infectados acaban llenándose de organismos y de líquido proteináceo. El llenado progresivo de los alvéolos impide el intercambio de gases y los pacientes desarrollan asfixia paulatina.

Se supone, pero no se ha constatado, que la mayoría de los casos derivan de la reactivación de una infección endógena latente. También se han producido brotes de neumonía por *Pneumocystis* entre lactantes con desnutrición grave (y, por tanto, inmunodeprimidos) en guarderías; es probable que representen una infección primaria.

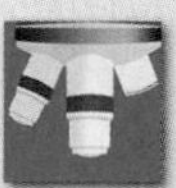

ANATOMOPATOLOGÍA: *P. jiroveci* produce consolidación progresiva de los pulmones. El análisis microscópico revela alvéolos con material eosinófilo espumoso, compuesto por macrófagos y quistes alveolares y *P. jiroveci* (fig. 9-57A). Se observan membranas hialinas y neumocitos de tipo 2 prominentes. En los recién nacidos, los tabiques alveolares están engrosados por la infiltración de células linfáticas y macrófagos. Las células plasmáticas prominentes en la enfermedad infantil dieron lugar al término, ahora obsoleto, de «neumonía de células plasmáticas». Las distintas formas de *P. jiroveci* se visualizan con mayor precisión con tinciones de metenamina argéntica. La forma quística mide unos 60 µm de diámetro (fig. 9-57B). Cuando se utiliza la tinción de Giemsa, los trofozoítos extracelulares y las formas intraquísticas del organismo se observan como células de forma irregular, de 1 µm a 3 µm de diámetro, puntiformes y de tono violeta.

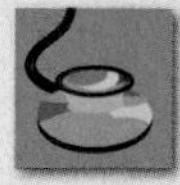

CARACTERÍSTICAS CLÍNICAS: los pacientes con neumonía por *P. jiroveci* presentan fiebre, tos no productiva y disnea progresiva, a menudo exacerbada por el esfuerzo. Esta última puede comenzar imperceptiblemente y progresar poco a poco. Las radiografías de tórax muestran un proceso pulmonar difuso. El diagnóstico requiere la obtención de material alveolar. La enfermedad es mortal si no se trata. El tratamiento consiste en la administración de trimetoprima-sulfametoxazol o pentamidina.

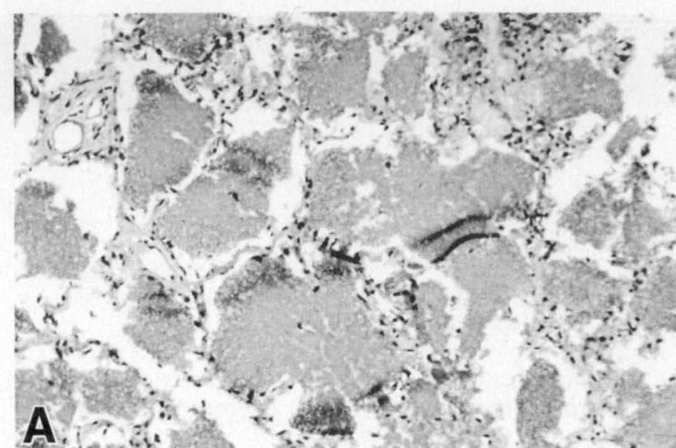

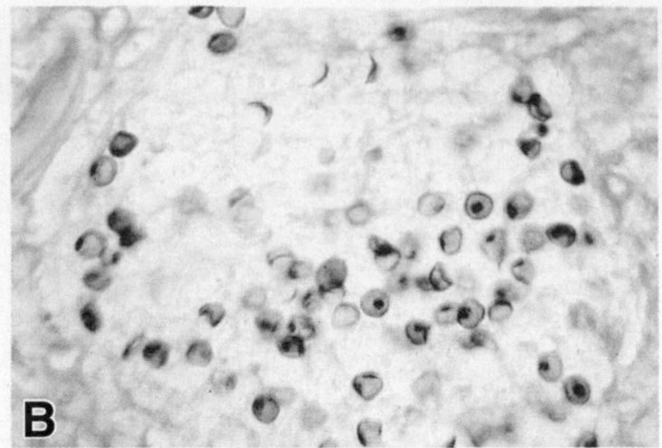

FIGURA 9-57. Neumonía por *Pneumocystis jiroveci*. A. Los alvéolos contienen material eosinófilo espumoso que se compone de macrófagos alveolares, así como de quistes y trofozoítos de *P. jiroveci*. **B.** Tinción argéntica que revela los microorganismos en forma de luna creciente, que se encuentran colapsados y degenerados. Algunos cuentan con una mancha puntiforme oscura característica en sus paredes.

Las especies de *Candida* incluyen patógenos oportunistas frecuentes

Muchas especies de *Candida* son parte de la flora endógena del humano, bien adaptada a la vida por encima o dentro del cuerpo humano, pero pueden causar enfermedades si las defensas del huésped están alteradas. Las infecciones por *Candida* varían en gravedad, pero la mayoría son localizadas y superficiales, limitadas a un área mucocutánea específica (tabla 9-8).

Las infecciones por* Candida *en los tejidos profundos son mucho menos frecuentes que las superficiales, pero pueden poner en peligro la vida. Las estructuras profundas afectadas con más frecuencia son el cerebro, el ojo, el riñón y el corazón. Las infecciones más profundas, con sepsis por *Candida* y candidosis diseminada, se producen solo en personas inmunodeprimidas y a menudo son mortales.

La mayoría de las infecciones por *Candida* derivan de la flora endógena. *C. albicans* reside en pequeñas cantidades en la bucofaringe, el tubo digestivo y la vagina y es el patógeno más frecuente del género, responsable de más del 95 % de estas infecciones.

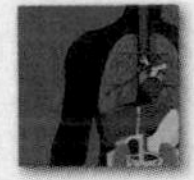

FISIOPATOLOGÍA: las barreras mecánicas, las células inflamatorias, la inmunidad humoral y la mediada por células obligan a *Candida* a ocupar lugares superficiales no estériles. A su vez, la flora bacteriana suele limitar la cantidad de microorganismos micóticos. Las bacterias (*1*) bloquean la adhesión de los hongos a las células epiteliales; (*2*) compiten con ella por los nutrientes; e (*3*) impiden su conversión en variantes con capacidad para invadir los tejidos. Cuando cualquiera de las defensas mencionadas se ve afectada, se posibilitan las infecciones por Candida (tabla 9-8). ***La administración de antibióticos elimina la flora bacteriana competente y es el factor precipitante más común de la candidosis.*** Bajo condiciones de desarrollo sin oposición, la levadura se transforma en su variante invasora (hifas o seudohifas), invade los tejidos superficiales e induce una respuesta inflamatoria o inmunitaria.

Si bien *Candida* habita en las superficies cutáneas, no produce dermatopatía sin que exista alguna lesión cutánea predisponente. El factor más común de este tipo es la maceración o el reblandecimiento y la destrucción de la piel. Las áreas que se mantienen calientes y húmedas, como las regiones ubicadas entre los dedos de las manos y los pies, las de los pliegues cutáneos y las cubiertas por pañales, tienden a la maceración y al desarrollo de enfermedad superficial por *Candida*.

La incidencia de las infecciones invasoras por *Candida* está aumentando. El uso frecuente de potentes antibióticos de amplio espectro elimina las bacterias que de otro modo limitarían la colonización por el organismo. El uso generalizado de dispositivos médicos, como catéteres permanentes, monitores, tubos endotraqueales y catéteres urinarios, proporciona acceso a sitios estériles. La supresión inmunitaria hace que los pacientes sean menos capaces de defenderse incluso de patógenos débiles como *Candida*. Por último, los consumidores de drogas intravenosas desarrollan infecciones profundas por *Candida* como consecuencia de la introducción inadvertida del hongo en el torrente sanguíneo.

TABLA 9-8
INFECCIONES POR *CANDIDA*

Enfermedad	Condiciones predisponentes
Infecciones superficiales	
Intertrigo (superficies cutáneas en aposición)	Maceración
Paroniquia (lechos ungueales)	Maceración
Dermatitis del pañal	Maceración
Vulvovaginitis	Modificación de la flora normal
Algodoncillo (moniliasis oral)	Compromiso de la inmunidad mediada por células
Esofagitis	Compromiso de la inmunidad mediada por células
Infecciones profundas	
Infecciones de vías urinarias	Sondas urinarias a permanencia
Sepsis e infección diseminada	Neutropenia, catéteres intravasculares a permanencia y modificación de la flora

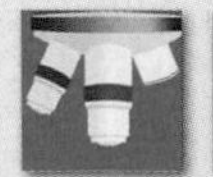
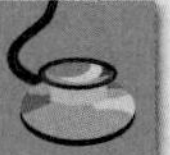

ANATOMOPATOLOGÍA Y CARACTERÍSTICAS CLÍNICAS: las infecciones superficiales de la piel, la bucofaringe (fig. 9-58A) y el esófago muestran organismos invasores en las capas epiteliales más superficiales y se asocian a infiltrados inflamatorios agudos. Se identifican levaduras, seudohifas e hifas (fig. 9-58B). Las levaduras son redondas y miden de 3 µm a 4 µm de diámetro; las hifas muestran tabicación. En la vaginitis por Candida, la invasión fúngica superficial del epitelio escamoso provoca escasa inflamación escasa. Las infecciones profundas consisten en múltiples microabscesos con levaduras, hifas, restos necróticos y neutrófilos. En raras ocasiones, *Candida* provocan respuestas granulomatosas.

Las distintas infecciones cutáneas superficiales se observan como pápulas eritematosas sensibles a la palpación, que se extienden para constituir áreas eritematosas confluentes.

- **Candidosis bucal**: esta lesión afecta la lengua y las membranas mucosas de la boca. Al principio de la vida, es la forma

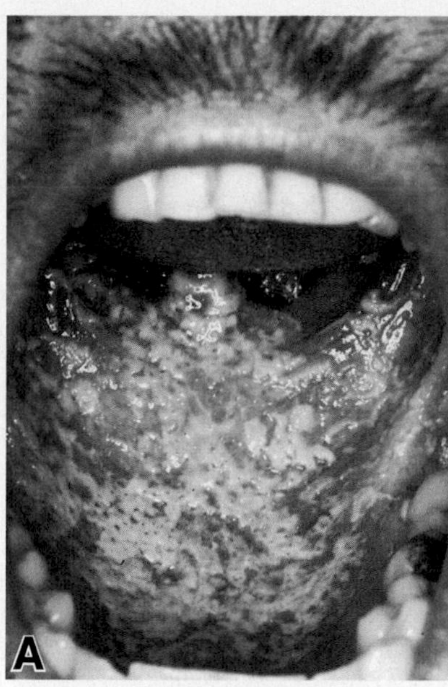

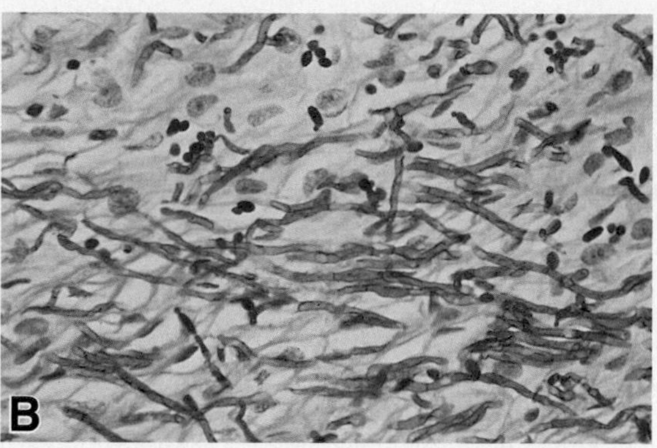

FIGURA 9-58. Candidiasis. A. La cavidad bucal de un paciente con sida se encuentra cubierta por un exudado blanco similar al requesón, que contiene microorganismos micóticos numerosos. **B.** La tinción con ácido peryódico de Schiff muestra numerosas hifas tabicadas y levaduras. (Reimpreso de Farrar WE, Wood MJ, Innes JA, Tubbs H. *Infectious Diseases: Text and Color Atlas.* 2nd ed. New York: Gower Medical Publishing; 1992. Copyright © 1992 Elsevier. Con permiso).

más común de candidosis mucocutánea. Consiste en membranas friables, blancas y similares al requesón, y los parches contienen hongos, restos necróticos, neutrófilos y bacterias. Estas pueden desprenderse mediante raspado, lo que deja una superficie dolorosa y hemorrágica.

- **Candidosis vaginal**: esta afección provoca un flujo vaginal blanco y espeso, así como prurito vaginal y vulvar. Las áreas afectadas de la vulva muestran eritema y dolor a la palpación. La vaginitis por *Candida* es más intensa cuando el pH vaginal es bajo y, durante el embarazo, predispone a los recién nacidos a la infección. Los antibióticos, el embarazo, la diabetes y los corticoesteroides predisponen a esta forma de vaginitis.
- **Sepsis por *Candida* y candidosis diseminada**: la candidosis sistémica es muy poco común, y normalmente constituye una circunstancia permanente en un individuo con trastornos inmunitarios o neutropenia. Varias especies de *Candida* pueden producir esta enfermedad invasora. Los organismos pueden entrar a través de lesiones ulceradas de la piel o de las membranas mucosas o introducirse de forma yatrógena (p. ej., accesos intravenosos, sondas urinarias). Las vías urinarias se ven afectadas con más frecuencia y la incidencia en mujeres es cuatro veces mayor que en hombres. Las lesiones renales pueden derivar de la diseminación sanguínea o de una pielonefritis ascendente.
- **Endocarditis**: las grandes vegetaciones en las válvulas del corazón pueden provocar una alta incidencia de embolización hacia las grandes arterias. Estos pacientes no suelen estar inmunodeprimidos, pero presentan otros factores de vulnerabilidad. Las personas adictas a las drogas que usan agujas no esterilizadas, así como aquellas con una valvulopatía preexistente que han recibido tratamiento antibacteriano prolongado o que cuentan con catéteres vasculares permanentes, corren el riesgo de sufrir una endocarditis. Una de las complicaciones más graves de la candidosis invasora es la embolia séptica cerebral.

Las especies de *Aspergillus* suelen causar infecciones pulmonares oportunistas

Estos hongos ambientales comunes suelen causar tres tipos de enfermedad pulmonar: *(1)* **aspergilosis broncopulmonar alérgica**, *(2)* **colonización de una cavidad pulmonar preexistente (aspergiloma** o **bola micótica)** y *(3)* **aspergilosis invasora** (*v.* cap. 12). Entre las más de 200 especies identificadas de *Aspergillus*, unas 20 causan enfermedades en el ser humano; *A. fumigatus* es, con diferencia, la más frecuente.

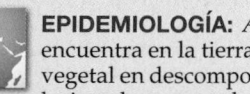

EPIDEMIOLOGÍA: *Aspergillus* es un saprofito que se encuentra en la tierra por todo el mundo, en la materia vegetal en descomposición y en el estiércol. La aspergilosis pulmonar se desarrolla por la inhalación de esporas pequeñas (2-3 µm), llamadas **conidios**, que están en el aire de casi todos los ambientes humanos. Las esporas tienen tamaño suficiente para entrar hasta los alvéolos al inhalarse. La exposición es mayor cuando se altera el hábitat del hongo, como sucede cuando se realizan excavaciones en la tierra o cuando se manipula materia orgánica en descomposición.

En los tejidos, *Aspergillus* muestra hifas tabicadas de 2 µm a 7 µm, que se ramifican progresivamente y forman ángulos agudos (*Aspergillus* proviene del latín *aspergere*, 'rociar'). Deriva de un símil fantástico con el *aspergillum*, un instrumento utilizado para rociar agua bendita durante las ceremonias religiosas católicas.

Aspergilosis broncopulmonar alérgica

La inhalación de esporas de *Aspergillus* conduce a los antígenos micóticos hacia las vías respiratorias y los alvéolos; el contacto sucesivo incita una respuesta alérgica en personas susceptibles. La situación se agrava si las esporas logran germinar y crecer dentro de las vías respiratorias, lo que determina la exposición a largo plazo al antígeno. La aspergilosis broncopulmonar alérgica se limita casi en su totalidad a asmáticos, el 20 % de los cuales desarrollan finalmente este trastorno (*v.* cap. 12).

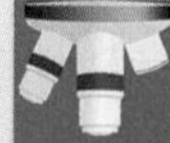

ANATOMOPATOLOGÍA: Los bronquios y los bronquíolos muestran infiltración linfocítica, de células plasmáticas y de eosinófilos en una cantidad variable. En ocasiones las vías respiratorias se encuentran impactadas con moco e hifas. Los pacientes experimentan exacerbaciones de asma, que en muchas ocasiones coinciden con infiltrados pulmonares y eosinofilia.

Aspergiloma

Las esporas inhaladas germinan en la atmósfera cálida y húmeda que albergan estas cavidades y las llenan con masas de hifas. Los organismos no invaden (*v.* cap. 12).

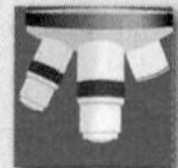

ANATOMOPATOLOGÍA: un aspergiloma es una masa densa redondeada formada por hifas enredadas, de 1-7 cm de diámetro, que se ubica en el interior de una cavidad fibrosa. La pared de la cavidad está constituida por tejido conjuntivo colágeno, con linfocitos y células plasmáticas. Las hifas no invaden los tejidos adyacentes.

Los aspergilomas se desarrollan casi siempre en cavidades tuberculosas antiguas. Los síntomas reflejan la enfermedad subyacente. Los síntomas corresponden a la enfermedad subyacente. Resulta característica la imagen radiológica de una lesión redonda densa dentro de una cavidad (*fungus ball*). Es más práctico evitar el tratamiento de los aspergilomas, si bien la escisión quirúrgica podría estar indicada en algunos casos.

Aspergilosis invasora

La aspergilosis invasora puede producirse en personas inmunodeprimidas. Las condiciones más frecuentes derivan de la terapia con dosis altas de esteroides o fármacos citotóxicos, así como de la leucemia aguda. En pacientes con neutropenia grave, las esporas inhaladas germinan y producen hifas, que invaden los bronquios y pasan al parénquima pulmonar, lugar a partir del cual es posible la diseminación amplia del hongo.

ANATOMOPATOLOGÍA: *Aspergillus* invade con facilidad los vasos sanguíneos y genera trombosis (fig. 9-59). Como consecuencia, se observan infartos nodulares múltiples diseminados en ambos pulmones. La afectación de las arterias pulmonares principales desencadena infartos grandes en forma de cuña. La invasión vascular también permite la diseminación del hongo hacia otros órganos. En el análisis microscópico, las hifas de *Aspergillus* muestran disposición radial en torno a los vasos sanguíneos, y se extienden a través de sus paredes. La aspergilosis aguda también podría comenzar en los senos paranasales y extenderse hacia la cara, la órbita y el cerebro.

CARACTERÍSTICAS CLÍNICAS: la aspergilosis invasora se manifiesta por fiebre y focos múltiples de infiltración pulmonar en un paciente con inmunodepresión. Debido a la trombosis frecuente y a la diseminación hematógena, la enfermedad suele ser mortal. La terapia antimicótica con anfotericina B puede tener éxito, pero debe iniciarse temprano y administrarse en dosis altas.

La mucormicosis suele ser una infección necrosante oportunista

Existen varios hongos ambientales relacionados, miembros de la clase de los cigomicetos *(Rhizopus, Mucor, Rhizomucor y Absidia)*, que producen graves infecciones invasoras denominadas **mucormicosis** o **zigomicosis**, que comienzan en los senos paranasales o los pulmones.

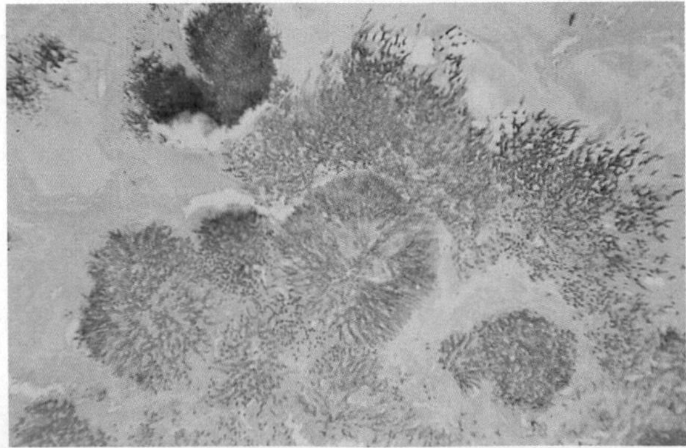

FIGURA 9-59. Aspergilosis invasora. Corte de pulmón impregnado con plata que revela hifas micóticas ramificadas que rodean los vasos sanguíneos e invaden el parénquima adyacente.

En los tejidos, los cigomicetos desarrollan hifas grandes de 8 µm a 15 µm de diámetro, que se ramifican en ángulo recto, tienen paredes delgadas y carecen de tabiques. En los cortes de tejido se observan como tubos huecos. Al carecer de paredes transversales, sus contenidos líquidos fluyen y dejan segmentos vacíos extensos. También pueden observarse como «listones retorcidos», que corresponden a hifas colapsadas.

EPIDEMIOLOGÍA: *Rhizopus, Rhizomucor, Mucor y Absidia* son ubicuos en el suelo, los alimentos y la materia vegetal en descomposición. Sus esporas se inhalan y, en personas susceptibles, comienza el desarrollo de la enfermedad en los pulmones. La mucormicosis se presenta casi exclusivamente cuando hay afectación de las defensas. Causas habituales son la neutropenia grave (p. ej., tras el tratamiento de la leucemia), el tratamiento con dosis elevadas de glucocorticoides y, en particular, la diabetes grave.

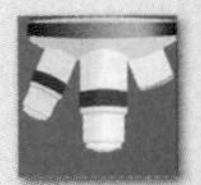 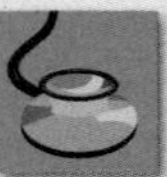

ANATOMOPATOLOGÍA Y CARACTERÍSTICAS CLÍNICAS: las tres principales formas de mucormicosis son la rinocerebral, la pulmonar y la subcutánea.

- **Mucormicosis rinocerebral**: el hongo prolifera dentro de los senos paranasales, invade los tejidos circundantes y se extiende hacia los tejidos blandos de la cara, los nervios, los vasos sanguíneos y el cerebro. El paladar o los cornetes están cubiertos con una costra negra, y el tejido subyacente es friable y hemorrágico. Las hifas micóticas crecen hacia el interior de las arterias y provocan un infarto séptico devastador y de evolución rápida en los tejidos afectados. La extensión hacia el cerebro desencadena una encefalitis hemorrágica necrosante con consecuencias mortales. El tratamiento implica la escisión quirúrgica de los tejidos afectados, la administración de anfotericina B y la corrección de la anomalía predisponente.
- **Mucormicosis pulmonar**: esta infección se parece a la aspergilosis pulmonar invasora, con invasión vascular y áreas múltiples de infarto séptico (fig. 9-60). Tanto la mucormicosis rinocerebral como la pulmonar suelen causar la muerte.
- **Zigomicosis subcutánea**: esta infección se limita a los trópicos y está causada por *Basidiobolus haptosporus*, que crece lentamente en el panículo adiposo. Constituye una masa indurada e inflamatoria de crecimiento lento, generalmente en el hombro, el tronco, los glúteos o los muslos.

La criptococosis afecta principalmente las meninges y los pulmones

La criptococosis es una micosis sistémica causada por *C. neoformans* que afecta principalmente las meninges y los pulmones (fig. 9-61). *C. neoformans* tiene distribución mundial. Su reservorio principal lo constituyen las heces de las palomas, que son alcalinas e hiperosmolares. Estas condiciones permiten al criptococo permanecer pequeño, lo que hace posible que los microorganismos inhalados lleguen hasta los bronquíolos terminales. *C. neoformans* es único entre los hongos patógenos en cuanto a que tiene una cápsula de proteoglucanos, que resulta esencial para su patogenicidad. El microorganismo se ve como una levadura con tinción basófila ligera, con una cápsula mucinosa clara de 3-5 µm de grosor.

EPIDEMIOLOGÍA: **Cryptococcus** ***afecta casi de manera exclusiva a individuos con alteración de la inmunidad celular.*** Aunque el organismo es ubicuo y la exposición es frecuente, la criptococosis no lo es en ausencia de una enfermedad predisponente. El padecimiento es infrecuente incluso entre colombófilos, que se exponen a concentraciones altas del microorganismo. La criptococosis se produce en individuos con sida, linfomas (en particular, enfermedad de Hodgkin), leucemias y sarcoidosis, y en aquellos bajo tratamiento con dosis elevadas de corticoesteroides.

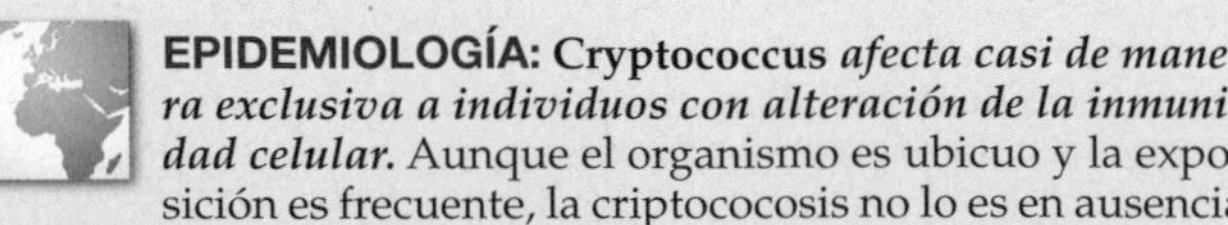

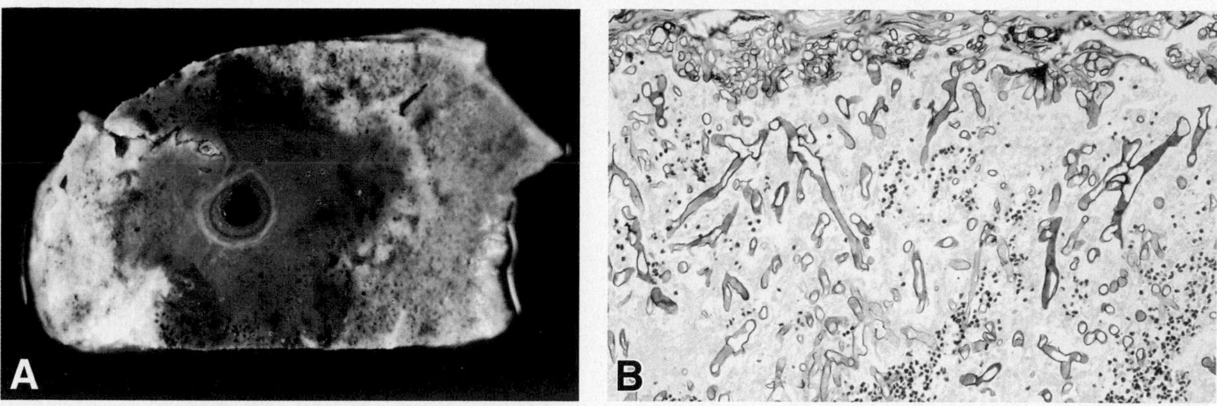

FIGURA 9-60. A. Mucormicosis pulmonar. Corte transversal del pulmón que muestra los vasos sanguíneos en el centro del campo invadidos por zigomicetos y ocluidos por un trombo séptico. Los tejidos circundantes están infartados. **B.** Pulmón infectado por *Mucor* con tinción plata, con hifas anchas y no tabicadas de calibre irregular que se ramifican en ángulos de aproximadamente 90°.

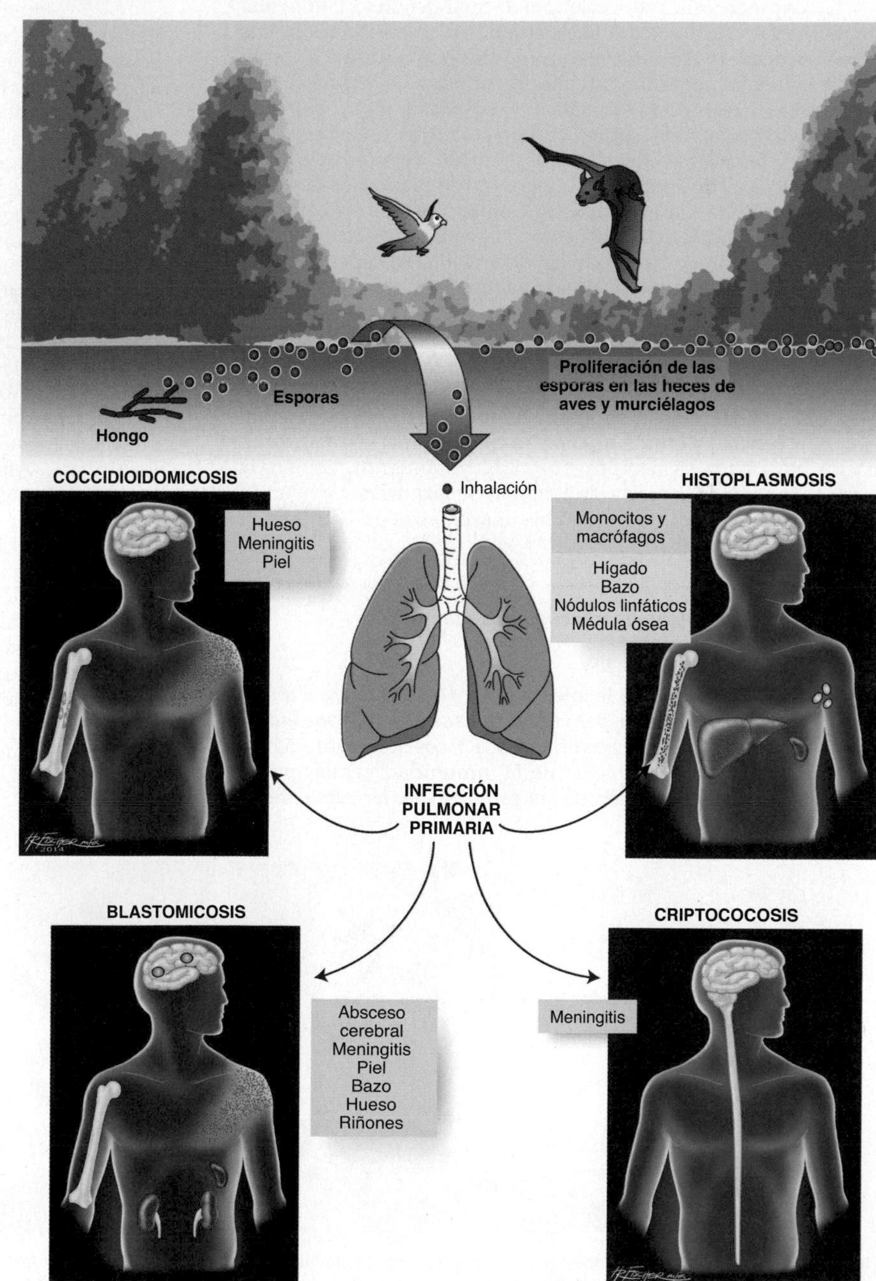

FIGURA 9-61. Infección micótica pulmonar y diseminada. Los hongos crecen en el suelo y el aire, así como en las heces de aves y murciélagos; forman esporas, algunas de las cuales son infecciosas. Al inhalarlas, las esporas causan infección pulmonar primaria. En unos cuantos pacientes la infección se disemina. **Histoplasmosis.** La infección primaria se produce en el pulmón. En pacientes susceptibles el hongo se disemina hacia los órganos blancos, concretamente al sistema de monocitos y macrófagos (hígado, bazo, nódulos linfáticos y médula ósea), así como a la lengua, las membranas mucosas de la boca y las glándulas suprarrenales. **Criptococosis.** La infección primaria del pulmón se disemina hacia las meninges. **Blastomicosis.** La infección primaria del pulmón presenta diseminación amplia. Los blancos principales son el cerebro, las meninges, la piel, el bazo, el hueso y el riñón. **Coccidioidomicosis.** La infección pulmonar primaria puede diseminarse ampliamente. Piel, meninges y huesos son blancos frecuentes.

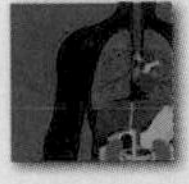

FISIOPATOLOGÍA: en personas con inmunidad intacta, los neutrófilos y los macrófagos alveolares eliminan *C. neoformans* y no se desarrolla enfermedad clínica. En pacientes con defectos de la inmunidad celular, los hongos sobreviven, se reproducen en el lugar y luego se diseminan. Aunque el pulmón es el portal de entrada, la enfermedad suele afectar el SNC.

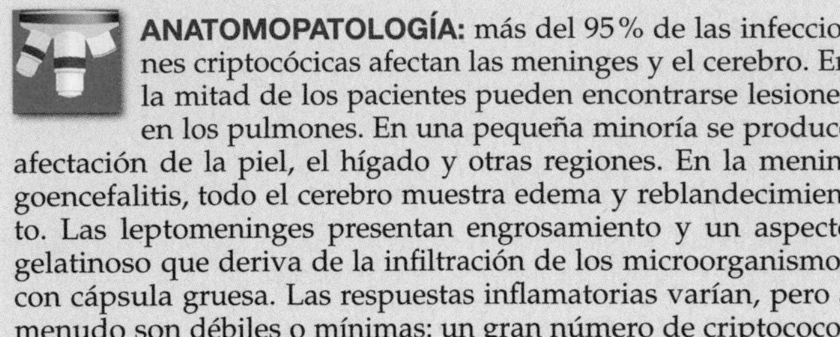

ANATOMOPATOLOGÍA: más del 95% de las infecciones criptocócicas afectan las meninges y el cerebro. En la mitad de los pacientes pueden encontrarse lesiones en los pulmones. En una pequeña minoría se produce afectación de la piel, el hígado y otras regiones. En la meningoencefalitis, todo el cerebro muestra edema y reblandecimiento. Las leptomeninges presentan engrosamiento y un aspecto gelatinoso que deriva de la infiltración de los microorganismos con cápsula gruesa. Las respuestas inflamatorias varían, pero a menudo son débiles o mínimas: un gran número de criptococos se infiltran en el tejido sin respuesta inflamatoria. De existir, la inflamación puede ser neutrófila, linfocítica o granulomatosa.

La criptococosis pulmonar puede manifestarse como una neumopatía difusa o como áreas aisladas de consolidación. Los alvéolos afectados se aprecian distendidos por cúmulos de organismos, normalmente con inflamación mínima.

Debido a su gruesa cápsula, *C. neoformans* capta deficientemente la tinción de rutina de hematoxilina y eosina, y en los cortes hísticos adquiere un aspecto de burbuja u orificio (fig. 9-62A). Las tinciones para hongos (ácido peryódico de Schiff [PAS] y metenamina argéntica de Gomori) revelan las levaduras, pero no tiñen adecuadamente la cápsula polisacárida. Así, el organismo parece estar rodeado de un halo. La cápsula puede realzarse con tinción de mucicarmina (fig. 9-62B).

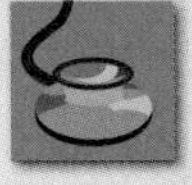

CARACTERÍSTICAS CLÍNICAS: la enfermedad criptocócica del SNC suele comenzar de forma insidiosa con síntomas no focales, como cefalea, mareo, somnolencia y pérdida de coordinación. La meningitis criptocócica no tratada es siempre mortal. El tratamiento requiere la administración sistémica y prolongada de fármacos. La neumonía criptocócica se presenta como una enfermedad pulmonar progresiva y difusa.

La gravedad de la infección por *Histoplasma capsulatum* es muy variable

La histoplasmosis se debe a la infección por *H. capsulatum*. ***La infección suele ser autolimitada, pero puede causar una enfermedad granulomatosa sistémica.*** La mayoría de los casos son asintomáticos, pero en personas con alteración de la inmunidad celular pueden producirse infecciones diseminadas progresivas. *H. capsulatum* es un hongo dimorfo de distribución mundial que crece como moho a temperatura ambiente y como levadura en el organismo. La célula de la levadura es redonda y tiene un cuerpo central basófilo rodeado por una zona o halo de tono claro, que a su vez está rodeado por una pared celular rígida que mide de 2 µm a 4 µm. En las lesiones caseosas, la impregnación argéntica permite identificar los restos de las formas de levadura en degeneración.

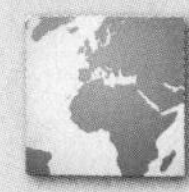

EPIDEMIOLOGÍA: la histoplasmosis se adquiere tras la inhalación de esporas infecciosas (fig. 9-61). El reservorio del hongo lo constituyen las heces de las aves y el suelo. En América, las zonas hiperendémicas se ubican en el este y el centro de Estados Unidos, el oeste de México, Centroamérica, los países del norte de Sudamérica y Argentina. En los trópicos, la fuente de exposición está constituida por nidos de murciélagos, cuevas y el suelo bajo los árboles.

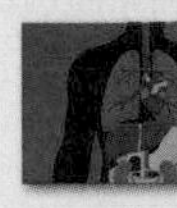

FISIOPATOLOGÍA: la histoplasmosis se parece a la tuberculosis en muchos aspectos. La infección primaria comienza con la fagocitosis de microconidios por parte de los macrófagos alveolares. De la misma manera que *M. tuberculosis*, *H. capsulatum* se reproduce en macrófagos que carecen de sensibilización inmunitaria. A medida que los organismos crecen, se reclutan macrófagos adicionales en el lugar de la infección, lo que origina un área de consolidación pulmonar. Una pequeña cantidad de macrófagos transporta los organismos primero a los nódulos linfáticos hiliares y mediastínicos, y luego a todo el cuerpo, donde los hongos infectan a más monocitos/macrófagos. *H. capsulatum* prolifera dentro de estas células hasta que comienzan las respuestas inmunitarias de hipersensibilidad y mediada por células, por lo general de 1 a 3 semanas después. Las respuestas inmunitarias normales suelen limitar la infección. Los macrófagos activados destruyen las levaduras fagocitadas y forman granulomas necrosantes en los lugares donde hay infección. La evolución de la infección varía según el tamaño del inóculo infeccioso y la competencia inmunitaria del huésped. La mayoría de las infecciones (95%) implican pequeños inóculos de organismos en personas con competencia inmunitaria. Afectan pequeñas zonas del pulmón y de los nódulos linfáticos regionales y pasan desapercibidas. Por otro lado, la exposición a un gran inóculo, como sucede en un lugar de refugio de aves excavado, puede causar una neumopatía de rápida evolución, grandes áreas de consolidación, afectación prominente de los nódulos mediastínicos e hiliares, y una infección con extensión al hígado, el bazo y la médula ósea. La histoplasmosis diseminada se desarrolla en personas que no tienen una respuesta inmunitaria eficaz frente a *H. capsulatum*. Los lactantes, los pacientes con sida y las personas tratadas con corticoesteroides corren un riesgo especial. Algunos individuos sin enfermedad subyacente conocida también pueden desarrollar histoplasmosis diseminada.

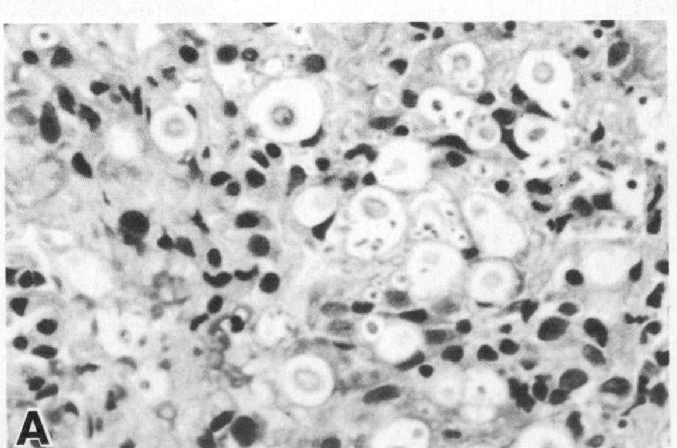

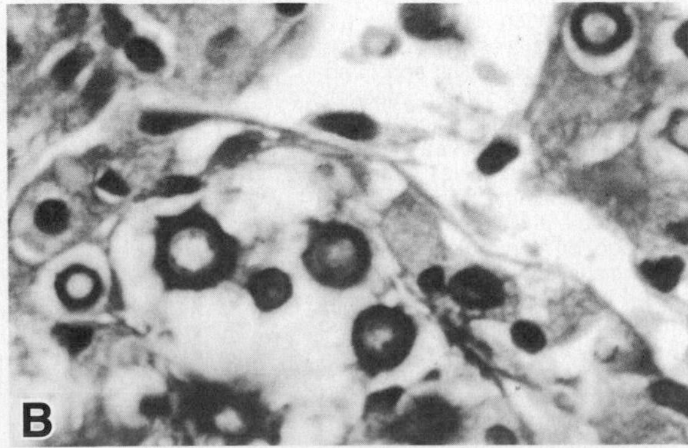

FIGURA 9-62. Criptococosis. A. En un corte de pulmón teñido con hematoxilina y eosina, Cryptococcus neoformans adquiere el aspecto de orificios o burbujas. **B.** Mismo corte teñido con mucicarmina, que permite observar la cápsula del microorganismo.

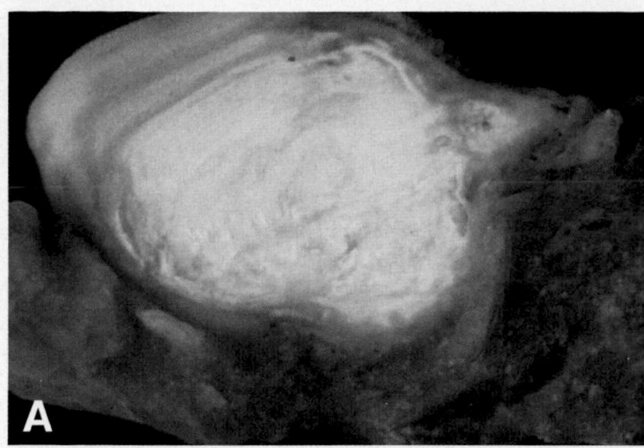

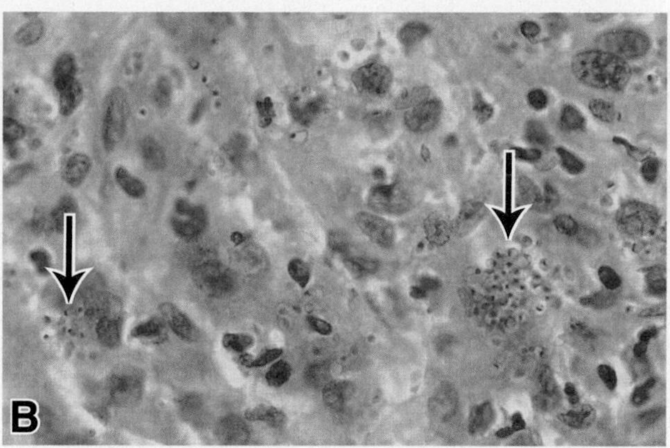

FIGURA 9-63. Histoplasmosis. A. Corte de pulmón que muestra un nódulo fibrocaseoso subpleural encapsulado. **B.** Corte hepático en un individuo con histoplasmosis diseminada, que revela las células de Kupffer que contienen levaduras numerosas de *Histoplasma capsulatum* (*flechas;* tinción de ácido peryódico de Schiff).

ANATOMOPATOLOGÍA: en la histoplasmosis aguda autolimitada, se producen granulomas necrosantes en el pulmón, los nódulos linfáticos mediastínicos e hiliares, el bazo y el hígado. Al principio de la infección, el material caseoso está rodeado de macrófagos, células gigantes de Langhans, linfocitos y células plasmáticas. Los macrófagos y el material necrótico contienen levaduras de *H. capsulatum*. Finalmente, los componentes celulares del granuloma desaparecen en su mayoría y el material caseoso se calcifica para constituir un «nódulo fibrocaseoso» (fig. 9-63A).

En la **histoplasmosis diseminada**, los macrófagos portadores de *H. capsulatum* se infiltran progresivamente en muchos órganos (fig. 9-63B). En los casos leves, las respuestas inmunitarias pueden controlar, pero no eliminar, el organismo.

Durante largos períodos, la enfermedad permanece limitada a los macrófagos de los órganos infectados. Si un paciente presenta compromiso inmunitario, grupos de macrófagos repletos de *H. capsulatum* se infiltran en el hígado, el bazo, los pulmones, el intestino, las glándulas suprarrenales y las meninges.

CARACTERÍSTICAS CLÍNICAS: la mayoría de las infecciones son asintomáticas, pero, en caso de afectación generalizada, los pacientes desarrollan fiebre, cefalea y tos. Los síntomas persisten durante unos días o unas semanas, pero la enfermedad no requiere tratamiento.

La histoplasmosis diseminada se caracteriza por pérdida de peso, fiebre intermitente y debilidad. En caso de inmunodeficiencia leve, la enfermedad podría persistir y evolucionar durante años, incluso décadas. En la inmunodeficiencia más grave, la diseminación evoluciona con más rapidez, muchas veces con fiebre elevada, tos, pancitopenia y cambios del estado mental. La histoplasmosis diseminada se trata con fármacos antimicóticos sistémicos.

La coccidioidomicosis es una infección micótica necrosante crónica

La enfermedad, causada por *Coccidioides immitis,* es similar a la tuberculosis desde el punto de vista clínico y anatomopatológico, y se caracteriza por cuadros diversos que comienzan tras una neumonitis local. La mayoría de los cuadros son leves y asintomáticos, y se limitan a los pulmones y los nódulos linfáticos locales. En ocasiones, las infecciones *por C. immitis* se diseminan y causan cuadros clínicos que pueden poner en riesgo la vida.

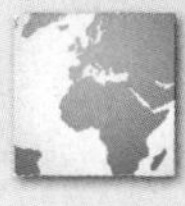

EPIDEMIOLOGÍA: *C. immitis* es un hongo dimorfo que crece como moho en el suelo, donde forma esporas. Las esporas inhaladas llegan a los alvéolos y bronquiolos terminales (fig. 9-61), crecen para constituir esférulas y luego maduran para formar **esporangios**, que miden de 30 µm a 60 µm de diámetro. De forma gradual, estos se llenan de endosporas (1-5 µm), que se acumulan por **endoesporulación**, un proceso exclusivo de los hongos patógenos. Los esporangios acaban rompiéndose y entonces liberan endosporas, que repiten el ciclo.

C. immitis se encuentra en el suelo en regiones climáticas restringidas, especialmente en las zonas donde hay vida de Baja Sonora, en Norteamérica. Se trata de regiones con escasas precipitaciones, veranos calurosos e inviernos suaves. En Estados Unidos, amplias regiones de California, Arizona, Nuevo México y Texas son hábitats naturales de *C. immitis*. La enfermedad es especialmente común en el Valle de San Joaquín de California, donde se denomina «**fiebre de los valles**». También se ha detectado en México y en partes de Sudamérica.

Quienes residen a largo plazo en regiones endémicas casi siempre adquieren la infección por *C. immitis*. Incluso las visitas breves a esas zonas pueden permitir la infección (por lo general asintomática). El clima seco y ventoso, que levanta las esporas del suelo, favorece la infección. La enfermedad no es contagiosa.

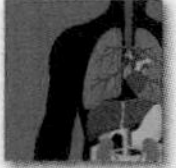

FISIOPATOLOGÍA: la coccidioidomicosis comienza con una bronconeumonía focal donde se depositan las esporas. Estas provocan infiltrados inflamatorios mixtos de neutrófilos y macrófagos, pero las esporas sobreviven a estos. Al igual que en la tuberculosis y la histoplasmosis, el huésped controla la infección por *C. immitis* solo cuando las células inflamatorias se activan. Se forman granulomas necrosantes una vez que se desencadenan las respuestas específicas de hipersensibilidad y la inmunidad mediada por células, que destruyen o contienen al hongo.

La evolución de la coccidioidomicosis varía desde el cuadro agudo autolimitado hasta la infección diseminada, lo que depende de la dosis infecciosa y de la condición inmunitaria del huésped. La coccidioidomicosis se inicia con una bronconeumonía focal. La mayoría de las infecciones se deben a pequeños inóculos en huéspedes con competencia inmunitaria, y son agudas y autolimitadas. Son posibles la afectación pulmonar generalizada y la enfermedad fulminante cuando las personas procedentes de una región no endémica se exponen a un gran número de organismos.

La **coccidioidomicosis diseminada** se presenta en pacientes con inmunodepresión y deriva de una primoinfección o una reactivación de la enfermedad. Los individuos con inmunodepresión tienen el mayor riesgo. Algunos grupos étnicos, como los filipinos, otros de origen asiático y afroamericanos, son en particular susceptibles a la diseminación de la coccidioidomicosis, quizá debido a algún defecto inmunitario específico. El riesgo de diseminación entre filipinos es 175 veces mayor que en caucásicos. Las mujeres embarazadas también muestran susceptibilidad inusual a la diseminación de la enfermedad si desarrollan la primoinfección durante la segunda mitad del embarazo.

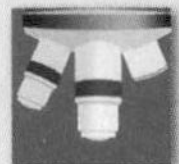

ANATOMOPATOLOGÍA: la coccidioidomicosis autolimitada aguda produce lesiones solitarias o consolidación pulmonar en parches, en la que los alvéolos afectados están infiltrados por neutrófilos y macrófagos. Las esférulas de *C. immitis* provocan un infiltrado de macrófagos, mientras que las endosporas atraen predominantemente a los neutrófilos. Una vez que comienza la reacción inmunitaria, se desarrollan granulomas caseosos necrosantes.

Las respuestas inmunitarias exitosas permiten la resolución del granuloma, que en ocasiones deja tras de sí un nódulo fibrocaseoso que se compone de material caseoso limitado por macrófagos residuales y una cápsula delgada. En contraste con la histoplasmosis, es raro que los granulomas antiguos de la coccidioidomicosis se calcifiquen.

Las esférulas y las endosporas de *C. immitis* se tiñen con hematoxilina y eosina (fig. 9-64). Las esférulas en distintas fases de desarrollo se aprecian como anillos basófilos. Las esférulas maduras (esporangios) contienen endosporas que se observan como anillos basófilos más pequeños. Al igual que en otras infecciones micóticas, las tinciones de ácido peryódico de Schiff y metenamina argéntica de Gomori pueden utilizarse para reforzar la tinción de *C. immitis*.

La **coccidioidomicosis diseminada** puede afectar casi cualquier órgano del cuerpo y manifestarse en una sola ubicación extratorácica o como una enfermedad diseminada, que afecte la piel (fig. 9-65), los huesos, las meninges, el hígado, el bazo y el sistema genitourinario. Las respuestas inflamatorias en la zona de diseminación son muy diversas, y varían desde los infiltrados de neutrófilos hasta los granulomas.

CARACTERÍSTICAS CLÍNICAS: la coccidioidomicosis es una enfermedad con manifestaciones variables, que van desde la infección respiratoria subclínica hasta una infección que se disemina y causa la muerte con rapidez. Al igual que la sífilis y la fiebre tifoidea, esta afección es una gran imitadora: su presentación inicial puede corresponder a casi cualquier malestar o síndrome.

Casi todos los individuos con coccidioidomicosis (>60%) permanecen asintomáticos. El resto desarrollan un síndrome similar a la gripe, con fiebre, tos, dolor torácico y malestar general. La infección suele tener resolución espontánea. La cavitación es la complicación más frecuente de la coccidioidomicosis pulmonar, aunque por fortuna se produce en pocos pacientes (<5%). La cavidad, que puede tomarse por una de origen tuberculoso, suele ser única y persistir durante años. El avance o la reactivación pueden dar origen a lesiones pulmonares destructivas o lesiones diseminadas, lo que resulta más grave.

Los signos y los síntomas de la coccidioidomicosis diseminada varían según el lugar afectado. La meningitis por *Coccidioides* tiene entre sus síntomas cefalea, fiebre, alteración del estado mental o convulsiones y causa la muerte si no recibe tratamiento. Las lesiones cutáneas en la enfermedad diseminada muchas veces tienen aspecto verrugoso (fig. 9-65). Incluso con el tratamiento prolongado con anfotericina B, el pronóstico es malo para la enfermedad diseminada, aunque la tasa de respuesta puede ser bastante buena con algunos antimicóticos azólicos nuevos.

La blastomicosis es una neumopatía granulomatosa y supurativa crónica

Suele ir seguida de la diseminación a otras regiones del cuerpo, principalmente la piel y los huesos. El organismo causante, *Blastomyces dermatitidis*, es un hongo dimorfo que crece como moho en suelos cálidos y húmedos, ricos en materia vegetal en descomposición.

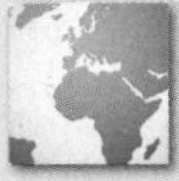

EPIDEMIOLOGÍA: la infección se produce en regiones geográficas restringidas en América, África y posiblemente Oriente Medio. En Norteamérica, el hongo es endémico en los valles de los ríos Mississippi y Ohio, los Grandes Lagos y el río San Lorenzo. Los movimientos de la tierra, ya sea por la construcción o por actividades de recreación como cacerías o campamentos, conduce a la formación de aerosoles que contienen esporas micóticas.

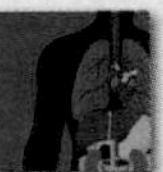

FISIOPATOLOGÍA: la blastomicosis se adquiere por la inhalación de esporas infecciosas de *B. dermatitidis* del suelo (fig. 9-61). Las esporas germinan para formar levaduras, que se reproducen por gemación. El huésped responde a este desafío con neutrófilos y macrófagos, lo que desencadena una bronconeumonía focal. Sin embargo, los organismos sobreviven hasta que se inicia la inmunidad y las células fagocíticas activadas eliminan los hongos.

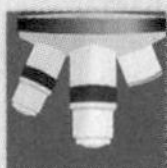

ANATOMOPATOLOGÍA: la blastomicosis suele limitarse a los pulmones, donde suele producir pequeñas áreas de consolidación. B. dermatitidis desencadena una respuesta inflamatoria mixta supurativa y granulomatosa. Incluso en el mismo paciente, las lesiones pueden variar desde abscesos neutrófilos hasta granulomas epitelioides. La neumopatía suele resolverse por cicatrización, pero algunos pacientes desarrollan lesiones miliares progresivas o cavidades. La piel (>50%) y los huesos (>10%) son los lugares más frecuentes de afectación extrapulmonar. La infección cutánea suele

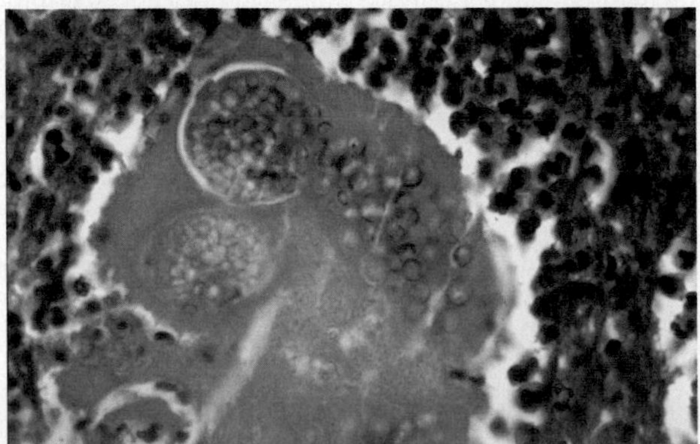

FIGURA 9-64. Coccidioidomicosis. El pulmón de un paciente con neumonía coccidioidósica aguda, que muestra un infiltrado inflamatorio agudo en torno a las esférulas y las endosporas de *Coccidioides immitis*.

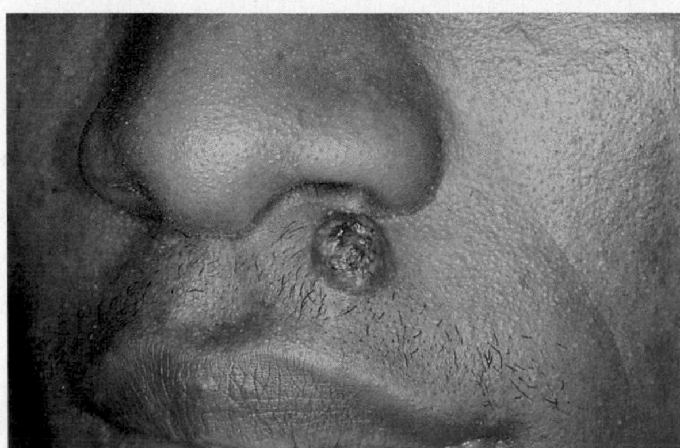

FIGURA 9-65. Coccidioidomicosis diseminada. Lesión única con ulceración central en la cara.

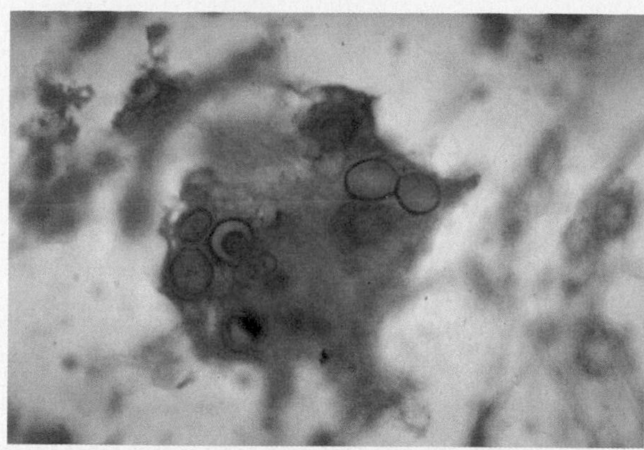

FIGURA 9-66. Blastomicosis. Las levaduras de *Blastomyces dermatitidis* tienen una pared con doble contorno y núcleos en el cuerpo central. Sus gemaciones tienen base amplia.

provocar una hiperplasia seudoepiteliomatosa prominente, que confiere un aspecto verrugoso a las lesiones.

Las áreas infectadas contienen levaduras numerosas de *B. dermatitidis*, que son esféricas y tienen 8-14 μm de diámetro, con gemaciones de base amplia y núcleos múltiples contenidos en un cuerpo central (fig. 9-66). Con la tinción de hematoxilina y eosina las levaduras se aprecian como anillos con paredes celulares de definición precisa. Pueden ubicarse dentro de células epitelioides, macrófagos o células gigantes, o podrían encontrarse libres dentro de los microabscesos.

CARACTERÍSTICAS CLÍNICAS: la blastomicosis pulmonar es autolimitada en una tercera parte de los casos. La infección aguda sintomática comienza como una enfermedad similar a una gripe, con fiebre, artralgias y mialgia. En la neumopatía progresiva, se desarrolla febrícula, pérdida de peso, tos e infiltrados con predominio en el lóbulo superior. Las lesiones cutáneas son los signos más frecuentes de diseminación extrapulmonar, y se asemejan a los carcinomas de células escamosas (fig. 9-67). Aunque las infecciones pulmonares parecen resolverse totalmente, la enfermedad puede reaparecer en algunos pacientes, en lugares distantes, meses o años después.

La paracoccidioidomicosis se inicia en los pulmones y después se disemina ampliamente

También denominada blastomicosis sudamericana, la paracoccidioidomicosis puede afectar la piel, la bucofaringe, las glándulas suprarrenales y los macrófagos del hígado, el bazo y los nódulos linfáticos. *Paracoccidioides brasiliensis* es un hongo dimorfo, cuyo moho se piensa que reside en el suelo.

EPIDEMIOLOGÍA: la infección comienza por la inhalación de esporas del ambiente en regiones limitadas de América Central y del Sur. La mayoría de las infecciones son asintomáticas. La infección latente puede reactivarse, con el consecuente desarrollo de la enfermedad activa, muchos años después de que alguien abandone una región endémica. Los hombres desarrollan infecciones sintomáticas 15 veces más a menudo que las mujeres.

ANATOMOPATOLOGÍA: la paracoccidioidomicosis puede afectar solo los pulmones (fig. 9-68), o incluir sitios extrapulmonares, como la piel, las superficies mucosas y los nódulos linfáticos. *P. brasiliensis* provoca una respuesta mixta supurativa y granulomatosa, con lesiones similares a las de la blastomicosis y la coccidioidomicosis.

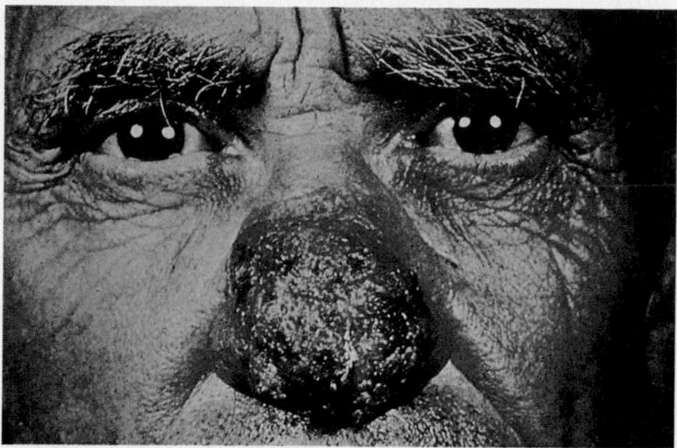

FIGURA 9-67. Blastomicosis cutánea con ulceración.

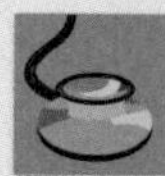

CARACTERÍSTICAS CLÍNICAS: la enfermedad suele ser aguda, autolimitada y leve. Los síntomas de afectación pulmonar progresiva son similares a los de la tuberculosis. Las úlceras mucocutáneas crónicas son una manifestación frecuente de la afectación extrapulmonar.

La esporotricosis es una infección crónica de la piel, los tejidos blandos y los nódulos linfáticos

Se debe a *Sporothrix schenckii*. Este hongo dimorfo crece como moho en el suelo y en la materia vegetal en descomposición y como levadura dentro del organismo.

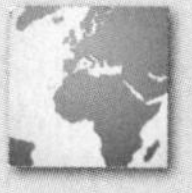

EPIDEMIOLOGÍA: la esporotricosis es endémica en ciertas regiones de América y el sur de África. Casi todos los casos corresponden a una dermatopatía, que deriva de la inoculación accidental del hongo a partir de espinas (en especial, espinas de rosa) o astillas, o bien por la manipulación de carrizos o pastos. La esporotricosis es especialmente frecuente en jardineros, trabajadores de viveros y otros individuos que sufren abrasiones mientras trabajan con la tierra, el musgo, la paja o la madera. Los animales infectados, en particular los gatos, también pueden transmitir la enfermedad.

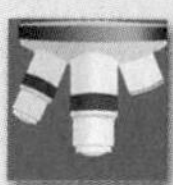

ANATOMOPATOLOGÍA: al entrar en la piel, *S. schenckii* presenta proliferación local e induce una respuesta inflamatoria que genera una lesión ulceronodular. La infección se disemina con frecuencia siguiendo los conductos linfáticos subcutáneos, lo que da origen a una cadena de lesiones cutáneas nodulares semejantes (fig. 9-69A). La enfermedad suele limitarse a la piel, pero, si bien con poca frecuencia, también puede afectar las articulaciones y los huesos, en particular de la muñeca, el codo o el tobillo.

Las lesiones de la esporotricosis cutánea suelen ubicarse en la dermis o el tejido subcutáneo. La periferia de los nódulos es granulomatosa y el centro es supurativo. La piel circundante

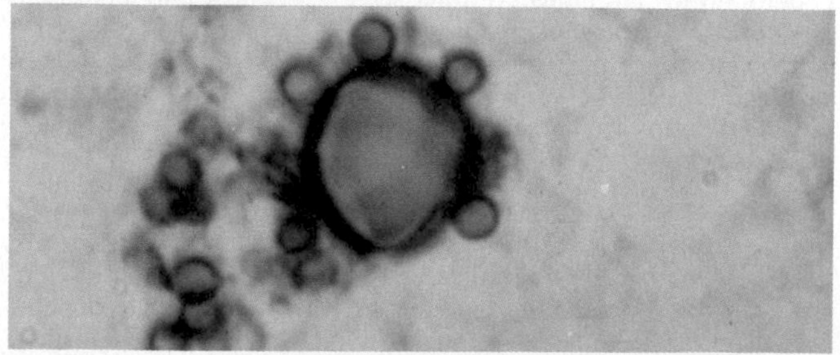

FIGURA 9-68. Paracoccidioidomicosis. Pulmón infectado por *Paracoccidioides brasiliensis*, que presenta numerosas gemaciones externas circunferenciales que brotan del microorganismo madre.

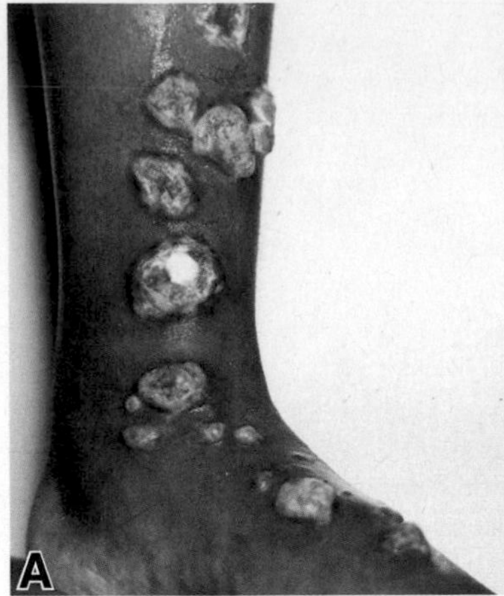

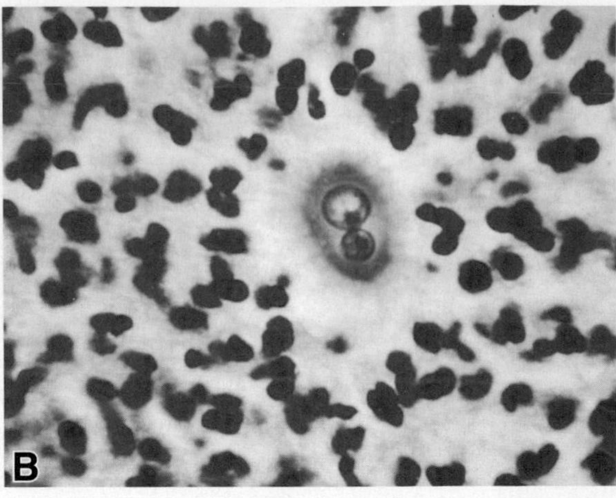

FIGURA 9-69. **Esporotricosis. A.** Diseminación linfocutánea típica en la pierna. **B.** Corte de una lesión de la figura A, que muestra un cuerpo asteroide compuesto por dos levaduras gemantes de *Sporothrix schenckii*, rodeadas por una capa de material de *Splendore-Hoeppli*, con proyecciones radiales.

muestra una exuberante hiperplasia seudoepiteliomatosa. Algunas levaduras están rodeadas por una zona eosinófila espiculada, lo que se denomina «cuerpos asteroides» (fig. 9-69B).

CARACTERÍSTICAS CLÍNICAS: la esporotricosis cutánea comienza como una lesión nodular solitaria en el lugar de la inoculación, normalmente en una mano, brazo o pierna. Semanas más tarde, pueden aparecer nódulos adicionales a lo largo de los conductos de drenaje linfático de la lesión primaria. Los nódulos suelen ulcerarse y permitir el drenaje de líquido serosanguinolento. La afectación articular se manifiesta como dolor e hinchazón de la articulación afectada, sin que se vea afectada la piel suprayacente. La esporotricosis cutánea no tratada sigue diseminándose a lo largo de la piel. La infección cutánea responde al tratamiento sistémico con yodo, pero la esporotricosis extracutánea requiere un tratamiento antifúngico sistémico.

La cromomicosis es una infección cutánea crónica

Los responsables de la cromomicosis son varias especies de hongos que habitan en el suelo y en la materia vegetal en descomposición. Los hongos son de color café, redondos, de paredes gruesas (8 μm de diámetro) y similares a «monedas de cobre» (fig. 9-70). La infección se produce sobre todo en trabajadores agrícolas de los trópicos que no utilizan calzado, en quienes el hongo se implanta por un traumatismo, generalmente por debajo de la rodilla. Las lesiones comienzan como pápulas y, con el paso de los años, se vuelven verrugosas, con costras y a veces formación de úlcera. La infección se disemina mediante crecimiento por contigüidad y por vía linfática. Puede llegar a afectar toda una extremidad.

Las infecciones por dermatofitos afectan la piel, el pelo y las uñas

Existen unas 40 especies de dermatofitos subdivididas en tres géneros: *Trichophyton, Microsporum* y *Epidermophyton*. Residen en el suelo, en los animales y en los seres humanos. ***Las infecciones por dermatofitos provocan enfermedades leves, pero son muy frecuentes.*** La mayor parte de las infecciones por dermatofitos que se producen en países con clima templado se adquieren mediante el contacto directo con individuos que cuentan con pelo o escamas cutáneas infectados.

ANATOMOPATOLOGÍA: los dermatofitos proliferan en los tejidos queratinizados superficiales. Se extienden en sentido centrífugo desde el sitio inicial, y producen lesiones circulares y expansivas con bordes bien definidos similares a los gusanos; de ahí los nombres de **tiña** (del latín *tinea*, 'gusano') y ringworm ('gusano en anillo'). Las infecciones por dermatofitos provocan un engrosamiento del epitelio escamoso (hiperqueratosis). Si se realiza una biopsia, las lesiones muestran una leve inflamación linfocítica dérmica. Las hifas y esporas de los dermatofitos infecciosos se limitan a las porciones no viables de la piel, el pelo y las uñas.

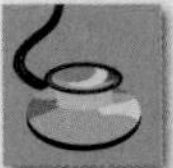

CARACTERÍSTICAS CLÍNICAS: las infecciones por dermatofitos se denominan de acuerdo con las lugares de afectación (p. ej., cuero cabelludo, tiña de la cabeza; pies, tiña del pie o «pie de atleta»; ingle, tiña inguinal). Estas infecciones pueden ser asintomáticas o provocar el desarrollo de erupciones crónicas, con prurito muy intenso. Estos casos se tratan con fármacos tópicos.

El micetoma es una infección destructiva de la piel y los tejidos subyacentes

Puede penetrar el hueso, y suele deberse a la inoculación de varios hongos que viven en la tierra, así como de bacterias filamentosas. Los organismos responsables son *Madurella mycetomatis, Petrilidium boydii, Actinomadura madurae* y *Nocardia brasiliensis*.

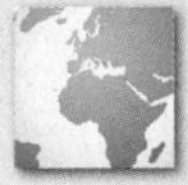

EPIDEMIOLOGÍA: el micetoma suele identificarse en los trópicos, entre campesinos y trabajadores al aire libre cuya piel se expone a traumatismos. El pie es un lugar frecuente para la infección en regiones en las que las personas no utilizan calzado y el suelo es muy húmedo, por lo que la enfermedad se conoce como **pie de Madura**. La inmersión frecuente del pie macera la piel y facilita la inoculación profunda de los microorganismos que habitan en el suelo.

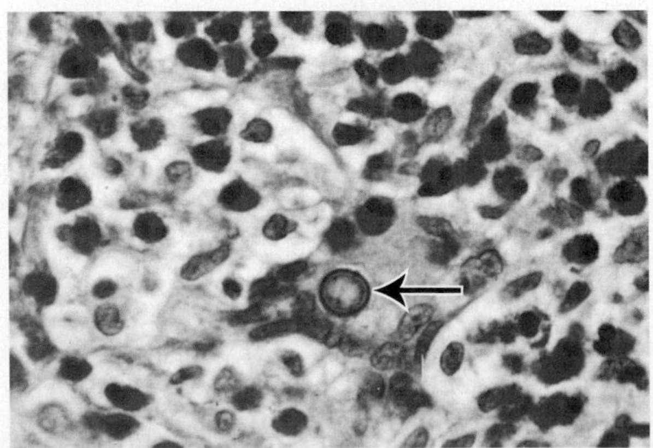

FIGURA 9-70. **Cromomicosis.** Corte de piel que muestra una célula gigante en el centro, que contiene un cuerpo esclerótico color café de pared gruesa («moneda de cobre»; *flecha*), que corresponde al hongo.

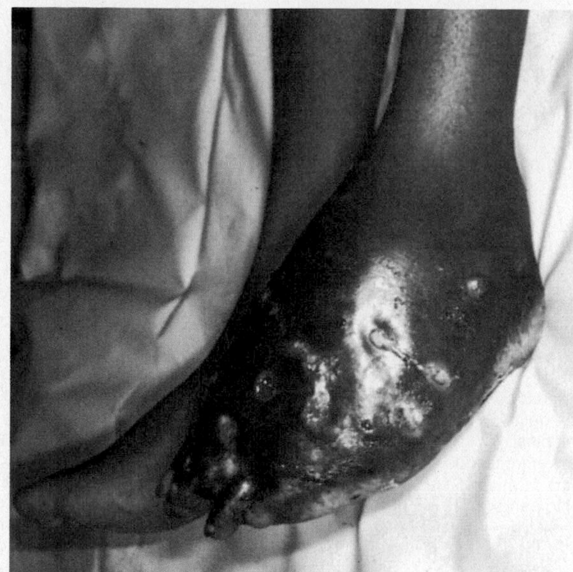

FIGURA 9-71. **Micetoma.** El pie presenta aumento de volumen doloroso, así como drenaje a través de la piel. La extremidad se amputó.

ANATOMOPATOLOGÍA: los organismos proliferan en el tejido subcutáneo y se extienden a los tejidos adyacentes, incluido el hueso. Esto provoca un infiltrado inflamatorio mixto supurativo y granulomatoso, que carece de capacidad para eliminar el microorganismo infeccioso. El tejido de granulación y la cicatrización circundantes causan la deformación progresiva de los lugares afectados.

Un micetoma aparece primero como un absceso subcutáneo solitario y se expande con lentitud para constituir abscesos múltiples, interconectados por trayectos fistulosos (fig. 9-71). Los trayectos fistulosos acaban drenando hacia la superficie cutánea. Los abscesos contienen colonias compactas de bacterias u hongos que se asemejan a los gránulos de azufre de la actinomicosis. Estos están rodeados de neutrófilos y una capa externa de inflamación granulomatosa.

CARACTERÍSTICAS CLÍNICAS: un micetoma causa al inicio un aumento de volumen localizado e indoloro en un lugar en el que existe una lesión penetrante. Las lesiones se extienden poco a poco y producen trayectos fistulosos que tienden a seguir los planos de la fascia en su proceso de diseminación lateral y profunda a través del tejido conjuntivo, el músculo y el hueso. El tratamiento suele consistir en la escisión amplia de la zona afectada.

Protozoos

Los protozoos son eucariotas unicelulares que se agrupan en tres clases generales: **amebas, flagelados** y **esporozoítos**. Las amebas se desplazan mediante la proyección de extensiones citoplasmáticas o **seudópodos**. Los flagelados utilizan estructuras filiformes, los flagelos, que sobresalen de la membrana celular. Los esporozoítos no cuentan con orgánulos para la locomoción y también difieren de las amebas y los flagelados en cuanto a su mecanismo de reproducción.

Los protozoos causan enfermedades en el ser humano por varios mecanismos. Algunos, como *Entamoeba histolytica*, son parásitos extracelulares que digieren e invaden los tejidos humanos. Otros, como los plasmodios, son parásitos intracelulares estrictos que se multiplican en las células humanas y las eliminan. Otros más, como los tripanosomas, causan daño por el efecto de las respuestas inflamatorias e inmunitarias. Algunos protozoos (p. ej., *Toxoplasma gondii*) pueden establecer infecciones latentes que causarán enfermedad por reactivación en huéspedes inmunodeprimidos.

PALUDISMO

El paludismo es una enfermedad febril hemolítica transmitida por un mosquito. Afecta a más de 200 millones de personas e induce la muerte a más de un millón al año. Cuatro especies de *Plasmodium* causan el paludismo: *P. falciparum, P. vivax, P. ovale* y *P. malariae*. Todas infectan y destruyen los eritrocitos, y desencadenan escalofríos, fiebre, anemia y esplenomegalia. La enfermedad causada por *P. falciparum* es la más grave y es la causa de la mayoría de las muertes por paludismo.

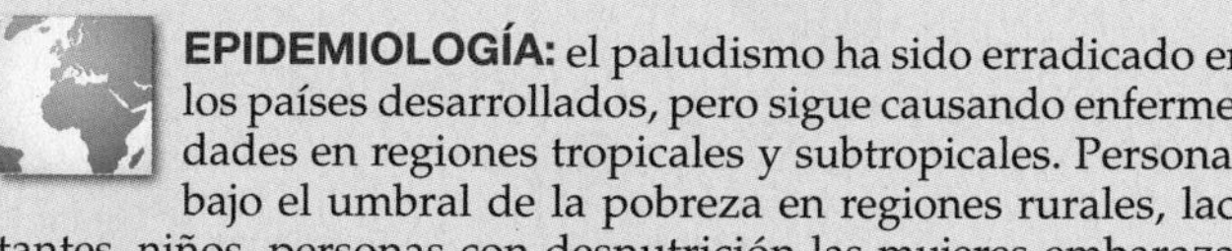

EPIDEMIOLOGÍA: el paludismo ha sido erradicado en los países desarrollados, pero sigue causando enfermedades en regiones tropicales y subtropicales. Personas bajo el umbral de la pobreza en regiones rurales, lactantes, niños, personas con desnutrición las mujeres embarazadas muestran una susceptibilidad particular a la infección.

El paludismo se transmite por la picadura de la hembra del mosquito *Anopheles*. *P. falciparum* y *P. vivax* son los patógenos más frecuentes, pero la distribución de las especies varía según la geografía. *P. vivax* es poco frecuente en África, donde gran parte de la población carece de los receptores de superficie eritrocitaria necesarios para la infección. *P. falciparum* y *P. ovale* predominan en África. *P. malariae* genera la variante menos frecuente y más leve del paludismo, aunque tiene una distribución geográfica amplia.

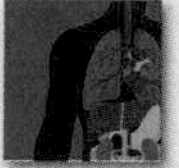

FISIOPATOLOGÍA: el ciclo de vida de *Plasmodium* requiere como huéspedes el humano y el mosquito (fig. 9-72). Las personas con la infección producen **gametocitos** que los mosquitos adquieren cuando se alimentan. En los mosquitos, el plasmodio se reproduce sexualmente para producir **esporozoítos**. Cuando el mosquito anofelino se alimenta, inocula los esporozoítos en el torrente sanguíneo del ser humano. Allí, sufren división asexual («esquizogonia»). Los esporozoítos circulantes invaden rápidamente los hepatocitos y se reproducen en el hígado para generar muchos organismos hijos, denominados «merozoítos» (fase exoeritrocítica). En un plazo de 2 a 3 semanas, los hepatocitos del huésped se rompen, los merozoítos entran en el torrente sanguíneo e invaden los eritrocitos.

Los merozoítos se alimentan de hemoglobina, y crecen y se reproducen dentro de los eritrocitos. En un plazo de 2 a 4 días, se obtiene una progenie madura de merozoítos. Estos merozoítos hijos se desprenden de los eritrocitos infectados, invaden los eritrocitos sin el parásito e inician otro ciclo de parasitismo eritrocitario. Este ciclo se repite muchas veces. Finalmente, las subpoblaciones de merozoítos se diferencian en formas sexuales, los **gametocitos**, que ingiere el mosquito mientras se alimenta de un huésped infectado, lo que completa el ciclo de vida del parásito.

Cuando los eritrocitos infectados se rompen, liberan pirógenos, lo que desencadena los escalofríos y la fiebre que caracterizan al paludismo. Los fagocitos fijos del hígado y el bazo ingieren los eritrocitos parasitados y causan hepatoesplenomegalia. Así, los pacientes desarrollan anemia debido a la lisis de los eritrocitos y al secuestro de las células por la esplenomegalia.

P. falciparum provoca una enfermedad mucho más agresiva que otros plasmodios. Se diferencia de otros parásitos del paludismo en cuatro aspectos:

- Carece de fase exoeritrocítica secundaria (hepática).
- Parasita eritrocitos de cualquier edad (fig. 9-73) y desencadena parasitemia y anemia graves. En otros tipos de paludismo, solo ciertas subpoblaciones de eritrocitos se ven afectadas (p. ej., solo las formas jóvenes o viejas), lo que permite grados menores de parasitemia y anemias menos graves.
- Un solo eritrocito puede albergar varios parásitos.
- *P. falciparum* modifica las características de flujo y las propiedades de adhesión de los eritrocitos infectados, de manera que se unen a las células epiteliales de los vasos sanguíneos pequeños. La obstrucción de estos últimos provoca con

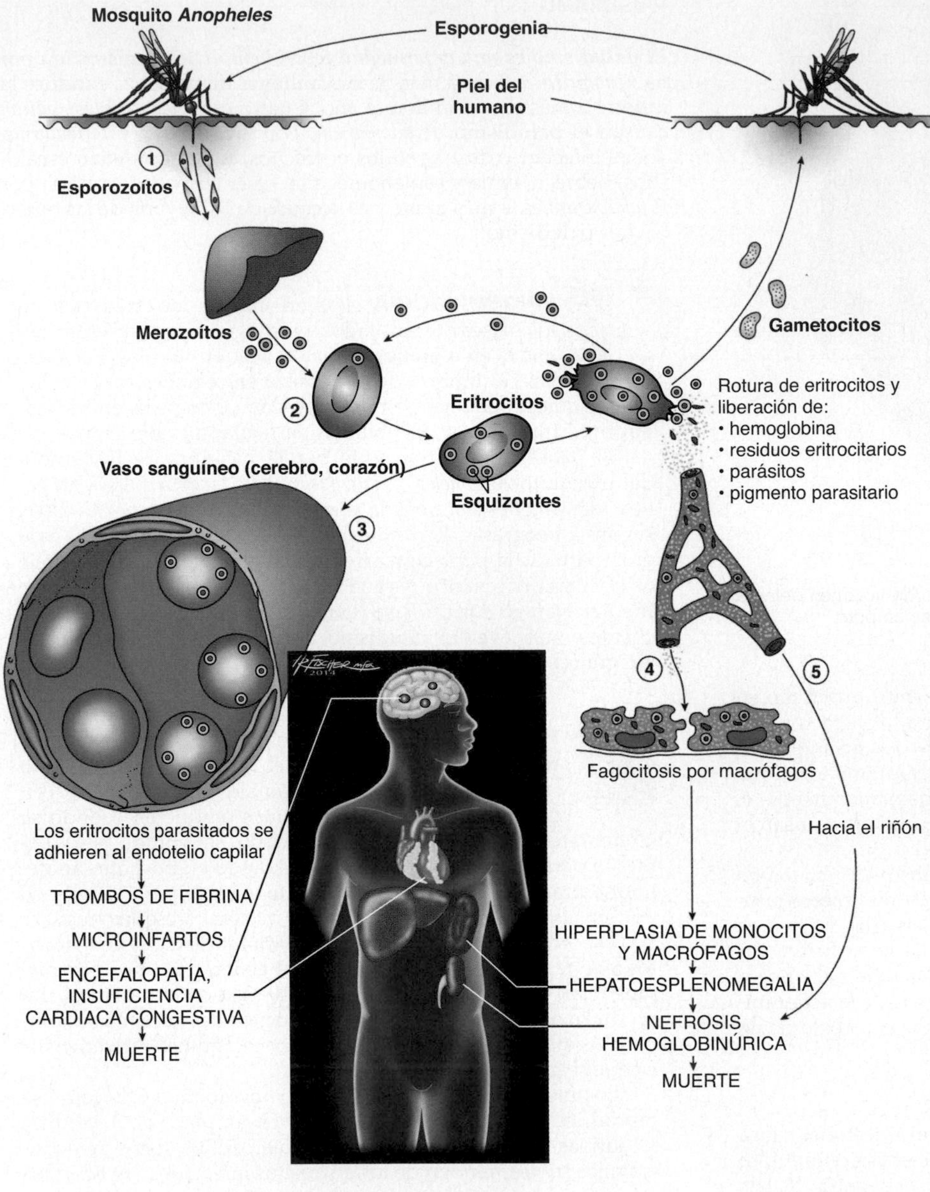

FIGURA 9-72. Ciclo de vida del plasmodio. Un mosquito *Anopheles* pica a una persona infectada, e ingiere sangre que contiene microgametocitos y macrogametocitos (formas sexuadas). Dentro del mosquito, la multiplicación sexual (esporogonia) da origen a esporozoítos infecciosos en las glándulas salivales. ***(1)*** En el momento de la picadura del mosquito, los esporozoítos se inoculan en la circulación sanguínea del huésped vertebrado. Algunos esporozoítos dejan la sangre y entran en los hepatocitos, en los que se multiplican por vía asexual (esquizogonia exoeritrocítica) y forman miles de merozoítos con un solo núcleo. ***(2)*** La rotura de los hepatocitos libera los merozoítos, que ingresan a los eritrocitos y se convierten en trofozoítos, para dividirse y formar esquizontes numerosos (esquizogonia intraeritrocítica). Los esquizontes se dividen para formar más merozoítos, que se liberan tras la rotura de los eritrocitos y entran en otros eritrocitos para iniciar un ciclo nuevo. Después de varios ciclos, algunas subpoblaciones de merozoítos se convierten en microgametocitos y macrogametocitos, que son consumidos por otro mosquito para completar el ciclo. ***(3)*** Los eritrocitos parasitados obstruyen los capilares en el cerebro, el corazón, los riñones y otros órganos profundos. La adherencia de los eritrocitos parasitados a las células del endotelio capilar provoca la formación de trombos de fibrina, que producen microinfartos. Esto desencadena encefalopatía, insuficiencia cardíaca congestiva, edema pulmonar y, con frecuencia, muerte. Los eritrocitos rotos liberan hemoglobina, residuos eritrocíticos y pigmento palúdico. ***(4)*** La fagocitosis desencadena la hiperplasia de los monocitos y los macrófagos, así como hepatoesplenomegalia. ***(5)*** La hemoglobina que se libera genera nefrosis hemoglobinúrica, que puede resultar mortal.

frecuencia isquemia hística grave, que quizá sea el factor más relevante para la virulencia del microorganismo.

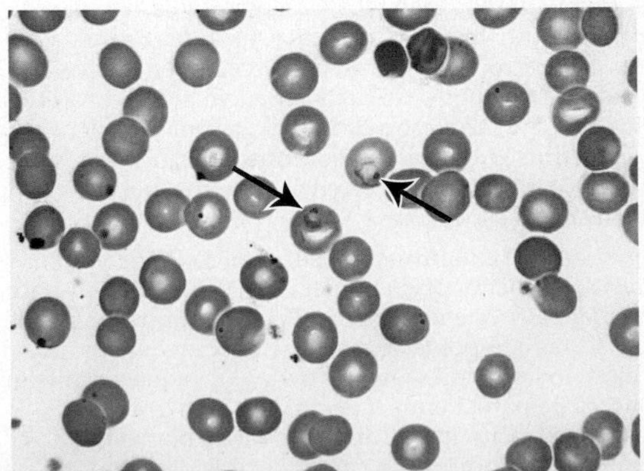

FIGURA 9-73. Plasmodios en los eritrocitos. Los eritrocitos parasitados por plasmodios palúdicos (*flechas*) pueden circular en la sangre periférica, lo que puede ayudar a establecer el diagnóstico. (Fotografía cortesía del Dr. Gene Gulati).

ANATOMOPATOLOGÍA: en todos los tipos de paludismo se desarrolla esplenomegalia, a causa del secuestro de eritrocitos dentro de los fagocitos mononucleares fijos. Los órganos de este sistema (hígado, bazo, nódulos linfáticos) muestran oscurecimiento («gris pizarra»), que depende de la presencia de macrófagos ingurgitados con hemosiderina y pigmento palúdico, el producto terminal de la digestión parasitaria de la hemoglobina. Los eritrocitos infectados se adhieren al endotelio microvascular en el paludismo por *Plasmodium falciparum*. Estos eritrocitos parasitados se adhieren a las células endoteliales. Además, los capilares de los órganos profundos, especialmente el cerebro, pueden obstruirse, lo que provoca isquemia en el cerebro, los riñones y los pulmones.

Los cerebros de los pacientes que mueren por paludismo cerebral muestran congestión y trombosis de pequeños vasos sanguíneos en la materia blanca, que están rodeados de edema y hemorragia («hemorragias en anillo»; fig. 9-74). La obstrucción del flujo sanguíneo renal puede causar insuficiencia renal aguda. La hemólisis intravascular libera hemoglobina, lo que da lugar a nefrosis hemoglobinúrica (**fiebre de aguas negras**). El daño a los capilares alveolares produce edema pulmonar y daño alveolar agudo.

CARACTERÍSTICAS CLÍNICAS: se caracteriza por paroxismos recurrentes de escalofríos y fiebre elevada. Comienza con escalofríos y, a veces, cefalea, a lo que sigue fiebre elevada con taquicardia, que suele acompañarse de náusea, vómito y dolor abdominal. La fiebre elevada provoca vasodilatación significativa, relacionada con hipotensión ortostática. Al cabo de varias horas, los pacientes suelen quedar exhaustos y empapados de sudor, y se desploman.

A este episodio le sigue un período de 2-3 días durante el cual el individuo se siente bien, para luego recaer. Los paroxismos se presentan durante semanas y finalmente ceden, al tiempo que se desencadena la respuesta inmunitaria. Los paroxismos coinciden con la rotura de los eritrocitos infectados y la liberación de merozoítos. A medida que el sistema fagocítico mononuclear responde a la infección (*v.* anteriormente), se desarrolla una hepatoesplenomegalia. El agrandamiento del bazo puede ser muy notorio: algunos de los bazos de mayor tamaño que se han registrado derivan del paludismo crónico. El hiperesplenismo puede exacerbar la anemia propia del paludismo. *P. falciparum* produce una enfermedad más grave que otros plasmodios. A medida que el grado de parasitemia aumenta, la fiebre puede volverse casi continua. La lesión cerebral isquémica provoca síntomas que van desde somnolencia, alucinaciones y cambios de comportamiento, hasta convulsiones y coma. La enfermedad del SNC tiene una mortalidad del 20% al 50%.

El paludismo se diagnostica mediante la identificación de los plasmodios en frotis de sangre con tinción de Giemsa. Las especies se distinguen por el aspecto que adquieren dentro de los eritrocitos. El paludismo que no deriva de *P. falciparum* se trata con cloroquina oral, y a veces con primaquina. El tratamiento del paludismo por *P. falciparum* varía, ya que la resistencia generalizada a la cloroquina requiere nuevos tratamientos.

OTRAS INFECCIONES POR PROTOZOOS

La babesiosis es una infección parecida a la malaria transmitida por las garrapatas

Está causada por protozoos del género *Babesia.*

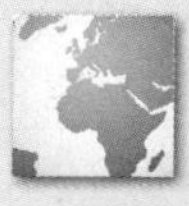

EPIDEMIOLOGÍA: las infecciones por *Babesia* son frecuentes en animales, y en algunos lugares pueden causar pérdidas económicas cuantiosas a la industria ganadera. La babesiosis humana es casi una curiosidad médica, puesto que los parásitos solo infectan al humano cuando los individuos interrumpen el ciclo zoonótico al interponerse entre la garrapata vector y su huésped vertebrado. La babesiosis humana solo se da en Europa y Norteamérica. Las infecciones en Estados Unidos se han concentrado en las islas de la costa de Nueva Inglaterra. Los organismos invaden y destruyen los eritrocitos, y desencadenan hemoglobinemia, hemoglobinuria e insuficiencia renal. La enfermedad suele ser autolimitada, pero las infecciones no controladas pueden ser mortales (fig. 9-75). *Babesia* spp. es resistente a la mayoría de los fármacos frente a los protozoos.

La toxoplasmosis suele ser leve, pero puede ser devastadora en el útero o en huéspedes con inmunodepresión

La enfermedad está causada por *Toxoplasma gondii* y tiene distribución mundial.

EPIDEMIOLOGÍA: en algunas regiones (p. ej., Francia), la prevalencia de la infección por *T. gondii* supera el 80% de los adultos. En otras regiones (p. ej., suroeste de Estados Unidos) es poco frecuente. Muchos mamíferos y aves son huéspedes intermedios, y el único huésped final es el gato, que se infecta al ingerir los quistes de toxoplasma en

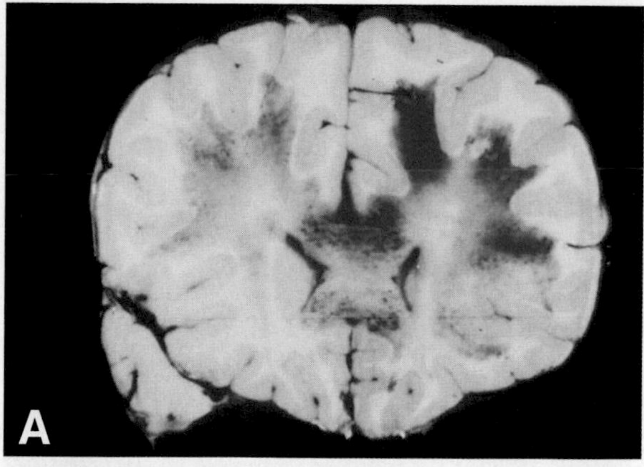

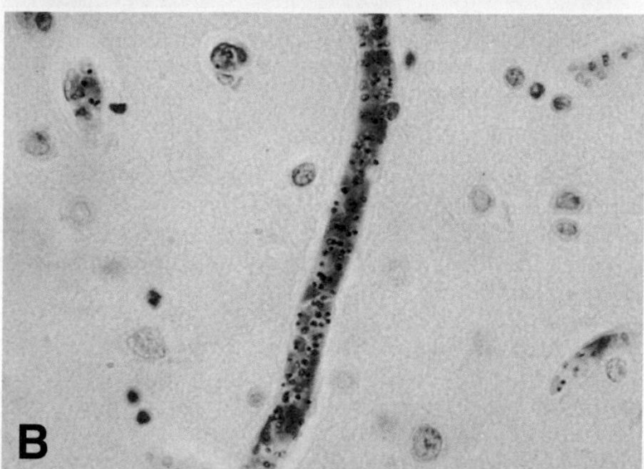

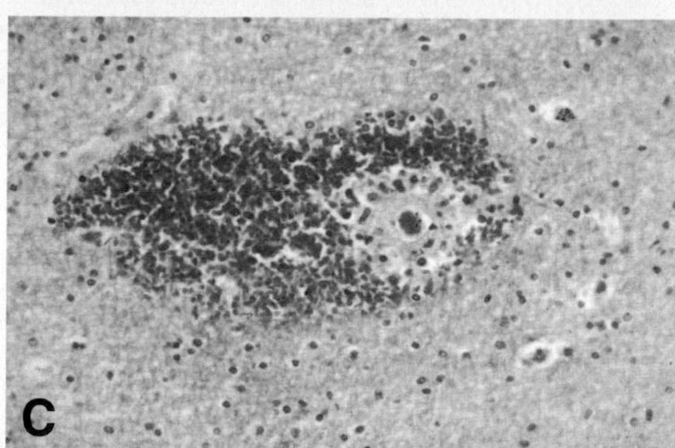

FIGURA 9-74. Paludismo terciario maligno cerebral agudo. A. Se observan congestión difusa intensa en la materia blanca y hemorragias focales. **B.** Un corte del tejido que se muestra en **A** revela un capilar ocupado por eritrocitos parasitados. **C.** Otro corte del mismo tejido muestra una hemorragia en anillo en torno a un capilar trombosado, que aloja eritrocitos parasitados en el interior de un trombo de fibrina.

tejidos de un ratón infectado u otro huésped intermedio. En el intestino del gato, los estadios multiplicativos finalizan con el desprendimiento de **ovoquistes**. Estos se esporulan en las heces y el suelo y se diferencian en **esporoquistes**, que contienen **esporozoítos**. Estos son ingeridos por huéspedes intermedios, como aves, ratones o humanos, y completan el ciclo vital en estos.

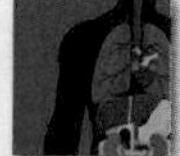

FISIOPATOLOGÍA: *T. gondii* tiene dos fases hísticas, la de **taquizoítos** y la de **bradizoítos**, ambos con configuración de medialuna, de 2 µm × 6 µm. En la infección aguda, los taquizoítos se multiplican rápidamente para formar «grupos» en las vacuolas intracelulares de las células parasitadas. Finalmente, provocan la rotura de las células.

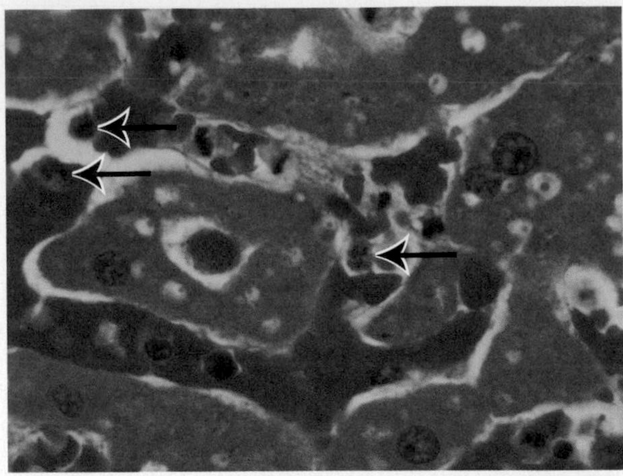

FIGURA 9-75. Babesiosis. En los sinusoides hepáticos, los parásitos se observan como puntos azules intracelulares, en fagocitos y eritrocitos (*flechas*).

Los taquizoítos se propagan desde el intestino a través de los nódulos linfáticos regionales, y luego a través de la sangre hacia el hígado, los pulmones, el corazón, el cerebro y otros órganos.

Durante la infección crónica, los bradizoítos de *Toxoplasma* se multiplican lentamente. Almacenan material positivo para PAS y centenares de organismos se apiñan en «quistes», derivados de las vacuolas intracelulares (*v.* anteriormente), que adquieren un tamaño superior al habitual de la célula y desplazan a su núcleo hacia la periferia.

Salvo en el caso de la infección congénita, la toxoplasmosis se adquiere al ingerir formas infecciosas del organismo. En los trópicos, los ovoquistes en el suelo contaminado suelen infectar a los niños. En los países desarrollados, la infección se produce tras la ingesta de carne (cordero y cerdo) poco cocinada que contiene quistes hísticos de *toxoplasma*, o por el contacto con heces de gato: los ovoquistes contaminan las manos y los alimentos de las personas que viven en contacto estrecho con los gatos. La **infección congénita** deriva de la transmisión transplacentaria de las formas infecciosas de una madre con infección aguda (generalmente asintomática).

La infección activa suele finalizar cuando se desarrollan respuestas inmunitarias mediadas por células. La destrucción hística suele ser leve antes de que las respuestas inmunitarias controlen la infección, y los huéspedes experimentan pocos efectos nocivos. Sin embargo, *T. gondii* establece una infección latente mediante la formación de quistes tisulares en estado de latencia, que sobreviven durante décadas en las células del huésped. Si una persona portadora de estos quistes pierde la inmunidad celular, *T. gondii* puede escapar de los quistes y restablecer una infección destructiva.

Linfadenopatía por Toxoplasma

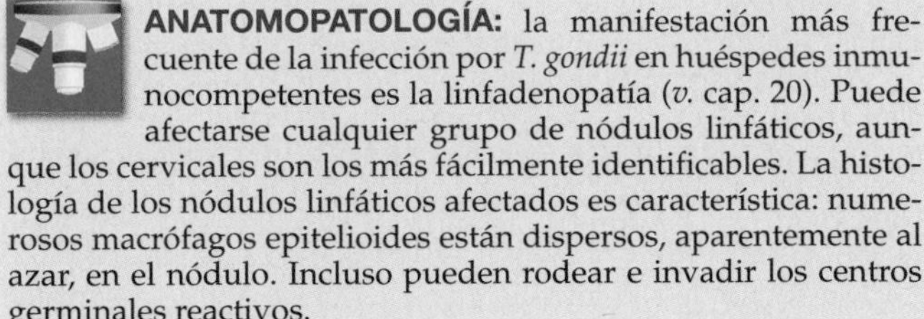

ANATOMOPATOLOGÍA: la manifestación más frecuente de la infección por *T. gondii* en huéspedes inmunocompetentes es la linfadenopatía (*v.* cap. 20). Puede afectarse cualquier grupo de nódulos linfáticos, aunque los cervicales son los más fácilmente identificables. La histología de los nódulos linfáticos afectados es característica: numerosos macrófagos epitelioides están dispersos, aparentemente al azar, en el nódulo. Incluso pueden rodear e invadir los centros germinales reactivos.

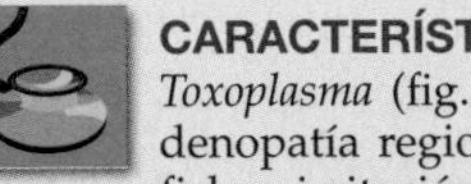

CARACTERÍSTICAS CLÍNICAS: en la linfadenitis por *Toxoplasma* (fig. 9-76A), los pacientes presentan linfadenopatía regional indolora, a veces acompañada de fiebre, irritación faríngea, hepatoesplenomegalia y linfocitosis atípica. Se ha documentado hepatitis, miocarditis (fig. 9-76B) y miositis. La linfadenopatía suele resolverse espontáneamente en semanas o meses; rara vez se requiere tratamiento.

Infección congénita por *Toxoplasma*

La infección por *T. gondii* adquirida en el útero es muy destructiva (*v.* cap. 6).

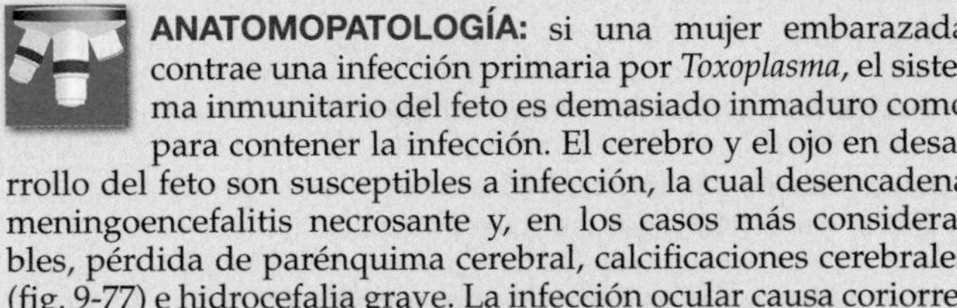

ANATOMOPATOLOGÍA: si una mujer embarazada contrae una infección primaria por *Toxoplasma*, el sistema inmunitario del feto es demasiado inmaduro como para contener la infección. El cerebro y el ojo en desarrollo del feto son susceptibles a infección, la cual desencadena meningoencefalitis necrosante y, en los casos más considerables, pérdida de parénquima cerebral, calcificaciones cerebrales (fig. 9-77) e hidrocefalia grave. La infección ocular causa coriorretinitis (es decir, necrosis e inflamación de la coroides y la retina).

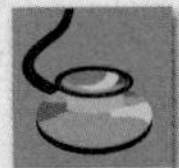

CARACTERÍSTICAS CLÍNICAS: la enfermedad fetal es más grave si la infección se produce al principio del embarazo, lo que puede provocar un aborto espontáneo. La afectación cerebral puede variar desde defectos psicomotores leves hasta discapacidad intelectual grave y convulsiones. La afectación ocular puede causar discapacidad visual congénita. La infección ocular latente puede establecerse en

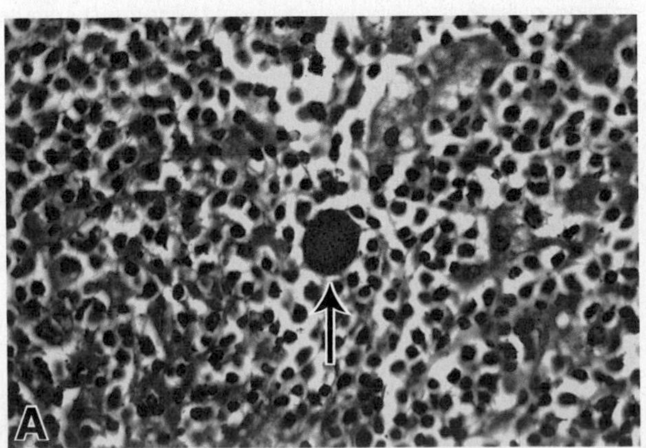

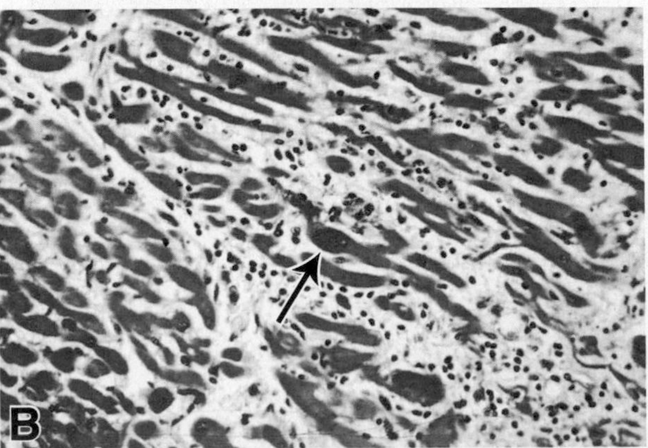

FIGURA 9-76. Toxoplasmosis. A. Microfotografía de una adenomegalia que revela bradizoítos de *Toxoplasma gondii* dentro de un quiste (*flecha*). **B.** Corte de corazón en el que se observa un quiste de bradizoítos de *T. gondii* dentro de una miofibrilla (*flecha*), con edema y células inflamatorias en el tejido adyacente.

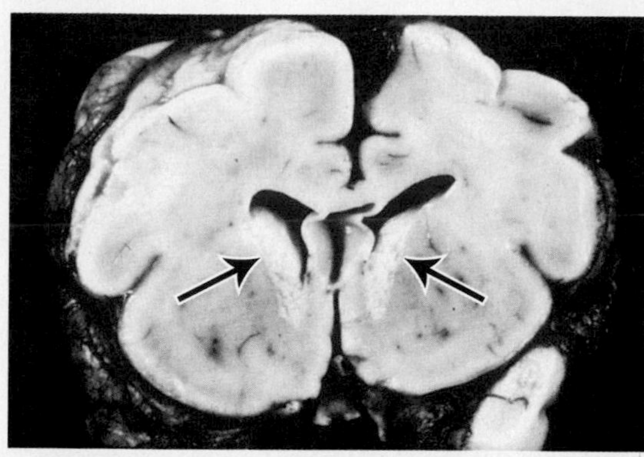

FIGURA 9-77. Toxoplasmosis congénita. El cerebro de un neonato prematuro revela necrosis subependimaria con calcificación, que se observa como áreas simétricas bilaterales con coloración blanquecina (*flechas*). (Reimpreso de Farrar WE, Wood MJ, Innes JA, Tubbs H. *Infectious Diseases: Text and Color Atlas*. 2nd ed. New York: Gower Medical Publishing; 1992. Copyright © 1992 Elsevier. Con permiso).

el útero y empeorar en una fase posterior de la vida y desencadenar amaurosis. Algunos recién nacidos presentan hepatitis por *Toxoplasma*, con grandes áreas de necrosis y células gigantes. En ocasiones, se produce una necrosis suprarrenal. La toxoplasmosis congénita requiere un tratamiento con fármacos con actividad adecuada frente a protozoos.

Toxoplasmosis en huéspedes con inmunocompromiso

Las infecciones devastadoras por *T. gondii* se producen en personas con deterioro de la inmunidad celular, lo que suele derivar de la reactivación de una infección latente. El cerebro es el órgano más afectado, con encefalitis necrosante multifocal. Estos pacientes presentan paresia, convulsiones, alteraciones de la agudeza visual y cambios de la función mental. La encefalitis por *toxoplasma* en estos pacientes es mortal si no recibe tratamiento con fármacos con actividad adecuada frente a protozoos.

La amebiasis es una infección por *Entamoeba histolytica*

Afecta sobre todo el colon y, en ocasiones, el hígado. *E. histolytica* recibe su nombre por su capacidad lítica en los tejidos. La infección intestinal varía desde la colonización asintomática hasta la infección invasora con diarrea sanguinolenta. En ocasiones, los parásitos se diseminan más allá del colon y afectan otros órganos, casi siempre el hígado. Allí, *E. histolytica* causa abscesos necrosantes de crecimiento lento.

EPIDEMIOLOGÍA: el ser humano es el único reservorio conocido de *E. histolytica*, que se reproduce en el colon y se elimina por las heces. La amebiasis tiene distribución mundial, pero es más frecuente y grave en regiones tropicales y subtropicales. ***La infección se produce tras la ingestión de materiales contaminados con heces humanas.***

FISIOPATOLOGÍA: las etapas del ciclo de vida de *E. histolytica* son: trofozoíto, prequiste y quiste.

Los **trofozoítos amebianos**, de 10 µm a 60 µm de diámetro, se encuentran en las heces de los pacientes con síntomas agudos. Son esféricos u ovoides, y cuentan con una membrana celular delgada, un solo núcleo, cromatina condensada contenida por una membrana nuclear y un cariosoma central. Los trofozoítos en ocasiones contienen eritrocitos fagocitados. La tinción con PAS del citoplasma de los trofozoítos los hace resaltar en los cortes histológicos. En el colon, los trofozoítos se convierten en quistes, para lo cual pasan por una forma intermedia que se denomina **prequiste**, proceso durante el cual los trofozoítos dejan de alimentarse, adoptan una forma redonda, pierden motilidad y algunas vacuolas digestivas, y generan masas de glucógeno y cuerpos cromatoides.

Los **quistes amebianos** son la forma infecciosa y solo se encuentran en las heces, puesto que no invaden el tejido. Son esféricos, cuentan con paredes gruesas, miden de 5 µm a 25 µm de diámetro y, por lo general, muestran cuatro núcleos.

Desde las heces, los quistes pueden contaminar el agua, los alimentos o los dedos (fig. 9-78). Al ingerirlos, los quistes atraviesan el estómago y se liberan en regiones distales del íleon. La ameba metaquística, que contiene cuatro núcleos, se divide para dar origen a cuatro trofozoítos pequeños inmaduros, que luego crecen hasta alcanzar su tamaño definitivo. Se desarrollan en el colon y se alimentan de bacterias y células humanas. Pueden colonizar cualquier región del intestino grueso, pero el ciego se ve afectado con más frecuencia. Los pacientes con colitis amebiana sintomática eliminan tanto quistes como trofozoítos. Estos últimos solo sobreviven durante períodos breves fuera del organismo y también se destruyen por el contacto con secreciones gástricas. Algunos factores del huésped, como su condición nutricional, la flora colónica coexistente y su estado inmunitario, también influyen sobre la evolución de la infección. La invasión comienza tras la adherencia de un trofozoíto a una célula del epitelio colónico. El microorganismo mata las células objetivo por efecto de la síntesis de una proteína lítica que degrada la membrana celular. La muerte progresiva de las células de la mucosa genera una úlcera superficial.

Amebiasis intestinal

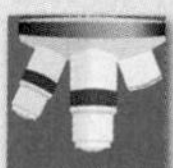

ANATOMOPATOLOGÍA: las lesiones amebianas comienzan con un foco pequeño de necrosis, que se transforma en úlcera (fig. 9-79A). La penetración profunda a partir de los bordes de la úlcera y la confluencia de las lesiones en expansión desencadenan la esfacelación irregular de la mucosa. El lecho ulceroso es gris y necrótico y contiene fibrina y residuos celulares. El exudado levanta la mucosa desprendida y da origen a las úlceras amebianas crónicas, cuya forma es similar a la del cuello de una botella o de un frasco. Los trofozoítos se encuentran en la superficie de la úlcera, en el exudado y el cráter (fig. 9-79B). También se identifican con frecuencia en las membranas submucosa, muscular propia, serosa y las venas pequeñas de la submucosa. La respuesta inflamatoria es escasa en las úlceras amebianas en fase temprana. Sin embargo, al tiempo que se extienden se acumulan células inflamatorias de tipo agudo y crónico.

Un ameboma es una complicación infrecuente de la amebiasis, que se genera cuando las amebas invaden la pared intestinal. Se trata de un engrosamiento inflamatorio de la pared intestinal, que se parece al cáncer de colon y tiende a constituir una «constricción en anillo de servilleta». Está conformado por tejido de granulación, fibrosis y cúmulos de trofozoítos.

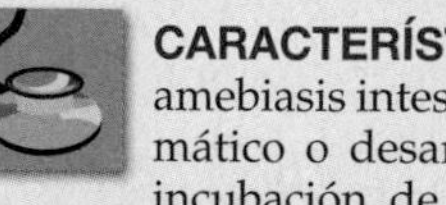

CARACTERÍSTICAS CLÍNICAS: el individuo con amebiasis intestinal puede mantenerse del todo asintomático o desarrollar disentería grave. El período de incubación de la colitis amebiana aguda es de 8-10 días. El malestar y la hipersensibilidad a la palpación abdominal, así como el cólico abdominal se intensifican gradualmente y se acompañan de escalofríos y fiebre. Náusea, vómito, flatulencia fétida y estreñimiento intermitentes son características típicas. Las heces líquidas (hasta 25 evacuaciones por día) contienen moco sanguinolento, aunque la diarrea rara vez tiene duración suficiente para inducir deshidratación. La colitis amebiana suele persistir durante meses o años y los pacientes pueden desarrollar emaciación y anemia. Las características clínicas pueden ser extrañas y en ocasiones deben diferenciarse de las propias de la apendicitis, la colecistitis, la obstrucción intestinal o la diverticulitis. En la colitis amebiana grave, la destrucción masiva de la mucosa del colon podría desencadenar una hemorragia mortal,

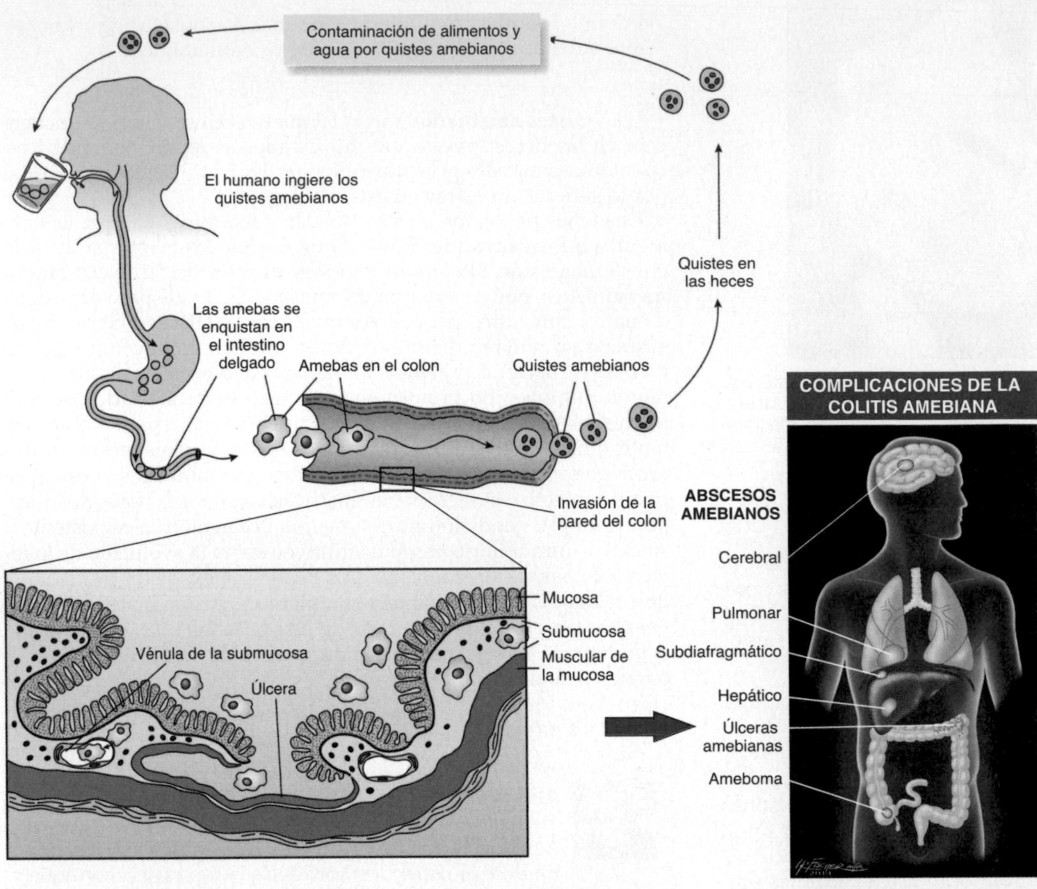

FIGURA 9-78. Colitis amebiana y sus complicaciones. La amebiasis deriva de la ingestión de alimentos o agua contaminados con quistes amebianos. En el colon, las amebas penetran en la mucosa y producen úlceras «en botón de camisa» en la mucosa y la submucosa. Los microorganismos invaden las vénulas de la submucosa, de manera que la infección se disemina al hígado y otros órganos. El absceso hepático puede expandirse y afectar estructuras adyacentes.

perforación o peritonitis. La terapia para la amebiasis intestinal incluye metronidazol, que actúa contra los trofozoítos, y diloxanida, efectiva contra los quistes.

Absceso hepático amebiano

ANATOMOPATOLOGÍA: los trofozoítos de *E. histolytica* pueden invadir las venas submucosas, entrar en la circulación portal y llegar al hígado. Allí, destruyen a los hepatocitos y constituyen una cavidad necrótica que se expande lentamente, que contiene un material semisólido, inodoro y de color café oscuro que, según se ha notificado, guarda similitud con el «paté de anchoas» por su color y consistencia (fig. 9-80). Los neutrófilos son escasos dentro de la cavidad, mientras que los trofozoítos se alinean siguiendo los bordes, adyacentes a los hepatocitos.

Los abscesos hepáticos amebianos pueden expandirse, romperse a través de la cápsula y extenderse al peritoneo, el diafragma, la cavidad pleural, los pulmones o el pericardio. En raras ocasiones, un absceso hepático, o incluso una lesión en el colon, puede atravesar el diafragma, llegar al espacio pleural o diseminarse al cerebro por vía hematógena y originar grandes lesiones necróticas.

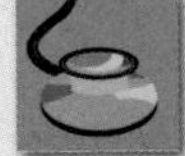

CARACTERÍSTICAS CLÍNICAS: los pacientes con abscesos hepáticos amebianos presentan dolor intenso en el cuadrante superior derecho, febrícula y pérdida de peso. Solo una minoría de los pacientes presenta antecedentes de enfermedad diarreica, y *E. histolytica* se identifica en

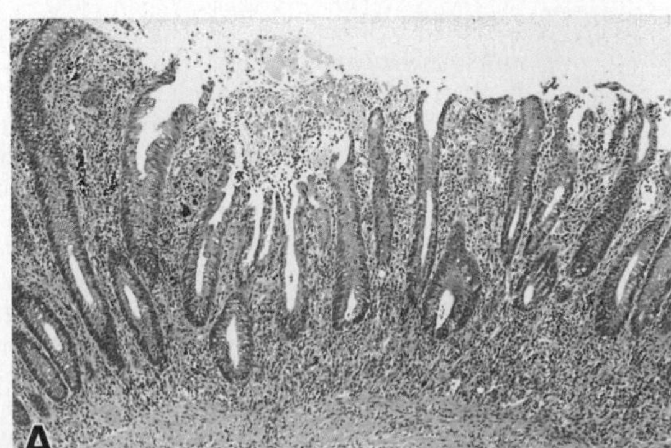

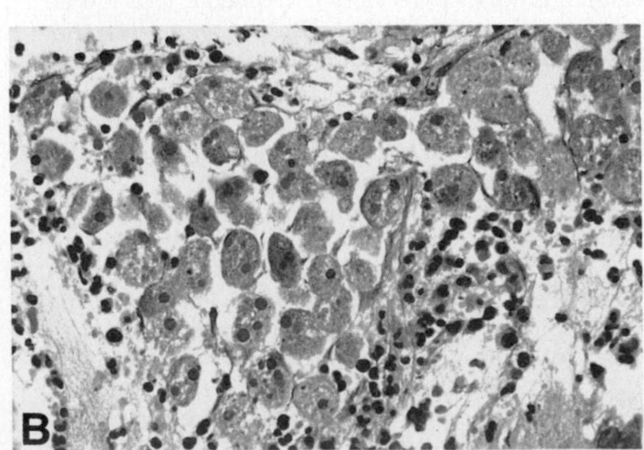

FIGURA 9-79. Amebiasis intestinal. A. La mucosa del colon muestra ulceración superficial bajo un cúmulo de trofozoítos de *Entamoeba histolytica*. La lámina propia contiene gran cantidad de células inflamatorias de tipo agudo y crónico, que incluyen eosinófilos. **B.** Se observan trofozoítos numerosos en el exudado luminal en un campo de alta resolución.

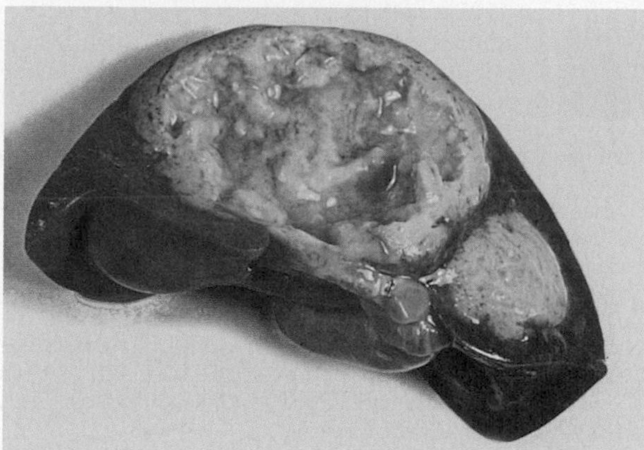

FIGURA 9-80. **Abscesos amebianos en el hígado.** La superficie de corte del hígado revela abscesos múltiples que contienen material en «paté de anchoas».

las heces de menos de una tercera de los pacientes con enfermedad extraintestinal. El diagnóstico suele establecerse mediante la identificación radiográfica o ecográfica del absceso, junto con estudios serológicos para anticuerpos contra *E. histolytica*. Los abscesos amebianos se tratan con drenaje percutáneo o quirúrgico y fármacos antiamebianos.

La criptosporidiosis causa diarrea en personas inmunodeprimidas

La gravedad de esta infección es variable, y puede ser autolimitada pero también poner en riesgo la vida. La ingesta de ovoquistes de *Cryptosporidium*, presentes en las heces de personas y animales infectados, transmite la enfermedad. Es probable que la mayoría de las infecciones resulten de la transmisión de persona a persona, pero muchos animales domésticos albergan el parásito y constituyen como reservorios.

FISIOPATOLOGÍA: los ovoquistes de *Cryptosporidium* sobreviven al paso por el estómago y liberan formas que se adhieren a las microvellosidades del intestino delgado, donde permanecen fuera de las células. Se reproducen en la superficie luminal del intestino, desde el estómago hasta el recto, y dan origen a una progenie que también se adhiere al epitelio.

Las personas con inmunocompetencia eliminan la infección mediante sus respuestas inmunitarias. Los pacientes con sida y otras inmunodeficiencias no pueden contener el parásito y desarrollan infecciones crónicas, que pueden diseminarse desde el intestino a la vesícula y las vías biliares intrahepáticas.

ANATOMOPATOLOGÍA: la criptosporidiosis no genera anomalías macroscópicas. Los microorganismos se observan mediante microscopía como vesículas parasitóforas redondas de 2 μm a 4 μm unidas a la superficie luminal del epitelio (fig. 9-81). En el intestino delgado puede existir inflamación crónica moderada o grave en la lámina propia y cierto grado de atrofia vellosa que guarda relación directa con la intensidad de la parasitosis. El colon muestra colitis activa crónica, con alteraciones mínimas en su arquitectura.

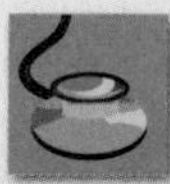

CARACTERÍSTICAS CLÍNICAS: la criptosporidiosis se manifiesta por diarrea acuosa abundante, que en ocasiones se acompaña de dolor abdominal tipo cólico o febrícula. Es posible perder volúmenes extraordinarios de líquidos por la diarrea, por lo que se requiere la restitución intensiva de estos. En pacientes con competencia inmunitaria, la diarrea se resuelve espontáneamente en 1-2 semanas. En individuos inmunodeprimidos la diarrea persiste durante tiempo indefinido y podría contribuir a la muerte.

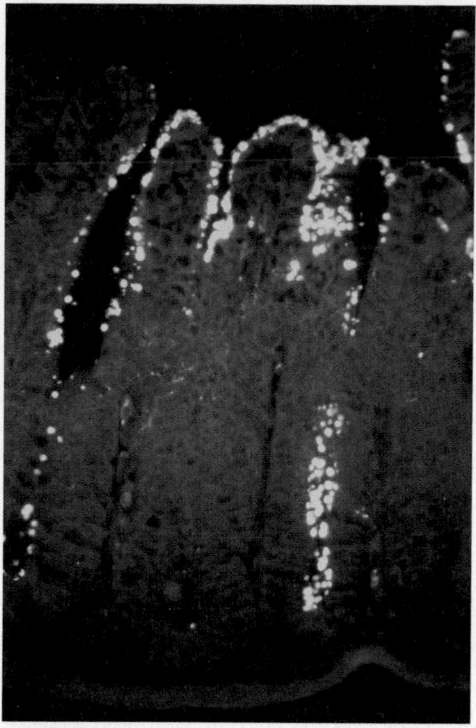

FIGURA 9-81. **Criptosporidiosis.** Una pequeña biopsia del intestino delgado teñida con anticuerpos fluorescentes contra *Cryptosporidium parvum* muestra numerosos esporozoítos que cubren las vellosidades y recubren las criptas.

La giardiosis es una infección intestinal que provoca diarrea

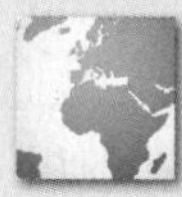

EPIDEMIOLOGÍA: *Giardia lamblia* es un protozoo flagelado de distribución mundial. La prevalencia de la infección varía de < 1 % a > 25 % en algunos climas más cálidos con entornos poco higiénicos y con mucha gente. Los niños son más susceptibles. La giardiosis se adquiere mediante la ingestión de formas quísticas infecciosas de *Giardia*, que se eliminan en las heces de los humanos y los animales infectados. La infección puede transmitirse directamente de persona a persona, y también a través de agua o alimentos contaminados. Las heces de animales infectados, como los castores y los osos, contaminan las fuentes de agua de las zonas silvestres, que constituyen reservorios de la infección. Se han producido brotes epidémicos en orfanatos y otras instituciones.

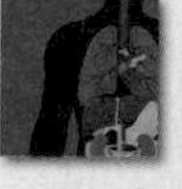
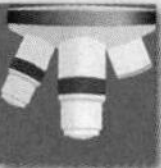

FISIOPATOLOGÍA Y ANATOMOPATOLOGÍA: *G. lamblia* tiene dos fases: trofozoítos y quistes. Los quistes de *Giardia* sobreviven a la acidez gástrica y contienen de 2 a 4 núcleos. Los quistes se rompen en el duodeno y el yeyuno y liberan trofozoítos, que son organismos planos, con aspecto de pera, dos núcleos y cuatro pares de flagelos. Son más abundantes en el duodeno y en la porción proximal del intestino delgado. Una «placa de succión» similar a un disco que se ubica en su superficie ventral facilita su adherencia a la mucosa. Después de adherirse, los trofozoítos se reproducen. Las heces suelen contener solo quistes, aunque los trofozoítos también podrían encontrarse en individuos con diarrea.

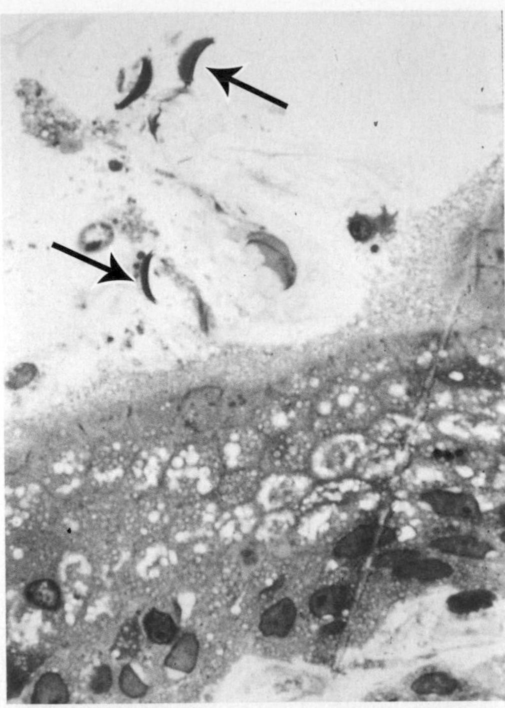

FIGURA 9-82. Giardiosis. Los trofozoítos (*flechas*) de *Giardia lamblia* en forma de media luna recubren la mucosa del intestino delgado.

La giardiosis no causa alteraciones visibles a simple vista. A nivel microscópico, los cambios en la mucosa son mínimos; se observan los trofozoítos de *Giardia* en las superficies vellosas y dentro de las criptas (fig. 9-82).

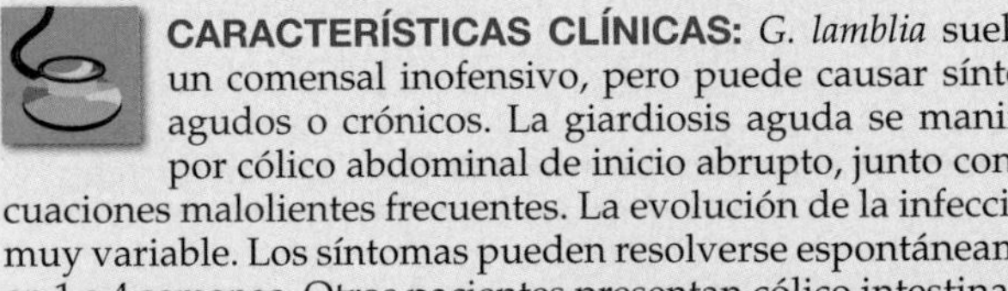

CARACTERÍSTICAS CLÍNICAS: *G. lamblia* suele ser un comensal inofensivo, pero puede causar síntomas agudos o crónicos. La giardiosis aguda se manifiesta por cólico abdominal de inicio abrupto, junto con evacuaciones malolientes frecuentes. La evolución de la infección es muy variable. Los síntomas pueden resolverse espontáneamente en 1 a 4 semanas. Otros pacientes presentan cólico intestinal persistente y evacuaciones semidiarreicas durante meses. En los niños, la giardiosis crónica puede causar malabsorción, pérdida de peso y retraso del crecimiento. La infección se trata eficazmente con diversos antibióticos, incluido el metronidazol.

La leishmaniosis está causada por protozoos y se transmite por picaduras de insectos

Las *leishmanias* causan un espectro de síndromes clínicos que van desde úlceras cutáneas indoloras con resolución espontánea hasta enfermedad diseminada mortal. Existen numerosas especies de *Leishmania*, que difieren en sus hábitats naturales y en los tipos de enfermedad que producen.

EPIDEMIOLOGÍA: la leishmaniosis la transmiten mosquitos del género *Phlebotomus*, que adquieren la infección al alimentarse de animales enfermos. En muchas áreas subtropicales y tropicales, la infección por Leishmania es endémica en poblaciones animales: perros, ardillas de tierra, zorros y chacales, que son reservorios y fuentes potenciales para la transmisión al humano. Constituye sobre todo una enfermedad de los países menos desarrollados, donde los humanos viven en gran cercanía con los animales huéspedes y el mosquito vector. Se calcula que existen alrededor de 20 millones de personas infectadas en todo el mundo.

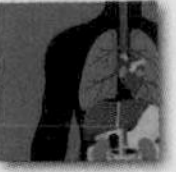

FISIOPATOLOGÍA: la infección comienza cuando el microorganismo se inocula en la piel del humano tras la picadura del mosquito. Poco después los fagocitos mononucleares endocitan las leishmanias y las transforman en amastigotes, que se reproducen dentro de los macrófagos.

Los amastigotes hijos finalmente rompen la célula y salen de ella para distribuirse hacia otros macrófagos. La reproducción continúa de esta forma y con el paso del tiempo se desarrolla un cúmulo de macrófagos infectados en el lugar de la inoculación. A partir de este inicio, la evolución de la infección depende de dos factores: el estado inmunitario del huésped y la especie de *Leishmania* de que se trate. Existen tres entidades clínicas distintas: *(1)* leishmaniosis cutánea localizada, *(2)* leishmaniosis mucocutánea y *(3)* leishmaniosis visceral.

Leishmaniosis cutánea localizada

Varias especies de *Leishmania* de América Central y del Sur, el norte de África, Oriente Medio, la India y China causan una dermatopatía localizada, también denominada «úlcera tropical».

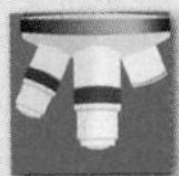

ANATOMOPATOLOGÍA: la leishmaniosis cutánea localizada comienza con la formación de un cúmulo de macrófagos repletos de amastigotes que genera ulceración de la epidermis suprayacente. En los cortes hísticos, los amastigotes de forma ovalada miden 2 µm y contienen dos estructuras internas, un núcleo y un cinetoplasto. En la microscopía de baja resolución, los amastigotes dentro de los macrófagos aparecen como estructuras citoplasmáticas puntiformes numerosas con distribución regular, que se denominan **cuerpos de Leishman-Donovan**. Con el desarrollo progresivo de la inmunidad celular, los macrófagos se activan y eliminan los parásitos intracelulares. La lesión se convierte con lentitud en un granuloma maduro, con macrófagos epitelioides, células gigantes de Langhans, células plasmáticas y linfocitos. Después de varios meses la úlcera cutánea muestra resolución espontánea.

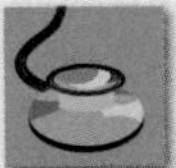

CARACTERÍSTICAS CLÍNICAS: la leishmaniosis cutánea comienza como una pápula solitaria pruriginosa, que se erosiona para formar una úlcera superficial con borde elevado y bien definido. Esta úlcera puede alcanzar 6-8 cm de diámetro. Se desarrollan lesiones satélite que siguen el trayecto de los vasos linfáticos de drenaje. Las úlceras comienzan a resolverse en 3-6 meses después, pero su cicatrización podría requerir hasta 1 año o más.

La **leishmaniosis cutánea generalizada** se desarrolla en algunos pacientes que carecen de respuesta inmunitaria mediada por células contra las leishmanias. La enfermedad se inicia a partir de un nódulo solitario, aunque poco a poco se forman nódulos satélite adyacentes, que finalmente afectan gran parte de la piel. Estas lesiones se parecen tanto a las de la lepra lepromatosa que algunos pacientes son ingresados en leproserías. El nódulo de la leishmaniosis anérgica lo produce un número enorme de macrófagos repletos de leishmanias.

Leishmaniosis mucocutánea

La leishmaniosis mucocutánea se debe a la infección por *Leishmania braziliensis*. La mayor parte de los casos se verifica en Centroamérica y Sudamérica, donde los roedores y los perezosos son su reservorio.

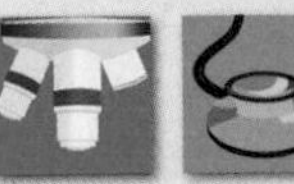
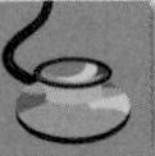

ANATOMOPATOLOGÍA Y CARACTERÍSTICAS CLÍNICAS: la evolución temprana y los cambios patológicos de la leishmaniosis mucocutánea son similares a los de la leishmaniosis cutánea localizada. Una úlcera solitaria aparece, se expande y se resuelve. Años después se desarrolla una úlcera en una

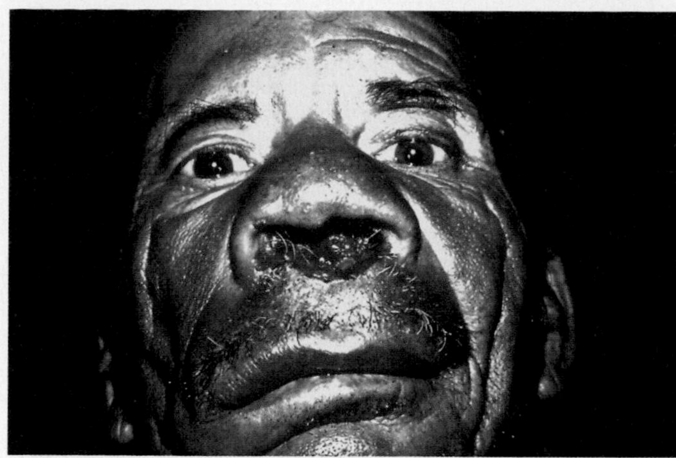

FIGURA 9-83. Leishmaniosis mucocutánea. Existe una completa destrucción del tabique basal y ulceración mucocutánea.

zona de unión mucocutánea, como la laringe, el tabique nasal, el ano o la vulva. La lesión mucosa evoluciona con lentitud, es muy destructiva y produce desfiguración. Erosiona las superficies mucosas y cartilaginosas (fig. 9-83), y puede destruir el tabique nasal. Los pacientes pueden morir si las úlceras obstruyen las vías respiratorias. La leishmaniosis mucocutánea requiere tratamiento con fármacos sistémicos.

Leishmaniosis visceral (kala-azar)

EPIDEMIOLOGÍA: el kala-azar es provocado por varias subespecies de *Leishmania donovani*. Los reservorios del agente y los grupos de edad susceptibles varían en distintas regiones del mundo. El humano constituye el reservorio en India y, por ejemplo, los zorros lo constituyen en el sur de Francia y el centro de Italia. Otras especies de cánidos y roedores son reservorios en otros lugares del mundo.

ANATOMOPATOLOGÍA: la infección por *L. donovani* comienza con la formación de cúmulos localizados de macrófagos infectados en el lugar de la picadura del flebótomo (fig. 9-84); estos distribuyen los microorganismos por todo el sistema fagocítico mononuclear. Las respuestas inmunitarias celulares destruyen la mayoría de agentes de *L. donovani*, aunque el 5 % de los pacientes desarrolla leishmaniosis visceral. Los niños y los individuos con desnutrición son especialmente susceptibles. El hígado (fig. 9-85A), el bazo y los nódulos linfáticos se sufren un crecimiento masivo, al tiempo que los macrófagos que se ubican en ellos se llenan de amastigotes en proliferación (fig. 9-85B). La arquitectura orgánica normal queda sustituida gradualmente por láminas de macrófagos parasitados. Finalmente, estas células se acumulan en otros órganos, como el corazón y el riñón.

CARACTERÍSTICAS CLÍNICAS: los pacientes con leishmaniosis visceral desarrollan fiebre persistente, pérdida de peso progresiva, hepatoesplenomegalia, anemia, trombocitopenia y leucopenia. En quienes tienen piel clara, esta se oscurece; de ahí la denominación hindú de la leishmaniosis, *kala-azar*, que significa «enfermedad negra». Después de varios meses, el paciente con leishmaniosis visceral desarrolla caquexia grave con esplenomegalia masiva. La enfermedad que no recibe tratamiento causa la muerte invariablemente. El tratamiento requiere la administración de fármacos sistémicos con actividad contra protozoos.

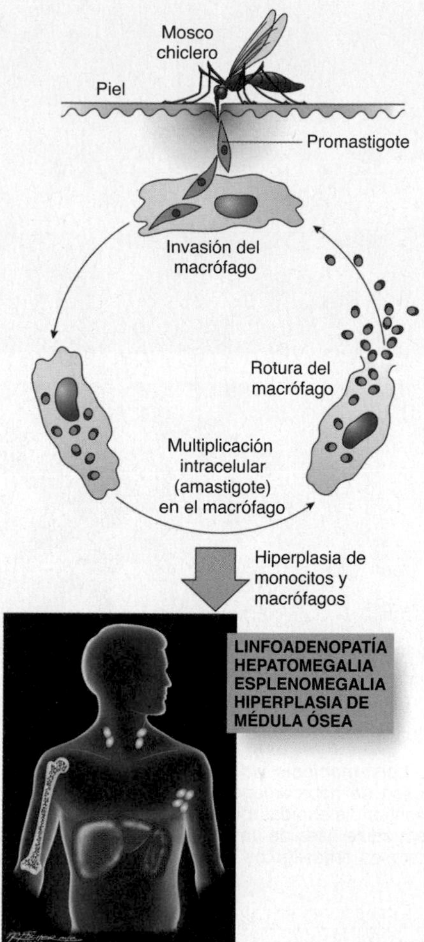

FIGURA 9-84. Leishmaniosis. Los flebótomos ingieren amastigotes a partir del huésped infectado. Estos se transforman dentro del intestino del mosquito en promastigotes, que se multiplican y son inyectados en el huésped vertebrado siguiente. En este, invaden los macrófagos, recuperan su forma de amastigote y se multiplican, para romper finalmente la célula. Invaden entonces otros macrófagos, de manera que completan el ciclo.

La enfermedad de Chagas es una infección sistémica causada por *Trypanosoma cruzi*

La enfermedad de Chagas es una zoonosis transmitida por insectos, que produce manifestaciones agudas y a largo plazo en el corazón y el tubo digestivo.

EPIDEMIOLOGÍA: la infección por *T. cruzi* es endémica en animales salvajes y domésticos (p. ej., ratas, perros, cabras, gatos, armadillos) en Centroamérica y Sudamérica, donde la transmite un redúvido («chinche besador»), que se esconde en los huecos de las casas de barro o de paja, sale por la noche y se alimenta de las víctimas dormidas. *T. cruzi* puede pasar de la madre al feto y causar una infección congénita. Unos 8 millones de personas son portadoras de *T. cruzi*, la mayoría en Brasil. La enfermedad de Chagas está presente en 18 países de América. Es un problema de salud pública emergente en Estados Unidos, donde hay unas 300 000 personas con la infección. Cada año mueren entre 10 000 y 50 000 personas por la enfermedad de Chagas.

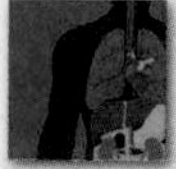

FISIOPATOLOGÍA: las formas infecciosas de *T. cruzi* se eliminan en las heces del insecto redúvido cuando este se alimenta de sangre. El prurito y el rascado promueven la contaminación de la herida. Los tripomasti-

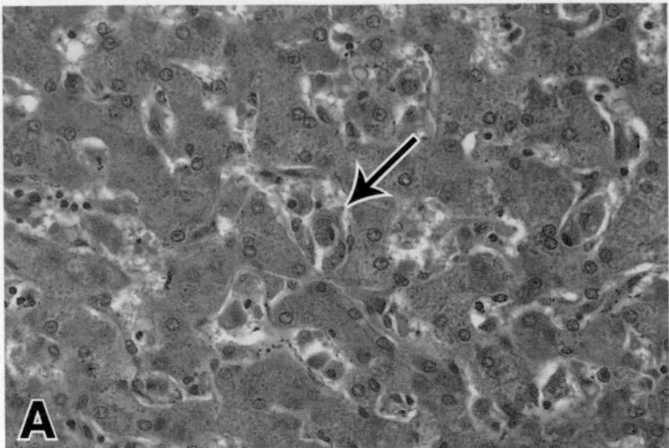

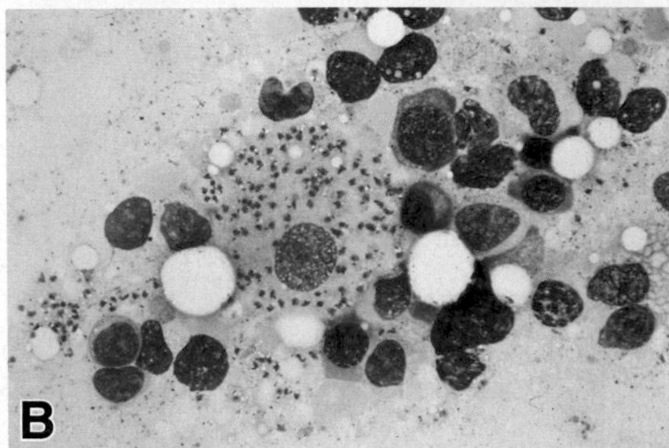

FIGURA 9-85. Leishmaniosis visceral. A. Microfotografía del tejido hepático en un caso de hepatomegalia, en la que se observan células de Kupffer prominentes distendidas por amastigotes de *Leishmania* (*flechas*). **B.** Aspirado de médula ósea de un paciente con leishmaniasis visceral. Se muestran numerosos amastigotes de leishmania y algunos son intracitoplásmicos.

gotes penetran por el lugar de la picadura u otras abrasiones, o pueden entrar a través de la mucosa conjuntival o labial. Una vez dentro del cuerpo, pierden sus flagelos y membranas ondulantes y adquieren una configuración redonda para convertirse en amastigotes.

T. cruzi infecta y se reproduce en los macrófagos en los sitios de inoculación, donde forman lesiones inflamatorias nodulares localizadas, los **chagomas**. Los protozoos se diferencian en tripomastigotes dentro de las células del huésped, y luego se desprenden y entran en la sangre (fig. 9-86). A continuación, se disemina por todo el organismo a través del torrente sanguíneo. Distintas cepas de *T. cruzi* se dirigen a diferentes tipos de células. La infección en los cardiomiocitos, las células ganglionares digestivas y las meninges desencadena los cuadros más graves. La parasitemia y la infección celular diseminada son responsables de los síntomas clínicos de la enfermedad de Chagas aguda. El establecimiento de la inmunidad celular pone fin a las manifestaciones agudas, aunque es posible que el daño hístico crónico persista.

La destrucción progresiva de las células en el lugar de la infección (en particular el corazón, el esófago y el colon) desencadena disfunción orgánica, que se manifiesta décadas después de la infección aguda.

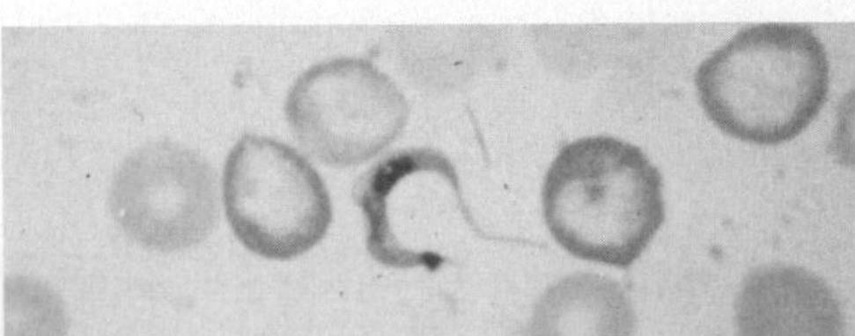

FIGURA 9-86. Enfermedad de Chagas. Frotis de sangre que muestra un tripomastigote de *Trypanosoma cruzi* con su forma en «C» característica, su flagelo, núcleo y cinetoplasto terminal.

Ingeridos en una picadura posterior de un insecto reduviano, los tripomastigotes se multiplican en el tubo digestivo del insecto y se diferencian en tripomastigotes metacíclicos, que se reúnen en el recto del insecto y se expulsan en las heces, después de lo cual se repite el ciclo.

Enfermedad de Chagas aguda

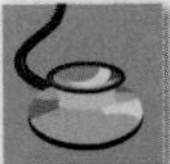

ANATOMOPATOLOGÍA: *T. cruzi* circula en la sangre como un flagelado de forma curva y 20 µm de longitud, que se reconoce con facilidad en los frotis periféricos. Dentro de las células infectadas se reproduce como amastigote sin flagelos, con 2 µm a 4 µm de diámetro. En los casos mortales, el corazón muestra crecimiento y dilatación y el miocardio se aprecia pálido y con hemorragias focales.

En el análisis microscópico se observan numerosos parásitos en el corazón y se evidencian amastigotes contenidos en seudoquistes dentro de las miofibrillas (fig. 9-87). Existe inflamación crónica extensa y resulta patente la fagocitosis de los parásitos.

CARACTERÍSTICAS CLÍNICAS: los síntomas agudos se desarrollan de 1 a 2 semanas después de la inoculación con *T. cruzi*. Se desarrolla un chagoma (ver arriba) en el lugar. La parasitemia aparece en un plazo de 2 a 3 semanas, generalmente con una enfermedad leve, que incluye fiebre, malestar, linfadenopatía y hepatoesplenomegalia. Sin embargo, la enfermedad puede ser letal si hay una amplia afectación miocárdica o meníngea.

Enfermedad de Chagas crónica

Las complicaciones más frecuentes y graves de la infección por *T. cruzi* se manifiestan años o décadas después de la infección aguda. Hasta el 40 % de las personas con la infección aguda acaban desarrollando enfermedad crónica. En esta fase, *T. cruzi* ya no se identifica en la sangre o los tejidos. A pesar de ello, los órganos infectados muestran daño secundario a la inflamación crónica progresiva.

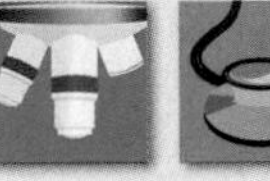

ANATOMOPATOLOGÍA Y CARACTERÍSTICAS CLÍNICAS: la miocarditis crónica se caracteriza por dilatación cardíaca, prominencia del tracto de salida del ventrículo derecho y dilatación de los anillos valvulares. El tabique interventricular suele desviarse hacia la derecha y podría inmovilizar la válvula tricúspide adyacente. En el análisis microscópico se aprecia fibrosis intersticial extensa, hipertrofia de las miofibrillas e infla-

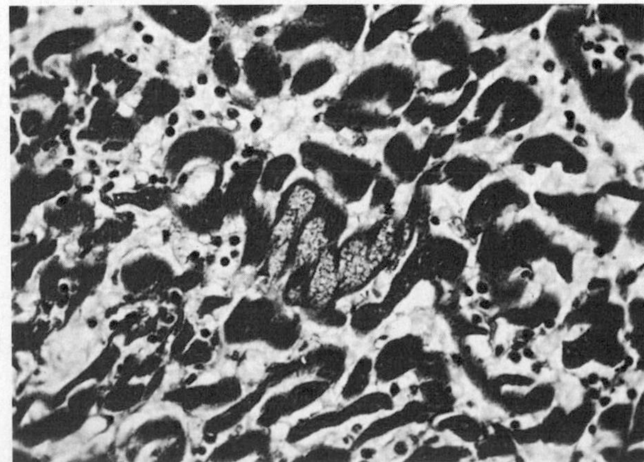

FIGURA 9-87. Miocarditis de Chagas aguda. Las miofibrillas en el centro contienen amastigotes numerosos de *Trypanosoma cruzi* y se encuentran rodeadas por edema e inflamación crónica.

mación linfocítica focal, que con frecuencia afecta al sistema de conducción cardíaco. La fibrosis cardíaca progresiva desencadena arritmias o insuficiencia cardíaca congestiva. En regiones endémicas la enfermedad de Chagas crónica es la causa principal de insuficiencia cardíaca en adultos jóvenes.

La destrucción de las células ganglionares que controlan la motilidad intestinal puede provocar la dilatación del esófago y del colon (**megaesófago** y **megacolon**). La alteración de la motilidad esofágica provoca dificultades para tragar, que pueden ser tan graves que los pacientes solo pueden consumir líquidos. La aganglionosis progresiva del colon causa estreñimiento grave.

En algunas mujeres embarazadas con parasitemia, la infección puede atravesar la placenta, afectar el feto y provocar un aborto espontáneo. los casos aislados en los que no provoca la muerte del feto, los neonatos mueren por encefalitis en los primeros días o semanas tras el nacimiento.

La quimioterapia con actividad contra protozoos es efectiva en la enfermedad de Chagas aguda, mas no lo es para el tratamiento de sus secuelas crónicas. El trasplante cardíaco resulta útil en algunos pacientes.

La tripanosomiasis africana, o enfermedad del sueño, se transmite por la picadura de una mosca

La infección por *Trypanosoma brucei gambiense* o *T. brucei rhodesiense* provoca una meningoencefalitis que puede ser mortal. La tripanosomiasis gambiense es una infección crónica que suele durar más de un año. La tripanosomiasis de África Oriental (rodesiense) es una infección de progresión rápida que provoca la muerte en 3 a 6 meses. Los tripanosomas son flagelados curvos de 15 µm a 30 µm, visibles en la sangre o el LCR, pero difíciles de identificar en los tejidos.

EPIDEMIOLOGÍA: *T. brucei gambiense* y *T. brucei rhodesiense* son protozoos flagelados hemáticos transmitidos por varias especies de glosina (moscas tse-tsé) hematófagas del género *Glossina*. La distribución irregular de la tripanosomiasis africana está relacionada con los hábitats de estas moscas. En la tripanosomiasis gambiense, la glosina de los arbustos ribereños transmite *T. brucei gambiense*, en particular en zonas endémicas en el oeste y el centro de África. ***Los humanos son el único reservorio de importancia para este tripanosoma.***

En la tripanosomiasis rodesiense, *T. brucei rhodesiense* se propaga a través de la glosina de la sabana boscosa de África oriental. Los antílopes, otros tipos de animales de caza y el ganado doméstico constituyen reservorios naturales para *T. brucei rhodesiense*. La infección en el humano se presenta como un riesgo laboral entre los vigilantes de animales de caza, los pescadores y los pastores.

FISIOPATOLOGÍA: cuando pica a un animal o humano infectado, la glosina ingiere tripomastigotes que se encuentran en la sangre (fig. 9-88). Estos (*1*) pierden su cubierta de antígeno de superficie, (*2*) se multiplican en el intestino medio de la mosca, (*3*) migran hacia la glándula salival, (*4*) permanecen en la fase de epimastigote durante 3 semanas, y (*5*) se multiplican en la saliva de la mosca a modo de tripomastigotes metacíclicos infecciosos. Cuando se produce otra picadura, la mosca inyecta tripomastigotes metacíclicos en el sistema linfático y vasos sanguíneos de un nuevo huésped. Se diseminan a la médula ósea y el líquido intersticial y algunos acaban invadiendo el SNC. Se multiplican por fisión binaria en la sangre, la linfa y el LCR; el ciclo se completa cuando son ingeridos por otra mosca. Se forman complejos inmunitarios, con antígenos tripanosómicos y anticuerpos variables. Puede haber autoanticuerpos contra antígenos de los eritrocitos, el cerebro y el corazón. Los tripanosomas utilizan un programa codificado genéticamente para alterar de forma periódica sus capas de antígenos glucoproteicos, con lo que eluden el ataque inmunitario. Como resultado, cada oleada de tripomastigotes circulantes incorpora diferentes variantes antigénicas, de modo que los tripanosomas se mantienen siempre un paso por delante con respecto a la respuesta inmunitaria del huésped.

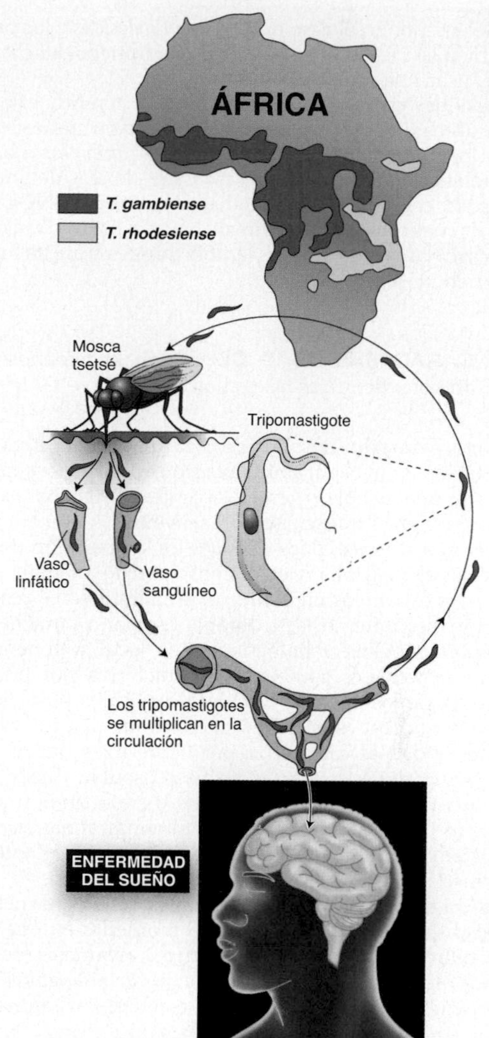

FIGURA 9-88. Tripanosomiasis africana (enfermedad del sueño). La distribución de las tripanosomiasis gambiense y rodesiense se vinculan con el hábitat de las moscas tsetsé vectores (género *Glossina*). Una mosca tsetsé pica a un animal o humano infectado e ingiere tripomastigotes, que se multiplican y se transforman en tripomastigotes metacíclicos infecciosos. Cuando la mosca pica de nuevo, los inyecta en el interior de los vasos linfáticos y sanguíneos de un segundo huésped. En el lugar de la picadura se desarrolla un chancro primario (etapa 1a). Los tripomastigotes se multiplican en la sangre y la linfa, y producen una infección sistémica (etapa 1b). Otra mosca ingiere los tripomastigotes para completar el ciclo. En la etapa 2 la invasión del sistema nervioso central que efectúan los tripomastigotes desencadena meningoencefalomielitis y la sintomatología correspondiente, que incluye letargo y somnolencia diurna. Los pacientes con tripanosomiasis rodesiense pueden morir en pocos meses. *T. gambiense*, *Trypanosoma brucei gambiense*; *T. rhodesiense*, *Trypanosoma brucei rhodesiense*.

ANATOMOPATOLOGÍA: *T. brucei* se multiplica en el lugar de la inoculación y puede causar lesiones nodulares localizadas («chancros primarios»). La afectación generalizada de los nódulos linfáticos y del bazo es prominente al principio de la enfermedad. Los nódulos y el bazo afectados muestran hiperplasia focal de linfocitos y macrófagos. La infección acaba localizándose en los pequeños vasos sanguíneos del SNC, donde los organismos en multiplicación provocan una vasculitis destructiva y, como consecuencia, una disminución progresiva de la función mental característica de la enfermedad del sueño. En el caso de *T. brucei rhodesiense*, los organismos también se localizan en los vasos sanguíneos del corazón y pueden causar una miocarditis fulminante.

Las lesiones en los nódulos linfáticos, el cerebro, el corazón y otros lugares (incluido el lugar de inoculación) muestran vasculitis de pequeños vasos sanguíneos, con hiperplasia de células endoteliales e infiltrados perivasculares densos de linfocitos, macrófagos y células plasmáticas. La vasculitis del SNC provoca pérdida de neuronas, desmielinización y gliosis. Los infiltrados perivasculares engrosan las leptomeninges y afecta los espacios de Virchow-Robin (fig. 9-89).

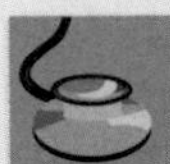

CARACTERÍSTICAS CLÍNICAS: la tripanosomiasis africana tiene tres fases clínicas:

1. **Chancro primario**: después de 5-15 días, en el lugar de la inoculación aparece un abultamiento papilar de 3-4 cm, coronado por una mácula eritematosa central. Muestra resolución espontánea en el transcurso de 3 semanas.
2. **Infección sistémica**: poco después de la aparición del chancro (si es que se forma) y en el transcurso de 3 semanas desde la picadura, la invasión del torrente sanguíneo se acompaña de fiebre intermitente hasta durante 1 semana y muchas veces de esplenomegalia y linfoadenopatía local y generalizada. La tripanosomiasis gambiana se caracteriza por un agrandamiento de los nódulos linfáticos cervicales posteriores, lo que se denomina «signo de Winterbottom». La evolución de la enfermedad se caracteriza por fiebre irregular remitente, cefalea, artralgias, letargo y atrofia muscular. Puede producirse una miocarditis, más frecuente y grave en la tripanosomiasis rodesiense. La disfunción pulmonar, renal, hepática y del sistema endocrino es frecuente en las dos variantes de la enfermedad.
3. **Invasión del cerebro**: las dos variantes de la enfermedad del sueño difieren en particular por el momento en que se produce la invasión al SNC, que en la tripanosomiasis rodesiense es temprana (semanas o meses) y en la variante gambiense es tardía (meses o años). La invasión cerebral se manifiesta por apatía, somnolencia diurna y, en ocasiones, coma. La meningoencefalitis generalizada causa temblor lingual y digital, fasciculaciones de los músculos de las extremidades, la cara, los labios y la lengua, movimientos oscilatorios de brazos, cabeza, cuello y tronco, lenguaje incomprensible y ataxia cerebelosa, que determina dificultad para la marcha.

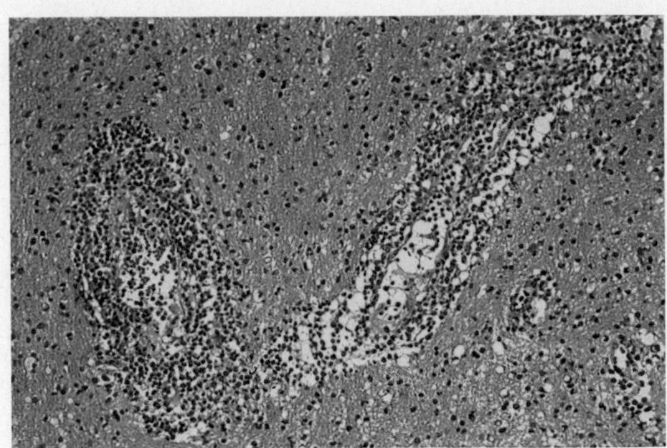

FIGURA 9-89. Tripanosomiasis africana. Corte del cerebro de un paciente que murió por una infección por *Trypanosoma brucei rhodesiense*, que muestra un infiltrado perivascular de células mononucleares.

La meningoencefalitis amebiana es una enfermedad mortal causada por *Naegleria fowleri*

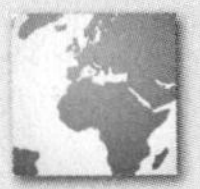

EPIDEMIOLOGÍA: *N. fowleri* es una ameba de vida libre que habita en el suelo en las lagunas y los lagos de todas las regiones tropicales y subtropicales. También habita en zonas templadas, incluso en Estados Unidos. La meningoencefalitis amebiana primaria es rara (menos de 300 casos notificados) y afecta a personas que nadan o se bañan en estas aguas.

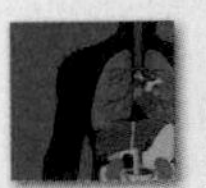

FISIOPATOLOGÍA: Cuando alguien nada o se sumerge en aguas con altas concentraciones de *N. fowleri*, este se introduce en la mucosa nasal cerca de la lámina cribosa. Las amebas invaden los nervios olfatorios, migran hacia los bulbos olfatorios y luego proliferan en las meninges y el cerebro.

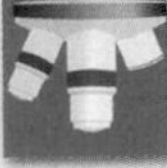

ANATOMOPATOLOGÍA: los trofozoítos miden de 8 µm a 15 µm, con núcleos bien definidos que responden intensamente a la tinción con hematoxilina. El cerebro se aprecia edematoso y reblandecido, con congestión vascular y exudado meníngeo purulento que es más prominente sobre sus caras lateral y basal, y que a veces afecta la longitud de la médula espinal. Las amebas invaden el cerebro a lo largo de los espacios de Virchow-Robin y causan daño hístico masivo. La trombosis y la destrucción de los vasos sanguíneos conducen a una hemorragia generalizada. El tracto y los bulbos olfativos están recubiertos y destruidos, y se identifica exudado entre el bulbo y la superficie inferior del lóbulo temporal. La *Naegleria* puede proliferar en el cerebro y producir masas sólidas de amebas (**amebomas**).

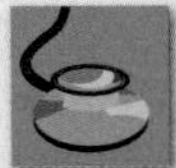

CARACTERÍSTICAS CLÍNICAS: la meningoencefalitis amebiana primaria por *N. fowleri* comienza repentinamente con fiebre, náusea, vómito y cefalea. La enfermedad progresa rápidamente. En pocas horas, los pacientes sufren un deterioro profundo del estado mental. El LCR contiene neutrófilos, sangre y amebas. La muerte por la enfermedad sobreviene muy rápidamente.

Helmintos

Los helmintos, o gusanos, se encuentran entre los patógenos humanos más frecuentes. En un momento dado, del 25% al 50% de la población mundial porta por lo menos una especie de helminto. Aunque la mayoría son poco dañinos, algunos causan enfermedades importantes. La esquistosomiasis, por ejemplo, es una de las principales causas mundiales de enfermedad y muerte.

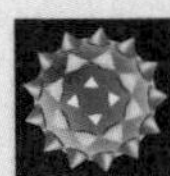

AGENTES ETIOLÓGICOS: los helmintos son los organismos más grandes (0.5 mm a 1 m) y complejos que pueden vivir en el cuerpo humano. Son animales multicelulares con una gran variedad de estructuras corporales y con ciclos de vida complejos, desde huevos o larvas hasta gusanos adultos, a menudo con múltiples transformaciones morfológicas (mudas). Algunos sufren estas metamorfosis en diferentes huéspedes antes de alcanzar la edad adulta, y el huésped humano podría ser tan solo uno entre los que permiten este proceso de maduración. Dentro del organismo humano, los helmintos migran en muchas ocasiones a partir del puerto de entrada y a través de distintos órganos hasta un lugar de infección definitivo.

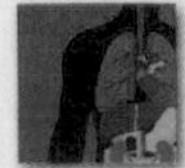

FISIOPATOLOGÍA: la mayoría de los helmintos que causan infección en el ser humano están bien adaptados al parasitismo humano, generan un daño hístico

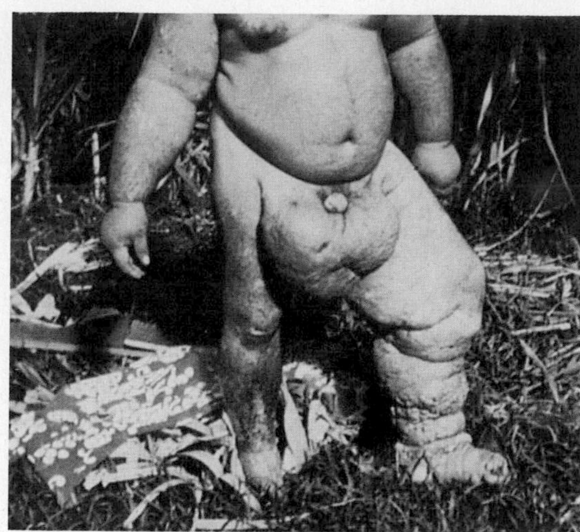

FIGURA 9-90. Filariasis bancroftiana. Linfedema masivo (elefantiasis) del escroto y la extremidad inferior izquierda.

limitado en el huésped, si es que lo causan. Entran por ingestión, penetración en la piel o picaduras de insectos, y causan enfermedades de diversas maneras. Algunos compiten con sus huéspedes humanos por los nutrientes. Algunos crecen hasta bloquear estructuras vitales, por lo que acaban produciendo enfermedades por efecto de masa. Sin embargo, la mayoría causa disfunciones debido a las respuestas inflamatorias e inmunitarias destructivas que provocan. Por ejemplo, la morbilidad de la esquistosomiasis, la infección helmíntica más destructiva, es consecuencia de las respuestas granulomatosas a los huevos de esquistosoma depositados en los tejidos.

Las proteínas básicas de los **eosinófilos** son tóxicas para algunos helmintos, y estas células son un componente importante de las respuestas inflamatorias frente a estos organismos.

Los helmintos parásitos se agrupan en función de su morfología general y la estructura de sus tejidos digestivos:

- Los **gusanos redondos (nematodos)** son organismos alargados y cilíndricos, con aparatos digestivos tubulares.
- Los **gusanos planos (trematodos)** son organismos con aplanamiento dorsoventral, con aparatos digestivos que terminan en asa ciega.
- Las **tenias (cestodos)** son organismos segmentados con cabeza y partes corporales separadas; carecen de tubo digestivo y absorben los nutrientes a través de sus paredes externas.

La filariasis linfática desencadena un linfedema masivo (elefantiasis)

La filariasis linfática (filariasis bancoftiana y malaya) es una infección parasitaria inflamatoria de los vasos linfáticos, que causan los gusanos redondos *Wuchereria bancrofti* y *Brugia malayi*. Los gusanos adultos habitan en el sistema linfático, con más frecuencia en los ganglios inguinales, epitrocleares y axilares, así como en los testículos y el epidídimo. Desencadenan linfangitis aguda y, en una minoría de los individuos afectados, producen obstrucción linfática que causa linfedema grave (fig. 9-90). Estos organismos y otros similares se conocen como gusanos del tipo de las filarias porque cuentan con un aspecto similar al de un hilo (de la palabra latina *filum*).

EPIDEMIOLOGÍA: la elefantiasis que caracteriza a la filariasis linfática era reconocida por los médicos hindúes y persas ya en el 600 a.C. El humano, el único huésped definitivo de estos nematodos del tipo de las filarias, se infectan a partir de la picadura de por lo menos 80 especies de mosquitos de los géneros *Culex*, *Aedes*, *Anopheles* y *Mansonia*. La infección por *W. bancrofti* es común en el sureste de Asia, el Pacífico, África y algunas regiones de Sudamérica. *Brugia malayi* se distribuye en las costas del sur de Asia y las islas del oeste del Pacífico. Se calcula que en todo el mundo existen entre 100 y 200 millones de personas con la parasitosis.

FISIOPATOLOGÍA: las picaduras de mosquito transmiten larvas infecciosas, que migran hacia el sistema linfático y a los nódulos linfáticos, donde maduran durante varios meses. A continuación, los gusanos se aparean y la hembra libera microfilarias hacia el sistema linfático y el torrente sanguíneo. La filariasis es el resultado de las respuestas inflamatorias a los gusanos adultos en degeneración dentro del sistema linfático. Las infecciones de repetición son frecuentes en las regiones endémicas y causan brotes de linfangitis (fiebres filarias), que provocan cicatrización intensa y obstrucción de los vasos linfáticos con el paso de los años. Esta obstrucción provoca un edema localizado, sobre todo en piernas, brazos, genitales y mamas. En su forma más grave (<5%), se conoce como **elefantiasis**.

ANATOMOPATOLOGÍA: los nematodos adultos son gusanos blancos, filiformes y muy enrollados. Las hembras miden de 80 mm a 100 mm de largo y de 0.20 mm a 0.3 mm de ancho, dos veces el tamaño de los machos. En los frotis sanguíneos teñidos con Giemsa las microfilarias se observan como gusanos curvos (unos 300 µm de longitud). Los vasos linfáticos que albergan los gusanos adultos se dilatan. Su recubrimiento endotelial está engrosado. En los tejidos adyacentes los gusanos están rodeados por reacciones inflamatorias crónicas, que incluyen eosinófilos. Es posible que se desarrolle una reacción granulomatosa y los gusanos en degeneración tienen capacidad para provocar una inflamación aguda. Las microfilarias se aprecian dentro de los vasos sanguíneos y los linfáticos y las que se encuentran en degeneración también desencadenan una reacción inflamatoria crónica.

Tras episodios repetidos de linfangitis, los nódulos y los vasos linfáticos desarrollan fibrosis densa, que con frecuencia contiene remanentes calcificados de los gusanos.

CARACTERÍSTICAS CLÍNICAS: en las zonas endémicas, la mayoría de la población infectada tiene anticuerpos contra las filarias sin infección detectable, o desarrolla microfilaremia asintomática. Algunos desarrollan episodios recurrentes de fiebre filariásica, con malestar, linfadenopatía y linfangitis, que dura de 1 a 2 semanas y que luego se resuelve espontáneamente. En un pequeño subgrupo de estos últimos pacientes, las manifestaciones tardías de la enfermedad aparecen después de 2 a 3 décadas de episodios recurrentes de fiebre filariásica. La obstrucción linfática provoca edema crónico de los tejidos dependientes. La piel suprayacente desarrolla engrosamiento y aspecto verrugoso. El diagnóstico se realiza mediante la identificación de microfilarias en muestras de sangre. La dietilcarbamazina y la ivermectina son eficaces contra la filariasis linfática.

La **filariasis oculta**, que se observa en pacientes que solo tienen anticuerpos antifilariásicos, pero sin enfermedad activa confirmada, causa **eosinofilia pulmonar tropical**. Esta enfermedad se limita casi en su totalidad al sur de India y algunas islas del Pacífico. Los pacientes presentan tos, sibilancias, infiltrados pulmonares generalizados y eosinofilia periférica. La gravedad varía de leve a mortal.

La oncocercosis causa amaurosis

La oncocercosis (**«ceguera de río»**) es una enfermedad inflamatoria crónica de la piel, los ojos y el sistema linfático causada por el nematodo de tipo filaria *Onchocerca volvulus*.

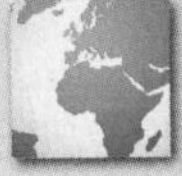

EPIDEMIOLOGÍA: la oncocercosis es una de las enfermedades endémicas más importantes del mundo, y se calcula que afecta a 40 millones de personas, entre las cuales 2 millones presentan amaurosis. La enfermedad se transmite por la picadura de la mosca negra *Simulium damnosum*, que transmite las larvas infecciosas al humano, el único huésped definitivo.

Las moscas requieren aguas de corriente rápida para reproducirse. La oncocercosis es así endémica en la distribución de ríos y arroyos (de donde deriva la denominación «ceguera de río») de ciertas regiones tropicales de África, el sur de México, Centroamérica y Sudamérica.

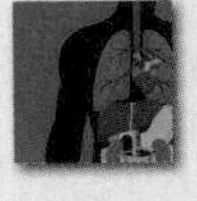

FISIOPATOLOGÍA: los gusanos adultos viven en masas enredadas que se alojan en las fascias profundas y los tejidos subcutáneos. No producen daño hístico ni inducen respuestas inflamatorias, aunque las hembras grávidas liberan millones de microfilarias, que migran hacia la piel, los ojos, los nódulos linfáticos y los órganos profundos, y originan lesiones en esos lugares. La oncocercosis ocular deriva de la migración de las microfilarias hacia todas las estructuras del ojo, desde la córnea hasta la cabeza del nervio óptico.

Cuando las microfilarias mueren, desencadenan intensas respuestas inflamatorias e inmunitarias. El daño resultante en la córnea, la coroides o la retina conduce a la pérdida parcial o total de la visión. La inflamación cutánea provoca microabscesos y degeneración dérmica y epidérmica crónica. En los nódulos y el sistema linfáticos, las respuestas a las microfilarias moribundas provocan obstrucción linfática crónica y edema localizado en regiones declive.

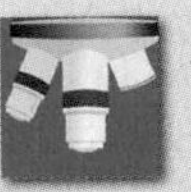

ANATOMOPATOLOGÍA: *Onchocerca volvulus* es un nematodo delgado y muy largo; la hembra mide 400 × 0.3 mm, y el macho 30 × 0.2 mm de longitud y grosor, respectivamente. Una cicatriz fibrosa encapsula las masas de gusanos adultos, y genera **nódulos oncocercósicos** pequeños, de 1-3 cm, en la dermis profunda y el tejido subcutáneo. Los nódulos se forman sobre las prominencias óseas del cráneo, el omóplato, las costillas, la cresta ilíaca, los trocánteres, el sacro y las rodillas.

Estos nódulos muestran fibrosis externa, con inflamación, que varía de supurativa a granulomatosa en su interior. Las lesiones activas en ojos y el sistema linfático muestran microfilarias en degeneración rodeadas de inflamación crónica, que incluye eosinófilos. La afectación ocular provoca queratitis esclerosante, iridociclitis, coriorretinitis y atrofia óptica. Los nódulos linfáticos inguinales femorales aumentan de tamaño y luego se vuelven fibróticos.

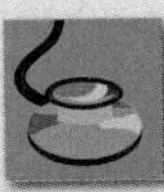

CARACTERÍSTICAS CLÍNICAS: los síntomas de la oncocercosis derivan de las respuestas inflamatorias contra las microfilarias en degeneración. Las manifestaciones cutáneas comienzan con prurito generalizado, que se hace tan intenso que puede interrumpir el sueño.

El daño persistente da origen a zonas con despigmentación, hipertrofia o atrofia cutáneas. La destrucción progresiva de la córnea, la coroides o la úvea causan pérdida de la visión. La linfadenitis crónica desencadena la formación de edema localizado, que puede producir aumento de volumen crónico (elefantiasis) en piernas, escroto u otras estructuras corporales en zona declive. La terapia antihelmíntica sistémica, en particular con ivermectina, es efectiva.

La loiasis afecta principalmente los ojos y la piel

La loiasis es la infección por el nematodo de tipo filarias *Loa loa*, el «gusano del ojo» africano.

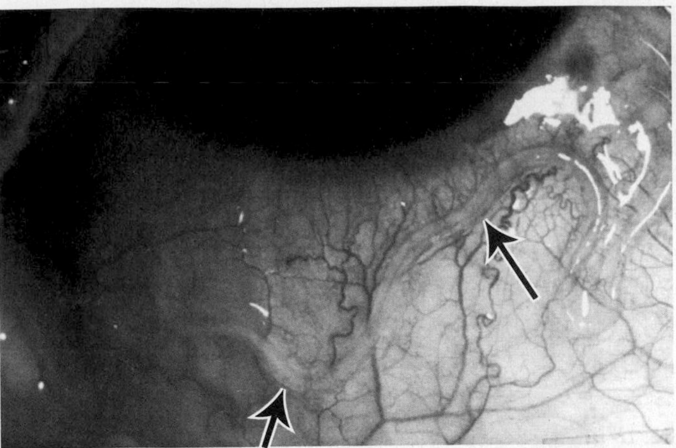

FIGURA 9-91. Loiasis. *Loa loa* filiforme (*flechas*) durante su migración por los tejidos subconjuntivales. (Reimpreso de Farrar WE, Wood MJ, Innes JA, Tubbs H. *Infectious Diseases: Text and Color Atlas*. 2nd ed. New York: Gower Medical Publishing; 1992. Copyright © 1992 Elsevier. Con permiso).

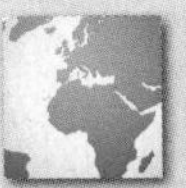 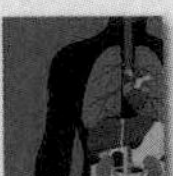

EPIDEMIOLOGÍA Y FISIOPATOLOGÍA: la loiasis es frecuente en las selvas del centro y el oeste de África. El humano y el mandril son sus huéspedes definitivos, y la infección se transmite por medio de las moscas del mango. Los gusanos adultos (4 cm de longitud) migran por la piel y, en ocasiones, atraviesan el ojo bajo la conjuntiva, lo que alerta al paciente en cuanto a la infección (fig. 9-91). Los gusanos grávidos liberan microfilarias, que circulan en la sangre durante el día, pero permanecen en los capilares de la piel, los pulmones y otros órganos durante la noche.

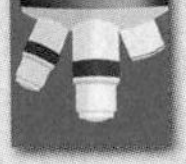

ANATOMOPATOLOGÍA: los gusanos no producen inflamación mientras migran, aunque los que permanecen estáticos se encuentran rodeados por eosinófilos, otras células inflamatorias y una reacción de células gigantes de cuerpo extraño. En raras infrecuentes los pacientes pueden desarrollar loiasis generalizada aguda, que se caracteriza por la formación de trombos de fibrina obstructivos, que contienen microfilarias en degeneración y afectan a los vasos pequeños de la mayor parte de los órganos. Si estos trombos obstruyen los vasos del SNC, puede producirse isquemia cerebral repentina y generalizada.

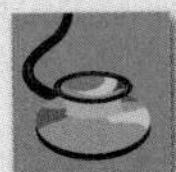

CARACTERÍSTICAS CLÍNICAS: casi todas las infecciones son asintomáticas, pero duran años. Algunos pacientes presentan hinchazones subcutáneas pruriginosas, de color rojo, que podrían ser el resultado de las reacciones frente a la migración de gusanos adultos o microfilarias. Entre los síntomas oculares se encuentran edema, prurito y dolor palpebrales. Los gusanos pueden extraerse durante su migración bajo la conjuntiva. Entre las reacciones sistémicas se incluyen fiebre, dolor, prurito, urticaria y eosinofilia. Los gusanos muertos en los nervios principales o cerca de estos pueden causar parestesia o parálisis. El tratamiento con microfilaricidas puede desencadenar un proceso masivo de muerte entre las microfilarias y provocar fiebre, meningoencefalitis y muerte.

Los pacientes con infestaciones sintomáticas de nematodos suelen tener una cantidad muy elevada de parásitos

Las formas adultas de varias especies de nematodos (tabla 9-9) residen en el intestino humano, pero rara vez causan enfermedad sintomática. Los síntomas clínicos aparecen casi exclusivamente en pacientes con grandes infestaciones o con inmunocompromiso.

TABLA 9-9
NEMÁTODOS INTESTINALES

Especie	Nombre común	Ubicación del gusano adulto	Manifestaciones clínicas
Ascaris lumbricoides	Lombriz intestinal	Intestino delgado	Reacciones alérgicas por la migración pulmonar; obstrucción intestinal
Ancylostoma duodenale	Uncinaria	Intestino delgado	Reacciones alérgicas por la inoculación cutánea y la migración pulmonar; pérdida hemática entérica
Necator americanus	Uncinaria	Intestino delgado	Reacciones alérgicas por la inoculación cutánea y la migración pulmonar; pérdida hemática entérica
Trichuris trichiura	Tricocéfalo	Colon	Dolor abdominal y diarrea; prolapso rectal (infrecuente)
Strongyloides stercoralis	Estrongiloides	Intestino delgado	Dolor abdominal y diarrea; diseminación a sitios extraintestinales en individuos inmunocomprometidos
Enterobius vermicularis	Oxiuro	Ciego, apéndice	Prurito perianal y perineal

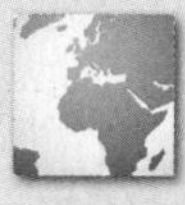

EPIDEMIOLOGÍA: el ser humano es el único o principal huésped de todos los nematodos intestinales, y la infección se transmite de persona a persona a través de los huevos o las larvas que se eliminan en las heces o se depositan en la región perianal. Estas enfermedades son más frecuentes en los lugares en los que no se recurre al lavado de las manos o existe una disposición inapropiada de las heces. Se requieren climas cálidos y húmedos para que las formas infecciosas de muchos nematodos intestinales sobrevivan fuera del cuerpo. Estos gusanos son, por ende, endémicos de regiones tropicales o subtropicales.

Ascariosis

La ascariosis es una infección que produce el gran gusano redondo *Ascaris lumbricoides*. Es la infección helmíntica humana más frecuente, y afecta al menos a 1000 millones de personas, que suelen permanecer asintomáticas. La infección tiene distribución mundial, aunque es más común en regiones con climas cálidos y servicios sanitarios deficientes.

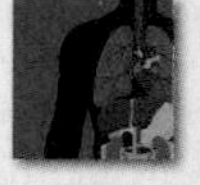

FISIOPATOLOGÍA: los gusanos adultos viven en el intestino delgado, donde las hembras grávidas depositan sus huevos, que se expulsan en las heces. Estos huevos se abren una vez que se ingieren. Las larvas de áscaris emergen en el intestino delgado, penetran en la pared intestinal y llegan a los pulmones a través de la circulación venosa. Salen de los capilares pulmonares, entran en los alvéolos y luego suben por la tráquea hasta la glotis.

A continuación, se degluten para alcanzar de nuevo el intestino delgado, donde maduran y residen en la luz como gusanos adultos durante 1 o 2 años.

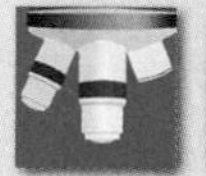

ANATOMOPATOLOGÍA Y CARACTERÍSTICAS CLÍNICAS: los gusanos adultos (15-35 cm de longitud) no suelen provocar cambios patológicos. Las infecciones graves podrían causar vómito, desnutrición y en ocasiones obstrucción intestinal (fig. 9-92). En raras ocasiones, los gusanos penetran en los sistemas pancreático o biliar y causan obstrucción, pancreatitis aguda, colangitis supurativa y abscesos hepáticos. Los huevos depositados en el hígado u otros tejidos pueden producir necrosis, inflamación granulomatosa y fibrosis. La neumonía por áscaris, que puede ser mortal, se desarrolla cuando un gran número de larvas migra hacia los alvéolos. La ascariosis se diagnostica mediante la identificación de huevos en las heces. Los gusanos adultos pueden expulsarse con las heces o incluso emerger por la nariz o la boca. Los medicamentos ascaricidas son eficaces.

Tricuriasis

La tricuriasis se debe al nematodo intestinal *Trichuris trichiura* (**«gusano látigo»**).

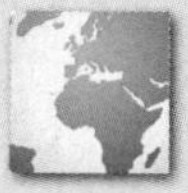

EPIDEMIOLOGÍA: la infección por el tricocéfalo tiene distribución mundial, y afecta a más de 800 millones de personas. El parasitismo es más frecuente en regiones cálidas y húmedas con servicios de saneamiento deficientes, aunque más de 2 millones de individuos en Estados Unidos lo presentan. Los niños son particularmente susceptibles. Los gusanos adultos viven en el ciego y en el colon proximal, donde las hembras depositan sus huevos, que se expulsan en las heces. Los huevos presentan desarrollo embrionario en el suelo húmedo y adquieren capacidad infecciosa en 3 semanas. Los humanos contraen la parasitosis al ingerir los huevos en la tierra, los alimentos o las bebidas contaminados.

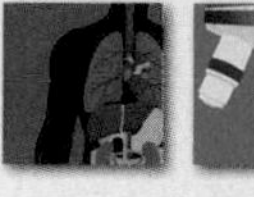
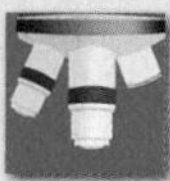

FISIOPATOLOGÍA Y ANATOMOPATOLOGÍA: las larvas emergen de los huevos ingeridos en el intestino delgado, y migran hacia el ciego y el colon, donde los gusanos adultos

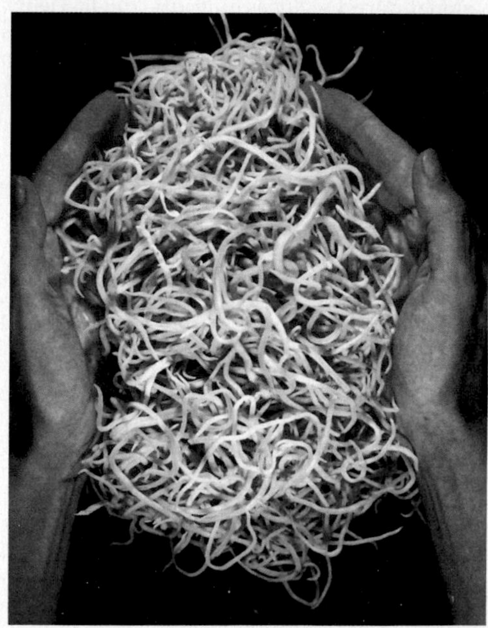

FIGURA 9-92. Ascariosis. Esta masa de más de 800 gusanos de *Ascaris lumbricoides* obstruyó e infartó el íleon de una niña de 2 años en Sudáfrica.

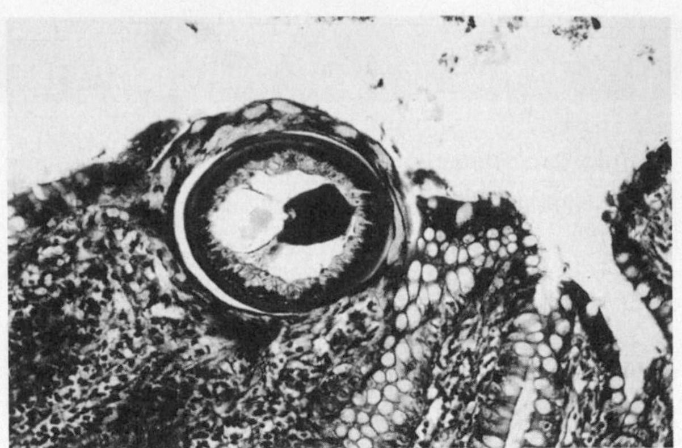

FIGURA 9-93. Tricocefalosis. El extremo anterior en «látigo» de *Trichuris trichiura* se observa enterrado en la mucosa del colon.

anclan sus porciones anteriores en la mucosa superficial (fig. 9-93). Esta invasión produce erosiones pequeñas, inflamación activa focal y pérdida persistente de volúmenes bajos de sangre. *Trichuris trichiura* mide 3-5 cm de longitud y tiene una porción anterior alargada y delgada y otra posterior corta y roma.

CARACTERÍSTICAS CLÍNICAS: la mayoría de las parasitosis por *T. trichiura* se mantienen asintomáticas. La infección grave puede generar cólico abdominal, diarrea sanguinolenta, pérdida de peso y anemia. El diagnóstico se establece mediante el hallazgo de los huevos característicos en las heces. El mebendazol constituye un tratamiento efectivo.

Anquilostoma

Necator americanus y *Ancylostoma duodenale* («anquilostomas») son nematodos intestinales que infectan el intestino delgado humano. Estos producen la pérdida de sangre por laceración de la mucosa intestinal, lo que puede desencadenar una enfermedad sintomática en infestaciones graves.

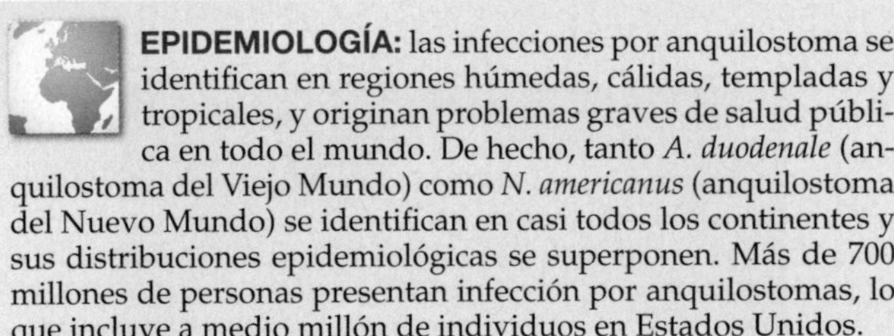

EPIDEMIOLOGÍA: las infecciones por anquilostoma se identifican en regiones húmedas, cálidas, templadas y tropicales, y originan problemas graves de salud pública en todo el mundo. De hecho, tanto *A. duodenale* (anquilostoma del Viejo Mundo) como *N. americanus* (anquilostoma del Nuevo Mundo) se identifican en casi todos los continentes y sus distribuciones epidemiológicas se superponen. Más de 700 millones de personas presentan infección por anquilostomas, lo que incluye a medio millón de individuos en Estados Unidos.

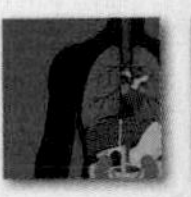
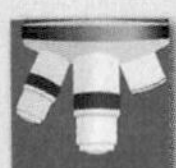

FISIOPATOLOGÍA Y ANATOMOPATOLOGÍA: las larvas filariformes penetran directamente en la epidermis humana por contacto, entran en la circulación venosa y viajan hasta los pulmones. Allí se alojan en los capilares alveolares para después romperse en los alvéolos y migrar por la tráquea hasta la glotis, donde se degluten.

Mudan en el duodeno, se adhieren a su pared mucosa con unas placas cortantes similares a dientes, arrancan una sección de la vellosidad y la ingieren (fig. 9-94).

En infestaciones graves, particularmente las que produce *A. duodenale*, la pérdida de sangre puede ser lo suficientemente grave como para causar anemia. *T. trichiura* mide aproximadamente 1 cm de largo y es visible en la mucosa del intestino delgado, a lo largo de regiones con hemorragias puntiformes. No hay inflamación secundaria.

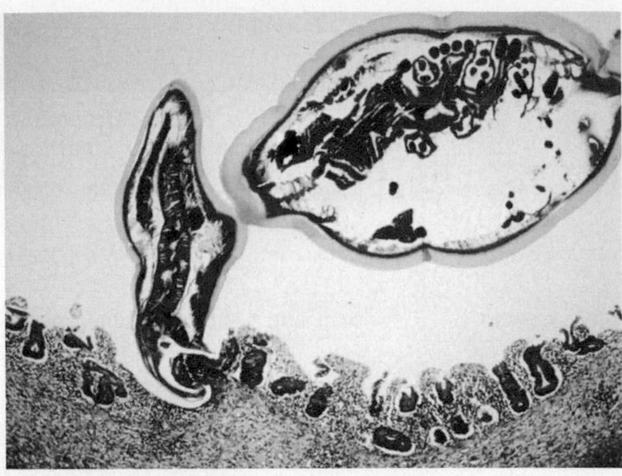

FIGURA 9-94. Uncinariosis. Corte de íleon que muestra dos porciones de un solo gusano adulto, *Ancylostoma duodenale*. La cavidad bucal de la uncinaria contiene un tapón de mucosa.

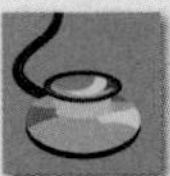

CARACTERÍSTICAS CLÍNICAS: ***la mayoría de las personas con la infección no presentan síntomas, pero el anquilostoma es la causa más importante de anemia crónica en todo el mundo.*** En las personas con cargas parasitarias intensas y/o con una ingesta inadecuada de hierro (p. ej., mujeres premenopáusicas), la pérdida crónica de sangre intestinal puede producir anemia grave por insuficiencia de hierro. La penetración cutánea se relaciona con una erupción pruriginosa («prurito del campo»), y la fase de migración de las larvas a través de los pulmones en ocasiones trae consigo síntomas similares al asma.

La estrongiloidiosis se disemina en huéspedes con inmunocompromiso

La estrongiloidiosis es una infección del intestino delgado causada por un nematodo, *Strongyloides stercoralis*. ***La mayor parte de los casos son asintomáticos, pero la infección puede causar una enfermedad diseminada mortal en personas con inmunocompromiso.*** La infección es más frecuente en regiones con climas cálidos y húmedos y con servicios deficientes de saneamiento. En Estados Unidos existen focos endémicos de estrongiloidiosis, sobre todo en la región de los Apalaches y en instituciones donde la higiene personal puede ser deficiente.

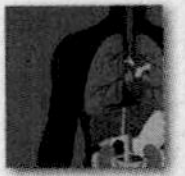
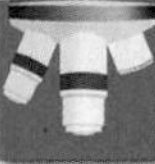

FISIOPATOLOGÍA Y ANATOMOPATOLOGÍA: *S. stercoralis* es el nematodo intestinal más pequeño (0.2-0.3 cm de longitud). Las hembras adultas se entierran en las criptas del duodeno o del yeyuno, pero no producen ninguna reacción visible. Las hembras enrolladas, junto con los huevos y las larvas en desarrollo, se ubican dentro de la mucosa, generalmente sin inflamación secundaria (fig. 9-95).

Las hembras parásitas habitan en la mucosa del intestino delgado, donde depositan huevos que se abren con rapidez y liberan larvas rabditoides. Estas se eliminan en las heces y en el suelo se transforman en larvas filariformes, la forma infecciosa que penetra en la piel del humano. Al entrar, las larvas de *S. stercoralis* invaden el torrente sanguíneo, viajan a los pulmones y después al intestino delgado, de manera similar a como lo hacen los anquilostomas. Los gusanos maduran en el intestino delgado. *S. stercoralis* puede reproducirse en huéspedes humanos por un mecanismo conocido como **autoinfección**. Esto tiene lugar cuando la larva rabditoide se convierte en la forma infecciosa (filariforme) en el intestino del humano y vuelve a penetrar, ya sea a través de la pared intestinal o la piel perianal, con lo que reinicia un nuevo ciclo parasitario en un mismo huésped.

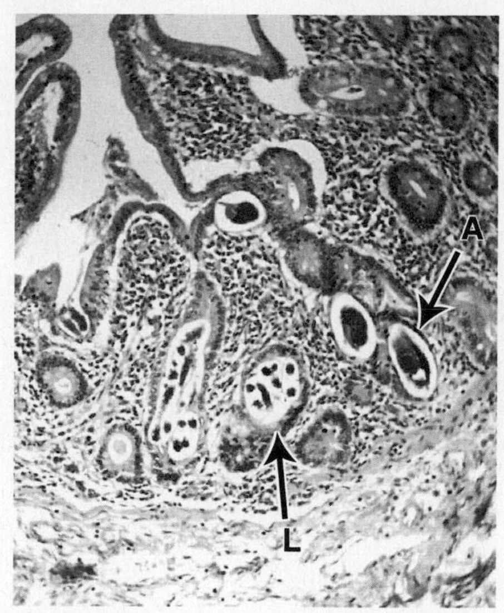

FIGURA 9-95. Estrongiloidosis. Un corte del yeyuno muestra gusanos adultos, larvas y huevos de *Strongyloides stercoralis* en las criptas mucosas. La lámina propia está infiltrada por linfocitos, células plasmáticas y eosinófilos. El paciente tenía un síndrome de hiperinfección y cursaba con malabsorción.

CARACTERÍSTICAS CLÍNICAS: en su mayoría, los individuos con la parasitosis se mantienen asintomáticos, aunque es frecuente la eosinofilia moderada. La **estrongiloidosis diseminada** o el **síndrome de hiperinfección** se presenta en individuos con inhibición de la inmunidad, en particular los que reciben corticoesteroides. En estos pacientes el proceso de autoinfección interna se magnifica en gran medida, y un número extraordinario de larvas filariformes penetran en las paredes del intestino y se diseminan hacia órganos distantes. En la estrongiloidosis diseminada el intestino puede presentar ulceración, edema e inflamación grave. Se desarrolla finalmente sepsis, por lo general por microorganismos gramnegativos, e infección parenquimatosa. La estrongiloidosis diseminada que no recibe tratamiento causa la muerte; incluso con una terapia de inicio rápido con tiabendazol o ivermectina solo sobrevive una tercera parte de los enfermos.

Oxiurosis (enterobiosis)

Enterobius vermicularis («oxiuros») es un nematodo intestinal de distribución mundial, que se encuentra con mayor frecuencia en regiones templadas. Si bien es posible adquirir la parasitosis a cualquier edad, es más común en niños pequeños. Se calcula que en todo el mundo existen más de 200 millones de personas parasitadas por *E. vermicularis*, entre las que se encuentran cerca de 5 millones de niños en edad escolar en Estados Unidos. La hembra adulta del gusano reside en el ciego y el apéndice, aunque migra hacia la piel perianal y perineal para depositar sus huevos. Los huevos se adhieren a los dedos, la ropa de cama, las toallas y la vestimenta, y se transmiten con facilidad de persona a persona. Los huevos ingeridos se abren en el intestino delgado y liberan larvas que maduran hasta convertirse en gusanos adultos. Algunas personas con la infección no presentan síntomas, pero la mayoría refiere prurito perineal, derivado de la migración de los gusanos para depositar sus huevos. Diversos fármacos, incluido el mebendazol, son eficaces para el tratamiento.

Triquinosis

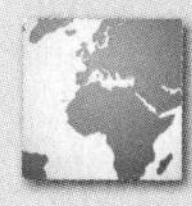

EPIDEMIOLOGÍA: la triquinosis se presenta en personas de todo el mundo tras la ingesta de carne cocinada de forma inadecuada que contiene quistes larvarios de *T. spiralis*. Las larvas se alojan en los músculos esqueléticos de distintos carnívoros u omnívoros salvajes y domésticos, como cerdos, ratas, osos y morsas. El cerdo es la fuente más común de la triquinosis humana (fig. 9-96).

Los animales se contagian de triquinosis al alimentarse de la carne de otros animales infectados. La parasitosis es común en algunas poblaciones de animales salvajes y puede introducirse con facilidad en los animales domésticos, como los cerdos, cuando se alimentan de basura o carne cruda. Los programas para la inspección de la carne y la restricción de ciertas prácticas de alimentación eliminaron en gran medida *T. spiralis* de los cerdos domésticos en muchos países desarrollados. En Estados Unidos solo se notifican unos 100 casos al año, aunque solo corresponden a los cuadros sintomáticos más graves; es posible que la parasitosis sea mucho más común.

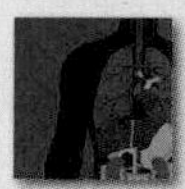

FISIOPATOLOGÍA: en el intestino delgado las larvas de *T. spiralis* emergen a partir de los quistes hísticos ingeridos y se entierran en la mucosa intestinal, donde se desarrollan para transformarse en gusanos adultos. Los adultos se aparean y las hembras liberan larvas que invaden la pared intestinal y entran en la circulación. La producción de larvas puede continuar durante 1-4 meses, hasta que los gusanos son expulsados finalmente del intestino. Las larvas pueden invadir casi cualquier tejido, aunque solo sobreviven en el músculo estriado esquelético, donde se enquistan y permanecen viables durante varios años. La miositis que deriva de ello es especialmente prominente en el diafragma, los músculos extrínsecos del ojo, la lengua, los músculos intercostales, el gastrocnemio y el deltoides. En ocasiones también se inflaman el SNC o el corazón, de donde derivan la meningoencefalitis y la miocarditis.

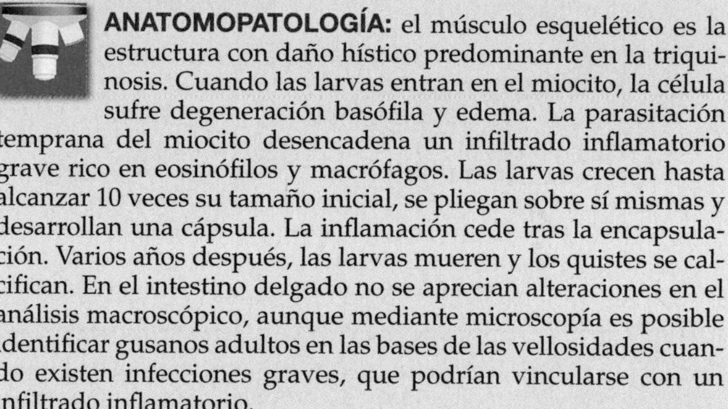

ANATOMOPATOLOGÍA: el músculo esquelético es la estructura con daño hístico predominante en la triquinosis. Cuando las larvas entran en el miocito, la célula sufre degeneración basófila y edema. La parasitación temprana del miocito desencadena un infiltrado inflamatorio grave rico en eosinófilos y macrófagos. Las larvas crecen hasta alcanzar 10 veces su tamaño inicial, se pliegan sobre sí mismas y desarrollan una cápsula. La inflamación cede tras la encapsulación. Varios años después, las larvas mueren y los quistes se calcifican. En el intestino delgado no se aprecian alteraciones en el análisis macroscópico, aunque mediante microscopía es posible identificar gusanos adultos en las bases de las vellosidades cuando existen infecciones graves, que podrían vincularse con un infiltrado inflamatorio.

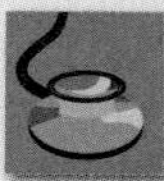

CARACTERÍSTICAS CLÍNICAS: casi todas las parasitosis por *T. spiralis* afectan un pequeño número de quistes y son asintomáticas. La triquinosis sintomática suele ser autolimitada y los pacientes se recuperan en pocos meses. Si se ingiere un número elevado de quistes, es posible el desarrollo de dolor abdominal y diarrea como consecuencia de la invasión del intestino delgado por los gusanos. Suelen desarrollarse varios días después síntomas importantes, como fiebre, debilidad, y dolor intenso espontáneo y a la palpación de los músculos afectados. **La eosinofilia puede ser extrema (más del 50% del recuento de leucocitos)**. La afectación de los músculos extraoculares se acompaña de edema periorbitario. La infección del cerebro o el miocardio puede causar la muerte. La triquinosis grave se maneja con corticoesteroides para atenuar la inflamación. Los fármacos antihelmínticos son necesarios para eliminar los gusanos adultos del intestino.

Larva migratoria visceral (toxocariasis)

La toxocariasis es una parasitosis de los órganos profundos que causan las larvas helmínticas que migran en huéspedes aberrantes.

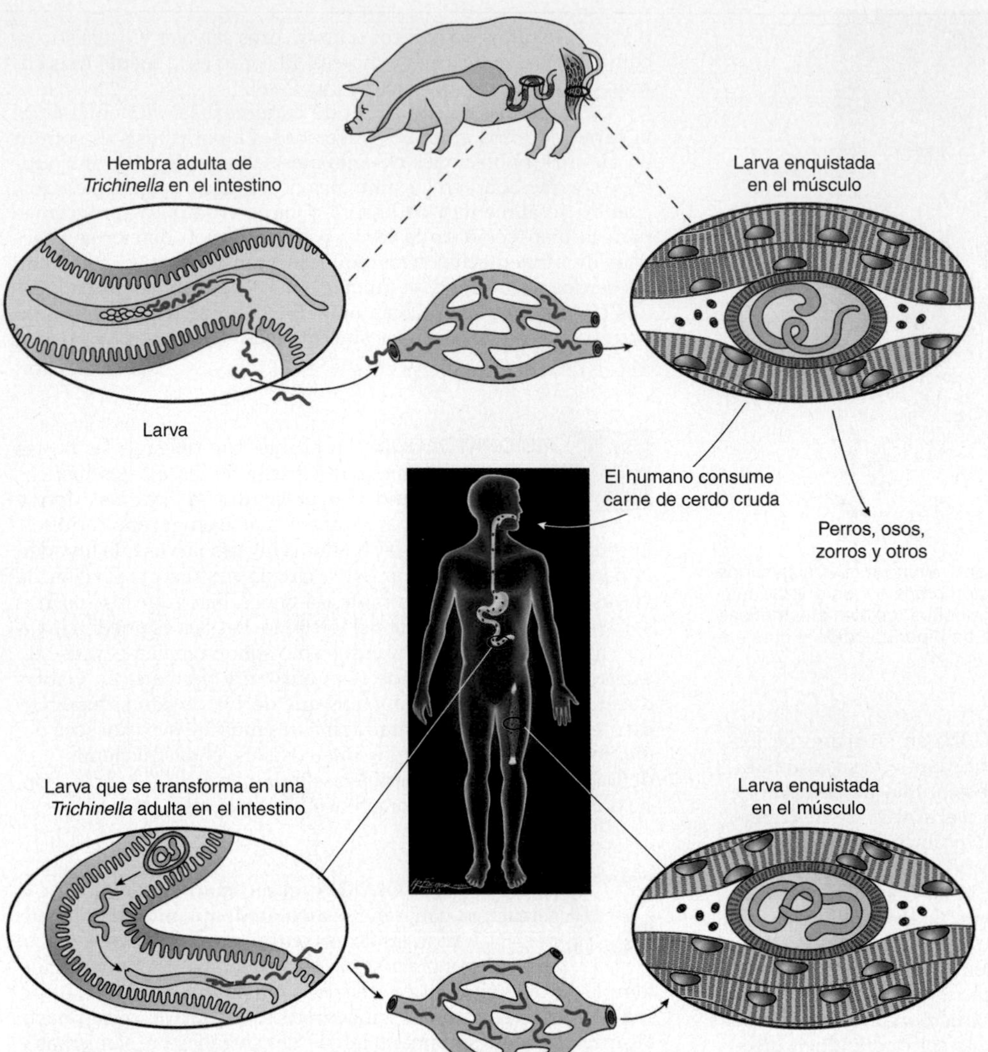

FIGURA 9-96. Triquinosis. Una vez ingeridos por el cerdo, los quistes de *Trichinella* se digieren en el tubo digestivo, para liberar larvas que maduran y originan gusanos adultos. Los gusanos hembra liberan larvas, que penetran la pared intestinal, se introducen en la circulación y se alojan en el músculo estriado, donde se enquistan. Cuando el humano ingiere carne de cerdo con cocimiento inadecuado, el ciclo se repite y da lugar a la enfermedad muscular que caracteriza la triquinosis.

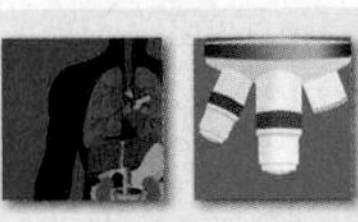

FISIOPATOLOGÍA Y ANATOMOPATOLOGÍA: la toxocariasis es una enfermedad esporádica, que se produce principalmente en niños pequeños, normalmente cuando existe hacinamiento y se convive con perros y gatos. *Toxocara canis* y *T. cati* son los agentes etiológicos más frecuentes. Estas lombrices viven en el intestino de perros y gatos, y las personas adquieren la infección por ingestión de óvulos con embriones. Los huevos se abren y las larvas invaden la pared intestinal. Son transportadas al hígado, que algunas dejan para entrar en la circulación sistémica, con posibilidad de distribuirse hacia cualquier región del organismo. En los tejidos las larvas mueren y desencadenan la formación de granulomas pequeños, que finalmente se resuelven mediante cicatrización.

CARACTERÍSTICAS CLÍNICAS: muchos de los casos de larva migratoria visceral son asintomáticos, aunque la parasitosis de cualquier grado tiene capacidad de provocar un cuadro grave. El paciente sintomático típico es un niño con eosinofilia grave, neumonitis e hipergammaglobulinemia. En estos pacientes, son frecuentes las manifestaciones oculares y el problema principal suele ser la amaurosis unilateral. La endoftalmitis por Toxocara se ha confundido con cuadros de retinoblastoma. La infección suele ser autolimitada y los síntomas desaparecen en el transcurso de 1 año. Se trata con dietilcarbamazina y tiabendazol.

Larva migratoria cutánea

La larva migratoria cutánea se debe a larvas de nematodos que migran a través de la piel, donde provocan inflamación grave que se muestra como tractos serpiginosos urticariales (fig. 9-97). La larva migratoria cutánea recibe muchas denominaciones y muchos organismos la producen. Entre las formas larvarias de los nematodos que la causan con más frecuencia se encuentran las de *Strongyloides stercoralis, Ancylostoma braziliensis* y *Necator americanus*. Los perros y gatos infectados con anquilostomas son el principal reservorio. En las playas subtropicales y tropicales se presentan brotes de larva migratoria cutánea. Los fontaneros que realizan incursiones bajo las casas y los cuidadores de animales se infectan con frecuencia. El tiabendazol es el tratamiento de elección.

Dracunculosis

La dracunculosis (gusano de Guinea) es una infección de los tejidos conectivos y subcutáneos producida por el gusano de Guinea, *Dracunculus medinensis*.

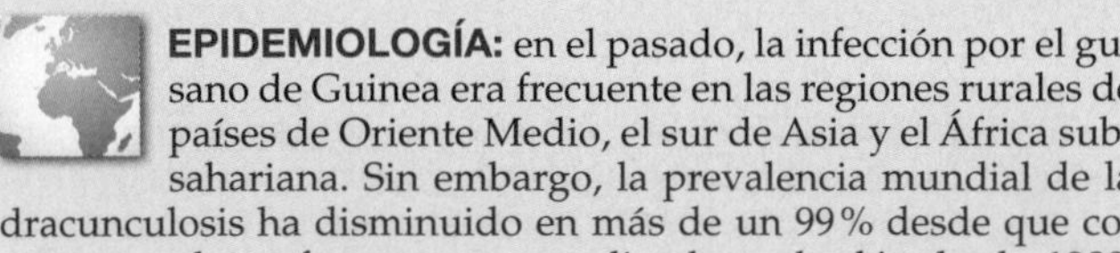

EPIDEMIOLOGÍA: en el pasado, la infección por el gusano de Guinea era frecuente en las regiones rurales de países de Oriente Medio, el sur de Asia y el África subsahariana. Sin embargo, la prevalencia mundial de la dracunculosis ha disminuido en más de un 99% desde que comenzaron los esfuerzos por erradicarla en la década de 1980,

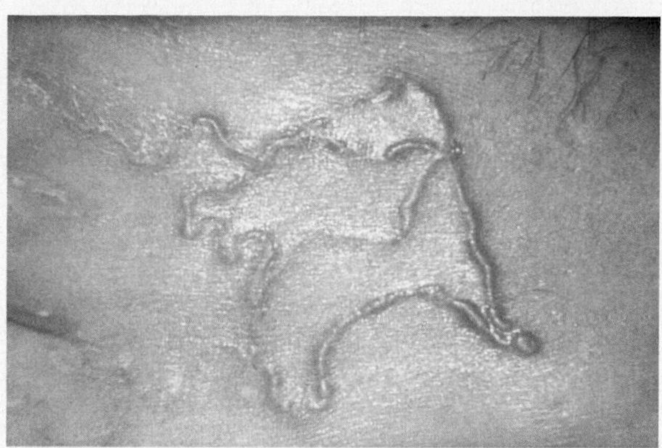

FIGURA 9-97. Larva migratoria cutánea. La piel muestra una erupción vermiforme, con la lesión elevada serpiginosa característica. (Reimpreso de Farrar WE, Wood MJ, Innes JA, Tubbs H. *Infectious Diseases: Text and Color Atlas.* 2nd ed. New York: Gower Medical Publishing; 1992. Copyright © 1992 Elsevier. Con permiso).

cuando la enfermedad era endémica en 20 países (solo en 1986 se estimaron 3.5 millones de nuevos casos). En 2018, los nuevos casos se limitaron tan solo a dos países (Chad y Sudán del Sur), con 28 individuos con la infección.

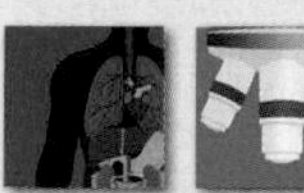

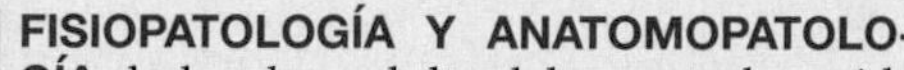

FISIOPATOLOGÍA Y ANATOMOPATOLOGÍA: la hembra adulta del nematodo reside en los tejidos subcutáneos y libera larvas numerosas a través de una ampolla ulcerada. Cuando la ampolla se sumerge en el agua, los crustáceos *Cyclops* ingieren las larvas y a su vez son ingeridos por los humanos.

Alrededor de 1 año después aparecen síntomas sistémicos de tipo alérgico, entre los que se incluye un exantema urticarial pruriginoso. Se desarrolla una pápula eritematosa, con frecuencia en torno a los tobillos, que desarrolla vesiculación. Bajo esta ampolla estéril se encuentra el extremo anterior del gusano hembra. La ampolla se rompe al entrar en contacto con el agua y la hembra del gusano, que ahora mide hasta 120 cm de longitud y contiene 3 millones de larvas, emerge parcialmente (fig. 9-98). A continuación, el gusano deposita una miríada de larvas en el agua. La infección secundaria de la ampolla es frecuente y la acompaña con frecuencia una celulitis que se extiende. Los gusanos muertos provocan una respuesta inflamatoria grave, que puede ser debilitante. El gusano puede extraerse enrollándolo de manera progresiva con un pequeño palo. El tratamiento también incluye la administración de fármacos antihelmínticos.

La esquistosomosis provoca inflamación grave en el hígado, los intestinos y la vejiga

La esquistosomosis (bilharziosis) es la helmintosis humana más importante. Las intensas respuestas inflamatorias e inmunitarias provocan daño hístico. Tres especies de esquistosomas son responsables de la mayoría de las infecciones: *Schistosoma mansoni, S. haematobium* y *S. japonicum*.

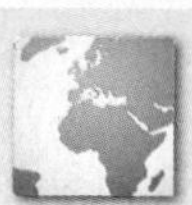

EPIDEMIOLOGÍA: ***la esquistosomosis afecta a cerca del 10% de la humanidad y causa más morbimortalidad que el resto de helmintosis.*** Es la segunda causa de enfermedad discapacitante después del paludismo. En 2018 se estimó que 779 millones de personas se encontraban en riesgo de infección, 207 millones de individuos en 74 países fueron infectados con esquistosomiasis, y 120 millones de estos individuos desarrollaron la enfermedad. Las tres especies predominan en regiones geográficas distintas, lo que refleja la distribución de las especies específicas de caracol terrestre huésped. *S. mansoni* está presente en gran parte de África tropical, partes del suroeste de Asia, Sudamérica y el Caribe. *S. haematobium* es endémico en grandes regiones de África tropical y partes de Oriente Medio. *S. japonicum* está presente en partes de China, Filipinas, el sudeste asiático y la India.

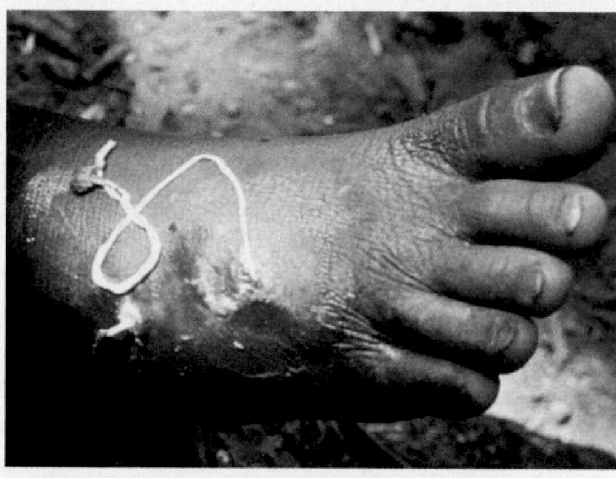

FIGURA 9-98. Dracunculosis. Se observa la salida del gusano de Guinea hembra en el pie, que presenta inflamación por efecto de una infección bacteriana secundaria. (De Farrar WE, Wood MJ, Innes JA, Tubbs H. *Infectious Diseases Text and Color Atlas.* 2nd ed. New York: Gower Medical Publishing; 1992).

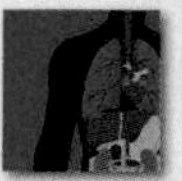

FISIOPATOLOGÍA: los esquistosomas cuentan con ciclos de vida complejos, que alternan entre generaciones asexuadas en su huésped invertebrado (caracol) y generaciones sexuadas en el huésped vertebrado (fig. 9-99). Un huevo de esquistosoma se abre en el agua dulce y libera un **miracidio** que penetra en un caracol, el mismo en que se transforma para alcanzar su fase larvaria final, la **cercaria**. Las cercarias escapan hacia el agua y penetran en la piel del humano, proceso durante el cual pierden sus colas ahorquilladas y se convierten en «esquistosómulos». Estos migran a través de los tejidos, entran en los vasos sanguíneos y alcanzan los pulmones y el hígado. Los esquistosómulos maduran dentro de las vénulas intestinales del sistema portal y forman parejas, cada uno con un macho y una hembra. Las hembras de *S. mansoni* y *S. japonicum* depositan huevos en las vénulas intestinales, mientras que *S. haematobium* los pone en las vénulas de la vejiga urinaria. Los embriones se desarrollan al tiempo que los huevos pasan a través de estos tejidos. Las larvas están maduras en el momento en que los huevos atraviesan la pared del intestino o la vejiga y se expulsan en las heces o la orina. Se abren en el agua dulce, para liberar miracidios y completar el ciclo de vida.

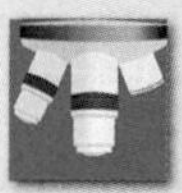

ANATOMOPATOLOGÍA: ***la lesión principal es un granuloma circunscrito o un infiltrado celular de eosinófilos y neutrófilos alrededor de un huevo.*** Los esquistosomas adultos no desencadenan inflamación mientras están vivos dentro de las venas. Los granulomas que se forman en torno a los huevos también obstruyen el flujo sanguíneo microvascular y causan daño isquémico al tejido adyacente. El resultado es la cicatrización progresiva y la disfunción de los órganos afectados. Las hembras del gusano depositan cientos o miles de huevos cada día durante 5-35 años. La mayor parte de las personas parasitadas alberga menos de 10 hembras adultas. Sin embargo, si la carga de gusanos es grande, la respuesta granulomatosa al gran número de huevos desencadena problemas significativos. El lugar de afectación depende del tropismo de la especie de esquistosoma de que se trate.

- *S. mansoni* habita en las ramas de la vena mesentérica inferior, por lo que afecta la porción distal del colon y el hígado.
- *S. haematobium* se aloja en las venas que irrigan el recto, la vejiga y los órganos pélvicos.
- *S. japonicum* deposita sus huevos predominantemente en las ramas de la vena mesentérica superior, por lo que daña el intestino delgado, el colon ascendente y el hígado.

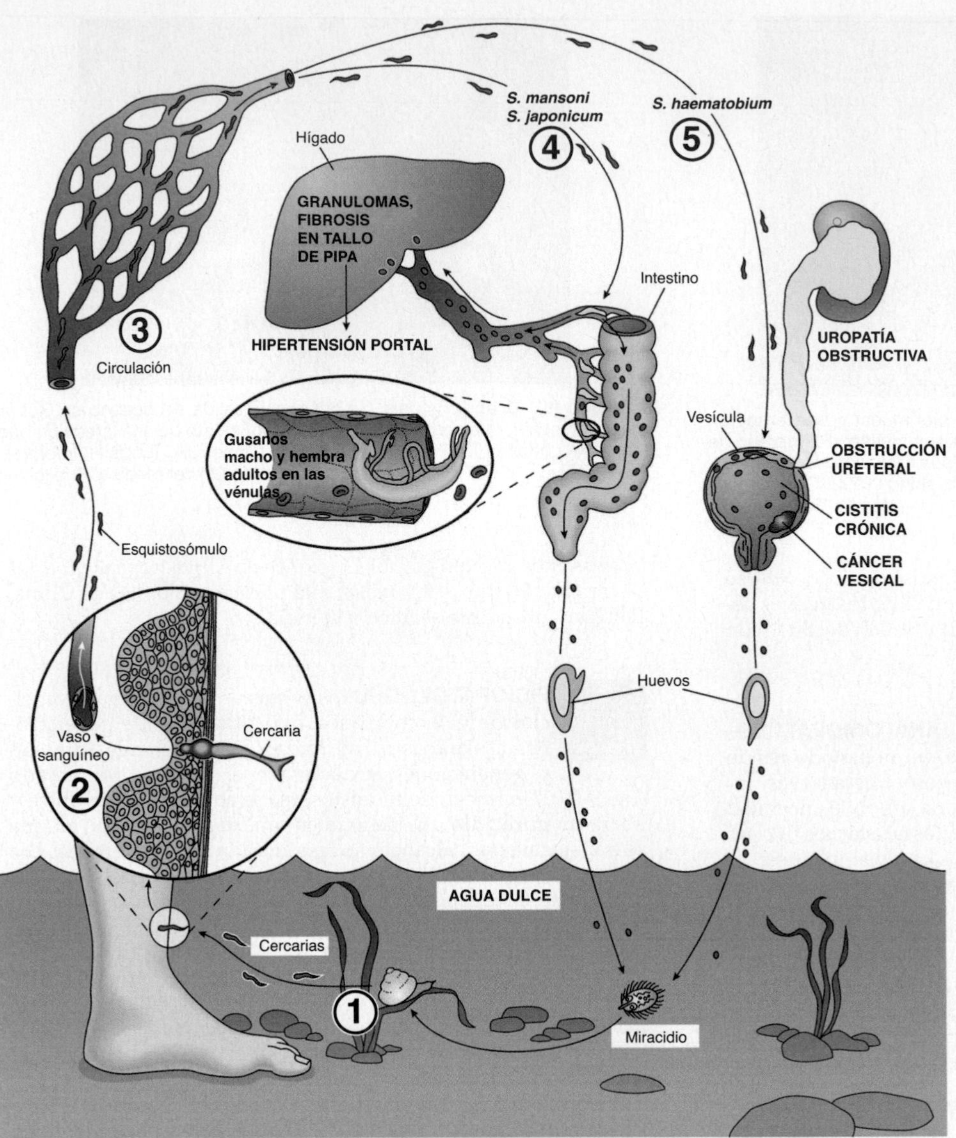

FIGURA 9-99. Ciclo de vida del esquistosoma y características clínicas de la esquistosomiasis. El huevo del esquistosoma se abre en el agua, libera un miracidio que penetra en un caracol, se desarrolla mediante el paso por dos fases y constituye un esporoquiste, para luego convertirse en la forma larvaria final, la cercaria. ***(1)*** La cercaria escapa del caracol hacia el agua, «nada» y penetra la piel de un huésped humano. ***(2)*** La cercaria pierde su cola bífida para convertirse en un esquistosómulo, que migra a través de los tejidos, penetra un vaso sanguíneo y ***(3)*** es llevado hacia el pulmón y luego al hígado. En las vénulas portales hepáticas, el esquistosómulo adquiere madurez sexual y forma parejas de gusanos, cada uno con un macho y una hembra; en esta situación el gusano hembra se aloja en el canal ginecóforo del macho. El microorganismo causa lesiones en el hígado, lo que incluye la formación de granulomas, fibrosis portal («en tubería») e hipertensión portal. ***(4)*** El gusano hembra deposita huevos inmaduros en las vénulas pequeñas del intestino y el recto (*Schistosoma mansoni* y *Schistosoma japonicum*) o ***(5)*** la vejiga urinaria (*Schistosoma haematobium*). La infestación de la vejiga desencadena uropatía obstructiva, obstrucción ureteral, cistitis crónica y cáncer vesical. Los embriones se desarrollan durante el tránsito de los huevos por los tejidos, y las larvas alcanzan la madurez al tiempo que los huevos atraviesan la pared del intestino o la vejiga urinaria. Los huevos se abren en el agua y liberan miracidios, para completar el ciclo.

La **hepatopatía** que producen *S. mansoni* o *S. japonicum* comienza con una inflamación granulomatosa periportal (fig. 9-100) y progresa a fibrosis periportal densa (**fibrosis tubular**) (fig. 9-101). En los casos graves, esto provoca la obstrucción del flujo sanguíneo portal e hipertensión portal. *S. mansoni* y *S. japonicum* también dañan el intestino, donde las respuestas granulomatosas producen pólipos inflamatorios y focos de fibrosis mucosa y submucosa.

En la **esquistosomiasis urogenital**, desencadenada por *S. haematobium*, los huevos son más abundantes en la vejiga, el uréter y las vesículas seminales, pero también pueden alcanzar los pulmones, el colon y el apéndice. Los huevos en la vejiga y los uréteres provocan una inflamación granulomatosa, protuberancias inflamatorias y parches de fibrosis mucosa y parietal. Estas pueden obstruir el flujo urinario y causar daños inflamatorios secundarios en la vejiga, los uréteres y los riñones. En la vejiga, *S. haematobium* puede causar un **carcinoma de células escamosas**. En las regiones en las que S. *haematobium* es prevalente, esta es la neoplasia más frecuente.

Los granulomas de la esquistosomiasis rodean a los huevos del parásito. Los eosinófilos pueden predominar en los granulomas tempranos. En los granulomas de mediana evolución los macrófagos epitelioides y las células gigantes son prominentes, mientras que en los granulomas más antiguos se observa fibrosis densa. Los huevos de las distintas especies de esquistosoma se identifican en función de su tamaño y configuración.

CARACTERÍSTICAS CLÍNICAS: la penetración cutánea de las larvas del esquistosoma se relaciona en ocasiones con un exantema autolimitado muy pruriginoso.

La mayor parte de los casos muestra predominio de las manifestaciones del daño hístico granulomatoso crónico. La afectación hepática desencadena hipertensión portal, esplenomegalia, ascitis y hemorragia por várices esofágicas.

La enteropatía suele generar sintomatología mínima, aunque algunos individuos refieren dolor abdominal y evacuaciones sanguinolentas. La esquistosomiasis vesical desencadena hematuria, infecciones recurrentes de las vías urinarias y en ocasiones obstrucción progresiva que causa insuficiencia renal. La identificación de los huevos del esquistosoma en la orina o las heces permite establecer el diagnóstico. Los esquistosomas se eliminan de forma efectiva con el uso de fármacos antihelmínticos sistémicos, aunque los cambios estructurales secundarios a la cicatrización generalizada son irreversibles.

Otras infestaciones por trematodos afectan principalmente las vías digestiva, respiratorias y biliares

Clonorquiosis

La clonorquiosis es una infección hepatobiliar causada por el trematodo chino *Clonorchis sinensis*. El trematodo suele provocar síntomas

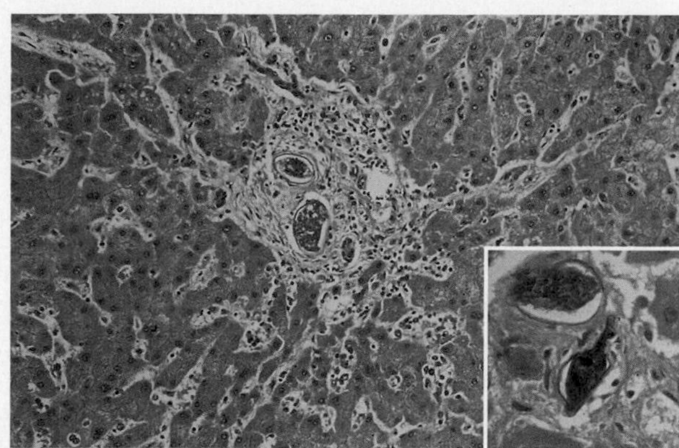

FIGURA 9-100. Esquistosomiasis hepática. Granuloma hepático que rodea un huevo de *Schistosoma mansoni* en degeneración. En el *recuadro* se muestra una magnificación del organismo. (Reimpreso de Farrar WE, Wood MJ, Innes JA, Tubbs H. *Infectious Diseases: Text and Color Atlas.* 2nd ed. New York: Gower Medical Publishing; 1992. Copyright © 1992 Elsevier. Con permiso).

leves, pero a veces se asocia con cálculos en las vías biliares, colangitis y cáncer de las vías biliares.

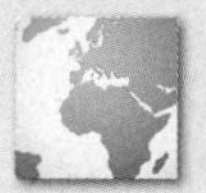

EPIDEMIOLOGÍA: la clonorquiosis es endémica en el este de Asia, desde Vietnam hasta Corea, donde la gente suele comer pescado de agua dulce sin cocinar e ingerir larvas de la lombriz. En algunas partes de Vietnam, China y Japón, más de la mitad de la población adulta posee la infección.

Los gusanos adultos son planos y transparentes, viven en las vías biliares humanas, y expulsan sus huevos hacia el intestino y las heces. Tras la ingestión de un caracol específico, el huevo se abre y origina un miracidio. Las cercarias escapan del caracol y buscan un tipo específico de pez, al cual penetran y en el que se enquistan. Cuando el ser humano consume el pescado crudo, las cercarias se liberan en el duodeno, entran en el conducto colédoco a través de la ampolla de Vater y maduran en las vías biliares distales para convertirse en trematodos adultos.

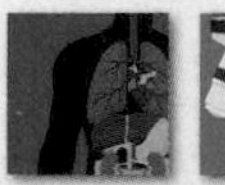 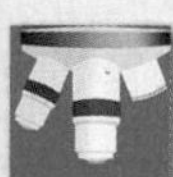

FISIOPATOLOGÍA Y ANATOMOPATOLOGÍA: la presencia de *Clonorchis* en las vías biliares provoca una respuesta inflamatoria que no elimina el gusano, sino que provoca la dilatación y la cicatrización de las vías. En ocasiones, los gusanos provocan cálculos en las vías biliares hepáticas, lo que conduce a obstrucción. Los *Clonorchis* adultos persisten en las vías biliares durante décadas, y la infección de larga duración se asocia con el carcinoma de las vías biliares (**colangiocarcinoma**).

En las infestaciones graves por *Clonorchis*, el hígado puede alcanzar un tamaño tres veces superior al normal. A través de la cápsula es posible observar las vías biliares dilatadas, y la superficie de corte tiene un aspecto moteado, que determinan las vías biliares dilatadas con pared engrosada (fig. 9-102). De las vías biliares pueden extraerse trematodos (de hasta 2.5 cm), a veces miles. El epitelio de las vías es inicialmente hiperplásico y después metaplásico. El estroma circundante es fibrótico. Es frecuente encontrar una infección bacteriana secundaria, y podría relacionarse con colangitis supurativa.

Los huevos depositados en el parénquima hepático provocan reacciones fibrosas y granulomatosas. Las masas de huevos alojadas en las vías biliares pueden causar colangitis. Los conductos pancreáticos también pueden mostrar invasión, dilatación y engrosamiento, encontrarse recubiertos con epitelio metaplásico y finalmente quedar circundados por fibrosis.

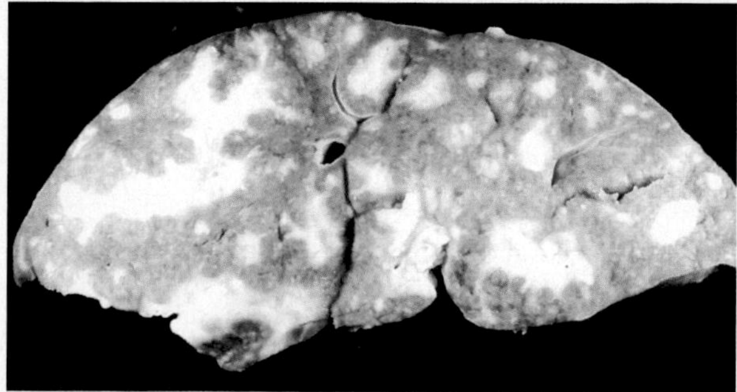

FIGURA 9-101. Esquistosomiasis hepática. Infección hepática crónica por *Schistosoma japonicum*, que indujo la fibrosis característica en «tubería».

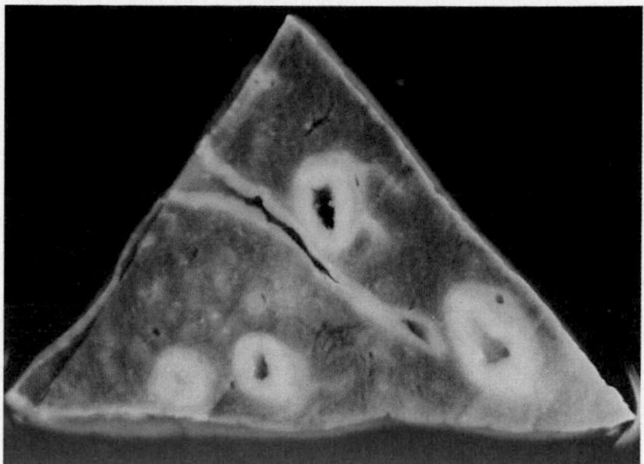

FIGURA 9-102. Clonorquiosis hepática. Conductos biliares muestran gran engrosamiento y dilatación, secundarios a la presencia de duelas adultas (*Clonorchis sinensis*).

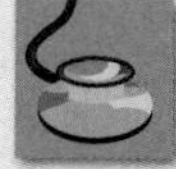

CARACTERÍSTICAS CLÍNICAS: pueden producirse fiebre y escalofríos transitorios cuando *C. sinensis* migra a las vías biliares, pero la mayoría de las personas con la infección no presenta síntomas. Existe una serie de complicaciones que pueden ser mortales, como obstrucción biliar, colangitis bacteriana, pancreatitis y colangiocarcinoma. La identificación de huevos de *C. sinensis* en heces o aspirados duodenales confirma el diagnóstico. Los fármacos sistémicos son eficaces.

Paragonimosis

La paragonimosis es una infección pulmonar causada por varias especies del género *Paragonimus,* el trematodo pulmonar oriental. El patógeno humano más común es *P. westermani*, frecuente en los países asiáticos (Corea, Filipinas, Taiwán y China), donde los cangrejos frescos sin cocinar, ligeramente salados o empapados en vino, se consideran un manjar. El uso de los jugos crudos del cangrejo como medicamentos o productos para sazonar también se relaciona con la infección.

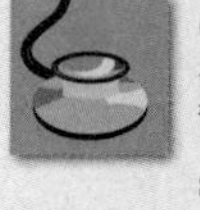

CARACTERÍSTICAS CLÍNICAS: la paragonimosis pulmonar suele diagnosticarse erróneamente como tuberculosis. Se manifiesta por fiebre, malestar general, sudación nocturna, dolor torácico y tos. Sin embargo, a diferencia de la tuberculosis, es habitual la eosinofilia periférica. En ocasiones, el esputo muestra trazas sanguinolentas y las radiografías del tórax revelan infiltrados pulmonares generalizados transitorios. El pronóstico en la paragonimosis pulmonar es bueno, si bien las lesiones ectópicas cerebrales pueden causar la muerte. Los huevos en el esputo o las heces permiten establecer el diagnóstico definitivo.

Fasciolosis

La fasciolosis es una infección hepática que produce el trematodo hepático de la oveja, *Fasciola hepatica*. El ser humano puede adquirir la parasitosis en cualquier lugar en que se críen ovejas. El individuo se parasita al consumir vegetales, como el berro, que están contaminados con los quistes que elimina la oveja.

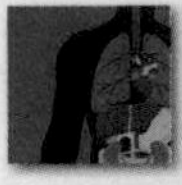

FISIOPATOLOGÍA: una vez que alcanzan el duodeno, los quistes liberan metacercarias que entran en la cavidad peritoneal, penetran en el hígado y migran por el parénquima hepático hacia las vías biliares. Las larvas se convierten en adultos, y viven tanto en las vías biliares intrahepáticas como extrahepáticas. En una fase posterior, los trematodos adultos atraviesan la pared de las vías biliares y migran de nuevo al parénquima hepático, donde se alimentan de los hepatocitos y depositan sus huevos.

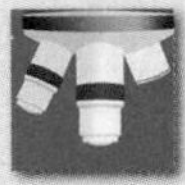
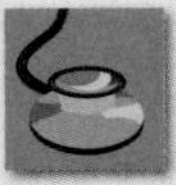

ANATOMOPATOLOGÍA Y CARACTERÍSTICAS CLÍNICAS: los huevos de *F. hepatica* causan abscesos hepáticos y granulomas. Los gusanos inducen hiperplasia del epitelio de las vías biliares, fibrosis portal y periductal, proliferación de los conductillos biliares y grados variables de obstrucción biliar. Son característicos la eosinofilia, el vómito y el dolor gástrico agudo. Las infecciones graves no tratadas pueden ser mortales. La identificación de los huevos establece el diagnóstico.

Fasciolopsiosis

La fasciolopsiosis es común en Oriente, y se debe al gusano intestinal gigante *Fasciolopsis buski*. El ser humano adquiere la infección al comer verduras acuáticas contaminadas con cercarias enquistadas. El gusano es grande (3 × 7 cm). Se adhiere a la pared duodenal o yeyunal, que puede ulcerarse, infectarse y causar dolor similar al de una úlcera péptica. Los síntomas agudos también pueden deberse a la obstrucción intestinal o a las toxinas liberadas por un gran número de gusanos. El diagnóstico se establece mediante la identificación de huevos de *F. buski* en las heces. El tratamiento se realiza con fármacos sistémicos.

Las especies de *Taenia* y *Diphyllobothrium* desencadenan tenias intestinales

Taenia saginata, T. solium y *Diphyllobothrium latum* infectan al ser humano y crecen hasta alcanzar su forma adulta dentro del intestino (tabla 9-10). La presencia de estos gusanos adultos rara vez daña al huésped humano.

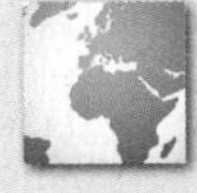

EPIDEMIOLOGÍA: las infecciones intestinales por tenias se adquieren a partir del consumo de carne de vacuno (*T. saginata*), cerdo (*T. solium*) o pescado (*D. latum*) mal cocinada que contiene larvas. El ciclo de vida de la tenia incluye fases quísticas larvarias en animales y fases de gusano en el humano. Los ciclos de vida de las tenias de vacuno y cerdo hacen necesario que los animales ingieran material contaminado con heces humanas parasitadas. Las formas quísticas larvarias se desarrollan en los músculos de los animales.

Las prácticas de crianza modernas del ganado bovino y porcino, además de la inspección de la carne, eliminan en gran medida las tenias de estas especies en los países industrializados, aunque la parasitosis sigue siendo frecuente en el mundo subdesarrollado. La parasitosis por la tenia del pescado prevalece en regiones en las que un alimento común lo constituye la carne de pescado de agua dulce crudo, encurtido o con cocimiento parcial. Las infestaciones por tenias suelen ser asintomáticas, aunque pueden causar tensión cuando la persona afectada expulsa fracciones del gusano en las heces. La tenia del pescado (*D. latum*) consume la vitamina B_{12} y una cantidad pequeña (<2 %) de los individuos parasitados desarrolla anemia perniciosa (*v.* cap. 20).

TABLA 9-10
INFECCIONES POR TENIAS

Especie	Enfermedad en el humano	Fuente de la infección humana
Taenia saginata	Tenia adulta en el intestino	Carne de res
Taenia solium	Tenia adulta en el intestino; cisticercosis	Carne de puerco; heces humanas
Diphyllobothrium latum	Gusano adulto en el intestino	Carne de pescado
Echinococcus granulosus	Hidatidosis	Heces caninas

Cisticercosis

El T. solium adulto se adquiere al comer carne de cerdo poco cocinada e infectada con cisticercos.

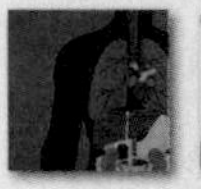
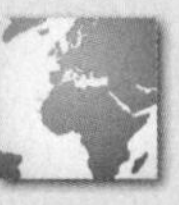

FISIOPATOLOGÍA Y EPIDEMIOLOGÍA: los cerdos adquieren los cisticercos al ingerir huevos de *T. solium* en las heces humanas. Esta parte del ciclo, si bien constituye un problema de salud pública, es esencialmente benigna tanto para los humanos como para los cerdos. Sin embargo, cuando los humanos ingieren de manera accidental los huevos de tenia de las heces humanas y se infectan con cisticercos, las consecuencias pueden ser extremadamente graves. Los huevos liberan oncosferas, que penetran la pared intestinal, entran en el torrente sanguíneo, se alojan en el tejido, se enquistan y se diferencian en cisticercos.

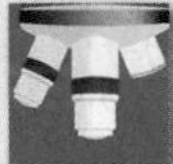

ANATOMOPATOLOGÍA: el cisticerco es un quiste esférico blanco lechoso de alrededor de 1 cm de diámetro, que contiene líquido y un escólex invaginado (cabeza del gusano), con ganchillos birrefringentes. Los quistes pueden permanecer viables durante un período indefinido sin provocar inflamación; más bien, al tiempo que crecen comprimen los tejidos adyacentes. Los quistes en degeneración son los habituales responsables de la sintomatología. Se adhieren al tejido y desencadenan una inflamación grave mediada por eosinófilos, neutrófilos, linfocitos y células plasmáticas. Los cisticercos múltiples en el cerebro pueden conferirle al tejido un aspecto de queso suizo (fig. 9-103).

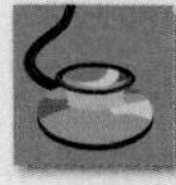

CARACTERÍSTICAS CLÍNICAS: la cisticercosis cerebral se manifiesta por cuadros de cefalea o convulsiones, y los síntomas varían según el lugar afectado. La cisticercosis cerebral masiva desencadena convulsiones y muerte. Los cisticercos en la retina ciegan al paciente. En el corazón, podrían producir arritmias y muerte súbita. En función del lugar afectado, la cisticercosis se trata con cirugía o tratamiento antihelmíntico.

La hidatidosis se caracteriza por quistes hepáticos y pulmonares

La hidatidosis (equinococosis) es una zoonosis causada por las larvas de los cestodos del género *Echinococcus*. El agente etiológico más frecuente es *Echinococcus granulosus*, que causa enfermedad por quistes hidatídicos. *E. multilocularis* y *E. vogeli* infectan al ser humano en ocasiones muy poco frecuentes.

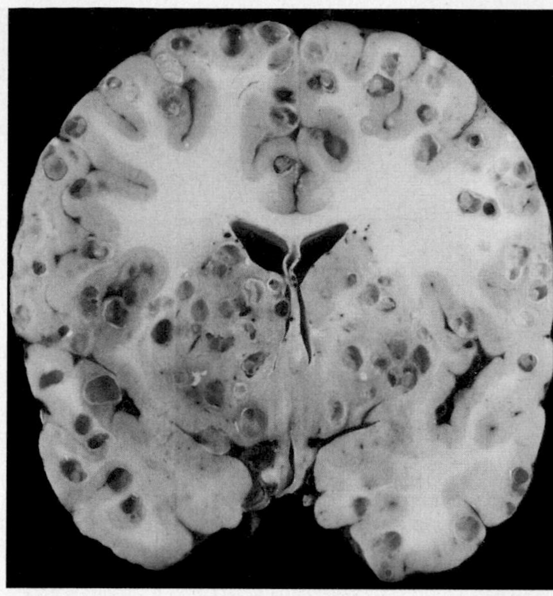

FIGURA 9-103. Cisticercosis. Corte transversal del cerebro de un paciente infectado por larvas de *Taenia solium*, que muestra gran cantidad de cisticercos en la materia gris, que le confieren un aspecto en «queso suizo».

EPIDEMIOLOGÍA: la infestación por *E. granulosus* es endémica en ganado ovino, caprino y bovino, así como en los perros que los pastorean. Los perros contaminan sus hábitats (y a sus cuidadores humanos) con los huevos infecciosos. El humano se parasita cuando ingiere inadvertidamente los huevos de la tenia. La enfermedad hidatídica que resulta se observa en todo el mundo en las poblaciones de pastores que habitan en cercanía de perros y animales de pastoreo, en especial en Australia, Nueva Zelanda, Argentina, Grecia y los países en que se practica el pastoreo de África y Oriente Medio. En Estados Unidos, la enfermedad por quistes hidatídicos se observa en inmigrantes y en poblaciones locales que se dedican al pastoreo de ovejas en el suroeste.

E. multilocularis causa una rara hidatidosis alveolar en humanos. Los perros y los gatos son huéspedes domésticos definitivos, y los ratones caseros son huéspedes intermedios. Los perros también son huéspedes definitivos de *E. vogeli*, y las personas pueden convertirse en huéspedes intermedios accidentales al ingerir los huevos desprendidos por los perros domésticos.

FISIOPATOLOGÍA: las tenias adultas (2-6 mm de longitud) viven en el intestino delgado de huéspedes carnívoros, como lobos, zorros, etc. (fig. 9-104). *E. granulosus* ventosas y numerosos ganchillos para adherirse a la mucosa intestinal. A su cuello corto le siguen tres segmentos (proglótides). La proglótide grávida terminal se desprende y libera huevos, que se expulsan en las heces. Los huéspedes intermedios herbívoros consumen entonces las hierbas contaminadas, como en el caso del ganado bovino y ovino. El humano también se parasita al ingerir material vegetal contaminado con los huevos de los cestodos. Las larvas que liberan los huevos penetran en la pared intestinal, entran en la circulación sanguínea y se distribuyen en los órganos profundos, en los que crecen para dar origen a quistes grandes que contienen cápsulas germinativas y escólices. Si la carne del herbívoro la consume un carnívoro, los escólices se desarrollan en este para dar origen a gusanos con madurez sexual, de manera que se completa el ciclo.

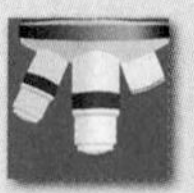
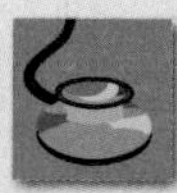

ANATOMOPATOLOGÍA Y CARACTERÍSTICAS CLÍNICAS: el quiste hidatídico de crecimiento lento se identifica incidentalmente o se pone en evidencia una vez que su tamaño

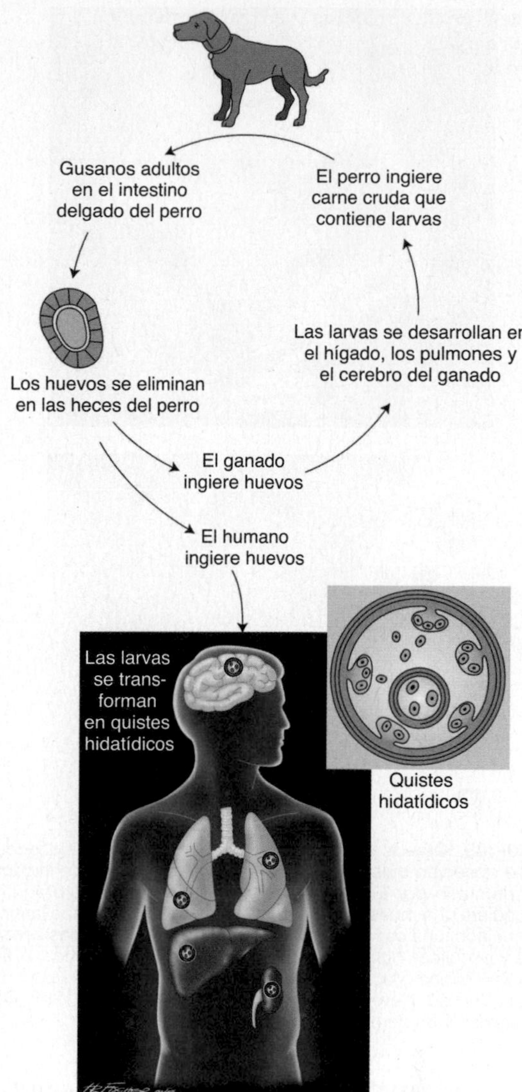

FIGURA 9-104. Ciclo de vida de *Echinococcus granulosus* e hidatidosis. El cestodo adulto vive en el intestino delgado del perro (su huésped definitivo). Una proglótide grávida se rompe y libera huevos del cestodo, que se expulsan en las heces del perro. El ganado bovino u ovino (hospedadores intermedios) ingiere los huevos del cestodo, que se abren en el intestino y liberan oncosferas que penetran en la pared intestinal, entran en la circulación, se diseminan a distintos órganos profundos y crecen para constituir quistes hidatídicos, que contienen cápsulas germinativas y escólices. Cuando otro perro ingiere la carne fresca del ganado bovino u ovino, los escólices ingeridos se transforman en gusanos adultos dentro del intestino del animal, para completar el ciclo. Una persona que ingiere huevos de cestodo en la materia vegetal contaminada se convierte en un huésped intermedio accidental. Las larvas aumentan su tamaño, pero el parásito «llega a un callejón sin salida», sin poder convertirse en adulto. Los quistes hidatídicos en el humano se desarrollan predominantemente en el hígado, pero también pueden identificarse en el pulmón, el riñón, el cerebro y otros órganos.

y posición interfieren en las funciones normales. Un quiste hepático podría manifestarse como una masa palpable en el cuadrante superior derecho. La compresión de los conductos biliares intrahepáticos que genera el quiste podría desencadenar ictericia obstructiva. Los quistes pulmonares (fig. 9-105) son en muchas ocasiones asintomáticos y se descubren casualmente en una radiografía del tórax.

Una complicación importante de la rotura del quiste es la diseminación de las cápsulas germinativas y los escólices hacia los tejidos adyacentes. Cuando estas «siembras» germinan, producen muchos quistes adicionales, cada uno de los cuales tiene un potencial de crecimiento idéntico al del quiste original. La rotura traumática de un quiste hidatídico de este tipo en el

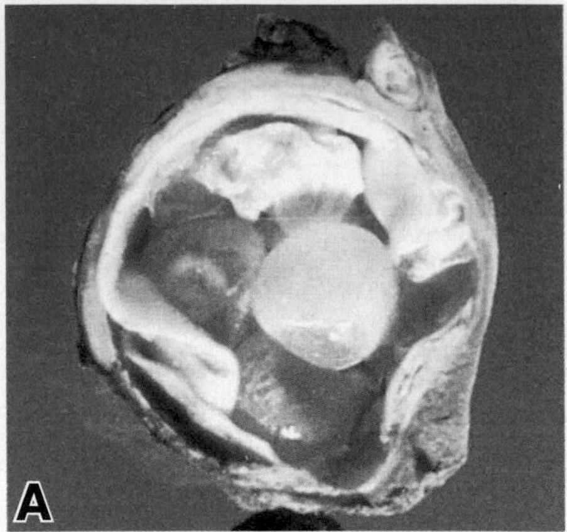

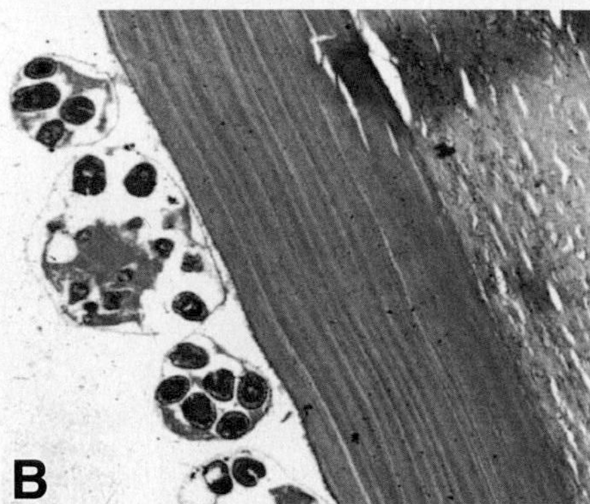

FIGURA 9-105. Quiste equinocócico. A Quiste de equinococo, dentro del cual se observan quistes hijos, que se resecó a partir del hígado de un paciente infectado por *Echinococcus granulosus*. **B.** Microfotografía de la pared del quiste que muestra (*de derecha a izquierda*) una capa laminada carente de núcleos, una capa germinativa nucleada con cápsulas germinativas adheridas y escólices numerosos dentro de la cavidad quística. (Reimpreso de Farrar WE, Wood MJ, Innes JA, Tubbs H. *Infectious Diseases: Text and Color Atlas*. 2nd ed. New York: Gower Medical Publishing; 1992. Copyright © 1992 Elsevier. Con permiso).

hígado o en un órgano abdominal provoca dolor difuso intenso, similar al de una peritonitis. La rotura de un quiste pulmonar puede causar neumotórax y empiema. Por otra parte, cuando un quiste hidatídico drena hacia una cavidad corporal, el contenido del quiste liberado puede causar reacciones alérgicas mortales. El tratamiento de los quistes equinocócicos requiere una extirpación quirúrgica cuidadosa. Para evitar la anafilaxia, los quistes deben esterilizarse con formalina antes de su drenaje o extirpación.

Infecciones emergentes y reemergentes

En las últimas décadas hemos asistido a la reaparición de amenazas microbianas que incluyen el resurgimiento de agentes bien conocidos (p. ej., cólera, dengue, gripe o ántrax), así como de patógenos hasta ahora desconocidos. La resistencia a los antibióticos entre los organismos, en particular los transmisibles, como el de la tuberculosis, implica nuevos desafíos.

Igualmente importante ha sido el descubrimiento de nuevos patógenos pertenecientes a todas las clases: virus, bacterias, parásitos y hongos. El sida y la hepatitis C eran desconocidos en la década de 1970 y por sí solos han causado muchos millones de muertes, a pesar de los avances terapéuticos. Las frecuentes pandemias mundiales de gripe (p. ej., H1N1, H5N1) ponen de manifiesto la resistencia del virus de la gripe como patógeno.

En la tabla 9-11 se ofrece una lista parcial de las infecciones de reconocimiento reciente en el humano. Debería servir como recordatorio de que el equilibrio entre el ser humano y los patógenos es dinámico: resulta obligada la vigilancia continua, y la complacencia invita al desastre. Se remite al lector a otras fuentes para aquellas infecciones que no se han tratado en los apartados de este capítulo.

TABLA 9-11

EJEMPLOS SELECCIONADOS DE INFECCIONES NOTABLES NO DESCRITAS ANTERIORMENTE O EMERGENTES, IDENTIFICADAS DESDE EL AÑO 2000

Año	Agente	Enfermedad en el humano/asociación
2018	Hepegivirus humano 1 (HHpgV-1) *Borrelia turicatae*	Fiebre recidivante transmitida por garrapatas
2017	Virus Maguari	Enfermedad febril
2017	Virus Zika	Síndrome congénito que incluye microcefalia y malformaciones fetales
2015	Virus Bourbon	Enfermedad febril transmitida por garrapatas
2014	Coronavirus del síndrome respiratorio de Oriente Medio (MERS Co-V)	Infección respiratoria de tipo síndrome respiratorio agudo grave (SARS)
2012	Virus de Bas-Congo	Enfermedad sistémica
2012	*Exserohilum rostratum*	Brote de meningitis micótica
2011	*Candidatus Neoehrlichia mikurensis*	Sepsis
2009	Virus de la influenza «porcina» H1N1	Neumonía
2008	Poliomavirus de células de Merkel (MC PyV)	Identificado en tejidos de carcinoma de células de Merkel
2007	Virus Zika	Síndrome viral epidémico transmitido por mosquitos
2005	Coronavirus HCoV-HKU-1	Neumonía
2004	Influenza «aviar» H5N1	Neumonía
2002	Coronavirus asociado al SARS	Neumonía atípica grave (SARS-CoV)

Otros agentes desconocidos hasta la fecha y descubiertos en los 20 años anteriores son el virus del herpes humano 8 (VHH-8, 1994), agente causante del sarcoma de Kaposi; *Bartonella henselae*, causante de la enfermedad por arañazo de gato (1992); el virus de la hepatitis C (VHC, 1989), causante de hepatitis y carcinoma hepatocelular; el VIH-1 (1983) y el VIH-2 (1986), causantes del sida; *Helicobacter pylori*, causante de úlceras gástricas y duodenales y de tumores malignos (1983); el virus de la hepatitis E (VHE, 1983); y *Borrelia burgdorferi*, causante de la enfermedad de Lyme (1983).

Agentes usados en la guerra biológica

Los agentes biológicos se han utilizado como armas desde tiempos remotos. La primera documentación del uso de armas biológicas se describe en textos hititas que datan del 1500 al 2000 a.C., en los que las víctimas de la peste eran conducidas hacia las tierras enemigas. El gran guerrero cartaginés Aníbal utilizó armas biológicas por vez primera en el año 184 a.C., cuando mientras se preparaba para una batalla naval contra el rey Eumenes de Pérgamo su armada llenó ollas de barro con serpientes y las arrojó a los muelles de los barcos enemigos. En 1346, los tártaros mantuvieron sitiado el puerto marítimo de Caffa (en la actualidad, Teodosia, en Ucrania), controlado por los genoveses. Durante el sitio, los tártaros fueron devastados por la peste. El líder tártaro catapultó a sus propios soldados muertos, víctimas de la enfermedad, al interior del pueblo sitiado para diseminar la epidemia y forzó a la armada genovesa a huir hacia Italia. Algunas tácticas similares fueron utilizadas en Karlstein, en Bohemia, en 1422, y por las tropas rusas que lucharon contra las fuerzas suecas en Reval (actual Tallin), en 1710.

Francisco Pizarro utilizó la viruela como arma biológica durante su conquista de Sudamérica en el s. XV, cuando entregó ropas contaminadas con la enfermedad a manera de presentes. Los ingleses utilizaron una táctica similar en la Guerra franco-hindú en 1763, cuando Sir Jeffrey Amherst entregó cobertores contaminados con viruela a los indios delaware leales a los franceses. Durante la Guerra de Independencia hubo acusaciones del posible uso de la viruela como arma terrorista en ambos bandos. Había un plan de los británicos y sus aliados coloniales para transmitir la viruela entre los colonos americanos revolucionarios (fig. 9-106). Además, un brote de viruela se estaba propagando en el ejército continental del norte. En 1777, el general George Washington ordenó la inoculación obligatoria contra la viruela para todos los reclutas militares que no habían tenido la enfermedad.

Durante la Primera Guerra Mundial surgieron acusaciones de guerra biológica. Se informó de que los alemanes habían diseminado el cólera en Italia, la peste en San Petersburgo, y el ántrax y el muermo en Estados Unidos y otros lugares. Si bien la Liga de las Naciones, que hizo el seguimiento de la guerra, no encontró pruebas definitivas de que Alemania incurriera en alguna de estas acciones, se definió con claridad el impacto psicológico del uso potencial de armas biológicas para infundir terror en los tiempos modernos. Estados Unidos estableció el Campo Detrick en Maryland en 1942-1943 para investigar armas biológicas.

Por desgracia, el siglo XX ha sido testigo de muchos programas nacionales de armas biológicas, en su mayoría encubiertos, y algunos notorios por la experimentación en humanos. Durante la Guerra chino-japonesa, de 1937 a 1945, la Unidad Armada 731 de Japón condujo experimentos con armas biológicas en muchos miles de civiles chinos, así como en prisioneros de guerra rusos y estadounidenses. El Ejército japonés utilizó armas biológicas durante las campañas militares contra los soldados y los civiles chinos. En 1940, aviones japoneses bombardearon Ningbo con bombas de cerámica que contenían moscas infectadas por peste. Se calcula que 400 000 chinos murieron como resultado directo de esta aplicación de armas biológicas.

También se ha producido alguna contaminación biológica accidental. En 1942, la isla Gruinard, frente a la costa noroeste de Escocia, se volvió inhabitable durante casi 50 años después de la realización de estudios de campo ingleses con ántrax. En 1979, la liberación accidental de ántrax desde una instalación militar en

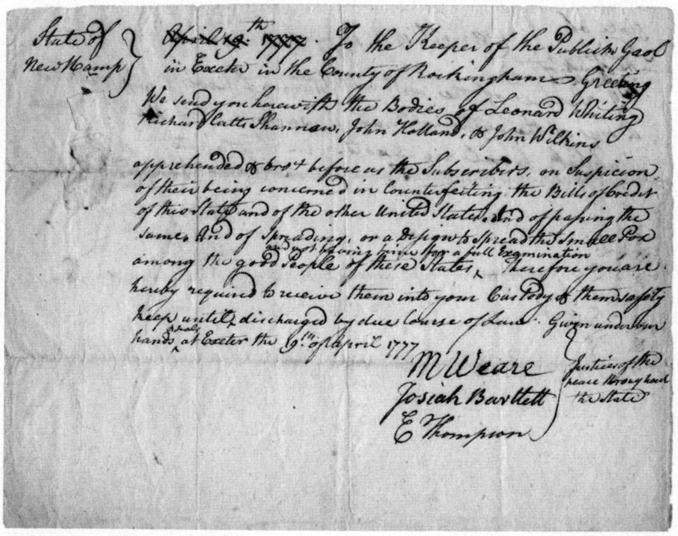

FIGURA 9-106. Documento escrito a mano sobre la Guerra de Independencia de Estados Unidos. que describía el arresto y transporte de tres hombres *«... bajo sospecha de estar implicados en la falsificación de notas de crédito de este Estado y de los otros Estados Unidos, de hacer circular los mismos y de diseminar o diseñar un plan para diseminar la viruela entre las buenas personas de estos Estados...»*, con fecha del 19 de abril de 1777, firmada por Josiah Bartlett, un afamado médico de New Hampshire quien firmó la Declaración de Independencia. Esta carta describe la amenaza de la guerra biológica por parte de los simpatizantes británicos (legitimistas) en la Guerra de Independencia, y provocó que el general George Washington ordenara la inoculación de viruela al ejército continental.

TABLA 9-12

AGENTES POTENCIALES PARA LA GUERRA BIOLÓGICA Y EL BIOTERRORISMO

Bacterias
Bacillus anthracis
Brucella abortus, B. suis, B. melitensis
Listeria monocytogenes
Vibrio cholerae
Rickettsia prowazekii, Rickettsia rickettsii
Burkholderia mallei, B. pseudomallei
Coxiella burnetii, Francisella tularensis, Yersinia pestis
Clostridium botulinum y especies de *Clostridium* productoras de neurotoxina botulínica
Virus
Arenavirus-Lassa, Machupo, Sabia, Junín, Guanarito
Bunyavirus-virus de la fiebre del Valle del Rift, virus de la fiebre hemorrágica de Congo-Crimea
Filovirus-virus del Ébola y Marburg
Flavivirus-enfermedad del bosque de Kyasanur
Gripe
Kumlinge, fiebre hemorrágica de Omsk, encefalitis rusa de primavera-verano, encefalitis transmitida por garrapatas
Poxvirus-viruela y viruela de los monos
Togavirus-virus de la encefalitis equina del Este
Virus de la encefalitis equina venezolana
Toxinas biológicas
Botulínica, toxina de ε *Clostridium perfringens*
Enterotoxina estafilocócica tipo B
Shigatoxina
Conotoxinas
Abrina
Ricina
Tetrodotoxina
Saxitoxina
Toxina T-2
Diacetoxiscirpenol
Microcistinas
Aflatoxinas
Satratoxina H
Palitoxina
Anatoxina A

Sverdlovsk (actualmente Yekaterinburgo), el Complejo 19, fue quizá el accidente más importante conocido vinculado con armas biológicas; las ovejas desarrollaron ántrax a 200 km a la redonda del lugar de liberación y murieron más de 60 personas.

En la actualidad existe un temor justificado en cuanto al uso de armas biológicas como instrumento terrorista. En septiembre de 1984 los seguidores del gurú hindú Bagwan Shree Rajneesh en Oregón causaron un brote de gastroenteritis por *Salmonella*, en el que se infectaron más de 700 personas. En 1993 una secta apocalíptica japonesa roció esporas de ántrax desde un rascacielos en Tokio, pero nadie resultó dañado. Se descubrió que el mismo grupo estaba preparando grandes cantidades de esporas de *C. difficile* para uso terrorista.

En 1995, la American Type Culture Collection, una organización sin ánimo de lucro que surte especímenes biológicos a los científicos, atendió la solicitud de un extremista político en Ohio y envió un paquete que contenía tres frascos de *Y. pestis* a su casa. Una búsqueda en su domicilio descubrió distintas armas explosivas, fusibles de detonación y gatillos. En fecha más reciente, se envió ántrax desecado en sobres por todo el sistema postal estadounidense, lo que generó cinco fallecimientos.

Solo se ha analizado o comprobado la efectividad de unos cuantos agentes biológicos como armas para la guerra biológica o el bioterrorismo (tabla 9-12). Entre los factores clave que determinan la utilidad de un agente infeccioso para la guerra biológica a gran escala se encuentran: *(1)* facilidad de producción a gran escala; *(2)* capacidad para causar muerte o incapacidad en el humano en dosis susceptibles de administración; *(3)* el tamaño apropiado de la partícula al aerosolizarse; *(4)* facilidad de diseminación; *(5)* estabilidad durante el almacenamiento y en el ambiente o la colocación en un sistema de administración; y *(6)* susceptibilidad de las víctimas potenciales, aunada a la resistencia de las fuerzas aliadas. Algunas armas biológicas son extremadamente mortales: 1 g de toxina botulínica purificada podría matar a 10 millones de personas.

Sección II

Enfermedades de los sistemas de órganos individuales

10 Vasos sanguíneos

Avrum I. Gotlieb, Myron I. Cybulsky

ANATOMÍA DE LOS VASOS SANGUÍNEOS

Las arterias poseen vasos de conducción y de resistencia

El sistema circulatorio incluye varios tipos de vasos sanguíneos que se clasifican por tamaño, estructura y función. Entre estos se encuentran las arterias, que son vasos de conducción y de resistencia; los capilares; y las venas (fig. 10-1).

Arterias elásticas

Los vasos sanguíneos de mayor tamaño, la aorta y las arterias elásticas, son conductos que permiten el flujo sanguíneo hacia las ramas arteriales de menor tamaño, y se componen de tres capas:

- Íntima: contiene una única capa de células endoteliales, un compartimento subendotelial con poca cantidad de células de músculo liso y una matriz extracelular (MEC) que se extiende hasta la parte luminal de la lámina elástica interna. La íntima de la aorta es más gruesa que la de otras arterias elásticas, y su matriz contiene proteínas, como colágeno, proteoglucanos y pequeñas cantidades de elastina. En ocasiones también se observan linfocitos fijos, macrófagos, células dendríticas y otras células inflamatorias derivadas de la sangre.
- Media: la siguiente capa hacia el exterior es la túnica media, la más gruesa de todas. Está delimitada por láminas elásticas interna y externa, y está formada por numerosas láminas elásticas y células de músculo liso dentro de una matriz extracelular de tejido conjuntivo. En la aorta, la media está organizada en unidades laminares, cada una de ellas formada por dos láminas elásticas concéntricas, con células de músculo liso y su matriz asociada, que se ubica entre las láminas. La media de la aorta torácica contiene más elastina, mientras que de la aorta abdominal es más rica en más colágeno. En las arterias elásticas, las fibras elásticas se encuentran dispersas entre las células de músculo liso y sirven para minimizar la pérdida de energía cuando se producen los cambios de presión entre la sístole y la diástole.

En las arterias elásticas más pequeñas, la nutrición de la media se da por difusión desde la luz del vaso sanguíneo a través del endotelio y las capas de músculo liso. Sin embargo, los vasos sanguíneos con más de 28 capas de células de músculo liso tienen una vasculatura propia, los vasos vasculares (*vasa vasorum*).

Estos finos vasos surgen de las ramas visceral y parietal de la aorta, y ambos forman un plexo superficial en el lugar en que confluyen la túnica adventicia y la media, para penetrar a través de los dos tercios externos de esta última. La túnica media también contiene fibras nerviosas autónomas que influyen en la contractilidad vascular.

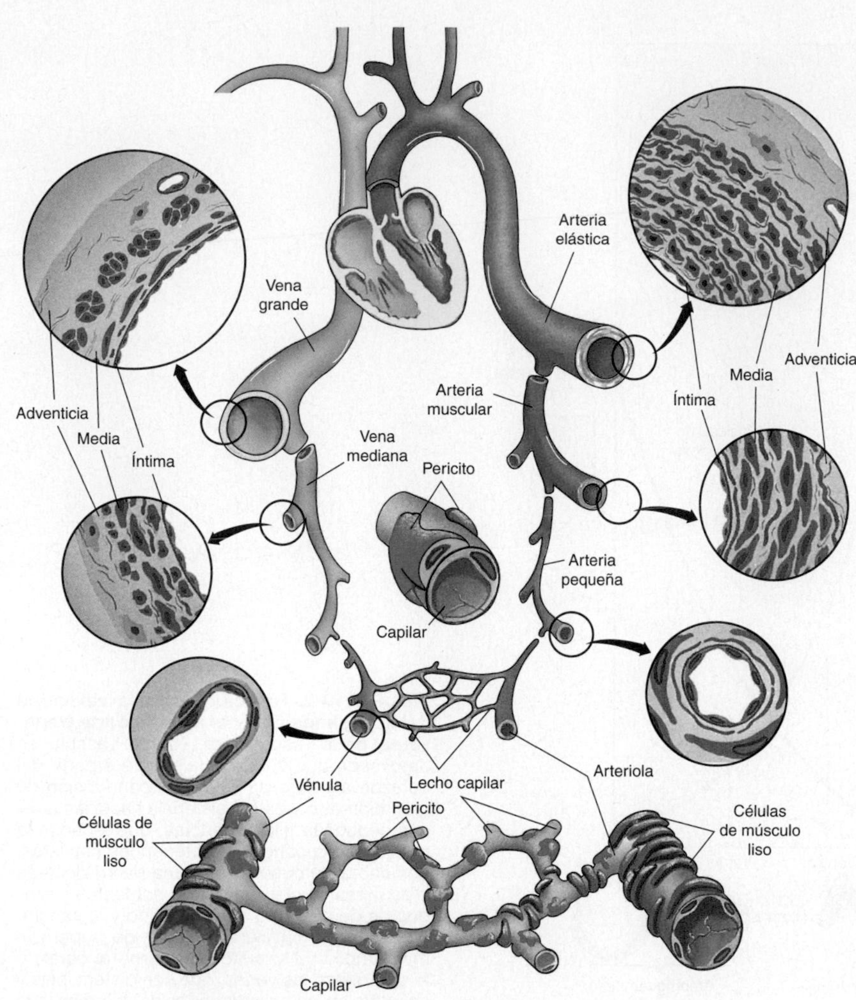

FIGURA 10-1. Subdivisiones y estructura histológica del sistema vascular. Cada subdivisión sufre una serie de cambios anatomopatológicos condicionados por la relación entre estructura y función en esa región del sistema. Por ejemplo, la aorta, una arteria elástica que se somete a gran presión, muestra con frecuencia dilatación patológica (aneurisma) si se daña la media elástica de soporte. Las arterias musculares constituyen la ubicación más importante de la ateroesclerosis. Las arterias pequeñas, en particular las arteriolas, son lugares en los que se producen cambios hipertensivos. Los lechos capilares, las vénulas y las venas muestran tipos específicos de cambios anatomopatológicos.

- Adventicia: la capa más externa de la pared de los vasos contiene fibroblastos, tejido conjuntivo, nervios y pequeños vasos de los cuales derivan los vasos vasculares. En ocasiones también puede haber células inflamatorias, así como cúmulos de linfocitos.

Arterias musculares

La sangre que contienen las arterias elásticas se distribuye hacia los distintos órganos mediante arterias musculares de gran calibre (figs. 10-1 y 10-2). La túnica media de una arteria muscular está constituida por capas de células de músculo liso sin bandas importantes de elastina, pero están presentes una notable lámina elástica interna prominente y, por lo general, una lámina elástica externa. Las fenestraciones interrumpen la continuidad de la lámina elástica interna y permiten que las células de músculo liso migren desde la media hasta la íntima. Puesto que carecen de capas pesadas de elastina, las arterias musculares se contraen de manera más eficiente. La íntima de las arterias musculares, como la de la aorta, también contiene células de músculo liso escasas, tejido conjuntivo y células inflamatorias ocasionales. Los vasos vasculares se distribuyen en la pared externa de las arterias musculares más gruesas, pero no se identifican en las más delgadas. Al tiempo que el árbol vascular se ramifica en mayor grado, la túnica media se adelgaza y, excepto por el endotelio, la túnica íntima desaparece.

Las arterias musculares de pequeño calibre son reguladoras importantes del flujo sanguíneo. Sus luces estrechas incrementan la resistencia, con lo que reducen la presión de la sangre a concentraciones adecuadas para el intercambio de agua y constituyentes del plasma a través de los capilares de pared delgada ubicados en puntos distales. Las arterias musculares pequeñas, también denominadas vasos de resistencia, ayudan a mantener la presión sistémica, al regular la resistencia periférica total.

Arteriolas

Las arteriolas son los elementos más pequeños del sistema arterial. Cuentan con un recubrimiento endotelial, al que rodean una o dos capas de células de músculo liso. No se observan en ellas capas elásticas. Las arteriolas pequeñas regulan el flujo sanguíneo mediante vasomovilidad (modificación del calibre de una arteria), de manera que controlan la distribución de la sangre en el árbol capilar.

Los capilares permiten el transporte desde la sangre al intersticio

En estos vasos sanguíneos más pequeños, es decir, los capilares, el endotelio solo recibe respaldo de una pequeña cantidad de células de músculo liso. El endotelio capilar permite el intercambio de solutos y células entre la sangre y el líquido extracelular. Una característica necesaria de este intercambio es una reducción intensa de la presión, que impide el desplazamiento del líquido intravascular hacia el espacio extracelular. El endotelio capilar es una membrana semipermeable, en la que el tamaño y la carga moleculares determinan el intercambio de solutos plasmáticos con el líquido extracelular. La permeabilidad de los capilares depende de sus células endoteliales. Los capilares cerebrales son muy impermeables debido a que las uniones entre sus células endoteliales se encuentran sellada, lo que impide el intercambio de proteínas a través de la pared vascular. El transporte en otros lechos capilares está mediado por el efecto del paso de moléculas a través de uniones celulares incompletas o mediante transcitosis, proceso por el que las moléculas atraviesan el citoplasma gracias al transporte por medio de las vesículas, por medio de la formación de un canal continuo. Algunos investigadores sugieren que las vesículas se conectan entre sí para constituir un canal para el transporte directo de las proteínas

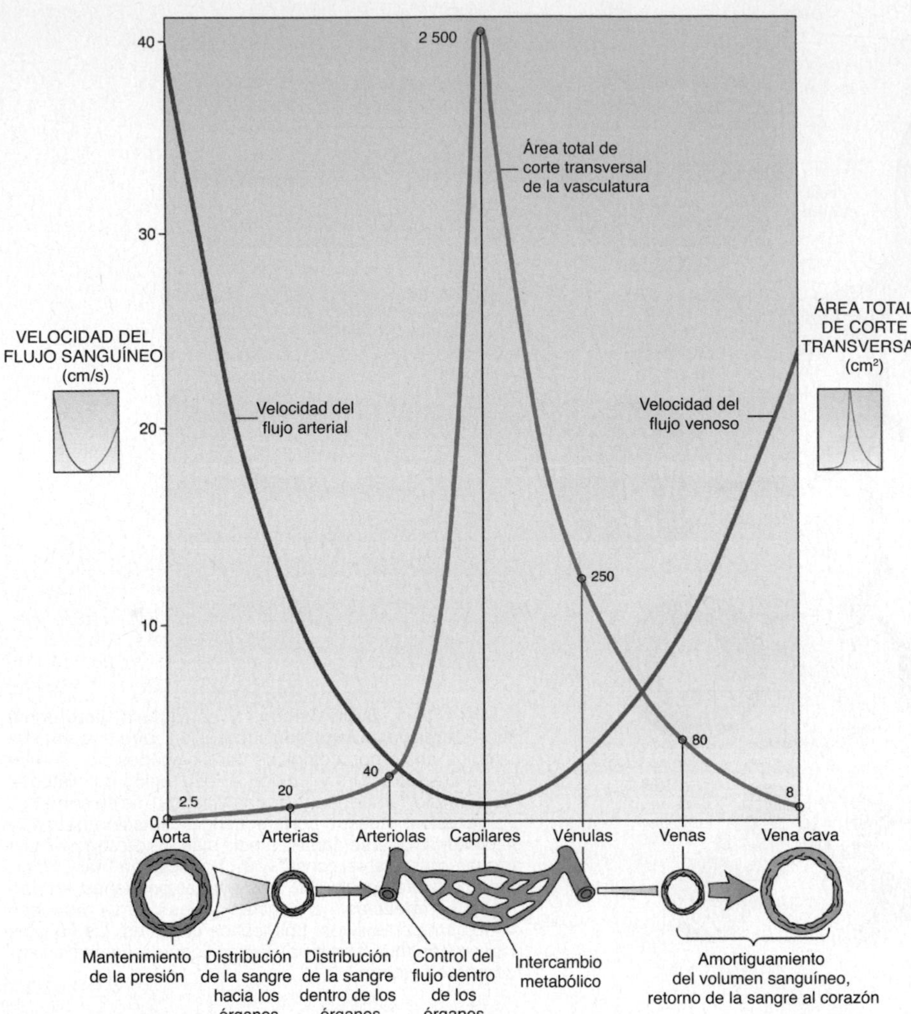

FIGURA 10-2. Relación entre la velocidad del flujo sanguíneo y el área de corte transversal de la vasculatura. El árbol vascular es un circuito que conduce la sangre a partir del corazón a través de vasos de conducción de gran diámetro y baja resistencia hasta las arterias pequeñas y las arteriolas, que reducen la presión de la sangre y protegen los capilares. Los capilares cuentan con una pared delgada y permiten el intercambio de nutrientes y productos de desecho entre el tejido y la sangre, proceso que requiere un área de superficie muy amplia. El circuito de retorno al corazón lo completan las venas, que son distensibles y constituyen un amortiguador de volumen que funciona como elemento de capacitación en el circuito vascular.

plasmáticas a través del citoplasma. En ciertas regiones, el endotelio capilar cuenta con canales permanentes que traspasan las células endoteliales, o existen huecos dispersos entre estas. Los capilares fenestrados de los glomérulos renales tienen una adaptación específica para la filtración del plasma. Los sinusoides hepáticos, que no son capilares verdaderos, también cuentan con un endotelio fenestrado, lo que permite el acceso libre del plasma a los hepatocitos.

Las venas devuelven la sangre al corazón

Las vénulas son los primeros vasos que reciben la sangre de los capilares. Su capa media delgada es apropiada para un vaso que no se enfrenta a presiones intraluminales altas de las células hepáticas. Las vénulas se unen para originar venas delgadas y medianas, que a su vez convergen para constituir venas grandes. Las paredes de las venas de gran calibre no cuentan con las láminas elásticas características de las arterias elásticas; incluso la lámina elástica interna solo alcanza un desarrollo completo en las venas de mayor calibre. La media es delgada y las venas afluentes más pequeñas casi carecen de ella. Muchas venas, en particular en las extremidades, están provistas de válvulas formadas por pliegues de la capa íntima cubiertos por endotelio que impiden el flujo retrógrado y facilitan el desplazamiento de la sangre en las condiciones de baja presión propias de la circulación venosa. Las vénulas poscapilares son el lugar donde se produce la migración transendotelial de los leucocitos hacia el tejido en las reacciones inflamatorias (*v.* cap. 2).

Los vasos linfáticos drenan el líquido intersticial

En la circulación linfática, capilares linfáticos en asa ciega, formados por endotelio que carece de pericitos, desembocan en vasos linfáticos precolectores, que a su vez drenan en vasos linfáticos colectores que bombean la linfa hacia los nódulos linfáticos, los troncos linfáticos y, por último, los conductos torácico y linfático derecho. Estos devuelven la linfa a la sangre. El filtrado de los capilares y las vénulas entra en los vasos linfáticos, que son vías de acceso a los nódulos linfáticos regionales para células, material extraño y microorganismos. Los vasos linfáticos colectores tienen una capa contráctil de células de músculo liso para impulsar la linfa. Al igual que en las venas, las válvulas intraluminales impiden el reflujo.

CÉLULAS DE LA PARED DE LOS VASOS SANGUÍNEOS

Las células de la pared vascular tienen propiedades únicas que contribuyen a la fisiología normal y a la patogenia de las vasculopatías.

Una sola capa de células endoteliales forma una barrera resistente a los trombos

Las células endoteliales muestran una actividad metabólica intensa y tienen una participación estrecha en distintas funciones biológicas, entre otras la permeabilidad vascular, la coagulación, la regulación plaquetaria, la fibrinólisis, la inflamación, la inmunorregulación y la reparación. También modulan la función de las células de músculo liso vascular mediante las vías paracrinas. Las células endoteliales forman estructuras únicas de transducción mecánica que modulan los efectos de la fuerza de desgarro hemodinámico luminal en la pared vascular.

Por efecto de la detección de fenómenos mecánicos, las membranas celulares endoteliales pueden deformarse. Este efecto activa las señales bioquímicas y conduce a la expresión de compuestos vasoactivos, factores de crecimiento, coagulación, fibrinólisis y complemento, enzimas de degradación de la matriz, mediadores inflamatorios y moléculas de adhesión.

La integridad del endotelio depende de varios tipos de complejos de adhesión que favorecen la adherencia entre la célula y el sustrato, y la que se produce entre células (*v.* cap. 2).

- Las moléculas de adhesión entre células y sustratos unen a las células endoteliales con su sustrato (p. ej., lámina basal). Forman complejos con el citoesqueleto intracelular, que participa en la transducción de señales intracelulares. Las integrinas son moléculas heterodiméricas transmembrana que unen las células endoteliales a las moléculas de adhesión de la matriz extracelular (MEC), entre las que se encuentran la laminina, la fibronectina, el fibrinógeno, el factor de Von Willebrand y la trombospondina. Las colas citoplasmáticas de las integrinas se enlazan con el complejo de proteínas que regula la adhesión en lugares específicos de contacto y se asocian con los microfilamentos de actina y los microtúbulos del citoesqueleto (fig. 10-3).
- Las moléculas de adhesión celular unen las células endoteliales con sus adyacentes: la cadherina en las uniones de adhesión intercelulares y la ocludina, las claudinas y las moléculas de adhesión de unión (JAM, junctional adhesion molecules) en las uniones estrechas. Estas se enlazan al citoesqueleto de actina. La molécula de adhesión de células endoteliales y plaquetas 1 (PECAM-1) y el receptor del factor de crecimiento del endotelio vascular 2 (VEGFR-2) en las uniones adherentes ayudan a percibir la tensión de cizallamiento. Las uniones intercelulares comunicantes, formadas por anexinas, regulan el paso de iones entre células adyacentes.

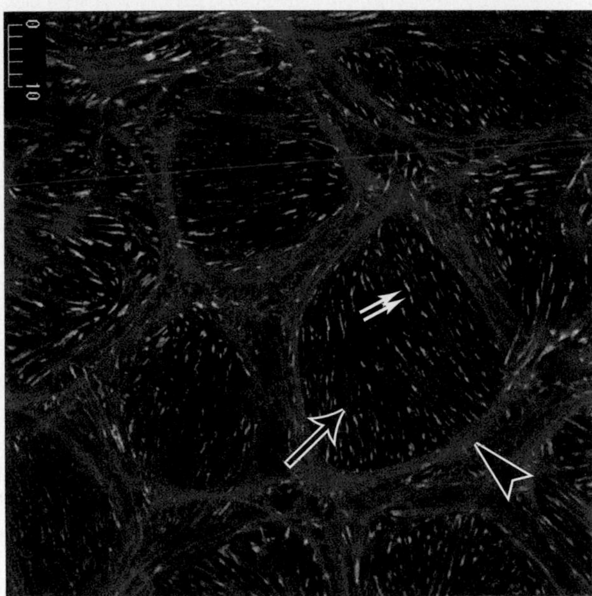

FIGURA 10-3. Vinculina, proteína de adhesión focal. Células endoteliales de la aorta porcina que se cultivaron hasta la confluencia, con tinción doble para actina y vinculina. Las células endoteliales en capas únicas confluentes contienen una banda periférica densa de haces de microfilamentos de actina (*punta de flecha*) y filamentos centrales o «fibras de tensión» (*flecha*). En una capa celular confluente única, la vinculina se ubica en los extremos de las fibras de tensión (*flecha doble*).

Las células endoteliales desempeñan muchas funciones metabólicas importantes (tabla 10-1), a menudo bajo la regulación de factores séricos y hemodinámicos, que activan receptores de superficie y vías de transducción de señales o regulan la transcripción de genes. Las células endoteliales no suelen proliferar. No obstante, tras una lesión vascular con pérdida de endotelio, se diseminan, migran y proliferan rápidamente para restablecer la integridad estructural de ese tejido (fig. 10-4).

Las células endoteliales liberan varios factores biológicos potentes cuando se activan. Algunas de estas moléculas bioactivas sufren liberación local, actúan a poca distancia y se inactivan con rapidez. Por ejemplo, la prostaciclina (PGI_2), que se sintetiza por la vía de la ciclooxigenasa (COX), relaja el músculo liso e inhibe la agregación plaquetaria. La sintetasa del óxido nítrico (NOS) del endotelio convierte la L-arginina y el O_2 en L-citrulina y óxido nítrico (NO•) (*v.* a continuación). También modula el tono vascular y la proliferación de las células del músculo liso vascular mediante el aumento del monofosfato de guanosina cíclico (GMPc), que a su vez activa la proteína cinasa dependiente de GMPc. El NO• también ayuda a controlar el tono muscular de las grandes arterias y los vasos de resistencia. Tras estimular a los receptores de las células endoteliales con agonistas, se liberan PGI_2 y NO•, y juntos inhiben la agregación plaquetaria. Entre los compuestos que favorecen la liberación de NO• se incluyen la acetilcolina, la bradicinina y el difosfato de adenosina (ADP). El NO• es aún más lábil que la PGI_2, con una semivida de 6 s.

Varios péptidos bioactivos actúan también sobre el tono vascular. Las **endotelinas** son una familia de proteínas vasoconstrictoras potentes que sintetizan las células endoteliales. Se unen a dos subtipos de receptores; ambos se identifican en las células de músculo liso, pero solo uno en las células endoteliales. La **enzima convertidora de angiotensina** (**ECA**), un producto endotelial, transforma la angiotensina I en II, un vasoconstrictor potente con importancia en la patogenia de la hipertensión.

Los factores que derivan de las células endoteliales también controlan ciertas respuestas inmunitarias. Al igual que los macrófagos, las células endoteliales expresan antígenos de histocompatibilidad de clase II cuando reciben estimulación. Así, pueden colaborar con los monocitos (o incluso sustituirlos) para activar los linfocitos. Las respuestas inmunitarias contra las células endoteliales son un componente primordial del rechazo de órgano tras el trasplante, y podrían desempeñar algún papel en la patogenia de la arterioesclerosis del injerto.

TABLA 10-1 FUNCIONES DE LAS CÉLULAS ENDOTELIALES DE LOS VASOS SANGUÍNEOS
Barrera semipermeable (uniones adherentes)
Superficie resistente a la trombosis
Mecanotransductor (elementos de respuesta a la tensión de cizallamiento)
Factores vasoactivos: óxido nítrico (factor de relajación derivado del endotelio), prostaciclina (PGI_2), endotelina
Producción de factores antitrombóticos: metabolitos de adenina
Producción de factores antitrombóticos: prostaciclina (PGI_2)
Producción de anticoagulantes: trombomodulina, otras proteínas, inhibidor de la vía del factor hístico
Producción de factores fibrinolíticos: activador hístico del plasminógeno, factor similar a la urocinasa
Producción de procoagulantes: factor hístico, factor V, factor VIIIa (factor de Von Willebrand), receptores de los factores IX y X, activador e inhibidor del plasminógeno
Producción de mediadores inflamatorios: citocinas, quimiocinas, interleucina 1, moléculas de adhesión celular, factor de necrosis tumoral
Producción de factores de crecimiento: factores estimulantes de colonias de células sanguíneas, factores de crecimiento insulinoides, factor de crecimiento de fibroblastos, factor de crecimiento derivado de plaquetas
Inhibidor del crecimiento de células de músculo liso (heparina)
Metabolismo de los lípidos, lipoproteínas de baja densidad, lipoproteínas de baja densidad modificadas
Proliferación y migración en respuesta a las lesiones
Secreción y remodelación de la matriz

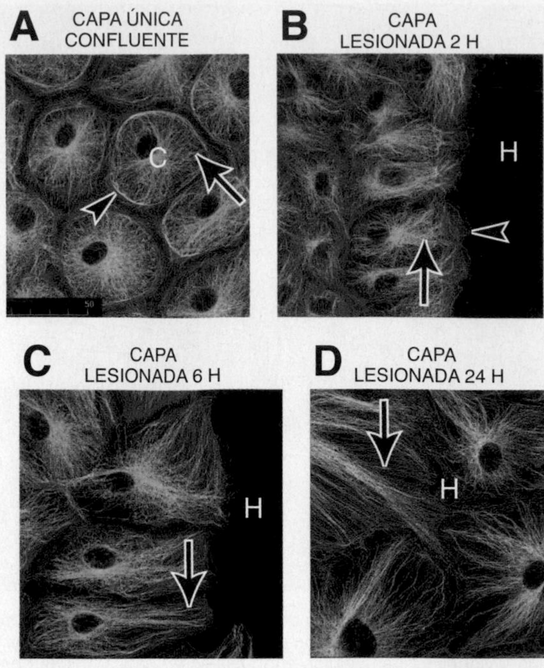

FIGURA 10-4. Remodelación en respuesta a la pérdida de la integridad endotelial. Se cultivaron células endoteliales de aorta porcina hasta la confluencia, y se creó una herida de 1 mm utilizando un raspador. Las células se fijaron y se les aplicó una doble tinción para actina y tubulina a las 2 h, 6 h y 24 h después de producir la herida. **A.** Las células endoteliales en capas únicas confluentes contienen una banda periférica densa formada por haces de microfilamentos de actina (*punta de flecha*) y centrosomas (C) (*flecha*) que se orientan hacia la periferia de la célula. **B.** 2 h después de producir la herida, se observa la formación de lamelipodios (*punta de flecha*) y las fibras de esfuerzo (*flecha*) se reacomodan para ubicarse en paralelo al borde de la herida (H). Los centrosomas migran en torno al núcleo y se dirigen hacia el borde de la herida, y los microtúbulos comienzan a emanar hacia la herida (H). **C.** A las 6 h los cambios en los microtúbulos y los microfilamentos son más prominentes y las redes que esos dos tipos de elementos constituyen (*flecha*) comienzan a reorganizarse en sentido perpendicular al borde de la herida (H) al tiempo que las células comienzan a diseminarse. **D.** 24 h después de producir la herida, las redes de microtúbulos y microfilamentos (*flecha*) se observan alineadas en sentido perpendicular al borde de la herida (H), a medida que las células migran al interior de la misma.

Las células de músculo liso mantienen la integridad de los vasos sanguíneos

Las células de músculo liso vascular derivan del mesodermo local después de la formación de los tubos endoteliales embrionarios (fig. 10-5). Sin embargo, las células de músculo liso de las arterias principales del segmento superior del cuerpo derivan de la cresta neural. Las células de músculo liso, en asociación con la MEC, mantienen la integridad de los vasos sanguíneos y proporcionan apoyo al endotelio. Controlan el flujo sanguíneo mediante contracción o dilatación en respuesta a estímulos específicos. También sintetizan la matriz del tejido conjuntivo del vaso, incluida la elastina; el colágeno, especialmente de los tipos I y III; y el proteoglucano. Asimismo, producen enzimas proteolíticas y sus inhibidores, que regulan la remodelación y reparación del tejido. En las arterias normales, las células de músculo liso rara vez se dividen. En cambio, al igual que las células endoteliales, proliferan en respuesta a la lesión y son importantes en la aterogenia. En esta última instancia, diferencian al fenotipo sintético, expresando genes que regulan la secreción, migración y proliferación. La **lipoproteína de baja densidad** (**LDL**, *low-density lipoprotein*) oxidada y el factor de crecimiento derivado de plaquetas son estímulos importantes que promueven el cambio del fenotipo contráctil al sintético en las células de músculo liso. Las células de músculo liso son las principales productoras de factores de crecimiento, citocinas y quimiocinas que intervienen en la aterogenia. También pueden alterar el fenotipo, para asumir características fagocíticas u osteogénicas, como parte de la calcificación arterial.

Los pericitos son células de músculo liso modificadas alrededor de los capilares

Los pericitos regulan las funciones endoteliales en la angiogenia y la estabilidad de los capilares. Las «células punta» endoteliales (*tip cells*; *v.* cap. 5) activan la migración y proliferación de los pericitos a través del factor de crecimiento derivado de las plaquetas β (PDGF-β). Los pericitos pueden actuar como blastocitos o células precursoras, y diferenciarse en miofibroblastos y células de músculo liso. También pueden regular la actividad y la proliferación de las células endoteliales.

Los angioblastos/células progenitoras vasculares regulan la vasculogenia

Se conocen varios tipos de células progenitoras/angioblastos. Las **células progenitoras endoteliales** (**CPE**) son células inmaduras multipotentes que surgen de los hemangioblastos perinatales. Residen en la médula ósea adulta y en la circulación sanguínea, y pueden proliferar, migrar y diferenciarse en células endoteliales. Las CPE se identifican por su expresión de CD133, CD34, c-kit, VEGFR-2, CD144 y Sca-1. A diferencia de las células endoteliales maduras, expresan CD133, pero no cadherina endotelial o factor de Von Willebrand. La existencia de CPE circulantes sugiere que el crecimiento de nuevos vasos sanguíneos en los adultos se produce por vasculogenia, además de por angiogenia (*v.* cap. 5). La angiogenia hace referencia al brote de capilares nuevos a partir de los

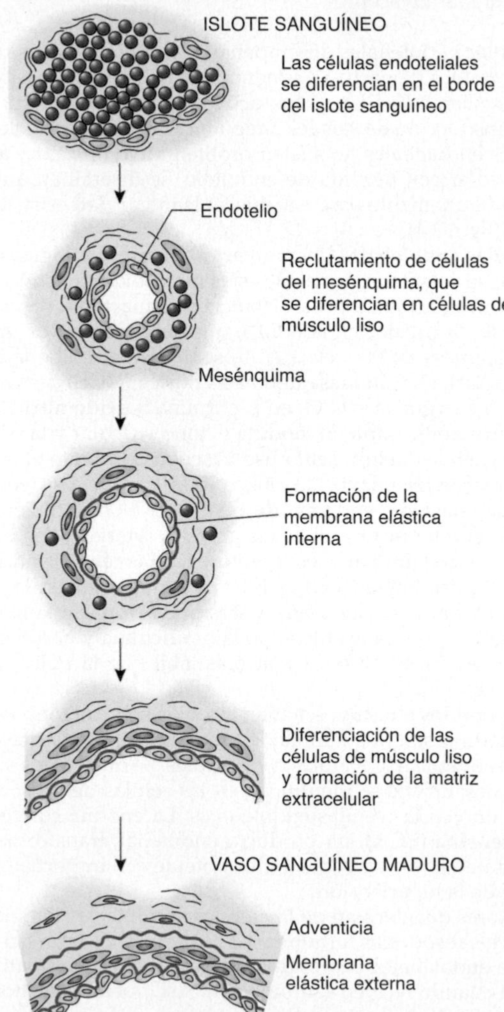

FIGURA 10-5. Diferenciación de los vasos en el embrión temprano. La serie de episodios que se producen a partir del desarrollo de los islotes sanguíneos en la membrana corioalantoidea comienza con la diferenciación del endotelio y procede hasta el desarrollo completo de arterias y venas.

vasos sanguíneos existentes, mientras que la vasculogenia consiste en la diferenciación de angioblastos (células precursoras) en células endoteliales para constituir una red vascular *de novo*. La vasculogenia se produce en los embriones en desarrollo y reaparece en los adultos cuando las CPE se movilizan y son reclutadas hacia regiones en las que se forman vasos sanguíneos nuevos. La vasculogenia embrionaria y la adulta muestran gran semejanza, lo que sugiere que los estímulos incitadores y las vías reguladoras para ambos procesos son similares.

En los pacientes con diabetes mellitus y arteriopatía coronaria estable hay menos circulación y migración de CPE, en correlación inversa con el número de factores de riesgo en los pacientes con arteriopatía coronaria. La proliferación de CPE en personas con diabetes mellitus de tipo 2 es menor que en los controles, y las CPE de sujetos con riesgo elevado de episodios cardiovasculares envejecen en cultivo más rápidamente que las células de aquellos con bajo riesgo. Por tanto, las CPE pueden ser indicadores importantes de un mayor riesgo de vasculopatía, especialmente de ateroesclerosis.

Las CPE pueden tener un potencial terapéutico en la regeneración vascular. Por ejemplo, el trasplante de CPE pueden favorecer la circulación colateral y ayudar al tratamiento de la isquemia tisular. Esto se ha constatado mediante la observación de una mejora de la irrigación sanguínea en extremidades con daño provocado experimentalmente, así como de su contribución a la neovascularización después de un infarto de miocardio también provocado de manera experimental. El tratamiento con CPE también inhibe la fibrosis ventricular izquierda, preserva la función ventricular izquierda y ayuda a mantener la permeabilidad de los vasos sanguíneos tras la colocación de una endoprótesis terapéutica. La tecnología diseñada para capturar las CPE, por ejemplo, mediante la incorporación de anticuerpos anti-CD34 en las endoprótesis, han constatado ser prometedora para mantener la permeabilidad de estos dispositivos implantados. Así pues, las CPE circulantes adultas pueden ayudar a tratar el daño vascular y favorecer su reparación.

TABLA 10-2
DESIGNACIÓN DE LOS FACTORES DE LA COAGULACIÓN

Factor	Nombre estandarizado
I	Fibrinógeno
II	Protrombina
III	Factor hístico
IV	Iones de calcio
V	Proacelerina
VII	Proconvertina
VIII	Factor antihemófilo
IX	Tromboplastina plasmática
X	Factor de Stuart
XI	Antecedente plasmático de la tromboplastina
XII	Factor de Hageman
XIII	Factor estabilizador de la fibrina
–	Precalicreína
–	Cininógeno de peso molecular alto

HEMOSTASIA Y TROMBOSIS

La hemostasia es un proceso fisiológico que se encuentra bajo un control extremo y se pone en marcha para detener la hemorragia mediante la formación de un coágulo sanguíneo. En esta respuesta participan la vasoconstricción local, la inflamación de los tejidos y la adhesión, agregación y activación plaquetarias. A estos procesos le siguen la coagulación y la formación de fibrina, que dan origen al coágulo hemostático en los sitios de lesión. La trombosis se refiere al proceso patológico que promueve la formación de un coágulo sanguíneo, o trombo, en el sistema circulatorio. Un trombo es un conglomerado de sangre coagulada que contiene plaquetas, fibrina, leucocitos y eritrocitos. Su formación implica un equilibrio a favor de los factores que promueven la formación del coágulo en comparación con aquellos que lo inhiben, es decir, cuando los procesos protrombóticos superan a los antitrombóticos. La trombosis implica *(1)* la activación de las plaquetas, *(2)* la activación de las vías de coagulación, *(3)* la participación del sistema de monocitos y macrófagos, *(4)* la participación de las células endoteliales de la pared vascular y, en determinadas situaciones, la extrusión del ADN de los neutrófilos (NETosis, *v.* cap. 1).

En la hemostasia (*v.* caps. 7 y 20) interviene la red de enzimas activadoras e inactivadoras de la coagulación, así como los cofactores derivados de diferentes células y tejidos, algunos circulantes y otros de síntesis local (tabla 10-2).

La sangre se coagula cuando el fibrinógeno se convierte en fibrina

El objetivo final de la coagulación sanguínea es la conversión del fibrinógeno soluble del plasma en fibrina polimérica fibrilar insoluble. Esta reacción la cataliza la trombina, una proteasa de serina. Varios factores de coagulación intervienen en una serie de pasos muy precisos (tabla 10-2). Para evitar una coagulación generalizada en toda la circulación, muchos de estos factores están limitados por inhibidores específicos. La cascada de la coagulación amplifica una señal inicial hasta la generación final de trombina, cuya producción es clave para el desarrollo y la estabilización del coágulo. Por ejemplo, una molécula de un factor de la coagulación con acción retrógrada en la cascada, el factor Xa, genera cerca de 1 000 moléculas de trombina.

La cascada de la coagulación se dividió en el pasado en las vías «intrínseca» y «extrínseca», ahora denominadas vía de la activación por contacto y vía del factor tisular (FT), respectivamente. Sin embargo, esta dicotomía no se corresponde exactamente con los mecanismos principales de la coagulación, en los que la vía de activación por contacto realmente tiene una función menor.

La perspectiva actual en cuanto a la coagulación (fig. 10-6) remarca la importancia del FT, una glucoproteína unida a la membrana. La asociación dinámica de complejos factor VIIa-FT con el inhibidor de la vía del FT (IVFT) es crucial para la trombosis. El IVFT inhibe el inicio de la coagulación mediante la unión del complejo FT-FXa-FVIIa. Por tanto, es probable que la coagulación esté regulada por una gran reserva de IVFT en la superficie de las células endoteliales. La hemostasia se inicia cuando el factor VII activado (VIIa) se encuentra con el FT en el lugar de la lesión, y forma el complejo FT-VIIa. Este complejo activa pequeñas cantidades de factores IX y X a IXa y Xa. Los factores VIIIa y IXa promueven la transformación de cantidades mayores de factor X en Xa.

El Xa transforma pequeñas cantidades de protrombina en trombina, que activa el factor XI en XIa. El XIa aumenta su propia generación a partir de XI (retroalimentación positiva) y aumenta la conversión del factor IX en IXa. El complejo IXa y VIIIa genera factor Xa adicional a partir de X. Este Xa se une a Va para formar el complejo de protrombinasa, que activa la protrombina a trombina. La trombina convierte el fibrinógeno en monómeros de fibrina, que luego constituyen polímeros. La trombina también activa el factor XIII para obtener factor XIIIa, con lo que se forman tiras de fibrina con enlaces cruzados que estabilizan el coágulo.

Además de su importante papel en la coagulación y la agregación plaquetaria, la trombina participa en la producción de moléculas fibrinolíticas y en la regulación de los factores de crecimiento y las moléculas de adhesión leucocitaria. También influye en la vía anticoagulante de la proteína C al unirse a la trombomodulina en la

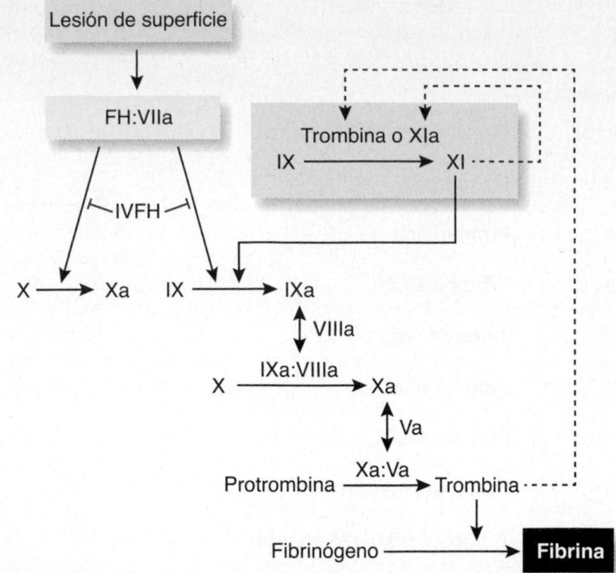

FIGURA 10-6. Cascada de la coagulación. Comienza al producirse una lesión endotelial, que libera factor hístico (*FH*). Este último se combina con factor VII activado (VIIa) para constituir un complejo que activa cantidades bajas de factor X en Xa y IX en IXa. El complejo del factor IXa unido al factor VIIIa activa a su vez el factor X. El complejo del factor Xa y el Va cataliza entonces la conversión de la protrombina en trombina, después de lo cual la fibrina se forma a partir del fibrinógeno. Inhibidor de la vía del factor hístico. Las asas de retroalimentación positiva se indican con líneas *discontinuas*, *IVFH*.

superficie de las células endoteliales. El factor V, un cofactor esencial de la coagulación proteica, también tiene actividad anticoagulante al ejercer una función de cofactor en el sistema de la proteína C activada, que luego regula a la baja la actividad del factor VIIIa. La trombina también aumenta la permeabilidad de los vasos a través de los receptores acoplados a proteínas G (receptores activados por proteasas o PAR, *proteinase-activated receptors*), lo que promueve alteraciones en la forma de las células endoteliales o interrumpe las uniones de adhesión entre células endoteliales.

La adhesión y la agregación plaquetarias se producen tras la lesión de un vaso sanguíneo

Normalmente, las plaquetas circulantes no son adherentes entre ellas ni a la pared vascular. A pesar de esto, la lesión regula de forma positiva la adhesividad plaquetaria, tras lo cual las plaquetas interactúan para formar un trombo plaquetario, es decir, un cúmulo de plaquetas activadas (fig. 10-7). Para este proceso se requieren cambios de la configuración de las plaquetas, que reflejan la reorganización de sus microfilamentos de actina. Varias moléculas tienen capacidad para promover la agregación plaquetaria, incluyendo la trombina, el colágeno, la ADP, la adrenalina, el tromboxano A_2, el factor activador plaquetario (PAF, *platelet-activating factor*) y la vasopresina. Los agregados plaquetarios ocluyen los vasos sanguíneos pequeños lesionados e impiden el escape de la sangre.

Una vez que se estimula a las plaquetas para adherirse a la pared vascular, se libera el contenido de sus gránulos, en parte debido a la contracción del citoesqueleto plaquetario. Estos gránulos favorecen la agregación de otras plaquetas. La adhesión plaquetaria se facilita gracias a la liberación de factor de Von Willebrand subendotelial, que permite la adhesión de la glucoproteína (Gp) IIb, una proteína de membrana plaquetaria, y de fibrinógeno. Las plaquetas activadas también liberan ADP y tromboxano A_2, un producto del metabolismo del ácido araquidónico, que recluta plaquetas adicionales para participar en el proceso. El complejo proteico GpIIb-IIIa de la membrana plaquetaria se enlaza al fibrinógeno para constituir este puente entre plaquetas, promover la agregación y estabilizar al trombo naciente. Las plaquetas activadas liberan a su vez factores que desencadenan la coagulación, con lo que se origina un trombo complejo sobre la pared vascular. La trombina misma estimula la

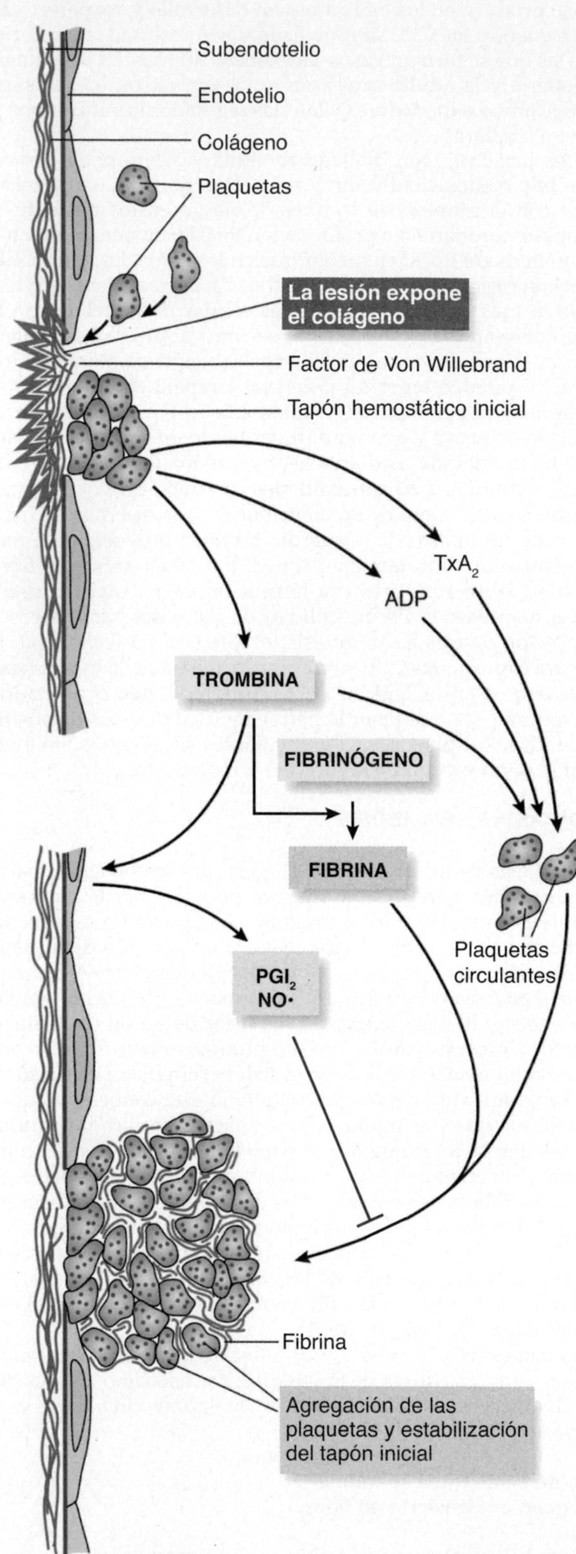

FIGURA 10-7. Papel de las plaquetas en la trombosis. Tras una lesión de la pared vascular y la alteración del flujo, las plaquetas se adhieren y luego muestran agregación. Se liberan adenosina difosfato (*ADP*) y tromboxano A_2 (*TxA_2*) y, junto con la trombina que se genera en el lugar, reclutan plaquetas adicionales y hacen que la masa aumente de tamaño. El trombo plaquetario en crecimiento se estabiliza con fibrina. Otros elementos, entre otros los leucocitos y los eritrocitos, también se incorporan al trombo. La liberación de prostaciclina (*PGI_2*) y óxido nítrico (*NO•*) a partir de las células endoteliales regula el proceso al inhibir la agregación plaquetaria.

liberación de gránulos plaquetarios adicionales y el reclutamiento posterior de nuevas plaquetas.

Las células endoteliales regulan la coagulación y la anticoagulación

Los moduladores de la coagulación que derivan del endotelio se enumeran en la tabla 10-3. Las células endoteliales sintetizan varios factores anticoagulantes. Producen y secretan PGI_2, que inhibe la agregación plaquetaria. El NO• endotelial inhibe con intensidad la agregación plaquetaria y la adhesión a las paredes vasculares. Las células endoteliales metabolizan el ADP, un fuerte promotor de la trombogenia, en metabolitos antitrombogénicos. La superficie luminal del endotelio está recubierta de sulfato de heparano, que se une a varios factores de coagulación, entre los cuales la antiproteasa β_2 (macroglobulina). El sulfato de heparano endotelial activa la antitrombina, que se une a varios factores de coagulación (IIa, IXa, Xa, XIa y XIIa), que se encuentran libres, y no unidos en complejos o al coágulo. Las células endoteliales también pueden lisar algunos coágulos a medida que se forman a través del sistema plasminógeno-activador del plasminógeno-plasmina.

Entre otras actividades anticoagulantes, las superficies de las células endoteliales tienen un cofactor que inactiva la trombina, al formar un complejo con la trombina y la antitrombina III (una antiproteasa plasmática). La propia trombina activa la proteína C al unirse a su receptor, la trombomodulina, en la superficie de las células endoteliales. Tanto la proteína C como la trombomodulina son sintetizadas por las células endoteliales. La proteína C activada destruye los factores de coagulación V y VIII. El IVFT generado durante la coagulación se une al endotelio, donde inhibe el complejo FT-VIIa (fig. 10-6). El FT y el IVFT son sintetizados y secretados por las células endoteliales y otras células vasculares.

El endotelio también participa de forma importante en el inicio y la propagación de la trombosis. El fenómeno que desencadena la mayoría de las trombosis es la lesión endotelial, que confiere una propiedad protrombótica al endotelio (fig. 10-7). Las células endoteliales sintetizan el **factor de von Willebrand**, que favorece la adherencia plaquetaria y activa el factor V de coagulación. Las células endoteliales también unen a los factores IX y X, lo que favorece la coagulación en la superficie endotelial. Por último, los agentes inflamatorios, incluidas las citocinas liberadas por los monocitos, activan los procoagulantes en la superficie del endotelio intacto. La interleucina 1 (IL-1) y el factor de necrosis tumoral α (TNF-α) inducen a las células endoteliales a presentar su tromboplastina al plasma, lo que puede desencadenar la vía del FT.

Así, los trombos pueden formarse cuando la función endotelial se altera, cuando se pierde la continuidad endotelial o cuando el flujo sanguíneo en un vaso se vuelve anómalo, como en el caso de existir turbulencia o estasis. La pérdida aislada de células endoteliales o la lesión en un vaso con flujo adecuado provoca la marginación plaquetaria, pero no la trombosis (fig. 10-8).

TABLA 10-3
REGULACIÓN DE LA COAGULACIÓN EN LA SUPERFICIE ENDOTELIAL

Regulación negativa

1. Inactivadores de la trombina
   a. Antitrombina III
   b. Trombomodulina
2. Vía de la proteína C activada
   a. Síntesis y expresión de la trombomodulina
   b. Síntesis y expresión de la proteína S
   c. Activación de la proteína C mediada por trombomodulina
   d. Inactivación de los factores V_a y VIII_a por efecto del complejo PAC-proteína S
3. Inhibición de la vía del factor hístico
4. La antitrombina III inactiva los factores IX, X, XI, XII
5. Fibrinólisis
   a. Síntesis de activador hístico del plasminógeno, activador urocinasa-plasminógeno e inhibidor tipo 1 del activador del plasminógeno
   b. Conversión de plasminógeno Glu en plasminógeno Lys
   c. Antitrombina III
   d. Potenciación mediada por PAC
6. Síntesis de metabolitos de ácidos grasos insaturados
   a. Metabolitos de la lipooxigenasa—13-HODE
   b. Metabolitos de la ciclooxigenasa—PGI_2 y PGE_2

Vías procoagulantes

1. Síntesis y expresión de:
   a. Factor hístico (tromboplastina)
   b. Factor V
   c. Inhibidor de la fibrinólisis activable por la trombina (TAFI)
   d. Factor activador de plaquetas
2. Unión de factores de coagulación IX/IX_a, X (complejo protrombinasa)
3. Regulación negativa de la vía PAC
4. Incremento de la síntesis de inhibidor del activador del plasminógeno
5. Síntesis de 15-HPETE

13-HODE, ácido hidroxioctadecadienoico; *15-HPETE*, ácido hidroperoxieicosatetraenoico; *PAC*, poliposis adenomatosa colónica; *PGE_2*, prostaglandina E_2; *PGI_2*, prostaciclina.

Las células endoteliales reparan los defectos de las zonas dañadas

La lesión por desolladura más frecuente del endotelio es la alteración progresiva por la placa ateroesclerótica. El daño endotelial por desolladura también se produce en la homocistinuria, la hipoxia y la endotoxemia, y durante procedimientos invasivos como la extracción e implantación de injertos de derivación de vena safena, angioplastia, inserción de endoprótesis intravasculares y aterectomía. Las interacciones de un trombo con las células endoteliales subyacentes pueden alterar aún más la integridad endotelial. Tanto la fibrina como la trombina afectan el citoesqueleto de las células endoteliales e inician cambios en la configuración del endotelio que permiten la formación de brechas intercelulares, mismas que alteran la integridad endotelial.

En ese contexto, las células endoteliales pueden extenderse rápidamente y migrar a la zona desollada para restablecer una barrera resistente a la trombosis (fig. 10-4). A continuación, las células proliferan para restaurar la densidad celular normal. Estos mecanismos pueden mostrar disfunción en áreas donde existe daño celular endotelial persistente, lo que podría causar erosiones focales, úlceras y fisuras.

Además, las CPE derivadas de la médula pueden proliferar tras una lesión vascular y una situación de estrés fisiológico. En ese momento se liberan en la circulación periférica, donde se adhieren a las superficies de las paredes vasculares desollados y se diferencian para restablecer la integridad endotelial.

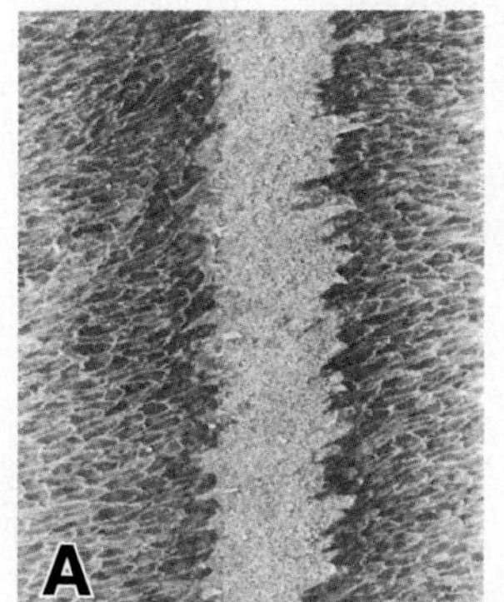

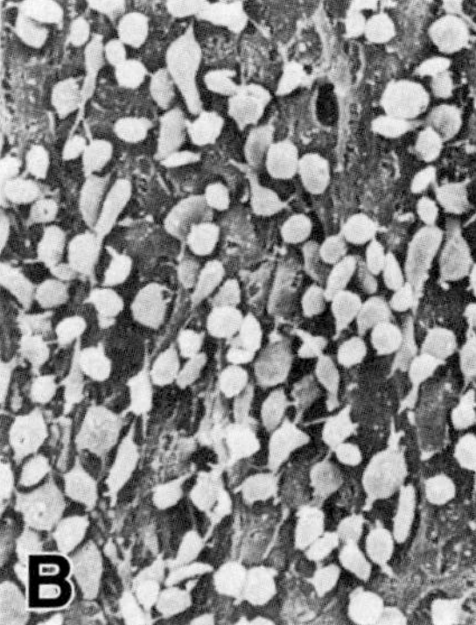

FIGURA 10-8. Microfotografía electrónica de barrido de la superficie endotelial de la aorta de una rata, 1 h después de eliminar las células endoteliales mediante raspado con un filamento de nailon. A. Endotelio intacto y porción raspada. **B.** La imagen de alto aumento del área raspada muestra un empedrado de plaquetas intactas que se adhiere al tejido conjuntivo subyacente en el torrente arterial de alta velocidad.

La lisis de coágulos es un mecanismo de regulación

Un trombo puede tener varios destinos: *(1)* lisis, *(2)* crecimiento y propagación, *(3)* embolización y *(4)* organización y canalización. La combinación de plaquetas agregadas y sangre coagulada se desestabiliza por la activación de la plasmina, una enzima fibrinolítica (fig. 10-9). Durante la formación del coágulo, el plasminógeno se une a la fibrina y, por tanto, es parte integrante de la masa plaquetaria en formación. Las células endoteliales sintetizan el activador del plasminógeno, pero dentro de los trombos de mayor tamaño el plasminógeno circulante también es capaz de convertirse en plasmina mediante la acción de ciertos productos de la cascada de la coagulación. El activador del plasminógeno unido a la fibrina activa la plasmina. A su vez, mediante la digestión de las tiras de fibrina en segmentos más pequeños, la plasmina lisa el coágulo y destruye el trombo. Estos fragmentos más pequeños inhiben la trombina y la formación de fibrina. La eliminación de la fibrina también limita su acumulación en las placas ateroescleróticas, donde puede promover el crecimiento de la placa y atraer las células inflamatorias. Las células endoteliales también sintetizan el inhibidor del activador del plasminógeno 1 (PAI-1), y la plasmina es inhibida por la antiplasmina α_2. Así pues, un estado fibrinolítico regional refleja el equilibrio entre la activación y la inhibición del plasminógeno y la plasmina.

Los trombos pueden organizarse e incorporarse a las paredes vasculares. La malla de fibrina se contrae para reducir el tamaño del trombo. Las células de músculo liso de las arterias, el endotelio y los fibroblastos venosos migran hacia el interior de la fibrina reticulada, y producen MEC y contribuyen a la canalización.

Las enzimas proteolíticas y sus inhibidores secretados por las células de músculo liso y los macrófagos remodelan, digieren y luego recanalizan el coágulo con sus propios vasos sanguíneos nuevos, cuya formación es inducida por los factores angiogénicos presentes en el trombo. Sin embargo, el flujo sanguíneo a través del trombo canalizado suele ser limitado.

ATEROESCLEROSIS

La lesión ateroesclerótica clásica se caracteriza por una placa lipídica fibroinflamatoria

La ateroesclerosis se caracteriza por la acumulación progresiva de células inflamatorias, inmunitarias y de músculo liso, lípidos y tejido conjuntivo en la íntima de las arterias elásticas y musculares de tamaño grande y mediano. Estas placas fibroinflamatorias (ateromas) se desarrollan a lo largo de varias décadas (tablas 10-4 y 10-5). Su crecimiento continuado invade la pared arterial y reduce el diámetro de la luz de los vasos. Las lesiones ateroescleróticas también se denominan placas ateroescleróticas, ateromas, placas fibrosas o lesiones fibroadiposas.

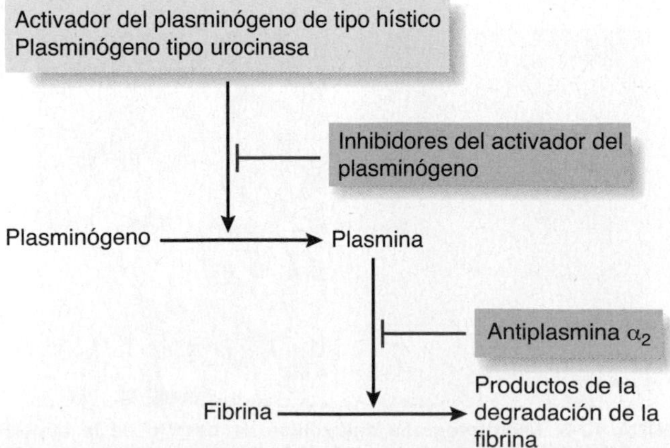

FIGURA 10-9. Mecanismos de la fibrinólisis. La plasmina que se forma a partir del plasminógeno lisa la fibrina. La conversión de plasminógeno en plasmina y la actividad de la plasmina misma se inhiben mediante la acción de inhibidores específicos.

TABLA 10-4
ATEROGENIA

- La formación y el crecimiento de un ateroma lipídico fibroinflamatorio es un proceso dinámico de evolución lenta con episodios superpuestos agudos.
- Los factores de riesgo reversibles y no reversibles favorecen el inicio y aceleran la progresión de las placas.
- Su patogenia es multifactorial y, por ende, la importancia relativa de factores genéticos y ambientales específicos puede variar entre los individuos.
- Las interacciones entre los componentes celulares y de la matriz en la pared del vaso y los constituyentes del suero, los leucocitos, las plaquetas y las fuerzas fisiológicas regulan la formación del ateroma lipídico fibroinflamatorio.
- El efecto genético en la ateroesclerosis es poligénico: no existe un único determinante genético.

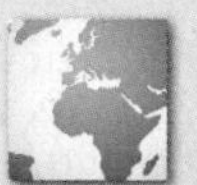

EPIDEMIOLOGÍA: las complicaciones principales de la ateroesclerosis son la cardiopatía isquémica (arteriopatía coronaria), el infarto de miocardio, el accidente cerebrovascular (ACV) y la gangrena de las extremidades. En conjunto, son la causa de más de la mitad de la mortalidad anual en el mundo occidental. La muerte por cardiopatía isquémica en los países occidentales alcanzó su punto máximo a finales de la década de 1960, y luego disminuyó drásticamente, pero sigue siendo la principal causa de muerte. Existen grandes variaciones geográficas y étnicas en la incidencia de la cardiopatía isquémica. Entre los factores de riesgo más importantes se encuentran la hiperlipidemia, la hipertensión, la diabetes mellitus, el tabaquismo, micropartículas contaminantes, la obesidad, la edad avanzada y antecedentes familiares.

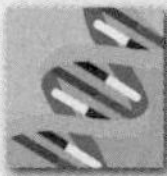

PATOGENIA MOLECULAR: salvo en el caso de los raros trastornos monogénicos del metabolismo de los lípidos, no existe un único desencadenante molecular que cause la ateroesclerosis. En cambio, se sabe que contribuyen más de 60 polimorfismos de un solo nucleótido (SNP, *single nucleotide polymorphism*). Además, ciertos microARN (miARN) están enriquecidos en los vasos ateroescleróticos, algunos de los cuales se sabe que son sensibles al flujo, mediante la regulación de la inflamación, la proliferación endotelial, la señalización de NO• y la apoptosis. Las microvesículas circulantes que contienen miARN pueden transportar estas funciones de una célula endotelial a otra.

TABLA 10-5
COMPONENTES IMPORTANTES DEL ATEROMA LIPÍDICO FIBROINFLAMATORIO

Células	• Células endoteliales • Células de músculo liso • Células espumosas • Células gigantes • Linfocitos • Células dendríticas • Mastocitos • Macrófagos	• Lípidos y lipoproteínas • Proteínas séricas • Productos de plaquetas • Productos de leucocitos: citoquinas, quimioquinas • Detritos necróticos, cristales de colesterol • Microvasos nuevos • Cristales de hidroxiapatita
Matriz	• Colágeno • Elastina • Glucoproteínas • Proteoglucanos	• Factores de crecimiento • Oxidantes/antioxidantes • Enzimas proteolíticas • Factores procoagulantes

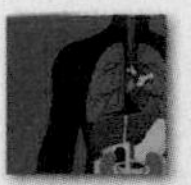

FISIOPATOLOGÍA: aunque la formación de la placa, su crecimiento y su presentación clínica varían de un paciente a otro, la patogenia de la ateroesclerosis se conoce bastante bien. La «semilla» de la aterogenia (figs. 10-10 a 10-13) puede comenzar ya en la vida fetal o posnatal, con la formación de masas celulares en la íntima, o cuando comienzan a desarrollarse las estrías lipídicas. Sin embargo, la típica lesión ateroesclerótica, que al inicio es clínicamente insignificante, se forma durante 20 a 30 años. (Una excepción se produce en la hipercolesterolemia familiar homocigótica, en la que las lesiones se desarrollan durante la primera década de vida).

La vida de una placa tiene tres fases: *(1)* inicio y formación, *(2)* adaptación y *(3)* clínica. En este proceso, las moléculas con actividad biológica regulan varias funciones celulares dinámicas, y es muy probable que múltiples polimorfismos genéticos interactúen con factores ambientales, y entre sí.

Fase de iniciación y formación

1. El flujo laminar uniforme y con una tensión de cizallamiento normal ayuda a mantener la resistencia y la integridad endotelial normales. Se inhiben las citocinas proinflamatorias y el factor tisular (FT). La disfunción endotelial también puede deberse a una tensión de cizallamiento hemodinámica o puede ser constitutiva, en asociación con la estructura de la pared vascular. Las lesiones de la íntima se producen inicialmente en lugares con una estructura predisponente, con masa celular íntima, bifurcaciones, puntos de bifurcación y curvaturas arteriales, incluso donde las tensiones de cizallamiento son bajas, pero fluctúan rápidamente. En estos lugares, las células de músculo liso subendoteliales se acumulan en una masa celular íntima, lo que predispone a la formación de placas, especialmente en las arterias coronarias. Las células inflamatorias, incluidos macrófagos y células dendríticas, están presentes en la íntima de estas áreas propensas a la ateroesclerosis.

   En estos lugares, las células endoteliales aumentan la expresión de genes proinflamatorios, la **molécula de adhesión celular vascular 1** (**VCAM-1**, ***vascular cell adhesion molecule 1***) y la **molécula de adhesión intercelular 1** (**ICAM-1**, ***intercellular adhesion molecule 1***). Estas moléculas son importantes para reclutar los monocitos hacia el interior de las paredes vasculares, lo que constituye uno de los primeros acontecimientos de la aterogenia, que se organiza por un proceso de varios pasos que implica la adhesión y la transmigración. La adhesión está regulada por moléculas de adhesión de superficie celular, como la selectina P, la selectina E, VCAM-1, ICAM-1 y varias quimiocinas. En la transmigración interviene la **molécula plaquetaria de adhesión a las células endoteliales tipo 1 (PECAM-1)**.

   La distribución de las lesiones ateroescleróticas en los vasos grandes y las diferencias en cuanto a su ubicación y frecuencia en distintos lechos vasculares incita a creer que existe participación de los factores hemodinámicos en el proceso. Las fuerzas hemodinámicas provocan patrones únicos de expresión génica, que en las células endoteliales incluyen varios factores que parecen promover la ateroesclerosis, como el factor de crecimiento fibroblástico 2 (FGF-2), el FT, el activador del plasminógeno, la endotelina y PECAM. A pesar de esto, la fuerza de desgarro también provoca la expresión génica de sustancias que pudieran tener un efecto antiaterógeno, como NOS y PAI-1. En las personas con mayor riesgo de ateroesclerosis, las lesiones también se producen en zonas que no suelen estar afectadas.
2. La acumulación de lípidos depende de la afectación de la integridad del endotelio, por brechas intercelulares, pérdida de células o disfunción de las células endoteliales. Esta lesión puede deberse a hipercolesterolemia, hiperhomocisteinemia, flujo laminar anómalo, especies reactivas de oxígeno, inflamación inducida por citocinas o productos finales de la glucosilación avanzada en la diabetes. La hipertensión también favorece la disfunción endotelial. El estrés oxidativo en las células endoteliales y los macrófagos conduce a disfunción y daño celular. Las LDL transportan lípidos hacia la íntima. Dado que las LDL oxidadas activan las moléculas de adhesión celular, los macrófagos pueden adherirse a las células endoteliales activadas, y luego transmigran entre las células endoteliales para alcanzar la íntima, a la vez que llevan lípidos consigo.

   Algunos de estos macrófagos «espumosos» mueren y liberan lípidos. Las alteraciones en los tipos de proteoglucanos de la matriz sintetizados por las células de músculo liso en la íntima también predisponen a estos lugares a la acumulación de lípidos, al unirse a estos y atraparlos en la íntima. La disminución de la salida de lípidos de la pared arterial también favorece la acumulación de lípidos.
3. Los macrófagos, además de aportar grasas, liberan factores de crecimiento que estimulan la acumulación adicional de células de músculo liso. Las LDL oxidadas causan daños en los tejidos y reclutan macrófagos. También promueven la liberación de quimiocinas por parte de las células endoteliales y del músculo liso, que regulan el reclutamiento de células inmunitarias en la placa. La vía del factor nuclear-κB (NFκB) contribuye a varias etapas del crecimiento y la progresión de la placa. Activa el reclutamiento de leucocitos por parte de células endoteliales, la expresión de citocinas y la remodelación de la MEC. Los monocitos y los macrófagos sintetizan PDGF, FGF, TNF, IL-1, interferón α (IFN-α) y factor de crecimiento transformante β (TGF-β), cada uno de los cuales puede estimular o inhibir el crecimiento de las células de músculo liso o endoteliales. Por ejemplo, el IFN y el TGF limitan la proliferación celular o inhiben los péptidos estimuladores del crecimiento, lo que podría explicar la incapacidad de las células endoteliales para mantenerse en continuidad sobre una lesión. La IL-1 y el TNF estimulan las células endoteliales para sintetizar PAF, FT y PAI. Así pues, la combinación de macrófagos y células endoteliales puede transformar la superficie vascular anticoagulante normal en una con cualidades procoagulantes.
4. A medida que la lesión avanza, pueden formarse trombos parietales sobre la superficie dañada de la íntima. Esto estimula la liberación de PDGF, lo que acelera la proliferación

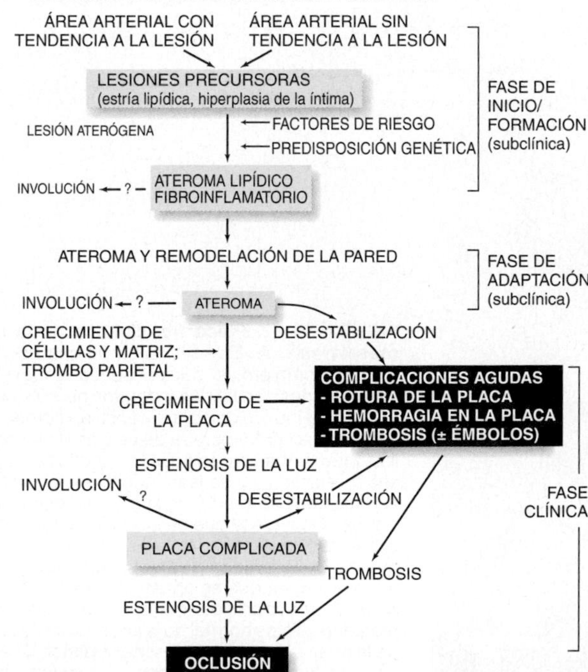

FIGURA 10-10. Hipótesis unificadora de la patogenia de la ateroesclerosis.

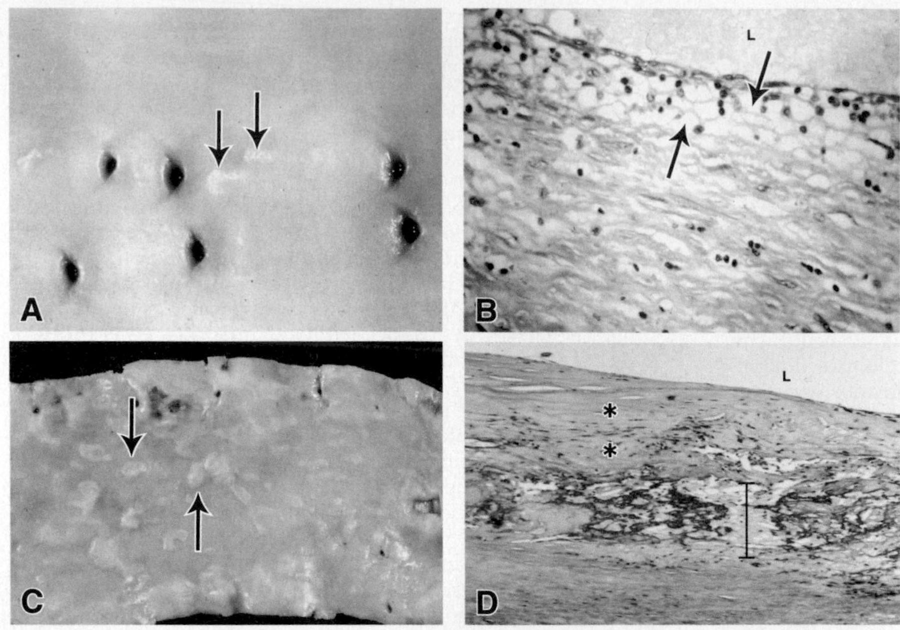

FIGURA 10-11. Estrías lipídicas y ateroesclerosis. A. Estría lipídica. Fotografía macroscópica de estrías lipídicas amarillas (*flechas*) en la aorta torácica **B.** Estría lipídica. Características microscópicas de una estría lipídica en una pared arterial, que contiene células espumosas en la íntima (*flechas*). *L*, luz. **C.** Placas lipídicas fibroinflamatorias. Placas elevadas localizadas en la aorta torácica. **D.** Placas lipídicas fibroinflamatorias. Cápsula fibrosa (*asterisco*) que separa la luz (*L*) del núcleo necrótico central (*corchete*).

de células de músculo liso y la secreción de componentes de la matriz. El trombo puede crecer, lisarse u organizarse e incorporarse a la placa.

5. Las regiones más profundas de la íntima engrosada reciben una nutrición deficiente debido a la limitación que deriva de la distancia a la cual es posible la difusión de los nutrientes. Este tejido sufre necrosis isquémica, que se intensifica por las enzimas proteolíticas liberadas por los macrófagos (es decir, catepsinas) y el daño hístico causado por las LDL oxidadas, las ERO y otros agentes. Así, se forma un núcleo necrótico central. Junto a los factores angiogénicos específicos de plaquetas y macrófagos, el núcleo necrótico inicia la angiogenia, con la formación de nuevos vasos vasculares en la placa.
6. Se forma la placa lipídica fibroinflamatoria, con un núcleo necrótico central y una cápsula fibrosa, que separa el núcleo de la sangre que circula por la luz. El centro contiene residuos hísticos, células apoptóticas, células espumosas necróticas, cristales de colesterol y calcificación focal. El tapón fibroso contiene células de músculo liso contráctiles, que producen MEC, proteinasas e inhibidores de proteinasas, lo que separa el núcleo de la placa necrótica trombogénica de la luz del vaso. Las hendiduras de colesterol promueven una mayor inflamación. Las células inflamatorias e inmunitarias se infiltran y se entremezclan con las células de músculo liso, los lípidos depositados y la matriz con organización variable. El TGF-β regula el depósito de la MEC, estimula el depósito de varios tipos de colágeno, fibronectina y proteoglucanos, y limita la degradación de la matriz mediante la inhibición de las enzimas proteolíticas. El TGF-β también tiene propiedades antiinflamatorias y promueve el crecimiento de las células de músculo liso. Puesto que sus efectos varían según el ambiente, el TGF-β puede tener efecto aterógeno o antiaterógeno.

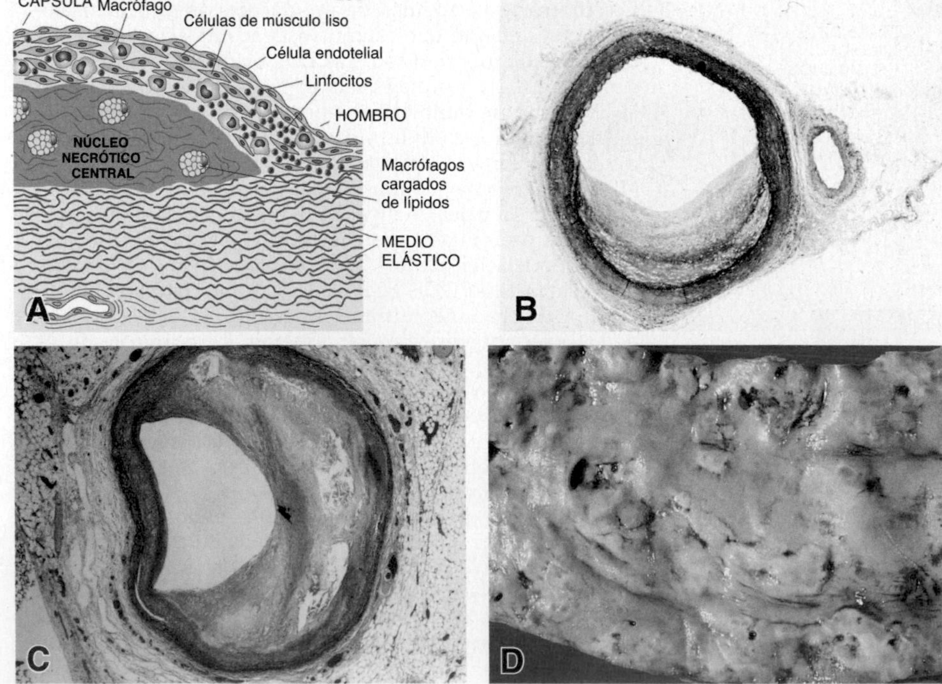

FIGURA 10-12. Placa fibrolipídica de la ateroesclerosis. A. En esta placa fibrosa con desarrollo completo, el núcleo contiene macrófagos cargados con lípidos y detritos necróticos de células de músculo liso. La cápsula «fibrosa» se compone en gran medida de células de músculo liso, que sintetizan colágeno, cantidades escasas de elastina y glucosaminoglucanos. También se muestran los macrófagos y los linfocitos infiltrantes. Obsérvese que el endotelio que se ubica sobre la superficie de la cápsula fibrosa se encuentra conservado con frecuencia. **B.** Fase de adaptación, en que se aprecia la dilatación de la placa ateroesclerótica y la pared del vaso para mantener el área normal de la luz. La pared normal de la arteria se ubica en la parte superior. **C.** Arteria coronaria estenótica con una placa ateroesclerótica. **D.** La aorta muestra placas pardas pequeñas y elevadas. También resultan evidentes las ulceraciones focales de las placas.

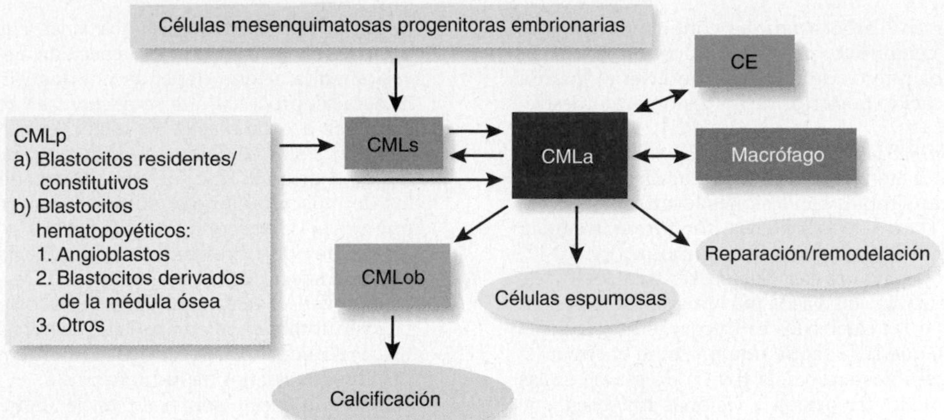

FIGURA 10-13. Papeles hipotéticos de las células de músculo liso (CML) en la patogenia de la ateroesclerosis. En la pared normal de la arteria, las CML se mantienen silentes (CMLs) y su origen embrionario lo constituyen las células progenitoras del mesénquima y las células de la cresta neural. Las CML se activan (CMLa) por medio de lípidos y distintas citocinas, quimiocinas y otros mediadores que secretan los macrófagos y las células endoteliales por vías paracrinas en la lesión, y tienen como función la reparación y la remodelación de la lesión. Las CMLa migran, proliferan y secretan una matriz extracelular prominente, mientras que las CMLs muestran un fenotipo diferenciado y contráctil. Las CMLa pueden acumular lípidos y convertirse en células espumosas en las lesiones. Las CMLa también pueden sufrir un cambio de fenotipo y desempeñar funciones osteoblásticas (CMLob), que promueven la calcificación en la lesión ateroesclerótica. Las CML progenitoras (CMLp), como los blastocitos residentes, los blastocitos hematopoyéticos derivados de la médula ósea, los blastocitos endoteliales y los blastocitos mesenquimatosos derivados de la médula ósea pueden restituir las CML en la vasculatura, en particular durante una respuesta a la lesión. Las CMLa interactúan con las células endoteliales (CE) y los macrófagos de manera directa o indirecta, para regular el crecimiento de la placa ateroesclerótica.

7. El sistema inmunitario participa en la aterogenia. Las células dendríticas están presentes en las fases iniciales de las lesiones, y la cantidad de linfocitos T también aumenta en la placa. La expresión del antígeno leucocitario humano (HLA) DR en las células endoteliales y del músculo liso de las placas sugiere que estos elementos podrían haber sufrido activación inmunitaria, quizá en respuesta al IFN que liberan los linfocitos T activados dentro de la placa. Así pues, la presencia de linfocitos T en las placas representa una respuesta autoinmunitaria (p. ej., contra la LDL oxidada).

Fase de adaptación

A medida que la placa protruye hacia la luz (p. ej., en las arterias coronarias), la pared arterial se remodela para mantener el área de corte luminal. Cuando una placa ocupa alrededor de la mitad de la luz, este tipo de remodelación pierde capacidad de compensación y la luz arterial se reduce (estenosis). La fuerza de desgarro hemodinámica, un regulador importante de la remodelación de la pared vascular, actúa por medio de las propiedades de transducción mecánica de las células endoteliales. Estas incluyen el citoesqueleto celular, los canales iónicos en la membrana y la cubierta celulares. El recambio, la proliferación y la apoptosis de las células de músculo liso, así como la síntesis y la degradación de la matriz, modulan la remodelación del vaso y la placa ateroesclerótica. Las metaloproteinasas (MMP) de la matriz y sus inhibidores hísticos son importantes en este proceso (*v.* cap. 3). Así como la remodelación del vaso conserva su permeabilidad, permite que una placa mantenga un «silencio clínico». Incluso una placa pequeña en esta fase puede romperse, con consecuencias extremadamente graves, como se señala a continuación.

Fase clínica

1. A medida que una placa ocupa la luz, se forman nuevos vasos frágiles dentro de la placa, que pueden sangrar en esta. Así, la placa puede aumentar su tamaño sin romperse. Los macrófagos limpian los restos resultantes.
2. En la placa pueden desarrollares complicaciones tales como úlcera superficial, calcificación y formación de fisuras o aneurismas. Los mastocitos activados en los lugares de erosión pueden liberar mediadores proinflamatorios y citocinas. El crecimiento continuado de la placa conduce a estenosis grave u oclusión de la luz.
3. La sangre circulante a presión puede dañar y elevar la placa. La hemorragia y la trombosis se combinan para obstruir el vaso. La rotura de la placa, que afecta a su cápsula fibrosa, así como la trombosis y la oclusión subsiguientes, pueden precipitar episodios extremadamente graves en estas lesiones en fase avanzada (p. ej., infarto agudo de miocardio), incluso las placas que producen una estenosis menor del 50% pueden presentar rotura repentina. Existen varias condiciones que parecen favorecer la rotura, como se señala en la figura 10-10. Estas incluyen las fuerzas de cizallamiento hemodinámicas, la formación de fisuras, una cápsula fibrosa fina, un número reducido de células de músculo liso, el aumento de la actividad de la MMP de la matriz, la inflamación, la acumulación de células espumosas y la calcificación nodular focal.

En la figura 10-10 se muestra cómo estos mecanismos hipotéticos podrían operar en la aterogenia.

Lesiones iniciales de la ateroesclerosis

ANATOMOPATOLOGÍA: se han identificado dos lesiones específicas como precursoras de las placas ateroescleróticas.

ESTRÍA LIPÍDICA: las estrías lipídicas son lesiones planas o un tanto elevadas que se ubican en la íntima y en las que se acumulan lípidos intracelulares y extracelulares. Se observan tanto en niños pequeños como en adultos. Se acumulan células llenas de gotas lipídicas («células espumosas»; fig. 10-11). La mayoría de los lípidos se ubican dentro de los macrófagos, aunque las células de músculo liso también los albergan.

En niños que mueren accidentalmente, es posible identificar estrías lipídicas importantes en muchas regiones del árbol arterial, pero no reflejan la distribución de las lesiones ateroescleróticas en adultos. Las estrías grasas son habituales en la aorta torácica en los niños, pero la ateroesclerosis en el adulto es mucho más prominente en la aorta abdominal. Independientemente de esto, muchos consideran que la infiltración grasa es una lesión precursora de la ateroesclerosis y que otros factores controlan la transición de una estría lipídica en una placa ateroesclerótica con relevancia clínica.

MASA DE CÉLULAS DE LA ÍNTIMA: la masa de células en la íntima es otra lesión candidata a figurar como precursora de la ateroesclerosis. Son áreas blancas y engrosadas que se ubican en puntos de ramificación en el árbol arterial, y contienen células de músculo liso y tejido conjuntivo, pero no lípidos. La ubicación de estas lesiones en los puntos de ramificación arterial guarda correlación con la ubicación posterior de las lesiones ateroescleróticas.

LESIÓN CARACTERÍSTICA DE LA ATEROESCLEROSIS: la lesión característica de la ateroesclerosis es la placa lipídica fibroinflamatoria. Las placas simples son lesiones localizadas, elevadas, de color amarillo claro y superficie lisa, con forma irregular, pero bordes bien definidos. Las placas fibroadiposas (fig. 10-12) representan lesiones más avanzadas. Suelen ser ovaladas y de hasta 12 cm de diámetro. En los vasos más pequeños, como en las arterias coronarias o las cerebrales es frecuente que la placa sea excéntrica; esto es, que solo ocupe una parte de la circunferencia de la luz. En fases posteriores, la fusión de placas en las arterias musculares puede dar origen a lesiones mayores, que ocupan varios centímetros cuadrados. En un inicio, las placas ateroescleróticas están cubiertas por endotelio y tienden a incluir la íntima y una porción muy limitada de la región superior de la media (fig. 10-12B). El área que está entre la luz y el núcleo necrótico (la cápsula fibrosa) contiene células de músculo liso, macrófagos, linfocitos, células cargadas de lípidos (células espumosas) y componentes del tejido conjuntivo.

El núcleo central contiene residuos necróticos. Dentro del tejido fibroso y las áreas necróticas puede haber cristales de colesterol y células gigantes de cuerpo extraño. Las células espumosas corresponden tanto a macrófagos como a células de músculo liso que han retenido lípidos. Existen células inflamatorias e inmunitarias numerosas, en particular linfocitos T, dentro de la placa.

La neovascularización es un elemento que contribuye de forma relevante al crecimiento de la placa y a su complicación subsiguiente (fig. 10-13). Se postula que los vasos crecen hacia el interior a partir de los vasos vasculares. Son raras en las arterias coronarias sanas pero frecuentes en las placas ateroescleróticas.

PLACAS ATEROSCLERÓTICAS COMPLICADAS: una placa complicada puede derivar de varias situaciones: erosión, ulceración o fisuración de la superficie de la placa; hemorragia de la placa; trombosis parietal; calcificación y aneurisma (figs. 10-12C y D; 10-14 y 10-15). La transformación de una placa ateroesclerótica fibroadiposa simple en una lesión complicada puede tener lugar durante la tercera década de vida, aunque la mayor parte de los individuos afectados tiene 50 o 60 años.

Las interacciones celulares propias de la progresión de las lesiones ateroescleróticas se resumen en la figura 10-16.

- La calcificación que involucra la diferenciación osteocondrítica se produce en áreas de necrosis y en otras partes de la placa. Los lípidos oxidados y las citocinas inflamatorias promueven la calcificación vascular. Se cree que la calcificación en la arteria depende del depósito y la resolución de minerales, procesos que se encuentran regulados por células similares a osteoblastos y osteoclastos, dentro de la pared vascular. Estas células se consideran precursores extraños en la pared arterial, que tal vez deriven de células del tipo de las de músculo liso que sufren transformación fenotípica, o que quizá correspondan a blastocitos o células precursoras circulantes que provienen de la médula ósea. Varios factores de transcripción, así como las LDL oxidadas (Ox-LDL), promueven el desarrollo de células osteoblásticas. La calcificación también puede reflejar cambios en las propiedades físicoquímicas de la pared vascular enferma que causan la formación de cristales de hidroxiapatita.
- Cuando la placa sobresale hacia la luz, crea turbulencia, reducción del flujo luminal o estasis, lo que conduce a la trombosis parietal. Las alteraciones del flujo también dañan el revestimiento endotelial, que podría desarrollar disfunción o denudación local, cuyo caso ya no presenta la superficie resistente a los trombos. Los trombos suelen formarse en los lugares de erosión y fisura de la superficie de la cápsula fibrosa. Los trombos parietales en la región proximal de una arteria coronaria pueden embolizar hacia puntos más distales del vaso. En este punto, la placa ateromatosa ya ha desarrollado alteraciones estructurales y funcionales que predisponen a su desestabilización.
- La desestabilización del ateroma puede producirse siempre que se altere el equilibrio dinámico de los procesos biológicos y físicos opuestos. La hemorragia de la placa debida por la rotura de vasos finos recién formados puede producirse dentro de una placa, con o sin rotura posterior de la cápsula fibrosa. En una placa con rotura, el material necrótico que entra en contacto con la sangre contiene FT y tiene gran capacidad trombógena. Esto conduce a trombosis parietal, rotura de la cápsula fibrosa o una mayor hemorragia dentro de la placa. El endotelio adyacente presenta concentraciones reducidas de inhibidores (IVFT) y menor actividad antiplaquetaria y fibrinolítica, lo que favorece la coagulación. El material trombogénico expuesto favorece la formación de coágulos en la luz, lo que provoca un trombo oclusivo, y la hemorragia puede expandir la placa y estrechar aún más la luz.
- Las concentraciones elevadas de marcadores de inflamación circulantes, como la proteína C reactiva (PCR), el fibrinógeno, VCAM soluble, IL-1, IL-6 y TNF, sugieren que los mediadores inflamatorios procoagulantes también pueden participar y aumentar la carga de la placa.

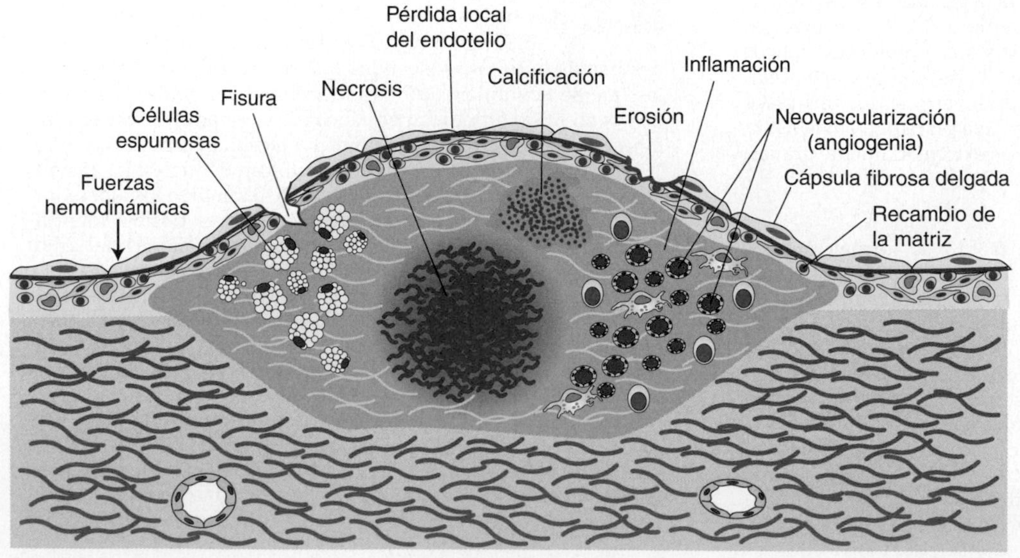

FIGURA 10-14. Lesiones ateroescleróticas complicadas. La superficie muestra denudación endotelial, erosión y formación de fisura. La placa indica una capa delgada fibrosa, núcleo necrótico central, inflamación, lípidos, calcificación y neurovascularización.

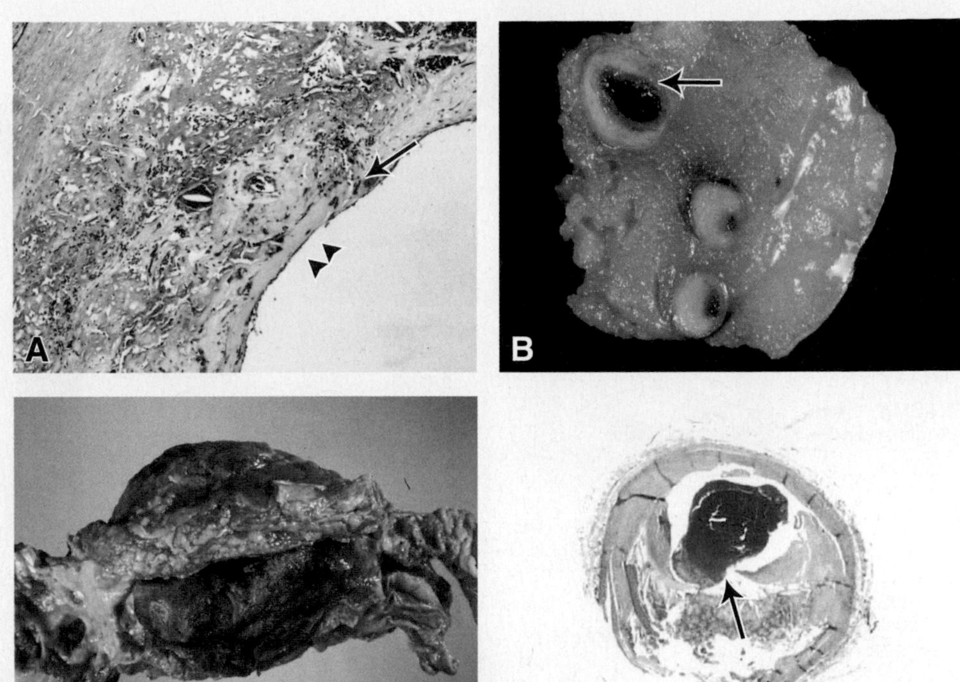

FIGURA 10-15. Complicaciones de la ateroesclerosis. A. Placa lipídica fibroinflamatoria. Características microscópicas de la erosión de la placa (*puntas de flecha*) y formación de una fisura (*flecha*). **B. Placa lipídica fibroinflamatoria** con trombosis luminal oclusiva (*flecha*). **C. Aneurisma aórtico abdominal con trombo. D.** Rotura de la cápsula fibrosa y trombosis luminal oclusiva (*flecha*) en una arteria coronaria ateroesclerótica.

- La hemorragia dentro de la placa se reabsorbe al transcurrir el tiempo y deja como testigos los macrófagos residuales cargados de hemosiderina.

La mayoría de las placas que se rompen generan una estenosis luminal menor del 50%, y en más del 95% de los casos la estenosis es inferior al 70%. Es frecuente que la rotura de la placa se produzca en el hombro de esta, lo que sugiere que la fuerza de desgarro hemodinámica debilita y rompe la cápsula fibrosa. Si no se repara, la pérdida endotelial conduce a la erosión de la placa, lo que debilita la cápsula fibrosa y expone a la placa a los constituyentes de la sangre. La rotura de la placa se relaciona con: *(1)* áreas de inflamación, *(2)* un núcleo lipídico de gran tamaño, *(3)* una cápsula fibrosa delgada, *(4)* disminución del número de células de músculo liso mediante apoptosis, *(5)* desequilibrio entre enzimas proteolíticas y sus inhibidores en la cápsula fibrosa, *(6)* calcificación de la placa, y *(7)* hemorragia dentro de la placa, que conduce a la rotura de la cápsula fibrosa de dentro hacia fuera.

Complicaciones de la ateroesclerosis

Las complicaciones de la ateroesclerosis dependen de la localización y el tamaño del vaso afectado (fig. 10-17), así como del tiempo de evolución del proceso.

- **Oclusión aguda:** la trombosis de una placa ateroesclerótica puede ocluir de forma repentina una arteria muscular (fig. 10-18). El resultado es la necrosis isquémica (infarto) del tejido irrigado por ese vaso, cuya manifestación clínica puede ser un infarto de miocardio, un ACV o gangrena del intestino o las extremidades inferiores. Algunos trombos oclusivos pueden disolverse mediante la administración de enzimas que inducen la actividad fibrinolítica del plasma, como la estreptocinasa y el activador hístico del plasminógeno.
- **Reducción crónica de la luz vascular:** a medida que una placa ateroesclerótica crece, puede ocupar la luz vascular y limitar progresivamente el flujo sanguíneo hacia el tejido que irriga la arteria. La isquemia crónica del tejido afectado provoca la atrofia del órgano, por ejemplo, una estenosis unilateral de la arteria renal que causa atrofia renal; la ateroesclerosis de la arteria mesentérica, que produce estenosis intestinal; o la atrofia cutánea en una persona con diabetes y vasculopatía periférica grave.
- **Formación de aneurismas:** las lesiones ateroescleróticas complicadas pueden extenderse hasta la íntima media de las arterias elásticas y debilitar sus paredes, de manera que permiten el desarrollo de un aneurisma, que característicamente afecta a la aorta abdominal. La disminución de elastina promueve el adelgazamiento y la dilatación de la pared, mientras que las MMP de la matriz secretadas por las células del músculo liso y los macrófagos destruyen el colágeno. Estos aneurismas pueden contener trombos, que pueden embolizar. También pueden romperse de forma repentina y grave, especialmente en la aorta y el cerebro.
- **Embolia:** un trombo formado sobre una placa ateroesclerótica puede desprenderse y alojarse en un vaso distante. Así, un émbolo que deriva de un trombo formado en un aneurisma aórtico abdominal puede producir oclusión aguda de la arteria poplítea, con gangrena subsiguiente de la pierna.
- Una **placa puede ulcerarse**, lo que puede desencadenar el desprendimiento de residuos ateromatosos y dar origen a los llamados «émbolos de cristales de colesterol», que se aprecian como espacios con forma de aguja en los tejidos afectados (fig. 10-19), más frecuentes en el riñón.

La reestenosis puede complicar la reparación de los vasos estenóticos

La angioplastia coronaria transluminal percutánea (ACTP) es una modalidad terapéutica importante para la vasculopatía ateroesclerótica estenótica, en especial la que afecta a las arterias coronarias del epicardio. Mediante la introducción de un catéter y la posterior dilatación del balón del mismo dispositivo, puede reabrirse una porción estenótica de la arteria. Sin embargo, el balón causa daño endotelial y desgarra la placa y la media. En el 30% al 40% de los casos con dilatación satisfactoria, se produce reestenosis en el transcurso de 3 a 6 meses.

La hiperplasia de la íntima que deriva de la proliferación de células de músculo liso y el depósito de matriz conduce a reestenosis, ya sea con la presencia o no de un trombo parietal organizado en la superficie luminal. La remodelación de la pared vascular, inducida en parte por un traumatismo directo que afecta la adventicia, puede contraer la pared vascular y estrechar la luz.

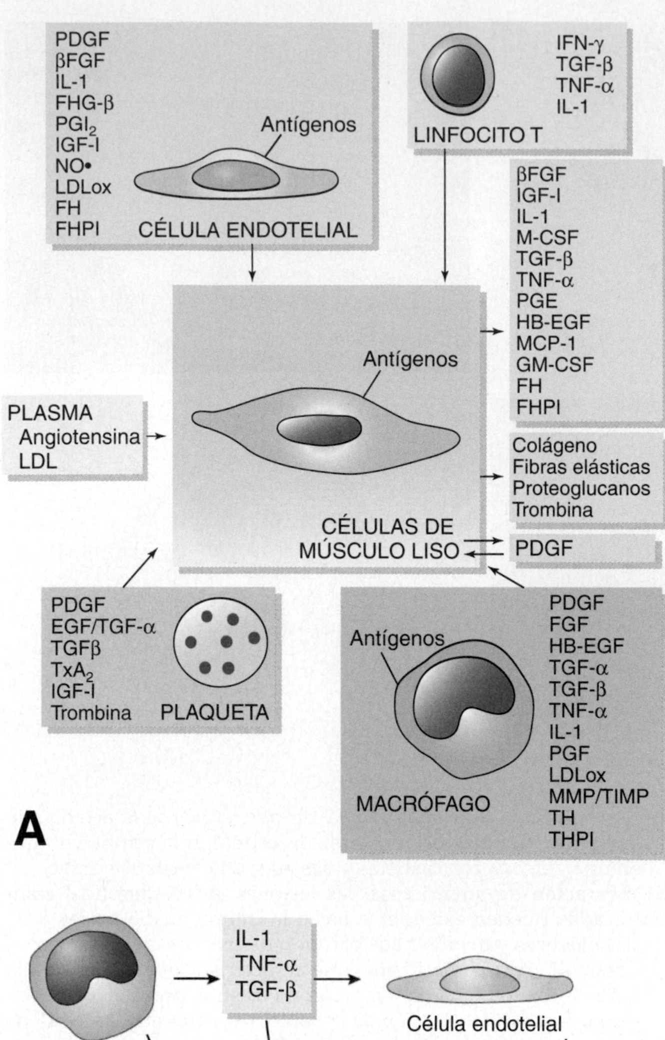

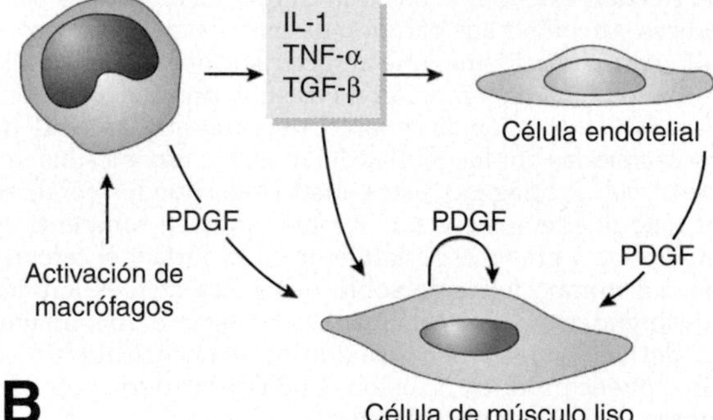

FIGURA 10-16. Interacciones celulares en la evolución de la placa ateroesclerótica. A. Endotelio, plaquetas, macrófagos, linfocitos T y células de músculo liso sintetizan una serie de citocinas, factores de crecimiento y otras sustancias. El esquema que se ilustra aquí enfatiza su actividad sobre las células de músculo liso. **B.** Interacciones celulares que favorecen la proliferación de las células de músculo liso. *EGF*, factor de crecimiento endotelial; *FGF*, factor de crecimiento de fibroblastos; *FH*, factor hístico; *HB-EGF*, factor de crecimiento epidérmico de unión a la heparina; *IFN*, interferón; *IGF-I*, factor de crecimiento insulinoide *I*; *IL*, interleucina; *MCP-1*, proteína quimiotáctica para los monocitos 1; *M-CSF*, factor estimulante de colonias de macrófagos; *MMP*, metaloproteinasas de la matriz; *NO•*, óxido nítrico; *LDLox*, lipoproteínas de baja densidad oxidada; *PDGF*, factor de crecimiento derivado de plaquetas; *PGE*, prostaglandina E; *PGI2*, prostaciclina; *TGF*, factor de crecimiento tumoral; *TNF*, factor de necrosis tumoral; *TIMP*, inhibidor de las MMP; *TxA2*, tromboxano A_2.

Endoprótesis vascular

La endoprótesis vascular, un dispositivo en forma de tubo que se despliega mediante un catéter, permite mantener abierta una arteria ateroesclerótica enferma. En la actualidad, las endoprótesis están recubiertos de polímeros biocompatibles y agentes con actividad biológica, lo que ha reducido de forma considerable las tasas de reestenosis. Por ejemplo, las endoprótesis liberadoras de fármacos de tipo antiproliferativo bloquean la progresión del ciclo celular e inhiben así el crecimiento excesivo de las células de músculo liso en

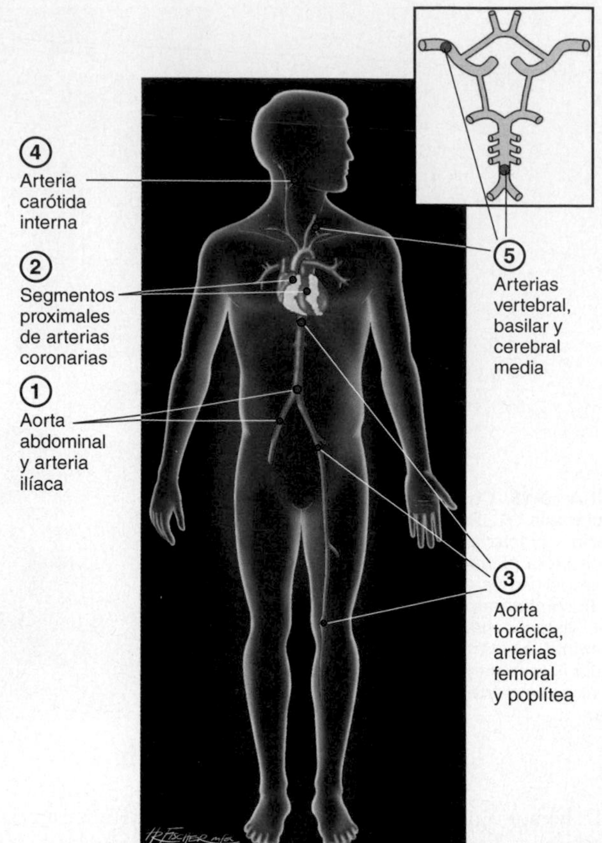

FIGURA 10-17. Localización de las lesiones graves de ateroesclerosis en orden de frecuencia.

la pared vascular. Si bien sus posibles complicaciones a largo plazo no se conocen en su totalidad, en particular las relacionadas con la trombosis, el uso de endoprótesis vasculares liberadoras de fármacos se ha generalizado.

Derivación (*bypass*) de la arteria coronaria

Las venas safenas que se trasplantan a manera de autoinjertos para las cirugías de derivación coronaria sufren una serie de cambios adaptativos y de reparación. Estos incluyen *(1)* engrosamiento de la íntima relacionado con fleboesclerosis, *(2)* calcificación oca-

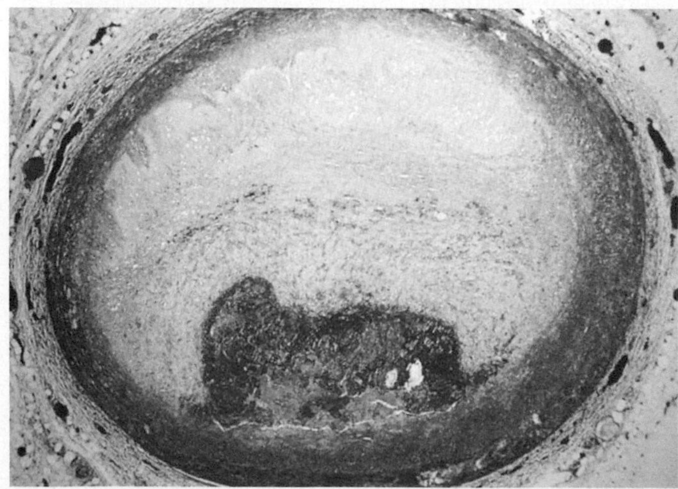

FIGURA 10-18. Trombosis en arteria coronaria. Corte microscópico de una arteria coronaria que revela ateroesclerosis grave y un trombo reciente dentro de la luz reducida.

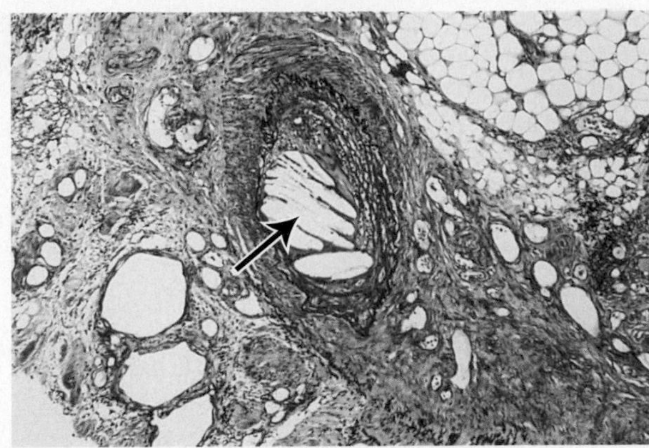

FIGURA 10-19. Émbolo de cristal de colesterol. Anomalías con forma de aguja (*flecha*) dentro de un émbolo ateroesclerótico que ocluye una arteria pequeña.

sional de la media, *(3)* hipertrofia focal de las células musculares y, finalmente, *(4)* cicatrización de la adventicia. Los injertos venosos colocados durante unos años desarrollan placas ateroescleróticas indistinguibles de las arterias coronarias naturales (fig. 10-20). La mitad de estos injertos de derivación se ocluyen en un plazo de 5 a 10 años debido a hiperplasia de la neoíntima y ateroesclerosis.

Muchos factores aumentan el riesgo de ateroesclerosis

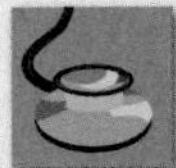

CARACTERÍSTICAS CLÍNICAS: los factores que se relacionan con un aumento de dos veces o más del riesgo de cardiopatía isquémica incluyen:

- **Hipertensión**: la hipertensión arterial aumenta el riesgo de infarto de miocardio. Tanto la hipertensión diastólica como la sistólica contribuyen por igual a este mayor riesgo. Los hombres con presiones sistólicas de más de 160 mm Hg tienen una incidencia de infarto de miocardio tres veces mayor en comparación con quienes tienen presiones sistólicas menores de 120 mm Hg. El uso de antihipertensivos ha reducido de forma importante el infarto de miocardio y el ACV.
- **Concentración de colesterol en sangre**: las concentraciones de colesterol en el suero tienen correlación directa con el desarrollo de cardiopatía isquémica y explican la variación geográfica de la incidencia de este trastorno. En ausencia de los trastornos genéticos del metabolismo de los lípidos (*v.* más adelante), el colesterol sérico se relaciona fuertemente con la ingesta de grasas saturadas en la alimentación. El uso de hipolipidemiantes disminuye el riesgo de infarto de miocardio. El colesterol sérico total no predice necesariamente el riesgo de cardiopatía isquémica, ya que el colesterol es transportado por lipoproteínas aterógenas y antiaterógenas. Por ello, las decisiones terapéuticas se basan principalmente en las concentraciones de colesterol LDL.
- **Tabaquismo**: la ateroesclerosis coronaria y aórtica es más grave y extensa en fumadores que en no fumadores, y el efecto tiene relación con la dosis (*v.* cap. 8). De esta manera, el tabaquismo aumenta en gran medida el riesgo de infarto de miocardio, accidente cerebrovascular isquémico y formación de aneurisma aorticoabdominal.
- **Diabetes**: las personas con diabetes tienen mayor riesgo de vasculopatía ateroesclerótica oclusiva en muchos órganos. A pesar de esto, no se encuentra bien definida la contribución relativa de la intolerancia a los carbohidratos de forma aislada, en contraste con la hipertensión y las hiperlipidemias frecuentes en los diabéticos (*v.* cap. 32, en línea).
- **Aumento de la edad y sexo masculino**: ambos factores se correlacionan fuertemente con el riesgo de infarto de miocardio, pero es posible que sean un reflejo de los efectos acumulados.
- **Inactividad física y patrones de vida estresantes**: estos factores se correlacionan con un mayor riesgo de cardiopatía isquémica, pero su papel en la evolución de la ateroesclerosis no está claro.
- **Obesidad**: la obesidad es un factor de riesgo de arteriopatía coronaria ateroesclerótica, hipertensión y diabetes de tipo 2, por lo que aumenta el riesgo por diversos mecanismos.
- **Homocisteína**: la homocistinuria es un trastorno autosómico recesivo infrecuente que deriva de mutaciones del gen que codifica la cistationina sintetasa. El trastorno causa ateroesclerosis prematura y grave. Las ligeras elevaciones de la homocisteína plasmática en personas que no padecen este trastorno son frecuentes y constituyen un factor de riesgo independiente de ateroesclerosis en las arterias coronarias y de otro tipo. El aumento del riesgo es comparable al del tabaquismo y la hiperlipidemia. La homocisteína es tóxica para las células endoteliales. También altera sus mecanismos anticoagulantes al inhibir la trombomodulina en la superficie de las células endoteliales, la actividad de unión a la antitrombina III del proteoglucano de sulfato de heparano, la unión del activador tisular del plasminógeno y la actividad de la ectoadenosina difosfatasa (ADPasa) en la superficie de las células endoteliales. Esta última promueve la agregación plaquetaria. Las interacciones oxidativas entre la homocisteína, las lipoproteínas y el colesterol complican aún más la situación. El consumo bajo de folato en la alimentación puede agravar la predisposición genética a la hiperhomocisteinemia, si bien se desconoce si el tratamiento con ácido fólico protege de la ateroesclerosis.
- **Proteína C reactiva (PCR)**: la PCR es un reactante de la fase aguda sintetizado principalmente por los hepatocitos. Constituye un marcador sérico de la inflamación sistémica y se la vincula con el aumento del riesgo de infarto de miocardio y ACV isquémico. Esta observación, junto con la presencia de la PCR en las placas ateroescleróticas, sugiere que la inflamación sistémica podría contribuir a la aterogenia.
- **Lipoproteínas (LP)**: la LP(a) elevada aumenta el riesgo de infarto de miocardio y cardiopatía isquémica. Un componente de la LP(a) (apolipoproteína[a]) estimula la inflamación y la peroxidación lipídica. La LP(a) también aumenta el depósito

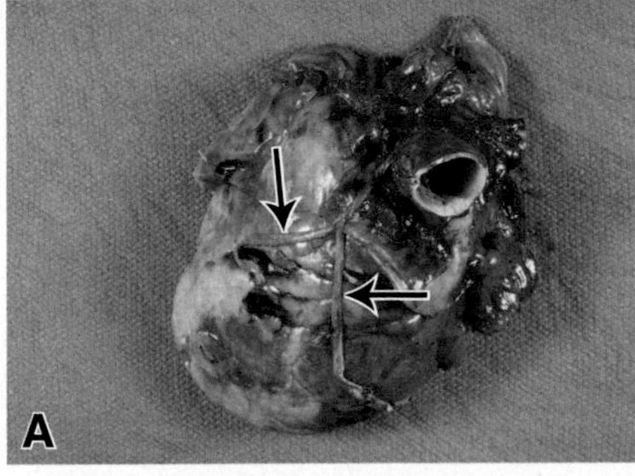

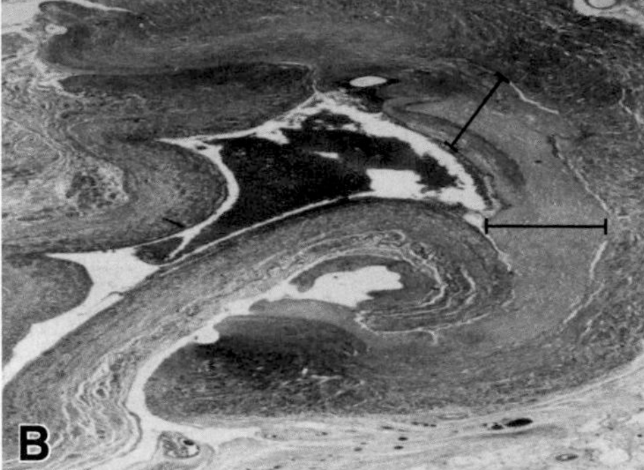

FIGURA 10-20. Puente aortocoronario con vena safena. A. Se aprecia un puente aortocoronario de vena safena en la superficie del corazón (epicardio; *flechas*). **B.** Lugar de la anastomosis distal con la arteria coronaria ateroesclerótica (*corchetes*).

TABLA 10-6
LIPOPROTEINAS

Características			Composición (%)				Apolipoproteínas	
Clase de lipoproteínas	Densidad (g/mL)	Diámetro de las partículas (nm)	Prot	Col	FL	TG y EC	No in	In
Quilomicrones	<0.950	80-1 200	<2	1-3	6-12	80-90*	B48	A, C, E
VLDL	0.950-1.006	30-80	4-10	22	18	45-60	B100	C
IDL	1.006-1.019	25-50	15	29	22	30-35	B100	C, E
LDL	1.019-1.063	18-28	25	50	21	8-10	B100	
HDL	>1.063	5-15	33	30	29	4-8	A	C, E

Funciones

Lipoproteína	Función clave
Quilomicrón	Transporte de TG alimentarios
VLDL	Transporte de lípidos endógenos
IDL	Transporte de lípidos endógenos
LDL	Transporte del colesterol endógeno
HDL	Transporte inverso del colesterol, intercambio de apolipoproteínas

*Mayoritariamente TG.
CE, éster de colesterol; *Col*, colesterol; *FL*, fosfolípido; *HDL*, lipoproteínas de alta densidad; *IDL*, lipoproteínas de densidad intermedia; *In*, intercambiable; *LDL*, lipoproteínas de baja densidad; *Prot*, proteína; *TG*, triglicérido (triacilglicerol); *VLDL*, lipoproteínas de muy baja densidad.

de colesterol y la proliferación de músculo liso en los vasos lesionados, e inhibe la trombólisis. La inhibición farmacológica de la proproteína convertasa subtilisina/kexina de tipo 9 (PCSK9) tiene por objeto reducir la LP(a).

- **Síndrome metabólico**: las personas con síndrome metabólico (*v.* cap. 32, en línea) tienen mayor riesgo de sufrir enfermedades cardiovasculares. Esta afección se caracteriza por concentraciones elevadas de triglicéridos, reducción del colesterol de lipoproteínas de alta densidad (HDL), y aumento de la hipertensión, la glucemia y el perímetro de la cintura.

Infección y ateroesclerosis

Algunos agentes infecciosos pueden contribuir al desarrollo de ateroesclerosis. *Chlamydia pneumoniae* y el citomegalovirus (CMV) son los más estudiados, pero también se conoce la posible contribución de *Helicobacter pylori*, el virus del herpes y otros. Algunos ateromas pueden contener ADN de estos agentes, pero aún se desconoce la naturaleza de esa asociación.

Metabolismo de los lípidos

Se ha avanzado mucho desde que Rudolf Virchow identificó por primera vez los cristales de colesterol en las lesiones ateroescleróticas. Las partículas de lipoproteínas transportan colesterol y otros lípidos (principalmente triglicéridos) (tabla 10-6 y fig. 10-21). Estas partículas difieren en su composición de proteínas y lípidos, su tamaño y su densidad. Se catalogan en función de esta última:

- Quilomicrones
- Lipoproteínas de muy baja densidad (VLDL)
- Lipoproteínas de densidad intermedia (IDL)
- Lipoproteínas de baja densidad (LDL)
- Lipoproteínas de alta densidad (HDL)

Las **apolipoproteínas** son proteínas estructurales anfipáticas en las membranas externas de las LP, que regulan (al alza/a la baja) la endocitosis mediada por receptores y las enzimas plasmáticas que metabolizan los lípidos. Las **apolipoproteínas B** (apoB100, apo-B48)

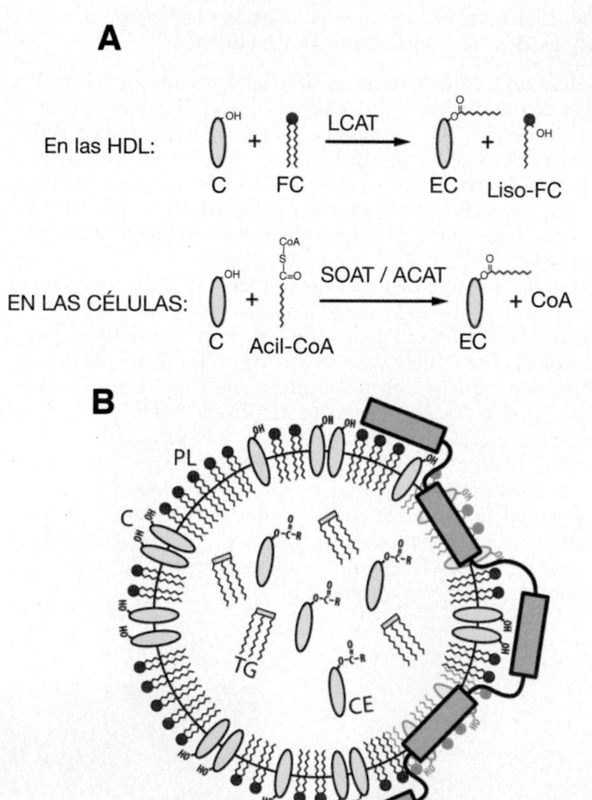

FIGURA 10-21. Colesterol, ésteres de colesterol y lipoproteínas. A. Conversión del colesterol (*C*) en éster de colesterol (*EC*) en las HDL y en las células. *ACAT*, acil-CoA-colesterol aciltransferasa; *CoA*, coenzima A; *FC*, fosfatidilcolina; *LCAT*, lecitina-colesterol aciltransferasa; *Liso-FC*, lisofosfatidilcolina; *SOAT*, esterol O-aciltransferasa. **B.** Esquema de una partícula de lipoproteína, con una membrana de fosfolípidos (*FL*) que contiene *C* y apolipoproteínas, y un núcleo de lípidos neutros, predominantemente *EC* y triglicéridos (*TG*).

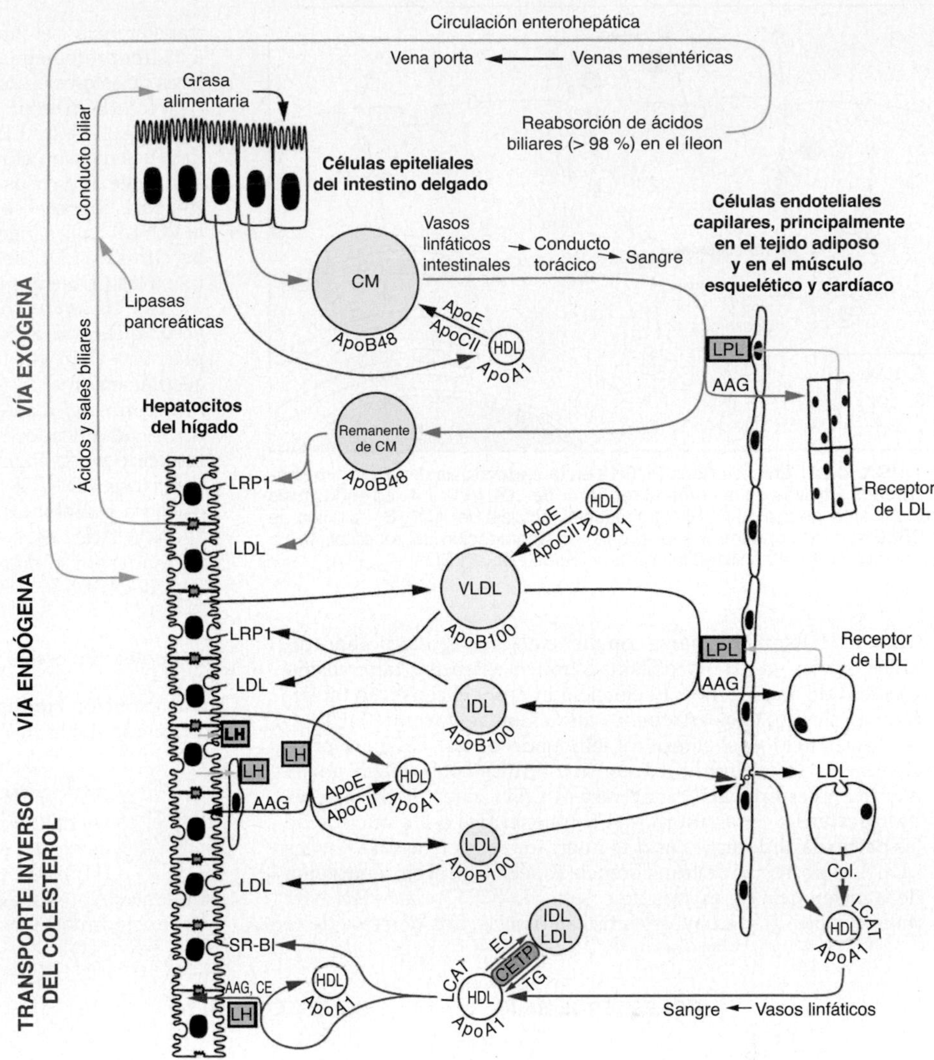

FIGURA 10-22. Vías de distribución del colesterol. *AAG*, ácidos grasos libres; *CETP*, proteína de transferencia de ésteres de colesterilo; *CM*, quilomicrones; *EC*, ésteres de colesterol; *LH*, lipasa hepática; *LPL*, lipoproteína lipasa; *TG*, triglicéridos.

acompañan a las partículas desde su síntesis hasta su descomposición, mientras que otras apolipoproteínas pueden intercambiarse entre las LP.

El hígado es fundamental para regular la distribución del colesterol (fig. 10-22). Las lipoproteínas fabricadas allí y en el intestino delgado transportan el colesterol y los ácidos grasos libres (AGL) a los tejidos. El colesterol es un componente clave de las membranas, los esteroides y la vitamina D. Las HDL transportan el colesterol de los tejidos de vuelta al hígado (transporte inverso). El hígado controla las concentraciones de lípidos circulantes mediante la eliminación de las LP de la sangre por endocitosis, a través de los receptores de apolipoproteínas LDL (rLDL) y una proteína relacionada (LRP1). La bilis producida en el hígado (*v.* cap. 14) media la absorción de lípidos desde el intestino.

PATOGENIA MOLECULAR: VÍA EXÓGENA: los quilomicrones producidos por el epitelio del intestino delgado contienen apo-B48 y transportan lípidos del intestino al hígado. La apo-B48 se produce por la acción de una enzima editora del ARNm, **APOBEC**. Los quilomicrones se absorben en los vasos linfáticos del intestino y entran en la sangre, donde la **lipoproteína lipasa (LPL)** de la superficie de las células endoteliales capilares los hidroliza a AGL. Las mutaciones inactivadoras de (GP1HBP1) impiden el transporte de la LPL producida por los adipocitos y las células musculares hacia la superficie de las células endoteliales; por tanto causan una hipertrigliceridemia grave. Una vez hidrolizados los triglicéridos y eliminados los AGL, el hígado somete a endocitosis a las partículas remanentes.

VÍA ENDÓGENA: los hepatocitos fabrican y secretan partículas VLDL, que adquieren apoCII y apoE en la sangre y se convierten primero en IDL, y luego, por medio de la lipasa de LP hepática, en LDL. La lipasa hepática inactiva es liberada y activada por las HDL. Los hepatocitos captan y catabolizan las IDL y las LDL (fig. 10-23).

Las células endoteliales facilitan la entrada de las LDL en los tejidos por transcitosis, desde el plasma al líquido intersticial, donde las células hísticas las captan a través del rLDL. La interacción de las LDL con su receptor inicia el proceso de endocitosis mediada por el receptor, lo que conduce al catabolismo de las LDL. Mediante transcitosis, las células endoteliales arteriales transportan las IDL y las LDL hacia la íntima. Allí se unen a las moléculas de la MEC, lo que da lugar a modificaciones oxidativas y de otras LP. Las concentraciones plasmáticas elevadas de LDL magnifican este proceso.

TRANSPORTE INVERSO DE COLESTEROL: las HDL sintetizadas por el hígado y las células intestinales contienen apoAI y apoAII. Esto incluye la secreción directa de HDL por el intestino y el hígado, así como la transferencia de lípidos y apolipoproteínas que se liberan durante la lipólisis de las lipoproteínas que contienen apoB. Las HDL *(1)* son reservorios de apolipoproteínas, principalmente apoCII y apoE, y *(2)* transportan al hígado el colesterol extrahepático, incluido el de las paredes arteriales, para su eliminación (transporte inverso del colesterol). Las cifras

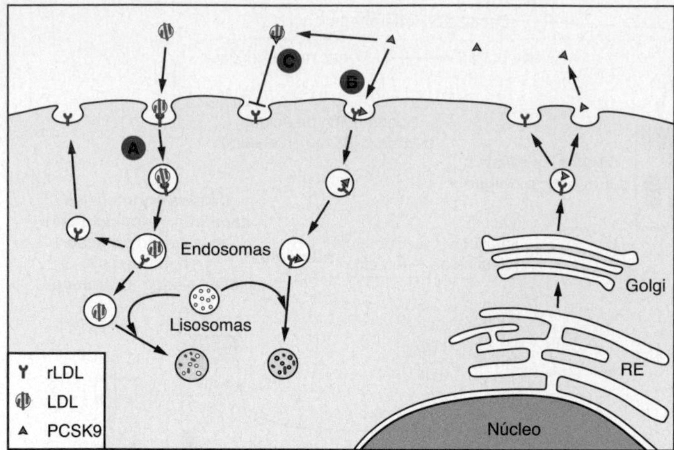

FIGURA 10-23. Efectos de la PCSK9 en la endocitosis de LDL en los hepatocitos a través de la unión al receptor de LDL (rLDL). A. La endocitosis de LDL en ausencia de PCSK9 conduce al reciclaje del rLDL. **B.** La unión de PCSK9 al rLDL conduce a endocitosis y a degradación del receptor. **C.** La unión de PCSK9 a apoB100 inhibe la unión de LDL a rLDL.

bajas de HDL pueden darse con dietas altas en grasas poliinsaturadas o bajas en grasas, obesidad troncal, diabetes, tabaquismo y exceso de andrógenos. El ejercicio intenso, el consumo moderado de alcohol y los estrógenos aumentan las cifras de HDL.

En los tejidos, el colesterol eliminado de las células es principalmente colesterol libre, que se esterifica con rapidez por la **lecitina-colesterol aciltransferasa** (**LCAT**) para formar **ésteres de colesterilo**. Estos últimos son transferidos a los núcleos de las partículas lipoproteicas o se intercambian con las VLDL y las LDL. Las proteínas de transferencia específicas (p. ej., la proteína de transferencia de ésteres de colesterilo [CETP, *cholesterol ester transfer protein*]) median estas transferencias. Los defectos de la transferencia y el intercambio de ésteres de colesterilo conducen a dislipoproteinemia, aumento de las concentraciones intracelulares de ésteres de colesterilo y ateroesclerosis prematura.

HOMEOSTASIS DEL COLESTEROL: las células se unen a la apoB100 de las LDL a través del rLDL, internalizan las LDL y después reciclan el rLDL a sus superficies. La partícula de LDL se mueve a los lisosomas, que hidrolizan los ésteres de colesterilo para liberar el colesterol (fig. 10-23). Los hepatocitos secretan la PCSK9 en la sangre, donde tiene dos funciones que aumentan las cifras de LDL: se une a rLDL y provoca su degradación; y se une a las LDL e impide la endocitosis mediada por rLDL.

Las cifras de colesterol también derivan de la síntesis *de novo*, que está regulada por las enzimas del retículo endoplásmico (RE). Su biosíntesis es compleja y comienza con la acetil-coenzima A (CoA), que es modificada por la enzima hidroximetilglutaril-coenzima A (HMG-CoA) sintasa. El producto modificado (hidroximetilglutaril-CoA, o HMG-CoA), es reducido por la enzima limitadora de la velocidad, la HMG-CoA reductasa (HMGCR). Las altas cifras de colesterol en el RE conducen a poliubiquitinación y degradación de la HMGCR (fig. 10-24A). Además, la producción de estas enzimas está altamente regulada por elementos reguladores de la respuesta al esterol (fig. 10-24B).

Hipercolesterolemias familiar (HF)

La distribución familiar de las cardiopatías isquémicas está bien documentada (tabla 10-7).

PATOGENIA MOLECULAR: los hepatocitos eliminan las LDL exclusivamente a través del rLDL, y las mutaciones en este gen causan hipercolesterolemia familiar (HF), que se hereda como enfermedad autosómica dominante. Aproximadamente 1 de cada 500 personas presenta heterocigosidad y 1 de cada millón, homocigosidad (*v.* cap. 6).

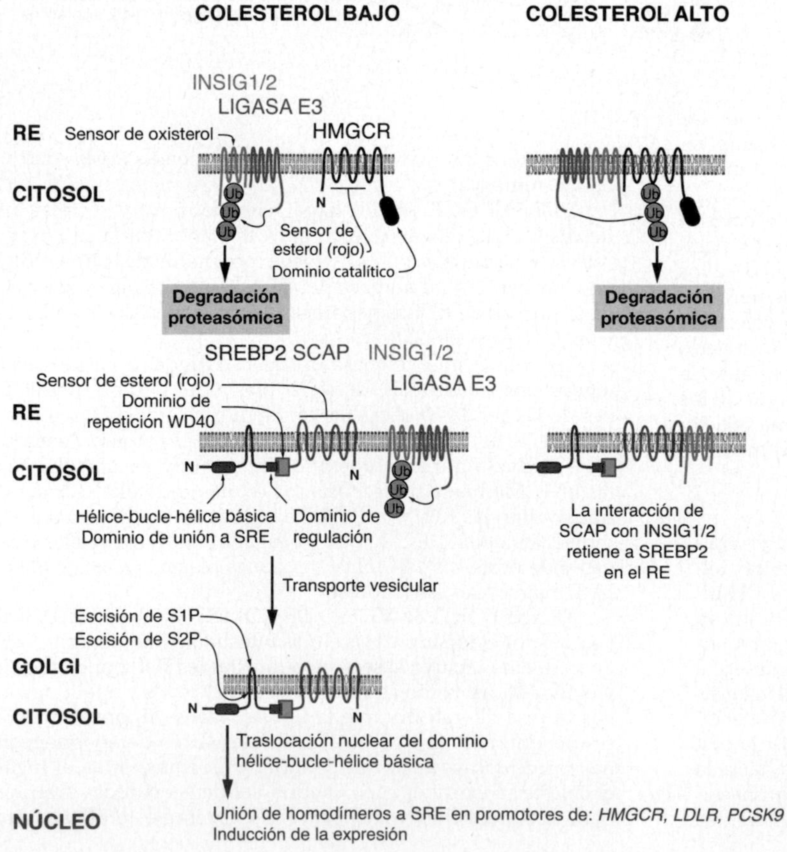

FIGURA 10-24. Regulación de la homeostasis celular del colesterol. A. Las cifras elevadas de colesterol en la membrana del retículo endoplásmico (*RE*) conducen a la poliubiquitinación y degradación de HMG-CoA reductasa (*HMGCR*), lo que provoca una reducción de la biosíntesis del colesterol. *Ub*, ubiquitina. **B.** *SREBP2* regula la transcripción de los genes implicados en el metabolismo del colesterol.

TABLA 10-7
DEFECTOS MOLECULARES EN LAS DISLIPOPROTEINEMIAS

Defecto/Afección	Mutación(es) génica(s)	Características clínicas
Abetalipoproteinemia (ausencia de VLDL y de quilomicrones)		
Carga defectuosa de lípidos de apoB48 y apoB100 por la proteína microsómica de transferencia de triglicéridos (MTTP)	*MTTP* (4q23)	Malabsorción de lípidos y vitaminas liposolubles; ataxia; anemia hemolítica; defectos visuales; menor incidencia de ateroesclerosis
Deficiencia de ApoB48 y apoB100	*ApoB* (2p24.1)	
Deficiencia familiar de lipoproteínas α (HDL baja o ausente)		
Deficiencia de ApoAI	*ApoA1* (11q23.3)	Hipertrigliceridemia; opacidades corneales; xantomas; alto riesgo de ateroesclerosis de inicio temprano
Deficiencia de lecitina-colesterol aciltransferasa (LCAT) completa y parcial (enfermedad del ojo de pez)	*LCAT* (16q22.1)	Hipertrigliceridemia leve, HDL reducido; opacidades corneales; nefropatía; ateroesclerosis variable
Defecto del cassette de unión a ATP A1, que inhibe el transporte de colesterol y fosfolípidos a la apoAI (enfermedad de Tangier)	*ABCA1* (9q31.1)	Hipertrigliceridemia leve, HDL reducido; neuropatía; opacidades corneales; el riesgo de ateroesclerosis está inversamente relacionado con las concentraciones de HDL
Defectos enzimáticos que causan hipertrigliceridemia (hiperlipidemia de tipo I)		
Mutaciones inactivadoras de la lipoproteína lipasa	*LPL* (8p21.3)	Quilomicrones, colesterol y TG elevados (hiperlipidemia de tipo Ia); pancreatitis; hepatoesplenomegalia; xantomas, ateroesclerosis mínima
Deficiencia de ApoCII, incapacidad de activar la lipoproteína lipasa	*APOC2* (19q13.32)	
Defectos enzimáticos que causan hiperlipoproteinemia		
Deficiencia de lipasa hepática	*LIPC* (15q21.3)	Incrementos de IDL, HDL, TG y colesterol; ateroesclerosis grave
Mutaciones inactivadoras de *GPIHBP1*; incapacidad de transportar LPL a la superficie de las células endoteliales capilares	*GPIHBP1* (8q24.3)	Quilomicrones y TG elevados (hiperlipidemia de tipo Id); autosómica recesiva
Defectos en la biología del receptor de LDL (rLDL)		

Apo, apolipoproteína; *HDL*, lipoproteína de alta densidad; *IDL*, lipoproteína de densidad intermedia; *LDL*, lipoproteína de baja densidad; *TG*, triglicéridos (triacilglicerol).

Se conocen más de 400 alelos mutantes, incluidas mutaciones puntuales, inserciones y deleciones.

Mutaciones en otros genes también pueden causar hipercolesterolemia. Así, las mutaciones en apoB100 pueden disminuir la unión de las LDL al rLDL. Las mutaciones de ganancia de función en PCSK9 (*v.* anteriormente) pueden alterar la disponibilidad del rLDL para la unión, e impedir la unión de LDL al rLDL restante. Las mutaciones en los genes de las proteínas apoE pueden alterar la eliminación de los restos de quilomicrones y las IDL. La hipertrigliceridemia puede ser el resultado de deficiencias en la apoAI. La LP(a) mejora el suministro de colesterol a los vasos sanguíneos lesionados, inhibe la plasmina y promueve la proliferación del músculo liso. La predisposición hereditaria a concentraciones sanguíneas elevadas de Lp(a) aumenta el riesgo de ateroesclerosis de las arterias coronarias y cerebrales.

CARACTERÍSTICAS CLÍNICAS: la mayoría de los homocigotos no tratados presenta concentraciones plasmáticas de LDL entre 6 y 10 veces superior a las normales, y mueren por arteriopatía coronaria antes de cumplir los 20 años. Entre los menores de 60 años que han sufrido un infarto de miocardio, el 5% padece hipercolesterolemia familiar heterocigótica. Sus concentraciones plasmáticas de LDL son el doble de lo normal, y suelen tener un infarto de miocardio antes de lo habitual, pero más tarde que los homocigotos (entre 40 y 45 años en los hombres). Además de la ateroesclerosis prematura, el colesterol LDL también se deposita en la piel y los tendones para formar xantomas (fig. 10-25). En algunos casos se identifica en la córnea un anillo lipoideo (antes de los 10 años en homocigotos).

VASCULOPATÍA HIPERTENSIVA

La presión arterial fluctúa a lo largo del día, en respuesta al ejercicio, las emociones, el sueño, etc. La presión arterial sistólica media aumenta con la edad, ya que las arterias van desarrollando rigidez. Las directrices recientes definen la hipertensión como una presión arterial sistólica ambulatoria sostenida ≥130 mm Hg. Puede ser asintomática, pero el tratamiento es básico para minimizar las posibles complicaciones (fig. 10-26).

La hipertensión primaria (esencial), la forma más habitual de hipertensión, es idiopática

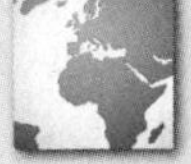

EPIDEMIOLOGÍA: la incidencia de hipertensión ha aumentado hasta el punto de afectar a más del 30% de la población de Estados Unidos, y está presente en la mayoría de los casos de infarto de miocardio, ACV y enfermedad renal crónica, así como en la gran mayoría de los aneurismas aórticos disecantes, hemorragias intracerebrales, roturas de la pared del miocardio y disecciones y roturas de la aorta ascendente. Forma parte del síndrome metabólico (*v.* cap. 32, en línea). Afecta especialmente a personas afroamericanas,

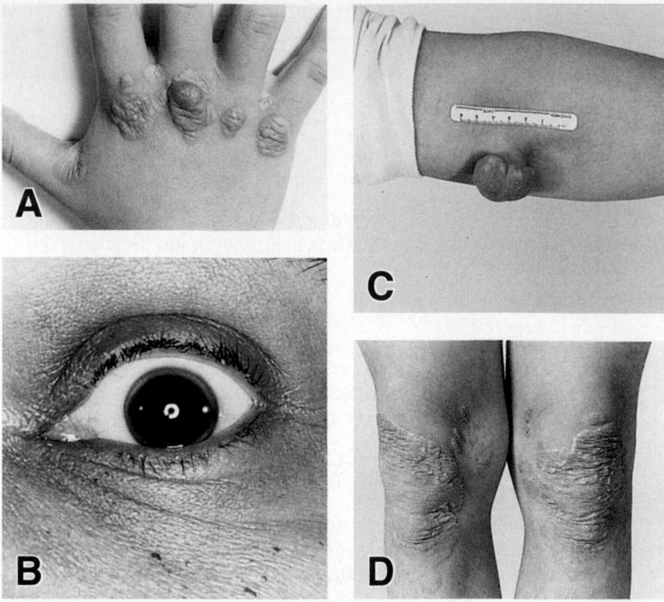

FIGURA 10-25. Xantomas en la hipercolesterolemia familiar. A. Dorso de la mano. **B.** Anillo lipoideo, que representa el depósito de lípidos en la periferia de la córnea. **C.** Superficie extensora del codo. **D.** Rodillas.

quienes, además, tienen más probabilidades que las personas caucásicas de desarrollar complicaciones graves.

FACTORES ETIOLÓGICOS: la **hipertensión esencial** o **primaria** afecta a más del 90 % de los pacientes con hipertensión. La minoría restante desarrolla **hipertensión secundaria**, que se debe por enfermedades renales, metabólicas, endocrinas, apnea del sueño, afecciones cardiovasculares, neoplasias raras y trastornos monogénicos (*v.* más adelante). La etiología de la hipertensión esencial es compleja y depende de factores poligénicos, ambientales, demográficos y epigenéticos, como la ingesta de sodio frente a la de potasio, el sexo, la edad, el índice de masa corporal, el peso al nacer, el bajo número de nefronas en el riñón, etc. En los estudios de asociación de genoma completo (GWAS) se ha documentado la existencia de múltiples loci asociados a hipertensión esencial, lo que respalda una etiología poligénica, es decir, que muchos genes contribuyen con pequeños efectos que, en conjunto, aumentan la presión arterial. Muchos factores, tanto ambientales como genéticos, contribuyen al desarrollo de hipertensión. Las asociaciones genéticas, a excepción de los genes que afectan el manejo del sodio en el riñón, tienden a desempeñar un papel pequeño.

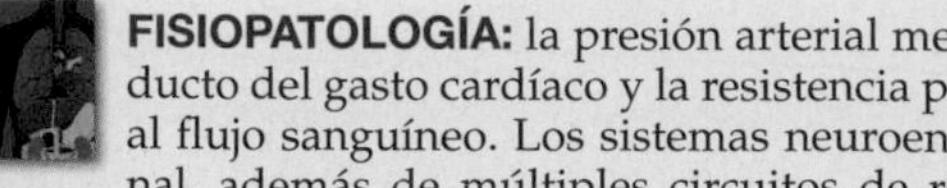

FISIOPATOLOGÍA: la presión arterial media es el producto del gasto cardíaco y la resistencia periférica total al flujo sanguíneo. Los sistemas neuroendocrino y renal, además de múltiples circuitos de retroalimentación, regulan la presión arterial. Entre los mediadores clave se encuentran la actividad simpática, el sistema renina-angiotensina y la homeostasis del sodio en todo el cuerpo; este último representa un determinante crítico de la volemia. La hipertensión se produce cuando la relación entre el gasto cardíaco y la resistencia periférica se altera (fig. 10-27). Se conoce la fisiopatología de la mayoría de las formas de hipertensión secundaria, pero en la hipertensión primaria el desequilibrio es complejo y multifactorial. Con independencia de la alteración inicial, siempre se acaba produciendo un aumento de la resistencia periférica total. Inicialmente, los cambios en la reactividad vascular son reversibles, pero con el tiempo, los cambios estructurales en la vasculatura renal reducen la función renal y conducen a la retención de sodio.

La dilatación y la constricción arteriolar regulan la resistencia periférica, en función de factores sistémicos, locales y neurales, así como de la autorregulación. El óxido nítrico, la prostaglandina E_2 (PGE_2), las cininas y la hipoxia estimulan la dilatación. La endotelina 1, el tromboxano A_2 (TXA_2), los leucotrienos, la angiotensina II, la vasopresina y las catecolaminas hacen lo contrario. El equilibrio entre los factores dilatadores y constrictores regulan el tono arteriolar y proporcionan una perfusión y oxigenación tisular adecuadas, así como protegen los lechos microvasculares de los órganos de la hiperperfusión y la lesión por presión. La autorregulación de las arterias y arteriolas pequeñas mediante respuestas miogénicas locales a la alteración de la presión de perfusión normaliza el flujo sanguíneo de los órganos (fig. 10-28).

La función renal es fundamental para la regulación de la presión arterial, ya que refleja la importancia de la retención de sodio (y, en consecuencia, de agua). El **sistema renina-angiotensina** (SRA; fig. 10-29) se corresponde con las contribuciones de muchos sistemas orgánicos, y su alteración explica más de dos terceras partes de los pacientes con hipertensión. La oclusión de la arteria renal o la restricción de sal en la alimentación aumentan la secreción renal de renina. La renina es una proteasa que escinde el **angiotensinógeno** en un decapéptido, la **angiotensina I**. A su vez, la angiotensina I se convierte en **angiotensina II** por la **enzima convertidora de angiotensina** (**ECA**) en la superficie endotelial. Los polimorfismos frecuentes del gen del angiotensinógeno pueden contribuir al desarrollo hipertensión primaria. La angiotensina II provoca vasoconstricción y también actúa sobre los centros del cerebro que controlan impulsos eferentes simpáticos y estimulan la liberación de aldosterona suprarrenal. La aldosterona intensifica la reabsorción tubular renal de sodio. El efecto neto de todas estas acciones es el aumento del líquido corporal total.

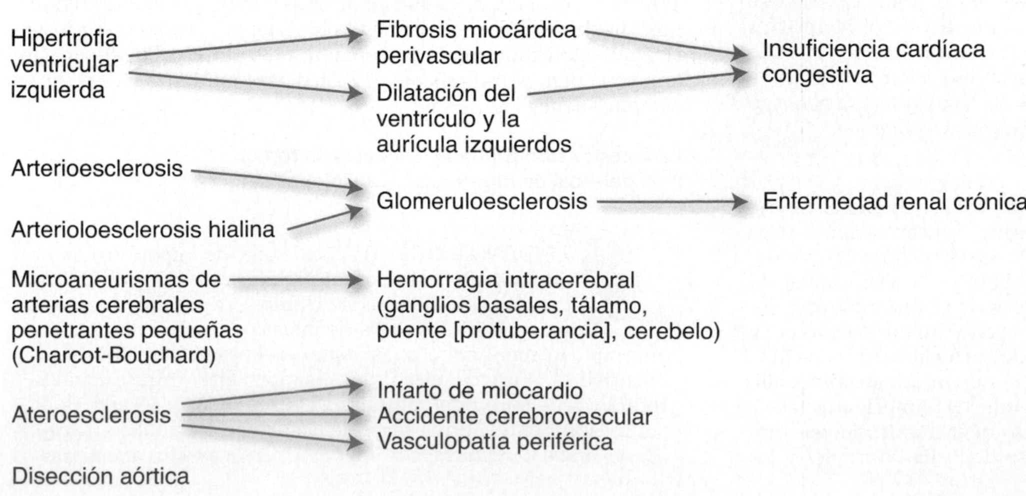

FIGURA 10-26. Afecciones asociadas a hipertensión sistémica crónica.

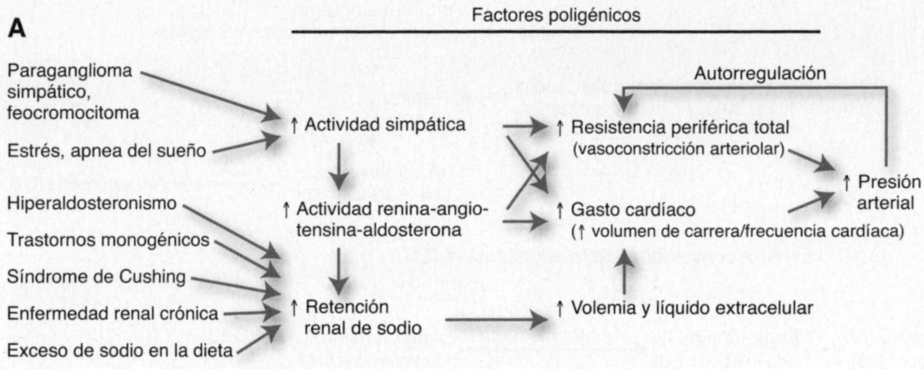

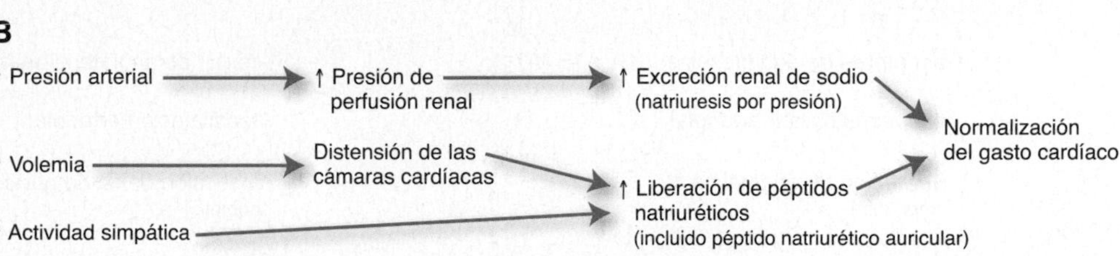

FIGURA 10-27. Relaciones entre el gasto cardíaco, la resistencia periférica total y la hipertensión. A. Mecanismos patogénicos de la hipertensión dependientes de causas conocidas y factores poligénicos en la hipertensión esencial que influyen en el gasto cardíaco y la resistencia periférica total. **B.** Las respuestas fisiológicas intentan normalizar la presión arterial mediante la excreción renal de sodio y la normalización del gasto cardíaco.

Este eje está antagonizado por el **péptido natriurético auricular** (**PNA**), una hormona polipeptídica secretada por células especializadas de las aurículas cardíacas. El PNA se une a receptores específicos en el riñón y aumenta la excreción urinaria de sodio, de manera que se opone a la vasoconstricción inducida por la angiotensina II. La secreción de PNA puede estar controlada por el acoplamiento de estiramiento y secreción después de la distensión auricular, debido al aumento de volumen, o por interacciones endocrinas aún no definidas, en las que posiblemente participe la endotelina 1.

La importancia de este eje hormonal para la regulación de la presión arterial en la hipertensión se ha constatado por el éxito terapéutico de los antagonistas simpáticos (bloqueadores adrenérgicos β), los diuréticos y los inhibidores de la ECA. A pesar de esto, no se ha identificado una anomalía central en el SRA, en parte debido a que la vasculatura responde con rapidez a los cambios hemodinámicos hísticos derivados de la autorregulación (fig. 10-28).

Así, el SRA aumenta la presión arterial por tres mecanismos:

- Aumento del gasto simpático
- Aumento de la secreción de mineralocorticoides
- Vasoconstricción directa

ANATOMOPATOLOGÍA: la hipertensión crónica tiene múltiples consecuencias (fig. 10-26), que implican alteraciones en el miocardio de ventrículo izquierdo, ateroesclerosis en las arterias de conducción y disección aórtica. Los cambios vasculares afectan sobre todo las arterias y arteriolas pequeñas, especialmente en el riñón. Inicialmente, la hipertrofia de las células de músculo liso en las arteriolas de resistencia puede contribuir a la hiperreactividad a los estímulos vasoactivos (fig. 10-28). La arteriosclerosis de las arterias musculares pequeñas en la hipertensión crónica se presenta como un engrosamiento fibromuscular de la íntima por nuevas capas de elastina, con reduplicación de la lámina elástica de la íntima y aumento del tejido conjuntivo (fig. 10-30A). La arterioesclerosis no es diagnóstica de hipertensión, ya que algunas enfermedades similares se asocian al envejecimiento. En la arterioloesclerosis hialina, las paredes de las arteriolas tienen un aspecto vítreo en la microscopía óptica. El engrosamiento de las paredes arteriolares muestra un depósito de material de la membrana basal y acumulación de proteínas plasmáticas (fig. 10-30B). La arterioesclerosis hialina también puede estar presente en la diabetes. Los riñones afectados por la hipertensión crónica muestran disminución del volumen y aspecto macroscópico granuloso, y, en el microscropio, suelen mostrar glomeruloesclerosis y fibrosis intersticial.

Trastornos hipertensivos monogénicos y adquiridos

Las mutaciones de un solo gen que pueden causar hipertensión infantil incluyen defectos en:

- Síntesis, metabolismo y señalización de mineralocorticoides
- Canales de sodio y cotransportadores

Trastornos de la aldosterona

La angiotensina II y la hiperpotasemia estimulan la liberación de aldosterona desde la zona glomerular suprarrenal (fig. 10-29). En el **aldosteronismo remediable con glucocorticoides** (también denominado **hiperaldosteronismo familiar de tipo 1**), que es autosómico dominante, se produce un entrecruzamiento en el cromo-

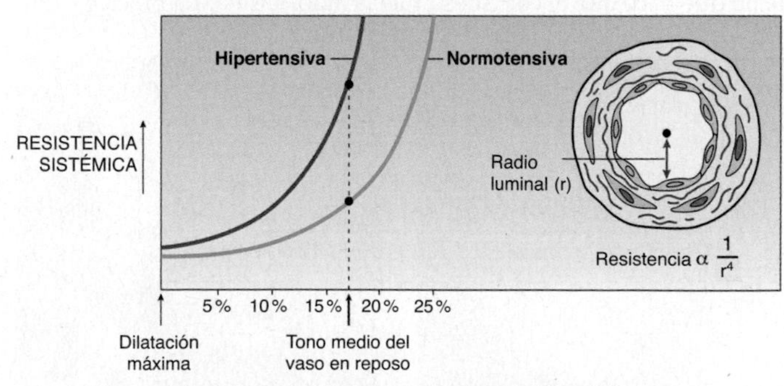

FIGURA 10-28. Autorregulación de la presión arterial. La hipertensión, independientemente de su etiología primaria, aumenta la capacidad de las paredes de los vasos de resistencia para responder a los estímulos vasoactivos. La resistencia se incrementa incluso en los vasos con dilatación máxima, puesto que el tamaño de la luz aumenta en el lecho vascular hipertensivo. Al tiempo que las células de músculo liso se contraen, el incremento del grosor de la pared vascular eleva la resistencia, que tiene proporción inversa con el radio luminal elevado a la cuarta potencia. Obsérvese que con el tono muscular en reposo medio la resistencia en las personas hipertensas es considerablemente mayor de lo normal.

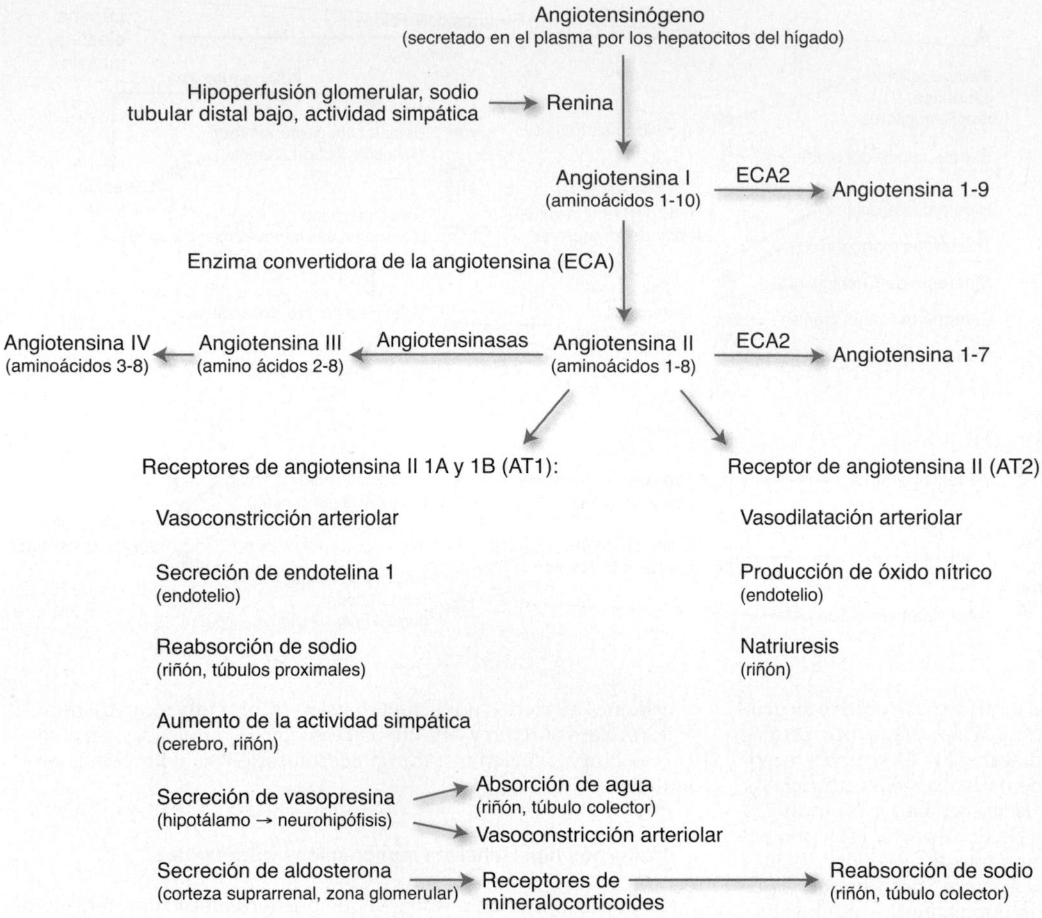

Angiotensinógeno
(secretado en el plasma por los hepatocitos del hígado)

Hipoperfusión glomerular, sodio tubular distal bajo, actividad simpática → Renina

Angiotensina I
(aminoácidos 1-10) —ECA2→ Angiotensina 1-9

Enzima convertidora de la angiotensina (ECA)

Angiotensina IV (aminoácidos 3-8) ← Angiotensina III (amino ácidos 2-8) ←Angiotensinasas— Angiotensina II (aminoácidos 1-8) —ECA2→ Angiotensina 1-7

Receptores de angiotensina II 1A y 1B (AT1):

- Vasoconstricción arteriolar
- Secreción de endotelina 1 (endotelio)
- Reabsorción de sodio (riñón, túbulos proximales)
- Aumento de la actividad simpática (cerebro, riñón)
- Secreción de vasopresina (hipotálamo → neurohipófisis) → Absorción de agua (riñón, túbulo colector); → Vasoconstricción arteriolar
- Secreción de aldosterona (corteza suprarrenal, zona glomerular) → Receptores de mineralocorticoides → Reabsorción de sodio (riñón, túbulo colector)

Receptor de angiotensina II (AT2):

- Vasodilatación arteriolar
- Producción de óxido nítrico (endotelio)
- Natriuresis (riñón)

FIGURA 10-29. El sistema renina-angiotensina y su papel en la homeostasis de los líquidos y el sodio.

soma 8 que hace que la aldosterona sintasa adquiera el control de la región reguladora de una enzima necesaria para sintetizar todos los esteroides (11β-hidroxilasa), lo que conduce a un hiperaldosteronismo estimulado por la corticotropina (ACTH). En otra forma de aldosteronismo genéticamente aumentado, el **FH-III**, una mutación del canal de potasio hace que la zona glomerulosa secrete un exceso de aldosterona.

Otros trastornos monogénicos incluyen el **síndrome de exceso aparente de mineralocorticoides (SEAM)**. Normalmente, la pequeña actividad mineralocorticoide del cortisol es inactivada por una enzima en los conductos colectores. En el SEAM, esta enzima es deficiente, lo que hace que el cortisol simule la aldosterona. La hiperreactividad de los conductos colectores también se produce en el **síndrome de Liddle**, en el que una mutación en su sitio de poliubiquitinación conduce a la persistencia anómala del canal de reabsorción de sodio. Por supuesto, algunas enfermedades monogénicas provocan el fenómeno contrario: un gasto excesivo de sodio e hipotensión.

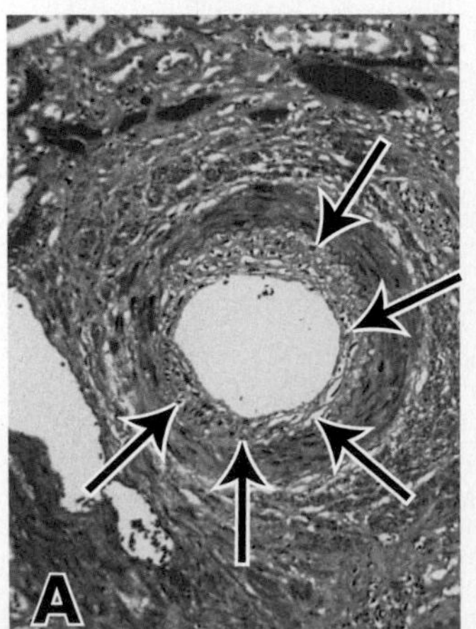

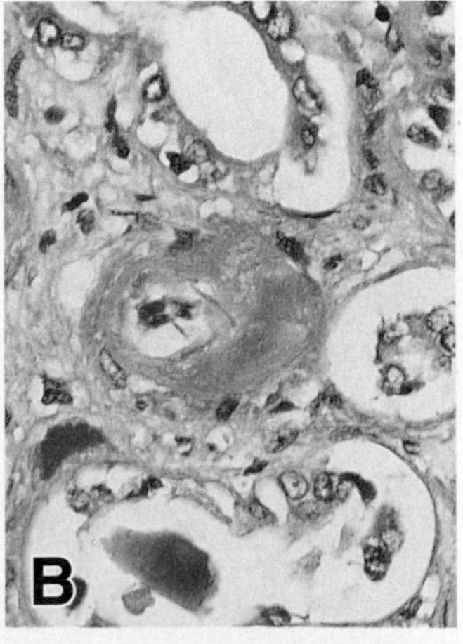

FIGURA 10-30. Arterioesclerosis y arterioloesclerosis A. Corte transversal de una arteria intralobulillar renal, que muestra engrosamiento irregular de la íntima (*flechas*). **B.** Arteriola renal que muestra arterioloesclerosis hialina (*centro*).

Formas adquiridas de hipertensión

Entre las causas adquiridas de hipertensión se incluyen la estenosis de la arteria renal, la mayor parte de las variantes de enfermedad renal crónica, la diabetes mellitus, el hiperaldosteronismo primario (síndrome de Conn), el síndrome de Cushing, el feocromocitoma, el hipertiroidismo, la coartación de la aorta y los tumores secretores de renina. Además, las personas con ateroesclerosis grave pueden presentar un aumento de la presión sistólica, puesto que la aorta esclerótica carece de capacidad para absorber apropiadamente la energía cinética de las ondas de pulso, y también porque a menudo padecen hipertensión renovascular.

Paradoja protrombótica de la hipertensión

La hipertensión expone al árbol arterial a una tensión pulsátil mayor. Sin embargo, de manera paradójica, casi todas las complicaciones de la hipertensión crónica, como el infarto de miocardio y los ACV, son de origen trombótico más que hemorrágico. Esto se conoce como «paradoja protrombótica de la hipertensión». La hipertensión también aumenta la carga sobre el miocardio, lo que deteriora el flujo sanguíneo coronario, da lugar a hipertrofia del ventrículo izquierdo y acaba provocando insuficiencia cardíaca congestiva y arritmias asociadas.

Hipertensión maligna

Una proporción muy pequeña de pacientes con hipertensión tiene **hipertensión maligna**, definida por aumentos rápidos y graves de las presiones sistólica (≥180 mm Hg) y diastólica (≥120 mm Hg). Provoca síntomas de lesión orgánica (cefalea, náusea, hemorragia retiniana, papiledema, proteinuria) y puede ser mortal por medio del sistema nervioso central (SNC), el infarto de miocardio e infarto renal. Entre las causas se incluyen la suspensión de los medicamentos antihipertensivos, ACV, estimulantes como la cocaína y las anfetaminas (provocan hiperactividad autonónoma), preeclampsia y eclampsia (*v.* cap. 33, en línea), enfermedades autoinmunitarias, glomerulonefritis, etc. Al igual que la hipertensión común, la maligna se da con más frecuencia en pacientes de ascendencia africana.

ANATOMOPATOLOGÍA: la hipertensión maligna produce cambios anatomopatológicos microvasculares drásticos. La constricción y dilatación segmentaria de las arteriolas de la retina en los pacientes con hipertensión grave son lo suficientemente prominentes como para permitir establecer el diagnóstico mediante oftalmoscopia (*v.* cap. 27).

Si la presión arterial aumenta con rapidez, las arteriolas retinianas muestran microaneurismas, hemorragias focales y cicatrización retiniana. La necrosis isquémica y el edema de la retina se aprecian como «exudados algodonosos» en el oftalmoscopio. Estos cambios en la retina son similares a los que se producen en otros vasos de resistencia cuando la presión aumenta rápidamente. En la hipertensión maligna, las arterias musculares pequeñas muestran dilatación segmentaria como consecuencia de la necrosis de las células de músculo liso. La integridad endotelial se pierde en esas regiones y el aumento de la permeabilidad vascular permite la entrada de las proteínas plasmáticas en la pared vascular, el depósito de fibrina y el desarrollo de características patológicas denominadas **necrosis fibrinoide** (*v.* cap. 1). A la lesión aguda le sigue con rapidez la proliferación del músculo liso y un incremento concéntrico del número de capas de células de músculo liso, lo que da origen a un aspecto en «piel de cebolla» (fig. 10-31). Esta variante de proliferación de músculo liso puede generarse en respuesta a la liberación de factores de crecimiento a partir de las plaquetas y otras células en los puntos de lesión vascular. En conjunto, a estos cambios se les denomina arterioesclerosis o arterioloesclerosis maligna, lo que depende del tamaño de los vasos afectados. En el riñón, las lesiones de la hipertensión maligna se conocen como **nefroesclerosis maligna**.

ESCLEROSIS DE LA TÚNICA MEDIA DE MÖNCKEBERG

La esclerosis de la túnica media de Mönckeberg hace referencia a la calcificación degenerativa de esa capa en las arterias musculares de grande y mediano calibre. Se produce principalmente en personas mayores y afecta sobre todo las arterias de los brazos y las piernas. También es frecuente en la enfermedad renal crónica avanzada y en la diabetes de tipo 2.

ANATOMOPATOLOGÍA: las arterias afectadas se induran y dilatan. En el análisis microscópico el músculo liso de la media sufre sustitución focal por un tejido fibroso hialinizado acelular con tinción pálida, que muestra calcificación distrófica concéntrica. En la mayor parte de los casos la lámina elástica interna presenta calcificación focal. En ocasiones se aprecia metaplasia ósea en las regiones calcificadas. La esclerosis de Mönckeberg de la media difiere de la ateroesclerosis y normalmente no induce ninguna disfunción clínica relevante. Algunos afirman que en los pacientes con nefropatía crónica la esclerosis de Mönckeberg de la media en las arterias debe considerarse como una variante de ateroesclerosis acelerada.

FENÓMENO DE RAYNAUD

El fenómeno de Raynaud hace referencia a episodios intermitentes de isquemia bilateral en los dedos de las manos o los pies y en ocasiones en el pabellón auricular o la nariz.

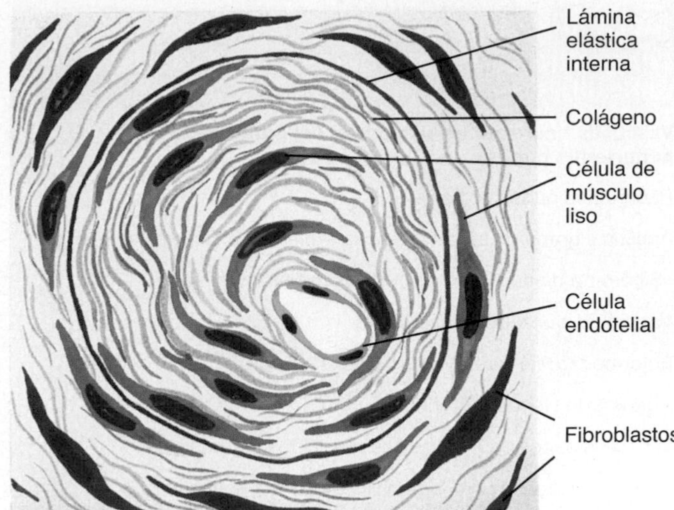

FIGURA 10-31. Arterioloesclerosis hiperplásica. En la hipertensión maligna, las arteriolas muestran proliferación de las células de músculo liso y aumento del colágeno intercelular y los glucosaminoglucanos, lo que determina un aspecto en «piel de cebolla». La masa de músculo liso y los elementos asociados tienden a fijar el tamaño de la luz y restringir la capacidad de dilatación de la arteriola.

CARACTERÍSTICAS CLÍNICAS: se caracteriza por una palidez intensa (fig. 10-32), y es frecuente que se acompañe de parestesias y dolor. Estos síntomas están precipitados por el frío y los estímulos emocionales y los alivia el calor. La sensibilidad primaria al frío de tipo Raynaud es más frecuente en mujeres, y suele comenzar al final de la adolescencia. Es bilateral y simétrica y, en ocasiones, puede desencadenar la formación de úlceras o gangrena en los pulpejos. Las manos se ven afectadas con más frecuencia que los pies.

El fenómeno de Raynaud puede presentarse como un fenómeno aislado o como parte de enfermedades autoinmunitarias sistémicas (*v.* cap. 30, en línea), en particular esclerodermia y lupus eritematoso sistémico. Incluye sensibilidad primaria y secundaria al frío, livedo reticular y acrocianosis. Con independencia de su etiología, el fenómeno de Raynaud deriva del vasoespasmo de las arterias y las arteriolas cutáneas. Las anomalías de la regulación del tono vascular que depende de la actividad de los nervios simpáticos y de factores neurohumorales podrían desempeñar algún papel en la patogenia de esta patogenia. Los inhibidores de la fosfodiesterasa tipo 5 inducen vasodilatación y han mostrado cierto valor terapéutico.

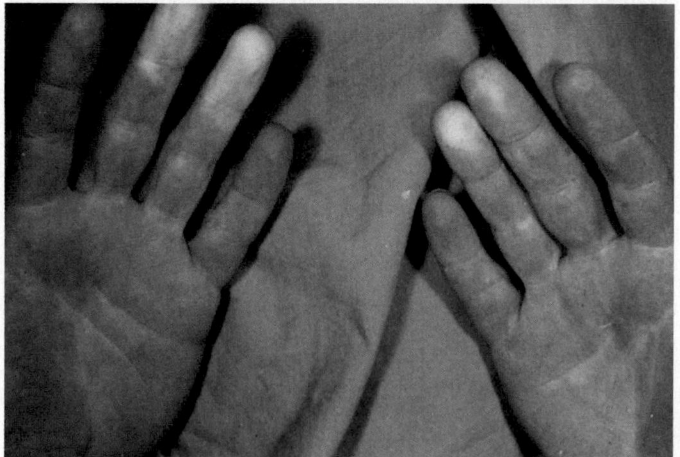

FIGURA 10-32. Fenómeno de Raynaud. Los pulpejos muestran palidez intensa.

TABLA 10-8
TRASTORNOS INFLAMATORIOS DE LOS VASOS SANGUÍNEOS

Vasculitis necrosantes sistémicas del grupo de la panarteritis nudosa
Panarteritis nudosa clásica
Angiítis y granulomatosis alérgicas (variante de Churg-Strauss)
«Síndrome de superposición» de vasculitis sistémica
Vasculitis por hipersensibilidad
Enfermedad del suero y reacciones similares
Púrpura de Henoch-Schönlein
Vasculitis asociada a trastornos del tejido conjuntivo
Vasculitis en caso de crioglobulinemia mixta esencial
Vasculitis asociada a otros trastornos primarios
Granulomatosis de Wegener
Granulomatosis linfomatoide
Arteritis de células gigantes
Arteritis temporal
Arteritis de Takayasu
Vasculitis del sistema nervioso central
Vasculitis asociada al cáncer
Síndrome de nódulos linfáticos mucocutáneos (enfermedad de Kawasaki)
Trombovasculitis obliterante (enfermedad de Buerger)
Enfermedad de Behçet
Síndromes vasculíticos diversos

DISPLASIA FIBROMUSCULAR

La displasia fibromuscular es un engrosamiento no inflamatorio infrecuente de las arterias musculares de grande y mediano calibre, que difiere de la ateroesclerosis y la arterioesclerosis. Su causa se desconoce, si bien se cree que podría originarse durante el desarrollo. La estenosis de la arteria renal secundaria a esta enfermedad es una causa importante de hipertensión renovascular, aunque la displasia fibromuscular puede afectar casi cualquier otro vaso, como la carótida y las arterias vertebrales y esplácnicas. Suele ser una enfermedad de la mujer durante los años reproductivos, aunque puede producirse a cualquier edad, incluso en la niñez.

ANATOMOPATOLOGÍA: en la mayor parte de los casos, los dos tercios distales de la arteria renal y sus ramas principales presentan varios puntos de estenosis segmentaria, que representan puentes fibrosos y musculares con proyección luminal. En el análisis microscópico, estos segmentos muestran disposición y proliferación desordenadas de los elementos celulares de la pared del vaso, sin necrosis o inflamación. El músculo liso queda sustituido por tejido fibroso y miofibroblastos, y la media puede adelgazarse. En algunos casos predomina la displasia fibrosa de la íntima, y en casos inusuales el tejido conjuntivo rodea la adventicia. Además de la hipertensión renovascular, la complicación principal de la displasia fibromuscular es el aneurisma disecante causado por el adelgazamiento de la media.

VASCULITIS

La vasculitis es la inflamación y la necrosis de los vasos sanguíneos. Puede afectar arterias, venas y capilares (tabla 10-8). Los vasos pueden resultar dañados por mecanismos inmunitarios (*v.* cap. 4), agentes infecciosos, traumatismos mecánicos, radiación o toxinas. Sin embargo, en muchos casos no puede identificarse una causa específica.

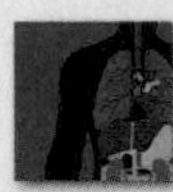

FISIOPATOLOGÍA: se cree que en los síndromes vasculíticos participan mecanismos inmunitarios, como: (*1*) el depósito de complejos inmunitarios, (*2*) el ataque directo de los anticuerpos circulantes contra los vasos, y (*3*) algunas variantes de inmunidad mediada por células. Si bien los agentes que desencadenan estas reacciones se desconocen en gran medida, en algunas circunstancias, la vasculitis se asocia con una infección viral.

La enfermedad del suero fue uno de los primeros trastornos inmunitarios en el humano que se relacionó con la vasculitis. En modelos animales de enfermedad del suero se identifican complejos inmunitarios y complemento en la reacción hística local (*v.* cap. 4). Sin embargo, en la mayoría de los casos en el humano solo se detectan en ocasiones complejos inmunitarios y se carece de pruebas claras de su existencia en la mayor parte de los pacientes.

Los antígenos virales pueden causar vasculitis. Así, la infección crónica por el virus de la hepatitis B se asocia a algunos casos de **poliarteritis nudosa** (*v.* más adelante y cap. 30, en línea). En este caso, los complejos antígeno viral-anticuerpo circulan y se depositan en las lesiones vasculares. La vasculitis en el humano se asocia con otras infecciones virales, como las producidas por el virus del herpes simple, el CMV y los parvovirus, así como con ciertos antígenos bacterianos.

Las vasculitis que afectan los vasos pequeños (p. ej., vasculitis sistémica con granulomatosis; *v.* más adelante) se relacionan con la presencia de anticuerpos contra el citoplasma de los neutrófilos (ANCA) circulantes, pero estos autoanticuerpos aparecen y el mecanismo por el que desencadenan vasculitis se desconoce. Algunos estudios sugieren que la infección desempeña algún papel en el desarrollo de los ANCA. Estos pueden producir daño endotelial al activar los neutrófilos, y los valores de anticuerpos guardan relación con la actividad de la enfermedad en algunos casos. Algunos patrones de reacción habituales incluyen la inmunofluorescencia perinuclear (P-ANCA, en su mayoría contra la mieloperoxidasa) y la inmunofluorescencia citoplasmática (C-ANCA, en particular contra la proteinasa 3).

Cuando los neutrófilos se activan (p. ej., por el TNF-α) para desgranularse, la mieloperoxidasa y la proteinasa 3 están presentes en su superficie. Los ANCA, presentes como parte de la respuesta a la infección, tienen capacidad de unirse a los neutrófilos y activarlos. En las vasculitis también se han identificado otros autoanticuerpos que activan los neutrófilos y dañan las células endoteliales (fig. 10-33).

La poliarteritis nudosa es una vasculitis necrosante aguda

La poliarteritis nudosa afecta las arterias musculares medianas y pequeñas y, en ocasiones, las más grandes. Es más frecuente en hombres que en mujeres. La enfermedad fue rara hasta la década de 1940, en que se observó un incremento impresionante de su incidencia. El aumento de la incidencia de la panarteritis nudosa en ese momento pareció relacionarse con el uso generalizado de antisueros contra bacterias y toxinas producidos en animales y con la administración de sulfonamidas. La incidencia de panarteritis nudosa parece estar remitiendo en la actualidad.

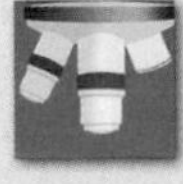

ANATOMOPATOLOGÍA: las lesiones de la poliarteritis nudosa suelen ser áreas de necrosis fibrinoide de menos de 1 mm de longitud y se producen de forma irregular en arterias musculares de tamaño pequeño o

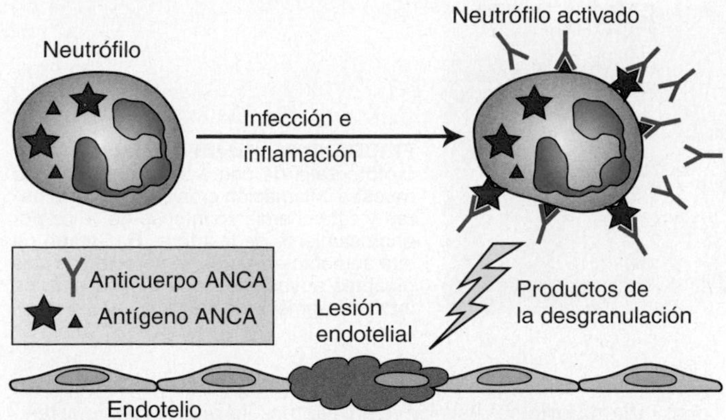

FIGURA 10-33. Modelo de la patogenia de la vasculitis por anticuerpos contra el citoplasma de los neutrófilos (ANCA). Los antígenos ANCA normalmente se encuentran en el citoplasma de los neutrófilos, con una expresión de superficie muy limitada. En la inflamación y la infección en los neutrófilos se induce el incremento de la expresión de antígenos ANCA en la superficie celular. Los ANCA presentes en la circulación, sintetizados antes por mecanismos desconocidos, se unen a estos antígenos ANCA de superficie y conducen a la activación de los neutrófilos y su interacción con células endoteliales. La desgranulación de los neutrófilos libera factores tóxicos entre los que se encuentran especies reactivas de oxígeno, proteinasa 3 y mieloperoxidasa, al tiempo que otras enzimas de los gránulos provocan la apoptosis y la necrosis de las células endoteliales, lo que genera lesión en el endotelio.

mediano, aunque en ocasiones pueden afectar arterias mayores, como la renal, la esplénica o las coronarias. Pueden afectar toda la circunferencia del vaso o a parte de este. El músculo medial y los tejidos adyacentes se fusionan en una masa eosinófila carente de estructura que capta las tinciones para fibrina. Una respuesta inflamatoria aguda intensa rodea el área de necrosis, incluyendo por lo general a toda la adventicia (periarteritis), y se extiende a través de otras capas del vaso (fig. 10-34). Se identifican neutrófilos, linfocitos, células plasmáticas y macrófagos en distintas proporciones, y los eosinófilos son con frecuencia prominentes.

La trombosis en los segmentos afectados de las arterias suele causar infartos en los órganos afectados. La lesión de las arterias de mayor tamaño puede causar pequeños aneurismas (< 0.5 cm), especialmente en las ramas de las arterias renales, coronarias y cerebrales. Un aneurisma puede romperse y, si se ubica en una zona crítica, puede provocar una hemorragia mortal.

Con el tiempo, muchas lesiones vasculares muestran signos de cicatrización, especialmente si se han administrado corticoesteroides. El tejido necrótico y el exudado inflamatorio se reabsorben, mientras que persisten la fibrosis de la media y anomalías evidentes de la lámina elástica.

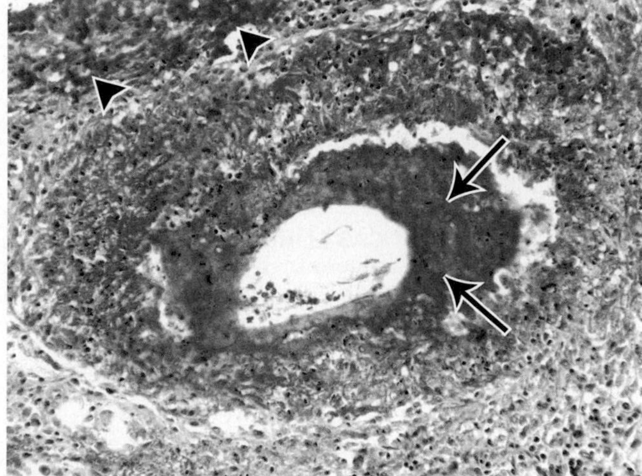

FIGURA 10-34. Panarteritis nudosa. El infiltrado intenso de células inflamatorias en la pared arterial y el tejido conjuntivo circundante se relacionan con necrosis fibrinoide (*flechas*) y destrucción de la pared vascular (*puntas de flecha*).

CARACTERÍSTICAS CLÍNICAS: las manifestaciones clínicas de la panarteritis nudosa son muy variables y dependen de los órganos afectados por las lesiones. Riñones, corazón, músculo esquelético, piel y mesenterio son las estructuras que se ven afectadas con más frecuencia, aunque pueden presentarse lesiones en casi cualquier órgano, entre otros el intestino, el páncreas, los pulmones, el hígado y el cerebro. Son frecuentes los síntomas inespecíficos, como fiebre y pérdida de peso. Pueden desarrollarse lesiones similares a las de la panarteritis nudosa en infecciones virales como las hepatitis B y C y la producida por el VIH.

Si no recibe tratamiento, la panarteritis nudosa suele ser mortal, aunque la terapia antiinflamatoria inmunodepresora, que se logra con corticoesteroides y ciclofosfamida, conduce a la remisión o la curación.

La vasculitis (angiítis) por hipersensibilidad es una respuesta a sustancias exógenas

El concepto de vasculitis por hipersensibilidad hace referencia a una categoría amplia de lesiones vasculares inflamatorias que se considera representan una reacción a materiales extraños (p. ej., productos bacterianos o drogas). Para las lesiones confinadas principalmente a la piel, se utilizan los términos **vasculitis leucocitoclástica** (que hace referencia a los residuos nucleares que derivan de los neutrófilos en desintegración), **vasculitis cutánea** o **venulitis necrosante cutánea** (que pone el énfasis en la afectación predominante de las vénulas). La **vasculitis por hipersensibilidad sistémica**, o **vasculitis sistémica microscópica**, afecta muchos de los mismos órganos que la poliarteritis nudosa, pero se limita a las arterias y arteriolas más pequeñas.

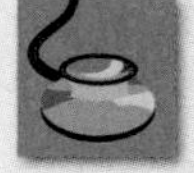
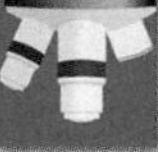

CARACTERÍSTICAS CLÍNICAS Y ANATOMOPATOLOGÍA: la vasculitis cutánea puede producirse tras la administración de muchos medicamentos, como ácido acetilsalicílico, penicilina y diuréticos tiazídicos. También se relaciona con frecuencia con infecciones diversas, como cuadros producidos por estreptococos o estafilococos, hepatitis viral, tuberculosis y endocarditis bacteriana. Esta enfermedad se manifiesta característicamente por púrpura palpable, en particular en las extremidades inferiores. En el análisis microscópico, las vénulas cutáneas superficiales muestran necrosis fibrinoide con inflamación aguda. La vasculitis cutánea está casi siempre autolimitada (*v.* cap. 22).

La vasculitis sistémica por hipersensibilidad puede presentarse como una entidad aislada o formar parte de otras afecciones, entre las que se encuentran las enfermedades del colágeno vascular (lupus eritematoso, artritis reumatoide, síndrome de Sjögren), púrpura de Henoch-Schönlein, disproteinemias y diversas neoplasias.

Los pacientes con vasculitis sistémica por hipersensibilidad también pueden desarrollar lesiones purpúricas. La complicación más temida de la vasculitis sistémica microscópica es la afectación renal, que se caracteriza por glomerulonefritis con progresión rápida e insuficiencia renal (*v.* cap. 16). ***La poliarteritis microscópica tiene un vínculo estrecho con los P-ANCA.***

La arteritis de células gigantes afecta principalmente las arterias temporales

Si bien en la mayor parte de los casos afecta a la arteria temporal, la arteritis granulomatosa (arteritis temporal) también puede afectar otras arterias craneales, la aorta (aortitis de células gigantes) y sus ramas, y en ocasiones otras arterias. Genera aneurismas y disección en la aorta. La media de edad al inicio del cuadro es de 70 años; es rara antes de los 50 años. de células gigantes es la vasculitis más

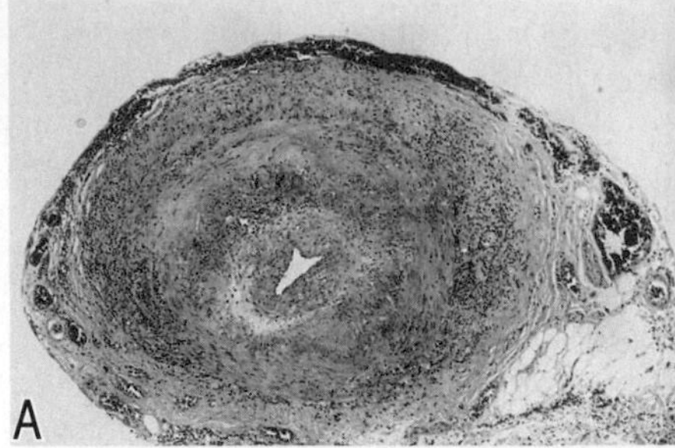

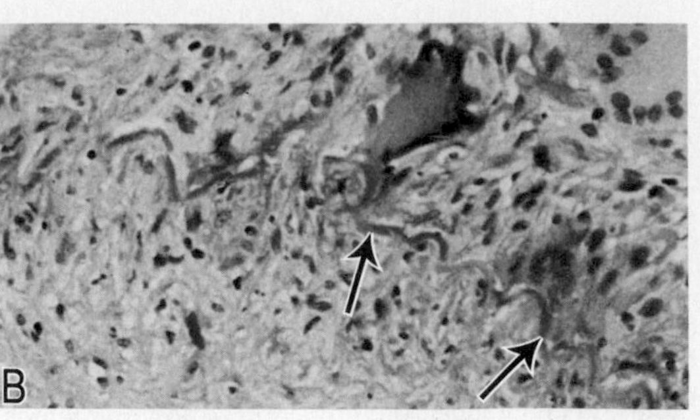

FIGURA 10-35. Arteritis temporal. A. Microfotografía de una arteria temporal que muestra inflamación crónica en toda la pared y estrechamiento intenso de la luz por engrosamiento de la íntima. **B.** Campo de alto aumento en el que se aprecian células gigantes adyacentes a la lámina elástica interna fragmentada (*flechas*).

habitual; su incidencia se incrementa con la edad y puede alcanzar el 1% en personas de 80 años. Las mujeres están afectadas con una frecuencia un poco más alta que los hombres. La edad al inicio ayuda con frecuencia a diferenciarla de otras vasculitis que pudieran afectar los mismos vasos en personas más jóvenes, como la enfermedad de Takayasu.

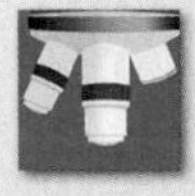

FISIOPATOLOGÍA: la etiología de la arteritis de células gigantes se desconoce. Su relación con el HLA-DR4 y su presentación en familiares en primer grado respaldan la existencia de un componente genético en su patogenia. Las alteraciones morfológicas, entre otras la presencia de linfocitos T cooperadores $CD4^+$ activados y macrófagos, y la asociación de la enfermedad con un polimorfismo específico en ICAM-1 sugiere una reacción inmunitaria. Los linfocitos B no participan. Los macrófagos en el borde de la íntima y la media sintetizan MMP de la matriz, que digieren la matriz hística. En la arteritis de células gigantes los ANCA están ausentes. El dolor muscular generalizado y la distribución amplia de sus manifestaciones son congruentes con su asociación con las enfermedades reumatoides.

ANATOMOPATOLOGÍA: los vasos afectados adquieren un aspecto similar al de cordones y muestran engrosamiento nodular. Las luces se encuentran reducidas a pequeñas hendiduras o pueden encontrarse obliteradas por un trombo (fig. 10-35A).

En la exploración microscópica, la media y la íntima muestran inflamación granulomatosa; se aprecian cúmulos de macrófagos, linfocitos y células plasmáticas entremezclados con eosinófilos y neutrófilos en número variable. Las células gigantes tienden a distribuirse en la lámina elástica interna (fig. 10-35B), aunque su número varía considerablemente. Se identifican tanto células gigantes de cuerpo extraño como células gigantes de Langhans. Los focos de necrosis se caracterizan por cambios en la lámina elástica interna, que se edematiza, pierde regularidad y se fragmenta, y en las lesiones avanzadas podría desaparecer por completo. Los fragmentos de la lámina elástica aparecen en ocasiones dentro de células gigantes. En las fases tardías, la íntima muestra engrosamiento evidente y la media desarrolla fibrosis. Los trombos pueden obliterar la luz, después de lo cual sufren organización y recanalización.

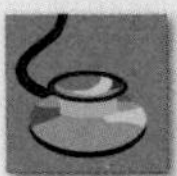

CARACTERÍSTICAS CLÍNICAS: la arteritis de células gigantes tiende a ser benigna y autolimitada, y los síntomas ceden en 6-12 meses. Los pacientes presentan cefalea y dolor temporal de tipo pulsátil. En algunos casos existen síntomas inespecíficos tempranos, como malestar general, fiebre y pérdida de peso, además de dolor muscular generalizado o rigidez en los hombros y las caderas. Las pulsaciones y el dolor referidos a la arteria temporal se acompañan de tumefacción, dolor a la palpación y eritema en la piel suprayacente. Casi la mitad de los pacientes desarrollan síntomas visuales, que pueden evolucionar de la ceguera transitoria a la permanente en uno o ambos ojos, en ocasiones con rapidez. En algunos casos la enfermedad provoca infartos de miocardio, del SNC o gastrointestinales, que podrían ser mortales. Puesto que el proceso inflamatorio se distribuye en parches, la biopsia de la arteria temporal podría no ser diagnóstica hasta en el 40% de los individuos con manifestaciones clásicas. La respuesta a los corticoesteroides suele ser drástica; los síntomas ceden en pocos días.

La granulomatosis con vasculitis sistémica afecta las vías respiratorias y el riñón

La granulomatosis con vasculitis sistémica (GVS; antes granulomatosis de Wegener) es una vasculitis sistémica necrosante de etiología desconocida, con lesiones granulomatosas en la nariz, los senos paranasales y los pulmones, y enfermedad glomerular renal. Afecta más a los hombres que a las mujeres, normalmente en la quinta y sexta décadas. Más del 90% de los pacientes con GVS tienen resultados positivos para ANCA, y entre ellos el 75% cuentan con C-ANCA. Se ha sugerido que estos anticuerpos activan los neutrófilos circulantes para que ataquen a los vasos sanguíneos. La respuesta al tratamiento inmunodepresor respalda la base inmunitaria de la enfermedad.

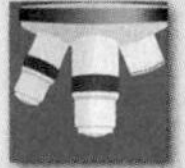

ANATOMOPATOLOGÍA: las lesiones de la granulomatosis de Wegener se caracterizan por necrosis del parénquima, vasculitis e inflamación granulomatosa compuesta por neutrófilos, linfocitos, células plasmáticas, macrófagos y eosinófilos. Cada lesión pulmonar puede tener hasta 5 cm de diámetro y debe distinguirse de la tuberculosis. La vasculitis que afecta las arterias y a las venas pequeñas puede identificarse en cualquier lugar, aunque se produce con más frecuencia en las vías respiratorias (fig. 10-36), el riñón y el bazo. La inflamación en las arterias es principalmente mononuclear, aunque a menudo hay inflamación aguda, granulomas necrosantes y no necrosantes y necrosis fibrinoide. El engrosamiento de la media y la proliferación de la íntima son comunes y a menudo causan estrechamiento u obliteración de la luz.

En los pulmones, la neumonitis bilateral persistente, con infiltrados nodulares que sufren cavitación, se asemeja a las lesiones tuberculosas. La sinusitis crónica y las úlceras de la mucosa nasofaríngea son frecuentes. El riñón muestra al comienzo glomerulonefritis necrosante focal, que evoluciona para convertirse en una glomerulonefritis semilunar (*v.* cap. 17).

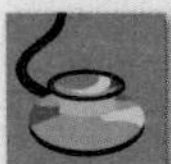

CARACTERÍSTICAS CLÍNICAS: la mayoría de los pacientes presenta síntomas respiratorios, especialmente neumonitis y sinusitis. El pulmón suele acabar afectado en más del 90% de los pacientes, con infiltrados pulmonares numerosos (a menudo cavitarios). Son frecuentes la hematuria y la proteinuria, y la enfermedad glomerular puede evolucionar hacia insuficiencia renal. Se producen erupciones, dolores musculares, afectación articular y síntomas neurológicos. Sin tratamiento, la GVS es rápidamente mortal, con una supervivencia media de 5 a 6 meses. Sin embargo, la ciclofosfamida produce remisiones completas e intervalos libres de enfermedad considerables en la mayoría de los pacientes. Resulta interesante el hecho de que los antimicrobianos tipo sulfa re-

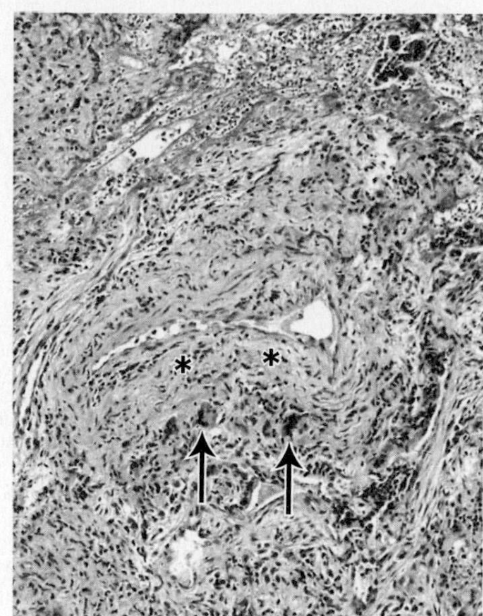

FIGURA 10-36. Granulomatosis con vasculitis sistémica. Microfotografía del pulmón que muestra vasculitis en una arteria pulmonar. Existen células de inflamación crónica y células gigantes de Langerhans (*flechas*) en la pared, a la vez que engrosamiento de la íntima (*asteriscos*).

duzcan la incidencia de las recaídas, lo que sugiere una relación de la enfermedad con la infección bacteriana.

La granulomatosis alérgica y la vasculitis (síndrome de Churg-Strauss) se presentan en jóvenes con asma

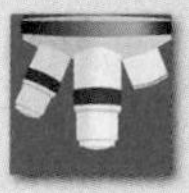

ANATOMOPATOLOGÍA: los tejidos muestran lesiones granulomatosas necrosantes generalizadas e intensos infiltrados eosinófilos en y alrededor de los vasos sanguíneos de las arterias pequeñas y medianas (fig. 10-37), arteriolas y venas de los pulmones, el bazo, el riñón, el corazón, el hígado, el SNC y otros órganos. La necrosis fibrinoide que resulta, la trombosis y la formación de aneurismas pueden simular una panarteritis nudosa, aunque el síndrome de Churg-Strauss parece ser una entidad diferente. También deben descartarse otros síndromes eosinófilos, como las infestaciones parasitarias y micóticas, la GVS, la neumonía eosinófila (síndrome de Loeffler) y la vasculitis medicamentosa. Dos terceras de los pacientes con síndrome de Churg-Strauss tienen P-ANCA. Sin tratamiento, estos pacientes tienen un mal pronóstico, pero el tratamiento con corticoesteroides es casi siempre eficaz.

La arteritis de Takayasu afecta la aorta y sus ramas

La arteritis de Takayasu se observa en todo el mundo. Afecta principalmente a mujeres (90 %), generalmente menores de 30 años. Su causa es desconocida, pero se ha propuesto una base autoinmunitaria.

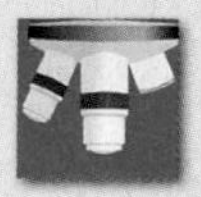

ANATOMOPATOLOGÍA: la arteritis de Takayasu se clasifica según el grado de afectación de la aorta: (*1*) enfermedad restringida al arco aórtico y sus ramas, (*2*) arteritis que solo afecta la aorta torácica y abdominal descendente y sus ramas, y (*3*) afectación combinada del arco y la aorta descendente. La arteria pulmonar también se ve afectada en ocasiones y muchas veces los vasos retinianos están comprometidos. La pared de la aorta está engrosada, y la capa íntima muestra placas elevadas focales. Las ramas de la aorta suelen mostrar estenosis u oclusión focal, que interfiere en el flujo sanguíneo y da origen al seudónimo «enfermedad sin pulsos», que deriva de la afectación de las arterias subclavias. La aorta, en

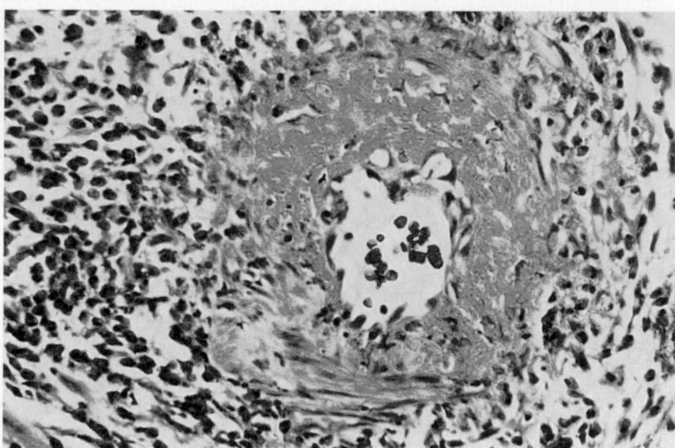

FIGURA 10-37. Síndrome de Churg-Strauss. Arteria de mediano calibre que presenta necrosis fibrinoide e infiltrado eosinófilo circundante.

particular los segmentos torácicos distales y abdominales, muestra con frecuencia aneurismas de tamaño variable. Las lesiones tempranas de la aorta y sus ramas principales consisten en una panarteritis aguda, con infiltrados de neutrófilos, células mononucleares y células gigantes de Langhans ocasionales. La inflamación de los vasos vasculares en la arteritis de Takayasu hace necesaria su diferenciación de la aortitis sifilítica. Las lesiones tardías muestran fibrosis y proliferación intensa de la íntima. Los cambios ateroescleróticos secundarios pueden ocultar la enfermedad de base.

CARACTERÍSTICAS CLÍNICAS: los pacientes con arteritis de Takayasu en fase inicial refieren síntomas constitucionales, mareos, alteraciones visuales, disnea y, en ocasiones, síncope. A medida que la enfermedad avanza, los síntomas cardíacos se intensifican, con claudicación intermitente de brazos o piernas. Podrían desarrollarse asimetrías de la presión arterial y desaparecer los pulsos en alguna extremidad. La hipertensión puede derivar de la coartación de la aorta o de la estenosis de la arteria renal. Casi todos los pacientes desarrollan insuficiencia cardíaca congestiva al final. La pérdida de la agudeza visual puede variar desde anomalías del campo visual hasta la amaurosis. La arteritis de Takayasu en fase temprana responde a los corticoesteroides, pero las lesiones tardías requieren reconstrucción quirúrgica.

La enfermedad de Kawasaki afecta principalmente las arterias coronarias de los niños

La enfermedad de Kawasaki (síndrome de nódulos linfáticos mucocutáneos) es una vasculitis necrosante aguda de la infancia y la niñez temprana, que se caracteriza por fiebre elevada, exantema, lesiones conjuntivales y orales y linfadenitis. En el 70 % de los pacientes afecta las arterias coronarias y conduce a la formación de aneurismas locales (fig. 10-38), que pueden causar la muerte en el 1 % al 2 % de los casos.

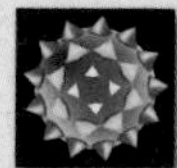

FACTORES ETIOLÓGICOS: la enfermedad de Kawasaki suele ser autolimitada. Si bien se ha buscado una etiología infecciosa, no ha sido posible confirmar alguna de manera concluyente. La infección por parvovirus B19 o por coronavirus de New Haven se implica en algunos casos y en otros existen pruebas de la participación de distintas infecciones bacterianas, entre otras por *Staphylococcus*, *Streptococcus* y *Chlamydia*. El elemento común parece ser la producción viral o bacteriana de superantígenos. Estos son moléculas que se unen a los receptores del complejo principal de histocompatibilidad de clase II y a la región V-β del receptor de linfocitos T, que

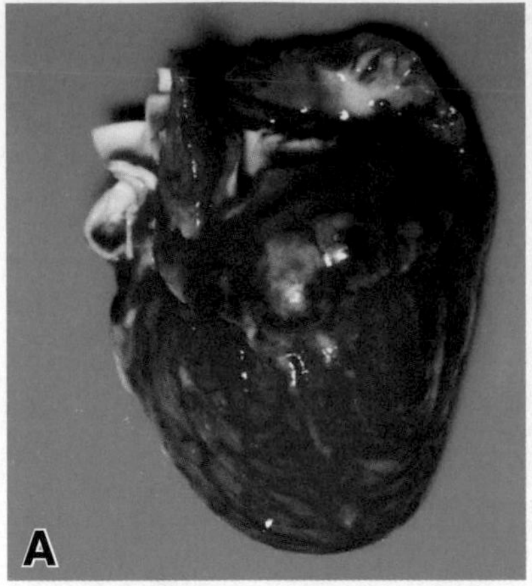

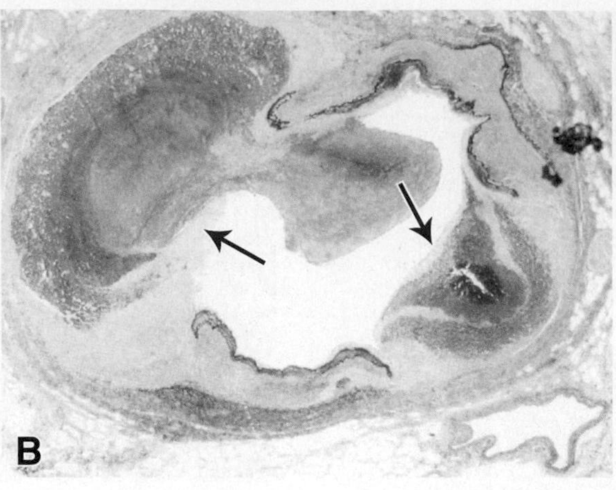

FIGURA 10-38. Enfermedad de Kawasaki. A. Corazón de un niño que murió por enfermedad de Kawasaki, en el que se observan aneurismas arteriales coronarios conspicuos. **B.** Corte microscópico de una arteria coronaria del mismo paciente, que revela las grandes anomalías (*flechas*) de la lámina elástica interna, con dos aneurismas pequeños ocupados por un trombo.

conduce a una activación masiva de las respuestas inmunitarias. El procesamiento y la secreción de IL-1β e IL-18 contribuyen al exceso de citocinas proinflamatorias en las paredes arteriales coronarias. Se han identificado autoanticuerpos contra las células endoteliales y de músculo liso en algunos individuos.

La enfermedad de Buerger es una vasculopatía periférica de los fumadores

La enfermedad de Buerger (tromboangeítis obliterante) es una enfermedad inflamatoria oclusiva de las arterias medianas y pequeñas en la región distal de brazos y piernas. Antes se daba casi solo en hombres jóvenes y de mediana edad que fumaban en exceso, pero en la actualidad se ha descrito también en mujeres. Es más frecuente en la región mediterránea, Oriente Medio y Asia.

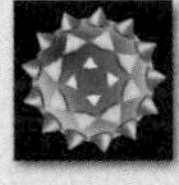

FACTORES ETIOLÓGICOS: el hecho de que la suspensión del tabaquismo pueda permitir la remisión y la reincidencia en el hábito, y conduzca a una exacerbación, resalta el papel etiológico del tabaquismo en la enfermedad de Buerger. Sin embargo, aún no se sabe cómo produce el tabaco esta enfermedad. Ciertos polifenoles derivados del tabaco promueven la síntesis de anticuerpos y tienen capacidad de generar inflamación.

Los fumadores muestran una incidencia más alta de este tipo de sensibilidad al tabaco que los no fumadores. También se ha registrado la hipersensibilidad mediada por células contra los colágenos de tipos II y III. En algunos pacientes las respuestas vasodilatadoras que dependen del endotelio son disfuncionales en los vasos sanguíneos sanos, lo que sugiere que podría existir una disfunción endotelial generalizada. Los haplotipos HLA-A9 y HLA-B5 son más habituales en los pacientes con enfermedad de Buerger, lo que sugiere con más intensidad que la hipersensibilidad de origen genético al tabaco participa en la patogenia de esta afección. En algunos pacientes, las respuestas vasodilatadoras endoteliales, incluso en vasos aparentemente normales, son disfuncionales, lo que sugiere un deterioro generalizado de la función endotelial.

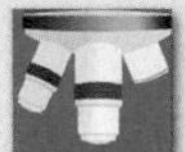

ANATOMOPATOLOGÍA: el cambio más temprano en la enfermedad de Buerger es la inflamación aguda de las arterias medianas y pequeñas. Los infiltrados de neutrófilos se extienden para afectar a las venas y a los nervios vecinos. La afectación del endotelio en las áreas inflamadas conduce a la trombosis y a la obliteración de la luz (fig. 10-39A). Los microabscesos en la pared vascular, con un área central de neutrófilos rodeada por fibroblastos y células gigantes de Langhans, permiten distinguir este proceso de la trombosis que se relaciona con la ateroesclerosis. Las lesiones tempranas suelen adquirir gravedad suficiente como para provocar gangrena de la extremidad y conducir a la amputación. En una fase tardía de la enfermedad los trombos se organizan en su totalidad y sufren recanalización parcial.

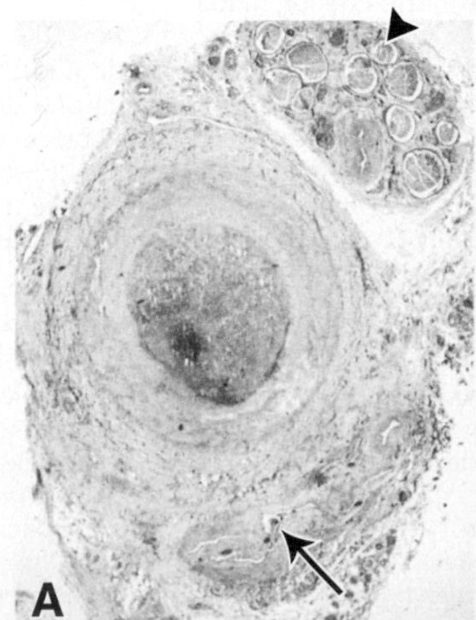

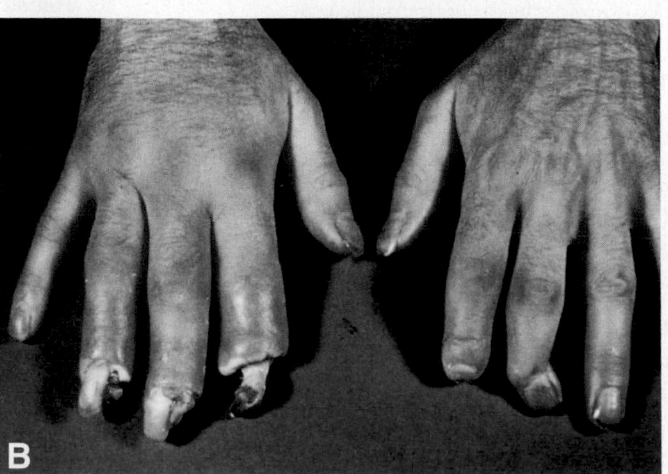

FIGURA 10-39. Enfermedad de Buerger. A. Vista de un corte de la extremidad superior que revela un trombo arterial organizado que ocluye la luz. Son evidentes algunas células inflamatorias en la grasa adventicia. En este caso, la vena (*flecha*) y el nervio adyacente (*punta de flecha*) muestran focos de inflamación crónica. **B.** Se aprecia necrosis en los extremos de los dedos de la mano.

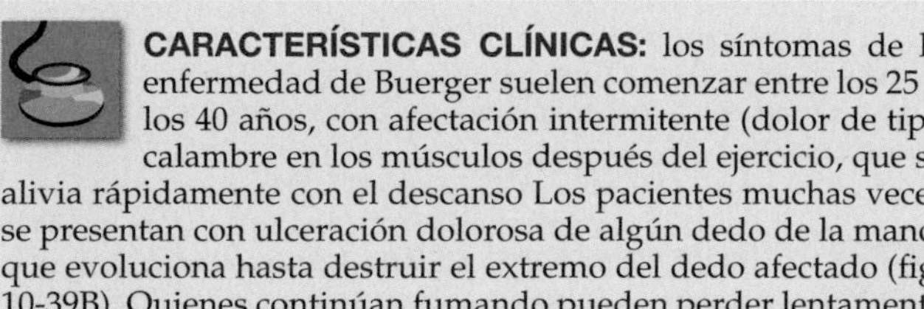

CARACTERÍSTICAS CLÍNICAS: los síntomas de la enfermedad de Buerger suelen comenzar entre los 25 y los 40 años, con afectación intermitente (dolor de tipo calambre en los músculos después del ejercicio, que se alivia rápidamente con el descanso Los pacientes muchas veces se presentan con ulceración dolorosa de algún dedo de la mano, que evoluciona hasta destruir el extremo del dedo afectado (fig. 10-39B). Quienes continúan fumando pueden perder lentamente ambas manos y los pies.

La enfermedad de Behçet es una vasculitis que afecta muchas membranas mucosas

La enfermedad de Behçet es una vasculitis sistémica que se caracteriza por la formación de úlceras bucales aftosas, úlceras genitales e inflamación ocular. En ocasiones existen lesiones en el SNC, el tubo digestivo y el sistema cardiovascular. Tanto los vasos grandes como los pequeños desarrollan vasculitis. Las lesiones mucocutáneas muestran vasculitis inespecífica en arteriolas, capilares y vénulas, e infiltración de las paredes vasculares y el tejido perivascular por linfocitos y células plasmáticas. Algunas células endoteliales presentan proliferación y edema. Las arterias de mediano y gran calibre muestran arteritis destructiva, caracterizada por necrosis fibrinoide, infiltración mononuclear, trombosis, aneurismas y hemorragia. Su etiología se desconoce, aunque la efectividad del tratamiento con corticoesteroides y una asociación con subtipos específicos de HLA sugieren una base inmunitaria.

La vasculitis por radiación tiene fases aguda y crónica

La fase aguda de la vasculitis por radiación se caracteriza por lesión y denudación endoteliales, degeneración hidrópica de las células de músculo liso, la presencia de macrófagos y necrosis de las células del músculo liso en la capa media, que puede tener una apariencia fibrinoide. Es posible observar trombos en las pequeñas arterias y las arteriolas. En la fase crónica se aprecian hiperplasia de la íntima y fibrosis de la pared vascular. En ocasiones los vasos muestran una oclusión fibrosa completa. El daño por radiación predispone a la ateroesclerosis acelerada.

La vasculitis por rickettsias está causada por parásitos intracelulares

Las rickettsias son parásitos intracelulares estrictos que producen una vasculitis característica (*v.* cap. 9). Cada rickettsiosis afecta diferentes tipos de pequeños vasos, y en grado y gravedad variables. Los organismos suelen diseminarse desde el lugar de entrada a la sangre e invaden las células endoteliales, las células de músculo liso de la media de los vasos sanguíneos pequeños y los capilares.

ANEURISMAS

Los aneurismas arteriales son dilataciones vasculares localizadas debidas a una debilidad congénita o adquirida de la media. No son raros, y su incidencia tiende a incrementarse con la edad. Los aneurismas de la aorta y otras arterias se identifican hasta en el 10% de las autopsias no seleccionadas. La pared de un aneurisma está formada por los remanentes distendidos de la pared arterial.

Los aneurismas se clasifican según su localización (arteria o vena, por ejemplo, aorta o vena poplítea), su configuración y su etiología (fig. 10-40). Existen varias categorías de aneurismas:

- Los **aneurismas fusiformes** son abombamientos ovoides que se desarrollan en paralelo al eje longitudinal del vaso.
- Los **aneurismas saculares** son protrusiones similares a burbujas que se forman a partir de la pared arterial en algún punto de debilitamiento de la media.
- Los **aneurismas disecantes** son en realidad son hematomas disecantes, en los cuales la sangre que deriva de una hemorragia hacia el interior de la media separa las capas de la pared vascular.

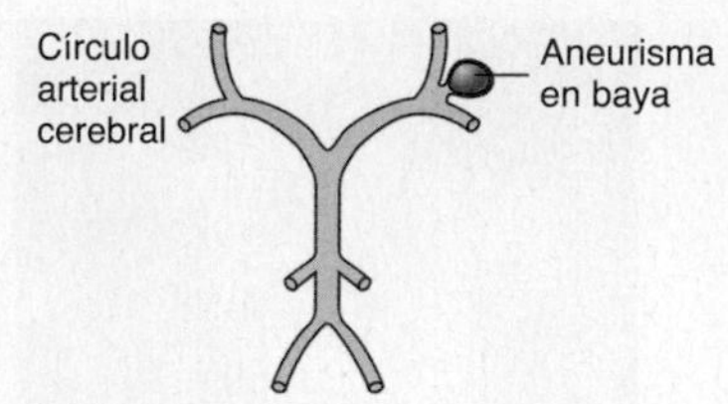

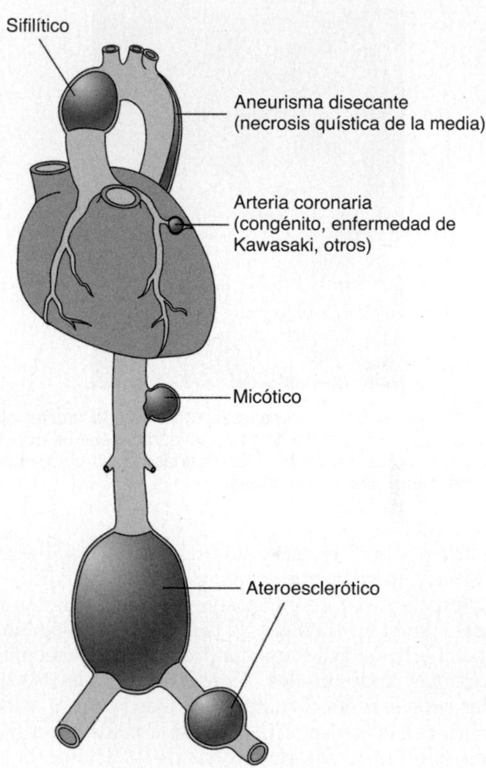

FIGURA 10-40. Distribución de los aneurismas. Los aneurismas sifilíticos son la variedad más frecuente en la aorta ascendente, a la que suele respetar el proceso ateroesclerótico. Los aneurismas ateroescleróticos pueden desarrollarse en la aorta abdominal o las arterias musculares, entre las que se encuentran las coronarias y las poplíteas, así como otros vasos. Los aneurismas en baya se identifican en el círculo arterial cerebral (de Willis), en particular en sus puntos de ramificación; su rotura origina hemorragia subaracnoidea. Los aneurismas micóticos se desarrollan casi en cualquier pared vascular en la que la bacteria pueda alojarse.

- Los **aneurismas arteriovenosos** son comunicaciones directas entre una arteria y una vena.

Los aneurismas de la aorta abdominal (AAA) son complicaciones de la ateroesclerosis

Los AAA son dilataciones que aumentan el diámetro de la pared vascular en al menos un 50%. Son los aneurismas más frecuentes, suelen desarrollarse después de los 50 años, y se relacionan con la ateroesclerosis grave de la arteria. Su prevalencia se eleva hasta el 6% después de los 80 años. Tienen lugar con una frecuencia mucho más alta en hombres que en mujeres y la mitad de los pacientes tiene hipertensión. Ocasionalmente, pueden encontrarse aneurismas en todas las partes de la aorta torácica y en las arterias ilíaca y poplítea.

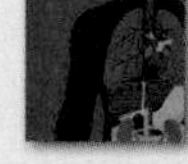

FISIOPATOLOGÍA: los AAA se producen siempre en el contexto de la ateroesclerosis. Sin embargo, es probable que la enfermedad sea multifactorial, con inflamación y regulación anómala de la remodelación y la reparación de la matriz. El crecimiento del aneurisma está regu-

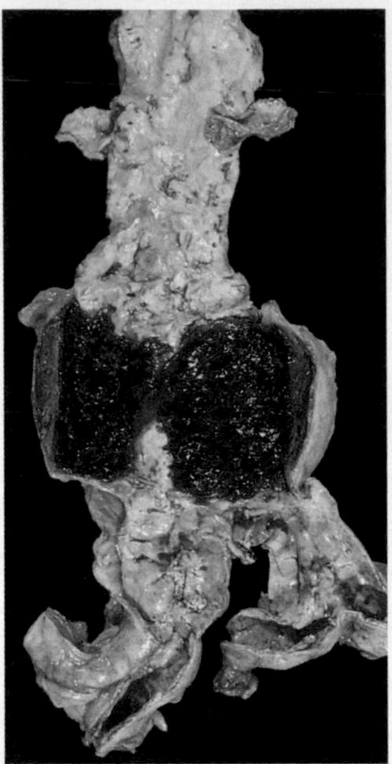

FIGURA 10-41. Aneurisma ateroesclerótico de la aorta abdominal. El aneurisma se abrió en sentido longitudinal para revelar un trombo parietal grande dentro de la luz. La aorta y las arterias ilíacas comunes muestran lesiones ateroescleróticas complicadas.

lado en parte por las fuerzas hemodinámicas que se producen en el aneurisma. A medida que aumenta el radio del vaso, también lo hace la tensión circunferencial sobre la pared. Ciertas enzimas importantes para la proteólisis de la media y el colágeno fibrilar de los tipos I y III de la adventicia promueven el crecimiento de los aneurismas abdominales. Estas incluyen las MMP de la matriz; las proteasas de cisteína catepsinas K, L y S, y la bomba de protones osteoclástica vH$^+$-adenosina trifosfatasa (ATPasa). Las citocinas proinflamatorias, como IL-1β, TNF-α, la proteína quimiotáctica para los monocitos 1 (MCP-1) y la IL-8 también se han relacionado con la patogenia de los aneurismas abdominales. Las paredes de los AAA contienen quimiocinas y factores de crecimiento que regulan la remodelación, como el factor estimulante de colonias de granulocitos (G-CSF), el factor estimulante de colonias de macrófagos (M-CSF), IL-13, el factor de crecimiento insulinoide 1 (IGF-1), el TGF-β, y la proteína inflamatoria de macrófagos (MIP)-1α y la MIP-1β. La distribución familiar de los casos sugiere una predisposición genética, aunque su mecanismo se conoce insuficientemente.

ANATOMOPATOLOGÍA: la mayoría de los AAA se desarrollan en un punto distal a las arterias renales y proximal a la bifurcación de la aorta (fig. 10-41). Suelen ser fusiformes, aunque en algunos casos se identifican variedades saculares. Aunque la mayoría de las lesiones sintomáticas tienen un diámetro mayor a 5 cm a 6 cm, pueden ser casi de cualquier tamaño. Algunos se extienden hasta las arterias ilíacas, que en ocasiones muestran aneurismas independientes en un lugar distal a la lesión de la aorta. Los aneurismas que se extienden por encima de la arteria renal podrían ocluir la arteria mesentérica superior en su origen y el tronco celíaco.

Casi todos los aneurismas aórticos se encuentran revestidos por lesiones ateroescleróticas elevadas, ulceradas y calcificadas (complicadas). La mayoría contienen trombos parietales con diversos grados de calcificación, y algunas porciones de estos trombos podrían embolizar hacia arterias periféricas. Con poca frecuencia, el trombo en sí mismo crece lo suficiente como para afectar el flujo sanguíneo aórtico.

Las paredes de los aneurismas aórticos abdominales de las lesiones ateroescleróticas complicadas se aprecian destruidas y sustituidas por tejido fibroso. Se identifican remanentes normales de la media en algunos puntos, y las lesiones ateromatosas se extienden hasta una profundidad variable. La adventicia se engrosa y muestra inflamación focal en respuesta a la ateroesclerosis grave.

CARACTERÍSTICAS CLÍNICAS: muchos AAA son asintomáticos y se descubren solo por la palpación de una masa en el abdomen o durante la exploración radiológica por alguna otra causa. En algunos casos la enfermedad se pone en evidencia por un cuadro de dolor abdominal, que a menudo refleja la expansión del aneurisma. La oclusión repentina de una arteria periférica por un émbolo que deriva del trombo parietal se manifiesta por la isquemia súbita en una extremidad inferior. La complicación más temida de los aneurismas aórticos es su rotura con hemorragia hacia el retroperitoneo (o el tórax), en cuyo caso del paciente se presenta con dolor, choque y una masa pulsátil en el abdomen. Esto constituye una urgencia aguda y la mitad de los individuos mueren, incluso si se realiza una intervención quirúrgica rápida. Por ende, hasta los aneurismas asintomáticos grandes suelen tratarse mediante reemplazo o puente con injertos protésicos.

El riesgo de rotura de un aneurisma de aorta abdominal depende de su tamaño. Los aneurismas de menos de 4 cm rara vez se rompen (2%); entre el 25% y el 40% de los de más de 5 cm se rompen en los 5 años siguientes a su identificación.

Los aneurismas arteriales cerebrales provocan hemorragias subaracnoideas

El tipo más frecuente de aneurisma cerebral es una estructura sacular conocida como **aneurisma en baya**, puesto que se asemeja a una baya unida a una rama del árbol arterial. Los aneurismas en baya derivan de anomalías congénitas en las paredes arteriales y tienden a originarse en las ramas del círculo arterial cerebral o en una de las uniones arteriales (*v.* cap. 26). Sus ubicaciones más frecuentes son entre la arteria cerebral anterior y la comunicante anterior; entre la carótida interna y la arteria comunicante posterior; y entre las primeras divisiones principales de la arteria cerebral media y la bifurcación de la carótida interna.

El aneurisma disecante se caracteriza por sangre en la pared arterial

La disección sigue el trayecto vascular, con distribución longitudinal (fig. 10-42) y representa en esencia una luz falsa dentro de la pared de la arteria. Los aneurismas disecantes suelen afectar la aorta, especialmente la ascendente, y sus ramas principales. Las disecciones torácicas pueden afectar solo la aorta ascendente (tipo A) o solo la porción distal de la aorta (tipo B). Se producen con una frecuencia de hasta 1 de cada 400 autopsias, y los hombres se ven afectados con una frecuencia tres veces mayor que las mujeres. Puede aparecer casi a cualquier edad, pero es más frecuente que lo haga en la sexta y séptima décadas. Casi todos los pacientes tienen antecedentes de hipertensión, y las afecciones asociadas incluyen ateroesclerosis, válvula aórtica bicúspide y dilatación idiopática de la raíz aórtica.

FISIOPATOLOGÍA: la base de los aneurismas disecantes suele ser el debilitamiento de la media aórtica. Los cambios se describieron en su origen como **necrosis quística de la media (o de Erdheim)**, porque la pérdida focal de fibras elásticas y musculares de la media conduce a la formación de espacios «quísticos» que se encuentran ocupados por material mixoide metacromático. Estos espacios no son quistes verdaderos, sino más bien acúmulos de matriz que se agrupan entre las células y los tejidos de la media. Los mecanismos de la degeneración de la media no se conocen de manera apropiada. Sin embargo, los estudios genéticos vinculan algunos casos con síndromes específicos como Marfan, Ehlers-Danlos y Loeys-Dietz, y con mutaciones de la filamina. En el síndrome de

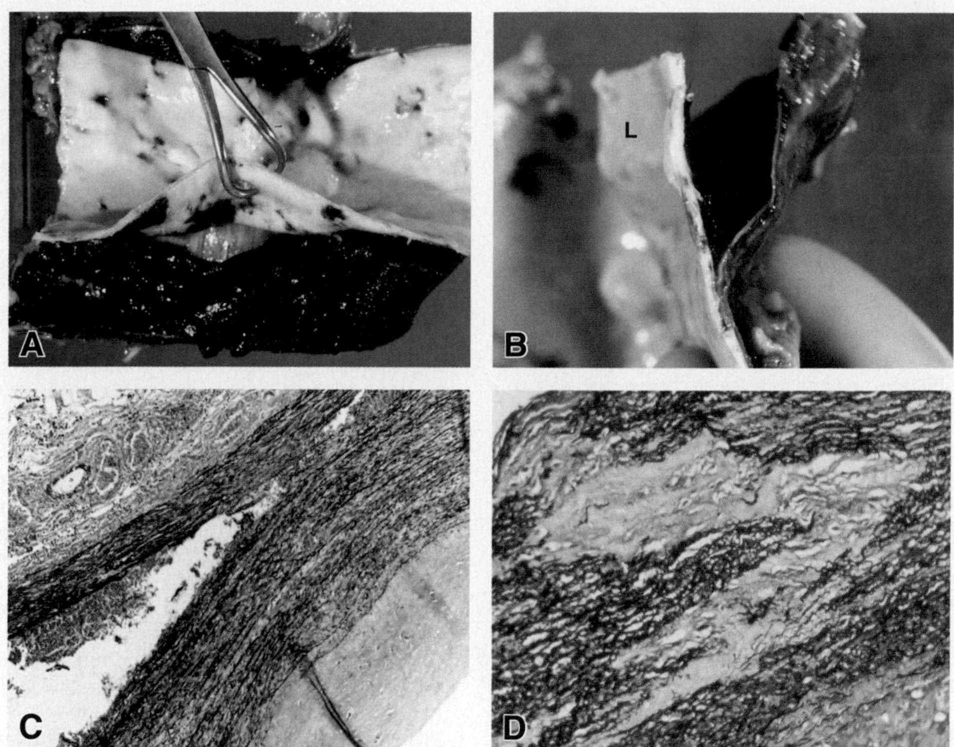

FIGURA 10-42. Aneurisma aórtico disecante. A. Aorta torácica en que con pinzas metálicas se exponen la disección y el hematoma en la pared, con un coágulo sanguíneo antiguo. **B.** La aorta torácica se abrió en sentido longitudinal para revelar la presencia de sangre coagulada que diseca la media del vaso. *L*, luz. **C.** Aorta ateroesclerótica que se disecó a lo largo del tercio externo de la media (tinción para elastina). **D.** Corte de la pared aórtica teñido con aldehído-fucsina, que revela cúmulos de material metacromático característicos del proceso degenerativo conocido como necrosis quística de la media.

Marfan, un trastorno sistémico del tejido conjuntivo, se han identificado mutaciones específicas del gen que codifica la fibrilina (una proteína de la matriz extracelular; *v.* cap. 6). En algunos pacientes se detectaron mutaciones en otros genes, que incluyen los de los receptores tipo 1 y 2 del TGF-β, la miosina β específica de las células de músculo liso (MYH11) y la actina α (ACTA2). El envejecimiento también puede provocar cambios degenerativos ligeros en la aorta, con pérdida focal de la elastina y fibrosis de la media. Los pacientes con disección de la aorta torácica muestran disminución de la expresión de la fibulina 5, una proteína extracelular que regula el ensamblaje de las fibras elásticas. La liberación anómala de MMP-2 y su inhibidor a partir de las células de músculo liso está también implicada en la generación de aneurismas aórticos. En animales, la formación defectuosa de enlaces cruzados de colágeno que causa una dieta con carencia en cobre (la lisil oxidasa es una enzima que depende del cobre) permite la formación de aneurismas disecantes de la aorta. La misma lesión deriva de la alimentación con aminopropionitrilo β, un inhibidor de la lisil oxidasa. Las personas con enfermedad de Wilson tratadas con penicilamina, un quelante del cobre, también podrían desarrollar necrosis de la media en la aorta. Si se analizan en conjunto, estos datos sugieren que el factor habitual en estas situaciones es una anomalía molecular que conduce al debilitamiento del tejido conjuntivo de la aorta.

ANATOMOPATOLOGÍA: el acontecimiento que desencadena la disección medial es controvertido. En más del 95 % de los casos se encuentra un desgarro transverso en la íntima y la porción interna de la media, y muchos sostienen que la laceración espontánea de la íntima permite que la sangre ubicada en la luz entre y diseque esa capa. Alternativamente, se propone que la hemorragia que proviene de los vasos vasculares y se aloja en la capa media debilitada por la necrosis quística inicia la tensión en la íntima, que a su vez determina el desgarro de esta. La mayor parte de los desgarros de la íntima se producen en la aorta ascendente, de 1-2 cm por encima del anillo aórtico. La disección de la media se produce pocos segundos después, y separa los dos tercios internos de la pared de la aorta de su tercio externo. También puede afectar a las arterias coronarias, los grandes vasos del cuello y las arterias renales, mesentéricas o ilíacas. Puesto que la pared externa del canal falso del aneurisma disecante es delgada, la hemorragia hacia el espacio extravascular (incluidos el pericardio, el mediastino, el espacio pleural y el retroperitoneo) suele causar la muerte. En el 5 % al 10 % de los casos, la sangre que se encuentra en el lugar de la disección vuelve a entrar en la luz a través de un segundo desgarro distal, para constituir una «aorta en escopeta». En una fracción comparable, el lugar de reentrada permite la comunicación de la aorta con una arteria principal, la mayoría de las veces la arteria ilíaca.

CARACTERÍSTICAS CLÍNICAS: los pacientes suelen presentar un dolor agudo y «desgarrador» en la parte anterior del tórax, que en ocasiones se confunde con un infarto de miocardio. La pérdida de uno o más de los pulsos arteriales es frecuente, al igual que un soplo aórtico por regurgitación. Mientras la hipertensión es un hallazgo frecuente en pacientes con aneurismas disecantes, la hipotensión es un signo ominoso y sugiere la rotura aórtica. El taponamiento cardíaco o la insuficiencia cardíaca congestiva pueden diagnosticarse con los criterios usuales. Antes de que se dispusiera de tratamientos antihipertensivos y quirúrgicos, la mortalidad era muy elevada, ya que el 80 % de los pacientes moría en 2 semanas; de los supervivientes, moría en 3 meses. Hoy día, la rápida intervención quirúrgica y el control de la hipertensión han reducido la mortalidad global a menos del 20 %.

La inflamación de los vasos vasculares de la aorta causa aneurismas sifilíticos

La sífilis fue en su día la causa más frecuente de aneurismas aórticos, pero la infección se ha vuelto menos habitual, al igual que la

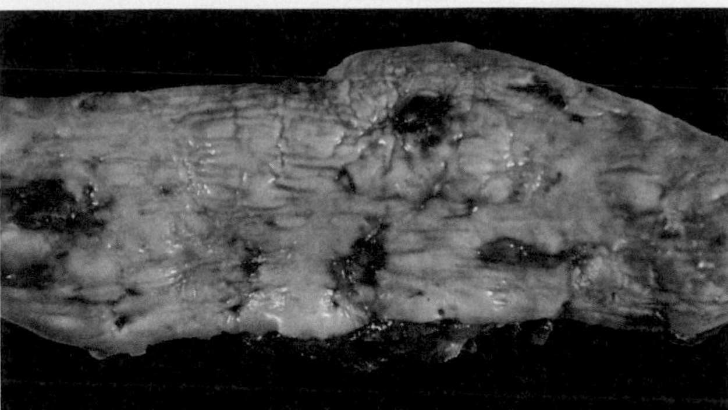

FIGURA 10-43. Aortitis sifilítica. La aorta torácica se aprecia dilatada y su superficie interna muestra el aspecto típico en «corteza de árbol».

vasculopatía sifilítica, que incluye la aortitis y los aneurismas. Los aneurismas sifilíticos afectan principalmente a la aorta ascendente, que muestra endoarteritis y periarteritis de los vasos vasculares. Estos vasos se ramifican en la adventicia y penetran en los tercios externo y medio de la aorta, donde quedan rodeados por linfocitos, células plasmáticas y macrófagos. Los cambios obliterantes en los vasos vasculares provocan necrosis focal y cicatrización de la media, así como rotura y desorganización de la lámina elástica. Las cicatrices deprimidas en la capa media forman una superficie rugosa de la íntima, que determina su aspecto en «corteza de árbol» (fig. 10-43). La presión persistente de la sangre obliga finalmente a la pared debilitada de la aorta ascendente y del arco aórtico a formar un aneurisma fusiforme que puede romperse.

Los aneurismas micóticos son infecciones microbianas de las paredes vasculares

Los aneurismas micóticos (infecciosos) tienden a romperse y a sangrar. Pueden desarrollarse en la pared de la aorta o en los vasos cerebrales durante la septicemia, más habitualmente debido a endocarditis bacteriana. También es habitual que se vean afectadas las arterias mesentéricas, la esplénica o las renales. Los aneurismas micóticos pueden desarrollarse asimismo adyacentes a un foco tuberculoso o a un absceso bacteriano.

VENAS

Las venas varicosas son tortuosas y con aumento de tamaño

Las varicosidades superficiales de las venas de la pierna suelen afectar al sistema safeno, y son muy frecuentes. Varían desde nodulaciones triviales en las venas dilatadas hasta la distensión dolorosa y discapacitante de todo el sistema venoso de la pierna, con alteraciones tróficas secundarias. Hasta el 10% o el 20% de la población cuentan con cierto grado de varicosidad en las venas de la pierna, aunque solo una parte desarrollan síntomas.

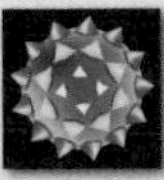

FACTORES ETIOLÓGICOS: existen varios factores de riesgo para las varices:

- **Edad**: las venas varicosas son más frecuentes al avanzar la edad y pueden alcanzar una incidencia del 50% en individuos mayores de 50 años. Este incremento de la incidencia podría corresponder a cambios degenerativos relacionados con el envejecimiento de los tejidos conjuntivos de las paredes venosas, la pérdida de la grasa y los tejidos conjuntivos de soporte, la disminución del tono por la flacidez muscular y la inactividad.
- **Género**: entre las personas de 30 a 50 años, las varices venosas afectan con más frecuencia a las mujeres que a los hombres, en particular a aquellas que han experimentado un aumento de la presión venosa en las venas ilíacas a causa de un útero grávido.
- **Herencia**: existe una predisposición familiar importante para la formación de venas varicosas, que quizá se deba a configuraciones hereditarias o puntos de debilitamiento estructurales en las paredes o las válvulas de estos vasos.
- **Postura**: la presión en las venas de la pierna es entre 5 y 10 veces mayor cuando la persona se mantiene en posición erecta, en comparación con su valor en el decúbito. La consecuencia es que la incidencia de las venas varicosas y sus complicaciones es más alta en individuos cuyas ocupaciones les obligan a permanecer de pie en un solo sitio durante períodos prolongados.
- **Obesidad**: el exceso de peso corporal aumenta la incidencia de las venas varicosas, quizá debido al incremento de la presión intraabdominal o al soporte deficiente que proporciona la grasa subcutánea a las paredes vasculares.

Otros factores que incrementan la presión venosa en las piernas podrían causar la formación de venas varicosas, entre otros tumores pélvicos, insuficiencia cardíaca congestiva y obstrucción trombótica de los troncos venosos principales del muslo o la pelvis. En la patogenia de las venas varicosas no queda claro si en primer lugar se produce la insuficiencia de las válvulas o la dilatación de los vasos. En cualquier caso, ambas se refuerzan mutuamente. A medida que la vena aumenta de longitud y diámetro, se desarrollan tortuosidades. Una vez iniciado el proceso, la varicosidad se extiende progresivamente por toda la longitud de la vena afectada. A medida que cada válvula desarrolla insuficiencia, se genera una tensión mayor sobre el segmento del vaso y la válvula que se ubican por debajo de esta. El papel de la inflamación no está claro, pero las venas afectadas pueden mostrar una elevada expresión de moléculas de adhesión endotelial para leucocitos.

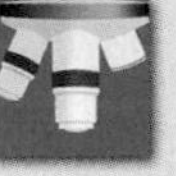

ANATOMOPATOLOGÍA: las venas varicosas muestran variaciones en el grosor de la pared. Algunas áreas son delgadas debido a la dilatación, mientras que otras muestran engrosamiento por hipertrofia del músculo liso, fibrosis subíntima e incorporación de trombos parietales a la pared. Es frecuente observar calcificación en parches. Las deformidades valvulares consisten en engrosamiento, acortamiento y enrollamiento de las cúspides.

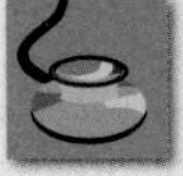

CARACTERÍSTICAS CLÍNICAS: la inspección visual permite establecer el diagnóstico en el caso de las venas varicosas de la pierna. Los vasos y las venas más afectados tienen poca repercusión clínica y constituyen sobre todo un problema estético. El síntoma principal es el dolor local, que se intensifica con la bipedestación y se alivia con la elevación de las piernas. Las varicosidades graves (fig. 10-44) pueden originar cambios tróficos en la piel drenada por las venas afectadas, proceso que se denomina dermatitis por estasis.

Se requiere cirugía si la piel suprayacente se ulcera o si se produce hemorragia espontánea o trombosis extensa (que podría desencadenar una embolia pulmonar).

Las varices también se desarrollan en otros lugares

HEMORROIDES: se trata de dilataciones de las venas del recto y el canal anal, y pueden desarrollarse por dentro o por fuera del esfínter del ano (*v.* cap. 13). Si bien puede existir una predisposición hereditaria, la enfermedad se agrava por los factores que incrementan la presión intraabdominal, como son el estreñimiento, el embarazo y la obstrucción venosa generada por tumores del recto. Las hemorroides sangran con frecuencia, lo que podría tomarse por un sangrado proveniente de un cáncer rectal. Las hemorroides trombosadas son en extremo dolorosas.

VARICES ESOFÁGICAS: esta complicación de la hipertensión portal deriva sobre todo de la cirrosis hepática (*v.* cap. 14). La presión portal elevada distiende las anastomosis que existen entre las circulaciones venosas portal y sistémica en la región distal del esófago.

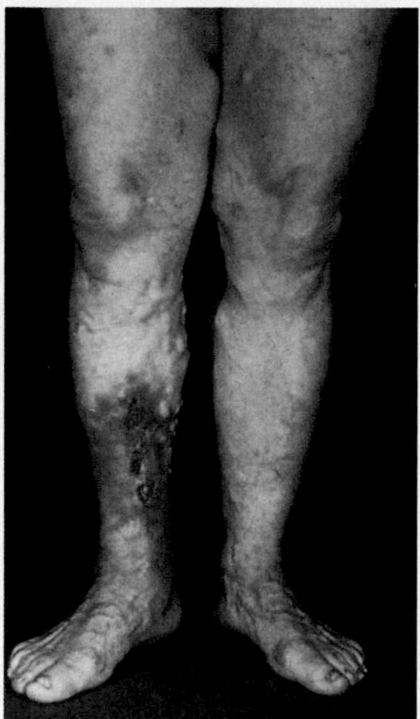

FIGURA 10-44. Venas varicosas en piernas. La presencia de varicosidades avanzadas en las venas superficiales de la pierna condujo al desarrollo de dermatitis por estasis y ulceración secundaria.

Si bien pueden ser prominentes en los estudios radiológicos, las varices esofágicas suelen tener un aspecto pequeño en el momento de la autopsia. Una vez que se colapsan tras la muerte, las únicas pruebas que podrían persistir de las lesiones son vetas azuladas en la mucosa esofágica. La hemorragia que deriva de las varices esofágicas es una causa frecuente de muerte en los pacientes con cirrosis.

VARICOCELE: las varices del plexo pampiniforme (*v.* cap. 17) pueden causar una masa escrotal palpable.

La trombosis venosa profunda afecta principalmente las venas de las piernas

- La **tromboflebitis** es la inflamación y la trombosis secundaria de las venas pequeñas y en ocasiones de otras de calibre mayor, que con frecuencia forma parte de una reacción local a una infección bacteriana.
- La **flebotrombosis** describe la trombosis venosa que se desarrolla sin que exista una infección o inflamación de base.
- La **trombosis venosa profunda** (TVP) (*v.* cap. 7) engloba tanto a la flebotrombosis como a la tromboflebitis. Puesto que la mayor parte de los casos de trombosis venosa no se relacionan con inflamación o infección, la enfermedad se asocia en la actualidad al reposo prolongado en cama o la disminución del gasto cardíaco. Alcanza su incidencia más alta en las venas profundas de la pierna y podría constituir una amenaza importante a la vida por su potencial de embolización pulmonar (es bien conocido el fenómeno de muerte súbita al iniciar la deambulación tras la cirugía). Las deficiencias de anticoagulantes, como la proteína C y la trombina, incrementan la incidencia de la tromboembolia venosa.

VASOS LINFÁTICOS

Los vasos linfáticos son canales de pared delgada y baja presión. Son importantes para mantener el equilibrio hídrico normal en los tejidos, al proporcionar una vía de drenaje del filtrado del plasma, las células y el material extraño que derivan de los espacios intersticiales. También son importantes para la digestión de las grasas, a través de los canales linfáticos ubicados dentro las vellosidades intestinales, y para la vigilancia inmunitaria. Los vasos linfáticos tienen una permeabilidad mayor que los vasos sanguíneos, en parte debido a que tienen menos uniones estrechas. El NO• podría actuar como mediador de distintos factores de crecimiento linfangiógenos, y ser importante para la función linfática. Por ejemplo, el NO• tiene capacidad de inhibir el bombeo en los vasos linfáticos colectores. La inflamación y los tumores pueden diseminarse mediante el sistema linfático.

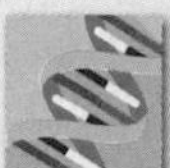

PATOGENIA MOLECULAR: Fox2, un factor de transcripción del forkhead (horquilla), regula la morfogenia de las válvulas linfáticas y mantiene el fenotipo de los capilares linfáticos en una fase avanzada del desarrollo. La vía VEGF-C/VEGFR-3 participa en la migración de las células endoteliales linfáticas, su proliferación y supervivencia. Las mutaciones de sentido erróneo del VEGFR-3 desencadenan linfedema e hipoplasia linfática. La PROX-1 es esencial para los pasos tempranos de la formación de vasos linfáticos, como su gemación a partir de la vena cardinal anterior y la formación de sacos linfáticos. También contribuye, junto con la podoplanina, el VEGFR-3 y la neuropilina-2 al desarrollo del plexo linfático primario. En enfermedades inflamatorias, las citocinas aumentan la síntesis de VEGF-C, mientras que los macrófagos expresan VEGFR-3 y secretan VEGF-C. En estudios experimentales es posible bloquear la metástasis tumoral y la linfangiogenia al inhibir al VEGF-C y al VEGFR-3. En algunos pacientes el linfedema primario se relaciona con mutaciones del VEGFR-3, el FOXC2, el SOX18 y en la línea germinal GATA2.

La linfangitis corresponde a una infección en los vasos linfáticos

El transporte de material infeccioso hacia los nódulos linfáticos regionales incita la **linfadenitis**. La periferia de un foco de inflamación muestra vasos linfáticos dilatados ocupados por exudado, células, detritos celulares y bacterias. Cuando los tejidos se expanden por efecto del exudado, hay una distensión comparable de los canales linfáticos y se genera una apertura de los canales intercelulares ubicados entre las células endoteliales.

Casi cualquier patógeno puede causar linfangitis aguda, pero los estreptococos β-hemolíticos (*Streptococcus pyogenes*) son agresores particularmente notables. El proceso puede extenderse más allá de estos canales hacia los tejidos circundantes. Los nódulos linfáticos de drenaje muestran de manera constante aumento de volumen e inflamación. La linfangitis aguda se caracteriza por estrías eritematosas subcutáneas dolorosas, que a menudo se acompañan por nódulos linfáticos regionales igualmente dolorosos.

La obstrucción linfática causa linfedema

Los vasos linfáticos pueden obstruirse por la existencia de tejido cicatricial o células tumorales intraluminales, por la presión ejercida por algún tejido tumoral circundante o por taponamiento con parásitos. Puesto que las vías linfáticas colaterales son abundantes, el linfedema (distensión del tejido por la linfa) suele presentarse solo cuando se obstruyen los troncos principales, en particular en la axila o la región inguinal. Por ejemplo, la disección de nódulos linfáticos axilares interrumpe con frecuencia los canales linfáticos y provoca linfedema del brazo. La obstrucción linfática prolongada desencadena una dilatación progresiva de los vasos linfáticos, proceso que se denomina **linfangiectasia**, así como crecimiento excesivo de tejido fibroso.

El término **elefantiasis** describe la extremidad linfedematosa con incremento importante de volumen. En los trópicos, la filariasis, en la que el gusano parásito invade los vasos linfáticos (*v.* cap. 9), es una causa frecuente de elefantiasis.

La enfermedad de Milroy es un tipo de linfedema hereditario, presente en el momento del nacimiento. Se asocia con mutaciones en el receptor VEGF3, que normalmente es activado por VEGF-C y VEGF-D en la embriogenia linfática. Suele afectar solo a una extremidad, aunque puede tener distribución más amplia y presentarse en los párpados y los labios. Los tejidos afectados muestran canales linfáticos con gran dilatación y toda el área presenta un aspecto en panal de abeja o esponja. Es más correcto considerar esta lesión como una variante de linfangiectasia que solo como un linfedema.

TUMORES BENIGNOS DE LOS VASOS SANGUÍNEOS

Los tumores del sistema vascular son muy frecuentes. Muchos son hamartomas y no neoplasias verdaderas. Algunas mutaciones se vinculan con anomalías vasculares. Por ejemplo, se identificaron mutaciones de la endoglina y el ALK-1 en la telangiectasia hemorrágica hereditaria, al igual que varias mutaciones génicas en la malformación cavernosa cerebral familiar.

Los hemangiomas son tumores benignos frecuentes de los canales vasculares

Los hemangiomas suelen desarrollarse en la piel, pero también pueden encontrarse en órganos internos.

ANATOMOPATOLOGÍA: HEMANGIOMA CAPILAR: ***esta lesión se compone de canales vasculares con el tamaño y la estructura de los capilares normales.*** Los hemangiomas capilares pueden desarrollarse en cualquier tejido. Los lugares afectados con más frecuencia son la piel, los tejidos subcutáneos, las membranas mucosas de labios y boca, y vísceras como el bazo, los riñones y el hígado. El diámetro de los hemangiomas capilares varía desde algunos milímetros hasta varios centímetros. Tiene coloración roja brillante o azul, lo que depende del grado de oxigenación de la sangre. En la piel, los hemangiomas capilares se conocen como ***marcas de nacimiento*** o ***manchas en rubí***. El único problema que generan es de carácter estético.

HEMANGIOMA JUVENIL: también denominados **hemangiomas en fresa**, se encuentran en la piel de los neonatos. Crecen con rapidez durante los primeros meses de vida y comienzan a desaparecer en 1-3 años, para involucionar en su totalidad en casi todos los casos (80%) hasta los 5 años de edad. Los hemangiomas juveniles contienen masas apretadas de capilares, separadas por un estroma de tejido conjuntivo (fig. 10-45). Los canales recubiertos con endotelio suelen encontrarse llenos de sangre. Las trombosis, en ocasiones organizadas, son frecuentes. En algunos casos los canales vasculares se rompen y producen cicatrización y acumulación de hemosiderina. Los hemangiomas juveniles suelen encontrarse bien delimitados, aunque carecen de cápsula. Si bien las proyecciones digitales del tejido vascular podrían dar la impresión de invasión, estas lesiones son benignas; no causan invasión ni originan metástasis.

HEMANGIOMA CAVERNOSO: ***esta denominación se reserva para las lesiones constituidas por canales vasculares amplios, que con frecuencia se encuentran con vasos pequeños de tipo capilar.*** Cuando los hemangiomas cavernosos se desarrollan en la piel (fig. 10-46), se denominan manchas en **vino de Oporto**. También aparecen en las superficies mucosas y los órganos viscerales, como el bazo, el hígado y el páncreas. Si se presentan en el cerebro, pueden crecer con lentitud y provocar síntomas neurológicos después de períodos silentes prolongados. El hemangioma cavernoso es una masa esponjosa de color rojo-azulado, de hasta varios centímetros de diámetro.

A diferencia de los hemangiomas capilares, no remite espontáneamente. Está delimitado por bordes bien definidos, y carece de cápsula. Contiene espacios grandes recubiertos por endotelio que contienen sangre, separados por tejido conjuntivo escaso. Los hemangiomas cavernosos pueden sufrir cambios diversos, entre los que se encuentran la trombosis y la fibrosis, la cavitación quística y la hemorragia intraquística.

SÍNDROMES DE HEMANGIOMATOSIS MÚLTIPLE: es posible el desarrollo de más de un hemangioma en un solo tejido. Puede producirse una afectación de dos tejidos o más, como la piel y el sistema nervioso, o el bazo y el hígado. El **síndrome de Von Hippel-Lindau** es una entidad rara en la que se desarrollan hemangiomas cavernosos en el cerebelo o el tronco encefálico, y en la retina. El **síndrome de Sturge-Weber** implica un trastorno del desarrollo de los vasos sanguíneos en el cerebro y la piel. Otras lesiones con relación estrecha son los angiomas plexiformes o racemosos, los aneurismas cirsoideos y la dilatación angiomatosa de los vasos del cerebro y otros órganos.

FIGURA 10-45. Hemangioma juvenil. En el tejido subcutáneo se identifica una red de vasos delicados que forman anastomosis.

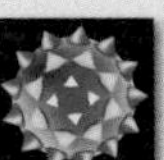

FACTORES ETIOLÓGICOS: si bien los hemangiomas son sin duda benignos, su origen es incierto; pueden ser neoplasias verdaderas o hamartomas. Las pruebas que demostrarían su origen hamartomatoso (es decir, que se trata de una malformación) incluyen: *(1)* que la lesión esté presente al nacer; *(2)* que crezca solo a medida que crece el resto del cuerpo y que su tamaño sea limitado; y *(3)* que después de que cese el crecimiento, normalmente permanezca sin cambios de manera indefinida en ausencia de traumatismos, trombosis o hemorragias.

El desarrollo de estas malformaciones vasculares recuerda a la embriología del sistema vascular. Una red de canales endoteliales sufre remodelación y adquiere una capa muscular y una adventicia. Desde esta perspectiva, la malformación vascular corresponde a la persistencia de los canales originales o modifi-

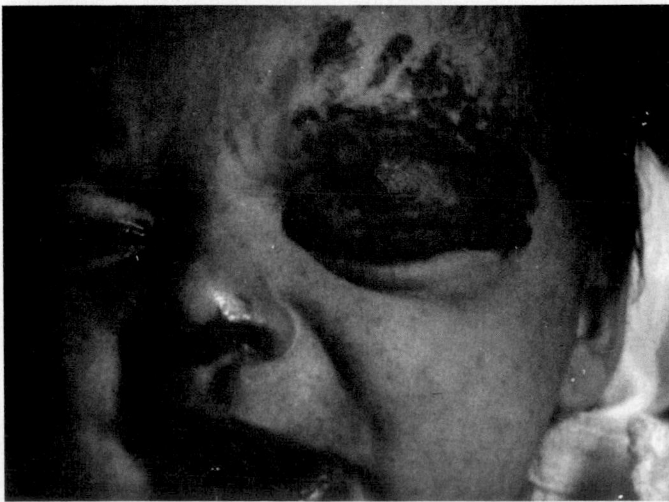

FIGURA 10-46. Hemangioma cavernoso congénito en la piel.

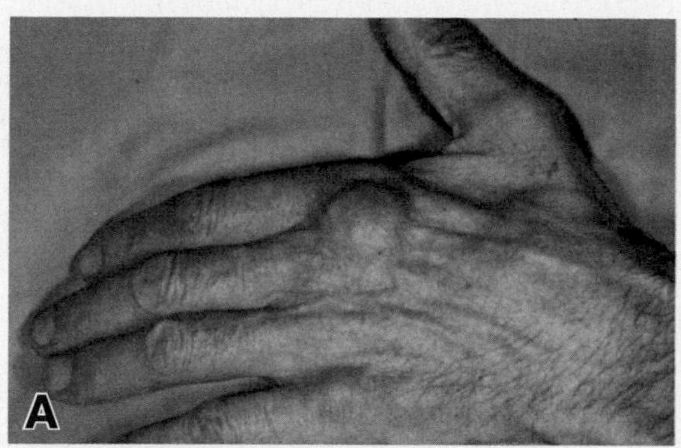

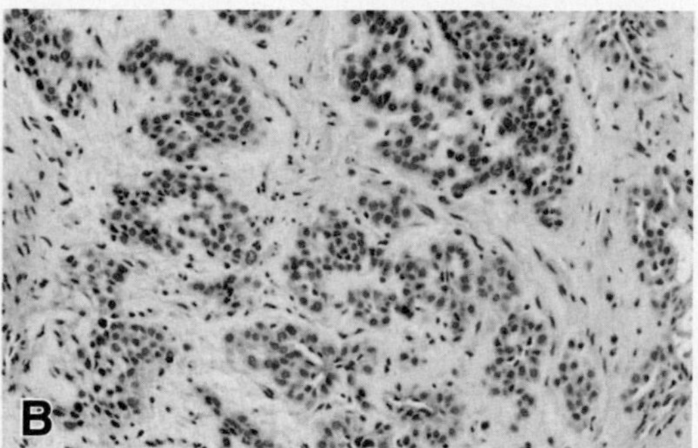

FIGURA 10-47. Tumor glómico. A. En la superficie dorsal de la mano se observa un nódulo tumoral prominente en el tercio proximal del índice. **B.** Una microfotografía de la lesión mostrada en **A** revela nidos de células de tumor glómico que se alojan en un estroma fibrovascular.

cados, y a mezclas de elementos de tejido conjuntivo que derivan del mesénquima. En la actualidad los hemangiomas se clasifican en función de su tipo histológico y su ubicación, aunque es probable que su caracterización molecular permita el desarrollo de clasificaciones nuevas y una comprensión más detallada.

El tumor glómico es un tumor doloroso del glomo

Los glomos son en general receptores neuromioarteriales sensibles a la temperatura y que regulan el flujo arteriolar. Los cuerpos glómicos se encuentran ampliamente distribuidos en la piel, sobre todo en las áreas distales de los dedos y los pies, al igual que los tumores glómicos (glomangiomas), que suelen encontrarse debajo de las uñas. Estas lesiones suelen ser muy dolorosas.

ANATOMOPATOLOGÍA: los tumores glómicos suelen ser menores de 1 cm de diámetro; muchos no miden más de algunos milímetros. En la piel, muestran elevación ligera, forma redondeada, coloración rojo-azulada e induración (fig. 10-47). Sus dos componentes histológicos principales son canales vasculares ramificados contenidos en un estroma de tejido conjuntivo, así como agregados o nidos de células especializadas del glomo. Estas últimas son células de configuración regular, redondas o cuboides, que muestran características típicas de células de músculo liso.

El hemangioendotelioma es un tumor intermedio entre los hemangiomas y los angiosarcomas

El hemangioendotelioma epitelioide o histiocitoide muestra células endoteliales con un citoplasma eosinófilo, muchas veces vacuolado. Pueden observarse luces vasculares, así como algunas mitosis. Estos tumores se desarrollan en casi cualquier estructura. Aunque la lesión puede recurrir localmente, la extirpación quirúrgica generalmente es curativa. Sin embargo, una quinta parte de los individuos desarrollan metástasis.

El hemangioendotelioma de células en huso se produce sobre todo en hombres de cualquier edad, por lo general en la dermis y el tejido subcutáneo de la región distal de las extremidades. Muestra espacios vasculares recubiertos con endotelio, hacia cuyo interior se extienden proyecciones papilares.

TUMORES MALIGNOS DE LOS VASOS SANGUÍNEOS

Las neoplasias vasculares malignas son raras. Solo en casos contados se originan a partir de tumores benignos preexistentes.

El angiosarcoma es un tumor maligno raro de las células endoteliales

Estos tumores afectan a personas de ambos sexos y de cualquier edad. Surgen como nódulos rojos pequeños, indoloros y bien delimitados. Sus ubicaciones más frecuentes son la piel, los tejidos blandos, las mamas, el hueso, el hígado y el bazo. Finalmente, la mayoría se convierte en masas carnosas de color gris pálido que carecen de cápsula. Estos tumores suelen sufrir necrosis central, con ablandamiento y hemorragia.

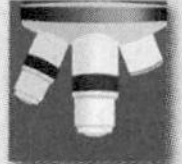

ANATOMOPATOLOGÍA: los angiosarcomas muestran diversos grados de diferenciación que van desde los que se componen principalmente de elementos vasculares diferenciados hasta los tumores indiferenciados con pocos canales sanguíneos reconocibles (fig. 10-48). Estos últimos muestran mitosis frecuentes, pleomorfismo y células gigantes y tienden a ser más agresivos. Casi la mitad de los pacientes con angiosarcoma mueren por la enfermedad.

El angiosarcoma hepático genera un especial interés; se asocia a carcinógenos ambientales, en particular arsénico (un componente de los pesticidas) y cloruro de vinilo (que se utiliza para la producción de plásticos). El angiosarcoma hepático se observaba tras la administración de dióxido de torio, un medio de contraste radiactivo que utilizaban los radiólogos antes de 1950. Los macrófagos de los sinusoides hepáticos endocitan el dióxido de torio, y en ellos permanece el resto de la vida.

Existe un período latente prolongado entre la exposición a los químicos o radionúclidos y el desarrollo del angiosarcoma hepático. Los cambios detectables más tempranos son la atipia y la hiperplasia difusa de las células del recubrimiento de los sinusoides hepáticos. Los tumores suelen ser multicéntricos y podrían originarse también a partir del bazo. Los angiosarcomas hepáticos tienen gran malignidad y se diseminan tanto por invasión local como por metástasis.

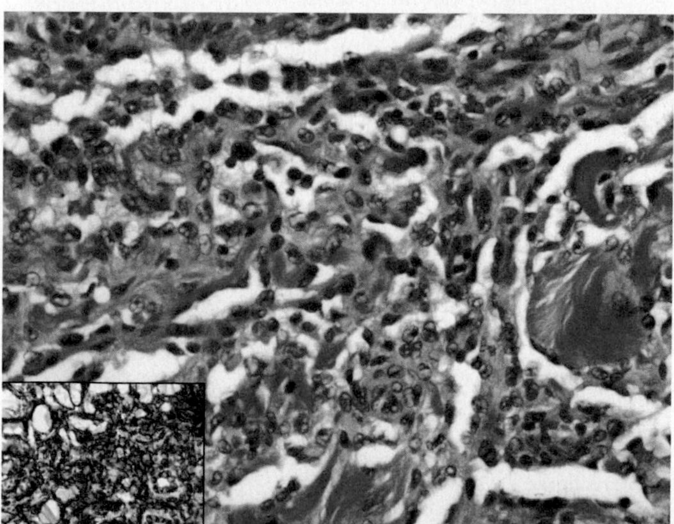

FIGURA 10-48. Angiosarcoma. Células malignas en huso que delinean canales mal definidos. *Recuadro:* inmunotinción para CD31, un marcador endotelial.

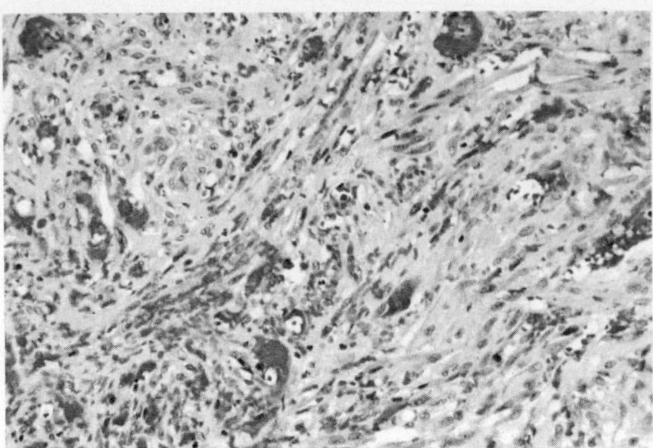

FIGURA 10-49. Sarcoma de Kaposi. Microfotografía de una lesión vascular de un paciente con síndrome de inmunodeficiencia adquirida que revela células neoplásicas numerosas mal diferenciadas y con aspecto en huso, así como una lesión vascular ocupada por eritrocitos.

Los hemangiopericitomas son tumores raros de los pericitos

Los pericitos, que son células de músculo liso modificadas, se encuentran fuera de las paredes capilares y arteriolares. Sin embargo, no está claro que estos tumores deriven realmente de estas células. Estos tumores se presentan como masas pequeñas de canales similares a los capilares, rodeados por, y muchas veces incluidos en, nidos o masas de células redondas o en forma de huso. Las células tumorales se encuentran característicamente revestidas por una membrana basal.

Los hemangiopericitomas pueden desarrollarse en cualquier lugar, pero son más habituales en el retroperitoneo y las extremidades inferiores. Casi todas las lesiones se extirpan por medios quirúrgicos antes de la invasión o la formación de metástasis. Los hemangiopericitomas malignos producen metástasis pulmonares, óseas, hepáticas y nodulares.

El sarcoma de Kaposi está causado por el virus del herpes humano tipo 8

El sarcoma de Kaposi es un tumor angioproliferativo maligno que deriva de las células endoteliales.

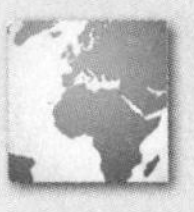

EPIDEMIOLOGÍA: el sarcoma de Kaposi fue descrito en su origen en el s. XIX por Moritz Kaposi en Viena. También se presentó como un tumor endémico en partes de África central, aunque un hecho curioso era que se producía sobre todo en hombres mayores. En la actualidad se desarrolla de forma epidémica en pacientes inmunodeprimidos, en particular aquellos con sida. El virus del herpes humano tipo 8 (VHH-8, virus del herpes asociado al sarcoma de Kaposi) es el responsable del desarrollo de este tumor, que surge en las células endoteliales. Alrededor del 10% de la población estadounidense es positiva para el VHH-8, pero solo una pequeña proporción desarrolla el sarcoma de Kaposi. El VEGF y el factor inducible por hipoxia (HIF) parecen desempeñar un papel importante en la patogenia del tumor, al igual que la vía PI3K/Akt/mTOR (*v.* caps. 1 y 5). No está claro qué es lo que determina que el sarcoma de Kaposi se desarrolle en individuos positivos para VHH-8.

ANATOMOPATOLOGÍA: el sarcoma de Kaposi comienza como nódulos cutáneos dolorosos de color violeta o café, de 1 mm a 1 cm de diámetro. Aparecen con más frecuencia en las manos o los pies, aunque pueden desarrollarse en cualquier sitio. Su apariencia microscópica es muy variable. Una variante se parece al hemangioma simple, con cúmulos apretados de capilares y macrófagos diseminados cargados con hemosiderina. Otras variantes tienen gran celularidad y sus espacios vasculares son menos prominentes (fig. 10-49). Podría resultar difícil distinguir las lesiones de los fibrosarcomas, aunque es posible demostrar su origen endotelial por medio de inmunoquímica y por microscopía electrónica. El sarcoma de Kaposi se considera una lesión maligna y puede mostrar diseminación amplia en el organismo, y rara vez causa la muerte.

TUMORES DEL SISTEMA LINFÁTICO

Se han descrito muchas variantes histológicas y clínicas de crecimientos locales en los vasos linfáticos. Es difícil establecer la diferenciación entre anomalías, proliferaciones secundarias a la estasis y neoplasias verdaderas. En general, los tumores linfáticos se distinguen en función de su tamaño y ubicación. Los espacios linfáticos pueden ser pequeños, como en los linfangiomas capilares, o grandes y dilatados, como en las lesiones quísticas o cavernosas. Las lesiones linfangiomatosas pueden desarrollarse en casi cualquier estructura, entre otras la piel, el mediastino, el retroperitoneo y el bazo.

Los linfangiomas capilares pueden ser únicos o múltiples

Estos pequeños tumores benignos son nódulos cavernosos circunscritos, de color grisáceo-rosado. Tienen distribución subcutánea y se desarrollan en la piel de la cara, los labios, el tórax, los genitales o las extremidades. Los linfangiomas capilares se componen de espacios de tamaño variable y con pared delgada, recubierta por células endoteliales, y contienen linfa y leucocitos ocasionales.

Los linfangiomas quísticos suelen ser lesiones congénitas

Estas lesiones benignas (también denominadas **higromas quísticos**; *v.* cap. 6) son más frecuentes en el cuello y la axila, pero también pueden aparecer en el mediastino y el retroperitoneo. Pueden alcanzar de 10 cm a 15 cm o más, ocupar toda la axila o distorsionar las estructuras del cuello.

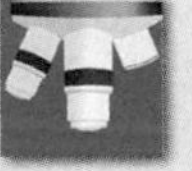

ANATOMOPATOLOGÍA: los linfangiomas quísticos son blandos, esponjosos y rosados. A partir de su superficie de corte exudan un líquido acuoso. Contienen espacios recubiertos por endotelio, ocupados por un fluido rico en proteínas. Estos espacios se diferencian de los vasos sanguíneos puesto que carecen de eritrocitos y leucocitos. Es posible que cuenten con células de músculo liso y tejido conjuntivo abundantes, con distribución irregular.

El linfangiosarcoma puede aparecer después del linfedema o la radiación

Estos infrecuentes tumores malignos se desarrollan en el 0.1% al 0.5% de las pacientes con linfedema del brazo tras una mastectomía radical. La diferenciación entre este tumor y el angiosarcoma es compleja, y algunos autores creen que se trata de una misma lesión. El linfangiosarcoma también puede desarrollarse en otras regiones, por ejemplo, en la pierna tras la radioterapia por carcinoma del cuello uterino.

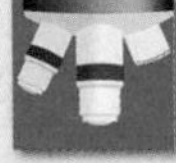

ANATOMOPATOLOGÍA: los linfangiosarcomas surgen como nódulos violáceos, con frecuencia múltiples, en la piel edematosa. Están compuestos por células que se parecen a las del endotelio capilar y tienen zonas adherentes entre ellas. Las paredes de los vasos del tumor tienen una variante rudimentaria de membrana basal. Los linfangiosarcomas muestran gran malignidad y, a pesar de la cirugía radical, determinan un pronóstico malo.

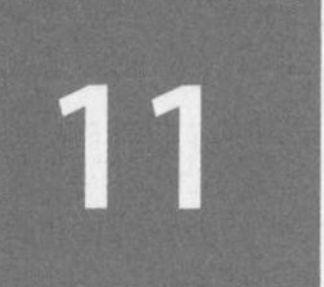

El Corazón

Jeffrey E. Saffitz

INTRODUCCIÓN

El corazón es un órgano muscular del tamaño de un puño que tiene la extraordinaria capacidad de trabajar sin descanso durante los 90 años o más del ciclo de vida humana. De media, bombea 8000 litros de sangre al día. Cuando la demanda lo requiere, puede multiplicar su producción muchas veces, en parte porque la circulación coronaria es capaz de aumentar el flujo sanguíneo normal hasta 5 veces.

También puede responder a incrementos a corto plazo de la carga de trabajo mediante el aumento de la frecuencia cardíaca y la contractilidad, esta última de acuerdo con la ley de Frank-Starling del corazón.

Si debe aumentar la carga de trabajo durante períodos más prolongados (p. ej., en caso de hipertensión sistémica), se produce hipertrofia del ventrículo izquierdo, un proceso adaptativo que aumenta la capacidad de trabajo del corazón. Sin embargo, este mecanismo compensatorio tiene sus límites, hasta que el corazón alcanza un punto en el que ya no puede proporcionar más riego sanguíneo adecuado hacia los tejidos periféricos; el resultado es la insuficiencia cardíaca. El daño al miocardio, que en la mayoría de los casos se debe a arteriopatía coronaria, también limitan la capacidad del ventrículo izquierdo para bombear la sangre y provocan insuficiencia cardíaca.

ANATOMÍA DEL CORAZÓN

El corazón de un hombre adulto normal pesa entre 280 g y 340 g, mientras que el de la mujer pesa entre 230 g y 280 g. Es un órgano con funciones de bombeo constituido por dos sistemas. La sangre entra en cada lado a través de una **aurícula** (o **atrio**), cuya pared es delgada, y desde allí es impulsada hacia los **ventrículos**, cuya pared muscular es más gruesa. El ventrículo derecho es considerablemente más delgado (< 0.5 cm) que el izquierdo (1.3-1.5 cm), debido a la baja presión venosa y la relativamente menor poscarga en el lado derecho del corazón.

La sangre entra en los ventrículos a través de las válvulas auriculoventriculares, la válvula mitral en el lado izquierdo y la válvula tricúspide en el derecho. Las valvas de estas válvulas se mantienen en su posición por la acción de los cordones tendinosos, potentes estructuras fibrosas unidas a la cara interna de la pared del ventrículo a través de los músculos papilares. Los sitios de entrada a la aorta y a la arteria pulmonar están protegidas, respectivamente, por las válvulas aórtica y pulmonar, cada una de las cuales posee tres cúspides semilunares.

La pared del corazón está formada por tres capas: epicardio externo, miocardio intermedio y endocardio interno. El corazón está rodeado y encerrado en una capa de pericardio visceral y parietal, los cuales están separados por la cavidad pericárdica.

Los cardiomiocitos son los responsables de la fuerza contráctil

El miocardio está formado por una red de miocitos individuales unidos entre sí por discos intercalados que contienen adhesiones intercelulares y uniones eléctricas. En la microscopía electrónica se observa la estructura y distribución del sarcolema, el **retículo sarcoplásmico** (RS), el sistema de túbulos T, el núcleo y *numerosas* mitocondrias (un corazón normal consume >15 veces su peso en trifosfato de adenosina [ATP] cada día) (fig. 11-1A). Los elementos contráctiles de los miocitos, denominados **miofilamentos**, están dispuestos en haces conocidos como **miofibrillas**. Estas se hallan separadas por las mitocondrias y el SR. Las miofibrillas se organizan en unidades repetitivas denominadas **sarcómeras**.

La sarcómera es la unidad funcional básica del aparato contráctil. Contiene un disco Z en cada extremo y filamentos gruesos y delgados interdigitados, orientados perpendicularmente al disco Z (fig. 11-1B). Los filamentos gruesos contienen cadenas pesadas de miosina, proteína C de unión a miosina y cadenas ligeras de miosina. Los filamentos gruesos, limitados por la banda A, interactúan con la proteína sarcomérica gigante, **la titina** (~27 000 aminoácidos), que se extiende desde el disco Z hasta la línea M, para formar un tercer sistema de filamentos de la sarcómera. La titina ayuda a mantener el delicado ensamblaje entre las proteínas miofibrilares y contribuye a conservar las propiedades viscoelásticas del músculo cardíaco.

Los filamentos delgados contienen actina y proteínas reguladoras, incluidos **la tropomiosina α-1** y el **complejo de troponinas** (troponinas cardíacas I, C, T), y se extienden desde el disco Z, a través de la banda I, hasta el interior de la banda A. La interacción de estos miofilamentos genera la fuerza de contracción. La magnitud de fuerza que puede producirse es proporcional a la magnitud con la que se superponen los filamentos gruesos y delgados adyacentes, y alcanza su punto máximo cuando las sarcómeras tienen una longitud de entre 2.0 μm y 2.2 μm.

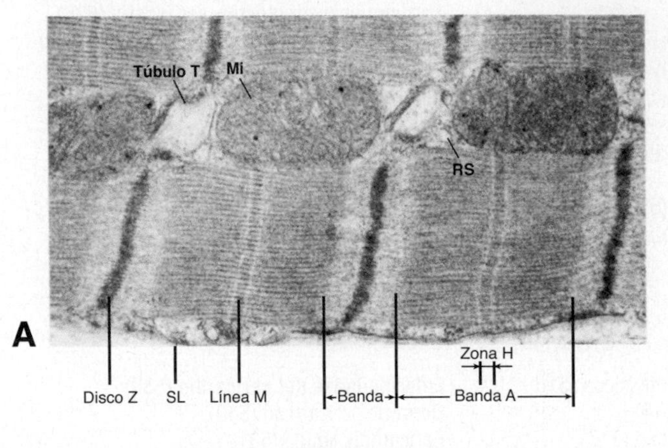

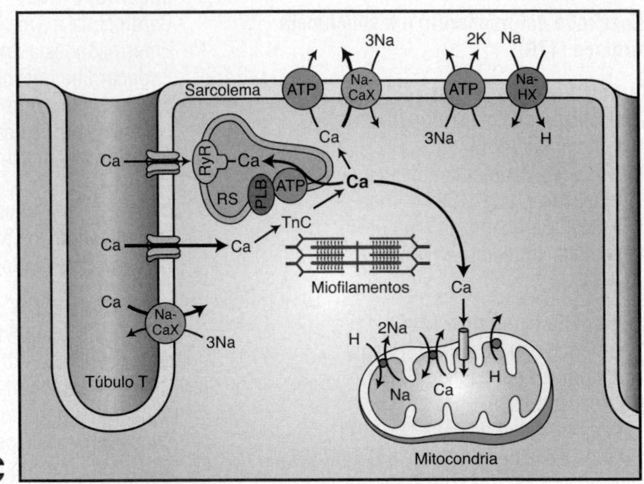

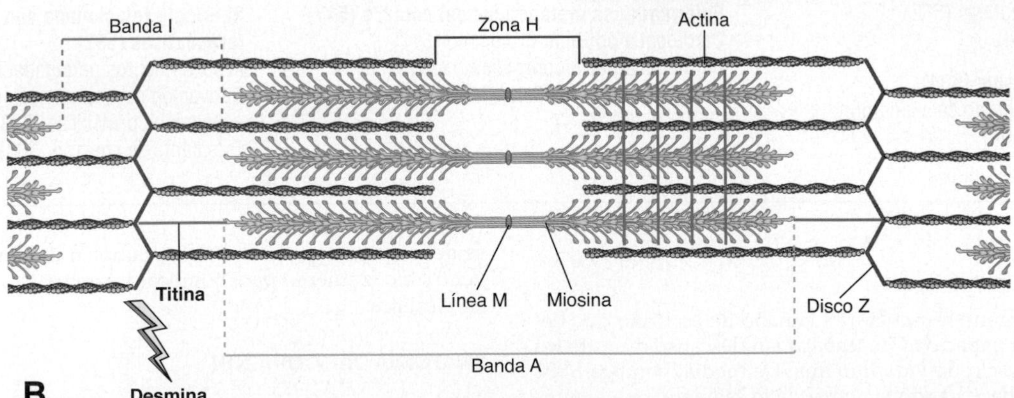

FIGURA 11-1. Ultraestructura del miocardio. A. Microfotografía electrónica de un miocito ventricular seccionado longitudinalmente, en la que se observa el sarcolema *(SL)* y las sarcómeras compuestas por miofibrillas. Las sarcómeras están delimitadas por discos Z e incluyen líneas M, zonas H, bandas A y bandas I. También están presentes las mitocondrias *(Mi)*, el retículo sarcoplásmico *(RS)* y los túbulos T. Las bandas I y las zonas H están ausentes cuando las miofibrillas se acortan. **B.** La base molecular del bandeo se muestra en la microfotografía electrónica. En cada sarcómera, los gruesos filamentos compuestos de miosina se extienden desde la línea M hasta los discos Z. Los dominios de cabeza de miosina forman los puentes cruzados que generan fuerza al interactuar con los filamentos delgados de actina, que están conectados a los discos Z. La magnitud de la fuerza que puede generarse es proporcional al grado de superposición de los filamentos de miosina y actina y es máxima cuando las sarcómeras tienen una longitud de entre 2 μm y 2.2 μm. Cuando las sarcómeras miden menos de 2 μm, los filamentos delgados finos se deslizan unos sobre otros y se superponen, lo que disminuye el potencial de los enlaces cruzados generadores de fuerza; del mismo modo, cuando las sarcómeras se estiran más allá de 2.2 μm, la fuerza disminuye proporcionalmente al ensanchamiento de la zona H. Este mecanismo puede considerarse la base de la ley de Frank-Starling del corazón. La titina, una proteína sarcomérica de gran tamaño, abarca toda la distancia entre el disco Z y la línea M dentro de cada sarcómera y contribuye a las propiedades viscoelásticas del miocito. La desmina, proteína intermediaria del filamento, se extiende a lo largo de todo el miocito y se une a los discos Z de cada sarcómera, lo que ayuda a mantener las sarcómeras en registro. **C.** Vías que regulan la homeostasis del Ca^{2+} y el acoplamiento excitación-contracción en los cardiomiocitos. El potencial de acción cardíaco constituye una corriente de despolarización dentro de los túbulos T, donde los canales de Ca^{2+} de tipo L dependientes de voltaje se encuentran en altas concentraciones (estructuras canaliculares de color verde). La entrada de Ca^{2+} a través de estos canales estimula la liberación de Ca^{2+} desde el RS (situado en las proximidades del túbulo T) a través del receptor de rianodina, RyR2. El aumento transitorio de la concentración citosólica de Ca^{2+} favorece la contracción a través de las interacciones con la troponina T cardíaca *(TnC)*. Las concentraciones diastólicas de Ca^{2+} en reposo se recuperan mediante la recaptación en el RS y la salida a través del intercambio sodio-calcio *(Na-CaX)* y una bomba de trifosfato de adenosina *(ATP)*.

Cuando la longitud de la sarcómera es inferior a 2 μm, los filamentos delgados se entrecruzan y se superponen unos con otros, lo que disminuye el potencial de generación de fuerza de los enlaces cruzados. Si se estira más de 2.2 μm, la fuerza disminuye en proporción al ensanchamiento de la zona H. ***Este mecanismo es la base de la ley de Frank-Starling del corazón, que establece que la fuerza de contracción del corazón es una función de la longitud de la fibra durante la diástole.*** La longitud media de la sarcómera es de unos 2.2 μm cuando la presión telediastólica del ventrículo izquierdo está en el límite superior de normal.

El aumento del calcio libre citosólico inicia la contracción del músculo cardíaco. En un miocito normal, un potencial de acción desencadena la entrada de iones de calcio al interior del miocito a través de canales de Ca^{2+} dependiente de voltaje de tipo L en los túbulos T. Estas invaginaciones del sarcolema llevan la corriente de despolarización y producen la entrada resultante de Ca^{2+} dependiente de voltaje hacia el interior de los orgánulos intracelulares encargados de la regulación de la homeostasis del calcio (cisternas laterales del RS) y del propio aparato contráctil (fig. 11-1C). La entrada de calcio estimula la liberación de Ca^{2+} retenido en el RS (liberación de Ca^{2+} inducida por Ca^{2+}) a través de los receptores cardíacos de rianodina (RyR2). El aumento del Ca^{2+} citosólico produce un cambio en la configuración de las proteínas reguladoras de los miofilamentos, en particular de la troponina, lo que permite que los puentes cruzados entre la actina y la miosina se rompan y vuelvan a formarse repetidamente. Como resultado, los filamentos se deslizan unos sobre otros, lo que provoca la contracción del miocardio. ***El número de áreas contráctiles activadas y la fuerza resultante generada es directamente proporcional a la concentración de Ca^{2+} alrededor de las miofibrillas.*** La relajación del miocardio se produce cuando el Ca^{2+} del citoplasma regresa a su nivel bajo normal (diastólico) 10^{-7} M. Este proceso depende del trifosfato de adenosina (ATPasa) cálcico del RS, que bombea el Ca^{2+} desde el citoplasma hacia el RS. El transporte de Ca^{2+} hacia el exterior mediante el intercambio Na^{+}-Ca^{2+} y las bombas de calcio sarcolémicas devuelven el Ca^{2+} citosólico también a la concentración diastólica normal en reposo (fig. 11-1C). ***Por tanto, la relajación del miocardio es un proceso activo que requiere energía.***

El sistema de conducción está formado por miocitos especializados

Los miocitos tienen dos funciones principales: *(1)* inician el latido del corazón mediante la creación de una corriente eléctrica por medio de una ritmicidad automática, que es más rápida en el nodo sinoauricular (SA) que en las partes más distales del sistema; y *(2)* distribuyen esta corriente para activar el miocardio auricular y ventricular en un patrón temporal-espacial adecuado. Las fibras del sistema de conducción auriculoventricular (AV) suelen conducir los impulsos a una velocidad mayor (~ 1-2 m/s) que las fibras auriculares y ventriculares de trabajo (contráctiles) (~ 0.5-1 m/s). La conducción a través del nodo auriculoventricular es excepcionalmente lenta (~ 0.1 m/s). La conducción lenta en la unión AV retrasa la activación del ventrículo y facilita así su llenado.

Los latidos normalmente se originan en el nodo SA, cerca de la unión de la vena cava superior y el techo de la aurícula derecha. Si el nodo está enfermo o no puede funcionar como marcapasos, lo que se conoce como síndrome del seno enfermo, los componentes más distales del sistema de conducción, o incluso el propio músculo ventricular, asumen el papel de marcapasos. ***Por regla general, cuanto más distal sea el lugar del marcapasos, menor será la frecuencia cardíaca.*** Al salir del nodo SA, un impulso eléctrico activa las aurículas. Las ondas auriculares convergen en el nodo AV, que conduce el impulso a través del haz común (haz de His) hacia las ramas izquierda y derecha del sistema de Purkinje. Las fibras de Purkinje discurren por el endocardio a ambos lados del tabique interventricular y distribuyen la corriente hacia los músculos ventriculares suprayacentes. En cada ciclo, la contracción ventricular comienza a lo largo del tabique interventricular y en el ápice. Continúa desde el ápice hasta la base, lo que tiene como resultado una expulsión suave y eficiente de la sangre hacia los grandes vasos. El haz de His es la única conexión eléctrica en el corazón del adulto normal entre la aurícula y los ventrículos. Sin embargo, pueden haber otras conexiones anómalas que en ocasiones se originan en pequeños haces o trayectos de cardiomiocitos. Estas «vías de conducción accesorias» pueden activar el músculo ventricular antes de que el impulso normal alcance el sistema de conducción (preexcitación ventricular). Se observan en pacientes con **síndrome de Wolff-Parkinson-White** y son responsables de establecer circuitos que favorecen la **taquicardia supraventricular**. El bloqueo congénito del sistema de conducción puede ser debido a la presencia de autoanticuerpos transmitidos por vía placentaria en madres con enfermedades como el lupus eritematoso sistémico (LES). Entre las causas adquiridas están el infarto, la inflamación o la enfermedad infiltrantes, la complicación de una cardiocirugía o el cateterismo cardíaco.

Las arterias coronarias suministran sangre al corazón

Las arterias coronarias derecha e izquierda se originan en o inmediatamente por encima de los senos de Valsalva de la válvula aórtica. La arteria coronaria principal izquierda se bifurca después de 1 cm de su lugar de origen para dar lugar a la arteria descendente anterior izquierda (DAI) y la coronaria circunfleja izquierda. Esta última descansa en la cavidad auriculoventricular izquierda e irriga la pared lateral del ventrículo del mismo lado (fig. 11-2). La arteria coronaria DAI se encuentra en la cavidad interventricular anterior y proporciona riego sanguíneo a: *(1)* la porción anterior del ventrículo izquierdo, *(2)* la porción adyacente anterior del ventrículo derecho y *(3)* la mitad anterior a dos tercios del tabique interventricular. En la región apical, la arteria DAI irriga toda la circunferencia de los ventrículos (fig. 11-2).

La arteria coronaria derecha se desplaza a lo largo de la cavidad auriculoventricular derecha y nutre la mayor parte del ventrículo derecho y la región posteroseptal del ventrículo izquierdo (fig. 11-2), lo que incluye la zona entre el tercio posterior y la mitad del tabique interventricular en la base del corazón (también conocido como «inferior» o pared «diafragmática»). Así, puede predecirse la localización de los infartos que resultan de la obstrucción de cualquiera de las tres arterias coronarias epicárdicas principales.

Las arterias coronarias epicárdicas suelen estar dispuestas en la llamada zona de distribución predominante de la arteria coronaria derecha. El patrón de dominancia está determinado por la arteria coronaria que aportan la mayoría del riego sanguíneo a la arteria coronaria descendente posterior. El 5% al 10% de las personas la arteria coronaria circunfleja izquierda es la que más contribuye (patrón con predominio izquierdo).

El flujo sanguíneo del miocardio sigue una trayectoria desde el pericardio hacia el endocardio. De esta manera, como regla general, el endocardio es mucho más vulnerable a la isquemia cuando hay inhibición del flujo a través de la arteria coronaria epicárdica mayor. Algunas de las pequeñas arterias coronarias intramiocárdicas se ramifican al atravesar la pared ventricular; otras conservan un diámetro mayor y pasan hacia la superficie endocárdica sin ramificarse (fig. 11-3). Dado que los lechos capilares que surgen de las arterias penetrantes no se interconectan, los límites entre la zona de tejido viable e infartado del miocardio después de la obstrucción de la arteria coronaria se mantienen diferenciados.

La porción epicárdica de cada arteria coronaria se llena y expande durante la sístole y se vacía y estrecha durante la diástole. Las arterias intramiocárdicas siguen un patrón opuesto, de manera que se comprimen durante la presión muscular sistólica. Por tanto, el flujo sanguíneo en el miocardio, especialmente en las regiones ventriculares subendocárdicas, es menor o está ausente en la sístole. En cualquier caso, el flujo sanguíneo se mantiene constante dentro del miocardio por un proceso de autorregulación.

HIPERTROFIA DEL MIOCARDIO E INSUFICIENCIA CARDÍACA

Los ventrículos son distensibles en el corazón normal, y el llenado diastólico tiene lugar con una baja presión auricular. Durante la sístole, los ventrículos se contraen vigorosamente y expulsan alrededor del 60% de la sangre que contienen al final de la diástole (**fracción de eyección**). En un corazón dañado, las consecuencias clínicas son similares, independientemente de la causa de la disfunción cardíaca. ***Si la afectación inicial es grave, el gasto cardíaco no puede mantenerse a pesar de los cambios compensatorios, lo***

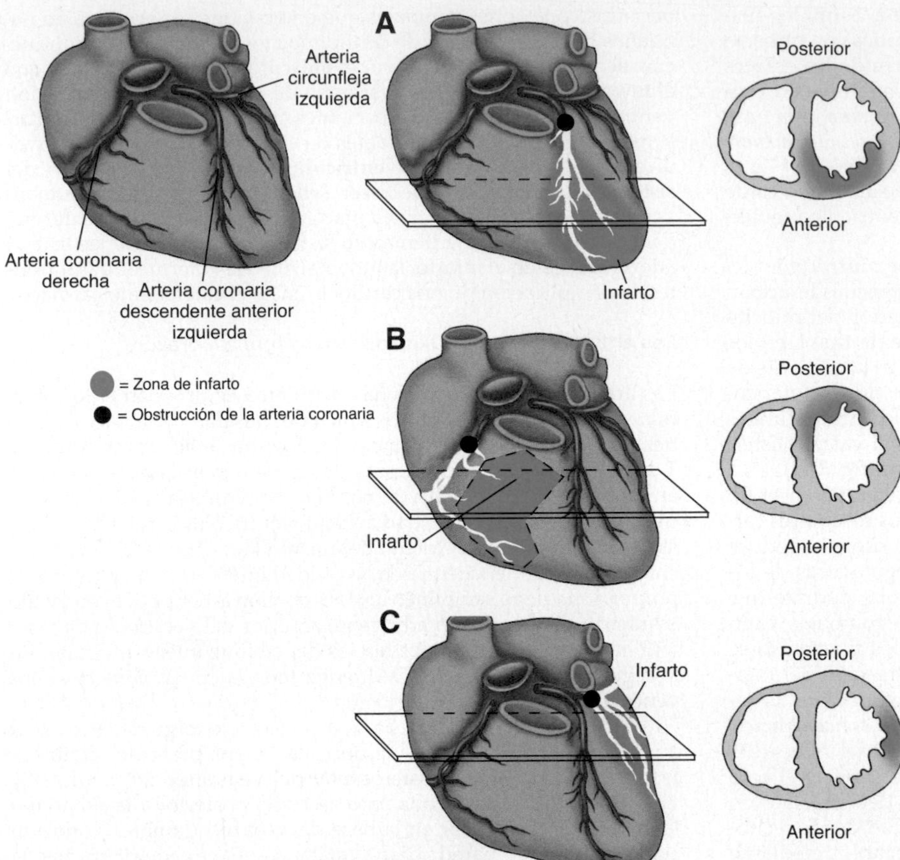

FIGURA 11-2. Localización de los infartos ventriculares izquierdos causados por la obstrucción de cada una de las arterias coronarias principales. A. Infarto anterior tras la obstrucción de la rama descendente anterior (descendente anterior izquierda) de la arteria coronaria principal izquierda. El infarto se encuentra en la pared libre anterior y en los dos tercios adyacentes tabique septo. Afecta toda la circunferencia de la pared cerca del ápice. **B. El infarto posterior («inferior» o «diafragmático»)** resulta de la obstrucción de la arteria coronaria derecha y afecta la pared posterior, incluidos el tercio posterior del tabique interventricular y el músculo papilar posteromedial en la mitad basal del ventrículo. **C. Infarto lateral** en la pared posterolateral, que sigue a la obstrucción de la arteria circunfleja izquierda.

que provoca un **choque cardiógeno** *agudo que puede ser mortal.* Cuando el compromiso funcional es menor, los mecanismos compensatorios (*v.* más adelante) logran mantener el gasto mediante el aumento de la presión de llenado ventricular diastólica y el volumen telediastólico. Esta situación da como resultado signos y síntomas característicos de la insuficiencia cardíaca. Debido a la capacidad de compensación del corazón, la insuficiencia cardíaca puede tolerarse durante años.

La capacidad del corazón para adaptarse a la lesión depende de los mismos mecanismos que permiten aumentar el gasto cardíaco en respuesta al estrés. ***El mecanismo compensatorio es un reflejo de la ley de Frank-Starling: el volumen sistólico cardíaco está en función de la longitud de las fibras del miocardio durante la diástole; dentro de ciertos límites, un corazón normal será capaz de bombear cualquier volumen que le aporte la circulación venosa*** (fig. 11-4). El volumen sistólico, una medida de la función ventricular, aumenta con un mayor volumen telediastólico del ventrículo secundario al aumento de la presión de llenado auricular.

El aumento de la fuerza contráctil como respuesta a la dilatación ventricular es consecuencia de la organización miofibrilar, en la que el estiramiento de las sarcómeras da como resultado un mayor potencial de superposición de filamentos gruesos y delgados durante la contracción. Esto permite una mayor generación de fuerza, siempre y cuando la sarcómera no se estire más de 2.2 µm. Cuando hay una necesidad repentina de aumentar el gasto cardíaco en un corazón normal, como sucede durante el ejercicio, la estimulación con catecolaminas aumenta tanto la frecuencia como la contractilidad cardíacas. Esta última está mediada principalmente por la actividad moduladora de proteínas clave que regulan el desplazamiento de Ca^{2+} durante el acoplamiento excitación-contracción. Así, la relación normal entre el volumen telediastólico y el volumen sistólico sufre un desplazamiento hacia arriba (de la curva A a la curva X en la fig. 11-4). El volumen telediastólico también puede aumentar, lo que causa un importante aumento del gasto cardíaco.

Si el corazón está dañado, su funcionamiento general tiende a estar disminuido en el estado basal. En consecuencia, se requiere una presión de llenado más alta de lo normal para mantener el gasto cardíaco (curva Y en la fig. 11-4). Más aún, en la insuficiencia cardíaca, el estado basal requiere la estimulación de las catecolaminas. Por tanto, para aumentar el gasto cardíaco en un corazón con insuficiencia se requeriría un aumento mucho mayor en la presión auricular que el que se requiere en un corazón normal.

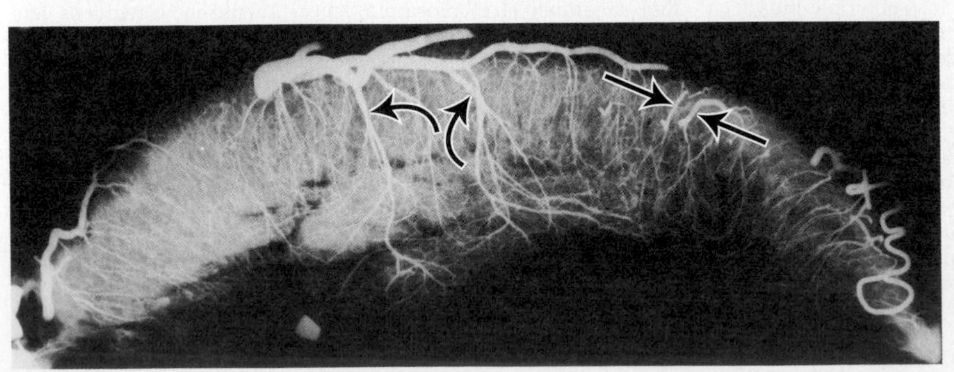

FIGURA 11-3. Arteriograma del segmento longitudinal de la pared posterior de ventrículo izquierdo, incluyendo la cara posterior del músculo papilar. Obsérvense los dos tipos de ramas que pasan dentro del miocardio en los ángulos derechos de la arteria epicárdica (*arriba*): clase A, que rápidamente se divide en una fina red (*flechas rectas*) y clase B, que mantiene un diámetro mayor y pasa con pocas ramificaciones hacia la región subendocárdica y el músculo papilar (*flechas curvas*).

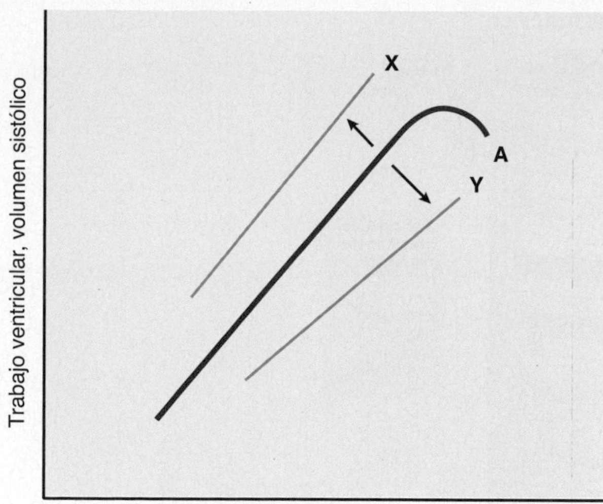

FIGURA 11-4. Relación entre trabajo cardíaco (o volumen sistólico) y magnitud del flujo venoso de entrada, medido como presión auricular, volumen telediastólico del ventrículo (VTDV) o presión telediastólica (PTD). En la *curva A* se muestra como, a medida que el VTDV, la PTD o la presión auricular izquierda aumentan, aumenta el trabajo del corazón linealmente hasta alcanzar un punto. Después de ese punto, el trabajo cardíaco disminuye, y el corazón entra en insuficiencia. Sin embargo, la porción descendente de esta curva se alcanza solo cuando la presión auricular izquierda es muy alta. La curva puede tener un desplazamiento ascendente hacia la posición *X* o descendente hacia la posición *Y*, dependiendo del grado de si ha aumentado la contractilidad (p. ej., debido a la acción de la noradrenalina) o ha disminuido (es decir, en insuficiencia), respectivamente. El corazón con insuficiencia suele funcionar en la porción ascendente de la curva deprimida.

La característica más notoria de la insuficiencia cardíaca es una presión de llenado auricular demasiado alta en relación con el volumen sistólico. Sin embargo, los valores absolutos del volumen sistólico y del gasto cardíaco suelen mantenerse bien.

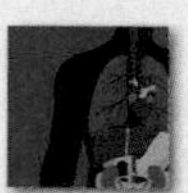

FISIOPATOLOGÍA: la hipertrofia del miocardio es una respuesta adaptativa que aumenta la fuerza contráctil de los miocitos y atenúa el aumento de la tensión parietal ventricular. La **hipertrofia fisiológica**, que se desarrolla en deportistas altamente entrenados, difiere de la **hipertrofia patológica**, debida a daño o enfermedad.

Aunque los mecanismos moleculares que conducen a estas diferentes formas de hipertrofia se superponen, también hay importantes diferencias, ya que el deportista presenta un crecimiento del corazón que es altamente eficiente, mientras que un corazón enfermo de masa similar tiene deficiencias estructurales y funcionales.

*La **hipertrofia fisiológica** se produce tras la activación de cascadas de señalización que antagonizan la muerte de los cardiomiocitos y estimulan la producción de nuevos miocitos; produce un crecimiento que aumenta proporcionalmente el tamaño de la cámara ventricular y el grosor de la pared, asociado al aumento de la longitud y la anchura de los cardiomiocitos* (fig. 11-5).

*En la **hipertrofia patológica**, se produce un engrosamiento de la pared ventricular sin un aumento proporcional del tamaño de la cámara (la denominada **hipertrofia concéntrica**;* fig. 11-5). *Se produce por la activación de vías de señalización por factores neuroendocrinos o sensores de tensión parietal anómala que no se conocen bien.* La hipertrofia patológica es una respuesta compensatoria a la sobrecarga hemodinámica, que se produce en asociación con hipertensión crónica o estenosis valvular (**sobrecarga de presión**), lesión del miocardio, insuficiencia valvular (**sobrecarga de volumen**) y otras fuentes de aumento de tensión que aumentan de forma persistente la carga de trabajo cardíaco. También desarrolla una respuesta a la lesión primaria de los cardiomiocitos, como en las cardiomiopatías (*v.* más adelante).

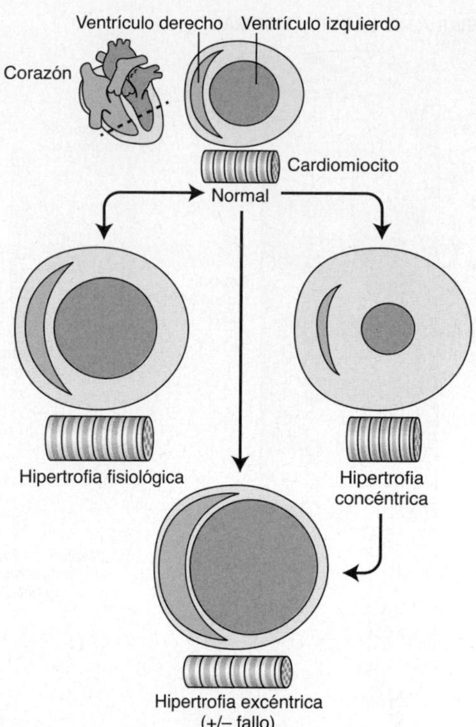

FIGURA 11-5. Diferentes tipos de hipertrofia cardíaca. En la hipertrofia fisiológica, las paredes y las cámaras ventriculares crecen proporcionalmente, porque los miocitos aumentan tanto en longitud como en anchura. En la hipertrofia patológica, el ventrículo se engrosa sin que aumente el tamaño de las cámaras, lo que da lugar a una hipertrofia «concéntrica», asociada a un aumento del calibre, pero no de la longitud, de los cardiomiocitos. Cuando la hipertrofia patológica se descompensa, el ventrículo se dilata y los cardiomiocitos hipertrofiados se alargan, lo que da lugar a una hipertrofia «excéntrica», que suele estar relacionada con un cuadro clínico de insuficiencia cardíaca. (Reproducido con permiso de van Berlo JH, Maillet M, Molkentin JD. Signaling effectors underlying pathologic growth and remodeling of the heart. *J Clin Invest*. 2013;123[1]:37-45).

Al principio, la hipertrofia patológica mantiene la función de la bomba y normaliza la tensión parietal. Sin embargo, con una lesión continua, la remodelación posterior provoca dilatación de la cámara y aumento de la longitud de los miocitos (**hipertrofia excéntrica**) (fig. 11-5). Este tipo de remodelación hipertrófica se asocia a menudo a la insuficiencia cardíaca clínica con reducción de la función ventricular.

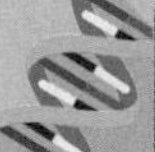

PATOGENIA MOLECULAR: *los trastornos miocárdicos mediados por receptores que son desencadenados a través de estímulos favorecidos por la respuesta hipertrófica se explican por mecanismos autocrinos y paracrinos.* Las células contráctiles responden a estímulos mecánicos, como el estiramiento o la sobrecarga por presión, mediante la liberación de ligandos que activan vías de señalización mediadas por receptores que producen hipertrofia (fig. 11-6).

Entre los ligandos más importantes se encuentran: *(1)* **angiotensina II** (AngII), *(2)* **endotelina 1** (ET-1), *(3)* **noradrenalina** (NE), y *(4)* varios factores de crecimiento, incluidos el **factor de crecimiento insulinoide de tipo 1** (IGF-1, *insulin-like growth factor 1*) y el **factor de crecimiento transformante** β (TGF-β). Algunos de estos, especialmente AngII y TGF-β, transforman los fibroblastos cardíacos en miofibroblastos proliferativos que sintetizan y depositan matriz extracelular.

Los ligandos que promueven la hipertrofia se unen y activan los receptores **acoplados a la proteína G** y el receptor de tirosina cinasas y activan la señalización intracelular. Entre los más importantes se incluyen: *(1)* **proteínas cinasas activadas por**

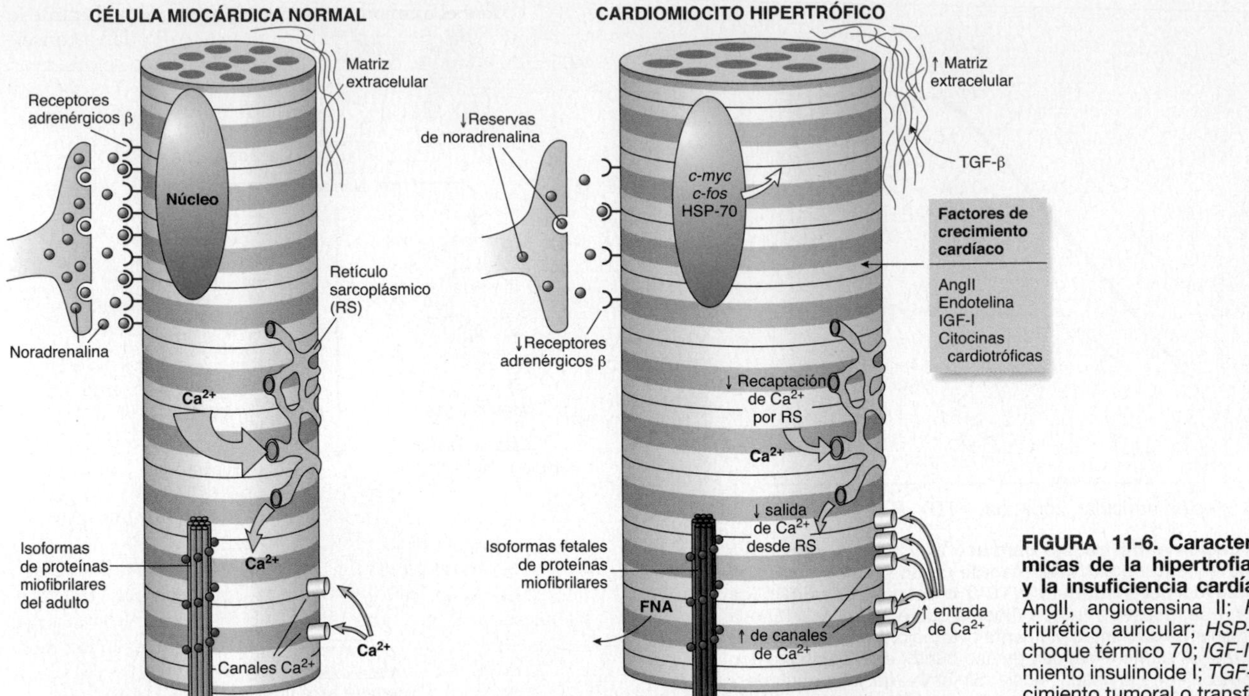

FIGURA 11-6. Características bioquímicas de la hipertrofia del miocardio y la insuficiencia cardíaca congestiva. AngII, angiotensina II; *FNA*, factor natriurético auricular; *HSP-70*, proteína de choque térmico 70; *IGF-I*, factor de crecimiento insulinoide I; *TGF-β*, factor de crecimiento tumoral o transformante β.

mitógenos (MAPK), fosfatidilinositol 3-cinasa (PI3K) y vías cadrenérgicas β **(proteína cinasa A [PKA])** y **proteína cinasa C (PKC)**, todas activadas por los receptores acoplados a la proteína G, y *(2)* vías del **Ca^{2+}/proteína cinasa dependiente de calmodulina (CaMK)**, que están reguladas por el Ca^{2+}. Los procesos mediados por los receptores adrenérgicos β están implicados en la transición de la hipertrofia compensatoria hacia insuficiencia cardíaca. A continuación, se describen brevemente los ligandos, cascadas de señalización, áreas donde actúan y mecanismos involucrados en la respuesta hipertrófica (*v.* también cap. 1).

ANGIOTENSINA II: tanto los cardiomiocitos como los fibroblastos contienen todos los componentes del sistema renina-angiotensina (renina, angiotensinógeno, **enzima convertidora de la angiotensina [ECA]** y receptores de AngII). La AngII se libera localmente en respuesta a estímulos de sobrecarga o estrés y actúa mediante mecanismos autocrinos y paracrinos para promover la síntesis de proteínas en los miocitos y la hipertrofia y estimulación de la proliferación de fibroblastos y secreción de la matriz extracelular. Las concentraciones circulantes elevadas de AngII provocan vasoconstricción, retención de Na^+ y agua, y liberación de aldosterona, un mineralocorticoide, todo lo cual aumenta aún más el estrés en el corazón. La AngII interactúa con dos clases diferentes de receptores (AT_1R y AT_2R) para activar las proteínas G que contienen la subunidad G_q α, que estimula la activación de múltiples cascadas de señalización, incluidas las que implican a MAPK y CaMK (*v.* más adelante). Los inhibidores de la ECA, los bloqueadores de los receptores de AngII y los antagonistas de los receptores de mineralocorticoides pueden atenuar la hipertrofia patológica.

SEÑALIZACIÓN Y DESENSIBILIZACIÓN ADRENÉRGICA β: la estimulación de los receptores adrenérgicos β por parte de la NE activa las proteínas G_S estimulador y activa la adenilil ciclasa. Esta última produce **monofosfato de adenosina cíclico (AMPc)** como segundo mensajero, que activa la PKA. A continuación, la PKA fosforila las proteínas reguladoras y sarcoméricas del Ca^{2+} para aumentar la contractilidad miocárdica en la respuesta aguda de «lucha o huida» en un corazón normal. La estimulación persistente de los receptores adrenérgicos β, como en la hipertensión y la insuficiencia cardíaca, produce hipertrofia y desensibiliza los receptores adrenérgicos β. El tratamiento con bloqueadores de los receptores adrenérgicos β es uno de los tratamientos más eficaces para reducir la mortalidad y mejorar la función cardíaca en pacientes con insuficiencia cardíaca avanzada. Aunque parezca incomprensible, esta respuesta es coherente con la abundante evidencia que constata que los receptores adrenérgicos $β_1$ median los efectos cardiotóxicos de la NE en los corazones con insuficiencia, incluida la hipertrofia y apoptosis de los cardiomiocitos, la fibrosis intersticial, la disfunción contráctil y la muerte súbita. La desensibilización de los receptores adrenérgicos β está mediada por receptores cinasa acoplados a proteínas G (GRK) específicos. La inhibición de GRK2 mejora la insuficiencia cardíaca en modelos experimentales y se está investigando como posible estrategia terapéutica en pacientes.

VÍAS DEL IGF-1 Y DE LA PI3K: el IGF-1 se une a su receptor tirosina cinasa para activar la isoforma p100α de la PI3K, lo que provoca la fosforilación de los lípidos de membrana y genera segundos mensajeros, como el fosfatidilinositol-3,4,5-trifosfato. Esta cascada de señalización desempeña un papel importante en la hipertrofia fisiológica inducida por el ejercicio. La PI3K activa la **proteína cinasa B (Akt)** y los mediadores posteriores, como la **proteína β de unión al potenciador de CCAAT (CEBP/β)**, que promueven el crecimiento adaptativo de los cardiomiocitos, mejoran su supervivencia y estimulan la angiogenia y los cambios en las proteínas de los canales iónicos que reducen el riesgo de arritmias. También contrarrestan los mecanismos de fibrosis y muerte celular de los miocitos.

VÍAS DE LA PROTEÍNA CINASA ACTIVADA POR MITÓGENOS: la cascada MAPK tiene 3 ramas principales. La señalización **ERK1/2 (cinasa de receptor extracelular 1/2)** estimula el crecimiento y la supervivencia de los cardiomiocitos. La activación de las cascadas **JNK (cinasa N-terminal c-Jun)** y MAPK p38 conduce a la remodelación patológica y a la apoptosis de los cardiomiocitos.

ENDOTELINA 1: la ET-1 es un potente vasoconstrictor producido por muchas células, incluidas las células endoteliales y los cardiomiocitos. También es un potente factor de crecimiento para los cardiomiocitos. Al igual que la AngII, la ET-1 activa un receptor acoplado a la proteína G_q para activar las cascadas de MAPK (principalmente las vías de JNK), la que favorece la hipertrofia cardíaca.

HOMEOSTASIS DEL CALCIO: se producen diversas anomalías en la homeostasis del Ca^{2+} durante la hipertrofia y la insuficiencia cardíaca. La expresión y la función más importantes de las proteínas reguladoras del Ca^{2+} en los cardiomiocitos están alteradas (*v.* fig. 11-1C):

- El **receptor de rianodina 2 (RyR2)**, el principal canal de liberación de Ca^{2+} en el RS, se activa durante el potencial de acción por la entrada de Ca^{2+} extracelular a través de los canales dependientes de voltaje en los túbulos T. La disminución del número y/o la regulación anómala de los canales RyR2 impiden la función contráctil al reducir la liberación de Ca^{2+} desde el RS en el acoplamiento excitación-contracción.

- La **ATPasa de Ca^{2+} del retículo sarco/endoplásmico (SERCA)** es la bomba responsable de la recaptación de Ca^{2+} en el SR tras la contracción. La disminución de la recaptación de Ca^{2+} por el RS está causada por la disminución de la cantidad y la regulación anómala de la SERCA. El Ca^{2+} diastólico elevado resultante impide la relajación, agota las reservas de Ca^{2+} del RS necesarias para una función contráctil óptima y favorece las arritmias a través de posdespolarizaciones que pueden causar una activación ventricular ectópica.
- El **fosfolambán** es un regulador clave de la contractilidad cardíaca que inhibe la SERCA. El aumento de las interacciones fosfolambán-SERCA conduce a concentraciones crónicas elevadas de Ca^{2+} durante la diástole, que desempeñan un papel crítico en la insuficiencia cardíaca crónica y las arritmias.
- La **CaMKII** es activada corriente abajo de las vías de señalización G_q estimuladas por la unión de AngII y ET-1. La CaMKII es importante en el proceso de acoplamiento excitación-contracción. Modula la actividad de las proteínas reguladoras del Ca^{2+}, como la SERCA, el fosfolambán, el RyR2 y el canal de Ca^{2+} dependiente de voltaje de tipo L. La CaMKII miocárdica está aumentada en la insuficiencia cardíaca, lo que contribuye a la alteración de la homeostasis del Ca^{2+}. También modula la actividad de la **histona desacetilasa** (*v.* más adelante).

MATRIZ EXTRACELULAR: el estrés mecánico (sobrecarga de presión o volumen) y/o la muerte de los cardiomiocitos activan vías profibróticas y estimulan la diferenciación de los fibroblastos residentes en miofibroblastos que sintetizan y secretan matriz de colágeno. Las principales vías de señalización incluyen las mediadas por AngII, TGF-β, ET-1 y el **factor de necrosis tumoral α (TNF-α)**, todos los cuales pueden ser producidos tanto por los cardiomiocitos como por los fibroblastos cardíacos. La fibrosis intersticial se produce en casi todas las formas de insuficiencia cardíaca y debe considerarse un requisito indispensable de la hipertrofia patológica. La fibrosis de sustitución (o de reemplazo) se produce para rellenar los espacios creados por la muerte de los cardiomiocitos. La fibrosis miocárdica puede interferir con la relajación diastólica e impedir la difusión de oxígeno y nutrientes. También puede conducir a la remodelación de las vías de conducción eléctrica, por lo que es un factor importante en la patogenia de la fibrilación auricular y la taquicardia ventricular.

CAMBIOS EN LA EXPRESIÓN GÉNICA DEL MIOCARDIO Y EN EL METABOLISMO ENERGÉTICO EN LA INSUFICIENCIA CARDÍACA: los cardiomiocitos responden a la sobrecarga aguda de presión mediante la expresión de protooncogenes como *c-jun* y *c-fos* y la proteína de choque térmico 70 (HSP70; *v.* cap 1). Estos efectos están mediados por la señal de AngII y otras vías de señalización G_q. En la hipertrofia patológica, la activación de protooncogenes dirige la expresión génica miocárdica para favorecer la **reexpresión de isoformas de proteínas fetales** (fig. 11-6). Por ejemplo, el **factor natriurético auricular** (**FNA**) se expresa en los ventrículos y aurículas fetales, pero después del nacimiento su producción está restringida a la aurícula. En la hipertrofia del ventrículo, sin embargo, el FNA y la proteína natriurética cerebral (ahora denominada **péptido natriurético B** o **BNP**) son reexpresados y disminuyen la sobrecarga hemodinámica mediante su efecto en el metabolismo del cloruro de sodio y el agua (*v.* cap. 7). Las concentraciones de BNP en sangre son un biomarcador clínico útil de la gravedad de la insuficiencia cardíaca.

La hipertrofia cardíaca también se acompaña de reexpresión de isoformas fetales de diversas proteínas contráctiles. Existen dos formas de miosina β: una forma fetal, de contracción más lenta y con menor actividad ATPasa, y una forma adulta, más rápida y con mayor actividad ATPasa. Los ventrículos normales solo contienen miosina β «lenta», pero en los corazones hipertrofiados, las aurículas sustituyen la miosina β «rápida» por la «lenta», lo que conlleva una disminución de la contractilidad del miocardio. Sin embargo, este cambio en la expresión del gen de la miosina también es adaptativo, ya que el aumento de la tensión generada durante la sístole y la mejora de la eficiencia de la contracción ayudan a conservar la energía. En el miocardio ventricular hipertrófico se observan isoformas fetales de otras proteínas miofibrilares, como la actina y la tropomiosina. Los corazones hipertrofiados también contienen cantidades anómalas de deshidrogenasa láctica (LDH), de creatina cinasa (CK) y de la de bomba de sodio sarcolémica.

El **metabolismo energético** de los corazones sanos o dañados difiere de manera considerable. El corazón fetal depende principalmente de la glucosa materna para la producción de ATP. Después del nacimiento, sin embargo, el corazón regula a la baja las enzimas glucolíticas y aumenta la expresión de los genes que codifican proteínas involucradas en la β-oxidación de ácidos grasos derivados de la leche materna. Los corazones con insuficiencia recurren a la glucosa como fuente de energía, mediante la expresión de reguladores de transcripción, como el **receptor α activado por proliferadores de peroxisomas (PPAR-α)**, el **coactivador 1α de PPAR-γ (PGC1-α)** y el factor inducible por hipoxia 1α (HIF-1α; *v.* cap. 1), lo que aumenta la captación de glucosa y la glucólisis y disminuye la oxidación de los ácidos grasos. El corazón con insuficiencia también activa la proteína cinasa activada por AMP (AMPK; *v.* cap. 1), que también aumenta la captación y utilización de la glucosa. Este cambio de sustrato se considera adaptativo: una masa de glucosa produce menos ATP que una masa de ácido graso, pero la glucólisis requiere menos oxígeno.

Las **histonas desacetilasas** (HDAC; *v.* cap. 5) inhiben la transcripción de los genes mediante la estabilización y la compactación de la estructura de la cromatina, lo que la hace menos accesible a los componentes de la maquinaria transcripcional. La activación de las vías de señalización G_q relacionadas con el estrés por parte de NE, ET-1 y AngII altera el desplazamiento nuclear de HDAC específicas, lo que se cree que es responsable de la reprogramación genética en la hipertrofia patológica. Este efecto está mediado, al menos en parte, por la CaMKII. En ensayos experimentales, los inhibidores de las HDAC reducen la hipertrofia causada por la sobrecarga de presión o la estimulación con AngII o adrenérgica β crónicas. Por tanto, las HDAC son posibles objetivos farmacológicos.

Una red reguladora emergente en los cardiomiocitos implica al **ARN no codificante** (*v.* cap. 5). Cientos de microARN (miARN; que no codifican proteínas, sino que se unen a ARNm objetivo de una manera específica para ciertas secuencias, para promover su degradación o inhibir su traducción) se expresan en el corazón, donde contribuyen a organizar la expresión de grandes grupos de genes importantes para el desarrollo y la especificación fenotípica. Hay patrones específicos de miARN que están sobrerregulados en respuesta al esfuerzo y que intervienen en la mediación de la respuesta hipertrófica. El ARN largo no codificante (lncARN; *v.* cap. 5), transcripción de ARN no codificante de proteínas de >200 nucleótidos, también se expresa en el corazón. El lncRNA modula la expresión del mRNA y regula la estructura de la cromatina. Este lncRNA también parece participar en los mecanismos moleculares de la hipertrofia y la insuficiencia cardíaca. El miARN y lncARN circulantes pueden ser útiles biomarcadores pronósticos y terapéuticos en pacientes con insuficiencia cardíaca.

APOPTOSIS Y AUTOFAGIA EN LA INSUFICIENCIA CARDÍACA: la hipertrofia patológica se asocia a un aumento de la apoptosis de los cardiomiocitos, lo que podría contribuir a la transición de una hipertrofia compensada hacia una insuficiencia cardíaca. Las vías de señalización por agonistas como AngII y ET1 aumentan la expresión de genes proapoptóticos a través de las vías de JNK y p38 MAPK y la señalización por agonistas adrenérgicos aumenta la sensibilidad de los miocitos cardíacos a los estímulos apoptóticos. En contraste, la señalización de p110α PI3K a través del receptor IGF-I favorece la supervivencia. Así, diversas vías de señalización en la hipertrofia cardíaca pueden tener influencia tanto proapoptótica como antiapoptótica y el resultado final dependerá del equilibrio entre ambos.

La **autofagia** es un mecanismo intracelular mediante el cual proteínas y orgánulos envejecidos se degradan y reciclan (*v.* cap. 1). Dado que los cardiomiocitos son tan longevos y tienen una actividad metabólica tan elevada, la autofagia les ayuda a mantener una función normal. El aumento de la autofagia en momentos de estrés ayuda a proteger a los cardiomiocitos que, de otro modo, acumularían proteínas defectuosas y orgánulos senescentes. Sin embargo, un exceso de autofagia puede provocar lesión y muerte celulares. Este es un tema en desarrollo en la investigación sobre la insuficiencia cardíaca.

BLASTOCITOS CARDÍACOS Y REGENERACIÓN DEL MIOCARDIO: los vertebrados inferiores, como el pez cebra y las salamandras, pueden regenerar nuevo miocardio por división de los cardiomiocitos existentes tras la extirpación de una parte del corazón. Los ratones fetales y neonatales muestran una capacidad similar, pero la pierden al principio de la vida posnatal. A partir de entonces, el crecimiento cardíaco se produce casi exclusivamente por división nuclear (cariocinesis) sin división celular (mitosis), y por hipertrofia que agranda los cardiomiocitos. Los humanos experimentan una transición similar, pero con niveles menores de cariocinesis. No obstante, más de la mitad de los cardiomiocitos de los corazones humanos adultos normales son poliploides, aunque sigan siendo mononucleares. La hipertrofia estimula la síntesis de ADN y la cariocinesis, lo que explica el agrandamiento significativo y la tinción hipercromática de los núcleos (p. ej., *v.* fig. 11-26) y la mayor proporción de miocitos binucleados en la hipertrofia patológica. Los blastocitos cardíacos residentes existen, pero son raros. Su capacidad para reemplazar el miocardio perdido por enfermedad es mínima. El número total de cardiomiocitos en corazones adultos normales y no lesionados es casi siempre estable. Las estimaciones más optimistas indican que entre el 0.5 % y el 2.0 % de los cardiomiocitos humanos se renuevan cada año. Las lesiones cardíacas se asocian tanto a un aumento de la pérdida de miocitos por apoptosis y/o necrosis como a un aumento de la renovación de estos. Sin embargo, la pérdida de miocitos supera ampliamente la ganancia en las cardiopatías crónicas más frecuentes. La corrección de este desequilibrio es un área de investigación activa.

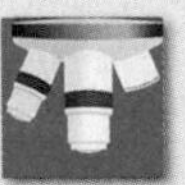

ANATOMOPATOLOGÍA: cualquier factor que aumente la carga de trabajo cardíaco durante un período prolongado o produzca daños estructurales puede conducir a insuficiencia cardíaca. La ***arteriopatía coronaria es, con diferencia, la causa más común de insuficiencia cardíaca***. Otras causas importantes son la hipertensión, las valvulopatías, las cardiopatías no isquémicas (cardiomiopatías) y la fibrilación auricular persistente. La insuficiencia cardíaca es cada vez más frecuente en pacientes con cardiopatías congénitas que sobreviven hasta la edad adulta. Casi todos los órganos del cuerpo sufren consecuencias cuando el corazón falla (*v.* cap. 7).

Aparte de los cambios característicos de ciertas enfermedades (p. ej., cardiopatía isquémica, amiloidosis cardíaca, malformaciones congénitas), la morfología de los corazones con insuficiencia es inespecífica. ***En prácticamente todos los casos de insuficiencia cardíaca se observa hipertrofia ventricular.*** En un principio, solo el ventrículo izquierdo está hipertrofiado, como en la cardiopatía hipertensiva compensada. Pero cuando el ventrículo izquierdo falla, se produce también cierto grado de hipertrofia ventricular derecha debido al aumento de la carga del ventrículo derecho por la insuficiencia del ventrículo izquierdo. ***En la mayoría de los casos de insuficiencia cardíaca sistólica, los ventrículos se encuentran notablemente dilatados.*** La distribución de la afectación de órganos terminales depende de si la insuficiencia cardíaca es de predominio izquierdo o derecho.

La **insuficiencia cardíaca izquierda** es más frecuente porque las causas más frecuentes de daño cardíaco (p. ej., cardiopatía isquémica e hipertensión) afectan principalmente al ventrículo izquierdo. Para compensar la insuficiencia del ventrículo izquierdo, hay aumento de la presión de la aurícula izquierda y venosa pulmonar, lo que da como resultado congestión pulmonar pasiva. Los capilares de la pared alveolar se llenan de sangre y se producen pequeñas roturas por donde hay fuga de eritrocitos. Si la presión hidrostática excede la presión osmótica del plasma, hay fuga de líquido de los capilares hacia los alvéolos. Esto produce **edema pulmonar** (*v.* caps. 10 y 12), que ocasione la presencia de líquido fuera de los vasos pulmonares. Dicho líquido acumulado fuera del pulmón es trasudado en los alvéolos. Cuando este proceso perdura, se produce fibrosis pulmonar intersticial.

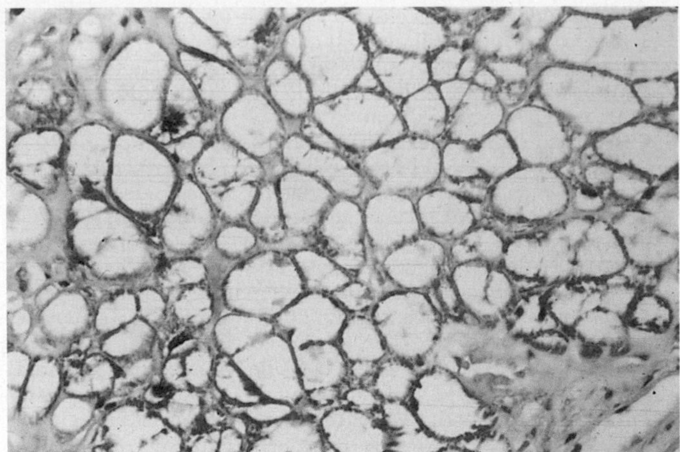

FIGURA 11-7. Miocitólisis grave en un paciente con insuficiencia cardíaca terminal. El daño crónico de los miocitos produce una grave pérdida de miofibrillas, lo que da a las células un aspecto vacuolado. Solo poseen un delgado reborde de citoplasma contráctil (*tinción roja*), situado inmediatamente por debajo del sarcolema.

La **insuficiencia cardíaca derecha** suele producirse por una complicación de la insuficiencia izquierda, pero puede desarrollarse de forma independiente debido a una enfermedad pulmonar intrínseca o por hipertensión pulmonar. Esta última crea una resistencia al flujo sanguíneo a través de los pulmones, lo que provoca un aumento de la presión auricular derecha y de la presión venosa sistémica. Esto da como resultado la distensión de la vena yugular, edema de las extremidades inferiores y congestión del hígado y el bazo. La congestión hepática en la insuficiencia cardíaca se caracteriza por dilatación de las venas centrales, que se destacan en la superficie de corte del hígado como focos de color rojo oscuro que contrastan con el color amarillo de las células en la periferia del lobulillo. Esto da un aspecto al hígado que se ha comparado con la superficie de corte de la nuez moscada (por lo cual se denomina «hígado en nuez moscada»; *v.* cap. 14).

Los cardiomiocitos con lesión crónica muestran pérdida de miofibrillas. Con independencia del tipo de lesión, los miocitos disfuncionales muestran pérdida de sarcómeras y, en consecuencia, un aumento del citoplasma y del glucógeno. Este proceso (**miocitolisis**) hace que las células tengan un aspecto vacuolado (la fig. 11-7 muestra un ejemplo catastrófico). Estos cambios quizá sean resultado de alteraciones reversibles en el metabolismo de los miocitos. La miocitólisis puede ser una respuesta adaptativa para favorecer la supervivencia de los miocitos en vista del daño crónico y es especialmente notoria en el «miocardio hibernante», en la cual la función contráctil está impedida en el reposo debido a una disminución del flujo sanguíneo coronario.

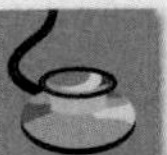

CARACTERÍSTICAS CLÍNICAS: los síntomas de la insuficiencia del lado izquierdo incluyen dificultad respiratoria con el ejercicio (**disnea de esfuerzo**), **ortopnea** (disnea al acostarse) y **disnea paroxística nocturna** (dificultad respiratoria que despierta al paciente mientras duerme). La disnea durante el ejercicio es reflejo del aumento de la congestión pulmonar que acompaña a la presión telediastólica más alta de la aurícula y el ventrículo izquierdos. La ortopnea y la disnea paroxística nocturna son resultado del aumento del volumen sanguíneo en el pulmón, lo cual es debido a una disminución del volumen de sangre en las extremidades inferiores durante el reposo.

La presentación clínica de la insuficiencia cardíaca puede explicarse en gran medida por la congestión venosa (**insuficiencia retrógrada**), algunos aspectos importantes de la insuficiencia congestiva se caracterizan por una inadecuada perfusión de órganos vitales (**insuficiencia anterógrada**). La mayoría de los pacientes con insuficiencia cardíaca izquierda retienen sodio y agua (edema) debido a una disminución de la perfusión renal, disminución de la velocidad de filtración glomerular y activación del sistema renina-angiotensina-aldosterona (*v.* cap. 7). La perfusión cerebral inadecuada puede provocar confusión, pérdida de la memoria y desorientación. La menor perfusión del músculo esquelético provoca fatiga y debilidad.

INSUFICIENCIA CARDÍACA CON FRACCIÓN DE EYECCIÓN NORMAL (ICcFEN): casi la mitad de los pacientes con insuficiencia cardíaca tienen una fracción de eyección normal (≥50%). Denominada en su día insuficiencia cardíaca diastólica, la ICcFEN suele darse en pacientes de edad avanzada y con hipertensión, especialmente en mujeres. Otros factores de riesgo son la obesidad, el síndrome metabólico y la disfunción renal. El corazón puede tener un tamaño normal o mostrar hipertrofia concéntrica. El aumento del contenido de colágeno en el miocardio incrementa la rigidez ventricular y ayuda a explicar las mayores presiones de llenado (diastólicas) que se observan en la ICcFEN. Sin embargo, la disfunción diastólica se produce con el envejecimiento y cada vez hay más datos que sugieren que la disfunción sistólica, que puede producirse incluso si la fracción de eyección está en el rango normal, puede desempeñar un papel en la ICcFEN. La reducción de la densidad capilar miocárdica también puede contribuir a la fisiopatología de la ICcFEN. No es de extrañar que la presión auricular izquierda elevada y la hipertensión pulmonar sean frecuentes. La ICcFEN conlleva un mayor riesgo de disfunción ventricular derecha y fibrilación auricular. Los mecanismos moleculares que subyacen a la ICcFEN se conocen poco, pero se sugiere que entre las causas se encuentran la hipofosforilación de la titina de la sarcómera, la reducción de las concentraciones de monofosfato de guanosina cíclico (GMPc) y el aumento de la expresión del amiloide de transtiretina de tipo natural.

CARDIOPATÍAS CONGÉNITAS

La cardiopatía congénita (CC) se define como una malformación estructural del corazón y/o de los grandes vasos que está presente al nacer. Es el resultado de un fallo en el desarrollo embrionario, que se manifiesta en forma de estructuras fuera de su lugar (p. ej., transposición de grandes vasos) o de detención del desarrollo de la estructura normal en una etapa temprana hacia una más avanzada (p. ej., comunicación interauricular [CIA] o atresia tricuspídea). La cardiopatía isquémica significativa se da en aproximadamente el 0.8% de los nacidos vivos.

Esto no incluye ciertos defectos comunes que no tienen importancia funcional, como la persistencia anatómica del foramen oval que se cierra de manera funcional por un colgajo de tejido de la aurícula izquierda que lo recubre. En este caso, el foramen oval se mantiene cerrado el tiempo suficiente para que la presión de la aurícula izquierda supere la de la aurícula derecha. También es frecuente la presencia de válvula aórtica bicúspide, que es por lo general asintomática hasta la etapa adulta. La estimación de la incidencia de anomalías cardiovasculares específicas depende de muchos factores. En la tabla 11-1 se muestra la frecuencia de varias de estas malformaciones recopilada de varias fuentes. Los avances médicos y quirúrgicos han mejorado mucho el pronóstico de los pacientes con cardiopatía isquémica. Por ejemplo, la prevalencia de CC *grave* que requiere intervención quirúrgica en el primer año de vida (p. ej., corazón univentricular, heterotaxia [defectos de asimetría izquierda-derecha], anomalías conotruncales, obstrucciones del flujo de salida ventricular, defectos del canal auriculoventricular) aumentó sustancialmente entre 2000 y 2010, de forma que dos terceras de la población con CC tenía 18 años o más en 2010.

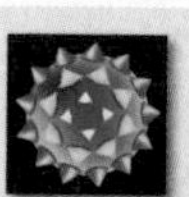

FACTORES ETIOLÓGICOS: los factores genéticos, epigenéticos y ambientales pueden desempeñar un papel importante. Se estima que los factores ambientales son responsables del 10% de las CC, por ejemplo, la infección materna por el virus de la rubéola durante el primer trimestre, especialmente durante las primeras 4 semanas de gestación. Existe la sospecha de una asociación con otras infecciones virales, pero esto no ha sido confirmado. El consumo materno de ciertos medicamentos al principio del embarazo también puede provocar defectos cardíacos en la descendencia: el 10% de los lactantes con síndrome de talidomida (focomelia) presentaban CC (*v.* cap. 6). Otras sustancias implicados en la CC son el alcohol, las anfetaminas, la fenitoína, el litio y los estrógenos. La diabetes materna también se relaciona con una mayor incidencia de CC.

TABLA 11-1

INCIDENCIA RELATIVA DE CARDIOPATÍAS CONGÉNITAS

Comunicación interventricular: 25-30 %
Comunicación interauricular: 10-15 %
Conducto arterioso persistente: 10-20 %
Tetralogía de Fallot: 4-9 %
Estenosis pulmonar: 5-7 %
Coartación de la aorta: 5-7 %
Estenosis aórtica: 4-6 %
Transposición total de grandes arterias: 4-10 %
Tronco arterial: 2 %
Atresia tricuspídea: 1 %

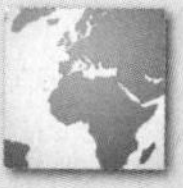

EPIDEMIOLOGÍA: en la mayoría de los casos se desconocen las causas de la CC, pero en estudios epidemiológicos se ha documentado que la herencia es un factor fundamental. Por ejemplo, la concordancia de la CC es mayor en los gemelos monocigóticos que en los dicigóticos. El riesgo de cardiopatía isquémica es mayor entre los hermanos de un niño afectado: la cardiopatía isquémica se da en el 1% de la población general, pero pasa a ser del 2% al 15% en los embarazos que siguen al nacimiento de un niño con un defecto cardíaco. El riesgo de un tercer hijo afectado puede alcanzar el 30%. Los niños nacidos de madres con CC también tienen un mayor riesgo de padecerla. No obstante, la mayoría de los casos de CC, especialmente las formas graves, se producen en familias sin antecedentes. Se calcula que las mutaciones *de novo* en 400 genes podrían explicar el 10% de las CC esporádicas. Muchas de estas afectan mecanismos epigenéticos relacionados con la metilación de las histonas.

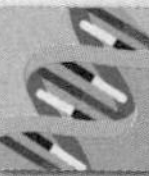

PATOGENIA MOLECULAR: las contribuciones genéticas más importantes relacionadas con las CC son las aneuploidías, las variaciones en el número de copias y las mutaciones puntuales.

Las **ANEUPLOIDÍAS** fueron los primeros defectos genéticos que se relacionaron con las CC. Las malformaciones cardíacas, a menudo graves, se producen en el 40% al 50% de los niños nacidos vivos con trisomía 21 (síndrome de Down; *v.* cap. 6), en más del 60% con trisomía 13 y trisomía 18, y en una tercera parte de los nacidos con monosomía X. Dado el gran número de genes con regulación incorrecta que intervienen en estas anomalías cromosómicas, en la gran mayoría de los casos de CC asociados a aneuploidías se producen malformaciones extracardíacas.

Las **VARIACIONES EN EL NÚMERO DE COPIAS**, que surgen de deleciones o duplicaciones de 1 kb a varias mb, pueden ser responsables de hasta el 10% de los casos de CC. La deleción 22q11 causa el síndrome de DiGeorge, que incluye una CC (normalmente malformaciones conotruncales) y rasgos extracardíacos tales como deficiencias inmunitarias relacionadas con la aplasia tímica y anomalías faciales. Esta deleción incluye *TBX1*, un factor de transcripción T-box, cuyas mutaciones puntuales se han relacionado con malformaciones de la **tabicación de salida**, como la **tetralogía de Fallot** y el tronco arterioso persistente. **Del8p23** incluye el factor de transcripción *GATA4* y se ha relacionado con defectos del tabique auricular y ventricular. Del7q11 causa el **síndrome de William**, caracterizado por estenosis aórtica y pulmonar supravalvular relacionada con haploinsuficiencia de la elastina.

La CC se ha relacionado con **MUTACIONES PUNTIALES HEREDADAS** en los genes que codifican un grupo central de factores de transcripción cardíacos, entre los que se encuentran *NKX2.5*, la familia **GATA** de proteínas en dedos de zinc, los **factores T-box** (*TBX5* y *TBX1*) y los factores **MEF2**. El más estudiado es *NKX2.5*, cuya deleción provoca un fallo en la especificación de las células en cardiomiocitos y, con ello, la falta de formación de un corazón. Los cardiomiocitos pueden desarrollarse sin NKX2.5, pero ciertas características de la morfogenia se detienen y el crecimiento del tubo cardíaco se retrasa. La expresión de varios genes cardíacos también es menor, incluidos los genes que codifican la cadena ligera de miosina 2v, la ANF y la proteína de repetición de anquirina, y otros que regulan el desarrollo del ventrículo derecho e izquierdo. Las mutaciones puntuales en el gen *NKX2.5* humano pueden dar lugar a varios tipos de CC, como defectos de los tabiques auricular y ventricular, tetralogía de Fallot, doble trayecto de salida del ventrículo derecho, anomalías de la válvula tricúspide y síndrome del corazón izquierdo hipoplásico. Las mutaciones en *TBX5* se han relacionado con el **síndrome de Holt-Oram**, defectos en la tabicación y la conducción cardíaca, y malformaciones de las extremidades superiores. Las mutaciones en *NOTCH1* (*v.* cap. 5) pueden causar malformaciones graves, como el síndrome del corazón izquierdo hipoplásico, pero también pueden estar relacionadas con el ~5% de los casos de válvula aórtica bicúspide, que afecta hasta al 2% de los adultos. Recientemente, se han identificado mutaciones en los genes que controlan la estructura y la función de los cilios en seres humanos con CC. Los cilios desempeñan un papel importante en el establecimiento de la asimetría izquierda-derecha al determinar la dirección de la torsión cardíaca (*looping*) en el corazón embrionario. En consecuencia, las mutaciones que afectan la motilidad ciliar pueden desencadenar heterotaxia.

Clasificación de las cardiopatías congénitas en función de la presencia de cianosis y derivación

Hay varias formas de clasificar los defectos cardíacos congénitos. Una de las utilizadas en clínica se basa en la clasificación de acuerdo con la presencia o ausencia de cianosis:

- El **grupo acianótico** no tiene una comunicación anómala entre los circuitos sistémico y pulmonar. Algunos ejemplos de cardiopatías congénitas del grupo acianótico incluyen la coartación de la aorta, el arco aórtico derecho y la anomalía de Ebstein.
- El **grupo de cianosis tardía** se define como aquel en el que hay una derivación de izquierda a derecha con mejora tardía del flujo, en el cual se incluyen el conducto o ligamento arterioso persistente (CAP), el foramen oval persistente y la comunicación interventricular. En pacientes con estas malformaciones, la cianosis aparece en una etapa posterior (es decir, tardíamente). Aunque en la derivación inicialmente de izquierda a derecha, con el tiempo se transforma de derecha a izquierda (**complejo de Eisenmenger**) debido al aumento progresivo en la resistencia vascular pulmonar que provoca aumento de la presión del ventrículo derecho hasta un punto en que supera la que existe en el ventrículo izquierdo (*v.* más adelante).
- El **grupo cianótico** incluye aquellas situaciones en las que hay derivación permanente de derecha a izquierda. En esta categoría se encuentran las CC como la tetralogía de Fallot, el tronco arterioso persistente, la atresia tricuspídea y la transposición total de grandes vasos.

Además de los esquemas de clasificación desarrollados para contar con una descripción suficientemente precisa que satisfaga

TABLA 11-2
CLASIFICACIÓN DE LAS CARDIOPATÍAS CONGÉNITAS

Derivación inicial de izquierda a derecha
Comunicación interventricular (anomalía en el tabique interventricular)
Comunicación interauricular (anomalía en el tabique interauricular)
Conducto arterioso persistente
Tronco arterial persistente
Anomalías del drenaje venoso pulmonar
Síndrome de corazón izquierdo hipoplásico
Con derivación de derecha a izquierda
Tetralogía de Fallot
Atresia tricuspídea
Sin derivación
Transposición completa de grandes vasos
Coartación aórtica
Estenosis pulmonar
Estenosis aórtica
Arteria coronaria originada en la arteria pulmonar
Anomalía de Ebstein
Bloqueo cardíaco completo

los requerimientos clínicos, se han elaborado otras clasificaciones adaptadas especialmente a los cirujanos cardiovasculares. **En la tabla 11-2 se presenta un clasificación más actual, en la que los casos se dividen en distintas agrupaciones.**

La presencia de derivación de izquierda a derecha en una etapa temprana indica una mayor presión en el lado izquierdo del corazón

Comunicación interventricular (CIV)

La CIV se encuentra entre las lesiones cardíacas congénitas más frecuentes (tabla 11-1). Se presenta como una lesión aislada o en combinación con otras malformaciones.

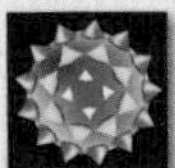

FACTORES ETIOLÓGICOS: el corazón fetal está formado por una sola cámara hasta la quinta semana de gestación, después de la cual se divide por el proceso de desarrollo de un tabique de separación en las cavidades interauricular e interventricular y por la formación de válvulas auriculoventriculares a partir de las almohadillas endocárdicas. Se desarrolla un tabique interventricular muscular desde el ápice hacia la base del corazón (fig. 11-8). A esta estructura se le suma la porción membranosa del tabique que crece desde abajo, y que separa los ventrículos derecho e izquierdo. ***La CIV más frecuente se relaciona con la formación parcial o total de la porción membranosa del tabique.***

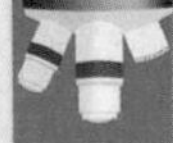

ANATOMOPATOLOGÍA: las CIV se presentan como: *(1)* un pequeño orificio en la porción membranosa del tabique; *(2)* un defecto de mayor tamaño que va más allá de la región membranosa (anomalías perimembranosas); *(3)* anomalías en la porción muscular, que son más comu-

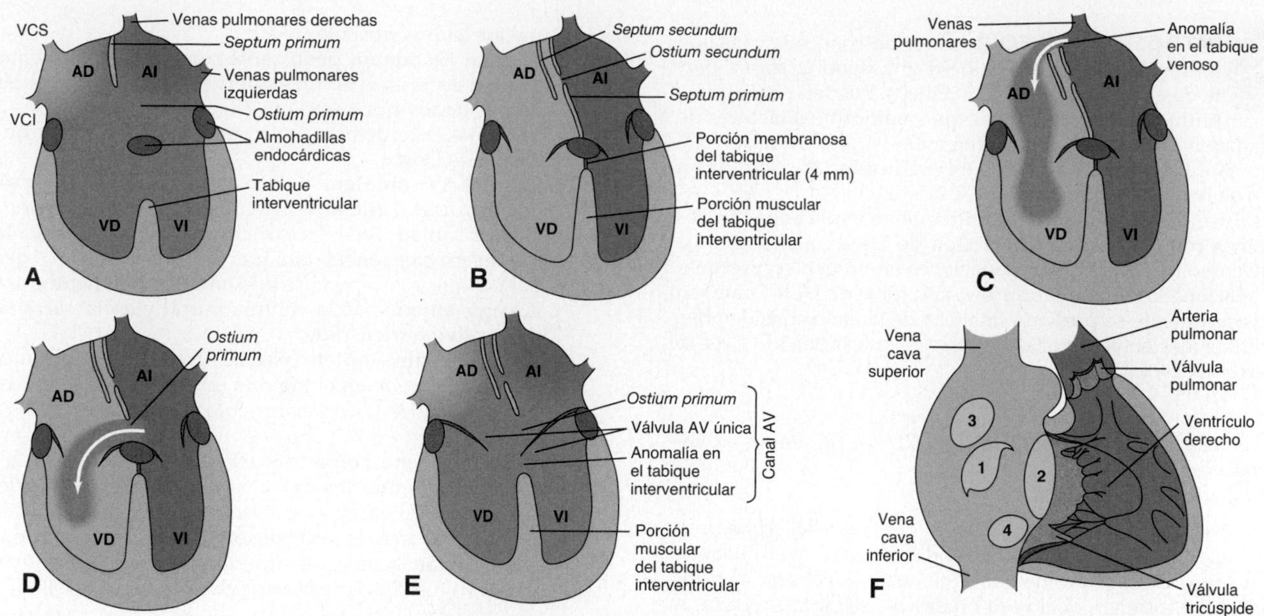

FIGURA 11-8. Patogenia de la comunicación interventricular e interauricular. Las derivaciones se ilustran con diferentes tonos que representan mezclas de sangre oxigenada (roja) y venosa (azul). **A.** La cámara auricular común está separada en una porción auricular derecha y otra izquierda (AD y AI) por el *septum primum*. Dado que el *septum primum* no ha alcanzado aún las almohadillas endocárdicas, persiste abierto el *ostium primum*. La cavidad ventricular está dividida por el tabique interventricular muscular en dos cámaras, derecha e izquierda (ventrículos derecho e izquierdo, VD y VI). VCI, vena cava inferior; VCS, vena cava superior. **B.** El *septum primum* se une a las almohadillas endocárdicas, pero al mismo tiempo se desarrolla una abertura en su porción media (el *ostium secundum*). Esta abertura se encuentra parcialmente cubierta por el *septum secundum*, que es una estructura que crece desde abajo para cubrir, en parte, el agujero oval. Simultáneamente, la porción membranosa del tabique se une a la porción muscular de esta misma estructura en la base del corazón, separando por completo ambos ventrículos. **C.** El defecto **interauricular del tipo seno venoso** se localiza en una región más cefálica y está adyacente al lugar de entrada de las venas pulmonares derechas, las cuales tienden a abrirse dentro de las AD. **D.** El **defecto ostium primum** tiene lugar justo encima del anillo valvular auriculoventricular (AV), en ocasiones en presencia de un anillo valvular intacto. También puede presentarse en conjunto con una anomalía del anillo valvular y del tabique ventricular, formando un canal AV, como se muestra en la figura **E.** Esta abertura común permite la comunicación libre entre la aurícula y los ventrículos. **F. Localización de la comunicación interauricular.** En orden decreciente de frecuencia: 1. *Ostium secundum*; 2. *Ostium primum*; 3. Seno venoso, y 4. De tipo seno coronario.

nes en la región anterior, pero que pueden aparecer en cualquier parte de la porción muscular del tabique y en ocasiones son múltiples, o *(4)* ausencia total de la porción muscular del tabique (dejando de facto un solo ventrículo). Las CIV son más frecuentes en la parte superior del tabique por debajo del lugar de salida de la arteria pulmonar (debajo de la cresta supraventricular, infracrestal) y detrás de la orejuela septal de la válvula tricúspide. El haz común (haz de His) está localizado inmediatamente debajo del lugar del defecto (tipo entrada). Con menor frecuencia, el defecto se encuentra por encima de la cresta supraventricular (supracrestal) y justo por debajo de la válvula pulmonar (infraarterial). La variedad supracrestal del defecto del tabique se asocia con frecuencia con otras malformaciones, como la arteria pulmonar cabalgante (del tipo de **Taussig-Bing** con ventrículo derecho de doble salida), la transposición de grandes vasos o el conducto arterioso persistente.

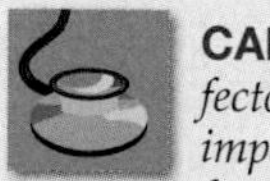

CARACTERÍSTICAS CLÍNICAS: *la presencia de un defecto pequeño en el tabique interventricular puede tener poca importancia funcional y cerrarse de manera espontánea conforme el niño crece.* El cierre puede lograrse tanto por hipertrofia del músculo adyacente como por la adherencia de las orejuelas de las válvulas tricúspides a los bordes del lugar del orificio. En lactantes con defectos de mayor tamaño, la elevada presión ventricular origina en un principio un cortocircuito de izquierda a derecha. La dilatación ventricular y la insuficiencia cardíaca congestiva son complicaciones comunes de este tipo de cortocircuito. Si el defecto es suficientemente pequeño como para permitir una supervivencia prolongada, el aumento del flujo sanguíneo pulmonar ocasionado por el cortocircuito dentro del ventrículo derecho puede producir engrosamiento de las arterias pulmonares y aumento de la resistencia vascular pulmonar. Este aumento de la resistencia vascular puede ser de magnitud suficiente como para revertir la dirección del cortocircuito y que entonces se torne de derecha a izquierda (**complejo de Eisenmenger**). Un paciente en esta situación puede mostrar cianosis de inicio tardío (es decir, cianosis tardía), hipertrofia ventricular derecha e insuficiencia cardíaca derecha.

Otras complicaciones son *(1)* la endocarditis infecciosa en el lugar de la lesión, *(2)* embolia paradójica y *(3)* prolapso de una cúspide de la válvula aórtica (con la consecuente aparición de insuficiencia aórtica). Las CIV de mayor tamaño se reparan mediante cirugía, normalmente en la infancia.

Comunicación interauricular (CIA)

La CIA surge de defectos en la formación embrionaria del tabique interauricular, y su gravedad varía en su gravedad desde los casos sin importancia clínica hasta situaciones crónicas que ponen en riesgo la vida. El desarrollo embrionario de esta estructura tiene lugar en una secuencia que permite el paso continuo de sangre oxigenada proveniente de la placenta desde la aurícula derecha a la izquierda, a través del orificio permeable entre ambas cavidades. Este proceso continúa hasta el nacimiento.

A partir de la quinta semana de vida intrauterina, el *septum primum* se extiende hacia abajo desde el ápice de la aurícula común para unirse a las almohadillas endocárdicas, y de esta manera cerrar el segmento incompleto u *ostium primum* (fig. 11-8A). Antes de que el cierre sea total, la porción media del *septum primum* desarrolla un orificio, u *ostium secundum*, lo que permite la continuación de la derivación de derecha a izquierda. Durante la sexta semana, aparece un segundo tabique (*septum secundum*) a la derecha del *septum primum*, que sigue un trayecto desde del ápice de la aurícula hacia las almohadillas endocárdicas (fig. 11-8B).

Estos procesos dejan un orificio permeable, el foramen oval, en la posición donde se ubicaba el *ostium secundum* original. El defecto persiste hasta que se cierra después del nacimiento mediante la fusión del *septum primum* y el *septum secundum*, lo que da lugar a la denominada **fosa oval**.

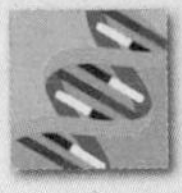

PATOGENIA MOLECULAR: se desconoce la causa de la mayoría de las CIA, pero una minoría forma parte de ciertos síndromes genéticos. Pueden encontrarse mutaciones en los genes que codifican los factores de transcripción cardíacos (*v.* anteriormente). Así, alrededor del 15% de CIA familiares y el 3% de las esporádicas están asociadas a errores de codificación del gen *NKX2.5*.

Asimismo, se han identificado otros genes implicados en otros síndromes con CIA, como la deleción de *TBX1* en el síndrome de DiGeorge (del22q11). Las mutaciones en un gen con secuencia T relacionado, *TBX5*, produce el síndrome de Holt-Oram, en el que típicamente se presenta una CIA de tamaño considerable. Las mutaciones en el factor de transcripción cardíaco *GATA4* se asocian con CIA y CIV.

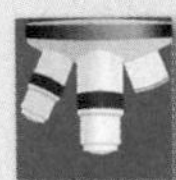

ANATOMOPATOLOGÍA: las CIA se presentan en varios lugares (fig. 11-8).

- **Foramen oval persistente**: el tejido derivado del *septum primum* situado en el lado izquierdo del foramen oval funciona como una válvula provisional que suele fusionarse con los bordes del foramen oval para finalmente sellar la abertura. A veces dicho sellado del foramen oval es incompleto, hasta el punto de que puede ser atravesado mediante una sonda **(foramen oval persistente a la sonda)**; se produce en el 25% de los adultos sanos y no implica ningún problema. Sin embargo, puede desarrollarse una derivación de derecha a izquierda verdadera si la presión de la aurícula derecha aumenta (p. ej., en la embolia pulmonar recurrente). En estos casos, los émbolos de la circulación derecha pueden pasar directamente a la circulación sistémica.

  Esta **embolia paradójica** puede provocar infartos en muchas partes de la circulación arterial, con mayor frecuencia en las áreas cerebral y cardíaca, en el bazo, los intestinos, los riñones y las extremidades inferiores. En ocasiones, puede encontrarse un foramen oval persistente con una abertura amplia y se considera una CIA adquirida provocada por una desproporción entre el tamaño del foramen oval y la longitud de la válvula que lo recubre.
- **CIA de tipo *ostium secundum***: este defecto constituye el 90% de todos los casos de CIA. Es una verdadera deficiencia del tabique interauricular que no debe ser confundida con el foramen oval persistente. El defecto en el *ostium secundum* se produce en la porción media del tabique y oscila entre una abertura trivial y un defecto de gran tamaño en toda la región de la fosa oval. El defecto pequeño normalmente no da ningún problema, pero cuando es de mayor tamaño puede permitir la entrada de sangre en una cantidad suficiente para producir un cortocircuito de izquierda a derecha que a su vez ocasione dilatación e hipertrofia de la aurícula y el ventrículo derechos. En este caso, el diámetro de la arteria pulmonar puede superar el de la aorta.

  El **síndrome de Lutembacher**, una variante de CIA de tipo *ostium secundum*, combina la estenosis mitral y una CIA de tipo *ostium secundum*. La estenosis mitral puede ser congénita o adquirida (*v.* más adelante). El aumento de la presión de la aurícula izquierda debido a la obstrucción de la válvula mitral mantiene permeable el tabique auricular.
- **Defecto del seno venoso**: esta malformación, presente en el 5% de todas las CIA, tiene lugar en la porción superior del tabique interauricular, por encima de la fosa oval, cerca de la entrada de la vena cava superior (fig. 11-8C). Suele acompañarse de drenaje de las venas pulmonares derechas hacia la aurícula derecha o la vena cava superior.
- **CIA de tipo *ostium primum***: en este caso, se encuentra afectada la región adyacente a las almohadillas endocárdicas (fig. 11-8D) y constituye el 7% de las CIA. Suele haber hendiduras en la valva anterior de la válvula mitral y en la valva septal de la válvula tricúspide, que pueden ir acompañadas de un defecto en el tabique interventricular adyacente.
- **Canal auriculoventricular** (AV):
  - El **canal AV común persistente** representa la combinación de un defecto en el tabique interventricular e interauricular desarrollados por completo (fig. 11-8E). Aunque es poco frecuente, este defecto es frecuente en pacientes con síndrome de Down.
  - El **canal AV completo** se produce cuando las almohadillas endocárdicas auriculoventriculares no logran fusionarse. Como resultado, el defecto incluye: *(1)* ensanchamiento del *ostium primum* en el tabique interauricular, *(2)* defecto del tabique ventricular de tipo entrada y *(3)* hendiduras en la valva anterior de la válvula mitral y en la valva septal de la válvula tricúspide.
  - El **canal AV incompleto** (**parcial**) es una situación en la que el *ostium primum* en el tabique interauricular se encuentra adyacente a las válvulas auriculoventriculares, que suelen ser anómalas.
- **CIA de tipo seno coronario**: esta malformación es la más infrecuente de entre los defectos del tabique interauricular. Está situado en la porción posterior e inferior del tabique interauricular en el área de localización del *sinus ostium* coronario, y se asocia con vena cava superior izquierda persistente, la cual drena en el ápice de la aurícula izquierda (fig. 11-8F).

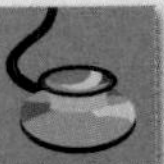

CARACTERÍSTICAS CLÍNICAS: los niños pequeños con CIA no suelen tener síntomas, aunque algunos pueden referir tendencia a la fatiga y disnea con el ejercicio. Con el paso del tiempo, por lo general en la etapa adulta, los cambios en los vasos pulmonares pueden revertir el flujo de sangre a través del defecto y crear un cortocircuito de derecha a izquierda. En estos casos, pueden aparecer cianosis y dedos en palillo de tambor. Entre las complicaciones de la comunicación interauricular se encuentran arritmias auriculares, hipertensión pulmonar, hipertrofia del ventrículo derecho, insuficiencia cardíaca, tromboembolia paradójica y endocarditis bacteriana. Los casos sintomáticos pueden tratarse mediante cirugía o nuevos dispositivos para el cierre, que pueden ser colocados por vía percutánea.

Conducto arterioso persistente (CPA)

Aparentemente en la fase embrionaria temprana hay una recapitulación evolutiva ancestral con la presencia de seis arcos aórticos, conectando las aortas ventral y dorsal como parte del sistema de arcos branquiales (fig. 11-9A). El sexto arco aórtico izquierdo se conserva en parte como las arterias pulmonares y la continuación arterial de la porción izquierda de la aorta torácica descendente se convierte en el **conducto arterioso**. Este conducto conduce la mayor parte del flujo pulmonar hacia la aorta, pero se estrecha y cierra después del nacimiento en respuesta al aumento del oxígeno arterial, de modo que se produce oclusión por fibrosis (**ligamento arterioso**) (fig. 11-9B).

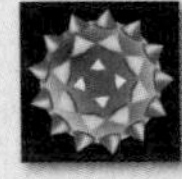

FACTORES ETIOLÓGICOS: el CAP es una de las cardiopatías congénitas más frecuentes y es especialmente común en lactantes cuyas madres desarrollaron infección por virus de rubéola en la etapa temprana del embarazo. También es común en niños prematuros, cuya condición impide el cierre de la estructura anatómica. En estos pacientes, el conducto suele cerrarse de manera espontánea. En lactantes a término con CAP, el conducto tiene un endotelio y una capa media anómalos y solo rara vez se cierra espontáneamente. El CAP se ha observado en algunos pacientes con síndromes de Down y DiGeorge.

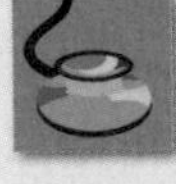

CARACTERÍSTICAS CLÍNICAS: el diámetro de la luz del CAP en estos casos varía mucho. Un pequeño cortocircuito tiene poco efecto en el corazón, pero uno de mayor tamaño puede producir el desvío de una gran cantidad de sangre desde la aorta hacia la arteria pulmonar, de menor presión. En casos graves, más de la mitad del flujo de salida del ventrículo izquierdo puede ser derivado hacia la circulación pulmonar. Hay presencia de hipertrofia del ventrículo izquierdo e insuficiencia cardíaca debido al aumento en la demanda del gasto cardíaco. En pacientes con una CAP importante, el aumento del volumen y la presión sanguínea en la circulación pulmonar pueden llevar a una hipertensión pulmonar y sus respectivas complicaciones cardíacas. Una complicación frecuente del CAP no tratado, es la presencia de endarteritis infecciosa que afecta a la porción de la arteria pulmonar del conducto.

El CAP puede corregirse mediante cirugía o cateterismo cardíaco intervencionista. Puede provocarse la contracción y el cierre posterior mediante la instilación de inhibidores de la síntesis de prostaglandinas (p. ej., indometacina). Por el contrario, un paciente nacido con un defecto cardíaco puede necesitar una derivación de izquierda a derecha o de derecha a izquierda para sobrevivir, en cuyo caso los CAP pueden mantenerse abiertos después del nacimiento mediante la administración de prostaglandinas (PGE_2). Estos pacientes pueden presentar estenosis pulmonar aislada, transposición completa de los grandes vasos o síndrome de corazón izquierdo hipoplásico.

La **ventana aortopulmonar** es un defecto entre la base de la aorta y la arteria pulmonar. Es una enfermedad rara que tiene una semejanza funcional con el CAP y es difícil de distinguir de la misma desde el punto de vista clínico. Pueden pronosticarse otras anomalías del sistema de arcos aórticos mediante la observación de las variaciones que pueden producirse en el desarrollo del sistema de arcos aórticos completos (fig. 11-9). Por ejemplo, en el lado derecho del sistema de arcos aórticos, más que en el izquierdo, puede haber una persistencia que da como resultado una situación conocida como **arco aórtico derecho**. Esta variante se observa en alrededor del 25% de los pacientes con tetralogía de Fallot y el 50% de los casos con tronco arterioso persistente. El arco aórtico derecho es inocuo a menos que favorezca un anillo vascular que comprima el esófago y la tráquea.

Tronco arterioso persistente

Es un tronco arterioso embrionario que se abre inicialmente a partir de ambos ventrículos y que posteriormente se separa en la aorta y el tronco pulmonar mediante el tabique espiral (aortopulmonar). ***En el tronco arterial persistente, la ausencia o la división incompleta del tronco arterial por el tabique espiral da lugar a un tronco común para las arterias aorta, pulmonar y coronaria. El tronco arterial siempre anula una CIV y recibe sangre de ambos ventrículos***. La válvula del tronco normalmente tiene tres o cuatro cúspides semilunares, pero puede tener tan solo dos o llegar hasta seis. Las arterias coronarias se originan en la base de la válvula.

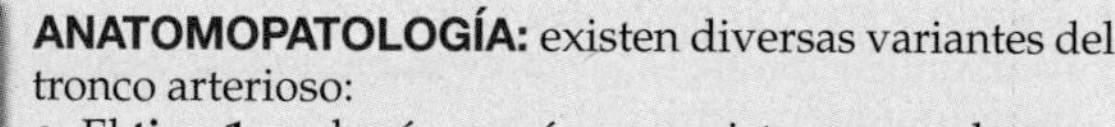

ANATOMOPATOLOGÍA: existen diversas variantes del tronco arterioso:

- El **tipo 1** es el más común y consiste en un solo tronco que da lugar a la arteria pulmonar común y la aorta ascendente.
- El **tipo 2**, en el que se despliegan las arterias pulmonares derecha e izquierda que se originan en un lugar común en la línea media posterior del tronco.
- El **tipo 3**, en el que las arterias pulmonares están separadas y se originan a los lados del tronco común.
- El **tipo 4**, que consiste en una de las variantes más raras, en el que no hay tronco pulmonar y la circulación pulmonar es sustituida por la aorta mediante el ensanchamiento de las arterias bronquiales. Este tipo es difícil de distinguir de la tetralogía de Fallot con atresia de la arteria pulmonar.

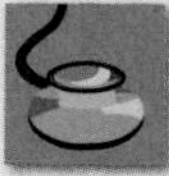

CARACTERÍSTICAS CLÍNICAS: la mayoría de los neonatos con tronco arterioso persistente tienen un flujo sanguíneo pulmonar abundante, que provoca insuficiencia cardíaca, infecciones respiratorias recurrentes y, con frecuencia, muerte prematura. En caso de sobrevivir, suelen desarrollar enfermedad vascular pulmonar, con cianosis, policitemia y dedos en palillo de tambor. El tratamiento efectivo se realiza mediante corrección quirúrgica antes de que se establezcan los cambios más importantes en los vasos pulmonares.

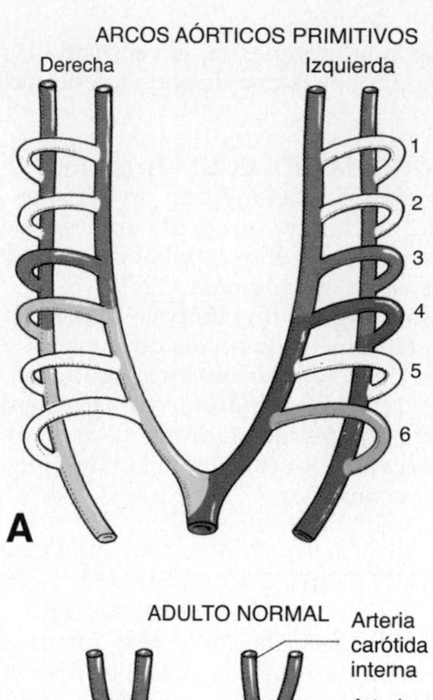

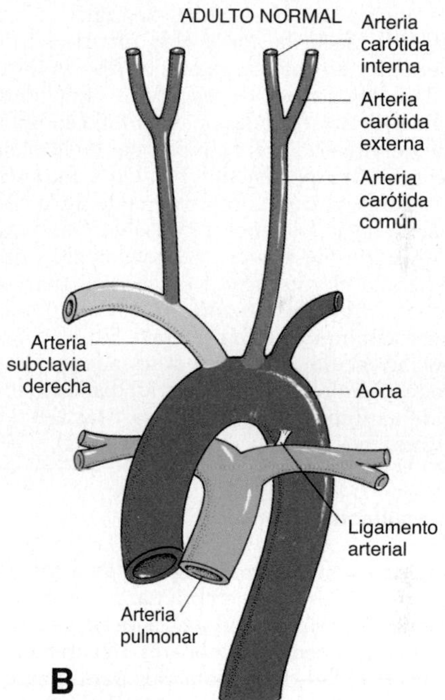

FIGURA 11-9. Derivados de los arcos aórticos. Los colores identifican las estructuras correspondientes en cada recuadro. **A.** Sistema de arcos aórticos primitivos. **B.** En adultos sanos, el cuarto arco aórtico izquierdo se conserva dando lugar a la aorta del adulto, en tanto que el sexto arco aórtico izquierdo da lugar a la arteria pulmonar y al ligamento arterial (conducto arterioso cerrado).

Síndrome del corazón izquierdo hipoplásico

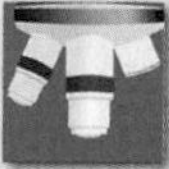

ANATOMOPATOLOGÍA: esta suele ser una malformación importante caracterizada por hipoplasia del ventrículo izquierdo y la aorta ascendente, así como hipoplasia o atresia de las válvulas del lado izquierdo del corazón. Los defectos principales son la estenosis grave de la válvula aórtica o la atresia aórtica. A menudo hay presencia de estructuras de la válvula mitral, pero esta también puede estar completamente ausente (atrésica). Si la válvula mitral se encuentra atrésica más que hipoplásica, el ventrículo izquierdo puede estar formado por apenas una delgada tira de endocardio.

PATOGENIA MOLECULAR: es probable que los factores genéticos desempeñen un papel en esta compleja malformación, ya que existe un riesgo del 2 % al 4 % de recurrencia en futuros embarazos (en familias con dos hijos afectados, el riesgo aumenta al 25 %). Sin embargo, la aparición esporádica sugiere un complejo panorama genético. Las variaciones en el número de copias de la madre se producen en aproximadamente el 10 % de los casos. La alteración de este tipo más común es 11q24-25 (**síndrome de Jacobsen**), en la que el 10 % de los niños presentan síndrome de corazón izquierdo hipoplásico. Otras variaciones del número de copias, heredadas y *de novo*, son infrecuentes.

CARACTERÍSTICAS CLÍNICAS: la atresia de la válvula aórtica impide el flujo sanguíneo del ventrículo izquierdo hacia la aorta. Hay una derivación de izquierda a derecha obligada a través del foramen oval persistente. El gasto cardíaco depende en su totalidad del ventrículo derecho y la arteria pulmonar. El flujo sanguíneo sistémico depende del flujo del tronco pulmonar de la aorta a través del conducto arterioso persistente. El flujo sanguíneo coronario depende del flujo retrógrado proveniente de la aorta ascendente hipoplásica hacia los senos de Valsalva. Dado que la resistencia vascular pulmonar es alta en el nacimiento y que tanto el foramen oval como el conducto arterioso son permeables, los neonatos con síndrome de corazón izquierdo hipoplásico pueden aparentar estabilidad en un principio. Sin embargo, conforme la resistencia vascular pulmonar desciende y el flujo sanguíneo sistémico (especialmente el coronario) disminuye, comienza la aparición de síntomas en los lactantes. Más del 95 % muere durante el primer mes de vida.

Drenaje venoso pulmonar anómalo

Las venas pulmonares en desarrollo forman un lecho en la porción dorsal del mesodermo. Un brote embrionario proveniente de la región de la aurícula se une a la confluencia de las venas pulmonares y, finalmente, las cuatro venas pulmonares drenan hacia la aurícula izquierda. La incapacidad de estos tejidos para unirse de manera adecuada da como resultado diversas anomalías venosas.

ANATOMOPATOLOGÍA: la anomalía total del drenaje de venas pulmonares puede aparecer como un defecto aislado o como parte de un síndrome de asplenia (agenesia esplénica, cardiopatía congénita y *situs inversus* de los órganos abdominales). Con mayor frecuencia, las venas pulmonares drenan hacia la cámara venosa pulmonar y de ahí pasan a través de una vena cava superior izquierda persistente (vena pericárdica izquierda persistente) hacia la vena innominada o la vena cava superior derecha. Otras rutas alternas comunes para el drenaje venoso pulmonar llevan hacia el seno coronario o hacia venas posteriores persistentes y subcardinales. Esta última forma un tronco medio dorsal que atraviesa el diafragma y entra a la vena porta o al conducto venoso, y puede relacionarse con algún grado de obstrucción venosa pulmonar.

CARACTERÍSTICAS CLÍNICAS: en la anomalía total del drenaje pulmonar no hay un retorno venoso directo hacia el lado izquierdo del corazón, por lo que la vida se mantiene únicamente por la presencia de una CIA o un foramen oval persistente. La anomalía del drenaje venoso pulmonar provoca insuficiencia cardíaca, hipoxemia grave y obstrucción venosa pulmonar. Se han logrado buenos resultados mediante la corrección quirúrgica.

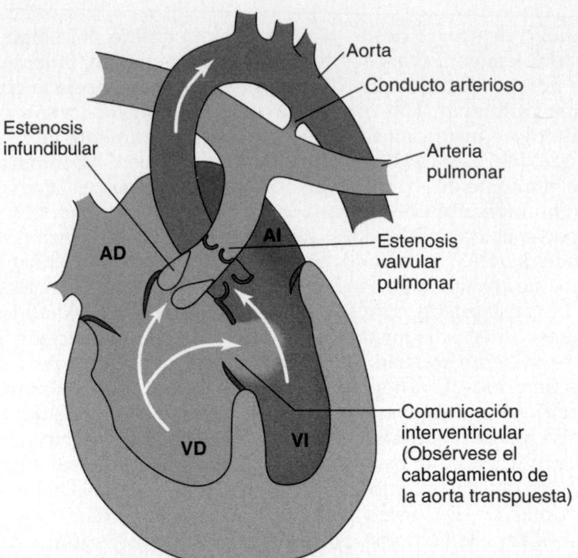

FIGURA 11-10. Tetralogía de Fallot. Obsérvese la estenosis pulmonar, secundaria a hipertrofia infundibular *y* estenosis valvular pulmonar. La comunicación interventricular incluye la porción membranosa del tabique. Se puede observar también la dextroposición de la aorta y la hipertrofia del ventrículo derecho. Dada la obstrucción pulmonar, el cortocircuito es de derecha a izquierda, por lo que el paciente presenta cianosis. *AD*, aurícula derecha; *AI*, aurícula izquierda; *VD*, ventrículo derecho; *VI*, ventrículo izquierdo.

La **anomalía del drenaje venoso pulmonar parcial** puede provocar una obstrucción circulatoria menos grave. Esta anomalía puede afectar una o dos venas pulmonares, especialmente en asociación con la CIA de tipo seno venoso. El pronóstico es excelente, similar al de otros tipos de CIA.

La derivación derecha-izquierda es la cardiopatía congénita cianótica más común

Tetralogía de Fallot

La tetralogía de Fallot representa el 10 % de las CC. Los adultos con esta malformación representan el grupo más numeroso de supervivientes con una CC ciánotica reparada mediante cirugía.

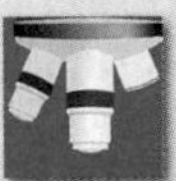

ANATOMOPATOLOGÍA: las cuatro alteraciones anatómicas que definen la tetralogía de Fallot son (fig. 11-10):

- **Estenosis pulmonar**
- **Comunicación interventricular**
- **Dextroposición de la aorta de manera que cabalga la comunicación interventricular**
- **Hipertrofia del ventrículo derecho**

La CIV, que puede llegar a tener el tamaño de un orificio aórtico, es resultado del cierre incompleto de la porción membranosa del tabique, y afecta tanto la porción muscular como las almohadillas endocárdicas. Además, el desarrollo de la porción espiral del tabique, que divide en condiciones normales la región del tronco común entre la aorta y la arteria pulmonar, también es anómalo. Como resultado, la aorta se encuentra desplazada hacia la derecha y se superpone al defecto en el tabique. La CIV se encuentra inmediatamente debajo de la aorta cabalgante. La estenosis pulmonar se debe con mayor frecuencia a hipertrofia muscular subpulmonar, con ensanchamiento del músculo infundibular que obstruye el flujo sanguíneo dentro de la arteria pulmonar. En cerca de una tercera parte de estos corazones, la válvula en sí misma es la principal causa de estenosis; en estos casos, la válvula suele tener una forma cónica, con un estrechamiento de su porción más distal.

El corazón se encuentra hipertrofiado y adquiere una forma similar a una bota. Casi la mitad de los pacientes con tetralogía de Fallot presentan otras malformaciones cardíacas, entre las cuales se encuentran CIA de tipo *ostium secundum*, conducto arterioso persistente, vena cava superior izquierda y defectos en las almohadillas endocárdicas. El arco aórtico se encuentra del lado derecho en cerca del 25% de los casos. El cirujano debe recordar que una rama principal de la arteria coronaria derecha puede atravesar la región del cono pulmonar, que es el sitio donde se realiza la cardiotomía para aumentar el trayecto del flujo de salida. En estos casos, el CAP desempeña un papel protector, ya que proporciona una fuente de riego sanguíneo para el lecho vascular pulmonar que de otra manera no podría lograrse.

PATOGENIA MOLECULAR: la tetralogía de Fallot tiene una tasa de recurrencia familiar del 2% al 3%, pero los determinantes genéticos son complejos. Se produce en algunos pacientes con los síndromes de Down y DiGeorge. En algunas de las familias afectadas se observan mutaciones en *NOTCH1*, y las mutaciones en *JAG1* (ligando NOTCH) se producen en ~90% de los pacientes con **síndrome de Alagille**, una rara condición autosómica dominante que incluye hepatopatía colestásica, afectación renal y CC, en general tetralogía de Fallot. También se han relacionado con esta malformación variaciones raras del número de copias heredadas y *de novo*.

CARACTERÍSTICAS CLÍNICAS: ante una estenosis pulmonar grave, la sangre del ventrículo derecho es desviada a través de la CIV para llegar a la aorta, lo que da como resultado disminución de la saturación arterial y cianosis. La corrección quirúrgica se realiza normalmente en los primeros 2 años de vida. De otro modo, el niño afectado presenta disnea de esfuerzo, y con frecuencia adopta una posición en cuclillas para aliviar la disnea. También se caracteriza por un retraso en el crecimiento. Otra complicación de la enfermedad es la presencia de trombosis cerebral secundaria a la importante policitemia.

Los pacientes también tienen mayor riesgo de endocarditis bacteriana y abscesos cerebrales. El aumento del cierre espontáneo del conducto arterioso permeable, situación beneficiosa. No es habitual la insuficiencia cardíaca izquierda.

Sin tratamiento quirúrgico, el pronóstico de la tetralogía de Fallot es sombrío. Sin embargo, es posible su corrección total mediante cirugía a corazón abierto, con una mortalidad inferior al 10%. Después de un tratamiento quirúrgico exitoso, los pacientes se tornan asintomáticos y tienen un excelente pronóstico a largo plazo.

Atresia tricuspídea

ANATOMOPATOLOGÍA: *la atresia tricuspídea, es decir, la ausencia congénita de válvula tricúspide, da como resultado la derivación de derecha a izquierda obligada a través del foramen oval persistente.* Este defecto suele producirse junto con CIV, a través de la cual la sangre alcanza la arteria pulmonar. La atresia tricuspídea **tipo I** (el 75% de los casos) se relaciona con grandes arterias normales. La **tipo II** se caracteriza por dextrotransposición de grandes arterias y la **tipo III**, más rara, se caracteriza por levomalposición (*v.* más adelante).

CARACTERÍSTICAS CLÍNICAS: los lactantes con atresia tricuspídea presentan cianosis debido a la derivación auricular de derecha a izquierda. Si la CIV es pequeña, el flujo sanguíneo pulmonar es limitado, lo que puede provocar empeorar la cianosis. En estos casos, es posible identificar un soplo cardíaco característico y notorio. La intervención quirúrgica tiene como finalidad establecer un flujo que evite la válvula tricúspide atrésica y el ventrículo derecho de tamaño disminuido. En la actualidad, el tratamiento tiene como objetivo el alivio por etapas mediante cirugía.

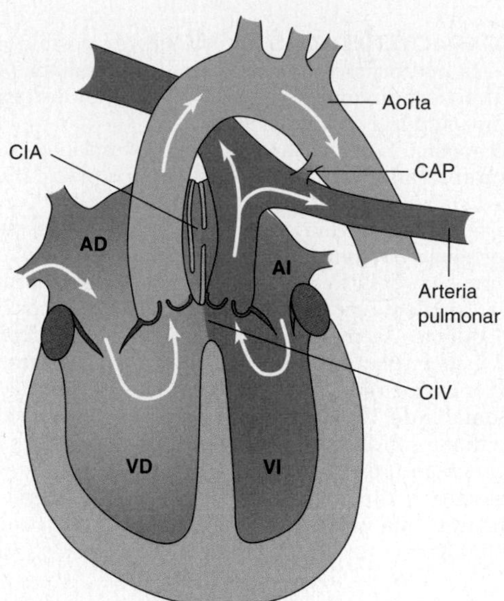

FIGURA 11-11. Transposición total de grandes arterias, tipo normal. La aorta se origina en el ventrículo derecho y se encuentra anterior, y a la derecha, de la arteria pulmonar (dextroposición). Sin comunicación interauricular o interventricular o conducto arterioso permeable, esta malformación es incompatible con la vida. El volumen y la dirección del flujo sanguíneo a través de los lugares de comunicación intracardíaca y del conducto arterioso permeable, cuando está presente, depende de los gradientes de presión a través de los lugares de comunicación que pueden variar en las etapas más tempranas de la vida extrauterina. *AI*, aurícula izquierda; *AD*, aurícula derecha; *CAP*, conducto arterioro persistente; *CIA*, comunicación interauricular; *CIV*, comunicación interventricular; *VD*, ventrículo derecho; *VI*, ventrículo izquierdo.

La cardiopatía congénita pueden presentarse sin derivación

Transposición de grandes arterias (TGA)

En la TGA, la aorta se origina en el ventrículo derecho y la arteria pulmonar en el ventrículo izquierdo. Esta malformación es más común en el sexo masculino y en hijos de madres diabéticas. La TGA provoca más de la mitad de las muertes por cardiopatías cianóticas en el primer año de vida.

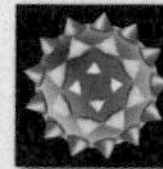

FACTORES ETIOLÓGICOS: el desarrollo anómalo del tabique espiral puede producir la posición aberrante de las grandes arterias, de manera que la aorta se localiza anterior a la arteria pulmonar y conectándose al ventrículo derecho. En consecuencia, la arteria pulmonar recibe el flujo de salida del ventrículo izquierdo (fig. 11-11). Dado que el flujo sanguíneo venoso del lado derecho del corazón fluye hacia la aorta y la sangre oxigenada proveniente de los pulmones regresa a la arteria pulmonar, se da un efecto de dos circuitos sanguíneos paralelos e independientes para la circulación sistémica y pulmonar. La supervivencia es posible solo si hay una comunicación entre ambos circuitos. Prácticamente, todos estos neonatos presentan CIA, la mitad CIV y dos terceras partes CAP.

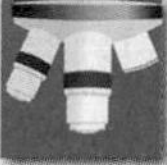

ANATOMOPATOLOGÍA: en condiciones normales, la aorta se origina en situación posterior y del lado izquierdo con respecto a la arteria pulmonar. En su porción ascendente, discurre por detrás y a la derecha de la arteria pulmonar. En la TGA, la aorta se localiza anterior a la arteria pulmonar y del lado derecho (**dextroposición** o **D**) desde su origen.

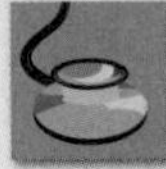

CARACTERÍSTICAS CLÍNICAS: es posible corregir esta malformación en las primeras 2 semanas de vida practicando una cirugía de intercambio arterial, con una supervivencia del 90%.

La **transposición corregida congénita** es una situación en la que la aorta se localiza en una posición anterior, pero pasa al lado izquierdo de la arteria pulmonar (**transposición L**). Aunque las grandes arterias tienen una posición anómala una respecto a la otra y se originan en ventrículos discordantes, el patrón circulatorio es funcional debido a la coexistencia de una discordancia auriculoventricular. Los pacientes con TGA corregida son los únicos en quienes la malformación carece de manifestaciones clínicas. Desafortunadamente, muchos casos presentan otras complicaciones que requieren intervenciones específicas.

La **anomalía de Taussig-Bing** consiste en un ventrículo derecho con doble salida (ambos grandes vasos se originan en el ventrículo derecho) en el que hay CIV por encima de la cresta supraventricular y directamente por debajo de la arteria pulmonar cabalgante. Esta condición tiene características funcionales y clínicas similares a la TGA con CIV e hipertensión pulmonar.

PATOGENIA MOLECULAR: se han observado diversos tipos de ventrículo derecho con doble salida en pacientes con trisomías autosómicas (13, 18, 21) y deleción del 22q11. Las mutaciones en el gen NKX2.5 y la exposición materna a teratógenos que influyen en el desarrollo de las crestas neurales también han sido implicadas en algunos casos.

Coartación de la aorta

La coartación de la aorta es el estrechamiento local que casi siempre se produce inmediatamente por debajo del punto de origen de la arteria subclavia izquierda en el lugar de salida del conducto arterioso. Pueden producirse casos de coartación raros en cualquier punto desde el arco aórtico hasta la bifurcación abdominal. Esta afección es de dos a cinco veces más frecuente en los hombres que en las mujeres y se relaciona con válvula aórtica bicúspide en dos terceras partes de los casos. También puede haber malformaciones de la válvula mitral, CIV y estenosis subaórtica. Hay una asociación particular de este tipo de coartación con el síndrome de Turner, al igual que los aneurismas cerebrales (*v.* cap. 10).

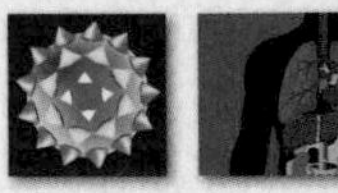

FACTORES ETIOLÓGICOS Y FISIOPATOLOGÍA: la patogenia de la coartación de la aorta se relaciona con el patrón de flujo en el conducto arterioso durante la vida fetal (fig. 11-12). El flujo sanguíneo intrauterino a través del conducto es considerablemente mayor que el que se produce en la válvula aórtica. La sangre que deja el conducto es desviada en dos torrentes por la estructura aórtica posterior opuesta al orificio del conducto arterioso. Una de las corrientes pasa en dirección cefálica hacia el istmo aórtico relativamente hipoplásico para irrigar la cabeza y las extremidades superiores; la otra entra en la aorta torácica descendente. Al final de la vida fetal, el aumento del gasto del ventrículo izquierdo dilata el istmo e incrementa el flujo sanguíneo que pasa a través de la obstrucción (representada por el reborde posterior en el arco aórtico) hasta la porción más ancha del orificio del conducto. Después del nacimiento, este orificio se oblitera y el reborde posterior involuciona en condiciones normales, por lo que deja de ser un factor de obstrucción. El reborde puede no involucionar debido a un flujo anterógrado inadecuado en el arco aórtico intrauterino a causa de malformaciones que limitan el flujo de salida del ventrículo izquierdo (p. ej., válvula aórtica bicúspide). Con frecuencia, este reborde obstructivo es incapaz de involucionar por razones desconocidas. En cualquier caso, el resultado es el tipo más común de coartación de la aorta, es decir, **estenosis yuxtaductal**.

La **coartación de tipo infantil (preductal)** se produce cuando el istmo aórtico se mantiene estrecho (hipoplásico) en una fase tardía de la vida fetal y después del nacimiento. Este tipo de lesión suele ir acompañada de un CAP y derivación de derecha a izquierda a través de una CIV.

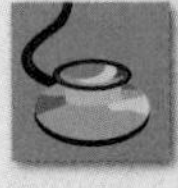

CARACTERÍSTICAS CLÍNICAS: *la característica clínica principal de la coartación aórtica es la discrepancia entre la presión sanguínea de las extremidades superiores e inferiores.* El gradiente de presión producido por la coartación provoca hipertensión proximal al segmento con estrechamiento y, ocasionalmente, dilatación de esta porción de la aorta. La hipertensión en la parte superior del cuerpo produce hipertrofia del ventrículo izquierdo y puede producir mareo, cefalea y epistaxis. El aumento de la presión también incrementa el riesgo de rotura de aneurismas saculares y, en consecuencia, de hemorragia subaracnoidea (*v.* cap. 26). La hipotensión por debajo de la zona de la coartación produce debilidad, palidez y disminución de la temperatura de las extremidades inferiores. Como una manera de establecer una comunicación entre el segmento aórtico superior e inferior, hay un desarrollo de vasos colaterales. En la radiografía de tórax, se observa la presencia de muescas en las superficies internas de las costillas, producidas por el aumento de la presión en las arterias intercostales, que están notablemente dilatadas. La mayoría de los pacientes con coartación de la aorta muere antes de los 40 años, a menos que reciban tratamiento. Entre las complicaciones que produce se encuentran: *(1)* insuficiencia cardíaca; *(2)* rotura de aneurisma disecante (secundaria a necrosis quística de la capa media de la aorta); *(3)* endarteritis infecciosa en el área de estrechamiento o en el

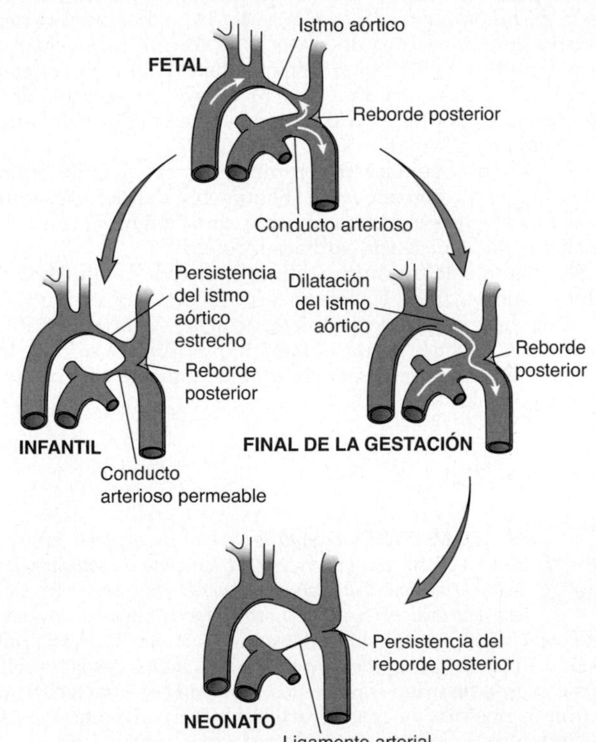

FIGURA 11-12. Patogenia de la coartación aórtica. En el feto, la sangre del conducto arterioso es desviada en dos torrentes, uno cefálico y el otro descendente, por acción de un reborde aórtico posterior. En la etapa fetal tardía, el istmo se dilata y aumenta el flujo sanguíneo descendente que atraviesa el orificio del conducto. Después del nacimiento, si este reborde no involuciona de manera normal, la obstrucción del orificio del conducto no permite el flujo libre alrededor del reborde posterior persistente, lo que origina una obstrucción yuxtaductal del flujo sanguíneo en la porción distal de la aorta. Si el istmo aórtico no se dilata durante la etapa tardía del desarrollo del feto, se mantiene estrecho, lo que resulta en la coartación de tipo infantil o preductal. Entonces, el conducto arterioso suele mantenerse permeable.

lugar en donde el chorro de salida impacta contra la pared distal al sitio de la coartación; *(4)* hemorragia cerebral, y *(5)* estenosis o endocarditis infecciosa de la válvula aórtica bicúspide. La coartación de la aorta se trata de manera exitosa mediante la extirpación quirúrgica del segmento estenótico, preferentemente entre los 1 y 2 años para los pacientes asintomáticos. La dilatación con globo del área estenótica mediante cateterismo cardíaco es otra alternativa.

Estenosis pulmonar

La estenosis pulmonar es el resultado de *(1)* deformidades del desarrollo en la región de la almohadilla endocárdica (con afectación de las válvulas pulmonares), *(2)* una anomalía en el músculo infundibular del ventrículo derecho (estenosis subvalvular o infundibular, especialmente como parte de la tetralogía de Fallot), o *(3)* un desarrollo anómalo de las partes distales del árbol arterial pulmonar (estenosis pulmonar periférica). La estenosis pulmonar periférica (distal) es mucho menos común que las otras dos, y puede causar una «coartación» de la arteria pulmonar en uno o varios lugares. Esta anomalía es más frecuente en neonatos con **síndrome de Williams**, un trastorno relacionado con mutaciones por deleción (del7q11) en el gen que codifica la síntesis de elastina.

La estenosis pulmonar aislada afecta con frecuencia a las cúspides valvulares, las cuales están fusionadas formando un cono invertido o que funciona como una estenosis. La arteria distal a la válvula puede desarrollar dilatación postestenótica después de varios años. En casos graves, los lactantes muestran hipertrofia auricular y del ventrículo derecho. Si el foramen oval es permeable, habrá cortocircuito de derecha a izquierda con cianosis, secundario a policitemia, además de dedos en palillo de tambor. Se han obtenido buenos resultados con la dilatación con globo de la válvula estenótica mediante cateterismo cardíaco.

Estenosis aórtica congénita

Existen tres tipos de estenosis aórtica congénita: valvular, subvalvular y supravalvular.

ESTENOSIS AÓRTICA VALVULAR: es la estenosis aórtica congénita más habitual, en la que la válvula bicúspide se origina por un desarrollo anómalo de las almohadillas endocárdicas. La válvula aórtica bicúspide congénita es mucho más frecuente (4:1) en hombres que en mujeres y se relaciona con otras malformaciones cardíacas (p. ej., coartación de la aorta) en el 20% de los casos. De manera característica, dos de las tres cúspides semilunares (la cúspide coronaria derecha con una de las dos cúspides adyacentes) se encuentran fusionadas.

CARACTERÍSTICAS CLÍNICAS: muchos niños con estenosis aórtica bicúspide son asintomáticos. Con el paso de los años, la válvula bicúspide resultante tiende a engrosarse y calcificarse, lo que provoca síntomas en la edad adulta. Las formas más graves de estenosis aórtica congénita producen una válvula con una o ninguna comisura. Esta malformación produce síntomas en una etapa temprana de la vida. Se caracteriza por disnea de esfuerzo y angina de pecho. La muerte súbita, debido principalmente a arritmias ventriculares, es uno de los riesgos más importantes de los pacientes con obstrucción grave. En algunos pacientes se puede presentar la endocarditis bacteriana como complicación. El tratamiento indicado es la valvuloplastia.

ESTENOSIS AÓRTICA SUBVALVULAR: este defecto representa aproximadamente el 1% de las cardiopatías y entre el 15% y el 20% de las anomalías congénitas del trayecto de salida del ventrículo izquierdo. Se debe a un desarrollo anómalo de la banda de tejido fibroelástico o del reborde muscular subvalvular. La estenosis se debe a un diafragma membranoso o un anillo fibroso que rodea el área de salida del flujo sanguíneo en el ventrículo izquierdo inmediatamente debajo de la válvula aórtica. Es dos veces más común en hombres que en mujeres.

Muchas personas con estenosis aórtica subvalvular presentan engrosamiento e inmovilidad de las cúspides aórticas, con regurgitación aórtica leve. La endocarditis bacteriana conlleva sus propios riesgos y también puede agravar la regurgitación. El tratamiento quirúrgico de la estenosis aórtica subvalvular consiste en la extirpación de la membrana o anillo fibroso.

ESTENOSIS AÓRTICA SUPRAVALVULAR: este tipo de estenosis es mucho menos frecuente que las otras dos y suele asociarse a hipercalcemia infantil idiopática (**síndrome de Williams**), con discapacidad intelectual y trastornos multisistémicos.

Arteria coronaria originada en la arteria pulmonar

Puede presentarse una sola arteria coronaria o, rara vez, ambas originadas en la arteria pulmonar en lugar de la aorta. Cuando una de las arterias coronarias tiene un origen anómalo (con mayor frecuencia la coronaria izquierda), se desarrolla una anastomosis entre las arterias coronarias derecha e izquierda. Esto produce una derivación arterial-arterial, a través de la cual la sangre fluye de la arteria que se origina en la aorta a la que tiene su origen en la arteria pulmonar. El miocardio irrigado por esta arteria anómala es vulnerable a episodios de isquemia. El resultado puede ser un posible infarto de miocardio, con fibrosis y calcificación. Del 15% al 20% de las muertes súbitas cardíacas sufridas por personas jóvenes (menores de 35 años) tienen su origen en el origen anómalo de una arteria coronaria.

Anomalía de Ebstein

La anomalía de Ebstein se debe al desplazamiento hacia abajo de la válvula tricúspide anómala en un ventrículo derecho subdesarrollado. Una o más de las valvas de la válvula tricúspide están adosadas a la pared del ventrículo derecho a una distancia variable por debajo del anillo auriculoventricular derecho.

ANATOMOPATOLOGÍA: suelen estar afectadas las valvas de la válvula tricúspide septal y posterior. Se encuentran alargadas irregularmente y adheridas a la pared del ventrículo derecho, de manera que la parte superior de la cavidad ventricular derecha (región de flujo de entrada) funciona por separado de la cámara distal. La valva anterior suele estar menos afectada, e incluso puede ser normal. El anillo valvular puede estar o no desplazado hacia abajo respecto de su posición habitual. En cualquier caso, el orificio efectivo de la válvula tricúspide está desplazado hacia abajo dentro del ventrículo, dividiéndolo en dos partes separadas: el ventrículo «auriculizado» (ventrículo proximal) y el ventrículo derecho funcional (ventrículo distal). En dos terceras partes de los casos, la importante dilatación del ventrículo funcional dificulta la capacidad de bombeo eficiente de la sangre a través de las arterias pulmonares. El grado de insuficiencia de la válvula tricúspide depende de la gravedad y la configuración del defecto de las valvas.

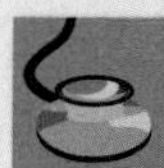

CARACTERÍSTICAS CLÍNICAS: la anomalía de Ebstein produce insuficiencia cardíaca, dilatación masiva de la aurícula derecha, arritmias con palpitaciones y taquicardia, y muerte súbita. El tratamiento quirúrgico ha tenido diferentes grados de éxito.

Bloqueo cardíaco congénito

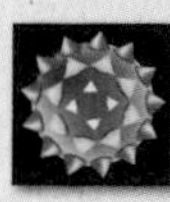

FACTORES ETIOLÓGICOS: el bloqueo cardíaco congénito total suele estar asociado con otras malformaciones cardíacas. En estos casos, la pérdida de continuidad del sistema de conducción quizá es causada por las malformaciones cardíacas acompañantes. Sin embargo, en casos de bloqueo cardíaco completo como única enfermedad, el fallo del sistema de conducción auriculoventricular se considera debido a falta de regresión del tejido del *sulcus*, que contiene en su totalidad al tejido conductor durante el desarrollo temprano. El bloqueo cardíaco congénito sin cardiopatía estructural se relaciona con enfermedades del tejido conjuntivo en la madre, especialmente lupus eritematoso sistémico. Si los autoanticuerpos maternos SS-A/Ro o bien SS-B/La se transmiten al feto a través de la placenta, la incidencia del bloqueo cardíaco congénito completo se acerca al 100%.

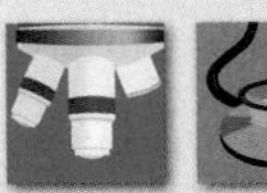

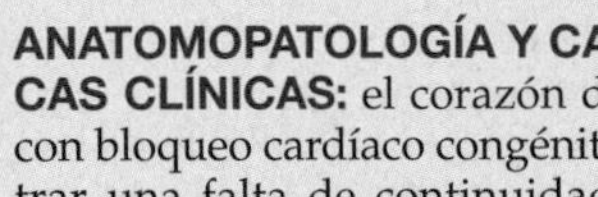

ANATOMOPATOLOGÍA Y CARACTERÍSTICAS CLÍNICAS: el corazón de los pacientes con bloqueo cardíaco congénito tiende a mostrar una falta de continuidad entre el miocardio auricular y el nódulo auriculoventricular. En otros casos, el defecto puede consistir en la separación del tejido fibroso entre el nódulo auriculoventricular y el tejido de conducción del ventrículo. Aunque la frecuencia cardíaca es anormalmente lenta, los pacientes con bloqueo cardíaco aislado tienen con frecuencia pocas o mínimas dificultades funcionales. En la fase más tardía de la vida, pueden aparecer hipertrofia cardíaca, ataques de síncope de Stokes-Adams (mareo y desmayo súbito), arritmias e insuficiencia cardíaca.

Dextrocardia

La dextrocardia es la orientación hacia el lado derecho del eje de la base-ápice del corazón. Con frecuencia, se relaciona con imagen en espejo de las estructuras situadas normalmente en el lado izquierdo del cuerpo. La posición de los ventrículos está determinada por la dirección del desarrollo del asa cardíaca embrionaria. Si el asa protruye hacia el lado derecho, el futuro ventrículo derecho se desarrollará de ese lado y el ventrículo izquierdo ocupará su posición habitual. Si el asa protruye hacia el lado izquierdo, ocurre lo contrario.

ANATOMOPATOLOGÍA: cuando se produce dextrocardia sin malposición de los demás órganos viscerales (*situs inversus*), siempre habrá otras malformaciones cardiovasculares graves. Entre estas se encuentran transposición de grandes arterias, diversos defectos del tabique interauricular e interventricular, drenaje venoso pulmonar anómalo y otras. Si la dextrocardia se acompaña de *situs inversus*, el corazón suele ser funcionalmente sano, pero pueden presentarse otras malformaciones menores.

CARDIOPATÍA ISQUÉMICA

La cardiopatía isquémica se desarrolla cuando el flujo sanguíneo es inadecuado para satisfacer las necesidades de oxígeno del corazón´; suele deberse a la ateroesclerosis de las arterias coronarias. La cardiopatía isquémica es, con diferencia, el tipo de cardiopatía más frecuente en los países industrializados, donde es la principal causa de muerte y es responsable de hasta el 80% de las muertes por cardiopatía. La cardiopatía ateroesclerótica es mucho menos frecuente en países subdesarrollados. Los principales efectos de la cardiopatía isquémica son la angina de pecho, el infarto de miocardio, la insuficiencia cardíaca congestiva crónica y la muerte súbita. Los episodios clínicos agudos, como el infarto de miocardio y la muerte súbita, se deben a **síndromes coronarios agudos**, entre los que se incluye cualquier proceso que reduzca bruscamente el flujo sanguíneo coronario en una o más arterias coronarias epicárdicas.

ANGINA DE PECHO: ***este término hace referencia al dolor asociado a la isquemia del miocardio. Típicamente produce una sensación de intenso ardor o sensación de opresión en la región subesternal del tórax que puede irradiarse al brazo izquierdo, la mandíbula o el epigastrio. Es el síntoma más común de cardiopatía isquémica.*** La ateroesclerosis coronaria suele presentar síntomas solo cuando se produce un grave estrechamiento de la luz grave que compromete el flujo sanguíneo a través de una o más de las grandes arterias coronarias epicárdicas. Un paciente con angina de pecho típica muestra episodios recurrentes de dolor torácico, generalmente exacerbado por la actividad física o el estímulo emocional. El dolor suele durar de 1 min a 10 min y se alivia con el reposo o el tratamiento con nitroglicerina sublingual (un potente vasodilatador).

Aunque la causa más común de la angina de pecho es la ateroesclerosis coronaria grave, la disminución del flujo sanguíneo coronario puede ser consecuencia de otras afecciones, como vasoespasmo coronario o estenosis o insuficiencia aórticas. La angina de pecho estable no es un síndrome coronario agudo y, por tanto, no se relaciona con una cardiomiopatía siempre y cuando su duración y gravedad no causen necrosis miocárdica. Sin embargo, la presencia de episodios repetidos de angina puede contribuir a la degeneración miocitolítica del miocardio (fig. 11-7).

La angina de Prinzmetal (angina variable) ***es una forma atípica de angina que tiene lugar en reposo y es causada por espasmo de la arteria coronaria.*** El mecanismo responsable no es del todo conocido, pero es probable que se deba en parte a una disfunción endotelial. Los pacientes suelen mostrar respuesta vasoconstrictora a la acetilcolina, lo que refleja una producción anómala de óxido nítrico. También es probable que esté involucrada la activación del tromboxano derivado de las plaquetas. El espasmo en las arterias coronarias estructuralmente sanas puede ser parte del síndrome sistémico de reactividad vasomotora arterial anómala, que incluye cefalea y fenómeno de Raynaud. Sin embargo, suele desarrollarse en arterias coronarias ateroescleróticas, con frecuencia en la porción de los vasos cercana a la placa ateroesclerótica. En este caso, el espasmo de la arteria coronaria puede contribuir al infarto agudo de miocardio o afectar al tamaño de este, pero no suele ser la causa principal del infarto.

En la angina inestable, el dolor torácico tiene una relación menos predecible con el ejercicio que la que se observa con la angina estable, puede producirse durante el reposo o el sueño y suele asociarse a trombos no oclusivos sobre placas ateroescleróticas. En algunos casos de angina inestable, los episodios de dolor torácico se vuelven progresivamente más frecuentes y duraderos en un período de 3 a 4 días. En el electrocardiograma (ECG) no se observan cambios característicos del infarto, y las concentraciones séricas de proteínas intracelulares específicas del corazón, como la isoforma MB de la CK (MB-CK) o las troponinas cardíacas T o I (que representan indicios de necrosis miocárdica), se mantienen normales. La angina inestable también se denomina **angina preinfarto**, **angina acelerada** o **angina *in crescendo***. Sin intervención farmacológica o mecánica para tratar el estrechamiento coronario, muchos de estos pacientes evolucionan hacia infarto de miocardio.

INFARTO DE MIOCARDIO: ***el infarto agudo de miocardio es una zona de necrosis miocárdica en el corazón que se debe a un síndrome coronario agudo.*** Esta definición excluye la necrosis focal en parches causada por fármacos, toxinas o virus. El desarrollo de un infarto está relacionado con la duración de la isquemia y las demandas metabólicas del tejido isquémico. En modelos experimentales de ligadura de la arteria coronaria, los focos de necrosis se forman tras 20 min de isquemia y se extienden conforme el período de esta se incrementa.

INSUFICIENCIA CARDÍACA CRÓNICA: la mortalidad temprana asociada al infarto agudo de miocardio es actualmente inferior al 5%. Muchos pacientes con cardiopatía isquémica sobreviven más tiempo y desarrollan una insuficiencia cardíaca crónica. La arteriopatía coronaria es responsable en más del 75% de los casos de insuficiencia cardíaca. El deterioro contráctil se debe a infartos anteriores, con pérdida miocárdica irreversible, y a la hipoperfusión del músculo superviviente. Esto conduce a una disfunción crónica del ventrículo (miocardio «hibernante»; fig. 11-7). Algunos pacientes mueren de forma repentina, especialmente aquellos en los que el deterioro contráctil no es grave. Sin embargo, la muerte súbita en personas con insuficiencia cardíaca ha disminuido de forma constante en los últimos 20 años, y la mayoría de los pacientes desarrollan una insuficiencia de bombeo progresiva y mueren por fallo multiorgánico. Dado que su coronariopatía suele ser tan extensa y que muchos ya han sido sometidos a una operación de derivación coronaria o a una o más endoprótesis, el único tratamiento disponible es el trasplante cardíaco o el uso de sistemas de bombeo artificial (dispositivos de apoyo ventricular).

MUERTE SÚBITA: en algunos pacientes, la primera y única manifestación clínica de cardiopatía isquémica es la muerte súbita secundaria a taquicardia ventricular espontánea que evoluciona a fibrilación ventricular. Algunos expertos consideran que la muerte súbita solamente tiene lugar después de 1 h de iniciados los síntomas. Otros consideran que la muerte debe ocurrir dentro de las 24 h posteriores al comienzo de los síntomas para considerarla muerte súbita o que el deceso debe cumplir con el requisito de ser inesperado. ***En cualquier caso, la ateroesclerosis coronaria es el mecanismo subyacente a la mayoría de los casos de muerte de origen cardíaco durante la primera hora posterior al inicio de los síntomas.***

En animales de experimentación sometidos a obstrucción aguda de las arterias coronarias, se observa una alta incidencia de fibrilación ventricular al cabo de 1 h. La muerte súbita de causa cardíaca por fibrilación ventricular también se presenta en humanos como resultado de trombosis arterial coronaria aguda. Por otro lado, puede aparecer arritmia en los pacientes con enfermedad coronaria grave sin evidencia de trombosis. Los estudios clínicos de los pacientes que han sido desfibrilados y sobreviven a una arritmia muestran que la mayoría no sufrieron infarto agudo de miocardio: los marcadores en suero y los cambios electrocardiográficos característicos del infarto están ausentes. **Así, en muchos casos, la arritmia mortal es muy probablemente desencadenada por la isquemia aguda sin otro dato de infarto de miocardio evidente**. La presencia de un infarto resuelto o hipertrofia ventricular aumenta el riesgo de que un episodio de isquemia aguda desencadene una arritmia ventricular que ponga en riesgo la vida.

EPIDEMIOLOGÍA: ***los principales factores de riesgo que predisponen a arteriopatía coronaria son (1) hipertensión sistémica, (2) tabaquismo, (3) diabetes mellitus y (4) colesterol sanguíneo elevado***. La presencia de cualquiera de estos factores aumenta significativamente el riesgo de infarto de miocardio; la combinación de múltiples factores aumenta ese riesgo en más de 7 veces (*v.* cap. 8).

Durante el s. xx, en Estados Unidos se observó un aumento muy notable y un posterior descenso también muy importante en la mortalidad por cardiopatía isquémica. En 1950, la tasa de mortalidad ajustada por edad del infarto de miocardio fue de 226 por cada 100 000 casos; 40 años más tarde era de 108. Esta variación es reflejo de muchos factores, que incluyen la disminución del tabaquismo, el aumento de una dieta baja en grasas saturadas y la aparición de nuevos fármacos para controlar la hipertensión, reducir el colesterol y disolver los trombos coronarios. Entre los avances médicos tecnológicos más importantes, se pueden mencionar la construcción de unidades de cuidados coronarios, el desarrollo de técnicas de revascularización coronaria y el uso de desfibriladores y dispositivos de apoyo ventricular.

Al mismo tiempo, se puso mayor atención al papel de la hiperlipidemia en la patogenia de la ateroesclerosis de las arterias coronarias. Esto se advirtió en un principio a través de las evidencias epidemiológicas en poblaciones en las que los hombres presentaban concentraciones de colesterol en suero superiores a la media en relación con una elevada tasa de cardiopatía coronaria. Desde entonces, múltiples estudios han establecido que la elevación de las lipoproteínas de baja densidad (LDL) aumenta el riesgo de infarto de miocardio, mientras que el aumento de las lipoproteínas de alta densidad (HDL) lo disminuye. La relación entre colesterol total y HDL parece tener un mejor valor pronóstico para la enfermedad coronaria que la concentración de colesterol en suero por sí sola. La reducción del colesterol LDL en la sangre disminuye claramente el riesgo de sufrir episodios cardíacos adversos importantes. Esta relación se ha confirmado con creces en estudios clínicos recientes con inhibidores de la **proproteína convertasa subtilisina/kexina de tipo 9 (PCSK9)**, una enzima que degrada los receptores de LDL en el hígado y, por tanto, reduce el número de receptores en la superficie celular. Sin embargo, hay poca evidencia, si es que existe, de que el aumento de las concentraciones de colesterol HDL aporte beneficios. Por tanto, las concentraciones bajas de colesterol HDL pueden ser un marcador de riesgo, pero no una causa de enfermedad.

Aunque el perfil de lípidos es un importante indicador de riesgo de aterogenia, otros factores de riesgo tienen un importante papel como efectos independientes. Una persona con una presión arterial de 160/95 mm Hg tiene un riesgo dos veces mayor de cardiopatía isquémica que aquella que presenta presión arterial de 140/75 mm Hg o menor. El riesgo de cardiopatía isquémica aumenta en proporción al número de cigarrillos consumidos. Los factores en el suero que participan en la trombosis o la trombólisis o que contribuyen a la lesión del endotelio también desempeñan un papel en el proceso de aterogenia. Por ejemplo, la concentración plasmática de fibrinógeno está correlacionada con el riesgo de cardiopatía isquémica, probablemente porque el fibrinógeno influye en la aterogenia y la trombosis de las arterias coronarias.

Otros factores que contribuyen a aumentar el riesgo de infarto de miocardio incluyen el factor VII, el inhibidor del activador de plasminógeno 1 (PAI-1), la homocisteína y la disminución de la actividad fibrinolítica. Las concentraciones séricas de ciertos marcadores para inflamación, como la proteína C reactiva, también son predictores de un elevado riesgo de cardiopatía isquémica.

En años recientes, ha habido un importante incremento en la incidencia de diabetes tipo 2 en Estados Unidos, lo cual es un reflejo del aumento de la obesidad (*v.* cap. 32, en línea). La cardiopatía isquémica complica las diabetes de tipos 1 y 2, y se produce dos o tres veces más que en las personas sin diabetes. Por el contrario, las enfermedades cardiovasculares ateroescleróticas (infarto de miocardio, accidente cerebrovascular, vasculopatía periférica) representan el 80 % de las muertes en pacientes con diabetes.

Otros factores de riesgo de la cardiopatía isquémica son:

- **Obesidad**: en un estudio longitudinal en una sola población (*Framingham Heart Study*), se identificó la obesidad como un factor de riesgo independiente para enfermedad cardiovascular, con un incremento del riesgo de 2-2.5 en personas con obesidad con respecto a personas sin obesidad.
- **La edad**: el riesgo de infarto aumenta con la edad, y alcanza su máximo a los 80 años. La edad parece ser un potente factor predictivo independiente del riesgo cardiovascular, incluso después de ajustarse con base en los aumentos de la presión arterial o de las concentraciones sanguíneas de lípidos relacionados con la edad. Los mecanismos responsables no se conocen bien.
- **Sexo**: la mayoría (60 %) de los episodios coronarios se producen en hombres. La angina de pecho es más frecuente en los hombres que en las mujeres; la proporción entre individuos menores de 50 años es de 4:1, y de 2:1 en personas de más de 60 años.
- **Antecedentes familiares**: en un estudio en el que se controlaron otros factores de riesgo, los familiares de pacientes con cardiopatía isquémica tenían un riesgo entre dos y cuatro veces mayor de padecer una arteriopatía coronaria. La base genética para este aumento del riesgo puede tener una interacción con otros factores de riesgo. En estudios de asociación de genoma completo (GWAS) se han identificado varios polimorfismos de un solo nucleótido en pacientes con infarto de miocardio, pero aún se desconocen los genes específicos implicados y los mecanismos subyacentes.
- **Uso de anticonceptivos orales**: las mujeres mayores de 35 años con hábito tabáquico que usan anticonceptivos orales tienen un riesgo ligeramente mayor de infarto de miocardio.
- **Sedentarismo**: el ejercicio regular reduce el riesgo de infarto de miocardio, probablemente a través de mecanismos complejos y multifactoriales. En un estudio, en las personas en el cuartil más sedentario se observó un riesgo 6 veces mayor que las del cuartil más activo.
- **Personalidad**: los primeros estudios sugirieron que los individuos con un carácter más agresivo, con mayor ansiedad y

de tipo ejecutivo («tipo A») padecen más cardiopatías que las personas con una personalidad más tranquila y relajada («tipo B»). Los sujetos con «tendencia coronaria», es decir, aquellos con una conducta más de tipo A, presentan concentraciones de triglicéridos y colesterol plasmáticos más elevadas, así como mayor concentración de catecolaminas excretadas en la orina. Sin embargo, la relación entre la arteriopatía coronaria y la personalidad es controvertida. Estudios recientes no han mostrado una asociación tan consistente como se había informado anteriormente.

Muchas enfermedades limitan el riego sanguíneo del corazón

El corazón es un órgano aerobio, que requiere de la fosforilación oxidativa para obtener la energía para la contracción. La glucólisis anaerobia utilizada por el músculo esquelético bajo condiciones de esfuerzo físico extremo es insuficiente para mantener la contracción cardíaca. La cardiopatía isquémica es provocada por un desequilibrio entre la demanda de oxígeno del miocardio y el suministro de sangre oxigenada (tabla 11-3).

Ateroesclerosis y trombosis

La patogenia de la ateroesclerosis se detalla en el capítulo 10. Aquí se mencionan brevemente las características de mayor importancia en relación con la cardiopatía isquémica. Las arterias coronarias son vasos de conducción, pequeñas arterias musculares con una lámina elástica interna prominente. Su principal función es la de llevar la sangre hacia los vasos reguladores (pequeñas arterias y arteriolas intraparietales), que controlan el flujo sanguíneo que nutre al miocardio.

En personas sanas, hay una reserva de flujo coronario significativa, de manera que la perfusión del miocardio puede aumentar de cuatro a ocho veces con respecto al valor en reposo. En un corazón normal, las grandes arterias coronarias prácticamente no ofrecen resistencia al flujo sanguíneo y la circulación del miocardio está controlada sobre todo por la vasoconstricción y vasodilatación de las pequeñas ramas intramiocárdicas de 400 µm de diámetro. En la ateroesclerosis avanzada de las principales arterias epicárdicas, la estenosis de la luz disminuye la presión sanguínea distal a la zona de estrechamiento. Para compensar la disminución de la presión de perfusión, hay vasodilatación de capilares, para mantener el flujo sanguíneo normal en reposo. Así, la mayoría de los pacientes con ateroesclerosis coronaria no presentan isquemia o angina en reposo. Sin embargo, al realizar ejercicio, la capacidad de la microcirculación para dilatarse aún más es limitada, de manera que la demanda de oxígeno por el miocardio supera el suministro dando como resultado isquemia y angina.

El flujo sanguíneo máximo del miocardio se logra mantener hasta que el diámetro de la luz de la arteria coronaria epicárdica es obstruido en un 75% por la ateroesclerosis (~50% del diámetro calculado mediante angiografía coronaria). El flujo sanguíneo en reposo no se ve reducido hasta que más del 90% de la luz se encuentra obstruida. Además, las arterias coronarias se remodelan y amplían su luz a medida que se desarrolla la ateroesclerosis. En pacientes con angina de pecho de larga evolución, la magnitud y distribución de la circulación colateral tienen un papel muy importante en el riesgo de infarto agudo de miocardio. En algunos casos (p. ej., hipotensión o taquicardia), la demanda de oxígeno y la presión de perfusión pueden mantenerse en equilibrio de manera que se evita el infarto de miocardio aun cuando la arteria coronaria no se encuentre suficientemente disminuida en su calibre como para provocar isquemia.

Aunque el infarto de miocardio se produce con frecuencia durante la práctica de actividad física como correr o esquiar, muchos infartos pueden suceder en reposo o incluso durante el sueño. Así, para muchas personas, la conversión de la ateroesclerosis coronaria asintomática en un suceso extremadamente grave de infarto de miocardio incluye una disminución importante y súbita del riego sanguíneo al miocardio con o sin aumento de la demanda de oxígeno de este tejido. ***La trombosis de la arteria coronaria es el suceso que por lo general desencadena un infarto agudo de miocardio. La trombosis suele ser el resultado de la rotura o erosión espontáneas de una placa ateroesclerótica «vulnerable», por lo general con un núcleo necrótico rico en lípidos, gran cantidad de células inflamatorias y una delgada capa fibrosa.*** *El trastorno desencadenante puede ser una hemorragia dentro o debajo de la placa.*

Tromboembolia

La tromboembolia es una causa poco frecuente de infarto de miocardio. Los émbolos coronarios suelen proceder del propio corazón, por lo general a partir de vegetaciones valvulares debidas a endocarditis tanto infecciosa como no bacteriana, o en pacientes con fibrilación auricular y valvulopatía mitral que presentan trombos parietales en la orejuela auricular izquierda. La oclusión tromboembólica de una arteria coronaria también se produce en pacientes con trombos parietales del ventrículo izquierdo debido a infarto previo, aneurisma o cardiomiopatía dilatada.

Circulación colateral coronaria

Las arterias coronarias normales actúan como arterias terminales funcionales. La mayoría de los corazones normales tienen anastomosis de 20 µm a 200 µm de diámetro entre los vasos coronarios, pero dichos vasos colaterales no tienen una función en circunstancias normales, ya que no hay un gradiente de presión entre las arterias a las cuales se conectan. Sin embargo, el gradiente de presión resultado de la obstrucción repentina de una arteria coronaria

TABLA 11-3
CAUSAS DE CARDIOPATÍA ISQUÉMICA

Disminución del aporte de oxígeno
Enfermedades que afectan al riego sanguíneo
Ateroesclerosis y trombosis
Tromboembolia
Espasmo de la arteria coronaria
Vasos sanguíneos colaterales
Presión arterial, gasto cardíaco y frecuencia cardíaca
Otras causas: arteritis (p. ej., periarteritis nudosa), aneurisma disecante, aortitis sifilítica, arteria coronaria con origen anómalo, puente muscular de la arteria coronaria
Enfermedades que afectan a la disponibilidad de sangre oxigenada
Anemia
Desviación de la curva de disociación de hemoglobina-oxígeno
Monóxido de carbono
Cianuro
Aumento en la demanda de oxígeno (es decir, aumento del trabajo cardíaco)
Hipertensión
Insuficiencia o estenosis valvular
Hipertiroidismo
Fiebre
Deficiencia de tiamina
Catecolaminas

permite que la sangre fluya de la arteria coronaria permeable hacia la región con isquemia.

En los corazones con ateroesclerosis coronaria grave se desarrollan una amplia red de conexiones colaterales. Esta red colateral proporciona el suficiente riego sanguíneo arterial para evitar un infarto o para limitar el tamaño del mismo cuando la arteria coronaria epicárdica principal se obstruye de manera aguda.

Las arterias colaterales coronarias bien desarrolladas pueden explicar ciertas situaciones inusuales, como el infarto anterior después de una oclusión trombótica reciente de la arteria coronaria derecha (el denominado *infarto a distancia*). Esta situación es reflejo de la presencia de vasos colaterales entre la arteria coronaria DAI y las arterias coronarias derechas (p. ej., en respuesta al estrechamiento gradual de la arteria coronaria DAI por ateroesclerosis). Como resultado, el miocardio irrigado en condiciones normales por la arteria coronaria DAI distal a la oclusión depende ahora del flujo sanguíneo de la arteria coronaria derecha a través de los vasos colaterales. La trombosis aguda de la arteria coronaria derecha puede causar un infarto paradójico de la pared anterior del ventrículo izquierdo.

Otras enfermedades que disminuyen el riego sanguíneo coronario

- La **arteritis coronaria** se produce en varias vasculitis, como la poliarteritis nodosa o la enfermedad de Kawasaki (*v.* cap. 10). Puede provocar un estrechamiento de la luz por el engrosamiento de la pared del vaso y también causar aneurismas locales que podrían desencadenar en una obstrucción por trombos.
- Los **aneurismas disecantes de la aorta** pueden extenderse y obstruir las arterias coronarias. En ocasiones infrecuentes, la necrosis medial y los aneurismas disecantes se limitan a una arteria coronaria.
- La **aortitis sifilítica** afecta de manera característica la aorta ascendente, la cual puede obstruir el orificio de la arteria coronaria.
- La **malformación congénita del origen de la arteria coronaria** (origen de una arteria coronaria desde el tronco pulmonar o el paso de una arteria coronaria anómala entre la aorta y la arteria pulmonar) puede provocar muerte súbita en jóvenes por lo demás sanos.
- **Trayecto intraparietal de la arteria coronaria izquierda anterior descendente** puede causar isquemia miocárdica y muerte súbita. En condiciones normales, la arteria se localiza en la grasa epicárdica, pero en algunos se sitúa a mayor profundidad, dentro del miocardio, por un corto espacio. El puente muscular localizado sobre la arteria coronaria izquierda anterior descendente puede comprimir el vaso durante la sístole o predisponer al espasmo coronario.

Si el suministro de oxígeno es inadecuado, el miocardio corre el riesgo de sufrir una isquemia

La **anemia** es una causa común de disminución del aporte de oxígeno al miocardio. Aunque el corazón con circulación normal puede sobrevivir a la anemia grave, la ateroesclerosis coronaria grave puede limitar cualquier aumento compensatorio en el riego sanguíneo coronario dando como resultado necrosis cardíaca. La anemia también incrementa el trabajo del corazón debido a que aumenta el gasto necesario para oxigenar adecuadamente los órganos vitales.

La **intoxicación por monóxido de carbono** (CO) (*v.* cap. 8) disminuye el aporte de oxígeno a los tejidos. La elevada afinidad de la hemoglobina por el CO desplaza el oxígeno, de manera que impide que este llegue a los tejidos. Debe hacerse notar que el humo del cigarrillo produce una cantidad significativa de carboxihemoglobina una medición de CO) en la sangre.

El aumento de la demanda de oxígeno puede causar isquemia cardíaca

Cualquier aumento de la carga de trabajo en el corazón incrementa sus requerimientos de oxígeno. Las situaciones que aumentan la presión arterial o el gasto cardíaco, como el ejercicio, el estrés o el embarazo, aumentan la demanda de oxígeno por parte del miocardio, lo que puede provocar una angina de pecho o un infarto. Entre los trastornos de esta categoría se encuentran las valvulopatías (insuficiencia mitral o aórtica, estenosis aórtica), algunas infecciones y afecciones como hipertensión, coartación de la aorta y cardiomiopatía hipertrófica (tabla 11-3).

Los pacientes con hipertiroidismo presentan un aumento de la tasa metabólica y taquicardia, lo que incrementa la demanda de oxígeno y la carga de trabajo cardíaco. El tratamiento de la enfermedad tiroidea subyacente es el mejor tratamiento para el paciente con hipertiroidismo y síntomas de cardiopatía isquémica. La fiebre también aumenta el índice metabólico basal, el gasto cardíaco y la frecuencia cardíaca.

Los infartos de miocardio se clasifican según sus características clínicas y patogénicas

Los infartos de miocardio agudos suelen clasificarse según si están asociados a una elevación del segmento ST en el ECG (**IAMCEST** o infarto de miocardio con elevación del segmento ST) y aquellos sin elevación del segmento ST (**IAMSEST**). La mayoría de los pacientes con IAMCEST desarrollan ondas Q estables en su ECG (fig. 11-13).

El infarto de miocardio también se clasifica en seis categorías distintas en función de los mecanismos clínicos y patogénicos. Los **infartos de miocardio de tipo 1** se producen de forma espontánea, normalmente como resultado de una trombosis coronaria. Estos infartos suelen ser IAMCEST (fig. 11-13). Los **infartos de miocardio de tipo 2** son el resultado de una isquemia producida por un desequilibrio grave y prolongado entre la demanda de oxígeno del miocardio y el flujo sanguíneo.

Esto se produce, por ejemplo, en el espasmo de las arterias coronarias, las taquiarritmias o bradiarritmias, la anemia o la hipotensión. En la mayoría de los casos, los infartos de tipo 2 son IAMSEST (fig. 11-13).

Otros tipos son aquellos en los que los síntomas de isquemia miocárdica preceden a la muerte, pero en los que no se obtuvieron biomarcadores séricos (**tipo 3**), los infartos agudos que surgen como complicaciones de intervenciones coronarias percutáneas (**tipo 4a**), trombosis de endoprótesis de arteria coronaria (**tipo 4b**) o la derivación de arteria coronaria (**tipo 5**).

Localización de los infartos

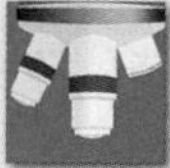

ANATOMOPATOLOGÍA: en general, los infartos de tipo 1 producen una necrosis miocárdica discreta y transparietal, mientras que los infartos de tipo 2 suelen ser subendocárdicos y a menudo en parches. Existen importantes diferencias entre estos dos tipos de infartos (tabla 11-4).

Un **infarto subendocárdico** afecta el tercio interno de una de las mitades del ventrículo izquierdo. Puede originarse dentro del territorio de una de las principales arterias coronarias epicárdicas o puede localizarse en la circunferencia y afectar las zonas de riesgo subendocárdico de múltiples arterias coronarias.

Puede deberse a una aterotrombosis en una arteria coronaria (infarto de tipo 1) o estar relacionado con situaciones que limitan el flujo sanguíneo total al miocárdico, como la estenosis aórtica, el choque hemorrágico o la hipoperfusión durante un procedimiento de derivación cardiopulmonar (infarto de tipo 2). En el caso de infarto subendocárdico circunferencial causado por la hipoperfusión global del miocardio, no se requiere que haya estenosis de la arteria coronaria.

Dado que la necrosis se limita a las capas internas del corazón, las complicaciones originadas por los infartos transparietales (p. ej., pericarditis y rotura ventricular) no suelen observarse en el caso de infarto subendocárdico.

El **infarto transparietal** suele producirse tras la obstrucción de una arteria coronaria y afecta todo el grosor de la pared del ventrículo izquierdo (infarto de tipo 1, normalmente IAMCEST). Como resultado, este tipo de infartos suelen seguir la distribución de alguna de las tres arterias coronarias principales s (fig. 11-2):

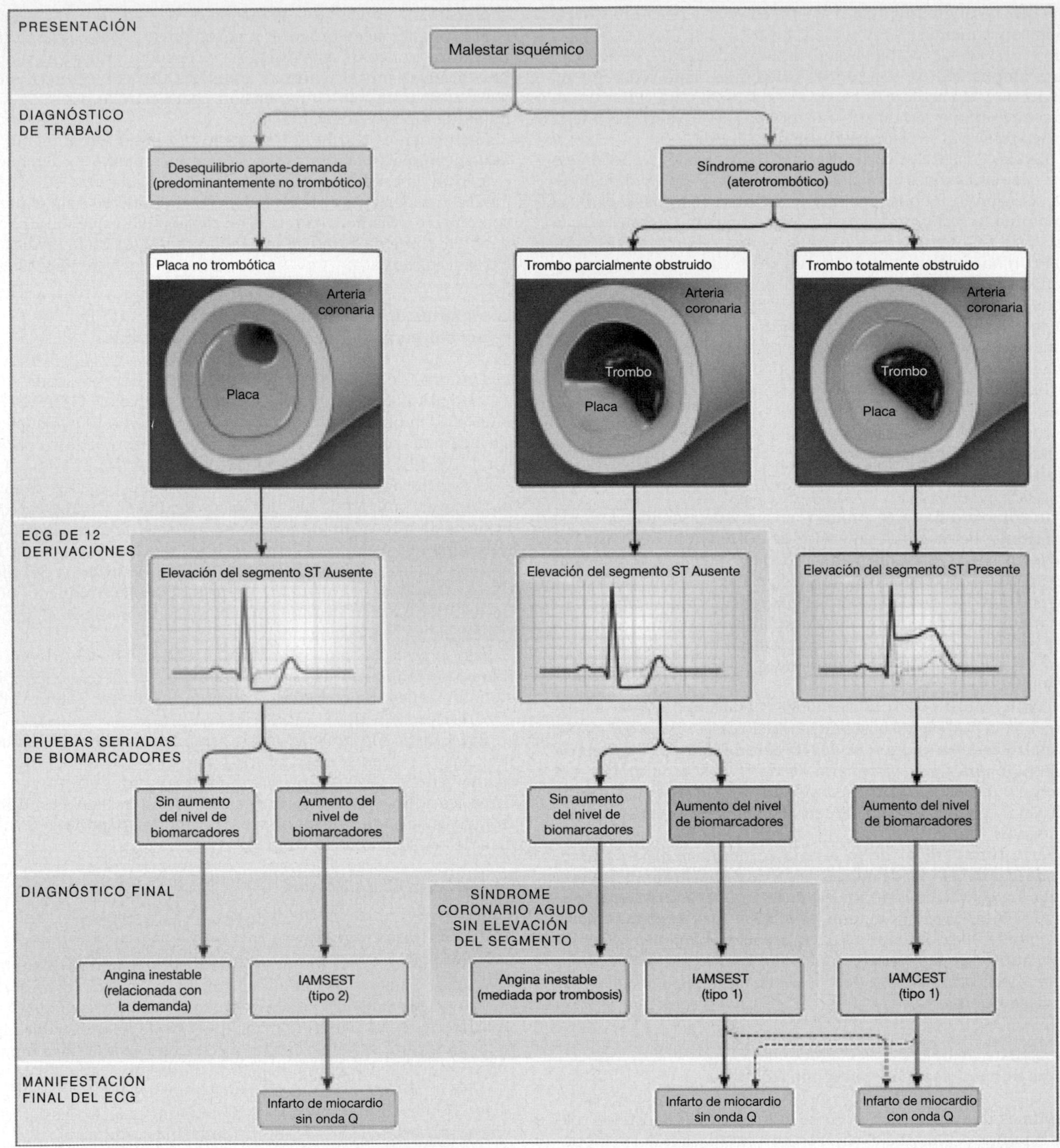

FIGURA 11-13. Características clínicas y anatomopatológicas de los infartos de miocardio con elevación del segmento ST (IAMCEST) y sin elevación del segmento ST (IAMSEST). (De Anderson JL, Morrow DA. Acute myocardial infarction. *N Engl J Med*. 2017; 376[21]:2053–2064. Copyright © 2017 Massachusetts Medical Society. Reimpreso con permiso de Massachusetts Medical Society).

- **Arteria coronaria derecha**: la obstrucción del segmento proximal de este vaso da como resultado el infarto de la región basal posterior del ventrículo izquierdo y el tercio posterior de la mitad del tabique interventricular (infarto «inferior»).
- **Arteria coronaria izquierda anterior descendente**: la obstrucción de esta arteria produce un infarto apical, y de las paredes anterior y anteroseptal del ventrículo izquierdo.
- **Arteria coronaria circunfleja izquierda**: su obstrucción es la causa menos común de infarto de miocardio y produce infarto de la pared lateral del ventrículo izquierdo.

El infarto de miocardio no tiene lugar de manera instantánea. Más bien, se desarrolla primero en el subendocardio y evoluciona en un patrón de ondas de necrosis desde el subendocardio hasta el subpericardio en el curso de varias horas. La obstrucción coronaria transitoria puede provocar necrosis subendocárdica, mientras que la obstrucción persistente puede provocar necrosis transparietal. El objetivo de la intervención coronaria aguda (farmacológica o mediante trombólisis mecánica) es interrumpir este patrón expansivo en ondas y limitar la necrosis del miocardio.

El volumen del riego arterial colateral es clave para determinar la evolución del infarto transparietal. En la hipoperfusión cardíaca crónica, la extensa circulación colateral, que irriga preferentemente las capas externa y subepicárdica, limita con frecuencia el infarto a la región subendocárdica del miocardio.

Sin embargo, en casos mortales de infarto agudo de miocardio, los infartos transparietales son más comunes que aquellos que se limitan solo al subendocardio.

TABLA 11-4

DIFERENCIAS ENTRE LOS INFARTOS SUBENDOCÁRDICO Y TRANSPARIETAL

Infarto subendocárdico	Infarto transparietal o de pared
Multifocal	Localización única (unifocal)
En parches	Sólido
Puede ser circunferencial	Sigue la distribución de una arteria coronaria específica
Trombosis coronaria menos frecuente (principalmente infartos de tipo 2; generalmente IAMSEST)	Trombosis coronaria común (infartos de tipo 1; generalmente IAMCEST)
A menudo es resultado de hipotensión o choque	A menudo causa choque
Sin epicarditis	Es común la presencia de epicarditis
No forma aneurismas ni produce rotura ventricular	Puede dar lugar a aneurisma o rotura ventricular

Los infartos afectan el ventrículo izquierdo con mucha mayor frecuencia que al ventrículo derecho. Esta diferencia puede explicarse en parte por el mayor trabajo al que se enfrenta el ventrículo izquierdo debido a la resistencia vascular sistémica y el mayor grosor de la pared del ventrículo de este lado. La hipertrofia del ventrículo derecho (p. ej., en la hipertensión pulmonar), aumenta la incidencia de infarto del ventrículo derecho. El infarto del ventrículo derecho posterior se presenta en una tercera parte de los infartos de la pared posterior del ventrículo izquierdo (territorio de la arteria coronaria derecha), pero los infartos que se presentan de manera exclusiva en el ventrículo derecho son infrecuentes.

Características macroscópicas de los infartos de miocardio

Las etapas tempranas del infarto de miocardio han sido descritas con mayor precisión en modelos de animales de experimentación. Al cabo de 10 s después de ligar la arteria coronaria, el miocardio afectado se torna cianótico y, en lugar de contraerse, se observa un abultamiento durante la sístole. Si la obstrucción es suspendida de inmediato, el miocardio vuelve a contraerse y no se detecta daño anatómico, aunque la contractilidad puede estar disminuida en el tejido postisquémico durante varias horas (**miocardio aturdido**) como resultado del efecto de los radicales de oxígeno que se forman durante el proceso de reperfusión del miocardio sometido a isquemia aguda (*v.* más adelante). Esta etapa reversible continúa durante 20-30 min de isquemia total, después de la cual los miocitos dañados mueren progresivamente.

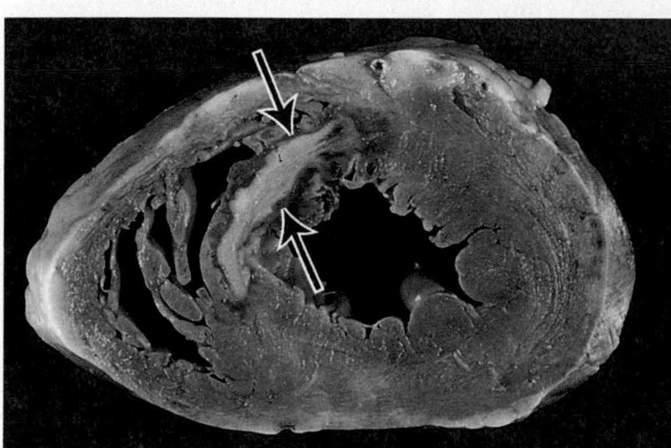

FIGURA 11-14. Infarto agudo de miocardio. Corte transversal del corazón de un paciente que murió pocos días después de iniciado un dolor torácico intenso en el que se observa infarto de la pared de la región anteroseptal del ventrículo izquierdo (territorio de la arteria coronaria izquierda anterior descendente). El miocardio necrótico se observa como un tejido de consistencia suave, color amarillento y bien delimitado (*flechas*).

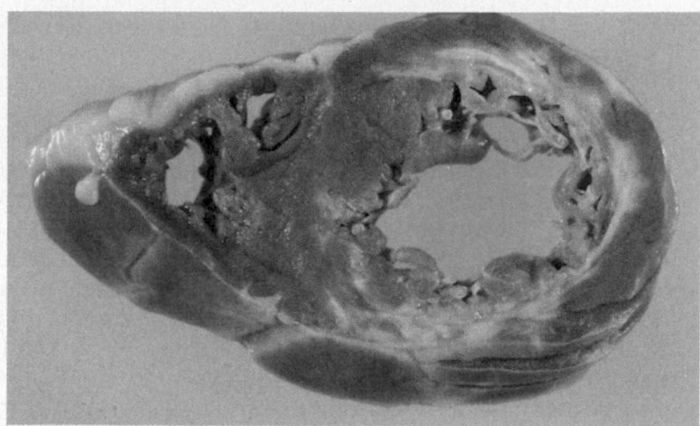

FIGURA 11-15. Infarto de miocardio resuelto. Corte transversal del corazón de un hombre que murió después de presentar angina de pecho de larga evolución y diversos infartos de miocardio, en el cual se observa una cicatriz que abarca casi toda la circunferencia del ventrículo izquierdo.

El infarto agudo de miocardio no es identificable en las primeras 12 h. Después de 24 h, se puede reconocer por la palidez de la superficie de corte del ventrículo afectado. Tras 3 - 5 días, se observa un patrón moteado y mejor delimitado con una zona central pálida, de color amarillento, y una región necrótica rodeada por una zona de hiperemia (fig. 11-14). A las 2-3 semanas, la región infartada se observa deprimida y de consistencia más suave, con aspecto gelatinoso y refringente. Los infartos de mayor tiempo de evolución ya resueltos se caracterizan por la presencia de tejido firme y contraído con un aspecto de color gris pálido en el tejido cicatricial (fig. 11-15).

Características microscópicas de los infartos de miocardio

PRIMERAS 24 h: se precisa microscopía electrónica para diferenciar las características morfológicas tempranas de la lesión isquémica (fig. 11-16). Los miocitos con daño reversible muestran cam-

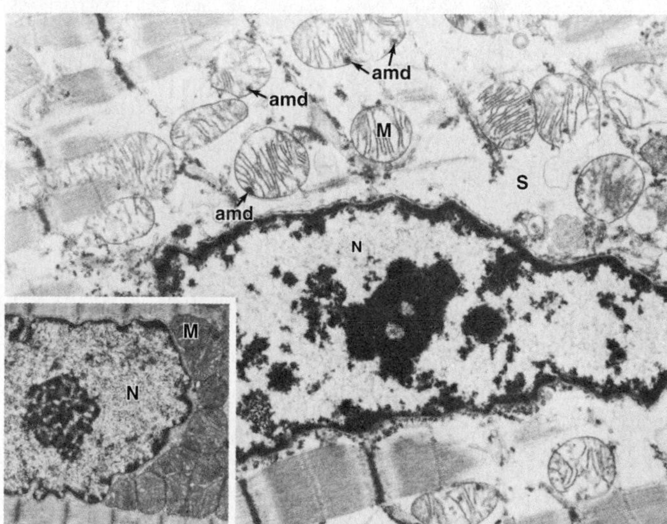

FIGURA 11-16. Aspecto ultraestructural de la isquemia del miocardio. Microfotografía electrónica de un miocito con daño irreversible obtenido del corazón de un perro sometido a isquemia de bajo flujo durante 40 min inducida por la obstrucción proximal de la rama circunfleja de la arteria coronaria izquierda. (En el *recuadro* se observa un miocito de control sin isquemia obtenido del mismo corazón [*N*, núcleo]). El miocito afectado se encuentra edematizado y con abundante sarcoplasma de color claro (*S*). Las mitocondrias (*M*) también presentan edema y contienen múltiples estructuras de la matriz de alta densidad de aspecto amorfo (*amd*), que son características de la muerte celular. El sarcolema de este miocito (*no mostrado*) presentaba pequeñas regiones de rotura. La cromatina del núcleo (*N*) presenta zonas de aglutinación periférica en contraste con el patrón de distribución uniforme de la cromatina del tejido normal.

bios sutiles como edema sarcoplásmico, edema mitocondrial leve y pérdida de glucógeno (lo cual tiene una correlación ultraestructural con el miocardio aturdido). Después de 30 min a 60 min de isquemia, la lesión de los miocitos se ha vuelto irreversible: las mitocondrias muestran una importante edematización con desorganización de las crestas y una densidad de la matriz amorfa compuesta de material lipídico. El núcleo muestra aglutinación e hipercromatosis marginal, así como desorganización localizada del sarcolema.

La pérdida de la integridad del sarcolema conlleva la liberación de proteínas intracelulares como mioglobina, LDH, CK y troponinas I y T. Los gradientes iónicos también se ven alterados, de manera que el potasio de los tejidos disminuye conforme aumenta el sodio, el cloro y el calcio.

Los miocitos sometidos a isquemia sin capacidad contráctil son elongados durante cada sístole convirtiéndose en **«fibras ondeantes»**. A las 24 h, los miocitos muestran intensa eosinofilia (fig. 11-17) y cambios característicos de necrosis coagulativa (*v.* cap. 1). Sin embargo, deben transcurrir varios días antes de que los núcleos de los miocitos desaparezcan totalmente.

2-3 DÍAS: los leucocitos polimorfonucleares son atraídos por los miocitos necróticos, pero solo pueden acceder a ellos en la periferia de la zona de infarto, donde se mantiene el riego sanguíneo. Por tanto, se acumulan en los bordes de la zona de infarto y alcanzan una concentración máxima tras 2-3 días (figs. 11-17 y 11-18). Puede aparecer edema intersticial y regiones de hemorragia microscópica. A los 2 o 3 días, las células musculares se tornan más claramente necróticas, con desaparición del núcleo y estrías menos evidentes. Algunos neutrófilos comienzan el proceso de cariorrexis.

5-7 DÍAS: en este momento, los leucocitos polimorfonucleares son escasos o están ausentes. En la periferia de la región del infarto se observa fagocitosis del músculo necrótico por los macrófagos. Hay proliferación de fibroblastos y aparición de depósitos de colágeno recién formado. Hay una importante presencia de linfocitos y macrófagos. El proceso de sustitución del músculo necrótico por tejido de cicatrización se inicia alrededor del quinto día en la periferia del infarto para extenderse gradualmente hacia el centro.

1-3 SEMANAS: aparecen depósitos de colágeno, el infiltrado inflamatorio desaparece gradualmente y los capilares de formación reciente presentan obstrucción progresiva.

MÁS DE 4 SEMANAS: aparece una cantidad importante de tejido fibroso. Los restos necróticos son eliminados paulatinamente y el tejido cicatricial es más sólido con menos celularidad conforme madura (fig. 11-19).

Esta secuencia de procesos inflamatorios y de reparación puede ser alterada por factores locales o sistémicos. Por ejemplo, la extensión inmediata del infarto hacia una región que presentaba necrosis en parches puede no presentar los cambios esperados. Una zona de infarto muy grande tiende a no madurar en su porción central tan rápido como lo hace un infarto más pequeño.

Para calcular la edad de un infarto de gran extensión es más preciso tener en cuenta la interpretación de las características del borde externo donde ha comenzado la reparación, en vez de las alteraciones en la zona central. De hecho, en algunos infartos de gran tamaño, en lugar de eliminarse, los miocitos necróticos perduran indefinidamente, «momificados».

Reperfusión y miocardio isquémico

Las primeras descripciones se realizaron en caso de curación de infartos provocados por obstrucción persistente de las arterias coronarias, como es el caso de aquellos originados por la obstrucción trombótica de la arteria coronaria epicárdica. Sin embargo, el riego sanguíneo puede ser recuperado en las regiones de los infartos emergentes, por trombólisis espontánea o como respuesta a intervenciones terapéuticas que logran abrir las arterias coronarias obstruidas. Cuando esto sucede, el aspecto del infarto cambia. El infarto reperfundido se caracteriza por lesiones hemorrágicas, secundarias al riego sanguíneo a través de los capilares dañados. Así, mientras los infartos posteriores a obstrucción persistente no tienen manifestaciones macroscópicas evidentes sino hasta después de 12 h y estas se caracterizan por palidez, la presencia de hemorragia debe hacer pensar de inmediato en un infarto con reperfusión. La reper-

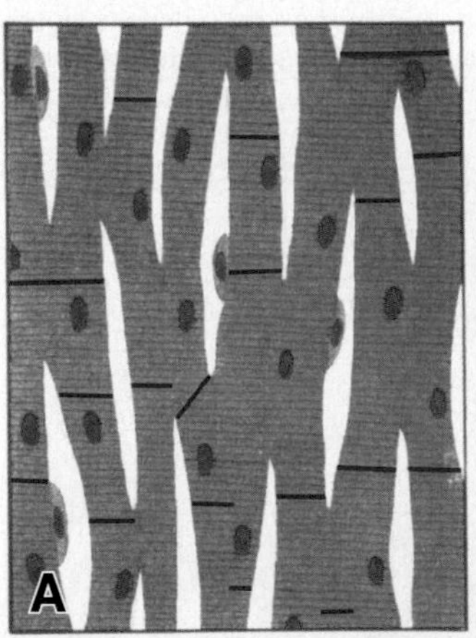

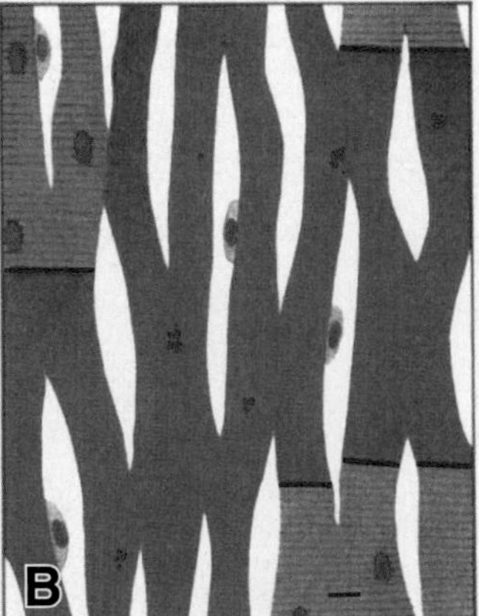

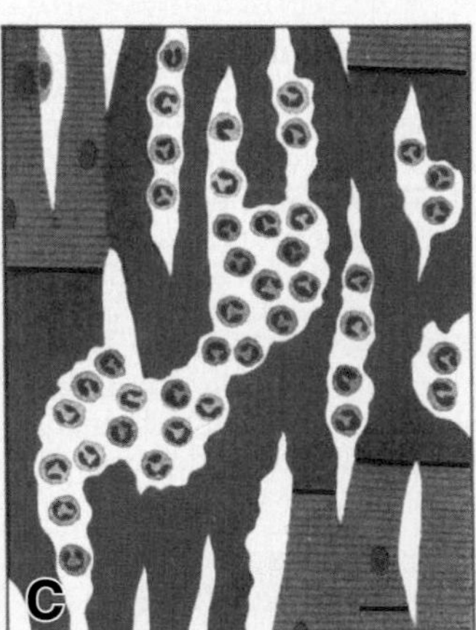

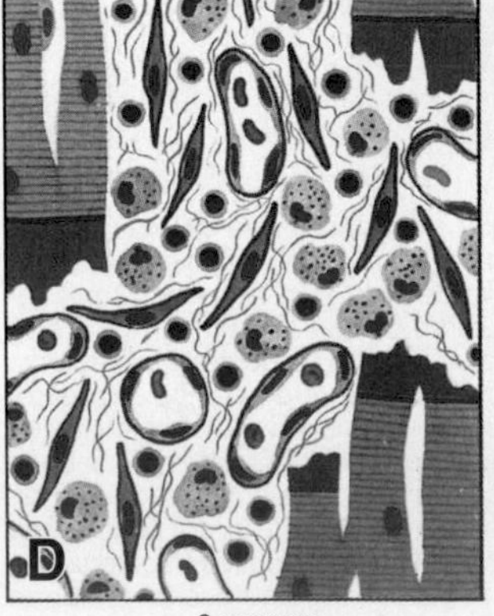

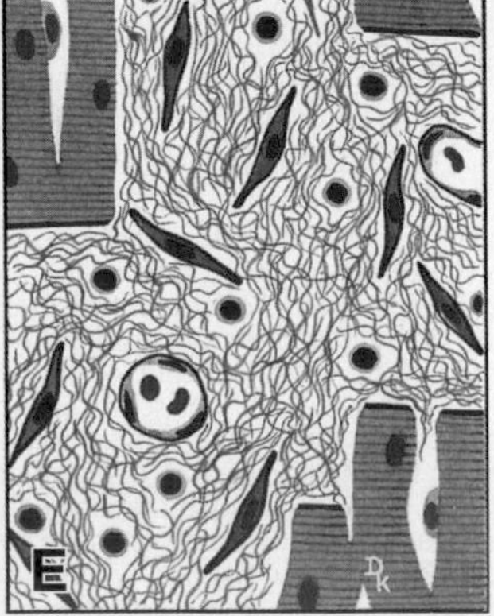

FIGURA 11-17. Desarrollo del infarto de miocardio. A. Miocardio normal. **B.** Después de alrededor de 12 h a 18 h, el miocardio infartado presenta eosinofilia (*tinción roja*) en los cortes teñidos con hematoxilina y eosina. **C.** Después de 24 h de iniciado el infarto, neutrófilos infiltran espacios entre los miocitos necróticos en la periferia del infarto. **D.** Después de unas 3 semanas, las porciones periféricas de la zona del infarto contienen tejido de granulación con abundantes capilares, fibroblastos, células linfáticas y macrófagos. La mayoría de los residuos necróticos se han eliminado y han aparecido pequeñas zonas de formación de colágeno. **E.** Después de 3 meses o más, la región infartada es sustituida por tejido de cicatrización.

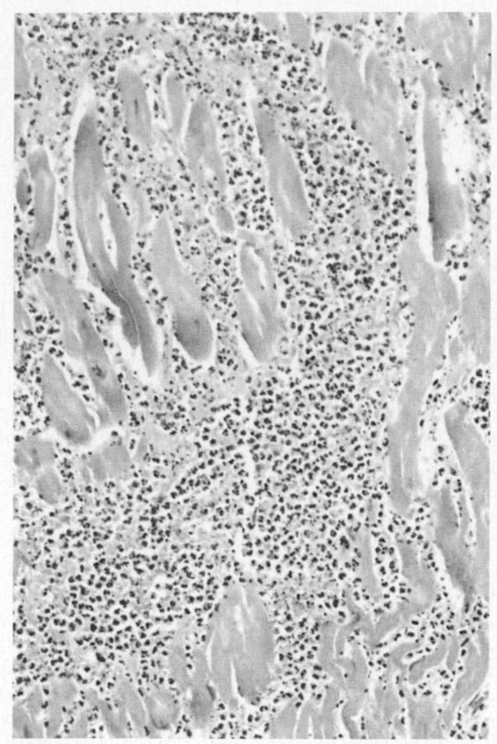

FIGURA 11-18. Infarto agudo de miocardio. Las fibras de miocardio necrótico, que son eosinófilas y carecen de estrías cruzadas y núcleos, se encuentran inmersas en un lecho de células inflamatorias.

fusión también acelera la respuesta inflamatoria aguda. Los neutrófilos pueden tener acceso a todo el infarto y no solamente a la periferia. Se acumulan con mayor rapidez, pero también desaparecen de forma más acelerada. El reemplazo del músculo necrótico por tejido fibroso cicatricial también se produce con mayor velocidad, cuando menos en las regiones del infarto en las que se mantiene la perfusión.

Una de las principales características de los infartos reperfundidos es la **necrosis de las bandas de contracción**. Las bandas de contracción están agrandadas, son irregulares y presentan bandas eosinófilas transversales en los miocitos necróticos (fig. 11-20). En la observación con microscopía electrónica, estas bandas corresponden a pequeños grupos de sarcómeras hiperconcentradas y desorganizadas con engrosamiento de las líneas Z. El sarcolema se encuentra destruido y las mitocondrias localizadas entre las bandas de contracción se ven edematizadas. Estas pueden contener depósitos de fosfato de calcio en la matriz, así como diferentes densidades amorfas de la misma. Las bandas de contracción se presentan siempre que haya entrada masiva de Ca^{2+} dentro de los miocitos cardíacos. La reperfusión del miocardio isquémico provoca daño sarcolémico difuso mediado principalmente por especies reactivas de oxígeno (ROS) que permiten la entrada descontrolada de Ca^{2+} hacia los miocitos. La entrada masiva de Ca^{2+} conduce a la hipercontracción de las células que aún mantienen esta capacidad. La entrada de Ca^{2+} en las células con mayor daño que no pueden contraerse produce depósitos muy densos dentro de las mitocondrias. La necrosis de las bandas de contracción es más visible cuando el miocardio isquémico es reperfundido (p. ej., después de tratamiento trombolítico o posterior a una derivación cardiopulmonar prolongada en la que el miocardio sufre un daño irreversible sostenido). En infartos que se originan por obstrucción coronaria persistente, se observan focos microscópicos de necrosis de bandas de contracción en los bordes, mientras que la variación del riego sanguíneo provoca las enfermedades que favorecen la entrada de Ca^{2+}. Otras condiciones asociadas con el daño en las bandas de contracción incluyen la liberación masiva de catecolaminas en pacientes con feocromocitoma o traumatismo craneoencefálico, o en pacientes en choque tratados con altas dosis de vasopresores.

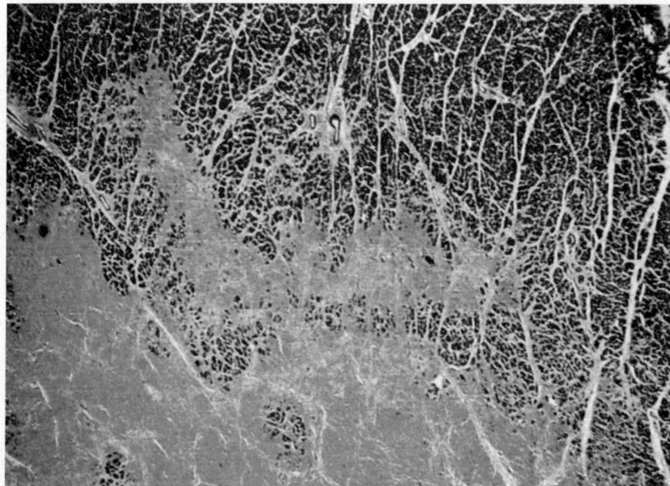

FIGURA 11-19. Infarto de miocardio resuelto (tinción con tricromo para el colágeno). En el borde de un infarto resuelto, regiones densas, acelulares, de matriz colagenosa (coloración azul-verdosa), se encuentran bien delimitadas desde el miocardio viable adyacente.

Diagnóstico clínico

CARACTERÍSTICAS CLÍNICAS: ***el inicio del infarto agudo de miocardio suele ser repentino y se relaciona con dolor precordial o subesternal intenso y opresivo.*** El dolor puede manifestarse como un ardor epigástrico (similar a un proceso de indigestión) o puede extenderse a la mandíbula o la cara interna de cualquiera de los brazos. Suele ir acompañado de sudoración, náusea, vómito y dificultad para respirar. En algunos casos, el infarto agudo de miocardio va precedido de varios días de angina inestable. ***Hasta una tercera parte de los infartos de miocardio de onda Q no mortales tienen lugar sin síntomas y solo se identifican posteriormente por alteraciones ECG o en la autopsia.*** Estos infartos asintomáticos son especialmente frecuentes en pacientes con diabetes y disfunción autónoma y en aquellos con trasplante cuyos corazones están desnervados.

El diagnóstico de infarto agudo de miocardio se confirma por ECG y aumento en las concentraciones séricas de determi-

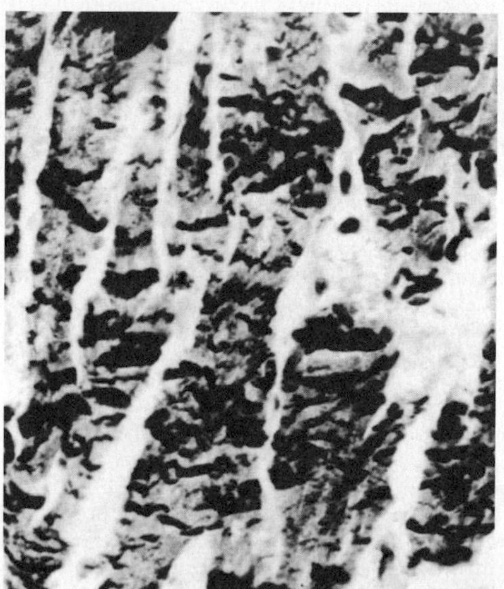

FIGURA 11-20. Necrosis de las bandas de contracción. Miocardio con infarto en el que las bandas transversas dentro de las miofibrillas se observan prominentes, agrandadas y onduladas.

nadas enzimas o proteínas. En el ECG se observa depresión del segmento ST en el IAMSEST y elevación del segmento ST en el IAMCEST. En este último suelen desarrollarse ondas Q (fig. 11-13). La distinción anatomopatológica de los infartos transparietales frente a los subendocárdicos se correlaciona razonablemente bien con la distinción en el ECG de los episodios en el IAMCEST frente a los IAMSEST.

El aumento de las concentraciones séricas de proteínas cardíacas tales como CK-MB o las troponinas cardíacas es una evidencia de necrosis miocárdica. El biomarcador sometido a más pruebas es la troponina cardíaca (I o T), que es altamente específica para el músculo cardíaco y puede medirse con una alta sensibilidad clínica. El diagnóstico de infarto de miocardio requiere un aumento y/o una disminución de la concentración del biomarcador dentro del marco temporal de los acontecimientos clínicos. Aunque los síntomas clínicos de isquemia miocárdica y la depresión aguda del segmento ST pueden reflejar una angina inestable (asociada a la demanda) o un IAMSEST (fig. 11-13), las concentraciones elevadas del biomarcador solo se observan en este último caso. En el IAMCEST siempre se produce un aumento de la concentración de biomarcadores.

Complicaciones del infarto de miocardio

La mortalidad temprana (<30 días) en el infarto agudo de miocardio ha descendido del 30% en los años 50 a menos del 5% en la actualidad. No obstante, la evolución clínica tras un infarto agudo puede caracterizarse por complicaciones funcionales o mecánicas.

CARACTERÍSTICAS CLÍNICAS: *ARRITMIAS:* casi todos los pacientes que han tenido un infarto de miocardio presentan alteraciones del ritmo cardíaco en algún momento de su enfermedad. Las arritmias siguen siendo la causa de la mitad de las muertes causadas por cardiopatía isquémica, aunque el advenimiento de las unidades de cuidados coronarios y de los desfibriladores ha disminuido de manera importante la mortalidad temprana por esta causa.

El infarto agudo suele estar relacionado con extrasístoles ventriculares, bradicardia sinusal, taquicardia ventricular, fibrilación ventricular, taquicardia auricular paroxística y bloqueo cardíaco parcial o completo. Las causas de estas arritmias suelen ser multifactoriales. La isquemia aguda altera la conducción, aumenta el automatismo y favorece la actividad desencadenada relacionada con posdespolarizaciones impulsadas por una homeostasis anormal del Ca^{2+} de los miocitos. El aumento de la actividad simpática mediada por el incremento de las concentraciones de catecolaminas locales o circulantes desempeña un papel importante.

INSUFICIENCIA VENTRICULAR IZQUIERDA Y CHOQUE CARDIÓGENO: el desarrollo de una insuficiencia del ventrículo izquierdo inmediatamente después de un infarto de miocardio es un signo de mal pronóstico que, por lo general, indica destrucción masiva del músculo. Afortunadamente, el choque cardiógeno se presenta en menos del 5% de los casos, debido al desarrollo de las técnicas que limitan la extensión del infarto (tratamiento trombolítico, angioplastia) o apoyan al miocardio dañado (globo de contrapulsación intraaórtica). El choque cardiógeno tiende a desarrollarse pronto tras el infarto cuando hay destrucción del 40% o más del ventrículo izquierdo; la mortalidad puede alcanzar el 90%.

INFARTO SUBSIGUIENTE: se define como el infarto agudo de miocardio que se produce en los 28 días siguientes a un infarto anterior. En muchos casos, supone una extensión o ampliación del infarto anterior. Actualmente, el infarto subsiguiente suele deberse a la trombosis de la endoprótesis. En hasta un 10% de los pacientes, el infarto subsiguiente suele producirse en las primeras 1 o 2 semanas. En estudios ecocardiográficos minuciosos, la mitad de los pacientes con infarto de miocardio anterior mostraron cierta extensión del infarto en las primeras 2 semanas, lo que sugiere que muchos episodios de extensión no se identifican. La extensión del infarto clínicamente significativa se relaciona con un aumento del doble en la mortalidad.

ROTURA DE LA PORCIÓN LIBRE DE LA PARED DEL MIOCARDIO: la rotura del miocardio (fig. 11-21) puede producirse casi en cualquier momento durante las 3 semanas posteriores al infarto agudo de miocardio, pero es más común observarla entre los días 2 y 7, cuando la pared infartada es más débil. Durante este período de mayor vulnerabilidad, el tejido infartado es blando y necrótico. Su matriz extracelular se encuentra degradada por proteasas liberadas por las células inflamatorias, y no se ha formado aún nueva matriz de depósito. Una vez que se empieza a formar el tejido de cicatrización, disminuye la posibilidad de rotura. La rotura de la porción libre de la pared es una complicación de los infartos transparietales; el músculo superviviente suprayacente al subendocardio con infarto evita la rotura. Sin embargo, la rotura suele producirse en infartos transparietales relativamente pequeños. El miocardio aún viable y contráctil produce la fuerza mecánica para iniciar y propagar un desgarro a lo largo del borde lateral de la zona de infarto, donde se han acumulado los neutrófilos.

La rotura de la porción libre de la pared del ventrículo izquierdo provoca con mayor frecuencia hemopericardio y muerte por taponamiento pericárdico. La rotura miocárdica representa entre el 10% y el 20% de las muertes posteriores a un infarto agudo de miocardio entre los pacientes hospitalizados. Se produce en menos del 1% de los pacientes sometidos a intervenciones coronarias agudas. Es más frecuente en personas de edad avanzada, sobre todo mujeres, que tienen un primer infarto, generalmente de localización anterior. El tratamiento con bloqueadores adrenérgicos β, que son inótropos negativos, o la insuficiencia cardíaca concurrente, reducen el riesgo de rotura miocárdica porque disminuyen las fuerzas contráctiles. En ocasiones infrecuentes, un ventrículo roto puede recuperar su integridad, casos en los que el paciente sobrevive con un falso aneurisma (fig. 11-22).

OTRAS FORMAS DE ROTURA DEL MIOCARDIO: algunos pacientes en los que un infarto de miocardio afecta el tabique interventricular desarrollan **perforaciones septales** de 1 cm o más. La magnitud de la derivación izquierda-derecha resultante y, por tanto, el pronóstico, dependen del tamaño de la rotura.

La **rotura de la porción del músculo papilar** produce insuficiencia mitral. En algunos casos, puede haber sección total del músculo papilar, en cuyo caso la insuficiencia total de la válvula mitral lleva a la muerte.

ANEURISMAS: los aneurismas del ventrículo izquierdo complican entre el 10% y el 15% de los infartos transparietales. Tras un infarto transparietal agudo, la pared ventricular afectada tiende a abultarse durante la sístole en una tercera parte de los pacientes. Conforme el infarto se resuelve, el nuevo depósito de la matriz de colágeno es capaz de presentar un fenómeno

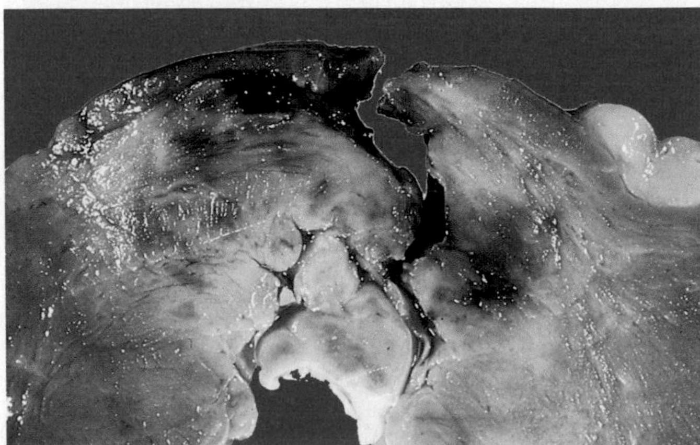

FIGURA 11-21. Rotura de un infarto agudo de miocardio. Imagen del corazón de una adulta mayor con un infarto de miocardio reciente que murió por taponamiento cardíaco. El pericardio estaba lleno de sangre, y el corte del ventrículo izquierdo muestra la línea de rotura del miocardio necrótico.

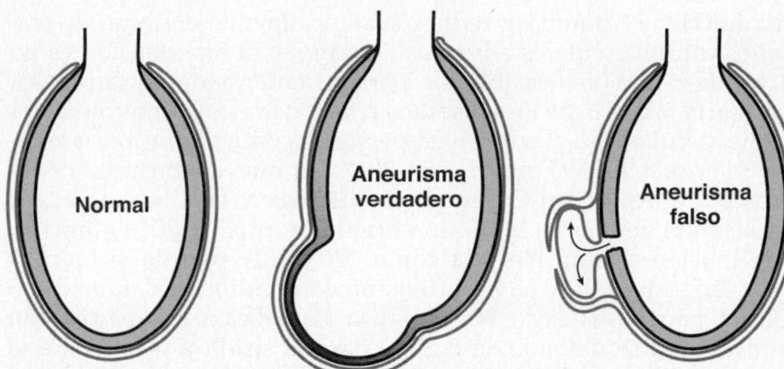

FIGURA 11-22. Aneurismas verdaderos y falsos del ventrículo izquierdo. Izquierda. Corazón normal. La pared del ventrículo izquierdo (*sombra*) se encuentra localizada dentro del saco pericárdico. **Centro.** En el verdadero aneurisma se observa la pared intacta (*color negro*), que protruye hacia el exterior. **Derecha.** Los falsos aneurismas muestran una zona de infarto con rotura que está recubierta por pericardio adherido en su porción exterior. Obsérvese que la boca del verdadero aneurisma es más amplia que la de un falso aneurisma.

de estiramiento adicional, aunque en algunos casos el tejido de cicatrización no es distensible. La presencia de zonas localizadas de adelgazamiento y elongación de la pared ventricular en la región de cicatrización del infarto de miocardio se ha denominado «expansión del infarto», pero se trata en realidad de un aneurisma en fase inicial. Estos aneurismas están formados por una delgada capa de miocardio necrótico y tejido de colágeno, el cual se expande con cada contracción cardíaca. Conforme el aneurisma se torna más fibrótico, su capacidad de tensión durante el estiramiento aumenta. Sin embargo, el aneurisma continúa dilatándose con cada latido, de manera que «secuestra» alguna porción del gasto del ventrículo izquierdo aumentando el trabajo cardíaco. Los pacientes con aneurismas de ventrículo izquierdo tienen mayor riesgo de desarrollar taquicardia ventricular debido al aumento de las oportunidades de reentrada a lo largo de la periferia del aneurisma. Los trombos de la pared se presentan con frecuencia dentro de los aneurismas y son una fuente de émbolos sistémicos.

Hay que distinguir entre **aneurismas «verdaderos»** y **«falsos»** (fig. 11-22). Los primeros son mucho más frecuentes y están causados por la protrusión de una pared ventricular izquierda intacta, pero debilitada (fig. 11-23). Los falsos aneurismas son resultado de la rotura de una parte del ventrículo izquierdo, cuya pared ha sido sustituida por tejido de cicatrización pericárdico. Así, la pared del falso aneurisma está formada por pericardio y tejido de cicatrización y no por miocardio del ventrículo izquierdo.

TROMBOEMBOLIA DE LA PARED: entre una tercera parte y la mitad de los pacientes que mueren por infarto de miocardio presentan trombos de la pared en la zona de infarto identificado durante la autopsia (fig. 11-24). Esto ocurre con mayor frecuencia cuando el infarto afecta al ápice del corazón. De hecho, la mitad de los pacientes tienen algún signo de embolización sistémica. La inflamación del endocardio que recubre el infarto favorece la adhesión de las plaquetas y el depósito de fibrina. También la disminución de la función contráctil del miocardio subyacente favorece la formación de trombos de fibrina y plaquetas en la pared. Los fragmentos de los trombos pueden desprenderse y alcanzar la circulación sanguínea arterial, donde tienen la posibilidad de provocar un accidente cerebrovascular o infartos de miocardio o de vísceras. La presencia de trombos de pared justifica el tratamiento anticoagulante y la administración de fármacos antiplaquetarios.

PERICARDITIS: el infarto de miocardio de la pared afecta al pericardio y produce inflamación del pericardio en el 10 % al 20 % de los casos. La pericarditis se manifiesta desde el punto de vista clínico como dolor torácico y puede provocar frotamiento pericárdico. En una cuarta parte de los pacientes con infarto agudo de miocardio, particularmente aquellos con grandes infartos e insuficiencia cardíaca congestiva, se desarrolla derrame pericárdico, con o sin pericarditis. Con menor frecuencia, el tratamiento anticoagulante se relaciona con derrame pericárdico hemorrágico e incluso con taponamiento cardíaco.

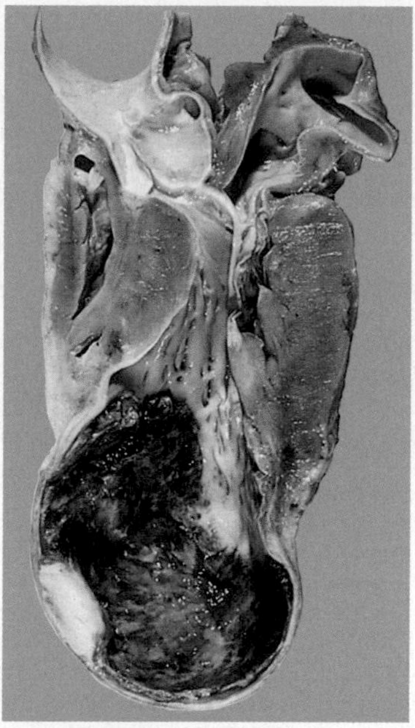

FIGURA 11-23. Aneurisma ventricular. Corazón de un paciente con antecedentes de infarto de miocardio anteroapical que desarrolló aneurisma ventricular masivo. El ápice del corazón muestra un notable adelgazamiento y dilatación aneurismática.

El **síndrome postinfarto de miocardio** (**síndrome de Dressler**) alude a una forma tardía de pericarditis que se desarrolla entre 2 y 10 semanas después del infarto. Un fenómeno similar puede ocurrir después de cirugía cardíaca. En estos pacientes, hay presencia de anticuerpos contra el músculo cardíaco. La enfermedad mejora con el tratamiento con corticoesteroides, lo que hace pensar que el síndrome de Dressler tiene un origen inmunitario.

Las intervenciones terapéuticas pueden limitar el tamaño del infarto

Debido a que la cantidad de miocardio que presenta necrosis es importante para el pronóstico de la morbimortalidad, cualquier tratamiento que ayude a limitar el tamaño del infarto será beneficioso. Por definición, este tratamiento debe estar dirigido a prevenir la muerte por una lesión reversible, protegiendo a los miocitos afectados por la isquemia y limitando el tamaño del infarto. Los miocitos

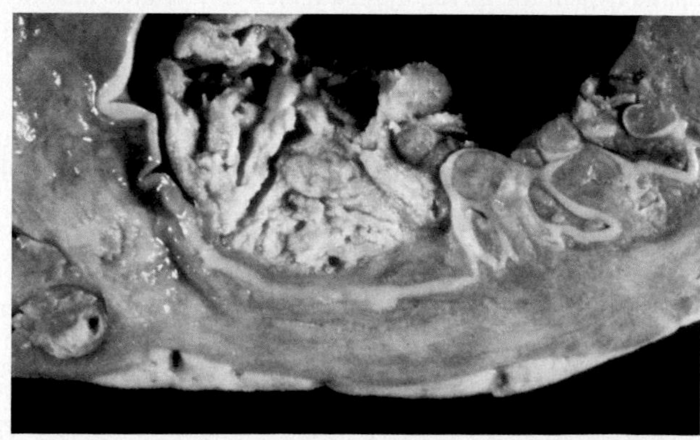

FIGURA 11-24. Trombo de la pared que cubre un infarto del miocardio en recuperación. En este corte transversal de un tejido cardíaco fijado, se observa un trombo organizado, friable, de color blanco grisáceo que recubre el endocardio engrosado situado sobre el miocardio en cicatrización.

dañados pueden ser salvados en un período posterior al inicio de la isquemia si el tejido logra ser reperfundido con sangre arterial.

- El **restablecimiento del riego sanguíneo arterial**, a menudo asociado a la reducción de la demanda de oxígeno del miocardio mediante bloqueadores adrenérgicos β, es la única forma eficaz de salvar los miocitos isquémicos de forma permanente. Otras intervenciones pueden ralentizar la lesión isquémica, sobre todo la hipotermia, que se utiliza para minimizar el daño miocárdico durante la derivación cardiopulmonar. Se han desarrollado diversas técnicas para recuperar el riego sanguíneo en la zona del miocardio irrigada por una arteria coronaria obstruida.
- Las **enzimas trombolíticas**, como el activador hístico de plasminógeno o la estreptocinasa, pueden ser administradas por vía intravenosa para disolver algún coágulo que esté produciendo obstrucción.
- La **intervención coronaria percutánea** (**ICP**) es la dilatación de una arteria coronaria estenótica mediante insuflación con un catéter con globo. La ICP es útil como procedimiento inicial inmediatamente posterior al inicio de la isquemia o como procedimiento de rescate si los fármacos trombolíticos no consiguen restablecer el flujo sanguíneo arterial. Casi siempre incluye la colocación de un endoprótesis liberadora de fármacos en la arteria coronaria para mantenerla permeable. La liberación lenta de fármacos como el paclitaxel, un antimitótico que interfiere en la formación de microtúbulos, o el everolimús y otros fármacos relacionados que inhiben la señalización de la vía mTOR (*v.* caps. 1 y 5), limita la reestenosis posterior al bloquear la respuesta proliferativa de las células del músculo liso al daño local causado por la insuflación del balón del catéter y la colocación de la endoprótesis.
- **El injerto para derivación de la arteria coronaria** puede ayudar a recuperar el riego sanguíneo de un segmento de la arteria coronaria más allá de la obstrucción proximal.

Las técnicas encaminadas a recuperar el flujo sanguíneo deben ser realizadas lo más pronto posible, preferentemente en las primeras horas después de iniciados los síntomas. Pasadas 12 h, es poco probable que se logre recuperar el miocardio dañado por la isquemia, aunque la recuperación del infarto puede ser favorecida mediante la reperfusión en esta etapa y limitar un proceso de remodelación anómalo posterior al infarto.

La isquemia crónica puede provocar una cardiomiopatía

En una minoría de pacientes con ateroesclerosis coronaria grave, la contractilidad del miocardio está limitada sin la presencia de infartos, como sucede en la cardiomiopatía dilatada. Esta situación suele ser el reflejo de una combinación de disfunción miocárdica isquémica, fibrosis difusa y multitud de pequeños infartos resueltos. Sin embargo, hay un grupo de pacientes con insuficiencia ventricular izquierda en los que la disfunción cardíaca se produce sin que haya un infarto evidente. Se dice que estos pacientes tienen una **cardiomiopatía isquémica**. En algunos pacientes, el miocardio disfuncional puede estar sujeto a episodios repetidos de lesión por isquemia que provoca cambios degenerativos en los miocitos, con pérdida de miofibrillas (miocardio hibernante; fig. 11-7). La función contráctil del miocardio hibernante se recupera cuando el tejido afectado es revascularizado. Así, en la medida en que la hibernación juega un papel en la cardiomiopatía isquémica, la revascularización quirúrgica puede ser de gran utilidad.

CARDIOPATÍA HIPERTENSIVA

La Organización Mundial de la Salud (OMS) define la presión arterial normal como 120 mmHg sistólica y 80 mmHg diastólica, y la hipertensión como el aumento persistente de la presión arterial sistémica por encima de 140 mmHg para la sistólica o de 90 mmHg para la diastólica, o ambas (*v.* cap. 10). Como refleja la diferencia entre la presión arterial normal y la elevada en estas definiciones, los clínicos han hecho esfuerzos importantes por identificar los objetivos de presión arterial para los pacientes con hipertensión. La evidencia reciente muestra que la reducción de la presión sistólica de 140 mmHg a 120 mmHg reduce sustancialmente el riesgo de episodios cardiovasculares adversos. Y, aunque la hipertensión es un factor de riesgo bien establecido para las enfermedades cardiovasculares, la mayoría de los episodios relacionados con enfermedades cardiovasculares se producen en personas con una presión sanguínea inferior a 140/90 mmHg. En 2017, las nuevas directrices emitidas por el American College of Cardiology y la American Heart Association definieron la presión arterial normal <120/80 mmHg, y la presión arterial elevada como 120 a 129 para la sistólica y >80 para la diastólica. La **hipertensión en estadio 1** se definió como 130-139 para la sistólica o 80-89 para la diastólica, y la **hipertensión en estadio 2** se definió como ≥140 para la sistólica o ≥90 para la diastólica. Con base en estos criterios, se estimó que casi la mitad (46%) de la población adulta de Estados Unidos tiene hipertensión.

La hipertensión crónica es una causa común de cardiopatías

Conduce a una sobrecarga de presión que primero conduce al desarrollo de hipertrofia ventricular izquierda compensatoria y, finalmente, de insuficiencia cardíaca. En la **cardiopatía hipertensiva**, el mayor factor de riesgo de agrandamiento del corazón es la hipertensión.

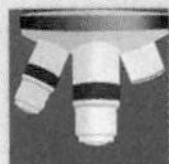

ANATOMOPATOLOGÍA: el aumento de la carga de trabajo causado por la hipertensión conduce al desarrollo de una hipertrofia compensatoria del ventrículo izquierdo. *La pared libre del ventrículo izquierdo y del tabique interventricular presenta engrosamiento uniforme, pero sin un aumento correspondiente del tamaño de la cámara* (figs. 11-5 y 11-25). El peso del corazón aumenta, y supera los 375 g en los hombres y los 350 g en las mujeres. Las células miocárdicas hipertróficas muestran un aumento de su diámetro, con crecimiento de los núcleos, que adquieren un aspecto hipercromático y rectangular («en furgones») (figs. 11-5 y 11-26).

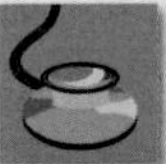

CARACTERÍSTICAS CLÍNICAS: la hipertrofia miocárdica permite al corazón aumentar la capacidad de soportar una mayor carga de trabajo y normalizar el elevado estrés de la pared causado por el aumento de la resistencia vascular sistémica. Sin embargo, hay un límite después del cual la hipertrofia no alcanza a compensar esta mayor demanda. El límite superior para el cual la hipertrofia es útil es reflejo del aumento de la distancia de difusión entre el intersticio y el centro de cada miofibrilla. Si esa distancia es demasiado grande, el suministro de oxígeno a la miofibrilla puede verse comprometido. La cardiopatía hipertensiva no tratada suele evolucionar hacia una hipertrofia excéntrica (fig. 11-5) asociada a la insuficiencia cardíaca.

La disfunción diastólica es la alteración funcional más común causada por la hipertensión, y por sí misma puede con-

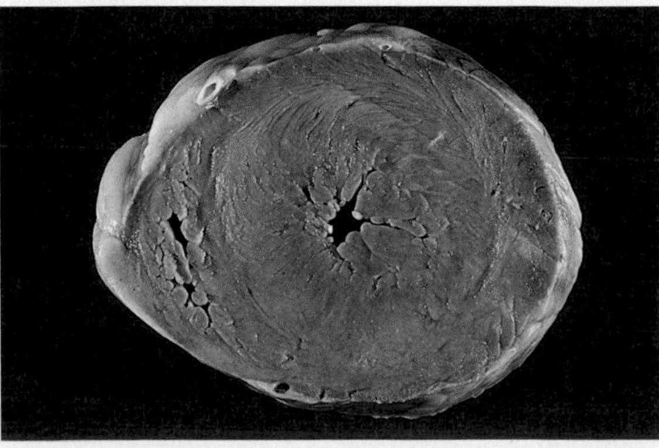

FIGURA 11-25. Cardiopatía hipertensiva. Corte transversal de un corazón con evidente hipertrofia del miocardio del ventrículo izquierdo sin dilatación de la cámara (hipertrofia concéntrica). El ventrículo derecho tiene un tamaño normal.

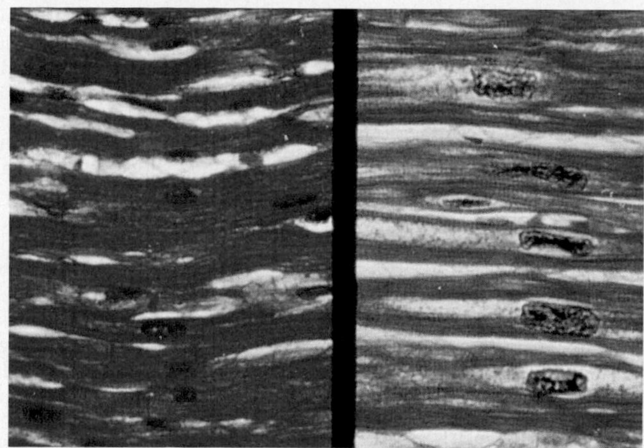

FIGURA 11-26. Cardiopatía hipertensiva con hipertrofia del miocardio. Izquierda. Miocardio normal. Derecha. El miocardio hipertrófico (mismo aumento al microscopio) muestra fibras engrosadas y agrandadas, hipercromáticas, con núcleos rectangulares.

ducir a insuficiencia cardíaca. La hipertrofia provoca un cierto grado de fibrosis intersticial, que puede contribuir a un aumento de la rigidez del ventrículo izquierdo. La hipertensión también se relaciona con un aumento de la gravedad de la ateroesclerosis de la arteria coronaria. ***La combinación de una mayor carga de trabajo cardíaco (disfunción sistólica), disfunción diastólica y estrechamiento de las arterias coronarias aumenta el riesgo de isquemia miocárdica, infarto e insuficiencia cardíaca.***

La insuficiencia cardíaca es la principal causa de muerte en pacientes con hipertensión no tratada

También son frecuentes la hemorragia intracerebral mortal, la ateroesclerosis coronaria y el infarto de miocardio, el aneurisma disecante de la aorta o la rotura de un aneurisma sacular en la circulación cerebral. Puede aparecer insuficiencia renal como consecuencia de nefroesclerosis inducida por hipertensión grave.

CORAZÓN PULMONAR (*COR PULMONALE*)

El corazón pulmonar es la hipertrofia y dilatación del ventrículo derecho debido a la hipertensión pulmonar. El aumento de la presión en la circulación pulmonar puede deberse a un trastorno del parénquima pulmonar o, con menor frecuencia, una enfermedad primaria de los vasos sanguíneos (p. ej., hipertensión pulmonar primaria, pequeños émbolos pulmonares recurrentes). También puede desarrollarse en respuesta a la hipoxia alveolar causada por una respiración anómala.

El **corazón pulmonar** agudo aparece súbitamente caracterizado por hipertensión pulmonar, por lo general secundaria a embolización pulmonar masiva de inicio también súbito. Esta situación causa insuficiencia cardíaca aguda derecha y es una urgencia médica. En la autopsia, los únicos signos cardíacos son dilatación grave del ventrículo derecho y algunas veces de la aurícula del mismo lado.

CARACTERÍSTICAS CLÍNICAS: el **corazón pulmonar** crónico es una enfermedad cardíaca común, presente en el 30 % al 40 % de las personas con insuficiencia cardíaca, lo que manifiesta la prevalencia de la neumopatía en estos pacientes (especialmente bronquitis crónica y enfisema). El corazón pulmonar es un componente de la insuficiencia cardíaca con fracción de eyección normal, que a menudo se asocia a la hipertensión pulmonar. En la enfermedad pulmonar crónica, el grado de hipertensión pulmonar suele estar más relacionado con la supervivencia que otras variables: menos del 10 % de los pacientes con presión arterial pulmonar superior a 45 mm Hg sobreviven más allá de 5 años.

El corazón pulmonar crónico puede deberse a cualquier neumopatía que altere los mecanismos de ventilación o el intercambio de gases o que obstruya la vasculatura pulmonar (tabla 11-5). ***Las causas más frecuentes son la apnea obstructiva del sueño, la enfermedad pulmonar obstructiva crónica y la fibrosis pulmonar*** (*v.* cap.12). La cifoescoliosis grave puede deformar la pared torácica, impedir su función de contrapeso y provocar hipoxemia y vasoconstricción pulmonar. La **hipertensión pulmonar primaria** también puede causar corazón pulmonar. Algunas cardiopatías congénitas asociadas a un aumento del flujo sanguíneo pulmonar (*v.* anteriormente) se complican con hipertensión y corazón pulmonares.

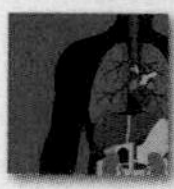

FISIOPATOLOGÍA: la patogenia de la hipertensión pulmonar secundaria a embolias pulmonares recurrentes está claramente relacionada con la obstrucción mecánica progresiva del flujo sanguíneo. Sin embargo, los mecanismos por los que se desarrolla la hipertensión pulmonar en las enfermedades parenquimatosas pulmonares crónicas son más complejos. Además de la obstrucción de los vasos sanguíneos en los pulmones, estos trastornos provocan vasoconstricción arteriolar pulmonar, que reduce el área transversal efectiva del lecho vascular pulmonar sin destruir los vasos. La hipoxia, la acidosis y la hipercapnia causan vasoconstricción pulmonar directamente. La hipoxia también aumenta la resistencia vascular pulmonar indirectamente al propiciar policitemia, que aumenta la viscosidad de la sangre. Las personas que viven a gran altitud suelen desarrollar corazón pulmonar debido a los efectos de la hipoxemia crónica.

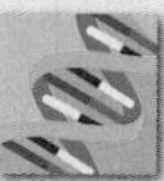

PATOGENIA MOLECULAR: algunas personas con hipertensión arterial pulmonar presentan una variante familiar con patrón de herencia dominante y penetran-

TABLA 11-5
CAUSAS DE CORAZÓN PULMONAR

Enfermedades del parénquima pulmonar
Bronquitis crónica por enfisema
Fibrosis pulmonar (por cualquier causa)
Fibrosis quística
Enfermedad vascular pulmonar
Émbolos pulmonares recurrentes
Hipertensión pulmonar primaria
Estenosis pulmonar periférica
Consumo de drogas intravenosas
Residencia a gran altitud
Esquistosomiasis
Cardiopatías congénitas
Limitación de los movimientos de la caja torácica
Cifoescoliosis
Síndrome de Pickwickian y otras causas de apnea obstructiva del sueño
Fibrosis pleural
Trastornos neuromusculares
Hipoventilación idiopática

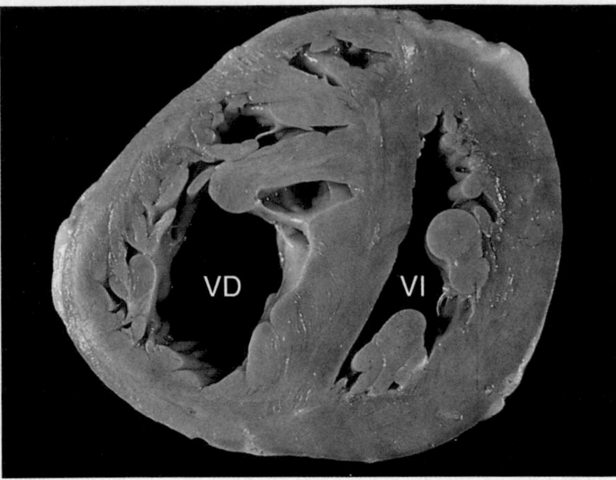

FIGURA 11-27. Corazón pulmonar. Corte transversal del corazón de un paciente con hipertensión pulmonar primaria (idiopática) en el que se observa una importante hipertrofia del ventrículo derecho (lado izquierdo de la imagen). La pared libre del ventrículo derecho está engrosada casi tanto como la pared del ventrículo izquierdo. El ventrículo derecho se encuentra dilatado. El tabique interventricular rectificado ha perdido su curvatura normal hacia el ventrículo izquierdo debido a la remodelación en el corazón pulmonar.

cia incompleta. Muchos de estos individuos presentan mutaciones en el gen que codifica para el receptor de la proteína morfogénica tipo 2 (*BMPR2*), un miembro de la superfamilia del TGF-β. *BMPR2* ayuda a regular la expresión génica y se entrecruza con otras cascadas de señalización (p. ej., las vías MAPK). Una consecuencia de esta señalización aberrante es la disfunción endotelial con producción insuficiente de vasodilatadores como el NO y la prostaciclina, y la sobreexpresión de vasoconstrictores como el tromboxano. Los desequilibrios resultantes entre las fuerzas vasoconstrictoras y vasodilatadoras favorecen a las primeras, lo que conduce a hiperplasia del músculo liso y engrosamiento de las arterias pulmonares pequeñas, como se observa habitualmente en la hipertensión arterial pulmonar. El análisis genómico también ha permitido identificar variantes de otros miembros de la superfamilia del TGF-β y variantes recesivas raras en otros genes, como *CAV1*, que codifica la caveolina 1; *KCNK3*, un canal de K^+ en las células del músculo liso de la arteria pulmonar que regula la proliferación; y *EIF2AK4*, un factor de iniciación de la traducción.

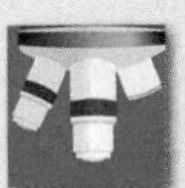

ANATOMOPATOLOGÍA: el corazón pulmonar crónico se caracteriza por hipertrofia ventricular derecha importante (fig. 11-27), que puede superar 1 cm de grosor (el rango normal es de 0.3-0.5 cm). El ventrículo y la aurícula derechos suelen dilatarse. Normalmente, el tabique ventricular presenta concavidad hacia la izquierda (es decir, forma parte del ventrículo izquierdo), pero puede rectificarse o incluso presenta concavidad hacia el lado derecho (fig. 11-27) si la hipertrofia ventricular derecha es grave.

VALVULOPATÍAS Y ENFERMEDADES ENDOCÁRDICAS ADQUIRIDAS

Diversas enfermedades inflamatorias, infecciosas y degenerativas dañan y deterioran las válvulas del corazón. En condiciones normales, las válvulas son membranas delgadas y flexibles que se cierran herméticamente para impedir el retorno del flujo sanguíneo.

Las válvulas semilunares son estructural y funcionalmente simples en comparación con las válvulas auriculoventriculares, que constan de valvas, anillos valvulares fibrosos y musculares y un aparato subvalvular (cuerdas tendinosas y músculos papilares).

La estenosis valvular comprende cambios anatomopatológicos de las propias valvas, pero la regurgitación puede estar causada por anomalías de las valvas, el anillo y/o el aparato subvalvular.

Cuando las valvas o cúspides se dañan, pueden presentar engrosamiento y fusión, con estrechamiento de la apertura y obstrucción del flujo sanguíneo, situación que se conoce como **estenosis valvular**. Las enfermedades que destruyen el tejido valvular también pueden permitir el flujo retrógrado de la sangre hacia las aurículas durante la sístole, lo que se conoce como **regurgitación** o **insuficiencia valvular**. Las valvulopatías cardíacas pueden provocar tanto estenosis como insuficiencia, pero por lo general suele haber predominio de una u otra.

La estenosis de las válvulas cardíacas provoca hipertrofia por **sobrecarga de presión** (concéntrica) del miocardio (es decir, corriente arriba, en términos del flujo sanguíneo). Una vez agotados los mecanismos de compensación, se tiene lugar la dilatación y la insuficiencia de la cámara proximal (hipertrofia excéntrica; *v.* fig. 11-5). Así, la estenosis mitral conduce a hipertrofia y dilatación de la aurícula izquierda. A medida que la aurícula izquierda se descompensa y ya no puede impulsar el retorno venoso pulmonar a través de la válvula mitral estenótica, la sangre retrocede hacia el circuito venoso pulmonar y se desarrollan signos de congestión pulmonar. Esto va seguido de una hipertrofia del ventrículo derecho y puede dar lugar a corazón pulmonar (*v.* anteriormente). Del mismo modo, la estenosis aórtica provoca hipertrofia del ventrículo izquierdo y, finalmente, insuficiencia cardíaca izquierda.

La regurgitación o insuficiencia valvular provoca una **sobrecarga de volumen** con hipertrofia y dilatación de la cámara proximal a la válvula. En la insuficiencia aórtica, el ventrículo izquierdo primero se hipertrofia y luego se dilata, cuando no es capaz de adaptarse al volumen regurgitado y mantener un adecuado gasto cardíaco. En el caso de una válvula mitral incompetente se produce hipertrofia y dilatación, tanto de la aurícula como del ventrículo izquierdo, debido a que ambos están sometidos a sobrecarga de volumen.

La dilatación importante del ventrículo izquierdo por cualquier situación en la que la contractilidad cardíaca sea inadecuada (p. ej., insuficiencia cardíaca congestiva posterior a infarto de miocardio de gran magnitud) también ensancha el anillo valvular mitral y produce elongación de los músculos papilares del ventrículo izquierdo. Estos efectos pueden ser tan graves que las valvas no alcanzan a cerrarse de manera apropiada provocando insuficiencia mitral.

La cardiopatía reumática abarca la miocarditis aguda y la deformidad valvular residual

Fiebre reumática aguda

La fiebre reumática (FR) es una enfermedad multisistémica de la infancia que sigue a una infección estreptocócica. Se caracteriza por una reacción inflamatoria que afecta el corazón, las articulaciones y el sistema nervioso central.

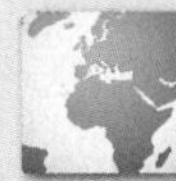

EPIDEMIOLOGÍA: la FR es una complicación de la infección aguda por estreptococos, casi siempre faringitis (es decir, faringoamigdalitis por estreptococos; *v.* cap. 9). El microorganismo responsable es *Streptococcus pyogenes*, o estreptococo β-hemolítico del grupo A. En algunas epidemias de faringitis estreptocócica, la incidencia de FR puede alcanzar el 3%. Es una enfermedad principalmente infantil, con una incidencia máxima entre los 5 y los 15 años. Puede darse en adultos, pero es poco frecuente después de los 30 años. En la primera mitad del s. xx, la FR alcanzó proporciones epidémicas en Estados Unidos, pero su incidencia ha disminuido de forma notable. Entre 1950 y 1972, la tasa de mortalidad disminuyó de 14.5 a 6.8 por cada 100 000 casos y ha seguido disminuyendo desde entonces. Aunque esta disminución puede deberse en parte al uso cada vez más extendido del tratamiento antibiótico, esto por sí mismo no explica por completo esta reducción, debido a que la tasa de mortalidad había comenzado a disminuir incluso antes del advenimiento de la terapia con antibióticos.

La mejora en las condiciones socioeconómicas, en particular la disminución de las condiciones de vida bajo hacinamiento, quizá contribuyó en mayor medida a esta disminución. ***La FR***

sigue siendo una causa importante de muerte de origen cardíaco en los jóvenes de algunas zonas de África, Asia, Oriente Medio y América Latina.

PATOGENIA MOLECULAR: para el desarrollo de una RF aguda, debe haber un huésped con susceptibilidad genética, una cepa reumatógena de *estreptococo* del grupo A y una respuesta inmunitaria anómala del huésped. Se desconoce por qué solo un número relativamente reducido de personas infectadas por el microorganismo responsable desarrolla RF. Lo más probable es que haya factores relacionados con la autoinmunidad y el mimetismo molecular (fig. 11-28). Por ejemplo, parece que hay una estrecha relación entre las moléculas del antígeno de leucocitos humanos (HLA) clase II con la susceptibilidad a la enfermedad. Esto conduce a una producción aberrante de citocinas y la formación de anticuerpos contra las proteínas de las válvulas y otros tejidos del huésped.

La proteína M estreptocócica contiene un dominio α-helicoidal enrollado que tiene una similitud estructural con los dominios de la miosina y otras proteínas cardíacas. Los anticuerpos de los pacientes con insuficiencia cardíaca aguda pueden reconocer tanto la proteína M como epítopos dentro del miocardio. Las concentraciones de estos anticuerpos se correlacionan con la gravedad de la enfermedad y descienden tras el reemplazo de las válvulas enfermas en los pacientes con RF.

Algunas proteínas M estreptocócicas contienen un dominio PARF (péptido asociado a FR) que puede unirse al colágeno de tipo IV y estimular así una respuesta de anticuerpos contra el colágeno. Es probable que otros mecanismos autoinmunitarios, aún no bien definidos, también contribuyan a la respuesta inflamatoria aguda en la RF.

ANATOMOPATOLOGÍA: la cardiopatía reumática aguda es una pancarditis, es decir, afecta las tres capas del corazón (endocardio, miocardio, pericardio).

MIOCARDITIS: en casos graves de FR, algunos pacientes pueden morir durante la etapa temprana de la fase aguda, antes de que se desarrolle la inflamación granulomatosa característica. En esta etapa temprana, el corazón muestra dilatación y miocarditis inespecífica, en la que predominan los linfocitos y macrófagos, aunque pueden observarse algunos neutrófilos y eosinófilos. La presencia de degeneración fibrinoide del colágeno, en la que las fibras se observan edematizadas, fragmentadas y eosinófilas, es característica de esta fase inicial.

Los **cuerpos de Aschoff** son característicos de la lesión granulomatosa por miocarditis reumática (fig. 11-29). Se desarrollan varias semanas después del inicio de los síntomas. En un inicio, esta estructura está formada por un foco perivascular de congestión con colágeno eosinófilo rodeado por linfocitos, células plasmáticas y macrófagos. Con el tiempo, el cuerpo de Aschoff adquiere un aspecto granulomatoso, con un centro fibrinoide acompañado de linfocitos, células plasmáticas, macrófagos y células gigantes a su alrededor. Finalmente, el cuerpo de Aschoff es sustituido por un nódulo de tejido cicatricial.

Las **células de Anitschkow** son células atípicas en el interior de los cuerpos de Aschoff, cuyo núcleo contiene una banda central de cromatina. Estos núcleos tienen una apariencia de «ojo de búho», y se asemejan a orugas cuando son cortadas longitudinalmente (fig. 11-29). Estas células son macrófagos que suelen estar presentes en pequeñas cantidades pero que se acumulan y son prominentes en ciertos tipos de enfermedades inflamatorias del corazón. Las células de Anitschkow pueden llegar a ser multinucleadas, en cuyo caso se denominan **células gigantes de Aschoff**.

PERICARDITIS: en la fase inflamatoria aguda de la FR se observan depósitos de fibrina irregular en las caras visceral y parietal del pericardio. Este exudado se parece a la superficie rugosa de dos rebanadas de pan con mantequilla que han sido separadas la una de la otra («pericarditis de pan con mantequi-

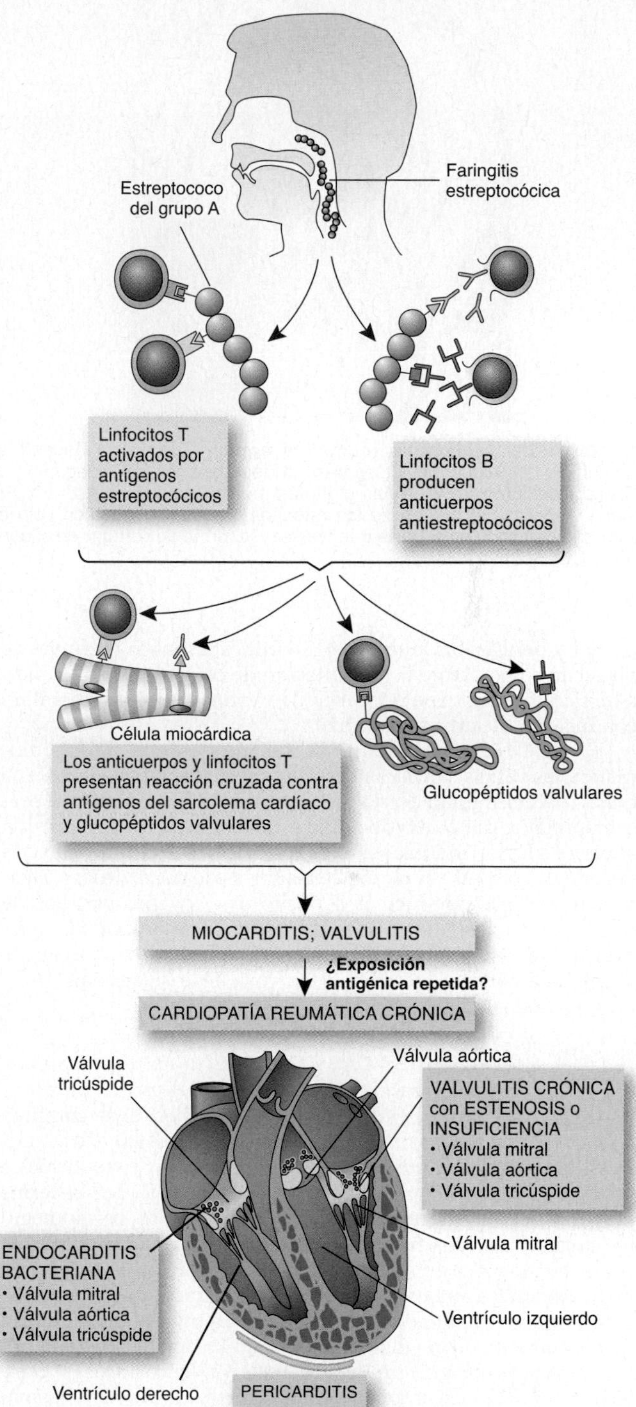

FIGURA 11-28. Factores biológicos involucrados en la cardiopatía reumática. En la parte superior de la ilustración se muestra el desencadenante, la faringitis por estreptococo β-hemolítico, que introduce antígenos estreptocócicos dentro del cuerpo, provoca la producción de anticuerpos y activa los linfocitos T citotóxicos. Las respuestas inmunitarias resultantes pueden presentar reacciones cruzadas con ciertos antígenos cardíacos, incluidos los del sarcolema de los miocitos y las glucoproteínas valvulares. Esto puede dar lugar a inflamación del corazón en la fiebre reumática aguda, que afecta a las tres capas del órgano (endocarditis, miocarditis y pericarditis). Esta inflamación se hace evidente después de un período de 2 a 3 semanas. La inflamación aguda de las válvulas puede provocar estenosis o insuficiencia valvular crónica. Estas lesiones afectan con mayor frecuencia a las válvulas mitral, aórtica y tricúspide por ese orden.

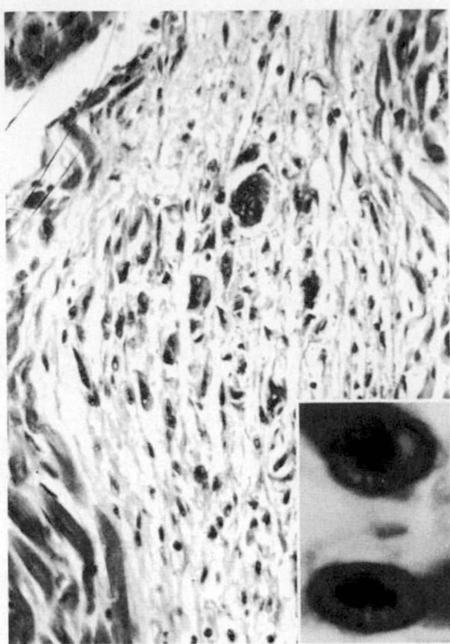

FIGURA 11-29. Cardiopatía reumática aguda. Cuerpo de Aschoff en el intersticio del miocardio. Obsérvese la degeneración del colágeno, y la presencia de linfocitos y células gigantes multinucleadas de Aschoff. *Recuadro.* Aspecto del núcleo de los miocitos de Anitschkow, con «ojo de búho» característico en el corte transversal y la forma de «oruga» en el corte longitudinal.

lla»). La pericarditis puede ser identificada desde el punto de vista clínico mediante la auscultación de un frotamiento debido a la fricción, pero tiene poco efecto funcional y por lo general no conduce a pericarditis constrictiva.

ENDOCARDITIS: durante la fase aguda de la carditis reumática, las valvas cardíacas presentan inflamación y edema. Las cuatro válvulas están afectadas, pero las del lado izquierdo presentan mayor daño debido a que están sometidas a una presión superior a las del lado derecho. El resultado es la lesión y pérdida del endotelio focal alrededor de las líneas de cierre de las valvas valvulares. Esto conduce al depósito de pequeños nódulos de fibrina, los cuales pueden identificarse en la observación microscópica como «estructuras verrugosas» a lo largo de las valvas (de ahí el nombre de endocarditis verrugosa de la FR aguda).

CARACTERÍSTICAS CLÍNICAS: no existe una prueba específica para el diagnóstico de FR. Desde el punto de vista clínico, el diagnóstico se establece si se cumplen dos criterios mayores (o uno mayor y dos menores; criterios de Jones). La evidencia de una infección estreptocócica reciente aumenta la probabilidad de padecer FR. Los **criterios mayores** de la FR aguda incluyen carditis (soplos, cardiomegalia, pericarditis, insuficiencia cardíaca congestiva), poliartritis, corea, eritema marginado y nódulos subcutáneos. Los **criterios menores** son los antecedentes de FR, artralgia, fiebre, pruebas de laboratorio determinadas que indiquen un proceso inflamatorio (p. ej., aumento de la velocidad de sedimentación, resultado positivo de la prueba de proteína C reactiva, leucocitosis) y cambios en el ECG. Los síntomas de FR comienzan entre 2 y 3 semanas después de una infección por *S. pyogenes*. Para entonces, los cultivos de exudado faríngeo suelen ser negativos.

El aumento de los anticuerpos séricos frente a los antígenos estreptocócicos del grupo A, como la antiestreptolisina O, la anti-DNasa B y la antihialuronidasa, proporcionan pruebas concretas de una infección reciente por estreptococos del grupo A. Los síntomas agudos de la FR suelen remitir en un plazo de 3 meses, pero en el caso de la carditis grave, la actividad clínica puede prolongarse durante 6 meses o más. La mortalidad en la carditis reumática aguda es baja. La principal causa de muerte es la insuficiencia cardíaca debida a miocarditis, pero la disfunción valvular también puede desempeñar un papel.

Los **episodios recurrentes de FR** se asocian a tipos de estreptococo β-hemolítico del grupo A a los que el paciente no ha estado expuesto previamente y, por tanto, para los que no se ha desarrollado inmunidad. Las tasas de recurrencia de la FR están relacionadas con el tiempo transcurrido entre el primer episodio y una infección estreptocócica posterior. Las tasas de recurrencia pueden alcanzar el 65% si ha habido un episodio reciente de FR; la recurrencia después de 10 años solo afecta al 5% de los pacientes.

El tratamiento rápido de la faringitis estreptocócica con antibióticos previene un primer episodio de FR y, con menor frecuencia, las recidivas. No existe un tratamiento específico para la RF aguda, pero los corticoesteroides y los salicilatos ayudan a controlar los síntomas.

Cardiopatía reumática crónica

ANATOMOPATOLOGÍA: los componentes del miocardio y el pericardio de la FR suelen resolverse sin secuelas permanentes. En cambio, la valvulitis reumática suele provocar cambios estructurales y funcionales a largo plazo. Durante la fase de cicatrización, se desarrolla fibrosis difusa y las valvas de la válvula se engrosan, se contraen y disminuyen en su distensibilidad. Al mismo tiempo, la resolución de las lesiones verrugosas a lo largo de las líneas de cierre con frecuencia produce la formación de «adherencias» fibrosas entre las valvas, especialmente en las comisuras (fusión de comisura). El resultado es la estenosis valvular que no permite la apertura libre debido a que las valvas se tornan rígidas y están parcialmente unidas. El flujo sanguíneo a través de las válvulas cardíacas se vuelve turbulento, lo cual puede provocar aún más daño y deformación de las valvas debido al efecto de «desgaste» de la válvula. La presencia de un importante proceso cicatricial valvular se desarrolla durante meses o años después de un solo episodio de FR aguda. Por otro lado, los episodios de recidiva de la FR aguda son frecuentes y dan como resultado un daño creciente y progresivo de las válvulas cardíacas.

La válvula mitral es la más frecuentemente afectada y de manera más importante en la cardiopatía reumática crónica. Se cierra de golpe debido a la presión sistólica y, de esta manera, sostiene la mayor carga mecánica con respecto a todas las demás válvulas cardíacas. La inflamación crónica de la válvula mitral se caracteriza por un engrosamiento irregular e importante y calcificación de las valvas, generalmente con fusión de las comisuras y cuerdas tendinosas (fig. 11-30). En la valvulopatía mitral reumática grave, el orificio valvular disminuye hasta una abertura estrecha fija que da el aspecto de «boca de pescado» cuando se observa desde el ventrículo (fig. 11-31). La estenosis mitral es la lesión funcional predominante, pero esta válvula también

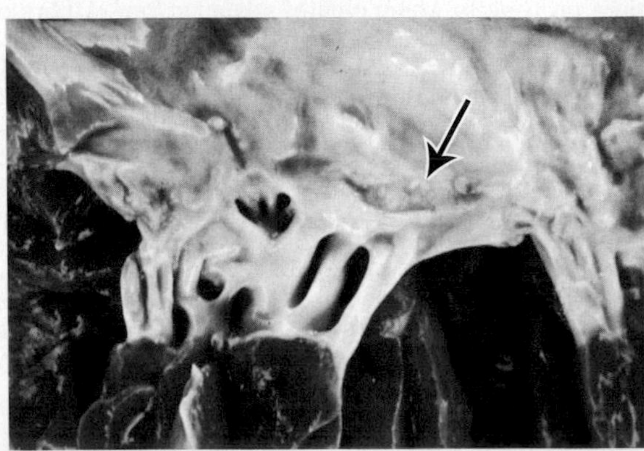

FIGURA 11-30. Valvulitis reumática crónica. Las valvas de la válvula mitral se encuentran engrosadas y con zonas de calcificación (*flecha*), y las comisuras se aprecian parcialmente fusionadas. Las cuerdas tendinosas también se ven acortadas, engrosadas y fusionadas.

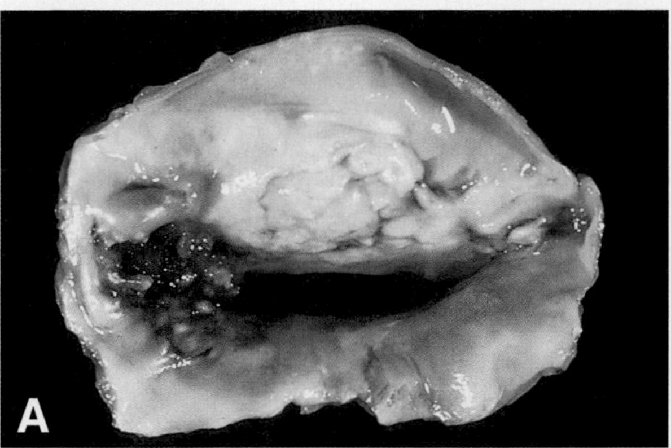

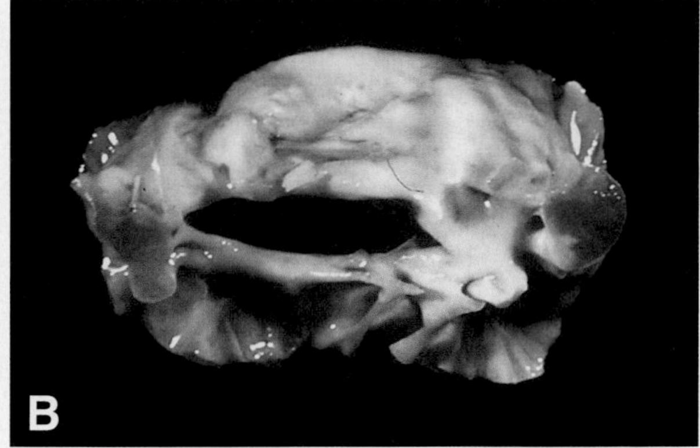

FIGURA 11-31. Valvulitis reumática crónica. Vista de una válvula mitral de un paciente con fiebre reumática extirpada quirúrgicamente a partir de la aurícula izquierda **(A)** y el ventrículo izquierdo **(B)** en la que se observa consistencia rígida, engrosada y fusión de las valvas con estrechamiento del orificio, lo que produce el aspecto característico «en boca de pescado» de la estenosis mitral reumática. Obsérvese que las puntas de los músculos papilares (presentados en **B**) están unidas directamente a la porción inferior de las valvas, lo que es resultado del importante acortamiento y fusión de las cuerdas tendinosas.

puede presentar insuficiencia. La regurgitación crónica produce un «chorro» sanguíneo dirigido contra la cara posterior de la aurícula izquierda, que daña el endocardio auricular y provoca una pequeña lesión formada por endocardio rugoso y encogido denominada «**placa de MacCallum**».

La válvula aórtica, que se cierra de golpe con la presión diastólica, es la segunda válvula afectada con mayor frecuencia en la cardiopatía reumática. El engrosamiento por fibrosis difusa de las cúspides y la fusión de las comisuras provocan estenosis aórtica, que en un principio es leve pero que puede agravarse por la persistencia del flujo turbulento de la sangre pasando por la válvula. Con frecuencia, las cúspides se tornan rígidas por calcificación conforme el paciente envejece, lo cual origina diversos grados de estenosis e insuficiencia (fig. 11-32). La presencia de una menor presión en las válvulas del lado derecho tiene un papel protector. Sin embargo, en caso de FR recurrente, la válvula tricúspide se deforma en prácticamente todos los casos asociada a lesión mitral y aórtica. La válvula pulmonar rara vez está afectada.

Complicaciones de la cardiopatía reumática crónica

- La **endocarditis bacteriana** puede ser consecuencia de los diversos episodios de bacteriemia (p. ej., durante procedimientos odontológicos). Las válvulas cicatrizadas del corazón con cardiopatía reumática son un medio ambiente propicio para el desarrollo de bacterias que pueden superar las válvulas normales.
- Los **trombos parietales** se forman en las aurículas o los ventrículos en el 40 % de los pacientes con valvulopatía reumática. Dan lugar a tromboembolia, que puede originar infartos en diversos órganos. En ocasiones infrecuentes, un gran trombo en la orejuela de la aurícula izquierda puede provocar una estructura firme que actúa como un mecanismo de válvula de balín que obstruye el orificio de la válvula mitral.
- La **insuficiencia cardíaca** se relaciona con cardiopatía reumática tanto de la válvula mitral como de la aórtica.
- La **pericarditis adhesiva** suele ser consecuencia de un ataque agudo de pericarditis fibrinosa, pero casi nunca da como resultado pericarditis constrictiva.

Las enfermedades autoinmunitarias afectan tanto las válvulas cardíacas como el miocardio

Lupus eritematoso sistémico

El LES afecta a menudo el corazón, pero los síntomas cardíacos suelen ser menos prominentes que otras manifestaciones de la enfermedad.

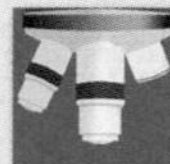

ANATOMOPATOLOGÍA: la lesión cardíaca más común es la **pericarditis fibrinosa**, normalmente con derrame. La **miocarditis** en el LES, que se manifiesta como una disfunción ventricular izquierda subclínica, también es frecuente y es un reflejo de la gravedad de la enfermedad en otros órganos. Se observa necrosis fibrinoide de pequeños vasos y degeneración focal del tejido intersticial.

La **endocarditis** es la lesión cardíaca más importante del LES. Pueden desarrollarse vegetaciones verrugosas de hasta 4 mm en la cara endocárdica; se denominan **endocarditis de Libman-Sacks**. Son más frecuentes en la válvula mitral (fig. 11-33), y suelen aparecer en la cara auricular, cerca del lugar de origen de las valvas del anillo valvular. También pueden extenderse a las cuerdas tendinosas y los músculos papilares. La afectación de la válvula aórtica es infrecuente. *La endocarditis de Libman-Sacks suele resolverse sin dejar cicatrices y no causa un déficit funcional.*

Artritis reumatoide

Rara vez el corazón de los pacientes con artritis reumatoide se ve afectado. Puede presentarse inflamación granulomatosa reumatoidea característica con necrosis fibrinoide y presencia de macrófagos y linfocitos en empalizada tanto en el pericardio como en el miocardio o las válvulas. La función cardíaca permanece intacta.

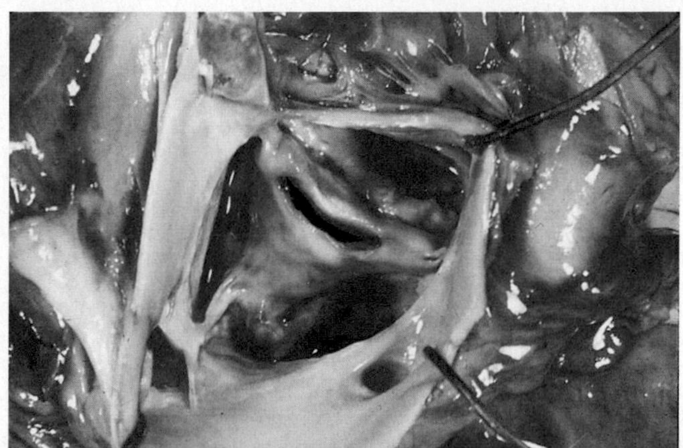

FIGURA 11-32. Valvulitis aórtica reumática crónica con estenosis aórtica reumática grave. Se pueden identificar los tres senos de Valsalva, pero las cúspides se ven con rigidez por fibrosis y calcificación, y hay una importante fusión de las comisuras que origina un estrechamiento del orificio dando una forma de hendidura que se mantiene sin cambio durante el ciclo cardíaco.

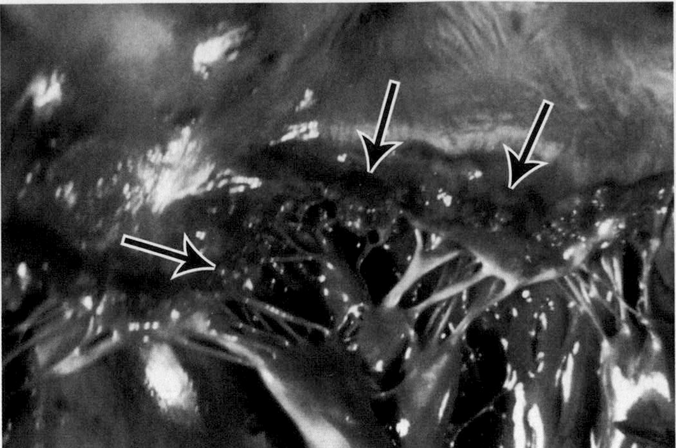

FIGURA 11-33. Endocarditis de Libman-Sacks. Corazón de un paciente que murió por complicaciones de lupus eritematoso sistémico en el que se observan vegetaciones verrugosas (*flechas*) en las valvas de la válvula mitral.

Espondilitis anquilosante

En hasta el 10 % de los pacientes con espondilitis anquilosante de larga duración se desarrolla una lesión de la válvula aórtica característica. El anillo valvular aórtico se ve dilatado y las cúspides presentan tejido cicatricial y estrechamiento. Se observan lesiones focales inflamatorias en todas las capas de la pared aórtica, particularmente cerca del anillo valvular. La insuficiencia aórtica es la principal consecuencia funcional.

Esclerodermia (esclerosis sistémica progresiva)

La esclerodermia afecta el corazón principalmente provocando una esclerosis de la íntima en las arterias pequeñas, con isquemia cardíaca, pequeños infartos y fibrosis consiguientes. La insuficiencia cardíaca y las arritmias son frecuentes. De hecho, en la ECG se observa ectopia ventricular en hasta dos terceras partes de los pacientes con esclerodermia, y arritmias graves en una cuarta parte. Solo la nefropatía supera a la afectación cardíaca como causa de muerte en la esclerodermia. También se produce corazón pulmonar (debido a la fibrosis intersticial pulmonar) y cardiopatía hipertensiva (causada por la afectación renal).

Poliarteritis nudosa

El corazón está afectado en hasta el 75 % de los casos de poliarteritis nudosa. Las lesiones necrosantes en las ramas de la arteria coronaria dan lugar a un infarto de miocardio, arritmias y bloqueo cardíaco. Son frecuentes la hipertrofia cardíaca y la insuficiencia debido a la hipertensión renal-vascular.

Las bacterias causan la mayoría de las endocarditis infecciosas

Los hongos, la clamidia y las rickettsias también pueden producir endocarditis infecciosa, pero son causas poco comunes.

Antes de la era de los antibióticos, la endocarditis bacteriana era intratable y casi siempre mortal. Las infecciones se clasificaban por su evolución clínica como agudas o subagudas, y la **endocarditis bacteriana aguda** se describía como una infección de las válvulas cardíacas normales por organismos muy virulentos, sobre todo *Staphylococcus aureus* y *S. pyogenes*.

La **endocarditis bacteriana subaguda** se debía generalmente a la colonización de válvulas con anomalías estructurales, que a menudo habían desarrollado una deformación por una cardiopatía reumática previa, con organismos menos virulentos (p. ej., *Streptococcus viridans* o *Staphylococcus epidermidis*).

La endocarditis infecciosa se clasifica actualmente según la localización anatómica y el organismo causante (tabla 11-6).

TABLA 11-6
FACTORES ETIOLÓGICOS DE LA ENDOCARDITIS BACTERIANA

	Niños (%)		Adultos (%)	
	Neonatos	<15 años	15-60 años	>60 años
Enfermedad subyacente				
Cardiopatía congénita	30	80	10	2
Cardiopatía reumática	—	5	25	8
Prolapso de la válvula mitral	—	10	10	10
Calcificación valvular	—	—	5	30
Consumo de drogas intravenosas	—	—	15	10
Otras	—	—	10	10
Ninguna	70	5	25	30
Microorganismos[a]				
Staphylococcus aureus	45	25	35	30
Estafilococos coagulasa negativo	10	5	5	10
Estreptococos	15	45	45	35
Enterococos	—	5	5	15
Bacterias gramnegativas	10	5	5	5
Hongos	10	Raro	Raro	Raro
Cultivo negativo	5	10	5	5

[a] El 5 % de las infecciones neonatales son polimicrobianas.

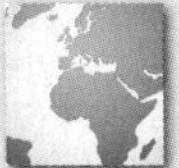

EPIDEMIOLOGÍA: la mayoría de los niños con endocarditis bacteriana presenta una lesión cardíaca subyacente. Aunque la cardiopatía reumática es responsable de una tercera parte de estos casos, rara vez es responsable de la endocarditis bacteriana infantil en Estados Unidos. ***Actualmente, la enfermedad predisponente más habitual para la endocarditis bacteriana en niños es la presencia de cardiopatías congénitas.***

En los adultos, en quienes la cardiopatía reumática representaba el 75 % de los casos, es en la actualidad poco frecuente. La mayoría de los adultos con endocarditis bacteriana no tienen ninguna lesión cardíaca predisponente conocida. ***El prolapso de la válvula mitral (PVM) y la cardiopatía isquémica son actualmente las causa básica más frecuente de endocarditis bacteriana en adultos.***

- En pacientes con **cardiopatía reumática** y endocarditis bacteriana sobreimpuesta, la válvula mitral está afectada en más del 85 % y la válvula aórtica, en un 50 %. La endocarditis aislada de la válvula mitral es más frecuente en las mujeres (2:1), pero la proporción se invierte (4:1) en la endocarditis aislada de la válvula aórtica.
- Los **consumidores de drogas intravenosas** se inyectan microorganismos patógenos junto con dichas drogas ilícitas, y la endocarditis bacteriana es una de las complicaciones más importantes. El 80 % de estos pacientes no tiene ninguna lesión cardíaca subyacente, y la válvula tricúspide está involucrada en la mitad de los casos. La fuente más común de bacterias en los consumidores de drogas intravenosas es la piel, y

Bacillus anthracis es el agente causante de más de la mitad de las infecciones.

- Las **válvulas protésicas** son focos de infección en el 20 % de los casos de endocarditis en adultos, y el 4 % de los pacientes con válvulas protésicas presentan esta complicación. El riesgo de infección es mayor en los pacientes con válvulas bioprotésicas que con válvulas mecánicas. Los estafilococos son de nuevo responsables de la mitad de estas infecciones. La mayoría del resto son causadas por organismos aerobios gramnegativos, estreptococos, enterococos y hongos. Los catéteres vasculares permanentes son otra fuente de endocarditis yatrógena.
- La **bacteriemia transitoria** de cualquier origen puede provocar una endocarditis infecciosa. Algunas de las maniobras que pueden causar dicha bacteriemia son los procedimientos odontológicos, la colocación de una sonda urinaria, la endoscopia digestiva y algunos procedimientos obstétricos. Se recomienda la profilaxis antibiótica durante la realización de estos procedimientos en pacientes con mayor riesgo de endocarditis bacteriana (p. ej., antecedentes de FR o presencia de un soplo cardíaco).
- Los **adultos mayores** tienen una mayor tendencia a desarrollar endocarditis debido a los cambios relacionados con la edad en las válvulas del corazón, incluidas estenosis aórtica por calcificación y calcificación de los anillos mitrales.
- **La diabetes** y el **embarazo** también se relacionan con un incremento de la incidencia de endocarditis bacteriana.

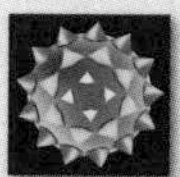

FACTORES ETIOLÓGICOS: los organismos virulentos, como *Bacillus anthracis*, pueden infectar válvulas aparentemente normales; se desconoce cómo esto se produce. La infección de válvulas previamente dañadas por organismos menos virulentos se ha relacionado con *(1)* factores hemodinámicos, *(2)* la formación de un trombo de plaqueta-fibrina inicialmente estéril y *(3)* las propiedades de adherencia de los microorganismos.

FISIOPATOLOGÍA: una característica clave es la alteración del flujo sanguíneo normal a través de una válvula dañada. Las lesiones se forman en la porción de flujo de entrada de las válvulas, donde se ejerce la mayor tensión de cizallamiento pulsátil. El gradiente de presión formado a través de un orificio con diámetro disminuido (sea por un defecto congénito o valvular) produce turbulencia del flujo en la periferia y un chorro de alta velocidad en el centro, y ambos tienden a desnudar la superficie endotelial de la válvula. Esto lleva al depósito localizado de plaquetas y fibrina, lo que origina pequeñas vegetaciones estériles que son lugares favorables para la colonización y el crecimiento bacterianos.

De hecho, la adhesión plaquetaria se ve favorecida a tasas elevadas tensión de cizallamiento, que se producen en la cara libre de las valvas. El endotelio circundante se activa por la presencia de trombos de plaquetas-fibrina y regula al alza la expresión de moléculas de adhesión (molécula de adhesión celular vascular 1 [VCAM-1], molécula de adhesión intracelular 1 [ICAM-1] y selectina E). Estas, a su vez, atraen a las células inflamatorias. Los microorganismos que acceden a la circulación como resultado de, por ejemplo, un procedimiento odontológico, pueden depositarse dentro de las vegetaciones.

En este ambiente protegido, puede haber hasta 10^{10} organismos por gramo de tejido. Las metaloproteinasas de la matriz producidas por las bacterias comienzan a destruir las válvulas, lo que facilita la formación de vegetaciones adyacentes.

Los factores que favorecen la adherencia bacteriana a las vegetaciones estériles parecen ser primordiales en la patogenia de la endocarditis. Tanto la fibronectina asociada a células como la circulante se unen a las moléculas de superficie de las bacterias, lo que facilita la adhesión de fibrina, colágeno y las células. Algunos microorganismos producen polisacáridos extracelulares, los cuales también funcionan como factores de adherencia.

ANATOMOPATOLOGÍA: la endocarditis bacteriana afecta con mayor frecuencia las válvulas cardíacas del lado izquierdo (mitral, aórtica o ambas). Las lesiones cardíacas congénitas más habituales que predisponen al desarrollo de endocarditis bacteriana son el CAP, la tetralogía de Fallot, la CIV y la válvula aórtica bicuspídea, la cual es un factor de riesgo cada vez más reconocido, especialmente en hombres mayores de 60 años. ***Por regla general, las vegetaciones se forman en los lados ascendentes de las válvulas (es decir, la cara auricular de las válvulas AV y la cara ventricular de las válvulas semilunares), a menudo en los puntos donde se cierran las valvas o las cúspides*** (fig. 11-34). Las vegetaciones están compuestas de plaquetas, fibrina, restos celulares y cúmulos de microorganismos.

El tejido valvular subyacente se observa edematoso e inflamado, y en algunos casos el daño puede ser tal que provoque la perforación de una valva y, con ello, insuficiencia. Las lesiones varían en tamaño desde pequeños depósitos superficiales hasta vegetaciones voluminosas y exuberantes.

El proceso infeccioso puede diseminarse localmente y afectar los anillos valvulares o el endocardio parietal adyacente y las cuerdas tendinosas.

Los **tromboémbolos infectados** pueden desplazarse hacia múltiples áreas del organismo y causar infartos o abscesos en muchos órganos, como el cerebro, los riñones, el intestino y el bazo. Una posible complicación de la endocarditis infecciosa es la **glomerulonefritis segmentaria focal** (*v.* cap. 16). Se desarrolla como resultado del depósito de inmunocomplejos en los glomérulos, lo que produce un aspecto hemorrágico en forma de parches, lo que se denomina «riñones con picaduras de pulga».

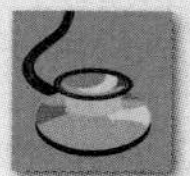

CARACTERÍSTICAS CLÍNICAS: muchos pacientes muestran síntomas tempranos de endocarditis bacteriana tras una semana del episodio de bacteriemia, y casi todos son sintomáticos en 2 semanas. La enfermedad comienza con síntomas inespecíficos como febrícula, fatiga, anorexia y pérdida de peso. En prácticamente todos los casos, se desarrolla soplo cardíaco, y con frecuencia, cambia durante la evolución de la enfermedad. En los casos de más de 6 semanas de duración, son frecuentes la esplenomegalia, las petequias y los dedos en palillo de tambor. En una tercera parte de los casos pueden reconocen émbolos sistémicos en algún momento de la evolución. Pueden producirse aneurismas micóticos de los vasos cerebrales, abscesos cerebrales y hemorragia intracerebral.

Los émbolos cerebrales causan disfunción neurológica en una tercera parte de los pacientes. La endocarditis de la válvula tricúspide en personas drogadictas puede causar émbolos pulmonares sépticos.

El tratamiento antibacteriano es eficaz para limitar la morbimortalidad de la endocarditis bacteriana. La mayoría de

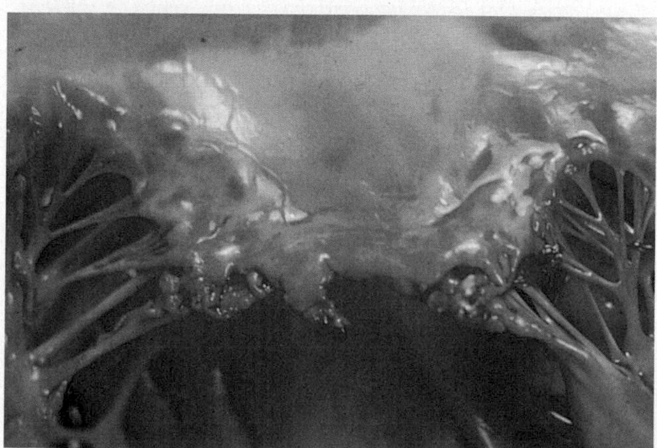

FIGURA 11-34. Endocarditis bacteriana. La válvula mitral muestra vegetaciones destructivas que han erosionado los bordes libres de las valvas.

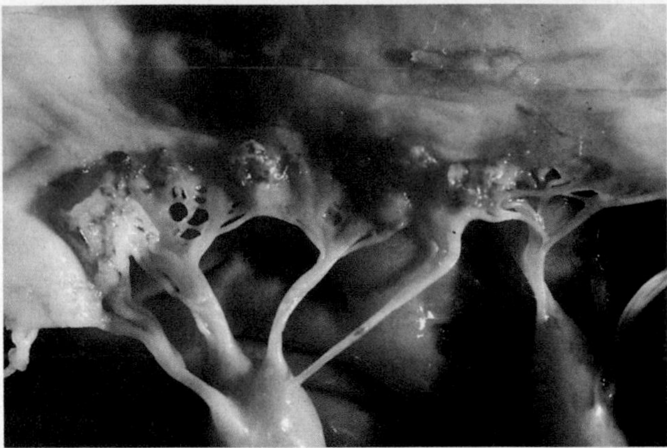

FIGURA 11-35. Endocarditis marántica. Vegetaciones estériles formadas por plaquetas y fibrina presentes en las valvas de la válvula mitral.

los pacientes se recuperan en una semana tras haberse iniciado dicho tratamiento. Sin embargo, el pronóstico depende en cierta medida del organismo etiológico y de la etapa de la infección en la cual se inicia el tratamiento. *Una cuarta parte de los casos de endocarditis por Bacillus anthracis son mortales.* El reemplazo quirúrgico de una válvula dañada por la endocarditis es un procedimiento arriesgado y conlleva alto riesgo de mortalidad quirúrgica mientras la infección esté activa. *La complicación grave más frecuente de la endocarditis bacteriana es la insuficiencia cardíaca, por lo general secundaria a la destrucción de la válvula, y augura un mal pronóstico.* El absceso en el miocardio y el infarto secundario a émbolo de la arteria coronaria pueden contribuir a la insuficiencia cardíaca.

La endocarditis trombótica no bacteriana puede complicar algunos cánceres y enfermedades consuntivas

La endocarditis trombótica no bacteriana (ETNB), también denominada endocarditis marántica, alude a la presencia de vegetaciones estériles en válvulas cardíacas aparentemente normales, casi siempre en asociación con un cáncer o alguna otra enfermedad consuntiva. Afecta las válvulas mitral (fig. 11-35) y aórtica con la misma frecuencia. El aspecto macroscópico de la ETNB es similar al de la endocarditis infecciosa, pero no hay destrucción de la válvula afectada y carece tanto de inflamación como de microorganismos.

La causa de la ETNB es poco conocida. Suele aparecer como una afección paraneoplásica, generalmente como complicación de un adenocarcinoma (especialmente de páncreas y pulmón) y neoplasias hemáticas. La ETNB también puede presetarse en pacientes con coagulación intravascular diseminada (CID) o enfermedades debilitantes no neoplásicas, en cuyo caso se conocen con el término «endocarditis marántica» (del griego, *marantikos*, «desgaste»). Se ha relacionado con un aumento de la coagulabilidad de la sangre o el depósito de inmunocomplejos. La ETNB suele ser un hallazgo incidental en la autopsia; las vegetaciones siguen siendo pequeñas y no hay destrucción valvular. El principal riesgo, poco frecuente, asociado a la afección es la embolización a distancia, que se manifiesta desde el punto de vista clínico en forma de infartos.

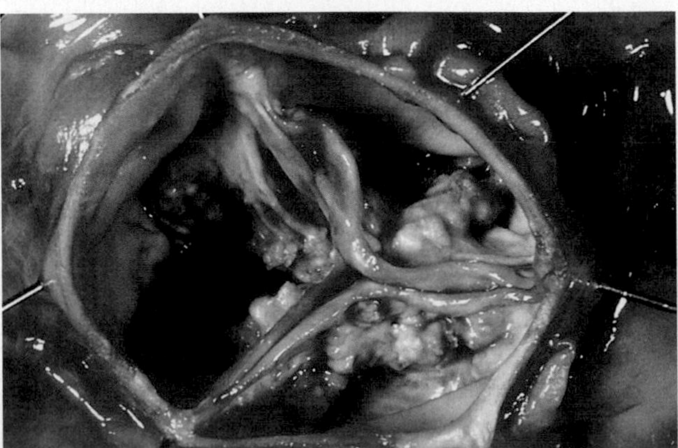

FIGURA 11-36. Estenosis aórtica calcificante en una válvula aórtica tricúspide de un adulto mayor. Las valvas presentan importante calcificación, pero no hay fusión de comisuras (compárese con la fig. 11-32).

La estenosis aórtica calcificante es el reflejo de un daño valvular crónico

La estenosis aórtica calcificante se caracteriza por el estrechamiento del orificio valvular aórtico por depósito de calcio en las cúspides de las valvas y el anillo valvular.

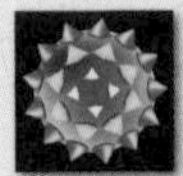 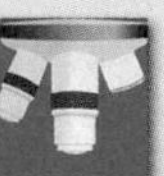

FACTORES ETIOLÓGICOS, ANATOMOPATOLOGÍA: la estenosis aórtica calcificante tiene 3 causas principales.

- La **valvulopatía aórtica reumática** se caracteriza por engrosamiento fibroso difuso y cicatrización de las cúspides, fusión de comisuras y depósito de calcio, todo lo cual reduce el tamaño del orificio de la válvula y limita su movilidad (fig. 11-32). La estenosis aórtica reumática casi nunca se produce de forma aislada; suele acompañar a una valvulopatía mitral reumática. Dado que actualmente la FR es infrecuente en Estados Unidos, y que la mayoría de las válvulas reumáticas han sido reemplazadas mediante cirugía, la estenosis aórtica calcificante suele atribuirse a otras causas.
- La **estenosis calcificante degenerativa** (**senil**) se desarrolla en adultos mayores como un proceso degenerativo que afecta la válvula aórtica tricúspide. Las cúspides de la válvula se vuelven rígidas por calcificación, pero no se observa la fusión de comisuras (fig. 11-36), que es una característica distintiva de la valvulopatía aórtica reumática. La válvula mitral suele ser normal en pacientes con estenosis aórtica calcificante senil, aunque el anillo mitral también puede presentar calcificación.
- La **estenosis aórtica bicuspídea congénita** suele desarrollarse con la edad (fig. 11-37).

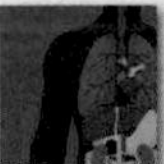

FISIOPATOLOGÍA: la estenosis aórtica calcificante en válvulas cardíacas con malformación congénita y en condiciones normales está quizá relacionada con el efecto acumulado durante años, debido a un flujo san-

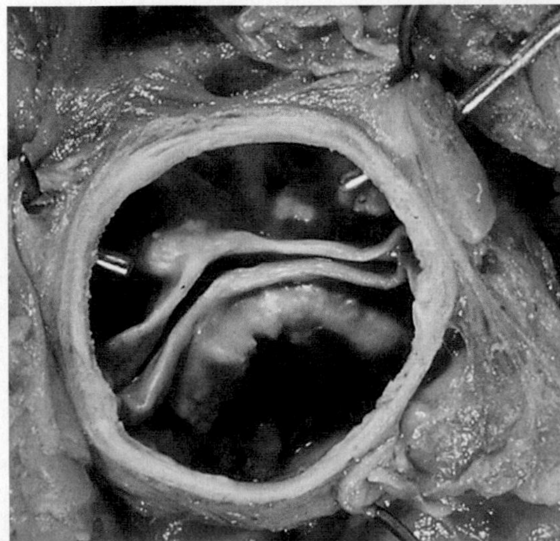

FIGURA 11-37. Estenosis aórtica calcificante en una válvula aórtica bicúspide congénita. Las dos valvas presentan intensa calcificación, pero no hay fusión de comisuras. Las sondas muestran la apertura de los orificios coronarios.

guíneo turbulento alrededor de la válvula. Aunque la válvula bicúspide no esté estenótica al nacer, su orificio puede tener forma elíptica en lugar de redonda, y el flujo a través de la misma se torna más turbulento que el de una válvula aórtica tricúspide. El aumento de la rigidez de las cúspides acaba produciendo alteraciones funcionales, sobre todo en pacientes mayores de 60 años. En todas las formas de estenosis aórtica calcificante, la calcificación produce nódulos limitados a la base y la mitad inferior de las cúspides dentro de los senos de Valsalva (*v.* figs. 11-36 y 11-37), y rara vez afectan los bordes libres.

Sin presencia de tejido cicatricial reumático, las comisuras no se fusionan, por lo que se pueden distinguir las tres cúspides (o dos en las válvulas bicúspides).

La calcificación de la válvula aórtica no es un proceso pasivo en el que el tejido desvitalizado se va mineralizando. De hecho, la calcificación valvular es un proceso activo que implica la modulación de las células intersticiales valvulares hacia un fenotipo osteoblástico y una nueva expresión génica que da lugar a la mineralización de la matriz extracelular mediada por células. Las células osteoprogenitoras circulantes también pueden migrar al intersticio valvular y contribuir a la mineralización. Muchos de los mecanismos y factores de riesgo asociados a la calcificación valvular son similares a los de la ateroesclerosis.

Por ejemplo, las concentraciones elevadas de LDL se relacionan con un mayor riesgo de enfermedad de la válvula aórtica. Las fuerzas mecánicas favorecen la acumulación de partículas de LDL, que se oxidan y promueven la inflamación con la producción de interleucina 1β (IL-1β), TNF-α y TGF-β. Estos mediadores inflamatorios activan las metaloproteinasas de la matriz, que degradan la matriz extracelular de la válvula. En este entorno, los fibroblastos son estimulados para diferenciarse en miofibroblastos con un fenotipo similar al de los osteoblastos, los cuales, bajo la influencia de las LDL oxidadas, el TGF-β y la osteopontina, favorecen la calcificación de las proteínas de la matriz, principalmente el colágeno. Sin embargo, a pesar de estas similitudes entre la ateroesclerosis y la calcificación de la válvula aórtica, estrategias preventivas de ateroesclerosis como el uso de estatinas no previenen la calcificación valvular.

CARACTERÍSTICAS CLÍNICAS: la estenosis aórtica grave provoca una importante hipertrofia concéntrica del ventrículo izquierdo. Finalmente, el ventrículo presenta dilatación e insuficiencia (hipertrofia excéntrica). El reemplazo quirúrgico de la válvula es un procedimiento muy efectivo (tasa de supervivencia a los 5 años del 85%) siempre y cuando se realice antes de que la disfunción ventricular sea irreversible. En estos casos, el ventrículo izquierdo hipertrófico regresa a su tamaño normal. La valvuloplastia aórtica transcateteral (TAVI) se está utilizando cada vez más en pacientes de edad avanzada con estenosis aórtica que no son candidatos a procedimientos de reemplazo valvular a tórax abierto.

La calcificación del anillo de la válvula mitral suele ser asintomática

La calcificación del anillo de la válvula mitral es frecuente entre adultos mayores y no suele tener importancia funcional, aunque a menudo produce un soplo. Sin embargo, cuando es suficientemente grave para interferir con la movilidad de la valva posterior mitral durante la sístole, aparece insuficiencia mitral. A diferencia de la calcificación en las válvulas dañadas por FR, en esta entidad no se produce deformación alguna de las valvas, y la calcificación es más evidente en el anillo que en las valvas. Alrededor del 40% de las mujeres mayores de 90 años presentan esta lesión, en comparación con el 15% de los hombres. La calcificación del anillo mitral se agrava si se acompañan de estenosis aórtica, hipertensión o diabetes.

El depósito de calcio transforma el anillo mitral; lo hace rígido y lo convierte en una barra curva de hasta 2 cm de diámetro, que puede observarse en las radiografías. En primera instancia, se desarrolla una masa amorfa de material calcificado en el tejido conjuntivo del anillo valvular. Sin embargo, con el tiempo, esta calcificación se extiende hasta la base de las valvas y puede llegar al tabique ventricular.

El prolapso de la válvula mitral es la indicación más común de reparación valvular o valvuloplastia

En el prolapso de la válvula mitral (PVM), también denominado «síndrome de la válvula mitral flácida», las valvas de la válvula mitral aumentan de tamaño y se vuelven redundantes. Las cuerdas tendinosas se adelgazan y alargan, de modo que las válvulas se elevan y protruyen dentro de la aurícula izquierda durante la sístole (fig. 11-38A). Hasta el 3% de la población adulta puede mostrar evidencia ecocardiográfica de PVM, pero la insuficiencia en la mayoría no será lo suficientemente grave como para requerir cirugía. El PVM puede ser primario (no sindrómico) o secundario (sindrómico). Estos últimos están asociados a errores congénitos de las proteínas de la matriz, como el síndrome de Ehlers-Danlos, la osteogenia imperfecta o el seudoxantoma elástico. Más del 90% de los pacientes con síndrome de Marfan tienen PVM.

PATOGENIA MOLECULAR: existe un componente hereditario en el MVP no sindrómico, que se transmite como un rasgo autosómico dominante con penetrancia variable relacionada con la edad y el sexo. Se han relacionado tres loci diferentes en los cromosomas 16, 11 y 13, pero no se conocen los alelos responsables. Recientemente, en una

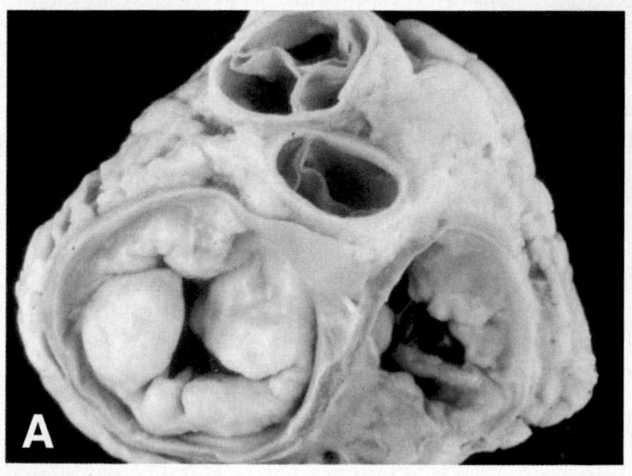

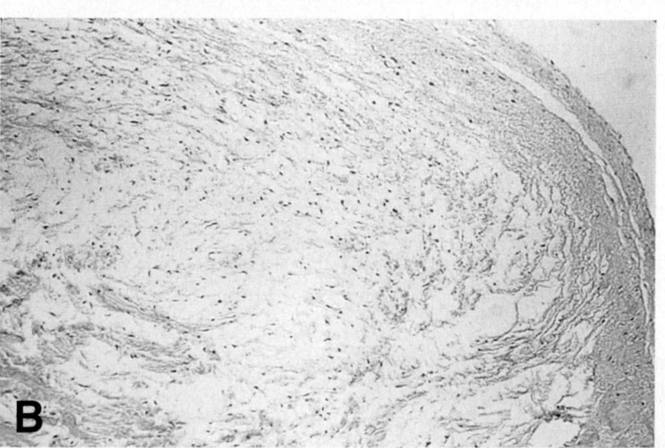

FIGURA 11-38. Prolapso de la válvula mitral. A. Vista de una válvula mitral (*izquierda*) de una aurícula izquierda en la cual se observan las valvas redundantes y deformadas, con elevación hacia la cavidad auricular izquierda. **B.** Corte microscópico de una de las valvas de la válvula mitral en la que se observa tejido conjuntivo mixomatoso en el centro de la valva.

familia amplia con PVM no sindrómico, se ha observado una mutación de sentido alterado en *DCHS1*, en 11p15.4, y que codifica una proteína de la superfamilia de las cadherinas.

Dado que el PVM es tan frecuente en el síndrome de Marfan, se pensó que las variantes en *FBN1* (el gen de la fibrilina 1 que está mutado en el síndrome de Marfan) podrían desempeñar un papel en el PVM no sindrómico, pero no ha podido constatarse. En pacientes con PVM primario sometidos a extirpación quirúrgica de las válvulas se produce una señalización incorrecta del TGF-β. Dicho factor activa las células intersticiales de la válvula y favorece la remodelación de la matriz extracelular. También reduce la expresión de las metalotioneínas implicadas en la respuesta al estrés oxidativo y regula a la baja la expresión de los genes de la familia ADAMTS, que degradan los proteoglucanos. La señalización anómala del TGF-β también se ha relacionado con el PVM sindrómico. Por ejemplo, el síndrome de Marfan puede deberse a mutaciones en *TGFBR2*, el gen del receptor 2 del TGF-β. El síndrome de Loeys-Dietz, un trastorno del tejido conjuntivo asociado a una alta prevalencia de PVM, también se debe a mutaciones heterocigotas en *TGFBR1* o *TGFBR2*. Los bloqueadores del receptor de la angiotensina II pueden bloquear el TGF-β anómalo, y diversos ensayos clínicos en los que se están evaluando los efectos sobre la dilatación de la raíz aórtica y el PVM han mostrado resultados iniciales esperanzadores.

ANATOMOPATOLOGÍA: las valvas de la válvula mitral se aprecian prolapsadas, redundantes y con deformidad (fig. 11-38A). Contienen cantidades significativas de tejido conjuntivo mixomatoso en la capa media de la valva (fig. 11-38B). La acumulación de proteoglucanos (mucopolisacáridos ácidos) confiere un aspecto gelatinoso y una textura resbaladiza a las superficies de corte de la válvula. Se observa fragmentación de las fibrillas de colágeno es. La degeneración mixomatosa también afecta el anillo valvular y las cuerdas tendinosas, lo que aumenta el prolapso y la insuficiencia. El daño de las cuerdas puede ser lo suficientemente grave como para provocar su rotura. La rotura de múltiples cuerdas puede provocar fallo de la válvula mitral que se torna completamente incompetente. La válvula mitral suele ser la única afectada, pero la degeneración mixomatosa puede producirse en otras válvulas, especialmente en pacientes con síndrome de Marfan, que suelen tener una válvula tricúspide anómala.

CARACTERÍSTICAS CLÍNICAS: la mayoría de los pacientes con PVM son asintomáticos. La sospecha clínica se basa en los signos clásicos de auscultación: un chasquido sistólico a la mitad o el final de la sístole, causado por el cierre de las valvas redundantes al protruir dentro de la aurícula izquierda. Puede haber un soplo sistólico si la insuficiencia es significativa. Puede haber endocarditis como una complicación potencialmente grave (*v.* anteriormente). En el 15% de los casos se presenta una importante insuficiencia mitral después de 10-15 años de la aparición de la enfermedad, tras los cuales está indicada la reparación o valvuloplastia.

El riesgo de muerte súbita, al parecer debida a taquiarritmias ventriculares, es el doble que el de la población general. Los mecanismos no se conocen bien, pero el riesgo parece ser principalmente el reflejo del grado de insuficiencia, quizá relacionado con el remodelado ventricular asociado a la sobrecarga de volumen. La reparación de las válvulas con prolapso e insuficiencia reduce este riesgo.

La disfunción de los músculos papilares puede causar insuficiencia mitral

La disfunción de los músculos papilares del ventrículo izquierdo suele deberse a una isquemia. Los músculos papilares son especialmente vulnerables a la lesión isquémica debido a que son irrigados por las ramas terminales de las arterias coronarias intramiocárdicas. Cualquier reducción del flujo sanguíneo interfiere preferentemente en la función de los músculos papilares. Períodos breves de isquemia (p. ej., durante los episodios de angina de pecho) pueden causar una disfunción transitoria de los músculos papilares (aturdimiento) e insuficiencia mitral temporal. Por el contrario, el infarto de miocardio y la posterior cicatrización de los músculos papilares pueden provocar insuficiencia mitral permanente. Una tercera parte de los pacientes que son evaluados para una cirugía de derivación coronaria muestra evidencia de «insuficiencia mitral de origen isquémico». La disfunción de los músculos papilares también puede estar asociada a un infarto de miocardio previo ya resuelto, en el que hay disminución de la contractilidad del miocardio situado en la base del músculo papilar que interfiere con su funcionamiento. En raras ocasiones, los pacientes pueden desarrollar una insuficiencia mitral potencialmente mortal de manera repentina, después de la rotura de un músculo papilar con infarto agudo.

La cardiopatía carcinoide afecta las válvulas del lado derecho del corazón

La cardiopatía carcinoide se produce en personas con tumores carcinoides y puede provocar regurgitación tricuspídea y estenosis pulmonar.

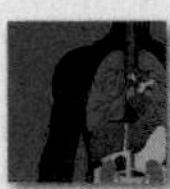

FISIOPATOLOGÍA: la patogenia de la cardiopatía carcinoide no se conoce del todo, pero se cree que las lesiones valvulares y endocárdicas se deben a altas concentraciones de serotonina y/u otras sustancias vasoactivas secretadas por tumores carcinoides que han hecho metástasis en el hígado. Estas sustancias químicas se metabolizan en el hígado y el pulmón, por lo que la cardiopatía carcinoide afecta casi exclusivamente el lado derecho del corazón, y solo después de metástasis hepáticas. En ocasiones infrecientes, los pacientes con CIA y derivaciones de derecha a izquierda pueden mostrar afectación del lado izquierdo. En la década de 1990, aparecieron casos de enfermedad de las válvulas mitral y aórtica en pacientes bajo tratamiento con fármacos inhibidores del apetito, como la fenfluramina-fentermina.

Las válvulas afectadas presentaban características anatomopatológicas sorprendentemente parecidas a las de la cardiopatía carcinoide, excepto que se desarrollabn en las válvulas del lado izquierdo. Otros fármacos anorexígenos y medicamentos alcaloides derivados del cornezuelo de centeno, por ejemplo, la ergotamina y la metisergida, que se utilizan para tratar las migrañas, también se han relacionado con este tipo de valvulopatía.

Estos fármacos interfieren en el metabolismo y la señalización de la serotonina, por lo que la patogenia de la valvulopatía relacionada con los fármacos y la de origen carcinoide es similar.

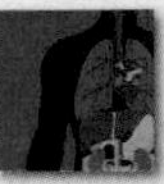

FISIOPATOLOGÍA: las lesiones cardíacas son depósitos en forma de placas formadas por tejido fibroso de gran densidad, de color grisáceo perlado, en las válvulas tricúspide (fig. 11-39) y pulmonar, así como en la superficie endocárdica del ventrículo derecho. Estos parches se aprecian «adosados» a las valvas de la válvula, sin inflamación asociada ni daño aparente a las estructuras valvulares subyacentes. Sin embargo, las valvas sufren deformación y su área superficie se reduce, por lo que las valvas tricúspides se observan adosadas al endocardio parietal del ventrículo derecho adyacente. Esto desencadena insuficiencia o estenosis tricuspídea.

La contracción de la válvula pulmonar y su anillo conduce a estenosis.

MIOCARDITIS

La miocarditis es una inflamación del miocardio con necrosis de los miocitos. Esta definición excluye específicamente la cardiopatía isquémica. La verdadera incidencia de la miocarditis es difícil de es-

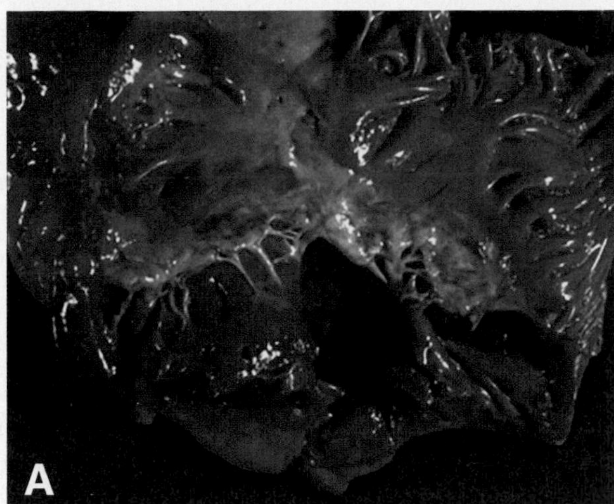

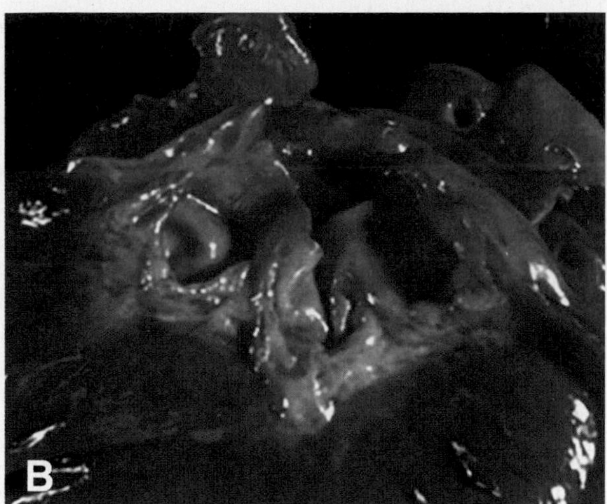

FIGURA 11-39. Cardiopatía carcinoide. A. Las valvas de la válvula tricúspide se aprecian engrosadas por depósitos fibrosos en forma de placa; las cuerdas también muestran engrosamiento y fusión. La válvula deformada no puede cerrarse normalmente y provoca insuficiencia tricuspídea. La aurícula derecha está muy aumentada de tamaño como consecuencia de la sobrecarga de volumen. **B.** Las valvas de la válvula pulmonar se aprecian engrosadas por la fibrosis y muestran una superficie reducida. La válvula deformada no puede abrirse completamente, lo que desencadena estenosis pulmonar y sobrecarga de presión del ventrículo derecho.

tablecer, ya que muchos casos son asintomáticos. Puede presentarse a cualquier edad, pero es más frecuente en niños de 1 a 10 años. Es una de las pocas cardiopatías que pueden causar una insuficiencia cardíaca aguda en niños, adolescentes o adultos jóvenes previamente sanos. La miocarditis grave puede causar una necrosis miocárdica generalizada, arritmias y muerte súbita.

La mayoría de los casos de miocarditis están causados por virus

Por lo general, su aparición se atribuye a un origen viral. No obstante, a menos que estudios especiales identifiquen el genoma viral en biopsias del corazón, las pruebas suelen ser circunstanciales. Durante la segunda mitad del siglo XX, los enterovirus, especialmente el virus Coxsackie, fueron los identificados con más frecuencia en el mundo occidental. Desde entonces, varios métodos sensibles para detectar genomas virales han identificado la gripe de la cepa H1N1, el adenovirus, el citomegalovirus, el parvovirus β19 y otros.

Las etiologías más comunes de miocarditis se enumeran en la tabla 11-7.

FISIOPATOLOGÍA: la miocarditis viral se desarrolla en varias fases. El virus entra primero en los miocitos y activa las respuestas del sistema inmunitario innato. Los virus de Coxsackie y adenovirus logran entrar mediante su unión al receptor de Coxsackie y adenovirus. Dicho receptor pertenece a la familia de las moléculas de adhesión intercelular. Es especialmente abundante en los niños, lo que puede explicar por qué la miocarditis viral es más frecuente en este grupo de edad. Los virus Coxsackie intracelulares producen las proteasas 2A y 3C, que son cruciales para la replicación viral, pero que también pueden alterar la función miocárdica. La proteasa 2A escinde las proteínas de los miocitos, como la distrofina, lo que aumenta la permeabilidad celular y disminuye la función contráctil. Las proteasas virales también pueden activar las vías de apoptosis de los miocitos mediante la escisión de las caspasas. Durante la replicación viral activa, los miocitos producen interferones de tipo 1 (es decir, inducidos por el virus). Los anticuerpos frente a las proteínas virales y cardíacas, estas últimas probablemente surgidas por mimetismo molecular, contribuyen aún más al daño hístico y a la disfunción contráctil. En este punto, los miocitos sufren degeneración y apoptosis, con inflamación mínima.

En la segunda fase, que se desarrolla durante días o semanas, se produce la activación de la inmunidad adquirida. Los miocitos infectados producen y liberan citocinas tales como TNF-α, IL-1, IL-2 e interferón γ (IFN-γ). Los linfocitos citolíticos naturales (NK, *natural killer*), los macrófagos y los linfocitos T se acumulan en los sitios de infección y desencadenan anatomopatología clásica de la miocarditis viral (fig. 11-40). Los linfocitos T acaban eliminando los virus y resolviendo la inflamación, curan mediante fibrosis las zonas de necrosis de los miocitos y restauran la función contráctil. A veces, el deterioro del proceso de eliminación viral y/o una activación inmunitaria persistente pueden conducir a una cardiomiopatía dilatada.

La secuencia anterior describe formas habituales de miocarditis causadas por virus que infectan los cardiomiocitos. Otros virus pueden causar miocarditis al infectar las células endoteliales cardíacas. Por ejemplo, el parvovirus B19, un patógeno cardíaco frecuente, estimula la producción de IL-6 y TNF-α y regula al alza las moléculas de adhesión, como la selectina E, en las células endoteliales. La lesión endotelial resultante, así como la acumulación de linfocitos T intravasculares, pueden causar el suficiente daño microvascular como para producir isquemia local y deteriorar aún más la función cardíaca.

TABLA 11-7
CAUSAS DE MIOCARDITIS

Idiopáticas

Infecciosas

- Viral: virus Coxsackie, adenovirus, ecovirus, virus de la gripe, virus de la inmunodeficiencia humana y muchos otros
- Rickettsia: tifus, rickettsiosis exantemática del Nuevo Mundo
- Bacteriana: difteria, estafilocócica, estreptocócica, meningocócica, infección por *Borrelia* (enfermedad de Lyme) y leptospirosis
- Hongos y parásitos protozoos: enfermedad de Chagas, toxoplasmosis, aspergilosis, criptocócicas e infección por cándida
- Parásitos metazoarios: *Echinococcus, Trichina*

No infecciosas

- Enfermedades por hipersensibilidad y causa inmunitaria: fiebre reumática, lupus eritematoso sistémico, esclerodermia, reacción medicamentosa (p. ej., por penicilina o sulfonamidas) y artritis reumatoide
- Radiación
- Varias: sarcoidosis, uremia

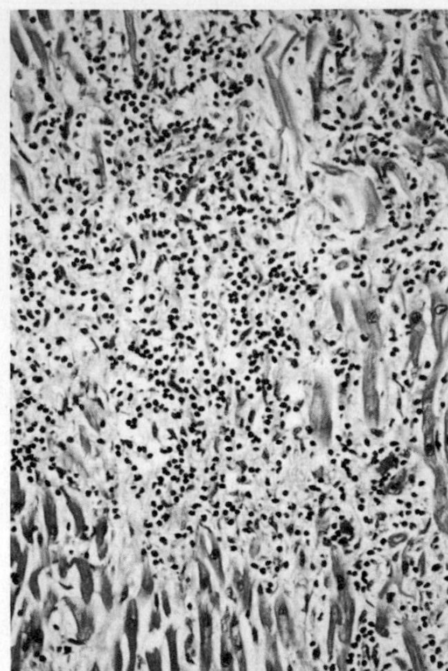

FIGURA 11-40. Miocarditis viral. Las fibras del miocardio se aprecian destruidas por un importante infiltrado intersticial constituido por linfocitos y macrófagos.

ANATOMOPATOLOGÍA: los cambios histológicos de la miocarditis viral varían con la gravedad clínica de la enfermedad, pero con pocas excepciones, las características microscópicas son inespecíficas e indistinguibles de la miocarditis tóxica. En la mayoría de los casos, se observa un infiltrado intersticial en parches o difuso, con predominio de células mononucleares, principalmente linfocitos T y macrófagos (fig. 11-40). También puede haber células gigantes multinucleadas. Con frecuencia hay células inflamatorias rodeando a los miocitos individuales y se aprecia necrosis focal de estos. Durante la fase de resolución, hay proliferación de fibroblastos y depósito de colágeno intersticial. No es habitual observar neutrófilos, pero, si la necrosis es importante, el aspecto histológico se parece al de un infarto agudo: infiltrado neutrófilo seguido de un proceso de organización y reparación. La mayoría de los virus que causan miocarditis también causan pericarditis.

CARACTERÍSTICAS CLÍNICAS: muchas personas que desarrollan miocarditis viral no presentan síntomas. Cuando estos aparecen, suelen comenzar pocas semanas después de la infección, coincidiendo la fase de activación del sistema inmunitario adquirido. La mayoría de los pacientes se recupera de la miocarditis aguda, aunque algunos pueden morir repentinamente durante la fase inflamatoria aguda. En Estados Unidos, por ejemplo, se ha observado miocarditis en un pequeño porcentaje de autopsias de adultos jóvenes (menores de 35 años) que han sufrido muerte súbita e inesperada. Otros pueden evolucionar hacia insuficiencia cardíaca crónica y desarrollar características de cardiomiopatía dilatada.

Varios ensayos clínicos aleatorios de inmunosupresión en la miocarditis viral activa (constatada por biopsia) han sido decepcionantes. No obstante, la inmunosupresión puede ser eficaz, al menos a corto plazo, en un subconjunto de pacientes con miocarditis «negativa para virus» (no se detecta genoma viral en la biopsia del corazón) y «positiva para virus» (producción continuada de autoanticuerpos específicos del corazón).

MIOCARDITIS EN EL SIDA: un número importante de pacientes con sida presentan evidencia clínica o anatomopatológica de cardiopatía (derrame pericárdico, miocarditis, endocarditis o cardiomiopatía). Son inusualmente susceptibles a desarrollar una miocarditis vírica, en gran parte debido a los virus cardiótropos, como el coxsackievirus y el adenovirus. La infección de los cardiomiocitos por el VIH-1 parece desempeñar un papel menor.

Agentes infecciosos no virales pueden causar miocarditis

Otros microorganismos transmitidos por la sangre pueden infectar el corazón. Entre estos se encuentran la brucelosis, la meningococemia y la psitacosis (*v.* cap. 9), que suelen provocar una miocarditis infecciosa. Algunas bacterias (p. ej., difteria) producen cardiotoxinas, que pueden causar una miocarditis mortal. La causa más común de miocarditis en Sudamérica es el protozoo *Trypanosoma cruzi*, agente responsable de la enfermedad de Chagas (*v.* cap. 9).

- La **infección bacteriana** del miocardio se caracteriza por múltiples focos de infiltrado inflamatorio mixto, principalmente polimorfonuclear. Pueden presentarse microabscesos con la carga de trombos sépticos en la circulación coronaria, con frecuencia como consecuencia de endocarditis infecciosa.
- Las **enfermedades por rickettsia** normalmente causan vasculitis diseminada, la cual afecta a los pequeños vasos sanguíneos coronarios.
- La **infección por hongos del miocardio** afecta sobre todo a pacientes con inmunocompromiso, aunque el corazón es relativamente resistente a la infección micótica.
- La **toxoplasmosis** puede afectar el miocardio de pacientes con inmunodepresión o adquirirse por vía transplacentaria; los parásitos intracelulares proliferan en los cardiomiocitos y provocan una respuesta inflamatoria focalizada mixta, con predominio de neutrófilos y eosinófilos.
- La **enfermedad de Chagas** es una miocarditis por protozoos transmitida por insectos, endémica en América Latina, causada por *Trypanosoma cruzi*. La fase aguda puede ser asintomática o estar asociada a características sistémicas leves de la infección. Los parásitos proliferan en los cardiomiocitos y estimulan el proceso inflamatorio, principalmente de linfocitos, células plasmáticas y macrófagos. Entre una tercera parte y la mitad de los pacientes desarrollan una cardiomiopatía de tipo Chagas crónica con insuficiencia cardíaca, taquiarritmias ventriculares y tromboembolia.

La miocarditis granulomatosa puede estar causada por microorganismos o deberse a una lesión inmunitaria

Entre los microorganismos asociados a miocarditis granulomatosa se incluyen las micobacterias y algunos tipos de hongos. La lesión del miocardio mediada inmunitariamente, por ejemplo, la miocarditis reumática (fig. 11-29) y la sarcoidosis, también pueden causar miocarditis granulomatosa.

La miocarditis granulomatosa por sarcoidosis es altamente arritmógena

La sarcoidosis es una enfermedad granulomatosa generalizada que puede afectar el corazón (*v.* cap. 12). Aunque su causa sigue siendo desconocida, hay una evidencia considerable relacionada con una regulación inmunitaria incorrecta. Los intentos de identificar una fuente infecciosa mediante métodos más sensibles no han tenido éxito en ningún caso. La sarcoidosis suele afectar los pulmones y los nódulos linfáticos del mediastino, pero la afectación cardíaca es frecuente y, en algunos casos, puede ser aislada. En la autopsia de una cuarta parte de los casos se observan varios granulomas en el corazón, pero menos del 5% de los pacientes con sarcoidosis presentan síntomas cardíacos. Los granulomas sarcoideos pueden causar un gran daño miocárdico, especialmente en la base del tabique interventricular. Dado que esta región contiene componentes importantes del sistema de rama de conducción AV, es frecuente que se produzcan bloqueos de rama o bloqueos cardíacos completos, así como taquiarritmias ventriculares graves potencialmente mortales o que pueden provocar muerte súbita. Desde el microscopio, el corazón en casos de cardiopatía sarcoidea grave se aprecia con granulomas no caseificantes que infiltran el miocardio, destrucción masiva de miocitos y fibrosis intersticial (fig. 11-41).

La miocarditis por hipersensibilidad es una reacción a los medicamentos

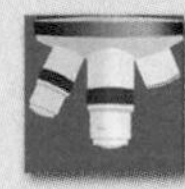

ANATOMOPATOLOGÍA: en la miocarditis por hipersensibilidad, la inflamación consiste en un infiltrado intersticial y perivascular. Suele limitarse al miocardio y no afecta otros órganos. La inflamación en la miocarditis por hipersensibilidad se parece a la de la miocarditis viral, pero con numerosos eosinófilos, además de linfocitos y células plasmáticas. Otra característica típica es la ausencia casi total de necrosis de miocitos aun cuando la inflamación es muy intensa.

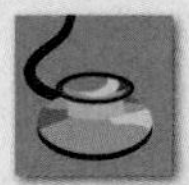

CARACTERÍSTICAS CLÍNICAS: la miocarditis por hipersensibilidad suele ser asintomática y suele diagnosticarse de manera accidental en la autopsia. Sin embargo, puede producir dolor torácico y cambios ECG similares a los de una isquemia miocárdica aguda o, en ocasiones, arritmias ventriculares mortales. Si hay síntomas, debe suspenderse el fármaco causante y administrar corticoesteroides o medicamentos inmunosupresores.

La miocarditis de células gigantes suele ser mortal

La miocarditis de células gigantes es una enfermedad rara, idiopática y muy agresiva, con inflamación intensa, necrosis generalizada de miocitos y numerosas células gigantes multinucleadas originadas a partir de macrófagos. A veces se produce en pacientes con LES, hipertiroidismo o timoma. Se ha sugerido una etiología autoinmunitaria, con regulación incorrecta de linfocitos T.

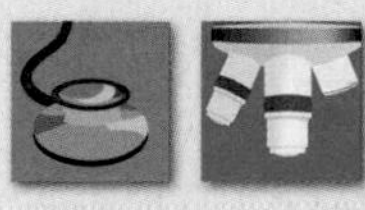

CARACTERÍSTICAS CLÍNICAS, ANATOMOPATOLOGÍA: la miocarditis de células gigantes suele afectar a los adultos en la tercera a quinta décadas de la vida y es de evolución rápida y mortal. Los pacientes mueren por insuficiencia cardíaca o paro cardíaco por arritmias. En la autopsia, el corazón se aprecia flácido y dilatado, y puede contener trombos parietales. Células gigantes prominentes, linfocitos y macrófagos se agrupan en los márgenes de las áreas serpiginosas de necrosis miocárdica. Se observan numerosas células gigantes, pero no hay formación de granulomas. La inmunosupresión a largo plazo puede beneficiar a algunos pacientes. Para otros, puede ser necesario un trasplante cardíaco. Sin embargo, en una cuarta parte de los casos la miocarditis de células gigantes recidiva en los corazones trasplantados.

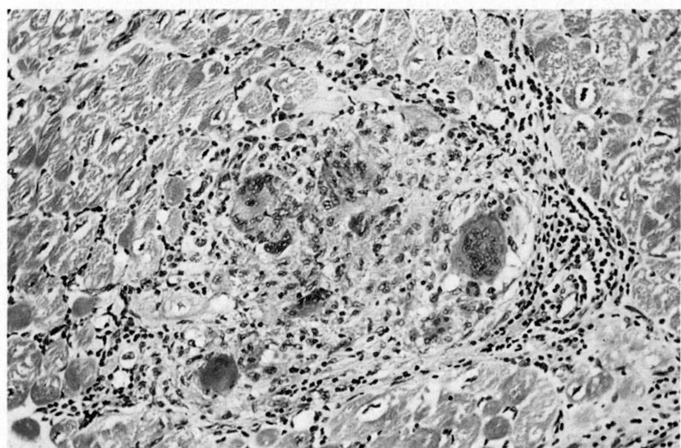

FIGURA 11-41. Sarcoidosis cardíaca. El miocardio se ve infiltrado por granulomas no caseificados, con predominio de células gigantes. Se observa una considerable destrucción de los miocitos cardíacos con fibrosis.

ENFERMEDADES METABÓLICAS DEL CORAZÓN

El hipertiroidismo provoca insuficiencia cardíaca de alto gasto

La hormona tiroidea tiene efectos inótropos y cronótropos directos sobre el corazón al *(1)* aumentar la actividad de la bomba sodio-potasio del sarcolema (Na^+/K^+ - adenosina trifosfatasa [ATPasa]); *(2)* favorecer la síntesis de la isoforma de miosina con actividad ATPasa rápida y reducir la producción de la isoforma lenta; y *(3)* regular al alza la ATPasa de Ca^{2+} del retículo sarcoplásmico (SERCA) y ejercer efectos directos sobre los canales de Ca^{2+} dependientes de voltaje en el sarcolema, lo que aumenta la contractilidad. El hipertiroidismo, por tanto, provoca taquicardia. Aumenta la carga de trabajo cardíaco por medio de la disminución de la resistencia periférica y el aumento del gasto cardíaco. A la larga, esto puede provocar angina de pecho, insuficiencia cardíaca de alto gasto y/o arritmias (la fibrilación auricular es la más frecuente).

El hipotiroidismo disminuye el gasto cardíaco

Los pacientes con hipotiroidismo grave (mixedema) tienen una disminución del gasto cardíaco, una menor frecuencia cardíaca y una alteración de la contractilidad miocárdica, cambios opuestos a los observados en el hipertiroidismo. Puede haber un derrame pericárdico como resultado de un aumento de la permeabilidad capilar, con fuga de líquido y proteínas en la cavidad pericárdica. La presión del pulso es baja debido a la mayor resistencia periférica y al menor volumen sanguíneo.

El corazón de los pacientes con mixedema presenta flacidez y dilatación, con edema de las miofibrillas. Puede haber degeneración basófila (mucinosa) y fibrosis intersticial. A pesar de estos cambios, el mixedema por sí solo no causa insuficiencia cardíaca.

La cardiopatía por insuficiencia de tiamina (beriberi) es similar al hipertiroidismo

La cardiopatía por beriberi se desarrolla en personas con una ingesta insuficiente de vitamina B_1 (tiamina) durante al menos 3 meses (*v.* cap. 8). En Estados Unidos, la insuficiencia de tiamina se produce a veces en personas con alcoholismo o con hábitos no saludables. Antes era común en algunas partes de Asia donde se había eliminado de la dieta el salvado rico en vitaminas del arroz, algo que ya no ocurre en la actualidad. La cardiopatía por beriberi se asemeja al hipertiroidismo: la resistencia vascular periférica disminuye y el gasto cardíaco aumenta, lo que provoca una insuficiencia cardíaca de alto gasto. Esta insuficiencia cardíaca puede desarrollarse de manera tan repentina que los pacientes mueren en los 2 días siguientes a la aparición de los síntomas. El corazón se aprecia dilatado y los cambios microscópicos son inespecíficos.

CARDIOMIOPATÍA

La cardiomiopatía es una enfermedad primaria del miocardio. La mayoría de las cardiopatías más habituales dañan las arterias coronarias, la vasculatura periférica o las válvulas cardíacas, y afectan el miocardio de forma secundaria. Las cardiomiopatías, sin embargo, tienen como objetivo los cardiomiocitos.

La American Heart Association define las cardiomiopatías como «un grupo heterogéneo de enfermedades del miocardio asociadas a una disfunción mecánica y/o eléctrica» y a una «hipertrofia o dilatación ventricular inapropiada». Las principales cardiomiopatías son: la **cardiomiopatía dilatada (CMD)**, la **cardiomiopatía hipertrófica** (CMH), la **cardiomiopatía arritmógena** (CMA), la **cardiomiopatía restrictiva** (CMR) y la **cardiomiopatía no compactada del ventrículo izquierdo** (CMNCVI). La mayoría de estas enfermedades son familiares. Muchas son monogénicas, con miles de mutaciones en más de 100 genes implicados. Suelen ser rasgos autosómicos dominantes, pero se han descrito casos de herencia autosómica recesiva, recesiva ligada al cromosoma X y mitocondrial. En la tabla 11-8 se enumeran algunos de estos genes, y en la figura 11-42 se muestran las principales proteínas y orgánulos en los que se han identificado variantes patogénicas. Defectos en casi todas las unidades organi-

TABLA 11-8

GENES RELACIONADOS CON CARDIOMIOPATÍAS Y RELACIÓN CON LOS FENOTIPOS CLÍNICOS

Genes relacionados con cardiomiopatías (miles de variantes en >100 genes)

Gen	Nombre del gen	Subtipo(s) de cardiomiopatía
ABCC9	Casete de unión a trifosfato de adenosina (ATP), subfamilia C, miembro 9	CMD
ACTC1	Músculo cardíaco de actina 1	CMD, CMH, CMN-CVI
ACTN2	Actinina, 2	CMD, CMH
ANKRD1	Dominio de repetición de anquirina 1 (músculo cardíaco)	CMD, CMH
BAG3	Atanógeno 3 asociado a BCL2	CMD
CASQ2	Calsequestrina 2 (músculo cardíaco)	CMNCVI
CAV3	Caveolina 3	CMH
COX15	homólogo de COX15, proteína de ensamblaje de la citocromo c oxidasa	CMH
CRYAB	Cristalina αB	CMH
CSRP3	Proteína rica en cisteína y glicina 3	CMD, CMH
CTF1	Cardiotrofina 1	CMD
DES	Desmina	CMD, CMA, CMR
RVDMD	Distrofina	CMD
ADNJC19	Homólogo de DnaJ (Hsp40), subfamilia C, miembro 19	CMD
DSC2	Desmocolina 2	CMD, CMA
DSG2	Desmogleína 2	CMA
DSP	Desmoplaquina	CMD, CMA
DTNA	Distrobrevina	CMNCVI
EMD	Emerina	CMD
EYA4	Homólogo 4 ausente en ojos	CMD
FHL2	Proteína 2 de cuatro dominios y medio	CMD
FKTN	Fucutina	CMD
FOXD4	Caja de horquilla D4	CMD
GLA	Galactosidasa	CMH
JUP	Placoglobina de unión	CMA
LAMA4	Laminina α4	CMD
LAMP2	Proteína de membrana asociada a lisosomas 2	CMD, CMH
LDB3	Unión del dominio LIM 3	CMD, CMNCVI
LMNA	Lamina A/C	CMD, CMNCVI
MYBPC3	Proteína de unión a la miosina C, cardíaca	CMD, CMH, CMN-CVI
MYH6	Miosina, cadena pesada 6, músculo cardíaco	CMD, CMH
MYH7	Miosina, cadena pesada 7, músculo cardíaco	CMD, CMH, CMR, CMNCVI
MYL2	Miosina, cadena ligera 2, reguladora, cardíaca, lenta	CMH
MYL3	Miosina, cadena ligera 3, alcalina; ventricular, esquelética, lenta	CMH
MYLK2	Cinasa de cadena ligera de miosina 2	CMH
MYOZ2	Miozenina 2	CMH
MYPN	Miopalaadina	CMD, CMH, CMR

(continúa)

TABLA 11-8

GENES RELACIONADOS CON CARDIOMIOPATÍAS Y RELACIÓN CON LOS FENOTIPOS CLÍNICOS (*Continuación*)

Genes relacionados con cardiomiopatías (miles de variantes en > 100 genes)

Gen	Nombre del gen	Subtipo(s) de cardiomiopatía
NEXN	Nexilina (proteína de unión a la actina F)	CMD, CMH
PKP2	Plabofilina 2	CMA
PLN	Fosfolambán	CMD, CMH, CMA
PRKAG2	Proteína cinasa, subunidad no catalítica gamma 2 activada por monofosfato de adenosina (AMP)	CMH
PSEN1	Presenilina 1	CMD
PSEN2	Presenilina 2	CMD
RBM20	Proteína 20 de unión al ARN	CMD
RYR2	Receptor de rianodina 2 (cardíaco)	CPVT
SCN5A	Canal de sodio, dependiente de voltaje, tipo V, subunidad α	CMD
SDHA	Complejo succinato deshidrogenasa, subunidad A, flavoproteína	CMD
SGCD	Sarcoglucano	CMD
SYNE1	proteína de la envoltura nuclear sináptica tipo 1	CMD
SYNE2	proteína de la envoltura nuclear sináptica tipo 2	CMD
TAZ	Tafazzina	CMD, CMNCVI
TCAP	Titin-cap (teletonina)	CMD
TMEM43	Proteína transmembrana 43	CMA
TMPO	Timopoyetina	CMD
TNNC1	Troponina C tipo 1 (lenta)	CMD, CMH
TNNI3	Troponina I tipo 3 (cardíaca)	CMD, CMH, CMR
TNNT2	Troponina T tipo 2 (cardíaca)	CMD, CMH, CMN-CVI
TPM1	Tropomiosina 1	CMD, CMH
TTN	Titina	CMD, CMH, CMA
TTR	Transtirretina	CMH
VCL	Vinculina	CMD, CMH

zativas principales de los cardiomiocitos pueden causar una cardiomiopatía: el citoesqueleto de los miocitos y el complejo distrofina/sarcoglucano, que une las estructuras celulares internas con la matriz extracelular; el aparato contráctil; las proteínas que regulan las interacciones núcleo-citoplasma; y las proteínas del disco intercalado, que acoplan mecánica y eléctricamente los cardiomiocitos entre sí. Estas unidades proteína/organelo están estructural y funcionalmente muy integradas en los cardiomiocitos. No debe sorprender, por tanto, que ***diferentes variantes dentro de un mismo gen puedan dar lugar a fenotipos clinicopatológicos muy variables en función de la naturaleza específica del defecto***. Por ejemplo, la actina tiene funciones tanto citoesqueléticas como contráctiles. Las mutaciones de ganancia de función que aumentan la interacción actina-miosina en las sarcómeras pueden causar el fenotipo de CMH, mientras que las mutaciones de pérdida de función que interrumpen la unión de la actina al complejo distrofina/sarcoglucano pueden conducir a CMD (*v.* fig. 11-42). En la tabla 11-8 se enumeran las características pleótropas de muchos genes de cardiomiopatías.

La CMH y la CMA tienen una importante base genética, y normalmente pueden identificarse variantes patogénicas en pacientes con características clinicopatológicas de estas cardiomiopatías. La CMD se considera más bien una cardiomiopatía «mixta», en la que tanto factores genéticos como ambientales desempeñan un importante papel causal. Sin embargo, en la mayoría de los casos, ***las cardiomiopatías familiares se caracterizan por una penetración genética y una expresión de la enfermedad muy variables***. No es raro que los familiares de primer grado de un probando con expresión fenotípica completa alberguen el mismo alelo mutante, pero no manifiesten ninguna enfermedad aparente. El desarrollo de las características clinicopatológicas de las cardiomiopatías depende de las complejas interacciones entre los alelos mutantes y los «modificadores» (genéticos, epigenéticos y ambientales) que en última instancia determinan la expresión de la enfermedad. Se conoce relativamente poco sobre los modificadores genéticos y epigenéticos específicos, pero los efectos conjuntos de la composición genética única de cada individuo pueden potenciar o mitigar la influencia patogénica de un alelo de la enfermedad. Otros modificadores que afectan la expresión de la enfermedad son el sexo, la presencia de hipertensión u otras enfermedades cardiovasculares, el ejercicio (especialmente importante en la CMA) y la alimentación.

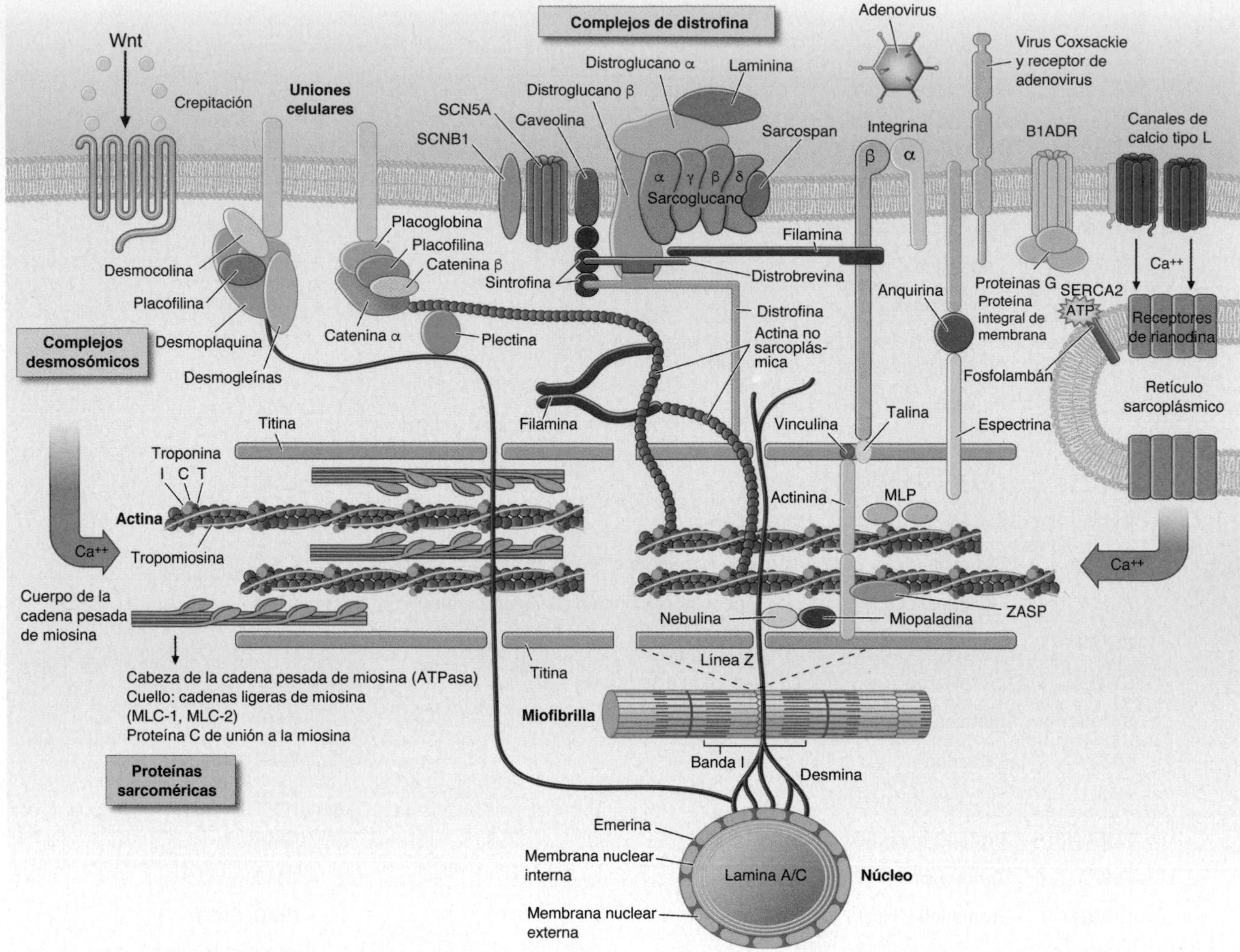

FIGURA 11-42. Distribución subcelular e interacciones moleculares de las proteínas mutantes implicadas en la patogenia de las cardiomiopatías familiares no isquémicas. Los genes cuyas variantes se han relacionado con estas enfermedades del músculo cardíaco se enumeran en la tabla 11-8 (Republicado con permiso de McGraw-Hill Education from Jameson JL, Fauci AS, Kasper DL, Hauser SL, Longo DL, Loscalzo J. *Harrison's Principles of Internal Medicine*. 20th ed. McGraw-Hill Education; 2018; Fig. 254-1. Permiso gestionado a través del Copyright Clearance Center, Inc.).

La cardiomiopatía dilatada idiopática se caracteriza por una disminución de la contractilidad

La CMD es la cardiomiopatía más frecuente y una de las principales indicaciones de trasplante de corazón. Se caracteriza clínicamente por dilatación biventricular, deterioro de la contractilidad e insuficiencia cardíaca. La CMD puede desarrollarse después de un gran número de lesiones conocidas que producen daño directo a los cardiomiocitos (**CMD secundaria**), o bien puede estar desencadenada principalmente por determinantes genéticos en los cardiomiocitos (**CMD primaria**). El hecho de que tantos agentes diversos (infecciosos, tóxicos, inmunitarios, genéticos) puedan producir daño a los cardiomiocitos explica la frecuencia de esta forma clinicopatológica de cardiomiopatía

PATOGENIA MOLECULAR: es probable que la mayoría de los casos de CMD se desarrollen a través de complejas interacciones entre factores genéticos, epigenéticos y ambientales. Al menos una tercera parte de los pacientes con CMD heredan la enfermedad como un trastorno mendeliano de un solo gen. La proporción puede ser incluso mayor, ya que la penetrancia incompleta a menudo dificulta la identificación de casos tempranos o latentes en otros miembros de la familia. La mayoría de los casos familiares parecen tener un patrón de herencia autosómica dominante, pero se han descrito casos con un patrón autosómico recesivo (p. ej., mutaciones en *TNNC1* o *TAZ*), recesivo ligado al cromosoma X (p. ej., cardiomiopatías asociadas a mutaciones en *RVDMD* que causan distrofias musculares) y de herencia mitocondrial (tabla 11-8).

Se han descrito mutaciones en más de 50 genes que promueven la CMD. Muchas ocurren en los genes que codifican las proteínas del citoesqueleto, como actina, desmina, vinculina, lamina A/C, y emerina. Otras se presentan en genes que codifican el δ-sarcoglucano y la distrofina, proteínas involucradas en el proceso anclaje del citoesqueleto y el sarcolema a la matriz extracelular (tabla 11-8 y fig. 11-42). Estas tienden a ser mutaciones de pérdida de función y pueden causar un defecto en la fuerza de transmisión. Otros mecanismos también están indudablemente relacionados con otras mutaciones. Por ejemplo, entre el 35% y el 45% de las causas genéticas de la CMD pueden estar relacionadas con mutaciones en los genes que codifican las proteínas sarcoméricas, como la tropomiosina 1, las troponinas C, I o T, y las cadenas pesadas o ligeras de la miosina. Las mutaciones (principalmente truncamientos) en la proteína sarcomérica gigante titina, que tiene 35 000 aminoácidos, pueden representar por sí solas hasta el 20% de las causas genéticas de la CMD.

Algunas mutaciones que causan la CMD también se han relacionado con otras enfermedades del músculo cardíaco. Así, las mutaciones en DES, que codifica la proteína del filamento intermedio desmina, pueden causar CMD, CMA o CMR. Las mutaciones en *PLN*, el gen de la proteína reguladora del Ca^{2+} (fosfolambán), pueden causar CMD, CMH o CMA. Las mutaciones en *SCN5A*, que codifica el canal de sodio cardíaco, pueden causar CMD o síndrome de QT largo. No se sabe muy bien cómo las variantes específicas dan lugar a fenotipos clinicopatológicos tan diversos.

Al mismo tiempo, la distinción entre los subtipos clinicopatológicos tradicionales de cardiomiopatías se ha difuminado. Por ejemplo, existe un subgrupo de pacientes con CMD que presenta un fenotipo especialmente arritmógeno y que suele tener mutaciones en los genes que codifican proteínas desmosómicas o reguladoras del Ca^{2+}, implicadas tanto en la CMD como en la CMA. A medida que la lista de factores genéticos se amplía, también lo hace el conocimiento de los posibles mecanismos moleculares y las relaciones genotipo-fenotipo.

La ***MIOCARDITIS VIRAL*** puede conducir a una CMD. En la mayoría de los pacientes, los mecanismos inmunitarios innatos y adquiridos eliminan el virus, tras lo cual la inflamación activa disminuye. Sin embargo, en algunas personas, el genoma viral persiste en el corazón y estimula mecanismos inmunitarios continuos. Además, el deterioro de la tolerancia de los linfocitos T a los antígenos propios del corazón puede causar una inflamación miocárdica crónica impulsada por los autoantígenos, que, con el tiempo, puede progresar a CMD clínica e insuficiencia cardíaca terminal. Esta situación puede continuar en ausencia de virus y ser asintomática hasta que sobrevenga la insuficiencia cardíaca. Los agentes cardiotóxicos no infecciosos posteriores pueden facilitar este proceso.

No se entiende bien por qué algunos pacientes con miocarditis aguda acaban desarrollando CMD. Es probable la contribución de factores genéticos, tanto del huésped como virales, procesos de mimetismo molecular entre las proteínas cardíacas y los agentes infecciosos, y factores ambientales. *Por último, es importante reconocer la falta de comprensión con respecto al significado de los autoanticuerpos circulantes frente a los antígenos cardíacos (p. ej., proteínas mitocondriales, sarcoméricas y de receptores acoplados a proteínas G) que se observan en diversas cardiopatías. Es posible que causen daño cardíaco o que sean el reflejo de una lesión no inmunitaria, así como que no tengan importancia patogénica.*

ANATOMOPATOLOGÍA: la anatomopatología macroscópica y microscópica de la CMD suele ser inespecífica y similar cualquiera que sea su etiología. El corazón siempre presenta un aumento de tamaño, así como hipertrofia ventricular izquierda y derecha manifiesta. En casos extremos, el peso del corazón puede triplicarse (>900 g). Todas las cámaras suelen estar dilatadas, con mayor afectación en los ventrículos que en las aurículas (fig. 11-43). En la fase terminal, la dilatación del ventrículo izquierdo suele ser tan grave que su pared libre parece tener un grosor normal o incluso más delgado, lo que enmascara la considerable hipertrofia que siempre se desarrolla en la CMD. El miocardio se ve flácido y pálido, a veces con pequeñas cicatrices subendocárdicas. El endocardio del ventrículo izquierdo tiende a estar engrosado, especialmente en el ápice, donde son frecuentes los trombos parietales adheridos.

La CMD se caracteriza por fibras miocárdicas atróficas e hipertróficas. Los cardiomiocitos, especialmente los del subendocardio, suelen mostrar cambios degenerativos avanzados, con pérdida miofibrilar (miocitólisis), efecto que da a las células un aspecto árido y vacuolado. La fibrosis intersticial y perivascular también es más prominente en la zona subendocárdica. Puede haber células inflamatorias crónicas dispersas, pero no son muy evidentes. En la microscopía electrónica suele observarse pérdida de sarcómeras y aumento aparente de las mitocondrias. En ocasiones, ciertas características microscópicas especiales permiten comprender la etiología. Por ejemplo, en la CMD debida a mutaciones en la desmina, los cardiomiocitos pueden contener agregados intracelulares de filamentos intermedios con plegamiento incorrecto.

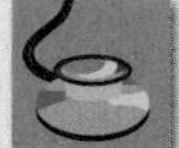

CARACTERÍSTICAS CLÍNICAS: la evolución clínica de la CMD primaria y secundaria es comparable. Ambas inician de forma gradual con hipertrofia ventricular compensatoria y dilatación asintomática del ventrículo izquierdo. La intolerancia al ejercicio suele progresar de manera paulatina hacia insuficiencia cardíaca manifiesta, y casi la mitad de los pacientes mueren o son sometidos a un trasplante en los 5 años siguientes a la aparición de los síntomas. Aproximadamente el 25 % de las muertes por CMD son repentinas, y se atribuyen a arritmias ventriculares. Las anomalías en las cascadas de señalización en la insuficiencia cardíaca conducen a una alteración de la actividad y/o distribución de varias proteínas de homeostasis del Ca^{2+} intracelular y de determinadas corrientes de repolarización (K^{+}). Estos cambios tienden a prolongar los intervalos QT en el ECG de superficie y favorecen condiciones intracelulares que aumentan el riesgo de arritmias desencadenadas por la actividad de estimulación. A pesar de los avances en el tratamiento de la insuficiencia cardíaca, en ocasiones puede ser necesario el trasplante cardíaco o la colocación de un dispositivo de apoyo ventricular.

Más de un centenar de agentes nocivos pueden causar una cardiomiopatía dilatada secundaria

Por este motivo, la CMD secundaria es considerada más bien como la fase final común para los efectos de prácticamente cualquier agente tóxico, metabólico o infeccioso que dañe los cardiomiocitos. En este contexto, el consumo excesivo de alcohol, la hipertensión, el embarazo y la miocarditis viral predisponen a CMD secundaria. La diabetes mellitus y el hábito tabáquico también están relacionados con el aumento en la incidencia de CMD. Incluso en ausencia de una mutación patogénica conocida, estos agentes interactúan con los factores genéticos del huésped para determinar la susceptibilidad y la gravedad de la enfermedad.

Cardiomiopatía tóxica

Numerosas sustancias químicas y fármacos causan daño al miocardio, pero en este apartado solo se analizan algunos de los más importantes.

ETANOL: el alcohol es la causa identificable más común de CMD en Estados Unidos y Europa. Aunque el consumo moderado de alcohol se asocia a un menor riesgo de episodios cardíacos adversos importantes, el abuso de etanol puede provocar disfunción cardíaca crónica y progresiva, que puede ser mortal. El trastorno es más común en hombres, porque el alcoholismo es más frecuente en este grupo poblacional. El paciente típico tiene entre 30 y 55 años, así como antecedentes de consumo excesivo de alcohol durante al menos 10 años. Desde la perspectiva clinicopatológica, la cardiomio-

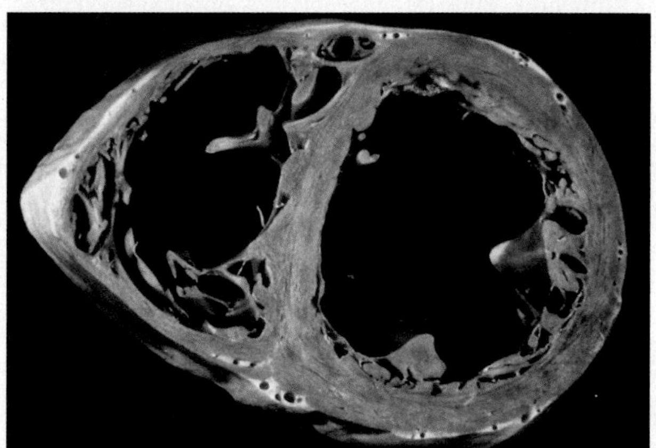

FIGURA 11-43. Cardiomiopatía dilatada idiopática. Corte transversal de un corazón dilatado en el que se observa dilatación biventricular llamativa. Aunque la pared ventricular parece adelgazada, el aumento de la masa del corazón indica una considerable hipertrofia

patía alcohólica se parece a la CMD: el diagnóstico se basa en gran medida en la exclusión de otras posibles causas de CMD y en la documentación de antecedentes de consumo excesivo de alcohol.

FISIOPATOLOGÍA: la patogenia de la cardiomiopatía alcohólica es compleja y multifactorial. Cada vez hay más evidencia que relaciona los efectos nocivos del alcohol en la estructura y la función mitocondrial cardíaca. La exposición de los cardiomiocitos al alcohol provoca cambios degenerativos en la membrana interna mitocondrial y la despolarización del potencial de membrana mitocondrial, que es un indicador claro de disfunción mitocondrial. El alcohol también reduce la expresión y las actividades de las enzimas del ciclo del ácido tricarboxílico y de la cadena de transporte de electrones en los cardiomiocitos. Esto aumenta la generación de ROS y reduce la expresión y/o la actividad de las enzimas que las desintoxican. El alcohol también altera la biogenia mitocondrial y daña el ADN mitocondrial (ADNmt). El abuso crónico de alcohol aumenta la tasa de apoptosis de los cardiomiocitos humanos y ejerce efectos inhibidores en ciertos tipos de células progenitoras. Esto se asocia a un aumento de la expresión de proteínas proapoptóticas como la caspasa 3 y Bax. Estos cambios están relacionados, al menos en parte, con las complejas alteraciones sobre las mitocondrias producidas por el alcohol.

COBALTO: la toxicidad cardíaca del cobalto se trata en el capítulo 8.

CATECOLAMINAS: en concentraciones elevadas, las catecolaminas pueden causar necrosis focal de los miocitos (necrosis de bandas de contracción; *v.* fig. 11-20). Este tipo de lesión miocárdica puede producirse en pacientes con feocromocitoma o que requieren dosis elevadas de fármacos inótropos para mantener la presión arterial, así como en víctimas de accidentes que han sufrido un traumatismo craneoencefálico masivo. Hay múltiples mecanismos que contribuyen a la lesión del miocardio, pero el más importante es el aumento de la entrada de calcio hacia los miocitos. También puede contribuir la isquemia focal causada por la agregación de plaquetas y la constricción microvascular. La toxicidad de las catecolaminas se ha relacionado con la **cardiomiopatía de Takotsubo**, también conocida como cardiomiopatía apical abombada o cardiomiopatía inducida por estrés, que se caracteriza por el inicio repentino de disfunción ventricular izquierda transitoria con dilatación apical, a menudo causada por estrés emocional o físico grave.

CARDIOTOXICIDAD DEL TRATAMIENTO CONTRA EL CÁNCER: con el aumento del número de supervivientes de cáncer y un arsenal de antineoplásicos en constante expansión, ha surgido un nuevo campo de la oncocardiología que se dedica a abordar los efectos cardiotóxicos del tratamiento contra el cáncer. Muchos fármacos se han relacionado con daño cardíaco a través de efectos «fuera del objetivo» que son independientes de sus mecanismos antitumorales primarios. Entre los antineoplásicos ampliamente utilizados que pueden dañar el corazón se encuentran las antraciclinas, como la doxorrubicina; los bloqueadores de los receptores HER2/neu, como el trastuzumab; los fármacos alquilantes, como la ciclofosfamida; los antimetabolitos, como el 5-fluorouracilo; los inhibidores de la tirosina cinasa, como el imatinib; y, más recientemente, los inhibidores de puntos de control, como el pembrolizumab. Muchos son directamente tóxicos para los cardiomiocitos, mientras que otros pueden causar hipertensión, vasoespasmo coronario, tromboembolia o arritmias. Los pacientes afectados pueden desarrollar una insuficiencia cardíaca similar a la CMD secundaria.

FISIOPATOLOGÍA: los antineoplásicos prototípicos son las antraciclinas. La doxorrubicina y otros fármacos basados en antraciclina son potentes antineoplásicos cuya utilidad está limitada por una toxicidad cardíaca acumulativa y dependiente de la dosis. La CMD comienza a desarrollarse en aquellos pacientes que reciben una dosis acumulada de más de 450 mg de doxorrubicina por m^2. El riesgo es mayor en las mujeres mayores de 65 años con enfermedades cardiovasculares preexistentes, incluida la hipertensión, y que reciben radiación mediastínica concurrente y/u otros fármacos cardiotóxicos como la ciclofosfamida. En la actualidad se reconoce que las antraciclinas producen daño a los cardiomiocitos a través de efectos no deseados que alteran la actividad de la topoisomerasa II. Esto provoca roturas de ADN bicatenario y cambios significativos en el transcriptoma de los miocitos, lo que afecta profundamente las mitocondrias y aumenta la generación de ROS. Los bloqueadores de los receptores HER2/neu, como el trastuzumab, y los inhibidores de la tirosina cinasa, como el imatinib, tienen efectos «fuera del objetivo» que interrumpen la señalización del factor de crecimiento endotelial vascular (VEGF) y, por tanto, limitan la angiogenia inducida por el estrés en el corazón. La ciclofosfamida, un alquilante, no provoca una CMD clásica, pero puede causar pericarditis y, en ocasiones, miocarditis hemorrágica masiva. Se cree que esta última se produce por daño endotelial y trombocitopenia. En la actualidad, se están realizando ensayos de biomarcadores de cardiomiocitos e imágenes sensibles para detectar la cardiotoxicidad temprana y aplicar estrategias de nueva generación, como los inhibidores de la topoisomerasa II en el caso del tratamiento con antraciclinas, para limitar el daño a largo plazo en el corazón de los pacientes con cáncer.

COCAÍNA: el consumo de cocaína se asocia a menudo con dolor torácico y palpitaciones. La CMD verdadera es una complicación poco habitual del consumo de cocaína, pero se ha informado de miocarditis, necrosis focal y engrosamiento de las arterias coronarias intramiocárdicas. La isquemia o el infarto de miocardio asociados al consumo de cocaína se han atribuido a vasoconstricción coronaria debida al aumento de la demanda de oxígeno por parte del miocardio. La muerte súbita debida a taquiarritmias ventriculares espontáneas está bien documentada. Las arritmias inducidas por la cocaína pueden deberse a vasoconstricción relacionada con la sustancia, actividad simpaticomimética, respuestas de hipersensibilidad y efecto tóxico directo.

Cardiomiopatía del embarazo

Existe una forma particular de CMD que se desarrolla en el último trimestre del embarazo o en los primeros 6 meses después del parto. Es un trastorno relativamente infrecuente en Estados Unidos (~1 de cada 1 000 a 4 000 nacidos vivos), pero en algunas regiones de África afecta hasta al 1% de las mujeres embarazadas. El riesgo de cardiomiopatía del embarazo es mayor en las mujeres afroamericanas multíparas mayores de 30 años. La preeclampsia y la hipertensión son fuertes factores predisponentes. A diferencia de la mayoría de otras formas de CMD, la mitad de las mujeres con cardiomiopatía del embarazo se recuperan espontáneamente hasta normalizar la función cardíaca. En la otra mitad de los casos, la disfunción ventricular izquierda se mantiene, y puede progresar hasta convertirse en una insuficiencia cardíaca manifiesta, lo que conduce a muerte temprana. En las pacientes que sobreviven, los embarazos posteriores poseen un alto riesgo de recurrencia y de mortalidad materna, especialmente si la función ventricular izquierda basal sigue siendo reducida.

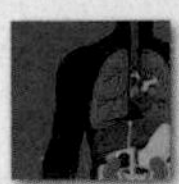

FISIOPATOLOGÍA: la cardiomiopatía del embarazo está causada por los efectos tóxicos de las hormonas del final de la gestación en la vasculatura materna. Los factores genéticos también parecen desempeñar un papel importante y probablemente explican la amplia variación en la incidencia en diferentes poblaciones. Entre el 10% y el 15% de las mujeres con cardiomiopatía del embarazo son portadoras de una mutación patogénica de la DCM; las variantes en *DMD* y *TTN* son las identificadas con mayor frecuencia. El desarrollo temprano de la placenta implica una amplia vasculogenia (formación de nuevos vasos sanguíneos) y angiogenia (nuevos vasos a partir de los existentes), impulsada en gran medida por el VEGF (*v.* cap. 5) y varias hormonas relacionadas. Después de las 25 semanas de gestación, este crecimiento está regulado por factores antiangiogénicos, como la **tirosina cinasa 1 soluble similar a fms (sFlt-1)**, que neutraliza gran parte del VEGF libre en la circulación materna. Las concentraciones demasiado altas de sFlt1 se dan en la preeclampsia y la cardiomiopatía del embarazo. Esto supone un reto para el corazón, que debe producir más VEGF localmente para contrarrestar los efectos antiangiogénicos de sFlt1 y, por tanto, para satisfacer las demandas circulatorias de la última etapa del embarazo.

Una producción miocárdica insuficiente de VEGF, especialmente en combinación con alelos patógenos, puede dar lugar a un cuadro clinicopatológico de CMD secundaria.

La hipertrofia de la cardiomiopatía hipertrófica no es proporcional a la carga hemodinámica

El rasgo distintivo de la CMH es una hipertrofia ventricular izquierda idiopática. Por tanto, para el diagnóstico de CMH deben excluirse las causas secundarias de hipertrofia, como hipertensión, estenosis aórtica o hipertrofia fisiológica en deportistas muy entrenados.

PATOGENIA MOLECULAR: la mayoría de los casos de CMH se deben a mutaciones dominantes en genes únicos que codifican para proteínas sarcoméricas (tabla 11-8). La mayoría de los casos implican variantes patogénicas en 8 genes: *MYH7* (cadena H de la miosina β), *TPM1* (tropomiosina α), *TNNT2* (troponina T cardíaca), *MYBPC3* (proteína C de unión a miosina cardíaca), *MYL2* (cadena ligera reguladora de miosina), *MYL3* (cadena ligera esencial de miosina), *TNNI3* (troponina I cardíaca) y *ACTC1* (actina cardíaca α). Las mutaciones en *MYH7* y *MYBPC3* representan el 50 % de los casos de CMH. Las mutaciones causantes de la enfermedad en estos genes se producen en aproximadamente el 60 % de los probandos, y la tasa de detección más alta se observa en aquellos con inicio temprano, hipertrofia más grave y antecedentes familiares de CMH. Las mutaciones en *TTN* (titina), tan frecuentes en la CMD, son inusuales en la CMH.

La prevalencia de la hipertrofia idiopática identificada clínicamente en la población general es de 1 de cada 500, lo que supera ampliamente la prevalencia de las mutaciones patogénicas. Los estudios actuales de secuenciación han permitido identificar variantes en los genes sarcoméricos en personas con hipertrofia asintomática e idiopática. Al parecer, estas variantes, tanto si actúan de forma individual como en conjunto, pueden producir hipertrofia ventricular izquierda sin causar una CMH manifiesta.

FISIOPATOLOGÍA: actualmente se está dilucidando cómo estas mutaciones causan CMH. Las mutaciones en el dominio de la cabeza de la miosina aumentan la contracción y alteran el proceso de relajación, ambas características fisiopatológicas de la CMH. Como se ha mencionado anteriormente, diferentes mutaciones en el mismo gen pueden dar lugar a fenotipos dispares. Las que causan CMH tienden a ser mutaciones de ganancia de función, mientras que las que causan CMD conducen a una pérdida de función. Así, las mutaciones que causan CMH en *MYH7* producen un fenotipo hipercontráctil caracterizado por un aumento de la fuerza y la velocidad de contracción. Por el contrario, las mutaciones que causan CMD en el mismo gen reducen la potencia y la velocidad contráctil. Las mutaciones que causan CMH en *TNNT2* aumentan la sensibilidad al calcio de la actividad de la miosina ATPasa activada por la actina, pero las mutaciones que causan CMD en el mismo gen producen el efecto contrario.

La alteración de la energía del miocardio parece desempeñar un papel en la CMH. Algunas mutaciones genéticas no sarcoméricas relacionadas con la CMH afectan el metabolismo y la eliminación de la glucosa. Entre estas se encuentran variantes en *PRKAB2* (subunidad no catalítica de la proteína cinasa activada por AMP), *LAMP2* (proteína de membrana asociada a lisosomas 2) y *GLA* (galactosidasa). No se sabe muy bien cómo de estas mutaciones resulta el complejo fenotipo clínico de la CMH, y existe una controversia sobre hasta qué grado la CMH resultante presenta características del trastorno clásico. No obstante, una cantidad creciente de evidencia relaciona la CMH con anomalías en la energía del miocardio: el cociente de creatinina fosforilada y ATP se reduce, la actividad de la ATPasa es anómala y hay un mayor flujo energético en el ciclo de puentes cruzados de actina-miosina.

Al aumentar la fuerza y la velocidad contráctiles, así como al intensificar la hidrólisis de ATP y la sensibilidad al calcio, las mutaciones que causan CMH activan vías de señalización que favorecen el crecimiento hipertrófico de los cardiomiocitos y afectan también las células vasculares e intersticiales del miocardio. El aumento de la señalización de calcio y los mediadores profibróticos como el TGF-β, elaborados y secretados por los cardiomiocitos, estimulan la proliferación de las células del músculo liso vascular y de los fibroblastos intersticiales, y amplían la matriz extracelular a través de mecanismos paracrinos. Esto explica cómo las mutaciones en los genes que se expresan solo en los cardiomiocitos pueden causar cambios en los componentes no miocíticos del miocardio (*v.* fig. 11-44). También explica, al menos en parte, las propiedades diastólicas anómalas del ventrículo izquierdo en la CMH.

Al igual que en las demás cardiomiopatías, la penetrancia de los alelos habituales de la enfermedad en función de la edad es variable en la CMH. Las mutaciones en *MYH7* son muy penetrantes. Más del 90 % de los portadores desarrollan CMH en la segunda década de vida. Sin embargo, los portadores de mutaciones en *MYBPC3* pueden no desarrollar la enfermedad hasta los 50 o 60 años. Los pacientes con algunas formas de CMH tienen un riesgo elevado de muerte súbita. Sin embargo, salvo en el caso de algunas mutaciones en *TNNT2*, que conllevan un riesgo especial, no se han encontrado predictores moleculares significativos.

ANATOMOPATOLOGÍA: el corazón en la CMH siempre se encuentra agrandado en volumen, pero el grado de hipertrofia varía entre las diferentes variantes genéticas. La pared libre del ventrículo izquierdo se aprecia engrosada, pero presenta una cavidad pequeña, a veces tanto que queda reducida a una simple hendidura. Los músculos papilares y las estructuras trabeculares son prominentes e invaden la luz. Más de la mitad de los casos muestran hipertrofia asimétrica del tabique interventricular, con un índice de relación entre el grosor del tabique y el de la pared libre del ventrículo izquierdo > 1.5 (fig. 11-44A). En algunas formas genéticas poco frecuentes de CMH, solo la porción apical del ventrículo izquierdo o los músculos papilares se encuentran hipertrofiados de manera selectiva. El tabique interventricular, engrosado e hipertrófico, protruye dentro del ventrículo y afecta el flujo de salida durante la sístole ventricular, lo que provoca obstrucción subvalvular del flujo de salida aórtico. En esta situación, suele observarse una placa parietal endocárdica en el trayecto de salida, que corresponde al punto de contacto en el que la valva anterior de la válvula mitral afecta la cara septal del de la pared por el trayecto de salida durante la sístole. Ambas aurículas suelen estar dilatadas.

***La característica histológica más notable de la CMH es la* desorganización de las miofibrillas**, más importante en el tabique interventricular. En lugar de la habitual disposición en paralelo de los miocitos en los haces musculares, las miofibrillas se encuentran distribuidas de manera desordenada y adoptan una posición oblicua y, en ocasiones, perpendicular con respecto a los miocitos hipertróficos adyacentes (fig. 11-44B). Las miofibrillas y miofilamentos dentro de los miocitos individuales se ven también desorganizados. Pueden producirse alteraciones estructurales similares en niños con defectos cardíacos congénitos y

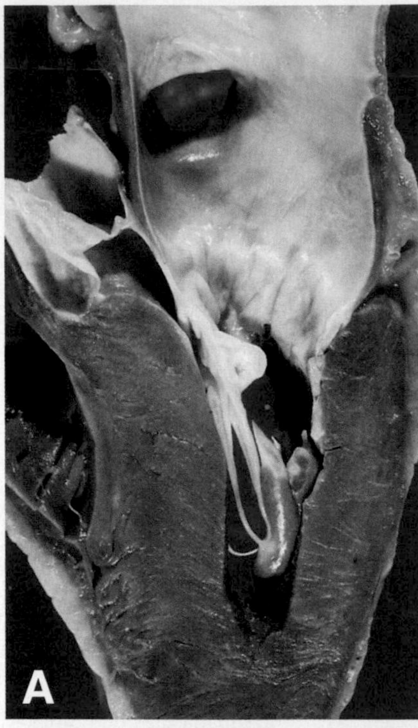

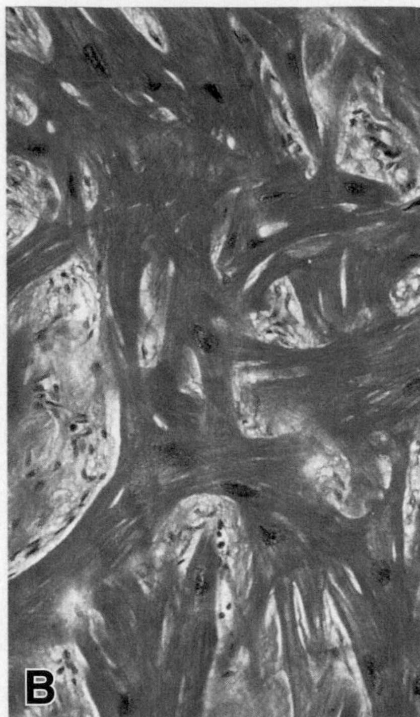

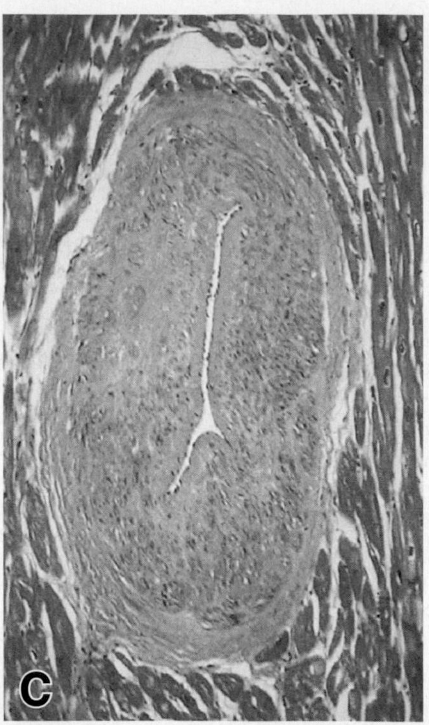

FIGURA 11-44. Cardiomiopatía hipertrófica (CMH). A. El corazón se ha abierto para mostrar la importante hipertrofia asimétrica del ventrículo izquierdo. El tabique interventricular es más grueso que la pared libre del ventrículo izquierdo y afecta al trayecto de salida de la sangre que entra en contacto con el lado inferior de la valva de la válvula mitral anterior. La aurícula izquierda está notoriamente ensanchada. **B.** Corte del miocardio en el que se observa el desarreglo de las miofibrillas e hiperplasia de células intersticiales. **C.** Pequeño vaso coronario intraparietal en el que se observa engrosamiento e hipercelularidad de la capa media. Este tipo de remodelación de los vasos coronarios puede contribuir al desarrollo de síntomas semejantes a la angina en algunos pacientes con CMH.

en otras circunstancias, pero en la CMH siempre son notorias. También hay más células intersticiales y expansión de la matriz extracelular (fig. 11-44B). Las arterias coronarias intraparietales presentan engrosamiento y aumento de la celularidad (fig. 11-44C).

CARACTERÍSTICAS CLÍNICAS: muchos pacientes con CMH tienen pocos o ningún síntoma, y el diagnóstico suele hacerse durante la revisión de algún familiar afectado. El riesgo de muerte es ~1% por año. Alrededor del 60% de las muertes son repentinas. Incluso sin síntomas, estas personas pueden estar en riesgo de sufrir una muerte súbita. De hecho, la CMH pasada por alto es un hallazgo común en la autopsia de deportistas de competición jóvenes que mueren de manera súbita (*v.* fig. 11-48). La identificación clínica de la CMH puede presentarse a cualquier edad, a menudo entre la tercera y la quinta décadas, pero también puede presentarse por primera vez en adultos mayores (principalmente con mutaciones en *MYBPC3*). Algunos pacientes pueden quedar incapacitados por disnea, angina de pecho y síncope. Estos síntomas derivan de la obstrucción dinámica del trayecto de salida por la hipertrofia septal asimétrica, y de la isquemia local debida a la energía anómala del miocardio y al engrosamiento de las arterias coronarias intraparietales.

La evolución clínica tiende a mantenerse estable durante años, pero la CMH puede evolucionar a insuficiencia cardíaca con deterioro de la función sistólica. En el 10% de los pacientes sobreviene un cuadro similar a la CMD. La función contráctil en la CMH tiende a ser hiperdinámica. La fracción de eyección suele ser muy elevada y la mayor parte del volumen sistólico es expulsado al inicio de la sístole. El ventrículo izquierdo en la CMH es rígido y poco distensible, lo que da lugar a un deterioro de la relajación diastólica y a un aumento de la presión telediastólica. La insuficiencia mitral es frecuente, especialmente en pacientes con obstrucción dinámica del trayecto de salida. Esto contribuye a la dilatación auricular que a menudo se observa en la CMH (nótese el agrandamiento de la aurícula izquierda en la fig. 11-44A). También predispone a fibrilación auricular, que dificulta enormemente el llenado del ventrículo izquierdo, rígido y no distensible, y exacerba los síntomas.

La CMH se trata con inótropos negativos, como los bloqueadores β-adrenérgicos y los bloqueadores de los canales de calcio, que reducen la contractilidad, disminuyen la obstrucción del trayecto de salida y pueden mejorar la relajación diastólica del ventrículo izquierdo.

La extirpación quirúrgica de una parte del tabique hipertrofiado o la inyección de etanol en una arteria septal para provocar un infarto localizado pueden aliviar los síntomas de provocados por la obstrucción del trayecto de salida, pero sigue existiendo un riesgo de muerte súbita.

La cardiomiopatía arritmógena es una enfermedad del desmosoma con alto riesgo de muerte súbita

La CMA es una enfermedad primaria del músculo cardíaco con una alta incidencia de taquiarritmias ventriculares de aparición temprana. Afecta aproximadamente a 1 de cada 5000 individuos y es más habitual en los países mediterráneos, donde es una de las principales causas de muerte súbita en personas jóvenes (<35 años).

El riesgo global de muerte es de ~1% al año, pero más del 80% de las muertes en la CMA son repentinas. Aunque originalmente se describió como una enfermedad del ventrículo derecho (cardiomiopatía arritmógena del ventrículo derecho), actualmente se sabe que tiene formas biventriculares y de predominio izquierdo, que pueden diagnosticarse erróneamente como CMD. Dicho esto, existe una considerable superposición en los fenotipos clinicopatológicos de la CMA y la CMD y sus causas genéticas.

Aunque la muerte súbita es mucho más frecuente en la CMA que en la CMD, un subgrupo de pacientes con CMD sigue una evolución clínica altamente arritmógena, con genotipos que pueden causar tanto fenotipos de CMD como de CMA (tabla 11-8).

ANATOMOPATOLOGÍA: la CMA se relaciona con arritmias graves y/o muerte súbita, que pueden producirse en una fase inicial de la enfermedad, antes de que se desarrolle una remodelación estructural significativa y disfunción de la contractilidad. La forma clásica afecta la pared libre del ventrículo derecho, pero en la mayor parte de los casos hay también una ligera afectación de la del ventrículo izquierdo, especialmente en los segmentos posterolaterales. La anatomopatología característica incluye degeneración de los cardiomiocitos epicárdicos y su sustitución por tejido adiposo y fibroso (fig. 11-45). La magnitud de este cambio puede ser bastante variable y no es necesariamente notoria en los pacientes que sufren una muerte súbita.

PATOGENIA MOLECULAR: la CMA es una enfermedad familiar, por lo general con un patrón de herencia autosómico dominante. Probablemente su incidencia real esté subestimada debido a su penetrancia variable, evolución relacionada con la edad y gran variedad fenotípica. El diagnóstico puede ser difícil de realizar y precisa el análisis de varios criterios clínicos que, aunque son relativamente específicos, no son muy sensibles. Las mutaciones en los genes que codifican las proteínas en los desmosomas, orgánulos de adhesión intercelular, pueden identificarse en más de la mitad de los individuos que cumplen estos criterios.

Entre estos se encuentran los genes de las moléculas de adhesión de desmosomas (desmogleína 2 y desmocolina 2) y las proteínas desmosómicas intracelulares (placoglobina, desmoplaquina y placofilina 2), que forman un complejo que conecta las moléculas de adhesión a la desmina del citoesqueleto de los cardiomiocitos (tabla 11-8).

Las mutaciones en *PKP2*, el gen de la placofilina 2, se observan con mayor frecuencia en la cardiomiopatía ventricular derecha arritmógena clásica. Las mutaciones en *DSP*, el gen de la desmoplaquina, se asocian a menudo con formas biventriculares o del lado izquierdo de la CMA. Los desmosomas son particularmente abundantes en el corazón y la piel, dos órganos que experimentan la mayor carga mecánica, y las mutaciones en los genes desmosómicos suelen causar enfermedades cutáneas y/o cardíacas en función de los patrones de expresión específicos de los tejidos de la isoforma mutada. El mecanismo por el que las mutaciones de los desmosomas causan la CMA no se conoce del todo, pero cada vez hay más evidencia que relaciona dicho mecanismo con una alteración de las vías de señalización de Wnt y respuestas anómalas a la estimulación mecánica del corazón durante el ejercicio.

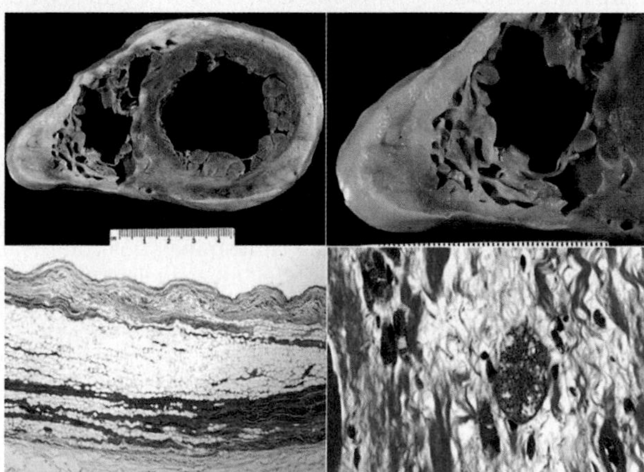

FIGURA 11-45. Miocardiopatía arritmógena. En los **recuadros superiores** se muestran las características macroscópicas típicas; el músculo epicárdico de la pared libre del ventrículo derecho ha sido reemplazado por tejido graso y solo quedan trabéculas subendocárdicas. Como suele pasar, la pared del ventrículo izquierdo, especialmente los segmentos lateral y posterolateral, también está afectada. En los **recuadros inferiores** se muestran las características microscópicas; se aprecia reemplazo fibroadiposo del músculo cardíaco y degeneración de los miocitos (en la imagen de mayor aumento). En estas secciones con tinción con tricromo, el tejido fibroso se observa azul y los cardiomiocitos, de color rojo ladrillo.

La cardiomiopatía restrictiva deteriora la función diastólica

La CMR es un grupo de enfermedades que implican restricción del llenado ventricular, reducción del volumen diastólico en uno o ambos ventrículos, y función sistólica ventricular y grosor de la pared normales o casi normales. Es la cardiomiopatía menos frecuente, ya que comprende entre el 2% y el 5% de las cardiomiopatías pediátricas, pero conlleva una elevada tasa de mortalidad, con muerte y discapacidad debidas principalmente a la insuficiencia cardíaca. La **cardiomiopatía restrictiva primaria** (también denominada «idiopática») se debe a mutaciones genéticas y/u otras alteraciones en las propiedades biofísicas de los cardiomiocitos, y explican la disfunción diastólica característica. A diferencia de otras cardiomiopatías familiares en las que la remodelación estructural del ventrículo se correlaciona con alteraciones funcionales (p. ej., dilatación en la CMD, hipertrofia y desorganización de las miofibrillas en la CMH, infiltración fibroadiposa en la CMA), el miocardio en la CMR primaria muestra pocos cambios anatomopatológicos, si es que los presenta, que expliquen las anomalías en las propiedades diastólicas. La biopsia del ventrículo afectado puede ser normal o mostrar cierta fibrosis intersticial.

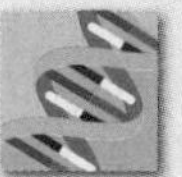

PATOGENIA MOLECULAR: la base genética de la CMR es menos conocida que la de la CMH o la CMA. Sin embargo, se han identificado mutaciones dominantes en varios genes (tabla 11-8), las más frecuentes de las cuales involucran a los genes sarcoméricos *MYH7* (cadena pesada de la miosina) y *TNNI3* (troponina cardíaca I), que a menudo pueden estar mutados en la CMH y la CMD. De hecho, los fenotipos clinicopatológicos de la CMR pueden superponerse a los de la CMH, y los pacientes con características de ambas tienden a tener un peor pronóstico. Las mutaciones en *MYPN*, que codifica la miopaladina (proteína del disco Z), también se han relacionado con la CMR, así como con la CMD y la CMH.

Se han notificado mutaciones y variantes en *TTN* (titina) en pacientes con CMR idiopática. Por tanto, parece ser que existe una proporción significativa de pacientes con CMR primaria con variantes patogénicas en los genes sarcoméricos, los cuales parecen alterar la función diastólica del aparato contráctil sin afectar la función sistólica. Se ha sugerido un aumento de la sensibilidad al calcio y una alteración de la conformación del complejo de la troponina cardíaca, pero no está del todo claro cómo estos cambios podrían alterar la función diastólica del aparato contráctil frente a la función sistólica.

Las cardiomiopatías restrictivas secundarias tienen diversas causas

En la **CMR secundaria**, las anomalías en el llenado ventricular se deben a cambios en el intersticio miocárdico (p. ej., acumulación de amiloide o carcinoma metastásico), o por enfermedades que provocan engrosamiento y rigidez del endocardio por fibrosis. La fisiopatología restrictiva también se da en la hemocromatosis y en las cardiomiopatías relacionadas con la desmina, en las que los cardiomiocitos acumulan hierro intracelular o agregados de filamentos intermedios con plegamiento incorrecto. La sarcoidosis cardíaca (*v.* anteriormente) también puede deteriorar la función diastólica. Así pues, la fisiopatología restrictiva en la CMR secundaria no es el reflejo de cambios genéticos en el aparato contráctil *per se*, sino en otros componentes del miocardio. El resultado es un estado dependiente de la precarga, con defectos en la distensibilidad diastólica, restricción del llenado ventricular, aumento de la presión telediastólica, dilatación auricular y congestión venosa. Esta hemodinámica se parece a la de la pericarditis constrictiva, que puede ser difícil de distinguir de la CMR.

Amiloidosis

La acumulación de depósitos de amiloide en el corazón provoca una CMR. Muchas proteínas pueden formar miofibrillas de amiloide (*v.* cap. 34, en línea), pero la gran mayoría de amiloidosis cardíacas se producen por depósito de cadenas ligeras de inmunoglobulina (**amiloidosis primaria**) o por depósito de transtiretina (**amiloidosis por transtiretina [ATTR]**). La transtiretina, producida principalmente en el hígado, transporta retinol (vitamina A) y tiroxina. La ATTR cardíaca se debe a la acumulación en el miocardio de transtiretina de tipo natural (ATTRtn) o de formas variantes codificadas por alelos variantes relativamente frecuentes en el gen de la transtiretina (*TTR*).

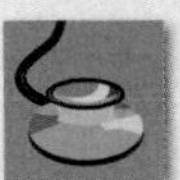

ANATOMOPATOLOGÍA: la infiltración amiloidea en el corazón provoca un aumento del volumen cardíaco sin dilatación ventricular. El aspecto macroscópico del corazón puede parecerse al observado en la CMH. Las paredes ventriculares suelen estar engrosadas, con una consistencia firme y gomosa. La acumulación de amiloide es más prominente en las regiones intersticial, perivascular y endocárdica (fig. 11-46). La afectación endocárdica es común en las aurículas, donde los depósitos nodulares suelen dar un aspecto granular y una textura arenosa a la superficie endocárdica. Los depósitos de amiloide también pueden provocar engrosamiento de las válvulas cardíacas. También es frecuente la acumulación de amiloide en las paredes de las arterias coronarias y arteriolas intramurales. En ocasiones, el depósito de amiloide vascular puede estrechar la luz hasta el punto de causar una lesión isquémica. La amiloidosis primaria y la ATTR tienen un aspecto histológico similar, pero pueden distinguirse en la biopsia del corazón mediante espectrometría de masas.

CARACTERÍSTICAS CLÍNICAS: la amiloidosis cardíaca, tanto la primaria como la ATTR, suele presentarse en personas de 60 a 80 años. Los patrones de afectación sistémica varían (*v.* cap. 34, en línea).

No obstante, cuando hay afectación del corazón el cuadro clínico se asemeja inicialmente a la CMR, con disfunción diastólica progresiva y, finalmente, sistólica. Algunos casos de insuficiencia cardíaca con fracción de eyección normal (HFpEF) pueden deberse a la ATTR. La ATTRtn se observa a menudo en el corazón y los vasos sanguíneos en la autopsia de personas mayores. Esta amiloidosis cardíaca «senil» suele ser asintomática, pero puede producir una fisiopatología restrictiva. De hecho, la ATTRtn puede ser responsable de hasta el 10% de los casos de insuficiencia cardíaca en personas mayores. La infiltración generalizada del sistema de conducción por el depósito de amiloide puede causar bloqueo cardíaco y contribuir al desarrollo de arritmias. En los pacientes sintomáticos, la ECG suele mostrar un engrosamiento concéntrico del ventrículo izquierdo y, al menos en las fases iniciales, una fracción de eyección casi normal. Es frecuente el agrandamiento auricular, debido a la falta de distensibilidad de las paredes ventriculares. Son característicos ECG con complejos QRS de bajo voltaje. Una vez se torna sintomática, la amiloidosis cardíaca tiene un mal pronóstico, aunque los avances recientes han mejorado considerablemente la perspectiva.

En la amiloidosis primaria, las cadenas ligeras de inmunoglobulina son producidas por proliferaciones de células plasmáticas monoclonales. Se trata de una enfermedad adquirida sin un componente hereditario aparente. Además de alterar las propiedades diastólicas del corazón al ocupar el intersticio, las cadenas ligeras amiloidógenas libres pueden causar anomalías lisosómicas en los cardiomiocitos que dan lugar a la producción de ROS y a muerte celular. La ATTR se debe a la acumulación miocárdica de ATTRtn o de variantes, estas últimas codificadas por variantes de *TTR*. En Estados Unidos, las isoformas más comunes que causan ATTR cardíaca son ATTRtn, Val122Ile y Thr60Ala. La segunda es la más prevalente en Estados Unidos y se da principalmente en pacientes de ascendencia africana. Más del 80% de los pacientes con ATTR son hombres. Los esfuerzos para tratar la amiloidosis primaria dependen de la eliminación del trastorno de células plasmáticas subyacente. Los tratamientos más recientes para la ATTR incluyen el silenciamiento del gen para disminuir la producción hepática de transtiretina patológica y la estabilización farmacológica de la transtiretina (*v.* cap. 34, en línea).

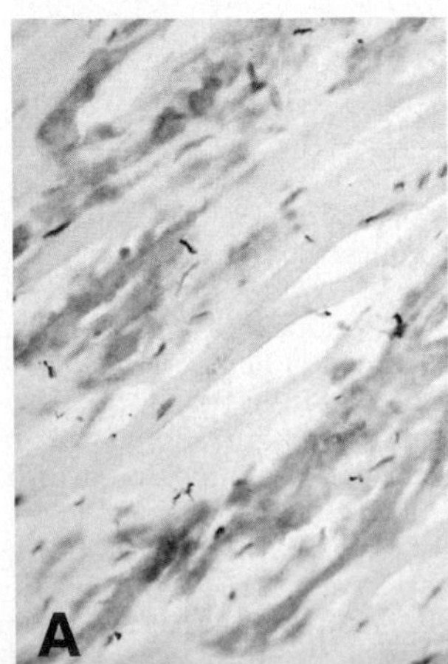

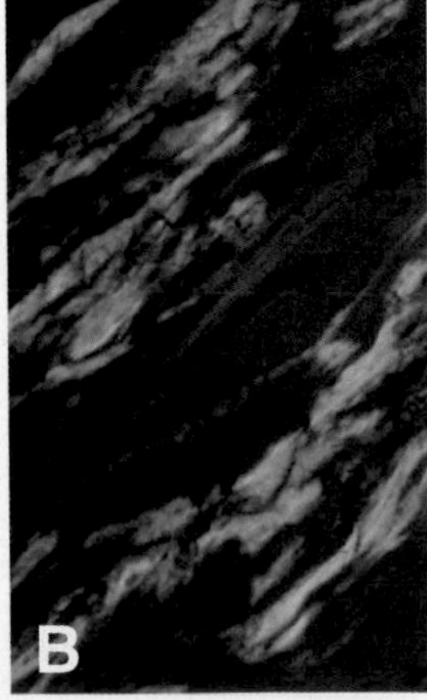

FIGURA 11-46. Amiloidosis cardíaca. A. Corte del miocardio teñido con rojo Congo que muestra depósitos de amiloide intersticiales con tinción roja. **B.** Bajo la luz polarizada, la característica birrefringencia verde de las fibrillas amiloideas es evidente.

Cardiomiopatías relacionadas con la desmina

La desmina es una proteína de los filamentos intermedios presente en los músculos cardíaco, estriado y liso. Se une a los desmosomas en los discos intercalados y se extiende a lo largo del cardiomiocito uniéndose a los discos Z de la sarcómera y a otros orgánulos intracelulares (*v.* fig. 11-42).

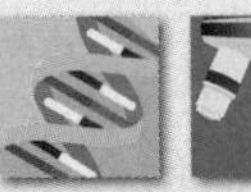
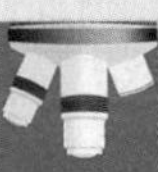

PATOGENIA MOLECULAR, ANATOMOPATOLOGÍA: la fisiopatología cardíaca restrictiva es el fenotipo clínico más común asociado a las mutaciones en *DES*. Dado que la desmina también se expresa en el músculo esquelético y liso, además de cardiomiopatía las **desminopatías** pueden incluir debilidad muscular distal y proximal, así como problemas respiratorios y digestivos relacionados con la disfunción del músculo liso. La fisiopatología cardíaca restrictiva se asocia a menudo con acumulaciones de agregados de filamentos de desmina con plegamiento incorrecto en los miocitos ventriculares. Estos agregados presumiblemente afectan las propiedades biofísicas del miocardio y alteran la relajación. Las mutaciones en *DES* también están relacionadas con la CMA y la CMD, quizá debido a las interacciones moleculares anómalas entre la desmina y los componentes de los desmosomas, el disco Z y el citoesqueleto del cardiomiocito.

Enfermedad endomiocárdica

La enfermedad endomiocárdica (EMC) provoca un engrosamiento fibroso del revestimiento endocárdico ventricular, que interfiere con el llenado ventricular y produce una fisiopatología restrictiva. La enfermedad EMC consta de dos grupos de trastornos en dos localizaciones geográficas distintas.

FIBROSIS ENDOMIOCÁRDICA: este trastorno es especialmente frecuente en el África ecuatorial, donde representa entre el 10% y el 20% de las muertes de origen cardíaco. También se da en ocasiones en otras regiones tropicales y subtropicales del mundo. Aunque es más frecuente en niños y adultos jóvenes, la fibrosis EMC puede darse en personas de hasta 70 años. Su etiología y patogenia son poco conocidas, pero es probable que la infección parasitaria, especialmente por helmintos que causan eosinofilia, desempeñe un papel importante. Produce una fisiopatología restrictiva que conduce a insuficiencia cardíaca y a arritmias.

ENFERMEDAD ENDOMIOCÁRDICA EOSINÓFILA (*ENDOCARDITIS DE LÖFFLER*): se trata de un trastorno cardíaco de las regiones templadas caracterizado por la hipereosinofilia (hasta 50 000/µL). Suele presentarse en hombres en la quinta década, a menudo acompañada de erupción cutánea. La endocarditis de Löffler suele evolucionar hacia insuficiencia cardíaca y muerte, aunque los corticoesteroides pueden mejorar la supervivencia.

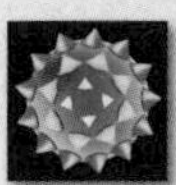

FACTORES ETIOLÓGICOS: la fibrosis EMC y la endocarditis de Löffler son probablemente variantes de la misma enfermedad. ***Pueden ser reflejo una lesión del miocardio producida por eosinófilos, tal vez mediada por componentes cardiotóxicos de los gránulos.*** En los trópicos, las infestaciones parasitarias pueden desencadenar una eosinofilia sanguínea elevada transitoria; en los climas templados, la hipereosinofilia idiopática suele ser persistente.

La enfermedad EMC puede dividirse en tres fases:

1. La fase necrótica se presenta en los primeros meses tras el inicio la enfermedad y se caracteriza por un intenso infiltrado eosinófilo que afecta a todas las capas del miocardio, por lo general de ambos ventrículos. El infiltrado es perivascular e intersticial, y hay pruebas de daño vascular y necrosis de los miocitos. La etapa necrótica dura varios meses, pero es raro que produzca algún efecto funcional significativo.
2. La fase trombótica se desarrolla aproximadamente un año después. Se produce la adherencia de trombos parietales al endocardio lesionado y ligeramente engrosado. El miocardio ya no está inflamado, pero muestra signos de hipertrofia temprana. En este momento pueden producirse embolias.
3. La fase fibrótica es la etapa crónica de la enfermedad DME, en la que se produce un visible engrosamiento fibrótico del endocardio, así como fibrosis significativa. Esto disminuye la distensibilidad y altera la función diastólica. También puede desarrollarse fibrosis e insuficiencia de las válvulas mitral y tricúspide y el aparato subvalvular, lo que compromete aún más la función ventricular y agranda las aurículas.

ANATOMOPATOLOGÍA: a grandes rasgos, puede observarse una capa blanco-grisácea de endocardio engrosado que se extiende desde el ápice hasta el ventrículo izquierdo siguiendo el músculo papilar posterior hasta la valva posterior de la válvula mitral y por un trayecto a corta distancia del lugar de salida del flujo sanguíneo en el corazón izquierdo. En el corte, se puede observar que la fibrosis endocárdica se encuentra diseminada hasta la porción interna de entre una tercera parte y hasta la mitad de la pared ventricular. Pueden estar presentes trombos de la pared en diferentes etapas de organización. Cuando está afectado el ventrículo derecho, toda la cavidad puede mostrar engrosamiento endocárdico, que puede penetrar a tanta profundidad que llega hasta el pericardio. En la observación microscópica, el endocardio fibrótico contiene unas cuantas fibras elásticas. Las miofibrillas atrapadas dentro del tejido de colágeno muestran cambios degenerativos inespecíficos.

En la cardiomiopatía no compactada del ventrículo izquierdo las trabéculas son prominentes en el ápice del ventrículo

En la CMNCVI, el endocardio muestra trabeculaciones gruesas y recesos intratrabeculares profundos, especialmente en el ápice, que invaden lo que normalmente constituye la porción compacta de la pared ventricular (fig. 11-47). La CMNCVI se produce durante la evolución de algunas cardiopatías congénitas, como defectos septales, estenosis pulmonar y síndrome del corazón izquierdo hipoplásico. También se produce como una enfermedad aislada que a menudo se considera una cardiomiopatía. Puede ir acompañada de hipertrofia o dilatación ventricular y características clínicas de insuficiencia cardíaca, taquiarritmias ventriculares y bloqueo cardíaco completo. La ecocardiografía en personas por lo demás asintomáticas ayuda a poder identificar la CMNCVI, lo que sugiere que puede ser más habitual de lo que se sospechaba en un principio, así como plantea interrogantes sobre la relación entre las anomalías estructurales y funcionales en la CMNCVI.

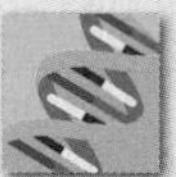

PATOGENIA MOLECULAR: mutaciones conocidas causan CMNCVI en el 30 % al 50 % de los pacientes sintomáticos (tabla 11-8). Algunos hombres con CMNCVI aislada muestran un patrón hereditario ligado al cromosoma X de mutaciones en *TAZ*, que codifica la tafazzina, una fosfolipidotransfusora que se expresa en gran medida el músculo cardíaco y el esquelético y que participa en el metabolismo de la cardiolipina. Otras mutaciones autosómicas dominantes implican a muchos de los mismos genes de proteínas sarcoméricas que están relacionados con la CMH (tabla 11-8). Se desconoce cómo las mutaciones en estos genes causan fenotipos clinicopatológicos tan diversos.

Las enfermedades por almacenamiento pueden simular a las cardiomiopatías primarias

Las mutaciones en genes que regulan el metabolismo cardíaco y la eliminación de subproductos celulares pueden causar una hipertrofia ventricular izquierda que simula diversas cardiomiopatías primarias (tabla 11-8). Por ejemplo, las mutaciones en *LAMP2* (proteína de membrana asociada a lisosomas 2) pueden causar un fenotipo de CMD o CMH. Las enfermedades causadas por mutaciones en *GLA* (galactosidasa) y *PRKAG2* (proteína cinasa activada por AMP) pueden parecerse a la CMH. La presencia de vacuolas en los cardiomiocitos con contenido de lípidos (mutaciones en *GLA*), restos lisosómicos (mutaciones en *LAMP2*) o glucógeno (mutaciones en *PRKAG2*) ayuda a distinguir estas enfermedades de las cardiomiopatías primarias verdaderas. Las enfermedades lisosómicas clásicas (*v.* cap. 6) también pueden simular las cardiomiopatías primarias. En este apartado solo se revisarán las manifestaciones cardíacas.

ENFERMEDADES POR ALMACENAMIENTO DE GLUCÓGENO: de las diversas formas de enfermedad por almacenamiento de glucógeno, los tipos II (enfermedad de Pompe), III (enfermedad de Cori) y IV (enfermedad de Andersen) afectan el corazón. La enfermedad de Pompe es la más común y grave. En lactantes con esta enfermedad, el corazón presenta un importante agrandamiento (hasta siete veces su tamaño normal), y un 20 % de los pacientes presentan fibroelastosis endocárdica. Los miocitos se encuentran vacuolados debido a la presencia de grandes cantidades de glucógeno

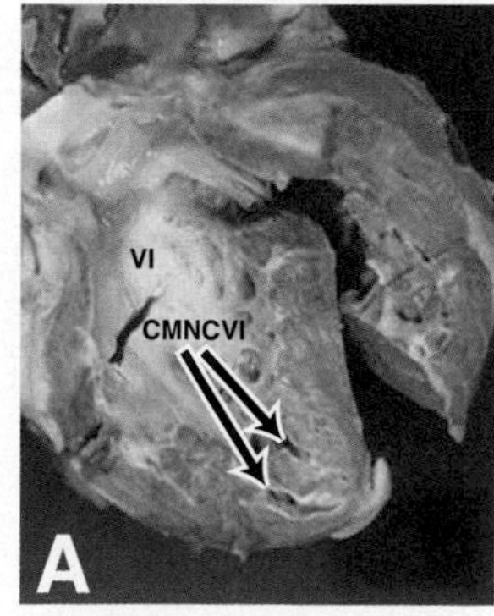

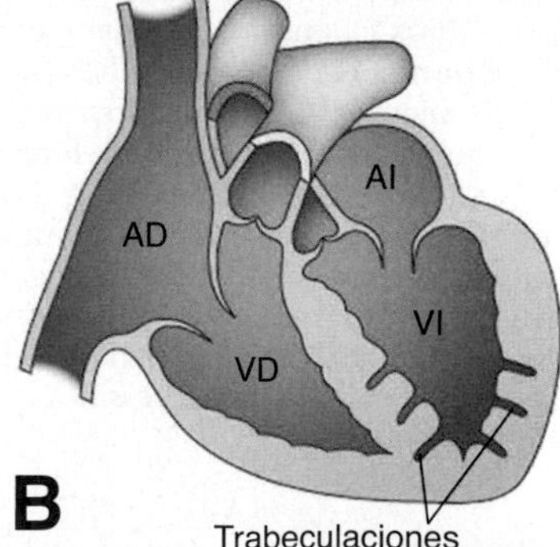

FIGURA 11-47. Cardiomiopatía no compactada del ventrículo izquierdo (CMNCVI). A. Aspecto macroscópico de un corazón con CMNCVI con trabéculas acentuadas y surcos intertrabeculares profundos en el ápice del ventrículo izquierdo (VI). **B.** Diagrama que muestra la distribución habitual de la Cardiomiopatía no compactada. *AD*, aurícula derecha; *AI*, aurícula izquierda; *VD*, ventrículo derecho. (Reimpreso con permiso de Towbin JA, Bowles NE. The failing heart. *Nature*. 2002;415:227–233; fig 4. Copyright © 2002 Springer Nature).

acumulado. Los pacientes muestran una cardiomiopatía con un patrón restrictivo y por lo general mueren por insuficiencia cardíaca.

MUCOPOLISACARIDOSIS: diversas mucopolisacaridosis afectan el corazón. La cardiopatía es consecuencia de la acumulación lisosómica de mucopolisacáridos (glicosaminoglucanos). En general, se desarrolla una seudohipertrofia de los ventrículos y la contractilidad disminuye gradualmente. Las arterias coronarias pueden presentar estrechamiento por el engrosamiento de la íntima y la capa media. En los **síndromes de Hurler y Hunter**, el infarto de miocardio es frecuente. Las valvas de las válvulas pueden estar engrosadas, lo que provoca una disfunción valvular progresiva, que se manifiesta por estenosis aórtica (**síndrome de Scheie**) o insuficiencia mitral (**síndromes de Hurler y Morquio**). Puede presentarse corazón pulmonar como resultado de la hipertensión pulmonar debida a estrechamiento de las vías respiratorias.

ESFINGOLIPIDOSIS: en la **enfermedad de Fabry**, la acumulación de glucoesfingolípidos en el corazón puede causar cambios funcionales y anatomopatológicos similares a los descritos en las mucopolisacaridosis. La enfermedad de Fabry se caracteriza por cambios macroscópicos y microscópicos que se parecen a la CMH. Sin embargo, el aspecto vacuolado característico de los miocitos cardíacos es una clave importante para sospechar una enfermedad por almacenamiento. La **enfermedad de Gaucher** rara vez afecta el corazón, pero puede presentar una infiltración intersticial del ventrículo izquierdo por macrófagos repletos de cerebrósidos, lo que limita la distensibilidad del ventrículo izquierdo y del gasto cardíaco.

HEMOCROMATOSIS: esta enfermedad multiorgánica se relaciona con un depósito excesivo de hierro en muchos tejidos (*v.* cap. 14). La magnitud de los depósitos de hierro en el corazón varía y tiene baja correlación con la cantidad presente en otros órganos. La afectación cardíaca tiene características de CMD y CMR, con alteración de la función sistólica y diastólica. La insuficiencia cardíaca se presenta hasta en una tercera parte de los pacientes.

Los corazones se aprecian dilatados, con las paredes ventriculares engrosadas. El color café observado en el examen macroscópico del miocardio se correlaciona con los depósitos de hierro en los cardiomiocitos. En todos los casos se desarrolla fibrosis intersticial, pero su magnitud no tiene una buena correlación con los niveles de acumulación de hierro. La gravedad de la disfunción miocárdica parece reflejar la magnitud del depósito de hierro.

MUERTE SÚBITA CARDÍACA

Más de 300 000 personas en Estados Unidos mueren repentinamente cada año. La mayoría de estas muertes se deben a taquiarritmias ventriculares mortales espontáneas (taquicardia y fibrilación ventriculares) en pacientes con algún tipo de cardiopatía.

Muchas muertes súbitas se presentan fuera del hospital en individuos aparentemente sanos que presentan arteriopatía coronaria en la autopsia, pero que pueden haber mostrado poca evidencia clínica de esta durante la vida.

Las causas más habituales de muerte súbita cardíaca difieren en individuos jóvenes y de mayor edad. Esto se ha estudiado mejor en deportistas de competición (fig. 11-48). En los sujetos menores de 35 años, la CMH, la hipertrofia ventricular izquierda idiopática (quizá como resultado de formas genéticas de enfermedad del músculo cardíaco, al menos algunos) y malformaciones coronarias congénitas son responsables de más del 75 % de muerte súbita. En Italia y otros países mediterráneos, la CMA es una de las principales causas de muerte súbita en personas jóvenes. ***Sin embargo, en los países desarrollados, la arteriopatía coronaria es responsable de la mayoría de las muertes súbitas en adultos de mediana edad y adultos mayores.***

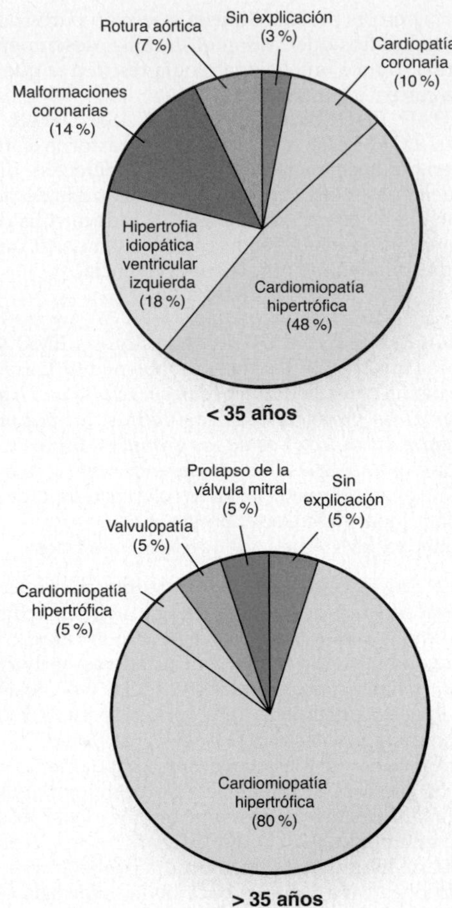

FIGURA 11-48. Distintas causas de muerte súbita cardíaca en deportistas jóvenes y de mayor edad.

ANATOMOPATOLOGÍA: el ECG de superficie en algunas ocasiones puede indicar una estructura anatomopatológica específica que puede estar implicada en la causa de la muerte súbita; es el caso de una conexión auriculoventricular accesoria en el síndrome de Wolff-Parkinson-White o una lesión que afecte a algún componente menor del sistema de conducción ventricular que produce un bloqueo de rama de nueva aparición. ***Sin embargo, las arritmias mortales suelen surgir de complejos cambios funcionales y estructurales en el miocardio ventricular en funcionamiento que conducen a latidos ectópicos (actividad desencadenada) y/o conducción anómala (reentrada).*** Desde el punto de vista macroscópico, los corazones de las víctimas de muerte súbita suelen mostrar alteraciones miocárdicas que crean «el sustrato anatómico de arritmias». Estas alteraciones pueden ser localizadas (p. ej., infartos de miocardio resueltos o aneurismas del ventrículo izquierdo) o difusas (p. ej., grados variables de hipertrofia de cardiomiocitos y fibrosis intersticial). El desarrollo espontáneo de una arritmia cardíaca mortal puede considerarse un suceso aleatorio que surge de complejas interacciones entre un sustrato anatómico relativamente fijo y factores desencadenantes agudos y transitorios como isquemia aguda, la activación neurohormonal, cambios en los electrólitos u otras tensiones. Muchos pacientes tienen potencial para padecer arritmia. En la mayoría de los casos, pueden ser necesarios, pero no son suficientes, para la arritmogenia. La arritmia es más probable cuando hay cambios electrofisiológicos agudos (factores desencadenantes) superpuestos a un sustrato previamente existente de miocardio con remodelación que posee anomalías de conducción anómalas. De hecho, la mayoría de las veces la muerte súbita incluye una isquemia aguda (suceso desencadenante transitorio) en una región del corazón que contiene un infarto antiguo (sustrato anatómico común).

La muerte súbita de origen cardíaco se presenta en pacientes con corazón estructuralmente normal, pero esta situación es rara

Algunos (quizá muchos) de estos pacientes padecen «canalopatías», enfermedades genéticas en las que hay mutaciones en los genes que codifican proteínas que constituyen los canales de Na^+, K^+ y Ca^{2+}

o de proteínas importantes en su tráfico y recambio intracelular, responsables de algunos síndromes de muerte súbita (*v.* cap. 1). Estos síndromes son poco frecuentes, pero han aportado valiosos conocimientos sobre los mecanismos moleculares de las arritmias mortales.

PATOGENIA MOLECULAR: ***SÍNDROME DEL QT LARGO***: esta enfermedad hereditaria se define por alargamiento del intervalo QT y alteraciones de la onda T en el ECG de superficie, así como por antecedentes de síncope, arritmias ventriculares o muerte súbita e inesperada. Se han descrito más de 15 tipos diferentes de síndrome de QT largo congénito, basados en el gen específico cuyas mutaciones se han relacionado con el fenotipo de QT largo. La mayoría se debe a mutaciones de pérdida de función en los genes que codifican las proteínas que forman los canales de K^+. La pérdida de función alarga la repolarización del potencial de acción cardíaca (con lo que aumenta el intervalo QT en el ECG) y favorece las arritmias al aumentar el umbral posterior a la despolarización. El síndrome de QT largo también puede deberse a mutaciones de ganancia de función en *SCN5A*, el gen de la subunidad α del canal cardíaco de Na^+, o *CACNA1C*, que codifica la proteína formadora de poros del canal cardíaco de Ca^{2+} tipo L. Estas mutaciones alargan los intervalos QT al permitir la salida de corriente de despolarización durante la repolarización. Las mutaciones en la anquirina B y la caveolina 3, que median el tráfico o el andamiaje de las proteínas de los canales iónicos, también causan síndrome del QT largo. Las arritmias que se producen en el síndrome de QT largo se producen porque los canales iónicos mutados suelen distribuirse en el corazón de una forma espacialmente heterogénea. El defecto funcional causado por la mutación forma gradientes iónicos que promueven la formación de un impulso eléctrico anómalo (despolarizaciones tardías) y la conducción anómala de los impulsos, condiciones que favorecen el desarrollo de taquicardias ventriculares. El alargamiento de QT también se produce en la insuficiencia cardíaca y probablemente contribuye a aumentar el riesgo de arritmia y muerte súbita. Surge como resultado de una «remodelación electrofisiológica» adquirida, más que genética, que acompaña a los cambios en las vías de señalización y los patrones de expresión de las proteínas en los corazones con insuficiencia. Muchos de los fármacos que se prescriben habitualmente, como los antibióticos, los antihistamínicos y varios fármacos psicotropos, tienen el efecto no deseado de alargar el intervalo QT. Este alargamiento inducido por fármacos aumenta el riesgo de arritmia grave, especialmente en personas con predisposición genética y/o afecciones adquiridas que también prolongan la repolarización. La Food and Drug Administration (FDA) de Estados Unidos requiere que todos los nuevos fármacos no antiarrítmicos se sometan a un ensayo electrocardiográfico clínico para evaluar los efectos sobre la repolarización cardíaca.

SÍNDROME DE BRUGADA: se trata de una enfermedad autosómica dominante con elevación característica del segmento ST en las derivaciones precordiales derechas, bloqueo de rama derecha y susceptibilidad a arritmias potencialmente mortales. Aproximadamente en el 25% de los casos se identifican mutaciones por pérdida de función en *SCN5A*. Muchos corazones con síndrome de Brugada son normales desde el punto de vista estructural, pero algunos pueden presentar cantidades variables de fibrosis. También puede haber un solapamiento fenotípico entre el síndrome de Brugada y la CMA.

TAQUICARDIA VENTRICULAR POLIMÓRFICA CATECOLAMINÉRGICA: en esta afección, se producen arritmias y muerte súbita en respuesta a la elevación de catecolaminas que acompaña al ejercicio o al estrés emocional. Se relaciona con mutaciones en los genes que codifican las proteínas involucradas en la regulación de la homeostasis intracelular de Ca^{2+} y el acoplamiento de las funciones de excitación-contracción, como RyR2 y la calsequestrina. Estas mutaciones promueven la salida de Ca^{2+} del RS, lo que da como resultado arritmias desencadenadas por posdespolarizaciones.

TUMORES CARDÍACOS

Los tumores cardíacos son poco frecuentes, pero pueden causar graves problemas cuando se presentan. Los tumores metastásicos al corazón son 100 veces más frecuentes que los primarios, y aproximadamente el 90% de los tumores cardíacos primarios son benignos. La mayoría son mixomas.

Los mixomas son los tumores cardíacos primarios más habituales

Estos tumores benignos representan entre el 50% y el 80% de los tumores cardíacos primarios.

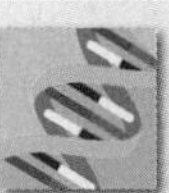

PATOGENIA MOLECULAR: la mayoría de los mixomas cardíacos son esporádicos, pero entre el 5% y el 10% son parte de un síndrome familiar autosómico dominante, el complejo de Carney, que también incluye tumores mixomatosos de otros tejidos, hiperpigmentación cutánea y aumento de la actividad endocrina. Se ha relacionado con mutaciones germinales inactivadoras en *PRKAR1A*, que codifica la subunidad reguladora α de la proteína cinasa dependiente de AMPc tipo 1. Este gen supresor tumoral controla la proliferación celular. Se desconoce cuál es la célula de origen, pero la mayoría de las autoridades coinciden en que los mixomas cardíacos surgen de células madre mesenquimatosas multipotentes en la fosa oval y en otras partes del endocardio. Estas células y muchos de los tumores a los que dan lugar expresan marcadores característicos tanto de los cardiomiocitos primitivos como de los precursores de las células endoteliales. También producen actina α de músculo liso, que es expresada por los cardiomiocitos en las primeras etapas del desarrollo.

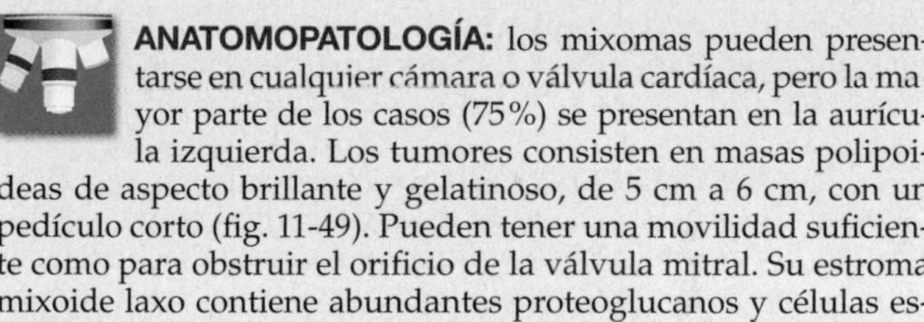

ANATOMOPATOLOGÍA: los mixomas pueden presentarse en cualquier cámara o válvula cardíaca, pero la mayor parte de los casos (75%) se presentan en la aurícula izquierda. Los tumores consisten en masas polipoideas de aspecto brillante y gelatinoso, de 5 cm a 6 cm, con un pedículo corto (fig. 11-49). Pueden tener una movilidad suficiente como para obstruir el orificio de la válvula mitral. Su estroma mixoide laxo contiene abundantes proteoglucanos y células estrelladas poligonales, tanto aisladas como en pequeños cúmulos.

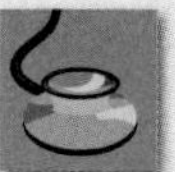

CARACTERÍSTICAS CLÍNICAS: más de la mitad de los pacientes con mixomas de la aurícula izquierda presentan evidencias clínicas de disfunción de la válvula mitral. Aunque el tumor no produce metástasis en el sentido habitual, con frecuencia produce émbolos. Algunos pacientes con mixomas del ventrículo izquierdo fallecen por accidentes cerebrovasculares a causa de tromboembolia cerebral. La extirpación quirúrgica del tumor suele ser curativa.

El rabdomioma es el tumor cardíaco primario más habitual en la infancia

Este tumor forma masas nodulares en el miocardio. Puede presentarse como hamartoma (*v.* más adelante) más que como una neoplasia verdadera, aunque esto está todavía en discusión. Casi todos son múltiples y afectan ambos ventrículos y, en una tercera parte de los casos, también las aurículas. En la mitad de los pacientes, el tumor se proyecta hacia la cámara del corazón y obstruye la luz o los orificios valvulares.

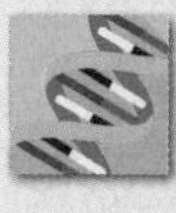

PATOGENIA MOLECULAR: los rabdomiomas se producen en una tercera parte de los pacientes con esclerosis tuberosa, cuya forma familiar se debe a mutaciones en *TSC1* y *TSC2*, que codifican la hamartina y la tube-

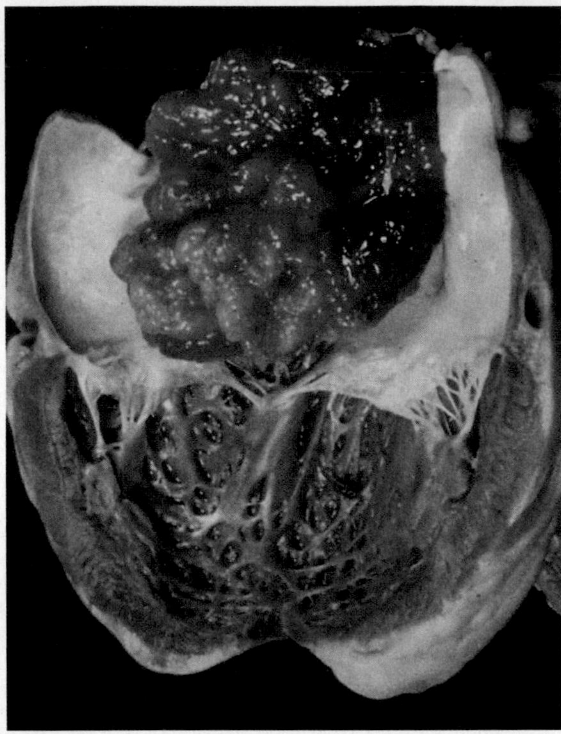

FIGURA 11-49. Mixoma cardíaco. En la aurícula izquierda se observa un tumor polipoide de gran tamaño que protruye hacia el orificio de la válvula mitral.

rina, respectivamente. Ambos genes funcionan como supresores tumorales (*v.* cap. 5) y regulan el crecimiento embrionario y neonatal, así como la diferenciación de los miocitos cardíacos.

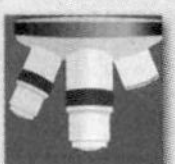

ANATOMOPATOLOGÍA: los rabdomiomas cardíacos son masas pálidas de 1 mm a varios centímetros de diámetro. Las células tumorales muestran un pequeño núcleo central y abundante citoplasma claro rico en glucógeno, en el cual los procesos fibrilares que contienen sarcómeras irradian hasta los bordes de las células («células araña»). Aproximadamente entre una tercera parte y la mitad de estos tumores se presentan junto con esclerosis tuberosa. Algunos rabdomiomas cardíacos han podido ser extirpados con éxito.

El fibroelastoma papilar afecta las válvulas cardíacas

En las válvulas cardíacas pueden crecer estructuras de 3-4 cm de diámetro de aspecto frondoso a partir de los músculos papilares. No son neoplasias verdaderas, sino **hamartomas**. Estas estructuras frondosas tienen un núcleo central denso formado por colágeno y fibras elásticas rodeadas por tejido conjuntivo laxo. Están cubiertas por la continuación de las células endoteliales valvulares en las cuales se origina este tumor. En la mayoría de los casos, los fibroelastomas papilares no producen ningún problema clínico, pero pueden fragmentarse y dirigirse como émbolos hacia otros órganos u obstruir el orificio arterial coronario y producir isquemia del miocardio.

Otros tumores cardíacos son raros

Otros tumores primarios del corazón incluyen los angiomas, fibromas, linfangiomas, neurofibromas y sus equivalentes sarcomatosos. Se ha observado hipertrofia lipomatosa del tabique interauricular y lipomas encapsulados.

Los **tumores metastásicos** en el corazón se observan con mayor frecuencia en pacientes con las formas más prevalentes de carcinomas, es decir, pulmonar, mamario y digestivo. Sin embargo, solo una minoría de pacientes con estos tumores desarrollan metástasis al corazón. Los linfomas y la leucemia también pueden afectar el corazón. El tumor con mayor probabilidad de hacer metástasis al corazón es el melanoma maligno (fig. 11-50). El cáncer metastásico que afecta el miocardio puede dar lugar a manifestaciones clínicas de CMR, especialmente si los tumores cardíacos se relacionan con importante fibrosis. En ocasiones, los tumores metastásicos pueden alterar los componentes del sistema de conducción auriculoventricular, causando patrones de bloqueo cardíaco o bloqueo de rama en el electrocardiograma de superficie.

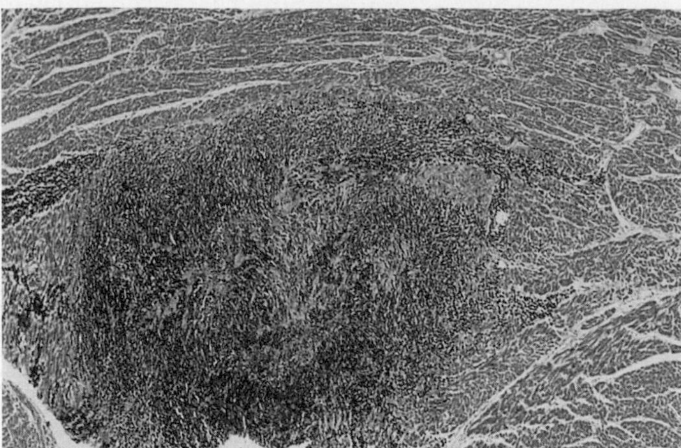

FIGURA 11-50. Melanoma maligno metastásico del corazón. El miocardio presenta metástasis tumoral altamente pigmentada.

ENFERMEDADES DEL PERICARDIO

El derrame pericárdico puede provocar taponamiento cardíaco

El derrame pericárdico es la acumulación de líquido en exceso dentro de la cavidad pericárdica, que puede ser trasudado o exudado. El saco pericárdico contiene, en condiciones normales, no más de 50 mL de líquido lubricante. Si el pericardio sufre una distensión lenta, puede albergar hasta 2 L de líquido sin consecuencias hemodinámicas de importancia. Sin embargo, cuando se acumula rápidamente una cantidad mínima de 150 mL a 200 mL de líquido pericárdico o sangre, la presión intrapericárdica aumenta de manera importante y limita el llenado diastólico, en especial del ventrículo y aurícula derechos.

- El **derrame pericárdico seroso** es con frecuencia una complicación del aumento en el volumen de líquido extracelular, como ocurre en la insuficiencia cardíaca congestiva o el síndrome nefrótico. El líquido tiene escaso contenido de proteínas y pocos elementos celulares.
- El **derrame quiloso** (líquido que contiene quilomicrones) es resultado de la comunicación entre el conducto torácico y el espacio pericárdico debido a obstrucción linfática por un tumor o infección.
- El **derrame pericárdico serosanguíneo** puede desarrollarse después de traumatismo torácico, bien por un accidente o bien causado por una maniobra de reanimación cardiopulmonar.
- El **hemopericardio** es la presencia de sangre directamente en la cavidad pericárdica (fig. 11-51). La causa más común es la rotura de la pared libre del ventrículo después de infarto de miocardio. Otras causas menos frecuentes son traumatismo penetrante del corazón, rotura de aneurisma disecante de la aorta, infiltración de un vaso por un tumor o diátesis hemorrágica.

El* taponamiento cardíaco *es el síndrome producido por acumulación rápida de líquido pericárdico, que limita el llenado del corazón. Las consecuencias hemodinámicas van desde síntomas mínimos hasta una crisis cardiovascular súbita y la muerte. Conforme la presión pericárdica aumenta, alcanza y supera la presión venosa central, limitando el retorno al corazón. El gasto cardíaco y la presión arterial disminuyen y tiene lugar **pulso paradójico** (una

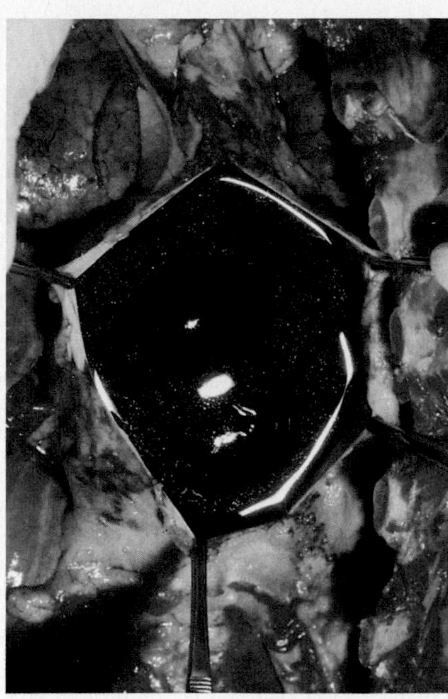

FIGURA 11-51. **Hemopericardio.** El pericardio parietal ha sido abierto para mostrar la cavidad pericárdica distendida con presencia de sangre fresca. El paciente presentó una rotura de un infarto de miocardio.

disminución anómala de la presión sistólica durante la inspiración) en casi todos los pacientes. El taponamiento cardíaco agudo es casi siempre mortal, a menos que se logre disminuir la presión extrayendo el líquido pericárdico, ya sea mediante pericardiocentesis o con algún procedimiento quirúrgico.

La pericarditis aguda puede aparecer después de una infección viral

La pericarditis es la inflamación del pericardio visceral o parietal.

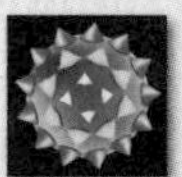

FACTORES ETIOLÓGICOS: las causas de la pericarditis son similares a las de la miocarditis (tabla 11-7). Puede ser una complicación del infarto de miocardio o de la fiebre reumática (*v.* anteriormente), pero la mayoría de los casos de pericarditis son idiopáticos y suelen atribuirse a infecciones virales no diagnosticadas. La pericarditis bacteriana es inusual en la era de los antibióticos.

Los tumores metastásicos que afectan el pericardio pueden inducir reacciones exudativas e inflamatorias serofibrinosas o hemorrágicas. Los cánceres de mama y de pulmón afectan con mayor frecuencia el pericardio y provocan derrames pericárdicos malignos.

ANATOMOPATOLOGÍA: la pericarditis aguda puede ser **fibrinosa, purulenta** o **hemorrágica**, en función de las características macroscópicas y microscópicas de la superficie pericárdica y el líquido. La forma más común es la pericarditis fibrinosa: la superficie de pericardio presenta su aspecto liso normal y brillante que es reemplazado por un exudado espeso, granular y rico en fibrina (fig. 11-52). La textura rugosa de la superficie pericárdica inflamada produce el frotamiento característico en la auscultación. El líquido del derrame en la pericarditis fibrinosa suele ser rico en proteínas, y el pericardio contiene principalmente células inflamatorias mononucleares. La pericarditis se debe con mayor frecuencia a una infección viral y a un infarto de miocardio. La uremia puede causar pericarditis fibrinosa (fig. 11-53), aunque el uso cada vez mayor de la diálisis renal hace que la pericarditis urémica sea rara en la actualidad en Estados Unidos.

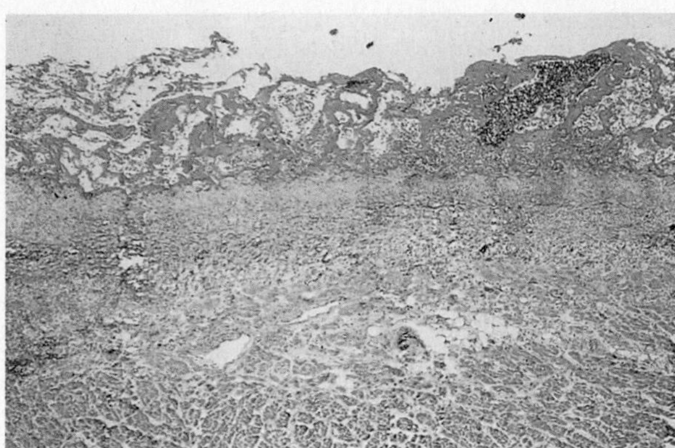

FIGURA 11-52. **Exudado pericárdico fibrinoso.** La superficie epicárdica se observa edematosa, inflamada y cubierta con filamentos de fibrina.

La infección bacteriana puede causar pericarditis purulenta, en la cual el exudado pericárdico tiene el aspecto de pus y contiene muchos neutrófilos. La hemorragia en el espacio pericárdico causada por procesos infecciosos o neoplásicos agresivos o por defectos de coagulación conduce a pericarditis hemorrágica.

CARACTERÍSTICAS CLÍNICAS: la manifestación inicial de la pericarditis aguda es dolor torácico subesternal repentino e intenso, a veces referido a la espalda, el hombro o el cuello. A diferencia del dolor de la angina de pecho o del infarto de miocardio, el dolor de la pericarditis no se irradia al brazo izquierdo. Es característica la presencia de un frotamiento pericárdico en la auscultación. Los cambios electrocardiográficos reflejan anomalías en la repolarización del miocardio. La pericarditis idiopática o viral es autolimitada, pero en raras ocasiones puede derivar en una pericarditis constrictiva. Los corticoesteroides son el tratamiento de elección. El tratamiento para otras formas específicas de pericarditis aguda varía según la causa.

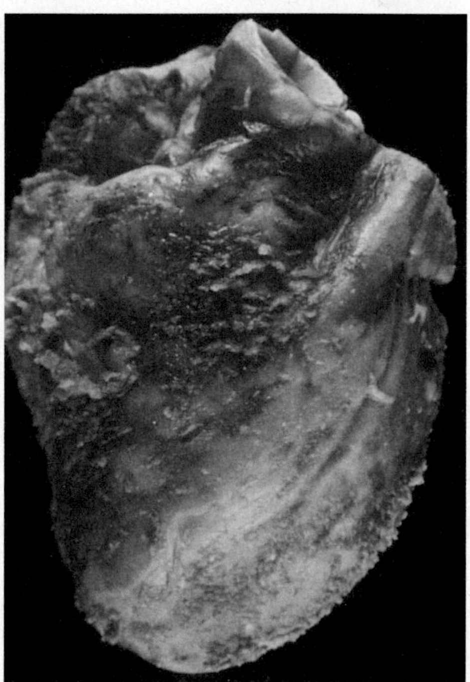

FIGURA 11-53. **Pericarditis fibrinosa.** Corazón de un paciente que murió por uremia en el que se observa exudado fibrinoso, de aspecto rugoso recubriendo la cara visceral del pericardio.

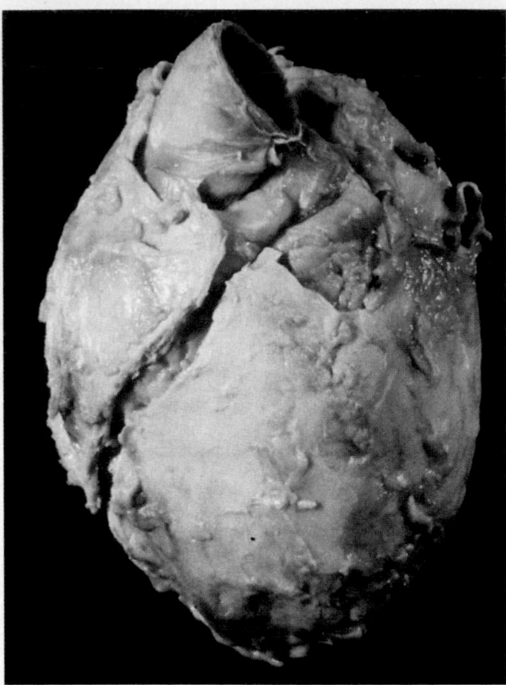

FIGURA 11-54. Pericarditis constrictiva. El espacio pericárdico se encuentra obstruido y el corazón está rodeado por el pericardio fibrótico y engrosado.

La pericarditis constrictiva puede simular una insuficiencia cardíaca derecha

La pericarditis constrictiva es una enfermedad fibrótica crónica del pericardio que comprime el corazón y restringe el flujo sanguíneo de entrada.

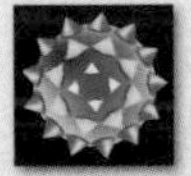
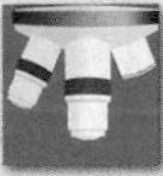

FACTORES ETIOLÓGICOS, ANATOMOPATOLOGÍA: la pericarditis constrictiva no es una condición inflamatoria activa. Más bien es resultado de una cicatrización excesiva tras una lesión pericárdica aguda. El espacio pericárdico es obliterado y las capas visceral y parietal se fusionan en una masa densa y rígida de tejido fibroso. El pericardio cicatrizado puede alcanzar tal grosor (hasta 3 cm) que estreche el orificio de la vena cava (fig. 11-54). La capa fibrosa puede contener calcio. Esta afección es poco frecuente hoy en día, y en los países desarrollados es casi siempre idiopática. La radioterapia previa en el mediastino y la cirugía cardíaca son responsables de más de una tercera parte de los casos. En otros, es consecuencia de una infección purulenta o tuberculosa. En la actualidad, la tuberculosis es responsable de menos del 15% de los casos de pericarditis constrictiva en los países industrializados, pero sigue siendo la principal causa en otros lugares.

CARACTERÍSTICAS CLÍNICAS: los pacientes con pericarditis constrictiva tienen un corazón de tamaño pequeño, silencioso, en el que el flujo venoso está limitado, debido a que la rigidez del pericardio determina el volumen diastólico del corazón. Estos pacientes tienen una presión venosa elevada, bajo gasto cardíaco, presión de pulso reducida y retención de líquido con ascitis y edema periférico. El tratamiento de elección es la pericardiectomía total.

La **pericarditis adhesiva** es una forma mucho más leve de curación de un pericardio inflamado. Se observa por lo general como un hallazgo incidental en la autopsia y es el resultado final de muchos tipos de pericarditis antigua que solo ha dejado adherencias fibrosas entre las caras visceral y parietal del pericardio.

PATOLOGÍA RELACIONADA CON INTERVENCIONES TERAPÉUTICAS

Los procedimientos percutáneos coronarios son utilizados para el tratamiento de la enfermedad coronaria ateroesclerótica

La ICP se utiliza para dilatar mecánicamente una arteria estenótica por ateroesclerosis y mantener permeable su luz. Se coloca un catéter con un globo desinflado cubierto por una malla metálica cilíndrica colapsada **(endoprótesis o férula)** en el segmento estenótico. La insuflación del globo fractura la placa y estira la pared del vaso. Mientras la endoprótesis se encuentra en su sitio, mantiene la pared fragmentada abierta, lo que garantiza la permeabilidad del vaso. Las complicaciones agudas de la ICP, como la disección de la arteria coronaria, la obstrucción trombótica aguda y la perforación, son raras.

La mayoría de los pacientes reciben endoprótesis liberadoras de fármacos, que liberan lentamente fármacos antiproliferativos como everólimus o paclitaxel. Su uso ha reducido drásticamente la incidencia de reestenosis. Se están estudiando endoprótesis con andamiajes bioabsorbibles, pero no se ha constatado que sean mejores que las endoprótesis liberadoras de fármacos de segunda generación.

La derivación coronaria mediante injerto permite esquivar segmentos obstruidos

La colocación de un injerto para derivación coronaria, utilizando la vena safena o la arteria mamaria interna izquierda para derivar el flujo sanguíneo más allá del lugar de obstrucción, es un tratamiento común para la estenosis coronaria proximal. La mortalidad durante el procedimiento es baja y la mayoría de los pacientes experimentan un alivio sintomático temprano, pero varias complicaciones limitan la mejora a largo plazo de la perfusión miocárdica: *(1)* trombosis precoz, *(2)* hiperplasia de la íntima y *(3)* ateroesclerosis de los injertos venosos.

La ateroesclerosis progresiva de las arterias coronarias nativas no se ve influida por el procedimiento de injerto. No obstante, en los pacientes con enfermedad de la arteria coronaria principal izquierda grave o coronariopatía epicárdica difusa, el proceso de derivación coronaria sigue considerándose el «patrón de referencia» y es preferible a la ICP en cuanto a resultados a largo plazo.

El injerto con arteria mamaria interna presenta menos cambios patológicos y tiene mayor duración que el injerto venoso. Los segmentos extirpados de la vena safena utilizados para el injerto están sujetos a manipulación quirúrgica inevitable y un intervalo de isquemia durante su extracción, que da como resultado lesión de células endoteliales. Las venas injertadas también están expuestas a la presión arterial, que es mucho mayor que la de su zona original. Por último, la vena se expande por las altas presiones sanguíneas arteriales, hasta hacerse mucho más grande que la arteria coronaria distal en la anastomosis del injerto. Este desajuste favorece la estasis sanguínea.

En el postoperatorio inmediato, estos factores aumentan las probabilidades de trombosis y quizá tengan un papel en el desarrollo final de **hiperplasia de la íntima**. La hiperplasia de la íntima se caracteriza por proliferación concéntrica de las células del músculo liso y fibroblastos, además de depósitos de colágeno en la capa íntima de la vena. Al cabo de varios años, los lípidos se acumulan. Las placas ateroescleróticas que se forman en la íntima engrosada de los injertos venosos representan la causa más frecuente de fallo del injerto venoso en pacientes que han tenido buen funcionamiento después de varios años de la cirugía. Más del 50% de los injertos de vena safena se ocluyen total o parcialmente en un plazo de 10 a 15 años.

Debido a que las arterias dan mejores resultados que las venas como conductos de derivación aortocoronarios, algunos cirujanos han desarrollado técnicas de derivación arterial total utilizando la arteria mamaria, la interna y la radial y ciertos segmentos de arterias abdominales que pueden ser obtenidos sin causar demasiado daño en el órgano terminal.

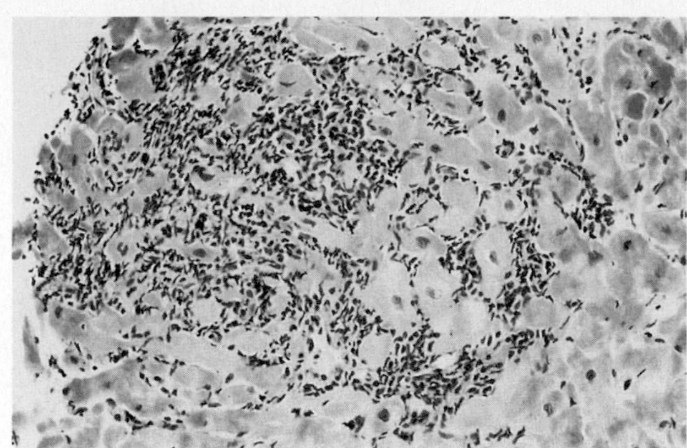

FIGURA 11-55. Rechazo de trasplante cardíaco. Biopsia endomiocárdica en la que se observan linfocitos rodeando miocitos individuales y expansión del intersticio.

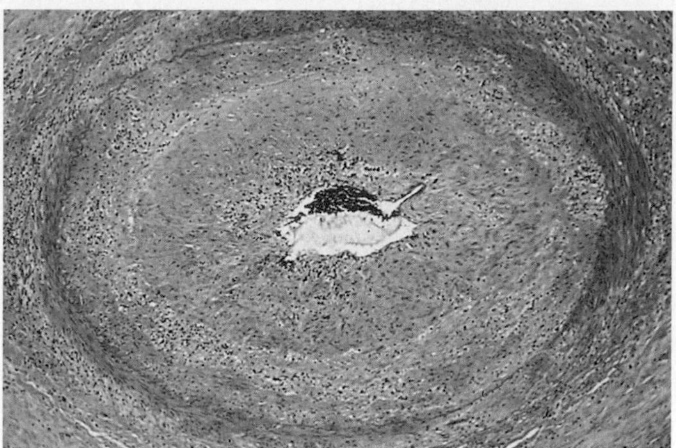

FIGURA 11-56. Rechazo crónico de trasplante cardíaco. Una rama intramiocárdica de la arteria coronaria en la que se observa una importante proliferación de la íntima e inflamación con estrechamiento concéntrico de la luz.

Las válvulas bioprotésicas y mecánicas se utilizan para reemplazar las válvulas cardíacas dañadas

Muchos pacientes con insuficiencia mitral se someten a procedimientos de reparación valvular que disminuyen el volumen de reflujo mediante la reducción de la redundancia de las válvulas, el acortamiento de las cuerdas extendidas y el ajuste de la circunferencia del anillo. Sin embargo, los pacientes con disfunción valvular grave requieren el reemplazo con una válvula protésica para lograr una mejora de los síntomas a largo plazo. La mortalidad durante el procedimiento es baja, especialmente en los pacientes con una buena función miocárdica preoperatoria. La mitad de los pacientes con válvulas protésicas están libres de complicaciones después de 10 años. Los avances recientes han convertido la TAVI en una opción viable para los pacientes de edad avanzada con valvulopatía aórtica grave que no son buenos candidatos para el reemplazo valvular a tórax abierto. Las prótesis valvulares mitrales implantadas por catéter también se encuentran en fase de uso clínico.

VÁLVULAS BIOPROTÉSICAS: las válvulas bioprotésicas más utilizadas se fabrican a partir de cúspides valvulares porcinas fijadas con glutaraldehído o de fragmentos de pericardio bovino unidos a una estructura o endoprótesis recubierta de tejido que sirve de anillo de costura. Las válvulas bioprotésicas sin endoprótesis ofrecen mayores áreas de orificio valvular. Todas las válvulas aórticas y mitrales transcatéter están fabricadas con tejidos porcinos o bovinos trilobulados sobre una estructura metálica expandible.

Las válvulas bioprotésicas tienen buenas características hemodinámicas, causan poca obstrucción y resisten las complicaciones tromboembólicas. Por desgracia, no son muy duraderas. La razón más habitual por la que fallan es la degeneración del tejido con calcificación y fragmentación de las cúspides de la válvula protésica. Esto afectó prácticamente todas las válvulas aórticas porcinas de la primera generación y provocó el fallo de la válvula en un 20% a 30% en un plazo de 10 años. La calcificación del tejido valvular afecta principalmente las células residuales eliminadas por el tratamiento con glutaraldehído. La prevención o el retraso de dicha calcificación mejoró la longevidad y el rendimiento de la válvula.

VÁLVULAS MECÁNICAS: el modelo de prótesis mecánicas más utilizado es el de disco, de una o dos hojas que no obstruyen el flujo sanguíneo a través de la válvula y tienen una excelente durabilidad. Sin embargo, el riesgo de tromboembolia hace imperativa la administración de tratamiento anticoagulante a largo plazo.

El trasplante de corazón prolonga la vida de los pacientes con cardiopatías en fase terminal, pero está sujeto a procesos de rechazo del huésped

El desarrollo de medicamentos inmunodepresores efectivos y de protocolos de biopsia endomiocárdica ha hecho del trasplante cardíaco un tratamiento efectivo para enfermedades terminales de corazón. El rechazo del aloinjerto (*v.* cap. 4) es, sin embargo, la principal complicación de este procedimiento. El **rechazo hiperagudo** tiene lugar si hay incompatibilidad de grupo sanguíneo o diferencias importantes en la histocompatibilidad. En estos casos, los anticuerpos previamente formados provocan daño vascular inmediato al corazón del donante, con hemorragia difusa, edema, coágulos de plaquetas-fibrina intracapilares, necrosis vascular e infiltración con neutrófilos. Esta complicación es poco frecuente.

El **rechazo agudo humoral** se caracteriza por depósito vascular de anticuerpos y complemento, y edema de células endoteliales. Esta forma inusual de rechazo tiene un peor pronóstico que el rechazo celular agudo.

El **rechazo celular agudo**, la forma más común de rechazo del aloinjerto, suele producirse en los primeros meses después del trasplante. Comienza como una infiltración perivascular focal de linfocitos T no asociada a necrosis aguda de los miocitos. Suele resolverse espontáneamente y, por tanto, no es necesario cambiar el esquema inmunosupresor. En el rechazo celular moderado, los linfocitos T se infiltran en los espacios intersticiales adyacentes, donde los linfocitos rodean cada uno de los miocitos y se expanden en el intersticio (fig. 11-55). En este caso, también hay presencia de necrosis focal aguda de miocitos.

El rechazo celular moderado no produce por lo general alteración funcional detectable y tiende a resolverse al cabo de pocos días o una semana después del tratamiento. Sin embargo, el tratamiento inmunodepresor adicional debe ser instituido debido a que el rechazo celular moderado puede evolucionar a rechazo grave. Este último se caracteriza por daño vascular, necrosis masiva de miocitos, infiltración de neutrófilos, hemorragia intersticial y daño funcional, que es difícil de revertir.

La fase inicial de rechazo celular a aloinjerto es característicamente asintomática. Una vez que aparecen los síntomas, el rechazo está por lo general mucho más avanzado y ha provocado pérdida irrecuperable de los miocitos cardíacos. La técnica de detección más fiable es la biopsia endomiocárdica de la parte derecha del tabique interventricular, realizada mediante cateterismo cardíaco.

El **rechazo vascular crónico**, también denominado **coronariopatía acelerada**, es la causa más común de muerte en pacientes con trasplante cardíaco a partir del primer año de haberse realizado el trasplante. Afecta las arterias coronarias epicárdicas proximal y distal, las ramas penetrantes de la arteria coronaria y las arteriolas.

La coronariopatía acelerada se caracteriza por una proliferación concéntrica de la íntima (fig. 11-56), que puede conducir a obstrucción coronaria e infarto de miocardio. Esta complicación es silenciosa debido a que el corazón trasplantado está desnervado. Así, puede haber un importante daño al miocardio antes de que el paciente trasplantado presente manifestaciones de isquemia.

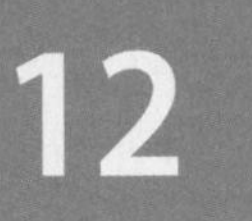

Aparato respiratorio

Mary Beth Beasley, William D. Travis

El aparato respiratorio normal

EMBRIOLOGÍA

El aparato respiratorio incluye la laringe, la tráquea, los bronquios, los bronquíolos y los alvéolos. Durante la cuarta semana de gestación, se desarrolla el surco laringotraqueal como una evaginación ventral de la cara anterior del intestino.

1. **Período embrionario**: entre las 4 y 6 semanas de gestación, el brote traqueobronquial se divide y se forman las vías aéreas proximales hasta el nivel de los bronquios segmentarios.
2. **Período seudoglandular**: durante las semanas 6 a 16 de la gestación se forman las vías respiratorias distales hasta el nivel de los bronquíolos terminales.
3. **Desarrollo acinar o canalicular**: durante las semanas 17 a 28 *(a)* se desarrolla la estructura de la unidad de intercambio gaseoso del pulmón, *(b)* se forman los ácinos, *(c)* se desarrolla el sistema vascular, *(d)* los capilares alcanzan el epitelio y *(e)* puede producirse el intercambio gaseoso. En este momento es posible la vida extrauterina.
4. **Período sacular**: entre las 28 y 34 semanas de gestación, los sáculos primarios se subdividen en crestas secundarias, lo que da lugar a una mayor complejidad de la superficie de intercambio gaseoso y al adelgazamiento de las paredes del espacio aéreo.
5. **Período alveolar**: en este último período, durante las semanas 34 a 36, se produce el desarrollo alveolar. Al nacer, el número de alvéolos es muy variable; oscila entre 20 y 150 millones. La mayoría de los alvéolos se desarrollan a lo largo de los 2 primeros años de vida.

ANATOMÍA

TRÁQUEA Y BRONQUIO: la tráquea es un tubo hueco de hasta 25 cm de longitud y 2.5 cm de diámetro. El ángulo que separa el bronquio derecho de la tráquea es menor que el del bronquio izquierdo, por lo que la aspiración de cuerpos extraños es más frecuente en el lado derecho.

Al entrar en el pulmón, los bronquios principales se dividen en bronquios lobulares y luego en bronquios segmentarios, que irrigan los 19 segmentos pulmonares. Dado que los segmentos son unidades individuales con suministro broncovascular propio, pueden ser extirpados individualmente.

Las paredes del árbol traqueobronquial contienen glándulas mucosas cartilaginosas y submucosas (fig. 12-1). Estas últimas son glándulas tubulares compuestas que contienen **células mucosas** (pálidas) y **células serosas** (granulares, más basófilas). El epitelio seudoestratificado se dispone en forma de capas, pero todas las células llegan a la membrana basal. La mayoría de las células son ciliadas, pero también hay células secretoras de moco (**caliciformes**) y **células basales**.

Estas segundas, que no alcanzan la superficie, son células precursoras que se diferencian en células epiteliales traqueobronquiales más especializadas. También hay células cilíndricas no ciliadas, o **células club** (antes **células de Clara**), que secuestran y desintoxican agentes tóxicos inhalados (p. ej., dióxido de nitrógeno [NO_2]). Las **células neuroendocrinas**, dispersas en la mucosa traqueobronquial, producen una variedad de polipéptidos con actividad hormonal y aminas vasoactivas.

BRONQUÍOLOS: en posición distal a los bronquios se encuentran los bronquíolos, que se diferencian de los primeros en que carecen de cartílago y de glándulas secretoras de moco (fig. 12-1). A medida que el epitelio bronquiolar se ramifica, este se adelgaza hasta alcanzar solo una única capa celular. La última estructura puramente conductora libre de alvéolos es el **bronquíolo terminal**, que presenta un epitelio respiratorio ciliado seudoestratificado y una pared muscular lisa. Las células mucosas individuales desaparecen gradualmente del revestimiento de los bronquíolos hasta que son sustituidas por completo en los bronquíolos pequeños por células club no ciliadas y cilíndricas (antes células de Clara). Los bronquíolos terminales se dividen en **bronquíolos respiratorios**, que se fusionan en **conductos alveolares** y **alvéolos**. Las unidades de intercambio gaseoso del pulmón se denominan **ácinos** y constan de bronquíolos respiratorios, conductos alveolares y alvéolos.

ALVÉOLOS: los alvéolos están revestidos por dos tipos de células epiteliales (fig. 12-1). Las **células de tipo I** ocupan el 95% de la superficie alveolar, pero constituyen solo el 40% de las células epiteliales alveolares. Son delgadas y tienen una gran superficie, lo que facilita el intercambio gaseoso. Las **células de tipo II** producen tensioactivo y constituyen el 60% de las células de revestimiento alveolar. Como son más cúbicas que las células de tipo I, solo ocupan el 5% de la superficie alveolar. Las células de tipo I son más propensas a sufrir daño. Cuando son destruidas, los neumocitos de tipo II se multiplican y diferencian hasta formar nuevas células de tipo I, lo que restaura la integridad de la superficie alveolar.

Las células epiteliales y endoteliales alveolares tienen una disposición ideal para el intercambio gaseoso. El citoplasma de las células epiteliales y endoteliales se encuentra débilmente disperso a ambos lados de la membrana basal fusionada, lo que permite un intercambio eficaz de oxígeno y dióxido de carbono. Una extensa red capilar alcanza entre el 85% y el 95% de la superficie alveolar. Lejos del lugar de intercambio gaseoso, el tejido conjuntivo intersticial es más abundante y está formado por colágeno, elastina y proteoglucanos. También puede haber fibroblastos y miofibroblastos. Estas regiones forman el espacio intersticial de la pared alveolar, donde tiene lugar un importante intercambio de líquidos y moléculas.

VASCULATURA PULMONAR: los pulmones poseen un **suministro sanguíneo doble**, procedente tanto del sistema pulmonar como del sistema bronquial. Las arterias pulmonares acompañan a las vías respiratorias a través de una vaina de tejido conjuntivo, el **haz broncovascular**. Las arterias más proximales son elásticas y se encuentran adosadas a las arterias musculares, las arteriolas pulmonares y, finalmente, los capilares pulmonares.

Las venas más pequeñas, similares a las arterias más pequeñas, se unen a otras venas y drenan en los tabiques lobulillares, tabiques de tejido conjuntivo que subdividen el pulmón en pequeñas unidades respiratorias. En estos tabiques, las venas forman una red independiente de haces broncovasculares.

Las arterias bronquiales se originan en la aorta torácica y nutren el árbol bronquial hasta los bronquíolos respiratorios. Estas arterias se acompañan de sus respectivas venas, que drenan en las venas ácigos o hemiácigos.

En la mayoría de las paredes alveolares no hay vasos linfáticos. Estos vasos comienzan a observarse en los alvéolos ubicados en la periferia de los ácinos, que se encuentran a lo largo de los tabiques lobulillares, los haces broncovasculares o la pleura. Los vasos linfáticos de los tabiques lobulillares y del haz broncovascular acompañan a estas estructuras, y los vasos linfáticos pleurales drenan hacia el hilio a través de los vasos linfáticos broncovasculares.

MECANISMOS DE DEFENSA

El aparato respiratorio dispone de mecanismos de defensa eficaces para hacer frente a las numerosas partículas y agentes infecciosos inhalados en la inspiración.

La **nariz** y la **tráquea** calientan y humidifican el aire que entra en los pulmones. La nariz atrapa casi todas las partículas de más de 10 µm de diámetro y cerca de la mitad de todas las partículas de 3 µm de diámetro aerodinámico (por diámetro aerodinámico se entiende la forma en que las partículas se comportan en el aire y no a su tamaño real; fig. 12-2, *v.* también cap. 8).

El **tapete mucociliar** del epitelio de las vías respiratorias selecciona las partículas de 2 µm a 10 µm de diámetro. El movimiento o batido ciliar desplaza el tapete mucociliar hacia la tráquea. De este modo, las partículas que se encuentran en su superficie son eliminadas de los pulmones mediante la deglución o la tos.

Los **macrófagos alveolares** protegen el espacio alveolar. Estas células derivan de la médula ósea, se cree que probablemente por división y maduración en el intersticio pulmonar, y luego entran en el espacio alveolar. Son especialmente eficaces para eliminar las partículas con diámetros aerodinámicos inferiores a 2 µm. Las partículas muy pequeñas no pueden ser fagocitadas y son exhaladas.

Los pulmones

MALFORMACIONES CONGÉNITAS

ATRESIA BRONQUIAL: es más frecuente que esta anomalía afecte el bronquio del segmento apical posterior del lóbulo superior izquierdo. En lactantes, la lesión puede dar lugar a una porción sobreexpandida del pulmón. En una fase tardía, el lóbulo sobreexpandido puede volverse enfisematoso. La acumulación de mucosa bronquial, distal a la región atrésica, puede apreciarse en la radiografía como una masa.

HIPOPLASIA PULMONAR: esta afección es producto de un desarrollo incompleto o defectuoso del pulmón. El pulmón es más pequeño de lo normal, posee menos ácinos y estos son, además, de menor tamaño. Es la lesión congénita más habitual del pulmón, presente en el 10% de las autopsias neonatales. En la mayoría de los casos (90%), se produce en asociación con otras anomalías congénitas, la mayoría de las cuales afectan el tórax. La lesión puede acompañarse de hipoplasia de bronquios y vasos pulmonares si la lesión se produce en una fase temprana de la gestación, como sucede con la hernia diafragmática congénita. La hipoplasia pulmonar también se observa en las trisomías 13, 18 y 21.

FACTORES ETIOLÓGICOS: tres factores principales pueden conducir a una hipoplasia pulmonar:

- La **hernia diafragmática congénita** suele producirse en el lado izquierdo debido a un fallo en el cierre del canal pleuroperitoneal. Las vísceras abdominales están presentes de forma variable en el hemitórax afectado y ocasionan compresión pulmonar. El grado de hipoplasia es, por tanto, variable. En un extremo de esta variabilidad, el pulmón del lado afectado puede reducirse a un pequeño nódulo de tejido y el pulmón del lado opuesto puede presentar hipoplasia grave. En el otro extremo, la hipoplasia puede ser tan leve que no produzca síntomas, casos en que las anomalías se detectan de manera casual en una radiografía de tórax de rutina. Otras causas de hipoplasia incluyen anomalías de la pared torácica, derrames pleurales y ascitis, como se produce en la hidropesía fetal. El desarrollo anómalo de la vasculatura pulmonar suele provocar una hipertensión pulmonar persistente.
- El **oligohidramnios** (volumen excesivamente bajo de líquido amniótico) suele deberse a anomalías genitourinarias y es una causa importante de hipoplasia pulmonar (*v.* cap. 6).
- Se ha constatado experimentalmente que la **disminución de la respiración** produce pulmones hipoplásicos, probablemente debido a la falta de estiramiento repetitivo del pulmón.

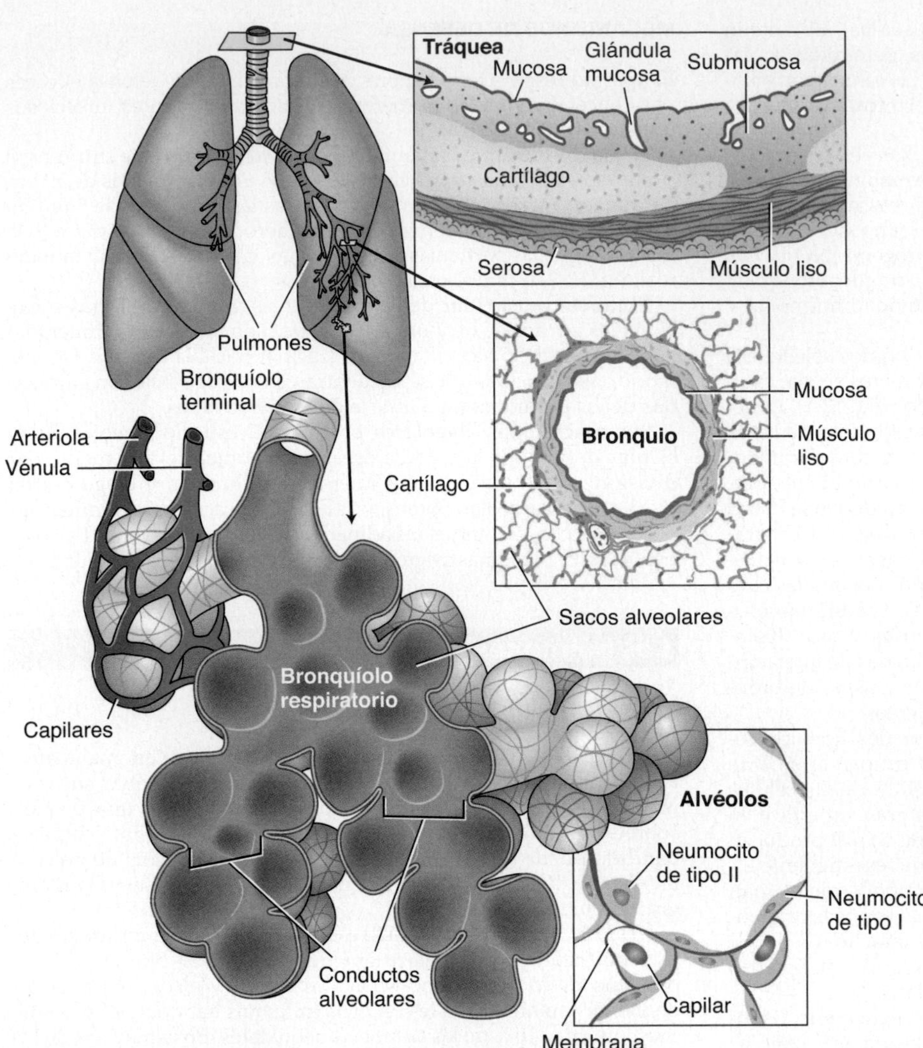

FIGURA 12-1. Anatomía del pulmón. Las estructuras conductoras del pulmón incluyen 1) la tráquea, que es una estructura cartilaginosa con forma de herradura; 2) los bronquios, que tienen placas de cartílago en sus paredes (tanto la tráquea como los bronquios poseen glándulas secretoras de moco en sus paredes), y 3) los bronquíolos, que no poseen cartílago en sus paredes y contienen a los bronquíolos terminales en su extremo. Los componentes responsables del intercambio gaseoso componen el ácino, la unidad distal a los bronquíolos terminales. Los alvéolos se encuentran recubiertos por células de tipo I, caracterizadas por ser de gran tamaño, planas y recubrir casi toda la pared alveolar, y, por otro lado, las células de tipo II, que secretan surfactante y son progenitoras del epitelio alveolar. El intercambio gaseoso se produce precisamente en la pared alveolar.

MALFORMACIÓN ADENOMATOIDE QUÍSTICA CONGÉNITA (MALFORMACIÓN ADENOMATOIDE PULMONAR CONGÉNITA): esta frecuente anomalía consiste en la presencia de estructuras bronquiolares anómalas de tamaño o distribución variable. La mayoría de los casos se observan en los primeros 2 años de vida. La lesión suele afectar un lóbulo del pulmón y consiste en múltiples espacios de tipo quístico revestidos por epitelio bronquiolar y separados por tejido fibroso laxo (fig. 12-3). Algunos pacientes presentan otras anomalías congénitas. Los síntomas de presentación más habituales son dificultad respiratoria y cianosis. La extirpación quirúrgica es el tratamiento de elección.

QUISTE BRONCÓGENO: se trata de una lesión pequeña, extrapulmonar, caracterizada por una masa ocupada por líquido y revestida por epitelio respiratorio, con paredes bien delimitadas que contienen músculo y cartílago. Son más frecuentes en la porción media del intestino. En neonatos, el quiste broncógeno puede comprimir una de las principales vías respiratorias y provocar trastornos respiratorios. La infección secundaria del quiste en pacientes de mayor edad puede provocar hemorragias y perforaciones. Muchos quistes broncógenos son asintomáticos y se detectan en las radiografías de tórax de rutina.

SECUESTRO EXTRALOBULAR: el secuestro extralobular es una masa de tejido pulmonar que no está conectada al árbol bronquial y está cubierta por su propia pleura visceral independiente del pulmón principal. Una arteria anómala, que suele surgir de la aorta, irriga el tejido secuestrado (fig. 12-4).

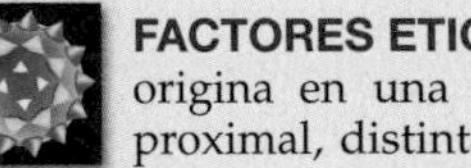

FACTORES ETIOLÓGICOS: se cree que esta lesión se origina en una evaginación del intestino primitivo proximal, distinta al primordio pulmonar, que posteriormente pierde su conexión con dicho intestino primitivo. Se produce de tres a cuatro veces más a menudo en los hombres que en las mujeres y se asocia con otras anomalías en dos terceras partes de los pacientes.

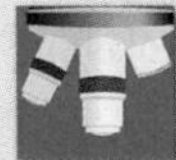

ANATOMOPATOLOGÍA: el secuestro extralobular es una masa piramidal o redonda de 1 cm a 15 cm, cubierta de pleura. Con el microscopio se observan bronquíolos dilatados, conductos alveolares y alvéolos. La infección o el infarto pueden alterar el aspecto histológico.

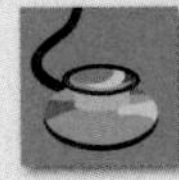

CARACTERÍSTICAS CLÍNICAS: en la mitad de los casos, el secuestro extralobular se detecta antes del mes de edad, y se reconoce a los 2 años en el 75% de los pacientes. La afección suele estar relacionada con una malformación adenomatoide quística congénita. En el período neonatal, el secuestro extralobular puede causar disnea y cianosis, a menudo en el primer día de vida.

En los niños mayores, la presencia de infecciones broncopulmonares recurrentes puede llamar la atención del médico. La extirpación quirúrgica es curativa.

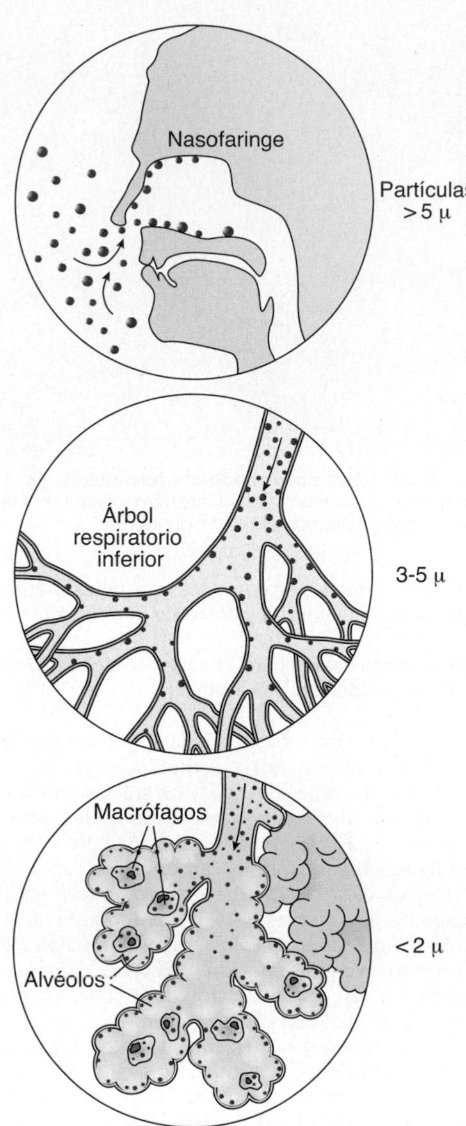

FIGURA 12-2. Depósito de partículas en el aparato respiratorio. Las partículas de mayor tamaño son atrapadas en la nariz. Las partículas de tamaño intermedio se depositan en los bronquios y bronquíolos para ser posteriormente eliminadas a través de la capa mucociliar. Las partículas más pequeñas terminan en los espacios respiratorios y son eliminadas por los macrófagos. Las partículas diminutas se comportan como un gas y pueden ser exhaladas.

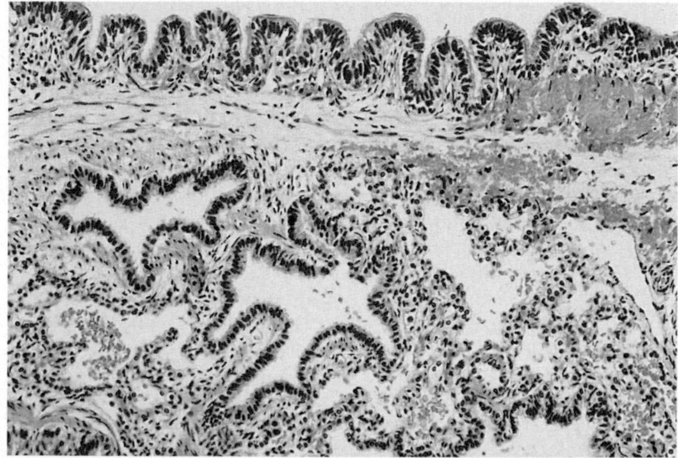

FIGURA 12-3. Malformación adenomatoide quística congénita. Múltiples espacios con características glandulares cubiertas por epitelio bronquiolar.

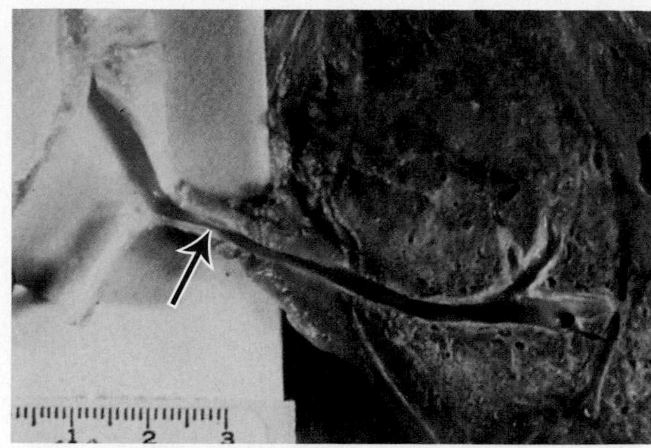

FIGURA 12-4. Secuestro extralobular. El tejido pulmonar secuestrado se encuentra fuera del parénquima pulmonar. Es irrigado por una arteria aberrante (*flecha*) proveniente de la aorta y no está conectado al árbol bronquial.

SECUESTRO INTRALOBULAR: el secuestro intralobular es una masa de tejido pulmonar localiza dentro de la pleura visceral del pulmón, pero aislada del árbol traqueobronquial y abastecida por una arteria sistémica (fig. 12-5). Se considera una anomalía adquirida.

ANATOMOPATOLOGÍA: el secuestro intralobular se encuentra casi siempre en el lóbulo inferior, y suele ser de afectación unilateral. En el examen macroscópico, el tejido secuestrado muestra un patrón de neumonía recurrente crónica, con fibrosis terminal y cambios quísticos en panal de abeja. Estos quistes tienen un diámetro de hasta 5 cm y se encuentran en un estroma fibroso denso. En la observación microscópica, los espacios quísticos están revestidos en su mayoría por epitelio cúbico o cilíndrico, y la luz contiene macrófagos espumosos y material eosinófilo. La inflamación crónica intersticial y la hiperplasia linfática folicular suelen ser características prominentes. Puede observarse neumonía aguda y organizativa.

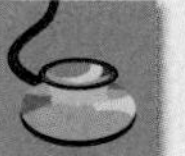

CARACTERÍSTICAS CLÍNICAS: en la mayor parte de los pacientes se observa tos, producción de esputo y neumonía recurrente. Casi todos los casos se descubren en adolescentes o adultos jóvenes. Solo una cuarta parte de los pacientes se encuentran en la primera década de vida, y la lesión rara vez se identifica en lactantes. A menudo está indicada la extirpación quirúrgica.

ENFERMEDADES DE LOS BRONQUIOS Y LOS BRONQUÍOLOS

La mayoría de las enfermedades de los bronquios y de los bronquíolos incluyen la afección aguda primaria y sus secuelas. La bronquitis crónica se trata más adelante.

Las infecciones de las vías respiratorias están causadas por diversos organismos

Si bien en este texto se diferencian las infecciones de las vías respiratorias y las del parénquima por comodidad y razones de clasificación, pero esta división no debe considerarse rígida. Los agentes causantes se tratan en el capítulo 9.

Muchos agentes infecciosos que comprometen las vías respiratorias intrapulmonares tienden a afectar las vías respiratorias periféricas (**bronquiolitis**). Algunos ejemplos son el adenovirus, el virus respiratorio sincicial (VRS) y el sarampión. Todas estas infecciones suelen ser más graves en niños con desnutrición y en poblaciones con exposición no habitual a estos agentes. Las infecciones con síntomas más intensos son más frecuentes en los lactantes y los niños, en quienes la recuperación es común. Los síntomas incluyen

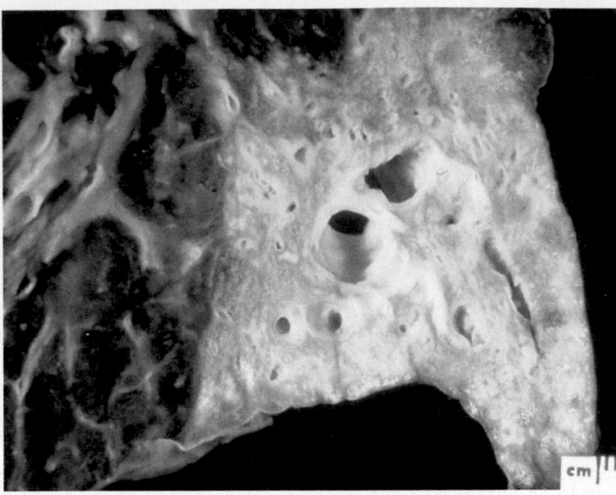

FIGURA 12-5. Secuestro intralobular. El tejido secuestrado se encuentra dentro de la pleura visceral y muestra cambios quísticos y densa fibrosis. La irrigación la llevó a cabo una arteria pulmonar aberrante (no se muestra).

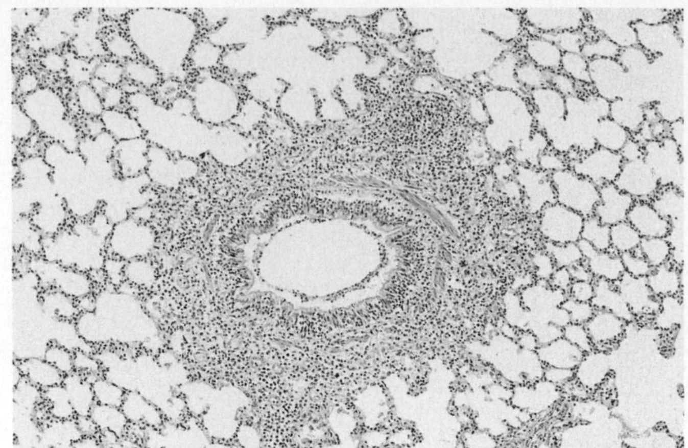

FIGURA 12-6. Bronquiolitis ocasionada por adenovirus. En la imagen la pared del bronquíolo muestra un intenso infiltrado inflamatorio crónico con extensión local al tejido peribronquial circundante.

tos, sensación de opresión en el pecho y, en casos extremos, dificultad para respirar e incluso cianosis.

GRIPE: este es un ejemplo característico de traqueobronquitis; en el paciente ocasional que muere con esta infección, el aspecto de los bronquios es dramático. La superficie de las vías respiratorias se aprecia de color rojo fuego, lo que refleja inflamación aguda y congestión de la mucosa.

ADENOVIRUS: la infección por adenovirus causa las secuelas más graves, con bronquiolitis extensa (fig. 12-6) y luego la curación por fibrosis. Los bronquíolos pueden obliterarse u obstruirse por tejido fibroso laxo (**bronquiolitis constrictiva**).

VIRUS RESPIRATORIO SINCICIAL (VRS): la infección por VRS suele producirse en forma de epidemia en las guarderías. Suele ser autolimitada, pero rara vez se producen casos mortales. Puede causar una infección nosocomial en niños y (raramente) en adultos. Desde el punto de vista histológico, son evidentes la inflamación peribronquiolar y la desorganización del epitelio. Puede haber una sobredistensión grave sin obstrucción bronquiolar evidente, posiblemente debido al desplazamiento del tensioactivo de la superficie bronquiolar.

SARAMPIÓN: el sarampión, que en su día fue una de las principales causas de bronquiolitis, es un problema muy infrecuente en los países desarrollados desde la aparición de la vacuna contra el sarampión. Sin embargo, la bronquiolitis inducida por el sarampión sigue siendo un problema grave, especialmente en las poblaciones poco expuestas al virus. Al igual que el adenovirus, puede causar obliteración bronquiolar y bronquiectasias.

BORDETELLA PERTUSSIS: esta bacteria suele infectar las vías respiratorias y es la causa de la tos ferina. Gracias al uso generalizado de la vacuna contra la tos ferina, la enfermedad pasó a ser muy infrecuente en Estados Unidos. Por desgracia, la vacunación ya no es obligatoria en Inglaterra, y la incidencia de la tos ferina está aumentando. Desde el punto de vista clínico, la tos ferina se caracteriza por fiebre y ataques de tos graves y prolongados, seguidos de una inspiración profunda característica. En los casos mortales se produce una grave inflamación bronquial y bronquiolar. Antes de que existiera la vacuna, la tos ferina solía provocar la aparición de bronquiectasias.

HAEMOPHILUS INFLUENZAE Y STREPTOCOCCUS PNEUMONIAE: además de causar neumonía, estos organismos se han relacionado con las exacerbaciones de la bronquitis crónica. Estos episodios contribuyen a la morbilidad de esta afección; se tratan con antibióticos.

CANDIDA ALBICANS: este hongo es un organismo comensal normal en la cavidad bucal, el intestino y la vagina, y es más conocido por causar infecciones en tales regiones. También puede afectar los pulmones, normalmente tras su crecimiento no invasivo en el epitelio de la superficie de las vías respiratorias, donde puede producir ulceración de la mucosa. Los factores que predisponen al crecimiento invasivo son los traumatismos, las quemaduras, la cirugía digestiva, los catéteres permanentes y la neutropenia, como la relacionada con la quimioterapia citotóxica para la leucemia aguda.

Los irritantes respiratorios proceden de la contaminación atmosférica y los accidentes industriales

Los gases irritantes más importantes de la atmósfera son los oxidantes (ozono, óxidos de nitrógeno) y el dióxido de azufre (SO_2). Los oxidantes proceden de la acción de la luz solar sobre los gases de escape de los automóviles y son importantes en las grandes regiones urbanas (*v.* cap. 8). El SO_2 se produce principalmente al quemar combustibles fósiles basados en el carbono que contienen azufre. Estos gases, además de las partículas de carbono con toxinas de los gases de escape de los motores diesel, pueden agravar los efectos adversos del humo del tabaco. De hecho, los habitantes de regiones urbanas y con mayor contaminación atmosférica tienen una peor función pulmonar (p. ej., una reducción de las tasas de flujo espiratorio) que los que residen en regiones más «limpias». Las infecciones respiratorias también son más frecuentes en los niños pequeños que viven en regiones de alta contaminación. Estos efectos son pequeños en la población sana, pero en las personas con enfermedades pulmonares crónicas la situación es diferente. Por ejemplo, el ozono hace que las vías respiratorias sean más reactivas, un efecto relacionado con su inflamación. ***Así, la contaminación atmosférica puede agravar los síntomas en personas asmáticas y en aquellas con neumopatías establecidas. En altas concentraciones, los gases irritantes producen graves efectos morfológicos y funcionales.***

NO_2: el NO_2 se encuentra a menudo en entornos industriales, como la soldadura, la galvanoplastia, la limpieza de metales y la voladura. También se produce por la descomposición del grano almacenado en silos. Dado que el NO_2 es más pesado que el aire, se acumula inmediatamente sobre la superficie del grano. Las personas que trabajan en silos suelen inhalarlo en altas concentraciones, por lo que desarrollan una lesión pulmonar conocida como **enfermedad pulmonar de los trabajadores de los silos**. Los síntomas respiratorios en estos casos pueden diferirse hasta 30 h, tras las cuales se desarrolla tos y disnea. La mayoría de los pacientes se recuperan, pero algunos desarrollan una bronquiolitis obliterante progresiva y pueden morir de insuficiencia respiratoria.

SO_2: la inhalación crónica de este gas altamente soluble por animales de experimentación provoca el desarrollo de lesiones en las vías respiratorias centrales, que se asemejan a la bronquitis crónica y que pueden progresar hasta metaplasia de células escamosas. En los seres humanos, la exposición a altas concentraciones de SO_2 se ha asociado a inflamación grave y a bronquiolitis.

CLORO Y AMONÍACO: estos gases pueden ser liberados en altas concentraciones en accidentes industriales. En caso de inhalación, provocan lesiones generalizadas en la mucosa bronquial y bronquiolar. La inflamación secundaria puede provocar bronquiectasias, debido en parte a la obliteración bronquiolar y en parte al daño bronquial directo.

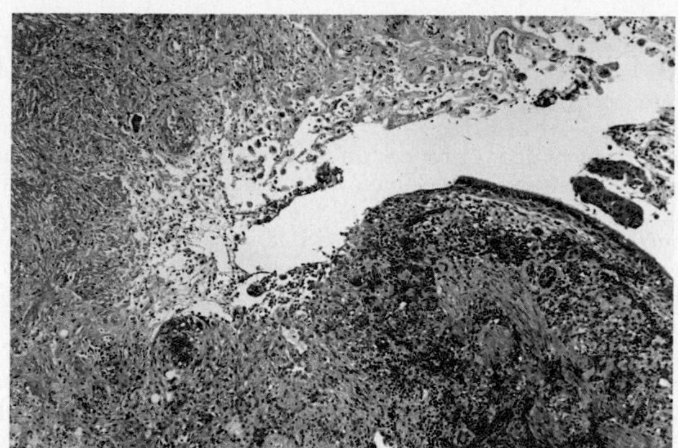

FIGURA 12-7. Granulomatosis broncocéntrica. En la imagen se observa un bronquíolo con úlcera y necrosis de la mucosa y submucosa con inflamación granulomatosa. El paciente tenía granulomatosis con polivasculitis con afección pulmonar en el patrón de granulomatosis broncocéntrica.

La granulomatosis broncocéntrica suele ser una respuesta a la infección

La granulomatosis broncocéntrica es una inflamación granulomatosa inespecífica centrada en los bronquios o bronquíolos (fig. 12-7). ***Este patrón histológico puede observarse en varios contextos clínicos y no representa una entidad clínica clara.***

La mayoría de los **pacientes con asma** desarrollan aspergilosis broncopulmonar alérgica (*v.* más adelante). Además de tener granulomatosis broncocéntrica, tienen tapones (cilindros) mucosos en los bronquios, bronquiectasias y bronquiolectasias, así como neumonía eosinófila. En los tapones mucosos pueden apreciarse hifas de *Aspergillus* irregulares y fragmentadas. Existe una vasculitis secundaria inespecífica que se centra en las vías respiratorias, más que en los vasos.

Es probable que los **pacientes sin asma** con granulomatosis broncocéntrica tengan una infección, especialmente tuberculosis o una infección fúngica por *Histoplasma capsulatum*. El trastorno también puede ser una manifestación de problemas inmunitarios, como la artritis reumatoide, la espondilitis anquilosante y la granulomatosis con vasculitis sistémica (antes granulomatosis de Wegener). Los pacientes con granulomatosis broncocéntrica de tipos alérgico o no alérgico suelen responder bien al tratamiento con corticoesteroides.

La bronquiolitis constrictiva puede obliterar los bronquíolos

En la bronquiolitis constrictiva, se produce una bronquiolitis inflamatoria inicial y después cicatrización bronquiolar y fibrosis, con estrechamiento progresivo y, finalmente, destrucción completa de la luz de la vía respiratoria (fig. 12-8). Se conoce también como **bronquiolitis obliterante**.

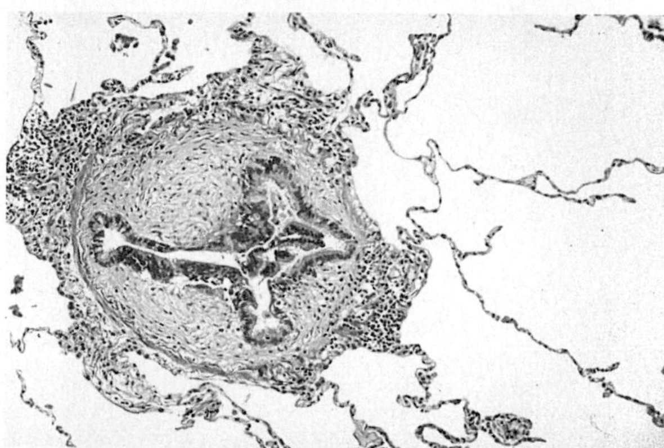

FIGURA 12-8. Bronquiolitis constrictiva. Puede observarse el estrechamiento notable de la luz del bronquíolo, debido a una importante fibrosis submucosa.

ANATOMOPATOLOGÍA: los bronquíolos muestran una inflamación parietal crónica y cantidades variables de fibrosis entre el epitelio y el músculo liso, con el consiguiente estrechamiento de la luz. Estas lesiones suelen ser focales y pueden ser difíciles de identificar. Las tinciones elásticas pueden ayudar a identificar los bronquíolos cicatrizados. Pueden observarse bronquiolectasias y tapones mucosos en las vías respiratorias adyacentes. El pulmón circundante suele ser normal.

CARACTERÍSTICAS CLÍNICAS: los pacientes pueden presentar disnea y sibilancias debido a una función pulmonar obstructiva grave. Las radiografías de tórax y las tomografías computarizadas (TC) pueden ser normales o mostrar una sobreexpansión causada por el atrapamiento de aire, distal a los bronquíolos obliterados. La bronquiolitis constrictiva puede ser idiopática. Sin embargo, este patrón de fibrosis se observa en varias situaciones, como *(1)* trasplante de médula ósea (enfermedad de injerto contra huésped), *(2)* trasplante de pulmón (rechazo crónico), *(3)* vasculopatías del colágeno (especialmente artritis reumatoide), *(4)* trastornos postinfecciosos (especialmente, infecciones virales), *(5)* tras la inhalación de toxinas (SO_2, amoníaco, fosgeno) e (6) ingesta de ciertos medicamentos (penicilamina). Además, la bronquiolitis constrictiva se ha asociado a la exposición al diacetilo y a la 2,3-pentanediona, que se utilizan como sustancias aromatizantes. Esto se ha notificado sobre todo en los trabajadores implicados en la fabricación del saborizante de mantequilla en las palomitas de maíz para microondas. Estas sustancias se encuentran en otros compuestos aromatizantes, incluidos los que se utilizan en los cigarrillos electrónicos, lo que suscita preocupación por la exposición de los usuarios de cigarrillos electrónicos. La mayoría de los pacientes tienen una evolución clínica implacable y progresiva. Aunque muchos pacientes son tratados con corticoesteroides, ningún tratamiento es eficaz para esta enfermedad.

La obstrucción bronquial provoca atelectasia

La obstrucción bronquial en adultos se produce sobre todo por la extensión endobronquial de tumores pulmonares primarios. También puede deberse a tapones mucosos, contenido gástrico aspirado o cuerpos extraños, especialmente en los niños. Si la obstrucción es parcial, el aire atrapado puede causar una sobredistensión del segmento distal afectado; la obstrucción completa produce atelectasia. En las regiones distales a la obstrucción pueden desarrollarse neumonía, abscesos y bronquiectasias (*v.* más adelante).

La **atelectasia** se define como el colapso del tejido pulmonar expandido (fig. 12-9). Si se produce una obstrucción del suministro de aire, el gas se transfiere de los alvéolos a la sangre, lo que provoca el colapso de la región afectada. La atelectasia es una importante complicación postoperatoria de la cirugía abdominal, debido a la obstrucción mucosa de un bronquio y/o a la disminución del movimiento respiratorio resultante del dolor postoperatorio. A menudo es asintomática, pero, cuando es grave, puede causar hipoxemia y desplazamiento del mediastino *hacia* el lado afectado.

La atelectasia suele deberse a una obstrucción bronquial, pero también puede ser el resultado de una compresión directa del pulmón (p. ej., hidrotórax o neumotórax). Si la compresión es lo suficientemente grave, la función del pulmón afectado puede verse comprometida y el mediastino puede *alejarse* del lado afectado.

En las atelectasias de larga duración, el área del pulmón colapsado se torna fibrótica y los bronquios se dilatan, en parte debido a la infección distal a la obstrucción. Se produce una dilatación bronquial permanente (bronquiectasia).

El **síndrome del lóbulo medio derecho** hace referencia a la atelectasia por la obstrucción del bronquio del lóbulo medio derecho, generalmente por compresión externa de los nódulos linfáticos hiliares. Este bronquio es especialmente susceptible a la compresión externa porque es largo y delgado y está rodeado de nódulos linfáticos. Desde el punto de vista histológico, el pulmón muestra bron-

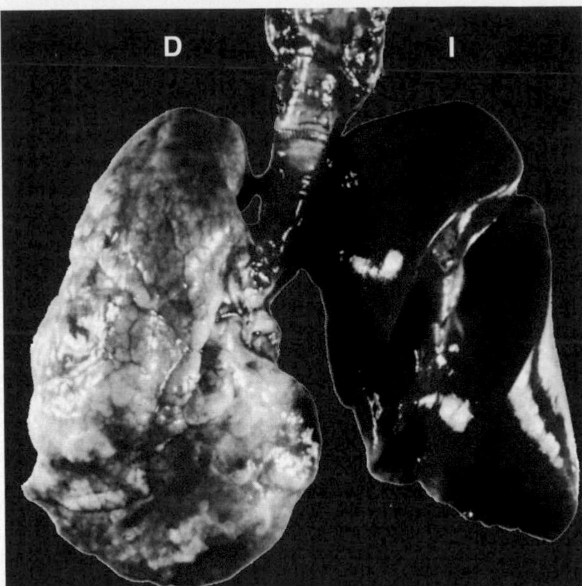

FIGURA 12-9. Atelectasias. En la imagen se observa el pulmón derecho de un lactante caracterizado por palidez y sobredistensión por aire; el pulmón izquierdo se aprecia colapsado (es decir, atelectasia).

quiectasias, bronquitis y bronquiolitis crónicas, hiperplasia linfática, formación de abscesos y fibrosis densa. Puede haber neumonía aguda y organizada. La linfadenitis tuberculosa o el cáncer de pulmón metastásico pueden causar el agrandamiento de los nódulos linfáticos, pero la causa de la obstrucción suele ser indeterminada.

La bronquiectasia es una dilatación bronquial irreversible causada por la destrucción del músculo de la pared bronquial y los componentes elásticos

FACTORES ETIOLÓGICOS: las bronquiectasias pueden ser obstructivas o no obstructivas.

Las **bronquiectasias obstructivas** son localizadas y se producen en dirección distal a una obstrucción mecánica de un bronquio central debido a, por ejemplo, tumores, inhalación de cuerpos extraños, tapones mucosos en el asma o agrandamiento de los nódulos linfáticos. Las **bronquiectasias no obstructivas** suelen ser consecuencia de infecciones respiratorias o de defectos en las defensas de las vías respiratorias frente a las infecciones. Pueden ser localizadas o generalizadas.

Las **bronquiectasias no obstructivas localizadas** fueron en su día frecuentes, normalmente tras infecciones broncopulmonares infantiles por sarampión, tos ferina u otras bacterias. Las vacunas y los antibióticos han reducido su incidencia, pero la mayoría de los casos siguen siendo consecuencia de una infección broncopulmonar, normalmente por adenovirus o VRS. Las infecciones respiratorias en la infancia siguen causando bronquiectasias en las regiones menos desarrolladas del mundo.

Las **bronquiectasias generalizadas** son, en su mayor parte, secundarias a una alteración hereditaria de los mecanismos de defensa del huésped o a afecciones adquiridas que facilitan la introducción de organismos infecciosos en las vías respiratorias. Los trastornos adquiridos que predisponen a bronquiectasia incluyen *(1)* enfermedades neurológicas que alteran la conciencia, la deglución, los desplazamientos respiratorios y el reflejo de la tos; *(2)* el mal funcionamiento del esfínter esofágico inferior; *(3)* la intubación nasogástrica; y *(4)* la bronquitis crónica. Las principales enfermedades hereditarias asociadas a bronquiectasia generalizada son la fibrosis quística, los síndromes ciliares discinéticos, la hipogammaglobulinemia y las deficiencias de subclases específicas de inmunoglobulina (Ig) G.

El **síndrome de Kartagener** es uno de los síndromes de cilios inmóviles (discinesia ciliar). Consiste en la tríada de dextrocardia (con o sin transposición completa), bronquiectasias y sinusitis. Está causada por defectos en los brazos de dineína, externos o internos, de los cilios, que generan o regulan el movimiento ciliar, respectivamente. Otros síndromes ciliares discinéticos son el **defecto de las proyecciones radiales** («síndrome de Sturgess») y la ausencia del doblete central de cilios. En estas enfermedades, hay deficiencia ciliar en todo el cuerpo. Tanto hombres como mujeres presentan esterilidad debida a la alteración de la movilidad ciliar en los conductos deferentes y las tubas uterinas. En las vías respiratorias, los defectos ciliares provocan infecciones repetidas de las vías respiratorias superiores e inferiores y, por tanto, bronquiectasias.

Las inmunodeficiencias también pueden predisponer a infecciones pulmonares repetidas y a bronquiectasias. En la hipogammaglobulinemia, la falta de IgA o IgG, que protegen frente a virus o bacterias, puede provocar infecciones pulmonares recurrentes. Los defectos adquiridos y heredados de los neutrófilos también aumentan el riesgo de infecciones respiratorias y bronquiectasias.

ANATOMOPATOLOGÍA: la dilatación bronquial puede describirse como sacular, varicosa o cilíndrica en función del nivel de la rama bronquial involucrada (fig. 12-10). Esta designación no es tan importante como la gravedad y la extensión de la enfermedad.

La bronquiectasia generalizada suele ser bilateral y más frecuente en los lóbulos inferiores, el izquierdo más que el derecho. La bronquiectasia localizada puede producirse en cualquier lugar donde haya habido una obstrucción o infección previa. Los bronquios se aprecian dilatados, con paredes gruesas, blancas o amarillas. La luz bronquial suele contener secreciones densas y mucopurulentas. La grave inflamación de los bronquios y bronquíolos provoca la destrucción de todos los componentes de la pared bronquial. El colapso del parénquima pulmonar distal provoca la dilatación de los bronquios dañados. La inflamación de las vías respiratorias centrales da lugar a hipersecreción de moco y anomalías del epitelio superficial, como metaplasia de células escamosas y aumento de células caliciformes. A menudo se observan folículos linfáticos en las paredes bronquiales,

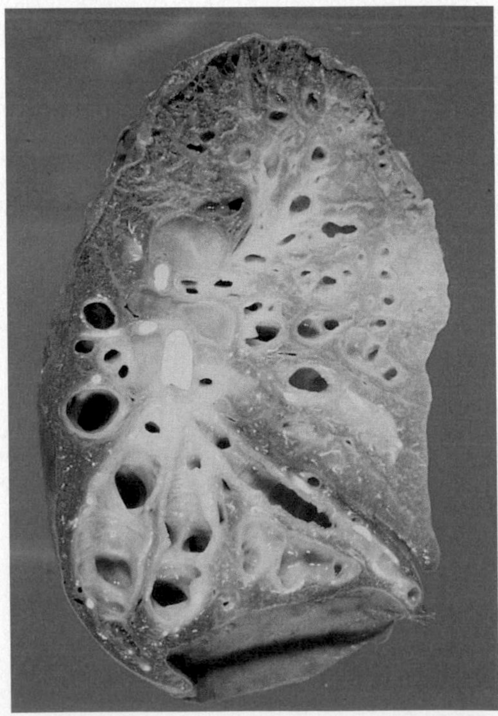

FIGURA 12-10. Bronquiectasias. La porción resecada del lóbulo superior muestra una importante dilatación bronquial, con engrosamiento de las paredes del bronquio e insuficiencia y fibrosis del parénquima pulmonar.

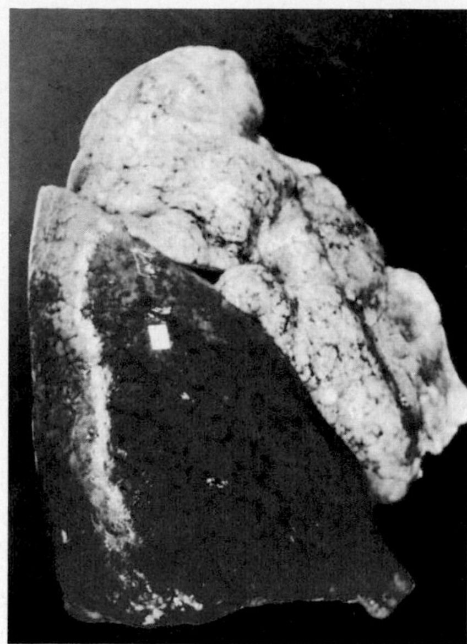

FIGURA 12-11. Neumonía lobular. Se observa consolidación completa del lóbulo inferior izquierdo, que se encuentra en la fase de hepatización roja. El lóbulo superior se encuentra expandido en un nivel normal.

y los bronquios y bronquíolos distales muestran cicatrización y a menudo obliteración. Las arterias bronquiales se agrandan para abastecer la pared bronquial inflamada y el tejido fibroso. Puede establecerse un círculo vicioso de infección de depósitos de mucosidad, lo que favorece aún más la destrucción de las paredes bronquiales.

CARACTERÍSTICAS CLÍNICAS: los pacientes con bronquiectasias presentan tos crónica, lo que a menudo produce varios centenares de mililitros de esputo mucopurulento al día. La hemoptisis es frecuente, ya que la inflamación bronquial erosiona las paredes de las arterias bronquiales adyacentes. La disnea y las sibilancias son variables, en función de la extensión de la enfermedad. La neumonía es frecuente, y los pacientes con casos de larga duración corren el riesgo de sufrir hipoxia crónica e hipertensión pulmonar. En la radiografía, los bronquios se observan dilatados y con paredes engrosadas. El diagnóstico definitivo se realiza mediante una TC del pulmón. Puede ser necesaria la resección quirúrgica de las bronquiectasias, especialmente si surgen complicaciones tales como hemoptisis grave o neumonía. Sin embargo, en la enfermedad generalizada, la resección quirúrgica es más paliativa que curativa. La dilatación bronquial aguda y reversible puede seguir a infecciones respiratorias bacterianas o virales, pero pueden pasar meses antes de que los bronquios recuperen su tamaño normal.

INFECCIONES

Las infecciones pulmonares se tratan en detalle en el capítulo 9. A continuación, se describen las principales entidades pulmonares, con especial énfasis en las características anatomopatológicas.

La neumonía bacteriana es una inflamación y consolidación del parénquima pulmonar

La neumonía bacteriana se ha dividido históricamente en neumonía lobular o bronconeumonía, pero estos términos tienen poca relevancia clínica en la actualidad.

En la neumonía lobular, se produce la consolidación de un lóbulo entero (fig. 12-11), mientras que la bronconeumonía se refiere a focos sólidos dispersos en el mismo lóbulo o en varios, generalmente rodeando una vía respiratoria (fig. 12-12).

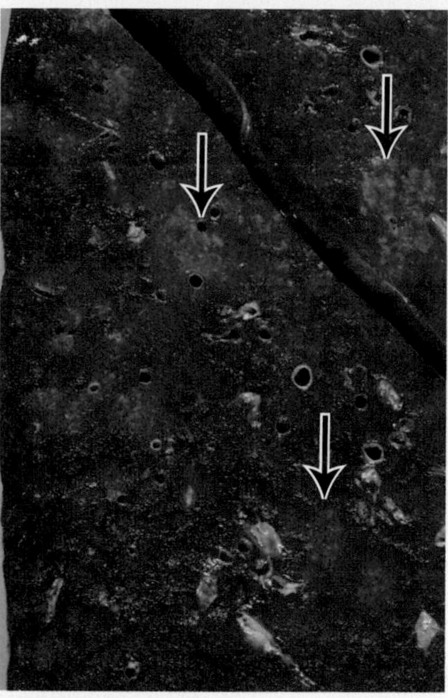

FIGURA 12-12. Bronconeumonía. Se observan focos de consolidación dispersos (*flechas*), predominantemente en bronquios y bronquíolos.

FACTORES ETIOLÓGICOS: *Streptococcus pneumoniae* (neumococo) ha sido históricamente la causa clásica de neumonía lobular. No obstante, con el tratamiento antibiótico, la afectación de un lóbulo tiende a ser incompleta, y suele afectarse más de un lóbulo. En cambio, la bronconeumonía sigue siendo una causa común de muerte. Suele desarrollarse en pacientes terminales, generalmente en las porciones dependientes y posteriores del pulmón. Los focos irregulares de neumonía se centran en los bronquíolos terminales y en los bronquíolos respiratorios. Se observa bronquiolitis, con exudados polimorfonucleares en los alvéolos adyacentes. En la bronconeumonía no se producen grandes áreas contiguas de afectación alveolar.

Las neumonías bacterianas se producen en tres contextos:

- La **neumonía adquirida en la comunidad** surge fuera del hospital en personas sin ningún trastorno primario del sistema inmunitario. El término también se utiliza de forma imprecisa para designar la neumonía lobular.
- La **neumonía nosocomial** es una infección que se desarrolla en entornos hospitalarios. Suele afectar a pacientes con inmunocompromiso.
- La **neumonía oportunista** afecta a personas con alteración del estado inmunitario.

Las neumonías bacterianas suelen clasificarse por agente etiológico, ya que las características clínicas y morfológicas, y por tanto los tratamientos, suelen variar con el organismo causante.

La mayoría de las bacterias que causan neumonía son habitantes normales de la bucofaringe y la nasofaringe que llegan a los alvéolos por aspiración de secreciones. Otras vías de infección son la inhalación desde el ambiente, la diseminación hematógena desde un foco infeccioso en otro lugar y (raramente) la propagación de bacterias desde un lugar adyacente. La aparición de un organismo virulento en la flora bucofaríngea suele preceder al desarrollo de neumonía. Las situaciones que predisponen a esta suelen ser incluir disminución de las defensas del huésped relacionada con el tabaquismo, bronquitis crónica, alcoholismo, desnutrición grave, enfermedades consuntivas y diabetes mal controlada. Los pacientes hospitalizados con debilidad o inmunodepresión suelen presentar una alteración de la flora bucofaríngea, y hasta un 25% puede desarrollar una neumonía nosocomial.

Neumonía neumocócica

A pesar del tratamiento antibiótico, la neumonía por *S. pneumoniae* (neumococo) sigue siendo un problema importante. Es una enfermedad que afecta principalmente a los adultos jóvenes y de mediana edad. Es rara en los lactantes, menos común en los adultos mayores y mucho más frecuente en los hombres que en las mujeres.

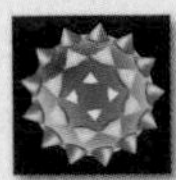

FACTORES ETIOLÓGICOS: la neumonía neumocócica es principalmente el resultado de una alteración de las defensas de las vías respiratorias. Por ejemplo, una infección viral de las vías respiratorias superiores, por ejemplo, gripe, estimula las secreciones bronquiales. Estas proporcionan un entorno ideal para la proliferación de *S. pneumoniae*, que es la flora normal de la nasofaringe. Las finas secreciones acuosas transportan los organismos a los alvéolos, lo que inicia una respuesta inflamatoria. La inflamación aguda, notablemente grave y con edema, que se extiende refleja una respuesta inmunitaria intensa. También puede producirse la aspiración de neumococos tras una alteración de los reflejos epiglóticos, como ocurre con la exposición al frío, la anestesia y la intoxicación por alcohol. Las lesiones pulmonares causadas, por ejemplo, por una insuficiencia cardíaca congestiva o por gases irritantes también aumentan la susceptibilidad a la neumonía neumocócica.

La cápsula neumocócica protege a las bacterias frente a la fagocitosis de los macrófagos alveolares. Por tanto, los organismos deben ser opsonizados antes de que puedan ser ingeridos y eliminados. En una persona inmunocompetente, los anticuerpos antineumocócicos actúan como opsoninas, pero un huésped no expuesto previamente a la cepa infectante específica de *S. pneumoniae* debe utilizar la vía alternativa del complemento para opsonizar las bacterias.

ANATOMOPATOLOGÍA: en la fase más temprana de la neumonía neumocócica, un líquido edematoso, rico en proteínas con abundantes organismos, llena los alvéolos (fig. 12-13). La significativa congestión capilar conduce a un flujo masivo de leucocitos polimorfonucleares y a hemorragia intraalveolar (fig. 12-14). Debido a que el color y la consistencia firme del pulmón afectado recuerdan al hígado, esta fase ha recibido el acertado nombre de «**hepatización roja**» (fig. 12-13). La siguiente fase, 2 o más días después (en función del éxito del tratamiento), involucra la lisis de los neutrófilos y la aparición de macrófagos, que fagocitan los leucocitos fragmentados y otros restos inflamatorios.

En esta fase, la congestión ha disminuido, pero el pulmón sigue siendo firme («**hepatización gris**») (fig. 12-13). Entonces, el exudado alveolar se elimina y el pulmón vuelve gradualmente a la normalidad. La neumonía neumocócica puede tener varias complicaciones:

- La **pleuritis (inflamación de la pleura)**, a menudo dolorosa, es frecuente, ya que la neumonía se extiende fácilmente a la pleura.
- El **derrame pleural (líquido en el espacio pleural)** también es frecuente, pero suele resolverse.
- El **empiema de la pleura (pus en el espacio pleural)** es el resultado de la infección de un derrame pleural y puede curarse con una fibrosis extensa.
- La **bacteriemia** se produce durante las primeras fases de la neumonía neumocócica en más del 25% de los pacientes; puede provocar endocarditis o meningitis. Los pacientes a los que se les ha extirpado el bazo suelen morir de este tipo de bacteriemia.
- La **fibrosis pulmonar** es una complicación poco frecuente de la neumonía neumocócica. El exudado intraalveolar se organiza para formar tapones intraalveolares de tejido de granulación, lo que se conoce como **neumonía organizativa**. Gradualmente, el aumento de la fibrosis alveolar conduce a un lóbulo contraído y firme, una rara complicación conocida como **carnificación**.
- El **absceso pulmonar (acumulación localizada de pus)** es una complicación inusual de la neumonía neumocócica.

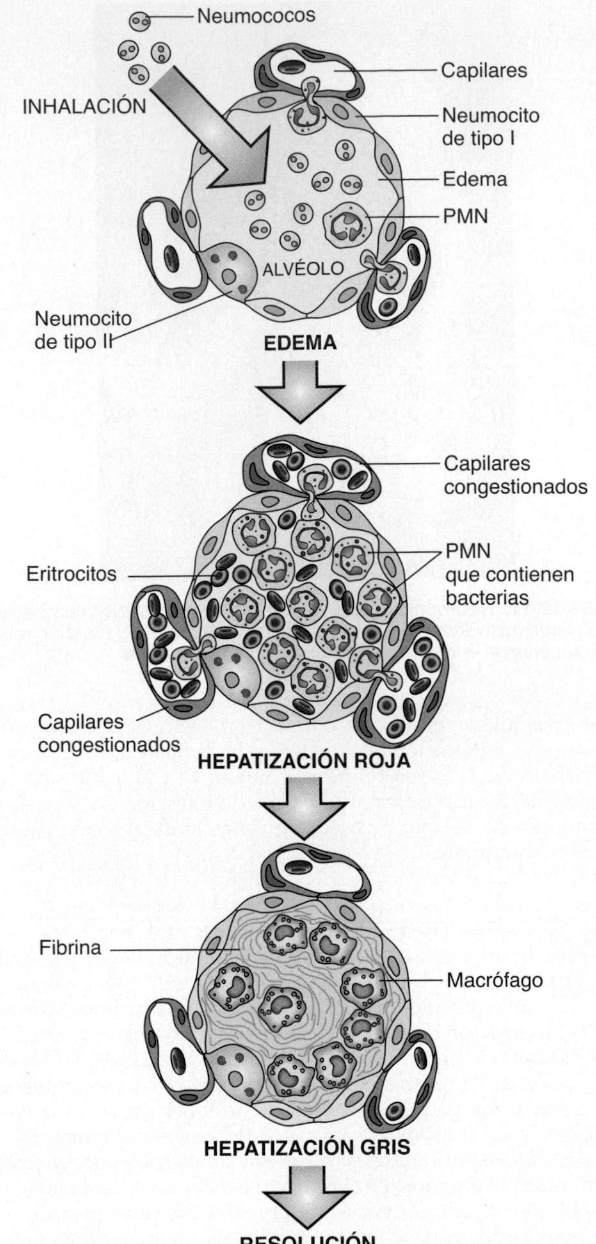

FIGURA 12-13. Patogenia de la neumonía lobular neumocócica. El neumococo, con un patrón característico en pares (diplococos), se multiplica con rapidez en los espacios alveolares, donde produce un importante edema. Desencadena una respuesta inflamatoria aguda en la que destacan los leucocitos polimorfonucleares y la congestión (hepatización roja). Conforme el proceso inflamatorio continúa, los macrófagos reemplazan a los leucocitos polimorfonucleares y comienzan el proceso de digestión de restos (hepatización gris). Este proceso suele resolverse, pero pueden aparecer algunas complicaciones. *PMN*, neutrófilos polimorfonucleares.

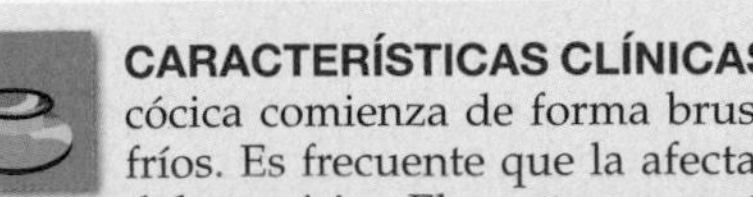

CARACTERÍSTICAS CLÍNICAS: la neumonía neumocócica comienza de forma brusca con fiebre y escalofríos. Es frecuente que la afectación pleural provoque dolor torácico. El esputo es característicamente «herrumbroso», porque deriva de la sangre alterada en los espacios alveolares. El estudio radiográfico muestra relleno alveolar en gran-

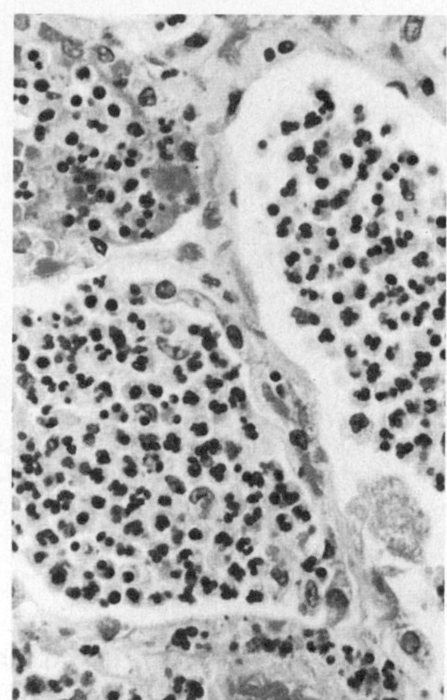

FIGURA 12-14. Neumonía neumocócica. Se observan los alvéolos ocupados por completo con exudado conformado por leucocitos polimorfonucleares y algunos macrófagos.

des áreas del pulmón, lo que produce una apariencia sólida que se extiende a lóbulos o segmentos enteros. Antes del tratamiento antibiótico, eran frecuentes la fiebre intensa, la disnea, la debilidad e incluso la pérdida de conciencia. Estos síntomas iban seguidos de «**crisis**» al cabo de 5 a 10 días, cuando un paciente moribundo dejaba de tener fiebre de forma repentina y volvía «de las puertas de la muerte». La resolución satisfactoria de una crisis reflejaba una respuesta inmunitaria eficaz a la infección. Sin embargo, alrededor de una tercera parte de los pacientes moría. El tratamiento actual de la neumonía neumocócica es eficaz y, aunque los síntomas se resuelven rápidamente, las lesiones visibles desde el punto de vista radiográfico siguen tardando varios días en desaparecer.

Neumonía por *Klebsiella*

Aparte de *S. pneumoniae*, *Klebsiella pneumoniae* es el único organismo que causa neumonía lobular con cierta frecuencia. Sin embargo, este segundo microorganismo solo representa alrededor del 1% de las neumonías adquiridas en la comunidad. La neumonía por *Klebsiella* se da sobre todo en hombres de mediana edad, a menudo con alcoholismo. La diabetes y las enfermedades pulmonares crónicas también aumentan el riesgo.

ANATOMOPATOLOGÍA: los estadios patológicos de neumonía por *Klebsiella* no están tan claramente definidos como los de la neumonía neumocócica, pero la congestión y la hemorragia en la fase aguda son menos pronunciadas. *K. pneumoniae* posee una cápsula gruesa y gelatinosa, que da a la superficie pulmonar un característico aspecto mucoide. Otro rasgo distintivo de la neumonía por *Klebsiella* es el aumento del tamaño del lóbulo afectado, lo que hace que la fisura se «abulte» hacia la región no afectada. Existe una tendencia a la necrosis tisular y a la formación de abscesos. Una complicación grave es la fístula broncopleural (es decir, una comunicación entre la vía aérea bronquial y el espacio pleural).

La aparición de la neumonía por *Klebsiella* es menos trágica que la de la neumonía neumocócica, pero la enfermedad puede ser más peligrosa. Antes de la era de los antibióticos, la mortalidad de la neumonía por *Klebsiella* era del 50% al 80%. Incluso con un tratamiento antibiótico rápido, la mortalidad sigue siendo considerable.

Neumonía estafilocócica

Los estafilococos representan solo el 1% de las neumonías bacterianas adquiridas en la comunidad. Sin embargo, *Staphylococcus aureus* origina una sobreinfección pulmonar frecuente tras la gripe y otras infecciones virales de las vías respiratorias. Se observan episodios repetidos de neumonía estafilocócica en pacientes con fibrosis quística, debido a la colonización de las vías respiratorias bronquiectásicas. La neumonía estafilocócica nosocomial suele darse en personas con enfermedad crónica y tendencia a la aspiración, así como en pacientes intubados.

ANATOMOPATOLOGÍA: como ocurre con las infecciones estafilocócicas en otros sitios, la neumonía estafilocócica se caracteriza por el desarrollo de abscesos. Los focos múltiples de neumonía estafilocócica producen muchos abscesos pequeños. En los lactantes y, con menor frecuencia, en los adultos, estos pueden dar lugar a neumatoceles, espacios quísticos de paredes finas revestidos principalmente por tejido respiratorio. Estos pueden agrandarse rápidamente y comprimir el pulmón circundante o romperse en la cavidad pleural y causar un neumotórax a tensión. El neumatocele se desarrolla cuando un absceso se rompe en una vía aérea, lo que permite el drenaje de material purulento y la expansión del antiguo absceso por la presión del aire inspirado. La cavitación y los derrames pleurales son complicaciones frecuentes de la neumonía estafilocócica, pero el empiema no lo es. La neumonía estafilocócica requiere un tratamiento intensivo, sobre todo porque el *S. aureus* suele ser resistente a los antibióticos.

Otras neumonías estreptocócicas

Las infecciones pulmonares por *Streptococcus pyogenes* del grupo A se identificaron entre los soldados durante el siglo XIX. Sus características se describieron durante la Primera Guerra Mundial. La neumonía estreptocócica suele seguir a las infecciones virales de las vías respiratorias. Es claramente inusual en un entorno comunitario, pero en ocasiones se encuentra en pacientes debilitados.

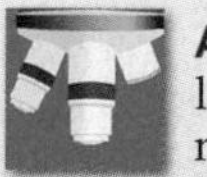

ANATOMOPATOLOGÍA: en el examen macroscópico, los pulmones de los pacientes que mueren de neumonía estreptocócica son pesados, con edema sanguinolento. La consolidación seca (hepatización) no es una característica de esta enfermedad.

En el análisis microscópico, los alvéolos se aprecian llenos de líquido con fibrina, pero los neutrófilos son escasos. La necrosis alveolar puede seguir a una neumonía prolongada. El empiema es una complicación frecuente.

CARACTERÍSTICAS CLÍNICAS: los pacientes con neumonía estreptocócica presentan fiebre brusca, disnea, tos, dolor torácico, hemoptisis y, a menudo, cianosis. En la radiografía se observa un patrón de bronconeumonía; no se observa consolidación lobular. Está indicado el tratamiento antibiótico intensivo.

La **neumonía estreptocócica en el recién nacido** suele deberse a estreptococos del grupo B (*Streptococcus agalactiae*), un residente normal del aparato genital femenino. Los síntomas son similares a los del síndrome de dificultad respiratoria infantil. Sin embargo, los lactantes suelen llegar a término, presentar toxemia grave y morir en pocas horas.

Neumonía por *Legionella*

En 1976, en una convención de la American Legion en Filadelfia, se produjo una misteriosa enfermedad respiratoria con una elevada mortalidad. El organismo responsable, *Legionella pneumophila*, es una inoportuna bacteria difícil de cultivar. Los estudios serológicos e histológicos mostraron que se habían producido varias epidemias de la misma enfermedad no reconocidas anteriormente. Los organismos de *Legionella* prosperan en entornos acuáticos, y los brotes de neumonía se han rastreado hasta el agua contaminada en torres de refrigeración de aire acondicionado, condensadores al vapor y obras de construcción. No se produce el contagio de persona a persona y no existe ningún reservorio animal o humano.

ANATOMOPATOLOGÍA: en la neumonía mortal por *Legionella*, múltiples lóbulos muestran bronconeumonía, con grandes áreas confluentes. Los alvéolos contienen fibrina y células inflamatorias, con predominio de neutrófilos o macrófagos. La necrosis de las células inflamatorias (leucocitoclasia) puede ser extensa.

Si el paciente sobrevive varias semanas, el exudado puede mostrar una organización fibrosa. En una tercera parte de los casos se produce un empiema. Los organismos de *Legionella* suelen ser abundantes dentro y fuera de las células fagocíticas. Son gramnegativos, pero son difíciles de visualizar sin impregnación de plata o tinciones inmunofluorescentes.

CARACTERÍSTICAS CLÍNICAS: la neumonía por *Legionella* suele comenzar de forma repentina, con malestar, fiebre, dolores musculares y, curiosamente, dolor abdominal. Es habitual la presencia de tos productiva, y en ocasiones se produce dolor torácico debido a la pleuritis. La radiografía de tórax es variable, pero el patrón más habitual muestra infiltrados alveolares focales, que pueden ser bilaterales. Los síntomas suelen ser menos graves de lo que sugieren las radiografías. La mortalidad es del 10 % al 20 %, especialmente en pacientes con inmunodepresión.

La **fiebre de Pontiac**, también causada por la especie *Legionella*, es principalmente una enfermedad febril con síntomas respiratorios leves, anomalías radiológicas y un buen pronóstico. Se ha producido en epidemias en edificios de oficinas y afecta a personas aparentemente sanas.

Neumonía causada por bacterias gramnegativas

Las neumonías causadas por organismos gramnegativos, en su mayoría *Escherichia coli* y *Seudomonas aeruginosa*, se han vuelto más frecuentes con la llegada de los tratamientos inmunosupresores y citotóxicos, el tratamiento con antibióticos de amplio espectro y el sida.

ESCHERICHIA COLI: la neumonía por *E. coli* puede seguir a la bacteriemia después de una cirugía abdominal y urogenital, incluso en pacientes sin inmunocompromiso. También se observa en pacientes con cáncer que reciben quimioterapia y en personas con enfermedades pulmonares o cardíacas crónicas. Se presenta como una bronconeumonía y responde mal al tratamiento.

SEUDOMONAS AERUGINOSA: la neumonía por *Seudomonas* es más frecuente en pacientes con inmunodepresión o con quemaduras o fibrosis quística. Es frecuente el antecedente de tratamiento antibiótico por otra infección. A menudo se desarrolla una vasculitis infecciosa, con gran número de organismos en las paredes de los vasos sanguíneos, que da lugar a un infarto pulmonar. El tratamiento antibiótico de la neumonía por *Seudomonas* no suele ser satisfactorio.

Neumonías causadas por organismos anaerobios

Muchos organismos anaerobios son comensales normales de la cavidad bucal, especialmente en personas con mala higiene dental. Entre ellos se encuentran ciertos estreptococos, fusobacterias y *Bacteroides* sp. Los trastornos de la deglución, como en el estupor en personas con alcoholismo, en los pacientes bajo anestesia y en las personas susceptibles a sufrir convulsiones, predisponen a la aspiración de bacterias anaerobias. Las infecciones pulmonares resultantes causan neumonías necrosantes, que a menudo conducen a abscesos pulmonares. La complicación más grave es la gangrena del pulmón, resultado de la trombosis de una rama de la arteria pulmonar y el consiguiente infarto. Se trata de una urgencia médica que requiere la extirpación del pulmón afectado.

Ornitosis (psittacosis)

La ornitosis es una infección pulmonar debida a la inhalación de *Chlamydia psittaci* en el polvo contaminado con excrementos de aves, generalmente aves de compañía y a menudo loros. Se caracteriza por síntomas sistémicos graves, con fiebre, malestar y dolores musculares, pero, sorprendentemente, pocos síntomas respiratorios aparte de la tos. Las radiografías de tórax pueden ser negativas y, cuando son anómalas, muestran consolidación irregular y un patrón intersticial. Los patrones morfológicos en la mayoría de los casos son desconocidos, pero es probable que la enfermedad sea una neumonía intersticial. En los casos mortales, se presentan diversos grados de daño alveolar difuso (DAD) (un patrón de lesión que se describe con más detalle en una sección posterior), junto con edema, neumonía intraalveolar y necrosis.

Neumonía por carbunco y peste neumónica

Varios acontecimientos mundiales recientes han centrado la atención en los agentes infecciosos que podrían utilizarse como armas de bioterrorismo. Los principales son ***Bacillus anthracis*** y ***Yersinia pestis***.

B. anthracis, un bacilo grampositivo formador de esporas, es el agente causante del carbunco. El carbunco está presente en muchas especies de animales domésticos, pero la infección humana es muy rara o se produce en brotes esporádicos. El contagio se produce por contacto directo con las esporas, y la transmisión de persona a persona es poco frecuente. Es muy raro que el carbunco cutáneo sea mortal, pero el provocado por inhalación tiene una alta tasa de mortalidad. Las esporas del carbunco son extremadamente resistentes a la desecación. Cuando se inhalan, son transportadas a los nódulos linfáticos del mediastino, donde los bacilos brotan y se diseminan rápidamente por el torrente sanguíneo a otros órganos, incluidos los pulmones. Se produce necrosis hemorrágica de los órganos infectados junto con mediastinitis hemorrágica grave, relacionada con la linfadenopatía local. En los pulmones, la enfermedad se manifiesta con bronquitis hemorrágica y áreas confluentes de neumonía hemorrágica.

Y. pestis, el agente causante de la **peste**, produce dos formas principales de infección, una forma bubónica y otra neumónica. En la peste neumónica, los organismos se inhalan directamente sin un artrópodo vector intermediario, y la enfermedad puede propagarse de persona a persona. Los pulmones suelen mostrar una bronconeumonía hemorrágica extensa, pleuritis y agrandamiento de los nódulos linfáticos del mediastino. Si no se trata, la enfermedad progresa rápidamente y es muy mortal.

Mycoplasma Pneumoniae causa «neumonía atípica»

A diferencia de la neumonía lobular, la neumonía atípica comienza de forma gradual. No hay leucocitosis, o es leve, y la evolución es prolongada. Los síntomas respiratorios pueden ser mínimos o graves, y las radiografías de tórax muestran neumonía intraalveolar irregular o infiltrados intersticiales. De forma típica, la infección provoca bronquiolitis con exudado neutrofílico intraluminal e intensa infiltración linfoplasmática en las paredes bronquiolares (fig. 12-15). *Mycoplasma* carece de las paredes celulares rígidas que poseen la mayoría de las bacterias. Crecen lentamente y son difíciles de cultivar por métodos tradicionales. El diagnóstico suele establecerse mediante la detección serológica de anticuerpos frente a *Mycoplasma pneumoniae* o aglutininas frías. La eritromicina es eficaz y la infección solo es raramente mortal.

La tuberculosis es la infección granulomatosa clásica

Conocida desde el antiguo Egipto, la tuberculosis fue el azote del mundo industrializado en el siglo XIX y principios del XX. Disminuyó rápidamente con la mejora de las condiciones de vida y de trabajo durante el siglo XX, y la introducción de los fármacos antituberculosos redujo aún más su impacto. Sin embargo, recientemente

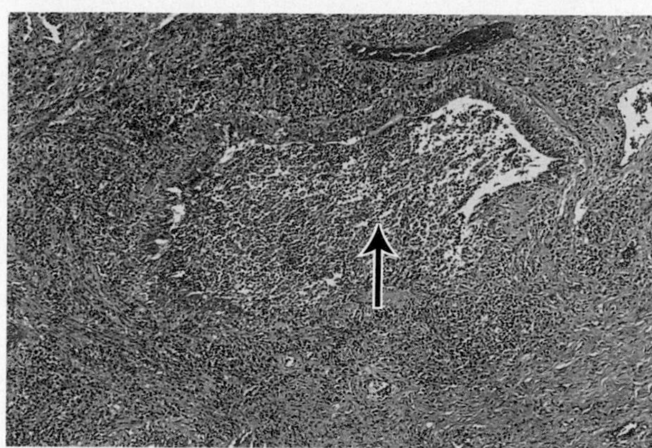

FIGURA 12-15. Neumonía por micoplasma. El pulmón muestra bronquiolitis crónica con exudado neutrófilo en su luz (*flecha*).

ha resurgido, sobre todo las cepas resistentes a los medicamentos y entre los pacientes con sida (*v.* cap. 9).

La tuberculosis representa sobre todo la infección por *Mycobacterium tuberculosis*, aunque las infecciones por micobacterias atípicas pueden causar manifestaciones similares. La enfermedad se divide en tuberculosis primaria y secundaria (o de reactivación).

TUBERCULOSIS PRIMARIA: la enfermedad se adquiere después de la exposición inicial a *M. tuberculosis*, con mayor frecuencia por la inhalación de aerosoles infectados generados cuando una persona con tuberculosis cavitaria tose. Los organismos inhalados se multiplican en los alvéolos porque los macrófagos alveolares no pueden eliminarlos fácilmente.

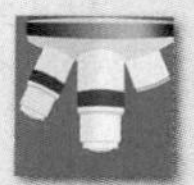

ANATOMOPATOLOGÍA: la **lesión tuberculosa de pulmón** (**foco de Ghon**) es la primera lesión de la tuberculosis primaria y consiste en un granuloma parenquimatoso periférico, a menudo en los lóbulos superiores. Cuando esta lesión se asocia a un nódulo linfático mediastínico agrandado, se forma un **complejo de Ghon** (fig. 12-16). En el examen macroscópico, el nódulo de Ghon subpleural cicatrizado mide de 1 cm a 2 cm de diámetro, está bien circunscrito y tiene necrosis central. En etapas posteriores, es fibrótico y está calcificado. Microscopicamente, se observa un granuloma con necrosis caseosa central (fig. 12-17) con diversos grados de fibrosis. Las características microscópicas de los nódulos linfáticos hiliares que drenan son similares a las de la lesión parenquimatosa periférica. La mayoría (>90 %) de las infecciones tuberculosas primarias son asintomáticas; las lesiones permanecen localizadas y se curan. A veces hay una extensión autolimitada a la pleura, con derrame pleural secundario. Aunque con menos frecuencia, la tuberculosis primaria no es limitada, sino que se extiende a otras partes del pulmón (**tuberculosis primaria progresiva**). Esto suele darse en niños pequeños o en adultos con inmunocompromiso. En esta situación, la lesión inicial se agranda y se producen áreas necróticas de hasta 6 cm. La licuefacción central da lugar a cavidades, que pueden expandirse hasta ocupar la mayor parte del lóbulo inferior. Al mismo tiempo, los nódulos linfáticos que drenan muestran cambios histológicos similares.

La erosión de un bronquio por el proceso necrosante conduce a una mayor diseminación pulmonar de la enfermedad.

TUBERCULOSIS SECUNDARIA: esta etapa representa la reactivación de la tuberculosis pulmonar primaria o una nueva infección en alguien previamente sensibilizado por la tuberculosis primaria.

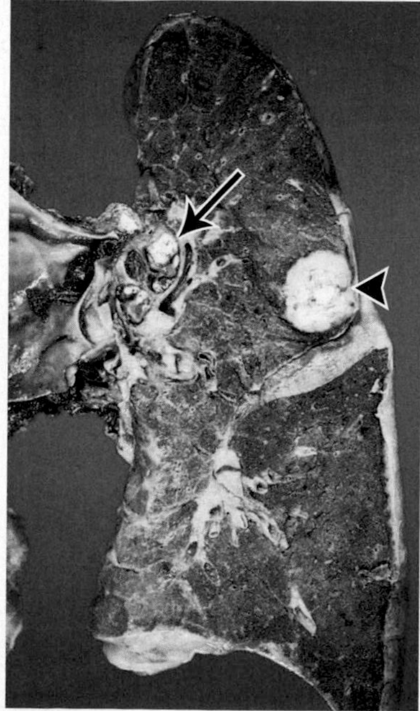

FIGURA 12-16. Tuberculosis primaria. El complejo de Ghon resuelto está compuesto por un nódulo subpleural y los nódulos linfáticos hiliares afectados.

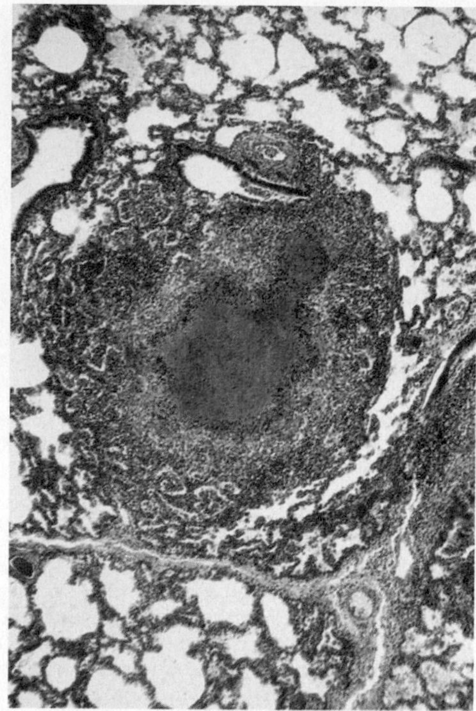

FIGURA 12-17. Granuloma necrosante por *Mycobacterium tuberculosis*. Presencia de pequeño granuloma tuberculoso con necrosis caseosa central presente en el parénquima pulmonar. El centro necrótico está rodeado por histiocitos, células gigantes y tejido fibroso.

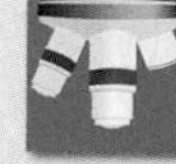

ANATOMOPATOLOGÍA: la reacción inicial a *M. tuberculosis* es diferente en la tuberculosis secundaria. Tras un intervalo de latencia se produce una respuesta inmunitaria celular que conduce a la formación de numerosos granulomas y necrosis tisular generalizada. Los segmentos apical y posterior de los lóbulos superiores son los afectados con mayor frecuencia, si bien el segmento superior del lóbulo inferior también suele afectarse, y no puede excluirse ninguna parte del pulmón. Se desarrolla una lesión difusa, fibrótica y mal definida, con áreas focales de necrosis caseosa. A menudo estos focos cicatrizan y se calcifican, pero algunos pueden erosionar los bronquios, tras lo cual el drenaje del material infeccioso crea una cavidad tuberculosa.

Las cavidades tuberculosas ocupan desde menos de 1 cm hasta grandes áreas quísticas que invaden casi todo el pulmón.

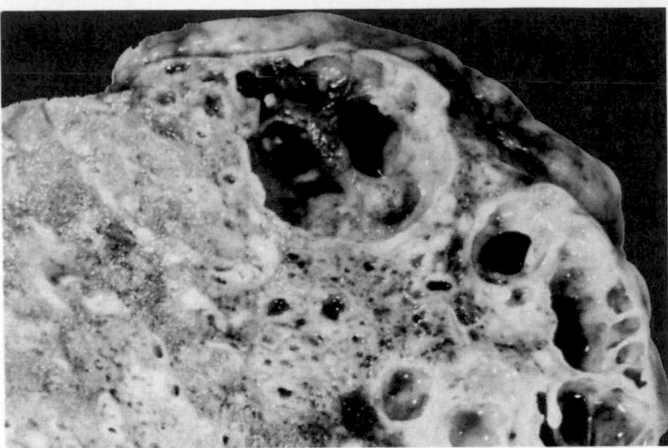

FIGURA 12-18. Caverna tuberculosa. El ápice del lóbulo superior izquierdo muestra cavidades tuberculosas rodeadas de parénquima pulmonar consolidado y fibrótico que contiene pequeños tubérculos.

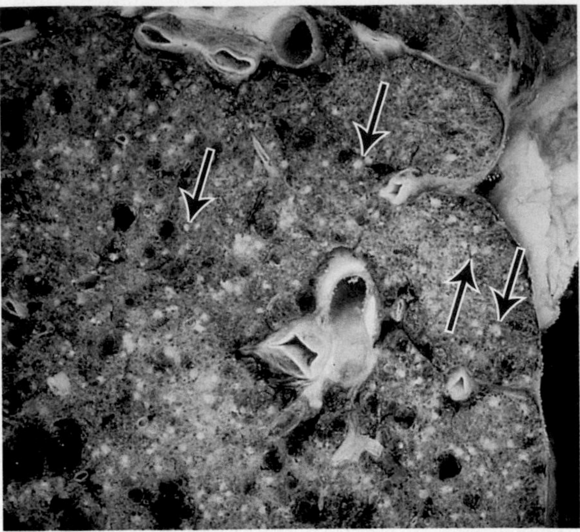

FIGURA 12-19. Tuberculosis miliar. Múltiples nódulos de tamaño milimétrico (*flechas*) distribuidos en todo el parénquima pulmonar.

La mayoría mide de 3 cm a 10 cm. Prefieren los ápices de los lóbulos superiores (fig. 12-18), pero pueden aparecer en cualquier parte del pulmón. La pared de la cavidad se compone de una membrana interna, fina y gris, que engloba nódulos necróticos blandos; un área media de tejido de granulación; y un borde externo colágeno. La luz está llena de material caseoso con bacilos acidorresistentes. Las cavidades a menudo se comunican con un bronquio, y la liberación de material infeccioso en las vías respiratorias propaga la infección dentro del pulmón. Las paredes de las cavidades tuberculosas cicatrizadas acaban volviéndose fibróticas y calcificándose.

La tuberculosis secundaria está asociada a una serie de complicaciones:

- La **tuberculosis miliar** consiste en la presencia de múltiples y pequeños granulomas tuberculosos (del tamaño de una semilla de mijo) (fig. 12-19) en muchos órganos. Los organismos se diseminan desde el pulmón u otros lugares a través de la sangre, generalmente durante la tuberculosis secundaria, pero a veces en la enfermedad primaria.
- La **hemoptisis** se debe a la erosión en las pequeñas arterias pulmonares adyacentes a la pared de la cavidad. Puede ser lo suficientemente grave como para ahogar a los pacientes en su propia sangre.
- La **fístula broncopleural** se produce cuando una cavidad subpleural se rompe en el espacio pleural. A su vez, se produce un empiema tuberculoso y neumotórax.
- La **laringitis tuberculosa** es una consecuencia de la tos con material infeccioso.
- La **tuberculosis intestinal** puede seguir a la ingestión del mismo material tuberculoso.
- El **aspergiloma** es una masa fúngica que surge por sobreinfección de una cavidad abierta persistente con *Aspergillus*; los hongos pueden llenar toda la cavidad.

MYCOBACTERIUM AVIUM-INTRACELLULARE (MAI): en los pacientes con inmunodeficiencia, cuya capacidad para preparar una reacción granulomatosa puede estar deteriorada, la neumonía por MAI se caracteriza por un infiltrado generalizado de macrófagos e innumerables bacterias acidorresistentes (fig. 12-20). MAI puede colonizar las vías respiratorias de individuos mayores e inmunocompetentes con trastornos pulmonares subyacentes, como bronquiectasias, o puede producir una inflamación granulomatosa con o sin cavitación. *Mycobacterium kansasii* produce un espectro de enfermedad similar al de MAI, pero no es tan frecuente, debido a una distribución geográfica más restringida.

La actinomicosis presenta múltiples abscesos pulmonares

La actinomicosis se debe a la infección de actinomicetos, y el organismo pulmonar habitual es *Actinomyces israelii*. Aunque los actinomicetos tienen una apariencia similar a la de los hongos, son bacterias anaerobias, grampositivas y filamentosas. Normalmente habitan en la boca y la nariz e infectan el pulmón por aspiración del contenido bucofaríngeo o por extensión desde un absceso subdiafragmático o hepático actinomicótico.

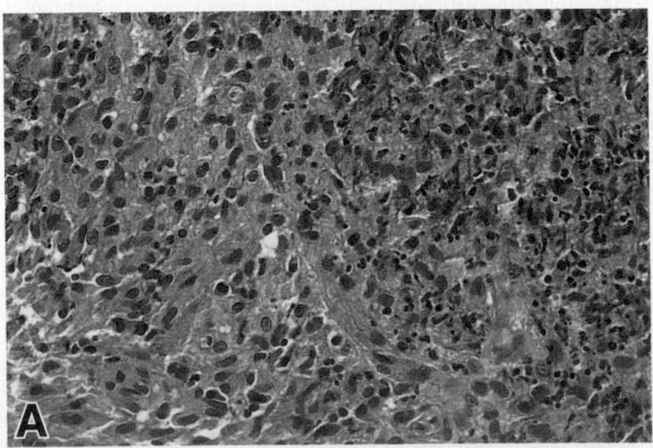

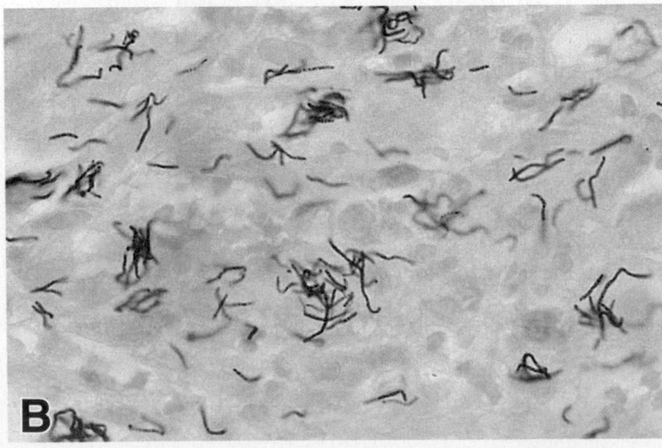

FIGURA 12-20. La neumonía por ***Mycobacterium avium-intracellulare*** en un paciente con síndrome de inmunodeficiencia adquirida (sida). **A.** La neumonía se caracteriza por un vasto infiltrado con macrófagos. **B.** En la tinción de Ziehl-Neelsen se observan numerosos microorganismos acidorresistentes.

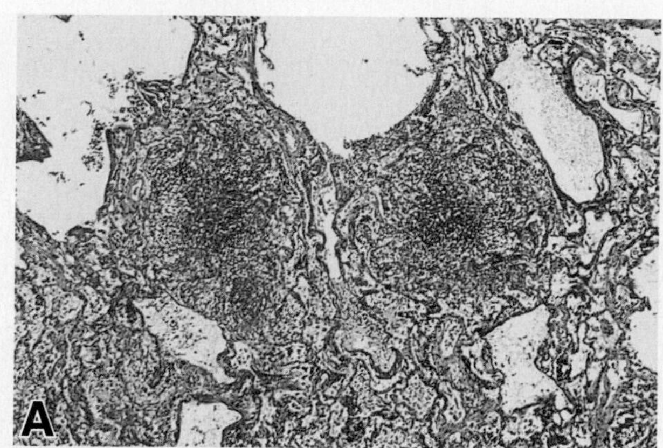

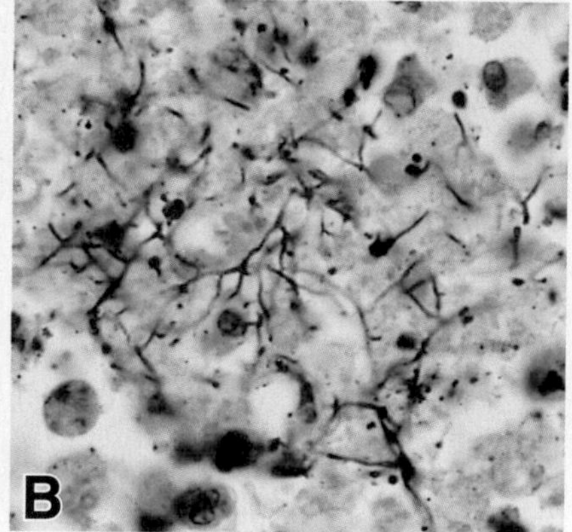

FIGURA 12-21. Nocardiosis. A. Corte de tejido en el que se observan abscesos formados por múltiples acumulaciones localizadas de inflamación aguda. **B.** Los microorganismos son bacterias delgadas, filamentosas y ramificadas (con tinción argéntica con metenamina de Gomori).

ANATOMOPATOLOGÍA: las lesiones pulmonares por actinomicosis consisten en múltiples pequeños abscesos pulmonares interconectados. Los bordes de dichos abscesos son granulomatosos, pero las áreas de necrosis central son purulentas y contienen colonias de delgadas bacterias grampositivas ramificadas. En los bordes de las colonias se observan filamentos basófilos maculados, visibles a simple vista como pequeñas partículas amarillas («**gránulos de azufre**»). Los abscesos pueden invadir la pleura y producir fístulas y empiema broncopulmonar. También pueden extenderse hasta la pared torácica.

Nocardia suele ser un organismo oportunista

Nocardia es una bacteria filamentosa grampositiva que causa neumonía bacteriana progresiva, aguda o crónica. La infección es más frecuente en pacientes con inmunocompromiso, especialmente en aquellos con linfomas, neutropenia, enfermedad granulomatosa crónica de la infancia y proteinosis alveolar pulmonar. *Nocardia asteroides* es la especie de *Nocardia* más habitual que causa neumonía.

ANATOMOPATOLOGÍA: en el análisis histopatológico, los pulmones muestran abscesos (fig. 12-21A), que pueden tener características granulomatosas propias de las infecciones crónicas. Los organismos se caracterizan por ser filamentos delgados, finos y dispuestos en cuentas, ramificados casi siempre en ángulo recto (fig. 12-21B). Se aprecian mejor con las tinciones de Gram o de Gomori argéntica con metenamina (fig. 12-21B). También se tiñen débilmente con la técnica acidorresistente.

Las infecciones por hongos pueden tener un patrón geográfico u oportunista

Histoplasmosis

La histoplasmosis es una enfermedad del medio oeste y el sureste de Estados Unidos, especialmente en los valles de los ríos Mississippi y Ohio. Está causada por la inhalación de *H. capsulatum* presente en polvo infectado, normalmente procedente de los excrementos de las aves.

ANATOMOPATOLOGÍA: la histoplasmosis es similar a la tuberculosis desde el punto de vista clinicopatológico. La mayoría de las infecciones son asintomáticas y producen cambios similares al complejo de Ghon, incluidos el granuloma parenquimatoso y lesiones similares en los nódulos linfáticos de drenaje. Los granulomas son especialmente propensos a calcificarse, a menudo con un patrón concéntrico laminar. En la fase aguda, se observan numerosos organismos dentro de los macrófagos. Le sigue una inflamación granulomatosa, a menudo con áreas de necrosis central. Los granulomas se resuelven por fibrosis y calcificación, pero el área de necrosis central puede persistir. Los organismos de forma esférica se aprecian mejor con tinción argéntica como estructuras de 2 μm a 4 μm de diámetro y patrón de gemación de base estrecha.

En algunos casos, las lesiones pulmonares evolucionan o se reactivan y dan lugar a lesiones fibrótica progresiva y necrótica que se asemeja mucho a la que se produce con la reactivación de la tuberculosis. Sin embargo, las lesiones por histoplasmosis son más fibróticas que las de la tuberculosis, y la cavitación es menos frecuente. No se conoce la razón de la progresión, aunque suele atribuirse a una elevada dosis del agente infeccioso, junto con la escasa respuesta del huésped, como factores determinantes. Los pacientes con inmunodepresión corren un riesgo especial de diseminación de *Histoplasma* dentro de los pulmones y hacia otros órganos.

Coccidioidomicosis

La coccidioidomicosis, causada por la inhalación de esporas de *Coccidioides immitis*, se conocía originalmente como fiebre del Valle de San Joaquín, después de identificarse como endémica de esta región durante muchos años. Sin embargo, la infección se ha diseminado por todo el suroeste de Estados Unidos y comparte muchas de las características clinicopatológicas de la histoplasmosis y la tuberculosis. En los cortes histológicos, el organismo se observa como pequeñas esferas, de 30 μm a 100 μm, con una gruesa pared refringente. Las esferas contienen numerosas endosporas de 2 μm a 5 μm. También pueden observarse esférulas vacías o endosporas que han sido liberadas en el tejido.

ANATOMOPATOLOGÍA: en la mayoría de los casos, las lesiones se encuentran limitadas por un granuloma parenquimatoso periférico, con o sin granulomas de nódulos linfáticos. A veces, la lesión puede evolucionar lentamente. En huéspedes con inmunocompromiso, la enfermedad puede hacerlo rápidamente, con liberación de endosporas en el pulmón, en cuyo caso la reacción hística puede ser purulenta, además de granulomatosa.

Criptococosis

La criptococosis es el resultado de la inhalación de esporas de *Cryptococcus neoformans*, que suelen encontrarse en los excrementos de las palomas. Las lesiones pulmonares varían desde pequeños granulomas parenquimatosos hasta varios nódulos granulomatosos de

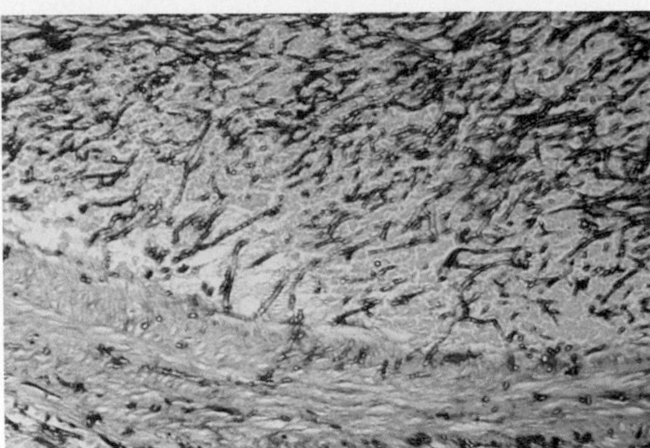

FIGURA 12-22. Aspergilosis pulmonar invasiva. Rama de la arteria pulmonar en la que se observan hifas del hongo (estructuras filamentosas oscuras) en la pared y dentro de la luz (tinción argéntica con metenamina de Gomori).

gran tamaño, neumonía consolidada e incluso cavitación. Los casos más graves de criptococosis pulmonar se dan en pacientes con inmunodepresión, en los que los organismos proliferan masivamente dentro del espacio alveolar, con poca reacción hística. Los organismos tienen un diámetro de 4 µm a 6 µm, pero pueden ser de mayor tamaño, con base en ciernes estrecha y una gruesa cápsula mucoide.

Blastomicosis norteamericana

La blastomicosis es una enfermedad poco común causada por *Blastomyces dermatitidis*. Se concentra en las cuencas de los ríos Missouri, Mississippi y Ohio en Estados Unidos, y en el sur de Manitoba y el noroeste de Ontario en Canadá. Las características clinicopatológicas se asemejan a las de otras infecciones por hongos mencionados anteriormente. La infección inicial produce una lesión similar al complejo de Ghon o a una neumonitis progresiva. A diferencia de los complejos de Ghon tuberculosos, las lesiones focales de la blastomicosis muestran necrosis central con reacción purulenta, rodeada de inflamación granulomatosa. Los organismos miden de 8 µm a 15 µm, poseen una pared gruesa y refringente, y muestran un patrón de gemación de base amplia.

Aspergilosis

Las infecciones pulmonares por *Aspergillus* spp., generalmente *Aspergillus niger* o *Aspergillus fumigatus*, pueden presentarse como:

- **Aspergilosis invasiva**: es la forma más grave de infección por *Aspergillus*, presente casi exclusivamente como una infección oportunista en personas con inmunocompromiso, generalmente debido a un tratamiento citotóxico o al sida. Los pulmones muestran áreas de consolidación en parches, multifocales y, en ocasiones, cavidades. La invasión generalizada de los vasos sanguíneos (generalmente arteriales [fig. 12-22]) causa obstrucción, trombosis e infarto del tejido pulmonar. La aspergilosis invasiva es una infección pulmonar fulminante que no tiene ningún tratamiento actualmente.
- **Aspergiloma («bola micótica» o micetoma):** *Aspergillus* spp. puede crecer en cavidades preexistentes, como las causadas por la tuberculosis o las bronquiectasias, donde prolifera para originar masas formadas por hongos (fig. 12-23). Las radiografías muestran una gran masa dentro de una cavidad llena de aire. Estas masas suelen ser asintomáticas y suelen hallarse de manera fortuita en las radiografías. Cuando son sintomáticas, la mayoría de las veces causan hemoptisis, que puede deberse a una afección subyacente o, con menor frecuencia, a una infección micótica de la pared de la cavidad.
- **Aspergilosis broncopulmonar alérgica**: algunos pacientes con asma presentan una reacción inmunitaria inusual a *Aspergillus*, que se caracteriza por *(1)* infiltrados pulmonares transitorios en las radiografías de tórax, *(2)* eosinofilia en sangre y esputo, *(3)* reacción en las pruebas de sensibilidad cutánea y medición de precipitinas en suero contra *A. fumigatus*, y *(4)* aumento de la IgE sérica. La TC muestra engrosamiento de las paredes bronquiales y tapones mucosos en los bronquios.

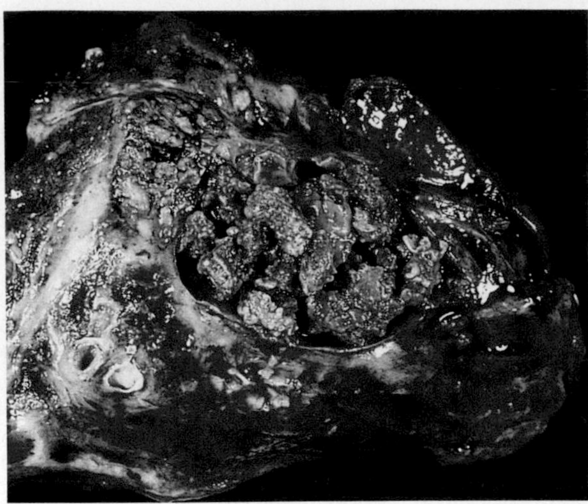

FIGURA 12-23. Bola micótica por *Aspergillus*. La imagen pulmonar muestra una cavidad ocupada por una masa micótica.

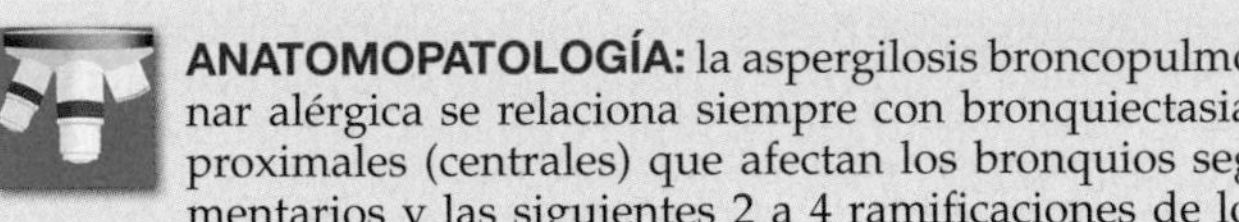

ANATOMOPATOLOGÍA: la aspergilosis broncopulmonar alérgica se relaciona siempre con bronquiectasias proximales (centrales) que afectan los bronquios segmentarios y las siguientes 2 a 4 ramificaciones de los bronquios. Se observan tapones mucosos bronquiales y bronquiolares, infiltrados eosinófilos y cristales de Charcot-Leyden (fig. 12-24A,B). También puede haber granulomatosis broncocéntrica y neumonía eosinófila. La mucosa bronquial puede contener hifas tabicadas de los hongos, con una ramificación de 45°. Es interesante mencionar que el árbol bronquial periférico no se ve afectado.

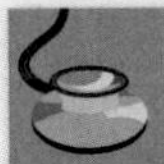

CARACTERÍSTICAS CLÍNICAS: los pacientes con aspergilosis broncopulmonar presentan sibilancias, dolor torácico y tos, y desarrollan tapones de moco espeso. Los corticoesteroides sistémicos suelen controlar los episodios agudos.

Pneumocystis jiroveci

Descrita por primera vez como «neumonía de células plasmáticas» en lactantes con desnutrición al final de la Segunda Guerra Mundial, las infecciones pulmonares por *Pneumocystis jiroveci* (antes *Pneumocystis carinii*) suelen causar neumonía en pacientes con inmunodepresión o con inmunodeficiencias como el VIH/sida. Los pacientes que reciben fármacos inmunosupresores tras un trasplante de órganos o quimioterapia por una enfermedad maligna están especialmente expuestos. *Pneumocystis*, que antes se consideraba un protozoo, actualmente se reconoce como un hongo.

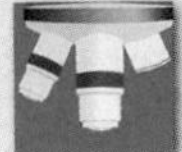

ANATOMOPATOLOGÍA: las lesiones clásicas de la neumonía por *Pneumocystis* son infiltrado intersticial constituido por células plasmáticas y linfocitos e hiperplasia de neumocitos de tipo II. Los alvéolos están ocupados por un exudado espumoso característico, en el que los organismos se observan como pequeñas burbujas en un fondo de exudado proteináceo (fig. 12-25A). Con el método de tinción por impregnación argéntica, los quistes se observan como cuerpos redondos o dentados («luna creciente») de 5 µm de diámetro (fig. 12-25B). Después de que los esporozoítos se desarrollen dentro del quiste, este se rompe y adopta una forma dentada.

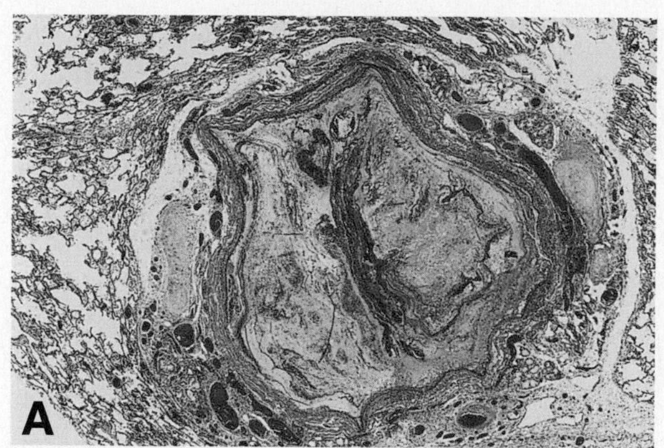
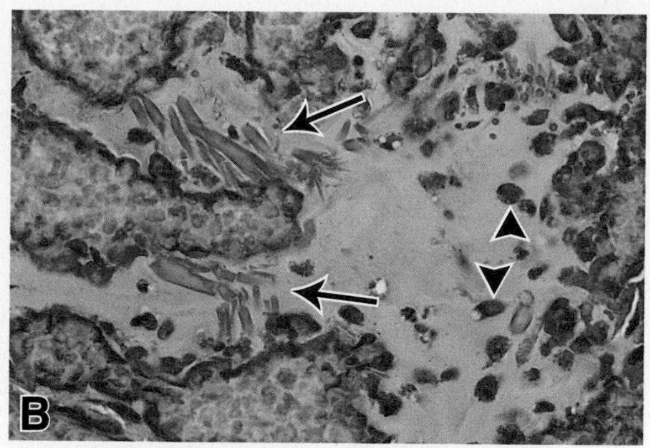

FIGURA 12-24. Aspergilosis broncopulmonar alérgica. A. Bronquio dilatado ocupado por un tapón de moco que presenta una densa capa de infiltrado eosinófilo. **B.** A mayor ampliación se observan numerosos eosinófilos (*punta de las flechas*) y cristales Charcot-Leyden (*flechas*).

Los esporozoítos se convierten en trofozoítos, que en las muestras citológicas pueden observarse con tinciones como la de Giemsa, pero que son difíciles de ver en los cortes histológicos de rutina. La inflamación granulomatosa en la neumonía por *Pneumocystis* es poco frecuente, pero se produce hasta en el 5% de las biopsias pulmonares de pacientes infectados por el VIH. En algunos casos, *Pneumocystis* también produce DAD (*v.* más adelante).

CARACTERÍSTICAS CLÍNICAS: desde el punto de vista clínico y radiográfico, la neumonía por *Pneumocystis* presenta un cuadro variable. En un extremo, los síntomas pueden ser mínimos, mientras que por otro lado puede producirse una insuficiencia respiratoria de evolución rápida. En los pacientes con sida, pueden desarrollarse quistes parenquimatosos de paredes delgadas que predisponen a neumotórax. El diagnóstico se realiza por identificación del organismo mediante examen de esputo, lavado broncoalveolar, biopsia transbronquial, aspiración pulmonar con aguja o biopsia pulmonar abierta. El tratamiento indicado es con trimetoprima-sulfametoxazol o pentamidina.

Las neumonías virales causan daño alveolar difuso o neumonía intersticial

ANATOMOPATOLOGÍA: las infecciones virales afectan inicialmente el epitelio alveolar y provocan infiltrados mononucleares intersticiales (fig. 12-26). Las membranas hialinas y la necrosis de células epiteliales de tipo I conducen a un aspecto indistinguible del DAD por otras causas. A veces, el daño alveolar es poco activo y la enfermedad se caracteriza por hiperplasia de neumocitos de tipo II e inflamación intersticial crónica. Esto difiere de mayoría de las infecciones bacterianas, en las que predominan exudados neutrofílicos intraalveolares y la afectación del intersticio es solo ocasional (fig. 12-27).

La neumonía por **citomegalovirus** (**CMV**) se caracteriza por una intensa infiltración intersticial con linfocitos. Los alvéolos están revestidos por células de tipo II que se han regenerado para cubrir el defecto epitelial dejado por la necrosis de las células de tipo I. Las células alveolares infectadas son de gran tamaño (citomegalia), con una única inclusión nuclear oscura y basófila, un halo periférico y múltiples inclusiones basófilas citoplasmáticas indistintas (fig. 12-28).

La **infección por sarampión** afecta tanto las vías respiratorias como el parénquima. Se caracteriza por células gigantes multinucleadas de gran tamaño (100 µm de diámetro), con inclusiones nucleares e inclusiones citoplasmáticas eosinófilas de gran tamaño (fig. 12-29). La neumonía intersticial, una complicación bien caracterizada del sarampión, rara vez es mortal, excepto en individuos con inmunocompromiso y no expuestos previamente.

La **infección por varicela** (y herpes zóster) produce neumonía diseminada, con lesiones pulmonares necróticas focales y neumonía intersticial. La afectación pulmonar suele ser asintomática, excepto en huéspedes con disminución de las defensas, en los que puede ser mortal. Las inclusiones virales son nucleares, eosinófilas y refringentes, y están rodeadas por un halo de color más claro. Puede presentarse multinucleación.

El **herpes simple** puede ocasionar una traqueobronquitis necrosante, así como DAD. Las inclusiones virales son idénticas a las observadas en la infección por varicela.

El **adenovirus** causa bronquiolitis necrosante y bronconeumonía. Se observan dos tipos de inclusiones nucleares: inclusiones nucleares eosinófilas, rodeadas de un halo de color claro y «células manchadas», así como presencia indistinta de inclusiones basófilas nucleares que llenan todo el núcleo y se encuentran rodeadas solo por un delgado anillo de cromatina (fig. 12-30).

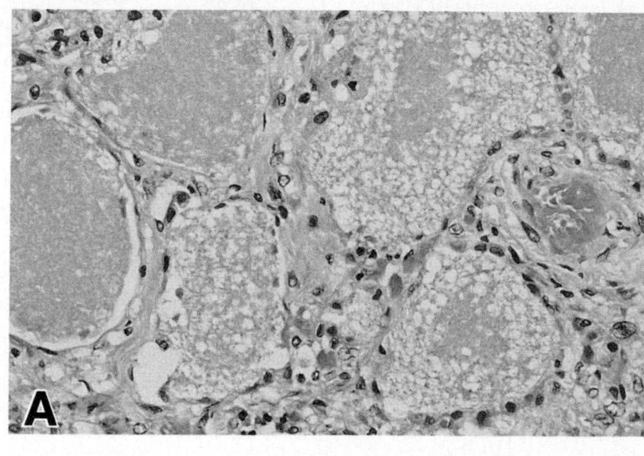
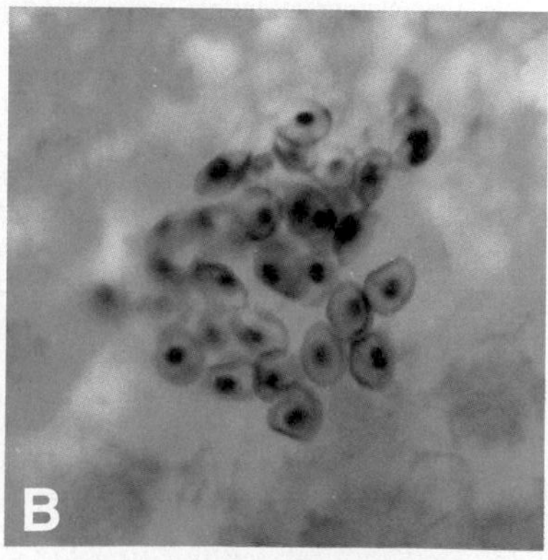

FIGURA 12-25. Neumonía por *Pneumocystis jiroveci*. A. Los alvéolos se aprecian ocupados por un exudado espumoso, mientras que el intersticio se encuentra engrosado y contiene infiltrado inflamatorio crónico. **B.** En la muestra de lavado broncoalveolar centrifugado y teñido mediante técnicas argénticas se observa un cúmulo de quistes de *Pneumocystis*.

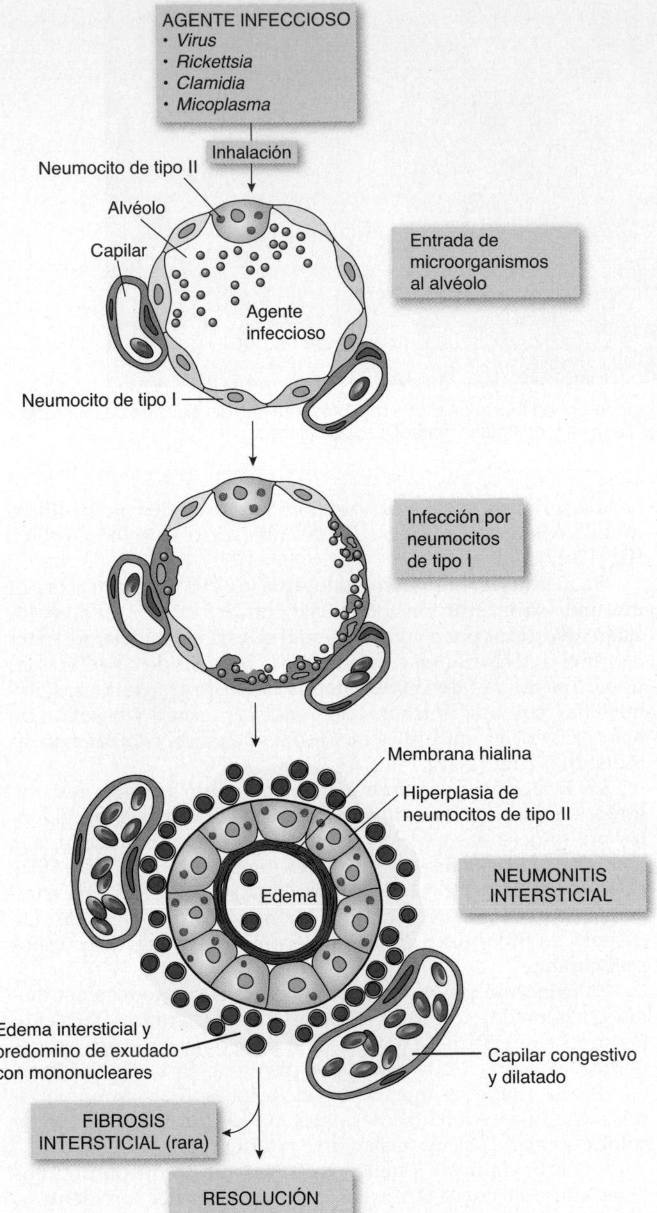

FIGURA 12-26. Patogenia de la neumonía intersticial. Aunque la neumonía intersticial es causada con frecuencia por virus, existen otros microorganismos que también pueden producir importante inflamación intersticial. Las células de tipo I son las más sensibles a este tipo de daño. Una vez infectadas, las células de tipo I lesionadas sufren degeneración, lo que ocasiona edema intraalveolar. El exudado proteináceo y los restos celulares forman membranas hialinas y hay multiplicación de células de tipo II en el recubrimiento del alvéolo. La inflamación intersticial se caracteriza principalmente por la presencia de células mononucleares. La enfermedad suele curarse por completo, pero en ocasiones evoluciona hacia fibrosis intersticial.

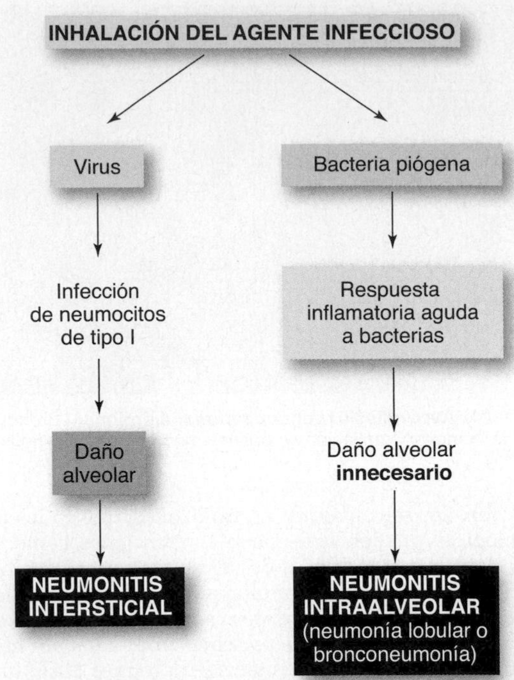

FIGURA 12-27. Patogenia de las neumonitis intersticial e intraalveolar.

El **virus de la gripe** suele producir neumonitis intersticial y bronquiolitis similares a las observadas en otras neumonías virales. Los cortes histológicos no muestran cambios citopáticos virales característicos. La reciente pandemia de gripe H1N1 llamó la atención sobre la anatomopatología de la neumonía por gripe. La mayoría de los casos de infección por H1N1 son, por suerte, leves y autolimitados.

No obstante, en algunos pacientes, principalmente aquellos con problemas de salud subyacentes, puede desarrollarse una enfermedad mortal. Las características morfológicas varían desde neumonía intersticial y bronquiolitis hasta DAD. En algunos casos, se produce una hemorragia masiva. Con la mayoría de las cepas de gripe, es habitual la sobreinfección bacteriana.

Los miembros de la familia de los **coronavirus**, *Coronaviridae*, han sido responsables de brotes de síndrome respiratorio agudo grave (SARS, *severe acute respiratory syndrome*), principalmente en China y el sudeste asiático, y del síndrome respiratorio de Oriente Medio (MERS), principalmente en la península arábiga. La enfermedad se caracteriza principalmente DAD, y carece de los cambios citopáticos virales característicos.

La causa más común del absceso pulmonar es la aspiración

Los abscesos pulmonares son acumulaciones localizadas de pus acompañadas de destrucción del parénquima pulmonar, incluidos los alvéolos, las vías respiratorias y los vasos sanguíneos.

Los estados de disminución de la conciencia suelen predisponer a la aspiración que causa los abscesos pulmonares, y las bacterias

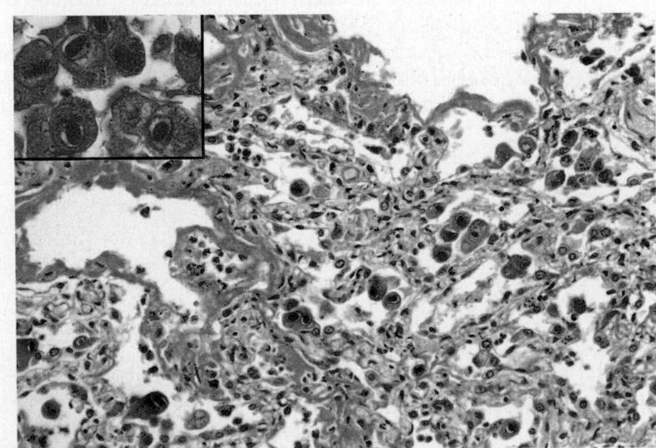

FIGURA 12-28. Neumonitis por citomegalovirus. Las células alveolares infectadas se ven aumentadas de tamaño. Mediante un acercamiento con mayor amplificación se pueden observar las células alveolares infectadas que presentan inclusiones nucleares basófilas aisladas con un halo perinuclear y múltiples inclusiones citoplasmáticas basófilas distribuidas de manera indistinta (*recuadro*).

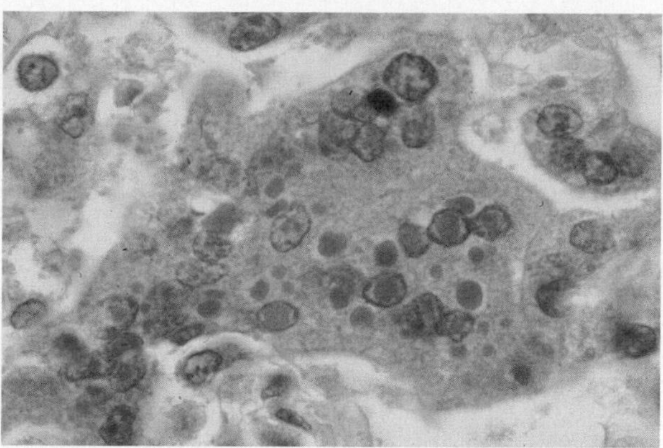

FIGURA 12-29. Neumonitis por sarampión. Células gigantes multinucleadas con una inclusión aislada, refringente, eosinófila dentro de cada núcleo, así como múltiples inclusiones citoplasmáticas eosinófilas irregulares.

anaerobias bucofaríngeas aspiradas son responsables en más del 90% de los casos. Las infecciones suelen ser polimicrobianas, a menudo con bacterias fusiformes y especies del género *Bacteroides* spp. Otros organismos encontrados en los abscesos pulmonares causados por aspiración incluyen *S. aureus*, *K. pneumoniae*, *S. pneumoniae* y *Nocardia*.

El desarrollo de un absceso pulmonar tras la aspiración requiere la presencia de gran número de bacterias anaerobias en la flora bucal, como ocurre en personas con una mala higiene bucal o que tienen una enfermedad periodontal. También se precisa la alteración del reflejo de la tos o la depuración traqueobronquial. No es de extrañar que el alcoholismo sea la afección más común que predispone al desarrollo de abscesos pulmonares. También la sobredosis de medicamentos, la epilepsia y otras alteraciones neurológicas aumentan el riesgo. Otras causas de absceso pulmonar son las neumonías necrosantes, la obstrucción bronquial, los trombos pulmonares infectados, los traumatismos penetrantes y la extensión de una infección procedente de tejidos adyacentes.

ANATOMOPATOLOGÍA: los abscesos pulmonares suelen tener un diámetro de entre 2 cm y 6 cm. Entre el 10% y el 20% tienen múltiples cavidades, que suelen surgir tras una neumonía necrosante o la diseminación de émbolos sépticos pulmonares. El lado derecho del pulmón se ve afectado con más frecuencia que el izquierdo, debido a que el bronquio principal derecho tiene una dirección en relación con la tráquea mucho más cercana a su bifurcación. Los abscesos pulmonares agudos no están bien definidos respecto al parénquima pulmonar circundante. Contienen abundantes leucocitos polimorfonucleares y, en función del tiempo de evolución de la lesión, cantidades variables de macrófagos y restos de tejido necrótico. Inicialmente, están rodeados de hemorragia, fibrina e inflamación. A medida que evolucionan, se forma una pared fibrosa alrededor del borde. Los abscesos pulmonares se diferencian de otros abscesos por el hecho de que pueden drenar espontáneamente hacia las vías respiratorias. La cavidad formada de esta manera contiene aire, restos necróticos y exudado inflamatorio (fig. 12-31), lo que crea un nivel de aire-líquido fácilmente visible en la radiografía. El revestimiento de la cavidad se encuentra cubierto por epitelio escamoso en regeneración.

Las paredes de los abscesos antiguos pueden estar revestidas por epitelio respiratorio ciliado, lo que dificulta su distinción en comparación con las bronquiectasias.

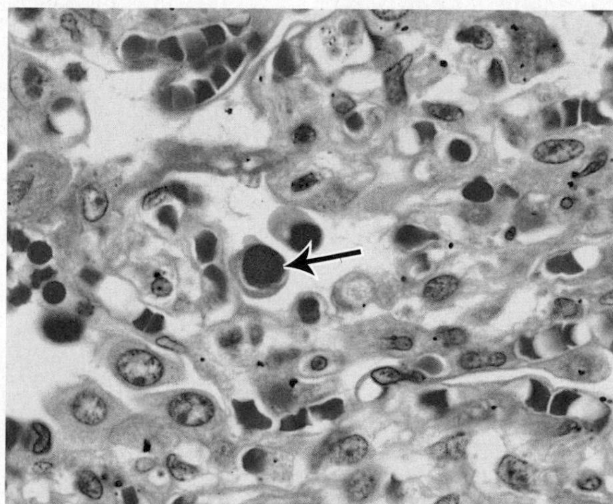

FIGURA 12-30. Neumonía por adenovirus. Célula «manchada» en el centro (*flecha*) formada por una inclusión nuclear basófila de aspecto heterogéneo.

CARACTERÍSTICAS CLÍNICAS: casi todos los pacientes con absceso pulmonar se presentan con fiebre y tos, así como producen grandes cantidades de esputo maloliente. Muchos pacientes refieren dolor torácico pleurítico, y el 20% desarrolla hemoptisis.

El diagnóstico diferencial del absceso pulmonar incluye cáncer de pulmón y tuberculosis cavitaria. De hecho, el cáncer es una causa más frecuente de cavitación que el absceso pulmonar. La mitad de las cavitaciones debidas al cáncer surgen de la necrosis tumoral, y la otra mitad, tras una obstrucción bronquial con infección posterior. Las cavidades tuberculosas rara vez muestran los niveles de aire-líquido característicos de los abscesos pulmonares.

Entre las complicaciones del absceso pulmonar se encuentran la rotura del espacio pleural, que provoca un empiema, y hemoptisis grave. El drenaje del absceso hacia un bronquio puede diseminar la infección hacia otras partes del pulmón. A pesar de un tratamiento antimicrobiano intensivo, dirigido principalmente a las bacterias anaerobias, la mortalidad del absceso pulmonar sigue siendo del 5% al 10%.

DAÑO ALVEOLAR DIFUSO

El DAD hace referencia a un patrón de respuesta de las células epiteliales y endoteliales alveolares a diversos factores de daño agudo (tabla 12-1). La expresión clínica del DAD grave es el **síndrome de dificultad respiratoria aguda** (SDRA). En el SDRA, los pulmones, de aspecto normal, sufren un daño que evoluciona rápidamente hacia insuficiencia respiratoria. La distensibilidad pulmonar disminuye (normalmente se requiere ventilación mecánica), con presencia de hipoxemia y opacidades radiográficas bilaterales («blanqueamiento»). La mortalidad del SDRA supera el 50%, y en pacientes mayores de 60 años alcanza el 90%.

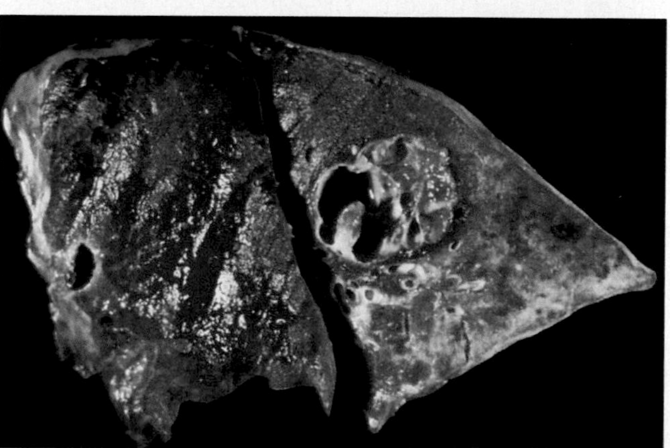

FIGURA 12-31. Abscesos pulmonares. Absceso quístico pulmonar de gran tamaño que contiene exudado purulento y está delimitado por una pared fibrosa. Hay presencia de neumonía en el parénquima pulmonar circundante.

TABLA 12-1

CAUSAS PRINCIPALES DEL SÍNDROME DE DIFICULTAD RESPIRATORIA AGUDA

Trauma no torácico	Infección	Aspiración	Medicamentos y otras sustancias
Choque por cualquier causa	Sepsis por gramnegativos	Casi ahogamiento	Heroína
Embolia grasa	Otras infecciones bacterianas	Brancoaspiración de contenido gástrico	Oxígeno
	Infecciones virales		Radiación
			Paraquat
			Medicamentos citotóxicos

FACTORES ETIOLÓGICOS: el DAD es una enfermedad final común desencadenada por una gran variedad de factores (tabla 12-1), incluidos infecciones, sepsis, choque, aspiración de contenido gástrico, inhalación de gases tóxicos, casi ahogamiento, neumonitis por radiación y consumo de muchos medicamentos y otras sustancias químicas. El vínculo patogénico común es la lesión aguda del epitelio alveolar y de las células endoteliales, lo que produce DAD. ***A menos que logre identificarse un agente infeccioso específico, la causa específica del DAD no puede determinarse solo por las características morfológicas del pulmón.*** En algunos pacientes, no se encuentra ninguna causa. Este DAD idiopático, denominado clínicamente como **neumonía intersticial aguda** (**NIA**), también incluye los casos históricamente denominados **enfermedad de Hamman-Rich** (*v.* más adelante).

PATOGENIA MOLECULAR: la lesión de las células endoteliales favorece la extravasación de líquido rico en proteínas desde los capilares alveolares hacia el espacio intersticial (fig. 12-32). La pérdida de neumocitos de tipo I facilita la entrada del líquido al espacio alveolar, donde las proteínas plasmáticas forman áreas de precipitación de fibrina (membranas hialinas) en las paredes alveolares dañadas (fig. 12-33).

En respuesta a la lesión celular por el DAD, las células inflamatorias se acumulan en el intersticio. Aunque carecen de neumocitos de tipo I, la membrana basal alveolar permanece intacta y funciona como un andamio para los neumocitos de tipo II, cuya proliferación reemplaza el revestimiento epitelial alveolar normal.

Si el paciente sobrevive a la fase aguda del SDRA, los fibroblastos proliferan en el espacio intersticial y se crea un depósito de colágeno en las paredes alveolares (fig. 12-34). En los pacientes que se recuperan completamente, el exudado alveolar y las membranas hialinas se reabsorben y el epitelio alveolar normal se regenera. La proliferación de fibroblastos cesa, el colágeno adicional es metabolizado y los pacientes recuperan la función pulmonar normal. En los pacientes que no se recuperan, el DAD puede evolucionar hacia fibrosis terminal, en la que la remodelación de la arquitectura pulmonar produce muchos espacios en forma de quiste en todo el pulmón (**pulmón en panal de abeja**). Estos espacios están separados por gruesas paredes fibrosas revestidas por neumocitos de tipo II, epitelio bronquiolar o células escamosas.

Los mecanismos responsables del DAD no están del todo claros. Se cree que la activación del complemento (p. ej., mediante endotoxinas en el caso de la septicemia por gramnegativos) conduce al secuestro de los neutrófilos en el lecho marginal. Solo una pequeña proporción, quizá una tercera parte, de los neutrófilos circula activamente en la sangre; el resto permanece en el pulmón.

En condiciones normales no ocasionan ningún daño. No obstante, después de ser activados por el sistema de complemento, liberan radicales de oxígeno y enzimas hidrolíticas, que dañan el endotelio capilar pulmonar. Sin embargo, la presencia de estos

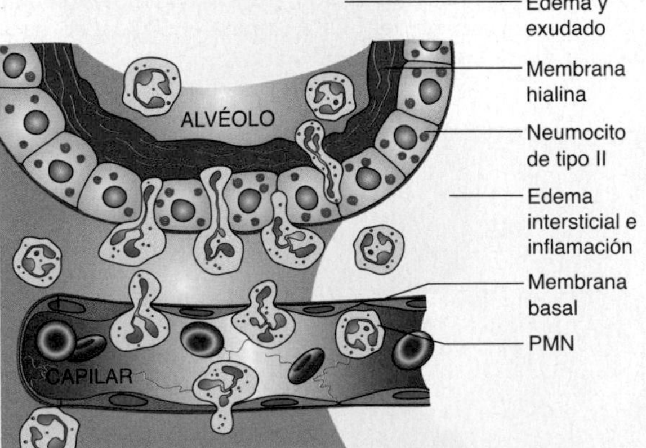

FIGURA 12-32. Daño alveolar difuso (síndrome de dificultad respiratoria aguda, SDRA). En el SDRA, las células de tipo I mueren como resultado del daño alveolar difuso. A esto le sigue edema intraalveolar y formación de membranas hilianas compuestas por exudado proteínico y restos celulares. En la fase aguda, los pulmones presentan una importante congestión y aumentan de peso. Las células de tipo II se multiplican recubriendo la superficie del alvéolo. Es característica la inflamación intersticial. La lesión puede resolverse por completo o evolucionar hacia fibrosis intersticial. *PMN*, neutrófilos polimorfonucleares.

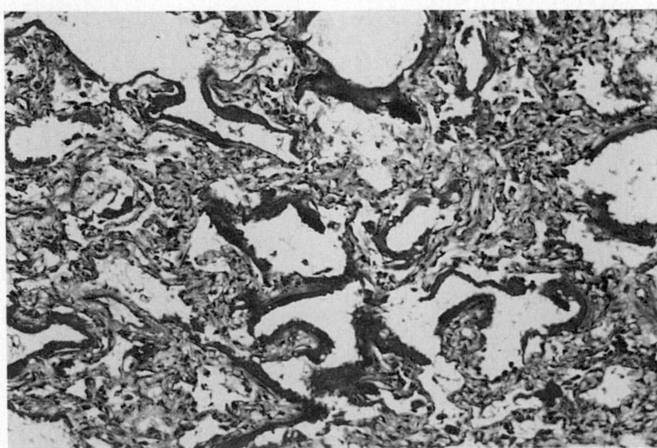

FIGURA 12-33. Daño alveolar difuso, fase aguda (exudativa). La pared alveolar se observa engrosada por efecto del edema y el intenso infiltrado inflamatorio. Los alvéolos se encuentran recubiertos por membranas hialianas eosinófilas.

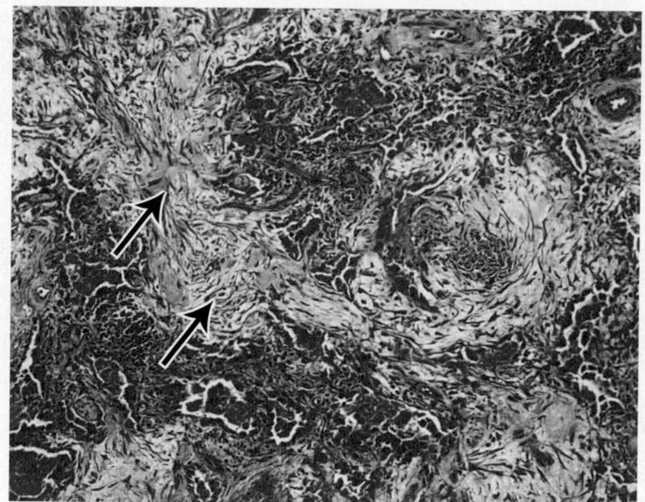

FIGURA 12-34. Daño alveolar difuso, fase aguda y de organización. Las paredes alveolares se aprecian engrosadas por la presencia de fibroblastos y pérdida de tejido conjuntivo (*flechas*).

neutrófilos no es un requisito para el DAD, porque el SDRA puede desarrollarse en pacientes gravemente neutropénicos.

En el DAD secundario a la inhalación de gases tóxicos o casi ahogamiento, el daño se produce principalmente en la superficie epitelial del alvéolo. Las uniones epiteliales alveolares normales son muy estrechas, pero la lesión epitelial afecta estas uniones, lo que permite el exudado de líquido y proteínas del intersticio hacia los espacios alveolares.

ANATOMOPATOLOGÍA: el primer paso es la **fase exudativa del DAD**, que se desarrolla en la semana después del daño pulmonar. Hay presencia de edema, formación de membranas hialinas y extravasación de proteínas plasmáticas, así como acumulación de células inflamatorias (fig. 12-33). El daño alveolar se detecta inicialmente mediante microscopía electrónica por cambios degenerativos en las células endoteliales y en los neumocitos de tipo I. A esto le sigue el desprendimiento de células de tipo I, lo que deja las membranas basales al descubierto. El edema intersticial y alveolar es notorio desde el primer día, pero paulatinamente disminuye. Las «**membranas hialinas**» comienzan a aparecer al segundo día y sus características morfológicas son más evidentes en la fase exudativa tras 4 o 5 días. Se caracterizan por un aspecto eosinófilo y vidrioso, compatible con la precipitación de proteínas plasmáticas y los restos citoplasmáticos y de núcleos provenientes de las células epiteliales desprendidas.

La inflamación intersticial, con linfocitos, células plasmáticas y macrófagos, es evidente desde una fase temprana y alcanza su máximo después de alrededor de 1 semana. Al final de la primera semana y durante toda la siguiente **fase organizativa** aparecen neumocitos de tipo II cúbicos distribuidos de manera regular a lo largo de la pared alveolar destruida. Los capilares alveolares y las arteriolas pulmonares pueden contener trombos de fibrina. En casos mortales por DAD, los pulmones aumentan de peso, se tornan edematosos y prácticamente carecen de aire.

La **fase organizativa del DAD** comienza en torno a 1 semana después de la lesión inicial, y se caracteriza por una notable proliferación de fibroblastos dentro de las paredes alveolares (fig. 12-34). Persisten la inflamación intersticial y la proliferación de neumocitos de tipo II, pero ya no se forman más membranas hialinas. Los macrófagos alveolares comienzan a eliminar los restos de las membranas hialinas y otros restos celulares, y se cree que liberan citocinas tales como el factor de crecimiento transformante β (TGF-β) y el factor de crecimiento derivado de las plaquetas (PDGF), que estimulan el crecimiento de los fibroblastos. La pared alveolar se muestra engrosada por fibrosis laxa, que se resuelve en los casos más leves. En casos graves de DAD, la fibrosis evoluciona hasta alterar la estructura del parénquima pulmonar.

CARACTERÍSTICAS CLÍNICAS: los pacientes que desarrollan SDRA tienen un período libre de síntomas de unas cuantas horas después del daño inicial. Posteriormente, aparecen taquipnea y disnea que marcan el inicio del síndrome. En la gasometría se identifica hipoxemia arterial y disminución de pCO_2. Conforme el SDRA evoluciona, la disnea empeora y el paciente se torna cianótico. En la radiografía se observan infiltrado difuso, bilateral, intersticial y alveolar. El aumento de la concentración de oxígeno en el aire inspirado no es suficiente para mantener una adecuada oxigenación de la sangre, por lo que se hace necesaria la asistencia ventilatoria mecánica. En casos mortales, la combinación entre taquipnea en aumento y disminución del volumen corriente ocasiona hipoventilación alveolar, hipoxemia progresiva y aumento del pCO_2.

Los pacientes que sobreviven al SDRA pueden recuperar la función pulmonar normal, pero en casos graves la enfermedad deja cicatrices pulmonares, disfunción respiratoria y, en algunos casos, hipertensión pulmonar.

El daño alveolar difuso tiene diversas causas

Toxicidad por oxígeno

Los pacientes que reciben altas concentraciones de oxígeno por problemas respiratorios desarrollan DAD. Las lesiones pulmonares se pueden identificar después de la exposición durante largo tiempo a concentraciones tan bajas como el 28 %, pero por lo general es seguro respirar oxígeno del 40-60 % durante largos períodos. Se considera que la toxicidad por oxígeno está ocasionada por un aumento en la producción de radicales de oxígeno activados en los pulmones (*v.* cap. 1).

Choque

El SDRA suele producirse tras un choque por cualquier causa, incluidos sepsis (*v.* cap. 31, en línea), traumatismo o pérdida de sangre. Las consecuencias pulmonares suelen denominarse «pulmón de choque». La patogenia del DAD secundario a choque no está bien definida, pero se cree que podría ser multifactorial. La necrosis de los tejidos en los órganos dañados por el traumatismo o la isquemia puede ocasionar liberación de péptidos vasoactivos en la circulación. Esto favorece el aumento de la permeabilidad vascular en el pulmón. La coagulación intravascular diseminada puede afectar los capilares alveolares y los émbolos de grasa provenientes de las fracturas óseas pueden obstruir los lechos capilares distales en los pulmones. La patogenia de la lesión de células endoteliales en el choque endotóxico se describe en el capítulo 7.

Aspiración

La aspiración de contenido gástrico provoca que el pH alcance un valor menor de 3.0 en los alvéolos. El importante daño químico de la capa de células que recubren el alvéolo desencadena DAD. En el casi ahogamiento y la aspiración de agua se produce lesión pulmonar y SDRA.

Daño alveolar difuso inducido por fármacos

Muchos medicamentos causan DAD, especialmente los fármacos quimioterápicos citotóxicos. El más conocido es la bleomicina, pero otros incluyen 1,3-bis-(2-cloroetil)-1-nitrosourea (BCNU), metotrexato, 5-fluorouracilo, busulfano y ciclofosfamida.

Con la bleomicina, se ha demostrado una relación con la dosis, aunque imprecisa, pero el efecto con la mayoría de los otros medicamentos no es aparente. La presencia de células tipo II con núcleos hipercromáticos, atípicos y muy deformados es particularmente

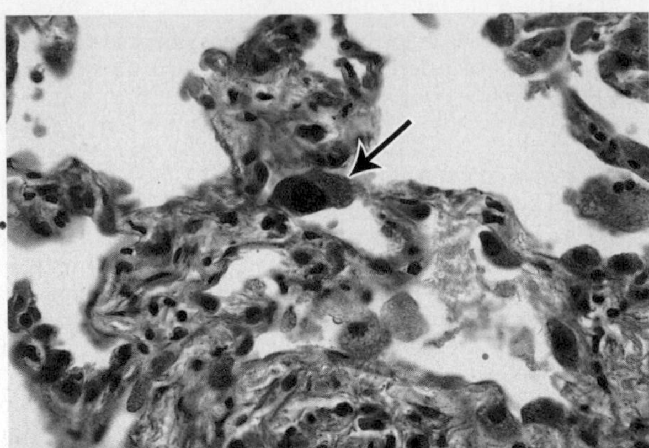

FIGURA 12-35. Daño alveolar difuso (DAD) relacionado con el tratamiento con busulfano. Neumocito atípico (*flecha*) presente en un caso de DAD organizado secundario a tratamiento con busulfano.

común en el daño alveolar secundario a quimioterapia (fig. 12-35). El daño evoluciona aun cuando la sustancia desencadenante es suspendida, aunque puede modificarse con la administración de corticoesteroides. Puede presentarse fibrosis intersticial progresiva, que por lo general conserva la estructura pulmonar. El metotrexato difiere de otros fármacos antineoplásicos en que a veces puede causar una reacción de hipersensibilidad en el pulmón, en cuyo caso el DAD es reversible tras la suspensión del fármaco. Las lesiones que reflejan hipersensibilidad se caracterizan por inflamación granulomatosa y en ocasiones vasculitis. Los medicamentos distintos a los quimioterápicos que pueden causar DAD incluyen la nitrofurantoína, la amiodarona y la penicilamina.

Neumonitis por radiación

Hay dos formas de neumonitis por radiación: el DAD agudo y la fibrosis pulmonar crónica. El daño alveolar se considera secundario a la generación de radicales de oxígeno por la radiólisis del agua (*v.* cap. 1).

La **neumonitis aguda por radiación** se presenta en hasta el 10% de los pacientes sometidos a radioterapia por cáncer de pulmón o mama, o por linfoma mediastínico. El DAD causado por radiación sigue un patrón dependiente de la dosis y aparece de 1-6 meses después de la radioterapia, cuando los pacientes comienzan con fiebre, tos y disnea. En el análisis patológico, los pulmones muestran células atípicas recubriendo los alvéolos, con presencia de núcleos hipercromáticos aumentados de tamaño y células multinucleadas. La mayoría de los pacientes se recuperan después de neumonitis aguda posradiación.

En la **neumonitis crónica por radiación** aparece fibrosis intersticial después del DAD agudo o puede desarrollarse desde un principio. En la biopsia pulmonar se observa fibrosis intersticial, cambios vasculares inducidos por la radiación y presencia de neumocitos de tipo II atípicos. La enfermedad es asintomática a menos que afecte a una parte importante del volumen pulmonar.

Paraquat

La exposición a paraquat, un herbicida de uso habitual, puede producir DAD. La enfermedad pulmonar se hace evidente de 4-7 días después de su ingestión, cuando se desarrolla SDRA. Los pacientes rara vez se recuperan después de que las complicaciones pulmonares han aparecido. Aparece un exudado intraalveolar característico y se inicia el proceso de organización, aunque es más habitual la presencia de fibrosis intersticial. El exudado intraalveolar se organiza de manera que la estructura alveolar persiste y los espacios respiratorios son ocupados por tejido de granulación laxo.

El síndrome de dificultad respiratoria neonatal se parece al SDRA

El ***síndrome de dificultad respiratoria neonatal*** (***SDRN***) (*v.* cap. 6) es el resultado de la inmadurez del sistema de producción de tensioactivo en el momento del nacimiento, generalmente por prematuridad importante. El advenimiento del tratamiento de reemplazo con tensioactivo y las mejores técnicas de ventilación han aumentado la supervivencia y han disminuido la frecuencia de las complicaciones del SDNR en los lactantes prematuros de mayor edad, pero los muy prematuros pueden seguir desarrollando **displasia broncopulmonar** (**DBP**).

Anteriormente, esta era reflejo del daño en los ácinos pulmonares y su posterior reparación, lo que provocaba atelectasia, fibrosis y destrucción de conglomerados acinosos. El tratamiento de reemplazo con tensioactivo han ayudado a que la bronquiolitis necrosante y la fibrosis del tabique alveolar observadas en la DBP hayan desaparecido en gran medida. El principal hallazgo actual es la disminución de los alvéolos. El SDNR y la DBP se tratan con más detalle en el capítulo 6.

ENFERMEDADES ALVEOLARES RARAS

La proteinosis alveolar se caracteriza por un exceso de material rico en lípidos dentro de los alvéolos

La proteinosis alveolar, también llamada **lipoproteinosis**, es una enfermedad rara en la que los alvéolos se llenan de un material granular eosinófilo rico en tensioactivo. Aunque inicialmente se consideraba idiopática, actualmente se sabe que la está relacionada con inmunodeficiencia; varios tipos de cáncer, en particular la leucemia y el linfoma; infecciones respiratorias, y exposición a polvos inorgánicos presentes en el ambiente. También existe una forma congénita poco frecuente causada por una mutación puntual en *CSF2RA*, el gen del receptor del factor estimulante de las colonias de granulocitos y macrófagos (GM-CSF).

FISIOPATOLOGÍA: se considera que la proteinosis alveolar se debe a un defecto en la eliminación de material surfactante por los macrófagos. En fecha reciente se ha atribuido a un defecto en la actividad, o deficiencia, de GM-CSF. Hay presencia de autoanticuerpos anti-GM-CSF en la mayoría de los pacientes con la forma idiopática de la enfermedad, lo que indica una etiología autoinmunitaria. La patogenia de la proteinosis alveolar secundaria es menos clara, pero al parecer está relacionada con un defecto en el funcionamiento de los macrófagos a través de la alteración de la actividad GM-CSF.

ANATOMOPATOLOGÍA: los pulmones se ven aumentados de peso y tienen una consistencia viscosa, además de que sale un líquido amarillento al corte de la superficie. Hay presencia de nódulos aislados, firmes, de color amarillo-blanquecinos, de tamaño variable que va de unos cuantos milímetros hasta 2 cm de diámetro. En los alvéolos, bronquíolos respiratorios y conductos alveolares se observa material granular compuesto por tensioactivo, restos celulares, macrófagos espumosos y neumocitos desprendidos de tipo II (fig. 12-36). En el microscopio electrónico se observan estructuras tubulares de mielina surfactante. Es importante recordar que la arquitectura intersticial del pulmón se mantiene intacta y hay escasa inflamación.

CARACTERÍSTICAS CLÍNICAS: aunque se ha informado de algunos casos en lactantes y niños, la proteinosis alveolar es una enfermedad propia de los adultos. Los pacientes presentan fiebre, tos productiva y disnea. En las radiografías de tórax se observan infiltrados difusos, bilaterales y simétricos los cuales pueden extenderse hasta las regiones hiliares. Son frecuentes las infecciones repetidas del aparato respiratorio, por lo general con hongos o *Nocardia*, quizá por la alteración de la actividad de los neutrófilos y los macrófagos. Las infecciones se producen tanto en sitios pulmonares como extrapulmonares, lo que sugiere una predisposición sisté-

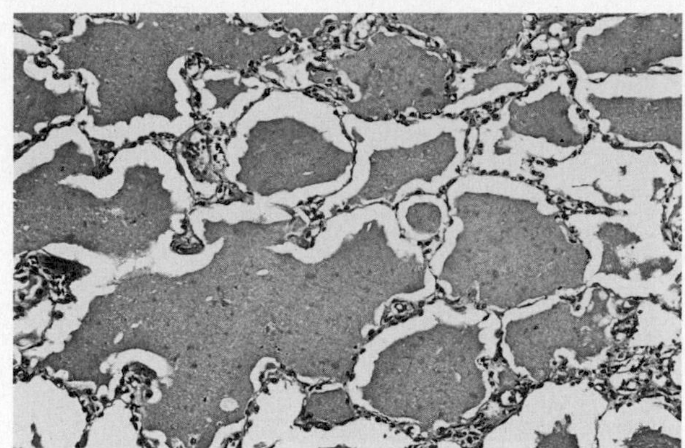

FIGURA 12-36. Proteinosis alveolar. Presencia de material eosinófilo y granular en los alvéolos y conductos alveolares.

mica a las infecciones. Antes de que se dispusiera de tratamiento, la proteinosis alveolar solía evolucionar gradualmente hasta insuficiencia respiratoria. Hoy en día, el lavado broncoalveolar puede eliminar el material alveolar, y el lavado repetido (a veces durante años) permite la curación o la interrupción de la enfermedad. Se está investigando el tratamiento con la reconstitución de GM-CSF.

Los síndromes de hemorragia pulmonar difusa son trastornos inmunitarios

La hemorragia alveolar difusa puede producirse en diversos contextos clínicos (tabla 12-2). Estas enfermedades se caracterizan por hemorragia aguda (numerosos eritrocitos intraalveolares) o crónica (hemosiderosis).

En prácticamente todos estos trastornos, hay infiltración de neutrófilos en las paredes de los capilares alveolares (**capilaritis neutrófila**), que se asemeja a la vasculitis leucocitoclásica presente en otros órganos, como la piel. Este hallazgo suele ser más prominente en los síndromes hemorrágicos asociados a granulomatosis con vasculitis sistémica (antes granulomatosis de Wegener) o al lupus eritematoso sistémico.

Algunos síndromes hemorrágicos difusos pulmonares se relacionan con patrones de inmunofluorescencia característicos. La presencia de fluorescencia lineal en las paredes alveolares se presenta en el síndrome de Goodpasture o enfermedad de anticuerpos antimembrana basal. En las enfermedades asociadas a inmunocomplejos, como el lupus eritematoso sistémico, se observa un patrón granular. En los trastornos pauciinmunitarios hay anticuerpos anticitoplásmicos de neutrófilos (ANCA) (p. ej., vasculitis sistémica con granulomatosis, vasculitis sistémica microscópica o síndromes hemorrágicos pulmonares idiopáticos), en los que no puede determinarse una etiología o esta es de origen inmunitario (tabla 12-2).

Síndrome de Goodpasture

El síndrome de Goodpasture describe una tríada formada por hemorragia alveolar difusa, glomerulonefritis y presencia de autoanticuerpos citotóxicos circundantes contra un componente de las membranas basales. La reacción cruzada entre las membranas basales y la glomerular explica el ataque simultáneo a pulmón y riñones. La patogenia de este síndrome se explica con mayor detalle en el capítulo 16.

ANATOMOPATOLOGÍA: los pacientes con síndrome de Goodpasture presentan una importante hemorragia intraalveolar (fig. 12-37A). Sus pulmones son de color rojo oscuro y con aumento de peso en la fase aguda y de color café oscuro en una fase más tardía, cuando los eritrocitos extravasados han sido fagocitados. Los espacios respiratorios se encuentran ocupados por hematíes y macrófagos cargados de hemosiderina. La presencia de neutrófilos en y alrededor de los capilares alveolares puede sugerir una «alveolitis», pero esta reacción puede ser transitoria. Los tabiques alveolares se encuentran ligeramente engrosados por la fibrosis intersticial y se observa hiperplasia de neumocitos de tipo II. Los estudios de inmunofluorescencia muestran depósito de IgG y complemento en las membranas basales de los alvéolos y glomérulos (fig. 12-37B).

CARACTERÍSTICAS CLÍNICAS: el síndrome de Goodpasture puede afectar a adultos de ambos sexos y de cualquier edad, pero se da sobre todo en hombres jóvenes. La mayoría de los pacientes (95%) presentan hemoptisis, a menudo acompañada de disnea, debilidad y anemia leve. La glomerulonefritis se hace evidente después de las manifestaciones pulmonares al cabo de unos 3 meses (de 1 semana a 1 año), aunque algunos pacientes no desarrollan daño renal. En la radiografía se observan infiltrados alveolares bilaterales difusos, que pueden resolverse rápidamente en cuestión de días a medida que los eritrocitos empiezan a lisarse y ser fagocitados.

TABLA 12-2
AFECCIONES ASOCIADAS A HEMORRAGIA PULMONAR

Enfermedad	Mecanismo inmunitario	Patrón de inmunofluorescencia
Síndrome de Goodpasture	Anticuerpos antimembrana basal	Lineal
Polivasculitis microscópica	Anticuerpos anticitoplásmicos de neutrófilos (ANCA)	Negativo o paucinmunitario
Lupus eritematoso sistémico	Inmunocomplejos	Granular
Crioglobulinemia mixta		
Púrpura de Henoch-Schönlein		
Deficiencia de inmunoglobulina A (IgA)		
Granulomatosis con polivasculitis	Anticuerpos anticitoplásmicos de neutrófilos (ANCA)	Negativo o paucinmunitario
Glomerulonefritis idiopática		
Hemorragia pulmonar idiopática	Sin marcadores inmunitarios	

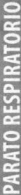

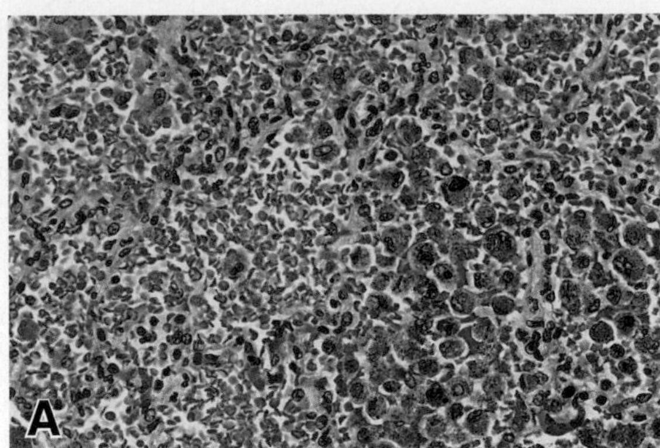
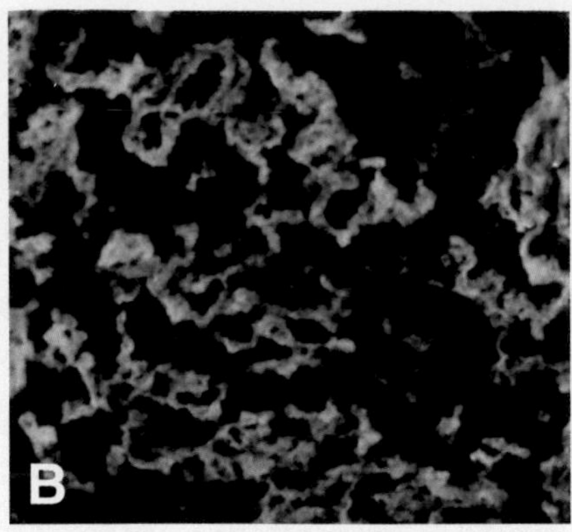

FIGURA 12-37. Síndrome de Goodpasture. A. Corte del pulmón en el que se observa una importante hemorragia intraalveolar (*izquierda*) y acumulaciones de macrófagos con hemosiderina (*derecha*). La pared alveolar se aprecia engrosada y los alvéolos se encuentran recubiertos por neumocitos de tipo II hiperplásicos. **B.** Depósito lineal de inmunoglobulina G (IgG) dentro de la pared alveolar, identificado mediante inmunofluorescencia.

La hipoxemia y la alcalosis respiratoria son frecuentes, pero la función respiratoria se normaliza a medida que la hemorragia se resuelve. El diagnóstico se hace mediante biopsia renal o pulmonar, con hallazgos característicos de inmunofluorescencia.

El síndrome de Goodpasture se trata con corticoesteroides, fármacos citotóxicos y plasmaféresis. Antes de que se utilizara un tratamiento tan intensivo, la mortalidad era del 80%. Incluso con el tratamiento actual, la supervivencia a los dos años es solo del 50%, y el pronóstico es peor cuando hay insuficiencia renal.

Hemorragia pulmonar idiopática

Esta rara enfermedad (también denominada **hemosiderosis pulmonar idiopática**) se caracteriza por una hemorragia alveolar difusa similar a la del síndrome de Goodpasture, pero sin afectación renal ni anticuerpos antimembrana basal. En el análisis microscópico es indistinguible del síndrome de Goodpasture pulmonar.

CARACTERÍSTICAS CLÍNICAS: la hemosiderosis pulmonar idiopática afecta principalmente a niños, pero hasta el 20% de los casos son adultos, por lo general menores de 30 años. Hay un predominio en los hombres de 2:1 entre los adultos, pero la distribución entre sexos es igual entre los niños. Los pacientes presentan tos (con o sin hemoptisis), disnea, dolor torácico subesternal, fatiga y anemia ferropénica. Las hemorragias pulmonares son recurrentes e intermitentes. La evolución es más prolongada que el síndrome de Goodpasture. La respuesta a los corticoesteroides es variable, y la supervivencia media es de 3-5 años. Una cuarta parte de los casos fallecen rápidamente por hemorragia masiva.

Otra cuarta parte presentan la enfermedad persistente y activa; la presencia de episodios repetidos de hemoptisis da lugar a fibrosis intersticial y corazón pulmonar (*cor pulmonale*). En otra cuarta parte de los casos, la enfermedad se mantiene inactiva, pero pueden persistir la disnea y la anemia. El resto de los casos se recupera por completo sin recidiva.

Neumonía eosinófila

La neumonía eosinófila describe la acumulación de eosinófilos en los espacios alveolares. La enfermedad se clasifica como **idiopática** o **secundaria** a una enfermedad subyacente (tabla 12-3).

Neumonía eosinófila idiopática

NEUMONÍA EOSINÓFILA SIMPLE: la neumonía eosinófila simple (síndrome de Löffler) es un trastorno leve caracterizado por infiltrados pulmonares fugaces, que por lo general se resuelven al cabo de un mes. Los pacientes presentan característicamente eosinofilia en sangre periférica, pero con frecuencia no presentan síntomas. En el análisis histológico, los pulmones muestran neumonía eosinófila, pero el diagnóstico se suele hacer en base a criterios clínicos y rara vez se indica una biopsia pulmonar.

NEUMONÍA EOSINÓFILA AGUDA: en esta enfermedad, los pacientes comienzan con síntomas que van aumentando en el transcurso de 7 días y entre los cuales se incluyen fiebre, hipoxemia e infiltrados alveolar e intersticial difuso en la radiografía de tórax. La etiología es desconocida, pero se piensa que la causa es un tipo de reacción de hipersensibilidad. Aunque hay ausencia de eosinofilia en sangre periférica, en el lavado broncoalveolar suelen encontrarse abundantes eosinófilos.

En el análisis histológico, el pulmón presenta neumonía eosinófila acompañada por las características del DAD (es decir, membrana hialina). Los pacientes responden excelentemente a los corticoeste-

TABLA 12-3
TIPOS DE NEUMONÍA EOSINÓFILA

Idiopática
Neumonía eosinófila crónica
Neumonía eosinófila aguda
Neumonía eosinófila simple (síndrome de Löffler)
Neumonía eosinófila secundaria
Infección
Parasitaria
Neumonía eosinófila tropical
Ascaris lumbricoides, Toxocara canis, filarias
Dirofilaria
Micótica
Aspergillus
Medicamentos
Antibióticos
Fármacos citotóxicos
Antiinflamatorios
Antihipertensivos
L-triptófano (fascitis eosinófila)
Enfermedades inmunitarias o sistémicas
Aspergilosis broncopulmonar alérgica
Síndrome de granulomatosis con polivasculitis y eosinofilia
Síndrome hipereosinófilo

roides y, a diferencia de la neumonía eosinófila crónica, la neumonía eosinófila aguda no presenta recidiva.

NEUMONÍA EOSINÓFILA CRÓNICA: se desconoce la etiología de la neumonía eosinófila crónica, pero en casi todos los pacientes se puede identificar una causa alérgica.

ANATOMOPATOLOGÍA: los espacios alveolares contienen eosinófilos, macrófagos alveolares y un exudado proteínico (fig. 12-38). Algunos casos también presentan neumonía intersticial eosinófila. Es notoria la presencia de hiperplasia de neumocitos de tipo II. En ocasiones se encuentran abscesos eosinófilos, con una masa central necrótica con eosinófilos rodeada de una barrera de macrófagos. Puede estar presente una vasculitis eosinófila leve. En ocasiones se describe la presencia de un patrón de neumonía organizada (*v.* más adelante).

CARACTERÍSTICAS CLÍNICAS: los pacientes presentan fiebre, sudación nocturna, pérdida de peso, tos productiva con eosinófilos y disnea. En muchos pacientes se acompaña de la presencia de asma, y es importante la eosinofilia en sangre periférica. La radiografía de tórax es diagnóstica y se describe como «fotografía negativa de edema pulmonar», caracterizada por infiltrados alveolares periféricos que no afectan el hilio. La respuesta a los corticoesteroides es muy buena y ayuda a confirmar el diagnóstico.

Neumonía eosinófila secundaria

La neumonía eosinófila puede presentarse en varios contextos clínicos, incluidos infección por parásitos u hongos, toxicidad medicamentosa y trastornos sistémicos como el síndrome de Churg-Strauss (tabla 12-3). En países industrializados, la causa más frecuente de neumonía eosinófila es la hipersensibilidad a fármacos, que incluye reacciones a antibióticos, antiinflamatorios, citotóxicos y antihipertensivos. La neumopatía se resuelve sin secuelas a largo plazo. Las presentaciones clínicas y los hallazgos histológicos son los mismos que los descritos anteriormente.

La forma clásica de **neumonía eosinófila infecciosa** asociada a infección parasitaria es la **neumonía eosinófila tropical**. La migración de los parásitos a través del pulmón provoca una enfermedad respiratoria aguda, autolimitada y caracterizada clínicamente por fiebre, tos con esputo con abundantes eosinófilos e infiltrados pulmonares transitorios.

En **regiones templadas**, *Ascaris lumbricoides* es el organismo responsable más habitual, si bien *Toxocara canis* también puede estar presente en algunos casos. Sin embargo, la infección más importante asociada a neumonía eosinófila es la aspergilosis broncopulmonar alérgica (*v.* anteriormente).

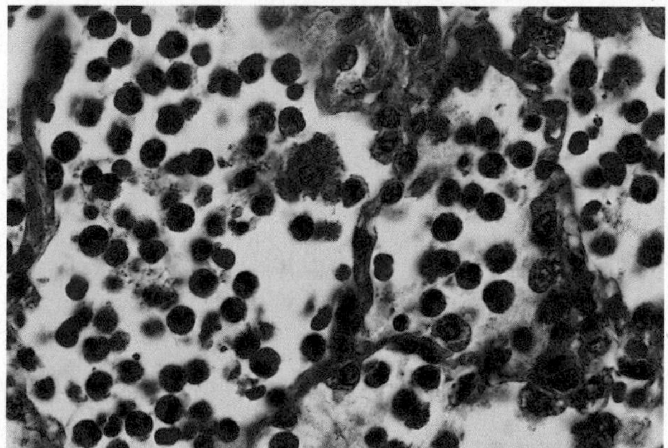

FIGURA 12-38. Neumonía eosinófila. Los espacios alveolares se encuentran ocupados por exudado inflamatorio formado por eosinófilos y macrófagos. La pared de los alvéolos se encuentra engrosada por la presencia de numerosos eosinófilos.

En **regiones tropicales**, la neumonía eosinófila suele ser una respuesta a la infestación por los nematodos filariásicos *Wuchereria bancrofti* y *Brugia malayi*, aunque también puede estar ocasionada por otros parásitos.

La neumonía lipídica endógena deriva de una obstrucción bronquial

Esta enfermedad, también denominada «neumonía dorada», se origina en un segmento distal a una vía respiratoria obstruida, y se caracteriza por la presencia de macrófagos repletos de lípidos en el espacio alveolar. El tamaño de las áreas afectadas se corresponde con el calibre del bronquio afectado. La obstrucción bronquial ocasiona retención de secreciones y productos de desecho originados por la respuesta inflamatoria, así como células epiteliales. Aunque el componente proteico es rápidamente digerido, los lípidos son fagocitados por los macrófagos, los cuales ocupan la porción alveolar distal al lugar de obstrucción.

ANATOMOPATOLOGÍA: la neumonía lipídica endógena se caracteriza por la presencia de acúmulos de color amarillo dorado y de pequeñas gotas de lípidos dentro de los macrófagos alveolares. Al microscopio, los alvéolos se encuentran repletos de macrófagos espumosos con hendiduras en forma de aguja característicos de los cristales de colesterol, acompañados de inflamación crónica leve y fibrosis. Las paredes alveolares están característicamente intactas.

Si la obstrucción desaparece, el pulmón afectado puede recuperar su estado normal a menos que aparezcan bronquiectasias o bronconeumonía recurrente crónica, que causa un daño irreversible.

La neumonía lipídica exógena es resultado de la aspiración de aceites

Las causas de la neumonía exógena incluyen la aspiración de aceites minerales (algún laxante o un vehículo para medicamentos intranasales), aceites vegetales utilizados en la cocina y otros de origen animal ingeridos en forma de aceite de hígado de bacalao o suplementos vitamínicos. Otra posible causa de esta enfermedad es la exposición a medios de contraste utilizados para la broncografía en presentación oleosa. La neumonía lipídica exógena es más común en personas mayores, que utilizan gotas nasales o laxantes antes de irse a dormir y los aspiran durante el sueño. En la TC se pueden observar masas espiculadas que pueden tener el aspecto de un tumor maligno. Los niños pueden aspirar medicamentos con vehículo oleoso cuando se les intentan administrar por la fuerza.

ANATOMOPATOLOGÍA: la neumonía exógena se presenta como una lesión grisácea, de aspecto grasoso y mal delimitada. Se pueden observar macrófagos espumosos en los espacios alveolar e intersticial (fig. 12-39).

Las grandes gotas de aceite en ambas localizaciones se encuentran rodeadas por un tejido granulomatoso en respuesta al cuerpo extraño. Debido a que la mayor parte del aceite es eliminada durante el proceso de preparación de los cortes de tejido con parafina, en las laminillas se suelen observar los espacios vacuolares vacíos. En casos crónicos, las áreas afectadas pueden tornarse densamente fibróticas.

Los pacientes con neumonía lipídica exógena suelen estar asintomáticos; la enfermedad es motivo de atención médica cuando se identifica una masa que simula una infección o tumor en una radiografía de tórax.

ENFERMEDADES PULMONARES OBSTRUCTIVAS

Diversas enfermedades, incluyendo bronquitis crónica, enfisema, asma y algunos tipos de bronquiectasias y fibrosis quística, se agrupan en conjunto porque tienen en común el mecanismo de obstrucción al flujo de aire en los pulmones.

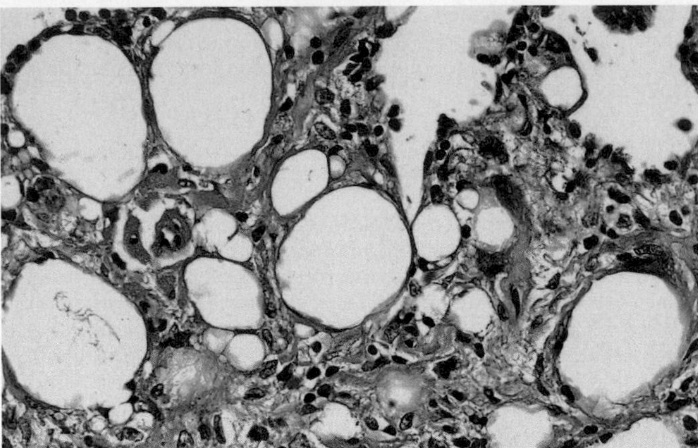

FIGURA 12-39. Neumonía lipoidea exógena (aspiración de aceite mineral). Los espacios quísticos se encuentran vacíos porque los lípidos han sido eliminados durante el proceso de preparación del corte con parafina. Puede apreciarse la reacción de células gigantes.

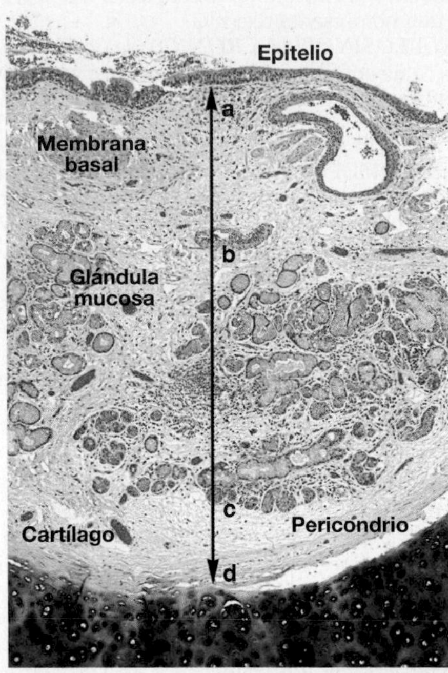

FIGURA 12-40. Bronquitis crónica. La submucosa bronquial se aprecia muy ensanchada por la presencia de glándulas submucosas hiperplásicas que constituyen más del 50 % del grosor de la pared bronquial. El índice Reid equipara el máximo grosor de las glándulas mucosas bronquiales internas en relación con el cartílago (*b en relación con c*) dividido entre el grosor total de la pared bronquial (*desde a hasta d*). (De Travis WB, Colby TV, Koss MN, et al. *Non-neoplastic Disorders of the Lower Respiratory Tract.* Washington, DC: American Registry of Pathology; 2002).

La **enfermedad pulmonar obstructiva crónica** (EPOC) bronquitis crónica y enfisema, en el que el volumen espiratorio forzado, medido mediante espirometría, está disminuido.

El flujo del aire sigue un patrón hidráulico y puede ser reducido aumentando la resistencia al flujo o la presión de flujo de salida. En el pulmón, el estrechamiento de las vías respiratorias produce un aumento de la resistencia, mientras que la pérdida de la elasticidad de los conductos da lugar a disminución de la presión. El estrechamiento de las vías respiratorias tiene lugar en la bronquitis crónica o en el asma, mientras que el enfisema provoca una pérdida de retroceso.

La bronquitis crónica se caracteriza por la presencia de tos productiva crónica sin una causa evidente durante más de la mitad del tiempo transcurrido en un lapso de 2 años

La definición patológica de la enfermedad es menos satisfactoria, ya que sus alteraciones morfológicas son un continuo; la bronquitis crónica leve puede mostrar una histología normal.

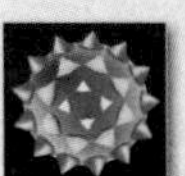

FACTORES ETIOLÓGICOS: *dado que el 90% de los casos de bronquitis crónica se producen en fumadores, la enfermedad es reflejo principalmente de las consecuencias del tabaquismo* (*v.* cap. 8). La bronquitis crónica se presenta en menos del 5% de los no fumadores, del 10% al 15% de fumadores moderados y más del 25% de los fumadores intensivos. La frecuencia y gravedad de las infecciones agudas del aparato respiratorio aumentan en los pacientes con bronquitis crónica; por el contrario, las infecciones se consideran relacionadas con la etiología y evolución de la enfermedad. La bronquitis crónica es más común en habitantes de zonas urbanas en las que hay mayor contaminación del aire ambiental, así como en trabajadores expuestos a inhalantes tóxicos industriales, pero los efectos del tabaquismo sobrepasan con mucho a los demás factores desencadenantes.

Se desconoce la manera en que el humo del cigarrillo y otros contaminantes dañan los bronquios. En experimentos de laboratorio, los roedores que inhalan humo de cigarrillo o SO_2, o a los que se administran ácidos mediante instilación, desarrollan metaplasia escamosa del epitelio bronquial. Una alteración similar se presenta cuando ciertas proteasas son introducidas en los bronquios, produciendo un efecto que puede ser prevenido mediante el tratamiento previo con antiproteasas. La metaplasia epitelial bronquial también se presenta en roedores a los que se administran agonistas adrenérgicos y colinérgicos, lo que sugiere que la estimulación autónoma puede tener un papel en la patogenia de la bronquitis crónica.

ANATOMOPATOLOGÍA: el principal signo morfológico en la bronquitis crónica es el aumento de secreción mucosa bronquial (fig. 12-40). Hay dos tipos de células que recubren las glándulas mucosas: células mucosas pálidas, que son mucho más comunes y célula serosas, que son más basófilas y contienen gránulos. ***En la bronquitis crónica, las células mucosas presentan hiperplasia e hipertrofia, por lo que aumentan en relación con las células serosas.*** De esta manera, tanto ácinos como glándulas individuales aumentan de tamaño (fig. 12-41).

El **índice de Reid** mide el tamaño de las glándulas mucosas (fig. 12-40): el área ocupada por las glándulas en el plano vertical en relación con el cartílago y el epitelio está en proporción con el grosor total de la pared bronquial (desde la membrana basal hasta la porción interna del pericondrio). En condiciones normales el índice de Reid es de 0.4 o menos; en la bronquitis crónica es mayor de 0.5.

Otras alteraciones morfológicas presentes en la bronquitis crónica en grado variable son:

- Abundancia de moco en las vías respiratorias centrales y periféricas.
- «Fosas» en la superficie del epitelio bronquial, que representan conductos glandulares bronquiales dilatados dentro de los cuales se abren varias glándulas.
- Engrosamiento de la pared bronquial con presencia del incremento de volumen de las glándulas mucosas y edema, que invaden la luz bronquial.
- Aumento en el número de células caliciformes (hiperplasia) en el epitelio bronquial.
- Crecimiento del músculo liso, lo cual puede ser indicio de hiperreactividad bronquial.
- Metaplasia escamosa del epitelio bronquial, como resultado del daño epitelial por el humo del tabaco, un efecto que quizá es independiente de otros cambios presentes en la bronquitis crónica.

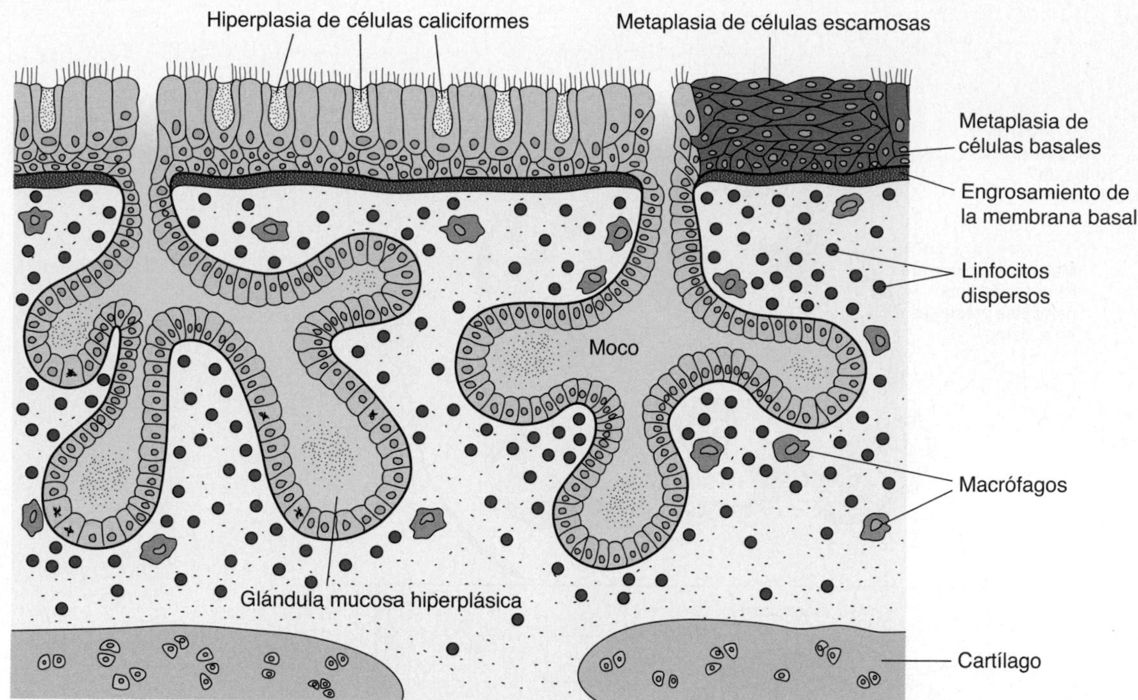

FIGURA 12-41. Cambios morfológicos en la bronquitis crónica

CARACTERÍSTICAS CLÍNICAS: la bronquitis crónica suele acompañarse de enfisema (*v.* más adelante), y puede resultar difícil establecer hasta qué punto el cuadro clínico de un paciente se debe a una enfermedad u otra. En general, los pacientes con predominio de bronquitis crónica presentan tos productiva a lo largo de muchos años. La tos y la producción de esputo se presentan al principio estacionalmente, sobre todo en invierno, pero con el tiempo se pueden volver perennes. Aparecen entonces disnea de esfuerzo y cianosis y en algunos casos *cor pulmonale.* La combinación de cianosis y edema debido a corazón pulmonar es la razón por la que algunos de estos pacientes han sido denominados «sopladores azules». En pacientes con bronquitis crónica avanzada, las infecciones pulmonares, la tromboembolia, la insuficiencia del ventrículo izquierdo y la exposición al aire muy contaminado pueden desencadenar insuficiencia respiratoria aguda que puede evolucionar a hipoxemia e hipercapnia. Debido a la retención de secreciones mucosas, las personas con bronquitis crónica tienen mayor riesgo de infecciones pulmonares bacterianas en especial por *Haemophilus influenzae* y *S. pneumoniae.*

Los pacientes con bronquitis crónica deben ser advertidos sobre la necesidad de suspender el consumo de tabaco. En caso de infecciones pulmonares se debe iniciar tratamiento antibiótico oportuno, utilizar medicamentos broncodilatadores y en ocasiones drenaje broncopulmonar como pilares del tratamiento.

El enfisema provoca sobredistensión pulmonar en los fumadores

El enfisema es una enfermedad pulmonar crónica caracterizada por el ensanchamiento de los espacios respiratorios distales a los bronquíolos terminales, con destrucción de las paredes pero sin fibrosis. Aunque se clasifica en términos anatómicos, la gravedad del enfisema es más importante que su tipo. En términos prácticos, conforme el enfisema se hace más grave, resulta más difícil clasificarlo. Incluso pueden estar presentes diversos patrones anatómicos en el mismo pulmón.

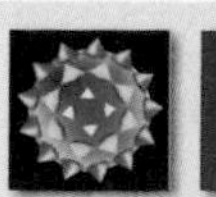
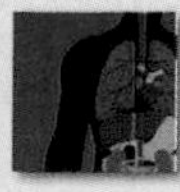

FACTORES ETIOLÓGICOS Y FISIOPATOLOGÍA: la principal causa del enfisema es el tabaquismo. El enfisema de moderado a grave es raro en los no fumadores (*v.* cap. 8). Al considerar la patogenia del enfisema, se cree que hay un equilibrio entre la síntesis de elastina y su catabolismo en los pulmones. El enfisema es resultado de un aumento de la actividad elastolítica o disminución de la actividad antielastolítica (fig. 12-42).

En el líquido del lavado broncoalveolar de fumadores se observa un mayor número de neutrófilos, que pueden contener elastasa serina y otras proteasas. El tabaquismo también interfiere con la actividad de la α_1-antitripsina (α_1-AT), al oxidar los residuos de metionina de la enzima. En esta vía, la actividad elastolítica sin un mecanismo oponente aumenta propiciando la destrucción del tejido elástico de las paredes de los espacios respiratorios distales, lo que implica una falta de capacidad de recuperación normal de las vías respiratorias; al mismo tiempo, otras proteasas celulares pueden estar involucradas en la lesión de las paredes de las vías respiratorias. Esta teoría, aunque atractiva, aún no ha sido confirmada.

DEFICIENCIA DE α_1-ANTITRIPINA: la deficiencia genética de α_1-AT representa alrededor del 1% de los pacientes con EPOC y es mucho más común en personas jóvenes con enfisema grave. La α_1-AT es un inhibidor clave de muchas proteasas, incluidas la elastasa, la tripsina, la quimotripsina, la trombina y las proteasas bacterianas. Producida en el hígado, representa el 90% de la actividad antiproteinasa de la sangre. En los pulmones, inhibe la elastasa de los neutrófilos, una enzima que digiere la elastina y otros componentes estructurales de la pared alveolar.

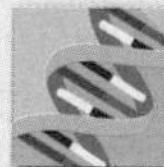

PATOGENIA MOLECULAR: la cantidad y el tipo de α_1-AT están determinados por un par de alelos codominantes del gen *SERPINA1*, también conocido como *Pi* (inhibidor de la proteasa). *El alelo más común es PiM y el genotipo más común es PiMM*, pero se conocen más de 100 variantes. La cantidad de α_1-AT en la sangre depende del genotipo. Algunas formas mutantes no son capaces de plegarse correctamente y, por tanto, son objeto de degradación proteasómica en las células hepáticas. Otras formas mutantes se polimerizan y se acumulan en los hepatocitos. La anomalía más grave se relaciona con el alelo *PiZ*, presente en el 5% de la población. Es más común en personas de origen escandinavo y es poco frecuente en judíos, afroamericanos y japoneses. Debido a que la proteína anómala es

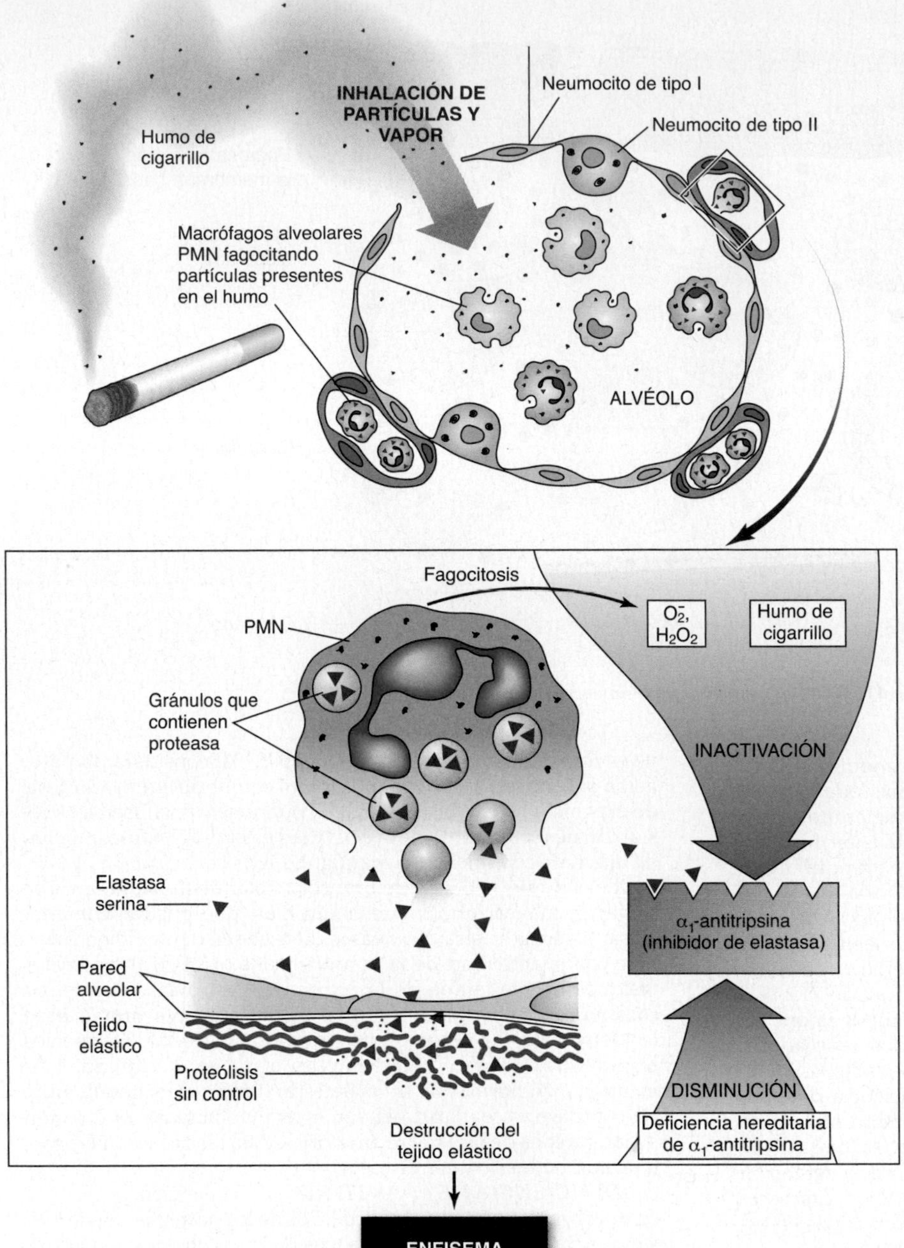

FIGURA 12-42. Teoría de proteólisis-antiproteólisis de la patogenia del enfisema. El cigarrillo (tabaquismo) está íntimamente relacionado con el desarrollo de enfisema. Algunos derivados del humo del cigarrillo provocan una reacción inflamatoria. La elastasa serina en los leucocitos polimorfonucleares, que es un agente elastolítico particularmente potente, daña el tejido elástico del pulmón. En condiciones normales, la actividad de esta enzima es inhibida por la α_1-antitripsina, pero el humo del tabaco directamente o mediante la producción de radicales libres, la inactiva (inhibidor de proteasa). H_2O_2, peróxido de hidrógeno; O_2^-, ion superóxido; *PMN*, neutrofilo polimorfonuclear.

secretada en escasa cantidad por el hígado, la α_1-AT plasmática en homocigotos para *PiZZ* es de solo del 15% al 20% de lo normal. Estas personas corren el riesgo de padecer cirrosis hepática (*v.* cap. 14) y enfisema. **La mayoría de los pacientes con diagnóstico clínico de enfisema menores de 40 años presentan una deficiencia genética de α_1-AT (*PiZ*).** La media de edad de inicio de enfisema en homocigotos para *PiZZ* que no fuman es entre 45 y 50 años; aquellos que fuman desarrollan la enfermedad unos 5-10 años antes. La mayoría de los homocigotos para *PiZZ* no fumadores no presentan ninguna muestra de enfisema. La asociación entre deficiencia de α_1-AT y enfisema apoya el concepto de que el tabaquismo causa enfisema al alterar el equilibrio entre los sistemas proteasa y antiproteasa del pulmón.

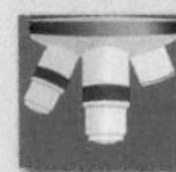

ANATOMOPATOLOGÍA: el enfisema está clasificado desde el punto de vista morfológico de acuerdo a la localización de las lesiones entre los ácinos pulmonares (fig. 12-43). Solo los ácinos proximales (bronquíolos respiratorios) están afectados en el enfisema centrolobulillar, mientras que todo el ácino está destruido en el enfisema panacinar.

ENFISEMA CENTRILOBULILLAR: esta forma de enfisema es la más común, y por lo general, está asociada con tabaquismo y manifestaciones clínicas. Se caracteriza por destrucción del grupo de bronquíolos terminales cercanos al extremo del árbol bronquiolar, en la parte central del lobulillo pulmonar (fig. 12-44A). Esta es la porción más pequeña del pulmón unida a la pared, que incluye varios ácinos. Los bronquíolos respiratorios dilatados forman espacios respiratorios ensanchados que son separados uno de otro y forman tabiques lobulillares mediante conductos alveolares normales y los propios alvéolos. Conforme el enfisema centrolobulillar evoluciona estas estructuras distales también resultan afectadas (fig. 12-44B). Los bronquíolos proximales a los espacios enfisematosos presentan inflamación y estrechamiento. El enfisema centrolobulillar es más grave en los lóbulos superiores y en el segmento superior de los lóbulos inferiores.

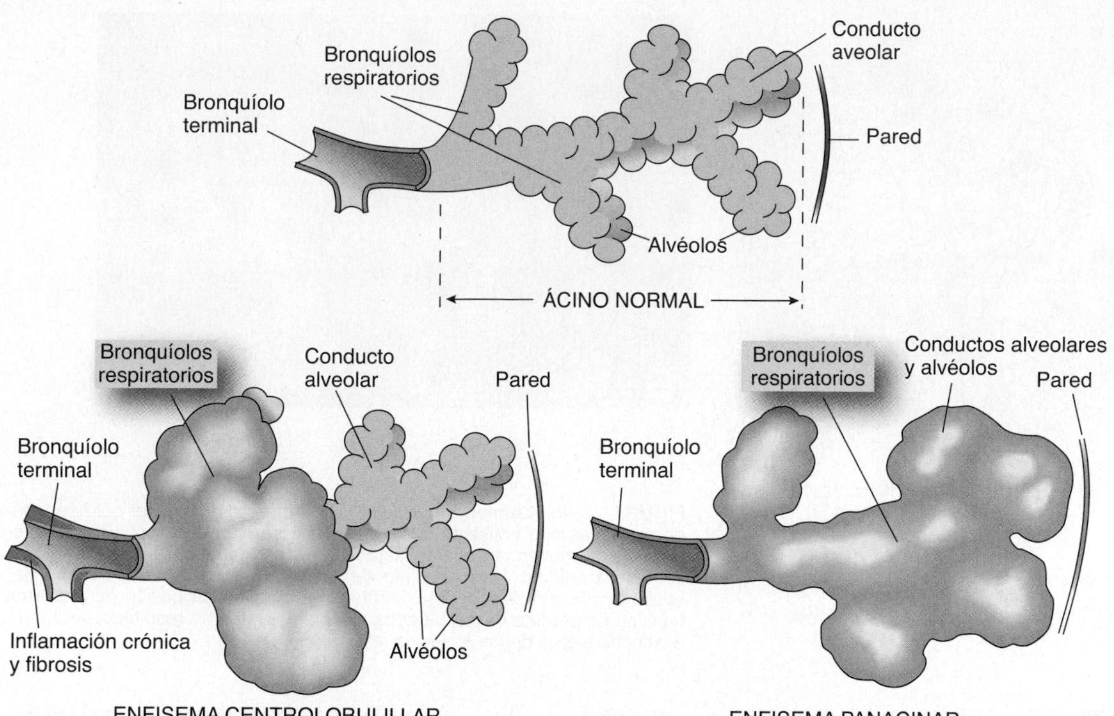

FIGURA 12-43. Tipos de enfisema. El ácino es la unidad de intercambio gaseoso en el pulmón distal al bronquíolo terminal. Está formado por (en orden) bronquíolos respiratorios, conductos alveolares, saco alveolar y alvéolos. En el enfisema centrolobulillar (acinoso proximal), predomina el daño a los bronquíolos respiratorios. En el enfisema paraseptal (distal acinoso), predomina la lesión en los conductos alveolares. En el enfisema panacinar (panlobulillar), se aprecia afectación uniforme del ácino.

El **enfisema focal por polvo** es una enfermedad común en los trabajadores del carbón, que se asemeja al enfisema centrolobulillar, pero difiere en que el espacio afectado es de menor tamaño y más regular además de que no hay inflamación de los bronquíolos. Es importante señalar que la lesión es principalmente de tipo expansivo más que destructivo. El enfisema focal por polvo se describe más adelante en el apartado dedicado a la neumoconiosis de los trabajadores del carbón.

ENFISEMA PANACINAR: en el enfisema panacinar, los ácinos están afectados en su totalidad con destrucción de la pared alveolar desde el centro hasta la periferia del ácino (fig. 12-45).

La pérdida de la pared alveolar se muestra en la comparación de los cortes histológicos del pulmón normal y del afectado por deficiencia de α_1-AT (fig. 12-46). En la etapa terminal, el enfisema pulmonar solo deja una estructura reticular de tejido de sostén («pulmón en algodón de azúcar»). El enfisema panacinar difuso está asociado de manera característica con la deficiencia de α_1-AT, pero también puede darse en fumadores con enfisema centrolobulillar. En estos casos, el patrón panacinar predomina en las zonas inferiores del pulmón mientras que el enfisema centrolobulillar es más común en las regiones superiores (véase anteriormente).

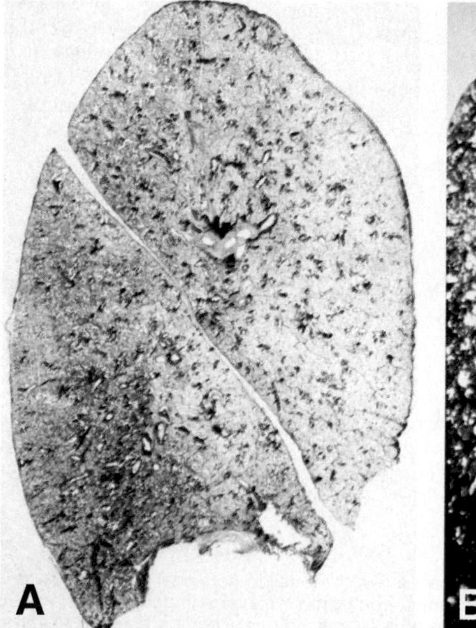

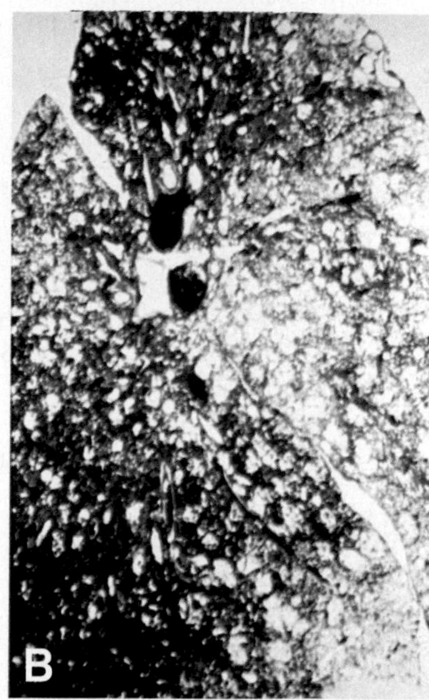

FIGURA 12-44. Enfisema centrolobulillar. A. Corte completo del pulmón izquierdo de un fumador con enfisema leve en el que se observa aumento de tamaño de los espacios respiratorios distribuidos en ambos lóbulos, como resultado de la destrucción de los bronquíolos terminales en la parte central del lóbulo pulmonar. Estos espacios anómalos están rodeados por parénquima pulmonar intacto. **B.** En un caso más avanzado de enfisema centrolobulillar, se observa destrucción del pulmón que produce espacios respiratorios de mayor tamaño y forma irregular.

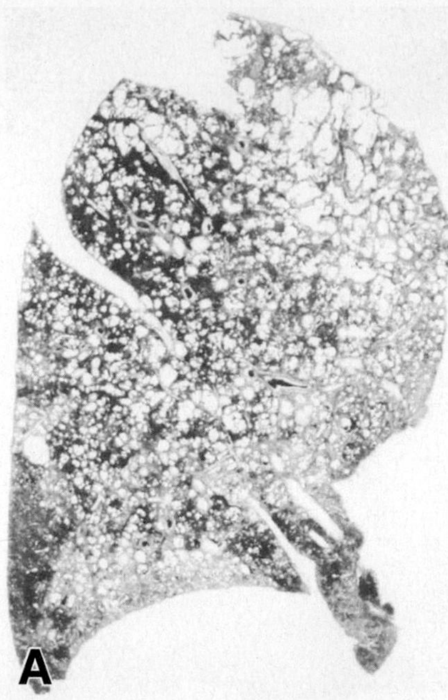

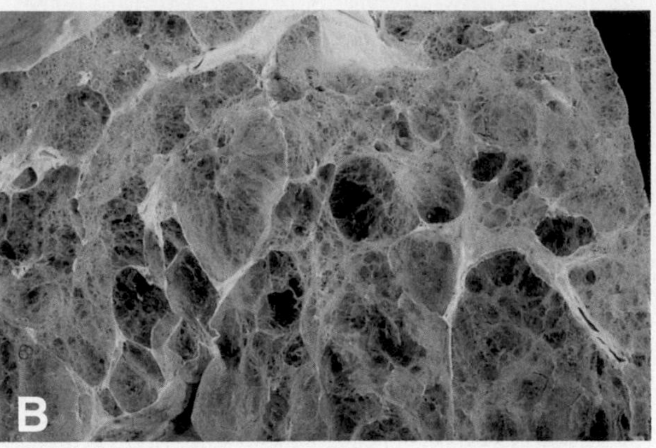

FIGURA 12-45. Enfisema panacinar. A. Corte completo del pulmón izquierdo de pacientes con enfisema grave en el que se observa amplia destrucción del parénquima pulmonar, que en algunas zonas solamente es sostenido por una estructura reticular laxa de tejido de sostén. **B.** La forma del pulmón de este paciente con deficiencia de α_1-antitripsina muestra un patrón de enfisema panacinar. La pérdida de las paredes alveolares da como resultado un importante ensanchamiento de los espacios respiratorios.

ENFISEMA LOCALIZADO: esta enfermedad, previamente conocida como «enfisema paraseptal», se caracteriza por destrucción de los alvéolos y da lugar a enfisema en solo uno o unos pocos lugares. El resto del pulmón es normal. La lesión se suele encontrar en el ápice del lóbulo superior en una localización subpleural, aunque puede presentarse en cualquier otro lugar (fig. 12-47). Aunque no tiene importancia clínica por sí misma, la rotura de una zona de enfisema localizado puede producir neumotórax espontáneo (*v.* a continuación). La evolución del enfisema localizado puede ocasionar una amplia zona de destrucción, denominada bulla, la cual varía en su tamaño desde 2 cm hasta ser tan grande que ocupe la totalidad del hemitórax.

CARACTERÍSTICAS CLÍNICAS: la mayoría de los pacientes con enfisema se presentan a la edad de 60 años o más, con antecedentes de disnea de esfuerzo de larga duración, pero con tos mínima y no productiva. Es frecuente la pérdida de peso y el uso de músculos accesorios para la respiración. La pérdida de peso quizá se deba al consumo de calorías por el mayor trabajo realizado para respirar.

Son características la taquipnea y el alargamiento de espiración. En el análisis radiológico los pulmones se aprecian sobredistendidos: aumentados de tamaño, con los diafragmas deprimidos y aumento del diámetro posteroanterior (tórax en barril). La trama broncovascular no alcanza la región periférica de los campos pulmonares. Debido a que los pacientes tienen mayores frecuencia y volumen respiratorios por minuto, pueden mantener una saturación adecuada de la hemoglobina arterial hasta un nivel casi normal por lo que suelen llamarse «sopladores rosados». A diferencia de los pacientes con predominio de bronquitis crónica, aquellos con enfisema no tienen un aumento en el riesgo de infecciones pulmonares recurrentes y tampoco tendencia a desarrollar corazón pulmonar.

El enfisema evoluciona de manera inevitable a la disminución de la función respiratoria y disnea progresiva para la cual no se cuenta con un tratamiento adecuado.

El asma conduce a obstrucción episódica del flujo respiratorio en respuesta a diversos estímulos

Los pacientes asmáticos se caracterizan por presentar períodos paroxísticos de sibilancias, disnea y tos. Los ataques pueden alternarse con períodos asintomáticos o sobreponerse a obstrucción crónica de las vías respiratorias. La crisis asmática aguda grave que no responde al tratamiento se denomina **estado asmático**. La mayoría de los pacientes asmáticos, aun cuando están al parecer estables, tienen cierta obstrucción persistente al flujo respiratorio y lesiones morfológicas.

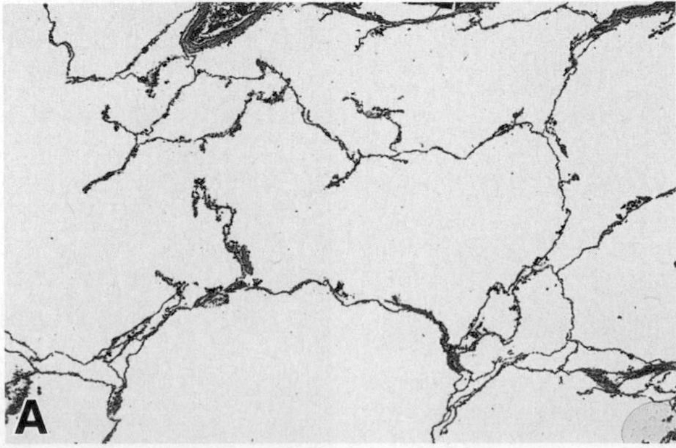

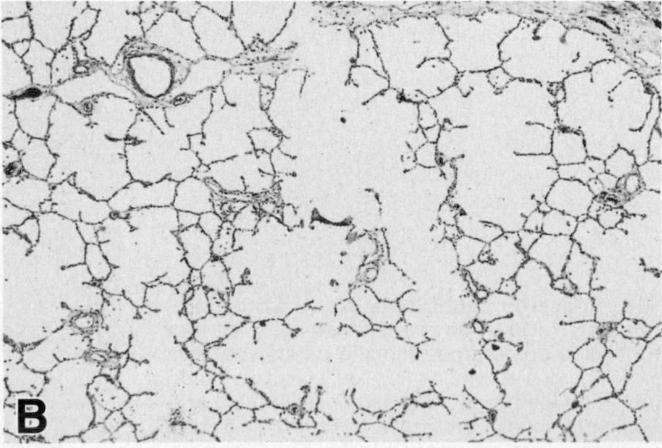

FIGURA 12-46. Enfisema panacinar. A. Corte de tejido pulmonar de un paciente con deficiencia de α_1-antitripsina, en el que se observan los espacios respiratorios ensanchados, con forma irregular e importante disminución en el número de paredes alveolares. **B.** La importante destrucción de las paredes alveolares en **A** es más notoria al comparar con este corte de pulmón sano, que posee el mismo grado de aumento.

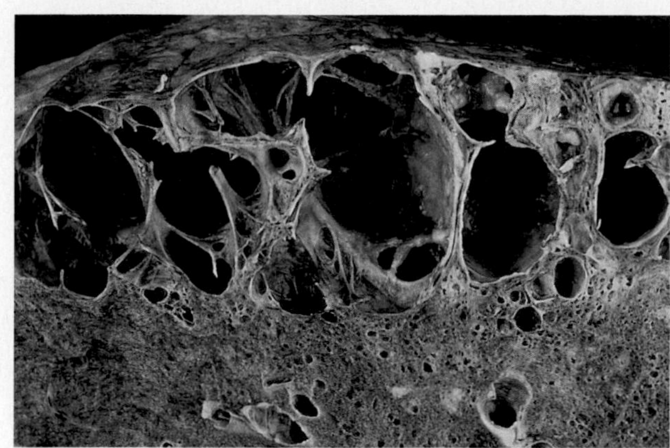

FIGURA 12-47. Enfisema localizado. En el parénquima subpleural se observa un aumento significativo del tamaño de los espacios respiratorios, debido a la pérdida del tejido alveolar.

En Estados Unidos, el asma bronquial afecta hasta al 10% de los niños y al 5% de los adultos. La prevalencia del asma en Estados Unidos se ha duplicado desde 1980. El ataque inicial de asma puede presentarse a cualquier edad, pero la mitad de los casos se presentan en pacientes menores de 10 años y la incidencia es del doble en los niños en comparación con las niñas. A la edad de 30 años, ambos sexos están igualmente afectados.

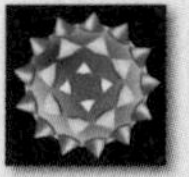

FACTORES ETIOLÓGICOS: el asma se solía dividir en formas **extrínsecas (alérgicas)** e **intrínsecas (idiosincrásicas)**, en función de los factores desencadenantes. Actualmente se describe en función de los diferentes factores desencadenantes y de la vía común que la produce.

La hiperreactividad del asma se atribuye en la actualidad en términos generales a una reacción inflamatoria ante diversos estímulos. Tras la exposición a un factor desencadenante (p. ej., alérgenos, fármacos, frío, ejercicio), los mediadores inflamatorios liberados por los macrófagos activados, mastocitos, eosinófilos y basófilos causan broncoconstricción, aumento de la permeabilidad vascular y secreción de moco. Las células inflamatorias residentes pueden ser activadas para liberar factores quimiotácticos, los cuales tienden a favorecer el reclutamiento de más células efectoras y amplificar la respuesta en las vías respiratorias. La inflamación de las paredes bronquiales también puede dañar el epitelio, estimular las terminales nerviosas e iniciar un reflejo nervioso que agrava aún más y perpetúa el broncoespasmo.

Muchos mediadores inflamatorios y factores quimiotácticos han sido implicados en el broncoespasmo y la hipersecreción de la mucosa del asma. La contribución relativa de las diferentes sustancias quizá varía de acuerdo con el estímulo desencadenante. La situación mejor estudiada en relación con la inducción del asma son los alérgenos inhalados.

En una persona sensibilizada, un alérgeno inhalado interactúa con las células T_H2 y el anticuerpo IgE unido a la superficie de los mastocitos, que se encuentran intercalados entre las células epiteliales bronquiales (fig. 12-48). Las células T_H2 y los mastocitos liberan mediadores de la respuesta de hipersensibilidad de tipo I (inmediata), incluidos histamina, bradicinina, leucotrienos, prostaglandinas, tromboxano A_2, y factor activador de plaquetas (FAP), así como citocinas como interleucina (IL)-4 e IL-5. Estos mediadores inflamatorios promueven *(1)* la **contracción del músculo liso**, *(2)* la **secreción de moco** y *(3)* el **aumento de la permeabilidad vascular y edema**. Cada uno de estos efectos es un factor causal potente, aunque reversible, de obstrucción de las vías respiratorias. La IL-5 propicia la diferenciación terminal de los eosinófilos en la médula ósea. Los factores quimiotácticos, incluidos el leucotrieno B_4 y los factores quimiotácticos de neutrófilos y eosinófilos, favorecen la diapédesis de neutrófilos, eosinófilos y plaquetas hacia la pared bronquial. Los eosinófilos liberan leucotrieno B_4 y FAP, lo que agrava la broncoconstricción y el edema. La liberación de gránulos por eosinófilos que contienen proteína catiónica eosinófila y proteína básica principal hacia la luz de los bronquios impide la función mucociliar y daña las células epiteliales. El daño a las células epiteliales es quizá un estímulo de las terminaciones nerviosas de la mucosa, que desencadena una respuesta autónoma que contribuye a la disminución todavía mayor del calibre de las vías respiratorias, así como a una mayor secreción de moco. El leucotrieno B_4 y el FAP desplazan más eosinófilos y otras células efectoras, y se establece un círculo vicioso que prolonga y amplifica el daño.

La disfunción del epitelio bronquial también tiene un papel importante en la patogenia de los diversos fenotipos del asma. La barrera funcional del epitelio bronquial se encuentra alterada, con rotura de las uniones firmes y aumento de la permeabilidad. El epitelio de la mucosa también secreta una gran variedad de citocinas y quimiocinas que participan en la regulación de las células del sistema inmunitario. Dado que la mucosa bronquial es la primera estructura que entra en contacto con los alérgenos inhalados y agentes infecciosos, la importancia de las células epiteliales en la patogenia del asma queda cada vez más clara.

ASMA ALÉRGICA: esta es la forma más común de asma y se presenta principalmente en niños. Entre una tercera parte y la mitad de todos los pacientes con asma tienen antecedentes conocidos o sospecha de reacción a diversos alérgenos como pólenes, pelo de animales o lana y polvo contaminados con ácaros. El asma alérgica tiene una fuerte correlación con la respuesta a las pruebas cutáneas. La mitad de la población infantil con asma presenta una mejoría o remisión total de los síntomas a la edad de 20 años, pero en muchos hay recidiva después de los 30 años.

ASMA INFECCIOSA: un factor desencadenante común en el asma infantil son las infecciones virales del aparato respiratorio más que un estímulo alérgico. En los menores de 2 años, el VSR es el agente habitual; en niños de mayor edad, son comunes el rinovirus, el virus de la gripe y el paragripal. La respuesta inflamatoria a la infección viral en individuos susceptibles puede desencadenar un episodio de broncoconstricción. En apoyo a esta hipótesis, la hiperreactividad bronquial puede persistir hasta durante 2 meses después de una infección viral en personas no asmáticas.

ASMA INDUCIDA POR EL EJERCICIO: el ejercicio puede desencadenar cierto broncoespasmo en más de la mitad de todas las personas asmáticas. En algunos pacientes, puede ser el único factor desencadenante. El asma inducida por el ejercicio se relaciona con la magnitud del calor o la pérdida de agua por el epitelio respiratorio. Cuanto más rápida es la ventilación (intensidad del ejercicio) y más frío y seco sea el aire respirado, mayores posibilidades hay de un ataque de asma. De esta manera, un asmático que esté jugando al hockey al aire libre en Canadá durante el invierno tiene mayor posibilidad de presentar un ataque que un nadador que lo hace en forma lenta durante el verano en Texas. El mecanismo subyacente para el asma inducida por el ejercicio es desconocido. Puede ser consecuencia de la liberación de mediadores o la congestión vascular en los bronquios secundarios durante el proceso de adecuación de la temperatura del aire respirado después del ejercicio.

ASMA OCUPACIONAL: hay más de 80 factores de exposición ocupacional relacionados con el asma descritos hasta el momento. Algunas sustancias pueden provocar asma alérgica mediante respuesta de hipersensibilidad mediada por IgE (p. ej., en personal que trabaja con animales, panaderos y trabajadores expuestos a serrín y polvos vegetales, sales metálicas, fármacos y químicos industriales). El asma ocupacional también puede ser resultado de la liberación de mediadores por la contracción del músculo liso después del contacto con una sustancia agresora, como se desprende de la bisinosis («pulmón pardo»), una enfermedad pulmonar laboral en trabajadores del algodón. Algunos casos de exposición ocupacional afectan al sistema nervioso autónomo directamente. Por ejemplo, los insecticidas organofosforados actúan como anticolinesterásicos y producen hiperactividad del sistema nervioso parasimpático. Sustancias tales como el diisocianato de tolueno y el polvo del cedro rojo occidental se considera que actúan a través de mecanismos de hipersensibili-

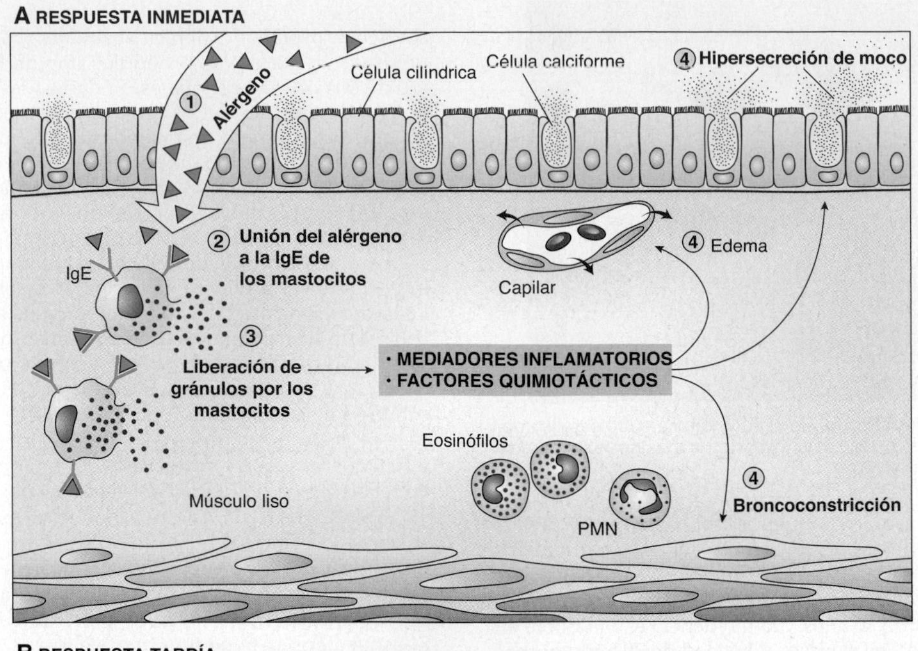

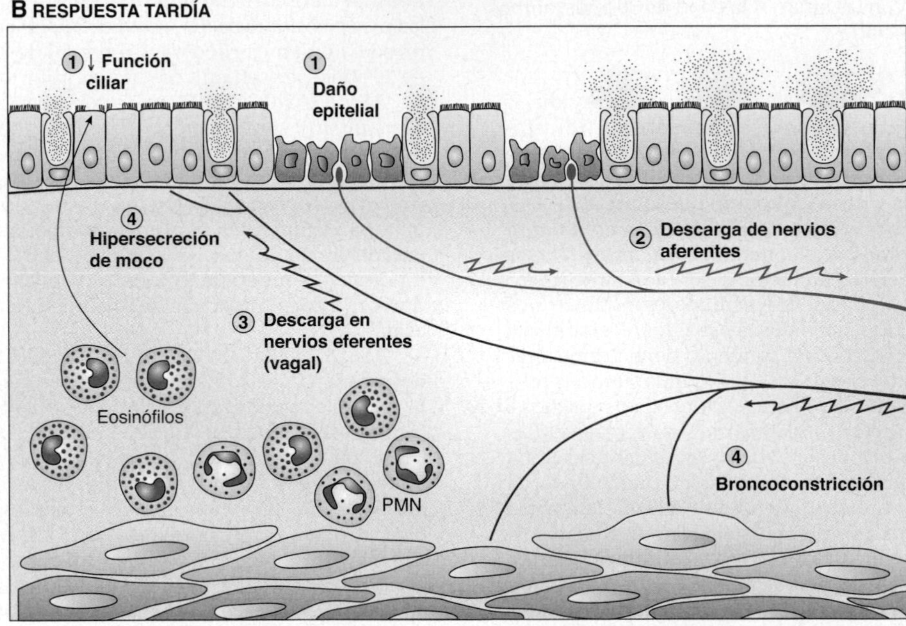

FIGURA 12-48. Patogenia del asma. A. Asma de origen inmunitario. Los alérgenos interactúan con la inmunoglobulina E (IgE) en los mastocitos, presentes tanto en la superficie del epitelio como, cuando hay una alteración de la permeabilidad del mismo, en las submucosas, los mediadores son liberados y pueden reaccionar localmente o mediante reflejo a través del vago. **B.** La liberación de gránulos eosinófilos daña aún más las células epiteliales y limita la función mucociliar. El daño a las células del epitelio estimula las terminales nerviosas (*en rojo*) de la mucosa, desencadenando una respuesta autónoma que contribuye a disminuir el calibre de las vías respiratorias y a una mayor secreción de moco. *PMN*, neutrófilos polimorfonucleares.

dad, aunque no se han logrado identificar anticuerpos específicos IgE contra estas sustancias.

ASMA INDUCIDA POR FÁRMACOS: el broncoespasmo inducido por medicamentos se presenta principalmente en pacientes con antecedentes de asma.

El desencadenante más común de este tipo es el ácido acetilsalicílico, pero otros antiinflamatorios no esteroideos también la pueden provocar. Se calcula que, entre los adultos asmáticos, hasta el 10% son sensibles al ácido acetilsalicílico. La hipersensibilidad inmediata no parece ser el mecanismo involucrado y estos pacientes pueden ser desensibilizados mediante la administración diaria de pequeñas dosis de ácido acetilsalicílico. La rinitis y los pólipos nasales son también frecuentes en estos pacientes.

Los antagonistas β-adrenérgicos provocan de manera consistente broncoconstricción en asmáticos y están contraindicados en esta población.

CONTAMINACIÓN DEL AIRE: la contaminación masiva del aire, por lo general durante períodos de inversión térmica, puede causar broncoespasmo en pacientes con asma y otros padecimientos pulmonares previos. El SO_2, los óxidos nitrogenados y el ozono suelen estar implicados, pero las partículas de carbono, que transportan sustancias químicas tóxicas en los gases de escape de los motores diesel, también pueden contribuir.

FACTORES EMOCIONALES: el estrés psicológico puede agravar o desencadenar un ataque de broncoespasmo en casi la mitad de todos los pacientes asmáticos. La estimulación eferente vagal se considera el mecanismo responsable.

ANATOMOPATOLOGÍA: la patología del asma ha sido estudiada en autopsias de pacientes que murieron por crisis asmática, en los cuales se describen las lesiones más graves. En el análisis macroscópico los pulmones se observan muy distendidos con aire y las vías respiratorias se encuentran ocupadas por tapones mucosos espeso y adherente. En el análisis microscópico, estos tapones (fig. 12-49A) contienen fragmentos de epitelio y numerosos eosinófilos. También se observan cristales de Charcot-Leyden, derivados de los fosfolípidos de la membrana celular de los eosinófilos (fig. 12-24B). En algunos casos, pueden aparecer cilindros mucoides provenientes de las vías respiratorias (espirales de Curschmann), que pueden ser expulsados durante el reflejo de la tos, así como conglomerados compactos de células epiteliales (cuerpos de Creola).

Una de las características más importantes de la crisis asmática es la hiperplasia del músculo liso bronquial. Las glándulas de la submucosa bronquial también pueden estar hiperplásicas (fig. 12-49A). La submucosa se encuentra edematosa, con un infiltrado inflamatorio mixto que contiene eosinófilos en número variable. El epitelio no muestra el aspecto seudoestratificado normal y puede estar desnudo, con la única presencia de las células basales remanentes (fig. 12-49B). Las células basales están hiperplásicas y hay metaplasia escamosa e hiperplasia de células caliciformes. La membrana basal del epitelio bronquial se encuentra engrosada, debido al aumento en la profundidad del colágeno de la verdadera lámina basal.

CARACTERÍSTICAS CLÍNICAS: un ataque típico de asma comienza con sensación de opresión en el pecho y tos no productiva. Aparecen sibilancias tanto inspiratorias como espiratorias, aumento de la frecuencia respiratoria y el paciente presenta disnea. Es destacable el alargamiento de la fase espiratoria. El final del ataque suele caracterizarse por tos intensa y expectoración de moco espeso que contiene espirales de Curschmann, eosinófilos y cristales de Charcot-Leyden.

La crisis asmática es la broncoconstricción grave que no responde a la administración de medicamentos que suelen resolver un ataque agudo. Esta situación es de alto riesgo y requiere hospitalización. Los pacientes en crisis asmática presentan hipoxemia y con frecuencia hipercapnia. En episodios muy graves, puede llevar a la muerte. La piedra angular del tratamiento del asma es la administración de agonistas β-adrenérgicos, corticoesteroides inhalados, cromoglicato sódico, metilxantina y medicamentos anticolinérgicos. Los corticoesteroides sistémicos se reservan para la crisis asmática o el asma crónica resistente. La inhalación de broncodilatadores a menudo aporta un alivio importante.

NEUMOCONIOSIS

Las neumoconiosis son enfermedades pulmonares por inhalación de polvos minerales. Hay más de 40 minerales que inhalados producen lesiones pulmonares y alteraciones radiográficas. La mayoría, como el estaño, el bario y el hierro, son inocuos y simplemente se acumulan en el pulmón. Sin embargo, algunos provocan a neumopatías incapacitantes. Los tipos específicos de neumoconiosis se denominan de acuerdo con la sustancia inhalada (p. ej., silicosis, asbestosis, talcosis).

En algunas ocasiones, el factor dañino se desconoce, por lo que solo se hace referencia a la actividad laboral con la que se relaciona (p. ej., «pulmón del soldador de arco»). A lo largo de la historia, era sabido que los oficios se relacionan con una predisposición a ciertas enfermedades pulmonares antes de que se conociera la etiología. De esta manera, «pulmón del molinero» era el término utilizado para describir la enfermedad antes de que se la identificara como una silicosis.

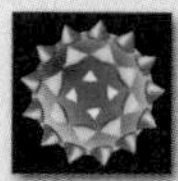

FACTORES ETIOLÓGICOS: *el factor clave en la génesis de las neumoconiosis sintomáticas es la capacidad de los polvos inhalados para desencadenar fibrosis* (fig. 12-50). Así, pequeñas cantidades de sílice o amianto producen una importante fibrosis, mientras que la inhalación de carbón y hierro es débilmente fibrógena.

En general, las lesiones pulmonares producidas por polvos inorgánicos son el reflejo de la dosis y tamaño de las partículas que llegan al pulmón. La dosis está en función de la concentración de polvo presente en el aire y la duración de la exposición. Dado que las partículas inhaladas suelen ser irregulares, el tamaño puede expresarse como el diámetro de las partículas aerodinámicas, un parámetro que describe la movilidad de las partículas en el aire inspirado y que determina dónde se depositan en el pulmón (fig. 12-2; *v.* cap. 8). Las partículas más peligrosas son aquellas que alcanzan las zonas más periféricas (es decir, los bronquíolos más pequeños y los ácinos). Las partículas de más de 2.5 μm a 10 μm de diámetro se depositan en los bronquios y bronquíolos y son eliminadas por el sistema mucociliar. Las partículas más pequeñas (<2.5 μm) llegan hasta los ácinos, y las de menor tamaño (<100 μm) actúan prácticamente como un gas y son exhaladas.

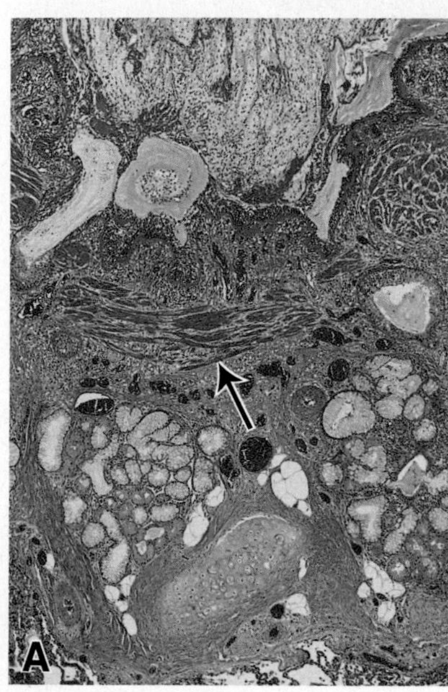

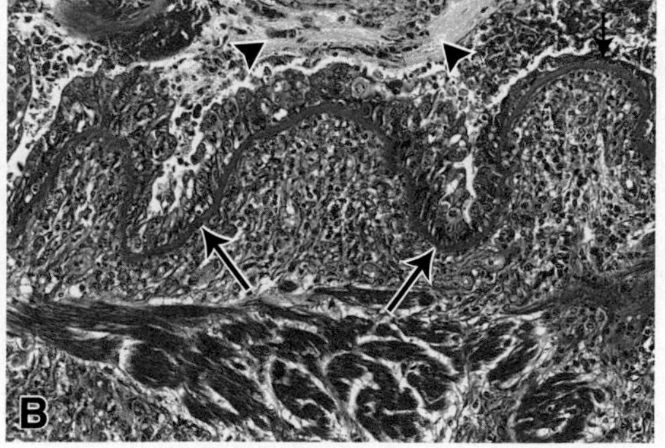

FIGURA 12-49. Asma. A. Corte del pulmón de un paciente que murió por crisis asmática en el que se observan taponamientos mucosos luminales en los bronquios (*arriba*), hiperplasia de glándulas submucosas e hiperplasia del músculo liso (*flechas*). **B.** A mayor aumento se puede observar engrosamiento hialino de la membrana basal subepitelial (*flechas largas*) e importante inflamación de la pared bronquiolar, con numerosos eosinófilos. La mucosa presenta epitelio inflamado y metaplásico (*puntas de flecha*). El epitelio se encuentra destruido focalmente (*flecha corta*).

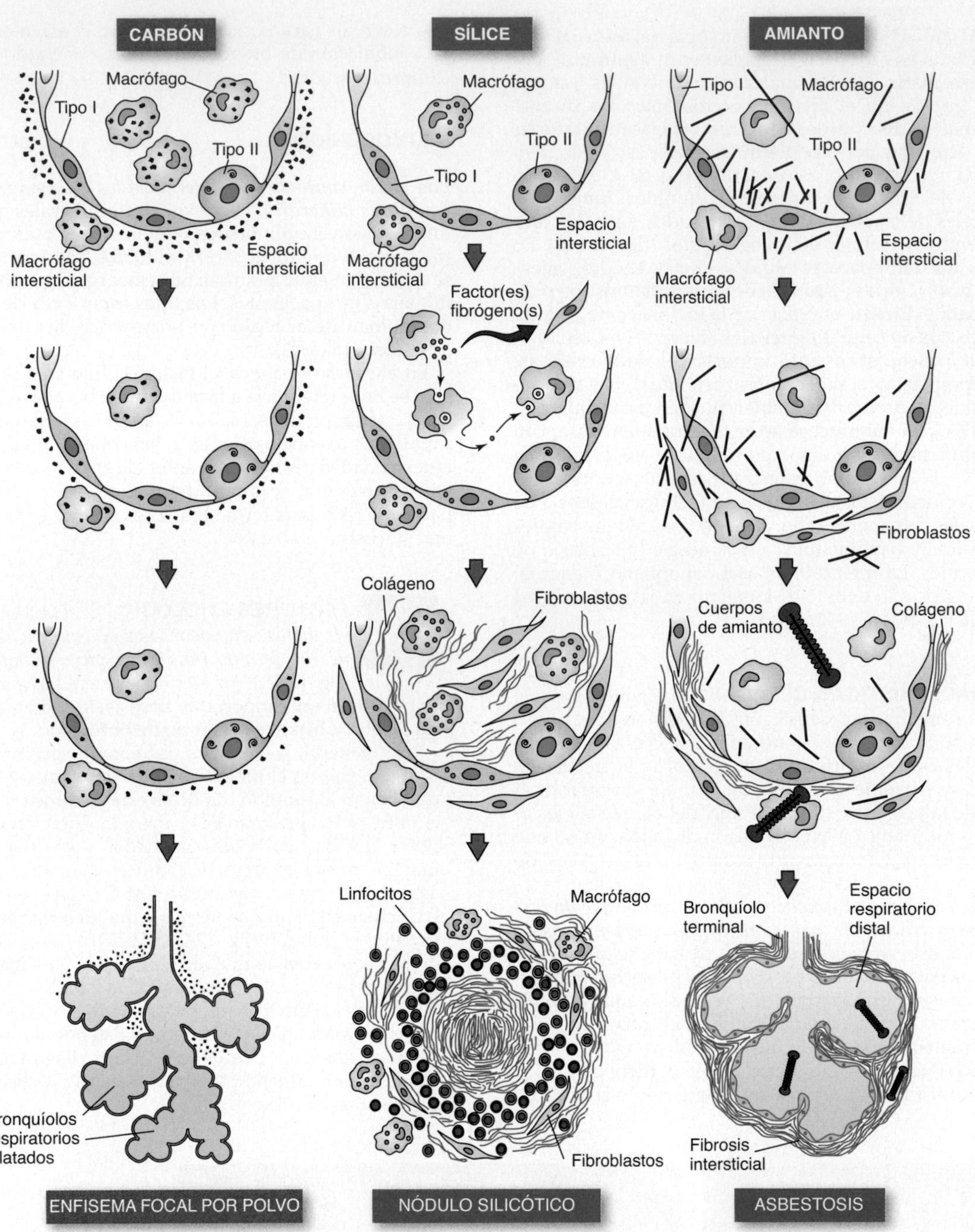

FIGURA 12-50. Patogenia de las neumoconiosis. Se ilustran los tres principales tipos de neumoconiosis. En la neumoconiosis simple de los trabajadores del carbón, hay inhalación de una cantidad masiva de polvo que es fagocitado por los macrófagos. Los macrófagos atraviesan el intersticio pulmonar y se acumulan alrededor de los bronquíolos respiratorios. Posteriormente, los bronquíolos se dilatan. En la silicosis, las partículas de sílice son tóxicas para los macrófagos, los cuales mueren y liberan el factor fibrógeno. De hecho, la sílice liberada es nuevamente fagocitada por otros macrófagos. El resultado es un nódulo fibrótico denso, el nódulo silicótico. La asbestosis se caracteriza por escaso polvo e importante fibrosis intersticial. El aspecto característico es la presencia de cuerpos de amianto.

Los macrófagos alveolares ingieren las partículas inhaladas y son el principal mecanismo de defensa en el espacio alveolar. La mayoría de las partículas fagocitadas ascienden por el recubrimiento mucociliar hasta ser eliminadas mediante la tos o la deglución. Otras migran hacia el intersticio pulmonar y de ahí hacia el sistema linfático. Muchas partículas ingeridas se acumulan dentro y alrededor de los bronquíolos respiratorios y bronquíolos terminales. Otras no son fagocitadas, pero pueden migrar a través de las células epiteliales hasta el intersticio.

La silicosis se debe a la inhalación de dióxido de silicio (sílice)

La corteza terrestre está formada principalmente por silicio y sus óxidos, por lo que la silicosis es una de las enfermedades más antiguas; quizá tuvo su comienzo en el Paleolítico, cuando los humanos comenzaron a utilizar instrumentos de piedra. La disnea presente en los buscadores de metales fue descrita por Hipócrates y los primeros médicos holandeses escribieron que los pulmones de los afiladores tenían el aspecto de una masa de arena. En la literatura inglesa del s. XIX aparecen numerosas descripciones de la silicosis

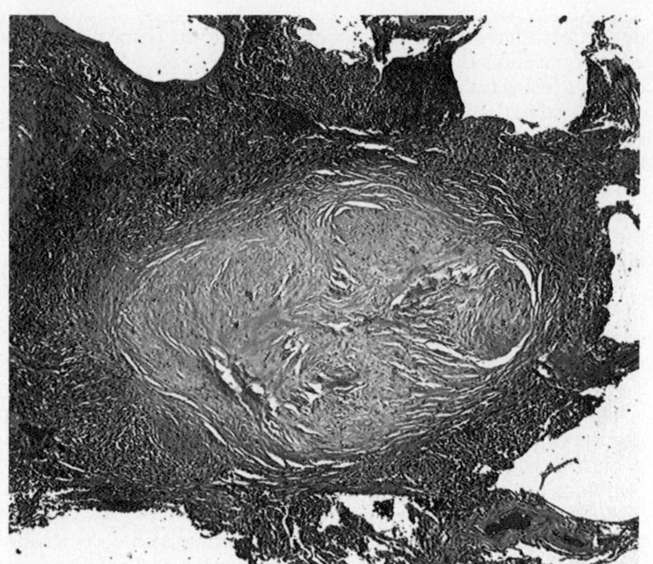

FIGURA 12-51. Silicosis. Nódulo silicótico formado por espirales concéntricas de colágeno denso, con gran cantidad de células.

y la enfermedad continuó siendo una de las principales causas de muerte en trabajadores expuestos al polvo de sílice durante la primera mitad del s. xx.

La silicosis fue descrita históricamente como una enfermedad de los trabajadores de la arena, pero la exposición a la sílice se presenta en muchas otras ocupaciones, incluyendo la minería, el corte de piedra, el pulido y afilado de metales, la cerámica, la fundición y la labor de los deshollinadores. El uso de un equipo de limpieza del aire y mascarillas faciales ha disminuido notablemente la incidencia de silicosis. Sin embargo, recientemente su incidencia ha aumentado en los mineros del carbón, quienes deben cortar más cuarzo para obtener fragmentos de carbón cada vez más pequeños.

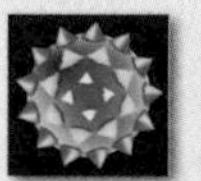

FACTORES ETIOLÓGICOS: los efectos biológicos de las partículas de sílice dependen de diversos factores, algunos de los cuales se relacionan con las partículas mismas y otros con la respuesta del huésped. Los cristales de sílice (cuarzos) son más tóxicos que las formas amorfas y su actividad biológica tiene relación con sus propiedades de superficie. Las partículas de 0.2 µm a 2 µm son las más peligrosas. La eliminación de la capa superficial soluble mediante lavado ácido o la creación de nuevas superficies mediante erosión con arena favorecen la actividad biológica de las partículas de sílice. Después de su inhalación, las partículas de sílice son ingeridas por los macrófagos alveolares.

Los grupos de hidróxido de silicio en la superficie de las partículas forman puentes de hidrógeno con los fosfolípidos y proteínas, una interacción que se estima que produce daños a las membranas celulares y que lleva a la muerte de los macrófagos. Las células muertas liberan las partículas de sílice y factores fibrógenos. La sílice liberada es nuevamente ingerida por otros macrófagos y el proceso se exacerba.

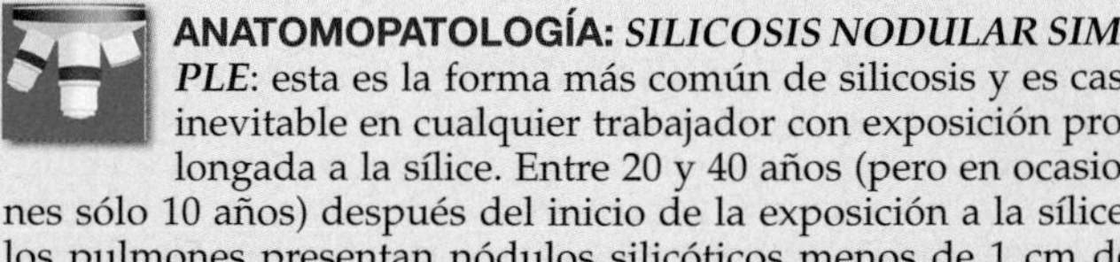

ANATOMOPATOLOGÍA: *SILICOSIS NODULAR SIMPLE*: esta es la forma más común de silicosis y es casi inevitable en cualquier trabajador con exposición prolongada a la sílice. Entre 20 y 40 años (pero en ocasiones sólo 10 años) después del inicio de la exposición a la sílice, los pulmones presentan nódulos silicóticos menos de 1 cm de diámetro (por lo general de 2-4 mm). En el análisis histológico, tienen un aspecto característico en espiral, de manera que el colágeno se encuentra distribuido de forma concéntrica formando la mayor parte del nódulo (fig. 12-51). En la periferia hay conjuntos de células mononucleares, principalmente linfocitos y fibroblastos. Mediante luz polarizada se pueden observar silicatos con doble refringencia en forma de aguja dentro del nódulo.

Puede haber ensanchamiento y calcificación de los nódulos hiliares, por lo general en el borde del nódulo («calcificación en cáscara de huevo»). La silicosis simple no suele producir manifestaciones respiratorias significativas.

FIBROSIS MASIVA PROGRESIVA: en el análisis radiográfico la fibrosis masiva progresiva se caracteriza por una masa nodular mayor de 2 cm de diámetro, teniendo como trasfondo una silicosis simple. Estas lesiones de gran tamaño, la mayoría de 5 cm a 10 cm de diámetro, son resultado de la confluencia de nódulos más pequeños, y por lo general se localizan en las zonas superiores de ambos pulmones (fig. 12-52). Es frecuente que estas lesiones presenten una cavidad central. La fibrosis masiva progresiva está en relación con la cantidad de sílice presente en los pulmones. La alteración en la función se debe a la destrucción del tejido pulmonar que es incorporado en los nódulos.

SILICOSIS AGUDA: en la actualidad rara, la silicosis aguda se debe a la exposición muy intensa a partículas muy finas de sílice durante los procesos de limpieza de calderas o de abrasión con chorro de arena. Se relaciona con fibrosis difusa del pulmón. No hay nódulos silicóticos. El material intensamente eosinófilo se acumula en los espacios alveolares produciendo un aspecto que se asemeja a la lipoproteinosis alveolar (**silicoproteinosis**). La enfermedad evoluciona con rapidez durante algunos años, a diferencia de otras formas de silicosis en las que la evolución se mide en décadas. En la radiografía, la silicosis aguda se caracteriza por fibrosis lineal difusa y disminución del volumen pulmonar. En el análisis clínico se valora como un importante defecto restrictivo.

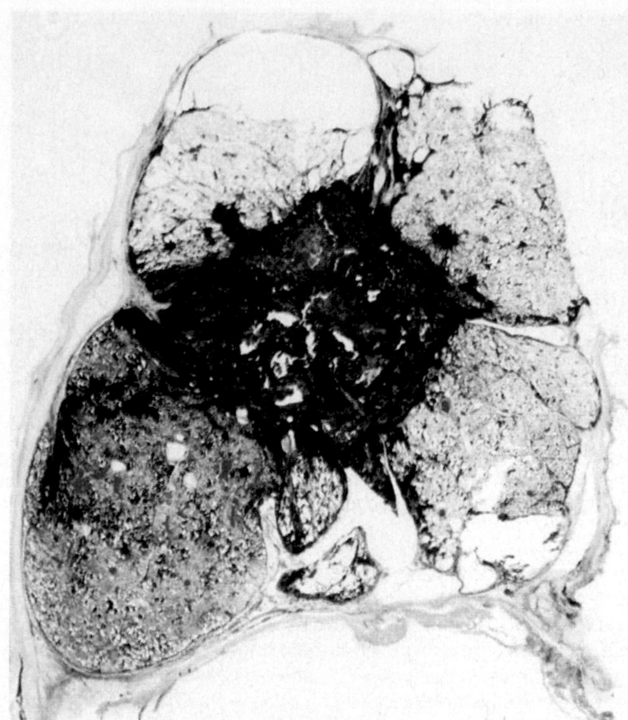

FIGURA 12-52. Fibrosis masiva progresiva. Corte completo de un pulmón silicótico de un trabajador del carbón, en el que se observa una amplia zona de fibrosis densa dentro de la cual se encuentran atrapadas partículas de carbón.

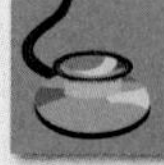

CARACTERÍSTICAS CLÍNICAS: la silicosis simple se suele diagnosticar mediante radiografía y no presenta síntomas significativos. La disnea de esfuerzo, y posteriormente en reposo, sugiere fibrosis masiva progresiva u otras complicaciones de la silicosis. En la silicosis aguda, la

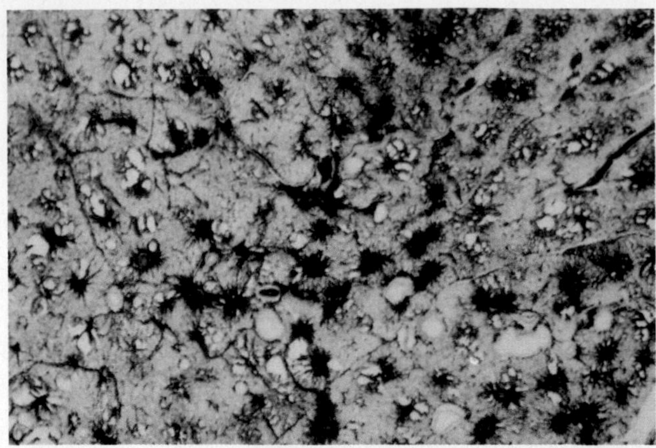

FIGURA 12-53. Antracosilicosis. Corte completo de un pulmón de un minero del carbón en el que se observan múltiples nódulos pigmentados, irregulares, diseminados en todo el parénquima.

disnea puede convertirse rápidamente en incapacitante, después de lo cual aparece insuficiencia respiratoria.

Es sabido que la **tuberculosis** es mucho más común en pacientes con silicosis que en la población general. La incidencia de tuberculosis en pacientes con silicosis es mayor en la silicosis aguda y entre las poblaciones con alta prevalencia de tuberculosis. Aunque la incidencia de tuberculosis en la población general ha disminuido, la asociación con silicosis aún persiste.

La neumoconiosis de los trabajadores del carbón se debe a la inhalación de partículas de carbón

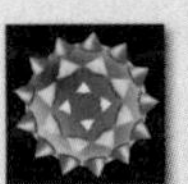

FACTORES ETIOLÓGICOS: el polvo del carbón está constituido por carbón amorfo y otros componentes presentes en la tierra, incluyendo diferentes cantidades de sílice. El carbón antracita (duro) contiene una cantidad aún mayor de cuarzo que el carbón bituminoso (suave). Los mineros que inhalan grandes cantidades de partículas de cuarzo, como es el caso de aquellos que trabajan dentro de las minas, tienen mayor riesgo que aquellos que trabajan en la superficie o sólo en el transporte del mineral. En este contexto, el carbón amorfo por sí mismo no es fibrógeno. No destruye los macrófagos alveolares, pero es un polvo molesto que causa antracosis inocua. Por el contrario, la sílice es altamente fibrógena, y la inhalación de partículas antracoides puede ocasionar **antracosilicosis** (fig. 12-53).

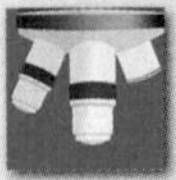

ANATOMOPATOLOGÍA: la neumoconiosis de los trabajadores del carbón (NTC) suele clasificarse en **NTC simple** y **NTC complicada** (también conocida como fibrosis masiva progresiva). Las lesiones pulmonares características de la NTC simple incluyen **máculas de polvo de carbón** no palpables y **nódulos de polvo de carbón palpables**, ambos presentes en los pulmones como múltiples lesiones diseminadas de 1 mm a 4 mm de color negro.

Al microscopio, las máculas de carbón contienen múltiples macrófagos repletos de partículas de carbón, que rodean los bronquíolos respiratorios distales, se extienden hasta ocupar los espacios alveolares adyacentes e infiltran los espacios intersticiales peribronquiolares. Los bronquíolos respiratorios pueden estar ligeramente dilatados (enfisema focal por polvo), probablemente por la atrofia del músculo liso.

Los nódulos son redondeados o irregulares, pueden o no estar asociados con los bronquíolos y están formados por macrófagos que contienen polvo de carbón asociado con un estroma fibrótico. Se presentan cuando el carbón está mezclado con polvos fibrógenos como la sílice y es más apropiado clasificarlo como una antracosilicosis (fig. 12-53). Las máculas y nódulos de carbón aparecen en las radiografías de tórax como pequeñas zonas nodulares de mayor densidad. Se pensaba que la neumoconiosis de los trabajadores del carbón simple causaba una grave discapacidad, pero en la actualidad se sabe que en los casos más graves tan sólo produce una leve disfunción pulmonar. Si los trabajadores del carbón presentan una importante obstrucción del flujo respiratorio, es más probable que esto se deba al tabaquismo. La **NTC complicada** suele presentarse durante NTC simple y se define por la presencia de una lesión de 2 cm o mayor y que puede causar dificultad respiratoria.

El **síndrome de Caplan** fue descrito por vez primera como un nódulo reumatoide (**síndrome de Caplan**) en los pulmones de trabajadores del carbón con artritis reumatoide. Sin embargo, el término se utiliza en la actualidad para referirse a la asociación de los nódulos reumatoides pulmonares con otras neumoconiosis, tales como la silicosis o asbestosis. Las lesiones nodulares son grandes (de 1-10 cm de diámetro), múltiples, bilaterales y por lo general periféricas, y al microscopio recuerdan los nódulos reumatoides asociados con los depósitos de polvo inhalados. Los nódulos reumatoides son grandes, centrales, con regiones necróticas, un borde de inflamación crónica y una pared de macrófagos (*v.* cap. 30, en línea, y cap. 24). Los nódulos de Caplan no son idénticos a los nódulos reumatoides, y pueden representar una combinación de nódulos silicóticos y reumatoides.

Las enfermedades relacionadas con el amianto (asbesto) pueden ser reactivas o neoplásicas

El amianto (en griego, 'inextinguible') incluye un grupo de silicatos minerales fibrosos que adquieren el aspecto de fibras muy delgadas. Se ha utilizado para diferentes propósitos durante más de 4 000 años, desde que los finlandeses comenzaron a utilizarlo para la cerámica. Las vírgenes vestales romanas lo utilizaban para fabricar lámparas de aceite y Marco Polo hizo notar que había ropajes chinos que contenían amianto, por lo que eran resistentes al fuego. En fecha más reciente, el amianto ha sido utilizado como aislamiento, material de construcción y para sistemas de freno de automotores. La extracción de amianto se desarrolló de forma exponencial en el s. XX hasta que se descubrieron sus efectos dañinos, lo que provocó alarma.

Hay seis tipos naturales de amianto, los cuales pueden ser divididos en dos grupos mineralógicos. El **crisotilo** constituye la mayor parte del amianto utilizado comercialmente. Los **anfiboles** incluyen la amosita, crocidolita, tremolita, actinolita y antofilita. De los anfiboles sólo la amosita y la crocidolita se utilizan comercialmente en una cantidad significativa. Otra variedad de amianto se denomina erionita y se obtiene en Turquía y regiones cercanas. Es similar a los anfiboles en su patogenicidad. La exposición al amianto puede causar asbestosis, derrame pleural benigno, placas pleurales, fibrosis pleural difusa, atelectasias redondeadas y mesotelioma (tabla 12-4). Todas las formas de amianto disponibles comercialmente están relacionadas con enfermedades pulmonares, pero los anfiboles, y la crocidolita en particular, tienen mucha mayor tendencia a producir enfermedad que el crisotilo.

ASBESTOSIS: la asbestosis es una fibrosis intersticial difusa debida a inhalación de fibras de amianto. Su desarrollo precisa una exposición intensiva a amianto del tipo del descrito históricamente por los mineros del amianto, molineros y aquellos trabajadores dedicados a la instalación de sistemas de aislamiento.

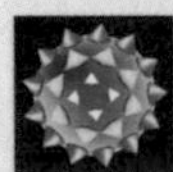

FACTORES ETIOLÓGICOS: las fibras de amianto pueden ser largas (hasta 100 μm) pero muy delgadas (de 0.5-1 μm), de manera que el diámetro aerodinámico de la partícula es pequeño. Se depositan en las vías respiratorias distales y en los alvéolos, en particular en las bifurcaciones de los conductos alveolares. Las partículas más pequeñas son digeridas por los macrófagos, pero muchas de las fibras de mayor tamaño penetran hasta el espacio intersticial. La primera lesión en aparecer es una alveolitis que está en relación directa con el amianto. La liberación de mediadores inflamatorios por

TABLA 12-4
ENFERMEDADES PULMONARES POR AMIANTO

Lesiones de la pleura
Derrame pleural benigno
Placas pleurales parietales
Fibrosis pleural difusa
Atelectasias redondeadas
Enfermedad pulmonar intersticial
Asbestosis
Mesotelioma maligno
Carcinoma pulmonar (en fumadores)

los macrófagos activados y el carácter fibrógeno de las fibras de amianto libre en el intersticio favorece la fibrosis pulmonar intersticial.

ANATOMOPATOLOGÍA: la asbestosis se caracteriza por fibrosis intersticial difusa bilateral y cuerpos de amianto en los pulmones (figs. 12-54 y 12-55). En fases tempranas, la fibrosis se presenta dentro y alrededor de los conductos alveolares y bronquíolos respiratorios, así como en la periferia de los ácinos.

Cuando las fibras se depositan en los bronquíolos y bronquíolos respiratorios, desencadenan una respuesta fibrógena que causa leve obstrucción crónica del flujo respiratorio. De esta manera, el amianto puede producir un patrón tanto obstructivo como restrictivo. Conforme la enfermedad evoluciona, la fibrosis se disemina más allá del área peribronquiolar y en algunos casos puede ocasionar una lesión pulmonar terminal o «en panal de abeja». La asbestosis es por lo general más grave en las zonas inferiores del pulmón. Los cuerpos de amianto están presentes en las paredes de los bronquíolos o dentro de los espacios alveolares, donde son fagocitados con frecuencia por los macrófagos alveolares.

Las partículas tienen una morfología caracterizada por fibras de amianto delgadas y claras (10-50 μm de longitud) rodeadas de una capa de hierro-proteínas. En la microscopía óptica, se observan estructuras color café dorado (fig. 12-55) y reacciona con mucha intensidad con la tinción de azul de Prusia para hierro. Las fibras se encuentran parcialmente digeridas por los macrófagos, puesto que son muy grandes para una sola célula. Los macrófagos recubren la fibra de amianto con una capa de proteína, proteoglucanos y ferritina.

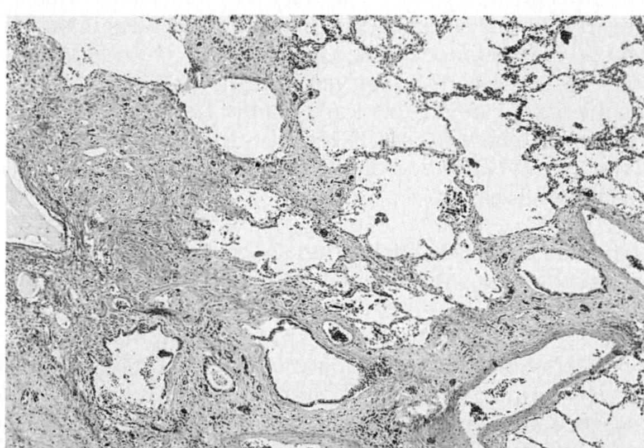

FIGURA 12-54. Asbestosis. El pulmón muestra fibrosis intersticial, densa y en parches.

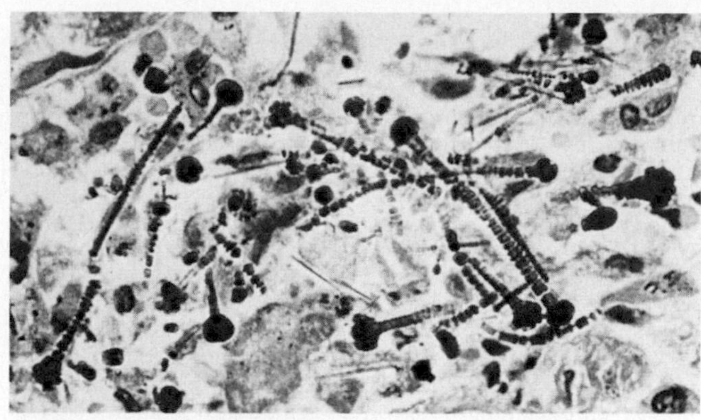

FIGURA 12-55. Cuerpos de amianto. Estos cuerpos ferruginosos contienen fibras de amianto centrales, incoloras y no birrefringentes. Están incrustados con proteínas y hierro, lo que les da su característica coloración marrón dorada y su aspecto en cuentas. (Cortesía del Armed Forces Institute of Pathology).

El hallazgo incidental de cuerpos de amianto en la autopsia no es suficiente para hacer el diagnóstico de asbestosis; los pulmones deben mostrar también fibrosis intersticial difusa. La recopilación de muestras de autopsia pulmonar demuestra que los cuerpos de amianto se presentan en diferente grado en los pulmones de prácticamente todos los adultos.

DERRAME PLEURAL BENIGNO: el derrame pleural benigno asociado a la inhalación de amianto se diagnostica por *(1)* antecedentes de exposición al amianto, *(2)* identificación de un derrame pleural con radiografías o toracocentesis, *(3)* ausencia de otras enfermedades que podrían causar el derrame, y *(4)* ausencia de un tumor maligno tras 3 años de seguimiento. Los derrames pleurales suelen producirse en los 10 años siguientes a la exposición inicial y se observan en aproximadamente el 3% de los trabajadores expuestos al amianto.

PLACAS PLEURALES: las placas pleurales, principalmente en la pleura parietal y diafragmática, aparecen entre 10 y 20 años después de la exposición al amianto. Se supone que surgen como respuesta a las fibras de amianto que han accedido al espacio pleural, posiblemente a través de los vasos linfáticos. Pueden encontrarse hasta en el 15% de la población general, y la mitad de los pacientes con placas en la autopsia pueden no presentar antecedentes conocidos de exposición al amianto. Las placas son más frecuentes en la pleura parietal, en las regiones posterolaterales de la parte inferior del tórax y en las cúpulas del diafragma.

En el análisis macroscópico, aparecen placas pleurales de aspecto blanco perlado y una superficie lisa o nodular (fig. 12-56). Suelen ser bilaterales, pero no necesariamente simétricas. Las placas pueden medir más de 10 cm de diámetro y estar calcificadas. Desde el punto de vista histológico, están formadas por tejido fibroso acelular denso e hialinizado, con numerosos espacios en forma de hendidura distribuidos paralelamente («patrón

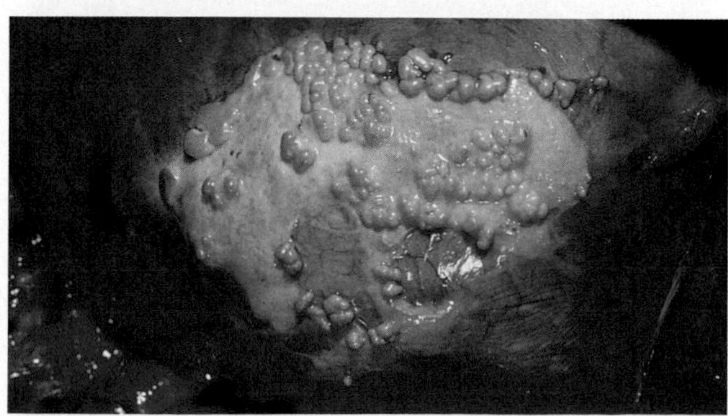

FIGURA 12-56. Placa pleural. La cúpula diafragmática se encuentra cubierta por una placa lisa, de aspecto blanco perlado y nodular.

en tejido de canasta»). Las placas pleurales no predicen asbestosis, ni evolucionan a mesoteliomas.

FIBROSIS PLEURAL DIFUSA: la fibrosis limitada a la pleura suele detectarse al menos 10 años después de la exposición inicial, y debe diferenciarse de la asbestosis, en la cual la fibrosis afecta al intersticio del pulmón afectado de forma difusa.

ATELECTACIAS REDONDEADAS: exposición al amianto en ocasiones produce fibrosis pleural y adherencias asociadas con atelectasias, las cuales tienen un aspecto redondeado en la radiografía de tórax. En el análisis radiológico, las atelectasias redondeadas se caracterizan por tener una parte pleural, y de forma redondeada u oval, de 2.5 cm a 5 cm de diámetro, la cual se encuentra por lo general alrededor de la cara posterior del lóbulo inferior. En el análisis patológico, el pulmón presenta fibrosis o placas pleurales, con invaginaciones pleurales curvas que se extienden varios centímetros dentro del parénquima. Esta enfermedad es considerada benigna.

MESOTELIOMA: ***la relación entre la exposición al amianto y el mesotelioma maligno está bien establecida.*** En algunas ocasiones la exposición es indirecta y leve (p. ej., esposas de trabajadores de amianto que lavan la ropa de sus maridos). Con mayor frecuencia, el mesotelioma se observa en trabajadores altamente expuestos al amianto, principalmente crocidolita y amosita. El tumor se describe a continuación, en el apartado dedicado a las enfermedades de la pleura.

CARCINOMA DE PULMÓN: el cáncer de pulmón es más común en trabajadores del amianto que no fuman en comparación con trabajadores no expuestos al amianto, pero la información es limitada y no permite hacer una afirmación categórica al respecto. Sin embargo, en trabajadores del amianto que fuman, la incidencia de carcinoma pulmonar es mucho mayor: entre 40 y 60 veces mayor que la población general no fumadora. La relación entre el amianto y el cáncer pulmonar se sustenta aún más en presencia de asbestosis (fibrosis intersticial difusa).

La beriliosis se caracteriza por la presencia de granulomas no caseosos

La beriliosis es una enfermedad pulmonar consecuencia de la inhalación de berilio. En la actualidad, este metal se utiliza principalmente en los materiales para estructuras utilizadas en las industrias aeroespacial, cerámica industrial y nuclear. La exposición al berilio puede tener lugar también en aquellos que trabajan en minas y lugares de los que se extrae el mineral.

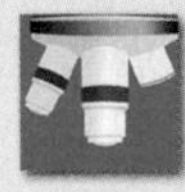

ANATOMOPATOLOGÍA: la beriliosis puede ocurrir como una neumonitis química aguda o una neumoconiosis crónica. En la forma aguda, los síntomas se inician después de algunas horas o días de inhalación de las partículas del metal y se expresa desde el punto de vista patológico como DAD. De todos los pacientes con neumonitis aguda por berilio, el 10% evolucionan a la forma crónica, aunque la beriliosis crónica con frecuencia se observa en trabajadores sin antecedentes de un episodio agudo.

La beriliosis crónica difiere de otras neumoconiosis en que la cantidad y duración de la exposición es pequeña. La lesión suele confundirse con una reacción de hipersensibilidad. Las lesiones pulmonares no pueden distinguirse de las de la sarcoidosis (*v.* a continuación). Se observan múltiples granulomas no caseosos distribuidos a lo largo de la pleura, el tabique y haces broncovasculares (fig. 12-57). La prueba de proliferación de linfocitos con berilio (demostración de la sensibilización de berilio por la proliferación de linfocitos de sangre periférica aislados, incubados con berilio) puede ayudar a distinguir estas dos enfermedades. La enfermedad puede evolucionar a fibrosis en la fase terminal y a **pulmón en panal de abeja** (*v.* a continuación). Los pacientes con beriliosis crónica tienen un inicio gradual con disnea durante 15 años o más después de la primera exposición. La enfermedad parece estar relacionada con mayor riesgo de cáncer pulmonar.

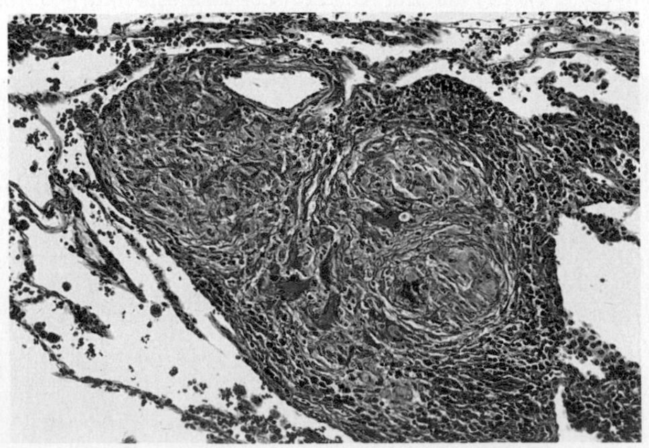

FIGURA 12-57. Beriliosis. Granuloma no caseoso formado por un cúmulo nodular de macrófagos epitelioides y células gigantes multinucleadas.

La talcosis es el resultado de una exposición prolongada e intensiva al polvo de talco

El talco está constituido por silicatos de magnesio utilizados en diversas industrias por sus propiedades lubricantes y en la cosmética y farmacología. La exposición ocupacional al talco se presenta entre los trabajadores que trabajan en las minas y en la trituración del mineral, así como en la fabricación de cuero, hule, papel y textil. Entre los talcos industriales se incluyen otros minerales tales como la tremolita o la sílice. El talco cosmético tiene una pureza de más del 90% y rara vez causa enfermedad pulmonar.

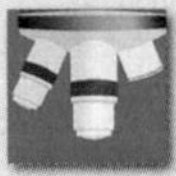

ANATOMOPATOLOGÍA: las lesiones por talcosis varían desde pequeños nódulos hasta fibrosis grave. Al microscopio, se observan granulomas por cuerpo extraño asociados a partículas de talco y refringentes, en forma de placas distribuidas de manera difusa por todo el parénquima, en el cual hay nódulos fibróticos y fibrosis intersticial. Otros minerales asociados, como la sílice, pueden contribuir a los cambios fibróticos.

Los consumidores de drogas intravenosas que utilizan el talco como un vehículo para la administración de las sustancias pueden desarrollar granulomas vasculares e intersticiales en el pulmón y grado variable de fibrosis. Son comunes los cambios arteriales compatibles con hipertensión pulmonar y pueden estar relacionados con corazón pulmonar.

ENFERMEDADES PULMONARES INTERSTICIALES

Muchos trastornos pulmonares se caracterizan por infiltrados inflamatorios intersticiales y tienen características clínicas y radiológicas similares por lo que se agrupan como enfermedades intersticiales, infiltrantes o restrictivas. Pueden ser agudas o crónicas; tener etiología conocida o desconocida, y variar desde escasos síntomas hasta fibrosis intersticial mortal o incapacitante. Las enfermedades pulmonares restrictivas se caracterizan por disminución del volumen pulmonar y de la capacidad de difusión del oxígeno en las pruebas de función pulmonar.

La neumonitis por hipersensibilidad se origina por una respuesta a antígenos inhalados

La inhalación de diversos antígenos produce neumonitis por hipersensibilidad (también denominada alveolitis alérgica extrínseca) con inflamación aguda o crónica del pulmón. La mayoría de estos antígenos se encuentran presentes en el ámbito ocupacional y dan como resultado enfermedades que se denominan de acuerdo con la actividad laboral. Así, el **pulmón del granjero** se observa en personas expuestas a *Micropolyspora faeni* presente en el heno enmohecido;

la **bagazosis** es el resultado de la exposición a *Thermoactinomyces sacchari*, que crece en la caña de azúcar enmohecida; la **enfermedad de los descortezadores del arce** es consecuencia de la exposición al hongo *Cryptostroma corticale*, que se desarrolla en la corteza enmohecida de este árbol; y la **neumopatía de los avicultores** afecta a aquellos dueños de pájaros con exposición a largo plazo a las proteínas presentes en el plumaje, sangre y excremento de los especímenes. Otras causas de neumonitis por hipersensibilidad incluyen la inhalación de extracto hipofisario intranasal (**enfermedad de los consumidores de hipófisis intranasal**), mohos del corcho (**suberosis**) y abono enmohecido (**enfermedad de los recolectores de champiñón**). La neumonitis por hipersensibilidad también puede ser ocasionada por hongos que crecen en aguas estancadas en los sistemas de aire acondicionado, albercas, tinas de hidromasaje y unidades de calefacción central. Las pruebas cutáneas y la medición de anticuerpos precipitantes en suero suelen ser utilizadas para confirmar el diagnóstico. Con frecuencia, en especial en la neumonitis crónica por hipersensibilidad, no puede identificarse ningún antígeno desencadenante. En casos agudos, el diagnóstico suele realizarse mediante criterios clínicos, por lo que la biopsia pulmonar sólo se hace en casos crónicos.

FISIOPATOLOGÍA: la neumonitis aguda por hipersensibilidad se caracteriza por infiltrados neutrófilos en los alvéolos y bronquíolos respiratorios; las lesiones crónicas presentan células mononucleares y granulomas, característicos de la hipersensibilidad tardía. La mayoría de los casos presentan anticuerpos precipitantes en suero de tipo IgG contra la sustancia desencadenante.

La neumonitis por hipersensibilidad es una combinación de las respuestas de hipersensibilidad mediada por inmunocomplejos (tipo III) y mediada por células (tipo IV), aunque aún está en discusión el papel que juega cada una (fig. 12-58). Es importante el hecho de que la mayoría de las personas con anticuerpos precipitantes en suero contra antígenos inhalados no desarrollan neumonitis por hipersensibilidad, lo que hace pensar en un componente genético en el huésped susceptible.

ANATOMOPATOLOGÍA: el análisis histológico en los casos avanzados de neumonitis crónica por hipersensibilidad es prácticamente equivalente al diagnóstico. Sin embargo, en casos más leves, el diagnóstico requiere de una cuidadosa correlación entre los datos clínicos y radiológicos, que aun en estos casos deben valorarse como tentativos. Las características microscópicas de la neumonitis crónica por hipersensibilidad son neumonía intersticial celular bronquiolocéntrica, granulomas no caseosos y neumonía organizada (fig. 12-59A,B). El infiltrado intersticial celular predominante en los bronquíolos está constituido por linfocitos, células plasmáticas y macrófagos y varía desde una forma grave hasta una más leve; es rara la presencia de eosinófilos. En dos terceras partes de los casos se observan granulomas no caseosos en formación (fig. 12-59B), así como neumonía organizada (fig. 12-59A). En una etapa avanzada, la inflamación intersticial desaparece, dando lugar a fibrosis pulmonar, la cual puede parecerse a una neumonía intersticial habitual.

CARACTERÍSTICAS CLÍNICAS: la neumonitis por hipersensibilidad puede ser aguda, subaguda o crónica, dependiendo de la frecuencia e intensidad de la exposición al antígeno desencadenante. El pulmón del granjero es el prototipo de neumonitis por hipersensibilidad, causada por la inhalación de actinomicetos termófilos a partir del heno enmohecido. De manera característica, el trabajador de la granja adquiere la enfermedad al entrar a los graneros donde hay paja que ha sido almacenada durante el invierno. Después de un período de 4 h a 6 h, desarrolla con rapidez disnea, tos y febrícula. Los síntomas desaparecen de 24h a 48 h después, pero pueden aparecer de nuevo con la exposición repetida; con el tiempo, la enfermedad se vuelve crónica. Los pacientes con neumonitis crónica por hipersensibilidad tienen manifestaciones clínicas más inespecíficas con disnea y corazón pulmonar de inicio gradual.

Las pruebas de función respiratoria muestran un patrón restrictivo, caracterizado por disminución de la distensibilidad, menor capacidad de difusión e hipoxemia. En la fase crónica, la obstrucción de las vías respiratorias puede ser problemática. En el análisis del líquido de lavado broncoalveolar se observan linfocitos T, principalmente células $CD8^+$ supresoras/citotóxicas. La eliminación del antígeno desencadenante es el único tratamiento adecuado para la neumonitis por hipersensibilidad. El tratamiento con esteroides puede ser efectivo en las formas agudas y en algunos pacientes cronicos.

La sarcoidosis es una enfermedad granulomatosa de etiología desconocida

En la sarcoidosis el pulmón es el principal órgano afectado, pero también puede tener manifestaciones en nódulos linfáticos, piel, ojos y otros órganos (fig. 12-60).

EPIDEMIOLOGÍA: la sarcoidosis es una enfermedad que se presenta en todo el mundo, que afecta a todas las procedencias étnicas y ambos sexos, pero con cierto predominio étnico. En Norteamérica, es mucho más frecuente entre los afroamericanos que entre los caucásicos (15:1), pero es poco común en el África tropical. En los países escandinavos, su prevalencia es de 64/100 000, pero es de 10/100 000 en Francia y de 3/100 000 en Polonia.

La prevalencia comunicada de sarcoidosis en mujeres irlandesas en Londres alcanza los 200/100 000. La enfermedad es particularmente rara en China.

FISIOPATOLOGÍA: la patogenia precisa de la sarcoidosis es desconocida, pero se sabe que es resultado de una respuesta desmesurada de los linfocitos T colaboradores/inductores a antígenos exógenos o autólogos. Estas células se acumulan en los órganos afectados, donde secretan linfocina y favorecen el reclutamiento de macrófagos, en los cuales participan en la formación de granulomas no caseosos. La relación de linfocitos T $CD4^+$:$CD8^+$ es de 10:1 en los granulomas sarcoideos, pero de sólo 2:1 en los tejidos sanos. El fundamento de esta acumulación anómala de linfocitos T colaboradores/inductores es desconocido. Quizá hay un defecto en la función inhibidora de las células que permite la proliferación sin límite de las células colaboradoras. También se ha propuesto que hay diferencia en los genes responsables de la regulación de la respuesta inmunitaria hereditaria o adquirida en favor de un tipo de linfocitos T respecto al otro. La activación policlonal inespecífica de células B por los linfocitos T colaboradores conduce a hiperglobulinemia, un aspecto característicos de la sarcoidosis activa.

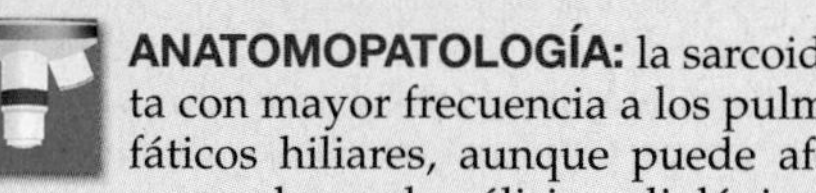

ANATOMOPATOLOGÍA: la sarcoidosis pulmonar afecta con mayor frecuencia a los pulmones y nódulos linfáticos hiliares, aunque puede afectarlos de manera separada en el análisis radiológico; se observa infiltrado reticulonodular difuso característico, pero en algunos casos los nódulos pueden ser de mayor tamaño. En el análisis histológico, hay múltiples granulomas sarcoideos distribuidos en el intersticio pulmonar (fig. 12-61). El patrón de distribución es característico, a lo largo de la pleura y el tabique interlobulillar, así como alrededor de los haces broncovasculares (fig. 12-61A). Con frecuencia hay infiltrados bronquiales o en la submucosa bronquiolar por granulomas sarcoideos que son de gran ayuda para el diagnóstico preciso (~90%) en la biopsia broncoscópica. En ocasiones, los granulomas en las vías respiratorias pueden ser

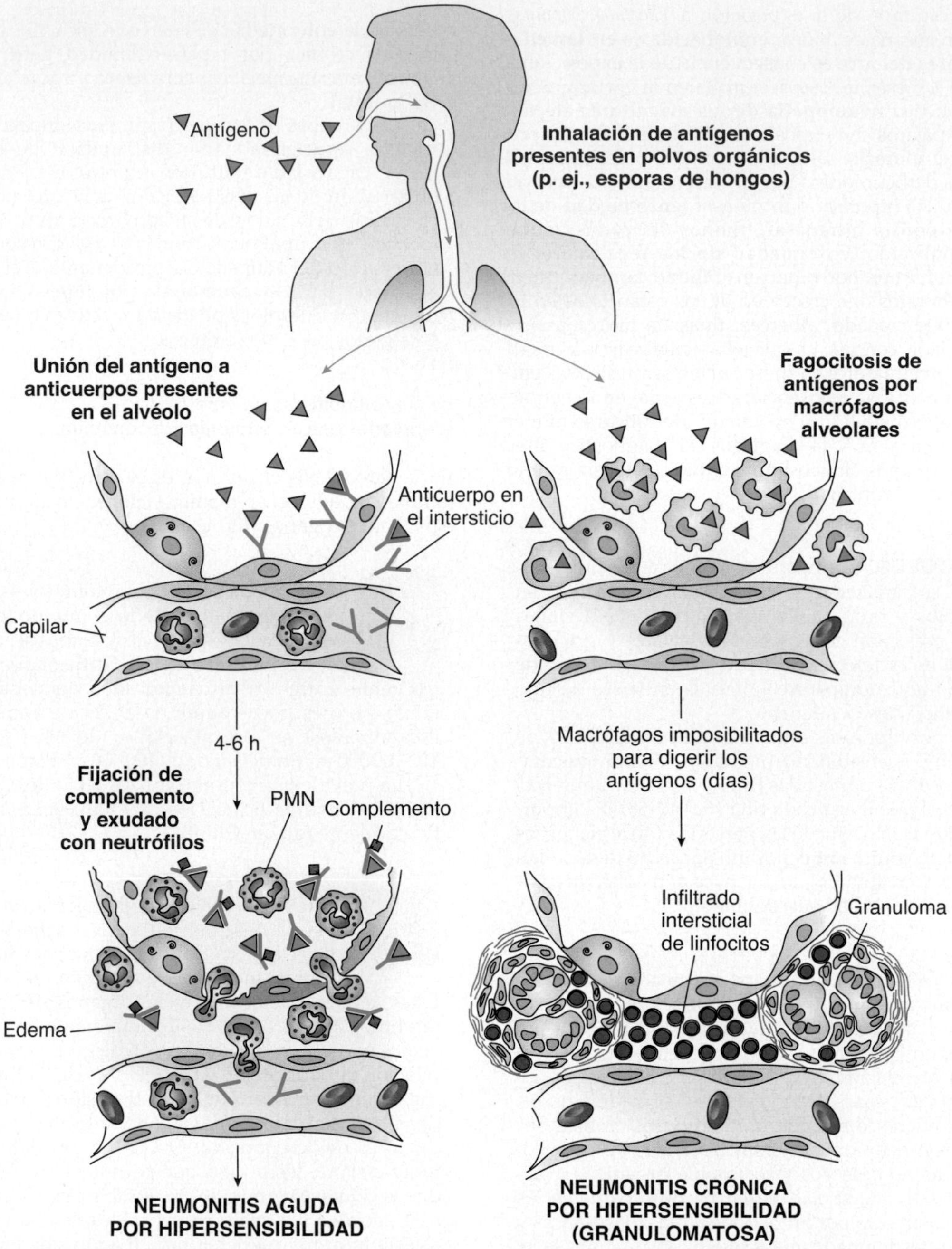

Antígeno

Inhalación de antígenos presentes en polvos orgánicos (p. ej., esporas de hongos)

Unión del antígeno a anticuerpos presentes en el alvéolo

Anticuerpo en el intersticio

Capilar

4-6 h

Fijación de complemento y exudado con neutrófilos

PMN

Complemento

Edema

NEUMONITIS AGUDA POR HIPERSENSIBILIDAD

Fagocitosis de antígenos por macrófagos alveolares

Macrófagos imposibilitados para digerir los antígenos (días)

Infiltrado intersticial de linfocitos

Granuloma

NEUMONITIS CRÓNICA POR HIPERSENSIBILIDAD (GRANULOMATOSA)

FIGURA 12-58. Neumonitis por hipersensibilidad. En la fase aguda hay una reacción antígeno-anticuerpo que produce neumonitis aguda por hipersensibilidad. A la exposición continua al antígeno le sigue una fase celular o subaguda, con formación de granulomas y neumonitis intersticial crónica. *PMN*, neutrófilos polimorfonucleares.

tan prominentes que provocan la obstrucción de estas (sarcoidosis endobronquial). La fase granulomatosa de la sarcoidosis puede evolucionar a una fase fibrótica. Con frecuencia la fibrosis se inicia en la periferia del granuloma y puede presentar un patrón de hoja de cebolla con fibrosis laminar alrededor de las células gigantes.

Es rara la presencia de necrosis importante, pero una tercera parte de las biopsias pulmonares abiertas muestran pequeños focos de necrosis. La inflamación crónica intersticial tiende a ser inespecífica. La vasculitis granulomatosa se presenta en dos tercios de las biopsias a pulmón abierto de pacientes con sarcoidosis. Aunque los **cuerpos asteroides** (cristales en forma de estrella) (fig. 12-61B) y los **cuerpos de Schaumann** (pequeñas calcificaciones laminares) son frecuentes, no son específicos de la sarcoidosis y pueden presentarse en la mayoría de los procesos granulomatosos.

La fibrosis intersticial no es característica de la sarcoidosis pulmonar. Sin embargo, la fibrosis pulmonar progresiva puede dar lugar a pulmón en panal de abeja, insuficiencia respiratoria y corazón pulmonar.

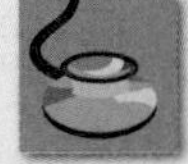

CARACTERÍSTICAS CLÍNICAS: la sarcoidosis es más frecuente en adultos jóvenes de ambos sexos. La **sarcoidosis aguda** tiene un inicio súbito, por lo general seguido de una remisión espontánea al cabo de 2 años y una excelente respuesta a los esteroides. La **sarcoidosis crónica** comienza de forma gradual, y es más probable que los pacientes presenten la enfermedad persistente o progresiva. La sarcoidosis causa diferentes patrones en la radiografía de tórax, de los cuales el más característico es la adenopatía hiliar bilateral, con o sin infiltrados pulmonares intersticiales. También puede afectar la

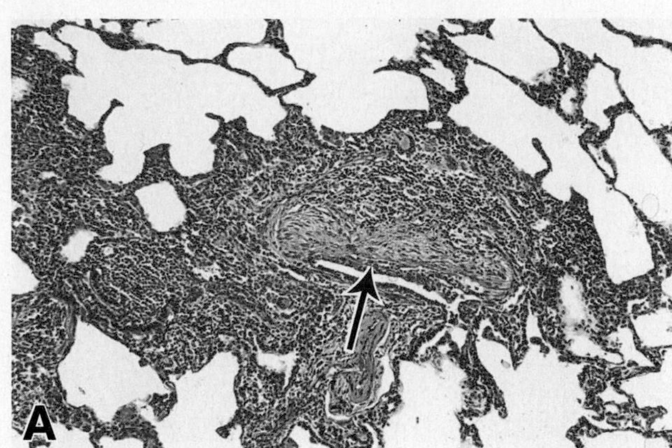

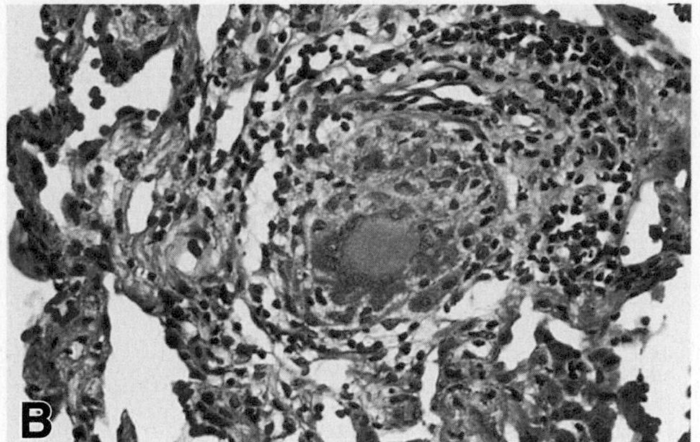

FIGURA 12-59. Neumonitis por hipersensibilidad. A. Muestra de biopsia pulmonar en la que se observa infiltrado intersticial inflamatorio crónico leve peribronquiolar, con un foco de fibrosis organizada intraluminal (*flecha*). **B.** En la muestra de biopsia pulmonar se observan granulomas focales inmaduros dispersos.

piel (eritema nudoso), sobre todo en mujeres. Los pacientes afroamericanos tienden a presentar uveítis más grave, enfermedades de la piel e insuficiencia de la glándula lagrimal. Los principales síntomas respiratorios son tos y disnea. Sin embargo, la enfermedad puede ser leve y se ha descubierto incidentalmente en la radiografía de tórax de un paciente asintomático.

No hay ninguna prueba de laboratorio específica para el diagnóstico de sarcoidosis. La biopsia pulmonar transbronquial mediante broncoscopio de fibra óptica suele revelar granulomas. En ocasiones, el diagnóstico se realiza mediante mediastinoscopia, con la que logran identificarse múltiples granulomas no caseosos en un nódulo linfático mediastínico. El lavado broncoalveolar suele mostrar un aumento de la proporción de linfocitos T $CD4^+$. El aumento de la fijación de galio-67, una sustancia fagocitada por macrófagos activados, es de ayuda para demostrar la existencia de áreas granulomatosas. Las concentraciones séricas de la enzima convertidora de angiotensina (ECA) están aumentadas en dos terceras partes de los pacientes con sarcoidosis activa, y el calcio en orina de 24 horas con frecuencia también aumenta. Estos resultados de laboratorio, junto con los signos clínicos y radiológicos, permiten realizar el diagnóstico de sarcoidosis con una alta probabilidad de acierto.

Otros órganos involucrados incluyen la piel, el ojo (úvea), el corazón, el sistema nervioso central, los nódulos linfáticos extratorácicos, el bazo y el hígado (fig. 12-60). Esto se describe por separado en cada uno de los capítulos correspondientes a dichos órganos.

El pronóstico en sarcoidoisis pulmonar es favorable, en la mayoría de los pacientes no desarrollan secuelas clínicamente significativas. En el 60% de los pacientes la sarcoidosis pulmonar se resuelve, pero esto es menos probable en pacientes mayores y aquellos con enfermedad extratorácica, particularmente en el hueso y la piel. En hasta un 20% de los casos, la sarcoidosis no remite o se repite a intervalos, sino que conduce a la muerte en sólo el 10% de los casos. La terapia con corticoesteroides es eficaz para la sarcoidosis activa.

Piel
Úvea
Nódulos linfáticos hiliares y mediastínicos
Pulmones
Hígado
Bazo
Médula ósea

FIGURA 12-60. Principales órganos afectados por la sarcoidosis. La sarcoidosis afecta muchos órganos, principalmente los nódulos linfáticos y el pulmón.

La neumonía intersticial habitual es el patrón histológico observado en la fibrosis pulmonar idiopática con manifestaciones clínicas

La neumonía intersticial habitual (NIH) es uno de los tipos más comunes de neumonía intersticial, con una incidencia anual de 6 a 14 casos por 100 000 habitantes. Tiene un ligero predominio en el sexo masculino y la edad media de inicio es de los 50-60 años. La NIH es el patrón histológico presente en la biopsia, y el término clínico **fibrosis pulmonar idiopática (FPI)** se aplica cuando la enfermedad no tiene un origen conocido.

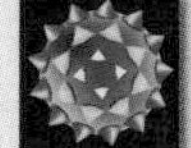

FACTORES ETIOLÓGICOS: etiología de la FPI es desconocida, pero se considera que participan en ella factores inmunitarios, virales y genéticos. En algunos pacientes existen antecedentes de una enfermedad similar a la gripe, lo que sugiere una participación viral. Las agrupaciones familiares de FPI y la asociación con enfermedades similares a la neumonía intersticial habitual en pacientes con enfermedades hereditarias como la neurofibromatosis y el síndrome de Hermansky-Pudlak indican que hay factores genéticos que también pueden contribuir. En la FPI, son comunes las mutaciones en los genes de la telomerasa, particularmente de la transcriptasa inversa de la telomerasa (TERT), la proteína surfactante C y MUC5B, pero afectan a menos de una tercera parte de los casos; la anomalía genética se desconoce en la mayoría de los pacientes.

La histología de la NIH acompaña a las enfermedades autoinmunitarias en el 20% de los casos; entre ellas se encuentran la artritis reumatoide, el lupus eritematoso sistémico y la esclerosis sistémica progresiva, lo que sugiere una alteración en la

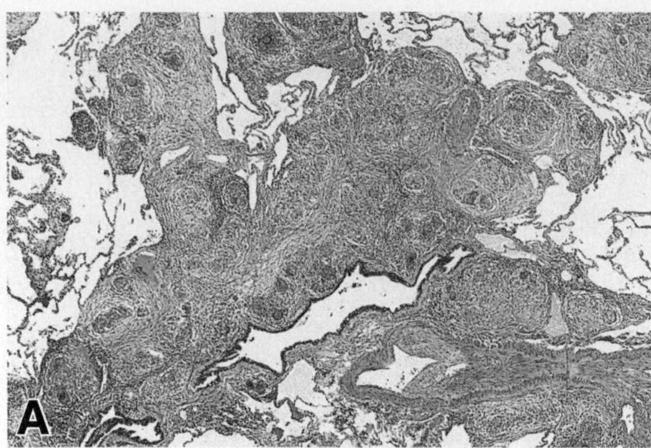

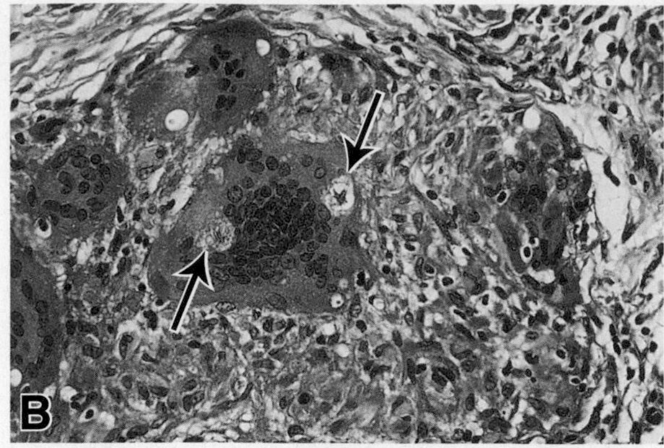

FIGURA 12-61. Sarcoidosis. A. Múltiples granulomas no caseosos presentes a lo largo del intersticio broncovascular. **B.** Granulomas caseosos formados por múltiples cúmulos de macrófagos epitelioides y células gigantes multinucleadas. Se observan varios cuerpos asteroides (*flechas*).

inmunidad. También se asocia con trastornos autoinmunitarios como la tiroiditis de Hashimoto, la cirrosis biliar primaria, la hepatitis autoinmunitaria, la púrpura trombocitopénica idiopática y la miastenia grave. En la sangre, las paredes alveolares inflamadas y el líquido de lavado bronquial a menudo se hallan autoanticuerpos (p. ej., anticuerpos antinucleares y factor reumatoide) y complejos autoinmunitarios. Hasta el momento no se ha identificado ningún antígeno. Los macrófagos alveolares activados pueden liberar citosinas que reclutan neutrófilos, las cuales, a su vez, dañan las paredes alveolares, desencadenando una serie de sucesos que culminan en la fibrosis intersticial.

ANATOMOPATOLOGÍA: como se ha destacado anteriormente, la FPI es un patrón histológico que se presenta en varios contextos clínicos (p. ej., vasculopatías del colágeno, neumonitis por hipersensibilidad crónica, toxicidad por medicamentos y asbestosis). Muchos casos no tienen una etiología identificable, por lo que se consideran idiopáticos (FPI). En la NIH los pulmones son pequeños y la fibrosis tiende a ser más grave en los lóbulos inferiores, en las regiones subpleurales y a lo largo del tabique interlobulillar. La retracción de cicatrices, en especial del tabique lobulillar, confiere a la superficie externa del pulmón un aspecto de cabezas de alfiler,

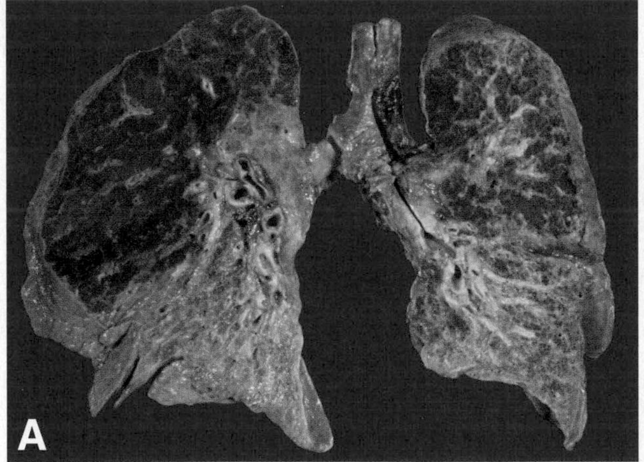

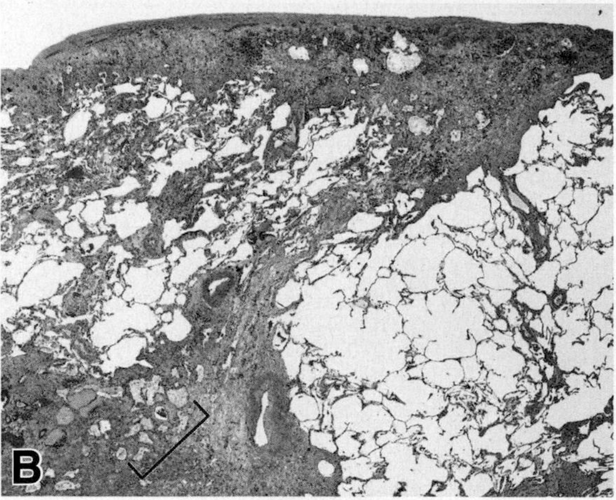

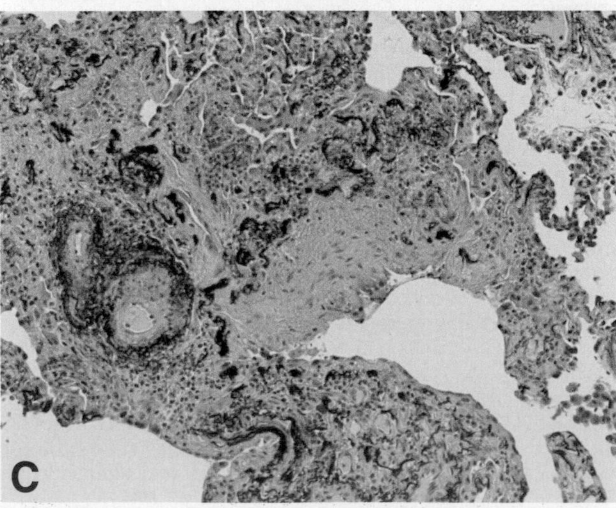

FIGURA 12-62. Neumonitis intersticial habitual. A. En el análisis macroscópico, el pulmón muestra zonas cicatriciales densas en parches y grandes regiones con cambios quísticos en panal de abeja, con predominio en los lóbulos inferiores. Este paciente también presentaba polimiositis. **B.** Al microscopio se observa fibrosis subpleural en parches junto con fibrosis en panal de abeja (*corchete*). Las zonas de intensa fibrosis presentan remodelación, con pérdida de la arquitectura pulmonar normal. **C.** Mediante la tinción de elastina se destacan los focos fibroblásticos en color verde, que contrastan con las regiones adyacentes de color amarillo por colágeno denso y la tinción de color negro de las fibras elásticas colapsadas.

semejante a la cirrosis hepática. Por lo general hay fibrosis distribuida en parches, con regiones de intensa cicatrización y cambios quísticos en panal de abeja (fig. 12-62A).

La principal característica histológica de la NIH es la fibrosis intersticial en parches, con regiones del pulmón normal adyacentes a zonas fibróticas (fig. 12-62B). La fibrosis tiene diferentes etapas de evolución, lo cual se denomina «**heterogeneidad temporal**». Las regiones con tejido fibroblástico laxo (**focos de fibroblastos**), pueden estar adyacentes a zonas de colágeno denso (fig. 12-62C). La fibrosis es más evidente debajo de la pleura y cerca del tabique interlobulillar (fig. 12-62B).

El epitelio bronquiolar crece dentro de los espacios respiratorios dilatados, lo cual puede ser resultado del daño a los bronquíolos respiratorios proximales pero que no pueden ser identificados como tales (fig. 12-63). La presencia de zonas de intensa cicatrización con fibrosis causa remodelación de la estructura pulmonar, que da como resultado el hundimiento de las paredes alveolares y la formación de espacios quísticos (fig. 12-62A). Estos espacios se encuentran recubiertos de manera característica por epitelio bronquiolar o cuboidal y contienen moco, macrófagos o neutrófilos. Si estos cambios son masivos, se utiliza el término «**pulmón en panal de abeja**», debido a que el aspecto macroscópico de los cambios quísticos tiene este aspecto. La inflamación crónica intersticial es leve o moderada.

En ocasiones se pueden observar cúmulos linfáticos, en especial en la NIH que acompaña a las enfermedades vasculares del colágeno tales como la artritis reumatoide. La presencia de importantes cambios vasculares, en especial fibrosis de la íntima y engrosamiento de la media, pueden ocasionar hipertensión pulmonar.

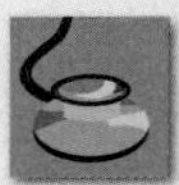

CARACTERÍSTICAS CLÍNICAS: la UIP comienza lentamente, con inicio gradual de disnea durante el ejercicio y tos seca, por lo general de 1-3 años de duración. Los pacientes presentan un patrón pulmonar restrictivo en las pruebas de función respiratoria. Es habitual la presencia de dedos en palillo de tambor, especialmente en la fase tardía de la enfermedad. En alrededor del 50 % de los casos, la tomografía muestra características específicas: opacidades periféricas reticulares subpleurales, bronquiectasias con tracción y patrón en panal de abeja, sobre todo en los lóbulos inferiores posteriores.

El signo clásico a la auscultación es la presencia de crepitación al final de la inspiración y estertores finos («velcro») en las bases pulmonares. En algunos casos puede aparecer taquipnea en reposo, cianosis y *cor pulmonale*. El pronóstico es malo, con una supervivencia media de 4-6 años. Los pacientes son tratados con corticoesteroides y en ocasiones con ciclofosfamida, pero en general la única esperanza de curación está en el trasplante pulmonar. La pirfenidona y el nintedanib, fármacos antifibróticos que bloquean la señalización del TGF-β, el factor de crecimiento de fibroblastos (FGF) y el PDGF, han sido aprobados por la Food and Drug Administration (FDA) de Estados Unidos para frenar la evolución de la enfermedad.

La neumonía intersticial inespecífica tiene múltiples etiologías

La neumonía intersticial inespecífica (NII) es un patrón histológico de la enfermedad que puede deberse a diferentes etiologías (infección, enfermedades vasculares del colágeno, neumonitis por hipersensibilidad, reacción a medicamentos y otras) aunque también puede ser idiopática.

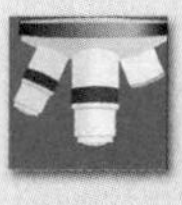

ANATOMOPATOLOGÍA: la NII muestra dos **patrones celular** y **fibrosante**. A diferencia de la distribución en parches y la heterogeneidad temporal de la NIH, los cambios pulmonares en la NII son difusos y uniformes. En la **forma celular**, los tabiques alveolares están afectados de forma difusa por un infiltrado linfocítico de leve a moderado. En la forma **fibrosante**, los tabiques muestran fibrosis difusa, con o sin inflamación asociada significativa. El patrón en panal de abeja y los focos fibroblásticos son poco visibles o pueden estar ausentes.

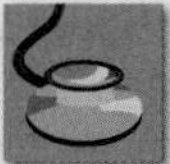

CARACTERÍSTICAS CLÍNICAS: en la NII aparecen acortamiento de la respiración y tos en el transcurso de meses o años. En la TC se pueden identificar diferentes características, pero lo más frecuente es cambios en forma de «vidrio despulido» en la porción inferior de ambos lóbulos o un aspecto reticular con bronquiectasias que producen tracción. El pronóstico de la NII idiopática es bueno en comparación con la FPI; la supervivencia a 5 años es del 80 %.

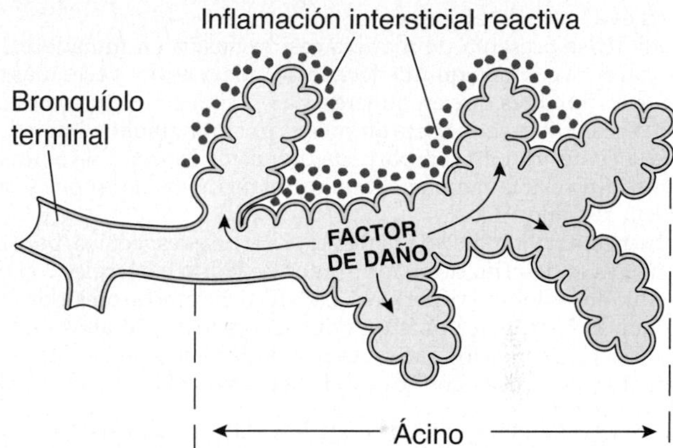

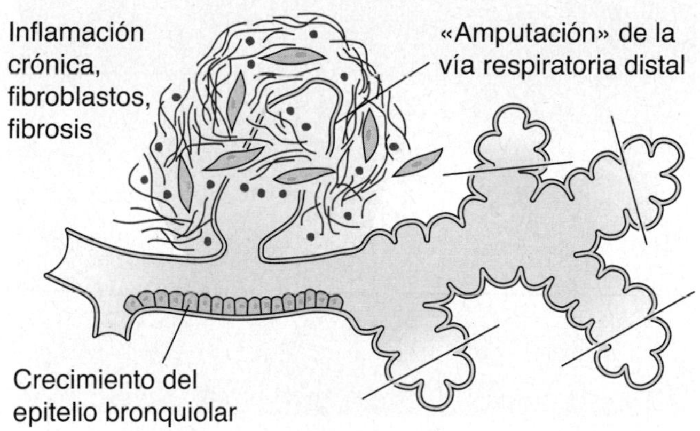

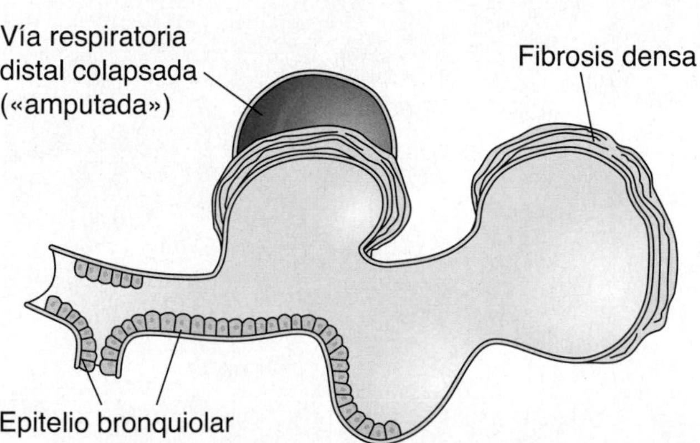

FIGURA 12-63. Patogenia del pulmón en panal de abeja. El pulmón en panal de abeja es resultado de diversas formas de daño. La inflamación intersticial y alveolar destruye («amputa») la porción distal del ácino. Las porciones proximales se dilatan y son recubiertas por epitelio bronquiolar, y sus paredes se vuelven fibróticas.

La neumonía intersticial descamativa es una enfermedad pulmonar difusa que se observa sobre todo en personas fumadoras

La fibrosis intersticial es mínima en la neumonía intersticial descamativa (NID; fig. 12-64A,B). El término «descamativa» se origina en el concepto erróneo de que las células intraalveolares eran células epiteliales descamadas, mientras que en la actualidad se sabe que son macrófagos. A diferencia de la NIH, la estructura del alvéolo está conservada en la NID, y la enfermedad carece del patrón de cicatrices en parche y remodelación del parénquima pulmonar presente en la NIH. Sin embargo, las paredes alveolares en la DIP pueden estar ligeramente engrosadas por inflamación crónica y fibrosis intersticial (fig. 12-64B). Los macrófagos intraalveolares contienen un fino pigmento de color dorado-pardo. También puede haber agregados linfáticos dispersos. La hiperplasia de los neumocitos de tipo II es a menudo prominente.

La NID se presenta de manera casi exclusiva en fumadores, en especial en la cuarta o quinta década de vida, y es dos veces más frecuente en hombres que en mujeres. La opinión generalizada es que la NID y las enfermedades pulmonares por bronquiolitis-intersticiales (*v.* a continuación) son parte de un mismo espectro de enfermedad atribuible al tabaquismo, aunque el mecanismo responsable es todavía desconocido.

El aspecto radiológico de la mezcla NID no es específico, pero con frecuencia es descrito como infiltrados de vidrio bilaterales con predominio en los lóbulos inferiores. La NID tiene mucho mejor pronóstico que la NIH, con una supervivencia global a 10 años entre el 70-100 %. Casi todos los pacientes responden adecuadamente al tratamiento con corticoesteroides y el abandono del hábito tabáquico.

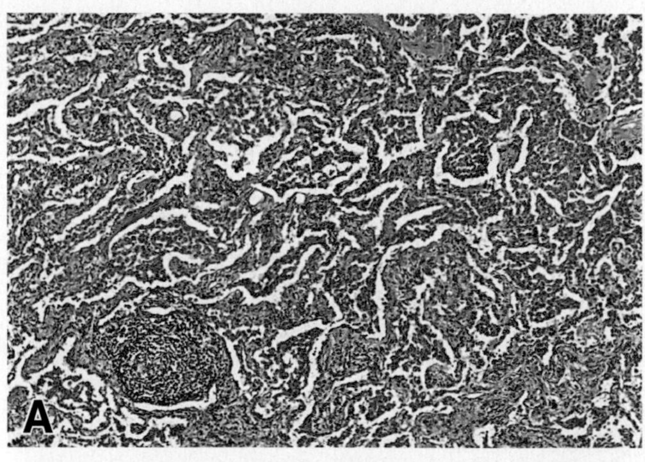

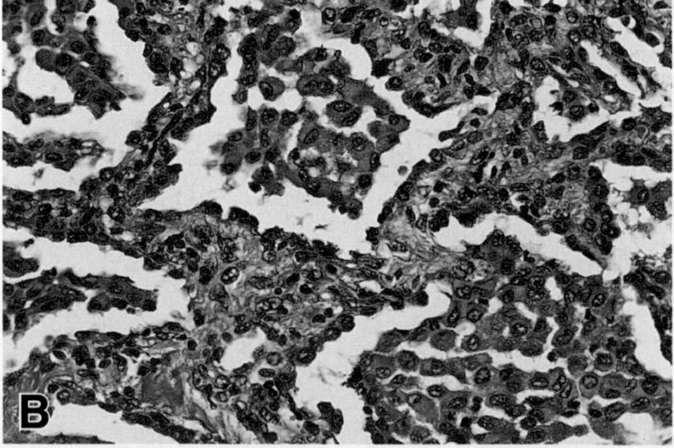

FIGURA 12-64. Neumonía intersticial descamativa. A. Presencia de un proceso difuso en los pulmones caracterizado por acumulación de macrófagos alveolares, con preservación de la arquitectura alveolar y formación de acumulación linfática. **B.** Además, hay fibrosis leve de la pared alveolar, hiperplasia de neumocitos de tipo II e inflamación crónica intersticial leve.

La bronquiolitis intersticial respiratoria se presenta en personas fumadoras

La bronquiolitis respiratoria es un tipo de lesión histológica presente en fumadores. Es frecuente encontrarla incidentalmente en el estudio histopatológico, pero rara vez es la única causa de neumopatía intersticial y el término clínico **neumopatía intersticial-bronquiolitis** es adecuado.

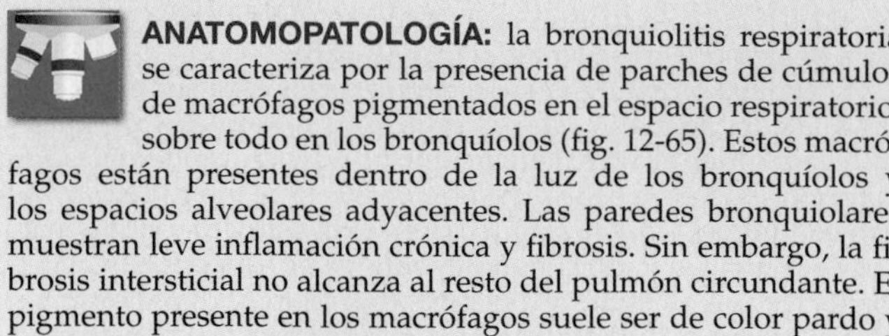

ANATOMOPATOLOGÍA: la bronquiolitis respiratoria se caracteriza por la presencia de parches de cúmulos de macrófagos pigmentados en el espacio respiratorio, sobre todo en los bronquíolos (fig. 12-65). Estos macrófagos están presentes dentro de la luz de los bronquíolos y los espacios alveolares adyacentes. Las paredes bronquiolares muestran leve inflamación crónica y fibrosis. Sin embargo, la fibrosis intersticial no alcanza al resto del pulmón circundante. El pigmento presente en los macrófagos suele ser de color pardo y de aspecto granular fino. Las lesiones en la bronquiolitis respiratoria son bronquiolocéntricas y en parche.

CARACTERÍSTICAS CLÍNICAS: los pacientes presentan sintomatología respiratoria leve. Hay un predominio en los lóbulos superiores, con engrosamiento de los bronquíolos periféricos. Los pacientes con neumopatía intersticial-bronquiolitis respiratoria tienen un pronóstico excelente y los síntomas desaparecen después de dejar de fumar.

En el patrón de neumonía organizada (neumonía organizada criptógena) hay tapones polipoides de tejido que ocupan los espacios alveolares, conductos alveolares y luz de los bronquíolos

El patrón de neumonía organizada, anteriormente conocida como «bronquiolitis obliterante-neumonía organizada», no es específico para algún agente etiológico en particular, y la causa no puede ser establecida por sus características morfológicas. Por tanto, se observa en diversas situaciones, incluyendo infecciones del aparato respiratorio (en especial bronquiolitis viral), en caso de inhalación de materiales tóxicos, después de la administración de diversos medicamentos y relacionada con diversos procesos inflamatorios, por ejemplo, enfermedades vasculares del colágeno. ***Un número significativo de casos son idiopáticos, por lo que se describen como neumonía organizada criptógena (o bronquiolitis obliterante-neumonía organizada idiopática).***

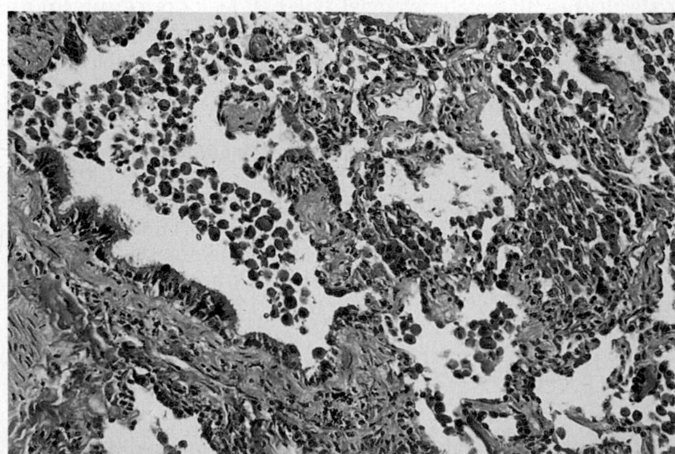

FIGURA 12-65. Bronquiolitis respiratoria. Se observa una importante acumulación de macrófagos dentro de los bronquíolos y espacios respiratorios circundantes También hay presencia de engrosamiento fibrótico leve e inflamación crónica de la pared bronquiolar.

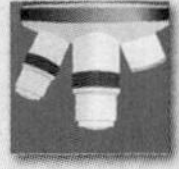

ANATOMOPATOLOGÍA: el patrón de neumonía organizada se caracteriza por la presencia de zonas en parche con fibrosis organizada laxa y células inflamatorias crónicas en la porción distal de las vías respiratorias adyacentes a zonas de tejido pulmonar normal. Hay tapones de tejido fibroblástico organizador obstruyendo los bronquíolos (bronquiolitis obliterante), conductos alveolares y alvéolos adyacentes (neumonía organizada; fig. 12-66).

El patrón se caracteriza principalmente por la presencia de parches de neumonía organizada alveolar, y la bronquiolitis obliterante puede no estar presente en todos los casos. La arquitectura pulmonar se mantiene y los cambios por remodelación o en panal de abeja están ausentes. Puede desarrollarse neumonía obstructiva o lipoidea endógena y hay bronquiolitis obliterante significativa por obstrucción de las vías respiratorias distales. Las paredes alveolares están ligeramente engrosadas y con presencia de células inflamatorias crónicas, y la hiperplasia de neumocitos de tipo II es leve.

CARACTERÍSTICAS CLÍNICAS: la edad habitual de aparición son los 55 años. El inicio agudo incluye fiebre, tos y disnea, por lo general con antecedentes de un episodio de resfriado de 4-6 semanas antes. Como se mencionó anteriormente, algunos pacientes pueden tener enfermedades predisponentes. Las radiografías de tórax revelan opacidades localizadas o infiltrados intersticiales bilaterales, que pueden migran con el tiempo. En la prueba de función respiratoria se identifica un patrón ventilatorio restrictivo. El tratamiento con corticoesteroides es efectivo y algunos pacientes se recuperan al cabo de unas semanas o meses sin tratamiento alguno.

La neumonía intersticial aguda es un daño alveolar difuso idiopático

La neumonía intersticial aguda (NIA) es el término que define el daño alveolar difuso de etiología desconocida. El diagnóstico amerita la exclusión de causas clínicas y patológicas como infección, enfermedad colágeno vascular y toxicidad por fármacos.

ANATOMOPATOLOGÍA: la patología es idéntica a la del DAD de etiología conocida (*v.* anteriormente), pero las características histológicas como necrosis, neumonía aguda, eosinofilia, vasculitis o hemorragia, que sugieren una etiología específica, deben ser descartadas. En la NIA, el patrón suele ser el del DAD en organización, por lo que las membranas hialinas pueden ser poco visibles; principalmente, la disposición del tejido conjuntivo laxo provoca el engrosamiento de las paredes alveolares.

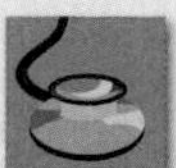

CARACTERÍSTICAS CLÍNICAS: la NIA inicia a una media de edad 50 años, pero tiene un rango amplio y no tiene preferencia de género. Suele iniciarse después de una enfermedad similar a una infección de las vías respiratorias superiores, y se acompaña de mialgia, artralgia, fiebre, escalofríos y malestar general. Los pacientes desarrollan disnea de esfuerzo grave durante varios días y suelen acudir a la consulta dentro de las 3 semanas del inicio de los primeros síntomas. La TC muestra consolidación generalizada. La mortalidad es de un 50 %, y aquellos que sobreviven pueden recuperarse completamente o evolucionar con recurrencias y enfermedad pulmonar intersticial progresiva.

La neumonía intersticial linfática suele presentarse en pacientes con enfermedades autoinmunitarias

La neumonía intersticial linfática (NIL) es una enfermedad rara en la que hay infiltrados linfáticos distribuidos de manera difusa en los espacios intersticiales del pulmón.

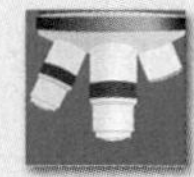

ANATOMOPATOLOGÍA: la característica fundamental de la NIL es la presencia de infiltración difusa de la pared alveolar y de los espacios peribronquiolares por células plasmáticas y macrófagos (fig. 12-67). La arquitectura alveolar está conservada sin procesos de cicatrización o remodelación pulmonar. La hiperplasia de los monocitos de tipo II puede ser muy evidente y se acompaña en algunos casos por focos de fibrosis intersticial organizada menos evidentes. Con frecuencia se observan granulomas no caseosos de tipo sarcoideo. Los espacios alveolares suelen contener exudado de aspecto proteínico. En ocasiones, hay presencia de cúmulos linfáticos diseminados, algunos de los cuales contienen centros germinales. También puede ser importante la presencia de hiperplasia de tejido linfático peribronquiolar.

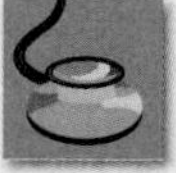

CARACTERÍSTICAS CLÍNICAS: la NIL puede ser idiopática, pero con frecuencia se presenta en pacientes con enfermedades vasculares del colágeno (en especial síndrome de Sjögren), disproteinemia e infección por VIH (tabla 12-5). Es principalmente una enfermedad de los adultos, pero hay informes de casos pediátricos. En niños, la NIL es un criterio para establecer el diagnóstico de sida. Entre las manifestaciones autoinmunitarias presentes se pueden mencionar aumento o disminución de γ-globulinas en suero, diversas disproteinemias y aumento de autoanticuerpos circulantes tales como factor reumatoide y anticuerpos antinucleares. En algunos casos raros se puede presentar linfoma en pacientes con NIL, en particular en los que tienen síndrome de Sjögren y sida.

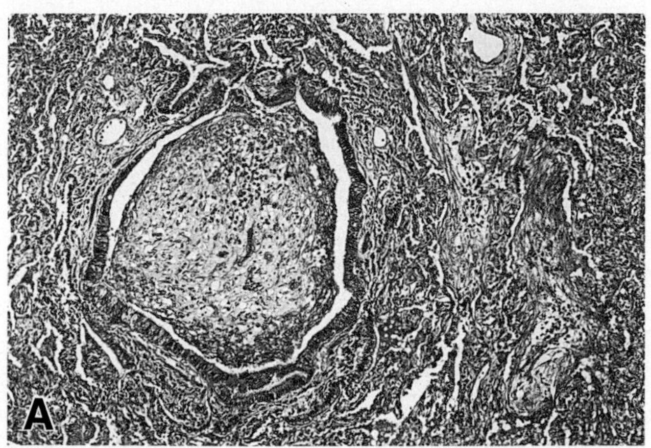

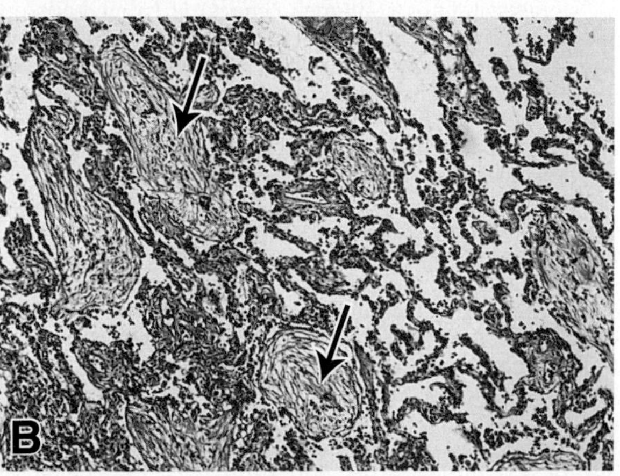

FIGURA 12-66. Patrón de neumonía organizada. A. Taponamientos polipoideos de tejido fibroso laxo presentes en un bronquíolo y conductos alveolares adyacentes y alvéolos. **B.** Los espacios alveolares contienen taponamientos similares formados por tejido conjuntivo organizador laxo (*flechas*).

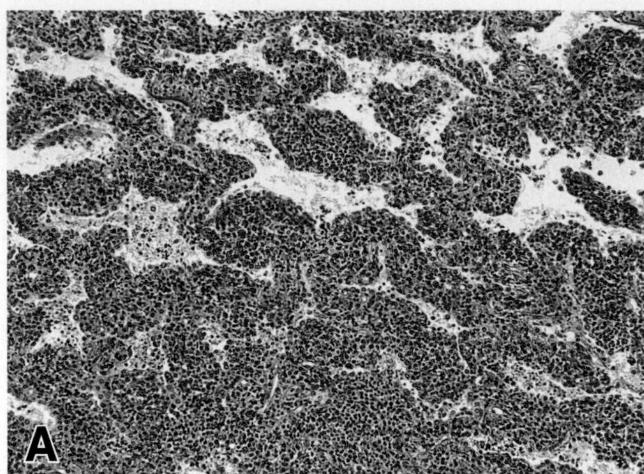

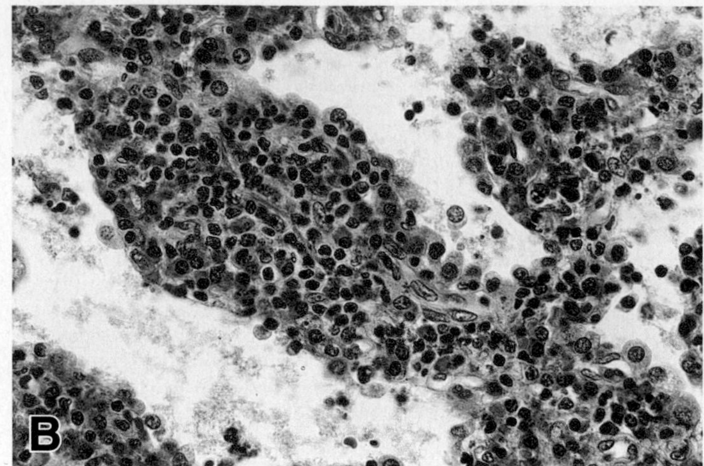

FIGURA 12-67. Neumonía intersticial linfática (NIL). A. Las paredes de los tabiques alveolares se encuentran con un infiltrado difuso de células inflamatorias crónicas. **B.** El infiltrado inflamatorio está constituido por linfocitos y células plasmáticas.

Entre los síntomas de NIL se encuentran tos y disnea progresivas. La enfermedad varía desde una evolución lenta hasta una enfermedad pulmonar terminal progresiva e insuficiencia respiratoria. Los corticoesteroides y medicamentos citotóxicos tienen una cierta utilidad.

La histiocitosis de células de Langerhans implica una proliferación bronquiolocéntrica de células de Langerhans

Las diferentes presentaciones de la histiocitosis de células de Langerhans (HCL) se han denominado **granuloma eosinófilo**, **enfermedad de Hand-Schüller-Christian** y **enfermedad de Letterer-Siwe** (*v.* cap. 20). La HCL puede afectar el pulmón con un patrón característico de enfermedad pulmonar intersticial. En adultos, ***se observa principalmente en personas fumadoras de cigarrillos***. Puede presentarse como una lesión aislada (anteriormente **granuloma eosinófilo pulmonar**) o como enfermedad pulmonar quística difusa. En el 10% al 15% de los casos se desarrollan manifestaciones extrapulmonares, como lesiones óseas o diabetes insípida. En los niños, la afectación pulmonar puede producirse en asociación con la enfermedad multiorgánica de Letterer-Siwe o la enfermedad de Hand-Schüller-Christian.

ANATOMOPATOLOGÍA: desde el punto de vista histológico, la HCL pulmonar se caracteriza por la presencia de infiltrados nodulares diseminados con un borde estrellado que se extiende hacia el intersticio circundante (fig. 12-68A). Estas lesiones se presentan con mayor frecuencia en la región central de los bronquíolos o la subpleural.

Las lesiones celulares contienen células de Langerhans en diferente proporción mezcladas con linfocitos, eosinófilos y macrófagos. Las células de Langerhans son de redondas a ovaladas, con una cantidad moderada de citoplasma eosinófilo y un núcleo caracterizado por la presencia de estrías evidentes y nucléolo pequeño poco visible (fig. 12-68B). Conforme la enfermedad evoluciona, pueden aparecer lesiones cavitarias y tejido fibrótico, así como fibrosis en panal de abeja. El parénquima adyacente a las lesiones nodulares puede mostrar una importante acumulación de macrófagos intraalveolares debido a que la bronquiolitis respiratoria es causada por el tabaquismo.

Las células de Langerhans tienen características particulares: gránulos citoplasmáticos de Birbeck (en la microscopía electrónica), C3, receptores IgG-F$_c$, CD1a, y expresión del antígeno leucocitario humano (HLA)-DR y de la proteína S-100. No está claro si la HCL pulmonar es una proliferación neoplásica o una respuesta inmunitaria anómala a los antígenos del humo del cigarrillo. Recientemente, se han notificado mutaciones de *BRAF* en un subconjunto de HCL pulmonar.

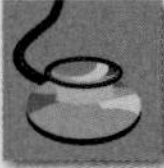

CARACTERÍSTICAS CLÍNICAS: la HCL pulmonar suele presentarse en pacientes en la tercera y cuarta década de vida. Los síntomas más comunes son tos no productiva, disnea de esfuerzo y neumotórax espontáneo, pero hasta el 25% de los casos es asintomático hasta el momento del diagnóstico. En las radiografías de tórax se observan lesiones reticulonodulares, bilaterales, difusas, predominantemente en los lóbulos superiores. Las lesiones con frecuencia presentan cavidades. Aunque la mayoría de los pacientes tienen un buen pronóstico, algunos desarrollan disfunción pulmonar

TABLA 12-5

ENFERMEDADES RELACIONADAS CON LA NEUMONÍA INTERSTICIAL LINFOCÍTICA

Idiopática
Disproteinemia
Gammapatía policlonal
Macroglobulinemia
Hipogammaglobulinemia
Anemia perniciosa
Vasculopatía del colágeno
Síndrome de Sjögren
Lupus eritematoso sistémico
Artritis reumatoide
Inmunodeficiencia
Infección por el virus de inmunodeficiencia humana
Síndrome de inmunodeficiencia combinada grave
Infección
Neumonía por *Pneumocystis jiroveci*
Virus de Epstein-Barr (enfermedad linfoproliferativa)
Hepatitis crónica
Yatrogenia
Trasplante de médula ósea
Fenitoína

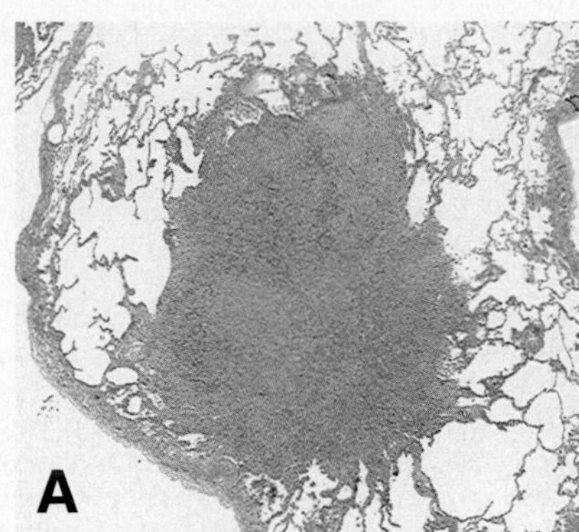

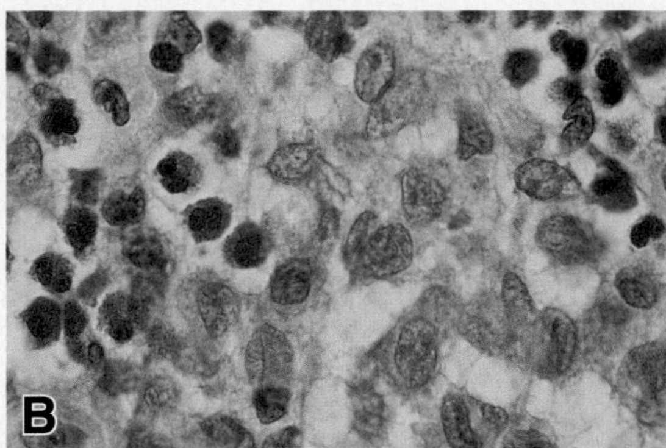

FIGURA 12-68. Histiocitosis de células de Langerhans. A. El infiltrado nodular intersticial tiene un aspecto estrellado con extensión de las células hacia el interior de la pared alveolar adyacente. **B.** En la microscopía de mayor resolución, se observan las células de Langerhans con una cantidad moderada de citoplasma eosinófilo y núcleos con estrías notables. Hay presencia de eosinófilos.

crónica. En una pequeña proporción de casos, la fibrosis pulmonar progresiva puede conducir a la muerte. El abandono del hábito tabáquico es de utilidad en las fases iniciales de la enfermedad.

La linfangioleiomiomatosis se caracteriza por proliferación anómala del músculo liso en los pulmones y linfáticos

La linfangioleiomiomatosis (LAM) es una enfermedad pulmonar intersticial rara que se presenta casi exclusivamente en mujeres en edad reproductiva. Se caracteriza por una proliferación anómala y generalizada del músculo liso en el pulmón, los nódulos linfáticos mediastínicos y retroperitoneales y los principales conductos linfáticos. Su etiología es desconocida, pero la respuesta clínica favorable a la ovariectomía y el tratamiento con progesterona hacen pensar que la proliferación del músculo liso está regulada por hormonas. Su aparición en pacientes con esclerosis tuberosa y su asociación con angiomiolipomas renales sugieren que la LAM puede ser una forma de **esclerosis tuberosa**.

La LAM también se asocia con mutaciones del complejo del gen de la esclerosis tuberosa (*TSC*), con independencia de que la paciente desarrolle la enfermedad por completo. Se cree que las células LAM derivan de células epitelioides perivasculares similares a otras lesiones derivadas de esclerosis tuberosa, como el angiomiolipoma y el tumor de células de claras.

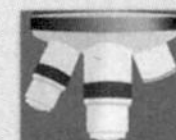

ANATOMOPATOLOGÍA: los pulmones presentan un incremento de tamaño difuso, bilateral, con importantes cambios quísticos semejantes a los presentes en el enfisema (fig. 12-69 A). Los numerosos espacios quísticos se encuentran recubiertos por nódulos focales o bandas de células de músculo liso anómalo. Estas células redondas o en forma de huso (células LAM) se asemejan a células musculares lisas y maduras, pero carecen de la orientación paralela del músculo liso normal presente en las vías respiratorias y vasos sanguíneos (fig. 12-69 B). La proliferación del músculo liso se caracteriza por seguir una distribución linfática en el pulmón, alrededor de los vasos sanguíneos y los bronquíolos, así como de la pleura y el tabique interlobulillar. Las paredes de los vasos sanguíneos, en especial de las pequeñas venas pulmonares, también pueden estar infiltradas, lo que da como resultado hemorragias microscópicas y acumulación de hemosiderina en los macrófagos alveolares. La tinción inmunitaria para HMB-45 (un antígeno del melanoma) identifica de manera específica a las células LAM descartando otras células musculares lisas pulmonares. Las células LAM suelen expresar receptores de estrógenos o progesterona.

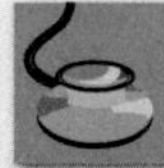

CARACTERÍSTICAS CLÍNICAS: los pacientes con LAM presentan disnea, neumotórax espontáneo, hemoptisis, tos y derrame pleural quiloso. En una fase temprana, la radiografía de tórax puede ser normal,

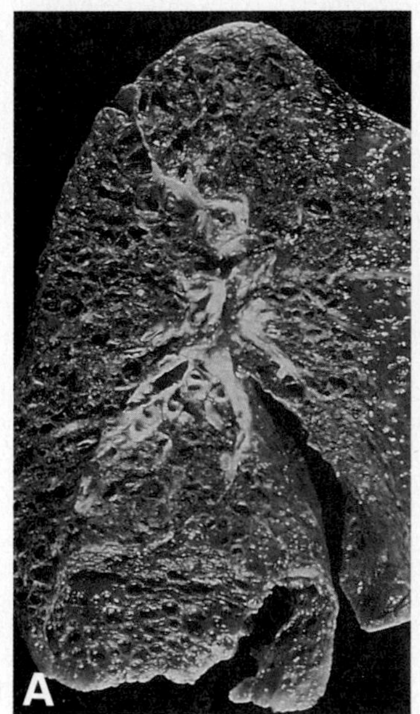

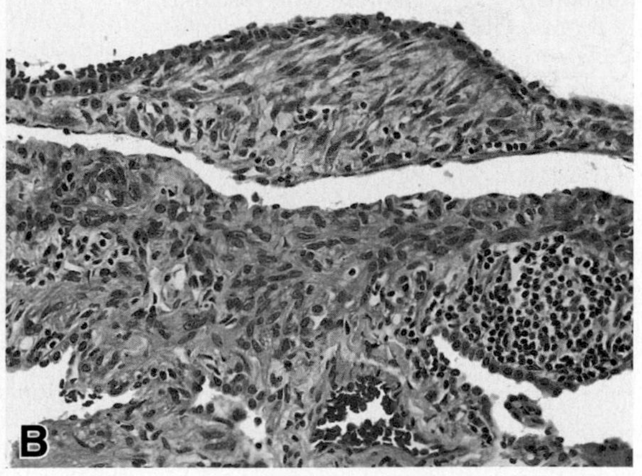

FIGURA 12-69. Linfangioleiomiomatosis. A. Corte transversal del pulmón que presenta importantes cambios quísticos, que se asemejan al enfisema. **B.** Espacio quístico anómalo recubierto por bandas de músculo liso en las que los miocitos se encuentran totalmente desorganizados.

pero conforme evoluciona aparece un patrón reticular intersticial difuso o quístico. Son característicos los derrames pleurales, importantes por la distensión de los pulmones y el neumotórax.

Las pruebas de función respiratoria muestran un patrón caracterizado por aumento importante de la capacidad pulmonar total, disminución de la capacidad de difusión y características obstructivas o restrictivas. Algunos pacientes tienen una evolución clínica leve, pero otros pueden llegar a la muerte por insuficiencia respiratoria progresiva. La ablación hormonal mediante ovariectomía, así como el tratamiento antiestrógeno (con tamoxifeno) y progesterona, se mostraron prometedores al principio pero no han demostrado ser un tratamiento efectivo con el paso de los años. Las mutaciones de los genes TSC causan la inactivación de la vía de la diana de rapamicina en células de mamífero (mTOR), y como tal, actualmente se está investigando el sirolimús como tratamiento potencial.

TRASPLANTE DE PULMÓN

Los pacientes sometidos a trasplante pulmonar son propensos a rechazo agudo y crónico e infecciones. Las características histológicas del rechazo agudo incluyen infiltrado perivascular con pequeños linfocitos de forma redondeada, linfocitos plasmocitoides, macrófagos y eosinófilos. En casos graves la inflamación puede alcanzar a los alvéolos adyacentes y con presencia de membranas hialinas. El patrón más característico de reacción crónica es la bronquiolitis obliterante, caracterizada por inflamación bronquiolar y diversos grados de fibrosis. Esta última puede adoptar la forma de tapones polipoideos de tejido de granulación intraabdominal o fibrosis concéntrica de la pared con un patrón de bronquiolitis constrictiva (fig. 12-70). Las bronquiectasias son habituales en supervivientes a largo plazo de trasplante pulmonar, que puede ser debido a mala perfusión de las vías respiratorias, desnervación e infecciones respiratorias recurrentes.

Las infecciones oportunistas, incluyendo aquellas producidas por bacterias, hongos, virus y *Pneumocystis*, son frecuentes en pacientes trasplantados. La neumonía micótica más habitual es secundaria a especies de los géneros *Candida* y *Aspergillus*. El citomegalovirus es la causa más común de neumonía viral. Del 3% al 8% de los pacientes trasplantados de pulmón que sobreviven más de 30 días, desarrollan **enfermedades linfoproliferativas**, debido a la proliferación descontrolada de linfocitos B infectados por el virus de Epstein-Barr como resultado de la inmunodepresión secundaria a la ciclosporina.

VASCULITIS Y GRANULOMATOSIS

Muchas enfermedades pulmonares dan como resultado vasculitis, la mayoría secundarias a procesos inflamatorios tales como infecciones granulomatosas necrosantes. Sólo unos cuantos casos de síndrome de vasculitis idiopática primaria afectan al pulmón, entre los que destacan granulomatosis con polivasculitis (GPV, anteriormente conocida como granulomatosis de Wegener), polivasculitis microscópica, granulomatosis eosinófila con polivasculitis (GEPV, anteriormente llamada granulomatosis de Churg-Strauss) y granulomatosis sarcoidea necrosante.

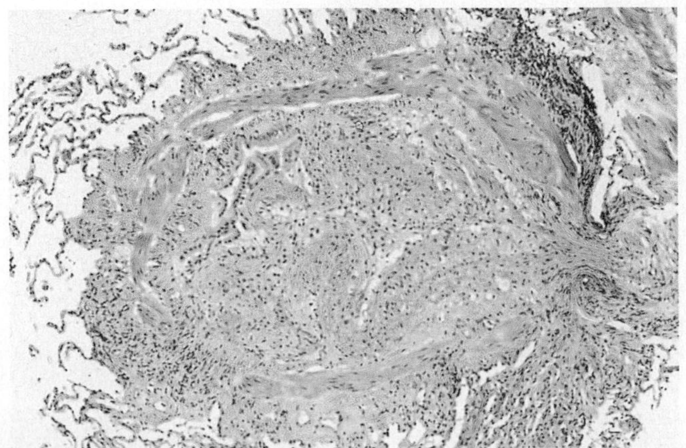

FIGURA 12-70. Bronquiolitis obliterante en el contexto de rechazo crónico en un trasplante pulmonar. La luz de este bronquíolo se encuentra obstruida casi por completo por fibrosis concéntrica. (Los autores desean agradecer al Dr. Anthony Gal por su contribución en la figura 12-70).

La granulomatosis con vasculitis sistémica se caracteriza por granulomas necrosantes asépticos y vasculitis

La GVS (antes llamada granulomatosis de Wegener) es una enfermedad de causa desconocida. Afecta los vasos sanguíneos pequeños y medianos. Se produce principalmente en las vías respiratorias superiores e inferiores y en los riñones (*v.* caps. 10, 16 y 23), pero en muchos casos también afecta los ojos, las articulaciones, la piel y los nervios periféricos. En este capítulo solo se mencionan las manifestaciones pulmonares de la GVS.

ANATOMOPATOLOGÍA: la GVS en el pulmón se caracteriza por inflamación granulomatosa necrosante, necrosis parenquimatosa y vasculitis. En la mayoría de los casos se observan múltiples nódulos bilaterales con un tamaño medio de 2-3 cm de diámetro. Los nódulos tienen bordes irregulares de color café oscuro o aspecto hemorrágico al corte, y con frecuencia una cavidad central.

Los nódulos de consolidación parenquimatosa presentan: *(1)* necrosis tisular; *(2)* inflamación granulomatosa con mezcla de linfocitos, células plasmáticas, neutrófilos, eosinófilos, macrófagos y células gigantes; y *(3)* fibrosis. La necrosis puede presentar microabscesos neutrófilos o grandes áreas basófilas de necrosis «geográfica» con bordes serpiginosos irregulares (fig. 12-71A). La forma de presentación de los GVS incluye macrófagos en empalizada a lo largo del borde de las grandes áreas necróticas, células gigantes multinucleadas en conglomerados laxos y células gigantes dispersas. La vasculitis puede afectar las arterias (fig. 12-71B), las venas o los capilares y puede mostrar inflamación aguda, crónica o granulomatosa. La neumonía organizativa es común en los bordes de los nódulos de consolidación inflamatoria. Es habitual la presencia de «capilaritis neutrófila», con neutrófilos en las paredes alveolares.

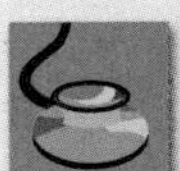

CARACTERÍSTICAS CLÍNICAS: la GVS afecta principalmente la cabeza y el cuello y, posteriormente, los pulmones, los riñones y los ojos. Entre las manifestaciones respiratorias se encuentran la tos, la hemoptisis y la pleuritis. En las radiografías de tórax se suelen observar múltiples nódulos intrapulmonares, aunque en algunos casos el nódulo es único. Las manifestaciones en cabeza y cuello consisten en sinusitis, síntomas nasales, otitis media, pérdida de la audición, estenosis subglótica, dolor ocular, tos y lesiones en la mucosa oral. Algunas manifestaciones sistémicas son artralgias, fiebre, lesiones cutáneas, pérdida de peso, neuropatía periférica, alteraciones del sistema nervioso central y pericarditis.

La hemorragia pulmonar difusa, una importante complicación de la GVS, se caracteriza por ser una crisis fulminante que pone en peligro la vida y produce una grave insuficiencia respiratoria. También suele ir acompañada de insuficiencia renal aguda.

Actualmente se cree que los ANCA son los responsables de la inflamación en la GVS. Los ANCA séricos son un marcador útil para la GVS y otros síndromes de vasculitis. El suero de los pacientes revela dos patrones principales de inmunofluorescencia cuando se aplica a los neutrófilos: citoplásmico (C-ANCA) y perinuclear (P-ANCA). Los C-ANCA reaccionan con la proteinasa 3 en más del 85% de los pacientes con GPA activa generalizada. Casi todos los P-ANCA son específicos para mieloperoxidasa y se observan con glomerulonefritis necrosante idiopática y creciente, poliarteritis nudosa o síndrome de Churg-Strauss. La mayoría de los pacientes con GVS son tratados eficaz-

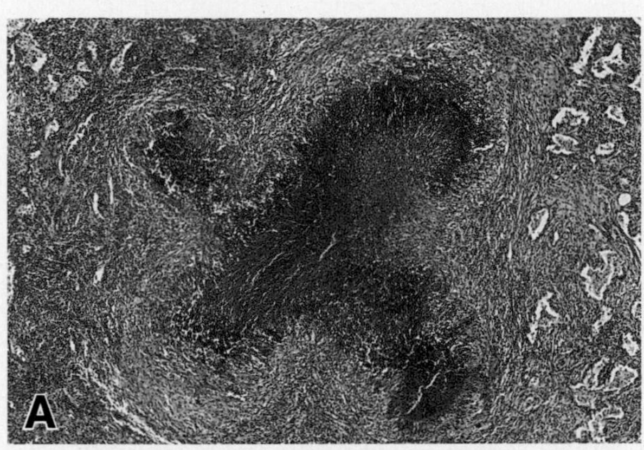

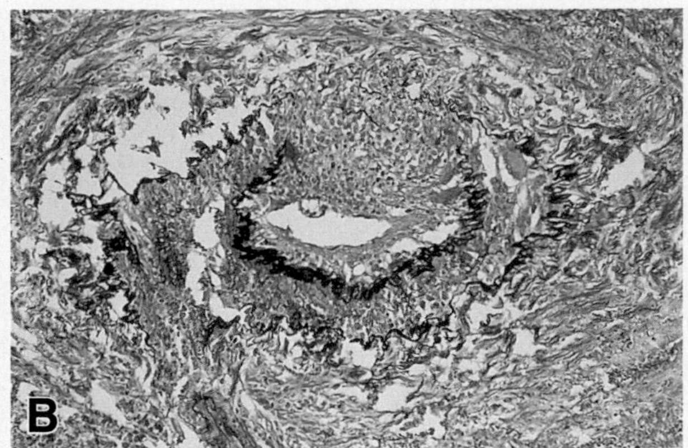

FIGURA 12-71. Granulomatosis con polivasculitis (antes granulomatosis de Wegener). A. Amplia zona de necrosis con un patrón «geográfico» con bordes serpiginosos y centro basófilo. **B.** Vasculitis en una arteria caracterizada por infiltrado inflamatorio crónico transparietal, excéntrico, focal, que ha destruido, la lámina elástica interna y externa (tinción para elastina).

mente con corticoesteroides y ciclofosfamida, y la supervivencia a 5 años es actualmente de casi el 90%.

Vasculitis sistémica microscópica

La vasculitis sistémica microscópica (VSM) es una vasculitis pauciinmunitaria que afecta arteriolas, vénulas y capilares. Casi todos los pacientes muestran también evidencia de glomerulonefritis, y la VSM ha surgido como una de las causas más comunes del «síndrome pulmón-riñón». Las articulaciones y los músculos, las vías respiratorias superiores y la piel también pueden verse afectados. Más del 80% de los pacientes tienen positividad para ANCA, casi siempre P-ANCA, dirigidos contra la mieloperoxidasa. La VSM puede aparecer a cualquier edad y tiene la misma incidencia en hombres y mujeres. La biopsia pulmonar muestra hemorragia alveolar con capilaritis neutrófila (fig. 12-72). No se observan depósitos de inmunoglobulina.

La granulomatosis eosinófila con vasculitis sistémica es un trastorno de etiología desconocida, caracterizado por asma, eosinofilia y vasculitis

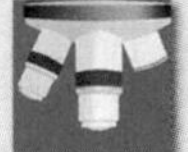

ANATOMOPATOLOGÍA: los pulmones de los pacientes con granulomatosis eosinófila con vasculitis sistémica (GEVS, antes denominado síndrome de Churg-Strauss o angeítis y granulomatosis alérgica) muestran cambios compatibles con bronquitis asmática o bronquiolitis (*v.* anteriormente), incluidas neumonía eosinófila, vasculitis (fig. 12-73A), necrosis parenquimatosa (fig. 12-73B) e inflamación granulomatosa. Pueden observarse infiltrados de eosinófilos en cualquier compartimento anatómico del pulmón.

La afectación de las paredes de los vasos sanguíneos provoca vasculitis y daño en las paredes de las vías respiratorias y da lugar a bronquitis o bronquiolitis. La vasculitis incluye eosinófilos, linfocitos, células plasmáticas, macrófagos, células gigantes y neutrófilos (fig. 12-73A). Los focos necróticos poseen centros eosinófilos debido a la acumulación de eosinófilos muertos (fig. 12-73B).

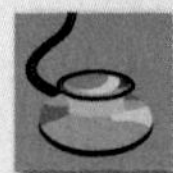

CARACTERÍSTICAS CLÍNICAS: la GEVS tiene tres fases clínicas.

- **Pródromos**: los pacientes presentan una o más de las siguientes características: rinitis alérgica, asma, eosinofilia periférica y enfermedad eosinófila infiltrante (neumonía eosinófila o enteritis eosinófila).
- **Fase de vasculitis sistémica**: presencia de manifestaciones vasculíticas extrapulmonares tales como vasculitis cutánea leucocitoclásica o neuropatía periférica.
- **Fase posvasculitis**: pueden persistir el asma, rinitis alérgica y complicaciones de neuropatía, así como hipertensión. Son comunes las manifestaciones cardiovasculares como pericarditis, hipertensión e insuficiencia cardíaca. En caso de presentar insuficiencia renal o sinusitis, la gravedad es menor que la observada en la GVS.

Se desconoce la causa de la GEVS, aunque es muy probable un mecanismo autoinmunitario, en vista de la presencia de hipergammaglobulinemia, aumento de IgE, factor reumatoide y ANCA.

Los pacientes con GEVS suelen dar positivo para P-ANCA en la fase vasculítica. La mayoría de los pacientes responden a tratamiento con corticoesteroides, pero en algunos casos graves es necesaria la ciclofosfamida. Con el tratamiento la supervivencia a 5 años es del 60%.

La granulomatosis sarcoidea necrosante muestra grandes áreas de necrosis y vasculitis

La granulomatosis sarcoidea necrosante es una enfermedad rara que presenta granulomas sarcoideos nodulares confluentes (fig. 12-74). No se trata de una vasculitis sistémica, sino que suele limitarse al pulmón. Se observan células gigantes y granulomas necrosantes (fig. 12-74B), así como inflamación crónica con linfocitos y células plasmáticas. La mayoría de los pacientes son asintomáticos y en la radiografía de tórax es característica la presencia de múltiples nó-

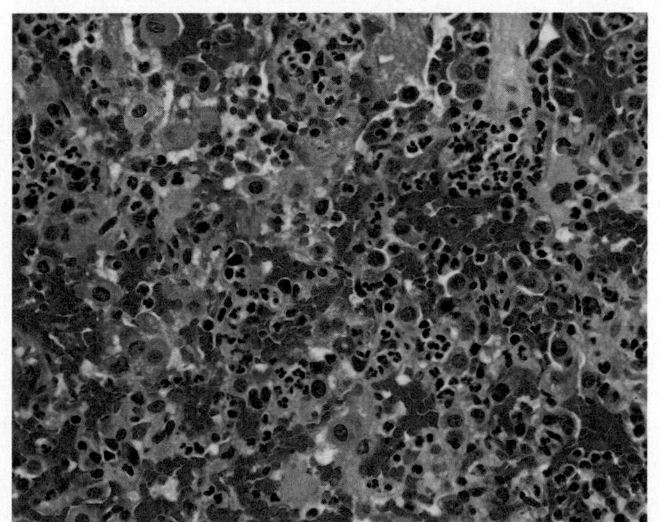

FIGURA 12-72. Polivasculitis microscópica. Las paredes alveolares están engrosadas debido a la infiltración grave de neutrófilos.

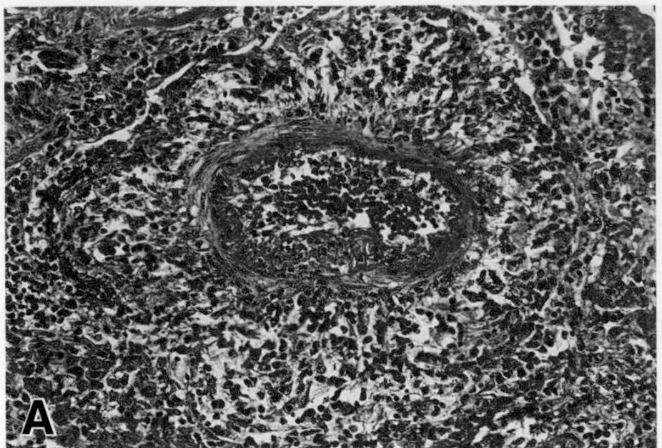

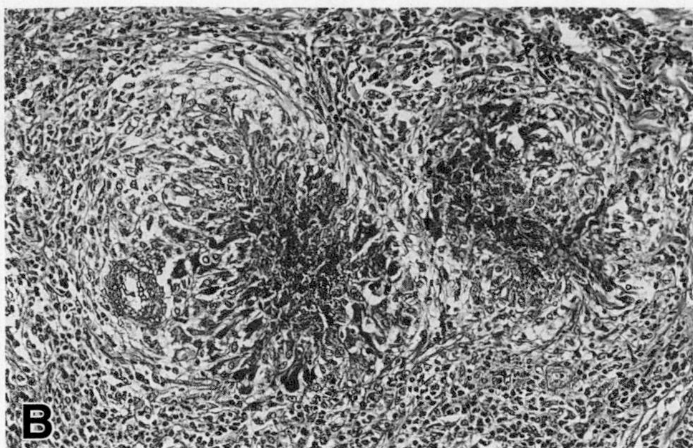

FIGURA 12-73. Síndrome de granulomatosis con polivasculitis y eosinofilia. A. Arteria en la que se observa importante vasculitis caracterizada por un denso infiltrado de células inflamatorias crónicas y eosinófilos. **B.** Granuloma necrótico («alérgico») con una región central eosinófila de necrosis rodeada de macrófagos en empalizada y células gigantes.

dulos pulmonares bien delimitados. Es rara la presencia de manifestaciones extrapulmonares y las lesiones localizadas pueden ser tratadas de manera efectiva mediante extirpación quirúrgica. Los corticoesteroides suelen ser efectivos en pacientes con lesiones múltiples. El pronóstico suele ser excelente.

HIPERTENSIÓN PULMONAR

En la etapa fetal, las paredes de las arterias pulmonares están engrosadas, como resultado de la alta presión arterial pulmonar. La sangre es oxigenada a través de la placenta y no de los pulmones. De esta manera, la elevada presión arterial pulmonar fetal contribuye al cortocircuito en el ventrículo derecho del flujo de salida a través del conducto arterioso hacia la circulación sistémica, lo que permite evitar el paso a través de los pulmones. Después del nacimiento, el conducto arterioso se cierra y los pulmones deben oxigenar la sangre venosa. Los pulmones deben por tanto adaptarse para recibir todo el gasto cardíaco, lo cual demanda un sistema de alto volumen y baja presión cuando el pulmón está maduro. Al tercer día de vida, las arterias pulmonares se dilatan, sus paredes se adelgazan y la presión arterial pulmonar disminuye.

La presión arterial pulmonar elevada se define por una presión media mayor de 25 mmHg en reposo. El aumento del flujo sanguíneo pulmonar o de la resistencia vascular conlleva un aumento de la presión arterial pulmonar. Independientemente de la causa, el aumento de la presión arterial pulmonar modifica la histología de la arteria pulmonar (fig. 12-75). El sistema de Heath y Edwards fue diseñado para determinar si los cambios arteriales en la hipertensión pulmonar pueden ser resueltos mediante cirugía cardíaca correctiva. Los grados 1, 2 y 3 son por lo general reversibles; el grado 4 o superior generalmente no lo es.

- **Grado 1**: hipertrofia de la media de arterias pulmonares musculares y aspecto de músculo liso en arteriolas pulmonares.
- **Grado 2**: proliferación de la íntima con hipertrofia medial creciente.
- **Grado 3**: fibrosis de la íntima de arterias pulmonares musculares y arteriolas, que puede obstruirlas (fig. 12-76 A).
- **Grado 4**: lesiones plexiformes, dilatación y adelgazamiento de arterias pulmonares. Estas lesiones nodulares están compuestas por canales sanguíneos irregulares entrelazados y obstrucción del flujo sanguíneo pulmonar (fig. 12-76 B).
- **Grado 5**: lesiones plexiformes, junto con dilatación o lesiones angiomatoides. Rotura de la pared de vasos adelgazada por dilatación con hemorragia parenquimatosa y hemosiderosis.
- **Grado 6**: necrosis fibrinoide de arterias y arteriolas.

Incluso la ateroesclerosis leve de los vasos pulmonares es rara si la presión pulmonar es normal. Sin embargo, con todos los grados de hipertensión pulmonar se observa ateroesclerosis de las grandes arterias pulmonares. El aumento de la presión en la circulación menor conduce a hipertrofia del ventrículo derecho (**corazón pulmonar**).

La hipertensión pulmonar puede ser de origen precapilar o poscapilar

Para entender la fisiopatología de la hipertensión pulmonar, es necesario considerar el lugar de origen del aumento del flujo o resistencia, ya sea la porción proximal o distal del lecho capilar pulmonar. La hipertensión precapilar incluye el cortocircuito cardíaco de izquierda a derecha, la hipertensión pulmonar primaria (HPP), la hipertensión pulmonar tromboembólica y la hipertensión secundaria a enfermedad pulmonar fibrótica e hipoxia. La hipertensión

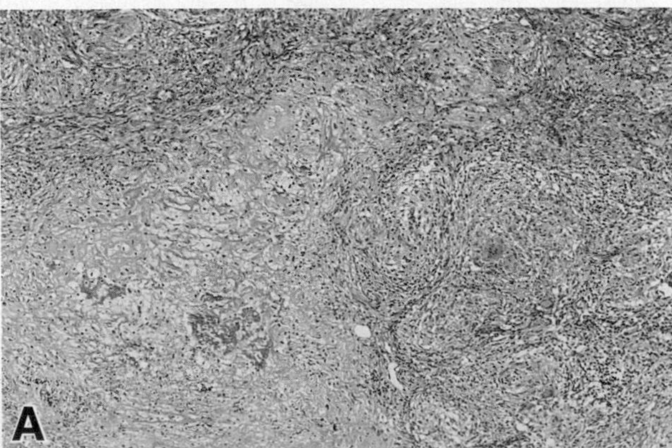

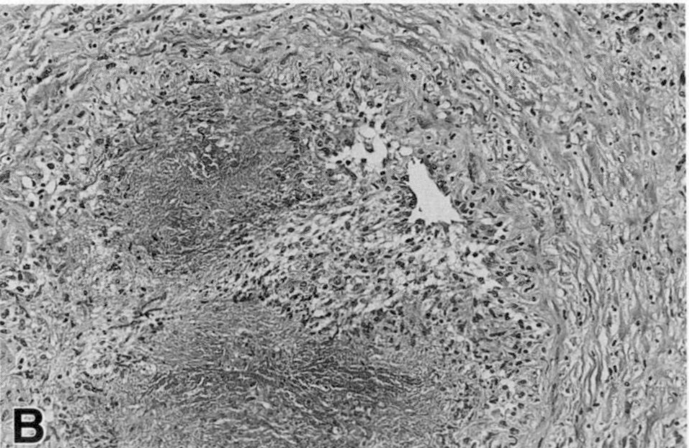

FIGURA 12-74. Granulomatosis sarcoidea necrosante. A. Amplia zona de necrosis rodeada de granuloma sarcoideo confluente. **B.** La vasculitis consiste en granuloma necrosante de la pared de una arteria.

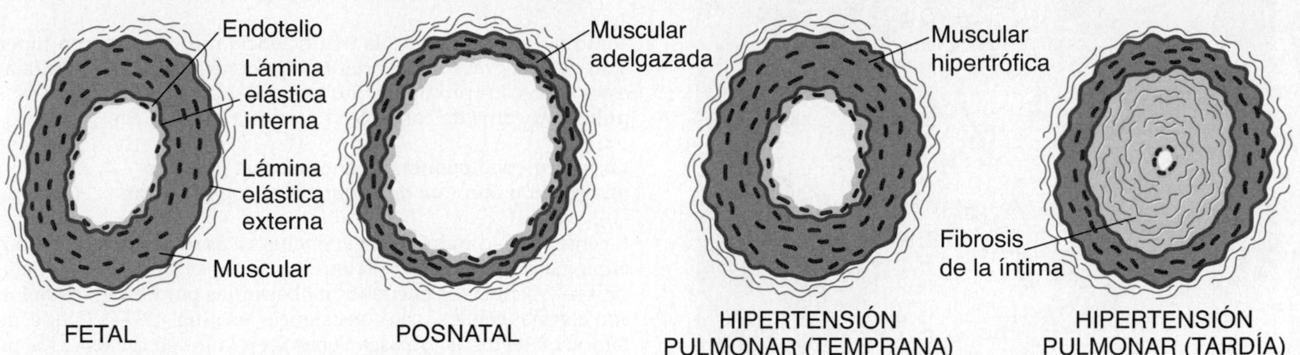

FIGURA 12-75. Histopatología de la hipertensión pulmonar. Al final de la gestación, las paredes de las arterias pulmonares presentan engrosamiento. Después del nacimiento, los vasos se dilatan y las paredes se adelgazan. La hipertensión pulmonar leve se caracteriza por engrosamiento de la media. Conforme la hipertensión pulmonar se agrava, hay mayor fibrosis de la íntima y engrosamiento muscular.

poscapilar incluye la enfermedad pulmonar venooclusiva y la hipertensión secundaria a enfermedades del corazón izquierdo tales como la estenosis mitral y la coartación aórtica.

Derivaciones de izquierda a derecha

Las derivaciones de la circulación sistémica hacia el circuito pulmonar aumentan el flujo sanguíneo a los pulmones. La mayoría de los casos se deben a derivación de izquierda a derecha de causa congénita (*v.* cap. 11). Al nacer, la arteria pulmonar y la aorta tienen aproximadamente el mismo número de láminas elásticas en su capa media. En condiciones normales, la lámina elástica de la arteria pulmonar se pierde después del nacimiento, pero si hay hipertensión pulmonar presente, el patrón fetal de la lámina elástica persiste.

Hipertensión pulmonar primaria

La HPP es un raro trastorno precapilar causado por un aumento del tono arterial pulmonar. La enfermedad puede ser idiopática, pero algunos casos son hereditarios y se han relacionado con mutaciones en *BMPR2,* que codifica el receptor de la proteína morfogenética ósea tipo 2; *ALK1,* que produce la cinasa similar al receptor 1 de activina; y *ENG,* que codifica la endoglina. En conjunto, estos defectos genéticos dan cuenta de que en la aparición de la HPP se pro-

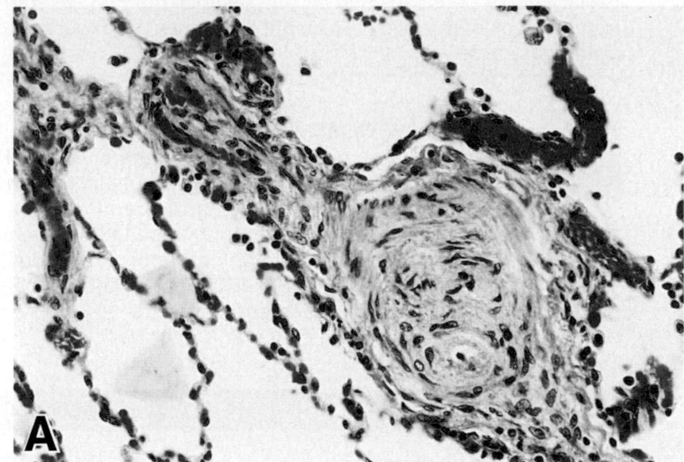

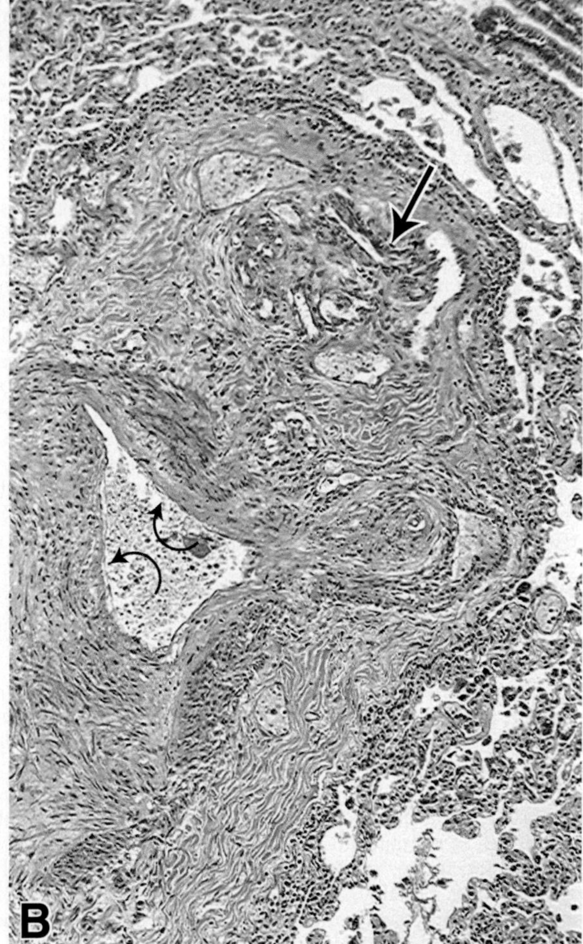

FIGURA 12-76. Hipertensión pulmonar arterial. A. Las arterias pulmonares de pequeño calibre se encuentran prácticamente obstruidas por la fibrosis concéntrica de la íntima y el engrosamiento de la media. **B.** Lesión plexiforme (*flecha*) caracterizada por proliferación glomeruloide de las paredes adelgazadas de los vasos adyacentes a la arteria principal, en la que se observan cambios hipertensivos notables como fibrosis de la íntima y engrosamiento de la media (*flechas curvas*).

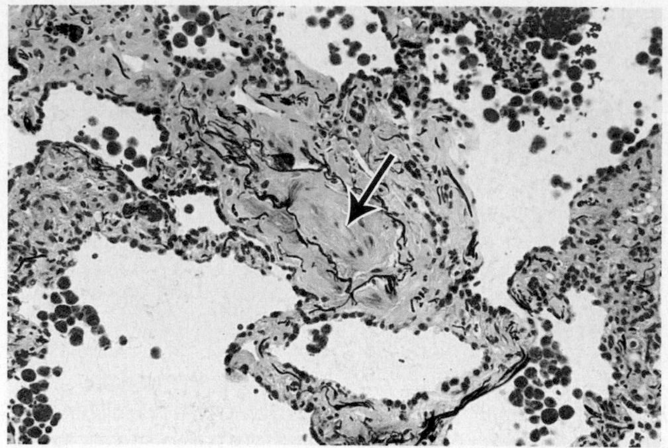

FIGURA 12-77. Enfermedad pulmonar venooclusiva. Vena pulmonar obstruida por fibrosis de la íntima (*flecha*; tinción de Movat).

duce una alteración de la señalización del TGF-β. Avances recientes también han centrado la atención en la posible alteración de los patrones de expresión génica mediados por los microARN. La hipertensión pulmonar arterial también puede darse en asociación con vasculopatías del colágeno subyacentes o estar inducida por fármacos o toxinas (un ejemplo es el fármaco dietético «fen-phen»). La hipertensión arterial pulmonar se produce a todas las edades, pero es más frecuente en mujeres jóvenes de entre 20 y 30 años. Se presenta con un inicio gradual de disnea. Los signos físicos y las anomalías radiológicas son inicialmente leves, pero se hacen más evidentes con el tiempo, cuando se produce una hipertensión pulmonar grave, normalmente asociada a lesiones plexiformes desde el punto de vista histológico; los pacientes mueren de corazón pulmonar. Aunque el tratamiento médico es en su mayor parte ineficaz, el uso reciente de análogos de la prostaciclina, antagonistas de los receptores de endotelina e inhibidores de la fosfodiesterasa 5 ha permitido una supervivencia a 5 años de aproximadamente el 30%. A menudo está indicado el trasplante de pulmón, o el trasplante de corazón y pulmón si hay un defecto cardíaco irreversible.

Embolia pulmonar recurrente

Es frecuente la aparición de múltiples tromboémbolos en los vasos pulmonares de pequeño calibre a consecuencia de la liberación episódica y sintomática de pequeños émbolos de lugares periféricos. Limitan gradualmente la circulación pulmonar y pueden ocasionar hipertensión pulmonar. Algunos pacientes presentan muestras de trombosis venosa periférica, por lo general de las venas de los miembros inferiores, o antecedentes de factores predisponentes a trombosis venosa. Además de causar las lesiones vasculares por hipertensión pulmonar, la tromboembolia organizada es patente por la presencia de bandas fibrosas («telarañas») que se extienden a través de la luz de las arterias pulmonares de pequeño calibre. Si la situación se diagnostica durante la vida, la colocación de un filtro de la vena cava inferior generalmente evita la formación de émbolos adicionales.

Cualquier enfermedad que produzca hipoxemia puede causar vasoconstricción de las arterias pulmonares de pequeño calibre y producir hipertensión pulmonar

La tensión de oxígeno alveolar baja en una parte del pulmón promueve la constricción de los vasos que perfunden esa área. Este mecanismo básico está diseñado para hacer coincidir la ventilación y la perfusión de modo que se produzca un intercambio gaseoso óptimo. Por tanto, cualquier situación que produzca hipoxia alveolar puede favorecer el desarrollo de hipertensión pulmonar. Entre estas situaciones se encuentran la obstrucción crónica del flujo de aire (bronquitis crónica), la enfermedad pulmonar intersticial y vivir a gran altitud. La cifoescoliosis grave o la obesidad extrema (**síndrome de Pickwickian**) también pueden limitar la ventilación y provocar hipoxemia e hipertensión pulmonar.

La insuficiencia del ventrículo izquierdo aumenta la presión venosa pulmonar y secundariamente la presión arterial pulmonar

Tanto la estenosis como la insuficiencia mitral producen hipertensión venosa grave e importante hipertensión arterial pulmonar. En estos casos, los pulmones muestran lesiones tanto de hipertensión pulmonar como de congestión pasiva crónica (*v.* cap. 7).

La enfermedad pulmonar venooclusiva produce obstrucción fibrótica de venas de pequeño calibre

La enfermedad pulmonar venooclusiva es una enfermedad rara de etiología desconocida en la que las venas pulmonares de pequeño calibre y vénulas se encuentran obstruidas por fibrosis de la íntima, con algunas células y de consistencia laxa (fig. 12-77). Puede afectar también a algunas grandes venas y en la mitad de los casos puede haber lesiones similares, pero menos graves en las arterias pulmonares. La recanalización de lesiones obstructivas sugiere que son trombos organizadores, quizá secundarios a daño endotelial. Se ha descrito que la enfermedad aparece después de infecciones virales, exposición a sustancias tóxicas y quimioterapia. Más de la mitad de los casos se presentan en las primeras tres décadas de vida. En niños, están afectados ambos sexos, pero después de los 15 años es más habitual en los hombres.

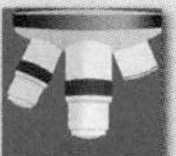

ANATOMOPATOLOGÍA: la enfermedad pulmonar venooclusiva produce hipertensión pulmonar grave. En el análisis macroscópico, el pulmón presenta zonas de induración de color pardo y ateroesclerosis de las grandes arterias pulmonares. En el análisis microscópico, las pequeñas venas y vénulas se encuentran obstruidas parcial o totalmente y las grandes venas presentan engrosamiento excéntrico de la íntima. Son comunes la fibrosis moderada de la pared alveolar y focos de hemosiderosis. Las arterias pulmonares muestran trombos de formación reciente y lesiones por hipertensión pulmonar grave.

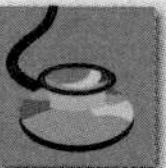

CARACTERÍSTICAS CLÍNICAS: la presentación clínica de la disnea progresiva es similar a la de la HPP, pero la enfermedad pulmonar venooclusiva tiene una evolución más fulminante. En la radiografía se observan infiltrados dispersos en los pulmones, resultado de hemorragia y hemosiderosis, que aumentan conforme evoluciona la enfermedad. No hay un tratamiento efectivo y en algunos casos se ha contemplado el trasplante pulmonar.

Neoplasias pulmonares

HAMARTOMA PULMONAR

Aunque el término «hamartoma» implica una malformación, los hamartomas son tumores verdaderos que consisten en una proliferación benigna de células que normalmente se producen en el órgano afectado. Se presentan de manera característica en los adultos, con una frecuencia máxima en la sexta década de vida, y corresponden a alrededor del 10% de las lesiones «en moneda» descubiertas de manera incidental en las radiografías de tórax. En la radiografía se observa un patrón de calcificación característico («de palomitas de maíz»).

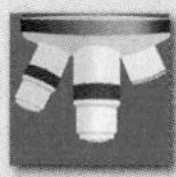

ANATOMOPATOLOGÍA: la observación macroscópica de los hamartomas pulmonares los muestra como lesiones solitarias, bien delimitadas, lobuladas con un diámetro medio de 2 cm con una superficie al corte de aspecto cartilaginoso y color blanco o grisáceo (fig. 12-78A). El tumor está formado por componentes presentes habitualmente en el pulmón: cartílago, tejido conjuntivo fibromixoide, grasa,

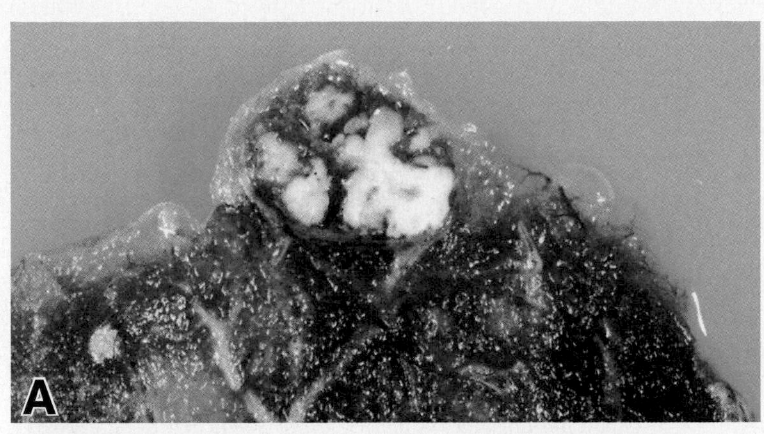

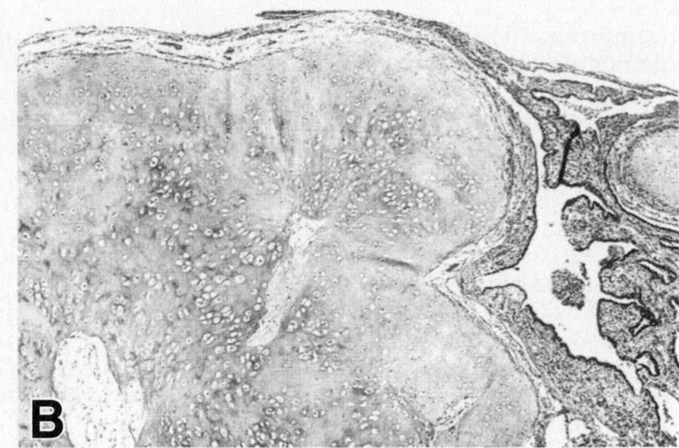

FIGURA 12-78. Hamartoma pulmonar. A. Corte en el que se observa un nódulo pulmonar periférico bien delimitado con una estructura lobulillada. **B.** En la microfotografía de luz se observan nódulos de cartílago hialino separados por tejido conjuntivo recubierto por epitelio respiratorio.

hueso y en ocasiones músculo liso (fig. 12-78B). Estas se encuentran intercaladas con hendiduras recubiertas por epitelio respiratorio. Los hamartomas son benignos y están bien delimitados y recubiertos por el parénquima pulmonar circundante. La mayoría se encuentran en la periferia, pero hasta el 10% se encuentran en una localización endobronquial central. Esta última puede causar síntomas de obstrucción bronquial.

CARCINOMA DE PULMÓN

EPIDEMIOLOGÍA: considerado como un tumor raro hasta 1945, el cáncer de pulmón es la causa más frecuente de mortalidad por cáncer en todo el mundo. En Estados Unidos, donde es la principal causa de muerte por cáncer tanto en hombres como en mujeres, entre el 85% y el 90% de los cánceres de pulmón se producen en fumadores de cigarrillos (*v.* cap. 8); en cambio, el riesgo de desarrollar un cáncer de pulmón a lo largo de la vida en los fumadores es del 12% al 17%. Los fumadores tienen más riesgo de padecer tanto «carcinomas microcíticos de pulmón» (CMP, entre los que se encuentran el carcinoma de células escamosas, el adenocarcinoma y el carcinoma de células grandes; *v.* también el apartado de Anatomopatología, más adelante) como «carcinomas no microcíticos de pulmón» (CNMP). La mayoría de las personas que nunca han fumado que desarrollan un cáncer de pulmón tienen un adenocarcinoma. En general, el 80% de los cánceres de pulmón son CMP y el 17% son CNMP. La distribución de los subtipos histológicos de CMP según el sexo se muestra en la tabla 12-6. El pico de edad para el cáncer de pulmón se sitúa entre los 60 y los 70 años, con la mayoría de los pacientes entre los 50 y los 80 años. El habitual predominio en hombres está cambiando al ir aumentando el tabaquismo entre las mujeres.

Características generales del cáncer de pulmón

CARACTERÍSTICAS CLÍNICAS: el cáncer de pulmón se presenta en estadios tempranos en el 30% de los pacientes, en quienes el abordaje de tratamiento es la resección quirúrgica y la evaluación anatomopatológica de todo el tumor. Sin embargo, el 70% restante de los cánceres de pulmón se presentan como enfermedad avanzada e irresecable. En ese caso, el diagnóstico se basa en especímenes no resecables (pequeñas biopsias y citología) y el tratamiento se basa principalmente en la administración de quimioterapia y/o radiación.

Históricamente, los cánceres de pulmón se han clasificado como CNMP y CMP; en este último se incluyen el carcinoma de células escamosas, el adenocarcinoma y el carcinoma de células grandes. El motivo era que los carcinomas microcíticos respondían a quimioterapias específicas, no así los no microcíticos. Actualmente, algunos CMP pueden tratarse con quimioterapia: los pacientes con adenocarcinoma de pulmón cuyos tumores expresan mutaciones del receptor del factor de crecimiento epidérmico (*EGFR*) o reordenamientos que afectan el gen de la cinasa del linfoma anaplásico (*ALK*) o el gen *ROS1* muestran una mejor supervivencia sin progresión si se tratan con inhibidores de la tirosina cinasa o crizotinib, respectivamente. Los pacientes con adenocarcinoma en estadio avanzado, pero no con carcinoma de células escamosas, pueden responder al pemetrexed, un antimetabolito del folato.

La supervivencia global de todos los pacientes con CMP se ha situado en torno al 15% en las últimas décadas, pero los pacientes con cáncer de pulmón avanzado con mutaciones de *EGFR* o reordenamientos del *ALK* muestran actualmente una mejora de la supervivencia libre de progresión a los 2 años, del 20% al 60%, con el tratamiento con inhibidores de la tirosina cinasa y ALK, respectivamente. El panorama molecular del cáncer de pulmón está evolucionando rápidamente. Los carcinomas microcíticos siguen teniendo un pronóstico desalentador: la supervivencia a 5 años es del 5% o menos.

El estadio del tumor es el factor de pronóstico más importante. El sistema de estadificación del carcinoma de pulmón utiliza el método de puntuación TNM. Este sistema se basa en parámetros específicos relativos al tamaño del tumor y a la extensión de la diseminación local y/o regional en el pulmón y el tórax

TABLA 12-6

FRECUENCIA DE TIPOS HISTOLÓGICOS DE CARCINOMA DE PULMÓN (%) POR GÉNERO (DATOS DEL SEER DEL NCI, CONFIRMADOS POR HISTOLOGÍA, 2006-2010)

Subtipo	Hombres	Mujeres	Hombres y mujeres
Adenocarcinoma	32.9	40.5	36.4
Carcinoma epidermoide	23.8	15.6	20
Carcinoma microcítico	13.0	14.7	13.8
Carcinoma no microcítico	3.6	2.9	3.3
Otros carcinomas	23.7	21.8	22.8
Carcinoide	2.0	3.5	2.7
Adenocarcinoma escamoso	1.0	1.0	1.0

(componente T); la diseminación del tumor a grupos específicos de nódulos linfáticos regionales o distantes (componente N); y la presencia de metástasis a distancia o de malignidad que afecte el líquido pleural (componente M). El estadio del tumor se determina por la combinación de las distintas categorías T, N y M. El estadio I requiere un tamaño pequeño del tumor y la ausencia de afectación de los nódulos linfáticos y de metástasis. Los estadios II y III se determinan en gran medida por el grado de afectación de los nódulos linfáticos regionales, y el estadio IV se aplica a cualquier tumor con metástasis a distancia.

EFECTOS LOCALES: el cáncer de pulmón puede producir tos, disnea, hemoptisis, dolor torácico, neumonía obstructiva y derrame pleural. Un cáncer de pulmón (normalmente escamoso) en el ápice del pulmón (**tumor de Pancoast**) puede extenderse hasta afectar la octava vértebra cervical y el primer y segundo nervios torácicos, lo que provoca un dolor en el hombro que se irradia hacia el brazo siguiendo una distribución cubital (**síndrome de Pancoast**). El tumor de Pancoast también puede producir parálisis de los nervios simpáticos cervicales y causar un **síndrome de Horner** en el lado afectado, con *(1)* descenso del globo ocular (enoftalmos), *(2)* ptosis del párpado superior, *(3)* constricción de la pupila (miosis) y *(4)* ausencia de sudoración (anhidrosis).

La mayoría de los tumores endobronquiales centrales producen síntomas relacionados con la obstrucción bronquial: tos persistente, hemoptisis y neumonía obstructiva o atelectasia. Los derrames pueden ser consecuencia de la diseminación del tumor a la pleura o al pericardio. La diseminación linfangítica del tumor dentro del pulmón puede interferir con la oxigenación. Los tumores que se originan en la periferia tienen más probabilidades de ser descubiertos en las radiografías de tórax de rutina o después de que hayan avanzado. En este último caso, las características de invasión a la pared torácica dan lugar a dolor torácico, síndrome de la vena cava superior y síndrome de atrapamiento de nervios.

DISEMINACIÓN AL MEDIASTINO: crecimiento del tumor dentro del mediastino puede producir síndrome de la vena cava superior (debido a obstrucción tumoral de la vena) y síndrome de compresión nerviosa.

METÁSTASIS: los carcinomas de pulmón producen metástasis con mayor frecuencia en los nódulos linfáticos regionales, en particular hiliares y mediastínicos, así como en el cerebro, los huesos y el hígado. Las metástasis extraganglionares afectan con frecuencia la glándula suprarrenal, pero es rara la presencia de insuficiencia suprarrenal.

SÍNDROMES PARANEOPLÁSICOS: entre los trastornos que acompañan al cáncer pulmonar se incluyen la acantosis pigmentaria, dermatomiositis/polimiositis, dedos en palillo de tambor y síndromes miasténicos, tales como el síndrome de Eaton-Lambert y la encefalopatía multifocal progresiva. También se presentan síndromes endocrinos, por ejemplo, síndrome de Cushing o síndrome de secreción inadecuada de hormona antidiurética en los carcinomas microcíticos e hipercalcemia (secreción de una sustancia similar a la hormona paratiroidea) en los carcinomas epidermoides. Los carcinomas epidermoides también pueden relacionarse con un síndrome de encefalomielitis paraneoplásica y neuropatía sensorial asociada a anticuerpos anti-Hu circulantes.

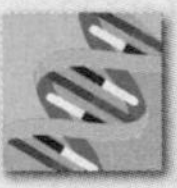

PATOGENIA MOLECULAR: no hay una mutación simple que determine el desarrollo de cáncer de pulmón, pero algunas son frecuentes y podrían representar una oportunidad para la quimioterapia dirigida.

- *EGFR*: las mutaciones activadoras del dominio de tirosina cinasa de este gen son de particular interés en los adenocarcinomas pulmonares, debido a la capacidad de respuesta de los tumores mutados a los fármacos inhibidores de la tirosina cinasa dirigidos contra este receptor, tales como erlotinib y gefitinib. Las mutaciones de *EGFR* son más comunes en los adenocarcinomas de las personas no fumadoras y asiáticas, así como las mujeres. Estas mutaciones se presentan en del 10% al 15% de los adenocarcinomas pulmonares en Estados Unidos, con porcentajes más altos en no fumadores y mujeres. Sin embargo, del 40% al 60% de la población asiática del este presentan mutaciones de *EGFR*.
- *K-RAS*: las mutaciones en este oncogén, especialmente en los codones 12 y 13, se producen en el 25% de los adenocarcinomas, en el 20% de los carcinomas de células grandes y en el 5% de los carcinomas escamosos, pero raramente en los microcíticos. Estas mutaciones se correlacionan con el tabaquismo y con un mal pronóstico en los pacientes con adenocarcinoma. No se dispone de un tratamiento molecular dirigido eficaz para las mutaciones de *K-ras*.
- **Translocaciones *EML4-ALK***: la fusión de los genes de la proteína 4 asociada al microtúbulo del equinodermo (*EML4*) y la cinasa del linfoma anaplásico (*ALK*) se encuentra en aproximadamente el 5% de los adenocarcinomas pulmonares avanzados, con mayor frecuencia en personas no fumadoras. Los adenocarcinomas que albergan esta translocación responden al tratamiento dirigido con crizotinib.
- **Translocaciones de *ROS1***: las fusiones entre *ROS1* y una variedad de genes de fusión (*FIG*, *TPM3*, *SLC34A2* y otros) se producen en aproximadamente el 2% de todos los cánceres de pulmón, pero conservan el dominio de tirosina cinasa que permite la respuesta a los fármacos de tratamiento dirigido como crizotinib.
- *MYC*: la sobreexpresión de este oncogén se da en el 10% al 40% de los carcinomas microcíticos, pero es rara en otros tipos.
- *TP53*: las mutaciones en *TP53* se identifican en más del 80% de los carcinomas microcíticos y en el 50% de los tumores no microcíticos.
- *RB*: las mutaciones en el gen del retinoblastoma (*RB*) se producen en más del 80% de los cánceres microcíticos y en el 25% de los carcinomas no microcíticos.
- **Cromosoma 3 (3p)**: las deleciones en el brazo corto de este cromosoma son frecuentes en todos los tipos de cáncer de pulmón.
- *BCL2*: este protooncogén codifica Bcl-2, una proteína que inhibe la apoptosis (*v.* cap. 1). Se expresa en el 25% de los carcinomas de células escamosas y en el 10% de los adenocarcinomas.
- *PTEN*: este gen supresor tumoral regula la señalización de la supervivencia celular y su deficiencia se produce por uno de varios mecanismos (pérdida de heterocigosidad, mutación, metilación del promotor, etc.) en muchos cánceres de pulmón no microcíticos. La pérdida de *PTEN* se asocia a un mal pronóstico y a la resistencia a fármacos.
- *FGFR1* (receptor 1 del factor de crecimiento de fibroblastos): la amplificación de *FGFR1* se ha notificado en el 20% de los carcinomas de células escamosas, y actualmente los inhibidores de FGFR se están sometiendo a pruebas clínicas.
- **Otras mutaciones**: se han documentado anomalías de *BRAF*, *PIK3CA*, *ERBB2*, *RET*, *c-MET* y de otro tipo en pequeños porcentajes de carcinoma de pulmón y son el centro de los esfuerzos actuales para la identificación de tratamientos dirigidos eficaces.

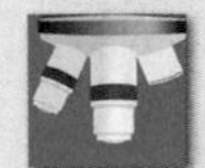

ANATOMOPATOLOGÍA: el carcinoma de células escamosas, el adenocarcinoma, el carcinoma de células grandes y el carcinoma microcítico son las principales formas de cáncer de pulmón. Aunque anteriormente se utilizó el término **carcinoma broncógeno**, alrededor de una cuarta parte de los cánceres primarios de pulmón no tienen un origen bronquial evidente, por lo que este término ya no se recomienda. Tradicionalmente, el carcinoma de células escamosas, el adenocarcinoma y el carcinoma de células grandes se han agrupado desde el punto de vista clínico como «carcinoma no microcítico» debido a que históricamente se trataban de forma similar. Sin embargo, los avances en quimioterapia y en trata-

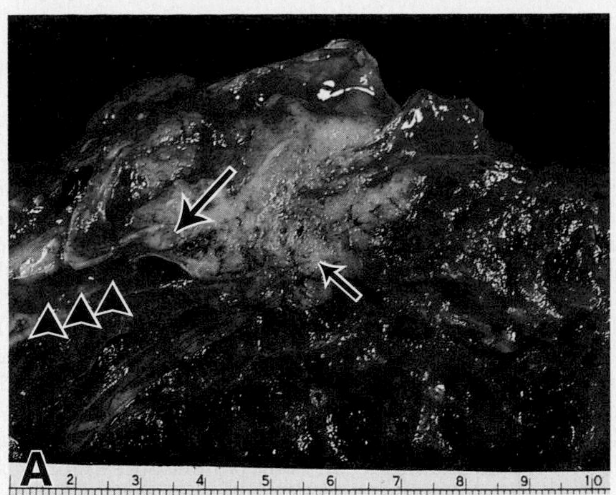

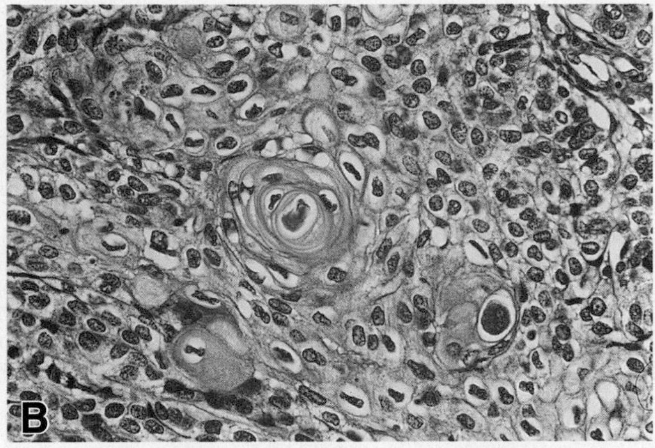

FIGURA 12-79. Carcinoma pulmonar epidermoide. A. El tumor (*flecha grande*) se desarrolla dentro de la luz del bronquio (las *puntas de flecha* destacan el curso de los bronquios) e invade los nódulos linfáticos intrapulmonares adyacentes (*flecha pequeña*). **B.** El análisis microscópico revela un carcinoma epidermoide bien diferenciado formado por células con citoplasma eosinófilo brillante y perlas de queratina (una mostrada en el *centro*).

mientos dirigidos, en particular, han hecho que esta subdivisión tenga una importancia vital. De hecho, se desaconseja el uso de «carcinoma no microcítico».

La clasificación histológica del cáncer pulmonar en subtipos se basa en el componente mejor diferenciado a menos que una zona del carcinoma microcítico esté presente. Sin embargo, el grado de diferenciación se clasifica de acuerdo con el componente menos diferenciado. Si en un tumor predominan células no pequeñas mal diferenciadas, pero tiene un foco epidermoide o adenocarcinoma, se clasifica entonces como carcinoma epidermoide o adenocarcinoma mal diferenciado, respectivamente. Cualquier cáncer con un componente del carcinoma microcítico es considerado un subtipo de este tumor (*v.* a continuación).

Subtipos histológicos de carcinoma de pulmón

Carcinoma de células escamosas

El carcinoma de células escamosas es el segundo tipo histológico más común de cáncer de pulmón y representa el 20% de todos los cánceres de pulmón en Estados Unidos. Es más frecuente en hombres que en mujeres (tabla 12-6). En respuesta a una lesión del epitelio bronquial, como la que se produce al fumar cigarrillos, la regeneración a partir de la capa basal pluripotente suele conllevar una metaplasia escamosa. La mucosa escamosa metaplásica sigue la misma secuencia de la displasia, carcinoma *in situ* y tumor invasivo que se observa en otros sitios normalmente revestidos por epitelio escamoso, como el cuello uterino o la piel.

La mayoría de los carcinomas de células escamosas surgen en el centro del pulmón, a partir de los bronquios principales o segmentarios, aunque el 10% se originan en la periferia. Suelen caracterizarse por ser lesiones firmes, blanco-grisáceas y ulceradas de 3 cm a 5 cm, que se diseminan a través de la pared bronquial hacia el parénquima pulmonar adyacente (fig. 12-79A). Es frecuente la presencia de cavidades centrales. Ocasionalmente, el carcinoma epidermoide central se desarrolla como un tumor endobronquial.

El grado de diferenciación escamosa varía ampliamente en estos tumores. Se conocen tres subtipos histológicos: queratinizante, no queratinizante y basaloide. Muchos muestran una queratinización manifiesta o puentes intercelulares. Los tumores bien diferenciados presentan «perlas» de queratina, que son pequeños nidos redondos de aspecto eosinófilo brillante formados por queratina rodeada por capas concéntricas («en capas de cebolla») de células escamosas (fig. 12-79B). También hay queratinización de células individuales, en las que el citoplasma celular adquiere un aspecto vidriado e intensamente eosinófilo. Los puentes intercelulares (que representan desmosomas) en algunos cánceres escamosos bien diferenciados son brechas delgadas entre células adyacentes, atravesadas por delgadas tiras de citoplasma. Por el contrario, algunos tumores escamosos están muy poco diferenciados. Carecen de queratinización y son difíciles de distinguir de los carcinomas de células grandes, microcíticos o células fusiformes. Los tumores basaloides tienen células tumorales pequeñas con cantidad moderada de citoplasma eosinófilo y palidez en la periferia. Puede haber queratinización focal repentina. La expresión difusa de marcadores escamosos inmunohistoquímicos como el p40 es útil para establecer el diagnóstico de los carcinomas de células escamosas no queratinizantes y basaloides.

Adenocarcinoma

En todo el mundo, el adenocarcinoma ha superado al carcinoma de células escamosas como el subtipo más común de cáncer de pulmón en la mayoría de los países, y es el tipo más frecuente en personas no fumadoras. En Estados Unidos, representa el 36% de todas las neoplasias pulmonares invasivas y es más frecuente en mujeres (41% de todos los cánceres de pulmón) que en hombres (33% de todos los cánceres de pulmón) (tabla 12-6). Tiende a surgir en la periferia del pulmón y a menudo se asocia con fibrosis pleural y cicatrices subpleurales, que pueden causar retracción pleural (fig. 12-80). En el pasado se pensó que estos cánceres surgían en cicatrices

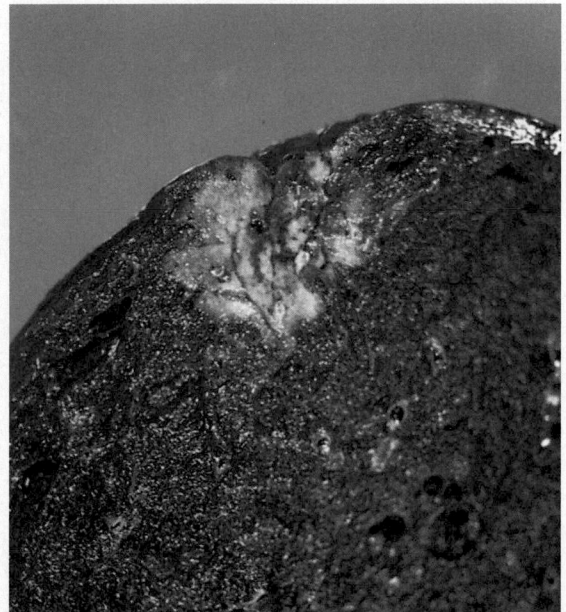

FIGURA 12-80. Adenocarcinoma pulmonar invasivo. Tumor periférico del lóbulo superior derecho con borde irregular y un color café oscuro o gris en la superficie de corte y que produce fruncido de la pleura que lo cubre.

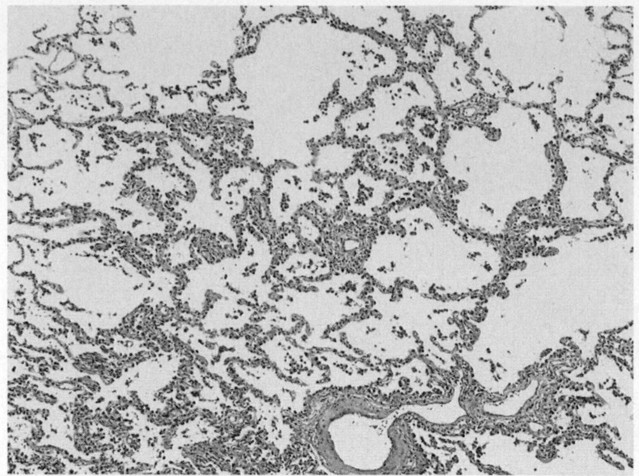

FIGURA 12-81. Hiperplasia adenomatosa atípica. Esta proliferación bronquioalveolar milimétrica está mal definida y muestra un engrosamiento leve de las paredes alveolares recubiertas por neumocitos hiperplásicos que muestran atipia mínima.

causadas por tuberculosis previa o infartos cicatrizados, pero ahora se sabe que estas cicatrices representan una respuesta desmoplásica al tumor. La clasificación del adenocarcinoma ha sido revisada recientemente. El término «adenocarcinoma bronquioalveolar» se ha dejado de utilizar porque se descubrió que representaba a 5 entidades distintas. Asimismo, el término «adenocarcinoma de subtipo mixto» ya no se utiliza.

La **hiperplasia adenomatosa atípica** (**HAA**) se identifica como una lesión putativa precursora de los adenocarcinomas. Se trata de una lesión bien delimitada, por lo general no mayor de 5 mm, caracterizada por una proliferación atípica de células epiteliales a lo largo de los tabiques alveolares (fig. 12-81). En una secuencia similar a la del «adenoma-carcinoma» del cáncer de colon, se cree que los adenocarcinomas de pulmón se originan como AAH, evolucionan a adenocarcinoma *in situ* (AIS) y luego a adenocarcinomas invasivos más agresivos. La acumulación progresiva de mutaciones a medida que las lesiones avanzan apoya esta hipótesis, pero sigue sin estar claro si todos los focos de AAH evolucionarán a carcinoma o si todos los adenocarcinomas surgen a través de esta secuencia de acontecimientos.

Adenocarcinoma *in situ*

El AIS, antes denominado carcinoma bronquioloalveolar, es una forma preinvasiva de adenocarcinoma en la que las células tumorales crecen solo a lo largo de las paredes alveolares preexistentes (crecimiento lepídico). Representa entre el 1% y el 5% de los adenocarcinomas de pulmón. Los pacientes con tumores que cumplen los criterios de AIS tienen una tasa de supervivencia del 100% a los 5 años tras la resección.

Adenocarcinoma mínimamente invasivo

En el caso de los adenocarcinomas, la invasión pequeña en un tumor que por lo demás muestra un crecimiento lepídico no afecta negativamente el pronóstico. Esto ha derivado en la introducción de una categoría de adenocarcinoma denominada adenocarcinoma mínimamente invasivo (AMI, antes carcinoma bronquioloalveolar), que tiene el mismo pronóstico favorable que el AIS. El AMI se define como un tumor con crecimiento lepídico como el que se observa en el AIS, pero con focos de tumor invasivo que miden 5 mm o menos de diámetro máximo y carecen de invasión pleural o linfovascular y de necrosis.

Tanto el AIS como el AMI se observan en las radiografías como nódulos periféricos únicos con una apariencia de «vidrio esmerilado» o como nódulos múltiples. El AIS muestra cambios puros en vidrio esmerilado a nivel radiográfico, mientras que el AMI puede mostrar un componente sólido pequeño. Macroscópicamente, ambos tumores deben medir menos o igual a 3 cm, y suelen ser lesiones marrones mal definidas, lo que puede dificultar su distinción con respecto al tejido subyacente normal.

La mayoría de los AIS y AMI no son mucinosos y contienen células club (anteriormente conocidas como células de Clara) y/o neumocitos de tipo II. Solo rara vez son mucinosos. El AIS tiene un patrón lepídico puro sin invasión (fig. 12-82A,B). El AMI es un adenocarcinoma de predominio lepídico con un componente invasivo menor o igual a 5 mm en su dimensión máxima (fig. 12-83). En los tumores no mucinosos, las células cúbicas crecen a lo largo de las paredes alveolares. Los tumores mucinosos contienen células cilíndricas con abundante citoplasma apical lleno de moco, algunas veces con apariencia de células en cáliz. Particularmente en el caso de los tumores mucinosos, debe descartarse la posibilidad de metástasis de otros sitios.

Adenocarcinomas invasivos

Los AIS y los AMI solo representan el 5% de los adenocarcinomas. La mayoría de los adenocarcinomas de pulmón son más invasivos. Suelen ser muy heterogéneos y muestran una mezcla de patrones de crecimiento. En la actualidad, los tumores invasivos se clasifican en función del patrón de crecimiento predominante. Estos patrones incluyen lepídico, acinar, papilar, sólido y micropapilar. Solo rara vez los tumores mostrarán un único patrón de crecimiento. En los tumores totalmente resecados, el subtipo histológico predominante tiene importancia pronóstica. Los AIS y los AMI tienen una supervivencia a 5 años libre de enfermedad del 100%. En el caso de los adenocarcinomas invasivos en estadio I, el adenocarcinoma de predominio lepídico tiene una supervivencia a 5 años libre de enfermedad excelente (>90%), con una supervivencia intermedia en el caso de los tipos acinar y papilar (80-90%). La peor supervi-

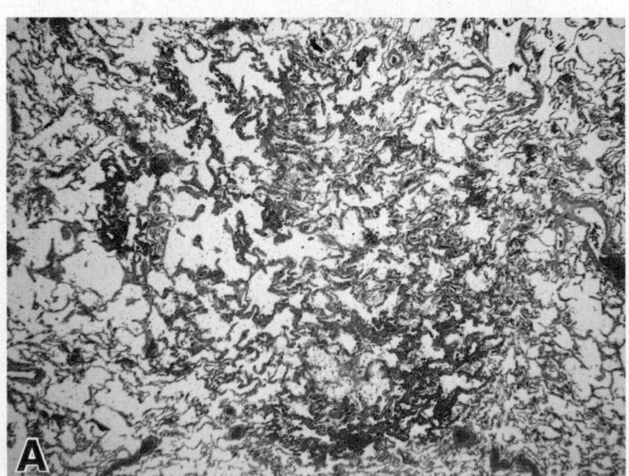

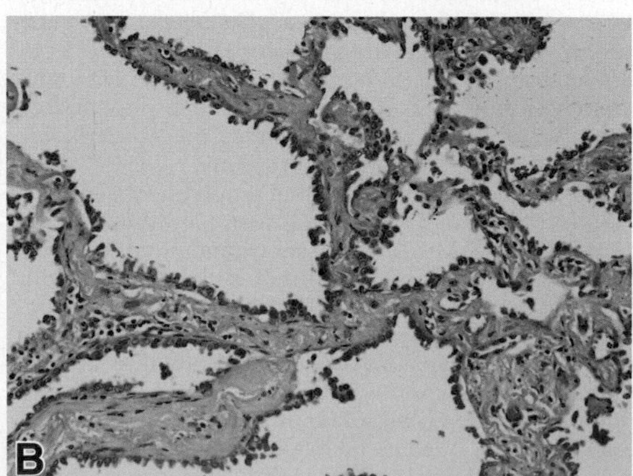

FIGURA 12-82. Adenocarcinoma *in situ*. A. Este tumor no mucinoso circunscrito crece con un patrón lepídico puro. No se observan focos de invasión o cicatrización. **B.** Una capa de neumocitos atípicos recubre las paredes alveolares.

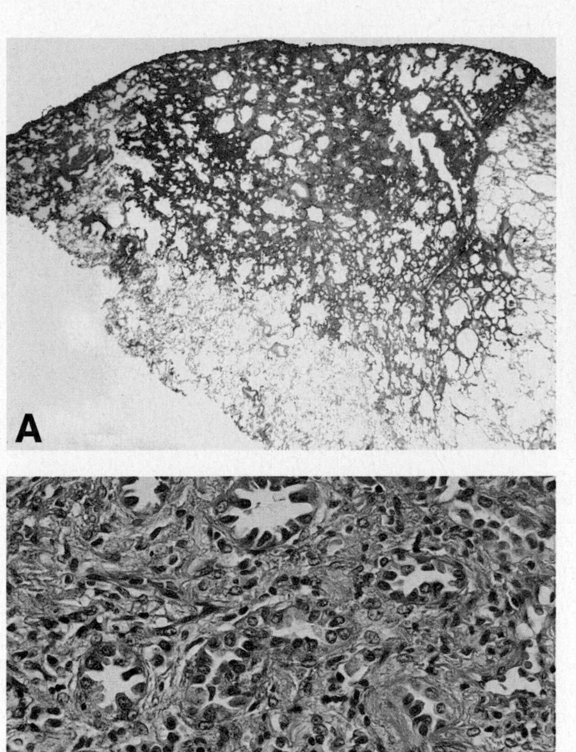

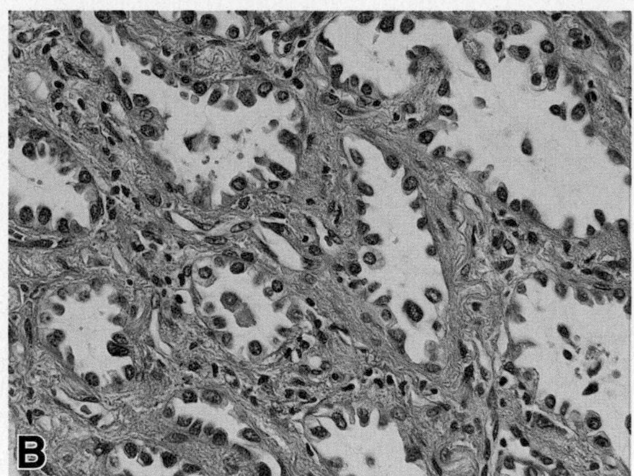

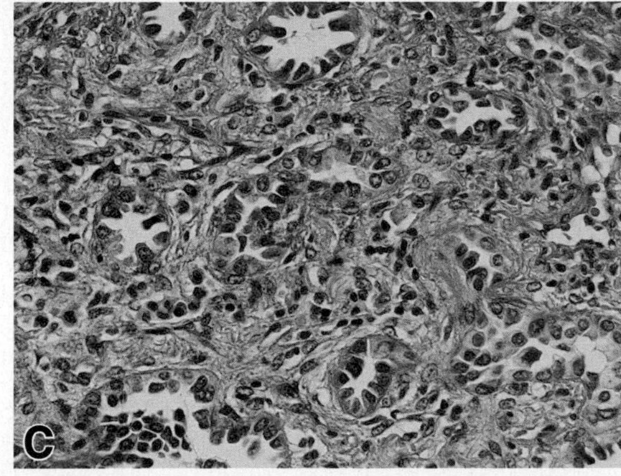

FIGURA 12-83. Adenocarcinoma mínimamente invasivo. A. Este adenocarcinoma no mucinoso muestra principalmente un crecimiento lepídico con un área de invasión pequeña (<0.5 cm). **B.** El componente lepídico muestra paredes alveolares recubiertas por neumocitos atípicos. **C.** El área invasora muestra glándulas acinares dentro de un estroma fibroso.

vencia libre de enfermedad es para los adenocarcinomas sólido y micropapilar (60-80%).

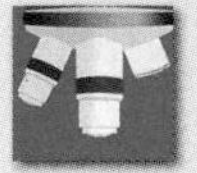

ANATOMOPATOLOGÍA: los adenocarcinomas pulmonares invasivos tienen el aspecto de masas irregulares de 2 cm a 5 cm de diámetro, pero pueden alcanzar un tamaño tan grande que sustituyen a todo el lóbulo. En el corte, los tumores tienen un aspecto blanco grisáceo y con frecuencia brillante, en función de la cantidad de moco que contenga.

Los adenocarcinomas centrales pueden originarse principalmente en la región endobronquial e invadir el cartílago bronquial. La mayoría de los adenocarcinomas invasivos contienen mezclas heterogéneas de patrones lepídicos, acinares, papilares, micropapilares y sólidos. Los tumores con predominio lepídico son los adenocarcinomas pulmonares invasivos, en los que el crecimiento lepídico es el patrón predominante (fig. 12-84).

El patrón acinar se distingue por glándulas regulares revestidas por células cúbicas o cilíndricas (fig. 12-85A). Los adenocarcinomas de predominio acinar son la categoría más habitual de los adenocarcinomas invasivos. Los adenocarcinomas papilares presentan una capa celular única sobre un núcleo de tejido conjuntivo fibrovascular (fig. 12-85B).

Los carcinomas micropapilares muestran pequeños penachos papilares de células tumorales sin núcleo fibrovascular. Las células parecen flotar en los espacios alveolares, glándulas o espacios en el estroma fibroso (fig. 12-85C). Los adenocarcinomas sólidos con formación de moco y/o expresión de marcadores inmunohistoquímicos de neumocitos como el TTF-1 son tumores poco diferenciados. Se diferencian de los carcinomas de células grandes por su expresión de TTF-1 y/o por poseer mucina, que puede detectarse con tinciones de mucicarmina o ácido periódico-Schiff (con digestión de diastasa) (fig. 12-85D). Los adenocarcinomas mucinosos invasivos muestran superficies de corte mucoides sólidas (fig. 12-86A) y poseen células cilíndricas altas con mucina citoplasmática apical (fig. 12-86B).

Carcinoma de células grandes

El carcinoma de células grandes es un diagnóstico de exclusión: es un carcinoma no microcítico poco diferenciado que carece de morfología escamosa o glandular y no tiene expresión de p40, TTF-1 o mucina (fig. 12-87). Este tipo de tumor representa el 3% de los tumores pulmonares invasivos en Estados Unidos (tabla 12-6). Las células son grandes y muestran un citoplasma amplio. Con frecuencia el núcleo presenta un nucléolo prominente y cromatina vesicular.

El **carcinoma neuroendocrino de células grandes** es un carcinoma neuroendocrino de alto grado poco frecuente con un patrón de crecimiento similar al de los tumores carcinoides (*v.* más adelante), con un patrón de crecimiento organoide, trabecular, células en empalizada periféricas y formación de rosetas. Presentn muestras inmunohistoquímicas o ultraestructurales de diferenciación neuroendocrina. La velocidad de mitosis es mayor y la necrosis frecuente. Estos tumores agresivos tienen una supervivencia a 5 años similar al carcinoma microcítico.

Carcinoma microcítico

El carcinoma microcítico (anteriormente conocido como carcinoma de «celulas de avena») es un tumor epitelial de pulmón altamente maligno con características neuroendocrinas. Representa el 14% de todos los cánceres de pulmón en Estados Unidos (tabla 12-6) y está muy asociado al tabaquismo. Estos tumores crecen y hacen metástasis rápidamente: el 70% de los pacientes se diagnostican por primera vez en estadios avanzados. Estos tumores suelen causar síndromes paraneoplásicos, como **diabetes insípida, síndrome de hormona adrenocorticotropa (ACTH; corticotropina) ectópica y síndrome de Eaton-Lambert.**

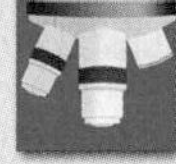

ANATOMOPATOLOGÍA: los carcinomas microcíticos suelen ser masas perihilares, con metástasis generalizadas en los nódulos linfáticos. Tienen una consisten-

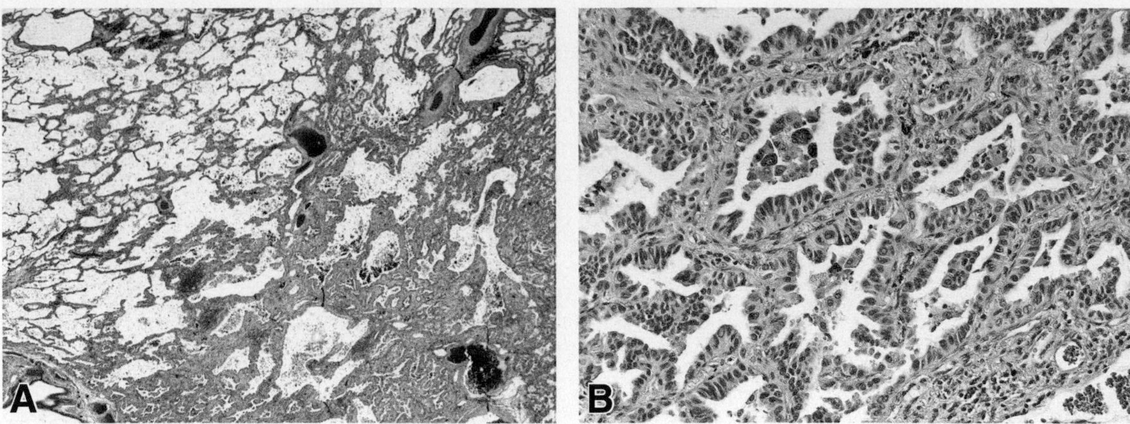

FIGURA 12-84. Adenocarcinoma con un patrón predominantemente lepídico. A. El tumor muestra un crecimiento de predominio lepídico (*arriba a la izquierda*) y un área de adenocarcinoma acinar invasivo (*abajo a la derecha*). **B.** El patrón lepídico consiste en una proliferación de neumocitos de tipo II y células de Clara a lo largo de la superficie de las paredes alveolares.

cia blanda y un color blanquecino, a menudo con hemorragia importante y necrosis. El tumor suele diseminarse a lo largo de los bronquios en la submucosa y con un patrón en circunferencia. Los carcinomas microcíticos están formados por capas de células pequeñas, redondas, ovaladas o en forma de huso con escaso citoplasma. El núcleo es característico, con cromatina en gránulos finos y nucléolos ausentes o poco visibles (fig. 12-88). La mayoría de los tumores expresan marcadores neuroendocrinos detectables como CD56, cromogranina o sinaptofisina. Los índices mitóticos son muy elevados, con 60 a 70 mitosis por cada 2 mm^2 de superficie de tumor (con amplificación del campo 10 veces). La necrosis es frecuente y extensa. Aunque no existe una medida absoluta para el tamaño de las células tumorales, una regla útil es tomar como referencia del tamaño del carcinoma microcítico la relación con el diámetro de tres linfocitos pequeños en reposo. Rara vez, el carcinoma microcítico puede presentarse en combinación con un «carcinoma no microcítico de pulmón».

En estos casos, el comportamiento y evolución clínicos del tumor son reflejo del componente de células pequeñas, por lo que se clasifican como carcinoma microcítico con mención del tipo histológico de célula no pequeña incluido (p. ej., carcinoma microcítico combinado y adenocarcinoma). A diferencia de otros cánceres de pulmón, los tumores microcíticos, al menos inicial-

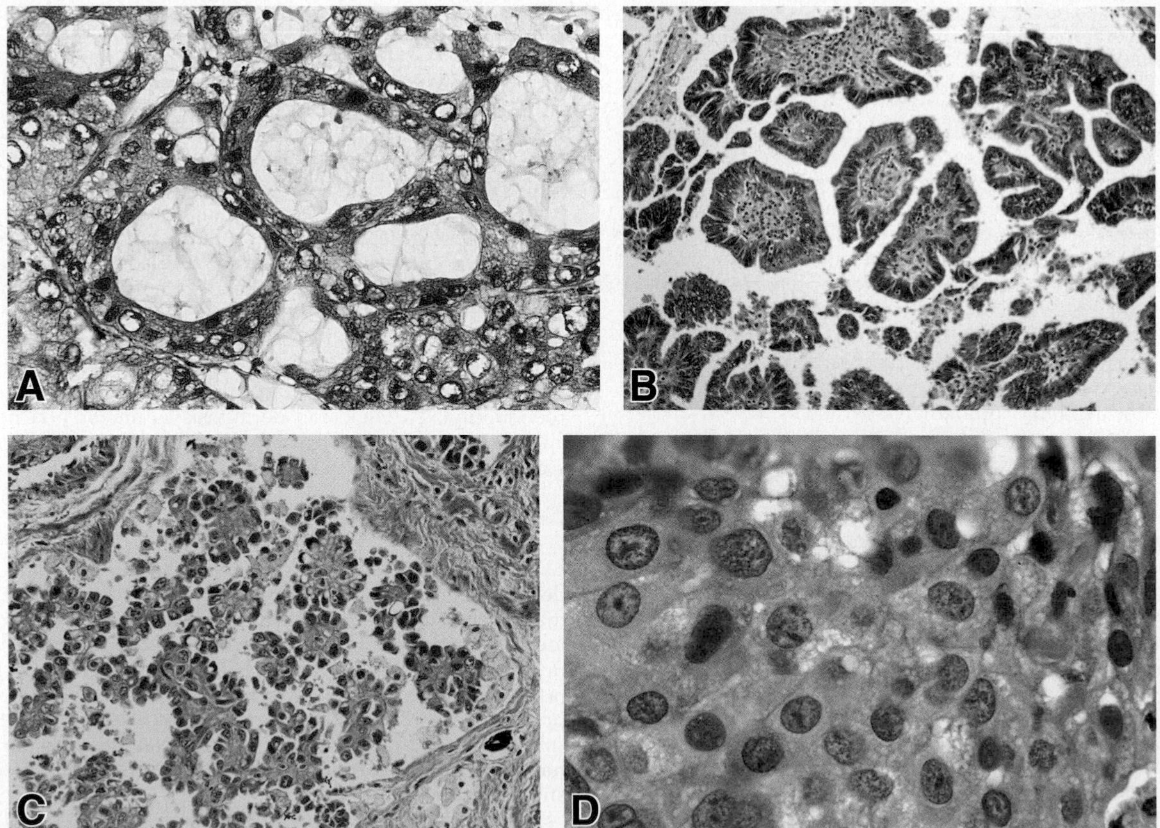

FIGURA 12-85. Adenocarcinoma pulmonar invasivo. A. Adenocarcinoma acinar compuesto de glándulas malignas redondas a ovaladas. **B.** El **adenocarcinoma papilar** consta de células tumorales malignas cuboides a cilíndricas que crecen la superficie de los núcleos fibrovasculares. **C.** El **adenocarcinoma micropapilar** consta de pequeños acúmulos papilares de células glandulares que crecen dentro de este espacio de aire, la mayoría de las cuales no contiene núcleos fibrovasculares. **D.** El **adenocarcinoma sólido** con formación de mucina consiste en hojas sólidas de células tumorales con varias gotas rojas de mucina intracitoplásmica que se tiñen positivamente con tinción de mucicarmina.

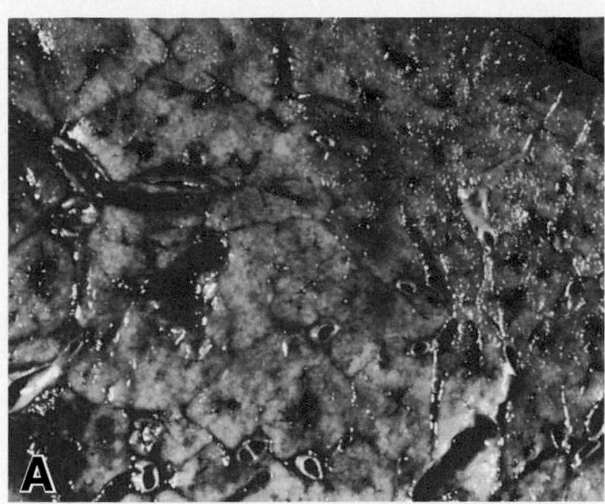

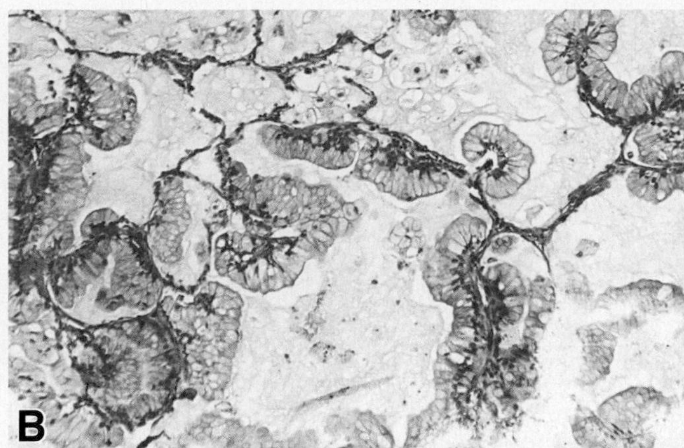

FIGURA 12-86. Adenocarcinoma mucinoso invasivo. A. La superficie de corte del pulmón es sólida, brillante y mucoide, apariencia que evidencia el tumor infiltrante difuso. **B.** El carcinoma bronquioalveolar mucinoso está formado por células cilíndricas altas llenas de mucina citoplásmica apical que crece a lo largo de las paredes alveolares existentes.

mente, son muy sensibles a la quimioterapia, que es el pilar del tratamiento de este tipo de tumor.

Carcinomas de pulmón con histología combinada

Los carcinomas pulmonares pueden contener una combinación de subtipos histológicos dentro de un solo tumor: los carcinomas microcíticos pueden tener lugar en combinación con componentes de carcinomas no microcíticos (conocido como «carcinoma microcítico combinado») o diversos subtipos no microcíticos también pueden presentarse en el mismo tumor; el ejemplo principal son los adenocarcinomas escamosos. Los carcinomas microcíticos combinados se tratan como carcinomas microcíticos.

Los tumores sarcomatoides son menos del 1% de todos los cánceres de pulmón. La mayoría son carcinomas pleomorfos con al menos un 10% de carcinoma de células gigantes o fusiformes, además de otros patrones de carcinoma no microcítico tales como adenocarcinoma o carcinoma de células escamosas. Si hay un componente sarcomatoso verdadero como osteosarcoma, condrosarcoma o rabdomiosarcoma, estos tumores se clasifican como carcinosarcomas. Su pronóstico es malo, con una supervivencia media de 9-12 meses.

DIAGNÓSTICO DEL CÁNCER DE PULMÓN EN BIOPSIAS PEQUEÑAS Y MUESTRAS CITOLÓGICAS: el diagnóstico inicial del cáncer de pulmón suele realizarse mediante el análisis de una pequeña biopsia o muestra citológica, que en pacientes con enfermedad avanzada puede ser la única muestra disponible. La clasificación del CNMP en biopsias pequeñas puede ser difícil porque carecen de patrones claros de diferenciación. Históricamente, la clasificación de estos tumores como CNMP era suficiente. Sin embargo, en la actualidad, la clasificación es fundamental debido a la necesidad de realizar pruebas moleculares para identificar las anomalías genéticas para el tratamiento dirigido, especialmente en los adenocarcinomas.

Las inmunotinciones son de gran utilidad en este sentido. Los adenocarcinomas suelen ser positivos para marcadores como TTF-1 y napsina, y los carcinomas de células escamosas suelen ser positivos para p40 o p63. Este abordaje permite la subclasificación precisa de más del 95% de los cánceres de pulmón en pequeñas biopsias o muestras de citología.

La terminología recomendada y los criterios de estos tumores se resumen a continuación:

Carcinoma no microcítico, a favor del adenocarcinoma: un CNM-SOE que a la microscopía de luz es positivo para los marcadores de adenocarcinoma (TTF-1 o mucina) y negativo para marcadores escamosos (p63 o p40) (fig. 12-89).

Carcinoma no microcítico, a favor del carcinoma de células escamosas: un CNM-SOE que a la microscopía de luz es positivo para los marcadores escamosos (p40 o p63) pero negativo para marcadores del adenocarcinoma (fig. 12-90).

Carcinoma no microcítico, sin otra especificación: un CNM-SOE que a la microscopía de luz es negativo a los marcadores de adenocarcinoma y escamosos o cuyo patrón de tinción no está claro (fig. 12-91).

Todos los tumores clasificados como adenocarcinoma y CNM-SOE deben someterse a la prueba de la mutación *EGFR* y el reordenamiento de *ALK* o *ROS* como mínimo. La quimioterapia, si es necesaria, suele determinarse en función de la presencia o ausencia de mutaciones específicas.

Todavía no se han establecido tratamientos moleculares dirigidas basados en la evidencia para los carcinomas de células escamosas.

FIGURA 12-87. Cáncer no microcítico de pulmón. Este tumor mal diferenciado crece en capas. Las células tumorales son grandes y tienen abundante citoplasma y nucléolo prominente.

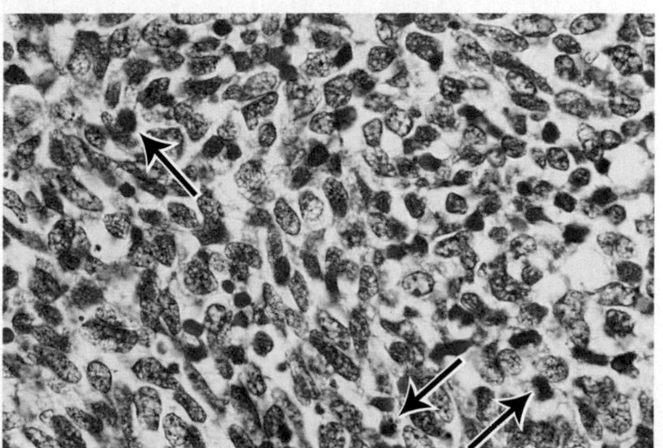

FIGURA 12-88. Carcinoma microcítico de pulmón. Este tumor está constituido por pequeñas células ovales o en forma de huso con escaso citoplasma, cromatina nuclear en gránulos finos y escasas mitosis.

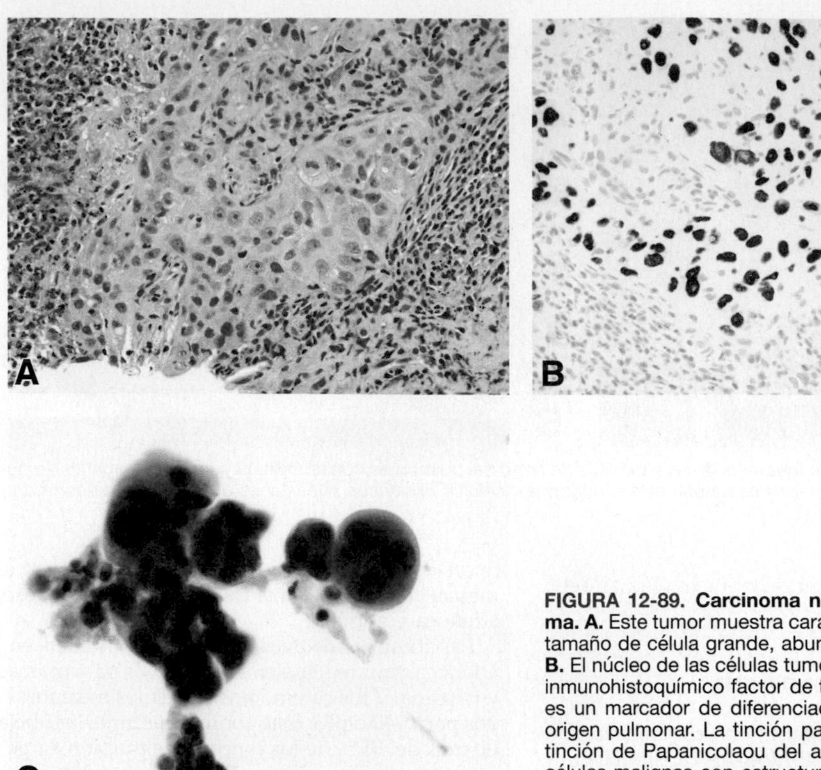

FIGURA 12-89. Carcinoma no microcítico, a favor del adenocarcinoma. A. Este tumor muestra características de carcinoma no microcítico con tamaño de célula grande, abundante citoplasma y nucléolos prominentes. **B.** El núcleo de las células tumorales se tiñe intensamente con el marcador inmunohistoquímico factor de transcripción tiroideo 1 (TTF-1), que no solo es un marcador de diferenciación del adenocarcinoma, sino también de origen pulmonar. La tinción para p40 fue negativa (no se muestra). **C.** La tinción de Papanicolaou del aspirado de aguja fina muestra cúmulos de células malignas con estructuras glandulares y grandes núcleos hipercromáticos con algunos nucléolos.

Por tanto, actualmente no se recomiendan las pruebas moleculares de rutina para los carcinomas de células escamosas.

Tumores carcinoides

Hay dos subtipos de tumores carcinoides de pulmón (**carcinoide típico** y **carcinoide atípico**), que se considera que surgen de células neuroendocrinas residentes en el epitelio bronquial normal. Los tumores carcinoides representan entre el 2% y el 3% de todos los cánceres primarios de pulmón en Estados Unidos (tabla 12-6), no muestran predilección por sexo y no están relacionados con el tabaquismo. Aunque se han demostrado neuropéptidos en las células tumorales, la mayoría son silenciosos desde el punto de vista endocrino. Un pequeño subgrupo de casos se asocia a una endocrinopatía, como el síndrome de Cushing con producción ectópica de ACTH por las células tumorales. El síndrome carcinoide (*v.* cap. 13) se presenta en el 1% de los casos, normalmente en el contexto de metástasis al hígado. Las proliferaciones neuroendocrinas nodula-

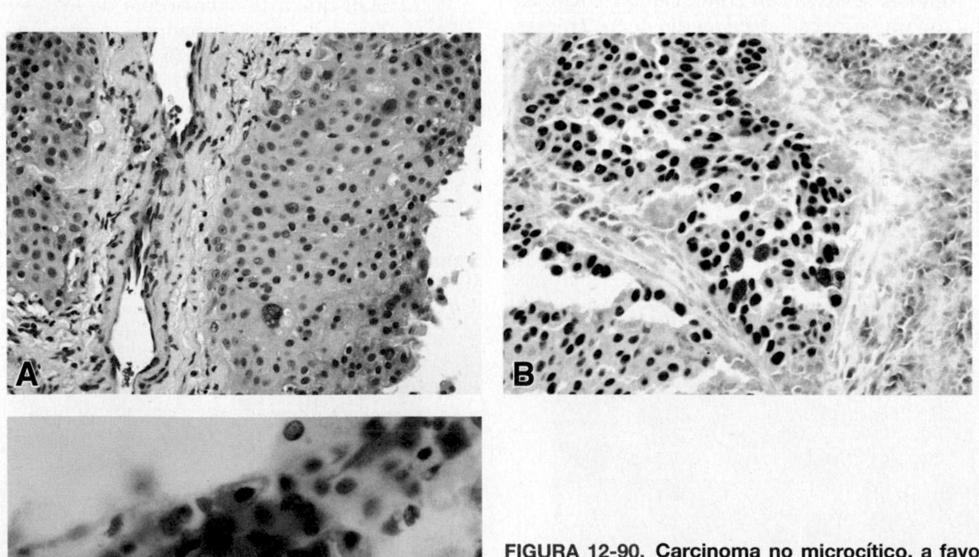

FIGURA 12-90. Carcinoma no microcítico, a favor del carcinoma epidermoide. A. Este tumor muestra características de carcinoma no microcítico, que consisten en láminas de células malignas con abundante citoplasma eosinófilo, núcleos hipercromáticos y algunos nucléolos prominentes. **B.** El núcleo de estas células tumorales se tiñen fuertemente con p40, un marcador de la diferenciación escamosa. La tinción del factor de transcripción tiroideo 1 (TTF-1) fue negativa (no se muestra). **C.** La tinción de Papanicolaou de la biopsia de aspiración con aguja fina muestra acúmulos celulares con citoplasma eosinófilo denso, núcleos hipercromáticos con formas firmemente anguladas. Algunas células son largas con extremos puntiagudos. Todas estas son características del carcinoma epidermoide.

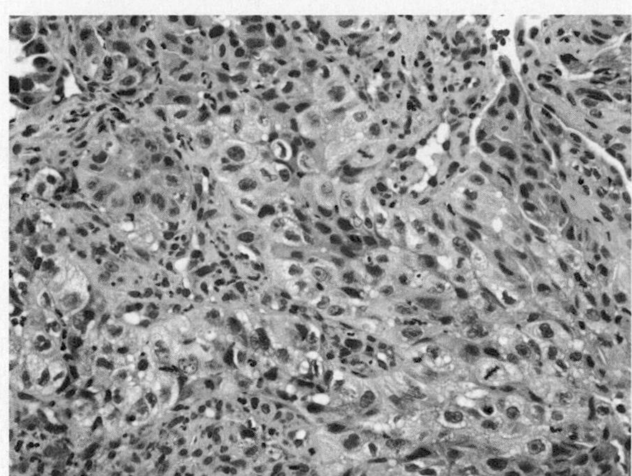

FIGURA 12-91. Carcinoma no microcítico, sin otra especificación. Este tumor consta de láminas de células malignas grandes con abundante citoplasma eosinófilo y núcleos hipercromáticos y vesiculares, muchos de los cuales muestran nucléolos prominentes.

res de menos de 0.5 cm se denominan tumorlets. Pueden surgir en el contexto de una fibrosis intersticial o de pequeños trastornos de las vías respiratorias, y suelen representar hallazgos fortuitos sin importancia clínica.

ANATOMOPATOLOGÍA: una tercera parte de los tumores carcinoides son centrales, otra tercera parte son periféricos (subpleurales) y la última tercera parte surgen en la porción media del pulmón. Los tumores carcinoides centrales suelen tener un gran componente endobronquial, con masas polipoideas carnosas y lisas que sobresalen en la luz bronquial (fig. 12-92A). Los tumores tienen una media de 3.0 cm de diámetro, pero varían de 0.5 cm a 10 cm.

Los tumores carcinoides se caracterizan por patrones de crecimiento organoide y características citológicas uniformes: citoplasma granular fino eosinófilo y núcleos con cromatina granular fina (fig. 12-92B). Puede observarse una variedad de patrones neuroendocrinos, incluidos crecimiento trabecular, en empalizada periférica y rosetas.

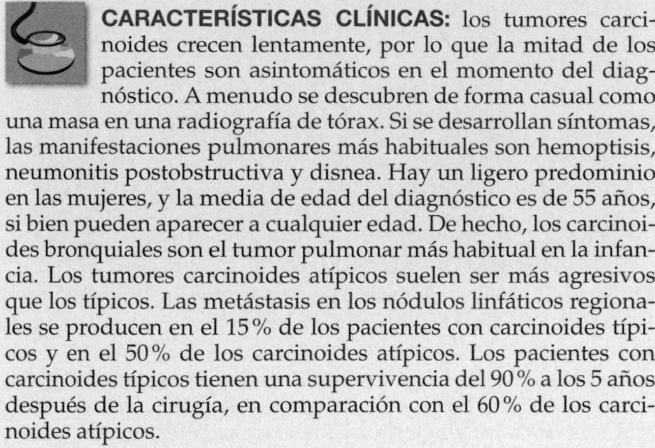

Los **tumores carcinoides atípicos** se distinguen de los tumores carcinoides típicos por la presencia de 2 a 10 mitosis por 2 mm^2 o por la necrosis (fig. 12-93).

CARACTERÍSTICAS CLÍNICAS: los tumores carcinoides crecen lentamente, por lo que la mitad de los pacientes son asintomáticos en el momento del diagnóstico. A menudo se descubren de forma casual como una masa en una radiografía de tórax. Si se desarrollan síntomas, las manifestaciones pulmonares más habituales son hemoptisis, neumonitis postobstructiva y disnea. Hay un ligero predominio en las mujeres, y la media de edad del diagnóstico es de 55 años, si bien pueden aparecer a cualquier edad. De hecho, los carcinoides bronquiales son el tumor pulmonar más habitual en la infancia. Los tumores carcinoides atípicos suelen ser más agresivos que los típicos. Las metástasis en los nódulos linfáticos regionales se producen en el 15% de los pacientes con carcinoides típicos y en el 50% de los carcinoides atípicos. Los pacientes con carcinoides típicos tienen una supervivencia del 90% a los 5 años después de la cirugía, en comparación con el 60% de los carcinoides atípicos.

Tumores pulmonares raros

Tumor miofibroblástico inflamatorio/seudotumor inflamatorio: el tumor miofibroblástico inflamatorio del pulmón es una lesión poco común caracterizada por cantidades variables de células inflamatorias, macrófagos espumosos y fibroblastos. La mayoría de estas masas crecen dentro del pulmón, aunque la pleura puede verse afectada. En el 5% de los casos, los tumores invaden estructuras externas al pulmón, como el esófago, el mediastino, la pared torácica, el diafragma o el pericardio.

Los tumores miofibroblásticos inflamatorios abarcan un espectro de lesiones con una variedad de hallazgos histológicos que se describen a continuación. Conforme se adquiere mayor conocimiento, algunas de estas lesiones pueden ser reclasificadas como otras entidades. Algunas que originalmente se consideraban un proceso inflamatorio no neoplásico se conocen en la actualidad como tumores miofibroblásticos inflamatorios, una lesión descrita originalmente en los tejidos blandos. La identificación de mutaciones en el gen *ALK* proporciona pruebas adicionales de que al menos algunos

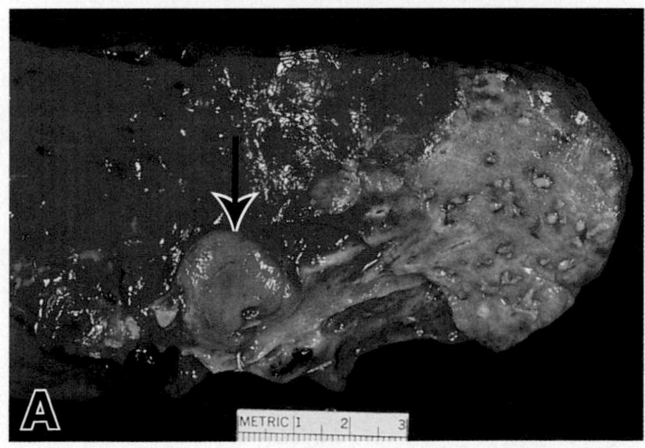

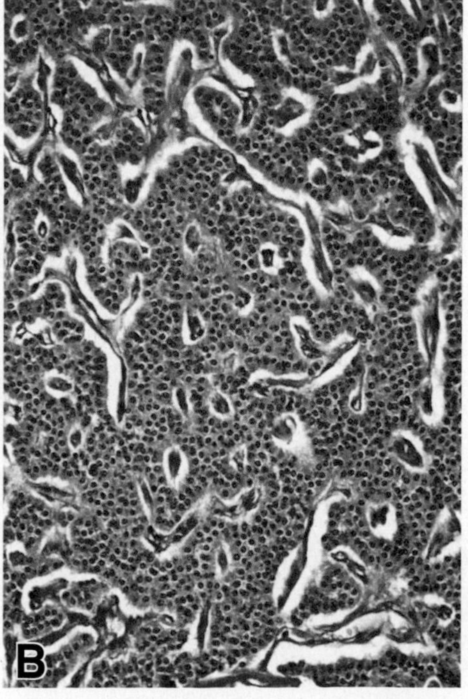

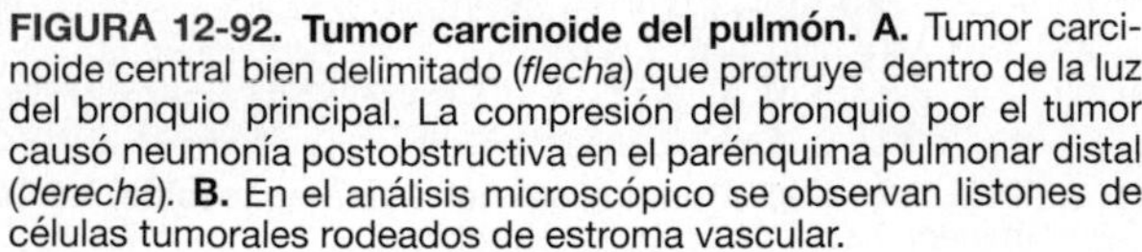

FIGURA 12-92. Tumor carcinoide del pulmón. A. Tumor carcinoide central bien delimitado (*flecha*) que protruye dentro de la luz del bronquio principal. La compresión del bronquio por el tumor causó neumonía postobstructiva en el parénquima pulmonar distal (*derecha*). **B.** En el análisis microscópico se observan listones de células tumorales rodeados de estroma vascular.

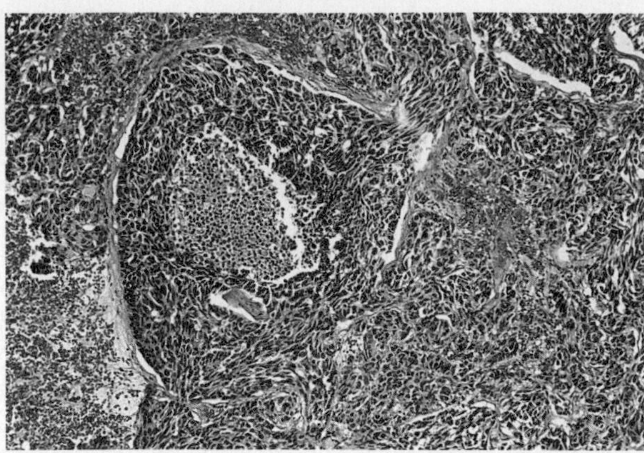

FIGURA 12-93. Tumor carcinoide pulmonar atípico. Un tumor celular muestra necrosis central y una arquitectura caótica.

son neoplasias verdaderas. Otras lesiones anteriormente clasificadas como variantes de granuloma de células plasmáticas del tumor miofibroblástico inflamatorio pueden ser manifestaciones pulmonares de procesos relacionados con la inmunidad, como la enfermedad esclerosante sistémica relacionada con IgG4.

ANATOMOPATOLOGÍA: los tumores son solitarios y bien delimitados, con un tamaño medio de 4 cm. Las células tumorales consisten en miofibroblastos de forma fusiforme. El estroma puede estar compuesto por cantidades variables de células inflamatorias, incluidos linfocitos, células plasmáticas, macrófagos, células gigantes, mastocitos y eosinófilos. El tumor miofibroblástico inflamatorio provoca consolidación del parénquima pulmonar y pérdida de su arquitectura. Los principales tipos histológicos son el fibrohistiocítico (fig. 12-94) y el granuloma de células plasmáticas, en función del componente predominante. En algunos casos, los macrófagos espumosos dan un patrón xantomatoso.

CARACTERÍSTICAS CLÍNICAS: la mayoría de los pacientes tienen menos de 40 años, pero pueden aparecer a cualquier edad y se encuentran entre los tumores pulmonares más habituales en la infancia. La mitad de los pacientes son asintomáticos en el momento de la presentación. En una tercera parte de los pacientes existen antecedentes de infección pulmonar. La mayoría de los tumores miofibroblásticos inflamatorios se resuelven mediante extirpación quirúrgica, pero el 5 % reaparecen en el tórax.

Hemangioendotelioma epitelioide pulmonar: se trata de infrecuentes sarcomas vasculares de grado bajo a intermedio. La mayoría de los pacientes son adultos jóvenes; el 80 % son mujeres. La mitad no presenta síntomas.

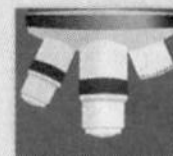

ANATOMOPATOLOGÍA: la mayoría de los pacientes son diagnosticados inicialmente con nódulos pulmonares múltiples. Desde el punto de vista histológico, estos tumores se caracterizan por nódulos de forma ovalada con áreas centrales escleróticas e hipocelulares y áreas periféricas celulares. Se diseminan dentro de los espacios alveolares (fig. 12-95). Las células tumorales tienen abundante citoplasma, con frecuentes luces vasculares intracitoplasmáticas, que pueden contener eritrocitos. La matriz tumoral es abundante y eosinófila. Los tumores expresan marcadores vasculares, como factor VIII, CD34 o CD31. Además, la mayoría de los tumores se caracterizan por una fusión génica *WWTR1-CAMTA1*, aunque algunas variantes se han asociado a otra fusión: *YAP-TFE3*. Ambas fusiones dan lugar a una falta de regulación de la vía de señalización Hippo y favorecen la proliferación celular independiente del anclaje. Los hemangioendoteliomas epitelioides con un patrón histológico similar al observado en el pulmón pueden aparecer en el hígado, los huesos y los tejidos blandos. El hemangioendotelioma epitelioide pulmonar tiene una evolución clínica variable, con una supervivencia media de 5 años.

Blastoma pulmonar: este tumor maligno se asemeja al pulmón embrionario, con un componente glandular de células cilíndricas poco diferenciadas en túbulos, que carecen de secreción de moco. El tumor contiene células fusiformes que se asemejan al mesodermo embrionario. Existe un solapamiento histológico entre el blastoma pulmonar y el carcinosarcoma, incluidos elementos heterólogos.

Las características clínicas también son similares. A pesar de su aspecto embrionario, los blastomas pulmonares se presentan principalmente en adultos (rango medio de edad, 35 a 43 años), y la mayoría de los pacientes son fumadores de cigarrillos. El pronóstico de los pacientes con tumores bifásicos es malo y comparable al del carcinoma de pulmón. Los blastomas pulmonares suelen estar asociados a mutaciones en *CTNNB*, que codifica la catenina β.

Carcinoma mucoepidermoide y carcinoma adenoide quístico: estas neoplasias son similares a sus homónimas de las glándulas salivales. Derivan de las glándulas mucosas traqueobronquiales y se observan en la tráquea o en el bronquio proximal como una masa luminosa, a menudo asociada a síntomas obstructivos. Los carcinomas adenoides quísticos son difíciles de extirpar localmente y a menudo hacen metástasis.

Sarcoma de la arteria pulmonar: el sarcoma de la arteria pulmonar es un tumor raro del tejido conjuntivo (fig. 12-96) con un amplio espectro histológico, incluidos fibrosarcoma, leiomiosarcoma, osteosarcoma, rabdomiosarcoma, angiosarcoma o sarcoma no clasificable. Estos tumores rara vez se diagnostican en

FIGURA 12-94. Seudotumor inflamatorio. Imagen de microscopía en la que se observan células fusiformes entrelazadas y linfocitos y macrófagos dispersos.

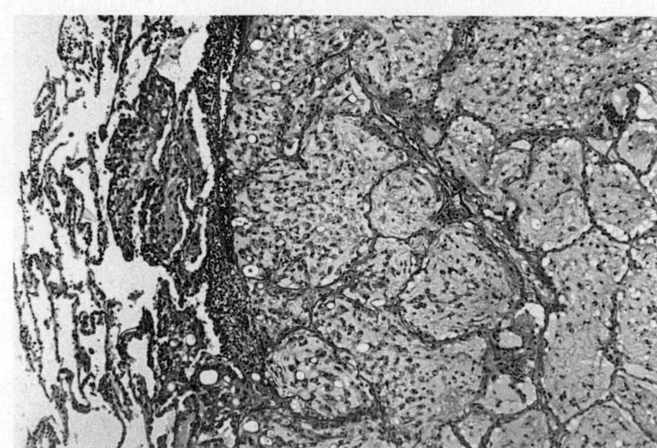

FIGURA 12-95. Hemangioendotelioma epitelioide. Nódulo tumoral diseminado hacia los espacios alveolares.

vida, pero pueden descubrirse debido a la hipertensión pulmonar. Suelen crecer de forma intraluminal, dentro de las arterias proximales, y pueden diseminarse, como si fueran un gusano, a las ramas periféricas de la arteria pulmonar, donde pueden causar infartos periféricos.

Linfomas pulmonares

Todos los linfomas, tanto los de tipo Hodgkin como los no hodgkinianos, pueden afectar el pulmón (*v.* también cap. 20). La mayoría de los linfomas que afectan el pulmón son metastásicos. Los linfomas pulmonares primarios son raros, el más común de los cuales es el **linfoma de linfocito B de la zona marginal extraganglionar**. Se cree que estos tumores surgen del tejido linfático asociado a la mucosa del pulmón y, por ello, a veces se denominan linfomas «MALT». Son tumores de bajo grado, generalmente con un pronóstico favorable.

El linfoma de linfocitos B gigantes difuso también puede surgir como un linfoma pulmonar primario (*v.* cap. 20). La **granulomatosis linfomatoide**, un subtipo de linfoma difuso de linfocitos B grandes, se caracteriza por infiltrados linfáticos nodulares pulmonares con frecuente necrosis central y permeabilidad vascular (fig. 12-97). Afecta a personas de mediana edad y es más frecuente en personas con inmunocompromiso. El pulmón es la principal localización, pero el riñón, la piel y las vías respiratorias superiores también pueden verse afectados. El infiltrado linfático es angiocéntrico y angioinvasivo, con linfocitos polimorfos de tamaño pequeño a mediano, principalmente linfocitos T, mezclados con un número variable de linfocitos B grandes y atípicos. Estos últimos suelen expresar virus de Epstein-Barr (VEB), que se cree que favorece la proliferación. La granulomatosis linfomatoide suele dividirse en grados según el porcentaje de linfocitos B atípicos presentes. Anteriormente, solo el grado más alto se consideraba un linfoma «verdadero», y los grados inferiores se consideraban menos agresivos. Sin embargo, todos los grados se consideran actualmente subtipos de linfoma difuso de linfocitos B grandes a efectos de tratamiento. A pesar de las remisiones con quimioterapia, la mitad de los pacientes acaban desarrollando un linfoma de células grandes.

Los tumores extrapulmonares suelen hacer metástasis en el pulmón

En una tercera parte de los cánceres mortales, se encuentran metástasis pulmonares en la autopsia. De hecho, los tumores metastásicos son los tumores pulmonares más habituales. Suelen ser múltiples y bien delimitados. Cuando se observan grandes nódulos en las radiografías de pulmón, se denominan metástasis en «bola de cañón» (fig. 12-98). El aspecto histológico de la mayoría de las metástasis es semejante al del tumor principal. Rara vez, los tumores metastásicos semejan carcinoma bronquioloalveolar, en cuyo caso el lugar principal suele ser el páncreas o el estómago.

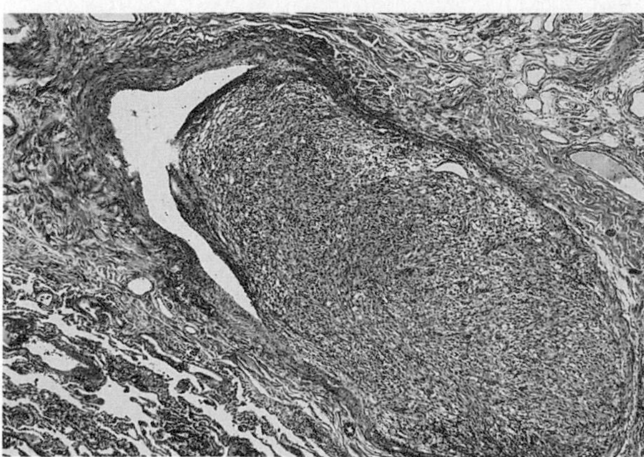

FIGURA 12-96. Sarcoma de arteria pulmonar. Masa polipoidea formada por células malignas fusiformes que se extiende dentro de la luz de la arteria pulmonar.

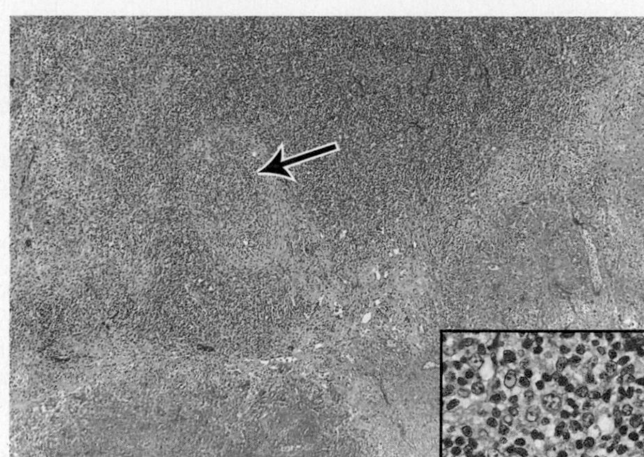

FIGURA 12-97. Granulomatosis linfomatoide. Extensa masa necrótica nodular compuesta por un infiltrado celular linfático que penetra en los vasos sanguíneos (*flecha*) en el borde de la lesión. El infiltrado linfático está constituido por una población polimórfica de células linfáticas atípicas grandes y de tamaño mediano (*recuadro*).

En el **carcinoma linfangítico** el tumor metastásico se disemina ampliamente a través de los canales linfáticos pulmonares hasta formar una capa de tumor alrededor del árbol broncovascular y las venas. Desde el punto de vista clínico, los pacientes presentan tos y disnea, así como un patrón reticulonodular difuso en la radiografía de tórax. Los lugares principales más comunes son la mama, el estómago, el páncreas y el colon.

Pleura

NEUMOTÓRAX

El neumotórax es la presencia de aire en la cavidad pleural. Puede ocurrir con una perforación traumática de la pleura o de forma «espontánea». Entre las causas traumáticas se incluyen heridas penetrantes de la pared torácica (p. ej., herida por arma blanca o fractura de costilla). El neumotórax traumático suele ser yatrógeno y se presenta después de la aspiración terapéutica de líquido de la

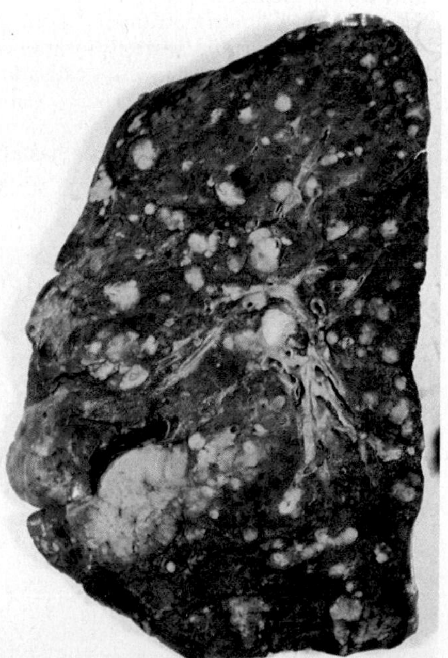

FIGURA 12-98. Carcinoma metastásico de pulmón. Corte de un pulmón en el que se observan numerosos nódulos de carcinoma metastásico que corresponden a las metástasis en «bola de cañón» observadas en la radiografía.

pleura (toracocentesis), biopsias pleural o pulmonar, biopsia transbronquial y ventilación asistida por presión positiva.

El **neumotórax espontáneo** suele observarse en adultos jóvenes. Por ejemplo, un hombre joven puede presentar un dolor torácico agudo y dificultad para respirar durante un ejercicio vigoroso. En la radiografía de tórax suele observarse insuficiencia pulmonar en el lado donde presenta dolor y una zona de acumulación de aire en el espacio pleural. La causa es la rotura, por lo general, de una bola enfisematosa subpleural. En la mayoría de los casos, el neumotórax espontáneo se resuelve por sí mismo, pero algunos pacientes requieren intervención para extraer el aire.

El **neumotórax a tensión** consiste en la presencia de un neumotórax unilateral suficientemente grande como para desviar el mediastino hacia el lado opuesto comprimiendo el pulmón de ese lado. Esta situación puede poner en riesgo la vida y debe ser resuelta mediante un drenaje inmediato.

La **fístula broncopleural** es una afección grave en la que hay una comunicación libre entre las vías respiratorias y la pleura. Suele ser yatrógena, causada por la interrupción de la continuidad bronquial durante una biopsia o una intervención quirúrgica. También puede deberse a una infección generalizada y a necrosis del tejido pulmonar, en cuyo caso la infección es más importante que el aire.

DERRAME PLEURAL

El derrame pleural es la acumulación excesiva de líquido en la cavidad pleural. En la cavidad pleural normal hay una pequeña cantidad de líquido que tiene como función lubricar el espacio entre los pulmones y la pared torácica. El líquido es secretado en el espacio pleural por la pleura parietal y absorbido por la pleura visceral. Estos derrames varían desde unos cuantos mililitros, detectables en la radiografía como una obliteración del ángulo costofrénico, hasta una acumulación masiva que desvía el mediastino y la tráquea hacia el lado opuesto.

HIDROTÓRAX: el hidrotórax es un derrame que tiene el aspecto de agua y que debe ser considerado como edema en otra región. Puede deberse a aumento de la presión hidrostática capilar, como ocurre en pacientes con insuficiencia cardíaca o en cualquier otra situación que produzca edema pulmonar o sistémico. El hidrotórax también se presenta en pacientes con baja presión osmótica en suero, así como en el síndrome nefrótico, cirrosis hepática o desnutrición grave. Otras causas importantes de hidrotórax son las enfermedades vasculares del colágeno (en particular lupus eritematoso y artritis reumatoide) y la exposición al amianto.

PIOTÓRAX: la presencia de un derrame de líquido turbio con presencia de leucocitos polimorfonucleares (piotórax) se debe a infecciones de la pleura. En algunas ocasiones es causado por una herida penetrante externa que introduce microorganismos piógenos en el espacio pleural, pero con mayor frecuencia es una complicación de la neumonía bacteriana que se extiende hasta la superficie pleural; el ejemplo clásico es la neumonía neumocócica. El piotórax es una complicación rara de procedimientos médicos en la cavidad pleural.

EMPIEMA: este trastorno es una variante del piotórax en la que hay acumulación de pus espeso dentro de la cavidad pleural, a menudo con loculación y fibrosis.

HEMÓTORAX: presencia de sangre en la cavidad pleural como resultado de traumatismo o rotura de un vaso (p. ej., aneurisma disecante de la aorta). El derrame pleural puede estar teñido de sangre en la tuberculosis, cánceres que afecten a la pleura e infartos pulmonares.

QUILOTÓRAX: el quilotórax es la acumulación de un líquido de aspecto lechoso, rico en lípidos (quilo), en la cavidad pleural tras obstrucción linfática. Tiene un pronóstico malo, debido a que la obstrucción linfática indica enfermedad de los nódulos linfáticos en el mediastino posterior. El quilotórax es por tanto una complicación rara de tumores mediastínicos, como el linfoma. En países tropicales, puede ser resultado de la infestación por nematodos. También puede observarse en casos de linfangioleiomiomatosis pulmonar.

PLEURITIS

La pleuritis o inflamación de la pleura puede ser resultado de la extensión de cualquier infección pulmonar hacia la pleura visceral, infecciones bacterianas dentro de la cavidad pleural, infecciones virales, enfermedades vasculares del colágeno o infartos pulmonares que afectan la superficie pulmonar. El síntoma más destacado es un dolor torácico agudo, penetrante durante la inspiración. Con frecuencia se acompaña de derrame pleural.

TUMORES DE LA PLEURA

Los tumores fibrosos localizados (solitarios) de la pleura suelen ser benignos

El **tumor fibroso solitario de la pleura** es una neoplasia localizada poco frecuente que surge en la pleura. La mayoría de estos tumores son benignos, pero un pequeño porcentaje son malignos. Hasta el 80% se originan en la pleura visceral y el resto en la pleura parietal. Pueden aparecer tumores similares en cualquier superficie mesotelial, incluyendo el mediastino, el peritoneo, el pericardio, el hígado y la túnica vaginal. Pueden originarse a partir del tejido conjuntivo submesotelial, no del mesotelio, y no tienen relación con el amianto.

ANATOMOPATOLOGÍA: los tumores suelen ser pedunculados. Más del 60% tienen más de 10 cm de diámetro y algunos alcanzan hasta 40 cm y un peso de hasta 3800 g. La superficie de corte es de color blanco grisáceo, con aspecto nodular, circular o lobulillado (fig. 12-99A). En ocasiones hay presencia de quistes, en especial en la base cerca del lugar de unión de la pleura.

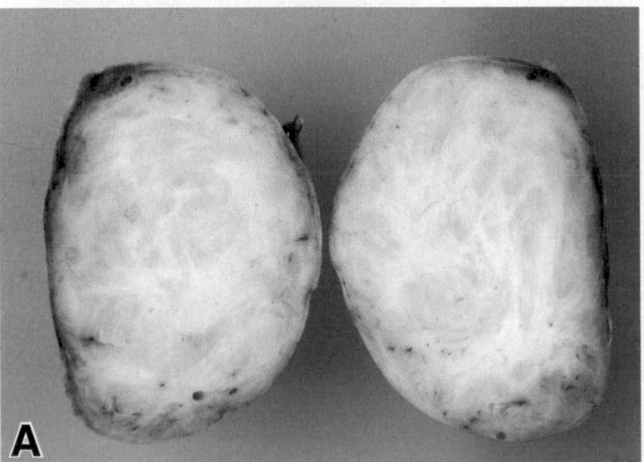

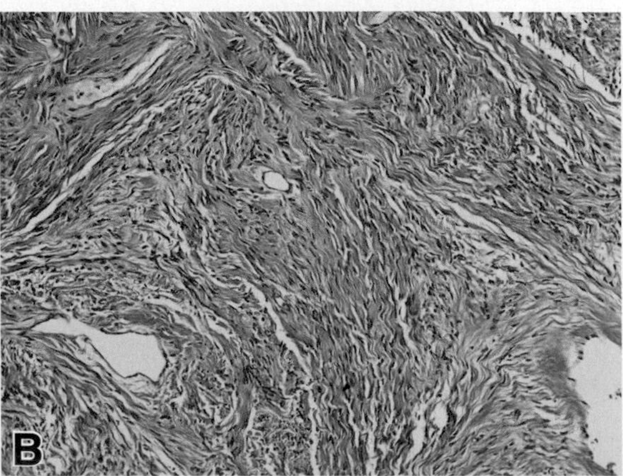

FIGURA 12-99. Tumor fibroso pleural localizado (solitario). A. El tumor se encuentra delimitado con un aspecto en la superficie de corte en espiral y color café. **B.** Las células tumorales tienen forma redonda u ovalada y fusiforme, con un estroma de colágeno denso eosinófilo o «viscoso» y vasos sanguíneos en forma de hendidura.

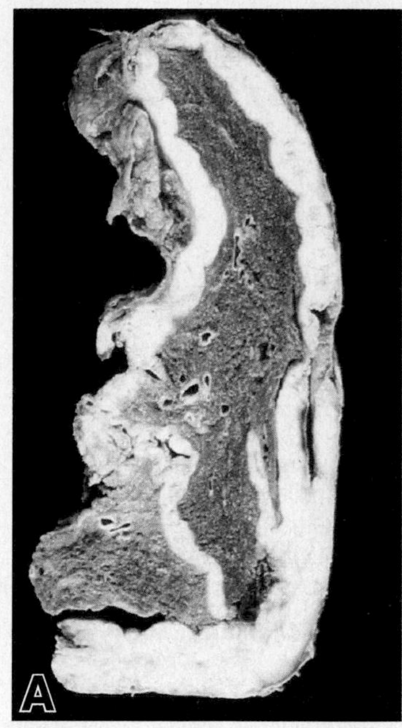

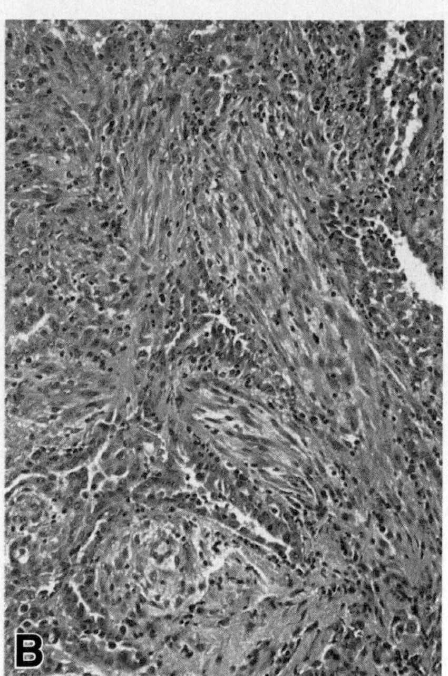

FIGURA 12-100. Mesotelioma maligno pleural. A. El pulmón se encuentra encapsulado por un denso tumor pleural que se extiende a lo largo de las fisuras interlobulares pero no afecta al parénquima pulmonar subyacente. **B.** Este mesotelioma está formado por un patrón bifásico de elementos epiteliales y sarcomatosos.

El aspecto histológico más habitual es el «patrón sin patrón», caracterizado por una mezcla desordenada y al azar de células parecidas a fibroblastos y tejido conjuntivo. Otras formas de distribución incluyen de tipo de hemangiopericitoma, estoriforme (aspecto de estrellas o espiral), en hueso de pescado, aspecto de leiomioma, o de tipo neurofibroma (fig. 12-99B). Las células tumorales tienen forma de huso oval, con frecuencia con aspecto similar a fibroblastos. El colágeno está comprimido entre las células y una red laxa o puede formar una banda densa parecida a un cable. Las características histológicas sugieren malignidad, por ejemplo, aumento de la celularidad, pleomorfismo, necrosis y más de cuatro mitosis por cada 10 campos de aumento. La mayoría de los tumores son positivos en pruebas inmunitarias para CD34 y *Bcl-2*. La mayoría de los casos también albergan una fusión génica *NAB2-STAT6* que resulta positiva en la inmunotinción para STAT-6.

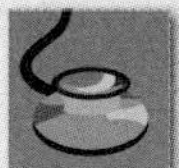

CARACTERÍSTICAS CLÍNICAS: la media de edad de los pacientes con diagnóstico de tumor fibroso localizado de la pleura es de 55 años (rango, 9 a 86 años) sin predominio de sexo. Suelen presentarse con dolor torácico, seguido de disnea, tos, hipoglucemia, pérdida de peso, hemoptisis, fiebre y sudoración nocturna.

Los pacientes con tumores fibrosos benignos de pleura tienen un pronóstico excelente. La mitad de los tumores malignos en el análisis histológico se curan si se extirpan completamente.

El mesotelioma maligno suele deberse a la exposición al amianto

El mesotelioma maligno es una neoplasia de las células mesoteliales. Es más frecuente en la pleura, pero también puede desarrollarse en el peritoneo, el pericardio y la túnica vaginal de los testículos.

EPIDEMIOLOGÍA: cada año se desarrollan unos 2000 nuevos casos de mesotelioma maligno en Estados Unidos. En este país, Gran Bretaña y Sudáfrica, el 80% de los pacientes manifiestan haber estado expuestos al amianto. El mesotelioma suele desarrollarse después de un largo período de latencia, de una media de 30 a 40 años.

ANATOMOPATOLOGÍA: en el análisis macroscópico, los mesoteliomas pleurales a menudo encapsulan y comprimen el pulmón, y se extienden en las fisuras y los tabiques interlobulillares en un patrón de distribución que a menudo se conoce como «corteza pleural» (fig. 12-100A). La invasión del parénquima pulmonar suele limitarse a la periferia adyacente al tumor. No suele haber afectación de los nódulos linfáticos.

En el análisis microscópico, los mesoteliomas clásicos muestran patrones tanto epitelial como sarcomatoso (fig. 12-100B). Las glándulas y los túbulos que se asemejan a un adenocarcinoma se encuentran combinados con láminas de células fusiformes de aspecto similar a un fibrosarcoma. En algunos casos, solo está presente uno u otro componente. Si es epitelial, el tumor puede ser difícil de distinguir del adenocarcinoma. Con menor frecuencia, solo está presente el componente sarcomatoso. La inmunohistoquímica es esencial para diferenciar el mesotelioma del adenocarcinoma (*v.* cap. 5). Ambos son positivos para citoqueratinas.

Sin embargo, los adenocarcinomas a menudo, pero no siempre, expresan antígeno carcinoembrionario, claudina 4, Leu-M1, B72.3 y Ber-EP4, pero los mesoteliomas son negativos para estos marcadores. En cambio, los mesoteliomas suelen ser positivos para calretinina, WT-1 y D2-40 (podoplanina), para los que los adenocarcinomas suelen ser negativos. Otros criterios que apoyan el diagnóstico de mesotelioma son la ausencia de mucina, la presencia de ácido hialurónico (tinción positiva de azul alciano) y microvellosidades largas y delgadas observadas por microscopía electrónica.

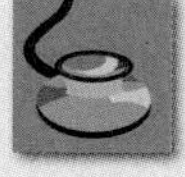

CARACTERÍSTICAS CLÍNICAS: la media de edad de los pacientes con mesotelioma es de 60 años. Primero presentan derrame o masa pleurales, dolor torácico y síntomas inespecíficos, como pérdida de peso y malestar general. Los mesoteliomas pleurales tienden a diseminarse localmente dentro de la cavidad torácica, con invasión y compresión de las estructuras principales. Pueden producirse metástasis en el parénquima pulmonar y en los nódulos linfáticos del mediastino, así como en lugares extratorácicos como el hígado, los huesos, el peritoneo y las glándulas suprarrenales. El tratamiento es en gran medida ineficaz y el pronóstico es malo. Pocos pacientes sobreviven más de 18 meses tras el diagnóstico.

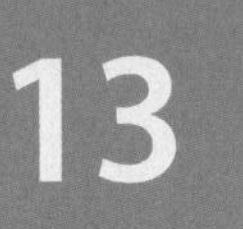

Tubo digestivo

Jeffrey P. Baliff, Jonathan N. Glickman

ESÓFAGO

ANATOMÍA

El intestino y las vías respiratorias surgen, desde el punto de vista embrionario, de la porción anterior del intestino, que posteriormente se divide en dos tubos separados, el esófago dorsal y la tráquea ventral. El esófago adulto consiste en un conducto para el alimento y el líquido hacia el estómago. Cuando se mide durante una endoscopia superior, su longitud es de 38 cm a 43 cm (una media de 40 cm) desde los dientes incisivos hasta la unión gastroesofágica. Contiene músculo estriado y liso en su porción superior y músculo liso solo en su porción inferior. Superiormente está fijado por los músculos constrictor cricofaríngeo y faríngeo inferior, que en conjunto forman el esfínter esofágico superior. Discurre inferiormente a través del mediastino posterior por detrás de la tráquea y el corazón, y sale del tórax a través del diafragma. La contracción muscular tónica en su extremo inferior da origen al **esfínter esofágico inferior**, que es un esfínter funcional, más que verdadero desde el punto de vista anatómico.

El esófago contiene capa mucosa, una capa muscular de la mucosa, una capa submucosa, una capa muscular propia y una adventicia. La capa mucosa está revestida por epitelio escamoso estratificado no queratinizante. La transición hacia mucosa gástrica en la **unión gastroesofágica** (**GE**) es muy repentina cuando se alcanza el diafragma. La submucosa esofágica contiene glándulas mucosas, un rico plexo linfático y fibras nerviosas. Los vasos linfáticos del tercio superior del esófago drenan los nódulos linfáticos cervicales, los del tercio medio a los nódulos mediastínicos y los del tercio inferior, a los nódulos linfáticos celíacos y gástricos. Estas características anatómicas son importantes en la diseminación del cáncer de esófago. El drenaje venoso del esófago es importante, porque las venas pueden formar varices en caso de hipertensión portal. Las varices solo se producen en el tercio inferior del esófago, ya que las venas del tercio superior drenan en la vena cava superior y las del tercio medio, en el sistema ácigos. Solo las venas del tercio inferior drenan en la vena porta a través de las venas gástricas.

ALTERACIONES CONGÉNITAS

La fístula traqueoesofágica provoca una neumonía por aspiración

La **atresia** y la **estenosis** congénitas pueden producirse en cualquier lugar del tubo digestivo. La atresia esofágica se da en 1 de cada 3500 nacimientos y la estenosis, en 1 de cada 50000. Las atresias se definen como una interrupción completa de la luz, mientras que una fístula consiste en la conexión anómala entre dos estructuras con separación normal. Las estenosis, o estrechamientos, suelen ser adquiridas, pero pueden ser congénitas. Suelen desarrollarse en la porción distal del esófago y deberse a una arquitectura anómala de la pared.

La **atresia esofágica, con o sin fístula traqueoesofágica**, es la anomalía esofágica congénita más común (fig. 13-1), con una mayor frecuencia en recién nacidos prematuros de sexo masculino. La atresia es el resultado de un fallo en la recanalización del intestino primitivo, mientras que la fístula traqueoesofágica es el resultado de la separación incompleta del intestino primitivo en dos tubos completamente separados. La mitad de los pacientes presentan otras anomalías congénitas. Una quinta parte presenta el síndrome VACTERL (síndrome que incluye anomalías vertebrales, atresia anal, anomalías cardíacas, fístula traqueoesofágica, anomalías renales y defectos de los miembros). Se desconoce la etiología de las atresias y las fístulas esofágicas, pero se cree que contribuyen factores genéticos y ambientales. El polihidramnios ayuda a establecer el diagnóstico prenatal, ya que, en el caso de una atresia esofágica superior, el líquido amniótico no puede llegar al estómago.

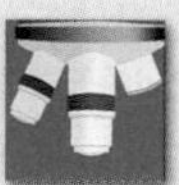

ANATOMOPATOLOGÍA: en aproximadamente el 85% de las fístulas traqueoesofágicas, la porción superior del esófago termina en una bolsa ciega y el extremo superior del segmento inferior se comunica con la tráquea (fig. 13-1A). ***En este tipo de atresia, la bolsa ciega superior se llena de mucosidad, que el lactante aspira.*** Otro tipo de fístula consiste en una comunicación entre el esófago proximal y la tráquea; la bolsa esofágica inferior se comunica con el estómago (fig. 13-1B). ***Los lactantes con esta afección realizan la aspiración poco después del nacimiento.***

En una **fístula de tipo H**, existe una comunicación entre un esófago y una tráquea intactos (fig. 13-1C). Esta lesión puede no ser sintomática hasta alcanzar la edad adulta, cuando se presenta con infecciones pulmonares repetidas.

Los anillos y las membranas causan disfagia

MEMBRANAS ESOFÁGICAS: en ocasiones, una membrana mucosa se proyecta en la luz del esófago. Las membranas suelen ser finas (< 2 mm) y excéntricas, y suelen producirse en la porción proximal del esófago. Tienen un núcleo de tejido fibrovascular revestido por mucosa y submucosa normales. Las mujeres de mediana edad son las más afectadas y presentan dificultad para tragar (disfagia). Suelen tratarse con sondas de goma, tubos cilíndricos utilizados para dilatar los segmentos constreñidos de las estructuras tubulares. Si es necesario, las membranas pueden extirparse mediante endoscopia con pinzas de biopsia.

SÍNDROME DE PLUMMER-VINSON (PATERSON-KELLY): este trastorno extremadamente raro se caracteriza por *(1)* membrana esofágica cervical, *(2)* inflamación de la lengua (glositis) y de las comisuras de la boca (queilitis), y *(3)* anemia por insuficiencia de hierro. La disfagia es la manifestación clínica más común. El 90% de los casos se dan en mujeres. El tratamiento incluye la administración de suplementos de hierro y, si es necesario, la dilatación mecánica del esófago. ***El carcinoma de bucofaringe y porción superior del esófago es una posible complicación.***

ANILLO DE SCHATZKI (o membrana esofágica terminal): a diferencia de las membranas, los anillos esofágicos (también conocidos como anillo de Schatzki) son membranas mucosas concéntricas más gruesas (2-5 mm) que suelen aparecer en la porción distal del esófago (fig. 13-2). Aunque pueden observarse hasta en el 14% de los análisis con bario, los anillos de Schatzki suelen ser asintomá-

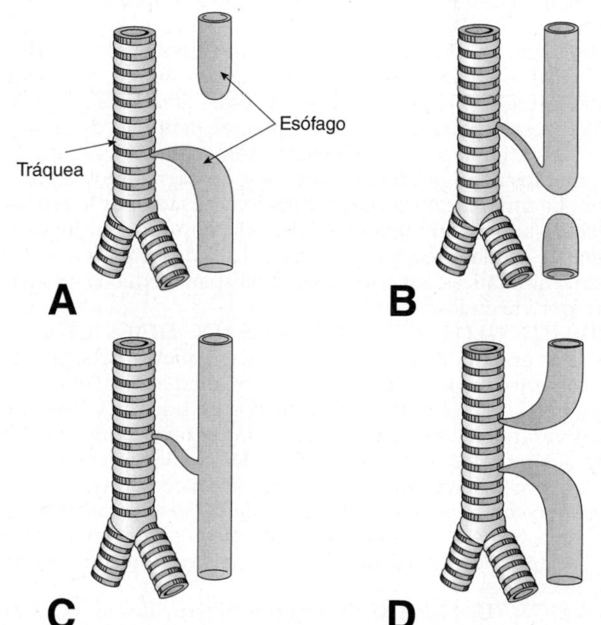

FIGURA 13-1. Fístulas traqueoesofágicas congénitas. A. El tipo más frecuente (85% de los casos) es una comunicación entre la tráquea y la porción inferior del esófago. El segmento superior del esófago termina en un saco ciego. **B.** En pocos casos, la porción proximal del esófago tiene comunicación con la tráquea. **C.** Fístula tipo H sin atresia esofágica. **D.** Fístulas traqueales tanto en la bolsa esofágica proximal como en la porción distal del esófago.

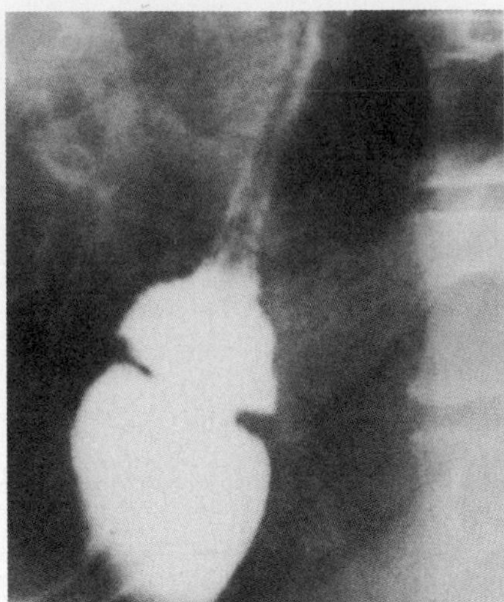

FIGURA 13-2. Anillo mucoso de Schatzki. Radiografía de contraste en la que se observa la estenosis esofágica inferior.

ticos. Sin embargo, los pacientes con anillos de Schatzki estrechos pueden referir disfagia intermitente. A menudo, los cambios en la alimentaión y el estilo de vida mejoran los síntomas. Si estas intervenciones no son efectivas, también puede realizarse una dilatación con sondas.

Los divertículos esofágicos suelen deberse a una disfunción motora

Un **divertículo verdadero** es una evaginación del tubo digestivo tubular que contiene todas las capas: mucosa, submucosa y muscular propia. El repliegue de mucosa y submucosa a través de la capa muscular propia se considera un **falso divertículo**. Los divertículos esofágicos se producen en la región hipofaríngea, por encima del esfínter esofágico superior, en la porción media del esófago e inmediatamente proximal al esfínter esofágico inferior.

DIVERTÍCULO DE ZENKER: considerado el tipo más común de divertículo esofágico, el divertículo de Zenker aparecen en la porción proximal del esófago en pacientes de edad avanzada, más en hombres que en mujeres. Es probable que estos falsos divertículos adquiridos se deban a un trastorno de la función de la musculatura cricofaríngea. El agrandamiento de estos divertículos puede ser visible, y estos pueden acumular una gran cantidad de alimentos. Entre los síntomas se incluyen halitosis (mal aliento), regurgitación de alimentos no digeridos, tos, asfixia y, quizá, neumonía por aspiración. La inflamación de larga duración causada por la estasis del contenido alimentario dentro del divertículo puede dar lugar a carcinoma de células escamosas hasta en el 7% de los pacientes. Cuando son sintomáticas, estas lesiones se extirpan mediante cirugía o se tratan por vía endoscópica.

DIVERTÍCULOS MIDESOFÁGICOS (DE TRACCIÓN): los divertículos en la porción media del esófago suelen deberse a inflamación periesofágica y/o a una cicatrización que tracciona la pared esofágica (de ahí el término divertículos de tracción). Estos divertículos verdaderos pueden deberse a una masa pulmonar o necroinflamación en los nódulos linfáticos del mediastino causada, por ejemplo, por tuberculosis, histoplasmosis o sarcoidosis.

Aunque con menos frecuencia, puede deberse a trastornos de la motilidad, como la acalasia. Estos divertículos no retienen alimentos ni secreciones y permanecen asintomáticos, con complicaciones poco frecuentes.

DIVERTÍCULO EPIFRÉNICO: estos divertículos se localizan en la porción distal del esófago, normalmente inmediatamente por encima del diafragma. Las alteraciones motoras del esófago, por ejemplo acalasia, espasmo esofágico difuso, se encuentran en dos terceras partes de los pacientes con este falso divertículo. Las anomalías del esfínter esofágico inferior también pueden dar lugar a un divertículo epifrénico. Cuando es sintomático, la cirugía para corregir la anomalía motora subyacente (p. ej., miotomía) es adecuada.

ALTERACIONES MOTORAS

La coordinación autónoma del movimiento muscular durante la deglución es una **función motora** y tiene como resultado el libre paso de los alimentos a través del esófago. La característica distintiva de los trastornos motores es la dificultad para tragar, o **disfagia**. La disfagia suele consistir en la conciencia de que los alimentos no descienden, pero no es dolorosa en sí misma. El dolor al tragar se denomina **odinofagia**. Los trastornos motores pueden ser causados por:

- **Enfermedades sistémicas del músculo esquelético** (en la porción superior del esófago) como miastenia grave, dermatomiositis, amiloidosis, hipotiroidismo y mixedema.
- **Enfermedades neurológicas** que afectan los nervios del músculo esquelético o liso (p. ej., accidentes cerebrovasculares, esclerosis lateral amiotrófica).
- **Neuropatía periférica** asociada a diabetes o alcoholismo.

En la acalasia, la función del esfínter esofágico inferior es anómala

En la acalasia se produce un fallo del esfínter esofágico inferior, que se relaja con la deglución y desencadena una deficiencia del peristaltismo en el cuerpo del esófago. Como resultado de estos defectos tanto en el tracto de salida como en los mecanismos de bombeo del esófago, el alimento queda retenido en el esófago, con la consiguiente dilatación proximal (fig. 13-3).

La acalasia primaria es una enfermedad inflamatoria que provoca la pérdida de neuronas inhibidoras en el plexo mientérico esofágico. La inflamación crónica (principalmente de linfocitos T) en el plexo mientérico conduce a neuritis y ganglionitis, y finalmente a la pérdida de células ganglionares y fibrosis. Se desconoce la causa de la inflamación, pero se han sugerido factores genéticos, virales y autoinmunitarios. Los cambios degenerativos en el núcleo motor dorsal del vago y los nervios vagos extraesofágicos también pueden contribuir. En Latinoamérica, la acalasia secundaria es una complicación común de la **enfermedad de Chagas** (*v.* cap. 9), en la que las células ganglionares son destruidas por el protozoo *Trypanosoma cruzi*. El término seudoacalasia se refiere al daño de los nervios del plexo mientérico por trastornos infiltrantes, como la amiloidosis, la sarcoidosis o tumores invasivos.

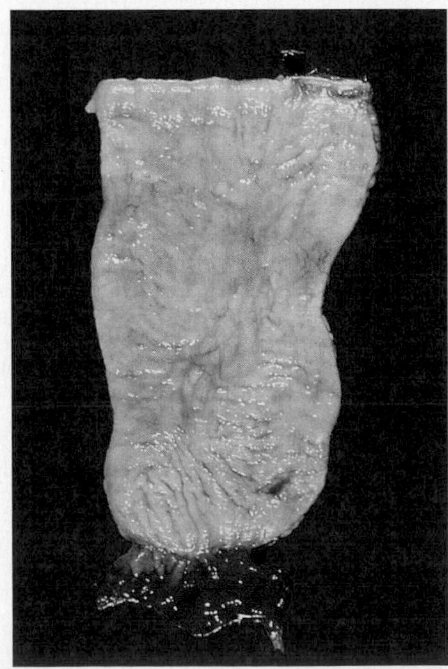

FIGURA 13-3. Esófago y parte superior del estómago de un paciente con acalasia avanzada. El esófago está notablemente dilatado arriba de la unión gastroesofágica, en donde se localiza el esfínter esofágico inferior. La mucosa esofágica es redundante y posee epitelio escamoso hiperplásico.

Entre los síntomas de la acalasia se incluyen disfagia (tanto a los sólidos como a los líquidos) y, en algunas ocasiones, odinofagia y regurgitación del material retenido en el esófago. Puede desarrollarse carcinoma de células escamosas en casos de larga duración. La radiografía puede mostrar una unión gastroesofágica en forma de «pico de pájaro», pero la manometría es la prueba diagnóstica estándar para confirmar la acalasia. El tratamiento puede consistir en dilatación endoscópica con balón, inyección de toxina botulínica en el esfínter esofágico inferior, miotomía endoscópica o miotomía quirúrgica del esfínter esofágico inferior. Los pacientes pueden desarrollar reflujo gastroesofágico después del tratamiento.

La esclerosis sistémica provoca fibrosis en la pared del esófago

La esclerosis sistémica (esclerodermia) provoca fibrosis en muchos órganos y afecta el tubo digestivo en el 80 % de los casos (*v.* cap. 30, en línea). Cualquier segmento del intestino tubular puede verse afectado. El esófago es el órgano afectado con mayor frecuencia, y a menudo presenta una función muscular esofágica anómala. El esfínter esofágico inferior puede estar tan deteriorado que la porción inferior del esófago y la porción superior del estómago ya no forman entidades funcionales distintas y se visualizan como una cavidad común. El peristaltismo puede estar deteriorado en todo el esófago.

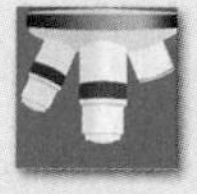

ANATOMOPATOLOGÍA: hay fibrosis en el músculo liso esofágico (especialmente en la capa muscular propia interna). También es evidente la inflamación no específica. Las arterias y arteriolas pequeñas muestran fibrosis de la íntima, que puede contribuir a fibrosis.

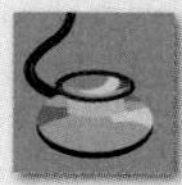

CARACTERÍSTICAS CLÍNICAS: los pacientes presentan disfagia, regurgitación y ardor de estómago causados por la esofagitis péptica, debido al reflujo del ácido del estómago. Pueden producirse alteraciones graves del reflujo (*v.* más adelante).

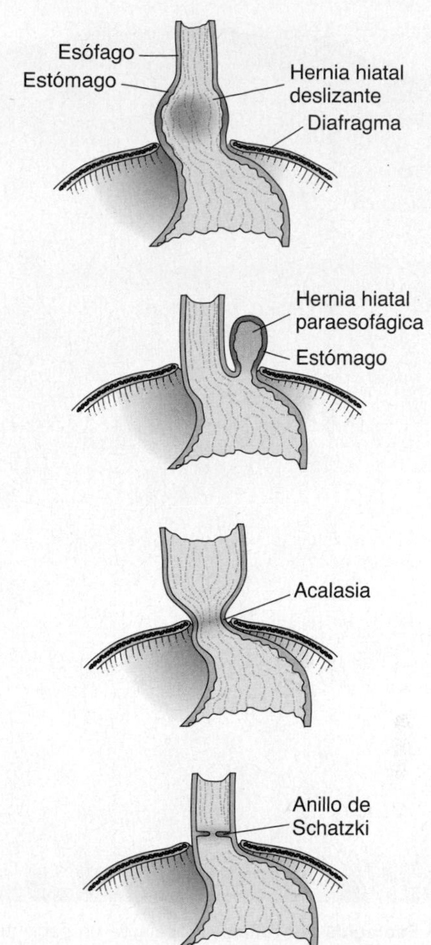

FIGURA 13-4. Trastornos del hiato esofágico.

HERNIA DE HIATO

La hernia de hiato es una protrusión del estómago hacia el tórax, por el agrandamiento de la abertura diafragmática. Existen dos tipos básicos de hernia de hiato (fig. 13-4).

HERNIA POR DESLIZAMIENTO: el agrandamiento del hiato diafragmático y la laxitud del tejido conjuntivo circunferencial permiten que un tapón de mucosa gástrica se desplace superiormente, por encima del diafragma. Esta afección común representa el 85 % de las hernias de hiato y suele ser asintomática. El síntoma más habitual es el reflujo GE, aunque no está claro si las hernias son la causa o el resultado del reflujo.

HERNIA PARAESOFÁGICA: en esta forma infrecuente de hernia de hiato, se desarrolla una hernia en la porción del fondo gástrico por un defecto en el tejido conjuntivo diafragmático que normalmente forma el hiato esofágico. La hernia se agranda progresivamente y el hiato se hace cada vez más ancho. Esto puede comprimir el esófago, lo que provoca una disminución del reflujo del contenido gástrico. En casos extremos, el estómago completo y otros órganos abdominales pueden herniarse hacia el tórax.

CARACTERÍSTICAS CLÍNICAS: los síntomas de la hernia de hiato por deslizamiento, principalmente acidez y regurgitación, son el resultado del reflujo del contenido gástrico hacia el esófago, principalmente debido a la insuficiencia del esfínter esofágico inferior. Clásicamente, los síntomas empeoran cuando los pacientes adquieren la posición de decúbito, ya que facilita el reflujo ácido. En las hernias paraesofágicas puede observarse disfagia, saciedad excesiva después de las comidas, dificultad para respirar, dolor al tragar y, en ocasiones, úlceras pépticas hemorrágicas. Las hernias de gran tamaño conllevan un riesgo de vólvulo gástrico o de dilatación gástrica intratorácica.

Las hernias de hiato por deslizamiento no suelen requerir cirugía y se tratan médicamente. Una hernia paraesofágica en crecimiento debe corregirse mediante cirugía, incluso si es asintomática.

ESOFAGITIS

La esofagitis por reflujo se debe al reflujo de contenidos gástricos (enfermedad por reflujo gastroesofágico)

Es, con diferencia, el tipo más común de esofagitis. A menudo se produce junto con hernias de hiato por deslizamiento, pero puede desarrollarse debido a un esfínter esofágico inferior disfuncional sin lesión anatómica.

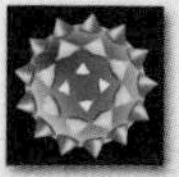

FACTORES ETIOLÓGICOS: la principal barrera para el reflujo del contenido gástrico hacia el esófago es el esfínter esofágico inferior. Los episodios de reflujo son normales, especialmente después de una comida. La mucosa está parcialmente protegida por secreciones alcalinas de las glándulas submucosas. La esofagitis se produce cuando los episodios son frecuentes y prolongados. Las sustancias que disminuyen la presión del esfínter esofágico inferior (p. ej., alcohol, chocolate, alimentos grasos, tabaco) también provocan reflujo, al igual que ciertos depresores del sistema nervioso central (SNC; p. ej., morfina, diazepam), la obesidad abdominal, el embarazo, el tratamiento con estrógenos y la presencia de una sonda nasogástrica. El ácido daña la mucosa esofágica, pero la combinación

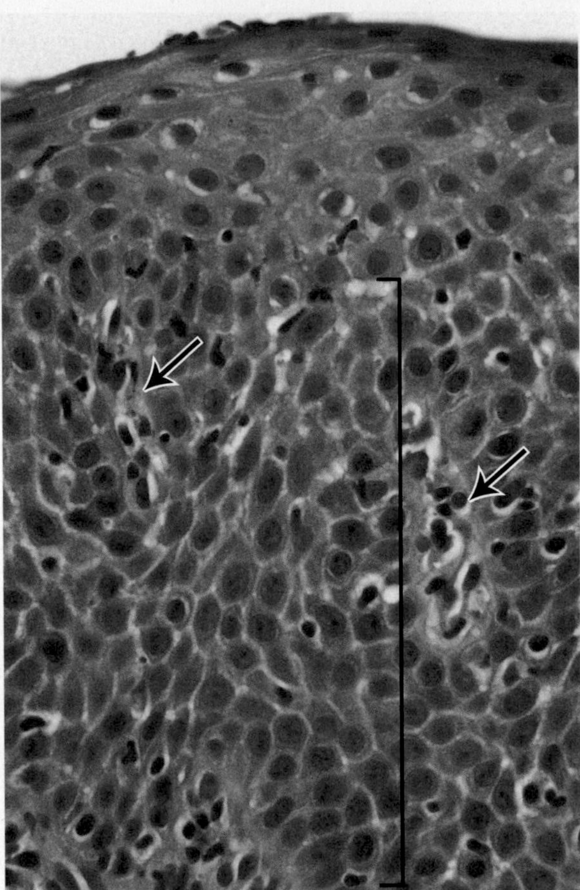

FIGURA 13-5. Esofagitis por reflujo. Biopsia de un paciente con pirosis de larga evolución. Obsérvese la hiperplasia basal (*corchete*) y de las papilas, la hiperplasia escamosa y la inflamación (*flechas*).

de ácido y pepsina es especialmente perjudicial. Además, el líquido gástrico a menudo contiene bilis que ha refluido desde el duodeno, lo que aumenta la lesión de la mucosa esofágica. El alcohol, las bebidas calientes y los alimentos picantes también pueden dañar de forma directa la mucosa.

ANATOMOPATOLOGÍA: en el análisis macroscópico, el primer efecto que evidencia el reflujo de GE es la hiperemia. Las áreas afectadas son susceptibles de sufrir erosión y ulceración superficiales de la mucosa, que a menudo se aprecian como estrías lineales verticales. Las lesiones leves del epitelio escamoso se manifiestan en forma de hinchazón celular (cambio hidrópico; *v.* cap. 1). En las lesiones continuadas se desarrolla hiperplasia: el epitelio basal se engrosa y las papilas de la lámina propia se extienden y se aproximan a la superficie (fig. 13-5). Los capilares de las papilas suelen estar dilatados. Se produce infiltración de linfocitos, neutrófilos y eosinófilos en el epitelio. En los casos graves se produce una ulceración de la mucosa. La persistencia de la úlcera puede desencadenar una estenosis esofágica, que dañará la pared esofágica en la profundidad de la lámina propia. En tales circunstancias, la fibrosis reactiva puede estrechar la luz del esófago.

CARACTERÍSTICAS CLÍNICAS: la enfermedad por reflujo gastroesofágico (ERGE) puede aparecer a cualquier edad y puede ser no erosiva, erosiva o estar relacionada con la presencia de esófago de Barrett (*v.* más adelante). La acidez y la disfagia son los síntomas de presentación habituales; suelen responder a los fármacos que reducen la acidez gástrica, en particular los inhibidores de la bomba de protones (IBP). En los casos de ERGE erosiva, puede producirse ulceración, hematemesis y estenosis.

El esófago de Barrett consiste en el reemplazo del epitelio escamoso esofágico por epitelio cilíndrico con células caliciformes (metaplasia intestinal)

El esófago de Barrett es una consecuencia de la ERGE crónica. Por razones desconocidas, su incidencia ha aumentado en los últimos años, sobre todo entre los hombres caucásicos. Este trastorno se produce en el tercio inferior del esófago, pero puede extenderse más arriba.

ANATOMOPATOLOGÍA: el epitelio de Barrett metaplásico puede afectar parcialmente la circunferencia de segmentos cortos o puede revestir toda la porción inferior del esófago (fig. 13-6A). La condición *sine qua non* del esófago de Barrett es la presencia de un «epitelio especializado» característico. En la endoscopia, se aprecia un típico color rosa salmón, y en el análisis histológico el epitelio escamoso normal es reemplazado por una mezcla de epitelio similar al del intestino, con células caliciformes bien formadas y células foveolares gástricas (fig. 13-6B). El epitelio de una minoría de pacientes desarrolla displasia (fig. 13-6C) que, si no se trata, puede evolucionar a adenocarcinoma (fig. 13-6D).

El riesgo de que el esófago de Barrett se transforme en adenocarcinoma se correlaciona con la longitud de esófago afectado y con el grado de displasia.

CARACTERÍSTICAS CLÍNICAS: el diagnóstico de esófago de Barrett se establece mediante endoscopia con biopsia, generalmente tras síntomas de ERGE, aunque muchos no refieren reflujo. Predomina en los hombres (3:1). La prevalencia aumenta con la edad, y la mayoría de los pacientes se diagnostican después de los 50 años. Los fumadores tienen el doble de riesgo de padecer esófago de Barrett. La obesidad y la procedencia étnica caucásica son otros factores de riesgo. Aunque el esófago de Barrett es frecuente, con una prevalencia del 5% al 15% de los adultos con ERGE, el riesgo anual estimado de adenocarcinoma en pacientes con la afección es bajo, del 0.1% al 0.3%. Para prevenir el desarrollo de adenocarcinoma, a los pacientes se les realiza un seguimiento estrecho para detectar pruebas microscópicas de mucosa displásica en fases iniciales, con endoscopias de vigilancia a intervalos de 3 a 5 años si no se detecta displasia.

Según las directrices de 2016 del American College of Gastroenterology, los pacientes con displasia de bajo grado deberían someterse a un procedimiento de ablación por radiofrecuencia del segmento de Barrett, con posible resección endomucosa de las áreas nodulares, aunque las biopsias de vigilancia anuales solo son aceptables (pero no preferibles).

Los pacientes con displasia de alto grado deben someterse al mismo procedimiento de ablación combinado con la resección endomucosa de las lesiones visibles (nodulares).

La esofagitis eosinófila es un trastorno de mediación inmunitaria frecuente en pacientes con alergias y asma

El diagnóstico de esofagitis eosinófila requiere correlación clinicopatológica. Aunque la patogenia no se conoce por completo, es probable que la alergia a algunos alimentos y los alérgenos presentes en el ambiente desempeñen un papel importante. Los pacientes suelen referir disfagia o de sensación de «pegado» de los alimentos al tragar, que pueden relacionar con alimentos específicos. Las personas afectadas suelen identificarse por primera vez cuando no mejoran con el tratamiento antirreflujo estándar. Es importante descartar la ERGE mediante monitorización del pH o tras varias semanas de tratamiento con IBP.

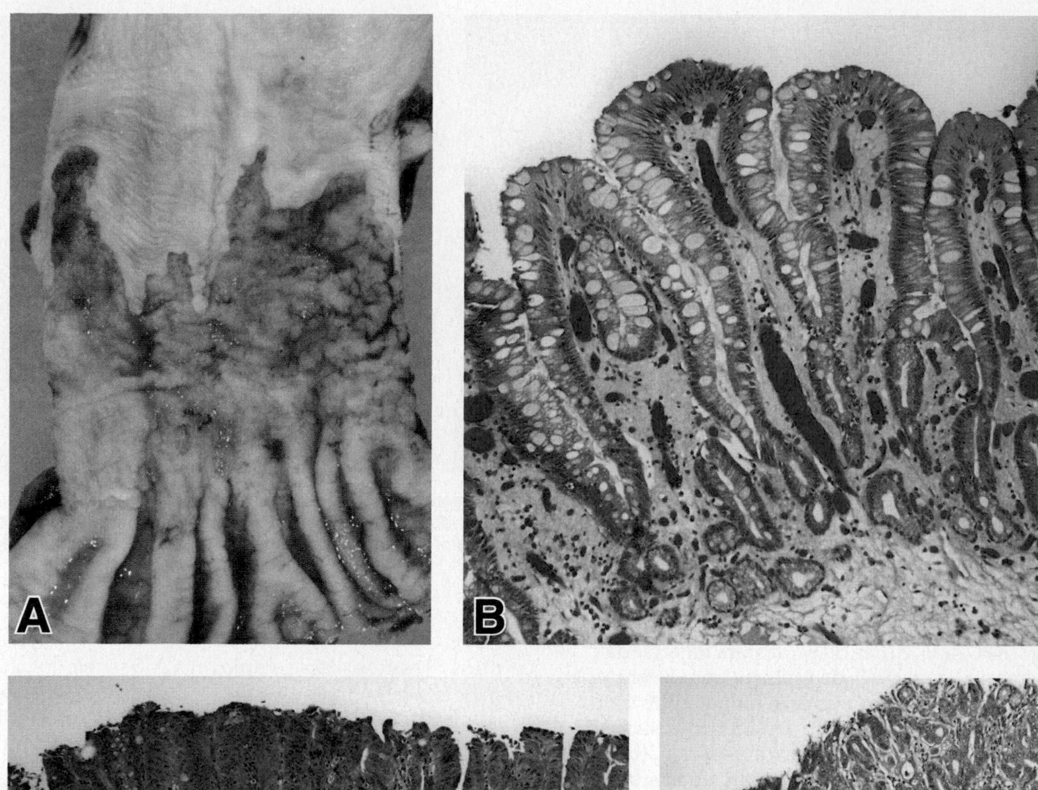

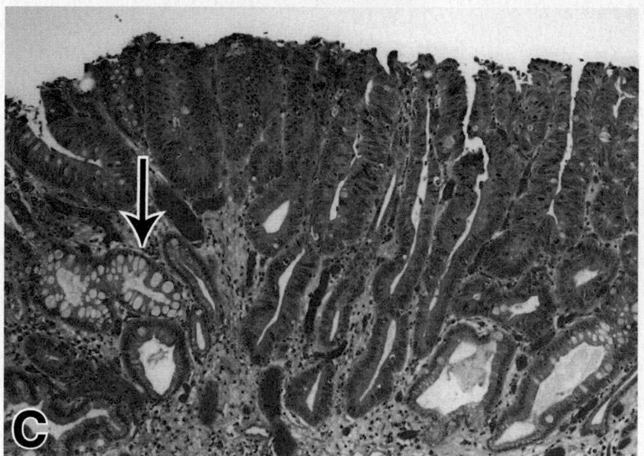

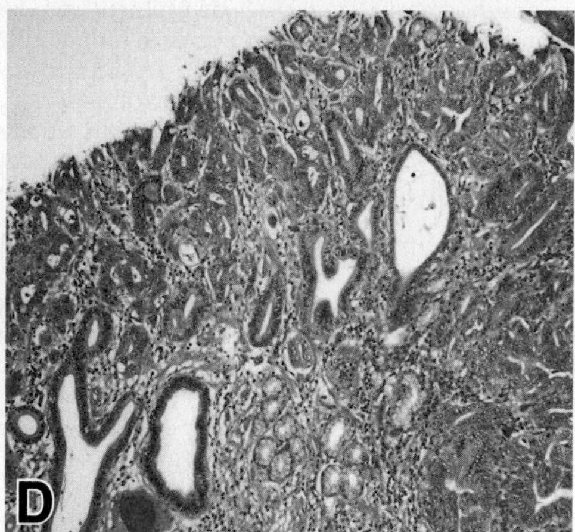

FIGURA 13-6. Esófago de Barrett. A. La presencia de prolongaciones linguales de color oscuro del epitelio intercalado con el epitelio escamoso más proximal es característica del esófago de Barrett. **B.** El epitelio especializado tiene una arquitectura en forma de vellos y está recubierta por células del tipo de las células foveolares gástricas y células caliciformes intestinales. **C. Displasia de alto grado.** Glándulas con importante displasia con núcleos hipercromáticos y alteraciones tempranas en su arquitectura. Persistencia del aspecto intestinal de las glándulas no displásicas (*flecha*). **D. Adenocarcinoma intramucoso.** Las glándulas malignas (*izquierda*) están limitadas a la mucosa y no hay evidencia de invasión.

ANATOMOPATOLOGÍA: en la endoscopia, la esofagitis eosinófila muestra anillos mucosos concéntricos (descritos como traquealización o felinización porque se asemeja a la tráquea o al esófago de un gato), surcos lineales verticales, estenosis y pequeñas placas/exudados blancos (fig. 13-7A). En la endoscopia de algunos pacientes puede apreciarse un esófago de apariencia normal. Dado que la enfermedad puede ser bastante irregular, deben evaluarse múltiples biopsias de varios niveles del esófago. El epitelio muestra hiperplasia (hiperplasia papilar y de la capa basal), edema intercelular, aumento de eosinófilos intraepiteliales (≥15 por campo de gran aumento), estratificación superficial de eosinófilos, microabscesos eosinófilos y desgranulación prominente de eosinófilos (fig. 13-7B). Es importante destacar que la ERGE también puede mostrar un aumento de eosinófilos, pero la cantidad debería reducirse tras la administración de tratamiento antirreflujo y, además, suelen localizarse en la porción distal del esófago. En la esofagitis eosinófila, por el contrario, los eosinófilos no responden al tratamiento antirreflujo y suelen localizarse en las porciones proximal y/o media del esófago.

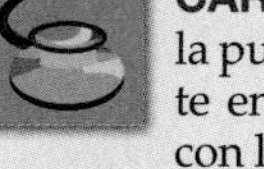

CARACTERÍSTICAS CLÍNICAS: la esofagitis eosinófila puede presentarse a cualquier edad y es más frecuente en los hombres. Los adultos suelen referir disfagia con los sólidos o impactación alimentaria, mientras que los niños pequeños pueden mostrar intolerancia a los alimentos, vómitos, dificultades de alimentación o retraso en el desarrollo. Muchos pacientes tienen antecedentes personales o familiares de atopia (asma, rinitis alérgica, eczema, dermatitis atópica), y algunos pueden presentar un ligero aumento de las concentraciones sanguíneas de eosinófilos. La eliminación de los alimentos causales de la alimentación puede conducir a la remisión en muchos pacientes. Para tratar la esofagitis eosinófila también se utilizan corticoesteroides ingeridos, inhibidores de los leucotrienos y otros inmunomoduladores.

La esofagitis infecciosa está relacionada con estados de inmunosupresión

ESOFAGITIS POR CÁNDIDA: esta infección por hongos es la más habitual del esófago debido al creciente número de pacientes con

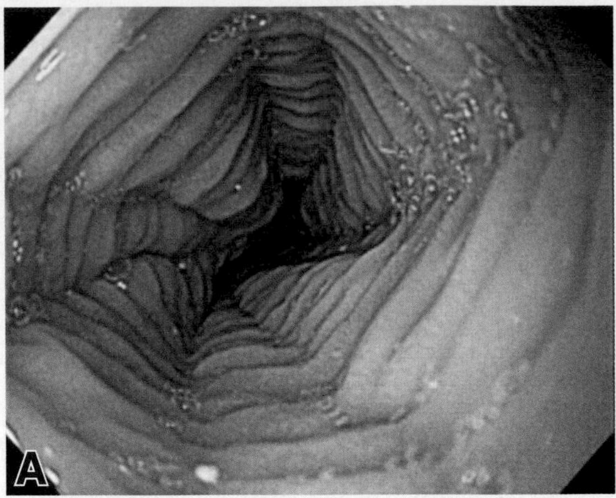

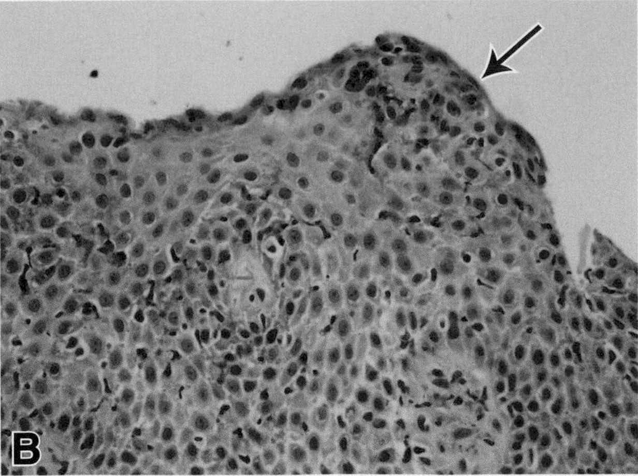

FIGURA 13-7. Esofagitis eosinófila. A. Vista endoscópica del esófago de un paciente con esofagitis eosinófila que muestra anillos mucosos concéntricos (denominados traquealización o felinización porque parece la tráquea o el esófago del gato). **B.** Imagen microscópica que muestra aumento de los eosinófilos intraepiteliales (≥15 por campo de gran aumento), estratificación superficial de los eosinófilos, microabscesos eosinófilos y desgranulación importante de los eosinófilos (*flecha*).

inmunocompromiso por VIH/sida, quimioterapia para enfermedades malignas o inmunosupresión después de un trasplante de órganos. La candidiasis esofágica también se produce en pacientes con diabetes, en aquellos que reciben tratamiento antibiótico o supresor de ácidos, o en personas que están siendo tratadas con corticoesteroides inhalados o ingeridos. Es poco frecuente en ausencia de factores predisponentes conocidos. Los síntomas habituales son disfagia y dolor intenso al tragar.

ANATOMOPATOLOGÍA: la presencia de placas blancas en la mucosa esofágica es una característica típica de esta afección. En el análisis microscópico, el epitelio escamoso suele contener neutrófilos, aunque pueden estar ausentes en pacientes con inmunocompromiso grave. Las levaduras y las seudohifas se aprecian mejor dentro de los restos escamosos necróticos mediante tinciones argénticas o de ácido peryódico de Schiff (PAS).

ESOFAGITIS POR VIRUS DEL HERPES: la infección esofágica por el virus del herpes de tipo I se produce con mayor frecuencia tras un trasplante de órganos sólidos o de médula ósea. Los pacientes presentan síntomas de odinofagia. La esofagitis por virus del herpes puede presentarse a veces en personas por lo demás sanas.

ANATOMOPATOLOGÍA: en las primeras fases de la afección se observan vesículas, pequeñas erosiones o placas. A medida que la infección evoluciona, son características las úlceras bien delimitadas. Las células epiteliales de los bordes de las úlceras muestran inclusiones nucleares herpéticas, ya sean Cowdry de tipo A (inclusión eosinófila con un halo claro circundante) o Cowdry de tipo B (inclusión intranuclear en patrón de vidrio esmerilado), con multinucleación y moldeamiento nuclear ocasionales.

ESOFAGITIS POR CITOMEGALOVIRUS (CMV): la afectación del esófago, o de otros segmentos del tubo digestivo, por el CMV suele ser reflejo de una enfermedad viral sistémica en pacientes con inmunocompromiso grave (p. ej., pacientes con sida, receptores de trasplantes, etc.). Es frecuente la ulceración de la mucosa, como en la esofagitis por virus del herpes.

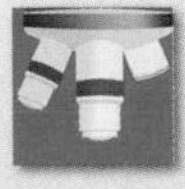

ANATOMOPATOLOGÍA: la infección por CMV tiene preferencia por las células endoteliales y del estroma, mientras que el virus del herpes simple (VHS) suele afectar las células epiteliales. El CMV difiere del VHS en otros aspectos. Por ejemplo, el CMV suele localizarse en la base de la úlcera, mientras que el VHS se encuentra en el borde de la misma. Además, una célula infectada por el CMV muestra agrandamiento tanto nuclear como citoplasmático, con una única gran inclusión intranuclear Cowdry de tipo A («ojo de búho») e inclusiones intracitoplasmáticas más pequeñas, mientras que el VHS solo presenta inclusiones intranucleares.

La esofagitis química es consecuencia de la ingestión de sustancias corrosivas

Las lesiones químicas en el esófago suelen producirse tras una intoxicación accidental en los niños, un intento de suicidio en adultos o el contacto con medicamentos («esofagitis por píldoras»). La ingesta de sustancias alcalinas corrosivas (p. ej., la lejía) o ácidos corrosivos (p. ej., ácido sulfúrico o clorhídrico), que se utilizan en diversas soluciones de limpieza, pueden producir esofagitis química. Los primeros son especialmente insidiosos, ya que suelen ser inodoros e insípidos y se digieren fácilmente antes de que los reflejos de protección reaccionen. Las personas que sobreviven a la ingesta de sustancias cáusticas tienen un riesgo mucho mayor de padecer un carcinoma de células escamosas a lo largo de su vida.

ANATOMOPATOLOGÍA: las sustancias alcalinas provocan necrosis licuefactiva con inflamación significativa y saponificación de los lípidos de la membrana de todas las capas del esófago y el estómago. La trombosis de los vasos pequeños añade necrosis isquémica a la lesión. El álcali líquido siempre produce daño grave, pero menos del 25 % de los que ingieren preparados granulares sufre complicaciones graves.

Los ácidos corrosivos producen necrosis coagulativa inmediata. Las escaras protectoras resultantes limitan las lesiones y la penetración. Aun así, la mitad de los pacientes que ingieren ácido clorhídrico o sulfúrico concentrado desarrollan lesiones esofágicas graves.

La **esofagitis por medicamentos** suele deberse a los efectos químicos directos sobre la mucosa escamosa, especialmente con cápsulas; la dismotilidad esofágica y el agrandamiento cardíaco (que incide en el esófago) pueden ser factores contribuyentes.

La esofagitis puede complicar enfermedades sistémicas

La mucosa del epitelio escamoso del esófago es similar a la epidermis y comparte algunas de sus características.

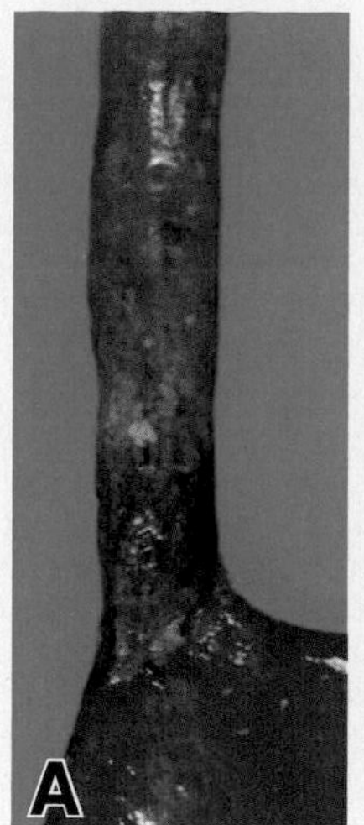

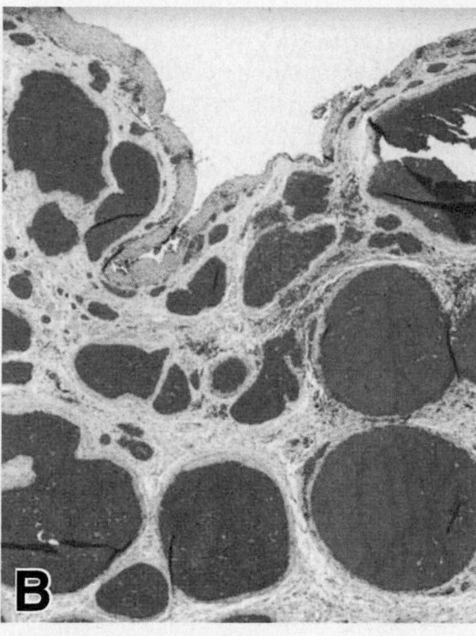

FIGURA 13-8. Varices esofágicas. A. Numerosos conductos venosos de color azul muy notables presentes en la mucosa del esófago evertido, particularmente encima de la unión gastroesofágica. **B.** Corte del esófago en el que se observan numerosas venas mucosas dilatadas.

La **forma dermolítica (distrófica) de la epidermólisis bullosa** (*v.* cap. 22) afecta todos los órganos revestidos de epitelio escamoso o derivados de este, como piel, uñas, dientes y esófago. Las ampollas se presentan de manera episódica y evolucionan desde vesículas llenas de líquido hasta úlceras exudativas. Son frecuentes la disfagia y el dolor con la deglución. Puede producirse estenosis, normalmente en la porción superior del esófago.

El **penfigoide bulloso** o **ampolloso** provoca ampollas subepiteliales en la piel y el esófago sin dejar cicatrices. Otros trastornos dermatológicos asociados a la esofagitis son el pénfigo vulgar, la dermatitis herpetiforme, el síndrome de Behçet y el eritema multiforme.

La **enfermedad de injerto contra huésped** (**EICH**; *v.* cap. 4) en los receptores de trasplantes de médula ósea puede causar lesiones esofágicas y disfagia, odinofagia y reflujo GE.

La esofagitis puede ser yatrógena

La **radiación externa** para el tratamiento de cánceres torácicos puede afectar algunas partes del esófago y provocar esofagitis y estenosis. Las **sondas nasogástricas** pueden provocar úlceras por presión si se dejan colocadas durante largos períodos, si bien el reflujo ácido también tiene un papel en estos casos.

VARICES ESOFÁGICAS

Las varices esofágicas son venas dilatadas justo debajo de la mucosa (fig. 13-8) ***que son propensas a romperse y a producir hemorragias*** (*v.* también cap. 14). Surgen en el tercio inferior del esófago, casi siempre en pacientes con cirrosis hepática e hipertensión portal.

Las anastomosis GE unen las venas esofágicas inferiores con el sistema portal. Si la presión portal supera un nivel umbral, estas anastomosis se dilatan en la porción superior del estómago y en la inferior del esófago. Sin tratamiento, las varices se rompen en más o menos una tercera parte de los pacientes, lo que provoca hemorragia que pone en riesgo la vida. Las lesiones por reflujo o la esofagitis infecciosa pueden contribuir a la hemorragia por varices. Para evitar la ruptura de las várices esofágicas, se utilizan bandas esofágicas y bloqueadores β-adrenérgicos para reducir la hipertensión portal.

LACERACIONES Y PERFORACIONES

Las laceraciones del esófago son el resultado de traumatismos externos, como accidentes de tráfico, intervenciones con instrumental médico o vómito intenso, durante los cuales la presión intraesofágica puede alcanzar los 300 mmHg. Las arcadas enérgicas pueden causar desgarros de la mucosa, primero en el epitelio gástrico y luego extendiéndose hasta el esófago.

El **síndrome de Mallory-Weiss** consiste en arcadas intensas, a menudo relacionadas con el alcoholismo. Produce desgarros de la mucosa de la porción superior del estómago y de la inferior del esófago. Estos desgarros hacen que los pacientes vomiten sangre de color rojo brillante. La hemorragia puede ser tan grave que el paciente requiera la transfusión de muchas unidades de sangre. Puede dar lugar a una perforación en el mediastino, denominada **síndrome de Boerhaave**.

Las principales enfermedades no neoplásicas se resumen en la figura 13-9.

NEOPLASIAS DEL ESÓFAGO

Los tumores benignos del esófago son poco frecuentes

A diferencia de otras partes del tubo digestivo, la mayoría de los tumores submucosos de células fusiformes del esófago derivan del músculo liso (**leiomioma**) y no de las células intersticiales de Cajal (tumores del estroma gastrointestinal [GIST, *gastrointestinal stromal tumors*]; *v.* más adelante). Casi siempre son benignos. El **papiloma escamoso** del esófago es poco frecuente y pueden estar relacionado con la infección por el virus del papiloma humano (VPH).

El carcinoma esofágico de células escamosas varía en su distribución e histología

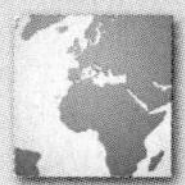

EPIDEMIOLOGÍA: en todo el mundo, el cáncer de esófago es el octavo cáncer más frecuente. En todo el mundo, la mayoría de los cánceres de esófago son carcinomas de células escamosas. En Estados Unidos, el adenocarcinoma es actualmente más frecuente (*v.* más adelante).

Las variaciones geográficas globales en la incidencia de carcinomas esofágicos de células escamosas son sorprendentes: las

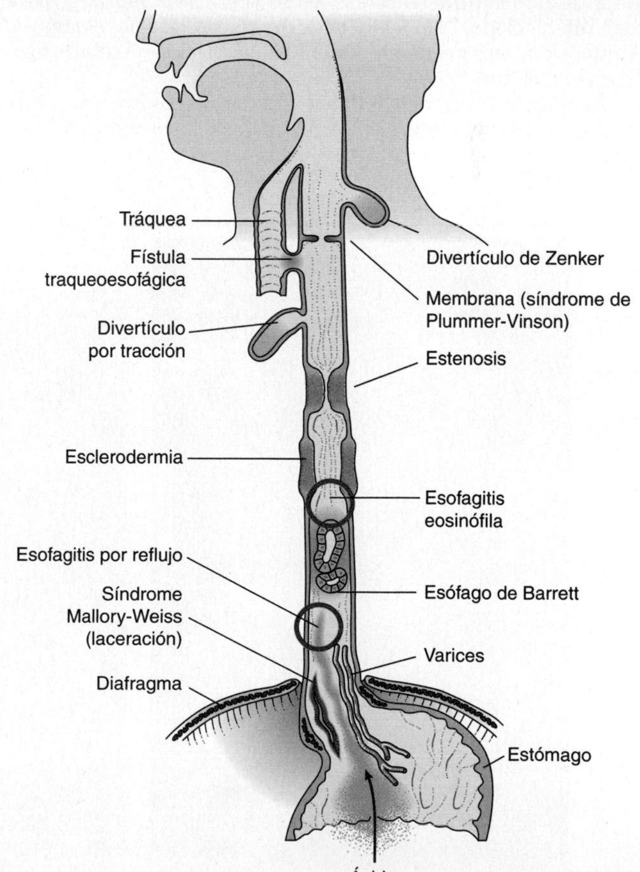

FIGURA 13-9. Enfermedades no neoplásicas del esófago.

regiones de alta incidencia suelen ser adyacentes a las de baja incidencia. La mayor frecuencia se da en China, Irán, Sudamérica y Sudáfrica. En Estados Unidos, los hombres afroamericanos tienen una incidencia mucho mayor que los caucásicos, y la población urbana presenta un mayor riesgo que la de regiones rurales. El carcinoma esofágico de células escamosas es más frecuente en los hombres de edad avanzada.

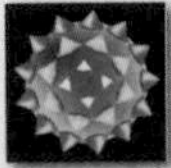

FACTORES ETIOLÓGICOS: la distribución variable del carcinoma esofágico de células escamosas, incluso entre poblaciones relativamente homogéneas, sugiere una fuerte influencia ambiental en su desarrollo. Los factores más habituales son el hábito tabáquico y el alcohol, que tienen un efecto sinérgico, más que aditivo.

Otros factores que contribuyen son la alimentación, el consumo de grandes cantidades de bebidas calientes, el VPH, la exposición a la radiación, nitratos y nitrosaminas en la alimentación, carencias vitamínicas, factores genéticos, el síndrome de Plummer-Vinson, la acalasia y antecedentes de lesión cáustica.

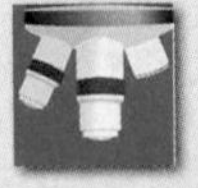

ANATOMOPATOLOGÍA: aproximadamente la mitad de los carcinomas esofágicos de células escamosas afectan los tercios medio y superior del esófago (en contraste con el adenocarcinoma de esófago; *v.* más adelante). Los tumores pueden ser endofíticos o exofíticos (fig. 13-10). También pueden ser infiltrantes, en cuyo caso el plano principal de crecimiento se sitúa en la pared. Los tumores polipoides voluminosos tienden a obstruir de manera temprana, pero los ulcerados es más probable que sangren. Los tumores infiltrantes disminuyen la luz de forma gradual por comprensión de la circunferencia. La extensión local del tumor hacia estructuras del mediastino es uno de los problemas más importantes y habituales.

El aspecto microscópico de las células escamosas neoplásicas varía desde bien diferenciadas, entre «perlas» epiteliales, hasta mal diferenciadas, sin evidencia de diferenciación escamosa. Algunos tumores tienen predominio de población de células fusiformes en el tumor.

El abundante drenaje linfático del esófago es una vía por la cual se origina metástasis. En concordancia, los tumores del tercio superior producen metástasis hacia los nódulos cervicales de la yugular interna y supraclaviculares. El cáncer del tercio medio se disemina hacia los nódulos linfáticos paratraqueales e hiliares y los nódulos en las regiones aórtica, cardíaca y paraesofágica. Debido a que el tercio inferior del esófago es irrigado por la arteria gástrica izquierda, los tumores de esta porción del órgano se diseminan a través de los nódulos linfáticos que acompañan de localización retroperitoneal, celíacos y gástricos izquierdos. Son habituales las metástasis a pulmones e hígado, pero casi cualquier órgano puede ser afectado.

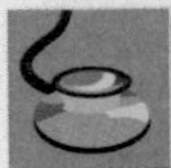

CARACTERÍSTICAS CLÍNICAS: el síntoma más habitual es la disfagia, pero para cuando los pacientes refieren este síntoma la mayoría de los tumores son inoperables. Los pacientes pueden presentar caquexia debido a la anorexia, la dificultad para la deglución y los efectos catabólicos sistémicos del cáncer. La mitad de los pacientes presentan odinofagia. El dolor persistente sugiere diseminación al mediastino o a los nervios espinales. La compresión del nervio laríngeo recurrente provoca disfonía (ronquera), y la fístula traqueoesofágica se manifiesta clínicamente por tos crónica. El tratamiento es similar al del adenocarcinoma de esófago (*v.* más adelante).

El adenocarcinoma de esófago suele originarse a partir del esófago de Barrett

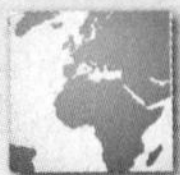

EPIDEMIOLOGÍA: en Norteamérica, Europa Occidental y Australia, el adenocarcinoma de esófago es mucho más frecuente que el cáncer de células escamosas. La incidencia del adenocarcinoma de esófago está incrementándose más rápidamente que la de cualquier otro tumor sólido: se ha multiplicado por siete en Estados Unidos en los últimos 30 años. Los hombres se ven más afectados que las mujeres.

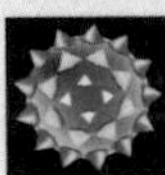

FACTORES ETIOLÓGICOS: la mayoría de los adenocarcinomas de esófago surgen de la displasia en el esófago de Barrett, por lo que tienen factores de riesgo subyacentes similares. Estos incluyen procedencia cau-

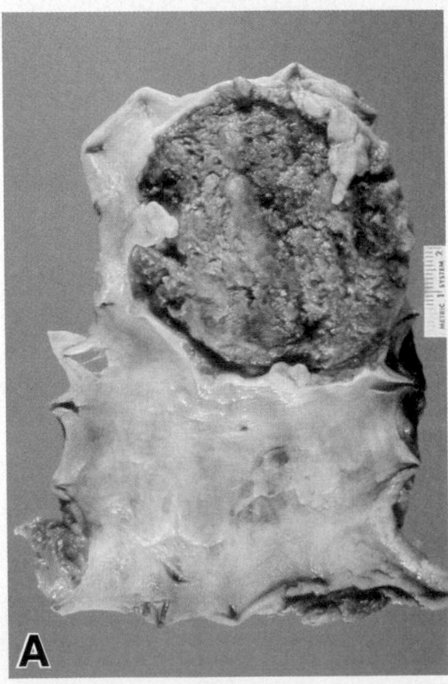

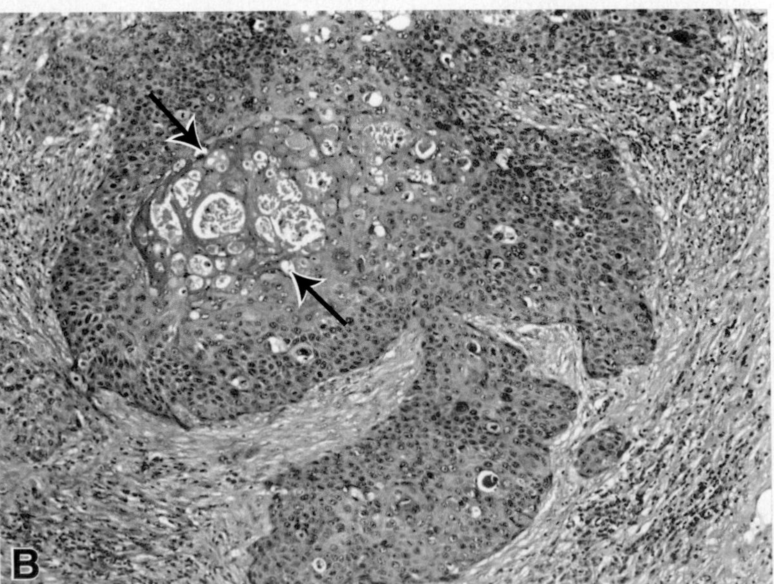

FIGURA 13-10. Carcinoma epidermoide esofágico. A. Se observa una gran masa ulcerada con una mucosa escamosa adyacente a mucosa escamosa normal entre el carcinoma y el estómago. **B.** Nidos de células escamosas malignas con producción anómala de queratina en el centro de un nido (*flechas*).

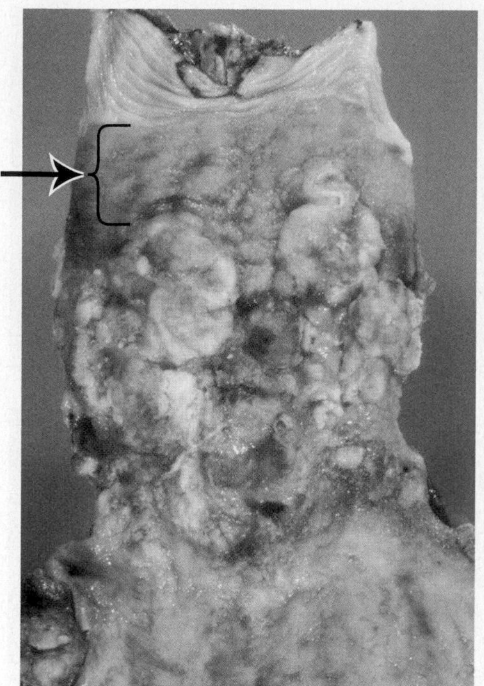

FIGURA 13-11. **Adenocarcinoma esofágico.** Se observa una masa ulcerada exofítica de gran tamaño proximal a la unión gastroesofágica. Este adenocarcinoma bien diferenciado fue separado del epitelio escamoso proximal de un área oscura que representa el esófago de Barrett (*flecha y llave*).

cásica, sexo masculino, obesidad, ERGE, alimentación, consumo de tabaco y factores genéticos. Otros factores de riesgo que provocan aumento de la producción de ácido gástrico o reflujo son dilatación o miotomía del esfínter esofágico inferior, esclerodermia, síndrome de Zollinger-Ellison (*v.* más adelante) o consumo de medicamentos que relajan el esfínter esofágico inferior.

ANATOMOPATOLOGÍA: la mayoría de los adenocarcinomas de esófago afectan la porción distal del esófago o a la unión GE, y pueden diseminarse a la porción proximal. Los tumores pueden ser planos, ulcerados, polipoides o fungiformes. A menudo se observa mucosa de Barrett circundante no neoplásica, que puede observarse tanto a nivel macro como microscópico (fig. 13-11).

Estos tumores oscilan entre los bien diferenciados, con glándulas bien desarrolladas, hasta los tumores poco diferenciados, esencialmente sin diferenciación glandular. Algunos de estos adenocarcinomas poco diferenciados tienen una morfología celular en anillo de sello.

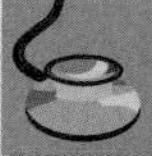

CARACTERÍSTICAS CLÍNICAS: los síntomas y la evolución clínica del adenocarcinoma de esófago son como los del carcinoma de células escamosas. Los síntomas suelen aparecer en hombres caucásicos y con obesidad y antecedentes de ERGE. El diagnóstico y la estadificación suelen realizarse mediante endoscopia con ecografía.

Los cánceres invasivos tempranos (T1) pueden tratarse con resección endoscópica de la mucosa. Los pacientes con cánceres T2 (que invaden la submucosa) suelen someterse a esofagectomía primaria. La enfermedad más avanzada requiere quimioterapia neoadyuvante y radioterapia, que pueden ir seguidas de resección quirúrgica en los pacientes que muestran una buena respuesta clínica.

ESTÓMAGO

ANATOMÍA

El estómago surge como una dilatación del intestino primitivo anterior. En la vida adulta, adopta una configuración en J; su convexidad (curvatura mayor) se extiende hacia la izquierda desde la unión GE. La porción cóncava (curvatura menor) se extiende desde la unión GE hacia la derecha. Todo el estómago está revestido por peritoneo; el omento se extiende inferiormente desde la curvatura mayor.

El estómago se divide en cuatro regiones: cardias, fondo, cuerpo (*corpus*) y antro (fig. 13-12A,B).

El **cardias** separa el esófago del resto del estómago y comienza donde empiezan los pliegues rugosos. Esta característica es importante para determinar dónde se encuentra la unión GE. Mientras que la metaplasia cilíndrica puede ascender hacia el esófago a distancias variables, lo que hace que la mucosa esofágica sea similar al estómago, los pliegues rugosos gástricos no cambian y, por tanto, definen el inicio del estómago.

El **fondo** y el **cuerpo** son básicamente idénticos, excepto que el fondo es la porción del estómago que sobresale por encima de la unión GE. El ácido y el factor intrínseco se producen en estas regiones, ya que son las únicas partes del estómago que contienen células parietales. El límite entre el cuerpo y el antro suele ser la incisura angular, una escotadura en la curvatura menor.

El **antro** constituye la porción distal del estómago, que tiene su extremo en el duodeno, del cual se separa por el esfínter pilórico. La hormona gastrina, producida en el antro, estimula la producción de ácido en el cuerpo del estómago.

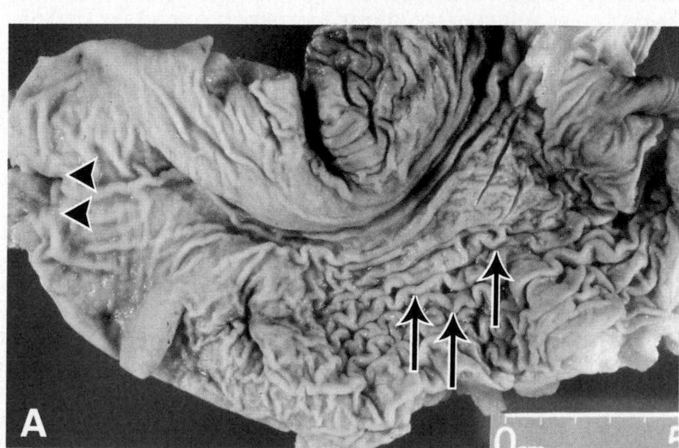

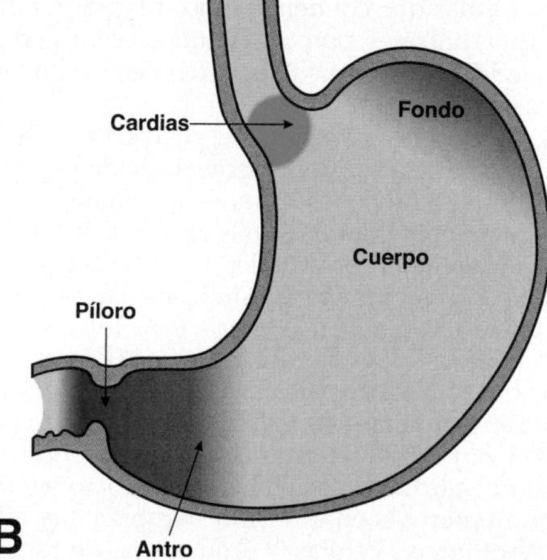

FIGURA 13-12. **A. Estómago normal** de una autopsia. Los pliegues rugosos se observan fácilmente en el cuerpo (*flechas*). La extensión de la curvatura menor hace que el antro tenga forma de V (*puntas de flecha*). **B.** Regiones anatómicas del estómago.

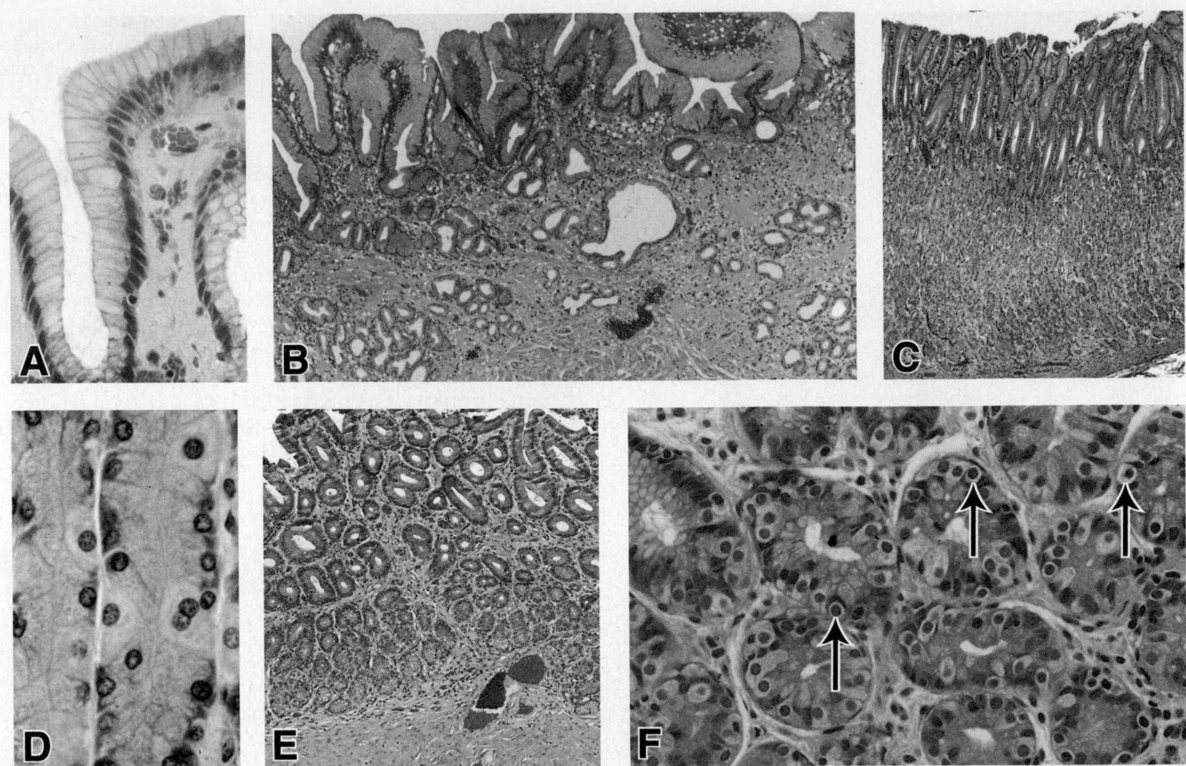

FIGURA 13-13. Histología del estómago. A. Epitelio foveolar. B. Cardias gástrico. **C. Cuerpo** gástrico. **D.** Células **parietales** (*rosa*) y **células principales** (*azul granular*). **E. Antro** gástrico. **F.** Células productoras de **gastrina** en el antro; se parecen a huevos fritos (*flechas*). Consúltese el texto para una descripción más amplia.

Además de las capas circular interna y longitudinal externa de la capa muscular propia que se observan en otras partes del intestino, existe una capa oblicua que ayuda a la mezcla necesaria en las fases tempranas de la digestión.

Aunque el cardias, el fondo/cuerpo y el antro tienen características histológicas distintas, la superficie de la mucosa de todo el estómago está compuesta por un característico epitelio foveolar (fig. 13-13A); el término 'foveolar' hace referencia a las fosas poco profundas formadas por este epitelio. La mucina rosa neutra en estas células epiteliales es positiva al ácido peryódico de Schiff (PAS) y negativa al azul Alcian, y es un refugio seguro para el *Helicobacter pylori*. Las fovéolas están separadas de las glándulas subyacentes por una región con un cuello pequeño. Esto es importante porque se trata de una región proliferativa diferente del resto del aparato digestivo, cuya división celular ocurre en la base de las glándulas.

En las glándulas subyacentes a las fovéolas, las regiones principales del estómago asumen sus características principales. Las glándulas del cardias (fig. 13-13B) están laxamente empaquetadas y revestidas por células que contienen moco neutral. Se parecen un poco a las glándulas antrales, pero no contienen células de gastrina. Sin embargo, pueden contener células parietales, ya que hay variaciones entre los individuos.

En el fondo gástrico y las glándulas del cuerpo (fig. 13-13C) se encuentran las células parietales productoras de ácido clorhídrico y de factor intrínseco (fig. 13-13D). Son grandes y poligonales, con un citoplasma rosa ligeramente granular. En la profundidad de estas glándulas predominan las células principales; tienen citoplasma granular azul derivado de la producción de pepsinógeno. La porción más profunda de estas glándulas también alberga a las células neuroendocrinas: las células similares a las enterocromafines (ECF).

La mucosa antral (o pilórica) (fig. 13-13E) también contiene glándulas laxamente empaquetadas y revestidas por células que producen moco neutral. Sin embargo, estas células neuroendocrinas diferencian el antro del cardias. Las células G productoras de gastrina (fig. 13-13F) son numerosas en este sitio. También hay células ECF que producen serotonina y células D productoras de somatostatina.

El cardias, el cuerpo y el antro son distintos en anatomía y función. Por tanto, es importante realizar el seguimiento durante la exploración endoscópica y la biopsia del estómago. También debe considerarse que la transición de cada una de estas áreas a la otra no es muy clara y pueden mezclarse un poco en las áreas de transición.

ALTERACIONES CONGÉNITAS

Las alteraciones congénitas del estómago son poco frecuentes. De estas, la más habitual es la **estenosis pilórica congénita**. Esta afección se presenta con vómito en proyectil durante los primeros 6 meses de vida. Es más frecuente en niños que en niñas y puede tener una base genética.

GASTRITIS AGUDA

La gastritis aguda es el resultado de un desequilibrio entre los mecanismos de protección de la mucosa y agentes o procesos dañinos

Al pensar en las situaciones que pueden conducir a gastritis aguda, es útil conceptualizar la gastritis como una «batalla perdida» por los mecanismos de protección de la mucosa contra agentes o mecanismos perjudiciales. Entre estos mecanismos de protección de la mucosa se incluyen el flujo sanguíneo de la mucosa, la producción de moco y las uniones celulares estrechas. Entre los agentes o mecanismos perjudiciales se incluyen isquemia (por muchas causas, como hipotensión, hipovolemia o cocaína); inhibición de la síntesis de prostaglandinas (p. ej., por los antiinflamatorios no esteroideos [AINE]), que ayuda a mantener la capa de moco; y daño directo a la mucosa por álcalis, ácidos o alcohol. Si la batalla perdida es relativamente breve, se produce una gastritis aguda que puede dar lugar a la formación de úlceras gástricas. Estas úlceras suelen ser superficiales y múltiples. Se producen en la mucosa productora de ácido, en el cuerpo (fig. 13-14A,B). La gastritis propiamente dicha (fig. 13-15) suele ser hemorrágica (gastritis hemorrágica aguda), pero puede mostrar una importante reacción fibroinflamatoria (gastritis erosiva aguda). Estos procesos pueden poner en riesgo la vida y los pacientes con afecciones predisponentes pueden ser tratados de manera profiláctica.

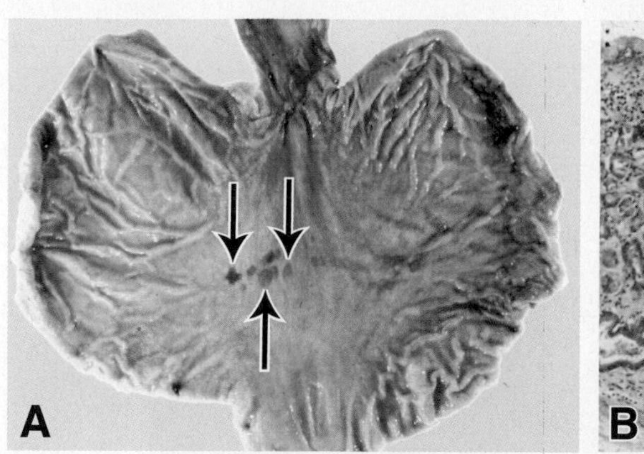

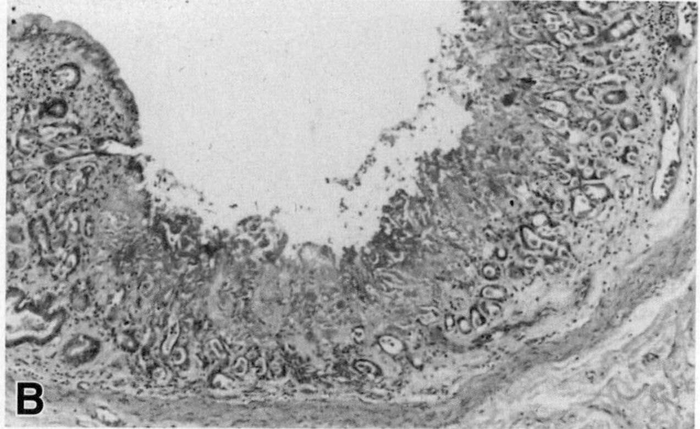

FIGURA 13-14. A. Varias erosiones/úlceras superficiales se encuentran dispersas en el cuerpo gástrico (*flechas*). B. Existe un área de erosión con hemorragia.

GASTRITIS CRÓNICA

La gastritis crónica se asocia a un aumento de las células inflamatorias de la lámina propia y es muy habitual en todo el mundo. Puede ser asintomática o presentarse con síntomas dispépticos vagos. La exploración endoscópica es menos precisa para evaluar la gastritis que las exploraciones similares que se realizan para la esofagitis y la colitis. En consecuencia, y debido a la heterogeneidad de este trastorno, existen muchas clasificaciones de gastritis, con la consecuente variación en la nomenclatura.

La infección por *Helicobacter pylori* es la causa principal de gastritis y cáncer gástrico en todo el mundo

Helicobacter es una bacteria pequeña en forma de bastón con un hábitat único: la superficie de las células foveolares. Durante muchos años no se reconoció la presencia e importancia de esta bacteria, hasta que las astutas observaciones de Warren y Marshall en 1984, por las que fueron reconocidos con el premio Nobel, explicaron el misterio de la gastritis crónica. En algunos países, más del 80% de la población está afectada. En Estados Unidos, dichos porcentajes varían del 4% al 30%. Debe considerarse que, durante los últimos 30 años, el reconocimiento y el tratamiento siguiente de la gastritis por *Helicobacter pylori* ha conducido a disminución sostenida de estos porcentajes. El tratamiento tiene como base tres medicamentos: inhibidor de la bomba de protones, claritromicina y amoxicilina o metronidazol.

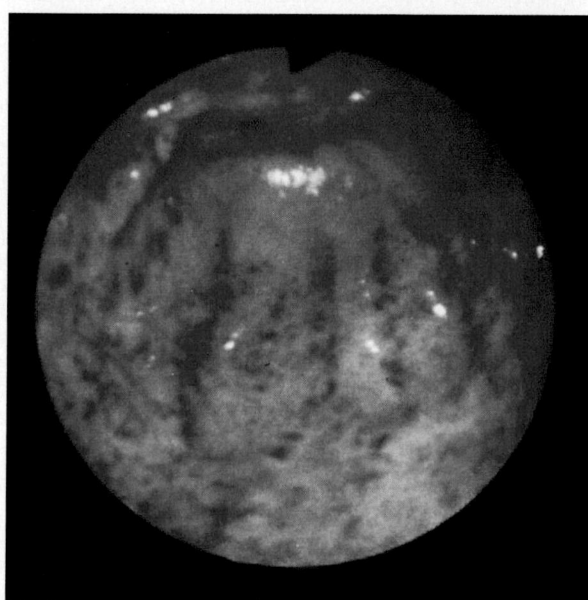

FIGURA 13-15. Vista endoscópica de la gastritis erosiva en un paciente que ha ingerido antiinflamatorios no esteroideos. Véanse las lesiones mucosas hemorrágicas. (Cortesía de Dr. Cecilia M. Fenoglio-Preiser).

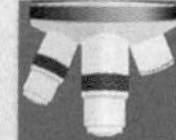

ANATOMOPATOLOGÍA: la gastritis por *Helicobacter* tiende a ser localizada. En la mayoría de los casos se ve afectado el antro. Con el paso del tiempo o con el tratamiento con inhibidores de la bomba de protones (IBP), la porción más proximal del estómago puede verse afectada. La inflamación comienza en la lámina propia superficial (fig. 13-16A), ya que los organismos residen en una delgada capa de moco adherida a las células foveolares superficiales. De hecho, lo que adapta tan bien a *Helicobacter* a este nicho de la capa de moco es su capacidad para producir la enzima ureasa, que convierte la urea en amoníaco. Como base, el amoníaco neutraliza el ácido gástrico y, por tanto, ayuda a las bacterias a sobrevivir en lo que, de otro modo, sería un entorno ácido inhóspito. *Helicobacter* no invade. Más bien, causa daño mediante la liberación de citotoxinas (vacA y cagA) que son directamente perjudiciales para el epitelio de la mucosa y/o inducen la inflamación. En la gastritis por *Helicobacter* a menudo se presentan agregados linfáticos (fig. 13-16B). El infiltrado inflamatorio consiste principalmente en una mezcla de linfocitos y células plasmáticas. Suelen observarse neutrófilos, que se acumulan en las foveolas para formar «abscesos en pozos» (fig. 13-16C). La presencia de estos neutrófilos no refleja gastritis aguda, que es un proceso totalmente diferente (*v.* anteriormente). En su lugar, indican brotes de inflamación en una gastritis crónica subyacente.

Helicobacter (fig. 13-16D) un pequeño bacilo curvilíneo que se encuentra en la superficie cubierta de mucina de las células foveolares. Con un ojo (y una mente) entrenados, poden observarse hematoxilina y eosina, pero varias tinciones especiales mejoran su reconocimiento: la impregnación argéntica, como en la tinción de Warthin-Starry, es la más utilizada. La inmunotinción también es efectiva.

Gastritis causada por otras especies de *Helicobacter* diferentes a *H. pylori*

Otras especies de *Helicobacter*, a menudo denominadas en conjunto *Helicobacter heilmannii*, pueden causar enfermedad en humanos. Estas especies suelen encontrarse en los estómagos de animales domésticos como gatos, perros y cerdos. Son más largas y gruesas que *H. pylori* y tienen varios espirales ajustados. La gastritis causada por estos organismos es similar a la observada con *H. pylori*. Al igual que *H. pylori*, estas especies producen ureasa y responden a las mismas pautas de tratamiento.

Importancia de las infecciones por *Helicobacter*

El problema más común causado por la gastritis crónica por *Helicobacter* es la enfermedad de úlcera péptica. Las úlceras duodenales se

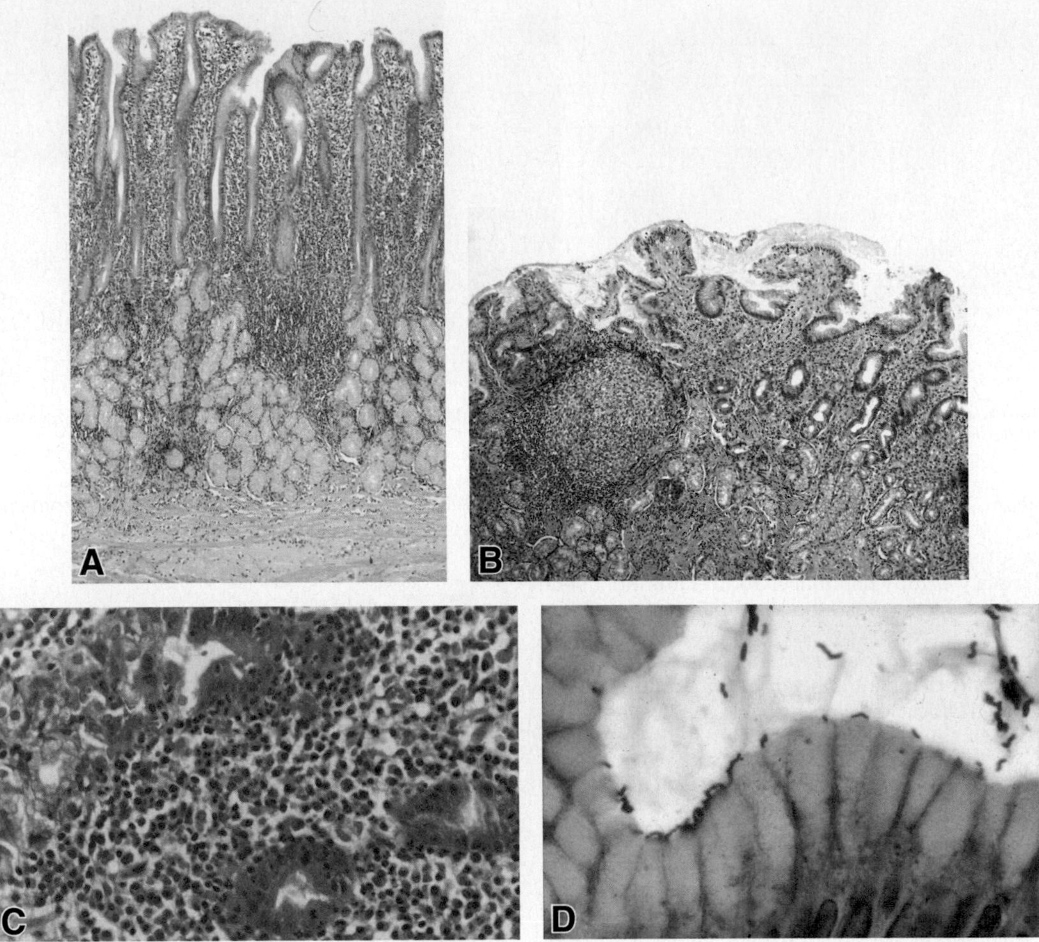

FIGURA 13-16. A. Infiltrado linfoplasmocítico denso superficial presente en la lámina propia. **B.** Agregado linfático; cuando está presente, es altamente sugestivo de *Helicobacter.* **C.** Vista de mayor aumento del infiltrado en la que se observan linfocitos y células plasmáticas en la lámina propia. Los neutrófilos se encuentran dispersos en la lámina propia e infiltran el epitelio glandular. **D.** La tinción de Warthin-Starry resalta los pequeños organismos curvilíneos en la superficie foveolar.

producen entre el 5% y el 10% de los pacientes con gastritis de predominio antral. Sin embargo, lo más inquietante es el mayor riesgo de cáncer gástrico, ya que el 70% de los cánceres gástricos distales son atribuibles a la infección crónica por *Helicobacter*. Se cree que los cánceres se originan por una secuencia de inflamación que consiste en un proceso de metaplasia intestinal, displasia y, finalmente, adenocarcinoma. Los países con alta incidencia de gastritis por *H. pylori* también tienen mayores tasas de cáncer gástrico. Además del adenocarcinoma, los pacientes con infección por *Helicobacter* corren el riesgo de padecer linfoma gástrico del tejido linfático asociado a mucosas (MALT). Curiosamente, solo con la simple erradicación de la infección se logra la remisión duradera en cerca del 75% de los pacientes.

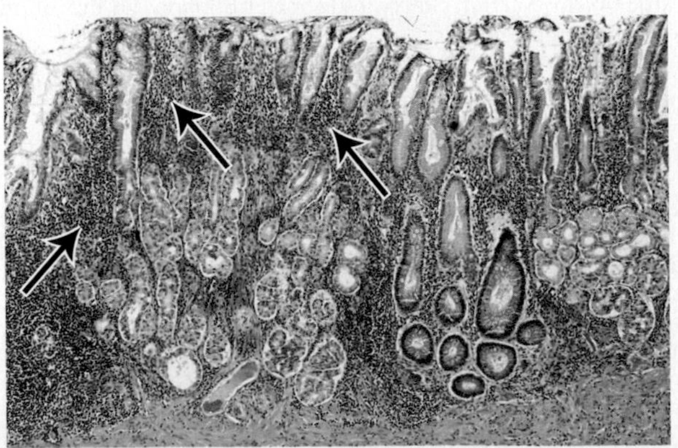

FIGURA 13-17. Gastritis atrófica. El infiltrado inflamatorio llena la lámina propia (*flechas*). Hay pérdida de volumen de la glándula (atrofia), con pérdida significativa de células parietales en comparación con el cuerpo gástrico normal (*v.* fig. 13-13C).

La gastritis atrófica multifocal podría deberse a otros factores además de *Helicobacter*, así como aumentar el riesgo de cáncer

El término gastritis atrófica multifocal se aplica cuando la atrofia de la mucosa (pérdida de glándulas) con metaplasia intestinal afecta al antro, al cuerpo y/o al fondo (fig. 13-17).

Aunque principalmente se debe a la infección por *Helicobacter* (75% de los casos), cuando esta no existe pueden contribuir otros factores, como alimentación rica en alimentos ahumados y salados. Por tanto, esta entidad también se denomina gastritis atrófica multifocal «ambiental» porque abarca tanto etiologías infecciosas como no infecciosas (con la exclusión de la gastritis atrófica autoinmunitaria, que se explica a continuación). Como se ha mencionado, la gastritis atrófica conduce a metaplasia intestinal, que luego predispone a displasia y aumenta el riesgo de adenocarcinoma gástrico.

La gastritis autoinmunitaria se limita al cuerpo y al fondo gástricos y está causada por anticuerpos antiparietales y antifactor intrínseco, lo que provoca anemia perniciosa

La gastritis autoinmunitaria tiene una tasa de prevalencia del 1% al 2% entre adultos mayores, y tiene predominio femenino. El objetivo de la reacción autoinmunitaria son las células parietales gástricas, concretamente ATPasa H^+/K^+ y factor intrínseco. Esto explica que

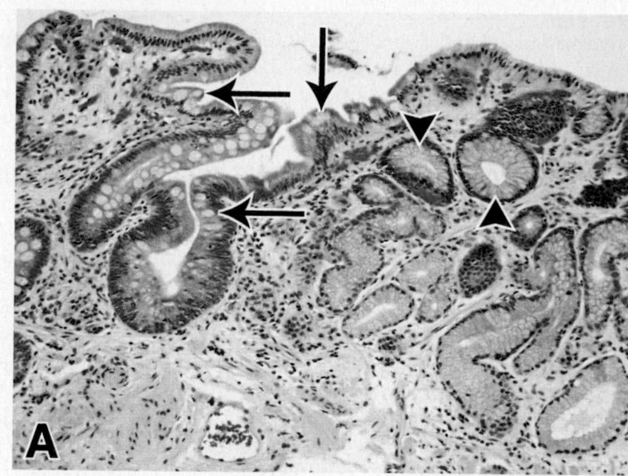

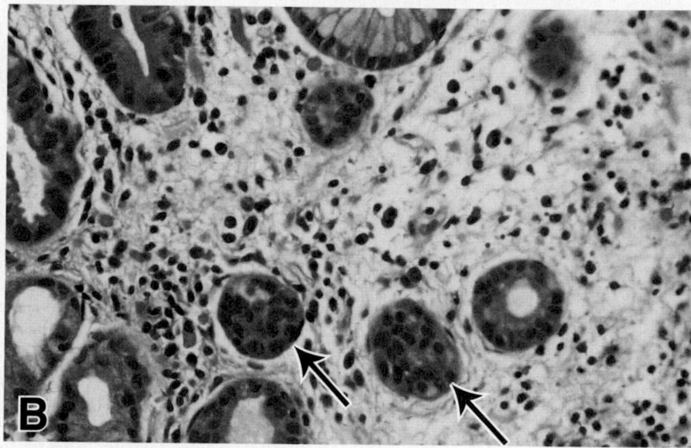

FIGURA 13-18. A. El cuerpo gástrico es atrófico y carecen de células parietales. Hay metaplasia intestinal (células caliciformes, *flechas*) y metaplasia seudopilórica (*puntas de flecha*). **B.** En otras partes del cuerpo hay micronódulos compuestos de células similares a las enterocromafines (ECF) (*flechas*).

se limite al cuerpo gástrico y al fondo, las únicas regiones del estómago con células parietales. La pérdida de células parietales conduce a anomalías clínicas y de laboratorio. La reducción de la producción de ácido gástrico conduce a una hipo o aclorhidria clínica. En respuesta a la pérdida de ácido, las células G del antro aumentan la producción de gastrina, lo que induce a las células ECF del cuerpo a producir histamina para estimular a las células parietales restantes a secretar ácido. Así, se desarrolla una hipergastrinemia.

La pérdida de factor intrínseco conduce a una insuficiencia de vitamina B_{12}, ya que el factor intrínseco media la absorción de dicha vitamina desde el íleon. Esto se denomina anemia perniciosa debido a que se produce anemia megaloblástica por insuficiencia de vitamina B_{12} (*v.* cap. 20). Por tanto, la hipo o aclorhidria, la hipergastrinemia y la insuficiencia de vitamina B_{12} son esperables en un paciente con anticuerpos anti-célula parietal y/o anti-factor intrínseco con atrofia de la mucosa y metaplasia intestinal limitada al cuerpo gástrico y al fondo.

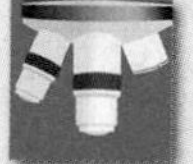

ANATOMOPATOLOGÍA: estas situaciones conducen a la histología característica de la gastritis autoinmunitaria (fig. 13-18A,B). Las células parietales han desaparecido, existe inflamación mononuclear importante, y metaplasia intestinal y seudopilórica. Con el tiempo, la hiperplasia neuroendocrina puede volverse prominente. La gastritis autoinmunitaria refleja una predisposición importante a otras enfermedades autoinmunitarias (*v.* cap. 30 en línea).

Estas enfermedades incluyen diabetes de tipo 1, hipotiroidismo y enfermedad de Addison.

Las características observadas en la gastritis atrófica autoinmunitaria frente a la ambiental se comparan en la tabla 13-1.

Gastritis linfocítica

Como su nombre indica, este proceso se caracteriza por el aumento del número de linfocitos intraepiteliales maduros en el epitelio de superficie (fig. 13-19). Varias asociaciones clínicas subrayan la importancia de esta entidad. La más importante es su relación con la enfermedad celíaca. En torno al 40% de los pacientes con gastritis linfocítica presentan la afección, mientras que el 20% presentan una infección por *Helicobacter*. Otras etiologías menos comunes son alergia, la reacción a fármacos y la enfermedad de Crohn.

Gastropatía portal hipertensiva

Esta lesión se observa en pacientes con hipertensión portal, normalmente por cirrosis. El aspecto endoscópico característico («en mosaico» o «piel de serpiente») se debe a la dilatación anómala de los capilares de la lámina propia y la vasculatura submucosa.

Granulomas en la mucosa gástrica

Las causas de los granulomas gástricos, también conocidos como gastritis granulomatosa, son múltiples. La presencia de granulomas en la mucosa gástrica debe estimular la búsqueda de los procesos responsables (p. ej., sarcoidosis o enfermedad de Crohn). Es necesario encontrar hallazgos asociados en otros sitios (pulmón, íleon, etc.) para establecer dichos diagnósticos. También deben descartarse infecciones (micóticas y micobacterianas).

La gastropatía reactiva (química) suele deberse a los AINE

La gastropatía reactiva se define como una respuesta hiperplásica de la mucosa a una variedad de irritantes, en general AINE. De hecho, hasta el 40% de los consumidores crónicos de AINE manifiestan gastropatía reactiva. Otras causas son reflujo biliar, radiación y consumo excesivo de alcohol. Estos agentes nocivos causan hiperplasia de las células foveolares, lo que puede hacer que las fosas

TABLA 13-1

COMPARACIÓN DE LA GASTRITIS ATRÓFICA AUTOINMUNITARIA Y LA AMBIENTAL

	Gastritis atrófica autoinmunitaria	Gastritis atrófica multifocal ambiental
Etiología	Inmunomediada	Infección por *H. pylori*, alimentación
Sexo	Predominancia femenina	Sin diferencias
Localización	Cuerpo y fondo	Predominio antral con extensión a cuerpo, multifocal
Colonización *por H. pylori*	<20%	90–100%
Anticuerpos contra las células parietales	+	–
Anticuerpos contra el factor intrínseco	+	–
Cantidad de vitamina B_{12}	Baja	Normal
Gastrina sérica	Alta	Normal/alta

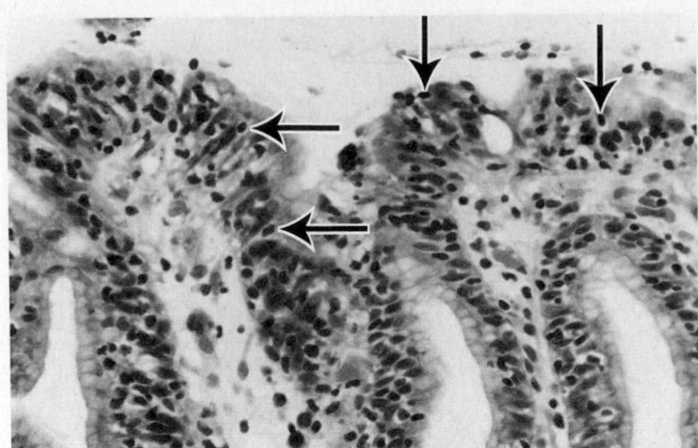

FIGURA 13-19. Gastritis linfocítica. Se observa un denso infiltrado de linfocitos (*flechas*) en el epitelio superficial que se extiende al resto de la glándula.

gástricas adquieran aspecto irregular, en apariencia de «sacacorchos» (fig. 13-20A). Entre otros cambios adicionales puede incluirse la proliferación del músculo liso de la lámina propia (fig. 13-20B). La inflamación es infrecuente a menos que haya habido una úlcera o erosión con respuesta inflamatoria localizada posterior. La retirada del agente incitante es el tratamiento de elección.

ENFERMEDAD DE ÚLCERA PÉPTICA

La «enfermedad de úlcera péptica» se refiere a la destrucción focal de la mucosa del estómago y del intestino delgado, principalmente de la porción proximal del duodeno, donde está causada por secreciones gástricas. La frecuencia de úlceras duodenales ha disminuido mucho en los últimos 30 años.

La úlcera péptica puede producirse hasta el esófago y hasta un divertículo de Meckel con heterotopía gástrica (*v.* más adelante), pero la enfermedad afecta principalmente la porción distal del estómago y la proximal del duodeno. Muchas características clínicas y epidemiológicas distinguen las úlceras gástricas de las duodenales; los factores habituales que las agrupan son la secreción de ácido clorhídrico gástrico y la infección por *H. pylori*.

EPIDEMIOLOGÍA: las úlceras pépticas pueden aparecer a cualquier edad (incluida la infancia), pero el pico de incidencia ha cambiado progresivamente, y actualmente se sitúa entre los 30 y los 60 años. Las úlceras gástricas suelen afectar a personas de mediana edad y a adultos mayores, y afectan a ambos sexos por igual. Las úlceras duodenales son más frecuentes en los hombres.

Se han propuesto diferencias por procedencia étnica, pero la mayoría de los datos sugieren que todos los grupos étnicos son susceptibles en un ambiente urbano occidental. Las encuestas realizadas en Estados Unidos y Gran Bretaña muestran una modesta relación inversa entre las úlceras duodenales, el nivel socioeconómico y la educación.

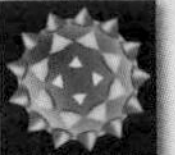

FACTORES ETIOLÓGICOS: no existe un solo agente que parezca ser responsable, aunque se han considerado muchas etiologías.

H. PYLORI: *H. pylori* puede aislarse del antro gástrico de prácticamente todos los pacientes con úlcera duodenal. Sin embargo, lo contrario no es cierto. Solo una pequeña minoría de los portadores de la bacteria padecen la enfermedad de úlcera duodenal. Así pues, la infección por *H. pylori* puede ser necesaria, pero no suficiente, para el desarrollo de úlceras pépticas duodenales. No obstante, estas úlceras se curan más rápidamente y recurren con menor frecuencia tras el tratamiento de la infección por *H. pylori*.

No se sabe exactamente cómo la infección por *H. pylori* predispone a úlceras duodenales, pero se han propuesto varios mecanismos. Las citocinas producidas por las células inflamatorias en respuesta a la infección estimulan la liberación de gastrina e inhiben la secreción de somatostatina. Estos efectos, sumados a la liberación de metabolitos de histamina del propio organismo, **pueden estimular la secreción de ácido gástrico basal**. Además, las citocinas luminales del estómago pueden acceder al epitelio duodenal y dañarlo.

La infección por *H. pylori* también puede bloquear señales inhibidoras del antro hacia las células G y la región de las células parietales, lo que aumenta la liberación de gastrina e impide la inhibición de la secreción de ácido gástrico. Este efecto podría **aumentar la carga de ácido del duodeno** y, por tanto, contribuir a la ulceración duodenal. La acidificación del bulbo duodenal provoca la aparición de islotes de mucosa gástrica metaplásica en pacientes con úlceras pépticas. A veces este epitelio gástrico en el duodeno es colonizado por *H. pylori*, al igual que la mucosa gástrica, y la infección del epitelio metaplásico por *H. pylori* puede hacer que la mucosa sea más susceptible a daño péptico (fig. 13-21). La infección por *H. pylori* es, quizá, también importante en la patogenia de las úlceras gástricas, ya que el organismo causa la mayor parte de los casos de gastritis crónica subyacente a esta enfermedad. Alrededor del 75 % de los pacientes con úlceras gástricas albergan *H. pylori*. El otro 25 % tal vez representa una relación con otros tipos de gastritis crónica. Los factores gástricos y duodenales implicados como posibles mecanismos en la patogenia de las úlceras duodenales se resumen en la figura 13-22.

SECRECIÓN DE ÁCIDO CLORHÍDRICO: es necesaria una hiperacidez causada por el incremento de la secreción de ácido clorhídrico para la formación y persistencia de úlceras pépticas en el estómago y duodeno. Esto se pone de manifiesto principalmente porque: *(1)* todos los pacientes con úlceras duodenales y casi todos aquellos con úlceras gástricas secretan ácido gástrico;

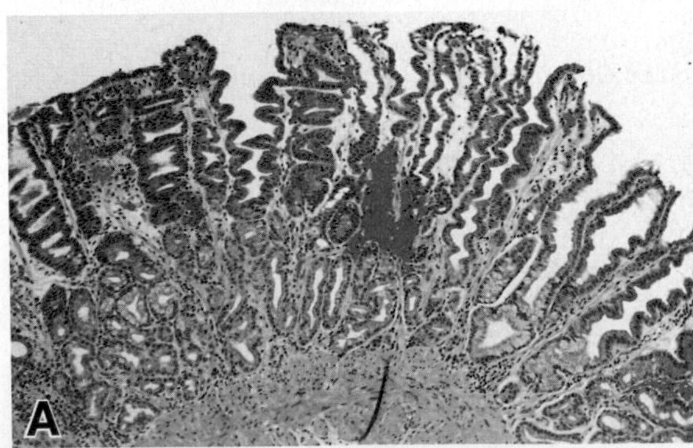

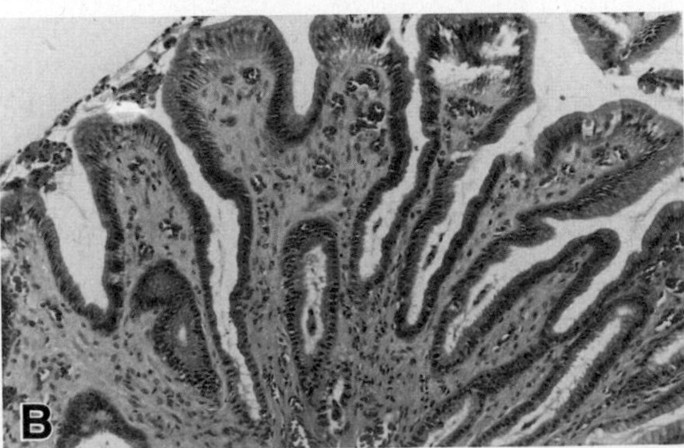

FIGURA 13-20. Ejemplos de gastropatía reactiva. A. El contorno espiral de las glándulas antrales se desvía de la arquitectura normal en este paciente con reflujo biliar. **B.** Hay un aumento del músculo liso en las estructuras villiformes en el antro de un paciente con uso crónico de fármacos antiinflamatorios no esteroideos.

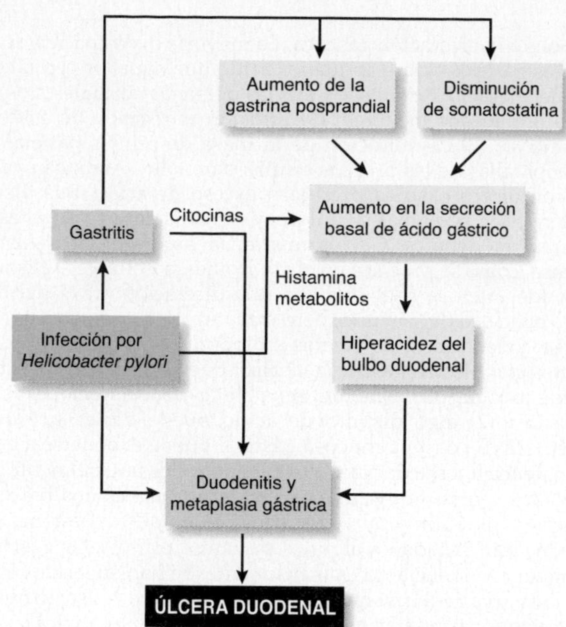

FIGURA 13-21. Posibles mecanismos en la patogenia de la úlcera duodenal relacionada con la infección por *Helicobacter pylori*.

(2) la producción de úlcera experimental en animales requiere ácido; *(3)* la hipersecreción de ácido está presente en muchos, pero no todos, los pacientes con úlceras duodenales (no hay evidencia de que la sobreproducción de ácido explique por sí sola la ulceración duodenal); y *(4)* el tratamiento quirúrgico o médico que reduce la producción de ácido resulta en la cicatrización de úlceras pépticas. La secreción gástrica de pepsina, la cual también puede desempeñar un papel en la ulceración péptica, es paralela a la de ácido clorhídrico.

ALIMENTACIÓN: aunque la sabiduría popular afirma que alimentos muy condimentados y cafeína son ulcerógenos, es poca la evidencia de que alimentos o bebidas, incluyendo el café y alcohol, contribuyan al desarrollo o la persistencia de úlceras pépticas.

FÁRMACOS: el ácido acetilsalicílico es un factor importante que contribuye a las úlceras duodenales, y especialmente gástricas. Se ha incriminado a otros AINE y analgésicos en la formación de ulcera péptica. El tratamiento prolongado con dosis altas de corticoesteroides también puede incrementar levemente el riesgo de úlcera péptica.

HÁBITO TABÁQUICO: el hábito tabáquico es un factor de riesgo definitivo para úlceras duodenales y gástricas, en particular las gástricas.

FACTORES GENÉTICOS: parientes consanguíneos en primer grado de personas con úlcera duodenal o gástrica tienen un riesgo tres veces mayor de desarrollar una úlcera, pero solo en la misma zona. Los gemelos monocigóticos muestran una concordancia mucho mayor (50%) para estas úlceras que los gemelos dicigóticos, pero esta cifra también indica que deben intervenir factores ambientales.

El papel de los factores genéticos es apoyado adicionalmente por el hecho que los antígenos del grupo sanguíneo se correlacionan con la presencia de úlcera péptica. Las úlceras duodenales son un 30% más probables en personas con sangre tipo O que en aquellos con otros serotipos. Esto no sucede con las úlceras gástricas. Personas que no secretan antígenos del grupo sanguíneo en la saliva o el jugo gástrico tienen hasta 50% más de probabilidades de desarrollar úlceras duodenales. Aquellos del grupo O y no secretores (el 10% de personas caucásicas) tienen un incremento de 2.5 veces en úlceras duodenales.

El **pepsinógeno I** es secretado por las células gástricas principales y las células mucosas del cuello puede identificarse en el jugo gástrico, la sangre y la orina. La concentración sérica de esta proenzima se correlaciona con la capacidad para secretar ácido gástrico y es una medida indirecta de la cantidad de células parietales. Los pacientes con alta concentración de pepsinógeno I en sangre tienen hasta cinco veces más riesgo de desarrollar

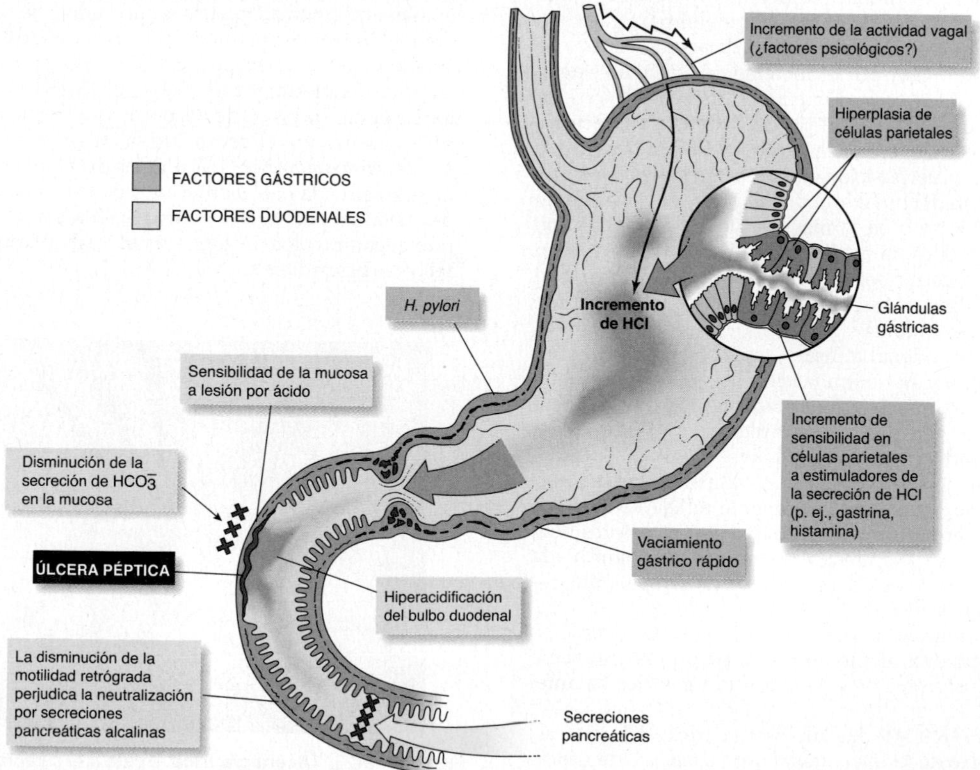

FIGURA 13-22. Factores gástrico y duodenal en la patogenia de las úlceras pépticas duodenales. *HCl*, ácido clorhídrico; *HCO_3^-*, bicarbonato.

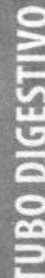

úlcera duodenal. A la hiperpepsinogenemia se le atribuye un patrón de herencia autosómico dominante y puede reflejar mayor tendencia hereditaria a tener incremento en la masa de células parietales.

La mitad de los hijos de pacientes que padecen úlcera con hiperpepsinogenemia también desarrollan la afección.

En los pacientes con úlcera se han descrito tendencias familiares para otras características. Muchos de estos pacientes presentan secreción normal de pepsinógeno I y aún muestran agrupamiento familiar. Se ha observado agrupamiento familiar de úlceras duodenales y vaciamiento gástrico rápido, lo mismo que hiperfunción familiar de células G antrales. Pacientes con una úlcera duodenal desde la infancia tienen mucha mayor probabilidad de tener antecedentes familiares de úlceras que personas en quienes la enfermedad se inicia cuando ya son adultos.

FISIOPATOLOGÍA: ***ÚLCERAS DUODENALES***: la capacidad máxima para la producción de ácido gástrico es en función de la masa total de células parietales. Pacientes con úlceras duodenales pueden tener hasta el doble de la masa normal de células parietales y secreción máxima de ácido.

Sin embargo, existe una gran superposición con valores normales, y solo una tercera parte de los pacientes con úlcera secretan exceso de ácido. El incremento de la masa de células principales acompaña a menudo al incremento de células parietales, lo que refleja la prevalencia de hiperpepsinogenemia en pacientes con úlceras. La secreción de ácido gástrico estimulada por alimento se incrementa en magnitud y duración en personas con úlceras duodenales, pero aquí, también, hay una superposición significativa con valores normales. Esto puede implicar, al menos en parte, respuestas alteradas de células G a las comidas. Estos pacientes muestran hipergastrinemia posprandial y un incremento del número de células G antrales.

Sin embargo, la mayoría de las personas con úlceras duodenales no muestran evidencia de hiperfunción de célula G. La secreción de ácido en pacientes con úlceras duodenales a secretagogos gástricos, como gastrina, puede también ser más sensible de lo normal, posiblemente debido al incremento del tono vagal o el incremento de la afinidad de células parietales para gastrina. Además, es posible que la secreción brusca de ácido después de una comida sea estimulada por el incremento del tono vagal.

Los pacientes con úlceras duodenales presentan aceleración del vaciamiento gástrico. Esto puede conducir a la acidificación excesiva del duodeno. Sin embargo, igual que ocurre con otros factores, existe superposición con tasas normales. Normalmente, la acidificación del bulbo duodenal inhibe el vaciamiento gástrico adicional, pero no en la mayoría de los pacientes con úlcera duodenal. En ellos, la acidificación duodenal lleva a un vaciamiento gástrico continuo, en vez de un vaciamiento gástrico retardado. En algunos casos el vaciamiento gástrico rápido puede ser un rasgo hereditario.

El pH del bulbo duodenal refleja el equilibrio entre el suministro de jugo gástrico y su neutralización por secreciones biliares, pancreáticas y duodenales. La ulceración duodenal requiere pH ácido en el bulbo. En pacientes de úlcera, el pH duodenal después de una comida disminuye a un nivel más bajo y permanece deprimido por un tiempo más largo que en personas normales. Tal hiperacidez duodenal ciertamente refleja los factores gástricos discutidos anteriormente. El papel de los factores neutralizantes, en particular la secreción de bicarbonato estimulada por secretina por el páncreas y la producción de bicarbonato por la mucosa duodenal, es incierto.

El daño a las defensas mucosas contribuye a la ulceración péptica. Factores mucosos, como las prostaglandinas, pueden o no ser similares a los protectores de la mucosa gástrica (*v.* anteriormente).

ÚLCERAS GÁSTRICAS: las úlceras gástricas surgen casi siempre en un cuadro de lesión epitelial por *H. pylori* o de gastritis química, pero aún no está claro cómo la gastritis crónica predispone a la ulceración gástrica. La mayoría de los pacientes con úlceras gástricas secretan menos ácido que aquellos con úlceras duodenales e incluso menos que las personas normales. Los factores implicados incluyen: *(1)* difusión retrógrada de ácido en la mucosa, *(2)* disminución de la masa de células parietales y *(3)* anomalías de las propias células parietales. Algunos pacientes con úlcera gástrica producen exceso de ácido. Sus úlceras suelen estar próximas al píloro y se consideran variantes de úlceras duodenales. Curiosamente, la hipersecreción gástrica intensa, como se produce en el síndrome de Zollinger-Ellison (*v.* más adelante), se relaciona con una ulceración grave del duodeno e incluso del yeyuno, pero rara vez del estómago.

La concurrencia de úlceras e hiposecreción gástricas en pacientes con úlceras gástricas implica que *(1)* la mucosa gástrica puede ser particularmente sensible a concentraciones bajas de ácido; *(2)* algo distinto de ácido puede dañar la mucosa (p. ej., AINE); o *(3)* la mucosa gástrica puede exponerse a agentes potencialmente dañinos durante períodos inusualmente prolongados. Como se discutió arriba, la mucosa es una barrera a la acción del ácido y tal vez a otros contenidos del estómago, y puede estar dañada en algunos pacientes con úlceras gástricas, aunque la evidencia no es concluyente. Se han sugerido reflujo de bilis (particularmente ácido desoxicólico y lisolecitina) y secreciones pancreáticas como causas de úlceras gástricas.

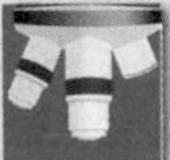

ANATOMOPATOLOGÍA: la mayoría de las úlceras pépticas se originan en la curvatura gástrica menor, en las regiones antral y prepilórica y en la primera porción del duodeno.

En general, las úlceras gástricas son únicas y de diámetro menor a 2 cm. Las úlceras en la curvatura menor a menudo están relacionadas con la gastritis crónica; aquellas sobre la curvatura mayor comúnmente se relacionan con AINE. Los bordes tienden a ser como hechos con sacabocados, con márgenes sobresalientes. Las úlceras profundamente penetrantes producen un exudado seroso que puede causar que el estómago se adhiera a estructuras cercanas. Cicatrices de úlceras en la región prepilórica pueden ser lo bastante graves para producir estenosis pilórica. Las úlceras pépticas crónicas pueden recordar burdamente a carcinomas gástricos ulcerados. Se distinguen de estos por su tendencia a producir pliegues radiados en la mucosa circundante, por carecer de borde elevado y por base de apariencia «limpia» (cubierta por fibrina) (fig. 13-23). El endoscopista debe tomar varias biopsias de los bordes y el lecho de toda úlcera gástrica, puesto que el centro de las úlceras suele mostrar únicamente tejido necrótico. Las úlceras duodenales (fig. 13-24) suelen localizarse en la pared anterior o posterior de la primera porción del duodeno, cerca del píloro. Suelen ser solitarias, pero no es raro encontrar dos úlceras, una en cada pared, las denominadas «úlceras besándose».

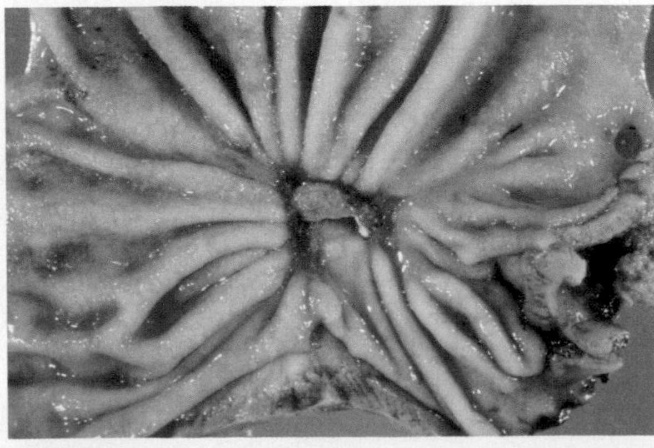

FIGURA 13-23. Úlcera gástrica. Existe una característica demarcación nítida de la mucosa adyacente, con pliegues gástricos irradiados. La base de la úlcera es de color gris debido al depósito de fibrina.

Las úlceras gástrica y duodenal tienen una apariencia histológica similar (fig. 13-25A,B). Desde la luz hacia el interior, están compuestas por varias capas: *(1)* una zona superficial de exudado fibrinopurulento, *(2)* tejido necrótico, *(3)* tejido de granulación y *(4)* tejido fibrótico con cantidades variables de inflamación crónica en la profundidad de la base de la úlcera.

La ulceración puede penetrar capas musculares, interrumpiéndolas con tejido cicatricial después de la cicatrización. Los vasos sanguíneos en los márgenes de la úlcera están con frecuencia trombosados. La mucosa en los márgenes tiende a ser hiperplásica. La cicatriz crece sobre el área ulcerada como una sola capa epitelial. Las úlceras duodenales usualmente se acompañan con duodenitis péptica, con hiperplasia de la glándula Brunner y metaplasia de células gástricas de mucina.

CARACTERÍSTICAS CLÍNICAS: los síntomas de las úlceras gástrica y duodenal son tan similares que las dos enfermedades generalmente no son distinguibles por historia o examen físico. La úlcera duodenal clásica se caracteriza por dolor epigástrico 1 h a 3 h después de una comida, o que despierta al paciente por la noche. Alcalinos y alimento alivian estos síntomas. En la mitad de los pacientes con úlceras pépticas se producen síntomas dispépticos a menudo relacionados con una enfermedad en vesícula biliar, incluyendo intolerancia a alimentos grasos, distensión y eructos.

Las mayores complicaciones de la úlcera péptica son hemorragia, perforación con peritonitis y obstrucción. De estas, la más habitual es la hemorragia, que se produce hasta en el 20% de los pacientes. Con frecuencia es oculta y, si no existen otros síntomas, puede manifestarse como anemia ferropénica o sangre oculta en las heces. La hemorragia masiva que pone en riesgo la vida es una complicación de la úlcera péptica activa bien conocida.

La perforación es una complicación grave que se produce en el 5% de los pacientes; en una tercera parte de los casos, no hay antecedentes de los síntomas de una úlcera péptica. Las úlceras duodenales se perforan con más frecuencia que las úlceras gástricas, mayormente en la pared anterior del duodeno. Puesto que las paredes anteriores gástrica y duodenal no son defendidas por tejido contiguo, es más probable que las perforaciones conduzcan a peritonitis generalizada y acumulación de aire en la cavidad abdominal llamada **neumoperitoneo**. Las úlceras gástricas posteriores se perforan al interior del saco peritoneal menor, que puede contener la inflamación. Una úlcera que penetra el páncreas, el hígado o el omento mayor puede causar dolor intratable. Las úlceras también pueden penetrar las vías biliares y llenarlas de aire, una condición conocida como **neumobilia**.

La perforación conlleva una elevada tasa de mortalidad del 10% al 40% en el caso de las úlceras gástricas, de dos a cuatro veces más que en las úlceras duodenales. Las perforaciones pueden provocar hemorragia importante. El choque, la distensión abdominal y el dolor son síntomas frecuentes. En ocasiones, las perforaciones se diagnostican por primera vez en la autopsia, sobre todo en pacientes ancianos institucionalizados.

La obstrucción pilórica se produce hasta en el 10% de los pacientes con úlceras, y la enfermedad de úlcera péptica es la causa más común en los adultos. El estrechamiento de la luz pilórica por una úlcera péptica adyacente puede ser causa de espasmo muscular, edema, hipertrofia muscular o la contracción de tejido cicatricial, o, más habitualmente, una combinación de estos.

Las úlceras gástrica y duodenal pueden presentarse en conjunto en el mismo paciente con mucha mayor frecuencia de la que pueda explicarse solo por una probabilidad. Los pacientes con cualquiera de estas úlceras tienen mucho mayor riesgo de desarrollar la otra más tarde.

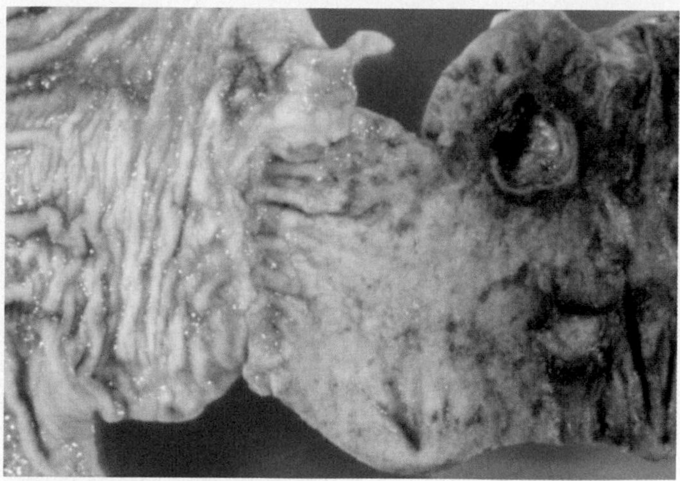

FIGURA 13-24. Úlceras duodenales. Existen dos úlceras duodenales nítidamente demarcadas rodeadas por mucosa duodenal inflamada. La unión gastroduodenal está en la parte media de la fotografía.

GASTROPATÍAS HIPERPLÁSICAS

Las gastropatías hiperplásicas están compuestas por dos entidades, pero el mismo componente celular sufre hiperplasia anómala en ambas. Solo se produce afectación del cuerpo/fondo gástrico, sin afectación del antro. Por tanto, ambas entidades tienen un aspecto macroscópico similar, pero difieren desde los puntos de vista microscópico y clínico.

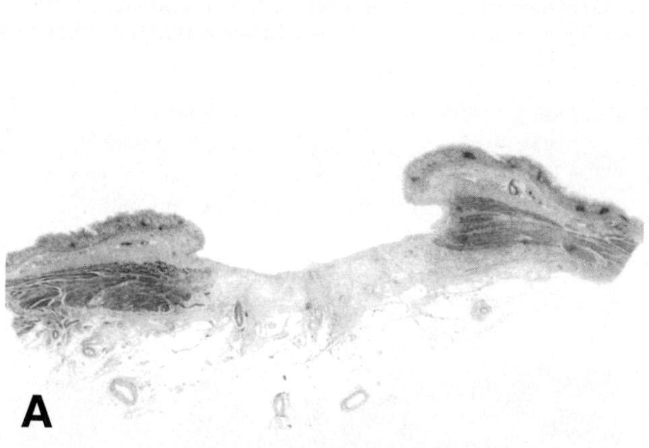

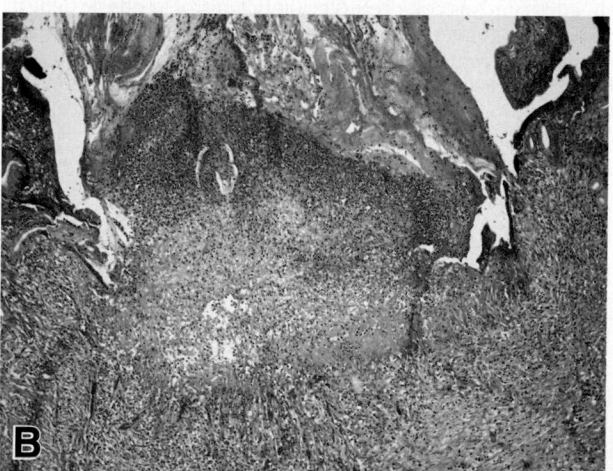

FIGURA 13-25. A. Úlcera gástrica. Puede verse la naturaleza descriptiva de esta lesión por la pérdida del músculo subyacente en la capa muscular propia, que es reemplazada por tejido fibroso. **B.** Apariencia clásica de la úlcera péptica con un exudado superficial de fibrina sobre la necrosis, seguido por tejido de granulación con fibrosis en la cara más profunda.

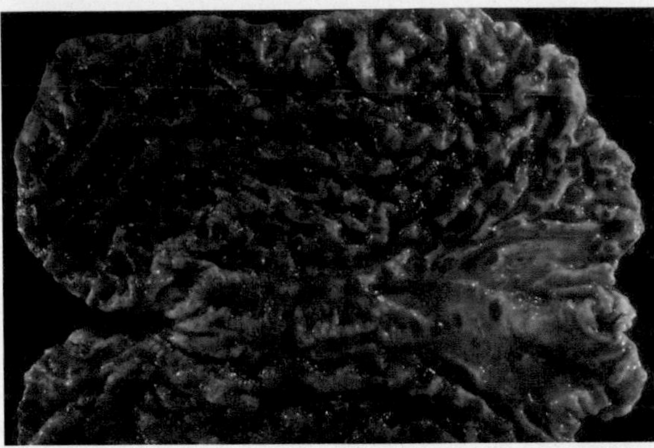

FIGURA 13-26. Enfermedad de Ménétrier. Los pliegues rugosos están difusamente agrandados. Parecen ser hemorrágicos debido a la gastritis linfocítica asociada. Obsérvese la relativa conservación antral (parte derecha de la fotografía).

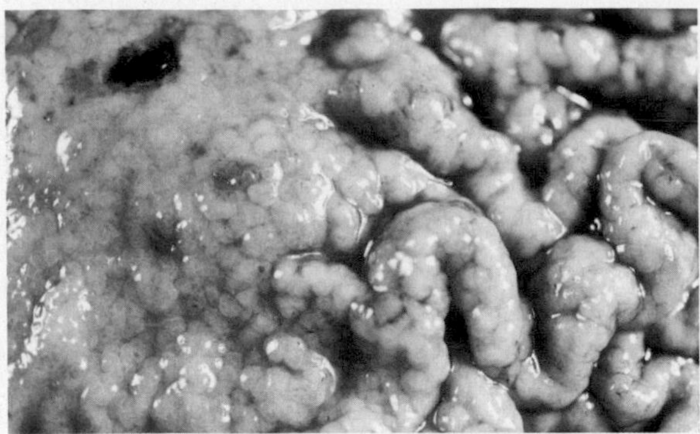

FIGURA 13-27. Síndrome de Zollinger-Ellison. Los pliegues rugosos son serpenteantes y están engrosados. Son irregulares debido a la hiperplasia de las células parietales que se presenta en grupos.

La enfermedad de Ménétrier incluye hiperplasia foveolar y exceso de producción de moco, lo que provoca hipoalbuminemia y mayor riesgo de carcinoma gástrico

En la enfermedad de Ménétrier, la endoscopia muestra **engrosamiento significativo de los pliegues gástricos, aumento en la producción de moco limitada al cuerpo/fondo y preservación del antro** (fig. 13-26). En el análisis microscópico, el engrosamiento de los pliegues es atribuible a una hiperplasia foveolar masiva con dilatación glandular quística y pérdida de células parietales y principales. Estos cambios se producen en respuesta a la sobreexpresión del factor de crecimiento transformante α (TGF-α), un activador de la cascada de señalización del receptor de factor de crecimiento epidérmico (EGFR), que puede ser idiopática, genética o estar relacionada con la infección por CMV, VHS o *Helicobacter*. La enfermedad de Ménétrier es más frecuente en los hombres entre 50 y 70 años, y su desarrollo es gradual. Los pacientes presentan dolor abdominal y, en casos graves, edema periférico. Los resultados de laboratorio muestran **hipoproteinemia e hipoalbuminemia**, esta última resultado de la pérdida de proteínas en la mucosa. Las opciones de tratamiento incluyen gastrectomía, cetuximab (un inhibidor del EGFR), octreotida y, si está relacionado con la infección, tratamiento antibacteriano o antiviral. Los pacientes con la enfermedad de Ménétrier tienen predisposición al desarrollo de carcinoma gástrico.

El síndrome de Zollinger-Ellison incluye hiperplasia de células parietales debido a un gastrinoma, lo que provoca úlceras pépticas resistentes al tratamiento

El síndrome de Zollinger-Ellison (Z-E) también provoca incremento de los pliegues rugosos con preservación del antro, lo que se debe a proliferación de células parietales, en lugar de foveolares. La causa es una mala regulación de la producción de gastrina por un tumor neuroendocrino (gastrinoma). La mayoría de estos tumores son esporádicos, en cuyo caso es más frecuente que sean duodenales, más que pancreáticos. Hasta el 25% de los casos están relacionados con el síndrome de neoplasia endocrina múltiple de tipo 1 (NEM 1). Los gastrinomas en los pacientes con síndrome Z-E pueden aparecer en el duodeno, el páncreas o el antro gástrico, y pueden ser muy pequeños. Se produce un agrandamiento de los pliegues rugosos debido a una hipergastrinemia autónoma que causa hiperplasia de las células parietales. Por tanto, presentan un aspecto irregular característico (fig. 13-27). Los pacientes presentan enfermedad de úlcera péptica intratable, a menudo con múltiples úlceras en localizaciones inusuales. El tratamiento consiste en la supresión de la acidez y la resección quirúrgica del gastrinoma primario, si se trata de una masa solitaria y no ha hecho metástasis.

NEOPLASIAS BENIGNAS

Los pólipos gástricos, tal y como se observan en la endoscopia o en la autopsia, son elevaciones de la mucosa identificables a nivel macroscópico. En el estómago, a diferencia del colon, la gran mayoría no son neoplasias verdaderas.

Los pólipos glandulares fúndicos se presentan solo en el cuerpo y el fondo

Son elevaciones de la mucosa compuestas por glándulas con dilatación quística revestidas por una mezcla de células parietales, células principales y células mucosas neutrales (fig. 13-28A,B). Se describieron por primera vez en pacientes con poliposis adenomatosa familiar (PAF; *v.* más adelante). En los pacientes afectados, una innumerable cantidad de estos pólipos recubren la mucosa gástrica proximal. Rara vez, los pólipos glandulares fúndicos en estos pacientes muestran displasia focal. Es mucho más habitual hallar pólipos fúndicos aislados o en pequeños números en pacientes que toman IBP.

En el mecanismo responsable de la formación de pólipos se incluyen alteraciones en la vía de señalización Wnt/catenina β, tanto en

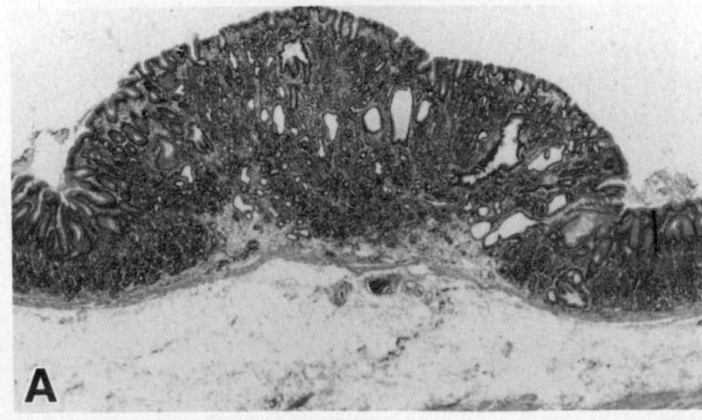

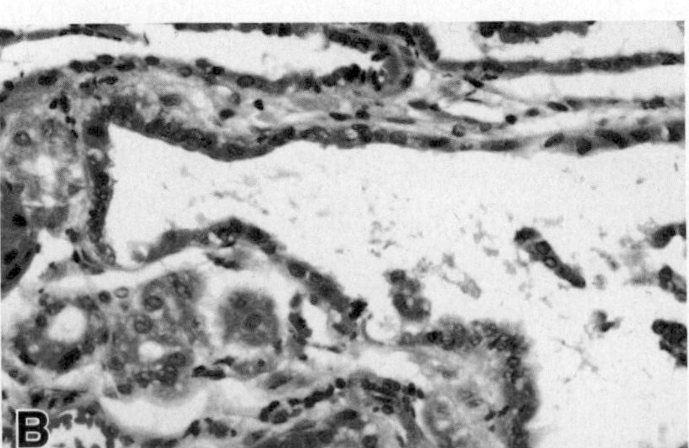

FIGURA 13-28. Pólipos glandulares fúndicos. A. Proyección de baja potencia que muestra al pólipo como una ligera elevación por encima de la mucosa circundante característica del cuerpo. **B.** Las glándulas con dilatación cística contienen células parietales y principales.

los pólipos esporádicos como en los sindrómicos (PAF). Los pólipos relacionados con el uso de IBP parecen ser inofensivos. Debido al uso cada vez mayor de IBP en los últimos años, los pólipos glandulares fúndicos son actualmente la forma más habitual de pólipos observados en el estómago.

Los pólipos hiperplásicos suelen aparecer en el contexto de gastritis crónica o lesión de la mucosa

Este término es algo equivocado, puesto que estos pólipos no tienen nada en común con los pólipos del colon que llevan el mismo nombre (*v.* más adelante). Se producen en el contexto de gastritis crónica o gastropatía reactiva, puede ser único o múltiple y son respuestas focales exageradas a la lesión mucosa. Los pólipos gástricos hiperplásicos están formados por células foveolares hiperplásicas que algunas veces forman quistes pequeños y una lámina propia inflamada (fig. 13-29A,B). Puede haber atipia reactiva, sobre todo si se producen erosiones superficiales. A veces se denominan pólipos «hiperplásicos/inflamatorios», lo que refleja la forma en que se originaron.

Los adenomas gástricos son relativamente infrecuentes

Los adenomas verdaderos del estómago se presentan con menos frecuencia que los adenomas del colon. Por lo general, son únicos con excepción de la PAF, y pueden ser foveolares o con mucosa de tipo intestinal. Por definición, están presentes los cambios displásicos (fig. 13-30). Los adenomas de tipo intestinal son mucho más comunes y generalmente surgen en los estómagos con metaplasia intestinal. Los núcleos suelen ser grandes, elongados e hipercromáticos, al igual que sus homólogos intestinales. En cambio, los adenomas de tipo foveolar no tienen relación con la metaplasia intestinal; no parece haber relación con la PAF.

Aunque los adenomas gástricos pueden estar relacionados con el carcinoma gástrico, la relación tan estrecha que guarda el adenoma con el carcinoma en el colon no está presente.

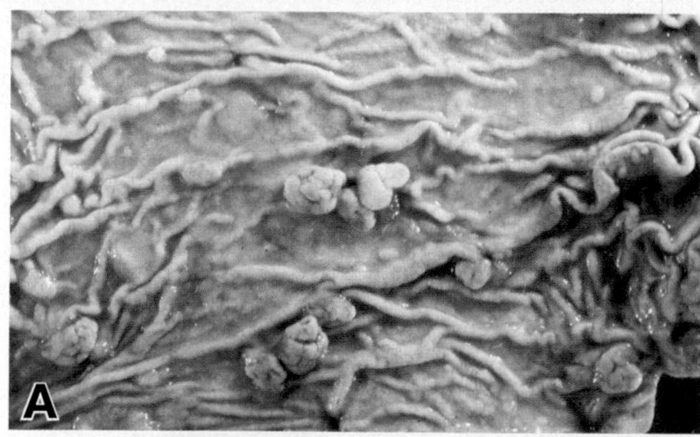

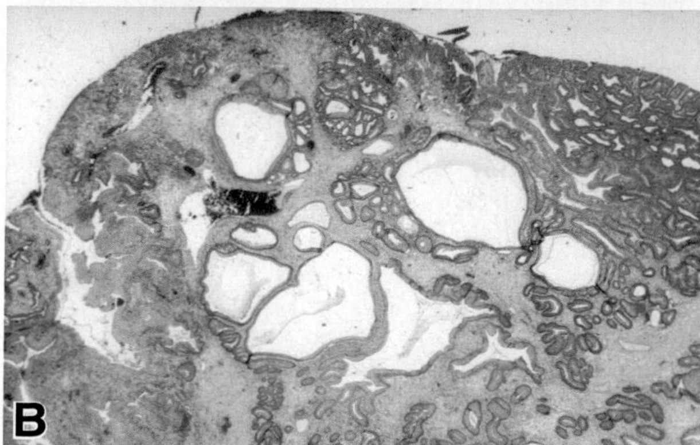

FIGURA 13-29. Pólipo hiperplásico. A. En este estómago extirpado se observan múltiples elevaciones de la mucosa. **B.** El pólipo es un montículo de lámina propia inflamada. Las glándulas con dilatación quística están revestidas por epitelio foveolar.

Síndromes de poliposis gástrica

Los pólipos gástricos múltiples pueden observarse en la PAF y en varios síndromes distintos. Estos comprenden la poliposis juvenil familiar generalizada (fig. 13-31A-C) y los síndromes de Peutz-Jeghers, Cronkhite-Canada y Cowden.

En general, los pólipos en estos síndromes tienen apariencia inocua, que a menudo recuerda a los grandes pólipos hiperplásicos. Su verdadera naturaleza puede establecerse al identificar otras características del síndrome respectivo.

NEOPLASIAS MALIGNAS

El adenocarcinoma es el carcinoma gástrico más habitual

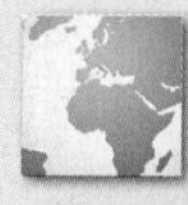

EPIDEMIOLOGÍA: existen diferencias geográficas abrumadoras en su incidencia. En el último siglo, las cifras de adenocarcinoma gástrico se han reducido de forma significativa en los países occidentales. Muchos países orientales tienen una incidencia mucho mayor. Existe un gran número de factores involucrados, pero el más importante parece reflejar las diferencias en la prevalencia de *Helicobacter*, las diferentes cepas de *Helicobacter* y la incidencia de la gastritis crónica. Con el mejor reconocimiento y tratamiento de las infecciones por *Helicobacter*, la brecha entre occidente y oriente finalmente se ha reducido. También contribuyen otros factores ambientales, en especial la alimentación. Las dietas con alto contenido de alimentos ahumados o en vinagre se asocian con mayor tasa de cáncer, mientras que el consumo de vegetales frescos y de hoja verde tiene el efecto opuesto. Los factores genéticos también tienen papel importante, en particular en algunos tipos de cáncer gástrico.

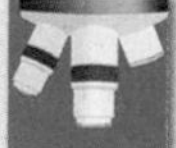

ANATOMOPATOLOGÍA: la apariencia macroscópica es variable. La mayoría de los carcinomas forman grandes masas o crecimientos polipoides con ulceración importante (fig. 13-32A,B). Las úlceras malignas se diferencian de las benignas por su gran tamaño, sus bordes irregulares y firmes y superficie ulcerosa.

Una minoría de cánceres, generalmente del tipo en anillo de sello (*v.* más adelante), infiltran la profundidad de la pared gástrica, bajo una superficie que aparentemente puede parecer intacta. Esto da lugar a un estómago rígido con engrosamiento de las paredes, una característica que clásicamente se ha descrito como **linitis plástica** (fig. 13-33A-C). Tradicionalmente el carcinoma gástrico se ha clasificado en dos categorías: intestinal y difuso, aunque algunos casos pueden solaparse; esta es la clasificación de Lauren. El término intestinal en este contexto describe

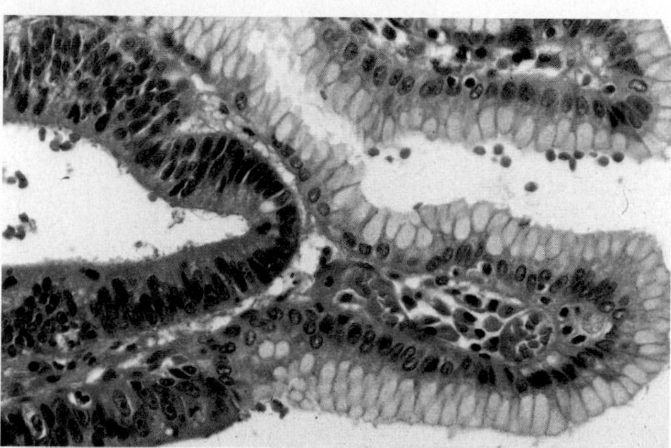

FIGURA 13-30. Adenoma gástrico. Puede delimitarse claramente la diferencia entre el epitelio glandular con núcleos en forma de lápiz, alargados e hipercromáticos en el adenoma (*izquierda*) y el epitelio foveolar normal adyacente (*derecha*).

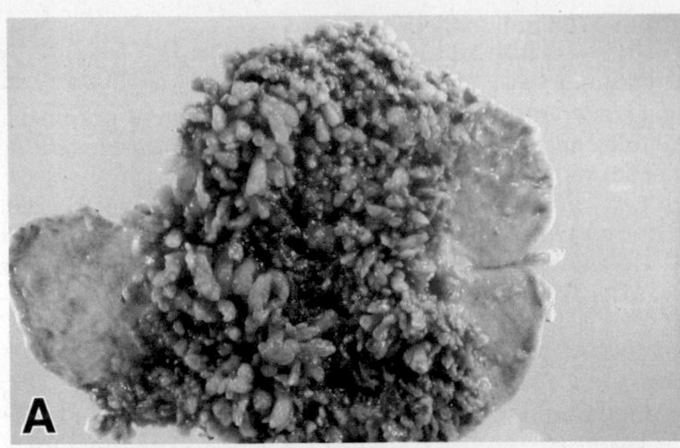

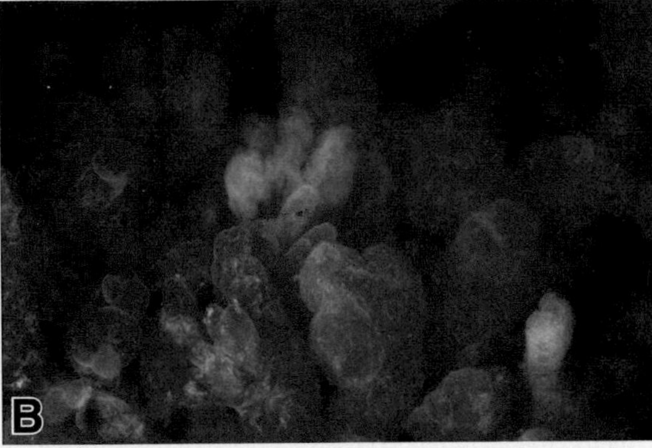

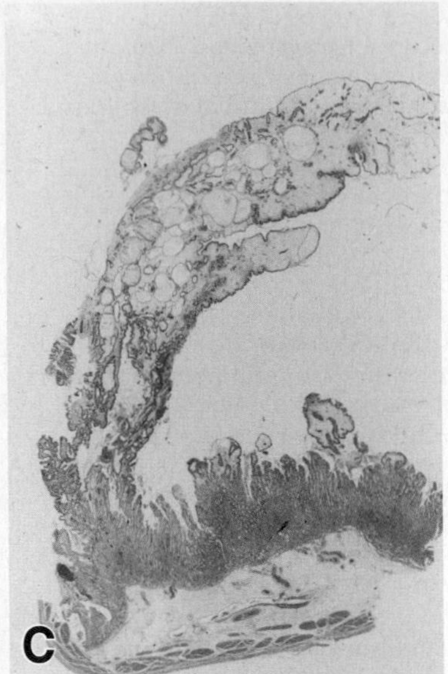

FIGURA 13-31. Poliposis juvenil familiar. A y **B.** Aunque el colon es el más afectado en este síndrome, el estómago puede estar afectado y cubierto de pólipos. **C.** A nivel histológico, hay pólipos que son inocuos y se asemejan un poco a los pólipos hiperplásicos.

principalmente a la arquitectura, no el tipo celular. Estos tumores forman glándulas o papilas, así como algunas áreas sólidas; puede presentarse la producción de mucina. Este es el patrón más habitual, y el asociado con la gastritis crónica. Su incidencia ha disminuido por su relación con el *Helicobacter*.

El carcinoma de tipo difuso contiene células poco cohesivas, normalmente de tipo en anillo de sello, que infiltran ampliamente la pared gástrica. La incidencia de este tumor se ha mantenido relativamente estable en todos los países. También tiene una causa genética más clara. De hecho, el cáncer gástrico difuso hereditario es una afección autosómica dominante poco frecuente relacionada con mutaciones en la línea germinal en *CDH1*, el gen que codifica la cadherina E. Estos pacientes pueden desarrollar el cáncer a una edad temprana y a menudo presentan múltiples focos pequeños de carcinoma en anillo de sello *in situ*, detectables solo por exploración microscópica exhaustiva. La gastrectomía profiláctica es una opción terapéutica. Como cabría esperar, dada la pérdida de cadherina E, las mujeres también tienen

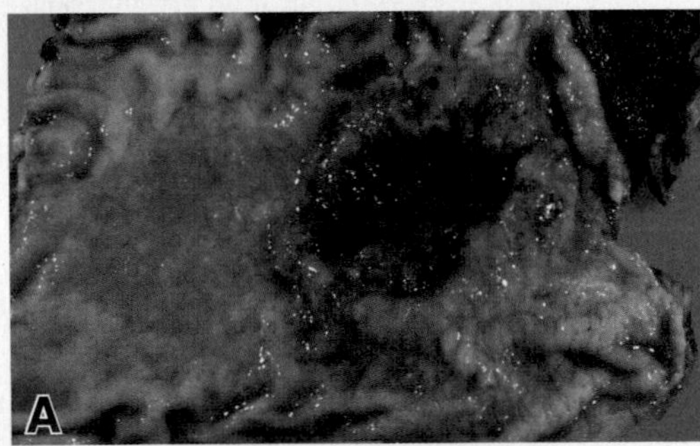

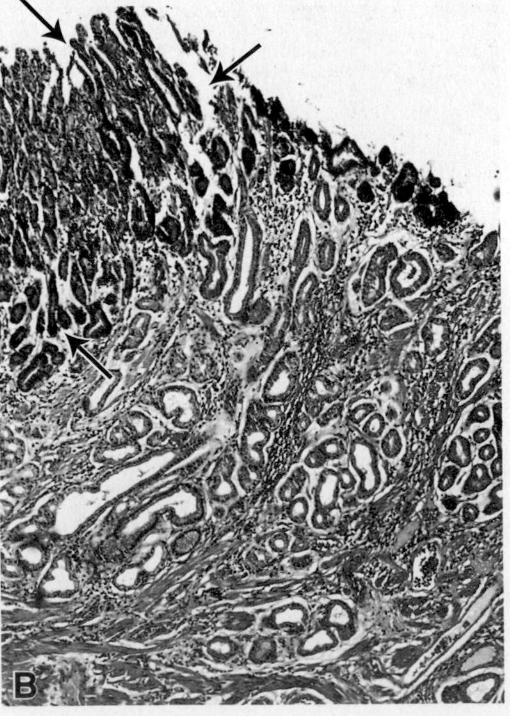

FIGURA 13-32. Carcinoma gástrico. A. Esta gran lesión antral puede distinguirse claramente de una úlcera benigna por sus bordes firmes y elevados y su base necrótica. **B.** A nivel microscópico, hay innumerables glándulas con deformación (*flechas*) que reemplazan la mucosa en este carcinoma de tipo intestinal.

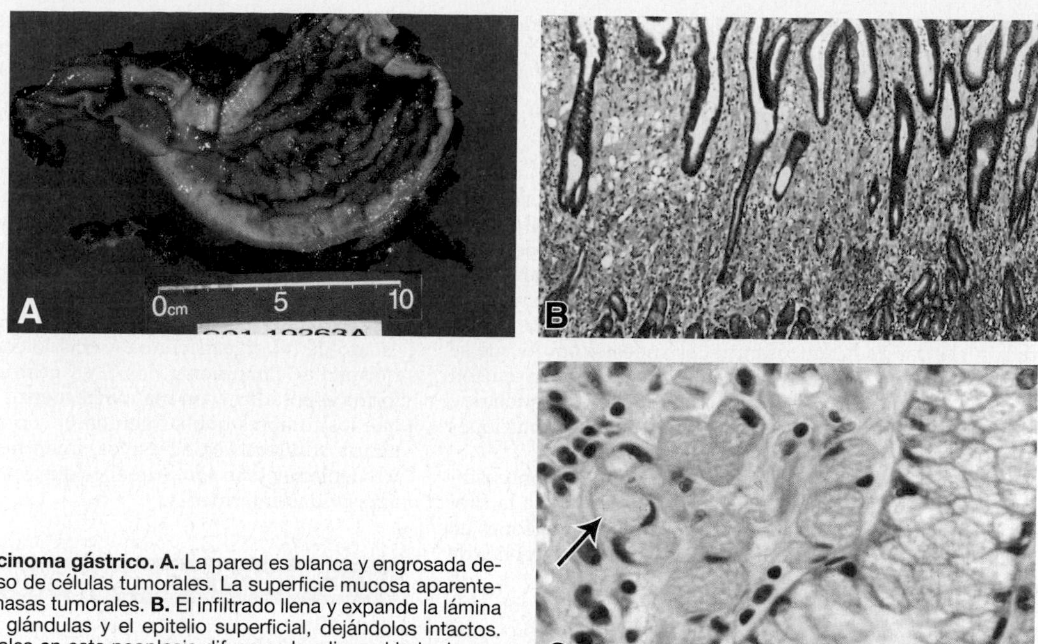

FIGURA 13-33. **Carcinoma gástrico. A.** La pared es blanca y engrosada debido al infiltrado difuso de células tumorales. La superficie mucosa aparentemente está libre de masas tumorales. **B.** El infiltrado llena y expande la lámina propia, pero respeta glándulas y el epitelio superficial, dejándolos intactos. **C.** Las células tumorales en esta neoplasia difusa se localizan al lado de una glándula intacta. Obsérvese la apariencia en anillo de sello (*flecha*).

mayor riesgo de desarrollar carcinoma lobulillar de mama. La inactivación de cadherina E también se produce en los carcinomas gástricos difusos esporádicos.

Adenocarcinoma gástrico temprano frente a tardío

Existen sistemas complejos que describen el carácter y la profundidad de los carcinomas gástricos, pero una sola característica es de vital importancia: *los pacientes con cáncer gástrico temprano (es decir, tumores limitados a la mucosa y la submucosa) tienen pronóstico mucho mejor (entre el 80-90% de supervivencia a 5 años) que los pacientes con adenocarcinomas avanzados (es decir, lesiones que se diseminan a la capa muscular propia y más allá), que solo tienen una supervivencia del 16% al 80% a 5 años. El pronóstico es aún peor si la invasión es más profunda.*

El estómago es un sitio habitual de linfomas extraganglionares relacionados con la infección por *Helicobacter*

El aparato digestivo es la localización más habitual de linfomas extraganglionares, y el estómago es la porción del tubo más frecuentemente afectada. La mayoría de los linfomas gástricos son linfomas extraganglionares de la zona marginal del tejido linfático asociado a mucosas (linfoma MALT; *v.* cap. 20) o linfomas difusos de linfocitos B grandes. Ambos están asociados a la infección por *Helicobacter*, y la **erradicación de los organismos conduce a la remisión** en una sorprendente mayoría (hasta el 80%) de los casos. Sin embargo, algunos linfomas adquieren una translocación (11;18)(q21;q21), en cuyo caso el tumor ya no responde al tratamiento de erradicación.

Las características distintivas son la presencia de glándulas gástricas infiltradas por linfocitos (lesiones linfoepiteliales) y la morfología monocitoide uniforme de las células que infiltran la lámina

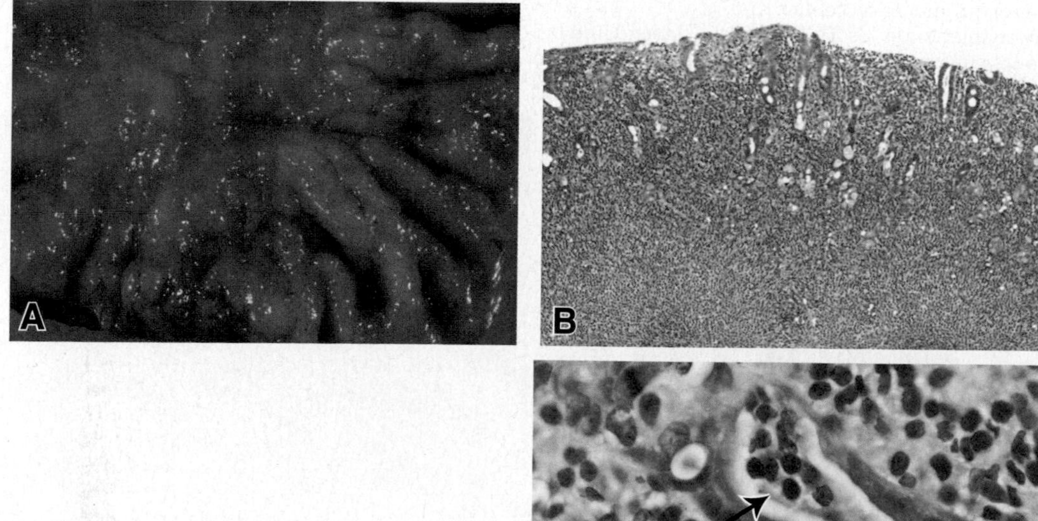

FIGURA 13-34. **Linfoma gástrico MALT (tejido linfático asociado a mucosas). A.** Se observa infiltración por células linfáticas neoplásicas a gran parte de la mucosa, con pérdida de la arquitectura normal gástrica. Macroscópicamente la formación de masa es mínima **B.** A nivel microscópico, población monótona de células linfáticas expande enormemente la lámina propia. **C.** Una **lesión linfoepitelial**, con linfocitos tumorales penetrando una glándula (*flechas*).

propia (fig. 13-34). Los linfomas difusos de linfocitos B grandes pueden reconocerse con mayor facilidad por su apariencia más pleomorfa.

Los tumores del estroma gastrointestinal (GIST) derivan de las células intersticiales de Cajal

Las células intersticiales de Cajal, de las que derivan estos tumores, residen normalmente en la capa muscular propia y funcionan como marcapasos, que transmiten señales entre el sistema nervioso entérico y el músculo liso del tubo digestivo para garantizar un peristaltismo coordinado. Los GIST suelen ser grandes y voluminosos (fig. 13-35A). Surgen de la capa muscular propia, pero pueden mostrar ulceración central de la mucosa que los rivieste, por lo que se presentan con hemorragia. Están formados por una proliferación sólida de células tumorales con morfología fusiforme o epitelioide (fig. 13-35B). Su desarrollo se caracteriza por contener mutaciones en *KIT*, que codifica un receptor tirosina cinasa.

En consecuencia, la mayoría de los GIST muestran tinción positiva para CD117, una tinción inmunohistoquímica dirigida a la tirosina cinasa C-Kit. Una minoría está relacionada con mutaciones en *PDGFR*-α, otro receptor tirosina cinasa, o en el complejo de genes de la succinato deshidrogenasa.

Los GIST se desarrollan en todo el tubo digestivo, pero son más frecuentes en el estómago, seguido del intestino delgado. Los predictores anatomopatológicos que predicen el comportamiento incluyen el lugar del tumor, el tamaño y el recuento mitósico. El tratamiento incluye resección quirúrgica y tratamiento farmacológico, y el fármaco de elección está determinado por las mutaciones específicas presentes. Dado que la mayor parte de los GIST están relacionados con mutaciones en *KIT*, se utiliza mesilato de imatinib para inhibir la tirosina cinasa. El mismo fármaco se utiliza en la leucemia mieloide crónica para bloquear la actividad cinasa de la proteína de fusión BCR-ABL1.

Los tumores neuroendocrinos del estómago tienen un comportamiento distinto según las condiciones subyacentes por las que se han originado

En su momento estos tumores fueron denominados carcinoides, pero este término ha sido reemplazado por «tumor neuroendocrino (TNE) bien diferenciado». Como en los GIST, el lugar de origen es el principal determinante del comportamiento biológico. Otras características predictivas en un sitio dado son el tamaño del tumor y el índice (la actividad proliferativa puede evaluarse por inmunohistoquímica mediante el porcentaje de células tumorales que expresan el marcador de proliferación celular Ki-67).

El comportamiento de los TNE gástricos depende de las condiciones bajo las cuales surgió la neoplasia. Estos tumores se encuentran en tres entornos clínicos principales. El primero es la gastritis autoinmunitaria. Como se ha descrito anteriormente, la activación profunda de las células G antrales causa hipergastrinemia y proliferación de las células ECF en el cuerpo y el fondo. La respuesta inicial es la hiperplasia de las células ECF, pero luego cadenas de estas células adquieren una disposición lineal, que posteriormente se unen para formar micronódulos que se separan de las bases de las glándulas gástricas. Favorecido por una hipergastrinemia grave, estos micronódulos acaban fusionándose en estructuras más grandes hasta que se forma una neoplasia clínicamente evidente. Los pacientes con TNE y gastritis autoinmunitaria a menudo presentan múltiples tumores visibles (fig. 13-36).

Los tumores neuroendocrinos gástricos también surgen en un estado de hipergastrinemia asociado con el síndrome Z-E (*v.* anteriormente). Finalmente, los TNE gástricos pueden presentarse en forma esporádica; con mayor frecuencia son antrales. Cabe resaltar que los tumores que surgen en el contexto de gastritis autoinmunitaria son rara vez agresivos, mientras que los TNE esporádicos frecuentemente lo son. Aquellos que están asociados con Z-E tienen agresividad intermedia.

INTESTINOS DELGADO Y GRUESO

ANATOMÍA

Desde el punto de vista embrionario, el conducto intestinal se desarrolla como un tubo que se alarga progresivamente desde el estómago hasta la cloaca. Este tubo se alarga progresivamente y su porción cefálica se convierte en el segmento que se extiende desde el duodeno distal al íleon proximal. La porción más caudal se desarrolla en íleon distal y los dos tercios proximales del colon transverso. El conducto vitelino, que conecta el conducto primitivo con el saco vitelino, puede persistir como un divertículo de Meckel (*v.* más adelante). Para alcanzar la posición final del intestino, el intestino fetal sufre una complicada serie de rotaciones.

El intestino delgado se extiende desde el píloro hasta la válvula ileocecal y, dependiendo de su tono muscular, es de 3.5 m a 6.5 m de longitud. Se divide en tres regiones:

1. El **duodeno** se extiende hasta el ligamento de Treitz.
2. El **yeyuno** es el 40 % proximal del resto del intestino delgado.
3. El **íleon** es el 60 % distal.

El duodeno en forma de C es casi totalmente retroperitoneal y, por tanto, fijo. Rodea la cabeza del páncreas y recibe el drenaje biliar del hígado y las secreciones pancreáticas a través del conducto colédoco en la ampolla de Vater. El resto del intestino delgado, dispuesto en asas redundantes, es móvil.

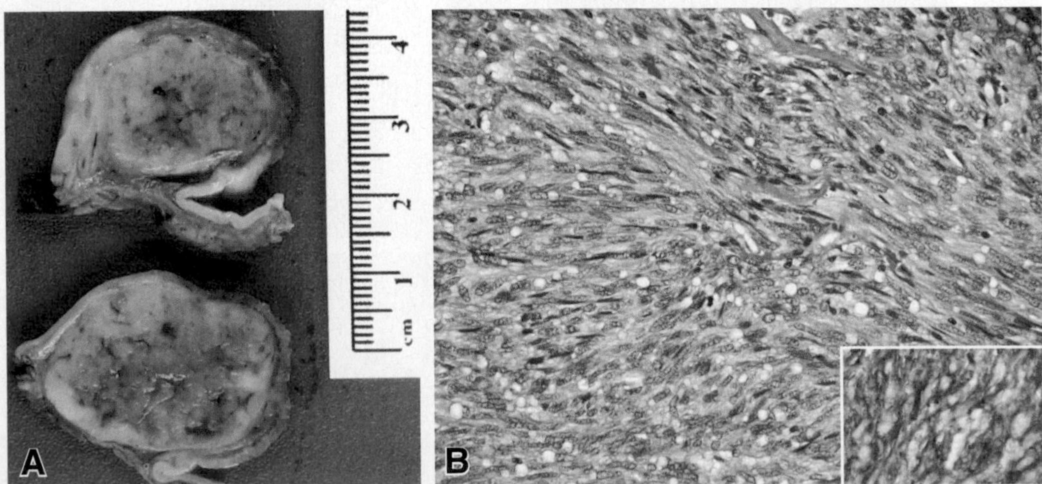

FIGURA 13-35. Tumor del estroma gastrointestinal (GIST). A. El tumor extirpado es submucoso y está cubierto con mucosa con una úlcera central profunda. **B.** Apariencia microscópica de las células tumorales, que son fusiformes y tienen vacuolas citoplasmáticas. *Recuadro:* tinción inmunohistoquímica positiva para *c-kit*.

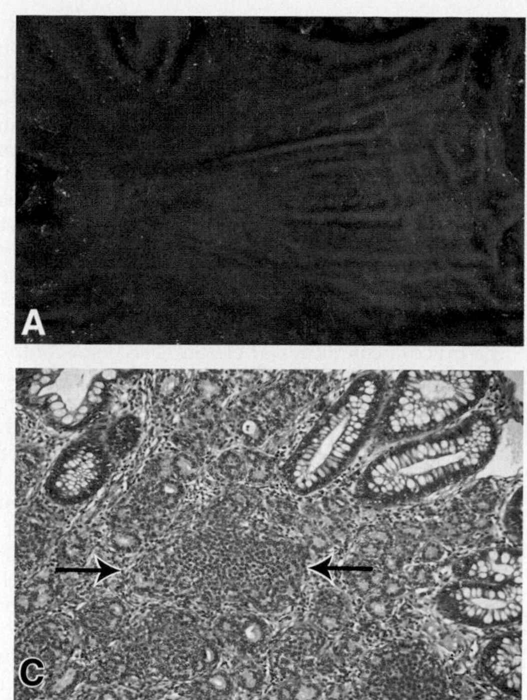
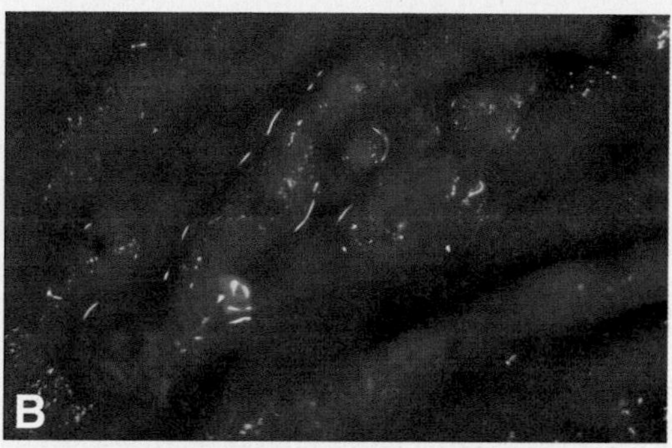

FIGURA 13-36. **Tumor neuroendocrino del estómago. A y B.** Varios nódulos pequeños elevados recubren la mucosa con atrofia grave en este paciente con gastritis autoinmunitaria y anemia perniciosa. **C.** A nivel microscópico, se aprecia un nido de células tumorales neuroendocrinas aparentemente benignas inmediatamente por debajo de la superficie del epitelio (*flechas*).

En la mayoría de los individuos, el conducto colédoco y el conducto pancreático principal (conducto de Wirsung) se unen para formar una cámara común, la **ampolla**, que se proyecta en la luz duodenal a través de la **papila duodenal mayor**. La parte terminal de ambos conductos y la ampolla están rodeadas por un músculo circular, el **esfínter de Oddi**. En algunas personas, un conducto pancreático accesorio, el conducto de Santorini, puede ramificarse del conducto pancreático principal y drenar por separado la cabeza del páncreas, y entrar en el duodeno por la **papila duodenal menor**.

La porción distal del duodeno queda revestida de mesenterio y se fusiona con el yeyuno en el **ligamento de Treitz**. No hay demarcación entre el yeyuno y el íleon, que se fusionan gradualmente.

El **intestino grueso** es la parte del intestino que va desde la válvula ileocecal hasta el ano. Tiene una longitud de 90 cm a 125 cm en los adultos y cuenta con seis regiones, en dirección distal, desde la válvula ileocecal: *(1)* ciego, *(2)* colon ascendente, *(3)* colon transverso, *(4)* colon descendente, (5) colon sigmoideo y (6) recto. La curvatura entre el colon ascendente y el transverso en el cuadrante superior derecho se denomina flexura hepática, y la que hay entre los segmentos transverso y descendente en el cuadrante superior izquierdo se denomina flexura esplénica. La luz se estrecha progresivamente desde el ciego hasta el colon sigmoideo.

La irrigación arterial de los intestinos delgado y grueso está a cargo de tres vasos principales. El duodeno recibe sangre de la rama pancreaticoduodenal de la arteria hepática, que se origina en la arteria celíaca. El yeyuno, el íleon y el colon son abastecidos, hasta la flexura esplénica, por la arteria mesentérica superior (una rama de la aorta), que se dispone en arcadas en el mesenterio, por lo que proporciona abundante circulación colateral en sus alcances distales. El colon izquierdo es irrigado por la arteria mesentérica inferior. El flujo venoso y el drenaje linfático del intestino delgado y del colon desembocan en la circulación portal.

Las diferencias histológicas de los intestinos delgado y grueso son reflejo de las funciones principales de ambos segmentos del tubo digestivo: la absorción de nutrientes, en el intestino delgado, y el almacenamiento de las heces, con absorción de agua y sal, en el intestino grueso.

El intestino delgado destaca por su amplia superficie. Esta gran superficie no solo se explica por su longitud total (una media de 3-5 m), sino por sus pliegues mucosos, los **pliegues circulares**. Alrededor de los pliegues se desarrollan pliegues adicionales, **las vellosidades**, proyecciones de la mucosa en forma de dedos revestidas por enterocitos y células caliciformes (fig. 13-37). Las superficies

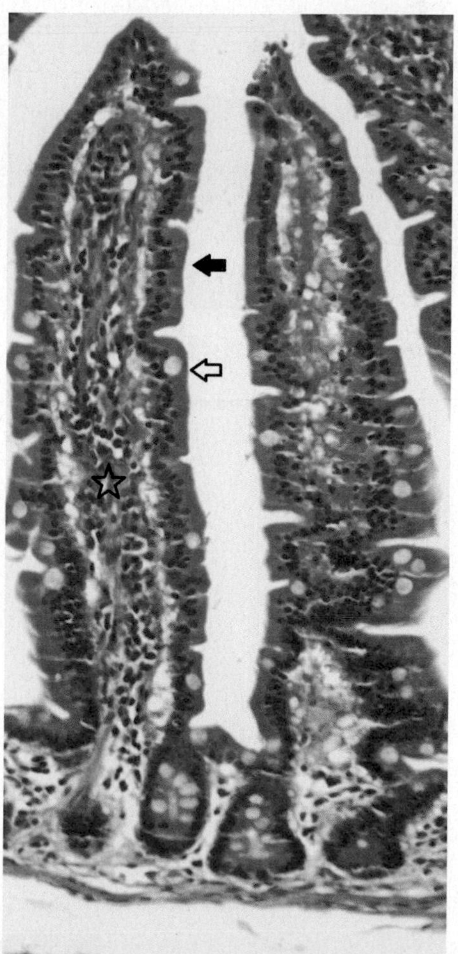

FIGURA 13-37. **Vellosidades intestinales del yeyuno.** Las vellosidades son varias veces más largas que las criptas de las que se originaron. La lámina propia (*estrella*) contiene normalmente una mezcla de linfocitos y células plasmáticas con algunos eosinófilos dispersos. El epitelio de las vellosidades está formado por una mezcla de enterocitos absorbentes (*flecha negra*) y células caliciformes (*flecha transparente*).

luminales de los enterocitos están cubiertas de **microvellosidades**, denominadas coloquialmente «borde en cepillo», lo que aumenta aún más la superficie. Es en este sitio donde se localizan la mayoría de las enzimas digestivas (fig. 13-38). Los enterocitos del íleon terminal también contienen receptores para el complejo factor intrínseco-vitamina B_{12}, lo que permite la absorción de dicha vitamina. Por el contrario, el colon tiene menor longitud y su mucosa carece de vellosidades. En lugar de estar especializado en la absorción de nutrientes de la ingesta de alimentos, está revestido por criptas y un epitelio superficial cuya función, más limitada, es absorber agua y almacenar heces.

Un examen más detallado revela otras diferencias en la mucosa del intestino delgado y del grueso, con un mayor grado de complejidad en el primero. En las criptas del intestino delgado hay cuatro tipos de células:

- Las **células de Paneth** en la base de las criptas son similares a las células cimógeno del páncreas y las glándulas salivares, que son activas en la secreción exocrina. Sus gránulos eosinófilos secretores llenan un citoplasma basófilo. Las células de Paneth también participan en la defensa de la mucosa mediante la lisozima; productos antimicrobianos, incluidos péptidos llamados defensinas de criptas (criptidinas), y ligando CD95, que es un miembro de la familia de citocinas del factor de necrosis tumoral (TNF, *tumor necrosis factor*).
- Las **células caliciformes** de las criptas tienen forma de frascos y están llenas de gránulos de mucosas. En estructura y función son como células caliciformes de otras partes, con mucinas neutra y ácida.
- Las **células endocrinas** tienen un núcleo apical y gránulos basales. Estas células sintetizan varias hormonas y péptidos gastrointestinales, incluidos gastrina, secretina, colecistocinina, glucagón, péptido intestinal vasoactivo y serotonina. Se cree que estas hormonas regulan muchas funciones gastrointestinales y los tumores derivados de esas células suelen mostrar una secreción hormonal sorprendente.
- Las **células indiferenciadas** residen en las paredes laterales de la cripta y se intercalan entre las células de Paneth en sus bases. Son las células más abundantes de las criptas y funcionan como células de reserva con actividad mitótica, a partir de las cuales se renuevan todas las demás poblaciones celulares de la mucosa.

La mucosa colónica, por el contrario, está compuesta principalmente por dos tipos de células: células cilíndricas simples y células caliciformes. Las criptas contienen mayoritariamente células caliciformes, excepto en sus bases, donde puede observarse una cantidad pequeña de células indiferenciadas y una variedad de células neuroendocrinas.

La submucosa del intestino delgado tiene dos regiones únicas. En la porción proximal del duodeno, las **glándulas de Brunner** secretan moco y bicarbonato, que protegen la mucosa duodenal de la ulceración péptica. La otra región especializada, en el íleon terminal, es notable por su agregado de tejido linfático, conocido como **placas de Peyer** (fig. 13-39A,B).

Con una estructura análoga a la de los nódulos linfáticos, las placas de Peyer son componentes importantes del sistema inmunitario adaptativo, en el que se produce la activación de linfocitos B o T en respuesta a antígenos luminales.

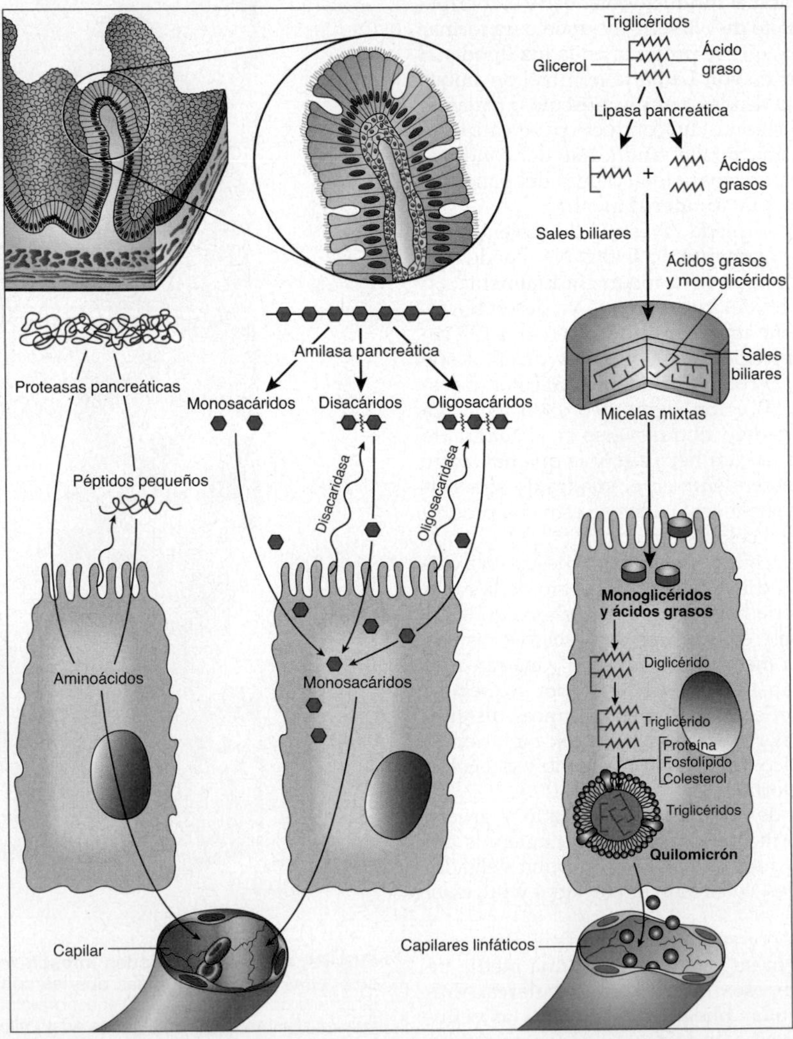

FIGURA 13-38. Mecanismos de absorción de nutrientes en el intestino delgado.

Por último, las capas musculares del intestino delgado y del grueso son relativamente similares. Ambas presentan dos: una longitudinal externa y otra circular interna, que funcionan en conjunto para impulsar el contenido intestinal mediante el peristaltismo. Las inervaciones parasimpática y simpática terminan en el plexo submucoso de Meissner y el plexo muscular de Auerbach para coordinar este peristaltismo. El colon, sin embargo, es único en el sentido de que la capa muscular longitudinal se agrega en tres haces separados, que se denominan ***taeniae coli*** (cintillas del colon). Las evaginaciones de la pared colónica entre las cintillas, las **haustras**, se observan como saculaciones externas. Los **apéndices omentales** (**epiploicos**) son pequeñas masas serosas de grasa, revestidas de peritoneo.

La renovación celular en el intestino delgado y el grueso solo se produce en las criptas, donde las células indiferenciadas se dividen. Las nuevas células migran superiormente en la cripta y hacia las vellosidades, donde se diferencian en células caliciformes y células de absorción, y finalmente se desprenden hacia la luz en la punta de las vellosidades. Su capacidad de absorción es máxima en el tercio superior de las vellosidades. El epitelio de la mucosa del intestino delgado se reemplaza cada 4 a 7 días. Por ello, el epitelio intestinal es muy sensible a la radiación y a los antineoplásicos.

ALTERACIONES CONGÉNITAS Y NEONATALES

El divertículo de Meckel está presente en aproximadamente el 2 % de la población y es la causa más común de hemorragia digestiva antes de los 2 años

Es la enfermedad congénita del intestino delgado más frecuente y clínicamente significativa. Es un divertículo solitario verdadero, puesto que está formado por todas las capas de la pared intestinal (fig. 13-40A,B). Surge como un remanente del conducto vitelino que se extiende del lado antimesentérico de la porción distal del íleon. Afecta más a hombres que a mujeres. Casi todos cursan sin síntomas, pero puede presentarse hemorragia, perforación u obstrucción por invaginación. La hemorragia y la perforación se deben a la ulceración péptica por la presencia de tejido gástrico heterotópico con células parietales. También puede haber tejido pancreático heterotópico. Rara vez se desarrollan neoplasias, habitualmente tumores neuroendocrinos.

La enterocolitis necrosante, una complicación de la prematuridad, es el trastorno digestivo neonatal adquirido más grave

La enterocolitis necrosante neonatal es, por desgracia, una de las urgencias quirúrgicas adquiridas más frecuentes en recién nacidos. Es más frecuente y grave en los lactantes prematuros y de bajo peso. Suele aparecer tras el inicio de la alimentación enteral. Como su nombre indica, puede dar lugar a una necrosis coagulativa de todo el intestino con perforación (fig. 13-41). Los casos menos graves pueden incluir isquemia de la mucosa que posteriormente se cura con estenosis. Es frecuente la neumatosis quística intestinal, el hallazgo radiológico clásico en la enterocolitis necrosante neonatal (*v.* más adelante).

Aunque se desconoce su patogenia exacta, se cree que está relacionada con inmadurez del intestino, desequilibrio en el microbioma normal y carga de solutos, ya que la alimentación hiperosmolar aumenta el riesgo de enfermedad. La resección quirúrgica del segmento afectado puede dar lugar a un fenómeno conocido como síndrome de intestino corto. Se trata de un trastorno de malabsorción yatrógeno causado por una reducción grave de la cantidad de intestino delgado funcional. La perforación se relaciona con una mortalidad global del 20 % al 40 % por sepsis, y los lactantes de menor peso tienen un peor pronóstico.

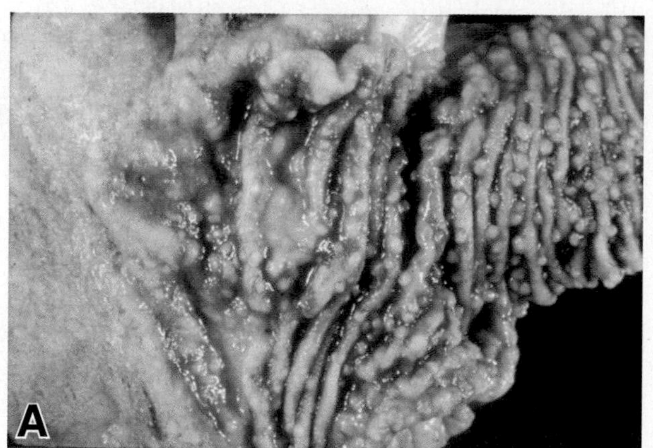

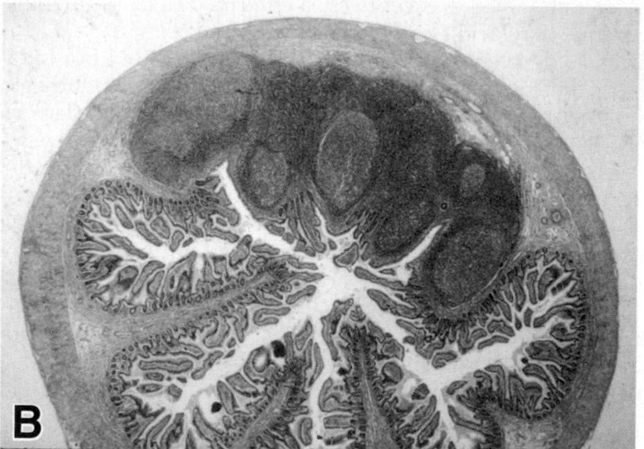

FIGURA 13-39. A. Las **placas de Peyer** son particularmente prominentes en el íleon terminal; son pequeños montículos mucosos en forma de cúpula. **B.** Están compuestas de tejido linfático, a menudo con centros germinales prominentes que desplazan a las estructuras epiteliales.

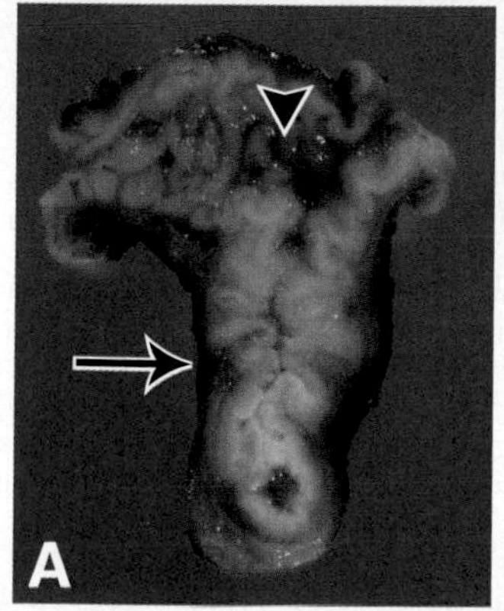

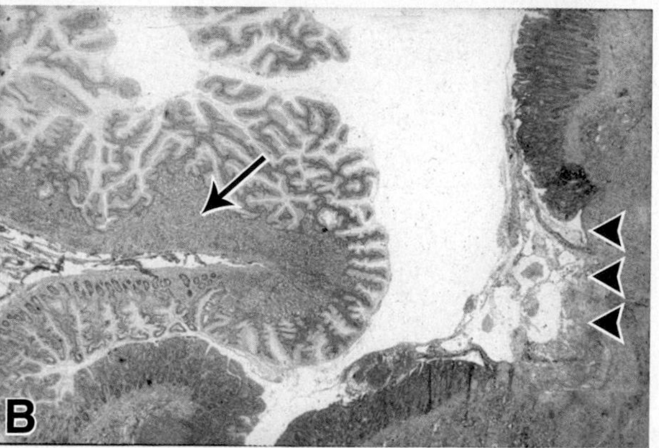

FIGURA 13-40. A. El **divertículo de Meckel** (*flecha*) que se observa aquí se extiende hacia abajo desde la luz del íleon (*punta de flecha*). **B.** La vista microscópica de bajo aumento muestra la mucosa gástrica heterotópica (*flecha*) y ulceración mucosa (*puntas de flecha*).

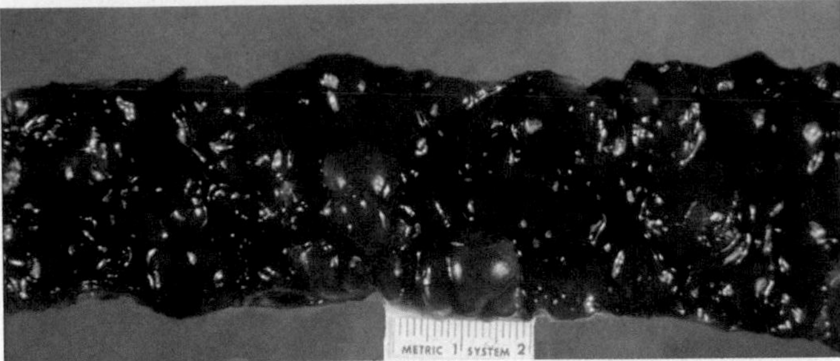

FIGURA 13-41. Segmento de íleon necrótico con hemorragia y neumatosis en un niño prematuro con **enterocolitis necrosante neonatal.**

El íleo meconial podría ser una complicación temprana de la fibrosis quística

En el período neonatal, los lactantes con fibrosis quística pueden desarrollar obstrucción intestinal debido al moco viscoso y espeso característico de este trastorno que tapa la luz del íleon distal. Puede presentarse perforación y peritonitis por meconio.

La enfermedad de Hirschsprung se debe a la ausencia segmentaria de células ganglionares

En la enfermedad de Hirschsprung, la dilatación del colon (fig. 13-42) es el resultado de la ausencia de células ganglionares, con inicio en la pared del recto y una extensión proximal variable (fig. 13-43). Lo más frecuente es que se afecten el recto y el colon izquierdo, pero un 10% de los casos, todo el colon es aganglionar; en pocas ocasiones, el intestino delgado también está afectado. La enfermedad de Hirschsprung afecta a 1 de cada 5000 nacidos vivos; el 80% de los pacientes son hombres, excepto en la enfermedad de segmentos amplios, en que la relación hombre:mujer es igual.

La incidencia de la enfermedad de Hirschsprung es de 1 por cada 300 niños con síndrome de Down, y dicho síndrome se encuentra en aproximadamente el 4% de todos los pacientes con enfermedad de Hirschsprung. La mayoría de los casos son lesiones solitarias, pero también se han descrito anomalías congénitas de los riñones y de las vías urinarias inferiores, así como ano imperforado y malformaciones cardíacas.

Curiosamente, al igual que la acalasia, causada por la destrucción de las células ganglionares del esófago, la enfermedad de Chagas puede causar megacolon aganglionar. De hecho, es la causa más habitual de megacolon en América Central y del Sur en la enfermedad de Chagas, en la que el parásito responsable destruye las células del sistema nervioso autónomo.

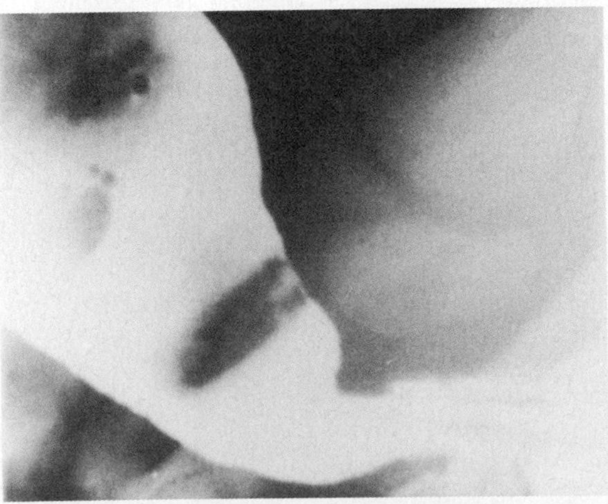

FIGURA 13-42. Enfermedad de Hirschsprung. Una radiografía con contraste muestra una dilatación notable del colon rectosigmoideo, proximal a la estenosis del recto. (De Mitros FA. *Atlas of Gastrointestinal Pathology*. New York: Gower Medical Publishing; 1988. Copyright Lippincott Williams & Wilkins).

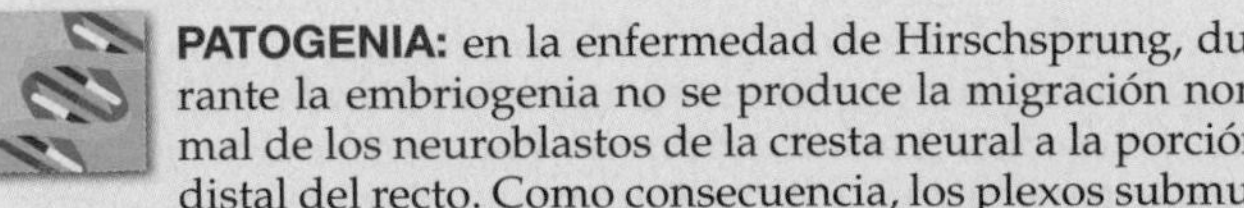

PATOGENIA: en la enfermedad de Hirschsprung, durante la embriogenia no se produce la migración normal de los neuroblastos de la cresta neural a la porción distal del recto. Como consecuencia, los plexos submucoso y mientérico no presentarán células ganglionares a partir del punto en que se detiene esta migración, y la aganglionosis se extenderá distalmente hasta el esfínter interno del ano. Este segmento aganglionar se encuentra permanentemente constreñido debido a la ausencia de estímulos neurales de relajación tónica. Como resultado, el contenido fecal no puede entrar con facilidad en la zona constreñida.

La mayoría de los casos de la enfermedad de Hirschsprung son esporádicos, pero el 10% son familiares. La mitad de estos últimos casos, y el 15% de los esporádicos, se han relacionado con mutaciones de pérdida de función del gen del receptor de tirosina cinasa *RET*, en el cromosoma 10q (*v.* síndrome NEM 2, cap. 21). Algunos casos incluyen mutaciones en el receptor de endotelina B o en los genes que codifican los ligandos de estos dos receptores.

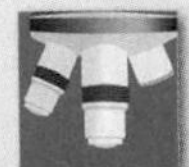

ANATOMOPATOLOGÍA: el intestino grueso en la enfermedad de Hirschsprung presenta un segmento aganglionar constreñido y espástico. En dirección proximal, el intestino presenta dilatación significativa. El diagnóstico definitivo depende de la ausencia de células ganglionares en el espécimen de biopsia rectal (fig. 13-43B). Dado que es difícil demostrar un resultado negativo, el diagnóstico requiere un análisis cuidadoso y exhaustivo de una cantidad adecuada de tejido. También hay un aumento notable de las fibras nerviosas colinérgicas no mielinizadas de la submucosa y entre las capas musculares (hiperplasia neural). La ausencia de células ganglionares conduce a la acumulación de acetilcolina y acetilcolinesterasa, que se hace evidente mediante tinción histoquímica. La inmunohistoquímica de la calretinina, una proteína de unión al calcio que se expresa en las neuronas entéricas, también se ha utilizado para diagnosticar la enfermedad de Hirschsprung en biopsias por aspiración rectal.

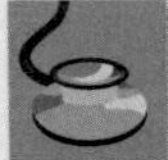

CARACTERÍSTICAS CLÍNICAS: *la enfermedad de Hirschsprung es la causa más frecuente de obstrucción intestinal congénita*. Normalmente, los recién nacidos muestran un retraso en la expulsión del meconio y vómito en los primeros días de vida. En algunos casos, la obstrucción intestinal completa puede requerir un alivio quirúrgico inmediato. Los niños cuyos segmentos rectales implicados son cortos pueden experimentar solo obstrucción parcial, estreñimiento, distensión abdominal e impactación fecal recurrente.

La complicación más grave es la enterocolitis, en la que el segmento proximal dilatado del colon sufre ulceración y necrosis. Este proceso puede extenderse, en dirección proximal, al intestino delgado. La enfermedad de Hirschsprung se trata mediante extirpación quirúrgica del segmento aganglionar y su reconstrucción.

El megacolon adquirido es una causa de estreñimiento con dilatación del colon

El megacolon adquirido a veces se presenta en niños y a menudo tiene un componente psicógeno. En los adultos, el megacolon adquirido puede ser causado por trastornos que interfieren con la inervación intestinal o la función del músculo liso, como enfermedad de Chagas, neuropatía diabética, parkinsonismo, distrofia miotónica, escleroderma, amiloidosis e hipotiroidismo.

Las malformaciones anorrectales suelen acompañarse de otros defectos del desarrollo

Estas malformaciones varían desde estenosis menor hasta defectos graves y complejos. Son el resultado de la detención del desarrollo

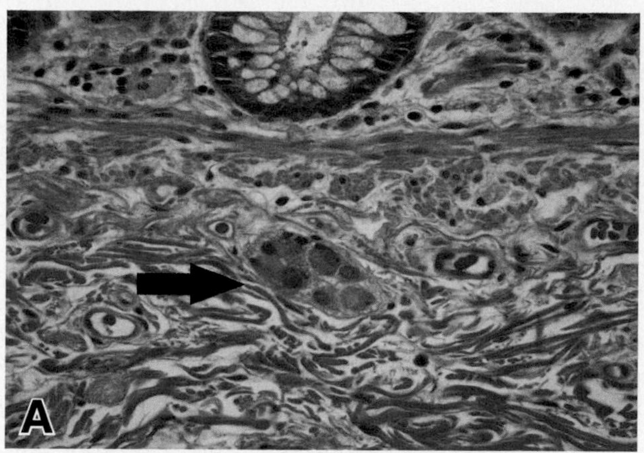

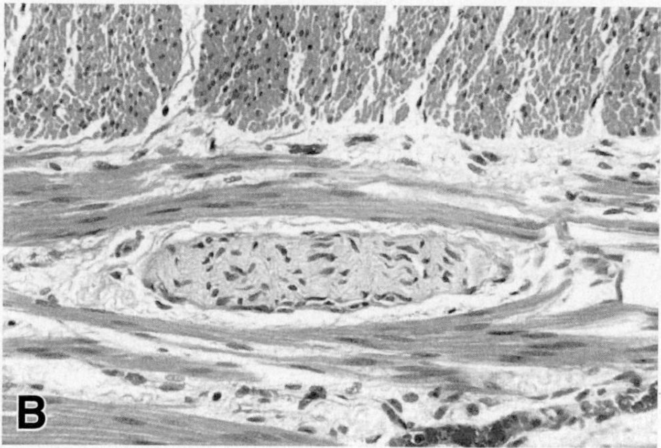

FIGURA 13-43. Enfermedad de Hirschsprung. A. Microfotografía de células ganglionares en la pared del recto (*flecha*). **B.** Un espécimen de biopsia rectal de un paciente con enfermedad de Hirschsprung muestra un nervio no mielinizado en el plexo mesentérico, y ausencia de células ganglionares.

de la región caudal del intestino en los primeros 6 meses de vida del feto. Estas anomalías se clasifican actualmente por su anatomía precisa:

- **Agenesia anorrectal** y **atresia rectal**.
- **Agenesia anal** y **estenosis anorrectal**.
- El **ano imperforado** es una deformidad baja o a través de los elevadores, donde la abertura anal es cubierta por una membrana cutánea, a través de la cual se observa meconio. La **estenosis anal** es una variante del ano imperforado.
- Pueden producirse **fístulas** entre las malformaciones y la vejiga, la uretra, la vagina o la piel, en todos los tipos de anomalías anorrectales congénitas.

MALABSORCIÓN

La malabsorción es un término general que abarca diversas enfermedades clínicas en las que el intestino realiza una absorción inadecuada de nutrientes importantes. Una parte de la absorción se lleva a cabo en el estómago y el colon, pero solo la absorción del intestino delgado, principalmente de la porción proximal, es clínicamente importante. Dos sustancias se absorben de manera preferencial en la parte distal del intestino delgado: las sales biliares y la vitamina B_{12}.

La absorción de nutrientes en el intestino se produce a través de una fase luminal, que incluye procesos dentro de la luz del intestino delgado, y una fase intestinal, con procesos de transporte en las células de la mucosa intestinal. Cada fase tiene componentes clave, y la alteración de uno o más de estos puede impedir la absorción correcta.

Durante la fase luminal, la alteración del estado fisicoquímico de los nutrientes se altera para permitir que sean absorbidos por células de absorción. Las enzimas pancreáticas y los ácidos biliares secretados en el duodeno facilitan la digestión de los lípidos. También son necesarios un flujo normal y regulado del contenido gástrico hacia el duodeno y un pH duodenal suficientemente alto. Además, el suministro normal de enzimas pancreáticas al duodeno requiere una función exocrina pancreática adecuada y un flujo libre de líquido pancreático.

El suministro de bilis en cantidad y calidad normales al duodeno requiere: *(1)* una función hepática adecuada, *(2)* un flujo biliar sin obstrucciones y *(3)* una circulación enterohepática de sales biliares intacta. La circulación enterohepática de bilis comienza con la absorción de la mayoría de las sales biliares intestinales en el duodeno distal y termina con su excreción en el duodeno a través de los conductos biliares. Normalmente, el 95% de las sales biliares intestinales es reciclado mediante este circuito, mientras que el 5% se excreta en las heces. El funcionamiento normal de la circulación enterohepática requiere: *(1)* una microbiota intestinal normal, *(2)* una función de absorción ileal normal y *(3)* un sistema biliar sin obstrucciones. Mientras que la fase luminal depende de las contribuciones de múltiples órganos y segmentos del tubo digestivo, la fase intestinal, que se analiza a continuación, incluye varios mecanismos celulares específicos en la mucosa intestinal.

La malabsorción de la fase intestinal suele reflejar defectos enzimáticos específicos, daños en las microvellosidades o alteraciones en el transporte

Las anomalías en cualquiera de las cuatro partes de la fase intestinal pueden causar malabsorción, pero algunas enfermedades afectan más de uno de estos componentes. Es útil una breve descripción de estas cuatro partes con sus correspondientes enfermedades, seguida de un análisis más profundo de cada enfermedad.

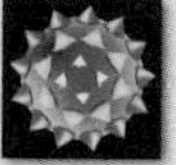

FACTORES ETIOLÓGICOS: *MICROVELLOSIDADES*: las disacaridasas y oligopeptidasas intestinales están presentes en la superficie de las microvellosidades. Las disacaridasas son esenciales para la absorción de azúcar, pues los monosacáridos solo pueden absorberse en las células epiteliales intestinales. Los oligopéptidos y dipéptidos pueden ser absorbidos por vías alternativas que no necesitan peptidasas. La función anómala de las microvellosidades puede ser primaria, como en las deficiencias primarias de disacaridasas, o secundaria, cuando las vellosidades están dañadas, como en la enfermedad celíaca (*v.* más adelante). Las deficiencias enzimáticas causan intolerancia a las disacaridasas respectivas (p. ej., la intolerancia a la lactosa en la deficiencia de lactasa).

ÁREA DE ABSORCIÓN: como ya se ha comentado, la considerable longitud del intestino delgado y la ampliación de su superficie por los pliegues intestinales y las vellosidades proporcionan una gran superficie de absorción. Una disminución grave de esta superficie puede causar malabsorción. La superficie puede verse disminuida por *(1)* la resección del intestino delgado (síndrome de intestino corto), *(2)* una fístula gastrocólica (derivación del intestino delgado), o *(3)* el daño de la mucosa debido a enfermedades del intestino delgado como la enfermedad celíaca, el esprúe tropical o la enfermedad de Whipple.

FUNCIÓN METABÓLICA DE LAS CÉLULAS DE ABSORCIÓN: antes de ser transportados a la circulación, los nutrientes deben ser metabolizados en las células de absorción. Por ejemplo, los monoglicéridos y los ácidos grasos libres vuelven a formar triglicéridos y se recubren con proteínas (apoproteínas) para formar quilomicrones y partículas de lipoproteínas. Los defectos genéticos en la síntesis de las apoproteínas necesarias para el ensamblaje de las lipoproteínas y los quilomicrones pueden causar síndromes metabólicos específicos como la abetalipoproteinemia (relacionada con la acantocitosis eritrocitaria; *v.* cap. 20). El daño inespecífico de las células epiteliales del intestino delgado se produce en la enfermedad celíaca, el esprúe tropical, la enfermedad de Whipple y la hiperacidez por gastrinoma.

TRANSPORTE: los nutrientes son transportados del epitelio intestinal hasta la pared intestinal a través de los capilares sanguíneos y los vasos linfáticos. La alteración del transporte de nutrientes a través de estos conductos es probablemente un mecanismo importante de malabsorción en la enfermedad de Whipple, como se explica a continuación.

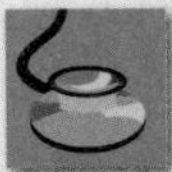

CARACTERÍSTICAS CLÍNICAS: la malabsorción puede ser específica o generalizada:

- La **malabsorción específica o aislada** refleja un defecto molecular identificable que causa malabsorción de un nutriente. Los ejemplos son las deficiencias de disacaridasa (p. ej., deficiencia de lactasa) y la insuficiencia de vitamina B_{12} (anemia perniciosa) por la falta de factor intrínseco. Las anemias pueden ser causadas por insuficiencias de hierro, ácido fólico, vitamina B_{12} o una combinación de estas. La diátesis hemorrágica puede deberse a la insuficiencia de vitamina K; la malabsorción de vitamina D y calcio puede causar tetania, osteomalacia (en adultos) o raquitismo (en niños) (*v.* también cap. 8).
- La **malabsorción generalizada** se refiere a la alteración de la absorción de varias o todas las clases principales de nutrientes. Conduce a una malnutrición generalizada. En los adultos, se manifiesta como pérdida de peso y, a veces, caquexia. En la infancia se caracteriza por retraso en el desarrollo, con crecimiento y ganancia de peso menores a lo esperado.

Las formas específicas de malabsorción pueden detectarse con diversos estudios de laboratorio

La absorción de las grasas de la alimentación está casi siempre alterada en la malabsorción generalizada, lo que provoca **esteatorrea** (grasa en las heces). El análisis cuantitativo de la grasa fecal es la prueba más fiable y sensible de las funciones generales digestiva y absorbente, y es un estándar para todas las demás pruebas de malabsorción.

Pueden utilizarse otras pruebas clínicas para evaluar las causas de la malabsorción.

- **Absorción de D-xilosa**: La absorción de la xilosa, un azúcar de 5 carbonos, no requiere ningún componente de la fase luminal. Por tanto, las mediciones de los niveles en sangre y la excreción urinaria después de comer una carga definida de xilosa son pruebas útiles de la fase intestinal de absorción.
- **Prueba respiratoria de la $^{14}CO_2$ colil-glicina**: en la medición de $^{14}CO_2$ en el aire exhalado después de la administración oral de $^{14}CO_2$-colilglicina se evalúa la absorción de sales biliares por el íleon. Se utiliza para diagnosticar el síndrome de asa ciega o estancamiento (debido al sobrecrecimiento bacteriano) y para evaluar la función de absorción del íleon.

La deficiencia de lactasa provoca intolerancia a productos lácteos

La lactosa está presente en cantidades significativas en la leche y otros productos lácteos, y es uno de los disacáridos más frecuentes en la alimentación. No puede ser absorbida a menos que sea hidrolizada en glucosa y galactosa por la lactasa, una disacaridasa presente en el borde en cepillo del intestino. Antes de la domesticación de los animales productores de leche, hace unos 9 000 años, la leche humana era probablemente la única leche consumida por bebés y en la infancia. Por lo demás, los productos lácteos no formaban parte de la alimentación humana normal. La reciente (evolutivamente hablando) disponibilidad de leche de origen animal en la alimentación favoreció la producción de lactasa, lo que tal vez explique por qué las sociedades con crianza de ganado (p. ej., europeas) tienden a ser tolerantes a la lactosa, mientras que las no ganaderas (p. ej., nativos americanos, asiáticos) son intolerantes a la misma.

La deficiencia adquirida de lactasa es generalizada. Los síntomas suelen iniciar en la adolescencia, con distensión abdominal, flatulencia y diarrea después de consumir productos lácteos. La suspensión del consumo de leche y productos lácteos alivia dichos síntomas. Las enfermedades que lesionan la mucosa intestinal (p. ej., enfermedad celíaca) también pueden causar deficiencia adquirida de lactasa. La deficiencia congénita de lactasa es infrecuente, pero puede ser mortal si no se detecta.

La enfermedad celíaca se debe a la sensibilidad al gluten

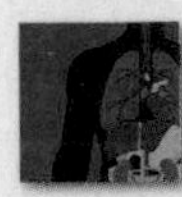

FISIOPATOLOGÍA: la enteropatía sensible al gluten (ESG) es un trastorno inmunitario de malabsorción que se produce en individuos con susceptibilidad genética en respuesta a la ingestión del gluten presente en el trigo, el centeno y la cebada. El gluten es en realidad un complejo de dos proteínas: glutenina y gliadina. El principal responsable de la ESG parece ser la **gliadina**. La naturaleza genética se estableció por primera vez mediante estudios familiares; el hecho de que un porcentaje significativo de personas con diabetes de tipo 1, otro trastorno inmunitario (*v.* cap. 32, en línea), tenga ESG es una confirmación más. Parece que los alelos específicos del complejo mayor de histocompatibilidad, es decir, antígenos de histocompatibilidad (HLA) DQ2 y DQ8 de clase II, están presentes en casi todos los pacientes (fig. 13-44). Aunque la presencia de estos alelos no siempre conduce a enfermedad celíaca, su ausencia prácticamente descarta el diagnóstico. También pueden intervenir otros factores ambientales.

Tanto la inmunidad celular como los anticuerpos están involucrados en su desarrollo. Los péptidos modificados derivados de la gliadina se presentan en las células presentadoras de antígenos HLA DQ2 o DQ8, que activan los linfocitos T. Los linfocitos T de la mucosa activados causan lesiones en la mucosa mediante la liberación de citocinas. La deposición de complejos antígeno-anticuerpo con la activación del complemento también puede provocar lesiones. Los linfocitos T activados también ayudan a los linfocitos B que secretan anticuerpos circulantes, que constituyen la base de las pruebas serológicas útiles para el diagnóstico de la ESG. Las más importantes son la **transglutaminasa hística** y el **anticuerpo antiendomisio**; la primera es actualmente la prueba de elección. La evaluación de anticuerpos antigliadina tiene una sensibilidad mucho menor que estas dos pruebas.

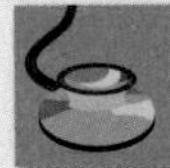

CARACTERÍSTICAS CLÍNICAS: los síntomas clásicos son molestias intestinales y diarrea. En la enfermedad más avanzada, y con el consiguiente aumento de la dificultad para absorber grasa, se desarrolla la esteatorrea. Debido a su alto contenido de grasa, las heces tienden a flotar y se desarrolla un olor particularmente ofensivo debido a la acción de las bacterias intestinales sobre los lípidos. Eventualmente puede presentarse desnutrición grave y pérdida de peso, pérdida de la masa muscular e hipoalbuminemia con edema. Otros hallazgos documentados son osteoporosis y estatura baja en comparación con los hermanos.

Estos hallazgos «clásicos» de la ESG se están volviendo cada vez menos habituales debido a la mejoría en los métodos de diagnóstico y tratamiento. Sin embargo, la mejor comprensión de la patogenia de la ESG y los mejores métodos para reconocer el proceso a nivel serológico y morfológico han dado lugar al concepto de un espectro mucho más amplio de la enfermedad. Los pacientes pueden incluso ser asintomáticos o presentar solo anemia ferropénica resistente al tratamiento con hierro oral. Al mismo tiempo, con el conocimiento actual de que la ESG puede manifestarse de forma mucho más leve de lo que anteriormente se pensaba, muchos síntomas o trastornos se atribuyen a la ESG, o a la ingesta de gluten, sin evidencia contundente. Hay que tener cuidado, pues el diagnóstico requiere evidencia clínica, serológica o histológica sólidas.

La eliminación del gluten de la dieta suele ser un tratamiento eficaz. Sin embargo, el gluten está casi presente en todos los ali-

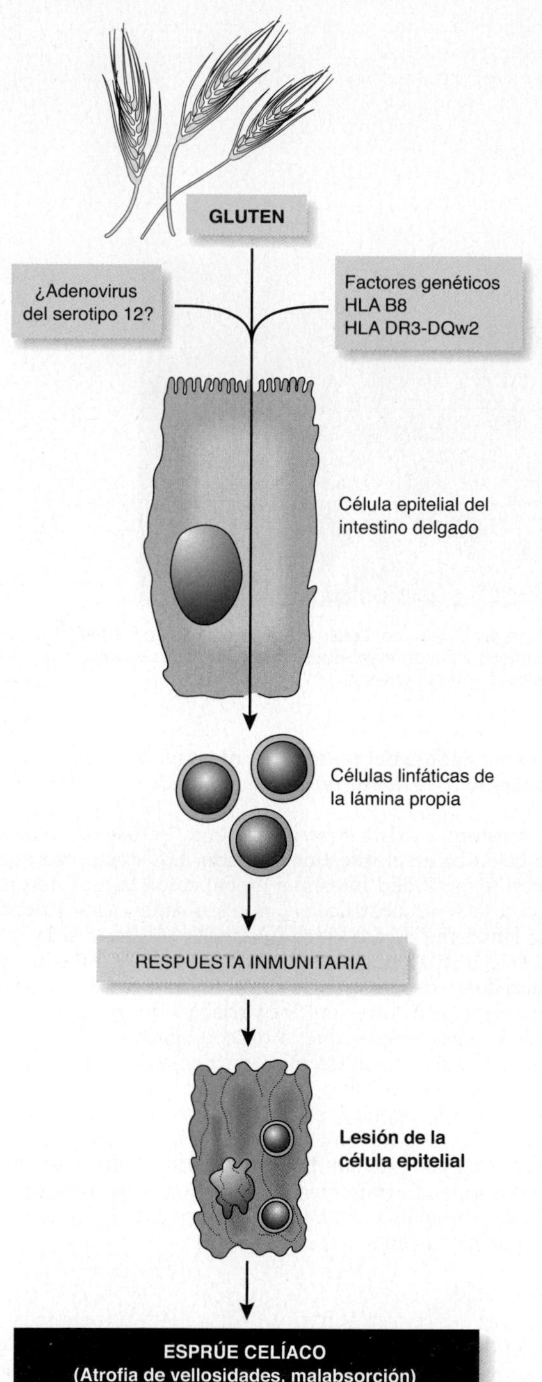

FIGURA 13-44. Mecanismo propuesto de la patogenia de la enfermedad celíaca. *HLA*, antígeno leucocitario humano.

mentos, y el cumplimiento del tratamiento puede ser difícil. Además, se sabe que el cambio de la dieta tiene un efecto placebo, lo que subraya la necesidad de evidencia concreta antes de diagnosticar la enfermedad.

ANATOMOPATOLOGÍA: las características histológicas de la ESG son *(1)* un aumento de la inflamación de la mucosa, incluido un **aumento de los linfocitos intraepiteliales (LIE)**, y *(2)* una alteración arquitectónica variable en las vellosidades del intestino delgado. En su forma más marcada, la mucosa muestra atrofia total o casi total de las vellosidades, que se acompaña de hiperplasia de las criptas.

Los linfocitos T suelen residir, en pequeñas cantidades, en el epitelio superficial (fig. 13-45A,B), pero en el ESG su densidad aumenta de forma significativa. Como hallazgo aislado, el aumento de los linfocitos T intraepiteliales no es específico de la ESG (puede observarse en la exposición a AINE y en la gastritis por *H. pylori*), pero básicamente los LIE casi siempre aumentan en los pacientes con ESG. En consecuencia, el diagnóstico requiere la correlación de síntomas clínicos y datos de laboratorio, como la serología, así como de histología característica.

Las células epiteliales superficiales están dañadas y pierden el borde en cepillo. Este daño acorta la vida útil, por lo que la actividad mitótica en las criptas aumenta para compensar la mayor pérdida celular. Como resultado, se produce hiperplasia de las criptas. Esto causa criptas más profundas, incluso cuando hay una disminución de la altura de las vellosidades (fig. 13-46). Eventualmente puede dar lugar a una mucosa plana, pero hay una serie de grados entre la pérdida total de las vellosidades y las vellosidades de una altura relativamente normal, diferentes solo por el aumento de los LIE, particularmente en sus extremos.

Los cambios en la mucosa son más prominentes en la porción proximal del intestino delgado, donde se produce la exposición más intensa al gluten; la porción distal del íleon solo se ve afectada en raras ocasiones.

Existe evidencia de que los pacientes con ESG crónica tienen un mayor riesgo de padecer linfoma intestinal primario de linfocitos T (linfoma de linfocitos T asociado a enteropatía) y adenocarcinoma del intestino delgado, pero la dimensión exacta de este riesgo no está clara.

El esprúe tropical es una malabsorción crónica con restricción geográfica

Las áreas afectadas son el subcontinente indio, partes del sudeste de Asia, Centroamérica y el Caribe. El esprúe tropical puede desarrollarse en los residentes y visitantes de estas áreas. El término esprúe se debe al término danés que significa diarrea y también se ha aplicado a la ESG en algunas ocasiones (esprúe no tropical). La evidencia sugiere una compleja etiología bacteriana, puesto que los antibióticos de amplio espectro son efectivos para aliviar el trastorno. La naturaleza exacta del agente causal es incierta.

A diferencia de la ESG, los cambios histológicos en el esprúe tropical suelen afectar todo el intestino delgado, incluido el íleon (en lugar de limitarse al duodeno). Los LIE son más prominentes en las criptas que en los extremos de las vellosidades, y la mucosa completamente plana es menos común que en la ESG.

Puede producirse una insuficiencia grave de folato y de B_{12}. Esta última refleja la afectación ileal, que puede conducir a un cambio megaloblástico.

La enteropatía autoinmunitaria es una enfermedad rara, pero su frecuencia está aumentando

Los pacientes con este trastorno presentan diarrea grave y tienen anticuerpos circulantes dirigidos contra las propias células epiteliales intestinales (**anticuerpos antienterocíticos**). Puede haber atrofia vellositaria grave, pero los LIE no son tan prominentes como en la ESG. Además, suele haber pérdida de células caliciformes y de Paneth, con apoptosis epitelial coherente con la naturaleza de mediación inmunitaria de la lesión. Es importante destacar que, además del intestino delgado, suelen estar afectados el estómago y el colon. Asimismo, también pueden verse afectados lugares extraintestinales, como el páncreas y el pulmón. El tratamiento difiere radicalmente del de la ESG. Se requiere medicación inmunosupresora, y la restricción del gluten no tiene ningún efecto.

La enfermedad de Whipple está causada por *Tropheryma whippelii*

La enfermedad de Whipple es un trastorno infeccioso multiorgánico. Solo recientemente se ha constatado que se debe a una actinobacteria, muchos años después de que se describiera por primera

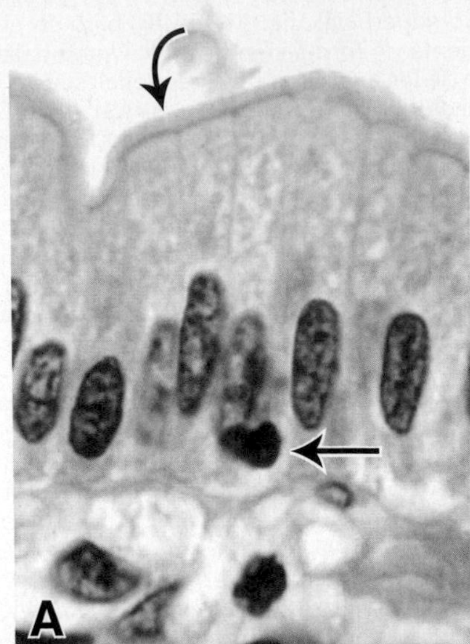

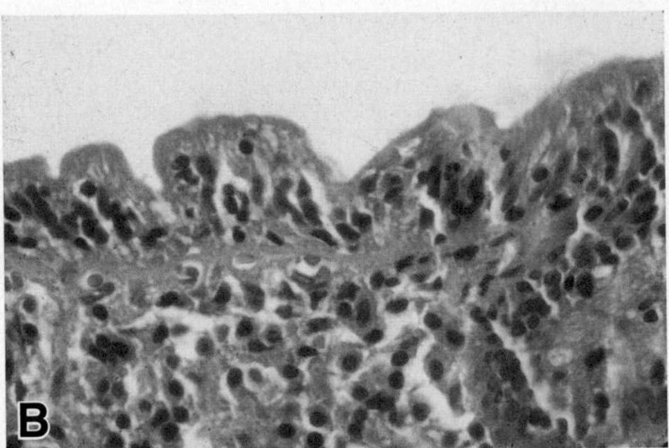

FIGURA 13-45. A. Proyección de alta potencia del epitelio superficial del intestino delgado; véase el **borde en cepillo** (*flecha curva*) y los infrecuentes linfocitos intraepiteliales (*flecha*). **B.** Epitelio superficial en la **enfermedad celíaca:** la altura epitelial está reducida, el borde en cepillo está destruido y los linfocitos intraepiteliales son numerosos.

vez. Estas bacterias se acumulan dentro de los macrófagos, que no pueden degradarlas. Esto da lugar a la acumulación de masas de macrófagos repletos de bacterias en múltiples órganos, incluidas las vellosidades del intestino delgado y lugares extraintestinales como el corazón, las articulaciones, los nódulos linfáticos y el cerebro. Las vellosidades se agrandan y se vuelven bulbosas debido a la gran cantidad de macrófagos afectados, que desde el punto de vista histológico parecen tener un citoplasma de apariencia «espumosa» (fig. 13-47A-D). Debido al contenido de polisacáridos, las bacterias confieren gran positividad a los macrófagos espumosos cuando se emplea la tinción PAS. Este método de larga tradición para establecer el diagnóstico de la enfermedad está siendo reemplazado por la prueba específica de reacción en cadena de la polimerasa (PCR) para el organismo causal. Se cree que la malabsorción es el resultado de la compresión de los vasos linfáticos de las vellosidades debido a la acumulación masiva de macrófagos, lo que afecta el componente de transporte de la fase intestinal comentado anteriormente. Debido a la afectación del SNC, estos pacientes pueden presentar, primero, síntomas neuropsiquiátricos. La enfermedad de Whipple responde radicalmente al tratamiento con antibióticos.

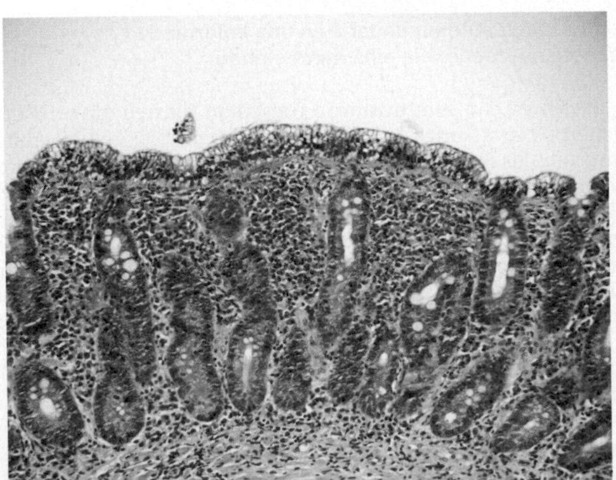

FIGURA 13-46. Enfermedad celíaca clásica avanzada: se observa borramiento de las vellosidades, criptas más altas de lo normal e infiltrado linfoplasmocítico que expande la lámina propia. El daño del epitelio superficial es evidente.

El sobrecrecimiento bacteriano del intestino delgado suele deberse a un trastorno de la motilidad

En este trastorno, existe sobrecrecimiento de bacterias anaerobias de tipo colónico en el intestino delgado. Los trastornos que interfieren con la motilidad intestinal global como la diabetes, el escleroderma y la seudoobstrucción, pueden causar este síndrome. El término síndrome de asa ciega puede ser utilizado si la estasis se debe al defecto anatómico como un divertículo de intestino delgado o el antecedente de una cirugía como Billroth II. La mucosa puede parecer normal o mostrar grados variables de inflamación inespecífica en parches. Se cree que la desconjugación bacteriana de las sales biliares o su uso de los micronutrientes es el principal factor patogénico. El diagnóstico se realiza mediante prueba respiratoria para medir el hidrógeno y el gas metano, ambos productos de la fermentación bacteriana en el intestino delgado que se transportan a los pulmones y se exhalan. También pueden realizarse cultivos del líquido intestinal. El tratamiento con antibióticos suele dar lugar a una mejora sintomática. Esta y otras causas múltiples de malabsorción se representan en la figura 13-48.

OBSTRUCCIÓN

La obstrucción mecánica puede afectar cualquier segmento del tubo digestivo; suele verse afectado el intestino delgado. Las causas más comunes son atrapamiento del intestino en hernias, invaginación (*v.* más adelante), adherencias de una cirugía previa o infección del peritoneo, y vólvulo. En el vólvulo, un segmento del tubo intestinal se tuerce sobre su mesenterio, lo que causa obstrucción y lesión isquémica. Las neoplasias también pueden causar obstrucción luminal con o sin invaginación.

En la invaginación, un segmento de intestino se introduce en un segmento distal

En este contexto, la peristalsis empuja una parte de intestino distalmente, lo que provoca su traslado (fig. 13-49A,B). El mesenterio y los vasos sanguíneos acompañan al intestino y pueden comprimirse, lo que provoca edema, daño isquémico y atrapamiento. La invaginación puede revertir de forma espontánea, y en algunas ocasiones puede reducirse con un enema de bario. Puede ser necesaria la extirpación quirúrgica. En la infancia, no suele haber ningún defecto anatómico causal más allá de la hiperplasia linfática. Esta puede ser fisiológica para la edad, pero, en algunos casos, la hiperplasia

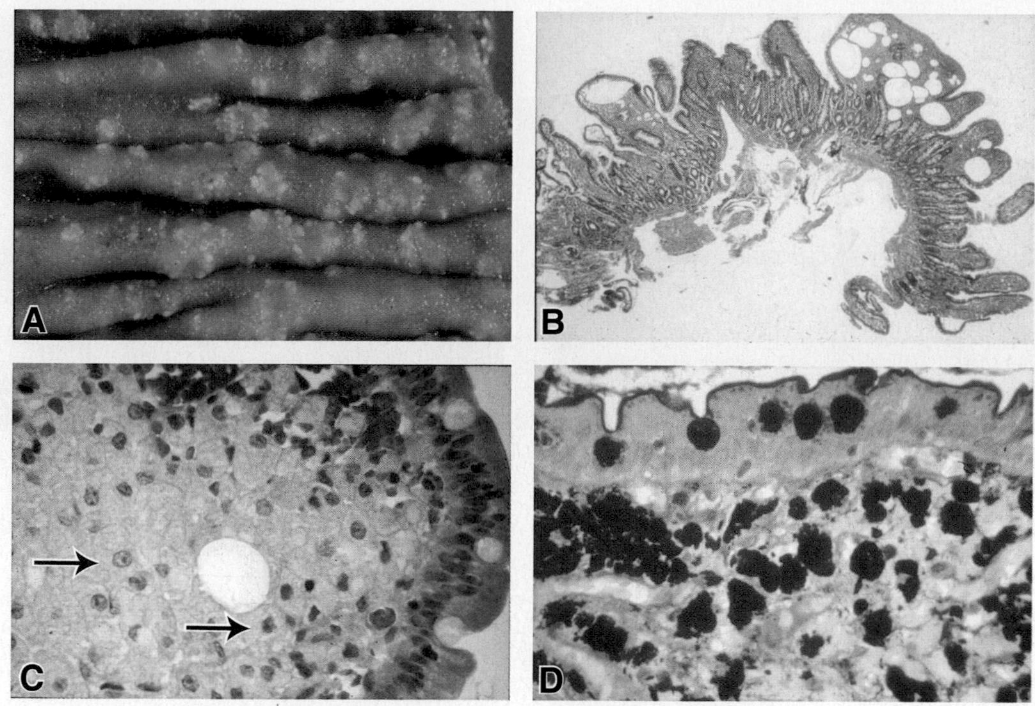

FIGURA 13-47. Enfermedad de Whipple. A. Este espécimen macroscópico muestra áreas blancas elevadas debido a la acumulación de líquido linfático en la mucosa dañada. **B.** Con bajo aumento, las vellosidades se aprecian cortas y en forma de bastones; las grandes áreas de apariencia quística son reflejo de la dilatación de vasos linfáticos (linfangiectasia) por la compresión de los linfocitos mucosos debido a la acumulación de macrófagos. **C.** La lámina propia contiene abundantes macrófagos espumosos (*flechas*). **D.** Las bacterias parcialmente digeridas en estos macrófagos confieren una fuerte positividad al ácido peryódico de Schiff (PAS).

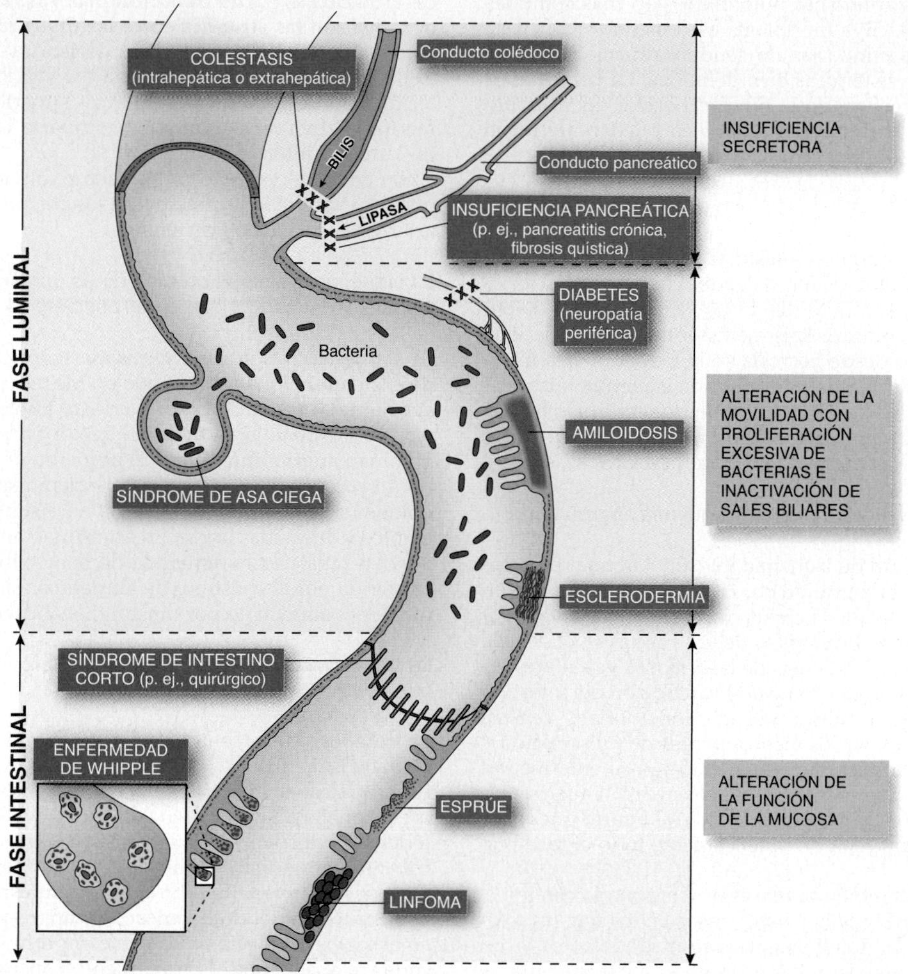

FIGURA 13-48. Causas de la malabsorción.

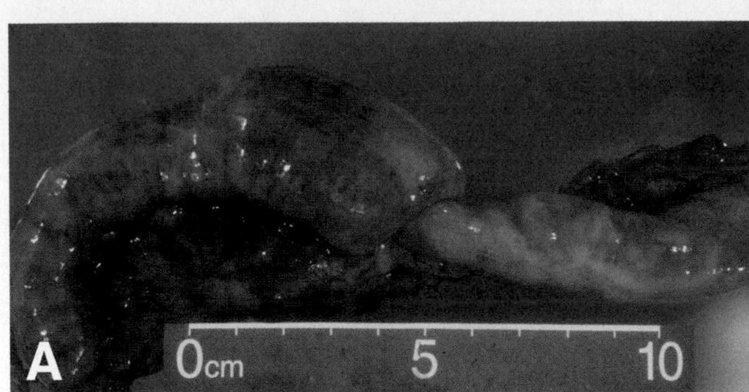

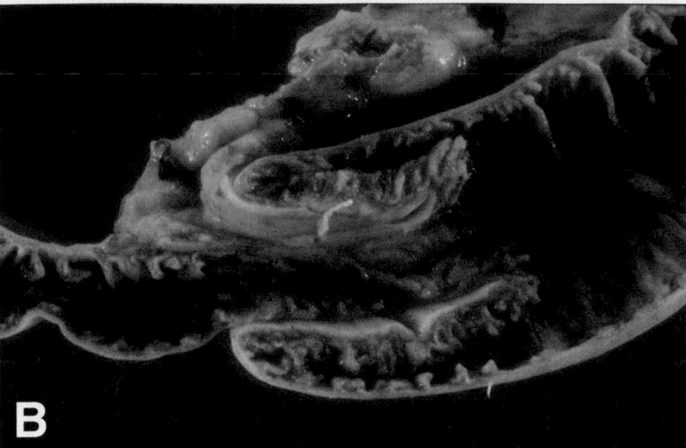

FIGURA 13-49. Invaginación. A y **B.** El íleon proximal se ha metido en el íleon distal en este caso de **invaginación;** la anatomía se observa bien en la sección de corte.

puede tener origen en el rotavirus o el adenovirus. En los adultos, la invaginación suele deberse a un proceso luminal neoplásico, y la masa sirve como punto de tracción que impide la reducción.

Seudoobstrucción

En la pseudoobstrucción, se producen síntomas y signos de obstrucción, pero sin ninguna de las lesiones mecánicas comentadas anteriormente. Existen causas primarias y secundarias, y todas ellas alteran la motilidad intestinal al afectar a las células del músculo liso y/o a sus aferencias neuronales. En la seudoobstrucción primaria, el músculo liso puede ser sustituido por tejido fibroso, lo que provoca una alteración profunda de la motilidad. Algunos de estos casos son familiares. Las anomalías musculares son más comunes que los defectos neurales, cuya morfología es, a menudo, difícil de identificar. Las formas secundarias de seudoobstrucción pueden complicar enfermedades sistémicas bien definidas. La principal es la esclerodermia, que interfiere en la función normal del músculo liso. La amiloidosis y la endometriosis también pueden afectar la musculatura y provocar seudoobstrucción secundaria.

ISQUEMIA INTESTINAL

La alteración del flujo sanguíneo intestinal por cualquier motivo puede causar isquemia del intestino delgado. Las manifestaciones de la isquemia intestinal son diversas. El tipo más habitual de enfermedad intestinal isquémica es la isquemia intestinal aguda, que provoca lesiones que van desde necrosis de la mucosa hasta infarto transparietal del intestino. Los síndromes de isquemia intestinal crónica, causados por episodios repetitivos de isquemia, son menos habituales y generalmente implican el compromiso grave de dos o más arterias principales, generalmente por ateroesclerosis.

La oclusión arterial mesentérica provoca isquemia segmentaria

Esta es la causa más común de isquemia intestinal aguda. La oclusión repentina de una arteria grande por trombosis o embolización conduce al infarto antes de que la circulación colateral pueda compensarlo. Un menor número de casos se debe a vasculitis, que suele afectar las arterias pequeñas. Además de las lesiones vasculares intrínsecas, el vólvulo, la invaginación y la encarcelación del intestino en un saco herniario pueden causar una oclusión arterial y venosa. Los estados de trombofilia, varios medicamentos de prescripción y el consumo de cocaína también aumentan el riesgo de enfermedad intestinal isquémica al causar oclusión y/o constricción microvacular. En función del tamaño de la arteria ocluida, el infarto puede ser segmentario o causar gangrena de prácticamente todo el intestino delgado.

La isquemia oclusiva también puede estar relacionada con infecciones por *E. coli* O157:H7 y *Shigella* spp, casos en los que las toxinas bacterianas dañan el endotelio vascular (*v.* más adelante), y con síndromes vasculíticos como la poliarteritis nodosa y la púrpura de Henoch-Schönlein.

La isquemia intestinal no oclusiva es de naturaleza hemodinámica y puede ser reversible

Este tipo de insuficiencia vascular es más habitual que la variedad oclusiva y puede ser igual de extensa. Se observa en pacientes con hipoxia con reducción del gasto cardíaco por choque debido a varias causas que incluyen hemorragia, sepsis e infarto agudo al miocardio. En el choque, el flujo sanguíneo se redistribuye para favorecer al cerebro y a otros órganos vitales, y los pacientes a menudo reciben fármacos α-adrenérgicos, lo que desvía la sangre lejos del intestino. La presión de perfusión radicalmente disminuida causa colapso arteriolar, lo que agrava la isquemia. En el colon, lo más habitual es observar una enfermedad isquémica segmentaria, a veces crónica. **Las partes del colon más vulnerables a la isquemia no oclusiva son las situadas entre las distribuciones arteriales adyacentes, las denominadas zonas divisorias.** Por ejemplo, la flexura esplénica se encuentra en la zona divisoria entre las regiones abastecidas por las arterias mesentéricas superior e inferior. Del mismo modo, la zona rectosigmoidea comparte la sangre de las arterias mesentérica inferior e ilíaca interna.

Sin embargo, el recto propiamente dicho no suele afectarse porque tiene un doble suministro de sangre, procedente de los sistemas arteriales esplácnico y sistémico.

La isquemia intestinal crónica no es oclusiva y suele ser secundaria a la ateroesclerosis

La ateroesclerosis de las arterias mesentéricas es un factor de riesgo de isquemia no oclusiva, ya que puede reducir la cantidad de sangre arterial total hasta un umbral crítico. En este contexto, los ataques recurrentes de dolor abdominal debidos a la colitis isquémica se denominan **angina intestinal**. El aumento de la edad, especialmente los mayores de 65 años, y el sexo femenino son factores de riesgo. El dolor suele comenzar en la media hora siguiente a la ingesta de alimentos y dura unas horas. En esta situación, las arterias ocluidas no pueden satisfacer la demanda de mayor flujo sanguíneo intestinal requerida por el consumo de alimentos. El infarto intestinal franco puede ser anunciado por una angina abdominal.

La trombosis de la vena mesentérica provoca una obstrucción del flujo venoso

La trombosis de la vena mesentérica también es una causa habitual de daño isquémico. Las causas de trombosis de la vena mesentérica comprenden estados de hipercoagulabilidad, estasis e inflamación (p. ej., pileflebitis). Casi todas las trombosis afectan la vena mesentérica superior; solo 5 % afectan la vena mesentérica inferior. El flujo colateral en la distribución de la vena mesentérica superior suele ser suficiente para impedir el infarto intestinal. Como resultado de la obstrucción del flujo venoso, la sangre y el líquido se acumulan en el segmento afectado, lo que compromete la perfusión arterial y conduce a isquemia. El tratamiento consiste en la corrección de la causa subyacente.

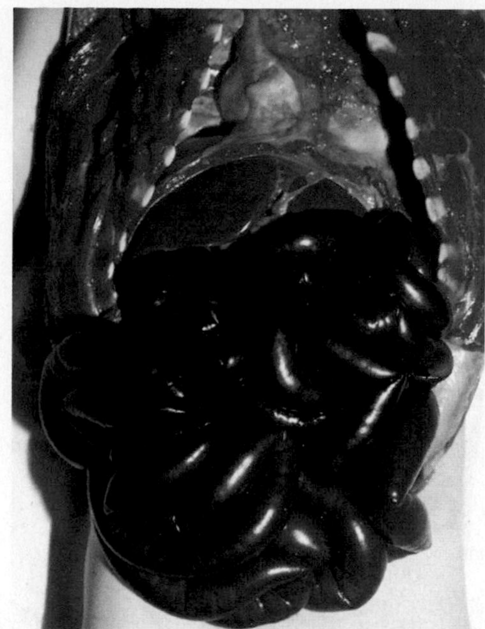

FIGURA 13-50. Autopsia de niño con vólvulo que ocluyó la arteria mesentérica. Infarto de intestino delgado. Todo el intestino delgado muestra dilatación, hemorragia y necrosis.

ANATOMOPATOLOGÍA: en la endoscopia pueden observarse múltiples úlceras, lesiones nodulares hemorrágicas o una seudomembrana. El intestino infartado es edematoso y de un tono púrpura difuso (fig. 13-50). La diferencia entre el intestino infartado y el tejido normal suele ser clara, aunque la oclusión venosa puede causar una apariencia más difusa. La hemorragia es prominente en la mucosa y la submucosa, especialmente en la oclusión venosa (p. ej., trombosis de la vena mesentérica). La superficie mucosa muestra amplias áreas irregulares de desprendimiento, y la pared se vuelve más fina y distendida. Puede haber presencia de burbujas de gas (neumatosis) en la pared intestinal y las venas mesentéricas. La superficie serosa se ve opaca y está cubierta por un exudado inflamatorio. Los cambios histológicos característicos incluyen necrosis coagulativa del epitelio superficial con células fantasma, ulceración de la mucosa, abscesos de las criptas, edema y hemorragia (fig. 13-51). En los casos más graves, la necrosis afecta las capas más profundas del intestino y puede evolucionar a una necrosis de espesor total.

La insuficiencia vascular crónica del intestino delgado puede provocar fibrosis y formación de estenosis. Las estenosis isquémicas pueden ser únicas o múltiples y producir obstrucción intestinal o, en ocasiones, malabsorción por la estasis y el sobrecrecimiento bacteriano. Estas estenosis son concéntricas, y la mucosa de esta región es atrófica, a menudo con una o más úlceras pequeñas. La submucosa muestra engrosamiento y fibrosis, con tejido de granulación, que puede afectar las capas musculares. Puede observarse un depósito de hemosiderina, especialmente cerca de la capa muscular de la mucosa.

CARACTERÍSTICAS CLÍNICAS: los síntomas de la isquemia aguda incluyen dolor abdominal, que comienza de forma abrupta, a menudo con diarrea sanguinolenta, sangre roja brillante en las heces o con heces de color granate, en función de la localización de la hemorragia. Los pacientes sin hemorragia pueden tener un peor pronóstico. En los casos no tratados, la perforación es frecuente y puede producirse choque. A medida que el infarto evoluciona, los síntomas sistémicos se agravan (síndrome de disfunción orgánica múltiple). En el infarto generalizado debido a la oclusión de la arteria mesentérica proximal superior, debe extirparse casi todo el intestino delgado mediante cirugía, una situación que es incompatible con la supervivencia. En el colon, la colitis isquémica puede ser idéntica desde el punto de vista clínico de otras formas de colitis (colitis infecciosa, EII). El pronóstico y el tratamiento dependen de la causa principal y de la extensión de la afectación. El objetivo es mejorar el suministro de sangre al colon mediante el tratamiento del estado cardiovascular general de los pacientes y con reposo digestivo. Los antibióticos también pueden desempeñar un papel. En los casos graves, la mortalidad supera el 50 % y puede ser necesaria la extirpación quirúrgica urgente del intestino afectado. Los pacientes pueden recuperarse completamente o desarrollar estenosis, en cuyo caso puede ser necesaria la extirpación quirúrgica del segmento obstruido.

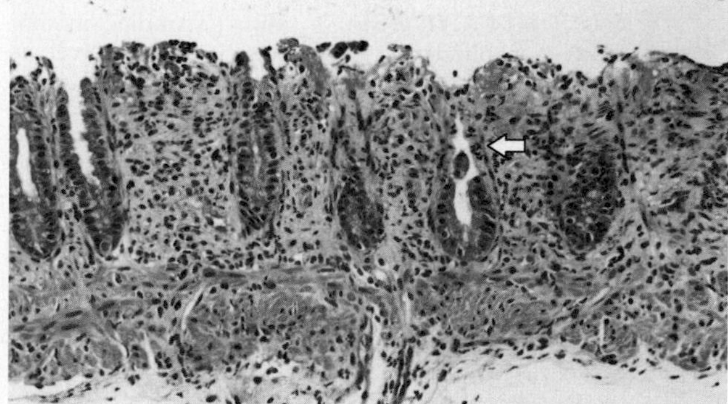

FIGURA 13-51. Colitis isquémica. Una biopsia de mucosa muestra necrosis coagulativa con bordes «fantasmales» de las criptas preexistentes (*flecha*). Solo un pequeño porcentaje de la base de varias criptas persiste.

La angiodisplasia (ectasia vascular) puede causar hemorragia intestinal

La angiodisplasia (ectasia vascular) es el término histórico para designar las malformaciones arteriovenosas localizadas en el colon, con mayor frecuencia en el ciego y el colon ascendente. Pueden provocar hemorragias intestinales bajas, especialmente en personas mayores de 60 años. Las personas más jóvenes pueden desarrollar lesiones en otros lugares, como el recto, el estómago y el intestino delgado. En algunos casos puede relacionarse con una valvulopatía aórtica. Se ha sugerido que la angiodisplasia podría ser el resultado de una insuficiencia circulatoria intestinal crónica, hipertrofia de la muscular intestinal y, como consecuencia, obstrucción venosa. Los pacientes refieren múltiples episodios de hemorragia, pero esta, cuando es crónica, también puede ser oculta. Los estudios radiológicos y la exploración por laparotomía suelen ser negativos.

Por tanto, el diagnóstico es difícil y a menudo se requiere una arteriografía mesentérica selectiva o una colonoscopia. La intervención colonoscópica suele ser suficientes para detener la hemorragia, pero en algunos casos puede ser necesaria la extirpación quirúrgica del segmento afectado.

ANATOMOPATOLOGÍA: el espécimen resecado presenta una o más grupos de canales vasculares bastante unidos entre sí, los cuales, visualizados desde la cara de la mucosa, se aprecian como parches eritematosos de menos de 0.5 cm de diámetro. Las venas y capilares submucosos son tortuosos, de pared delgada y dilatada. Las paredes atenuadas de estos vasos son supuestamente causa de su propensión a sangrar.

ENTEROCOLITIS POR RADIACIÓN

La radioterapia por cáncer de pelvis o abdomen puede complicarse por lesiones del intestino delgado (enterocolitis por radiación) y el colon (colitis por radiación).

ANATOMOPATOLOGÍA: la colitis por radiación clínicamente significativa tiene frecuencia máxima en el recto (proctitis por radiación). Las lesiones varían desde las de la mucosa intestinal reversibles hasta inflamación crónica, ulceración y fibrosis del intestino. A corto plazo, la radiación daña al epitelio y al endotelio, causa disminución de las mitosis y, en el intestino delgado, acortamiento de las vellosidades. La inflamación de la mucosa es notable y pueden observarse abscesos en las criptas colorrectales. El fallo en la renovación epitelial puede llevar a la ulceración. Pueden presentarse cambios crónicos de 9-14 meses después de la radioterapia, una vez que la mucosa cicatriza. El daño a los vasos submucosos lleva a la trombosis y la isquemia crónica de la mucosa. La submucosa se torna fibrosa y a menudo contiene fibroblastos irregulares.

Las complicaciones de la enterocolitis por radiación incluyen perforación y aparición siguiente de fístulas internas, hemorragia y estenosis, a veces lo suficientemente graves como para obstruir el intestino y requerir una resección quirúrgica.

INFECCIONES INTESTINALES Y TOXINAS

La diarrea infecciosa es particularmente mortal en los países subdesarrollados y, sobre todo, en la infancia. En los países con falta de higiene, el número de muertes por diarrea infantil es asombroso: 1.5 millones de niños menores de 5 años mueren anualmente de diarrea, más del 80% de los cuales en África y el sur de Asia.

El intestino delgado suele contener pocas bacterias (normalmente $< 10^4$/mL), la mayoría de las cuales son lactobacilos y otros organismos que viajan en el flujo de la alimentación y que normalmente no colonizan el intestino delgado. La diarrea infecciosa se debe a la colonización bacteriana (p. ej., con cepas toxigénicas de *Escherichia coli* y *Vibrio cholerae*). El factor más importante en la diarrea infecciosa es el aumento de la secreción intestinal. Las toxinas bacterianas alteran los canales y las bombas iónicas de la mucosa, lo que provoca una secreción desenfrenada de iones y agua. La disminución de la absorción y el aumento de la actividad peristáltica contribuyen en menor medida a la diarrea.

El colon alberga abundantes bacterias, en concentraciones siete veces mayores que en el intestino delgado. Las bacterias anaerobias del colon (p. ej., especies de *Bacteroides* y *Clostridium*) superan a los organismos aerobios en 1000 veces. Con el tránsito más rápido del contenido intestinal durante la diarrea, la flora cambia a poblaciones más aerobias, incluidas *E. coli*, *Klebsiella* y *Proteus*. Por otra parte, los organismos dañinos se vuelven conspicuos por sí solos y los patógenos del intestino delgado como *V. cholerae* son los que se aíslan en las heces con mayor frecuencia.

Varios factores limitan el número de bacterias en el estómago y el intestino delgado: *(1)* el ácido gástrico inhibe el crecimiento bacteriano, lo que explica el sobrecrecimiento bacteriano en el estómago en la aclorhidria; *(2)* la bilis tiene actividad antimicrobiana; *(3)* el peristaltismo impulsa el contenido intestinal, lo que limita la acumulación bacteriana; *(4)* la flora normal secreta sus propias sustancias antimicrobianas para mantener el equilibrio ecológico (de hecho, el tratamiento con antibióticos de amplio espectro altera la microbiota natural y permite el crecimiento excesivo de organismos normalmente inofensivos); y *(5)* las células plasmáticas de la lámina propia secretan inmunoglobulina A (IgA) hacia la luz intestinal.

Los agentes individuales responsables de la diarrea infecciosa se analizan en el capítulo 9. Aquí solo se resumen las entidades principales. Los agentes de la diarrea infecciosa se clasifican en **toxigénicas** (es decir, que producen diarrea mediante la elaboración de toxinas) o como bacterias adherentes o invasoras (en la tabla 13-2 se enumeran los patrones de reacción).

La diarrea toxigénica suele deberse a *Escherichia coli*

Los organismos prototípicos que causan diarrea por secreción de toxinas son *V. cholerae* y cepas toxigénicas de *E. coli*.

Las características de la diarrea toxigénica son:

- El daño a la mucosa intestinal es mínimo o inexistente.
- El organismo permanece en la superficie de la mucosa, donde secreta su toxina.
- El líquido secretado en el intestino delgado provoca diarrea acuosa, que puede causar deshidratación, que en el caso del cólera puede ser mortal.

TABLA 13-2

PATRONES HISTOLÓGICOS DE LAS INFECCIONES BACTERIANAS DEL TUBO DIGESTIVO

Mínimos cambios inflamatorios	*Vibrio cholerae* *Escherichia coli* toxinógena *Neisseria* sp.
Colitis autolimitada aguda	Especies de *Shigella* *Campylobacter jejuni* Especies de *Aeromonas* Especies de *Salmonella* *Clostridium difficile*
Patrón seudomembranoso	*C. difficile* Especies de *Shigella* *E. coli* enterohemorrágica
Granulomas	Especies de *Yersinia* *Mycobacterium bovis* *Mycobacterium avium-intracellulare* *Actinomycosis*
Macrófagos	Enfermedad de Whipple (*Tropheryma whippelii*) *M. avium-intracellulare*
Linfocitos, macrófagos	*Lymphogranuloma venereum*
Distorisión de la arquitectura	*Salmonella typhimurium* Especies de *Shigella*

Se han aislado muchos organismos en la llamada diarrea del viajero, pero *E. coli* toxigénica es la más habitual en casi todos los estudios.

Las bacterias invasoras causan diarrea por lesión directa de la mucosa

Entre estos organismos invasivos, las especies de *Shigella*, *Salmonella*, ciertas cepas de *E. coli*, *Yersinia* y *Campylobacter* son las más ampliamente identificadas. Los organismos invasores tienden a infectar la porción distal del íleon y el colon, mientras que las bacterias toxígenas afectan principalmente la porción superior del tubo intestinal. El mecanismo por el que las bacterias invasoras producen diarrea es incierto. Se han identificado enterotoxinas, pero no se ha establecido su participación como causa. La invasión de la mucosa por las bacterias aumenta la síntesis de prostaglandinas en el tejido infectado y los inhibidores de la síntesis de prostaglandinas parecen impedir la secreción de líquido. También puede ser que la mucosa dañada no absorba el líquido de la luz intestinal.

Shigella

La shigelosis, causada por cualquiera de las cuatro especies del género *Shigella*, afecta principalmente el colon, pero en ocasiones se ve afectado el íleon terminal. Una mucosa granular y hemorrágica presenta una gran cantidad de úlceras serpiginosas poco profundas. La inflamación es especialmente grave en el colon sigmoideo y el recto, pero suele ser superficial. En la etapa inicial, los neutrófilos se acumulan en las criptas dañadas (abscesos de las criptas), y los folículos linfáticos de la mucosa se rompen para formar úlceras. A diferencia de la colitis ulcerosa (*v.* más adelante), no hay signos histológicos de cronicidad, como ramificación de las criptas o infiltrado linfoplasmocítico denso en la lámina propia. Cuando la infección remite, las úlceras se curan y la mucosa vuelve a la normalidad.

Fiebre tifoidea

La fiebre tifoidea (enteritis por *Salmonella typhi*) es poco frecuente en el mundo industrializado, pero sigue siendo un problema en los países en procesos de desarrollo. La infección de las placas de Peyer provoca necrosis del tejido linfático, principalmente en el íleon terminal, pero a veces en el apéndice o el colon, lo que da lugar a úlceras dispersas. La base de la úlcera contiene tejido necrótico negro mezclado con fibrina. Desde el punto de vista histológico, las lesiones tempranas de la fiebre tifoidea contienen eritrocitos, restos necróticos y grandes macrófagos basófilos llenos de bacilos tifoideos. De manera similar, en los nódulos linfáticos regionales se observa hiperplasia linfática y necrosis. Al cabo de una semana de la aparición de los síntomas agudos, las úlceras se curan por completo, y dejan poca fibrosis u otras secuelas. La hemorragia y la perforación intestinal, principalmente en el íleon, son las complicaciones más temidas de la fiebre tifoidea y tienden a presentarse en la tercera semana del proceso y durante la convalecencia.

Salmonelosis no tifoidea

Antes conocida como **fiebre paratifoidea**, esta enteritis es causada por cepas de *Salmonella* diferentes de *S. typhi* y, en general, es bastante menos grave que la fiebre tifoidea. Su sitio objetivo principal es el íleon, pero puede producirse también una afección leve del colon. Los microorganismos invaden la mucosa, que muestra leve ulceración, edema e infiltración por neutrófilos.

La diseminación hematógena desde el intestino puede conducir a infección a huesos, articulaciones y meninges. Es interesante que las personas con drepanocitemia tiendan a desarrollar osteomielitis por especies de *Salmonella*, supuestamente porque la fagocitosis de los productos de la hemólisis impide la mayor ingestión celular de los microorganismos y permite su diseminación en el torrente sanguíneo.

Escherichia coli

Las cepas enteroinvasivas, enteroadherentes y enterohemorrágicas de *E. coli* pueden causar, con poca frecuencia, diarrea sanguinolenta similar a la shigelosis, y son causa importante de la diarrea del viajero. Algunas cepas de *E. coli*, en particular el serotipo 0157:H7, producen toxinas similares a las de la *Shigella*, pero no se conoce el papel de estas proteínas en la patogenia de la enterocolitis. También se ha señalado al serotipo 0157:H7 de *Escherichia coli* como partícipe del síndrome urémico hemolítico en los niños.

Yersinia

Yersinia enterocolitica y *Yersinia pseudotuberculosis* se transmiten a través de animales domésticos o alimentos contaminados. La infección es más frecuente en niños pequeños y dura de 1 a 3 semanas. La infección por *Yersinia* provoca diarrea, calambres y fiebre. Las placas de Peyer se aprecian hiperplásicas, con ulceración aguda de la mucosa suprayacente. Un exudado fibrinopurulento cubre las úlceras y suele contener muchos organismos. Además de causar enterocolitis, *Yersinia* provoca adenitis mesentérica aguda y dolor en el cuadrante inferior derecho. Muchos niños infectados han sido objeto de laparotomía como resultado de la confusión del padecimiento con una apendicitis. Los nódulos linfáticos muestran granulomas epitelioides con necrosis central en el caso de *Y. pseudotuberculosis*. El íleon y el apéndice pueden contener granulomas similares, lo que les confiere un aspecto similar al encontrado con la enfermedad de Crohn.

Los adultos, que son menos susceptibles a la infección por *Yersinia* que los niños, presentan diarrea aguda, a menudo seguida en pocas semanas de eritema nodoso, eritema multiforme o poliartritis. Los pacientes con enfermedades debilitantes crónicas subyacentes pueden desarrollar bacteriemia por *Yersinia*, que es resistente al tratamiento con antibióticos. Es interesante mencionar que las personas con talasemia son especialmente susceptibles a la infección por *Y. enterocolitica*. Aunque el mecanismo no se conoce del todo, se cree que la sobrecarga de hierro en la talasemia desempeña un papel en la infección por *Yersinia*, tal vez por el deterioro de la función de los macrófagos. La identificación de *Yersinia* mediante cultivo puede ser difícil, pero el análisis por PCR es eficaz.

Campylobacter jejuni

Campylobacter jejuni es una de las causas más frecuentes de diarrea bacteriana, con una incidencia mayor que *Salmonella* no tifoidea y *Shigella* en algunos estudios de Estados Unidos. En un informe de Gran Bretaña, especies de *Campylobacter* causaron la mitad de las diarreas bacterianas. Los seres humanos contraen la enfermedad principalmente por el contacto con animales domésticos infectados o por el consumo de alimentos mal cocinados o contaminados. La histología es similar a la de *Shigella*. Los adultos suelen recuperarse en menos de una semana.

La intoxicación alimentaria refleja toxinas bacterianas en alimentos contaminados

STAPHYLOCOCCUS AUREUS: los síntomas resultan de la ingestión de alimentos contaminados con cepas de *Staphylococcus*, que producen una exotoxina que daña el epitelio digestivo. Se produce vómito grave y calambres abdominales en un plazo de 6 h, a menudo seguidos de diarrea. La mayoría de los pacientes se recuperan en 1 o 2 días.

CLOSTRIDIUM PERFRINGENS: esta bacteria produce una enterotoxina que provoca vómito y diarrea. El organismo es anaerobio, pero tolera la exposición al aire hasta 3 días. La actividad de la enterotoxina es máxima en el íleon. En la mayoría de los casos, la diarrea acuosa y el dolor abdominal intenso comienzan entre 8 h y 24 h después de la ingestión de alimentos contaminados, y duran aproximadamente un día.

Las causas más frecuentes de gastroenteritis viral en Estados Unidos se deben al rotavirus y el virus Norwalk

ROTAVIRUS: la infección por rotavirus es una causa frecuente de diarrea infantil. Es responsable de aproximadamente la mitad de las diarreas agudas en niños hospitalizados menores de 2 años. El rotavirus se ha demostrado en muestras de biopsia duodenal. Se asocia a lesión del epitelio superficial y alteración de la absorción intestinal durante períodos de hasta 2 meses.

VIRUS NORWALK: estos agentes altamente infecciosos son responsables de una tercera parte de las epidemias de gastroenteritis viral en Estados Unidos. El virus se dirige a la porción superior del intestino delgado, donde causa lesiones en la mucosa y malabsorción. El vómito y la diarrea son habituales, pero los síntomas suelen desaparecer en 2 días.

Otros virus involucrados como agentes etiológicos de la diarrea infecciosa son el virus ECHO, el virus de Coxsackie, el CMV, el adenovirus y el coronavirus.

La tuberculosis intestinal se debe principalmente a la ingestión de bacterias en los alimentos o a la deglución de esputo infeccioso

El bacilo de la tuberculosis (*Mycobacterium tuberculosis* o *Mycobacterium bovis*) se protege del ácido gástrico por su pared celular. Una vez que pasa al intestino delgado, establece un foco de infección, generalmente (90 % de los pacientes) en la región ileocecal, donde el tejido linfático es abundante. La infección también se produce en el colon, el yeyuno, el apéndice, el recto y el duodeno, en este orden de frecuencia.

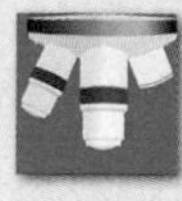

ANATOMOPATOLOGÍA: la tuberculosis intestinal puede presentarse con úlceras de tamaño variable en el plano transverso del intestino. A medida que estas úlceras cicatrizan, la fibrosis reactiva puede causar una

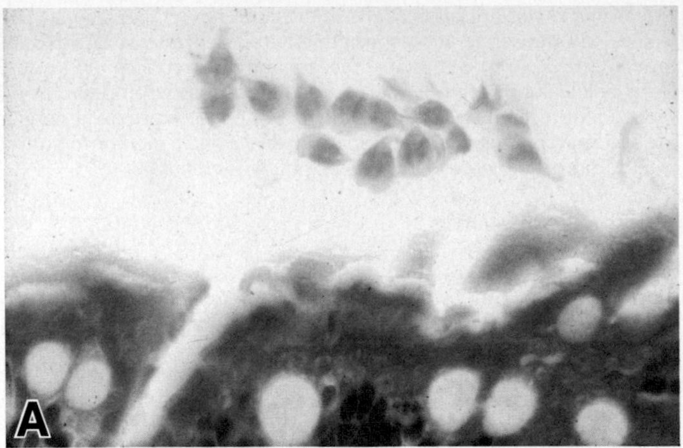

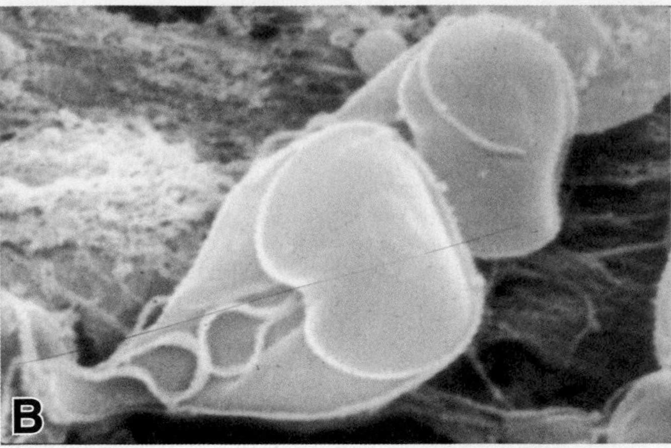

FIGURA 13-52. A. Puede observarse un grupo de ***Giardia*** justo por encima del epitelio superficial en la biopsia yeyunal. **B.** Se observa un solo trofozoíto en esta área mediante microscopía electrónica de barrido.

estenosis circunferencial localizada («anillo de servilleta») de la luz intestinal. Los nódulos linfáticos mesentéricos suelen estar agrandados, con necrosis caseosa.

Pueden observarse granulomas necrosantes con un pequeño número de organismos en toda la pared intestinal, especialmente en las placas de Peyer y los folículos linfáticos. Las estenosis tuberculosas son difíciles de distinguir de otras causas de estenosis, como la enterocolitis isquémica o la enfermedad de Crohn.

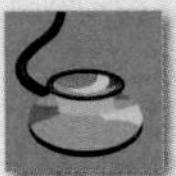

CARACTERÍSTICAS CLÍNICAS: casi todos los pacientes con tuberculosis intestinal refieren dolor abdominal crónico, y una gran cantidad presenta una masa abdominal palpable, generalmente en el cuadrante inferior derecho. Son frecuentes la desnutrición, la pérdida de peso, la fiebre y la debilidad. Entre las complicaciones se incluyen obstrucción, fístulas, perforación y abscesos.

La giardiosis es la principal infección digestiva por protozoos en Estados Unidos

El agente causante es *Giardia lamblia*. Las esporas de *Giardia* son extremadamente resistentes. Las infecciones pueden adquirirse por transmisión de persona a persona o tras beber agua de fuentes contaminadas. Pueden identificarse trofozoítos en el líquido duodenal o en las heces, pero es frecuente que se identifiquen por primera vez en una biopsia duodenal. Aunque tienen una característica forma de pera cuando se observan en los líquidos, suelen ser vistos de perfil con forma de hoz o triangulares en las biopsias (fig. 13-52A,B). Suelen ser muy numerosos, se adhieren a la superficie epitelial y no la invaden. La mucosa subyacente a menudo es del todo normal o puede mostrar cambios inflamatorios inespecíficos leves que incluyen un leve aumento de los LIE.

Giardia se encuentra entre las infecciones más frecuentes en la inmunodeficiencia variable común. En tales casos, las células plasmáticas de la lámina propia son escasas o se encuentran ausentes, y puede haber presencia de agregados linfáticos. La identificación de *Giardia* en una biopsia justifica la búsqueda de células plasmáticas para descartar esta posibilidad. Los síntomas pueden incluir diarrea acuosa severa, así como malestar abdominal con náusea y vómito. Puede producirse malabsorción.

OTRAS INFECCIONES DEL INTESTINO GRUESO

Varias infecciones de transmisión sexual afectan la región anorrectal. Entre estas se encuentran gonorrea, sífilis, linfogranuloma venéreo, herpes anorrectal y las infecciones por VPH (verrugas venéreas o condilomas acuminados). Las personas con inmunocompromiso tienen una alta incidencia de infecciones colónicas (p. ej., amebiasis, shigelosis).

La colitis seudomembranosa suele seguir al tratamiento con antibióticos

La colitis seudomembranosa corresponde a una denominación genérica para una enfermedad inflamatoria del colon que se caracteriza por la presencia de **placas exudativas en la mucosa**. La mayoría de las veces se debe a *C. difficile*.

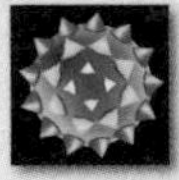

FACTORES ETIOLÓGICOS: el factor de riesgo principal para presentar una infección por *C. difficile* es el tratamiento antibiótico. Se han visto implicados casi todos los antibióticos, aunque algunos confieren mayor riesgo. La hospitalización es otro factor de riesgo importante. Alrededor del 1-5% de los adultos son portadores de *C. difficile*, pero el 30% de los pacientes hospitalizados se vuelven portadores. En los pacientes ancianos hospitalizados, el estado de portador de *C. difficile* puede alcanzar un 70%. La inmunosupresión y la enfermedad inflamatoria intestinal subyacente también son factores de riesgo.

C. difficile se transite mediante la vía fecal-oral y se ingiere en la forma vegetativa o mediante esporas. Cuando la flora intestinal protectora normal es eliminada por los antibióticos, un *C. difficile* más resistente puede ganar terreno y comenzar a producir toxinas: las toxinas A y B. La primera activa y recluta mediadores de la inflamación, y la segunda es directamente citotóxica. ***Es importante destacar que* C. difficile *no es invasivo y el daño es mediado a través de la producción de toxinas.***

Otras afecciones que pueden producir seudomembranas son la colitis isquémica y otras infecciones entéricas, sobre todo *E. coli* productora de verotoxina.

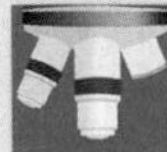

ANATOMOPATOLOGÍA: a menudo se afecta todo el colon y a veces también el intestino delgado. El rasgo macroscópico característico son placas amarillentas elevadas de hasta 2 cm que se adhieren a la mucosa subyacente (fig. 13-53). La mucosa afectada está congestiva y edematosa, pero no ulcerada. En los casos graves, las placas confluyen en extensas seudomembranas, compuestas por restos de células epiteliales necróticas, moco, fibrina y neutrófilos. Se cree que la necrosis epitelial superficial es el acontecimiento anatomopatológico inicial. Posteriormente se alteran las criptas colónicas y se expanden por la presencia de mucina y neutrófilos. En los casos más leves, puede no haber seudomembranas bien formadas y la imagen patológica es más sutil, con daño focal en el epitelio superficial.

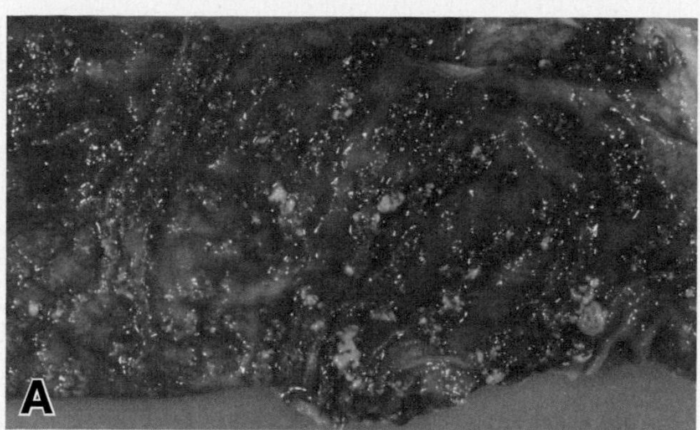

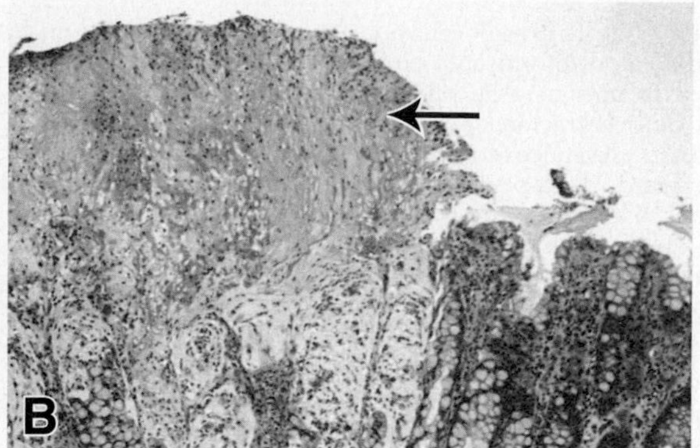

FIGURA 13-53. Colitis seudomembranosa. A. El colon muestra afección variable, que va desde eritema hasta zonas con seudomembranas *amarillo-verdosas*. **B.** Al microscopio, la seudomembrana (*flecha*) está constituida por fibrina, mucina y células inflamatorias (principalmente neutrófilos).

CARACTERÍSTICAS CLÍNICAS: las infecciones por *C. difficile* relacionadas con antibióticos virtualmente siempre se acompañan de diarrea, pero en la mayor parte de los casos el trastorno no avanza hasta la colitis. En pacientes con colitis seudomembranosa, cólicos, fiebre, leucocitosis y calambres abdominales se agregan a una diarrea grave que puede ser sanguinolenta. En algunos casos, la enfermedad puede progresar a colitis fulminante, que puede causar complicaciones graves como perforación del colon, megacolon tóxico y muerte.

En general el diagnóstico se hace por identificación de toxinas en las heces mediante un ensayo de citotoxinas, un ensayo por inmunoabsorción ligado a enzimas (ELISA) u otros métodos moleculares.

Las infecciones por *C. difficile* se tratan con antibióticos (metronidazol o vancomicina), además de soporte hídrico y tratamiento electrolítico. Es importante retirar el antibiótico causal cuanto antes. En los casos de colitis fulminante puede ser necesaria la colectomía. La infección por *C. difficile* recurre en un 20 % de los pacientes. El tratamiento de los pacientes con múltiples recurrencias es reponer la microbiota intestinal normal con un «**trasplante fecal**». Es sumamente importante prevenir la transmisión de *C. difficile* en los hospitales para reducir la incidencia de la enfermedad.

Las infecciones oportunistas son complicaciones frecuentes en el sida y otras causas de inmunosupresión

La epidemia de sida, que comenzó en la década de 1980, dio lugar a muchas infecciones digestivas que antes se consideraban raras. La mayoría de los pacientes presentan diarrea crónica. Casi todas las formas de agentes infecciosos (bacterias, hongos, protozoos y virus) afectan a estos pacientes (tabla 13-3). El riesgo de contraer tales infecciones aumenta con la reducción del recuento de CD4, lo que indica el papel crucial de la inmunidad normal del huésped en la inhibición de estos patógenos potenciales. Del mismo modo, los pacientes que han sido sometidos a trasplante de médula ósea o que reciben medicamentos inmunosupresores tienen mayor riesgo de contraer infecciones oportunistas. La infección por citomegalovirus, generalmente por reactivación de una infección latente y que afecta las células endoteliales y otras células mesenquimatosas, es un ejemplo frecuente.

ENFERMEDAD DIVERTICULAR

La enfermedad diverticular engloba dos entidades: la **diverticulosis** y su complicación inflamatoria, la **diverticulitis**.

La diverticulosis refleja factores ambientales y estructurales

La diverticulosis se caracteriza por herniación adquirida de la mucosa y la submucosa a través de la capa muscular propia.

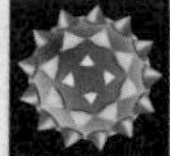

ETIOLOGÍA: la diverticulosis es común en las sociedades occidentales, pero no en Asia, África y los países en vías de desarrollo. Debido a esta sorprendente variabilidad geográfica, se cree que los factores de la dieta y el estilo de vida desempeñan un papel destacado en el desarrollo de la diverticulosis. Por ejemplo, las personas que consumen una dieta vegetariana y/o una dieta rica en fibra tienen menos riesgo de padecer enfermedad diverticular que aquellas cuya dieta es rica en carbohidratos refinados y carne. Según la teoría de la fibra, las dietas occidentales carecen de residuos alimentarios, lo que provoca una contracción intestinal sostenida y, por tanto, un aumento de la presión intraluminal. Este aumento prolongado de la presión puede provocar herniación de la mucosa y la submucosa del colon.

TABLA 13-3 PATÓGENOS GASTROINTESTINALES ASOCIADOS CON SIDA
Bacterias
Mycobacterium avium-intracellulare
Shigella
Salmonella
Clostridium difficile
Virus
Citomegalovirus
Herpes simple
Hongos
Candida
Aspergillus
Protozoos
Cryptosporidium
Toxoplasma
Giardia
Entameba histolytica
Microsporidia
Isospora belli
Helmintos
Strongyloides
Enterobius

Además de la presión elevada, se requieren defectos en la pared del colon. El músculo circular del colon se ve interrumpido por la presencia de pliegues de tejido conjuntivo en los lugares de penetración de los vasos nutricios que abastecen la submucosa y la mucosa. En personas mayores, este tejido conjuntivo pierde la capacidad de recuperación y, por tanto, la resistencia a los efectos de una mayor presión intraluminal. Este concepto está respaldado por el hecho de que las personas con trastornos hereditarios del tejido conjuntivo (p. ej., síndrome de Marfan, síndrome de Ehlers-Danlos) presentan diverticulosis precoz, principalmente del intestino delgado.

ANATOMOPATOLOGÍA: en la diverticulosis, las estructuras son en realidad seudodivertículos, en los que solo se hernian la mucosa y la submucosa a través de las capas musculares. En cambio, los divertículos verdaderos afectan todas las capas de la pared intestinal. El colon sigmoideo se ve afectado en el 95% de los casos, pero la diverticulosis puede afectar cualquier segmento del colon, incluido el ciego. El número de divertículos varía de unos pocos a cientos.

Los divertículos se aprecian de forma característica como estructuras en forma de frasco que se extienden desde la luz a través de las capas musculares (fig. 13-54). Miden hasta 1 cm y están conectados a la luz intestinal por cuellos de longitud y calibre variables. Sus paredes son continuas con la mucosa superficial y, por tanto, contienen epitelio y submucosa. Suele haber engrosamiento de la capa muscular propia del colon afectado.

CARACTERÍSTICAS CLÍNICAS: ***al menos el 80% de los individuos afectados no presenta síntomas.*** Los pacientes sintomáticos refieren dolor abdominal cólico episódico. Puede haber estreñimiento y diarrea, a veces alternados, y es frecuente la flatulencia. La hemorragia repentina, indolora y grave de los divertículos colónicos es una causa de hemorragia digestiva baja grave en adultos mayores, que se produce hasta en el 5% de los pacientes con diverticulosis. La hemorragia crónica puede provocar anemia.

La diverticulitis es la inflamación de la base de un divertículo

De los pacientes con diverticulosis, entre el 10% y el 20% desarrollará diverticulitis en algún momento. Se cree que la diverticulitis aguda se acelera por la irritación debida a la materia fecal retenida. Esta irritación y obstrucción conducen a inflamación del divertículo, que puede llegar a romperse. Más allá de este episodio agudo, la enfermedad diverticular crónica puede desarrollarse a partir de una combinación de motilidad colónica anómala, hipersensibilidad visceral, desequilibrio de la microbiota intestinal (disbiosis) e inflamación crónica, que conduce a un síndrome similar al del intestino irritable.

ANATOMOPATOLOGÍA: la diverticulitis produce inflamación de la pared del divertículo, que puede conducir a perforación y liberación de bacterias fecales en los tejidos circundantes. El absceso resultante suele ser contenido por los apéndices omentales y el tejido adiposo que rodea el colon. Aunque con poca frecuencia, la perforación puede conducir a una peritonitis generalizada. La fibrosis en respuesta a episodios repetidos de diverticulitis puede constreñir la luz del intestino y, por tanto, causar obstrucción. Pueden formarse fístulas entre el colon y los órganos adyacentes, como la vejiga, la vagina, el intestino delgado y la piel del abdomen. Otras complicaciones son la pileflebitis y los abscesos hepáticos.

CARACTERÍSTICAS CLÍNICAS: los síntomas más habituales de la diverticulitis aguda, que suelen aparecer tras la perforación, son dolor abdominal bajo persistente y fiebre. Son frecuentes los cambios en los hábitos intestinales, desde diarrea hasta estreñimiento. La mayoría de los pacientes presenta dolor a la palpación en el cuadrante inferior izquierdo y, a menudo, una masa palpable en dicho sitio. La leucocitosis es la regla. Los antibióticos y las medidas de apoyo suelen aliviar la diverticulitis aguda, pero alrededor del 20% de los pacientes acaba necesitando cirugía. El tratamiento médico para prevenir ataques posteriores y la enfermedad diverticular crónica incluye dieta rica en fibra, tratamiento antibiótico cíclico a largo plazo, medicación antiinflamatoria (mesalamina) y, quizá, probióticos.

SÍNDROME DE ÚLCERA RECTAL SOLITARIA

El prolapso de la mucosa rectal interna puede causar cambios en la mucosa que son fáciles de confundir desde los puntos de vista clínico y anatomopatológico con enfermedad inflamatoria crónica o un tumor. Los pacientes suelen presentar antecedentes de gran esfuerzo durante la defecación. A pesar del nombre, algunos pacientes no presentan úlceras, mientras que otros tienen múltiples erosiones, úlceras o incluso lesiones/masas polipoides que pueden simular neoplasia. Aunque a menudo se encuentran en el recto, pueden verse afectadas otras regiones del colon. El rasgo distintivo del síndrome de úlcera rectal solitaria es la proliferación del músculo liso desde capa muscular de la mucosa hacia la lámina propia, a menudo con cambios hiperplásicos en la mucosa. Las glándulas dilatadas pueden quedar atrapadas en la pared rectal, una afección denominada **colitis quística profunda**.

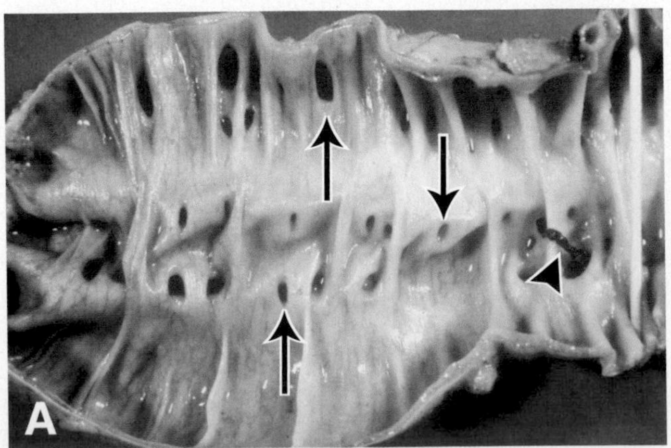

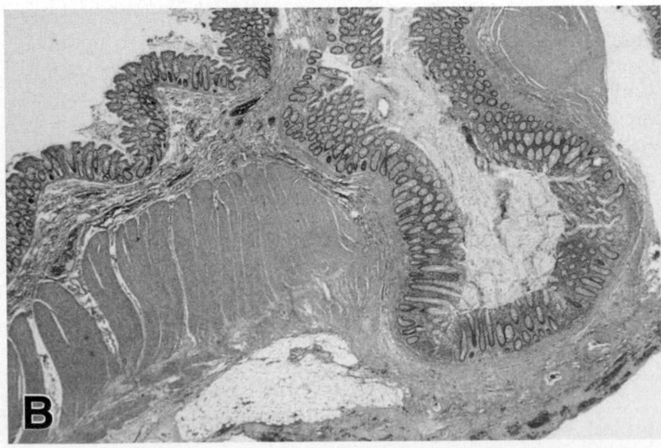

FIGURA 13-54. Diverticulosis del colon. A. Entre las tenias se observan los orificios de numerosos divertículos (*flechas*). Se observa un coágulo saliendo del orificio de uno de los divertículos (*punta de flecha*). Esta fue la fuente de hemorragia gastrointestinal masiva. **B.** La sección histológica muestra mucosa que incluye la capa muscular de la mucosa y la submucosa, que se ha herniado a través de un defecto en la pared intestinal, lo que produce un divertículo.

ENFERMEDAD INFLAMATORIA INTESTINAL IDIOPÁTICA

El término **enfermedad inflamatoria intestinal** (EII) engloba la **enfermedad de Crohn** y **colitis ulcerosa**, ambos trastornos crónicos de mediación inmunitaria del tubo digestivo y otros órganos. Ambos trastornos comparten ciertas características, pero suelen diferir lo suficiente como para ser claramente distinguibles. Los pacientes con EII que no pueden clasificarse con certeza son diagnosticados con **colitis indeterminada**.

Las manifestaciones extraintestinales de la EII son más frecuentes en la enfermedad de Crohn, pero también se producen en la colitis ulcerosa (fig. 13-55). Aunque se desconocen las causas precisas, los estudios epidemiológicos, clínicos y en animales sugieren que la lesión de la mucosa se produce por la alteración de las respuestas inmunitarias y las interacciones anómalas de las bacterias con el epitelio intestinal. A continuación, se describen las diferencias entre ambas afecciones.

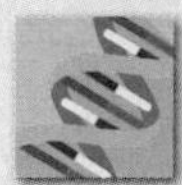

PATOGENIA: las causas de la enfermedad de Crohn y la colitis ulcerosa no se conocen del todo. Las principales teorías actuales incluyen una combinación de huésped genéticamente susceptible, barrera mucosa defectuosa, disbiosis intestinal (microbiota intestinal alterada) y regulación incorrecta de la respuesta inmunitaria, todo lo cual conduce a inflamación intestinal. En estudios de asociación de genoma completo se han identificado más de 50 locus que confieren susceptibilidad para la enfermedad de Crohn, la colitis ulcerosa o ambas, aunque representan una minoría de los casos. Algunas asociaciones genéticas incluyen genes que controlan la inmunidad innata y adaptativa. Los polimorfismos identificados en el sistema innato se dan en *NOD2* (*CARD15*) y en dos genes relacionados con la autofagia (*ATG16L1, IRGM*). Estas variantes suponen problemas en el reconocimiento y manejo de las bacterias intracelulares. Otras codifican proteínas implicadas en la adhesión de las células epiteliales, por lo que quizá contribuyan a la disfunción de la barrera de la mucosa. La respuesta de los linfocitos T (sistema inmunitario adaptativo) en la enfermedad de Crohn implica a T_H1 (*v.* cap. 4), mediada por la interleucina-12, el interferón γ (IFN-γ) y el TNF, mientras que la respuesta de los linfocitos T en la colitis ulcerosa es dominante en T_H2 y está mediada por los linfocitos T citolíticos naturales (NK, *natural killer*). Esta combinación de factores da lugar a una hiperreactividad de

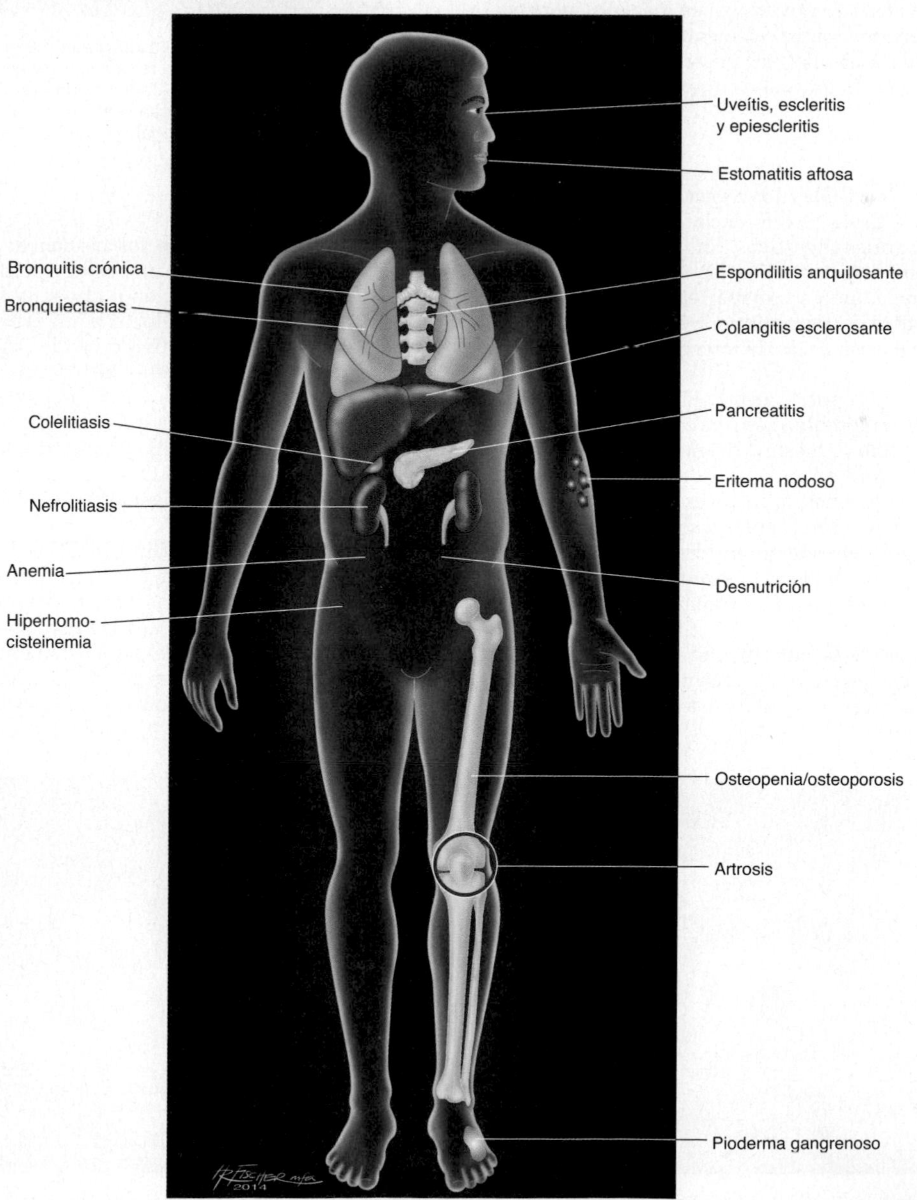

FIGURA 13-55. Complicaciones sistémicas de la enfermedad intestinal inflamatoria. Estos trastornos son más frecuentes en la enfermedad de Crohn, pero también pueden observarse en la colitis ulcerosa.

la mucosa a las bacterias comensales y a una respuesta inmunitaria excesiva que provoca inflamación y daño crónico.

La enfermedad de Crohn es una inflamación transparietal segmentaria crónica del intestino

La enfermedad de Crohn afecta principalmente la porción distal del intestino delgado, pero puede afectar cualquier parte del tubo digestivo e incluso tejidos extraintestinales. El colon, especialmente el derecho, suele verse afectado.

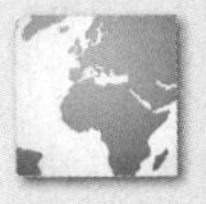

EPIDEMIOLOGÍA: la enfermedad de Crohn tiene incidencia mundial de 0.7 a 14.6 por cada 100 000, sin embargo, es más habitual en los países desarrollados. Su incidencia ha aumentado drásticamente en los últimos 30 años, probablemente debido a una combinación de factores relacionados con la adopción de un «estilo de vida occidental». La distribución por edades es bimodal, con un pico en adolescentes o adultos jóvenes y un segundo pico más pequeño en los 50 y 60 años. Es más frecuente en personas de origen europeo, con frecuencia considerablemente mayor entre los judíos asquenazíes. En la infancia la afección predomina en los niños, pero en los adultos hay un ligero predominio femenino. Los fumadores tienen mayor riesgo de desarrollar enfermedad de Crohn y de padecer una enfermedad más grave, en comparación con los no fumadores.

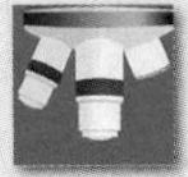

ANATOMOPATOLOGÍA: dos características clave de la enfermedad de Crohn la diferencian de otras enfermedades inflamatorias digestivas. En primer lugar, la inflamación suele afectar todas las capas de la pared intestinal, por lo que se denomina **transparietal**. En segundo lugar, la afectación intestinal es discontinua: las áreas de inflamación están separadas por otras áreas de intestino aparentemente normal.

La enfermedad de Crohn puede afectar diferentes partes del intestino por separado o en combinación. Afecta el íleon y el ciego en la mitad de los casos, solo el intestino delgado en el 30% y solo el colon en el 20%. La enfermedad en el íleon y el ciego es más frecuente en los pacientes jóvenes; la colitis es frecuente entre los pacientes de mayor edad. A veces, la enfermedad de Crohn afecta el duodeno, el estómago y el esófago en forma de inflamación aguda focal, con o sin granulomas. En las mujeres con enfermedad anorrectal, la inflamación puede diseminarse a los genitales externos.

La anatomopatología de la enfermedad de Crohn es muy variable. El intestino y el mesenterio adyacente presentan engrosamiento y edema. La grasa mesentérica a menudo rodea el intestino («grasa crepitante», fig. 13-56A), un signo clave de la enfermedad por parte de los cirujanos, que visualizan mejor en el intestino delgado y que es el resultado de la enfermedad transparietal. La inflamación nodular, la fibrosis y la ulceración lineal de la mucosa dan lugar a un aspecto de «empedrado», especialmente en el intestino delgado (figs. 13-56B y 13-57). En etapas tempranas las úlceras tienen un aspecto aftoso o serpiginoso; posteriormente se hacen más profundas y se observan como hendiduras lineales o fisuras (fig. 13-57B). La afectación transparietal, con el consiguiente estrechamiento luminal, suele producir síntomas obstructivos relacionados con el intestino delgado, uno de los principales síntomas debilitantes de la enfermedad de Crohn.

El aspecto de la pared intestinal recalca la naturaleza transparietal de la enfermedad, con engrosamiento, edema y fibrosis de todas las capas. Las asas intestinales afectadas a menudo son adherentes, y son frecuentes las fístulas entre tales segmentos (fig. 13-58A-C). Esas fístulas supuestamente son un resultado tardío de las úlceras parietales profundas, pueden también penetrar desde el intestino hacia otros órganos, incluidos vejiga, útero,

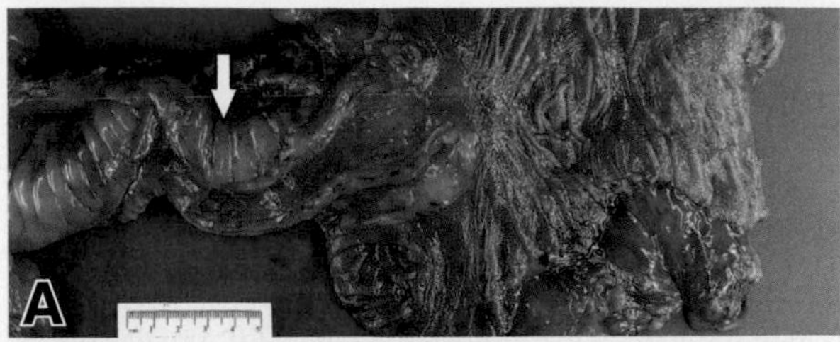

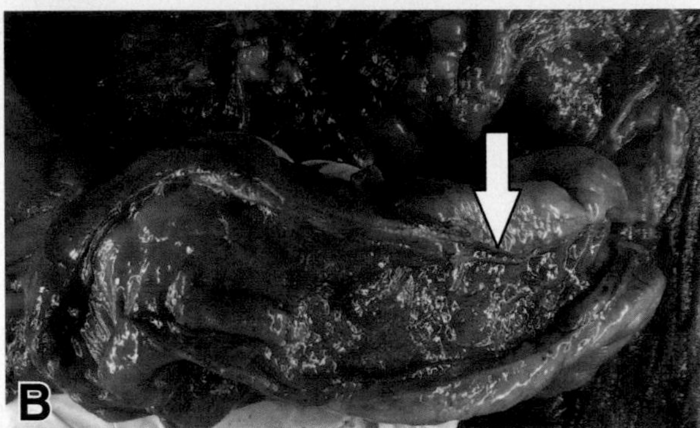

FIGURA 13-56. A. La envoltura de grasa mesentérica (*flecha*), observada en esta resección de un íleon terminal enfermo es una manifestación del compromiso transparietal en la enfermedad de Crohn, pero no siempre es evidente. **B.** Detalle de la mucosa ileal inflamada, que muestra granularidad eritematosa y empedrado (*flecha*). Véase también la figura 13-57 para una úlcera lineal.

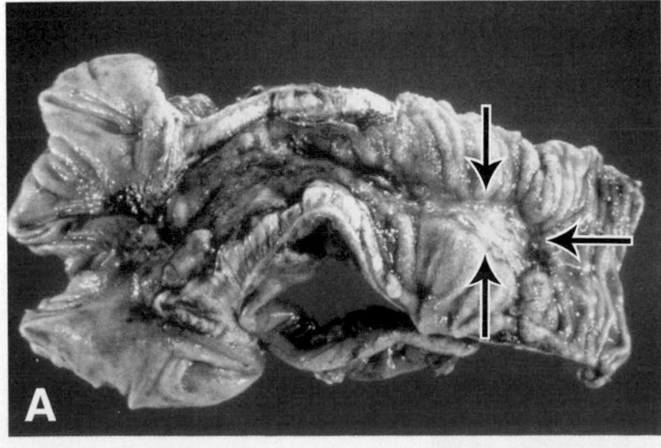

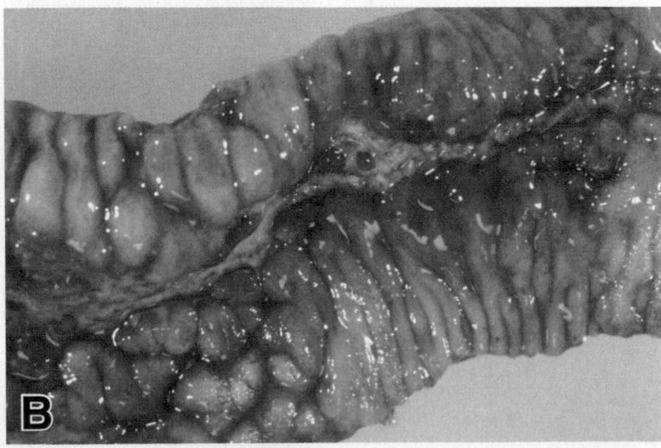

FIGURA 13-57. Enfermedad de Crohn. A. El íleon terminal muestra un notable engrosamiento de la pared de su porción distal, con distorsión de la válvula ileocecal. Se encuentra una úlcera longitudinal (*flechas*). **B.** Se observa otra úlcera longitudinal en este segmento del íleon. Las zonas grandes redondeadas de la mucosa edematosa dañada le dan un aspecto de «empedrado» a la mucosa afectada. Una porción de la mucosa, a la derecha, no está afectada.

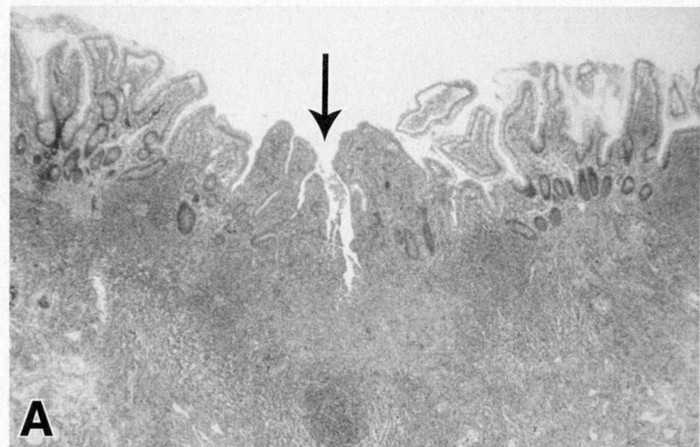

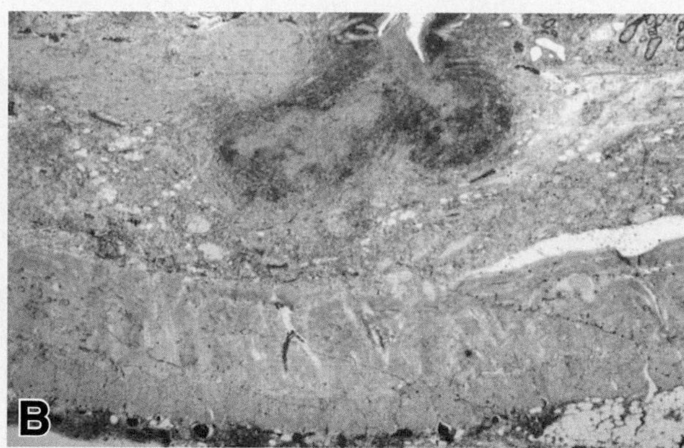

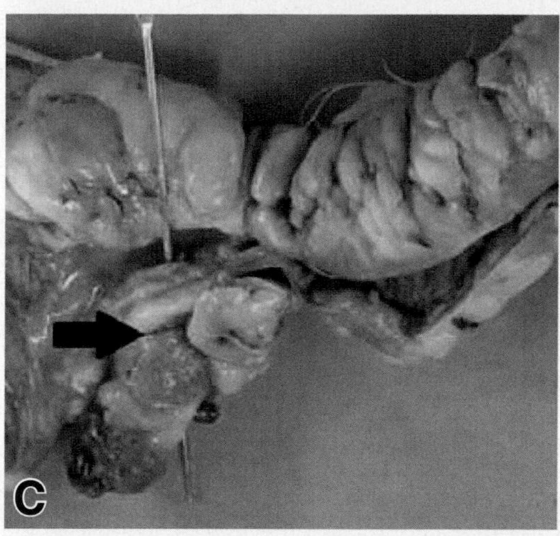

FIGURA 13-58. Enfermedad de Crohn. A. Una pequeña **úlcera con fisura,** que aquí es similar a un cuchillo (*flecha*), inicia a menudo sobre un agregado linfático. **B.** Este proceso continúa, lo que causa que la fisura se extienda hacia la submucosa y más allá y que finalmente penetre en la pared intestinal. **C.** La fístula puede deberse a una afección transparietal. En esta resección se ha insertado una sonda a través de la fístula (*flecha*).

vagina y piel. Casi todas las fístulas terminan de forma ciega, y forman oquedades de abscesos en la cavidad peritoneal, el mesenterio o las estructuras retroperitoneales. Las lesiones en la porción distal del recto y el ano pueden crear fístulas perianales, una característica de presentación bien conocida.

Al principio de la enfermedad, la inflamación histológica puede limitarse a la mucosa y la submucosa. Se observan pequeñas úlceras superficiales en la mucosa (úlceras aftosas), así como edema de la mucosa y la submucosa e infiltrados de linfocitos, células plasmáticas, eosinófilos y macrófagos. También se producen cambios degenerativos en las criptas y distorsión de las vellosidades. Con el avance de la enfermedad, se desarrollan características de cronicidad típicas en ambos inestinos delgado y grueso, entre las que se incluyen distorsión arquitectónica glandular, aumento de la inflamación crónica (con o sin inflamación neutrófila activa), metaplasia pilórica y metaplasia de células de Paneth. Más tarde, se observan úlceras largas y profundas, similares a fisuras, así como hialinización vascular y fibrosis.

Puede haber granulomas no caseificantes bien definidos, sobre todo en la submucosa (fig. 13-59). Se asemejan a los de la sarcoidosis, con agregados focales de células epitelioides, rodeados por un borde de linfocitos. Puede haber células gigantes multinucleadas. Los centros de los granulomas suelen mostrar material hialino, pero solo muy raramente necrosis.

Estos granulomas bien definidos son altamente sugestivos de enfermedad de Crohn. Sin embargo, su ausencia no descarta el diagnóstico, ya que están presentes en menos de la mitad de los casos. Las características anatomopatológicas de la enfermedad de Crohn se resumen en la figura 13-60.

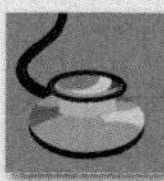

CARACTERÍSTICAS CLÍNICAS: las manifestaciones clínicas y la evolución natural de la enfermedad de Crohn son muy variables y reflejan la diversidad de los sitios anatómicos afectados. Los síntomas más frecuentes son dolor abdominal y diarrea con paso de sangre y/o moco. La fiebre recurrente es frecuente. Afecta principalmente íleon y ciego, y su inicio repentino puede simular apendicitis, con dolor en el cuadrante inferior derecho, diarrea intermitente, fiebre y una masa blanda en el cuadrante inferior derecho. Cuando el intestino delgado está afectado de forma difusa, la malabsorción y la desnutrición pueden ser las características principales. La malabsorción de lípidos también puede deberse a la interrupción del ciclo enterohepático de las sales biliares secundaria a la enfermedad ileal. La afección del colon causa **diarrea** y algunas veces **hemorragia colónica**. En algunos pacientes, el principal sitio de afección puede ser la región anorrectal, y las fístulas anorrectales recurrentes pueden ser el signo de presentación.

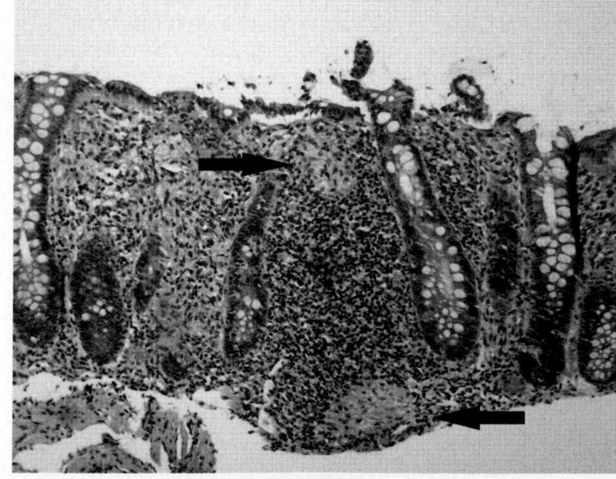

FIGURA 13-59. Enfermedad de Crohn. Esta biopsia de mucosa de un paciente con enfermedad de Crohn muestra un granuloma epitelioide no caseificante pequeño (*flechas*) entre dos criptas intactas.

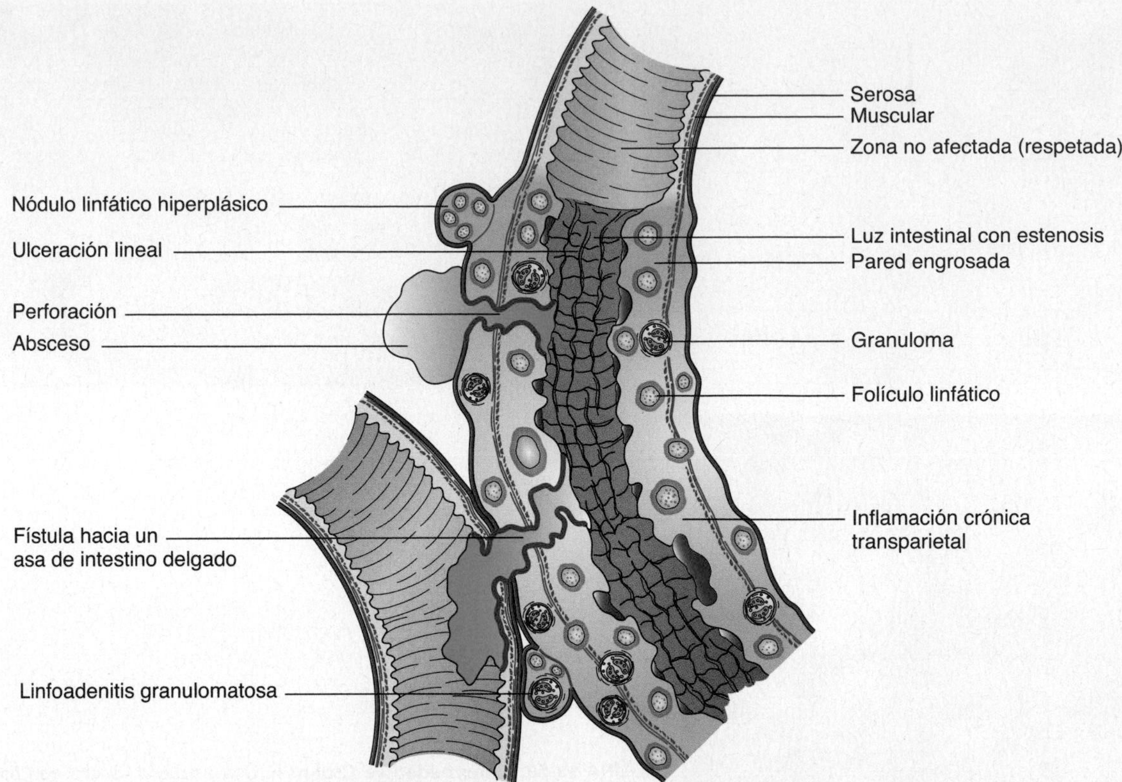

FIGURA 13-60. **Representación esquemática de las principales características de la enfermedad de Crohn en el intestino delgado.**

La afectación transparietal, con el consiguiente estrechamiento luminal, suele producir síntomas obstructivos y la formación de trayecto de la fístula, una de las principales complicaciones debilitantes de la enfermedad de Crohn. En ocasiones, se produce perforación libre del intestino. Cuando comienza en la infancia, puede retrasar el crecimiento y el desarrollo físico.

Existen muchas manifestaciones extraintestinales y trastornos asociados (fig. 13-55). El cáncer de intestino delgado es al menos tres veces más frecuente en los pacientes con enfermedad de Crohn. El riesgo de cáncer colorrectal también es mayor, más aún en pacientes con afectación más extensa del colon, antecedentes familiares de cáncer colorrectal y/o colangitis esclerosante. No se conoce ninguna cura. Los corticoesteroides, la sulfasalazina, el metronidazol, la azatioprina, la 6-mercaptopurina, el metotrexato y los anticuerpos anti-TNF-α, como el infliximab, pueden inhibir la reacción inflamatoria. Sin embargo, estos medicamentos exponen a los pacientes a un mayor riesgo de infecciones oportunistas.

En algunos casos es necesaria la resección quirúrgica de las porciones de intestino obstruidas o gravemente afectadas y el drenaje de los abscesos causados por las fístulas. Por desgracia, las recidivas preanastomóticas o prestomales tras la construcción de una enterostomía son frecuentes y dificultan el tratamiento clínico. La necesidad de repetidas resecciones puede provocar un síndrome de intestino corto en algunos pacientes.

Otros tratamientos complementarios que han mostrado un posible beneficio en pequeñas series son las modificaciones en la dieta, la administración de antibióticos, los probióticos y el trasplante fecal.

La colitis ulcerosa es una inflamación superficial crónica del colon y el recto

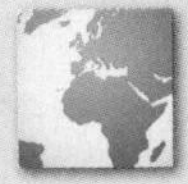

EPIDEMIOLOGÍA: en todo el mundo, la incidencia de colitis ulcerosa oscila entre 1.5 y 24.5 por 100 000. Es más frecuente en los países desarrollados. Al igual que la enfermedad de Crohn, su incidencia está aumentando en los países que adoptan estilos de vida «occidentales», lo que sugiere que los factores ambientales pueden contribuir a la patogenia de la enfermedad. También tiene una distribución de edad bimodal, con un pico entre los 15 y los 30 años y otro entre los 50 y los 70. En Estados Unidos, afecta más a la población caucásica que a la afroamericana.

El hábito tabáquico parece inhibir el desarrollo de colitis ulcerosa, pero los exfumadores tienen un mayor riesgo. Las personas con antecedentes familiares de EII tienen un mayor riesgo de desarrollar colitis ulcerosa, aunque esta relación no es tan fuerte como la que se da en la enfermedad de Crohn.

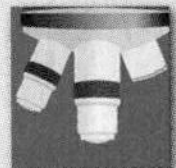

ANATOMOPATOLOGÍA: las principales características anatomopatológicas de la colitis ulcerosa ayudan a diferenciarla de otras afecciones inflamatorias, especialmente de la enfermedad de Crohn. Estas son:

- La **colitis ulcerosa afecta de forma difusa el recto y una porción variable del colon**. La afectación rectal aislada se denomina **proctitis ulcerosa**, mientras que la extensión a la flexura esplénica se denomina **proctosigmoiditis** o **colitis del lado izquierdo**. Si se afecta el colon entero, se denomina **pancolitis**. Si no se trata, la enfermedad es confluyente sin lesiones discontinuas (fig. 13-61). Existe una excepción a esta regla, la de pacientes con colitis del lado izquierdo y un área de afectación cecal, el denominado «parche cecal». El colon puede no estar afectado, pero debería plantear la posibilidad de enfermedad de Crohn.
- **La inflamación en la colitis ulcerosa se limita al colon y al recto.** Si el ciego se ve afectado, la enfermedad termina en la válvula ileocecal, aunque a veces puede producirse inflamación menor del íleon adyacente (**ileítis retrógrada**).
- **La colitis ulcerosa es una enfermedad que afecta solo la mucosa**. Las capas más profundas solo se ven afectadas en casos fulminantes (infrecuentes), lo que suele relacionarse con la presencia de megacolon tóxico.

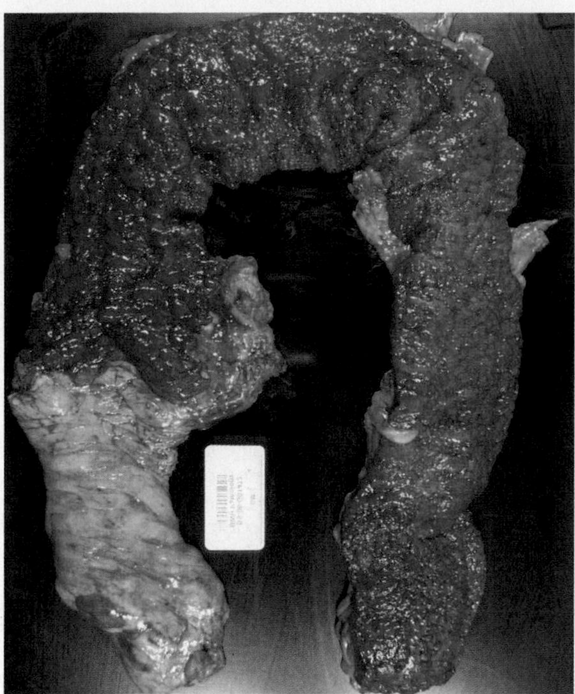

FIGURA13-61. **Colitis ulcerosa.** En este ejemplo de afectación subcompleta del colon, el eritema y la ulceración comienzan en la región rectosigmoidea (abajo a la derecha) y son más graves, y se diseminan de forma continua hacia el colon ascendente. El colon ascendente proximal y el ciego (abajo a la izquierda) no están afectados, como indica el color bronceado y los pliegues conservados de la mucosa.

Esta secuencia morfológica puede desarrollarse rápidamente o durante años.

Hallazgos macroscópicos: al principio de la enfermedad, la superficie de la mucosa es friable, roja y granular. Con frecuencia se aprecia cubierta de un exudado amarillento, y sangra con facilidad. Pueden aparecer después pequeñas úlceras o erosiones superficiales, que en ocasiones confluyen y forman zonas irregulares ulceradas de poca profundidad, que parecen rodear a islotes de mucosa íntegra. Es importante destacar que las estenosis y los trayectos fistulosos característicos de la enfermedad de Crohn están ausentes, ya que estas complicaciones requieren la afectación de las estructuras musculares y serosas. En los casos de larga duración, puede haber acortamiento del intestino grueso, especialmente en el lado izquierdo. Los pliegues de la mucosa son indefinidos y se reemplazan por un patrón mucoso granular o liso.

La histología de la colitis ulcerosa temprana se correlaciona con la apariencia colonoscópica e incluye *(1)* congestión de la mucosa, edema y pequeñas hemorragias; *(2)* inflamación mixta difusa en la lámina propia, incluidos linfocitos y células plasmáticas prominentes (fig. 13-62A); y *(3)* daño y distorsión de las criptas colorrectales, que a menudo están rodeadas y son rodeadas por neutrófilos (**criptitis**). Los neutrófilos en las criptas y la necrosis supurativa del epitelio de la cripta causan **abscesos crípticos** (criptas dilatadas llenas de neutrófilos) (fig. 13-62B).

La extensión lateral y la confluencia de los abscesos crípticos pueden quebrantar la mucosa y dejar áreas de ulceración adyacentes a islas residuales de mucosa denominadas **pólipos inflamatorios** (fig. 13-63). En etapas posteriores, las criptas pueden apreciarse tortuosas, con ramificación y acortamiento (fig. 13-62C), atrofia difusa de la mucosa y metaplasia de las células de Paneth. Esta distorsión de las criptas suele persistir como un marcador de lesión crónica de la mucosa, incluso después de que la enfermedad activa haya remitido.

Las características anatomopatológicas de la colitis ulcerosa se resumen en la figura 13-64.

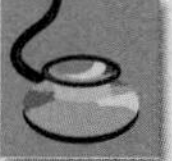

CARACTERÍSTICAS CLÍNICAS: la evolución clínica y las manifestaciones son bastante variables. La mayoría de los pacientes presenta ataques intermitentes, con remisiones parciales o completas entre estos. Unos pocos (<10%) presentan una remisión muy prolongada (varios años) después de su primera crisis. Alrededor del 20% restante presenta síntomas continuos sin remisión.

La mitad de los pacientes con colitis ulcerosa presentan una enfermedad leve limitada al recto o a la porción distal del colon sigmoideo. El principal síntoma es la hemorragia rectal, a veces con **tenesmo** (sensación de compresión y malestar rectales). Las complicaciones extraintestinales son poco frecuentes. La mayoría de los pacientes de esta categoría experimentan enfermedad leve durante toda su vida. Alrededor del 40% de los pacientes

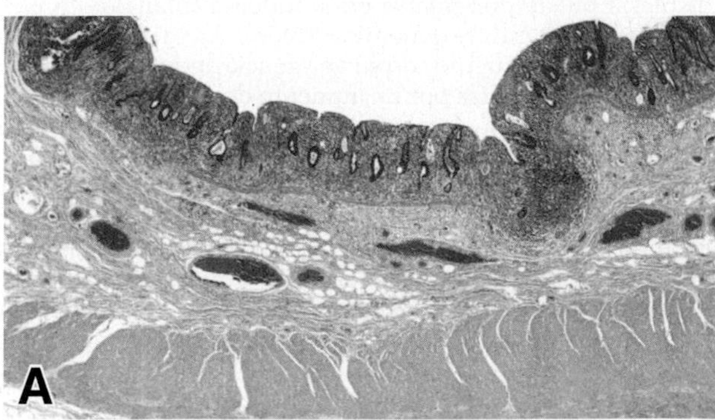

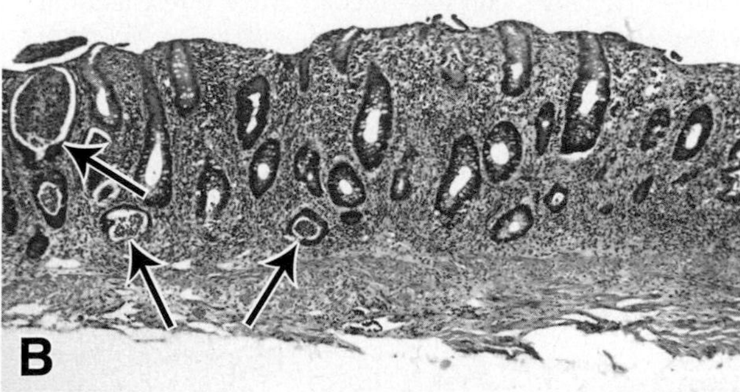

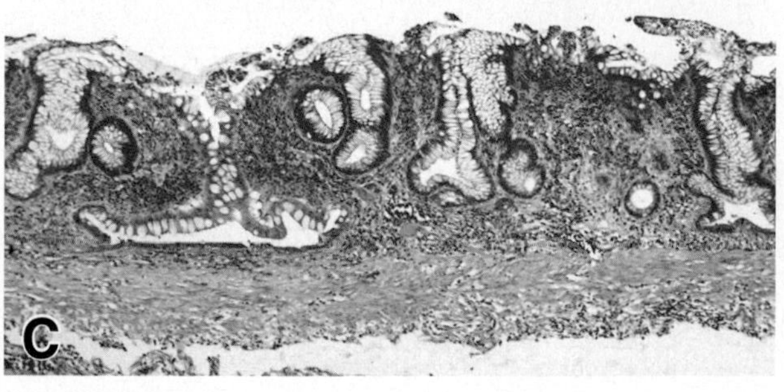

FIGURA 13-62. **Colitis ulcerosa. A.** Un corte de grosor total del colon resecado por colitis ulcerosa muestra afección inflamatoria de la mucosa con respeto de la submucosa y la muscular de la mucosa. **B.** Vista de gran aumento de la mucosa con colitis ulcerosa activa que muestran expansión de la lámina propia por células inflamatorias y varios abscesos neutrófilos de las criptas (*flechas*). **C.** Colitis ulcerosa crónica que muestra distorsión significativa y atrofia de las criptas.

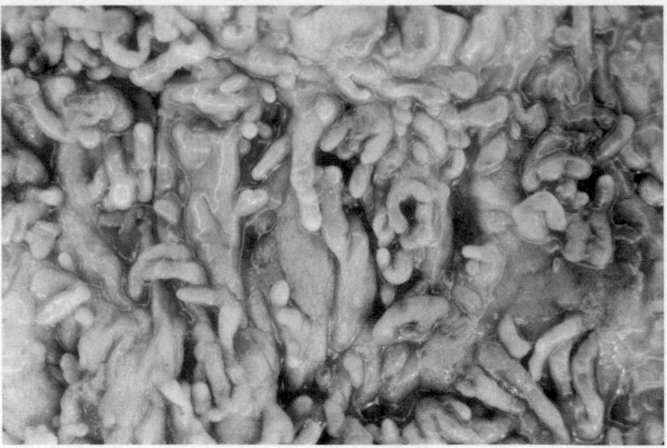

FIGURA 13-63. Seudopólipos inflamatorios del colon en la colitis ulcerosa. Los nódulos de mucosa en regeneración e inflamación, rodeados por zonas denudadas, le proveen un aspecto polipoide difuso a la mucosa.

tienen una enfermedad moderada, que suele corresponderse con colitis del lado izquierdo. Suelen presentar heces sanguinolentas sueltas, dolor abdominal de tipo cólico y, a menudo, febrícula, que dura días o semanas. La anemia suele deberse a la pérdida sanguínea fecal crónica. Alrededor del 10 % de los pacientes presenta la forma grave o fulminante de la enfermedad, con afectación subtotal o completa del colon (pancolitis).

La enfermedad puede iniciar de esta manera, pero lo más frecuente es que los pacientes desarrollen colitis grave durante un brote de actividad. Estos pacientes presentan diariamente muchas (a veces <20) deposiciones sanguinolentas, a menudo con fiebre y otros síntomas sistémicos. La pérdida de sangre y de líquidos conduce rápidamente a anemia, deshidratación y disminución de electrolitos. La hemorragia masiva puede poner en peligro la vida. El *megacolon tóxico* (dilatación extrema del colon que conlleva alto riesgo de perforación) es especialmente peligroso. La colitis ulcerosa fulminante es una urgencia médica. Requiere tratamiento médico inmediato e intensivo y, en ocasiones, colectomía inmediata. A pesar del tratamiento intensivo, algunos pacientes con enfermedad fulminante mueren. El tratamiento médico de la colitis ulcerosa depende de las áreas afectadas y de la gravedad de la inflamación. Los compuestos a base de 5-aminosalicilato (p. ej., mesalamina) son los pilares del tratamiento para los pacientes con enfermedad leve o moderada.

Los corticoesteroides y los inmunosupresores/inmunorreguladores (azatioprina, ciclosporina o medicamentos anti-TNF-α) se utilizan en pacientes con enfermedad grave y resistente al tratamiento. Dado que la infección por *C. difficile* o CMV puede desencadenar o exacerbar una crisis de colitis ulcerosa, deben descartarse y tratarse si se identifican. El trasplante fecal puede ser beneficioso en pacientes con enfermedad resistente.

Diagnóstico diferencial

Las afecciones más importantes que deben distinguirse de la EII son otras formas de colitis o enteritis por causas específicamente tratables, como daños relacionados con los AINE, infecciones y estenosis relacionadas con la radiación, todas las cuales pueden simular la enfermedad de Crohn. Se sabe que los AINE causan úlceras solitarias y estenosis en diafragma, por lo general más próximas al intestino delgado. Pueden producirse cambios más leves, como úlceras erosivas y poco profundas con inflamación asociada en la porción distal del íleon, incluso con dosis reducidas de AINE. Estos pueden dificultar significativamente el diagnóstico en las biopsias de la porción terminal del íleon.

Otras afecciones incluidas en el diagnóstico diferencial de la colitis ulcerosa son las infecciones bacterianas y la colitis amebiana, especialmente en regiones donde es endémica. Si la inflamación se limita al recto, hay que tener en cuenta otras etiologías infecciosas, como virus, clamidia, hongos y otros parásitos. Otras afecciones que pueden simular la colitis ulcerosa son la colitis isquémica, la colitis asociada a antibióticos, las lesiones por radiación y el síndrome de úlcera rectal solitaria.

La distinción entre la colitis ulcerosa y la de Crohn es importante porque *(1)* los abordajes quirúrgicos son diferentes (la enfermedad de Crohn suele recidivar, por lo que la ileostomía continente y los reservorios ileoanales pueden estar contraindicados), *(2)* la colitis ulcerosa conlleva mayor riesgo de cáncer, y *(3)* los tratamientos médicos difieren. La distinción entre colitis ulcerosa y colitis de Crohn se basa en una localización anatómica y una histopatología distintas (resumidas en la tabla 13-4). La colitis ulcerosa es un proceso difuso, que suele ser más grave a nivel distal, mientras que la colitis de Crohn es en parches o segmentada y suele no afectar el recto. La inflamación en la colitis ulcerosa es superficial (es decir, suele limitarse a la mucosa), pero la de la colitis de Crohn es transparietal y afecta todas las capas, con granulomas en algunas de las muestras.

En el 10 % de los casos no es posible la discriminación definitiva, lo que se produce sobre todo en la colitis fulminante; la enfermedad inflamatoria intestinal se denomina entonces colitis indeterminada.

Enfermedad inflamatoria intestinal y cáncer colorrectal

Los pacientes con colitis ulcerosa y colitis de Crohn de larga duración tienen un mayor riesgo de cáncer colorrectal que la población general. Este aumento está relacionado con la extensión y la duración de la enfermedad (riesgo elevado con >10 años de enfermedad). Si la inflamación se limita al recto, el riesgo de cáncer colorrectal es similar al de la población general. Los pacientes con colitis ulcerosa que desarrollan colangitis esclerosante primaria tienen mayor riesgo de displasia y cáncer colorrectal.

La displasia epitelial colorrectal es una proliferación epitelial neoplásica y precursora de carcinoma colorrectal (fig. 13-65). La displasia puede presentarse en la mucosa (plana) o en una lesión polipoide, y a veces se denomina lesión o masa asociada a la displasia (DALM), de acuerdo con su apariencia endoscópica. La displasia epitelial se caracteriza por un aumento de la proporción citoplásmica nuclear, atipia nuclear y fallo de maduración. Puede clasificarse como de bajo o alto grado, en función del grado de cambios citológicos y arquitectónicos. La inflamación generalizada puede impedir un diagnóstico definitivo de displasia, en cuyo caso se puede usar el término «indefinido para displasia». La displasia de alto grado confiere un alto riesgo para el desarrollo de cáncer colorrectal. Cuando se identifica en una biopsia, es una fuerte indicación de colectomía. En la mayoría de los pacientes con EII establecida se recomienda

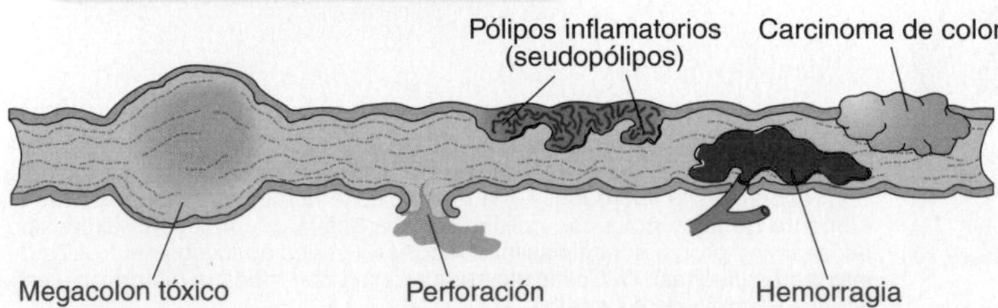

FIGURA 13-64. Colitis ulcerosa. Representación esquemática de las características principales de la colitis ulcerosa en el colon.

TABLA 13-4
COMPARACIÓN DE LAS CARACTERÍSTICAS PATOLÓGICAS DEL COLON EN LA ENFERMEDAD DE CROHN Y LA COLITIS

Lesión	Enfermedad de Crohn	Colitis ulcerosa
Macroscópica		
Engrosamiento de la pared intestinal	Comunes	Poco común
Estenosis luminal	Comunes	Poco común
Lesiones «salteadas»	Comunes	Ausentes
Predominio en el colon derecho	Comunes	Ausentes
Fisuras y fístulas	Comunes	Ausentes
Úlceras circunscritas	Comunes	Ausentes
Úlceras lineales confluentes	Comunes	Ausentes
Seudopólipos	Ausentes	Comunes
Microscópica		
Inflamación transparietal	Comunes	Raras
Fibrosis submucosa	Comunes	Ausentes
Fisuras	Comunes	Raras
Granulomas	Comunes	Ausentes
Abscesos de las criptas	Raros	Comunes

colonoscopia de vigilancia de rutina y biopsia sistemática para detectar displasia. Las nuevas tecnologías, como la cromoendoscopia (aplicar una tinción tópica en la mucosa durante la endoscopia) o la endomicroscopía confocal con láser (mejorar la magnificación de la imagen endoscópica hasta el nivel celular) pueden aumentar el rendimiento de la biopsia de las lesiones displásicas. Con la vigilancia endoscópica y las biopsias rutinarias, además de la quimioprevención para reducir la inflamación, puede reducirse el riesgo de displasia y cáncer.

LAS COLITIS COLAGENOSA Y LINFOCÍTICA CAUSAN DIARREA CRÓNICA

Estas entidades se denominan en conjunto colitis microscópica, denominada así porque la apariencia macroscópica del colon es normal y solo la evaluación microscópica revela una anomalía. La incidencia de colitis microscópica ha aumentado en los últimos 20 años. Al menos una parte de este aumento se debe a un mayor conocimiento de la enfermedad. El principal síntoma de presentación es la diarrea acuosa crónica. Los pacientes también pueden presentar dolor abdominal y pérdida de peso, que suelen ser leves.

La enfermedad aumenta con la edad, es más frecuente en mujeres y se relaciona con algunos medicamentos, enfermedades autoinmunitarias y el hábito tabáquico. El tratamiento consiste en la retirada de los medicamentos potencialmente dañinos, abandono del hábito tabáquico, y administración de medicamentos antidiarreicos e inmunosupresores/moduladores.

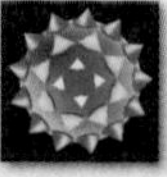

ETIOLOGÍA: se desconocen las causas de las colitis colagenosa y linfocítica. Se ha sugerido un papel de la autoinmunidad, con base en la asociación ocasional con enfermedades autoinmunitarias tales como artritis reumatoide, disfunción tiroidea y psoriasis. La colitis microscópica también suele asociarse con la enfermedad celíaca.

Varios medicamentos se han asociado con ambas enfermedades; la mayoría son AINE, pero no está claro si esta asociación es causal o incidental, ya que muchos de estos pacientes requieren AINE para la artralgia.

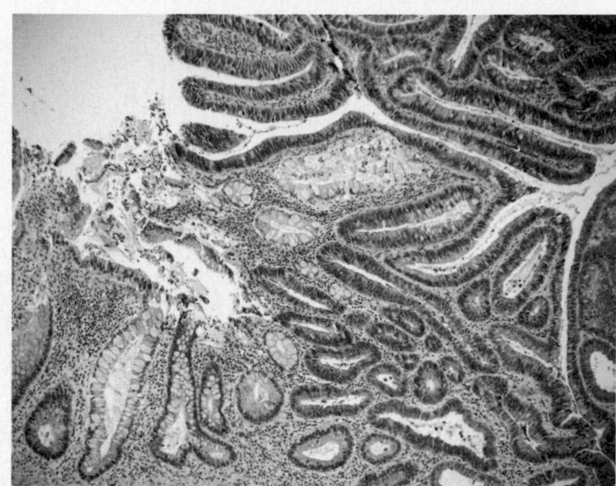

FIGURA 13-65. Displasia en la colitis ulcerosa. La mucosa del colon muestra los cambios crónicos de la colitis ulcerosa. Las criptas en el lado derecho de la imagen muestran displasia de bajo grado, con aumento de la relación citoplásmica/nuclear, núcleos hipercromáticos y falta de maduración glandular.

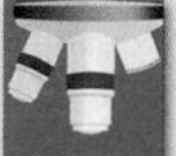

ANATOMOPATOLOGÍA: la colitis linfocítica se caracteriza por una lesión superficial con aumento de los linfocitos intraepiteliales (>20 por 100 células epiteliales) (fig. 13-66A). La inflamación crónica de la lámina propia aumenta y suele ser más prominente superficialmente. También puede presentarse leve inflamación activa. La arquitectura glandular es normal, a diferencia de la EII. Los cambios pueden ser más pronunciados en el colon derecho, por lo que las biopsias aleatorias de todo el colon son útiles para evaluar la colitis microscópica.

La **colitis colagenosa** suele mostrar cambios similares a la mucosa del colon, como la colitis linfocítica (arquitectura normal, daño superficial, aumento de la inflamación de la lámina propia, linfocitosis intraepitelial), además de una banda de colágeno subepitelial engrosada en forma irregular, por lo general superior a 10 µm, que atrapa los capilares (fig. 13-66B). La capa de colágeno generalmente está engrosada de manera irregular, y por tanto, se requieren múltiples biopsias para hacer el diagnóstico.

La neumatosis quística intestinal se caracteriza por burbujas de gas en la pared intestinal

El intestino delgado y el colon son los más frecuentemente afectados (fig. 13-67). La neumatosis casi siempre representa una complicación de otra afección, como la enterocolitis necrosante neonatal (*v.* anteriormente). En los adultos, puede observarse en la neumopatía como complicación del enfisema o de procesos tales como la polipectomía endoscópica, la isquemia, la colitis por *Clostridium difficile* o el sida. El gas atrapado puede causar un efecto de masa que puede confundirse con un proceso neoplásico.

El gas puede entrar en la pared intestinal por varias vías. En la enfermedad pulmonar, el aire procedente de la rotura de las ampollas puede atravesar el retroperitoneo y seguir la capa adventicia vascular hasta la pared intestinal. El aumento de la presión intraabdominal puede forzar el gas de la luz a través de diminutos defectos de la mucosa. Por último, algunos casos son el resultado del gas formado por organismos anaerobios luminales. El pronóstico se relaciona con el trastorno subyacente

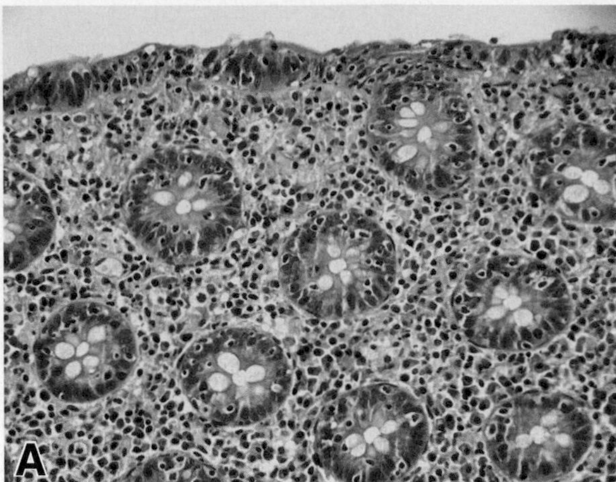

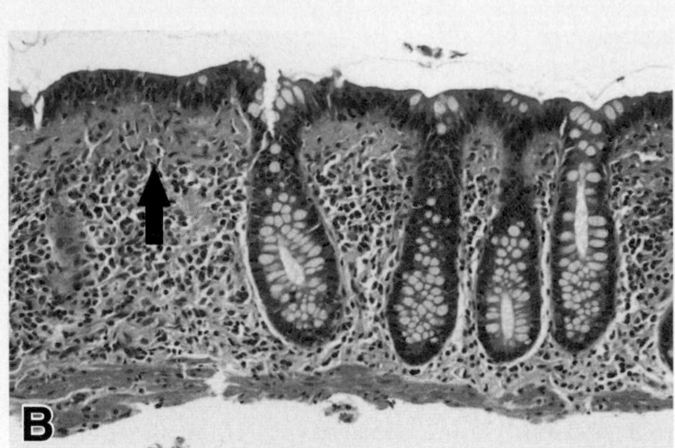

FIGURA 13-66. A. La colitis linfocítica también muestra aumento de los linfocitos intraepiteliales, pero tiene de base de colágeno subepitelial normal. **B.** Colitis colágena. El engrosamiento característico de la base de colágeno (*flecha*) provoca el atrapamiento de los capilares. El epitelio de la superficie intercristalina está aplanado y contiene mayor número de linfocitos intraepiteliales.

PÓLIPOS Y NEOPLASIAS DE LOS INTESTINOS DELGADO Y GRUESO

Un pólipo digestivo es una masa que protruye hacia la luz del intestino. Los pólipos se clasifican en función de su inserción a la pared intestinal (p. ej., sésiles o pedunculados, con un tallo bien definido), histología (p. ej., hiperplásicos o adenomatosos) y potencial neoplásico (benignos o malignos). Por sí mismos, los pólipos no suelen ser sintomáticos y su importancia clínica radica en el potencial de transformación maligna de algunos tipos de pólipos. A pesar de la longitud y la gran superficie del intestino delgado, las neoplasias primarias del intestino delgado son menos frecuentes que las del esófago, el estómago o el colon.

Los pólipos linfáticos son acumulaciones linfáticas submucosas solitarias

Suelen localizarse en la mucosa colorrectal y variar de tamaño, desde la punta de un alfiler hasta más de 5 cm. En ocasiones, muchas lesiones confieren una apariencia de empedrado a la mucosa. Están cubiertas por mucosa intacta y contienen folículos linfáticos prominentes con centros germinales. Los pólipos linfáticos son benignos y suelen ser asintomáticos.

La **hiperplasia** linfática **nodular** se presenta sobre todo en la infancia o en pacientes con **síndrome de inmunodeficiencia común variable** (*v.* cap. 4), y se caracteriza por la acumulación excesiva de los folículos linfáticos colónicos normales. Este trastorno rara vez se relaciona con el linfoma, pero su apariencia radiológica puede confundirse con la PAF.

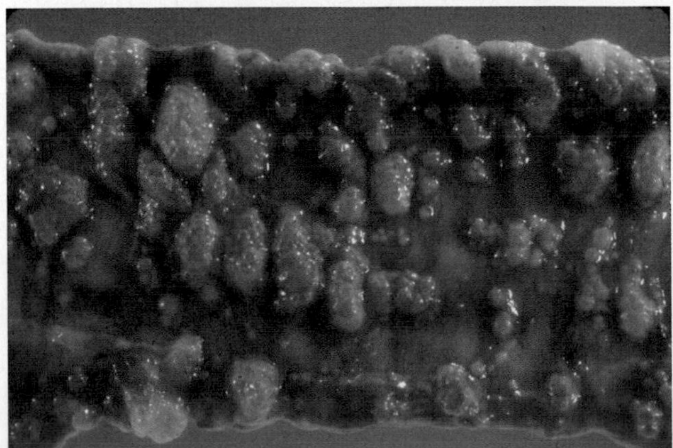

FIGURA 13-67. En este caso de **neumatosis quística intestinal** se observan múltiples vesículas llenas de gas que protruyen hacia la luz.

Los pólipos inflamatorios son áreas elevadas de epitelio inflamado y regenerativo

Suelen hallarse en pacientes con colitis ulcerosa y enfermedad de Crohn, pero pueden ser causados por cualquier tipo de colitis. También surgen sin una enfermedad colónica demostrable y pueden estar relacionadas con una colitis previa aguda/infecciosa que ha sido resuelta. Estos pólipos tienen componentes variables de glándulas mucosas distorsionadas e inflamadas, a menudo entremezcladas con tejido de granulación. Por definición, estos pólipos no muestran displasia, y como tal no tienen potencial maligno.

Los pólipos hamartomatosos suelen presentar elementos estromales y epiteliales

Se componen de crecimiento excesivo de células y tejido nativo de la ubicación anatómica. Pueden producirse esporádicamente y también pueden estar asociados con una variedad de síndromes hereditarios.

Pólipos de Peutz-Jeghers

Los pólipos de este síndrome pueden aparecer en cualquier parte del tubo digestivo, pero son más frecuentes en el intestino delgado. Tienen un aspecto macroscópico y microscópico característico (fig. 13-68A,B). La superficie del pólipo está compuesta por epitelio del intestino delgado de aspecto blando, a menudo con una disposición arquitectónica inusual, entremezclado con ramas arboriformes grandes de músculo liso. Este trastorno autosómico dominante se caracteriza por pigmentación bucal y lesiones maculares en labios, manos, pies y genitales. La mayoría de los pacientes presentan mutaciones de pérdida de función en el gen supresor tumoral *LKB1* (en el cromosoma 19p13.3; *v.* cap. 5), que normalmente activa AMPK y cinasas relacionadas, importantes para regular el crecimiento y el metabolismo energético. También existe mayor riesgo de padecer cáncer, sobre todo más allá del tubo digestivo (testículos, ovarios, útero o páncreas).

Pólipos juveniles (pólipos de retención)

Los pólipos juveniles aparecen con mayor frecuencia en niños jóvenes menores de 10 años, aunque 1/3 puede presentarse en adultos. Surgen de forma esporádica o como parte de un síndrome de poliposis. Cuando son esporádicos, en general surgen en el recto y se caracterizan por hemorragia rectal o por el prolapso del pólipo a través del recto.

Puede diagnosticarse síndrome de poliposis juvenil si hay:

1. Cinco o más pólipos juveniles en el colon o el recto.
2. Pólipos juveniles que aparecen fuera del colon.

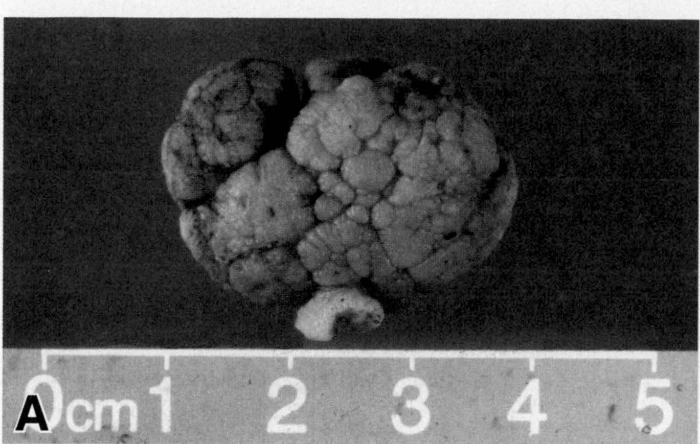

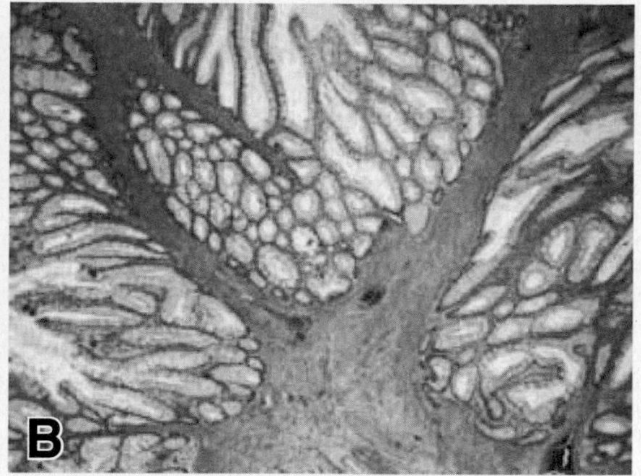

FIGURA 13-68. A. Este **pólipo de Peutz-Jeghers** tiene una apariencia característica biselada. B. La histología se caracteriza por haces arboriformes de músculo liso. El espacio entre el epitelio y las glándulas se asemeja mucho a la apariencia de sus homólogos normales, pero forma una configuración arquitectónica inusual.

3. Cualquier cantidad de pólipos juveniles, además del antecedente familiar de poliposis juvenil.

PATOGENIA MOLECULAR: se han identificado mutaciones de *SMAD4* o *BMPR1A*, que afectan el control de la proliferación celular por la vía del TGF-β, en algunas familias con este síndrome. Sin embargo, entre el 30 % y el 40 % de los pacientes no tienen una mutación identificada. Los pacientes con síndrome de poliposis juvenil tienen mayor riesgo de carcinomas digestivos y pancreáticos. En cambio, las personas con pólipos juveniles esporádicos no tienen incremento del riesgo de neoplasia.

ANATOMOPATOLOGÍA: los pólipos juveniles son únicos o (rara vez) múltiples. Se presentan principalmente en el recto, pero pueden surgir en cualquier porción del intestino delgado o grueso. La mayoría son lesiones pedunculadas de hasta 2 cm, con superficies lisas y redondeadas. Los túbulos epiteliales dilatados y quísticos están llenos de moco y células inflamatorias y están embebidos en una lámina propia fibrovascular (fig. 13-69). Es frecuente la erosión epitelial superficial con tejido de granulación subyacente, así como la proliferación epitelial reactiva. La displasia es rara.

Síndromes tumorales hamartomatosos asociados a PTEN

Estos raros síndromes autosómicos dominantes (síndrome de Cowden y síndrome de Bannayan-Ruvalcaba-Riley) se asocian con mutaciones en la línea germinal de *PTEN* (*v.* cap. 5) y se heredan con penetrancia casi completa. Estos pacientes desarrollan hamartomas de piel, intestino, mama y glándula tiroides. Los pólipos digestivos en estos pacientes a menudo tienen apariencia idéntica a la de los pólipos juveniles, aunque algunos pueden presentar un componente prominente de neuronas y células ganglionares. Así pues, el diagnóstico del síndrome de Cowden se realiza clínicamente y mediante la identificación de manifestaciones extraintestinales. Los pacientes con síndrome de Cowden tienen mayor riesgo de desarrollar cánceres de mama, tiroides, ovarios, cuello uterino y vejiga, así como meningiomas (*v.* cap. 26). No parece que tengan mayor riesgo de padecer cánceres digestivos.

Síndrome de Cronkhite-Canada

El síndrome de Cronkhite-Canada se caracteriza por la presencia de pólipos hamartomatosos en el tubo digestivo, indistinguibles de los pólipos juveniles. Sin embargo, a diferencia de la poliposis juvenil o el síndrome de Cowden, no se trata de un trastorno hereditario. Estos pacientes pueden desarrollar enteropatía con pérdida de proteínas, anemia y alteraciones electrolíticas. También presentan alopecia del cuerpo y del cuero cabelludo, distrofia ungueal e hiper-

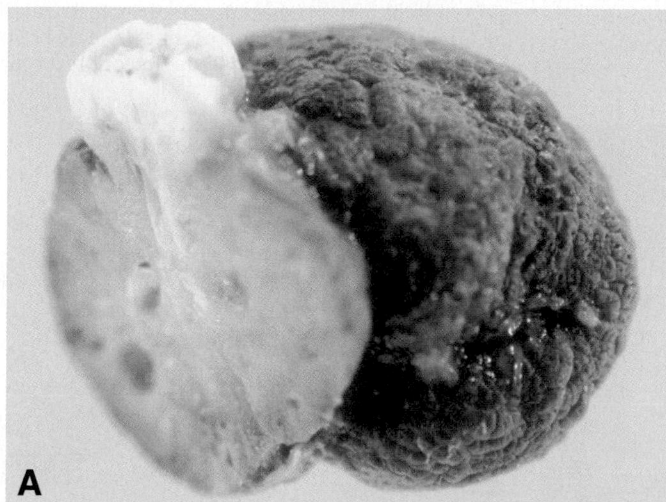

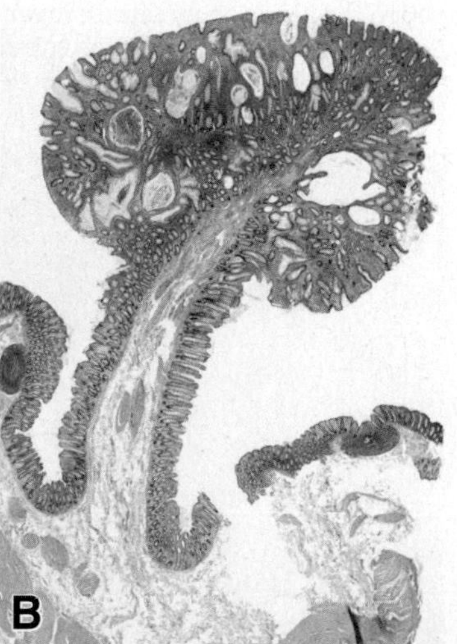

FIGURA 13-69. **Pólipo juvenil. A.** El espécimen extirpado muestra una superficie redondeada. La superficie de corte es quística (*izquierda*). **B.** A nivel microscópico, el pólipo muestra glándulas con dilatación cística.

pigmentación de la piel. No está del todo claro, sin embargo, estos pacientes pueden tener mayor riesgo de padecer cánceres gástrico y colorrectal.

Los pólipos hiperplásicos son lesiones dentadas benignas

Los pólipos hiperplásicos son pequeñas protrusiones mucosas sésiles con criptas de arquitectura exagerada. Son los pólipos más comunes del colon, especialmente en el recto. Los pólipos hiperplásicos están presentes en el 40 % de las muestras rectales de personas menores de 40 años y en el 75 % de las personas mayores. Son más comunes en un colon con pólipos adenomatosos y en las poblaciones con tasas elevadas de cáncer colorrectal. Se cree que los pólipos hiperplásicos se deben a la proliferación defectuosa y a la maduración del epitelio normal. Por tanto, la proliferación celular se lleva a cabo en la base de la cripta, y la migración ascendente de las células se vuelve más lenta. Las células epiteliales se diferencian, adquieren características absorbentes en la parte inferior de las criptas y permanecen en la superficie durante más tiempo que las células normales.

ANATOMOPATOLOGÍA: los pólipos hiperplásicos son nódulos pequeños y sésiles de mucosa elevada, hasta de 0.5 cm, pero ocasionalmente más grandes (fig. 13-70A). Casi siempre son múltiples. Las criptas de los pólipos hiperplásicos son alongadas y la base de sus criptas es relativamente normal. El epitelio del tercio superior de las criptas contiene células caliciformes y mucinosas hiperplásicas y células absorbentes sin displasia, lo que les confiere un borde dentado y una superficie en penacho (fig. 13-70B).

Los adenomas dentados sésiles se asemejan a los pólipos hiperplásicos, pero tienen potencial maligno

Los también denominados pólipos dentados sésiles surgen generalmente en el colon derecho mostrando hipermetilación del promotor en la enzima de reparación por mal emparejamiento de bases, *MLH1*; mutaciones en *BRAF*, y una incidencia elevada de inestabilidad de microsatélites. **Los carcinomas que surgen de los adenomas sésiles dentados suelen ser voluminosos, mucinosos y aparecen del lado derecho. Debido a su potencial maligno, estos pólipos deben ser extirpados por completo.**

ANATOMOPATOLOGÍA: estas lesiones son sésiles o planas. Pueden parecer pliegues de mucosa anómalos y deformes; y a menudo tienen abundante mucina adherente (fig. 13-71A). Suelen ser mayores de 1 cm. Muestran una proliferación celular irregular y asimétrica en la que las células pueden dividirse en cualquier lugar a lo largo de la cripta. Las células caliciformes y mucinosas entremezcladas se extienden hasta la base. Algunas bases de las criptas se dilatan y tienen abundante mucina, mientras que otras muestran criptas en forma de bota en L o en T invertida (fig. 13-71B). Aunque estas características arquitectónicas de las criptas son útiles para distinguir los adenomas sésiles dentados de los pólipos hiperplásicos, este diagnóstico diferencial puede ser difícil en casos concretos si las características histológicas son sutiles. Estas lesiones pueden desarrollar displasias de bajo a alto grado (fig. 13-71C) y, eventualmente, carcinoma invasivo.

Los adenomas dentados tradicionales pueden aparecer sobre todo en la parte distal del colon y pueden ser premalignos

Estos pólipos son mucho menos comunes que los pólipos hiperplásicos o los adenomas dentados sésiles. Muestran diversas anomalías moleculares: algunos tienen mutaciones de *BRAF*, otras mutaciones de *KRAS* y otros muestran un fenotipo con islas de metilación CpG que implica la metilación del promotor de *MGMT* (*v.* cap. 5). Al igual que los pólipos sésiles dentados, estos pólipos deben ser totalmente extirpados.

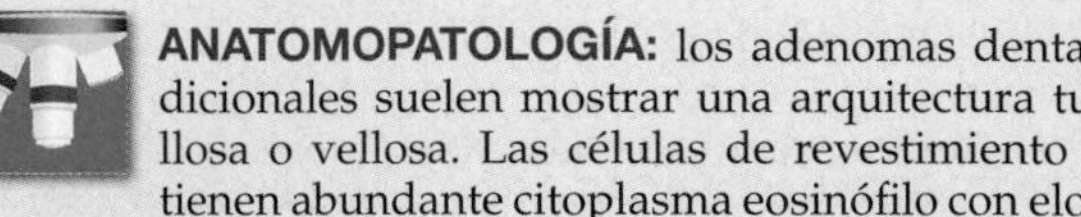

ANATOMOPATOLOGÍA: los adenomas dentados tradicionales suelen mostrar una arquitectura tubulovellosa o vellosa. Las células de revestimiento epitelial tienen abundante citoplasma eosinófilo con elongación del núcleo y cromatina abierta o hipercromática, lo que es indicativo de displasia de bajo grado (fig. 13-71D).

El síndrome de poliposis dentada se caracteriza por múltiples pólipos dentados

También denominado síndrome de poliposis hiperplásica, este raro trastorno se caracteriza por múltiples pólipos colorrectales dentados, en general pólipos hiperplásicos y adenomas dentados sésiles. Los factores de riesgo son ascendencia europea y aumento de la edad, aunque algunas veces están afectadas las personas más jóvenes. No hay una preferencia de género. Hasta el momento no se ha identificado una mutación específica, aunque la enfermedad muestra una agrupación familiar. El diagnóstico debe cumplir:

1. Al menos 5 pólipos dentados proximales al colon sigmoideo, y 2 o más > 1 cm.
2. Cualquier número de pólipos dentados proximales al colon sigmoideo en una persona con un familiar de primer grado con síndrome de poliposis dentada.
3. Más de 20 pólipos dentados de cualquier tamaño, distribuidos a lo largo del colon.

Debido al mayor riesgo de cáncer colorrectal, los pacientes con un familiar de primer grado con síndrome de poliposis dentada deben comenzar la colonoscopia de detección precoz a los 40 años, o

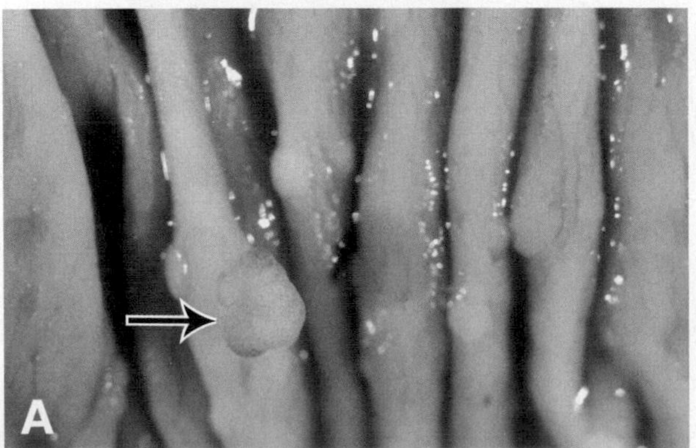

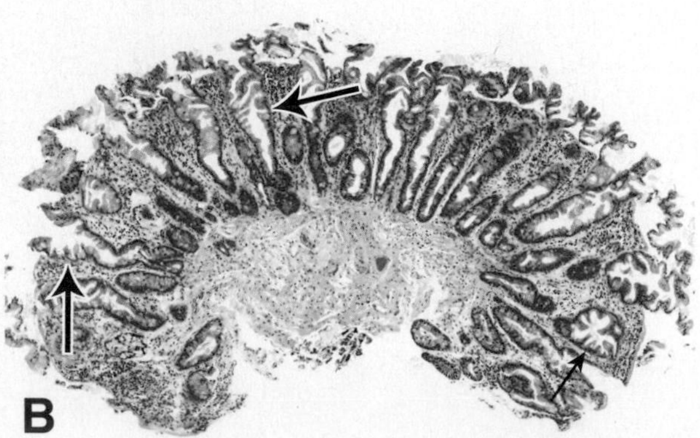

FIGURA 13-70. Pólipo hiperplásico. A. Este pólipo hiperplásico es pequeño, sésil y pálido (*flecha negra*). **B.** A nivel microscópico, hay un aspecto en «diente de sierra» en la superficie (*flechas*), mientras que las bases de las criptas tienen una apariencia relativamente normal.

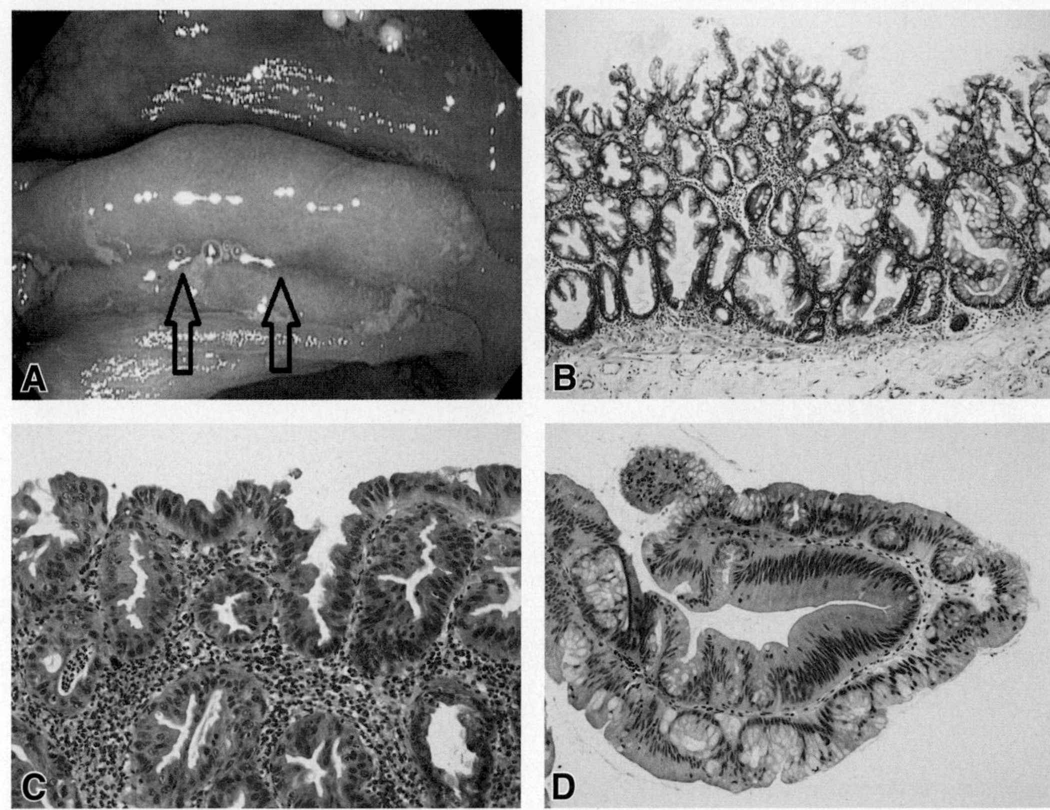

FIGURA 13-71. **Pólipos premalignos dentados. A. Adenoma dentado sésil.** El aspecto macroscópico a menudo es el de un gran pliegue mucoso aplanado, como se aprecia en esta fotografía endoscópica (*flechas*). **B. Adenoma dentado sésil.** Microscópicamente, la proliferación anómala de las células caliciformes da a las criptas una apariencia dentada hasta las bases, haciendo que las bases sean dilatadas con abundante mucina y la característica formación de las criptas en bota en L o en forma de T invertida. **C. Adenoma dentado sésil** con displasia citológica de alto grado. **D. Adenoma dentado tradicional.** El rasgo más característico de este tipo de pólipo es la formación de criptas ectópicas, a menudo con una arquitectura vellosa y un revestimiento de células epiteliales con abundante citoplasma eosinófilo.

10 años antes de la edad de diagnóstico del familiar afectado más joven. Todas las lesiones mayores de 5 mm, especialmente si son del lado derecho, deben ser extirpadas.

Los pólipos adenomatosos son lesiones displásicas premalignas

Estos pólipos son los precursores habituales del carcinoma de colon (*v.* más adelante), y su epitelio es, por definición, displásico.

PATOGENIA: la patogenia de los adenomas incluye una alteración neoplásica del epitelio de las criptas con *(1)* disminución de la apoptosis, *(2)* persistencia de la replicación celular y *(3)* fallo en la maduración y diferenciación de las células epiteliales a medida que migran hacia la superficie de las criptas. Normalmente, la síntesis de ADN se detiene cuando las células alcanzan el tercio superior de las criptas, tras lo cual maduran, migran a la superficie y se desprenden hacia la luz. Los adenomas representan una alteración focal de esta secuencia ordenada, ya que las células epiteliales pueden proliferar en toda la profundidad de la cripta. A medida que la lesión evoluciona, la tasa de proliferación supera a la de desprendimiento, y las células se acumulan en las criptas superiores y en la superficie.

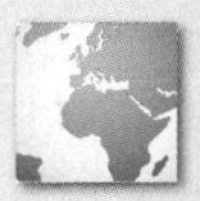

EPIDEMIOLOGÍA: estos pólipos aparecen con mayor frecuencia en países industrializados. Al igual que en la enfermedad diverticular, la única diferencia ambiental consistente entre las poblaciones de alto y bajo riesgo es la dieta occidental. Después de los 50 años, la incidencia de los adenomas se ha elevado rápidamente, de la manera que en Estados Unidos. al menos la mitad de la población adulta tiene al menos un pólipo adenomatoso. El hábito tabáquico, la obesidad y antecedentes familiares de adenomas o carcinomas de colon aumentan el riesgo de padecer adenomas. Los adenomas del intestino delgado, aunque son mucho menos frecuentes que sus homólogos en el colon, son similares a los del colon y se producen tanto de forma esporádica como en el contexto de PAF (*v.* más adelante).

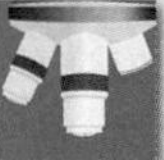

ANATOMOPATOLOGÍA: casi la mitad de los pólipos adenomatosos del colon en los Estados Unidos se encuentran en la región rectosigmoidea. La mitad restante se distribuye uniformemente por el resto del colon. Los adenomas varían desde nódulos apenas visibles o adenomas pequeños y pedunculados hasta lesiones grandes y sésiles (planas). Según su arquitectura, se clasifican en **tubulares, vellosos** y **tubulovellosos**, en función de la proporción de la lesión compuesta por vellosidades (procesos delgados, altos y con forma de dedo que se asemejan a las vellosidades del intestino delgado).

Los ***adenomas tubulares*** representan dos terceras partes de los adenomas del intestino grueso. Suelen ser lesiones de superficie lisa, de menos de 2 cm, a menudo con un tallo (fig. 13-72). Algunos adenomas tubulares, especialmente los más pequeños, pueden ser sésiles. Los adenomas tubulares muestran túbulos epiteliales apretadamente empacados, que pueden ser uniformes o irregulares y excesivamente ramificados (fig. 13-72C). Los pólipos con una arquitectura vellosa del 25% al 75% se denominan «tubulovellosos».

Los adenomas vellosos son el tipo menos frecuente y se encuentran principalmente en la región rectosigmoidea. Suelen ser lesiones sésiles de gran tamaño (> 2 cm) con superficies frondosas y en forma de coliflor (fig. 13-73A), pero pueden ser

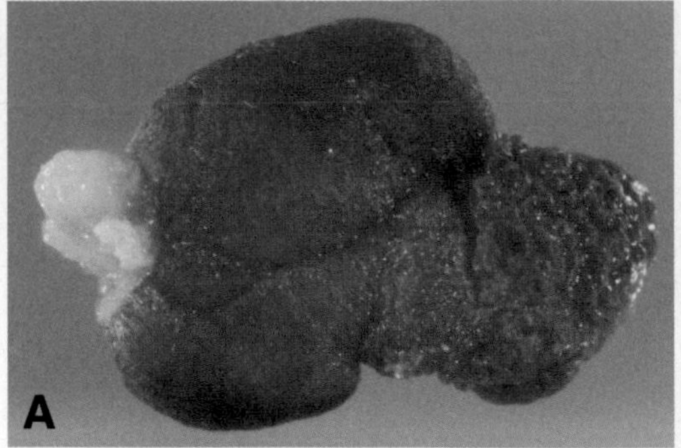

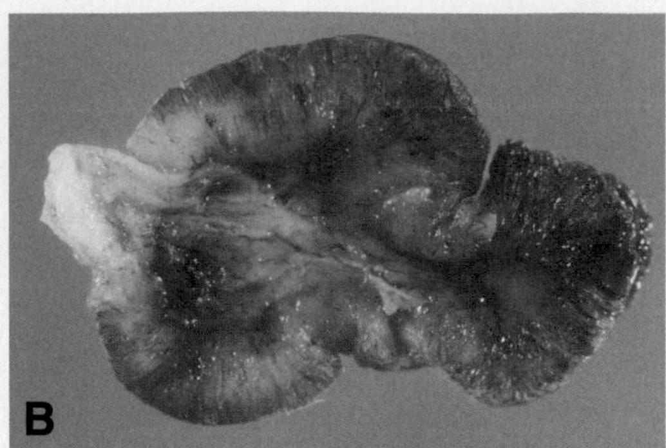

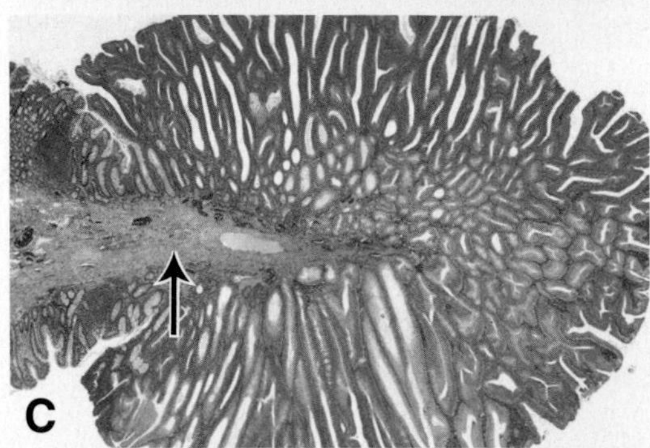

FIGURA 13-72. Adenoma tubular del colon. A. El adenoma muestra un tallo característico (*área blanca*) y una superficie biselada. **B.** El adenoma cortado a la mitad muestra el tallo, cubierto por el epitelio adenomatoso. El *color blanco cenizo* es producto de la cauterización en el borde de resección de la polipectomía. **C.** Al microscopio, el adenoma muestra un patrón repetitivo que es principalmente tubular. El tallo (*flecha*) está en continuidad con la submucosa del colon, no está afectado y sí revestido por epitelio normal del colon.

pequeñas y pedunculadas. Están revestidos externamente por células epiteliales neoplásicas y se apoyan en un núcleo de lámina propia (fig. 13-73B).

Por definición, los adenomas muestran al menos displasia epitelial de bajo grado, con agrandamiento de núcleos hipercromáticos «en forma de cigarro», que muestran una ligera estratificación. La displasia de alto grado se caracteriza por un mayor pleomorfismo nuclear, con nucleolos prominentes y una arquitectura más compleja, que incluye disposiciones glandulares cribiformes. Mientras la displasia se limite a la mucosa, la lesión se cura con polipectomía completa.

La displasia de alto grado puede progresar a adenocarcinoma invasivo, cuyo diagnóstico requiere glándulas neoplásicas por debajo de la capa muscular de la mucosa (fig. 13-74). El riesgo de carcinoma invasivo se correlaciona con el tamaño del adenoma, con presencia de displasia de alto grado y de morfología vellosa. Por ejemplo, solo el 1% de los adenomas tubulares de menos de 1 cm tienen cáncer invasivo en el momento de la resección. De los de 1 cm a 2 cm, el 10% alberga malignidad; de los mayores de 2 cm, el 35% son malignos. En los adenomas vellosos de menos de 1 cm, el riesgo de cáncer es 10 veces mayor que el de los adenomas tubulares de tamaño comparable, y hasta el 50% de los adenomas vellosos de más de 2 cm albergan carcinoma invasivo. El adenocarcinoma invasivo puede curarse solo con polipectomía si el tumor presenta características de bajo riesgo y hay un margen adecuado de resección en la base.

La poliposis adenomatosa familiar es una característica dominante autosómica que siempre ocasiona cáncer

La PAF representa menos del 1% de los cánceres colorrectales. Se debe a una mutación hereditaria de pérdida de función en el gen *APC*, situado en el brazo largo del cromosoma 5 (5q21-22) (*v.* más adelante). Como se detalla más adelante, este gen actúa normalmente como supresor tumoral. Participa en la vía de señalización Wnt/β-catenina que, entre otras funciones, regula la proliferación de las células de la mucosa colónica. La mayoría de los casos son familiares, pero entre el 30% y el 50% se deben a nuevas mutaciones. En la PAF, hay de cientos a miles de adenomas que revisten la mucosa colorrectal, a veces en toda su extensión, pero sobre todo en la región rectosigmoidea (fig. 13-75). Se trata en su mayoría de adenomas tubulares, pero también puede haber adenomas tubulo-

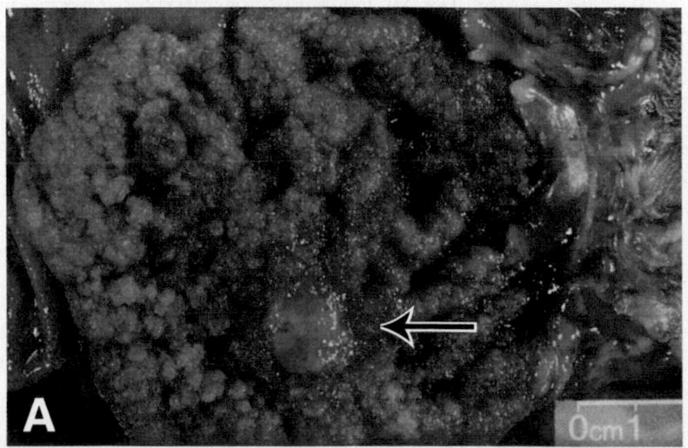

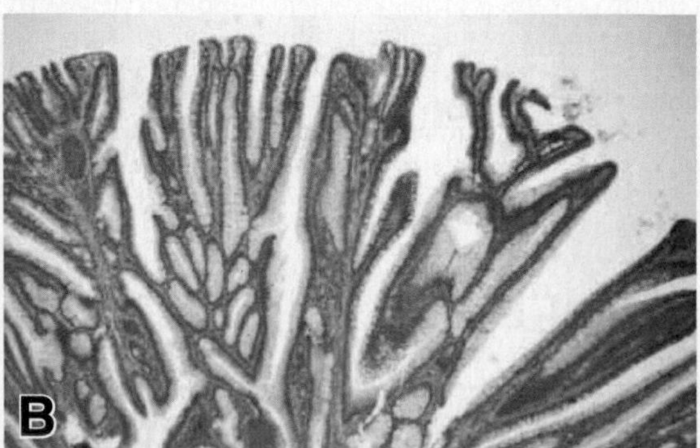

FIGURA 13-73. Adenoma velloso del colon. A. El colon contiene una gran lesión elevada de base amplia con superficie similar a una coliflor. Cerca del centro hay una superficie firme de la lesión (*flecha*), que al estudio histológico mostró ser un adenocarcinoma. **B.** El estudio al microscopio muestra prolongaciones digitiformes con centros fibrovasculares y núcleos hipercromáticos en hilera paralela.

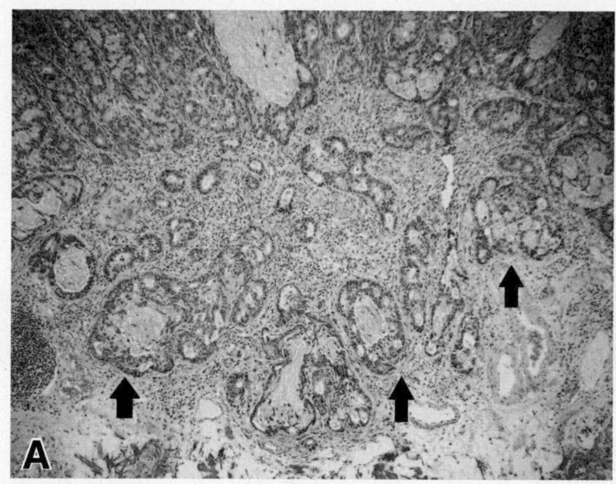
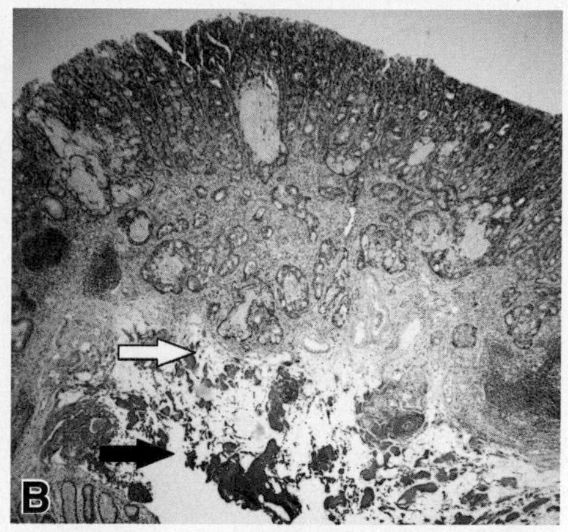

FIGURA 13-74. Adenocarcinoma que surge en un pólipo adenomatoso pedunculado. A. El componente invasivo consiste en glándulas infiltrantes con epitelio displásico de alto grado, caracterizado por un patrón cribiforme y mayor pleomorfismo nuclear (*flechas*). **B.** Vista de bajo aumento del adenocarcinoma, que invade el tallo del pólipo. Dado que el tumor invasivo (*flecha blanca*) está a menos de 1 mm del margen profundo de resección cauterizado (*flecha negra*), debe considerarse la posibilidad de realizar una resección adicional.

vellosos y vellosos. Los adenomas microscópicos, que a veces afectan una sola cripta, son numerosos. Algunos pólipos suelen estar ya presentes a los 10 años, pero los síntomas suelen comenzar a los 36 años. El carcinoma de colon y recto es inevitable en los pacientes con PAF, y la edad promedio de inicio es de 40 años. La colectomía total antes de la aparición del cáncer es curativa, pero algunos pacientes pueden presentar también adenomas tubulares en el intestino delgado y el estómago, y estos tienen el mismo potencial maligno que los del colon.

Las mutaciones en *APC* se encuentran solo en tres cuartas partes de los casos familiares. Algunos pacientes con mutaciones *APC* negativas tienen mutaciones homocigóticas en MYH, que codifica una enzima de reparación del ADN. Esto causa un síndrome de poliposis autosómico recesivo distinto (raro) que se solapa clínicamente con la PAF. Los subtipos de PAF (que pueden estar asociados a mutaciones particulares de *APC*) son:

- **PAF atenuada**: en este trastorno hay menos de 100 adenomas en el colon. El cáncer colorrectal se desarrolla de media 15 años después que la PAF clásica, y conlleva un riesgo del 70% de cáncer invasivo a los 80 años.
- **Síndrome de Gardner**: esta variante muestra lesiones extracolónicas, incluidos osteomas del cráneo, mandíbula y huesos largos, quistes epidermoides, tumores desmoides e hipertrofia congénita de epitelio del pigmento de la retina. Las mutaciones del gen *APC* no pronostican este fenotipo.
- **Síndrome de Turcot**: este raro trastorno combina PAF con tumores malignos del SNC. Muchos casos, especialmente aquellos con meduloblastoma, se deben a mutaciones de la línea germinal del gen *APC*.

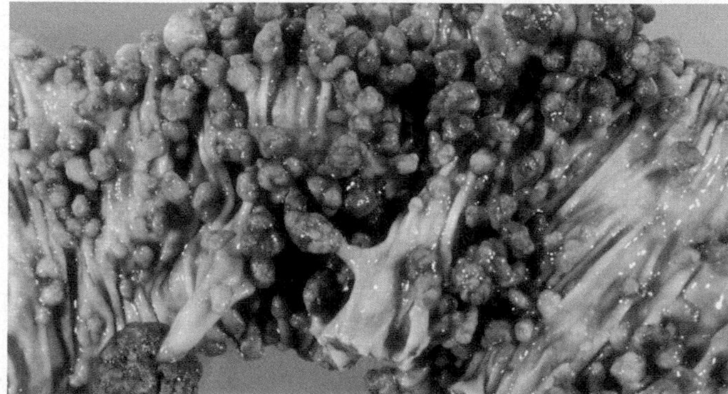

FIGURA 13-75. Poliposis familiar. El colon contiene miles de pólipos adenomatosos con solo algunos que exceden 1 cm de diámetro.

La mayoría de los adenocarcinomas colorrectales surgen en pólipos adenomatosos

En las sociedades occidentales, el cáncer colorrectal es la tercera causa más frecuente de cáncer y la segunda causa de muerte por cáncer. El término «colorrectal» se utiliza porque los cánceres de colon y recto comparten ciertas características biológicas, pero también hay diferencias entre ambos. Por ejemplo, las tasas de cáncer de colon son casi iguales entre hombres y mujeres, pero el cáncer de recto muestra un ligero predominio masculino. Los dos tumores también se tratan de forma diferente.

Factores de riesgo del carcinoma colorrectal

La mayoría de los cánceres colorrectales surgen en pólipos adenomatosos. Por tanto, los factores que conducen al desarrollo de este tipo de pólipos favorecen también el cáncer colorrectal.

EDAD: el aumento de la edad es probablemente el factor de riesgo más importante para el cáncer colorrectal en la población general. El riesgo es bajo (pero no cero) antes de los 40 años. Luego, aumenta de manera consistente hasta los 50 años, después de lo cual se duplica cada década.

CÁNCER COLORECTAL PREVIO: los pacientes con cáncer colorrectal tienen mayor riesgo de tener un tumor subsecuente. De hecho, del 5-10% de los pacientes tratados por cáncer colorrectal desarrollan un segundo tumor maligno. Por otra parte, del 2-5% de aquellos con un nuevo cáncer colorrectal tienen un cáncer colorrectal primario simultáneo (sincrónico).

COLITIS ULCEROSA Y ENFERMEDAD DE CROHN: estas enfermedades inflamatorias crónicas aumentan el riesgo de cáncer colorrectal en proporción a la duración y el grado de afección al intestino grueso.

FACTORES GENÉTICOS: el riesgo de cáncer colorrectal es mayor en los familiares de pacientes con la enfermedad, lo que sugiere una contribución genética a la tumorogenia. Las personas con dos o más familiares de primer o segundo grado con cáncer colorrectal constituyen el 20% de todos los pacientes con este tumor. Aproximadamente del 5-10% de los cánceres colorrectales se heredan en forma autosómica dominante, y el síndrome más habitual es el carcinoma colorrectal hereditario sin poliposis (HNPCC, síndrome de Lynch [*v.* más adelante]), además de la PAF.

DIETA: el consumo de productos de origen animal, incluidos grasas, colesterol y proteínas, se corresponde con la incidencia del cáncer colorrectal. Este es uno de los factores clave que subyacen a la marcada variación geográfica en la incidencia de este cáncer, con tasas que difieren en 10 veces entre los países en desarrollo y los desarrollados. Es posible que la ingestión de productos animales favorezca la flora bacteriana que degrada las sales biliares a compuestos N-nitrosos, lo que puede contribuir a la tumorogenia.

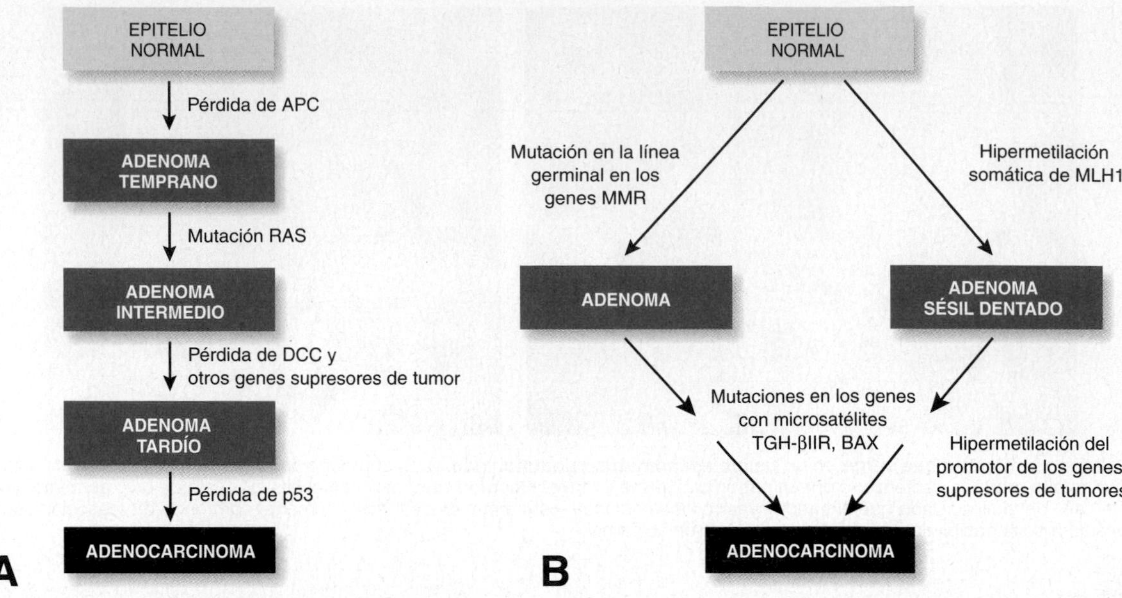

FIGURA 13-76. Modelo de algunas de las alteraciones genéticas involucradas en la carcinogenia del colon. A. Vía de la supresión tumoral. **B.** Defecto en la vía de reparación por mal emparejamiento de bases (MMR). *APC*, poliposis adenomatosa *coli*; *BAX*, proteína X asociada a BCL2; *DCC*, eliminado en el cáncer de colon; *MLH1*, MutL homolog 1; *TGF-βIIR*, receptor del factor de crecimiento transformante β2.

Las dietas bajas en frutas, verduras y cereales integrales (fibra) también se han relacionado con la carcinogenia colorrectal. Las razones de esto no están del todo claras, pero pueden estar relacionadas con un efecto sobre la microbiota intestinal y el tiempo de tránsito de las heces.

ACTIVIDAD FÍSICA Y OBESIDAD: se cree que estos factores combinados son responsables de hasta una tercera parte de los cánceres colorrectales. Aunque no se comprende del todo por qué, la inactividad física disminuye la motilidad intestinal. La obesidad aumenta los estrógenos circulantes y disminuye la sensibilidad a la insulina, factores que se cree que influyen en el riesgo de cáncer.

HÁBITO TABÁQUICO Y CONSUMO DE ALCOHOL: el hábito tabáquico y el consumo excesivo de alcohol son factores de riesgo independientes para el cáncer de colon. Si se presentan en conjunto, pueden actuar de forma sinérgica. Las mutaciones del ADN inducidas por el hábito tabáquico se reparan con menos eficacia en presencia del alcohol. Las insuficiencias nutricionales también pueden desempeñar un papel en los grandes consumidores de alcohol.

PATOGENIA MOLECULAR: en el 85 % de los casos de carcinoma colorrectal, se estima que deben acumularse al menos de 8 a 10 sucesos mutacionales antes de que se desarrolle cáncer invasivo con potencial metastásico. Este proceso se inicia en mucosa desde el punto de vista histológico normal, pasa por un estadio precursor y termina como adenocarcinoma invasivo (*v.* cap. 5).

Los sucesos mutacionales más importantes comprenden (fig. 13-76A):

- *Gen APC*: como se ha señalado anteriormente, las mutaciones en la línea germinal del gen supresor de tumores *APC* (poliposis adenomatosa *coli*) son responsables de la PAF. El producto del gen *APC* es un regulador negativo de la β-catenina y causa su fosforilación, seguida de la ubiquitinación y la degradación del proteasoma. Las mutaciones de *APC* provocan la acumulación de β-catenina en el núcleo, donde es un activador de la transcripción de genes importantes para la proliferación (p. ej., *ciclina D1* y *MYC*). Las mutaciones de *APC* en la mucosa del colon normal preceden al desarrollo de adenomas esporádicos, lo que pone de manifiesto el papel de «guardián» de este gen, que impide el desarrollo temprano de la displasia. Esta relación también explica cómo los pacientes con PAF desarrollan un gran número de adenomas, ya que un alelo del APC ya está mutado. ***Las mutaciones del APC se encuentran en el 70 % al 80 % de los cánceres colorrectales esporádicos.*** Algunos tumores con *APC* normal tienen mutaciones en el propio **gen de la β-catenina**. Existe una mutación específica del *APC* (isoleucina → lisina en el codón 1307) que se produce en el 6 % de los judíos asquenazíes, y que hace que las regiones circundantes del gen sean susceptibles a sufrir mutaciones inactivadoras de desplazamiento de marco de lectura, lo que aumenta el riesgo de cáncer de colon.
- *KRAS*: las mutaciones activadoras del protooncogén *KRAS* se producen de forma temprana en los adenomas tubulares del colon.
- *TP53*: las mutaciones en *p53* facilitan la transición del adenoma al tipo más habitual de adenocarcinoma, y son sucesos tardíos en la carcinogenia del colon.

En el 15 % de los cánceres colorrectales, el proceso de **reparación de errores de emparejamiento del ADN** (MRR; *v.* cap. 5) está deteriorado, lo que conduce a una reparación deficiente de los errores de replicación espontáneos y a un aumento de las mutaciones en las regiones codificantes y no codificantes de múltiples genes, así como en las regiones con secuencias repetitivas simples (microsatélites). Las deficiencias de MRR se producen a través de dos mecanismos. En la forma hereditaria (HNPCC; *v.* más adelante), una mutación de la línea germinal en uno de los genes MRR es seguida de una mutación somática del otro alelo («segunda mutación»; *v.* cap. 5) más adelante en la vida. En los tumores esporádicos, la hipermetilación de un promotor de MRR, generalmente para el gen *MLH1*, inactiva la transcripción del gen (fig. 13-76B).

ANATOMOPATOLOGÍA: desde el punto de vista macroscópico, los cánceres colorrectales son similares a los adenocarcinomas de otras partes del intestino. Tienden a ser polipoides y ulcerados o infiltrativos, y pueden ser anulares y constrictivos (fig. 13-77). Los cánceres polipoides son más frecuentes en el colon derecho, especialmente en el ciego, donde la gran luz permite un crecimiento intraluminal sin obstáculos. Los tumores anulares constrictivos se producen más a menudo en la porción distal del colon. Los tumores suelen ulcerarse, con independencia del patrón de crecimiento.

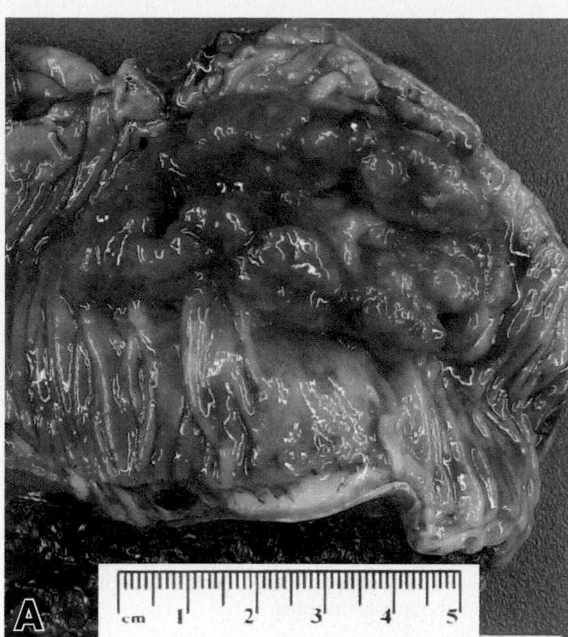

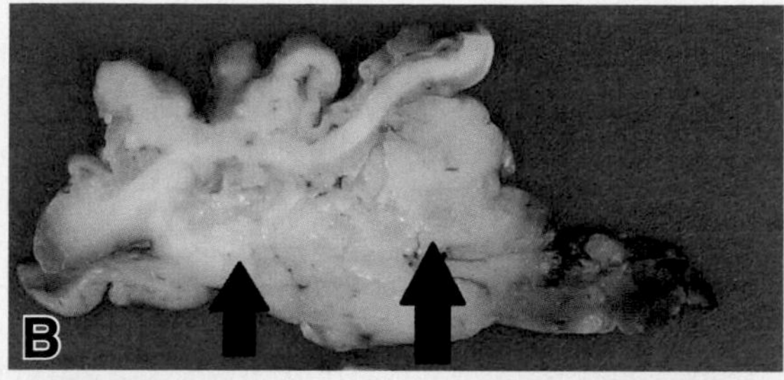

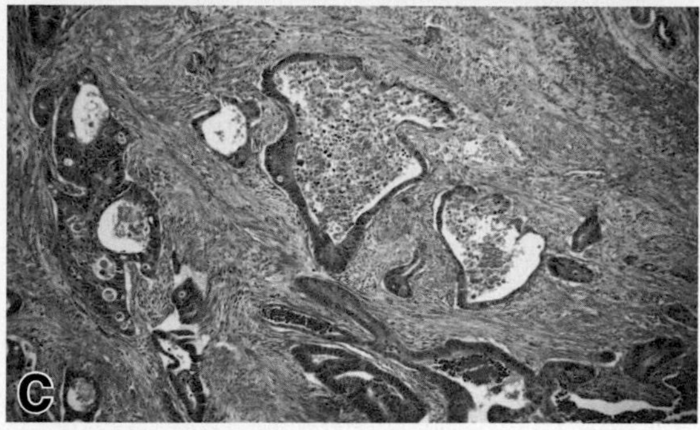

FIGURA 13-77. Adenocarcinoma del colon. A. Colon resecado que muestra una masa ulcerada con bordes agrandados, firmes y enrollados. **B.** La sección cortada muestra la extensión del tumor a través de la muscular propia hacia el tejido adiposo pericolónico (*flecha izquierda*). También es visible un nódulo linfático pericolónico reemplazado por tumor (*flecha derecha*). **C.** A nivel microscópico, este adenocarcinoma de colon consiste en glándulas moderadamente diferenciadas con un patrón cribiforme prominente y necrosis central frecuente.

La gran mayoría de los cánceres colorrectales son adenocarcinomas compuestos por glándulas y túbulos infiltrantes, similares a sus homólogos en otras partes del tubo digestivo (fig. 13-77B). Alrededor del 15% secretan abundante mucina, razón por la que se denominan adenocarcinomas **mucinosos**. Otros tumores (en particular, los tumores con deficiencia de MRR) están poco diferenciados y consisten en láminas de células malignas.

Los cánceres de colon se diseminan por extensión directa o por invasión linfovascular. La primera es frecuente en las muestras extirpadas. El tejido conjuntivo seroso ofrece poca resistencia a la diseminación del tumor, y a menudo se observan células cancerosas en la grasa pericolorrectal lejos del sitio primario. En ocasiones hay afectación del peritoneo, en cuyo caso puede haber múltiples depósitos en todo el abdomen.

El cáncer colorrectal invade los conductos linfáticos e inicialmente afecta los nódulos linfáticos inmediatamente por debajo del tumor. El hígado es el órgano más común donde hay metástasis, pero el tumor puede diseminarse ampliamente. El pronóstico del cáncer colorrectal está más estrechamente relacionado con la extensión del tumor a través de la pared del intestino grueso que con su tamaño o histopatología.

La estadificación de estos tumores utiliza el sistema TNM (tumor, nódulos linfáticos, metástasis; *v.* cap. 5). Los tumores T1 invaden la submucosa; los tumores T2 se infiltran en la capa muscular propia, pero no la atraviesan; los tumores T3 invaden los tejidos blandos pericolorrectales; y los tumores T4 penetran la serosa (T4a) o afectan órganos adyacentes (T4b). N se refiere a la presencia o ausencia de metástasis en los nódulos linfáticos, y M a la presencia o ausencia de metástasis a distancia.

CARACTERÍSTICAS CLÍNICAS: inicialmente, el cáncer colorrectal es clínicamente silente. A medida que el tumor crece, el signo más habitual es la sangre oculta en heces cuando el tumor está en la porción proximal del colon. Si la lesión está en el colon o la porción distal del recto, pueden presentarse sangre oculta o sangre roja brillante.

Las neoplasias del lado izquierdo del colon, donde la luz es estrecha y las heces son más sólidas, a menudo estenosan la luz y producen **síntomas obstructivos**. Estos incluyen cambios en los hábitos intestinales y dolor abdominal. Las neoplasias colorrectales pueden **perforar** en estadios iniciales y causar peritonitis. En cambio, las neoplasias del lado derecho pueden alcanzar gran tamaño sin causar obstrucción, especialmente en el ciego, donde la luz es grande y el contenido fecal es líquido. Como resultado, los tumores del lado derecho pueden causar hemorragia crónica asintomática. La **anemia por insuficiencia de hierro** puede ser el primer signo de cáncer colorrectal. Un tumor que se disemina más allá del colon o el recto puede causar **fístulas** enterocutáneas y rectovaginales, masas tumorales en la pared abdominal, síntomas vesicales y dolor en el nervio ciático. La diseminación dentro del abdomen puede causar **obstrucción del intestino delgado** y **ascitis** maligna.

La resección es el único tratamiento curativo para el cáncer colorrectal. Los pólipos pequeños pueden ser extirpados con facilidad por vía endoscópica; las lesiones de gran tamaño requieren la resección segmentaria. Los tumores situados cerca del borde anal a menudo requieren la resección abdominoperineal y la colostomía, aunque las nuevas técnicas quirúrgicas pueden preservar la función del esfínter. Habitualmente se aplican quimioterapia y radioterapia preoperatorias (neoadyuvantes) en todos los casos muy tempranos de cáncer colorrectal.

Cáncer colorrectal hereditario sin poliposis (síndrome de Lynch)

El síndrome de Lynch es una enfermedad hereditaria autosómica dominante que representa entre el 3% y el 5% de los cánceres colorrectales.

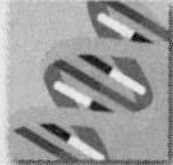

PATOGENIA MOLECULAR: el síndrome de Lynch (SL) está causado por mutaciones de la línea germinal en un gen *MMR* del ADN. Normalmente, están afectados los genes *hMSH2 (human MutS homolog 2)*, en el cromosoma 2p, y *hMLH1* (*human MutL homolog 1*), en el cromosoma 3p. Mutaciones menos habituales involucran a *hMSH6* (*human MutS homolog 6*) o *hPMS2* (*human postmeiotic segregation 2*) en los cromosomas 2p y 7p, respectivamente. En el SL, hay una mutación de la línea germinal en un alelo de un gen *MMR*. El hecho de que un alelo esté mutado dificulta la reparación de cualquier segunda mutación esporádica en el otro alelo (anteriormente) de tipo natural: una «segunda mutación» somática (*v.* cap. 5). A partir de entonces, la reparación de los errores espontáneos en la replicación es ineficaz. El resultado es una inestabilidad genómica generalizada, especialmente en las secuencias repetitivas simples (microsatélites), que son especialmente propensas a los errores de replicación.

Así, los genes que regulan el crecimiento y la diferenciación, así como otros genes de reparación de errores, quedan inutilizados por mutaciones no reparadas. La deficiencia en la reparación por mal emparejamiento puede identificarse mediante secuenciación de los genes *MMR*, pruebas de inestabilidad de microsatélites e inmunotinción para evaluar las concentraciones de proteínas *MMR* en un tumor. Puede usarse una mutación específica para evaluar a otros miembros de la familia.

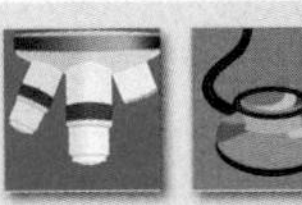

ANATOMOPATOLOGÍA Y CARACTERÍSTICAS CLÍNICAS: los tumores del síndrome de Lynch suelen presentar histología mucinosa, de células en anillo de sello y sólida (medular), en comparación con los tumores esporádicos, que se presentan con muchos linfocitos intratumorales y reacciones linfocíticas similares a las del síndrome de Crohn. Los pacientes con síndrome de Lynch tienden a *(1)* presentar el cáncer a una edad temprana; *(2)* tener pocos adenomas (de ahí «no poliposis»); *(3)* desarrollar tumores proximales a la flexura esplénica (70%); *(4)* tener múltiples cánceres colorrectales sincrónicos o metacrónicos; y (5) desarrollar neoplasias extracolónicas, especialmente de endometrio, ovario, estómago, intestino delgado, vías urinarias, páncreas, vías hepatobiliares, piel y SNC. Se dice que los pacientes con síndrome de Lynch que presentan afectación de la piel (adenomas y carcinomas sebáceos) tienen **síndrome de Muir-Torre** (*v.* cap. 22). Los criterios específicos para el diagnóstico del síndrome de Lynch se enumeran en la tabla 13-5.

Los adenocarcinomas del intestino delgado son mucho menos frecuentes que los del colon

Estos tumores se parecen a sus homólogos del colon y también surgen de precursores adenomatosos, pero son mucho menos frecuentes. Aparecen con mayor frecuencia en la región proximal, especialmente en el duodeno, la ampolla y la zona periampular. Pueden ser polipoides o ulcerados o presentar peculiar una apariencia constreñida en servilletero (fig. 13-78A,B).

El riesgo de adenocarcinoma de intestino delgado es mucho mayor (80 veces) en pacientes con enfermedad de Crohn o enfermedad celíaca. En la primera, los tumores surgen a nivel distal, en el intestino inflamado. Estos tumores también son más frecuentes en la PAF y el síndrome de Peutz-Jeghers. Debido a su crucial localización anatómica, los tumores ampulares pueden presentarse clínicamente con ictericia incluso cuando son relativamente pequeños.

Los tumores pueden tener un fenotipo intestinal o pancreaticobiliar. Los primeros suelen tener un pronóstico algo más favorable.

TABLA 13-5
SITUACIONES CLÍNICAS QUE DEBEN PLANTEAR LA POSIBILIDAD DE SÍNDROME DE LYNCH (SL)

Directrices de Bethesda revisadas (solo debe cumplirse con un criterio)
Diagnóstico de cáncer colorrectal (CCR) antes de los 50 años
Personas con más de un CCR u otro tumor relacionado con el SL
CCR con una morfología con gran inestabilidad de microsatélites, diagnosticado antes de los 60 años
CCR con un familiar de primer grado con CCR u otro tumor relacionado con el SL. Una de las neoplasias debe ser diagnosticada antes de los 50 años o un adenoma antes de los 40 años
CCR con al menos dos familiares con CCR u otro tumor relacionado con SL, sin importar la edad

OTROS TUMORES DE LOS INTESTINOS

Los tumores neuroendocrinos intestinales tienen un comportamiento biológico variable

Como se ha señalado anteriormente en la sección sobre el estómago, el **término tumor neuroendocrino bien diferenciado** ha sustituido al de «carcinoide» para designar estos tumores. Además del lugar de origen, el tamaño, la profundidad de la invasión, la respuesta hormonal y la presencia o ausencia de función son los principales indicadores de la posible agresividad. El apéndice es el lugar de origen digestivo más habitual, seguido del recto; los tumores en estos lugares suelen ser inocuos. Por el contrario, los TNE del íleon suelen ser pequeños, pero a menudo son más agresivos. Los TNE también pueden surgir en la región ampular. Algunos se desarrollan como parte de una neurofibromatosis, producen somatostatina y se conocen como somatostatinomas.

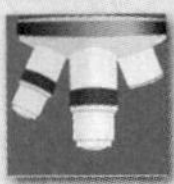

ANATOMOPATOLOGÍA: los TNE pequeños suelen presentarse como nódulos submucosos cubiertos por una mucosa intacta. Los tumores de mayor tamaño pueden crecer en patrones polipoide, intraparietal o anular, y a menudo sufren ulceración secundaria. Las superficies de corte son firmes y de color blanco a amarillento. A medida que crecen, los tumores invaden la capa muscular y penetran en la serosa, lo que causa a menudo una reacción de fibrosis visible (desmoplasia), que puede dar lugar a adherencias peritoneales, acodamiento del intestino y posible obstrucción intestinal. Los TNE del íleon son múltiples en aproximadamente el 40% de los casos (fig. 13-79A,B).

Las células pequeñas y redondas de los TNE forman nidos, cordones y rosetas. Los núcleos son significativamente regulares y las mitosis son escasas. El abundante citoplasma eosinófilo contiene gránulos de tipo neurosecretor (fig. 13-79C).

Cuando estos tumores hacen metástasis en los nódulos linfáticos regionales, pueden producir una masa voluminosa mucho mayor que el tumor primario. La posterior diseminación hematógena provoca metástasis en lugares distantes, especialmente en el hígado.

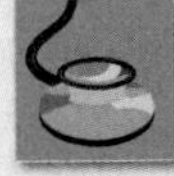

CARACTERÍSTICAS CLÍNICAS: en un pequeño porcentaje de pacientes con TNE se desarrolla el **síndrome carcinoide**. Es una trastorno clínico único, pero poco frecuente, causado por la liberación de productos activos del tumor. La mayoría de los TNE son algo funcionales, pero el síndrome carcinoide se da principalmente en pacientes con metástasis hepáticas generalizadas.

Los síntomas clásicos son diarrea (a menudo, el síntoma más molesto), rubor episódico, broncoespasmo, cianosis, telangiectasia y lesiones dermatológicas. La mitad de los pacientes también presentan valvulopatía cardíaca del lado derecho (*v.* cap. 11). Se cree que la diarrea está causada por la serotonina.

Tras su liberación en la sangre, la serotonina es metabolizada en ácido 5-hidroxiindolacético (5-HIAA) mediante la monoamino oxidasa (MAO) en el hígado u otros tejidos. El 5-HIAA en orina es una prueba diagnóstica del síndrome carcinoide. Pueden observarse niveles elevados de la actividad de MAO en el hígado, el riñón y el cerebro, pero el lado derecho del corazón es el más afectado cuando hay metástasis en el hígado, lo que permite a la serotonina secretada evitar la desintoxicación hepática. Las placas fibrosas se forman en las válvulas tricúspide y pulmonar, en el endocardio de las cámaras cardíacas derechas, en la vena cava, el seno coronario y la arteria pulmonar. La distorsión

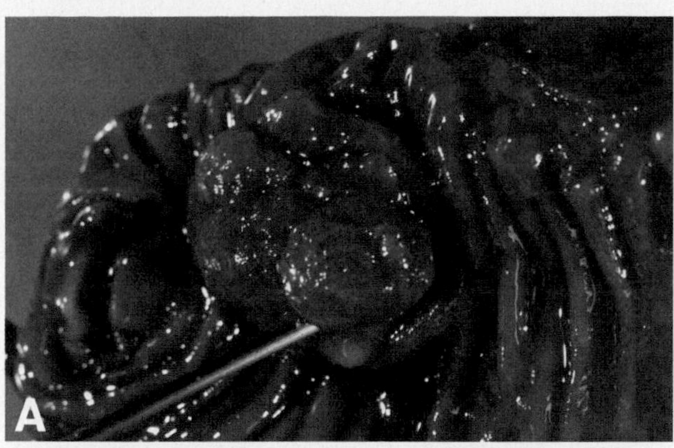

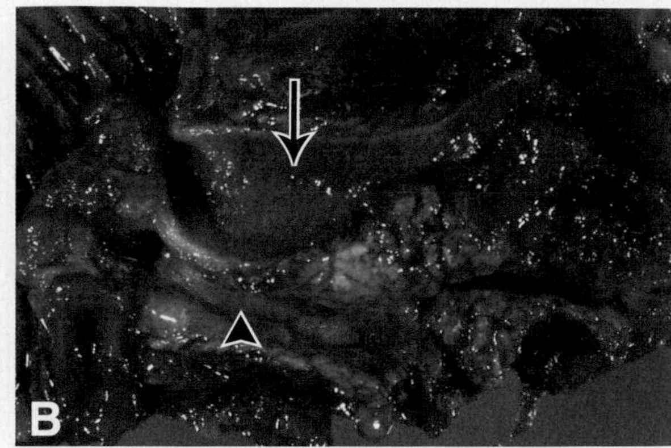

FIGURA 13-78. A. Se colocó una sonda en la ampolla y el conducto colédoco en este carcinoma de la ampolla. **B.** Después de la disección, tanto el conducto colédoco (*flecha*) como el conducto pancreático (*punta de flecha*) se dilatan debido a la obstrucción por el tumor.

valvular causa estenosis pulmonar y regurgitación tricúspidea. El corazón izquierdo no está implicado debido a las altas concentraciones de MAO en los pulmones.

Los tumores mesenquimatosos intestinales abarcan toda la variedad de tumores benignos y malignos de tejidos blandos

Los tumores del estroma gastrointestinal (GIST) son el tumor mesenquimatoso más frecuente del intestino delgado. El intestino delgado es el segundo lugar más frecuente de los GIST después del estómago. Al igual que sus homólogos gástricos, surgen en las capas más profundas de la pared intestinal, pero pueden estar asociados a ulceración de la mucosa, lo que puede causar hemorragia grave (fig. 13-35A). Los GIST del intestino delgado suelen estar compuestos por células fusiformes (*v.* fig. 13-35B), y es más probable que se comporten de forma agresiva que los GIST gástricos. Por el contrario, los tumores mesenquimatosos colónicos más frecuentes son los lipomas submucosos benignos y los leiomiomas derivados de la capa muscular de la mucosa, y los GIST son significativamente menos frecuentes.

Raramente se observan otros tumores de tejidos blandos, como el liposarcoma, el neurofibroma, el ganglioneuroma, los tumores de la vaina del nervio periférico, el leiomiosarcoma y los tumores vasculares.

Los linfomas intestinales son diversos

En el intestino delgado pueden presentarse cuatro tipos principales de linfoma (*v.* cap. 20): linfoma de Burkitt, enfermedad inmunoproliferativa del intestino delgado (EIPID; linfoma mediterráneo), el linfoma difuso de linfocitos B grandes y linfoma de linfocitos T asociado a enteropatía (LLTAE).

El linfoma de Burkitt se desarrolla principalmente en el íleon terminal de los niños, con predominio en los hombres. Los tumores forman masas voluminosas. Los linfocitos B que forman el tumor pueden tener una apariencia plasmocitoide. Muchos casos son positivos al VEB. El proceso puede verse en adultos jóvenes con alguna inmunodeficiencia; algunos son seropositivos.

Los pacientes con EIPID son, con mayor frecuencia, adultos jóvenes con un nivel socioeconómico bajo que viven en el Medio Oriente. Parece tratarse de un tipo distintivo de linfoma marginal

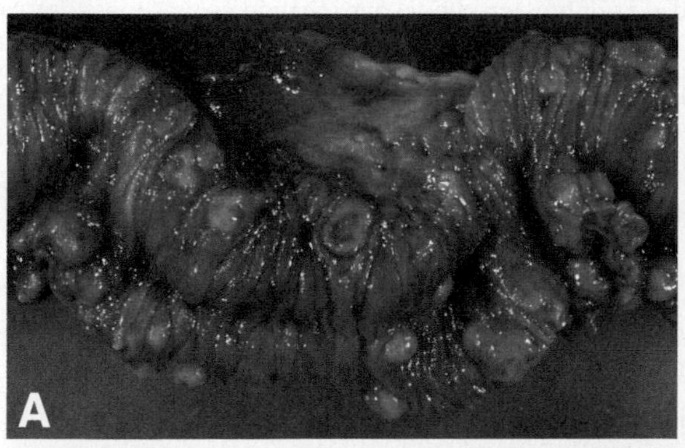

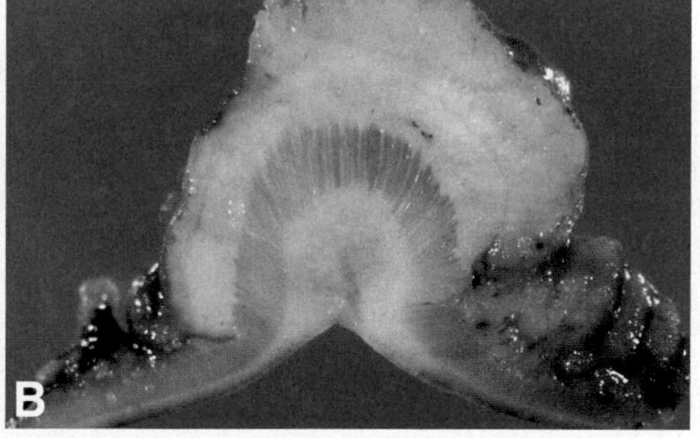

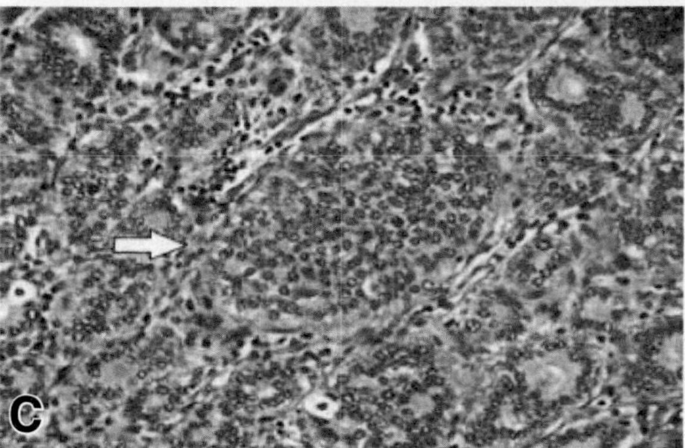

FIGURA 13-79. A. Los tumores neuroendocrinos ileales frecuentemente son múltiples y aquí producen varios tumores pálidos amarillentos cubiertos de mucosa. **B.** Los característicos «nudillos» de la pared intestinal se deben a la respuesta fibrosa enérgica al tumor invasivo. **C.** La mayoría de los tumores neuroendocrinos son bien diferenciados y están compuestos por nidos de células tumorales con núcleo redondo, cromatina finamente granular en «sal y pimienta» y cantidades moderadas de citoplasma (*flecha*).

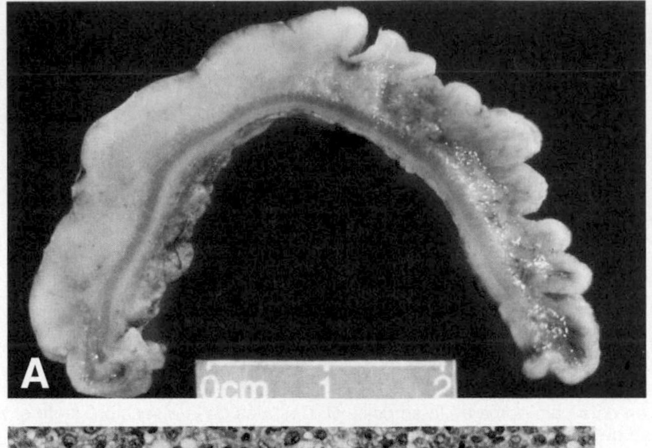

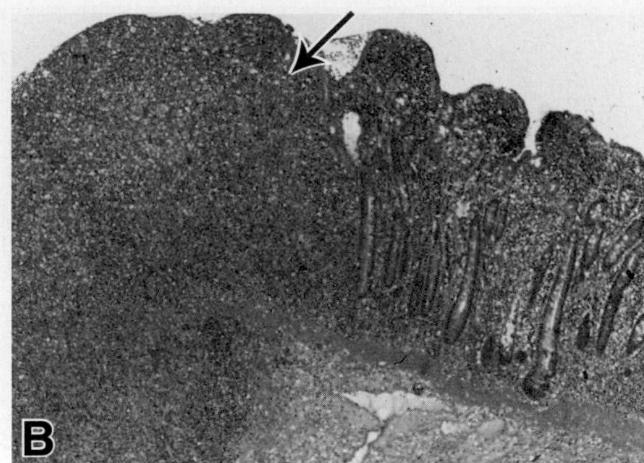

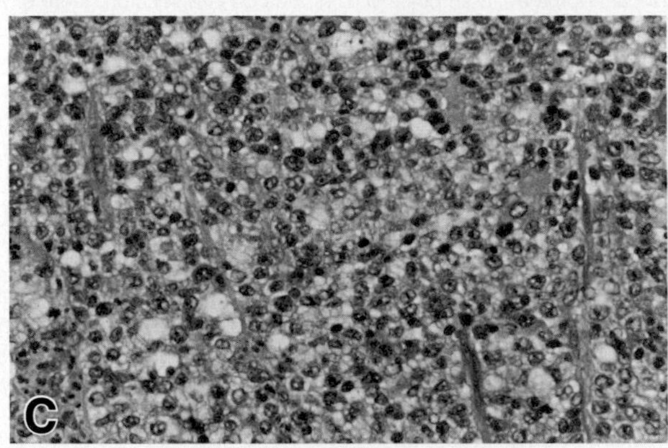

FIGURA 13-80. A. El **linfoma** difuso que penetra la pared del intestino le ha dado su peculiar color blanco pálido a menudo referido como «carne de pescado». **B.** El infiltrado de este linfoma de linfocitos T asociado a la enteropatía (*flecha*) se encuentra junto a la mucosa plana (*punta de flecha*) en este paciente con enfermedad celíaca. **C.** Este infiltrado linfomatoso empuja las estructuras epiteliales y musculares.

extraganglionar de linfocitos B. Se piensa que los factores ambientales juegan un papel en su desarrollo, y existe evidencia que compromete a *Campylobacter jejuni*. El dolor abdominal, la malabsorción, la diarrea y la pérdida de peso dominan el cuadro clínico. A menudo existe engrosamiento parietal difuso con dilatación luminal. Con frecuencia existen cadenas pesadas α libres en el suero. Un infiltrado linfático extenso en la mucosa puede distorsionar las vellosidades del intestino delgado *C. jejuni*.

El linfoma difuso de linfocitos B grandes suele presentarse como una gran masa luminal en un adulto mayor. Suele ser bastante agresivo. La LLTAE complica la enfermedad celíaca, que puede ser de larga duración, pero también de corta duración (fig. 13-80A-C). La desnutrición grave a pesar de la adherencia a una dieta libre de gluten a menudo anuncia su aparición. Tiene el peor pronóstico de todos los linfomas intestinales.

El linfoma colorrectal primario es poco frecuente. Puede observarse con *(1)* afectación segmentaria de la mucosa, *(2)* lesiones polipoides difusas o *(3)* una masa que se extiende más allá del colorrecto. Los síntomas son como los de otros cánceres intestinales, pero la forma polipoide difusa puede ser similar a los pólipos inflamatorios o adenomatosos.

La mayoría de los linfomas colónicos son linfomas no hodgkinianos de linfocitos B, como el linfoma de células del manto o el linfoma de células grandes.

Por último, el intestino delgado y el grueso pueden verse afectados de forma secundaria por muchos tipos de linfoma que se originan en los nódulos linfáticos o en otros lugares.

Metástasis

Los carcinomas secundarios son tan frecuentes como los adenocarcinomas primarios en el intestino delgado. El tumor primario puede ser de cualquier origen, pero los melanomas y los tumores de pulmón, mama, colon y riñón son los más frecuentes. En el colon, las metástasis superan en número a los tumores malignos primarios, pero los pacientes con carcinomas de páncreas y vías genitourinarias femeninas, entre otros, pueden mostrar afectación del intestino grueso. Es necesario prestar mucha atención a los detalles cronológicos e histológicos para establecer el diagnóstico.

La endometriosis que afecta el colon puede simular cáncer colorrectal

La endometriosis colorrectal es principalmente asintomática y se descubre de forma casual durante la laparotomía que se practica por otras causas. Si hay síntomas (dolor abdominal, estreñimiento, obstrucción intestinal), pueden confundirse con los del cáncer colorrectal. Debido a la hemorragia repetitiva, las lesiones están rodeadas por fibrosis reactiva, que, cuando es grave, pueden causar una apariencia clásica en «corazón de manzana» en el colon y el recto, que macroscópicamente se parecen el carcinoma colorrectal primario (*v.* cap. 18).

APÉNDICE

El apéndice es un divertículo verdadero en el ciego. Su histología es la misma que la del colon, que es de donde surge, aunque el tejido linfático submucoso es particularmente abundante, sobre todo en la infancia.

APENDICITIS

La enfermedad más importante del apéndice es la apendicitis aguda (fig. 13-81). Puede presentarse a cualquier edad, pero en la niñez y en personas mayores de 60 años es cuando hay más probabilidades de desarrollo. El signo inicial más conocido es el dolor en el cuadrante inferior derecho, y si no se trata, aparecen los signos de inflamación peritoneal. El tratamiento es la extirpación quirúrgica. Debe admitirse que la etiología de la apendicitis sigue siendo en gran medida un misterio. En muchos casos parece haber cierto componente de obstrucción luminal por grumos de material fecal conocidos como fecalitos. Sin embargo, a menudo no están presentes.

En ocasiones puede identificarse agente infeccioso específico, como *Yersinia*, *Actinomyces* o *Campylobacter*. En algunos niños, un nudo/enredo de oxiuros (*Enterobius vermicularis*) puede contribuir a la obstrucción luminal. Sin embargo, en la mayoría de los casos no hay, aparentemente, un agente infeccioso específico. Es frecuente la

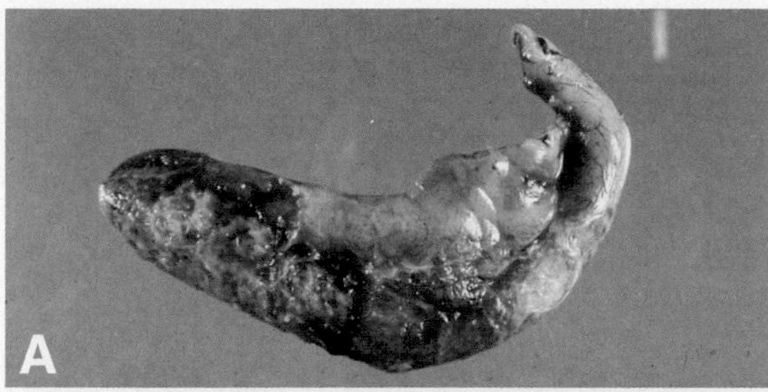

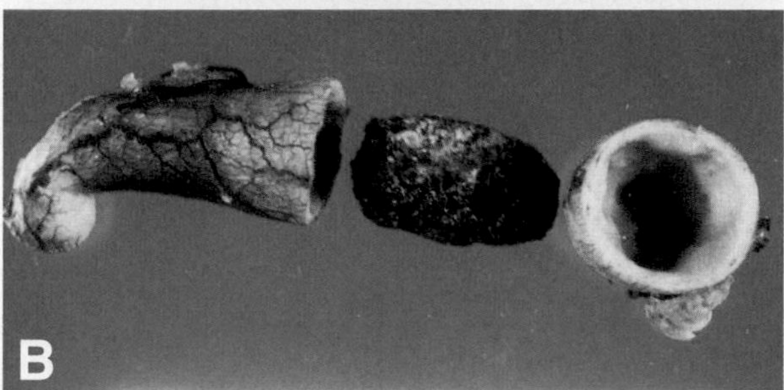

FIGURA 13-81. Apendicitis aguda. A. El apéndice distal está dilatado, congestionado y parcialmente cubierto por fibrina en este caso de **apendicitis. B.** En este caso de apendicitis la luz está dilatada debido a un gran **fecalito.**

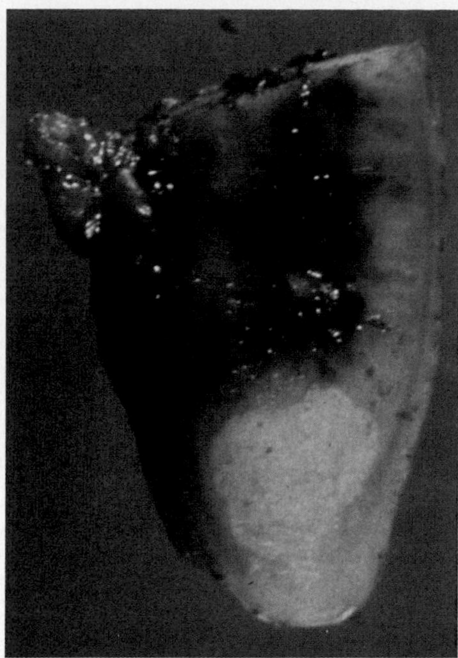

FIGURA 13-82. Un **tumor neuroendocrino** ovalado y amarillo de 1.1 cm se encontró casualmente en este apéndice extirpado por apendicitis.

erosión o ulceración mucosa, seguida por el infiltrado transparietal de neutrófilos. Hay que tener precaución con no confundir un proceso inflamatorio agudo centrado en el área subserosa con apendicitis aguda. Estas periapendicitis reflejan la afección secundaria del apéndice de una fuente externa, como la enfermedad inflamatoria pélvica que afecta el ovario o la trompa de Falopio.

La **apendicitis granulomatosa** puede representar afección por la enfermedad de Crohn (*v.* anteriormente) o un agente infeccioso. Sin embargo, en la mayoría de los granulomas que afectan al apéndice no están involucradas estas entidades y son de causa y significado desconocido.

El **mucocele** se define por un apéndice distendido lleno de material mucinoso. Rara vez se debe a la inflamación que causa obstrucción luminal focal; estas lesiones rara vez tienen un diámetro mayor de 2 cm. Con mayor frecuencia, un apéndice dilatado y lleno de mucina se debe a un proceso neoplásico (*v.* más adelante).

NEOPLASIAS DEL APÉNDICE

Los TNE apendiculares suelen ser benignos

Los TNE en el apéndice son muy comunes. La mayoría de estos tumores son muy pequeños y benignos y se localizan de forma casual en el momento de la apendicectomía. Una gran cantidad de datos empíricos muestran que los TNE pequeños (<1.5 cm) del apéndice no tienen significado clínico.

La mayoría de los TNE del apéndice surgen de células endocrinas. Estos tumores casi siempre tienen un diámetro menor de 1 cm. En este tamaño, el comportamiento clínico es siempre benigno. Suelen ser ovales y se localizan en la punta del apéndice (fig. 13-82). Los tumores de entre 1 cm y 2 cm de diámetro presentan baja tasa de metástasis (alrededor del 1%). A medida que las lesiones se agrandan, se vuelven más agresivas.

Los tumores epiteliales son las neoplasias apendiculares más importantes desde el punto de vista clínico

Una variedad de pólipos epiteliales benignos y malignos y neoplasias afectan el apéndice. Algunas lesiones similares a los adenomas, los pólipos hiperplásicos y los adenomas dentados sésiles del colon.

Las **neoplasias mucinosas apendiculares** pueden surgir por el crecimiento progresivo de lesiones adenomatosas que dilatan la luz a medida que la mucina se acumula (fig. 13-83). El revestimiento epitelial neoplásico de estas lesiones es el de una displasia adenomatosa de bajo grado (fig. 13-84A,B). La mucina puede infiltrarse en la pared del apéndice y eventualmente conducir a una perforación apendicular. Cuando esto se produce, una gran cantidad de mucina puede llenar la cavidad peritoneal, causando una lesión conocida como **seudomixoma peritoneal** (fig. 13-85). Algunos consideran que los tumores mucinosos de ovario son otro origen potencial de seudomixoma, pero generalmente se descubre que estos casos se originan en el apéndice. Los adenocarcinomas apendiculares convencionales que se asemejan desde el punto de vista histológico a sus homólogos de colon son menos frecuentes, pero se han descrito.

ANO

El conducto anal se extiende desde el nivel del suelo de la pelvis hasta el margen proximal del borde anal. Mide cerca de 4 cm de largo y se divide en 3 partes, en función de su epitelio de revestimiento: la zona colorrectal (revestida por mucosa glandular), la zona de transición (que varía, por la mucosa de transición) y la zona distal escamosa (revestida por mucosa escamosa). La línea dentada (pectínea) (formada por válvulas anales, aproximadamente a medio camino del conducto anal) se identifica fácilmente y el borde superior del conducto anal se localiza a 2 cm por encima de esta línea. El

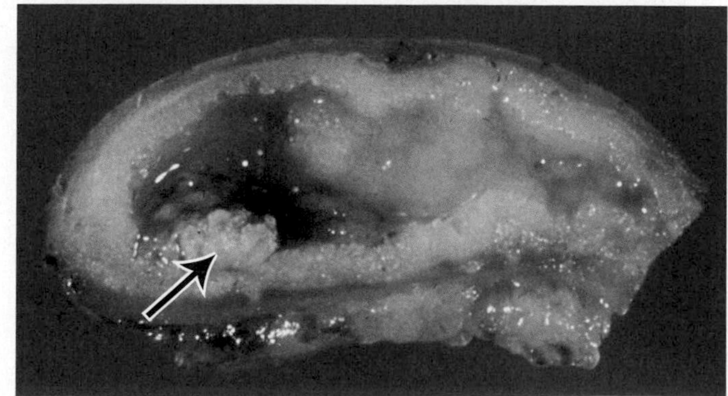

FIGURA 13-83. Esta **neoplasia mucinosa del apéndice** (*flecha*) ha causado la dilatación de este por la producción masiva de mucina.

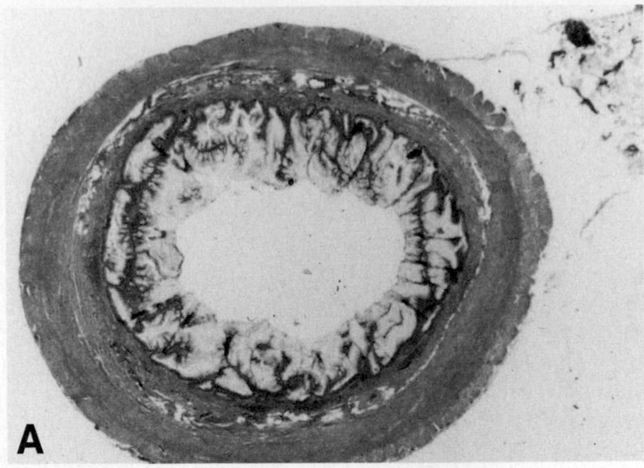
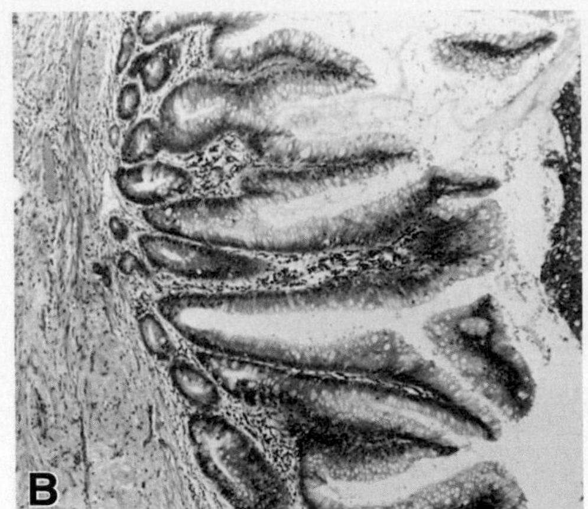

FIGURA 13-84. A. La neoplasia mucinosa rodea toda la luz. B. Se aprecia su configuración vellosa peculiar con un gran aumento.

esfínter interno del conducto anal es continuo con la musculatura del recto. El esfínter externo del ano es el principal mecanismo por el que se mantiene la continencia intestinal. Rodea el conducto anal con una capa de músculo esquelético.

LESIONES BENIGNAS DEL CONDUCTO ANAL

Las hemorroides son canales venosos dilatados de los plexos hemorroidales

Son causadas por el desplazamiento descendente de los cojines anales. Las hemorroides internas surgen del plexo superior hemorroidal por encima de la línea dentada (pectínea). Están cubiertas por mucosa rectal o de transición. Las hemorroides externas se originan del plexo hemorroidal superior, por debajo de esta línea, y están cubiertas por mucosa escamosa. ***Las hemorroides afectan al menos al 5% de las personas que viven en países occidentales (probablemente sea una subestimación, ya que la mayoría de la gente trata este trastorno por sí misma).*** Son más habituales en personas caucásicas entre los 45 y 65 años. El embarazo es otro factor de riesgo, posiblemente relacionado con el aumento de la presión abdominal.

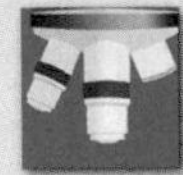

ANATOMOPATOLOGÍA: las hemorroides son espacios vasculares dilatados con músculo liso excesivo en sus paredes. La hemorragia y la trombosis son frecuentes.

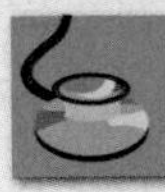

CARACTERÍSTICAS CLÍNICAS: las hemorroides provocan hemorragia rectal indolora relacionada con las deposiciones. Aunque la pérdida crónica de sangre puede provocar una **anemia ferropénica**, deben descartarse otras causas antes de atribuirla a una hemorragia por hemorroides. El **prolapso rectal** es frecuente y puede causar irritación perineal o prurito anal. El prolapso de las hemorroides puede ser irreductible y causar hemorroides dolorosas y estranguladas. Las hemorroides externas **trombosadas** son sumamente dolorosas y requieren la evacuación de los coágulos dañinos. Las hemorroides se tratan con modificaciones dietéticas y en el estilo de vida, dirigidas a mejorar la calidad de las heces y reducir el esfuerzo en el inodoro. También hay disponibles intervenciones médicas y quirúrgicas.

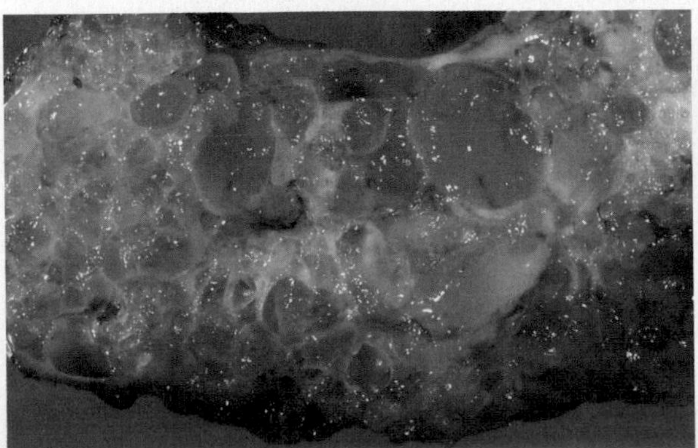

FIGURA 13-85. Esta gran masa de mucina fue extirpada del abdomen de un paciente con **seudomixoma peritoneal** causada por un tumor mucinoso del apéndice.

Los condilomas acuminados anales (verrugas anales) están relacionados con la infección por VPH

Estas lesiones suelen ser benignas, pero pueden convertirse en cánceres de células escamosas.

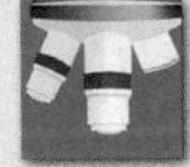

ANATOMOPATOLOGÍA: los condilomas tienen un patrón de crecimiento en forma de coliflor con excrecencias papilares revestidas por epitelio escamoso que a menudo es hiperqueratósico. Las células escamosas muestran un cambio coilocítico característico, que tiene núcleos grandes de bordes irregulares, a menudo binucleadas, con citoplasma perinuclear claro. Estas pueden desarrollar displasia, que se clasifica en leve, moderada o grave, similar al esquema de clasificación del cuello uterino (*v.* cap. 18).

TUMORES MALIGNOS DEL CONDUCTO ANAL

Las neoplasias del conducto anal son principalmente carcinomas de células escamosas

Estas neoplasias son relativamente infrecuentes, aunque su frecuencia está aumentando. Son más comunes en mujeres que en hombres, y su incidencia es de 1.4 por cada 100 000. En el grupo de mayor riesgo, personas que practican el sexo anal, su incidencia se aproxima a 35 por cada 100 000.

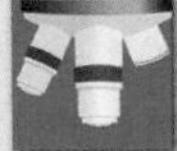

ANATOMOPATOLOGÍA: las neoplasias anales tienen varios patrones histológicos (p. ej., escamoso o basaloide [cloacogénico]). Pero todos los tipos de tumores tienden a comportarse de manera similar, por lo que se clasifican como **carcinomas de células escamosas**. La **enfermedad de Bowen en el ano** es el carcinoma escamoso *in situ*. Los carcinomas anales se diseminan directamente hacia los tejidos circundantes, incluyendo los esfínteres interno y externo, los tejidos blandos perianales, la próstata y la vagina.

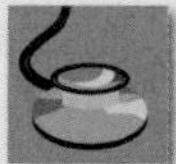

CARACTERÍSTICAS CLÍNICAS: el factor de riesgo principal para el carcinoma anal de células escamosas es la infección por VPH. Otros factores de riesgo son la infección por VIH, la inmunosupresión en el trasplante de órganos, la presencia de un trastorno inmunológico y el hábito tabáquico.

El síntoma habitual de las neoplasias anales es la hemorragia, pero también pueden presentarse dolor y/o masa palpable. A menudo, no se reconoce inicialmente que el tumor es maligno y puede ser descubierto solo en el espécimen de la hemorroidectomía. El tratamiento combinado de quimioterapia y radiación es el tratamiento de elección, aunque en ocasiones se usa la resección abdominoperineal. La tasa de supervivencia a 5 años se aproxima al 75%, pero los pacientes con tumores más avanzados (mayor tamaño, metástasis a los nódulos linfáticos y/o distantes) tienen peor pronóstico.

La enfermedad de Paget extramamaria puede afectar el ano

La enfermedad de Paget se describe clásicamente en la mama (*v.* cap. 19) pero también puede presentarse en otro sitio, incluyendo la región anogenital. Puede ser primaria cuando surge de la epidermis o secundaria si se asocia con adenocarcinoma subyacente.

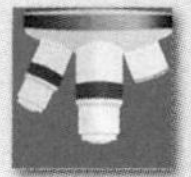

ANATOMOPATOLOGÍA: las áreas macroscópicamente afectadas pueden ser normales o eritematosas, escamosas o ulceradas. La epidermis a menudo muestra cambios reactivos, incluidas hiperplasia e hiperqueratosis. El hallazgo distintivo son las células malignas con citoplasma pálido, granular o vacuolado, disperso por toda la epidermis (fig. 13-86).

Las figuras 13-87 a 13-90 resumen las causas de hemorragia intestinal y obstrucción, además de los principales tumores benignos y malignos del aparato digestivo.

PERITONEO

El peritoneo es el recubrimiento mesotelial de la cavidad abdominal y sus vísceras. El peritoneo visceral reviste el aparato digestivo desde el estómago hasta el recto y rodea al hígado. El peritoneo parietal recubre la pared abdominal y el espacio retroperitoneal. El omento, que tiene una doble capa de peritoneo, encierra los vasos sanguíneos y una variable cantidad de grasa.

PERITONITIS

La peritonitis bacteriana suele estar causada por organismos intestinales

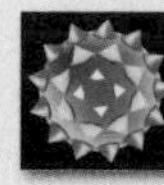

FACTORES ETIOLÓGICOS: *PERFORACIÓN*: ***la causa más habitual de peritonitis bacteriana es la perforación de una víscera*** (p. ej., apéndice inflamado, úlcera péptica o un divertículo colónico). La peritonitis resulta en abdomen agudo, con dolor abdominal importante y dolor a la palpación. Son usuales la náusea, el vómito y la fiebre elevada y, en casos graves, sobrevienen peritonitis generalizada, íleon paralítico y choque séptico (*v.* cap. 31, en línea). Con frecuencia la perforación se vuelve amurallada, en cuyo caso resulta un absceso peritoneal.

Las bacterias liberadas en la cavidad peritoneal desde el aparato digestivo varían de acuerdo con el sito de perforación y la duración de la peritonitis. En general se cultivan varias especies anaerobias y aerobias, incluyendo *E. coli*, *Bacteroides* sp., diferentes *Streptococcus* spp. y *Clostridium*. A pesar del tratamiento antibiótico, el drenaje quirúrgico y la desbridación, así como medidas de apoyo, la peritonitis generalizada todavía conlleva una mortalidad sustancial y es especialmente peligrosa en los adultos mayores.

DIÁLISIS PERITONEAL: la diálisis peritoneal crónica es hoy en día una causa frecuente de peritonitis bacteriana, debido a la contaminación de instrumentos o al dializado. La evolución clínica es, por lo general, más leve que el notado con una víscera perforada, y *Staphylococcus* y *Streptococcus* spp. son con mayor frecuencia los responsables. La diálisis crónica puede causar peritonitis aséptica, y cabe suponer que es causada por algún químico en el dializado al cual es sensible el peritoneo.

PERITONITIS BACTERIANA ESPONTÁNEA: a veces, la infección peritoneal carece de una causa clara. ***El marco más habitual para la peritonitis bacteriana espontánea en adultos es la cirrosis complicada por hipertensión portal y ascitis*** (*v.* cap. 14). Los organismos entéricos, principalmente bacilos gramnegativos, parecen pasar del intestino a los nódulos linfáticos mesentéricos. Desde allí, el líquido ascítico se disemina, donde las actividades fagocitaria y antibacteriana son bajas.

En la infancia, la peritonitis bacteriana espontánea puede complicar el **síndrome nefrótico** (*v.* cap. 16). La mayor parte de casos de peritonitis espontánea en niños es debida a organismos gramnegativos, usualmente de infecciones del sistema urinario. La enfermedad causa síntomas de abdomen agudo y, por lo general, requiere intervención quirúrgica, a menos que se confirme el síndrome nefrótico. Aun con tratamiento antibiótico, la mortalidad es del 5% al 10%.

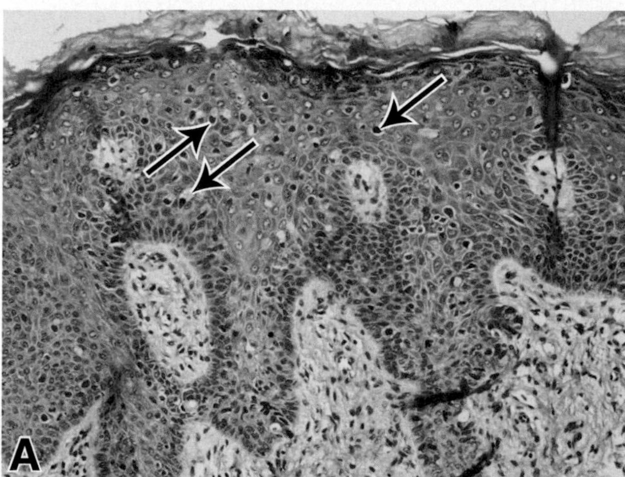

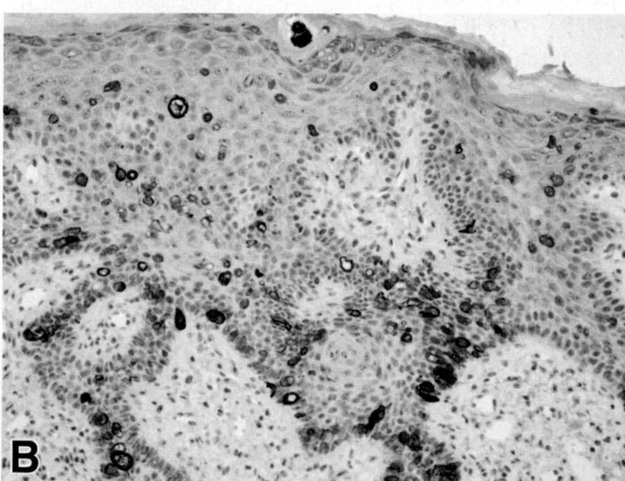

FIGURA 13-86. Enfermedad de Paget en el conducto anal. A. Imagen microscópica que muestra un epitelio escamoso y células malignas diseminadas con citoplasma pálido o vacuolado a lo largo de la epidermis (*flechas*). **B.** La tinción inmunohistoquímica para CK20 destaca las células malignas.

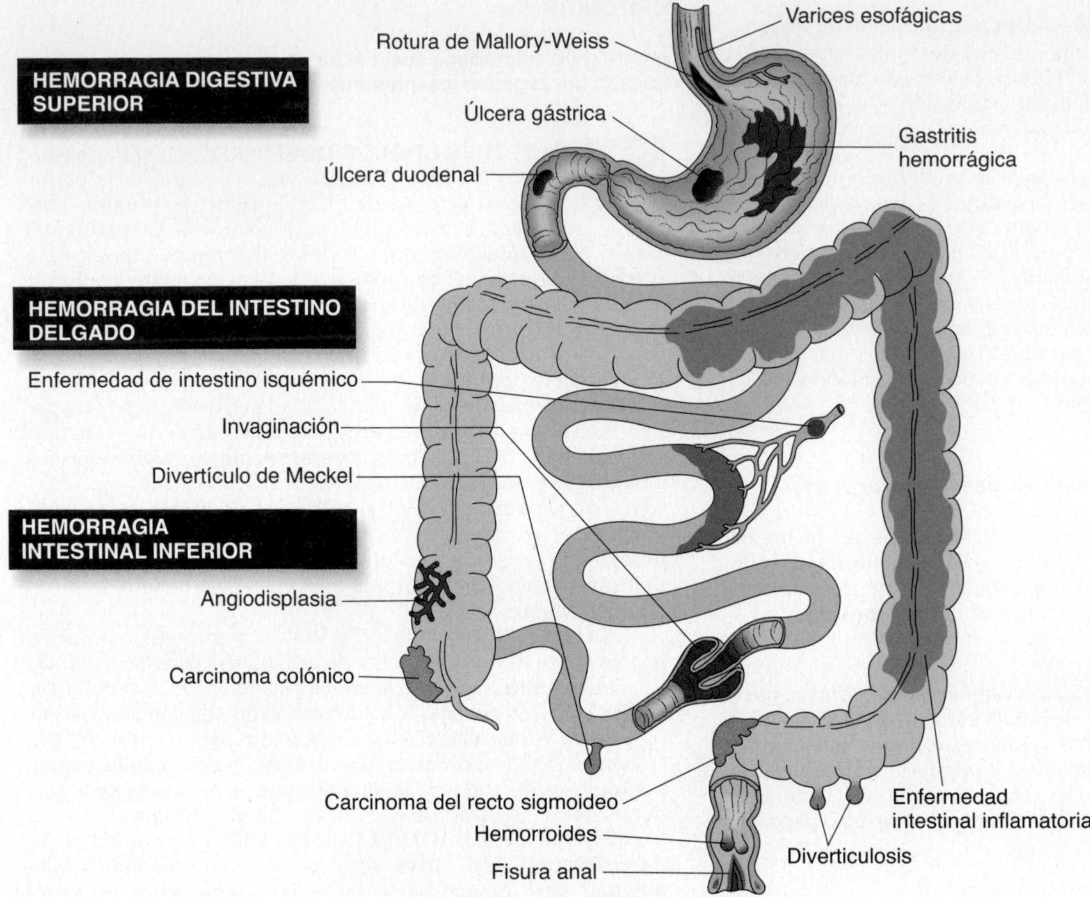
HEMORRAGIA DIGESTIVA SUPERIOR
Rotura de Mallory-Weiss
Varices esofágicas
Úlcera gástrica
Gastritis hemorrágica
Úlcera duodenal
HEMORRAGIA DEL INTESTINO DELGADO
Enfermedad de intestino isquémico
Invaginación
Divertículo de Meckel
HEMORRAGIA INTESTINAL INFERIOR
Angiodisplasia
Carcinoma colónico
Carcinoma del recto sigmoideo
Hemorroides
Fisura anal
Diverticulosis
Enfermedad intestinal inflamatoria

FIGURA 13-87. Causas de hemorragia digestiva.

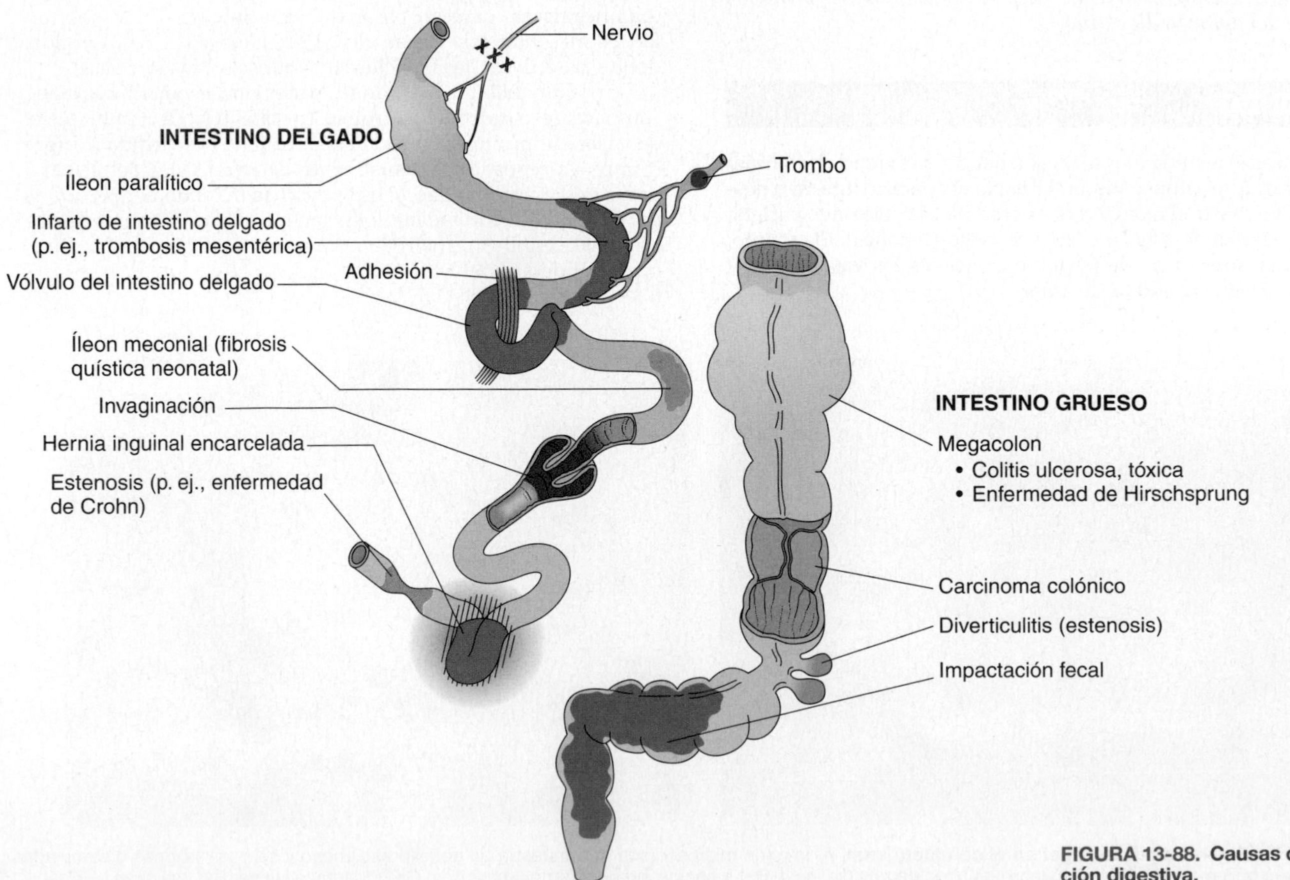
Nervio
INTESTINO DELGADO
Íleon paralítico
Trombo
Infarto de intestino delgado (p. ej., trombosis mesentérica)
Adhesión
Vólvulo del intestino delgado
Íleon meconial (fibrosis quística neonatal)
Invaginación
Hernia inguinal encarcelada
Estenosis (p. ej., enfermedad de Crohn)
INTESTINO GRUESO
Megacolon
• Colitis ulcerosa, tóxica
• Enfermedad de Hirschsprung
Carcinoma colónico
Diverticulitis (estenosis)
Impactación fecal

FIGURA 13-88. Causas de obstrucción digestiva.

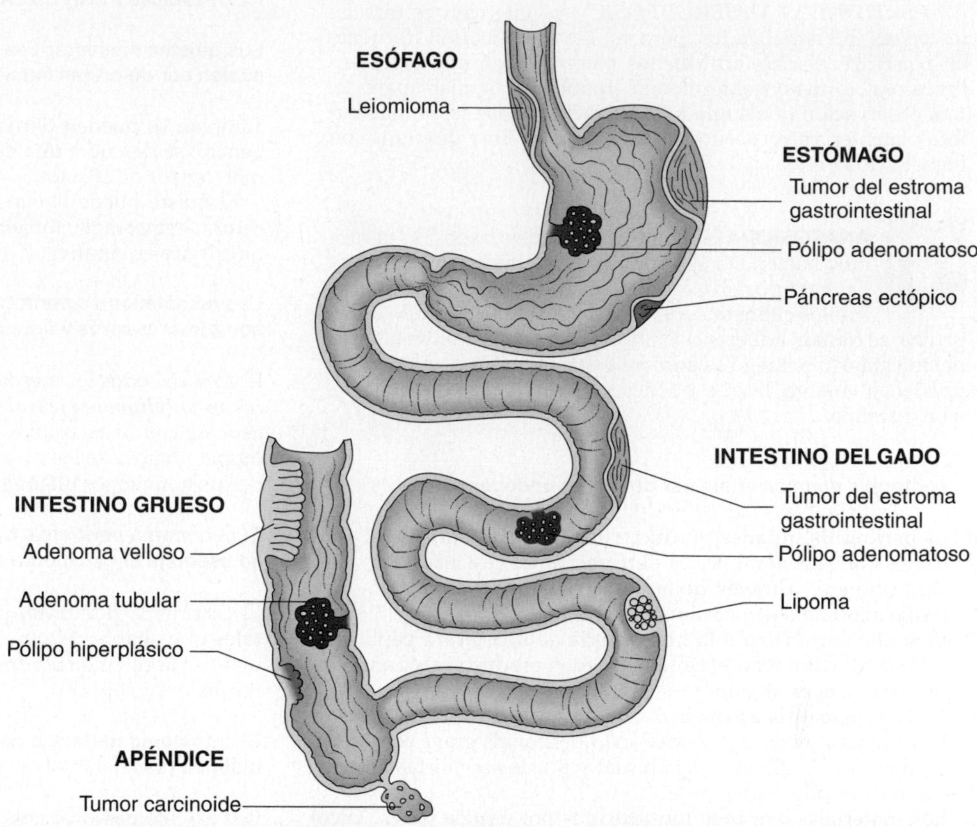

FIGURA 13-89. Principales tumores benignos del tubo digestivo.

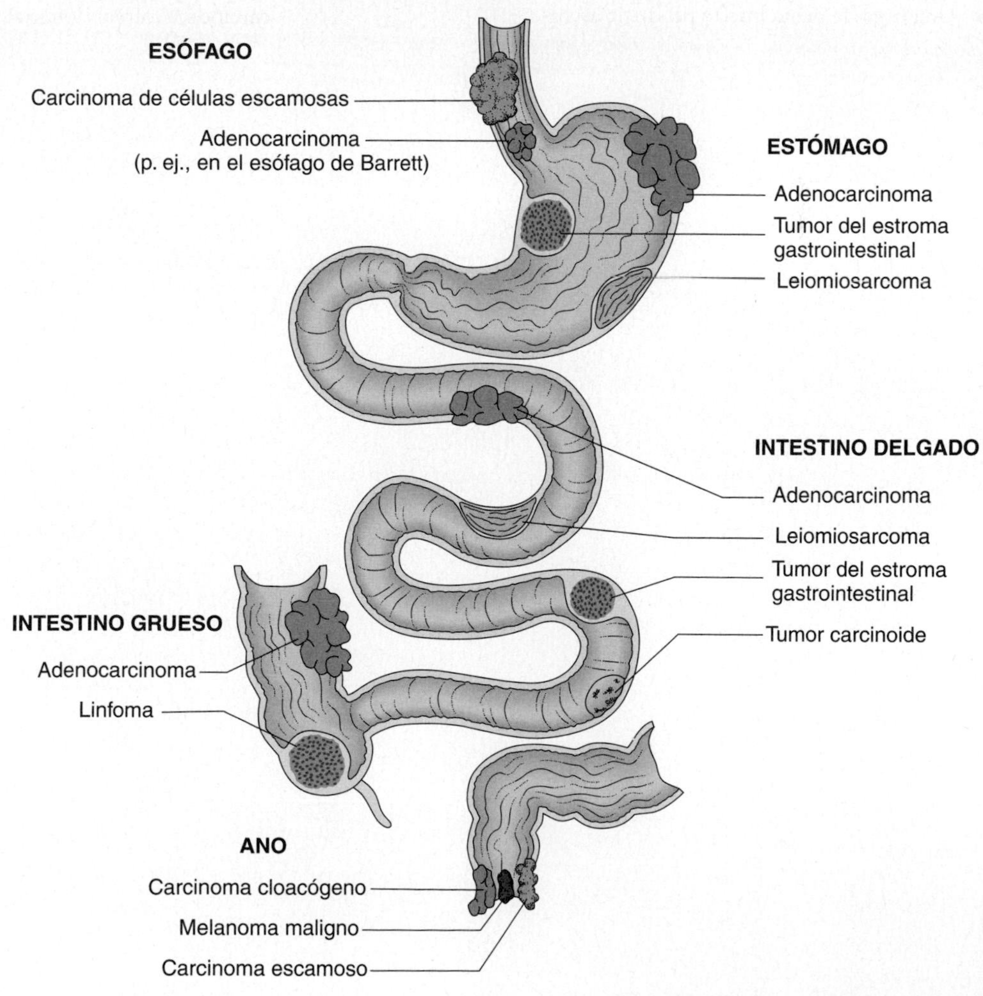

FIGURA 13-90. Principales tumores malignos del tubo digestivo.

PERITONITIS TUBERCULOSA: esta infección es rara en los países industrializados, pero es una complicación frecuente en países en desarrollo. Muchos pacientes con peritonitis tuberculosa no tienen enfermedad pulmonar o miliar aparente, una observación que sugiere la activación de las fosas tuberculosas latentes en el peritoneo derivadas de una diseminación hematógena previa.

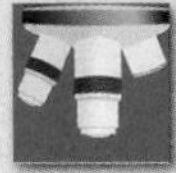

ANATOMOPATOLOGÍA: A grandes rasgos, la peritonitis bacteriana se asemeja a una infección purulenta de otro tipo. Un exudado fibrinopurulento rico en neutrófilos cubre la superficie del intestino. Cuando se organiza, se forman adherencias fibrinosas y fibrosas entre las asas del intestino, que luego se adhieren entre sí. Dichas adherencias pueden, a la larga, lisar, o pueden provocar **vólvulo** y **obstrucción** intestinal.

La peritonitis química suele ser de origen endógeno

- La **peritonitis biliar** se produce cuando la bilis entra en el peritoneo, por lo general por la perforación de vesícula biliar, pero algunas veces a través de la aguja de biopsia de hígado. Esta lesión aguda puede ocasionar choque.
- El **ácido clorhídrico** o la **hemorragia** de una úlcera péptica de estómago o duodeno perforada pueden producir reacción inflamatoria en el peritoneo.
- En la **pancreatitis aguda** activada las enzimas lipolíticas y proteolíticas son liberadas y ocasionan peritonitis grave con necrosis de grasa. El choque es habitual y puede ser mortal a menos que se trate adecuadamente.
- Los **materiales extraños** introducidos por cirugía (p. ej., talco) o por traumatismo son causas inusuales de peritonitis química.
- Una **fuga de orina** puede producir ascitis.

NEOPLASIAS PERITONEALES

Los quistes mesentéricos y del omento suelen ser de origen linfático

También se pueden derivar de otros tejidos embrionarios. Por lo general se descubre una masa dolorosa que crece lentamente en un niño mayor de 10 años.

El quiste puede llamar la atención de los médicos debido a la rotura, hemorragia, torsión u obstrucción intestinal. La extirpación quirúrgica es curativa.

Los mesoteliomas peritoneales malignos son tumores raros y agresivos

El 25% de todos los mesoteliomas se origina en el peritoneo. ***Como los mesoteliomas pleurales, casi todos estos tumores malignos se asocian con la exposición a los asbestos***. Las características anatomopatológicas de los mesoteliomas peritoneales son idénticas a las de sus homólogos pleurales (*v.* cap. 12).

El carcinoma peritoneal primario se asemeja al carcinoma ovárico

El carcinoma peritoneal primario se presenta como masas tumorales que abarcan el omento y el peritoneo. Es morfológicamente idéntico al carcinoma seroso ovárico, excepto en que los ovarios son normales (*v.* cap. 18).

El carcinoma metastásico es la neoplasia maligna más habitual del peritoneo

Los carcinomas ováricos, gástricos y pancreáticos tienen, particularmente, la posibilidad de diseminarse al peritoneo, pero cualquier carcinoma intraabdominal se puede diseminar al peritoneo.

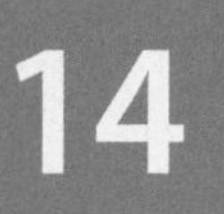

El hígado y el sistema de vías biliares

Arief A. Suriawinata, Swan N. Thung

Hígado

ANATOMÍA

El hígado se origina del intestino anterior embrionario como un brote endodérmico que se diferencia hacia el divertículo hepático. Los filamentos de células endodérmicas se mezclan con células mesenquimatosas en proliferación para formar el hígado adulto, la vesícula y las vías biliares extrahepáticas.

El hígado humano pesa una media de 1 500 g y se encuentra en el cuadrante superior derecho del abdomen, inmediatamente por debajo del diafragma. Tiene dos lóbulos, uno mayor, el **lóbulo derecho**, y otro más pequeño, el **lóbulo izquierdo**, que se unen en el lecho de la vesícula biliar. En su parte inferior, el lóbulo derecho tiene segmentos menores, los **lóbulos caudado** y **cuadrado**. La **vesícula biliar** se encuentra por debajo, en la fosa del lóbulo hepático derecho, y se extiende ligeramente por debajo del borde inferior del hígado. El hígado tiene una doble irrigación sanguínea: *(1)* **arteria hepática**, una rama del tronco celíaco, y *(2)* **vena porta hepática**, formada por la convergencia de las venas esplénica y mesentérica superior.

Las **venas hepáticas** desembocan en la vena cava inferior, que se encuentra parcialmente rodeada por la superficie posterior del hígado. Los vasos linfáticos del hígado drenan principalmente hacia el hilio hepático y los nódulos linfáticos celíacos.

El **conducto hepático** común está formado por la unión de los conductos hepáticos derecho e izquierdo y el conducto quístico proveniente de la vesícula biliar para formar el **conducto colédoco** (conducto biliar común). Este último se une al conducto pancreático justo antes de llegar al duodeno. Finalmente alcanza la ampolla de Vater, cuya luz está regulada por el esfínter de Oddi.

El lobulillo hepático es la unidad básica del hígado

Los lóbulos hepáticos son estructuras poliédricas (figs. 14-1 y 14-2), distribuidas de manera característica como hexágonos. Las **tríadas portales** (o espacios portales) son periféricos, están localizados en los ángulos del polígono y contienen las ramas intrahepáticas de: *(1)* **vías biliares**, *(2)* **arteria hepática** y *(3)* **vena porta**. Los espacios portales colagenosos están rodeados por una capa adyacente de hepatocitos que los rodea, la **membrana limitante**. La **vena central** (también conocida como **vénula hepática terminal**) se localiza en el centro del lobulillo. Distribuidas radialmente con respecto a este se encuentran varias **placas de hepatocitos con el grosor de una sola célula**, que se extienden hasta el borde del lobulillo, donde mantienen continuidad con las placas de otros lobulillos. Entre estas capas de hepatocito se encuentran los **sinusoides hepáticos**, que están recubiertos por células endoteliales, células de Kupffer y células estrelladas.

La arteria hepática y la vena porta entran en el hígado por el hilio hepático y acaban dividiéndose en las pequeñas ramas interlobulillares para llegar a las tríadas portales. Desde allí, los vasos interlobulillares distribuyen la sangre hacia los sinusoides hepáticos, donde hay un flujo centrípeto hacia las venas centrales. Las venas centrales confluyen en las venas sublobulillares, que finalmente se fusionan con las venas hepáticas.

La bilis es secretada por los hepatocitos hacia el interior de **conductillos biliares**, que están formados por las caras laterales de los hepatocitos contiguos. La bilis fluye en dirección opuesta a la de la sangre. La contracción de los conductillos biliares del citoesqueleto pericanalicular de los hepatocitos e impulsa la bilis hacia el espacio portal. Desde los conductillos, la bilis fluye hacia el interior de los **conductos de Hering**, hacia los **conductillos biliares** (o **colangiolos**), situados en el borde del espacio portal, para posteriormente entrar en la rama de las **vías biliares intrahepáticas**. Dentro de cada lóbulo hepático se desarrollan progresivamente vías biliares

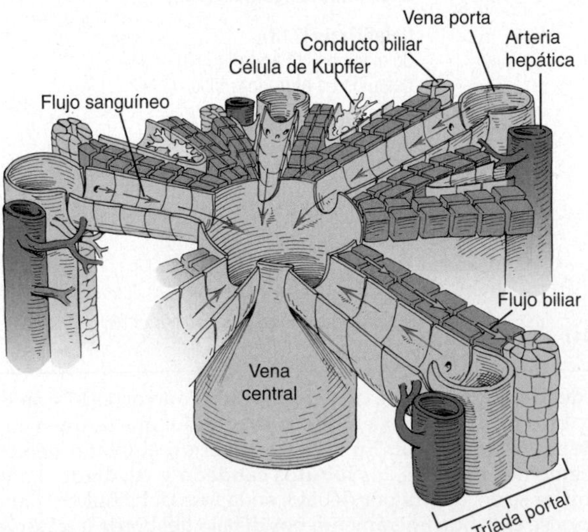

FIGURA 14-1. Microanatomía del hígado. El modelo del lobulillo clásico está constituido por tríadas portales, senos hepáticos; una vénula hepática terminal (vena central) y se relaciona con láminas de hepatocitos. Las *flechas rojas* indican la dirección del flujo sanguíneo sinusoidal. Las *flechas verdes* muestran la dirección del flujo biliar. (De Ross MH, Pawlina W. *Histology: A Text and Atlas*. 6th ed. Philadelphia, PA: Lippincott Williams & Wilkins, 2011: 636).

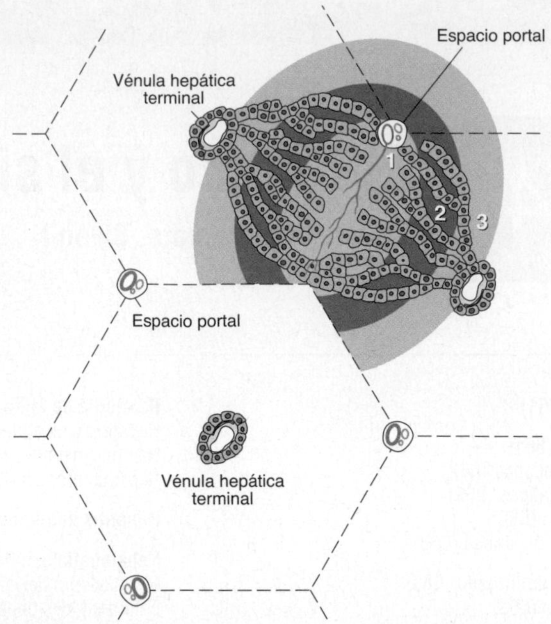

FIGURA 14-2. Modelos conceptuales morfológico y funcional del lobulillo hepático. En el modelo del lobulillo hepático clásico *morfológico*, la periferia del lobulillo hexagonal se encuentra anclada a los espacios portales y la vénula hepática terminal en el centro. El modelo del lobulillo hepático *funcional* se fundamenta en el ácino derivado de los gradientes de oxígeno y nutrientes en la sangre sinusoidal. En este esquema del espacio portal, la cantidad de oxígeno y nutrientes es elevada en el centro (zona 1). La región más distante del espacio portal (zona 3) tiene poco oxígeno y nutrientes y rodea a la vénula hepática terminal. Los números blancos indican la ubicación de estas zonas.

más pequeñas que darán lugar a los conductos hepáticos derecho e izquierdo.

Los ácinos hepáticos son la expresión funcional de los lobulillos

La estructura lobulillar descrita anteriormente se encuentra distribuida alrededor de la vena central y confiere al hígado su aspecto histológico. ***Sin embargo, desde el punto de vista funcional, un lobulillo puede concebirse como un espacio portal* en el centro** (fig. 14-2). Este concepto es resultado de considerar los gradientes funcionales que tienen lugar dentro de los lobulillos. Es decir, que el oxígeno, los nutrientes y las hormonas que llegan a través de la sangre están más concentrados en los espacios portales, disminuyen progresivamente conforme los hepatocitos los utilizan a partir de la circulación sanguínea hasta llegar a los sinusoides a través de la vena central. Este modelo permite considerar zonas funcionales concéntricas. La **zona 1** es la más oxigenada y rodea los espacios portales. La **zona 3**, que rodea las venas centrales, es la que posee menos oxígeno. La zona intermedia o mediolobulillar es la **zona 2**. El daño isquémico suele afectar la zona 3 antes que las demás. Las diferencias entre los hepatocitos no se limitan al flujo sanguíneo. Los ácinos son también heterogéneos con respecto a su metabolismo, con independencia del grado de oxigenación. En particular, el daño tóxico suele ser más evidente en la zona 3, debido a que es rica en enzimas hepáticas relacionadas con la desintoxicación y biotransformación de sustancias. Por conveniencia, los cambios anatomopatológicos en el hígado suelen denominarse con relación al referente histológico del lobulillo clásico. Por ejemplo, la necrosis centrolobulillar alude a una lesión que tiene lugar alrededor de las venas centrales, mientras que la fibrosis periportal se presenta en la periferia del lobulillo clásico.

Los hepatocitos llevan a cabo las principales funciones del hígado

Los hepatocitos constituyen el 60% de células del hígado y alrededor del 90% del volumen del órgano. Tienen un diámetro aproxi-

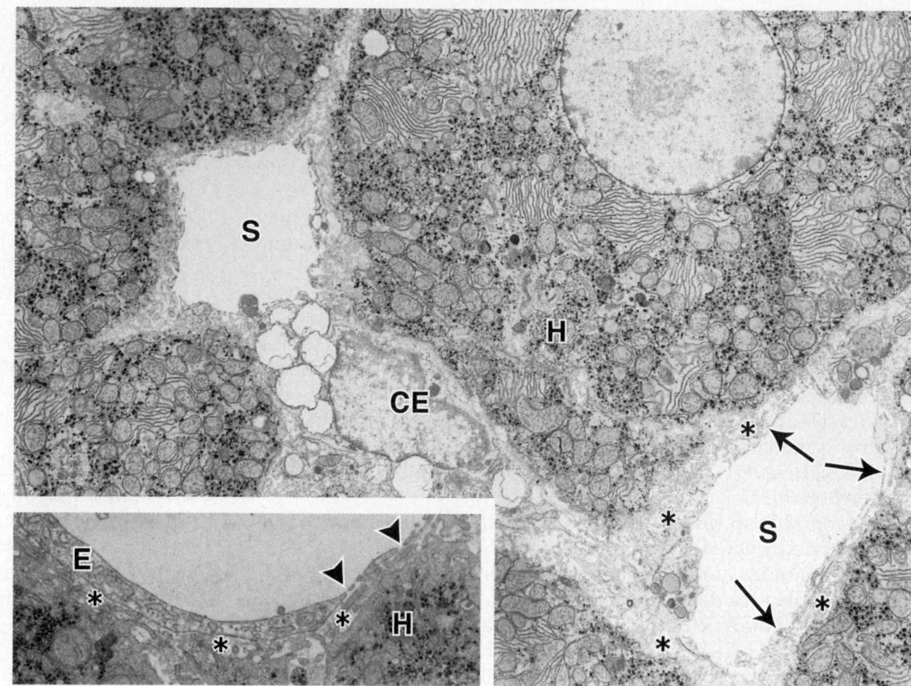

FIGURA 14-3. Sinusoides hepáticos y espacio de Disse. Imagen de microscopía electrónica en la que se observa la relación entre los hepatocitos (*H*), sinusoides (*S*), espacio de Disse (*asteriscos*) y células estrelladas hepáticas (*CE*). Las *flechas* indican las células endoteliales que cubren el espacio de Disse. *Recuadro:* relación entre los hepatocitos (*H*) y células endoteliales (*E*). Las *puntas de flecha* indican las fenestraciones de las células endoteliales; los *asteriscos* se encuentran en el espacio de Disse.

mado de 30 µm y poseen tres superficies especializadas: **sinusoidal, lateral** y **canalicular**. Cada célula tiene dos caras sinusoidales, con numerosas microvellosidades delgadas. La cara sinusoidal está separada de las células endoteliales que recubren los sinusoides por el **espacio de Disse** (fig. 14-3). La superficie canalicular de los hepatocitos adyacentes forma los **conductillos biliares**, estructuras de acumulación que constituyen un espacio intercelular sin una pared separadora. A lo largo de esta cara, las microvellosidades se proyectan hacia la luz. La presencia de complejos de unión estrechos entre los hepatocitos adyacentes evita la fuga de bilis a partir de los conductillos. Las caras lateral e intercelular de los hepatocitos adyacentes están en contacto directo y contienen brechas de unión, compuestas principalmente por conexina 32 (Cx32).

Los núcleos de los hepatocitos en ocasiones son múltiples y se localizan en el centro con una distribución esférica, con uno o más nucléolos. La mayoría son diploides, pero son frecuentes los núcleos tetraploides y octaploides. El citoplasma es rico en orgánulos, con un retículo endoplásmico (RE) rugoso y liso abundante, complejos de Golgi, mitocondrias, lisosomas y peroxisomas. Además, en el período posprandial, pueden observarse abundante glucógeno y, en ocasiones, pequeñas gotas de grasa.

La sangre atraviesa el hígado a través de los sinusoides hepáticos

Los sinusoides contienen tres tipos de células: endoteliales, de Kupffer y estrelladas.

CÉLULAS ENDOTELIALES: recubren los sinusoides y presentan numerosos orificios atravesados por las denominadas **fenestraciones** (fig. 14-3). Las células endoteliales adyacentes no forman uniones en el hígado, por los que hay muchas brechas entre estas. El resultado es una estructura con aspecto de colador que permite la libre comunicación entre la luz sinusoidal y el espacio de Disse. La ausencia de membrana basal entre las células endoteliales y los hepatocitos facilita aún más el acceso del plasma sinusoidal hacia los hepatocitos.

CÉLULAS DE KUPFFER: son macrófagos localizados en los espacios entre las células endoteliales adyacentes o en su superficie (fig. 14-1). Dado que derivan de la médula ósea, las células de Kupffer que proliferan en el hígado trasplantado provienen del receptor, no del donante. Al igual que otros macrófagos, protegen frente a las infecciones y las toxinas presentes en la circulación (p. ej., endotoxina), pero con mayor eficacia. Las células de Kupffer activadas también liberan citocinas, como factor de necrosis tumoral α (TNF-α), interleucinas (IL), interferones, y factor de crecimiento tumoral α y β (TGF-α y TGF-β).

CÉLULAS ESTRELLADAS: también conocidas como células Ito, se observan en ocasiones debajo de las células endoteliales en el espacio de Disse y están especializadas en realizar funciones de almacenamiento. Contienen grasa, vitamina A y otras vitaminas liposolubles. Las células estrelladas también secretan componentes de la matriz extracelular, como tipos de colágenos, laminina y proteoglucanos. En algunas enfermedades, todas estas sustancias se producen en exceso, lo que conduce a fibrosis hepática y, finalmente, a cirrosis.

El componente de matriz extracelular más abundante en el espacio de Disse es la fibronectina. La presencia de haces de fibras de colágeno de tipo I sirve de estructura de sostén para los lobulillos hepáticos.

FUNCIONES DEL HÍGADO

Los hepatocitos llevan a cabo múltiples funciones

Las funciones del hepatocito se pueden clasificar como metabólicas, sintéticas, de almacenamiento, catabólicas y excretorias.

FUNCIONES METABÓLICAS: el hígado es el órgano central encargado de la **homeostasis de la glucosa** y responde con rapidez a las variaciones en la concentración de glucosa en sangre. Durante la fase posprandial, la glucosa sobrante que se encuentra en la sangre es desviada hacia el hígado para ser almacenada en forma de glucógeno. Durante el ayuno, la glucemia se estabiliza por acción de la **glucogenólisis** y **gluconeogenia hepáticas**. Para esta última, el hígado utiliza aminoácidos, lactato y glicerol. La porción nitrogenada de los aminoácidos se transforma en urea. Los ácidos grasos libres se incorporan al hígado, donde son oxidados para producir energía. Otra alternativa es su transformación a triglicéridos, que son secretados como **lipoproteínas** para ser utilizadas en otros lugares del organismo.

FUNCIONES SINTÉTICAS: la mayoría de las proteínas en el suero se sintetizan en el hígado. La **albúmina** es la principal fuente de presión oncótica del plasma, y su disminución en la insuficiencia hepática crónica produce edema y ascitis. La coagulación de la sangre requiere de la producción de los **factores de coagulación**, la mayoría de los cuales, incluidos la protrombina y fibrinógeno, son producidos por los hepatocitos. La insuficiencia hepática se caracteriza por hemorragias graves que pueden poner en riesgo la vida. Las células endoteliales del hígado producen **factor VIII** y la hemofilia mejora con el trasplante hepático. La proteína del **complemento** y otros «reactantes de fase aguda» (p. ej., ferritina, proteína C reactiva, amiloide sérico A) también son secretados por el hígado, así como numerosas **proteínas de unión** específicas (p. ej., las del hierro, cobre y la vitamina A).

FUNCIONES DE ALMACENAMIENTO: el hígado almacena glucógeno, triglicéridos, hierro, cobre y vitaminas liposolubles. La acumulación excesiva de estas sustancias en el hígado provoca enfermedades graves; por ejemplo, la deposición anómala de glucógeno en la glucogenosis de tipo IV, el exceso de hierro en la hemocromatosis y el cobre en la enfermedad de Wilson (EW).

FUNCIONES CATABÓLICAS: el hígado cataboliza muchas sustancias endógenas, como hormonas y proteínas séricas. Como resultado, en la insuficiencia hepática crónica, la interrupción del catabolismo de los estrógenos da lugar a la feminización en los pacientes de sexo masculino. El hígado es también el principal lugar de **desintoxicación de sustancias extrañas** (xenobióticos), como medicamentos, químicos industriales, contaminantes del medio ambiente y quizá algunos productos del metabolismo de las bacterias provenientes del intestino.

El amoníaco, un producto del metabolismo de los aminoácidos, es eliminado principalmente por el hígado. Las concentraciones séricas de amoníaco aumentan en la insuficiencia hepática y se utiliza como un marcador de la enfermedad.

FUNCIONES EXCRETORAS: el principal producto de excreción del hígado es la **bilis**, una mezcla acuosa de bilirrubina conjugada, ácidos biliares, fosfolípidos, colesterol y electrólitos. La bilis contiene también derivados del catabolismo del hemo y es vital para la absorción de grasas a través del intestino delgado. La formación normal de la bilis es fundamental para la eliminación de toxinas, carcinógenos, medicamentos y sus metabolitos.

La regeneración hepática es una característica única del hígado

En condiciones normales, el tamaño del hígado se mantiene dentro de unos límites estrechos, en relación con el tamaño del cuerpo. Si se produce una pérdida sustancial de tejido hepático (p. ej., tras una lesión mecánica, tóxica o viral), el órgano vuelve a crecer a partir del tejido no dañado, en un proceso denominado **regeneración hepática**. Los hepatocitos, que en condiciones normales se encuentran en un estado totalmente diferenciado e inactivo (G_0), vuelven a entrar en el ciclo celular para realizar tantos ciclos sincronizados de replicación como sean necesarios para recuperar el tamaño original del órgano.

El hígado mantiene sus funciones diferenciadas durante este proceso. Se sabe poco sobre cómo se desencadena este proceso o cómo el hígado reconoce cuando ha recuperado su tamaño y arquitectura normales. ***Las afecciones que interfieren en la regeneración pueden causar una disfunción hepática permanente y pueden provocar insuficiencia hepática.***

En la regeneración hepática pueden distinguirse varias fases:

- **Activación o reconocimiento**: el tejido hepático reconoce la presencia de una lesión y las células parenquimatosas funcionales restantes llevan a cabo una transición desde el estado inactivo G_0 para entrar en el ciclo celular. Este proceso, denominado *cebado*, conlleva la expresión de muchos genes, especialmente factores de transcripción. Estos son necesarios para impulsar el ciclo celular (*v.* cap. 5). El cebado también requiere la liberación de TNFα, IL-6 y otras citocinas.
- **Evolución hacia la mitosis**: en la siguiente fase, la célula progresa, a través de la fase G_1, hasta la fase S, en la que tiene lugar la síntesis de ADN. A esta secuencia le siguen las fases G_2 y M, en las que se produce la división celular. Varios factores de crecimiento favorecen esta parte del proceso, como el factor de crecimiento hepatocítico/factor de dispersión (HGF/SF), el factor de crecimiento epidérmico (EGF), TGF-α y otros. Varios factores de crecimiento (p. ej., HGF, IL-6) favorecen la protección del hígado y la supervivencia en varios modelos de lesión hepática. Tras uno o dos ciclos de mitosis (en función de la necesidad), los hepatocitos vuelven a su estado inactivo y reanudan su función normal.
- **Células no parenquimatosas y progenitoras**: durante su fase final, las células no parenquimatosas (células endoteliales sinusoidales, células de Kupffer, células estrelladas y células epiteliales biliares) se replican. El tejido se remodela para recuperar la estructura original de las láminas de hepatocitos.

Las células precursoras hepáticas («células ovales») presentes dentro de las ramas terminales de los conductillos biliares y los canales de Hering contribuyen a la proliferación de los conductos después de la necrosis hepática. Sin embargo, el papel de estas células en la regeneración hepática aún no está claro, así como la participación de blastocitos derivados de la médula ósea (*v.* cap. 3).

METABOLISMO DE LA BILIRRUBINA Y MECANISMOS DE PRODUCCIÓN DE ICTERICIA

La bilirrubina es el producto final del catabolismo del grupo hemo

Cerca del 80% de la bilirrubina se produce a partir de eritrocitos terminales, que son eliminados de la circulación por los fagocitos mononucleares del bazo, la médula ósea y el hígado. El resto proviene de la degradación del hemo producido por otras fuentes, incluyendo las isoenzimas del citocromo P450, la mioglobina y la destrucción prematura de hemoglobina por precursores eritroides en la médula ósea. Además de esto, se desconoce función alguna de la bilirrubina.

La bilirrubina es poco hidrosoluble. Después de su liberación en la circulación, se une a la albúmina y es transportada hacia el hígado. La albúmina en la sangre y el espacio extracelular es una importante fuente de unión de bilirrubina y garantiza una baja concentración extracelular de bilirrubina libre (no conjugada). La bilirrubina libre, a diferencia de la unida a albúmina o conjugada con ácido glucurónico, es tóxica para el cerebro de los neonatos y en altas concentraciones causa un daño cerebral irreversible conocido como **querníctero** (*kernicterus*).

El paso de bilirrubina desde la sangre hacia la bilis se produce en cuatro etapas:

1. **Captación**: el complejo albúmina-bilirrubina se disocia cuando llega a los hepatocitos, y la bilirrubina es transportada a través de la membrana plasmática. Las proteínas transportadoras facilitan la absorción de los hepatocitos, en su mayoría pasiva.
2. **Unión**: dentro de los hepatocitos, la bilirrubina se une a diversas proteínas del citoplasma conocidas en conjunto como **glutatión S-transferasas** (también denominadas *ligandinas*).
3. **Conjugación**: la bilirrubina se convierte a un conjugado soluble en agua para su excreción. Esto ocurre en el RE, donde el sistema uridina difosfato-glucuronil transferasa (UGT) une el ácido glucurónico con la bilirrubina. El proceso produce principalmente diglucurónido de bilirrubina soluble en agua y una pequeña cantidad de monoglucurónido (<10%).
4. **Excreción**: la bilirrubina conjugada se difunde a través del citosol hasta los conductillos biliares y se excreta a través de la bilis contra un gradiente de concentración mediante un proceso dependiente de transportadores que utiliza energía. Este es el paso limitante en el transporte transhepático de la bilirrubina.

La bilirrubina conjugada entra al intestino delgado como parte de micelas mixtas, pero no se absorbe ahí. Se mantiene intacta hasta llegar a la porción distal del intestino delgado y el colon, donde es hidrolizada por la flora bacteriana produciendo bilirrubina libre (ahora sin conjugar), que es reducida a una mezcla de pirroles, conocida en conjunto como **urobilinógeno**. La mayor parte del urobilinógeno se excreta en las heces, pero una pequeña cantidad se absorbe en el íleon terminal y el colon, de manera que regresa hacia el hígado y es excretada nuevamente hacia la bilis. Los ácidos biliares también son reabsorbidos en el íleon terminal y recuperadas por el hígado. El reciclado de los componentes de la bilis se conoce como **circulación enterohepática de la bilis**. Ciertas cantidades de urobilinógeno escapan al proceso de reabsorción por el hígado, alcanzan la circulación sistémica y se excretan por la orina.

- La **hiperbilirrubinemia** se define como el aumento de las concentraciones sanguíneas de bilirrubina (>1.0 mg/dL).

- La **ictericia** es una coloración amarilla de la piel y las escleróticas (fig. 14-4), que se hace evidente cuando las concentraciones de bilirrubina circulante superan los 2.0 mg/dL a 3.0 mg/dL.
- La **colestasis** consiste en la presencia de tapones de bilis espesa en el conductillo biliar dilatado, así como la presencia de pigmento biliar visible en los hepatocitos.
- La **ictericia colestática** se caracteriza por datos histológicos de colestasis e hiperbilirrubinemia. Diversas condiciones pueden producir un estado de hiperbilirrubinemia (fig. 14-5).

La sobreproducción de bilirrubina, la interferencia con su eliminación por el hígado o el metabolismo intracelular y la obstrucción de la excreción de bilis son todas causas de ictericia (fig. 14-5).

La sobreproducción de bilirrubina puede causar hiperbilirrubinemia no conjugada

El aumento en la producción de bilirrubina es resultado del aumento de la destrucción de eritrocitos (p. ej., en la anemia hemolítica) o insuficiencia en la eritropoyesis. En raras ocasiones, la destrucción de eritrocitos por un hematoma de gran tamaño (p. ej., después de

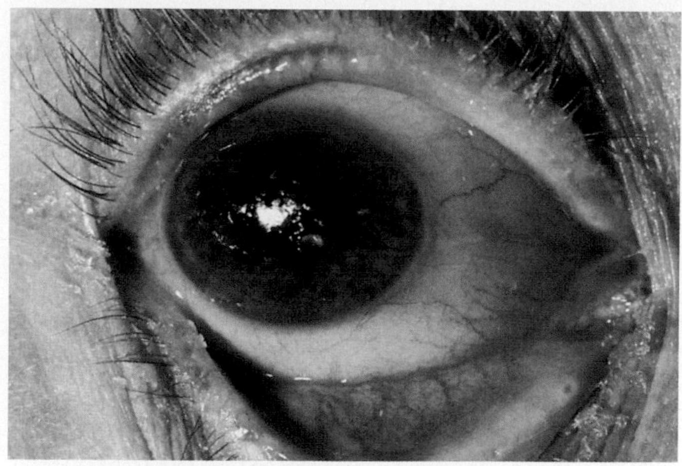

FIGURA 14-4. Ictericia. Paciente con insuficiencia hepática en el que se observa la esclerótica y la conjuntiva tarsal de color amarillo.

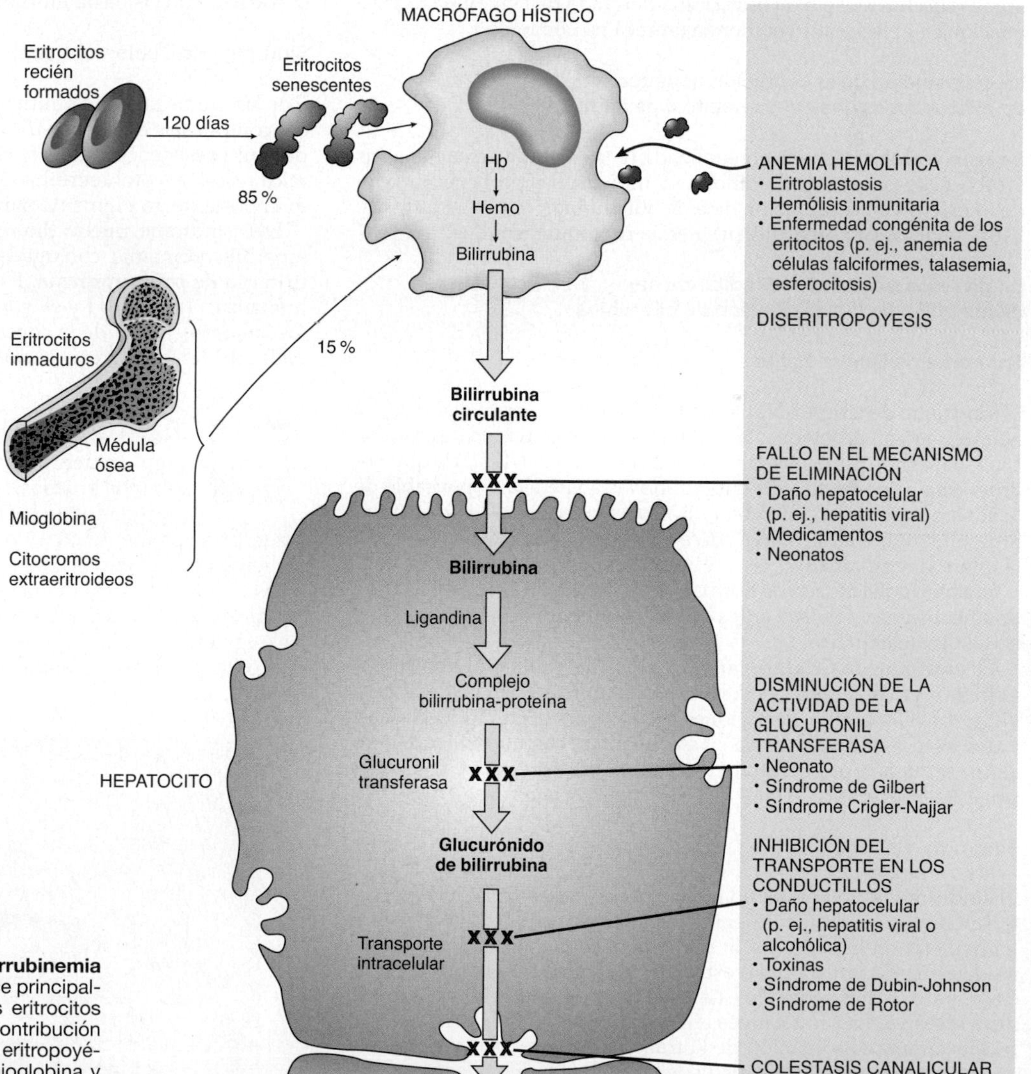

MACRÓFAGO HÍSTICO
Eritrocitos recién formados
120 días
Eritrocitos senescentes
85 %
Hb
Hemo
Bilirrubina
Eritrocitos inmaduros
Médula ósea
Mioglobina
Citocromos extraeritroideos
15 %
Bilirrubina circulante
Bilirrubina
Ligandina
Complejo bilirrubina-proteína
Glucuronil transferasa
Glucurónido de bilirrubina
Transporte intracelular
HEPATOCITO

ANEMIA HEMOLÍTICA
- Eritroblastosis
- Hemólisis inmunitaria
- Enfermedad congénita de los eritocitos (p. ej., anemia de células falciformes, talasemia, esferocitosis)

DISERITROPOYESIS

FALLO EN EL MECANISMO DE ELIMINACIÓN
- Daño hepatocelular (p. ej., hepatitis viral)
- Medicamentos
- Neonatos

DISMINUCIÓN DE LA ACTIVIDAD DE LA GLUCURONIL TRANSFERASA
- Neonato
- Síndrome de Gilbert
- Síndrome Crigler-Najjar

INHIBICIÓN DEL TRANSPORTE EN LOS CONDUCTILLOS
- Daño hepatocelular (p. ej., hepatitis viral o alcohólica)
- Toxinas
- Síndrome de Dubin-Johnson
- Síndrome de Rotor

COLESTASIS CANALICULAR
- Daño hepatocelular (p. ej., hepatitis viral o alcohólica)
- Medicamentos y toxinas
- Embarazo
- Obstrucción biliar extrahepática

FIGURA 14-5. Mecanismos de hiperbilirrubinemia en el hepatocito. La bilirrubina se produce principalmente por catabolismo del hemo en los eritrocitos circulantes senescentes, con una menor contribución a partir de la degradación de elementos eritropoyéticos provenientes de la médula ósea, mioglobina y citocromos extraeritroides. La hiperbilirrubinemia y la ictericia se deben a sobreproducción de bilirrubina (p. ej., en la anemia hemolítica), diseritropoyesis, falta de eliminación de bilirrubina o anomalías en su metabolismo hepático. En la figura se muestra la localización de bloqueos específicos al metabolismo de la bilirrubina en el hepatocito. *Hb*, hemoglobina.

un traumatismo) también puede producir un exceso de bilirrubina no conjugada.

En los adultos, ni siquiera la anemia hemolítica grave produce un aumento sostenido de la bilirrubina en suero por encima de 4.0 mg/dL, siempre que el mecanismo de depuración de la bilirrubina hepática sea normal. Sin embargo, la hemólisis prolongada, como en la anemia de células falciformes y en el contexto de una enfermedad hepática intrínseca, como la hepatitis viral, conlleva un aumento muy importante de la concentración de bilirrubina en sangre (hasta 100 mg/dL) e ictericia pronunciada.

La hiperbilirrubinemia por hemólisis no complicada es principalmente el reflejo de bilirrubina no conjugada, mientras que la insuficiencia del parénquima hepático es resultado de un aumento tanto de la bilirrubina conjugada como de la no conjugada. La hiperbilirrubinemia no conjugada tiene poca importancia clínica en los adultos, pero puede causar querníctero con daño cerebral importante en neonatos (*v.* cap. 6). Esto ocurre si las concentraciones de bilirrubina superan los 20 mg/dL, pero puede aparecer retraso psicomotor leve tras una concentración de bilirrubina mucho menor.

En trastornos de la eritropoyesis (p. ej., anemia megaloblástica o sideroblástica; *v.* cap. 14), el aumento de la bilirrubina derivada de la médula ósea puede causar hiperbilirrubinemia. En una rara enfermedad hereditaria de etiología desconocida, la «hiperbilirrubinemia primaria» o «ictericia diseritropoyética idiopática», la sobreproducción masiva de bilirrubina derivada de la médula ósea se relaciona con hiperbilirrubinemia crónica no conjugada.

La disminución de la captación hepática de bilirrubina es una causa habitual de ictericia

La lesión celular hepática generalizada (p. ej., debida a una hepatitis viral o a ciertos fármacos, como la rifampicina o el probenecid) puede interferir con la captación neta de bilirrubina por los hepatocitos. Esto puede causar hiperbilirrubinemia no conjugada leve.

En diversos síndromes hereditarios hay disminución de la conjugación de bilirrubina

Síndrome de Crigler-Najjar

El **síndrome de Crigler-Najjar de tipo I** es una enfermedad rara, de herencia recesiva, debida a la ausencia total de actividad del sistema UGT hepático. Está causada por mutaciones en *UGT1A1*, que codifica una importante UDP-glucuronosiltransferasa responsable de la conjugación de la bilirrubina. Los pacientes afectados presentan hiperbilirrubinemia crónica, grave y no conjugada que comienza en la infancia temprana.

El aspecto del hígado es normal. El síndrome de Crigler-Najjar de tipo I era siempre mortal antes del advenimiento de la fototerapia y el trasplante hepático.

El **síndrome de Crigler-Najjar de tipo II** es similar al tipo I, pero es menos grave y conlleva solo una disminución parcial de la actividad UGT debido a mutaciones menos graves en *UGT1A1*. Casi todos los pacientes con el tipo II evolucionan con normalidad, pero algunos pueden presentar alteraciones neurológicas que se asemejan al querníctero.

Síndrome de Gilbert

El síndrome de Gilbert es una enfermedad hereditaria, leve, caracterizada por hiperbilirrubinemia no conjugada crónica (<6 mg/dL). La depuración hepática de la bilirrubina se ve afectada, sin enfermedad hepática funcional o estructural. El modo de herencia no es claro, pero lo más probable es que se trate de una herencia autosómica recesiva. Las mutaciones en la región promotora del gen *UGT* producen una disminución de la transcripción del gen y, en consecuencia, una síntesis inadecuada de la enzima. En una pequeña cantidad de pacientes, el promotor de *UGT* es normal, y las mutaciones de sentido alterado en la región codificante son responsables del trastorno. A diferencia de las personas sanas, en quienes factores tales como el ayuno o la presencia de una enfermedad concurrente aumentan ligeramente las concentraciones séricas de bilirrubina, en los pacientes con síndrome de Gilbert producen un aumento excesivo. La hemólisis leve, que también tiende a aumentar la concentración de bilirrubina, se considera que se produce en más de la mitad de personas con síndrome de Gilbert, pero el mecanismo se desconoce.

El síndrome de Gilbert es excepcionalmente frecuente, ya que se da entre el 5% y el 10% de la población. Se produce con más frecuencia en hombres que en mujeres y suele reconocerse después de la pubertad. Las diferencias en la edad de aparición y el sexo del paciente sugieren una influencia hormonal en el metabolismo de la bilirrubina hepática. En general, el síndrome de Gilbert carece de importancia clínica, salvo por la posibilidad de que el metabolismo de los medicamentos se vea alterado.

Las mutaciones en la familia de los genes de proteínas de resistencia a múltiples fármacos a menudo alteran el transporte de la bilirrubina conjugada

Las proteínas de multirresistencia se encargan del transporte a través de la membrana de iones orgánicos, incluyendo la bilirrubina conjugada, ácidos biliares y fosfolípidos. Las mutaciones en los genes que codifican para estas proteínas, así como la distribución de otros transportadores canaliculares, impiden la secreción hepatocelular de los glucurónidos de bilirrubina y otros aniones orgánicos en los conductillos. Estas enfermedades son heterogéneas y varían desde ser inocuas hasta mortales.

Síndrome de Dubin-Johnson

Este síndrome se debe a mutaciones homocigóticas o heterocigóticas compuestas en el gen *ABCC2/MRP2*, que codifica una proteína de multirresistencia. Se trata de una enfermedad benigna, autosómica recesiva, con hiperbilirrubinemia crónica conjugada y depósito importante de pigmento similar a la melanina en el hígado.

Este síndrome puede diferenciarse de otras enfermedades con hiperbilirrubinemia conjugada mediante la **prueba de excreción urinaria de coproporfirina**. Existen dos formas de coproporfirinas humanas, el isómero I y el isómero III. Un cambio en la relación de los **isómeros I** y **III** de la coproporfirina en la orina desde 1:3 (normal) a 4:1 (anómalo) es diagnóstico de síndrome de Dubin-Johnson.

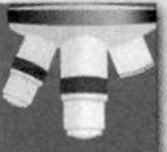

ANATOMOPATOLOGÍA: la histología del hígado es completamente normal, excepto por la presencia de **gránulos gruesos**, libres de hierro, de color **café oscuro** acumulados en los hepatocitos y en las células de Kupffer, principalmente en la zona centrolobulillar (fig. 14-6). Por microscopía electrónica, los lisosomas se observan aumentados de tamaño debido al deposito de pigmento dentro de estos. Debido a que los hepatocitos no sintetizan melanina, se piensa que el pigmento se origina por la autooxidación de metabolitos aniónicos (p. ej., tirosina, fenilalanina, triptófano) y quizá de adrena-

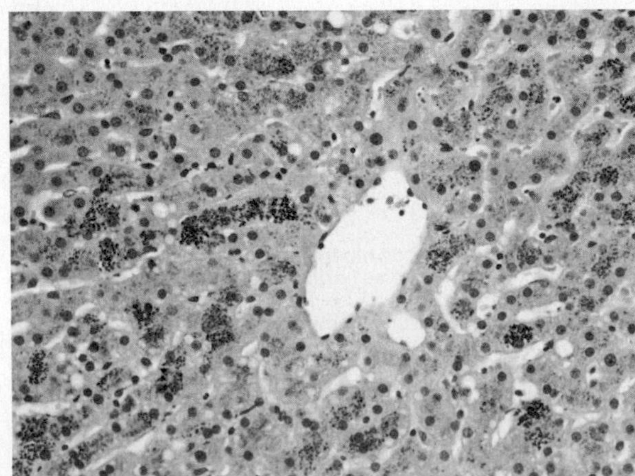

FIGURA 14-6. Síndrome de Dubin-Johnson. Los hepatocitos contienen gránulos de color café oscuro, libres de hierro y de aspecto grueso.

lina. La acumulación de este pigmento provoca que el hígado tenga una pigmentación «negra» en la observación de la pieza mácroscopica

CARACTERÍSTICAS CLÍNICAS: los síntomas son leves, con ictericia intermitente leve y molestias inespecíficas vagas. La mitad de los pacientes presentan coluria. En las mujeres la enfermedad puede ser descubierta cuando la ictericia aparece durante el embarazo o con el uso de anticonceptivos orales. La concentración de bilirrubina en suero suele ser de 2 mg/dL a 5 mg/dL, pero puede aumentar considerablemente de manera transitoria.

Síndrome de Rotor

El síndrome de Rotor es una hiperbilirrubinemia familiar con herencia autosómica recesiva, similar desde el punto de vista clínico al síndrome de Dubin-Johnson, pero sin la pigmentación hepática. Se ha atribuido a una anomalía en la captación hepática o a la unión intracelular de iones orgánicos. El patrón de coproporfirina urinaria es similar al de la mayoría de los trastornos hepatobiliares con hiperbilirrubinemia conjugada (es decir, aumento de las coproporfirinas urinarias totales, el 65 % de las cuales son del isómero I). Los pacientes con síndrome de Rotor tienen pocos síntomas y en general su evolución es normal.

Colestasis intrahepática familiar progresiva

Las **colestasis intrahepáticas familiares progresivas** (CIFP) son un grupo heterogéneo de enfermedades raras, hereditarias y autosómicas recesivas de la infancia o la niñez temprana, en las que que la colestasis intrahepática evoluciona irremediablemente hacia cirrosis. La CIFP1, la CIFP2 y la CIFP3, actualmente denominadas deficiencia CIF1, deficiencia de BSEP (bomba de transporte de sales biliares) y deficiencia de MDR3 (proteína de multirresistencia 3), respectivamente, se deben a mutaciones en diferentes genes. En la deficiencia CIF1, el gen *ATP8B1* mutante provoca una deficiencia en la proteína FIC1, una ATPasa en las membranas canaliculares biliares que funciona como transportador de aminofosfolípidos. La deficiencia de BSEP se debe a un defecto de la propia BSEP, codificada por el gen *ABCB11*. La deficiencia de MDR3 se debe a un defecto de la proteína, codificada por *ABCB4*. Tanto la colestasis intrahepática recurrente benigna como la colestasis intrahepática del embarazo (CIE; *v.* más adelante) son formas más leves de CIFP que no evolucionan a cirrosis. Los primeros casos de deficiencia de FIC1 se detectaron en descendientes de un hombre amish, Jacob Byler (por eso se denominó síndrome de Byler), pero la CIFP no se limita a este grupo étnico. Se relaciona con una alta incidencia de retinosis pigmentaria, y en la infancia suele manifestarse con discapacidad intelectual. La mayoría de los niños afectados mueren en los dos primeros años de vida.

Colestasis intrahepática recurrente benigna

En la colestasis intrahepática recurrente benigna, la presencia de colestasis intrahepática autolimitada y episódica puede ir precedida de malestar y prurito. La presencia de casos familiares sugiere un origen genético. Los síntomas suelen durar de varias semanas a meses. Los pacientes suelen experimentar de 3 a 5 episodios en su vida, pero algunos pueden tener hasta 10. El tiempo transcurrido para la recidiva puede ser de semanas o años. La bilirrubina sérica durante los episodios agudos oscila entre 10 mg/dL y 20 mg/dL, en su mayor parte conjugada. El hígado muestra colestasis centrolobulillar (cilindros biliares en los conductillos biliares) y pocas células inflamatorias mononucleares en los espacios portales. Todas las estructuras y alteraciones funcionales desaparecen durante la remisión. No se han comunicado secuelas permanentes.

Colestasis intrahepática del embarazo

La CIE es una enfermedad rara caracterizada por prurito y colestasis, por lo general en el último trimestre del embarazo y que desaparece con rapidez después del parto. El pronóstico para las mujeres con CIE es bueno, pero la morbimortalidad fetal es mayor, así como el parto prematuro, el sufrimiento fetal y la insuficiencia placentaria. En mujeres con CIE se han descrito mutaciones en el casete transportador B4 de ATP (*ABCB4*) y de la proteína MDR3. El aumento de las hormonas gonadales y placentarias durante el embarazo es la causa más probable de colestasis en mujeres susceptibles. El hígado de las madres muestra principalmente colestasis centrolobulillar. El diagnóstico suele ser clínico, y se confirma por el importante aumento de la concentración de ácidos biliares totales en la madre. El tratamiento con ácido ursodesoxicólico permite aliviar el prurito.

La sepsis puede ocasionar ictericia

La hiperbilirrubinemia conjugada grave puede relacionarse con sepsis por bacterias tanto grampositivas como gramnegativas. En tales situaciones, las concentraciones séricas de fosfatasa alcalina y colesterol suelen ser bajas, lo que sugiere un defecto en la excreción de bilirrubina conjugada. La enfermedad hepática es inespecífica e incluye colestasis canalicular leve y ligera acumulación de grasa. Los espacios portales pueden contener un exceso de células inflamatorias y un grado variable de proliferación de conductillos biliares (proliferación de vías biliares). En ocasiones, los conductillos dilatados se encuentran obstruidos con bilis espesa.

La ictericia neonatal (fisiológica) se presenta sobre todo en neonatos

La hiperbilirrubinemia neonatal se produce en ausencia de cualquier trastorno específico. La depuración hepática de la bilirrubina en el feto es mínima; la captación hepática, la conjugación y la excreción biliar son mucho menores que en los niños y los adultos. La actividad hepática de UGT es inferior al 1 % de la de los adultos, y las concentraciones de ligandina son bajas. Las concentraciones de bilirrubina fetal son bajas porque la bilirrubina atraviesa la placenta y es conjugada y excretada por el hígado materno.

El hígado de los neonatos asume la responsabilidad de la eliminación de la bilirrubina antes de que se desarrollen por completo la capacidad de conjugación y excreción. Además, la demanda hepática en el neonato está aumentada debido al incremento de la destrucción de eritrocitos en la circulación durante este período. ***Así, el 70 % de los neonatos normales presentan hiperbilirrubinemia no conjugada transitoria.*** Esta ictericia fisiológica es más notoria en neonatos prematuros, tanto porque la eliminación hepática de bilirrubina está menos desarrollada como porque la destrucción de eritrocitos es mayor que en los neonatos a término. Cuando la capacidad de conjugación de la bilirrubina hepática alcanza los niveles adultos, unas 2 semanas después del nacimiento (la ligandina tarda algo más), las concentraciones séricas de bilirrubina disminuyen rápidamente hasta alcanzar los valores normales de los adultos. La absorción de la luz por la bilirrubina no conjugada genera isómeros de bilirrubina hidrosolubles. ***Por este motivo, la fototerapia es el tratamiento de rutina actual de la ictericia neonatal.***

La incompatibilidad en el grupo sanguíneo materno-fetales puede provocar una **eritroblastosis fetal** (*v.* cap. 6), en la que se produce una sobreproducción exagerada de bilirrubina en el feto secundaria a hemólisis de causa inmunitaria. Los neonatos con eritroblastosis fetal muestran un aumento de la bilirrubina en la sangre del cordón umbilical. Sin embargo, la ictericia solo adquiere gravedad después del nacimiento, debido a que el hígado de la madre ya no puede compensar la inmadurez del hígado del neonato.

La colestasis refleja una obstrucción biliar extra o intrahepática

Desde el punto de vista funcional, la colestasis se debe a una disminución del flujo de bilis a través de los conductillos y de la secreción de agua, bilirrubina y ácidos biliares por los hepatocitos. El diagnóstico clínico se hace con relación a la acumulación de sustancias en la sangre que, en condiciones normales, son transferidas a la bilis, incluidos bilirrubina, colesterol y ácidos biliares, así como la presencia de un aumento de la actividad de ciertas enzimas,

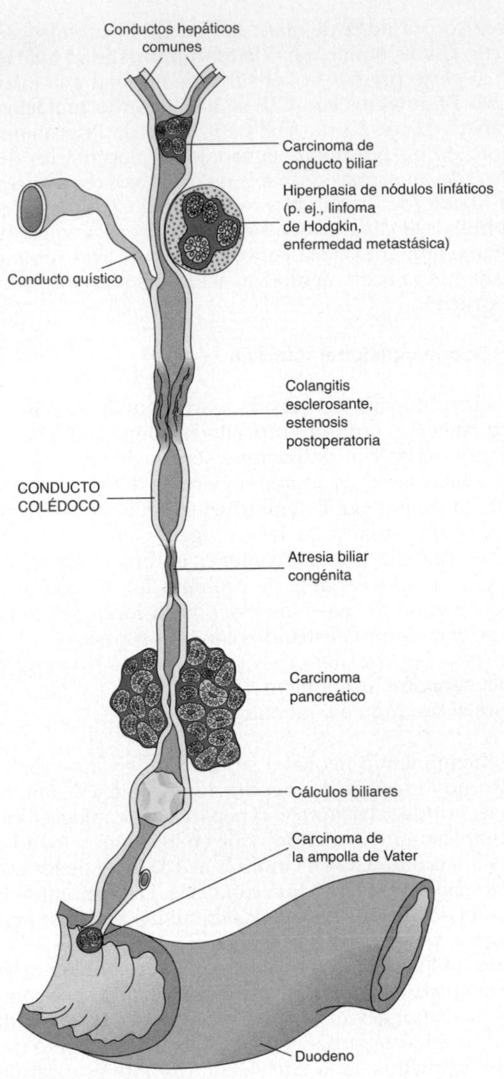

FIGURA 14-7. Causas principales de obstrucción biliar extrahepática.

característicamente la fosfatasa alcalina. La colestasis secundaria debida a enfermedad hepática intrínseca se denomina **colestasis intrahepática** (fig. 14-5), mientras que la causada por la obstrucción de las grandes vías biliares es la **colestasis extrahepática**. ***En cualquier caso, la colestasis es causada por una anomalía en el transporte de la bilis a través de la membrana canalicular.***

La incapacidad de excreción de los ácidos biliares dentro de los conductillos provoca un aumento de la concentración en suero y del ácido biliar hepatocelular. Los ácidos biliares dañan las células por su acción detergente y por activación directa de la apoptosis. Estas moléculas hidrófobas son potentes hepatotoxinas, y su acumulación dentro de los hepatocitos causa un daño importante al hígado que puede evolucionar a cirrosis acompañada de colestasis. La elevación de los ácidos biliares en suero es una causa probable del **prurito intenso**.

El sistema biliar extrahepático puede estar obstruido por diferentes tipos de lesiones. Entre estas pueden mencionarse cálculos que obstruyen el conducto colédoco, cáncer del conducto biliar o de los tejidos circundantes (páncreas o ampolla de Vater), compresión externa por un nódulo linfático aumentado de tamaño por una neoplasia que afecta el hilio hepático (como sucede en el linfoma), estructuras benignas (cicatrices postoperatorias o colangitis esclerosante primaria [CEP]) y atresia biliar congénita (fig. 14-7).

FISIOPATOLOGÍA: la secreción de la bilis dentro de los conductillos y su transporte hacia el sistema colector biliar dependen de *(1)* las características funcionales y estructurales de las microvellosidades canaliculares, *(2)* la permeabilidad de las membranas plasmáticas canaliculares, *(3)* los sistemas contráctiles intracelulares alrededor de los conductillos (microfilamentos, microtúbulos) y *(4)* las interacciones de los ácidos biliares con el aparato secretor.

El fundamento bioquímico de la colestasis no está claro, pero se han descrito diversas anomalías en la formación y el transporte de la bilis. En el caso de la obstrucción biliar extrahepática, los efectos comienzan con un aumento de la presión dentro de las vías biliares. Sin embargo, en una etapa temprana, la bioquímica y la morfología canaliculares son similares a las de la colestasis intrahepática, incluido el aspecto centrolobulillar inicial de los cilindros biliares en los conductillos (fig. 14-8).

La presencia constante de componentes biliares en la sangre de los individuos con colestasis implica regurgitación de bilirrubina conjugada por los hepatocitos hacia la circulación sanguínea. La eliminación hepática de bilirrubina no conjugada en la colestasis es normal. Aun en caso de que haya obstrucción total de las vías biliares, la bilirrubina en suero aumenta a solo entre 30-35 mg/dL debido a que la excreción renal de bilirrubina evita su acumulación.

Tanto la colestasis intrahepática como extrahepática se caracterizan por pigmento biliar en una localización centrolobulillar. En condiciones normales, la secreción de líquido en la bilis canalicular tiene dos componentes: uno que depende de la secreción de ácidos biliares y otro que no. Dado que los hepatocitos periportales secretan la mayor parte de los ácidos biliares, el contenido de líquido en la zona periportal de los conductillos excede el de la zona central, con lo que se mantiene la bilirrubina en solución. Además, los propios ácidos biliares actúan como detergentes en el intestino y ayudan a solubilizar los acúmulos de bilirrubina en las regiones periportales. Asimismo, la mayor actividad de las oxidasas microsómicas de función mixta en la zona central predispone a los hepatocitos centrales al daño por una variedad de medicamentos y toxinas. Este efecto favorece el depósito de bilis en las regiones centrolobulillares en las enfermedades colestásica.

Se han propuesto varios mecanismos de la colestasis.

DAÑO A LA MEMBRANA PLASMÁTICA CANALICULAR: la membrana plasmática canalicular es el lugar de secreción de

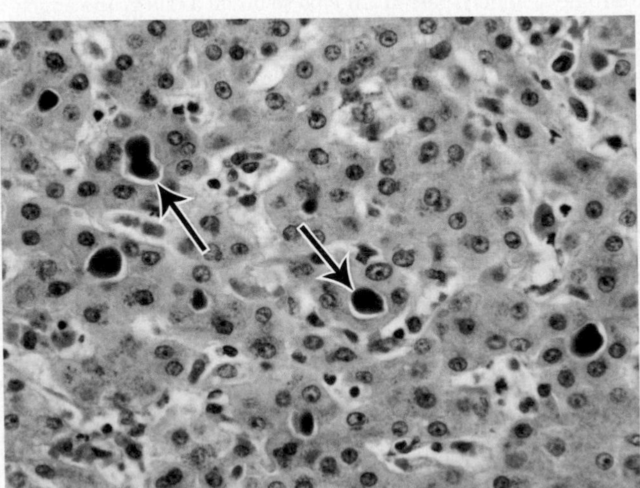

FIGURA 14-8. Estasis biliar. Microfotografía del hígado de un paciente con colestasis inducida por medicamentos en la que se observan importantes tapones biliares en los conductillos biliares dilatados *(flechas)*. En ausencia de inflamación (como se observa aquí), esta lesión podría denominarse «colestasis pura».

sodio (y, por tanto, de líquido) hacia la bilis. Además, esta membrana participa en la secreción de ácidos biliares y bilirrubina. La secreción de agua es controlada por la ATPasa-Na^+/K^+ presente en la membrana canalicular. Las alteraciones en la membrana canalicular por diversos medicamentos y otros agentes capaces de alterar su estructura inhiben la ATPasa-Na^+/K^+, lo que disminuye el flujo de bilis o produce alteraciones morfológicas.

ALTERACIÓN DE LAS PROPIEDADES CONTRÁCTILES DEL CONDUCTILLO: la bilis se desplaza a lo largo de los conductillos por la actividad contráctil de tipo peristáltico de los hepatocitos. Los agentes que interfieren con los microfilamentos de actina pericanalicular (p. ej., citocalasina faloidina) inhiben este proceso peristáltico y pueden ocasionar colestasis.

ALTERACIONES EN LA PERMEABILIDAD DE LA MEMBRANA CANALICULAR: se ha sugerido que ciertos medicamentos y sustancias que producen colestasis, incluyendo los estrógenos y el taurolitocolato (TLC), permiten la difusión retrógrada de los componentes biliares al hacer las membranas canaliculares más permeables o «con goteras».

ANATOMOPATOLOGÍA: *la colestasis se caracteriza por la presencia de pigmento biliar de color pardo dentro de los conductillos dilatados y en los hepatocitos* (figs. 14-8 a 14-10). Los conductillos están dilatados. Por microscopía electrónica, las microvellosidades se observan aplanadas y en cantidades inferiores, o incluso ausentes. La bilis se acumula en los hepatocitos en lisosomas de gran tamaño repletos de bilis. Cuando la colestasis persiste, aparecen alteraciones morfológicas secundarias. La presencia de hepatocitos necróticos es quizá reflejo de la toxicidad de la bilis intracelular excesiva. Los macrófagos intrasinusoidales y las células de Kupffer contienen pigmento biliar y restos celulares. Mientras que la colestasis temprana se limita casi por completo a la zona central, la colestasis crónica también se caracteriza por cilindros biliares en la periferia de los lobulillos.

En la **obstrucción biliar extrahepática**, el hígado se inflama y se tiñe de bilis. La obstrucción prolongada inhibe la secreción de bilis, lo que hace que esta se vuelva casi incolora «bilis blanca»). El hígado, sin embargo, sigue manteniendo una coloración verde. Al principio, la colestasis centrolobulillar se acompaña de edema en los espacios portales, que evoluciona a infiltrados mononucleares portales a medida que la obstrucción persiste.

Hay proliferación de conductillos biliares tortuosos y distendidos, que atraen neutrófilos (fig. 14-9). Los hepatocitos dañados con gran cantidad de bilis muestran *(1)* edema hidrópico, *(2)* impregnación difusa con pigmento biliar y *(3)* aspecto reticulado. Esta tríada se denomina **degeneración plumosa** (fig. 14-10). La colestasis puede extenderse hacia la periferia del lobulillo. Los conductillos biliares dilatados pueden romperse, lo que da lugar a **lagunas biliares** (fig. 14-11), depósitos focales de color amarillo dorado rodeados de hepatocitos en degeneración. La infección de las vías biliares obstruidos a menudo conduce a colangitis supurativa superpuesta, pus intraluminal e incluso abscesos intrahepáticos. En el interior de las vías y conductillos biliares, la concentración biliar puede ser muy abundante.

Con el tiempo, los espacios portales aumentan de tamaño y se vuelven fibróticos (fig. 14-12). Si la obstrucción biliar extrahepática no se trata, los tabiques acaban extendiéndose entre los espacios portales de los lóbulos contiguos para formar la **cirrosis micronodular** (*v.* más adelante).

CARACTERÍSTICAS CLÍNICAS: sea cual sea la causa, la colestasis suele presentarse con ictericia. El prurito es frecuente y puede ser grave e intratable. Puede deberse al depósito de ácidos biliares en la piel, pero también pueden intervenir otros componentes biliares. El colesterol se acumula en la piel en forma de xantomas. La malabsorción puede desarrollarse en casos de colestasis de larga evolución (*v.* cap. 32, en línea).

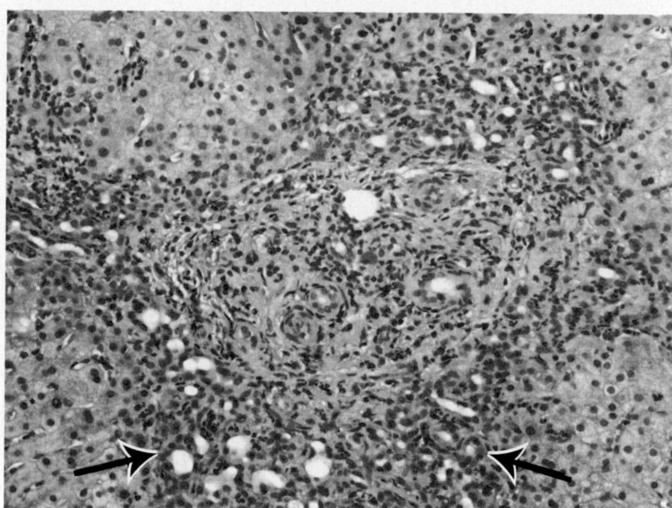

FIGURA 14-9. Obstrucción biliar extrahepática. El espacio portal se encuentra extendido por reacción ductular (*flechas*) e inflamación aguda y crónica.

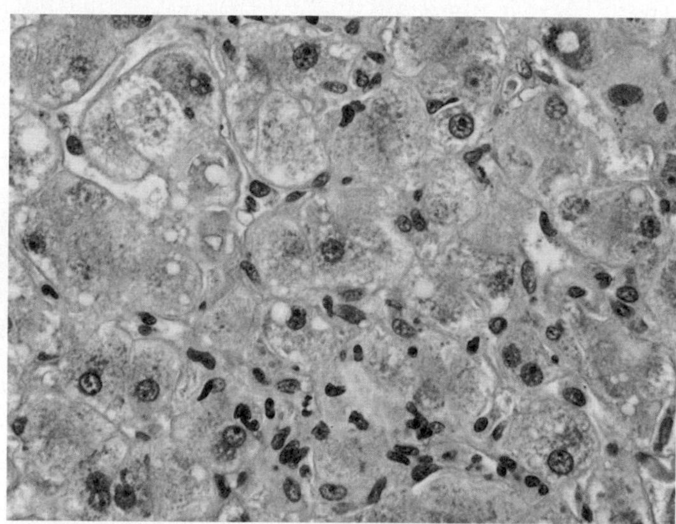

FIGURA 14-10. Colestasis. Los hepatocitos se observan edematosos y con pigmento biliar en el citoplasma (degeneración plumosa).

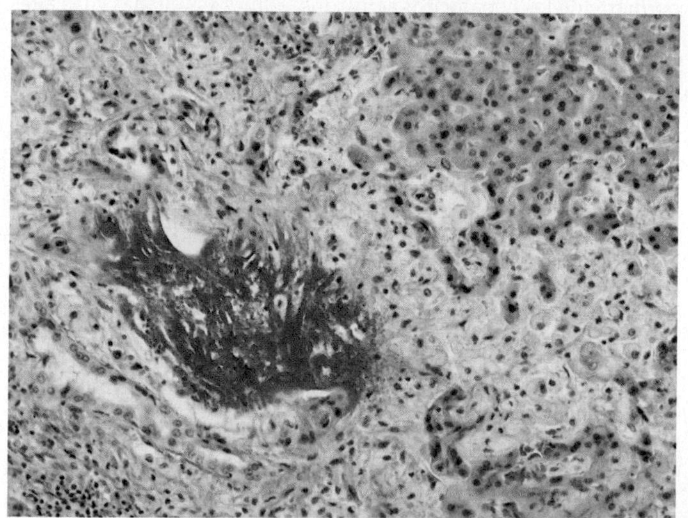

FIGURA 14-11. Infarto biliar (lagunas biliares). Hígado de un paciente con obstrucción biliar extrahepática, en el que se observa una zona de necrosis (hepatocitos de apariencia pálida) y acumulación de bilis extravasada.

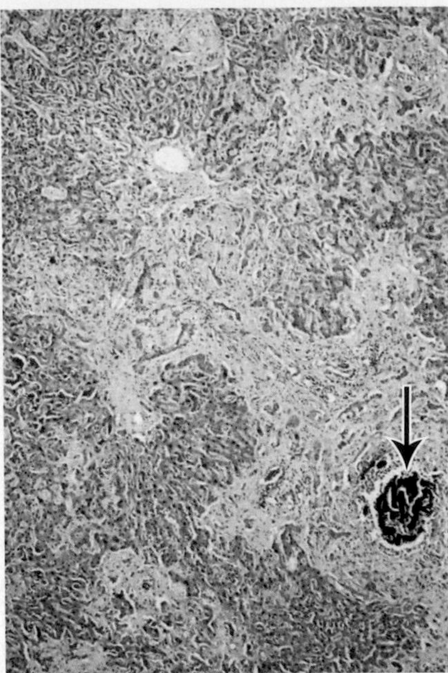

FIGURA 14-12. Cirrosis biliar secundaria. Microfotografía del hígado de un paciente con carcinoma del páncreas que obstruía el conducto colédoco. Un tabique fibroso irregular se extiende desde los espacios portales ensanchados que contienen conductillos biliares intralobulillares dilatados que se encuentran ocupados por un cúmulo biliar denso *(flecha)*. La proliferación de vías biliares (reacción ductular) se observa dentro del tabique.

CIRROSIS

La cirrosis es la destrucción o reemplazo de la arquitectura normal del hígado por nódulos regenerativos de hepatocitos, rodeados por bandas gruesas de tejido conjuntivo. Este patrón resulta siempre de una necrosis persistente de hepatocitos. Los casos avanzados de cirrosis tienden a tener un aspecto similar, y a menudo la causa ya no puede determinarse solo por el examen morfológico. En cambio, en los estadios más tempranos, pueden evidenciarse rasgos característicos de un mecanismo patógeno causal. Por ejemplo, la presencia de esteatosis (grasa en el citoplasma de los hepatocitos) y cuerpos hialinos de Mallory-Denck son característicos de la hepatopatía alcohólica, mientras que la inflamación crónica y la hepatitis de interfase (inflamación y necrosis de los hepatocitos que se encuentran en la interfaz adyacente a los espacios portales) son prominentes en la hepatitis crónica. La patogenia de la cirrosis implica la muerte y regeneración de los hepatocitos, el depósito de matriz extracelular por parte de los hepatocitos activados, células estrelladas y las alteraciones resultantes de la arquitectura hepática vascular.

Se han aplicado muchos términos a las distintas formas de cirrosis, que rivalizan con las diversas etiologías atribuidas a la hepatopatía crónica, pero existen algunos patrones identificables. En un extremo de este espectro, por lo general en una etapa temprana de la evolución de la cirrosis, se encuentra el **tipo micronodular** (fig. 14-13), caracterizado por la presencia de nódulos pequeños, uniformes y separados por una delgada capa fibrosa. Por otro lado, por lo general en la etapa tardía de la enfermedad, se encuentra la **cirrosis macronodular** (fig. 14-14). Este patrón se caracteriza por la formación de nódulos irregulares, gruesos, que en el análisis histológico se ven como grandes nódulos de diferente tamaño y forma rodeados por bandas de tejido conjuntivo. ***Entre estos extremos se encuentran muchos casos con características de ambos tipos. En la práctica, los diferentes aspectos de la cirrosis son menos importantes que sus etiologías.***

La cirrosis siempre ha sido considerada irreversible, aunque la reabsorción de colágeno y la remodelación hepática pueden tener lugar después de años o incluso décadas de que la causa de la cirrosis haya desaparecido. Sin embargo, a pesar de la mejoría funcional y estructural del hígado cirrótico, es poco probable que pueda producirse una regresión completa, y la hipertensión portal puede persistir.

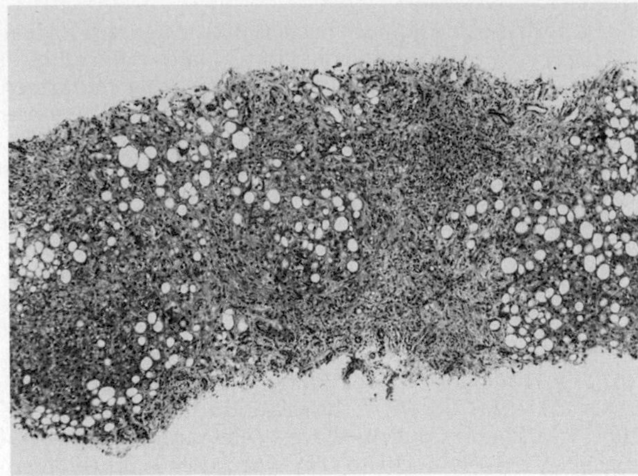

FIGURA 14-13. Cirrosis micronodular. Hígado cirrótico de un paciente con alcoholismo crónico. Obsérvense los pequeños nódulos regenerativos formados por parénquima y con esteatosis, rodeados de tejido fibroso teñido de azul.

CIRROSIS MICRONODULAR: esta forma de enfermedad hepática se denominó con anterioridad **cirrosis de Laennec**, en honor al médico francés de principios del siglo XIX que la describió con detalle por primera vez (también inventó el estetoscopio). Los nódulos de la cirrosis micronodular suelen ser menores de 3 mm, apenas más grandes que un lobulillo (fig. 14-13). Los micronódulos no tienen las características propias de la arquitectura lobulillar en la forma de los espacios portales o vénulas centrales. Los nódulos están separados por tabiques fibrosos delgado. Sin embargo, el colapso irregular por la necrosis del parénquima hepático puede desarrollar tabiques más gruesos. ***La causa típica de cirrosis micronodular es el daño por alcohol, pero hay otras posibles etiologías.***

CIRROSIS MACRONODULAR: está asociada clásicamente con hepatitis crónica. Los gruesos tabiques de tejido conjuntivo (fig. 14-14) muestra elementos previamente existentes en los espacios portales, células inflamatorias mononucleares y proliferación de conductillos biliares. La cirrosis micronodular puede transformarse a un patrón macronodular por regeneración continua y expansión de los nódulos existentes, en especial en alcohólicos que dejan de beber.

Las enfermedades relacionadas con la cirrosis se enumeran en la tabla 14-1. Tienen poco en común, salvo que todas conllevan necrosis continua de hepatocitos. La mayoría de los casos de cirrosis son atribuibles al alcoholismo y a la hepatitis viral crónica. Pero en el 15% de los casos, la etiología sigue sin conocerse. Estos casos se denominan **cirrosis criptógenas**. En la actualidad se considera que la esteatohepatitis no alcohólica (EHNA) representa una proporción significativa de las cirrosis criptógenas.

INSUFICIENCIA HEPÁTICA

La insuficiencia hepática es el síndrome clínico que se presenta cuando la masa de hepatocitos o su función no pueden mantener las actividades vitales propias del hígado.

La insuficiencia hepática se puede desarrollar en forma aguda, sobre todo después de hepatitis viral o daño hepático tóxico. Por el contrario, las enfermedades hepáticas crónicas, como la hepatitis viral crónica o la cirrosis, tienen un inicio lento que desemboca en la insuficiencia hepática. A pesar de los avances en el tratamiento de mantenimiento, que han mejorado la supervivencia de la insuficiencia hepática aguda, la mortalidad por esta situación supera el 50%. Las consecuencias de la insuficiencia hepática se describen en la figura 14-15.

La ictericia se debe a una eliminación inadecuada de la bilirrubina por el hígado

La hiperbilirrubinemia que acompaña a la insuficiencia hepática es en su mayor parte conjugada, aunque la bilirrubina no conjugada también tiende a aumentar. En ocasiones, el aumento en la elimina-

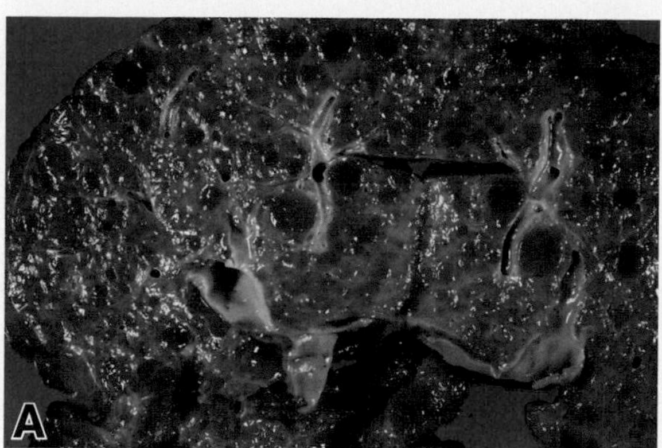

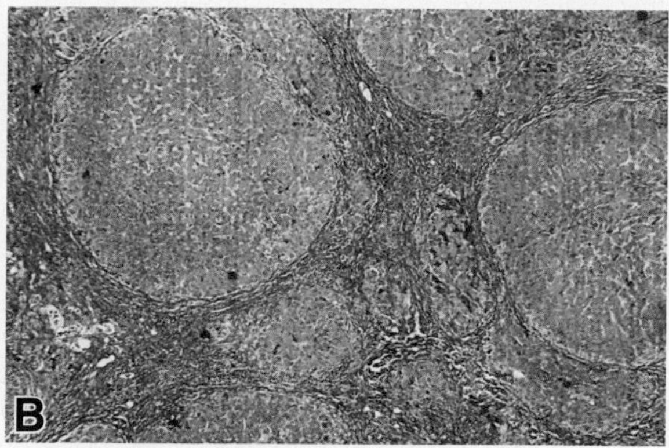

FIGURA 14-14. Cirrosis macronodular. A. En la imagen el hígado se observa deformado y al corte se aprecian nódulos irregulares y tabiques de tejido conjuntivo de diferente grosor. **B.** Microfotografía (tricrómico de masson) que muestra nódulos de parénquima hepático de diferentes tamaños, rodeados por bandas gruesas de tejido conjuntivo.

ción de eritrocitos puede incrementar la bilirrubina no conjugada, lo que agrava la ictericia.

El efecto de la insuficiencia hepática en el SNC es la encefalopatía hepática

Las alteraciones en el estado mental son comunes en los pacientes con insuficiencia hepática e hipertensión portal (*v.* más adelante).

FISIOPATOLOGÍA: no hay un factor único que explique el síndrome clínico de encefalopatía hepática. Debido a la disfunción de los hepatocitos o la existencia de derivaciones vasculares estructurales o funcionales, estos compuestos escapan de los mecanismos de desintoxicación hepáticos. Este último mecanismo es particularmente evidente después de la cirugía reconstructiva por anastomosis portosistémica (vena porta con vena cava inferior o su equivalente) para aliviar la hipertensión portal (*v.* más adelante). Por consiguiente, el término **encefalopatía portosistémica** se emplea para describir la encefalopatía posderivación.

AMONÍACO: la encefalopatía hepática se caracteriza por un aumento de las concentraciones sanguíneas y cerebrales de amoníaco. La mayor parte del amoníaco del organismo procede de los alimentos, de la digestión de las proteínas en el intestino delgado y del catabolismo bacteriano de las proteínas alimentarias y de la urea secretada en el intestino. El amoníaco se produce en el intestino delgado por la desaminación de la glutamina por la glutaminasa, una enzima que es más activa en la cirrosis que en condiciones normales. La metabolización del amoníaco es llevada a cabo por el hígado. Sin embargo, en los pacientes con insuficiencia hepática aguda o cirrosis, con una masa reducida de hepatocitos o con derivaciones portosistémicas, respectivamente, una mayor cantidad de amoníaco se escapa hacia la circulación sistémica.

El amoníaco tiene varios efectos nocivos. El cerebro lo elimina utilizándolo como sustrato para sintetizar glutamato y glutamina. Las cantidades excesivas de estas moléculas pueden alterar la neurotransmisión y la osmolaridad cerebral. Sin embargo, la correlación entre la concentración sanguínea de amoníaco y la gravedad de la encefalopatía hepática es imprecisa, por lo que solo se tiene un conocimiento parcial del efecto neurotóxico del amoníaco.

ÁCIDO γ-AMINOBUTÍRICO: la inhibición neuronal, mediada por el complejo de receptores de ácido γ-aminobutírico (GABA) y benzodiazepinas, se acentúa en la encefalopatía hepática por el aumento de las concentraciones de moléculas similares a las benzodiazepinas.

OTRAS SUSTANCIAS: otros compuestos que pueden contribuir a encefalopatía hepática son los **mercaptanos**, procedentes de la descomposición de los aminoácidos que contienen azufre en el colon. El olor característico del aliento de los pacientes con insuficiencia hepática, denominado **aliento hepático**, es el reflejo de estos mercaptanos en la saliva. Las concentraciones sanguíneas de aminoácidos aromáticos también están aumentadas en la insuficiencia hepática. Dificultan la síntesis de neurotransmisores normales, como la noradrenalina, pero aumentan la producción de **falsos neurotransmisores** (p. ej., octopamina). También se ha propuesto un efecto tóxico de los **fenoles** y los **ácidos grasos de cadena corta** sobre el cerebro. Por último, en los pacientes con insuficiencia hepática puede haber una alteración de la barrera hematoencefálica.

TABLA 14-1
PRINCIPALES CAUSAS DE CIRROSIS

Hepatopatía alcohólica	
Esteatosis hepática no alcohólica	
Hepatitis crónica	
Hepatitis crónica viral	
Hepatitis autoinmunitaria	
Inducida por medicamentos	
Enfermedad biliar	
Obstrucción biliar extrahepática	
Cirrosis biliar primaria	
Colangitis esclerosante	
Enfermedad metabólica	
Hemocromatosis	Enfermedad por acumulación de glucógeno
Enfermedad de Wilson	Intolerancia hereditaria a la fructosa
Deficiencia de α_1-antitripsina	Enfermedades hereditarias por almacenamiento
Tirosinemia	Galactosemia
Criptógena	

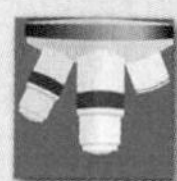

ANATOMOPATOLOGÍA: el edema cerebral es la principal causa de muerte en la mayoría de los pacientes con insuficiencia hepática aguda. Con frecuencia se acompaña de hernia cerebelosa y de uncus. Este edema es una lesión específica que se asocia al coma hepático, aunque el mecanismo preciso por el cual se produce aún se desconoce.

Los cerebros de los pacientes que murieron por enfermedad hepática crónica y coma hepático muestran cambios sorprendentes en los astrocitos. Denominados **astrocitos Alzheimer de tipo II** (*v.* cap. 22), estas células están aumentadas en número y tamaño y muestran agrandamiento e inclusiones nucleares. Las capas profundas de la corteza cerebral y la sustancia blanca subcortical, los ganglios basales y el cerebelo muestran necrosis laminar y un aspecto espongiforme.

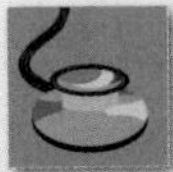

CARACTERÍSTICAS CLÍNICAS: la encefalopatía hepática evoluciona por cuatro etapas:

- **Etapa I:** alteraciones del sueño, irritabilidad y cambios de personalidad
- **Etapa II**: letargo y desorientación
- **Estadio III**: somnolencia profunda
- **Estadio IV**: coma

El desarrollo de esta secuencia puede requerir muchos meses, o puede evolucionar en días o semanas en casos de insuficiencia hepática aguda. Los síntomas neurológicos asociados incluyen *(1)* temblor fino de las manos, o **asterixis**, y reflejos hiperactivos en los estadios iniciales; *(2)* respuesta tardía de los extensores de los dedos del pie (reflejo de Babinski); y *(3)* postura de descerebración en estadios terminales. Las medidas de apoyo intensivas pueden ser beneficiosas al principio de la encefalopatía hepática, pero los pacientes con encefalopatía en estadios III y IV suelen requerir trasplante hepático.

El tratamiento de la encefalopatía hepática depende de la eliminación de la enfermedad hepática subyacente y de la reducción de las concentraciones de amoníaco. Para esto último se requieren laxantes (para eliminar las proteínas del intestino, el sustrato para la formación de amoníaco), antibióticos no absorbibles (para reducir las bacterias productoras de ureasa que producen amoníaco) y la corrección de otras fuentes de producción de amoníaco, incluidas infecciones y alteraciones electrolíticas.

Los defectos de la coagulación suelen provocar hemorragias

En la insuficiencia hepática, el deterioro de la síntesis de los factores de coagulación y la trombocitopenia conducen a una alteración de la hemostasia. Hay una reducción de los factores de coagulación (fibrinógeno, protrombina y factores V, VII, IX y X), lo que refleja una alteración generalizada de la síntesis de proteínas por el hígado.

La **trombocitopenia** ($<80\,000/\mu L$) es frecuente en la insuficiencia hepática, al igual que los defectos cualitativos de la función plaquetaria. El hiperesplenismo, la depresión de la médula ósea y la pérdida de plaquetas por **coagulación intravascular diseminada** (CID) provocan una disminución de las plaquetas circulantes.

La CID es frecuente en la insuficiencia hepática. Puede deberse a necrosis de los hepatocitos, activación del factor XII (factor de Hageman; *v.* cap. 4) por la endotoxina, o eliminación hepática inadecuada de los factores de coagulación activados a partir de la circulación.

La hipoalbuminemia complica la insuficiencia hepática

El deterioro de la síntesis de albúmina hepática provoca hipoalbuminemia. Este es un factor importante en la patogenia del edema que a menudo complica la enfermedad hepática crónica.

La insuficiencia hepática provoca desequilibrios en la hormona esteroidea

El **hiperestrogenismo** en la insuficiencia hepática crónica en el hombre conduce a **ginecomastia**, apariencia corporal femenina y distribución ginecoide del vello púbico (vello púbico femenino). Las manifestaciones vasculares del hiperestrogenismo son frecuentes e incluyen **telangiectasias** en el territorio de drenaje de la vena cava superior (porción superior del tronco y cara) y **eritema palmar**.

La **feminización** se atribuye al menor catabolismo hepático de los estrógenos y una débil actividad andrógena. Los andrógenos débiles (androstenodiona y deshidroepiandrosterona) son convertidos a estrógenos en los tejidos periféricos, de manera que aumenta la circulación de estrógenos circulantes. La presencia de derivaciones extrahepáticas portosistémicas secundarias a hipertensión portal en la cirrosis propicia que estas hormonas eviten el paso por el hígado.

Los hombres con hepatopatía alcohólica tienen más probabilidades de feminización que los que padecen insuficiencia hepática por otras causas, y por lo general es más grave. Los hombres con alcoholismo crónico también presentan hipogonadismo, con atrofia testicular, impotencia y disminución de la libido. Las mujeres con alcoholismo también presentan insuficiencia gonadal con presencia de oligomenorrea, amenorrea, esterilidad, atrofia ovárica y pérdida de caracteres sexuales secundarios. Estos efectos en ambos sexos se deben a la toxicidad directa del alcohol en la función gonadal y son independientes de la insuficiencia hepática crónica.

HIPERTENSIÓN PORTAL

Originada en la unión de la vena mesentérica superior con la vena esplénica, la vena porta hepática transporta el drenaje venoso principal del aparato digestivo, el páncreas y el bazo hacia el hígado. Desplaza dos terceras partes del flujo sanguíneo hepático, pero le corresponde menos de la mitad del suministro total de oxígeno, dado que el restante es proporcionado por la arteria hepática. ***La hipertensión portal se define tanto por un aumento absoluto en la fracción venosa portal, por lo general superior a 8 mm Hg como por un aumento en el gradiente de presión entre la vena porta y la vena hepática de 5 mm Hg o mayor***. La hipertensión portal se debe a obstrucción del flujo sanguíneo en alguna parte del circuito portal. El aumento de la presión portal causa abertura de los **canales colaterales portosistémicos**, hemorragia de varices gastroesofágicas, ascitis, esplenomegalia e insuficiencia renal y pulmonar (fig. 14-15).

La presencia de hipertensión portal se establece con mayor precisión mediante medición directa de la presión venosa hepática: se coloca un catéter con un globo en la punta dentro de la vena yugular interna para hacer un desplazamiento hasta la vena hepática terminal. Colocado en esta posición, se mide la **presión libre de la vena hepática** (PLVH). La **presión en cuña de la vena hepática** (PCVH) se determina después de inflar el globo. La PCVH es una medición indirecta de la presión venosa portal. La diferencia entre la PCVH y la PLVH es el **gradiente de presión venosa hepática** (GPVH); es decir, PCVH – PLVH = GPVH.

El aumento en la resistencia al flujo de salida de la sangre de la circulación portal es la base para el diagnóstico de hipertensión portal (fig. 14-16). El aumento en la resistencia puede originarse en una de las tres áreas siguientes:

1. **Sinusoidal (intrahepática)**: el daño de los sinusoides produce hipertensión portal sinusoidal o intrahepática. En los países occidentales la cirrosis es la causa más habitual de hipertensión portal intrahepática y, de hecho, la causa más frecuente de hipertensión portal en cualquier forma. En la cirrosis la fibrosis produce obstrucción de los sinusoides intrahepáticos, lo cual, de hecho, impide el flujo de entrada de la sangre hacia el sistema portal. El resultado es un aumento de la presión dentro de la vena porta, en relación con la vena hepática. En la hipertensión portal sinusoidal, la diferencia de presión entre la PCVH y PLVH (GPVH) por lo general es de 5 mm Hg o mayor.
2. **Presinusoidal**: la resistencia al flujo sanguíneo en la vena porta extrahepática o en las venas o vénulas portales intrahepáticas (p. ej., por obstrucción debida a trombos) se conoce como **hipertensión portal presinusoidal**. Si el lugar de resistencia se encuentra dentro de las vénulas portales (es decir, dentro del hígado), la GPVH puede estar aumentada. Sin embargo, si el punto de resistencia es más distal, de manera que permite una zona de presión normal en el sistema de la vena porta, entre la obstrucción y los sinusoides, la GPVH puede ser normal.
3. **Postsinusoidal**: si el lugar de resistencia se encuentra en venas, vénulas hepáticas o en la circulación cardíaca, se trata entonces de **hipertensión portal postsinusoidal**. Estos casos se pueden originar por obstrucción de las venas hepáticas, como en el

INSUFICIENCIA DEL PARÉNQUIMA HEPÁTICO
TRASTORNOS ENDOCRINOS
HIPERTENSIÓN PORTAL
Encefalopatía hepática
Ictericia
Coagulopatía
Ginecomastia
Hipoalbuminemia
Hipertensión portal
Telangiectasias (arañas vasculares)
Distribución ginecoide del vello púbico
Atrofia testicular
Encefalopatía portosistémica
Hemorragia de varices gastroesofágicas
Derivaciones vasculares pulmonares (↓ Saturación de O_2)
Esplenomegalia, hiperesplenismo
Insuficiencia renal (síndrome hepatorrenal)
Ascitis
A
B
C

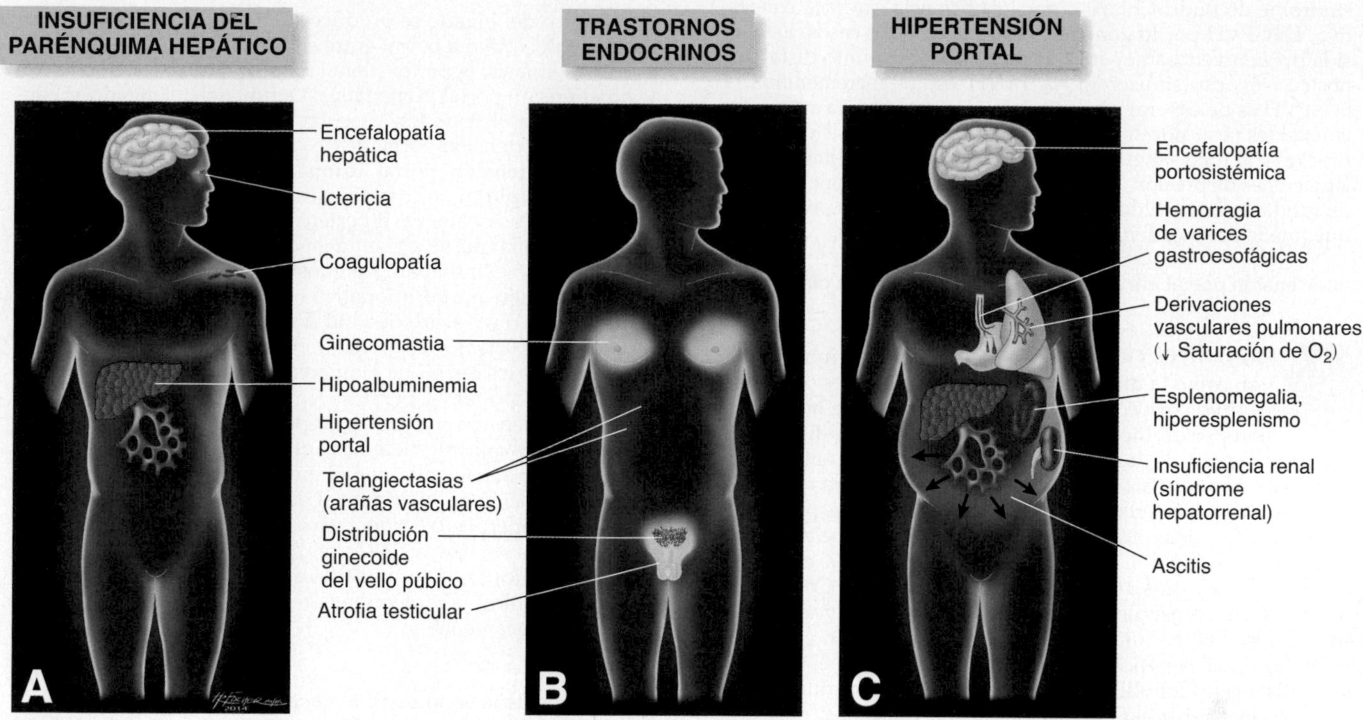

FIGURA 14-15. Complicaciones de la cirrosis y la insuficiencia hepática. Característica clínicas relacionadas con **A) insuficiencia del parénquima hepático; B) trastornos endocrinos,** y **C) hipertensión portal.** Hay una importante superposición entre las características clínicas en relación con su patogenia.

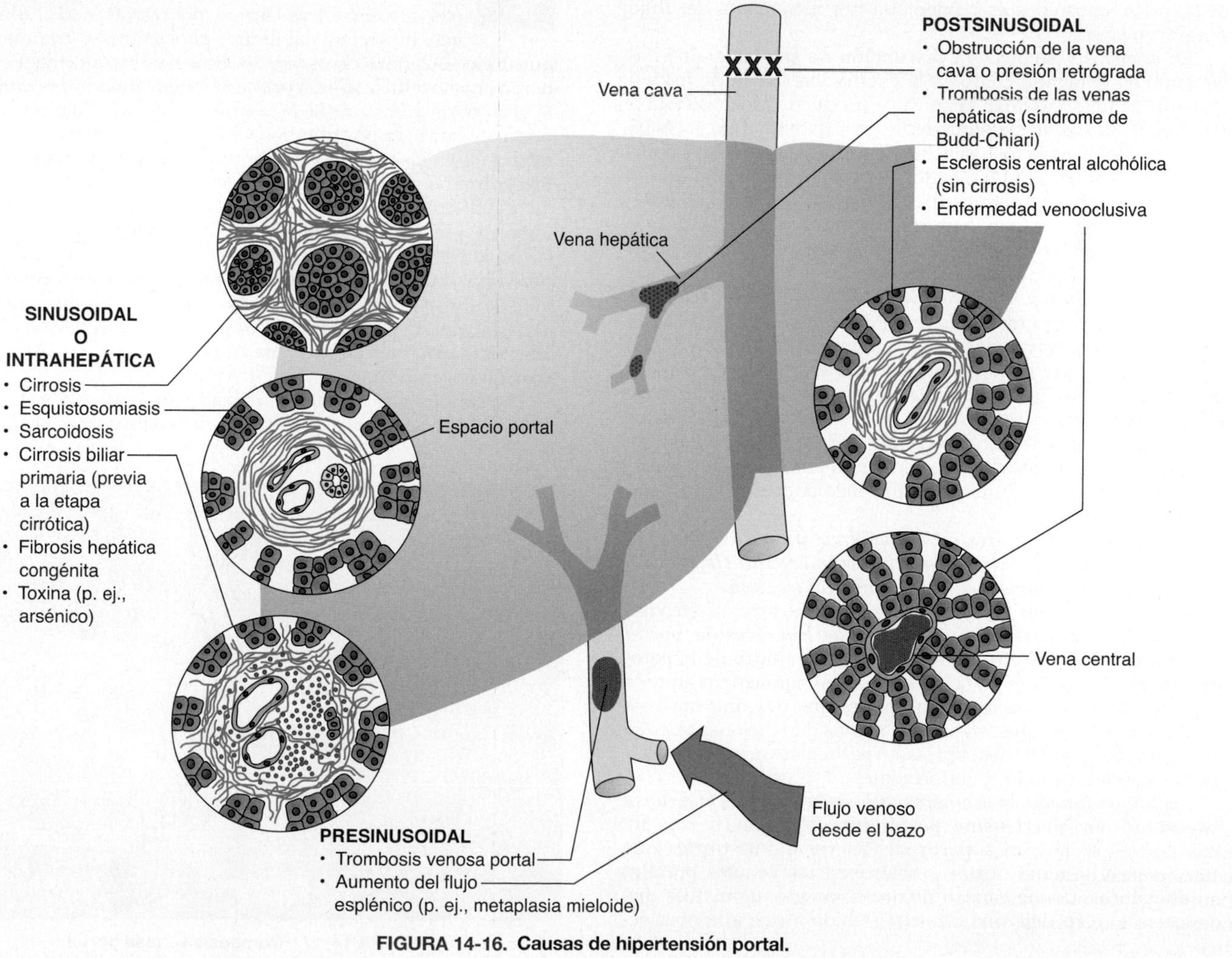

POSTSINUSOIDAL
• Obstrucción de la vena cava o presión retrógrada
• Trombosis de las venas hepáticas (síndrome de Budd-Chiari)
• Esclerosis central alcohólica (sin cirrosis)
• Enfermedad venooclusiva
XXX
Vena cava
Vena hepática
SINUSOIDAL O INTRAHEPÁTICA
• Cirrosis
• Esquistosomiasis
• Sarcoidosis
• Cirrosis biliar primaria (previa a la etapa cirrótica)
• Fibrosis hepática congénita
• Toxina (p. ej., arsénico)
Espacio portal
Vena central
Flujo venoso desde el bazo
PRESINUSOIDAL
• Trombosis venosa portal
• Aumento del flujo esplénico (p. ej., metaplasia mieloide)

FIGURA 14-16. Causas de hipertensión portal.

síndrome de Budd-Chiari, o por insuficiencia cardíaca congestiva. La GPVH por lo general es normal en estos casos. Esto es, si la presión venosa hepática es medida en un punto distal a la obstrucción postsinusoidal, la PLVH estará incrementada, y la GPVH es de esperar que sea normal, en la medida en que los sinusoides sean normales y no tengan ninguna resistencia significativa al flujo sanguíneo dentro del hígado. Sin embargo, en situaciones de presión alta constante debida a resistencia al flujo de salida, los sinusoides pueden presentar un daño progresivo, que puede desencadenar un aumento de la GPVH.

La hipertensión portal intrahepática suele deberse a la cirrosis

FISIOPATOLOGÍA: la hipertensión portal intrahepática, como la que se produce en la cirrosis, es un buen ejemplo para comprender la patogenia de la hipertensión portal. Incluso antes de que la fibrosis distorsione la arquitectura de los sinusoides, la contracción activa del músculo liso vascular y las células estrelladas inician la resistencia al flujo sanguíneo en el hígado a partir de las venas portales. El factor desencadenante de esta situación es desconocido, pero quizá tiene relación con los factores que provocan la inflamación, como la hepatitis alcohólica y la hepatitis viral. Conforme se desarrolla la fibrosis, los sinusoides presentan cada vez mayor deformación. Los nódulos regenerativos en el hígado cirrótico afectan las venas hepáticas, de manera que obstruyen el flujo de sangre distal a los lobulillos. Las pequeñas venas y vénulas portales quedan atrapadas, estenosadas y con frecuencia obstruidas por los procesos de cicatrización de los espacios portales. El flujo de sangre a través de la arteria hepática aumenta y la comunicación arteriovenosa se vuelve funcional. De esta manera, la hipertensión portal secundaria a obstrucción del flujo sanguíneo distal a los sinusoides es aumentada por incremento del flujo sanguíneo arterial.

En la cirrosis, se observa **disfunción de células endoteliales** tanto en el hígado como en la circulación sistémica, lo cual aumenta el tono vascular hepático y produce vasoconstricción intrahepática. Los factores que reducen la actividad de la eNOS son la alteración en la fosforilación de esta, la menor disponibilidad de óxido nítrico (NO) debido al estrés oxidativo, y el exceso de factores vasoconstrictores (p. ej., angiotensinógeno, endotelina y eicosanoides). Esto disminuye la producción hepática de NO. La vasoconstricción resultante aumenta la resistencia al flujo sanguíneo portal hacia el hígado.

La hipertensión portal progresiva es paralela a la vasodilatación arterial mesentérica. Es decir, para empeorar las cosas, la **vasodilatación arterial mesentérica** aumenta el flujo sanguíneo hacia la vena porta justo cuando la resistencia a la vena porta está aumentando. Esta vasodilatación se debe a un aumento de NO causado por el incremento en las fuerzas ejercidas sobre los vasos mesentéricos debido al incremento de la resistencia al flujo sanguíneo portal dentro del hígado, el aumento del factor de crecimiento endotelial vascular (VEGF) y mediadores inflamatorios como el TNF-α.

La vasodilatación arterial mesentérica provoca disfunción de la circulación sistémica, vasodilatación arterial sistémica y disminución del volumen sanguíneo arterial efectivo.

Esta disminución del volumen sanguíneo arterial efectivo provoca las manifestaciones clínicas de hipertensión portal avanzada: **ascitis, síndrome hepatorrenal y síndrome hepatopulmonar**. El aumento en la presión portal también favorece la apertura de las derivaciones vasculares que descompriman el circuito portal. Aunque esto es útil, dichas derivaciones pueden conducir a complicaciones clínicas, en particular varices hemorrágicas y encefalopatía (*v.* anteriormente).

En todo el mundo, la esquistosomiasis hepática es una causa importante de hipertensión portal intrahepática (v. cap. 9). Los huevos se liberan a partir de las venas intestinales que atraviesan el sistema portal y obstruyen las vénulas portales intrahepáticas, donde causan una reacción granulomatosa que desaparece, pero deja una cicatriz. Debido a que a la obstrucción dentro del hígado se produce principalmente antes de que la sangre del sistema portal entre en los sinusoides hepáticos, la esquistosomiasis hepática tiene una similitud funcional con la hipertensión portal prehepática. La función del hígado se conserva, pero la obstrucción vascular presinusoidal intrahepática produce hipertensión portal grave.

La hipertensión portal idiopática, también denominada hipertensión portal no cirrótica o esclerosis hepatoportal, alude a los casos ocasionales de hipertensión portal intrahepática con esplenomegalia que se presenta en ausencia de cualquier enfermedad intra o extrahepática demostrable. Las causas conocidas de hipertensión portal idiopática son la exposición crónica al cobre, arsénico y cloruro de vinil. En algunos países (Inglaterra, Japón), la hipertensión portal idiopática constituye del 15% al 35% de todos los casos que requieren cirugía para descomprimir la circulación portal.

La hipertensión portal intrahepática puede deberse a otras enfermedades que interfieren con el flujo sanguíneo a través del hígado, como son la enfermedad quística del hígado (*v.* cap. 10); la transformación nodular parcial del hígado en la región portal hepática, e hiperplasia regenerativa nodular (pequeños nódulos regenerativos sin fibrosis que comprimen el parénquima hepático intermedio), las enfermedades autoinmunitarias, los estados hipercoagulables, las infecciones recurrentes y la exposición a toxinas/medicamentos.

La trombosis de la vena porta a menudo causa hipertensión portal presinusoidal

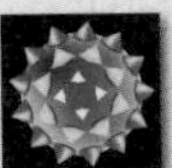

FACTORES ETIOLÓGICOS: la trombosis de la vena porta se produce con mayor frecuencia en pacientes con cirrosis. Otras causas incluyen tumores, infecciones, hipercoagulabilidad, pancreatitis y traumatismo quirúrgico. Algunos casos son de etiología desconocida. El carcinoma hepatocelular (CHC) primario puede invadir las ramas de la vena porta y obstruir la vena porta principal. Cuando la vena porta es obstruida por trombos sépticos, las bacterias pueden establecerse en las ramas intrahepáticas de la vena porta (pileflebitis supurativa) y ocasionar múltiples abscesos hepáticos.

La obstrucción de la vena porta (fig. 14-17) puede presentarse en la etapa neonatal o en la niñez temprana. En algunos casos, la sepsis del cordón umbilical es una causa importante, pero otras infecciones locales y sistémicas también pueden provocarla. En algunas ocasiones, la vena porta trombosada o la vena esplénica son reemplazadas por un cordón fibroso o canales vasculares intercalados, una situación denominada **transformación cavernosa**.

En condiciones normales el hígado ofrece poca resistencia al flujo de salida de la sangre a través de los sinusoides, de manera

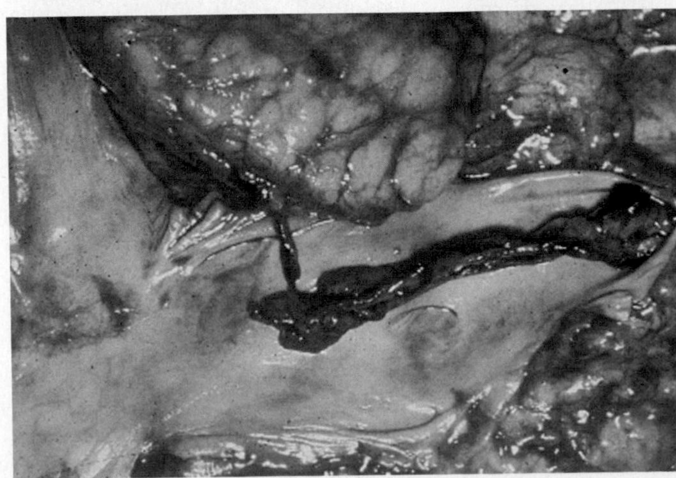

FIGURA 14-17. Trombosis venosa portal.

que puede tolerar un aumento significativo en el flujo sanguíneo sin que ello signifique un aumento secundario en la presión. Sin embargo, el aumento en el flujo venoso portal puede producir hipertensión portal prehepática en algunos casos. Las fístulas arteriovenosas (es decir, comunicaciones anómalas entre arteria y vena porta) pueden ocasionar hipertensión portal prehepática. Esto se produce por lo general por traumatismo o rotura de un aneurisma de las arterias esplénica o hepática. También puede desarrollarse en pacientes con telangiectasias hemorrágicas hereditarias (síndrome de Osler-Weber-Rendu). La esplenomegalia debida a, por ejemplo, neoplasias mieloproliferativas (*v.* cap. 14) puede ocasionar hipertensión portal. La esplenomegalia que acompaña a la cirrosis puede agravar la hipertensión portal.

La hipertensión portal postsinusoidal es una obstrucción del flujo sanguíneo más allá de los lobulillos hepáticos

Síndrome de Budd-Chiari

El **síndrome de Budd-Chiari** es una enfermedad congestiva del hígado causada por la obstrucción de las venas hepáticas y sus afluentes.

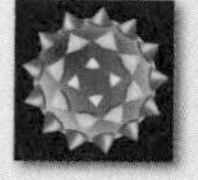

FACTORES ETIOLÓGICOS: principal causa del síndrome de Budd-Chiari es la trombosis de las venas hepáticas, que se presenta en diferentes enfermedades como la policitemia verdadera y otras enfermedades mieloproliferativas, estados de hipercoagulabilidad asociados a tumores malignos, uso de anticonceptivos orales, embarazo, infecciones bacterianas, hemoglobinuria paroxística nocturna, tumores metastásicos y primarios del hígado y traumatismo quirúrgico. En el 20% de los casos no hay una causa evidente. Los trombos se forman con mayor frecuencia en las grandes venas hepáticas, cerca del lugar de salida del hígado y en la porción intrahepática de la vena cava inferior. En regiones de África y Asia, las estructuras membranosas de causa desconocida, quizá congénitas, inhiben el flujo de la vena cava por encima de los orificios de las venas hepáticas y por lo general causan síndrome de Budd-Chiari. El aumento de la presión venosa retrógrada debido a insuficiencia cardíaca congestiva grave, estenosis tricuspídea o insuficiencia o pericarditis constrictiva pueden simular el síndrome.

La **enfermedad venooclusiva hepática** es una variante del síndrome de Budd-Chiari provocada por una obstrucción de las vénulas centrales y pequeñas ramas de las venas hepáticas. Esta enfermedad se debe con mayor frecuencia a la ingestión de alcaloides de pirrazol, tóxicos provenientes de plantas de los géneros *Crotalaria* y *Senecio*, que se utilizan como «tes medicinales». También se presentan en pacientes tratados con algunos medicamentos quimioterápicos antineoplásicos, después de radioterapia hepática y asociado con trasplante de médula ósea, posiblemente como manifestación de una enfermedad de injerto contra huésped.

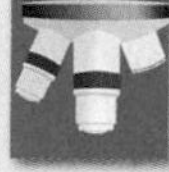

ANATOMOPATOLOGÍA: en la fase aguda de la **trombosis venosa hepática**, el hígado se observa edematoso y congestivo. Al corte se observa moteado y con áreas de hemorragia activa (fig. 14-18 A). En la fase crónica,

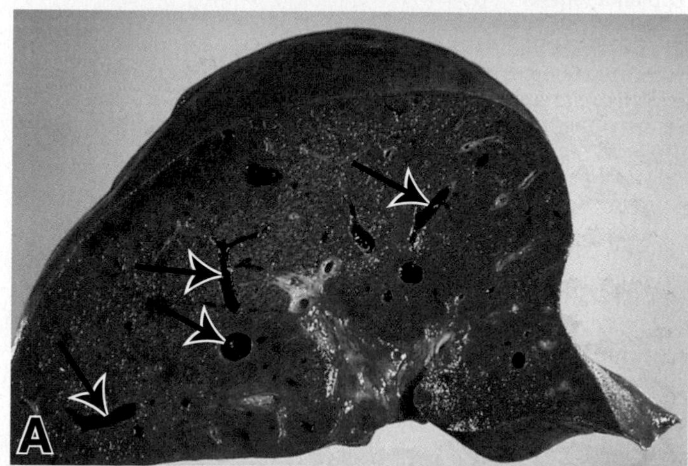

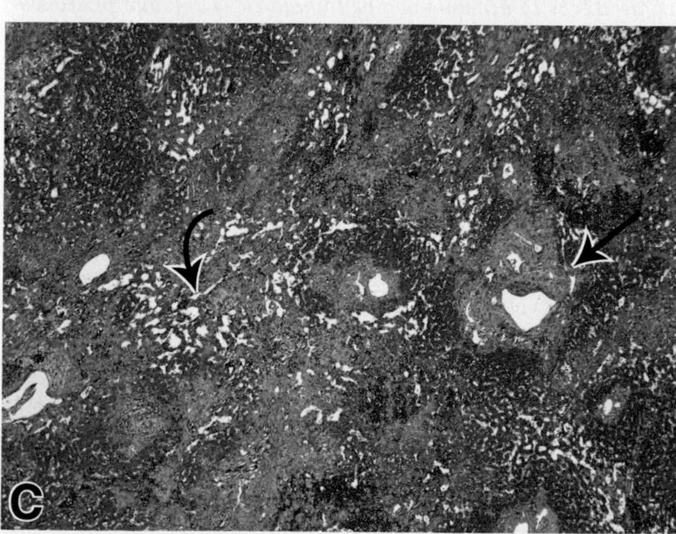

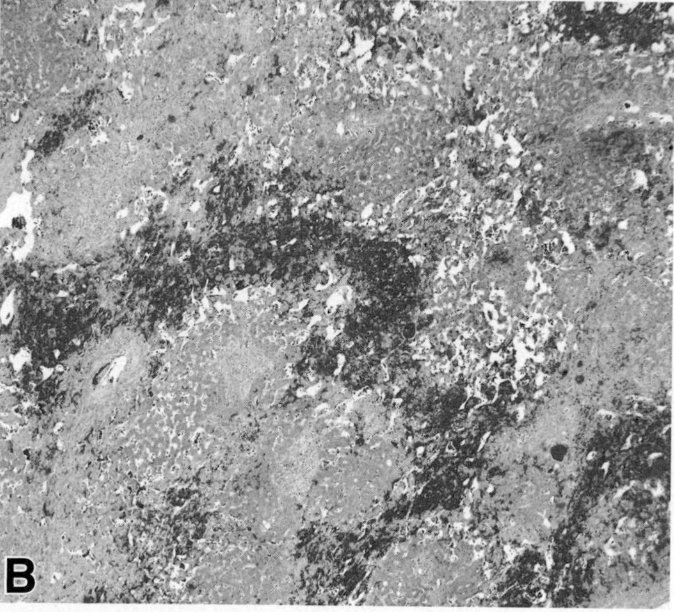

FIGURA 14-18. **Síndrome de Budd-Chiari. A.** En el corte del hígado de un paciente que murió por síndrome de Budd-Chiari se observan trombosis de las venas hepáticas (*flechas*) y congestión difusa del parénquima. **B.** El parénquima hepático de un paciente con **síndrome de Budd-Chiari agudo** revela necrosis centrolobulillar (regiones de tinción rosa pálido) y hemorragia. **C. Síndrome de Budd-Chiari crónico.** Se ve cirrosis con presencia de puentes de fibrosis que parten de las venas centrales más que de los espacios portales. Obsérvense los sinusoides dilatados (*flecha curva*) y los espacios portales intactos (*flecha*).

la superficie al corte es pálida y el hígado se encuentra duro, debido al aumento del tejido conjuntivo. Las venas hepáticas presentan trombos en diferentes etapas de evolución, desde coágulos de reciente formación hasta trombos bien organizados que han sido recanalizados.

En la fase aguda tanto del síndrome de Budd-Chiari como de la enfermedad venooclusiva, los sinusoides de la zona central están dilatados y ocupados por eritrocitos (fig. 14-18B). Las láminas de hepatocitos muestran compresión, hemorragia y necrosis de los hepatocitos centrolobulillares. En la congestión venosa de larga duración, la fibrosis de la zona central puede irradiar a porciones más periféricas de los lóbulos (fig. 14-18C). Los sinusoides se dilatan y los hepatocitos de la zona central a la media muestran atrofia por presión. Finalmente, el tabique de tejido conjuntivo une las zonas centrales adyacentes para formar nódulos con un solo espacio portal central, un proceso conocido como **lobulación inversa**. Esta fibrosis no es lo suficientemente grave como para justificar el diagnóstico de cirrosis.

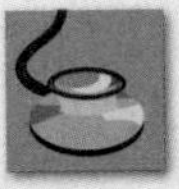

CARACTERÍSTICAS CLÍNICAS: la trombosis total de las venas hepáticas se presenta como una enfermedad aguda con dolor abdominal, hepatomegalia, ascitis e ictericia leve. Pueden presentarse insuficiencia hepática aguda y la muerte de manera rápida. Con frecuencia, la obstrucción de la circulación venosa hepática es incompleta y ciertos síntomas similares pueden persistir durante meses o algunos años. Más del 90 % de los pacientes con síndrome de Budd-Chiari desarrollan ascitis, por lo general grave, y la esplenomegalia es habitual. De manera característica, la bilirrubina en suero y la actividad de la aminotransferasa se encuentran moderadamente elevadas. La mayoría de los pacientes pueden morir por insuficiencia hepática o por complicaciones de hipertensión portal. El trasplante hepático es efectivo para curar la enfermedad.

La hipertensión portal afecta muchos sistemas orgánicos

Varices esofágicas

Las varices esofágicas son la complicación más importante de la hipertensión portal. Se originan por la apertura del sistema de conductos colaterales del sistema portal para aliviar la presión del sistema venoso portal. Una causa frecuente de muerte en pacientes con trastornos asociados a la hipertensión portal es la hemorragia digestiva alta masiva por **varices esofágicas hemorrágicas** (*v.* cap. 32, en línea).

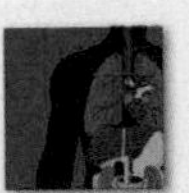

FISIOPATOLOGÍA: las varices colaterales de mayor importancia clínica se encuentran en la submucosa de la porción inferior del esófago y superior del estómago, y son resultado de la comunicación entre la vena porta y la vena gástrica izquierda. Normalmente, estas colaterales están cerradas. Sin embargo, cuando la circulación portal mantiene el flujo sanguíneo elevado y sobrevienen presiones elevadas, estas colaterales se abren. Son venas submucosas cercanas a la unión gastroesofágica, que se dilatan y protruyen hacia la luz. No hay una correlación simple entre la presión venosa portal y el riesgo de hemorragia de las varices, aunque este aumenta cuando es mayor el tamaño de estas.

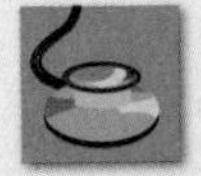

CARACTERÍSTICAS CLÍNICAS: el pronóstico en pacientes con hemorragia de varices esofágicas es malo y la mortalidad aguda puede llegar al 40 %. En pacientes con cirrosis que sobreviven a un episodio inicial de hemorragia de varices, es poco probable que la supervivencia a largo plazo se deba al alto riesgo de recidiva de la hemorragia o de agravamiento de la insuficiencia hepática. Por el contrario, los pacientes en los que la hipertensión portal es causada por bloqueo presinusoidal sin disfunción hepática subyacente, como en la esquistosomiasis hepática, el pronóstico es mucho mejor que con la cirrosis. En general, la muerte por hemorragia de varices esofágicas es resultado de una insuficiencia hepática desencadenada por estrés, necrosis isquémica del hígado y encefalopatía ocasionada por una sobrecarga aguda de cuerpos nitrogenados provenientes de la circulación intestinal. La hipovolemia y el choque son con muy poca frecuencia causas directas de muerte por el mismo motivo.

El tratamiento inicial de las varices rotas está enfocado a detener la hemorragia mediante ligadura por endoscopia, inyección de las varices con sustancias esclerosantes durante la endoscopia o taponamiento directo con globo. Además, la administración intravenosa de octreótida, un análogo de la somatostatina, inhibe la vasodilatación esplácnica y, de hecho, disminuye el flujo sanguíneo esplácnico y la presión venosa portal. Si estas medidas no logran controlar la hemorragia y esta reaparece, puede lograrse descompresión permanente de la circulación portal mediante la inserción angiográfica de una pequeña férula o endoprótesis vascular, o una derivación, para unir la circulación portal y sistémica (derivación portosistémica intrahepática transyugular). Esto, junto con la cirugía de derivación portosistémica intrahepática, permite la desviación del flujo sanguíneo desde la circulación portal, con presión elevada, hacia la circulación venosa sistémica, de baja presión. En algunos casos, el trasplante hepático es una alternativa a la cirugía de derivación.

La presión retrógrada en la vena porta también es transmitida a sus afluentes, incluidas las venas hemorroidales inferiores, las cuales se dilatan y se vuelven tortuosas (**varices anorrectales**). Las venas colaterales que se irradian hacia el ombligo producen un patrón conocido como **cabeza de medusa**.

Esplenomegalia

El bazo en la hipertensión portal aumenta progresivamente de tamaño y a menudo provoca **hiperesplenismo** (función esplénica hiperactiva), lo que conlleva una disminución de la semivida (es decir, un aumento de la tasa de eliminación) de todos los componentes de la circulación sanguínea y, por tanto, disminuye el número de células circulantes (pancitopenia). El hiperesplenismo se atribuye a un incremento del tiempo de tránsito a través del bazo hiperplásico.

El bazo se observa duro y con un peso de hasta 1 000 g (el normal es de menos de 180 g). Al corte se observa un color rojo profundo uniforme y ausencia de pulpa blanca. Los sinusoides están dilatados y revestidos por endotelio hiperplásico y macrófagos. Las paredes están engrosadas por tejido fibroso. Se observan hemorragias localizadas que causan nódulos fibróticos que contienen hierro, conocidos como **cuerpos de Gamna-Gandy**.

Ascitis

La ascitis es la acumulación de líquido en la cavidad peritoneal. Con frecuencia se presenta junto con hipertensión portal, y la cantidad de líquido puede ser tan grande (con frecuencia muchos litros) que no solamente distiende el abdomen, sino que incluso interfiere con la respiración. El inicio de la ascitis en la cirrosis se relaciona con un mal pronóstico.

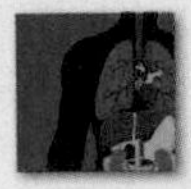

FISIOPATOLOGÍA: la disminución del volumen sanguíneo arterial efectivo y de la presión arterial media conduce a una respuesta homeostática predecible. Al principio de la hipertensión portal, hay aumento de la frecuencia cardíaca y del gasto cardíaco, para mantener la presión arterial. Sin embargo, conforme la vasodilatación arterial periférica empeora, la disfunción circulatoria se vuelve más notable: el gasto cardíaco no alcanza a mantener la demanda homeostática y se activan mecanismos vasoactivos endógenos. Con el fin de mantener la presión arterial se observa un aumento en las actividades de los sistemas renina-angiotensina y nervioso simpático. Esto conduce a la retención renal de sodio y agua. La vasodilatación también activa la secreción de hormona antidiurética, lo cual produce mayor retención de agua e hiponatremia por dilución. El aumento de la presión sinusoidal hepática conlleva un desplazamiento hidrostático de líquido y linfa a partir de los sinusoides hacia el espacio de Disse. Esto se da como resultado de una mayor retención de sodio y agua. Estos líquidos ocupan la cavidad peritoneal y constituyen la ascitis. La disminución de la síntesis de albúmina disminuye la presión oncótica intravascular y facilita el desplazamiento de líquido dentro del espacio peritoneal. La acumulación de tejido fibroso conduce a un aumento del endotelio sinusoidal impermeable. La menor permeabilidad produce una menor cantidad de proteína y albúmina, que escapan hacia el líquido de ascitis. Esto produce un aumento en la relación en el gradiente de albúmina suero respecto al líquido de ascitis. Un gradiente que excede la relación 1:1 se vincula con la ascitis debido a la hipertensión portal relacionada con cirrosis.

La patogenia de la ascitis se ilustra en la figura 14-19.

Peritonitis bacteriana espontánea

La **peritonitis bacteriana espontánea** (PBE) es una complicación importante en pacientes con cirrosis y ascitis.

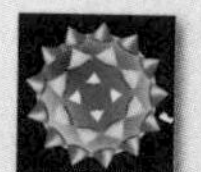

FACTORES ETIOLÓGICOS: se considera que la PBE se debe a la translocación de bacterias intestinales hacia la circulación sistémica con infección secundaria del líquido de ascitis. Esto se correlaciona con el hecho de que las bacterias más habituales son organismos gramnegativos que se encuentran en el intestino (*Escherichia coli*, *Klebsiella*); *Streptococcus pneumoniae* también es una causa habitual de PBE. Los pacientes con bajas concentraciones de complemento en el líquido de ascitis, como resultado de la baja concentración de proteínas (< 1 g/dL), tienen un riesgo importante de PBE.

CARACTERÍSTICAS CLÍNICAS: los pacientes con PBE se caracterizan por presentar ascitis y dolor abdominal, u otros signos de infección tales como fiebre o leucocitosis. Cabe destacar que hasta el 20% de los pacientes con PBE son asintomáticos. El hallazgo de más de 250 neutrófilos/µL es suficiente para establecer el diagnóstico de PBE. ***Sin un tratamiento apropiado, la mortalidad por PBE supera el 80%.*** Incluso con un tratamiento adecuado, y cuando la infección aguda se resuelve, un episodio de PBE se relaciona con una mortalidad a 1 año del 70%. Por tanto, la PBE es una indicación para trasplante hepático.

Síndrome hepatorrenal

El síndrome hepatorrenal (SHR) se caracteriza por hipoperfusión renal (es decir, oliguria, hiperazoemia y aumento de la creatinina plasmática). El síndrome suele presentarse en pacientes con cirrosis y es un indicio de mal pronóstico. Es curioso que los riñones mantengan la capacidad funcional normal. Los riñones de los pacientes que mueren por SHR tienen una función adecuada cuando se trasplantan a receptores de insuficiencia renal crónica. Por el contrario, en pacientes con SHR, el trasplante hepático puede recuperar la función renal.

FISIOPATOLOGÍA: en las primeras fases de la hipertensión portal, la presión de filtración glomerular está protegida de la vasodilatación arteriolar sistémica por las prostaglandinas intrarrenales. A medida que la vasodilatación empeora, estos mecanismos intrarrenales compensatorios se vuelven ineficaces, de manera que la vasoconstricción arterial renal se intensifica y la perfusión y la filtración glomerular disminuyen. Finalmente, esto conduce a una disfunción renal clínicamente evidente, o SHR. El diagnóstico de SHR también requiere que la creatinina sérica sea superior a 1.5 mg/dL y que no mejore tras retirar la administración de diuréticos expandir el volumen.

Existen dos tipos de SRH. El SHR de tipo I es de evolución rápida y progresiva. El trasplante hepático es el único tratamiento definitivo para este tipo. El SHR de tipo II es de evolución más lenta y por lo general se observa en pacientes con ascitis grave que no responden a los tratamientos convencionales a partir de restricción de sodio y diuréticos. Esta forma de SHR puede ser resuelta mediante expansión del volumen o suspensión de los diuréticos. Sin embargo, el tipo II evoluciona finalmente a SHR de tipo I si la hipertensión portal no es resuelta.

Complicaciones pulmonares de la hipertensión portal

La cirrosis y la hipertensión portal pueden provocar **síndrome hepatopulmonar** (**SHP**), **hipertensión portopulmonar** (**HTPP**) e **hidrotórax hepático**. Directa o indirectamente, estas se deben a alteraciones circulatorias y vasculares por insuficiencia hepática avanzada.

Hasta una tercera parte de los pacientes con cirrosis muestran signos de SHP, causado por las derivaciones en el lecho vascular pulmonar debidos a la hipertensión portal. Estos pacientes presentan dificultad respiratoria progresiva, aunque la radiografía de tórax y la hemodinamia pulmonar suelen ser normales. El tratamiento complementario con oxígeno puede ser útil, pero el trasplante hepático es el único tratamiento efectivo porque revierte el cortocircuito intrapulmonar. El SHP está asociado con una menor supervivencia, en particular si el oxígeno arterial es menor a 50 mm Hg.

La HTPP se debe a un aumento de la resistencia vascular pulmonar en caso de hipertensión portal. Por lo general, se relaciona con un aumento de la presión arterial pulmonar media a más de 25 mm Hg. Cerca del 2% de los pacientes con hipertensión portal presentan HTPP. La fisiopatología de esta enfermedad es especulativa y quizá esté relacionada con características comunes a la hiperdinamia circulatoria típica de la hipertensión portal: estrés por estiramiento de la pared, daño endotelial, vasoconstricción y

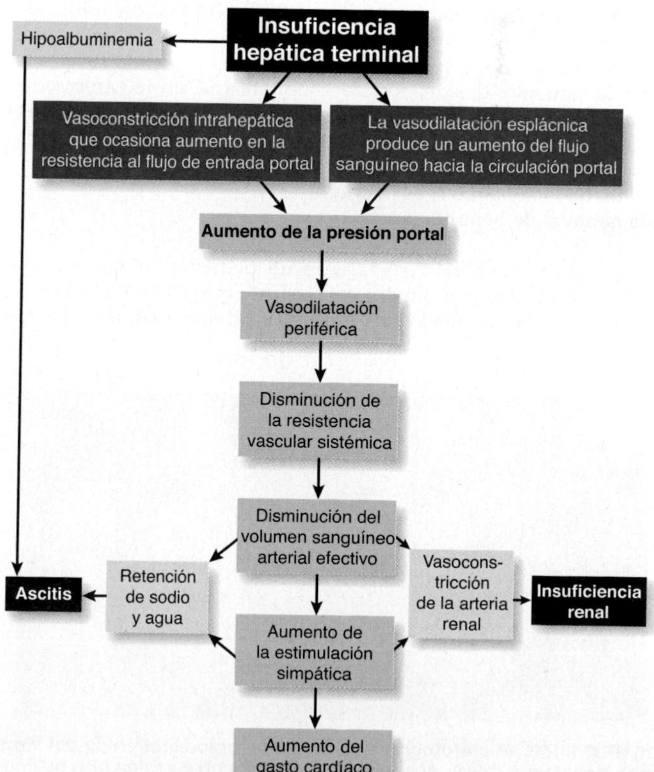

FIGURA 14-19. Patogenia de la ascitis.

TABLA 14-2

AGENTES INFECCIOSOS QUE CAUSAN HEPATITIS

Virus de la hepatitis A (VHA)	Virus del herpes simple
Virus de la hepatitis B (VHB)	Citomegalovirus
Virus de la hepatitis C (VHC)	Enterovirus y otros VHA
Virus de la hepatitis E (VHE)	
Virus de la fiebre amarilla	Leptospiras (leptospirosis)
Virus de Epstein-Barr (mononucleosis infecciosa)	*Entamoeba histolytica* (hepatitis amebiana)
Virus de Lassa, Marburg y Ébola	

liberación de factores vasoactivos. Se desarrolla arteriopatía pulmonar proliferativa. La HTPP progresa inexorablemente y por lo general no es reversible y no suele revertir mediante trasplante hepático. De hecho, la HTPP grave es un factor de riesgo de muerte transoperatoria debida a insuficiencia cardíaca aguda y representa una contraindicación para el trasplante hepático. El hidrotórax hepático indica la presencia de derrame pleural atribuido secundario a hipertensión portal. La mayor parte del derrame se produce en el tórax del lado derecho y surge por el desplazamiento transdiafragmático del líquido ascítico hacia el espacio pleural. Por tanto, el líquido tiene la misma composición y contenido proteico que la ascitis y, al igual que esta, puede dar lugar a una infección espontánea.

HEPATITIS VIRAL

La hepatitis viral es una infección de los hepatocitos que produce necrosis e inflamación del hígado. Esta enfermedad ha sido denominada «ictericia epidémica» durante miles de años. En el mundo hay más de 500 millones de personas infectadas por virus hepatótropos y constituyen un riesgo considerable de carcinoma hepatocelular. Muchos virus y otros agentes infecciosos pueden producir hepatitis e ictericia (tabla 14-2), pero, en el mundo industrializado, más del 95 % de los casos de hepatitis viral se deben a los virus de la hepatitis A, B, C, D y E (VHA, VHB, etc.).

En la siguiente descripción se hace hincapié en la enfermedad conocida comúnmente como **hepatitis viral**. Se refiere al lector al capítulo 9 para conocer otros agentes.

El virus de la hepatitis A es la causa más habitual de hepatitis aguda

El virus de la hepatitis A (VHA) es un pequeño enterovirus que contiene ARN del grupo del picornavirus (que incluye al virus de la polio) (fig. 14-20). Este virus se replica principalmente en los hepatocitos, aunque también puede infectar otras células epiteliales digestivas. La descendencia del virus infeccioso se establece en la bilis y puede encontrarse en las heces. El VHA no tiene un efecto citopático directo y el daño hepático se atribuye a la reacción inmunitaria a los hepatocitos infectados por los virus.

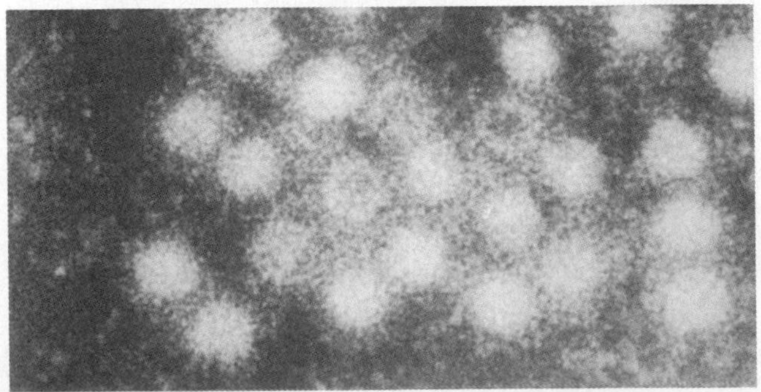

FIGURA 14-20. Microfotografía con microscopio electrónico del virus de la hepatitis A (VHA). Muestra fecal tratada con suero en fase de convalecencia que contenía anticuerpos anti-VHA para agregar las partículas virales.

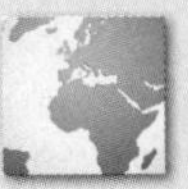

EPIDEMIOLOGÍA: el único reservorio del VHA es la persona con infección aguda, de manera que la transmisión depende principalmente de la transmisión en serie de persona a persona por vía fecal-oral. Las epidemias de hepatitis A se presentan en situaciones de hacinamiento y poca higiene como la que existe en orfanatos o por la contaminación fecal de agua y alimentos. Los mariscos provenientes de aguas contaminadas concentran el virus y pueden trasmitir la infección si no son adecuadamente cocinados.

En los países industrializados, con baja frecuencia de infección, la mayoría de los casos de hepatitis A se presentan en niños mayores y adultos. Por el contrario, en países subdesarrollados, donde la enfermedad es endémica, la mayor parte de la población se infecta antes de los 10 años.

En Estados Unidos, cerca del 10 % de la población menor de 20 años presenta pruebas serológicas de infección previa por VHA. Esta observación indica que ***la mayoría de las infecciones por VHA son anictéricas.*** La hepatitis A es habitual en guarderías, viajes internacionales y hombres que tienen sexo con otros hombres.

Sin embargo, no hay una fuente identificada en cerca de la mitad de los casos. La vacunación contra la hepatitis A confiere protección a largo plazo contra la enfermedad. Los programas de vacunación universal han disminuido de manera significativa los casos de infección aguda por hepatitis A en Estados Unidos.

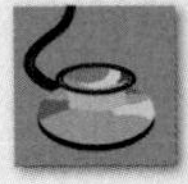

CARACTERÍSTICAS CLÍNICAS: después de un período de incubación de 3-6 semanas (media de alrededor de 4 semanas), el paciente infectado por VHA desarrolla síntomas inespecíficos entre los que se encuentran fiebre, malestar general y anorexia. De manera concurrente, el daño hepático se muestra mediante el aumento de las aminotransferasas en suero (fig. 14-21). Conforme las aminotransferasas comienzan a disminuir, por lo general entre los 5 y los 10 días, empieza a aparecer ictericia. Esta persiste durante una media de 10 días, pero puede durar más de 1 mes. Las concentraciones de aminotransferasa suelen volver a la normalidad a la vez que la ictericia desaparece. ***La hepatitis A nunca se vuelve crónica. No hay estado de portador y la infección confiere inmunidad de por vida.*** Rara vez produce hepatitis fulminante y prácticamente todos los pacientes se recuperan sin complicaciones.

El VHA es detectable en el hígado alrededor de 2 semanas después de la infección, alcanzando su máximo en otras 2 semanas para desaparecer poco después (fig. 14-21). La diseminación fecal del VHA sigue a su aparición en el hígado tras alrededor de 1 semana y dura apenas un período muy breve. El período de epidemia es también corto y se produce al inicio de la enfermedad.

La IgM anti-VHA es la primera respuesta inmunitaria detectable frente al VHA. Aparece en la sangre durante la enfermedad aguda. La concentración de IgM comienza a disminuir en unas pocas semanas y suele ser indetectable a los 3 o 5 meses. La IgG anti-VHA aparece conforme los pacientes se recuperan y persiste durante toda la vida. El hallazgo de anticuerpos IgM anti-VHA en el suero de un paciente con hepatitis aguda confirma que la causa es el VHA.

La hepatitis B es una de las causas principales de hepatopatía aguda y crónica

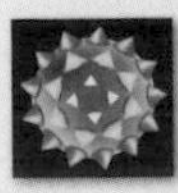

FACTORES ETIOLÓGICOS: el virus de la hepatitis B (VHB) es un virus hepatótropo de ADN que fue el primero en ser incluido en el grupo de los llamados **hepadnavirus**. El genoma de los hepadnavirus se en-

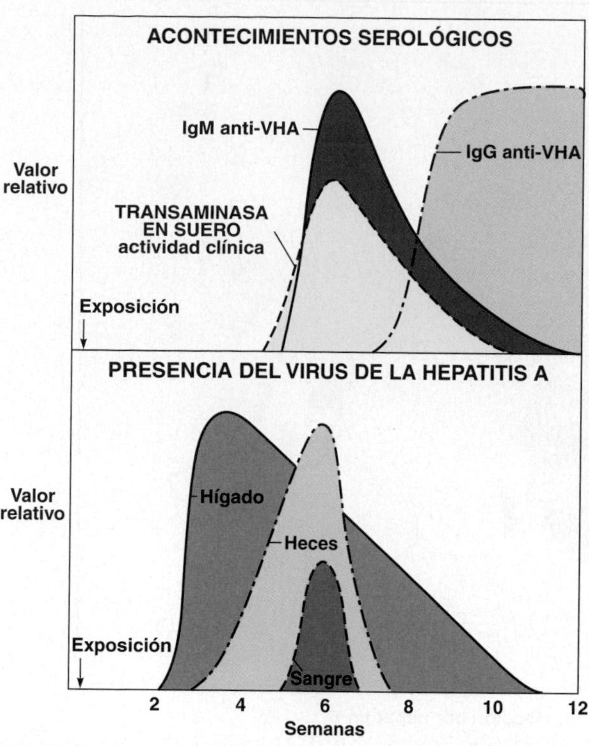

FIGURA 14-21. Acontecimientos serológicos típicos relacionados con la infección por el virus de la hepatitis A (VHA).

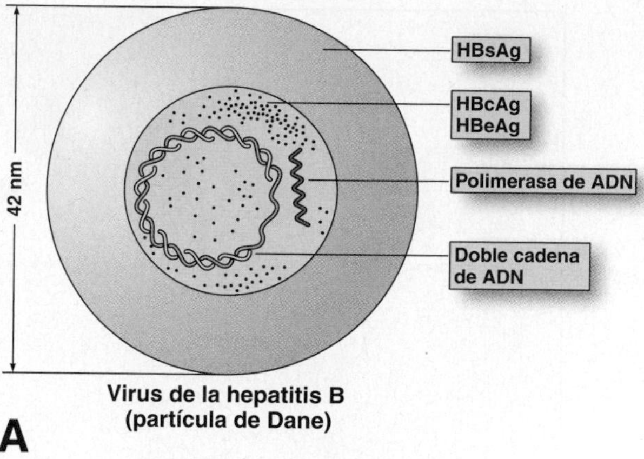

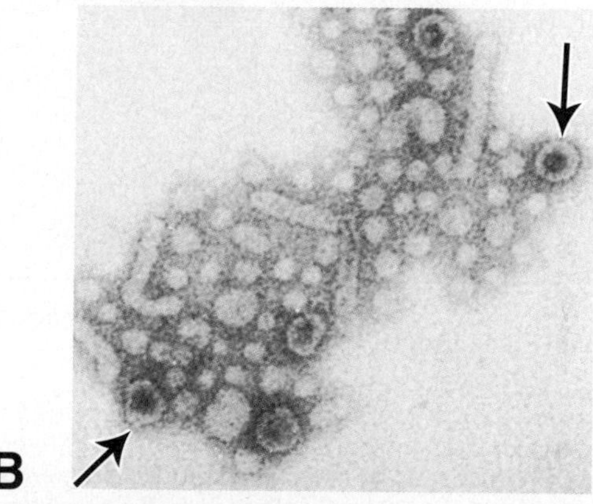

FIGURA 14-22. Virus de la hepatitis B (VHB). A. Representación esquemática del virus de la hepatitis B (*VHB*) y de las partículas en suero relacionadas con la infección con VHB (los antígenos [Ag] para la hepatitis B están señalados por las letras: c, núcleo; e se localiza entre el núcleo y la envoltura lipídica que forma la superficie; y s, superficie). **B.** Microfotografía con microscopio electrónico de las partículas de suero centrifugado en caso de hepatitis. Son evidentes las partículas en forma de bastón y esféricas que contienen HBsAg. El virión completo, compuesto por el núcleo viral y la cobertura, está representado por las partículas de Dane *(flechas).*

cuentra entre los más pequeños de todos los virus conocidos. El genoma del VHB consiste en ADN de cadena doble de predominio circular que contiene todo el genoma y una tira complementaria corta que varía del 50% al 85% de la longitud de la cadena de mayor longitud (fig. 14-22). La partícula viral es una esfera de 42 nm (partícula de Dane) que contiene ADN viral. El genoma del VHB contiene cuatro genes:

- **Gen central (*C*)**: el núcleo del virus contiene el **antígeno central (HBcAg)** y el **antígeno e (HBeAg)**, ambos productos del gen C. El gen *C* incluye dos marcos de lectura abiertos consecutivos, las regiones del prenuclear y nuclear. La transcripción del marco central por sí sola produce el HBcAg. El HBeAg deriva del producto de la traducción del gen *C* completo mediante proteólisis.
- **Gen de superficie**: la capa viral externa contiene el **antígeno de superficie de la hepatitis B (HBsAg)**. El HBsAg es sintetizado por los hepatocitos infectados con independencia del núcleo viral, y es secretado en grandes cantidades en la sangre. Este material es observable mediante microscopía electrónica de suero centrifugado como dos partículas distintas (fig. 14-22): una corresponde a esferas de 22 nm y otra a estructuras tubulares de 22 nm de diámetro y 40 nm a 400 nm de longitud. Estas partículas son inmunogénicas, pero no infecciosas.
- **Gen de la polimerasa**: el gen *P* codifica la polimerasa del ADN viral.
- **Gen *X***: la pequeña proteína X activa la transcripción viral y quizá juegue un papel en la patogenia del carcinoma hepatocelular asociado a infección por VHB crónica.

El ciclo de replicación del VHB comienza con la unión a los hepatocitos del huésped, seguido de la entrada del virus, la pérdida de la capa que lo recubre y la entrada al núcleo. Dentro del núcleo del hepatocito, el genoma viral se convierte en ADN circular cerrado covalente (ADNccc), que sirve como una plantilla para la transcripción del ARN mensajero viral (ARNm). La presencia persistente de ADNccc al parecer inhibe la eliminación del VHB del huésped, aun con la administración de medicamentos antivirales potentes.

Hay seis serotipos distintos (de la A a la F) de VHB. Las mutaciones son comunes, tanto en la infección nativa como bajo la influencia de los fármacos. ***El mutante prenuclear de VHB es resultado de que el virus no expresa HBeAg, y su función no está clara.*** El tratamiento antiviral selecciona mutaciones de VHB a velocidades cercanas al 50% después de años de tratamiento. La aparición de nuevos análogos de los nucleósidos y nucleótidos se relaciona con una menor tasa de mutación VHB.

EPIDEMIOLOGÍA: se calcula que hay más de 350 millones de portadores crónicos de VHB en el mundo, lo que constituye un enorme reservorio de la infección (fig. 14-23). Dependiendo de la incidencia de la infección primaria por VHB, la tasa de portadores de infección crónica varía desde el 0.3% (en Estados Unidos y Europa Occidental) hasta el 20% (en el Sureste asiático, el África subsahariana, Oceanía y regiones del Pacífico y el Amazonas). En regiones endémicas, la alta tasa de portadores se mantiene por transmisión vertical del virus de la madre al neonato.

En Estados Unidos, entre 500 000 y 1.5 millones de individuos se consideran crónicamente infectados como portadores de VHB, y aparecen entre 200 000 y 300 000 nuevos casos diagnosticados por año. La disponibilidad de una vacuna protectora ha disminuido la incidencia del VHB en Estados Unidos de 10.7/100 000 en 1983 a 1.6/100 000 en 2006. Solo una cuarta parte de los nuevos casos presentan ictericia. La hepatitis B

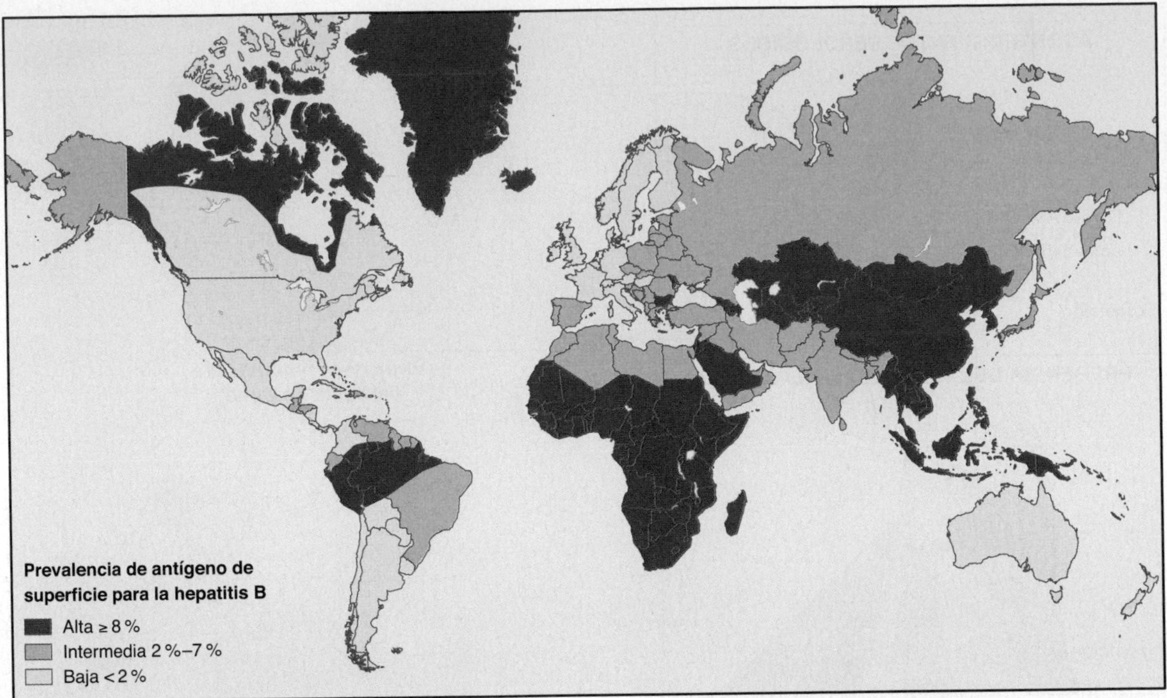

FIGURA 14-23. Prevalencia geográfica de la infección por hepatitis B.

fulminante causa de 250 a 300 muertes al año en Estados Unidos. En un momento dado, los portadores crónicos de VHB eran fuentes habituales de hepatitis posterior a transfusión, pero los estudios de rutina para antígenos de hepatitis B han eliminado este riesgo.

La incidencia de la infección crónica por VHB es inversamente proporcional a la edad de adquisición del virus. En los países con alta frecuencia endémica, la elevada tasa de cronicidad es resultado de una transmisión vertical y del uso de inyecciones sin la adecuada higiene. En las regiones con menores tasas de infección, la transmisión del VHB suele ser más horizontal. Las personas en la edad adulta con infección por VHB que se convierten en portadoras no supera el 10 %, pero la hepatitis B neonatal suele provocar una infección persistente. Los hombres se convierten en portadores con más frecuencia que las mujeres. En Estados Unidos, los portadores crónicos de VHB son más frecuentes entre los homosexuales masculinos y los usuarios de drogas intravenosas.

El ser humano es el único reservorio importante del VHB. A diferencia de la hepatitis A, el VHB no se transmite por vía fecal-oral ni contamina los suministros de agua y alimentos. ***El HBsAg se encuentra en la mayoría de las secreciones, pero el virus infeccioso solo está presente en la sangre, la saliva y el semen.*** Actualmente, la mayoría de los casos de hepatitis B se transmiten por contacto sexual. Este tipo de transmisión implica en gran medida la transferencia directa del virus a través de heridas en la piel o en las membranas mucosas. El contacto sexual anal es, por tanto, una fuente importante de transmisión.

Las vacunas sintéticas contra la hepatitis B, compuestas por HBsAg recombinante o sus epítopos inmunógenos, son muy eficaces y confieren inmunidad de por vida. En algunas regiones donde la hepatitis B es endémica, la vacunación ha reducido significativamente la prevalencia de la enfermedad. En Estados Unidos, la administración de la vacuna es ya rutinaria. La vacunación de los lactantes es habitual en la mayoría de las naciones (actualmente 177 de 193 países).

FISIOPATOLOGÍA: el VHB no es directamente citopático, ya que los portadores crónicos asintomáticos del virus tienen una gran carga de virus infeccioso en el hígado durante años sin evidencia funcional o bioquímica de lesión hepatocelular. Los linfocitos T citotóxicos ($CD8^+$) que se dirigen a múltiples epítopos del VHB causan la mayor parte de la destrucción de los hepatocitos, con la consiguiente hepatopatía clínica. Los antígenos virales objetivo se expresan en la superficie de los hepatocitos infectados, donde son reconocidos por los linfocitos T $CD8^+$, los cuales, a su vez, destruyen los hepatocitos infectados.

La la capacidad infecciosa de la sangre de los pacientes con hepatitis B crónica disminuye con la duración de la enfermedad. Esto se debe en gran medida a la disminución de la replicación episómica (extracromosómica) de los viriones infecciosos. El genoma viral intacto no se integra en el ADN del huésped. Sin embargo, los fragmentos genómicos se integran de manera progresiva, tras lo cual producen varios antígenos virales, lo que contribuye a la persistencia viral.

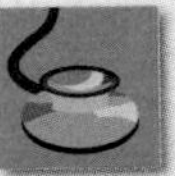

CARACTERÍSTICAS CLÍNICAS: la hepatitis B puede seguir tres patrones de evolución (fig. 14-24):

- Hepatitis aguda
- Hepatitis fulminante
- Hepatitis crónica

HEPATITIS B AGUDA: la mayoría de los pacientes adultos, presentan hepatitis aguda autolimitada similar a la producida por el VHA que por lo general se recupera por completo y confiere inmunidad de por vida. Los síntomas de la hepatitis B son en la mayoría de los casos similares a los de la hepatitis A, aunque la hepatitis B aguda tiende a ser un poco más grave y el período de incubación es considerablemente más largo. Característicamente, los síntomas aparecen de 2-3 meses después de la exposición, pero el período de incubación puede variar desde 6 semanas hasta 6 meses. Al igual que en la hepatitis A, muchos casos, incluidas prácticamente todas las infecciones en lactantes y niños, son anictéricos y, por tanto, no son clínicamente aparentes.

El **HBsAg** es el primer marcador que aparece en el suero de pacientes con hepatitis B aguda. Se detecta de 1 semana a 8 semanas después de la exposición (fig. 14-24) desaparece de la

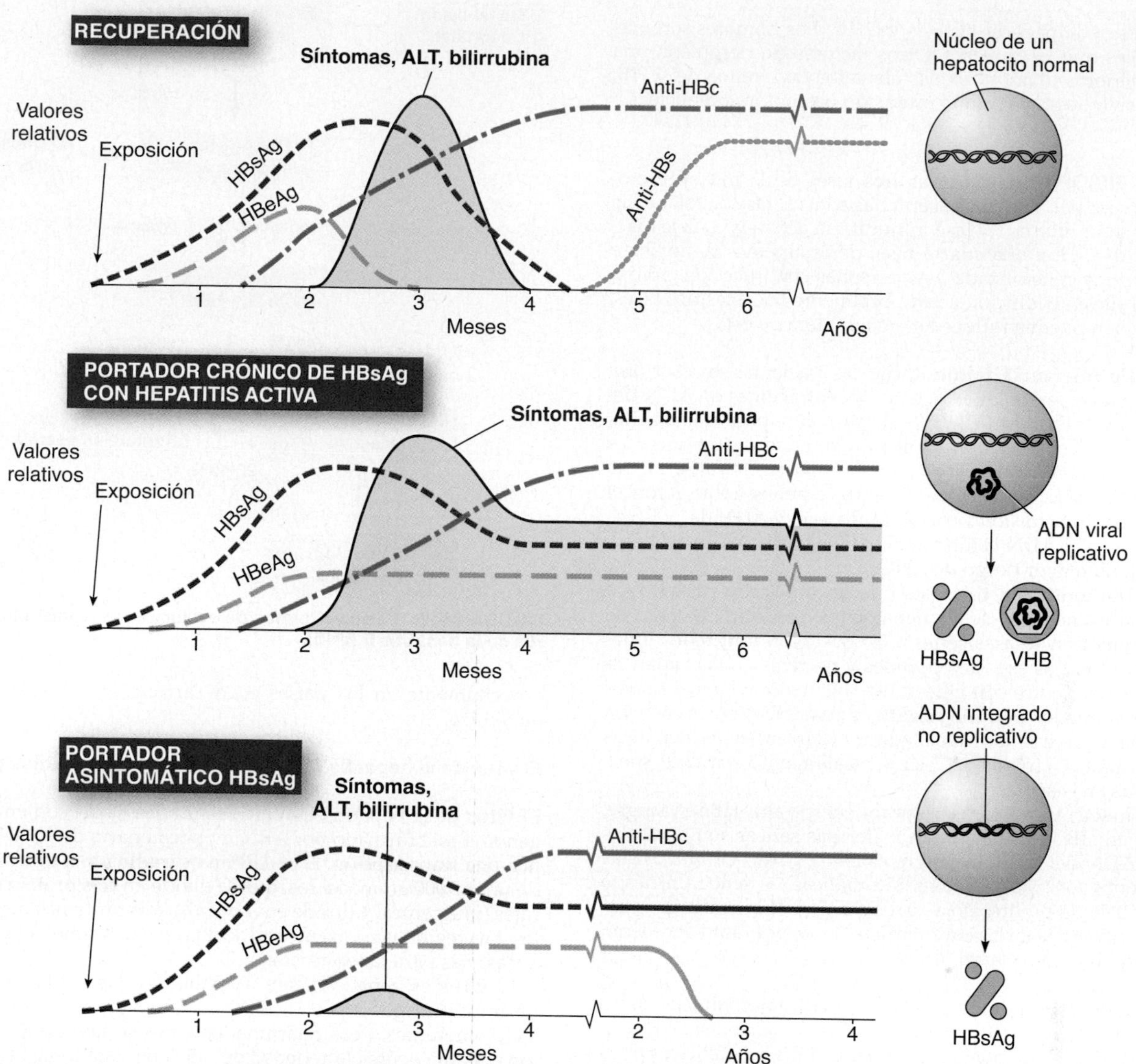

FIGURA 14-24. Acontecimientos serológicos característicos de las tres formas de evolución de la hepatitis B. Arriba. En la mayoría de los casos, la aparición del anticuerpo para el antígeno de superficie de la hepatitis B (HBsAg; anti-HBs) es la confirmación de la completa recuperación. El ADN viral desaparece del núcleo de los hepatocitos. **En medio.** En cerca del 10 % de los casos de hepatitis B, la presencia de antígenos HBs se mantiene durante un período de hasta 6 meses debido a la ausencia de HBs. Los pacientes en los que la replicación viral se mantiene activa, evidenciada por la presencia de concentraciones constantemente elevadas de HBeAg en sangre, desarrollan hepatitis aguda. En estos casos el genoma viral persiste en el núcleo, pero no se integra al ADN del huésped. **Abajo.** Los pacientes en los que la replicación viral activa es concluida o atenuada, lo cual se refleja en la desaparición del HBeAg de la sangre, se vuelven portadores asintomáticos. En estos individuos, los fragmentos del virus de la hepatitis B (*VHB*) se integran en el ADN del huésped, pero el ADN episomal está ausente.

sangre durante la fase de convalecencia en los pacientes que se recuperan con rapidez. Al mismo tiempo, o poco después, de la desaparición del HBsAg, aparece el anticuerpo en suero HBsAg (anti-HBs), cuya aparición confirma la completa recuperación y cuya presencia confiere inmunidad de por vida.

El **HBcAg** (antígeno del núcleo) no se observa en la sangre de las personas con hepatitis B aguda, pero los anticuerpos contra el HBcAg (anti-HBc) aparecen poco después del HBsAg. Los anticuerpos contra el HBcAg son un marcador de una infección previa por VHB, pero no eliminan el virus ni protegen de la reinfección.

El **HBeAg** circula antes del inicio de la enfermedad clínica y después de la aparición del HBsAg. Por lo general, desaparece en unas 2 semanas, mientras que el HBsAg sigue presente. El HBeAg sérico se correlaciona con un período de intensa replicación viral y, por tanto, de máxima capacidad de infecciosidad por el paciente. Los anticuerpos anti-HBe aparecen poco después de la desaparición del antígeno y son detectables hasta 2 o más años después de la resolución de la hepatitis. Un grupo reducido de pacientes con seroconversión al anticuerpo anti-HBe y presencia en suero de HBeAg tienen replicación persistente del VHB. En estos casos, los virus VHB pueden replicarse, pero no producen HBeAg por mutaciones en el genoma del VHB.

HEPATITIS B FULMINANTE: con mayor frecuencia que con la hepatitis A, pero aun así en raras ocasiones, la hepatitis B aguda puede dar lugar a una enfermedad fulminante, con necrosis masiva de hepatocitos, insuficiencia hepática y elevada mortalidad. Los análogos de los nucleósidos y nucleótidos mejoran la evolución de los pacientes con hepatitis B fulminante en comparación con lo que sucedía anteriormente. Los individuos con hepatitis B aguda fulminante pueden descompensarse con rapidez y llegar a la muerte a causa principalmente de un edema cerebral, una insuficiencia cardiopulmonar o sepsis. El trasplante hepático, cuando está disponible, ofrece excelentes resultados para la supervivencia de los pacientes.

HEPATITIS B CRÓNICA: ***la hepatitis crónica se caracteriza por necrosis e inflamación continuas en el hígado durante más de 6 meses.*** Las personas con infección crónica por VHB tienen un mayor riesgo de padecer cirrosis y CHC. Los hombres son más susceptibles que las mujeres. Otros factores de riesgo son una edad superior a 40 años, niveles elevados de viremia del VHB, genotipos virales C y F, o una mutación promotora prenuclear.

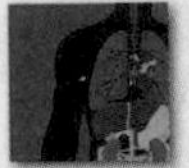

FISIOPATOLOGÍA: las tres fases de la infección crónica por VHB más aceptadas son: *(1)* fase de tolerancia inmunitaria, *(2)* fase inmunitaria activa y *(3)* fase inactiva. Hay una cuarta fase, de recuperación, no aceptada de forma generalizada. Las personas con infección crónica por VHB suelen evolucionar temporalmente hacia las tres fases, pero también pueden retroceder a cualquiera de estas.

1. **Fase de tolerancia inmunitaria**: los pacientes en esta fase son positivos para HBeAg, con concentraciones de ADN del VHB muy elevadas (>20 000 UI/mL). Hay poca inflamación o necrosis hepatocelular significativa, y las concentraciones séricas de aminotransferasa son normales. Esta fase puede durar décadas y es frecuente entre quienes adquirieron el VHB por transmisión vertical. Dado que el ADN del VHB se integra en el ADN celular, incluso los pacientes en esta fase tienen un mayor riesgo de CHC.
2. **Fase inmunitaria activa**: esta fase se caracteriza por viremia de VHB y necrosis de los hepatocitos (es decir, aumento de las aminotransferasas séricas). Se observan infiltrados inflamatorios en los espacios portales y necrosis de los hepatocitos. Los pacientes con HBe detectable tienden a tener mayor viremia que los que son negativos para HBe/positivos para anti-HBe. En esta fase suelen desarrollarse lesiones hepáticas importantes, cirrosis y CHC. El tratamiento antiviral suele iniciarse en esta fase.
3. **Fase inactiva**: en esta fase, hay anticuerpo anti-HBe en sangre, pero no HBeAg, las aminotransferasas séricas son normales y el ADN del VHB en sangre es bajo (<2 000 UI/mL). Estas personas son «portadoras asintomáticas» y tienen un riesgo muy bajo de progresión a cirrosis o CHC. Sin embargo, pueden volver a la fase inmunitaria activa y, por tanto, requieren un seguimiento a largo plazo.

En algunos portadores crónicos de VHB, hay complejos circulantes HBsAg-anti-HBs en sangre. Estos pacientes producen anticuerpos, pero no pueden eliminar el antígeno del virus de la circulación. Estos complejos inmunitarios circulantes pueden dar lugar a complicaciones **extrahepáticas**, como un síndrome similar a la enfermedad del suero (fiebre, erupción cutánea, urticaria, artritis aguda), poliarteritis, glomerulonefritis y crioglobulinemia. De hecho, entre una tercera parte y la mitad de los pacientes con poliarteritis nodosa son portadores del VHB.

La hepatitis B crónica se asocia a un riesgo significativo de cáncer hepático (*v.* más adelante). ***Las posibles consecuencias de la infección por el VHB se resumen en las figuras 14-24 y 14-25.***

El virus de la hepatitis D es un virus de ARN defectuoso

El ensamblaje del virus de la hepatitis D (VHD) en el hígado requiere la presencia del HBsAg. Por tanto, la infección por VHD se limita a personas que también están infectadas por el VHB. Ambas infecciones pueden ser simultáneas (coinfección), o la infección por VHD puede seguir a la infección por VHB (sobreinfección). El VHD y el HBsAg se eliminan conjuntamente, y la evolución clínica suele ser similar a la de la hepatitis B aguda habitual. Sin embargo, en algunos pacientes, la coinfección con el VHD conduce a hepatitis grave, fulminante y a menudo mortal, sobre todo en usuarios de drogas por vía intravenosa. ***La sobreinfección en un portador de VHB con VHD suele aumentar la gravedad de una hepatitis crónica existente.*** De hecho, entre el 70% y el 80% de los portadores de HBsAg sobreinfectados con VHD desarrollan hepatitis crónica. Desde el descubrimiento del VHD en 1979, el reconocimiento de su evolución natural ha conducido a un descenso significativo de la transmisión del VHD. El virus sigue siendo un problema clínico,

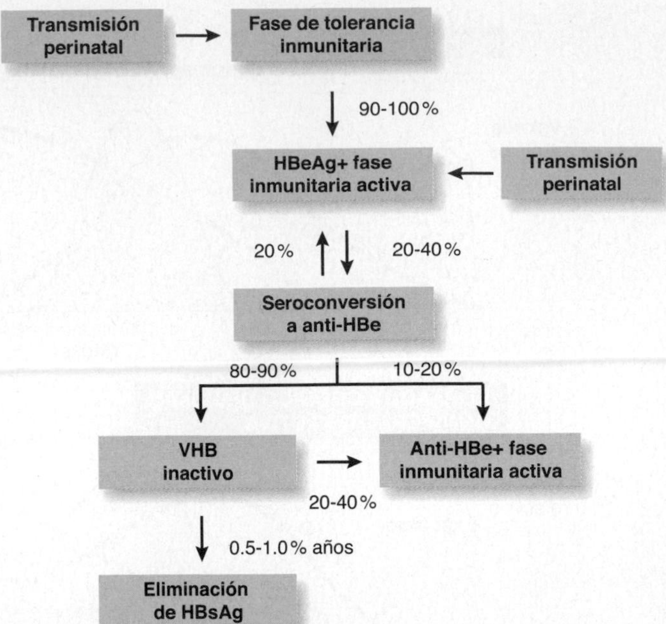

FIGURA 14-25. Posibles formas de evolución de la infección con el virus de la hepatitis B (VHB).

especialmente en los países en desarrollo en los que el VHB es endémico.

El virus de la hepatitis C suele causar hepatitis crónica y cirrosis

El virus de la hepatitis C (VHC) es un flavivirus con envoltura. Su genoma está formado por ARN monocatenario de 9 600 bases codifica una transcripción. Este ARNm es traducido a una poliproteína de unos 3 000 aminoácidos, que se divide en tres proteínas estructurales (una central y dos de envoltura) y seis proteínas no estructurales. Las regiones cortas no traducidas en el extremo del genoma son necesarias para la replicación.

El virus es genéticamente inestable, lo que explica la presencia de múltiples genotipos y subtipos. Se conocen seis genotipos de VHC diferentes, pero relacionados entre sí. Los tipos 1, 2 y 3 son los más frecuentes (alrededor del 75% en Estados Unidos y Europa Occidental). Los genotipos 2 y 3 responden mejor al tratamiento antiviral que el tipo 1. En un paciente individual pueden aparecer muchas cepas mutadas de VHC, lo que probablemente se deba a varias características de la infección, como *(1)* la incapacidad de los anticuerpos anti-VHC para eliminar la infección, *(2)* la persistencia y recidivas de la infección en la fase crónica de la hepatitis, y *(3)* la falta de avances en el desarrollo de una vacuna.

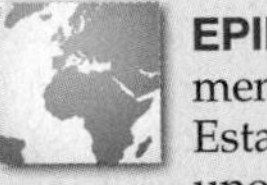

EPIDEMIOLOGÍA: la prevalencia del VHC oscila entre menos del 1% en Canadá y Escandinavia, el 1.8% en Estados Unidos y hasta el 22% en Egipto. Se calcula que unos 170 millones de personas (3% de prevalencia global) están infectadas en todo el mundo. El VHC representa la mayor parte de pacientes en lista de espera para trasplante hepático.

La infección por VHC se transmite por contacto con sangre infectada a través de la exposición percutánea directa repetida o a una cantidad significativa de sangre, en especial por transfusión a partir de donantes infectados, consumo de drogas intravenosas o mala profilaxis en el uso de inyecciones. Otras formas menos eficientes de transmisión son las que tienen lugar por la exposición percutánea de cantidades pequeñas de sangre (lesiones por picadura de aguja) o a través de las mucosas en las transmisiones vertical y sexual. El uso de drogas intravenosas, las conductas sexuales de alto riesgo (en especial en hombres homosexuales) y el alcoholismo colocan al individuo en una situación vulnerable a la infección por VHC. El análisis sistemático de la sangre para transfusión mediante la detección de anticuerpos anti-VHC ha eliminado esta modalidad como fuente de infección por VHC. La transmisión vertical, de una madre infectada a su hijo recién nacido, es rara (2.7-8.4%) pero de cuatro a cinco veces más común en mujeres con infección simultánea con el VIH. Una minoría de casos se presentan en ausencia de factores de riesgo conocidos. La incidencia de casos nuevos de infección aguda por VHC en Estados Unidos ha disminuido de 230000 casos anuales en los años 80 a 16000 en la actualidad, una disminución del 93%. Gran parte de este descenso refleja con toda probabilidad la disminución del consumo de drogas ilícitas inyectables. La mortalidad por hepatitis C está aumentando, puesto que las personas infectadas hace mucho tiempo están envejeciendo. Esta población envejecida será probablemente cada vez más susceptible a cirrosis descompensada y CHC en los próximos 20 años.

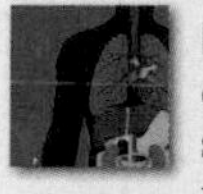

FISIOPATOLOGÍA: el VHC no tiene efecto citopático directo, y muchos portadores crónicos de VHC no presentan pruebas de daño a los hepatocitos. A pesar de la respuesta inmunitaria humoral y celular activa contra todas las proteínas virales, la mayoría de los pacientes muestran viremia persistente.

El daño a los hepatocitos se atribuye a una respuesta citotóxica de linfocitos T contra los hepatocitos infectados por el virus. La persistencia del VHC no se comprende bien. El gran número de mutaciones del genoma del virus (*v.* anteriormente) y defectos específicos en la inmunidad celular del VHC contribuyen probablemente a ello.

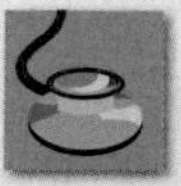

CARACTERÍSTICAS CLÍNICAS: el período de incubación de la hepatitis C es similar al de la hepatitis B. Las aminotransferasas séricas (fig. 14-26) suelen incrementarse entre 4 y 12 semanas después de la exposición (rango, 2 a 26 semanas). Entre 1 y 3 semanas después de la infección, el ARN del VHC es detectable en suero. Los anticuerpos anti-VHC suelen aparecer entre 7 y 8 semanas después de la infección y persisten durante la fase crónica. La hepatitis C aguda es, en la mayoría de las personas, bastante leve o asintomática; solo entre el 10% y el 20% desarrolla ictericia. Alrededor del 20% de los pacientes con VHC elimina el virus de forma espontánea. La viremia persistente es más leve en los pacientes que desarrollan ictericia y mayor en los que adquieren el VHC a través del uso de drogas intravenosas. La hepatitis fulminante, si se produce, es poco frecuente.

Las consecuencias más importantes de la infección por el VHC están relacionadas con la enfermedad crónica. A pesar de la recuperación por completo de la enfermedad hepática aguda en términos clínicos y bioquímicos, el 85% de los pacientes desarrolla una enfermedad crónica (fig. 14-27). La cirrosis se presenta en el 15% al 20% de las personas con infección crónica por VHC durante 10 a 30 años. El riesgo de cirrosis es mayor en hombres, adultos mayores, personas con alcoholismo y aquellos con coinfección por VIH o VHB. Incluso en ausencia de aminotransferasas elevadas o de factores de riesgo significativos de avance de la enfermedad, los pacientes pueden presentar fibrosis importante e incluso cirrosis. La biopsia hepática es vital para estimar el riesgo de progresión clínica.

La hepatitis crónica es leve en la mayoría de los pacientes durante al menos 10 años y a menudo durante 20 años o más. Alrededor del 20% de los pacientes con hepatitis C crónica acaba desarrollando cirrosis. ***De estos, hasta un 5% al año desarrolla CHC.***

La hepatopatía en pacientes con infección crónica por VHC tiende a ser más grave en caso de hepatitis B concurrente, hepatopatía alcohólica, hemocromatosis o deficiencia de α_1-antitripsina (α_1-AT). Alrededor del 25% de los pacientes con hepatopatía alcohólica avanzada tienen anticuerpos frente a VHC, aunque las tasas varían en distintos lugares. La relación es inexplicable, y algunos casos clasificados como cirrosis alcohólica pueden deberse en realidad al VHC.

HEPATITIS C AGUDA EN RESOLUCIÓN

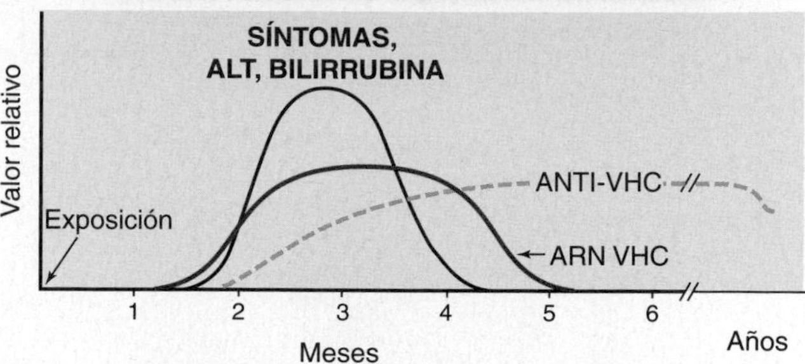

HEPATITIS C CRÓNICA

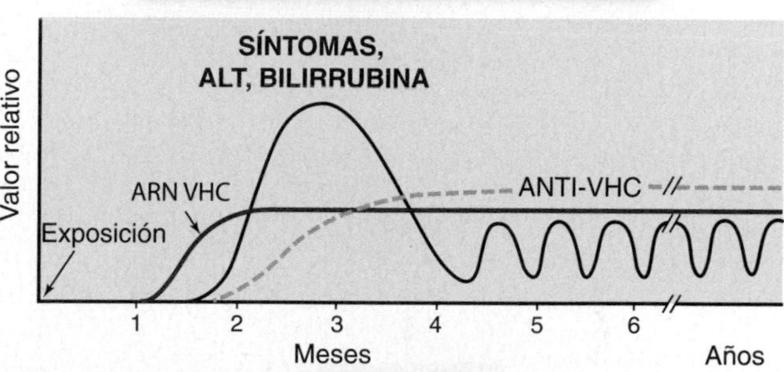

FIGURA 14-26. Evolución clínica de la hepatitis C (VHC). Los acontecimientos serológicos característicos se producen en dos modalidades. **Arriba.** Alrededor del 20 % de los pacientes con hepatitis C aguda tienen una infección autolimitada que se resuelve en pocos meses. Los anti-VHC aparecen al final del episodio clínico y persisten. ***Abajo.*** El resto de los pacientes con hepatitis C desarrollan la enfermedad crónica, con exacerbaciones y remisiones de los síntomas clínicos. La aparición de anti-VHC no afecta la evolución clínica. La hepatitis crónica con frecuencia evoluciona a cirrosis. *ALT*, alanina aminotransferasa.

Las **manifestaciones extrahepáticas** de la hepatitis C son frecuentes e incluyen crioglobulinemia mixta (*v.* cap. 14), una vasculitis sistémica debida al depósito de inmunocomplejos circulantes en la microvasculatura. Pueden verse afectados la piel (vasculitis leucocitoclástica), las glándulas salivales (síndrome seco), el sistema nervioso (mononeuritis múltiple) y el riñón (glomerulonefritis membranoproliferativa). Los linfomas no hodgkinianos de linfocitos B son más frecuentes en pacientes con hepatitis C crónica.

Dado que es en gran medida asintomático, el VHC agudo rara vez recibe atención médica. En el caso de los pacientes que reciben tratamiento, las tasas de éxito son mayores que en los casos crónicos. La hepatitis C crónica se trataba anteriormente con una combinación de interferón α inyectado y ribavirina oral. Los nuevos tratamientos que combinan sofosbuvir y ledipasvir actúan de forma sinérgica para impedir la replicación del virus. Esto permite al sistema inmunitario eliminar el virus, lo que da lugar a una tasa de curación de ~ 99%. Una respuesta virológica sostenida (es decir, la ausencia de ARN del VHC detectable) se asocia a una notable disminución del riesgo de CHC.

En la tabla 14-3 se comparan las principales características de las formas más habituales de hepatitis viral.

El virus de la hepatitis E es una de las principales causas de hepatitis epidémica

La hepatitis E es una variante autolimitada, aguda y acompañada de ictericia similar a la hepatitis A. El virus de la hepatitis E (VHE) es un virus entérico de ARN de la familia de los *Hepeviridae*, del cual se conocen cuatro genotipos. El VHE está presente en más de la mitad de los casos de hepatitis viral aguda en personas jóvenes o adultos en regiones pobres de todo el mundo. Se han comunicado

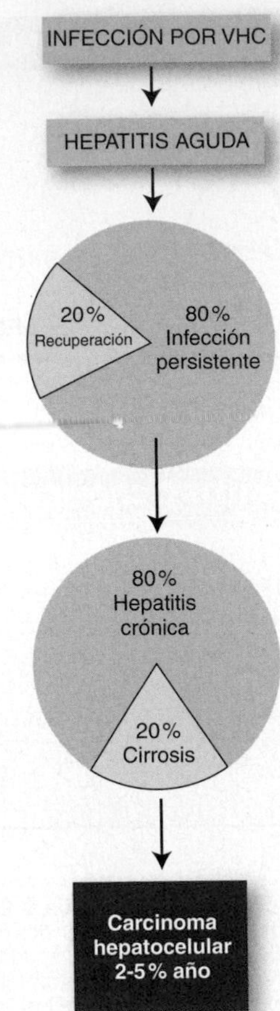

FIGURA 14-27. Posibles formas de evolución de la infección con el virus de la hepatitis C (VHC).

grandes brotes en la India, Nepal, Myanmar, Paquistán, la ex Unión soviética, África y México. La mayoría de estas epidemias han aparecido después de períodos de lluvias intensas en regiones con drenaje inadecuado. La infección por VHE puede transmitirse por diferentes vías. A través del agua, por zoonosis (en especial por consumo de carne infectada de animales salvajes como jabalís, cerdos o venados, cruda o mal cocida) y por transmisión parenteral o vertical. El VHE se asemeja al virus porcino, lo que indica que este último puede ser un reservorio de la infección.

El período medio de incubación para VHE es de 35 a 40 días. Son frecuentes la ictericia, la hepatomegalia, la fiebre y las artralgias y por lo general se resuelve al cabo de 6 semanas. La mortalidad varía del 1% al 12%. Al igual que en la hepatitis A, las manifestaciones clínicas de hepatitis E son mucho más comunes en los adultos que en los niños, lo que indica que la infección tardía es por lo general subclínica. La enfermedad es especialmente peligrosa en las mujeres embarazadas, en las que la mortalidad puede alcanzar del 20% al 40%. La enfermedad crónica y los estados de portador son desconocidos en los pacientes con inmunocompetencia, pero aquellas personas con inmunocompromiso pueden desarrollar una hepatitis E crónica. En Nepal se ha desarrollado y probado con éxito una vacuna contra la infección por el VHE, pero aún no está autorizada en Estados Unidos.

TABLA 14-3
COMPARACIÓN DE LAS CARACTERÍSTICAS DE LAS FORMAS COMUNES DE HEPATITIS VIRAL

	Hepatitis A	Hepatitis B	Hepatitis C
Genoma	ARN	ADN	ARN
Período de incubación	3-6 semanas	6 semanas-6 meses	7-8 semanas
Transmisión	Oral	Parenteral	Parenteral
Sangre	No	Sí	Sí
Heces	Sí	No	No
Vertical	No	Sí	5%
Fulminante	Muy rara vez	Sí	Rara vez necrosis hepática
Hepatitis crónica	No	10%	80%
Estado de portador	No	Sí	Sí
Cáncer hepático	No	Sí	Sí

PATOLOGÍA DE LA HEPATITIS VIRAL

Todas las formas de hepatitis viral aguda son similares desde el punto de vista anatomopatológico

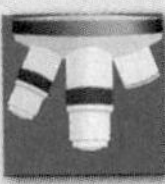

ANATOMOPATOLOGÍA: la característica fundamental de la hepatitis viral aguda es la muerte de los hepatocitos (fig. 14-28). Dentro del lóbulo hepático, se observan áreas de necrosis de células únicas o pequeños cúmulos de hepatocitos. Pueden observarse algunos hepatocitos apoptósicos como cuerpos pequeños, con eosinofilia intensa (**cuerpos acidófilos**) y en algunas ocasiones núcleos picnóticos. Los cuerpos acidófilos son característicos de la hepatitis viral, pero también se observan en muchas otras hepatopatías. En la hepatitis viral aguda, muchos hepatocitos muestran diversos grados de edema hidrópico y diferencias de tamaño, forma y propiedades de tinción. Al mismo tiempo, se observan hepatocitos en regeneración, con núcleos de mayor tamaño y citoplasma basófilo. Las láminas hepáticas irregulares resultantes se describen como **desorganización lobulillar**.

Las células mononucleares, en su mayoría linfocitos, infiltran los lóbulos difusamente, rodeando los hepatocitos necróticos individuales, y se acumulan en regiones de necrosis localizada. Los macrófagos pueden ser muy evidentes y los eosinófilos y los leucocitos polimorfonucleares no son raros. Es un rasgo característico que los linfocitos infiltren el espacio situado entre la pared de la vena central y las placas de hepatocitos, lo que proporciona un aspecto conocido como **flebitis central**. Con frecuencia se las células endoteliales se observan edematosas y con proliferación

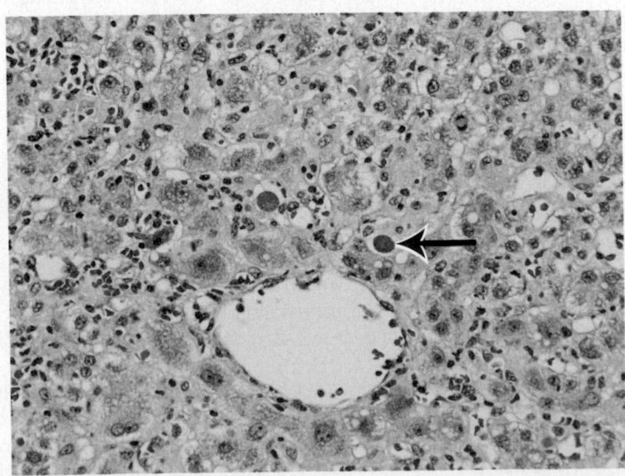

FIGURA 14-28. Hepatitis viral aguda. Son características típicas la desorganización de las láminas de hepatocitos, edema de hepatocitos (en forma de balón) e infiltrado de linfocitos y células inflamatorias mononucleares. Los hepatocitos necróticos restantes se encuentran ocupando los sinusoides, donde aparecen como cuerpos acidófilos *(flecha)*.

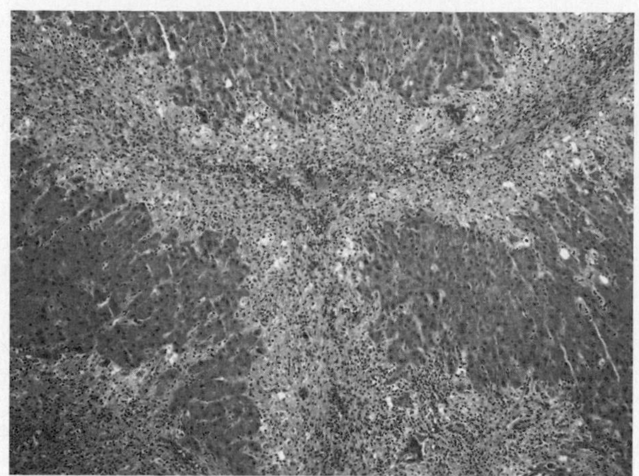

FIGURA 14-29. Necrosis hepática confluente. Zonas de hemorragía con puentes de necrosis adyacentes a las venas centrales y espacios portales (necrosis en puentes).

de la vena central (**endoflebitis**). Las células de Kupffer se encuentran aumentadas de tamaño, se proyectan hacia la luz del sinusoide y contienen pigmento de lipofuscina y restos celulares fagocitados. Es frecuente la colestasis y cuando es grave se denomina **hepatitis colestásica**. En estos casos, muchos hepatocitos se encuentran distribuidos alrededor de la luz, proporcionando al conjunto un aspecto acinoso o glandular. La luz de estos ácinos puede contener grandes cilindros biliares.

Las células inflamatorias mononucleares se acumulan dentro de los espacios portales. Los linfocitos dentro de los espacios portales pueden formar folículos, en especial con la hepatitis C. La lámina limitante de hepatocitos alrededor de los espacios portales se mantiene por lo general intacta.

Los cambios histopatológicos desaparecen gradualmente durante la recuperación y la arquitectura hepática normal se recupera por completo.

La necrosis hepática confluente afecta todas las regiones del lobulillo

La **necrosis hepática confluente** alude a una forma particularmente grave de hepatitis viral aguda que se caracteriza por la muerte de numerosos hepatocitos en una distribución geográfica, y en casos extremos, por la muerte de prácticamente todas las células del hígado (**necrosis hepática masiva**). La causa viral más habitual es la hepatitis B aguda; rara vez la necrosis hepática confluente es resultado de la infección por otros virus hepatótropos. Cabe destacar que las lesiones no se limitan a la hepatitis viral porque también pueden encontrarse después de la exposición a sustancias químicas o fármacos hepatotóxicos, entre los que se incluyen medicamentos de venta libre y complementos herbales y dietéticos (*v.* más adelante). A diferencia de las formas más comunes de hepatitis viral aguda, en las que la necrosis de los hepatocitos parece ser aleatoria y en parches, la necrosis hepática confluente suele afectar todas las regiones de los lobulillos. Las lesiones por necrosis hepática confluente, en orden de gravedad creciente, son la necrosis en puente, la necrosis submasiva y la necrosis masiva.

NECROSIS EN PUENTE: como la forma más leve dentro del espectro de las lesiones que constituyen la necrosis hepática confluente se encuentran las bandas de necrosis (necrosis en puentes) que aparecen entre los espacios portales, entre las venas centrales adyacentes y entre los espacios portales y las venas centrales (fig. 14-29). Las láminas de hepatocitos adyacentes sufren necrosis, lo que provoca el colapso del estroma de colágeno para formar bandas de tejido conjuntivo. Estas se observan mejor con tinción de reticulina. Cuando estas bandas rodean una zona de hepatocitos viables, aparece un patrón nodular, similar al observado en la cirrosis.

NECROSIS HEPÁTICA SUBMASIVA: esta forma de hepatitis aguda constituye una forma más grave de lesión, con muerte de lobulillos enteros o grupos de lobulillos adyacentes. Clínicamente, estos pacientes manifiestan hepatitis grave que puede progresar rápidamente hacia insuficiencia hepática, en cuyo caso la enfermedad se clasifica como **hepatitis fulminante**.

NECROSIS HEPÁTICA MASIVA (ATROFIA AMARILLA AGUDA): es la forma más temida de hepatitis viral aguda, pero por fortuna es poco frecuente. Es casi siempre mortal. Desde el punto de vista macroscópico, el hígado se reduce a un tamaño de hasta 500 g (una tercera parte del peso normal). La cápsula se aprecia arrugada, con un parénquima moteado, de consistencia blanda y flácida y coloración rojo-marrón. Prácticamente todos los hepatocitos se encuentran necróticos (fig. 14-30), y los lobulillos hepáticos están representados solo por una trama de colágeno, que en muchas regiones se observa afectada. Los macrófagos, eritrocitos y restos necróticos ocupan los sinusoides. Por razones desconocidas, la necrosis masiva no desencadena una respuesta inflamatoria intensa ni en el parénquima ni en los espacios portales. El trasplante hepático es la piedra angular del tratamiento.

La hepatitis crónica puede ser una complicación de las hepatitis B y C, así como de diversas enfermedades metabólicas e inmunitarias

El espectro morfológico de la hepatitis crónica varía desde inflamación portal leve, con necrosis mínima o ausente de hepatocitos (fig. 14-31), hasta inflamación, necrosis y fibrosis generalizadas que acaban en cirrosis (fig. 14-32).

LESIONES DEL ESPACIO PORTAL: en la hepatitis crónica, los espacios portales presentan distintos grados de infiltración por linfocitos, células plasmáticas y macrófagos (figs. 14-31 y 14-32). Estos espacios portales expandidos presentan con frecuencia una pro-

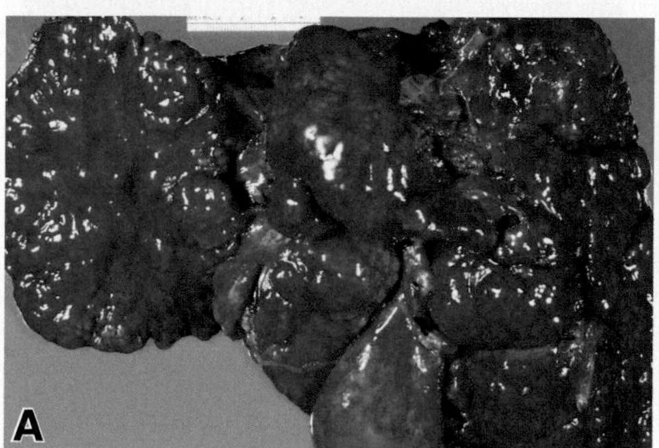

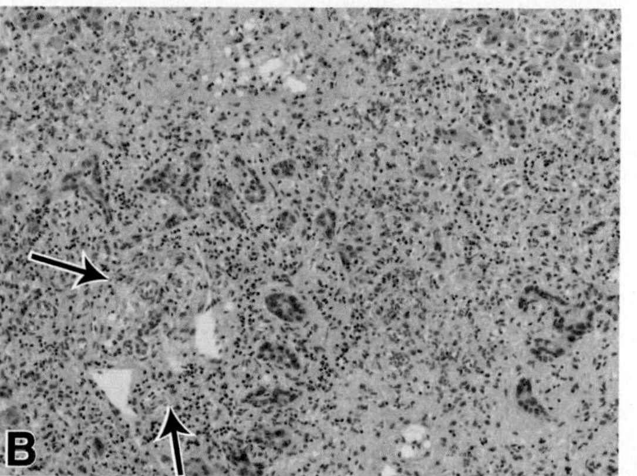

FIGURA 14-30. Necrosis hepática masiva. A. El hígado tiene consistencia suave y tamaño reducido, y desde el punto de vista macroscópico muestra un aspecto moteado, amarillento, en la superficie («atrofia aguda amarilla»). **B.** A nivel microscópico, se observa ausencia total de hepatocitos. La estructura reticular del lobulillo está rota. Los espacios portales *(flechas)* están expandidos y contienen reacción ductular.

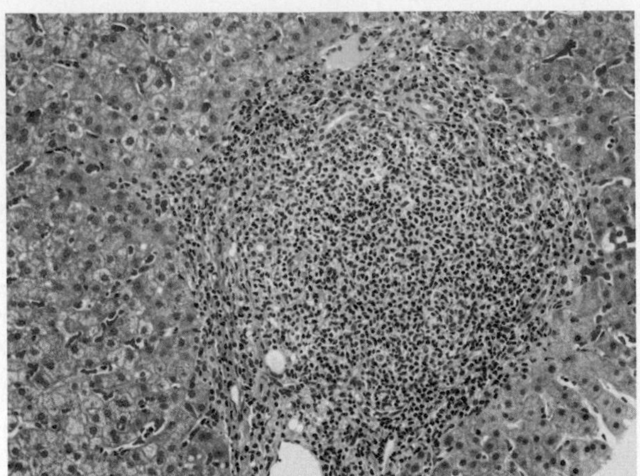

FIGURA 14-31. Hepatitis crónica leve. El espacio portal ha sido infiltrado por células inflamatorias mononucleares. El parénquima lobulillar está intacto.

liferación de leve a grave de los conductillos biliares, que es una respuesta inespecífica a la lesión hepática crónica. En el caso de la hepatitis C crónica, suelen estar presentes agregados linfáticos o folículos con centros reactivos. En la hepatitis autoinmunitaria pueden observarse eosinófilos.

HEPATITIS DE INTERFASE: se trata de una destrucción inflamatoria focal de la lámina de hepatocitos limitante. El infiltrado inflamatorio crónico periportal produce un borde irregular entre los espacios portales y el parénquima lobulillar (fig. 14-32A).

LESIONES INTRALOBULILLARES: la necrosis localizada y la inflamación dentro del parénquima son características de la hepatitis crónica. Es frecuente la presencia de cuerpos acidófilos dispersos y células de Kupffer aumentadas de tamaño dentro de los sinusoides (fig. 14-28). En la hepatitis crónica B, los hepatocitos pueden presentar citoplasma granular abundante con HBsAg en el RE liso (**hepatocitos en vidrio esmerilado**) (fig. 14-33).

FIBROSIS PERIPORTAL: la pérdida progresiva de hepatocitos periportales por hepatitis de interfase conduce al depósito de colágeno, lo que da a los espacios portales un aspecto en forma de estrella. Con el tiempo, la fibrosis puede extenderse para unirse a los espacios portales adyacentes o acercarse a la vena central, por lo que finalmente se desarrolla cirrosis (fig. 14-32B).

HEPATITIS AUTOINMUNITARIA

La hepatitis autoinmunitaria es un tipo grave de hepatitis crónica relacionada con autoanticuerpos circulantes e inmunoglobulinas séricas elevadas. Puede aparecer a cualquier edad; el 70% de los casos se dan en mujeres. En Estados Unidos, afecta a hasta 200000 personas y representa el 6% de los trasplantes de hígado.

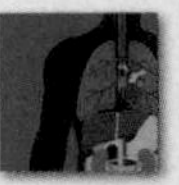

FISIOPATOLOGÍA: existen dos tipos de hepatitis autoinmunitaria:

- La hepatitis autoinmunitaria de **tipo I** es más frecuente (80% de los casos). Se caracteriza por la presencia de anticuerpos antinucleares y antimúsculo liso. Alrededor del 70% de los casos se dan en mujeres menores de 40 años, entre las que una tercera parte presenta otras enfermedades autoinmunitarias, como tiroiditis, artritis reumatoide y colitis ulcerosa. Una cuarta parte de los pacientes con esta forma de hepatitis autoinmunitaria presenta cirrosis, lo que indica que la enfermedad suele tener un curso asintomático prolongado. Pueden detectarse anticuerpos contra muchas enzimas citosólicas, pero el receptor de la asialoglucoproteína de la membrana de los hepatocitos es el principal objetivo de la citotoxicidad mediada por células dependientes de anticuerpos. El gen *HLA-DRB1* confiere una especial susceptibilidad a la hepatitis autoinmunitaria de tipo I. Algunos pacientes pueden presentar «síndrome de superposición» mal caracterizado, que consiste en una mezcla de rasgos clínicos e histológicos de hepatitis autoinmunitaria y colangitis biliar primaria (CBP) o CEP.
- La hepatitis autoinmunitaria de **tipo II** se da principalmente en niños de 2 a 14 años. Se caracteriza por la presencia anticuerpos contra los microsomas hepáticos y renales (anti-LKM). Sin embargo, el autoantígeno clave es una enzima metabolizadora de fármacos de tipo P450 (CYP 2D6). Estos pacientes suelen presentar otras enfermedades autoinmunitarias (p. ej., diabetes de tipo 1 y tiroiditis). Los determinantes genéticos de la enfermedad de tipo II no están definidos.

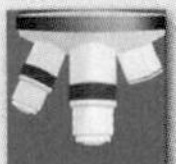

ANATOMOPATOLOGÍA: la hepatitis autoinmunitaria tiene una histología similar a la hepatitis viral aguda y crónica, pero la inflamación y necrosis lobulillares y la hepatitis de interfase son más pronunciadas. El infiltrado inflamatorio es rico en células plasmáticas, una característica diagnóstica importante (fig. 14-34). En los casos graves puede observarse necrosis hepática confluente.

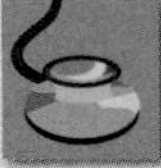

CARACTERÍSTICAS CLÍNICAS: la hepatitis autoinmunitaria puede surgir de forma gradual, con fatiga y leves molestias en el cuadrante superior derecho. A menudo, hay antecedentes personales o familiares

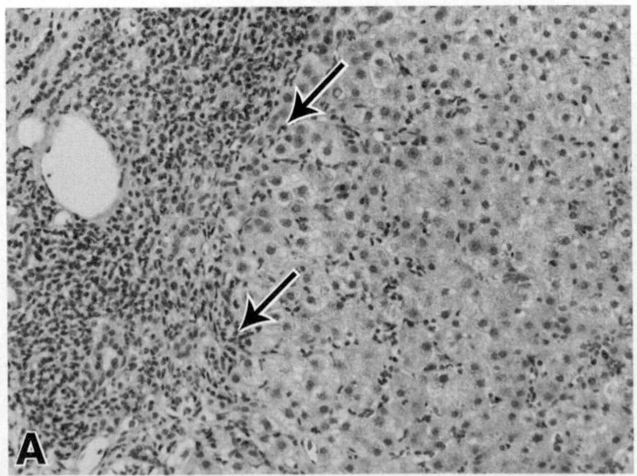

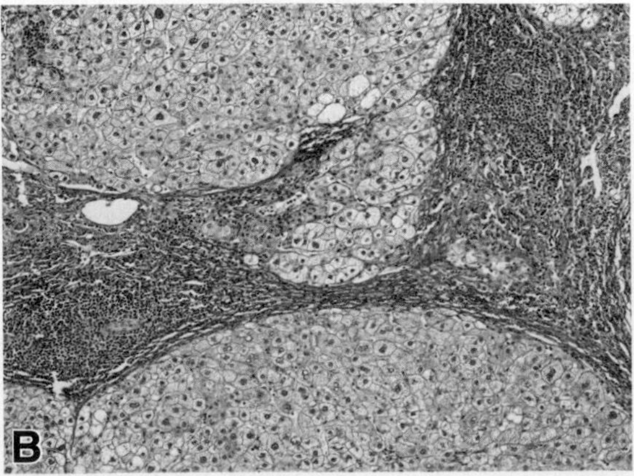

FIGURA 14-32. Hepatitis crónica grave. A. Microfotografía en la que se observa infiltrado inflamatorio mononuclear en un espacio portal dilatado (*izquierda*). La hepatitis de interfase consiste en la penetración de la inflamación en la lámina limitante donde esta rodea a grupos de hepatocitos en el borde del espacio portal (*flechas*). **B. Hepatitis crónica con cirrosis.** Microfotografía de una biopsia hepática de un paciente con hepatitis C crónica de larga evolución en la que se observa fibrosis en puentes y transformación nodular.

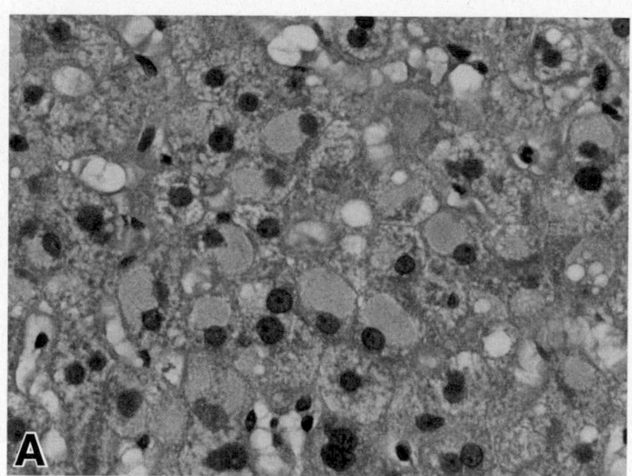

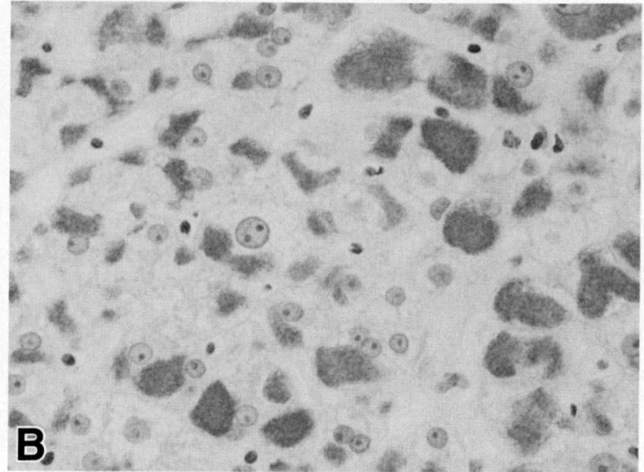

FIGURA 14-33. Hepatocitos en «vidrio esmerilado». A. Microfotografía del hígado de un paciente con hepatitis B crónica en la que se observan hepatocitos dispersos *(flechas)* con abundante citoplasma granular que contiene antígenos de superficie contra hepatitis B (*HBsAg*). **B.** La misma muestra teñida para identificar HBsAg mediante la técnica de inmunoperoxidasa. Es evidente la presencia de abundante HBsAg citoplasmático de color café.

de autoinmunidad. Con el tiempo, las concentraciones de aminotransferasa aumentan notablemente y pueden superar las 1 000 UI/mL. Es frecuente la presencia de hiperglobulinemia significativa. En los casos graves, se produce ictericia, disfunción sintética hepática e incluso insuficiencia hepática, pero rara vez se presenta como enfermedad fulminante. Si no se trata, la hepatitis autoinmunitaria suele evolucionar hacia cirrosis.

La hepatitis autoinmunitaria suele responder a combinaciones de corticoesteroides e inmunosupresores como la azatioprina. Los pacientes cuya enfermedad evoluciona hacia cirrosis pueden ser buenos candidatos para trasplante hepático. La hepatitis autoinmunitaria recidiva hasta en un 20% de los pacientes después de del trasplante.

HEPATOPATÍA ALCOHÓLICA

Los efectos dañinos del consumo excesivo de alcohol (etanol, alcohol etílico) han sido reconocidos casi desde los albores de la historia. El profeta Isaías advertía: «¡Ay de aquellos valientes que se atreven a tomar vino!». Actualmente se considera que el etanol es una hepatotoxina que actúa tanto de forma directa como indirecta.

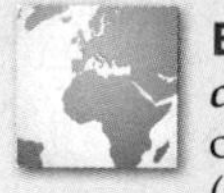

EPIDEMIOLOGÍA: ***la cirrosis alcohólica es más frecuente en los países en los que se consume más alcohol,*** con independencia de la bebida alcohólica concreta (p. ej., el vino en Francia, la cerveza en Australia o los licores en Escandinavia). Solo una minoría de personas con alcoholismo crónico desarrolla cirrosis, pero existe una relación dosis-respuesta entre la dosis de alcohol a lo largo de la vida (duración de la exposición y cantidad diaria de alcohol consumida) y la aparición de cirrosis.

Aproximadamente el 10% de los hombres y el 5% de las mujeres de Estados Unidos abusan del alcohol. En otros países, esta cifra es mucho mayor. ***Un 15% de las personas con alcoholismo desarrolla cirrosis, y muchos de ellos mueren por insuficiencia hepática o por complicaciones extrahepáticas de la cirrosis.*** En muchas regiones urbanas de Estados Unidos con altas tasas de alcoholismo, la cirrosis hepática es la tercera o cuarta causa de muerte en hombres menores de 45 años.

La cantidad de alcohol necesaria para producir una hepatopatía crónica depende del tamaño corporal, la edad, el sexo y el origen étnico, pero el intervalo más bajo parece ser de unos 20 g/día (unos 60 mL de un *whisky* de 43 °C [86 proof], dos vasos de vino o dos botellas de cerveza de 350 mL/día) en las mujeres y 40 g/día en los hombres. En general, se necesitan más de 10 años de consumo de alcohol a este nivel para producir una cirrosis, aunque algunos pacientes con cirrosis presentan antecedentes de menos tiempo de consumo excesivo de alcohol.

Las mujeres tienen más predisposición a los efectos nocivos del alcohol, por razones desconocidas. Sin embargo, se sabe que metabolizan el alcohol de forma diferente y tienen una masa corporal menor.

La epidemiología de la hepatopatía alcohólica se complica por su asociación con los virus hepatótropos. La seropositividad al VHB es de dos a cuatro veces más frecuente en las personas con alcoholismo que en las poblaciones de control. La prevalencia de los anticuerpos anti-VHC es de hasta el 10% entre personas con alcoholismo y es incluso mayor entre aquellas con hepatopatía crónica. Como se ha señalado anteriormente, las personas que abusan del alcohol y también tienen hepatitis C tienen más probabilidades de desarrollar una hepatopatía que sus homólogas no infectadas.

El etanol se metaboliza principalmente en el hígado

El etanol se absorbe rápidamente en el estómago y se distribuye a todo el compartimento hídrico del cuerpo. Entre el 5% y el 10% se excreta sin cambios, principalmente por la orina y el aliento expirado. El 90% restante es metabolizado por el hígado en acetaldehído y acetato, principalmente por acción del **alcohol deshidrogenasa** (ADH) citosólica. El **sistema de oxidación del etanol en los microsomas**, presente en el RE liso, que es una oxidasa de función mixta, supone una vía metabólica menor para el alcohol. La eliminación del alcohol del cuerpo, a diferencia de la mayoría de las drogas, es lineal, es decir, se metaboliza una cantidad fija por unidad de tiempo. En términos generales, para el hombre medio, se eliminan de

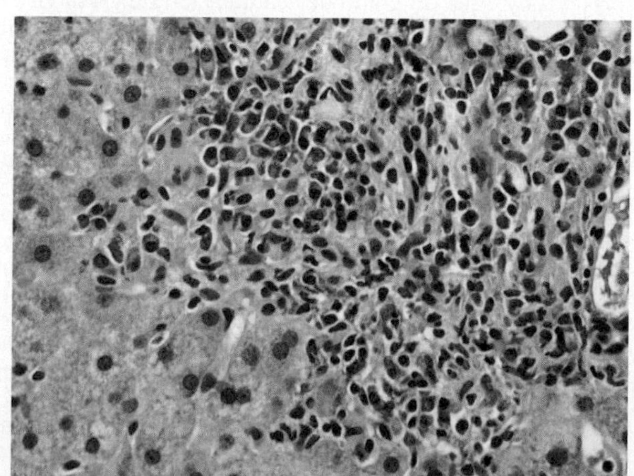

FIGURA 14-34. Hepatitis autoinmunitaria. El infiltrado inflamatorio es rico en células plasmáticas.

7 g a 10 g de alcohol por hora. Sin embargo, dado que la vía microsómica (*v.* anteriormente) alcanza la sobrerregulación en personas con alcoholismo crónico, estas metabolizan el etanol más rápidamente, siempre que no padezcan una hepatopatía activa.

El consumo de alcohol provoca un espectro de enfermedades hepáticas

La hepatopatía alcohólica abarca tres entidades morfológicas y clínicas principales: **esteatosis hepática**, **hepatitis alcohólica aguda** y **cirrosis**. Estas lesiones suelen producirse en secuencia, pero pueden coexistir en cualquier combinación y, de hecho, pueden ser entidades independientes.

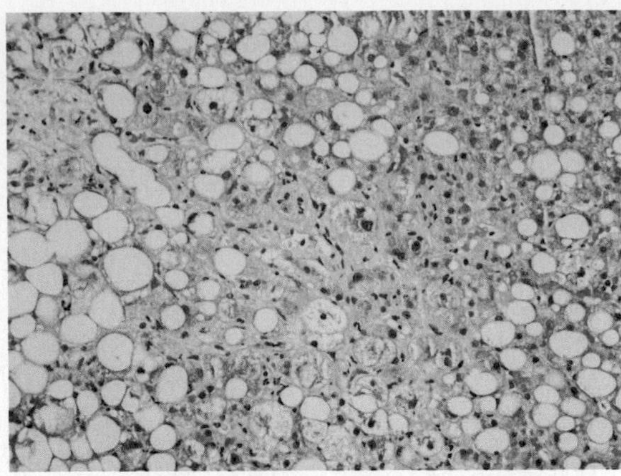

FIGURA 14-35. Esteatosis. Microfotografía en la que se observa el citoplasma de casi todos los hepatocitos distendido por la presencia de grasa que desplaza el núcleo hacia la periferia.

Hígado graso

PATOGENIA MOLECULAR: casi todas las personas con alcoholismo crónico, con independencia de su patrón de consumo, acumulan grasa en los hepatocitos (**esteatosis**). La contribución relativa de las diferentes vías metabólicas a la esteatosis puede depender de la cantidad de alcohol consumido, del contenido de lípidos en la alimentación, de las reservas corporales de grasa, del estado hormonal y de otras variables.

En cualquier caso, la acumulación de grasa depende claramente de la ingesta de alcohol, ya que es total y rápidamente reversible si se interrumpe la ingesta de alcohol. La grasa alimentaria, en forma de quilomicrones y ácidos grasos libres, es transportada al hígado, donde es captada por los hepatocitos. A continuación, los triglicéridos se hidrolizan en ácidos grasos libres. Estos, a su vez, sufren una β-oxidación en las mitocondrias o se convierten en triglicéridos en el RE.

Estos triglicéridos recién sintetizados se secretan dentro de las partículas de lipoproteínas (principalmente quilomicrones y lipoproteínas de muy baja densidad [VLDL]) o se conservan para su almacenamiento.

La mayor parte de la grasa depositada en el hígado tras el consumo crónico de alcohol procede de la alimentación. El etanol aumenta la lipólisis y, por tanto, el aporte de ácidos grasos libres al hígado. Dentro de los hepatocitos, el etanol *(1)* aumenta la síntesis de ácidos grasos, *(2)* disminuye la oxidación mitocondrial de los ácidos grasos, *(3)* aumenta la producción de triglicéridos e *(4)* impide la liberación de lipoproteínas. En conjunto, estas consecuencias metabólicas producen esteatosis hepática.

ANATOMOPATOLOGÍA: en casos de ingesta elevada de alcohol, el hígado adquiere un color amarillento y aumenta de tamaño, a veces hasta tres veces su peso normal. Este aumento de peso no solo es reflejo de la acumulación de grasa, sino también del aumento del contenido de proteínas y agua. El grado de acumulación de grasa visible varía desde diminutas gotas dispersas en el citoplasma de una pequeña cantidad de hepatocitos hasta la presencia de células con el citoplasma distendido por la confluencia de gotas de grasa (fig. 14-35). En este último caso, los hepatocitos son difíciles de identificar y adquieren el aspecto de adipocitos con su citoplasma ocupado por un área de color más claro y su núcleo aplanado y desplazado hacia la periferia de la célula.

El aspecto ultraestructural de los hepatocitos en el hígado graso a causa del alcohol es reflejo de la citotoxicidad del etanol más que un efecto de la grasa en sí mismo. Las mitocondrias están aumentadas de tamaño y en ocasiones adquieren formas bizarras y alcanzan un gran volumen. El retículo endoplásmico liso es hiperplásico y se asemeja al producido por otros inductores de enzimas metabolizadoras de medicamentos microsómicos (*v.* cap. 1).

La ingestión crónica de etanol provoca a alteraciones funcionales hepáticas pronunciadas. Las mitocondrias hepáticas muestran disminución en la velocidad de oxidación de sustratos (p. ej., de ácidos grasos) e imposibilidad de formación de adenosina trifosfato (ATP). La hiperplasia del RE se acompaña de aumento de la actividad del sistema de oxidasas mixtas dependientes del citocromo P450. No solamente se induce el sistema microsómico de oxidación del etanol sino el metabolismo de diversas sustancias. ***El aumento de la función microsómica también incrementa el metabolismo de las toxinas hepáticas, lo que maximiza el peligro de sustancias como el paracetamol, cuyos productos metabólicos son los más tóxicos.*** Mientras que el consumo crónico de alcohol favorece la función microsómica, la ingestión aguda de alcohol inhibe las oxidasas de función mixta y reduce de forma aguda la velocidad de eliminación de las sustancias del organismo.

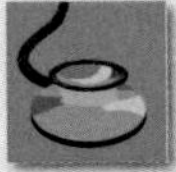

CARACTERÍSTICAS CLÍNICAS: sorprendentemente, los pacientes con esteatosis hepática no complicada presentan escasos síntomas de hepatopatía. A pesar de los importantes cambios morfológicos en el hígado, el hígado graso por alcohol es completamente reversible y no conlleva por sí mismo el riesgo de otras enfermedades más graves. El mejor tratamiento para la esteatosis hepática por alcohol es la abstinencia. El hígado graso es característico del alcoholismo, pero no se restringe a este. También existe el hígado graso no alcohólico (*v.* a continuación) debido a hepatitis C, después de la administración de ciertos medicamentos y en muchas otras enfermedades.

Hepatitis alcohólica

La hepatitis alcohólica se caracteriza por *(1)* necrosis de hepatocitos, principalmente en la zona central; *(2)* inclusiones hialinas en el citoplasma de los hepatocitos (cuerpos de Mallory); *(3)* infiltrado inflamatorio agudo en el lóbulo; y *(4)* fibrosis pericelular (fig. 14-36). **La patogenia de la hepatitis alcohólica es un misterio**. Las personas con alcoholismo pueden presentar esteatosis hepática leve durante muchos años y, sin ningún cambio en los hábitos de consumo, desarrollar hepatitis alcohólica aguda de forma repentina. Puede ser que la hepatitis alcohólica subclínica de larga duración preceda a la aparición de manifestaciones clínicas de hepatitis propiamente dicha. No obstante, la presentación a menudo repentina de la hepatitis alcohólica sugiere la participación de algún cofactor ambiental o fisiológico, que hasta el momento no se ha identificado.

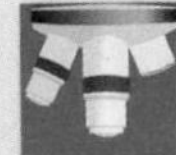

ANATOMOPATOLOGÍA: la arquitectura hepática se caracteriza por estar intacta. Los hepatocitos muestran edema hidrópico variable, lo que les da un aspecto heterogéneo. Pueden observarse hepatocitos necróticos aislados o cúmulos que tienen el núcleo picnótico y cariorrexis.

Algunos hepatocitos dispersos contienen en el citoplasma conglomerados de filamentos intermedios (citoqueratina), conocidos como **cuerpos hialinos de Mallory** (fig. 14-36). Por definición, son inclusiones citoplasmaticas eosinofilas que se observan como espículas irregulares o nódulos, la mayoría de las veces de localización peranuclear. Estos cambios suelen observarse en los hepatocitos con mayor daño. (fig. 14-36C). Los hepatocitos dilatados y dañados, especialmente aquellos con cuerpos de Mallory, están rodeados por neutrófilos (**satelitosis**). También presentan un infiltrado inflamatorio intralobulillar más difuso. Los cuerpos de Mallory son característicos de la hepatopatía alcohólica, pero no son específicos, puesto que también pueden estar presentes en la esteatohepatitis no alcohólica (EHNA), síndromes colestásicos crónicos, enfermedad de Huntington y el CHC. La colestasis de leve a grave se observa hasta en una tercera parte de los casos. La hepatitis alcohólica suele superponerse a una esteatosis hepática existente, pero no hay evidencia que confirme que la acumulación de grasa por sí misma predisponga o contribuya al desarrollo de hepatitis alcohólica.

El **depósito de colágeno** está siempre presente en la hepatitis alcohólica, en especial alrededor de las venas centrales (vénulas hepáticas terminales). La exposición crónica al alcohol activa a las células estrelladas en el hígado que depositan colágeno intrasinusoidal. En casos graves, las vénulas y los sinusoides perivenulares están obstruidos y rodeados por tejido fibroso denso que ocasiona la llamada **esclerosis hialina central** (figs. 14-36 y 14-37). Esta situación se relaciona a menudo con hipertensión portal no cirrótica.

Los espacios portales en la hepatitis alcohólica son altamente variables. Algunos son prácticamente normales, en tanto que otros se encuentran aumentados de tamaño y contienen infiltrado mononuclear y proliferación de conductillos biliares. Los espacios portales deformados muestran con frecuencia brotes de tejido fibroso dentro de los lobulillos.

CARACTERÍSTICAS CLÍNICAS: los pacientes con hepatitis alcohólica presentan malestar general y anorexia, fiebre, dolor abdominal en el cuadrante superior derecho e ictericia. Es habitual la leucocitosis. Hay un aumento moderado en la concentración de aminotransferasas en suero, en particular AST, pero no en el grado observado en la hepatitis viral. En concordancia, la AST por lo general se mantiene por debajo de 400; la relación AST:ALT es por lo general 2:1. Es habitual el aumento en la fosfatasa alcalina en suero. En casos graves, hay alargamiento del tiempo de protrombina, lo cual se relaciona con un mal pronóstico.

El pronóstico en los pacientes con hepatitis alcohólica es reflejo de la gravedad del daño a los hepatocitos. En algunos pacientes, la enfermedad evoluciona con rapidez hacia insuficiencia hepática y muerte. La mortalidad en la fase aguda de la hepatitis alcohólica es de alrededor del 10%.

La mayor parte de los que dejan de consumir alcohol después de recuperarse de hepatitis alcohólica aguda se mantienen sin síntomas. Sin embargo, hasta el 70% de aquellos que continúan bebiendo acaban desarrollando cirrosis.

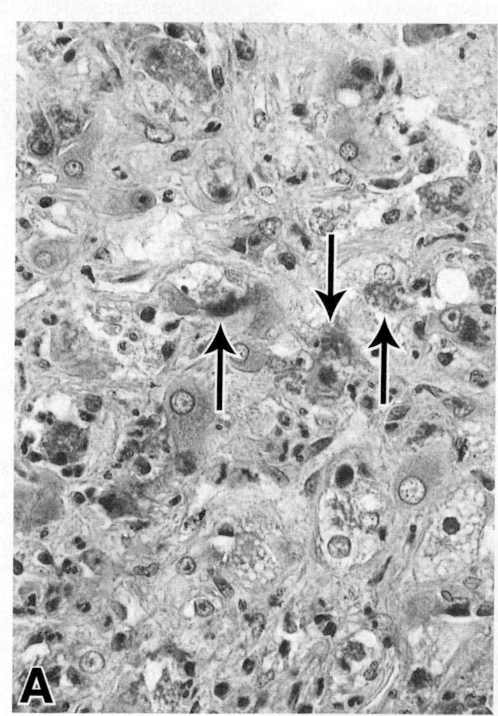

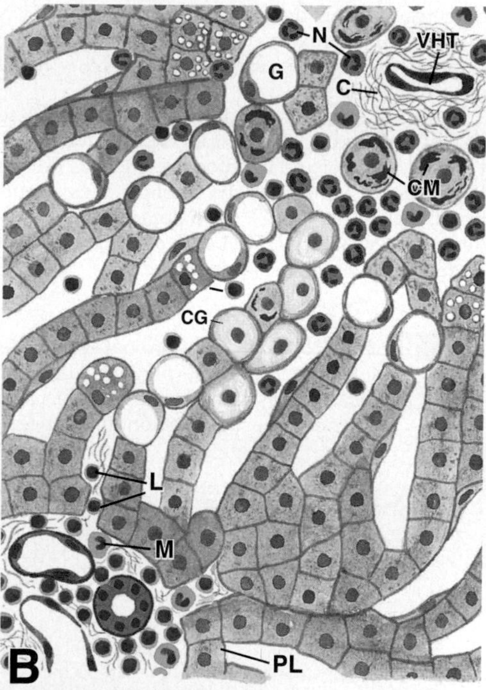

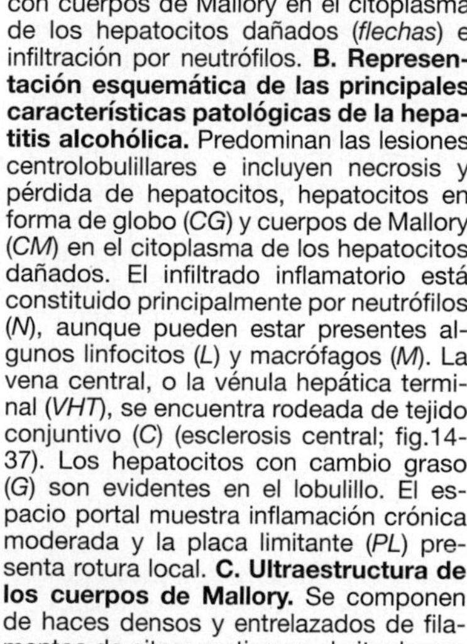

FIGURA 14-36. Hepatitis alcohólica. A. Microfotografía en la que se observan necrosis y degeneración de hepatocitos, con cuerpos de Mallory en el citoplasma de los hepatocitos dañados (*flechas*) e infiltración por neutrófilos. **B. Representación esquemática de las principales características patológicas de la hepatitis alcohólica.** Predominan las lesiones centrolobulillares e incluyen necrosis y pérdida de hepatocitos, hepatocitos en forma de globo (*CG*) y cuerpos de Mallory (*CM*) en el citoplasma de los hepatocitos dañados. El infiltrado inflamatorio está constituido principalmente por neutrófilos (*N*), aunque pueden estar presentes algunos linfocitos (*L*) y macrófagos (*M*). La vena central, o la vénula hepática terminal (*VHT*), se encuentra rodeada de tejido conjuntivo (*C*) (esclerosis central; fig.14-37). Los hepatocitos con cambio graso (*G*) son evidentes en el lobulillo. El espacio portal muestra inflamación crónica moderada y la placa limitante (*PL*) presenta rotura local. **C. Ultraestructura de los cuerpos de Mallory.** Se componen de haces densos y entrelazados de filamentos de citoqueratina en el citoplasma de los hepatocitos.

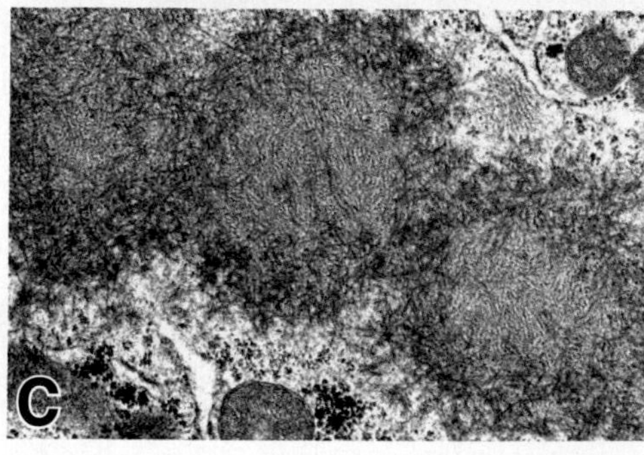

No existe un tratamiento específico para la hepatitis alcohólica aguda. Los corticoesteroides mejoran la mortalidad a corto plazo, por lo que suelen administrarse si no hay infección o insuficiencia renal. La terapia nutricional puede ser beneficiosa.

Cirrosis alcohólica

En aproximadamente el 15% de las personas con alcoholismo, la necrosis, la fibrosis y la regeneración hepatocelular acaban provocando la formación de tabiques fibrosos alrededor de los nódulos hepatocelulares (fig. 14-13). Las otras lesiones por hepatopatía alcohólica (esteatosis hepática y hepatitis alcohólica aguda o persistente) se observan a menudo junto con la cirrosis. Algunos consideran que la progresión a cirrosis alcohólica requiere al menos hepatitis alcohólica subclínica. Se ha propuesto que la activación de las células estrelladas hepáticas como productoras de colágeno intrasinusoidal puede contribuir a la patogenia de la cirrosis. El pronóstico en caso de cirrosis alcohólica establecida es considerablemente mejor en aquellos que dejan de consumir alcohol. Con independencia de ello, muchos pacientes evolucionan a enfermedad hepática terminal y la hepatopatía alcohólica es una indicación habitual para el trasplante hepático.

ESTEATOSIS HEPÁTICA NO ALCOHÓLICA

La esteatosis hepática no alcohólica (HENA) se denomina así por su estrecha similitud con la hepatopatía alcohólica. Es parte del espectro del daño hepático que comienza con esteatosis simple, con o sin hepatitis asociada (EHNA) y que evoluciona a fibrosis en puente y cirrosis. Los factores de riesgo de HENA incluyen obesidad, diabetes mellitus de tipo 2, hiperlipidemia y síndrome metabólico (*v.* cap. 16). Aproximadamente la mitad de las personas con obesidad grave y diabetes presenta EHNA, y hasta una quinta parte desarrolla cirrosis.

Las características histológicas de la HENA se superponen a las de la hepatopatía alcohólica, con esteatosis, inflamación lobulillar y portal, necrosis de hepatocitos, cuerpos de Mallory y fibrosis. Al igual que en la hepatopatía alcohólica, es frecuente la fibrosis centrolobulillar (fig. 14-37). Si se desarrolla cirrosis, la esteatosis suele desaparecer. ***Así, la HENA es la causa probable de muchos casos de la denominada cirrosis criptógena.***

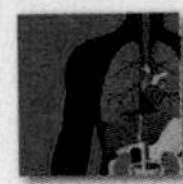

FISIOPATOLOGÍA: la patogenia de la HENA y la EHNA puede superponerse a la de la hepatitis alcohólica. La resistencia a la insulina se relaciona con un aumento de la oxidación mitocondrial hepática de ácidos grasos libres, un mayor estrés oxidativo y la peroxidación de los lípidos, y parece ser el factor de riesgo más importante para HENA y EHNA. La progresión hacia la cirrosis en la HENA suele ser gradual, y muchos pacientes permanecen asintomáticos (presentan solo un aumento moderado de las actividades de las enzimas hepáticas en suero).

La HENA se considera la manifestación hepática del síndrome metabólico, que consiste en obesidad abdominal, dislipidemia, resistencia a la insulina e hipertensión (*v.* cap. 32, en línea). La reducción de peso, incluso mediante cirugía bariátrica, tiende a mejorar la HENA y la EHNA, pero aún no se dispone de un tratamiento definitivo.

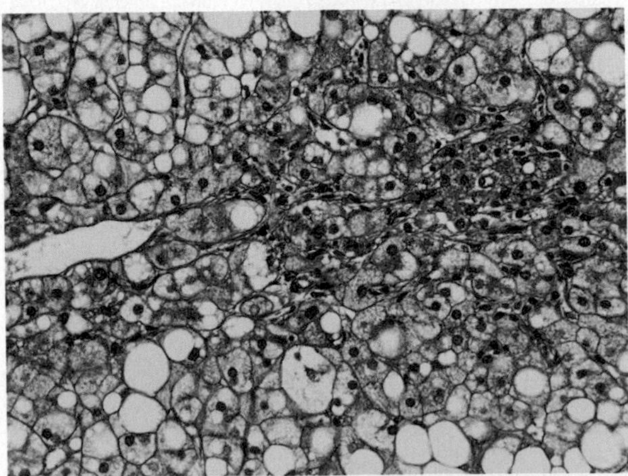

FIGURA 14-37. Fibrosis pericelular en la esteatohepatitis no alcohólica (EHNA). El hígado de un paciente con EHNA con tinción tricrómica muestra fibrosis pericelular alrededor de la vénula central (*azul*). Obsérvese la grasa macrovesicular. Esta lesión simula la observada en la hepatopatía alcohólica.

COLANGITIS BILIAR PRIMARIA

La CBP es una enfermedad colestásica de mediación inmunitaria, crónica y progresiva, caracterizada por la destrucción de las vías biliares intrahepáticas (**colangitis destructiva no supurativa**). La pérdida de las vías biliares provoca un deterioro de la secreción biliar, colestasis y daño hepático. La CBP se da principalmente en mujeres de mediana edad (predominio femenino de 10:1).

Es responsable de hasta el 2% de las muertes por cirrosis. Los casos son esporádicos, aunque la prevalencia de CBP en familias de pacientes con CBP es considerablemente mayor que en la población general, lo que sugiere una predisposición genética.

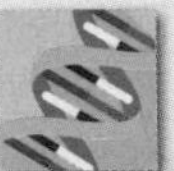

PATOGENIA MOLECULAR: la CBP se relaciona con muchas anomalías inmunitarias y, por tanto, se considera en general una enfermedad autoinmunitaria. La mayoría (85%) de los pacientes presenta al menos otra enfermedad autoinmunitaria (tiroiditis crónica, artritis reumatoide, esclerodermia, síndrome de Sjögren, lupus eritematoso sistémico), y casi la mitad (40%) tiene dos o más de estas enfermedades.

La familia *DRB1*008* de los genes que codifican para el complejo principal de histocompatibilidad se relaciona con CBP, en tanto que la enfermedad es menos habitual en personas portadoras de las familias *DRB1*11* y *DRB1*13*. Se han detectado polimorfismos de genes claves para la regulación inmunitaria, como aquellos que codifican para el TNF-α y el antígeno 4 del linfocitos T citotóxicos (CTLA-4), en pacientes con varias enfermedades autoinmunitarias, incluida la CBP. La mayor frecuencia de monosomía del cromosoma X podría explicar el importante predominio en mujeres del CBP.

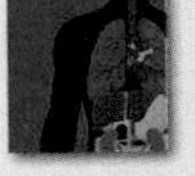

FISIOPATOLOGÍA: tanto la inmunidad humoral como la celular parecen estar alteradas. La concentración de inmunoglobulinas en suero está aumentada, en especial la IgM. ***Aproximadamente el 95% de los pacientes presentan anticuerpos antimitocondriales (AMA) circulantes, cuyo hallazgo se utiliza habitualmente para diagnosticar la CBP.*** Los autoanticuerpos se fijan a los epítopos relacionados con el complejo de piruvato deshidrogenasa mitocondrial. A pesar de su especificidad, los anticuerpos antimitocondriales no afectan a la función mitocondrial y al parecer no tienen ningún papel en la patogenia o la evolución de la enfermedad. Otros autoanticuerpos circulantes son los antinucleares, antitiroideos, antiplaquetarios, contra el receptor de acetilcolina y antirribonucleoproteínas. El sistema de complemento está activado de forma crónica.

Las células que rodean e infiltran las áreas de lesión de las vías biliares son predominantemente linfocitos inhibidores/citotóxicos ($CD8^+$), lo cual indica que podrían estar involucrados en la destrucción del epitelio de los conductos.

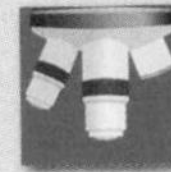

ANATOMOPATOLOGÍA: las etapas patológicas de la CBP incluyen lesiones ductales, cicatrices y cirrosis.

- *ETAPA 1: LESIÓN DUCTAL FLORIDA O ETAPA PORTAL*: la CBP temprana se caracteriza por una lesión única, y **colangitis crónica destructiva** que afecta a las vías biliares intrahepáticas de tamaño menor y medio. La lesión en los conductos es segmentaria y por tanto, parece ser focal en los cortes histológicos. Los linfocitos, las células plasmáticas y los macrófagos rodean los conductos, dañando la membrana basal (fig. 14-38). El epitelio de las vías biliares es irregular e hiperplásico, con estratificación y crecimiento interno de las células epiteliales. Los granulomas epitelioides con frecuencia ocurren en los espacios portales y pueden incidir en las vías biliares.
- *ETAPA 2: ETAPA PERIPORTAL*: las vías biliares tienen un número menor y la proliferación ductal es evidente en las áreas periportales. La inflamación es menor que en la etapa 1.
- *ETAPA 3: ETAPA DEL TABIQUE*: como resultado de la inflamación destructiva en las etapas 1 y 2 de la CBP, las vías biliares más pequeñas desaparecen casi del todo. Las lesiones cicatriciales en las vías biliares de tamaño intermedio son comunes. Las paredes de colágeno se extienden hacia los espacios portales dentro del parénquima lobulillar y comienzan a rodear algunos lobulillos.
- *ETAPA 4: CIRROSIS*: la etapa final de la CBP es la cirrosis, caracterizada por un color verde oscuro de tipo biliar en el hígado que muestra un aspecto nodular fino, con puentes de tabiques fibrosos que unen los espacios portales. La fibrosis confiere un aspecto de rompecabezas a los nódulos cirróticos. Las vías biliares de pequeño tamaño son escasos y los de tamaño mediano mucho menos. Hay poca inflamación dentro del tabique fibroso o de los nódulos parenquimatosos.

CARACTERÍSTICAS CLÍNICAS: ***el 90-95% de los pacientes con CBP son mujeres, por lo general de 30 a 65 años.*** Los síntomas iniciales más habituales son fatiga y prurito, pero muchos pacientes no tienen síntoma alguno en la primera etapa de la CBP. Algunos continúan sin síntomas y al parecer tienen un excelente pronóstico; otros desarrollan finalmente cirrosis avanzada con todas sus complicaciones. El diagnóstico de CBP se confirma cuando un paciente cumple con dos o tres de los criterios aceptados internacionalmente: *(1)* concentración de AMA de 1:40 o superior; *(2)* pruebas bioquímicas de colestasis, como el aumento de la actividad de la fosfatasa alcalina sérica durante al menos 6 meses; y *(3)* patrón histopatológico característico en el hígado. El diagnóstico poco frecuente de la denominada CBP negativa para AMA se basa en las características histopatológicas y las manifestaciones clínicas (criterios 2 y 3).

De manera característica, en la CBP la fosfatasa alcalina en suero se encuentra aumentada pero la bilirrubina es normal o está solo ligeramente aumentada. Los pacientes pueden presentar prurito intenso. Conforme la enfermedad avanza, la bilirrubina en suero aumenta progresivamente en la mayoría de los casos. La AST y la ALT en suero presentan un aumento moderado. La concentración de colesterol en suero aumenta de manera importante y hay presencia de una lipoproteína anormal (lipoproteína X) en muchas formas de colestasis crónica. Los macrófagos repletos de colesterol se acumulan en los tejidos subcutáneos, donde forman lesiones localizadas denominadas **xantomas**. La interrupción de la excreción de bilis dentro del intestino con frecuencia produce **esteatorrea** grave, debido a malabsorción de grasas.

Como resultado de la malabsorción asociada de vitamina D y calcio, se pueden presentar como complicaciones importantes de CBP: **osteomalacia** y **osteoporosis**. Alrededor de una tercera parte de los pacientes presentan cálculos biliares. Los sujetos que desarrollan cirrosis pueden morir por insuficiencia hepática o complicaciones de la hipertensión portal.

La CBP se trata con ácido ursodesoxicólico. Esta sustancia aumenta la supervivencia libre de trasplante y produce la remisión bioquímica en cerca del 40% de los pacientes. La CBP suele evolucionar lentamente y puede durar hasta 20 y 30 años. El trasplante de hígado es muy efectivo en la CBP en etapa terminal.

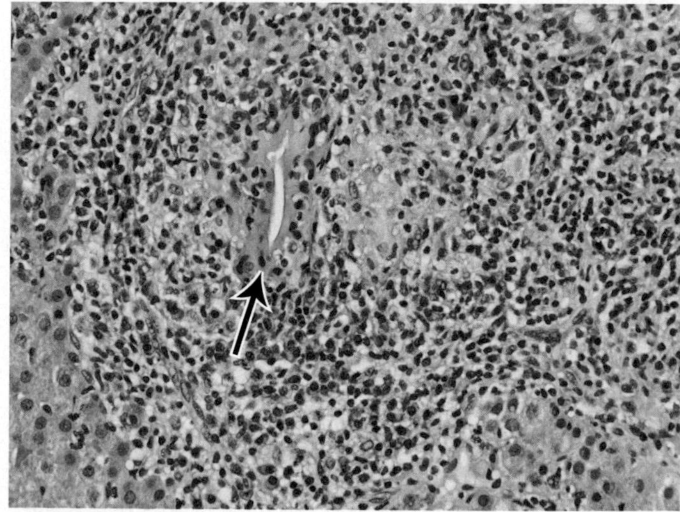

FIGURA 14-38. Lesión ductal florida en la cirrosis biliar primaria (CBP), etapa I. Conducto portal expandido por un infiltrado inflamatorio formado por linfocitos, células plasmáticas, eosinófilos y macrófagos. La lesión ductal florida representa un conducto biliar dañado (*flecha*) por la inflamación.

COLANGITIS ESCLEROSANTE PRIMARIA

La CEP es una enfermedad hepática colestásica de causa desconocida en la que la inflamación y la fibrosis estrechan y en algunos casos obstruyen las vías biliares intra y extrahepáticos. Hasta el 70% de los pacientes son hombres con una edad media de 40 años y una prevalencia de 14 casos por cada 100000 habitantes. La obstrucción biliar progresiva se caracteriza por producir ictericia obstructiva persistente y en algunos casos cirrosis biliar secundaria.

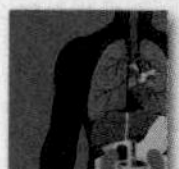

FISIOPATOLOGÍA: ***la causa de la CEP es desconocida, pero 2/3 de los pacientes tienen también colitis ulcerosa.*** Se han descrito pocos casos en pacientes con enfermedad de Crohn del colon. También se ha relacionado con fibrosis retroperitoneal, linfoma y la variante fibrosante de la tiroiditis crónica (bocio de Riedel). En una cuarta parte de los casos, no hay ninguna otra enfermedad presente. Se ha sugerido como factor causal el aumento de la permeabilidad colónica a las bacterias, pero esta posibilidad sigue siendo especulativa.

Hay factores genéticos e inmunitarios que quizá contribuyan a la patogenia de la CEP. Puede ser familiar, y a veces se asocia con ciertos haplotipos HLA, incluido el HLA B8. La hipergammaglobulinemia es frecuente, así como los inmunocomplejos circulantes y los anticuerpos citoplasmáticos antineutrófilos (perinucleares o P-ANCA) y activación de la vía clásica del complemento. El espacio portal contiene un número elevado de linfocitos T.

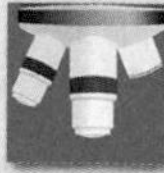

ANATOMOPATOLOGÍA: como en la CBP, la histopatología de la CEP hepática puede dividirse en cuatro etapas:

- *ETAPA 1: ETAPA PORTAL*: en un principio hay inflamación periductal y fibrosis «concéntrica en piel de cebolla» de los espacios portales (fig. 14-39A).
- *ETAPA 2: ETAPA PERIPORTAL*: muchas vías biliares se obstruyen (fig. 14-39B), y aparecen paredes fibrosas que se extienden dentro del parénquima.
- *ETAPA 3: ETAPA DEL TABIQUE*: fibrosis en puente.

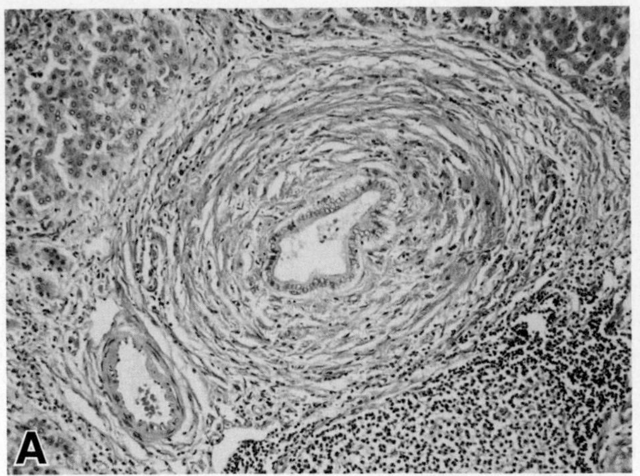

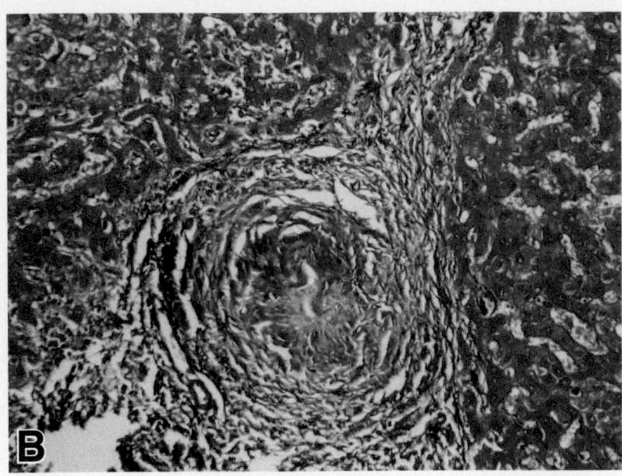

FIGURA 14-39. Colangitis esclerosante primaria (CEP). A. Espacio portal inflamado con un conducto biliar dilatado y fibrosis periconductal en «piel de cebolla». **B.** Cicatriz del conducto biliar que representa un conducto biliar destruido en la CEP (tricrómico de masson).

- *ETAPA 4: CIRROSIS*: puede desarrollarse cirrosis biliar secundaria

Pueden observarse cambios inflamatorios y fibróticos similares en las grandes vías biliares tanto intra como extrahepáticas, en cuyo caso puede haber obstrucción. Debido a que la enfermedad tiende a ser segmentaria, en la radiografía de contraste se aprecia un aspecto característico del árbol biliar intrahepático en cuentas.

El mismo proceso inflamatorio afecta la pared de la vesícula biliar. Algunos pacientes con características clínicas típicas de CEP tienen vías biliares de aspecto normal en la colangiografía, en cuyo caso se denomina *CEP de pequeños conductos*.

CARACTERÍSTICAS CLÍNICAS: la supervivencia media en pacientes asintomáticos con CEP es de 8 a 9 años. Los pacientes asintomáticos tienen un mejor pronóstico. El cuadro clínico de la CEP varía desde el hallazgo de un aumento asintomático de enzimas hepáticas relacionadas con colestasis hasta síntomas de obstrucción biliar y pruebas de enfermedad hepática terminal. La infección puede culminar en la formación de un absceso. ***Hasta en un 20% de los casos de CEP se desarrolla colangiocarcinoma.*** El trasplante hepático es curativo, pero la recidiva de la CEP no es rara.

SÍNDROMES POR SOBRECARGA DE HIERRO

Hay diferentes enfermedades caracterizadas por acumulación excesiva de hierro en el cuerpo (siderosis). Los síndromes por sobrecarga de hierro se dividen en dos tipos principales de acuerdo con su causa. La **hemocromatosis hereditaria** (HH) está causada por una alteración genética habitual en el control de la absorción intestinal de hierro. La **sobrecarga secundaria de hierro** complica ciertas enfermedades sanguíneas. Implica sobrecarga parenteral de hierro, en la que el elemento se obtiene por múltiples transfusiones sanguíneas o la administración parenteral de hierro aisladamente, o está causada por un consumo exagerado de hierro a través de la dieta. La sobrecarga secundaria de hierro rara vez causa hepatopatía.

Las reservas de hierro del cuerpo están altamente reguladas

Es fundamental entender el metabolismo de hierro para reconocer las enfermedades con sobrecarga de hierro, como HH. Su contenido total normal en el organismo es de 3 g a 4 g. La mayoría de este (cerca de 2.5 g) se une a la hemoglobina. El hierro suele entrar en el organismo al ser absorbido por la mucosa duodenal. No hay ningún mecanismo para excretarlo; en la posmenopausia eliminan de 1 mg/día a 2 mg/día en las células descamadas. Por tanto, para mantener el hierro corporal dentro de los límites aceptables, se requiere un control estricto de la absorción intestinal de hierro (fig. 14-40).

Varias proteínas principales controlan este proceso:

- **Hepcidina**: este péptido de 25 aminoácidos es fabricado y exportado por el hígado y es fundamental para regular el hierro. La hepcidina bloquea el transporte de hierro de los enterocitos a la sangre e inhibe su secreción a partir de las reservas de los hepatocitos y los macrófagos. Esto lo hace al unirse al canal principal de exportación de hierro en estas células, la **ferroportina**, además de promover su degradación.
- Por tanto, los niveles de hepcidina son importantes para controlar la homeostasis del hierro. La síntesis de hepcidina se estimula cuando las reservas del hierro corporal son suficientes y tiene una regulación negativa cuando el cuerpo necesita más hierro. La regulación positiva de la hepcidina requiere varias proteínas importantes. Este grupo de proteínas (receptor 2 de transferrina [TfR2], hemojuvelina y HFE) son necesarias para estimular la producción de hepcidina. Curiosamente, también es un reactivo de fase agua y es regulada positivamente por la citocina proinflamatoria, la IL-6 (*v.* más adelante). Otros factores, como las proteínas óseas morfogenéticas, aumentan las concentraciones de hepcidina en formas que aún no se comprenden bien. Además, dado que la hepcidina es un péptido pequeño, atraviesa los glomérulos. Se degrada en los túbulos proximales. En consecuencia, en la insuficiencia renal, la eliminación de hepcidina no es eficiente y sus concentraciones suelen estar aumentadas.
- **Ferroportina**: esta proteína es el canal de hierro obligado en las células. Las células (principalmente los enterocitos, hepatocitos y macrófagos) necesitan exportar o transportar hierro a través de la célula. La hepcidina inhibe la producción de ferroportina mediante el desplazamiento del hierro de esta, lo que después hace que el complejo hepcidina-ferroportina sea incorporado y degradado.
- **Transferrina (Tf)**: existe más de una forma de esta molécula. Sin embargo, la forma principal de la molécula Tf es el principal transportador de hierro en la sangre. Una molécula Tf se une a dos iones de Fe^{3+}. La Tf también regula la captación de hierro por las células a través de su receptor principal (TfR1). El hierro plasmático normal es de 80 mg/dL a 100 mg/dL, y Tf normalmente tiene una saturación del 33%. Normalmente también circula una pequeña cantidad de hierro libre, es decir, no unido a Tf. En los momentos donde hay grandes cantidades de hierro, el hierro libre puede ser la forma predominante de hierro en la sangre.
- **Ferritina**: esta proteína multimérica es responsable de almacenar el hierro dentro de las células y está presente en todos los tipos celulares. Se une a la forma férrica (Fe^{3+}) del hierro para formar un complejo denominado **hemosiderina**, y al hacerlo impide que el hierro almacenado genere especies de radicales libres a través de la reacción de Fenton (*v.* cap. 1). Cada complejo de ferritina (tamaño molecular de 450 kDa) puede almacenar hasta

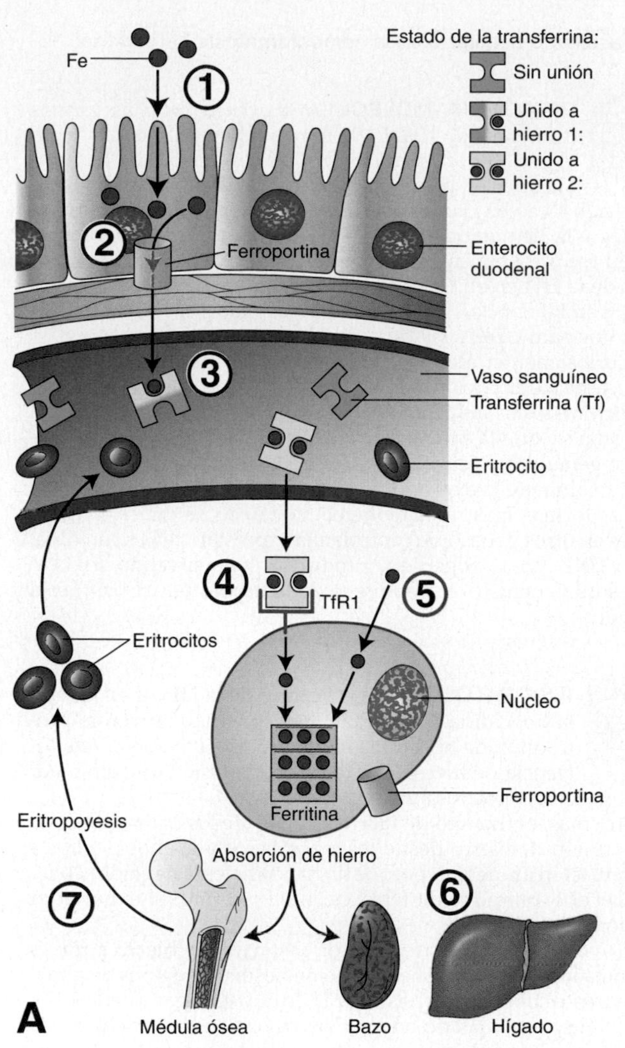

FIGURA 14-40. Metabolismo normal del hierro y papel de la hepcidina en su regulación. A. Absorción y uso del hierro. 1. El hierro entra a los enterocitos duodenales. Estas células tienen un transportador específico que regula la entrada de hierro. 2. El hierro atraviesa los enterocitos en su paso a la circulación. Una vez en el citoplasma del enterocito, el hierro es exportado por un conducto específico, la ferroportina, que regula la exportación de hierro en los enterocitos y otras células. 3. Después de haber atravesado los enterocitos, el Fe^{3+} se une a transferrina (*Tf*), el medio principal por el cual circula el hierro. (Un poco de hierro libre, es decir, el hierro no unido a Tf, circula en circunstancias normales). 4. El Tf es reconocido por el receptor (*TfR1*) en las células que participan en la absorción de hierro. Se almacena unido a la ferritina. 5. Una pequeña cantidad de hierro entra en las células como hierro libre, no unido a Tf. También se almacena en forma de ferritina. 6. Los suministros excesivos de hierro son almacenados en los macrófagos y los hepatocitos. 7. Las células de la médula ósea incorporan el hierro en la hemoglobina para usarlo en los eritrocitos. **B.** Regulación de la absorción de hierro por la hepcidina. 1. La hepcidina es producida por los hepatocitos y se exporta en la circulación. 2. El duodeno, el principal puerto de entrada de hierro en el organismo, es un sitio clave donde actúa la hepcidina. 3. Si la hepcidina está presente, se une con la ferroportina. Esto tiene dos consecuencias. Primero, el hierro no tiene acceso a la ferroportina y, por tanto, no puede ser exportado. En segundo lugar, la unión a la hepcidina hace que el complejo hepcidina-ferroportina sea internalizado y degradado. 4. Aquí se ilustra la secuencia para los enterocitos pero se aplica de forma comparable a otras células que almacenan y exportan hierro, como los macrófagos y los hepatocitos.

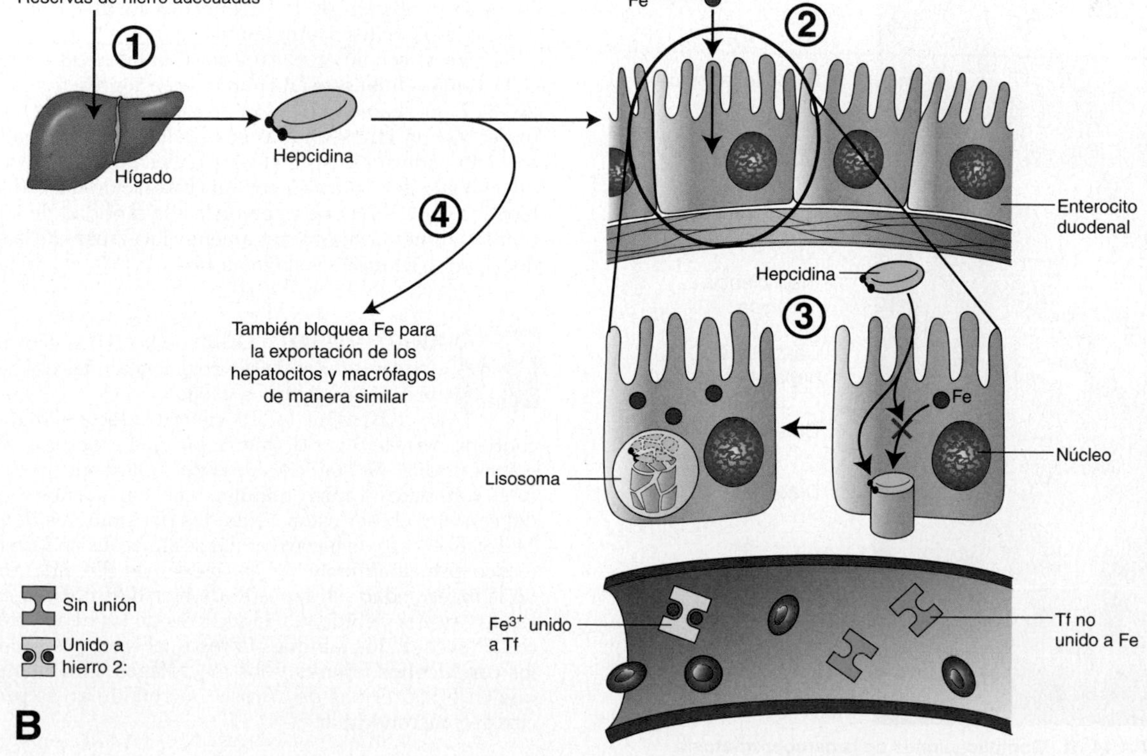

4500 iones de Fe^{3+}. Las concentraciones séricas de ferritina suelen ser reflejo del estado de las reservas de hierro del organismo: la ferritina sérica baja suele reflejar una insuficiencia de hierro. Las concentraciones elevadas de ferritina se producen cuando el organismo tiene grandes cantidades de hierro almacenado o durante reacciones inflamatorias agudas.

Entrada de hierro a las células

Bajo circunstancias normales, el principal portal para la entrada de hierro en los enterocitos es un canal de membrana celular conocido como transportador metal divalente 1 (DMT-1). Otras células suelen admitir el hierro a través de una vía diferente mediada por receptor: el hierro unido a Tf es reconocido por TfR1 y es incorporado. El hierro libre (no unido a Tf) entra en la célula por un mecanismo diferente, por mecanismos poco conocidos. En esta vía, mediante la cual entra el hierro libre a las células, permite la acumulación intracelular de hierro cuando los mecanismos reguladores no funcionan (*v.* más adelante). En general, el hierro es almacenado en los macrófagos y los hepatocitos unidos a la **ferritina**. Una parte también se almacena en los macrófagos. Sin embargo, en estados de sobrecarga de hierro, puede acumularse en muchos tipos de células.

La hemocromatosis hereditaria es una enfermedad sistémica causada por la absorción excesiva de hierro

La acumulación tóxica de hierro en la HH es dañina para las células parenquimatosas, en particular, las del hígado, el corazón y el páncreas. Pueden acumularse más de 20 g a 40 g de hierro, solo dentro de los compartimentos de almacenamiento del organismo. ***Las características clínicas de la HH avanzada son la cirrosis, la diabetes, la pigmentación dérmica y la insuficiencia cardiaca*** (fig. 14-41). La HH es el trastorno metabólico hereditario más habitual en personas caucásicas. Se manifiesta con mayor frecuencia en pacientes de 40 a 60 años. Afecta 10 veces más a hombres que a mujeres, probablemente porque las mujeres pierden hierro durante la menstruación. Sin embargo, las mujeres en la posmenopausia también pueden desarrollar HH. Dado que la absorción diaria máxima de hierro es de aproximadamente 4 mg, la hemocromatosis se desarrolla durante años.

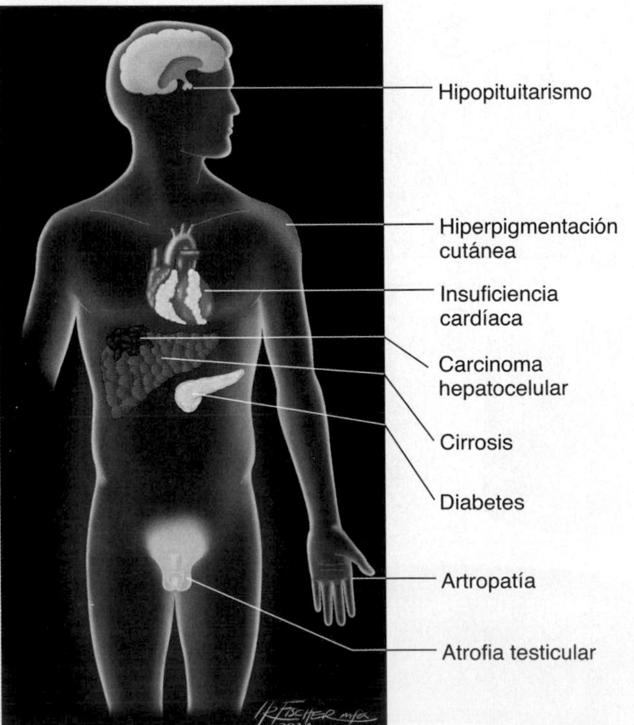

FIGURA 14-41. Complicaciones de la hemocromatosis.

El metabolismo del hierro en la hemocromatosis hereditaria

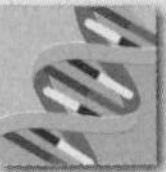

PATOGENIA MOLECULAR: existen muchas formas diferentes de HH. En la mayoría hay una mutación en el gen *HFE*, en el brazo corto del cromosoma 6. Las mutaciones en otros genes que controlan el metabolismo del hierro rara vez causan sobrecarga de hierro y síndromes parecidos a la hemocromatosis. Cuando una mutación particular (*C282Y*) se presenta en ambos alelos del gen HFE, esta es responsable de la HH en el 90% de los pacientes. Una mutación menos común en HFE es la H63D. Entre los europeos, el 10% son heterocigotos para C282Y, y 1 de cada 200 a 400 es homocigoto.

Curiosamente, algunos homocigotos no desarrollan HH o sobrecarga de hierro, y solo se presenta 1 caso de cada 400 de hemocromatosis clínicamente aparente en la población general. Esto sugiere que la interacción de los modificadores (probablemente genéticos y epigenéticos) con los alelos de la HH determina finalmente la expresión de la enfermedad.

Las formas más raras de hemocromatosis se deben a mutaciones en otros genes que controlan la expresión de la hepcidina, como *TfR2* y *HJV*, el gen que produce la hemojuvelina. En ocasiones infrecuentes, el propio gen de la hepcidina (*HAMP*) está mutado.

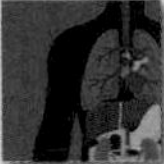

FISIOPATOLOGÍA: en el centro de la HH se encuentra la hepcidina. Las mutaciones que disminuyen la producción de hepcidina simulan una situación de insuficiencia de hierro. Por tanto, la captación de hierro por parte de los enterocitos aumenta (fig. 14-42).

Además, el tránsito de hierro a través de los enterocitos y la exportación de hierro desde los macrófagos y los hepatocitos a la circulación aumentan porque no hay suficiente hepcidina para regular el exportador de ferroportina. Por tanto, el exportador funciona sin control.

La combinación de una mayor absorción de hierro a través del intestino y una mayor exportación desde los lugares de almacenamiento sobrecarga el sistema Tf, lo que da lugar a concentraciones muy elevadas de hierro libre circulante. Se produce una entrada masiva de hierro en muchas células. En los hepatocitos, esta inundación de hierro libre supera incluso la exportación acelerada de hierro (*v.* anteriormente) que se produce en ausencia de la inhibición de la ferroportina mediada por hepcidina. Así, los hepatocitos acumulan hierro.

Como se señaló en el capítulo 1, el hierro es un factor clave en la lesión celular causada por las especies reactivas del oxígeno (ROS). Es probable que el exceso de hierro celular haga que los pacientes con HH sean más susceptibles a daño oxidativo. Las concentraciones séricas de hierro en los pacientes con HH superan el doble de lo normal, con una saturación del 100% de Tf. La ferritina en sangre, que es paralela a la cantidad de hierro almacenado, aumenta significativamente. Las causas de la sobrecarga de hierro se resumen en la tabla 14-4.

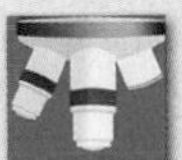

ANATOMOPATOLOGÍA: en la HH, se acumulan grandes cantidades de hierro en las células del parénquima de diversos órganos y tejidos.

HÍGADO: la HH siempre afecta el hígado, el cual contiene más de 0.5 g de hierro por 100 g de peso húmedo en etapas tardías. Se aprecia aumento de tamaño y un color rojo café, con cirrosis micronodular. Los hepatocitos y el epitelio del conducto biliar están ocupados por gránulos de hierro (fig. 14-43). El exceso de hierro celular se almacena en forma de hierro férrico principalmente en los lisosomas. En una etapa tardía de la enfermedad, el depósito de hierro es notable en las células de Kupffer debido a la fagocitosis de los hepatocitos necróticos. Dentro de los tabiques fibrosos, el hierro es prominente en los conductillos biliares y los macrófagos. Finalmente, al igual que en otras formas de cirrosis micronodular, se produce una cirrosis macronodular.

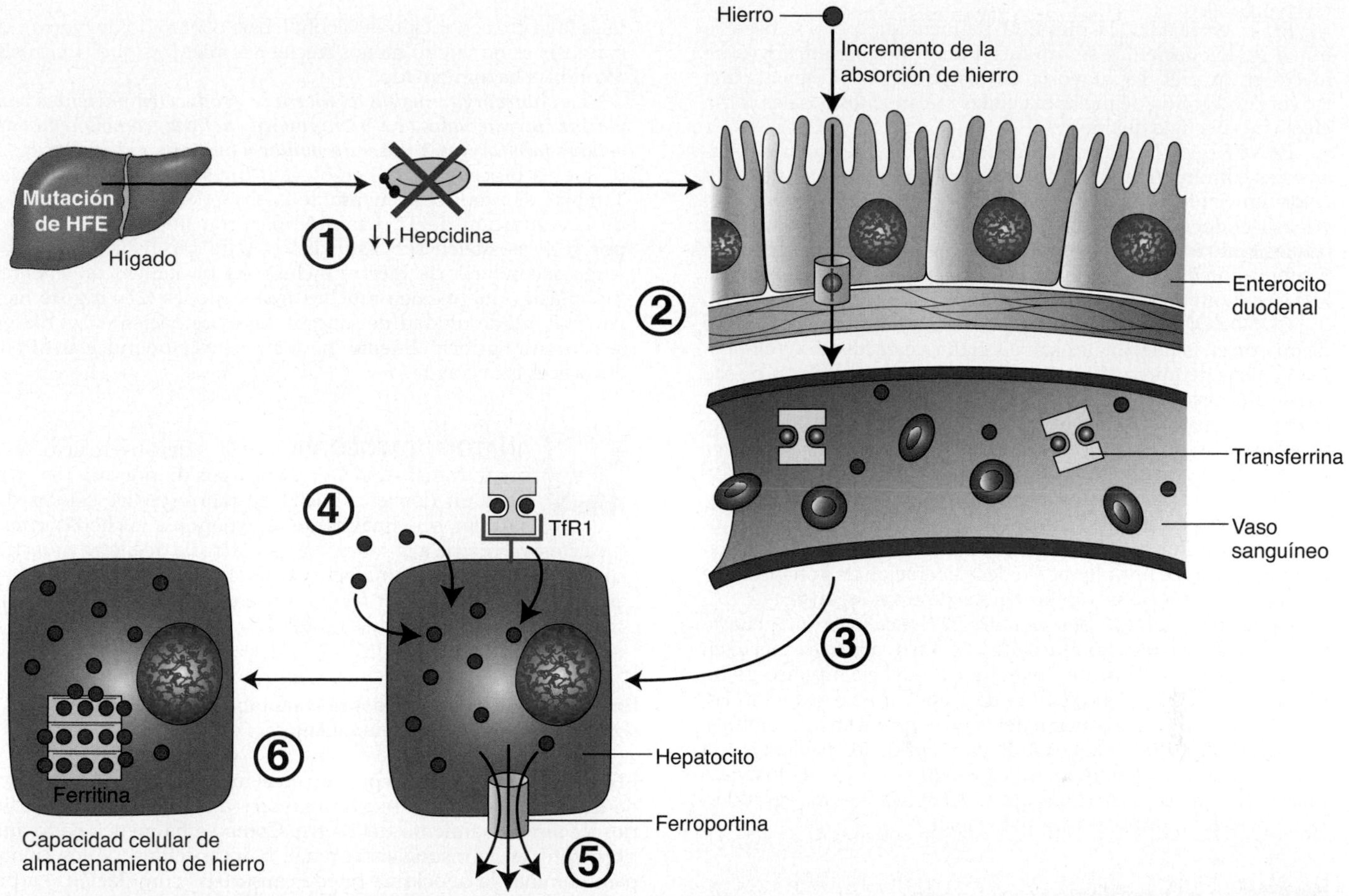

Hierro
Incremento de la absorción de hierro
Mutación de HFE
Hígado
① ↓↓Hepcidina
②
Enterocito duodenal
Transferrina
Vaso sanguíneo
③
④
TfR1
Hepatocito
⑥
Ferritina
Ferroportina
⑤
Capacidad celular de almacenamiento de hierro

FIGURA 14-42. Destino del hierro en ausencia de la hepcidina en la hemocromatosis hereditaria (HH). 1. El defecto genético en la HH disminuye la producción hepática de hepcidina. 2. En consecuencia, cuando el hierro en la luz duodenal entra en los enterocitos, la exportación mediada por la ferroportina no está regulada de forma adecuada. La situación se asemeja a la que ocurre en la deficiencia de hierro (cuando la producción de hepcidina se suprime debido a la necesidad de aumentar la absorción de hierro), a pesar de que existe abundante hierro. El exceso de hierro se absorbe y es transportado a través de los enterocitos hacia la sangre. 3. Normalmente, el hierro es transportado a la sangre unido a Tf, y el 33 % del Tf suele encontrarse saturado con hierro. En la HH, no solo se encuentra saturada la capacidad de transporte de hierro de Tf (100 %), sino que el hierro libre (es decir, no unido a Tf) también es abundante en la sangre. 4. El hierro entra a los hepatocitos en forma de hierro unido a Tf o como hierro libre. El hierro unido a Tf ingresa a través de la vía TfR1. El hierro libre ingresa por una vía diferente que no se comprende del todo. 5. La exportación de hierro por la ferroportina es muy activa debido a la falta de inhibición de la hepcidina. 6. Sin embargo, probablemente a causa de la entrada masiva de hierro libre en los hepatocitos, el almacenamiento y la capacidad de exportación de hierro son superados. Por tanto, el exceso de hierro se acumula.

TABLA 14-4
CAUSAS DE SOBRECARGA DE HIERRO

Aumento en la absorción de hierro
- Hemocromatosis hereditaria
  - Asociada a *HFE:* homocigotos para C282Y y H63D así como heterocigotos para C282/H63D
  - Hemocromatosis asociada con mutaciones en el receptor 2 de transferrina (TfR2) y la ferroportina
  - Hemocromatosis juvenil: mutaciones en la hemojuvelina y la hepcidina
- Hepatopatía crónica (p. ej., hepatopatía alcohólica)
- Anemias por sobrecarga de hierro
- Porfiria cutánea tardía
- Exceso de hierro en la dieta; exceso de hierro medicinal

Sobrecarga parenteral de hierro
- Múltiples transfusiones sanguíneas
- Hierro medicinal inyectable

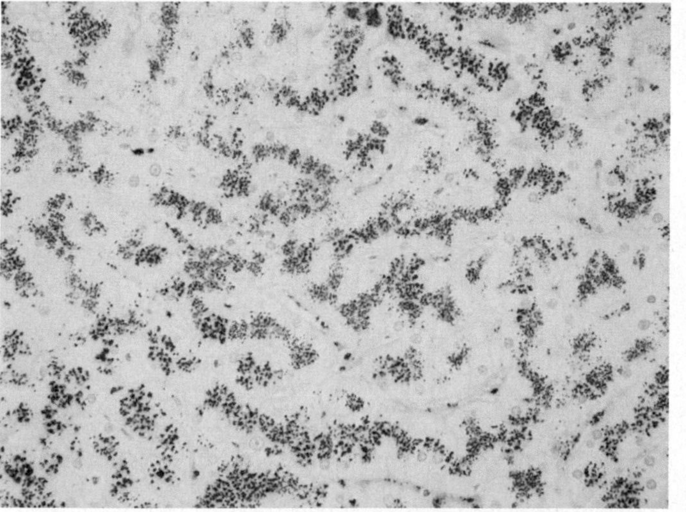

FIGURA 14-43. Hemocromatosis. La tinción de PERLS muestra hierro excesivo (*azul*) en los hepatocitos a lo largo de los canalículos biliares.

PIEL: en la HH, la piel está pigmentada, pero solo en la mitad de los pacientes se producen depósitos significativos de hierro en la piel. La mayoría de los pacientes presentan una mayor producción de melanina en los melanocitos basales como efecto inespecífico del hierro.

PÁNCREAS: la diabetes por depósito de hierro en el páncreas es común en la HH. A grandes rasgos, el órgano tiene un color semejante al óxido y se aprecia fibrótico. Las células exocrinas y endocrinas contienen exceso de hierro, y hay pérdida de células tanto en los ácinos como en los islotes de Langerhans. La combinación de piel pigmentada e intolerancia a la glucosa en la HH se denomina **ácinos pancreaticos**.

CORAZÓN: la insuficiencia cardíaca es una causa frecuente de muerte en la HH. Suele estar asociada a características clinicopatológicas de miocardiopatía dilatada, aunque también puede darse una fisiopatología restrictiva. La fibrilación auricular es frecuente. Las fibras miocárdicas contienen pigmento de hierro, de forma más abundante en los ventrículos que en las aurículas. La necrosis de los cardiomiocitos y la fibrosis son frecuentes.

SISTEMA ENDOCRINO: muchos órganos endocrinos acumulan hierro en la HH, incluidas las glándulas hipófisis, suprarrenal, tiroides y paratiroides. A excepción de la hipófisis, en la que se produce una alteración de la liberación de gonadotropinas, no se produce daño en los tejidos de estos órganos.

Como resultado, se observa atrofia testicular en una cuarta parte de los pacientes hombres, incluso sin depósito de hierro en los testículos. La alteración de la función del eje hipófiso-gonadal se caracteriza por pérdida de la libido, amenorrea en mujeres, impotencia y disminución del vello corporal en los hombres.

ARTICULACIONES: cerca de la mitad de los pacientes con HH presentan artropatía, que es más grave en los dedos y las manos. La artritis por HH que afecta articulaciones más grandes, como la rodilla, puede ser incapacitante.

CARACTERÍSTICAS CLÍNICAS: la HH suele ser sintomática en la mediana edad. La hepatopatía suele ser de evolución lenta, pero una cuarta parte de los pacientes no tratados puede llegar a morir por coma hepático o hemorragia digestiva. La cirrosis puede desembocar en un CHC; la probabilidad acumulada en 10 años de desarrollar cáncer hepático puede alcanzar el 30%.

El tratamiento de la HH consiste en la eliminación del hierro del cuerpo, lo cual es más eficaz mediante múltiples flebotomías. La realización de flebotomías semanales durante 2 o 3 años pueden eliminar de 20 g a 40 g de hierro, tras lo cual las flebotomías deben mantenerse cada 2 o 3 meses con el objetivo de mantener el equilibrio del hierro. En los homocigotos sin cirrosis ni diabetes, la disminución de la cantidad de hierro permite una esperanza de vida idéntica a la de la población general. Sin tratamiento, la supervivencia a 10 años con HH es solo del 6%.

La sobrecarga secundaria de hierro se produce en personas sin mutaciones para hemocromatosis hereditaria

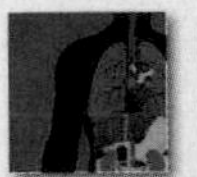

FISIOPATOLOGÍA: dentro de ciertos límites, la cantidad de hierro absorbido está determinada por la cantidad ingerida. Por ejemplo, el desarrollo de hemocromatosis es poco probable en personas con una dieta baja en hierro. Muchos pacientes con sobrecarga secundaria de hierro (hasta el 40%) tienen antecedentes de abuso de alcohol prolongado; se considera que el alcohol favorece tanto la acumulación de hierro como el daño que la acompaña.

La acumulación de hierro entre la población del África subsahariana, con frecuencia mal denominada «siderosis bantú», es un ejemplo de sobrecarga secundaria de hierro. Este trastorno se produce porque estas poblaciones consumen grandes cantidades de bebidas alcohólicas ricas en hierro. Conforme estas bebidas «caseras» (bajas en alcohol, ricas en hierro) han sido reemplazadas por destilados más comunes en países occidentales (alta concentración de alcohol, bajo contenido de hierro), la siderosis se ha vuelto menos frecuente, mientras que la cirrosis alcohólica ha aumentado.

La sobrecarga masiva de hierro se produce en pacientes con ciertas enfermedades con eritropoyesis ineficaz, como anemia de células falciformes, talasemia mayor y otras anemias. El exceso de hierro procede de la hemólisis o transfusiones sanguíneas. También se produce aumento de la absorción de hierro a pesar de la saturación de Tf. Las múltiples transfusiones de sangre por sí solas suelen ser insuficientes para producir una sobrecarga secundaria de hierro, incluso en pacientes con anemia hipoplásica que reciben muchas transfusiones (250 mg de hierro/500 mL de unidad de sangre). En estos pacientes, el hierro se concentra principalmente en los fagocitos mononucleares, y la cirrosis es infrecuente.

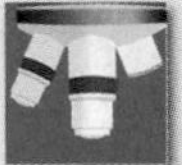

ANATOMOPATOLOGÍA: en la siderosis relacionada con la transfusión y en otros tipos de siderosis, se produce un depósito inicial de hierro en las células de Kupffer, que finalmente se extiende a los hepatocitos. La cirrosis asociada a la sobrecarga secundaria de hierro muestra diversos grados de acumulación de hierro, pero el depósito hepático de hierro suele ser menor que en la HH y suele estar restringido a la periferia de los nódulos.

Una nota a pie de página sobre el metabolismo de hierro regulado por la hepcidina

El carácter central de la hepcidina en el metabolismo de hierro puede tener consecuencias mucho mayores a los trastornos hereditarios de almacenamiento del hierro. Como se ha mencionado anteriormente, en la insuficiencia renal, la incapacidad de los riñones para eliminar la hepcidina puede causar su acumulación. La producción excesiva de hepcidina, como la estimulada por IL-6 en el contexto de infección crónica e inflamación y en algunas neoplasias, puede provocar concentraciones demasiado elevadas de hepcidina.

En este contexto, las concentraciones elevadas de hepcidina pueden restringir gravemente la función de ferroportina. Esto puede alterar la absorción en el intestino y causar la retención excesiva de hierro en las reservas por la liberación inadecuada de los macrófagos y los hepatocitos.

Si la hepcidina continúa elevada durante un período de tiempo prolongado, puede presentarse anemia. Por tanto, la anemia que se presenta en algunas enfermedades inflamatorias crónicas, como la enfermedad de Crohn y la artritis reumatoide, o en algunos tumores como ciertos linfomas, puede estar asociada con anemia y concentraciones circulantes elevadas de hepcidina. Aunque estas anemias muestran concentraciones séricas reducidas de hierro, no son susceptibles al tratamiento con hierro alimentario, pues las concentraciones aumentadas de hepcidina impiden la absorción entérica de hierro.

TRASTORNOS HEREDITARIOS RELACIONADOS CON LA CIRROSIS

La enfermedad de Wilson es un trastorno hereditario del metabolismo del cobre

La EW es una enfermedad autosómica recesiva caracterizada por exceso de cobre que se deposita en el hígado y el cerebro (fig. 14-44). Una de cada 150 a 180 personas es portadora, y 1 de cada 30000 niños desarrolla manifestaciones clínicas.

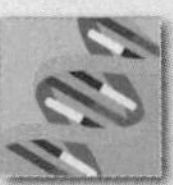

PATOGENIA MOLECULAR: la ingesta de cobre alimentario suele exceder las necesidades del organismo. El exceso es excretado por el hígado a través de la bilis.

El cobre se une normalmente a la ceruloplasmina en los hepatocitos, y el complejo es excretado en la sangre. El

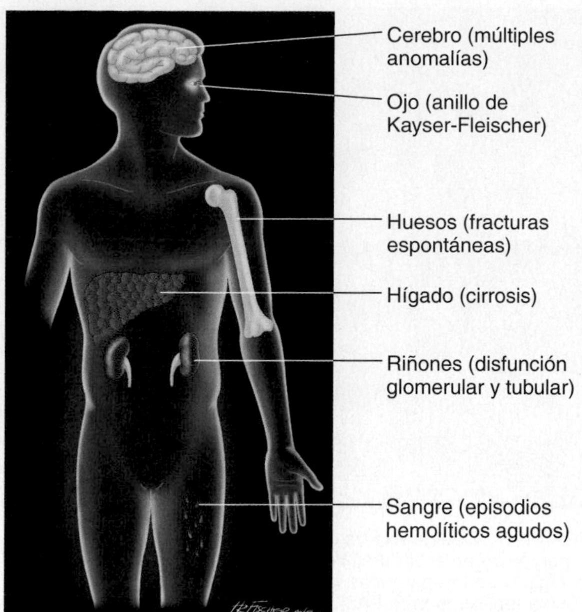

FIGURA 14-44. Órganos principalmente afectados en la enfermedad de Wilson.

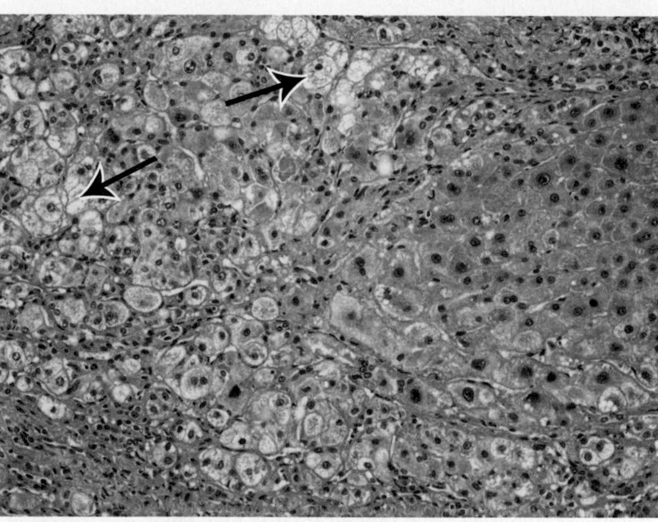

FIGURA 14-45. Enfermedad de Wilson. Corte de hígado que presenta cirrosis. Se observa daño grave de los hepatocitos con cambios hidrópicos (*flechas*).

gen de la EW, *ATP7B*, en el cromosoma 13, codifica un canal catiónico transmembrana dependiente de ATP, que transporta el cobre hacia el interior de los hepatocitos antes de su excreción. ***Las mutaciones en este gen impiden el transporte de cobre. Tanto la excreción biliar de cobre como su incorporación a la ceruloplasmina son deficientes.*** Se conocen unas 200 mutaciones diferentes en el gen de la EW. En las poblaciones europeas y norteamericanas, una única variante, H1069Q, es responsable del 70 % de los casos de EW, pero esta mutación es infrecuente en la India y Asia. La mayoría de los pacientes son heterocigotos compuestos y poseen dos alelos mutantes diferentes.

En la EW, las concentraciones de ceruloplasmina son muy bajas, una deficiencia que se cree que se debe a la sobrecarga de cobre hepático. El exceso de cobre es tóxico para los hepatocitos, que mueren y liberan su cobre en la sangre, para luego depositarse en los tejidos extrahepáticos. El papel central del hígado en la EW queda corroborado por el hecho de que el trasplante hepático es curativo.

No está claro cómo el exceso de cobre daña las células. El cobre puede reemplazar al hierro en la reacción de Fenton, por la cual el peróxido de hidrógeno se convierte en radical hidroxilo (*v.* cap. 1).

ANATOMOPATOLOGÍA: ***en la enfermedad de Wilson, el hígado evoluciona de una hepatitis leve a una crónica grave. La cirrosis puede desarrollarse rápidamente aun en la niñez*** (fig. 14-45). Pueden observarse rasgos de lesión hepatocítica grave y esteatosis. Los hepatocitos suelen contener cuerpos de Mallory, y la colestasis es frecuente. Inicialmente, la cirrosis es micronodular, pero con el tiempo pasa a ser macronodular. La medición química del cobre hepático en tejidos sin fijar o en bloques de parafina sin cortar de hígados de pacientes con EW revela más de 250 µg de cobre por gramo de peso seco.

CARACTERÍSTICAS CLÍNICAS: en la mitad de los pacientes con EW, algunos síntomas se manifiestan en la adolescencia. En el resto, la enfermedad suele presentarse al principio de la edad adulta, si bien puede desarrollarse más tarde. Los síntomas iniciales son consistentes con enfermedad hepática crónica en cerca de la mitad de los pacientes, una tercera parte refiere síntomas neurológicos, y cerca de un 10 % presenta alteraciones psiquiátricas.

HÍGADO: los síntomas relacionados con el hígado son inespecíficos al principio y pueden progresar hasta convertirse en una enfermedad hepática crónica indistinguible de la de otras formas de hepatitis crónica.

Finalmente, la hepatitis crónica y la cirrosis dan lugar a ictericia, hipertensión portal e insuficiencia hepática. La EW puede presentarse como una insuficiencia hepática aguda. La EW lleva consigo un mayor riesgo de cáncer hepático, aunque no tan elevado como en la HH.

CEREBRO: las manifestaciones neurológicas comienzan con incoordinación leve y temblor. En pacientes sin tratamiento, pueden aparecer disartria y disfagia, y posteriormente, distonía incapacitante y espasticidad.

OJO: las manifestaciones oculares siempre acompañan a las neurológicas. Los **anillos de Kayser-Fleischer** son zonas de color café-dorado bilaterales en la córnea, que rodean la periferia del iris y oscurecen su patrón muscular (fig. 14-46). Son resultado del depósito de cobre en la membrana de Descemet. En algunos pacientes, estos anillos se acompañan de «cataratas en girasol», que son discos de color verde secundarios a depósitos de cobre en la cápsula anterior del cristalino.

HUESOS: las lesiones esqueléticas son frecuentes e incluyen osteomalacia, osteoporosis, fracturas espontáneas y diversas artropatías.

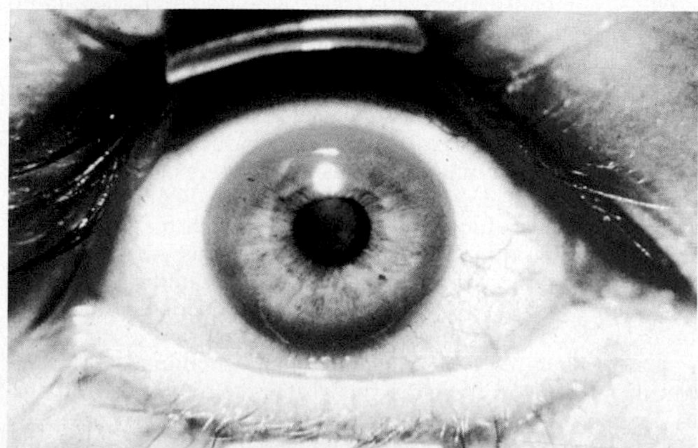

FIGURA 14-46. Anillo de Kayser-Fleischer. El depósito de cobre en la membrana de Descemet produce un anillo de color pardo alrededor del iris, que obstruye la visión a través del mismo.

RIÑÓN: la disfunción glomerular y tubular renal es común en la EW, y se manifiesta con proteinuria, disminución de la filtración glomerular, aminoaciduria y fosfaturia. Estas anomalías se deben al depósito de cobre en los túbulos renales.

SANGRE: los episodios hemolíticos agudos transitorios, presumiblemente relacionados con una liberación repentina de cobre libre desde el hígado, se producen en el 15% de los pacientes con EW.

El tratamiento de la EW está pensado para prevenir la acumulación de cobre en los tejidos y eliminar el cobre ya depositado. La trientina y la D-penicilamina, agentes quelantes de cobre, aumentan la excreción de cobre a través de la orina. El tratamiento suele revertir la disfunción del sistema nervioso central (SNC) y la hepatopatía. En pacientes que aún no presentan síntomas, el tratamiento de mantenimiento con zinc es útil porque impide la absorción intestinal de cobre. El trasplante hepático es curativo en la EW.

La fibrosis quística puede causar obstrucción biliar

El gen mutado del regulador transmembrana de la fibrosis quística (CFTR; *v.* cap. 6) se expresa en las células epiteliales biliares. En la fibrosis quística (FQ), una acumulación de tapones mucosos obstruye los canales biliares intrahepáticos, a veces ya en las primeras semanas de vida. Algunos lactantes mueren por insuficiencia hepática. La lesión hepática más frecuente es la cirrosis biliar focal o difusa. En los pacientes que sobreviven hasta la adolescencia, la afectación hepática acaba produciendo síntomas clínicos en un 15% de los casos. La cirrosis biliar secundaria se produce en el 10% de los que sobreviven más allá de los 25 años. La hepatopatía representa el 2.5% de las muertes en la FQ, lo que la convierte en la causa no pulmonar más frecuente de muerte en esta enfermedad. El tratamiento con ácido ursodesoxicólico, también utilizado en el tratamiento de la CBP, mejora la función hepática, los resultados de pruebas químicas y la histología en la FQ, pero no la supervivencia.

La deficiencia de α_1-antitripsina produce cirrosis

La deficiencia de α_1-AT es una enfermedad autosómica recesiva que se describió inicialmente como causa de enfisema (*v.* cap. 31, en línea). Posteriormente, se notificaron casos de hepatopatía sin afectación pulmonar, y actualmente se reconoce la enfermedad que afecta ambos órganos. La deficiencia de α_1-AT es la hepatopatía genética más frecuente y la enfermedad genética más habitual que se trata con trasplante hepático. Aunque se da en 1 de cada 2000 nacidos vivos, solo entre el 10% y el 15% de los afectados desarrollan la hepatopatía.

PATOGENIA MOLECULAR: α_1-AT es un inhibidor proteasa sérico (serpina) producido principalmente en el hígado. Inactiva la elastasa de los neutrófilos. Tanto la enfermedad pulmonar como la hepática se deben a una secreción inadecuada de α_1-AT por parte del hígado. Las mutaciones en *SERPINA1*, el gen de la α_1-AT, causan la deficiencia de α_1-AT. También llamado gen *PI* (inhibidor de la proteasa), posee un alelo habitual (alelo M) que conduce a la producción normal de α_1-AT; la mayoría de las personas de la población general presenta dos copias de este alelo (MM). El alelo S y, sobre todo, el alelo Z producen una cantidad menor de α_1-AT, de modo que es probable que las personas homocigotas para el alelo Z presenten una deficiencia de α_1-AT. Se han identificado más de 75 variantes en *SERPINA1* que explican la pérdida de función en los alelos S y Z.

La más habitual (95% de los casos), denominada *PiZ*, provoca la sustitución de lisina por glutamato en la posición 342. La proteína mutada resultante sufre plegamiento incorrecto y queda retenida dentro del RE del hepatocito. El agregado insolubles de la proteína mutada no puede ser exportado y se acumula, lo que daña la célula.

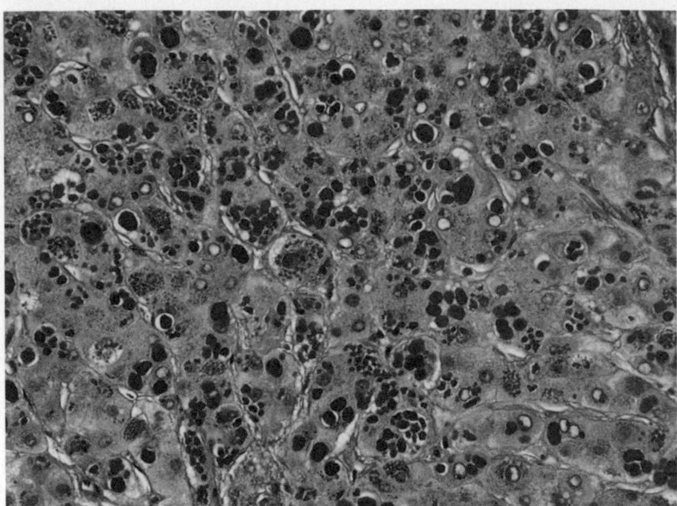

FIGURA 14-47. Deficiencia de α_1-antitripsina. Microfotografía, teñida con ácido peryódico de schiff (PAS) diastasa (elimina el glucogeno). Se observa un hígado con hepatocitos que presentan abundantes glóbulos en el citoplasma (positivos para PAS), compuestos de proteína mal plegada de α1-antitripsina

ANATOMOPATOLOGÍA: los hepatocitos de los pacientes con deficiencia de α_1-AT contienen gotas citoplasmáticas ligeramente eosinófilas y positivas para ácido peryódico de Schiff (PAS; fig. 14-47). Estas contienen material amorfo (es decir, la proteína mutada con plegamiento incorrecto) dentro de cisternas de RE dilatadas. La enfermedad suele presentarse con hepatitis crónica, que finalmente evoluciona a cirrosis.

La deficiencia de α_1-AT puede causar hepatitis en el recién nacido (*v.* más adelante). La cirrosis micronodular se desarrolla a la edad de 2 a 3 años en estos niños y puede evolucionar hasta ser macronodular.

CARACTERÍSTICAS CLÍNICAS: la hepatopatía en la deficiencia de α_1-AT varía desde una hepatitis neonatal mortal de evolución rápida hasta la ausencia de cualquier manifestación de disfunción hepática. ***Entre los neonatos con genotipo ZZ (esto es, aquellos que son susceptibles a desarrollar manifestaciones clínicas), el 10% desarrollan ictericia colestásica neonatal (hiperbilirrubinemia conjugada).*** De hecho, la deficiencia de α_1-AT representa el 30% de los casos de hiperbilirrubinemia conjugada neonatal. La mayoría de los niños se recupera en 6 meses, pero entre el 10% y el 20% desarrolla una hepatopatía permanente. Los niños con cirrosis suelen morir antes de los 10 años por insuficiencia hepática u otras complicaciones de la enfermedad. Sin embargo, el trasplante hepático es curativo.

Algunos pacientes no presentan síntomas hasta la edad adulta temprana, momento en el cual presentan síntomas de cirrosis como primera manifestación. ***La cirrosis en una deficiencia de α_1-AT se complica por una elevada incidencia de carcinoma hepatocelular.***

Los errores congénitos del metabolismo de los carbohidratos afectan el hígado

Enfermedades por almacenamiento de glucógeno

El fundamento bioquímico de las enfermedades por almacenamiento de glucógeno se analizan en el capítulo 6. ***Solo la glucogenosis de tipo IV (deficiencia de enzima desramificante, enfermedad de Andersen) suele tener como complicación la cirrosis.*** En la glucogenosis de tipo III (deficiencia de enzima desramificante de glucógeno, enfermedad de Cori) también puede producirse cirrosis de desarrollo lento, pero no es inevitable. La glucogenosis de tipo I (deficiencia de glucosa-6-fosfatasa, enfermedad de von Gierke) se relaciona con hepatomegalia significativa, y el tipo II (deficiencia de ácido glucosidasa, enfermedad de Pompe) se caracteriza por hepatomegalia leve. Ni el tipo I ni el tipo II tienen la cirrosis como posible complicación.

GLUCOGENOSIS DE TIPO I: los hepatocitos se aprecian distendidos debido a que contienen cantidades elevadas de glucógeno, que puede identificarse por tener color pálido en el citoplasma en cortes teñidos con hematoxilina y eosina y por el rosa intenso en la tinción con PAS. La acumulación de grasa varía de leve a grave, pero la fibrosis suele estar ausente. Con frecuencia se desarrollan adenomas hepáticos en la adolescencia, pero desaparecen con terapia dietética específica diseñada para evitar la hipoglucemia y limitar la ingesta de fructosa y galactosa, que no se metabolizan correctamente en la enfermedad de tipo I.

GLUCOGENOSIS DE TIPO II: los niños con la enfermedad de Pompe suelen presentar debilidad muscular (miopatía), mal tono muscular (hipotonía), hepatomegalia y cardiomegalia. El aspecto de los hepatocitos, con abundante glucógeno, es similar al de la glucogenosis de tipo I.

GLUCOGENOSIS DE TIPO III: los niños con la enfermedad de Cori presentan hepatomegalia grave, y el hígado tiene una morfología similar a la observada en el tipo I. La grasa es menos notable, pero la fibrosis está presente y puede evolucionar a cirrosis.

GLUCOGENOSIS DE TIPO IV: los niños presentan hepatomegalia grave y suelen desarrollar cirrosis a los 4 años. En los hepatocitos, de mayor tamaño, se observan inclusiones positivas para PAS intensamente circunscritas. Estas inclusiones son fibrilares y representan glucógeno anómalo. También se observan depósitos de glucógeno mutado en el corazón, el músculo esquelético y el cerebro. El trasplante hepático es curativo para este tipo de glucogenosis.

Galactosemia

La galactosemia es una enfermedad hereditaria autosómica recesiva en la que hay ausencia de la galactosa 1-fosfato uridiltransferasa. Esta enzima cataliza el segundo paso en la transformación de galactosa en glucosa. Así, la galactosa y sus metabolitos se acumulan en el hígado y otros órganos. Los lactantes afectados que son alimentados con leche desarrollan rápidamente hepatoesplenomegalia, ictericia e hipoglucemia. Son frecuentes las cataratas y la discapacidad intelectual.

En las 2 semanas desde el nacimiento, el hígado muestra una importante y uniforme acumulación de grasa y proliferación de conductillos biliares dentro y alrededor de los espacios portales. Es frecuente la presencia de colestasis en los conductillos biliares. Muchos de estos seudoácinos se encuentran obstruidos por cilindros biliares. Alrededor de las 6 semanas de edad aparece fibrosis que se extiende desde los espacios portales hacia los lóbulos y evoluciona posteriormente a cirrosis alrededor de los 6 meses de edad. El inicio de una dieta libre de galactosa mejora la enfermedad y puede revertir muchas de las alteraciones morfológicas.

Intolerancia hereditaria a la fructosa

Se trata de una enfermedad autosómica recesiva originada por deficiencia de fructosa 1-fosfato aldolasa. La alimentación con fructosa al principio de la infancia provoca hepatomegalia, ictericia y ascitis. Sin embargo, si la exposición inicial a la fructosa tiene lugar después de los 6 meses, la enfermedad resultante es mucho más leve; la única alteración clínica es la hipoglucemia espontánea. Los lactantes con daño hepático muestran cambios de hepatitis neonatal. La acumulación de grasa puede ser notable, parecida a la de la galactosemia. Si no se trata, la fibrosis progresiva evoluciona a cirrosis.

Tirosinemia

La tirosinemia es una enfermedad autosómica recesiva en la que el catabolismo de la tirosina hacia fumarato y acetoacetato está interrumpido. La enzima ausente es la fumarilacetoacetato hidrolasa (FAH). Se conocen más de 30 mutaciones diferentes en el gen *FAH*. La acumulación de succinil acetona y succinil acetoacetato, ambos potentes electrófilos que pueden reaccionar con los grupos sulfhidrilo del glutatión y las proteínas, daña el hígado y los riñones.

La **tirosinemia aguda** comienza pocas semanas o meses después del nacimiento y se caracteriza por hepatoesplenomegalia con insuficiencia hepática y muerte, por lo general antes del año de edad. El aspecto del hígado es muy semejante al de la galactosemia, incluida la presencia de cirrosis.

La **tirosinemia crónica** comienza en el primer año de vida, con retraso del crecimiento e insuficiencia renal y hepática. La muerte suele presentarse antes de los 10 años. La tirosinemia se trata mediante trasplante hepático. ***La incidencia de CHC en la tirosinemia crónica es extraordinariamente elevada.***

Otras causas hereditarias de cirrosis

Existen varias enfermedades congénitas del metabolismo que se relacionan con cirrosis entre las cuales se encuentran enfermedades por depósito tales como la enfermedad de Gaucher, enfermedad de Niemann-Pick, mucopolisacaridosis, adrenoleucodistrofia neonatal, enfermedad de Wolman y síndrome de Zellweger.

CIRROSIS INFANTIL INDIA

La cirrosis infantil india es un trastorno mortal que afecta principalmente, pero no solo, a los niños en edad preescolar en la India. Afecta predominantemente a niños de 1 a 4 años. Se caracteriza por cirrosis micronodular y un hígado con gran cantidad de cuerpos de Mallory, como en la hepatopatía alcohólica.

La etiología y la patogenia no se conocen bien. Se han descrito casos familiares, pero no se ha establecido un patrón hereditario ni se han identificado posibles alelos de la enfermedad. Curiosamente, los niños con esta enfermedad presentan un exceso significativo de cobre y de proteínas de unión al cobre en el hígado, pero la importancia de estos hallazgos en términos de patogenia de la enfermedad sigue siendo objeto de debate.

DAÑO HEPÁTICO POR MEDICAMENTOS

La daño hepático inducido por medicamentos puede simular casi cualquier tipo de hepatopatía, y la gravedad varía de aumentos asintomáticos de las transaminasas hasta insuficiencia hepática aguda. ***De hecho, los medicamentos son la causa más frecuente de insuficiencia hepática aguda en los Estados Unidos.*** En el capítulo 1 se incluye un análisis de los mecanismos por los que las toxinas pueden producir necrosis hepática. En el 4, se revisan los mecanismos de lesión de mediación inmunitaria.

Los medicamentos pueden causar daño **predecible** o **no predecible**. En el primer caso se incluyen aquellos que causan daño hepático siguiendo un patrón dependiente de la dosis (p. ej., tetracloruro de carbono, la toxina de los hongos faloidina, el analgésico paracetamol). El segundo caso se refiere al daño que se produce con menor frecuencia, que no es dependiente de la dosis y que no presenta una predisposición aparente (**reacción idiosincrásica**).

Las características que definen la hepatotoxicidad predecible inducida por medicamentos son:

- El medicamento, en dosis suficientemente altas, siempre produce daño celular hepático.
- La magnitud de la lesión hepática depende de la dosis.
- La necrosis del hígado se distribuye por lo general, pero no exclusivamente, con un patrón zonal centrolobulillar.
- El tiempo transcurrido entre la exposición y la aparición de necrosis hepática es corto.

La mayoría de las reacciones a medicamentos son imprevisibles y parece que se deben en su mayor parte a una reacción idiosincrásica. Este tipo de hepatotoxicidad se presenta en personas con predisposición metabólica o genética y el daño por lo general se debe a una sensibilidad exagerada a un efecto adverso relacionado con la dosis. Es decir, los individuos pueden tener una predisposición a la reacción idiosincrásica debido a que las vías metabólicas difieren de las presentes en la población general (idiosincrasia metabólica) o porque poseen variantes genéticas en el sistema de biotransformación o desintoxicación de los metabolitos reactivos. Además, algunos medicamentos pueden desencadenar una reacción inmunitaria en el hígado (hepatitis autoinmunitaria).

No hay una prueba diagnóstica específica para predecir o diagnosticar hepatotoxicidad secundaria a medicamentos. Así, debe obtenerse información detallada sobre antecedentes de ingesta de medicamentos, drogas y complementos alimentarios que puedan haber ocasionado aumento de las enzimas hepáticas o ictericia. Deben descartarse otras hepatopatías (p. ej., hepatitis viral, enfermedades genéticas, hepatitis autoinmunitaria, hepatitis alcohólica). La biopsia de hígado suele tener poco valor para el diagnóstico de daño por medicamento, ya que el patrón histológico de la hepatopatía inducida por medicamentos, tanto aguda como crónica, se superpone a enfermedades que no tienen relación con los fármacos.

Los patrones histológicos de la hepatopatía por medicamentos son diversos

Los medicamentos pueden ocasionar un amplio rango de patrones histopatológicos presentes en hepatopatías distintas a las ocasionadas por medicamentos. Sin embargo, algunos medicamentos pueden dar lugar a patrones característicos de hepatotoxicidad.

Necrosis zonal hepatocelular

La dosis tóxica de paracetamol puede causar necrosis centrolobulillar *predecible* (fig. 14-48A), pero las dosis muy altas pueden causar necrosis panlobulillar (*v.* cap. 1). El paracetamol contiene un metabolito que extingue el glutatión y, por tanto, deteriora la capacidad de los hepatocitos para desintoxicar los peróxidos. Los medicamentos que producen este tipo de lesión de forma característica son el tetracloruro de carbono y la toxina del hongo *Amanita phalloides*. En las zonas dañadas, los hepatocitos presentan necrosis coagulativa, inflamación edematosa y cantidades variables de grasas. La inflamación tiende a estar dispersa. Los pacientes pueden morir por insuficiencia hepática aguda o recuperarse sin complicaciones. ***La hepatotoxicidad inducida por paracetamol es la causa más común de insuficiencia hepática en Estados Unidos, y se utiliza con frecuencia con fines suicidas. Los pacientes suelen solicitar atención inmediata después de la ingestión.***

La exposición crónica a diversas hepatotoxinas que causan necrosis zonal (p. ej., tetracloruro de carbono) no suele ser un problema: una vez que se reconoce la lesión tóxica aguda, la reexposición al agente agresor es infrecuente.

Colestasis

El daño a las vías biliares intralobulillares e interlobulillares es una reacción frecuente, pero impredecible, a los fármacos. Cuando esto se produce, se produce una acumulación de la bilis en los hepatocitos y conductillos. Si no hay inflamación, se denomina colestasis pura (fig. 14-8). Los fármacos que causan colestasis pura son los estrógenos, los andrógenos y varios antibióticos (p. ej., sulfametoxazol). Si la colestasis se acompaña de inflamación, se utiliza el término **hepatitis colestásica**.

Hepatitis aguda y crónica

La inflamación es frecuente en muchos tipos de hepatotoxicidad medicamentosa impredecible. Todas las características de la hepatitis viral aguda pueden presentarse después de la exposición a una amplia variedad de fármacos (p. ej., isoniazida, antibióticos). La inflamación es una respuesta general al daño y a la necrosis celular, como en la hepatitis viral o autoinmunitaria (fig. 14-48B). ***Puede encontrarse todo el rango de lesiones por daño hepático agudo desde la hepatitis anictérica hasta la necrosis hepática masiva que conduce con rapidez a la muerte.*** Normalmente, la hepatitis inducida por medicamentos y el aumento de las enzimas hepáticas asociadas se resuelven cuando se retira el fármaco causal. Si la exposición continúa, puede desarrollarse hepatitis crónica e incluso cirrosis. A veces, la inflamación puede ser resultado de una **hepatitis autoinmunitaria inducida por medicamento** (p. ej., nitrofurantoína), ya sea como respuesta inmunitaria al fármaco o por un mecanismo de hepatitis autoinmunitaria clásica. La presencia de eosinófilos en el infiltrado inflamatorio sugiere tal reacción al medicamento (fig. 14-48C). ***La presencia de un infiltrado inflamatorio, sin importar su composición, no es un signo específico de hepatotoxicidad por medicamentos.*** La hepatitis granulomatosa es otra reacción rara que tiene lugar con algunos medicamentos.

Esteatosis hepática o hígado graso

La acumulación de triglicéridos en el interior de los hepatocitos (es decir, esteatosis hepática) suele producirse de forma predecible. Aunque puede haber una superposición importante, se reconocen dos patrones morfológicos: esteatosis macrovesicular y microvesicular.

Esteatosis macrovesicular

Además de su asociación con la ingesta crónica de etanol, la acumulación de grasa macrovesicular dentro de los hepatocitos es consecuencia de la exposición accidental a hepatotoxinas directas, como el tetracloruro de carbono. Los corticoesteroides y algunos antimetabolitos, como el metotrexato, también pueden causar esteatosis macrovesicular. La presencia de grasa por sí misma no lesiona los hepatocitos (*v.* anteriormente). Una variante de esteatosis tóxica macrovesicular, de difícil diagnóstico similar a la hepatitis alcohólica (**esteatohepatitis**) se presenta después de la administración de ciertos medicamentos (p. ej., el medicamento antiarrítmico amiodarona). Tanto los hepatocitos como las células de Kupffer aumentan de tamaño y poseen citoplasma espumoso, secundario a acumulación de **fosfolípidos**. Los cuerpos de Mallory son abundantes (fig. 14-48D). La esteatosis macrovesicular por sí misma no tiene consecuencias clínicas.

Esteatosis microvesicular

A diferencia de la esteatosis macrovesicular, la esteatosis microvesicular se asocia a menudo con hepatopatía grave y a veces mortal. Se observan pequeñas vacuolas de grasa dispersas por el citoplasma de los hepatocitos, y el núcleo conserva su posición central (fig. 14-48E). La grasa microvesicular es importante no en sí misma, sino como manifestación de una lesión metabólica grave de las estructuras subcelulares, principalmente las mitocondrias.

SÍNDROME DE REYE: esta rara enfermedad aguda de la infancia se caracteriza por esteatosis microvesicular, insuficiencia hepática y encefalopatía. También puede haber edema y acumulación de grasa en el cerebro. Los síntomas suelen comenzar tras un episodio de fiebre, como gripe o infección por varicela, y pueden correlacionarse con la administración de ácido acetilsalicílico. Sin embargo, la revisión retrospectiva de algunos casos ha constatado que las dosis de ácido acetilsalicílico eran demasiado bajas como para causar daño hepático, y actualmente se reconoce que el síndrome de Reye es más complejo que la simple toxicidad por este fármaco. En cualquier caso, a medida que el uso de ácido acetilsalicílico y la incidencia de gripe han ido disminuyendo en los niños, el síndrome de Reye es, afortunadamente, poco frecuente.

Lesiones vasculares

La obstrucción de las venas hepáticas (**síndrome de Budd-Chiari**; fig. 14-18) puede producirse tras el uso de anticonceptivos orales, quizá porque inducen hipercoagulabilidad en algunas personas.

La **peliosis hepática** es una lesión hepática peculiar, caracterizada por cavidades quísticas ocupadas por sangre y revestidas por hepatocitos, no por células endoteliales (fig. 14-48F). En algunas ocasiones este tipo de lesión es producida por esteroides anabolizantes, los anticonceptivos esteroideos y el antiestrógeno tamoxifeno.

Lesiones expansivas y alteración de la morfología hepática

El **adenoma hepatocelular**, inducido por esteroides exógenos (estrógenos y esteroides anabolizantes), y el **hemangiosarcoma**, causado por la administración intravenosa del colorante radioactivo dióxido de torio (*v.* cap. 8), se encuentran entre los pocos ejemplos

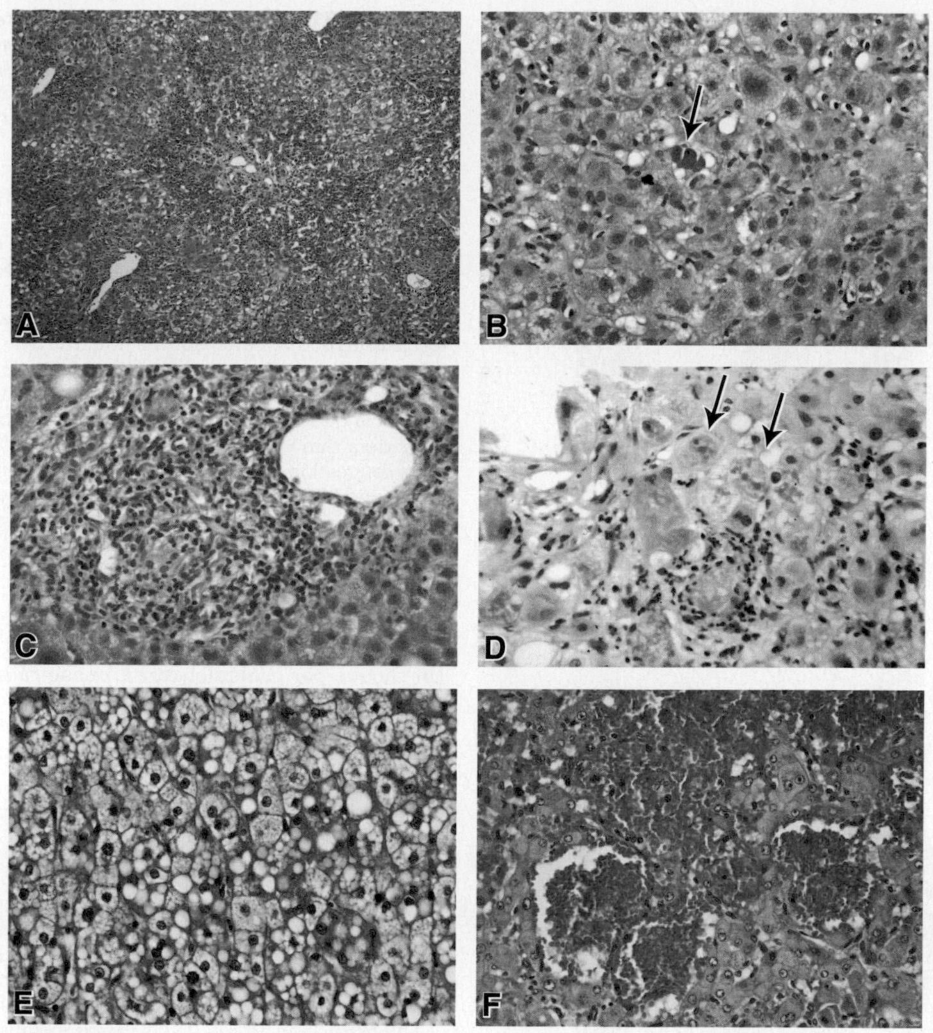

FIGURA 14-48. Hepatotoxicidad inducida por medicamentos. A. Necrosis tóxica centrolobulillar. Muestra de biopsia hepática obtenida de un paciente de 20 años que presentó intento de suicido por sobredosis de paracetamol. Se observa necrosis hemorrágica centrolobulillar; obsérvese que los hepatocitos supervivientes están notoriamente edematosos. **B. Hepatitis aguda.** El paciente inició tratamiento con isoniazida por tuberculosis. Después de 3 semanas, se observó elevación de las enzimas aspartato aminotransferasa (*AST*) y alanina aminotransferasa (*ALT*). En la biopsia hepática se observan las características de hepatitis aguda incluyendo desarreglo lobulillar, inflamación, cuerpos acidófilos *(flecha)* y necrosis localizada. **C. Infiltrado inflamatorio eosinófilo portal.** Mujer de 33 años que presentaba fatiga 2 semanas después de iniciar el tratamiento con un medicamento infiltrado antiinflamatorio no esteroideo. La AST era de 250 U/l. Los espacios portales muestran expansión por inflamación aguda y crónica con eosinófilos. **D. Fosfolipidosis.** Esta biopsia hepática pertenece a un paciente tratado con amiodarona, un fármaco antiarrítmico. Los hepatocitos se encuentran edematosos y presentan gran cantidad de cuerpos de Mallory *(flechas).* **E. Síndrome de Reye.** Biopsia de hígado en la que se observan pequeñas gotas de grasa en los hepatocitos y núcleos de localización central. **F. Peliosis hepática.** Paciente de 44 años que realizaba levantamiento de pesas y utilizaba esteroides anabolizantes. El hígado contiene numerosos espacios de gran tamaño, irregulares, ocupados por restos hemáticos.

de lesiones expansivas por medicamentos. La exposición crónica al arsénico inorgánico, generalmente en insecticidas, y la inhalación laboral de cloruro de vinilo también se han relacionado con angiosarcomas hepáticos.

La **hiperplasia nodular regenerativa** puede producirse después del tratamiento con antimetabolitos (p. ej., 6-tioguanina) y azatioprina. El hígado presenta un aspecto nodular, tanto en el examen macroscópico como en el microscópico, pero sin fibrosis. Los pacientes suelen presentar hipertensión portal, ya que la alteración arquitectónica afecta el flujo de sangre portal hacia el hígado.

PORFIRIAS

Las porfirias se deben a deficiencias en la biosíntesis del grupo hemo y se caracterizan por la acumulación de intermediarios de la porfirinas (*v.* cap. 14). Pueden ser adquiridas o hereditarias. Se dividen en dos tipos: hepáticas y eritropoyéticas, con base en el lugar donde se localiza la anomalía en el metabolismo del hemo y la acumulación de porfirinas y sus precursores. Las porfirias genéticas son heterogéneas y suelen deberse a mutaciones únicas en familias específicas. Las porfirias hepáticas se heredan de forma autosómica dominante y suelen desencadenarse por la administración de fármacos, hormonas sexuales, inanición, hepatitis C, infección por VIH y alcohol. El hígado muestra esteatosis variable, hemosiderosis, fibrosis y cirrosis. Puede haber inclusiones citoplasmáticas en forma de aguja, compuestas por cristales de porfirinógenos, porfirinas y uroporfirinas.

PORFIRIA AGUDA INTERMITENTE: es la porfiria genética más común y es resultado de una deficiencia de porfobilinógeno desaminasa en el hígado. Solo el 10% de los portadores del gen presentan síntomas, que afectan por lo general a adultos jóvenes. Predominan el dolor abdominal de tipo cólico y síntomas neuropsiquiátricos.

PORFIRIA CUTÁNEA TARDA: es la porfiria hepática crónica más frecuente. Puede ser adquirida o heredarse como rasgo autosómico dominante, y se caracteriza por una deficiencia de la enzima uroporfirinógeno descarboxilasa en el hígado. Los pacientes típicos suelen ser adultos de mediana edad o adultos mayores, con fotosensibilidad cutánea y hepatopatía con sobrecarga hepática de hierro.

Otras porfirias hereditarias, denominadas **porfirias eritropoyéticas** y **porfirias eritropoyéticas congénitas**, son causadas por deficiencias enzimáticas en los eritrocitos. Se caracterizan por fotosensibilidad cutánea y, en ocasiones, insuficiencia hepática.

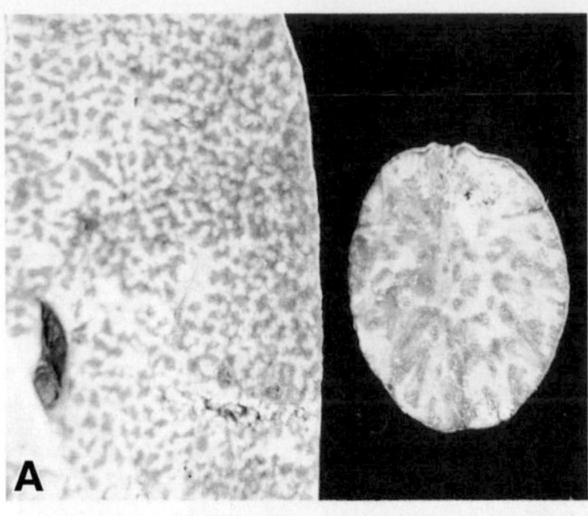

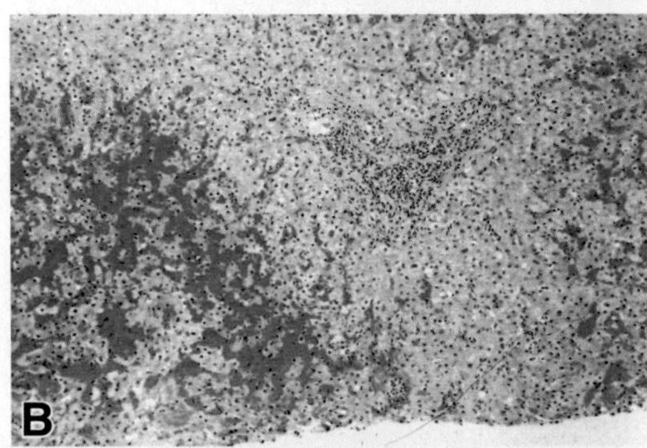

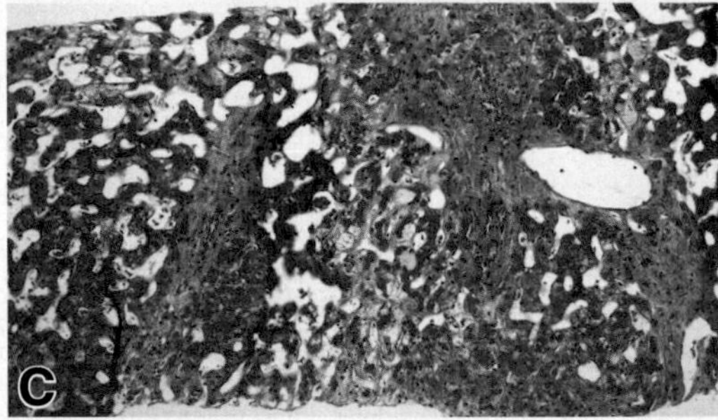

FIGURA 14-49. Congestión pasiva crónica del hígado. A. La superficie de este corte hepático fijado muestra un importante patrón lobular, con un aspecto semejante a la nuez moscada *(derecha)*. **B.** El examen microscópico muestra congestión y ensanchamiento de los sinusoides centrales. **C.** Con la tinción tricrómica de Masson se observa fibrosis *(azul)* originadas en las venas centrales.

TRASTORNOS VASCULARES

La insuficiencia cardíaca es la principal causa de congestión hepática

Congestión pasiva aguda

En la autopsia, el hígado se aprecia congestivo, se presume que debido a una insuficiencia cardíaca terminal (*v.* cap. 7). En el corte, el hígado muestra presencia difusa de espículas con pequeños focos de color rojo, los cuales representan zonas centrolobulillares con dilatación, sinusoides congestionados y vénulas terminales. Esos cambios no tienen importancia clínica.

Congestión pasiva crónica

La congestión hepática pasiva crónica se produce cuando una insuficiencia cardíaca de larga duración aumenta la contrapresión de la circulación venosa periférica, lo que impide el flujo de salida venoso del hígado. Los hígados con congestión crónica suelen ser de menor tamaño, así como suelen mostrar un patrón lobulillar acentuado, en el que se alternan zonas de color claro y oscuro (fig. 14-49A). Esto se denomina **hígado en nuez moscada** porque se asemeja al aspecto del interior de una nuez moscada. En los casos graves, las vénulas terminales centrolobulillares y los sinusoides adyacentes se encuentran notablemente dilatados y ocupados con sangre (fig. 14-49B). Las láminas de hepatocitos en esta zona se encuentran adelgazadas a causa de la atrofia por presión.

Si la **insuficiencia cardíaca del lado derecho es grave** y de larga duración (p. ej., valvulopatía tricuspídea o pericarditis constrictiva), la congestión pasiva crónica puede evolucionar a fibrosis hepática (fig. 14-49C). Delicados filamentos fibrosos envuelven las vénulas terminales, y los tabiques irradian a partir de las zonas centrolobulillares.

Los tabiques fibrosos pueden unirse las venas centrales adyacentes, lo que produce una «lobulación inversa». La atrofia por presión de los hepatocitos centrolobulillares es prominente. Sin embargo, no se trata de «cirrosis cardíaca», ya que tabiques completos y la presencia de nódulos regenerativos que se observan en la cirrosis verdadera rara vez se observan en esta entidad.

La congestión pasiva crónica del hígado tiene por lo general poco efecto en el funcionamiento hepático. Rara vez se desarrollan alteraciones presentes en la hipertensión portal tales como esplenomegalia y ascitis.

El choque provoca una disminución de la perfusión hepática

Un choque por cualquier causa puede causar necrosis isquémica de los hepatocitos centrolobulillares y hemorragia. La región centrolobulillar (es decir, la zona 3; fig. 14-2) es la más alejada de la circulación sanguínea y, por tanto, es la región más vulnerable al daño isquémico.

El infarto hepático es poco común debido a su irrigación sanguínea

La obstrucción aguda de la arteria hepática o de sus ramas es rara. Cuando se produce, suele deberse a embolia, a poliarteritis nodosa o a ligadura accidental durante un procedimiento quirúrgico. En tales casos, se observan áreas pálidas irregulares, a menudo rodeadas por zonas hiperémicas, resultado de necrosis isquémica subyacente.

La obstrucción aguda de las ramas intrahepáticas de la vena porta, por lo general en casos de aumento de la presión venosa hepática, produce de forma característica el denominado **infarto de Zahn**, caracterizado por una zona de color rojo oscuro, de forma triangular con su base en la superficie del hígado. Solo se observa dilatación y congestión sinusoidal. Por eso, el término *infarto* es considerado en la actualidad equivocado.

INFECCIONES BACTERIANAS

Las infecciones bacterianas son causas poco comunes de daño hepático en los países industrializados y son con mayor frecuencia complicaciones de infección en otros lugares. Las principales reacciones en el hígado son granulomas, abscesos e inflamación difusa. Las infecciones asociadas con inflamación granulomatosa en otros lugares (p. ej., tuberculosis, tularemia, brucelosis) también pueden causar hepatitis granulomatosa.

El **absceso hepático piógeno** es producido por estafilococos, estreptococos y enterobacterias gramnegativas. Los anaerobios intestinales, en especial las especies de *Bacteroides* y los estreptococos microaerófilos, provocan con frecuencia abscesos hepáticos. Estos se asemejan a los abscesos de otras zonas y los microorganismos llegan al hígado a través de la circulación arterial o portal o a través de las vías biliares. En la septicemia, el hígado es ocupado por microorganismos provenientes de lugares distantes a través de la circulación arterial.

Los **abscesos pileflebíticos** (fig. 14-50) son el resultado de una supuración intraabdominal, como en la peritonitis o la diverticulitis, con entrada de microorganismos en el hígado a través de la circulación portal. La pileflebitis fue en el pasado una de las causas más comunes de absceso hepático, pero con el advenimiento del control con antibióticos de la sepsis abdominal se ha vuelto una fuente poco frecuente de infección.

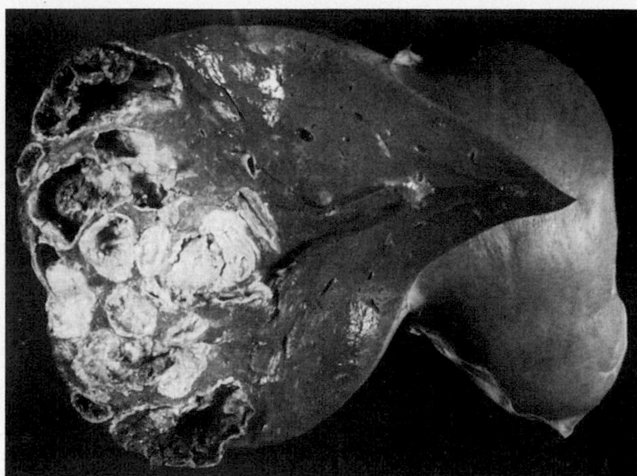

FIGURA 14-50. Absceso pileflebítico del hígado. Corte del hígado en el que se observan grandes cavidades confluentes e irregulares por abscesos.

En la actualidad, los **abscesos colangíticos** son el tipo más común de abscesos hepáticos en los países occidentales. La obstrucción biliar por cualquier causa se complica con frecuencia con una infección bacteriana del árbol biliar, denominada **colangitis ascendente**. La diseminación retrógrada biliar de microorganismos (por lo general *E. coli*) conduce a abscesos colangíticos.

Los abscesos hepáticos se presentan con mayor frecuencia en el lóbulo derecho del hígado. La inflamación difusa del hígado por infección bacteriana es rara en la actualidad, pero puede estar presente en caso de septicemia, en especial en pacientes inmunodeprimidos. La fuente de infección es desconocida en cerca de la mitad de los casos.

CARACTERÍSTICAS CLÍNICAS: los pacientes con absceso hepático presentan como rasgos característicos fiebre elevada, pérdida rápida de peso, dolor en el cuadrante abdominal superior derecho y hepatomegalia. La ictericia aparece en la cuarta parte de los casos; la fosfatasa alcalina en suero está casi siempre elevada. Los abscesos solitarios se tratan con drenaje percutáneo o quirúrgico y antibióticos, pero si son múltiples, el tratamiento es más complejo. Las principales complicaciones de los abscesos hepáticos son la rotura y la diseminación directa de la infección. Pueden producirse fístulas pleuropulmonares por rotura de un absceso a través del diafragma, y peritonitis, por fuga hacia la cavidad abdominal. La diseminación de microorganismos al torrente sanguíneo puede dar lugar a septicemia y abscesos metastásicos en otras regiones del organismo. La mortalidad por abscesos hepáticos, aun con tratamiento, es elevada, pues oscila entre el 40 % y el 80 %.

INFESTACIONES PARASITARIAS

Las enfermedades parasitarias del hígado son un grave problema de salud pública en todo el mundo, pero son poco frecuentes en los países industrializados (para más detalles, *v.* cap. 9). A continuación, se resumen las principales enfermedades parasitarias.

Las parasitosis por protozoos con frecuencia involucran al hígado

AMEBIASIS: en Estados Unidos, el estado de portador de *Entamoeba histolytica* es quizá menor del 5 %, pero la prevalencia es de hasta el 35 % en hombres homosexuales. El sitio más común de amebiasis extraintestinal es en el hígado, y en la mitad de los casos la manera de presentación es con múltiples abscesos (fig. 14-51); los abscesos amebianos suelen tener entre 8 cm y 12 cm de diámetro, están bien circunscritos y ocupados de material espeso de color oscuro y consistencia pastosa. Suelen observarse trofozoítos en el borde de los restos necróticos.

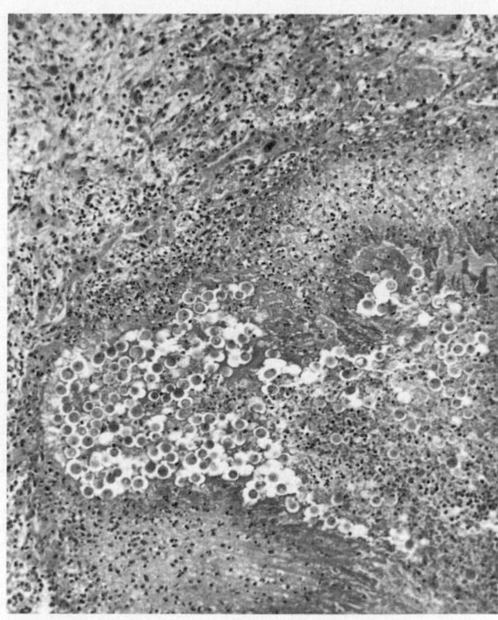

FIGURA 14-51. Absceso amebiano del hígado. Microfotografía del borde de un absceso amebiano en el que se observa proliferación de fibroblastos alrededor de la cavidad y trofozoítos amebianos dentro de la luz.

Los síntomas que acompañan al absceso amebiano son similares a los abscesos piógenos. Con un tratamiento adecuado (amebicidas hísticos), los abscesos pueden curarse dejando tan solo una cicatriz residual. Es importante en abscesos de gran tamaño el drenaje percutáneo o quirúrgico. Si el absceso amebiano continúa creciendo, puede romperse dentro del peritoneo y ocasionar peritonitis, lo que implica mortalidad elevada, de hasta el 40 %. Las amebas también pueden invadir el torrente sanguíneo y causar abscesos cerebrales y pulmonares.

PALUDISMO: la afectación hepática del paludismo es una causa frecuente de hepatomegalia en las regiones endémicas (*v.* cap. 9). Es resultado de la hipertrofia e hiperplasia de las células de Kupffer secundaria a la fagocitosis de restos por la rotura de eritrocitos parasitados. No afecta al funcionamiento hepático.

LEISHMANIOSIS VISCERAL (KALA-AZAR): como en el paludismo, la leishmaniosis visceral crónica provoca hiperplasia de los fagocitos mononucleares en el hígado. Sin embargo, a diferencia del paludismo, las células de Kupffer ingieren los propios organismos parasitarios, lo cual da lugar a los **cuerpos de Donovan**. Desde el punto de vista clínico, hay pocas pruebas de disfunción hepática.

Las enfermedades por helmintos son más frecuentes en países en vías de desarrollo

Las enfermedades causadas por helmintos se han descrito en el capítulo 9 y la **esquistosomiasis hepática** se ha descrito anteriormente en el contexto de la hipertensión portal.

ASCARIASIS: a partir del duodeno, las lombrices de *Ascaris lumbricoides* entran en el árbol biliar, donde pueden provocar un cólico biliar agudo. Los helmintos residen en los trayectos biliares intrahepáticos, donde su desintegración libera innumerables huevos, que ocasionan colangitis supurativa grave. El absceso colangítico resultante puede romperse dentro de la cavidad peritoneal o el espacio pleural. La diseminación de la infección dentro del hígado o las venas portales causa pileflebitis, una complicación muy peligrosa. El hígado aumenta de tamaño y presenta numerosas cavidades irregulares que contienen material fétido en el que se localizan los restos de los parásitos en fase degenerativa.

TREMATODOS HEPÁTICOS: los principales trematodos parasitarios del hígado en el ser humano son *Clonorchis sinensis* y *Fasciola hepatica*. Los seres humanos son el huésped definitivo para *C. sinesis*, pero las ovejas y el ganado vacuno lo son para *F. hepatica*. Ambos parásitos habitan el árbol biliar intrahepático, donde ocasionan hiperplasia del epitelio biliar, que es especialmente grave en la

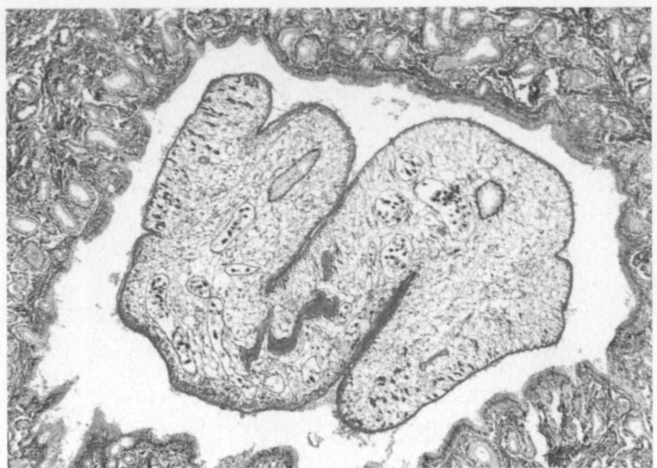

FIGURA 14-52. Infección hepática por *Clonorchis sinensis*. La luz del conducto biliar contiene un parásito hepático adulto y la mucosa se aprecia hiperplásica.

clonorquiosis (fig. 14-52). En caso de infestación muy intensa con *C. sinensis*, la acumulación del material derivado de los parásitos en fase degenerativa, de sus huevos y de un moco muy viscoso (secretado por las células caliciformes metaplásicas en el epitelio biliar) obstruye el flujo biliar intrahepático y produce cálculos intrahepáticos de pigmento. La infección secundaria de la bilis con *E. coli* causa colangitis y abscesos colangíticos, los cuales son causa común de urgencia quirúrgica en algunos países asiáticos. ***La infestación biliar por* C. sinensis *se relaciona con la aparición de colangiocarcinoma.***

EQUINOCOCOSIS (QUISTE HIDATÍDICO): la infección con tenias del género *Echinococcus*, en especial *Echinococcus granulosus*, es una importante zoonosis del hígado en humanos. Los quistes equinocócicos se expanden lentamente y producen síntomas solo después de muchos años. Dentro del hígado, los quistes se comportan como masas que ocupan todo el espacio. Las manifestaciones sistémicas se deben a la reacción tóxica o alérgica después de la absorción de los componentes de los organismos.

La leptospirosis es una infección accidental que tiene lugar en diversas zoonosis

Las espiroquetas de *Leptospira* producen infección en muchas especies animales. A pesar de que el reservorio son los animales, menos de una quinta parte de los pacientes que desarrollan leptospirosis presenta antecedentes de contacto directo con animales. El **síndrome de Weil** indica leptospirosis complicada con fiebre prolongada e ictericia y, en casos graves, azotemia, hemorragias y alteración de la conciencia. El síndrome de Weil se produce solo en el 1% al 6% de los casos de leptospirosis. La anatomopatología hepática en los casos mortales es inespecífica e incluye necrosis focal, agrandamiento de las células de Kupffer y colestasis centrolobulillar. Los microorganismos por lo general no pueden identificarse en el hígado.

Las lesiones hepáticas pueden ser una complicación de sífilis congénita o sífilis terciaria

La **sífilis congénita** causa hepatitis neonatal, con fibrosis difusa en los espacios portales y alrededor de hepatocitos individuales o grupos de hepatocitos. La **sífilis terciaria** se caracteriza por las llamadas gomas hepáticas (es decir, lesiones localizadas que semejan granulomas), los cuales al curarse dejan cicatrices densas. La retracción de estas produce hendiduras profundas y la seudoablación del hígado, conocida como **cirrosis sifilítica** o ***hepar lobatum***, una situación que no debe ser confundida con cirrosis.

SÍNDROMES COLESTÁSICOS DE LA INFANCIA

Las enfermedades que se caracterizan por colestasis e ictericia prolongadas en lactantes afectan principalmente los hepatocitos o provocan obstrucción biliar.

La hepatitis neonatal se caracteriza por colestasis prolongada, inflamación y daño hepático celular

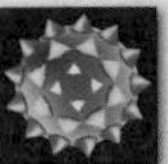

FACTORES ETIOLÓGICOS: en cerca de la mitad de los casos de hepatitis neonatal, la causa es conocida (tabla 14-5). Alrededor del 30% se debe a deficiencia de α_1-AT. Casi todos los demás casos de etiología conocida se deben a infecciones congénitas por VHB, toxoplasma, rubéola, citomegalovirus, virus del herpes simple (VHS) u otros agentes. El daño hepático causado por defectos metabólicos (p. ej., galactosemia o intolerancia a la fructosa) es responsable de algunos casos, y la hepatitis neonatal se produce a veces en

TABLA 14-5 CAUSAS DE HEPATITIS NEONATAL
Idiopática
Hepatitis neonatal idiopática
Colestasis intrahepática prolongada
Displasia arteriohepática (síndrome de Alagille)
Disminución de conductos biliares intrahepáticos sin relación con síndromes específicos
Síndrome de Zellweger (síndrome cerebrohepatorrenal)
Enfermedad de Byler
Obstrucción mecánica de conductos biliares intrahepáticos
Fibrosis hepática congénita
Enfermedad de Caroli (dilatación quística de conductos intrahepáticos)
Enfermedades metabólicas
Anomalías en el metabolismo de los carbohidratos
Galactosemia
Intolerancia hereditaria a la fructosa
Glucogenosis tipo IV
Anomalías en el metabolismo de los lípidos
Enfermedad de Gaucher
Enfermedad de Niemann-Pick
Enfermedad de Wolman
Tirosinemia (anomalía en el metabolismo de los aminoácidos)
Deficiencia de α_1-antitripsina
Fibrosis quística
Nutrición parenteral
Hepatitis
Hepatitis B
Componentes del TORCH (toxoplasmosis, «otras», rubéola, citomegalovirus y herpes simple)
Varicela
Sífilis
Virus ECHO (virus huérfano citopático entérico)
Sepsis neonatal
Alteraciones cromosómicas
Síndrome de Down
Trisomía 18
Obstrucción biliar extrahepática

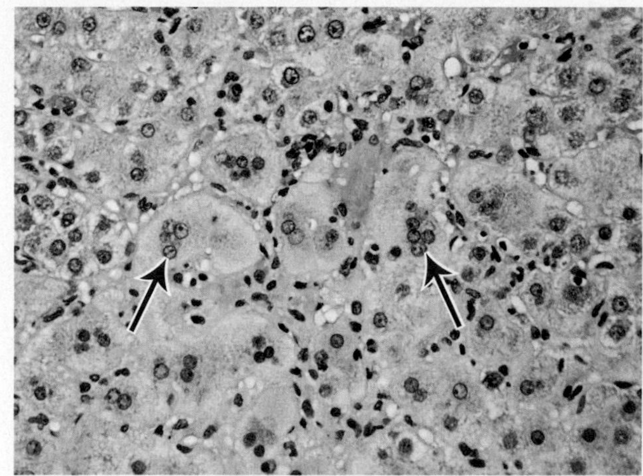

FIGURA 14-53. Hepatitis neonatal. Entre los rasgos característicos se incluyen edema significativo de los hepatocitos (cambio hidrópico), hepatocitos gigantes multinucleados *(flechas)*, leve infiltrado inflamatorio crónico y fibrosis.

pacientes con síndrome de Down y otras alteraciones cromosómicas. La otra mitad de los casos de hepatitis neonatal no suelen tener una causa identificada.

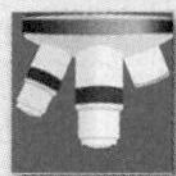

ANATOMOPATOLOGÍA: la lesión característica de la hepatitis neonatal es la transformación a células gigantes de los hepatocitos, de ahí la expresión utilizada anteriormente: **hepatitis de células gigantes** (fig. 14-53). Estas células gigantes contienen alrededor de 40 núcleos y pueden aparecer desprendidas unas de otras en la placa hepática. Son pálidas, con citoplasma distendido que contiene gran cantidad de glucógeno y hierro. Numerosas células mueren con el tiempo y son raras en los niños mayores de 1 año. Es frecuente que el pigmento biliar sea muy evidente dentro de los conductillos y hepatocitos. Los hepatocitos globosos, la transformación acinosa de los hepatocitos y los cuerpos acidófilos son también típicos de la hepatitis neonatal. La hematopoyesis extramedular es con frecuencia importante. Los infiltrados inflamatorios crónicos se encuentran en los espacios portales, así como en el parénquima lobulillar. La fibrosis pericelular alrededor de los hepatocitos degenerativos, aislada o en grupos, es habitual, y la pared de tejido fibroso se extiende hasta los espacios portales.

En la atresia biliar, parte del árbol biliar no tiene luz

Las atresias biliares tanto extrahepáticas como intrahepáticas se relacionan con frecuencia con cambios morfológicos de hepatitis neonatal.

Atresia biliar

La atresia biliar (AB) es una enfermedad colestásica con obstrucción inflamatoria de la luz de la totalidad o una parte del árbol biliar fuera del hígado que no se debe a cálculos, tumores o rotura. Es una afección infrecuente, con una incidencia estimada de 1 por cada 5000-19000 nacidos vivos y una mayor frecuencia en el este de Asia. La AB es la indicación más frecuente para trasplante hepático en la infancia. Se cree que es el resultado final de condiciones heterogéneas durante el desarrollo gestacional y perinatal. Otros órganos, como el corazón, el intestino y el bazo, presentan anomalías en el 20% de los casos. La AB puede estar relacionada con causas conocidas de hepatitis neonatal, como diversas infecciones virales y anomalías cromosómicas (p. ej., trisomía 18 y 21). Los colangiogramas en la AB muestran ausencia de flujo de bilis hacia el duodeno o el hígado, en función del sitio del segmento afectado de las vías biliares.

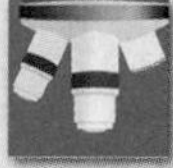

ANATOMOPATOLOGÍA: la AB puede afectar todas las vías biliares extrahepáticas o limitarse a partes del árbol biliar proximal o distal. Es frecuente observar atresia de la vesícula biliar. En un extremo, la inflamación aguda y crónica periluminal es notoria, con necrosis epitelial y restos celulares dentro de la luz obstruida o estenosada. En el otro extremo, la luz original es reemplazada por completo por tejido conjuntivo maduro y no se observa tejido inflamatorio o este es mínimo. Desde el punto de vista histológico, la colestasis y la proliferación de los conductillos biliares periportales en el hígado es evidente. Algunos casos presentan hepatocitos gigantes multinucleados, similares a los que se observan en la hepatitis neonatal. Aunque las vías biliares intrahepáticas pueden tener al principio un aspecto normal, gradualmente se obstruyen al persistir la colestasis. En algunos casos, puede parecer cirrosis biliar secundaria.

Escasez de vías biliares intrahepáticas

En la escasez de vías biliares intrahepáticas, hay pocas vías biliares dentro del hígado. Esto sucede en tres circunstancias:

- En asociación con causas conocidas de hepatitis neonatal (p. ej., deficiencia de α_1-AT, diversas anomalías cromosómicas y alteraciones metabólicas).
- El **síndrome de Alagille** (escasez sindrómica de vías biliares; displasia arteriohepática), una enfermedad autosómica dominante, también se caracteriza por anomalías congénitas del corazón, ojo, esqueleto, riñones y el SNC. Este síndrome se caracteriza por mutaciones en la vía de señalización Notch. Los pacientes afectados presentan cinco rasgos principales: colestasis crónica, estenosis de la arteria pulmonar periférica, arco vertebral en forma de mariposa, facies hipertélica y una anomalía ocular que afecta el iris y la córnea (embriotoxon posterior). La anatomopatología hepática se caracteriza por la ausencia de vías biliares en los espacios portales.
- Sin relación con otras enfermedades (idiopática).

La hepatitis neonatal, la escasez de vías biliares intrahepáticas, la AB y posiblemente el quiste del colédoco son probablemente el resultado de la colangiopatía obstructiva infantil, un proceso inflamatorio común.

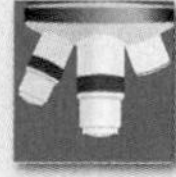

ANATOMOPATOLOGÍA: en la atresia biliar intrahepática se observan muy pocas vías biliares en el hígado. Son frecuentes la transformación de células gigantes, la colestasis y la reacción ductal; la cirrosis es infrecuente.

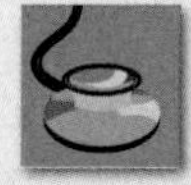

CARACTERÍSTICAS CLÍNICAS: la mayoría de los pacientes con hepatitis neonatal no complicada se recupera sin secuelas, pero el pronóstico es malo si se asocia a escasez de vías biliares intrahepáticas. Muchos de estos niños desarrollan cirrosis biliar. En cambio, el pronóstico del síndrome de Alagille es bueno. Si la AB no se corrige la evolución natural siempre es hacia cirrosis biliar secundaria progresiva, misma que es incompatible con la vida, la corrección quirúrgica (mediante hepatoportojenunostomía) puede ser curativa en algunos casos anatómicamente favorables, pero el trasplante es el mejor tratamiento para la AB.

TUMORES BENIGNOS Y LESIONES SIMILARES A TUMORES

Los adenomas hepáticos son tumores benignos que se presentan sobre todo en mujeres

Aunque raros, estos tumores se han vuelto más comunes con el advenimiento de los anticonceptivos orales. El uso de nuevas combinaciones de estrógenos y progesterona han disminuido la incidencia de adenomas hepáticos.

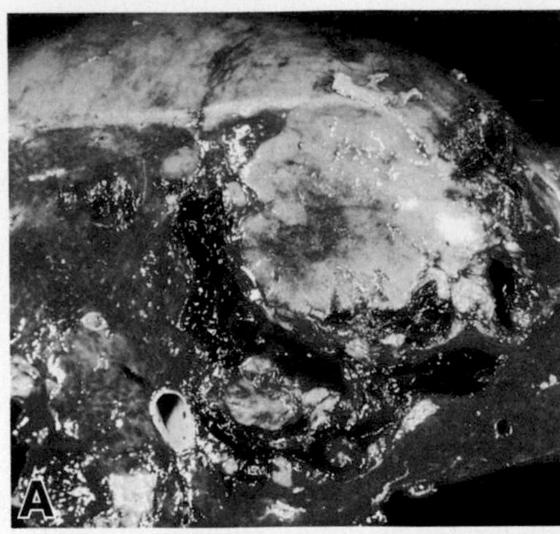

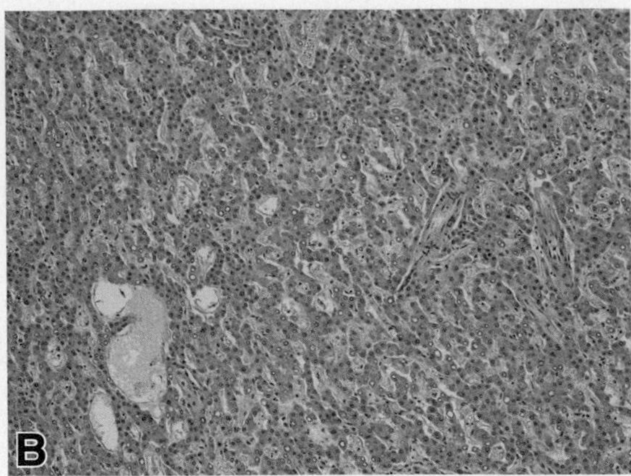

FIGURA 14-54. Adenoma hepático. A. Fragmento de hígado extirpado mediante cirugía en el que se observa una masa nodular de color café oscuro debajo de la cápsula del hígado. El tumor está roto, lo cual da como resultado hemorragia intraparenquimatosa e intraperitoneal. La paciente era una mujer que había tomado píldoras anticonceptivas durante varios años y presentó hemorragia intraperitoneal repentina. **B.** Al microscopio, los hepatocitos adenomatosos no difieren de los hepatocitos normales y se encuentran distribuidos sin una estructura lobulillar identificable. Obsérvese la ausencia de espacios portales.

ANATOMOPATOLOGÍA: los adenomas hepatocelulares suelen ser solitarios, bien delimitados, con aspecto de masa de hasta 40 cm de diámetro y 3 kg de peso (fig. 14-54A). En una cuarta parte de los casos, puede haber múltiples adenomas de menor tamaño. Si un hígado tiene más de 10 adenomas, se diagnostica como adenomatosis hepatocelular. Estos tumores están encapsulados y se aprecian de color más pálido que el parénquima hepático circundante. ***Los hepatocitos neoplásicos se asemejan a sus contrapartes normales, excepto porque no siguen la distribución normal de los lobulillos.*** Los espacios portales y las venas centrales están ausentes (fig. 14-54B). Las células del adenoma pueden ser de gran tamaño, ser eosinófilas o estar repletas de glucógeno, lo cual hace que el citoplasma sea pálido o vacuolado. La presencia de arteriolas dentro del parénquima puede ser una clave para diferenciar el adenoma del hígado normal.

Los adenomas hepatocelulares se subclasifican en adenomas con factor nuclear 1 de hepatocito α (HNF1-α) desactivado, adenomas inflamatorios, adenomas con β-catenina activada y adenomas no clasificados. Los adenomas con HNF1-α desactivado representan el 35% de todos los adenomas. Presentan esteatosis macrovesicular y suelen estar asociados a adenomatosis. Los adenomas inflamatorios constituyen el 45% de todos los adenomas. Muestran inflamación linfocítica y dilatación/congestión sinusoidal, y se relacionan con la anatomopatología de la esteatosis hepática. En el pasado, los adenomas inflamatorios se denominaban hiperplasia nodular focal telangiectásica. Los adenomas activados por la β-catenina constituyen el 10% de todos los adenomas y se relacionan con mayor riesgo de transformación maligna. Los adenomas no clasificados constituyen menos del 10% de todos los adenomas y no tienen características anatomopatológicas específicas.

CARACTERÍSTICAS CLÍNICAS: en cerca de una tercera parte de los pacientes con adenomas hepáticos (en particular mujeres embarazadas que han utilizado anticonceptivos orales), los tumores sangran en la cavidad peritoneal y requieren tratamiento quirúrgico inmediato. Incluso adenomas de gran tamaño pueden desaparecer al suspender la administración de anticonceptivos orales. Se han comunicado algunos, aunque pocos, casos de adenomas en hombres que utilizaban esteroides anabolizantes.

La hiperplasia nodular focal se asemeja a la cirrosis

La hiperplasia nodular focal se caracteriza por múltiples tabiques fibrosos y nódulos regenerativos (fig. 14-55A). Mide hasta 15 cm de diámetro y pesa hasta 700 g. En ocasiones, la hiperplasia nodular focal sobresale de la superficie del hígado, e incluso puede estar pedunculado. La superficie de corte presenta una cicatriz central de la que irradian múltiples tabiques fibrosos. Los nódulos hepatocíticos están circunscritos por tabiques fibrosos (fig. 14-55B), con gran cantidad de conductillos biliares tortuosos y células inflamatorias mo-

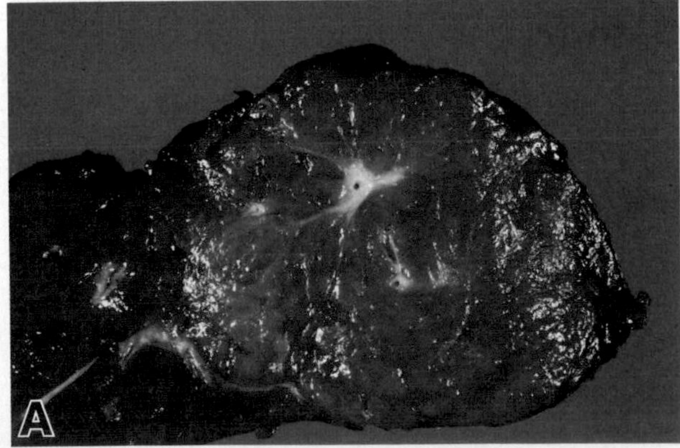

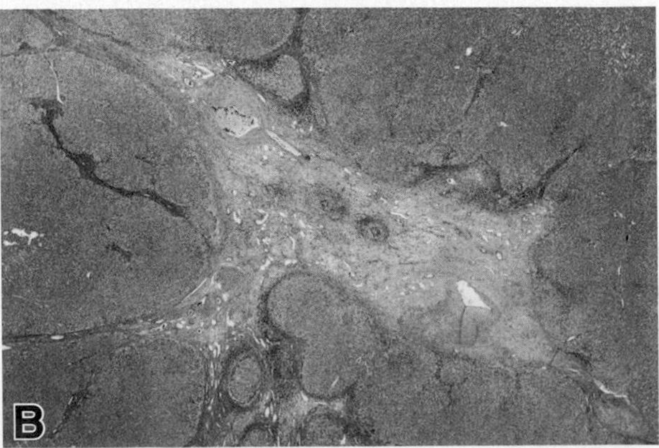

FIGURA 14-55. Hiperplasia nodular localizada. A. Masa extirpada en la que se observan nódulos con cicatrización central. **B.** Microfotografía de una masa hepática extirpada mediante cirugía en la que se observa una cicatriz central vascularizada y una pared fibrosa irregular que diseca el parénquima hepático, lo que le da un aspecto similar a la cirrosis.

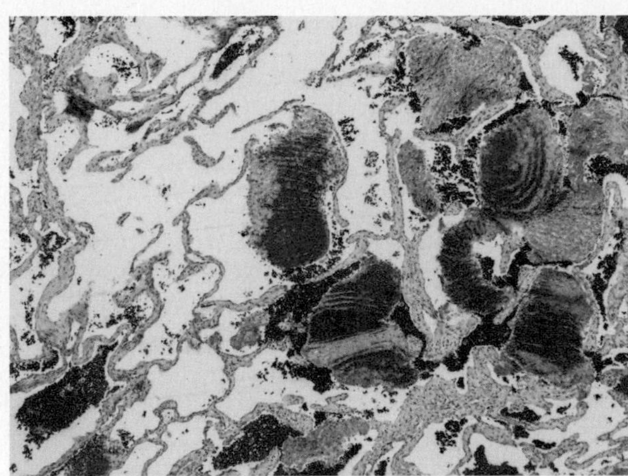

FIGURA 14-56. Hemangioma cavernoso. Tumor benigno vascular compuesto de espacios cavernosos llenos de líquido.

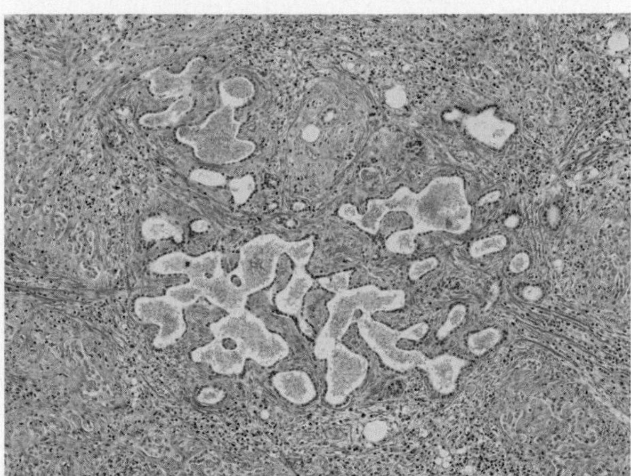

FIGURA 14-57. Microhamartoma de las vías biliares (complejo de von Meyenburg). El microhamartoma de las vías biliares está compuesto de espacios con dilatación quística revestidos por una capa única de epitelio ductal y que contienen bilis espesa.

nonucleares. Dentro de los módulos la arquitectura lobulillar está ausente. En los tabiques se observan arterias y venas, pero escasa hemorragia. Estos vasos anormales sugieren que las formas de hiperplasia nodular focal son resultado de la malformación vascular localizada. La hiperplasia nodular focal se presenta en ambos sexos y en todas las edades. No se trata de una neoplasia ni se relaciona con al uso de anticonceptivos orales, y solo en raras ocasiones presenta hemorragia.

La hiperplasia nodular regenerativa causa hipertensión portal

La hiperplasia nodular regenerativa, también denominada *transformación nodular del hígado* o *transformación nodular parcial*, no es neoplásica ni preneoplásica. Se caracteriza por pequeños nódulos hiperplásicos sin fibrosis en un hígado por lo demás normal. Puede presentarse de forma aislada y localizada principalmente en la región periférica, o de forma difusa en todo el hígado. Los nódulos están compuestos por hepatocitos en láminas de dos y tres células de grosor, que comprimen el parénquima circundante.

La hiperplasia degenerativa nodular se relaciona con hipertensión portal, por lo que solía denominarse **hipertensión portal no cirrótica**. Se desconoce su etiología, pero se relaciona con el uso de anticonceptivos orales o esteroides anabolizantes, infecciones extrahepáticas, neoplasias y enfermedades autoinmunitarias e inflamatorias crónicas.

Los hemangiomas son los tumores hepáticos más frecuentes

Los hemangiomas del hígado se presentan en todas las edades y en ambos sexos. Son frecuentes, presentes hasta en el 7% de muestras de autopsia de hígado (fig. 14-56). Suelen ser pequeños y asintomáticos, aunque los de mayor tamaño pueden causar síntomas abdominales e incluso hemorragias en el peritoneo. Desde el punto de vista macroscópico, los hemangiomas suelen ser solitarios y de menos de 5 cm, pero se han descrito hemangiomas múltiples y gigantes (>15 cm). Son similares a los hemangiomas cavernosos que se encuentran en otros lugares (*v.* cap. 29, en línea).

Las enfermedades quísticas del hígado representan un espectro de lesiones

MICROHAMARTOMAS DE LAS VÍAS BILARES: estas lesiones sin manifestaciones clínicas (también denominadas *complejos de Von Meyenburg*) están constituidas por vías biliares quísticas de pequeño calibre dentro de un estroma fibroso. Generalmente, son múltiples y varían desde focos de color blanco grisáceo muy visibles hasta nódulos de 1 cm de diámetro. Los quistes se encuentran recubiertos por epitelio de los conductos biliares y en ocasiones por bilis de consistencia espesa (fig. 14-57).

QUISTES SIMPLES SOLITARIOS Y MÚLTIPLES: los quistes hepáticos simples se encuentran recubiertos por epitelio cuboidal y columnar y pueden estar relacionados con poliquistosis renal del adulto (*v.* cap. 10). Es frecuente identificarlos en hígados que contienen complejos de Von Meyenburg.

FIBROSIS HEPÁTICA CONGÉNITA: esta enfermedad de herencia recesiva se caracteriza por dilatación de los espacios portales con extensa fibrosis y numerosos conductillos biliares (fig. 14-58). Se observa principalmente en niños y adolescentes. Las vías biliares pueden dilatarse y simular microquistes, pero aun en estos casos mantienen la comunicación con el resto del sistema biliar. Los nódulos regenerativos están ausentes, lo que permite distinguirla de la cirrosis. El origen de esta lesión es desconocido. La principal complicación de la fibrosis hepática congénita es la hipertensión portal grave con sangrado recurrente de varices esofágicas. La **enfermedad poliquística infantil** del hígado se asemeja a la fibrosis hepática congénita y también se hereda como una enfermedad autosómica recesiva.

El angiomiolipoma es un tumor benigno de elementos estromales

El angiomiolipoma es un tumor raro compuesto de distintas proporciones de vasos sanguíneos, músculo liso y tejido adiposo maduro (fig. 14-59), derivado de las células epiteliales perivasculares (PEC). En consecuencia, pertenece a un grupo de tumores habitualmente asociados con la esclerosis tuberosa, conocidos como PEC-omas.

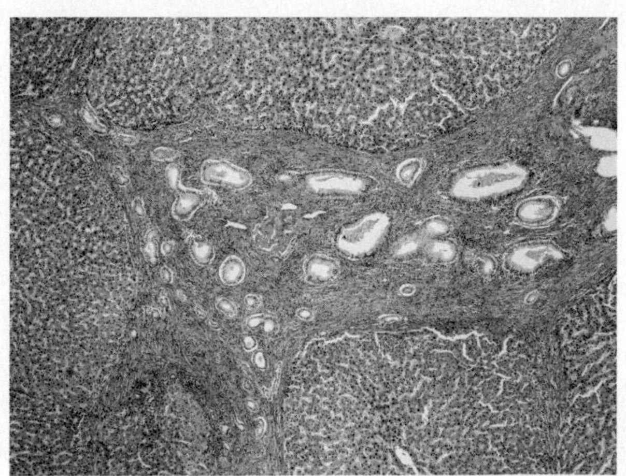

FIGURA 14-58. Fibrosis hepática congénita. Conducto portal agrandado y fibrótico que contiene microquistes remanentes de la placa ductal.

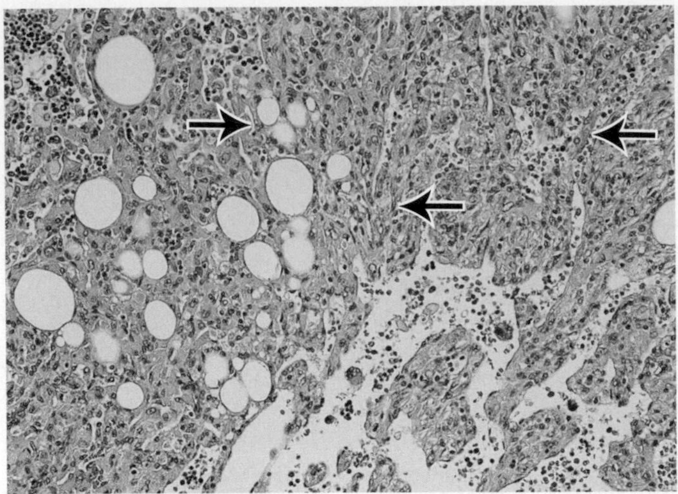

FIGURA 14-59. Angiomiolipoma. Angiomiolipoma compuesto por la mezcla de músculo liso con células de apariencia fusocelular y epitelioide (*flechas*), espacios vasculares y adipocitos redondeados.

Los angiomiolipomas hepáticos se parecen a los angiomiolipomas renales, que son más comunes (*v.* cap. 10).

El hemangioendotelioma infantil es un tipo de hemangioma que se produce en lactantes

El hemangioendotelioma infantil es un tumor vascular benigno de canales vasculares intercomunicantes revestidos por una sola capa de células endoteliales corpulentas en un estroma fibroso (fig. 14-60). Se halla con mayor frecuencia en los lactantes, generalmente en las mujeres. La involución espontánea es común. Un gran tumor puede causar insuficiencia cardíaca o hepática de alto gasto.

El hamartoma mesenquimatoso es una malformación del desarrollo

El hamartoma mesenquimatoso es un tumor hepático benigno formado como una malformación del desarrollo del mesénquima hepático. Posee quistes grandes llenos de líquido seroso rodeados por un mesénquima laxo que contiene una mezcla de conductos biliares, cordones de hepatocitos y acúmulos de vasos (fig. 14-61). El tejido mesenquimatoso consiste en células dispersas en forma de estrella en una matriz laxa. La extirpación quirúrgica completa es curativa.

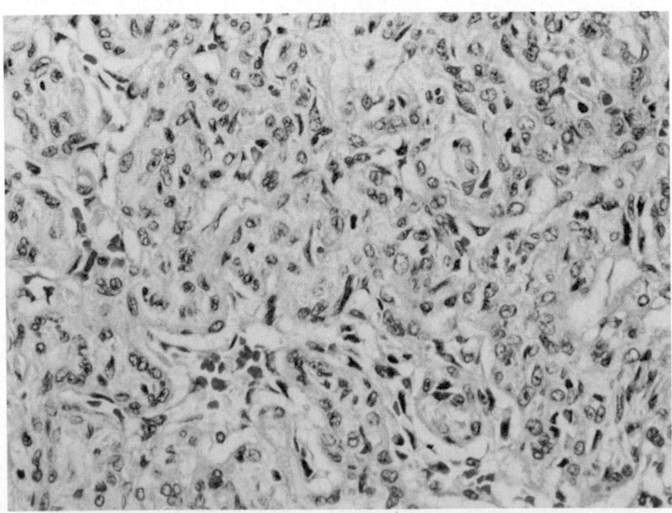

FIGURA 14-60. Hemangioendotelioma infantil. Las células endoteliales corpulentas revisten los espacios vasculares anastomóticos en forma de hendiduras.

TUMORES MALIGNOS DEL HÍGADO

El carcinoma hepatocelular es un tumor maligno de los hepatocitos

EPIDEMIOLOGÍA: el CHC es la neoplasia hepática primaria más frecuente y una de las principales causas de muerte relacionada con el cáncer. Se produce en todo el mundo, pero tiene una sorprendente variabilidad geográfica. En los países occidentales industrializados, el CHC es infrecuente, aunque su incidencia casi se ha duplicado en los últimos 20 años, sobre todo en pacientes con hepatitis C crónica. En el África subsahariana y el sudeste asiático, la frecuencia de CHC es hasta 50 veces mayor. Por ejemplo, en Mozambique, que tiene la mayor incidencia del mundo, dos terceras partes de todos los cánceres en hombres y una tercera parte en mujeres son CHC.

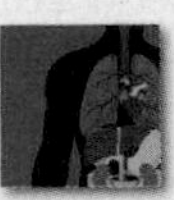

FISIOPATOLOGÍA: *HEPATITIS B:* más del 85 % de los casos de CHC se producen en países con una alta prevalencia de infección crónica por VHB. La mayoría de los pacientes han tenido hepatitis B crónica durante años, a menudo tras la transmisión vertical o perinatal de una madre infectada a su hijo recién nacido. Los individuos con infección persistente por VHB tienen un riesgo hasta 200 veces mayor de padecer un CHC. Cuando la hepatitis B crónica se adquiere en el momento del nacimiento en un momento cercano al mismo, una cuarta parte de los afectados acabará desarrollando un CHC.

El riesgo de este cáncer en los hombres que son positivos para HBsAg y HBeAg es cuatro veces mayor que en los que solo tienen HBsAg. La mayoría (> 80 %) de los casos de CHC asociados a la infección por VHB se dan en pacientes con cirrosis.

Se ha atribuido a la cirrosis del desarrollo de CHC en hígados infectados por VHB, pero muchos CHC asociados a dicho virus se producen en pacientes sin cirrosis. Es probable que la integración del genoma del VHB en el ADN del huésped y la expresión de los genes del VHB sean los factores clave. Por ejemplo, la proteína viral HBxAg, codificada por el gen X del VHB, inactiva las proteínas supresoras tumorales y transactiva ciertos oncogenes.

HEPATITIS C: el VHC es menos frecuente que el VHB en todo el mundo, pero la mayoría de los casos de CHC en Europa, América del Norte y Japón están asociados a la hepatitis C. En Estados Unidos, la infección por VHC está presente en cerca del 50 % de los CHC. Al igual que ocurre con el CHC en la hepatitis B, la mayoría de los pacientes con VHC que desarrollan un CHC tienen cirrosis subyacente, y la incidencia acumulada de CHC en la cirrosis inducida por VHC alcanza el 70 % después de 15 años.

La coinfección con VHB y VHC triplica el riesgo de cáncer hepático, en comparación con la infección simple. La carcino-

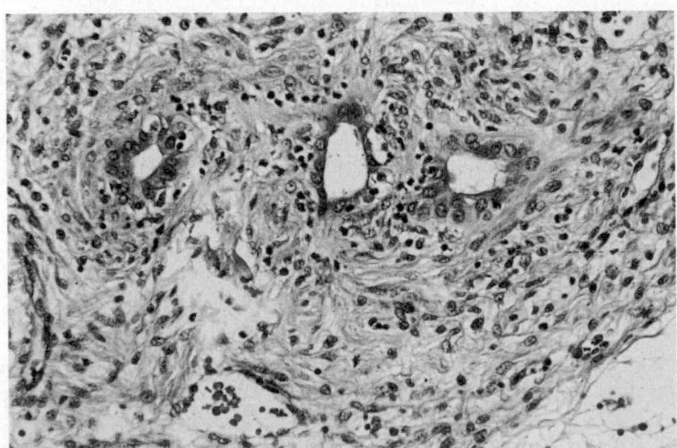

FIGURA 14-61. Hamartoma mesenquimatoso. Consiste en vías biliares dispuestas en tejido estromal mesenquimatoso laxo.

genia por VHC no se conoce bien, pero es probable que esté relacionada con interacciones entre las proteínas del virus y los componentes celulares.

OTRAS CAUSAS DE CARCINOMA HEPATOCELULAR: la **cirrosis alcohólica** predispone al desarrollo de CHC, pero el riesgo no es muy elevado y se desconoce el mecanismo. Dado que muchas personas con alcoholismo presentan coinfección por VHB y VHC, es difícil determinar el papel del alcohol por sí solo en el desarrollo del cáncer.

Las personas con alcoholismo y hepatitis C crónica tienen el doble de riesgo de padecer un CHC, en comparación con la infección por el VHC únicamente.

La **hemocromatosis** y una **deficiencia de α_1-AT** conllevan un riesgo considerable de CHC. Puede esperarse que alrededor del 10% de los pacientes con hemocromatosis desarrollen el tumor. Por otro lado, se observa menor riesgo de CHC en pacientes con hepatitis autoinmunitaria, EW o CBP con cirrosis. ***Al igual que en el caso del CHC en pacientes con hepatitis B crónica sin cirrosis, esto sugiere que la cirrosis por sí misma no produce cáncer de hígado, pero puede maximizar el riesgo de CHC debido a otras etiologías.***

La **aflatoxina B_1** es un hongo contaminante de muchos alimentos, que se encuentra sobre todo en los países tropicales en desarrollo. Provoca CHC en varias especies animales. La incidencia del cáncer hepático en los seres humanos se ha relacionado con la ingesta alimentaria de aflatoxina. La presencia de metabolitos urinarios de aflatoxina B_1 se asocia con un riesgo tres veces mayor de padecer CHC. La aflatoxina y la infección por VHB son sinérgicas; la exposición combinada aumenta el riesgo de CHC hasta en 60 veces.

Las mutaciones en el gen *TP53* están presentes en la mitad de las muestras de ADN de los CHC que se producen en regiones endémicas de aflatoxina. La mayoría de estas mutaciones son sustituciones de G a T en el codón 249, un cambio que sabe es producido experimentalmente por la aflatoxina B_1.

ANATOMOPATOLOGÍA: el CHC puede presentarse como una masa de color café, aspecto hemorrágico, solitaria o múltiple de consistencia suave (fig. 14-62A). En ocasiones, la presencia de un color verde indica la existencia de bilis. Tienden a crecer en las venas porta y hepática, y pueden diseminarse desde esta última a la vena cava e incluso a la aurícula derecha. El tumor puede diseminarse ampliamente, pero las metástasis se dan principalmente en los pulmones y los nódulos linfáticos portales.

Los CHC van desde los bien diferenciados y difíciles de distinguir del hígado normal hasta las neoplasias anaplásicas o indiferenciadas. En la mayoría, las células tumorales se disponen en trabéculas o placas como en el hígado normal («patrón trabecular»). Estas placas están separadas por sinusoides revestidos de endotelio. En un «patrón seudoglandular (adenoide, acinar)», los hepatocitos malignos se disponen alrededor de una luz, que puede contener bilis (fig. 14-62B). A pesar de su parecido con las glándulas, estas no son verdaderas glándulas, y la lesión no debe confundirse con el colangiocarcinoma u otros adenocarcinomas. Ninguno de los dos patrones histológicos tiene un significado pronóstico particular.

El **carcinoma fibrolaminar** es una variante poco frecuente del CHC, con características histológicas específicas. Surge en hígados de apariencia normal y sin cirrosis, sobre todo en adolescentes y adultos jóvenes, y se compone de grupos de grandes hepatocitos neoplásicos eosinófilos con cuerpos citoplasmáticos pálidos que contienen fibrinógeno. Las células están rodeadas de gruesas fibras de colágeno (fig. 14-63). El pronóstico del CHC fibrolaminar es similar al de otros tipos de CHC en hígados no cirróticos.

CARACTERÍSTICAS CLÍNICAS: el CHC se caracteriza por la presencia de una masa dolorosa y de gran tamaño. Si se descubre en una fase avanzada, el pronóstico es malo. Los pacientes mueren por caquexia, rotura del tumor con hemorragia masiva en la cavidad peritoneal o complicaciones de la cirrosis.

El CHC puede causar síndromes paraneoplásicos (p. ej., policitemia, hipoglucemia, hipercalcemia) debido a la producción ectópica de hormonas por parte del tumor. Las concentraciones de α-fetoproteína (AFP) suelen estar elevadas, como en otras enfermedades hepáticas benignas y malignas y en algunos trastornos extrahepáticos.

La vigilancia de aquellos pacientes con mayor riesgo de padecer un CHC ha permitido la detección precoz.

Si un tumor pequeño se encuentra en un lóbulo hepático, la extirpación del segmento permite lograr la adecuada supervivencia libre de tumor. Los tratamientos ablativos (p. ej., inyección de etanol, ablación por radiofrecuencia, crioterapia y embolización transarterial) pueden frenar la progresión del tumor. En pacientes con cirrosis y carga tumoral limitada, el trasplante hepático proporciona la mejor tasa de supervivencia libre de tumor.

El colangiocarcinoma se origina en el epitelio biliar

El colangiocarcinoma intrahepático es un carcinoma de las vías biliares que se origina en cualquier parte del árbol biliar, desde las grandes vías biliares intrahepáticas hasta las más pequeñas, en la

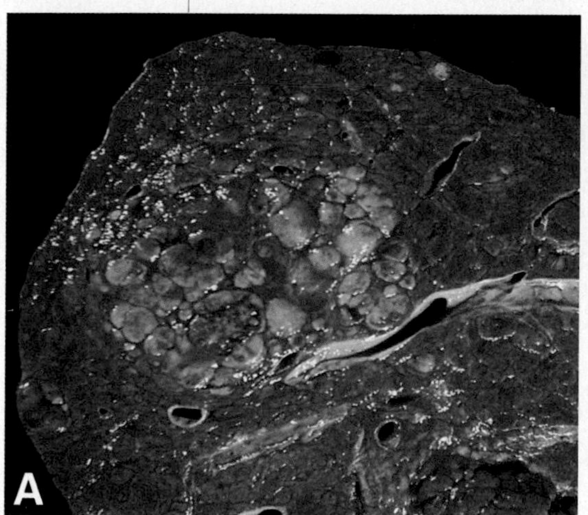

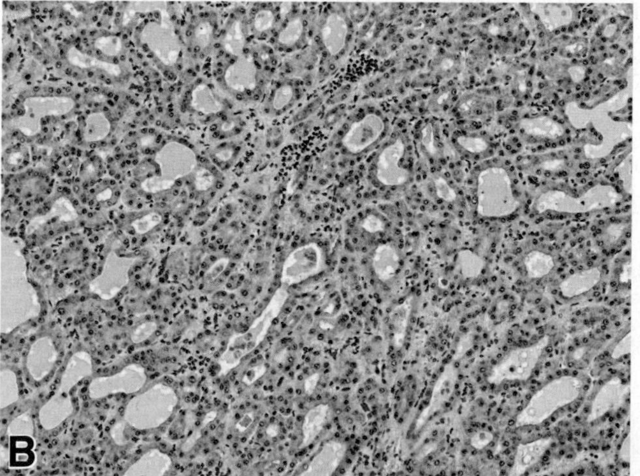

FIGURA 14-62. Carcinoma hepatocelular (CHC). A. Corte de un hígado cirrótico en el que se observan lesiones nodulares mal delimitadas de color amarillento y carcinoma hepatocelular parcialmente hemorrágico. **B.** En este tumor moderadamente diferenciado, las células del carcinoma hepatocelular están distribuidas siguiendo un patrón acinoso con cúmulos de bilis espesa en su interior.

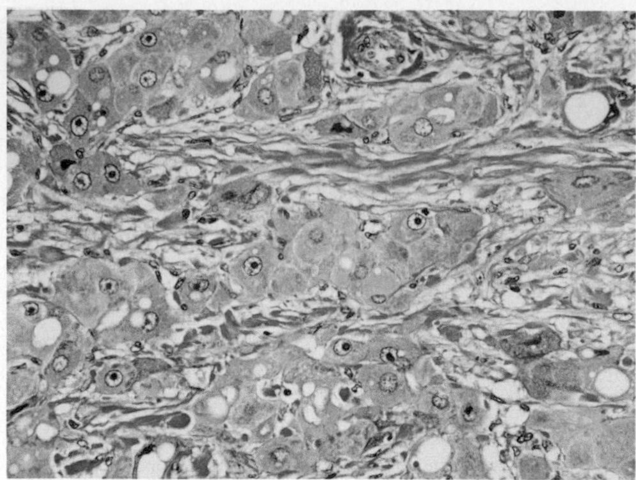

FIGURA 14-63. Carcinoma hepatocelular fibrolamelar. Los acúmulos de células tumorales eosinófilas con abundante citoplasma están separados por una banda fibrosa lamelada.

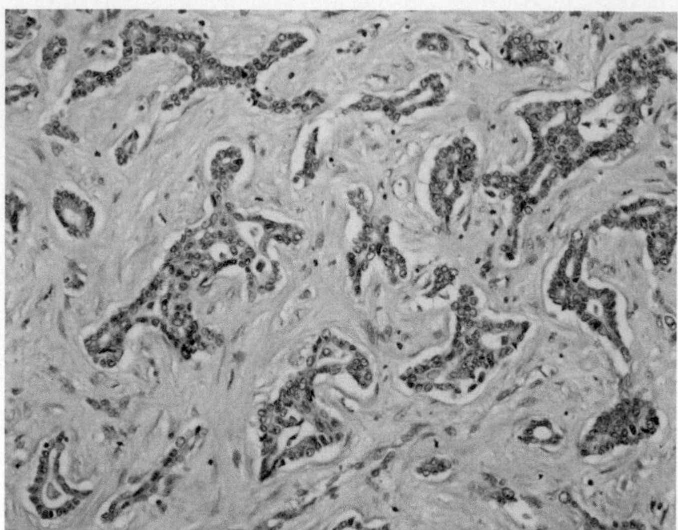

FIGURA 14-64. Colangiocarcinoma. Glándulas neoplásicas bien diferenciadas rodeadas de estroma fibroso denso.

periferia de los lóbulos hepáticos, y las glándulas peribiliares. Se da principalmente en personas mayores de ambos sexos, con una media de edad de presentación de 60 años.

Puede aparecer en cualquier lugar, pero es especialmente frecuente en regiones de Asia donde el trematodo hepático *C. sinensis* es endémico (*v.* anteriormente). De hecho, la incidencia de colangiocarcinoma intrahepático también está aumentando en asociación con enfermedades hepáticas crónicas, como la hepatitis C, la hepatitis B y la cirrosis alcohólica. La CEP es un factor muy importante para el colangiocarcinoma. Una cuarta parte de los hígados con CEP extirpados para trasplante presentan colangiocarcinoma. Otros factores de riesgo son los quistes del colédoco y la enfermedad de Caroli (*v.* más adelante).

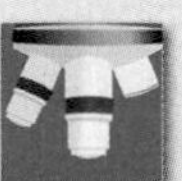

ANATOMOPATOLOGÍA: los tumores periféricos contienen células cuboides pequeñas que siguen un patrón en conductos o glandular (fig. 14-64). A menudo muestran fibrosis importante y, por tanto, pueden confundirse con carcinomas metastásicos de mama o páncreas en la biopsia hepática. La combinación de CHC y colangiocarcinoma periférico se conoce como **carcinoma colangiohepatocelular**.

Los **colangiocarcinomas hiliares** son tumores extrahepáticos que se originan en la convergencia de los conductos hepáticos derecho e izquierdo. Se presentan como: *(1)* pequeños tumores esclerosantes que obstruyen el conducto; *(2)* tumores que se extienden dentro de la pared del conducto, y *(3)* una variante intraductal papilar rara. Pueden crecer hasta ser tumores «formadores de masa». Todos producen síntomas de obstrucción biliar extrahepática.

Los colangiocarcinomas la vena porta y hepática con menor frecuencia que el CHC. Se diseminan localmente a lo largo de los nervios y producen metástasis en todo el cuerpo, en especial en nódulos linfáticos portales. El trasplante hepático rara vez da resultado para erradicar el tumor

El hepatoblastoma es un tumor maligno poco frecuente en la infancia

Los hepatoblastomas suelen descubrirse al nacer o antes de los 3 años.

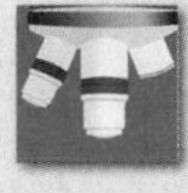

ANATOMOPATOLOGÍA: los hepatoblastomas son masas bien delimitadas de hasta 25 cm que se presentan con áreas focales de hemorragia y necrosis, con células de aspecto epitelial y mesenquimatoso. En ocasiones, estas últimas no se pueden identificar. Las primeras se asemejan a células embrionarias y fetales. Las células «embrionarias» son pequeñas y fusiformes y se encuentran distribuidas en listones o en roseta. Las células «fetales» se parecen a los hepatocitos, contienen glucógeno y grasa y se encuentran distribuidas en trabéculas que penetran en los sinusoides. En algunas ocasiones se observan focos de epitelio escamoso.

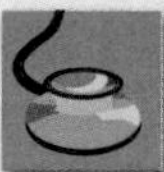

CARACTERÍSTICAS CLÍNICAS: el crecimiento abdominal, el vómito y la detención del crecimiento son síntomas frecuentes. La AFP en suero está casi siempre elevada y en ocasiones la secreción gonadotropina ectópica produce desarrollo sexual precoz. Puede haber malformaciones congénitas, incluidas de tipo cardíaco y renal, hemihipertrofia y macroglosia. Sin tratamiento, estos tumores llevan a la muerte, pero el trasplante hepático o la hepatectomía parcial con frecuencia son curativos.

El hemangioendotelioma epitelioide es una neoplasia de bajo grado

Este tipo de tumor vascular se da predominantemente en mujeres de mediana edad.

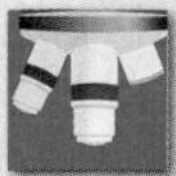

ANATOMOPATOLOGÍA: el hemangioendotelioma epitelioide habitualmente puede ser un tumor único o tratarse de múltiples tumores firmes grisáceos. Tienen un patrón de zonas de celularidad con un área central hipocelular y una periferia hipercelular, esta última corresponde a su área de avance. A menudo, la zona central es esclerótica o calcificada. Las células tumorales, que son de origen endotelial, tienen forma fusiforme con patrón dendrítico o epitelioide (fig. 14-65). Estas últimas habitualmente forman lúmenes que pueden contener eritrocitos.

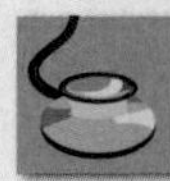

CARACTERÍSTICAS CLÍNICAS: los pacientes refieren dolor abdominal, una masa creciente, pérdida de peso o malestar. Los estudios de imagen muestran tumores únicos o múltiples, avasculares o calcificados. El tratamiento es la resección quirúrgica para los tumores localizados o el trasplante hepático para los pacientes con múltiples tumores.

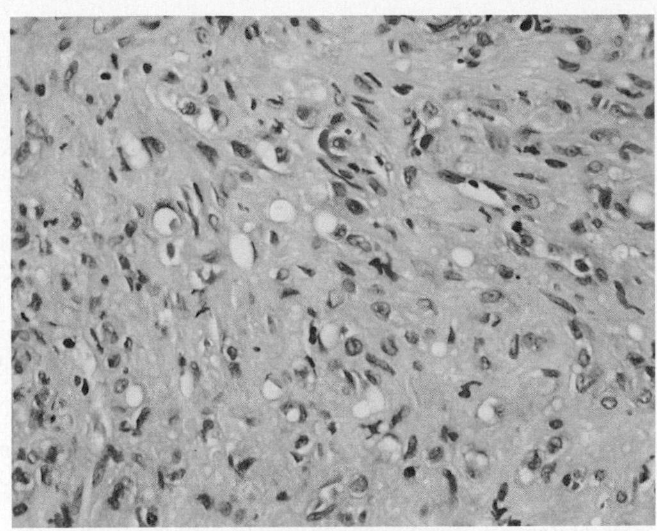

FIGURA 14-65. Hemangioendotelioma epitelioide. Las células tumorales están dispersas en el estroma fibroso. Algunas se parecen a un anillo de sello con luz intracelular ocupada por eritrocitos.

El hemangiosarcoma puede ser consecuencia de la exposición a sustancias químicas

Se trata del único sarcoma importante del hígado. Se relaciona con la exposición a dióxido de torio, cloruro de vinilo o arsénico inorgánico; en la actualidad, es muy infrecuente.

ANATOMOPATOLOGÍA: es un tumor que se caracteriza por ser multicéntrico, originado a partir de múltiples nódulos hemorrágicos que pueden confluir. Los sinusoides se encuentran recubiertos por células endoteliales en forma de huso, y carácter neoplásico y que comprimen las láminas de hepatocitos (fig. 14-66). Los espacios sanguíneos cavernosos y masas sólidas de células neoplásicas son frecuentes. Es habitual la presencia de metástasis generalizadas.

CARACTERÍSTICAS CLÍNICAS: estos pacientes presentan hepatomegalia, ictericia y ascitis. Pueden manifestarse alteraciones hematológicas, incluidas pancitopenia y anemia hemolítica, que en ocasiones son notorias y en muchos casos es reflejo de esplenomegalia por hipertensión portal no cirrótica. Es frecuente la rotura del tumor, con importante hemorragia intraabdominal.

El pronóstico es malo.

El cáncer metastásico es el tumor maligno más habitual del hígado

De todos los cánceres metastásicos, una tercera parte afecta al hígado, incluidos la mitad de los cánceres del tubo digestivo, de mama y de pulmón. El carcinoma de páncreas, el melanoma y las neoplasias hemáticas también suelen hacer metástasis en el hígado, pero cualquier tumor puede hacerlo.

ANATOMOPATOLOGÍA: el hígado puede presentar un único nódulo metastásico o estar prácticamente reemplazado por metástasis (fig. 14-67), en cuyo caso puede pesar más de 5 kg. ***Estas metástasis son la causa más frecuente de hepatomegalia masiva.*** Los tumores metastásicos pueden aparecer en la superficie del hígado como masas umbilicadas. Las metástasis hepáticas tienden a parecerse a sus tumores primarios, pero pueden estar tan mal diferenciados que no puede determinarse el sitio primario.

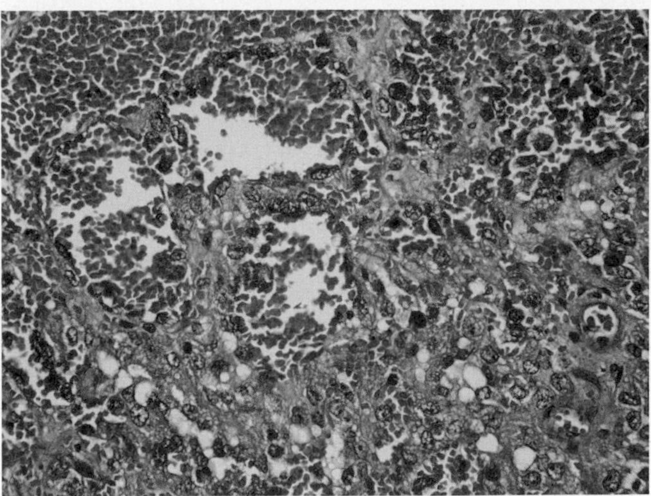

FIGURA 14-66. Hemangiosarcoma. Las células tumorales con núcleos extraños revisten los espacios vasculares.

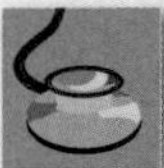

CARACTERÍSTICAS CLÍNICAS: el síntoma de presentación de los cánceres metastásicos en el hígado suele ser la pérdida de peso. Puede haber hipertensión portal y sus complicaciones. La obstrucción de las vías biliares o el reemplazo de la mayor parte del parénquima hepático pueden causar ictericia. Si el paciente vive lo suficiente, puede producirse insuficiencia hepática. A menudo, el primer indicio de un tumor metastásico es el aumento inexplicable de la fosfatasa alcalina sérica. La mayoría de los pacientes mueren al año del diagnóstico, pero la resección quirúrgica de una metástasis solitaria puede ser curativa.

TRASPLANTE HEPÁTICO

El uso creciente del trasplante hepático y el diagnóstico y tratamiento del rechazo al aloinjerto requiere criterios patológicos útiles mediante los cuales puede evaluarse el resultado y recomendar un tratamiento.

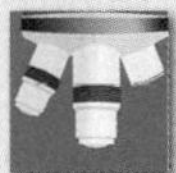

ANATOMOPATOLOGÍA: en el rechazo agudo, las vías biliares se encuentran distorsionadas por la inflamación portal, que puede involucrar al epitelio del conducto en sí mismo.

Se pueden observar cambios atípicos en el epitelio (fig. 14-68). Los linfocitos con frecuencia se adhieren al endotelio de

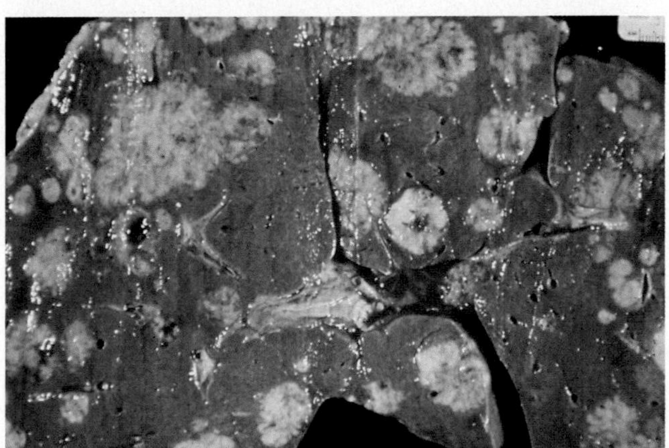

FIGURA 14-67. Carcinoma metastásico del hígado. Superficie de corte del hígado en la que se muestran masas firmes de color pálido que corresponden a cáncer metastásico de colon.

EL HÍGADO Y EL SISTEMA DE VÍAS BILIARES

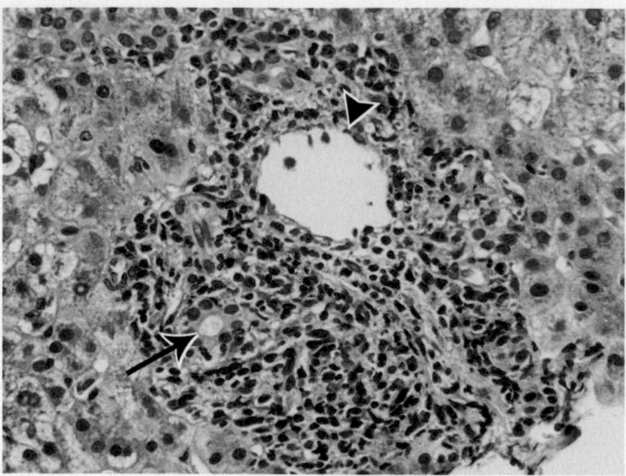

FIGURA 14-68. Rechazo agudo de trasplante hepático. Un espacio portal expandido con infiltrado inflamatorio polimórfico constituido por linfocitos grandes y pequeños, células plasmáticas, macrófagos y neutrófilos. Los conductos biliares *(flechas)* se encuentran dañados. Se observa una vena *(punta de flecha)* inflamada (endoflebitis).

las vénulas terminales y pequeñas ramas de la vena porta con o sin inflamación endotelial (endotelitis).

En el rechazo del aloinjerto que dura más de 2 meses, los conductos biliares interlobulillares se dañan. Estas pequeñas vías biliares se destruyen progresivamente, lo que causa una colestasis persistente, cuya etapa final se denomina rechazo ductopénico crónico o **síndrome de desaparición de vías biliares** (fig. 14-69). Las células espumosas debajo de la íntima, la esclerosis de la íntima y la hiperplasia de la capa muscular de la íntima pueden ocasionar estenosis u obstrucción arterial (fig. 14-70).

Vesícula y vías biliares extrahepáticas

ANATOMÍA

La vesícula biliar es un delgado saco alargado de unos 8 cm de longitud y unos 50 mL de volumen, que ocupa una fosa en la superficie inferior del hígado entre los lóbulos derecho y cuadrado. Se origina del mismo divertículo del intestino anterior que de igual forma da origen al hígado. Su función principal es de almacenamiento, concentración y liberación de la bilis. El conducto cístico tiene unos 3 cm de longitud y drena la vesícula biliar hacia el conducto hepático. Conduce la bilis diluida desde el conducto hepático hasta la vesícula biliar, donde se concentra y posteriormente se expulsa en el conducto colédoco.

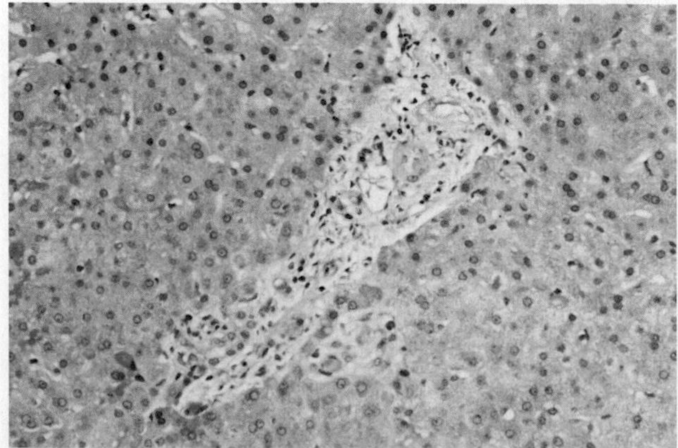

FIGURA 14-69. Rechazo ductopénico crónico (síndrome de desaparición las vías biliares). Espacio portal en el que se observa inflamación crónica leve y ausencia de conductos biliares.

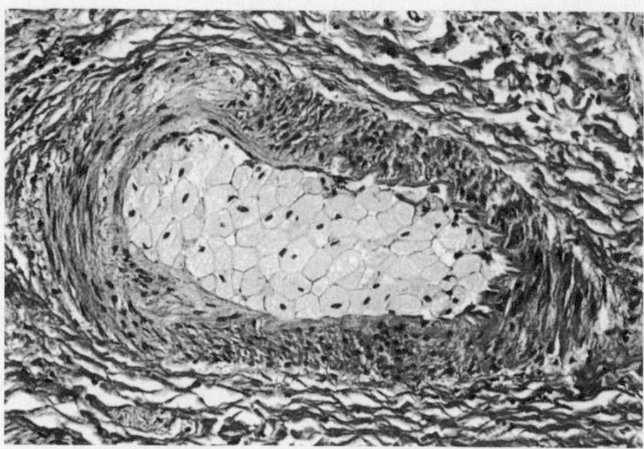

FIGURA 14-70. Lesiones arteriales en el rechazo crónico de trasplante hepático. Células espumosas debajo de la capa íntima, esclerosis de la íntima e hiperplasia de la capa muscular de la íntima que prácticamente obstruyen la luz de la arteria hepática. Los cambios descritos sugieren vasos sanguíneos del aloinjerto, que reflejan lesión crónica mediada por anticuerpos

La pared de la vesícula biliar está compuesta por una membrana mucosa, una capa muscular y una adventicia. Está cubierta por una capa de peritoneo visceral. La mucosa está dispuesta en pliegues y está formada por epitelio cilíndrico y una lámina propia de tejido conjuntivo laxo. Los **senos de Rokitansky-Aschoff** son divertículos de la mucosa dentro de la pared de la vesícula.

ANOMALÍAS CONGÉNITAS

Las anomalías del desarrollo de la vesícula biliar son raras y tienen poca importancia clínica, excepto para los cirujanos. Las anomalías de las vías biliares incluyen **duplicación** y **vías biliares accesorias**. La dilatación congénita de las vías biliares se caracteriza por **quistes del colédoco** (85% de todos los casos), **divertículos del colédoco** o **coledoceles** (fig. 14-71). Pueden presentarse quistes múltiples como dilataciones segmentarias cualquier parte del árbol biliar extrahepático. Dilataciones múltiples similares en el árbol biliar intrahepá-

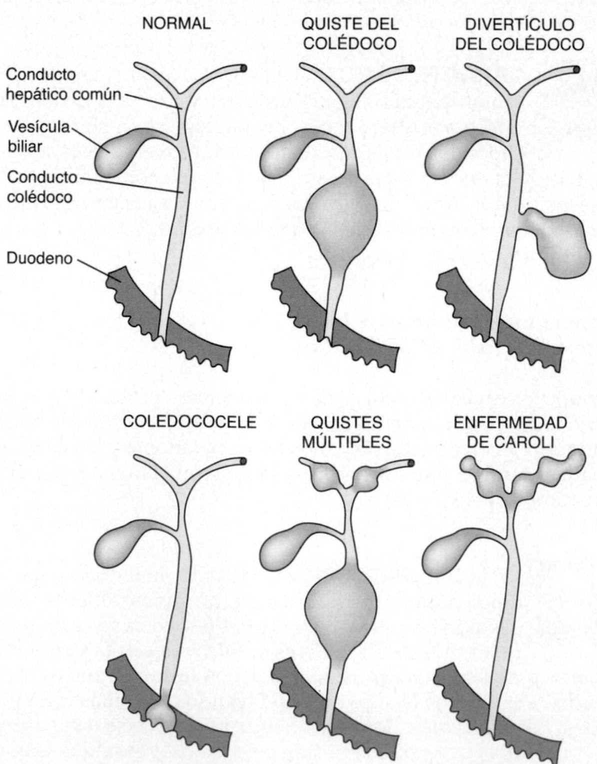

FIGURA 14-71. Dilataciones congénitas de los conductos biliares.

tico, denominadas **enfermedad de Caroli**, predisponen a la presencia de colangitis bacteriana.

COLELITIASIS

En la colelitiasis hay litos dentro de la luz de la vesícula biliar o en los conductos biliares extrahepáticos. En los países industrializados, tres cuartas partes de los cálculos biliares están compuestos principalmente por **colesterol**; el resto están formados por **bilirrubinato de calcio** y **otras sales de calcio** (**cálculos biliares pigmentarios**). Los cálculos de pigmento biliar son más frecuentes en las regiones tropicales y Asia. La mayoría de los cálculos biliares no son radioopacos, pero pueden ser detectados fácilmente mediante ecografía. Suelen ser asintomáticos, pero provocan un dolor de leve a intenso (cólico biliar) si se alojan en los conductos cístico o colédoco.

Los cálculos de colesterol son los más frecuentes

Los cálculos de colesterol miden hasta 4 cm de diámetro y pueden ser redondos o facetados, de color amarillento a café oscuro, y únicos o múltiples (fig. 14-72). Están constituidos en su mayoría por colesterol y el resto, por sales de calcio y mucina.

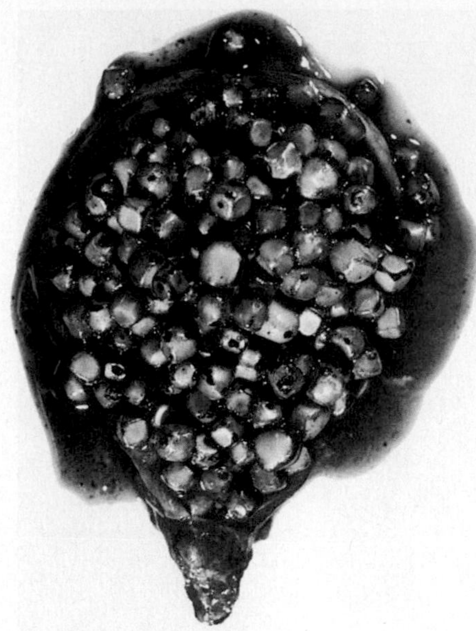

FIGURA 14-72. Cálculos biliares de colesterol. La vesícula biliar se encuentra abierta para mostrar numerosos cálculos de colesterol de color amarillento.

EPIDEMIOLOGÍA: en Estados Unidos, un 20% de los hombres y un 35% de las mujeres mayores de 75 años tiene cálculos biliares en la autopsia. ***Las mujeres en la premenopausia desarrollan litos biliares de colesterol tres veces más a menudo que los hombres. La incidencia es mayor en las usuarias de anticonceptivos orales y en las multíparas.*** Los cálculos biliares de colesterol son muy frecuentes en las mujeres indígenas pima, en el suroeste de Estados Unidos; el 75% están afectadas a los 25 años y el 90%, a los 60.

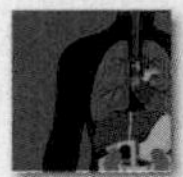

FISIOPATOLOGÍA: la formación de litos biliares de colesterol es resultado de las características fisicoquímicas de la bilis y factores locales en la propia vesícula biliar (fig. 14-73):

- **Formación de la bilis en el hígado**: el colesterol no es hidrosoluble. Cuando es secretado por los hepatocitos en la bilis, se mantiene en solución por la acción combinada de los ácidos biliares y la lecitina y es transportado en forma de micelas mezcladas con lípidos. Si la bilis contiene mucho colesterol o es deficiente en ácidos biliares, se sobresatura de colesterol. El colesterol sobresaturado se precipita en forma de cristales sólidos que forman los cálculos (**bilis litógena**). La bilis de personas con cálculos biliares de colesterol contiene más colesterol y menos sales biliares conforme deja el hígado en comparación con la bilis de los individuos sanos. La obesidad aumenta la secreción de colesterol por el hígado, lo que en la práctica aumenta la sobresaturación de la bilis con colesterol.
- **Factores locales para la formación de cálculos biliares**: la bilis en la vesícula biliar de los pacientes con cálculos biliares se cristaliza con más facilidad de lo normal. Las proteínas biliares pronucleantes y la hipersecreción de moco por la vesícula biliar aceleran la precipitación del colesterol a partir de la bilis.
- **Motilidad de la vesícula biliar**: las alteraciones en la función de motilidad de la vesícula biliar conducen a estasis biliar y permiten el espesamiento biliar que da lugar al llamado lodo biliar. Este lodo evoluciona hasta cálculos macroscópicos.

Los estrógenos aumentan la secreción hepática de colesterol y disminuyen la de los ácidos biliares, lo que quizá explica la mayor susceptibilidad de las mujeres a la formación de cálculos biliares de colesterol. El embarazo amplifica estos efectos. La progesterona, la principal hormona presente en el embarazo, inhibe la liberación de bilis por la vesícula biliar.

De esta manera, la vesícula biliar se vacía más lentamente, lo cual ocasiona estancamiento y aumento del riesgo de precipitación de cristales de colesterol. Este mecanismo también puede explicar el aumento de los cálculos biliares secundarios a anticonceptivos orales.

Otros factores de riesgo importantes para cálculos biliares de colesterol son el aumento en la secreción de colesterol biliar, la disminución en la secreción de sales biliares y lecitina o una combinación de esto.

Los factores relacionados con el aumento en la **secreción biliar de colesterol** incluyen:

- Envejecimiento
- Obesidad

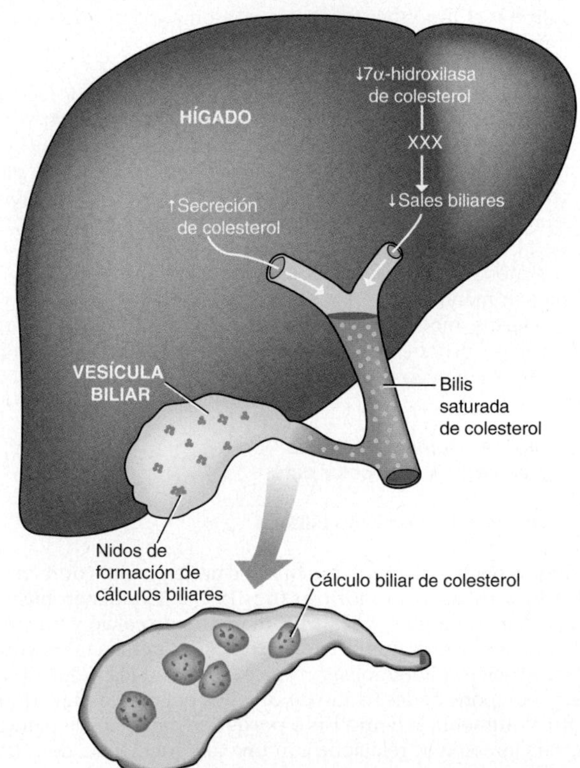

FIGURA 14-73. Patogenia de los cálculos biliares de colesterol.

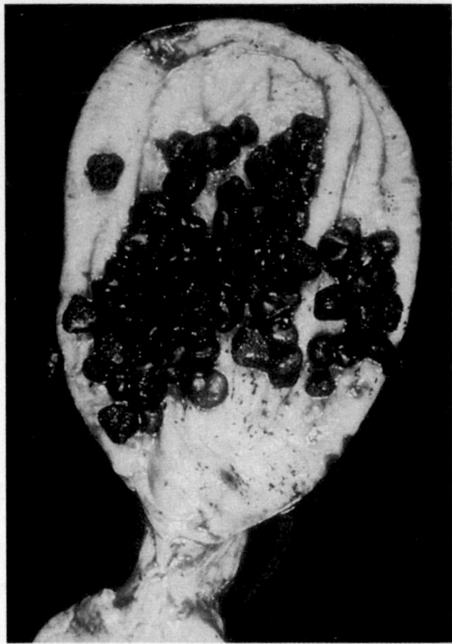

FIGURA 14-74. Cálculos de pigmento biliar. Vesícula biliar abierta para mostrar numerosos cálculos pequeños de color oscuro compuestos por bilirrubinato cálcico.

- Origen étnico (p. ej., nativos americanos, mujeres de Chile, algunos grupos del norte de Europa)
- Predisposición familiar
- Dieta alta en calorías y colesterol
- Ciertas enfermedades metabólicas asociadas con alta concentración de colesterol en sangre (p. ej., diabetes, algunas hiperlipoproteinemias genéticas y CBP)

El riesgo de cálculos biliares sintomáticos está en relación directa con el peso corporal. En individuos obesos, el riesgo relativo de cálculos biliares es hasta cinco veces mayor que en los no obesos. La síntesis de colesterol por el hígado es estimulada por la insulina y el hiperinsulinismo que acompaña al aumento de grasa en la sangre puede explicar el incremento en la excreción biliar de colesterol que acompaña a la obesidad.

La disminución de la secreción de sales biliares y lecitina se produce en personas caucásicas sin obesidad que desarrollan cálculos biliares. Las enfermedades que interfieren con la circulación enterohepática de ácidos biliares (p. ej., insuficiencia pancreática en la fibrosis quística o enfermedad de Crohn) también disminuyen la secreción de ácidos biliares y favorecen la formación de cálculos biliares.

La síntesis de colesterol es elevada y las sales biliares y la lecitina son menores en los nativos pima y en las personas que toman ciertos medicamentos (p. ej., clofibrato). El consumo moderado de alcohol reduce la concentración de colesterol biliar y disminuye el riesgo de cálculos biliares.

Los cálculos de pigmento biliar se clasifican en negros o de color café

Cálculos negros de pigmento biliares

Los cálculos negros de pigmento biliares miden menos de 1 cm, son irregulares y de aspecto vidrioso (fig. 14-74). Contienen bilirrubinato de calcio, polímeros de bilirrubina, sales de calcio y mucina.

Los cálculos negros son más frecuentes en personas mayores o con desnutrición. La hemólisis crónica, como en las hemoglobinopatías, predispone al desarrollo de cálculos negros de pigmento, ya sea porque aumenta la hemólisis o porque se dañan los hepatocitos. La cirrosis también se relaciona con una alta incidencia de cálculos negros. Sin embargo, por lo general no hay una causa evidente para la formación de cálculos de este tipo.

La bilirrubina no conjugada en la bilis y por lo general está presente en cantidades mínimas. Cuando aumenta la cantidad secretada por los hepatocitos, la bilirrubina no conjugada se precipita en forma de bilirrubinato de calcio, probablemente alrededor de nidos de glucoproteínas mucinosas. Por razones desconocidas, los pacientes sin factores predisponentes conocidos que desarrollan cálculos negros tienen mayor concentración de bilirrubina no conjugada en la bilis.

Cálculos de pigmento café

Los cálculos de pigmento café son esponjosos, laminados y contienen principalmente bilirrubinato de calcio mezclado con colesterol y derivados jabonosos de calcio con ácidos grasos. A diferencia de otros tipos de cálculos biliares, estos son más comunes en los conductos tanto intra como extrahepáticos que en la vesícula biliar.

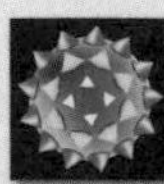

FACTORES ETIOLÓGICOS: ***los cálculos biliares de color café están casi siempre relacionados con colangitis bacteriana, de entre las que destaca* E. coli *como principal causa.*** Son raros en países occidentales pero habituales en Asia, donde casi toda la población se encuentra infestada con *A. lumbricoides* o *C. sinensis,* helmintos que invaden los conductos biliares. Los casos más raros en países occidentales se presentan en pacientes con obstrucción mecánica crónica del flujo biliar, como sucede en la colangitis esclerosante o por la presencia de un catéter en el conducto colédoco después de cirugía de este. La β-glucuronidasa bacteriana u otras enzimas hidrolíticas desdoblan la bilirrubina conjugada hacia la forma no conjugada. El aumento de la bilirrubina no conjugada propicia la formación de cálculos de pigmento café.

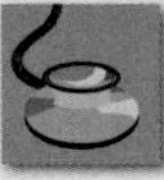

CARACTERÍSTICAS CLÍNICAS: los cálculos de la vesícula biliar pueden mantenerse «silenciosos» durante varios años y pocos pacientes mueren exclusivamente por colelitiasis. La probabilidad acumulada a 15 años de que los cálculos asintomáticos den lugar a dolor u otras complicaciones es menor del 20%. La colecistectomía colestásica es el tratamiento de elección.

La mayoría de las complicaciones de la colelitiasis se relacionan con obstrucción de los conductos cístico o colédoco por los cálculos. El paso de un cálculo dentro del conducto cístico ocasiona con frecuencia, aunque no siempre, un intenso cólico biliar y puede provocar colecistitis aguda. Los episodios repetidos de colecistitis aguda dan lugar a colecistitis crónica, que también puede deberse a la única presencia de cálculos. Los cálculos pueden entrar en el conducto colédoco (**coledocolitiasis**) y ocasionar ictericia obstructiva, colangitis y pancreatitis. Los cálculos biliares son la causa más frecuente de pancreatitis aguda en individuos que no ingieren alcohol. El paso de cálculos biliares de gran tamaño hacia el intestino delgado puede ocasionar obstrucción intestinal, una situación conocida como íleo por cálculos biliares o **íleo biliar**. En la obstrucción del conducto cístico, con o sin colecistitis aguda, la bilis de la vesícula biliar es reabsorbida y reemplazada por un líquido mucinoso de color claro secretado por el epitelio de la vesícula. La **hidropesía de la vesícula biliar** (mucocele) (fig. 14-75) consiste en una distensión de la vesícula biliar palpable, que se infecta de forma secundaria.

COLECISTITIS AGUDA

La colecistitis aguda es una inflamación difusa de la vesícula biliar, generalmente secundaria a obstrucción del flujo de salida de la vesícula.

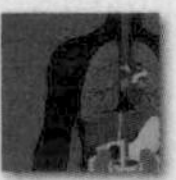

FISIOPATOLOGÍA: ***casi el 90% de los casos de colecistitis aguda se presentan en personas con cálculos biliares.*** El resto de los casos ***(colecistitis alitiásica)*** se

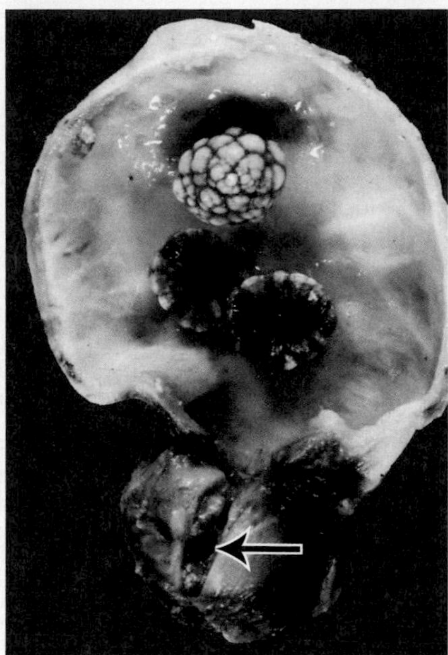

FIGURA 14-75. Hidropesía de la vesícula biliar. La luz de la vesícula biliar dilatada se encuentra ocupada por moco de color transparente y cálculos de colesterol. Obsérvese el cálculo (*flecha*) obstruyendo el conducto cístico.

relacionan con sepsis, traumatismo grave, infección de la vesícula biliar con *Salmonella typhosa* y panarteritis nodosa. La infección bacteriana es por lo general secundaria a obstrucción biliar, más que un episodio primario.

La obstrucción del conducto cístico por los cálculos biliares puede ocasionar liberación de fosfolipasa por el epitelio vesicular. Esta enzima puede hidrolizar la lecitina para liberar lisolecitina, una toxina que actúa sobre las membranas. La capa mucosa del epitelio es dañada, lo que expone a las células mucosas a la acción detergente de las sales biliares concentradas. La sobresaturación de la bilis con colesterol puede ser tóxica para el epitelio.

ANATOMOPATOLOGÍA: en la colecistitis aguda, la superficie externa de la vesícula biliar está congestionada y cubierta con capas de exudado fibrinoso. La pared está engrosada por la presencia de edema, y la mucosa adquiere un color rojo brillante o púrpura. Los cálculos biliares suelen encontrarse en la luz, y a menudo uno de estos obstruye el conducto cístico. En ocasiones infrecuentes, en el **empiema de la vesícula biliar**, se produce obstrucción completa del conducto cístico, lo que facilita que las bacterias invadan la vesícula biliar y distiendan el órgano con un líquido turbio y purulento.

El edema y la hemorragia de la pared de la vesícula biliar son notables, con inflamación aguda y crónica acompañante (fig. 14-76). La supuración en la pared suele seguir a la invasión bacteriana. La mucosa presenta úlceras focales o, en casos graves, necrosis generalizada (**colecistitis gangrenosa**).

La perforación es una peligrosa complicación de la infección bacteriana. La fuga biliar hacia el peritoneo puede provocar **peritonitis biliar**. Más a menudo, las adherencias inflamatorias crean un **absceso perivesicular** y limitan la propagación del contenido de la vesícula biliar tras la perforación. La erosión del contenido de la vesícula biliar en una víscera puede crear una **fístula colecistoentérica**.

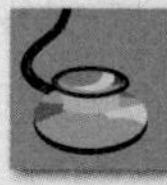

CARACTERÍSTICAS CLÍNICAS: el síntoma inicial más común es dolor abdominal en el cuadrante superior derecho. Casi todos los pacientes refieren episodios de cólico biliar. En el 20 % de los casos se presenta ictericia leve, ocasionada por los cálculos o por edema del conducto colédoco. El cuadro agudo suele presentarse al cabo de 1 semana, pero la presencia de dolor persistente, fiebre, leucocitosis y escalofríos puede acompañar la evolución de la colecistitis aguda y anticipar la necesidad de colecistectomía. Conforme la inflamación desaparece, la pared de la vesícula biliar se torna fibrótica y hay reparación de la mucosa. Sin embargo, la función de la vesícula biliar sigue deteriorada.

COLECISTITIS CRÓNICA

La colecistitis crónica (es decir, inflamación crónica persistente) es la enfermedad más habitual de la vesícula biliar. Casi siempre se relaciona con cálculos biliares, pero también puede ser el resultado de episodios repetidos de colecistitis aguda. En este último caso, la patogenia probablemente se relaciona con la irritación crónica y la lesión química del epitelio de la vesícula biliar.

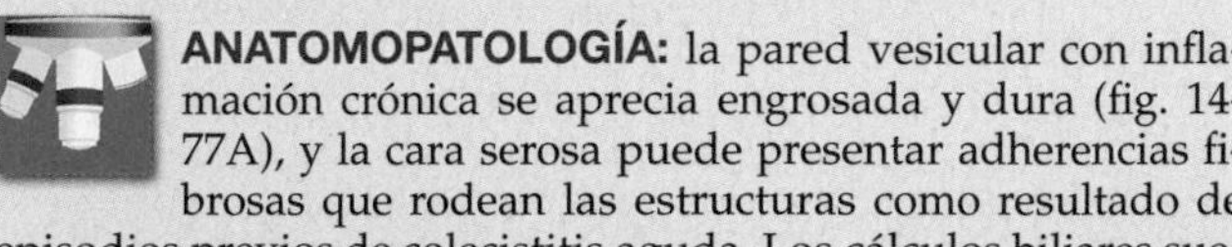

ANATOMOPATOLOGÍA: la pared vesicular con inflamación crónica se aprecia engrosada y dura (fig. 14-77A), y la cara serosa puede presentar adherencias fibrosas que rodean las estructuras como resultado de episodios previos de colecistitis aguda. Los cálculos biliares suelen encontrarse dentro de la luz.

Con frecuencia la bilis contiene piedrecillas o lodo (es decir, un precipitado fino de material calculoso) y presencia de microorganismos coliformes en cerca de la mitad de los casos. La mucosa puede presentar úlceras localizadas y atrofia o estar intacta. La pared fibrótica está inflamada de forma crónica y con frecuencia presenta senos de Rokitansky- Aschoff (fig. 14-77B). La inflamación prolongada puede ocasionar calcificación (**vesícula biliar de porcelana**).

CARACTERÍSTICAS CLÍNICAS: muchos pacientes con colecistitis crónica refieren síntomas abdominales inespecíficos, aunque se desconoce si estos están necesariamente relacionados con enfermedad de la vesícula biliar. Por otro lado, en el hipocondrio derecho el dolor es característico y con frecuencia episódico. El diagnóstico se hace mediante ecografía, en la cual se observan cálculos biliares en una vesícula biliar engrosada y contraída. La colecistectomía es el tratamiento definitivo.

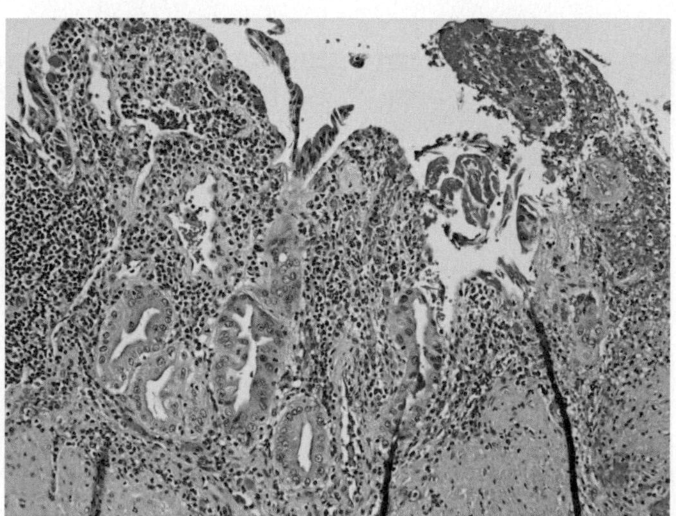

FIGURA 14-76. Colecistitis aguda. Vesícula biliar extirpada a un paciente con colecistitis aguda en el que se observa úlcera de la mucosa *(izquierda)* e inflamación aguda y crónica.

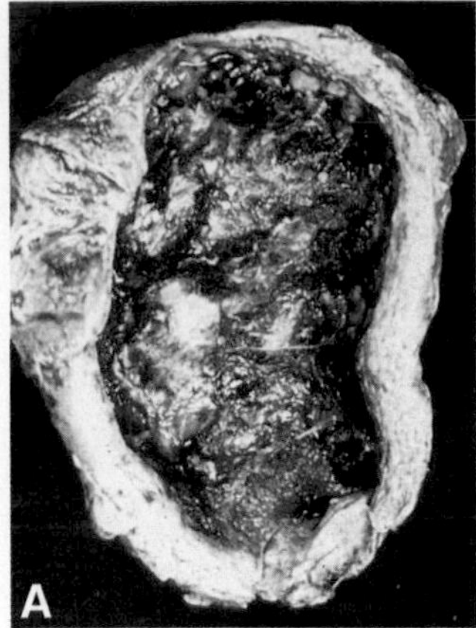

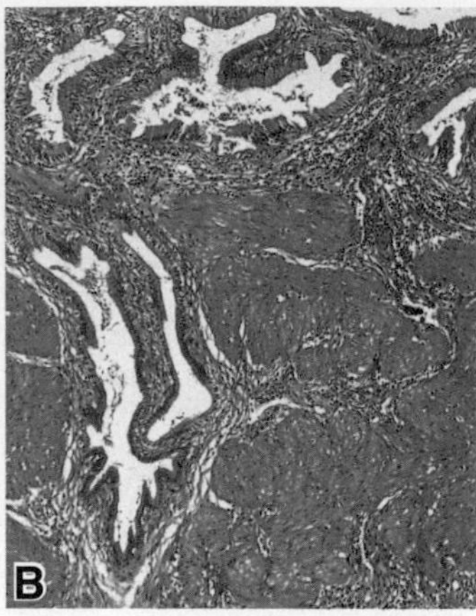

FIGURA 14-77. Colecistitis crónica. A. La vesícula biliar se encuentra engrosada y fibrótica. La luz había contenido previamente varios cálculos biliares. **B.** Microfotografía de la misma muestra que en A en la que se observa inflamación crónica de la vesícula biliar y un seno de Rokitansky-Aschoff dentro de la capa muscular.

COLESTEROLOSIS

La colesterolosis de la vesícula biliar es la acumulación de macrófagos que contienen colesterol dentro de la submucosa. Es resultado de la sobresaturación de bilis y colesterol y por lo general no produce síntomas. La mucosa presenta múltiples manchas de color amarillento y pliegues mucosos ensanchados con presencia de macrófagos espumosos de mayor tamaño cuyo pequeño núcleo se encuentra desplazado hacia la periferia.

TUMORES

Los tumores benignos de la vesícula biliar y de las vías biliares extrahepáticas son infrecuentes

Los **papilomas** son los tumores benignos más frecuentes de la vesícula biliar; pueden ser aislados o múltiples. El 75% de los casos está relacionado con cálculos biliares. El **adenomioma** está formado por una proliferación combinada de músculo liso y senos de Rokitansky-Aschoff. Cuando causa una afección difusa en la vesícula biliar se denomina **hiperplasia adenomiomatosa**. También se han identificado casos de fibromiomas, lipomas, leiomiomas y mixomas. Pueden presentarse tumores benignos similares en las vías biliares, que obstruyen el paso de bilis y ocasionan ictericia, que es la primera evidencia clínica.

El adenocarcinoma es el tumor maligno más frecuente de la vesícula biliar

El adenocarcinoma de la vesícula biliar no es raro. Se encuentra accidentalmente en el 2% de los pacientes sometidos a cirugía vesicular. Debido a que este cáncer suele estar relacionado con colelitiasis y colecistitis crónica, es mucho más común en mujeres y en poblaciones con elevada incidencia de colelitiasis, tales como los indígenas norteamericanos. La calcificación de la vesícula biliar (porcelana) (*v.* anteriormente) tiene tendencia a desarrollar cáncer vesicular.

ANATOMOPATOLOGÍA: el carcinoma de la vesícula biliar puede presentarse en cualquier parte del órgano, pero al parecer es más frecuente en el fondo. El tumor se caracteriza por ser un adenocarcinoma infiltrante, bien diferenciado. Por lo general es desmoplásico, y de esta manera la pared de la vesícula biliar se engrosa y aumenta su dureza (fig. 14-78). Se han documentado células anaplásicas gigantes y células fusiformes, así como carcinoma adenoescamoso de la vesícula biliar. Las metástasis se presentan tanto por diseminación linfática como por extensión directa hacia el hígado, las estructuras contiguas y el peritoneo.

CARACTERÍSTICAS CLÍNICAS: los síntomas del carcinoma de vesícula biliar son similares a los de los cálculos. Sin embargo, en el momento en que estos tumores producen síntomas, casi siempre son incurables: la supervivencia a 5 años es menor del 3%. A efectos prácticos, solo aquellos pacientes en los que el tumor es descubierto de manera accidental durante una colecistectomía tienen la posibilidad de curación.

Los carcinomas de las vías biliares y de la ampolla de Vater producen ictericia obstructiva

El cáncer de las vías biliares extrahepáticas (colangiocarcinoma extrahepático; *v.* anteriormente) es casi siempre el adenocarcinoma. Puede presentarse en cualquier parte de las vías, incluida la localización donde los conductos hepáticos derecho e izquierdo se fusionan para formar el conducto hepático común (colangiocarcinoma hiliar).

Estos tumores son menos frecuentes que el cáncer de vesícula biliar y afectan del mismo modo a ambos sexos. A menudo se encuentran cálculos biliares en los afectados, y existe una asociación con enfermedades inflamatorias del colon. El tumor puede aparecer en quistes del colédoco y en la enfermedad de Caroli. En Asia, el

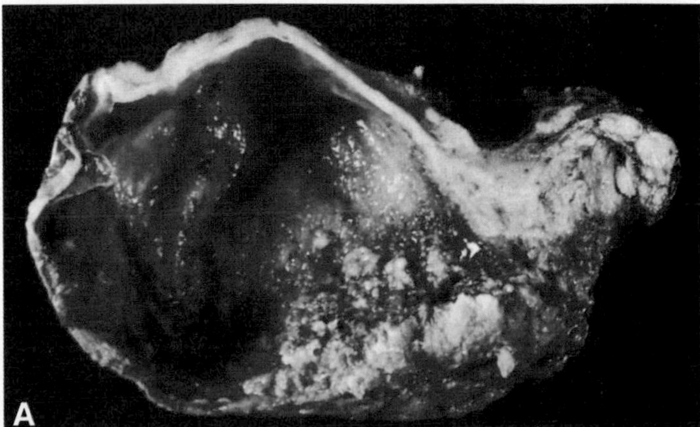

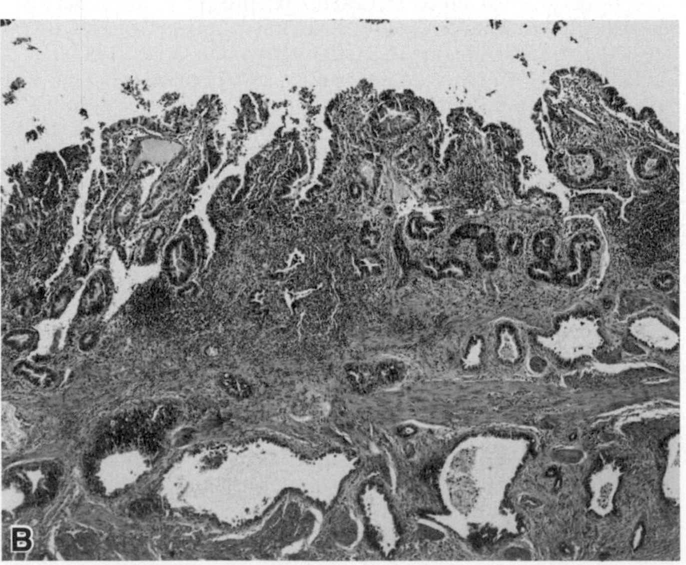

FIGURA 14-78. Carcinoma de la vesícula biliar. A. Vesícula biliar extirpada y abierta para mostrar cómo sus paredes están engrosadas e infiltradas por adenocarcinoma, que también presenta lesiones exofíticas en su luz. **B.** Infiltración de la pared vesicular por adenocarcinoma.

carcinoma del conducto biliar se asocia a la infestación biliar por el trematodo *C. sinensis*. Como en el carcinoma de la vesícula biliar, el crecimiento puede ser endofítico (en la luz) o infiltrativo difuso. El pronóstico es malo, pero, dado que los síntomas aparecen en una etapa temprana de la enfermedad, el pronóstico es algo mejor que el del carcinoma de la vesícula biliar.

LECTURAS RECOMENDADAS

Libros

Arias IM, Wolkoff AW, Boyer JL, et al., eds. *The Liver: Biology and Pathobiology*. Chichester: Wiley Blackwell; 2009.

Burt AD, Ferrell L, Hubscher S, eds. *MacSween's Pathology of the Liver*. Elsevier; 2017.

Dooley JS, Lok ASF, Garcia-Tsao G, et al., eds. *Sherlock's Diseases of the Liver and Biliary System*. Chichester: Wiley Blackwell; 2011.

Kaplowitz N, DeLeve LD, eds. *Drug-Induced Liver Disease*. Academic Press; 2013.

Schiff ER, Maddrey WC, Reddy KR, eds. *Schiff's Diseases of the Liver*. Chichester: Wiley Blackwell; 2017.

Suriawinata A, Thung SN, eds. *Liver Pathology: An Atlas and Concise Guide*. New York: Demos Medical; 2011.

Artículos de revista

Adams PC. The natural history of untreated HFE-related hemochromatosis. *Acta Haematol*. 2009;122(2–3):134–139.

Alexander J, Kowdley KV. HFE-associated hereditary hemochromatosis. *Genet Med*. 2009;11(5):307–313.

Alter MJ. Epidemiology of hepatitis C virus infection. *World J Gastroenterol*. 2007;13(17):2436–2341.

Banff schema for grading liver allograft rejection: an international consensus document. *Hepatology*. 1997;25(3):658–663.

Bioulac-Sage P, Sempoux C, Balabaud C. Hepatocellular adenomas: morphology and genomics. *Gastroenterol Clin North Am*. 2017;46(2):253–272.

Bogdanos DP, Mieli-Vergani G, Vergani D. Autoantibodies and their antigens in autoimmune hepatitis. *Semin Liver Dis*. 2009;29(3):241–253.

Bosma PJ. Inherited disorders of bilirubin metabolism. *J Hepatol*. 2003;38(1): 107–117.

Brunt E, Aishima S, Clavien PA, et al. cHCC-CCA: Consensus terminology for primary liver carcinomas with both hepatocytic and cholangiocytic differentiation. *Hepatology*. 2018;68(1):113–126.

Chang TT, Lai CL, Chien RN, et al. Four years of lamivudine treatment in Chinese patients with chronic hepatitis B. *J Gastroenterol Hepatol*. 2004;19(11):1276–1282.

Colombo C. Liver disease in cystic fibrosis. *Curr Opin Pulm Med*. 2007;13 (6):529–536.

Demetris A, Adams D, Bellamy C, et al. Update of the International Banff Schema for Liver Allograft Rejection: working recommendations for the histopathologic staging and reporting of chronic rejection. An International Panel. *Hepatology*. 2000;31(3):792–799.

Fairbanks KD, Tavill AS. Liver disease in alpha 1-antitrypsin deficiency: a review. *Am J Gastroenterol*. 2008;103(8):2136–2141; quiz 2142.

Feldstein AE. Novel insights into the pathophysiology of nonalcoholic fatty liver disease. *Semin Liver Dis*. 2010;30(4):391–401.

Garcia-Tsao G, Bosch J. Management of varices and variceal hemorrhage in cirrhosis. *N Engl J Med*. 2010;362(9):823–832.

Ge D, Fellay J, Thompson AJ, et al. Genetic variation in IL28B predicts hepatitis C treatment-induced viral clearance. *Nature*. 2009;461(7262):399–401.

Gong Y, Huang ZB, Christensen E, et al. Ursodeoxycholic acid for primary biliary cirrhosis. *Cochrane Database Syst Rev*. 2008;(3):CD000551.

Hay JE. Liver disease in pregnancy. *Hepatology*. 2008;47(3):1067–1076.

Heathcote EJ. Demography and presentation of chronic hepatitis B virus infection. *Am J Med*. 2008;121(12 Suppl):S3–S11.

Hennes EM, Zeniya M, Czaja AJ, et al; International Autoimmune Hepatitis Group. Simplified criteria for the diagnosis of autoimmune hepatitis. *Hepatology*. 2008;48(1):169–176.

Henriksen JH, Møller S. Cardiac and systemic haemodynamic complications of liver cirrhosis. *Scand Cardiovasc J*. 2009;43(4):218–225.

Hohenester S, Oude-Elferink RP, Beuers U. Primary biliary cirrhosis. *Semin Immunopathol*. 2009;31(3):283–307.

Hoofnagle JH, Seeff LB. Peginterferon and ribavirin for chronic hepatitis C. *N Engl J Med*. 2006;355(23):2444–2451.

Hui DK, Leung N, Yuen ST, et al. Natural history and disease progression in Chinese chronic hepatitis B patients in immune tolerant phase. *Hepatology*. 2007;46(2):395–401.

Hytiroglou P, Snover DC, Alves V, et al. Beyond "cirrhosis": a proposal from the International Liver Pathology Study Group. *Am J Clin Pathol*. 2012;137(1):5–9.

Hytiroglou P, Theise ND. Regression of human cirrhosis: an update, 18 years after the pioneering article by Wanless et al. *Virchows Arch*. 2018;473(1): 15–22.

Kamar N, Selves J, Mansuy JM, et al. Hepatitis E virus and chronic hepatitis in organ-transplant recipients. *N Engl J Med*. 2008;358(8):811–817.

Khuroo MS, Khuroo MS. Hepatitis E virus. *Curr Opin Infect Dis*. 2008; 21(5):539–543.

Kim WR. Epidemiology of hepatitis B in the United States. *Hepatology*. 2009;49(5 Suppl):S28–S34.

Kleiner DE, Brunt EM, Van Natta M, et al; Nonalcoholic Steatohepatitis Clinical Research Network. Design and validation of a histological scoring system for nonalcoholic fatty liver disease. *Hepatology*. 2005;41(6):1313–1321.

Kondrackiene J, Kupcinskas L. Intrahepatic cholestasis of pregnancy-current achievements and unsolved problems. *World J Gastroenterol*. 2008; 14(38):5781–5788.

Krawitt EL. Autoimmune hepatitis. *N Engl J Med*. 2006;354(1):54–66.

Lee NM, Brady CW. Liver disease in pregnancy. *World J Gastroenterol*. 2009;15(8):897–906.

Leemans WF, Ter Borg MJ, de Man RA. Success and failure of nucleoside and nucleotide analogues in chronic hepatitis B. *Aliment Pharmacol Ther*. 2007;26 Suppl 2:171–182.

Maheshwari A, Ray S, Thuluvath PJ. Acute hepatitis C. *Lancet*. 2008; 372(9635):321–332.

Manns MP, Vogel A. Autoimmune hepatitis, from mechanisms to therapy. *Hepatology*. 2006;43(2 Suppl 1):S132–S144.

Mazzaferro V, Chun YS, Poon RT, et al. Liver transplantation for hepatocellular carcinoma. *Ann Surg Oncol*. 2008;15(4):1001–1007.

McMahon BJ. The natural history of chronic hepatitis B virus infection. *Hepatology*. 2009;49(5 Suppl):S45–S55.

Mendes F, Lindor KD. Primary sclerosing cholangitis: overview and update. *Nat Rev Gastroenterol Hepatol*. 2010;7(11):611–619.

Mieli-Vergani G, Vergani D. De novo autoimmune hepatitis after liver transplantation. *J Hepatol*. 2004;40(1):3–7.

Moon DB, Lee SG. Liver transplantation. *Gut Liver*. 2009;3(3):145–165.

Morotti RA, Suchy FJ, Magid MS. Progressive familial intrahepatic cholestasis (PFIC) type 1, 2, and 3: a review of the liver pathology findings. *Semin Liver Dis*. 2011;31(1):3–10.

Nemeth E, Ganz T. The role of hepcidin in iron metabolism. *Acta Haematol*. 2009;122(2-3):78–86.

Olynyk JK, Trinder D, Ramm GA, et al. Hereditary hemochromatosis in the post-HFE era. *Hepatology*. 2008;48(3):991–1001.

Poupon R. Primary biliary cirrhosis: a 2010 update. *J Hepatol*. 2010;52(5): 745–758.

Rizzetto M. Hepatitis D: thirty years after. *J Hepatol*. 2009;50(5):1043–1050.

Roberts EA, Yeung L. Maternal-infant transmission of hepatitis C virus infection. *Hepatology*. 2002;36(5 Suppl 1):S106–S113.

Runyon BA; AASLD Practice Guidelines Committee. Management of adult patients with ascites due to cirrhosis: an update. *Hepatology*. 2009;49(6):2087–2107.

Schilsky ML. Wilson disease: new insights into pathogenesis, diagnosis, and future therapy. *Curr Gastroenterol Rep*. 2005;7(1):26–31.

Sempoux C, Jibara G, Ward SC, et al. Intrahepatic cholangiocarcinoma: new insights in pathology. *Semin Liver Dis*. 2011;31(1):49–60.

Shepard CW, Finelli L, Alter MJ. Global epidemiology of hepatitis C virus infection. *Lancet Infect Dis*. 2005;5(9):558–567.

Shrestha MP, Scott RM, Joshi DM, et al. Safety and efficacy of a recombinant hepatitis E vaccine. *N Engl J Med*. 2007;356(9):895–903.

Strassburg CP. Pharmacogenetics of Gilbert's syndrome. *Pharmacogenomics*. 2008;9(6):703–715.

Suriawinata AA, Thung SN. Acute and chronic hepatitis. *Semin Diagn Pathol*. 2006;23(3-4):132–148.

Terrault NA, Shiffman ML, Lok AS, et al; A2ALL Study Group. Outcomes in hepatitis C virus-infected recipients of living donor vs. deceased donor liver transplantation. *Liver Transpl*. 2007;13(1):122–129.

Yang JD, Roberts LR. Hepatocellular carcinoma: a global view. *Nat Rev Gastroenterol Hepatol*. 2010;7(8):448–458.

Yugo DM, Meng XJ. Hepatitis E virus: foodborne, waterborne and zoonotic transmission. *Int J Environ Res Public Health*. 2013;10(10):4507–4533.

Zignego AL, Craxì A. Extrahepatic manifestations of hepatitis C virus infection. *Clin Liver Dis*. 2008;12(3):611–636, ix.

15 Páncreas

David S. Klimstra, Edward B. Stelow

ANATOMÍA Y FISIOLOGÍA

El desarrollo pancreático comienza a las 4 semanas después de gestación, como dos brotes endodérmicos en las porciones dorsal y ventral del conducto duodenal embrionario. La porción ventral del páncreas, junto con el conducto colédoco (o biliar común), se desplaza en dirección posterior alrededor del duodeno. El sistema de conductos de ambas estructuras pancreáticas embrionarias se fusionan a las 7 semanas, lo que da lugar al conducto pancreático principal (**conducto de Wirsung**), compuesto por el conducto pancreático ventral que se extiende hasta la ampolla de Vater en el duodeno dentro de la porción distal del conducto pancreático dorsal.

El remanente proximal del conducto dorsal se convierte en el **conducto de Santorini**, que puede permanecer abierto hasta la papila menor hacia el duodeno, aunque esta conexión suele obstruirse con el desarrollo posterior. El conducto se ramifica progresivamente en porciones de menor calibre que se extienden por todos los lobulillos pancreáticos. Las células acinares se originan en estos pequeños conductos y adquieren los gránulos característicos de cimógenos.

Las secreciones enzimáticas producidas por las células acinares drenan a los conductos más pequeños entre las células centroacinares, que establecen un puente entre la luz acinar y el sistema de conductos. Las células de los islotes también derivan de los conductos y contienen diferentes gránulos secretores pequeños, densos y de diversos tamaños que corresponden a los diferentes péptidos que producen.

El páncreas es una glándula mixta exocrina y endocrina que se ubica en posición transversal en la parte superior del abdomen, entre el asa del duodeno y el hilio del bazo. Es retroperitoneal, posterior al saco omental menor y el estómago, aunque la cara anterior está cubierta por peritoneo. Esta localización lo hace inaccesible a la exploración física. El páncreas adulto mide entre 10 cm y 15 cm de largo y pesa entre 60 g y 150 g. Se divide en tres regiones anatómicas: *(1)* la **cabeza** se encuentra en la concavidad del duodeno y se extiende hasta los vasos mesentéricos superiores, que discurren por un surco inmediatamente posterior al órgano, *(2)* el **cuello** conecta la cabeza con la porción distal de la glándula, y *(3)* la **cola** constituye los dos tercios distales del páncreas y se extiende hasta el hilio del bazo. Las secreciones pancreáticas exocrinas drenan en los conductos principales de Wirsung y Santorini, que desembocan, junto con el conducto colédoco, en el duodeno, a través de la ampolla de Vater. Estos conductos pancreáticos y biliares suelen unirse a una distancia variable (1-5 mm) por debajo de la mucosa duodenal en un conducto común que constituye la ampolla de Vater típica. No obstante, en una minoría significativa de individuos un tabique separa a los conductos, que entran en el duodeno de forma independiente. La ampolla está rodeada por un complejo circular de fibras musculares lisas, el **esfínter de Oddi**, que controla el paso del jugo pancreático y la bilis al duodeno.

El tejido exocrino constituye entre el 80 % y el 85 % del páncreas y está formado por células acinares compuestas por una sola capa de células piramidales, cuyo citoplasma basal es basófilo debido a la presencia de abundante retículo endoplásmico rugoso. El citoplasma apical contiene gránulos de zimógeno eosinófilos. Las células acinares sintetizan unas 20 enzimas digestivas diferentes, la mayoría de las cuales en forma de proenzimas inactivas. Tras la estimulación neural y hormonal, se secretan enzimas pancreáticas como la tripsina, la quimotripsina, la amilasa, la lipasa y la elastasa, que posteriormente se activan en el duodeno. La amilasa y la lipasa se secretan en sus formas activas. La secreción diaria de 1.5 L a 3 L de jugo pancreático es una muestra de la gran capacidad de síntesis y secreción del páncreas exocrino.

El páncreas endocrino está organizado en **islotes de Langerhans** distribuidos por todo el órgano, pero que comprenden solo entre el 1 % y el 2 % de la masa pancreática total. La mayoría de los islotes consisten en lóbulos circunscritos de células que derivan de la porción dorsal del páncreas embrionario. Estos islotes compactos contienen varios tipos de células, sobre todo células α y β que producen glucagón e insulina, respectivamente; células δ productoras de somatostatina, y células pancreáticas polipeptídicas en pequeñas cantidades. Los islotes derivados de la región ventral del páncreas embrionario contienen sobre todo células β y pancreáticas polipeptídicas. Estos islotes difusos se disponen en cordones intercalados entre las células acinares. Cada célula de los islotes sintetiza una sola hormona peptídica, que se secreta directamente en la sangre (*v.* más adelante). La principal enfermedad endocrina del páncreas, la diabetes mellitus, se analiza en el capítulo 13.

ANOMALÍAS CONGÉNITAS

Hay muchas variaciones anatómicas en la configuración de los conductos pancreáticos principales y su relación con el conducto colédoco. Muchas de estas variantes son consideradas normales y rara vez tienen importancia clínica. Otras variantes tienen consecuencias clínicas y son consideradas defectos del desarrollo.

PÁNCREAS DIVIDIDO: el páncreas dividido, la anomalía congénita más habitual, es el resultado de la incapacidad de los dos conductos pancreáticos embrionarios para fusionarse. Esto conduce a la formación de dos sistemas de conductos independientes, cada uno de los cuales drena en el duodeno a través de las ampollas mayor y menor, respectivamente. Como consecuencia, la porción mayor del páncreas drena por el conducto de Santorini a través de la ampolla menor. La pancreatitis crónica se desarrolla hasta en un 25% de las personas con páncreas dividido.

PÁNCREAS HETEROTÓPICO: en esta anomalía, el tejido pancreático se desarrolla fuera de su localización normal, principalmente en las paredes del duodeno, estómago y yeyuno, y en los divertículos de Meckel. Es un hallazgo casual en el 2% al 15% de las autopsias. El tejido heterotópico puede contener todos los componentes del páncreas normal, pero algunos casos solo contienen conductos sin ácinos e islotes. En la heterotopia pancreática el músculo liso es por lo general abundante e involucra el aparato digestivo tubular. Pueden surgir tumores pancreáticos en el tejido heterotópico, de los cuales el más frecuente es el adenocarcinoma ductal infiltrante.

PÁNCREAS ANULAR: en esta afección poco frecuente, la cabeza del páncreas rodea total o parcialmente la segunda porción del duodeno. Los niños con páncreas anular suelen tener otras anomalías congénitas, como trisomía 21 (síndrome de Down). Algunos pacientes afectados también presentan atresia duodenal, una anomalía que requiere cirugía inmediata después del nacimiento. Alrededor de la mitad de los pacientes con páncreas anular no requieren cirugía en los primeros años de vida, pero desarrollan síntomas a los 60 o 70 años.

QUISTES: se cree que los quistes verdaderos del páncreas surgen de un desarrollo defectuoso de los conductos pancreáticos. Existe una asociación con otras anomalías anatómicas, como displasia tubular renal, malformaciones anorrectales, polidactilia y distrofia torácica.

AGENESIA PARCIAL O TOTAL DEL PÁNCREAS: en casos muy raros con estas afecciones se han notificado mutaciones de la línea germinal homocigótica en el factor de transcripción PDX1, el gen homeobox 1 pancreático y duodenal (anteriormente conocido como IPF1 o factor promotor de la insulina 1).

PANCREATITIS AGUDA

La pancreatitis aguda es el resultado de la liberación aberrante de enzimas exocrinas pancreáticas. No es propiamente una afección inflamatoria, sino que engloba una gran cantidad de cambios locorregionales y sistémicos observados con la liberación de estas enzimas. La devastación que produce la pancreatitis aguda fue descrita con precisión por Lord Moynihan en 1925 como «la más terrible de todas las calamidades que pueden tener lugar en las vísceras abdominales. El inicio repentino, la agonía inevitable que la acompaña y la mortalidad que conlleva la convierten en una enfermedad fuera de lo común». Por razones desconocidas, la incidencia de la pancreatitis aguda se ha multiplicado por 10 en las últimas décadas.

La gravedad clínica y anatómica de la pancreatitis aguda varía mucho de un caso a otro. En un extremo del espectro se encuentra una enfermedad leve y autolimitada, relacionada con inflamación aguda y edema del estroma, con poca o ausencia de necrosis de las células acinares. Por lo general no se relaciona con manifestaciones sistémicas. En el otro extremo se encuentra una pancreatitis hemorrágica aguda grave, a veces mortal, con necrosis masiva. Con esta lesión grave, pueden aparecer manifestaciones sistémicas como choque, dificultad respiratoria aguda, insuficiencia renal aguda y coagulación intravascular diseminada (CID).

Los episodios repetidos de pancreatitis aguda pueden dar lugar a pancreatitis crónica. Desde el punto de vista clínico se caracteriza por episodios recurrentes de dolor abdominal intenso, y desde el punto de vista anatomopatológico, por fibrosis progresiva, que en última instancia conduce a insuficiencia pancreática. Sin embargo, en aproximadamente la mitad de los casos de pancreatitis crónica no se reconoce ningún episodio clínico agudo.

PATOGENIA: la pancreatitis aguda se caracteriza principalmente por el **daño de células acinares** y la **obstrucción de los conductos**. Estos procesos conducen a la liberación extracelular anómala de enzimas digestivas activadas, así como a la consiguiente autodigestión pancreática y de los tejidos circundantes. Puede haber una cierta predisposición genética; sin embargo, dado que los mecanismos patogénicos moleculares son los mismos que se relacionan con la pancreatitis crónica, se analizarán en esa sección.

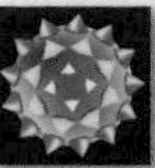

FACTORES ETIOLÓGICOS: *ACTIVACIÓN DE LAS ENZIMAS PANCREÁTICAS*: la activación anómala de las proenzimas pancreáticas se produce en todas las formas de pancreatitis. Las células acinares están protegidas de la acción potencialmente destructiva de sus enzimas digestivas (proteasas, nucleasas, amilasa, lipasa y fosfolipasa A) por tres mecanismos.

1. Enzimas que están físicamente aisladas del citoplasma mediante un intrincado sistema de trabéculas intracelulares constituido por el retículo endoplásmico, el complejo de Golgi y membranas de los gránulos de cimógeno.
2. Muchas enzimas digestivas son sintetizadas de forma inactiva (p. ej., quimotripsinógeno, proelastasa, profosfolipasa y tripsinógeno).
3. Mediante inhibidores enzimáticos específicos que protegen al páncreas.

Los diversos inhibidores de las enzimas proteolíticas presentes en muchos líquidos y tejidos corporales constituyen una defensa frente a la activación anómala de las proenzimas pancreáticas.

Se han identificado cuatro potentes inhibidores de la proteasa en el plasma humano: la α_1-antitripsina, la α_2-macroglobulina, el inhibidor C_1 de esterasa y el inhibidor de la tripsina secretora pancreática. A pesar de la variedad de inhibidores de la tripsina en diferentes compartimentos corporales, la protección que ofrecen es incompleta. La activación de la tripsina es fundamental en la patogenia de la pancreatitis aguda. Por sí misma, la tripsina no produce necrosis celular, pero activa otras proenzimas pancreáticas, como la profosfolipasa A_2 y la proelastasa.

SECRECIÓN FRENTE A LA OBSTRUCCIÓN Y LA INSUFICIENCIA DE CONDUCTOS: la mayoría de las enzimas secretadas por las células acinares son liberadas al sistema de conductos y entran en el duodeno. Una pequeña cantidad se difunde de manera retrógrada hacia el líquido extracelular periductal y finalmente hacia el plasma. Cualquier situación que reduzca la luz de los conductos pancreáticos o que impida la fácil liberación de la secreción exocrina puede aumentar la presión intraductal y exacerbar la difusión retrógrada a través de los conductos. Se sospecha que este fenómeno provoca una activación inadecuada de las proenzimas digestivas. Una comida abundante puede provocar la liberación de secretagogos pancreáticos y, de esta manera, aumenta la producción de enzimas pancreáticas.

En ocasiones, los **cálculos biliares** provocan la obstrucción del conducto pancreático. Alrededor del 45% de todos los pacientes con pancreatitis aguda también presenta colelitiasis. Por el contrario, alrededor del 5% de los pacientes con cálculos biliares desarrolla pancreatitis aguda, y el riesgo de desarrollar una pancreatitis aguda en pacientes con cálculos biliares es 25 veces mayor que en la población general.

Además, a menos que se eliminen los cálculos biliares después del primer episodio, en la mitad de los casos se produce pancreatitis aguda recurrente. Sin embargo, menos del 5% de los pacientes con pancreatitis aguda presentan taponamiento por cálculos en la ampolla de Vater, y la razón de la asociación entre pancreatitis y colelitiasis sigue siendo poco clara. Ni la ligadura del conducto pancreático ni su obstrucción por un tumor suelen provocar una pancreatitis aguda grave. Se ha sugerido que el reflujo de contenido biliar o duodenal hacia el conducto pancreático puede provocar pancreatitis, pero la evidencia que apoye esta teoría aún es escasa.

Las **anomalías anatómicas** (p. ej., páncreas dividido) y las **neoplasias** (tumores originados en la ampolla y pancreáticos, incluidos aquellos localizados dentro del conducto) también pueden provocar pancreatitis aguda por insuficiencia u obstrucción de los conductos, respectivamente.

PÁNCREAS

ETANOL: *el abuso crónico de alcohol es responsable de una tercera parte de los casos de pancreatitis aguda, aunque solo entre el 5% y el 10% de las personas con alcoholismo crónico desarrollan esta complicación.* El etanol está bien reconocido como una toxina química, pero aún no se ha constatado un efecto perjudicial significativo en las células acinares o de los conductos pancreáticos. La patogenia de la pancreatitis inducida por etanol (aguda y crónica) no se conoce bien. A continuación, se analiza el mecanismo de la pancreatitis crónica inducida por el etanol. El consumo de alcohol puede ocasionar un espasmo o edema agudo del esfínter de Oddi, especialmente después de un consumo exagerado de alcohol. También estimula la secreción por el intestino delgado, lo cual desencadena la actividad exocrina del páncreas produciendo jugo pancreático.

OTRAS CAUSAS DE PANCREATITIS AGUDA:

- Los **virus**, como el de la parotiditis, el virus Coxsackie y el citomegalovirus, pueden causar pancreatitis. La incidencia de pancreatitis aguda es especialmente elevada en pacientes con síndrome de inmunodeficiencia adquirida (sida) debido al propio virus de la inmunodeficiencia humana (VIH) o, con mayor frecuencia, a la infección por citomegalovirus.
- Se ha informado de que algunos **medicamentos** pueden causar pancreatitis aguda. Entre estos se encuentran fármacos inmunosupresores (p. ej., azatioprina), antineoplásicos, estrógenos, sulfonamidas y diuréticos. Los mecanismos de lesión pancreática por estos compuestos no están claros.
- Los **traumatismos cerrados** en la parte superior del abdomen pueden causar lesiones contusas en el páncreas, con liberación de enzimas digestivas hacia el páncreas y los tejidos peripancreáticos. Los pacientes que se someten a colangiopancreatografía retrógrada endoscópica, biopsia por aspiración con aguja fina y a manipulación quirúrgica pueden desarrollar, en ocasiones, pancreatitis aguda.
- La **isquemia aguda** debida por choque, vasculitis y trombosis pueden lesionar el páncreas.
- La **hiperlipidemia** puede inducir pancreatitis aguda. Se cree que el mecanismo incluye la hidrólisis de los triglicéridos en el espacio extracelular por una liberación anómala de lipasa por parte de las células pancreáticas. Los ácidos grasos libres liberados son citotóxicos.
- La **hipercalcemia**, con independencia de su causa, se relaciona con pancreatitis aguda. Entre los mecanismos se incluyen bloqueo de la secreción, acumulación de zimógeno intracelular y activación de las proteasas. La **obesidad** es un factor de riesgo para pancreatitis, especialmente para la enfermedad grave. El mayor depósito de grasa peripancreática puede predisponer a las personas con obesidad a esteatonecrosis más generalizada tras la liberación local de lipasa pancreática.
- La **pancreatitis idiopática** sigue siendo la tercera forma más frecuente de la enfermedad, pues representa entre el 10% y el 20% de todos los casos.
- Los **parásitos** (p. ej., ascariasis), las **bacterias** (p. ej., especies de *Mycoplasma*) y el **embarazo** son causas poco frecuentes de pancreatitis aguda.

Los factores implicados en la patogenia de la pancreatitis hemorrágica aguda se muestran en la figura 15-1.

PATOLOGÍA: en la pancreatitis hemorrágica aguda, inicialmente el páncreas se aprecia edematoso e hiperémico. Al cabo de un día, aparece un foco grisáceo pálido que rápidamente se transforma en tejido hemorrágico frágil (fig. 15-2A). *En los casos graves, estos focos aumentan de tamaño y se vuelven tan numerosos que la mayor parte del páncreas se convierte en un gran hematoma retroperitoneal, en el que el tejido pancreático es apenas reconocible.* Alrededor del páncreas, incluido el mesenterio adyacente, aparecen áreas de esteatonecrosis de color blanco amarillento (fig. 15-2B). Estos nódulos de grasa necrótica tienen consistencia pastosa que se torna cada vez más dura y con aspecto calcáreo a medida que se producen derivados jabonosos con calcio y magnesio. Este proceso de saponificación refleja la interacción de los cationes con los ácidos grasos libres producidos por la acción de la lipasa activada sobre los triglicéridos de los adipocitos. Como resultado, hay disminución del calcio en sangre hasta el punto de provocar irritabilidad neuromuscular.

El signo microscópico más importante de la pancreatitis aguda es la necrosis de células acinares y la necrosis grasa, con frecuencia asociada con cierto grado de inflamación aguda (fig. 15-3). La necrosis tiene por lo general un patrón en parches y rara vez afecta a toda la glándula. Puede haber fibrosis irregular del páncreas y en ocasiones calcificación (es decir, pancreatitis crónica) como resultado de un episodio previo resuelto de pancreatitis aguda.

SEUDOQUISTE PANCREÁTICO: hasta la mitad de los pacientes que sobreviven a una pancreatitis aguda corren el riesgo de desarrollar seudoquistes pancreáticos (fig. 15-4). Estos están delimitados por tejido conjuntivo y contienen sangre degradada, células inflamatorias, restos y líquido rico en enzimas pancreáticas. Los seudoquistes pueden aumentar de tamaño hasta comprimir, e incluso obstruir, el duodeno u otras estructuras. Pueden infectarse secundariamente y formar un absceso. La rotura es una complicación poco frecuente que puede ocasionar peritonitis química, séptica, o ambas.

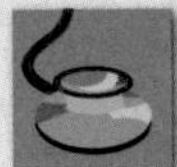

CARACTERÍSTICAS CLÍNICAS: los pacientes con pancreatitis aguda presentan dolor epigástrico intenso, que refiere a la parte superior de la espalda y que se acompaña de náusea y vómito. Al cabo de unas horas puede observarse insuficiencia vascular periférica catastrófica y, finalmente, choque. Si el choque evoluciona, puede hacerse profundo, y puede producirse síndrome de dificultad respiratoria del adulto e insuficiencia renal aguda durante la primera semana. En el inicio de la enfermedad, las enzimas digestivas pancreáticas producidas por las células acinares dañadas entran en el torrente sanguíneo y en la región retroperitoneal. *El aumento de la amilasa y lipasa en suero entre las 24 h y 72 h es un criterio diagnóstico de pancreatitis aguda.* La infección del páncreas por bacterias gramnegativas provenientes del aparato digestivo incrementa considerablemente la mortalidad.

PANCREATITIS CRÓNICA

La pancreatitis crónica es el resultado de la destrucción progresiva del parénquima pancreático y su reemplazo por fibrosis. Desde su primera descripción y posterior asociación con cálculos hace dos siglos, la patogenia, la evolución clínica y el tratamiento de la pancreatitis crónica siguen siendo enigmáticos.

Entre sus síntomas se encuentran dolor abdominal recurrente o persistente, o la simple evidencia de insuficiencia pancreática exocrina o endocrina.

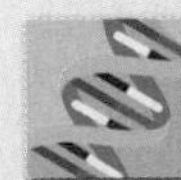

PATOGENIA: la mayoría de los factores que causan pancreatitis aguda también causan pancreatitis crónica. El hecho de que la segunda se caracterice a menudo por episodios «agudos» intermitentes seguidos de períodos de inactividad sugiere que puede evolucionar a partir de repetidos episodios de pancreatitis aguda, seguidos de cicatrización. Sin embargo, aproximadamente la mitad de los pacientes se presentan sin antecedentes de pancreatitis aguda.

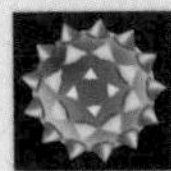

FACTORES ETIOLÓGICOS:

- El **alcoholismo** de larga duración es la principal causa de pancreatitis crónica, pues explica cerca del 80% de los casos en adultos. Casi la mitad de las personas con alcoholismo que no presentaban síntomas de pancreatitis crónica en vida muestran evidencia de la enfermedad en la autopsia. Una proporción comparable de personas con alcoholismo sin síntomas manifiestan evidencia de función

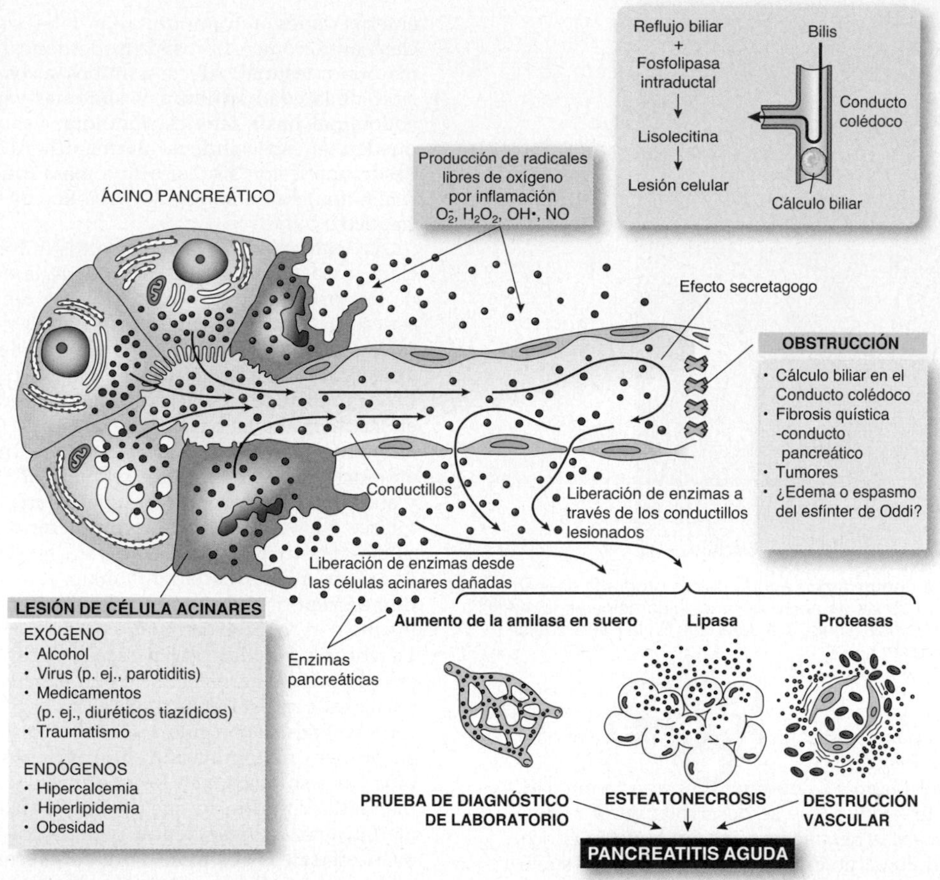

FIGURA 15-1. Patogenia de la pancreatitis aguda. La lesión de los conductillos o de las células acinares favorecen la liberación de enzimas pancreáticas. Las lipasas y proteasas destruyen los tejidos, lo que desencadena la pancreatitis aguda. La liberación de amilasa es la base para realizar el diagnóstico de laboratorio de pancreatitis aguda. H_2O_2 = peróxido de hidrógeno; *NO*, ácido nítrico; O_2^-, ion superóxido; *OH•*, radical hidroxilo.

exocrina pancreática anómala. El papel del alcohol es indiscutible, pero el mecanismo por el que causa la pancreatitis crónica sigue siendo objeto de debate.

La teoría más aceptada se basa en el hecho de que el alcohol es un secretagogo pancreático. La hipersecreción de proteínas enzimáticas por parte de las células acinares, sin un aumento concurrente del volumen de líquido, da lugar a la precipitación de «tapones de proteína» en las pequeñas ramificaciones de los conductos pancreáticos. Estos depósitos pueden causar obstrucción que, al principio, puede producir solo pancreatitis aguda leve. El desarrollo de fibrosis (pancreatitis crónica) y de tapones adicionales (que crecen y favorecen la formación de cálculos de carbonato cálcico) aumentan el riesgo de desarrollar nuevos brotes, más graves, de pancreatitis aguda. Este proceso continúa en un ciclo vicioso. Dado que solo una minoría de personas con alcoholismo crónico desarrolla pancreatitis crónica clínica, es probable que haya otros factores.

Por ejemplo, es posible que algunas anomalías anatómicas (p. ej., páncreas dividido) o la predisposición genética (p. ej., variantes del gen regulador de la conducción transmembrana [*CFTR*] de la fibrosis quística) predispongan al desarrollo de pancreatitis crónica.

- La **obstrucción** o la **insuficiencia del conducto pancreático** conduce en ocasiones a pancreatitis crónica. Sin embargo, es interesante observar que la obstrucción aguda por cálculos

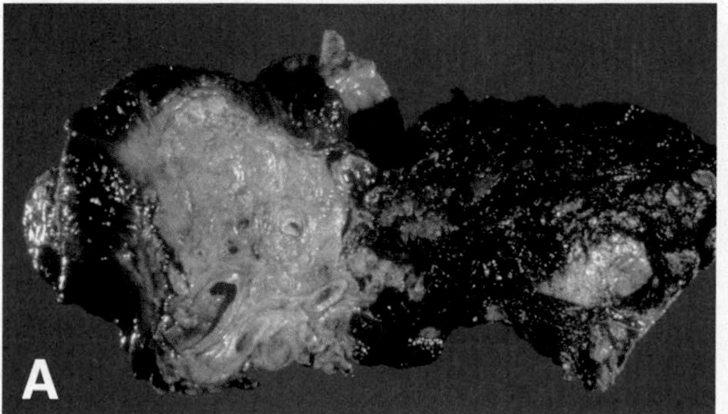
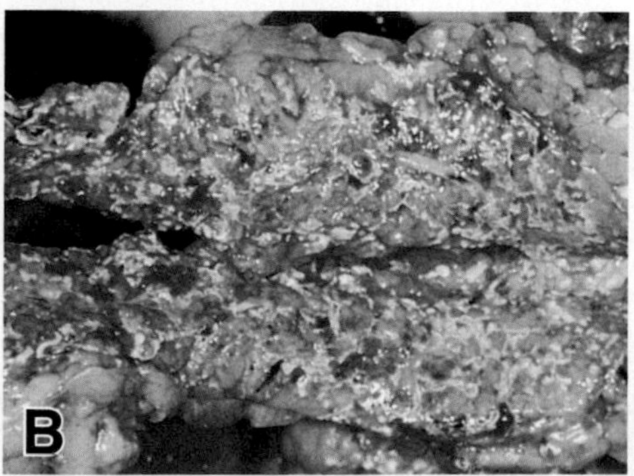

FIGURA 15-2. Pancreatitis hemorrágica aguda. A. Se observan zonas extensas del páncreas con hemorragia intensa. **B.** Al corte de la superficie del páncreas se observa un caso con pancreatitis aguda menos grave y en una etapa más tardía respecto a **(A)**, en la que se aprecian numerosos focos amarillo-blanquecinos que corresponden a esteatonecrosis.

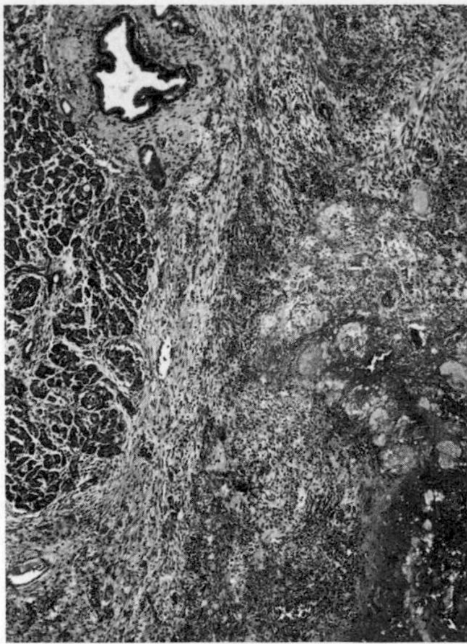

FIGURA 15-3. Pancreatitis hemorrágica aguda. Microfotografía del páncreas en la que se observan zonas de necrosis de células acinares (*derecha*), hemorragia y esteatonecrosis (*abajo, a la derecha*). En la parte izquierda se observa un lobulillo intacto.

biliares provoca una pancreatitis aguda que no parece evolucionar hacia pancreatitis crónica.

- La **pancreatitis paraduodenal** o **del «surco»** es una forma particular de pancreatitis crónica que se desarrolla en la región del «surco» entre la cabeza del páncreas, el conducto colédoco y el duodeno. Su etiología no está del todo clara, pero suele desarrollarse en personas con alcoholismo y ciertas variaciones anatómicas en la región de la papila menor. Debido a la localización de la enfermedad, los pacientes suelen desarrollar ictericia (secundaria a la obstrucción del conducto biliar) u obstrucción duodenal. Los cambios quísticos en el páncreas también son habituales en esta enfermedad. Por ello, los pacientes suelen ser candidatos para cirugía por la posibilidad de adenocarcinoma ductal pancreático o neoplasia quística.
- La **lesión crónica de las células acinares** (p. ej., en la hemocromatosis) se relaciona con fibrosis y atrofia pancreáticas.
- La **insuficiencia renal crónica** está relacionada con mayor incidencia de pancreatitis aguda y crónica.

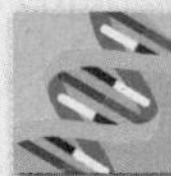

PATOGENIA:

- **La pancreatitis crónica autoinmunitaria** (también denominada **pancreatitis esclerosante linfoplasmática, pancreatitis crónica con destrucción del conducto**, etc.) es frecuente cuando se relaciona con otras enfermedades autoinmunitarias tales como sialadenitis esclerosante crónica, fibrosis retroperitoneal o enfermedad inflamatoria intestinal. Afecta a ambos sexos, a menudo al principio de la edad adulta. Los síntomas varían desde malestar abdominal hasta ictericia indolora. Las pruebas de imagen pueden ser especialmente alarmantes, ya que pueden mostrar desde una lesión similar a una masa (que simula un adenocarcinoma) hasta sangrado irregular de los conductos pancreático o biliar.

  La patogenia de la pancreatitis autoinmunitaria no está clara y existen múltiples formas de la enfermedad. En una de las formas (tipo 1), hay aumento de las concentraciones séricas de inmunoglobulina G4 (IgG4) y se observan numerosas células plasmáticas positivas para IgG4 (>50 por campo microscópico de gran aumento) en el parénquima pancreático. También se han descrito depósitos de inmunoglobulina en las membranas basales. La presencia de hipergammaglobulinemia y de autoanticuerpos séricos, incluidos anticuerpos antinucleares (ANA), factor reumatoide (FR), antilactoferrina y anhidrasa anticarbónica, sugieren una etiología autoinmunitaria. La pancreatitis autoinmunitaria de tipo 2 carece de células plasmáticas positivas para IgG4 y está más relacionada con la enfermedad inflamatoria intestinal. Ambos tipos de pancreatitis autoinmunitaria pueden responder al tratamiento con corticoesteroides.
- **La fibrosis quística** (FQ; *v.* cap. 6) se revisa brevemente aquí porque puede manifestarse como pancreatitis crónica. En los pacientes con esta enfermedad, las secreciones pancreáticas intraductales tienen una viscosidad anómala, lo que explica su primera denominación, **mucoviscidosis**. Los tapones de moco espeso obstruyen los conductos pancreáticos quísticamente distendidos, lo que produce pancreatitis crónica y, en algunos casos, insuficiencia pancreática exocrina. En etapas avanzadas de la FQ, todo el órgano es reemplazado por tejido adiposo. La malabsorción es habitual en la FQ, que ocasiona presencia de heces abundantes y con grasa (esteatorrea). Sin embargo, la causa más frecuente de muerte en la FQ es por complicaciones pulmonares.
- La **pancreatitis hereditaria** es una enfermedad autosómica dominante rara con una penetrancia del 80%. Se caracteriza por dolor abdominal intenso recurrente que se suele manifestar desde la infancia. La enfermedad se desarrolla debido a mutaciones genéticas puntuales que dan lugar a un aumento de las concentraciones de tripsina en el páncreas, lo que a menudo se asocia con la autoactivación del tripsinógeno. La mayoría de los casos se deben a una de las tres mutaciones puntuales en el **gen del tripsinógeno catiónico** (**proteasa de serina 1**, *PRSS1*; cromosoma 7q). La enfermedad también se ha relacionado con mutaciones puntuales en el **gen inhibidor de la proteasa de serina** (*SPINK 1*).

  La pancreatitis hereditaria se acompaña en ocasiones de aminoaciduria, aunque ambas enfermedades no están necesariamente relacionadas desde el punto de vista etiológico. Algunos pacientes muestran hipercalcemia secundaria a hiperplasia paratiroidea o adenomas. *Cerca del 40% de los pacientes con pancreatitis hereditaria desarrollan más adelante adenocarcinoma del conducto pancreático.* Desde el punto de vista clinicopatológico, las características de la pancreatitis hereditaria no pueden diferenciarse de aquellas de otras formas de pancreatitis crónica, incluidos cálculos del conducto y complicaciones tardías.
- La **pancreatitis crónica idiopática** tiene una distribución bimodal: una forma juvenil con una edad media de 25 años, y una segunda forma que se da en pacientes de mayor edad, con un pico a los 60 años. Las variantes en el gen *CFTR* de la FQ se observan en el 10% al 30% de los pacientes con pancreatitis crónica idiopática. Las mutaciones somáticas en el gen del inhibidor de la tripsina pancreática secretora (*SPINK1*) también se han relacionado con la pancreatitis crónica. Así pues, aunque se consideren «idiopáticos», muchos casos pueden estar relacionados con FQ o con una pancreatitis hereditaria, pero carecen de otros signos clínicos de las enfermedades.

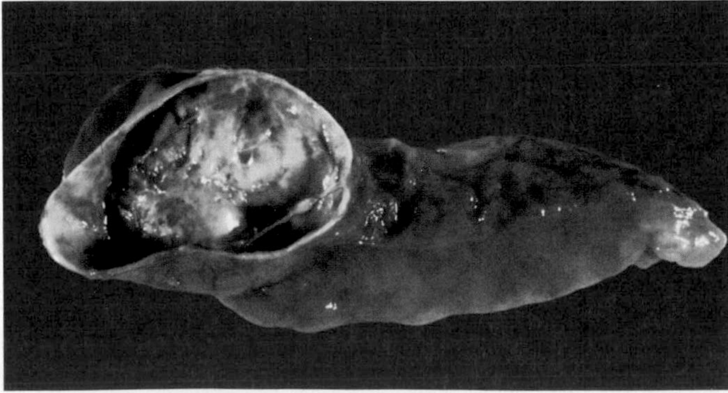

FIGURA 15-4. Seudoquiste pancreático. Presencia de cavidad quística en la cabeza del páncreas.

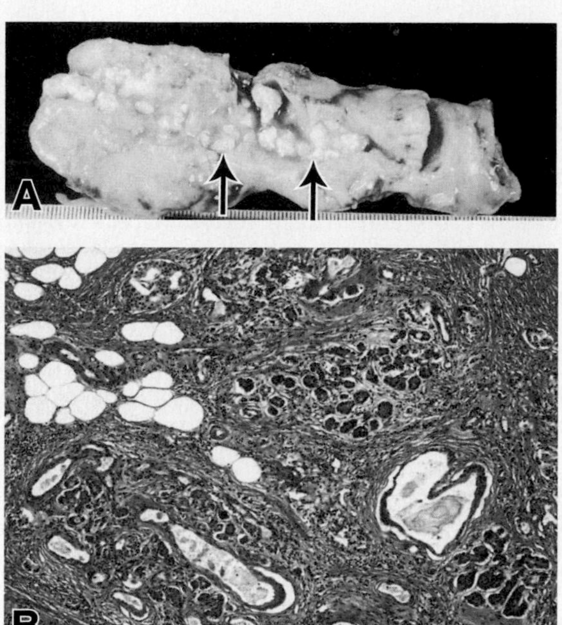

FIGURA 15-5. Pancreatitis crónica calcificante. A. El páncreas se encuentra encogido y fibrótico, y el conducto dilatado contiene numerosos cálculos (*flechas*). **B.** Los lobulillos atróficos de las células acinares están rodeados de tejido fibroso denso infiltrado por linfocitos. Los conductos pancreáticos se encuentran dilatados y contienen material proteico de consistencia espesa.

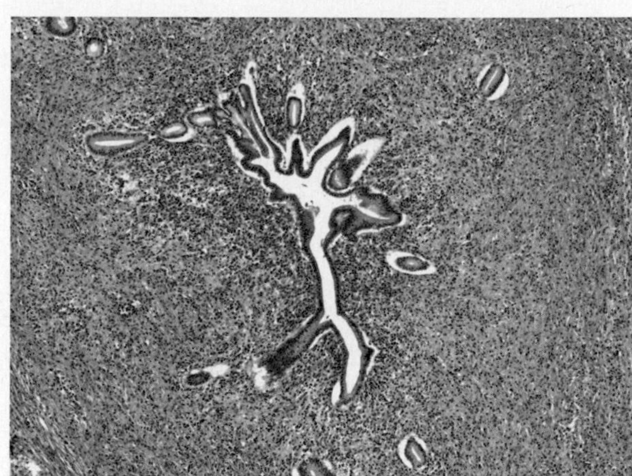

FIGURA 15-6. Pancreatitis autoinmunitaria. Se observa pérdida de tejido acinar y el conducto pancreático está rodeado por un denso infiltrado linfoplasmacítico inflamatorio.

ANATOMOPATOLOGÍA: cuando la pancreatitis crónica presenta síntomas, el proceso de la enfermedad suele estar en una fase avanzada de desarrollo. Sus características anatomopatológicas varían ligeramente en función de la etiología. La pancreatitis crónica calcificante, el tipo más frecuente de la enfermedad, se relaciona con el alcoholismo crónico en más del 90% de los casos. El páncreas puede estar afectado de manera focal, segmentaria o difusa. El parénquima es firme y la superficie de corte carece de la arquitectura lobulillar habitual (fig. 15-5A). El conducto pancreático principal y sus ramas suelen apreciarse dilatados, debido a la obstrucción por gruesos tapones de proteína, cálculos intraductales o estenosis. Es frecuente la formación de seudoquistes o abscesos.

Desde el punto de vista microscópico, grandes regiones del páncreas muestran áreas irregulares de fibrosis con pérdida de células acinares y, finalmente, del parénquima endocrino (fig. 15-5B). A medida que la enfermedad evoluciona, los islotes de Langerhans se encuentran inmersos en el tejido fibroso esclerótico y pueden fusionarse y agrandarse hasta también desaparecer. Las zonas fibróticas contienen miofibroblastos y un número variable de linfocitos, células plasmáticas y macrófagos. Los conductos pancreáticos de todos los tamaños contienen cantidades variables de material proteico calcificado, un hallazgo frecuente relacionado con el alcoholismo. El epitelio ductal puede mostrar atrofia o hiperplasia, así como metaplasia de células escamosas. Al microscopio, la pancreatitis autoinmunitaria se caracteriza por fibrosis del parénquima, con un denso infiltrado inflamatorio linfoplasmocítico alrededor del epitelio ductal (fig. 15-6). La pancreatitis autoinmunitaria de tipo 2 se relaciona con una inflamación aguda intraepitelial. La venulitis obliterante se observa en ambas formas 1 y 2 de la enfermedad.

CARACTERÍSTICAS CLÍNICAS: la mitad de los pacientes con pancreatitis crónica han sufrido episodios previos repetidos de pancreatitis aguda. Una tercera parte de los casos experimenta la aparición gradual de un dolor continuo o intermitente, sin ningún episodio agudo (fig. 15-7). En una pequeña cantidad de pacientes, la pancreatitis crónica es al principio indolora, pero se presenta con diabetes o malabsorción. Una vez que se observan calcificaciones pancreáticas en las pruebas radiológicas, la mayor parte de los pacientes habrá desarrollado diabetes, malabsorción o ambas. Son frecuentes la pérdida de peso y el dolor epigástrico continuo, que se irradia a la espalda y que puede causar incapacitación. La tasa de mortalidad es del 3% al 4% anual, y se acerca al 50% en un plazo de 20 a 25 años. Una quinta parte de los pacientes muere por complicaciones asociadas a los episodios de pancreatitis aguda. El resto de las muertes son atribuibles a otras causas, principalmente a trastornos relacionados con el alcohol.

NEOPLASIAS PANCREÁTICAS EXOCRINAS

La gran mayoría (~ 85%) de los tumores pancreáticos en adultos son adenocarcinomas ductales infiltrantes

Por ello, a esta neoplasia se la suele denominar simplemente «cáncer pancreático». En Estados Unidos, constituye la cuarta causa de muerte por cáncer, tanto en mujeres como en hombres. El pronóstico es sombrío: la supervivencia a 5 años es inferior al 8%. La incidencia del cáncer pancreático parece estar aumentando en todos los países estudiados, y se ha triplicado en Estados Unidos en los últimos 50 años.

EPIDEMIOLOGÍA: el cáncer pancreático se observa en todo el mundo. La mayor incidencia (el doble que en Estados Unidos) se da entre los hombres maoríes, aborígenes polinesios de Nueva Zelanda, y las mujeres nativas de Hawai. Cada año se dan más de 55 000 nuevos casos en Estados Unidos, donde la incidencia en nativos americanos y afroamericanos es aproximadamente un 50% mayor que en las personas caucásicas. Aunque puede desarrollarse en personas de 20 o 30 años, el cáncer pancreático es una enfermedad de la última etapa de la vida, con mayor incidencia en los mayores de 60 años. Muestra un importante predominio masculino (hasta 3:1) en los grupos de edad más jóvenes, pero una distribución por sexos casi igual en la vejez.

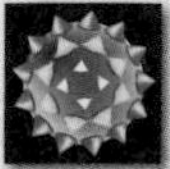

FACTORES ETIOLÓGICOS: la etiología del desarrollo del cáncer pancreático no está rigurosamente establecida. Los estudios epidemiológicos parecen implicar tanto al huésped como a factores ambientales.

TABAQUISMO: alrededor del 25% de los cánceres pancreáticos son atribuibles al tabaquismo, y el riesgo se multiplica por dos o por tres en fumadores. Existe una relación aparente con el número de cigarrillos fumados al día, y las autopsias de fumadores pueden mostrar lesiones proliferativas en los conductos

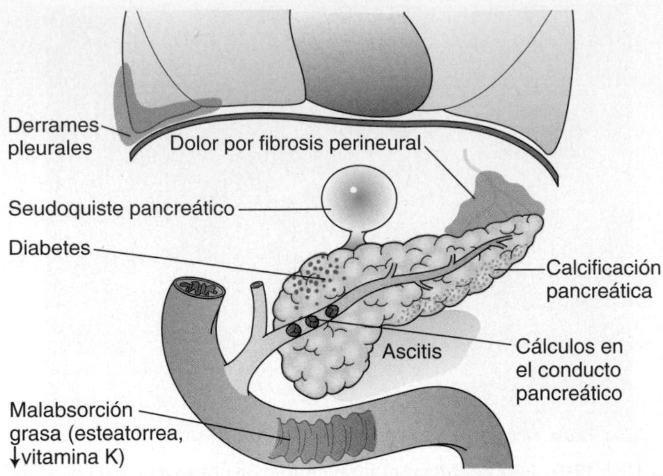

FIGURA 15-7. Complicaciones de la pancreatitis crónica.

pancreáticos. Sin embargo, dado que solo una pequeña fracción de los fumadores desarrolla cáncer pancreático, es indudable que existen otros factores genéticos y ambientales importantes.

ÍNDICE DE MASA CORPORAL Y DIETA: una dieta rica en carne, grasa y nitratos puede aumentar el riesgo de cáncer pancreático. Sin embargo, también existen factores de confusión que pueden influir en este riesgo, como el método de cocción (p. ej., freír, hervir, hacer una barbacoa). Se ha informado de una asociación positiva entre el índice de masa corporal y el cáncer pancreático, y las dietas ricas en frutas, verduras, fibra y vitamina C parecen ser protectoras. No existe una relación bien demostrada con respecto al consumo de café o de alcohol.

DIABETES MELLITUS: las personas con diabetes tienen mayor riesgo de padecer carcinoma de páncreas, y hasta el 80% de los pacientes con cáncer pancreático tienen evidencia de diabetes mellitus en el momento del diagnóstico. Sin embargo, en algunos pacientes, la diabetes puede ser el resultado, más que la causa, del cáncer pancreático. En cualquier caso, los pacientes con diabetes mellitus durante 5 o más años tienen el doble de riesgo de padecer cáncer pancreático.

PANCREATITIS CRÓNICA: la pancreatitis crónica es un factor de riesgo de cáncer pancreático, aunque es probable que los tipos convencionales (como la pancreatitis alcohólica) se relacionen con pocos casos. La pancreatitis hereditaria y la pancreatitis tropical calcificante están más claramente relacionadas con el cáncer. Dado que la pancreatitis crónica puede ser a veces leve y no presentar síntomas, su papel en el desarrollo del carcinoma de páncreas puede subestimarse. Por otra parte, los cánceres pancreáticos suelen causar pancreatitis crónica obstructiva porque invaden los conductos pancreáticos y obstruyen la porción distal de la glándula. Así pues, en ocasiones ha sido difícil de establecer la relación entre la pancreatitis y el cáncer pancreático.

OTROS FACTORES: se han sugerido varios factores ambientales que derivan de un mayor riesgo relacionado con ocupaciones específicas. Los trabajadores expuestos al gas o a metales de la industria del lavado en seco y tintorería tienen mayor incidencia de cáncer pancreático.

CÁNCER DE PÁNCREAS FAMILIAR: los factores hereditarios desempeñan un papel en el riesgo de cáncer pancreático, y una serie de enfermedades hereditarias definidas asociadas al cáncer se han relacionado con el cáncer pancreático (tabla 15-1; *v.* también cap. 5).

En estos casos, el defecto genético subyacente desempeña un papel en el desarrollo de la neoplasia (*v.* más adelante). Sin embargo, los casos debidos a mutaciones conocidas en alguna línea germinal son solo una pequeña parte de todos los cánceres pancreáticos, y aun en familias con varios miembros afectados por lo general no hay un síndrome hereditario conocido. El aumento en el riesgo puede estar relacionado con los tipos sanguíneos ABO específicos, pero la base genética de los cánceres pancreáticos familiares aún se desconoce.

PATOGENIA MOLECULAR: los adenocarcinomas ductales infiltrantes de páncreas presentan una serie de alteraciones genéticas. Algunas se producen en la mayoría de los casos, mientras que otras solo se encuentran ocasionalmente. La presencia de un modelo de progresión genética tumoral se sustenta en los signos morfológicos de lesiones proliferativas preneoplásicas de los conductos, denominadas **neoplasia pancreática intraepitelial** (NPIn), que corresponde a la nomenclatura actual para displasias de conductos. Las NPIn se caracterizan por la presencia de epitelio mucinoso que reemplaza el revestimiento normal de los conductos. Se clasifican en dos grados, de acuerdo con anomalías citoarquitectónicas crecientes. Los episodios más tempranos se producen en la NPIn de bajo grado, e incluyen acortamiento de los telómeros y activación mutacional del oncogén *KRAS*, que está mutado hasta en el 95% de los adenocarcinomas ductales.

En episodios posteriores de esta secuencia de progresión se produce una inactivación mutacional o deleción de genes supresores tumorales, incluidos *p53* (50-75%), *p16/CDKN2A* (que codifica el inhibidor de cinasa dependiente de ciclina 2A) (95%), y *SMAD4/DPC-4* (relacionado con la señalización del factor de crecimiento tumoral β [TGF-β]) (55%).

Es interesante mencionar que las deleciones en el cromosoma 18 están presentes en el 90% de los cánceres pancreáticos. Aunque *DPC-4* (denominado así por *deleted in pancreatic cancer locus 4*) está localizado en el cromosoma 18, solo la mitad de los cánceres pancreáticos muestran pérdida o inactivación de este gen, lo que sugiere que otro gen supresor tumoral cercano contribuye al desarrollo del 40% restante.

Se ha descrito la sobreactividad o la expresión inadecuada de varios factores de crecimiento y sus receptores, incluidos el factor de crecimiento epidérmico (EGF) y su receptor, TGF-β, el factor de crecimiento de fibroblastos (FGF) y su receptor, y HER2/neu. Hasta el 7% de los carcinomas pancreáticos presentan mutaciones inactivadoras de *BRCA2*, y una fracción similar tiene pérdida de genes de reparación de errores de emparejamiento del ADN. En la actualidad, ya secuenciado el genoma del cáncer pancreático, se están identificando muchos otros

TABLA 15-1
SÍNDROMES DE CÁNCER FAMILIAR Y RIESGO RELATIVO DE CÁNCER PANCREÁTICO

Síndrome	Cromosoma	Mutación genética	Riesgo relativo de cáncer pancreático
Síndrome de Peutz-Jeghers	19p13	*STK11/LKB1*	132 veces
Pancreatitis hereditaria	7q35	*PRSS1*	50 a 80 veces
Síndrome mola y melanoma múltiple familiar atípico	9p21	*P16 (CDKN2A)*	9 a 38 veces
Síndrome de cáncer mamario-ovárico hereditario	13q12-13	*BRCA2*	3.5 a 10 veces
Síndrome de cáncer no polipósico hereditario	3p21, 2p22	*hMLH1, hMSH2*	Desconocido

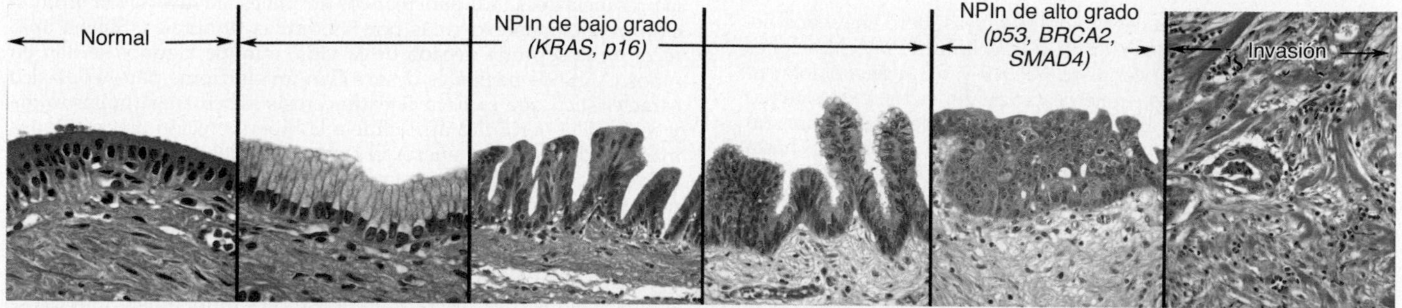

FIGURA 15-8. Neoplasia intraepitelial pancreática (NPIn). La secuencia avanza, de izquierda a derecha, desde epitelio ductal normal hasta carcinoma invasivo. Las mutaciones genéticas más frecuentes se adquieren durante la progresión del cáncer normal al invasivo.

genes implicados en el adenocarcinoma ductal, pero la mayoría están implicados solo en una pequeña proporción de casos. En la figura 15-8 se muestra el desarrollo secuencial de las anomalías morfológicas y la adquisición de los defectos genéticos más frecuentes en la progresión de NPIn a carcinoma invasivo.

ANATOMOPATOLOGÍA: el adenocarcinoma ductal puede originarse en cualquier parte del páncreas, no obstante, es más habitual en la cabeza (60-70%), seguida del cuerpo (10%) y la cola (10-15%). En algunos casos, hay afectación difusa del páncreas. Los carcinomas de la cabeza del páncreas pueden provocar obstrucción biliar por compresión del conducto colédoco intrapancreático o la ampolla de Vater. Normalmente, tanto el conducto biliar como el pancreático se dilatan. Dado que tienden a causar signos y síntomas más tempranos, los carcinomas que surgen en la cabeza suelen ser más pequeños en el momento del diagnóstico que los del cuerpo y la cola, y muestran una diseminación más limitada a los nódulos linfáticos regionales y a sitios distantes.

En el examen macroscópico, los adenocarcinomas ductales suelen caracterizarse por ser masas muy firmes, de color grisáceo y mal delimitadas (fig. 15-9A); pueden ser difíciles de distinguir de las áreas circundantes de pancreatitis crónica fibrosa. Es frecuente la invasión de tejidos peripancreáticos y de otras estructuras locales. Los tumores de la cabeza del páncreas pueden invadir el conducto colédoco y la pared duodenal. También pueden obstruir el conducto pancreático principal y causar atrofia del cuerpo y la cola. Los carcinomas de la cola de la glándula pueden diseminarse al bazo, el colon transverso o el estómago. Las metástasis se encuentran habitualmente en los nódulos linfáticos regionales y en el hígado. Otras localizaciones metastásicas frecuentes son el peritoneo, los pulmones, las glándulas suprarrenales y los huesos; la afectación de lugares distantes hace que la mayoría de los casos sean inoperables.

En el examen microscópico, más del 75% de los adenocarcinomas ductales infiltrantes están bien o moderadamente diferenciados (fig. 15-9B). Se caracterizan por glándulas tubulares individuales bien formadas que contienen células epiteliales productoras de mucina. La atipia nuclear puede ser significativa, pero en algunos casos las glándulas malignas son tan blandas que son difíciles de distinguir de los conductos no neoplásicos. Normalmente se observa desmoplasia significativa alrededor de las glándulas neoplásicas. Los carcinomas ductales son muy infiltrantes y están mal circunscritos, y es frecuente la diseminación microscópica más allá de los límites aparentes del tumor. La invasión perineural es otra característica del adenocarcinoma ductal, y explica el dolor precoz y persistente asociado a esta enfermedad. El 25% restante de los adenocarcinomas ductales están mal diferenciados. Pueden estar compuestos por láminas de células o células individuales, o representar variantes del adenocarcinoma ductal, como carcinoma coloide, carcinoma medular, carcinoma adenoescamoso y diversos tipos de carcinoma no diferenciado, incluido el carcinoma no diferenciado con células gigantes similares a osteoclastos.

Algunos adenocarcinomas ductales y sus variantes se originan junto con neoplasias preinvasivas, como neoplasias quísticas mucinosas y neoplasias mucinosas papilares intraductales (*v.* más adelante).

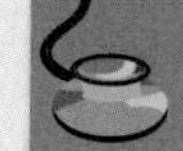

CARACTERÍSTICAS CLÍNICAS: los pacientes con cáncer pancreático presentan anorexia, pérdida de peso significativa y dolor persistente en el epigastrio, que a menudo se irradia a la espalda. Se observa ictericia indolora en aproximadamente la mitad de los pacientes con

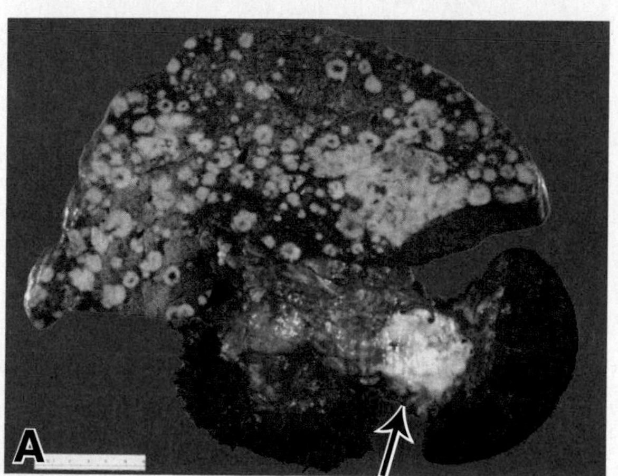

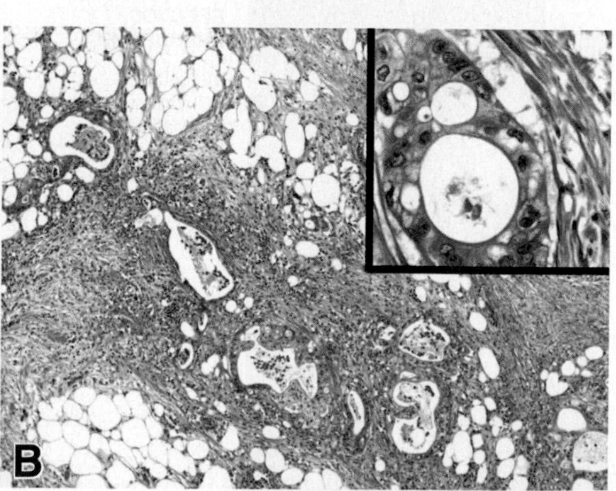

FIGURA 15-9. Adenocarcinoma infiltrante ductal del páncreas. A. Muestra de autopsia en la que se observa un tumor de gran tamaño en la cola del páncreas (*flecha*) y metástasis en hígado. **B.** En el corte del tumor se observan glándulas malignas infiltradas dentro del tejido adiposo rodeadas del estroma fibroso. *Recuadro:* imagen de alta resolución de la glándula maligna.

cáncer localizado en la cabeza del páncreas, pero en menos del 10% de los tumores del cuerpo o la cola. Las concentraciones séricas del antígeno cancerígeno (AC)19-9, un antígeno del grupo sanguíneo de Lewis, suelen estar aumentadas, pero este hallazgo no es específico. El diagnóstico precoz del cáncer pancreático es inusual porque el tumor no suele ser sintomático hasta que está muy avanzado. La mayoría ya ha hecho metástasis o ha invadido los principales vasos locales en el momento del diagnóstico, y la cirugía curativa es poco frecuente. Casi siempre se produce un deterioro progresivo, con dolor intratable, caquexia y muerte. La mitad de los pacientes muere en los 6 meses siguientes al diagnóstico, y la tasa de supervivencia global a 5 años es inferior al 8%.

El **signo de Courvoisier** es una dilatación aguda e indolora de la vesícula biliar acompañada de ictericia, que se debe a la obstrucción del conducto colédoco por un tumor. En aproximadamente una tercera parte de los pacientes, puede ser el primer signo de cáncer pancreático, pero no es útil para identificar los tumores que son tratables.

La **tromboflebitis migratoria** (trombosis venosa profunda) se desarrolla en el 10% de los pacientes con cáncer pancreático, especialmente cuando el tumor afecta el cuerpo y la cola. No es raro que la tromboflebitis migratoria, también conocida como **síndrome de Trousseau**, sea la primera evidencia de una neoplasia pancreática subyacente, aunque también puede observarse en otros tipos de cáncer. La tromboflebitis sin causa evidente en una persona por lo demás sana justifica la búsqueda de una neoplasia oculta. Los mecanismos responsables del estado de hipercoagulabilidad que conduce a una tromboflebitis migratoria no se conocen completamente, pero se ha relacionado con varios factores: *(1)* una proteasa de serina sintetizada y liberada por las células tumorales malignas que activan directamente el factor X del plasma; *(2)* las células tumorales liberan vesículas de membrana plasmática, factores hísticos y mucinas, que tienen actividad procoagulante; y *(3)* la tromboplastina tisular intracelular se libera del tumor necrótico.

Las complicaciones del carcinoma ductal pancreático se muestran en la figura 15-10.

El carcinoma de células acinares es un tumor poco común propio de adultos mayores

Los carcinomas de células acinares son tumores poco frecuentes (entre el 1-2% de los carcinomas pancreáticos) y se caracterizan por la presencia de ácinos pancreáticos normales, incluyendo la producción de enzimas exocrinas por las células tumorales. Suelen aparecer en la séptima década de la vida, aunque algunos se dan en niños. Algunos pacientes desarrollan un síndrome paraneoplásico característico que incluye esteatonecrosis subcutánea, poliartralgia y eosinofilia periférica atribuible a la hipersecreción de cantidades masivas de lipasa en suero. El pronóstico del carcinoma de células acinares es, en última instancia, malo, pero su mortalidad es menos rápida que la de los adenocarcinomas ductales. Los carcinomas de células acinares son grandes y circunscritos y carecen del estroma desmoplásico de los adenocarcinomas ductales. A nivel microscópico se componen de células uniformes dispuestas en pequeños ácinos y nidos (fig. 15-11), y en el estudio inmunohistoquímico se puede comprobar la producción de enzimas exocrinas. La patogenia molecular del carcinoma de células acinares es muy diferente de la del adenocarcinoma ductal. Algunos casos presentan anomalías en la vía de la β-catenina/poliposis adenomatosa familiar, pero los genes característicamente anómalos de los adenocarcinomas ductales no están alterados.

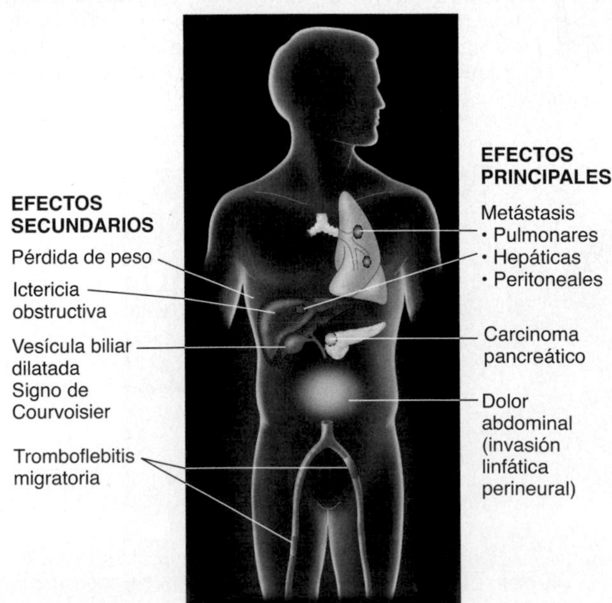

FIGURA 15-10. Complicaciones del adenocarcinoma ductal pancreático.

El pancreatoblastoma es un tumor infantil

El pancreatoblastoma, que suele detectarse en la primera década de la vida, está muy relacionado con el carcinoma de células acinares. Puede presentarse como parte del síndrome de Beckwith-Wiedemann, un síndrome de sobrecrecimiento que afecta múltiples órganos y se relaciona con un mayor riesgo de desarrollar varios tipos de neoplasias benignas y malignas. Las concentraciones séricas de α-fetoproteína pueden ser elevadas. En el análisis microscópico, el tumor está compuesto por células poligonales dispuestas en islas sólidas y estructuras acinares, con nidos epidermoides intercalados (fig. 15-12). La diferenciación acinar, con producción de enzimas exocrinas, está siempre presente, y algunos casos también muestran diferenciación ductal o endocrina. En una tercera parte de los pacientes se producen metástasis hacia los nódulos linfáticos o el hígado, y se relacionan con un mal pronóstico. La cirugía y la quimioterapia pueden ser curativas en pacientes sin metástasis.

Las neoplasias quísticas serosas del páncreas son casi siempre benignas

Las neoplasias quísticas serosas son casi siempre tumores benignos compuestos por estructuras quísticas revestidas por epitelio cúbico rico en glucógeno (fig. 15-13). Suelen surgir en el cuerpo o la cola del páncreas en adultos, con un predominio de 3:1 en mujeres. Los pacientes con síndrome de von Hippel-Lindau tienen mayor riesgo de desarrollarlo. La inactivación del gen supresor de tumores *VHL* en el síndrome de von Hippel-Lindau da lugar a degradación defectuosa de varios factores de crecimiento y, por tanto, favorece el

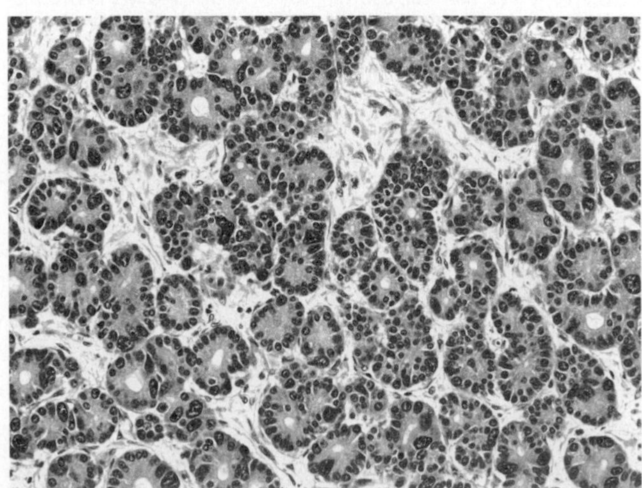

FIGURA 15-11. Carcinoma de células acinares. Este tumor maligno se caracteriza por formaciones acinares que se asemejan al parénquima pancreático normal.

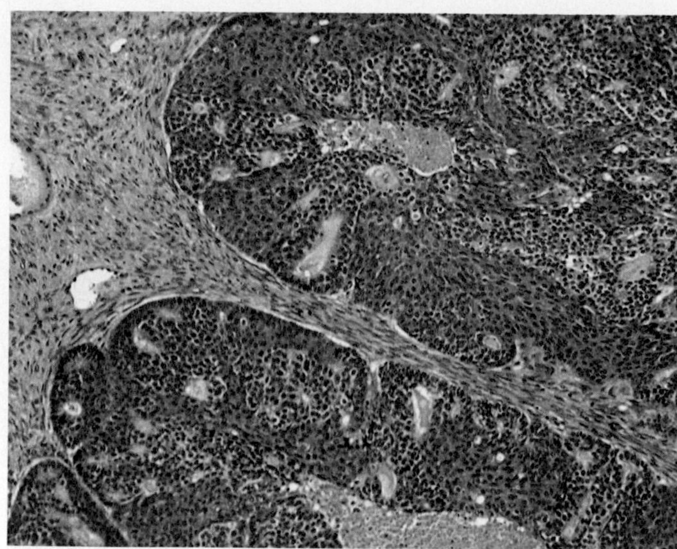

FIGURA 15-12. Pancreatoblastoma. Los rasgos sarcomatoides con células fusiformes se intercalan con escasas estructuras acinares.

desarrollo de múltiples neoplasias que incluyen, entre otras, tumores quísticos del páncreas y los riñones. Los cistadenomas serosos oscilan entre 1 cm y 25 cm de diámetro. Suelen contener una gran lesión central estrellada, a veces con microcalcificaciones, lo que da un patrón de «rayos de sol» en las pruebas de imagen. La mayoría de los pacientes presenta síntomas inespecíficos relacionados con los efectos de la masa local, pero muchos son asintomáticos. En ocasiones, estos tumores se extirpan por medio de cirugía por la preocupación clínica de que adquieran malignidad o simplemente por los síntomas.

Las neoplasias mucinosas papilares intraductales pueden estar relacionadas con carcinoma invasivo

Las neoplasias papilares intraductales productoras de mucina (NPIPM) están compuestas por conductos pancreáticos dilatados (>5 mm) revestidos por epitelio mucinoso neoplásico y moco en su interior. Con frecuencia, numerosas proliferaciones papilares se extienden hacia la luz del conducto (fig. 15-14). Los tumores suelen diagnosticarse en la edad adulta tardía, tras ser encontrados de manera fortuita o en pacientes con pancreatitis crónica. La mayoría de las NPIPM surgen en la cabeza del páncreas. La afectación de los conductos puede ser unifocal, multifocal o difusa. Algunas NPIPM afectan los conductos pancreáticos principales, mientras que otras se localizan en los conductos periféricos (ramificados) y simulan lesiones quísticas en las pruebas de imagen. Las NPIPM presentan diversos grados de atipia epitelial y se clasifican en consecuencia. Pueden mostrar displasia de bajo o alto grado, y se clasifican de forma similar a las NPIn. Hasta en una tercera parte de los casos se encuentra un foco de adenocarcinoma invasivo. Debido al riesgo de albergar carcinomas invasivos, a menudo se extirpan las lesiones que generan preocupación clínica, como los tumores de mayor tamaño o los que presentan características radiográficas atípicas. La patogenia molecular de muchos de estos tumores es similar a la de la NPIn y el adenocarcinoma ductal pancreático. Sin embargo, algunas NPIPM se desarrollan por vías moleculares alternativas, lo que probablemente explique por qué algunos casos presentan fenotipos diferentes, en comparación con la NPIn.

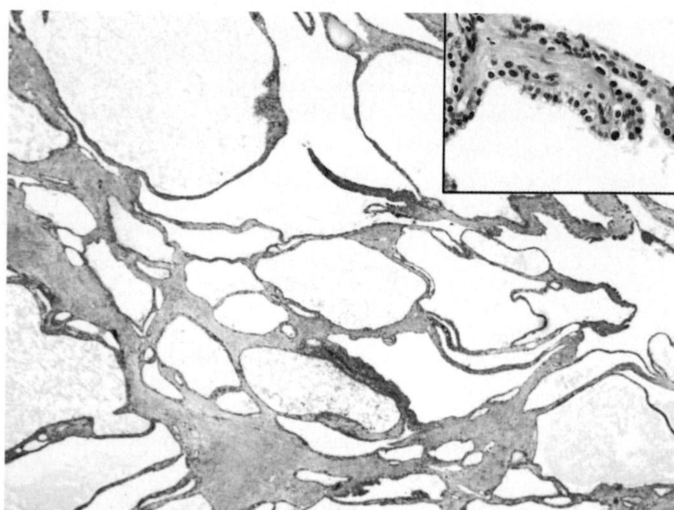

FIGURA 15-13. Cistoadenoma seroso. Los quistes se encuentran rodeados de estroma fibroso, denso. La capa epitelial está formada por una sola capa de células claras ricas en glucógeno (*recuadro*).

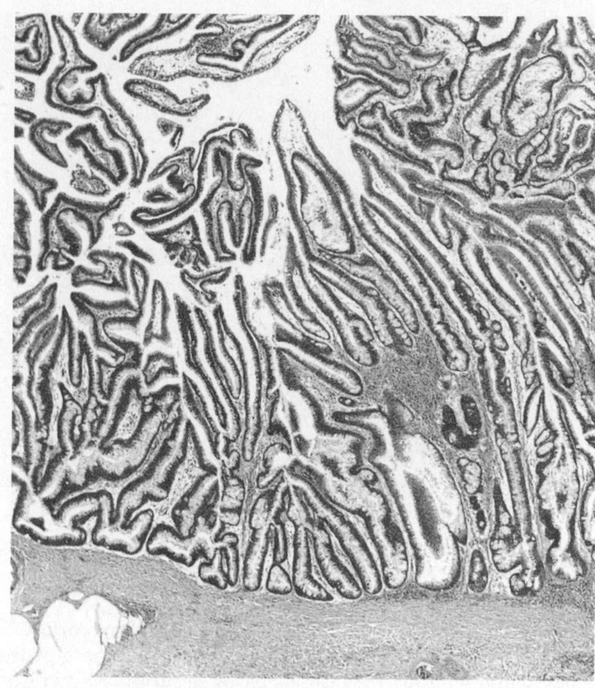

FIGURA 15-14. Neoplasia mucinosa papilar intraductal. Abundante proliferación papilar del epitelio de células altas secretoras de mucina que ocupan los conductos pancreáticos.

Las neoplasias quísticas mucinosas se presentan con mayor frecuencia en la cola del páncreas en mujeres de mediana edad

La neoplasia quística mucinosa (NQM) es una neoplasia quística unilocular o multilocular revestida por epitelio secretor de mucina con un estroma celular subyacente (estroma de tipo ovárico) (fig. 15-15). Las NQM se presentan casi exclusivamente en mujeres de mediana edad. Pueden alcanzar 10 cm de diámetro y no se comunican con el sistema de conductos pancreáticos. Tienen predilección por el cuerpo y la cola del páncreas. Al igual que las NPIPM, pueden mostrar diversos grados de atipia epitelial y a veces se relacionan con un carcinoma invasivo. El pronóstico de las NQM no invasivas es excelente una vez extirpadas por completo. Los cambios genéticos en las NQM son similares a los observados en la NPIn y en el adenocarcinoma ductal pancreático invasivo.

Las neoplasias seudopapilares sólidas son neoplasias de muy bajo grado en mujeres jóvenes

La neoplasia seudopapilar sólida (NSPS) se presenta casi exclusivamente en adolescentes y mujeres jóvenes. Los tumores son sólidos y circunscritos, a menudo con grandes áreas de degeneración quística ocupadas con sangre y restos de tejido necrótico. Están compuestas por células monomórficas que forman una capa sólida, pero débil,

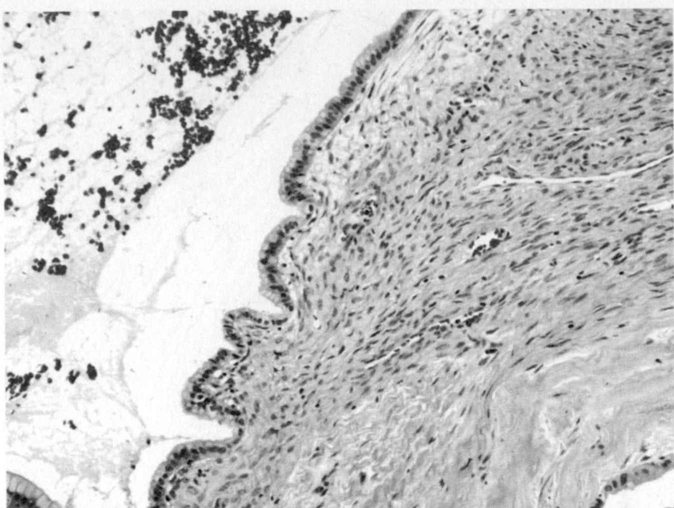

FIGURA 15-15. Neoplasia mucinosa quística. El epitelio rico en mucina de esta lesión quística recubre el estroma de tipo ovárico.

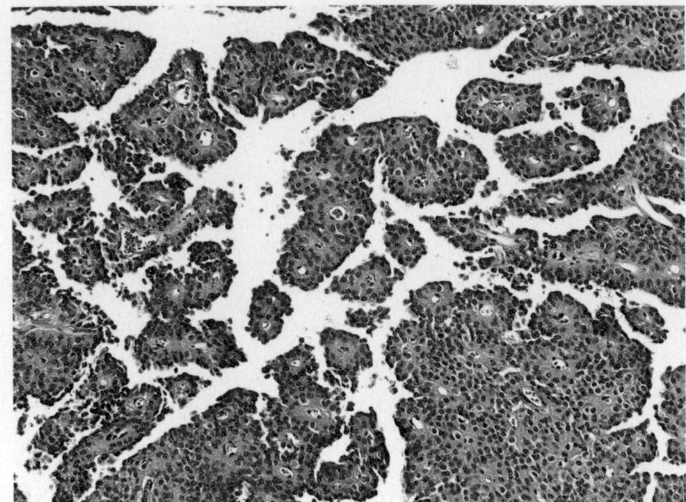

FIGURA 15-16. Neoplasia seudopapilar sólida. El tumor está formado por estructuras centrales vasculares seudopapilares.

y estructuras seudopapilares (fig. 15-16). La gran mayoría de las NSPS son asintomáticas y curables mediante resección quirúrgica completa, aunque en un 10% de los casos se producen metástasis, generalmente al hígado. Incluso estos pacientes suelen vivir muchos años, lo que subraya la naturaleza de crecimiento lento de esta neoplasia. Desde el punto de vista clínico, las NSPS pueden simular otras neoplasias malignas del páncreas. La mayoría tienen mutaciones en *CTNNB1*, el gen de la β-catenina, y muestran una localización nuclear anómala de la proteína correspondiente.

PÁNCREAS ENDOCRINO

Los islotes de Langerhans forman el páncreas endocrino

Estos islotes están dispersos de forma irregular por todo el páncreas y consisten en agregados esféricos o lobulados de células endocrinas ricamente vascularizados. En los islotes hay cuatro tipos celulares principales y distintos, y cada célula produce solo una hormona peptídica específica (tabla 15-2).

- Las **células** α sintetizan glucagón y están situadas en la periferia de los lóbulos de los islotes. Constituyen del 15% al 20% de la población total de células de los islotes (fig. 15-17A). El glucagón induce la glucogenólisis y la gluconeogenia en el hígado, lo que eleva la glucemia. Su secreción es estimulada por la hipoglucemia y por la ingestión de una comida baja en carbohidratos y alta en proteínas. En virtud de estas respuestas, el glucagón, junto con la insulina, sirve para mantener la homeostasis de la glucosa.
- Las **células** β constituyen entre el 60% y el 70% de todas las células de los islotes y producen insulina (fig. 15-17B). Se encuentran en las regiones centrales de los islotes. Por microscopía electrónica, contienen cristales poligonales y romboides característicos dentro de vesículas secretoras. La secreción de insulina se activa cuando la glucosa se une a los receptores de superficie de las células β.
- Las **células** δ secretan somatostatina. Son menos numerosas (5-10%) y, al igual que las células α, tienden a ubicarse en la periferia de los islotes (fig. 15-17C). La somatostatina pancreática inhibe la liberación hipofisaria de la hormona del crecimiento, la secreción de las células α, β y acinares del páncreas y ciertas células secretoras de hormonas en el tubo digestivo. Estas interacciones hormonales sugieren que la somatostatina desempeña un papel regulador en la homeostasis de la glucosa.
- Las **células pancreáticas secretoras** de polipéptidos se encuentran principalmente en los islotes de la porción de la cabeza del páncreas y se derivan de la región ventral embrionaria del mismo órgano. Sintetizan un polipéptido que al parecer tiene diferentes funciones, incluyendo la estimulación de la secreción de enzimas por la mucosa gástrica y la inhibición de la contracción del músculo liso en el intestino y la vesícula biliar, la producción de ácido gástrico y la secreción por parte del sistema exocrino pancreático y biliar.

Los tumores neuroendocrinos pancreáticos representan alrededor de un 5% de las neoplasias pancreáticas

Los tumores neuroendocrinos pancreáticos (TNEPan) tienen características morfológicas especiales que se asemejan a las de las células normales de los islotes y a las de otros tumores neuroendocrinos bien diferenciados del organismo, como los tumores carcinoides pulmonares. Anteriormente conocidos como «tumores de células de los islotes», los TNEPan pueden secretar hormonas que causan síndromes paraneoplásicos muy aparentes o no producir alteraciones funcionales evidentes. Entre los TNEPan funcionales se incluyen el insulinoma, el glucagonoma, el somatostatinoma, el gastrinoma, el tumor secretor de polipéptido intestinal vasoactivo (VIPoma) y otros tipos raros. De los tumores funcionales, los insulinomas son los más frecuentes. Más de la mitad de los TNEPan no son funcionales. Los TNEPan muestran diferentes grados de malignidad clínica; cuando son pequeños, se curan fácilmente mediante extirpación quirúrgica, pero los tumores de mayor tamaño pueden desarrollar metástasis incurables. Es difícil predecir el comportamiento clínico probable de los TNEPan, aunque se sabe que características espe-

TABLA 15-2
PRODUCTOS SECRETADOS POR LAS CÉLULAS DE LOS ISLOTES Y SUS EFECTOS FISIOLÓGICOS

Célula	Producto secretado	Efectos fisiológicos
α	Glucagon	Catabólico; estimula la glucogenólisis y la gluconeogenia, aumento de la glucemia
β	Insulina	Anabólico; estimula la glucogenia, lipogenia y síntesis de proteínas; disminuye la glucemia
δ	Somatostatina	Inhibe la secreción de las células α, β y acinares
PP	Polipéptido pancreático humano (PPh)	Estimula la secreción de enzimas gástricas, inhibe la motilidad intestinal y la secreción biliar

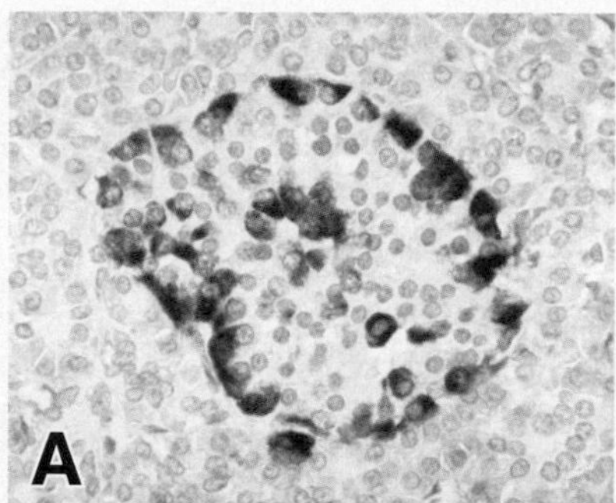

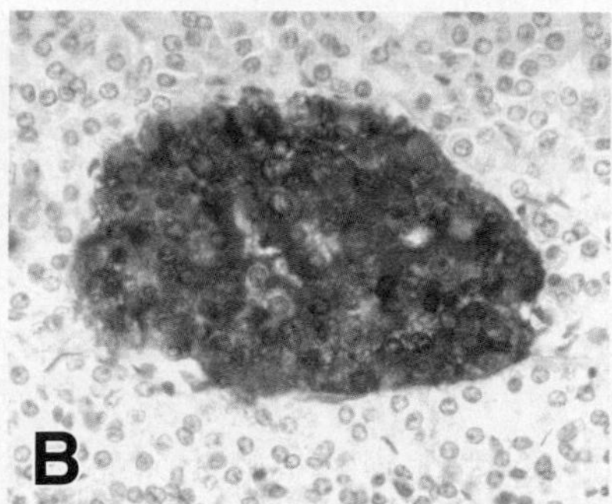

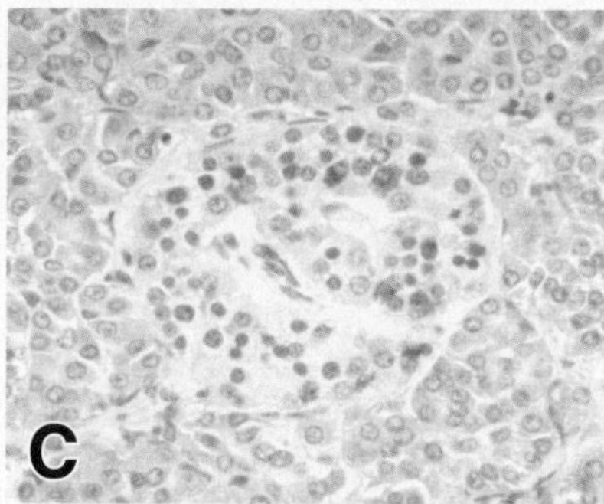

FIGURA 15-17. Localización de las hormonas de los islotes pancreáticos por anticuerpos específicos. La técnica de inmunoperoxidasa permite observar **A)** glucagón en las células α de los islotes periféricos; **B)** insulina en las células β distribuidas a través de los islotes, y **C)** somatostatina distribuida de manera dispersa en las células δ.

cíficas tales como un gran tamaño, una tasa relativamente alta de proliferación de células tumorales y una invasión más generalizada aumentan la probabilidad de recurrencia. Incluso cuando dan lugar a metástasis a distancia, los TNEPan pueden crecer con relativa lentitud, y puede darse una supervivencia de años o incluso décadas. Cuando los TNEPan funcionales no pueden extirparse completamente mediante cirugía, las complicaciones de los síndromes hormonales pueden ser muy debilitantes. Los TNEPan muy pequeños (menos de 0.5 cm) son hallazgos causales frecuentes, y se denominan microadenomas neuroendocrinos pancreáticos.

Los TNEPan pueden aparecer a cualquier edad, pero son más frecuentes entre los 40 y los 60 años. Afectan por igual a hombres y mujeres. Los tumores no funcionales se detectan accidentalmente mediante estudios de imagen y llaman la atención por los efectos locales o la presencia de metástasis, que se producen con mayor frecuencia en el hígado.

Los TNEPan son parte del síndrome de neoplasia endocrina múltiple de tipo 1 (NEM-1), que también incluye adenomas hipofisarios y paratiroideos y, con menor frecuencia, tumores neuroendocrinos de otros órganos. Los pacientes afectados suelen presentar múltiples microadenomas neuroendocrinos pancreáticos y TNEPan, al menos uno de los cuales es funcional. Los pacientes con síndrome de von Hippel-Lindau también desarrollan TNEPan no funcionales. Los pacientes con TNEPan hereditarios pueden mostrar inactivación de ambos alelos en los genes *MEN1* o *VHL*, genes vinculados a los síndromes NEM-1 y von Hippel-Lindau, respectivamente. *MEN1* codifica una proteína llamada menina, que actúa como supresor de tumores mediante la regulación de la reparación del ADN y la apoptosis. Como se ha comentado anteriormente, *VHL* regula la degradación adecuada de varios factores de crecimiento y, por tanto, su inactivación promueve la proliferación desordenada. Los genes más comúnmente implicados en el desarrollo de los TNEPan incluyen *MEN1, DAXX* (*death domain-associated protein*) y *ATRX* (que produce una proteína de remodelación de la cromatina). Los genes cuyos defectos se han relacionado con el desarrollo de adenocarcinoma ductal suelen ser normales en los TNEPan.

Los TNEPan funcionales producen síndromes paraneoplásicos con manifestaciones importantes

- Los **insulinomas**, los TNEPan funcionales más habituales, secretan suficiente insulina como para producir hipoglucemia. La secreción de insulina por las células tumorales no está regulada por las concentraciones de glucosa en sangre, por lo que estos tumores continúan secretando la hormona. Aunque estos tumores suelen ser pequeños (el 75% son <2 cm), los síntomas pueden ser muy graves e incluir tanto efectos en el sistema nervioso central debido a hipoglucemia, como efectos secundarios resultantes de la respuesta catecolaminérgica. Los pacientes refieren sudación, alteraciones de la vista, confusión, nerviosismo y hambre, que pueden evolucionar hasta confusión, letargo e inclusive crisis convulsivas o coma. La presencia de alteraciones de la conducta puede llevar al diagnóstico erróneo de un trastorno psiquiátrico. Los insulinomas suelen ser un poco más frecuentes en la cola del páncreas. Aunque el 30% de los TNEPan funcionales en pacientes con NEM-1son insulinomas, solo el 5% de los mismos se origina en el marco de un NEM-1. En comparación con otros TNEPan, los insulinomas tienen una evolución clínica benigna debido a que suelen ser muy pequeños cuando son detectados. La extirpación quirúrgica, incluso la enucleación, por lo general, es suficiente para su curación.
- Los **glucagonomas** se asocian a un síndrome de *(1)* diabetes leve, *(2)* eritema migratorio necrosante, *(3)* anemia, *(4)* trombosis venosa profunda y *(5)* diarrea. Puede haber también alteraciones psiquiátricas. Los glucagonomas constituyen del 8% al 13% de los TNEPan funcionales y se presentan en los 40-70 años, con un ligero predominio en el sexo femenino. En pacientes con tumores de células α, la concentración de glucagón en plasma puede llegar a ser hasta 30 veces superior al valor normal. Al igual que otros TNEPan funcionales (con excepción de los insulinomas) y los TNEPan no funcionales, los glucagonomas muestran una conducta maligna en el 50% al 70% de los casos.
- Los **somatostatinomas** son raros y producen síndrome de diabetes leve, cálculos biliares, esteatorrea, hipoclorhidria, anemia y pérdida de peso, debido al efecto inhibitorio de la somatostatina en otras células de los islotes pancreáticos y en las células neuroendocrinas del aparato digestivo. En consecuencia, la concentración de insulina y glucagón en sangre suele ser baja.
- El **gastrinoma pancreático** es un TNEPan funcional formado por las células llamadas G, que producen gastrina, un potente estímulo hormonal para la secreción de ácido gástrico. La localización de este tumor en el páncreas es curiosa, porque las células productoras de gastrina no se encuentran normalmente en los islotes. El gastrinoma pancreático produce síndrome de Zollinger-Ellison, una enfermedad caracterizada por: *(1)* hipersecreción gástrica incurable, *(2)* ulceración péptica grave del

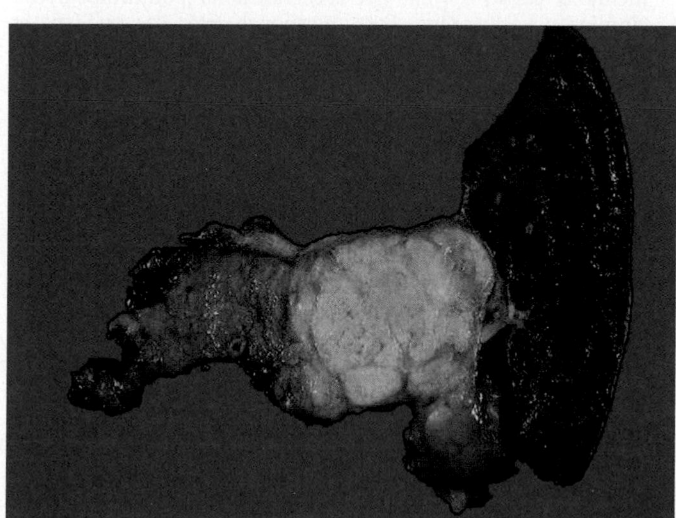

FIGURA 15-18. Tumor neuroendocrino pancreático. Este tumor bien delimitado, con aspecto nodular, surge en la cola del páncreas cerca del bazo.

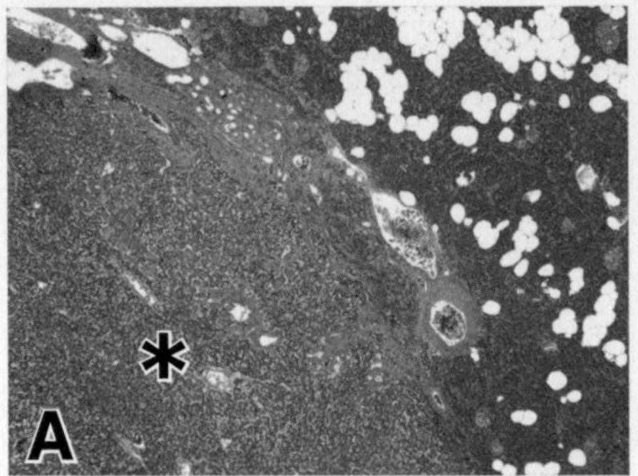

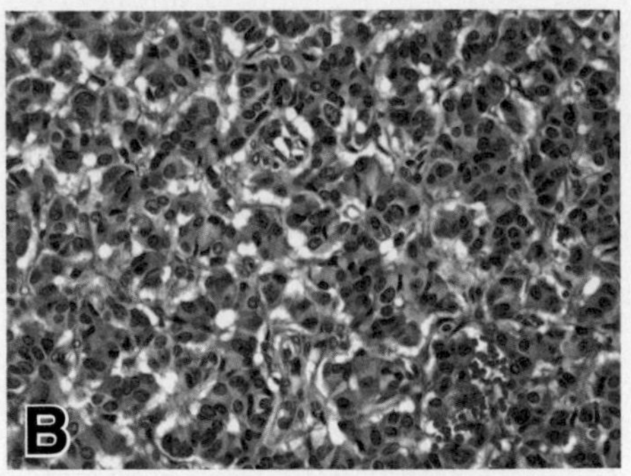

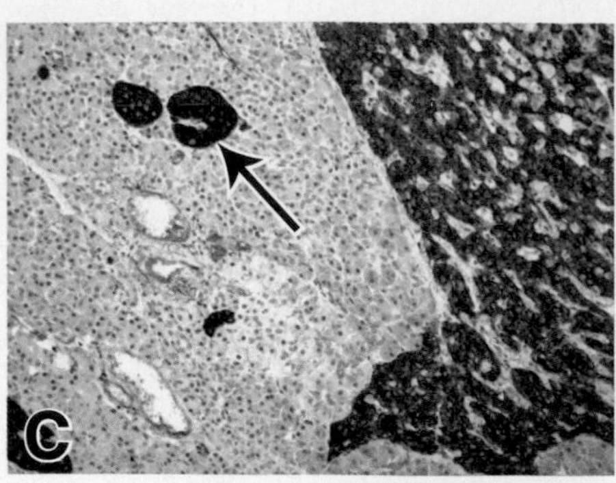

FIGURA 15-19. Tumor neuroendocrino pancreático bien diferenciado. A. La delimitación bien definida de este tumor (*asterisco*) puede observarse claramente en la microfotografía de baja resolución. **B.** En una imagen de mayor resolución se observa un patrón de células epitelioides neoplásicas uniforme que puede tener una distribución en cordones. **C.** La tinción inmunohistoquímica con cromogranina, un antígeno neuroendocrino, permite destacar las células del tumor y los islotes (*flecha*) dentro de las zonas adyacentes del páncreas.

duodeno y el yeyuno, y *(3)* concentraciones elevadas de gastrina en sangre. Entre los TNEPan funcionales, los gastrinomas son los segundos en frecuencia después de los insulinomas y representan el tumor funcional más habitual en los pacientes con NEM-1. Sin embargo, el páncreas es una localización menos frecuente de gastrinomas en comparación con el duodeno, sobre todo en pacientes no asociados con NEM-1. Los gastrinomas del páncreas suelen ser relativamente grandes (más de 2 cm), mientras que los gastrinomas duodenales miden tan solo unos milímetros. En ocasiones solo se identifican metástasis a nódulos linfáticos sin evidencia del gastrinoma primario. Los gastrinomas son más habituales a los 30-50 años, con un ligero predominio en el sexo masculino. Los gastrinomas pancreáticos son agresivos, aunque aquellos que se originan en el duodeno suelen mantenerse localizados, aun cuando hay presencia de metástasis a nódulos linfáticos.

- Los **VIPomas** son TNEPan funcionales que producen polipéptido intestinal vasoactivo (VIP), otra hormona que en condiciones normales no se encuentra en las células de los islotes no neoplásicos, sino en las células ganglionares y las fibras nerviosas del páncreas, el intestino y el cerebro. El VIP induce glucogenólisis e hiperglucemia, además de regular la secreción de iones y agua en el epitelio digestivo. Los VIPomas causan síndrome de Verner- Morrison, caracterizado por diarrea acuosa explosiva y profusa, hipopotasiemia y aclorhidria (también es conocido como síndrome WDHA o cólera pancreático). Los VIPomas son raros (del 3-8% de todos los TNEPan y el 10% de los TNEPan funcionales) y, por lo general, son grandes y solitarios.
- Los TNEPan rara vez secretan otras hormonas que no sean normalmente producidas en el páncreas (hormonas ectópicas), incluidas corticotropina (ACTH), hormona paratiroidea, calcitonina y vasopresina. Estas hormonas ectópicas pueden ser producidas tanto aisladamente como en combinación con otras hormonas pancreáticas producidas normalmente en este órgano. El polipéptido pancreático también puede ser secretado por algunos TNEPan denominados «PPomas», pero no hay un síndrome clínico específico atribuible a esta hormona, por lo que técnicamente los PPomas son tumores no funcionales.

ANATOMOPATOLOGÍA: más allá del pequeño tamaño de los insulinomas, los TNEPan funcionales y no funcionales son muy similares. Por lo general son lesiones solitarias, circunscritas, de color rosado a cobrizo y formadas por tejido blando (fig. 15-18). Los tumores de mayor tamaño pueden ser multinodulares y contener áreas de hemorragia. Puede presentarse degeneración quística y en algunos casos son duros y fibróticos. En el análisis microscópico, los TNEPan se componen de células uniformes dispuestas en los denominados patrones organoides, que incluyen nidos, listones, glándulas y festones (fig. 15-19). También puede haber formación de glándulas. Los núcleos son uniformes y tienen un patrón de cromatina con punteado grueso y una tasa de proliferación baja. A veces el estroma contiene amiloide, o puede ser esclerótico. Ciertos patrones histológicos se atribuyeron en su momento a varios tipos de funcionamiento de los TNEPan, pero tales relaciones son imprecisas en el mejor de los casos y no pueden utilizarse para identificar el tipo de célula del TNEPan. La naturaleza neuroendocrina del tumor puede demostrarse mediante técnicas de inmunohistoquímica con anticuerpos contra cromogranina A y sinaptofisina.

Por lo general, puede demostrarse que los TNEPan funcionales producen la hormona responsable de un síndrome clínico determinado mediante técnicas de inmunohistoquímica, pero no es raro que produzcan varias hormonas diferentes en una población menor de células aun en tumores de este tipo no funcionales. En la microscopía electrónica también es posible identificar los gránulos neurosecretores característicos y en algunos TNEPan funcionales la morfología de los gránulos coincide con la de gránulos específicos de su contraparte de las células en los islotes no neoplásicos.

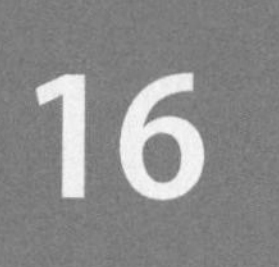

16 Riñón

J. Charles Jennette, Harsharan K. Singh

Anatomía

Los riñones son órganos pares con forma de judía situados a ambos lados de la columna vertebral, en el espacio retroperitoneal. Los riñones adultos pesan una media de 150 g y miden aproximadamente 11 cm de largo, 6 cm de ancho y 3 cm de grosor. Cada riñón consta de una corteza externa y de una médula interna (fig. 16-1). Cuando un riñón se divide en dos, la médula tiene alrededor de 12 pirámides, con sus bases en la unión corticomedular. Una pirámide medular y su corteza suprayacente constituyen un lóbulo renal. Cada pirámide tiene una zona interna y otra externa. La zona interna, la **papila**, desemboca en un cáliz, una estructura en forma de embudo que conduce la orina hacia la pelvis renal, que desemboca en el uréter.

VASOS SANGUÍNEOS

El riñón es uno de los órganos más vasculares del cuerpo y recibe entre el 20% y el 25% del gasto cardíaco del organismo. El riego sanguíneo de cada riñón suele proceder de una única arteria renal principal, aunque una cuarta parte de estos órganos tienen una o más arterias renales accesorias. Antes de entrar en el parénquima renal, la arteria renal se divide en ramas anterior y posterior, que a su vez dan lugar a las arterias interlobulares (fig. 16-1). Estas últimas se ramifican en arterias arqueadas, que discurren paralelas a la superficie renal cerca de la unión corticomedular. Las arterias interlobulillares se originan en las arterias arqueadas y se extienden hacia la superficie renal, donde dan lugar a arteriolas aferentes, cada una de las cuales irriga un único glomérulo.

Las arteriolas eferentes drenan los glomérulos y luego se ramifican en capilares peritubulares. Los capilares de la corteza externa dan lugar a capilares que suministran sangre al parénquima cortical, y los de la corteza profunda, adyacentes a la médula, proporcionan vasos que se extienden hacia la médula para convertirse en los vasos peritubulares medulares, denominados **vasos rectos**.

El glomérulo es el filtro renal

La **nefrona** es la unidad funcional del riñón; incluye el glomérulo y su túbulo, que termina en un sistema colector común (fig. 16-1). El glomérulo es una red especializada de capilares cubierta por células epiteliales denominadas **podocitos** y sostenida por células de músculo liso modificadas, que se denominan **células mesangiales**

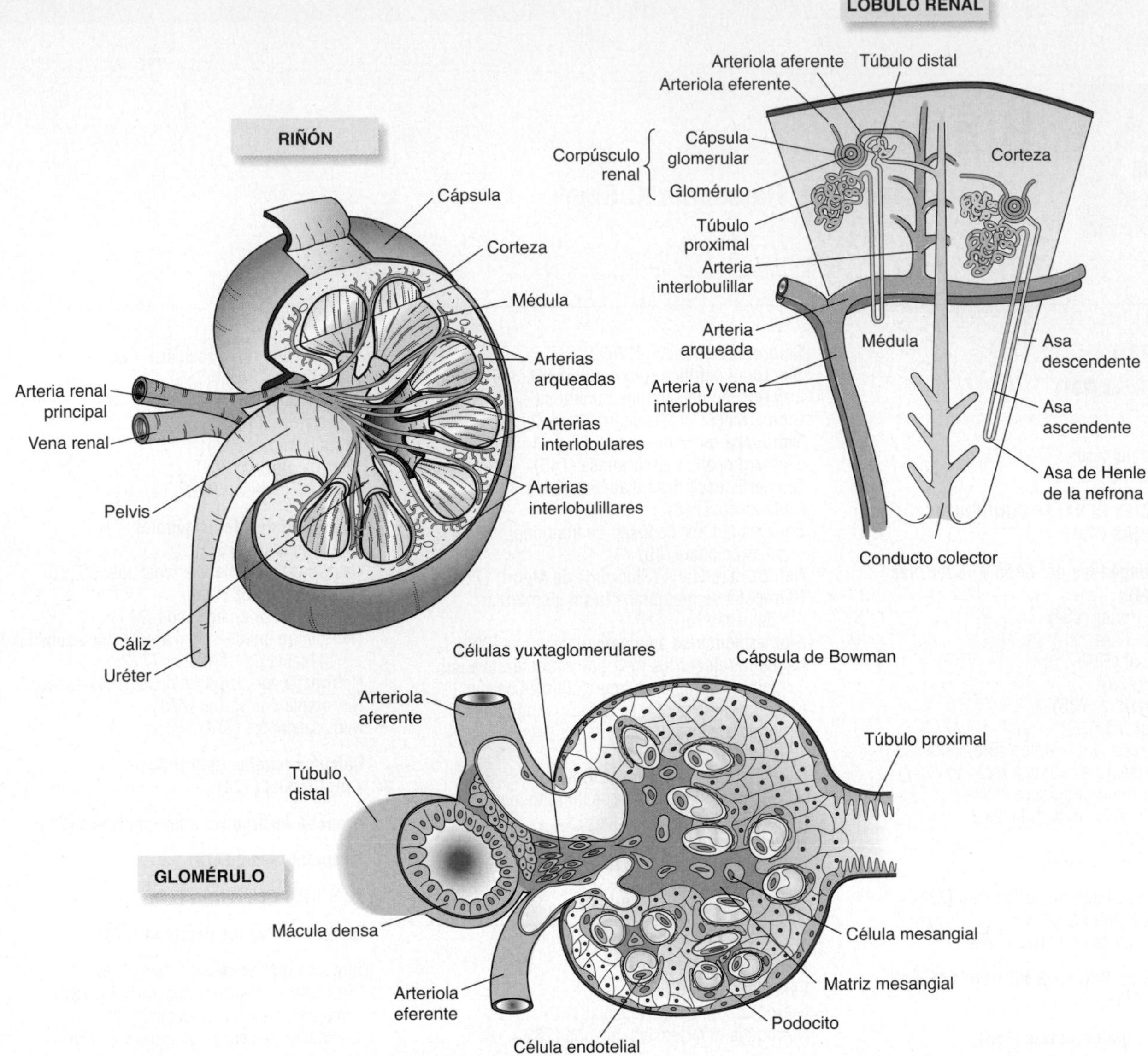

FIGURA 16-1. Anatomía macroscópica y microscópica del riñón.

(figs. 16-1 a 16-4). Al entrar en el glomérulo, la arteriola aferente se ramifica en capilares, que forman el penacho glomerular circunvalado y finalmente confluyen para originar la arteriola eferente, que sale del glomérulo. Los capilares glomerulares están revestidos por células endoteliales fenestradas que yacen sobre una membrana basal. La cara externa de esta membrana basal está cubierta por podocitos. El espacio de Bowman se encuentra entre los podocitos y las células epiteliales que recubren la cápsula de Bowman.

Membrana basal glomerular

La membrana basal glomerular (MBG; figs. 16-3 a 16-5) separa las células endoteliales de los podocitos en las paredes capilares periféricas y también a los podocitos del mesangio. Dado que la MBG no rodea completamente cada luz capilar, sino que se extiende sobre el mesangio como MBG paramesangial en potencia, las sustancias que circulan en la sangre pueden entrar en el mesangio sin atravesar la MBG. Aunque desde el punto de vista morfológico es similar a muchas otras membranas basales, la MBG presenta diferencias estructurales y funcionales. A nivel ultraestructural, tiene alrededor de 350 nm de grosor y tres capas definibles (fig. 16-5):

- **Lámina densa:** zona central electrodensa
- **Lámina rara interna**: zona interna delgada electrotransparente
- **Lámina rara externa**: zona externa delgada electrotransparente

La MBG se compone principalmente de colágeno de tipo IV, que proporciona la estructura principal. Las anomalías genéticas en el colágeno de tipo IV y los autoanticuerpos dirigidos contra este causan enfermedad glomerular. Otros componentes son los glucosaminoglucanos, la laminina, la entactina y la fibronectina. Los glucosaminoglucanos polianiónicos, ricos en sulfato de heparán, confieren una fuerte carga negativa a la MBG. Esto permite la filtración selectiva de moléculas eléctricamente neutras y catiónicas y la exclusión relativa de moléculas con carga negativa, como la albúmina. La MBG también discrimina las moléculas en función de su tamaño.

Células endoteliales glomerulares

La capa de células endoteliales glomerulares tiene un espesor de 50 nm y contiene numerosos poros o fenestraciones de 60 nm a 100 nm (fig. 16-5), que no están cruzados por diafragmas. Así, permiten el paso de líquidos, iones y proteínas (fig. 16-4). Las proteínas de la membrana de la superficie endotelial (p. ej., moléculas de adhesión) y los productos de secreción endotelial (p. ej., prostaglandinas y óxido nítrico) desempeñan papeles importantes en la patogenia de enfermedades glomerulares inflamatorias y trombóticas (figs. 16-4 y 16-5).

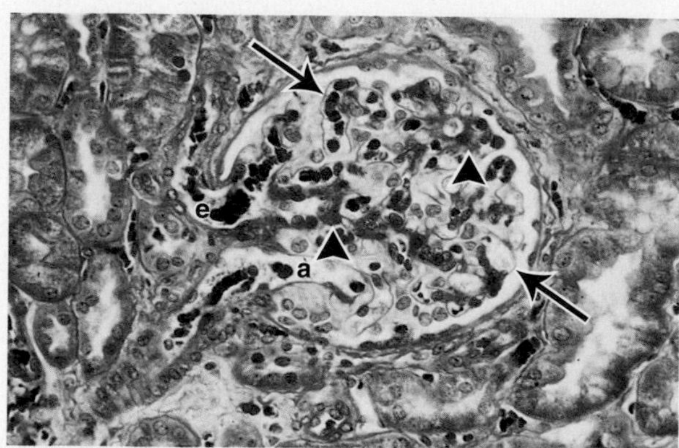

FIGURA 16-2. Glomérulo normal por microscopía óptica. La tinción tricrómica de Masson muestra un penacho glomerular con membranas basales delgadas de la pared capilar de color azul (*flechas*), pequeñas cantidades de matriz azul (*puntas de flecha*) que rodean las células del mesangio, y el hilio a la izquierda. La arteriola aferente (a) entra por abajo y la arteriola eferente (e) desemboca arriba.

Podocitos

Los podocitos descansan sobre la cara externa de la MBG y envían proyecciones citoplasmáticas, denominadas **prolongaciones podálicas** o **pedicelos**, hacia la lámina rara externa de la MBG (fig. 16-5). Entre los pedicelos adyacentes se encuentra una delgada membrana denominada **diafragma de hendidura**, que es una unión adherente modificada. Los podocitos constituyen la principal barrera glomerular contra la pérdida de proteínas en la orina. Las mutaciones en los genes que codifican las proteínas de los podocitos y del diafragma de hendidura (p. ej., **nefrina, podocina, actinina α-4 y el canal 6 del receptor transitorio de cationes potenciales [TRCP-6]**) pueden dar lugar a la pérdida anómala de proteínas en la orina (proteinuria).

Mesangio

El mesangio es una red celular y matricial que sostiene el glomérulo. Las células mesangiales son células de músculo liso modificadas situadas en el centro del penacho glomerular, entre las asas capilares. Son funciones importantes del mesangio:

- Soporte mecánico del glomérulo
- Endocitosis y procesamiento de proteínas plasmáticas, incluidos los inmunocomplejos
- Mantenimiento de la matriz extracelular mesangial
- Regulación del flujo sanguíneo y la filtración glomerulares por la contractilidad de las células mesangiales
- Generación de mediadores moleculares (p. ej., prostaglandinas y citocinas)

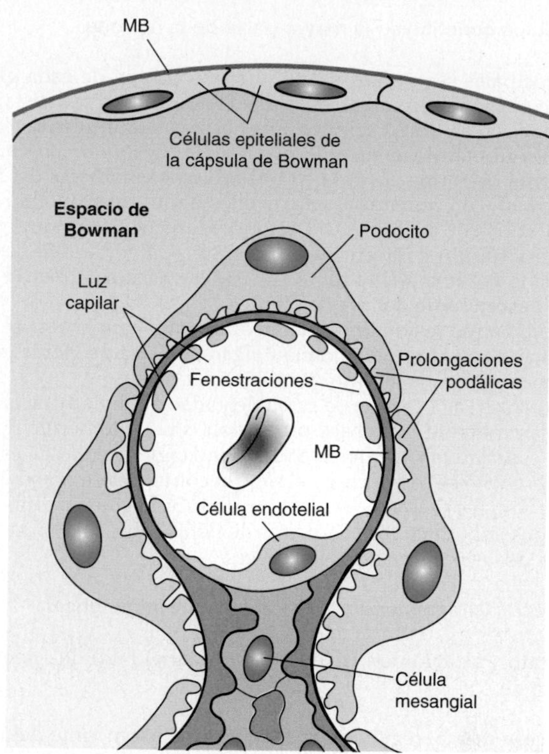

FIGURA 16-4. Glomérulo normal. Se ilustra la relación de los diferentes tipos de células glomerulares con la membrana basal y la matriz del mesangio en una sola asa glomerular. La cara externa completa de la membrana basal (*MB*) glomerular (asa y tallo periféricos mostrados en *naranja*) está cubierta por las prolongaciones podálicas de una célula epitelial visceral (podocito). Las porciones externas de la célula endotelial fenestrada están en contacto con la cara interna de la membrana basal, en tanto que la porción central está en contacto con una célula del mesangio y la matriz mesangial adyacente. Compárese esta figura con la 16-3.

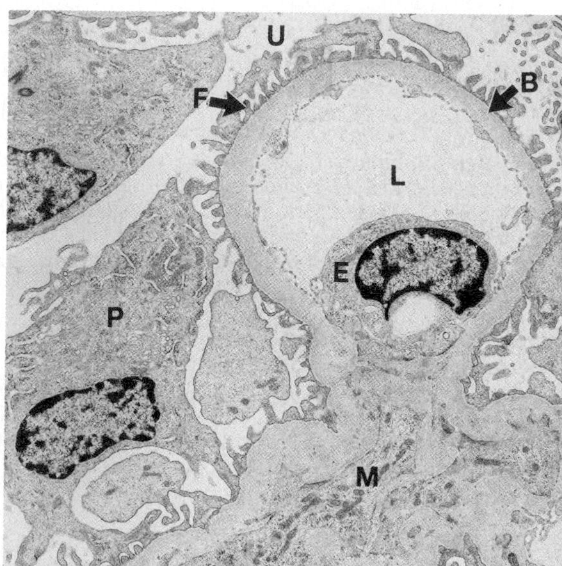

FIGURA 16-3. Capilar glomerular normal. En esta microfotografía electrónica de un asa capilar aislada y el mesangio adyacente, la cara luminal (*L*) de la pared capilar está revestida por una capa delgada de citoplasma endotelial fenestrado (se muestra a mayor aumento en la fig. 16-5), que se extiende desde el cuerpo de la célula endotelial (*E*). El cuerpo de la célula endotelial está en contacto directo con el mesangio, que incluye la célula mesangial (*M*) y la matriz adyacente. La cara externa de la membrana basal (*B*) está cubierta por prolongaciones podálicas (*F*) del podocito (*P*) que reviste el espacio urinario (*U*). Compárese esta figura con la 16-4 y la 16-5.

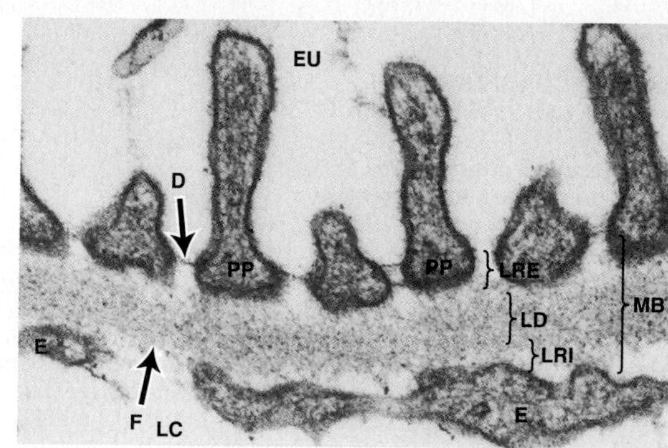

FIGURA 16-5. El filtro glomerular. En esta microfotografía electrónica se ilustran las estructuras del filtro glomerular. Las moléculas que pasan de la luz capilar (*LC*) al espacio urinario (*EU*) atraviesan las fenestraciones (*F*) de la célula endotelial (*E*), la membrana basal trilaminar (*MB*), (lámina rara interna [*LRI*], lámina densa [*LD*] y lámina rara externa [*LRE*]), y el diafragma de los poros en hendidura (*D*) que conecta las prolongaciones podálicas de los podocitos (*PP*).

Los túbulos constituyen la mayor parte de la nefrona

Los principales segmentos del túbulo que surgen de cada glomérulo son el túbulo proximal, el asa de Henle y el túbulo distal, que desemboca en el túbulo colector. En el origen del túbulo proximal a partir del glomérulo, el epitelio plano de la cápsula de Bowman se transforma de forma abrupta en altas células cilíndricas del **túbulo proximal**, con numerosas microvellosidades de gran altura que forman un borde en cepillo. El segmento inicial, muy tortuoso, se denomina **túbulo contorneado proximal**. A medida que desciende hacia la médula, dicho túbulo se endereza para formar la **rama gruesa descendente del asa de Henle**.

A medida que se adentra en la médula, esta rama gruesa se adelgaza hasta convertirse en la **rama delgada del asa de Henle**, que se encorva de retorno a la corteza.

Al acercarse a la corteza, la rama delgada se convierte en la **rama gruesa ascendente**. Esta hace protrusión con el glomérulo del que surgió, contribuye a formar el aparato yuxtaglomerular de ese glomérulo y luego se convierte en el **túbulo contorneado distal**. Varios túbulos distales se unen para formar un **túbulo colector**, que finalmente desemboca en los conductos de Bellini, que liberan la orina, a través de las papilas, hacia los cálices.

El aparato yuxtaglomerular secreta renina y angiotensina

El aparato yuxtaglomerular está situado en el hilio del glomérulo y consta de:

- **Mácula densa**, región de la rama gruesa ascendente del asa de Henle que contiene núcleos muy empaquetados
- **Células mesangiales extraglomerulares**, entre la mácula densa y las arteriolas hiliares
- **Arteriolas aferente terminal** y **eferente proximal**

La pared de la arteriola aferente contiene células granulares características implicadas en la síntesis y la secreción de renina y angiotensina.

El intersticio proporciona soporte estructural

El intersticio renal está compuesto por células intersticiales similares a fibroblastos y matriz colagenosa circundante. El intersticio ocupa solo el 10% del volumen cortical, pero constituye entre el 20% y el 30% del volumen medular. Además de proporcionar soporte estructural, algunas células intersticiales corticales secretan eritropoyetina, y algunas células medulares elaboran prostaglandinas.

Enfermedades renales congénitas y hereditarias

ANOMALÍAS CONGÉNITAS DEL RIÑÓN Y DE LAS VÍAS URINARIAS

La secuencia de Potter se debe a una insuficiencia de líquido amniótico

La secuencia de Potter (secuencia de oligohidramnios) es un síndrome de anomalías patológicas que derivan de una reducción significativa de la producción intrauterina de orina (*v.* también cap. 6). La reducción de la producción de orina debida, por ejemplo, a agenesia renal bilateral (fig. 16-6) da lugar a una disminución del líquido amniótico (oligohidramnios). El líquido amniótico suele proporcionar amortiguación al feto. En presencia de menos líquido, el útero comprime el feto. Esta compresión provoca aplanamiento de la cara, con implantación baja de los pabellones auriculares, mentón pequeño y retraído, y nariz aplanada en forma de pico. También restringe el movimiento de brazos y piernas, lo que a menudo provoca una flexión anómala de las extremidades inferiores. El componente más peligroso para la vida de la secuencia de Potter es la hipoplasia pulmonar (fig. 16-6), que resulta de la falta de un estímulo adecuado del líquido amniótico para la maduración y de la compresión de la pared torácica por el útero. Debido a que incluso los neonatos pueden ser objeto de diálisis, la insuficiencia respiratoria secundaria a la secuencia de Potter (más que la insuficiencia renal) puede ser la causa de muerte en los lactantes con anomalías congénitas renales graves.

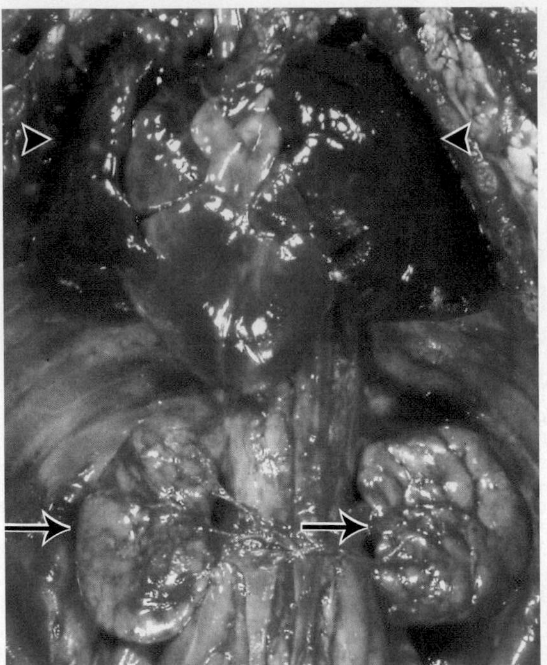

FIGURA 16-6. Agenesia renal bilateral. La secuencia de Potter incluye riñones no funcionales desde el nacimiento, hipoplasia pulmonar y muchas otras anomalías. En este caso, había agenesia renal bilateral, solo con elementos mesenquimatosos en los rudimentos renales (*flechas*). En consecuencia, los riñones eran hipoplásicos (*puntas de flecha*). Este neonato fue mortinato.

La agenesia renal es la ausencia total de tejido renal

La mayoría de los niños nacidos con agenesia renal bilateral (fig. 16-6) nace sin vida y presenta secuencia de Potter. La agenesia bilateral se asocia a menudo con otras anomalías, especialmente en otras partes de las vías urinarias o del miembro inferior. La agenesia renal unilateral no es grave si no hay otras anomalías asociadas, ya que el riñón contralateral se hipertrofia lo suficiente como para mantener una función renal normal. Si la agenesia renal unilateral se acompaña de hipoplasia del riñón contralateral, el riesgo de desarrollar esclerosis glomerular progresiva (glomeruloesclerosis segmentaria focal secundaria [GESF]) aumenta, debido a la sobrecarga de trabajo de las nefronas.

En la hipoplasia renal, los riñones presentan una histología normal, pero son más pequeños

Los riñones hipoplásicos congénitos están formados por seis o menos lóbulos renales (pirámides medulares con corteza superpuesta) y tienen un número reducido de nefronas. Suelen pesar menos de la mitad de lo normal. La hipoplasia debe diferenciarse de la presencia de riñones pequeños por atrofia o cicatrización. Existe una variante frecuente de hipoplasia caracterizada por el agrandamiento de los muy escasos glomérulos, por lo que se denomina **oligomeganefronía**. Este agrandamiento es reflejo de la sobrecarga de trabajo de muy pocas nefronas, y predispone al desarrollo de GESF.

La ectopia renal se corresponde con un riñón normal con localización anómala

El riñón ubicado en un sitio erróneo suele localizarse en la pelvis, debido a su falta de migración fetal de la pelvis al flanco. Uno o

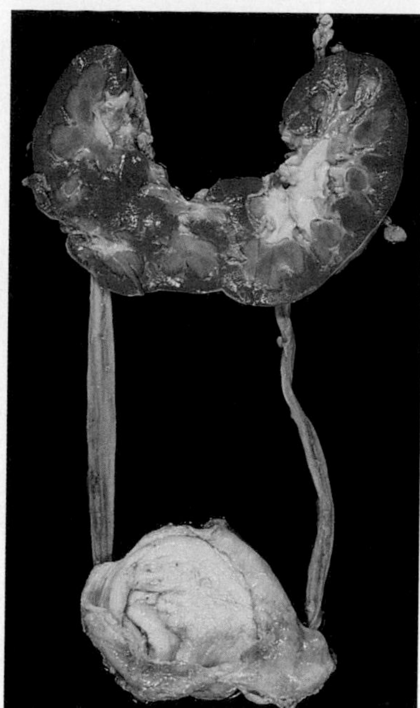

FIGURA 16-7. **Riñón en herradura.** Los riñones se fusionaron por el polo inferior.

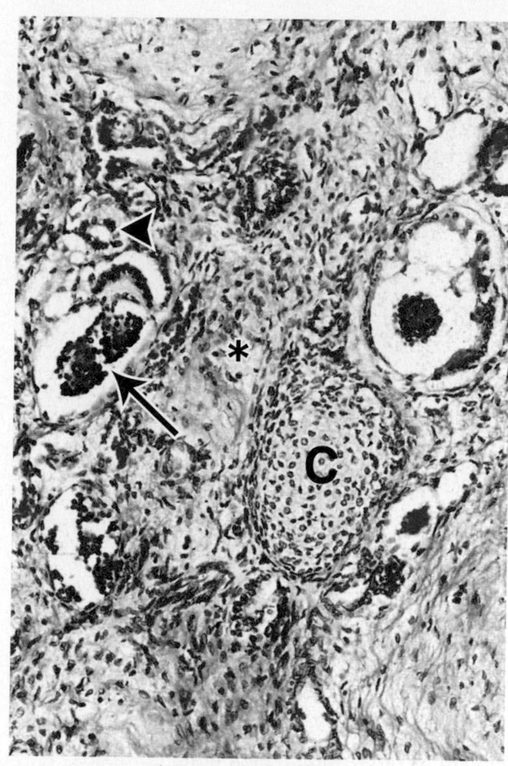

FIGURA 16-8. **Displasia renal.** Los glomérulos (*flecha*), túbulos (*punta de flecha*) y cartílagos (*C*) inmaduros están rodeados por tejido mesenquimatoso laxo indiferenciado (*).

ambos riñones pueden estar afectados. En la **ectopia simple**, los uréteres drenan hacia el sitio apropiado de la vejiga. En la **ectopia cruzada**, el riñón fuera de sitio está en el mismo lado que su contraparte normal; el uréter ectópico cruza la línea media y se vierte en el lado contralateral de la vejiga.

El riñón en herradura es un órgano impar, de gran tamaño y de localización central

En general, los riñones se fusionan en los polos inferiores (fig. 16-7). Esta anomalía aumenta el riesgo de obstrucción e infección renal (pielonefritis) porque los uréteres se comprimen al cruzar sobre la unión entre los dos riñones cuando estos se fusionan en el polo inferior.

En la displasia renal, el mesénquima primitivo rodea los túbulos indiferenciados

Este mesénquima contiene a veces tejido heterotópico, como cartílago. A menudo se forman quistes a partir de los túbulos anómalos.

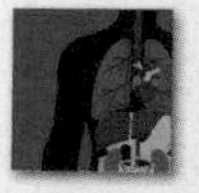

FISIOPATOLOGÍA: la displasia renal es el resultado de la diferenciación anormal del metanefros y tiene múltiples causas genéticas y somáticas. Algunas formas familiares de displasia se deben a señales de diferenciación anómalas que afectan las interacciones inductivas entre la yema ureteral y el blastema metanéfrico. Muchas formas de displasia se acompañan de otras anomalías de las vías urinarias, especialmente las que causan obstrucción del flujo de orina. Esta asociación sugiere que la obstrucción del flujo urinario en el útero puede causar displasia. Entre las anomalías asociadas frecuentes se incluyen:

- Agenesia ureteral
- Atresia ureteral
- Obstrucción de la unión ureteropélvica
- Estenosis ureterovesical o válvulas uretrales posteriores

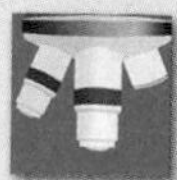

ANATOMOPATOLOGÍA: el sello histológico de la displasia renal se corresponde con túbulos y conductos indiferenciados revestidos por epitelio cúbico o cilíndrico. Estas estructuras están rodeadas por mantos de mesénquima indiferenciado que puede contener músculo liso e islas de cartílago (fig. 16-8). Pueden observarse glomérulos rudimentarios, y los túbulos y conductos pueden presentar dilatación quística. La displasia renal puede ser unilateral o bilateral, y el riñón afectado puede ser bastante grande o muy pequeño:

- **La displasia renal aplásica** da lugar a riñones displásicos muy pequeños y deformes, que pueden ser difíciles de identificar a simple vista.
- **La displasia renal multiquística** suele ser unilateral y se caracteriza por agrandamiento renal por múltiples quistes, cuyo diámetro varía desde los microscópicos hasta los que miden varios centímetros. El riñón pierde su forma habitual, y es más bien una masa irregular formada por quistes (fig. 16-9).
- **La displasia renal quística difusa** presenta quistes de tamaño más uniforme; el riñón mantiene su forma habitual.
- **La displasia renal obstructiva,** focal o difusa, unilateral o bilateral, está causada por la obstrucción intrauterina del flujo de orina, como sucede ante la presencia de válvulas uretrales posteriores o la estenosis de la unión ureteropélvica.

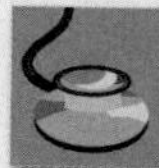

CARACTERÍSTICAS CLÍNICAS: en la mayoría de los pacientes con displasia renal multiquística, se descubre una masa palpable en el flanco poco después del nacimiento, aunque los riñones multiquísticos pequeños pueden no ser evidentes hasta años más tarde. ***La displasia renal multiquística unilateral es la causa más frecuente de tumor abdominal en neonatos***; se trata de forma adecuada mediante la extirpación del riñón afectado. La displasia aplásica bilateral y la displasia quística difusa causan oligohidramnios, con secuencia de Potter e hipoplasia pulmonar potencialmente mortal consiguientes. La displasia renal aplásica y la displasia quística difusa suelen ser más hereditarias que la displasia multiquística, especialmente si se relacionan con anomalías múltiples en otros órganos, como en el síndrome de Meckel-Gruber.

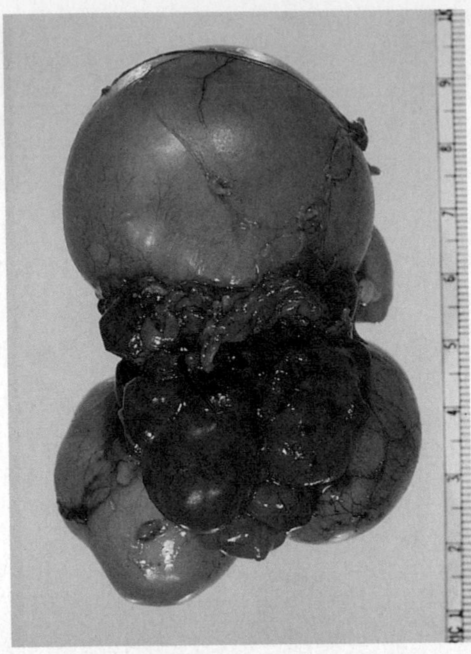

FIGURA 16-9. Displasia renal multiquística. Una masa irregular de quistes de tamaño variable que no tiene forma de riñón.

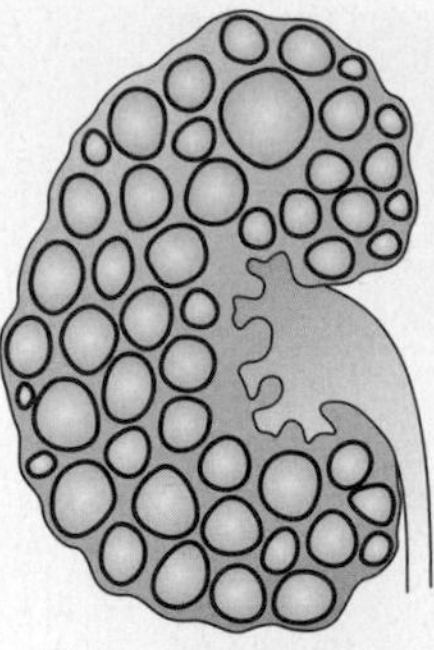

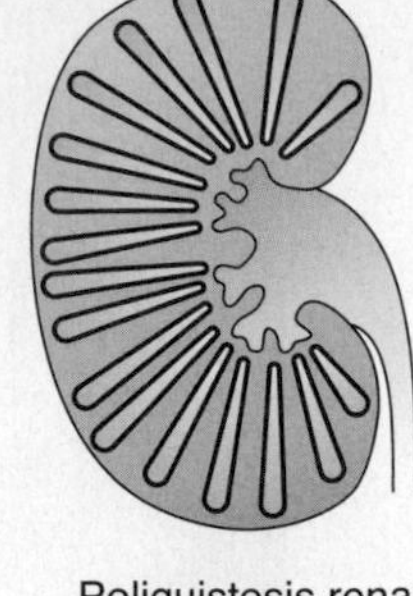

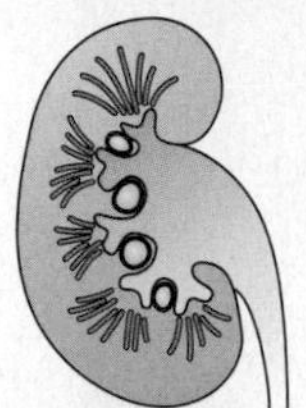

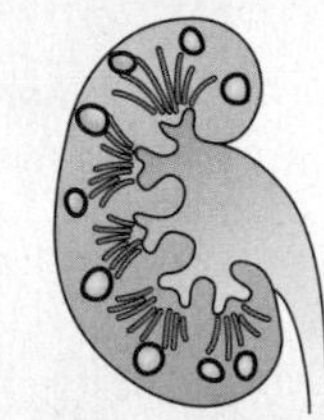

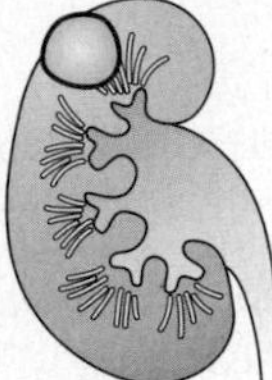

FIGURA 16-10. Enfermedades quísticas del riñón.

En la poliquistosis renal autosómica dominante, los riñones presentan agrandamiento y múltiples quistes

La poliquistosis renal autosómica dominante (PQRAD) es la más frecuente de un grupo de enfermedades congénitas caracterizadas por la presencia de múltiples quistes en el parénquima renal (fig. 16-10). Afecta a entre 1:400 y 1:1000 personas en Estados Unidos, la mitad de las cuales acaba desarrollando una enfermedad renal en etapa terminal (ERET). La PQRAD es responsable del 5% de las ERET que requieren diálisis o trasplante. Solo la diabetes y la hipertensión causan más ERET que la PQRAD.

PATOGENIA MOLECULAR: alrededor del 85% de la PQRAD se debe a mutaciones en el gen de la poliquistosis renal 1 (*PKD1*) y el 15%, a mutaciones en *PKD2*. Los productos de estos genes, la policistina 1 y la policistina 2 respectivamente, se encuentran en los cilios primarios de las células epiteliales tubulares y en los complejos de adherencia intercelular. Estas estructuras detectan el entorno extracelular, incluido el flujo de orina, lo que resulta en la regulación del calcio intracelular y de la proliferación epitelial tubular, la polaridad celular y la apoptosis. Los defectos en estas proteínas provocan disfunción de los cilios primarios (ciliopatía), que altera la señalización del calcio, altera la polaridad celular e induce la proliferación de células epiteliales tubulares.

Aunque la patogenia precisa de la PQRAD sigue sin estar clara, se cree que los quistes surgen en segmentos de túbulos renales a partir de una poca cantidad de células que proliferan de forma anómala. La pared del túbulo se cubre de células indiferenciadas con núcleos de gran tamaño y pocas microvellosidades. De forma simultánea, la presencia de una membrana basal defectuosa inmediatamente por debajo del epitelio anómalo provoca la dilatación del túbulo afectado. El líquido del quiste procede inicialmente del filtrado glomerular, pero con el tiempo la mayoría de los quistes pierden la conexión con los túbulos, en cuyo caso el líquido se acumula por secreción transepitelial. Los quistes en la PQRAD se originan en menos del 2% de las nefronas. Por tanto, es probable que otros factores, además de la aglomeración del tejido normal por la expansión de los quistes, deterioren el tejido renal funcional. La pérdida apoptótica de túbulos renales y la acumulación de mediadores inflamatorios se han relacionado con la destrucción de la masa renal normal.

ANATOMOPATOLOGÍA: en la PQRAD, ambos riñones aumentan de tamaño de forma significativa y pueden pesar hasta 4500 g (fig. 16-11). La presencia de numerosos quistes, tan grandes como de 5 cm de diámetro, llenos con un líquido de color pardo, distorsiona el contorno de los riñones. Estos quistes están revestidos por epitelio cúbico y cilíndrico. Los quistes surgen de cualquier punto de la nefrona, incluidos glomérulos, túbulos proximales, túbulos distales y túbulos colectores. Las zonas de parénquima renal normal entre los quistes sufren atrofia y fibrosis progresivas a medida que la enfermedad avanza con la edad. Una tercera parte de los pacientes con PQRAD también presenta **quistes hepáticos**, cuyo revestimiento se asemeja al epitelio de los conductos biliares. También se producen quistes en el bazo (10% de los pacientes) y el páncreas (5%).

En una quinta parte de los casos se producen **aneurismas cerebrales**, y la hemorragia intracraneal es la causa de muerte en el 15% de los pacientes con PQRAD. Es interesante señalar que muchos pacientes con PQRAD también desarrollan divertículos colónicos.

CARACTERÍSTICAS CLÍNICAS: la mayoría de los pacientes con PQRAD no presenta síntomas clínicos hasta la cuarta década de vida, razón por la cual esta enfermedad se denominó en su día poliquistosis renal del *adulto*. Una pequeña minoría de pacientes desarrolla síntomas durante la infancia, y solo en raras ocasiones aparecen signos y síntomas al nacer. Los síntomas incluyen sensación de pesadez en la región lumbar, dolor abdominal y de flancos bilateral, y masas abdominales. La hipertensión es una de las manifestaciones más tempranas y frecuentes. Con el tiempo, aparece hematuria, proteinuria leve e insuficiencia renal progresiva.

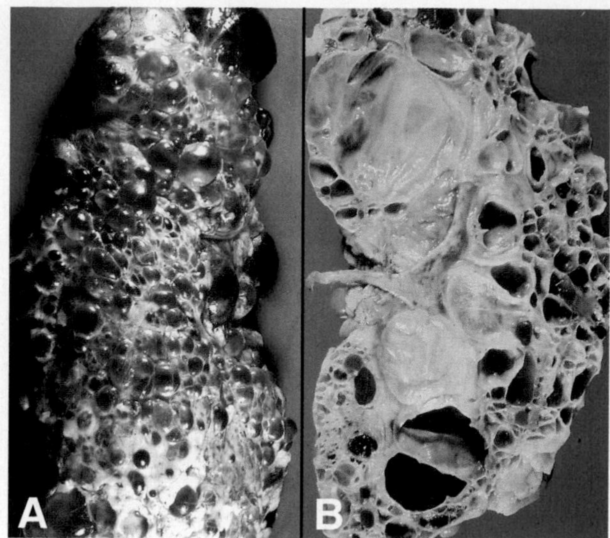

FIGURA 16-11. Poliquistosis renal autosómica dominante. A. Los riñones se agrandan y están repletos de múltiples estructuras llenas de líquido. **B.** El parénquima es reemplazado casi en su totalidad por quistes de tamaño variable.

En la infancia, la poliquistosis renal autosómica recesiva se caracteriza por túbulos colectores con dilatación quística

En comparación con la PQRAD, la poliquistosis renal autosómica recesiva (PQRAR) es poco frecuente y se da en aproximadamente 1 de cada 6000 a 140000 nacidos vivos. En el período neonatal, una cuarta parte de estos niños muere, a menudo debido a la hipoplasia pulmonar causada por el oligohidramnios (secuencia de Potter) y porque el gran tamaño de los riñones altera el desarrollo y la función pulmonares. Los niños que sobreviven al período neonatal tienen un inicio y una tasa variables de avance hacia la insuficiencia renal, así como a la fibrosis hepática con hipertensión portal.

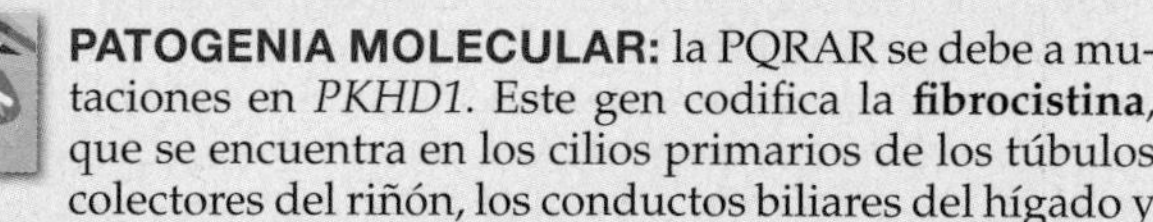

PATOGENIA MOLECULAR: la PQRAR se debe a mutaciones en *PKHD1*. Este gen codifica la **fibrocistina**, que se encuentra en los cilios primarios de los túbulos colectores del riñón, los conductos biliares del hígado y los conductos exocrinos del páncreas. Interviene en la regulación de la diferenciación, la proliferación y la adhesión celular. Las mutaciones en *PKHD1* también causan quistes pancreáticos, disgenesia y fibrosis biliar hepática.

ANATOMOPATOLOGÍA: a diferencia de la PQRAD, la cara externa del riñón en la PQRAR es lisa. La enfermedad es siempre bilateral. Los riñones suelen ser tan grandes que dificultan el parto. Los quistes son dilataciones fusiformes de los túbulos colectores corticales y medulares y tienen una llamativa disposición radial, perpendicular a la cápsula renal (fig. 16-12). La fibrosis intersticial y la atrofia tubular son frecuentes, sobre todo en niños en los que la enfermedad se presenta más tarde. Como en la PQRAD, el sistema calicial es normal. El hígado suele estar afectado por **fibrosis hepática congénita**, con expansión fibrosa de las vías portales y proliferación de los conductos biliares (*v.* cap. 14).

La enfermedad glomeruloquística se caracteriza por dilatación de la cápsula de Bowman en muchos glomérulos

La enfermedad renal glomeruloquística puede ser un proceso aislado o un componente de otra enfermedad quística, como la PQRAD, del complejo nefronoptisis-enfermedad quística medular y de la displasia quística difusa. Así pues, la enfermedad glomeruloquística tiene múltiples causas. Las formas familiares se deben a mutaciones

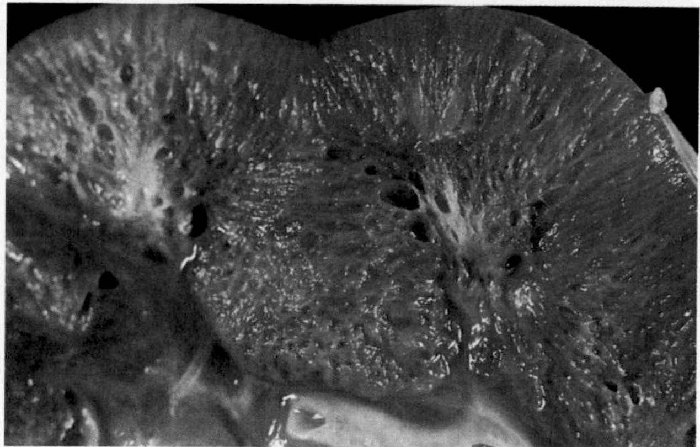

FIGURA 16-12. Poliquistosis renal autosómica recesiva. Los conductos colectores corticales y medulares dilatados tienen una disposición radial y la superficie externa es lisa.

en el gen del factor nuclear 1β de los hepatocitos (*HNF-1β*). También conocido como *TCF2*, este gen codifica un factor de transcripción que desempeña papeles fundamentales en los desarrollos hepático y renal.

ANATOMOPATOLOGÍA: los riñones pueden ser grandes o pequeños. La superficie de corte revela numerosos quistes redondos y pequeños que raramente superan 1 cm de diámetro. La microscopía óptica muestra dilatación de la cápsula de Bowman en muchos glomérulos. El penacho glomerular residual a menudo presenta distorsión o parece inmaduro.

La nefronoptisis y la enfermedad quística medular provocan lesión tubulointersticial y quistes medulares

PATOGENIA MOLECULAR: tanto la nefronoptisis como la enfermedad quística medular causan una enfermedad tubulointersticial medular progresiva, similar desde el punto de vista anatomopatológico. Sin embargo, tienen causas genéticas y patrones de herencia diferentes. La nefronoptisis es autosómica recesiva y aparece en la infancia, niñez o adolescencia. Se debe a mutaciones en muchos genes que codifican proteínas expresadas en centrosomas y cilios primarios, incluidos los genes *NPHP* (hasta la fecha se han identificado de *NPHP-1* a *10*). Sus productos génicos, las nefrocistinas, enlazan los cilios primarios con los productos génicos *PKD* y *PKHD*, también en los cilios primarios. La enfermedad renal quística medular (ERQM) es autosómica dominante, con inicio en la adolescencia e insuficiencia renal en la edad adulta. Se presenta en dos formas principales. La ERQM-1 está causada por mutaciones en *MUC1*, que codifica una proteína denominada mucina 1. Además de su función como componente del moco, la mucina 1 regula el crecimiento y la adhesión celular en el riñón. La ERQM-2 está causada por mutaciones en *UMOD*, el gen que codifica una proteína denominada uromodulina. Esta proteína regula la excreción de ácido úrico, y normalmente se secreta en la orina. Cuando está mutada, puede acumularse en las células y, aparentemente, inducir la apoptosis.

ANATOMOPATOLOGÍA: a menudo, pero no siempre, los riñones presentan múltiples quistes de tamaño variable (hasta 1 cm) en la unión corticomedular (fig. 16-10). Estos quistes salen de la porción distal de la nefrona. Son características histológicas tempranas de la enfermedad los túbulos atróficos con membranas basales notablemente engrosadas y laminadas y la pérdida de túbulos desproporcionada con respecto a la pérdida glomerular. Con el tiempo, pueden desarrollarse quistes corticomedulares, y el resto del parénquima se vuelve cada vez más atrófico.

La esclerosis glomerular secundaria, la fibrosis intersticial y los infiltrados inflamatorios inespecíficos predominan en el cuadro histológico tardío.

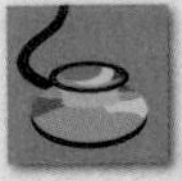

CARACTERÍSTICAS CLÍNICAS: al principio, los pacientes presentan deterioro de la función tubular, alteración en la capacidad de concentración y eliminación de sodio, que se manifiesta como poliuria, polidipsia y enuresis. A continuación, se produce azotemia progresiva e insuficiencia renal. La nefronoptisis presenta tres variantes clínicas: infantil, juvenil y adolescente. La forma juvenil es la más frecuente y representa entre el 5% y el 10% de los casos de ERET en niños.

Los síntomas comienzan entre los 4 y los 6 años, y la ERET suele desarrollarse en un plazo de 10 años. El inicio y el avance de la nefronoptisis del adolescente a ERET coinciden con la forma juvenil, pero la del adolescente es el resultado de defectos en el gen *NEPH3*, y con más frecuencia causa ERET entre los 10 y los 20 años. Los defectos en *NPHP2* son más habituales en la forma infantil, que progresa a ERET antes de los 2 años. Entre todos los pacientes con nefronoptisis, la mutación *NEPH1* es la más habitual.

La enfermedad quística medular se caracteriza por la aparición de insuficiencia renal después de la cuarta década y suele manifestarse con poliuria. La hiperuricemia y la gota, relacionadas con defectos en la uromodulina, pueden ser hallazgos acompañantes.

El riñón espongiforme medular se distingue por la presencia de quistes en las papilas

Los quistes papilares son múltiples y pequeños (< 5 mm de diámetro; fig. 16-10). Surgen de túbulos colectores en las papilas renales y están revestidos por epitelio cúbico o cilíndrico. La enfermedad es bilateral en el 75% de los pacientes. Suele ser esporádica, pero se han descrito algunos casos familiares.

El riñón espongiforme medular es asintomático en adultos jóvenes. Los casos sintomáticos suelen descubrirse entre los 30 y los 60 años, y se presentan con dolor en el flanco, disuria, hematuria o presencia de «grava» en la orina por la formación de cálculos en los quistes. Aunque la enfermedad en sí no constituye un riesgo para la salud, los quistes pueden predisponer a pielonefritis secundaria.

ENFERMEDAD RENAL QUÍSTICA ADQUIRIDA

Los quistes renales simples afectan a la mitad de las personas mayores de 50 años

Los quistes simples suelen ser hallazgos incidentales en la autopsia y rara vez producen síntomas clínicos, a menos que sean muy grandes. Pueden ser solitarios o múltiples y suelen encontrarse en la corteza externa, donde sobresalen de la cápsula. Los quistes simples son menos frecuentes en la médula. Al microscopio, están revestidos por epitelio plano.

La diálisis prolongada causa una enfermedad quística adquirida

Pueden formarse múltiples quistes corticales y medulares en los riñones de pacientes con ERET que se mantienen en diálisis. Tras 5 años de diálisis, más del 75% de los pacientes presenta riñones quísticos bilaterales. Inicialmente, estos están revestidos por epitelio plano a cúbico, pero puede desarrollarse proliferación epitelial hiperplásica y neoplásica en los 10 años que siguen al inicio de la diálisis. El **carcinoma de células renales (CCR)** se desarrolla en aproximadamente el 5% de los pacientes con enfermedad renal quística adquirida.

Enfermedades renales no neoplásicas adquiridas

ENFERMEDADES GLOMERULARES

Muchos trastornos renales están causados por daño a los glomérulos, que pueden producir lesión renal aguda (LRA) o enfermedad renal crónica (ERC). Los glomérulos pueden ser el único lugar importante de enfermedad (enfermedad glomerular primaria; p. ej., nefropatía por inmunoglobulina [Ig] A) o parte de una enfermedad sistémica que afecta varios órganos (enfermedad glomerular secundaria; p. ej., glomerulonefritis lúpica).

Los signos y síntomas de la enfermedad glomerular pertenecen a una de las siguientes categorías:

- Proteinuria asintomática
- Síndrome nefrótico
- Hematuria asintomática
- Síndrome nefrítico
- Síndrome nefrítico rápidamente progresivo
- ERC
- ERET

La proteinuria supera los 3.5 g al día en el síndrome nefrótico

También se caracteriza por la presencia de hipoalbuminemia, edema, hiperlipidemia y lipiduria. La mayor permeabilidad capilar glomerular permite el escape de las proteínas plasmáticas hacia la orina (proteinuria). Varias enfermedades glomerulares diferentes y numerosos mecanismos causan proteinuria.

La proteinuria grave causa síndrome nefrótico (fig. 16-13), pero cifras menores de proteinuria pueden ser asintomáticas. El síndrome nefrótico es el resultado de enfermedades glomerulares **primarias** no relacionadas con una enfermedad sistémica, o pueden ser **secundarias** a enfermedad sistémica que afecta otros órganos, además de los riñones. La glomeruloesclerosis diabética es la causa más frecuente de síndrome nefrótico secundario en adultos. En la tabla 16-1 se enumeran las principales causas y la frecuencia aproximada del síndrome nefrótico primario en adultos y niños. En la tabla 16-2 se detallan características patológicas seleccionadas de algunas de estas enfermedades (que se describen a continuación).

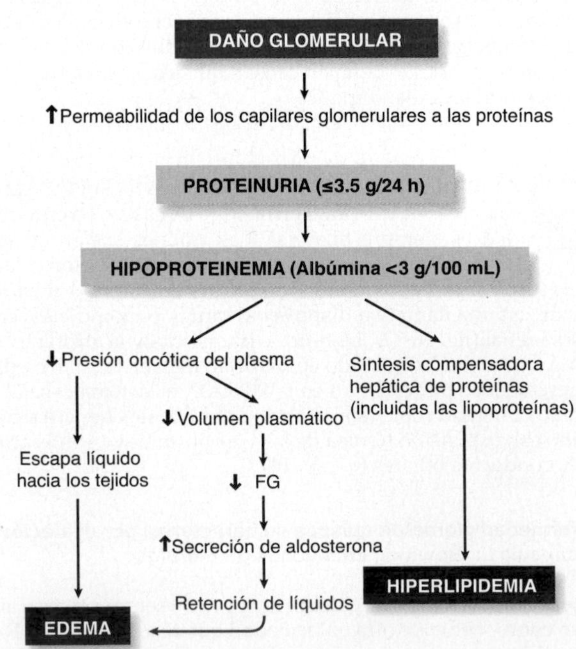

FIGURA 16-13. Fisiopatología del síndrome nefrótico. *FG*, filtración glomerular.

TABLA 16-1

FRECUENCIA DE LAS CAUSAS DEL SÍNDROME NEFRÓTICO INDUCIDO POR ENFERMEDADES GLOMERULARES PRIMARIAS EN NIÑOS Y ADULTOS

Causa	Niños (%)	Adultos (%)
Enfermedad de cambios mínimos	75	10
Glomerulopatía membranosa	5	30
Glomeruloesclerosis segmentaria focal	10	35
Glomerulonefritis membranoproliferativa de tipo I	5	5
Otras enfermedades glomerulares*	5	20

*Incluye muchas formas de glomerulonefritis mesangioproliferativa y proliferativa, como la nefropatía por inmunoglobulina A, que a menudo también causa manifestaciones nefríticas.

Hay diferencias importantes en las tasas de las enfermedades glomerulares específicas que causan el síndrome nefrótico en los adultos en relación con las de niños. Por ejemplo, la glomerulopatía con cambio mínimo es causa de la mayor parte (70 %) de los casos del síndrome nefrótico primario en niños, pero solo del 15 % en los adultos. Las enfermedades glomerulares primarias que con máxima frecuencia causan síndrome nefrótico primario en los adultos son la glomerulopatía membranosa y la GESF.

La causa más frecuente del síndrome nefrótico secundario es la diabetes. La glomerulopatía membranosa es el motivo más frecuente en individuos caucásicos y asiáticos, mientras que la GESF lo es en afroamericanos. La incidencia de GESF ha aumentado en la última década. Las enfermedades sistémicas que afectan el riñón, como la diabetes, la amiloidosis y el lupus eritematoso sistémico (LES), son responsables de muchos de los casos restantes de síndrome nefrótico en adultos. En países del tercer mundo, donde son frecuentes las enfermedades infecciosas crónicas, la glomerulonefritis mediada por inmunocomplejos es un motivo mucho más frecuente de síndrome nefrótico.

El síndrome nefrítico (glomerulonefritis) es una enfermedad inflamatoria caracterizada por hematuria, proteinuria y disminución de la filtración glomerular

La hematuria puede ser microscópica o macroscópica, mientras que la proteinuria varía. La disminución de la filtración glomerular (FG) provoca aumento de las concentraciones de nitrógeno ureico en sangre y de la creatinina sérica, oliguria, retención de sal y agua, hipertensión y edema. Las enfermedades glomerulares relacionadas con el síndrome nefrítico se deben a cambios inflamatorios en los glomérulos (p. ej., infiltración por leucocitos, hiperplasia de las células glomerulares y, en lesiones graves, necrosis). La lesión de los capilares glomerulares provoca pérdida de proteínas y células sanguíneas en la orina (proteinuria y hematuria). El daño inflamatorio también puede alterar el flujo y la filtración glomerulares, lo que provoca insuficiencia renal, retención de líquidos e hipertensión. Las manifestaciones nefríticas pueden *(1)* desarrollarse rápidamente y dar lugar a insuficiencia renal reversible (glomerulonefritis aguda); *(2)* progresar rápidamente, con insuficiencia renal que solo se resuelve con un tratamiento intensivo (glomerulonefritis rápidamente progresiva); o *(3)* persistir durante años de forma continua o intermitente y avanzar de forma lenta a insuficiencia renal (glomerulonefritis crónica).

TABLA 16-3

TENDENCIAS DE LAS ENFERMEDADES GLOMERULARES A MANIFESTAR RASGOS NEFRÓTICOS Y NEFRÍTICOS

Enfermedad	Nefróticos	Nefríticos
Enfermedad de cambios mínimos	++++	–
Glomerulonefritis membranosa	+++	++
Glomeruloesclerosis segmentaria focal	+++	++
Glomerulonefritis mesangioproliferativa[a]	++	++
Glomerulonefritis membranoproliferativa	++	++
Glomerulonefritis proliferativa[a]	+	+++
Glomerulonefritis con semilunas[a]	+	++++

[a]Estos fenotipos histológicos pueden ser causados por muchas categorías de enfermedad glomerular, como la nefropatía por inmunoglobulina A, la glomerulonefritis postinfecciosa, la glomerulonefritis lúpica, la glomerulonefritis por anticuerpos anticitoplásmicos de neutrófilos, la glomerulonefritis contra la membrana basal glomerular y glomerulopatía C3.

Algunas enfermedades glomerulares tienden a causar síndrome nefrótico, mientras que otras dan lugar a síndrome nefrítico (tabla 16-3). Sin embargo, a excepción de la enfermedad de cambios mínimos (que casi siempre causa síndrome nefrótico), todas las enfermedades glomerulares pueden a veces causar manifestaciones, nefríticas y nefróticas, mixtas que confunden el diagnóstico clínico. ***La evaluación por biopsia renal es el único medio de diagnóstico definitivo para la mayor parte de las enfermedades glomerulares, aunque los datos clínicos y de laboratorio pueden proporcionar presuntas pruebas de una enfermedad específica.***

TABLA 16-2

CARACTERÍSTICAS PATOLÓGICAS DE LAS CAUSAS IMPORTANTES DEL SÍNDROME NEFRÓTICO

	Enfermedad de cambios mínimos	Glomeruloesclerosis segmentaria focal	Glomerulonefritis membranosa	Glomerulonefritis membranoproliferativa
Microscopía óptica	Sin lesión	Consolidación glomerular focal y segmentaria	Engrosamiento global difuso de la pared capilar	Engrosamiento de la pared capilar e hipercelularidad endocapilar
Microscopía de inmunofluorescencia	Sin depósitos inmunitarios	Sin depósitos inmunitarios	Inmunoglobulina difusa en la pared capilar	Complemento difuso en la pared capilar
Microscopía electrónica	Sin depósitos inmunitarios	Sin depósitos inmunitarios	Depósitos densos subepiteliales difusos	Depósitos densos subendoteliales (tipo I); depósitos densos intramembranosos (tipo II)

FISIOPATOLOGÍA: la glomerulonefritis suele deberse a mecanismos inmunitarios. Tanto la inmunidad mediada por anticuerpos como la mediada por células pueden conducir a inflamación glomerular, pero se han señalado tres tipos de inflamación por anticuerpos como principales procesos patógenos en la mayor parte de las formas de glomerulonefritis (fig. 16-14). Una cuarta causa menos frecuente de glomerulonefritis es la regulación anómala y la activación descontrolada de la vía alternativa del complemento.

- Formación de inmunocomplejos *in situ*
- Depósito de inmunocomplejos circulantes
- Presencia de anticuerpos anticitoplásmicos de neutrófilos (ANCA)
- Regulación anómala de la vía alternativa del complemento

La **formación de inmunocomplejos *in situ*** implica la presencia de anticuerpos circulantes que se unen a antígenos intrínsecos o extraños dentro de los glomérulos. Por ejemplo, los autoanticuerpos circulantes anti-MBG se unen a un epítopo específico de la cadena α-4 del colágeno de tipo IV en la MBG. Los inmunocomplejos resultantes en las paredes capilares glomerulares atraen a los leucocitos y activan el complemento y otros mediadores inflamatorios humorales, lo que provoca lesión inflamatoria. En la forma más habitual de glomerulopatía membranosa primaria, se forman inmunocomplejos *in situ* entre un antígeno producido por los podocitos, el receptor de fosfolipasa A_2 (PLA_2R) y anticuerpos circulantes contra PLA_2R.

Los **inmunocomplejos circulantes** pueden depositarse en los glomérulos y causar inflamación como la que se produce cuando se forman inmunocomplejos *in situ*. Por ejemplo, los anticuerpos circulantes pueden unirse a antígenos liberados en la sangre por una infección bacteriana o viral para producir inmunocomplejos. Si estos complejos escapan a la fagocitosis, pueden depositarse en los glomérulos y provocar inflamación. La microscopía de inmunofluorescencia permite detectar estos inmunocomplejos en los glomérulos. Los anticuerpos anti-MBG producen una tinción lineal de los MBG, mientras que otros inmunocomplejos producen tinción granular en las paredes capilares, el mesangio o ambos.

Los **ANCA** causan una glomerulonefritis grave con poca o ninguna tinción inmunofluorescente glomerular por Ig. A menudo, tales pacientes exhiben autoanticuerpos circulantes específicos contra antígenos del citoplasma de los neutrófilos que pueden mediar la inflamación glomerular por activación de los neutrófilos. La mayoría de los ANCA se dirigen contra la mieloperoxidasa (MPO-ANCA) o la proteinasa 3 (PR-3-ANCA). Incluso la menor estimulación de neutrófilos y monocitos, como puede resultar del aumento en las cifras circulantes de citocinas durante una infección viral, determina que expresen MPO y PR-3 de superficie, que después pueden interactuar con el ANCA. Esta interacción lleva a la activación de los neutrófilos y da como resultado su adherencia a las células endoteliales en la microvasculatura, en especial los capilares glomerulares. Allí, liberan productos que promueven la inflamación vascular, incluidas glomerulonefritis, arteritis y venulitis. Esta inflamación se ve amplificada por la liberación de factores por parte de los neutrófilos activados por ANCA que activan la vía alternativa del complemento.

La formación de inmunocomplejos glomerulares *in situ*, el depósito de inmunocomplejos y la interacción de ANCA con leucocitos inician la lesión por inflamación glomerular, que implica la atracción y activación de leucocitos (fig. 16-14).

Una cuarta categoría inmunopatológica de glomerulonefritis (**glomerulopatía C3**) está mediada por la regulación anómala de la vía alternativa del complemento causada por la ausencia genética o por la disfunción de proteínas reguladoras del complemento (p. ej., factores H e I del complemento), autoanticuerpos que inhiben las proteínas reguladoras del complemento, o autoanticuerpos que estabilizan la vía alternativa de la convertasa C3 (factor de nefritis C3).

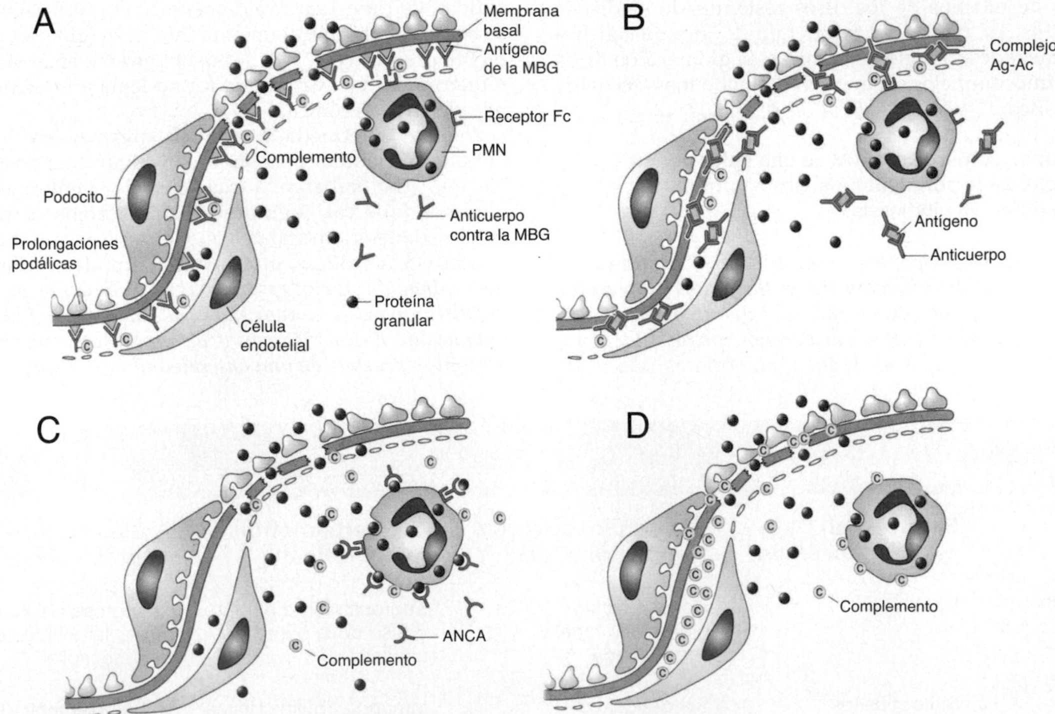

FIGURA 16-14. Patogenia de la glomerulonefritis de mediación inmunitaria. A. Los anticuerpos contra la membrana basal glomerular (*MBG*) causan glomerulonefritis al unirse *in situ* a antígenos de la membrana basal. Esto activa el complemento y recluta células inflamatorias. PMN, neutrófilo polimorfonuclear. **B.** Los inmunocomplejos que se depositan desde la circulación también activan el complemento y reclutan células inflamatorias. Complejo Ag-Ab, complejo antígeno-anticuerpo. **C.** Los anticuerpos anticitoplásmicos de neutrófilos (*ANCA*) causan inflamación mediante la activación de los leucocitos por la unión directa de los anticuerpos a los leucocitos y por el acoplamiento del receptor Fc del *ANCA* unido al antígeno. **D.** Como en A, B y C, el complemento se activa y se deposita en los glomérulos para causar inflamación; sin embargo, esto resulta principalmente de la regulación incorrecta de la activación del complemento en ausencia de depósitos sustanciales de inmunoglobulinas.

TABLA 16-4
CARACTERÍSTICAS DIAGNÓSTICAS DE LAS ENFERMEDADES GLOMERULARES

I. Por microscopía óptica
- A. Aumento de la celularidad
  - Hiperplasia de células mesangiales y endoteliales
  - Acumulación de leucocitos (p. ej., neutrófilos, monocitos, macrófagos) en las luces capilares y el mesangio
  - Aumento de células en el espacio de Bowman (formación de semilunas) causado por proliferación epitelial y entrada de leucocitos.
- B. Aumento del material extracelular
  - Localización de los inmunocomplejos
  - Engrosamiento o replicación de la MBG
  - Aumento de la matriz colagenosa (esclerosis)
  - Insudación de proteínas plasmáticas (hialinosis)
  - Necrosis fibrinoide
  - Depósito de amiloide

II. Por inmunofluorescencia
- A. Tinción lineal de la MBG
  - Anticuerpos contra la MBG
  - Proteínas plasmáticas múltiples (p. ej., en la glomeruloesclerosis diabética)
  - Cadenas ligeras monoclonales
- B. Tinción de los inmunocomplejos granulosos
  - Mesangio (p. ej., nefropatía por IgA)
  - Pared capilar (p. ej., glomerulonefritis membranosa)
  - Mesangio y pared capilar (p. ej., glomerulonefritis lúpica, glomerulopatía C3)
- C. Tinción irregular amorfa
  - Cadenas ligeras monoclonales (amiloidosis AL)
  - Proteína AA (amiloidosis AA)
  - IgG, C3 y proteína DNAJB9 (glomerulonefritis fibrilar)

III. Por microscopía electrónica
- A. Depósitos de inmunocomplejos electrodensos
  - Mesangiales (p. ej., nefropatía por IgA)
  - Subendoteliales (p. ej., glomerulonefritis lúpica)
  - Subepiteliales (p. ej., glomerulopatía membranosa)
- B. Engrosamiento de la MBG (p. ej., glomeruloesclerosis diabética)
- C. Replicación de la MBG (p. ej., glomerulonefritis membranoproliferativa)
- D. Expansión de la matriz colagenosa (p. ej., glomeruloesclerosis segmentaria focal)
- E. Depósitos fibrilares (p. ej., amiloidosis, glomerulonefritis fibrilar)

IgA, inmunoglobulina A; *MBG*, membrana basal glomerular.

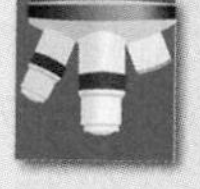

ANATOMOPATOLOGÍA: las enfermedades glomerulares específicas tienen manifestaciones histopatológicas distintivas, así como diferentes evoluciones naturales y tratamientos apropiados. ***El diagnóstico histopatológico preciso de las enfermedades glomerulares requiere el examen del tejido renal mediante microscopía óptica, por inmunofluorescencia y electrónica, y la integración de estos hallazgos con la información clínica.*** En la tabla 16-4 se enumeran las características anatomopatológicas utilizadas en el diagnóstico de las enfermedades glomerulares (*v.* tabla 16-2 para un resumen de las manifestaciones anatomopatológicas de causas importantes del síndrome nefrótico). En el algoritmo de la figura 16-15 se muestra cómo se integran los datos histopatológicos y clínicos para diagnosticar enfermedades glomerulares específicas.

En general, las características patológicas de la inflamación aguda, como hipercelularidad endocapilar y extracapilar, infiltración por leucocitos y necrosis, son más frecuentes en las enfermedades cuyas características principales son nefríticas más que nefróticas. La **formación de semilunas glomerulares** (proliferación extracapilar) se correlaciona con evolución de progresión más rápida. Las semilunas no son específicas de una causa particular de inflamación glomerular, sino que más bien son un índice de una lesión grave que causa una rotura extensa de las paredes capilares, lo que permite que los mediadores de la inflamación entren al espacio de Bowman, donde estimulan la infiltración por macrófagos y la proliferación epitelial.

La enfermedad de cambios mínimos causa el síndrome nefrótico

Desde el punto de vista anatomopatológico, la enfermedad se caracteriza por la desaparición de los pedicelos de los podocitos.

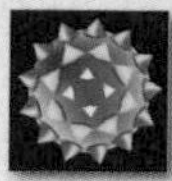
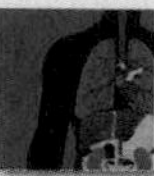

ETIOLOGÍA Y FISIOPATOLOGÍA: la enfermedad de cambios mínimos puede presentarse de forma primaria (idiopática), especialmente en niños, y de forma secundaria, en especial a adultos, debido a infecciones (p. ej., VIH, mononucleosis), alergias (p. ej., medicamentos, particularmente antiinflamatorios no esteroideos, vacunación, veneno de abeja) y linfomas, por ejemplo, Hodgkin, de células del manto. La patogenia de la enfermedad idiopática (primaria) de cambios mínimos se desconoce, si bien se postula la participación del sistema inmunitario, dado que la enfermedad puede entrar en remisión con el tratamiento con corticoesteroides, así como puede producirse en asociación con una enfermedad alérgica o una neoplasia linfática. La asociación ocasional con la enfermedad de Hodgkin (en la que hay disfunción de los linfocitos T) con timomas y linfomas de linfocitos T han llevado a especular que la enfermedad de cambios mínimos puede ser reflejo de un trastorno de los linfocitos T, que posiblemente implique la producción de una o varias citocinas que aumenten la permeabilidad glomerular a través de efectos sobre los podocitos. La proteinuria intensa de la enfermedad de cambios mínimos se acompaña de pérdida de sitios polianiónicos en la MBG y los podocitos.

Esto permite que las proteínas aniónicas, especialmente la albúmina, pasen con mayor facilidad a través de las paredes capilares. Puede existir una relación patogénica entre la enfermedad de cambios mínimos y algunas formas de GESF, y es posible que la primera pueda evolucionar a la última en algunos pacientes, aunque esto no ha sido confirmado.

ANATOMOPATOLOGÍA: ***por microscopía óptica, los glomérulos son esencialmente normales en la enfermedad de cambios mínimos*** (fig. 16-16). La proteinuria conduce a hipoalbuminemia, y un aumento compensatorio de la secreción de lipoproteínas por parte del hígado da lugar a hiperlipidemia.

La pérdida de lipoproteínas a través de los glomérulos provoca la acumulación de lípidos en las células tubulares proximales, lo que se refleja desde el punto de vista histológico como gotas cristalinas (hialinas) en el citoplasma del epitelio tubular. Dichas gotas no son específicas de la enfermedad de cambios mínimos, sino que también pueden observarse en cualquier enfermedad glomerular que cause síndrome nefrótico.

La microscopía electrónica revela una **fusión generalizada (>75%) y global de los pedicelos de los podocitos** (figs. 16-17 y 16-18). Esto sucede en casi todos los casos de proteinuria en el rango nefrótico; no es específico de la enfermedad de cambios mínimos. Los estudios de inmunofluorescencia para depósito de Ig y complemento suelen ser negativos, pero en ocasiones se logra la tinción mesangial débil para IgM y el componente C3 del complemento.

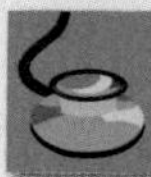

CARACTERÍSTICAS CLÍNICAS: *la enfermedad de cambios mínimos causa el 90% de los casos de síndrome nefrótico primario en niños menores de 5 años, el*

RIÑÓN

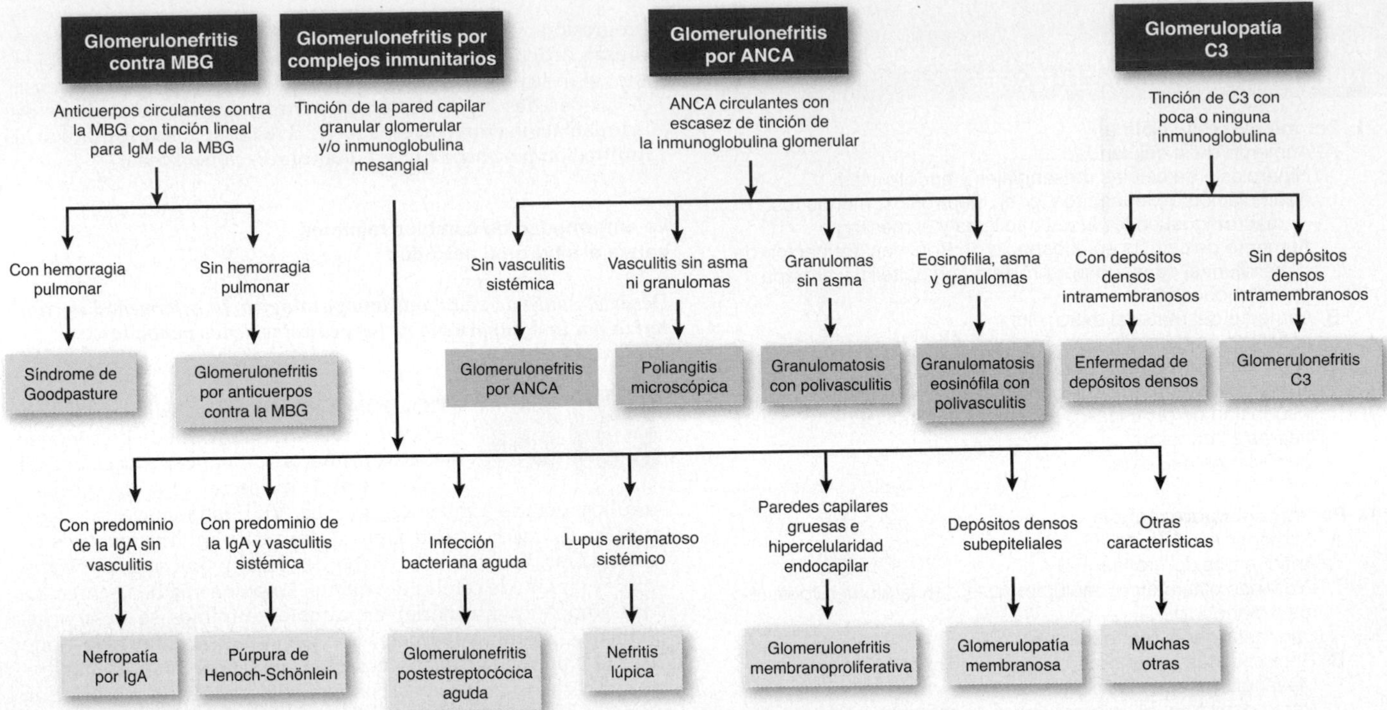

FIGURA 16-15. Algoritmo que muestra la integración de los signos anatomopatológicos con los datos clínicos para hacer el diagnóstico de una forma específica de glomerulonefritis primaria o secundaria. Una clasificación inicial importante incluye glomerulonefritis por anticuerpos contra la membrana basal glomerular (*anti-MBG*), por inmunocomplejos, por anticuerpos anticitoplásmicos de neutrófilos (*ANCA*) o glomerulopatía C3. Una vez que se hace esa determinación, los diagnósticos más específicos dependen de observaciones clinicopatológicas adicionales.

50% en niños mayores y el 15% en adultos. La proteinuria suele ser más selectiva (albúmina > globulinas) que en el síndrome nefrótico causado por otras enfermedades, pero hay demasiada superposición como para que tal selectividad sea un criterio diagnóstico útil. En más del 90% de los niños y en menos adultos con enfermedad de cambios mínimos, la proteinuria remite completamente a las 8 semanas de iniciar el tratamiento con corticoesteroides. Los adultos suelen necesitar un ciclo más largo. Si los corticosteroides se suspenden, la mayor parte de los pacientes experimenta recaídas intermitentes durante un máximo de 10 años. Un pequeño subgrupo de pacientes muestra solo remisión parcial con el tratamiento con corticoesteroides y continúa perdiendo proteínas en la orina. En un grupo todavía más pequeño, por completo resistente al tratamiento con corticoesteroides, el diagnóstico de enfermedad de cambios mínimos puede estar equivocado y quizá esté presente la GESF, que no se incluyó en el espécimen de la biopsia inicial.

En ausencia de complicaciones, la evolución a largo plazo de los pacientes con enfermedad de cambios mínimos no es diferente a la de la población general. En un paciente con diagnóstico de enfermedad de cambios mínimos, la aparición de azoemia debería replantear el diagnóstico, y por lo general corresponderá a una GESF o tal vez a una complicación, como la nefritis intersticial inducida por fármacos.

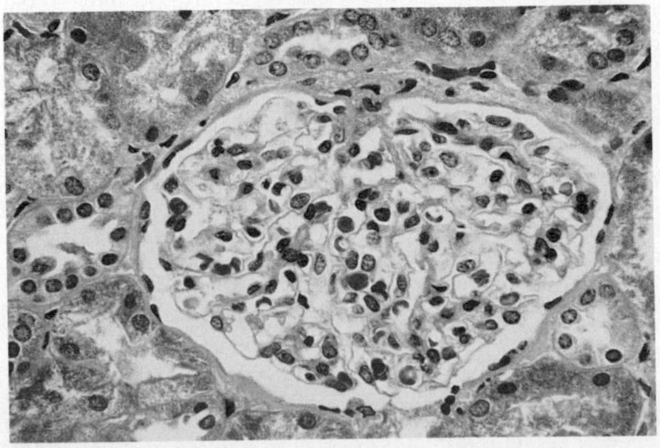

FIGURA 16-16. Enfermedad de cambios mínimos. Una fotografía por microscopía óptica sin anomalías.

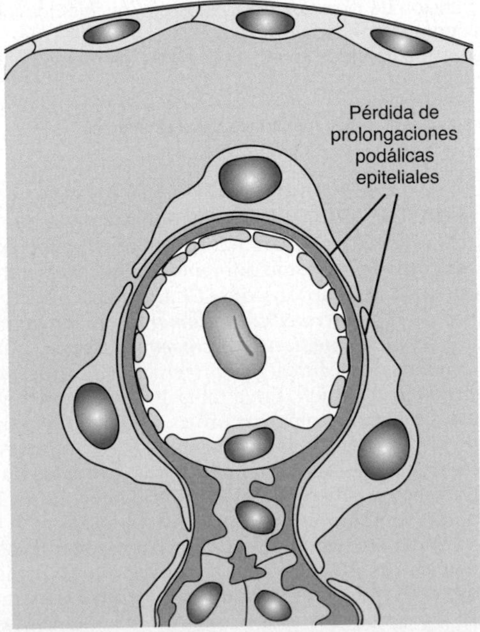

FIGURA 16-17. Enfermedad de cambios mínimos. Este trastorno se caracteriza predominantemente por cambios en las células epiteliales, en particular el borramiento de las prolongaciones podálicas. Todas las demás estructuras glomerulares se hallan íntegras.

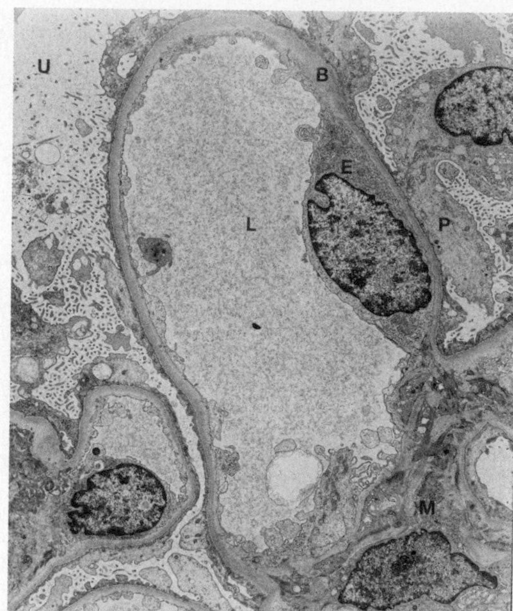

Figura 16-18. Enfermedad de cambios mínimos. En esta microfotografía electrónica, el podocito (P) muestra borramiento extenso de las prolongaciones podálicas y numerosas microvellosidades que se proyectan hacia el espacio urinario (U). B, membrana basal; E, célula endotelial; *L*, luz; *M*, célula mesangial. Compárese con la figura 16-3.

La glomeruloesclerosis segmentaria focal puede reflejar diversas etiologías y mecanismos patogénicos

En la GESF, la consolidación glomerular afecta solo a algunos glomérulos (focal), y de manera inicial compromete solo una parte del penacho glomerular afectado (segmentaria). A menudo, los segmentos consolidados muestran matriz colagenosa (esclerosis; fig. 16-19). Hay formas primaria (idiopáticas) y secundaria de la GESF.

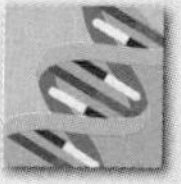 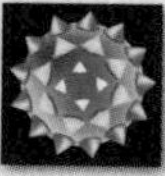

PATOGENIA MOLECULAR Y ETIOLOGÍA: el término **GESF** es un patrón de lesión, más que una enfermedad específica, y tiene muchas etiologías, mecanismos patogénicos, respuestas al tratamiento y pronósticos distintos. Puede ser idiopática (primaria) o secundaria a un grupo diverso de afecciones (tabla 16-5). Múltiples factores conducen a una vía final común de lesión. Las características anatomopatológicas y las pruebas genéticas sugieren que la lesión de los podocitos puede ser común a todos los tipos de GESF.

Varias formas de GESF se deben a anomalías genéticas en las proteínas de los podocitos (p. ej., podocina, nefrina, actinina α-4, canal 6 del receptor transitorio de cationes potenciales [TRPC 6] y colágeno 4). Esto respalda la idea de que la lesión o disfunción de los podocitos produce la GESF.

Las disminuciones de la masa renal congénitas (p. ej., agenesia renal) y adquiridas (p. ej., nefropatía por reflujo) causan tensión adaptativa sobre el número disminuido de nefronas. A su vez, esta tensión parece causar GESF por trabajo excesivo, con aumento de la presión y la filtración capilar glomerulares y el crecimiento de los glomérulos. Una cantidad normal de tejido renal puede también presentar sobrecarga por una masa corporal excesiva (obesidad), con la consecuencia de una GESF. La disminución del oxígeno sanguíneo (p. ej., como en la drepanocitemia o la cardiopatía congénita cianógena) también causa un patrón similar de lesión glomerular. En todos estos casos, el crecimiento glomerular refleja un trabajo funcional excesivo, que produce sobrecarga indebida sobre los podocitos dada su limitada capacidad proliferativa.

Se señala a virus, fármacos y factores séricos como causas de la GESF. La infección por VIH, especialmente en personas afroamericanas, se asocia a una variante específica de GESF con patrón de colapso de la esclerosis (fig. 16-20). Tal circunstancia puede también ocurrir en la GESF idiopática. La GESF con colapso también puede ser producto de una infección viral de los podocitos.

El pamidronato, un fármaco utilizado para tratar la enfermedad osteolítica en pacientes con cáncer, causa GESF con colapso en algunos pacientes, quizá por daño a los podocitos.

Se ha detectado un factor sérico de permeabilidad en algunos pacientes con GESF, lo que sugiere una causa sistémica de la lesión glomerular. Lo anterior cuenta con el respaldo adicional de la recurrencia de la GESF en los pacientes con trasplante renal, en especial en aquellos en quienes se demuestra el factor de permeabilidad. Las secuencias variables en los genes que codifican la apolipoproteína 1 (*APOL1*) han sido vinculadas con la GESF en la población afroamericana, que se sabe que tienen una alta incidencia de GESF y ERET. Aparentemente, estas variantes proporcionan protección contra la enfermedad africana del sueño (tripanosomiasis), que puede explicar su prevalencia en esta población. Al igual que en la enfermedad de células falciformes, este es un ejemplo de cómo una variante genética puede causar una enfermedad común mientras proporciona protección contra una enfermedad infecciosa importante.

TABLA 16-5

CATEGORÍAS DE LA GLOMERULOESCLEROSIS SEGMENTARIA FOCAL (UN PATRÓN DE LESIÓN)

Glomeruloesclerosis segmentaria focal primaria (idiopática)
Glomeruloesclerosis segmentaria focal secundaria
Hereditaria/genética
Obesidad (variante perihiliar)
Disminución de la masa renal (variante perihiliar)
Cardiopatía congénita cianótica (por lo general, la variante perihiliar)
Nefropatía por drepanocitemia (por lo general, la variante perihiliar)
Por infección inducida (VIH; la variante del colapso)
Por abuso de fármacos intravenosos (pamidronato; la variante del colapso)

Nota: las GESF primaria y secundaria pueden tener varios patrones histológicos de lesión: perihiliar, lesión puntiforme, celular, colapso, sin otra especificación.

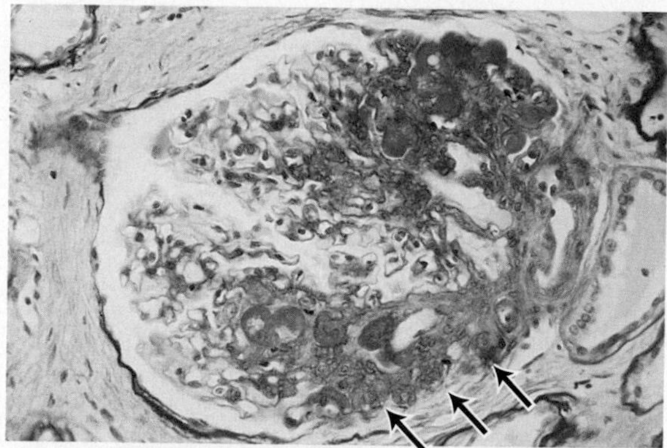

FIGURA 16-19. Glomeruloesclerosis segmentaria focal. La tinción con ácido peryódico de Schiff (*PAS*) muestra zonas perihiliares de esclerosis segmentaria y adherencias adyacentes a la cápsula de Bowman (*flechas*).

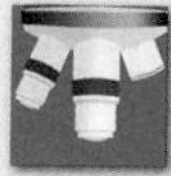

ANATOMOPATOLOGÍA: un número variable de glomérulos muestra obliteración segmentaria de las asas capilares por aumento de la matriz, acumulación de células, o ambos. La acumulación de proteínas plasmá-

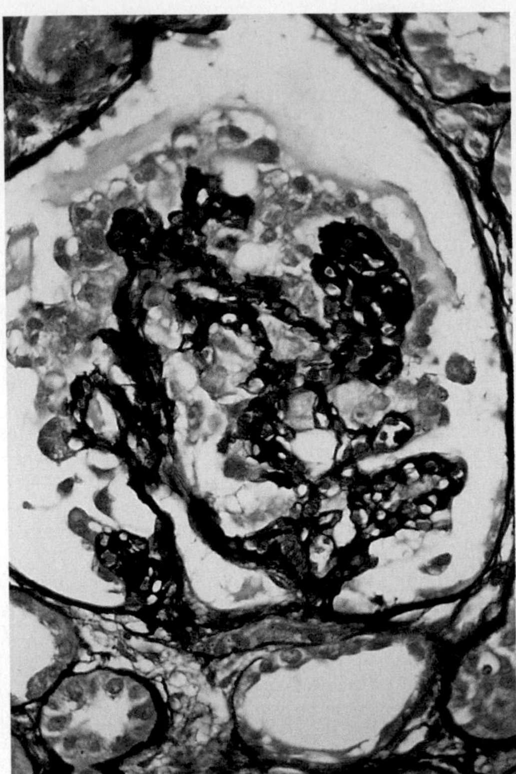

FIGURA 16-20. Nefropatía vinculada con el virus de inmunodeficiencia humana (VIH). La tinción argéntica muestra el patrón de colapso de la glomeruloesclerosis segmentaria focal, con colapso de los capilares glomerulares, aumento de material de la matriz (esclerosis) e hipertrofia de los podocitos.

ticas y lípidos confiere a las lesiones un aspecto cristalino, denominado **hialinosis**. Junto a las lesiones escleróticas se producen adherencias a la cápsula de Bowman. Los glomérulos no afectados pueden tener un aspecto completamente normal, aunque a veces se observa una leve hipercelularidad mesangial. Dado el aspecto normal de los glomérulos no afectados, la GESF puede confundirse con una enfermedad de cambios mínimos en muestras de biopsia muy pequeñas que solo contienen glomérulos no escleróticos.

Se reconocen varias variantes histológicas de la GESF. En particular, en pacientes con disminución de la masa renal u obesidad, la esclerosis se localiza dentro de los glomérulos de los segmentos **perihiliares** y en los glomérulos corticales profundos (yuxtamedulares) (fig. 16-19). El patrón de **colapso** de la esclerosis, con podocitos hipertróficos e hiperplásicos adyacentes a los segmentos escleróticos, es habitual en la nefropatía relacionada con el VIH y también se presenta con el abuso de fármacos intravenosos, en la afección inducida por el pamidronato y como un proceso idiopático. Esta variante con colapso tiene mal pronóstico y la mitad de los pacientes llega al estadio terminal en 2 años. La esclerosis limitada a los segmentos glomerulares situados en el origen del túbulo proximal se designa lesión puntiforme y es más probable que responda al tratamiento con esteroides que otras formas de GESF. Una **variante celular** de la GESF incluye células con carga notable de lípidos dentro de los sitios de consolidación glomerular.

Por microscopía electrónica, se observa cómo los pedicelos de las células epiteliales muestran alteración difusa en la GESF, con desprendimiento focal ocasional o pérdida de podocitos de la MBG. Los segmentos escleróticos muestran aumento del material de la matriz, arrugas y engrosamiento de las membranas basales y colapso capilar. La acumulación de material electrodenso en los segmentos escleróticos representa un atrapamiento insudativo de proteínas plasmáticas, y corresponde a la hialinosis que se observa por microscopía óptica. *No hay inmunocomplejos.*

La microscopía de inmunofluorescencia muestra un atrapamiento irregular de IgM y C3 en las áreas segmentarias de esclerosis y hialinosis. Menos a menudo se encuentran IgG, C4 y C1q en los segmentos escleróticos. Los segmentos que no presentan esclerosis no se tiñen o lo hacen débilmente, por lo general a raíz de la presencia de IgM y C3 en el mesangio.

CARACTERÍSTICAS CLÍNICAS: la GESF causa una tercera parte de los síndromes nefróticos primarios en los adultos y el 10% en los niños. Es más frecuente en afroamericanos que en caucásicos, y constituye la principal causa del síndrome nefrótico primario en afroamericanos. Su frecuencia ha ido en aumento durante las últimas décadas por motivos que se desconocen. Los cuadros clínicos y la evolución pueden variar entre diferentes patrones de lesión. Con mayor frecuencia, la proteinuria asintomática empieza de manera gradual y avanza hasta el síndrome nefrótico. Muchos pacientes tienen hipertensión. Es frecuente la hematuria microscópica.

La mayoría de las personas con GESF muestra proteinuria persistente y declive progresivo de la función renal. Muchos avanzan hasta ERET después de 5-20 años. Algunos pacientes, no todos, mejoran con el tratamiento basado en corticoesteroides. Aunque el trasplante renal es el tratamiento preferido para la ERET, la GESF recurre en la mitad de los riñones trasplantados.

Los pacientes con GESF por obesidad o disminución de la masa renal suelen tener una evolución más indolora, que se beneficia del tratamiento con inhibidores de la enzima convertidora de angiotensina (ECA) o bloqueadores del receptor de angiotensina. Los pacientes con la variante de lesión puntiforme a menudo acuden con un síndrome nefrótico grave, sin embargo, responden mejor a los corticoesteroides que aquellos con otras formas de GESF. La GESF relacionada con el VIH y la idiopática con colapso tienen el peor pronóstico. Por lo general, conllevan síndrome nefrótico grave e insuficiencia renal, que a menudo progresan hasta ERET en 1 año.

La nefropatía relacionada con el VIH-1 es una forma grave y rápidamente progresiva de GESF

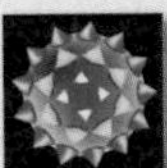

ETIOLOGÍA: la nefropatía en pacientes con infección por VIH-1 podría deberse a la presencia del VIH-1 dentro del parénquima renal. Una hipótesis alternativa propone que la nefropatía está causada por otro virus que ha infectado el riñón de una persona con inmunodepresión.

ANATOMOPATOLOGÍA: la nefropatía vinculada con la infección por el VIH-1 muestra un patrón de esclerosis focal segmentaria o global con colapso (fig. 16-20). Los segmentos escleróticos muestran colapso de los capilares, a menudo con podocitos adyacentes edematizados que contienen numerosas gotas de proteínas. Son frecuentes la fibrosis intersticial y la infiltración por leucocitos mononucleares. Son notables la atrofia y la degeneración epitelial tubular; los túbulos dilatados quísticos contienen cilindros proteináceos. Por microscopía electrónica, se observan muchas inclusiones tubulorreticulares en las células endoteliales, a semejanza con las presentes en la nefritis lúpica.

CARACTERÍSTICAS CLÍNICAS: casi un 5% de los pacientes positivos al VIH, de los que más del 90% es de raza negra, presentan nefropatía. La GESF con colapso idiopática también aparece de manera predominante en afroamericanos. La enfermedad se presenta con proteinuria grave (a menudo >10 g/día) e insuficiencia renal. Más de la mitad de los pacientes avanza hasta la ERET en menos de 2 años.

La glomerulopatía membranosa es una enfermedad de depósito de inmunocomplejos

La glomerulopatía membranosa es una causa frecuente de síndrome nefrótico en adultos. Se debe a la acumulación subepitelial de inmunocomplejos en los capilares glomerulares.

FISIOPATOLOGÍA: los inmunocomplejos se localizan en la **zona subepitelial** (en la cara externa de la MBG por debajo de los podocitos), ya sea como resultado de su formación *in situ* o su depósito desde la circulación. En el modelo animal de glomerulopatía membranosa denominado **nefritis de Heymann** tiene lugar la formación *in situ* de estos complejos donde las ratas se inmunizan con un antígeno epitelial renal y desarrollan autoanticuerpos. Los anticuerpos cruzan la MBG y se unen a los antígenos de los podocitos. Los inmunocomplejos resultantes se descaman hacia la zona subepitelial adyacente y producen glomerulopatía membranosa. Existe una forma rara de glomerulopatía membranosa neonatal que se debe al paso transplacentario de anticuerpos que reaccionan con un aloantígeno de los podocitos neonatales (endopeptidasa neutra), que no es compartido por la madre. La mayoría de los pacientes con glomerulopatía membranosa primaria presenta autoanticuerpos circulantes contra el receptor transmembrana PLA_2R de los podocitos. Se pueden aislar el PLA_2R y su anticuerpo de los inmunocomplejos, lo que sugiere la formación *in situ* de inmunocomplejos subepiteliales.

La exposición experimental repetida a proteínas extrañas activa los anticuerpos, que forman inmunocomplejos circulantes. Una subpoblación de estos complejos se deposita en las paredes capilares glomerulares. A veces, los antígenos libres y los anticuerpos atraviesan la MBG independientemente y forman inmunocomplejos subepiteliales *in situ*.

Las causas generales de la nefropatía glomerulonefritis son:

- Glomerulopatía membranosa primaria
  - Por autoanticuerpos anti-PLA_2R
  - Por dominio de trombospondina tipo 1 que contiene 7a (THSD7A)
  - Por albúmina sérica bovina anticatiónica (en niños)
  - Por aloanticuerpos contra la endopeptidasa neutra
- Glomerulopatía membranosa secundaria
  - Enfermedad autoinmunitaria (p. ej., LES, enfermedad tiroidea autoinmunitaria)
  - Enfermedad infecciosa (p. ej., hepatitis B, paludismo, sífilis, esquistosomiasis)
  - Medicamentos (p. ej., penicilamina)
  - Neoplasias (p. ej., cáncer de pulmón, próstata y digestivo)

ANATOMOPATOLOGÍA: los glomérulos suelen ser normocelulares. En función de la duración de la enfermedad, las paredes capilares pueden ser normales o estar engrosadas (fig. 16-21). En estadios intermedios de la enfermedad, las tinciones argénticas (que hacen resaltar las membranas basales) revelan múltiples proyecciones o «espigas» de material argirófilo en la cara epitelial de la membrana basal (fig. 16-22). Estas espigas son proyecciones de material de la membrana basal alrededor de inmunocomplejos subepiteliales (que no se tiñen con plata). A medida que la enfermedad evoluciona, las luces capilares se estrechan y finalmente se produce esclerosis glomerular. La glomerulopatía membranosa avanzada no puede distinguirse de otras formas de enfermedad glomerular crónica. La atrofia de los túbulos y la fibrosis intersticial son paralelas al grado de esclerosis glomerular.

Por microscopía electrónica, los inmunocomplejos aparecen en las paredes capilares como depósitos electrodensos (figs. 16-23 y 16-24). Los cambios ultraestructurales progresivos causados por los inmunocomplejos subepiteliales se dividen en etapas:

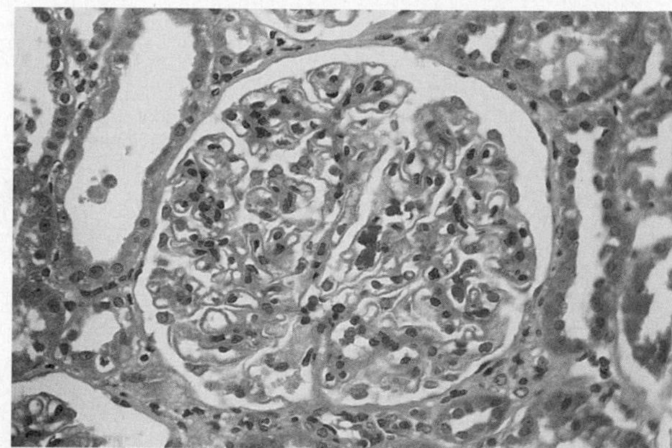

FIGURA 16-21. Glomerulopatía membranosa. El glomérulo muestra leve crecimiento y engrosamiento difuso de las paredes capilares. No hay hipercelularidad. Compárense las paredes capilares con las que se muestran en las figuras 16-2 y 16-16.

- **Etapa I:** depósitos densos subepiteliales sin proyecciones adyacentes de material de la MBG
- **Etapa II:** proyecciones de material MBG adyacente a depósitos densos (fig. 16-24)
- **Etapa III:** inclusión de depósitos densos dentro del material MBG
- **Etapa IV:** rarefacción de depósitos dentro de una MBG engrosada

Los depósitos mesangiales electrodensos en la glomerulopatía membranosa primaria son poco habituales, pero son frecuentes en la enfermedad secundaria (p. ej., en la nefropatía lúpica). Esta diferencia puede reflejar el hecho de que la enfermedad primaria es causada por antígenos que de manera habitual están presentes en la zona subepitelial (p. ej., podocito PLA_2R y endopeptidasa neutra de los podocitos), mientras que el tipo secundario es producido por antígenos circulantes (p. ej., antígenos del virus de la hepatitis B) en complejos con anticuerpos

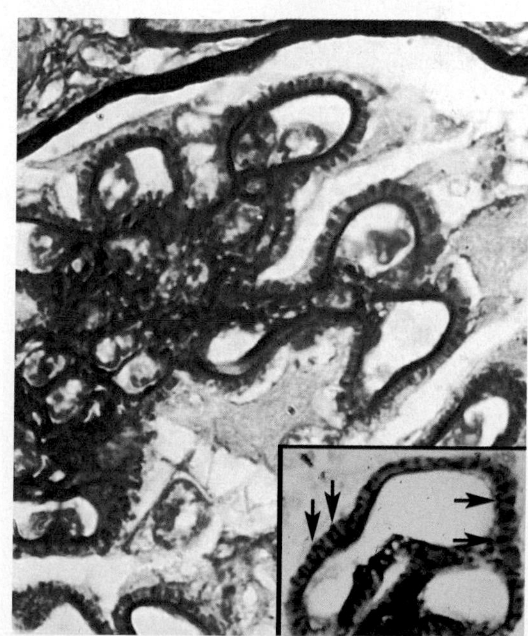

FIGURA 16-22. Glomerulopatía membranosa. La tinción argéntica muestra múltiples «espigas» distribuidas en forma difusa en las membranas basales capilares glomerulares (identificados con *flechas* en el *recuadro* de mayor aumento). Este patrón corresponde a la lesión de etapa II que se muestra en las figuras 16-23 y 16-24. Este aspecto depende del depósito de material positivo a la tinción argéntica alrededor de depósitos de inmunocomplejos negativos a dicha tinción.

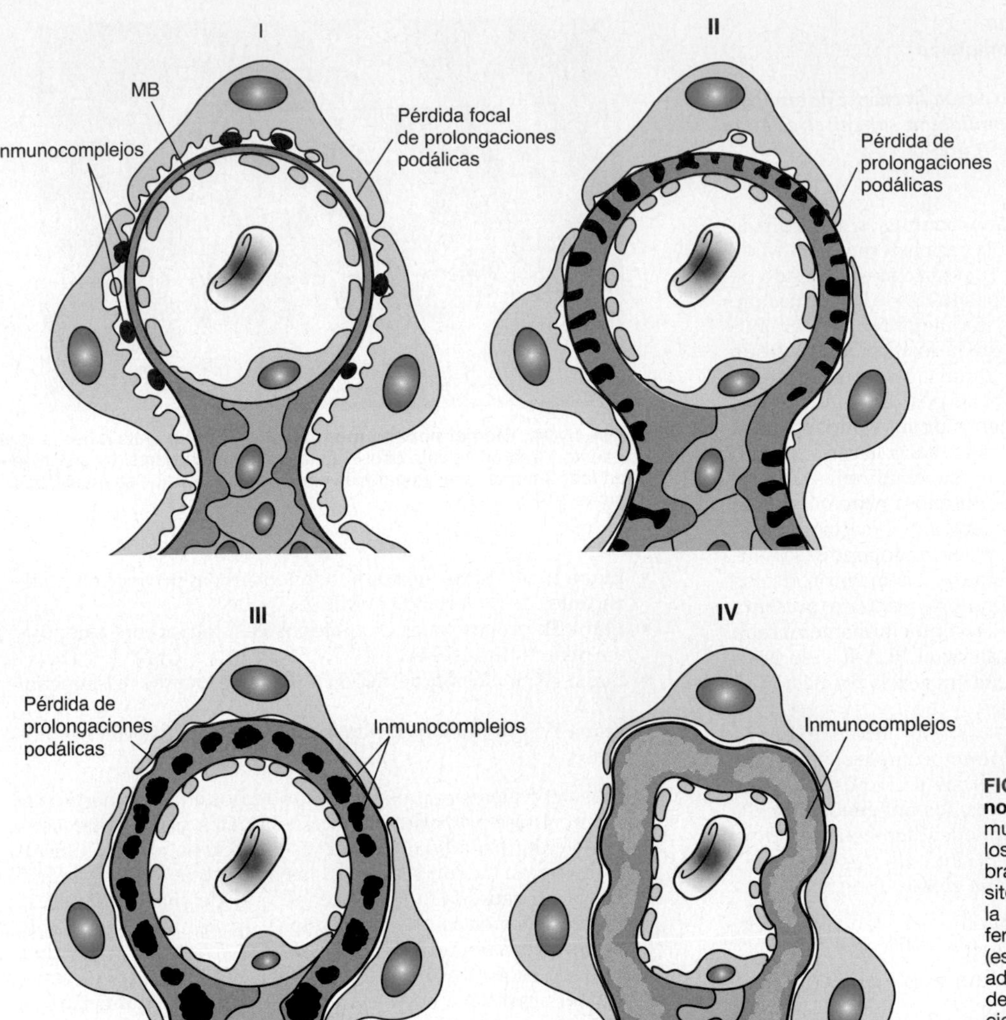

FIGURA 16-23. Glomerulopatía membranosa. Esta enfermedad se debe a la acumulación subepitelial de inmunocomplejos y los cambios que lo acompañan en la membrana basal (*MB*). La etapa I muestra depósitos subepiteliales dispersos. El contorno de la membrana basal se mantiene liso. La enfermedad de etapa II presenta proyecciones (espigas) del material de la membrana basal adyacente a los depósitos. En la etapa III de la enfermedad, la membrana basal de reciente formación rodea los depósitos. En la enfermedad de etapa IV, los depósitos de inmunocomplejos pierden su electrodensidad, lo que resulta en un engrosamiento irregular de la membrana basal con zonas electrotransparentes irregulares.

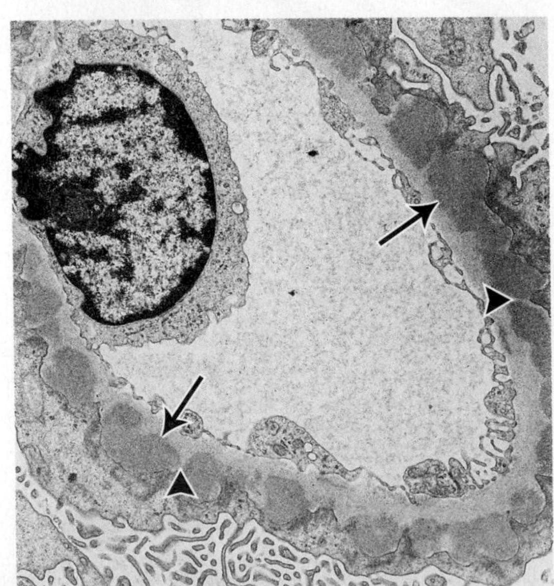

FIGURA 16-24. Glomerulopatía membranosa de etapa II. Una microfotografía electrónica muestra depósitos de material electrodenso (*flechas*) con proyecciones delgadas interpuestas de material de la membrana basal (*puntas de flecha*).

circulantes que pueden localizarse en el mesangio, así como en la región subepitelial.

La inmunofluorescencia revela tinción granular difusa de las paredes capilares por IgG y C3 (fig. 16-25). Hay una tinción intensa de componentes terminales del complemento, entre los que se incluye el complejo de ataque a la membrana, el cual participa en la inducción de la lesión glomerular, en especial en los podocitos.

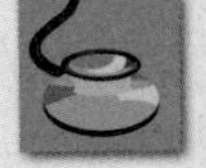

CARACTERÍSTICAS CLÍNICAS: la glomerulopatía membranosa es la causa glomerular primaria más frecuente del síndrome nefrótico en adultos caucásicos y asiáticos en Estados Unidos (la causa glomerular secundaria más frecuente es la glomeruloesclerosis diabética). La evolución de la glomerulopatía membranosa es muy variable. En una cuarta parte de los pacientes se produce remisión espontánea en un plazo de 20 años, y la tasa de supervivencia renal a 10 años es superior al 65%. La menor supervivencia se correlaciona con sexo masculino, edad superior a 50 años, proteinuria de más de 6 g/día, esclerosis glomerular generalizada y enfermedad tubulointersticial crónica. Los pacientes con insuficiencia renal progresiva reciben corticoesteroides y/o fármacos inmunosupresores. El pronóstico es mejor en la infancia debido a mayor tasa de remisión espontánea permanente.

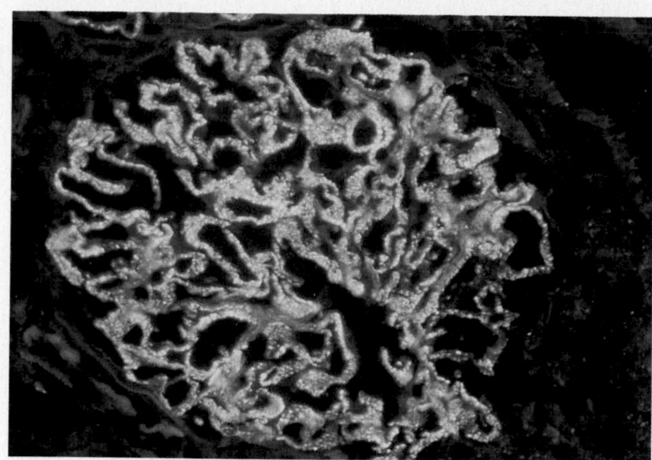

FIGURA 16-25. **Glomerulopatía membranosa.** La microscopía de inmunofluorescencia muestra depósitos granulares de inmunoglobulina G (*IgG*) que hacen resaltar las asas capilares glomerulares.

La glomeruloesclerosis diabética causa proteinuria e insuficiencia renal progresiva

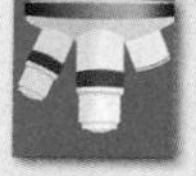

FISIOPATOLOGÍA: la glomeruloesclerosis es parte de la vasculopatía que deteriora los pequeños vasos del cuerpo en los pacientes afectados por diabetes mellitus (*v.* cap. 32, en línea). La diabetes se complica por el aumento generalizado en la síntesis de material de la membrana basal en la microvasculatura, resultante del estado metabólico anómalo. Una hipótesis propone que la mayor **lesión oxidativa** y la **glucosilación no enzimática** anómala de las proteínas séricas y de la matriz, incluidas las de la MBG y de la matriz del mesangio, inducen la producción excesiva de matriz y lesión de los podocitos.

ANATOMOPATOLOGÍA: las lesiones iniciales de la glomeruloesclerosis del paciente con diabetes son crecimiento glomerular, engrosamiento de la MBG y expansión de la matriz mesangial (fig. 16-26). El número de podocitos disminuye. Puede haber hipercelularidad mesangial leve junto con un aumento de la matriz mesangial. En pacientes que presentan enfermedad sintomática, el engrosamiento de la MBG y, en especial, la expansión de la matriz del mesangio, causan cambios visibles por microscopía óptica. En la glomeruloesclerosis diabética, el engrosamiento global de la MBG y la expansión difusa de la matriz mesangial se acompañan de **nódulos de Kimmelstiel-Wilson** escleróticos (fig. 16-27). Las proteínas insudadas forman nódulos redondeados entre la cápsula de Bowman y el epitelio parietal («gotas capsulares») o acumulaciones subendoteliales en las asas capilares («capuchones hialinos»). Las membranas basales tubulares están engrosadas. Los cambios esclerosantes e insudativos en las arteriolas aferentes y eferentes causan arterioloesclerosis hialina.

Suele haber arterioesclerosis renal generalizada. El estrechamiento vascular y la reducción del flujo sanguíneo a la médula predisponen a necrosis papilar y pielonefritis.

Por microscopía electrónica se demuestra un incremento de 5 a 10 veces en el engrosamiento de la lámina densa de la membrana basal. La matriz mesangial aumenta, en particular en las lesiones nodulares (fig. 16-28). Las lesiones insudativas hialinas se observan como masas electrodensas que contienen restos de lípidos. La microscopía por inmunofluorescencia muestra atrapamiento lineal difuso de IgG, albúmina, fibrinógeno y otras proteínas plasmáticas en la MBG. Este signo refleja la adsorción inmunitaria de estas proteínas a la MBG engrosada, quizá como resultado de la glucosilación no enzimática de la MBG y las proteínas plasmáticas.

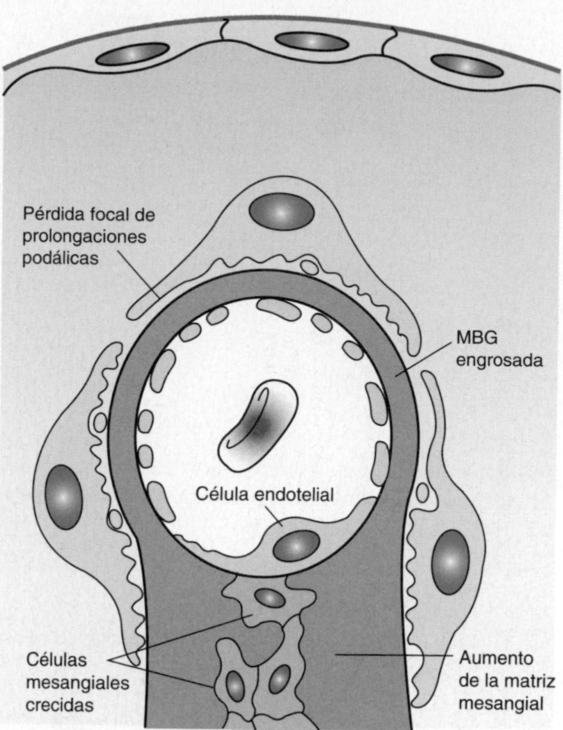

FIGURA 16-26. **Glomeruloesclerosis diabética.** La lámina densa de la membrana basal glomerular (*MBG*) está engrosada y hay aumento del material de la matriz mesangial.

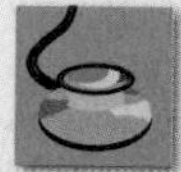

CARACTERÍSTICAS CLÍNICAS: ***la glomeruloesclerosis diabética es responsable del 40% de las ERET y, por tanto, es la principal causa de ERET en Estados Unidos.*** Se produce en la diabetes mellitus de tipo 1 y la de tipo 2. Existe mayor riesgo de glomeruloesclerosis diabética en afroamericanos y nativos americanos con diabetes mellitus tipo 2. Alrededor de una cuarta parte de los pacientes con diabetes desarrollan glomeruloesclerosis diabética. La manifestación más temprana es la microalbuminuria (proteinuria ligeramente aumentada). La proteinuria manifiesta se produce entre 10 y 15 años después de la aparición de la diabetes y a menudo se agrava lo suficiente como para causar síndrome nefrótico. Con el tiempo, la glomeruloesclerosis diabética evoluciona hacia la insuficiencia renal. El control estricto de la glucemia reduce la inci-

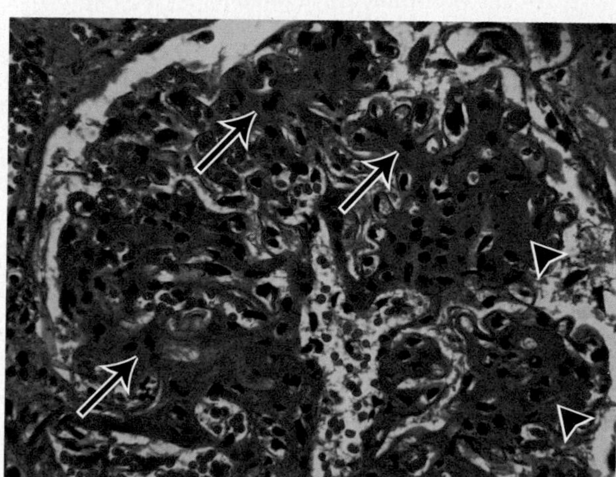

FIGURA 16-27. **Glomeruloesclerosis diabética.** Un incremento destacado en la matriz mesangial (*flechas*) desencadena varias lesiones nodulares (*puntas de flecha*). Es evidente la dilatación de los capilares glomerulares y algunas membranas basales capilares están engrosadas.

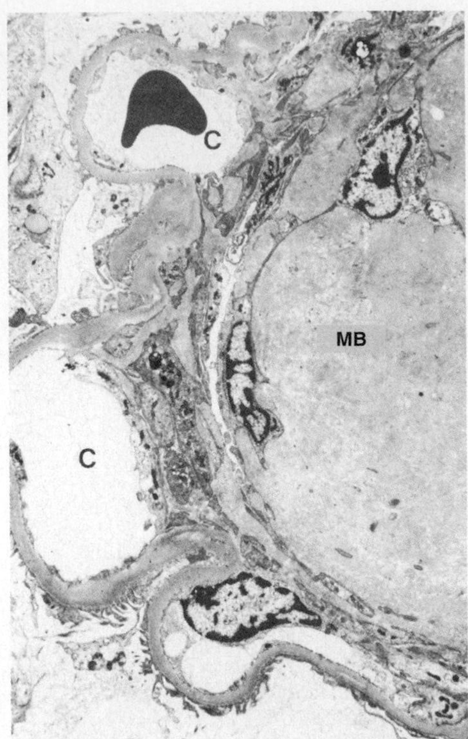

FIGURA 16-28. Glomeruloesclerosis diabética avanzada. Una microfotografía electrónica muestra un agregado nodular de material similar a la membrana basal (*MB*). El capilar periférico (C) muestra ensanchamiento difuso de la membrana basal, pero con una textura normal.

dencia de la glomeruloesclerosis diabética y retrasa su progresión una vez que se desarrolla. El control de la hipertensión y la restricción de proteínas en la alimentación también ralentizan el avance de la enfermedad.

La amiloidosis conduce a síndrome nefrótico e insuficiencia renal

La nefropatía es una complicación frecuente de la amiloidosis AA y AL (*v.* cap. 34, en línea).

PATOGENIA MOLECULAR: la sustancia amiloide se puede formar a partir de varios polipéptidos diferentes. En Norteamérica, la amiloidosis AL representa el 80% de la amiloidosis renal, el 10% de la amiloidosis AA y el 10% de otros tipos de amiloidosis (es decir, compuestas de fibrinógeno, factor quimiotáctico de leucocitos 2, apolipoproteína). La AA es más habitual en regiones con altas tasas de infecciones endémicas. Todas las formas de amiloidosis son similares desde el punto de vista histológico y ultraestructural. Se requieren pruebas inmunohistoquímicas para diferenciar entre los distintos tipos. La espectrometría de masas puede ser útil para tipificar los casos de amiloidosis, ya que algunos se deben a mutaciones genéticas (p. ej., transtirretina y gelsolina).

El **amiloide AA** deriva de la proteína amiloide A sérica (AAS), que aumenta notablemente durante la inflamación. Por tanto, el amiloide AA se asocia a menudo con trastornos inflamatorios crónicos (p. ej., artritis reumatoide, infecciones crónicas, fiebre mediterránea familiar). El **amiloide AL** deriva de las cadenas ligeras de Ig producidas por clones neoplásicos de linfocitos B o células plasmáticas. Así, con frecuencia se presenta en el mieloma múltiple o lo presagia. La amiloidosis ALECT2 (amiloidosis por factor quimiotáctico leucocitario 2) es una forma renal limitada que en Estados Unidos se da con mayor frecuencia en adultos mayores de ascendencia mexicana.

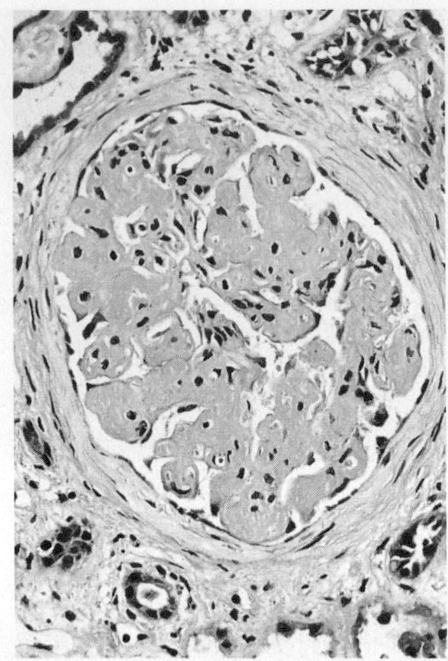

FIGURA 16-29. Nefropatía por depósito de amiloide. El material amorfo acelular expande las zonas mesangiales y obstruye los capilares glomerulares. Los depósitos de amiloide pueden adquirir aspecto nodular, que simula de algún modo la glomeruloesclerosis diabética (fig. 16-27). Sin embargo, los depósitos de amiloide no son positivos para el ácido peryódico de Schiff y se identifican por tinción con el rojo Congo, como se muestra en la figura 16-30.

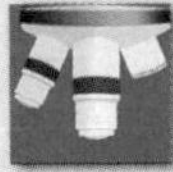

ANATOMOPATOLOGÍA: en la microscopía óptica, la sustancia amiloide se aprecia como material amorfo eosinófilo (fig. 16-29) de característico color verde manzana en los cortes teñidos con rojo Congo y estudiados bajo luz polarizada (fig. 16-30). Los depósitos acidófilos son inicialmente más evidentes en el mesangio, pero después se extienden a las paredes capilares y pueden obliterar la luz capilar (figs. 16-29 y 16-31). En la amiloidosis avanzada, la estructura glomerular se oblitera por completo y los glomérulos se observan como grandes esferas eosinófilas.

La sustancia amiloide está constituida por fibrillas sin ramificaciones de casi 10 nm de diámetro. De manera inicial, son más prominentes en el mesangio, pero a menudo se extienden a la pared de los capilares, en especial en los casos avanzados (figs. 16-31 y 16-32). Los pedicelos de los podocitos que cubren la MBG desaparecen.

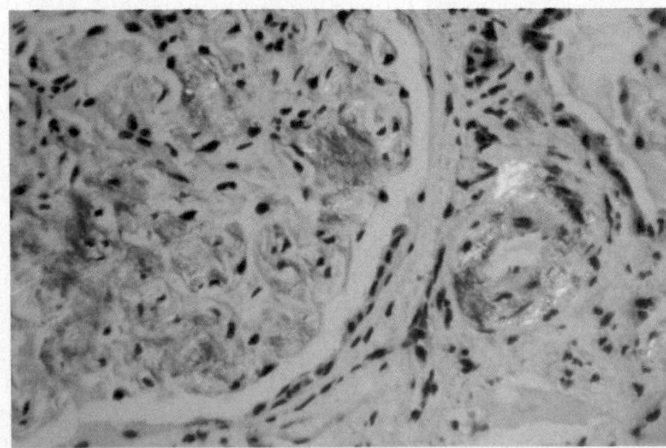

FIGURA 16-30. Nefropatía por depósito de amiloide. En un corte teñido con rojo Congo y observado con luz polarizada, los depósitos de amiloide glomerulares y de la arteriola adyacente muestran una birrefringencia característica de color verde manzana.

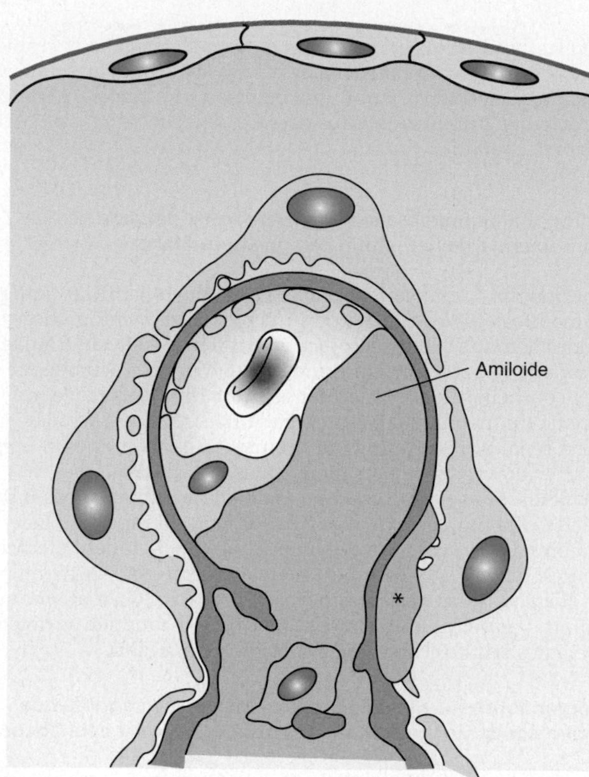

FIGURA 16-31. **Nefropatía por depósito de amiloide.** De manera inicial, este trastorno se vincula con la acumulación de depósitos similares característicos en el mesangio. Estas masas inertes, que son fibrilares por microscopía electrónica, se extienden sobre la superficie interna de la membrana basal (*) y con frecuencia obstruyen la luz capilar. La extensión focal de material amiloide a través de la membrana basal puede levantar la célula epitelial.

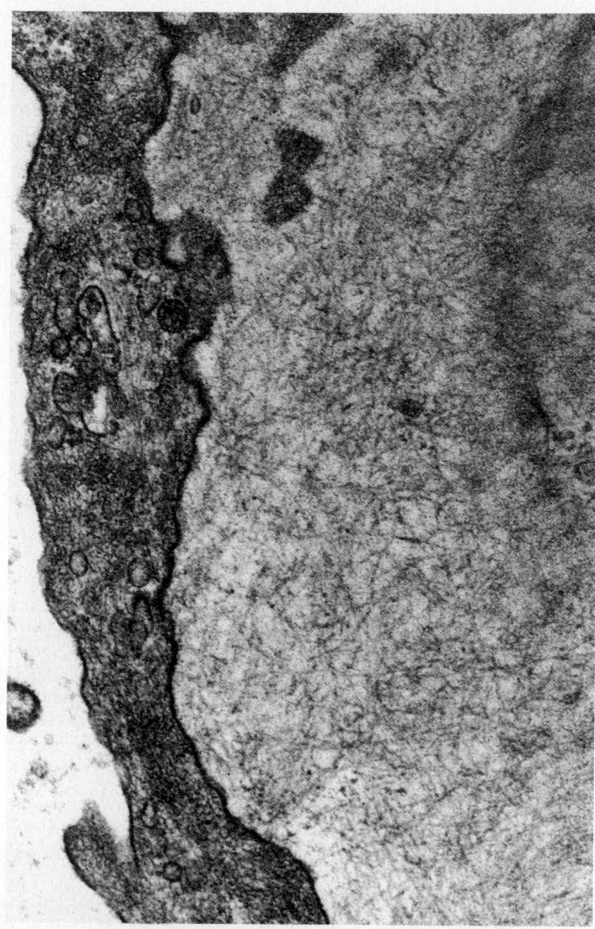

FIGURA 16-32. **Nefropatía por depósito de amiloide.** Masas de fibrillas (de 10 nm de diámetro) en un glomérulo adyacente a un podocito (*izquierda*), con borramiento de sus prolongaciones podálicas.

CARACTERÍSTICAS CLÍNICAS: la afectación renal es prominente en la mayoría de los casos de amiloidosis sistémicas AL y AA. La proteinuria suele ser la manifestación inicial y no es selectiva (es decir, hay albúmina y globulinas en la orina), con aparición del síndrome nefrótico en el 60% de los pacientes. Al cabo del tiempo, la infiltración intensa de los glomérulos y los vasos sanguíneos por la sustancia amiloide da lugar a la insuficiencia renal. La amiloidosis AL se trata con una quimioterapia similar a la del mieloma. La amiloidosis AA, especialmente cuando está causada por la fiebre mediterránea familiar, mejora con el tratamiento con colchicina. Los nuevos tratamientos diseñados para bloquear el mal plegamiento de las proteínas parecen prometedores.

El depósito de inmunoglobulina monoclonal no fibrilar en los riñones puede causar enfermedades

Estos depósitos pueden producirse en la MBG, la matriz mesangial glomerular, las paredes capilares y las membranas basales tubulares. A diferencia de los depósitos de amiloide AL, estos no forman fibrillas. Los dos fenotipos principales son enfermedad glomerular nodular esclerosante con depósitos granulares, detectados por microscopía electrónica, y glomerulonefritis proliferativa (o membranoproliferativa), con depósitos densos homogéneos también detectados por microscopía electrónica.

ANATOMOPATOLOGÍA: la discrasia de linfocitos B subyacente puede estar oculta, o puede haber mieloma múltiple o linfoma manifiestos. El depósito de Ig monoclonales estimula el aumento de la producción de matriz glomerular y/o la hiperplasia mesangial. La expansión nodular de las regiones mesangiales es similar a la glomeruloesclerosis diabética. El aumento de material extracelular no se tiñe con rojo Congo, lo que distingue la enfermedad por depósito de Ig monoclonales de la amiloidosis.

La microscopía por inmunofluorescencia muestra tinción para cadenas de Ig monoclonales. La enfermedad por depósito de Ig monoclonales con esclerosis nodular suele manifestarse clínicamente como síndrome nefrótico, mientras que la glomerulonefritis proliferativa con depósitos de Ig monoclonales suele manifestarse como síndrome nefrítico y nefrótico mixto.

La nefritis hereditaria (síndrome de Alport) se debe a anomalías en el colágeno de tipo IV de la membrana basal glomerular

La nefritis hereditaria es una enfermedad glomerular proliferativa y esclerosante, a menudo acompañada de defectos auditivos y oculares. Se debe a defectos genéticos del colágeno de tipo IV. En el síndrome de Alport, la nefritis se acompaña de un déficit auditivo hereditario.

PATOGENIA MOLECULAR: varias mutaciones genéticas causan defectos moleculares en la MBG que conducen a las lesiones renales de la nefritis hereditaria. La más frecuente, que representa el 85% de las nefritis hereditarias, está ligada al cromosoma X y está causada por mutación en el gen de la cadena α-5 del colágeno de tipo IV (*COL4A5*). Una deleción en el extremo 5′ de *COL4A5* que se extiende al gen *COL4A6*, que codifica la cadena α-6 del colágeno de tipo IV, causa nefritis hereditaria y leiomiomas múltiples en el tubo di-

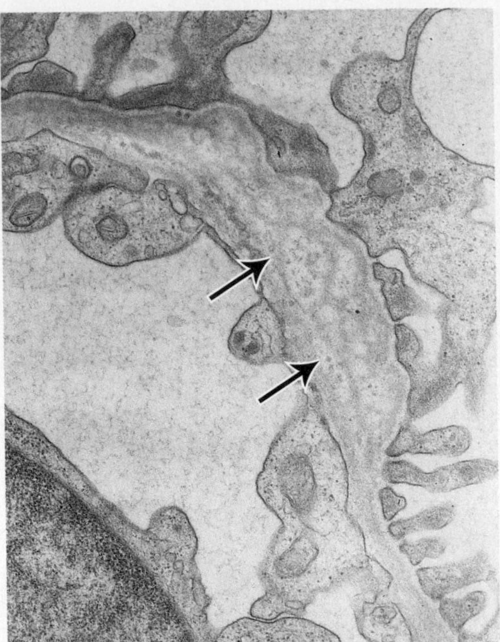

FIGURA 16-33. Nefritis hereditaria (síndrome de Alport). La lámina densa de la membrana basal glomerular presenta láminas (*flechas*) en lugar de formar una sola banda densa (compárese esta microfotografía electrónica con la fig. 16-5).

gestivo y las vías genitales. Existe una forma autosómica recesiva de nefritis hereditaria causada por mutaciones en *COL4A3* y *COL4A4*.

Debido a que en la nefritis hereditaria hay alteración en la estructura de la membrana basal, el suero de pacientes con enfermedad contra la MBG (p. ej., síndrome de Goodpasture) no reacciona con la MBG de pacientes con nefritis hereditaria. Por el contrario, los pacientes con nefritis hereditaria a los que se les realiza un trasplante renal corren el riesgo de desarrollar anticuerpos contra la MBG del aloinjerto.

ANATOMOPATOLOGÍA: las lesiones glomerulares tempranas de la nefritis hereditaria muestran hipercelularidad mesangial leve y expansión de la matriz. El avance de la nefropatía se relaciona con aumento de la esclerosis glomerular focal y, finalmente, difusa. Las lesiones glomerulares avanzadas van acompañadas de atrofia tubular, fibrosis intersticial y células espumosas en los túbulos y el intersticio. El diagnóstico se establece mediante microscopía electrónica, que constata un engrosamiento irregular de la MBG, con división de la lámina densa en láminas entrelazadas que rodean áreas electrotransparentes (fig. 16-33).

CARACTERÍSTICAS CLÍNICAS: en los niños con nefritis hereditaria ligada al cromosoma X se produce hematuria temprana, que suele ir seguida de proteinuria e insuficiencia renal progresiva en la segunda a la cuarta décadas de la vida. En las mujeres, la enfermedad ligada al cromosoma X suele ser más leve, con una tasa de avance que varía de manera sustancial entre los pacientes, tal vez en virtud del grado de inactivación aleatoria (lionización) del cromosoma X mutado. La nefritis hereditaria autosómica recesiva se parece a la enfermedad ligada al cromosoma X, excepto por el hecho de que afecta de manera equivalente a hombres y mujeres. La nefritis hereditaria autosómica dominante con insuficiencia renal progresiva es rara y difícil de distinguir de la forma grave de enfermedad de membrana basal delgada (*v.* a continuación). Se produce pérdida de la audición neurosensorial de alta frecuencia en la mitad de los hombres con enfermedad ligada al cromosoma X, y en mayor porcentaje de estos y de las mujeres con enfermedad autosómica. Entre una cuarta y una tercera parte de los pacientes presenta defectos oculares, que en su mayor parte afectan el cristalino.

La nefropatía de membrana basal glomerular delgada es una causa frecuente de hematuria benigna hereditaria

Esta nefropatía, también denominada **hematuria familiar benigna**, suele manifestarse con hematuria microscópica asintomática y en ocasiones hematuria macroscópica intermitente. Esta enfermedad y la nefropatía IgA son consideraciones diagnósticas frecuentes en pacientes con hematuria glomerular asintomática. Los pacientes con nefropatía de membrana basal delgada no suelen desarrollar insuficiencia renal ni proteinuria importante. En la microscopía óptica, los glomérulos no presentan alteraciones.

La microscopía electrónica muestra disminución del grosor de la MBG (150-300 nm; lo normal es 350-450 nm). El modo de herencia más habitual es autosómica dominante. Las mutaciones heterocigotas en *COL4A3* y *COL4A4* conducen a la enfermedad de membrana basal delgada, y las variantes homocigotas conducen al síndrome de Alport. Las variantes en *COL4A3* y *COL4A4* también se detectan en pacientes adultos con GESF esporádica y familiar.

La glomerulonefritis aguda postinfecciosa suele seguir a una infección aguda por estreptococos α-hemolíticos o estafilococos

La causa de esta enfermedad es el depósito de inmunocomplejos ricos en complemento en los glomérulos

FISIOPATOLOGÍA: las cepas nefritógenas de estreptococo del grupo A o estafilococo suelen causar glomerulonefritis postinfecciosa aguda. Los casos raros son causados por infecciones virales (p. ej., hepatitis B) o parasitarias (p. ej., paludismo). La glomerulonefritis postestreptocócica tiene un período de latencia de 9 a 14 días entre el inicio de la infección y la glomerulonefritis. Como se describe más adelante, la glomerulonefritis postinfecciosa se caracteriza por extensa localización glomerular de Ig y complemento, o complemento solo. Un posible mecanismo patogénico es la formación de inmunocomplejos en los glomérulos que contengan antígeno patógeno y anticuerpos que activen el complemento e induzcan inflamación. Otra posibilidad es que las bacterias nefritógenas liberen factores que activen el complemento sin necesidad de la formación de inmunocomplejos. Esto explicaría por qué a veces el complemento, pero no la Ig, está presente en los depósitos glomerulares.

La activación del complemento, además de la activación de otros mediadores inflamatorios humorales y celulares, causa inflamación glomerular. La activación del complemento es tan extensa que más del 90% de los pacientes presenta hipocomplementemia. Los mediadores de la inflamación atraen y activan a los neutrófilos y los monocitos, y estimulan la proliferación de células del mesangio y endoteliales. Estos efectos causan hipercelularidad glomerular notable, que define a la glomerulonefritis proliferativa difusa aguda.

ANATOMOPATOLOGÍA: en la fase aguda de la enfermedad, los glomérulos presentan agrandamiento difuso y son hipercelulares (fig. 16-34). Esto último se debe a la proliferación de células endoteliales y mesangiales (fig. 16-35), así como a la infiltración por neutrófilos y monocitos. Las semilunas son raras. El edema intersticial y la infiltración mononuclear leve son paralelos a los cambios glomerulares.

La fase aguda comienza entre 1 y 2 semanas después del inicio de la infección nefrógena y se resuelve en más del 90% de los pacientes al cabo de varias semanas. Los neutrófilos y la hiper-

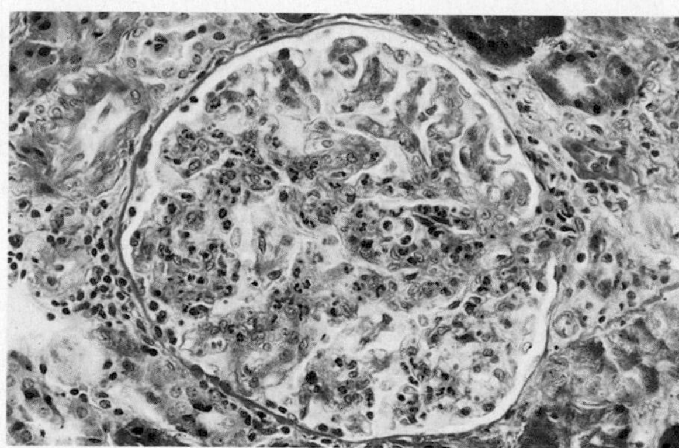

FIGURA 16-34. Glomerulonefritis postestreptocócica aguda. El glomérulo de un paciente que presentó glomerulonefritis después de una infección estreptocócica contiene numerosos neutrófilos (tinción tricrómica de Masson).

celularidad endotelial desaparecen primero. La hipercelularidad mesangial y la expansión de la matriz persisten, pero todos estos cambios se resuelven completamente en la mayoría de los pacientes después de varios meses.

Desde el punto de vista ultraestructural, la glomerulonefritis postinfecciosa aguda muestra **depósitos subepiteliales densos** que de manera característica se parecen a «**jorobas**» (figs. 16-35 y 16-36). Estos se acompañan siempre de depósitos mesangiales y subendoteliales, que pueden ser más difíciles de detectar, pero que probablemente son más importantes en la patogenia por su proximidad con los sistemas mediadores inflamatorios sanguíneos. Las gibas, de tamaño variable y con forma de cúpula, se encuentran en la cara epitelial de la MBG. No tienen una distribución tan amplia como los depósitos de la glomerulopatía

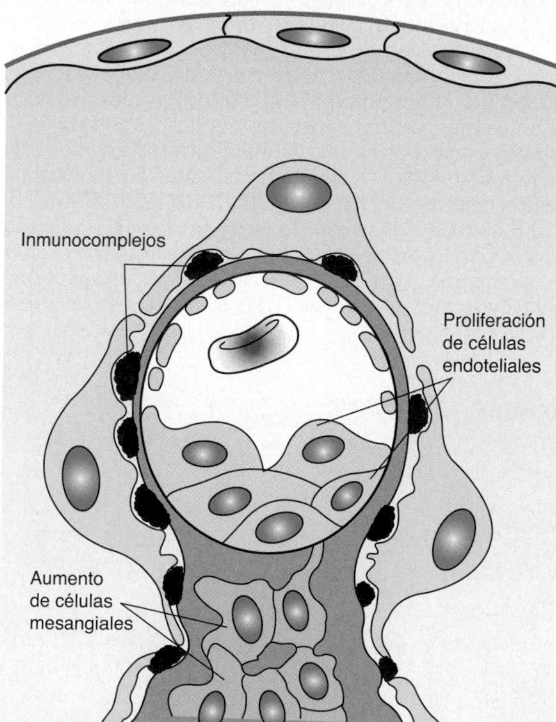

FIGURA 16-35. Glomerulonefritis postinfecciosa. La acumulación de numerosos inmunocomplejos subepiteliales como estructuras a manera de jorobas es una característica distintiva. Los inmunocomplejos subendoteliales menos notables se vinculan con proliferación de las células endoteliales y tienen relación con el aumento de la permeabilidad capilar y la estenosis de la luz. Con frecuencia, la proliferación de las células del mesangio y el engrosamiento de la matriz mesangial producen ensanchamiento del tallo y atrapamiento notable de los inmunocomplejos.

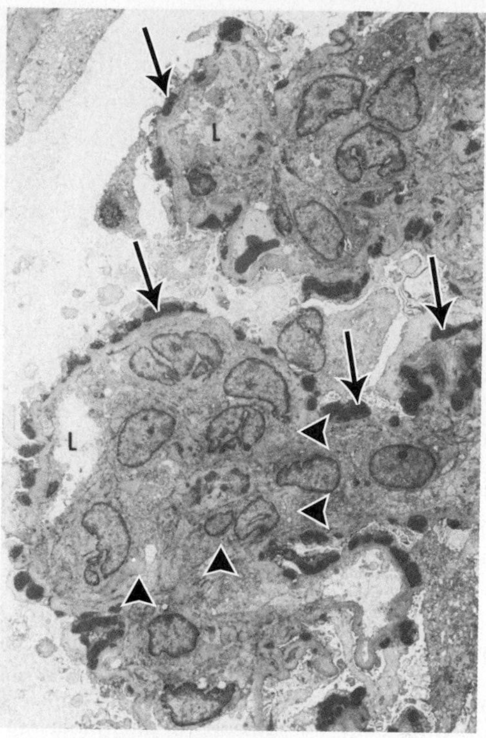

FIGURA 16-36. Glomerulonefritis postinfecciosa aguda. Una microfotografía electrónica muestra numerosas gibas subepiteliales (*flechas*) e hipercelularidad mesangial (*puntas de flecha*). Las luces capilares (L) presentan una estenosis notable.

membranosa (comparar figs. 16-23 y 16-35). Mediante microscopía inmunofluorescente se observan depósitos granulares de C3 con o sin Ig en las paredes capilares, que corresponden con las mencionadas jorobas (fig. 16-37). Una variante rara de glomerulonefritis postinfecciosa, en general causada por estafilococo resistente a la meticilina, presenta IgA manifiesta en los depósitos inmunitarios.

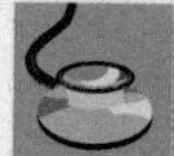

CARACTERÍSTICAS CLÍNICAS: la incidencia de glomerulonefritis aguda postinfecciosa está disminuyendo en la mayoría de los países desarrollados, pero sigue siendo elevada debido a las mayores tasas de infeccio-

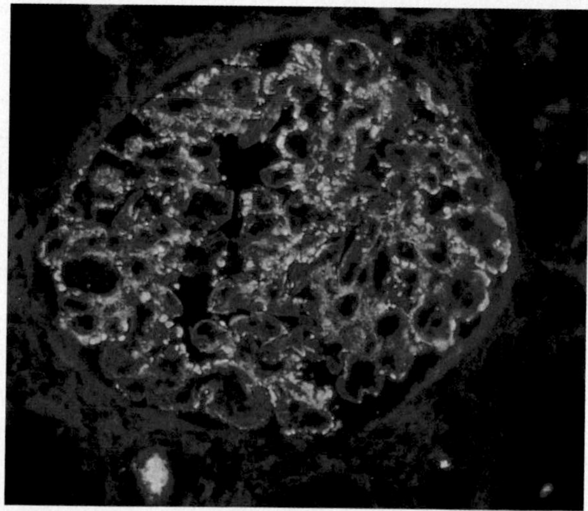

FIGURA 16-37. Glomerulonefritis postinfecciosa aguda. Una microfotografía de inmunofluorescencia muestra tinción granular de C3 en las paredes capilares y el mesangio.

TABLA 16-6

CLASIFICACIÓN DE LA GLOMERULONEFRITIS MEMBRANOPROLIFERATIVA (UN PATRÓN DE LESIÓN)

Glomerulonefritis membranoproliferativa (GNMP) primaria mediada por inmunocomplejos

GNMP secundaria mediada por inmunocomplejos causada por:
- Endocarditis bacteriana subaguda
- Un cortocircuito ventriculoauricular infectado
- Osteomielitis
- Infección por el virus de la hepatitis C
- Crioglobulinemia
- Inmunoglobinas monoclonales
- Una neoplasia

Glomerulopatía C3
- Enfermedad por depósitos densos
- Glomerulonefritis C3

nes nefritógenas. Sigue siendo una de las enfermedades renales infantiles más frecuentes. La infección primaria afecta a faringe (faringitis, a menudo «faringitis estreptocócica») o, especialmente en ambientes cálidos y húmedos, la piel (pioderma). En los últimos años, la proporción de casos tras una infección estafilocócica ha aumentado. Dado que los organismos pueden no estar presentes en el momento en el que la nefritis se desarrolla, el diagnóstico puede depender de la evidencia serológica de concentraciones crecientes de anticuerpos frente a antígenos estreptocócicos. El síndrome nefrítico comienza de forma repentina con oliguria, hematuria, edema facial e hipertensión. Las concentraciones séricas de C3 son más bajas durante el síndrome agudo, pero vuelven a la normalidad en 1 o 2 semanas. La nefritis manifiesta se resuelve al cabo de varias semanas, pero la hematuria y sobre todo la proteinuria pueden persistir durante varios meses. Algunos pacientes presentan sedimentos urinarios anómalos durante años después del episodio agudo, y en ocasiones infrecuentes (sobre todo los adultos) desarrollan insuficiencia renal progresiva.

La glomerulonefritis membranoproliferativa por inmunocomplejos tiene múltiples causas

La glomerulonefritis membranoproliferativa (GNMP) es un patrón de inflamación glomerular con hipercelularidad y engrosamiento de la pared capilar causado por múltiples etiologías y mecanismos patogénicos diferentes.

FISIOPATOLOGÍA: la GNMP está causada por depósitos en el mesangio y la zona subendotelial de las paredes capilares, que contienen inmunocomplejos o complemento activado sin Ig. También pueden presentarse depósitos subendoteliales. Las dos categorías inmunopatológicas principales son la GNMP mediada por inmunocomplejos y la GNMP glomerulopatía C3 (tabla 16-6). En general, los antígenos nefritógenos en la GNMP mediada por inmunocomplejos no se conocen. Sin embargo, las posibles fuentes de estos antígenos pueden ser trastornos infecciosos o autoinmunitarios (tabla 16-6). La GNMP glomerulopatía C3 se debe a una alteración genética o autoinmunitaria en los mecanismos reguladores que normalmente mantienen controlada la vía alternativa del complemento. La glomerulopatía C3 se comenta en la siguiente sección.

La eliminación del trastorno asociado (p. ej., endocarditis bacteriana u osteomielitis) puede determinar la resolución de la GNMP mediada por inmunocomplejos, lo que sugiere una relación causal entre ambas. A diferencia de los microorganismos patógenos de la glomerulonefritis infecciosa aguda, aquellos vinculados con la GNMP de tipo I causan infecciones persistentes e indoloras con antigenemia crónica. Esta situación conduce a la localización crónica de inmunocomplejos en los glomérulos a la hipercelularidad y el remodelado de la matriz resultantes.

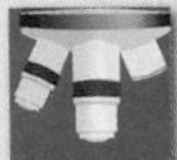

ANATOMOPATOLOGÍA: los glomérulos en la GNMP tienen crecimiento difuso, con proliferación abundante de células mesangiales e infiltración por monocitos/macrófagos. La distorsión lobulillar glomerular posterior («hipersegmentación»; fig. 16-38) en su momento se denominó **glomerulonefritis lobulillar**. De estos pacientes, el 20% presenta semilunas, que por lo general afectan solo a una mínima parte de los glomérulos. Las paredes capilares están engrosadas y las tinciones argénticas muestran duplicación o replicación compleja de la MBG.

La microscopía electrónica revela engrosamiento y replicación de las MBG, tal vez causados por activación de las células endoteliales, así como por la extensión del citoplasma mesangial hacia la zona subendotelial y el depósito de nuevo material en la membrana basal, entre el citoplasma del mesangio y la célula endotelial (figs. 16-39 y 16-40). Los depósitos electrodensos subendoteliales y mesangiales que corresponden a los inmunocomplejos constituyen el posible estímulo de la respuesta endotelial y mesangial. También pueden observarse cantidades variables de depósitos densos subepiteliales. La microscopía de inmunofluorescencia muestra el depósito granular de Ig y complemento en las asas capilares glomerulares y el mesangio en la GNMP mediada por inmunocomplejos, y solo el complemento en la glomerulopatía C3 (fig. 16-41).

CARACTERÍSTICAS CLÍNICAS: la GNMP mediada por inmunocomplejos puede surgir a cualquier edad, pero es más frecuente en niños mayores y adultos jóvenes. Puede aparecer a cualquier edad y manifestarse como síndromes nefrótico o nefrítico, o una combinación de ambos. La GNMP representa el 5% del síndrome nefrótico primario en los niños y los adultos en Estados Unidos. La GNMP mediada por inmunocomplejos es más habitual en aquellos países donde las infecciones crónicas son más prevalentes. Son frecuentes las concentraciones reducidas de C3. El diagnóstico diferencial incluye glomerulonefritis postinfecciosa aguda y la glomerulonefritis lúpica, puesto que ambas pueden causar nefritis con hipocomplementemia. La GNMP es, en general, una enfermedad lenta y persistente. Después de 10 años, la mitad de los pacientes desarrolla ERET.

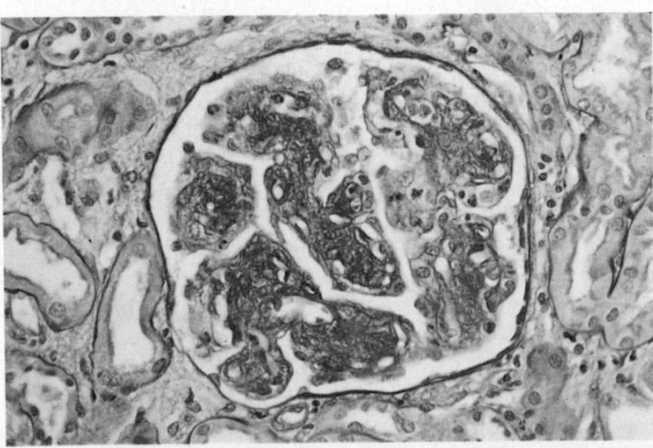

FIGURA 16-38. Patrón de glomerulonefritis membranoproliferativa. La lobulación glomerular está acentuada. Un aumento de las células y la matriz en el mesangio y el engrosamiento de las paredes capilares son características adicionales de este patrón.

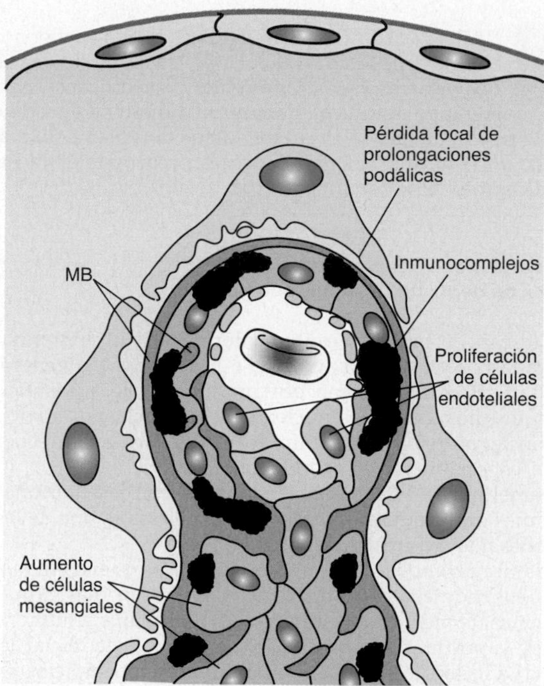

FIGURA 16-39. Glomerulonefritis membranoproliferativa. En este patrón de lesión, los glomérulos están agrandados. Se observan penachos hipercelulares y estenosis u obstrucción de la luz capilar. Grandes depósitos subendoteliales de inmunocomplejos se extienden por el borde interno de la membrana basal. Las células mesangiales proliferan y emigran hacia la periferia en el capilar. El material de la membrana basal (*MB*) se acumula en forma lineal paralelo a la membrana basal en posición subendotelial. La interposición de células mesangiales y membrana basal entre las células endoteliales y la membrana basal crea un efecto de doble contorno. La acumulación de células y estroma mesangiales en los penachos disminuye la luz capilar. La proliferación de células mesangiales y la acumulación de material de la membrana basal también dilatan el mesangio. Todo el proceso lleva de manera progresiva a la lobulación del glomérulo. Obsérvese la proliferación de células endoteliales y el borramiento focal de las prolongaciones podálicas.

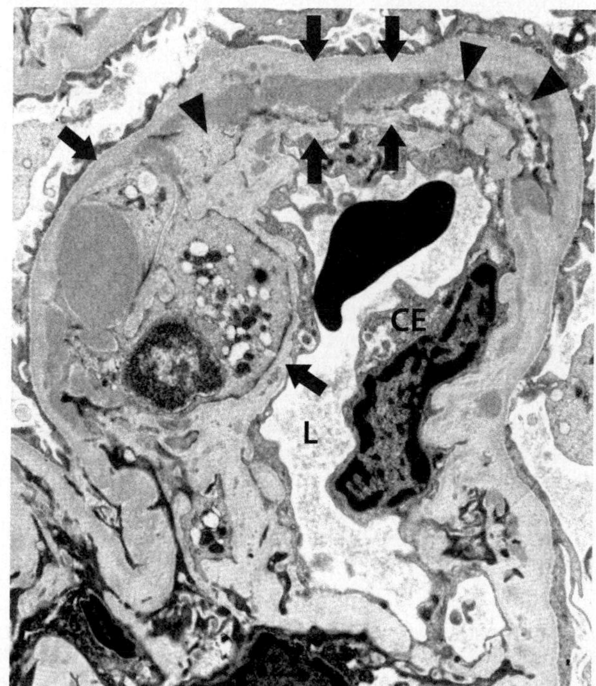

Figura 16-40. Glomerulonefritis membranoproliferativa. Esta microfotografía electrónica muestra el doble contorno de la membrana basal (*flechas*) con interposición del mesangio (*punta de flecha*) y depósitos subendoteliales importantes. *CE*, célula endotelial; *L*, luz capilar.

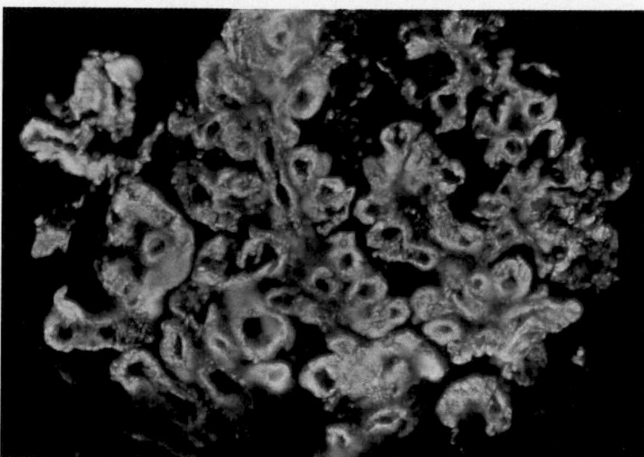

FIGURA 16-41. Glomerulonefritis membranoproliferativa. Esta microfotografía bajo inmunofluorescencia muestra tinción de C3 entre granular y en banda en las paredes capilares y el mesangio.

La glomerulopatía C3 se debe a la regulación anómala de la vía alternativa del complemento

La glomerulopatía C3 se debe a una regulación anómala del complemento que incluye **enfermedad de depósitos densos** (anteriormente denominada *GNMP de tipo II*) y **glomerulonefritis C3** (incluida una variante con patrón de GNMP).

FISIOPATOLOGÍA: la localización glomerular extensa del complemento *con* Ig mínima o ausente indica que la activación del complemento es el mediador principal de las anomalías estructurales y funcionales. La deficiencia o ineficacia de los factores reguladores de la vía alternativa del complemento (p. ej., el factor H del complemento, factor I del complemento) causan glomerulopatía C3. La anomalía en la activación del complemento es causada por mutaciones genéticas o autoanticuerpos que alteran los mecanismos reguladores de la vía alternativa. Algunos pacientes tienen el autoanticuerpo sérico IgG, el **factor nefrítico C3**, que estabiliza la convertasa C3 activada (C3bBb) de la vía alternativa del complemento y prolonga la activación de C3. La glomerulopatía C3 a menudo se repite en los trasplantes renales porque el defecto en la regulación del complemento se encuentra en el receptor.

ANATOMOPATOLOGÍA: los dos tipos patológicos de glomerulopatía C3 son la enfermedad por depósitos densos y la glomerulonefritis C3. La histología de la glomerulopatía C3 se parece a la GNMP mediada por inmunocomplejos, con engrosamiento de la pared capilar y el aumento de la celularidad (fig. 16-42). Sin embargo, en muchos

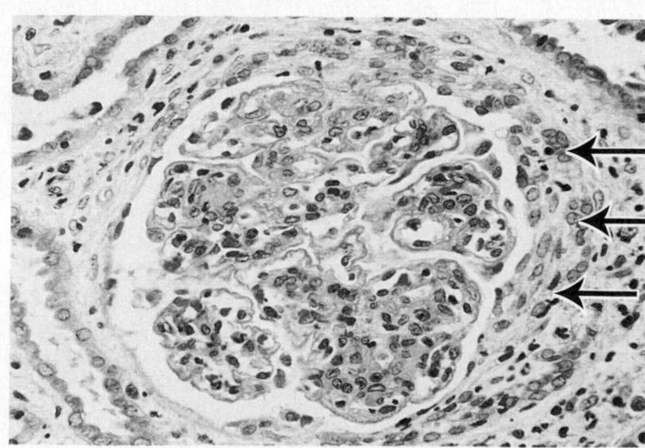

FIGURA 16-42. Enfermedad por depósitos densos en la glomerulopatía C3. Son evidentes el engrosamiento de la pared capilar, la hipercelularidad y las semilunas pequeñas (*flechas*).

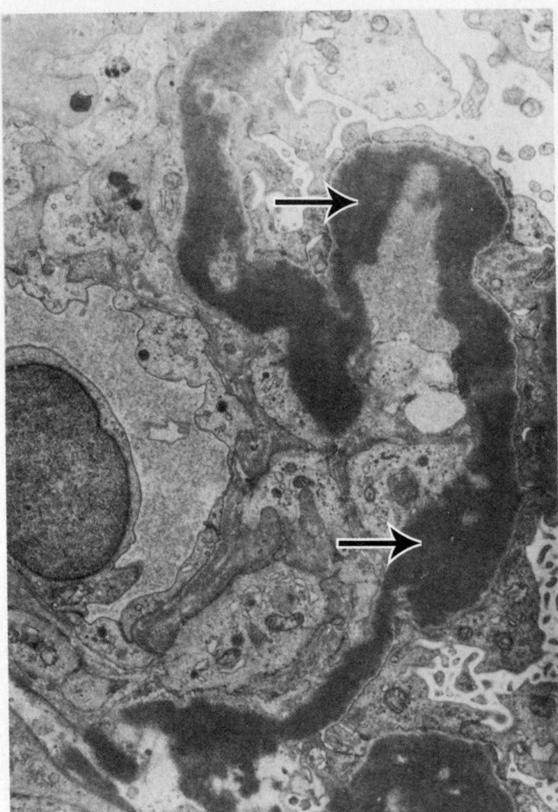

FIGURA 16-43. Glomerulopatía C3 (enfermedad de depósitos densos). Una microfotografía electrónica muestra engrosamiento de la membrana basal y depósitos densos intramembranosos (*flechas*).

pacientes, la hipercelularidad o el engrosamiento de la pared capilar pueden asumir un patrón diferente. La característica anatomopatológica distintiva de la enfermedad por depósitos densos es una zona en forma de cinta de mayor densidad en el centro de una MBG engrosada y en la matriz mesangial (fig. 16-43). Existen áreas de densidad en las membranas capilares peritubulares y la lámina elástica arteriolar. Los depósitos C3 se alinean en las paredes de los capilares, con pocos o ningún anticuerpo (fig. 16-44). La glomerulonefritis C3 carece de depósitos densos intramembranosos. Presenta depósitos densos similares a los de la glomerulonefritis mediada por inmunocomplejos, excepto que carecen de Ig.

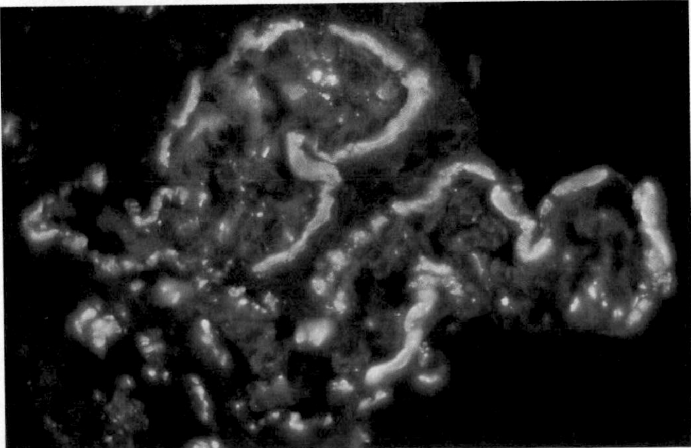

FIGURA 16-44. Glomerulopatía C3 (enfermedad de depósitos densos). Una microfotografía bajo inmunofluorescencia muestra tinción en bandas de la pared capilar y tinción granular gruesa del mesangio de C3.

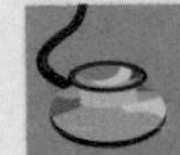

CARACTERÍSTICAS CLÍNICAS: la glomerulopatía C3 es poco frecuente, y el 80 % de los casos son en niños. Los pacientes suelen presentar proteinuria (a menudo en rango nefrótico), hematuria, hipertensión y deterioro de la función renal. Es frecuente la hipocomplementemia con C3 bajo y C4 normal. El pronóstico es preocupante, ya que el 40 % desarrolla ERET en un plazo de 10 años.

La glomerulonefritis lúpica incluye diversos patrones de depósito de inmunocomplejos

El LES (*v.* cap. 30, en línea) es una enfermedad autoinmunitaria caracterizada por regulación anómala e hiperactividad generalizada de los linfocitos B, así como por producción de autoanticuerpos frente a muchos antígenos nucleares y no nucleares, como ADN, ARN, nucleoproteínas y fosfolípidos. El LES es más frecuente en mujeres, especialmente en edad fértil.

Afroamericanos, asiáticos e hispanos suelen presentar una enfermedad más grave que los caucásicos. La nefritis es una de las complicaciones más frecuentes del LES.

Los inmunocomplejos del mesangio causan menos inflamación que los subendoteliales. Estos últimos se hallan más expuestos a los sistemas de mediadores inflamatorios celulares y humorales de la sangre y, por tanto, tienen más probabilidad de iniciar la inflamación. La localización subepitelial de inmunocomplejos provoca proteinuria, pero no induce la inflamación glomerular manifiesta.

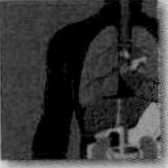

FISIOPATOLOGÍA: la apoptosis defectuosa y la alteración de la depuración de fragmentos de cromatina pueden contribuir a la aparición de respuestas autoinmunitarias antinucleares y proveer antígenos objetivo para la formación de inmunocomplejos nefritógenos. Los inmunocomplejos pueden localizarse en los glomérulos por su depósito desde la circulación, por formación *in situ* o por ambos procesos. Los inmunocomplejos circulantes formados por anticuerpos de gran avidez se depositan en las zonas subendotelial y mesangial; los anticuerpos de baja afinidad forman inmunocomplejos *in situ* en la zona subepitelial.

Los inmunocomplejos formados *in situ* pueden comprometer a antígenos como ADN de doble cadena y nucleosomas que se acumulan en la MBG o en la matriz mesangial debido a interacciones de carga. Los inmunocomplejos glomerulares activan el complemento e inician la lesión inflamatoria. La activación del complemento suele causar hipocomplementemia. Los inmunocomplejos también se localizan en el intersticio renal, las paredes de los vasos intersticiales y las membranas basales tubulares, donde pueden participar en la inflamación tubulointersticial que se observa en pacientes con nefritis lúpica.

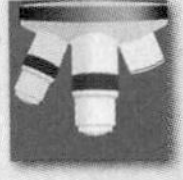

ANATOMOPATOLOGÍA: las manifestaciones clinicopatológicas de la nefritis lúpica varían con los diversos patrones de acumulación de inmunocomplejos en diferentes pacientes (tabla 16-7) y en el mismo paciente a lo largo del tiempo.

- **Clase I (glomerulonefritis lúpica mesangial mínima)**: los inmunocomplejos están confinados en el mesangio y no producen cambios en la microscopía óptica.
- **Clase II (glomerulonefritis lúpica proliferativa mesangial)**: los inmunocomplejos están confinados al mesangio e inducen grados variables de hipercelularidad mesangial y expansión de la matriz (fig. 16-45).
- **Clase III (glomerulonefritis lúpica focal)**: los inmunocomplejos se acumulan en la zona subendotelial, lo que siempre se acompaña de inmunocomplejos mesangiales, y estimulan la inflamación, la proliferación de células mesangiales y endoteliales, así como la entrada de neutrófilos y monocitos. Esta inflamación glomerular manifiesta se denomina **glomerulo-**

TABLA 16-7
CARACTERÍSTICAS CLINICOPATOLÓGICAS DE LA NEFRITIS LÚPICA

Localización de la nefritis lúpica de clase inmunitaria	Localización de los inmunocomplejos	Características clínicas
I: sin lesión por microscopía	Mesangial	Hematuria y proteinuria leves
II: proliferativa mesangial	Mesangial	Hematuria y proteinuria leves
III: proliferativa focal	Mesangial y subepitelial	Nefritis moderada
IV: proliferativa difusa	Mesangial y subepitelial	Nefritis grave
V: membranosa	Subepitelial y mesangial	Síndrome nefrótico
VI: crónica esclerosante	Variable	Insuficiencia renal crónica

nefritis lúpica proliferativa focal si afecta menos del 50% de los glomérulos.

- **Clase IV (glomerulonefritis lúpica difusa)**: este tipo es similar a la clase III, pero afecta más del 50% de los glomérulos. Puede predominar afectación glomerular global (IV-G) o segmentaria (IV-S).
- **Clase V (glomerulonefritis lúpica membranosa)**: algunos pacientes tienen lesión de fondo de clase V y una lesión concurrente de clase III o IV. Incluso la nefritis lúpica de clase V pura incluye inmunocomplejos mesangiales que pueden detectarse por microscopía electrónica.
- **Clase VI (glomerulonefritis lúpica esclerosante avanzada)**: enfermedad crónica avanzada.

Se observan depósitos densos de inmunocomplejos en localizaciones mesangiales, subendoteliales y subepiteliales. Las lesiones de clase I y II contienen, sobre todo, depósitos mesangiales. En las clases III y IV-G solo hay depósitos mesangiales y subendoteliales y, por lo general, depósitos subepiteliales dispersos (fig. 16-46). La clase IV-S tiende a presentar menos inmunocomplejos glomerulares y más necrosis segmentaria. Las lesiones de clase V presentan numerosos depósitos subepiteliales densos. En casi el 80% de las muestras se observan **inclusiones tubulorreticulares** en las células endoteliales (fig. 16-46), que son inducidas por las cifras altas de interferón. La nefritis lúpica y la nefropatía vinculada con el VIH son las únicas enfermedades renales que presentan con elevada frecuencia tales estructuras.

Por inmunofluorescencia, los complejos subepiteliales son granulosos y los subendoteliales pueden ser granulosos o en banda (fig. 16-47). Los inmunocomplejos suelen teñirse con más intensidad si los integra la IgG, pero casi siempre están presentes también la IgA y la IgM, al igual que C3, C1q y otros componentes del complemento. Se observa tinción granular a lo largo de las membranas basales tubulares y los vasos intersticiales en más de la mitad de los pacientes.

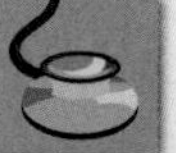

CARACTERÍSTICAS CLÍNICAS: en el 70% de los pacientes con LES se desarrolla nefropatía, la cual suele ser la principal causa de morbimortalidad. Las manifestaciones clínicas y el pronóstico de la disfunción renal varían (tabla 16-7), en función de la anatomopatología de la nefropatía subyacente. ***Las muestras de biopsia renal de pacientes con lupus se utilizan para evaluar la categoría, actividad y cronicidad de la enfermedad, así como para el diagnóstico de glomerulonefritis lúpica.*** Las nefritis lúpicas de clase III y IV son las que tienen peor pronóstico y se tratan de forma más intensiva, normalmente con dosis elevadas de corticoesteroides e in-

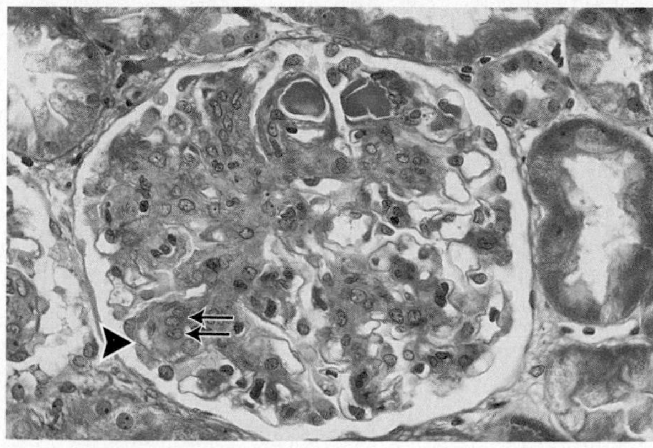

FIGURA 16-45. Glomerulonefritis lúpica mesangial proliferativa. Hipercelularidad endocapilar segmentaria (*flechas*) y presencia de engrosamiento de la pared capilar (*punta de flecha*).

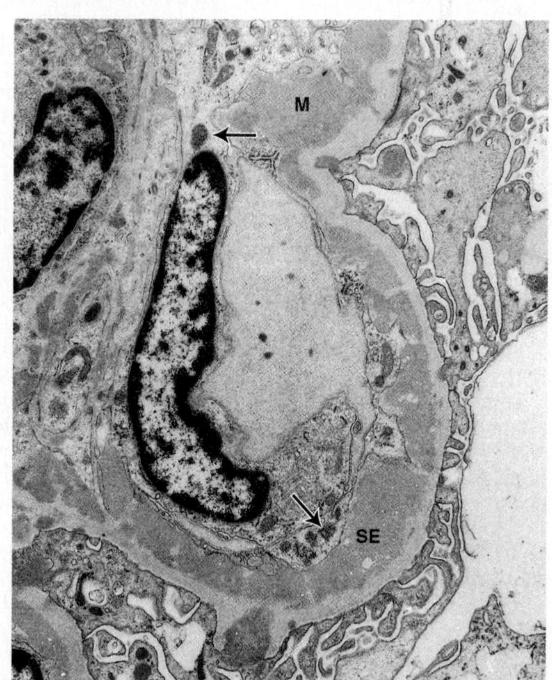

FIGURA 16-46. Glomerulonefritis lúpica difusa proliferativa de clase IV-G. Una microfotografía electrónica revela grandes depósitos densos subendoteliales (*SE*) y mesangiales (*M*) y unos cuantos depósitos subepiteliales. Existen inclusiones endoteliales tubulorreticulares (*flechas*).

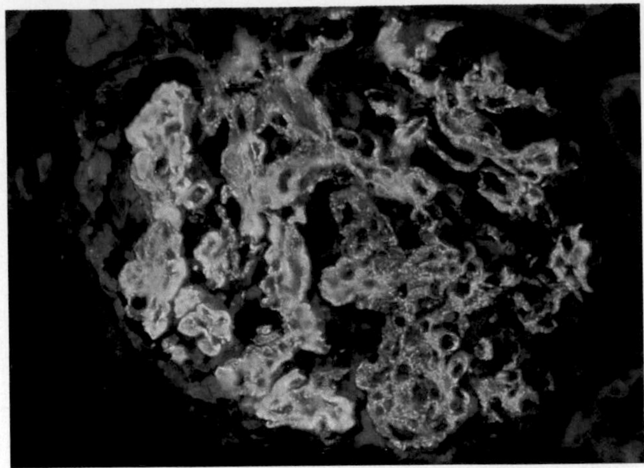

FIGURA 16-47. Glomerulonefritis lúpica proliferativa difusa. Una microfotografía bajo inmunofluorescencia muestra tinción segmentaria de la inmunoglobulina G en las paredes capilares y el mesangio.

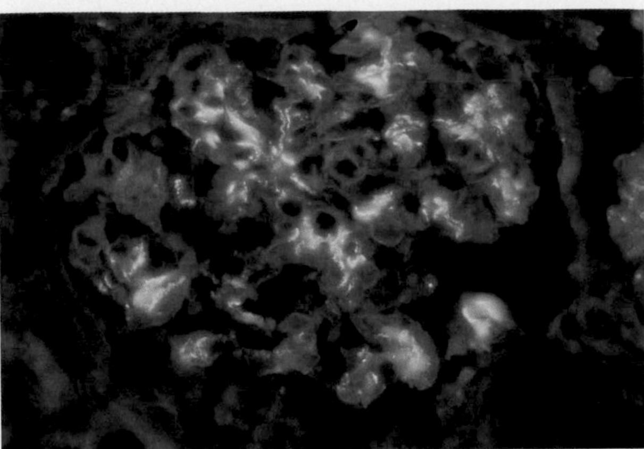

FIGURA 16-48. Nefropatía por inmunoglobulina A (IgA). Una microfotografía bajo inmunofluorescencia muestra depósitos de IgA en las regiones mesangiales.

munosupresores. Con el tiempo, a veces debido al tratamiento, la nefritis lúpica puede cambiar de un tipo a otro, con cambios paralelos en las manifestaciones clínicas. Menos del 20% de los pacientes con enfermedad de clase IV desarrolla ERET en un plazo de 5 años.

La nefropatía por IgA está causada por inmunocomplejos IgA1

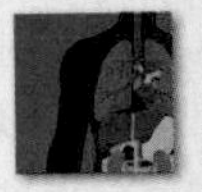

FISIOPATOLOGÍA: el depósito de inmunocomplejos con predominio de IgA es la causa de la nefropatía por IgA, pero no se sabe con certeza cuáles son los antígenos constituyentes ni cómo se acumulan (depósito frente a formación *in situ*). Los pacientes con nefropatía por IgA suelen presentar moléculas aberrantes de IgA1, concentraciones elevadas de IgA1 en sangre e inmunocomplejos circulantes que la contienen o agregados de IgA1. La acumulación mesangial de inmunocomplejos con predominio de IgA puede incluir varios mecanismos.

Las infecciones respiratorias o digestivas suelen desencadenar exacerbaciones de la nefropatía IgA. La exposición de las mucosas a antígenos virales, bacterianos o alimentarios estimula las respuestas inmunitarias dominantes por IgA, lo que conduce a la acumulación de inmunocomplejos glomerulares. La alteración de la glucosilación de la región de bisagra de IgA1 parece ser un factor importante en muchos pacientes con nefropatía por IgA. Los depósitos inmunitarios contienen principalmente IgA1 en lugar de IgA2. IgA1, pero no IgA2, tiene una región de bisagra con cadenas de polisacárido O-ligadas. En la nefropatía por IgA, la IgA1 sérica presenta menor galactosilación y sialilación terminal en estas cadenas. Se pueden desarrollar autoanticuerpos contra estas cadenas anómalas.

Además, la galactosilación anómala de IgA1 puede conducir a la falta de acoplamiento del receptor de la IgA1 anómalo, lo que reduce la eliminación en la sangre de inmunocomplejos que contienen IgA1. En consecuencia, la IgA forma agregados en la circulación. El mesangio atrapa estos agregados y se forman inmunocomplejos entre la IgA1 anómala y los anticuerpos IgG dirigidos contra el IgA1 anómalo.

Con toda probabilidad, los inmunocomplejos que contienen IgA en el mesangio activan el complemento por la vía alternativa. La presencia de C3 y properdina, pero no de C1q ni C4, en los depósitos de IgA, respalda esta hipótesis.

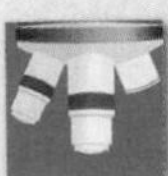

ANATOMOPATOLOGÍA: la microscopía de inmunofluorescencia es indispensable para el diagnóstico de la nefropatía por IgA. El dato diagnóstico es la inmunotinción mesangial de la IgA más intensa o equivalente a la tinción de la IgG o la IgM (fig. 16-48). Esto casi siempre se acompaña de la tinción de C3. En los casos más graves puede estar presente la IgA, que se deposita en la pared del capilar glomerular (además del mesangio) y sugiere un pronóstico menos favorable.

En función de la gravedad y la duración de la enfermedad, se observa una serie de hallazgos histológicos en la nefropatía IgA, desde: *(1)* ningún cambio discernible por microscopía óptica; a *(2)* hipercelularidad focal o difusa del mesangio; a *(3)* glomerulonefritis proliferativa focal o difusa (fig. 16-49); y a *(4)* glomerulonefritis esclerosante crónica. En el momento del diagnóstico por biopsia renal inicial, la glomerulonefritis proliferativa focal es la manifestación más frecuente. No son frecuentes las semilunas, excepto en casos inusualmente graves. Este espectro de cambios anatomopatológicos es análogo a la que se observa en la nefritis por lupus, pero tiende a ser más grave.

El estudio ultraestructural revela depósitos electrodensos en el mesangio (figs. 16-50 y 16-51). En pacientes con enfermedad grave suelen observarse depósitos de inmunocomplejos en la pared capilar.

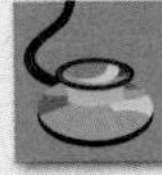

CARACTERÍSTICAS CLÍNICAS: ***la nefropatía por IgA es la forma más frecuente de glomerulonefritis en los países desarrollados.*** Representa el 10% de los casos en Estados Unidos, el 20% en Europa y el 40% en

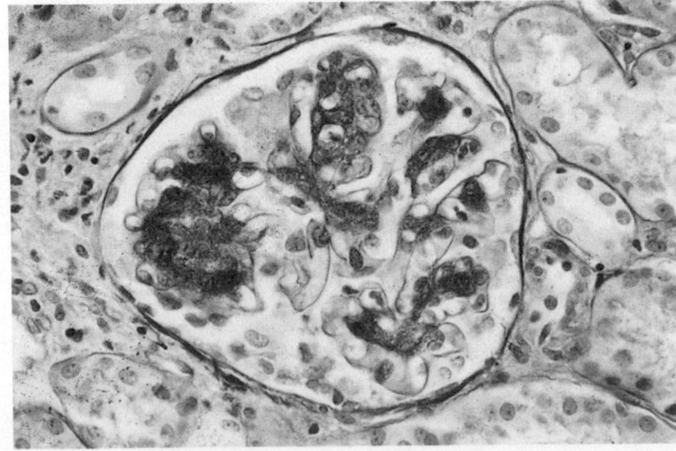

FIGURA 16-49. Nefropatía por inmunoglobulina A. Depósitos inmunitarios mesangiales (tinción de ácido peryódico de Schiff) causan hipercelularidad mesangial segmentaria y expansión de la matriz.

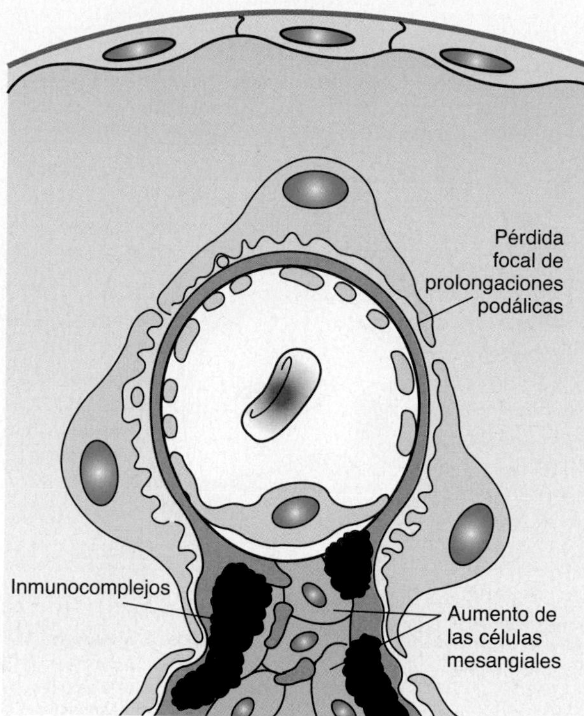

FIGURA 16-50. Nefropatía por inmunoglobulina A (IgA). Se observa una acumulación significativa de IgA en el mesangio, más a menudo entre las células mesangiales y la membrana basal.

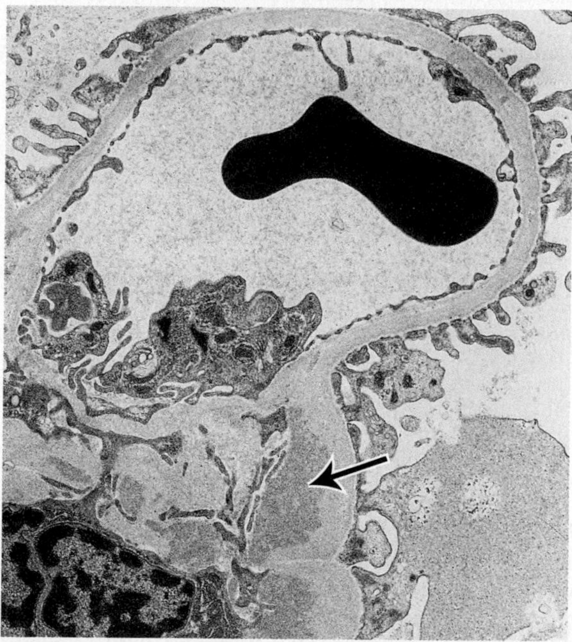

FIGURA 16-51. Nefropatía por inmunoglobulina A. Una microfotografía electrónica muestra depósitos densos importantes en la matriz mesangial (*flecha*).

Asia. La nefropatía por IgA es habitual en la población nativa estadounidense y rara en la afroamericana. Se presenta más a menudo en hombres jóvenes, con una edad máxima de 15-30 años en el momento del diagnóstico. El cuadro clínico es variable, lo que refleja la diversa gravedad anatomopatológica: el 40% de los pacientes presenta hematuria microscópica asintomática; el 40%, hematuria macroscópica intermitente; el 10%, síndrome nefrótico, y el 10%, insuficiencia renal. La enfermedad rara vez se resuelve por completo, pero puede seguir una evolución episódica, con exacerbaciones que a menudo coinciden con infecciones de las vías respiratorias superiores. La nefropatía por IgA progresa con lentitud, y un 20% de los pacientes desarrolla insuficiencia renal terminal después de 10 años. En la vasculitis sistémica por IgA (púrpura de Henoch-Schönlein), los depósitos de IgA y la inflamación resultante afectan pequeños vasos de todo el organismo, incluida la piel (causa púrpura) y el intestino (causa dolor abdominal). Cuando los pacientes con nefropatía por IgA se tratan por trasplante renal, pueden recurrir los depósitos de IgA en el aloinjerto, aunque por lo general la función del injerto no suele alterarse.

El diagnóstico diferencial de la nefropatía IgA incluye glomerulonefritis infecciosa con dominancia de IgA, que con mayor frecuencia es causada por una infección por *Staphylococcus aureus* resistente a la meticilina.

La glomerulonefritis por anticuerpos contra la membrana basal glomerular suele relacionarse con hemorragia pulmonar

La enfermedad por anticuerpos contra la MBG es una glomerulonefritis rara pero agresiva que puede afectar solo a los riñones o combinarse con una hemorragia pulmonar (síndrome de Goodpasture).

PATOGENIA MOLECULAR: *la glomerulonefritis por anticuerpos contra la MBG está mediada por una respuesta autoinmunitaria contra el colágeno de tipo IV de la MBG.* El epítopo específico se encuentra en el dominio globular no colagenoso 1 (NC-1) de la cadena α-3 del colágeno de tipo IV. La alteración de la conformación estructural terciaria del colágeno de tipo IV es necesaria para exponer los epítopos a los que se dirigen los anticuerpos anti-MBG. Debido a que el antígeno objetivo también se expresa en las membranas basales de los capilares alveolares pulmonares, la mitad de los pacientes presenta además hemorragias pulmonares y hemoptisis, a veces de suficiente gravedad para poner en peligro la vida. Si se afectan ambos órganos, pulmones y riñones, se utiliza el epónimo **síndrome de Goodpasture** (fig. 16-15). Los anticuerpos contra la MBG, los linfocitos T contra la MBG, o ambos, pueden mediar la lesión. Los anticuerpos se unen a los autoantígenos *in situ*, inician la inflamación aguda por la activación de sistemas mediadores, como el complemento. Estudios experimentales sugieren que linfocitos T específicos contra antígenos de la MBG pueden mediar la lesión vascular. La susceptibilidad genética a la enfermedad contra la MBG tiene un fuerte vínculo con el antígeno leucocitario humano (HLA) DRB1. El inicio de la enfermedad suele ser consecutivo a una infección viral de las vías respiratorias superiores y la afección pulmonar parece requerir agentes lesivos sinérgicos como el humo del tabaco.

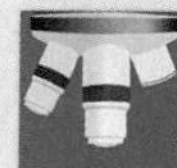

ANATOMOPATOLOGÍA: *el punto de referencia anatomopatológico de la glomerulonefritis por anticuerpos contra la MBG es la inmunotinción lineal difusa de la MBG por la IgG, que indica la unión de autoanticuerpos a la membrana basal* (fig. 16-52). Sin embargo, este hallazgo no es totalmente específico. La unión de IgG a las membranas basales también se produce en la glomeruloesclerosis diabética y en la enfermedad por depósito de Ig monoclonales a través de mecanismos diferentes al reconocimiento de antígenos. Más del 90% de los pacientes con glomerulonefritis contra la MBG presenta semilunas glomerulares (**glomerulonefritis con semilunas**) (figs. 16-53 y 16-54), que suelen afectar más de la mitad de los glomérulos. La necrosis fibrinoide glomerular focal es frecuente. Los pulmones afectados presentan hemorragia intraalveolar significativa. Por microscopía electrónica, las MBG muestran rotura focal, pero no depósitos de inmunocomplejos de tipo electrodenso.

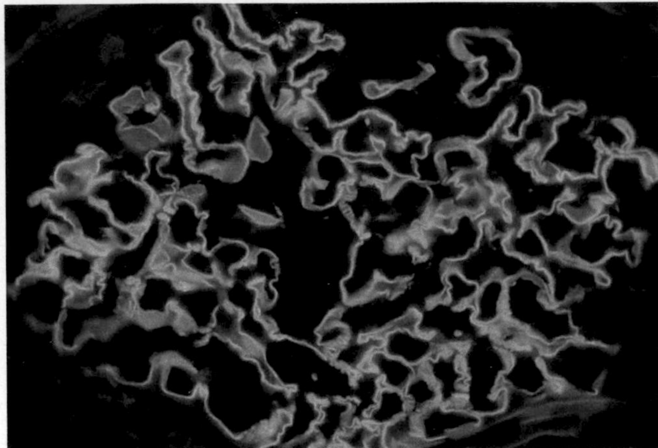

FIGURA 16-52. Glomerulonefritis por anticuerpos contra la membrana basal glomerular (MBG). Se observa inmunofluorescencia lineal de la inmunoglobulina G a lo largo de la membrana basal glomerular (*MBG*). Compárese este patrón lineal de tinción con el patrón granular de la inmunofluorescencia usual de casi todos los tipos de depósito de inmunocomplejos dentro de las paredes capilares (fig. 16-36).

CARACTERÍSTICAS CLÍNICAS: la glomerulonefritis contra la MBG suele presentarse con insuficiencia renal rápidamente progresiva y signos y síntomas nefríticos. ***Representa entre el 10% y el 20% de las glomerulonefritis rápidamente progresivas (con semilunas;*** tabla 16-8). Los anticuerpos contra la MBG son detectables en aproximadamente el 90% de los pacientes. El tratamiento consiste en dosis elevadas de inmunosupresores y plasmaféresis, que son más eficaces en una fase temprana de la enfermedad, antes de que se produzca insuficiencia renal grave. Si se desarrolla insuficiencia renal terminal, el trasplante renal tiene éxito, con poco riesgo de perder el aloinjerto por glomerulonefritis recurrente si el procedimiento se hace después de que desaparezcan los anticuerpos contra la MBG.

La glomerulonefritis por anticuerpos anticitoplásmicos de neutrófilos es una enfermedad agresiva mediada por estos leucocitos

La glomerulonefritis por ANCA se caracteriza por necrosis glomerular y semilunas.

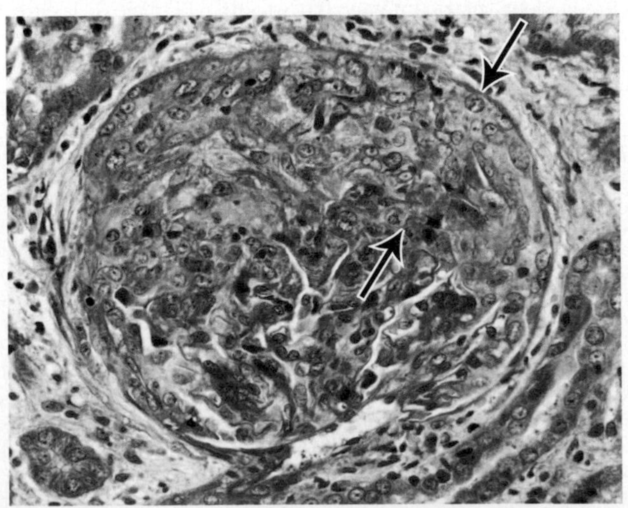

FIGURA 16-53. Glomerulonefritis con semilunas por anticuerpos contra la membrana basal glomerular. El espacio de Bowman se llena con una semiluna celular (*entre las flechas*). El penacho glomerular lesionado se encuentra en la parte baja (tinción tricrómica de Masson).

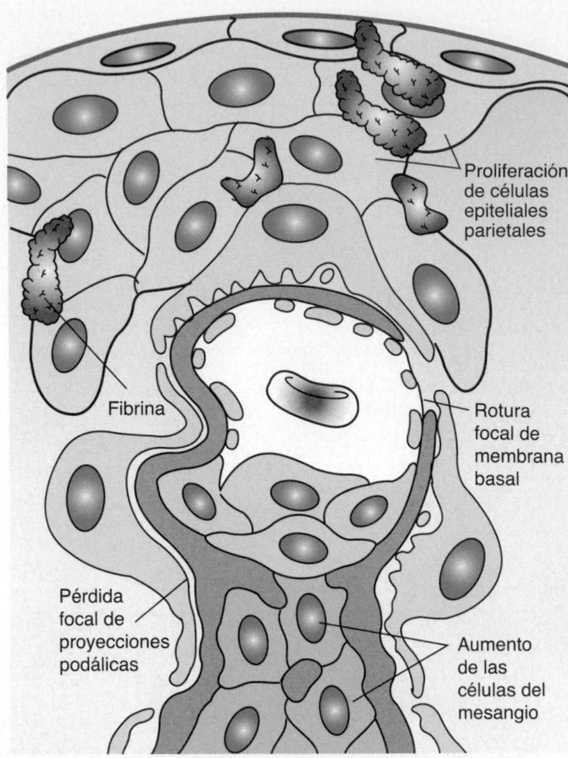

FIGURA 16-54. Glomerulonefritis con semilunas (de rápida evolución). Mecanismos patógenos diferentes causa la formación de una semiluna al fragmentar las paredes capilares glomerulares. Esto permite que los constituyentes del plasma, incluidos los factores de la coagulación y mediadores de la inflamación, entren al espacio de Bowman. Se forma fibrina, y la proliferación de células epiteliales parietales y entrada de macrófagos resulta en la formación de semilunas.

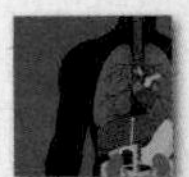

FISIOPATOLOGÍA: la glomerulonefritis por ANCA se denominó en su día *glomerulonefritis con semilunas idiopática* porque no había evidencia de depósitos glomerulares de anticuerpos contra la MBG ni inmunocomplejos. El descubrimiento de que el 90% de los pacientes con este patrón de lesión glomerular presenta ANCA circulantes llevó a la demostración de que tales autoanticuerpos causaban la enfermedad. ***Los ANCA son específicos contra proteínas del citoplasma de neutrófilos y monocitos, normalmente mieloperoxidasa (MPO-ANCA) o proteinasa 3 (PR-3-ANCA).***

Los autoanticuerpos activan los neutrófilos para adherirse a las células endoteliales, liberar metabolitos tóxicos de oxígeno, desgranularse y eliminar las células endoteliales. Los neutrófilos

TABLA 16-8
FRECUENCIA (%) DE LAS CATEGORÍAS INMUNOPATOLÓGICAS DE LA GLOMERULONEFRITIS SEMILUNAR[a] EN DIFERENTES GRUPOS DE EDAD

	Edad (años)		
Categoría	<20	20-64	>65
Contra la membrana basal glomerular	10	10	10
De inmunocomplejos	55	40	10
De anticuerpos anticitoplásmicos de neutrófilos	30	45	75
Sin pruebas de las tres categorías previas	5	5	5

[a]Glomerulonefritis con semilunas en >50% de los glomérulos.

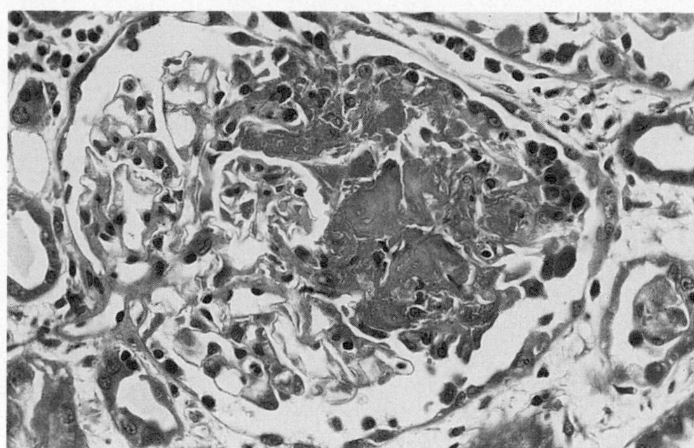

FIGURA 16-55. Glomerulonefritis por anticuerpos anticitoplásmicos de neutrófilos. Se observa necrosis fibrinoide segmentaria en el *lado derecho* de este glomérulo. Con el tiempo, esta lesión estimula la formación de una semiluna.

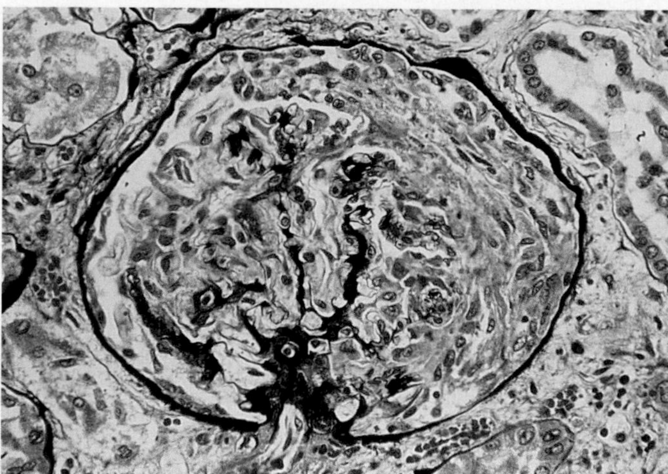

FIGURA 16-56. Glomerulonefritis por anticuerpos anticitoplasmáticos de neutrófilos. La tinción argéntica muestra rotura focal de la membrana basal glomerular y formación de una semiluna dentro del espacio de Bowman.

activados por los ANCA también activan la vía alternativa del complemento, lo que amplifica aún más la inflamación.

ANATOMOPATOLOGÍA: más del 90 % de los pacientes con glomerulonefritis por ANCA presenta necrosis glomerular (fig. 16-55) y formación de semilunas (fig. 16-56), a menudo en más del 50 % de los glomérulos. Los segmentos no necróticos pueden tener aspecto normal o presentar infiltración por neutrófilos ligera e hipercelularidad endocapilar leve. La microscopía de inmunofluorescencia muestra poca o ninguna tinción para las Ig y el complemento, lo que distingue la glomerulonefritis por ANCA de la glomerulonefritis por anticuerpos contra la MBG y de la glomerulonefritis por inmunocomplejos. Algunos pacientes con glomerulonefritis con semilunas presentan pruebas serológicas e histopatológicas de glomerulonefritis, que incluyen ANCA y anticuerpos contra la MBG o inmunocomplejos.

CARACTERÍSTICAS CLÍNICAS: en general, la glomerulonefritis por ANCA se presenta con insuficiencia renal rápidamente progresiva y signos y síntomas nefríticos. La enfermedad supone el 75 % de las glomerulonefritis rápidamente progresivas (con semilunas) en pacientes mayores de 60 años, el 45 % en adultos de mediana edad y el 30 % en adultos jóvenes y niños (tabla 16-8). ***La vasculitis sistémica de pequeños vasos (v. más adelante) se produce en tres cuartas partes de los pacientes con glomerulonefritis por ANCA y tiene muchas manifestaciones sistémicas, incluida hemorragia pulmonar.*** La glomerulonefritis por ANCA con vasculitis pulmonar causa un **síndrome vasculítico pulmonar renal** es mucho más frecuente que el síndrome de Goodpasture. Más del 80 % de los pacientes con glomerulonefritis por ANCA desarrollan ERET en un plazo de 5 años si no reciben tratamiento.

El tratamiento inmunosupresor reduce este porcentaje a menos del 20 %. Una vez inducida la remisión con dosis altas de inmunosupresión, los pacientes corren el riesgo de remisión de la enfermedad, lo que se produce en el 15 % de los receptores de trasplantes renales.

VASCULOPATÍAS

La vasculitis renal puede afectar vasos sanguíneos de todos los tamaños

Muchos tipos de vasculitis sistémica afectan el riñón (tabla 16-9). ***En cierto sentido, la glomerulonefritis es una forma local de vasculitis que afecta los capilares glomerulares.*** Los glomérulos pueden ser el único sitio de inflamación vascular, o la enfermedad renal puede ser un componente de una vasculitis sistémica.

Vasculitis de pequeños vasos

La vasculitis de pequeños vasos afecta pequeñas arterias, arteriolas, capilares y vénulas. La afectación de cualquiera de estos puede conducir a una glomerulonefritis. Otras manifestaciones frecuentes son púrpura, artralgias, mialgias, neuropatía periférica y hemorragia pulmonar. Los inmunocomplejos, los anticuerpos contra la membrana basal o los ANCA (tabla 16-9) pueden causar vasculitis de pequeños vasos.

La **vasculitis IgA (púrpura de Henoch-Schönlein)** es la vasculitis más frecuente de la infancia. Está causada por la localización vascular de inmunocomplejos que contienen principalmente IgA. La lesión glomerular es idéntica a la de la nefropatía IgA.

La **vasculitis crioglobulinémica** causa glomerulonefritis proliferativa, generalmente con un patrón de GNMP. En la microscopía óptica, a menudo se observan agregados de crioglobulinas («trombos hialinos») dentro de las luces capilares (fig. 16-57).

La **vasculitis por ANCA** afecta vasos fuera de los riñones en el 75 % de los pacientes con glomerulonefritis por ANCA. Sobre la base de las características clinicopatológicas, los pacientes con este tipo de vasculitis se clasifican de la siguiente manera (fig. 16-15):

- **Polivasculitis microscópica**, si hay vasculitis pauciinmunitaria sin asma ni inflamación granulomatosa.
- **Granulomatosis con polivasculitis** (**antes granulomatosis de Wegener**), si hay inflamación granulomatosa necrosante, generalmente en las vías respiratorias.
- **Granulomatosis eosinófila con polivasculitis** (**síndrome de Churg-Strauss**), si hay eosinofilia y asma.

Además de causar glomerulonefritis necrosante con semilunas, las vasculitis por ANCA suelen conllevar inflamación necrosante en otros vasos renales, como arterias (fig. 16-58), arteriolas y capilares peritubulares medulares.

Vasculitis de vasos medianos

Las vasculitis de vasos medianos afectan las arterias, pero no las arteriolas, capilares o vénulas (*v.* cap. 10). Las arteritis necrosantes, como la **poliarteritis nodosa**, que afecta principalmente a adultos, y la **enfermedad de Kawasaki**, que afecta sobre todo a niños pequeños, rara vez causan disfunción renal. Sin embargo, pueden afectar las arterias renales y provocar la formación de seudoaneurismas trombosis, infartos y hemorragias renales.

TABLA 16-9
TIPOS DE VASCULITIS QUE AFECTAN LOS RIÑONES

Tipos de vasculitis	Principales vasos objetivo en el riñón	Principales manifestaciones renales
Vasculitis de vasos pequeños		
Vasculitis de inmunocomplejos		
Púrpura de Henoch-Schönlein	Glomerulares	Nefritis
Vasculitis crioglobulinémica	Glomerulares	Nefritis
Vasculitis contra la MBG		
Síndrome de Goodpasture	Glomerulares	Nefritis
Vasculitis por ANCA		
Granulomatosis con poliangitis (granulomatosis de Wegener)	Glomerulares, arteriolas, arterias interlobulillares	Nefritis
Poliangitis microscópica	Glomerulares, arteriolas, arterias interlobulillares	Nefritis
Granulomatosis eosinófila con polivasculitis (síndrome de Churg-Strauss)	Glomerulares, arteriolas, arterias interlobulillares	Nefritis
Vasculitis de vasos de tamaño intermedio		
Poliarteritis nodosa	Arterias arqueadas e interlobulares	Infartos y hemorragia
Enfermedad de Kawasaki	Arterias arqueadas e interlobulares	Infartos y hemorragia
Vasculitis de vasos grandes		
Arteritis de células gigantes	Arteria renal principal	Hipertensión renovascular
Arteritis de Takayasu	Arteria renal principal	Hipertensión renovascular

ANCA, anticuerpos anticitoplasmáticos de neutrófilos; *MBG*, membrana basal glomerular.

Vasculitis de grandes vasos

Las vasculitis de grandes vasos, como la **arteritis de células gigantes** y la **arteritis de Takayasu**, afectan la aorta y sus ramas principales. Estos trastornos pueden causar hipertensión renovascular por afectación de las arterias renales principales o a la aorta en los orígenes de las arterias renales (*v.* cap. 16). El estrechamiento u obstrucción de estos vasos da lugar a isquemia renal, que estimula el aumento de la producción de renina y la consiguiente hipertensión (tabla 16-9).

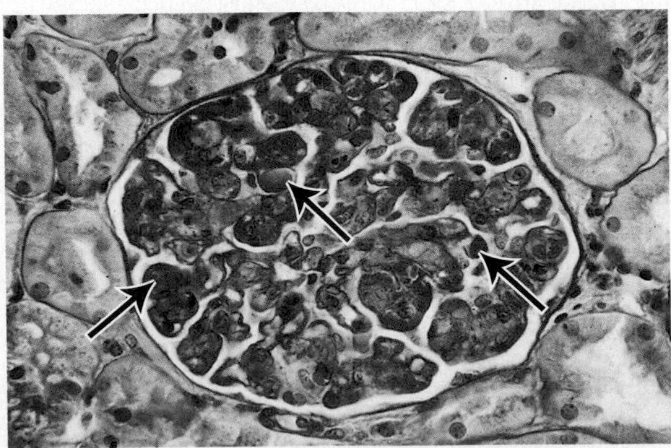

FIGURA 16-57. Glomerulonefritis crioglobulinémica. El patrón de inflamación glomerular es similar al de la glomerulonefritis membranoproliferativa de tipo I. Sin embargo, como en este ejemplo, es usual la formación de agregados cristalinos («trombos hialinos», *flechas*) significativos en la luz capilar y los espacios subendoteliales. No hay trombos reales, sino más bien grandes agregados de crioglobulinas (tinción con ácido peryódico de Schiff).

La nefroesclerosis hipertensiva puede obliterar los glomérulos

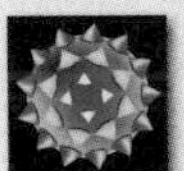

ETIOLOGÍA: las presiones sistólicas sostenidas superiores a 140 mm Hg y las presiones diastólicas superiores a 90 mm Hg definen la hipertensión, aunque estos márgenes están cambiando a la luz de recientes estudios clínicos (*v.* cap. 10). La hipertensión de leve a moderada causa una nefroesclerosis hipertensiva usual, lo que desmiente el término anterior: nefroesclerosis benigna. De hecho, la nefroesclerosis hipertensiva se identifica en aproximadamente el 15 % de los pacientes con «hipertensión benigna». Pueden pro-

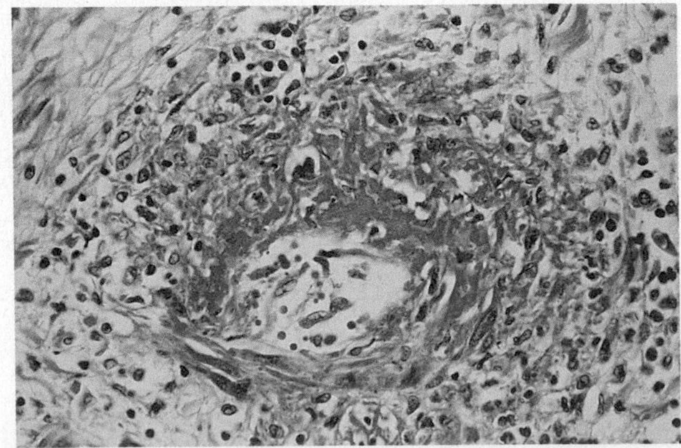

FIGURA 16-58. Arteritis necrosante por anticuerpos anticitoplasmáticos de neutrófilos. Hay necrosis fibrinoide e inflamación que afectan una arteria interlobulillar en la corteza renal.

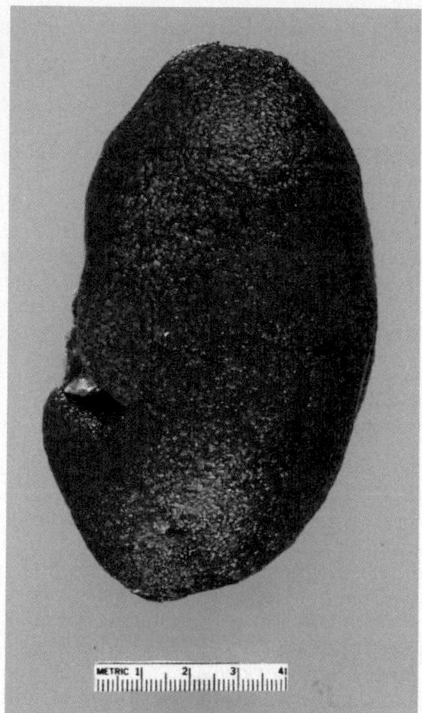

FIGURA 16-59. **Nefroesclerosis hipertensiva.** El riñón muestra disminución de tamaño y granularidad fina en la superficie cortical.

ducirse cambios como los de la nefroesclerosis hipertensiva en individuos de edad avanzada que nunca tuvieron hipertensión, lo que se atribuye al envejecimiento.

La nefroesclerosis hipertensiva es más prevalente y agresiva en la población afroamericana, entre la que la hipertensión es la principal causa de ERET. Los pacientes afroamericanos presentan riesgo aproximadamente ocho veces mayor de padecer ERET inducida por hipertensión, y este aumento del riesgo puede persistir incluso con un control «adecuado» de la presión arterial. El reciente reconocimiento de una asociación entre dos variantes de secuencia independientes en el gen de la apolipoproteína 1 (*APOL1*) en el cromosoma 22 y la enfermedad renal en afroamericanos, incluida la esclerosis glomerular segmentaria focal y la ERET relacionada con la hipertensión, proporciona un mecanismo fisiopatológico probable y sugiere que la nefroesclerosis hipertensiva en afroamericanos y caucásicos puede surgir por mecanismos diversos.

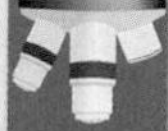

ANATOMOPATOLOGÍA: los riñones son más pequeños que lo normal (atróficos) y suelen afectarse a ambos lados. Las superficies corticales renales muestran una granulación fina (fig. 16-59), pero en ocasiones se observan cicatrices más gruesas. En el corte transversal, la corteza está adelgazada.

Muchos glomérulos parecen normales, Mientras que otros muestran diversos grados de cambios isquémicos. De manera inicial, los capilares glomerulares están engrosados por aumento de volumen, plegamiento y colapso de la MBG. Las células del penacho glomerular se pierden en forma progresiva y se deposita colágeno y material de la matriz dentro del espacio de Bowman. Al final, los penachos glomerulares se obliteran por una cicatriz globular eosinófila densa, todo dentro de la cápsula de Bowman. La atrofia tubular por obsolescencia glomerular se vincula con fibrosis intersticial e inflamación crónica. En conjunto, los glomérulos escleróticos y los túbulos atróficos circundantes a menudo se agrupan en zonas subcapsulares focales, con otras adyacentes de conservación de glomérulos y túbulos (fig. 16-60), lo que contribuye al aspecto granular de la superficie de los riñones con nefroesclerosis.

El patrón de cambio en los vasos sanguíneos renales depende del tamaño de los vasos. Las íntimas de las arterias hasta el tamaño de las arqueadas presentan engrosamiento fibrótico, replicación de la lámina similar a la elástica y sustitución parcial de la muscular por tejido fibroso. Las arterias y arteriolas interlobulillares pueden presentar hiperplasia de la media.

Las arteriolas muestran engrosamiento hialino concéntrico de su pared, a menudo con pérdida de células de músculo liso o su desplazamiento a la periferia. Este cambio arteriolar se denomina **arterioloesclerosis hialina**.

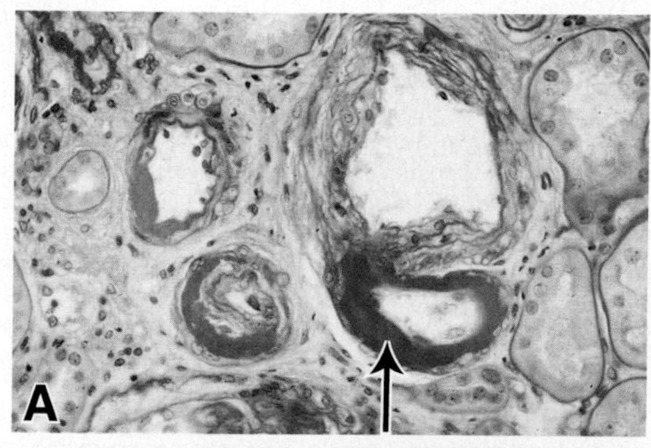

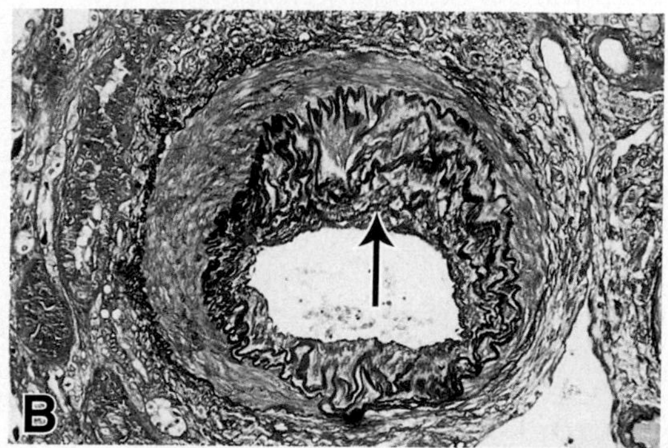

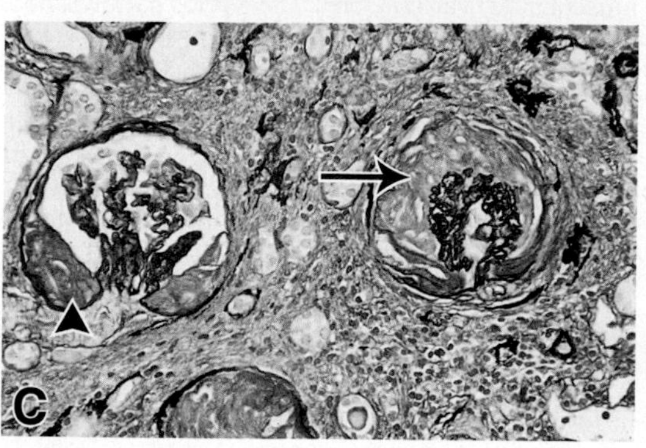

FIGURA 16-60. **Características de la nefroesclerosis hipertensiva. A.** Tres arteriolas con esclerosis hialina (*flecha*) (tinción de ácido peryódico de Schiff). **B.** Esta arteria arqueada muestra engrosamiento fibroelastótico de la íntima que determina la estenosis de la luz (tinción argéntica). **C.** Un glomérulo con esclerosis (*flecha*) global y uno con esclerosis segmentaria (*punta de flecha*). Obsérvese también la atrofia tubular, la fibrosis intersticial y la inflamación crónica (tinción argéntica).

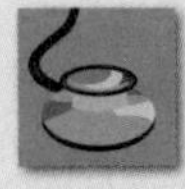

CARACTERÍSTICAS CLÍNICAS: aunque la nefroesclerosis hipertensiva no suele deteriorar la función renal, algunas personas con hipertensión desarrollan insuficiencia renal progresiva, que puede desembocar en ERET. Dado que la hipertensión es tan frecuente, el porcentaje relativamente pequeño de pacientes con hipertensión que desarrollan insuficiencia renal sigue representando una tercera parte de los pacientes con ERET.

La nefropatía hipertensiva maligna causa una rápida pérdida de la función renal

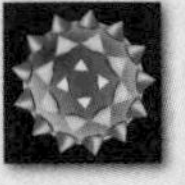

ETIOLOGÍA: no existe ninguna presión arterial específica que defina la hipertensión maligna, pero cifras diastólicas mayores de 130 mm Hg, cambios vasculares de la retina, el edema de la papila y la alteración de la función renal son los criterios usuales. Casi la mitad de los pacientes tiene antecedentes de hipertensión benigna y muchos otros de lesión renal crónica causada por múltiples enfermedades diferentes. En ocasiones, la hipertensión maligna surge como proceso nuevo en personas en apariencia sanas, en particular hombres jóvenes afroamericanos. No se ha definido por completo la patogenia de la lesión vascular en la hipertensión maligna. Una hipótesis propone que las presiones sanguíneas muy altas en combinación con la vasoconstricción microvascular causan daño endotelial conforme la sangre irrumpe en los vasos pequeños con estenosis. En tales sitios, los constituyentes del plasma se extravasan hacia las paredes arteriolares lesionadas (lo que causa necrosis fibrinoide), las íntimas arteriales (donde inducen engrosamiento edematoso de la íntima) y la zona subendotelial de los capilares glomerulares (con consolidación de los glomérulos). En esos sitios de lesión vascular, la trombosis puede dar lugar a necrosis cortical renal focal (infartos).

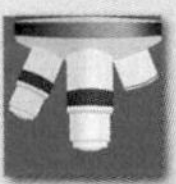

ANATOMOPATOLOGÍA: en la nefropatía hipertensiva maligna, el tamaño de los riñones varía de pequeño a grande, según la duración de la hipertensión benigna previa. La superficie de corte es roja moteada con amarillo, con infartos corticales pequeños y ocasionales. Al microscopio, la nefropatía hipertensiva maligna se añade a menudo a la nefroesclerosis hipertensiva, con expansión edematosa (mixoide) de la íntima arterial y necrosis fibrinoide de las arteriolas. Los cambios glomerulares van de congestión capilar a consolidación y necrosis (fig. 16-61). En los casos graves, se observa trombosis y necrosis cortical isquémica focal (infarto). Por microscopía electrónica, un material electrotransparente se expande a la zona glomerular subendotelial. La microscopía de fluorescencia documenta insudación focal de proteínas plasmáticas hacia las paredes vasculares lesionadas. Estos cambios son idénticos a los que se observan en otras formas de microangiopatía trombótica (*v.* más adelante).

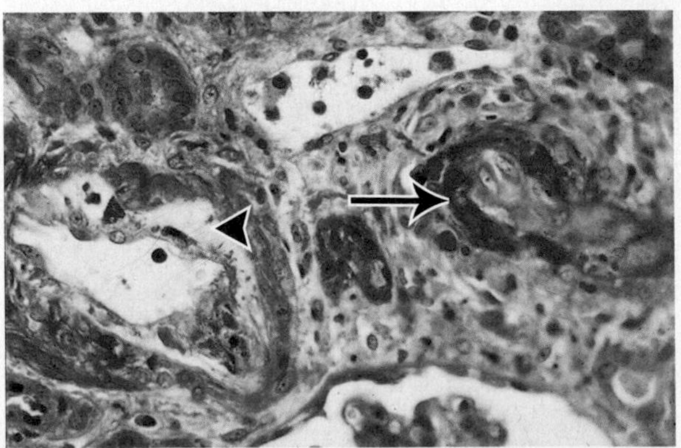

FIGURA 16-61. Nefropatía hipertensiva maligna. Se caracteriza por necrosis fibrinoide roja (*flecha*) en la pared de la arteriola, a la derecha, y expansión edematosa clara (*punta de flecha*) en la íntima de la arteria interlobulillar, a la izquierda (tinción ticrómica de Masson).

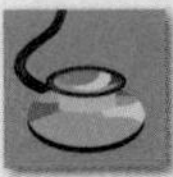

CARACTERÍSTICAS CLÍNICAS: la hipertensión maligna es más frecuente en hombres que en mujeres, por lo general alrededor de los 40 años. Los pacientes presentan cefalea, mareo y trastornos visuales, y pueden sufrir encefalopatía manifiesta. Son frecuentes la hematuria y la proteinuria. Si el trastorno persiste, se produce deterioro renal progresivo. Por lo regular, el tratamiento antihipertensivo intenso controla la enfermedad.

Después de la estenosis de una arteria renal principal se produce hipertensión renovascular

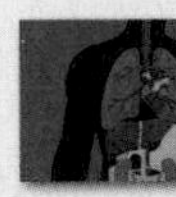

FISIOPATOLOGÍA: la estenosis u oclusión total de una arteria renal principal produce hipertensión, que puede curarse si se restablece la luz arterial. Harry Goldblatt, anatomopatólogo experimental, fue pionero en el estudio inicial de este síndrome en perros en 1934. Desde entonces, un riñón privado de suministro vascular se conoce como **riñón de Goldblatt**. En pacientes con estenosis de la arteria renal, la hipertensión se debe a aumento de la producción de renina, angiotensina II y aldosterona, todas ellas liberadas en respuesta a la hipoperfusión del riñón afectado. La cantidad de renina en el drenaje venoso de un riñón isquémico es elevada, pero es normal en el riñón contralateral. En la mayor parte de los casos (95 %), la causa es una ateroesclerosis, lo que explica por qué este trastorno es dos veces más frecuente en hombres que en mujeres, y se observa principalmente a edades avanzadas (edad media, 55 años). La displasia fibromuscular y la vasculitis son causas menos habituales en general, pero son las más frecuentes en la infancia.

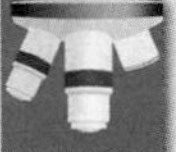

ANATOMOPATOLOGÍA: con independencia de la causa de la estenosis de la arteria renal, los cambios en el parénquima renal son los mismos. El tamaño del riñón afectado disminuye. Los glomérulos parecen normales, pero están más próximos entre sí de lo normal, ya que los túbulos intermedios muestran atrofia isquémica significativa sin fibrosis intersticial extensa. Muchos glomérulos pierden su inserción a los túbulos proximales. El aparato yuxtaglomerular es prominente, hiperplásico y más granular de lo normal, debido a mayor producción de renina. Cuando las placas ateroescleróticas causan la estenosis vascular, protruyen sobre el orificio aórtico o disminuyen el calibre de la luz de la arteria renal, más a menudo en el lado izquierdo que en el derecho. En ocasiones, un aneurisma aórtico abdominal afecta el origen de las arterias renales. La arteritis de Takayasu y la arteritis de células gigantes causan estenosis de la arteria renal al producir engrosamiento inflamatorio y esclerótico de la pared arterial con estenosis resultante de su luz.

La **displasia fibromuscular** se caracteriza por estenosis fibrosa y muscular de la arteria renal. Hay varios patrones de afección de la arteria renal. Las principales categorías de fibroplasia son la de la íntima, la medial, la perimedial y la periarterial. Como implican sus nombres, estos trastornos afectan las diferentes capas arteriales, de la íntima a la adventicia. La medial es la más frecuente y supone el 66 % de las displasias fibromusculares. Este proceso origina zonas de engrosamiento de la media que alternan con zonas de atrofia, lo que produce un patrón en «cadena de cuentas» en las angiografías.

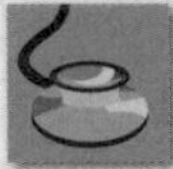

CARACTERÍSTICAS CLÍNICAS: la hipertensión renovascular se caracteriza por aumentos leves a moderados de la presión arterial, y puede auscultarse un soplo sobre la arteria renal. El diagnóstico requiere algún tipo de estudio por imagen, como angiografía. En más de la mitad de los pacientes, la revascularización quirúrgica, la angioplastia o la nefrectomía curan la hipertensión. Cuando hay hipertensión renovascular de larga duración, el riñón ileso puede dañarse por nefroesclerosis hipertensiva.

La ateroembolia renal puede complicar a la ateroesclerosis aórtica

En pacientes con ateroesclerosis aórtica grave, pueden desprenderse detritos ateromatosos en forma de émbolos hacia las arterias renales y el árbol vascular hasta los capilares glomerulares y causar insuficiencia renal aguda. Esto puede suceder en forma espontánea o secundaria a un traumatismo, como en los procedimientos de angiografía. Se observan fisuras del colesterol en la luz de los vasos sanguíneos (fig. 16-62). Las lesiones tempranas están rodeadas por material ateromatoso o trombos, que más tarde pueden inducir una reacción de cuerpo extraño y estimular la fibrosis en la pared vascular adyacente.

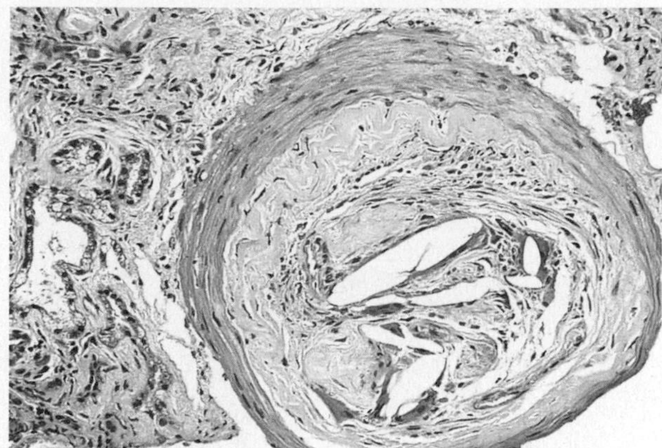

FIGURA 16-62. Émbolo arterial. Un émbolo arterial obstruye una arteria arqueada. Obsérvense las hendiduras de colesterol.

La microangiopatía trombótica causa anemia hemolítica microangiopática e insuficiencia renal

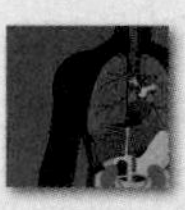

FISIOPATOLOGÍA: la microangiopatía trombótica tiene una variedad de causas y al menos dos vías patógenas distintas. Una de estas vías, la que causa el **síndrome urémico hemolítico (SUH)** típico y SUH atípico, produce tal daño endotelial que permite a los constituyentes del plasma entrar en la íntima de las arterias, las paredes de las arteriolas y la zona subendotelial de los capilares glomerulares, con estenosis de las luces vasculares e isquemia consecuente.

Las superficies endoteliales mencionadas favorecen la trombosis, lo que empeora la isquemia y puede causar necrosis isquémica focal. El **SUH típico** se produce tras una diarrea debida a bacterias productoras de toxinas, en la mayoría de los casos *Escherichia coli* (normalmente la cepa O157:H7), en alimentos contaminados. La toxina daña las células endoteliales glomerulares, lo que inicia la secuencia descrita anteriormente. El **SHU atípico** no guarda relación con la diarrea y se desarrolla por diferentes mecanismos, como anomalías genéticas en las proteínas reguladoras del complemento (principalmente el factor H, pero también el factor I y el cofactor de la proteína de membrana), autoanticuerpos contra las proteínas reguladoras del complemento (antifactor H), o ambos.

Una segunda vía patógena causa la **púrpura trombocitopénica trombótica (PTT)**. Está relacionada con la deficiencia genética o adquirida de una proteasa, ADAMTS13, que escinde los multímeros del factor de von Willebrand en la superficie de las células endoteliales (*v.* cap. 20). Como resultado, se produce acumulación de grandes multímeros sin escindir en la superficie de las células endoteliales, que favorecen la agregación plaquetaria y la trombosis microvascular. El paso de sangre a través de los vasos lesionados por el SHU o la PTT provoca anemia hemolítica no inmunitaria (Coombs negativo), con eritrocitos rotos y alterados (esquistocitos), junto con trombocitopenia.

Este síndrome se denomina **anemia hemolítica microangiopática** (AHMP). Dado que tanto el SHU como la PTT cursan con AHMP, diferenciación clínica puede ser difícil. Las microangiopatías trombóticas que simulan el SHU y la PTT también pueden deberse a fármacos, enfermedades autoinmunitarias e hipertensión maligna (tabla 16-10).

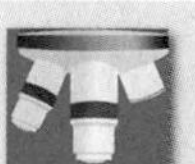

ANATOMOPATOLOGÍA: la anatomopatología renal del SUH es comparable a la de la nefropatía hipertensiva maligna, que es una forma de microangiopatía trombótica. Las lesiones renales básicas son:

- Necrosis fibrinoide arteriolar
- Expansión edematosa de la íntima arterial
- Consolidación, necrosis o congestión glomerulares
- Trombosis vascular rica en fibrina

La microscopía electrónica de los glomérulos muestra expansión electrotransparente de la zona subendotelial (figs. 16-63 y 16-64), que se debe a la insudación de proteínas plasmáticas bajo las células endoteliales lesionadas. Por microscopía de fluorescencia se observan fibrina y proteínas plasmáticas insudadas en las paredes vasculares dañadas.

La PTT puede producir lesiones vasculares similares al SHU, pero la primera se caracteriza por trombos más numerosos ricos

TABLA 16-10
CAUSAS DE MICROANGIOPATÍA TROMBÓTICA

Púrpura trombocitopénica trombótica
Autoanticuerpos contra ADAMTS13
Deficiencia hereditaria de ADAMTS13
Síndrome urémico-hemolítico típico
Por *Escherichia coli*
Por *Shigella* spp.
Por *Pseudomonas* spp.
Síndrome urémico-hemolítico atípico
Mutación genética (factor H, factor I, proteína cofactor de membrana)
Autoanticuerpos para complementar las proteínas reguladoras (contra el factor H)
Microangiopatías trombóticas inducidas por fármacos
Por mitomicina
Por cisplatino
Por ciclosporina
Por tacrolimús
Por tratamiento contra VEGF
Enfermedades autoinmunitarias
Esclerosis sistémica (esclerodermia)
Lupus eritematoso sistémico
Síndrome de anticuerpos antifosfolípidos
Hipertensión maligna
Factores gestacionales y posparto

VEGF, factor de crecimiento endotelial vascular.

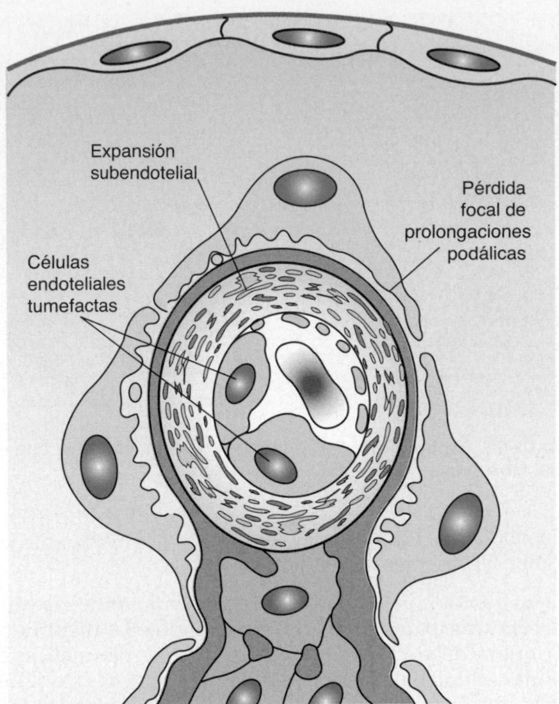

FIGURA 16-63. Síndrome urémico-hemolítico. La expansión subendotelial causada por la insudación de proteínas plasmáticas estrecha la luz capilar. El edema de la célula endotelial contribuye de manera adicional a la estenosis luminal.

en plaquetas en los capilares glomerulares, así como en capilares, arteriolas y pequeñas arterias de muchos tejidos del cuerpo.

CARACTERÍSTICAS CLÍNICAS: diferentes cuadros clínicos y causas permiten reconocer las distintas categorías de microangiopatía trombótica. Todas las AHMP tienen en común la anemia hemolítica microangiopática, la trombocitopenia, la hipertensión y la insuficiencia renal, pero en grados diferentes. El proceso patológico acompañante en un paciente con microangiopatía trombótica (p. ej., diarrea sanguinolenta, LES, esclerosis sistémica) o los antecedentes de un tratamiento específico (p. ej., mitomicina, cisplatino, inhibidor del factor de crecimiento endotelial vascular [VEGF]) pueden ayudar a determinar la causa de la AHMP.

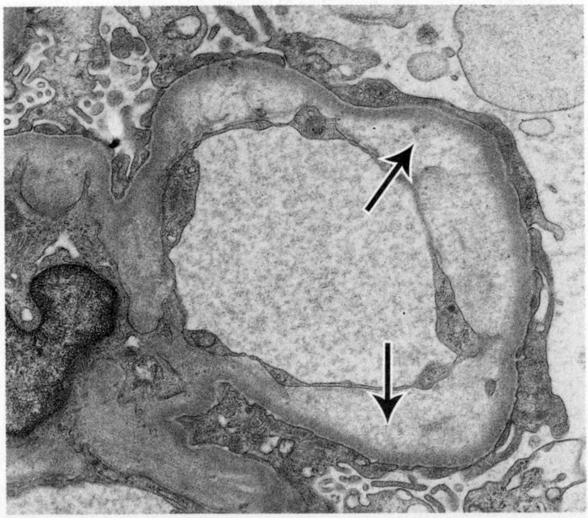

FIGURA 16-64. Microangiopatía trombótica. Esta microfotografía electrónica muestra una banda de material electrotransparente en la región subendotelial (*flechas*) que causa una estenosis importante de la luz capilar. Se muestra un ejemplo de la expansión subendotelial mostrada en la fig. 16-63.

Síndrome urémico hemolítico

El SHU que sigue a una diarrea típico se manifiesta con AHMP e insuficiencia renal aguda, con poca o ninguna enfermedad vascular significativa fuera de los riñones. ***El SHU típico es una de las causas más frecuentes de insuficiencia renal aguda en niños***. Es menos frecuente en adultos. El SHU puede presentarse como un caso aislado o en epidemias causadas por alimentos contaminados con *Escherichia coli* enterohemorrágica. Los pacientes presentan diarrea hemorrágica e insuficiencia renal rápidamente progresiva. Incluso cuando se requiere diálisis, la función renal normal suele recuperarse en varias semanas. Sin embargo, en más de la mitad de los pacientes puede reaparecer, al cabo de 15 a 25 años, la alteración de la función renal. El SHU atípico es más frecuente en adultos y no va precedido de diarrea. Su pronóstico es peor que el del SHU típico, a menudo con múltiples recurrencias y una mayor probabilidad de avance a ERET.

Púrpura trombocitopénica trombótica

En la PTT, la trombosis microvascular sistémica se caracteriza desde el punto de vista clínico por trombocitopenia, púrpura, fiebre y cambios en el estado mental. A diferencia del SHU, no suele haber afectación renal o es menos importante que la enfermedad en otros órganos (p. ej., afectación del SNC). La hemorragia, causada por la trombocitopenia consuntiva, también es más grave en la PTT que en el SHU. La PTT es más frecuente en adultos que en niños. La plasmaféresis y la infusión de plasma mejoran los resultados al retirar los anticuerpos contra ADAMTS13 y sustituir la deficiencia genética de ADAMTS13, respectivamente (*v.* cap. 20).

En la preeclampsia se producen hipertensión, proteinuria y edema en el tercer trimestre del embarazo

Si estas manifestaciones se complican por la presencia de **convulsiones**, se aplica la denominación de **eclampsia** (*v.* cap. 33, en línea). En la preeclampsia, los glomérulos muestran crecimiento uniforme y las células endoteliales están tumefactas, por lo que los penachos glomerulares parecen agotados (figs. 16-65 y 16-66). Valores elevados de factores antiangiógenos de origen placentario en la circulación materna pueden inducir estos cambios endoteliales. Por microscopía electrónica, las células endoteliales edematizadas contienen grandes vacuolas irregulares. También hay vacuolas en los podocitos. Las formas leve y moderada de la enfermedad pueden controlarse mediante reposo en cama y fármacos antihipertensivos. Los casos graves pueden requerir la inducción del parto. La hipertensión y la proteinuria suelen desaparecer de 1 a 2 semanas después del parto.

La nefropatía es la manifestación orgánica más frecuente de la drepanocitosis

El tejido intersticial donde transcurren los vasos rectos es hipertónico e impera una baja presión de oxígeno. En consecuencia, los eritrocitos de los vasos rectos de los pacientes con drepanocitemia tienden a adherirse y ocluir la luz. A continuación, se producen infartos en la médula y las papilas, en ocasiones de suficiente gravedad para causar necrosis papilar. La cicatrización isquémica de la médula provoca pérdida y atrofia tubular focales. Los glomérulos desarrollan congestión notable por la presencia de drepanocitos. La GESF o, menos a menudo, la GNMP, se presenta en una minoría de los pacientes y puede precipitar un síndrome nefrótico.

Los infartos renales suelen ser producto de la obstrucción arterial embólica

Estos émbolos suelen afectar las arterias interlobulares o arqueadas.

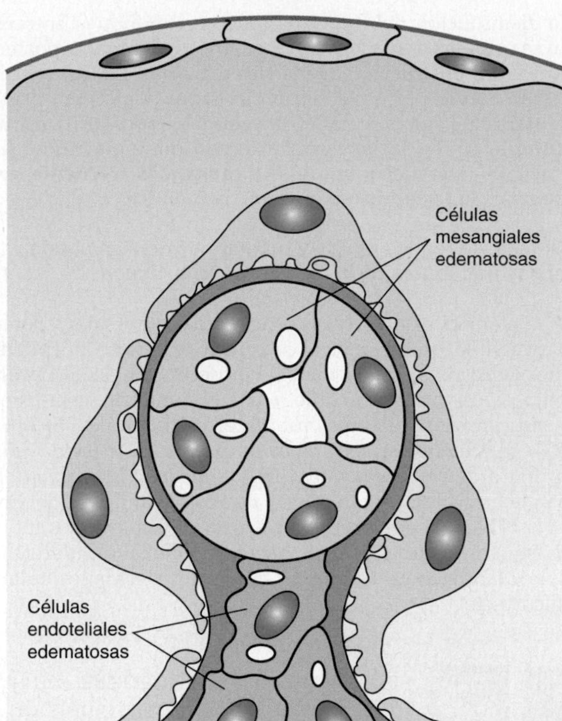

FIGURA 16-65. Nefropatía de la preeclampsia. También conocida como nefropatía inducida por el embarazo, la nefropatía de la preeclampsia muestra un edema importante de las células endoteliales con estenosis de la luz. Tanto las células endoteliales como las mesangiales muestran aumento de tamaño y tienen múltiples vacuolas y estructuras vesiculares.

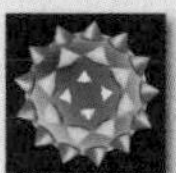

ETIOLOGÍA: el tamaño del infarto varía con el tamaño del vaso ocluido. Son fuentes frecuentes de embolia:

- **Trombos parietales** con infartos miocárdicos subyacentes o secundarios a la fibrilación auricular
- **Válvulas infectadas** en la endocarditis bacteriana
- **Placas ateroescleróticas complicadas** en la aorta

En ocasiones, se ocluye una rama de la arteria renal por trombosis superpuesta a ateroesclerosis o arteritis subyacentes. El compromiso de la luz de las pequeñas ramas de la arteria renal puede ser tan grave en la hipertensión maligna, la esclerodermia o el SUH que el aporte sanguíneo es insuficiente para mantener la viabilidad hística. Los eritrocitos falciformes en la anemia falciforme pueden causar infartos renales, especialmente en las papilas, como se ha señalado anteriormente. El infarto renal hemorrágico debido a trombosis de la vena renal puede complicar una deshidratación grave, sobre todo en lactantes pequeños, pero también se produce en adultos con tromboflebitis séptica y afecciones relacionadas con estados de hipercoagulabilidad. Por lo general, un infarto agudo causa dolor abdominal o en el flanco y hematuria.

El infarto de riñón completo por oclusión de la arteria renal principal es raro, debido a que, en general, la circulación colateral mantiene la viabilidad del órgano. De manera inexorable, en tal circunstancia, la función renal cesa por completo.

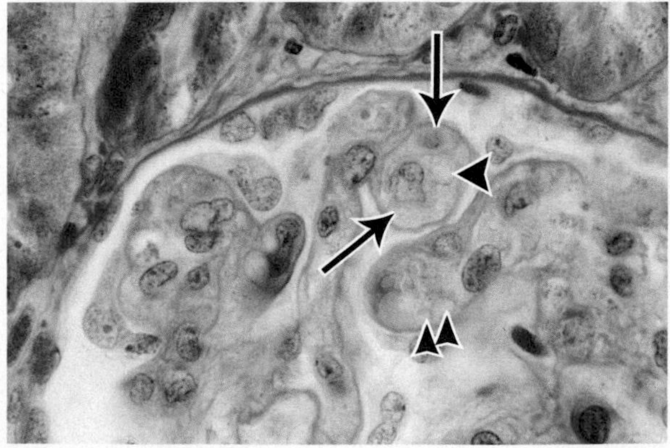

FIGURA 16-66. Preeclampsia. Las luces capilares (*punta de flecha grande*) están obstruidas por células endoteliales hinchadas (flechas). Se muestra la vacuolización mesangial (*dos puntas de flecha pequeñas*) (*tinción tricrómica de Masson*).

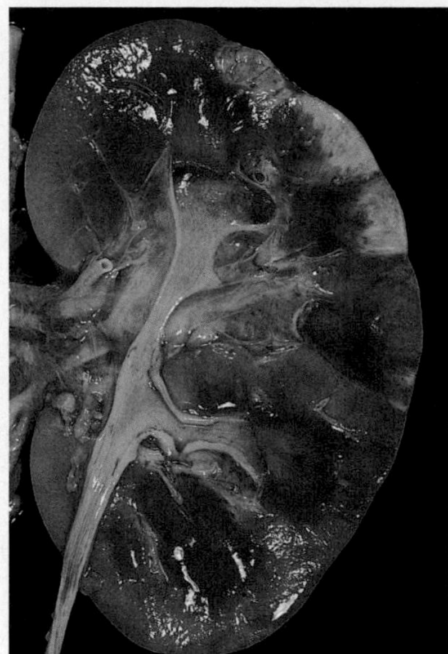

FIGURA 16-67. Infarto renal. Un corte transversal del riñón muestra zonas de múltiples infartos que se caracterizan por una palidez importante que se extiende hasta la superficie subcapsular.

ANATOMOPATOLOGÍA: son habituales las zonas cuneiformes de necrosis isquémica pálida y tamaño variable, con la base en la superficie capsular (fig. 16-67). Todas las estructuras de la zona afectada muestran necrosis coagulativa. Una zona hemorrágica rodea los infartos agudos. Como en otros tejidos, la respuesta histológica a un infarto avanza por las fases de inflamación aguda, formación de tejido de granulación y fibrosis. Los infartos cicatrizados están bien circunscritos y las cicatrices corticales deprimidas contienen sombras de glomérulos obliterados, túbulos atróficos, fibrosis intersticial y un infiltrado crónico leve.

En ocasiones, hay calcificación distrófica e infartos antiguos. En los bordes de un infarto cicatrizado, el tejido viable se parece al que se observa en la isquemia crónica, con atrofia tubular, fibrosis intersticial e infiltración crónica de células inflamatorias.

La necrosis cortical se debe a una isquemia grave

La necrosis cortical afecta parte de la corteza renal o su totalidad. El término **infarto** se usa si la oclusión arterial causa una zona (o pocas zonas) de necrosis, mientras que el término **necrosis cortical** es indicativa de una necrosis isquémica más generalizada (geográfica).

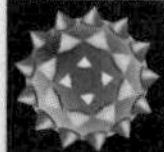

ETIOLOGÍA: la necrosis cortical renal puede complicar cualquier trastorno relacionado con un choque hipovolémico o endotóxico, si bien el cuadro más habitual es el desprendimiento prematuro de la placenta en etapas avanzadas del embarazo (*v.* cap. 31, en línea). Todas las formas de choque pueden causar isquemia prerrenal o intrarrenal reversible, que precede a la necrosis cortical irreversible.

Los vasos rectos que proveen sangre arterial a la médula surgen de las arteriolas eferentes yuxtamedulares, proximales a los vasos que riegan la corteza externa. Así, la oclusión de los vasos corticales externos (p. ej., por vasoespasmo, trombos o microangiopatía trombótica) lleva a la necrosis cortical y respeta la médula. De manera experimental, la necrosis cortical renal puede ser causada por vasoconstrictores como la vasopresina y la serotonina, o por la aparición de un cuadro de coagulación intravascular diseminada (CID; *v.* cap. 20).

ANATOMOPATOLOGÍA: la necrosis cortical puede variar en su presentación desde parches aislados hasta su confluencia (fig. 16-68). En las zonas con afectación más grave, todos los elementos del parénquima muestran necrosis coagulativa. Los túbulos contorneados proximales siempre presentan necrosis, al igual que la mayor parte de los distales. En porciones viables adyacentes de la corteza, los glomérulos y los túbulos contorneados distales no suelen afectarse, pero gran cantidad de túbulos contorneados proximales muestran lesión isquémica, como aplanamiento o necrosis epiteliales.

Con necrosis generalizada, la corteza se observa pálida y difusamente necrótica, excepto por bordes delgados de tejido viable situados apenas debajo de la cápsula y en la unión corticomedular, irrigados por vasos sanguíneos capsulares y medulares colaterales, respectivamente. Los pacientes que sobreviven a la necrosis cortical pueden presentar una calcificación distrófica notable de las zonas de necrosis.

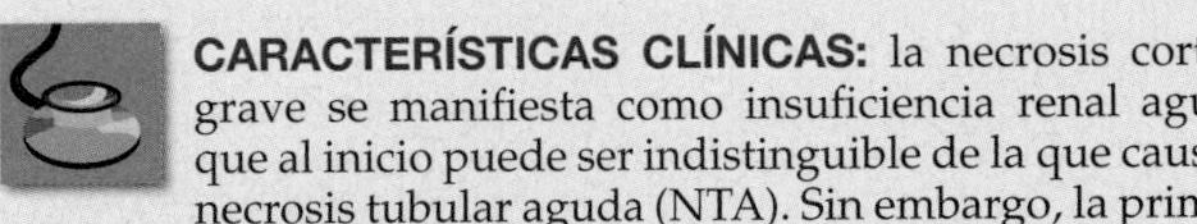

CARACTERÍSTICAS CLÍNICAS: la necrosis cortical grave se manifiesta como insuficiencia renal aguda, que al inicio puede ser indistinguible de la que causa la necrosis tubular aguda (NTA). Sin embargo, la primera suele ser irreversible. Para el diagnóstico puede ser necesaria una arteriografía renal o una biopsia. La recuperación está determinada por la extensión de la enfermedad, pero la hipertensión es frecuente entre quienes sobreviven.

ENFERMEDADES DE LOS TÚBULOS Y EL INTERSTICIO

Se denomina insuficiencia renal aguda (IRA) al incremento agudo de la creatinina sérica. Se clasifica como **prerrenal**, cuando la causa es la disminución del flujo sanguíneo a los riñones; **intrarrenal**, cuando se origina en una lesión del parénquima renal; y posrenal, si se produce por obstrucción de las vías urinarias. La IRA se clasifica de acuerdo con la parte del riñón que sufre la afección principal: **glomerular** (p. ej., glomerulonefritis aguda), **vascular** (p. ej., vasculitis), **tubular** (p. ej., lesión tubular aguda por isquemia) o **intersticial** (nefritis intersticial aguda). **La causa más frecuente de IRA intrarrenal es la lesión tubular aguda isquémica.**

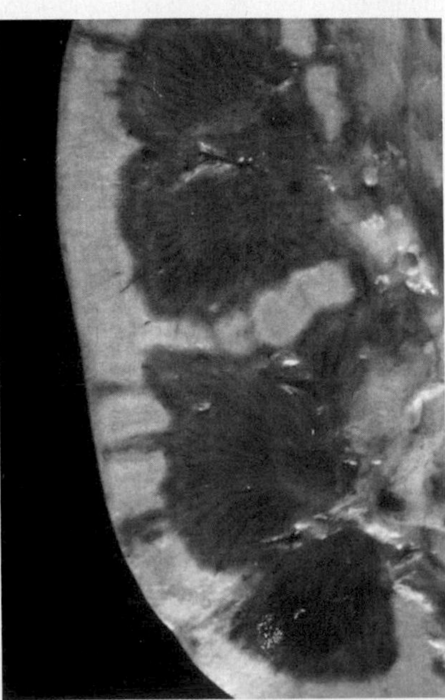

FIGURA 16-68. Necrosis cortical renal. La corteza del riñón es blanda y de un color amarillo pálido debido a una necrosis cortical difusa.

Las lesiones isquémica aguda y tubular nefrotóxica aguda son causas frecuentes de insuficiencia renal aguda

La IRA isquémica es una insuficiencia renal grave, pero potencialmente reversible, que se debe al deterioro de la función epitelial tubular por isquemia o lesión tóxica. Por definición, la IRA prerrenal isquémica es una IRA reversible desde el punto de vista fisiopatológico, sin cambios epiteliales tubulares estructurales. ***Si la isquemia es lo suficientemente grave como para causar lesión epitelial tubular histológica, se considera IRA isquémica intrarrenal.*** La isquemia generalizada puede causar necrosis manifiesta del epitelio tubular o **NTA**. Sin embargo, la mayoría de las lesiones tubulares agudas isquémicas no producen necrosis epitelial tubular generalizada y, por tanto, en este contexto, el término necrosis tubular aguda es incorrecto.

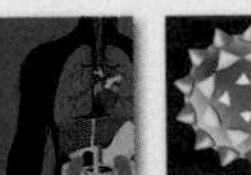

FISIOPATOLOGÍA Y ETIOLOGÍA: en la tabla 16-11 se enumeran algunas causas de IRA por lesión tubular aguda.

La **lesión tubular aguda isquémica** es resultado de una menor perfusión renal, por lo general vinculada con hipotensión. Las células epiteliales tubulares poseen elevada actividad metabólica, lo que las hace particularmente sensibles a privación de oxígeno, lo cual provoca el agotamiento rápido del trifosfato de adenosina (ATP) intracelular. La anomalía histológica más frecuente es un aplanamiento (simplificación) de las células epiteliales tubulares que resulta del desprendimiento del citoplasma apical en la orina. Esto genera la formación de cilindros

TABLA 16-11
CAUSAS DE LESIÓN TUBULAR AGUDA

Insuficiencia renal aguda prerrenal isquémica o lesión tubular aguda isquémica

- Hemorragia masiva
- Choque séptico
- Quemadura grave
- Deshidratación
- Diarrea prolongada
- Insuficiencia cardíaca congestiva
- Redistribución de volumen (p. ej., pancreatitis, peritonitis)

Lesión tubular aguda por nefrotoxinas

- Por antibióticos (p. ej., aminoglucósidos, anfotericina B)
- Por agentes de contraste radiográfico
- Por metales pesados (p. ej., mercurio, plomo, cisplatino)
- Por disolventes orgánicos (p. ej., etilenglicol, tetracloruro de carbono)
- Por venenos (p. ej., dipiridilo)

Nefropatías con cilindros proteínicos del grupo hemo

- Mioglobina (por rabdomiólisis, p. ej., en una lesión por aplastamiento)
- Hemoglobina (por hemólisis, p. ej., reacción a una transfusión)

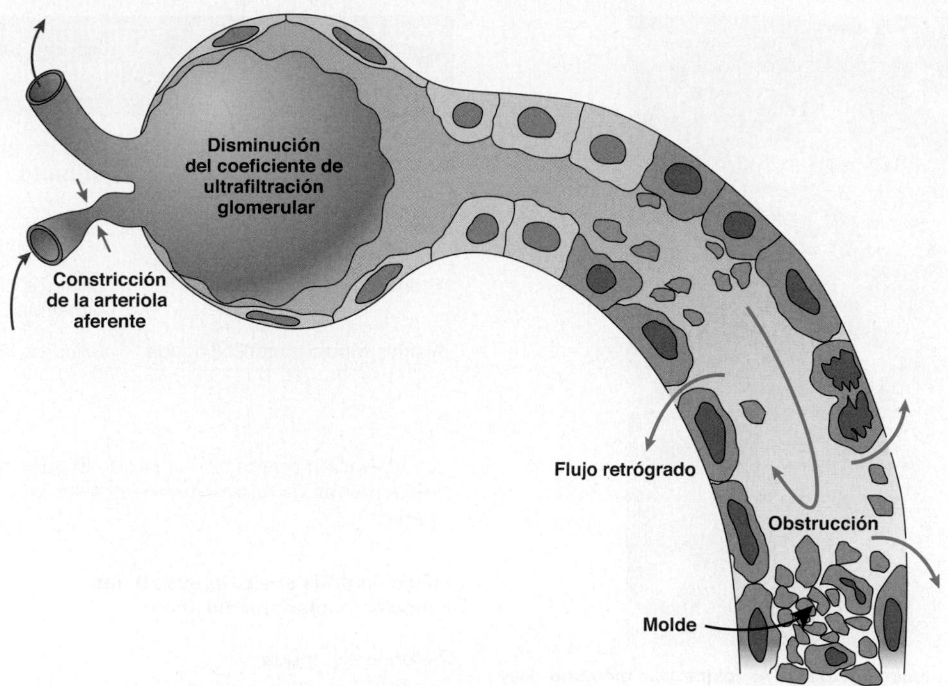

FIGURA 16-69. Patogenia de la insuficiencia renal aguda causada por lesión tubular aguda (LTA). La descamación y la necrosis de las células epiteliales originan la formación de cilindros. La presencia de cilindros lleva a la obstrucción y aumento de la presión intraluminal, lo que disminuye la filtración glomerular. La vasoconstricción de la arteriola aferente, causada en parte por retroalimentación tubuloglomerular, disminuye de manera adicional la presión de filtración capilar glomerular. La lesión tubular y el aumento de la presión intraluminal causan fuga de líquido de la luz al intersticio.

pigmentados granulosos que se pueden observar en la orina y detectar por análisis de orina. Las células epiteliales tubulares pueden estar simplificadas (aplanadas) pero no necróticas en algunos pacientes con insuficiencia renal aguda isquémica clínica usual. La necrosis manifiesta es menos frecuente.

La **lesión tubular aguda nefrotóxica** está causada por alguna forma de lesión química de las células epiteliales. Además de su sensibilidad a la isquemia, su estado metabólico activo las hace susceptibles a la lesión por toxinas que alteran las vías metabólicas oxidativas u otras vías metabólicas. Al mismo tiempo, estas células también absorben y concentran toxinas. La hemoglobina y la mioglobina actúan como toxinas endógenas que pueden inducir lesiones tubulares agudas (nefropatía pigmentaria) si están presentes en concentraciones elevadas en la orina.

La fisiopatología de la IRA isquémica implica una disminución de la FG y disfunción epitelial tubular por alguna o todas las causas siguientes (fig. 16-69):

- Vasoconstricción intrarrenal
- Alteración del tono arteriolar por retroalimentación tubuloglomerular
- Disminución de la presión hidrostática glomerular
- Disminución de la permeabilidad capilar glomerular (K_f)
- Obstrucción tubular por restos celulares con aumento de la presión hidrostática
- Retroceso de la FG hacia el intersticio por daño del epitelio tubular

ANATOMOPATOLOGÍA: en la IRA isquémica, los riñones presentan edematización, la corteza se aprecia pálida y la médula, congestionada. Los glomérulos y los vasos sanguíneos son normales. La lesión tubular es focal y más notable en los túbulos proximales y los segmentos gruesos del asa de Henle de la médula externa. El epitelio está aplanado, la luz está dilatada y el borde en cepillo se pierde (simplificación epitelial), en parte debido a la descamación del citoplasma apical, que aparece en la luz tubular distal y la orina en forma de cilindros granulosos pardos (el color refleja los pigmentos citocrómicos renales). La microscopía electrónica muestra disminución de las invaginaciones de las membranas basolaterales de las células epiteliales tubulares proximales. Por lo general, no se observa necrosis amplia de las células epiteliales tubulares, pero puede ser evidente la simplificación. En su lugar, la «necrosis» es sutil, y se observa en células individuales dentro de algunos túbulos proximales o distales. Estas células necróticas aisladas, más que unas cuantas células viables, se desprenden hacia la luz tubular, lo que provoca el desnudamiento focal de la membrana basal tubular (fig. 16-70). El edema intersticial es fre-

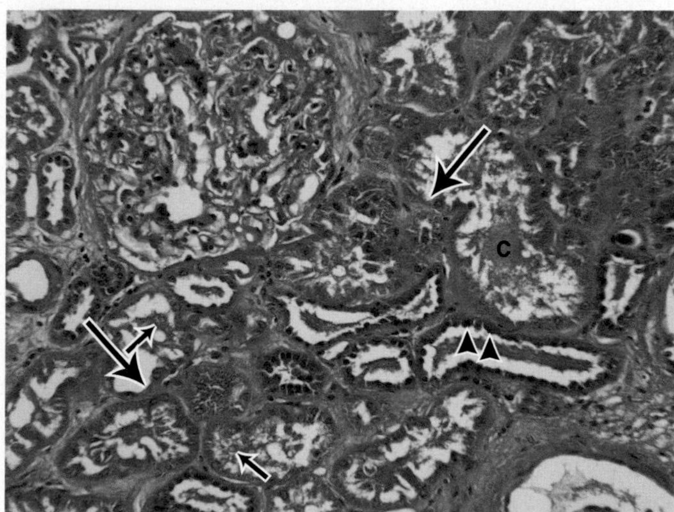

FIGURA 16-70. Lesión tubular aguda isquémica (LTA isquémica). Es evidente la necrosis de las células epiteliales tubulares tanto por desintegración focal de la membrana basal tubular (*flechas gruesas*) como por las células epiteliales necróticas (*flechas finas*) individuales en algunas luces tubulares. Los moldes, los detritos de epitelio tubular muerto, llenan muchos túbulos (C). También hay algunas células epiteliales de mayor tamaño con signos de regeneración (*puntas de flecha*). Obsérvese la ausencia de inflamación intersticial significativa.

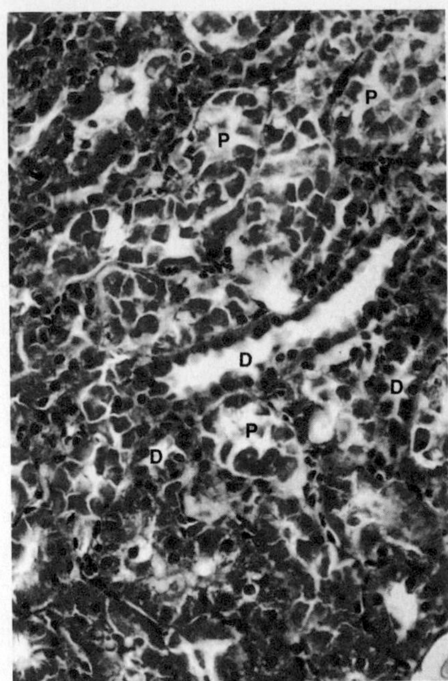

FIGURA 16-71. Lesión tubular aguda (LTA) tóxica por mercurio. Hay necrosis extensa de las células epiteliales tubulares proximales (P), que respeta los túbulos distales y colectores (D). La inflamación intersticial es mínima.

TABLA 16-12
ANÁLISIS DE ORINA EN LA INSUFICIENCIA RENAL AGUDA

Causas de insuficiencia renal aguda	Signos en el sedimento urinario
Lesión tubular aguda	Cilindros pardos oscuros y células epiteliales
Glomerulonefritis aguda	Cilindros eritrocíticos y proteinuria
Nefritis tubulointersticial aguda	Cilindros leucocitarios y piuria

cuente. Los vasos rectos de la médula externa están congestionados y a menudo contienen células nucleadas, entre las que predominan leucocitos mononucleares.

La **lesión tubular aguda tóxica** muestra necrosis de las células epiteliales tubulares más extensa que la que suele observarse en la lesión tubular aguda isquémica (comparar figs. 16-70 y 16-71). Sin embargo, la necrosis tóxica se limita en gran medida a los segmentos tubulares que son más sensibles a una toxina en particular, generalmente el túbulo proximal. En la lesión tubular aguda por hemoglobinuria o mioglobinuria también se observan muchos cilindros tubulares rojos pardos («cilindros pigmentarios»), que adquieren dicha tonalidad por la presencia de pigmentos del grupo hemo.

Durante la fase de recuperación de la lesión tubular aguda, el epitelio tubular se regenera por mitosis, aumento del tamaño de las células y sus núcleos, y acumulación celular. Al final, los supervivientes acaban restableciendo por completo la arquitectura renal normal.

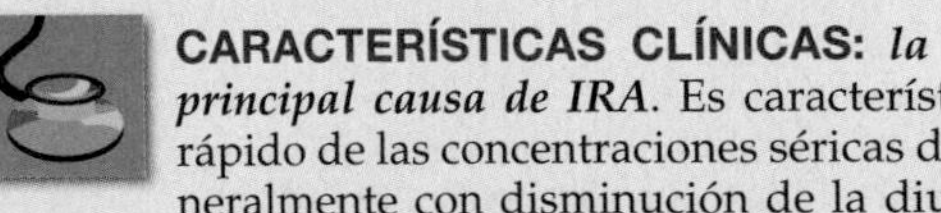

CARACTERÍSTICAS CLÍNICAS: ***la isquemia es la principal causa de IRA.*** Es característico el aumento rápido de las concentraciones séricas de creatinina, generalmente con disminución de la diuresis (oliguria). La **IRA no oligúrica** es menos frecuente. El análisis de orina muestra células epiteliales en degeneración y **cilindros granulares** de color «pardo sucio» (cilindros de IRA) con restos celulares ricos en pigmentos de citocromo. El análisis de orina puede ayudar a diferenciar entre las tres principales nefropatías intrínsecas que causan IRA (tabla 16-12). La lesión tubular aguda isquémica prerrenal suele tener una excreción fraccional de sodio inferior al 1 %, mientras que la de la lesión tubular aguda intrarrenal es superior al 2 %, que es un índice de daño epitelial tubular manifiesto. La duración de la insuficiencia renal en pacientes con lesión tubular aguda isquémica depende de muchos factores, especialmente de la naturaleza y reversibilidad de la causa. Muchos pacientes desarrollan uremia transitoria (azotemia, retención de líquidos, acidosis metabólica, hiperpotasemia) y pueden requerir diálisis. Si la lesión se elimina justo después de su inicio, la función renal puede recuperarse en 1 o 2 semanas. Sin embargo, la recuperación puede tardar meses. El aumento de la diuresis y la disminución de la creatinina sérica son signos de la fase de recuperación.

La pielonefritis suele deberse a una infección bacteriana del riñón

Pielonefritis aguda

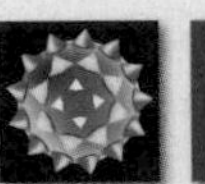
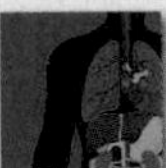

ETIOLOGÍA Y FISIOPATOLOGÍA: las bacterias gramnegativas procedentes de las heces, en su mayoría *Escherichia coli*, causan el 80 % de las pielonefritis agudas. *E. coli* que causan infecciones urinarias (***E. coli* uropatógena**) tienen factores de virulencia que aumentan su capacidad de causar no solo infecciones urinarias, sino también pielonefritis. De estos, los mejor estudiados son las adhesinas en las fimbrias (*pili*) codificadas por los genes *PAP* (*pili* asociados a pielonefritis). Las fimbrias de *E. coli* uropatógena se adhieren a los sitios de unión de la adhesina de las células uroteliales, así como a las epiteliales del riñón. La infección alcanza el riñón al ascender a través de las vías urinarias, un proceso que depende de varios factores:

- Infección urinaria bacteriana
- Reflujo ascendente de orina infectada por los uréteres hacia la pelvis y los cálices renales
- Entrada de bacterias a través de las papilas en el parénquima renal

Las infecciones vesicales (cistitis) suelen preceder a la pielonefritis aguda. Son más frecuentes en las mujeres porque tienen uretras cortas y carecen de secreciones prostáticas antibacterianas. Además, las relaciones sexuales pueden facilitar la migración bacteriana. En algunas mujeres que presentan vulnerabilidad inusual a las infecciones recurrentes de las vías urinarias, la flora comensal uretral normal es sustituida por microorganismos fecales. Este cambio en la flora puede reflejar una higiene deficiente, efectos hormonales y predisposición genética (p. ej., aumento de la cifra de receptores de *E. coli* en las células uroteliales).

El embarazo predispone a la pielonefritis aguda por varios motivos, entre los cuales destaca una alta frecuencia de bacteriuria asintomática (10 %), de la que una cuarta parte avanza hasta la pielonefritis aguda. Otras causas incluyen el aumento del volumen de orina residual debido a las cifras altas de progesterona que hacen flácida la musculatura de la vejiga y menos capaz de expulsar la orina.

La vejiga se vacía por completo, y solo permanecen en su interior menos 2 mL a 3 mL de orina residual. La adición posterior de orina estéril desde los riñones diluye cualquier grupo de bacterias que pudiese haber alcanzado la vejiga. Sin embargo, cuando el volumen de orina residual aumenta (p. ej., con la obstrucción prostática o la atonía vesical por trastornos neurógenos, como la paraplejía o la neuropatía diabética), la orina estéril

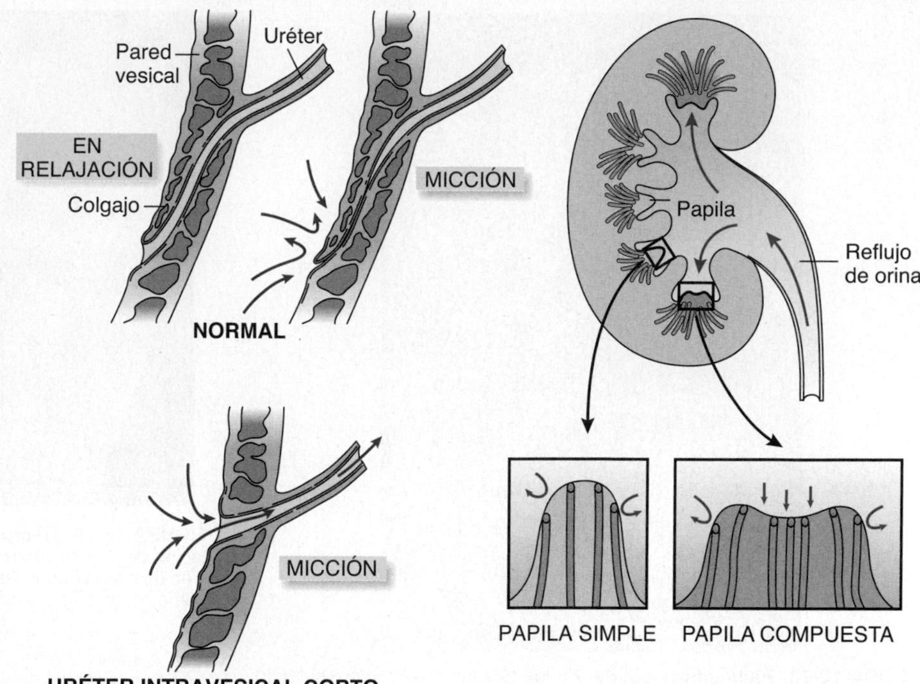

FIGURA 16-72. Características anatómicas de la vejiga y el riñón en la pielonefritis por reflujo ureterovesical. En la vejiga normal, la porción distal del uréter intravesical transcurre entre la mucosa y la muscular, donde forma una especie de colgajo mucoso. Durante la micción, el aumento de la presión intravesical comprime el colgajo contra la pared vesical y así ocluye la luz. Las personas con un uréter intravesical corto congénito carecen de tal colgajo de mucosa debido a que el ángulo de entrada del uréter a la vejiga se aproxima a los 90°. Así, la micción impulsa orina hacia el uréter. En la pelvis renal, las papilas simples de los cálices centrales son convexas y no permiten el reflujo fácil de orina. Por el contrario, el componente de las papilas periféricas es cóncavo y permite la entrada de orina por reflujo.

proveniente de los riñones es insuficiente para diluir la orina residual vesical y prevenir la acumulación de bacterias. La glucosuria de la diabetes también facilita la infección al proveer un rico medio de cultivo bacteriano.

Las bacterias de la orina vesical no suelen ascender a los riñones. Por lo regular, el uréter se inserta en la pared de la vejiga en un ángulo agudo (fig. 16-72), y su porción más distal discurre paralela a la pared vesical, entre la mucosa y la muscular. El aumento de la presión intravesical durante la micción ocluye la luz distal del uréter e impide el reflujo de orina. Una anomalía anatómica, un trayecto corto del uréter dentro de la pared vesical, lleva a su inserción más perpendicular respecto de la superficie de la mucosa vesical. Como consecuencia, más que ocluir la luz bajo las fuerzas de la presión intravesical de la micción, se impulsa orina hacia el uréter permeable. Este reflujo puede proyectar la orina hacia la pelvis y los cálices renales.

Incluso si la presión del reflujo lleva bacterias a los cálices, el parénquima renal no se contamina de manera forzosa. La convexidad de las papilas simples de los cálices centrales bloquea el reflujo de orina (fig. 16-72), pero la concavidad de las papilas compuestas periféricas facilita el acceso al sistema colector. ***Sin embargo, cuando la presión es prolongada, como en la uropatía obstructiva, incluso las papilas simples terminan por ser vulnerables a la entrada retrógrada de orina***. Desde los túbulos colectores, las bacterias tienen acceso al intersticio y los túbulos renales.

Además de ascender por la orina, las bacterias y otros patógenos pueden acceder al parénquima renal a través del torrente sanguíneo y causar **pielonefritis hematógena**. En la endocarditis bacteriana, por ejemplo, los organismos grampositivos, como los estafilococos, pueden diseminarse desde una válvula infectada y establecer la infección en el riñón. El riñón suele afectarse en la tuberculosis miliar. Los hongos, como *Aspergillus*, pueden sembrar los riñones en huéspedes con inmunodepresión. Las infecciones hematógenas afectan preferentemente la corteza, que recibe abundante flujo sanguíneo.

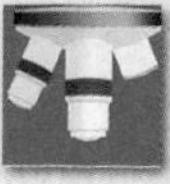

ANATOMOPATOLOGÍA: los riñones en la pielonefritis aguda presentan inflamación y, si la infección es ascendente, pueden contener abscesos medulares. Dichos abscesos están presentes en la corteza cuando la infección es hematógena. El urotelio de cálices y pelvis puede estar hiperémico y cubierto de exudado purulento. La enfermedad suele ser focal y gran parte del riñón puede ser normal.

La mayoría de las infecciones afectan solo unos cuantos sistemas papilares. El parénquima renal, en particular la corteza, suele mostrar destrucción focal por inflamación generalizada, si bien los vasos y los glomérulos suelen conservarse de manera preferencial. Los infiltrados contienen principalmente neutrófilos, que a menudo llenan los túbulos y especialmente los túbulos colectores (fig. 16-73). En casos graves de pielonefritis aguda, puede producirse necrosis de las puntas papilares (fig. 16-74) o la infección puede diseminarse más allá de la cápsula renal y causar un absceso perinéfrico.

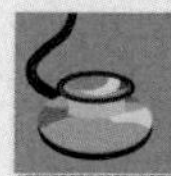

CARACTERÍSTICAS CLÍNICAS: los síntomas de la pielonefritis aguda incluyen fiebre, escalofríos, sudoración, malestar general, dolor en el flanco y dolor a la palpación en el ángulo costovertebral. La neutrofilia en sangre es frecuente. A menudo es difícil diferenciar clínicamente las infecciones de las vías urinarias superiores de las inferiores, pero el signo de **cilindros leucocitarios** en la orina respalda el diagnóstico de pielonefritis.

Pielonefritis crónica

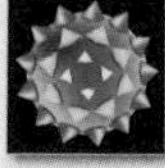

ETIOLOGÍA: la pielonefritis crónica se debe a infección bacteriana recurrente y persistente por obstrucción de las vías urinarias, reflujo urinario o ambos (fig. 16-75). Es controvertido si el reflujo sin infección puede producir pielonefritis crónica.

En la pielonefritis crónica causada por reflujo u obstrucción, el tejido medular y la corteza suprayacente se lesionan preferentemente por inflamación aguda y crónica recurrente. Se produce atrofia y cicatrización progresivas que conducen a la contracción de la punta papilar afectada (o a descamación si hay necrosis papilar) y al adelgazamiento de la corteza suprayacente. Este proceso da lugar a un aspecto macroscópico característico, con amplias zonas deprimidas de fibrosis cortical y atrofia que recubren un cáliz dilatado (**caliectasia**) (fig. 16-76).

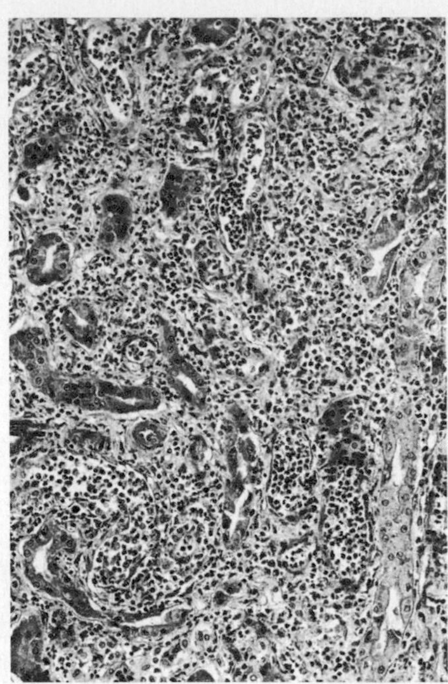

FIGURA 16-73. Pielonefritis aguda. En los túbulos colectores y el tejido intersticial, se observa un infiltrado extenso por neutrófilos.

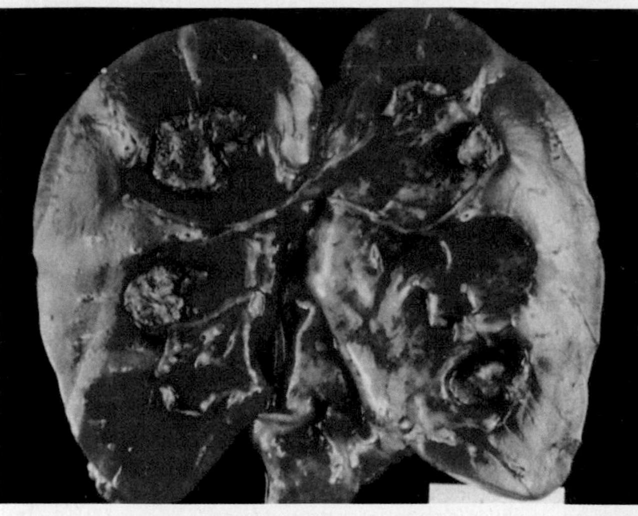

FIGURA 16-74. Necrosis papilar. El riñón cortado a la mitad muestra dilatación de la pelvis renal y de los cálices como consecuencia de la obstrucción de las vías urinarias. Todas las papilas presentan necrosis y se observan como zonas amarillentas bien delimitadas, desgarradas.

ANATOMOPATOLOGÍA: la histología de la pielonefritis crónica es inespecífica. Muchas enfermedades causan lesiones crónicas en el compartimento tubulointersticial e inducen inflamación intersticial crónica, fibrosis intersticial y atrofia tubular. Así, la pielonefritis crónica es una de las muchas causas de un patrón de lesión denominado **nefritis tubulointersticial crónica**. El aspecto macroscópico de la pielonefritis crónica es característico. Solo la pielonefritis crónica y la nefropatía analgésica producen tanto caliectasia como cicatrización corticomedular suprayacente. En la uropatía obstructiva, todos los cálices y la pelvis renal están dilatados, y el parénquima presenta adelgazamiento uniforme (fig. 16-76).

En los casos asociados a reflujo vesicoureteral, los cálices de los polos del riñón se expanden de manera preferencial y están relacionados con una cicatriz gruesa bien definida suprayacente, que indenta la superficie renal. Al microscopio, las cicatrices contienen túbulos dilatados atróficos rodeados por fibrosis intersticial e infiltrados por células inflamatorias crónicas (fig. 16-77).

El cambio tubular más característico (aunque no específico) es la atrofia epitelial grave, con cilindros difusos, eosinófilos y hialinos. Tales túbulos corresponden a segmentos esféricos «pellizcados» que simulan folículos tiroideos que contienen coloide. Este patrón, denominado de **tiroidización**, es el resultado de la rotura de túbulos y segmentos residuales que forman esférulas. Es posible que los glomérulos no se vean afectados, muestren fibrosis periglomerular o esclerosis. La pérdida de la mayoría de las nefronas funcionantes puede dar lugar a una GESF secundaria. Es frecuente la fibrosis de las paredes arteriales y arteriolares. Hay cicatrización significativa e inflamación crónica de la mucosa de los cálices. La **pielonefritis xantogranulomatosa** es una forma rara de pielonefritis crónica causada más a menudo por una variedad de microorganismos patógenos, que incluyen los géneros *Proteus*, *Klebsiella*, *Pseudomonas* y *E. coli*. El nombre deriva del aspecto macroscópico amarillo de las lesiones nodulares renales, causado por la presencia de numerosos macrófagos espumosos cargados de lípidos (**células xantomatosas**; fig. 16-78A). La enfermedad suele ser unilateral. Debido a que esta forma de inflamación a menudo se presenta como una lesión en masa (fig. 16-78B), puede confundirse con un carcinoma de células renales CCR.

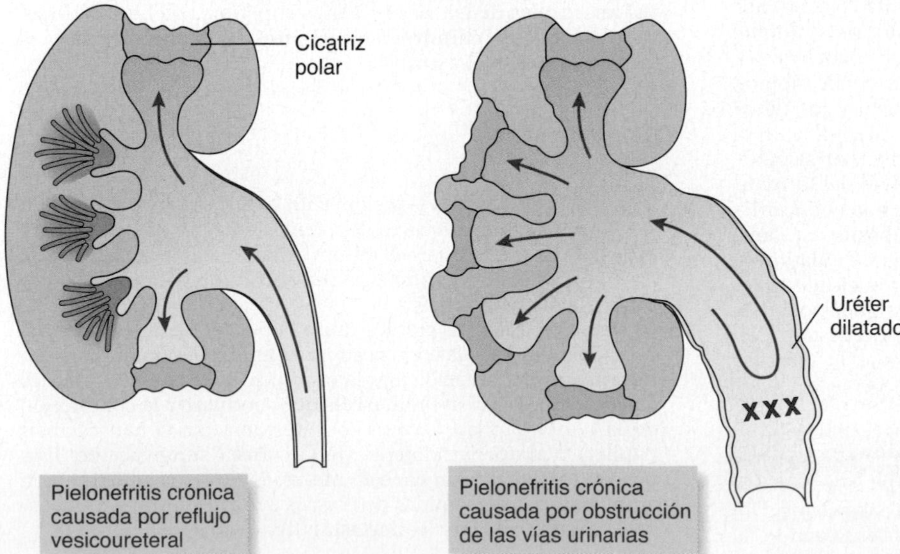

FIGURA 16-75. Los dos principales tipos de pielonefritis crónica. Izquierda. El reflujo vesicoureteral causa infección de las papilas compuestas periféricas y, por tanto, cicatrización en los polos renales. *Derecha.* La obstrucción de las vías urinarias causa reflujo de orina a alta presión, que produce infección de todas las papilas, cicatrización difusa del riñón y adelgazamiento de la corteza.

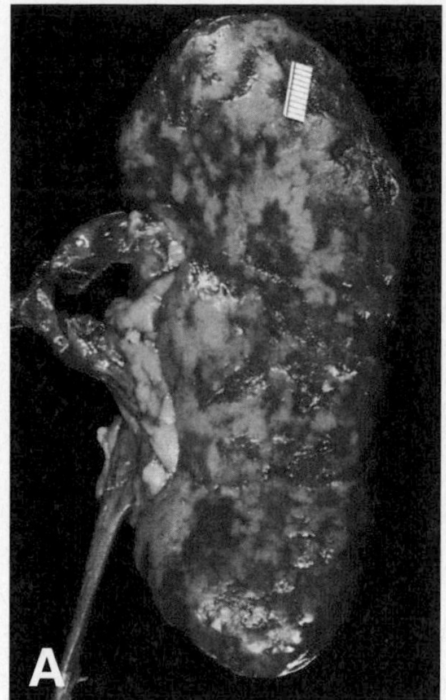

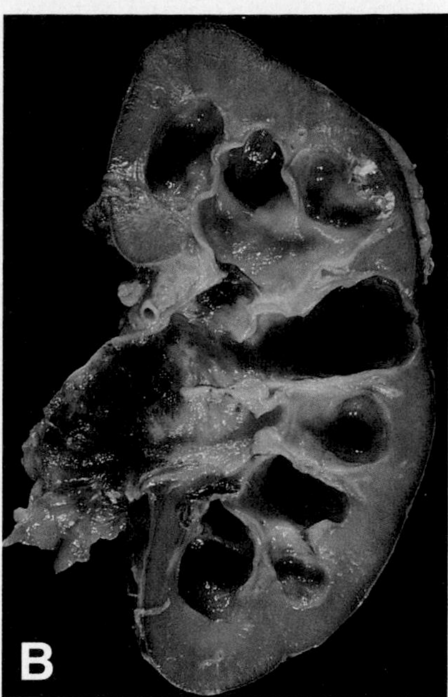

FIGURA 16-76. Pielonefritis crónica. A. La superficie cortical contiene muchas cicatrices irregulares deprimidas (zonas rojas). **B.** Hay dilatación notable de los cálices (caliectasia) causada por la destrucción inflamatoria de las papilas, con atrofia y cicatrización de la corteza suprayacente.

CARACTERÍSTICAS CLÍNICAS: la mayoría de los pacientes con pielonefritis crónica presentan síntomas episódicos de infección urinaria o pielonefritis aguda, como fiebre recurrente y dolor en el flanco. Algunos presentan evolución silente hasta que aparece la ERET. El análisis de orina muestra leucocitos, y las pruebas de imagen revelan caliectasias y cicatrización cortical.

La nefropatía por analgésicos es resultado de consumo crónico y excesivo de estos fármacos

Por lo general, los pacientes con nefropatía por analgésicos han tomado más de 2 kg de estos, a menudo en combinación, como ácido acetilsalicílico y paracetamol. La fenacetina conduce con mayor frecuencia a la nefropatía y está prohibida en muchos países, incluido Estados Unidos. La patogenia de la nefropatía por analgésicos no está clara. Entre algunos factores se incluyen nefrotoxicidad directa, lesión isquémica por cambios vasculares inducida por fármacos o ambas. La nefropatía por analgésicos es distinta de la insuficiencia

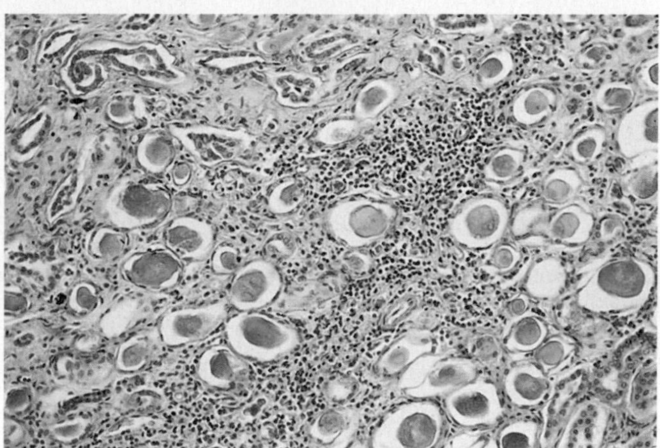

FIGURA 16-77. Dilatación y atrofia tubulares. Muchos túbulos contienen cilindros hialinos y eosinófilos que simulan el coloide de los folículos tiroideos (la denominada tiroidización). El intersticio está cicatrizado y contiene un infiltrado crónico de células inflamatorias.

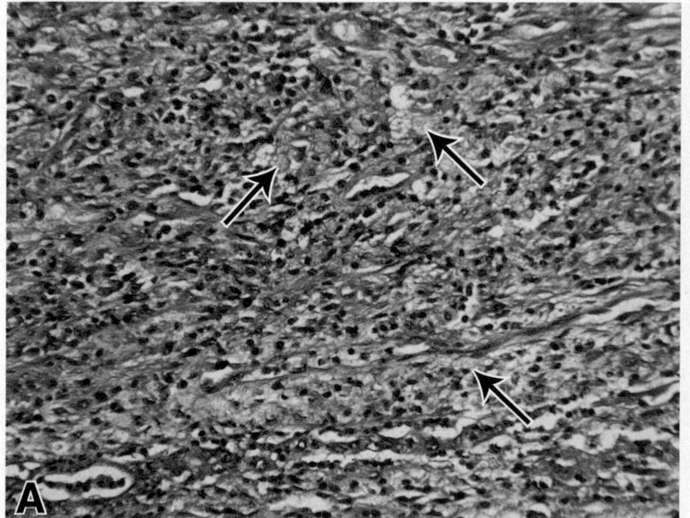

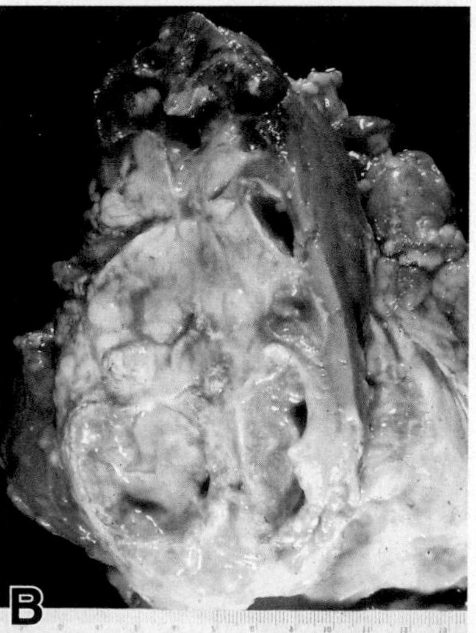

FIGURA 16-78. Pielonefritis xantogranulomatosa. A. La lesión se caracteriza por una reacción granulomatosa, con histiocitos espumosos (*flechas*), entremezclados con otros tipos de células inflamatorias. **B.** Este tipo de pielonefritis puede manifestarse como una lesión en masa, lo que simula un tumor.

renal aguda causada por nefritis tubulointersticial aguda inducida por analgésicos (es decir, causada por antiinflamatorios no esteroideos [AINE]).

ANATOMOPATOLOGÍA: la lesión medular y la necrosis papilar parecen ser los hechos iniciales en la nefropatía por analgésicos, seguidas por atrofia, inflamación crónica y cicatrización de la corteza suprayacente. La anomalía histopatológica más temprana es un engrosamiento homogéneo distintivo de las paredes capilares, apenas debajo del epitelio de transición del aparato urinario. Los primeros cambios parenquimatosos se confinan a las papilas y la médula interna, y constan de engrosamiento focal de la membrana basal de los túbulos y capilares, fibrosis intersticial y necrosis coagulativa focal. Las áreas necróticas acaban por confluir y se extienden a la unión corticomedular, después de lo cual se afectan los túbulos colectores. Se encuentran pocas células inflamatorias alrededor de los focos de necrosis. Al final, toda la papila se necrosa (**necrosis papilar**), pero suele permanecer como una masa sin estructura en su sitio. Es frecuente la calcificación distrófica de tales papilas necróticas. Las papilas pueden permanecer parcialmente unidas en la zona de demarcación o descamarse por completo. Hay atrofia tubular secundaria, fibrosis intersticial e inflamación crónica en la corteza suprayacente.

CARACTERÍSTICAS CLÍNICAS: los signos y síntomas se presentan solo en las fases avanzadas de la nefropatía por analgésicos e incluyen incapacidad para concentrar la orina, acidosis tubular distal, hematuria, hipertensión y anemia. La descamación de las puntas papilares necróticas hacia la pelvis renal puede causar cólico a su paso por los uréteres. A menudo se produce insuficiencia renal progresiva y lleva hasta ERET.

La nefritis tubulointersticial aguda (hipersensibilidad) inducida por fármacos es una respuesta inmunitaria mediada por células

FISIOPATOLOGÍA: la nefritis tubulointersticial aguda inducida por fármacos causa IRA. Se caracteriza por la presencia de infiltrados de linfocitos T activados y eosinófilos, un patrón que indica reacción inmunitaria de tipo IV mediada por células. El inmunógeno podría ser el fármaco mismo, el fármaco unido a ciertos componentes hísticos, un metabolito del fármaco o un componente hístico alterado por su presencia. Los fármacos que participan con más frecuencia son los AINE, los diuréticos y ciertos antibióticos, en especial los β-lactámicos, así como las penicilinas sintéticas y las cefalosporinas.

ANATOMOPATOLOGÍA: hay infiltración cortical linfocitaria en parches y algunos eosinófilos (5-10% de los leucocitos totales en el tejido) (fig. 16-79). Habitualmente la médula está menos afectada. Los eosinófilos tienden a concentrarse en pequeños focos y pueden observarse dentro de la luz tubular y en la orina. Los neutrófilos son raros; su presencia debería dar lugar a la sospecha de pielonefritis o infección bacteriana hematógena. Pueden observarse focos granulomatosos, en especial en etapas avanzadas de la enfermedad. Los túbulos proximales y distales presentan invasión focal por leucocitos («tubulitis»). Los glomérulos y los vasos sanguíneos están libres de inflamación, pero la nefritis tubulointersticial inducida por fármacos secundaria a AINE puede mostrar enfermedad de cambios mínimos.

CARACTERÍSTICAS CLÍNICAS: la nefritis tubulointersticial aguda suele presentarse como insuficiencia renal aguda, por lo general casi 2 semanas después que se inicia un fármaco. El análisis de orina muestra eritrocitos, leucocitos (incluidos los eosinófilos) y a veces cilindros de leucocitos. Los defectos tubulares son frecuentes e incluyen pérdida de sodio, glucosuria, aminoaciduria y acidosis tubular renal. También pueden presentarse manifestaciones alérgicas sistémicas como fiebre y exantema. La mayoría de los pacientes se recupera por completo en varias semanas o meses si se retira el fármaco causal.

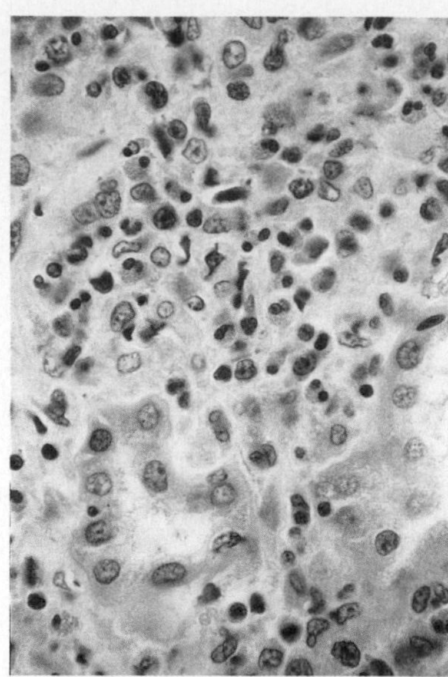

FIGURA 16-79. Nefritis tubulointersticial por hipersensibilidad. Hay edema intersticial e infiltración por leucocitos mononucleares con eosinófilos entremezclados.

La nefropatía con cilindros de cadenas ligeras puede complicar al mieloma múltiple

La nefropatía con cilindros de cadenas ligeras es una lesión renal causada por la presencia de cadenas ligeras de Ig monoclonales en la orina que producen lesión epitelial tubular y numerosos cilindros tubulares.

FISIOPATOLOGÍA: como se explicó antes, el mieloma múltiple puede producir amiloidosis AL, enfermedad por depósito de cadenas ligeras, enfermedad por depósito de cadenas pesadas y nefropatía por cilindros de cadenas ligeras. Esta última es la enfermedad renal que con más frecuencia se vincula con el mieloma múltiple y es causada por la filtración glomerular de cadenas ligeras circulantes. Sin embargo, al pH ácido usual de la orina, las cadenas ligeras se unen a glucoproteínas de Tamm-Horsfall, que secretan las células epiteliales tubulares distales, y forman cilindros. Se produce disfunción renal por la toxicidad de las cadenas ligeras libres sobre el epitelio tubular y la obstrucción por cilindros.

La estructura de las cadenas ligeras determina si han de producir nefropatía por cilindros de cadenas ligeras, amiloidosis AL o enfermedad por depósito de cadenas ligeras. Algunos pacientes ocasionales muestran varias de estas enfermedades renales.

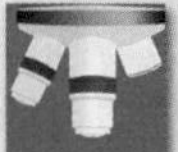

ANATOMOPATOLOGÍA: las lesiones tubulares muestran muchos cilindros densos, muy brillantes, eosinófilos y cristalinos (hialinos) en los túbulos distales y los colectores (fig. 16-80). Los cilindros suelen tener fracturas, bordes angulares y un aspecto cristalino. Pueden inducir reacciones de cuerpo extraño con macrófagos y células gigantes multinucleadas. La inflamación crónica intersticial y el edema acompañan por lo general a las lesiones tubulares.

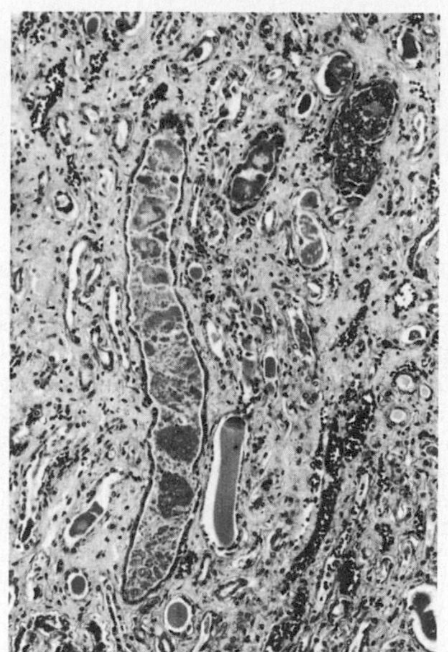

FIGURA 16-80. Nefropatía con cilindros de cadenas ligeras. Una fotografía bajo microscopía óptica muestra numerosos cilindros dentro de las luces tubulares.

Las lesiones más crónicas muestran fibrosis intersticial y atrofia tubular. A menudo, se observan depósitos de calcio focales (**nefrocalcinosis**) en el intersticio fibrótico de los túbulos. Por inmunotinción, los cilindros contienen cadenas ligeras y proteínas de Tamm-Horsfall.

CARACTERÍSTICAS CLÍNICAS: la nefropatía por cilindros de cadenas ligeras puede manifestarse como insuficiencia renal aguda o crónica. Suele haber proteinuria, pero no por necesidad en el rango nefrótico, y con más frecuencia consta sobre todo de cadenas ligeras de Ig. En el mieloma múltiple, la proteinuria en grado nefrótico sugiere amiloidosis AL o enfermedad por depósito de cadenas ligeras, más que nefropatía por cilindros de cadenas ligeras.

En la nefropatía por uratos, los cristales de urato se depositan en los túbulos y el intersticio

Cualquier trastorno con aumento de las cifras sanguíneas de ácido úrico puede causar nefropatía por urato. En esta categoría, la enfermedad crónica clásica es la gota primaria (*v.* cap. 24).

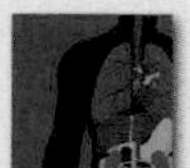

FISIOPATOLOGÍA: en la **nefropatía crónica por urato** secundaria a la gota, se deposita urato monosódico cristalino en los túbulos y el intersticio.

La **nefropatía aguda por urato** puede obedecer a un mayor recambio celular (p. ej., leucemia o policitemia). Por ejemplo, la quimioterapia contra las neoplasias malignas da lugar al **síndrome de lisis tumoral**, que determina un incremento súbito en el ácido úrico sanguíneo por la necrosis masiva de las células cancerosas.

El catabolismo hepático de grandes cantidades de purinas liberadas del ADN de las células necróticas lleva a la hiperuricemia. Los cristales de ácido úrico se precipitan a raíz del pH ácido de los túbulos colectores y causan obstrucción e insuficiencia renal aguda. La interferencia en la excreción del ácido úrico (p. ej., ingestión crónica de ciertos diuréticos) también puede causar hiperuricemia. La intoxicación crónica por plomo interfiere con la secreción de ácido úrico por los túbulos proximales y lleva a la **gota saturnina**.

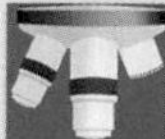

ANATOMOPATOLOGÍA: en la nefropatía aguda por urato, el ácido úrico que se precipita en los túbulos colectores se observa a simple vista como tiras amarillas en las papilas (fig. 16-81A). Los depósitos tubulares parecen amorfos, pero en los cortes por congelación se hacen evidentes cristales birrefringentes (fig. 16-81B). En localización proximal a la obstrucción los túbulos están dilatados. En los túbulos colectores, los cristales de ácido úrico también pueden inducir reacciones de cuerpo extraño.

La patogenia de la nefropatía crónica por urato es similar a la de la forma aguda, pero la evolución prolongada produce mayor depósito de cristales de urato en el intersticio, fibrosis intersticial y atrofia cortical. La característica diagnóstica es el **tofo gotoso**, una acumulación focal de cristales de urato rodeado por células inflamatorias que puede parecer granulomatoso e incluye células gigantes multinucleadas. Los cálculos de ácido úrico suponen el 10% de los casos de **urolitiasis** y se presentan en el 20% de los pacientes con gota crónica y el 40% de aquellos con hiperuricemia aguda.

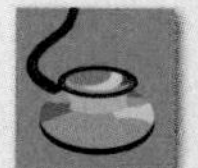

CARACTERÍSTICAS CLÍNICAS: la nefropatía aguda por urato se manifiesta como insuficiencia renal aguda; la nefropatía crónica por urato causa defectos tubulares renales crónicos. Aunque se observan lesiones renales histológicas en la mayoría de los pacientes con gota crónica, menos de la mitad presenta alteración renal funcional significativa.

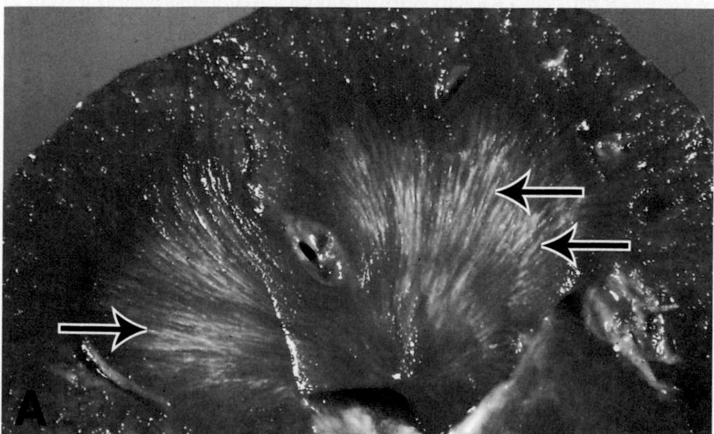

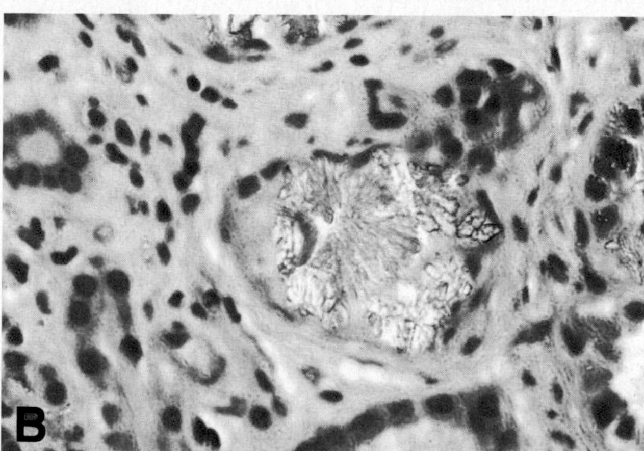

FIGURA 16-81. Nefropatía por urato. A. Los depósitos de urato se muestran como vetas de oro en la médula (*flechas*). **B.** Un corte por congelación muestra depósitos de cristales de ácido úrico en los túbulos.

La nefrocalcinosis es el depósito de calcio en el parénquima renal

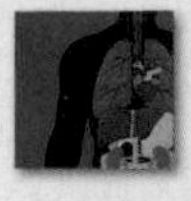

FISIOPATOLOGÍA: la hipercalciuria puede causar **nefrocalcinosis** (tabla 16-13), la formación de cálculos que contienen calcio (**nefrolitiasis**), o ambas. La nefrocalcinosis puede deteriorar la función renal, y especialmente causar defectos tubulares como mala capacidad de concentración, pérdida de sal y acidosis tubular renal. La nefrocalcinosis causada por hipercalcemia es un ejemplo de **calcificación metastásica**, mientras que la calcificación en lugares de lesión del parénquima renal (p. ej., infartos o necrosis cortical) es característica de la **calcificación distrófica**.

La **nefropatía aguda por fosfato** es una forma de nefrocalcinosis que corresponde a una complicación rara de los preparados con fosfato de limpieza intestinal que se usan antes de la colonoscopia. Los factores de riesgo de esta complicación incluyen edad avanzada, insuficiencia renal y el uso de inhibidores de la enzima convertidora de angiotensina o bloqueadores del receptor de angiotensina. El riesgo disminuye al evitar la deshidratación excesiva durante la limpieza intestinal. En el contexto clínico, la nefropatía aguda por fosfato se caracteriza por lesión renal aguda varias semanas después del uso de una preparación de limpieza intestinal con fosfato. Desde el punto de vista patológico, los depósitos de fosfato de calcio en los túbulos distales y colectores lesionados suelen acompañarse de fibrosis intersticial e inflamación crónica.

ANATOMOPATOLOGÍA: en la autopsia, el 20% de los riñones presenta pequeños depósitos de calcio que carecen de significado importancia funcional o vínculo reconocido con la hipercalcemia. En pacientes con nefrocalcinosis por hipercalcemia, la calcificación varía desde depósitos diminutos hasta acumulación notable de calcio visibles, macroscópica y radiológicamente. Si la hipercalcemia es grave (p. ej., en el hiperparatiroidismo primario), los riñones pueden presentar cicatrices cuneiformes dispersas entre tejido renal relativamente normal. Tales cicatrices reflejan la atrofia del parénquima y la fibrosis intersticial causada por la calcificación. Al examen microscópico, hay calcificación importante de las membranas basales tubulares renales, en particular en los túbulos contorneados proximales. El tejido intersticial también contiene depósitos de calcio, que asimismo se acumulan en el citoplasma de las células epiteliales tubulares, las cuales terminan por degenerarse y descamarse hacia la luz, donde se agregan como cilindros calcificados. Glomérulos dispersos muestran una calcificación de la cápsula de Bowman. Las arterias intrarrenales también pueden calcificarse. Los depósitos de calcio se tiñen de color azul intenso con la hematoxilina. Son negros con la tinción de Von Kossa, más específica. Por microscopía electrónica, las mitocondrias de las células epiteliales tubulares renales contienen abundantes depósitos de calcio.

TABLA 16-13
CAUSAS DE HIPERCALCEMIA CONDUCEN A NEFROCALCINOSIS

Aumentos de la resorción del calcio óseo
Osteodistrofia renal
Hiperparatiroidismo primario
Neoplasias que producen parathormona o una proteína similar a la parathormona
Neoplasias y metástasis osteolíticas
Aumento de la absorción intestinal de calcio
Hipercalcemia idiopática
Exceso de vitamina D
Síndrome de leche alcalina
Sarcoidosis

CÁLCULOS RENALES (NEFROLITIASIS Y UROLITIASIS)

La **nefrolitiasis** se refiere a cálculos dentro del sistema colector renal y la **urolitiasis**, a cálculos en cualquier otra parte del sistema colector de las vías urinarias. Los cálculos suelen formarse y acumularse en la pelvis y los cálices renales. La composición de los cálculos varía en función de la región geográfica, las alteraciones metabólicas y la presencia de infección.

Por motivos desconocidos, los cálculos renales son más frecuentes en los hombres que en las mujeres y varían en tamaño desde el de la grava (<1 mm de diámetro) hasta los grandes que dilatan toda la pelvis renal. A pesar de que pueden tolerarse bien, en algunos casos llevan a la hidronefrosis y la pielonefritis grave. También pueden erosionar la mucosa y causar hematuria.

El paso de un cálculo al uréter produce dolor de flanco muy intenso, el **cólico renal**. Hasta fecha reciente, la mayor parte de los cálculos renales requería exéresis quirúrgica, pero hoy son eficaces la desintegración ultraecográfica (litotripsia) y la extracción por endoscopia. Un cálculo urinario suele relacionarse con cifras sanguíneas y de excreción urinaria más altas de su componente principal. Esto ocurre con los cálculos de ácido úrico y cistina. Sin embargo, muchos pacientes con cálculos de calcio tienen hipercalciuria sin hipercalcemia. Los cálculos mixtos de urato y calcio son frecuentes en presencia de hiperuricemia, ya que los cristales de urato actúan como un nido donde se precipitan las sales de calcio.

- **Cálculos de calcio**: la mayoría (75%) de los cálculos renales son de calcio en combinación con oxalato o fosfato, o una mezcla de estos aniones. El oxalato de calcio es más frecuente en Estados Unidos, mientras que en Inglaterra predomina el fosfato de calcio. Los cálculos de oxalato de calcio son duros y en ocasiones oscuros, porque están cubiertos por sangre procedente de la hemorragia de la mucosa de la pelvis renal, lesionada por los cortantes cristales de oxalato de calcio. Los cálculos de fosfato de calcio suelen ser más blandos y pálidos.
- **Cálculos infecciosos:** la infección, a menudo por bacterias que degradan la urea, como especies de *Proteus* y *Providencia* spp., causa el 15% de los cálculos. La orina alcalina resultante favorece la precipitación del fosfato de amonio (**estruvita**) y el fosfato de calcio (**apatita**). Tales cálculos pueden ser duros o blandos y friables. En ocasiones, los cálculos por infección llenan la pelvis y los cálices hasta formar un molde de estos espacios, un **cálculo coraliforme** (fig. 16-82). Este nombre hace referencia a la forma del cálculo, que se asemeja a un cuerno de ciervo. Los cálculos por infección causan complicaciones frecuentes, como infección urinaria resistente al tratamiento, dolor, hemorragia, absceso perinéfrico y urosepsis.
- **Cálculos de ácido úrico**: estos cálculos se producen en el 25% de los pacientes con hiperuricemia y gota, aunque la mayoría de los pacientes con cálculos de ácido úrico no tienen ninguno de los dos (**litiasis idiopática por urato**). Los cálculos de urato son lisos, duros y amarillos, y suelen medir menos de 2 cm. A diferencia de los cálculos que contienen calcio, los cálculos de ácido úrico puro son radiotransparentes.
- **Cálculos de cistina**: representan solo el 1% de los cálculos renales en general, pero constituyen un porcentaje significativo de los cálculos en la infancia. Solo se producen en la cistinuria hereditaria. Aunque están compuestos únicamente de cistina, pueden estar rodeados por una capa de fosfato de calcio.

UROPATÍA OBSTRUCTIVA E HIDRONEFROSIS

La uropatía obstructiva está causada por anomalías estructurales o funcionales de las vías urinarias que impiden el flujo de orina,

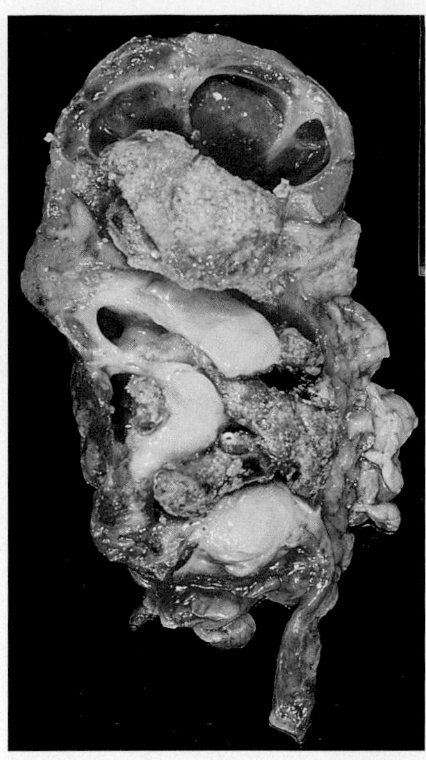

FIGURA 16-82. Cálculos coraliformes. El riñón muestra hidronefrosis y cálculos que corresponden a moldes de los cálices dilatados. La forma de los cálculos se asemeja a los cuernos de un ciervo.

lo que podría provocar disfunción renal (nefropatía obstructiva) y dilatación del sistema colector (hidronefrosis). La obstrucción de las vías urinarias se detalla en el capítulo 17.

ANATOMOPATOLOGÍA: el hallazgo microscópico más importante de la hidronefrosis temprana es la dilatación de los túbulos colectores, seguida por la dilatación de los túbulos contorneados proximales y distales. Con el tiempo, los túbulos proximales se dilatan con amplitud y es frecuente su pérdida. Por lo general, los glomérulos se respetan. Se produce la dilatación macroscópica progresiva de la pelvis y los cálices renales y es seguida por la atrofia del parénquima renal (fig. 16-83). Un riñón con hidronefrosis es más susceptible a la pielonefritis, que añade una lesión al proceso.

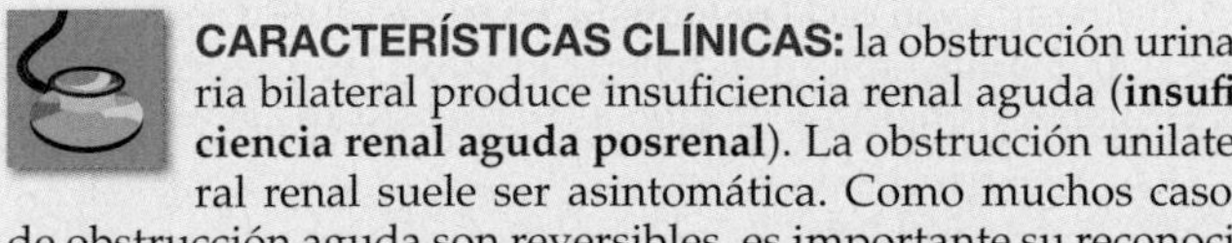

CARACTERÍSTICAS CLÍNICAS: la obstrucción urinaria bilateral produce insuficiencia renal aguda (**insuficiencia renal aguda posrenal**). La obstrucción unilateral renal suele ser asintomática. Como muchos casos de obstrucción aguda son reversibles, es importante su reconocimiento rápido. Sin tratamiento, un riñón obstruido presenta atrofia. Si la obstrucción es bilateral, aparece insuficiencia renal crónica.

TRASPLANTE RENAL

El trasplante renal es el tratamiento de elección para la mayoría de los pacientes con ERET. El principal obstáculo es el rechazo del aloinjerto. Sin embargo, el órgano trasplantado también es susceptible a la recurrencia de la enfermedad que destruyó el riñón original y a la nefrotoxicidad por fármacos inmunosupresores. En la tabla 16-14 se enumeran patrones distintos, pero a menudo coexistentes, de rechazo del aloinjerto renal celular y mediado por anticuerpos.

Los dos principales objetivos antigénicos de un riñón trasplantado son los **antígenos ABO de los grupos sanguíneos y los antígenos HLA**. Los antígenos ABO se expresan en células endoteliales y

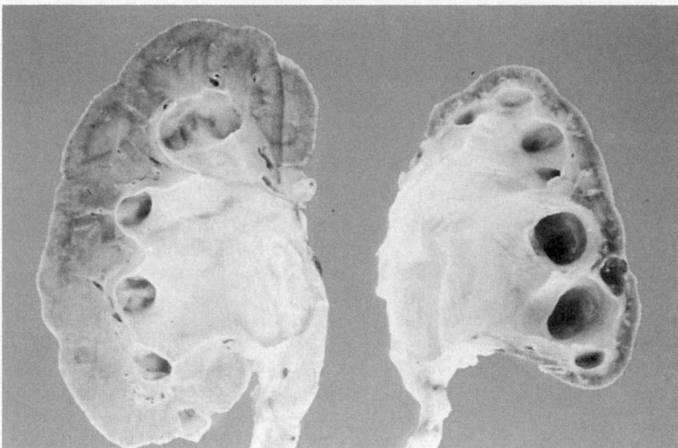

FIGURA 16-83. Hidronefrosis. La obstrucción bilateral de las vías urinarias produjo dilatación notable de los uréteres, las pelvis y los cálices. El riñón de la derecha muestra atrofia grave del parénquima.

eritrocitos y constituyen las barreras más problemáticas para el trasplante. Puesto que los anticuerpos contra los antígenos ABO fueron preformados, se unen a las células endoteliales del injerto y causan rechazo inmediato (hiperagudo; *v.* más adelante). ***Los patrones de rechazo agudo y crónico que se encuentran con más frecuencia (y son más graduales) se originan en primer lugar en la reactividad del paciente receptor contra los antígenos HLA del donante (v. cap. 4). Los antígenos HLA se expresan en casi todas las células, incluidas las endoteliales, pero no en los eritrocitos.*** El desarrollo de inmunidad específica para los HLA del donante en los receptores de aloinjertos provoca reacciones mediadas por células y anticuerpos (*v.* cap. 4). El rechazo del aloinjerto renal puede clasificarse en función de su evolución clínica, características anatomopatológicas y presunta patogenia (tabla 16-14). Sin embargo, un aloinjerto puede sufrir más de un tipo de rechazo al mismo tiempo.

RECHAZO HIPERAGUDO MEDIADO POR ANTICUERPOS: el rechazo hiperagudo es poco frecuente (<0.5% de los injertos). Si entra sangre del paciente receptor con anticuerpos contra aloantígenos mayores (por lo general ABO o HLA de clase I) en los vasos sanguíneos del aloinjerto, estos se unen de inmediato a las células endoteliales y causan una lesión rápida e irreversible en minutos. En el transoperatorio, el injerto puede observarse moteado, cianótico y flácido. La unión de los anticuerpos a los aloantígenos endoteliales activa el complemento y así atrae a los neutrófilos.

Los efectos citotóxicos del complemento y la activación de los neutrófilos producen edema, vacuolización y lisis de las células endoteliales. La acumulación de neutrófilos en los capilares glomerulares es un signo de rechazo inminente. Los cambios de las células endoteliales son seguidos por trombos plaquetarios, y después, por trombos de fibrina (fig. 16-84). Aparecen edema intersticial, hemorragia (fig. 16-84) y necrosis cortical en las siguientes 12 h a 24 h.

RECHAZO AGUDO MEDIADO POR ANTICUERPOS: el tipo más frecuente de rechazo humoral agudo se dirige en primer lugar a los capilares y por microscopía óptica solo puede causar cambios patológicos sutiles o ninguno. Los neutrófilos o los leucocitos mononucleares aumentan en los capilares peritubulares y glomerulares y en los túbulos. Los productos de activación del complemento, en especial C4d, se localizan de modo consistente en las paredes de los capilares peritubulares y glomerulares (fig. 16-85A). El patrón más grave del rechazo humoral agudo, pero también el menos frecuente, implica la **arteritis necrosante** con necrosis fibrinoide de la media (fig. 16-85B). Se produce en menos del 1% de los aloinjertos en pacientes cuya inmunosupresión incluye un inhibidor de la calcineurina, porque antes de que se introdujesen estos agentes se producía en un 5% de los aloinjertos renales. Si aparece arteritis necrosante, menos del 30% de los injertos sobrevive 1 año, incluso con inmunodepresión intensiva.

RECHAZO CELULAR AGUDO: ***es la forma más frecuente de rechazo agudo***. Se caracteriza por infiltración por linfocitos T y macrófagos del intersticio, túbulos, arterias, arteriolas o glomérulos.

TABLA 16-14
CATEGORÍAS DE RECHAZO DEL ALOINJERTO RENAL

Categoría	Lesión más característica
Rechazo agudo mediado por anticuerpos	
Rechazo hiperagudo mediado por anticuerpos	Neutrófilos en los capilares peritubulares (capilaritis peritubular), hemorragia y necrosis
Rechazo capilar agudo mediado por anticuerpos	Neutrófilos en los capilares peritubulares (capilaritis peritubular), depósito del factor de degradación del complemento C4d a lo largo de los capilares peritubulares mediante inmunofluorescencia o inmunohistoquímica.
Arteritis aguda necrosante del trasplante	Necrosis fibrinoide en las arterias
Rechazo agudo mediado por linfocitos T	
Rechazo tubulointersticial agudo	Tubulitis (leucocitos mononucleares infiltrantes entre las células epiteliales de los túbulos) y linfocitos intersticiales activados
Endarteritis aguda	Leucocitos mononucleares infiltrantes en los capilares glomerulares
Glomerulitis aguda del trasplante	Leucocitos mononucleares que llenan capilares glomerulares (con mayor frecuencia segmentaria)
Arteritis aguda del trasplante	Inflamación o necrosis transparietal aguda
Rechazo crónico	
Fibrosis intersticial y atrofia tubular	Atrofia tubular, fibrosis intersticial y células inflamatorias crónicas intersticiales
Vasculopatía crónica del trasplante	Engrosamiento fibrótico de la íntima arterial que contiene miofibroblastos y ausencia de duplicación elástica
Glomerulopatía crónica del trasplante	Engrosamiento de la pared capilar glomerular y duplicación/remodelación de la membrana basal glomerular

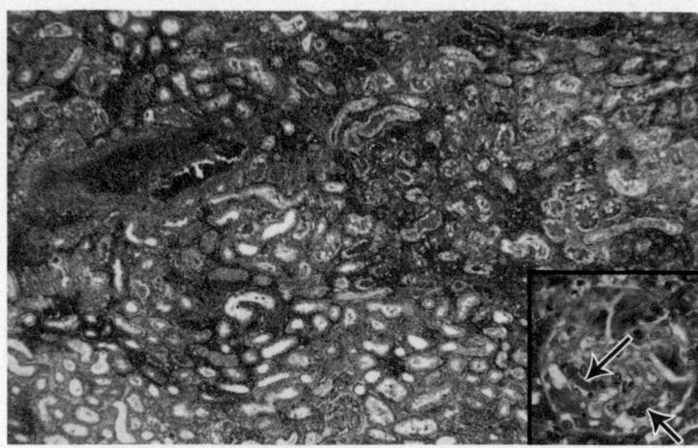

FIGURA 16-84. Rechazo hiperagudo. Los anticuerpos preformados contra los antígenos del receptor causan una reacción inmediata *in situ*, con hemorragia por necrosis vascular. Los trombos de fibrina (*flechas*) son abundantes en los glomérulos (*recuadro*).

Los núcleos de los linfocitos infiltrantes varían en tamaño y forma porque las células se hallan en diversas etapas de activación e incluyen inmunoblastos (*v.* cap. 20). Por lo general, los infiltrados intersticiales corresponden a focos, más que a un proceso difuso. La afectación de túbulos (**tubulitis**) incluye el movimiento de linfocitos a través de las membranas basales tubulares y su depósito entre las células epiteliales tubulares (fig. 16-86A). La afección arterial por el rechazo celular lleva a la penetración de linfocitos T y monocitos a través del endotelio, con expansión de la íntima por leucocitos mononucleares (**endoarteritis**; fig. 16-86B). Las arteriolas pueden verse afectadas de forma similar. La infiltración glomerular por leucocitos mononucleares con dilatación y relleno/obliteración de las luces capilares causa **glomerulitis aguda del trasplante**. Los pacientes de trasplante renal con tubulitis, pero sin endoarteritis, tienen un 80 % de probabilidades de supervivencia del injerto a 1 año, en comparación con el 60 % de los aloinjertos con endarteritis.

RECHAZO CRÓNICO: el rechazo crónico presenta fibrosis intersticial y atrofia tubular, infiltrados mononucleares intersticiales, engrosamiento (multilaminación) de las membranas basales capilares peritubulares, **arteriopatía crónica del trasplante** y **glomerulopatía crónica del trasplante** (*v.* tabla 16-14).

La arteriopatía crónica del trasplante afecta arterias de todos los tamaños, incluida la arteria renal principal. La íntima se engrosa por la proliferación de células del estroma y depósito de matriz (fig. 16-87), pero sin la fibrosis densa y la laminación elástica que se observan en la arterioesclerosis inespecífica. No hay inflamación (fase inactiva) o es mucho menos prominente (arteriopatía del trasplante crónica activa) que en la arteritis de la íntima mediada por células agudas activas (compárese con la fig. 16-83). Pueden encontrarse células espumosas distintivas y tal vez se interrumpa la lámina elástica interna. Los capilares peritubulares muestran engrosamiento y replicación de la membrana basal.

En la glomerulopatía crónica del trasplante, las paredes capilares glomerulares se engrosan, debido a la expansión de la zona suben-

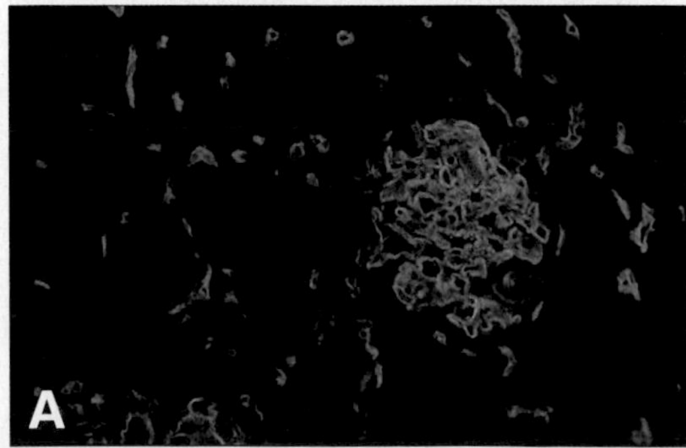

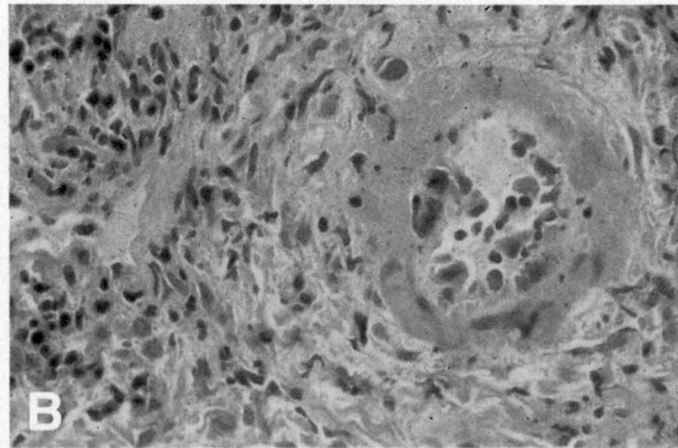

FIGURA 16-85. Rechazo agudo de aloinjerto mediado por anticuerpos. A. Tinción de capilares peritubulares y glomerulares con un anticuerpo anti-C4d fluoresceinado que muestra datos de activación del complemento por anticuerpos dirigidos contra los antígenos del donante en las células endoteliales. **B.** Vasculitis necrosante humoral aguda en una arteria interlobulillar, con necrosis fibrinoide extensa de la muscular. Los infiltrados vasculares e intersticiales de leucocitos mononucleares indican rechazo celular agudo concurrente.

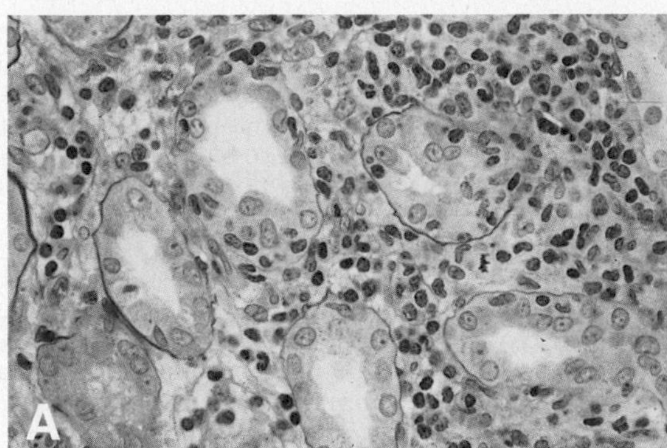

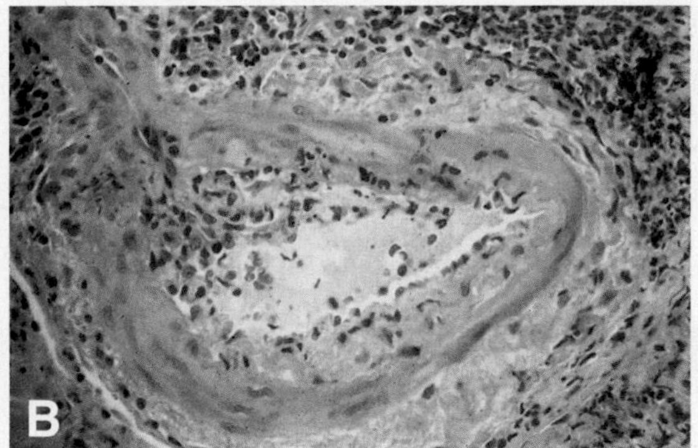

FIGURA 16-86. Rechazo celular agudo del aloinjerto. A. Rechazo celular tubulointersticial agudo, con tubulitis señalada por la presencia de linfocitos en el lado epitelial de la membrana basal (tinción de ácido peryódico de Schiff). **B.** Rechazo vascular celular agudo con endoarteritis, señalada por la presencia de leucocitos mononucleares que infiltran la íntima de una arteria arqueada.

dotelial capilar glomerular y a la formación de nuevo material de lámina densa (replicación de MBG). El mesangio se ensancha. La isquemia debida al estrechamiento arterial y capilar puede provocar atrofia tubular y fibrosis intersticial. La lesión tubulointersticial también puede ser consecuencia de una tubulitis indolora.

RECURRENCIA DE LA ENFERMEDAD RENAL: la misma enfermedad que condujo a la insuficiencia renal puede recurrir en el riñón trasplantado. La frecuencia y el significado de la recurrencia varían entre los diferentes tipos de enfermedad glomerular (tabla 16-15).

NEFROTOXICIDAD DE LA INHIBICIÓN DE LA CALCINEURINA POR LA CICLOSPORINA Y EL TACROLIMÚS: la ciclosporina y el tacrolimús son inmunodepresores inhibidores de la calcineurina que han mejorado de manera significativa la supervivencia del aloinjerto renal y de otros órganos (p. ej., hígado, corazón, pulmones). Por desgracia, ambos fármacos son nefrotóxicos y pueden lesionar tanto a los aloinjertos renales como a los riñones originales de los pacientes que recibieron dichos fármacos por otros motivos. Pueden suscitar insuficiencia renal aguda o crónica.

La lesión renal más característica es una **arteriolopatía**, que inicia con degeneración y necrosis de las células de músculo liso. Las células musculares arteriolares destruidas son sustituidas por material hialino acidófilo (fig. 16-88). En los casos fulminantes, las lesiones vasculares adquieren el aspecto de una microangiopatía tromboti-

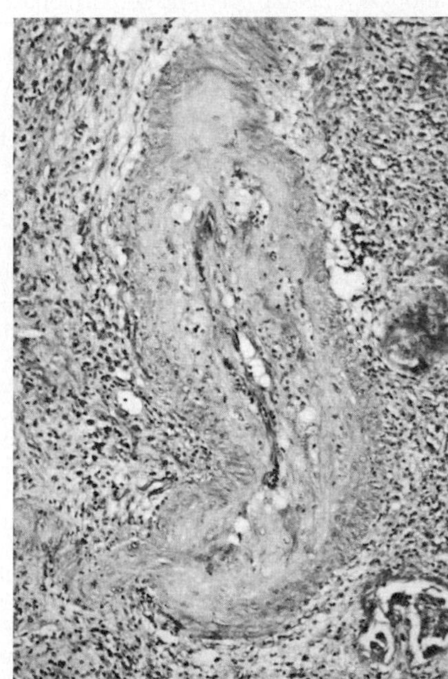

FIGURA 16-87. Rechazo crónico del aloinjerto. La luz de esta arteria de tamaño medio está obstruida por una íntima engrosada que contiene unas cuantas células inflamatorias.

TABLA 16-15

RECURRENCIAS DE LA ENFERMEDAD EN LOS ALOINJERTOS RENALES

Enfermedad	Tasa de recurrencias (%)	Tasa de pérdidas del injerto (%)
Glomerulopatía C3 (p. ej., enfermedad por depósitos densos)	>90	15
Glomeruloesclerosis diabética	>90	<5
Nefropatía por IgA	40	<10
Glomeruloesclerosis segmentaria focal	35	30
Glomerulopatía membranosa	20	<5
Glomerulonefritis por ANCA	15	<5
Glomerulonefritis contra la MBG	5	<5
Glomerulonefritis lúpica	5	<5

ANCA, anticuerpos anticitoplásmicos de neutrófilos; *IgA*, inmunoglobulina A; *MBG*, membrana basal glomerular.

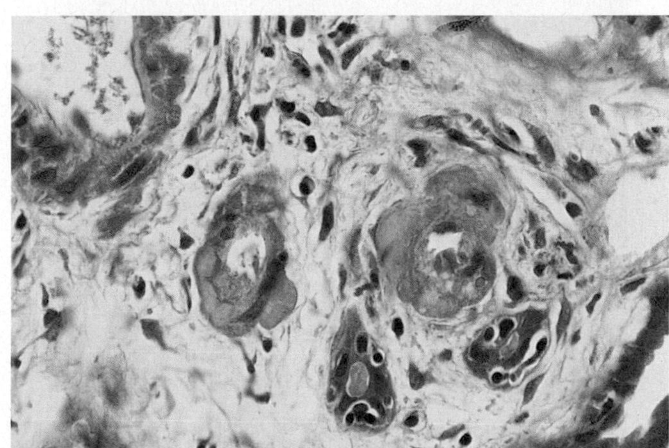

FIGURA 16-88. Nefrotoxicidad de la ciclosporina con arteriolopatía. Hay notable hialinosis destructiva de las arteriolas.

ca completa, con necrosis arteriolar fibrinoide circunferencial. En la toxicidad crónica, hay zonas de fibrosis intersticial y atrofia tubular («fibrosis en tiras»).

INFECCIÓN POR POLIOMAVIRUS BK: la inmunosupresión puede reactivar la infección latente por virus BK en un trasplante renal y causar lesión tubular aguda y nefritis tubulointersticial. Las inclusiones virales intranucleares en las células epiteliales tubulares proximales pueden sugerir esta posibilidad, y la tinción inmunoquímica para el antígeno SV40 gran T puede confirmar el diagnóstico.

Tumores del riñón

TUMORES BENIGNOS DEL RIÑÓN

ADENOMA PAPILAR RENAL: hay controversia en cuanto a si cualquier tumor de células renales epiteliales debería considerarse benigno. El tamaño del tumor, que se ha utilizado para separar adenomas de carcinomas, es problemático, porque todos los carcinomas se inician como lesiones pequeñas. Las neoplasias epiteliales renales menores de 3 cm de diámetro rara vez producen metástasis, pero esto no quiere decir «nunca». Los tumores constituidos por células parecidas a las claras, los CCR cromófobos o de los túbulos colectores, no deberían llamarse adenomas, incluso si son pequeños. Las neoplasias menores de 5 mm con patrones de crecimiento papilar o tubulopapilar se pueden considerar adenomas. Los adenomas papilares renales se producen más a menudo conforme avanza la edad y son signos incidentales de necropsia en el 40% de los pacientes mayores de 70 años de edad.

ONCOCITOMA RENAL: esta neoplasia benigna representa entre el 5% y el 10% de los tumores renales primarios extirpados mediante cirugía. Las células neoplásicas derivan de las intercaladas de los túbulos colectores. Son voluminosas, con citoplasma acidófilo abundante con granulaciones finas y núcleos redondos que carecen de atipias. El aspecto distintivo del tumor se debe a la abundancia de mitocondrias en el citoplasma.

Al examen macroscópico, los oncocitomas exhiben un color café caoba característico debido a los pigmentos lipocrómicos de las mitocondrias. Los oncocitomas renales rara vez hacen metástasis.

FIBROMA MEDULAR: los fibromas medulares (tumores de células intersticiales renomedulares) por lo general son pequeños (<0.5 cm de diámetro), de color gris pálido, bien circunscritos, y suelen localizarse en la porción media de las pirámides medulares. Están constituidos por pequeñas células entre estelares y poligonales en un estroma laxo.

Los fibromas medulares renales constituyen signos incidentales en la mitad de las necropsias de adultos (fig. 16-89).

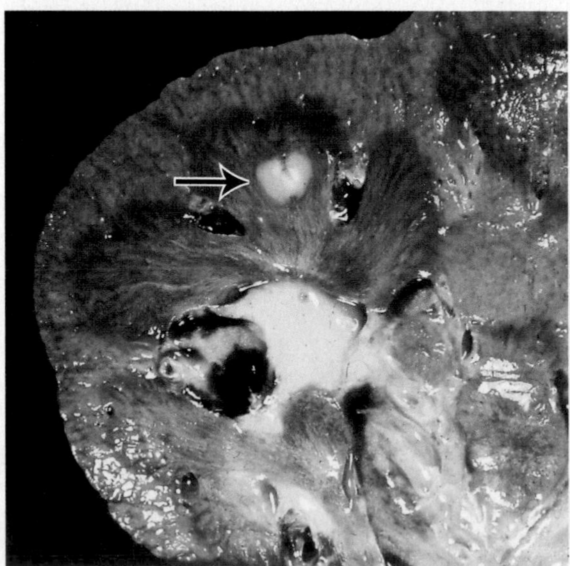

FIGURA 16-89. Fibroma medular (*flecha*).

*ANGIOMIOLIPOMA: **estos tumores tienen un fuerte vínculo con la esclerosis tuberosa***. De los pacientes con esclerosis tuberosa, el 80% presenta angiomiolipomas, pero la mayoría de los pacientes con angiomiolipomas no presenta esclerosis tuberosa. Estas lesiones son mezclas de tejido adiposo bien diferenciado, músculo liso y vasos de paredes gruesas. A simple vista son amarillos y tachonados, y pueden confundirse con el CCR. Sin embargo, siempre están bien encapsulados y no presentan necrosis.

NEFROMA MESOBLÁSTICO: los nefromas mesoblásticos son neoplasias congénitas o hamartomas benignos que suelen encontrarse en los primeros tres meses de vida. Deben diferenciarse de los tumores de Wilms. Las lesiones son de menos de 1 cm a más de 15 cm de diámetro y están compuestas por células fusiformes de linaje fibroblástico o miofibroblástico. De manera típica, los márgenes del tumor son irregulares, con bandas de células que se interdigitan con el parénquima adyacente. Si se dejan algunas de estas lenguas de tejido tumoral después de la resección quirúrgica, es posible una recurrencia local.

TUMORES MALIGNOS DEL RIÑÓN

El tumor de Wilms (nefroblastoma) es una neoplasia de elementos renales embrionarios

Los elementos nefrógenos constitutivos incluyen mezclas de tejidos blastemal, epitelial y estromal. Con una prevalencia de 1 en 10000, es el tumor sólido abdominal más frecuente en la infancia.

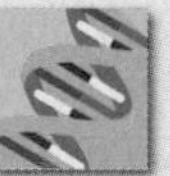

PATOGENIA MOLECULAR: en la mayor parte (90%) de los casos, el tumor de Wilms es esporádico y unilateral. En el 5% de los casos, no obstante, surge como parte de tres síndromes congénitos diferentes, todos los cuales aumentan el riesgo de aparición de este cáncer a edad temprana y a menudo en forma bilateral:

- **Síndrome WAGR**: tumor de Wilms, aniridia, anomalías genitourinarias, discapacidad intelectual
- **Síndrome de Denys-Drash (SDD)**: tumor de Wilms, trastornos intersexuales, esclerosis mesangial glomerular
- **Síndrome de Beckwith-Wiedemann (SBW)**: tumor de Wilms, sobrecrecimiento que varía desde el gigantismo hasta hemihipertrofia, visceromegalia y macroglosia.

Casi el 6% de los casos de tumor de Wilms es familiar, tiene inicio temprano y es bilateral, pero no se relaciona con ningún otro síndrome.

El síndrome WAGR se debe a una deleción en el brazo corto del cromosoma 11 (11p13). Los genes afectados incluyen el de la aniridia (*PAX6*) y el **gen 1 del tumor de Wilms (WT1)**. La proteína WT1 (*v.* más adelante) se expresa en riñones, timo, bazo y gónadas. La pérdida o mutación de un alelo de *WT1* provoca anomalías genitourinarias. Un defecto en *PAX6* causa aniridia. De los niños con síndrome WAGR, una tercera parte desarrolla tumores de Wilms. La presencia de una mutación en la línea germinal en un alelo de *WT1* y la pérdida de heterocigosidad en este locus en los tumores del síndrome WAGR implica que es necesaria la mutación somática adquirida en el alelo de *WT1* restante para el desarrollo del tumor de Wilms (a semejanza de la patogenia del retinoblastoma hereditario; *v.* cap. 5). A diferencia de las deleciones en el síndrome WAGR, las mutaciones en *WT1* en el SDD se consideran mutaciones dominantes negativas, lo que tal vez explica el hecho de que el fenotipo del SDD es mucho más grave que el del síndrome WAGR. Las mutaciones en *WT1* también se dan en el síndrome de Frasier, pero los pacientes afectados desarrollan gonadoblastomas, no tumores de Wilms.

WT1 es una proteína supresora tumoral que regula la transcripción de otros genes, como el factor de crecimiento insulinoide II (IGF-II), *Snail* (SNAI1), cadherina E (*CDH1*) y el factor de crecimiento derivado de plaquetas (PDGF). Todos los tumores de Wilms que surgen en el contexto del síndrome WAGR tienen mutaciones en *WT1*, pero solo entre el 10% y el 20% de los tumores de Wilms esporádicos las presentan. Así pues, otros genes, además de *WT1*, deben contribuir a la génesis de los tumores de Wilms esporádicos. Entre los tumores de Wilms esporádicos, el 10% presenta mutación de ganancia de función en el gen de la β-catenina (*CTNNB1*), un componente clave de la importante vía de señalización Wnt para el desarrollo. Otro 5% presenta mutaciones en el gen *p53* (*TP53; v.* cap. 5).

Aproximadamente el 70% de los tumores de Wilms muestran pérdida de heterocigosidad o pérdida de sellado genómico (impronta) en un segundo locus en el cromosoma 11 (11p15.5). Este lugar, también relacionado con el SBW, es distinto, pero cercano, al gen *WT1*. Curiosamente, la pérdida de heterocigosidad en este locus en los tumores de Wilms esporádicos resulta siempre en la pérdida del alelo materno. Además, algunos pacientes con SBW presentan duplicaciones germinales del locus paterno, mientras que otros tienen dos copias del cromosoma 11 con el mismo patrón de impronta en este locus que el padre (*disomía paterna uniparental*). Dado que *IGF-II* 2 se asigna al cromosoma 11p15 y tiene impronta paterna, un aumento de la dosis de *IGF-II* 2 podría contribuir al desarrollo de SBW y a la tumorogenia. Otra posibilidad es que otro gen estrechamente vinculado, como *H19* (un gen de ARN no codificante largo), expresado solo por el alelo materno, sea un supresor tumoral o regule la impronta en la región. El gen *WTX* en el cromosoma X está mutado en el 20% al 30% de los tumores de Wilms, de los cuales aproximadamente dos terceras partes presentan deleciones en todo el gen. *WTX* puede actuar como supresor tumoral al regular a la baja la señalización Wnt/β-catenina mediante la promoción de la degradación de β-catenina. Las mutaciones en *CTNNB1* que aumentan la estabilidad de Wnt/β-catenina se producen en aproximadamente el 15% de los tumores de Wilms. Por tanto, la activación constitutiva de la señalización Wnt/β-catenina puede ser importante en la tumorogenia de Wilms. Cerca del 75% de los tumores de Wilms con mutaciones en *WT1* también tienen mutaciones *CTNNB1*, lo que sugiere que la pérdida de *WT1* no activa completamente la señalización Wnt/β-catenina.

Los **restos nefrógenos** (pequeños focos de células blastemales primitivas persistentes) se encuentran en los riñones de todos los niños con tumores de Wilms sindrómicos y el 30% de los casos esporádicos. Dado que tales restos en el riñón sin tumor contienen las mismas mutaciones somáticas de *WT1* que están presentes en los tumores, estos restos pueden representar uno o más pasos de lesiones precursoras clonales a lo largo de la vía de la formación del tumor.

ANATOMOPATOLOGÍA: la mayoría de los tumores de Wilms son lesiones solitarias. Los tumores de Wilms tienden a ser grandes cuando se detectan, con superficies de corte que protruyen, de color bronceado pálido, rodeadas por un borde delgado de corteza y cápsula renales (fig. 16-90). Los tumores de Wilms se asemejan al tejido renal fetal normal (fig. 16-91), el cual incluye blastema metanéfrico, estroma inmaduro (tejido mesenquimatoso) y elementos epiteliales inmaduros.

Aunque la mayor parte de los tumores de Wilms contiene los tres elementos en porcentajes variables, en ocasiones solo se observan dos, o incluso uno. El componente similar al blastema contiene pequeñas células ovoides con citoplasma escaso, dispuestas en nidos y trabéculas. El componente epitelial aparece como estructuras tubulares pequeñas. A veces se observan estructuras similares a glomérulos inmaduros. El estroma del tumor contiene células fusiformes, que en su mayor parte son indiferenciadas, pero pueden mostrar músculo liso o diferenciación en fibroblastos. El músculo esquelético es el elemento heterotópico más frecuente del estroma, aunque alguna vez también se encuentran hueso, cartílago, grasa o tejido neural.

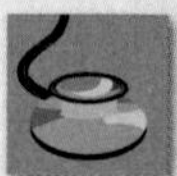

CARACTERÍSTICAS CLÍNICAS: los tumores de Wilms constituyen el 85% de las neoplasias renales pediátricas. Se presentan en 1 de cada 10 000 niños, por lo general de entre 1 y 3 años, con un 98% antes de los 10 años. Los pocos casos familiares suelen mostrar herencia autosómica dominante. Sólo el 5% de los casos esporádicos tiene afección bilateral, en contraste con el 20% de casos familiares. Con más frecuencia, el diagnóstico se hace después de detectar un tumor abdominal. Las manifestaciones adicionales incluyen dolor abdominal, obstrucción intestinal, hipertensión, hematuria y síntomas de rotura traumática de un tumor.

Se usan varios parámetros histológicos y clínicos con éxito variable para predecir la conducta de estos tumores, con mayor o menor éxito. Los pacientes menores de 2 años tienden a presentar mejor pronóstico. La presencia de tumor fuera de la cápsula renal en el momento de la intervención quirúrgica es un signo de pronóstico negativo. Se produce anaplasia (núcleos

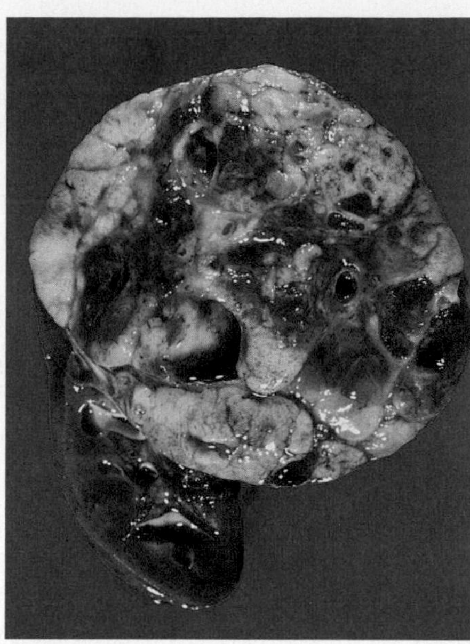

FIGURA 16-90. Tumor de Wilms. Corte transversal de neoplasia de color caoba pálido originada en el polo superior del riñón.

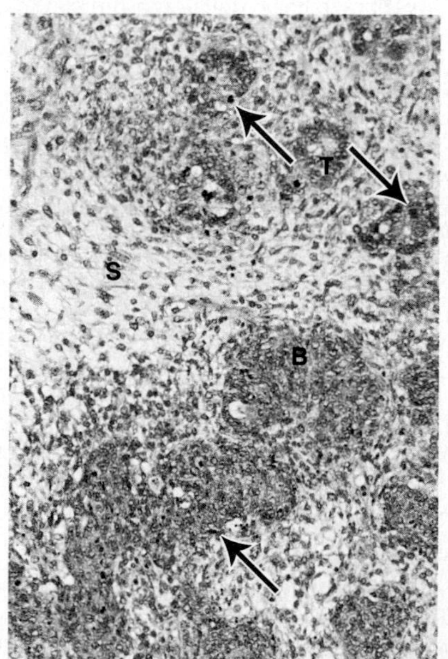

FIGURA 16-91. Tumor de Wilms (nefroblastoma). Esta microfotografía del tumor muestra zonas altamente celulares compuestas por blastema (*B*) indiferenciado, estroma laxo (*S*) con células mesenquimatosas indiferenciadas y túbulos inmaduros (*T*). Obsérvense las diferentes figuras mitóticas (*flechas*).

grandes, hipercromáticos y mitosis atípica) más a menudo en los pacientes de edad avanzada y contribuye a peor pronóstico global. La quimioterapia y la radioterapia, además de la resección quirúrgica, brindan tasas de supervivencia a largo plazo del 90%.

El carcinoma de células renales es el cáncer primario de riñón más frecuente

El CCR es una neoplasia maligna de las células epiteliales tubulares o ductales renales. Supone de un 80% a un 90% de los cánceres renales primarios y se presentan más de 30000 casos al año en Estados Unidos.

PATOGENIA MOLECULAR: la mayoría de los CCR son esporádicos, pero alrededor del 5% son hereditarios. Los CCR hereditarios se producen en el contexto de tres síndromes distintos:

- **Síndrome de von Hippel-Lindau (VHL)**, un síndrome de carácter autosómico dominante (*v.* cap. 5) con hemangioblastomas cerebelosos, angiomas retinianos, CCR de células claras (40% de todos los casos de enfermedad de VHL), feocromocitoma y quistes de varios órganos.
- **CCR autosómico dominante**, en el que la principal manifestación es un tumor de células claras; se da en la mitad de los pacientes de riesgo con anomalías genéticas como las del síndrome de VHL.
- **CCR papilar hereditario**, un cáncer hereditario autosómico dominante caracterizado por múltiples tumores papilares bilaterales.
- **Síndrome de Birt-Hogg-Dube (BHD)**, una enfermedad hereditaria con riesgo de CCR cromófobo bilateral y multifocal.

El CCR hereditario tiende a ser multifocal y bilateral, y aparece a una edad más joven que el CCR esporádico. Un antecedente familiar de CCR aumenta el riesgo del padecimiento en cuatro a cinco veces.

Se ha reconocido una variedad de translocaciones que incluyen un punto de quiebre en el cromosoma 3 en el síndrome de VHL y en el CCR autosómico dominante. Los pacientes con CCR esporádico pueden tener deleciones y pérdida de la heterocigosidad en el brazo corto del cromosoma 3 (3p) en el tejido tumoral. Finalmente, el gen VHL se localiza en 3p25. ***Se produce pérdida de un alelo de VHL en casi todos los CCR de células claras esporádicos (98%) y se observan mutaciones en este gen en más de la mitad de tales tumores.***

Así, las pruebas sugieren con firmeza que la pérdida de la función supresora tumoral del VHL es un evento importante en la tumorogenia del CCR de células claras.

La función anómala del gen VHL provoca la acumulación de la molécula de regulación transcripcional, el factor α inducible por hipoxia (HIF-α). A su vez, los genes que producen proteínas que activan las vías de señalización dependientes de la cinasa aumentan su regulación transcripcional ascendente. Los componentes de estas vías son objetivos de los inhibidores de la cinasa y de mTOR (*v.* cap. 5), que han mostrado su utilidad en el tratamiento del CCR.

A diferencia del CCR de células claras, el CCR papilar hereditario no está relacionado con el gen VHL. En muchos casos se producen trisomías o tetrasomías de los cromosomas 7, 16 y 17, así como la pérdida del cromosoma Y. Las mutaciones en el protooncogén *c-met* (*MET*) en 7q31 están implicadas en el desarrollo del CCR papilar hereditario.

Los CCR cromófobos derivan de las células intercaladas de los túbulos colectores renales, y los CCR de los túbulos colectores se originan en los conductos de Bellini de las pirámides medulares. Los pacientes con síndrome de BHD presentan mutaciones inactivadoras de la línea germinal en el gen *BHD*, que produce foliculina (FLCN). La función de esta proteína no está clara, pero parece actuar como supresor tumoral. Estos pacientes tienen riesgo de desarrollar CCR cromófobo bilateral y multifocal.

El tabaco, ya sea fumado o masticado, aumenta el riesgo de CCR: una tercera parte de estos tumores se relaciona con el uso del tabaco. Las enfermedades quísticas renales heredadas y adquiridas pueden acabar en un CCR, en especial su forma papilar. También se ha asociado al cáncer con la nefropatía por analgésicos.

TABLA 16-16
CATEGORÍAS DEL CARCINOMA DE CÉLULAS RENALES

Categoría	Frecuencia (%)
De células claras	70-80
Papilar	10-15
Cromófobo	5
De conductos colectores	1

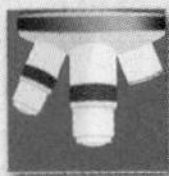

ANATOMOPATOLOGÍA: las variantes anatomopatológicas del CCR reflejan diferencias en la histogenia y predicen evoluciones diversas. Las categorías histopatológicas del CCR se muestran en la tabla 16-16.

- El **CCR de células claras** es el tipo más frecuente. Surge de las células epiteliales tubulares proximales. Por lo general es un tumor amarillo anaranjado, sólido o con quistes focales, hemorragia focal y necrosis (fig. 16-92) son frecuentes. La eliminación de abundantes lípidos y glucógeno citoplasmáticos durante la preparación hostológica contribuye al aspecto claro del citoplasma de las células tumorales (fig. 16-93). Por lo regular, las células se disponen en conjuntos redondeados o elongados, demarcados por una red de vasos delicados. Hay poco pleomorfismo celular o nuclear.
- El **CCR papilar** contiene células tumorales sobre tallos fibrovasculares. El CCR papilar de tipo 1 presenta células basófilas pequeñas y el tipo 2 tiene células acidófilas grandes. Este último es más agresivo y tiene peor pronóstico. Ambos tumores surgen de las células epiteliales tubulares proximales (fig. 16-94).
- El **CCR cromófobo** presenta una mezcla de células granulares acidófilas y células transparentes pálidas con bordes notables que dan aspecto similar al de las células vegetales (fig. 16-95). Numerosas vesículas citoplasmáticas se llenan con

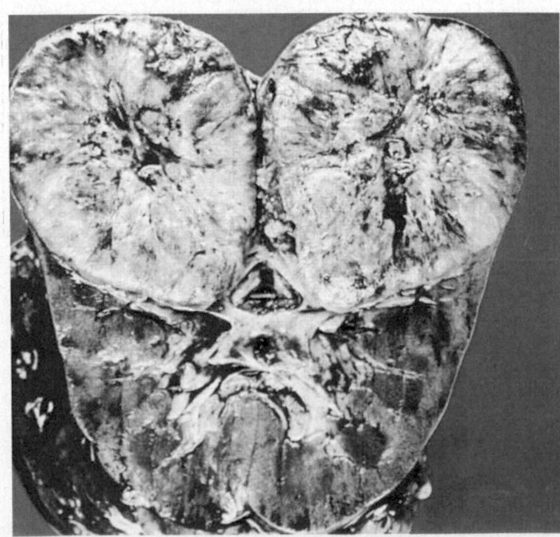

FIGURA 16-92. Carcinoma celular renal de células claras. El riñón contiene una gran neoplasia irregular con superficie de corte abigarrada. Las zonas amarillas corresponden a células que contienen lípidos.

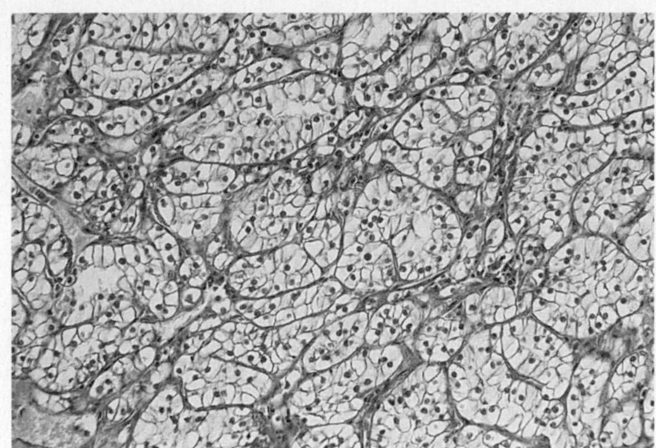

FIGURA 16-93. Carcinoma celular renal de células claras. Este tumor está formado por islotes de células neoplásicas con abundante citoplasma claro.

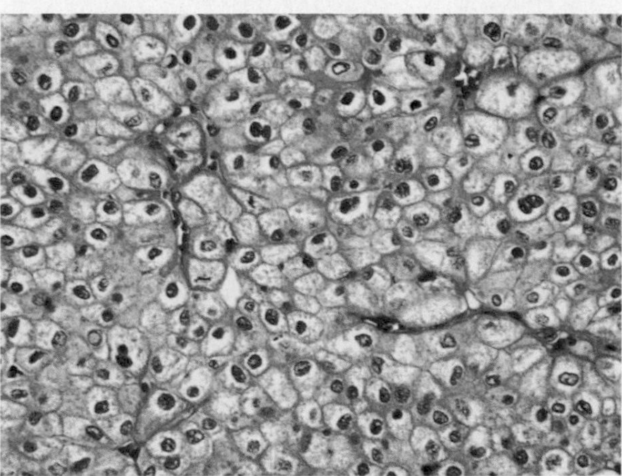

FIGURA 16-95. Carcinoma celular renal cromófobo. Este tumor está formado por células granulosas acidófilas pálidas con bordes prominentes.

un mucopolisacárido distintivo que se tiñe con la técnica del hierro coloidal de Hale. Estas vesículas desplazan a otras organelas hacia la periferia y determinan la palidez central del citoplasma. El CCR cromófobo parece surgir de las células intercaladas de los túbulos colectores renales.

- El **CCR de túbulos colectores** es una variedad poco frecuente que se origina en los túbulos colectores medulares (conductos de Bellini), pero que puede diseminarse a la corteza. Contiene estructuras tubulares y papilares revestidas por una sola capa de células cúbicas con aspecto de tachuelas. Los carcinomas medulares renales son variantes de los carcinomas de los túbulos colectores que se desarrollan casi exclusivamente en personas afroamericanas que padecen el rasgo o la enfermedad de células falciformes.
- Pueden presentarse **cambios «sarcomatoides»** en cualquier CCR y conllevan un peor pronóstico.

La clasificación histológica del CCR sigue el sistema de clasificación de la World Health Organization/International Society of Urological Pathology (OMS/ISUP), que tiene el mayor valor predictivo de resultados en el CCR de células claras y papilar:

- **Grado I**: nucléolos de células de CCR ausentes o poco visibles y basófilos a 400× aumentos.
- **Grado II**: nucléolos de células de CCR visibles y eosinófilos a 400× aumentos, y visibles, pero no prominentes, a 100× aumentos.
- **Grado III**: nucléolos de células de CCR visibles y eosinófilos a 100× aumentos.
- **Grado IV**: CCR con pleomorfismo nuclear extremo, células gigantes multinucleadas y/o diferenciación sarcomatoide y/o rabdoide.

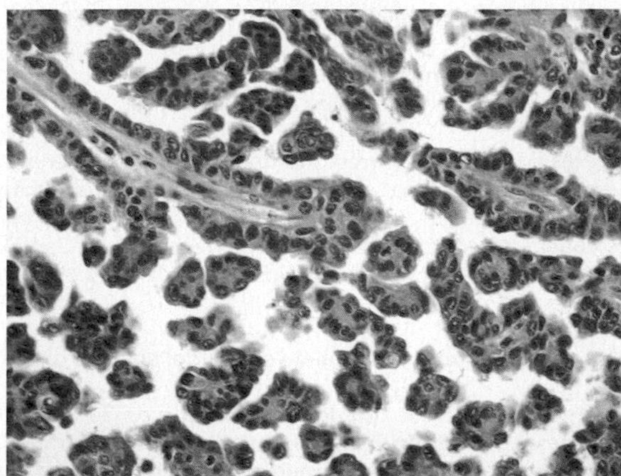

FIGURA 16-94. Carcinoma celular renal papilar. Este tumor está formado por tallos fibrovasculares (papilas frondosas) cubiertas por células neoplásicas.

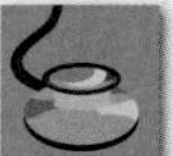

CARACTERÍSTICAS CLÍNICAS: la incidencia de CCR alcanza el máximo en la sexta década de la vida, y se presenta dos veces más en los hombres que en las mujeres. ***La hematuria es el signo de presentación aislado más frecuente, aunque muchos diagnósticos se hacen de manera incidental durante pruebas de imagen del abdomen por otros motivos. La triada clínica clásica de hematuria, dolor de flanco y un tumor abdominal palpable se presenta en menos del 10% de los pacientes.*** El CCR se conoce como el «gran simulador», y las hormonas ectópicas que produce con frecuencia se vinculan con fiebre y síndromes paraneoplásicos. Por ejemplo, la secreción de una sustancia similar a la hormona paratiroidea (PTH) provoca síntomas de hiperparatiroidismo, la producción de eritropoyetina causa eritrocitosis y la secreción de renina por el CCR provoca hipertensión. Los pacientes con CCR suelen acudir al médico por los síntomas de una metástasis. Una convulsión o una tos súbitas en una persona antes sana llevan al descubrimiento de un tumor que no se sospechaba en el cerebro o el pulmón, que frente a una exploración más amplia muestra ser un CCR metastásico.

El pronóstico del CCR depende del tamaño del tumor, el grado de invasión y metástasis, el tipo histológico y el grado nuclear. Los pacientes cuyos tumores muestran características sarcomatoides prominentes rara vez sobreviven más de 1 año. Por el contrario, la supervivencia a 1 año tras una nefrectomía para el CCR de células claras es del 50%. Los tipos papilar y cromófobo tienen mejor pronóstico que los tumores de células claras, mientras que los tumores del túbulo colector tienen peor pronóstico. ***El estadio del tumor es el factor pronóstico más importante.*** Si el CCR permanece dentro de la cápsula renal, la supervivencia a 5 años es del 90%. Esta desciende al 30% si hay metástasis a distancia. Los focos de metástasis más frecuentes del tumor son los pulmones y los huesos. Los carcinomas medulares renales son neoplasias de crecimiento rápido que casi siempre están asociadas a la drepanocitosis.

Carcinoma de células de transición

Entre el 5% y el 10% de los cánceres renales primarios son carcinomas de células de transición de la pelvis o los cálices renales (*v.* cap. 17). Desde el punto de vista morfológico, son idénticos a los más frecuentes, los carcinomas de células transicionales de la vejiga urinaria, y se relacionan con estos en la mitad de los casos. Menos del 5% de los carcinomas de células transicionales se presenta en el sistema colector proximal a la vejiga.

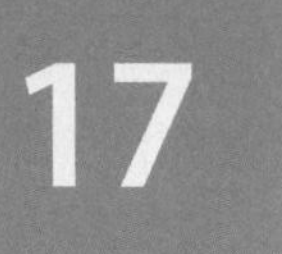

Vías urinarias inferiores y aparato reproductor masculino

Kim HooKim, Peter A. McCue

Anatomía y embriología

VÍAS URINARIAS INFERIORES

Los uréteres, la vejiga urinaria y la uretra, conocidos también en conjunto como vías urinarias inferiores, conforman la porción de salida del sistema urinario (fig. 17-1). En los hombres, las vías urinarias inferiores está íntimamente relacionadas con el aparato reproductor. En la figura 17-1 se muestra el desarrollo embrionario de las vías urinarias y del aparato reproductor masculino.

La vejiga urinaria se encuentra en el espacio retroperitoneal de la porción inferior del abdomen

La vejiga urinaria es una víscera muscular revestida de epitelio que puede almacenar hasta 500 mL de orina. El revestimiento epitelial está compuesto por hasta siete capas de células uroteliales estratificadas, y la pared muscular está formada por haces entrelazados de fibras musculares lisas. En los hombres, la vejiga urinaria es anterior al recto y superior a la próstata (fig. 17-2). En las mujeres, es anterior a la porción inferior del cuerpo uterino y al fondo de saco vaginal anterior.

Desde el punto de vista anatómico, la vejiga se subdivide en ápex o vértice (cúpula), porción media y base, esta última compuesta del trígono y el cuello de la vejiga (fig. 17-3). El ápex está situado por detrás del borde superior de la sínfisis del pubis y está unido en la línea media al ombligo por el ligamento umbilical, un cordón fibroso del **uraco fetal que involuciona poco antes o después del nacimiento**. Antes de la involución, el uraco es una estructura tubular, derivada del alantoides, que conecta la cúpula de la vejiga con el ombligo. En los hombres, el cuello de la vejiga descansa sobre la superficie superior de la próstata, donde se entrecruzan las fibras de músculo liso de los dos órganos. En el interior de la vejiga, el aspecto posterior de la base de la vejiga tiene forma triangular y se denomina **trígono**, región que no tiene pliegues mucosos y es de apariencia aplanada. En la parte superior, el trígono está delimitado por un anillo muscular que une los orificios laterales de los uréteres. El extremo inferior del trígono está formado por el orificio interno de la uretra, que tiene forma de embudo.

Los uréteres se encuentran en el espacio retroperitoneal posterior, laterales a las vértebras

Los uréteres son órganos pares que unen cada pelvis renal con la vejiga. La parte más inferior de cada uréter se incrusta oblicuamente en la pared muscular lisa de la vejiga urinaria, que actúa como esfínteres conocidos como **válvulas ureterovesicales**. Estas válvulas permiten el paso descendente de la orina hacia la vejiga, pero no en sentido contrario.

La uretra es el conducto terminal de salida del sistema urinario

La uretra masculina tiene una longitud media de 20 cm y consta de tres partes: *(1)* **uretra prostática**, que se extiende a través de la próstata; *(2)* **uretra membranosa**, que penetra en el suelo pélvico; y *(3)* **uretra esponjosa** o **peneana**, en la porción central del pene. La uretra prostática contiene las aberturas de los conductos eyaculador

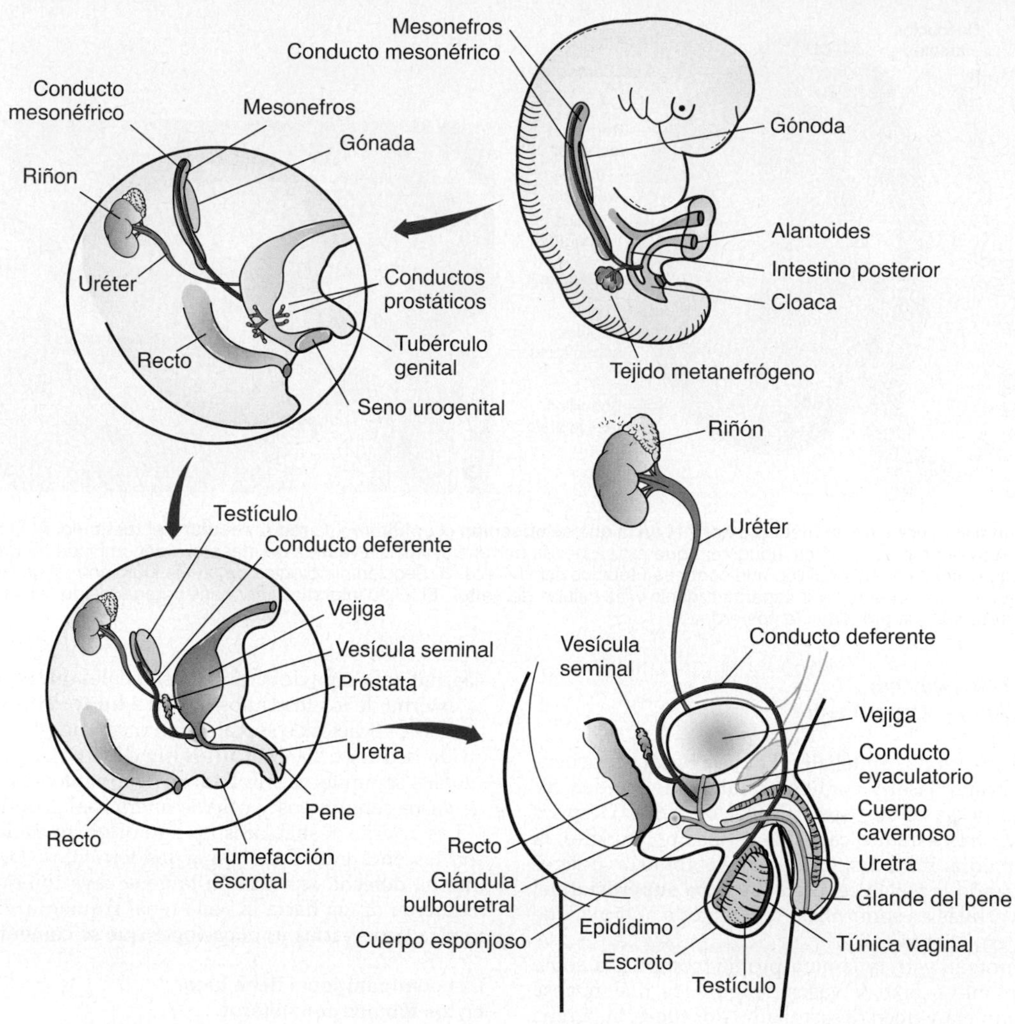

FIGURA 17-1. Desarrollo embrionario de las vías urinarias y el sistema reproductor masculino.

y prostático. La parte posterior de la uretra peneana, también denominada **uretra bulbosa**, recibe las secreciones de las glándulas mucosas bulbouretrales (de Cowper). La cara anterior de la uretra peneana contiene glándulas secretoras de moco (de Littré) dispersas. La uretra peneana termina en la fosa navicular, inmediatamente proximal al orificio externo, o meato, ubicado en la punta del pene. La uretra femenina es más corta y mide solo de 3 cm a 4 cm de largo. Se extiende desde su orificio interno en la vejiga urinaria hasta el orificio externo en la vulva, inmediatamente por debajo del clítoris. La pared de la uretra femenina también contiene glándulas mucosas.

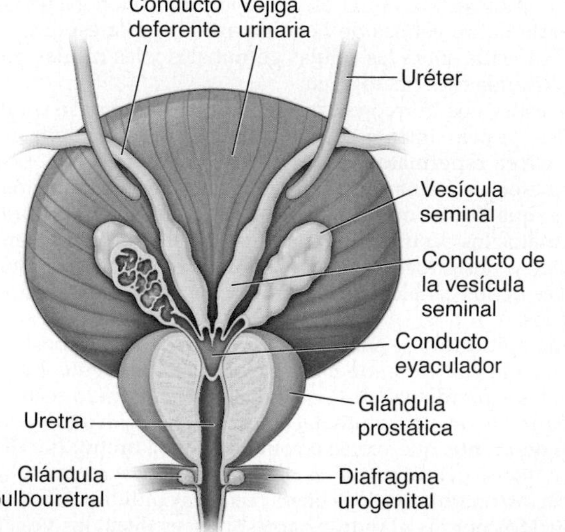

FIGURA 17-2. Anatomía macroscópica del aparato reproductor masculino.

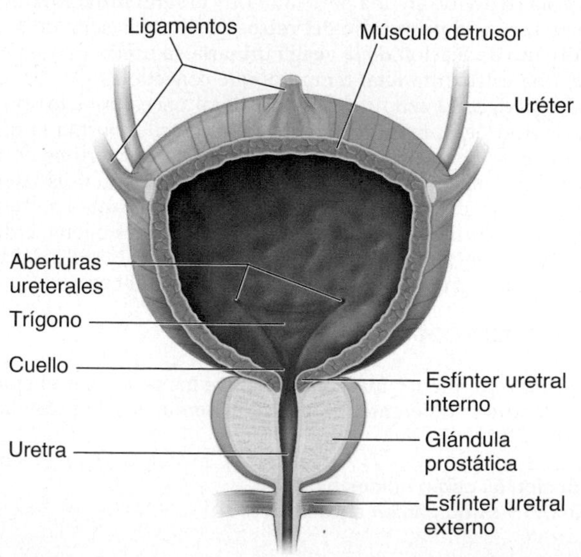

FIGURA 17-3. Anatomía macroscópica de la vejiga.

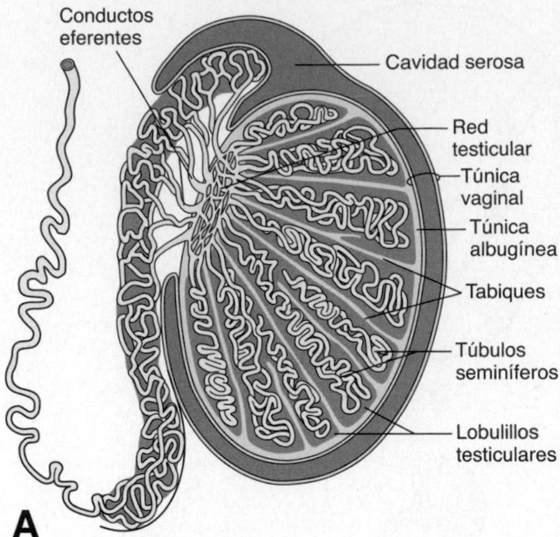

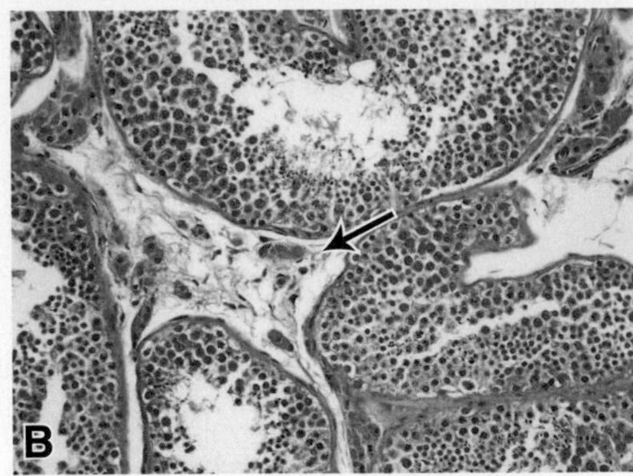

FIGURA 17-4. Sección transversal de un testículo normal en la que se observan el epidídimo, la red testicular y el testículo. A. El testículo está envuelto por una cápsula fibrosa denominada túnica albugínea, que está rodeada por una cavidad revestida de mesotelio denominada túnica vaginal. El testículo está dividido, por tabiques fibrosos, en lobulillos que contienen túbulos seminíferos. **B.** Sección histológica de un testículo normal en la que se observan los túbulos seminíferos, que son los lugares de la espermatogenia y las células de Sertoli. El tejido intersticial contiene agregados de células rosadas denominadas células de Leydig (*flecha*), que producen testosterona.

El epitelio de transición (urotelio) reviste uréteres, vejiga y uretra posterior

El urotelio consta de tres zonas epiteliales. La **capa basal** se encuentra sobre una membrana basal y contiene células que pueden dividirse y reemplazar a las células superficiales dañadas. Después de la capa basal, hay tres a cuatro capas de células poligonales, la llamada **zona intermedia**. Tanto las células basales como las poligonales se aplanan cuando la vejiga se dilata. La **capa superficial** del urotelio consta de «células en sombrilla», resistentes a la orina, que la cubre de forma permanente.

Por debajo del urotelio está la lámina propia, compuesta sobre todo de tejido conjuntivo laxo y vasos sanguíneos. La mucosa muscular está incompleta y poco desarrollada. Por fuera, la lámina propia está rodeada por una capa de músculo grueso recubierto por una túnica adventicia. Igual que la vejiga, los uréteres y la uretra están en la zona extraperitoneal y carecen de cubierta serosa externa. Sólo parte de la cúpula vesical tiene cubierta serosa.

Las vías urinarias inferiores se desarrollan principalmente a partir de la cloaca

La **cloaca** es una estructura fetal que en una etapa temprana de la ontogenia se divide en una parte anterior, el **seno urogenital**, y una parte posterior, el **primordio del recto** (fig. 17-1). El seno urogenital es el órgano de fijación de la vejiga urinaria, la uretra proximal y el **uraco**, una estructura fetal temporal que conecta las vías urinarias con el ombligo. El seno urogenital caudal hace contacto con una invaginación de la membrana urogenital y así se forma la uretra. El uraco involuciona de forma gradual hasta convertirse en el ligamento umbilical. La vejiga urinaria fetal forma bolsas laterales simétricas que crecen en dirección craneal como **brotes ureterales**. Cuando estos brotes epiteliales llegan a la zona nefrógena, inducen la formación del metanefros, el primordio renal. El tallo del brote ureteral se alarga en dirección distal para formar el uréter.

APARATO REPRODUCTOR MASCULINO

El aparato reproductor masculino incluye los testículos, el epidídimo, el conducto deferente, las vesículas seminales, la próstata y el pene (fig. 17-1).

Los testículos están unidos al epidídimo y se ubican en el escroto

Los testículos son órganos ovales pares que miden 4 × 3 × 3 cm, y están ubicados en el escroto. Cada uno está recubierto por la **túnica vaginal**, una capa de células mesoteliales que cubre la cápsula fibrosa externa de los testículos llamada **túnica albugínea**. Esta cápsula tiene ramificaciones septales internas que dividen a los testículos en alrededor de 250 **lobulillos** (fig. 17-4A). Cada lobulillo consta de túbulos seminíferos enrollados y tejido intersticial laxo, que contiene vasos sanguíneos y células intersticiales de Leydig (fig. 17-4B).

Las arterias testiculares, que se originan de la aorta abdominal, son las encargadas de irrigar los testículos. La vena espermática interna derecha se vacía en la vena cava inferior, mientras que la izquierda drena hacia la vena renal izquierda. Esta diferencia anatómica tiene varias implicaciones que se comentan a continuación.

La espermatogenia tiene lugar en los túbulos seminíferos

Los túbulos seminíferos son la unidad funcional principal de los testículos. Contienen epitelio seminífero y **células de Sertoli**, que favorecen la espermatogenia. Las células de Sertoli también secretan **inhibina**, que se comunica con la hipófisis para regular la secreción de **gonadotropinas** (es decir, folitropina [FSH] y lutropina [LH]). Los espacios intersticiales de los testículos contienen **células de Leydig**, la fuente principal de testosterona.

En los testículos prepuberales, los túbulos seminíferos contienen **células germinales** primitivas (espermatogonias) y células de Sertoli. En la pubertad, la LH estimula la producción de testosterona por parte de las células de Leydig para iniciar la espermatogenia, y la FSH actúa sobre las células germinales y las células de Sertoli para dirigir la espermatogenia.

Los estímulos hormonales aumentan el número de células germinales, principalmente **espermatogonias**, que comienzan a diferenciarse en **espermatocitos primarios**. La división meiótica de los espermatocitos primarios diploides produce **espermatocitos secundarios**, que llevan un número haploide (23) de cromosomas. Los espermatocitos secundarios maduran hasta convertirse en **espermátidas** y, posteriormente, en **espermatozoides**, que se descargan a través de los canales de la red testicular en los conductos epididimarios.

Cada **epidídimo** se encuentra a lo largo de la cara posterolateral del testículo y se extiende hasta el conducto deferente. En el epidídimo, los espermatozoides se mezclan con el líquido secretado por las células de revestimiento del epidídimo y viajan a través del **conducto deferente**, que vacía su contenido en la uretra. Por último, el semen que se eyacula a través de la uretra del pene constituye una mezcla de espermatozoides en secreciones epididimarias y líquidos producidos por las **glándulas accesorias**, es decir, las vesículas seminales, la próstata, las glándulas bulbouretrales de Cowper y las glándulas uretrales.

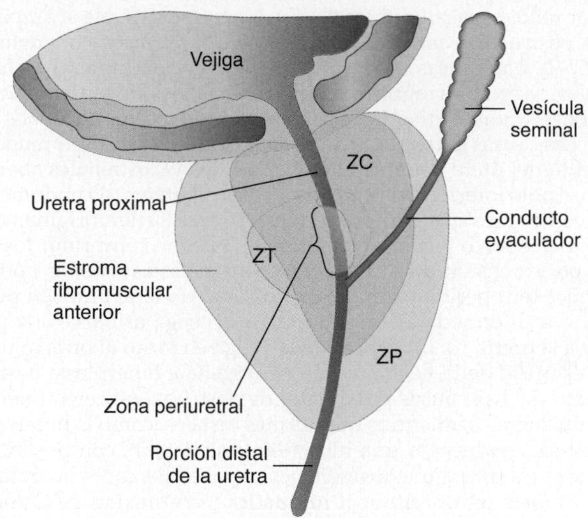

FIGURA 17-5. Glándula prostática normal. La glándula prostática contiene cuatro regiones distintas: zona central (*ZC*), zona periférica (*ZP*), zona transicional (*ZT*) y estroma fibromuscular anterior no glandular

La próstata es una glándula accesoria localizada en la pelvis

Está en contacto con las capas externas posterior e inferior de la vejiga urinaria, cerca del recto. Posteriormente, está unida a las **vesículas seminales**. A nivel microscópico es una glándula tubuloalveolar con abundante estroma fibromuscular. Se desarrolla bajo la influencia de la testosterona, que es esencial para mantener la producción de líquido seminal.

Funcionalmente, la próstata se organiza en tres zonas distintas. La **zona de transición** rodea la uretra prostática. La **zona central** se sitúa ligeramente posterior y se extiende hacia las vesículas seminales. La **zona periférica** envuelve las otras zonas y define los límites de la glándula (fig. 17-5). Los límites anatómicos precisos de las zonas pueden ser difíciles de discernir mediante microscopía óptica, pero la discriminación biológica es importante, ya que la mayoría de los cánceres surgen en la zona periférica, mientras que la hiperplasia suele surgir en la zona de transición.

La próstata carece de una **cápsula** verdadera. En algunas áreas, una banda concéntrica de tejido fibromuscular se funde con el estroma glandular adyacente. En el ápice, el plano capsular de disección es esencialmente inseparable del tejido blando adyacente. Por tanto, la invasión capsular por un tumor es un tanto arbitraria, lo que conlleva implicaciones importantes en la estadificación del cáncer para el cirujano quien extirpa el órgano y para el anatomopatólogo que evalúa la extensión de la enfermedad.

El aparato genital masculino se desarrolla a partir de varias estructuras primordiales

Los testículos se desarrollan a partir de los **rebordes genitales**, que surgen en la superficie posterior de la cavidad celómica. Estos rebordes están poblados por **células germinales primordiales** migratorias (formadas inicialmente en el saco vitelino) que entran en el cuerpo fetal a través de la línea media y después migran por los lados hacia los rebordes genitales derecho e izquierdo. Complejas interacciones de células germinales y células del estroma en los rebordes genitales conducen a la formación de testículos fetales, que se encuentran sobre la pared posterior del abdomen medio. De manera simultánea, los testículos se conectan con los futuros epidídimo y conducto deferente, que se desarrollan a partir de los **conductos de Wolff**. En ese punto, los testículos comienzan su descenso gradual hacia el trayecto inguinal y el escroto.

El **escroto** y el **pene** se desarrollan de manera simultánea con los testículos, pero a partir de otro primordio que corresponde sobre todo al tubérculo genital y en parte al seno urogenital anterior. Estos primordios de los órganos genitales externos son idénticos en ambos sexos. En el feto masculino, la testosterona impulsa su desarrollo para dar lugar al pene, la uretra peneana y el escroto, mientras que en el femenino se transforman en el clítoris, los labios menores y los labios mayores.

Pelvis renal y uréter

ALTERACIONES CONGÉNITAS

Las anomalías del desarrollo de la pelvis renal y los uréteres se producen en el 2% al 3% de todas las personas. No suelen causar problemas clínicos, pero en ocasiones pueden predisponer a obstrucción e infecciones urinarias. Entre las anomalías del desarrollo más importantes se incluyen agenesia, ectopia, duplicaciones, obstrucciones y dilataciones (fig. 17-6).

AGENESIA DE PELVIS RENAL Y URÉTERES: esta anomalía poco frecuente siempre se asocia con una agenesia del riñón correspondiente. La agenesia unilateral suele ser asintomática. La agenesia bilateral de uréteres y riñones característica del **síndrome de Potter** es incompatible con la vida extrauterina (*v.* cap. 16).

URÉTERES ECTÓPICOS: los brotes ureterales pueden desarrollarse en un sitio anatómico incorrecto durante la embriogenia. Los orificios inferiores de los uréteres ectópicos pueden encontrarse en muchos sitios anormales, como la porción media de la vejiga urinaria, las vesículas seminales, la uretra o los conductos deferentes.

DUPLICACIONES: la llamada duplicación ureteral es la anomalía congénita más común del sistema urinario. Los brotes ureterales duplicados o múltiples pueden originarse en el lado de la vejiga fetal y pueden ser unilaterales o bilaterales, completos o parciales.

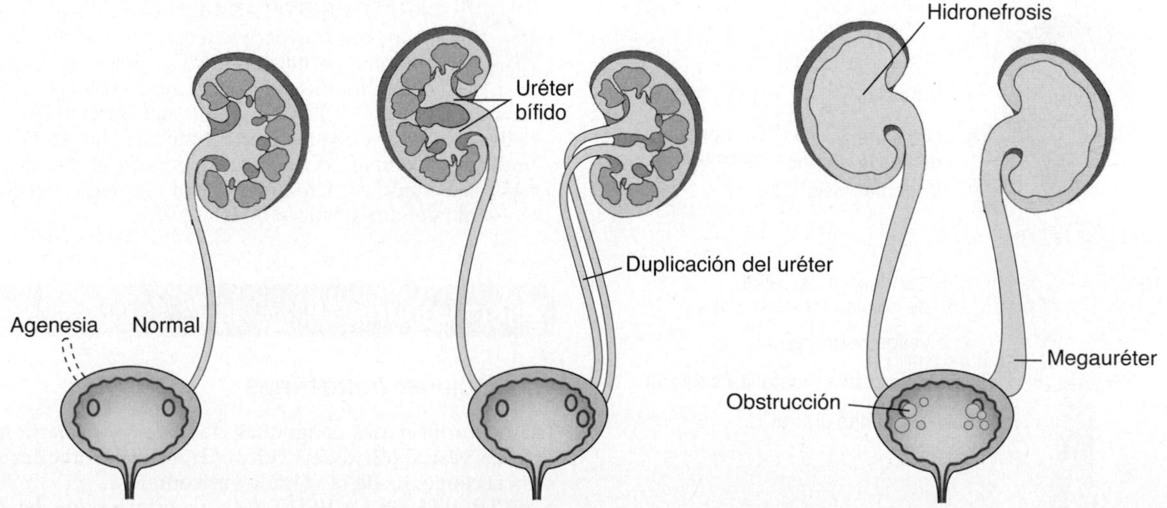

FIGURA 17-6. Anomalías de las pelvis renales y los uréteres.

Normalmente hay dos uréteres paralelos, cada uno con su propia pelvis renal y orificio vesical. Pueden encontrarse muchas variaciones de esta anomalía, como **uréteres bífidos** (subdivididos por un tabique), **uréteres bifurcados** y otras más, pero la mayoría carece de importancia clínica.

OBSTRUCCIÓN URETERAL: las obstrucciones pueden deberse a una **atresia** congénita o a **válvulas ureterales** anómalas. Sin embargo, se cree que la **obstrucción congénita de la unión ureteropélvica**, que es la forma más común de hidronefrosis en lactantes y niños, está relacionada con la formación anómala de capas de células de músculo liso y/o tejido fibroso que sustituye a las células de músculo liso en la unión ureteropélvica. La obstrucción urinaria en estos niños suele ser unilateral, pero en el 20% de los casos es bilateral. La obstrucción es más frecuente en niños que en niñas, y suele diagnosticarse durante los primeros 6 meses de vida. La obstrucción congénita de la unión ureteropélvica suele asociarse a otras anomalías de las vías urinarias, incluida, en algunos casos, la agenesia del riñón contralateral.

DILATACIÓN DE PELVIS RENAL O URÉTERES: las dilataciones localizadas de la pelvis renal o de los uréteres se denominan **divertículos**. La dilatación generalizada de todo el uréter, denominada **megauréter congénito**, puede ser unilateral o bilateral. Los uréteres afectados son tortuosos y carecen de peristaltismo. El estancamiento de la orina resultante (**hidrouréter**) suele asociarse a una hidronefrosis progresiva que, en última instancia, conduce a insuficiencia renal.

URETERITIS Y OBSTRUCCIÓN URETERAL

La ***ureteritis***, o ***inflamación de los uréteres***, es una complicación de infecciones descendentes de los riñones o de infecciones ascendentes por reflujo vesicoureteral (RVU). La ureteritis suele acompañarse de obstrucción ureteral, que puede ser intrínseca o extrínseca (fig. 17-7). Las causas intrínsecas de obstrucción ureteral incluyen cálculos, coágulos sanguíneos intraluminales, pólipos fibroepiteliales, constricciones inflamatorias, amiloidosis y tumores de los uréteres. Las causas extrínsecas de obstrucción ureteral comprenden el aumento del útero durante el embarazo, los vasos renales aberrantes en el polo inferior del riñón que cruzan el uréter o la endometriosis. Los tumores que comprimen los uréteres suelen originarse del aparato digestivo y genital femenino, y pueden comprimir los uréteres por extensión directa o a través de metástasis de los nódulos linfáticos retroperitoneales. La obstrucción ureteral también puede deberse a enfermedades que afectan a la vejiga urinaria, a la próstata y a la uretra (p. ej., cáncer de la vejiga en torno al orificio ureteral o el cuello de la vejiga, vejiga neurógena e hiperplasia o cáncer prostáticos). Las causas proximales de obstrucción ureteral tienden a ser unilaterales, mientras que las más distales, como la hiperplasia prostática, conducen a una hidronefrosis bilateral, con posibilidad de que se produzca una insuficiencia renal en los casos no tratados.

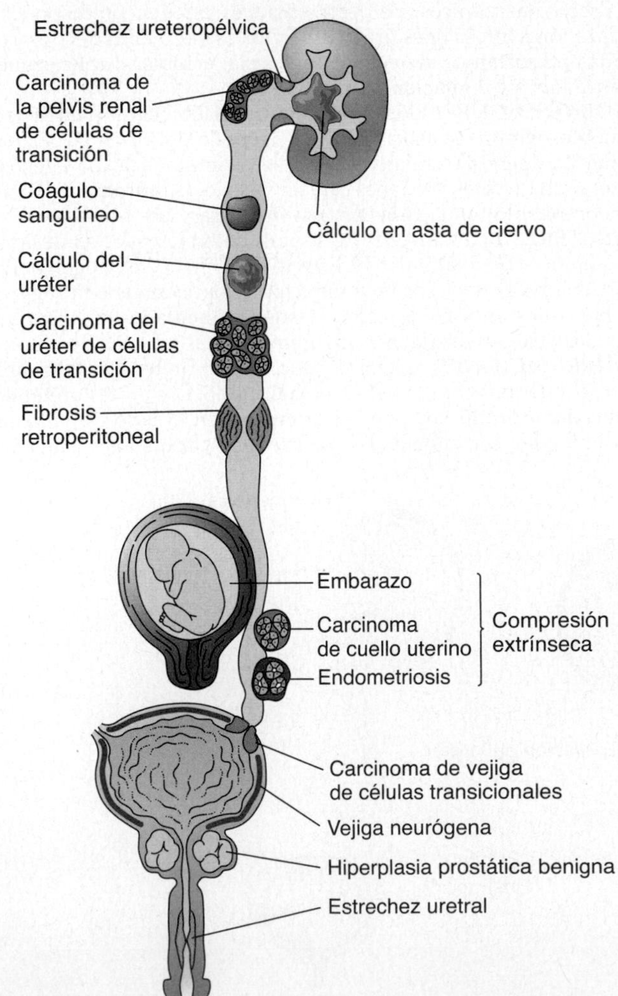

FIGURA 17-7. Causas frecuentes de obstrucción del uréter.

La **fibrosis retroperitoneal idiopática** (enfermedad de Ormond) es una causa poco frecuente de obstrucción ureteral. Se caracteriza por fibrosis densa de los tejidos blandos retroperitoneales e inflamación crónica moderada e inespecífica. A veces, la fibrosis retroperitoneal idiopática se acompaña de fibrosis inflamatoria en otras áreas, como la tiroiditis de Riedel (tiroides), la colangitis esclerosante (hígado) y la fibrosis mediastínica. Algunos de estos casos multisistémicos están asociados con el aumento sérico de la inmunoglobulina G4 (IgG4) y, por tanto, pertenecen al grupo de las **enfermedades relacionadas con IgG4**. Las lesiones fibróticas están infiltradas con células plasmáticas IgG4 positivas, que cumplen un papel patogénico indefinido en la génesis de la fibrosis. La enfermedad puede responder al tratamiento con corticoesteroides e inmunodepresores. La **fibrosis retroperitoneal secundaria** se parece a la forma idiopática de la enfermedad a nivel clínico y patológico, y puede surgir como una complicación de la cirugía y la radioterapia, o como una reacción adversa a ciertos fármacos como a metisergida o los bloqueadores β-adrenérgicos.

TUMORES DE LA PELVIS RENAL Y EL URÉTER

Los tumores de la pelvis renal y el uréter son similares a los de la vejiga urinaria (*v.* más adelante), salvo que son una décima parte más frecuentes. La mayoría (> 90%) son **carcinomas de células uroteliales (de transición)**. La etiología asociada a estos tumores de la pelvis renal y el uréter es similar a la encontrada en el cáncer de vejiga, lo que sugiere un «efecto de campo» en el que toda la mucosa urotelial es un «órgano objetivo» continuo. Alrededor del 2% al 4% de los tumores son bilaterales, y casi la mitad de los pacientes tratados desarrolla tumores uroteliales de vejiga posteriores.

CARACTERÍSTICAS CLÍNICAS: los pacientes se presentan con mayor frecuencia en la sexta y séptima décadas con hematuria (80%) y dolor en el flanco (25%). El tratamiento del carcinoma de células uroteliales del uréter o de la pelvis renal requiere nefroureterectomía radical. Debe extirparse todo el uréter debido a la alta frecuencia de carcinomas uroteliales concurrentes y posteriores. El pronóstico está relacionado principalmente con el estadio del tumor en el momento del diagnóstico.

Vejiga urinaria

ALTERACIONES CONGÉNITAS

Las malformaciones congénitas de la vejiga urinaria incluyen: *(1)* extrofia vesical, *(2)* divertículos, *(3)* residuos uracales e *(4)* insuficiencia congénita de la válvula vesicoureteral.

EXTROFIA DE LA VEJIGA: ***esta malformación del desarrollo se caracteriza por la ausencia de la pared anterior de la vejiga y parte***

de la pared anterior del abdomen. La frecuencia estimada es 1 por 50 000 nacimientos. En algunos lactantes de sexo masculino se asocia con **epispadias** (es decir, la formación incompleta de la uretra peniana).

La extrofia de la vejiga se debe a la resorción incompleta de la membrana cloacal anterior. En la embriogenia normal, esta membrana es reemplazada por músculo liso, pero cuando persiste, forma la pared vesical anterior. Como la membrana es delgada, en último término se rompe y deja un defecto grande que se acompaña por el cierre defectuoso de la pared muscular anterior de la cavidad abdominal. Estos dos defectos exponen la pared posterior de la vejiga al exterior y la transforman en un órgano similar a una copa que no puede retener la orina (fig. 17-8). La pared posterior de la vejiga extrófica expuesta a lesión mecánica experimenta metaplasia escamosa o glandular y se expone a infecciones frecuentes. La extrofia puede repararse quirúrgicamente, pero la mucosa metaplásica corre un mayor riesgo de sufrir una transformación maligna, incluso 50 o 60 años después de la reparación quirúrgica de la extrofia.

***DIVERTÍCULOS**: estas bolsas exteriores similares a sacos en la pared de la vejiga se relacionan con la formación incompleta de las capas musculares.* Pueden ser solitarias o múltiples. La orina retenida dentro de dichos divertículos suele infectarse, complicación que conduce a la formación de cálculos urinarios. Los divertículos congénitos deben diferenciarse de los **divertículos vesicales adquiridos**, que de manera típica se producen ante la obstrucción de las vías urinarias de larga duración, que provoca la hiperplasia prostática en adultos.

***RESIDUOS URACALES**: el uraco es el tallo de la alantoides fetal que conecta la vejiga urinaria con el ombligo. Si permanece abierto en toda su extensión, forma una **fístula vesicoumbilical**.* La regresión incompleta del extremo urinario, la porción media o el extremo umbilical del uraco da lugar a un **divertículo uracal**, un **seno umbilicouracal** o a un **quiste uracal**, respectivamente. El epitelio cilíndrico de los residuos uracales puede dar lugar a un **adenocarcinoma**. Los residuos uracales son el sitio de solo un 0.2 % de los cánceres de vejiga, pero representan un tercio de los adenocarcinomas de vejiga.

***INSUFICIENCIA CONGÉNITA DE LA VÁLVULA VESICOURETERAL**: esta anomalía es el resultado de una unión anómala entre los uréteres y la vejiga urinaria.* En general, los uréteres entran en la pared de la vejiga en sentido oblicuo y tienen una porción intravesical larga. La capa muscular de la vejiga urinaria sirve como un esfínter que impide el flujo retrógrado de la orina hacia los uréteres normales durante la micción. En contraste, los uréteres que entran a la vejiga de forma perpendicular tienen un segmento intravesical corto que no alcanza para impedir de manera satisfactoria el flujo retrógrado de la orina durante la micción. El **RVU** es más frecuente en niñas que en niños y suele ser familiar. En el 75 % de los casos, el RVU es asintomático, pero puede provocar una pielonefritis por reflujo. El RVU congénito se distingue del RVU adquirido, que puede producirse durante el embarazo o con la hipertrofia vesical.

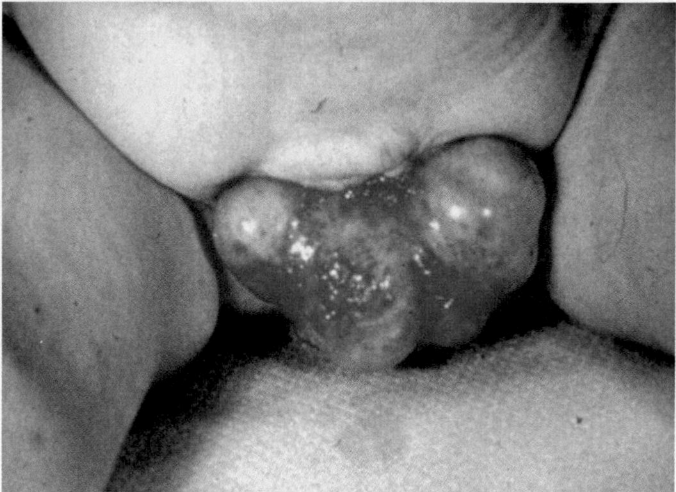

FIGURA 17-8. Extrofia de la vejiga urinaria. (De Weiss MA, Mills SE. *Atlas of Genitourinary Tract Diseases*. New York: Gower Medical Publishers; 1988).

CISTITIS

La cistitis es la inflamación de la vejiga. Puede ser aguda o crónica. Es la infección urinaria más frecuente, y se produce a menudo en pacientes hospitalizados, especialmente en aquellos con sondas vesicales permanentes.

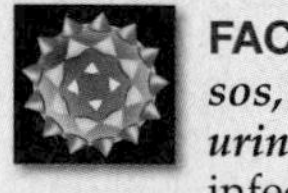

FACTORES ETIOLÓGICOS: ***en la mayoría de los casos, la cistitis es secundaria a una infección de las vías urinarias inferiores.*** Los factores relacionados con la infección de la vejiga incluyen la edad y el sexo del paciente, la presencia de cálculos en la vejiga, la obstrucción de la salida vesical, la diabetes mellitus, la inmunodeficiencia, la instrumentación o el cateterismo previos, la radioterapia y la quimioterapia. ***El riesgo de cistitis aumenta en las mujeres, en especial durante el embarazo, debido a que la uretra es corta.*** La obstrucción de la salida vesical debida a la hiperplasia prostática predispone a los hombres a la cistitis. La introducción de agentes patógenos en la vejiga también puede producirse durante una instrumentación (cistoscopia), y es particularmente común en pacientes que están cateterizados durante largos períodos.

Las **bacterias coliformes** son la causa más habitual de cistitis, en especial *Escherichia coli*, *Proteus vulgaris*, *Pseudomonas aeruginosa* y género *Enterobacter*. La tuberculosis de la vejiga casi siempre es secundaria a la tuberculosis renal. La cistitis micótica puede observarse en pacientes con inmunodepresión. Los bacilos formadores de gas, en general en personas con diabetes, pueden producir burbujas intersticiales características en la lámina propia de la vejiga urinaria (**cistitis enfisematosa**). La esquistosomiasis es una causa habitual de cistitis en África del Norte y Oriente Medio, donde *Schistosoma haematobium* es endémica.

La **cistitis yatrógena** es habitual después de la radioterapia y la quimioterapia. La cistitis **por radiación** generalmente se presenta de 4-6 semanas tras la radioterapia de los tumores pélvicos y se observa con mayor frecuencia en pacientes con cáncer uterino, rectal o vesical. La inflamación de la vejiga suele asociarse con atipia de células epiteliales, que a menudo es transitoria y no debe confundirse con una malignidad. Las consecuencias tardías de la cistitis por radiación incluyen la fibrosis extensa, que puede ser transparietal e incapacitante.

La **cistitis inducida por fármacos** es más habitual después del tratamiento con ciclofosfamida, que puede causar cistitis hemorrágica. Otros fármacos citotóxicos también causan cistitis, pero la lesión es menos prominente. Estos fármacos también inducen la atipia celular, que generalmente es transitoria.

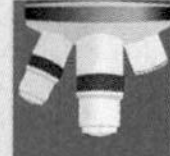

ANATOMOPATOLOGÍA: el edema del estroma, la hemorragia y el infiltrado neutrófilo de intensidad variable son típicos de la cistitis aguda (fig. 17-9). Con frecuencia se observa hemorragia mucosa petequial focal **(cistitis hemorrágica)** en la cistitis bacteriana aguda. La diátesis hemorrágica (p. ej., en la leucemia o tratamiento con fármacos citotóxicos) y la coagulación intravascular diseminada provocan a menudo una cistitis hemorrágica extensa. ***La falta de resolución de la reacción inflamatoria de la cistitis aguda va seguida del inicio de una cistitis crónica, que incluye el predominio de linfocitos, células plasmáticas (fig. 17-10), y fibrosis de la lámina propia.*** En ocasiones, la mucosa de una vejiga inflamada puede contener folículos linfocitarios numerosos **(cistitis folicular)** o infiltrados densos de eosinófilos **(cistitis eosinófila)**. La **cistitis granulomatosa** es una característica de la tuberculosis, pero también puede presentarse en pacientes con cáncer vesical tratados con instilación intravesical de *Mycobacterium tuberculosis* atenuada, los bacilos de Calmette-Guérin. Los huevos de *S. haematobium* pueden provocar reacciones granulomatosas simultáneas e

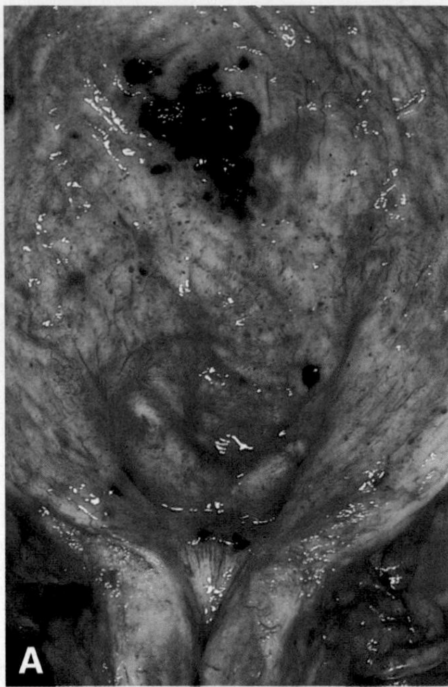

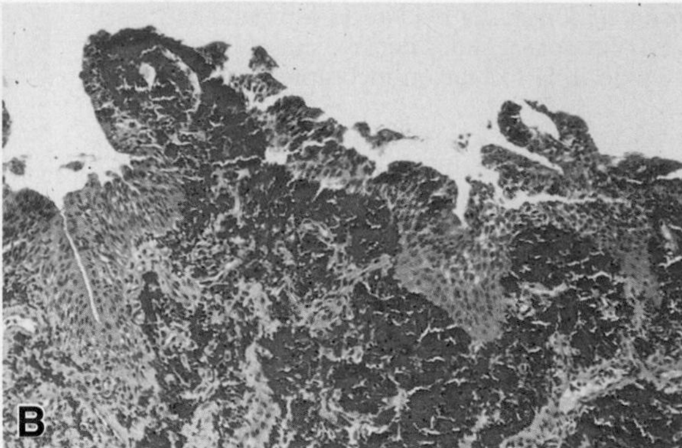

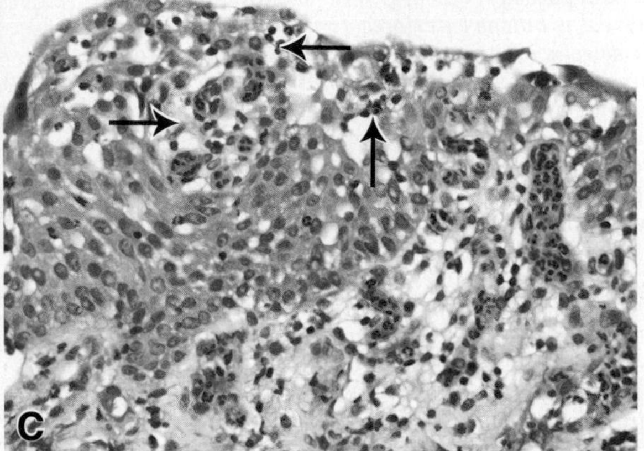

FIGURA 17-9. Cistitis aguda. En este caso, la cistitis fue debida a la sonda permanente. **A.** Mucosa hiperémica de vejiga con focos hemorrágicos. **B.** Vista panorámica de mucosa vesical con hemorragia difusa. **C.** Los leucocitos polimorfonucleares (*flechas*) infiltran la mucosa.

infiltrados eosinófilos. Las formas específicas de cistitis crónica incluyen:

- **Cistitis ulcerosa**: la irritación crónica causada, por ejemplo, por una sonda permanentes o una cistoscopia traumática puede provocar ulceración y hemorragia focal de la mucosa. La **úlcera mucosa solitaria** también se observa en la cistitis intersticial (*v.* más adelante).
- **Cistitis supurativa**: el pus puede cubrir la mucosa de la vejiga, llenar la luz o impregnar la pared vesical. La cistitis supurativa puede desarrollarse durante una infección local, pero con mayor frecuencia es una complicación de una sepsis, una pielonefritis o infecciones purulentas secundarias a cirugía de la vejiga.
- **Cistitis seudomembranosa**: en ocasiones, las seudomembranas (es decir, capas vellosas de material necrosado gris o amarillento) cubren la mucosa de la vejiga urinaria. La mucosa subyacente se aprecia hemorrágica y ulcerada. La cistitis seudomembranosa suele complicar infecciones que siguen al tratamiento con fármacos citotóxicos, como la ciclofosfamida.
- **Cistitis calcificada**: esta forma de inflamación crónica es típica de la esquistosomiasis. La calcificación de los óvulos produce incrustaciones en la pared de la vejiga similares a granos de arena. Estas incrustaciones confluyen y transforman toda la vejiga urinaria en un recipiente rígido calcificado.

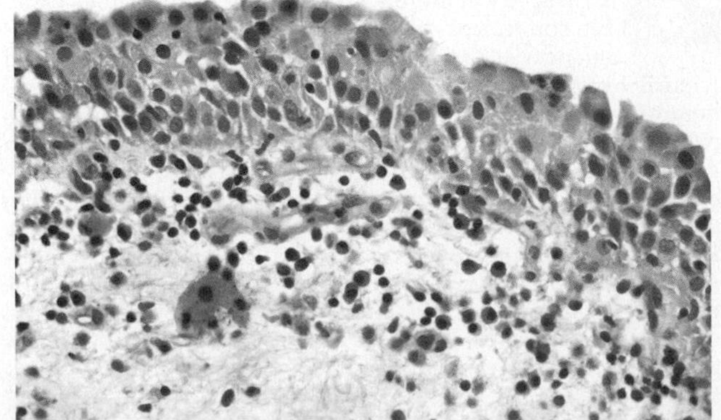

FIGURA 17-10. Cistitis crónica. Infiltrados inflamatorios inespecíficos compuestos de linfocitos y células plasmáticas presentes en la lámina propia edematosa.

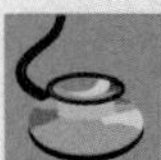

CARACTERÍSTICAS CLÍNICAS: casi todos los pacientes con cistitis aguda o crónica refieren frecuencia urinaria excesiva, dolor al orinar (**disuria**) y molestias en la parte baja del abdomen o la pelvis. La orina suele contener células inflamatorias y el agente causal puede identificarse mediante urocultivo. La mayoría de los casos de cistitis aguda responden bien al tratamiento con antimicrobianos. Las cistitis recurrentes y crónicas pueden representar un problema terapéutico.

CISTITIS INTERSTICIAL CRÓNICA: ***esta inflamación persistente y dolorosa de la vejiga afecta a más de 100 000 mujeres de mediana edad en Estados Unidos.*** Se desconoce la causa y se caracteriza por dolor suprapúbico, urgencia de orinar con frecuencia, hematuria y disuria. Durante la dilatación cistoscópica de la vejiga, la mucosa suele mostrar grietas hemorrágicas y hemorragias petequiales. Los cultivos urinarios casi siempre son negativos. En las fases crónicas de la enfermedad, a veces la inflamación transparietal de la pared vesical se asocia con ulceración de la mucosa (**úlcera de Hunner**); (fig. 17-11). La inflamación crónica, que incluye fibrosis y aumento de mastocitos, es frecuente en la mucosa y la capa muscular. Las úlceras de Hunner contienen intensa inflamación aguda. La enfermedad suele ser persistente y resistente al tratamiento.

MALACOPLAQUIA (del griego, malakos, 'suave'; plax, 'placa'): ***este es un trastorno inflamatorio infrecuente de etio-***

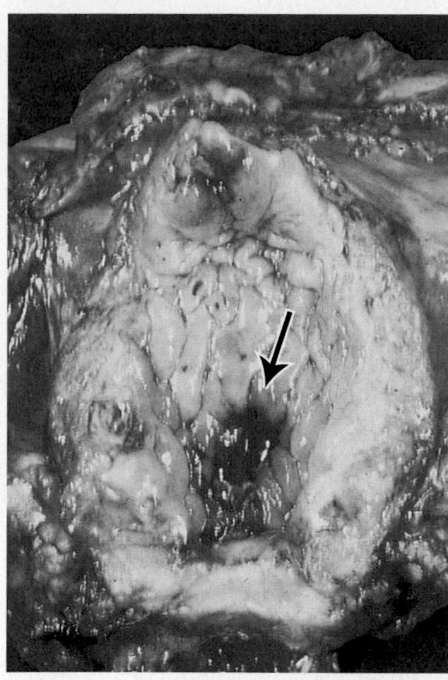

FIGURA 17-11. Cistitis intersticial. El defecto hemorrágico *(flecha)* en la mucosa edematosa de la pared posterior de la vejiga se conoce en el contexto clínico como úlcera de Hunner.

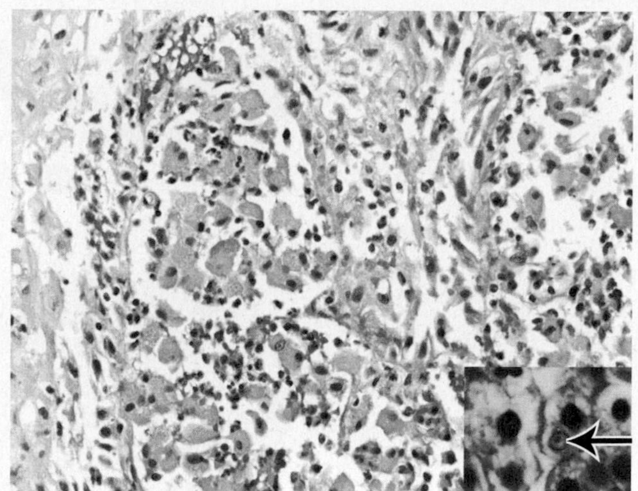

FIGURA 17-12. Malacoplaquia. Las células inflamatorias incluyen sobre todo macrófagos, con menos linfocitos. *Recuadro*: un cuerpo de Michaelis-Gutmann (*flecha*) observado con gran aumento.

logía desconocida. Descrita originalmente en la vejiga, la malacoplaquia puede observarse en muchos otros lugares, dentro y fuera de las vías urinarias. Se presenta a todas las edades, con una incidencia máxima entre la quinta y la séptima décadas, y tiene una marcada preponderancia femenina.

La malacoplaquia se relaciona a menudo con la infección de las vías urinarias por *E. coli*, aunque una relación causal directa es dudosa. Son frecuentes los antecedentes clínicos de inmunosupresión, infecciones crónicas o cáncer.

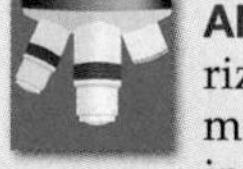

ANATOMOPATOLOGÍA: la malacoplaquia se caracteriza por placas blandas y amarillentas en la superficie mucosa de la vejiga. La característica más notable es un infiltrado crónico de células inflamatorias, formado principalmente por grandes macrófagos con abundante citoplasma eosinófilo que contiene gránulos positivos con la prueba del ácido peryódico de Schiff (PAS; fig. 17-12). Desde el punto de vista ultraestructural, estos gránulos son lisosomas obstruidos que contienen fragmentos de bacterias, lo que sugiere que la malacoplaquia puede deberse a un defecto adquirido en la degradación lisosómica. Algunos de estos macrófagos presentan cuerpos calcáreos basófilos y laminados, denominados **cuerpos de Michaelis-Gutmann**, que se deben a depósitos de sales de calcio en estos lisosomas de mayor tamaño.

La sintomatología clínica de la malacoplaquia vesical no se diferencia de la de otras formas de cistitis crónica. El tratamiento es ineficaz.

LESIONES UROTELIALES BENIGNAS PROLIFERATIVAS Y METAPLÁSICAS

Las lesiones proliferativas benignas y metaplásicas del urotelio se producen principalmente en la vejiga urinaria, pero pueden encontrarse en cualquier parte de las vías urinarias. El urotelio normal está compuesto por células epiteliales que varían de 3 a 7 células de grosor con una capa basal distinta y una capa luminal de células «paraguas» aplanadas (fig. 17-13A). Las lesiones no neoplásicas pueden mostrar hiperplasia (fig. 17-13B) o hiperplasia y metaplasia combinadas, principalmente en asociación con inflamación crónica por infecciones de las vías urinarias, cálculos, vejiga neurógena y (raramente) extrofia vesical. También pueden aparecer sin una enfermedad inflamatoria preexistente conocida. Estas lesiones no neoplásicas incluyen los siguientes tipos:

- Los **brotes de Brunn** son invaginaciones bulbosas de la superficie del urotelio hacia la lámina propia (fig. 17-13C). Se encuentran en más del 85% de las vejigas y se consideran variantes normales del urotelio. Los **nidos de Brunn** son similares a los brotes de Brunn, pero las células uroteliales se observan dentro de la lámina propia, separadas de la superficie.
- Las **lesiones quísticas de la vejiga urinaria** (**cistitis quística**) se aprecian como quistes agrupados llenos de líquido. Pueden observarse quistes similares en la uretra o el uréter (**uretritis quística, ureteritis quística**) (fig. 17-14). La cistitis quística se encuentra en el 60% de las vejigas por lo demás normales. Desde el punto de vista histológico, estas lesiones corresponden a nidos de Brunn quísticos, revestidos por urotelio normal. El epitelio de transición puede sufrir metaplasia en epitelio secretor de moco, lo que entonces se denomina **cistitis glandular** (fig. 17-13D).
- La **metaplasia de células escamosas** (fig. 17-13E) es una reacción a una lesión e inflamación crónicas y está especialmente asociada a los cálculos. Se observa hasta en la mitad de las mujeres por lo demás sanas y en el 10% de los hombres.
- La **metaplasia nefrogénica** es una lesión causada por la transformación del epitelio de transición en túbulos renales (fig. 17-13F). Es más frecuente en la vejiga urinaria, pero también se puede observar en la uretra y el uréter. Numerosos pequeños túbulos agrupados en la lámina propia crean un nódulo exofítico papilar. La histogenia no está clara, pero algunos casos parecen ser el resultado de implantes de células tubulares renales desprendidas arrastradas corriente abajo por la orina. La lesión puede producir protuberancias tumorales en la vejiga, que pueden obstruir los uréteres y requerir tratamiento quirúrgico.

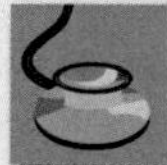

CARACTERÍSTICAS CLÍNICAS: estas lesiones uroteliales proliferativas y metaplásicas no deben confundirse con un cáncer. Sin embargo, los pacientes con estos cambios tienen un riesgo más grande de carcinoma urotelial de vejiga y, en el caso de la cistitis glandular, también de **adenocarcinoma**. Sin embargo, no hay evidencia que sugiera que estas lesiones sean en sí mismas preneoplásicas.

TUMORES DE LA VEJIGA URINARIA

Los datos más importantes sobre el cáncer de vejiga son:

- La vejiga urinaria es la localización más frecuente de los tumores de las vías urinarias.

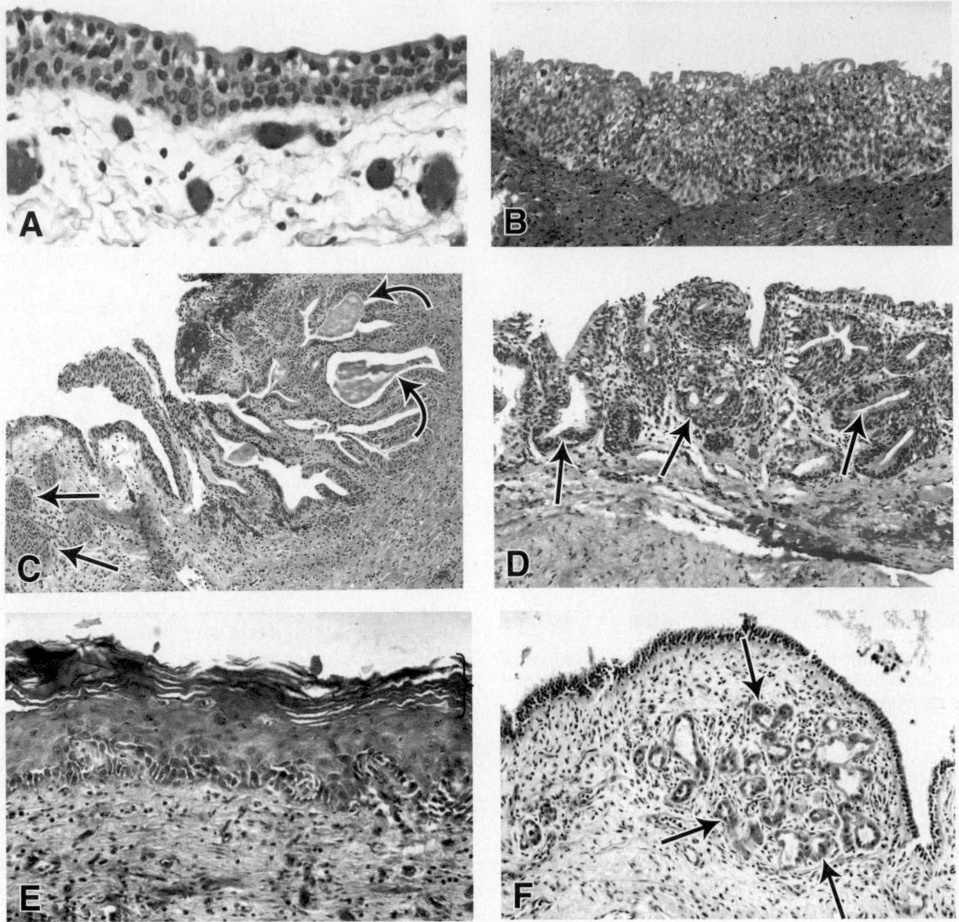

FIGURA 17-13. Cambios proliferativos y metaplásicos en la vejiga urinaria. A. Mucosa normal de la vejiga. B. Hiperplasia. Obsérvese la expansión de las seis a siete capas normales de células uroteliales. **C. Cistitis quística.** Nidos de Brunn (*flechas rectas*) y quistes (*flechas curvas*) protruyen hacia la lámina propia. **D. Cistitis glandular.** Mucosa glandular metaplásica señalada con flechas. **E. Metaplasia escamosa.** Obsérvese la capa queratinizante sobre el epitelio superficial. **F. Metaplasia nefrógena** *(flechas).*

- Se dan sobre todo en pacientes de edad avanzada (mediana, 65 años) y son poco frecuentes en pacientes menores de 50 años.
- Los tumores son mucho más frecuentes en hombres que en mujeres.

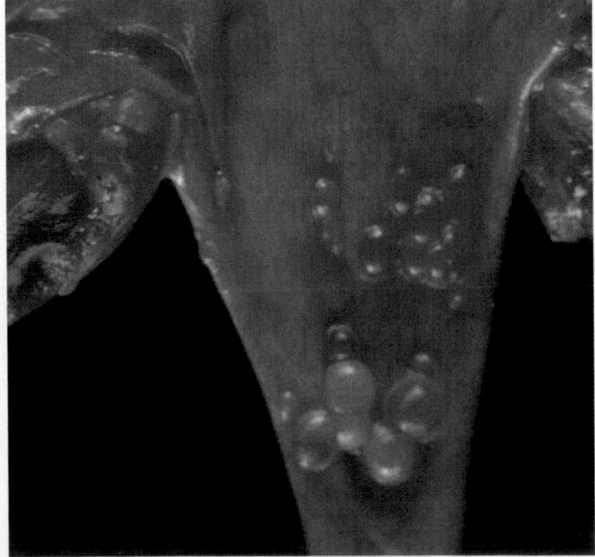

FIGURA 17-14. Ureteritis quística. La mucosa del uréter proximal muestra estructuras quísticas pequeñas. (De Weiss MA, Mills SE. *Atlas of Genitourinary Tract Diseases*. New York: Gower Medical Publishers; 1988).

- La mayoría de los tumores (90%) son neoplasias malignas uroteliales (antes, neoplasias de células de transición). Los cánceres de células escamosas, los adenocarcinomas, las neoplasias neuroendocrinas y los sarcomas son poco frecuentes.
- Los tumores suelen ser multifocales y pueden aparecer en cualquier parte de las vías urinarias que estén revestidas por epitelio de transición, desde la pelvis renal hasta la cara posterior de la uretra.
- El tratamiento local suele ir seguido de una recidiva tumoral.
- La invasión tumoral en la capa muscular propia disminuye notablemente la tasa de supervivencia a 5 años.

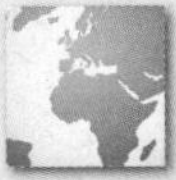

EPIDEMIOLOGÍA: el cáncer de vejiga representa el 7% de todos los nuevos cánceres en hombres y el 2% en mujeres. Da lugar al 4% de todas las muertes relacionadas con el cáncer en hombres y el 2% en mujeres. El cáncer de vejiga muestra importantes diferencias geográficas y de sexo en todo el mundo. Las frecuencias más altas se dan entre la población caucásica urbana de Estados Unidos y Europa Occidental. Es menos frecuente en Japón y entre los afroamericanos de Estados Unidos.

La alta incidencia de cáncer de vejiga en Egipto, Sudán y algunos otros países africanos se debe a la esquistosomiasis endémica. La mayoría de los casos relacionados con la esquistosomiasis son carcinomas de células escamosas.

El cáncer de vejiga puede aparecer a cualquier edad, pero la mayoría de los pacientes (80%) tienen entre 50 y 80 años. Los hombres se ven afectados tres veces más que las mujeres. En los hombres mayores de 80 años, el cáncer de vejiga es la cuarta causa de muerte por cáncer. No existe predisposición genética alguna al cáncer de vejiga, y no se han identificado factores hereditarios en la gran mayoría de los casos.

Los factores de riesgo más importantes son:

- Tabaquismo (riesgo cuatro veces mayor)
- Exposición industrial a compuesto azoicos
- Infección por *S. haematobium* (en regiones endémicas)
- Fármacos, como la ciclofosfamida y los analgésicos
- Radioterapia (tras un cáncer de cuello de útero, próstata o recto)

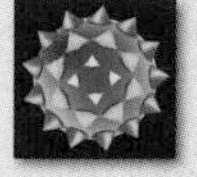

FACTORES ETIOLÓGICOS: el cáncer de vejiga tras la exposición profesional a determinados productos químicos orgánicos se describió en 1895 entre los trabajadores de la industria alemana de tinciones de anilina y se confirmó posteriormente en trabajadores similares de Estados Unidos. Fue uno de los primeros cánceres profesionales conocidos. Posteriormente se observó mayor riesgo de cáncer de vejiga en las industrias del cuero, caucho, pintura y los productos químicos orgánicos. La mejora de la higiene industrial ha reducido este riesgo. ***Hoy en día, los hidrocarburos policíclicos del humo de los cigarrillos son el factor de riesgo más importante del carcinoma de vejiga.***

El papel de las sustancias químicas en el cáncer de vejiga se ha visto reforzado por la demostración de que la naftilamina β, a la que estaban expuestos los trabajadores de la industria de tintes, produce cáncer de vejiga en perros. El metabolismo de las naftilaminas explica su especificidad de órgano. Las arilaminas se conjugan con ácido glucurónico en el hígado, y los conjugados resultantes se excretan por la orina. En la vejiga, la glucuronidasa β de la orina ácida hidroliza el conjugado de ácido glucurónico, lo que produce iones de arilnitrenio reactivos que actúan como mutágenos al unirse a las guaninas del ADN.

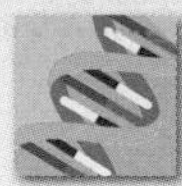

PATOGENIA MOLECULAR: la anatomopatología molecular del cáncer de vejiga es heterogénea, y se han implicado variantes en varios genes y vías genéticas. En el análisis de la expresión génica del cáncer de vejiga se ha constatado que estas aberraciones genéticas son importantes y proporcionan la base para la clasificación de los tumores de vejiga en función de la biología tumoral, la morfología y el comportamiento clínico. Las características moleculares de los tumores planos y papilares son distintas entre sí, y los carcinomas no musculares invasivos de bajo grado difieren de los musculares invasivos de alto grado. Por tanto, los cánceres de vejiga se caracterizan como lesiones planas o elevadas con formaciones papilares, como de grado bajo o alto, y como tumores invasivos musculares o no musculares.

Se observan anomalías citogenéticas específicas en un 50% de los cánceres de vejiga. Entre estas se incluyen a menudo mutaciones tempranas en la neoplasia urotelial que afectan el cromosoma 9, como la deleción del cromosoma 9, o de su brazo corto (p), o largo (q) (por tanto, 9p- o 9q-), y deleciones de 11p, 13p, 14q, o 17p, así como aneuploidía de los cromosomas 3, 7 y 17. Las deleciones en 9p, que contiene el **gen supresor tumoral *p16***, se encuentran sistemáticamente en tumores papilares de grado bajo y carcinomas planos *in situ*.

Los carcinomas papilares uroteliales de bajo grado también se relacionan con mutaciones en genes implicados en el crecimiento y la proliferación celular, incluidas las vías de la proteína cinasa activada por mitógenos (*MAPK*) y la fosfoinositida 3 cinasa (*PI3K*). Los carcinomas planos *in situ* y los tumores invasivos muestran mutaciones distintas adicionales en genes supresores tumorales que regulan el ciclo celular, como deleciones en 17p, el sitio del gen supresor tumoral ***TP53***. Estas anomalías genéticas sugieren que la desregulación del ciclo celular debida a la mutación de *p53* permite la propagación de células uroteliales genéticamente anómalas.

La proliferación no regulada refleja mutaciones acumuladas en otros reguladores del ciclo celular, como los inhibidores de la cinasa dependiente de ciclina (p. ej., *p16/INK4a*) o la deleción del gen supresor tumoral *RB1* (fig. 17-15).

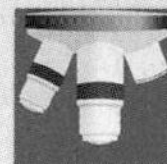

ANATOMOPATOLOGÍA: más del 90% de los tumores primarios de vejiga son de origen epitelial. La mayoría son carcinomas uroteliales. Sin embargo, las lesiones

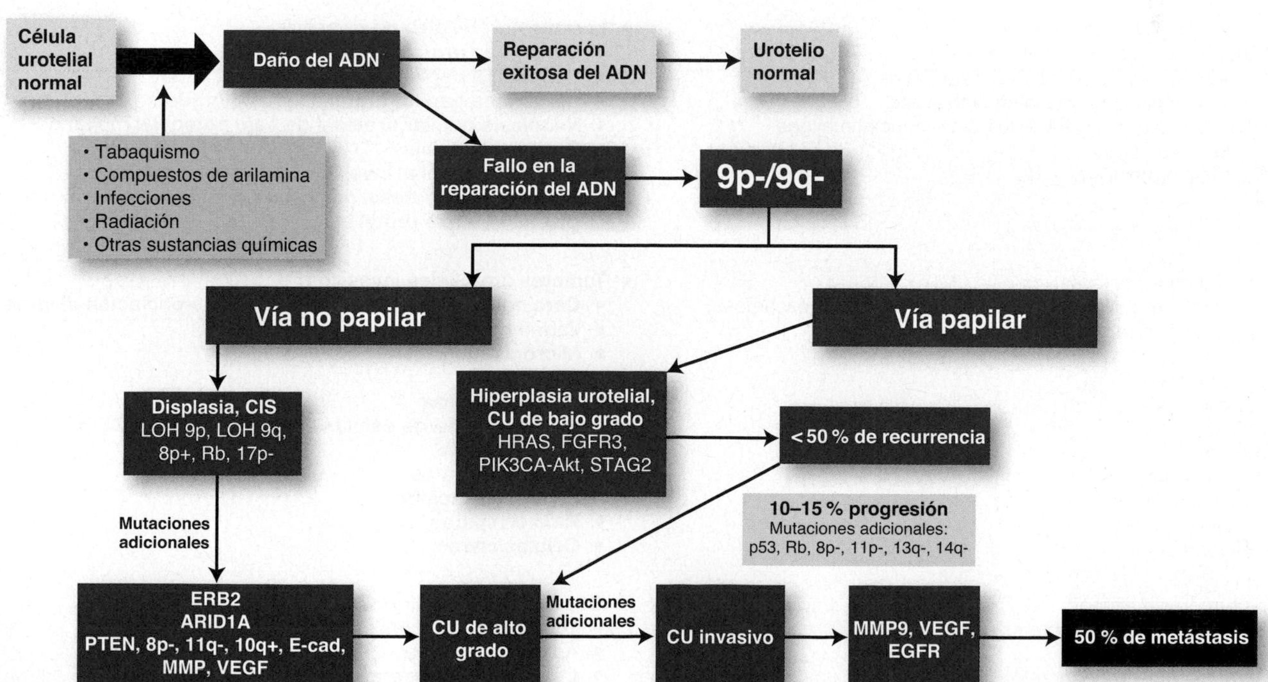

FIGURA 17-15. Modelo molecular de la neoplasia urotelial. La transición de urotelio normal a carcinoma se produce gradualmente y en varios pasos. *CIS*, carcinoma *in situ*; *CU*, carcinoma urotelial; *LOH*, pérdida de heterocigosidad.

uroteliales neoplásicas que surgen de la mucosa vesical abarcan un espectro que incluye, en un extremo, papilomas benignos y carcinomas papilares exofíticos de bajo grado, y en el otro, carcinomas invasivos de células de transición y los tumores altamente malignos (fig. 17-16). Otros tumores (tabla 17-1) son bastante menos frecuentes.

El papiloma urotelial es un tumor benigno poco frecuente

Estos papilomas suelen descubrirse de forma fortuita en hombres de 50 años o más, durante una cistoscopia por una afección no relacionada o por una hematuria indolora. Representan menos del 1% de los tumores vesicales y pueden presentarse en dos formas: papiloma exofítico clásico y papiloma invertido.

El **papiloma exofítico** presenta helechos papilares recubiertas de epitelio de transición difíciles de diferenciar del urotelio normal. En la cistoscopia, la mayoría de los pacientes presenta lesiones únicas de 2 cm a 5 cm de diámetro, pero algunos tumores pueden ser múltiples. Aunque se consideran benignos, algunos papilomas pueden reaparecer o progresar hasta carcinoma, que hace obligatorio el seguimiento regular en la mayoría de los casos. Las reapariciones «representan» nuevos tumores que se desarrollan en otros sitios de la vejiga urinaria.

Los **papilomas invertidos** son poco frecuentes, y suelen presentarse como lesiones nodulares mucosas en la vejiga urinaria, en general en el área del trígono. Se han observado también en la pelvis renal, el uréter y la uretra. Los papilomas invertidos están revestidos por urotelio normal, del cual descienden cordones de epitelio transicional hacia la lámina propia. Estas lesiones son más frecuentes en hombres, con una incidencia máxima en la sexta y séptima décadas. La hematuria de inicio reciente suele ser la presentación clínica usual. Los papilomas invertidos son tumores benignos y suelen curarse por escisión simple.

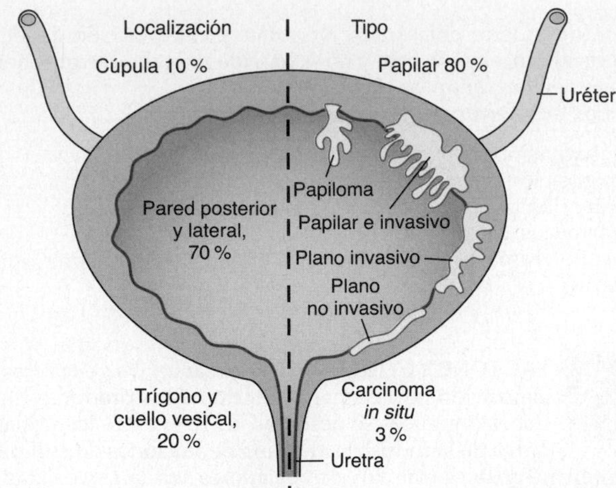

FIGURA 17-16. Neoplasias uroteliales. La mayoría de los tumores se ubica sobre las paredes posterior y laterales; el trígono y el cuello de la vejiga suelen afectarse con menor frecuencia y en la cúpula son aún menos frecuentes. Los tumores malignos pueden ser papilares o planos. Los tumores planos y papilares pueden ser invasivos o no invasivos. Los papilomas benignos de células transicionales son raros.

Los carcinomas uroteliales varían de carcinomas planos, no invasivos *in situ* a carcinomas papilares no invasivos, y de carcinomas superficialmente invasivos a carcinomas profundamente invasivos

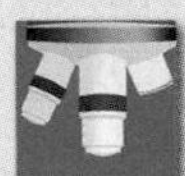

ANATOMOPATOLOGÍA: el cáncer papilar surge con mayor frecuencia en las paredes lateral o posterior de la vejiga. A nivel macroscópico, los tumores pueden ser

TABLA 17-1
EDICIONES 3.ª Y 4.ª DE LA CLASIFICACIÓN DE LA ORGANIZACIÓN MUNDIAL DE LA SALUD (OMS) DE LOS TUMORES DE LAS NEOPLASIAS UROTELIALES

3.ª edición	4.ª edición
• Lesiones uroteliales no invasivas • Carcinoma urotelial *in situ* • Carcinoma papilar urotelial de bajo grado • Carcinoma papilar urotelial de alto grado • Neoplasia papilar urotelial de bajo potencial maligno • Papiloma urotelial • Papiloma urotelial invertido	• **Lesiones uroteliales no invasivas** • **Carcinoma urotelial *in situ*** • **Carcinoma papilar urotelial de bajo grado** • **Carcinoma papilar urotelial de alto grado** • **Neoplasia papilar urotelial de bajo potencial maligno** • **Papiloma urotelial** • **Papiloma urotelial invertido** • **Proliferación urotelial de potencial maligno incierto** • **Displasia/atipia urotelial**
• Tumores uroteliales invasivos • Carcinoma urotelial infiltrante con diferenciación escamosa, glandular o trofoblástica • Anidado • Microquístico • Micropapilar • Linfoepitelioma • Linfoma • Plasmocitoide • Sarcomatoide • Células gigantes • Indiferenciado	• **Tumores uroteliales invasivos** • **Carcinoma urotelial infiltrante con diferenciación divergente** • **Variantes anidada, pequeña y grande** • **Microquístico** • **Micropapilar** • **Linfoepitelioma** • **Plasmocitoide/de células en anillo de sello/difuso** • **Sarcomatoide** • **Células gigantes** • **Poco diferenciado** • **Rico en lípidos** • **Células claras**
• Otros tumores malignos • Tumores de células escamosas • Adenocarcinoma • Carcinoma neuroendocrino • Carcinosarcoma • Sarcomas	• **Otros tumores malignos** • **Tumores de células escamosas** • **Adenocarcinoma** • **Carcinoma neuroendocrino** • **Carcinosarcoma** • **Sarcomas**

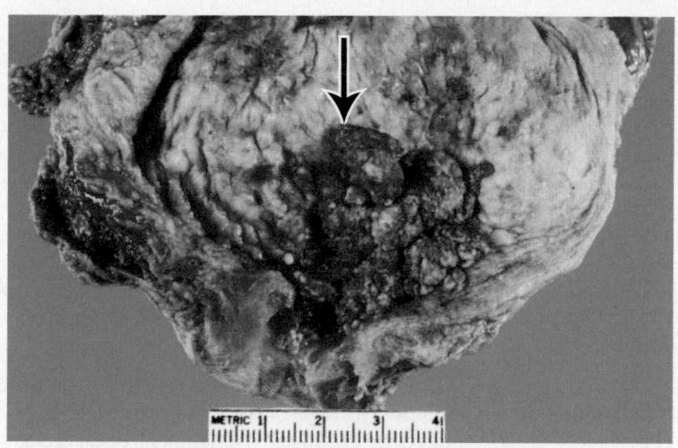

FIGURA 17-17. Carcinoma urotelial de vejiga urinaria. Hay un tumor exofítico de gran tamaño ubicado por encima del cuello de la vejiga *(flecha).*

lesiones papilares pequeñas, leves y de bajo grado, limitadas a la superficie mucosa, o masas sólidas de mayor tamaño, de alto grado, invasivas y ulceradas (fig. 17-17).

Se clasifican en neoplasias uroteliales papilares de bajo potencial maligno y carcinomas uroteliales papilares de grados bajo y alto. Estos últimos pueden ser invasivos.

- **Neoplasias uroteliales papilares de bajo potencial maligno**: estos tumores papilares se parecen a los papilomas uroteliales, pero muestran una mayor celularidad. Se consideran intermedios entre el papiloma benigno y el carcinoma papilar urotelial de grado bajo. Estas lesiones suelen ser de mayor tamaño que los papilomas, pero carecen de la atipia arquitectónica y citológica característica de los carcinomas de bajo grado. Las neoplasias uroteliales papilares de bajo potencial maligno pueden recidivar (<50%) o, en ocasiones, evolucionar a tumores de grado superior (<5%).
- **Carcinoma urotelial papilar de bajo grado**: los tumores de bajo grado presentan prolongaciones revestidas por epitelio urotelial neoplásico con mínima atipia arquitectural y citológica (fig. 17-18A). Las células son moderadamente hipercromáticas, con escaso pleomorfismo nuclear y baja actividad mitótica. Las papilas son largas y delicadas. La fusión de las papilas es focal y limitada. En 10% de los casos se produce invasión de la lámina propia o de la capa muscular propia profunda. La tasa de recurrencia es del 50% y el riesgo de evolución es del 5% al 10%.
- **Carcinoma urotelial papilar de alto grado**: estos tumores muestran hipercromasia nuclear significativa y pleomorfismo. El epitelio está desorganizado (fig. 17-18B) y presenta mitosis en todas las capas. Alrededor del 80% de los tumores de alto grado invaden la lámina propia y, con menor frecuencia, la capa muscular propia o todo el espesor de la pared vesical. En la mitad de los pacientes con este tumor invasivo, este hace metástasis en los nódulos linfáticos regionales.
- **El carcinoma urotelial *in situ* es una lesión intraepitelial plana de espesor completo**: *este término se reserva para las lesiones de espesor total en las que los cambios malignos se limitan a la mucosa vesical no papilar, sin evidencia de invasión.* El urotelio afectado es de grosor variable, con atipia celular desde la capa basal hasta la superficie (fig. 17-18C). La atipia se caracteriza por pérdida de polaridad nuclear, irregularidad nuclear, agrandamiento, hipercromatismo y nucléolos

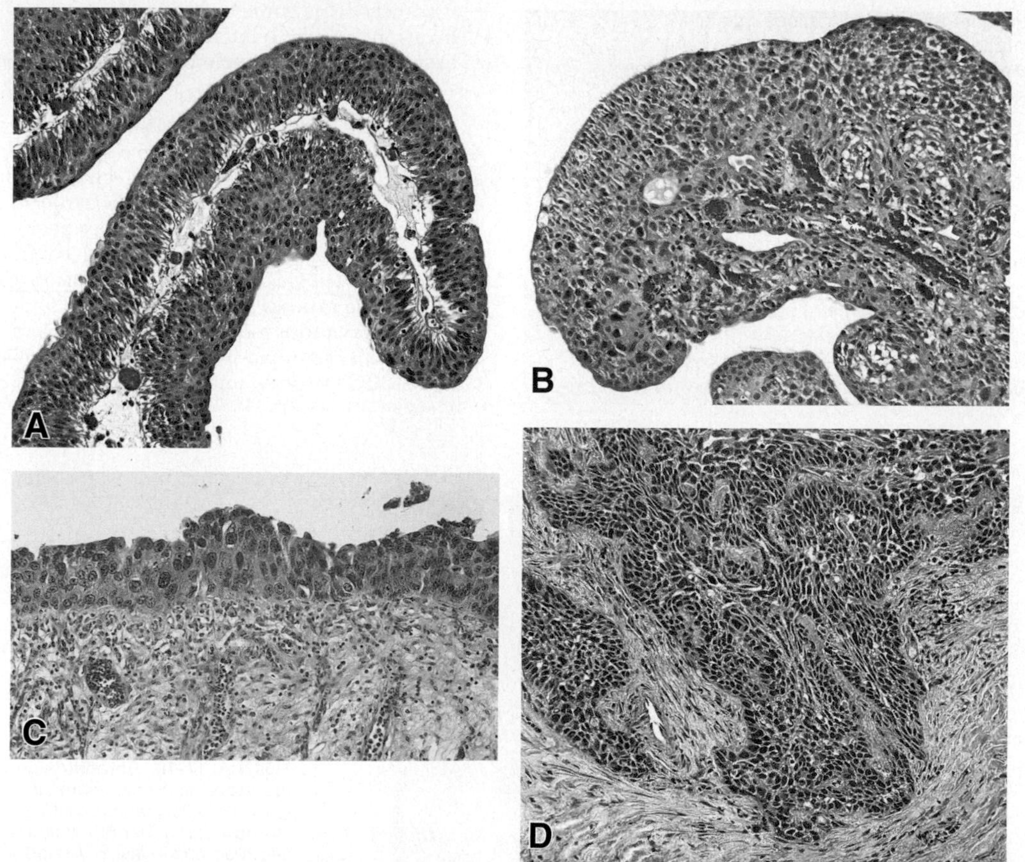

FIGURA 17-18. Tumores uroteliales de la vejiga urinaria. A. Carcinoma papilar urotelial de grado bajo consta de papilas exofíticas que presentan un núcleo de tejido conjuntivo central y están recubiertas por epitelio de transición levemente desorganizado. **B.** A mayor ampliación, el carcinoma papilar urotelial de grado alto muestra desorganización de la arquitectura, y núcleos hipercromáticos y pleomorfos. **C.** El carcinoma urotelial *in situ* es una lesión plana con pleomorfismo nuclear significativo y pérdida de polaridad desde la capa basal hasta la superficie. **D.** El carcinoma papilar urotelial invasivo de grado alto consta de nidos irregulares de células hipercromáticas que invaden la muscular.

TABLA 17-2
ESTADIFICACIÓN TNM DEL CARCINOMA UROTELIAL DE VEJIGA URINARIA

T - Tumor primario
T0 No hay tumor visible a simple vista
Ta Carcinoma papilar no invasivo
Tis Carcinoma *in situ*
T1 Invasión de la lámina propia
T2 Invasión de la muscular propia T2a Invasión superficial de la muscular (mitad interna) T2b Invasión profunda del músculo (mitad externa)
T3a Invasión microscópica del tejido perivesical T3b Invasión macroscópica del tejido perivesical
T4a Diseminación extravesical hacia órganos adyacentes: próstata, vesículas seminales, útero, vagina, recto T4b Diseminación extravesical hacia pared pélvica o abdominal
N - Nódulos linfáticos regionales
N0 No hay afectación de nódulo linfático
N1 Metástasis a solo un nódulo linfático
N2 Múltiples metástasis en nódulos linfáticos regionales
N3 Metástasis en los nódulos linfáticos ilíacos comunes
M - Metástasis distante
M0 Sin metástasis
M1a Metástasis distante a nódulos linfáticos más allá de los nódulos linfáticos ilíacos comunes M1b Metástasis a distancia no nodulares

prominentes. *La membrana basal está intacta y no hay invasión del estroma subyacente.* Una tercera parte de los carcinomas *in situ* de vejiga se relacionan con un carcinoma invasivo posterior. A su vez, la mayoría de los carcinomas invasivos de células de transición surgen de carcinomas *in situ*, más que de cánceres papilares de células de transición. Confinadas a la superficie mucosa, las lesiones *in situ* suelen apreciarse como múltiples manchas rojas, aterciopeladas y planas, a menudo cerca de carcinomas papilares de células de transición exofíticos (*v.* más adelante). Son frecuentes los cánceres *in situ* recurrentes en otras partes de la vejiga o los uréteres, la uretra y los conductos prostáticos. El carcinoma *in situ* suele ser multifocal en el momento del descubrimiento, o pueden desarrollarse lesiones similares poco después. Las lesiones que afectan el cuello de la vejiga o la uretra pueden diseminarse a los conductos prostáticos periuretrales.

- **Carcinoma urotelial invasivo**: estos tumores de alta malignidad pueden evolucionar a partir de lesiones papilares o carcinomas planos *in situ* (fig. 17-18D). En muchos casos, se desconoce la naturaleza de la lesión inicial. La profundidad de la invasión en la pared vesical, o más allá, determina el pronóstico.

El estadio de los cánceres de vejiga se determina de acuerdo con el sistema de clasificación de tumor-nódulos-metástasis (TNM; tabla 17-2) y la profundidad de invasión la determina el estadio T del tumor (fig. 17-19). En orden de frecuencia decreciente, las metástasis afectan los nódulos linfáticos regionales y periaórticos, hígado, pulmón y hueso.

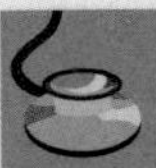

CARACTERÍSTICAS CLÍNICAS: el carcinoma urotelial de vejiga se manifiesta típicamente por **hematuria** repentina y, con menor frecuencia, **disuria**. La cistoscopia revela uno o más tumores. En el momento de la presentación, el 85% de los tumores se encuentran confinados a la vejiga urinaria, y el 15% muestra metástasis regionales o a distancia.

La probabilidad de diseminación del tumor y de recurrencia posterior aumenta con:

- Aumento del tamaño del tumor
- Estadio elevado
- Grado elevado
- Presencia de múltiples tumores
- Invasión vascular o linfática
- Displasia urotelial (incluido el carcinoma *in situ*) en otros sitios de la vejiga

La tasa de supervivencia global a 10 años con tumores uroteliales de bajo grado no invasivos o superficialmente invasivos supera el 95%, con independencia del número de recidivas. Solo el 10% de los tumores de bajo grado evoluciona a tumores de mayor grado, por lo que el pronóstico es peor.

Los tumores no musculares invasivos (tumores papilares limitados a la superficie epitelial sin invasión, carcinoma *in situ*, o invasión de mucosa o lámina propia [T1]) suelen tratarse de forma conservadora mediante fulguración por resección transuretral, inmunoterapia intravesical con bacilo de Calmette-Guérin (BCG) u otros antineoplásicos, junto con un estrecho

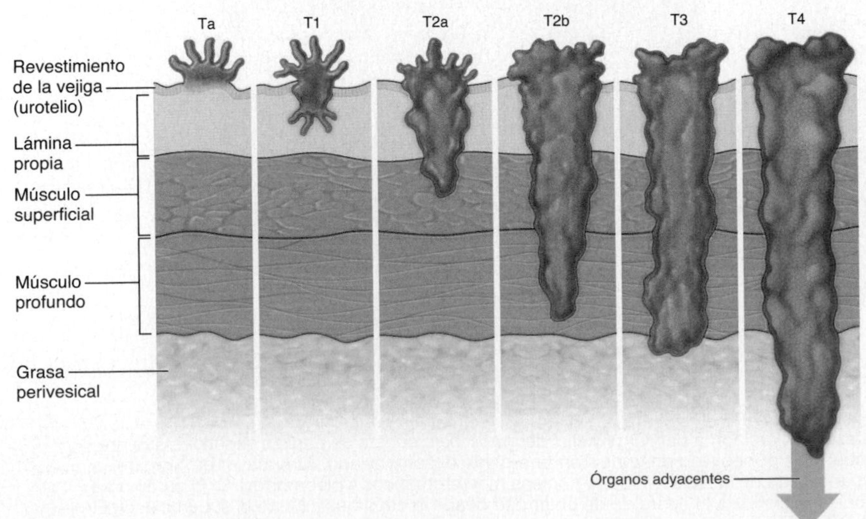

FIGURA 17-19. Estadificación TNM del carcinoma urotelial. El carcinoma *in situ* (*CIS*) es un carcinoma urotelial plano, de alto grado y no invasivo clasificado como Tis. El carcinoma papilar urotelial de alto grado no invasivo se clasifica como Ta. El carcinoma urotelial de alto grado con invasión de la lámina propia se clasifica como T1. El carcinoma urotelial de alto grado con invasión de la capa muscular propia es T2. La invasión del tejido blando perivesical es T3. El carcinoma urotelial de alto grado con invasión del tejido adiposo perivesical es T4.

seguimiento de la recurrencia y evolución de la enfermedad. La cistectomía radical se reserva para pacientes cuyos tumores muestran invasión muscular (T2) y, en ocasiones, para tumores en estadios avanzados. Los tumores invasivos o resistentes al tratamiento conservador se tratan mediante cistectomía, posiblemente con quimioterapia sistémica adyuvante. Los tumores que invaden el músculo vesical se asocian a una mortalidad global del 25% al 30%. En los pacientes con cáncer de vejiga, las causas más frecuentes de muerte son la uremia (por obstrucción del tracto de salida urinario), la diseminación a órganos adyacentes y los efectos de las metástasis a distancia.

La recaída o la progresión de la enfermedad se detecta mepor medio de cistoscopia y biopsia, o mediante técnicas menos invasivas tales como análisis de orina para marcadores tumorales, citología de orina y análisis citogenético de células descamadas. Para esta última técnica se analizan las células de la orina del paciente en busca de valores de ploidía de regiones cromosómicas específicas (*v.* anteriormente) mediante hibridación fluorescente *in situ* (FISH) (fig. 17-20; *v.* cap. 6). Actualmente, la aneuploidía de los cromosomas 3, 7 y 17 y la pérdida de 9p21 se detectan como marcadores diagnósticos.

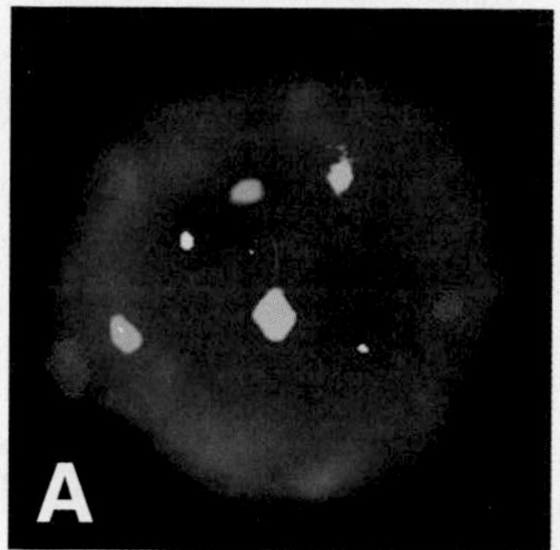

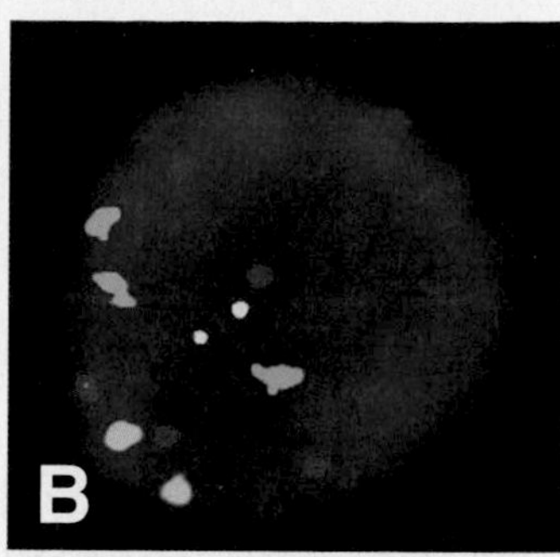

FIGURA 17-20. Hibridación con fluorescencia *in situ* de un cáncer de la vejiga. A. Normal. En esta célula urotelial única recuperada de la orina de una persona normal, la fluorescencia *roja* representa el cromosoma 3, la *verde* es el cromosoma 7, la de color *azul* es el cromosoma 17 y la de color *amarillo* marca el locus 9p21. Todas las señales de la sonda están presentes en dos copias, lo que indica euploidía. **B. Carcinoma urotelial de la vejiga.** Múltiples fluorescencias *verdes* y *rojas* indican una aneuplodía de los cromosomas 3 y 7. El cromosoma 17 y el *locus* 9p21 son euploides.

Los cánceres no uroteliales de vejiga son poco frecuentes

El **carcinoma de células escamosas** de la vejiga se desarrolla en focos de metaplasia escamosa que en general se deben a la esquistosomiasis. La invasión de la pared de la vejiga en el momento de la presentación inicial es habitual y, por tanto, el pronóstico es malo.

Los **adenocarcinomas** representan el 1% de los tumores malignos de vejiga. Derivan de restos de epitelio uracal, focos de cistitis glandular o metaplasia intestinal. La mayoría de los adenocarcinomas vesicales son muy invasivos en su presentación inicial y no son curables.

El **carcinoma neuroendocrino**, que se parece al carcinoma pulmonar de células pequeñas, aparece en ocasiones en la vejiga urinaria. El tumor es de gran malignidad y tiene mal pronóstico.

Los **sarcomas vesicales** son raros. Estos tumores muy malignos forman masas voluminosas y a menudo son inoperables. El leiomiosarcoma es la forma histológica más habitual en adultos.

El **rabdomiosarcoma**, que de manera típica es de tipo embrionario, se manifiesta de manera más habitual en niños como **sarcomas botrioides** (es decir, masas polipoides, mucosas, edematosas, que se parecen a un racimo de uvas). El tratamiento combinado con radioterapia y quimioterapia ha mejorado en gran medida las tasas de supervivencia.

Pene, uretra y escroto

ALTERACIONES CONGÉNITAS DEL PENE

Las **anomalías del desarrollo del pene** incluyen anomalías de la uretra peneana y del prepucio, así como afecciones raras e infrecuentes como la agenesia o la hipoplasia.

HIPOSPADIAS: ***en esta anomalía congénita, la uretra se abre en la cara inferior (ventral) del pene, de modo que el meato se encuentra proximal a su ubicación normal en la punta del pene.*** Es el resultado de un cierre incompleto de los pliegues uretrales del seno urogenital.

La hipospadia se produce en uno de 350 neonatos de sexo masculino. La mayoría de los casos son esporádicos, pero también se informa de la concurrencia familiar. Asimismo, puede asociarse con otras anomalías urogenitales y síndromes complejos, multisistémicos, del desarrollo. En el 90% de los casos, el meato está ubicado en el lado inferior del glande o la corona (fig. 17-21). Con menor frecuencia se encuentra a lo largo del eje medio del pene, en el escroto, e incluso en el periné. La reparación quirúrgica no suele presentar complicaciones.

EPISPADIAS: ***en esta rara anomalía congénita, la uretra se abre en la cara superior (dorso) del pene.*** En su forma más frecuente, la uretra peneana completa se encuentra abierta a lo largo de todo el cuerpo. La epispadias grave puede relacionarse con extrofia vesical (fig. 17-8). En su forma más leve, el defecto se limita a la uretra glandular. El tratamiento quirúrgico de la epispadias es más complicado que el de la hipospadias.

FIMOSIS: ***el orificio del prepucio puede ser demasiado estrecho para permitir su retracción sobre el glande del pene.*** La fimosis puede ser congénita o adquirida. Esta última suele ser consecuencia de infecciones recurrentes o traumatismos del prepucio en hombres no circuncidados. Si se retrae a la fuerza un prepucio estrecho, se puede estrangular el glande e impedir el retorno de la sangre venosa, un trastorno denominado **parafimosis**. La circuncisión es curativa.

MASAS ESCROTALES

Las masas escrotales y las afecciones que provocan hinchazón o agrandamiento escrotal suelen deberse a anomalías del desarrollo testicular, epididimario y escrotal. Los problemas clínicos relacionados con estas afecciones se observan con mayor frecuencia en la infancia, pero pueden encontrarse en adultos (fig. 17-22).

HIDROCELE: este término se refiere a una acumulación de líquido seroso en el saco escrotal entre las dos capas de la túnica vaginal. El hidrocele puede ser congénito o adquirido.

El **hidrocele congénito** es reflejo de la permeabilidad u obliteración incompleta del proceso vaginal de testículo. Es la causa más

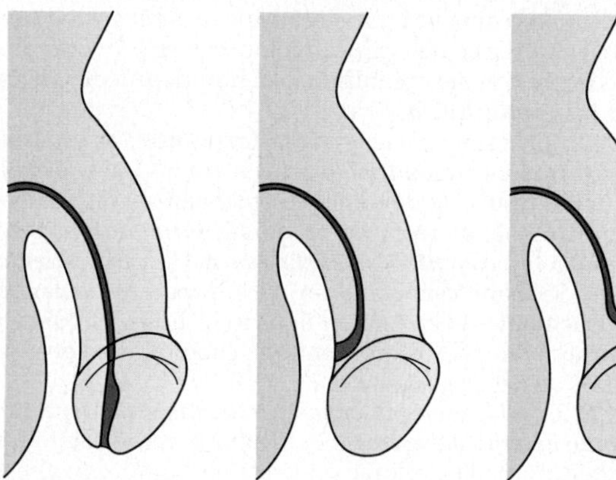

FIGURA 17-21. Anomalías congénitas del pene. A. El pene normal tiene una abertura uretral en la punta del glande. **B.** El hipospadias se caracteriza por la abertura uretral en el lado ventral del pene. **C.** El epispadias se caracteriza por la abertura uretral en el lado dorsal del pene. (De Bulock BA, Henze RL. *Focus on Pathophysiology*. Philadelphia, PA: Lippincott Williams & Wilkins; 2000).

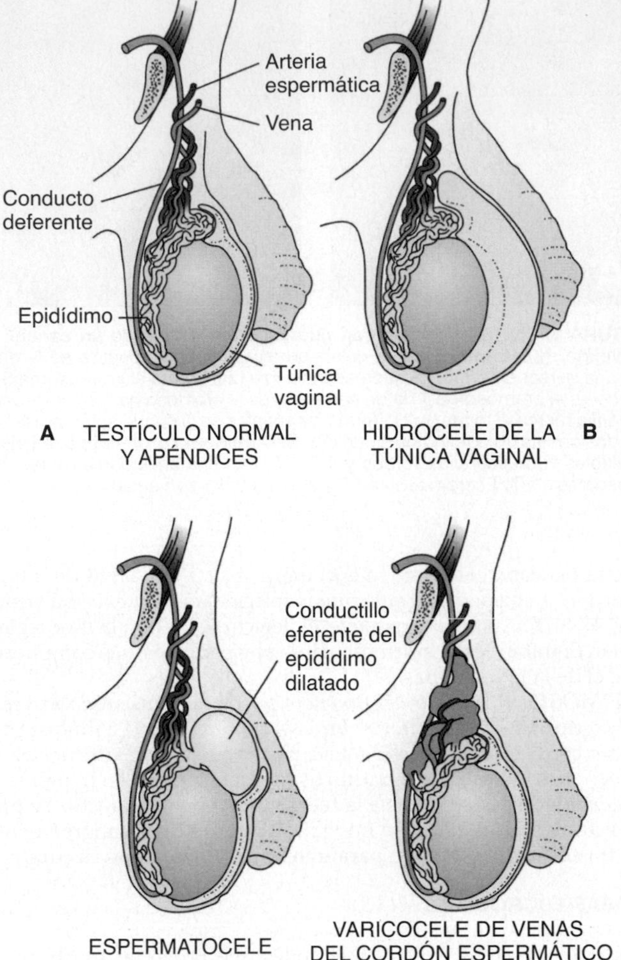

FIGURA 17-22. Masas escrotales. A. Testículo normal. **B.** Hidrocele. **C.** Espermatocele. **D.** Varicocele de las venas del cordón espermático.

frecuente de inflamación escrotal en lactantes y suele asociarse a hernia inguinal.

El **hidrocele adquirido** en adultos es secundario a alguna otra enfermedad que afecta el escroto, como una infección, un tumor o un traumatismo. El diagnóstico se realiza por ecografía o por transiluminación del líquido en la cavidad. El hidrocele es una afección benigna que desaparece una vez que se elimina la enfermedad causal. Sin embargo, el hidrocele de larga duración puede provocar atrofia testicular o compresión del epidídimo, o el líquido puede infectarse y conducir a una **periorquitis**.

HEMATOCELE: ***la sangre puede acumularse entre las capas de la túnica vaginal tras un traumatismo o hemorragia para formar un hidrocele***, o como resultado de tumores testiculares e infecciones.

ESPERMATOCELE: ***se trata de un quiste formado por protrusiones de conductos eferentes ensanchados de la red testicular o del epidídimo***. Se manifiesta como un nódulo paratesticular hiliar o una masa fluctuante rellena de un líquido lechoso. El quiste está revestido por epitelio cúbico que contiene espermatozoides en diversos estadios de degeneración.

VARICOCELE: ***dilatación de venas testiculares de aspecto nodular en el lado externo del escroto***. La mayor parte es asintomática y se descubre durante la exploración física en hombres con esterilidad. En textos clínicos se menciona que el varicocele masivo es similar a una «bolsa de lombrices». El varicocele se considera una causa común de esterilidad y oligospermia, aunque no está claro por qué la dilatación venosa produce estos efectos. La atrofia testicular solo se observa rara vez y únicamente en la enfermedad de larga duración. La resección quirúrgica por ligadura de la vena espermática interna a menudo mejora la función reproductora.

HERNIA INGUINAL ESCROTAL: ***protrusión intestinal en el escroto a través del canal inguinal***. Las asas intestinales pueden recolocarse, pero si la afección no se trata se desarrollan adherencias y la hernia solo puede repararse mediante cirugía. La hernia de larga duración puede provocar atrofia testicular.

ALTERACIONES CIRCULATORIAS

EDEMA ESCROTAL: ***puede acumularse linfa o líquido seroso en el escroto por obstrucción del drenaje linfático o venoso***. El **linfedema** por obstrucción linfática puede ser provocado por tumores pélvicos o abdominales, cicatrices quirúrgicas o infecciones como la filariosis. La **trasudación** plasmática es común en pacientes que tienen insuficiencia cardíaca, anasarca secundaria a cirrosis o síndrome nefrótico. El líquido se acumula tanto en el tejido conjuntivo laxo como en la cavidad recubierta por la túnica vaginal testicular.

DISFUNCIÓN ERECTIL: también conocida como impotencia, esta afección se define como la *incapacidad para lograr mantener una erección suficiente para un comportamiento sexual satisfactorio*. Su prevalencia aumenta con la edad, desde el 20 % a los 40 años hasta el 50 % a la edad de 70 años.

La erección requiere que el cuerpo cavernoso y cuerpo esponjoso del pene se llenen con el volumen de sangre adecuado. La tumescencia del pene es el resultado final de una interacción compleja de factores mentales, neurales, hormonales y vasculares. El llenado de estos espacios vasculares depende de la relajación mediada por el óxido nítrico (NO•) en las células de músculo liso vascular de los cilindros eréctiles. Como la liberación de NO• se relaciona con monofosfato de guanosina cíclico (GMPc), los fármacos que inhiben la fosfodiesterasa que degrada al GMPc (p. ej., sildenafilo, clorhidrato de vardenafilo o tadalafilo). En la tabla 17-3 se enumeran los trastornos asociados a la disfunción eréctil.

PRIAPISMO: ***este término se usa para describir una erección peniana continua sin relación con la excitación sexual***. Puede ser primario o secundario. El tratamiento de esta erección dolorosa suele ser ineficaz. El priapismo secundario puede ocurrir en: *(1)* enfermedades pélvicas que impiden el flujo de salida de la sangre

TABLA 17-3

TRASTORNOS ASOCIADOS A LA DISFUNCIÓN ERÉCTIL

Neuropsiquiátricos
Trastornos psiquiátricos (p. ej., depresión)
Lesión de la médula espinal
Lesión nerviosa durante una intervención quirúrgica (p. ej., cirugía pélvica o perineal)
Endocrinos
Hipogonadismo
Afecciones hipofisarias (p. ej., hiperprolactinemia)
Hipotiroidismo, síndrome de Cushing, enfermedad de Addison
Vasculares
Microangiopatía diabética
Hipertensión
Ateroesclerosis
Fármacos
Antihipertensivos
Psicotrópicos
Estrógenos, anticancerígenos, etc.
Idiopáticos
«Ansiedad de desempeño»
«Impotencia» relacionada con la edad

TABLA 17-4
LESIONES INFLAMATORIAS DEL PENE

Enfermedades de transmisión sexual
Herpes genital
Sífilis
Chancroide
Granuloma inguinal
Linfogranuloma venéreo
Infecciones por virus del papiloma humano
Balanitis infecciosa inespecífica
Bacteriana, micótica, viral
Enfermedades de etiología desconocida
Balanitis xerótica obliterante
Balanitis circinada
Balanitis de células plasmáticas (balanitis de Zoon)
Enfermedad de Peyronie
Dermatitis que afecta el cuerpo del pene y el escroto
Infecciosa (bacteriana, viral, micótica)
No infecciosa (p. ej., liquen plano, enfermedades cutáneas ampollosas)

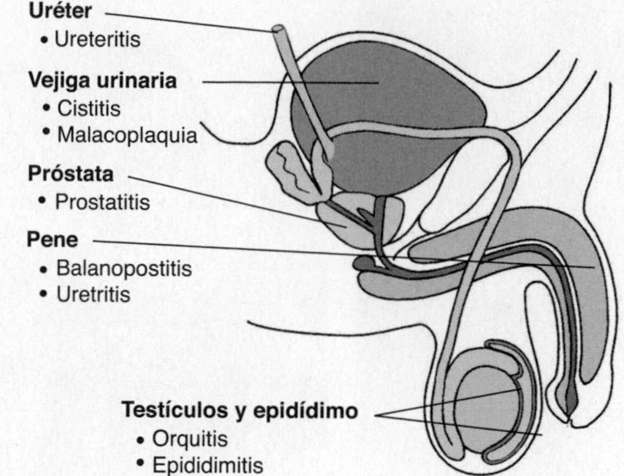

FIGURA 17-23. Masas escrotales. A. Testículo normal. **B.** Hidrocele. **C.** Espermatocele. **D.** Varicocele de las venas del cordón espermático.

que se encuentra en el pene (p. ej., tumores pélvicos o hematomas, trombosis de venas pélvicas, infecciones); *(2)* trastornos hematológicos (p. ej., anemia de células falciformes, policitemia verdadera, leucemias), y *(3)* afecciones cerebrales y de la médula espinal (p. ej., tumores, sífilis).

TRASTORNOS CIRCULATORIOS

Las enfermedades inflamatorias del pene más importantes son *(1)* las enfermedades de transmisión sexual (ETS); *(2)* las infecciones inespecíficas; *(3)* las enfermedades de etiología desconocida, como la balanitis xerótica obliterante; *(4)* las dermatosis; y *(5)* la dermatitis que afectan el cuerpo del pene y el escroto (tabla 17-4).

Las enfermedades de transmisión sexual causan lesiones peneanas discretas

Entre las ETS (*v.* cap. 9) que cursan con infecciones de las vías urinarias inferiores (fig. 17-23) figuran las siguientes:

- El **herpes genital** suele deberse a la infección por el virus del herpes simple (VHS)-2 o, con menor frecuencia, por el VHS-1. Es la ETS más común que afecta el glande y se manifiesta típicamente como grupos de vesículas que se ulceran y se transforman en costras.
- La **sífilis primaria**, causada por una espiroqueta, *Treponema pallidum*, puede manifestarse como una úlcera solitaria de tipo blando (**chancro**) acompañada de linfadenopatía inguinal palpable.
- El **chancroide** está causado por *Haemophilus ducreyi* y se presenta como una pápula que se transforma en pústula y, finalmente, se ulcera. Las úlceras poco profundas en el glande o en la piel del cuerpo del pene se asocian a menudo con linfadenitis inguinal supurativa dolorosa.
- El **granuloma inguinal** es una enfermedad tropical causada por *Calymmatobacterium granulomatis*. Aparece como una úlcera elevada con un exudado inflamatorio crónico abundante y tejido de granulación. Estas úlceras tienden a agrandarse y a cicatrizar muy lentamente.
- El **linfogranuloma venéreo** está causado por *Chlamydia trachomatis*. Comienza como una pequeña vesícula, a menudo inocua, que se ulcera. Suele acompañarse de un aumento con dolor de los nódulos linfáticos inguinales, que se adhieren a la piel y forman senos que drenan pus y líquido seroso sanguinolento.
- El **condiloma acuminado** está causado por el virus del papiloma humano (VPH) de tipo 6 o, con menor frecuencia, 11. Se presenta en forma de verrugas planas en el pene (fig. 17-24). Aparece en forma de verrugas de la parte superior aplanada sobre el cuerpo del pene (fig. 17-24), pequeños pólipos en el glande y el meato uretral, o tumores de mayor tamaño en forma de coliflor que pueden confundirse con un carcinoma verrugoso.

La balanitis es la inflamación del glande del pene

En hombres no circuncidados, la balanitis suele extenderse desde el glande hasta el prepucio y se denomina **balanopostitis.** Con mayor frecuencia, es provocada por bacterias, pero en personas con inmunodepresión y en diabéticos también puede ser provocada por un hongo. De manera habitual, la balanitis es resultado de la mala higiene. Complicaciones significativas de la balanopostitis crónica son la constricción del meato, la fimosis y la parafimosis.

BALANITIS XERÓTICA OBLITERANTE: esta afección inflamatoria crónica idiopática es equivalente al liquen escleroso de la vulva (*v.* cap. 18) y se caracteriza por fibrosis y esclerosis del tejido conjuntivo subepitelial. La porción afectada del glande es de color blanco e indurada. La fibrosis puede constreñir el meato uretral o provocar fimosis.

BALANITIS CIRCINADA: en el curso de síndrome de Reiter (*v.* más adelante), el glande puede mostrar decoloraciones circulares, lineales o confluentes en forma de placa, que en ocasiones se acompañan de úlceras superficiales.

BALANITIS DE CÉLULAS PLASMÁTICAS: esta enfermedad crónica, inocua y de origen desconocido (también denominada balanitis de Zoon) provoca una decoloración macular o pápulas indoloras en el glande. Se observan infiltrados de células plasmáticas y linfocíticos por debajo de un epitelio suprayacente engrosado.

DERMATOSIS: muchas enfermedades inflamatorias de la piel pueden afectar el pene. Estas enfermedades se tratan en el capítulo 22.

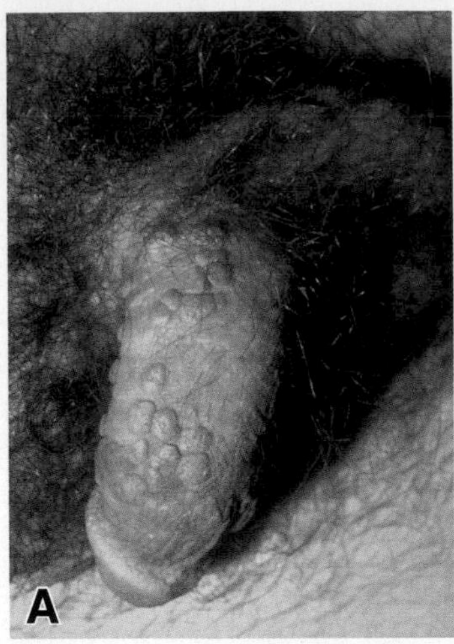

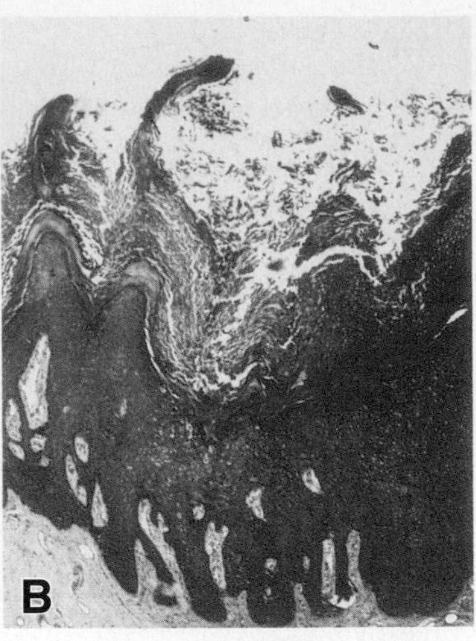

FIGURA 17-24. Condiloma acuminado del pene. A. Se observan lesiones elevadas y circunscritas sobre el cuerpo del pene. **B.** Corte de una lesión que muestra hiperqueratosis epidérmica, paraqueratosis, acantosis y papilomatosis.

La enfermedad de Peyronie es una induración fibrosa idiopática del pene

Se caracteriza por fibrosis focal y asimétrica del cuerpo del pene. La incurvación del pene suele acompañarse de dolor durante la erección. El caso típico es una induración imprecisa del cuerpo del pene en un hombre joven o de edad media, sin cambio en la piel suprayacente. En el examen microscópico, la fibrosis densa se asocia con una infiltración inflamatoria crónica, inespecífica y escasa. El colágeno reemplaza en focos al músculo en el tabique del cuerpo cavernoso. La enfermedad de Peyronie afecta al 1% de hombres mayores de 40 años. En la mayoría de los casos es leve y no interfiere con la función sexual. La curvatura acentuada del pene puede ser tan incapacitante como para requerir cirugía, aunque el resultado no siempre es satisfactorio.

URETRITIS Y AFECCIONES RELACIONADAS

La uretritis es una inflamación aguda o crónica de la uretra.

URETRITIS DE TRANSMISIÓN SEXUAL: ***la uretritis que se presenta en forma de secreción uretral es el signo más habitual de ETS en los hombres.*** Las mujeres rara vez notan una secreción uretral diferenciada y suelen referir flujo vaginal.

La uretritis **gonocócica** y la **no gonocócica** tienen un inicio agudo y se relacionan con alguna relación sexual reciente. La infección se manifiesta por un exudado uretral que suele ser purulento y amarillo verdoso. Los síntomas incluyen dolor u hormigueo en el meato uretral y dolor durante la micción (**disuria**). Suele observarse enrojecimiento e inflamación del meato en ambos sexos. La uretritis gonocócica y la no gonocócica agudas pueden hacerse crónicas.

El diagnóstico se realiza por identificación del agente etiológico. En la uretritis gonocócica, el exudado contiene *Neisseria gonorrhoeae*, que puede identificarse al microscopio en un frotis del exudado uretral. La uretritis no gonocócica tiene por principal agente causal a *C. trachomatis* o a *Ureaplasma urealyticum*, pero puede relacionarse con diversos agentes patógenos más.

URETRITIS INFECCIOSA INESPECÍFICA: ***uropatógenos como E. coli* y *P. aeruginosa* pueden causar uretritis.** Normalmente, la infección se asocia a cistitis, pero puede deberse a otras enfermedades (p. ej., hiperplasia prostática o cálculos urinarios). En los hombres, la uretritis infecciosa puede ser el único signo de prostatitis. En las mujeres, puede ser una complicación de la vaginitis y la vulvitis. En pacientes hospitalizados, suele aparecer tras una cistoscopia y otros procedimientos urológicos y es casi inevitable en pacientes con sondas uretrales permanentes.

La uretritis infecciosa inespecífica se manifiesta desde el punto de vista clínico con sensación de micción urgente que al efectuarla produce quemazón. No suele haber secreción, pero los hombres pueden expulsar un poco de líquido lechoso al «ordeñar» la uretra.

CARÚNCULAS URETRALES: ***lesiones inflamatorias polipoides cercanas al meato uretral femenino que producen dolor y hemorragia.*** Son exclusivas de la mujer, en particular tras la menopausia. El prolapso de la mucosa uretral y la inflamación crónica concurrente se han sugerido como causas.

La carúncula uretral se presenta como una masa polipoide exofítica, a menudo ulcerada, de 1 cm a 2 cm de diámetro, en el meato de la uretra o cerca de él. Hay presencia de tejido granular con inflamación crónica y aguda y ulceración e hiperplasia de células de transición o de epitelio escamoso. Aunque los patrones complejos de papilomatosis y el epitelio displásico ocasional dan a la lesión inflamatoria un parecido superficial con un carcinoma, no conduce a cáncer. El tratamiento es la resección quirúrgica.

ARTRITIS REACTIVA (ANTES CONOCIDA COMO SÍNDROME DE REITER): ***esta afección es una tríada de uretritis, conjuntivitis y artritis en articulaciones de apoyo de peso (p. ej., rodilla, articulaciones intervertebrales).*** Otras observaciones clínicas que se encuentran en proporción variable son la balanitis circinada, la cervicitis y las erupciones cutáneas. Tiende a afectar a adultos jóvenes con el haplotipo del antígeno leucocitario humano (HLA)-B-27.

Los síntomas suelen aparecer pocas semanas después de una uretritis por clamidia o una infección entérica por agentes patógenos como *Shigella*, *Salmonella* o *Campylobacter*. Por tanto, se cree que representa una reacción inmunitaria inadecuada ante uno o varios antígenos microbianos desconocidos. Los síntomas suelen desaparecer de manera espontánea en un lapso de 3-6 meses, pero la artritis recurre en la mitad de los pacientes.

TUMORES

El cáncer de la uretra puede surgir de epitelio escamoso o de transición

El carcinoma uretral es un tumor poco común que suele encontrarse en mujeres de edad avanzada. Algunos cánceres penianos surgen en la parte terminal de la uretra peneana.

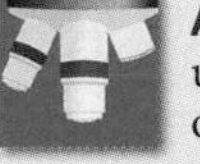

ANATOMOPATOLOGÍA: la mayoría de los cánceres uretrales son carcinomas de células escamosas que se originan en la porción distal de la uretra. Los carcinomas uroteliales, como los de vejiga, se originan en la porción proximal.

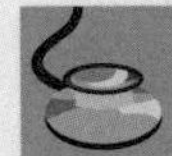

CARACTERÍSTICAS CLÍNICAS: el cáncer de uretra se desarrolla con mayor frecuencia en la sexta y séptima décadas. Los pacientes presentan hemorragia uretral y disuria. La mayoría de los tumores se han diseminado a los tejidos adyacentes o a los nódulos linfáticos en el momento de la presentación. La cirugía radical es el tratamiento principal.

El cáncer de pene afecta sobre todo a hombres no circuncidados

El cáncer de pene se origina en la mucosa escamosa del glande y el meato uretral contiguo o en el prepucio y la piel que recubre el cuerpo del pene.

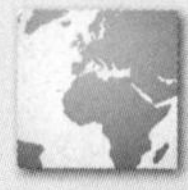

EPIDEMIOLOGÍA: en Estados Unidos, el carcinoma invasivo de células escamosas del pene es poco frecuente, pues representa menos del 0.5% de todos los cánceres en hombres. La media de edad de los pacientes es de 60 años. El cáncer de pene es mucho más frecuente en los países menos desarrollados. En algunas regiones de África, Asia y Sudamérica constituye el 10% de los cánceres masculinos. Es casi desconocido en los hombres circuncidados al nacer.

FACTORES ETIOLÓGICOS: no se ha identificado un único agente como causa del cáncer de pene. El interés actual se centra en la posible influencia del esmegma, un material blanquecino compuesto por restos de queratina acumulada y secreción de las glándulas prepuciales (Tyson) que se acumula debajo del prepucio. Se ha encontrado ADN del virus del papiloma humano (VPH) en el 50% de todos los carcinomas invasivos de pene, lo que sugiere que los tipos 16 y 18 del VPH desempeñan un papel en algunos de estos cánceres. El tabaquismo también se relaciona con un mayor riesgo de cáncer de pene.

ANATOMOPATOLOGÍA: el carcinoma de pene puede ser preinvasivo (*in situ*) o invasivo.

CARCINOMA DE CÉLULAS ESCAMOSAS IN SITU: el carcinoma *in situ* es similar al de otras localizaciones (*v.* cap. 22). A nivel macroscópico, puede presentarse como enfermedad de Bowen o eritroplasia de Queyrat. La **enfermedad de Bowen** aparece como una placa blanca o grisácea con una demarcación clara y eritematosa sobre el cuerpo del pene. La **eritroplasia de Queyrat** se manifiesta como placas eritematosas solitarias o múltiples, brillante y blandas, en el glande y el prepucio. Ambas se parecen al **carcinoma de células escamosas *in situ*** en otros sitios. Presentan atipia citológica entre los queratinocitos de todas las capas de la epidermis, paraqueratosis o hiperqueratosis; papilomatosis con papilas epidérmicas amplias; y adelgazamiento de la capa granular. Por definición, no hay invasión de la dermis subyacente. Se estima que la evolución a carcinoma escamoso invasivo se produce en menos del 10% de los casos.

La **papulosis bowenoide** del pene está causada por el VPH y afecta a hombres jóvenes sexualmente activos. A diferencia de la lesión solitaria de la enfermedad de Bowen, la papulosis bowenoide se manifiesta en forma de múltiples pápulas de color pardo o violáceo. A nivel microscópico, se asemeja a otros carcinomas escamosos *in situ*, pero existen algunas diferencias. La mayoría de los carcinomas *in situ* mezcla sus bordes con el epitelio normal de forma gradual, mientras que la papulosis bowenoide muestra una clara demarcación de la epidermis normal y, por tanto, se asemeja a las verrugas inducidas por el VPH. La alteración de la epidermis muestra cierta estratificación y maduración superficial y puede contener queratinocitos gigantes con núcleos atípicos multinucleados.

La presencia de VPH de tipo 16 puede observarse en el 80% de los pacientes, y el tipo 18 está implicado solo en ocasiones. Casi todas estas lesiones remiten de forma espontánea y no progresan a carcinoma invasivo.

CARCINOMA INVASIVO DE CÉLULAS ESCAMOSAS: este tumor se presenta como *(1)* una úlcera; *(2)* una úlcera indurada; *(3)* una masa hemorrágica friable; o *(4)* un tumor exofítico, fungiforme y papilar. Suele afectar el glande o el prepucio y, con menor frecuencia, el cuerpo del pene. Cuando no se trata, se observa una destrucción generalizada del tejido del pene, incluido el meato uretral. A nivel microscópico, suelen ser carcinomas de células escamosas bien diferenciados, con focos de queratinización. Los tumores invasivos suelen estar asociados a una inflamación crónica densa subyacente. La epidermis adyacente suele mostrar cambios displásicos. El tumor puede invadir capas profundas del cuerpo del pene y diseminarse a los nódulos linfáticos inguinales, después a los nódulos ilíacos y, finalmente, a órganos distantes.

CARCINOMA VERRUGOSO: este tumor merece separarse de otros cánceres penianos porque es citológicamente benigno, pero desde el punto de vista clínico es un carcinoma maligno exofítico de células escamosas (fig. 17-25). Desde el punto de vista macroscópico y citológico, se parece al **condiloma acuminado**, pero, a diferencia de este, muestra invasión local. El carcinoma verrugoso raramente hace metástasis. La cirugía es curativa.

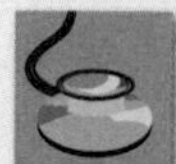

CARACTERÍSTICAS CLÍNICAS: la mayoría de los cánceres de células escamosas se limitan al pene en el momento de la presentación. Con frecuencia hay metástasis ocultas a los nódulos linfáticos inguinales, pero la mitad de los pacientes con nódulos linfáticos regionales agrandados no presenta metástasis nodulares, sino únicamente cambios reactivos debidos a la inflamación asociada al tumor.

La supervivencia de los pacientes con cáncer de pene está relacionada con el estadio clínico y, en menor grado, con el grado histológico del tumor. Suele requerirse la amputación del pene. Los pacientes con cáncer invasivo superficial tienen una supervivencia a 5 años del 90%; las metástasis en los nódulos linfáticos inguinales reducen la supervivencia a 5 años del 20% al 50%, en función del grado de diseminación. La infección por VPH se observa en al menos la mitad de los casos.

El cáncer de escroto es poco habitual

En 1775, Sir Percival Pott identificó el cáncer de escroto como una enfermedad ocupacional en limpiadores de chimeneas, e introdujo así la idea de la carcinogenia química (*v.* cap. 8). Se ha encontrado que muchos químicos industriales son los causantes. Las mejorías en la higiene industrial han hecho que este tumor sea raro.

El carcinoma escamoso del escroto suele afectar a hombres de entre 50 y 60 años. En el momento de la presentación, muchos muestran invasión del contenido escrotal y metástasis en los nódulos regionales. El tratamiento consiste en la extirpación quirúrgica. Al igual que en el cáncer de pene, se ha implicado al VPH en la patogenia de los carcinomas escrotales de células escamosas.

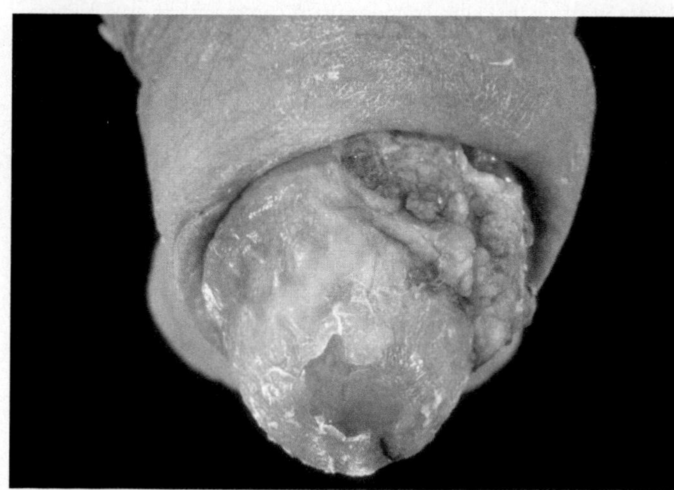

FIGURA 17-25. Carcinoma de pene. Este carcinoma verrugoso surge en el glande y tiene apariencia de masa exofítica.

Testículos, epidídimo y conducto deferente

CRIPTORQUIDIA

La criptorquidia, conocida en el terreno clínico como testículos no descendidos, es una anomalía congénita en la que uno o ambos testículos no se encuentran en su posición normal en el escroto. Es la afección urológica más frecuente que requiere tratamiento quirúrgico en lactantes. En el 5% de los lactantes de sexo masculino nacidos a término y en el 30% de los nacidos de forma prematura los testículos no se encuentran en el escroto, o se retraen con facilidad hacia el abdomen. En la gran mayoría de estos lactantes, los testículos descienden hacia el escroto durante el primer año de vida. Así pues, la prevalencia de la criptorquidia desde el final del primer año de vida hasta la edad adulta es de aproximadamente el 1%. Es bilateral en el 30% de los hombres afectados.

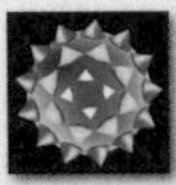

FACTORES ETIOLÓGICOS: el descenso anómalo de los testículos suele ser un trastorno idiopático aislado del desarrollo. Rara vez puede asociarse con otras anomalías congénitas.

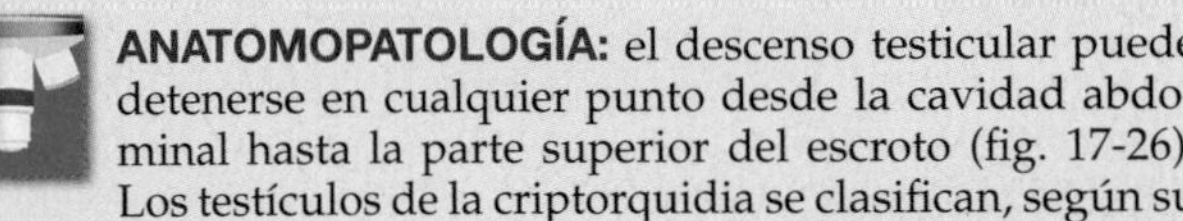

ANATOMOPATOLOGÍA: el descenso testicular puede detenerse en cualquier punto desde la cavidad abdominal hasta la parte superior del escroto (fig. 17-26). Los testículos de la criptorquidia se clasifican, según su localización, en **abdominales, inguinales o escrotales superiores**. En raras ocasiones, los testículos se localizan en lugares inusuales, como el perineo o la pantorrilla.

Los testículos de la criptorquidia son más pequeños de lo normal incluso a una edad temprana, y las diferencias entre los testículos afectados y los no afectados aumentan con la edad. Los testículos afectados son firmes y muestran fibrosis.

La histología de los testículos de la criptorquidia varía con la edad. En la infancia y la niñez temprana, los túbulos seminíferos de los testículos afectados son más pequeños, con menos células germinales de lo normal. Los testículos pospuberales también muestran una disminución de la cantidad de células germinales, y la espermatogenia se limita a una minoría de túbulos. Se observa engrosamiento hialino de las membranas basales tubulares y fibrosis prominente del estroma (fig. 17-27). Finalmente, los túbulos pierden las células espermatogénicas y quedan totalmente hialinizados. La **orquiopexia** (colocación quirúrgica de un testículo en el escroto) realizada en la niñez o tras la pubertad no impide la pérdida de epitelio y túbulos seminíferos; tanto los testículos sin tratamiento como los recolocados no muestran signos de espermatogenia en la mitad de los casos. Algunos testículos de la criptorquidia adultos (2%) contienen células germinales atípicas que corresponden a un carcinoma *in situ*. Tienen el potencial de evolucionar a tumores malignos de células germinales.

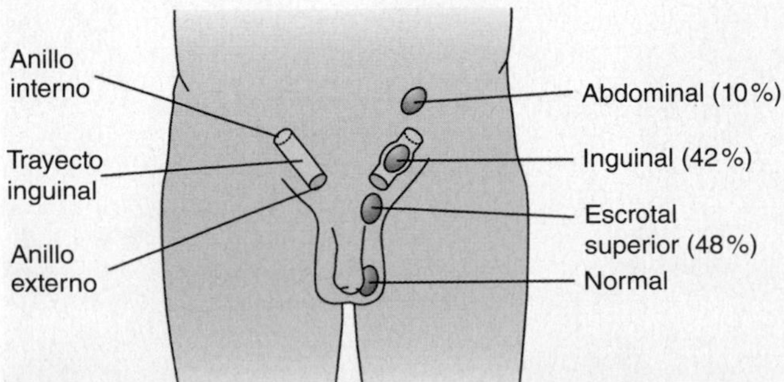

FIGURA 17-26. Criptorquidia. En la mayoría de los casos, el testículo tiene una ubicación escrotal superior. Puede quedar retenido también en el trayecto inguinal y, rara vez, en la cavidad abdominal.

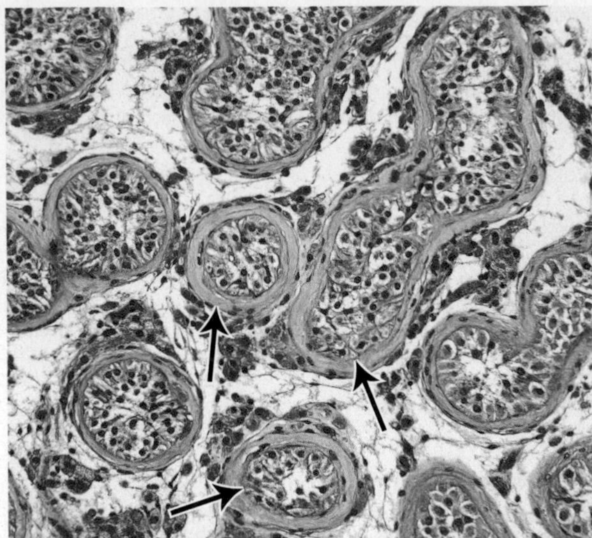

FIGURA 17-27. Criptorquidia. Vista microscópica de un testículo retirado de un hombre pospuberal con criptorquidia. Se observa una membrana basal hialinizada y muy engrosada (*flechas*) de túbulos seminíferos, sin evidencia de espermatogenia.

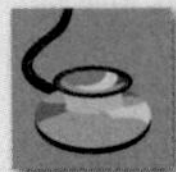

CARACTERÍSTICAS CLÍNICAS: la importancia clínica de los testículos no descendidos incluye una mayor incidencia de **esterilidad** y **neoplasia de células germinales**. Todos los hombres con criptorquidia bilateral presentan azoospermia y son estériles.

En el 40% de los casos, la criptorquidia unilateral se asocia a **oligospermia**, que se define como un recuento de espermatozoides inferior a 20 millones/mL. Aunque la oligospermia reduce la fecundidad, la mayoría de los hombres con un testículo normal pueden engendrar hijos. La orquiopexia realizada en la infancia o después de la pubertad no afecta el recuento de espermatozoides. La mayoría de los urólogos recomiendan la orquiopexia entre los 6 meses y el año de edad, pero no está claro que esto mejore el recuento final de espermatozoides.

La criptorquidia se relaciona con un riesgo entre 20 y 40 veces mayor de cáncer testicular. A la inversa, el 10% de los pacientes con neoplasia de células germinales tienen testículos no descendidos. Los testículos intraabdominales presentan mayor riesgo que los retenidos en el canal inguinal; a su vez, los testículos inguinales presentan mayor riesgo que los elevados al escroto. Los testículos contralaterales, normalmente descendidos, también corren un riesgo aproximadamente cuatro veces mayor que en los hombres normales. Por desgracia, la orquiopexia no reduce el riesgo de cáncer.

ANOMALÍAS DE LA DIFERENCIACIÓN SEXUAL

Los trastornos de la gonadogenia y la formación de órganos genitales externos, y también el desarrollo de características sexuales secundarias, pueden relacionarse con:

- Sexo genético: presencia o ausencia de cromosomas X e Y
- Sexo gonadal: presencia o ausencia de testículos u ovarios
- Sexo genital: aspecto de los órganos genitales externos
- Orientación sexual psicosocial

En la tabla 17-5 se enumeran diversas afecciones. Algunas de estas, como los síndromes de Klinefelter y Turner, se tratan en el capítulo 6.

***HERMAFRODITISMO**: este raro trastorno del desarrollo se caracteriza por genitales ambiguos en alguien que tiene gónadas masculinas y femeninas.* Las gónadas pueden transformarse en ovotestículos (combinación de ovario y testículo) o una gónada puede ser un testículo y la otra un ovario. La mitad de estos pacientes tie-

TABLA 17-5
TRASTORNOS DE DIFERENCIACIÓN SEXUAL

Anomalías de los cromosomas sexuales
Síndrome de Klinefelter y sus variantes
Síndrome de Turner, varones 46,XX
Defectos de gen único
Síndromes suprarrenogenitales
Síndromes de insensibilidad a los andrógenos
Deficiencia de sustancia inhibidora mülleriana
Efectos hormonales prenatales
Hormonas exógenas durante el embarazo
Tumores maternos no productores de hormona
Afecciones idiopáticas
Hermafroditismo
Disgenesia gonadal

nen un cariotipo femenino (46,XX). El resto son hombres genéticos (46,XY) o mosaicos, o tienen un cromosoma sexual ausente (45,X).

SEUDOHERMAPRODITISMO FEMENINO: ***puede producirse la virilización de genitales externos en hembras genéticas (46,XX) que tienen ovarios normales y órganos genitales femeninos internos.*** La vulva puede presentar fusión en forma de pliegues escrotales. Suele acompañarse de clitoromegalia. Este fenotipo se observa con mayor frecuencia en el síndrome suprarrenogenital provocado por deficiencia de 21-hidroxilasa (*v.* cap. 21). La falta de la enzima conduce a un exceso de producción de andrógenos en las glándulas suprarrenales durante la vida fetal, y en el nacimiento se observan genitales ambiguos. El exceso de andrógenos en una mujer embarazada puede tener los mismos efectos sobre los genitales externos del neonato en el útero.

El cariotipo 46,XX se encuentra en 1 de 25 cada pacientes con signos clásicos de síndrome de Klinefelter. Estos hombres 46,XX llevan el *locus* de la región determinante del sexo del cromosoma Y (SRY) sobre uno de sus cromosomas X. Se desconoce cómo se produce esta translocación.

SEUDOHERMAPRODITISMO MASCULINO: ***un espectro de trastornos congénitos afecta a personas genéticamente masculinas que presentan el cariotipo normal 46,XY.*** Las gónadas son testículos criptorquídicos, pero los genitales externos tienen apariencia femenina o femenina ambigua con signos de virilización. Se produce seudohermafroditismo masculino con mayor frecuencia en **síndromes de insensibilidad a los andrógenos** debido a una deficiencia congénita del receptor de andrógenos, que también se conoce como **síndrome de feminización testicular**.

ESTERILIDAD MASCULINA

La esterilidad se define empíricamente como la incapacidad de concebir tras 1 año de actividad coital con la misma pareja sexual sin anticonceptivos. Alrededor del 15% de las parejas no tiene hijos en Estados Unidos, pero la verdadera prevalencia de la esterilidad es difícil de evaluar por factores de confusión relacionados con la cultura y la sociedad. El hombre es estéril en el 20% de las parejas, la mujer en el 40% y ambos miembros, en el 20%. En el 20% restante de las parejas estériles no puede identificarse ninguna causa aparente. Las causas de la esterilidad masculina se enumeran en la tabla 17-6 y se ilustran en la figura 17-28.

Las **causas supraarticulares de esterilidad** afectan aspectos hormonales y metabólicos de la espermatogenia. Los mejores ejemplos

TABLA 17-6
CAUSAS DE ESTERILIDAD MASCULINA

Causas supratesticulares
Trastornos del eje hipotalámico-hipófiso-gonadal
Enfermedad endocrina de las glándulas suprarrenales y la tiroides; diabetes
Trastornos metabólicos
Enfermedades de órgano mayor (p. ej., enfermedades renales, hepáticas y cardiopulmonares)
Infecciones crónicas y enfermedades debilitantes (p. ej., tuberculosis, síndrome de inmunodeficiencia adquirida)
Abuso de drogas y sustancias
Causas testiculares
Idiopáticas: hipoespermatogenia o azoospermia
Del desarrollo (criptorquidia, disgenesia gonadal)
Afecciones genéticas (p. ej., síndrome de Klinefelter)
Orquitis (inmunitaria e infecciosa)
Lesión testicular yatrógena (radiaciones, fármacos citotóxicos)
Traumatismo de los testículos y lesión quirúrgica
Ambientales (posiblemente, fitoestrógenos)
Causas postesticulares
Anomalías congénitas de conductos excretores
Inflamación y tejido cicatricial en conductos excretores
Lesiones yatrógenas o postraumáticas de conductos excretores

son las lesiones del área hipotalámico-hipofisaria. La esterilidad puede ser consecuencia de la transección del tallo hipofisario, la destrucción del hipotálamo por un tumor cerebral o la presión sobre la hipófisis por un craneofaringioma. Un tumor hipofisario secretor de prolactina (prolactinoma) puede actuar como una lesión masiva que destruye las células hipofisarias secretoras de gonadotropina o comprime el tallo hipofisario. También secreta prolactina, que inhibe la espermatogenia.

La **esterilidad testicular**, la variedad más frecuente de esterilidad masculina, está relacionada con cambios anatomopatológicos en los testículos. Una investigación de esterilidad masculina (andrológica) incluye examen urológico, ecografía, análisis de semen, estudios hormonales y, en algunos casos, biopsia testicular.

La **esterilidad postesticular** se refiere a la obstrucción de los conductos excretores a través de los cuales los espermatozoides llegan a la uretra. Las causas son infecciones crónicas del epidídimo o el conducto deferente, traumatismos previos y atresia congénita.

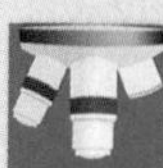

ANATOMOPATOLOGÍA: las alteraciones morfológicas detectables en un muestra de biopsia testicular que permiten identificar la causa de la esterilidad incluyen:

- La **inmadurez de los túbulos seminíferos** se observa en el hipogonadismo hipogonadotrópico causado por enfermedades hipofisarias o hipotalámicas (fig. 17-29). Los túbulos seminíferos no muestran espermatogenia y se asemejan a los de los testículos prepuberales.
- La **disminución de la espermatogenia (hipoespermatogenia)** se produce en varias enfermedades sistémicas y endocrinas,

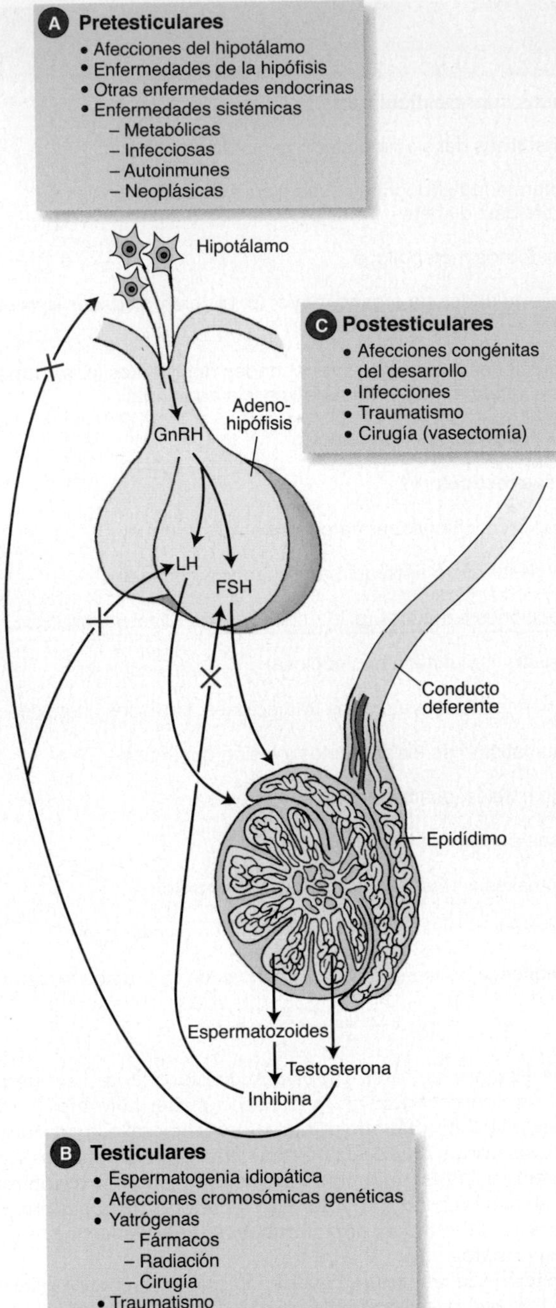

FIGURA 17-28. Causas de esterilidad masculina. A. Esterilidad pretesticular. **B.** Esterilidad testicular. **C.** Esterilidad postesticular (obstructiva). *FSH*, folitropina; *GnRH*, hormona liberadora de gonadotropina; *LH*, lutropina.

como la malnutrición y el sida. La hipospermatogenia también se da en testículos con criptorquidia y tras la vasectomía.

- La **detención de la maduración de las células germinales** suele ser idiopática. Puede producirse en cualquier fase de la maduración.
- La **aplasia de células germinales** (síndrome de «células de Sertoli exclusivas») es sobre todo idiopática (fig. 17-30). En algunos pacientes se ha identificado una mutación genética subyacente que implica deleciones en la región del cromosoma Y correspondiente al factor de azoospermia. También puede observarse en lesiones tóxicas e inducidas por fármacos del epitelio seminífero.
- La **orquitis** está causada por virus (p. ej., paperas) o enfermedades autoinmunitarias.

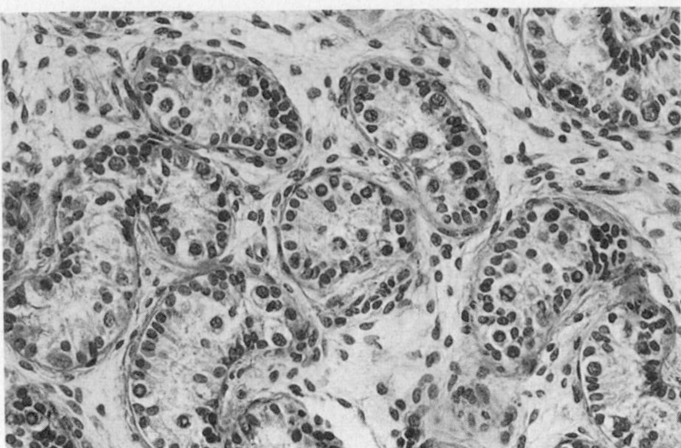

FIGURA 17-29. Hipogonadismo hipogonadotrópico. El testículo de este hombre de 25 años está formado por túbulos seminíferos inmaduros similares a los que se ven en jóvenes prepuberales.

- Las **fibrosis peritubulares y tubulares** pueden estar relacionadas con trastornos congénitos, como la criptorquidia, o con una infección, isquemia o radiación previas (fig. 17-31).

EPIDIDIMITIS

La epididimitis es una inflamación aguda o crónica del epidídimo, en general causada por bacterias.

La ***epididimitis bacteriana*** en hombres jóvenes se produce con mayor frecuencia de forma aguda como complicación de una gonorrea o como una infección por *Chlamydia* adquirida por vía sexual. Se caracteriza por inflamación supurativa (fig. 17-32). En hombres mayores, el agente causal más común es *E. coli*, que se adquiere a través de infecciones asociadas de las vías urinarias. El paciente presenta dolor y sensibilidad intraescrotales, con o sin fiebre recurrente. La epididimitis de origen reciente muestra los datos característicos usuales de la inflamación aguda. La epididimitis crónica persistente evoluciona con acumulación de células plasmáticas, macrófagos y linfocitos y, en último término, obstrucción fibrótica de los conductos infectados. La epididimitis gonorreica es causa común de esterilidad masculina.

La **epididimitis tuberculosa** es actualmente infrecuente y suele asociarse a tuberculosis pulmonar y renal establecidas. Se manifiesta por un aumento palpable del tamaño del epidídimo y un abombamiento de los conductos deferentes causado por granulomas caseosos confluentes.

Los **granulomas espermáticos** se deben a una respuesta inflamatoria intensa ante los espermatozoides que buscan el camino hacia el intersticio del epidídimo. La rotura traumática de los conductos epididimarios puede desempeñar cierto papel. Los pacientes pre-

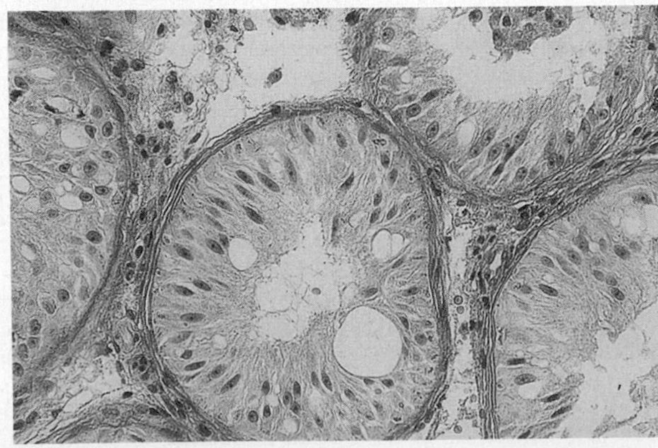

FIGURA 17-30. Aplasia de células germinales (síndrome de células de Sertoli únicamente). Los túbulos seminíferos están recubiertos de células de Sertoli y no contienen células germinales

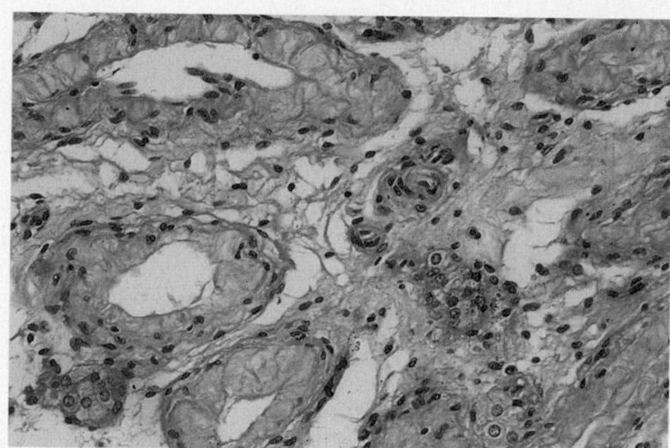

FIGURA 17-31. Atrofia tubular posradiación testicular. Los túbulos seminíferos están hialinizados y no hay pruebas de espermatogenia.

sentan dolor e inflamación del escroto que con frecuencia dura semanas o meses. El epidídimo presenta un infiltrado mixto de células inflamatorias con numerosos fragmentos de espermatozoides extravasados y fagocitosis de espermatozoides por macrófagos. Finalmente, la inflamación da lugar a una fibrosis intersticial, a la obstrucción de los conductos y a esterilidad.

ORQUITIS

La orquitis es una inflamación aguda o crónica de los testículos. Puede producirse como parte de una epididimoorquitis, normalmente causada por una infección ascendente, o como una inflamación testicular aislada. Esta última suele deberse a la diseminación hematógena de agentes patógenos, pero también puede ser de origen autoinmunitario.

- La **orquitis bacteriana gramnegativa** es la forma más frecuente de la enfermedad. A menudo es secundaria a una infección urinaria y suele estar relacionada con la presencia de epididimitis. La infección también puede manifestarse como un absceso intratesticular o como supuración peritesticular y fibrosis.
- La **orquitis sifilítica** presenta dos formas: *(1)* inflamación intersticial perivascular, con células plasmáticas, linfocitos y macrófagos; o *(2)* inflamación granulomatosa (gomas).
- La **orquitis por paperas** se produce en el 20% de los hombres que desarrollan paperas, pero la vacunación generalizada contra la enfermedad redujo la incidencia de esta afección. La infección viral se caracteriza por dolor testicular e inflamación gonadal, casi siempre unilateral. La inflamación intersticial conduce a la destrucción y la pérdida del epitelio seminífero (fig. 17-33).
- La **orquitis granulomatosa** de causa desconocida es una afección poco frecuente en los hombres de mediana edad, que se presenta de forma aguda, con aumento doloroso del tamaño de los testículos, o de forma gradual, como una induración testicular. Presenta granulomas no caseificantes, pero sin organismos ni restos de esperma que puedan actuar como agentes causales. Un número variable de túbulos seminíferos quedan destruidos por el proceso inflamatorio, que se considera una reacción de hipersensibilidad de tipo IV (mediada por células).
- La **malacoplaquia** testicular presenta las mismas características microscópicas y presumiblemente la misma histogenia que la malacoplaquia en otros lugares. Suele estar relacionada con la infección por *E. coli*.

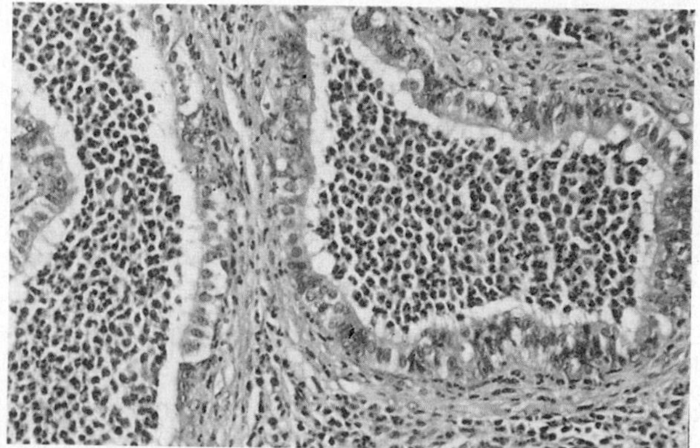

FIGURA 17-32. Epididimitis bacteriana. Los conductos epididimarios contienen numerosos leucocitos polimorfonucleares.

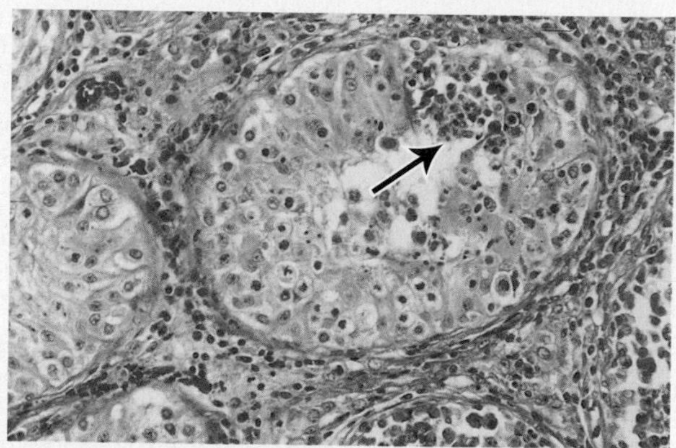

FIGURA 17-33. Orquitis viral. Los espacios intersticiales están infiltrados por células mononucleares que se derraman en focos hacia la luz de los túbulos seminíferos *(flecha)*. Obsérvese que la inflamación tiene una espermatogenia normal interrumpida y que los túbulos seminíferos no contienen espermatozoides.

TUMORES TESTICULARES

Los tumores testiculares representan menos del 1% de todos los cánceres masculinos. Más del 90% de estos tumores se caracterizan por:

- Diagnóstico entre 25 y 45 años
- Neoplasias de origen germinal
- Neoplasias de origen estromal del cordón sexual
- Curable mediante combinación de cirugía y quimioterapia
- Marcador citogenético, es decir, el isocromosoma p12
- En primer lugar, metástasis a nódulos linfáticos abdominales periaórticos

Los dos grupos principales de tumores invasivos de células germinales testiculares son el seminoma y los tumores no seminomatosos. Los segundos incluyen el carcinoma embrionario, el tumor del saco vitelino, el coriocarcinoma y el teratoma.

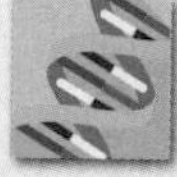

PATOGENIA MOLECULAR: se desconoce la etiología de estos tumores. Sin embargo, factores intrínsecos y ambientales pueden predisponer a desarrollar tumores testiculares de células germinales.

Existe una variación geográfica en la incidencia del cáncer testicular. La mayor incidencia se da en Dinamarca, Suecia y Noruega, pero es baja en Finlandia y los países del sur de Europa. Los tumores testiculares son cinco veces más frecuentes entre los estadounidenses de ascendencia europea que en los de origen africano. A diferencia del adenocarcinoma prostático, este patrón de incidencia no cambia con la migración. Se han documentado cánceres testiculares familiares, pero son poco frecuentes.

La mayoría de los tumores de células germinales testiculares pospuberales muestran ganancias totales o parciales en el brazo corto del cromosoma 12 (12p). Hasta el 80% de los tumores de células germinales presentan una mutación isocromosómica 12p, i(12p), que consiste en la pérdida simultánea de 12q y la ganancia de 12p. Otros factores de riesgo conocidos son las alteraciones del desarrollo gonadal, como la **criptorquidia**, el **síndrome de insensibilidad a los andrógenos**, los **síndromes intersexua-**

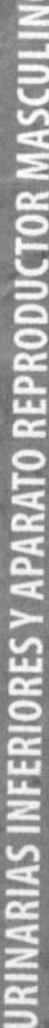

les, la **disgenesia gonadal** y los **antecedentes de tumor de células germinales**. En estas situaciones, se cree que factores intrínsecos y/o ambientales retrasan o bloquean la maduración de las células germinales primordiales o gonocitos, lo que causa esterilidad y favorece el desarrollo de tumores de células germinales. Las células germinales primordiales muestran un perfil de expresión génica similar al de las células germinales malignas, y son, desde el punto de vista morfológico, similares a las células del seminoma. Las células de carcinoma embrionario también comparten similitudes significativas con las células madre embrionarias humanas.

Estas células germinales con diferenciación subóptima se convierten posteriormente en lesiones precursoras de tumores testiculares de células germinales, bajo la denominación de **neoplasia de células germinales *in situ*** (**NCGIS**); esta consiste en células germinales malignas indiferenciadas confinadas a los túbulos seminíferos. La NCGIS se observa en el 2% al 4% de los pacientes con criptorquidia. De forma similar a los tumores invasivos de células germinales, la NCGIS también se asocia a i(12p). La NCGIS también puede evolucionar hacia lesiones precursoras intermedias y constituir así formas intratubulares de seminoma o carcinoma embrionario, antes de que se establezca la enfermedad invasiva. El seminoma y el carcinoma embrionario contienen células madre pluripotentes primitivas que pueden diferenciarse en tejido somático o extraembrionario y formar tumores mixtos de células germinales, teratomas, tumores del saco vitelino o coriocarcinomas (fig. 17-34).

La NCGIS no se encuentra en testículos que albergan tumores espermatocíticos (seminoma espermatocítico), teratomas de testículos prepuberales o tumores del saco vitelino de la infancia. Más bien, se cree que estas últimas neoplasias se desarrollan directamente a partir de células germinales alteradas sin una fase *in situ*.

Es posible que algunas células germinales primordiales migratorias no encuentren su camino hacia los túbulos seminíferos durante la organigenia testicular fetal y que se conviertan en progenitoras de tumores del saco vitelino y teratomas. Estas células «mal colocadas» también pueden dar lugar a tumores extragonadales de células germinales de la línea media en el retroperitoneo, la región sacra, el mediastino anterior y la zona de la glándula pineal.

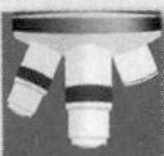

ANATOMOPATOLOGÍA: en el terreno histogenético, los tumores testiculares se clasifican de acuerdo con sus células de origen en varios grupos (tabla 17-7).

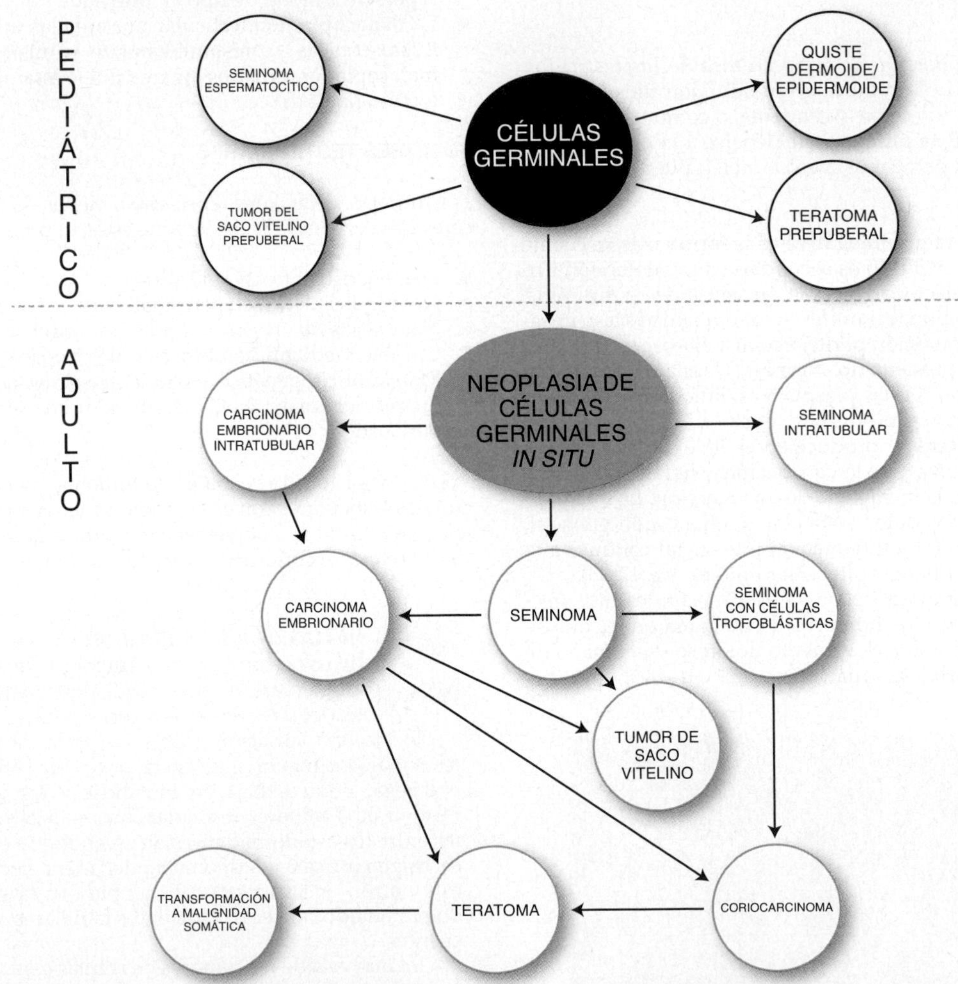

FIGURA 17-34. Vías de neoplasia testicular de células germinales. Los tumores pediátricos y el tumor espermatocítico derivan de células germinales y no se asocian a neoplasia de células germinales *in situ*. Los tumores testiculares de células germinales en adultos pueden clasificarse como seminomas (40%) o tumores no seminomatosos de células germinales (35%), y están precedidos por un estadio de carcinoma *in situ* conocido como neoplasia de células germinales *in situ*. El seminoma y el carcinoma embrionario pueden dar lugar a una variedad de otros tumores de células germinales. En el 15% de los casos, elementos seminomatosos se entremezclan con tumores no seminomatosos de células germinales y formar tumores mixtos de células germinales de testículo, epidídimo y estructuras relacionadas. Los tumores originados en las células del estroma del cordón sexual (tumores de las células de Leydig y Sertoli) representan el 5% de los tumores testiculares. Los tumores del epidídimo, del revestimiento mesotelial de la túnica vaginal (tumores adenomatoides) y las metástasis son poco frecuentes.

TABLA 17-7
TUMORES TESTICULARES

Tumores de células germinales (90 %)
Seminoma (40-50 %)
Tumores no seminomatosos de células germinales Carcinoma embrionario (5 %) Coriocarcinoma (<1 %)
Tumores mixtos de células germinales (30–50 %)
Teratoma (1 %)
Tumor espermatocítico (1 %)
Tumor de saco vitelino en la lactancia (2 %)
Tumores de células del cordón sexual (5 %)
Tumores de células de Leydig (60 %)
Tumores de células de Sertoli (40 %)
Metástasis (2 %)
Otros tumores poco frecuentes (3 %)

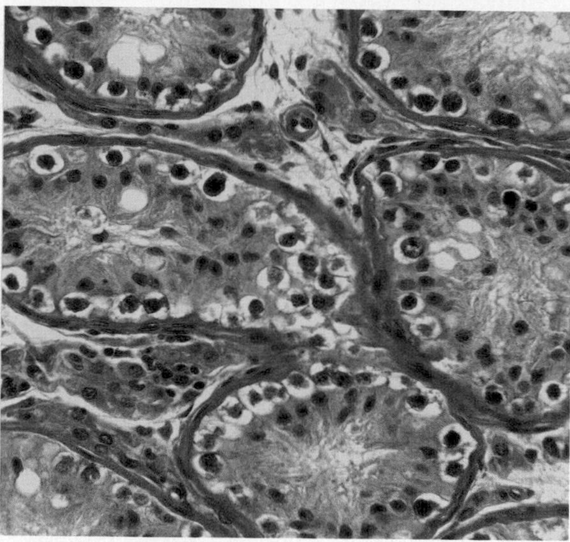

FIGURA 17-35. Neoplasia de células germinales *in situ* (NCGIS). Los túbulos seminíferos no demuestran signos de espermatogenia y, en vez de ello, contienen células atípicas de gran tamaño, lo que indica una neoplasia de células germinales *in situ*.

La neoplasia de células germinales *in situ* es un carcinoma testicular *in situ*

La NCGIS representa una forma preinvasiva de tumores de las células germinales.

EPIDEMIOLOGÍA: la NCGIS puede observarse como *(1)* un cambio histológico focal aislado en el 2 % de los testículos con criptorquidia o biopsias testiculares realizadas por esterilidad, *(2)* carcinoma *in situ* generalizado adyacente a casi todos los tumores invasivos de células germinales, y *(3)* lesiones en el 5 % de los testículos contralaterales en pacientes sometidos a orquiectomía por un tumor testicular de células germinales.

ANATOMOPATOLOGÍA: la NCGIS se produce en una distribución irregular, que suele afectar menos del 10 % al 30 % de los túbulos. Los túbulos seminíferos que albergan esta lesión tienen membranas basales gruesas y no contienen espermatozoides. Las células germinales normales son reemplazadas por células neoplásicas ampliamente adheridas a la lámina basal (fig. 17-35).

Las células tumorales de la NCGIS se parecen a las espermatogonias o a las células germinales fetales, pero son mucho más grandes y tienen núcleos centrales poliploides con cromatina finamente dispersa y nucléolos prominentes. Su citoplasma es abundante y su aspecto claro refleja la presencia de una cantidad considerable de glucógeno. El contenido de ADN nuclear está aumentado, lo que indica que las células son triploides. Las membranas plasmáticas son distintas. Al igual que las células germinales fetales, estas células expresan fosfatasa alcalina de tipo placentario (PLAP) y CD117 en su superficie, así como OCT3/4 en su núcleo. El factor de transcripción OCT3/4 es un marcador fiable de los núcleos de las células de la NCGIS.

CARACTERÍSTICAS CLÍNICAS: la NCGIS se considera un precursor de carcinoma invasivo, pero el ritmo de desarrollo de este segundo es impredecible. La mitad de los hombres con NCGIS desarrolla cáncer invasivo en 5 años y el 70 %, en 7 años. En los hombres con esterilidad y antecedentes de criptorquidia, la NCGIS puede permanecer sin cambios durante 5 a 10 años, tras lo cual las células neoplásicas adquieren propiedades invasivas, penetran en las membranas basales tubulares y dan lugar a tumores malignos infiltrantes. El diagnóstico de NCGIS en la biopsia testicular justifica la realización de una orquiectomía profiláctica.

Los seminomas contienen células monomorfas que se asemejan a las espermatogonias

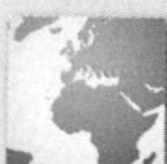

EPIDEMIOLOGÍA: los seminomas son el cáncer testicular más frecuente y representan el 40 % de todos los tumores de células germinales. Su incidencia máxima se sitúa entre los 30 y los 40 años. Los seminomas nunca se han encontrado en niños prepuberales, excepto en aquellos con gónadas disgenéticas.

ANATOMOPATOLOGÍA: los seminomas son masas sólidas, turgentes y firmes como el caucho que habitualmente están bien delimitadas del tejido normal, que puede estar comprimido, atrófico o fibrótico. Al corte transversal, los tumores son lobulados y tienen un color amarillento bronceado o grisáceo (fig. 17-36). Las áreas de necrosis o hemorragias son infrecuentes, pero pueden presentarse en los tumores grandes.

Al microscopio, un seminoma equivale a un **disgerminoma ovárico** (*v.* cap. 18). El tumor presenta una sola población de células poligonales uniformes con núcleos vesiculares de ubicación central. El amplio citoplasma puede tener aspecto pálido y eosinófilo o ser transparente en cortes histológicos estándar porque contiene grandes cantidades de glucógeno y algo de lípidos. Las células tumorales están ordenadas como nidos o capas separadas por tabiques fibrosos infiltrados con linfocitos, células plasmáticas y macrófagos. En ocasiones, los tabiques contienen granulomas con células gigantes. Las células tumorales invaden el parénquima testicular, pero también se diseminan a través de los túbulos seminíferos hacia el área testicular. En general, la invasión del epidídimo se presenta en etapas posteriores de la enfermedad, a menudo antes de la diseminación a los nódulos linfáticos abdominales.

Las células del seminoma se parecen a espermatogonias inmaduras. Al igual que las espermatogonias fetales y las células germinales primordiales del feto, expresan fosfatasa alcalina placentaria en la membrana plasmática. Desde el punto de vista

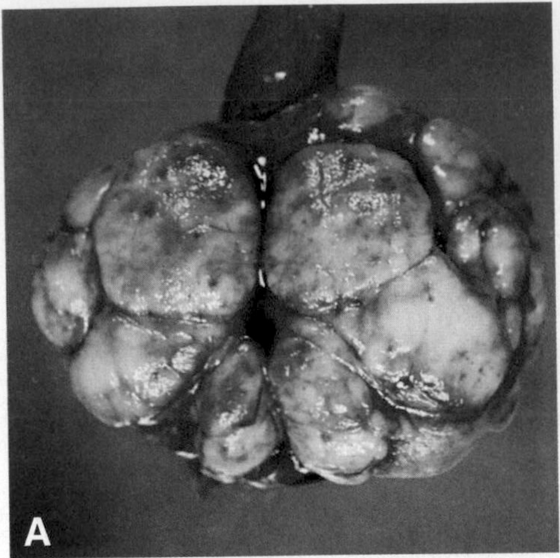

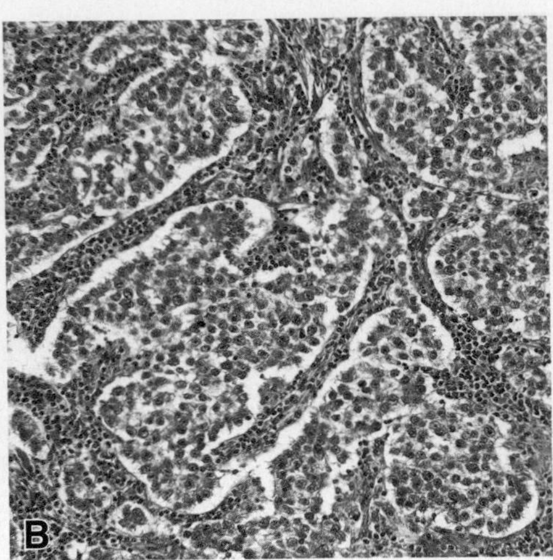

FIGURA 17-36. Seminoma. A. La superficie de corte de este tumor nodular es bronceada y abultada, lo que refleja el hecho de que el tumor es firme e impermeable. **B.** Grupos de células tumorales rodeados por tabiques fibrosos infiltrados por linfocitos. Las células tumorales tienen núcleos vesiculares, que son de tamaño mucho mayor que los pequeños núcleos redondos de los linfocitos.

inmunohistoquímico, las células del seminoma también reaccionan con anticuerpos a c-KIT (CD117) y a los factores de transcripción OCT3/4, los cuales son marcadores fiables de este tumor.

Desde el punto de vista anatomopatológico se reconocen dos subtipos de seminoma: *(1)* **seminoma con células sincitiotrofoblásticas gigantes** y *(2)* **seminoma anaplásico**. El primer subgrupo incluye el 20% de los tumores que contienen células sincitiotrofoblásticas. Estas células gigantes multinucleadas se demuestran mejor con anticuerpos a gonadotropina coriónica humana (hCG). Aunque secretan hCG, las concentraciones sanguíneas de hCG suelen encontrarse por debajo de los límites de detección. Cerca del 5% de los seminomas presenta actividad mitótica eleveda y pleomorfismo nuclear y se clasifica como **seminoma anaplásico**. Sin embargo, a pesar de las diferencias patológicas, no existen diferencias clínicas significativas entre los seminomas clásicos y estas dos variantes tumorales microscópicas.

CARACTERÍSTICAS CLÍNICAS: los seminomas suelen ser masas escrotales de crecimiento progresivo. A menudo se diagnostican mediante orquiectomía cuando aún son curables, con o sin disección de los nódulos linfáticos abdominales. Son muy radiosensibles, y la radioterapia es importante para tratar los tumores que no se curan solo con cirugía. En estadios avanzados de diseminación, la quimioterapia puede ser curativa. ***La tasa de curación de todos los subtipos histológicos de seminoma es actualmente superior al 90%.***

El **tumor espermatocítico**, antes conocido como seminoma espermatocítico, es un tumor poco frecuente, que, a pesar de su nombre original, no guarda relación con el seminoma clásico. Se trata de tumores benignos en hombres de más de 40 años. No se asocian a NCGIS y no provocan reacciones linfocíticas. Los tumores espermatocíticos contienen tres tipos celulares descritos: células grandes, pequeñas e intermedias. Estas células no expresan los marcadores típicos del seminoma. La orquiectomía es curativa.

Los tumores no seminomatosos de células germinales pueden derivar de NCGIS, células embrionarias o seminoma

Los tumores de células germinales no seminomatosos (TNSCG) de testículo incluyen varias entidades, dos de las cuales constituyen la mayoría de los casos: *(1)* carcinoma embrionario puro y *(2)* **tumor mixto de células germinales**, en el que una sola masa presenta cualquier combinación de más de un tipo de tumor de células germinales. Por tanto, puede observarse cualquier combinación de seminoma, teratoma, carcinoma embrionario, tumor del saco vitelino y coriocarcinoma. De hecho, hasta una tercera parte de los tumores testiculares de células germinales presentan tanto elementos seminomatosos como no seminomatosos. Estos tumores se tratan clínicamente como neoplasias no seminomatosas, aunque contengan un componente de seminoma. Los otros TNSCG, **el coriocarcinoma puro** y **el carcinoma puro del saco vitelino del testículo** adulto, son poco frecuentes.

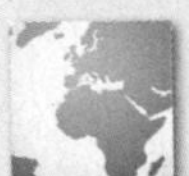

EPIDEMIOLOGÍA: los TNSCG constituyen el 55% de todos los tumores testiculares de células germinales. El resto de los tumores de este grupo son extremadamente raros. Al igual que los seminomas, los TNSCG tienen una incidencia máxima entre la tercera y cuarta décadas. En el momento del diagnóstico, estos pacientes suelen ser algo más jóvenes que los que padecen seminomas.

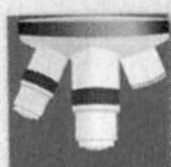

ANATOMOPATOLOGÍA: los TNSCG varían en tamaño y forma. Pueden ser sólidos o parcialmente quísticos. Las áreas sólidas varían del blanco al amarillo y al rojo, lo que indica que están compuestas por células tumorales viables, focos de necrosis y hemorragia, respectivamente (fig. 17-37).

La histología de los NSGCT es muy variable. Los carcinomas embrionarios puros contienen exclusivamente células de carcinoma embrionario indiferenciado similares a las observadas en embriones en estadio previo al implante (fig. 17-38). Dado que las células tumorales tienen poco citoplasma, sus núcleos hipercromáticos, desproporcionadamente grandes parecen superponerse. Las células del carcinoma embrionario pueden crecer como capas

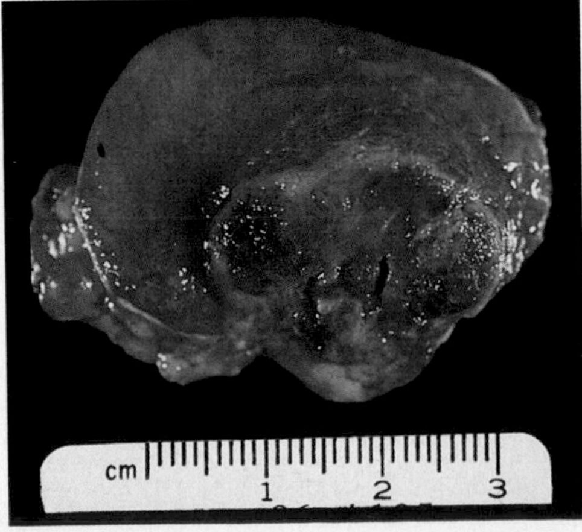

FIGURA 17-37. Tumor testicular de células germinales no seminomatoso. La superficie de corte de este tumor testicular de 1.5 cm muestra una considerable heterogeneidad, y varía de blanco a rojo oscuro.

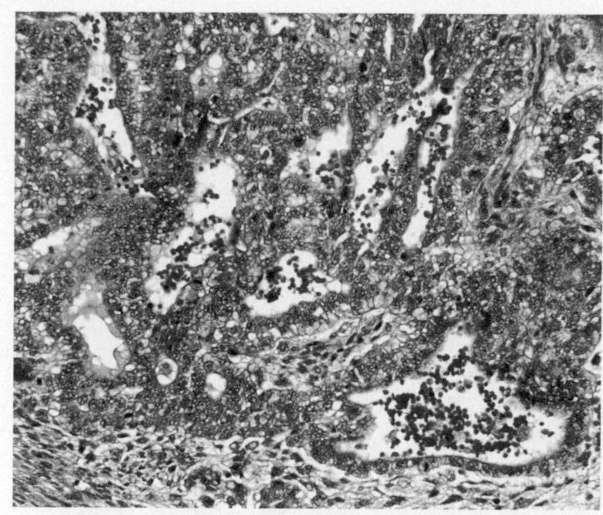

FIGURA 17-38. Componente de carcinoma embrionario de un tumor no seminomatoso de células germinales. Como estas células indiferenciadas tienen citoplasma escaso, sus núcleos hipercromáticos proporcionan un color azulado en las secciones teñidas. Los núcleos aparecen agrupados y muestran apariencia de estar superpuestos. Las células forman cordones y láminas que rodean canales vasculares dilatados rellenos de eritrocitos.

sólidas y anchas, cordones, túbulos similares a glándulas y ácinos, y a veces pueden incluso revestir estructuras papilares. Son frecuentes las mitosis y las células apoptóticas. Los carcinomas embrionarios invaden el testículo, el epidídimo y los vasos sanguíneos, y hacen metástasis en los nódulos linfáticos abdominales, los pulmones y otros órganos. Los carcinomas embrionarios, al igual que los seminomas, reaccionan con anticuerpos frente a PLAP y OCT3/4. A diferencia de los seminomas y otros tumores, expresan citoqueratinas y CD30, pero no c-KIT (CD117).

En otros casos, las células del carcinoma embrionario se diferencian en las tres capas germinales embrionarias (ectodermo, mesodermo y endodermo), con formación de elementos hísticos somáticos de desarrollo adulto (maduro) o fetal (inmaduro) (figs. 17-39 y 17-40). Estos tumores se denominan **teratomas**. El ectodermo se diferencia en piel, sistema nervioso central, células pigmentarias de la retina y otros tejidos relacionados. El mesodermo da lugar a músculo liso y estriado, cartílago y hueso. El endodermo forma tejido intestinal, epitelio bronquial, glándulas salivales, etc. Los teratomas pueden contener proporciones variables de diferentes tejidos derivados de estas tres capas de células germinales (figs. 17-39A y 17-40). Es frecuente encontrar juntos elementos tanto inmaduros como maduros.

Los **quistes epidermoides** y los **quistes dermoides** son subtipos de teratomas en los que solo están presentes elementos ectodérmicos, sin evidencia de otros tumores de células germinales, NCGIS o tejido somático inmaduro. Los quistes epidermoides están revestidos por epitelio escamoso queratinizado, y los quistes dermoides están revestidos por epitelio escamoso queratinizado y contienen unidades pilosebáceas. Pueden desarrollarse **teratomas malignos** si alguno de los elementos somáticos sufre una transformación maligna, en cuyo caso pueden dar lugar a carcinomas de células escamosas, adenocarcinomas o sarcomas. Los derivados extraembrionarios de las células del carcinoma embrionario dan lugar al epitelio coriónico (citotrofoblasto y sincitiotrofoblasto) y al epitelio similar al saco vitelino. Estos complejos tumores están compuestos por células embrionarias malignas indiferenciadas, y sus derivados somáticos y extraembrionarios son **teratocarcinomas** o **teratomas malignos**.

Los tumores que contienen citotrofoblastos y sincitiotrofoblastos altamente malignos, presentan sobrecrecimiento de otros elementos y están compuestos por un único tipo tumoral que se clasifican como **coriocarcinomas** (fig. 17-39A,C). Del mismo modo, losclones de epitelio maligno del saco vitelino producen el **carcinoma del saco vitelino** (fig. 17-39B). Los tumores del saco vitelino se componen de células dispuestas en estructuras que recuerdan a partes del saco vitelino fetal. El diagnóstico se basa en el reconocimiento de múltiples patrones tumorales microscópicos y **cuerpos glomeruloides de Schiller-Duval** (fig. 17-41). Estos tumores neonatales se asemejan a los elementos del saco vitelino en los NSGCT. A diferencia de los seminomas, los NSGCT suelen contener componentes del saco vitelino y sincitiotrofoblásticos.

CARACTERÍSTICAS CLÍNICAS: la mayoría de los NSGCT se presentan como masas testiculares. Suelen crecer más rápidamente que los seminomas, y metastatizan con mayor facilidad y diseminación. Por tanto, en algunos NSGCT, las metástasis pueden ser el primer signo clínico aparente de la neoplasia.

Los tumores testiculares son raros en hombres prepuberales

TERATOMAS: en los primeros 4 años de vida, la mayoría de las neoplasias testiculares son tumores del saco vitelino, que aparecen principalmente en niños menores de 2 años. Los teratomas benignos son el tumor testicular más frecuente entre los 4 y los 12 años. Los teratomas puros comprenden aproximadamente una tercera parte de los tumores testiculares de células germinales en niños y, en este contexto clínico, tienden a tener un curso clínico benigno. La orquiectomía e incluso la cirugía de preservación testicular son curativas. Por el contrario, los teratomas puros representan menos del 5% de los tumores testiculares de células germinales en pacientes pospuberales y pueden metastatizar incluso en ausencia de elementos inmaduros.

Es decir, los teratomas con histología benigna en hombres jóvenes pospuberales pueden presentar un curso clínico maligno, aunque aparentemente solo contengan tejidos somáticos maduros, sin elementos embrionarios (fig. 17-40). Por tanto, a diferencia del teratoma ovárico, no tiene importancia clínica distinguir entre teratomas testiculares maduros e inmaduros en hombres pospuberales.

TUMORES DEL SACO VITELINO: las células del saco vitelino secretan α-fetoproteína (AFP), una proteína fetal que normalmente no se encuentra en la sangre. Los tumores del saco vitelino de la infancia y la niñez temprana se consideran malignos, pero con una orquiectomía adecuada se logra la curación en más del 95% de los pacientes. Las células sincitiotrofoblásticas liberan hCG, una hormona del embarazo que no suele encontrarse en los hombres. ***En el 70% de los pacientes con NSGCT se encuentra una cantidad elevada de AFP o hCG en suero, por lo que es un marcador tumoral útil.*** La AFP sérica, la hCG y el lactato deshidrogenasa (un marcador tumoral inespecífico que refleja la masa tumoral total) se miden en todos los pacientes antes de la orquiectomía y se incluyen en la estadificación clínica del tumor.

También se realiza un seguimiento de estos antígenos en quienes han recibido tratamiento quirúrgico para el NSGCT, después de la intervención. El aumento sostenido de las concentraciones de AFP y/o hCG indica la persistencia del tumor. Si las concentraciones inicialmente elevadas se normalizan tras el tratamiento, pero posteriormente aumentan, es probable que exista diseminación metastásica. La AFP es un marcador relativamente insensible de recurrencia, ya que el aumento de la AFP sérica solo se encuentra en el 70% de los pacientes con cáncer recurrente.

El tratamiento del NSGCT incluye orquiectomía para extirpar el tumor primario, seguida de quimioterapia basada en platino y, si está indicada, disección quirúrgica de los nódulos linfáticos abdominales. La quimioterapia suele eliminar las células metastásicas del carcinoma embrionario, pero los tejidos diferenciados que se originan a partir de estas son resistentes, en particular el teratoma, que puede progresar (síndrome del teratoma en crecimiento). Estos tejidos no crecen y no pueden poner en peligro al paciente. No obstante, es mejor eliminar el tumor residual que arriesgarse a que unas pocas células tumorales malignas puedan invadir en cualquier momento los nódulos linfáticos. ***En la actualidad, se consigue la curación completa de los TCGNE en más del 90% de los casos.***

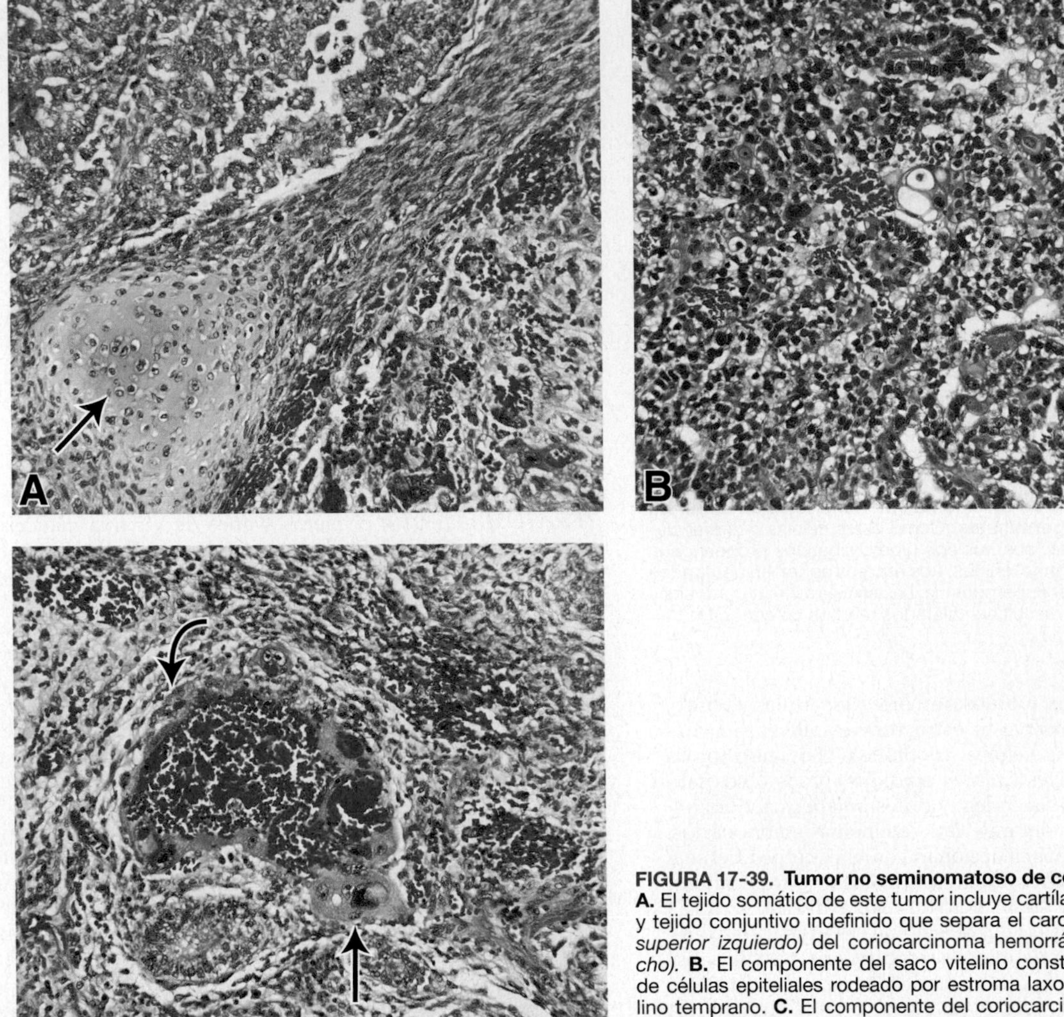

FIGURA 17-39. Tumor no seminomatoso de células germinales (TNSCG). A. El tejido somático de este tumor incluye cartílago bien diferenciado *(flecha)* y tejido conjuntivo indefinido que separa el carcinoma embrionario *(extremo superior izquierdo)* del coriocarcinoma hemorrágico *(extremo inferior derecho)*. **B.** El componente del saco vitelino consta de un cordón entrelazado de células epiteliales rodeado por estroma laxo que se parece al saco vitelino temprano. **C.** El componente del coriocarcinoma del TNSCG consta de células gigantes sincitiotrofoblásticas multinucleadas (*flecha recta*) y células citotrofoblásticas mononucleadas (*flecha curva*). El crecimiento invasivo del trofoblasto suele acompañarse de hemorragia.

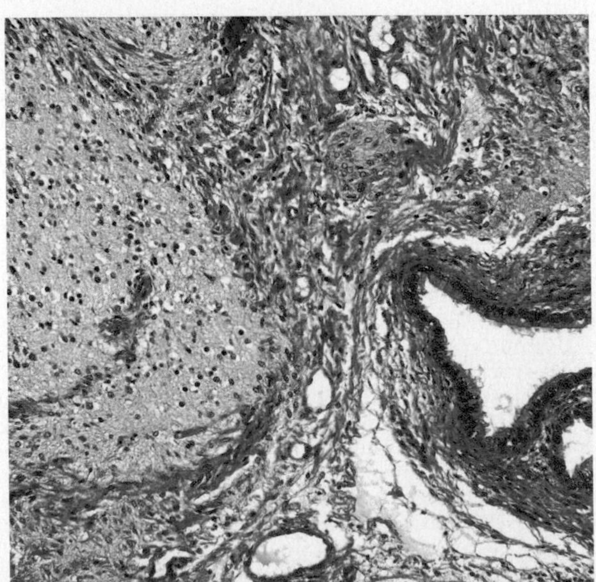

FIGURA 17-40. Teratoma. El tumor consta de tejido neural (*izquierda*), tejido conjuntivo, células de músculo liso (*porción media*) y glándulas recubiertas por epitelio (*lado derecho*).

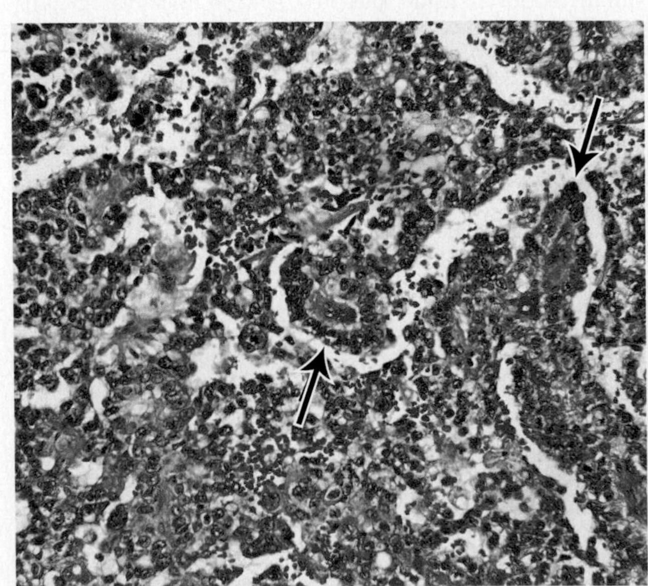

FIGURA 17-41. Tumor de saco vitelino. Este tumor infantil está compuesto de tiras entrelazadas de células epiteliales rodeadas por estroma conjuntivo laxo. Las estructuras glomeruloides (cuerpos de Schiller-Duval) están marcadas por *flechas*.

Los tumores gonadales estromales y del cordón sexual están compuestos por células que se asemejan a las células de Sertoli o de Leydig

Los tumores del estroma gonadal/cordón sexual constituyen el 5% de los tumores testiculares.

TUMORES DE CÉLULAS DE LEYDIG: ***estas neoplasias poco frecuentes se componen de células parecidas a las células intersticiales (Leydig) de los testículos.*** Pueden ser tumores con actividad hormonal y secretar andrógenos, estrógenos o ambos. Los tumores de células de Leydig pueden presentarse a cualquier edad, con dos máximos claros: uno durante la niñez y otro en la tercera a sexta décadas de la etapa adulta.

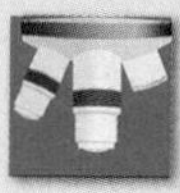

ANATOMOPATOLOGÍA: los tumores de células de Leydig varían de 1 cm a 10 cm y están circunscritos; algunos incluso están encapsulados. La superficie de corte es de color amarillo a marrón, y los tumores de mayor tamaño tienen trabéculas fibrosas, lo que les da un aspecto lobulillar. A nivel microscópico, las células tumorales de Leydig son uniformes, con núcleos redondos y citoplasma eosinófilo o vacuolado bien desarrollado (fig. 17-42). Los **cristales de Reinke** (inclusiones citoplásmicas rectangulares eosinófilas) son característicos de las células de Leydig normales y se observan en el 30% de los tumores. La mayoría (90%) de los tumores de células de Leydig son benignos, pero es difícil predecir su comportamiento biológico sobre una base histológica.

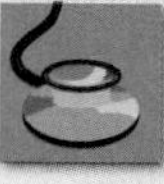

CARACTERÍSTICAS CLÍNICAS: los efectos androgénicos de los tumores testiculares de células de Leydig en niños prepuberales conducen al desarrollo físico y sexual precoz. En contraste, se observa feminización y ginecomastia en algunos adultos con este tumor.

Los niveles de estrógeno o de testosterona pueden estar altos, pero no existe un patrón característico. Todos los tumores de células de Leydig en niños y casi todos los tumores en adultos se curan por orquiectomía.

TUMORES DE CÉLULAS DE SERTOLI: ***algunos tumores testiculares del cordón sexual están compuestos por células neoplásicas de Sertoli.*** La mayoría (90%) de los tumores es benigna y produce pocos o ningún síntoma hormonal.

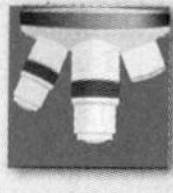

ANATOMOPATOLOGÍA: los tumores de células de Sertoli son nódulos pequeños (1-3 cm), sólidos, amarillo-grisáceos y bien circunscritos. Contienen células tumorales cilíndricas dispuestas en túbulos o cordones en una estructura trabecular fibrosa (fig. 17-43). La variante maligna, poco frecuente, muestra mayor pleomorfismo celular, necrosis focal y pocos cordones y túbulos. La mayoría de los pacientes con tumores de células de Sertoli son menores de 40 años y acuden al médico por una masa escrotal. Los efectos endocrinos no son frecuentes y, si están presentes, son ambiguos. La orquiectomía es curativa.

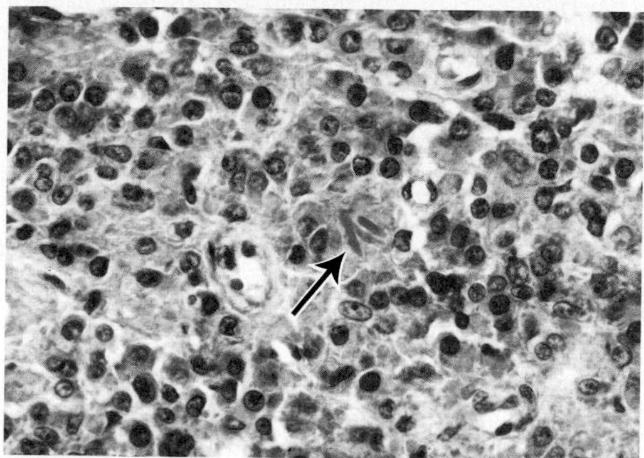

FIGURA 17-42. Tumor de células de Leydig. Las células tumorales tienen núcleos redondos uniformes y citoplasma eosinófilo bien desarrollado. Se observan tres cristales citoplasmáticos de Reinke en el centro del campo *(flecha)*.

El resto de los tumores de células germinales son poco frecuentes

Los tumores pueden originarse del epitelio o el epidídimo, del estroma de tejido conjuntivo y del mesotelio y la túnica vaginal testicular, pero todos estos tumores son poco frecuentes. Del mismo modo, los tumores metastásicos, incluido el linfoma, son muy poco frecuentes. Todos estos tumores constituyen menos del 5% de las masas intraescrotales.

TUMOR ADENOMATOIDE: ***el tumor adenomatoide (mesotelioma benigno) es un tumor benigno que se origina en el mesotelio de la túnica vaginal testicular.*** Estas neoplasias suelen aparecer en el polo superior del epidídimo, con menos casos que afectan la túnica vaginal o el cordón espermático. Se caracterizan por ser nódulos bien delimitados que se encuentran al palpar el testículo o el epidídimo. A nivel microscópico, contienen células mesoteliales en cordones o pequeñas estructuras en forma de conducto incrustadas en un estroma fibroso denso. Los mesoteliomas malignos de la túnica vaginal testicular son muy poco frecuentes.

METÁSTASIS: la mayoría se propaga a partir de cánceres primarios de próstata, intestino grueso o vejiga (es decir, órganos situados en la pelvis y cerca de los testículos).

LINFOMA: ***este cáncer es la neoplasia más frecuente en los testículos de los hombres mayores de 60 años.*** Puede localizarse en el testículo, pero con mayor frecuencia representa una colonización secundaria de un linfoma que está en otros sitios, o se ve en pacientes con leucemia. El linfoma difuso de linfocitos B grandes es el tipo más habitual de linfoma que afecta a los testículos. La mayoría de los pacientes con compromiso linfomatoso de los testículos tiene un mal pronóstico.

Próstata

Los procesos patológicos que afectan a la próstata pueden simplificarse considerando solo tres procesos: *(1)* inflamación, *(2)* hiperplasia y *(3)* neoplasia.

PROSTATITIS

La prostatitis es la inflamación de la próstata, e incluye las formas tanto aguda como crónica. La prostatitis suele estar causada por

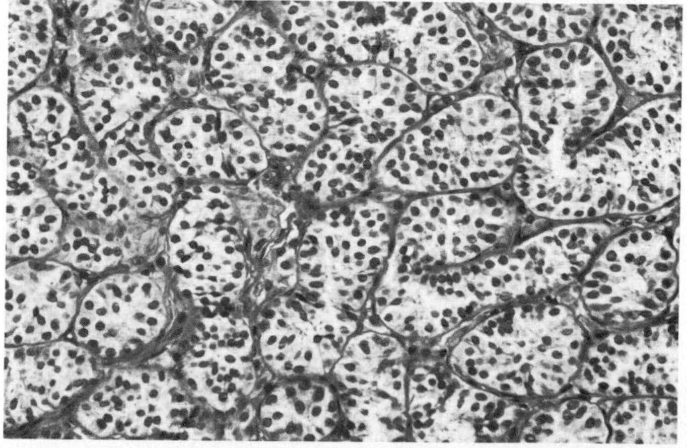

FIGURA 17-43. Tumor de células de Sertoli. Las células neoplásicas están ordenadas en túbulos rodeados por membrana basal. Estas estructuras recuerdan túbulos seminíferos que no contienen células germinales.

uropatógenos coliformes, pero a menudo no se encuentra ninguna etiología.

PROSTATITIS AGUDA: ***la prostatitis aguda, que suele ser una complicación de otras infecciones urinarias, es el resultado del reflujo de orina infectada hacia la próstata.*** Se observa un infiltrado inflamatorio agudo en los ácinos y el estroma prostáticos. Provoca molestias intensas al orinar y suele asociarse a fiebre, escalofríos y dolor perineal. La mayoría de los pacientes responden bien a los antibióticos.

PROSTATITIS BACTERIANA CRÓNICA: ***esta infección es de larga duración y puede o no ir precedida de un episodio de prostatitis aguda.*** La mayoría de los pacientes refiere disuria y ardor en el meato uretral. También puede haber dolor suprapúbico, perineal y lumbar, y nicturia. La orina suele contener bacterias. Además del reflujo de orina, los cálculos prostáticos y la obstrucción local del conducto prostático pueden contribuir al desarrollo de prostatitis bacteriana crónica. Los infiltrados de linfocitos, células plasmáticas y macrófagos constituyen la norma. El tratamiento prolongado con antibióticos suele ser curativo, aunque no siempre.

PROSTATITIS NO BACTERIANA: ***existe una forma de prostatitis crónica en la cual no se identifica el microorganismo causal.*** Constituye la forma más común de inflamación en especímenes de biopsia prostática o en muestras de prostatectomía o en la autopsia. De manera típica, la prostatitis no bacteriana afecta a hombres mayores de 50 años, pero puede observarse a cualquier edad. Se ha propuesto la hipótesis de que algunos casos pueden deberse a *C. trachomatis*, *Mycoplasma* o *U. urealyticum*. Sin embargo, en la práctica, es un diagnóstico por exclusión. El patrón histológico más común consta de glándulas dilatadas rellenas de neutrófilos y macrófagos espumosos y rodeados de células inflamatorias. La afección puede ser asintomática o provocar síntomas similares a los de la prostatitis bacteriana crónica. De manera usual, se carece de un tratamiento específico disponible.

PROSTATITIS GRANULOMATOSA: en la mayoría de los casos, la causa de una prostatitis granulomatosa no puede establecerse. Rara vez, la prostatitis granulomatosa puede deberse a agentes causales específicos, como *M. tuberculosis* y bacilo de Calmette-Guérin, o a hongos patógenos, como *Histoplasma capsulatum*. Una lesión granulomatosa parecida a nódulos reumatoides ha sido reconocida y relacionada con la resección transuretral previa de una porción de la próstata. Los síntomas de prostatitis granulomatosa crónica son ambiguos, y el diagnóstico se realiza al examen microscópico. Los granulomas caseificantes o no caseificantes se relacionan con la destrucción localizada de conductos y ácinos prostáticos y, en etapas posteriores, con fibrosis.

CARACTERÍSTICAS CLÍNICAS: como se indicó con anterioridad, los síntomas de prostatitis crónica son demasiado variables y el tratamiento puede ser bastante frustrante. Lo más importante es que la prostatitis crónica puede provocar el aumento sérico del antígeno prostático específico (PSA), y así aumentar el espectro de una afección maligna prostática. Con frecuencia, el diagnóstico se realiza por biopsia para descartar un carcinoma.

HIPERPLASIA NODULAR DE LA PRÓSTATA

La hiperplasia nodular prostática, también llamada hiperplasia prostática benigna (HPB), es un trastorno común que se caracteriza clínicamente por un aumento de tamaño de la próstata y la obstrucción del flujo urinario de salida, y patológicamente por la proliferación de las glándulas y el estroma.

EPIDEMIOLOGÍA: la HPB es más frecuente en Europa occidental y en Estados Unidos y menos común en Asia. La prevalencia de este trastorno en Estados Unidos es mayor entre afroamericanos que entre caucásicos. El prostatismo clínico (es decir, una HPB de suficiente gravedad como para interferir con la micción) alcanza su pico en la séptima década. Sin embargo, la prevalencia de HPB es mucho mayor en la autopsia que lo que sugiere el prostatismo clínicamente aparente. De hecho, el 75% de los hombres de 80 años o mayores tiene algún grado de hiperplasia prostática. El trastorno es poco frecuente en hombres menores de 40 años.

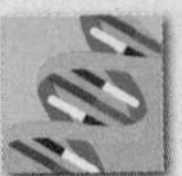

PATOGENIA MOLECULAR: los episodios histogenéticos iniciales de la HPB no se comprenden del todo. La testosterona es necesaria para el desarrollo prostático y para mantener la función secretora. La forma androgénica activa, la dihidrotestosterona (DHT), es un producto de la enzima 5α-reductasa. La DHT se une a los receptores nucleares de las células glandulares y del estroma y favorece el crecimiento de los tejidos estromales y glandulares prostáticos. Por tanto, los fármacos que bloquean la 5α-reductasa (p. ej., finasterida o dutasterida) pueden reducir el tamaño de la próstata en los hombres con HBP. Dado el papel clave que desempeñan los andrógenos en el crecimiento prostático, no es sorprendente que la HBP no se observe antes de la pubertad o en hombres con castración. La castración prepuberal previene el desarrollo de la HBP relacionada con la edad y ofrece protección total contra el cáncer de próstata.

Como dato interesante, la testosterona exógena no induce hiperplasia y ni siquiera estimula las glándulas atróficas. Con el envejecimiento, las concentraciones circulantes de testosterona disminuyen en los hombres con y sin HBP. Asimismo, no se observan cambios en la DHT sérica en los hombres con HBP, aunque la proporción de testosterona circulante con respecto a la DHT puede ser baja.

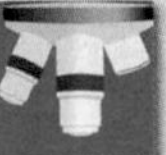

ANATOMOPATOLOGÍA: la hiperplasia nodular temprana comienza en la submucosa de la uretra proximal (**zona de transición**). El aumento de tamaño de los nódulos comprime la luz uretral, situada en el centro, y la próstata normal, situada en una parte más periférica (fig. 17-44). En la HBP bien desarrollada, la glándula normal suele limitarse a un borde fino de tejido por debajo de la cápsula. Los nódulos individuales están demarcados por una seudocápsula fibrosa que los recubren (fig. 17-45). Pueden estar presentes una hemorragia y un infarto focales en los nódulos más grandes y también se pueden observar pequeños cálculos.

En la HPB, la proliferación de células epiteliales de ácinos y conductillos, células de músculo liso y fibroblastos del estroma todos aparecen en proporción variable. Los nódulos fibroadenomatosos típicos contienen ácinos prostáticos hiperplásicos de tamaño variable dispersos de forma aleatoria en todo el estroma del nódulo. El componente epitelial (adenomatoso) está formado por una doble capa de células, con células columnares altas que recubren la capa basal (fig. 17-45C) y a menudo muestran hiperplasia papilar. Con frecuencia se observa inflamación crónica y cuerpos amiláceos (concreciones laminares eosinófilas) dentro de los ácinos. En la región periférica no afectada de la próstata, las glándulas suelen mostrar atrofia y compresión por los nódulos en expansión.

Una prostatitis inespecífica se observa con frecuencia en muestras de hiperplasia nodular. Hay un infiltrado intraglandular y periglandular denso de linfocitos, células plasmáticas y macrófagos, a menudo con células inflamatorias agudas y destrucción glandular focal. Se pueden ver infartos focales de antigüedad variable en el 20% de los casos. La metaplasia escamosa del epitelio ductal en la periferia del infarto es típica.

CARACTERÍSTICAS CLÍNICAS: los síntomas clínicos de la hiperplasia nodular se deben a la compresión de la uretra prostática y la consecuente obstrucción del flujo de salida de la vejiga (fig. 17-46). Los antecedentes de reducción del vigor del chorro urinario y del aumento de la frecuencia urinaria es típico. El examen rectal revela una prósta-

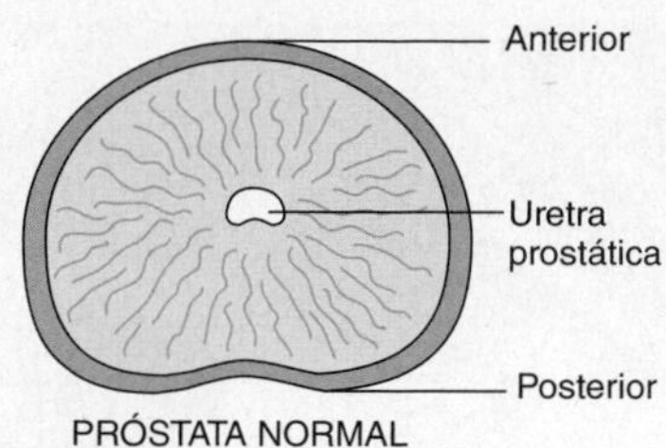

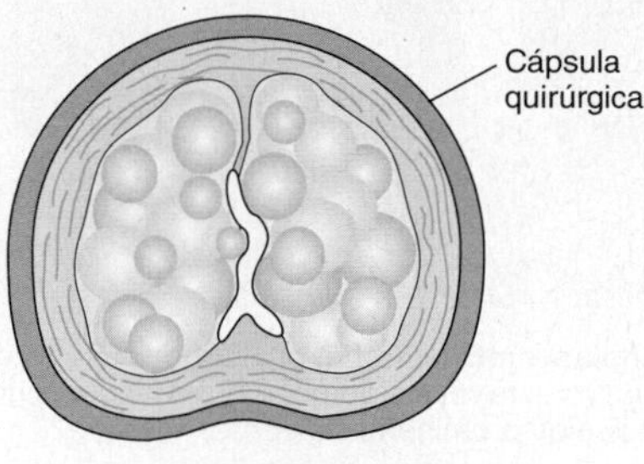

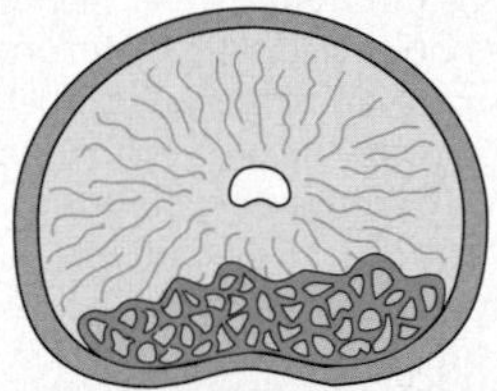

FIGURA 17-44. Próstata normal, hiperplasia nodular y adenocarcinoma. La hiperplasia prostática afecta de forma predominante, la región periuretral de la glándula. Los nódulos hiperplásicos comprimen y distorsionan la uretra. La expansión de las glándulas prostáticas centrales conduce a la compresión de las partes periféricas y a fibrosis, que da lugar a la formación de la llamada cápsula quirúrgica. El carcinoma prostático suele derivarse de las glándulas periféricas y la compresión de la uretra es un hecho clínico tardío.

ta nodular firme y de mayor tamaño. Si la duración de la obstrucción grave se prolonga, la presión contraria produce hidrouréter, hidronefrosis y por último insuficiencia renal y muerte.

El tratamiento de la HBP incluye cirugía o fármacos bloqueadores de la 5α-reductasa. Además, algunos pacientes reciben bloqueadores α_1-adrenérgicos, que relajan el músculo liso de la próstata y el cuello de la vejiga y mejoran, así, el flujo de orina. La resección transuretral, la ablación por radiofrecuencia y la crioterapia son las opciones de tratamiento intervencionista. Otras opciones de tratamiento son la implantación quirúrgica de anclajes luminales y el calentamiento transuretral del tejido hiperplásico.

ADENOCARCINOMA PROSTÁTICO *IN SITU* E INVASIVO

EPIDEMIOLOGÍA: el adenocarcinoma de los ácinos prostáticos es la neoplasia maligna prostática más frecuente, y aquí se denomina simplemente adenocarcinoma prostático. ***En 1990, la frecuencia de adenocarcinoma prostático superó por primera vez la del cáncer de pulmón, y se convirtió en el cáncer más diagnosticado en los hombres de Estados Unidos.*** Se calcula que cada año se diagnostican 164 690 nuevos casos en Estados Unidos. Unos 29 430 hombres de este país mueren cada año por su causa, cifra equivalente a la del carcinoma colorrectal. El cáncer de próstata es en gran medida una enfermedad de hombres de edad avanzada: el 75 % de los pacientes tienen entre 60 y 80 años. Los estudios de autopsias confirman que el tumor es más frecuente a medida que se envejece. El cáncer de próstata se diagnostica en la autopsia en el 20 % de los hombres de 40 años y en el 70 % de los mayores de 70 años. La probabilidad acumulada de por vida de recibir el diagnóstico de carcinoma prostático latente o sintomático es de 1 en 6 en los hombres estadounidenses. Existe una considerable variación geo-

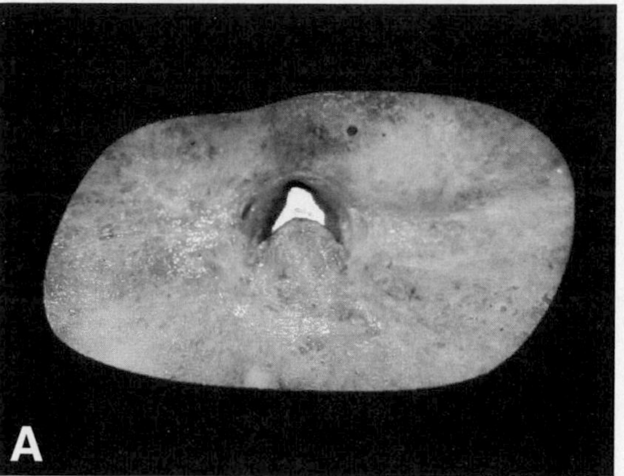

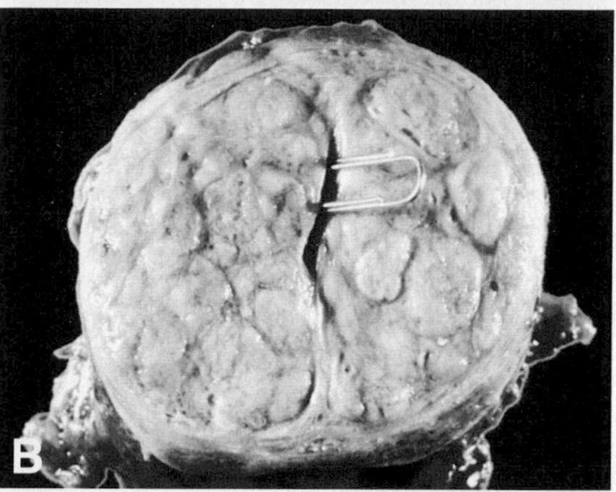

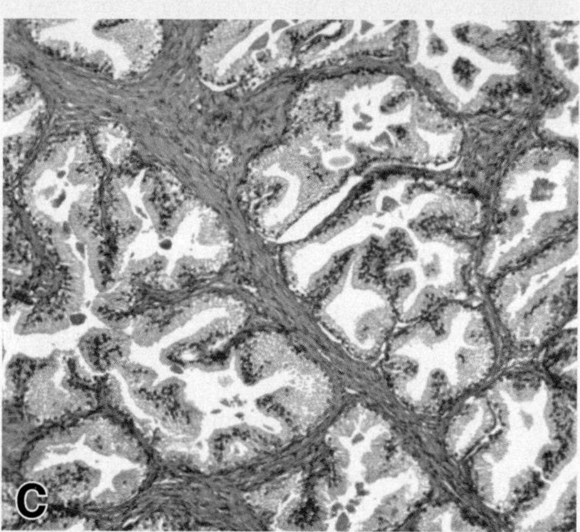

FIGURA 17-45. Hiperplasia nodular de próstata. A. Próstata normal. **B.** El corte de la superficie de una próstata que aumentó de tamaño debido a una hiperplasia nodular muestra numerosos nódulos bien circunscritos de tejido prostático rodeados por seudocápsulas. La uretra prostática (*clip de papel*) ha quedado comprimida hasta convertirse en un conducto estrecho. **C.** Glándulas de próstata hiperplásica en la hiperplasia nodular. El epitelio columnar que recubre los ácinos está formado por dos capas de células: células coloidales transparentes polarizadas que recubren la luz del ácino y células basales aplanadas dispersas entre las células acinares cuboidales y el estroma. Las células hiperplásicas recubren las proyecciones papilares sobresaliendo hacia la luz de los ácinos.

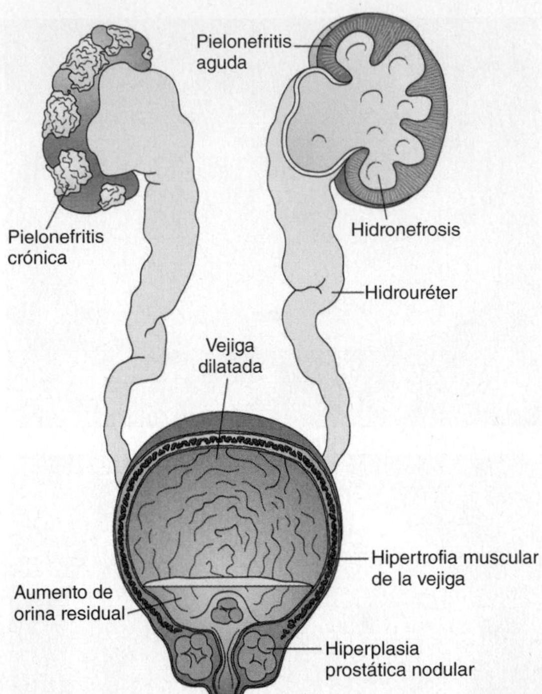

FIGURA 17-46. Complicaciones de la hiperplasia nodular prostática.

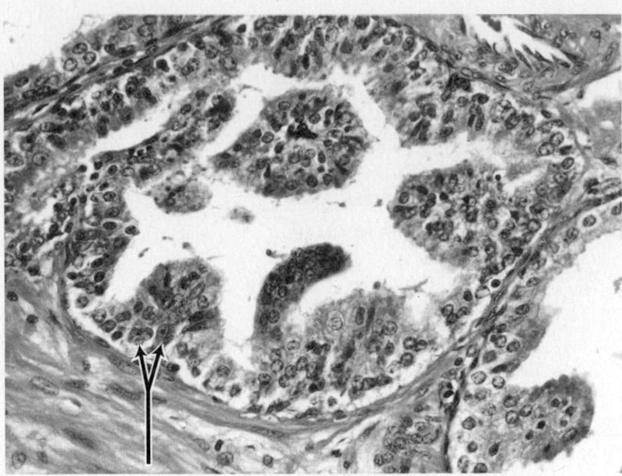

FIGURA 17-47. Neoplasia intraepitelial prostática de alto grado. El conducto grande del centro está revestido por células atípicas con núcleos de mayor tamaño y nucléolos prominentes *(flechas).*

gráfica en las tasas de muerte relacionada con la edad por adenocarcinoma de próstata en el mundo, y la mayor se observa en Estados Unidos y países escandinavos, mientras que la más baja se da en México, Grecia y Japón, donde la incidencia es menos frecuente. La mayoría de los países de Europa occidental presenta tasas intermedias. Los afroamericanos, que presentan una tasa dos veces más alta que los caucásicos estadounidenses, tienen en proporción la mayor tasa de muerte relacionada con carcinoma de próstata en todo el mundo. Es probable que los factores genéticos étnicos desempeñen un papel en la patogenia, pero factores ambientales y las disparidades en el acceso a la asistencia sanitaria también influyen en el riesgo. En Estados Unidos, los descendientes de inmigrantes polacos y japoneses tienen una incidencia de carcinoma de próstata superior a la de los hombres de sus países de origen. Del mismo modo, la mortalidad por carcinoma prostático entre los hombres afroamericanos estadounidenses supera a la de los homólogos de África.

Además de las diferencias geográficas, raciales y de edad, los factores hereditarios y posiblemente la alimentación (carne roja, grasa animal) afectan el riesgo de cáncer de próstata. Una décima parte de los casos tiene factores familiares, y el riesgo aumenta significativamente en los hombres con familiares de primer grado con cáncer de próstata. La grasa en la alimentación puede aumentar el riesgo, pero no se han definido los mecanismos subyacentes a posibles factores ambientales o alimentarios.

La evolución clínica del cáncer de próstata suele ser muy impredecible. Algunos tumores son susceptibles de tratamiento, mientras que otros no. Muchos cánceres de próstata son tan poco activos (o latentes) que puede que nunca lleguen a ser clínicamente significativos durante la vida del paciente. Por este motivo, el valor de la detección precoz del cáncer de próstata mediante las cifras de PSA en sangre sigue siendo controvertido.

PATOGENIA MOLECULAR: la patogenia del adenocarcinoma de próstata es compleja y se ha relacionado con múltiples factores, incluidos los hereditarios, ambientales, hormonales y genéticos. El control androgénico del crecimiento prostático normal y la respuesta del cáncer de próstata a la castración y a los estrógenos exógenos indican un papel de las hormonas masculinas. Sin embargo, los pacientes con cáncer de próstata no suelen presentar concentraciones más elevadas de andrógenos circulantes. De hecho, se han descrito proporciones elevadas de estrona-testosterona en orina. El gen que codifica el receptor de andrógenos muestra una variación considerable en las repeticiones CAG en el exón 1. Los hombres con menos repeticiones CAG tienen mayor riesgo de desarrollar cáncer de próstata, aunque el mecanismo subyacente no se conoce bien. Algunos tumores muestran mutaciones somáticas que colocan el gen del factor de transcripción *ETV1* bajo el control del promotor *TMPRSS2* regulado por andrógenos.

Otros casos muestran hipermetilación del gen de la enzima antioxidante S-transferasa del glutatión. Se ha documentado una regulación alterada de los factores de transcripción STAT y una alteración de la regulación del supresor tumoral *PTEN*. Las mutaciones en *BRCA1* y *BRCA2*, conocidas por aumentar el riesgo de cáncer de mama y ovario en las mujeres, también se han implicado en el riesgo de cáncer de próstata en los hombres.

La proliferación epitelial displásica intraductal, denominada **neoplasia prostática intraepitelial** (**NPI**), se considera actualmente una lesión precursora del adenocarcinoma prostático. ***La NPI se refiere a conductos prostáticos revestidos por células luminales con citología atípica y una disminución concurrente de células basales.*** Los núcleos de la NPI de alto grado crecen de tamaño y muestran nucléolos y apiñamiento significativo (fig. 17-47). Numerosos datos indican que las lesiones de NIP son premalignas y progresan a adenocarcinoma. La NPI de alto grado puede preceder al cáncer invasivo en un plazo de dos décadas.

Existen pruebas morfológicas considerables que relacionan la NPI con el cáncer de próstata invasivo. Ambas lesiones son principalmente periféricas. Desde el punto de vista citológico, la NPI de alto grado se parece mucho al cáncer invasivo, y existe una gran proximidad topográfica entre la NPI de alto grado y el cáncer invasivo. Por último, las lesiones de NPI son más frecuentes en las próstatas con cáncer que en las que no presentan tumores. Tanto la NPI de alto grado como los cánceres invasivos muestran aneuploidía y expresan marcadores bioquímicos similares, como factor de crecimiento transformante α (TGF-α) y colagenasa tipo IV, y marcadores genéticos, como los oncogenes *bcl-2* y *c-erb-b2*). El reconocimiento de la NPI de alto grado en la biopsia con aguja es importante porque muchos pacientes con NPI de alto grado en la biopsia inicial presentan carcinoma invasivo en la de seguimiento.

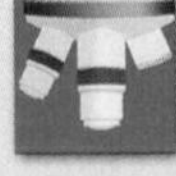

ANATOMOPATOLOGÍA: los adenocarcinomas representan la gran mayoría de todos los tumores prostáticos primarios. Suelen ser de distribución multicéntrica y localizarse en las zonas periféricas en más del 70 % de

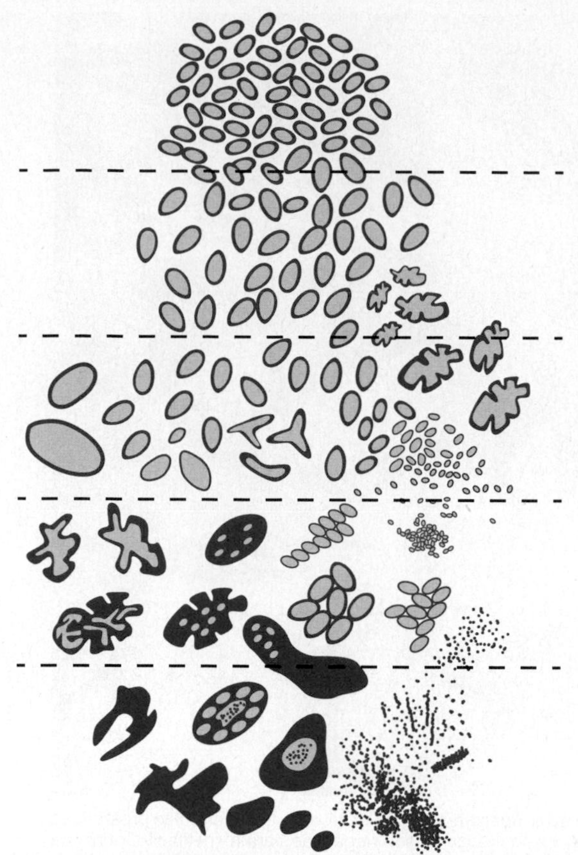

Patrones de Gleason	Descripción
Patrón 1	Glándulas separadas, uniformes, nódulo bien circunscrito
Patrón 2	Glándulas infiltrantes, separadas, espaciadas y de forma variable
Patrón 3	Glándulas pequeñas individuales, bien formadas
Patrón 4	Glándulas mal formadas, fusionadas y cribiformes, o morfología glomeruloide
Patrón 5	Láminas sólidas o nidos, cordones, necrosis comedoniana, células individuales o en anillo de sello

FIGURA 17-48. Sistema de puntuación de Gleason actualizado, que muestra los patrones del 1 al 5.

los casos. La superficie de corte de una próstata carcinomatosa puede mostrar lesiones imprecisas e irregulares de color blanco amarillento, pero la mayoría de los casos no muestran hallazgos macroscópicos distintivos y, por tanto, son difíciles de detectar en el examen macroscópico.

CARACTERÍSTICAS HISTOLÓGICAS DEL CARCINOMA INVASIVO: la mayoría de los adenocarcinomas prostáticos son de origen acinar y presentan glándulas de tamaño pequeño a mediano que carecen de células basales, están mal circunscritas e infiltran el estroma. Las glándulas prostáticas normales contienen células basales, pero las glándulas malignas carecen de células basales y ya no crecen con un patrón lobulillar. Los tumores bien diferenciados muestran glándulas uniformes de tamaño mediano o pequeño revestidas por una sola capa de células epiteliales neoplásicas (fig. 17-48).

La inmunohistoquímica con anticuerpos que detectan **citoqueratina de alto peso molecular** y **p63** para células basales no mostrará tinción en las glándulas malignas debido a la ausencia de células basales, pero sí tinción positiva en las glándulas benignas (fig. 17-49A). Además, a diferencia de las glándulas benignas, la NPI de alto grado premaligna y el adenocarcinoma prostático expresan α-metilacil-Coenzima A racemasa (AMACR), como demuestra la tinción inmunohistoquímica (fig. 17-49B). La presencia o ausencia de células basales y AMACR es particularmente útil para diagnosticar el cáncer de próstata en biopsias prostáticas difíciles.

La pérdida progresiva de diferenciación de los adenocarcinomas prostáticos se caracteriza por:

- Aumento de la variabilidad del tamaño y la configuración de la glándula.
- Patrones papilares y cribiformes.
- Formación (o ausencia) de una glándula rudimentaria, solo con cordones sólidos de células tumorales infiltrantes. De manera poco común, el cáncer de próstata está compuesto por células pequeñas indiferenciadas que crecen de manera individual o en capas, sin pruebas de ninguna organización estructural.

CARACTERÍSTICAS CITOLÓGICAS: la presencia de núcleos pleomorfos e hipercromáticos es muy variable. Uno o dos nucléolos sobresalientes en un fondo de cromatina agrupada cerca de la membrana nuclear es la característica nuclear más frecuente. El citoplasma se tiñe ligeramente de eosinófilos o puede estar tan vacuolado que simula las células claras del carcinoma de células renales. Los bordes celulares son fácilmente distinguibles en los tumores mejor diferenciados, pero no están bien delimitados en los poco diferenciados.

GRADO: el adenocarcinoma prostático suele clasificarse según su grado histológico mediante el **sistema de puntuación de Gleason** (figs. 17-48 y 17-50), que se basa en cinco patrones histológicos de formación e infiltración de glándulas tumorales. A los tumores mejor diferenciados y que contienen glándulas bien formadas se les asignan los patrones 1 y 2 de Gleason. Sin embargo, estos son poco frecuentes y difíciles de diferenciar de las glándulas benignas. El patrón de Gleason más frecuente es el 3, que consiste en glándulas malignas más pequeñas, separadas e infiltrantes (fig. 17-50A). A medida que los tumores pierden diferenciación, se asignan patrones de Gleason más altos. El patrón de Gleason 4 consiste en formaciones de glándulas más complejas y anómalas, como glándulas fusionadas, glándulas cribiformes y formaciones glomeruloides (fig. 17-50B). El patrón de Gleason 5 es el grado más alto y se asigna cuando no se observa formación de glándulas y las células malignas crecen en láminas sólidas. También se asigna en adenocarcinomas con necrosis comedoniana, células únicas y cordones (fig. 17-50C).

Con base en el conocimiento de que existe una frecuencia elevada de patrones tumorales mixtos, la **puntuación de Gleason** proporciona una valoración global del grado histológico del tumor y se calcula como la suma del patrón de Gleason más prominente y la del segundo patrón minoritario más prominente. La

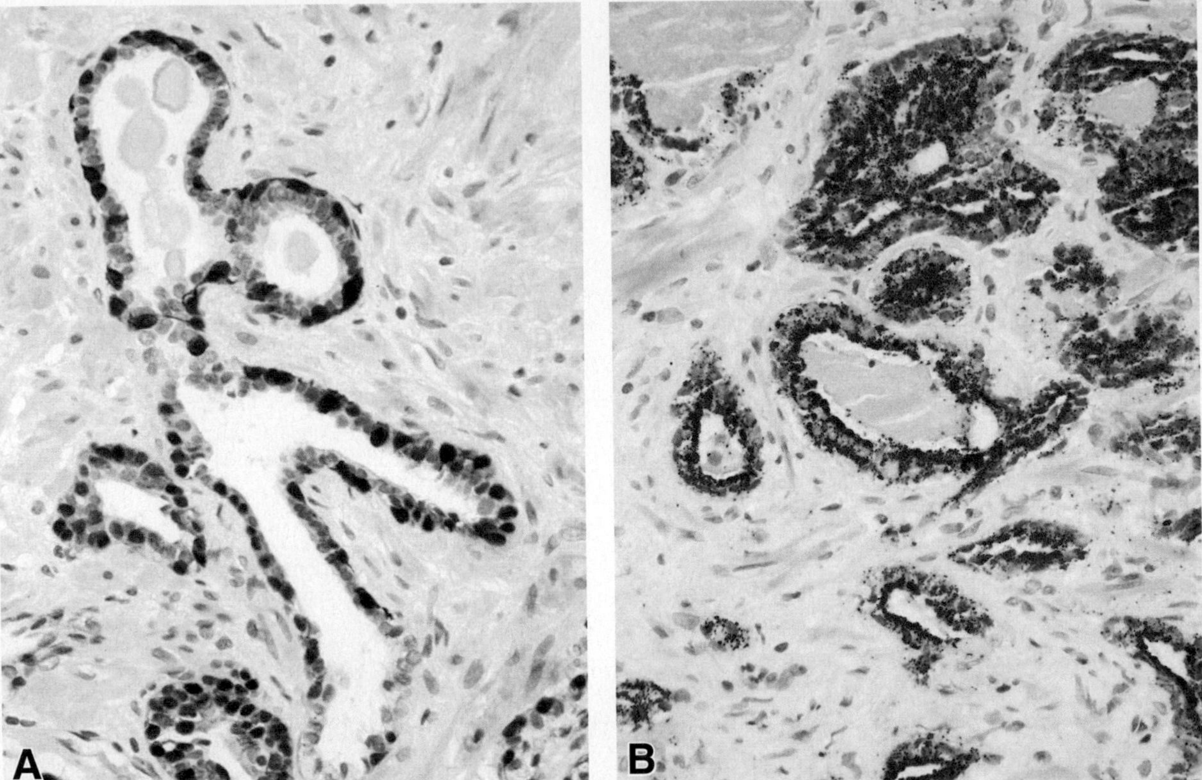

FIGURA 17-49. Tinciones inmunohistoquímicas en glándulas benignas y adenocarcinoma prostático. A. Las glándulas prostáticas benignas muestran tinción positiva con marcadores de células basales (cromógeno *marrón*) y son negativas para α-metilacil-Coenzima A racemasa (*AMACR*) (cromógeno *rojo*). **B.** Las pequeñas glándulas infiltrantes del adenocarcinoma prostático carecen de marcadores de células basales y son positivas para AMACR (cromógeno *rojo*).

puntuación de Gleason ha demostrado ser un potente predictor del comportamiento clínico. Los tumores mejor diferenciados con las puntuaciones de Gleason más bajas (puntuaciones 2-6) tienen más probabilidades de presentar una progresión prolongada sin recidiva. Los adenocarcinomas prostáticos menos diferenciados y con puntuaciones de Gleason más altas (7-10) tienen menos probabilidades de presentar una progresión prolongada libre de recidiva. Se han creado grupos de grados de estratificación del riesgo del 1 al 5 para reflejar el mayor riesgo asociado al grado histológico. A la puntuación de Gleason 6 o inferior se le asigna el grupo de grado de riesgo más bajo, que es 1; la puntuación de Gleason 3 + 4 = 7 es el grupo de grado 2; la puntuación de Gleason 4 + 3 = 7 es el grupo de grado 3; la puntuación de Gleason 8 (4 + 4; 3 + 5; 5 + 3) es el grupo de grado 4; y la puntuación de Gleason 9 o 10 (4 + 5; 5 + 4; 5 + 5) es el grupo de grado 5. En combinación con el estadio tumoral, la puntuación de Gleason tiene valor pronóstico: las puntuaciones más bajas, los grupos de grado de riesgo y el estadio más bajo se correlacionan con un mejor pronóstico.

INVASIÓN Y METÁSTASIS: la alta frecuencia de invasión de la cápsula prostática por el adenocarcinoma refleja el lugar de origen subcapsular del tumor. La invasión tumoral perineural dentro de la próstata y en los tejidos adyacentes es frecuente. Dado que los nervios periféricos carecen de canales linfáticos perineurales, este modo de invasión representa la diseminación contigua del tumor a lo largo de un espacio hístico que ofrece el plano de menor resistencia.

Las vesículas seminales casi siempre se ven afectadas por diseminación directa del cáncer de próstata. La invasión de la vejiga urinaria suele producirse más adelante. Las primeras metástasis aparecen en los nódulos linfáticos obturadores, y después en los nódulos linfáticos ilíacos y periaórticos. Las metástasis pulmonares reflejan una mayor diseminación linfática a través del conducto torácico y la diseminación desde el plexo venoso prostático hasta la vena cava inferior. Las metástasis óseas, especialmente en la columna vertebral (fig. 17-51), las costillas y los huesos pélvicos, son dolorosas y difíciles de tratar.

CARACTERÍSTICAS CLÍNICAS: los programas actuales de detección precoz del cáncer de próstata utilizan el tacto rectal en combinación con las concentraciones séricas de PSA. El PSA es una glucoproteína producida por la próstata. Es una serina proteasa que interviene en la licuefacción del eyaculado seminal. Mantiene una concentración sérica de referencia en los hombres, que aumenta en estados de inflamación e hipertrofia y en la neoplasia de próstata. Los pacientes con concentraciones elevadas de PSA en suero suelen ser evaluados mediante biopsia con aguja. ***Las concentraciones prequirúrgicas de PSA se correlacionan con el volumen del cáncer.*** Dado que la mayoría de los cánceres de próstata son asintomáticos, la prueba de detección precoz con PSA es el método más habitual. En ocasiones no tan frecuentes, los pacientes con cáncer de próstata presentan obstrucción de la salida vesical o síntomas atribuibles a un tumor metastásico.

En la actualidad, las directrices para la detección precoz del cáncer de próstata son cambiantes. La detección generalizada conlleva más diagnósticos y tratamientos, y el tratamiento conlleva efectos secundarios y problemas relacionados con la calidad de vida. Varios estudios epidemiológicos a gran escala han arrojado resultados contradictorios sobre los beneficios del tratamiento activo del cáncer de próstata. No puede ignorarse la alta frecuencia de efectos secundarios asociados con las pruebas de detección y el tratamiento intensivos (p. ej., incontinencia, impotencia). En 2018, la Preventive Service Task Force (USPSTF) de Estados Unidos actualizó sus directrices de 2012 y concluyó que no había evidencia suficiente para recomendar la detección precoz de rutina del cáncer de próstata (y, por defecto, el tratamiento). Sin embargo, esta postura sigue siendo controvertida, y otras organizaciones profesionales, como el American College of

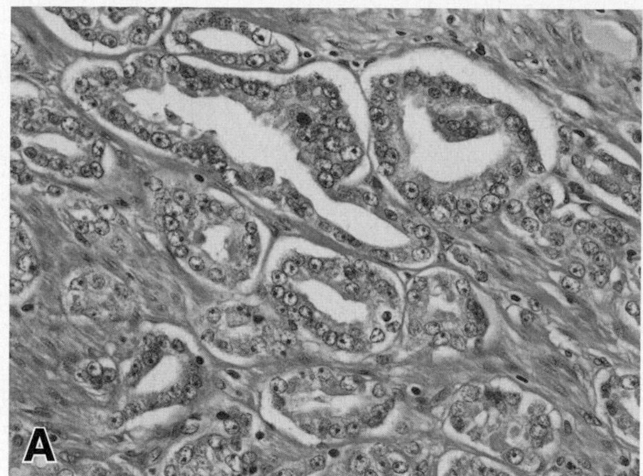

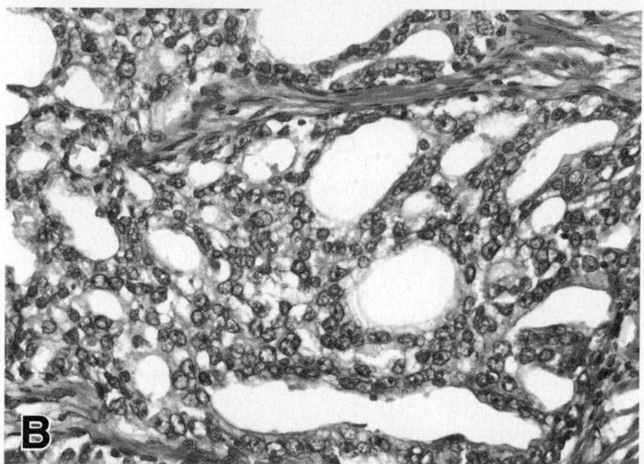

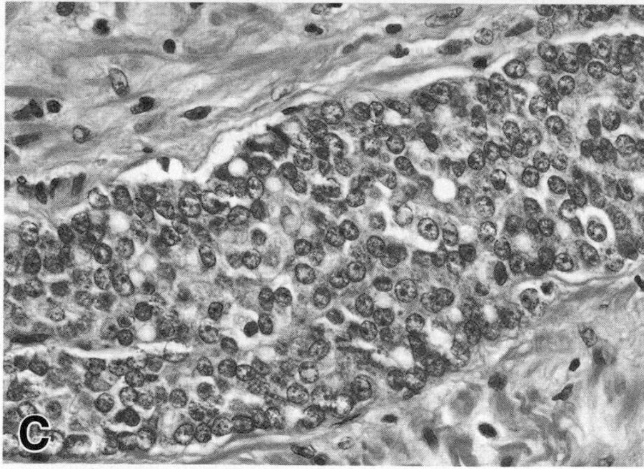

FIGURA 17-50. Sistema de gradación de Gleason. A. Grado 1 de Gleason. **B.** Grado 3 de Gleason. **C.** Grado 5 de Gleason.

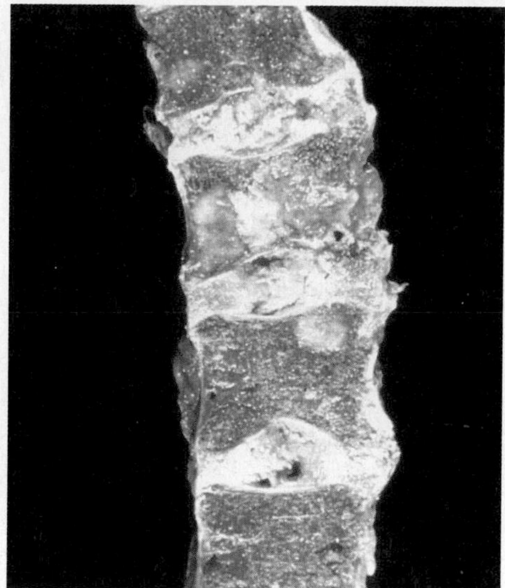

FIGURA 17-51. Adenocarcinoma prostático con metástasis a la columna. Los cuerpos vertebrales contienen varias metástasis osteoblásticas nodulares.

Physicians y la American Urological Association, han adoptado directrices menos extremas, y recomiendan la evaluación individualizada del paciente y la detección selectiva.

Los principios para determinar el estadio clínico (TNM) del cáncer de próstata se muestran en la figura 17-52 y en la tabla 17-8. En la presentación inicial, el 10% de los cánceres de próstata están en estadio T1 (tumor localizado sin apariencia clínica). El estadio T2 se asigna a los pacientes con tumores prostáticos localizados y palpables desde el punto de vista clínico. Sin embargo, el 60% de los pacientes estadificados inicialmente con T2 muestran datos microscópicos de penetración capsular o invasión de la vesícula seminal y, por tanto, están en estadio T3. Las metástasis se encuentran en los nódulos linfáticos, los huesos, el pulmón y el hígado, en orden de frecuencia decreciente. La diseminación tumoral generalizada (carcinomatosis), con neumonía o sepsis, es la causa más frecuente de muerte.

La demostración inmunohistoquímica del **PSA** en tumores metastásicos es útil para identificar la próstata como localización primaria de un tumor. El PSA también es detectable en el suero de pacientes con cáncer de próstata. Un aumento de la concentración de PSA en suero es un indicador de recurrencia de la enfermedad después del tratamiento. El AMCAR también es un marcador útil para identificar el adenocarcinoma prostático dentro de la glándula, así como en localizaciones metastásicas. Las **concentraciones séricas de fosfatasa alcalina** son elevadas en pacientes con metástasis óseas osteoblásticas, ya que esta enzima es liberada por los osteoblastos que forman hueso nuevo en el sitio de la metástasis.

TABLA 17-8

ESTADIO TNM DEL CARCINOMA DE PRÓSTATA

T—Tumor primario
T1 Sin tumor clínicamente detectable
T1a Se encuentran datos histológicos tumorales en el 5% o menos del tejido examinado
T1b Se encuentran datos histológicos tumorales en más del 5% del tejido examinado
T2 Tumor confinado a la próstata
T3 Tumor que se extiende a través de la cápsula
T3a Solo extensión extracapsular
T3b Tumor que se extiende hasta las vesículas seminales
T4 Tumor que invade estructuras adyacentes distintas a las vesículas seminales
N—Nódulos linfáticos regionales
N0 Sin afectación de nódulo linfático regional
N1 Hay metástasis presente a nódulo linfático regional
M—Metástasis distante
M0 Sin metástasis distante
M1 Hay metástasis distante presente

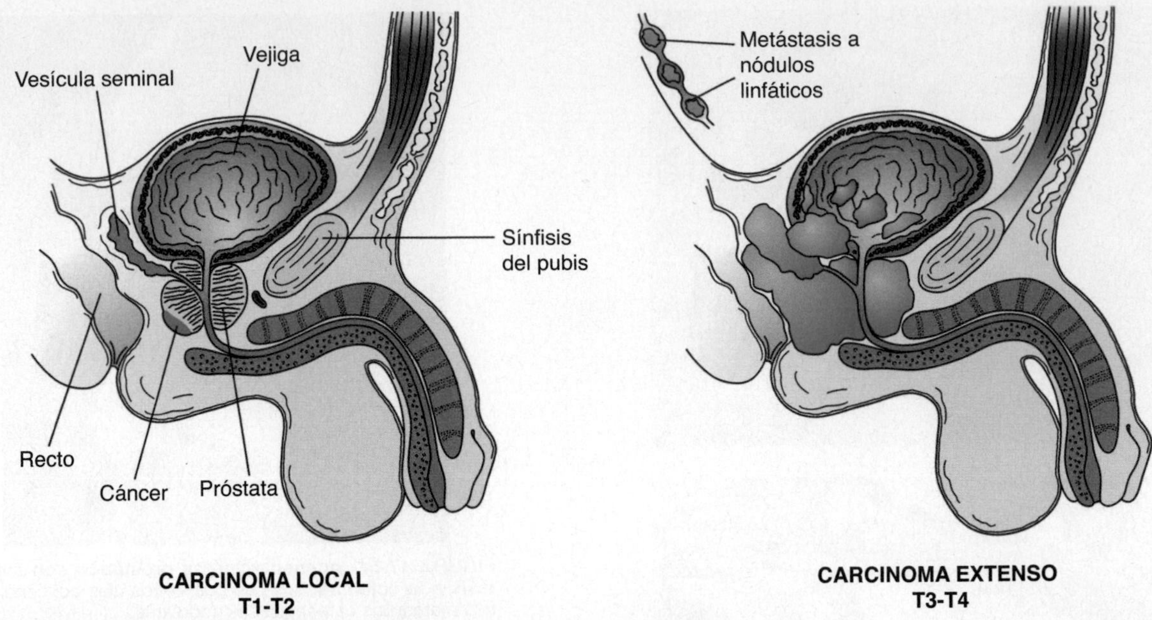

FIGURA 17-52. Estadio del carcinoma de próstata. El sistema de tumor-ganglio-metástasis (*TNM*) se usa de forma extensa para determinar el estadio del carcinoma de próstata. Los tumores en estadio T1 y T2 se localizan en la próstata, mientras que los tumores en estadio T3 y T4 se han diseminado fuera de ella.

El tratamiento del cáncer de próstata es muy controvertido, ya que estudios recientes indican que muchos tumores pueden dejarse sin tratar. En este sentido, sigue siendo muy difícil identificar los tumores que pueden beneficiarse del tratamiento, el cual depende, en general, del estadio del tumor. Los pacientes con cánceres en estadio T1 y T2 se tratan mediante prostatectomía radical, ablación por radiofrecuencia, procedimientos criogénicos o radioterapia. La radioterapia puede ser con haz externo o por implantación de semillas radiactivas (braquiterapia). En los tumores en estadio T3, radioterapia combinada con la terapia de anulación de andrógenos es el tratamiento de elección, sin dejar de reconocer que la mitad de estos pacientes tiene metástasis ocultas en nódulos linfáticos periféricos (y posiblemente una diseminación sistémica más amplia), que no pueden curarse por métodos quirúrgicos. Los pacientes con tumores de bajo grado y escaso volumen pueden optar por un tratamiento que se limita a una vigilancia activa.

En pacientes con enfermedad metastásica o cuyos tumores muestran progresión clínica, la quimioterapia tradicional combinada con la anulación de andrógenos constituye la estrategia principal. Las metástasis óseas pueden tratarse con radiación local, bisfosfonatos y suplementos de calcio y vitamina D. Las tasas de supervivencia a 5 años dependen del estadio y de la calificación de Gleason. Mediante datos del estadio, la supervivencia es como sigue: estadios T1 y T2, 90%; estadio T3, 40% y estadio T4, 10%.

18 Aparato reproductor femenino y peritoneo

Jaime Prat, George L. Mutter

EMBRIOLOGÍA

El primordio gonadal se forma como una tumefacción de la cresta urogenital embrionaria, inicialmente en estado indiferenciado. La gónada deriva del mesodermo, excepto las células germinales, que son de origen extraembrionario (saco vitelino). Tanto los cromosomas sexuales como los autosómicos determinan si las células del estroma gonadal se diferenciarán en testículo u ovario. Si el estroma gonadal es masculino, un gen del cromosoma Y (región Y determinante del sexo [SRY]) interactúa con la gónada primitiva para iniciar el desarrollo de un testículo. Por el contrario, se desarrolla un ovario si el estroma gonadal es femenino y no hay estímulo para formar un testículo. Desde el punto de vista histológico, los ovarios y los testículos se diferencian alrededor del día 40.

Los **conductos de Wolff** (**mesonéfricos**) comienzan a desarrollarse alrededor del día 25, con independencia del sexo del embrión. Si son estimulados por la testosterona (secretada por las células de Leydig a partir de más o menos el día 70), los conductos se diferencian en conductos deferentes, epidídimo y vesícula seminal. Si no se estimulan antes del día 84, los conductos se reabsorben y permanecen como vestigios en la mujer. Pueden formar quistes en el cuello uterino o la vagina (**quiste mesonéfrico**).

Los **conductos de Müller** (**paramesonéfricos**), el primordio de las tubas uterinas (trompas de Falopio), el útero y la pared vaginal, aparecen hacia el día 37 como aberturas en forma de embudo de epitelio celómico. Se desarrollan como tubos pareados, indiferenciados, que emplean los conductos de Wolff como «alambres» guía para alcanzar el área del futuro himen. Si un conducto de Wolff está ausente, como en la agenesia renal, la vagina y el cuello uterino son casi siempre anómalos o inexistentes. En el día 54, los conductos de Müller se fusionan en un conducto uterovaginal recto.

Un principio fundamental del desarrollo del aparato genital en ambos sexos es que los conductos de Müller se desarrollan en la línea femenina, a menos que factores testiculares embrionarios lo impidan de manera específica. En los hombres, las células de Sertoli de los testículos en desarrollo producen **hormona antimülleriana**, también denominada **sustancia inhibidora de los conductos de Müller**, que provoca la involución de dichos conductos.

Esta hormona, una glucoproteína de la superfamilia de factor de crecimiento transformante β (TGF-β), está estructuralmente relacionada con la inhibina y la activina, que ejercen acciones opuestas sobre la síntesis y la secreción de folitropina (FSH), y también participan en la regulación de la proliferación, diferenciación y apoptosis celular.

Los genitales externos adoptan la forma masculina si la testosterona se convierte localmente en dihidrotestosterona. De lo contrario (es decir, en un estado de relativo exceso de estrógenos), los genitales externos femeninos persisten. El tubérculo genital se convierte en el clítoris, los pliegues genitales en los labios menores y las tumefacciones genitales en los labios mayores. La disposición básica del aparato genital femenino se completa en el día 120.

INFECCIONES GENITALES

La mayoría de las infecciones genitales se transmiten por vía sexual

Las enfermedades infecciosas del aparato genital femenino son muy comunes y causadas por numerosos microorganismos (tabla 18-1; *v.* también cap. 9). La mayoría de las enfermedades infecciosas importantes del aparato genital femenino se transmiten por vía sexual.

Infecciones bacterianas

Gonorrea

La gonorrea está causada por *Neisseria gonorrhoeae*, un diplococo gramnegativo exigente. Cada año se producen un millón de casos de gonorrea en Estados Unidos. La infección es una causa frecuente de salpingitis aguda y enfermedad inflamatoria pélvica (EIP; fig. 18-1).

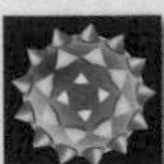
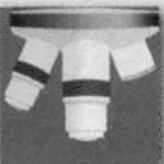

FACTORES ETIOLÓGICOS Y ANATOMOPATOLOGÍA: los organismos ascienden por el cuello uterino y la cavidad endometrial, donde causan endometritis aguda. A continuación, se adhieren a las células de la mucosa de la tuba uterina y provocan una inflamación aguda, que queda limitada a la superficie de la mucosa (salpingitis aguda). La infección puede extenderse al ovario y causar, en ocasiones, un absceso tuboovárico. Pueden afectarse las cavidades pélvica y abdominal, en cuyo caso se desarrollan abscesos subdiafragmáticos y pélvicos.

Las complicaciones sistémicas de la gonorrea incluyen septicemia y artritis séptica. En todos los focos de infección, los organismos inducen reacciones inflamatorias purulentas que rara vez se resuelven por completo. A menudo permanecen adherencias fibrosas densas que alteran y destruyen los pliegues de la tuba uterina y con frecuencia provocan esterilidad.

Sífilis

La sífilis (*v.* cap. 9) está causada por *Treponema pallidum*, una espiroqueta delgada y móvil. El contagio se produce por contacto sexual con una persona con la infección o por contagio transplacentario (sífilis congénita). T. *pallidum* penetra por pequeñas abrasiones en la piel o superficies mucosas normales. Sin tratamiento, la sífilis persiste, a menudo con ascensos y descensos, a través de tres etapas.

- En la etapa primaria suele aparecer un chancro al cabo de unas 3 semanas en la puerta de entrada bacteriana. Se trata de una pápula indolora, indurada, de 1 a varios centímetros de diámetro, rodeada por un manguito inflamatorio que se cavita para formar una úlcera. La lesión puede persistir durante 2-6 semanas. Luego cicatriza de manera espontánea.
- La sífilis secundaria aparece tras un período de latencia de varias semanas a meses, y se presenta con febrícula, cefalea, malestar, linfadenopatía y lesiones muy infecciosas denominadas condilomas lata o condilomas planos sifilíticos (verrugas sifilíticas). Estas lesiones secundarias cicatrizan al cabo de 2 a 6 semanas, y los síntomas desaparecen espontáneamente.
- La etapa terciaria se desarrolla en cualquier momento de ahí en adelante y puede incluir daño grave a los sistemas cardiovascular y nervioso.

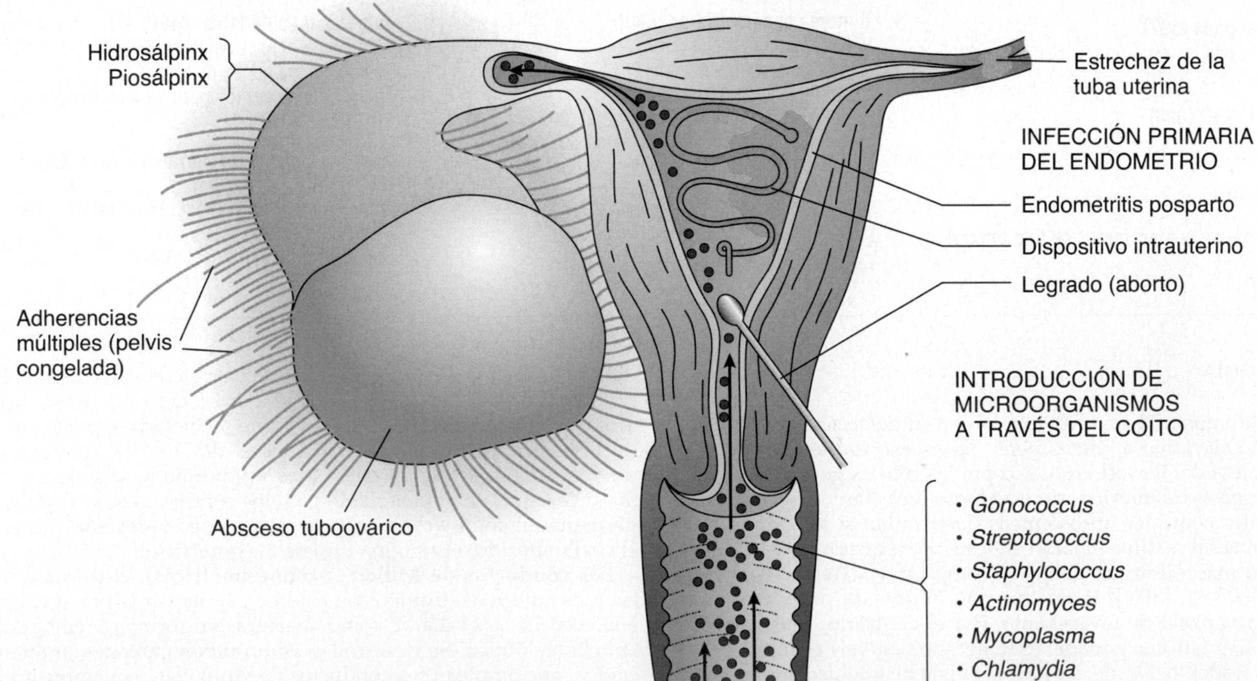

FIGURA 18-1. Enfermedad inflamatoria pélvica.

TABLA 18-1

ENFERMEDADES INFECCIOSAS DEL APARATO GENITAL FEMENINO

Microorganismos	Enfermedad	Característica diagnóstica
Enfermedades transmitidas por via sexual		
Bastones y cocos gramnegativos		
Calymmatobacterium granulomatis	Granuloma inguinal	Cuerpo de Donovan
Gardnerella vaginalis	Infección por *Gardnerella*	Célula pista
Haemophilus ducreyi	Chancroide (chancro blando)	
Neisseria gonorrhoeae	Gonorrea	Diplococo gramnegativo
Espiroquetas		
Treponema pallidum	Sífilis	Espiroqueta
Micoplasmas		
Mycoplasma hominis	Vaginitis inespecífica	
Ureaplasma urealyticum	Vaginitis inespecífica	
Rickettsias		
Chlamydia trachomatis tipos D-K	Formas diversas de enfermedad inflamatoria pélvica	
Chlamydia trachomatis tipo L_{1-3}	Linfogranuloma venéreo	
Virus		
Virus del papiloma humano (VPH)	Condiloma acuminado/plano Neoplásica potencial	Coilocitos
Tipos 6, 11, 40, 42, 43, 44, 57	Bajo riesgo de cáncer	Lesión intraepitelial escamosa de grado bajo
Tipos 16, 18, 31, 33, 35, 39, 45, 51, 52, 56, 58, 66	Alto riesgo de cáncer	Lesión intraepitelial escamosa de grado alto
Herpes simple tipo 2	Herpes genital	Células gigantes multinucleadas con homogeneización intranuclear y cuerpos de inclusión
Citomegalovirus (CMV)	Enfermedad de inclusión citomegálica	Cuerpo de inclusión intranuclear bulboso
Molluscum contagiosum	Infección por *Molluscum*	Cuerpo de *Molluscum*
Protozoos		
Trichomonas vaginalis	Tricomonosis	Tricomonas
Enfermedades seleccionadas que no se transmiten por via sexual		
Actinomyces y microorganismos relacionados		
Actinomyces israelii	Enfermedad inflamatoria pélvica	Gránulos de azufre (uno de muchos microorganismos)
Mycobacterium tuberculosis	Tuberculosis	Granulomas (no necrosantes en el endometrio, necrosantes en otras partes)
Hongos		
Candida albicans	Candidiasis	*Candida* sp.

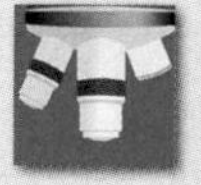

ANATOMOPATOLOGÍA: en los especímenes de biopsia, el sello distintivo característico de la sífilis es un infiltrado inflamatorio denso con linfocitos y células plasmáticas, en particular adyacente a los vasos sanguíneos. Las técnicas de impregnación argéntica (tinción de Warthin-Starry o sus modificaciones) ayudan a demostrar las espiroquetas. Las etapas más avanzadas de la enfermedad muestran endarteritis obliterante notable y destrucción hística posterior.

Granuloma inguinal

Está causada por *Calymmatobacterium granulomatis*, un bacilo encapsulado gramnegativo de transmisión sexual. La enfermedad se da con igual frecuencia en mujeres y hombres.

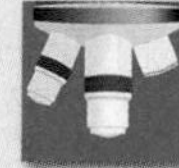

ANATOMOPATOLOGÍA: la lesión primaria comienza como un nódulo indoloro y ulcerado que afecta genitales, así como piel inguinal o perianal. Los organismos penetran a través de abrasiones cutáneas e inicialmente se extienden por diseminación directa, con destrucción de la piel y los tejidos subyacentes.

Después se produce una diseminación local generalizada y propagación linfática. Los macrófagos vacuolados contienen bacterias intracelulares características (cuerpos de Donovan). El organismo, que se observa mejor con la tinción de Wright, se parece a un imperdible cerrado.

La hiperplasia del epitelio escamoso suprayacente puede ser lo suficientemente intenso como para confundirse con un carcinoma de células escamosas. Tras el tratamiento con antibióticos, son frecuentes las recidivas.

Chancroide

También denominado **chancro blando**, el chancroide está causado por *Haemophilus ducreyi*, un bacilo gramnegativo. Es poco frecuente en Estados Unidos, pero común en los países en vías de desarrollo.

ANATOMOPATOLOGÍA: se observan pequeñas lesiones vesiculopustulosas, únicas o a veces múltiples, en el cuello uterino, la vagina, la vulva o la región perianal, entre 3 y 5 días después del contacto sexual con una pareja infectada. En esta fase, el examen histológico muestra una inflamación granulomatosa. La lesión puede romperse y formar una úlcera dolorosa y purulenta que sangra con facilidad. Puede aparecer linfadenopatía inguinal, fiebre, escalofríos y malestar general.

Una complicación importante es la cicatrización durante la fase de curación, que puede causar estenosis uretral.

Gardnerella

La transmisión sexual de *Gardnerella vaginalis*, un cocobacilo gramnegativo, causa muchos casos de «vaginitis inespecífica». Dado que el organismo no penetra en la mucosa, no causa inflamación y las biopsias parecen normales. La bacteria puede identificarse mediante una preparación en fresco de secreción vaginal o una citología de Papanicolaou (citología cervicovaginal). Las **células clave** de la vaginosis, células escamosas cubiertas por cocobacilos, son patognomónicas.

Mycoplasma

Los micoplasmas (*v.* cap. 9) son organismos pleomorfos diminutos similares a las denominadas formas bacterianas L (es decir, bacterias que carecen de paredes celulares), pero son distintos y no se originan a partir de estas. Son comensales comunes bucofaríngeos y de las vías urogenitales, y colonizan el aparato genital inferior por contacto sexual. *Ureaplasma urealyticum* puede aislarse del aparato genital inferior en el 40% de las mujeres sanas. Puede causar esterilidad y provocar efectos adversos en el embarazo e infecciones perinatales. *Mycoplasma hominis* se encuentra en el aparato genital inferior del 5% de las mujeres sanas y causa una pequeña proporción de casos de cervicitis y vaginitis sintomáticas. *M. hominis* se aísla a menudo en asociación con una infección por *G. vaginalis* o *Trichomonas vaginalis*. Aunque el papel de los micoplasmas en las infecciones del aparato genital no se conoce por completo, estos organismos se encuentran en la EIP, la salpingitis aguda, el aborto espontáneo y la fiebre puerperal. Desde el punto de vista histológico, el tejido afectado no suele presentar complicaciones.

Infecciones por Chlamydia

Chlamydia trachomatis es una rickettsia intracelular gramnegativa estricta de transmisión venérea, de la que se conocen quince serotipos. *C. trachomatis* causa varios trastornos en mujeres, hombres y niños. Se ha detectado en el aparato genital de alrededor del 8% de las mujeres asintomáticas y el 20% de las mujeres con síntomas de infección del aparato genital inferior. La enfermedad por *Chlamydia* puede confundirse fácilmente con la gonorrea, ya que los síntomas de ambas enfermedades son similares.

ANATOMOPATOLOGÍA: los serotipos D a K causan las infecciones genitales más frecuentes. La mucosa cervical presenta inflamación grave y las células escamosas endocervicales y metaplásicas contienen pequeños cuerpos de inclusión. Desde el punto de vista citológico, se observan inclusiones intracitoplasmáticas perinucleares con bordes definidos y cuerpos cocoides intracitoplasmáticos. Las complicaciones incluyen infección ascendente del endometrio, las tubas uterinas y el ovario, que puede provocar la oclusión de las tubas y esterilidad. Chlamydia también puede infectar las glándulas de Bartolino y causar uretritis aguda. Los lactantes nacidos por vía vaginal de madres con la infección pueden desarrollar conjuntivitis, otitis media y neumonía.

Linfogranuloma venéreo

Se trata de una infección venérea de hombres y mujeres, endémica en los países tropicales. Está causada por la forma L de *C. trachomatis*, perteneciente a los serotipos L1 a L3.

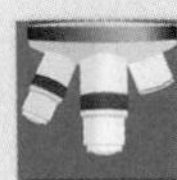

ANATOMOPATOLOGÍA: después de unos pocos días a 1 mes, se forma una vesícula pequeña e indolora en el sitio de inoculación. Cicatriza con rapidez y con frecuencia ni siquiera se advierte. En la segunda etapa, los nódulos linfáticos inguinales se agrandan y pueden romperse para formar fístulas supurativas. Los nódulos linfáticos perirrectales de la mujer se enmarañan y se vuelven dolorosos. En las pacientes que no reciben tratamiento, puede aparecer una tercera etapa después de un período de latencia de varios años. En esta fase, la cicatrización causa obstrucción linfática, lo que determina la aparición de elefantiasis genital y estrecheces rectales. Los tejidos infectados en las etapas segunda y tercera muestran granulomas necrosantes e infiltrados neutrófilos. Pueden observarse cuerpos de inclusión dentro de los macrófagos.

Infecciones virales

Virus del papiloma humano

El virus del papiloma humano (VPH) es un virus ADN que infecta la piel genital y las superficies mucosas y produce lesiones verrugosas denominadas **condilomas acuminados** o lesiones planas conocidas como **lesiones escamosas intraepiteliales** (LEI). Se conocen más de 100 serotipos del VPH, una tercera parte de los cuales causan lesiones en el aparato genital. El tiempo medio transcurrido desde la infección hasta la primera detección del VPH es de 3 meses. En Estados Unidos, hasta dos terceras partes de las mujeres que finalizan los estudios universitarios presentan infección genital por VPH, que son el resultado del contacto sexual con una persona con la infección. Incluso en las mujeres que solo han tenido una pareja sexual, el riesgo de contraer el VPH cervical a los 3 años de la primera relación sexual es del 50%. La prevalencia del VPH entre las mujeres de 14 a 59 años supera el 25%. Actualmente, alrededor de 20 millones de personas tienen la infección por VPH en este país; los serotipos 6 y 11 son responsables de más del 80% de los condilomas visibles.

Varias cepas de VPH son los factores etiológicos principales del cáncer de células escamosas en el aparato genital femenino inferior, así como los cánceres anales y bucofaríngeos en ambos sexos. Los tipos 16, 18, 31 y 45 se relacionan con mayor frecuencia con la lesión intraepitelial escamosa de alto grado (LIEAG) y cáncer invasivo (*v.* más adelante). Desde el 2006 están disponibles vacunas para prevenir la infección de los serotipos de VPH de alto riesgo como el 6, 11, 16 y 18, y son la causa de las menores tasas de infección en las adolescentes.

La mayoría de los casos de VPH se diagnostican mediante citología cervical. Las pruebas más recientes permiten detectar directamente el ADN del VPH. El tratamiento se basa en la histología de las lesiones (grado bajo frente a grado alto), que predice aquellos con mayor riesgo de progresión a carcinoma.

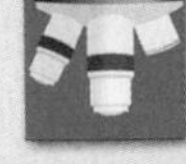

ANATOMOPATOLOGÍA: las lesiones de la vulva, la región perianal, el perineo, la vagina y el cuello uterino causadas por la infección por VPH se dividen en grados bajo y alto en función del aspecto del epitelio afectado, que puede ser plano o exofítico. La forma verrugosa de la lesión intraepitelial escamosa de bajo grado (LIEBG) se conoce

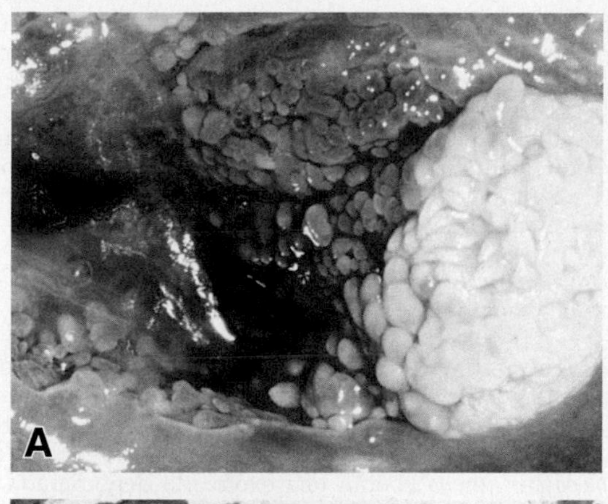

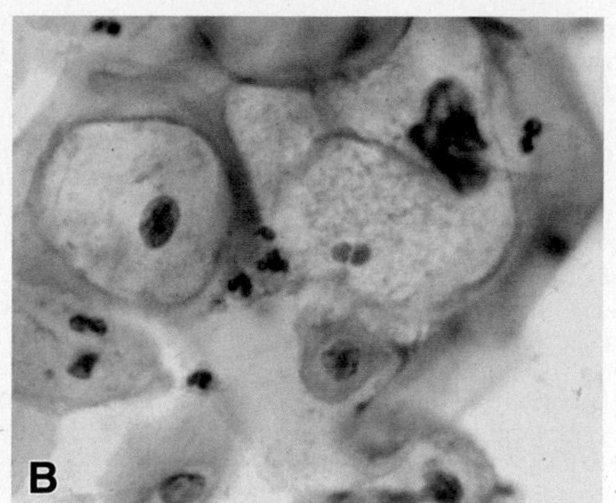

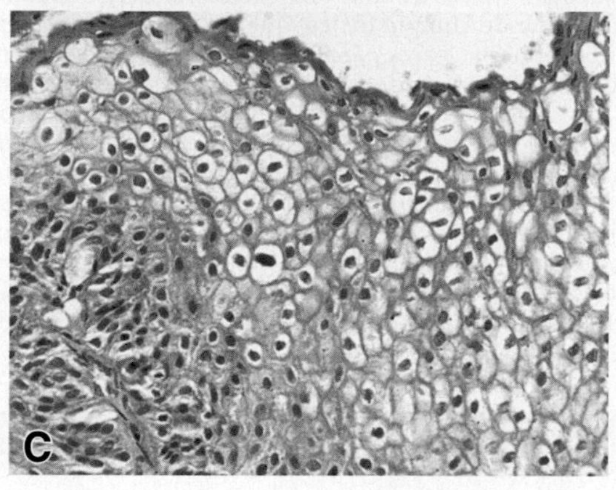

FIGURA 18-2. Infecciones condilomatosas inducidas por el virus del papiloma humano. A. Condiloma acuminado del cuello uterino, visible a simple vista como excrecencias similares a una coliflor. **B.** Un extendido cervical contiene coilocitos característicos con un halo perinuclear y un núcleo arrugado con partículas virales en su interior. **C.** La biopsia de los condilomas muestra coilocitos con halos perinucleares y pleomorfismo nuclear significativo con densidad alterada de la cromatina.

como condiloma acuminado. Las verrugas acuminadas suelen deberse a subtipos virales de bajo riesgo canceroso y pueden presentarse como pápulas, placas o nódulos, que con el tiempo se convierten en excrecencias en forma de espiga o coliflor (fig. 18-2A). La LIEBG se caracteriza por coilocitos (del griego koilos, 'hueco'), que son células epiteliales con halo perinuclear y núcleo arrugado que producen partículas de VPH (fig. 18-2B). El ADN viral suele permanecer episómico (es decir, no se incorpora al ADN cromosómico de las células epiteliales). La replicación amplia del virus causa lesiones citoplasmáticas, lo que crea coilocitos (fig. 18-2C). Las LIEAG se tratan más adelante.

Virus del herpes

El **virus del herpes simple de tipo 2** es un virus de ADN bicatenario y de gran tamaño que suele causar infecciones genitales de transmisión sexual. Tras un período de incubación de 1 a 3 semanas, aparecen pequeñas vesículas en la vulva que se erosionan y que evolucionan a úlceras dolorosas. En la vagina y el cuello uterino se producen lesiones similares. Las células epiteliales adyacentes a las vesículas intraepiteliales muestran degeneración vacuolar y muchas contienen grandes núcleos con inclusiones virales eosinófilas.

Las infecciones por virus del herpes siguen un curso de recaídas y remisiones. Mientras está latente, el virus reside en los ganglios espinales (sacro). Si se reactiva durante el embarazo, el paso por el canal del parto puede transmitir el virus al neonato, a menudo con consecuencias mortales. Las lesiones herpéticas activas de la vagina en el momento del parto son, por tanto, una indicación para cesárea.

Citomegalovirus

El citomegalovirus (CMV) es un virus de ADN bicatenario y ubicuo, perteneciente a la familia de los virus del herpes. Más del 80% de las personas mayores de 35 años tienen anticuerpos contra el CMV. Varias líneas de evidencia sugieren que existen muchos casos que se producen por transmisión sexual: *(1)* la seroprevalencia del CMV ha aumentado en adultos jóvenes, *(2)* el virus se recupera con más frecuencia de las secreciones cervicales y del semen que de cualquier otro lugar del cuerpo, y *(3)* las concentraciones virales en el semen son 100000 veces más altas que en la orina. No obstante, el CMV rara vez causa infecciones genitales en la mujer. La infección en el endometrio puede provocar un aborto espontáneo o la infección del recién nacido. Las células infectadas muestran grandes inclusiones eosinófilas, intranucleares características y, en ocasiones, inclusiones citoplasmáticas.

Molusco contagioso

Molluscum contagiosum (*v.* cap. 22) es un poxvirus de ADN bicatenario altamente contagioso. La infección da lugar a múltiples nódulos lisos, de color blanco grisáceo, con umbilicación central y exudado con material caseoso. Las lesiones se producen predominantemente en la región genital, pero también pueden encontrarse en otros lugares. En las células epiteliales infectadas se observan grandes inclusiones virales citoplasmáticas (**cuerpos de molusco**). La mayoría de las lesiones remiten espontáneamente, pero las no tratadas pueden persistir durante años.

Tricomoniasis

T. vaginalis es un protozoo flagelado, de gran tamaño y con forma de pera que suele causar vaginitis. Se transmite por vía sexual, y una cuarta parte de las mujeres infectadas son portadoras asintomáticas. La infección provoca una secreción espumosa, espesa y de color amarillo grisáceo; picor intenso; dispareunia (coito doloroso), y disuria (micción dolorosa). Las tricomonas móviles se identifican en las preparaciones en fresco y también pueden observarse en las citologías.

Enfermedad inflamatoria pélvica

La EIP es una infección de los órganos pélvicos debida a la extensión de uno de varios microorganismos más allá del cuerpo uterino (fig. 18-1). La infección ascendente da lugar a salpingitis aguda bilateral, piosálpinx y abscesos tuboováricos. **N. gonorrhoeae** *y*

Chlamydia ***son los principales organismos responsables de la EIP, pero la mayoría de las infecciones son polimicrobianas.*** La EIP es menos frecuente en las mujeres monógamas que en las demás. En ocasiones se produce tras una endometritis posparto o como complicación de un legrado endometrial.

CARACTERÍSTICAS CLÍNICAS: las pacientes con EIP suelen presentar dolor abdominal inferior. La exploración física revela dolor anexial bilateral a la palpación y molestias significativas al manipular el cuello uterino (signo del candelabro). Las complicaciones de la EIP son: *(1)* rotura de un absceso tuboovárico, que puede provocar una peritonitis que pone en riesgo la vida; *(2)* esterilidad por cicatrización de los pliegues tubáricos; *(3)* aumento de las tasas de embarazo ectópico; y *(4)* obstrucción intestinal por bandas fibrosas y adherencias.

Algunas infecciones genitales no se transmiten por vía sexual

Tuberculosis

Mycobacterium tuberculosis puede afectar cualquier parte del aparato genital femenino. La tuberculosis genital se da en el 1% de las mujeres con esterilidad en Estados Unidos y en más del 10% en los países con menor desarrollo. La detección de bacilos acidorresistentes confirma el diagnóstico.

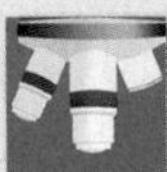

ANATOMOPATOLOGÍA: SALPINGITIS TUBERCULOSA: la salpingitis suele ser la lesión inicial de la infección genital tuberculosa, debido a la diseminación hematógena desde las vías respiratorias.

La salpingitis tuberculosa provoca adherencias fibrinosas y cicatrización de la tuba uterina. Estas complicaciones provocan múltiples anomalías funcionales (p. ej., esterilidad, gestación ectópica, dolor pélvico). Las tubas pueden volverse nodulares. El piosálpinx (tuba uterina distendida con pus) y el hidrosálpinx (tuba llena de líquido) son secuelas tardías, y el ovario adyacente puede infectarse.

ENDOMETRITIS TUBERCULOSA: la endometritis complica la mitad de los casos de salpingitis tuberculosa. Aunque el endometrio puede mostrar granulomas bien formados con necrosis caseosa y células gigantes de Langhans características, la descamación menstrual limita el tiempo durante el cual pueden desarrollarse estos granulomas maduros. Por tanto, son típicos los granulomas no caseificantes, mal formados y con escasas células gigantes.

Candidiasis

El 10% de las mujeres son portadoras asintomáticas de hongos en la vulva y la vagina, y *Candida albicans* el agente lesivo más frecuente. Solo el 2% presenta vulvovaginitis candidiásica sintomática, aunque el riesgo aumenta mucho con la diabetes mellitus, el uso de anticonceptivos orales y el embarazo. La infección causa prurito vulvar y secreción blanquecina. La exploración clínica revela pequeñas placas blancas firmemente adheridas a la membrana mucosa («aftas»). La biopsia muestra edema submucoso e inflamación crónica. Los hongos no penetran en el epitelio, sino que las placas blancas son focos de células epiteliales con descamación y necrosis que contienen restos celulares, flora bacteriana, esporas de cándida y seudohifas. Las esporas y seudohifas características en una preparación en fresco o con tinción de Papanicolaou son diagnósticas. Las infecciones no tratadas cursan con remisiones y recaídas, y suelen desaparecer después del parto.

Actinomicosis

La actinomicosis del aparato genital es infrecuente, pero cada vez hay más casos asociados al uso de dispositivos intrauterinos (DIU). *Actinomyces israelii*, el organismo causal, es un bacilo grampositivo que se encuentra en el 4% de los aparatos genitales normales. Penetra en la cavidad uterina a través de la cola de un DIU; asciende hasta la tuba uterina, el ovario y los ligamentos anchos, y forma un absceso tuboovárico. Las lesiones supurativas presentan vías de drenaje que contienen microcolonias densas del organismo («gránulos de azufre»). La actinomicosis provoca fibrosis generalizada y cicatrices en el aparato genital femenino.

El síndrome de choque tóxico se debe a una infección estafilocócica vaginal

El síndrome de choque tóxico es un trastorno agudo, a veces mortal, caracterizado por fiebre, choque y erupción eritematosa descamativa. Vómito, diarrea, mialgias, signos neurológicos y trombocitopenia son características clínicas frecuentes. Ciertas cepas de *Staphylococcus aureus* liberan una exotoxina denominada **toxina 1 del síndrome de choque tóxico**, que deteriora la capacidad de los fagocitos mononucleares para eliminar otras sustancias con potencial tóxico, como la endotoxina. Las alteraciones anatomopatológicas son características del choque, y las lesiones de coagulación intravascular diseminada suelen ser prominentes. El síndrome de choque tóxico se reconoció por primera vez cuando se introdujeron los tampones de acción prolongada, que dejaban tiempo suficiente para la proliferación de los estafilococos. También se relacionó con las «esponjas» anticonceptivas. La incidencia del síndrome de choque tóxico ha disminuido de manera significativa desde el reconocimiento del papel de los tampones como promotores de la colonización de la vagina por *S. aureus*.

Vulva

ANATOMÍA

La vulva está formada por el promontorio púbico, los labios mayores y menores, el clítoris y el vestíbulo. En la pubertad, el promontorio púbico y los bordes laterales de los labios mayores adquieren más grasa subcutánea, así como vello abundante y tosco. El desarrollo de las glándulas sebáceas y apocrinas de estas regiones se desarrolla en paralelo. Las aberturas externas pares de las glándulas parauretrales (**glándulas de Skene**) flanquean el meato uretral. Las **glándulas de Bartolino**, en posición posterolateral con respecto al introito, son glándulas tubuloalveolares ramificadas secretoras de moco, drenadas por un corto conducto revestido por epitelio de transición. Además, hay glándulas mucosas microscópicas diseminadas a través de la vía que limitan los labios menores. Los nódulos linfáticos inguinales y femorales proporcionan rutas de drenaje linfático primarias, excepto para el clítoris (el homólogo del pene), el cual comparte su drenaje linfático con la uretra.

ANOMALÍAS DEL DESARROLLO Y QUISTES

TEJIDO MAMARIO ECTOPICO: pequeños nódulos aislados de tejido mamario ectópico pueden extenderse a lo largo de la «línea de la leche» hasta la vulva y agrandarse durante el embarazo.

QUISTES DE LAS GLÁNDULAS DE BARTOLINO: las glándulas pareadas de Bartolino producen una secreción mucoide clara que lubrica de manera continua la superficie vestibular. Los conductos tienden a obstruirse y en consecuencia a formar quiste (fig. 18-3). La infección del quiste puede condicionar la **formación de un absceso**. El absceso de la glándula de Bartolino se relacionó de manera formal con la gonorrea, pero estafilococos, clamidias y anaerobios son ahora la causa más frecuente. El tratamiento consiste en la incisión, drenaje, marsupialización y administración de antibióticos apropiados.

QUISTES FOLICULARES: los quistes foliculares se parecen a la porción más distal del folículo piloso. También se denominan **quistes de inclusión epitelial** o **quistes queratinosos**, y son quistes foliculares que aparecen con frecuencia en la vulva, en especial sobre los labios mayores. Contienen un material caseoso blanquecino y de manera típica están revestidos por epitelio escamoso estratificado.

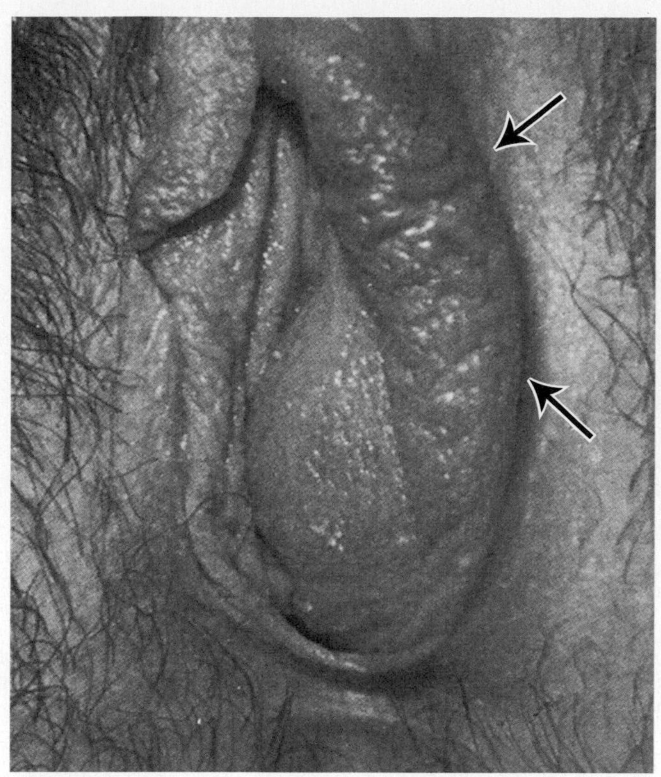

FIGURA 18-3. **Quiste de la glándula de Bartolino.** La lesión de 4 cm (*flechas*) es posterior al introito vaginal.

QUISTES MUCINOSOS: en ocasiones, las glándulas mucinosas de la vulva se obstruyen y desarrollan quistes. Las células cilíndricas mucinosas que revisten el quiste pueden infectarse.

DERMATOSIS

La dermatitis aguda vulvar se caracteriza por piel vesicular y enrojecida

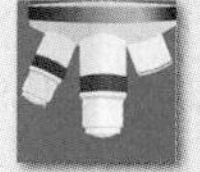

ANATOMOPATOLOGÍA: cuando las vesículas se rompen (fig. 18-4), el líquido forma una costra en la superficie de la piel. La epidermis contiene diversas células inflamatorias, y las áreas espongióticas forman vesículas que se rompen para producir lesiones exudativas. La dermis muestra un infiltrado linfocítico perivascular y edema, con separación de las fibras de colágeno. Los vasos linfáticos y los capilares dilatados son típicos.

Los tipos más frecuentes de dermatitis aguda endógena son la **dermatitis atópica (hipersensibilidad)** y la **dermatitis seborreica**, las cuales se observan como erosiones maculares escamosas. Las dermatitis con causas exógenas incluyen la dermatitis irritante (orina sobre la piel vulvar) y la dermatitis alérgica por contacto (una reacción de hipersensibilidad retardada de tipo 4), que se manifiesta como dermatitis aguda o crónica.

La dermatitis crónica, o liquen crónico simple, constituye la etapa final de muchas enfermedades inflamatorias de la vulva

La dermatitis crónica vulvar (fig. 18-5) sigue a muchas enfermedades que desde el punto de vista clínico son pruriginosas y que, por tanto, están sujetas al rascado repetido en su fase activa. Entre estas se encuentran el liquen plano, la psoriasis y el liquen escleroso (*v.* cap. 22). La piel está engrosada con exuberantes marcas cutáneas («liquenificación») blancas, que aparecen como consecuencia de una hiperqueratosis significativa. Suele haber descamación, y a menudo se observan excoriaciones debidas al rascado reciente.

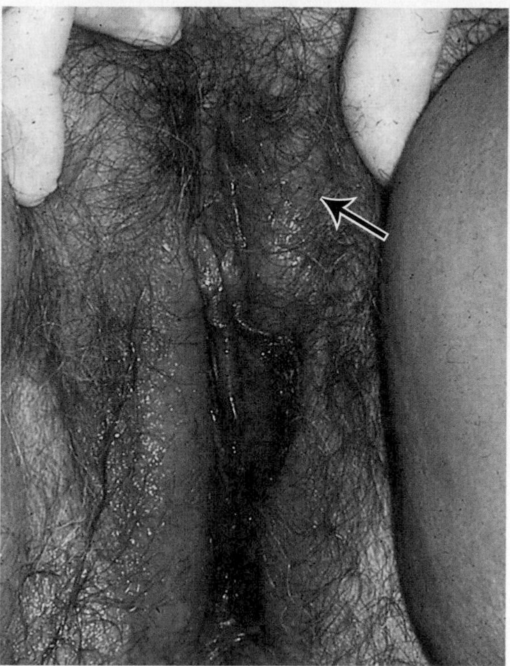

FIGURA 18-4. **Dermatitis aguda vulvar (eccema).** Están presentes eritema, edema y vesículas con goteo (*flecha*). (Reimpreso con permiso de Stanley J. Robboy, MD, and Gynecologic Pathology Associates, Durham and Chapel Hill, North Carolina).

LIQUEN ESCLEROSO: el liquen escleroso es una enfermedad inflamatoria que se relaciona con trastornos autoinmunitarios como el vitíligo, la anemia perniciosa y la tiroiditis. La etiología autoinmunitaria del liquen escleroso sugiere de manera adicional la presencia de linfocitos T activados en la dermis.

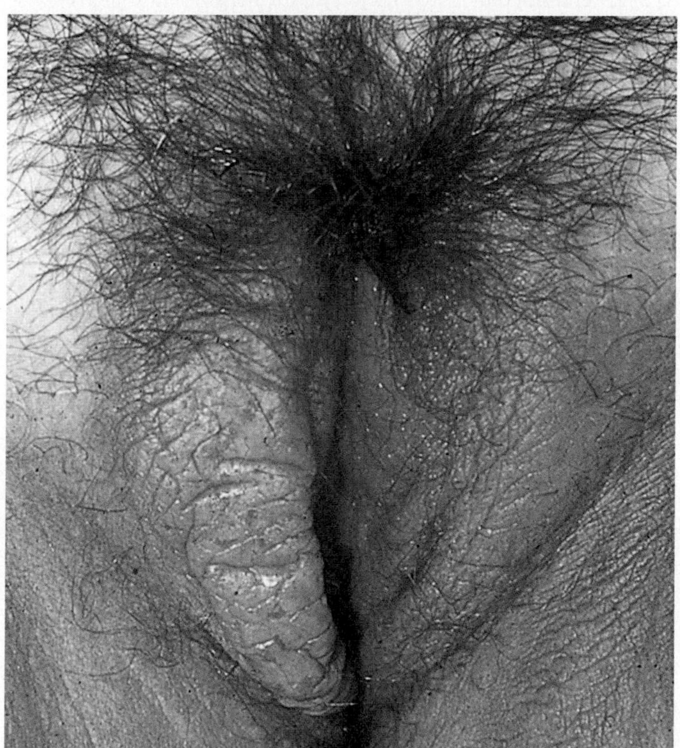

FIGURA 18-5. **Liquen crónico simple en el labio mayor derecho.** Se observa engrosamiento y acentuación de las marcas cutáneas, con excoriación superficial debida al rascado reciente. (Reimpreso con permiso de Stanley J. Robboy, MD, and Gynecologic Pathology Associates, Durham and Chapel Hill, North Carolina).

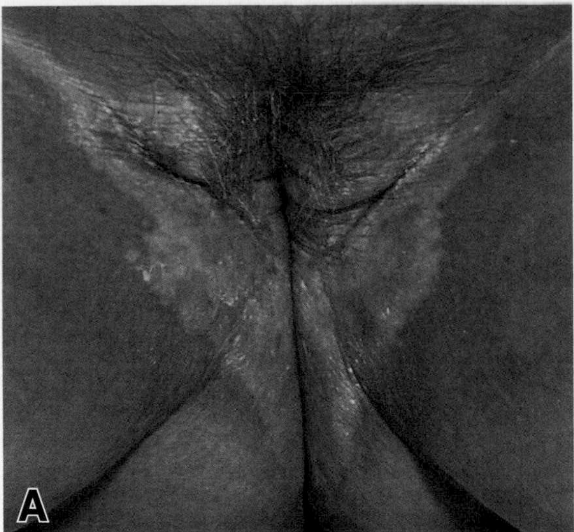

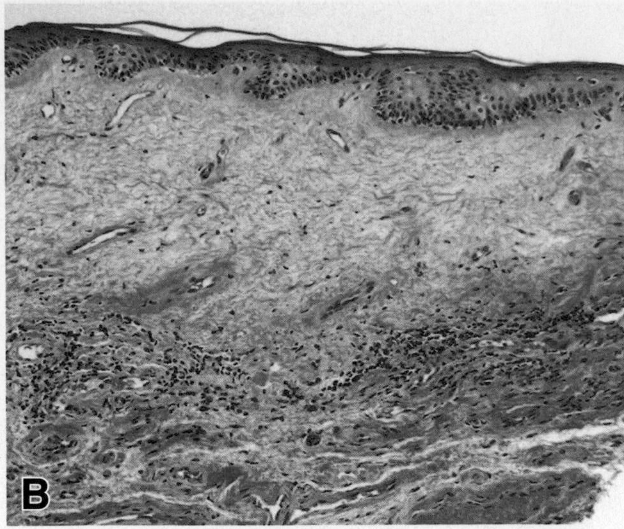

FIGURA 18-6. Liquen escleroso de la vulva. A. La lesión blanca claramente delimitada afecta la vulva y el periné. **B.** La epidermis es delgada y muestra hiperqueratosis y carencia del patrón normal con invaginaciones. La dermis muestra una zona acelular, homogénea y superpuesta superpuesta a un infiltrado inflamatorio crónico.

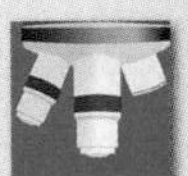 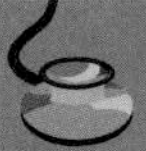

ANATOMOPATOLOGÍA Y CARACTERÍSTICAS CLÍNICAS: la afección se caracteriza por placas blancas y piel atrófica con aspecto apergaminado o arrugado y, en ocasiones, contractura significativa de los tejidos vulvares (fig. 18-6A). Se observa hiperqueratosis, pérdida de crestas interpapilares, adelgazamiento epitelial con aplanamiento de las clavijas interpapilares, vacuolización citoplasmática de la capa basal y una zona colagenosa homogénea y acelular en la dermis superior (fig. 18-6B). Bajo esta capa suele haber una banda de linfocitos con pocas células plasmáticas.

La enfermedad se desarrolla de forma gradual y es progresiva, y a menudo causa prurito y dispareunia. Las mujeres con liquen escleroso sintomático tienen un 15% de probabilidades de desarrollar un carcinoma de células escamosas.

TUMORES BENIGNOS

HIDROADENOMA: tumor benigno de la glándula sebácea apocrina aparece sobre todo en los labios mayores como un nódulo de piel circunscrito rara vez mayor de 1 cm. Al microscopio, está compuesto por túbulos papilares y ácinos recubiertos por dos capas de células: una capa interna de células cilíndricas apocrinas y otra externa de células mioepiteliales.

SIRINGOMA: un adenoma de las glándulas ecrinas, el siringoma se manifiesta como una pápula de color carnoso dentro de la dermis de los labios mayores. Este tumor asintomático se compone de una proliferación de pequeños conductos incrustados en un estroma fibroso denso (*v.* cap. 22). Las paredes de los conductos tienen dos capas de células: una capa interna de células serosas y una externa de células mioepiteliales. La luz contiene material eosinófilo amorfo.

TUMORES DEL TEJIDO CONJUNTIVO: los **hemangiomas seniles** (hemangiomas en cereza) son pequeñas pápulas cutáneas de color púrpura, que pueden sangrar tras un traumatismo superficial. El **hemangioma capilar lobulillar** (anteriormente denominado granuloma piógeno), que antes se consideraba una reacción a la infección de una herida superficial, es una variante del hemangioma. La infección secundaria se produce porque la superficie de la lesión es frágil y se traumatiza con facilidad. Los tumores de tejidos blandos que se encuentran en cualquier sitio del cuerpo también se producen en la vulva, como el tumor de célula granular, el leiomioma, el fibroma, el lipoma y el histiocitoma.

LESIONES VULVARES PIGMENTADAS: el **lentigo** aparece en aproximadamente el 10% de las mujeres y se presenta en forma de pequeñas máculas. Los **nevos** y la **queratosis seborreica** también se producen en esta área (*v.* cap. 22).

TUMORES MALIGNOS Y AFECCIONES PREMALIGNAS

La neoplasia intraepitelial vulvar es un precursor del carcinoma de células escamosas invasivo

El carcinoma vulvar, en su mayoría carcinoma de células escamosas, representa el 3% de todos los cánceres genitales femeninos y se presenta principalmente en mujeres mayores de 60 años. Estos tumores se dividen en carcinomas de células escamosas queratinizantes no relacionados con el VPH (>70% de los casos) y carcinomas basaloides verrugosos asociados al VPH de alto riesgo (<25% de los casos). Las lesiones clásicas de neoplasia intraepitelial vulvar (NIV) asociadas al VPH también se conocen como lesiones intraepiteliales escamosas vulvares de alto grado (LIEAG vulvares), mientras que las lesiones precursoras intraepiteliales no asociadas al VPH se denominan «NIV diferenciadas».

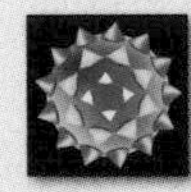 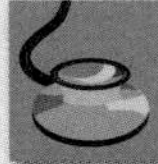

FACTORES ETIOLÓGICOS Y CARACTERÍSTICAS CLÍNICAS: los carcinomas de células escamosas queratinizantes suelen desarrollarse en mujeres de edad avanzada (media de edad, 76 años), a veces en el contexto de un liquen escleroso de larga evolución. La lesión precursora se denomina neoplasia intraepitelial vulvar diferenciada (NIVd; (fig. 18-7A), y conlleva un alto riesgo de desarrollar cáncer. Los carcinomas surgen como nódulos o masas en un fondo de «leucoplasia» (placas blancas, un término descriptivo inespecífico). Se han descrito casos de liquen escleroso, NIVd y carcinoma de células escamosas invasivo con idénticas mutaciones en el gen p53 (TP53). Sin embargo, tal mutación es un acontecimiento tardío poco frecuente en la carcinogenia vulvar. Por el contrario, los carcinomas verrugosos y basaloides asociados al VPH, menos frecuentes, se desarrollan a partir de una lesión precursora denominada **NIV clásica** (fig. 18-7B). Desde 1980, la incidencia de NIV clásica se ha multiplicado por 5 a 10 en mujeres menores de 40 años, y suele estar relacionada con el **VPH-16**. Las lesiones de la NIV asociadas al VPH tienen un bajo riesgo de progresión a carcinoma invasivo (6%), excepto en mujeres de edad avanzada o con inmunodepresión. Las lesiones asociadas a tipos de VPH oncogénicos suelen mostrar p16 activado. Las mujeres con NIV pueden presentar neoplasias de células escamosas similares a la NIV en otras partes del aparato genital inferior.

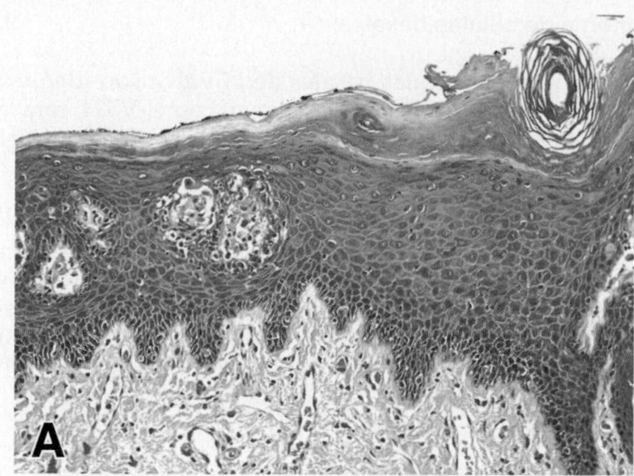
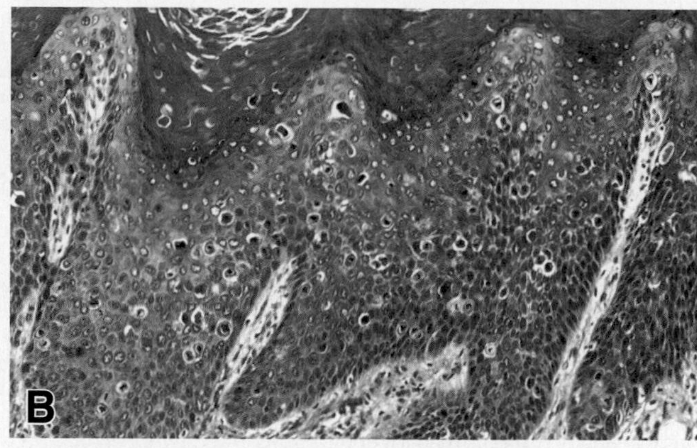

FIGURA 18-7. **Neoplasia intraepitelial vulvar (NIV). A.** Tipo bien diferenciado (simple) no relacionado con el virus del papiloma humano (*VPH*), que muestra atipia que se acentúa en las capas basal y parabasal. Se observa maduración epitelial llamativa en las capas superficiales. **B.** NIV indiferenciada (clásica) relacionada con el virus del papiloma humano (*VPH*). Debajo de la superficie hiperqueratósica, las células epiteliales son displásicas. Se aprecian numerosas mitosis.

ANATOMOPATOLOGÍA: la NIV refleja un espectro de cambios neoplásicos que van desde atipia celular mínima a grave, con una patogenia diferente, como se ha descrito anteriormente. Estas lesiones pueden ser únicas o múltiples, y también maculares, papulares o de tipo placa. Los grados histológicos de NIV I, II y III corresponden a displasia leve, moderada y grave, respectivamente. Sin embargo, el grado III, que incluye el carcinoma de células escamosas *in situ* (CIS) es, con diferencia, el más frecuente. La NIVd muestra atipia nuclear grave de la capa basal con maduración epitelial significativa en las capas superficiales (fig. 18-7A). Los queratinocitos de estas últimas contienen núcleos redondeados con nucleolos agrandados y citoplasma eosinófilo abundante con puentes intercelulares prominentes. Las clavijas intra contienen a menudo perlas de queratina.

La terminología para las lesiones relacionadas con el VPH se ha estandarizado recientemente en todo el aparato anogenital siguiendo las líneas de lo que se ha aplicado al cuello uterino: LIEBG y LIEAG. Sin embargo, esto no se ha adoptado de forma generalizada, y existe la complicación adicional de que la mayoría de las lesiones precancerosas vulvares de células escamosas no están relacionadas con el VPH (NIVd). En la vulva, las LIEBG incluyen verrugas acuminadas y lesiones planas blandas que solo en raras ocasiones pueden tener coilocitos diagnósticos. Al igual que en las lesiones comparables del cuello uterino (*v.* más adelante), los criterios utilizados para establecer el grado de NIV clásica incluyen *(1)* tamaño y la atipia nucleares, *(2)* número y gravedad de mitosis atípicas y *(3)* pérdida de diferenciación citoplasmática hacia la superficie epitelial. En la forma indiferenciada que se observa en mujeres jóvenes, el epitelio completo está formado por células con núcleos muy atípicos y citoplasma escaso. Las mitosis, a menudo atípicas, son frecuentes (fig. 18-7B). La **enfermedad de Bowen**, un término que todavía se utiliza en la literatura dermatológica, es un sinónimo de NIV III.

Los carcinomas queratinizantes de células escamosas suelen seguir a una NIVd. Dos terceras partes de los tumores de mayor tamaño son exofíticos (fig. 18-8A); el resto son ulcerativos y

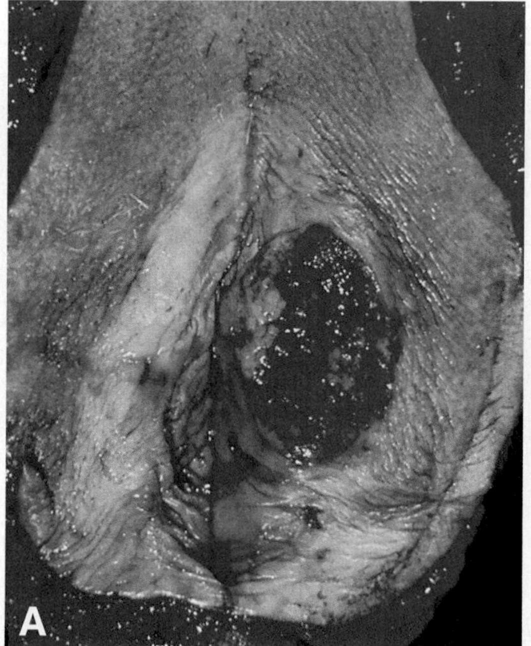
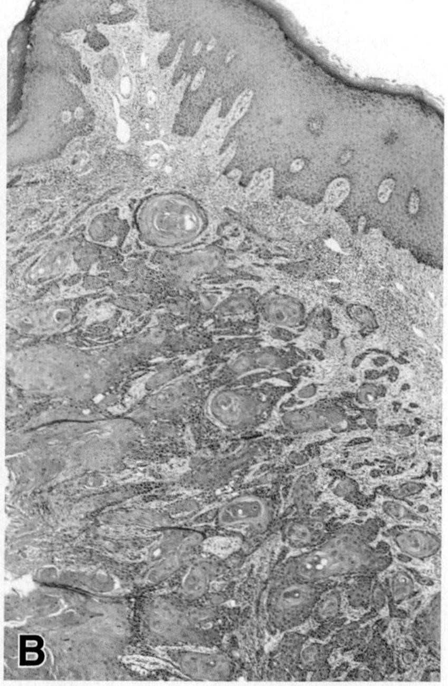

FIGURA 18-8. **Carcinoma de células escamosas de la vulva. A.** El tumor está situado en un área extensa de liquen escleroso (*blanca*). **B.** En este tumor bien diferenciado, son evidentes nidos de células escamosas neoplásicas, algunas con perlas de queratina.

endofíticos. El tumor se compone de nidos invasivos de epitelio escamoso maligno con perlas de queratina centrales (fig. 18-8B). Los tumores crecen lentamente y se van extendiendo a la piel contigua, la vagina y el recto. Inicialmente hacen metástasis a los nódulos linfáticos inguinales superficiales, y luego a los inguinales profundos, femorales y pélvicos.

CARACTERÍSTICAS CLÍNICAS: la mayoría de las pacientes con NIV se presentan con prurito vulvar, sensación urente y lesiones en la piel elevadas y muy bien definidas, de tamaños muy variables, que pueden ser rosadas, rojas, café o blancas. Los carcinomas, pero no la NIV, pueden ulcerarse, sangrar e infectarse en forma secundaria. Asimismo, se ha informado de la regresión espontánea de la NIV, con frecuencia en las mujeres más jóvenes.

El pronóstico de las pacientes con cáncer vulvar suele ser bueno, con una supervivencia global a 5 años del 70%. El grado del tumor, el tamaño, la localización y, de forma más importante, el número de metástasis a los nódulos linfáticos predicen la supervivencia. Dos terceras partes de las mujeres con metástasis a los nódulos inguinales sobreviven 5 años, pero solo una cuarta parte de las que hacen metástasis a los nódulos inguinales sobrevive tanto tiempo. Los tumores mejor diferenciados tienen de media una mejor supervivencia, que se acerca al 90% no hay afectación nodular.

El carcinoma verrugoso es un cáncer de células escamosas bien diferenciado

El carcinoma vulvar verrugoso es una variedad distinta de carcinoma de células escamosas que crece como una gran masa fungiforme parecida a un condiloma acuminado gigante. El VPH, normalmente de tipos 6 u 11, suele identificarse. El tumor está muy bien diferenciado, con grandes nidos de células escamosas con abundante citoplasma y núcleos pequeños y de coloración uniforme. Son frecuentes las perlas escamosas, y las mitosis son raras. El tumor invade con amplias lenguas y la superficie de contacto del estroma muestra frecuentemente un infiltrado grueso de linfocitos y células plasmáticas. Los carcinomas verrugosos rara vez producen metástasis. La escisión quirúrgica local amplia es el tratamiento de elección, pero otras formas de tratamiento (criocirugía y retinoides) han tenido éxito.

Carcinoma de células basales

Los carcinomas de células basales de la vulva son idénticos a sus contrapartes de la piel. No se relacionan con el VPH, rara vez producen metástasis y suelen curarse mediante escisión quirúrgica.

Melanoma maligno

Aunque poco frecuente, el melanoma maligno es el segundo cáncer más frecuente de la vulva (5%). Se presenta en la sexta y séptima décadas de la vida, pero en ocasiones se encuentra en mujeres más jóvenes. Tiene características biológicas y microscópicas del melanoma que surge en otras partes del cuerpo. Es muy agresivo y su pronóstico es malo.

La enfermedad de Paget extramamaria es similar a tumores similares de mama y de otras partes del cuerpo

Este trastorno suele presentarse en los labios mayores de las mujeres adultas mayores. Las mujeres con enfermedad de Paget de la vulva refieren prurito o sensación urente durante muchos años.

ANATOMOPATOLOGÍA: la lesión es grande, roja, húmeda y bien delimitada. Las células diagnósticas (células de Paget) pueden originarse en la epidermis o derivar de estructuras epidérmicas anexas. Tienen un citoplasma pálido y vacuolado (fig. 18-9) con abundantes glucosaminoglucanos; se tiñen con ácido peryódico de Schiff (PAS) y mucicarmín y expresan antígeno carcinoembrionario (ACE). Aparecen como células únicas grandes o, con menor frecuencia, como grupos de células que carecen de puentes intercelulares y que suelen estar confinadas a la epidermis.

La enfermedad de Paget intraepidérmica puede haber estado presente durante muchos años y con frecuencia se extiende a través de la epidermis más de lo que las biopsias prequirúrgicas indican. A diferencia de la enfermedad de Paget de la mama, que casi siempre se relaciona con un carcinoma ductal subyacente, la enfermedad de Paget extramamaria rara vez se relaciona con un carcinoma de los anexos de la piel. Las metástasis se producen con poca frecuencia, de manera que el tratamiento requiere tan solo la escisión local amplia o una vulvectomía simple.

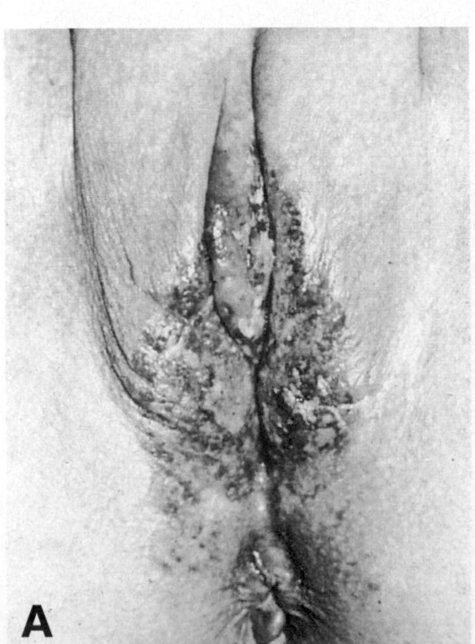

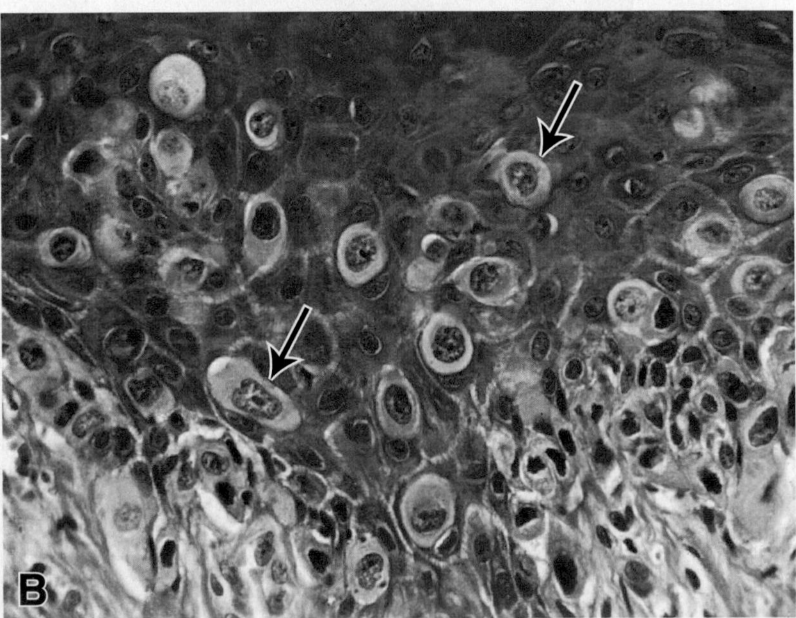

FIGURA 18-9. Enfermedad de Paget de la vulva. A. La lesión es roja, húmeda y claramente delimitada. **B.** Las células de Paget (*flechas*), que se caracterizan por un citoplasma abundante y pálido, infiltran el epitelio y están intercaladas entre los queratinocitos normales.

Vagina

ANATOMÍA

La vagina se extiende desde el útero hasta el vestíbulo de la vulva y está revestida por un epitelio escamoso dependiente de hormonas. Los estrógenos estimulan, y los progestágenos inhiben, la proliferación y maduración del epitelio vaginal. Así, en la fase secretora del ciclo menstrual o durante el embarazo, cuando las concentraciones de progesterona son elevadas, en los frotis vaginales predominan células intermedias, en lugar de superficiales. Las células epiteliales en maduración acumulan glucógeno, lo que confiere a su citoplasma un aspecto claro.

La linfa drena a través del plexo perivaginal lateral. Los linfáticos de la cúpula vaginal y la parte superior de la vagina se unen a las ramas del cuello uterino, para drenar en los nódulos pélvicos y luego paraaórticos. La parte inferior de la vagina también drena hacia los nódulos inguinales y femorales.

AFECCIONES NO NEOPLÁSICAS Y TUMORES BENIGNOS

Las anomalías congénitas de la vagina son poco frecuentes

La **ausencia congénita de vagina** suele relacionarse con anomalías del útero y de las vías urinarias. Si existe un útero funcional, la ausencia de vagina puede provocar la acumulación de sangre menstrual en el útero.

La **vagina tabicada** se produce por la fusión incorrecta de los conductos embrionarios de Müller y la falta de reabsorción de la pared media resultante.

La **atresia vaginal** y el **himen imperforado** impiden la transformación del revestimiento embrionario vaginal de los conductos de Müller en epitelio escamoso, un efecto que es causa de adenosis vaginal.

La disminución del estímulo estrogénico causa vaginitis atrófica

La vaginitis atrófica es un adelgazamiento con atrofia del epitelio vaginal. El epitelio adelgazado es una barrera deficiente a las infecciones o las abrasiones. Esto se produce con más frecuencia en la mujer posmenopáusica con concentraciones reducidas de estrógeno. La dispareunia y las manchas vaginales son síntomas habituales.

La adenosis vaginal se produce en mujeres que se exponen al dietilestilbestrol en el útero

En la adenosis vaginal, el epitelio glandular que normalmente recubre la vagina embrionaria no es reemplazado durante la vida fetal por epitelio escamoso. En la década de 1970, el uso de dietilestilbestrol (DES) para evitar abortos espontáneos en mujeres propensas a los abortos repetitivos provocó un aumento sustancial de este trastorno en las hijas de esas mujeres. Entre las semanas 10 y 18 de gestación, el desarrollo de un epitelio escamoso derivado de los senos urogenitales reemplaza al revestimiento glandular (de Müller) de la vagina y el exocérvix. La exposición al DES durante este tiempo crítico detiene el proceso de transformación y parte del tejido glandular permanece (es decir, se produce una adenosis).

La adenosis se manifiesta como placas rojas, granulares de mucosa vaginal, que a la observación microscópica están compuestas de células cilíndricas mucinosas (similares a las que revisten el endocérvix) y células ciliadas (como aquellas que revisten el endometrio y las tubas uterinas).

Muchas de estas lesiones desaparecen a medida que la mujer joven crece y se hace mayor. También se han dado casos raros de adenocarcinoma de células claras de la vagina (fig. 18-10) en las hijas de las mujeres tratadas con DES. Los adenocarcinomas de células claras son casi siempre curables cuando son pequeños y asintomáticos, pero en etapas más avanzadas pueden diseminarse por vía hematógena o linfática.

Pólipo fibroepitelial

Los pólipos vaginales son tumores benignos poco frecuentes con un núcleo de tejido conjuntivo y un revestimiento externo de epitelio escamoso vaginal. Suelen ser únicos, de color blanco grisáceo y de menos de 1 cm de diámetro. La extirpación simple suele ser curativa. La torsión de los pólipos fibroepiteliales benignos puede dar lugar a un estroma edematoso laxo similar al estroma mixomatoso del angiomixoma. Los pólipos benignos muestran un núcleo vascular, en lugar de una red vascular distribuida, y carecen de los bordes infiltrantes del angiomixoma.

Tumores mesenquimatosos benignos

La mayoría de los tumores vaginales benignos son similares a los que se localizan en el resto del aparato genital femenino e incluyen leiomiomas, rabdomiomas y neurofibromas. Se trata de tumores sólidos submucosos de menos de 2 cm de diámetro.

TUMORES MALIGNOS DE LA VAGINA

Los tumores malignos primarios de la vagina son infrecuentes y constituyen aproximadamente el 2 % de todos los tumores del aparato genital. **La mayoría (80 %) de los tumores malignos vaginales representan una diseminación metastásica**. Los síntomas más frecuentes son flujo vaginal y hemorragia durante el coito, pero los tumores avanzados pueden causar dolor pélvico o abdominal y

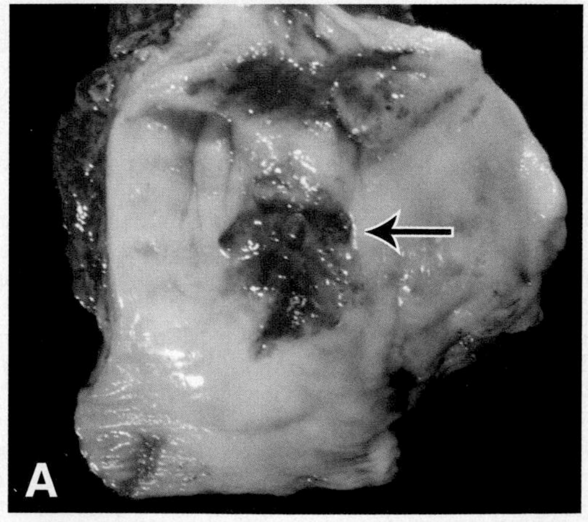

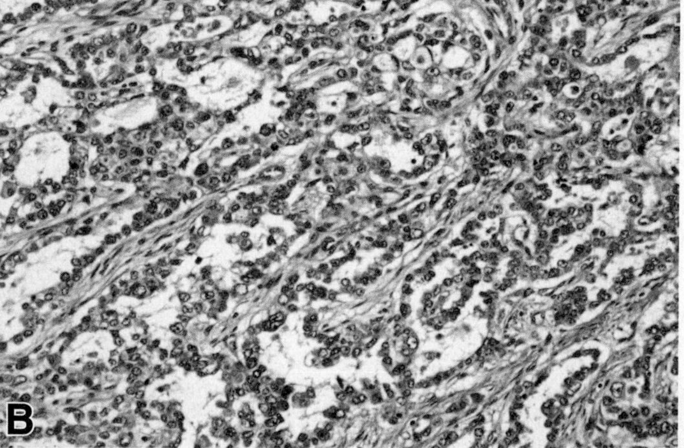

FIGURA 18-10. Adenocarcinoma de células claras de la vagina (exposición en el útero al dietilestilbestrol). A. El tumor se ha originado en el tercio superior de la pared anterior (*flecha*), que corresponde al sitio más frecuente de adenosis. **B.** Al examen microscópico, las glándulas tubulares están revestidas por células en tachuela.

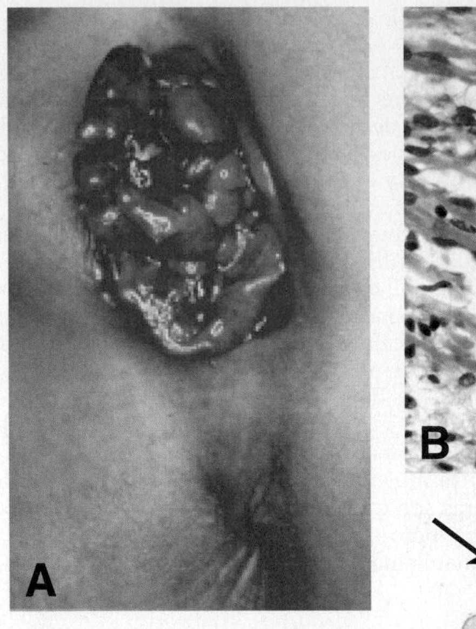

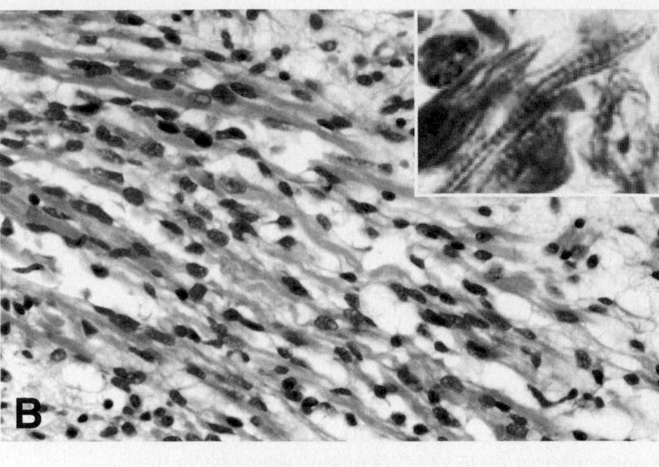

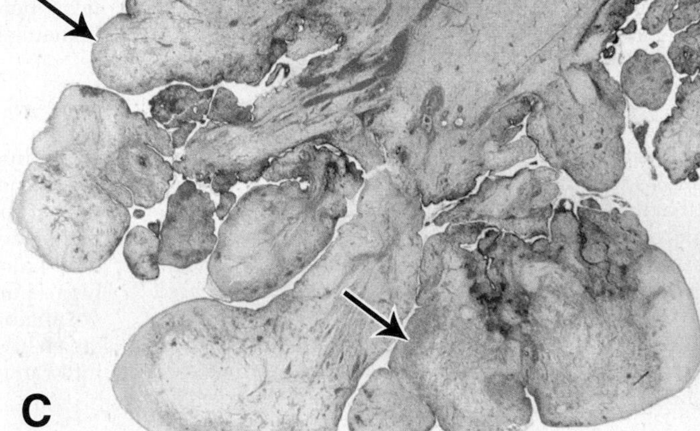

FIGURA 18-11. Rabdomiosarcoma embrionario (sarcoma botrioides) de la vagina. A. El tumor con aspecto de uvas protruye a través del introito. **B.** Las células tumorales están compuestas de mioblastos primitivos, elongados, con estriaciones transversales en el *recuadro*. **C.** Un corte del tumor muestra una capa densa de estroma neoplásico denominada la capa del cambio (*flechas*) por debajo del epitelio superficial de la vagina. Un estroma neoplásico laxo está presente por debajo de la capa de cambio.

edema de las piernas. Los tumores confinados a la vagina suelen tratarse mediante histerectomía radical y vaginectomía.

Más del 90 % de los cánceres vaginales primarios son carcinomas de células escamosas

Generalmente es una enfermedad que se presenta en mujeres mayores, con una incidencia máxima entre los 60 y 70 años. Es más frecuente en la pared anterior del tercio superior de la vagina, donde suele crecer como una masa exofítica. La lesión intraepitelial vaginal de alto grado (LIEAG vaginal), un término que reemplaza a «displasia vaginal» y a «carcinoma *in situ*», precede con frecuencia al carcinoma invasivo. El carcinoma de células escamosas vaginal puede desarrollarse algunos años después del carcinoma cervical o vulvar, lo que sugiere un efecto de campo carcinogénico en el aparato genital inferior, relacionado con la infección por VPH.

Dado que la mayoría de los cánceres preinvasivos e invasivos tempranos son asintomáticos, el uso rutinario de la citología vaginal es el método más eficaz para detectar el carcinoma de células escamosas de vagina. El pronóstico está relacionado con la diseminación del tumor en el momento del descubrimiento. La supervivencia a 5 años en pacientes con tumores confinados en la vagina (estadio I) es del 80 %, pero solo es del 20 % en las que presentan una diseminación amplia (estadios III/IV).

El rabdomiosarcoma es un tumor vaginal poco frecuente en niños

Este tumor suele consistir en masas polipoides confluentes que se asemejan a un racimo de uvas, por lo que se le ha denominado sarcoma botrioide (del griego *botrys*, 'uvas'; fig. 18-11A). Se presenta casi exclusivamente en niñas menores de 4 años. Surge en la lámina propia de la vagina y está formado por rabdomioblastos fusiformes primitivos (fig. 18-11B), algunos de los cuales muestran estriaciones transversales. A menudo puede constatarse la presencia de miofibrillas de miosina y actina. Bajo el epitelio vaginal se encuentra una zona densa de rabdomioblastos redondos (capa de cambio; fig. 18-11C). En la profundidad de esta capa, el estroma es mixomatoso y muestra menos rabdomioblastos neoplásicos. El tumor suele detectarse por el manchado de los pañales. Los tumores de menos de 3 cm de mayor dimensión tienden a estar localizados y pueden curarse mediante escisión amplia y quimioterapia. Los tumores de mayor tamaño suelen diseminarse a estructuras adyacentes, nódulos linfáticos regionales o lugares distantes. Incluso en casos avanzados, la mitad de los pacientes sobreviven tras cirugía radical y quimioterapia.

Cuello uterino

ANATOMÍA

El cuello uterino (del latín *collare*, 'cuello') es la porción inferior del útero que conecta el cuerpo de este con la vagina (fig. 18-12). Su porción expuesta (**exocérvix, ectocérvix** o **porción vaginal**) protruye en la porción superior de la vagina y está cubierta por epitelio escamoso rico en glucógeno. El **endocérvix** es el conducto que conduce a la cavidad endometrial. Está revestido por rebordes mucosos longitudinales formados por núcleos fibrovasculares cubiertos por una capa única de células cilíndricas mucinosas. En ocasiones, la salida de una glándula endocervical se obstruye y la mucina se retiene. Esto produce dilataciones quísticas de estas glándulas, denominadas **quistes de Naboth**. El orificio externo es la unión *macroscópica* entre el exocérvix y el endocérvix. La **unión escamocolumnar** (o escamocilíndrica) es la unión *microscópica* del epitelio escamoso con el epitelio columnar mucinoso. La zona situada entre el endocérvix y la cavidad endometrial se denomina **istmo** o **segmento uterino inferior**.

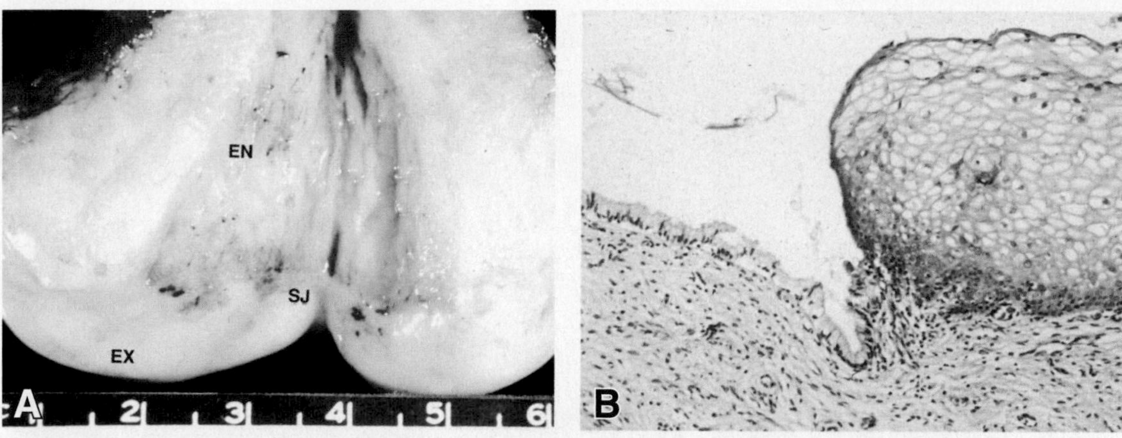

FIGURA 18-12. Anatomía del cuello uterino. A. El cuello uterino ha sido abierto para mostrar el endocérvix (*EN*), la unión escamocolumnar (*UE*) y el exocérvix (*EX*). La capa gruesa de células escamosas que cubre el exocérvix le otorga su color blanco. **B.** Vista microscópica de la unión escamocolumnar. El endocérvix está revestido por una capa de células cilíndricas (lado izquierdo de la imagen) productoras de moco que de manera abrupta se encuentra con el exocérvix revestido por células escamosas maduras (lado derecho). *Nota:* en los especímenes en los cuales la unión escamocolumnar está sobre el ectocérvix o en el conducto endocervical, la región entre este y el orificio externo se denomina *zona de transformación* (fig. 18-13).

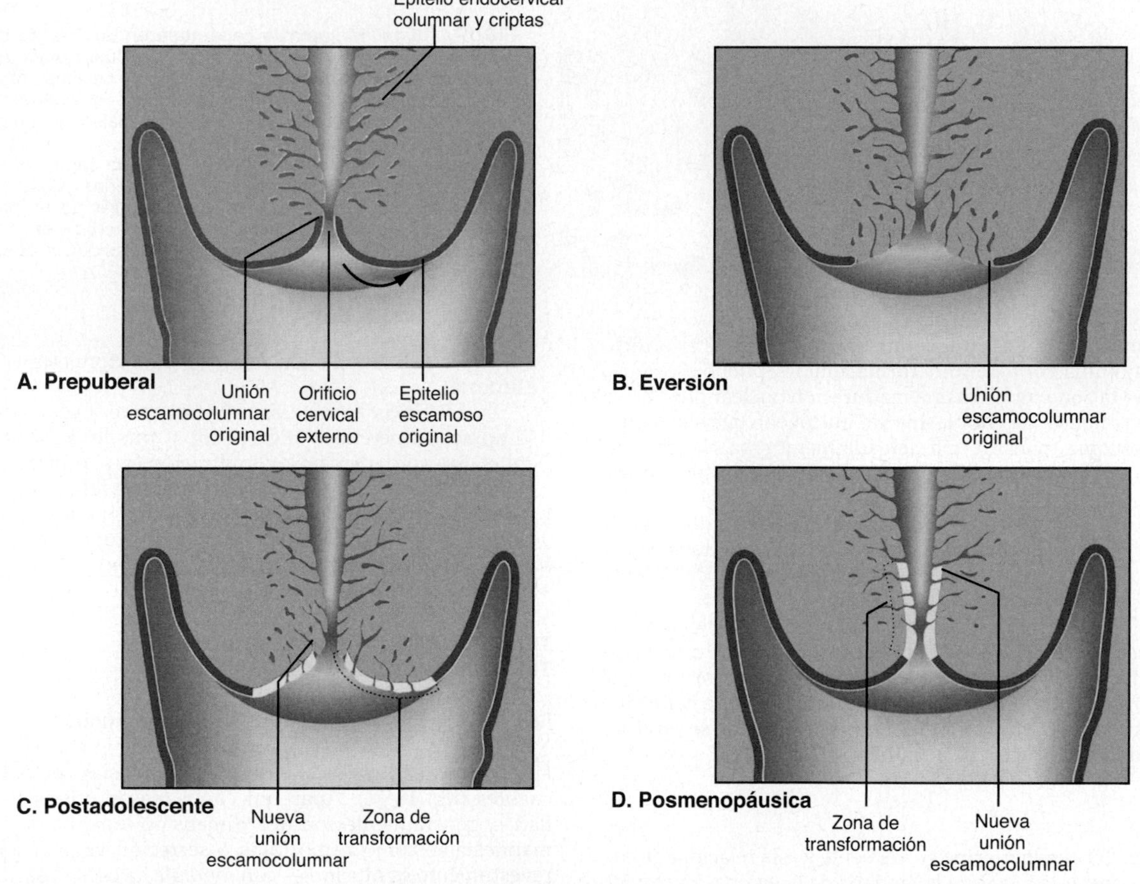

FIGURA 18-13. Zona de transformación del cuello uterino. A. Cuello uterino prepuberal. La unión escamocolumnar está situada en el orificio cervical externo. La *flecha* muestra la dirección del movimiento que tiene lugar como consecuencia del incremento en el tamaño del cuello uterino durante la adolescencia. **B. Proceso de eversión.** Al completarse, el tejido cilíndrico endocervical se halla sobre la superficie vaginal del cuello uterino y se expone al ambiente vaginal. **C. Cuello uterino postadolescente.** La acidez del ambiente vaginal es uno de los factores que estimula el cambio metaplásico escamoso, lo que reemplaza al epitelio cilíndrico expuesto por epitelio de tipo escamoso. **D. Cuello uterino posmenopáusico.** En este momento, se produce la inversión cervical. Este fenómeno es lo contrario de la eversión, la cual es muy importante en la adolescencia. La zona de transformación se establece ahora dentro del conducto cervical, lo que la vuelve inaccesible al examen colposcópico. (Reimpreso de Robboy SJ, Anderson MC, Russell P, eds. *Pathology of the Female Reproductive Tract*. 4th ed. London: Churchill-Livingstone; 2002. Copyright © 2002 Elsevier. Con permiso).

El exocérvix se remodela continuamente a lo largo de la vida. Durante el desarrollo embrionario, la migración ascendente de las células escamosas se une al epitelio columnar del endocérvix para formar la unión escamocolumnar inicial (fig. 18-13). En algunas mujeres jóvenes, esta unión «original» se localiza en el orificio cervical interno. En la mayoría, sin embargo, el epitelio columnar se extiende al exocérvix. En este último caso, las zonas del exocérvix revestidas por epitelio columnar se denominan **ectropión endocervical**, y aparecen en el examen colposcópico como decoloraciones rojizas. Con la edad, el epitelio columnar del ectropión sufre metaplasia escamosa y se forma una nueva unión escamocolumnar en el orificio cervical interno.

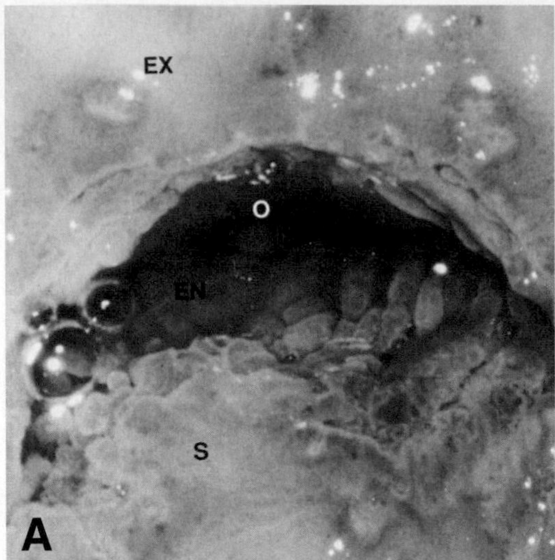

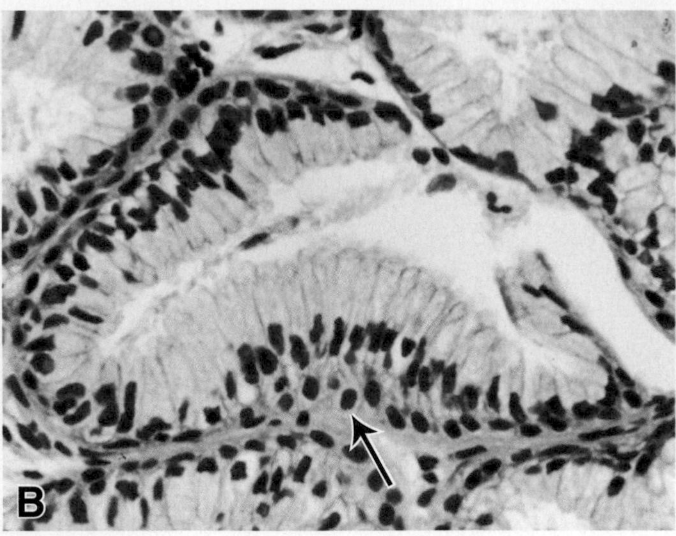

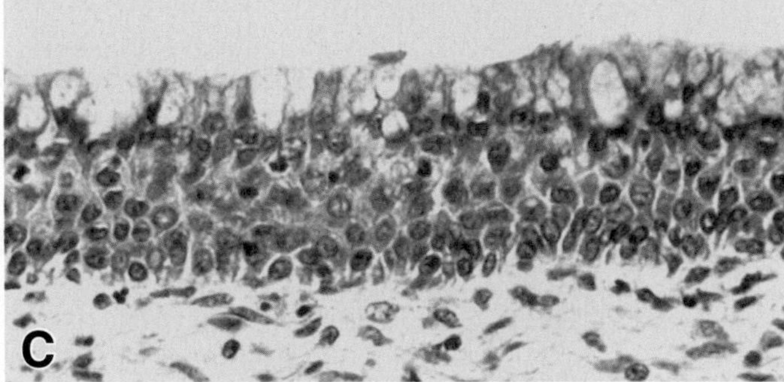

FIGURA 18-14. Metaplasia escamosa en la zona de transformación. A. En esta vista colposcópica del cuello uterino, un área blanca de epitelio escamoso metaplásico (*S*) se sitúa entre el exocérvix (*EX*) y el endocérvix mucinoso (*EN*), el cual termina a nivel del orificio interno (*O*). **B.** En las etapas iniciales de la metaplasia escamosa de la zona de transformación, las células de reserva, que de manera habitual constituyen una sola capa, comienzan a proliferar (*flecha*). **C.** En una etapa posterior, las células de reserva proliferantes desplazan el epitelio glandular. En un paso final, las células metaplásicas maduran para convertirse en células escamosas ricas en glucógeno, semejantes a las que se observan en la figura 18-12 B.

El área entre la unión escamocolumnar más distal y el orificio externo se denomina **zona de transformación**. El epitelio escamoso inmaduro de esta zona muestra una maduración nuclear progresiva y cantidades crecientes de citoplasma sin glucógeno hacia la superficie. La colposcopia muestra una delgada membrana blanca, que, con el tiempo, es decir, a medida que el epitelio escamoso madura, se vuelve más gruesa y blanca (figs. 18-13 y 18-14). A medida que las células acumulan glucógeno, se vuelven indistinguibles del epitelio escamoso normal que recubre el exocérvix. La zona de transformación es el sitio del carcinoma de células escamosas cervical (*v.* más adelante).

El examen de la zona de transformación mediante tinción con yodo es la base de la **prueba de Schiller con yodo**. Las células escamosas maduras normales (ricas en glucógeno) que recubren el exocérvix se tiñen con yodo y el exocérvix se aprecia de color marrón caoba. Si son inmaduras (pobres en glucógeno), no se produce tinción con yodo y el exocérvix es pálido.

CERVICITIS

La inflamación del cuello uterino es frecuente y está relacionada con la exposición constante a la flora bacteriana de la vagina. La cervicitis aguda y la crónica se debe a la presencia de muchos organismos, en particular aerobios y anaerobios vaginales endógenos, *Streptococcus*, *Staphylococcus* y *Enterococcus*. Otros organismos específicos son C. trachomatis, *N. gonorrhoeae* y, en ocasiones, herpes simple de tipo 2. Algunos agentes se transmiten sexualmente; otros pueden ser introducidos por cuerpos extraños, como fragmentos residuales de tampones y pesarios.

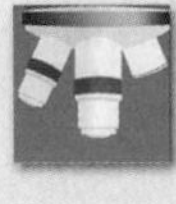

ANATOMOPATOLOGÍA: en la cervicitis aguda, el cuello uterino está ostensiblemente enrojecido, hinchado y edematoso, con abundante «goteo» de pus por el orificio externo. Al microscopio, los tejidos muestran un infiltrado extenso de leucocitos polimorfonucleares y edema estromal.

La **cervicitis crónica** es más frecuente. La mucosa cervical se aprecia hiperémica (fig. 18-15) y puede mostrar erosiones epiteliales verdaderas. Hay infiltración en el estroma, principalmente por linfocitos y células plasmáticas. El epitelio escamoso metaplásico de la zona de transformación puede extenderse a las glándulas endocervicales y, así, formar grupos de epitelio escamoso, que deben diferenciarse del carcinoma.

TUMORES BENIGNOS Y AFECCIONES DE TIPO TUMORAL DEL CUELLO UTERINO

Los pólipos endocervicales suelen ser benignos

Los pólipos endocervicales son las neoplasias cervicales más frecuentes (fig. 18-16). Aparecen como masas únicas lisas o lobulilladas, generalmente con una dimensión máxima de 3 cm. Suelen manifestarse como hemorragia o secreción vaginal. El epitelio de revestimiento es mucinoso, con metaplasia escamosa variable, pero puede presentar erosión y tejido de granulación si hay síntomas. La escisión simple o el legrado son curativos. El cáncer rara vez aparece en un pólipo endocervical (0.2 % de los casos).

La hiperplasia microglandular refleja la estimulación progestacional

La hiperplasia microglandular cervical es una afección benigna en la que se observan glándulas vacuoladas muy empaquetadas que carecen de estroma intermedio y que se mezclan con un infiltrado neutrófilo. Las glándulas varían en tamaño y están revestidas por un epitelio aplanado a cúbico (fig. 18-17). Los núcleos son uniformes y las mitosis, escasas. La metaplasia escamosa y la hiperplasia de células de reserva son frecuentes. No debe confundirse con un

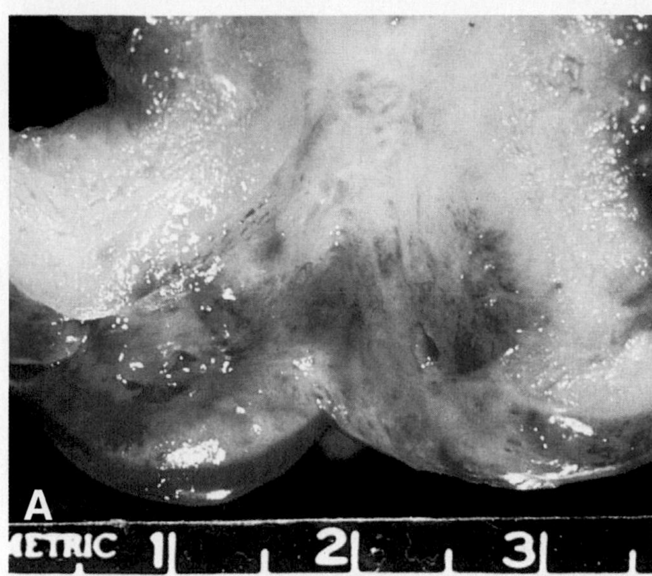

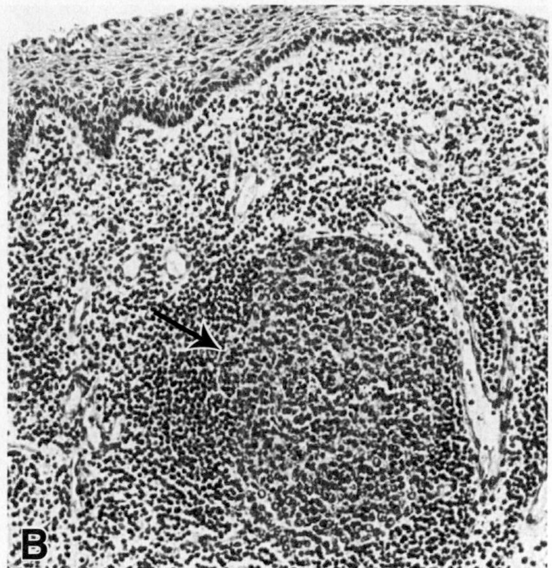

FIGURA 18-15. Cervicitis crónica. A. El cuello uterino ha sido abierto para revelar el enrojecimiento del exocérvix. **B.** El examen microscópico permite descubrir una inflamación crónica y la formación de un folículo linfático (*flecha*).

adenocarcinoma bien diferenciado. La hiperplasia microglandular suele ser asintomática y, dado que suele asociarse a la estimulación por progestágenos, suele aparecer durante el embarazo, en el puerperio y en mujeres que toman anticonceptivos orales.

Los leiomiomas pueden provocar hemorragia cervical

Los leiomiomas cervicales pueden sufrir prolapso en el conducto endocervical y provocar contracciones uterinas y dolores parecidos a las primeras fases del parto. El aspecto es similar al de los leiomiomas uterinos (*v.* más adelante).

NEOPLASIA DE CÉLULAS ESCAMOSAS

Hace 50 años, el cáncer de cuello uterino era la principal causa de muerte por cáncer en las mujeres de Estados Unidos. La introducción y el uso generalizado de pruebas de detección precoz mediante citología redujeron el carcinoma de cuello uterino entre un 50% y un 85% en los países occidentales. Ahora es el sexto cáncer femenino más frecuente en Estados Unidos, y la mortalidad ha descendido un 70%. En todo el mundo, sin embargo, el cáncer de cuello uterino sigue siendo el segundo cáncer más frecuente en las mujeres.

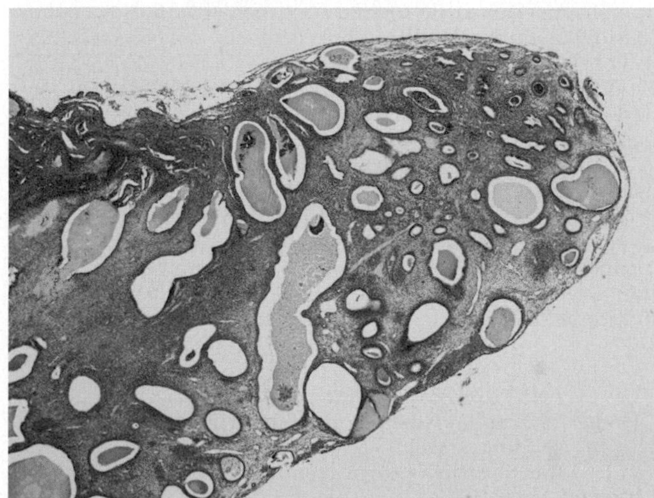

FIGURA 18-16. Pólipo endocervical. Un revestimiento epitelial cubre un centro fibrovascular.

Las lesiones intraepiteliales de células escamosas son precursoras del cáncer invasivo

Las LIE del cuello uterino son efectos del VPH y se designan como de bajo grado (LIEBG) o de alto grado (LIEAG) en función del subtipo viral infeccioso correspondiente y del riesgo de progresión a carcinoma de células escamosas invasivo (fig. 18-18). La terminología del estado precanceroso de células escamosas fue estandarizada en 2012, para todas las localizaciones anogenitales, por el grupo Lower Anogenital Squamous Terminology (LAST) bajo el patrocinio del College of American Pathologists, aunque los términos heredados de neoplasia intraepitelial cervical (NIC), displasia y CIS se utilizan a menudo de forma intercambiable.

La LIE cervical conlleva un riesgo de ***transformación maligna*** *que varía entre los subtipos de bajo y alto grado* (figs. 18-18 y 18-19). El espectro de la enfermedad depende principalmente de la naturaleza del virus infeccioso, y cada clase muestra su propio espectro de enfermedad. Los grados de LIE son:

- LIEBG: NIC-1: displasia leve
- LIEAG: NIC-2, displasia moderada; NIC-3, displasia grave, carcinoma *in situ*. La LIEBG (NIC-1, displasia leve) rara vez progresa en gravedad y suele desaparecer. La LIEAG describe lesiones histológicas más graves (NIC-2 y NIC-3), que tienden a progresar y requieren tratamiento. Las fases iniciales de la infección por todos los tipos de VPH implican probablemente

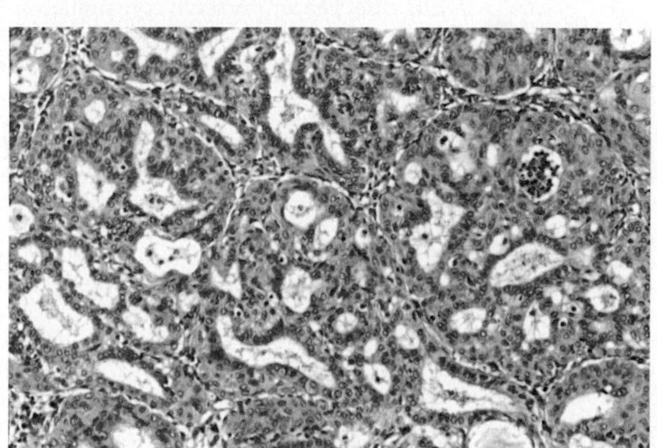

FIGURA 18-17. Hiperplasia microglandular. Glándulas proliferadas pequeñas se encuentran entremezcladas con un infiltrado neutrófilo.

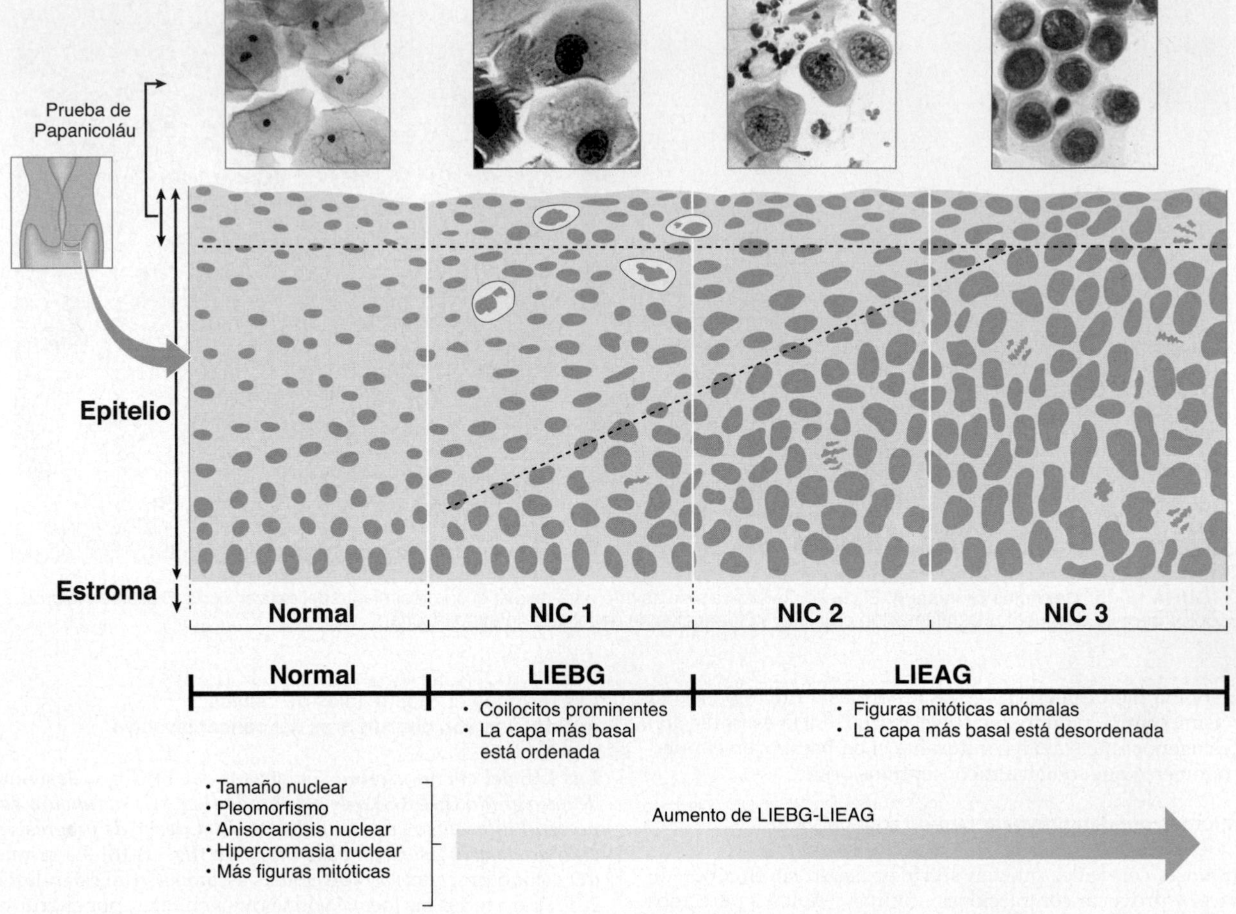

FIGURA 18-18. Interrelaciones de sistemas de nomenclatura en las lesiones intraepiteliales escamosas (LIE). Este sistema integra múltiples aspectos de las interfaces normal-LIEBG (lesión intraepitelial escamosa de bajo grado) y LIEBG-LIEAG (lesión intraepitelial escamosa de alto grado), que corresponden a los umbrales terapéuticos. Lista las características cualitativas y cuantitativas que distinguen el cáncer de bajo riesgo (*LIEBG*) a partir de lesiones de cáncer de alto riesgo (*LIEAG*), que generalmente son causadas por diferentes subtipos de virus del papiloma humano. También ilustra las equivalentes aproximadas del sistema de neoplasia intraepitelial cervical (*NIC*), que se basa en un modelo de progresión continua en lugar de subtipos virales dicotómicos. Para finalizar, el esquema ilustra el extendido citológico correspondiente resultado de la exfoliación de las células más superficiales, lo que indica que incluso en el estado de enfermedad más leve, las células anómalas alcanzan la superficie y se descaman. (Reimpreso de Robboy SJ, Anderson MC, Russell P, eds. *Pathology of the Female Reproductive Tract*. 4th ed. London: Churchill-Livingstone; 2002. Copyright © 2002 Elsevier. Con permiso).

una diseminación viral episómica a través de un campo epitelial policlonal, con una citología de LIEBG. Los tipos oncógenos de VPH tienden al crecimiento monoclonal de estas células, con integración genómica del virus, elaboración de proteínas virales transformantes (E6/E7) y progresión a LIEAG.

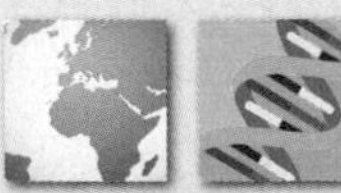

EPIDEMIOLOGÍA Y PATOGENIA MOLECULAR: las características epidemiológicas de la LIE y del cáncer invasivo son similares. El cáncer cervicouterino suele manifestarse en mujeres de 40 a 60 años (media de 54), pero la LIE suele aparecer antes de los 40 años.

El factor crítico es la infección por VPH, que se correlaciona con múltiples parejas sexuales y una edad temprana en la primera relación sexual. Así pues, la LIE es esencialmente una enfermedad de transmisión sexual. El tabaquismo aumenta la incidencia del cáncer de cuello uterino, pero el mecanismo es incierto.

La infección por VPH conduce a LIEBG y a cáncer de cuello uterino (fig. 18-19). En la LIEBG, el VPH es episómico y, se replica libremente y causa muerte celular. Antes de ser visibles como coilocitos, deben acumularse cantidades enormes de virus en el citoplasma. En la mayoría de los casos de LIEAG, el ADN viral se integra en el genoma celular. Las proteínas codificadas por los genes *E6* y *E7* del VPH-16 se unen e inactivan las proteínas p53 y Rb, respectivamente, y reducen sus funciones supresoras de tumores (*v.* cap. 5). Una vez que el VPH se integra en el ADN del huésped, las copias del virus intacto no se acumulan y los coilocitos están ausentes en muchos casos de displasia de alto grado y en todos los cánceres invasivos.

Aproximadamente el 85% de las lesiones de la LIEBG tienen VPH de bajo riesgo. Muchas verrugas genitales (condilomas acuminados) del cuello uterino contienen VPH-6 o 11, ambos considerados tipos de VPH de bajo riesgo. En cambio, las células de la LIEAG suelen contener los tipos de VPH-16, 18, 31, 33, 35, 39, 45, 51, 52, 56, 58, 59 y 68. Los **tipos 16 y 18 del VPH** se encuentran en el 70% de los cánceres invasivos; los otros tipos de alto riesgo representan el 25% restante.

La eversión del cuello uterino inducida por medios hormonales y un ambiente vaginal ácido incentivan el desarrollo de la zona de transformación. Sin VPH, la metaplasia escamosa benigna es el resultado final. En la presencia de VPH u otros carcinógenos, los blastocitos de la zona de transformación se convierten en LIE y pueden progresar a carcinoma invasivo, en función del subtipo y los factores desconocidos del huésped.

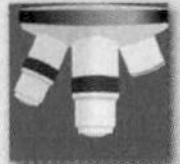

ANATOMOPATOLOGÍA: el tipo celular susceptible al VPH ha sido identificado como el blastocito que expresa citoqueratina 7, localizada en la región de la zona de transformación cervical entre el endocérvix columnar y el exocérvix escamoso. *Esta es la ubicación de la zona de transformación y los tipos celulares que componen la porción expuesta del cue-*

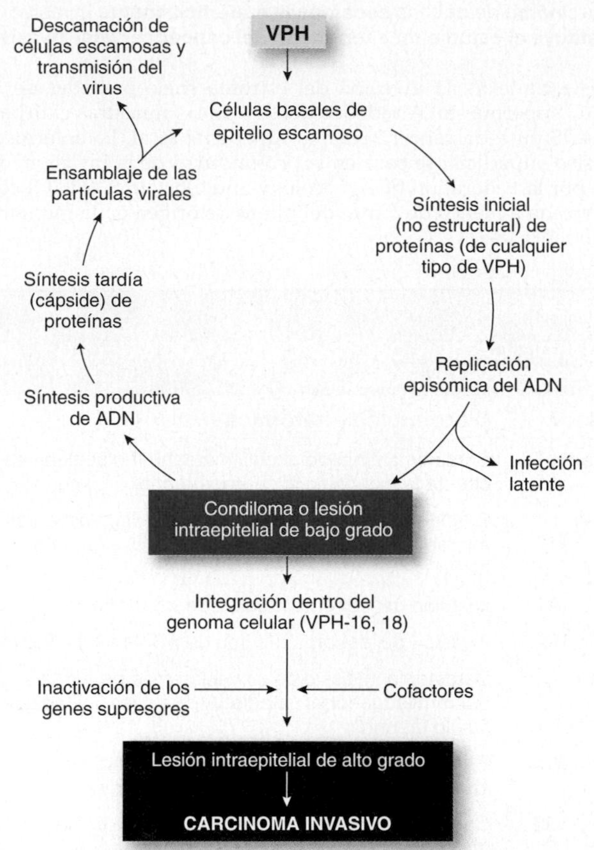

FIGURA 18-19. Papel del virus del papiloma humano (VPH) en la patogenia de la neoplasia cervical.

llo uterino que determinan la distribución de la LIE y, por tanto, del cáncer del cuello uterino.

El proceso normal de maduración del epitelio escamoso cervical se ve alterado en todo el espesor de la LEI, como se evidencia por los cambios de celularidad, diferenciación, polaridad, características nucleares y actividad mitótica. Si bien puede confirmarse que altura a la que las células basaloides se extienden superiormente en el epitelio suele diferir entre LIEBG y LIEAG, la realidad es más compleja. Por ejemplo, los cambios más graves en la **LIEBG (NIC-1)** no se producen en la base, sino en los coilocitos del epitelio superficial, que muestran citoplasma vacuolado y grandes núcleos irregulares causados por la diseminación del virus episómico dentro de células escamosas diferenciadas que están ausentes en la base. Las características de la región basal relacionadas con la integración genómica del virus en las células basales en propagación son prominentes en **LIEAG (NIC-2/3)**. Entre estas se incluyen la desorganización de la alineación basal a lo largo de la membrana basal y los cambios nucleares que persisten conforme las células son empujadas hacia la parte superior del epitelio. Las figuras mitóticas anómalas, patognomónicas de aneuploidía cromosómica, también pueden estar presentes en las LIEAG. Por tanto, la clasificación de lesiones individuales como LIEAG y LIEBG requiere la consideración de todas las características descritas en la figura 18-18. Los diferentes cambios histológicos de LIEBG y LIEAG se muestran en la figura 18-20.

Dado que las células anómalas están presentes en todo el epitelio en las mujeres con LIE, se desprenden en la citología de Papanicolaou. Las anomalías nucleares y el grado de diferenciación citoplasmática en las células anómalas desprendidas se utilizan para identificar la LIE y subclasificarla como LIEBG o LIEAG. El hecho de que esta distinción pueda hacerse normalmente en las células desprendidas indica que las diferencias morfológicas entre LIEAG y LIEBG derivan de aspectos tanto superficiales como profundos del epitelio. Sin embargo, aunque

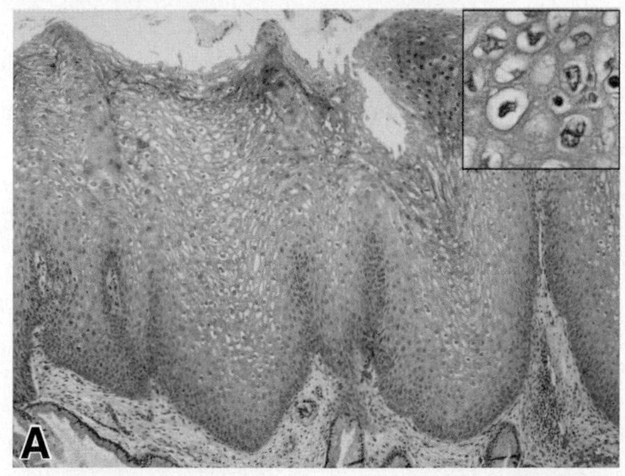

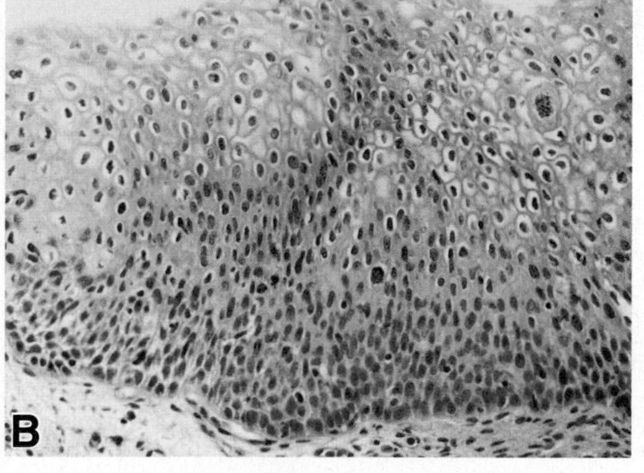

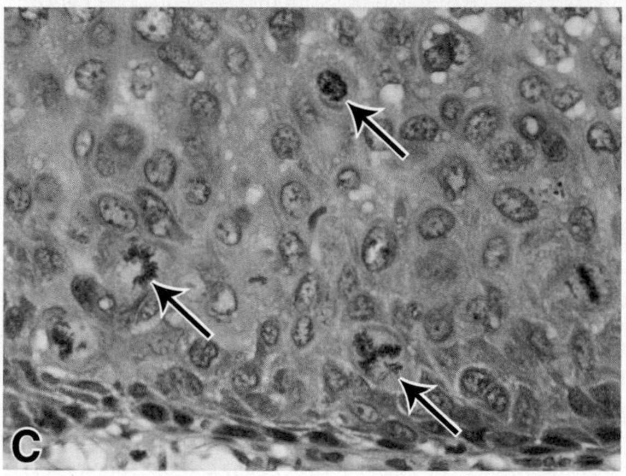

FIGURA 18-20. Lesiones intraepiteliales escamosas (LIE). A. LIE de bajo grado (*IEBG/NIC-1*): el epitelio cervical muestra coilocitos vacuolados pronunciados (*recuadro*) en el epitelio superior y una zona basal delgada que mantiene la polaridad en contra de la membrana basal. **B.** LIE de alto grado (*LIEAG/NIC-2/3*): las células basales con VPH integrado proliferan como clones neoplásicos a través de todo el epitelio. Las células basales son desorganizadas y se extienden hacia arriba a un nivel más alto sin diferenciación. Pueden tener coilocitos, pero son poco frecuentes. **C.** Las mitosis atípicas (*flechas*) en este LIEAG indican un genotipo aneuploide, visto con los virus de alto riesgo. Herradura, se ven metafases multipolares y desiguales.

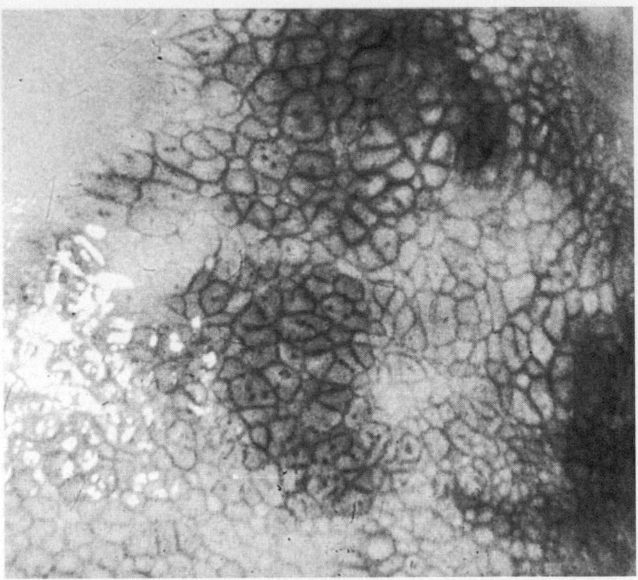

FIGURA 18-21. Lesión intraepitelial escamosa de alto grado en el cuello uterino. La exploración en la colposcopia muestra un patrón de mosaico que se parece a la madera con incrustaciones.

la citología vaginal es una prueba de detección exquisitamente sensible de las LIE, no es más que una prueba de detección. Es mejor realizar la clasificación definitiva en una muestra histológica en la que puede evaluarse la arquitectura de todo el epitelio.

En la exploración colposcópica pueden observarse algunas alteraciones de la vasculatura y cambios epiteliales en la LIEAG cervical. El mosaicismo (superficie irregular que se asemeja a la madera con incrustaciones; fig. 18-21) y el punteado vascular son dos patrones que se observan con mayor frecuencia en la LIEAG. El proceso oncogénico se produce con más frecuencia en el labio cervical anterior que en el posterior, y a menudo afecta las glándulas endocervicales.

CARACTERÍSTICAS CLÍNICAS: la media de edad a la que las mujeres desarrollan LIE ha disminuido en las últimas décadas y ahora es de 25 a 30 años. El 70% de los casos de LIEBG remite, el 6% progresa a LIEAG y menos del 1% progresa a cáncer invasivo. La progresión de la LIEAG a carcinoma de células escamosas invasivo se produce con mayor frecuencia y en un intervalo más corto, pero las cifras exactas varían en función del tratamiento intervencionista. Entre el 10% y el 20% de los casos de LIEAG evolucionan a carcinoma invasivo si no se tratan.

El descubrimiento de una LIE en la citología vaginal justifica la realización de una biopsia. Estas biopsias selectivas pueden orientarse visualmente mediante colposcopia, o puede extirparse toda la zona de transformación mediante un procedimiento de escisión electroquirúrgica con «asa» de alambre (LEEP). La LEEP puede cumplir funciones tanto diagnósticas como terapéuticas. El legrado endocervical diagnóstico también ayuda a determinar la extensión de la afectación endocervical. El seguimiento de las mujeres con LIEBG suele ser conservador (es decir, citologías repetidas y seguimiento estrecho), aunque algunos ginecólogos abogan por el tratamiento ablativo local. Las lesiones de alto grado se tratan mediante métodos de ablación determinados por su distribución anatómica. La LEEP puede ser suficiente, siempre y cuando los márgenes son negativos. También pueden realizarse la conización cervical (extirpación de un cono de tejido alrededor del orificio cervical externo), la criocirugía y (raramente) la histerectomía. Las citologías de seguimiento y las exploraciones clínicas deberán realizarse de por vida, pues más tarde pueden desarrollarse cáncer vaginal o vulvar de células escamosas.

El carcinoma de células escamosas superficialmente invasivo constituye el estadio más temprano del cáncer cervical invasivo

En este contexto, la invasión del estroma suele proceder de una LIEAG superpuesta. Alrededor del 7% de las muestras extirpadas para CIS muestra cáncer invasivo superficial focal. La enfermedad invasiva superficial se basa en la profundidad de la invasión, definida por la Federation of Gynecology and Obstetrics (FIGO) como la invasión a menos de 5 mm del punto de origen en la membrana basal (tabla 18-2).

TABLA 18-2

ESTADIFICACIÓN DEL CARCINOMA DE CUELLO UTERINO DE LA FIGO (2018)

Estadio	Distribución anatómica
Estadio I	Carcinoma limitado al cuello uterino (no se tiene en cuenta la extensión al cuerpo uterino)
IA	Carcinoma invasivo que solo puede diagnosticarse microscópicamente, con invasión más profunda <5 mm[a]
IA1	Invasión del estroma medida de <3.0 mm
IA2	Invasión del estroma medida de ≥3.0 mm y <5.0 mm
IB	Carcinoma invasivo con invasión más profunda ≥ 5.0 mm (superior al estadio IA), lesiones limitadas al cuello uterino[b]
IB1	Carcinoma invasivo ≥5.0 mm de profundidad de invasión y <2.0 cm en su mayor dimensión
IB2	Carcinoma invasivo ≥2.0 cm y <4.0 cm en su mayor dimensión
IB3	Carcinoma invasivo ≥4.0 cm en su mayor dimensión
Estadio II	El tumor invade más allá del útero, pero no la pared pélvica ni el tercio inferior de la vagina
IIA	Sin invasión parametrial
IIA1	Carcinoma invasivo <4.0 cm en su mayor dimensión
IIA2	Carcinoma invasivo ≥4.0 cm en su mayor dimensión
IIB	Con invasión parametrial
Estadio III	El tumor afecta el tercio inferior de la vagina y/o se extiende a la pared pélvica y/o causa hidronefrosis o riñón no funcionante y/o afecta los nódulos linfáticos pélvicos y/o paraaórticos[c]
IIIA	El tumor afecta el tercio inferior de la vagina, sin extensión a la pared pélvica
IIIB	Extensión del tumor a la pared pélvica y/o hidronefrosis o riñón no funcional
IIIC	Afectación de los nódulos linfáticos pélvicos y/o paraaórticos, con independencia del tamaño y la extensión del tumor (con notaciones r y p).[c]
IIIC1	Sólo metástasis en los nódulos linfáticos pélvicos
IIIC2	Metástasis en los nódulos linfáticos paraaórticos
Estadio IV	El tumor se ha extendido más allá de la pelvis verdadera o ha afectado (biopsia probada) la mucosa de la vejiga o del recto
IVA	Diseminación a órganos adyacentes
IVB	Diseminación a órganos distantes

[a] Las pruebas de imagen y de anatomopatología pueden utilizarse, cuando se disponga de estas, para aumentar los hallazgos clínicos con respecto al tamaño y la extensión del tumor, en todos los estadios.

[b] La afectación de espacios vasculares/linfáticos no modifica la estadificación.

[c] Añadir la notación r (imagen) y p (anatomopatología) para indicar los hallazgos utilizados para asignar el caso al estadio IIIC.

FIGO, International Federation of Gynecology and Obstetrics.

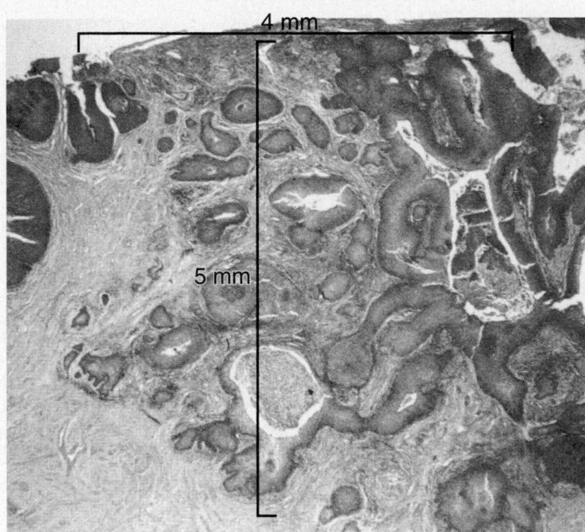

FIGURA 18-22. Carcinoma invasivo de células escamosas. El tumor invade 5 mm de profundidad y 4 mm de extensión, lo que excede el límite de 3 mm de profundidad asignado a tumores superficialmente invasivos.

Los cambios invasivos más tempranos reconocibles son diminutas papilas epiteliales irregulares que emanan de la base de las LIEAG (fig. 18-22), previamente descritos como «microinvasivas» (fig. 18-23). La presencia de estas pequeñas lengüetas (<1 mm) de células epiteliales neoplásicas no afecta el pronóstico de las LIEAG. Por tanto, ambos pueden tratarse de forma similar con cirugía conservadora. El grupo de consenso LAST limita, además, el uso del término «carcinoma de células escamosas superficialmente invasivo» a los tumores que no son macroscópicamente visibles. La conización o la histerectomía simple suelen curar los carcinomas de células escamosas superficialmente invasivos.

Si se superan las dimensiones máximas descritas anteriormente, la lesión ya no se considera «superficialmente invasiva», sino un carcinoma de células escamosas «invasivo» del cuello uterino (fig. 18-22; *v.* más adelante). Los criterios de estadificación clínica de la FIGO; tabla 18-2) se utilizan de forma generalizada para dirigir el tratamiento de las neoplasias ginecológicas.

El carcinoma de células escamosas invasivo sigue siendo frecuente en todo el mundo

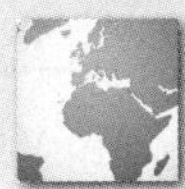

EPIDEMIOLOGÍA: el carcinoma de células escamosas es, con diferencia, el tipo más frecuente de cáncer cervicouterino. En Estados Unidos (tabla 18-3), se producen aproximadamente 13 000 nuevos casos al año, cifra inferior a la del cáncer de endometrio o de ovario. Sin embargo, en las regiones en vías de desarrollo, donde las pruebas citológicas de detección precoz no están tan disponibles, el cáncer de células escamosas cervicouterino sigue siendo una causa importante de muerte por cáncer. La vacunación generalizada contra el VPH puede reducir la incidencia del cáncer cervicouterino en todo el mundo hasta en un 90 %. La vacunación también puede reducir los intervalos de pruebas de detección precoz y la atención médica posterior. Las mujeres vacunadas presentan menores tasas de estados precancerosos asociados al VPH.

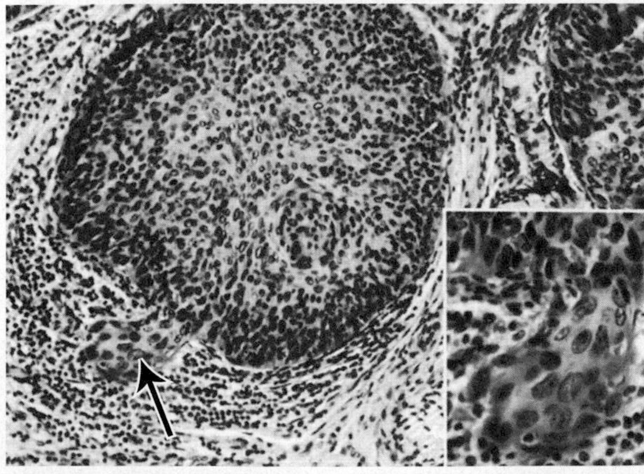

FIGURA 18-23. Invasión temprana del estroma («microinvasiva») en un carcinoma de células escamosas superficialmente invasivo. El corte del cuello uterino muestra que una lesión intraepitelial escamosa de alto grado (LIEAG) en una glándula endocervical que ha atravesado la membrana basal (*flecha*) para invadir el estroma. Recuadro: imagen de alta resolución del foco invasivo temprano.

TABLA 18-3
INCIDENCIA DE CÁNCER GINECOLÓGICO EN ESTADOS UNIDOS (ESTIMACIÓN DE 2018)

	Casos nuevos		Muerte	
	Casos	%[a]	Casos	%[a]
Endometrio	63 230	3.6	11 350	1.9
Ovario	22 440	1.3	14 080	2.3
Cuello uterino, invasivo	13 240	0.8	4 170	0.7
Vulva, invasivo	6 190	0.4	1 200	0.2
Vagina y otros, invasivo	5 170	<1	1 330	<1

[a] %, porcentaje de todos los casos de cáncer en mujeres.
American Cancer Society Statisticsv.

ANATOMOPATOLOGÍA: los estadios iniciales del cáncer cervicouterino suelen ser lesiones mal definidas, granulares y erosionadas o masas nodulares y exofíticas (fig. 18-24A). Si el tumor reside principalmente dentro del conducto endocervical, puede ser una masa endofítica que infiltre el estroma y cause agrandamiento difuso y endurecimiento del cuello uterino. La mayoría de los tumores son no queratinizantes, con nidos sólidos de grandes células escamosas malignas y sin más queratinización que la de células individuales. La mayoría de los cánceres restantes muestran nidos de células queratinizadas en verticilos concéntricos, las denominadas perlas de queratina (fig. 18-24B). El tumor menos frecuente y más agresivo es el carcinoma de células pequeñas. Consiste en masas infiltrantes de pequeñas células malignas, de cohesión y no queratinizadas, y es el de peor pronóstico.

El cáncer de cuello uterino se disemina por extensión directa o a través de los vasos linfáticos (fig. 18-25) y solo en raras ocasiones por vía hematógena. La diseminación local a los tejidos circundantes (parametrio) (estadio IIIB) puede dar lugar a **compresión ureteral** y causar complicaciones clínicas como hidrouréter, hidronefrosis e insuficiencia renal, la causa más frecuente de muerte (50 % de las pacientes). La afectación vesical y rectal (estadio IVA) puede provocar la formación de fístulas. La diseminación linfática produce metástasis en los nódulos paracervicales, hipogástricos e ilíacos externos. En general, el crecimiento y la diseminación del tumor son relativamente lentos. La media de edad de las pacientes con tumor en estadio 0 (LIEAG) es de 35 a 40 años; para el estadio IA, 43 años; y para el estadio IV, 57 años.

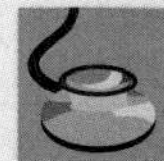

CARACTERÍSTICAS CLÍNICAS: en los estadios iniciales del cáncer de cuello uterino, las pacientes suelen referir hemorragia vaginal tras el coito o duchas vaginales. En los tumores más avanzados, los síntomas se refieren a la vía y al grado de diseminación. La citología vaginal sigue siendo la prueba de detección más fiable para el cáncer de cuello uterino.

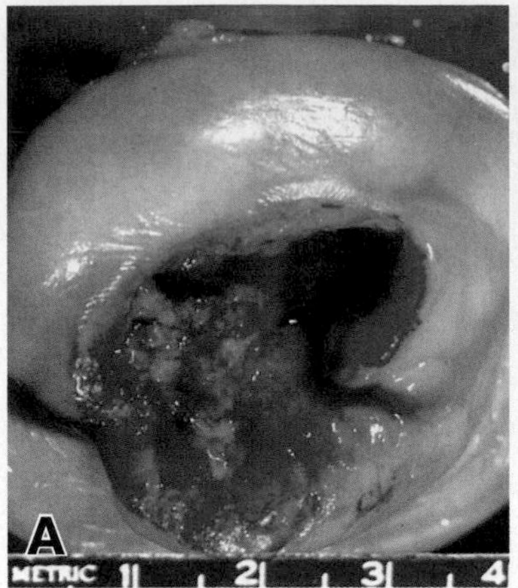

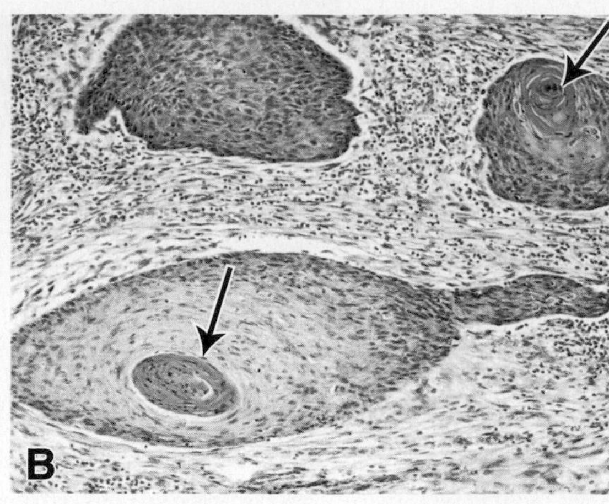

FIGURA 18-24. Cáncer de células escamosas. A. Se observa distorsión del cuello uterino por la presencia de un carcinoma de células escamosas exofítico, ulcerado. **B.** El patrón queratinizante del tumor se manifiesta como remolinos de células queratinizadas («perlas de queratina») (*flechas*).

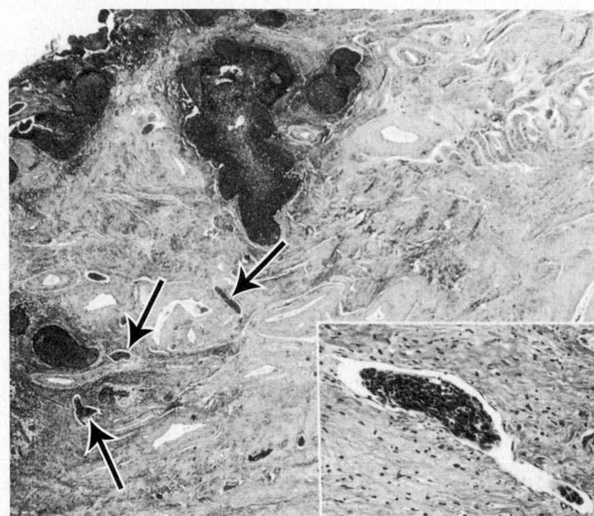

FIGURA 18-25. Cáncer de células escamosas del cuello uterino con invasión linfática. La imagen con poco aumento muestra un carcinoma de células escamosas que ha invadido el estroma y los linfáticos (*flechas*). Recuadro: vista a gran aumento de la invasión linfática.

El estadio anatómico del cáncer cervicouterino es el mejor predictor de la supervivencia (tabla 18-2): la supervivencia a 5 años es del 90% en el estadio I, del 75% en el estadio II, del 35% en el estadio III, y del 10% en el estadio VI. La tasa global de supervivencia a 5 años del 60%. Alrededor del 15% de las pacientes desarrolla recidivas en la pared vaginal, la vejiga, la pelvis o el recto en los 2 años siguientes al tratamiento. La histerectomía radical es preferible para los tumores localizados, especialmente en mujeres jóvenes. La radioterapia o la combinación de ambas se utilizan para los tumores más avanzados.

El adenocarcinoma endocervical representa el 20% de los tumores cervicales malignos

La incidencia del adenocarcinoma cervical ha aumentado recientemente, con una media de edad de 56 años en el momento de la presentación. La mayoría de los tumores son de tipo endocervical (mucinoso), pero los distintos subtipos apenas influyen en la supervivencia global.

El adenocarcinoma comparte factores epidemiológicos con el carcinoma de células escamosas de cuello uterino y se disemina de forma similar. A menudo se asocian con el adenocarcinoma *in situ* y contienen los tipos 16 o 18 del VPH.

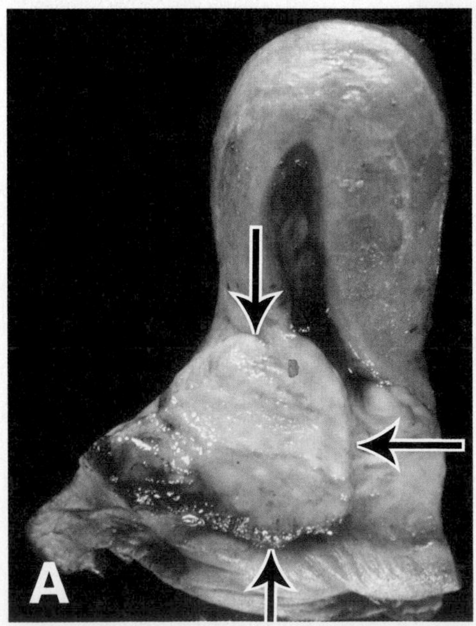

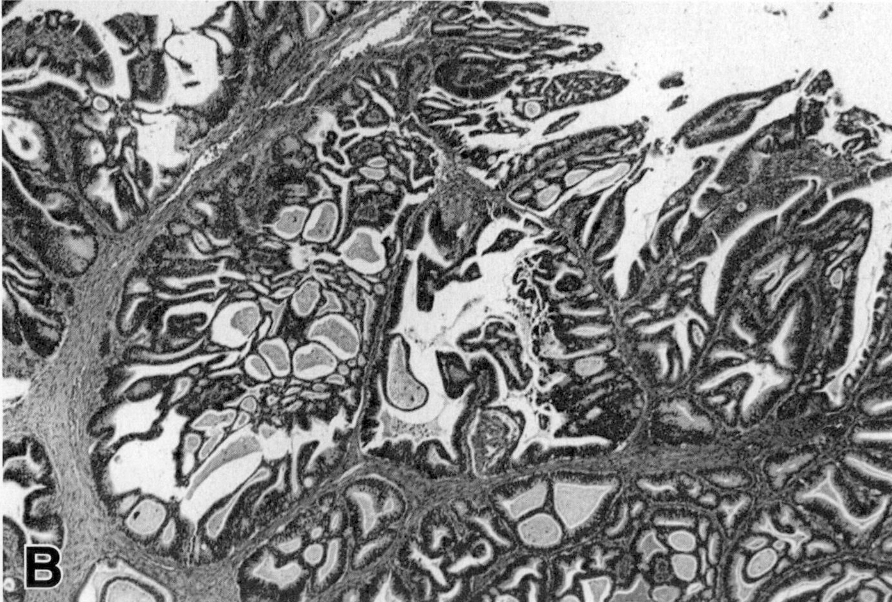

FIGURA 18-26. Adenocarcinoma endocervical. A. El tumor endocervical se observa como una masa polipoide (*flechas*). **B.** Vista microscópica de un adenocarcinoma endocervical en el que se muestra un patrón papilar de crecimiento.

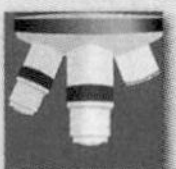

ANATOMOPATOLOGÍA: *ADENOCARCINOMA* IN SITU: también denominado neoplasia intraepitelial glandular cervical, esta lesión suele surgir en la unión escamocolumnar y se disemina hacia el conducto endocervical. El patrón de diseminación y la afectación de las glándulas endocervicales son similares a los de la LIE cervical. El adenocarcinoma *in situ* es intraepitelial y mantiene la arquitectura normal de las glándulas endocervicales. Las células muestran ligero agrandamiento, núcleos hipercromáticos atípicos, aumento de la relación núcleo/citoplasma, apoptosis y mitosis variables. Las transiciones abruptas ayudan a distinguir las células neoplásicas de las células endocervicales normales adyacentes. La LIEAG de células escamosas se produce en el 40% de los casos de adenocarcinoma *in situ*.

ADENOCARCINOMA INVASIVO: este tumor suele presentarse como un pólipo fungoide (fig. 18-26A) o una masa papilar. Los tumores exofíticos suelen tener un patrón papilar (fig. 18-26B), mientras que los endofíticos muestran patrones tubular o glandular. La mayoría de los adenocarcinomas endocervicales (tipo habitual; 75%) están relacionados con el VPH, mientras que los tumores restantes incluyen carcinomas de tipo gástrico y de células claras, que no están relacionados con la infección por VPH y son neoplasias más agresivas. El adenocarcinoma de endocérvix se propaga por invasión local y metástasis linfáticas, sin embargo, la supervivencia global es algo peor que la del carcinoma de células escamosas. El tratamiento es similar al del carcinoma de células escamosas.

Útero

ANATOMÍA

El cuerpo uterino es más pequeño que el cuello uterino al nacer y durante la infancia, pero aumenta rápidamente de tamaño después de la pubertad. El endometrio se compone de glándulas y estroma. Es delgado al nacer, cuando consiste en una superficie continua de epitelio cúbico que se sumerge para alinear algunas escasas glándulas tubulares diseminadas. Después de la pubertad, se engrosa. Los dos tercios superficiales, la «zona funcional», responden a las hormonas y se descaman con cada fase menstrual. El tercio más profundo, la capa basal, es la porción germinativa, y con cada ciclo regenera una nueva zona funcional.

El endometrio es irrigado por las arterias arqueadas, que atraviesan el miometrio externo y dan origen a dos grupos de vasos, uno para el miometrio y el otro, las arterias radiales, para el endometrio. A su vez, las arterias radiales se ramifican en dos tipos de vasos. Las arterias basales irrigan el endometrio basal y las arterias espirales nutren los dos tercios superficiales.

EL CICLO MENSTRUAL

El endometrio normal experimenta cambios secuenciales que favorecen el crecimiento de los óvulos fecundados implantados (cigotos). Si la concepción no se produce, el endometrio se desprende y luego se regenera para sostener un óvulo fecundado en el siguiente ciclo (fig. 18-27).

FASE MENSTRUAL: sin un blastocisto que secrete gonadotropina coriónica humana (hCG), las células de la granulosa ovárica y las células del tegumento degeneran. Las concentraciones de progesterona disminuyen. El endometrio se deseca, las arterias espirales colapsan y el estroma se desintegra. La menstruación comienza el día 28, dura de 3 a 7 días y provoca la pérdida de unos 35 mL de sangre. Acto seguido, el epitelio glandular residual se extiende para reepitelizar la superficie denudada.

FASE PROLIFERATIVA: el endometrio responde a la estimulación estrogénica durante los días 3 a 15 del ciclo menstrual. Las glándulas tubulares a helicoidales de la zona funcional se distribuyen de manera uniforme y se apoyan en un estroma celular monomorfo (fig. 18-27A). Las glándulas son estrechas al principio de la fase proliferativa, pero se tornan helicoidales y aumentan ligeramente de calibre con el tiempo. Las células cilíndricas que recubren los túbulos aumentan desde el grosor de una capa a epitelio seudoestratificado con actividad mitótica. Las glándulas secretan un líquido acuoso alcalino que facilita el paso de los espermatozoides a través del endometrio hacia las tubas uterinas. El estroma también presenta actividad mitótica. Las arterias espirales son estrechas y poco visibles.

FASE SECRETORA: la ovulación se produce unos 14 días después de la última menstruación. El folículo de Graaf que descargó su óvulo se convierte en un cuerpo lúteo. Las células de la granulosa del cuerpo lúteo secretan progesterona, que transforma el endometrio de un estado proliferativo a uno secretor.

- Días 17-19 (días postovulatorios 3 a 5): las glándulas endometriales se agrandan, se dilatan y se vuelven más helicoidales. Las células de revestimiento desarrollan abundantes y prominentes vacuolas subnucleares ricas en glucógeno (día 17). Durante los días siguientes, estas células producen abundantes secreciones que ayudan al cigoto a desarrollar las primeras vellosidades coriónicas capaces de invadir el endometrio.
- Días 20-22 (días postovulatorios 6 a 8): el endometrio presenta edema estromal significativo. Las células que recubren las glándulas presentan un citoplasma homogéneo con algunas vacuolas poco visibles, y las glándulas están dilatadas y más tortuosas.
- Día 23 (día postovulatorio 9): las células del estroma que rodean las arteriolas espirales se agrandan y muestran núcleos vesiculares de gran tamaño y redondos, así como abundante citoplasma eosinófilo («manguito vascular»). Con el tiempo, estas células presentan una extensión más extensa, hasta que cubren la capa funcional. Son las precursoras de las células deciduales del embarazo, y se denominan «predeciduas».
- Día 27 (día 13 postovulatorio): ahora, el estroma completo se predecidualiza y prepara para la menstruación. Las glándulas tubulares continúan su dilatación y desarrollan bordes dentados (dientes tipo sierra).

ENDOMETRIO ATRÓFICO: Después de la menopausia, el número de glándulas y la cantidad de estroma disminuyen. Las glándulas restantes tienen un epitelio delgado, y el estroma contiene abundante colágeno. Las glándulas del endometrio atrófico suelen estar bastante dilatadas, afección que se denomina **atrofia quística senil del endometrio**.

ENDOMETRIO DEL EMBARAZO

El cuerpo lúteo del embarazo requiere estimulación continua por la hCG secretada por el trofoblasto placentario del embrión en desarrollo. El trofoblasto comienza a desarrollarse alrededor del día 23. Bajo estimulación de la hCG, el cuerpo lúteo incrementa su producción de progesterona, lo que estimula la secreción de líquidos por las glándulas endometriales. En el endometrio hipersecretor del embarazo, las glándulas muy dilatadas están revestidas por células con abundante glucógeno. Estas características pueden persistir hasta por 8 semanas después del parto.

La respuesta hipersecretora puede volverse exagerada con el embarazo intrauterino, el embarazo ectópico o la enfermedad trofoblástica. Los núcleos de las células glandulares pueden agrandarse y aparecer bulbosos y poliploides, debido a que su ADN se replica, pero las células no se dividen. Sus núcleos se proyectan más allá de los límites citoplasmáticos celulares aparentes dentro de la luz glandular, un aspecto referido como fenómeno de Arias-Stella (fig. 18-28). Los núcleos agrandados son poliploides, y no deben confundirse con aneuploidía, una complicación que a veces surge en el adenocarcinoma.

ANOMALÍAS CONGÉNITAS DEL ÚTERO

Las anomalías congénitas del útero son poco frecuentes.

- **La ausencia congénita de útero (agenesia)** refleja la ausencia del desarrollo de los conductos de Müller. Dado que el alargamiento de estos conductos durante la vida embrionaria requiere

Día del ciclo		3-15	15-16	17	18	19-22	23	24-25	26–27	1-2
Día postovulatorio			1-2	3	4	5-8	9	10-11	12-13	14+
Fases del ciclo		Proliferativa	Intervalo	Secretora inicial		Secretora media			Secretora tardía	Menstrual
Característica clave		Mitosis	Mitosis y vacuolas subnucleares	Vacuolas subnucleares máximas	Vacuolas subnucleares presentes	Edema estromal	Predecidua focal alrededor de las arterias espirales	Predecidua irregular	Predecidua extensa	Desmoronamiento del estroma
Características microscópicas de la zona funcional	Estroma	Estroma suelto. Mitosis	Igual a la proliferativa	Estroma suelto. Mitosis escasas	Estroma suelto	Edema estromal	Focal predecidua alrededor de las arterias espirales. Edema prominente	Predecidua en todo el estroma. Algo de edema	Predecidua extensa. Numerosos linfocitos granulados	Desmoronamiento del estroma. Hemorragias
	Glándulas	Túbulos rectos a muy enrollados. Mitosis	Algunas vacuolas subnucleares, y lo demás como la proliferativa	Numerosas vacuolas subnucleares	Glándulas dilatadas. Algunas vacuolas subnucleares	Glándulas dilatadas, con límites irregulares. Secreción luminal		Glándulas en «dientes de sierra» simples	Glándulas en «dientes de sierra» prominentes	Glándulas destruidas. Secreción máxima. Regeneración del epitelio
Aspectos		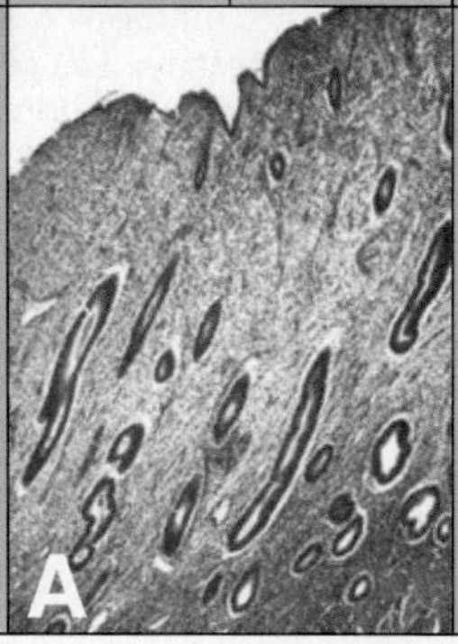 A				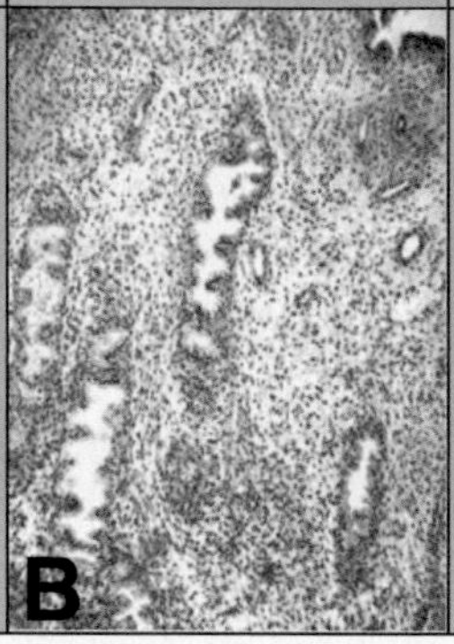 B			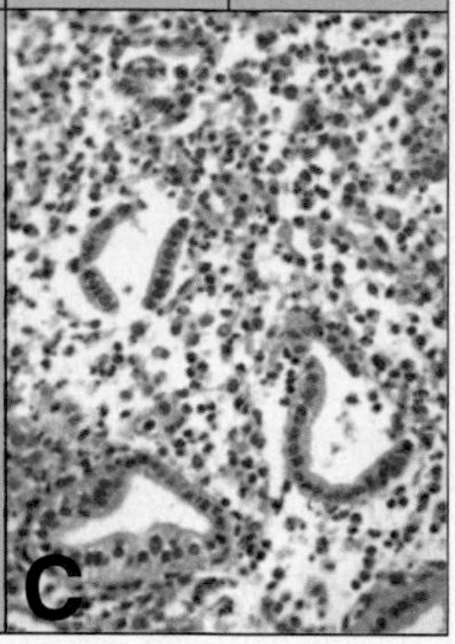 C	

FIGURA 18-27. Principales características histológicas de las fases endometriales del ciclo menstrual normal. A. Fase proliferativa. Las glándulas tubulares rectas están embebidas en un estroma celular monomórfico. **B. Fase secretora**, día 24. Glándulas tortuosas, dilatadas con bordes aserrados están situadas en un estroma predecidual. **C. Endometrio menstrual.** Son evidentes las glándulas fragmentadas, la disolución del estroma y numerosos neutrófilos. (Reimpreso de Robboy SJ, Anderson MC, Russell P, eds. *Pathology of the Female Reproductive Tract*. 4th ed. London: Churchill-Livingstone; 2002. Copyright © 2002 Elsevier. Con permiso).

conductos de Wolff como guías, la agenesia uterina casi siempre va acompañada de otras anomalías del aparato urogenital, así como agenesia de la vagina y las tubas uterinas.

- El **útero didelfo** es un útero doble, y se debe a un fallo en la fusión de los dos conductos de Müller en las primeras etapas de la vida embrionaria. Esta anomalía suele ir acompañada de una vagina doble.
- El **útero doble bicorne** es un útero con una pared fusionada común entre dos cavidades endometriales diferentes. La pared común entre los conductos de Müller no pueden desintegrarse para formar una sola cavidad uterina.
- El **tabique urinario** es un útero único con un tabique parcial debido a la reabsorción incompleta de la pared de los conductos de Müller fusionados. Estas pacientes tienen un riesgo mayor de sufrir aborto habitual.
- El **útero bicorne** se refiere a un útero con dos cuernos (astas) y un cuello uterino común. Los defectos de fusión uterinos didelfo y bicorne incrementan ligeramente el riesgo de parto prematuro.

ENDOMETRITIS

En la endometritis, o endometrio inflamado, hay un infiltrado inflamatorio anómalo en el endometrio. Esto debe distinguirse de la presencia normal de leucocitos olimorfonucleares durante la menstruación y un infiltrado linfocitario leve en cualquier otro momento. En la mayoría de los casos de endometritis los hallazgos son inespecíficos y rara vez apuntan a una causa determinada.

ENDOMETRITIS AGUDA: esta afección se define como la presencia anómala de leucocitos polimorfonucleares en el endometrio. La mayoría de los casos es resultado de una infección ascendente desde el cuello uterino (p. ej., después que la barrera cervical impermeable usual es interrumpida por un aborto, parto o instrumentación médica). El legrado es diagnóstico y con frecuencia curativo, debido a que elimina el tejido necrótico que ha servido de nido a la infección en curso. Hoy en día, esta afección es de poca importancia, aunque fue muy peligrosa antes de los antibióticos.

ENDOMETRITIS CRÓNICA: aunque en ocasiones los linfocitos y los folículos linfáticos están dispersos en un endometrio normal, las células plasmáticas en el endometrio son diagnósticas de endometritis crónica (fig. 18-29). Este trastorno se relaciona con el DIU, la EIP y la retención de productos de la concepción tras un aborto o parto. Sin un cultivo, los hallazgos anatomopatológicos por sí solos no distinguen entre causas infecciosas y no infecciosas. Las pacientes suelen referir hemorragia y/o dolor pélvico. La enfermedad suele ser autolimitada.

PIOMETRIO: definido como pus en la cavidad endometrial, el piometrio se relaciona con defectos anatómicos macroscópicos como trayectos fistulosos entre el intestino y la cavidad uterina, neoplasias malignas voluminosas o perforantes, o estenosis cervical. En raras ocasiones, el piometrio de larga evolución puede relacionarse con el desarrollo de un cáncer de células escamosas de endometrio.

LESIONES TRAUMÁTICAS

DISPOSITIVO INTRAUTERINO: los DIU predisponen a *(1)* un aumento del flujo menstrual, *(2)* perforación uterina y *(3)* aborto espontáneo si la concepción se produce con el DIU colocado. Sin embargo, el uso del DIU reduce a la mitad el riesgo de cáncer de endometrio. Gran parte de la publicidad negativa sobre los DIU estaba relacionada con los primeros dispositivos. Actualmente, solo el 1% de las mujeres que desean un método anticonceptivo utilizan un DIU.

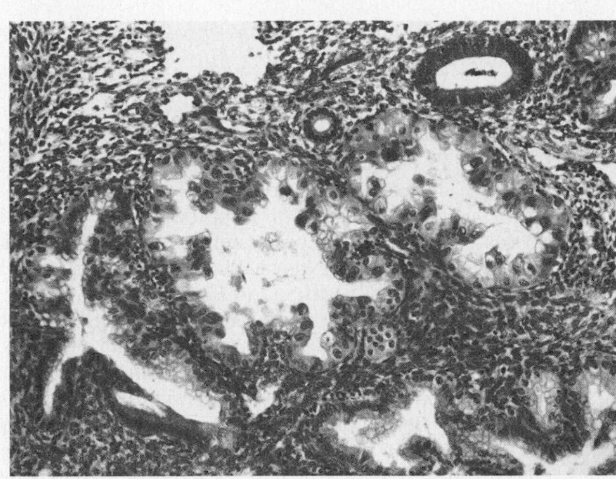

FIGURA 18-28. Reacción de Arias-Stella del embarazo debida a la estimulación con gonadotropina coriónica humana. Una sección del endometrio muestra núcleos agrandados, bulbosos que protruyen en la luz glandular.

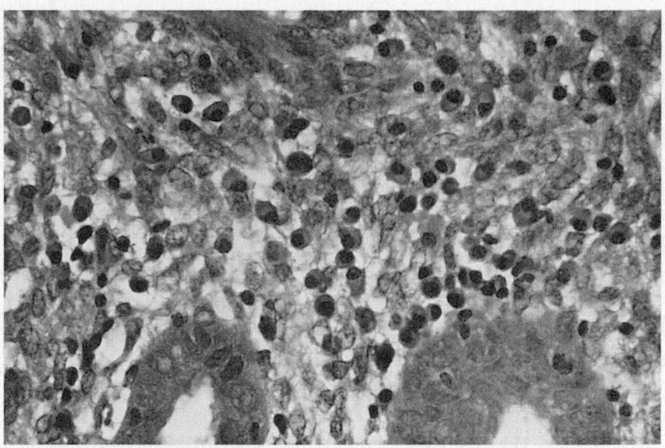

FIGURA 18-29. Endometritis crónica. El infiltrado inflamatorio está compuesto en gran medida por linfocitos y células plasmáticas. (Reimpreso con permiso de Stanley J. Robboy, MD, and Gynecologic Pathology Associates, Durham and Chapel Hill, North Carolina).

ADHERENCIAS INTRAUTERINAS (SÍNDROME DE ASHERMAN): a veces, se desarrollan adherencias fibrosas intrauterinas tras un legrado, en particular por complicaciones posparto o aborto terapéutico. Estas bandas atraviesan, pero no necesariamente obliteran, la cavidad endometrial. Otras complicaciones son la amenorrea o, en caso de embarazo posterior, el aumento de la tasa de abortos, de parto prematuro y de placenta adherida.

ADENOMIOSIS

La adenomiosis es la presencia de glándulas endometriales y estroma dentro del miometrio. La mayor parte de la correlación con significación clínica entre síntomas de dolor, dismenorrea o menorragia y los hallazgos patológicos de adenomiosis se verifica si las glándulas se ubican cuando menos a 1 mm o más de la unión entre endometrio y miometrio. El dolor aparece cuando los focos de adenomiosis aumentan de tamaño cuando la sangre queda atrapada durante la menstruación. Una quinta parte de los úteros extirpados por vía quirúrgica presentan adenomiosis.

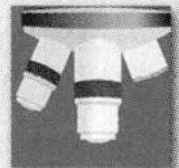

ANATOMOPATOLOGÍA: el útero puede aumentar de tamaño. El miometrio contiene áreas pequeñas, blandas y bronceadas, algunas de las cuales son quísticas (fig. 18-30). El examen microscópico muestra glándulas revestidas por endometrio proliferativo a inactivo y rodeadas por estroma endometrial con grados variables de fibrosis. Los cambios secretores son raros, excepto durante el embarazo o en pacientes tratadas con progestágenos. El miometrio adyacente suele ser hipertrófico y nodular. El útero también puede aumentar de tamaño por hemorragias cíclicas en estos focos. Puede producirse una extensión de endometrio hiperplásico o neoplásico desde el endometrio funcional hacia los focos adenomióticos.

CARACTERÍSTICAS CLÍNICAS: muchas pacientes con adenomiosis no presentan síntomas, aunque son frecuentes el dolor pélvico, la hemorragia uterina disfuncional, la dismenorrea y la dispareunia. Estos síntomas aparecen en mujeres multíparas en edad reproductiva y desaparecen tras la menopausia. La causa de la adenomiosis sigue siendo desconocida.

EFECTOS HORMONALES

Los corticoesteroides anticonceptivos previenen el embarazo y muchos cánceres ginecológicos

Los anticonceptivos orales inducen cambios endometriales en función del tipo, la potencia y la dosis de estrógenos y progestágenos

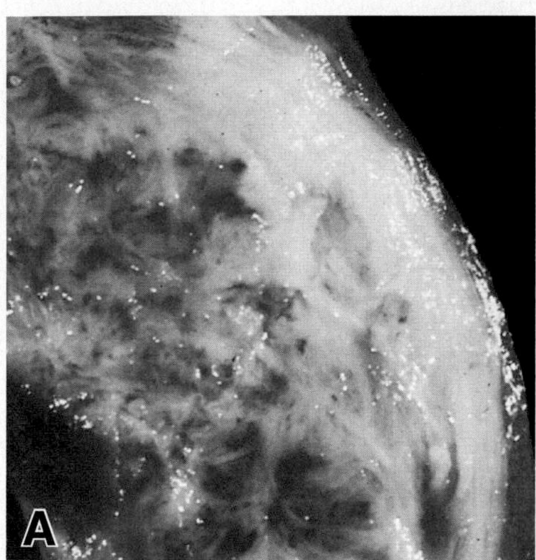

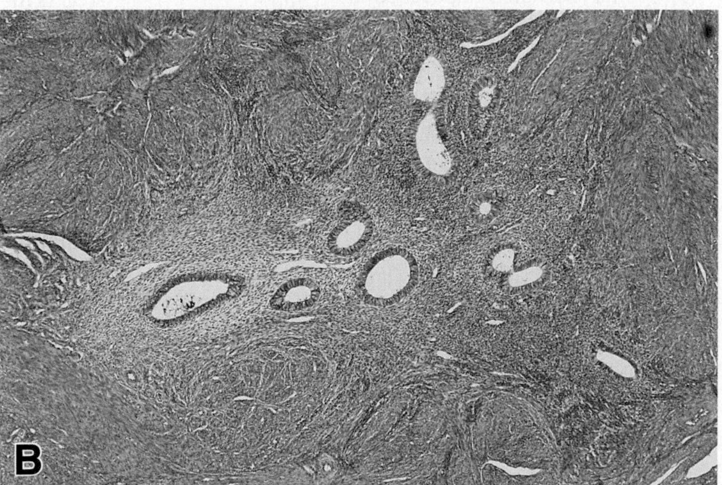

FIGURA 18-30. Adenomiosis. A. La superficie de corte del útero revela áreas pequeñas, rojas, que corresponden a las glándulas endometriales en el endometrio. (Reimpreso de Robboy SJ, Anderson MC, Russell P, eds. *Pathology of the Female Reproductive Tract*. 4th ed. London: Churchill-Livingstone; 2002. Copyright © 2002 Elsevier. Con permiso). **B.** Una vista microscópica muestra una glándula endometrial con su estroma en el miometrio.

en cada formulación individual. Los preparados combinados suelen contener progestágenos potentes y estrógenos débiles. Así pues, pronto aparece un cambio seudodecidual que sobrepasa el débil crecimiento glandular. Tras varios ciclos, las glándulas endometriales se atrofian. Las combinaciones anticonceptivas más recientes contienen dosis más bajas de hormonas y provocan menos cambios. Las mujeres que utilizan anticonceptivos con progestágenos tienen tasas significativamente más bajas de cáncer de endometrio y ovario, lo que refleja las propiedades inhibidoras del crecimiento de la progesterona y el menor número de ovulaciones (*v.* más adelante).

La hemorragia uterina disfuncional se produce durante o entre los períodos menstruales

La hemorragia disfuncional es uno de los trastornos ginecológicos más frecuentes de las mujeres en edad reproductiva, pero sigue siendo poco conocida. Sus causas se encuentran fuera del útero. La mayoría de los casos están relacionados con una alteración del eje hipotálamo-hipófiso-suprarrenal (tabla 18-4). También se produce disfunción ovárica, especialmente en presencia de anovulación.

Algunas causas de irregularidad menstrual son intrínsecas al útero y no se consideran disfuncionales. Se incluyen: *(1)* tumores (p. ej., carcinoma, neoplasia intraepitelial endometrial [NIE], leiomiomas submucosos y pólipos), *(2)* inflamación (p. ej., endometritis), *(3)* embarazo (p. ej., complicaciones del embarazo intrauterino o ectópico) y *(4)* los efectos de los DIU (tabla 18-4).

La hemorragia anovulatoria es la forma más habitual de hemorragia disfuncional

La hemorragia anovulatoria es un síndrome complejo debido a muchas causas que se manifiesta como la ausencia de ovulación durante los años reproductivos. Se produce con mayor frecuencia en cualquiera de los extremos de la vida reproductiva (es decir, la menarquia y la menopausia).

TABLA 18-4

CAUSAS DE SANGRADO UTERINO ANÓMALO (INCLUIDAS LAS CAUSAS UTERINAS Y EXTRAUTERINAS)

Neonato	Estrógeno materno
Infancia	Yatrógena (traumatismo, cuerpo extraño, infección de la vagina)
	Neoplasias vaginales (sarcoma botrioides)
	Tumores ováricos (funcional)
Adolescencia	Inmadurez hipotalámica
	Problemas psíquicos y nutricionales
	Función lútea inadecuada
Edad reproductiva	Anovulatoria
	Central: psicógena, estrés
	Sistémica: nutricional y enfermedad endocrina
	Gonadal: tumores funcionales
	Órgano final: hiperplasia endometrial benigna
	Embarazo: ectópico, placenta retenida, aborto, mola
	Ovulatoria
	Orgánica: neoplasia, infecciones (EIP), leiomiomas
	Polimenorrea: fases folicular o lútea cortas
	Yatrógena: anticoagulantes, DIU
Menopausia	Desprendimiento irregular
Posmenopausia	Carcinoma, NIE, hiperplasias benignas, pólipos, leiomioma
	Carcinoma, NIE, pólipos, leiomioma

DIU, dispositivo intrauterino; *EIP*, enfermedad inflamatoria pélvica, *NIE*, neoplasia intraepitelial endometrial.

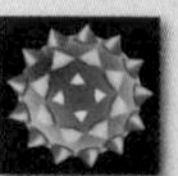
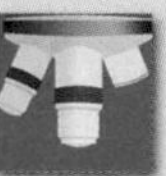

FACTORES ETIOLÓGICOS Y ANATOMOPATOLOGÍA: en un ciclo anovulatorio, el fallo de la ovulación conduce a una estimulación excesiva y prolongada de estrógenos, sin un aumento postovulatorio de la progesterona. En consecuencia, el endometrio permanece en un estado proliferativo en el que domina un aspecto desordenado, glandular quístico y de crecimiento excesivo. Al faltar la progesterona, las arterias espirales del endometrio no se desarrollan de manera normal. El daño a estas frágiles arteriolas espirales puede originar «sangrado intermenstrual». Las trombosis resultantes determinan que la rotura del tejido local recuerde a la del endometrio menstrual, pero con la adición de trombos intravasculares, los cuales la paciente experimenta como hemorragia sintomática carente de sincronía con otras áreas del endometrio. Las concentraciones elevadas de estrógenos acaban reduciéndose, por medio de un retraso de la ovulación o por la involución del folículo estimulante. Si la disminución del estrógeno es rápida, el endometrio sufre un flujo menstrual abundante y sincronizado.

El defecto de la fase lútea se debe a una progesterona inadecuada

El defecto de fase lútea provoca un ciclo demasiado corto: la menstruación se produce entre 6 y 9 días después del pico de lutropina (LH) relacionado con la ovulación. Se produce cuando el cuerpo lúteo se desarrolla de forma inadecuada o retrocede de forma prematura. Los defectos de la fase lútea son responsables del 3% de los casos de esterilidad y deben tenerse en cuenta al evaluar la esterilidad o hemorragias uterinas anómalas. El diagnóstico se confirma mediante una biopsia que muestra un endometrio con una falta de sincronía de 2 días con respecto al día cronológico del ciclo menstrual.

TUMORES ENDOMETRIALES

Los pólipos endometriales son neoplasias benignas del estroma

Los pólipos se producen sobre todo en el período perimenopáusico y no antes de la menarquia. Son sobrecrecimientos monoclonales de células del estroma endometrial que se alteran por translocación cromosómica, con inducción secundaria de elementos glandulares policlonales. El estroma y las glándulas de los pólipos endometriales responden mal a la estimulación hormonal y no se desprenden con la menstruación.

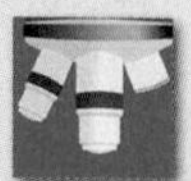

ANATOMOPATOLOGÍA: la mayor parte de los pólipos endometriales surgen en el fondo del útero (fig. 18-31), pero pueden aparecer en cualquier parte del endometrio. Su tamaño varía desde varios milímetros hasta crecimientos que llenan toda la cavidad endometrial. La mayoría son solitarios, pero el 20% son múltiples. Los núcleos de los pólipos se componen de *(1)* glándulas endometriales, a menudo con dilatación quística e hiperplásicas; *(2)* estroma endometrial fibroso; y *(3)* vasos sanguíneos de paredes gruesas, helicoidales y dilatados, derivados de una arteria recta que en un estado normal debería irrigar la zona basal del endometrio. Están cubiertos por un epitelio endometrial que por lo regular se encuentra en una etapa del ciclo diferente del que muestra el endometrio normal adyacente.

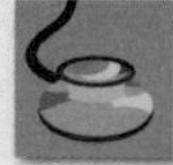

CARACTERÍSTICAS CLÍNICAS: los pólipos endometriales suelen presentarse con hemorragia intermenstrual, que se debe a la ulceración superficial o a un in-

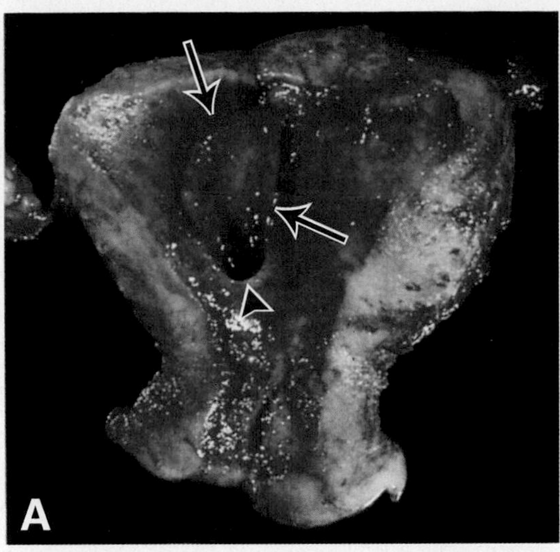

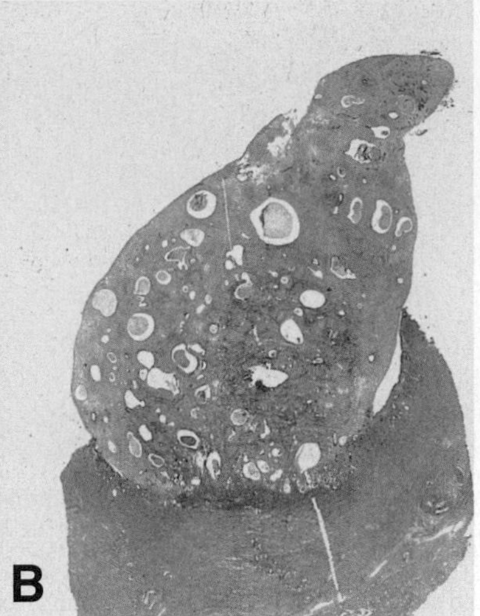

FIGURA 18-31. Pólipo endometrial. A. Un pólipo (*flecha*) se extiende en la cavidad endometrial. La punta de la necrosis (*punta de flecha*) es responsable de la hemorragia clínica. **B.** A nivel microrcópico un pólipo exhibe glándulas endometriales algo dilatadas embebidas en un estroma marcadamente fibroso. (Reimpreso con permiso de Stanley J. Robboy, MD, and Gynecologic Pathology Associates, Durham and Chapel Hill, North Carolina).

farto hemorrágico. Dado que la hemorragia en una mujer de edad avanzada puede indicar cáncer de endometrio, este signo debe evaluarse minuciosamente. Los pólipos endometriales no suelen ser precancerosos, pero hasta un 0.5% alberga adenocarcinoma.

La hiperplasia endometrial abarca dos enfermedades, una de las cuales es neoplásica

La clasificación de las hiperplasias endometriales según la Organización Mundial de la Salud (OMS) en el 2014 divide las lesiones en subgrupos etiológicos de acuerdo con el riesgo de cáncer y las opciones de tratamiento. La **hiperplasia endometrial típica** es un endometrio funcionalmente normal que responde a un estado hormonal anómalo con estrógeno excesivo; la **NIE** (también conocida como **hiperplasia endometrial atípica**) está compuesta de células precancerosas mutadas que crecen como un clon neoplásico.

- **Hiperplasia típica**: la hiperplasia endometrial típica incluye un espectro de cambios que dependen de la duración y la dosis de exposición a los estrógenos. Las glándulas se distribuyen de forma irregular y están marcadas por quistes, lo que crea una relación variable entre glándulas y estroma. Los cambios citológicos, cuando se producen, consisten principalmente en metaplasia distribuida de forma dispersa, no geográfica o aleatoria. El carcinoma se desarrolla en el 1% al 3% de los casos.
- **NIE (hiperplasia atípica)**: la NIE, o hiperplasia endometrial atípica, es un sobrecrecimiento clonal de glándulas endometriales con alteración genética, que provoca un aumento del riesgo de un futuro carcinoma endometrial endometrioide si se produce una transformación maligna. La NIE se compone de agregados concurridos de glándulas tubulares o ligeramente ramificadas con citología alterada. Dentro de los límites geográficos de la lesión, el área de las glándulas excede la del estroma, con alteración de la citología, en comparación con el fondo residual de glándulas normales, que pueden ser adyacentes y/o estar entremezcladas con la lesión. El 37% de los pacientes con NIE desarrollará adenocarcinoma, casi siempre de tipo endometrioide.

La hiperplasia endometrial atípica se debe a una estimulación estrogénica anómala

Se caracteriza por su arquitectura difusa y la distribución aleatoria de los cambios citológicos (fig. 18-32). La estimulación estrogénica del endometrio más allá de la fase proliferativa normal de 2 semanas causa cambios progresivos asociados con un riesgo de 2 a 10 veces mayor de cáncer de endometrio.

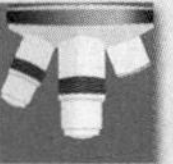

ANATOMOPATOLOGÍA: la hiperplasia endometrial atípica afecta todo el endometrio, donde la remodelación de las glándulas y el estroma crea una densidad irregular de glándulas entremezcladas, con ligera ramificación y tubulares. Los primeros cambios consisten en la expansión quística aislada de glándulas proliferativas dispersas sin un cambio sustancial en la densidad de las glándulas, a menudo designado como endometrio **proliferativo alterado**. La transición morfológica a **hiperplasia endometrial típica** es gradual y se define de forma arbitraria, pero puede decirse que se produce cuando la densidad de las glándulas se vuelve irregular en todas partes, con algunas regiones que tienen más glándulas que estroma. Si los estrógenos circulantes persisten, las glándulas continúan siendo proliferativas. Las glándulas dispersas pueden desarrollar diferenciación tubárica con formación de cilios. Con el incremento en la exposición a los estrógenos se produce la rotura del estroma y colapso glandular, a menudo asociado con trombos de fibrina vascular. Aunque se trata de la lesión estrogénica prototípica, los cambios metaplásicos y en la arquitectura pueden persistir después de la interrupción gradual del

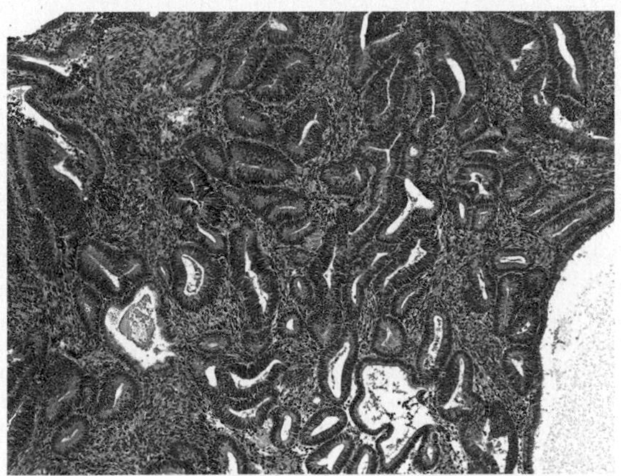

FIGURA 18-32. Hiperplasia endometrial benigna. Las glándulas endometriales proliferativas están distribuidas de manera irregular y dilatadas al azar. La densidad glandular varía por regiones, pero las áreas congestionadas y las descongestionadas tienen una citología consistente en cualquier sitio. Este es un endometrio benigno alterado por la presencia de estrógeno sin oposición.

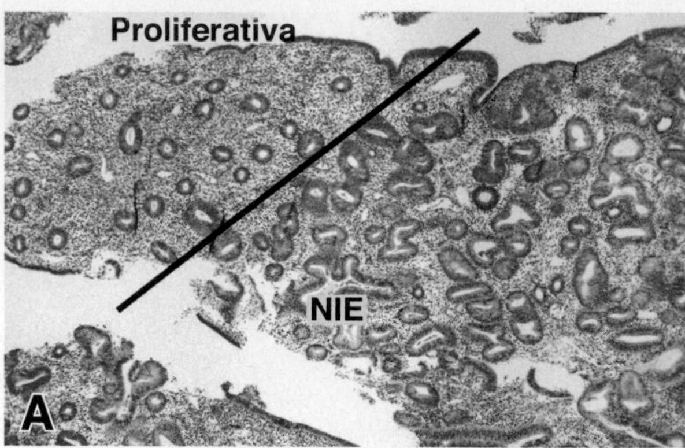

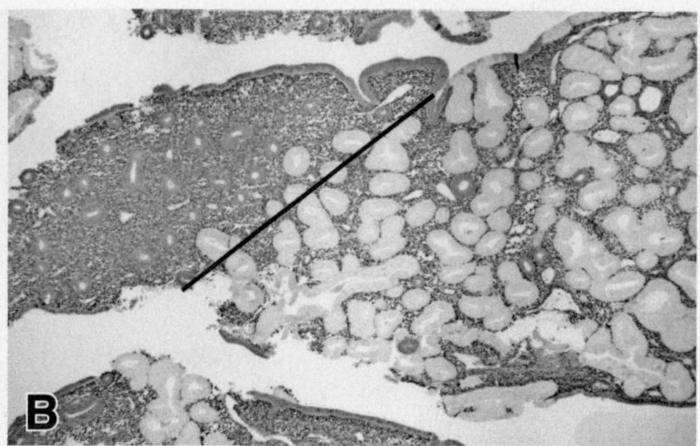

FIGURA 18-33. Neoplasia intraepitelial endometrial (NIE; hiperplasia atípica). A. Conjuntos apiñados de glándulas endometriales neoplásicas, en las que se aprecian alteraciones citológicas que consisten en citoplasma abundante y núcleos redondeados (*derecha*), están desplazadas del plano del endometrio (*izquierda*) en este foco geográfico de NIE. Las mediciones a través del perímetro de este agregado de glándulas tubulares individuales excede de 1 mm, y faltan las características arquitectónicas cribiforme, laberíntica y sólida del adenocarcinoma. **B.** Las glándulas afectadas por la NIE muestran pérdida de expresión de PTEN cuando se recurre a técnicas inmunohistoquímicas (pérdida de tinción café).

estado hiperestrogénico. La pérdida repentina de estrógeno causa desprendimiento masivo con menstruaciones abundantes relacionadas.

CARACTERÍSTICAS CLÍNICAS: la hiperplasia endometrial atípica puede ser consecuencia de ciclos anovulatorios, síndrome de poliquistosis ovárica, un tumor productor de estrógenos, administración de estrógenos u obesidad. El tratamiento dirigido a la causa primaria puede aliviar la estimulación estrogénica. Las dosis elevadas de progestágenos pueden producir un alivio sintomático temporal o la remisión objetiva, en función de la persistencia de la afección hormonal subyacente. El riesgo a corto plazo de cáncer de endometrio es bajo, siempre que el muestreo amplio del endometrio no muestre NIE/hiperplasia atípica. Los riesgos a largo plazo de la hiperplasia endometrial típica resistente al tratamiento se evalúa mejor repitiendo la biopsia.

La neoplasia intraepitelial endometrial (hiperplasia endometrial atípica) es un estado precanceroso clonal

La NIE es un crecimiento neoplásico monoclonal de células con alteración genética, que aumenta significativamente el riesgo de carcinoma endometrial de tipo endometrioide (fig. 18-33). Muestra una continuidad de marcadores genéticos adquiridos después de la transformación maligna. La NIE y la hiperplasia endometrial típica coexisten en muchas pacientes, pero tienen características histológicas diferentes.

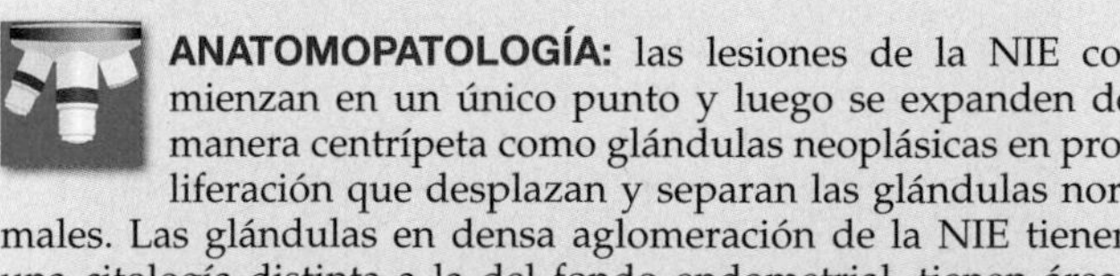

ANATOMOPATOLOGÍA: las lesiones de la NIE comienzan en un único punto y luego se expanden de manera centrípeta como glándulas neoplásicas en proliferación que desplazan y separan las glándulas normales. Las glándulas en densa aglomeración de la NIE tienen una citología distinta a la del fondo endometrial, tienen áreas que exceden sus áreas estromales y miden más de 1 mm de dimensión en un solo fragmento. Los cambios citológicos son evidentes cuando estas glándulas apiñadas se comparan con las glándulas adyacentes normales; suelen incluir alteraciones en el tamaño, la forma y la textura nucleares. La transformación maligna es evidente cuando las glándulas desarrollan patrones sólidos, cribiformes o laberínticos característicos del carcinoma.

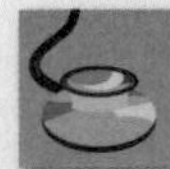

CARACTERÍSTICAS CLÍNICAS: las mujeres recién diagnosticadas de NIE (hiperplasia atípica) tienen un 37% de probabilidades de desarrollar un cáncer de endometrio en el plazo de 1 año. En la mayoría de los casos, es probable que haya cáncer en el momento de la biopsia inicial, lo que da crédito al adagio clínico: «no es cáncer, pero mejor extraerlo». Los objetivos del tratamiento son descartar un cáncer concurrente y prevenir un cáncer futuro. La histerectomía, que suele ser el tratamiento de elección, cumple ambos objetivos si la mujer no desea tener más hijos. En caso contrario, o en aquellas con un riesgo quirúrgico bajo, pueden ser tratadas con progestágenos.

Existen dos tipos principales de carcinoma endometrial

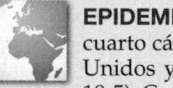

EPIDEMIOLOGÍA: el carcinoma endometrial es el cuarto cáncer más frecuente en las mujeres de Estados Unidos y el cáncer ginecológico más frecuente (tabla 18-5). Causó 10 920 muertes en Estados Unidos en 2017 (4% de todos los cánceres en mujeres). La incidencia de este cáncer se mantuvo estable entre 1950 y 1970, pero en 1975 hubo un aumento de un 40%, quizá relacionado con el uso de estrógenos para aliviar los síntomas de la menopausia. En 1985, las tasas habían vuelto casi a los niveles de 1950, una tendencia que se correlacionó con el uso de dosis más bajas de estrógenos, la incorporación de progestinas (antagonistas de estrógenos) en los regímenes de reemplazo de estrógenos y el aumento de la vigilancia de las mujeres tratadas con estrógenos.

La incidencia del cáncer de endometrio varía con la edad, desde 12 casos por 100 000 mujeres a los 40 años hasta 34 casos por 100 000 mujeres a los 60 años. Tres cuartas partes de las mujeres con cáncer de endometrio están en la menopausia. La mediana de edad en el momento del diagnóstico es de 62 años.

A grandes rasgos, el carcinoma endometrial se agrupa en dos tipos histológicos (fig. 18-34 y tabla 18-5). Los tumores de tipo I (alrededor del 80%), carcinomas endometrioides, a menudo surgen de precursores de NIE/hiperplasia atípica y se asocian a la estimulación estrogénica. Se producen principalmente en mujeres pre o perimenopáusicas y se relacionan con obesidad, hiperlipidemia, anovulación, esterilidad y menopausia tardía. La mayoría de los carcinomas endometrioides se limitan al útero y siguen un curso favorable. Por el contrario, los tumores de tipo II (alrededor del 10%) son carcinomas no endometrioides, en su mayoría serosos, que en ocasiones surgen en pólipos endometriales. El carcinoma endometrial intraepitelial seroso (EIC seroso), una forma preinvasiva de la enfermedad, puede hacer metástasis en el peritoneo por exfoliación y diseminación superficial. Los tumores de tipo II no se asocian a estimulación estrogénica ni a hiperplasia, invaden con facilidad el miometrio y los espacios vasculares y son altamente mortales. Las alteraciones moleculares de los carcinomas endometrioides (tipo I) son diferentes de las de los carcinomas no endometrioides (tipo II).

TABLA 18-5
CARACTERÍSTICAS CLINICOPATOLÓGICAS DEL CARCINOMA ENDOMETRIAL

	Tipo I: carcinoma endometrioide	Tipo II: carcinoma seroso
Edad	Premenopausia y perimenopausia	Posmenopausia
Estrógeno sin oposición	Presente	Ausente
Precursor de hiperplasia	Presente	Ausente
Grado	Bajo	Alto
Invasión del miometrio	Superficial	Profunda
Comportamiento del crecimiento	Estable	Progresivo
Alteraciones genéticas	Inestabilidad de microsatélites, PTEN, PIK3CA, β-catenina	Mutaciones de *p53*, pérdida de la heterocigosidad

Estos tumores se superponen en cuanto a sus características clínicas, anatomopatológicas, inmunohistoquímicas y moleculares. Algunos carcinomas no endometrioides (tipo II) pueden surgir de carcinomas endometrioides preexistentes y compartir características anatomopatológicas y moleculares de los carcinomas endometriales de tipos I y II. La categoría de tumores de tipo II está formada principalmente por carcinomas serosos, pero también incluye tipos histológicos más raros, como carcinomas de células claras y carcinosarcomas, que tienen características moleculares y clínicas distintas.

El cáncer de endometrio es el cáncer extracolónico más frecuente en mujeres con síndrome de cáncer de colon no polipósico hereditario (Lynch), un defecto en la reparación de errores de emparejamiento del ADN (*v.* cap. 13), también asociado a los cánceres de mama y ovario.

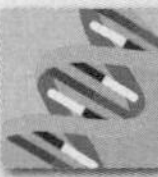

PATOGENIA MOLECULAR: se ha propuesto un modelo dual de carcinogenia endometrial, según el cual las células endometriales normales se transforman en carcinoma endometrioide por acumulación de mutaciones en oncogenes y genes supresores tumorales. Los genes más comúnmente afectados y los mecanismos de daño genético difieren entre los cánceres endometrioide (tipo I) y no endometrioide (tipo II).

Las alteraciones genéticas se acumulan en la vía del carcinoma de tipo I durante la transición de normal a NIE (hiperplasia atípica) y a carcinoma endometrioide (fig. 18-35). Estas pueden producirse a lo largo de un período de años e implican una combinación de deleciones, mutaciones puntuales y modificaciones epigenéticas de las células que mantienen cariotipos normales o casi normales. *PTEN*, que codifica una fosfatasa que regula el ciclo celular, es el gen supresor tumoral que se inactiva con más frecuencia en la tumorogenia endometrial (dos terceras partes de los casos), como resultado de una deleción, una mutación y/o una hipermetilación del promotor (figs. 18-33 y 18-35). *PIK3CA*, que codifica la subunidad p110α de la fosfatidilinositol 3-cinasa (PI3K), es el oncogén más comúnmente activado (por mutación, hasta en el 39 % de los casos) en el carcinoma endometrial. La inactivación de *PTEN* libera la vía PI3K-Akt, que evade la apoptosis y propicia el crecimiento tumoral. Las mutaciones de *PIK3CA* rara vez se observan en estos casos. Otros genes mutados con frecuencia son *KRAS* (10-30 %) y β-catenina

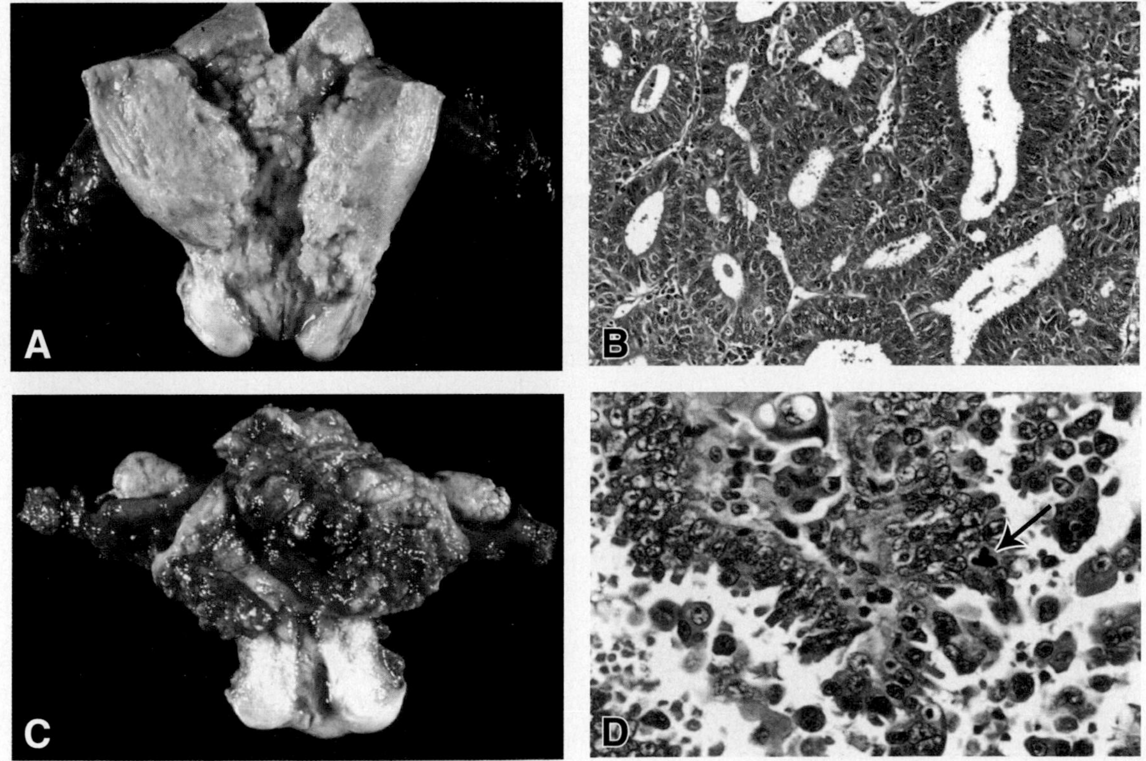

FIGURA 18-34. Adenocarcinoma del endometrio. A y B. Carcinoma endometrioide. Tumor polipoide solo con invasión superficial del miometrio. En este adenocarcinoma bien diferenciado (grado 1), las glándulas neoplásicas se parecen a las glándulas endometriales normales. **C y D. Carcinoma no endometrioide.** Gran tumor hemorrágico y necrótico con invasión profunda del miometrio. Este carcinoma seroso (atipia citológica grave) exhibe estratificación de células tumorales aplásicas y mitosis anómalas (*flecha*).

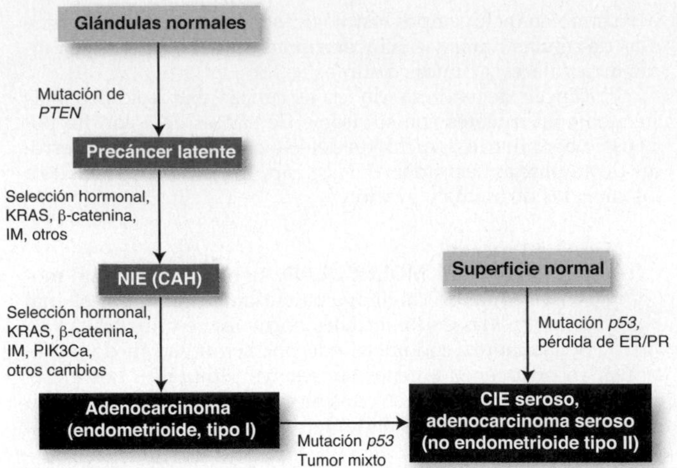

FIGURA 18-35. De la hiperplasia endometrial al carcinoma endometrioide: acontecimientos moleculares y genéticos. *IM*, inestabilidad de microsatélites; *NIE*, neoplasia epitelial endometrial.

(*CTNNB1*) con acumulación de proteína nuclear (25-38 %). Las mutaciones de *TP53* son raras (5-10 %). En una cuarta parte de los tumores esporádicos, un tipo específico de daño genético, la inestabilidad de microsatélites (IMS), resulta de la hipermetilación del promotor de *MLH1* (un gen implicado en la reparación del ADN) y conduce a IMS y a mutación acelerada en varios genes objetivo críticos que regulan la apoptosis, la proliferación celular y la diferenciación.

El amplio abanico de mutaciones resultantes, tanto en tumores endometrioides con estabilidad de microsatélites como en aquellos que no la tienen, crea tumores genéticamente heterogéneos.

Más del 90 % de los carcinomas no endometrioides de tipo II presentan mutaciones en *p53*, y el 80 % pierde receptores de estrógeno y progesterona. Los mecanismos de daño del ADN son diferentes de los de los tumores endometrioides. La IMS es rara (< 5 %), y las anomalías cromosómicas macroscópicas a nivel estructural y numérico son más habituales. Los carcinomas no endometrioides también pueden desarrollarse a partir de tumores endometrioides a través de mutaciones de *p53* y otras vías.

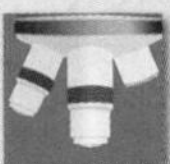

ANATOMOPATOLOGÍA: los cánceres endometriales suelen mostrar un crecimiento difuso o exofítico (fig. 18-34). Los tumores de mayor tamaño suelen ser hemorrágicos y necróticos.

CARCINOMA ENDOMETRIOIDE DEL ENDOMETRIO: este tipo de cáncer endometrial, compuesto en su totalidad por células glandulares, es la variante histológica más frecuente (80-85 %). El sistema FIGO clasifica este tumor en tres grados, en función de la proporción de elementos glandulares y sólidos, donde esto último implica poca diferenciación (fig. 18-36).

Grado 1: bien diferenciado; casi solo glándulas neoplásicas, con áreas sólidas mínimas (<5 %).

Grado 2: moderadamente diferenciado; del 5 % al 50 % del epitelio maligno forma glándulas.

Grado 3: poco diferenciado; grandes áreas (>50 %) de tumor sólido.

Los núcleos de los adenocarcinomas endometriales tienen un espectro que va de pleomorfismo escaso a marcado, de manera habitual con nucléolos prominentes. Las figuras mitóticas son abundantes y pueden ser anómalas en los tumores menos diferenciados. Las células tumorales que crecen en láminas sólidas tienen en general escasa diferenciación. El sistema FIGO también define las etapas del cáncer endometrial (tabla 18-6).

VARIANTES DEL CARCINOMA ENDOMETRIOIDE: una tercera parte de los carcinomas endometriales contienen células escamosas, además de glándulas. Si el elemento escamoso solo muestra atipia mínima, el tumor es un **carcinoma bien diferenciado con diferenciación escamosa** (anteriormente, **adenoacantoma**; fig. 18-37). Si el elemento escamoso parece maligno, el tumor es un **carcinoma poco diferenciado con diferenciación**

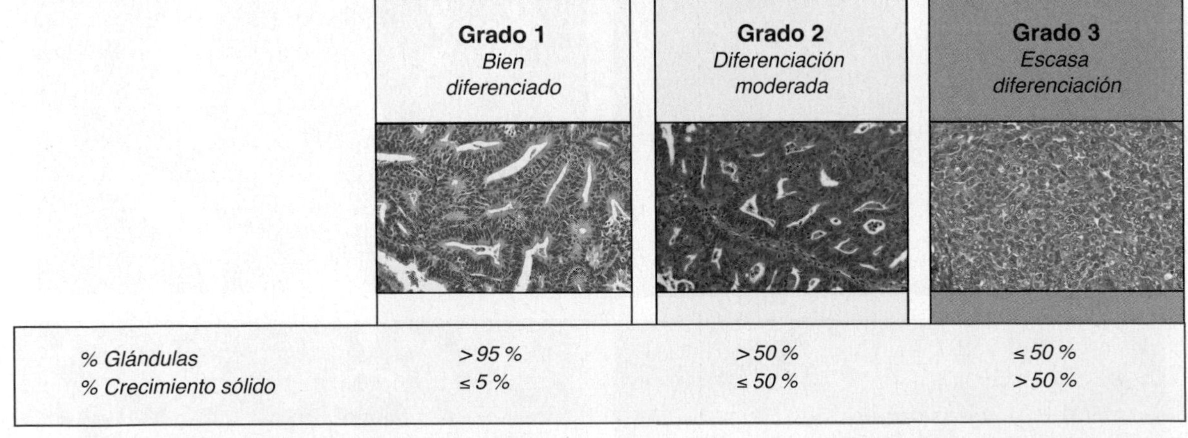

Grado 1
Bien diferenciado
Grado 2
Diferenciación moderada
Grado 3
Escasa diferenciación
% Glándulas
% Crecimiento sólido
>95 %
≤5 %
>50 %
≤50 %
≤50 %
>50 %
Si hay ATIPIA NUCLEAR significativa se presenta incremento del grado
Atipia nuclear
Núcleos redondos
Variación en tamaño y forma
Variación en la tinción
Hipercromasia
Cromatina grumosa
Nucléolos prominentes
Mitosis frecuentes
Mitosis anómalas

FIGURA 18-36. Gradación del adenocarcinoma endometrial. En primer lugar, el grado depende del patrón arquitectónico, pero la atipia nuclear significativa cambia de un grado tumoral 1 a uno de grado 2, y de un grado tumoral 2 a un grado 3. La atipia nuclear se caracteriza por núcleos redondeados; variaciones en la forma, tamaño y tinción; la hipercromasia; la coloración grumosa; los nucléolos prominentes, y las mitosis frecuentes y anormales. Se considera atipia nuclear significativa si presenta incremento en el grado tumoral.

TABLA 18-6
ESTADIFICACIÓN DE LA FIGO DEL CÁNCER DE ENDOMETRIO (2009)

Estadio	Distribución anatómica
Estadio I	Carcinoma confinado al cuerpo del útero
IA	Sin invasión miometrial o invasión <50 % del grosor del miometrio
IB	El tumor invade ≥50 % del grosor del miometrio
Estadio II	El tumor invade el estroma cervical pero no se extiende más allá del útero
Estadio III	Diseminación local y/o regional del tumor
IIIA	El tumor invade la serosa del cuerpo uterino y/o los anexos
IIIB	Invasión vaginal y/o en parametrios
IIIC	Metástasis a nódulos linfáticos pélvicos y/o paraaórticos
Estadio IV	El tumor invade la mucosa de la vejiga y/o el intestino, y/o metástasis a distancia
IVA	El tumor invade la mucosa de la vejiga y/o el intestino
IVB	Metástasis a distancia, incluyendo las metástasis intraabdominales y/o a nódulos linfáticos

FIGO, International Federation of Gynecology and Obstetrics.

escamosa (también conocido como **carcinoma adenoescamoso**). Estas variantes representan el 22 % y el 7 % de todos los cánceres endometriales, respectivamente.

El carcinoma endometrial extremadamente bien diferenciado, pero por lo demás típico, que presenta grandes vacuolas subnucleares de glucógeno se denomina de **tipo secretor**. Esta variante se da en mujeres antes de la menopausia, en algunos casos debido a la estimulación por progesterona, y tiene el pronóstico más favorable.

CARCINOMA ENDOMETRIAL NO ENDOMETRIOIDE: los tipos no endometrioides de carcinoma endometrial son menos frecuentes y no están asociados a la exposición a estrógenos. Son agresivos como grupo, y la gradación histológica no tiene utilidad clínica, ya que todos los casos se consideran de alto grado.

- El carcinoma seroso es similar al adenocarcinoma seroso del ovario por su aspecto histológico y comportamiento parecidos (fig. 18-34D). A menudo muestra diseminación transtubular a superficies peritoneales. La forma no invasiva se denomina «carcinoma intraepitelial endometrial seroso» (CIE seroso).
- El carcinoma de células claras es un tumor que se presenta con mayor frecuencia en mujeres mayores. Contiene células grandes con abundante glucógeno citoplasmático («células claras») o células con núcleos bulbosos que recubren la luz glandular («células en tachuela») (fig. 18-38A). Los carcinomas serosos y de células claras tienen mal pronóstico.
- Carcinosarcoma (tumor mesodérmico mixto maligno): en este tumor altamente maligno (fig. 18-38B), las células epiteliales pleomorfas se entremezclan con áreas que muestran diferenciación mesenquimatosa (fig. 18-38C). Estas neoplasias mixtas derivan de un clon común que se cree que es de origen epitelial. La supervivencia global a 5 años es del 25 %.

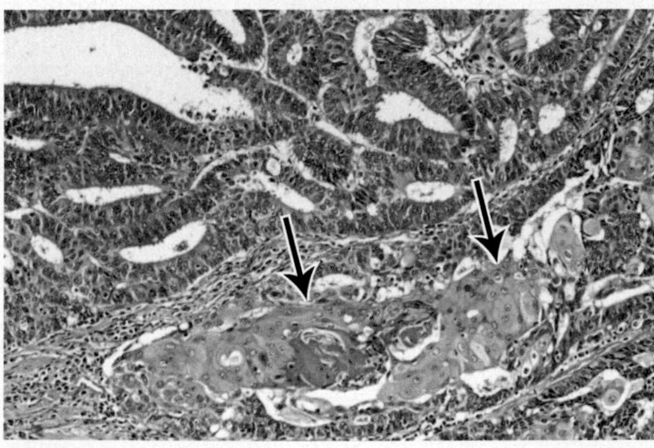

FIGURA 18-37. Diferenciación escamosa en el adenocarcinoma endometrioide del endometrio. Las células escamosas bien diferenciadas (*flechas*) muestran atipia mínima. El patrón se denomina adenoacantoma cuando las células escamosas forman nidos y mórulas escamosas entre las glándulas.

Caracterización genómica integrada del carcinoma endometrial: dos subgrupos histológicos se corresponden con cuatro subgrupos moleculares

Mediante la combinación de la morfología y la genética molecular, el The Cancer Genome Atlas (TCGA) Research Network sobre el carcinoma endometrial (tabla 18-7) subraya la importancia del histotipo para determinar el pronóstico clínico. En este sentido, clasifica el carcinoma endometrial en cuatro tipos, todos con un pronóstico diferente:

1. **Carcinoma endometrial ultramutado**, con mutaciones recurrentes en el dominio exonucleasa de la ADN polimerasa épsilon (***POLE***), un gen implicado en la replicación y reparación del ADN nuclear. Estos tumores presentan frecuencias de mutación somática extremadamente altas (>100 mutaciones por megabase [Mb]) en la mayoría de los casos. Son carcinomas endometriales endometrioides de alto grado, con linfocitos infiltrantes tumorales (LIT) prominentes.
2. **Carcinoma endometrial hipermutado**, con IMS debida a la disfunción de proteínas de reparación de errores de emparejamiento (REE): MLH1, PMS2, MSH2 y MSH6. El mecanismo subyacente predominante es el silenciamiento epigenético de *MLH1* por hipermetilación del promotor. En raras ocasiones, la disfunción de la proteína de REE se debe a mutaciones somáticas o de la línea germinal en los genes de REE. Esto último constituye el diagnóstico del síndrome de Lynch, un trastorno autosómico dominante de susceptibilidad al cáncer relacionado con un aumento significativo del riesgo de carcinoma colorrectal y carcinoma endometrial. La disfunción de la proteína de REE da lugar a elevadas frecuencias de mutación, normalmente >10 mutaciones por Mb. Los carcinomas endometriales con IMS o disfunción de proteínas de REE son en su mayoría de subtipo endometrioide. Al igual que los carcinomas endometriales con mutaciones *POLE*, estos tumores suelen mostrar LIT.
3. El tercer subgrupo molecular, designado como **anomalías con número de copias somáticas (SCNA, *somatic copy number abnormalities*) reducido**, es, desde el punto de vista genómico, relativamente estable, favorable a las mutaciones en los genes de REE, y presenta un número moderado de mutaciones, principalmente dentro de las vías de señalización PI3K/Akt y Wnt. Este subgrupo se compone casi exclusivamente de carcinomas endometrioides con positividad para los receptores de estrógeno (RE) y de progesterona (RP) mediante inmunohistoquímica.
4. El cuarto subgrupo presenta un **SCNA elevado**, muy similar al de los carcinomas serosos de ovario de alto grado, y mutaciones *TP53* frecuentes (92 %). Los tumores son carcinomas endometriales de alto grado (grado 3), y se incluyen la mayoría de los carcinomas serosos. No obstante, y como dato curioso, los carcinomas endometrioides (26 %) también se clasificaron en este grupo, lo que justufica el término «cánceres de tipo seroso».

Los tumores ultramutados tienen un pronóstico excelente, aunque la mayoría son carcinomas endometrioides de grado 3. El grupo de SCNA elevado (tipo seroso), compuesto principalmente por carcinomas serosos y endometrioides de grado 3, es el que tiene el peor pronóstico. El TCGA reveló una superposición genotípica sig-

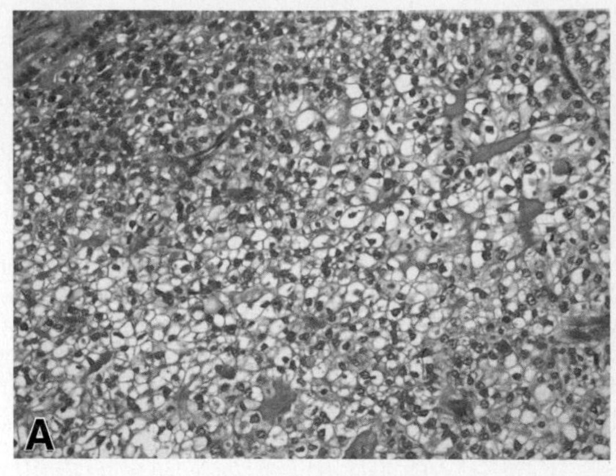

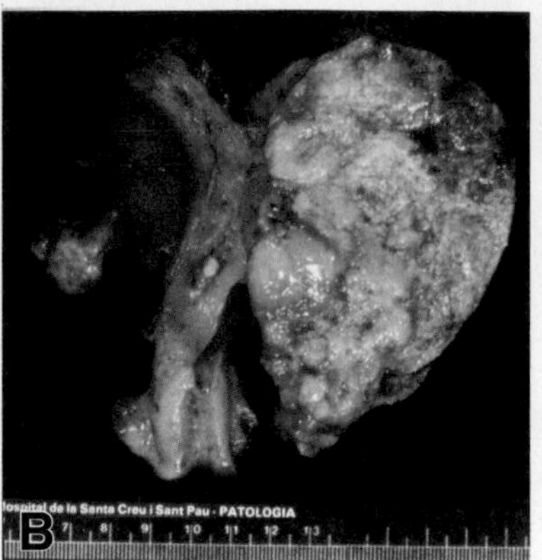

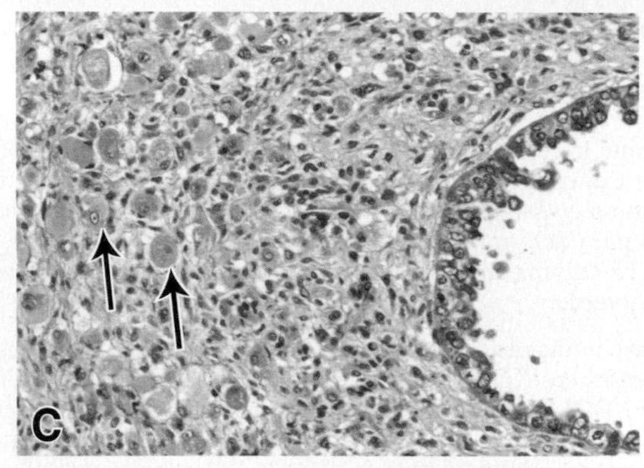

FIGURA 18-38. Tipos no endometrioides de adenocarcinoma endometrial. A. Adenocarcinoma endometrial de células claras. El aspecto claro del citoplasma se debe a la extracción del glucógeno durante el procesado del espécimen para su examen microscópico. Las células tumorales tienen núcleos redondos y excéntricos. **B.** Carcinosarcoma (tumor de Müller mixto maligno). Masa sólida, parcialmente quística y necrótica que expande la cavidad uterina. **C.** Los rabdomioblastos (elementos heterólogos, *flechas*) aparecen como células pleomorfas, redondeadas, con un amplio citoplasma eosinófilo adyacente al epitelio maligno.

nificativa entre los carcinomas endometrioides y serosos de grado 3 de FIGO. De hecho, el 24 % de los carcinomas endometrioides de alto grado (G3), clasificados por histopatología, presentaban mutaciones *TP53* y se comportaban como carcinomas serosos (tipo seroso). Estas pacientes requieren tratamiento adyuvante, además de la resección quirúrgica.

La mayoría de los carcinomas endometriales surgen en el cuerpo uterino, pero una pequeña proporción se origina en el segmento uterino inferior (istmo). Estos tumores del istmo suelen aparecer en mujeres menores de 50 años y suelen ser de alto grado y muy invasivos. Carecen de expresión del RE y se asocian al síndrome de Lynch en el 29 % de los casos (frente al 1 % a 2 % de los carcinomas del cuerpo).

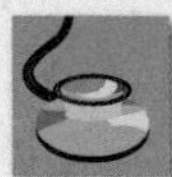

CARACTERÍSTICAS CLÍNICAS: los cánceres endometriales suelen aparecer en mujeres perimenopáusicas o posmenopáusicas. El principal síntoma suele ser una hemorragia uterina anómala, especialmente en las primeras fases de crecimiento tumoral confinado al endometrio. Por desgracia, las pruebas citológicas cervicovaginales no son eficaces para la detección precoz del cáncer de endometrio. Se requiere legrado fraccional para evaluar la diseminación al cuello uterino, mientras que el lavado peritoneal permite detectar el posible reflujo tubárico y la contaminación abdominal. La ecografía transvaginal tiene valor diagnóstico en pacientes en la posmenopausia, en quienes endometrio de más de 5 mm de grosor se considera altamente sospechoso. A diferencia del cáncer de cuello uterino, el cáncer de endometrio puede esquivar los nódulos linfáticos pélvicos y diseminarse directamente a los nódulos paraaórticos.

Las pacientes con cáncer avanzado también pueden presentar metástasis pulmonares (40 % de los casos con metástasis). Las mujeres con cánceres bien diferenciados confinados al endometrio suelen tratarse mediante histerectomía simple. Debe considerarse la radiación postoperatoria si el tumor es poco diferenciado o de tipo no endometrioide, si el miometrio presenta invasión significativa, si hay afectación del cuello uterino o si hay metástasis en los nódulos linfáticos.

TABLA 18-7

CLASIFICACIÓN GENÓMICA DEL CARCINOMA DE ENDOMETRIO MEDIANTE EL *CANCER GENOME ATLAS* (TCGA) (2013)

Clasificación molecular	Definición molecular	Histopatología
Ultramutación/polimerasa ε (*POLE*)	Alta tasa de mutación y mutaciones en puntos calientes en *POLE*	Carcinomas endometrioides de alto grado
Hipermutación/IMS	IMS, debido a la metilación del promotor de *MLH1*	Carcinomas endometrioides (asociados al síndrome de Lynch)
Anomalías con número de copias somáticas reducido	EMS; mutaciones frecuentes *en CTNNB1*	Carcinomas endometrioides
Anomalías con número de copias somáticas elevado	Mutaciones en *TP53*	Carcinomas serosos, endometrioides de alto grado y mixtos

IMS, inestabilidad de microsatélites; *EMS*, estabilidad de microsatélites.

TABLA 18-8
ETAPA, GRADO Y SUPERVIVENCIA DEL CÁNCER ENDOMETRIAL

	Supervivencia a 5 años (%)		
Estadio	G-1[a]	G-2	G-3
I	90	69	52
II	80	42	12
III, IV	25	33	17

[a] *G*, grado FIGO (International Federation of Gynecology and Obstetrics grade).

La supervivencia en el carcinoma endometrial depende del estadio tumoral y del histotipo. En los tumores endometrioides, otros factores pronósticos son el grado histológico y la edad. Niveles tumorales elevados de RE y RP y tasas mitóticas bajas se correlacionan con un mejor pronóstico. La supervivencia actual de todas las pacientes con cáncer de endometrio tras el tratamiento es del 80 % a los 2 años, y disminuye al 65 % a los 10 años. Los tumores que han penetrado en el miometrio o invadido los nódulos linfáticos tienen más probabilidades de haberse diseminado más allá del útero. Los cánceres endometriales que afectan el cuello uterino tienen un peor pronóstico. La diseminación fuera del útero conlleva supone el peor panorama (tabla 18-8).

Menos del 2 % de los cánceres uterinos son tumores del estroma endometrial

Algunos tumores del estroma endometrial son sarcomas puros; en otros, se entremezclan elementos sarcomatosos (estromales) y epiteliales. En la tabla 18-9 se presenta la nomenclatura de estos tipos tumorales, el espectro de sus componentes histológicos y la correlación de cada tipo tumoral con su potencial de comportamiento maligno.

Sarcoma del estroma endometrial

Los tumores estromales puros se dividen en dos categorías principales, en función de si el borde tumoral es expansivo o infiltrante. Las lesiones expansivas no invasivas son **nódulos estromales benignos**, que tienen muy poca importancia clínica. Los tumores con bordes infiltrantes se denominan **sarcomas estromales** y se clasifican en las categorías de bajo grado (la más frecuente) y alto grado.

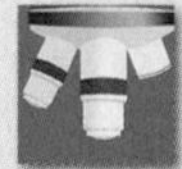

ANATOMOPATOLOGÍA: los sarcomas del estroma endometrial de bajo grado pueden ser polipoides y llenar la cavidad endometrial, o pueden invadir el miometrio de forma difusa. Grandes masas de células fusiformes con escaso citoplasma disecan el miometrio e invaden los conductos vasculares (fig. 18-39). Las células tumorales son similares a las células del estroma endometrial en la fase de proliferación y muestran poca o ninguna atipia citológica y baja actividad

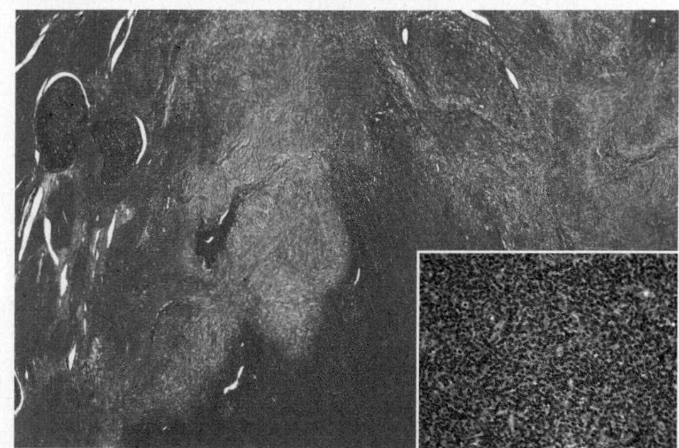

FIGURA 18-39. Sarcoma estromal endometrial de grado bajo. El miometrio presenta invasión irregular del tumor, el cual invade los espacios vasculares. *Recuadro.* Una vista a mayor aumento muestra células tumorales típicamente pequeñas con escaso citoplasma y núcleos uniformes de redondos a ovalados. Hay numerosas arteriolas pequeñas.

TABLA 18-9
NOMENCLATURA DE LOS TUMORES UTERINOS

Tumor	Epitelio	Estroma	Conducta clínica
Epitelio y estroma			
Pólipo endometrial	Policlonal benigno	Neoplásico	Benigna
Hiperplasia endometrial benigna	Policlonal benigno	Policlonal benigno	Benigna
Neoplasia intraepitelial endometrial	Neoplásico	—	Premaligna
Adenocarcinoma endometrial	Neoplásico	—	Maligna
Nódulo estromal endometrial	—	Neoplásico	Benigna
Sarcoma estromal endometrial	—	Neoplásico	Maligna de bajo grado
Sarcoma indiferenciado	—	Neoplásico	Maligna
Adenosarcoma	Desconocido	Neoplásico	Maligna de bajo grado
Carcinosarcoma	Neoplásico	Neoplásico, células epiteliales transformadas	Maligna
Músculo liso			
Leiomioma	—	Neoplásico	Benigna
Leiomioma celular	—	Neoplásico	Benigna
Leiomiomatosis intravenosa	—	Neoplásico	Agresiva localmente
Leiomiosarcoma	—	Neoplásico	Maligna

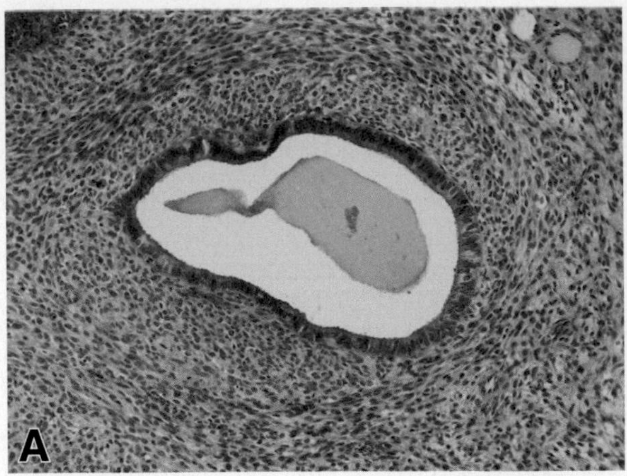

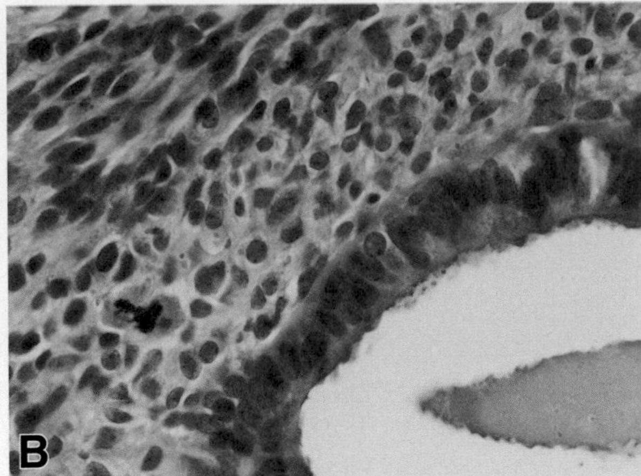

FIGURA 18-40. Adenosarcoma. A. Este tumor presenta un manguito periglandular formado por células estromales atípicas. **B.** Las células tumorales muestran un aumento de la actividad mitótica.

mitótica. La expresión de CD10 y de RE y RP ayuda a confirmar el diagnóstico. La mayoría de los sarcomas del estroma endometrial de bajo grado albergan t(7;17)(p21;q15), que da lugar a una fusión entre JAZF1 y SUZ12 (el primero codifica un factor nuclear que inhibe la transcripción, y el segundo participa en complejos represores del sistema Polycomb [PcG], que median en la regulación epigenética a través de la metilación de histonas). Por el contrario, los sarcomas del estroma endometrial de alto grado, caracterizados por la aberración recurrente t(10;17)(q22;p13), presentan un componente atípico de células redondas (predominante) y un componente de células fusiformes de bajo grado. Son negativos para CD10, RE y RP, pero positivos para ciclina D1. Los sarcomas de alto grado originados en el endometrio pierden todo parecido antigénico y morfológico con el estroma endometrial, por lo que se designan como **sarcoma de útero indiferenciado**.

CARACTERÍSTICAS CLÍNICAS: pueden transcurrir muchos años antes de la recurrencia clínica de los sarcomas del estroma endometrial, y pueden producirse metástasis incluso si el tumor original estuvo confinado al útero en la cirugía inicial. En general, las recurrencias afectan la pelvis, en primer lugar, seguidas por las metástasis pulmonares. La supervivencia prolongada e incluso la cura son factibles, pese a las metástasis. Por el contrario, los sarcomas endometriales indiferenciados recurren al cabo de poco tiempo, por lo general con amplia diseminación metastásica, incluso si produjeron poca invasión miometrial. Los sarcomas del estroma endometrias pueden tratarse con éxito mediante cirugía y tratamiento con progestinas, con una expectativa del 90% de supervivencia 10 años después del diagnóstico.

Adenosarcoma uterino

El adenosarcoma uterino (de Müller) es un tumor de bajo grado con epitelio glandular benigno y estroma maligno (fig. 18-40). Se diferencia del carcinosarcoma, en el cual tanto el epitelio como el estroma son malignos (*v.* anteriormente).

El adenosarcoma se presenta típicamente como una masa polipoide dentro de la cavidad endometrial. El epitelio glandular es similar al de las glándulas endometriales en fase proliferativa, pero en ocasiones se observa epitelio escamoso y epitelio de tipo mucinoso. El estroma es celular y puede presentar actividad mitótica. A menudo es más denso alrededor del epitelio glandular (manguito periglandular) y se asemeja a las células del estroma endometrial en la fase proliferativa del ciclo. Una cuarta parte de las pacientes con adenosarcoma acaban desarrollando una recidiva local o diseminación metastásica. En estas pacientes suele producirse invasión miometrial y/o sobrecrecimiento sarcomatoso de alto grado.

Los leiomiomas son los tumores más frecuentes del aparato genital femenino

Los leiomiomas, tumores benignos de origen muscular liso, se conocen coloquialmente como «miomas" o «fibromas». Incluidos los tumores diminutos, los leiomiomas aparecen en el 75% de las mujeres mayores de 30 años. Son raros antes de los 20 años, y la mayoría remiten tras la menopausia. Aunque a menudo son múltiples, cada tumor es monoclonal (*v.* cap. 5). El estrógeno favorece su crecimiento, pero no lo inicia.

ANATOMOPATOLOGÍA: a simple vista, los leiomiomas son firmes, de color gris pálido, verticilados y sin cápsula (figs. 18-41 y 18-42A). Su diámetro varía entre 1 mm y más de 30 cm. Su superficie de corte es abultada, y los bordes son lisos y distintos del miometrio adyacente. La mayoría de los leiomiomas son intraparietales, pero algunos son submucosos, subserosos o pediculados. Muchos, sobre todo los de mayor tamaño, muestran zonas de hialinización degenerativa claramente delimitadas del miometrio normal adyacente. Los leiomiomas muestran poca actividad mitótica (< 4 mitosis por 10 campos de gran aumento), carecen de atipia nuclear y necrosis

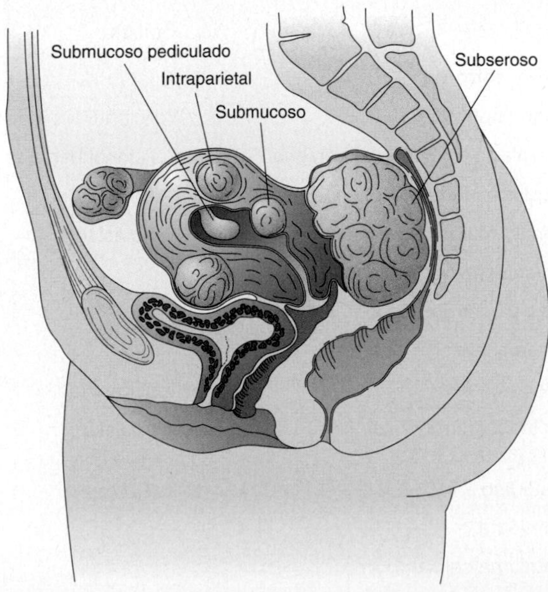

FIGURA 18-41. Leiomiomas en el útero. Los leiomiomas pueden ser intraparietales, submucosos (que puede aparecer como un pólipo endometrial pediculado) y subserosos (que puede comprimir la vejiga o el recto).

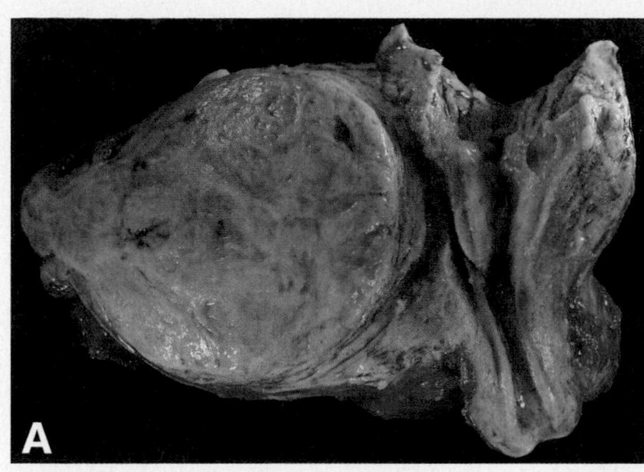

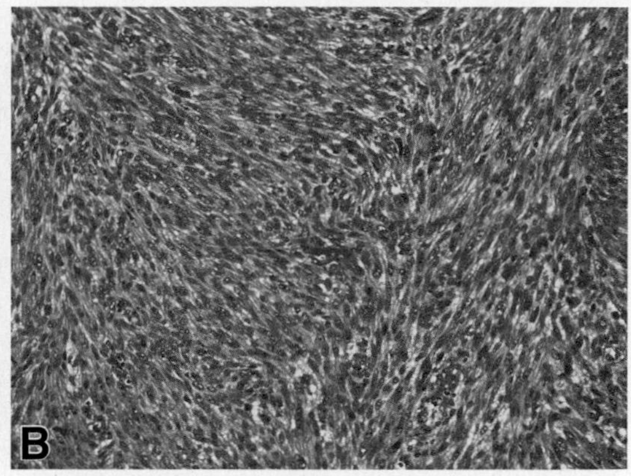

FIGURA 18-42. Leiomioma uterino. A. Este útero bisecado muestra un tumor prominente, nítidamente circunscrito, con una superficie de corte blanca, homogénea y verticilada. **B.** A nivel microscópico, un leiomioma se compone de haces entrelazados de células musculares lisas, algunas de las cuales se cortan longitudinalmente (núcleos alargados) y otras transversalmente (núcleos redondos a ovalados).

geográfica y tienen poco o ningún potencial maligno. El «leiomioma mitóticamente activo» es aquel que muestra una actividad mitótica intensa, pero que es relativamente pequeño. Está claramente delimitado del miometrio normal adyacente y carece tanto de necrosis geográfica como de atipia celular significativa. Suele ser benigno. A nivel microscópico, los leiomiomas muestran fascículos entrelazados de células fusiformes uniformes que contienen núcleos alargados con extremos romos (fig. 18-42B). El citoplasma es abundante, eosinófilo y fibrilar. Las células de los leiomiomas y del miometrio normal adyacente son citológicamente idénticas, pero los leiomiomas se distinguen fácilmente por su circunscripción, nodularidad y celularidad más densa.

CARACTERÍSTICAS CLÍNICAS: los leiomiomas submucosos pueden provocar hemorragias debido a la ulceración del endometrio suprayacente, que ha perdido grosor, o pueden volverse pediculados y sobresalir a través del orificio cervical, lo que provoca calambres. Muchos leiomiomas intraparietales son sintomáticos debido a su gran volumen, y los de gran tamaño pueden interferir con la función intestinal o vesical o causar distocia en el parto. Los leiomiomas pediculados en la serosa uterina pueden interferir con la función de las vísceras adyacentes. Los leiomiomas también pueden infartarse y volverse dolorosos si sufren torsión.

Los leiomiomas suelen crecer lentamente, pero en ocasiones aumentan de tamaño rápidamente durante el embarazo. Los leiomiomas sintomáticos de gran tamaño se extirpan mediante miomectomía o histerectomía. También puede recurrirse a la ablación mediante trombosis arterial.

La leiomiomatosis intravenosa no hace metástasis

La leiomiomatosis intravenosa es una enfermedad rara en la que el músculo liso benigno crece dentro de las venas uterinas y pélvicas. Puede desarrollarse tras la invasión vascular por un leiomioma uterino o por el crecimiento de músculo liso venoso. En la cirugía, aparece como extensiones en forma de gusano cerca de la superficie uterina externa o como proyecciones dentro de las venas uterinas en el ligamento ancho. Aunque pueden crecer ampliamente dentro de los vasos sanguíneos, estas neoplasias no hacen metástasis. En raras ocasiones se han producido muertes por diseminación directa de los leiomiomas desde las venas pélvicas a la vena cava inferior y la aurícula derecha. El tratamiento consiste en una histerectomía abdominal total.

Los leiomiosarcomas son muy poco frecuentes en comparación con los leiomiomas

El leiomiosarcoma es una neoplasia maligna del músculo liso cuya incidencia es 1/1 000 de su homólogo benigno. Representa el 2% de los cánceres uterinos. Su patogenia es incierta, pero al menos algunos parecen originarse de leiomiomas. Las mujeres con leiomiosarcomas tienen de media 10 años más (edad superior a 50 años) que las que tienen leiomiomas, y los tumores malignos son de mayor tamaño (10-15 cm frente a 3-5 cm; fig. 18-43A).

ANATOMOPATOLOGÍA: el leiomiosarcoma debe sospecharse cuando un leiomioma aparente es muy blando, muestra áreas de necrosis en el examen macroscópico, tiene bordes irregulares (invasión del miometrio adyacente) o no sobresale de la superficie cuando se corta. La evidencia de que un tumor del músculo liso uterino es un leiomiosarcoma incluye *(1)* presencia de necrosis geográfica con transición brusca desde el tumor viable (fig. 18-43B); *(2)* 10 o más mitosis por 10 campos de gran aumento (fig. 18-43C), si el tumor mide más de 5 cm de diámetro; *(3)* 5 o más mitosis por 10 campos de gran aumento, con necrosis geográfica y atipia citoplasmática/nuclear difusa; y *(4)* tumores mixoides y epitelioides de músculo liso con 5 o más mitosis por 10 campos de gran aumento.

El tamaño es importante: los tumores de menos de 5 cm de diámetro casi nunca recidivan. Sin embargo, la mayoría de los leiomiosarcomas son grandes y avanzados cuando se detectan y suelen ser mortales a pesar de la cirugía, la radioterapia y/o la quimioterapia. Casi la mitad de las recidivas se presentan primero en el pulmón, y la supervivencia a 5 años es de aproximadamente el 20%.

Tuba uterina

ANATOMÍA

Las tubas uterinas se extienden desde el fondo uterino hasta los ovarios. Una porción intersticial, el **istmo**, se encuentra dentro del cuerpo del útero y conecta la cavidad uterina con la porción recta de la tuba. A medida que la tuba se extiende hacia el ovario, su diámetro aumenta hasta formar la **ampolla**, que se fusiona con el **infundíbulo**. El extremo fimbriado se abre como la campana de una trompeta y tiene prolongaciones en forma de dedos que envuelven el ovario. Las células de revestimiento son ciliadas y desempeñan un papel importante en el transporte de los óvulos.

SALPINGITIS

La salpingitis es la inflamación de las tubas uterinas, normalmente por infecciones ascendentes desde el aparato genital inferior. Los organismos causantes más frecuentes son *N. gonorrhoeae*, *Escherichia coli*, *Chlamydia* y *Mycoplasma*, y la mayoría de las infecciones son polimicrobianas. Los episodios agudos de salpingitis (sobre todo si

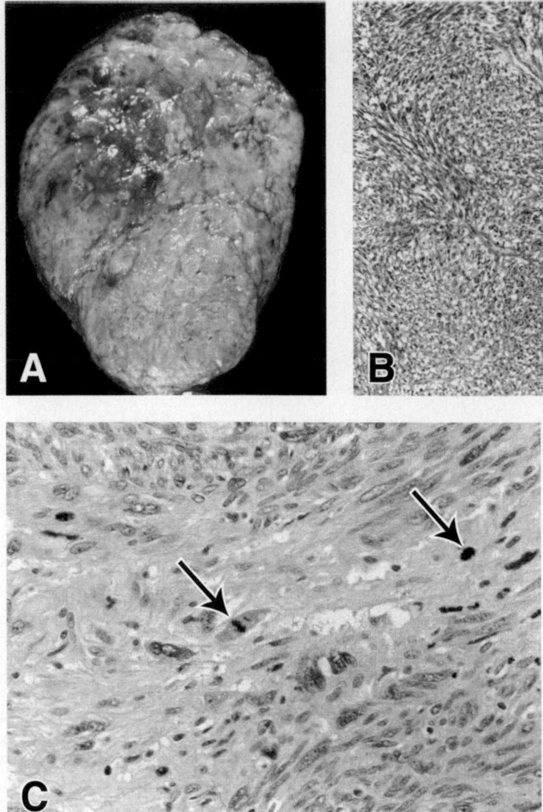

FIGURA 18-43. Leiomiosarcoma del útero. A. El miometrio ha sido reemplazado por un gran leiomiosarcoma blando con necrosis generalizada. **B.** Una zona de necrosis tumoral coagulativa (*flechas*) aparece demarcada en la zona viable del tumor. **C.** El tumor muestra considerable atipia nuclear y abundante actividad mitótica (*flechas*).

se deben a *Chlamydia*) pueden ser asintomáticos. Una tuba uterina dañada por una infección previa es muy susceptible a la reinfección. En la mayoría de los casos, la salpingitis crónica solo se desarrolla tras episodios repetidos de salpingitis aguda.

ANATOMOPATOLOGÍA: en la salpingitis aguda, existe una infiltración significativa de neutrófilos, edema y congestión de los pliegues mucosos. En la salpingitis crónica, el infiltrado inflamatorio es principalmente de linfocitos y células plasmáticas. El edema y la congestión suelen ser mínimos. En fases avanzadas, la tuba uterina puede cerrarse y distenderse con pus (piosálpinx) o un trasudado (hidrosálpinx). La tuba uterina permite el ascenso de las infecciones del aparato genital inferior y su entrada en la cavidad peritoneal, lo que provoca peritonitis y EIP. Las adherencias fibrinosas entre la serosa de la tuba uterina y las superficies peritoneales circundantes se organizan en finas bandas fibrosas (adherencias en «cuerda de violín»). El ovario adyacente también puede afectarse, a veces en forma de **absceso tuboovárico**. La destrucción del epitelio de la tuba uterina o el depósito de fibrina en su superficie da lugar a puentes de fibrina que interconectan los pliegues. En la salpingitis crónica grave, las densas adherencias determinan la formación de un extremo romo, en palillo de tambor, en la tuba. La obstrucción de la luz puede provocar hidrosálpinx o piosálpinx. Los daños causados por la salpingitis crónica también pueden afectar la motilidad tubárica y el paso de los espermatozoides, lo que provoca **esterilidad**. La salpingitis crónica es una causa frecuente de **embarazo ectópico**, ya que los pliegues mucosos adheridos crean bolsas en las cuales el óvulo quedan atrapado.

EMBARAZO ECTÓPICO

El embarazo ectópico se define como la implantación de un óvulo fecundado fuera del endometrio. La frecuencia de embarazos ectópicos en Estados Unidos se ha triplicado, hasta alcanzar el 1.5% de los nacidos vivos, durante las dos últimas décadas, aunque la mortalidad ha disminuido drásticamente. **Más del 95% de estos embarazos se producen en la tuba uterina, sobre todo en los tercios distal y medio**.

ANATOMOPATOLOGÍA: el embarazo ectópico se produce cuando el paso de un producto de la concepción a lo largo de una tuba uterina se ve obstaculizado, por ejemplo, por adherencias de la mucosa o por una motilidad tubárica anómala por una enfermedad inflamatoria o endometriosis. El trofoblasto penetra fácilmente en la mucosa y la musculatura de las tubas. La sangre procedente del lugar de implantación tubárica penetra en el peritoneo, lo que provoca dolor abdominal. El embarazo ectópico también se asocia con hemorragia uterina anómala tras un período de amenorrea y células de Arias-Stella en el endometrio.

La delgada pared tubárica suele romperse en la semana 12 de gestación. La rotura tubárica pone en riesgo la vida, ya que puede provocar desangrado rápido. La rotura de la porción intersticial de la tuba produce una hemorragia intraabdominal mayor que la rotura en otras localizaciones porque la vasculatura allí es más rica y la rotura se produce en una fase más avanzada de la gestación. En el istmo, la tuba se rompe pronto (en las primeras 6 semanas), porque su gruesa pared muscular no permite mucha distensión. Los embarazos tubáricos en la ampolla suelen ser de mayor duración, ya que la distensible pared tubárica puede albergar un embarazo en crecimiento durante más tiempo.

El embarazo ectópico debe tratarse rápidamente con cirugía o quimioterapia. La administración de metotrexato interrumpe el embarazo ectópico y se utiliza cuando el producto de la concepción mide menos de 4 cm.

TUMORES DE LAS TUBAS UTERINAS

Los tumores benignos que surgen dentro de la tuba uterina son raros. El más frecuente es el **tumor adenomatoide**, pequeño, circuns-

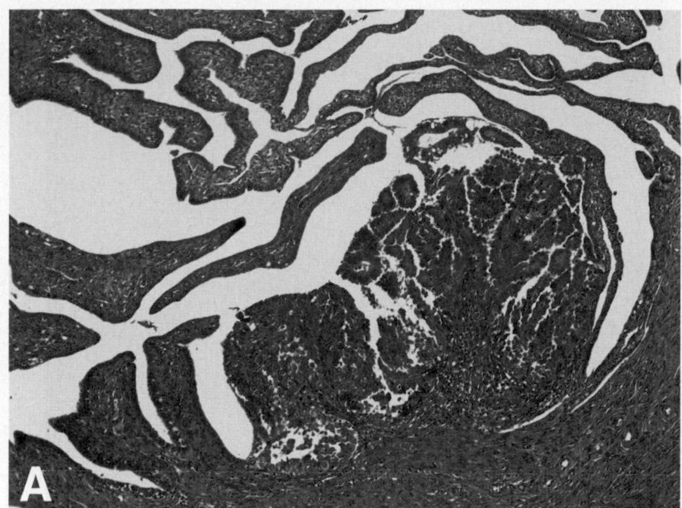

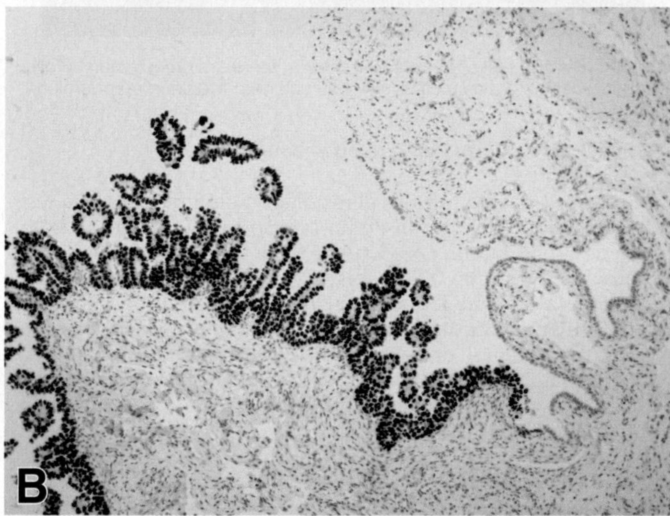

FIGURA 18-44. Carcinoma seroso intraepitelial tubárico (CSIT) de la fimbria tubárica. A. Este tumor papilar no invasivo muestra células epiteliales atípicas oscuras y con actividad mitótica. **B.** Los núcleos de las células tumorales muestran una fuerte sobreexpresión de *p53*.

crito y de origen mesotelial. Surge en el mesosálpinx y se compone de células mesoteliales benignas que recubren espacios en forma de hendidura.

La evaluación minuciosa de la tuba uterina en mujeres con alto riesgo hereditario de cáncer «ovárico» (mutación *BRCA*) ha constatado que algunos cánceres resultantes surgen en las fimbrias tubáricas como **carcinoma intraepitelial tubárico seroso** (CITS; fig. 18-44A). También se ha demostrado que las fimbrias tubáricas son lugares de afectación temprana de algunos carcinomas serosos esporádicos (no hereditarios).

Las lesiones de CITS son físicamente pequeñas, a menudo imperceptibles a nivel macroscópico y compuestas por regiones mitóticamente activas de epitelio atípico que expresan *TP53* mutante (fig. 18-44B). Una proporción desconocida de carcinomas serosos de alto grado previamente clasificados como tumores primarios ováricos o peritoneales pueden ser en realidad carcinomas tubáricos metastásicos a esos sitios. Este modelo biológico revisado de carcinogenia serosa ha identificado nuevos objetivos para la prevención en la tuba uterina. La estadificación clínica de los tumores en estas localizaciones se ha revisado para considerar los carcinomas ováricos y tubáricos de un modo integrado (tabla 18-10).

También se puede producir la afectación de las tubas uterinas por metástasis o implantes de neoplasias ováricas y uterinas adyacentes. La mayoría de los tumores malignos primarios que afectan de forma secundaria las tubas uterinas son carcinomas serosos, con una incidencia máxima entre los 50 y 60 años.

TABLA 18-10

ESTADIFICACIÓN DE LA FIGO DEL CÁNCER DE OVARIO, TUBA UTERINA Y PERITONEO (2014)

Etapa	Distribución anatómica
Etapa I	Tumor confinado a los ovarios o trompa(s) de Falopio
IA	Tumor limitado a uno ovario (cápsula intacta) o tuba uterina Superficie libre de tumor y lavados negativos
IB	Tumor limitado a ambos ovarios (cápsula intacta) o tubas uterinas Superficie libre de tumor y lavados negativos
IC	Tumor limitado a uno o ambos ovarios o tubas uterinas, con cualquiera de los siguientes:
IC1	Diseminación durante la cirugía
IC2	Cápsula rota antes de la cirugía o tumor en la superficie del ovario o la tuba uterina
IC3	Células malignas en la ascitis o los lavados peritoneales
Etapa II	El tumor afecta a uno o ambos ovarios o tubas uterinas con extensión pélvica (debajo del reborde pélvico) o cáncer peritoneal primario
IIA	Extensión y/o implantes en el útero y/o tubas uterinas y/u ovarios
IIB	Extensión a otros tejidos pélvicos intraperitoneales
Etapa III	Confirmación citológica o histológica al peritoneo fuera de la pelvis y/o metástasis a los nódulos linfáticos retroperitoneales
IIIA	Metástasis a los nódulos linfáticos retroperitoneales con o sin invasión peritoneal microscópica más allá de la pelvis
IIIA1	Sólo nódulos linfáticos retroperitoneales positivos (con confirmación citológica o histológica)
IIIA1 (i)	Metástasis nodular con una dimensión máxima ≤10 mm
IIIA1 (ii)	Metástasis nodular con una dimensión máxima >10 mm
IIIA2	Invasión peritoneal microscópica extrapélvica (arriba del reborde pélvico) con o sin nódulos linfáticos retroperitoneales positivos
IIIB	Metástasis peritoneales macroscópicas más allá del reborde pélvico con una dimensión máxima ≤ 2 cm con o sin ganglios retroperitoneales positivos
IIIC	Metástasis peritoneales macroscópicas más allá del reborde pélvico con una dimensión máxima > 2 cm con o sin ganglios retroperitoneales positivos
Etapa IV	Metástasis a distancia excluyendo las metástasis peritoneales
IVA	Derrame pleural con citología positiva
IVB	Metástasis a órganos extraabdominales (incluyendo los nódulos linfáticos inguinales y nódulos linfáticos fuera de la cavidad abdominal)

FIGO, International Federation of Gynecology and Obstetrics.

Ovario

ANATOMÍA Y EMBRIOLOGÍA

Los ovarios son órganos pares adyacentes al útero. Están unidos a la superficie posterior del ligamento ancho en una fosa peritoneal poco profunda, entre los vasos ilíacos externos y el uréter. Cada ovario tiene una superficie epitelial, un estroma mesenquimatoso que contiene células productoras de esteroides y células germinales, una corteza externa y una médula interna.

Los ovarios aparecen al principio de la vida fetal como tumefacciones de la cresta genital. A los 19 días de gestación, las células germinales migran del saco vitelino primitivo a las gónadas y se multiplican por división mitótica. A los 40 días, los ovarios y los testículos ya muestran diferencias histológicas. Hacia el tercer trimestre de la vida fetal, las células germinales dejan de multiplicarse y siguen proliferando por meiosis.

De un millón de folículos primordiales presentes al nacer, solo el 70% permanece en la pubertad y menos del 15% persiste hasta los 25 años. Solo se desprenden unos 450 óvulos a lo largo de los 35 años de vida reproductiva de una mujer.

El mesénquima de la corteza ovárica está formado por células fibroblásticas fusiformes. Estas dan lugar a células de la granulosa y de la teca, que forman una unidad funcional alrededor de cada óvulo (teca interna y teca externa). El complejo formado por una célula germinal y las células de la granulosa que la sostienen se conoce primero como **folículo primordial**. Durante el período reproductivo, cada mes se desarrolla un folículo dominante para convertirse en un **folículo de Graaf**, que se rompe durante la ovulación. La ovulación en sí suele ir asociada a dolores cólicos leves que, si son intensos, se denominan ***mittelschmerz*** (es decir, dolor de mitad de ciclo). A menudo se confunde con una apendicitis. Tras la ovulación, las células de la granulosa del folículo se luteinizan, es decir, se hipertrofian y acumulan lípidos. Entonces producen y secretan progesterona, además de estrógenos. El folículo colapsado se vuelve de color amarillo brillante y se convierte en el **cuerpo lúteo** (cuerpo amarillo).

Las células con origen en el estroma ovárico incluyen células del hilio y aquellas similares a las células luteinizadas de la teca interna, que son células que responden a las hormonas hipofisarias. Estas células especializadas producen y secretan andrógenos y estrógenos, que estimulan la proliferación en los órganos específicos (p. ej., el útero). Inhiben la función hipotalámica mediante circuitos de retroalimentación negativa.

LESIONES QUÍSTICAS DE LOS OVARIOS

Los quistes suelen surgir del epitelio germinal (superficial) invaginado (quistes serosos), y son la causa más frecuente agrandamiento ovárico. Casi todos los demás derivan de folículos ováricos.

Los quistes foliculares suelen ser asintomáticos

Los quistes foliculares son estructuras de paredes finas, llenas de líquido, revestidas internamente por células de la granulosa y externamente por células de la teca interna. Se producen a cualquier edad hasta la menopausia, son uniloculares y pueden ser únicos o múltiples, unilaterales o bilaterales. Surgen de los folículos ováricos y es probable que estén relacionados con anomalías en la liberación de gonadotropinas hipofisarias.

ANATOMOPATOLOGÍA: rara vez superan los 5 cm. Sin estimulación, las células de la granulosa del quiste tienen núcleos uniformes y redondos y escaso citoplasma. Las células de la teca son pequeñas y fusiformes. En ocasiones, las capas pueden estar luteinizadas, y la pared de la luz contiene líquido con alto contenido en estrógenos o progesterona. Si el quiste persiste, la producción hormonal puede causar pubertad precoz en la infancia e irregularidades menstruales en la edad adulta. La única complicación importante es la hemorragia intraperitoneal leve (fig. 18-45).

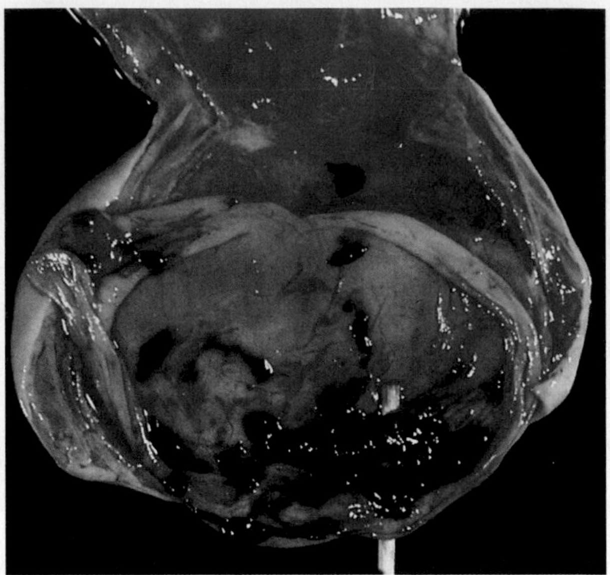

FIGURA 18-45. Quiste folicular del ovario. La rotura de este quiste folicular de paredes delgadas (palillo) produce una hemorragia intraabdominal.

Los quistes del cuerpo lúteo pueden sangrar

Un quiste del cuerpo lúteo es el resultado de un retraso en la resolución de la cavidad central de un cuerpo lúteo. La síntesis continuada de progesterona por el quiste lúteo provoca irregularidades menstruales. La rotura de un quiste puede provocar una hemorragia leve en la cavidad abdominal. Un quiste del cuerpo lúteo suele ser unilocular, medir de 3 cm a 5 cm de tamaño y tener una pared amarilla. El contenido del quiste varía de líquido serosanguinolento a sangre coagulada. El examen microscópico muestra numerosas células de la granulosa grandes y luteinizadas. La enfermedad es autolimitada.

Los quistes luteínicos de la teca están relacionados con concentraciones elevadas de gonadotropina

Los quistes luteínicos, también conocidos como *hiperreacción luteínica*, suelen ser múltiples y bilaterales. Se relacionan con concentraciones muy elevadas de gonadotropina circulante (como en el embarazo, la mola hidatiforme, el coriocarcinoma o el tratamiento con gonadotropina exógena) o a impedimentos físicos (adherencias densas, fibrosis cortical) para la ovulación. Este exceso provoca un exceso de estimulación en la teca interna y la formación generalizada de quistes.

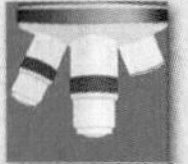

ANATOMOPATOLOGÍA: múltiples quistes de pared delgada llenos con un líquido claro y una capa muy luteinizada de la teca interna reemplazan ambos ovarios. El parénquima ovárico muestra edema y focos de células estromales luteinizados. La hemorragia intraabdominal debida a la torsión o rotura del quiste puede requerir una intervención quirúrgica.

SÍNDROME DE POLIQUISTOSIS OVÁRICA

El síndrome de poliquistosis ovárica (SPO), o **síndrome de Stein-Leventhal**, refleja *(1)* secreción excesiva de hormonas androgénicas, *(2)* anovulación persistente y *(3)* gran cantidad de pequeños quistes ováricos subcapsulares. Se describió por primera vez como un síndrome de **amenorrea secundaria**, **hirsutismo** y **obesidad**, pero ahora se sabe que la presentación clínica es mucho más variable, e incluye a mujeres con amenorrea que, por lo demás, parecen sanas e, incluso en raras ocasiones, carecen de características poliquísticas. **Esta afección es una causa frecuente de esterilidad: hasta un 7% de las mujeres padecen SPO**.

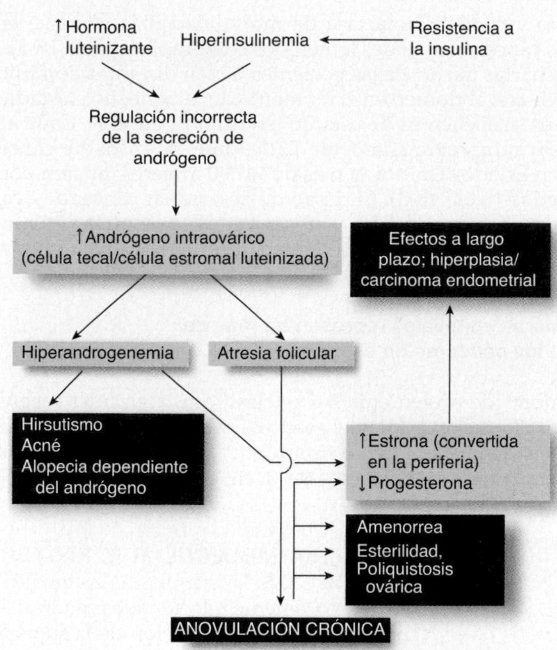

FIGURA 18-46. Patogenia del síndrome de poliquistosis ovárica.

FISIOPATOLOGÍA: el SPO es un estado de hiperandrogenismo ovárico funcional con concentraciones elevadas de LH, aunque el aumento dicha hormona es probablemente un resultado, más que una causa, de la disfunción ovárica (fig. 18-46).

1. Se cree que la anomalía central es el aumento de la producción ovárica de andrógenos, aunque también puede producirse una hipersecreción suprarrenal de andrógenos. Se produce una regulación anómala de la enzima limitante de la velocidad de biosíntesis de andrógenos, el citocromo P450c17α (17α-hidroxilasa), que se expresa tanto en el ovario como en la glándula suprarrenal.
2. El exceso de andrógenos ováricos actúa de manera local y causa: *(1)* atresia folicular prematura, *(2)* quistes foliculares múltiples y *(3)* un estado anovulatorio persistente. El deterioro de la maduración folicular provoca una disminución de la secreción de progesterona. En la periferia, el hiperandrogenismo provoca hirsutismo, acné y alopecia de patrón masculino (dependiente de andrógenos). Las pacientes pueden tener concentraciones séricas elevadas de andrógenos, como testosterona, androstenediona y sulfato de dehidroepiandrosterona. Sin embargo, existen variaciones individuales y algunas pacientes presentan concentraciones normales.
2. El exceso de andrógenos se convierte en estrógenos en el tejido adiposo periférico, un efecto que aumenta notablemente por la obesidad. La producción de estrógenos acíclicos y la deficiencia de progesterona aumentan la secreción hipofisaria de LH.
2. Las mujeres con SPO presentan una significativa resistencia periférica a la insulina, desproporcionada en relación con el grado de obesidad. El mecanismo parece implicar un defecto posterior al receptor de la insulina, posiblemente relacionado con la disminución de la expresión de un transportador de glucosa. En cualquier caso, la hiperinsulinemia resultante parece contribuir al aumento de la hipersecreción ovárica de andrógenos y a la estimulación directa de la producción hipofisaria de LH.

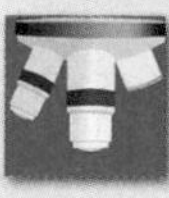

ANATOMOPATOLOGÍA: se produce un aumento de tamaño de los dos ovarios. La superficie es lisa, debido a la ausencia de ovulación. En la sección de corte, la corteza está engrosada y contiene numerosos quistes luteínicos de la teca, con una medida típica de 2 mm a 8 mm de diámetro y dispuestos en la periferia, alrededor de un núcleo muy denso de estroma, o diseminados por una cantidad mayor de estroma (fig. 18-47). Las características microscópicas incluyen *(1)* numerosos folículos en estadios tempranos de desarrollo; *(2)* atresia folicular; *(3)* estroma aumentado, en ocasiones con células luteinizadas (hipertecosis); y *(4)* características de anovulación (cápsula gruesa y lisa y ausencia de cuerpos lúteo y albicans). Muchos quistes subcapsulares muestran zonas engrosadas de la teca interna, en las cuales algunas células pueden estar luteinizadas.

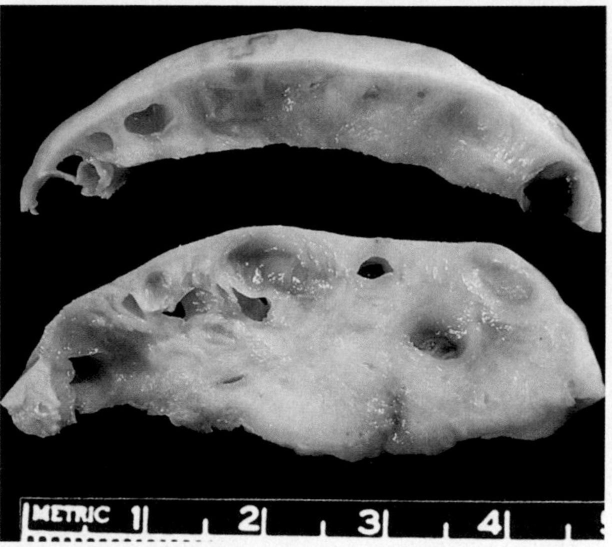

FIGURA 18-47. Enfermedad de poliquistosis ovárica. Secciones de corte de un ovario muestran numerosos quistes embebidos en un estroma esclerótico.

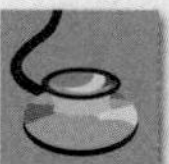

CARACTERÍSTICAS CLÍNICAS: *casi tres cuartas partes de las mujeres con esterilidad anovulatoria padecen SPO.* Las pacientes suelen tener unos 20 años y presentan obesidad precoz, problemas menstruales e hirsutismo. La mitad de las mujeres con SPO ovárica tienen amenorrea, y muchas otras experimentan menstruaciones irregulares. Sin embargo, solo el 75% son realmente estériles, la ovulación ocasional de algunas pacientes.

La actividad de los estrógenos acíclicos sin oposición aumenta la incidencia de hiperplasia y carcinoma endometrial. El tratamiento del SPO se centra en dos problemas frecuentes en endocrinología reproductiva: hirsutismo y anovulación. El tratamiento es principalmente hormonal y busca interrumpir el exceso constante de andrógenos. La resección en cuña del ovario ofrece la remisión temporal del síndrome, pero rara vez se utiliza hoy en día.

HIPERTECOSIS DEL ESTROMA OVÁRICO

La hipertecosis del estroma ovárico es la luteinización focal de las células del estroma ovárico. Estas células son a menudo funcionales y causan **virilización**. La afección es más frecuente en mujeres en la posmenopausia y, en términos microscópicos, se encuentra en una tercera parte de los ovarios de mujeres en la posmenopausia.

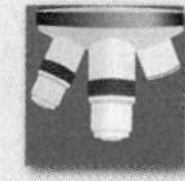

ANATOMOPATOLOGÍA: si se detecta hipertecosis estromal clínica, por lo general debido a signos de masculinización, ambos ovarios están agrandados, a veces hasta una dimensión mayor de 8 cm. La serosa es lisa, y la superficie de corte es homogénea, firme y café a amarilla. En la corteza o la médula se observan nidos o nódulos individuales de células estromales luteinizadas con citoplasma profundamen-

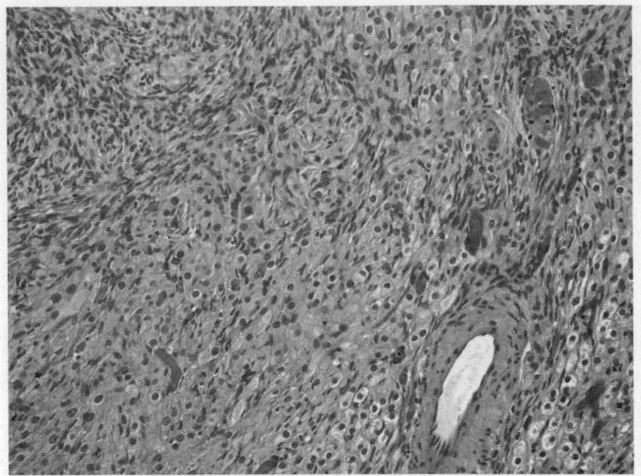

FIGURA 18-48. Hipertecosis del ovario. Se observa numerosos nidos de células estromales luteinizadas (ricas en lípidos).

te eosinófilo, a menudo vacuolado (fig. 18-48). Las células luteinizadas tienen un gran núcleo central y un nucléolo prominente, características compartidas con todas las células del estroma con actividad hormonal del ovario.

TUMORES OVÁRICOS

Alrededor de dos terceras partes de los tumores de ovario se dan en mujeres en edad reproductiva y menos del 5% se desarrollan en la infancia. Alrededor del 80% son benignos. Casi el 90% de los tumores malignos y limítrofes se diagnostican después de los 40 años.

Los tumores ováricos se clasifican según el tipo de célula ovárica de origen (fig. 18-49). La mayoría (aproximadamente el 60%) son **tumores epiteliales** que surgen directa o indirectamente del epitelio de Müller. Otros grupos importantes son los tumores de células germinales (30%), los tumores del cordón sexual/estromales (8%) y los tumores metastásicos al ovario. En el mundo occidental, los tumores epiteliales representan alrededor del 90% de las neoplasias malignas de ovario, y el carcinoma seroso de alto grado es el más frecuente de todos. El cáncer de ovario es la segunda neoplasia maligna ginecológica más frecuente después del cáncer de endometrio y conlleva una tasa de mortalidad más alta que el resto de los cánceres genitales femeninos combinados (tabla 18-3). Más de tres cuartas partes de las pacientes tienen diseminación tumoral a la pelvis o el abdomen en el momento del diagnóstico (estadio III), y rara vez se encuentra un estadio temprano y curable. Cada año se diagnostican aproximadamente 22 000 nuevos casos de cáncer de ovario en Estados Unidos, y más de 14 000 mujeres mueren por esta enfermedad (tabla 18-3). El riesgo de desarrollar cáncer de ovario a lo largo de la vida es del 2%. Estos tumores predominan en mujeres mayores de 60 años, pero pueden aparecer en mujeres más jóvenes con antecedentes familiares de la enfermedad.

Los tumores epiteliales representan más del 90% de los cánceres de ovario

Los tumores de origen epitelial se clasifican, a grandes rasgos, según la proliferación celular, el grado de atipia nuclear y la presencia o ausencia de invasión del estroma, en: *(1)* **benignos**, *(2)* de **malignidad limítrofe** o *(3)* **malignos** (es decir, carcinomas) (fig. 18-50).

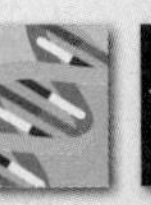 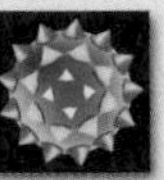

PATOGENIA MOLECULAR Y FACTORES ETIOLÓGICOS: las neoplasias epiteliales están aparentemente relacionadas con la alteración repetida y la reparación de la superficie epitelial resultante de la ovulación cíclica o «incesante». Así pues, los tumores aparecen con mayor frecuencia en mujeres nulíparas y en menor medida en mujeres con ovulación inhibida (p. ej., por embarazo o anticonceptivos orales). Las concentraciones elevadas y persistentes de gonadotropinas hipofisarias tras la menopausia pueden estimular la proliferación de las células epiteliales superficiales, lo que favorece la acumulación de cambios genéticos y la carcinogenia. También se han implicado sustancias irritantes, como el talco o el amianto, transportadas por las vías reproductoras hasta los ovarios.

Se cree que los tumores epiteliales, en particular los carcinomas serosos, surgen del epitelio superficial del ovario (mesotelio) o de la serosa. Durante la vida embrionaria, la cavidad celómica está revestida por mesotelio, partes del cual se especializan para formar el epitelio seroso que recubre la cresta gonadal. El mismo revestimiento mesotelial da lugar a los conductos de Müller, de los que surgen las tubas uterinas, el útero y la vagina (fig. 18-49). Así, a medida que el ovario se desarrolla, el epitelio superficial

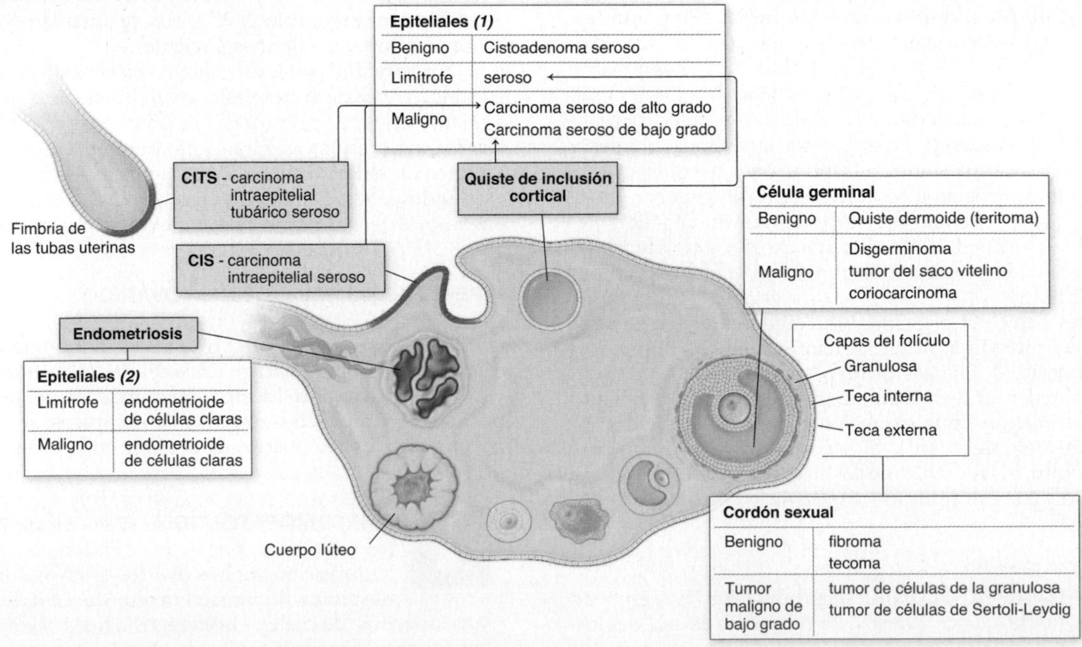

FIGURA 18-49. Clasificación de los tumores de ovario en función de la célula de origen.

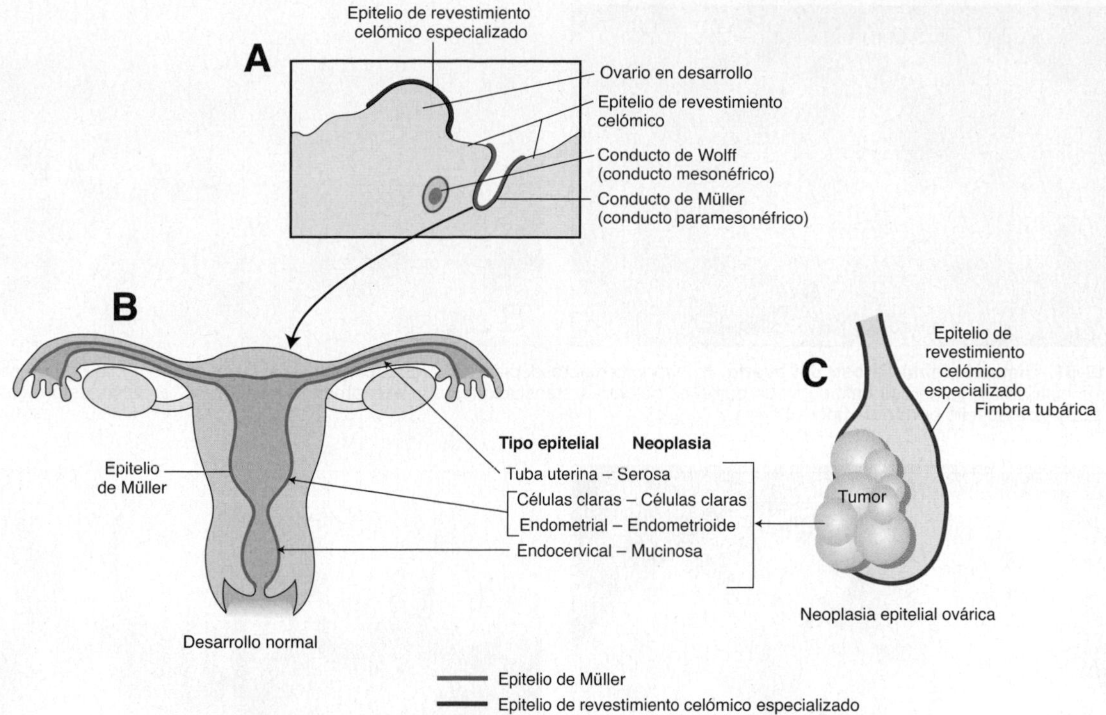

FIGURA 18-50. Histogenia de los tumores ováricos epiteliales/estromales.

puede extenderse hacia el estroma ovárico para formar glándulas y quistes. En algunos casos, estos quistes de inclusión se vuelven neoplásicos y muestran una variedad de diferenciaciones de tipo mülleriano (fig. 18-50).

Alrededor del 10% de las pacientes con carcinoma seroso de alto grado (CSAG) tienen antecedentes familiares de cáncer de ovario. Si un familiar de primer grado ha padecido cáncer de ovario, el riesgo de que una mujer desarrolle este tipo de cáncer se multiplica por 3.5. Las mujeres con antecedentes de carcinoma de ovario también tienen mayor riesgo de padecer cáncer de mama y viceversa. Los defectos en los genes reparadores implicados en los cánceres de mama hereditarios, *BRCA1* y *BRCA2*, también están relacionados con estos cánceres de ovario familiares. Los carcinomas ováricos que surgen en pacientes con mutaciones germinales en *BRCA1* o *BRCA2* son casi siempre de tipo seroso de alto grado. Las mujeres con mutaciones en *BRCA1* tienden a desarrollar cánceres de ovario a edades más tempranas que las que desarrollan tumores de ovario esporádicos, pero los tumores relacionados con *BRCA1* tienen mejor pronóstico.

La opinión tradicional de que los CSAG surgen exclusivamente del epitelio de la superficie ovárica o de quistes de inclusión epitelial ha sido cuestionada recientemente por la identificación, en mujeres con mutaciones de la línea germinal *BRCA1* o *BRCA2*, de CITS (fig. 18-44) en el extremo distal fimbriado de la tuba uterina como una lesión maligna relacionada con CSAG avanzados. Actualmente, se desconoce la proporción relativa de CSAG de derivación ovárica y tubárica, principalmente porque el sitio primario está oculto en los cánceres en estadio avanzado. Al igual que en el caso del carcinoma endometrial, las mujeres con cáncer de colon hereditario no polipósico (CCHNP) también tienen un mayor riesgo de padecer cáncer de ovario. Se cree que la mayoría de los carcinomas endometrioides y de células claras de ovario tienen su origen en la endometriosis ovárica.

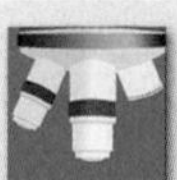

ANATOMOPATOLOGÍA: en orden de frecuencia decreciente, los tumores epiteliales de ovario son:

- Tumores serosos que se parecen al epitelio de las tubas uterinas
- Tumores mucinosos que imitan la mucosa del endocérvix o la del píloro gástrico
- Tumores endometrioides similares a las glándulas del endometrio
- Tumores de células claras con células ricas en glucógeno como las glándulas endometriales del embarazo.
- Tumores de células de transición que se parecen a la mucosa de la vejiga
- Tumores mixtos

Cistoadenomas

Los tumores epiteliales benignos son casi siempre adenomas serosos o mucinosos y suelen originarse en mujeres de 20 a 60 años. Estos tumores suelen ser de gran tamaño, y a menudo miden de 15 cm a 30 cm de diámetro. Algunos, sobre todo los mucinosos, alcanzan proporciones masivas y pueden superar los 50 cm de diámetro, y pueden simular el aspecto de un embarazo a término. Los tumores epiteliales benignos son típicamente quísticos, de ahí el término **cistoadenoma.** Los cistoadenomas serosos suelen ser más bilaterales (15%) que los cistoadenomas mucinosos y tienden a ser uniloculares (fig. 18-51). Por el contrario, los **tumores mucinosos** suelen contener cientos de pequeños quistes (lóculos) (fig. 18-52). A diferencia de sus homólogos malignos, los tumores epiteliales ováricos benignos tienden a tener paredes delgadas y carecen de áreas sólidas. Una sola capa de células epiteliales cilíndricas altas recubre los quistes. Las papilas, si están presentes, tienen un núcleo fibrovascular cubierto por una capa de epitelio cilíndrico alto idéntica al revestimiento del quiste.

Tumor de células de transición (tumor de Brenner)

El tumor de Brenner típico es benigno y se presenta a todas las edades. La mitad de los casos se presentan en mujeres mayores de 50 años. El tamaño varía desde focos microscópicos hasta masas de 8 cm o más de diámetro. Los tumores de Brenner son adenofibromas que suelen mostrar nidos sólidos de células similares a las de transición (parecidas a las del urotelio) envueltas en un denso estroma fibroso (fig. 18-53). Los nidos epiteliales suelen estar cavitados y las células epiteliales más superficiales pueden mostrar diferenciación mucinosa (fig. 18-53).

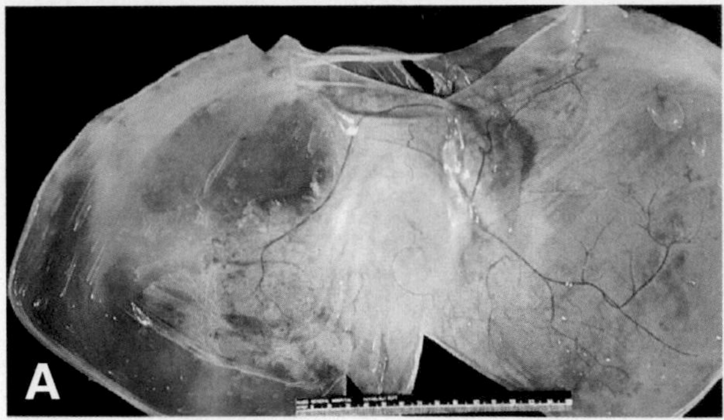

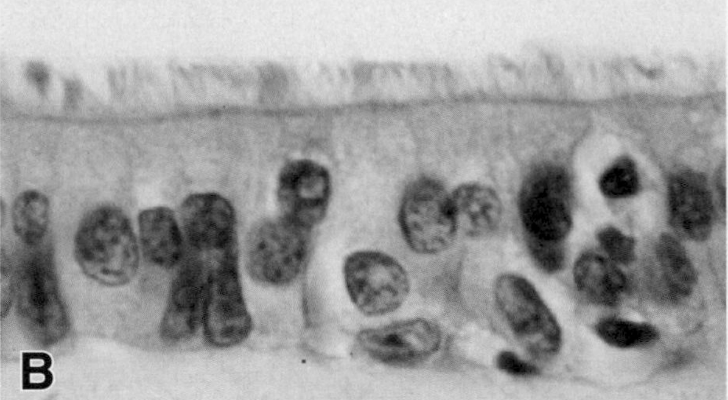

FIGURA 18-51. Cistoadenoma seroso del ovario. A. Aspecto macroscópico del cistoadenoma seroso del ovario. El líquido se eliminó de este enorme cistoadenoma seroso unilocular. La pared es delgada y translúcida. **B.** En el examen microscópico, el quiste está revestido por una capa simple de epitelio ciliado de tipo tubárico.

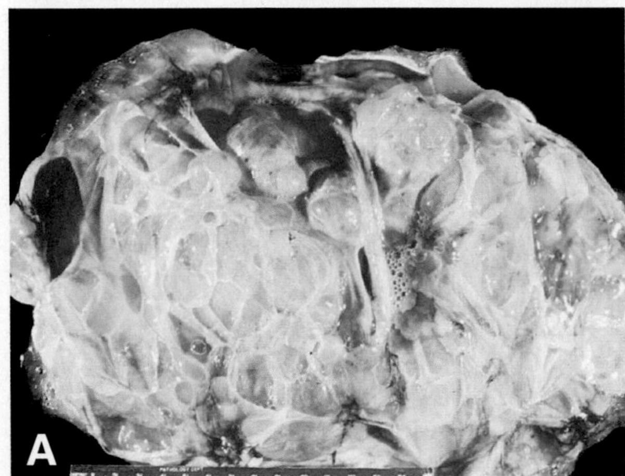

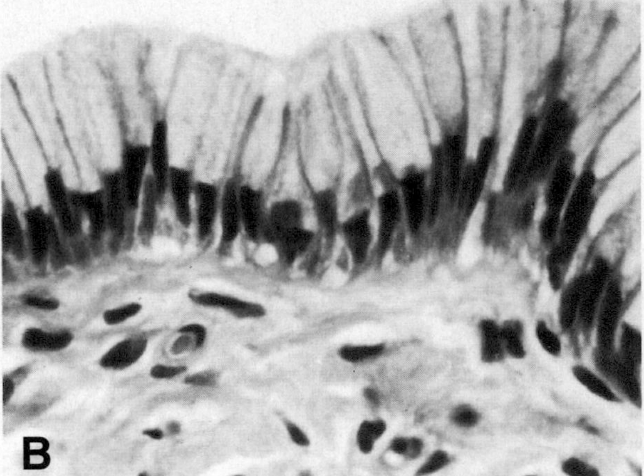

FIGURA 18-52. Cistoadenoma mucinoso del ovario. A. El tumor se caracteriza por numerosos quistes llenos de un líquido espeso, viscoso. **B.** Una capa de células epiteliales mucinosas reviste el quiste.

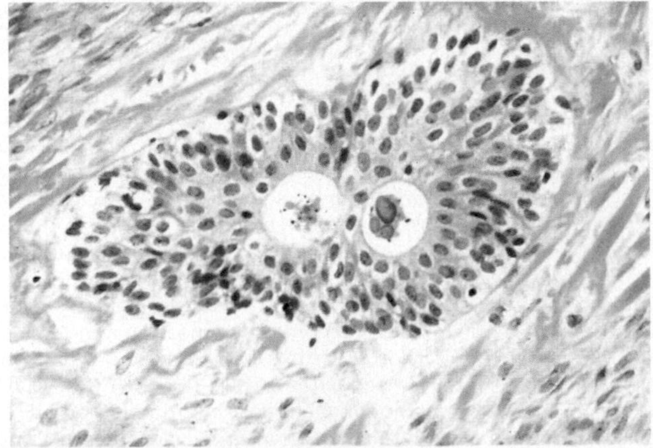

FIGURA 18-53. Tumor de Brenner. Se aprecia un nido de células similares a las de transición incrustado en un estroma denso y fibroso.

Tumores limítrofes

Los «tumores borderline» son un grupo bien definido de tumores ováricos caracterizados por proliferación de células epiteliales y atipia nuclear, pero sin invasión destructiva del estroma. A pesar de las características histológicas que sugieren agresividad, comparten un pronóstico excelente. Los tumores limítrofes serosos suelen aparecer en mujeres de 20 a 50 años (media, 46 años), pero también se observan en mujeres de mayor edad.

Con mayor frecuencia, los tumores serosos de malignidad limítrofe son más bilaterales (34%) que los mucinosos (6%) u otros tipos. Los tumores varían de tamaño, aunque los mucinosos pueden ser gigantescos. En los tumores serosos de malignidad limítrofe son frecuentes las proyecciones papilares, desde delgadas y exuberantes hasta racimos en forma de uva que surgen de la pared del quiste (fig. 18-54). Estas estructuras se asemejan a las frondas papilares observadas en los cistoadenomas benignos, pero muestran estratificación epitelial, atipia nuclear moderada y actividad mitótica. Estos mismos criterios se aplican a los tumores mucinosos limítrofes, aunque las proyecciones papilares son menos visibles. ***Por definición, la presencia de más de una microinvasión focal (es decir, nidos diferenciados de células epiteliales <3 mm en el estroma ovárico) explica un tumor como carcinoma seroso invasivo de bajo grado, en lugar de un tumor limítrofe.***

A pesar de la ausencia de invasión del estroma ovárico, los tumores serosos limítrofes, particularmente aquellos con crecimiento exofítico, se implantan en las superficies peritoneales en el 30% de los casos (fig. 18-55). La gran mayoría (90%) de los implantes peritoneales son no invasivos y benignos (fig. 18-55A,B). Sin embargo, alrededor del 10% progresan a carcinoma seroso de bajo grado (CSBG) e invaden los tejidos subyacentes (fig. 18-55C). ***Los implantes peritoneales invasivos y el CSBG tienen una histología idéntica y se distinguen únicamente por el momento de aparición de la enfermedad y el volumen del tumor. Mientras que los implantes peritoneales invasivos son lesiones superficiales tempranas de tamaño microscópico o macroscópico pequeño (≤ 1-2 cm), el CSBG se presenta con frecuencia como enfermedad voluminosa o carcinomatosis peritoneal.*** La curación quirúrgica es casi siempre posible si el tumor seroso limítrofe está confinado a los ovarios. Incluso cuando se ha diseminado a la pelvis o al abdomen, el 90% de las pacientes siguen vivas después de 10 años. La afectación de los nódulos linfáticos no modifica el pronóstico favorable. El riesgo de recidiva o de aparición de un segundo tumor seroso limítrofe es solo del 5% al 10%. Es raro que los tumores recidiven después de 10 años. La progresión tardía a CSBG se produce en alrededor del 7% de los

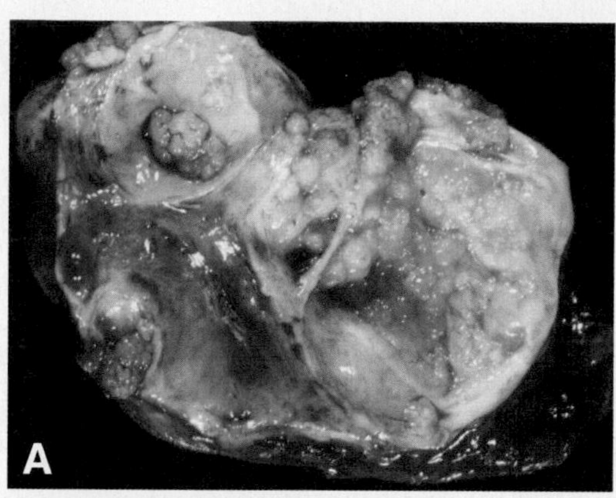
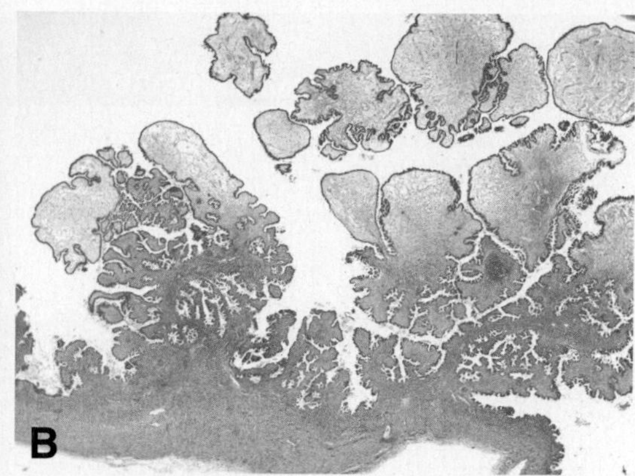

FIGURA 18-54. Tumor limítrofe quístico seroso. A. La superficie interna del quiste está cubierta de manera parcial por papilas agrupadas en forma estrecha (crecimiento endofítico). **B.** Vista microscópica del tumor papilar en la que se observan ramificaciones papilares complejas y jerárquicas sin invasión del estroma. Algunas papilas tienen tallos fibroedematosos.

casos. Casi todas las pacientes que fallecen por tumor recurrente tenían implantes peritoneales invasivos, que es la característica clave asociada a un mal pronóstico.

Tumores epiteliales malignos

Los carcinomas de ovario son más frecuentes en mujeres de 40 a 60 años y raros en mujeres menores de 35 años. ***Sobre la base de la microscopía óptica y la genética molecular, los carcinomas ováricos se clasifican en cinco subtipos principales*** (tabla 18-11), que, en orden descendente de frecuencia, son **carcinomas serosos de alto grado** (>70 %), **carcinomas endometrioides** (10 %), **carcinomas de células claras** (10 %), **carcinomas mucinosos** (3-4 %) y **carcinomas serosos de bajo grado** (<5 %). Estos subtipos, que representan el 98 % de los carcinomas ováricos, pueden diagnosticarse y clasificarse de forma reproducible en función de las diferencias en los factores de riesgo epidemiológicos y genéticos, las lesiones precursoras, los patrones de diseminación, los episodios moleculares durante la oncogenia, las respuestas a la quimioterapia y el pronóstico. Los avances en el tratamiento específico de subtipos de cáncer de ovario hacen que la asignación precisa de subtipos sea cada vez más importante.

CARCINOMAS SEROSOS:

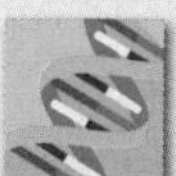

PATOGENIA MOLECULAR: los CSBG y CSAG son tumores en esencia diferentes. Mientras que los CSBG se asocian con frecuencia a tumores serosos limítrofes y presentan mutaciones en los oncogenes KRAS o BRAF, la mayoría de los CSAG carecen de lesiones precursoras identificables y presentan una alta frecuencia de mutaciones en p53, pero no en KRAS o BRAF. Curiosamente, los carcinomas que surgen en pacientes con mutaciones germinales en BRCA1 o BRCA2 (cánceres de ovario hereditarios) son casi siempre de tipo seroso de alto grado y suelen presentar mutaciones en p53. Un número significativo de tumores relacionados con BRCA1 o BRCA2 surgen del epitelio del extremo fimbriado de la tuba uterina (fig. 18-44), lo que sugiere que al menos algunos carcinomas esporádicos de ovario de alto grado y los denominados carcinomas serosos peritoneales «primarios» pueden desarrollarse realmente a partir de la porción distal de la tuba uterina y extenderse sobre los tejidos adyacentes.

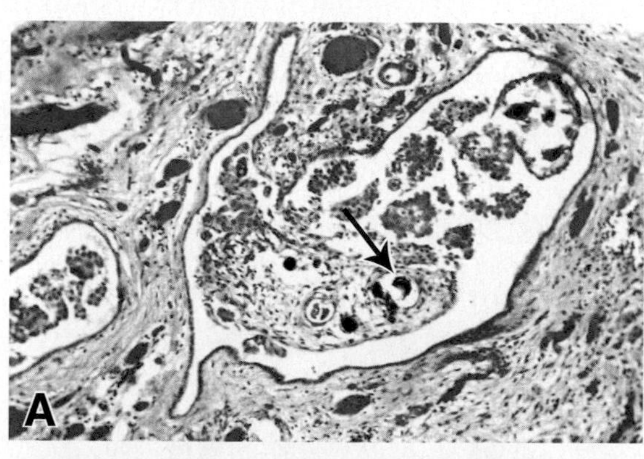
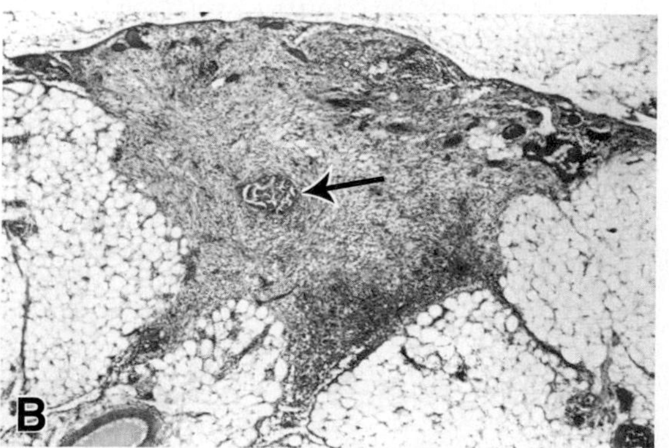
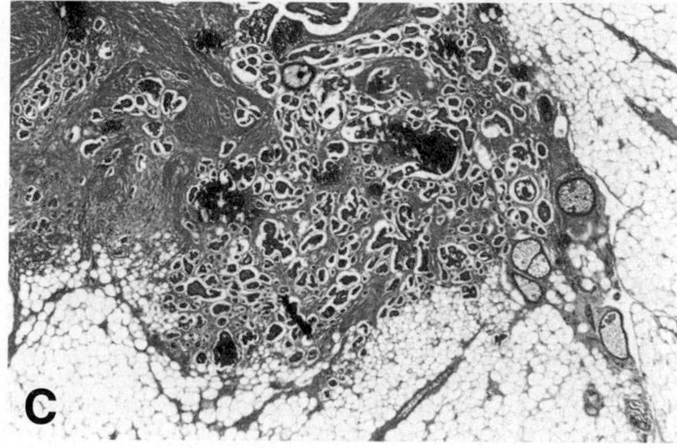

FIGURA 18-55. Implantes peritoneales de tumor limitrofe seroso. A. Implante epitelial no invasivo dentro de una invaginación peritoneal de contorno liso. La proliferación epitelial contiene cuerpos de psamoma (*flecha*) y recuerda al tumor primario del ovario. **B.** Implante desmoplásico no invasivo. El implante se invagina entre los lobulillos adyacentes de grasa omental. Unos pocos nidos de células tumorales (*flecha*) están presentes dentro de un estroma fibroso de tipo laxo. **C.** Implante omental invasivo. Las glándulas y papilas tumorales aparecen desordenadas y se parecen a un carcinoma seroso de grado bajo. Están distribuidas dentro de un estroma fibroso denso.

TABLA 18-11
PRINCIPALES SUBTIPOS DE CARCINOMA OVÁRICO

	Seroso de grado bajo	Seroso de grado alto	Células claras	Endometrioide	Mucinoso
Etapa usual en el momento del diagnóstico	Inicial o avanzado	Avanzada	Inicial	Inicial	Inicial
Presunto tejido de origen/ lesión precursora	Tumor limítrofe seroso	Tuba uterina o metaplasia tubaria en inclusiones del epitelio	Endometriosis, adenofibroma	Endometriosis, adenofibroma	Secuencia adenoma limítrofe-carcinoma; teratoma
Riesgo genético	?	*BRCA1/2*	?	CCHNP	?
Anomalías moleculares significativas	*BRAF* o *K-ras*	*TP53 y BRCA*	HNF-1β *ARID1A PIK3CA PTEN*	*PTEN*, β-catenina, *ARID1A KRAS* MI	*KRAS ERBB2*
Proliferación	Baja	Alta	Baja	Baja	Intermedia
Respuesta a la quimioterapia primaria	26-28 %	80 %	15 %	?	15 %
Pronóstico	Favorable	Malo	Intermedio	Favorable	Favorable

HNF-1β, factor nuclear de hepatocitos; *CCHNP*, cáncer de colon hereditario no polipoide.

ANATOMOPATOLOGÍA: los carcinomas serosos de bajo grado se caracterizan por la invasión irregular del ovario por nidos pequeños y estrechos de células tumorales con desmoplasia variable (fig. 18-56). La uniformidad nuclear es el criterio principal para distinguir los carcinomas serosos de bajo y alto grados. A menudo se observan cuerpos de psamoma. Los carcinomas serosos de bajo grado raramente progresan a tumores de alto grado.

Los **carcinomas serosos de alto grado** son masas principalmente sólidas, multinodulares, que suelen contener áreas de necrosis y hemorragia (fig. 18-57A). El tumor a menudo se extiende más allá del ovario y siembra el peritoneo. Dos terceras partes de los cánceres serosos con diseminación extraovárica son bilaterales. Los cánceres serosos de alto grado suelen mostrar una invasión evidente del estroma. La mayoría de los tumores tienen un alto grado nuclear con papilas altamente celulares, ramificación irregular, con poco o ningún estroma de apoyo y luces glandulares en forma de hendidura dentro de áreas más sólidas (fig. 18-57B). El índice mitótico es muy elevado.

CARCINOMA MUCINOSO:

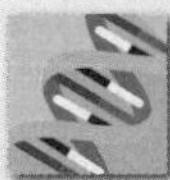

PATOGENIA MOLECULAR: los tumores mucinosos de ovario suelen ser heterogéneos. En un mismo tumor pueden coexistir componentes benignos, limítrofes, no invasivos y carcinomas invasivos. Este continuo morfológico sugiere una progresión desde el cistoadenoma y el tumor limítrofe hasta carcinomas no invasivos, microinvasivos e invasivos.

Las mutaciones de *KRAS*, que son un episodio temprano en la tumorogenia mucinosa, se producen en el 43.6 % de los carcinomas mucinosos y en el 78.8 % de los tumores mucinosos limítrofes. La sobreexpresión/amplificación de *HER2* se ha encontrado

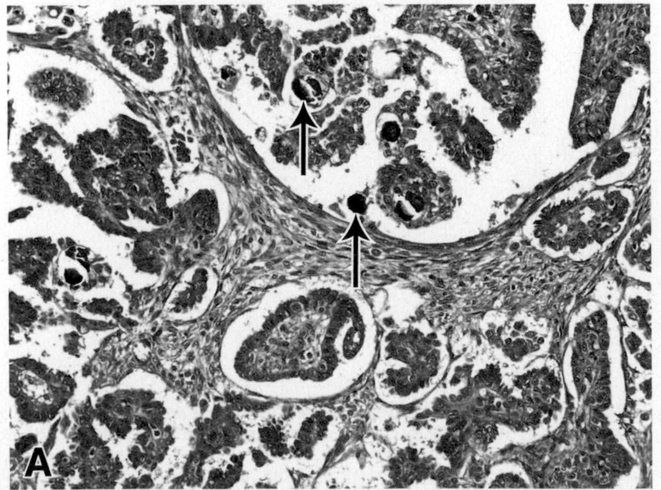

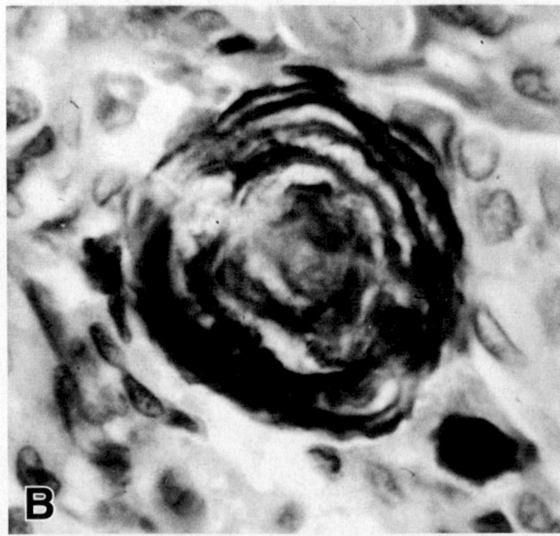

FIGURA 18-56. Carcinoma seroso de grado bajo. A. Los nidos de células tumorales están distribuidos de manera desordenada y aparecen rodeados por hendiduras. En contraste con el carcinoma seroso de grado alto, los núcleos son de grado bajo. También se ven cuerpos de psamoma (*flechas*). **B.** Las células tumorales tienen núcleos uniformes, de ovalados a redondos, hendidos (núcleos en grano de café). La orientación de las células tumorales alrededor de los espacios centrales resulta en el característico patrón folicular (cuerpos de Call-Exner) (*esquina superior e inferior derecha*).

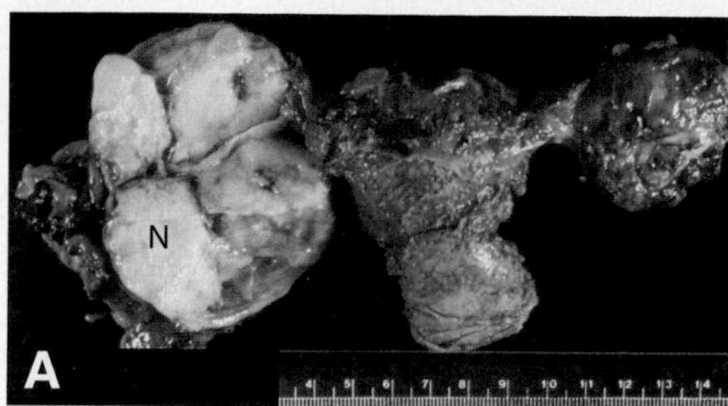

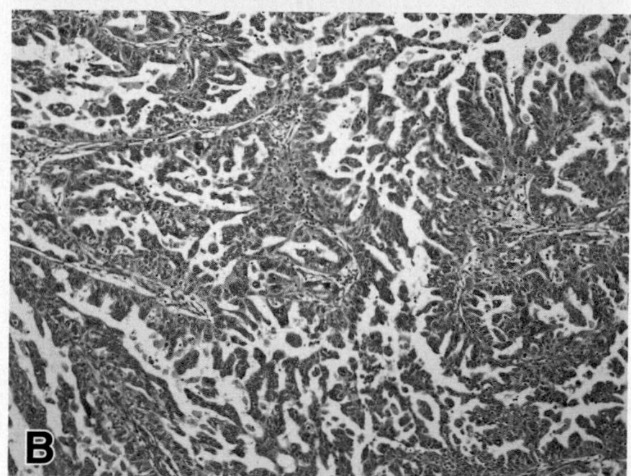

FIGURA 18-57. Cistoadenocarcinoma seroso de grado alto. A. Además de contener quistes (*izquierda*), este ovario ha crecido de tamaño a raíz de un tumor sólido que exhibe necrosis generalizada (*N*). **B.** El examen microscópico muestra papilas complejas, revestidas por núcleos con atipia significativa.

en el 18.8% de los carcinomas mucinosos y en el 6.2% de los tumores mucinosos limítrofes. Curiosamente, las mutaciones de *KRAS* son casi mutuamente excluyentes de la amplificación de *HER2*. Aproximadamente el 34% de los carcinomas mucinosos no presentan ni amplificación de *HER2* ni mutación de *KRAS*, y estos casos se asocian a un peor pronóstico. Las mutaciones de *KRAS* siguen siendo la alteración más frecuente entre los carcinomas mucinosos y los tumores mucinosos limítrofes.

ANATOMOPATOLOGÍA: los carcinomas mucinosos suelen ser grandes masas quísticas, unilaterales, multiloculares o uniloculares que contienen líquido mucinoso. A menudo incluyen áreas papilares y sólidas que pueden ser blandas y mucoides, o firmes, hemorrágicas y necróticas. Dado que estos tumores son bilaterales solo en el 5% de los casos, el hallazgo de tumores mucinosos bilaterales o unilaterales menores de 10 cm hace sospechar un carcinoma mucinoso metastásico procedente del tubo digestivo o de otro lugar.

La categoría de tumor mucinoso limítrofe con carcinoma intraepitelial se reserva para los tumores que carecen de características arquitectónicas de carcinoma invasivo, pero que, de manera focal, muestran células malignas inequívocas que revisten los espacios glandulares. Los tumores mucinosos limítrofes con carcinoma intraepitelial tienen una probabilidad muy baja de recidiva.

Los adenocarcinomas mucinosos pueden subdividirse a su vez en *(1)* **patrón glandular expansivo** o **confluente**, que carece de invasión destructiva del estroma (fig. 18-58), pero que muestra glándulas malignas consecutivas o complejas con estroma intermedio mínimo o inexistente; e *(2)* **infiltrantes**, con invasión glandular evidente del estroma. El patrón expansivo parece tener un pronóstico más favorable que el tipo infiltrante. La combinación de invasión infiltrativa generalizada del estroma, grado nuclear elevado y rotura tumoral es un fuerte predictor de recurrencia para los adenocarcinomas mucinosos en estadio I.

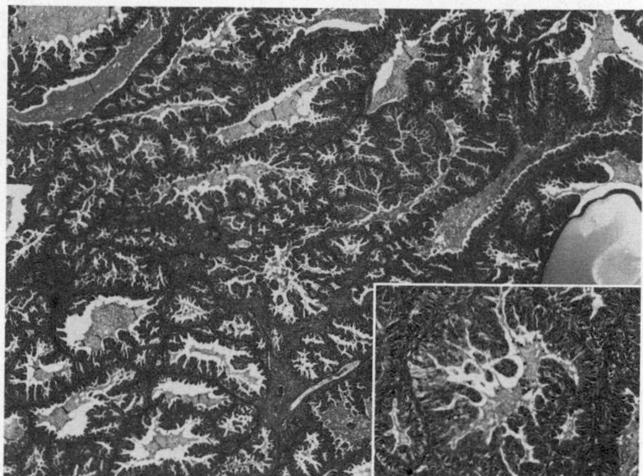

FIGURA 18-58. Carcinoma mucinoso. El tumor muestra invasión expansiva (confluente). *Recuadro*. Las complejas glándulas mucinosas con atipia citológica forman un patrón confluente o expansivo.

El seudomixoma peritoneal es un cuadro clínico de abundante ascitis gelatinosa o mucinosa en el peritoneo, adherencias fibrosas y, con frecuencia, tumores mucinosos que afectan a los ovarios. El apéndice está afectado por un tumor mucinoso similar en el 60% de los casos y parece normal en el 40% restante. En la mayoría de los casos, los tumores ováricos son metástasis de las lesiones apendiculares. Se han encontrado mutaciones KRAS concordantes tanto en los tumores apendiculares como en los ováricos de pacientes individuales.

CARCINOMA ENDOMETRIOIDE: el carcinoma endometrioide tiene una histología similar a la de su homólogo endometrial (fig. 18-59A), y puede presentar áreas de diferenciación escamosa. Su frecuencia solo es superada por el adenocarcinoma seroso y representa el 10% de todos los cánceres de ovario. Estos tumores aparecen con mayor frecuencia después de la menopausia. A diferencia de las neoplasias serosas y mucinosas, la mayoría de los tumores endometrioides son malignos. Hasta la mitad de estos cánceres son bilaterales y, en el momento del diagnóstico, la mayoría están confinados al ovario o en la pelvis.

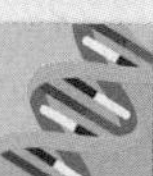

PATOGENIA MOLECULAR: se cree que los carcinomas endometrioides se originan por la transformación maligna de la endometriosis, más que del epitelio de superficie del ovario (fig. 18-59B). Las mutaciones en el gen del dominio de interacción rico en AT de la proteína 1A (ARID1A) se han implicado no solo en los carcinomas endometrioides y de células claras, sino también en la endometriosis adyacente. ARID1A se comporta como un supresor tumoral. La pérdida de expresión de la proteína BAF250, codificada por ARID1A, puede aumentar el riesgo de desarrollar cáncer de ovario de células claras o endometrioide. Otras anomalías genéticas habituales en el carcinoma endometrioide esporádico de ovario son las mutaciones somáticas de los genes β-catenina (CTNNB1) y PTEN y la IMS. Los tumores endometrioides limítrofes también presentan mutaciones de β-catenina.

ANATOMOPATOLOGÍA: los carcinomas endometrioides varían de 2 cm a más de 30 cm. La mayoría son en gran medida sólidos con áreas de necrosis, aunque pueden ser quísticos. El grado de los tumores endometrioides se establece como el de sus homólogos endometriales. En el 15% al 20% de las pacientes con carcinoma endometrioide del ovario también albergan un cáncer endometrial. Datos sólidos sugieren que, si los cánceres de ovario y endometrio coexisten, por lo general se originan de manera independiente, aunque algunos pueden ser metastásicos de uno al otro. Esta distinción tiene importantes implicaciones pronósticas. Los análisis de clonalidad mediante métodos moleculares diferentes pueden ser de

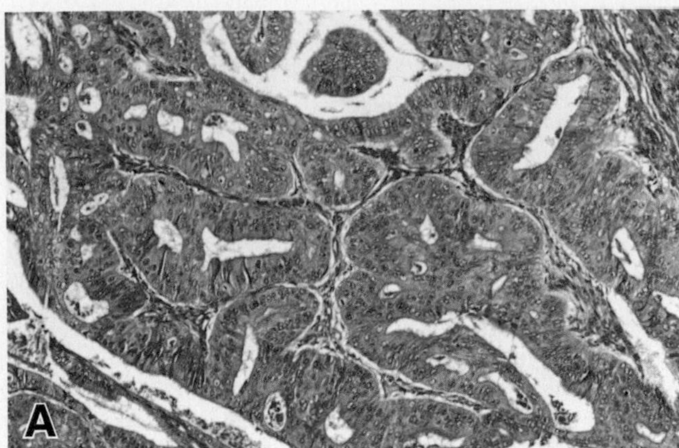

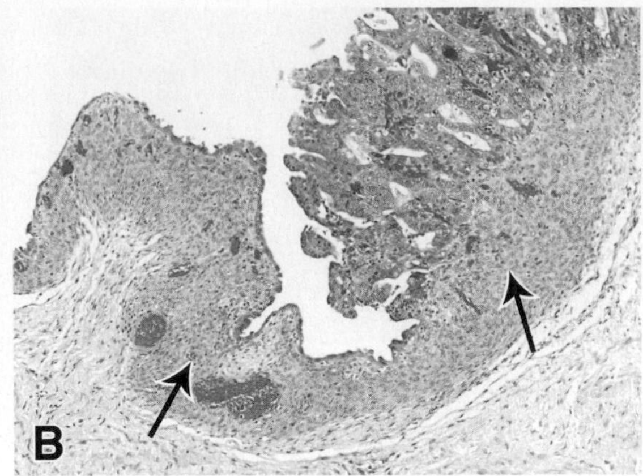

FIGURA 18-59. Adenocarcinoma endometrioide. A. Las glándulas neoplásicas apiñadas están revestidas por epitelio estratificado sin mucina. La atipia nuclear es moderada a grave. **B.** Adenocarcinoma endometrioide (*derecha*) que se origina en una endometriosis. Nótense las células estromales de la endometriosis (*flechas*).

ayuda, y entre estos se incluye el análisis de la pérdida de la heterocigosidad, el de mutación génica y el análisis de inactivación clonal del cromosoma X. La supervivencia a 5 años excede del 85% en los tumores sincrónicos. Como en el caso de todos los tumores epiteliales malignos del ovario, el pronóstico depende del estadio en el cual se presentan.

CARCINOMA DE CÉLULAS CLARAS: este enigmático cáncer de ovario está íntimamente relacionado con el adenocarcinoma endometrioide y suele aparecer asociado a endometriosis (fig. 18-60A). Constituye entre el 5% y el 10% de todos los cánceres de ovario que suelen aparecer después de la menopausia.

Aproximadamente la mitad de los carcinomas de células claras (46-57%) presentan mutaciones *ARID1A* y carecen de la proteína BAF250. Otras anomalías genéticas habituales son mutaciones inactivadoras de *PTEN* y mutaciones activadoras de *PIK3CA*. El factor nuclear de hepatocitos 1β (HNF-1β) regula varios genes específicos en el carcinoma de células claras, incluidos los que codifican la dipeptidil peptidasa IV (implicada en la síntesis de glucógeno), la osteopontina (una proteína secretora del endometrio regulada por la progesterona), la enzima convertidora de angiotensina 2 (inducción de ferritina, depósito de hierro, antiapoptosis), anexina 4 (resistencia al paclitaxel), y UGT1A1 (una difosfato de uridina [UDP] glucuronosiltransferasa implicada en la desintoxicación).

Aunque las pacientes suelen presentar la enfermedad en estadios I o II, los carcinomas de células claras tienen un mal pronóstico, en comparación con otros carcinomas ováricos en estadio inicial. El tamaño de los tumores oscila entre 2 cm y 30 cm, y el 40% son bilaterales. La mayoría presenta una porción quística, con necrosis y hemorragia en las áreas sólidas. Los carcinomas de células claras del ovario se parecen a sus homólogos de la vagina y presentan láminas o túbulos de células malignas con citoplasma claro (fig. 18-60B). En la forma tubular, las células malignas a menudo muestran núcleos bulbosos que sobresalen en la luz del túbulo («célula en tachuela»), y se parecen a la reacción de Arias-Stella en el endometrio gestacional (fig. 18-28). El curso clínico es paralelo al del carcinoma endometrioide.

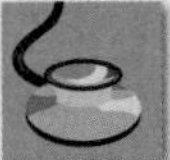

CARACTERÍSTICAS CLÍNICAS: la mayoría de los tumores ováricos no secreta hormonas. Sin embargo, el marcador tumoral CA-125 en suero puede detectarse en alrededor de la mitad de los tumores epiteliales confinados al ovario y en cerca del 90% de los que se han diseminado. La especificidad de esta prueba es máxima cuando se combina con una ecografía transvaginal.

Las masas ováricas rara vez causan síntomas hasta que son grandes. Cuando distienden el abdomen, causan dolor, presión pélvica o compresión de los órganos regionales. Para el tiempo en que los cánceres ováricos se diagnostican, muchos han metastatizado a (es decir, implantado en) las superficies de la pelvis, en los órganos abdominales o en la vejiga. La evaluación de una paciente con un cáncer de ovario epitelial requiere conocimientos de estadificación, gradación y vías de diseminación tumoral. Por ejemplo, los tumores ováricos tienen tendencia a implantarse en la cavidad peritoneal sobre el diafragma, en los canales paracólicos y en el omento. La diseminación linfática es

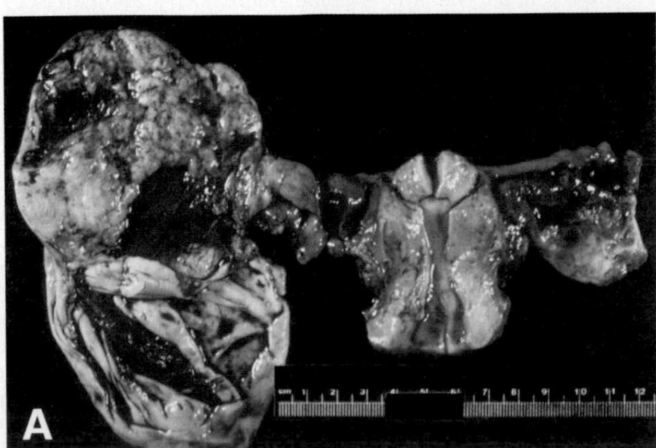

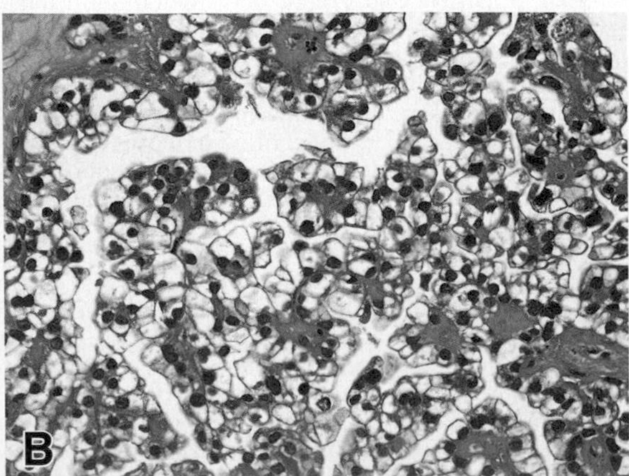

FIGURA 18-60. Adenocarcinoma de células claras. A. El adenocarcinoma de células claras se origina como una masa ovárica en un quiste endometriósico grande y hemorrágico. **B.** Las células claras son poliédricas y tienen núcleos excéntricos, hipercromáticos sin nucléolos prominentes.

de manera preferencial hacia los nódulos linfáticos paraaórticos, cerca del origen de las arterias renales, y en una menor extensión a los nódulos linfáticos ilíacos externos (pélvicos) o inguinales. Además de los síntomas específicos, los cánceres metastásicos pueden causar ascitis, debilidad, pérdida de peso y caquexia.

La supervivencia de las pacientes con tumores ováricos malignos es más corta en general. El índice pronóstico más importante es la etapa quirúrgica del tumor en el momento en que se lo detecta (tabla 18-10). En total, la supervivencia a 5 años es solo del 35% debido a que más de la mitad de los tumores se ha diseminado en la cavidad abdominal (estadio III) o en cualquier otro sitio en el momento en que se los descubre. Los índices pronósticos de los tumores epiteliales también incluyen tipo histológico, grado y tamaño de la neoplasia residual.

La intervención quirúrgica, la cual elimina el tumor primario, establece el diagnóstico y determina la extensión de la diseminación, es la columna principal del tratamiento. Deben revisarse las superficies peritoneales, el omento, hígado, recesos subdiafragmáticos y todas las regiones abdominales, y resecarse tanto tumor metastásico como sea posible. La quimioterapia adyuvante se usa para tratar sitios distantes ocultos de diseminación tumoral.

Algún tiempo después de la intervención inicial, puede realizarse otra laparotomía exploratoria (de segunda exploración) para evaluar la eficacia del tratamiento. Aunque no se aprecie enfermedad residual, una tercera parte de los pacientes de edad avanzada presenta recidivas. Los factores de riesgo de recidiva son *(1)* estadio alto, *(2)* grado alto y *(3)* más de 2 cm de enfermedad residual después de la intervención principal.

Los tumores de células germinales tienden a ser benignos en adultos y malignos en la infancia

Los tumores derivados de células germinales constituyen una cuarta parte de los tumores de ovario. En las mujeres adultas, los tumores de células germinales ováricas son casi todos benignos (teratoma quístico maduro, quiste dermoide), pero en los niños y adultos jóvenes son en su mayoría cancerosos. ***En los niños, los tumores de células germinales son el cáncer de ovario más frecuente (60%); son raros después de la menopausia.***

Las células germinales neoplásicas pueden diferenciarse a lo largo de varias líneas (fig. 18-61):

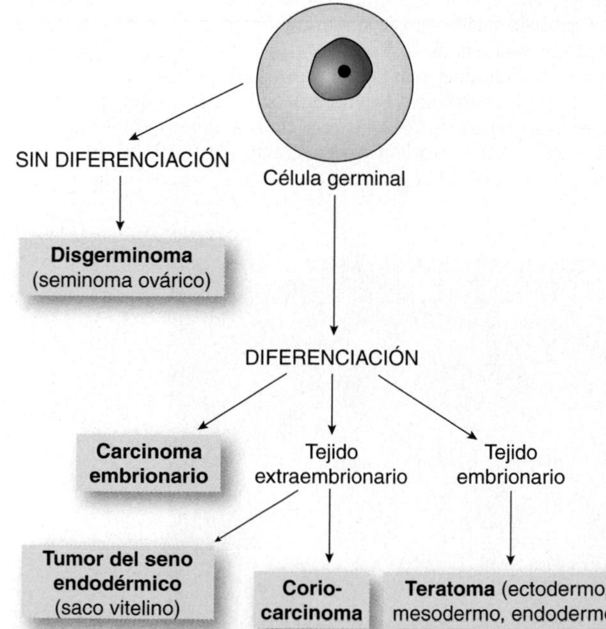

FIGURA 18-61. Clasificación de los tumores de células germinales del ovario.

- Los disgerminomas están compuestos por células germinales neoplásicas, similares a las ovogonias de los ovarios fetales.
- Los teratomas se diferencian hacia tejidos somáticos (embrionarios o del adulto).
- Los tumores del saco vitelino forman tejido endodérmico y mesenquimatoso extraembrionario.
- Los coriocarcinomas presentan células similares a las que recubren las vellosidades placentarias.

Los tumores de células germinales en lactantes tienden a ser sólidos e inmaduros (p. ej., tumor del saco vitelino y teratoma inmaduro). Los tumores en adultos jóvenes muestran una mayor diferenciación, como en el teratoma quístico maduro. Los tumores malignos de células germinales en mujeres mayores de 40 años suelen ser el resultado de la transformación de un componente de un teratoma quístico benigno.

Los tumores de células germinales malignos son muy agresivos. En el pasado, los tumores sólidos de células germinales de ovario eran siempre mortales, pero en la actualidad más del 80% de las pacientes sobreviven con quimioterapia.

Disgerminoma

El disgerminoma, homólogo ovárico del seminoma testicular, se compone de células germinales primordiales. Representa menos del 2% de los cánceres de ovario en todas las mujeres, pero constituye el 10% en las mujeres menores de 20 años. La mayoría de las pacientes tienen entre 10 y 30 años. Los tumores son bilaterales en alrededor del 15% de los casos.

ANATOMOPATOLOGÍA: los disgerminomas suelen ser grandes y firmes y presentan una superficie externa abollonada. La superficie de corte es blanda y carnosa. Contienen nidos grandes de células tumorales uniformes que muestran un citoplasma lleno de glucógeno claro y núcleos centrales irregularmente aplanados (fig. 18-62). El tumor está atravesado por tabiques fibrosos que contienen linfocitos. Se observa tinción nuclear positiva difusa para factores de transcripción nuclear de blastocitos/células germinales primitivas OCT-4 y SALL4.

Los disgerminomas se tratan mediante cirugía. La supervivencia a 5 años de los pacientes con un tumor en estadio I se aproxima al 100%. Dado que el tumor es muy radiosensible y también responde a la quimioterapia, incluso los tumores en estadios superiores tienen tasas de supervivencia a 5 años superiores al 80%.

Teratoma

El teratoma es un tumor de células germinales que se diferencia en estructuras somáticas. La mayoría de los teratomas contiene tejidos de al menos las dos, y en general las tres, capas embrionarias.

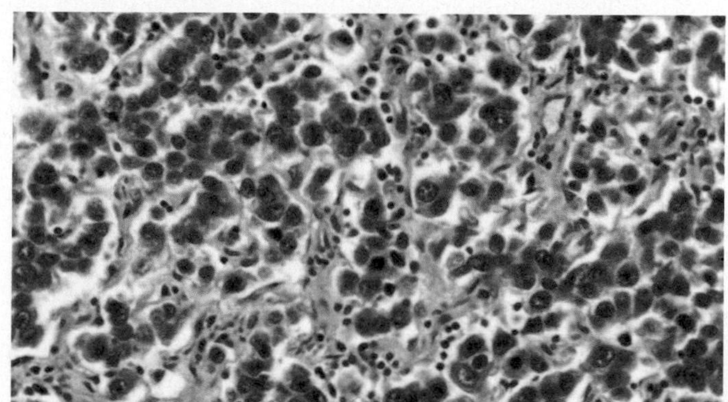

FIGURA 18-62. Disgerminomas. Las células germinales neoplásicas están distribuidas en nidos separados por delicados tabiques fibrosos. El estroma contiene linfocitos.

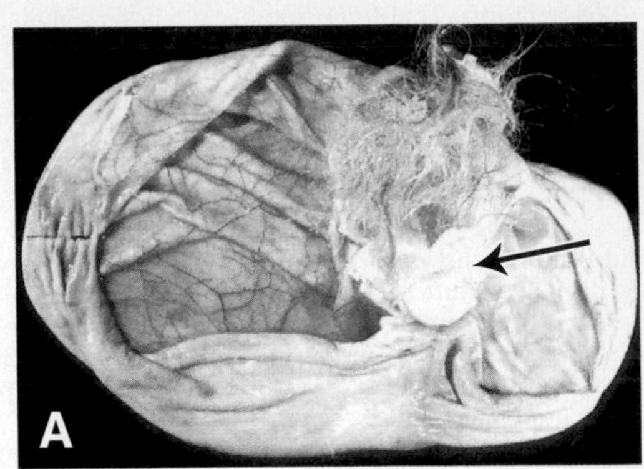

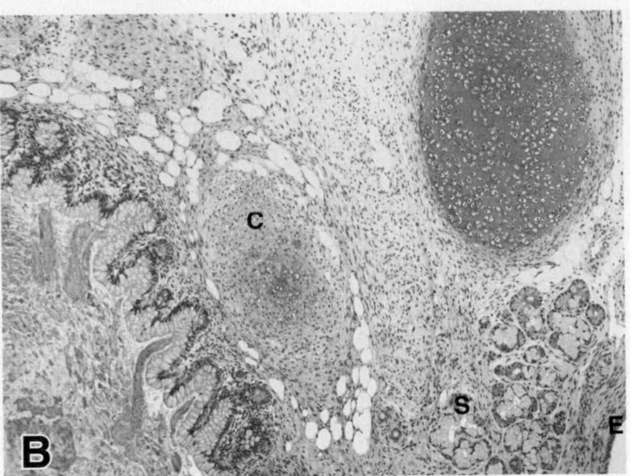

FIGURA 18-63. Teratoma maduro del ovario. A. Abertura de un teratoma quístico maduro que revela una protuberancia sólida (*flecha*) de la que sobresalen pelos. **B.** Vista microscópica de un teratoma maduro que muestra glándulas digestivas (lado izquierdo de la imagen), cartílago de tipo fetal (*C*), glándulas salivales seromucinosas mixtas (*S*) y tejido parecido a la piel con una epidermis (*E*) que recubre las estructuras dérmicas.

TERATOMA MADURO (TERATOMA QUÍSTICO MADURO, QUISTE DERMOIDE): esta neoplasia benigna representa una cuarta parte de todos los tumores de ovario con una incidencia pico en la tercera década. Los teratomas maduros se desarrollan por **partenogenia**. Las células germinales haploides (posmeióticas) se endorreduplican para dar origen a células tumorales diploides genéticamente femeninas (46,XX).

ANATOMOPATOLOGÍA: los teratomas maduros son quísticos y casi todos contienen piel, glándulas sebáceas y folículos pilosos (fig. 18-63). La mitad tiene músculo liso, glándulas sudoríparas, cartílago, hueso, dientes y epitelio respiratorio. Otros tejidos, como el tubo digestivo, la glándula tiroides y el cerebro, se observan con menos frecuencia. Si están presentes, los focos nodulares en la pared del quiste («tubérculos mamarios» o «nódulos de Rokitansky»), contienen elementos hísticos de las tres capas de células germinales: *(1)* ectodermo (p. ej., piel, neuroglía), *(2)* mesodermo (p. ej., músculo liso, cartílago) y *(3)* endodermo (p. ej., epitelio respiratorio).

El **estruma ovárico** es una lesión quística compuesta principalmente por tejido tiroideo. Ocurre en el 5% al 20% de los teratomas quísticos maduros. Raros casos de hipertiroidismo pueden relacionarse con un estruma ovárico.

Muy pocos (1%) quistes dermoides se vuelven malignos. Estos cánceres suelen presentarse en las mujeres mayores y corresponden a tumores que se originan en otros tejidos diferenciados del cuerpo. Tres cuartas partes de los cánceres que se originan en quistes dermoides son carcinomas de células escamosas. El resto son tumores carcinoides, carcinomas de células basales, cánceres tiroideos y otros. Rara vez, derivados funcionales del intestino pueden causar síndrome carcinoide. El pronóstico de las pacientes con enfermedades malignas en un teratoma quístico maduro se relaciona en gran medida con el estadio del cáncer.

TERATOMA INMADURO: los teratomas inmaduros del ovario contienen elementos derivados de las tres capas germinales. Sin embargo, a diferencia de los teratomas quísticos maduros, los teratomas inmaduros contienen tejidos embrionarios. Estos tumores representan el 20% de los tumores malignos de cualquier zona en la mujer menor de 20 años, pero se vuelven menos comunes de manera progresiva en la mujer mayor.

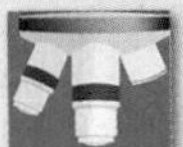

ANATOMOPATOLOGÍA: la estructura predominante de los teratomas inmaduros es sólida y lobulada, con numerosos quistes pequeños. Las áreas sólidas pueden contener hueso y cartílago inmaduro reconocible a simple vista. Suelen verse los múltiples componentes tumorales, como aquellos que se diferencian en nervios (rosetas neuroepiteliales y neuroglía inmadura; fig. 18-64), glándulas y otras estructuras que se encuentran en los teratomas quísticos maduros. La clasificación se basa en la cantidad de tejido inmaduro presente. Las metástasis de los teratomas inmaduros están compuestas de tejidos embrionarios, por lo general estromales. Por el contrario, las raras metástasis de los teratomas quísticos maduros se parecen a las enfermedades malignas epiteliales del adulto.

La supervivencia se correlaciona con el grado del tumor. Los teratomas inmaduros bien diferenciados tienen un buen pronóstico, pero los tumores de alto grado (principalmente tejido embrionario) suelen ser mortales.

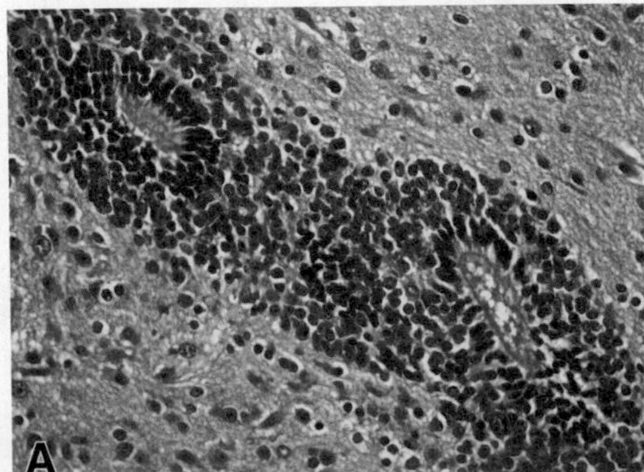

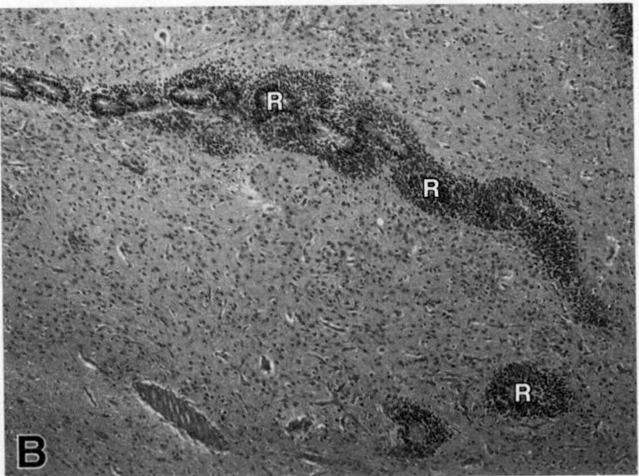

FIGURA 18-64. Teratoma inmaduro del ovario. A. La neuroglía embrionaria muestra núcleos atípicos densamente empaquetados. **B.** El tejido neural inmaduro muestra rosetas (*R*) con núcleos multicapa.

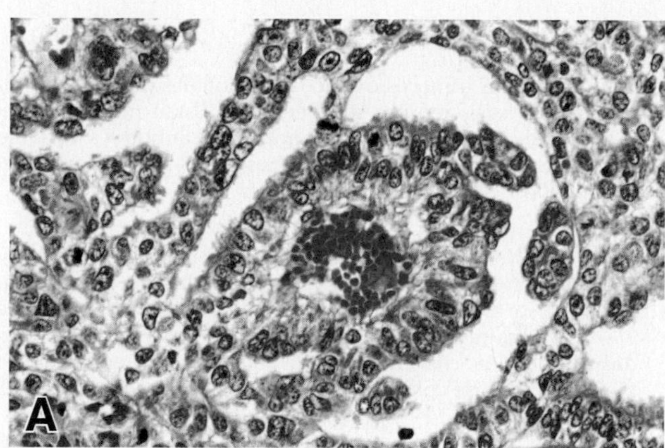

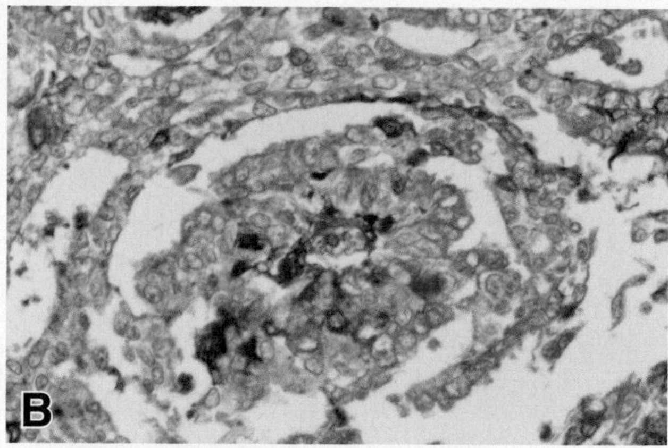

FIGURA 18-65. Tumor del saco vitelino del ovario. A. Cuerpo glomeruloide de Schiller-Duval que se parece a los senos endodérmicos de la placenta de los roedores y consta de una papila que protruye en un espacio revestido por células tumorales. **B.** Fuerte inmunorreacción (señal marrón) de la α-fetoproteína.

Tumor del saco vitelino (tumor endodérmico primitivo)

Los tumores del saco vitelino son lesiones muy malignas de la mujer menor de 30 años que por su aspecto histológico recuerdan al mesénquima del saco vitelino primitivo. Son el segundo tumor de células germinales maligno más común y casi siempre son unilaterales.

ANATOMOPATOLOGÍA: los tumores del saco vitelino son grandes, con necrosis generalizada y hemorragia. Se observan patrones múltiples, de los cuales el más común es una estructura reticular, con aspecto de panal de abejas, de espacios comunicantes revestidos por células primitivas con un citoplasma rico en glucógeno y núcleos grandes e hipercromáticos (endodermo primitivo). Los cuerpos glomerulares o de Schiller-Duval (fig. 18-65A) se encuentran de manera dispersa en unos pocos tumores, pero son característicos. Consisten en papilas que protruyen en un espacio revestido por células tumorales, y su aspecto recuerda al espacio glomerular de Bowman. Las papilas están cubiertas por un manto de células embrionarias y contienen un centro fibrovascular de vasos sanguíneos.

Los tumores del saco vitelino no deben confundirse con los carcinomas de células embrionarias, que son frecuentes en los testículos, pero infrecuentes en el ovario. Los primeros secretan α-fetoproteína, que puede demostrarse por medios histoquímicos (fig. 18-65B). La detección de α-fetoproteína en la sangre es útil para el diagnóstico y para controlar la eficacia del tratamiento. Los tumores del saco vitelino también expresan glipicano 3, SALL4 y villina. Aunque antes eran siempre mortales, la supervivencia a 5 años con quimioterapia para los tumores del saco vitelino en estadio I supera actualmente el 80 %.

Coriocarcinoma

El coriocarcinoma del ovario es un tumor raro que se parece a la cobertura epitelial de las vellosidades placentarias, es decir, al citotrofoblasto y al sincitiotrofoblasto. Si se origina antes de la pubertad o con otro tumor de células germinales, lo más probable es que se haya originado en una célula germinal. Las niñas pequeñas pueden mostrar desarrollo sexual precoz, irregularidades menstruales o agrandamiento mamario rápido. Por otra parte, en la mujer en edad reproductiva, también puede ser una metástasis de un tumor gestacional intrauterino.

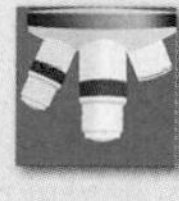

ANATOMOPATOLOGÍA: el coriocarcinoma es unilateral, sólido y muy hemorrágico. Al examen microscópico, muestra una mezcla de citotrofoblasto maligno y sincitiotrofoblasto (*v.* placenta, coriocarcinoma, más adelante). Las células sincitiotrofoblásticas secretan hCG, lo que explica el hallazgo frecuente de un resultado positivo en la prueba de embarazo. También pueden encontrarse quistes luteínicos bilaterales de la teca, resultado de la estimulación con hCG. Las determinaciones seriadas de hCG en suero son útiles tanto para el diagnóstico como para el seguimiento. El tumor es muy agresivo, pero responde a la quimioterapia.

Gonadoblastoma

El gonadoblastoma es un tumor ovárico poco frecuente que se asocia de forma característica con la disgenesia gonadal, especialmente en mujeres portadoras de un cromosoma Y. Se da en mujeres fenotípicas menores de 30 años, aunque el 20 % se encuentra en hombres fenotípicos con criptorquidia, hipospadias y órganos sexuales internos femeninos. La mayoría de las mujeres afectadas están virilizadas y padecen amenorrea primaria y anomalías del desarrollo de los genitales. Los nidos celulares muestran una mezcla de células germinales y derivados del cordón sexual que se asemejan a células de Sertoli y granulosas inmaduras, lo que sugiere que el tumor es una forma *in situ* de germinoma. En la mitad de los casos, está cubierto por un disgerminoma. Los gonadoblastomas no hacen metástasis, pero sus sobrecrecimientos sí.

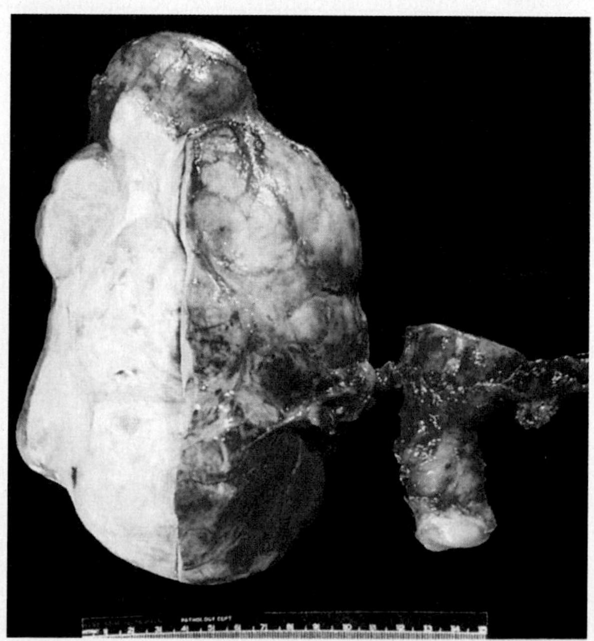

FIGURA 18-66. Fibroma del ovario. El ovario está muy agrandado a raíz de un tumor firme, blanco, prominente.

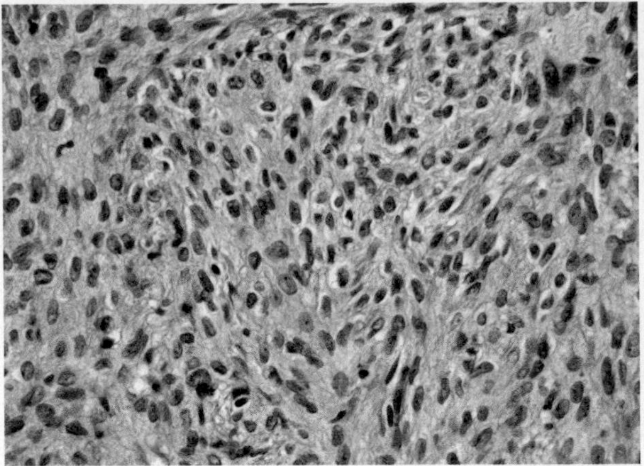

FIGURA 18-67. Tecoma del ovario. Las células oblongas están incluidas en colágeno (material de color rojizo). El citoplasma contiene lípidos.

Los tumores del cordón sexual/estromales son funcionales en el terreno clínico

Los tumores del cordón sexual/estromales se originan en los cordones sexuales primitivos (que proceden del epitelio de las dos crestas gonadales) o en el estroma mesenquimatoso de las gónadas en desarrollo. Representan el 10% de los tumores ováricos, varían de benignos a malignos de bajo grado y pueden diferenciarse en estructuras femeninas (células de la granulosa y de la teca) o masculinas (células de Sertoli y de Leydig).

Fibroma

Los fibromas representan el 75% de todos los tumores del estroma y el 7% de todos los tumores ováricos. Se presentan a todas las edades, con un pico en el período perimenopáusico, y casi siempre son benignos.

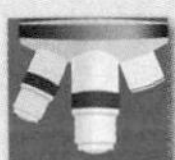

ANATOMOPATOLOGÍA: los tumores son sólidos, firmes y blancos (fig. 18-66). Las células se asemejan al estroma de la corteza ovárica normal, que son fusiformes bien diferenciadas y poseen cantidades variables de colágeno. La mitad de los tumores de mayor tamaño se asocian con ascitis y, raramente, con ascitis y derrames pleurales (síndrome de Meigs).

Tecoma

Los tecomas son tumores ováricos funcionales de mujeres posmenopáusicas y casi siempre son benignos. Están muy relacionados con los fibromas, pero, además, contienen cantidades variables de células esteroidógenas que en muchos casos producen estrógenos o andrógenos.

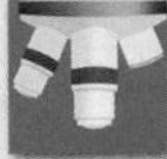

ANATOMOPATOLOGÍA: los tecomas son sólidos y suelen tener de 5 cm a 10 cm de diámetro. La sección de corte es amarilla, debido a las numerosas células de la teca repletas de lípidos, que son grandes y de alargadas a redondas, con citoplasma vacuolado rico en lípidos (fig. 18-67). Bandas de colágeno hialinizado separan los nidos de células de la teca.

Debido a que producen estrógenos, los tecomas en mujeres premenopáusicas pueden causar ciclos menstruales irregulares y agrandamiento mamario. La hiperplasia endometrial y el cáncer son complicaciones bien conocidas.

Tumor de células de la granulosa

Los tumores de células de la granulosa son neoplasias funcionales características del ovario que se acompañan de la secreción de estrógenos. Deben considerarse malignos debido a su potencial de diseminación local y a la rara aparición de metástasis a distancia.

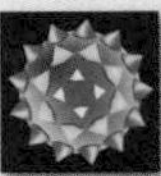

FACTORES ETIOLÓGICOS: la mayoría de los tumores de células de la granulosa se produce después de la menopausia (forma adulta), y son inusuales antes de la pubertad. Una forma juvenil aparece en la niñez, y en las mujeres jóvenes y tiene características clínicas y anatomopatológicas distintas (hiperestrinismo y pubertad precoz). El desarrollo de tumores de células de la granulosa está ligado a la pérdida de ovocitos. Los ovocitos parecen regular las células de la granulosa, y la tumorogenia se produce cuando los folículos están desorganizados o atrésicos.

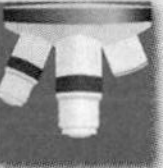

ANATOMOPATOLOGÍA: los tumores de células de la granulosa de tipo adulto, como la mayoría de los tumores del ovario, son grandes y muestran focos de quísticos a sólidos.

La superficie de corte muestra áreas amarillas debidas a células de la granulosa luteinizadas ricas en lípidos, zonas estromales blancas y hemorragias focales (fig. 18-68). Los tumores

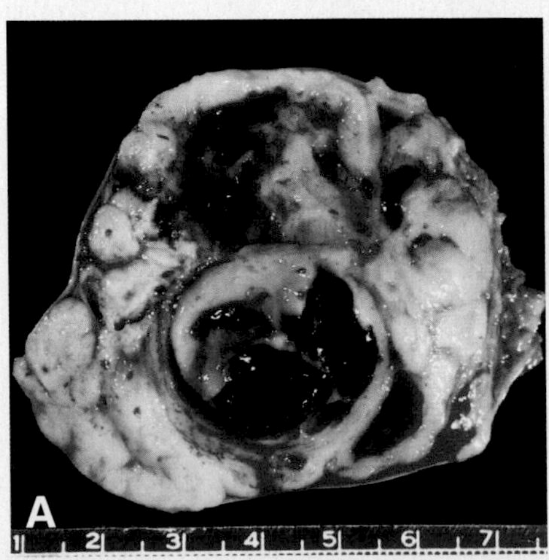

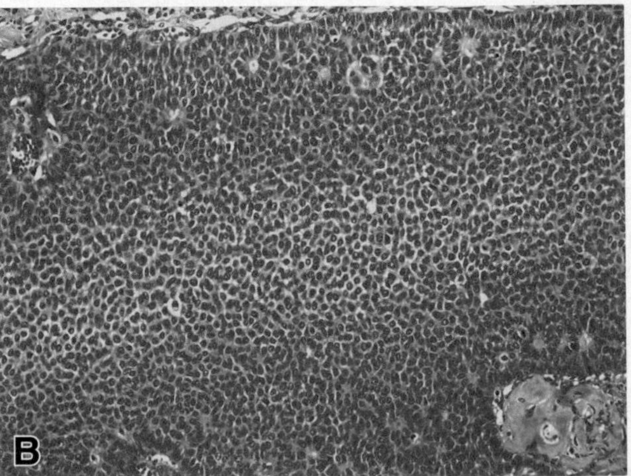

FIGURA 18-68. Tumor de células de la granulosa del ovario. A. Una sección transversal de un ovario agrandado muestra un tumor sólido abigarrado con hemorragias focales. Las áreas amarillas representan colecciones de células de la granulosa luteinizadas y cargadas de lípidos. **B.** Las células tumorales tienen núcleos uniformes, de ovalados a redondos, hendidos (núcleos en grano de café). La orientación de las células tumorales alrededor de los espacios centrales resulta en el característico patrón folicular (cuerpos de Call-Exner) (*esquina superior e inferior derecha*).

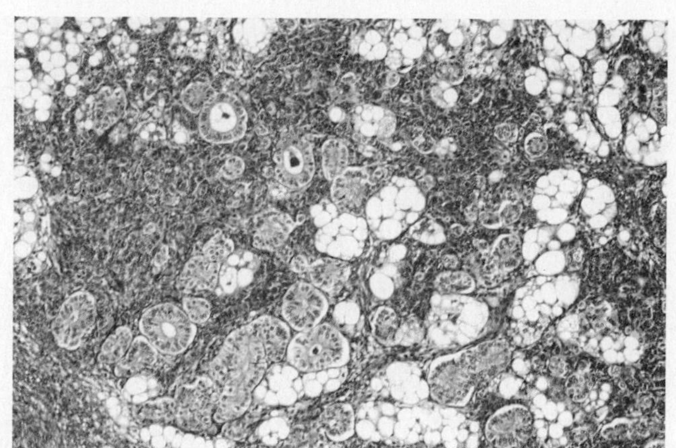

FIGURA 18-69. Tumor de células de Sertoli-Leydig bien diferenciado. Los túbulos huecos están revestidos por células maduras de Sertoli. El estroma participante contiene numerosas células de Leydig con citoplasma vacuolado.

de células de la granulosa muestran diversos patrones de crecimiento: *(1)* difuso (sarcomatoide), *(2)* insular (islas de células) o *(3)* trabecular (bandas anastomóticas de células de la granulosa). La disposición nuclear aleatoria alrededor de un espacio central degenerativo (cuerpos de Call-Exner) da un patrón folicular característico (fig. 18-68B). Las células tumorales suelen tener forma fusiforme y un núcleo hendido y alargado (aspecto en grano de café). Secretan inhibina, una proteína que inhibe la liberación hipofisaria de folitropina (FSH). Estos tumores también pueden expresar calretinina, una proteína principalmente neuronal, lo que sugiere una posible diferenciación o derivación neuronal de estas neoplasias. Las mutaciones somáticas puntuales de sentido alterado en el gen FOXL2 (402 C a G) se producen en más del 90% de los tumores de células de la granulosa en adultos.

CARACTERÍSTICAS CLÍNICAS: tres cuartas partes de los tumores de células de la granulosa secretan estrógenos. Por tanto, la hiperplasia endometrial es un signo de presentación habitual. Si no se detecta un tumor de células de la granulosa funcional, puede desarrollarse una NIE o un adenocarcinoma endometrial. En el momento del diagnóstico, el 90% de los tumores de células de la granulosa se encuentran dentro del ovario (estadio I). Más del 90% de estas pacientes sobreviven 10 años. Los tumores que se han diseminado a la pelvis y a la parte inferior del abdomen tienen peor pronóstico. La recidiva tardía entre 5 y 10 años después de la extirpación quirúrgica no es rara y suele ser mortal.

Tumores de células de Sertoli-Leydig

Los tumores ováricos de células de Sertoli-Leydig (arrenoblastoma o androblastoma) son neoplasias mesenquimatosas raras que secretan andrógenos además de ser de potencial maligno bajo y parecerse a los testículos embrionarios. Las células tumorales secretan de manera característica andrógenos débiles (deshidroepiandrosterona), de manera que los tumores suelen ser bastante grandes antes de que las pacientes se quejen de signos y síntomas de masculinización. Los tumores de células de Sertoli-Leydig aparecen en todas las edades, pero son más habituales en la mujer joven en edad reproductiva.

ANATOMOPATOLOGÍA: los tumores de células de Sertoli-Leydig son unilaterales, suelen medir de 5 cm a 15 cm y tienden a ser lobulados, sólidos y de color pardo a amarillo. Varían de bien a mal diferenciados y algunos contienen elementos heterólogos (p. ej., glándulas mucinosas y, en raras ocasiones, incluso cartílago). Las células grandes de Leydig tienen abundante citoplasma eosinófilo y un núcleo central de redondo a ovalado con un nucléolo prominente. Las células tumorales están incrustadas en un estroma sarcomatoide (fig. 18-69). El estroma de algunas áreas se diferencia con frecuencia en túbulos sólidos inmaduros de células embrionarias de Sertoli. Las mutaciones en DICER1, un gen que codifica una endorribonucleasa RNasa III implicada en la producción de microARN, se encuentran en el 60% de los tumores de células de Sertoli-Leydig.

CARACTERÍSTICAS CLÍNICAS: casi la mitad de los pacientes con tumores de células de Sertoli-Leydig presentan signos de virilización: hirsutismo, actitud masculina, clítoris agrandado y voz grave. Los signos iniciales suelen ser de desfeminización, que se manifiesta como atrofia mamaria, amenorrea y pérdida de grasa en la cadera. Una vez extirpado el tumor, estos signos desaparecen o disminuyen. Los tumores bien diferenciados se curan casi siempre mediante

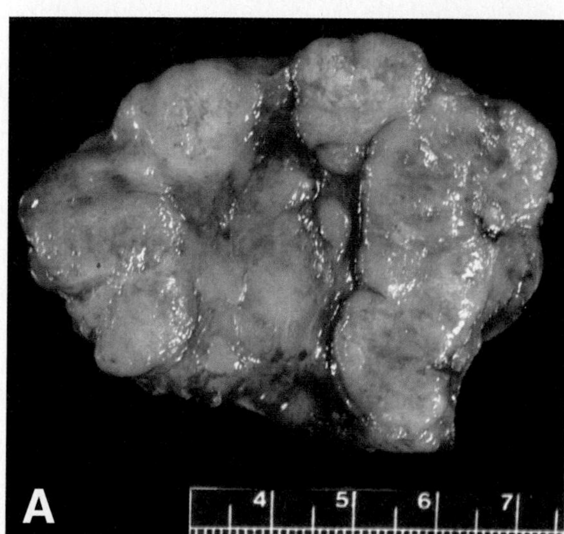

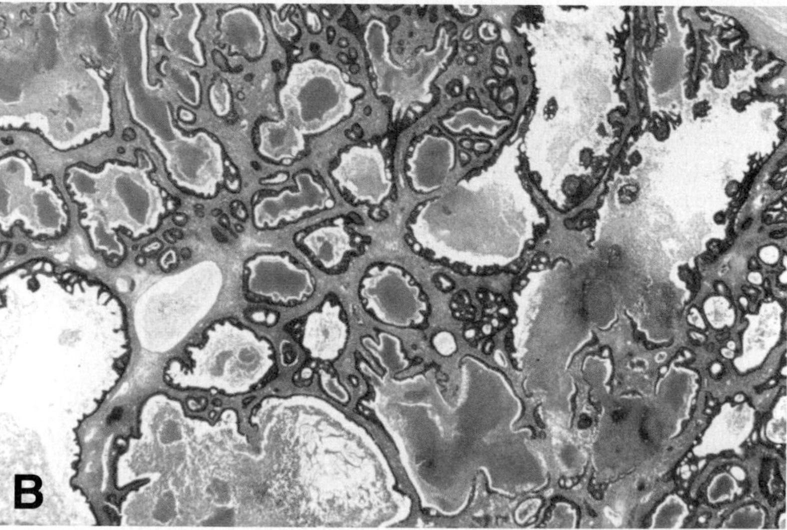

FIGURA 18-70. Adenocarcinoma metastásico del colon. A. El ovario está sustituido por un tumor multinodular, que es sólido sobre la superficie seccionada. **B.** Al examen microscópico, el tumor muestra un patrón glandular tipo guirnalda con necrosis segmentaria focal y restos necróticos abundantes.

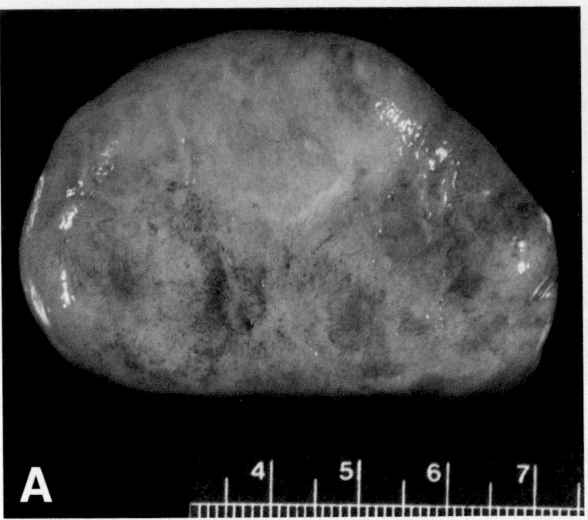

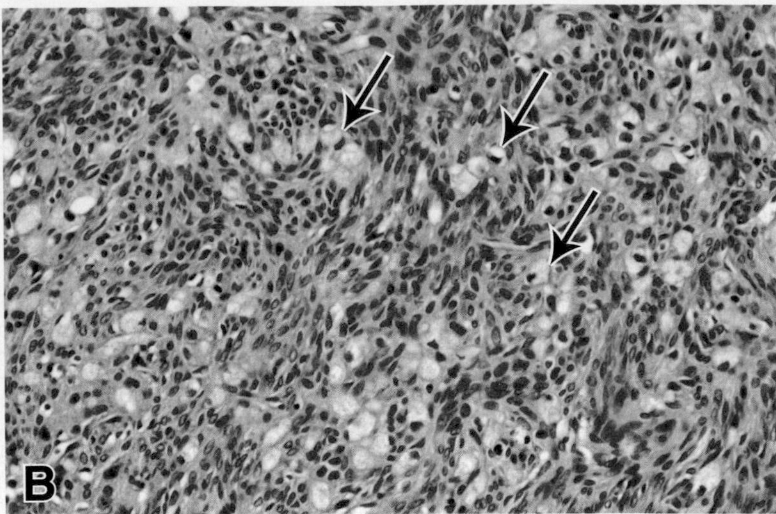

FIGURA 18-71. Tumor de Krukenberg. A. El ovario está agrandado y la superficie de corte aparece sólida, amarillo pálida y parcialmente hemorrágica. **B.** El examen microscópico revela un infiltrado de células mucinosas (en anillo de sello) (células claras, *flechas*) infiltrando el estroma ovárico.

resección quirúrgica, pero los mal diferenciados pueden metastatizar.

Tumor de células esteroides

Los tumores de células esteroides del ovario, también denominados **tumores de células lipídicas** o de **células lipoides**, están compuestos por células que se asemejan a las células luteínicas, las células de Leydig y las células corticales suprarrenales. La mayoría de los tumores de células esteroides tienen actividad hormonal, en general con manifestaciones androgénicas. Algunos secretan testosterona, y otros sintetizan andrógenos más débiles. El **tumor de células del hilio** es una forma especializada de tumor de la célula esteroidea que de manera típica es una neoplasia benigna de las células de Leydig. Se origina en el hilio del ovario, por lo general después de la menopausia. Como secreta testosterona, el más potente de los andrógenos habituales, los signos de masculinización son frecuentes (75%), incluso con tumores pequeños. La mayoría de los tumores de células del hilio contiene «cristaloides de Reinke» (estructuras citoplasmáticas similares a bastones).

Los tumores metastásicos en el ovario pueden simular un tumor primario

Alrededor del 3% de los cánceres que se encuentran en los ovarios surgen en otros lugares, sobre todo en la mama, el intestino grueso, el endometrio y el estómago, en orden descendente. Estos tumores varían desde lesiones microscópicas hasta grandes masas. Los que se originan en la mama suelen ser diminutos, y se observan en el 10% de los ovarios que se resecan con fines profilácticos en el caso de un cáncer de mama avanzado. Los tumores metastásicos lo suficientemente grandes para causar síntomas se originan con más frecuencia en el colon (fig. 18-70). De manera habitual, las células tumorales estimulan el estroma ovárico para que se diferencie en células con actividad hormonal (células estromales luteinizadas), lo que induce síntomas androgénicos y a veces estrogénicos.

Los **tumores de Krukenberg** son metástasis al ovario compuestas de nidos de células «en anillo de sello» llenas de mucina en un estroma celular derivado del ovario (fig. 18-71). El estómago es el sitio primario en el 75% de los casos y la mayor parte de los restantes es del colon.

La afectación ovárica bilateral y la multinodularidad sugieren un carcinoma metastásico, y en el 75% de los casos hay afectación macroscópica de ambos ovarios. Incluso un ovario que a simple vista no parezca afectado puede contener implantes superficiales o pequeños focos tumorales en el parénquima. Por tanto, cuando se documenta metástasis en un ovario, también debe extirparse el otro.

Peritoneo

El peritoneo es una membrana casi continua que reviste la cavidad peritoneal y separa a las vísceras de la pared abdominal. En el hombre, el peritoneo es un sistema cerrado. En la mujer, es un «sistema abierto» interrumpido en la pelvis por las tubas uterinas, las cuales proporcionan un conducto final a la transmisión de agentes patógenos y químicos desde el aparato genital a la cavidad peritoneal.

Las células que revisten la cavidad peritoneal y aquellas que forman la serosa de los ovarios son de origen epitelial celómico. ***Por tanto, no está claro si los tumores y las lesiones similares a tumores del peritoneo y los ovarios (es decir, lesiones epiteliales de Müller) son la misma entidad en ambas localizaciones.***

Muchas lesiones inflamatorias afectan el peritoneo. La peritonitis granulomatosa se desarrolla como respuesta a materiales extraños como suturas, polvo de guantes quirúrgicos o medios de contraste radiológicos.

La exposición al contenido intestinal tras una perforación (p. ej., en la enfermedad de Crohn o la diverticulitis); la rotura de un tera-

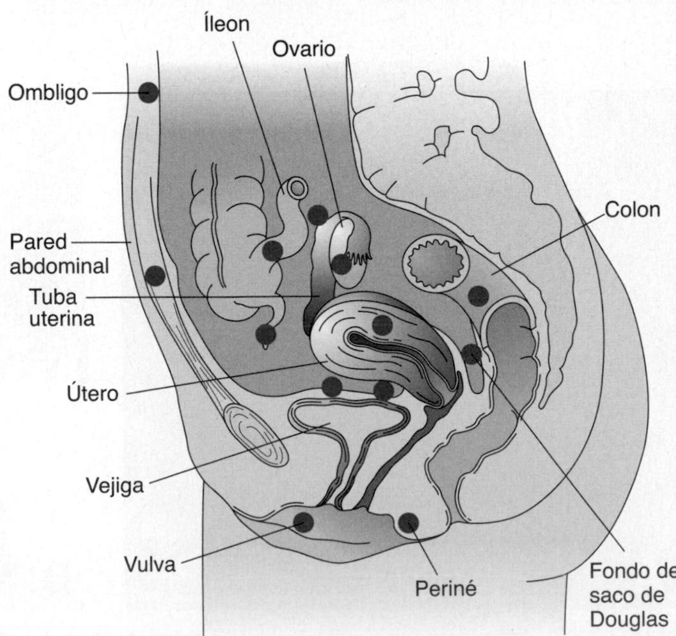

FIGURA 18-72. Sitios de endometriosis.

toma quístico maduro (quiste dermoide) del ovario; y, por supuesto, la tuberculosis, también pueden causar inflamación peritoneal. La proliferación mesotelial reactiva se produce con la más mínima irritación. La peritonitis se trata en el capítulo 13.

ENDOMETRIOSIS

La endometriosis es la presencia de glándulas endometriales benignas y estroma fuera del útero. Afecta a del 5 % al 10 % de las mujeres en edad reproductiva e involuciona después de la menopausia natural o artificial. La edad promedio en el momento del diagnóstico es a fines de los 20 y a principio de los 30 años, aunque puede aparecer en cualquier momento después de la menarquia. Los sitios que se afectan con mayor frecuencia son los ovarios (>60 %), otros anexos uterinos (ligamentos uterinos, tabique rectovaginal, fondo de saco de Douglas) y el peritoneo pélvico que recubre el útero, las tubas uterinas, el colon rectosigmoideo y la vejiga (fig. 18-72). La endometriosis puede extenderse aún más y afectar, en ocasiones, el cuello uterino, la vagina, el periné, la vejiga y el ombligo. Incluso pueden encontrarse focos de endometriosis en los nódulos linfáticos pélvicos. En raras ocasiones, regiones más distantes, como los pulmones, la pleura, el intestino delgado, los riñones y los huesos, contienen lesiones.

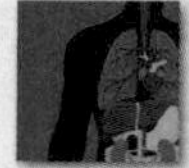

PFISIOPATOLOGÍA: la patogenia de la endometriosis es incierta. Se han propuesto varios mecanismos, no necesariamente excluyentes entre sí:

1. **Trasplante** de fragmentos endometriales a focos ectópicos
2. **Metaplasia** del peritoneo celómico multipotencial
3. **Inducción** de sitios ectópicos mesenquimatosos indiferenciados para formar lesiones después de exponerse a sustancias liberadas por el endometrio desprendido.

TRASPLANTE: según la teoría más aceptada, el reflujo del endometrio menstrual se produce a través de las tubas uterinas y se implanta en lugares ectópicos. Se sabe que la menstruación retrógrada a través de las tubas uterinas se produce en el 90 % de las mujeres. Un mecanismo de diseminación linfática y hematógena explicaría la presencia de endometriosis en los nódulos linfáticos y en órganos distantes como los pulmones y los riñones. La observación de que la endometriosis pulmonar se da casi exclusivamente en mujeres que se han sometido a cirugía uterina apoya este argumento.

METAPLASIA CELÓMICA: esta teoría propone que la endometriosis surge por metaplasia endometrial de la serosa peritoneal o de estructuras similares a la serosa. Así, si se estimula adecuadamente, el peritoneo pélvico puede diferenciarse en cualquier tipo de epitelio de Müller.

TEORÍA DE LA INDUCCIÓN: este concepto sugiere que uno o más factores secretados por el endometrio promueven el desarrollo del epitelio y el estroma endometrial en focos ectópicos.

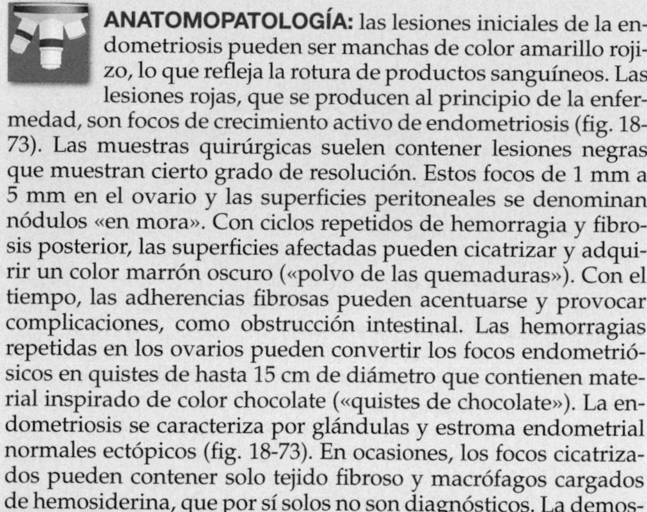

ANATOMOPATOLOGÍA: las lesiones iniciales de la endometriosis pueden ser manchas de color amarillo rojizo, lo que refleja la rotura de productos sanguíneos. Las lesiones rojas, que se producen al principio de la enfermedad, son focos de crecimiento activo de endometriosis (fig. 18-73). Las muestras quirúrgicas suelen contener lesiones negras que muestran cierto grado de resolución. Estos focos de 1 mm a 5 mm en el ovario y las superficies peritoneales se denominan nódulos «en mora». Con ciclos repetidos de hemorragia y fibrosis posterior, las superficies afectadas pueden cicatrizar y adquirir un color marrón oscuro («polvo de las quemaduras»). Con el tiempo, las adherencias fibrosas pueden acentuarse y provocar complicaciones, como obstrucción intestinal. Las hemorragias repetidas en los ovarios pueden convertir los focos endometriósicos en quistes de hasta 15 cm de diámetro que contienen material inspirado de color chocolate («quistes de chocolate»). La endometriosis se caracteriza por glándulas y estroma endometrial normales ectópicos (fig. 18-73). En ocasiones, los focos cicatrizados pueden contener solo tejido fibroso y macrófagos cargados de hemosiderina, que por sí solos no son diagnósticos. La demostración inmunohistoquímica de CD10 puede ser diagnóstica.

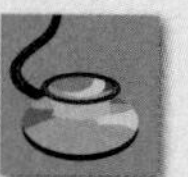

CARACTERÍSTICAS CLÍNICAS: los síntomas de la endometriosis dependen de la localización de los implantes. Es frecuente la dismenorrea, causada por implantes en los ligamentos uterosacros. Las lesiones se inflaman justo antes o durante la menstruación, y producen dolor pélvico. La mitad de las mujeres con dismenorrea padecen endometriosis. Otros síntomas son dispareunia y dolor abdominal cíclico.

La esterilidad es el síntoma principal en una tercera parte de las mujeres con endometriosis (fig. 18-74). El medio hormonal de una mujer que no logra quedarse embarazada favorece el desarrollo de endometriosis. A su vez, una vez que se desarrolla, contribuye al estado de esterilidad y se establece un círculo vicioso. Por el contrario, el embarazo puede aliviar la enfermedad. La cirugía conservadora para restablecer la anatomía pélvica ayuda a muchas mujeres con endometriosis a quedarse embarazadas.

En alrededor del 1 % al 2 % de los casos de endometriosis se produce una transformación maligna (fig. 18-60). Los tumores de células claras y endometrioides son las formas más frecuentes. El adenosarcoma, aunque poco frecuente, es el sarcoma más habitual.

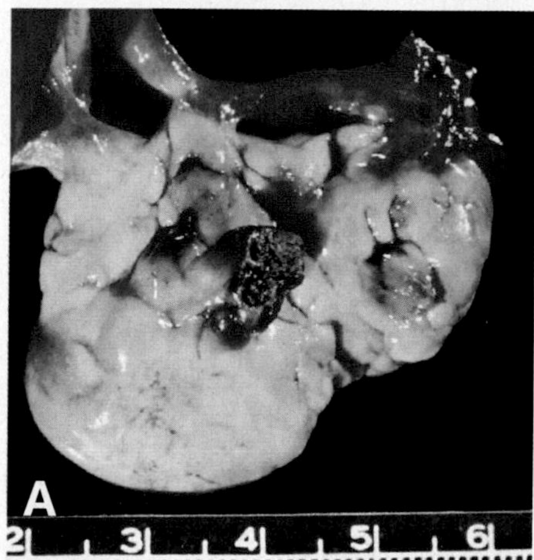

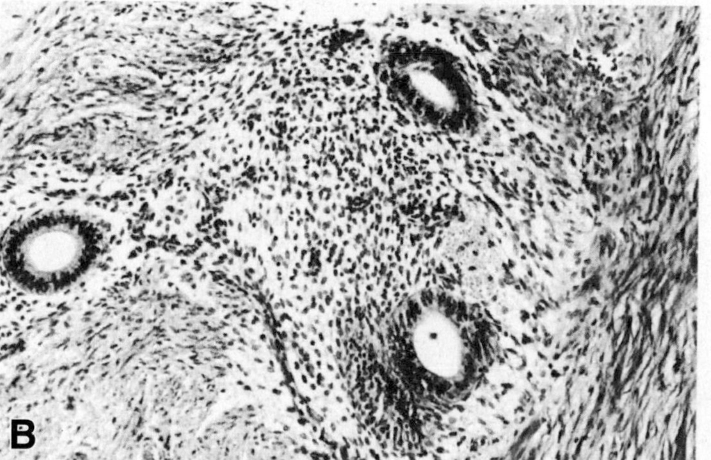

FIGURA 18-73. Endometriosis. A. Implantes de endometriosis en el ovario aparecen como nódulos rojo azulados. **B.** Una sección microscópica muestra glándulas y estroma endometrial en el ovario.

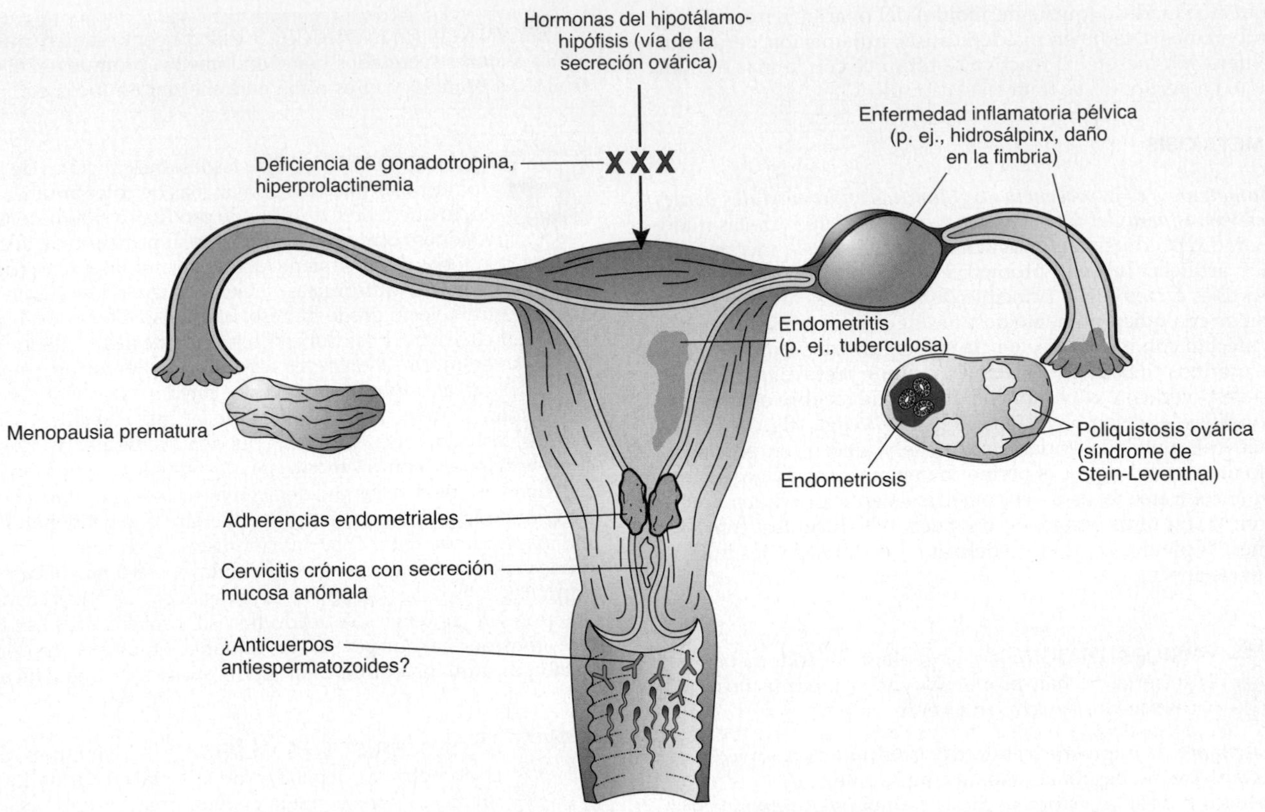

FIGURA 18-74. Causas de esterilidad adquirida.

TUMORES MESOTELIALES

Los tumores mesoteliales varían de neoplasias benignas a enfermedades malignas multicéntricas y agresivas.

Los tumores adenomatoides son neoplasias mesoteliales benignas, principalmente de las tubas uterinas

Se han encontrado en las tubas uterinas y en el tejido subseroso del cuerpo uterino cercano a estas. Son infrecuentes en otros sitios del peritoneo.

Los mesoteliomas papilares bien diferenciados son benignos

Los mesoteliomas papilares bien diferenciados son tumores infrecuentes de la mujer en edad reproductiva. Suelen ser asintomáticos y, por lo regular, se detectan de manera casual durante una cirugía. Por lo común, estos tumores son solitarios, pequeños, de base ancha, parecidos a verrugas polipoides o excrecencias nodulares con una sola capa de células cúbicas blandas pequeñas que cubren la papila gruesa (fig. 18-75). A menudo son similares a los tumores epiteliales serosos del ovario, pero ambos se tratan de forma diferente.

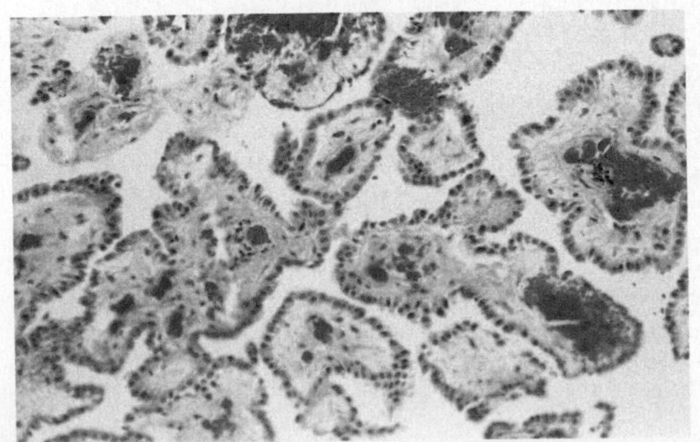

FIGURA 18-75. Mesotelioma peritoneal bien diferenciado. Epitelio cúbico reviste las papilas.

Los mesoteliomas peritoneales difusos malignos son siempre mortales

Estos tumores surgen del mesotelio peritoneal. Son poco frecuentes en las mujeres y constituyen solo una pequeña proporción de todos los mesoteliomas malignos, la mayoría de los cuales son pleurales. Deben distinguirse de los adenocarcinomas serosos, incluidos los que surgen de la propia superficie peritoneal y los metastásicos del ovario, porque se tratan de forma diferente y tienen tasas de supervivencia muy distintas.

La mayoría de las pacientes son de mediana edad o posmenopáusicas, con síntomas inespecíficos como ascitis, molestias abdominales, trastornos digestivos y pérdida de peso. A diferencia de los tumores pleurales, la exposición al amianto es infrecuente en las mujeres con mesotelioma peritoneal, pero en algunos tumores se han descrito hasta 2 millones de fibras de amianto por gramo de peso húmedo.

ANATOMOPATOLOGÍA: el mesotelioma maligno difuso afecta de manera generalizada y engrosa el peritoneo y la serosa de diversos órganos abdominales y pélvicos. Presenta un patrón de crecimiento tubulopapilar a sólido. A diferencia del mesotelioma pleural, el tipo sarcomatoide es poco frecuente. La variante epitelial muestra células neoplásicas poligonales o cúbicas con abundante citoplasma. La trombomodulina, la calretinina, la citoqueratina 5/6 y el HBME-1 son marcadores del mesotelioma maligno, mientras que el CA-125, el antígeno carcinoembrionario (ACE), el RE y el RP son marcadores de los tumores epiteliales de ovario. No se dispone de ningún tratamiento eficaz.

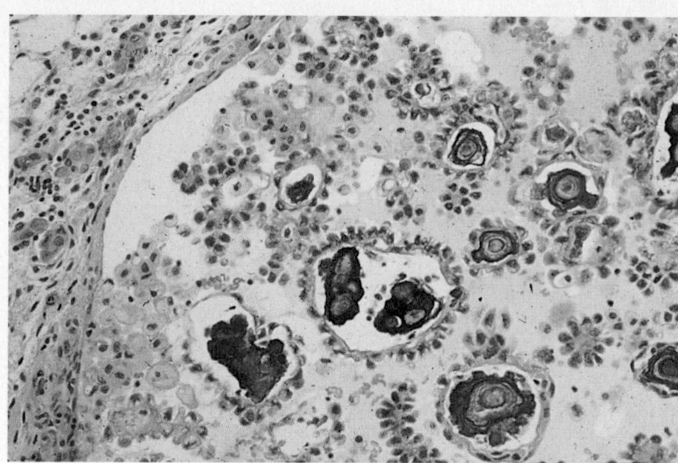

FIGURA 18-76. Implantes no invasivos de tumor seroso limítrofe en el peritoneo. El tumor exhibe brotes epiteliales y cuerpos de psamoma (compárese con la fig. 18 -56 B). (Reimpreso con permiso de Stanley J. Robboy, MD, and Gynecologic Pathology Associates, Durham and Chapel Hill, North Carolina).

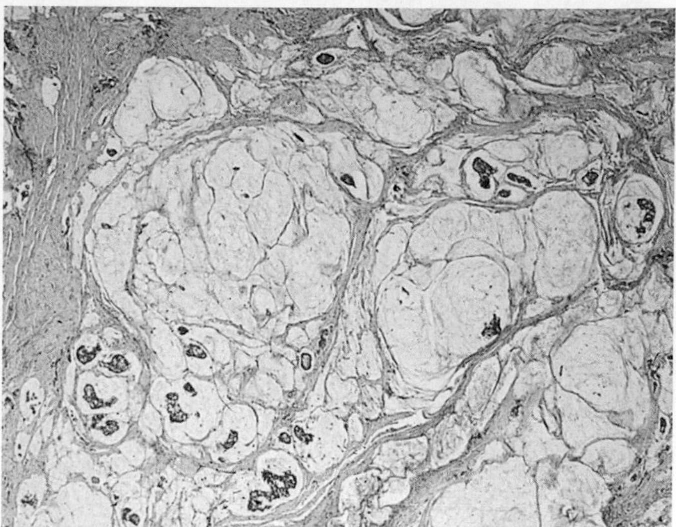

FIGURA 18-77. Seudomixoma peritoneal. Múltiples agrupamientos de células tumorales están presentes en el material mucinoso. (Reimpreso con permiso de Stanley J. Robboy, MD, and Gynecologic Pathology Associates, Durham and Chapel Hill, North Carolina).

TUMORES SEROSOS (PRIMARIOS Y METASTÁSICOS)

A diferencia del ovario, que caracteriza a un amplio espectro de tumores, los tumores serosos son prácticamente el único tipo que se encuentra en el peritoneo. Los tumores mucinosos del peritoneo son metástasis de un cáncer primario del apéndice o el ovario.

Los tumores serosos de malignidad limítrofe se parecen a las neoplasias de ovario correspondientes

La mayoría de los tumores limítrofes del peritoneo corresponde a metástasis del ovario, pero algunas pueden ser primarias del peritoneo. En este último caso, los tumores peritoneales serosos sin evidencia de invasión suelen ser benignos; aquellos que son invasivos tienen un peor pronóstico.

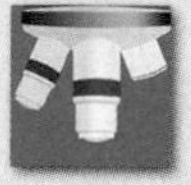

ANATOMOPATOLOGÍA: ya sea en el ovario o en el peritoneo, los tumores serosos limítrofes se caracterizan por procesos papilares, pequeños agrupamientos de células, estratificación celular, agrupamientos de células desprendidas, atipia nuclear y actividad mitótica sin invasión. Los implantes aparecen como granularidades finas o nódulos pequeños con grupos de papilas romas o estructuras glandulares, con frecuencia con mechones celulares complejos (fig. 18-76). Los cuerpos de psamoma son comunes y pueden llenar el núcleo de la papila.

La atipia citológica leve a grave con cierta estratificación es frecuente, pero es significativamente menor a la que se observa en el adenocarcinoma.

El carcinoma seroso se produce en mujeres con ovarios normales

La frecuencia del adenocarcinoma seroso que se origina *de novo* en el peritoneo se estima en el 10% de su contraparte del ovario. La edad media de la mujer con este tumor es de 50-65 años. El diagnóstico de un tumor peritoneal primario requiere la demostración de ovarios normales. El dolor abdominal y la ascitis son presentaciones frecuentes.

Como el cáncer ovárico, el adenocarcinoma seroso primario del peritoneo puede tener una base familiar y puede producir metástasis a localizaciones distantes.

SEUDOMIXOMA PERITONEAL

El seudomixoma peritoneal es la acumulación de moco gelatinoso en la pelvis o el peritoneo. Aunque antes se interpretó como diseminación de tumores ováricos mucinosos, el seudomixoma peritoneal actualmente se entiende como derivado en gran medida de adenocarcinomas productores de moco del apéndice.

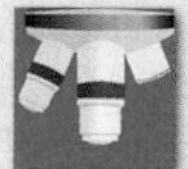

ANATOMOPATOLOGÍA: la afección puede ser extensa y aparecer como una gelatina semisólida que cubre todas las estructuras abdominales, o puede haber poco más que una capa gelatinosa engrosada levemente sobre un área focal del intestino o del peritoneo. De manera habitual, el apéndice se observa agrandado o adherente a un peritoneo cubierto con el material gelatinoso. Dentro de la gelatina hay tiras de epitelio mucinoso bien diferenciado de tipo intestinal (fig. 18-77). Si solo se presentan focos aislados, el epitelio puede estar tan bien diferenciado que se parece a un adenoma mucinoso simple. Los patrones cribiformes u otras características histológicas de malignidad, como las células o las glándulas en anillo de sello, se observan en ocasiones y respaldan el diagnóstico de adenocarcinoma. Los tumores de bajo grado suelen tratarse para curarlos, lo que implica intervención quirúrgica citorreductora y quimioterapia intraperitoneal. La supervivencia a 5 años es menor del 50%.

Mama

Anna Marie Mulligan, Frances P. O'Malley

DESARROLLO, ANATOMÍA Y CAMBIOS FISIOLÓGICOS

Durante el desarrollo embrionario, la mama humana es reconocible por primera vez cerca de la quinta semana, cuando se observan engrosamientos epidérmicos conocidos como crestas mamarias o «líneas lácteas», que se extienden desde la axila hasta la cara medial del muslo. Se produce su regresión excepto en el cuarto espacio intercostal, donde más tarde tendrá lugar el desarrollo de la mama. En la novena semana de gestación, crecen cordones epiteliales sólidos a partir de la capa epidérmica hacia el mesénquima subyacente. Desde alrededor de la semana 20 hasta la semana 32 de gestación, estas invaginaciones celulares sólidas se canalizan y forman una red de 15-25 conductos mamarios primarios ramificados, bajo la influencia de las hormonas maternas. Hacia el final de la gestación, la mama responde a las hormonas esteroides maternas y placentarias y a la prolactina, las cuales producen actividad secretora, y el desarrollo de la mama puede volverse notable de manera transitoria en recién nacidos masculinos y femeninos antes de retornar al estado inactivo. En la pubertad se acelera un desarrollo mamario adicional, cuando los conductos empiezan a extenderse y ramificarse (fig. 19-1A). Los estrógenos y la progesterona causan la expansión de las brotes del extremo terminal y del estroma de tejido conjuntivo, que proliferan, se diferencian y remodelan para formar la unidad lobulillar de conductos terminales (ULCT) de la mama adulta (fig. 19-1B).

Las mamas se localizan en la pared anterior del tórax, entre la segunda y sexta costillas, con extensión medial hasta el esternón y lateral hasta la línea axilar anterior, si bien su cola puede extenderse de forma adicional en dirección a la axila. Cada mama está constituida por piel, tejido adiposo subcutáneo y su componente funcional, formado por conductos, lobulillos y estroma. Los conductos colectores, a través de los cuales se secreta la leche, se abren en el pezón. El complejo pezón-aréola tiene localización central y contiene abundantes nervios sensoriales y glándulas sebáceas y apocrinas. El pezón consta de manera predominante de tejido fibroso denso mezclado con fibras de músculo liso, lo que le otorga su capacidad eréctil y contribuye a la expulsión de la leche. La pigmentación aumenta en el pezón y la aréola en la pubertad, y un poco más durante el embarazo. El epitelio plano estratificado que cubre la piel del pezón se extiende de manera superficial hacia los conductos colectores, antes de presentar una transición abrupta hacia epitelio glandular, constituido por una capa interna de células epiteliales secretoras luminales y una capa externa de células mioepiteliales. Justo debajo del pezón, los túbulos colectores se dilatan para formar los senos galactóforos, que se subdividen en 15-25 lóbulos, con conductos segmentarios y subsegmentarios, y terminan en la ULCT, donde se sintetiza la leche. La ULCT consta de *(1)* conductillos terminales o ácinos, cuyo epitelio se diferencia en ácinos secretores en las glándulas del embarazo o la lactancia; *(2)* conductos colectores intralobulillares, y *(3)* estroma intralobulillar especializado (fig. 19-1B).

La ULCT es una estructura dinámica que presenta modificaciones celulares durante el ciclo menstrual. Tales cambios cíclicos incluyen proliferación y apoptosis epiteliales, así como cambios en los componentes del estroma intralobulillar. Durante la fase folicular del ciclo menstrual, los conductos terminales son pocos y están revestidos por dos capas de células epiteliales, con mioepitelio circundante. Después de la ovulación, se presenta un incremento notable de las mitosis en el epitelio luminal, con un aumento de los ácinos y edema del estroma intralobulillar. Las células mioepiteliales se tornan más prominentes debido a la acumulación citoplasmática de glucógeno. Estos cambios pueden percibirse como plenitud e hipersensibilidad progresivas de la mama. Las ULCT retornan a su estado de fase folicular durante la menstruación, cuando se origina la apoptosis al disminuir las concentraciones de estrógenos y progesterona. En dicho momento, hay un incremento progresivo de la infiltración linfocitaria del estroma intralobulillar.

El desarrollo mamario funcional completo se alcanza solo con los cambios hormonales del embarazo y la lactancia. Durante el primer proceso, el tejido glandular aumenta de manera notable, en comparación con los tejidos fibroso y graso. En fases tempranas de la gestación, la ULCT prolifera con rapidez. La vascularidad del estroma aumenta, al igual que la cifra de células inflamatorias crónicas. En fases posteriores del embarazo, las células del epitelio lobulillar empiezan a tornarse vacuoladas, debido a un aumento de la secreción hacia las distendidas unidades lobulillares. Este proceso es más pronunciado durante la lactancia (fig. 19-1C). Al final de la lactancia, se produce una fase importante de involución glandular, con muerte celular pronunciada y remodelado del tejido, y la mama acaba por recuperar su estado pregestacional.

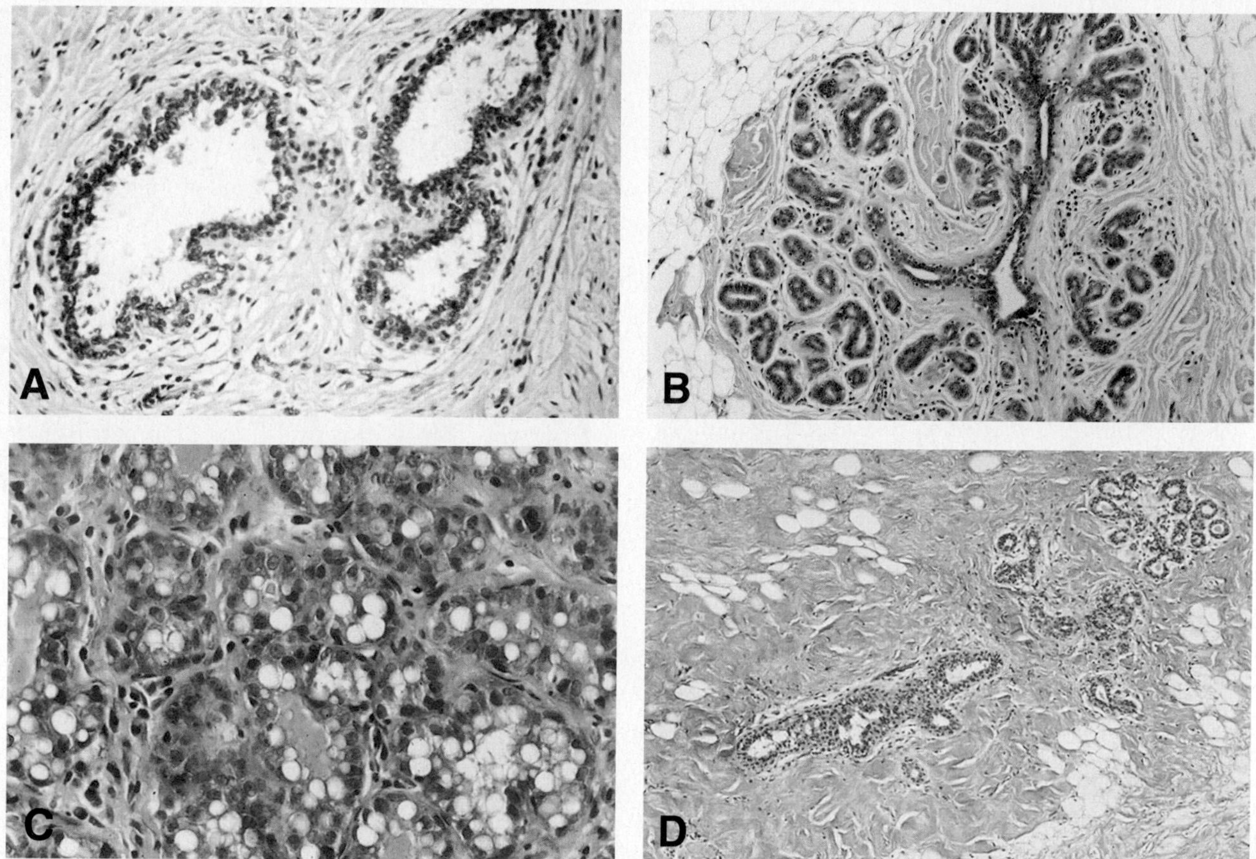

FIGURA 19-1. Arquitectura mamaria normal a diversas edades. A. Mama de la adolescente. Se observan conductos de tamaños grande e intermedio dentro de un estroma fibroso denso. No hay unidades lobulillares. **B. Mama pospuberal.** La unidad lobulillar de conductos terminales (*ULCT*) consta de pequeños conductillos dispuestos alrededor de un conducto intralobulillar. El epitelio en dos capas de células no muestra actividad secretora o mitótica. El estroma intralobulillar es denso y confluye con el estroma interlobulillar. **C. Mama lactante.** Las ULCT muestran un crecimiento notable, con estroma interlobulillar e intralobulillar inaparente. Los conductos terminales individuales, ahora denominados *ácinos*, muestran actividad secretora epitelial importante (vacuolización citoplasmática). Las luces de los ácinos contienen material de secreción. **D. Mama en la posmenopausia.** No hay ULCT. Los conductos intermedios restantes y los de mayor tamaño, por lo general, están dilatados.

En la menopausia, la ULCT se atrofia, pero perduran conductos de dimensiones grandes e intermedias (fig. 19-1D). El tejido adiposo predomina sobre el fibroso, aunque este último, por lo general, rodea los conductos restantes. Con la edad, el tejido adiposo aumenta como porcentaje total de la masa mamaria.

Además de la ULCT, el tejido conjuntivo colagenoso no especializado y el tejido adiposo constituyen la mayor parte del tejido mamario. El estroma intralobulillar es más celular que el interlobulillar, y los mucopolisacáridos también son más abundantes en la matriz extracelular, dentro de la cual están presentes pequeñas cantidades de linfocitos, células plasmáticas, mastocitos y macrófagos.

La mama está muy vascularizada y contiene una compleja red linfática que drena en primer lugar hacia los nódulos linfáticos axilares, con una parte mínima que drena hacia los nódulos mamarios internos.

ANOMALÍAS DEL DESARROLLO

Aunque con muy poca frecuencia, puede producirse la ausencia unilateral o bilateral completa del desarrollo mamario. La hipoplasia es más frecuente. Es habitual la existencia de una leve asimetría entre las mamas. Menos a menudo pueden producirse notables diferencias de tamaño debido a la hipoplasia de una mama o al crecimiento inusual de la otra (**hipertrofia juvenil**). Sin embargo, la hipertrofia juvenil suele ser bilateral. A menos que exista una anomalía hormonal subyacente, la hipertrofia mamaria juvenil remite de manera espontánea. La anomalía más frecuente del desarrollo mamario es la presencia de **pezones supernumerarios** o **politelia**, con o sin tejido mamario vinculado (polimastia). Ello es producto de la persistencia de los engrosamientos epidérmicos que se producen con frecuencia máxima en la línea láctea, la cual se extiende desde la axila hasta la ingle, y rara vez están afectados otros sitios. El **pezón invertido congénito** se debe a un fallo en la eversión del pezón durante el desarrollo, y por lo general es unilateral.

ENFERMEDADES INFLAMATORIAS DE LA MAMA

La mastitis aguda es una complicación de la lactancia materna

Se produce mastitis aguda, sobre todo al inicio del período posparto, a causa de una infección bacteriana, por lo general por especies de *Staphylococcus* o *Streptococcus*. Las pacientes presentan dolor, edema o eritema, a menudo con fiebre y malestar general. Las grietas de la piel o la estasis láctea predisponen a la infección. Cuando es más leve, la mastitis suele resolverse con antibióticos y la continuación de la lactancia. Si es grave o no se trata, pueden formarse abscesos o desarrollarse una infección sistémica.

La metaplasia de células escamosas de los conductos galactóforos se presenta como una masa roja dolorosa

No guarda relación con la lactancia, la edad o los antecedentes de embarazo. Produce una masa subaréolar dolorosa y eritema suprayacente. La gran mayoría de los pacientes son fumadores de cigarrillos. Los conductos del pezón muestran metaplasia de células escamosas queratinizante. Un tapón de queratina puede quedar atrapado y provocar la rotura del conducto. Los restos queratinosos se derraman en el estroma, donde provocan una respuesta inflamatoria crónica de cuerpo extraño, que puede infectarse de forma secundaria. Las recidivas son frecuentes y pueden dar lugar a fístulas. La extirpación quirúrgica es curativa.

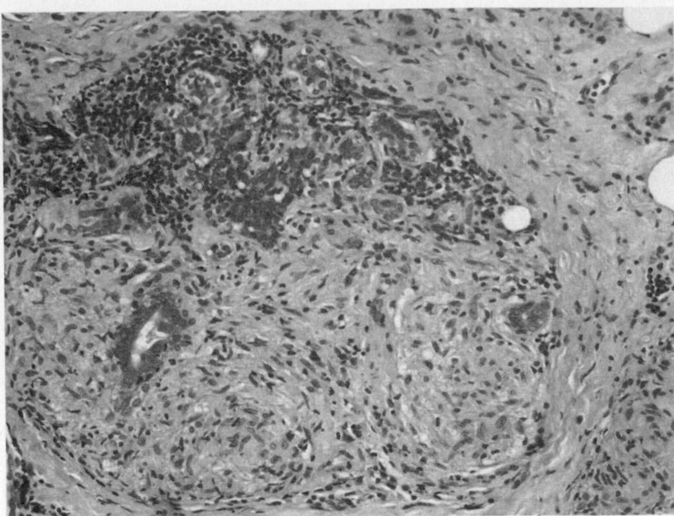

FIGURA 19-2. Lóbulo mamario que muestra una inflamación crónica granulomatosa florida caracterizada por conjuntos de histiocitos epitelioides.

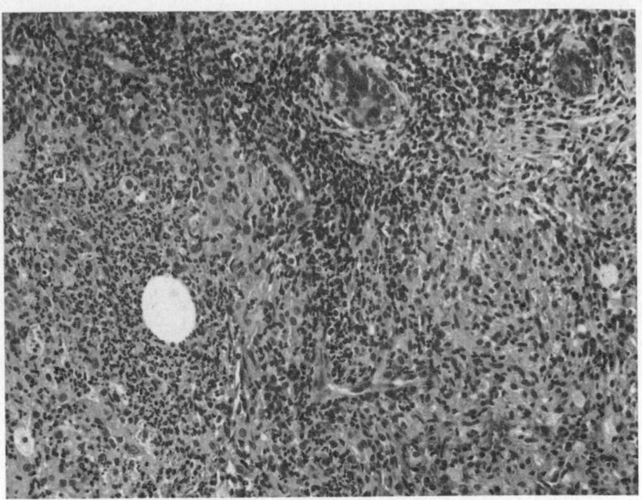

FIGURA 19-4. Mastitis granulomatosa quística neutrófila (MGQN). Las características histológicas de la *MGQN* incluyen inflamación granulomatosa de localización central en un lobulillo mamario, con infiltrado celular inflamatorio agudo prominente que rodea un espacio claro.

La mastitis granulomatosa tiene diversas etiologías

La inflamación granulomatosa (fig. 19-2) de la mama puede ser infecciosa (micobacterias, parásitos, hongos) o no infecciosa (material extraño, sarcoidosis, mastitis granulomatosa idiopática). La **tuberculosis** de la mama es poco frecuente en los países occidentales, pero se sigue observando en los países en desarrollo, donde la infección es endémica. Las pacientes suelen presentar una tumoración o una fístula que puede confundirse clínicamente con un carcinoma invasivo (o infiltrante). En el capítulo 9 se tratan otros organismos que causan granulomas. La **sarcoidosis** rara vez afecta la mama, pero, cuando lo hace, se presenta como tumoración mamaria única o múltiple.

Puede filtrarse **gel de silicona** de los implantes mamarios y causar una inflamación granulomatosa de cuerpo extraño con cápsula fibrosa. Los casos graves pueden relacionarse con retracción cutánea, inversión del pezón y formación de masas duras, que pueden simular u ocultar una neoplasia maligna. Los nódulos linfáticos de drenaje pueden aumentar de tamaño por la diseminación de histiocitos vacuolados que contienen partículas refringentes. El uso de solución salina, en lugar de silicona, en los implantes ha reducido en gran medida la mastitis granulomatosa asociada a los implantes. En el examen macroscópico, se observa un borde de tejido firme alrededor del implante roto. Son características la necrosis grasa y la reacción de células gigantes a cuerpo extraño, con diversos grados de inflamación y fibrosis. El tejido puede ser de consistencia arenosa cuando hay calcificación. Durante el procesado del tejido para el examen microscópico, la silicona se pierde en gran parte del tejido, lo que deja espacios vacíos. Sin embargo, estos espacios y los macrófagos cercanos pueden contener partículas birrefringentes de material de silicona. La cápsula fibrosa está formada por una banda de tejido colágeno con frecuencia calcificado. Algunas cápsulas alrededor de los implantes desarrollan metaplasia sinovial, con un revestimiento que se asemeja a la membrana sinovial, con o sin hiperplasia papilar (fig. 19-3).

La **mastitis granulomatosa idiopática** es poco frecuente. Suele presentarse en mujeres de 20 a 40 años con antecedentes de embarazo reciente. Es bilateral en hasta el 25% de las pacientes. Los granulomas en este contexto se centran en los lobulillos, a menudo con inflamación aguda superpuesta y microabscesos (fig. 19-4). Estas características de la mastitis granulomatosa idiopática se superponen con las de la mastitis granulomatosa quística neutrófila (MGQN), que suele presentarse como una tumoración de la mama, clínica o radiológica, en mujeres jóvenes que han tenido algún hijo. El rasgo característico clave de la MGQN es la presencia de pequeños espacios quísticos dentro de los granulomas, que se encuentran rodea-

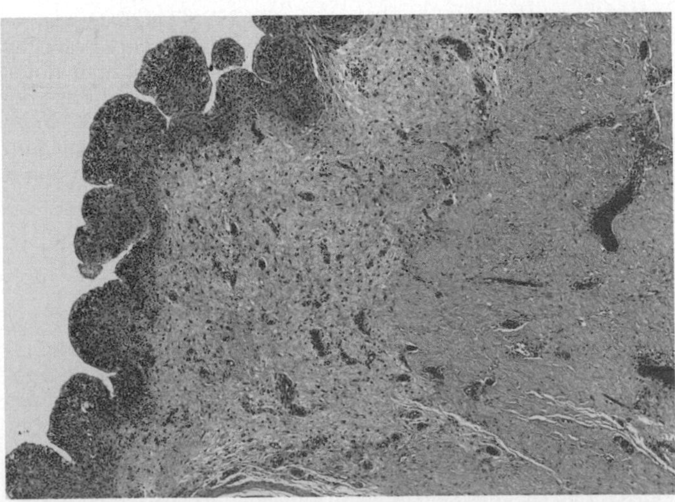

FIGURA 19-3. Cápsula alrededor del implante mamario que muestra metaplasia sinovial con hiperplasia papilar e inflamación crónica.

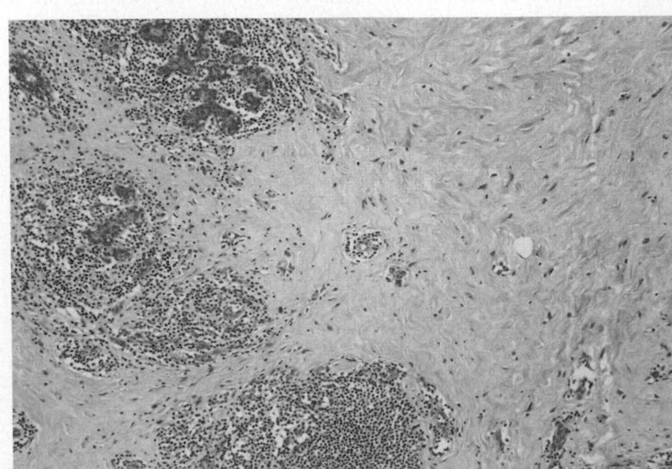

FIGURA 19-5. Mastopatía linfocítica. Los rasgos característicos incluyen infiltración linfocítica periductal y perivascular prominente en un estroma fibroso denso.

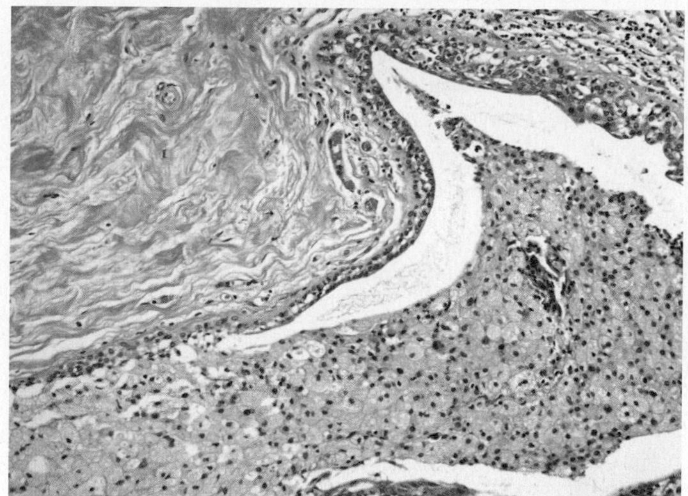

FIGURA 19-6. **Ectasia ductal.** Conducto dilatado lleno de histiocitos espumosos. El epitelio ductal presenta un infiltrado focal de histiocitos y se observa la inflamación crónica del estroma periductal.

dos de neutrófilos, en cuyo interior pueden encontrarse bacterias grampositivas (normalmente *Corynebacteria*).

La mastopatía linfocítica es una reacción autoinmune

La **mastopatía linfocítica**, también denominada **lobulitis linfocítica esclerosante**, es poco frecuente. A menudo se relaciona con otras enfermedades autoinmunitarias, en particular la diabetes mellitus de tipo 1 y la tiroiditis de Hashimoto. Desde el punto de vista clínico, la mayoría de los pacientes presenta una tumoración dura, que puede ser dolorosa a la palpación y, a veces, bilateral. Desde el punto histológico, muestra agregados circunscritos de pequeños linfocitos que rodean lobulillos, conductos y vasos. También son evidentes la atrofia lobular, el engrosamiento de la membrana basal y la fibrosis (fig. 19-5). El estroma interlobulillar muestra fibrosis densa y miofibroblastos epitelioides.

La mastitis esclerosante relacionada con inmunoglobulina G4 (IgG4) forma parte de la familia de enfermedades relacionadas con IgG4. Se caracteriza por masas indoloras unilaterales o bilaterales formadas por un denso infiltrado linfoplasmocitario nodular con folículos linfáticos y células plasmáticas positivas para IgG4. Los individuos afectados pueden presentar concentraciones séricas elevadas de IgG4.

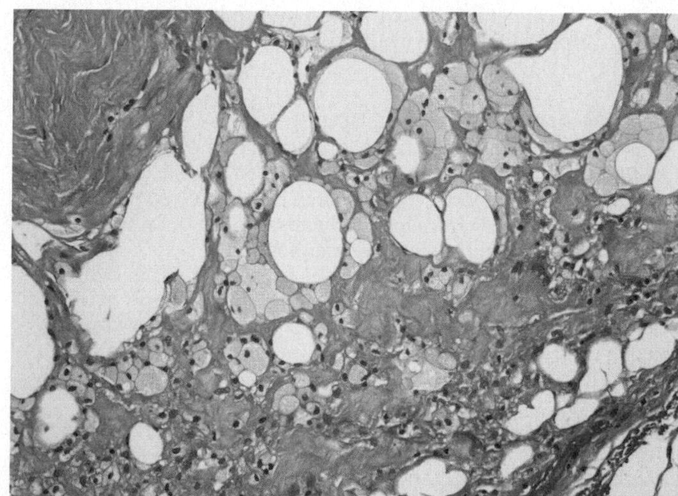

FIGURA 19-7. **Necrosis grasa.** Adipocitos necróticos con abundantes histiocitos espumosos.

La ectasia ductal puede provocar la rotura del conducto

La ectasia ductal se caracteriza por dilatación e inflamación periductal, con fibrosis de los conductos mamarios grandes e intermedios, que contienen material espeso. Las mujeres peri o posmenopáusicas son más propensas a presentar síntomas, como secreción serosa o sanguinolenta del pezón, tumoraciones o dolor. A medida que la enfermedad progresa, la fibrosis de la pared del conducto puede provocar la retracción del pezón. Los episodios de inflamación aguda pueden complicarse con la formación de abscesos o sinusitis. Los conductos dilatados contienen restos amorfos y macrófagos espumosos (fig. 19-6). El epitelio de revestimiento y el estroma periductal contienen células inflamatorias y macrófagos espumosos. La rotura del conducto provoca una respuesta inflamatoria crónica, a menudo con granulomas de cuerpo extraño. Con el tiempo, la fibrosis aumenta y puede obliterar los conductos.

La necrosis grasa podría simular un cáncer

Al igual que el carcinoma de mama, la necrosis grasa se presenta a menudo como una tumoración dura, a menudo con elevación cutánea a manera de tienda de campaña. Algunos pacientes pueden referir antecedentes de un traumatismo. Adipocitos necróticos, inflamación aguda, hendiduras de colesterol y hemorragia son todo rasgos evidentes al principio de la evolución de la enfermedad. Gradualmente se acumulan macrófagos espumosos y células gigantes multinucleadas que engullen gotas de lípidos (fig. 19-7). Con el tiempo se desarrolla fibrosis y calcificación distrófica.

LESIONES EPITELIALES BENIGNAS

La clasificación de las lesiones epiteliales benignas de la mama se basa en su riesgo de desarrollar un cáncer posterior. Las lesiones no relacionadas con un mayor riesgo son los **cambios mamarios no proliferativos** (p. ej., cambios fibroquísticos). La **enfermedad proliferativa sin atipia** conlleva un riesgo entre 1.5 y 2 veces mayor de desarrollar un carcinoma en un plazo de 5 a 15 años, y se clasifica simplemente como **enfermedad proliferativa de la mama.** Las **lesiones proliferativas con atipia** implican un riesgo relativo aún mayor (de 3 a 5 veces). Las pacientes con estas lesiones requieren un estrecho seguimiento clínico. Las que presentan un riesgo elevado pueden considerar opciones de tratamiento médico (p. ej., antagonistas de estrógenos).

El cambio fibroquístico es una respuesta fisiológica excesiva

El cambio fibroquístico (CFQ) es un cambio no proliferativo que incluye quistes macroscópicos y microscópicos, metaplasia apocrina, hiperplasia epitelial leve (≤ 4 capas celulares por encima de la membrana basal) y un aumento del estroma fibroso. El CFQ afecta a más de una tercera parte de las mujeres de 20 a 50 años, y luego disminuye después de la menopausia. La mayoría de las mujeres con CFQ son asintomáticas, pero algunas presentan nodularidad y, en ocasiones, dolor. El CFQ suele ser multifocal y bilateral.

ANATOMOPATOLOGÍA: en el estudio macroscópico, la mama en el CFQ se caracteriza por contener tejido fibroadiposo firme en cuyo interior pueden observarse múltiples quistes claros o con «cúpula azul», que surgen dentro de las ULCT (fig. 19-8A,B). Estos últimos quistes contienen un líquido oscuro y fino que confiere un color azulado mientras permanecen cerrados. Los quistes varían de 1 mm a varios centímetros de diámetro. Pueden carecer de revestimiento epitelial o estar revestidos por epitelio adelgazado y mioepitelio (fig. 19-8C). Su revestimiento puede incluir grandes células de tipo apocrino con abundante citoplasma granular eosinófilo y núcleos de localización basal (fig. 19-8D). El estroma circundante es a menudo esclerótico. La rotura del quiste puede provocar una respuesta inflamatoria. Con frecuencia suele observarse hiperplasia ductal leve «habitual» (*v.* más adelante; fig. 19-8C).

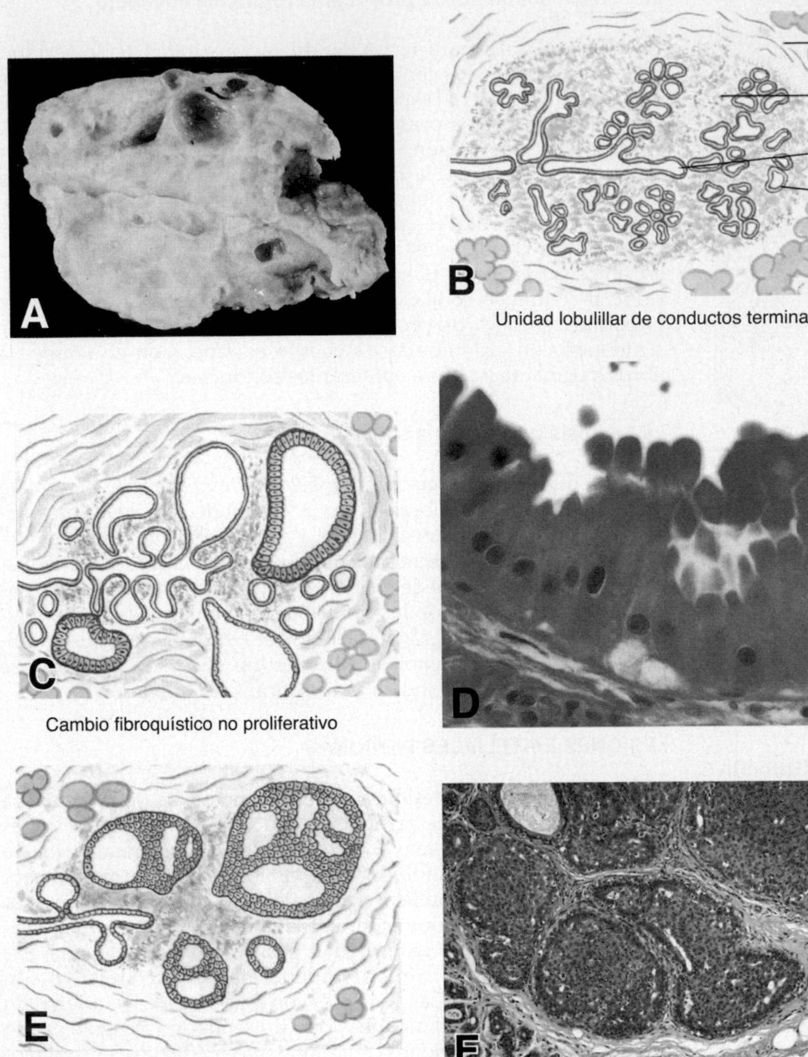

FIGURA 19-8. Cambio fibroquístico. A. Se observan quistes de diversos tamaños dispersos dentro del tejido conjuntivo fibroso denso. Algunos de los quistes son muy grandes y contienen restos proteináceos teñidos de sangre. **B.** Unidad lobulillar de conductos terminales normal. **C. Cambio fibroquístico no proliferativo.** Se combina la dilatación quística de los conductos terminales con grados variables de metaplasia apocrina del epitelio y aumento del estroma fibroso. **D.** Metaplasia apocrina. Las células epiteliales tienen características apocrinas con citoplasma eosinófilo. **E.** Enfermedad mamaria proliferativa. Hay dilatación de los conductos terminales e hiperplasia epitelial intraductal. **F.** Hiperplasia epitelial florida de tipo habitual. El epitelio del interior de los conductos prolifera y casi llena la luz del conducto, con espacios «secundarios» restantes de tipo hendidura. Los bordes citoplasmáticos son poco definidos y los núcleos tienen aspecto de redondo a oval, con superposición frecuente, lo que da como resultado un patrón en corriente.

La enfermedad proliferativa de la mama aumenta de forma variable el riesgo de cáncer

Hiperplasia epitelial habitual

La hiperplasia epitelial habitual se relaciona con un aumento de 1.5 a 2 veces del riesgo de cáncer de mama, que puede aparecer posteriormente en cualquiera de las mamas. La hiperplasia epitelial habitual se produce en la ULCT o, con menor frecuencia, en los conductos extralobulillares. Se caracteriza por un aumento de la celularidad en relación con la membrana basal (fig. 19-8E,F). La proliferación supera las cuatro capas de células, que a menudo atraviesan las luces de los conductos. Los núcleos pueden mostrar un patrón de flujo. Los espacios secundarios son de tipo hendidura, irregulares y, por lo común, de localización periférica. (fig. 19-8F). Proliferan células epiteliales tanto luminales como basales, estas últimas expresan citoqueratinas de alto peso molecular («basales»). La hiperplasia epitelial habitual no muestra alteraciones genéticas consistentes, y las alteraciones características observadas en la hiperplasia ductal atípica (HDA) y el carcinoma ductal *in situ* (CDIS) de bajo grado están ausentes (*v.* más adelante).

Adenosis esclerosante

La adenosis es una enfermedad proliferativa benigna en la que los ácinos aumentan de tamaño y de número. En la adenosis esclerosante (AE), la ULCT muestra componentes epiteliales, mioepiteliales y del estroma desorganizados. Las lesiones varían desde focos microscópicos hasta masas palpables que pueden confundirse clínica y radiológicamente con un carcinoma. La AE a menudo se calcifica, lo que puede justificar la realización de una biopsia con aguja gruesa cuando se observa en la mamografía. Sin embargo, no es un precursor de cáncer invasivo, y se agrupa con las lesiones proliferativas sin atipia a efectos de evaluación del riesgo.

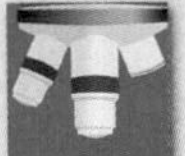

ANATOMOPATOLOGÍA: las lesiones de la AE muestran proliferación desorganizada de conductos, túbulos y células del estroma intralobulillar, lo que provoca la distorsión y expansión de los lobulillos y la obliteración de los espacios entre los conductos (fig. 19-9). La arquitectura lobulocéntrica de la ULCT se mantiene.

Algunos casos pueden ser difíciles de distinguir del carcinoma infiltrante, pero la inmunohistoquímica puede ayudar a demostrar la preservación de las células mioepiteliales alrededor de los conductos alterados.

Lesiones de las células cilíndricas

Las lesiones de células cilíndricas se encuentran a menudo en biopsias con aguja gruesa realizadas por calcificaciones mamográficas. Se clasifican adicionalmente como cambio de células cilíndricas, hiperplasia de células cilíndricas y atipia epitelial plana (AEP, que

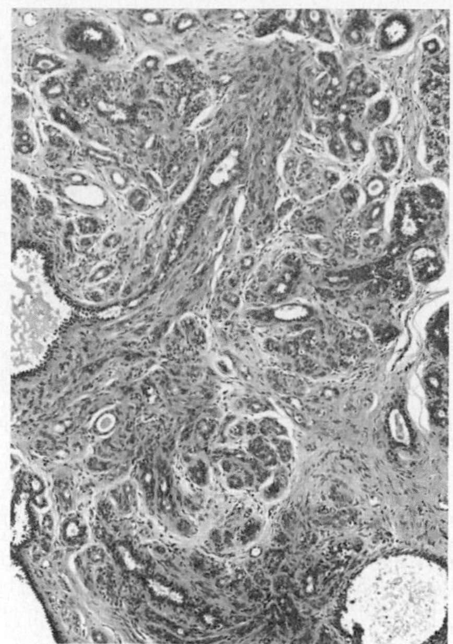

FIGURA 19-9. Adenosis esclerosante. Esta lesión se caracteriza por la proliferación de pequeñas estructuras abortivas similares a conductos, y expansión por células mioepiteliales que distorsionan el lobulillo donde surge. La lesión está bien circunscrita, a diferencia de una lesión cancerosa.

engloba el cambio de células cilíndricas con atipia y la hiperplasia de células cilíndricas con atipia). Todas tienen en común el agrandamiento de las ULCT y la dilatación de los ácinos. Estos últimos, dilatados, muestran a menudo contornos irregulares y pueden contener material secretor y calcificaciones. Las ULCT están revestidas por una o dos capas de células cilíndricas con núcleos uniformes, ovalados a alargados, con orientación perpendicular con respecto a la membrana basal. Los nucléolos son poco visibles y las mitosis, escasas. Aunque las características citológicas de la hiperplasia de células cilíndricas son similares en las distintas categorías, pueden aparecer más de dos capas celulares con apiñamiento y superposición de células. En tales casos, pueden predominar vesículas apicales en la superficie luminal de las células del epitelio cilíndrico. La AEP se diagnostica cuando existe atipia citológica de bajo grado. En este caso, las células muestran núcleos redondos uniformes y un ligero aumento de la relación núcleo/citoplasma. La polaridad celular se pierde y los nucléolos predominan de forma variable. Sin

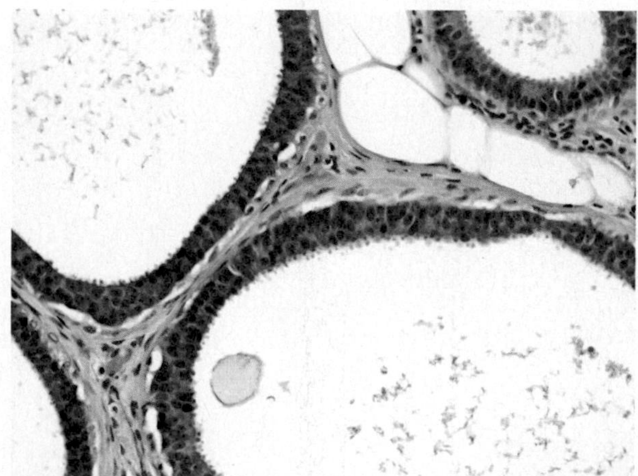

FIGURA 19-10. Atipia epitelial plana. Se observa un aumento del tamaño de la unidad lobulillar de conductos terminales (*ULCT*), como resultado de la dilatación de los ácinos lobulillares. Los ácinos están revestidos por una o dos capas de células epiteliales que muestran atipia citológica de bajo grado. Los núcleos son redondos, con nucléolos de consistencia variable, y presentan pérdida de su localización basal (pérdida de polaridad). La complejidad de la arquitectura no es una característica.

embargo, no se observan complejidades arquitectónicas, como micropapilas, puentes, barras o estructuras cribiformes (fig. 19-10).

La AEP puede ser concurrente con HDA, CDIS, hiperplasia lobulillar atípica/carcinoma lobulillar *in situ* (HLA/CLIS) y carcinoma infiltrante, especialmente carcinoma tubular. Las células de la AEP tienen una morfología similar a las de los carcinomas *in situ* e infiltrante concurrentes. La pérdida de heterocigosidad (LOH, *loss of heterozygosity*) se produce en la mayoría de los casos que son concurrentes con CDIS o carcinoma infiltrante. La pérdida característica de 16q que se observa en el CDIS de bajo grado y en el carcinoma infiltrante es el cambio recurrente que se detecta con más frecuencia en la AEP. Los limitados datos de desenlaces clínicos en pacientes con AEP sugieren que la recurrencia local y la progresión a carcinoma infiltrante no son frecuentes. Además, la AEP no parece estar relacionada con un mayor riesgo de cáncer de mama que el atribuible a las lesiones proliferativas de mama concurrentes.

Adenosis microglandular

La adenosis microglandular (AMG) es una forma poco frecuente de adenosis caracterizada por estructuras tubulares redondas que contienen material secretor disperso en el estroma fibroso y el tejido adiposo. Las glándulas están revestidas por una sola capa de células epiteliales y carecen de una capa de células mioepiteliales, aunque la membrana basal subyacente está conservada. Aunque se considera una lesión benigna, existe la posibilidad de que se desarrolle una AMG atípica, caso en el que puede aparecer un carcinoma *in situ* e infiltrante. Al igual que en el caso benigno, los cánceres que surgen de la AMG son negativos para el receptor de estrógeno (RE), el receptor de progesterona (RP) y el receptor 2 del factor de crecimiento epidérmico humano (HER2). También presentan mutaciones en *TP53* y alteraciones del número de copias.

Cicatriz radial/lesión esclerosante compleja

La cicatriz radial es una lesión esclerosante benigna compuesta por una escara fibroelástica central y conductos y lobulillos irradiados hacia la periferia. Si la lesión mide más de 1 cm, se denomina lesión esclerosante compleja. Las lesiones de mayor tamaño pueden detectarse por mamografía como estructuras estrelladas o espiculadas, con zonas centrales radiotransparentes que pueden ser difíciles de distinguir del cáncer.

ANATOMOPATOLOGÍA: la cicatriz radial se caracteriza por núcleos fibroelastóticos centrales que contienen pequeños conductos distorsionados atrapados (fig. 19-11). En los bordes, los conductos radiales y los lobulillos muestran diversas alteraciones benignas. En ocasiones, puede haber hiperplasia atípica o un carcinoma dentro de la lesión.

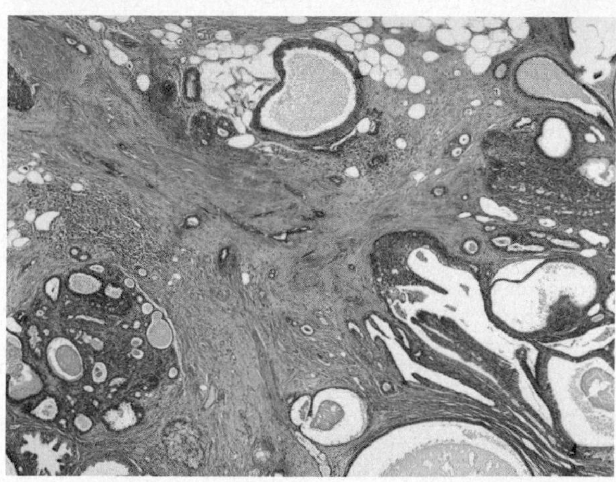

FIGURA 19-11. Cicatriz radial. Glándulas anguladas en un centro fibroelastósico, rodeadas por conductos benignos y quistes apocrinos en una distribución radial.

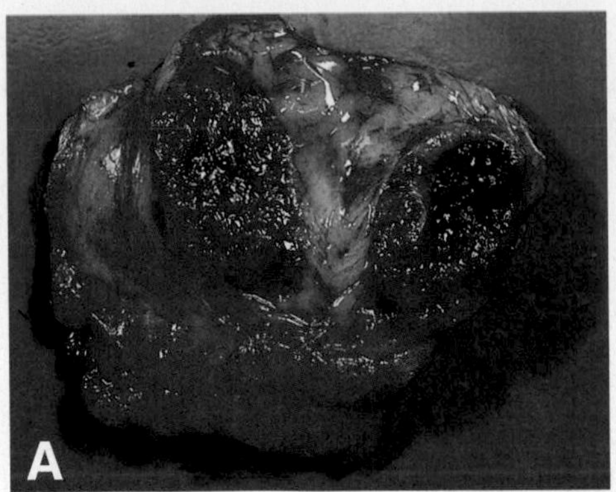

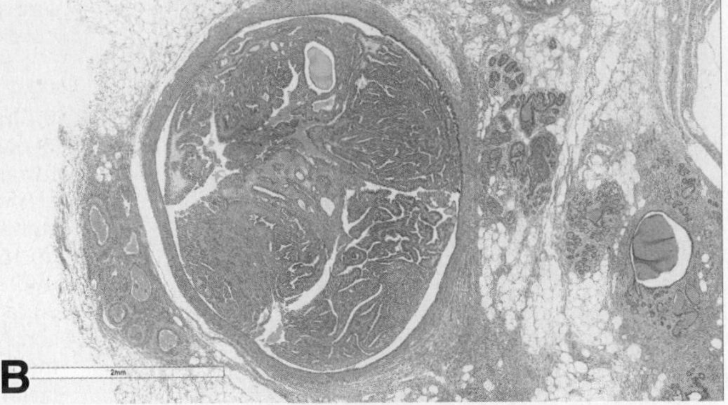

FIGURA 19-12. **Papiloma intraductal. A.** Se observa una gran masa papilar dentro de los conductos dilatados. **B.** Conducto subareolar dilatado que contiene múltiples papilas ramificadas con núcleos fibrovasculares.

CARACTERÍSTICAS CLÍNICAS: la cicatriz radial multiplica por dos el riesgo de cáncer de mama, que es aún mayor en mujeres con enfermedad proliferativa concurrente, con y sin atipia. Este aumento del riesgo afecta las mamas ipsolateral y contralateral, lo que indica que la cicatriz radial es un índice de mayor susceptibilidad general al cáncer de mama.

Dado que el cáncer puede aparecer en la cicatriz, suele recomendarse la extirpación quirúrgica, aunque evidencia reciente sugiere la existencia de pequeñas cicatrices radiales menores, sin atipia, a las que puede bastarles un seguimiento estrecho.

Papiloma intraductal

Los papilomas intraductales son lesiones benignas caracterizadas por la presencia de núcleos fibrovasculares en forma de dedos. Pueden dividirse en papilomas centrales, que afectan los conductos galactóforos y tienden a ser solitarios, y papilomas periféricos, que se originan en las ULCT y suelen ser múltiples. Las pacientes pueden presentar una lesión masiva o una secreción sanguinolenta del pezón. En la mamografía, los papilomas centrales se aprecian como tumoraciones bien circunscritas. Los papilomas periféricos pueden observarse como calcificaciones agrupadas o pequeñas masas nodulares. Por ecografía se observan lesiones de mayor tamaño como masas hipoecoicas bien definidas, con componentes sólidos y quísticos, adyacentes a conductos dilatados.

ANATOMOPATOLOGÍA: los papilomas varían desde focos microscópicos hasta masas de varios centímetros de diámetro (fig. 19-12A). Las lesiones de mayor tamaño suelen presentar focos de hemorragia o necrosis. Los espacios dilatados de los conductos contienen múltiples papilas ramificadas con núcleos fibrovasculares. Los conductos están revestidos por una capa de mioepitelio, sobre la que residen una o más capas de epitelio (fig. 19-12B). Puede haber hiperplasia epitelial florida de tipo habitual o HDA (fig. 19-13). Los papilomas suelen contener áreas de cambio apocrino y, con menor frecuencia, metaplasia de células escamosas. La esclerosis de las papilas o de las paredes de los conductos es variable, pero puede ser significativa y causar atrapamiento y distorsión del epitelio benigno en la periferia, lo que simula un proceso invasivo.

CARACTERÍSTICAS CLÍNICAS: los papilomas periféricos se asocian con mayor frecuencia a la aparición de cáncer de mama concurrente o posterior. El riesgo relativo de malignidad se duplica en pacientes con papilomas centrales y se triplica si los papilomas son periféricos. Si hay atipia, los riesgos relativos se multiplican por cinco y por siete, respectivamente. Si se detecta un papiloma en una biopsia con aguja gruesa, suele recomendarse su escisión, pero el tratamiento de los papilomas sin atipia está menos claro. Algunos centros optan por la vigilancia como alternativa a la escisión inmediata.

Lesiones proliferativas con atipia

Hiperplasia ductal atípica

ANATOMOPATOLOGÍA: la HDA es una proliferación epitelial intraductal constituida por una población doble de células epiteliales neoplásicas de bajo grado y células benignas. La población benigna puede estar formada por células de revestimiento normales o células proliferativas que muestran una hiperplasia epitelial de tipo habitual. La población neoplásica está formada por células pequeñas monomorfas, espaciadas de manera uniforme, con bordes citoplasmáticos bien definidos y núcleos redondos uniformes e hipercromáticos. Forman estructuras con una arquitectura compleja, como micropapilas, puentes rígidos, barras, láminas sólidas o con-juntos cribiformes (fig. 19-14). Si el conducto está lleno de células neoplásicas, y si están afectados dos espacios ductales que se extienden al menos 2 mm, la lesión se considera un CDIS de bajo grado. Si no se cumplen estos criterios, la mayoría de los anatomopatólogos designaría la lesión como HDA.

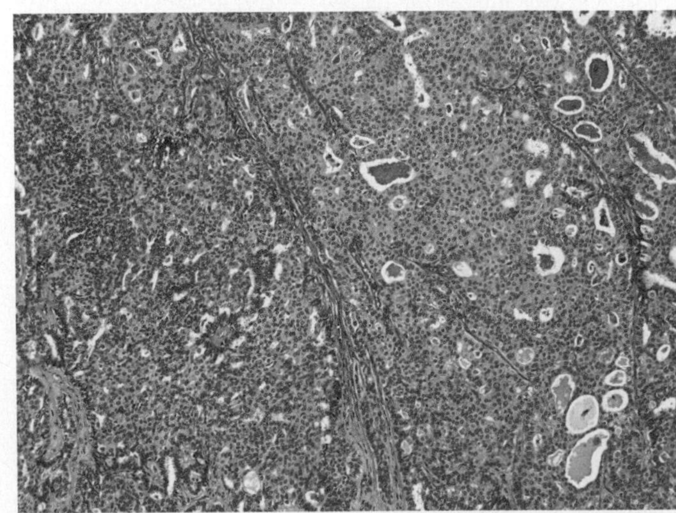

FIGURA 19-13. **Papiloma intraductal con focos** (*a la derecha de la imagen*) que muestran atipia citológica de bajo grado y atipia arquitectónica acorde con la hiperplasia ductal que se produce dentro de un papiloma (papiloma atípico).

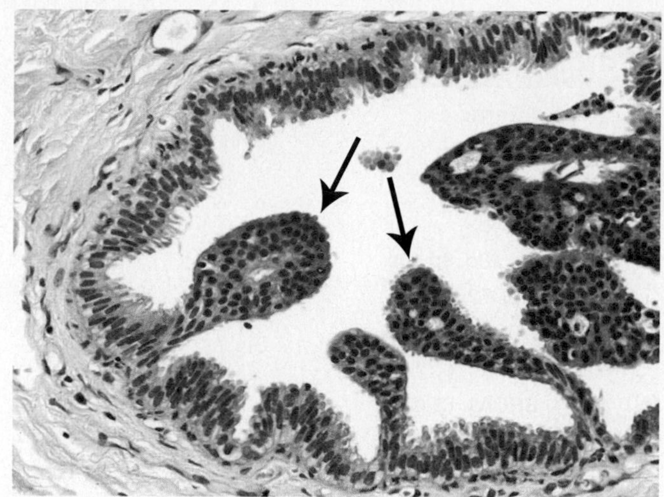

FIGURA 19-14. Hiperplasia ductal atípica. En la luz del conducto se proyectan micropapilas *(flechas)* constituidas por células con un cociente núcleo-citoplasma aumentado e hipercromía nuclear. Se observan células cilíndricas benignas residuales que revisten el conducto

PATOGENIA MOLECULAR: entre una tercera parte y la mitad de las lesiones de la HDA no muestra cambios genéticos aparentes. El resto, sin embargo, presenta varias alteraciones genéticas recurrentes que se superponen con las observadas en el CDIS de bajo grado. Los patrones comunes de alteraciones genéticas en las lesiones proliferativas de la mama se resumen en la tabla 19-1.

El riesgo relativo de cáncer de mama posterior en pacientes con HDA es de tres a cinco veces superior al de los controles emparejados por edad. Los cánceres se producen tanto en la mama ipsolateral como en la contralateral, aunque pueden aparecer con más frecuencia en la ipsolateral. Las pacientes con HDA son objeto de seguimiento con vigilancia activa. La terapia hormonal puede reducir el riesgo de desarrollar cáncer de mama. La identificación de HDA en una biopsia con aguja gruesa suele requerir la extirpación quirúrgica de la anomalía radiológica en vista del riesgo de evolución a CDIS o carcinoma infiltrante.

Hiperplasia lobulillar atípica

La HLA suele ser un hallazgo fortuito en una biopsia o escisión realizada por otros motivos, como una mamoplastia de reducción. En la HLA, las células son indistinguibles de las que se observan en el CLIS (*v.* más adelante), pero el grado de afectación de la ULCT es menor en la HLA que en el CLIS. Se observan menos ácinos afectados y menos de la mitad dentro del lobulillo presenta distensión (fig. 19-15A). Al igual que en el CLIS, las células de la HLA pueden extenderse en un patrón pagetoide (es decir, «hacia arriba») y afectar los conductos (fig. 19-15B). La morfología de la HLA y el riesgo asociado de cáncer de mama posterior se analizan más adelante.

LESIONES FIBROEPITELIALES

Surgen del estroma intralobulillar y contienen elementos tanto del estroma como epiteliales.

Fibroadenoma

Los fibroadenomas son tumores frecuentes, móviles, indoloros, bien definidos de la mama. Se diagnostican con mayor frecuencia en mujeres de 20 años a 35 años. Asintomáticos en el terreno clínico, las lesiones son bastante frecuentes y suelen identificarse por mamografía. Se trata de masas bien definidas que pueden calcificarse.

Por lo general, son lesiones solitarias, aunque pueden ser múltiples y bilaterales, con frecuencia máxima en las mujeres de ascendencia africana o caribeña.

ANATOMOPATOLOGÍA: los fibroadenomas son de redondos a ovalados y de consistencia gomosa (fig. 19-16A). Están claramente delimitados del tejido mamario circundante. La mayoría mide menos de 3 cm, pero en raras ocasiones pueden alcanzar los 20 cm en mujeres jóvenes o adolescentes. Los fibroadenomas tienen componentes tanto del estroma como epiteliales (fig. 19-16B). El estroma suele contener células fusiformes de celularidad variable, pero generalmente baja. En mujeres jóvenes, el estroma suele ser mixoide. Con la edad, el estroma puede volverse más denso y calcificarse. El componente epitelial surge de los constituyentes normales de la ULCT, y se conservan las capas epitelial y mioepitelial. El componente epitelial suele consistir en hiperplasia, especialmente en mujeres jóvenes. En raras ocasiones, puede producirse HDA, neoplasia lobulillar o CDIS dentro de los fibroadenomas. La relación del estroma con el epitelio suele ser uniforme en todas partes. Se reconocen dos patrones de crecimiento. En el patrón intracanalicular, el crecimiento del estroma comprime los conductos y causa hendiduras curvilíneas. El patrón pericanalicular se caracteriza por conductos que mantienen una configuración tubular, rodeados de proliferación del estroma. Estos patrones de crecimiento no tienen importancia pronóstica. Los fibroadenomas complejos muestran cambios benignos, como calcificaciones epiteliales, adenosis esclerosante (fig. 19-17), cambios apocrinos papilares o quistes de más de 3 mm. Las variantes de fibroadenomas incluyen los **adenomas tubulares**, en los que pequeñas estructuras tubulares están rodeadas por un estroma vascularizado poco celular (fig. 19-18), y los **fibroadenomas juveniles**, que son más frecuentes en adolescentes. Estos últimos crecen rápidamente y pueden alcanzar los 20 cm, por lo que causan preocupación clínica. Por su histología, los fibroadenomas juveniles se parecen a los fibroadenomas, aunque con más estroma celular e hiperplasia epitelial más prominente. El adenoma de la lactancia, también denominado hiperplasia nodular de la lactancia, se produce en el embarazo y el puerperio. En la mayoría de los casos, representa la fusión de unidades lobulares agrandadas con cambios relacionados con la lactancia.

Los fibroadenomas se extirpan mediante cirugía si plantean problemas clínicos o radiológicos. Pueden recidivar. Sin embargo, el riesgo de cáncer de mama posterior no aumenta en la gran mayoría de los casos.

Tumor filoide

Estos tumores, generalmente benignos, son poco frecuentes y representan menos del 1 % de los tumores de mama. Tienen componentes epiteliales y del estroma, este último neoplásico. El nombre deriva de la palabra griega *phyllos*, que significa 'hoja', porque muestran un patrón de crecimiento similar al de una hoja. Pueden aparecer a cualquier edad, pero son más frecuentes en la sexta década. Los tumores filoides se presentan como tumoraciones mamarias de crecimiento rápido. En la mamografía, están bien circunscritos o lobulillados. La ecografía puede mostrar áreas hiperecoicas internas en una masa hipoecoica.

ANATOMOPATOLOGÍA: los tumores filoides varían en tamaño desde unos pocos centímetros hasta 20 cm de diámetro. La mayoría son benignos y están bien circunscritos. Sus superficies de corte son firmes, brillantes y de color blanco grisáceo. Las hendiduras pueden ser prominentes. Al microscopio, las frondas de estroma leve o moderadamente hipercelular, con leve atipia citológica y pocas mitosis, forman estructuras en forma de hoja, que se proyectan en espacios quísticos (fig. 19-19). Estos espacios están revestidos por una doble capa de epitelio benigno y mioepitelio. El estroma varía de benigno e hipercelular a claramente sarcomatoso. Las lesiones malignas suelen mostrar bordes infiltrantes. Los tumores filoides se consideran malignos cuando están presentes las cinco características siguientes: *(1)* atipia citológica del estroma

TABLA 19-1

ALTERACIONES GENÉTICAS COMUNES ASOCIADAS CON LAS LESIONES MAMARIAS

Tipo de lesión	Otros	Alteración
HDA	Pérdida	16q, 17p
	Ganancia	1q
Tumores filoides	Ganancia	1q, 5p
	Pérdida	6q, 13q, 9p,10p
	Mutación	*MED12, TERT*
Poliposis adenomatosa familiar	Mutación	*APC*, β-catenina
	Pérdida	5q
Cáncer mamario familiar con alta penetrancia		BRCA1, BRCA2
	Li-Fraumeni	*TP53*
	Cowden	*PTEN*
	Cáncer gástrico difuso hereditario	*CDH1*
	Peutz-Jeghers	*STK11*
Cáncer mamario familiar con baja penetrancia	Ataxia telangiectasia	*ATM*
		PALB2
		RAD51C/D
	Variante de Li-Fraumeni	*CHEK2*
CDIS de bajo grado	Ganancia	1q
	Pérdida	16q
CDIS de alto grado	Ganancia	17q, 8q, 5p
	Pérdida	11q, 14q, 8p, 13q
	Amplificaciones	17, 6, 8, 11
Carcinoma papilar encapsulado		LOH, 16q, 1q
Neoplasia lobulillar	Ganancia	1q, 6q
	Pérdida	16p, 16q (especialmente 16q22.1), 17p, 22q
CLIS pleomorfo	Ganancias y pérdidas	Las mismas que la neoplasia lobulillar
	Amplificación	8q24, 17q12
	LOH	16q22.1, *TP53, HER2, BRCA1*
Ductal infiltrante inespecífico de bajo grado	Pérdida	16q
	Ganancia	1q, 16p
Ductal infiltrante inespecífico de alto grado		Heterogénea y aneuploide
Carcinoma lobulillar infiltrante	Pérdida	16q
	Ganancia	1q, 16p
Carcinoma lobulillar infiltrante de alto grado		Las mismas que el carcinoma lobulillar infiltrante
	Amplificación	8q24, 17q12, 20q13
Carcinoma tubular	Pérdida	16q (8p, 3p, 11q)
	Ganancia	1q, 16p
Carcinoma medular	Mutaciones (adquiridas)	*TP53, BRCA1*
	Inactivación epigenética	*BRCA1*
Micropapilar	Ganancia	8q, 17q, 20q
	Pérdida	6q, 13q
Carcinoma metaplásico	Mutaciones	*TP53*
Cáncer mamario en el hombre	Mutaciones hereditarias	*BRCA2*
	Mutaciones adquiridas	*TP53, PTEN, CHEK2*

CDIS, carcinoma ductal *in situ; CLIS*, carcinoma lobulillar *in situ; HDA*, hiperplasia ductal atípica; *LOH*, pérdida de heterocigosidad.

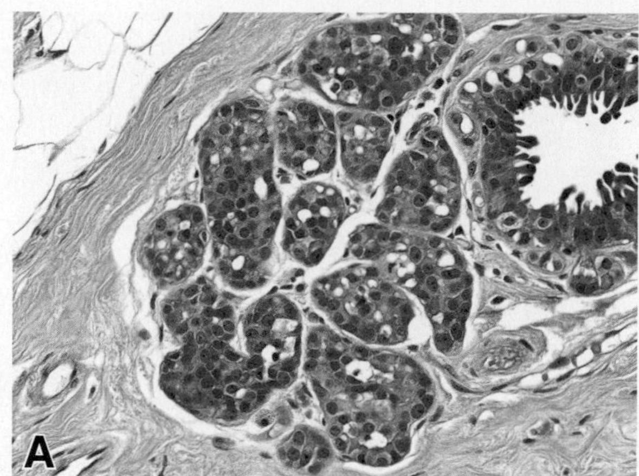
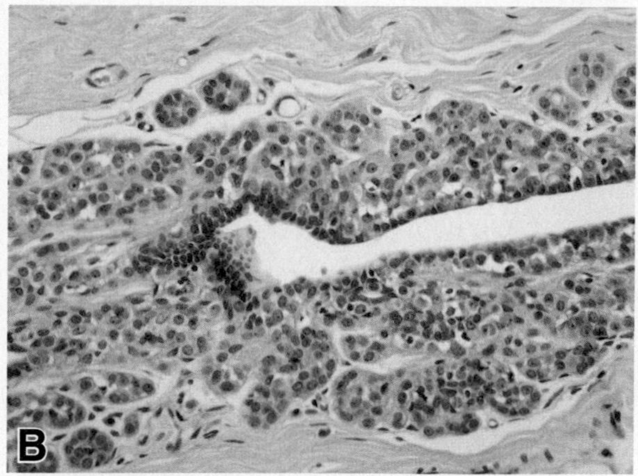

FIGURA 19-15. **A. Hiperplasia lobulillar atípica.** Hay distensión mínima de los ácinos lobulillares por un grupo uniforme de células con huecos intracitoplasmáticos y núcleos redondos que contienen pequeños nucléolos. **B. Diseminación pagetoide de células neoplásicas lobulillares hacia el conducto terminal.** Aquí las células atípicas yacen bajo una capa superficial atenuada de células epiteliales luminales.

significativa, *(2)* hipercelularidad del estroma, *(3)* mitosis abundantes (>10 por 10 campo de gran aumento), *(4)* sobrecrecimiento del estroma y *(5)* márgenes infiltrantes. Si hay elementos heterólogos malignos, como hueso, cartílago o grasa, la lesión se considera maligna, con independencia de la presencia de las demás características histológicas. Los tumores que contienen algunas de las cinco características histológicas mencionadas, pero no todas, se consideran limítrofes.

PATOGENIA MOLECULAR: las interacciones epitelio-estroma en los tumores filoides parecen influir en el crecimiento del estroma. En estos tumores se produce un aumento de la β-catenina activa a nivel de transcripción y de sus efectores anterógrados, como la ciclina D1, a través de la señalización de la vía Wnt, junto con ganancias recurrentes en 1q y 5p y pérdidas en 6q, 13q, 9p y 10p; asimismo, en algunos estudios se ha constatado que el patrón de alteraciones es específico del grado. Se han identificado mutaciones en la subunidad 12 del complejo mediador (MED12), que regula las actividades de una o más cinasas dependientes de ciclinas, tanto en fibroadenomas como en tumores filoides, lo que sugiere su papel como un acontecimiento temprano en la patogenia de los fibroadenomas y los tumores filoides. Las mutaciones en el promotor de TERT, con frecuencia asociadas a variantes de MED12, se identifican con un aumento de la malignidad en lesiones fibroepiteliales, lo que sugiere un papel mecanicista en la progresión. Tales variantes en los promotores de TERT activan de forma incorrecta el componente catalítico central de la telomerasa.

El riesgo principal de los tumores filoides benignos es la recidiva local, que se produce en entre el 10% y el 17% de las veces. La recidiva local es más frecuente en las lesiones malignas (23-30%). Las metástasis son raras en general (≤ 2%) y se limitan sobre todo a los tumores filoides malignos. ***Solo se observan componentes del estroma en las metástasis.*** Las metástasis en los nódulos linfáticos axilares son excepcionales.

LESIONES DEL ESTROMA

Las lesiones del estroma surgen de un estroma interlobulillar no especializado. Pueden originarse lesiones mesenquimatosas que se presentan fuera de la mama, como los lipomas o los tumores vasculares. También se encuentran lesiones del estroma específicas de la mama, como la hiperplasia seudoangiomatosa del estroma y el miofibroblastoma.

La hiperplasia estromal seudoangiomatosa simula una lesión vascular

La hiperplasia seudoangiomatosa del estroma es un proceso benigno que suele encontrarse de manera incidental en biopsias realizadas por otros motivos. En ocasiones se presenta como una masa bien definida e indolora, con una superficie homogénea al corte. Se

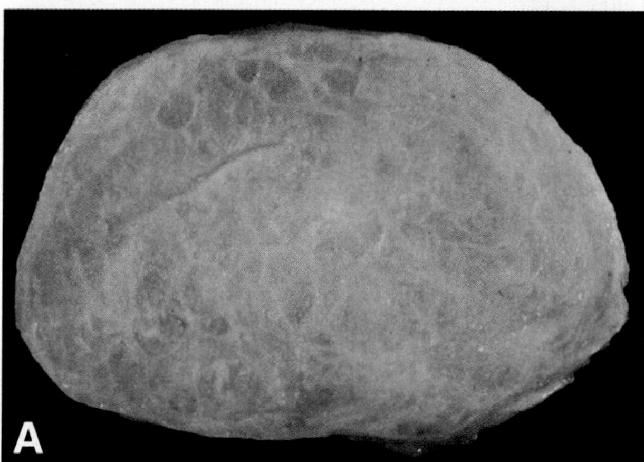
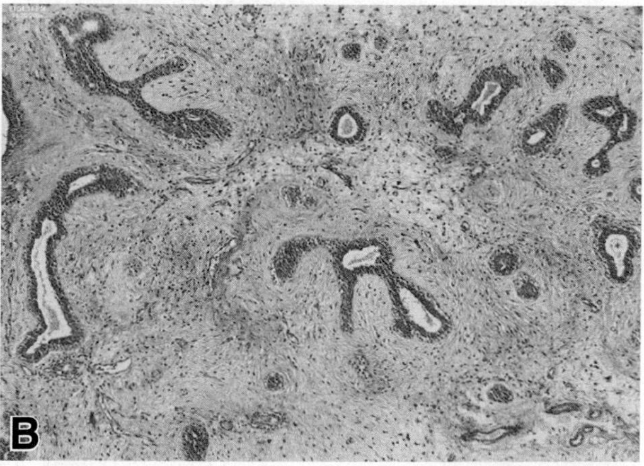

FIGURA 19-16. **Fibroadenoma. A.** Este tumor bien circunscrito fue enucleado con facilidad del tejido circundante durante la cirugía. La superficie de corte tiene la característica de ser de color blanco-pardo brillante y de aspecto tabicado. **B.** El examen microscópico muestra estructuras ductales epiteliales elongadas dentro de un estroma laxo mixoide.

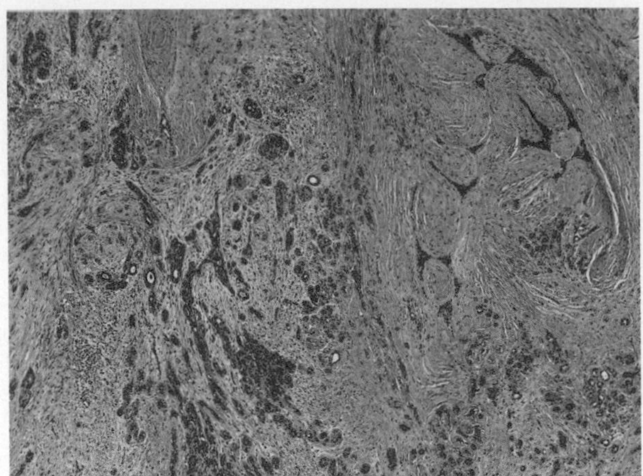

FIGURA 19-17. Fibroadenoma rodeado de adenosis esclerosante.

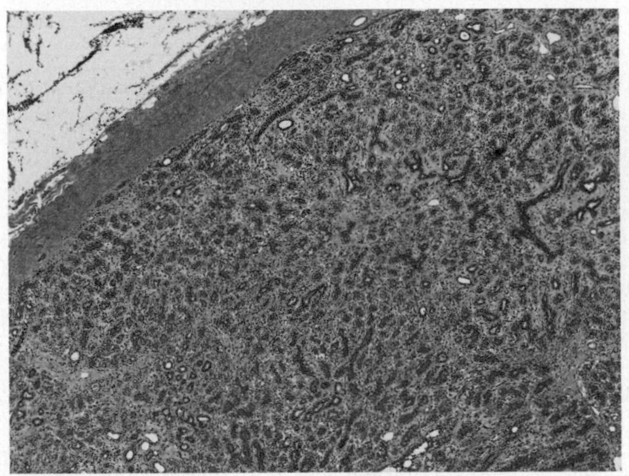

FIGURA 19-18. Adenoma tubular. Esta lesión fibroepitelial bien circunscrita contiene túbulos redondos estrechamente empaquetados que muestran poco estroma interpuesto.

observa con frecuencia en la ginecomastia y casi todas las pacientes son de edad premenopáusica, lo que sugiere que los factores hormonales podrían participar en su desarrollo y crecimiento.

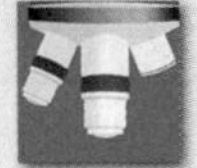

ANATOMOPATOLOGÍA: las lesiones son circunscritas, con una superficie homogénea de color caoba al corte, de entre 1 cm a 7 cm de diámetro. Los espacios anastomosados, los cuales rara vez contienen eritrocitos, se observan dentro del estroma colagenoso denso (fig. 19-20). Los miofibroblastos cercanos a tales espacios imitan a células endoteliales. Pueden observarse conductos vasculares reales dentro del estroma.

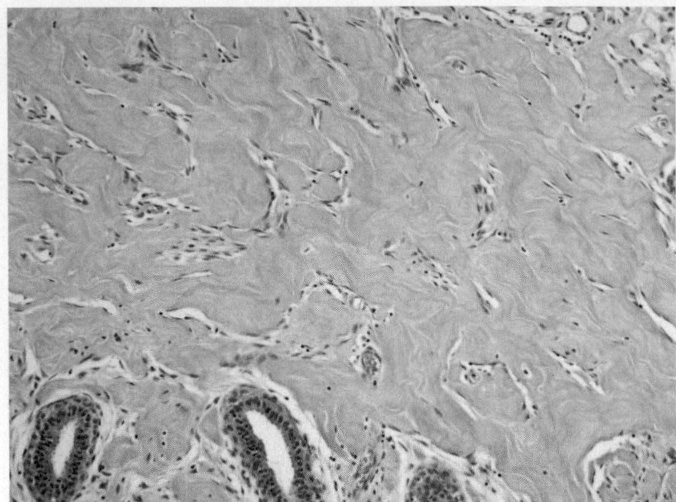

FIGURA 19-20. Hiperplasia seudoangiomatosa del estroma. Se observan espacios de tipo hendidura dentro de un estroma colagenizado. Los miofibroblastos se distribuyen de manera aislada en los bordes de los espacios, lo que se asemeja a células endoteliales. También son evidentes los capilares verdaderos.

La fibromatosis se compone de fibroblastos y miofibroblastos

La fibromatosis puede ser localmente agresiva, pero no causa metástasis. Estas lesiones suelen ser tumoraciones de firmes a duras, unilaterales e indoloras. La mayoría de las pacientes se encuentra alrededor de los 40 años, pero puede afectar a cualquier grupo de edad. La mamografía muestra una masa estrellada que se parece a un carcinoma.

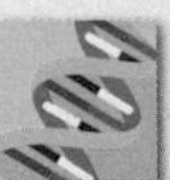

PATOGENIA MOLECULAR: la fibromatosis suele ser esporádica, pero puede relacionarse con la poliposis adenomatosa familiar (PAF) y el síndrome de Gardner. La PAF se debe a mutaciones en el gen oncosupresor (APC), que regula negativamente la translocación nuclear de la β-catenina. Las lesiones esporádicas y relacionadas con PAF muestran alteraciones genéticas en APC o β-catenina, que afectan la vía Wnt/β-catenina, con mutación de β-catenina o mutación o pérdida alélica de 5q, la localización del gen APC (tabla 19-1).

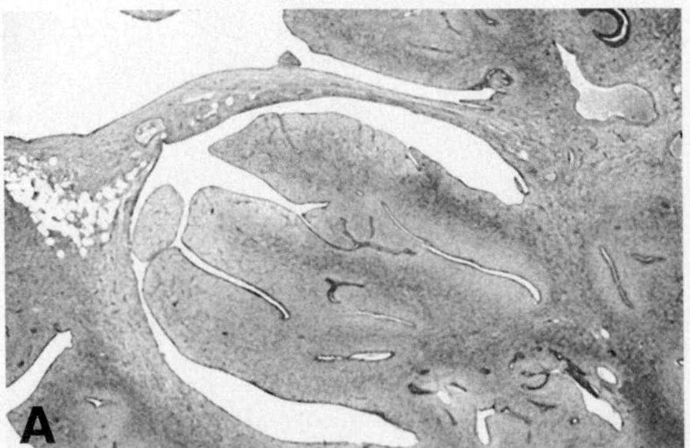

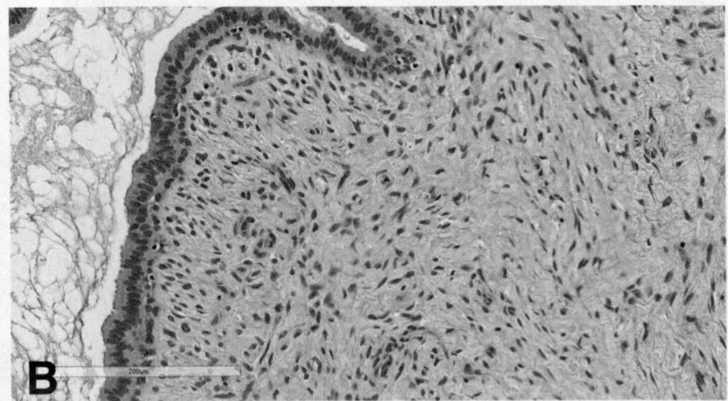

FIGURA 19-19. Tumor filoideo. A. Un tumor polipoide con patrón en hojas se expande dentro de un conducto. **B.** El componente del estroma adyacente al epitelio ductal es similar al observado en el fibroadenoma, pero más celular. La estructura ductal residual es benigna.

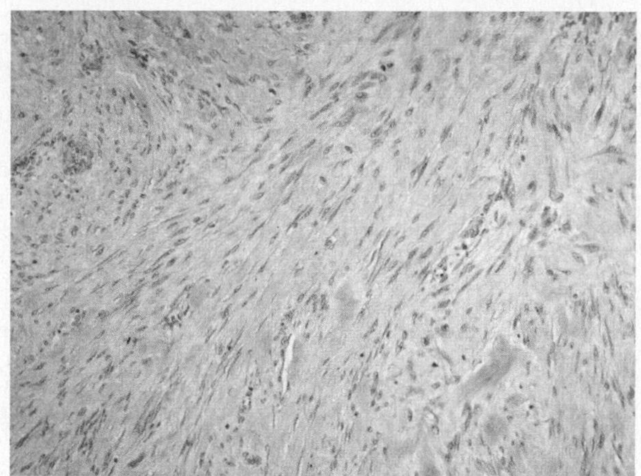

FIGURA 19-21. Fibromatosis. Haces entrelazados de células fusiformes sin atipia nuclear se mezclan con bandas focales de colágeno.

ANATOMOPATOLOGÍA: a grandes rasgos, la fibromatosis está mal definida y es firme, con bordes infiltrantes. Su tamaño varía entre menos de 1 cm y más de 10 cm. A nivel histológico, se caracteriza por fascículos amplios y haces entrelazados de células fusiformes u ovaladas de aspecto blando (fig. 19-21). El colágeno puede ser prominente. El tejido mamario normal adyacente está infiltrado por células fusiformes proliferantes, y en la periferia suelen observarse acumulaciones de linfocitos. No hay atipia celular, y las figuras mitóticas son raras (<3 por 10s campo de gran aumento). La demostración por inmunohistoquímica de la localización nuclear anómala de la β-catenina puede ayudar al diagnóstico, pero no es altamente sensible ni específica.

La fibromatosis recidiva localmente en el 20% al 30% de los pacientes. Aunque antes se recomendaba una escisión local amplia, en la actualidad en muchos centros se practica una vigilancia estrecha.

Miofibroblastoma

El miofibroblastoma es un tumor benigno poco frecuente de la mama que afecta por igual a hombres y mujeres. Es más frecuente en mujeres en la posmenopausia y hombres de edad avanzada. Se presenta como una tumoración móvil bien circunscrita, de crecimiento lento, que puede confundirse desde los puntos de vista clínico y radiológico con fibroadenomas. En la histología, son lesiones bien circunscritas, no encapsuladas, con fascículos cortos de células fusiformes blandas mezcladas con bandas de colágeno eosinófilo brillante. La presencia de grasa madura y mastocitos es variable. La actividad mitótica es leve. Estas lesiones se caracterizan por la deleción o reordenación de 13q14, con la consiguiente pérdida de *Rb1*, que codifica el supresor tumoral retinoblastoma.

CARCINOMA DE MAMA

El cáncer de mama es la neoplasia maligna más frecuente entre las mujeres de Estados Unidos. Su mortalidad en mujeres solo es superada por el cáncer de pulmón.

EPIDEMIOLOGÍA: la incidencia del cáncer de mama aumentó lentamente en la segunda mitad del siglo XX, pero se ha estabilizado o ha disminuido en los países desarrollados. En Estados Unidos, el riesgo de desarrollar cáncer de mama es de una de cada ocho mujeres. Sin embargo, dado que esta cifra representa el riesgo de por vida, sobrestima el riesgo real individual. En general, una de cada cinco mujeres con cáncer de mama morirá a causa de la enfermedad. Sin embargo, existen disparidades étnicas, y las mujeres afroamericanas presentan la tasa de mortalidad más elevada (31%). Las tasas de incidencia específicas por edad aumentan de manera drástica a partir de los 40 años. En los países industrializados con tasas elevadas de cáncer de mama, la incidencia sigue aumentando con la edad, y finalmente se estabiliza entre los 75 y los 80 años. En algunas poblaciones, incluidas las mujeres hispanas y afroamericanas, esa meseta se alcanza a una edad más temprana. El cáncer de mama es poco frecuente antes de los 35 años en todas las poblaciones.

La incidencia de los cánceres con negativos para RE aumenta rápidamente hasta los 50 años, edad a partir de la cual se estabiliza o disminuye. Por el contrario, el cáncer de positivo para RE sigue aumentando después de esa edad. Así pues, las edades máximas de aparición de los cánceres de negativos y positivos para RE son 50 y 70 años, respectivamente.

El cáncer de mama es entre cuatro y cinco veces más frecuente en los países industrializados occidentales que en los países en vías de desarrollo. El riesgo en hijas y nietas de mujeres que emigraron de países de baja incidencia a países occidentales aumenta en generaciones sucesivas. El uso generalizado de la mamografía de detección en la década de 1980 llevó a un incremento acentuado del porcentaje de cánceres de mama no infiltrantes (p. ej., CDIS). La frecuencia de cánceres infiltrantes pequeños también ha aumentado.

Sin embargo, aunque las pruebas de detección sistemática con mamografía han aumentado mucho la detección del cáncer mamario en estadios iniciales, no ha disminuido de forma considerable la incidencia del cáncer de mama en estadios avanzados. La mortalidad global ha disminuido del 30% al 20%, y la específica del estadio también ha mejorado. La mejora en el tratamiento ha contribuido de manera importante a la disminución de la mortalidad por cáncer de mama.

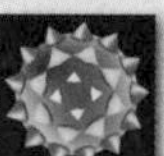

FACTORES ETIOLÓGICOS: se han identificado múltiples factores de riesgo de cáncer de mama, algunos de los cuales no pueden modificarse y otros pueden mitigarse (tabla 19-2). Las mujeres pueden estratificarse por el grado de riesgo de cáncer de mama. Las portadoras de una mutación de la línea germinal BRCA (*v.* más adelante) o con antecedentes de radiación torácica se consideran de alto riesgo. Las mujeres que han tenido varios familiares con cáncer de mama o que presentan múltiples factores de riesgo tienen un riesgo moderado.

TABLA 19-2
FACTORES DE RIESGO DE CÁNCER MAMARIO

No modificables	Modificables
Edad	Índice de masa corporal
Mutaciones de la línea germinal *BRCA*	Alimentación
Antecedentes familiares	Alcohol
Radiación del tórax	Estrógenos exógenos
Grupo étnico	Ejercicio
Talla	Tabaquismo
Edad en la menarquia	Antecedentes reproductivos
Edad en la menopausia	Edad en el primer parto a término
Densidad mamaria	Lactancia
Atipia en biopsia mamaria previa	

Los factores de riesgo no modificables son la edad, la procedencia étnica (mayor en la población caucásica no hispana), los antecedentes familiares, los factores genéticos (mutaciones de la línea germinal en *BRCA1* o *BRCA2*), la densidad mamaria y la edad temprana en el momento de la menarquia. Los factores de riesgo modificables son la edad tardía del primer hijo vivo, la alimentación, el índice de masa corporal elevado, el consumo de alcohol y el uso de hormonas exógenas.

CÁNCER DE MAMA ESPORÁDICO: solo alrededor del 25% de los cánceres de mama esporádicos tienen factores de riesgo identificables. Los factores que afectan el medio hormonal modifican el riesgo de padecer cáncer de mama.

- ***Los estrógenos estimulan el cáncer de mama en la mayoría de las pacientes***. La exposición acumulada a los estrógenos a lo largo de la vida determina el grado de este riesgo. Así, una menarquia precoz (menos de 11 años), una menopausia tardía y una edad más avanzada en el primer embarazo aumentan el riesgo. El embarazo antes de los 20 años es protector; la nuliparidad y el aplazamiento de la maternidad hasta después de los 35 años se relacionan con un riesgo relativo de dos a tres veces mayor. Los intervalos más largos de lactancia reducen el riesgo de cáncer de mama. La ovariectomía antes de los 35 años, pero no después, reduce de forma drástica el riesgo de cáncer de mama. Los antiestrógenos, incluidos el tamoxifeno y los inhibidores de la aromatasa, disminuyen el desarrollo de cáncer de mama positivo para RE. Los anticonceptivos orales no aumentan el riesgo de cáncer de mama, aunque la terapia hormonal sustitutiva (THS) aumenta ligeramente el riesgo, entre 1.2 y 1.7 veces.
- La **radiación** aumenta el riesgo de cáncer de mama, como se ha documentado en supervivientes de las explosiones de la bomba atómica en la Segunda Guerra Mundial y en mujeres que recibieron radiación para el linfoma de Hodgkin. La radiación en etapas tempranas de la vida (es decir, infancia o adolescencia) representa el mayor riesgo; no se ha constatado que la exposición después de los 40 años aumente la incidencia.
- Aunque se ha estudiado ampliamente la influencia de la **grasa alimentaria** en el riesgo de cáncer de mama, la evidencia que sugiere que la grasa total aumenta el riesgo después de la menopausia es limitada. Si existe tal asociación, es probable que el riesgo sea pequeño. Se postula que el efecto se produce a través de la modificación de las concentraciones de estrógenos circulantes. Estudios prospectivos sobre el consumo de carbohidratos en la alimentación no han demostrado asociaciones consistentes con el riesgo de cáncer de mama.
- El **consumo de alcohol** predice de manera sistemática tasas más elevadas de cáncer de mama, aunque el aumento es relativamente modesto. Los resultados del *Nurses' Health Study* mostraron que el consumo moderado de alcohol (de 3 a 6 bebidas a la semana) se relaciona con un aumento mínimo del riesgo de cáncer de mama (riesgo relativo de 1.15). La medida más importante fue el consumo acumulado medio de alcohol durante largos períodos, y tanto la ingesta al inicio como durante la vida adulta se asocian de manera independiente con el riesgo de cáncer mamario. También se encontró una asociación con el consumo excesivo intermitente.
- En la menopausia, las mujeres con **sobrepeso** u **obesidad** corren un mayor riesgo de padecer cáncer de mama. La adiposidad central se ha correlacionado de manera positiva con el riesgo. Como dato interesante, la obesidad parece tener un efecto opuesto en el riesgo de cáncer de mama en la premenopausia. La pérdida de peso después de la menopausia que logra mantenerse estable se relaciona con un menor riesgo de cáncer de mama, en particular de tumores positivos para ER.
- El **tabaquismo activo**, sobre todo si se inicia a una edad temprana y se mantiene durante un intervalo prolongado, aumenta el riesgo de desarrollar cáncer de mama en alrededor de un 20%. Este riesgo está muy relacionado con un polimorfismo en el gen *NAT2*, que codifica la *N*-acetiltransferasa 2, que da lugar a una reducción del metabolismo de los carcinógenos del humo de los cigarrillos (acetilación lenta). El riesgo de cáncer de mama asociado al tabaquismo pasivo está menos establecido, pero algunos estudios sugieren que las mujeres más jóvenes, principalmente en la premenopausia, no fumadoras y con una exposición significativa durante períodos prolongados pueden tener un riesgo mayor.
- La densidad mamaria refleja las cantidades relativas de estroma y epitelio frente a tejido adiposo en el tejido mamario. Las pacientes con **mamas más densas** (≥75% de densidad) tienen un riesgo entre cuatro y cinco veces mayor de padecer cáncer de mama. En la densidad influyen la edad, la paridad, el índice de masa corporal y el estado menopáusico, aunque es probable que los factores genéticos también desempeñen un papel.
- Los niveles más altos de **actividad física** se asocian a una reducción del riesgo de cáncer de mama, y la mayoría de los estudios muestran evidencia de una relación dosis-respuesta. El beneficio de la actividad es independiente del origen étnico. El mecanismo no se conoce bien.
- Las biopsias mamarias previas que muestran **hiperplasia atípica** o **enfermedad mamaria proliferativa no atípica** incrementan el riesgo relativo de 4 a 5 veces y de 1.5 a 2 veces, respectivamente (*v.* anteriormente). Las mujeres con un cáncer de mama previo tienen un riesgo 10 veces mayor de desarrollar un segundo tumor primario en la mama ipsolateral o contralateral. El tratamiento hormonal con antiestrógenos disminuye este riesgo.

PATOGENIA MOLECULAR: CÁNCER DE MAMA FAMILIAR: la asociación más sólida con un mayor riesgo de cáncer de mama es el antecedente familiar de cáncer de mama a una edad temprana en familiares de primer grado. El riesgo es mayor si el familiar se vio afectado a una edad temprana o tuvo un cáncer de mama bilateral. La enfermedad familiar representa el 10% de los cánceres de mama. Las variantes patogénicas en dos genes de susceptibilidad al cáncer de mama de alto riesgo, BRCA1 y BRCA2, son responsables del 20% al 50% de los tumores familiares. Parte de la susceptibilidad hereditaria al cáncer de mama forma parte de síndromes familiares de susceptibilidad al cáncer más generalizados (tabla 19-1). Se han identificado polimorfismos hereditarios frecuentes mediante estudios de asociación del genoma completo, pero los 20 alelos de bajo riesgo más comunes identificados hasta la actualidad representan menos del 5% del riesgo familiar.

BRCA1 y *BRCA2* son genes supresores tumorales que muestran un patrón de herencia autosómico dominante con penetrancia variable. *BRCA1*, en el cromosoma 17q21, interviene en la reparación del ADN, la regulación transcripcional, la remodelación de la cromatina y la ubiquitinación de proteínas. Las mutaciones patogénicas de la línea germinal en *BRCA1* confieren un riesgo de cáncer de mama a lo largo de la vida de entre el 37% y el 85% a los 70 años, y más de la mitad de los cánceres se producen antes de los 50 años. En las mujeres mayores de 70 años, las mutaciones de la línea germinal en *BRCA1* representan menos del 2% de los cánceres. Sin embargo, el 30% de los cánceres en mujeres menores de 45 años se dan en portadoras de mutaciones. Las portadoras también tienen un riesgo significativamente mayor de padecer otros tipos de cáncer, sobre todo de ovario, con un riesgo a lo largo de la vida de entre el 15% y el 40%. La incidencia de cáncer de cuello uterino, endometrio, tubas uterinas y estómago es elevada, y el cáncer de próstata es más frecuente en los hombres portadores. Alrededor del 0.1% de la población tiene una mutación en la línea germinal del *BRCA1*, pero las tasas son más elevadas en los judíos asquenazíes y los francocanadienses. Los cánceres de mama que se desarrollan en pacientes con mutaciones en la línea germinal suelen ser carcinomas ductales infiltrantes de alto grado sin tipo especial (NST, *no special type*). Sin embargo, muestran muchas de las características presentes en los cánceres de tipo medular, con bordes que protruyen, respuestas inflamatorias prominentes, formación tubular ausente, recuentos mitóticos elevados y pleomorfismo

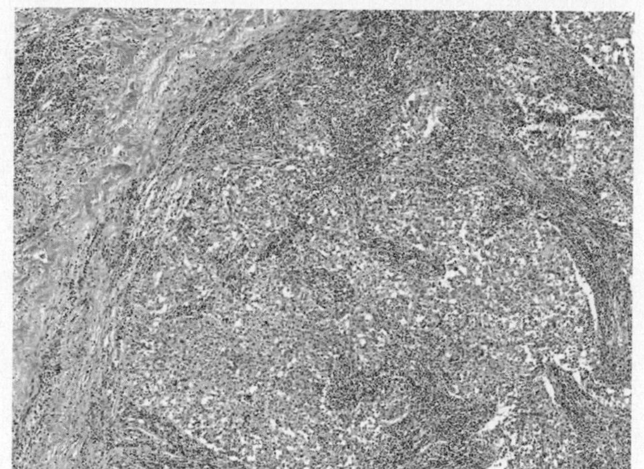

FIGURA 19-22. Cáncer mamario asociado a *BRCA1*. Carcinoma ductal invasivo de alto grado, de tipo no específico, caracterizado por bordes que protruyen y un infiltrado linfocitario notable.

nuclear significativo (fig. 19-22). En las portadoras de *BRCA1*, la mayoría de los cánceres son negativos para RE, RP y HER2, con mutaciones más frecuentes de *p53*. Es común la edad juvenil al inicio.

Las mutaciones de la línea germinal en *BRCA2*, localizado en el cromosoma 13q12, se relacionan con un riesgo de por vida del 30% al 40% de desarrollar cáncer de mama y un mayor riesgo de cáncer de ovario. Además, también aumenta la incidencia de melanomas del tracto uveal y de la piel, así como de cánceres de páncreas y vías biliares. Los hombres portadores de mutaciones *BRCA2* también corren riesgo de padecer cáncer de mama y de próstata. Las mujeres desarrollan sobre todo tumores ductales infiltrantes NST de alto grado, los cuales, tal como se definen a continuación, no muestran características histológicas específicas o «especiales». Los cánceres relacionados con *BRCA2* suelen ser con mayor frecuencia positivos para RE y RP que los cánceres *BRCA1*. La amplificación del gen *HER2* es poco frecuente. Al igual que *BRCA1*, *BRCA2* codifica una proteína implicada en la reparación del ADN. También puede desempeñar otras funciones importantes en la supresión de la carcinogenia.

El cáncer de mama no es una enfermedad única. Por ejemplo, el fenotipo molecular sugiere que los cánceres de mama positivos para RE y negativos para RE son entidades distintas. Además, se cree que la evolución del cáncer de mama sigue dos vías diferentes basadas en el grado, denominadas vías de neoplasia de bajo grado y de alto grado. Los tumores de bajo grado expresan receptores hormonales y carecen de sobreexpresión de *HER2*. Sus cariotipos son diploides, o casi diploides, y presentan cambios recurrentes en el número de copias, como la deleción 16q y ganancias 1q y 16p. Por el contrario, los tumores de alto grado constituyen un grupo más heterogéneo. Con frecuencia carecen de expresión de receptores hormonales, muestran sobreexpresión de *HER2* o son negativos para RE, RP y HER2 (es decir, son triple negativos [TN]). A menudo presentan aneuploidía y cariotipos complejos. Solo una pequeña cantidad de mutaciones genéticas están presentes en un alto porcentaje de tumores (*v.* cap. 5). Entre estas se incluyen *PTEN*, *PIK3CA* y *TP53*. Las comparaciones genéticas de tumores primarios y metastásicos emparejados muestran que los tumores son en gran medida mosaicos de subclones de células cancerosas, y las metástasis pueden derivar de subpoblaciones con genética distinta en el tumor primario (*v.* cap. 5).

El carcinoma ductal *in situ* es un precursor no obligado del cáncer infiltrante

El carcinoma de mama puede presentarse *in situ* (sin exceder la membrana basal de la glándula) o ser **infiltrante** (o **invasivo**), cuando las células malignas traspasan la membrana basal y se infiltran en el estroma mamario adyacente. La subclasificación se basa en la morfología, la inmunohistoquímica y el perfil molecular. De las mujeres con CDIS comprobado mediante biopsia que no reciben tratamiento adicional, entre el 20% y el 30% desarrolla posteriormente un cáncer invasivo.

Carcinoma ductal *in situ*

El CDIS identifica un grupo heterogéneo de lesiones que varían en sus características arquitectónicas y citológicas, así como en su evolución natural. Estas anomalías se consideran precursoras no obligatorias de carcinoma infiltrante, y la probabilidad de progresar a invasión varía con el subtipo histológico, el grado y la extensión. La incidencia del CDIS se disparó con la generalización, a mediados de la década de 1980, de la mamografía para la detección sistemática del cáncer de mama. Antes representaba alrededor del 5% de los cánceres de mama, sin embargo, en la actualidad representa el 25% de los cánceres de mama en poblaciones sometidas a detección sistemática. Pero, el aumento de la detección del CDIS no se ha asociado a una menor incidencia de cánceres de mama avanzados, y la relación precursor-producto entre las lesiones categorizadas como CDIS y el cáncer de mama infiltrante sigue sin estar clara.

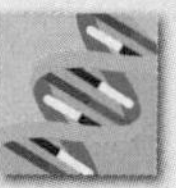

PATOGENIA MOLECULAR: en algunos casos, el CDIS parece ser un precursor del carcinoma de mama infiltrante. En tales casos, el CDIS se observa a menudo junto con carcinomas infiltrantes. Los tumores no infiltrantes y sus homólogos que sí lo son suelen mostrar un aspecto citológico y un grado nuclear similares. También comparten alteraciones moleculares y citogenéticas distintas. Sin embargo, los mecanismos responsables de la posible progresión del CDIS a carcinoma infiltrante no se conocen bien. Además, mediante análisis moleculares se han identificado diferencias en el número y tipo de alteraciones cromosómicas en el CDIS de bajo y alto grado (tabla 19-1). En estos últimos se observa un mayor número de alteraciones, pero no necesariamente coinciden con las observadas en las lesiones de bajo grado. El CDIS de grado intermedio comparte alteraciones de ambos grupos. Los carcinomas invasores que aparecen asociados a CDIS comparten grado y alteraciones moleculares. Por tanto, el CDIS de bajo grado y el de alto grado son entidades fundamentalmente distintas, y una no parece evolucionar hacia la otra. Lo mismo parece ocurrir con el cáncer infiltrante de bajo y alto grado. Es probable que existan múltiples vías de carcinogenia y progresión.

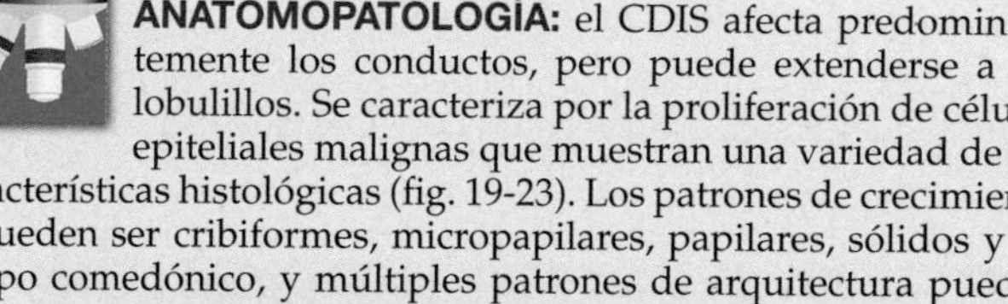

ANATOMOPATOLOGÍA: el CDIS afecta predominantemente los conductos, pero puede extenderse a los lobulillos. Se caracteriza por la proliferación de células epiteliales malignas que muestran una variedad de características histológicas (fig. 19-23). Los patrones de crecimiento pueden ser cribiformes, micropapilares, papilares, sólidos y de tipo comedónico, y múltiples patrones de arquitectura pueden coexistir en una sola lesión. Más importante, desde el punto de vista pronóstico, es el grado nuclear: bajo, intermedio y alto. Sin embargo, la heterogeneidad en el grado no es infrecuente.

- **CDIS de alto grado**: está constituido por grandes células pleomorfas con una variación importante de tamaño y forma. Estas células tienen abundante citoplasma, núcleos irregulares con nucléolos prominentes y cromatina gruesa. Proliferan con suma rapidez. La necrosis intraductal es frecuente (fig. 19-24) y se manifiesta en el examen macroscópico como conductos distendidos con material necrótico blanco parecido a comedones, de ahí el término **necrosis comedógena**. Los restos necróticos celulares sufren a menudo calcificación distrófica, que puede apreciarse en la mamografía como calcificaciones lineales ramificadas. Las células permanecen en los espacios del conducto, pero puede producirse una inflamación crónica periductal con formación de nuevos vasos. El CDIS se disemina a través del sistema de conductos y a menudo solo hace más allá de los bordes detectados por exploración clínica, lo

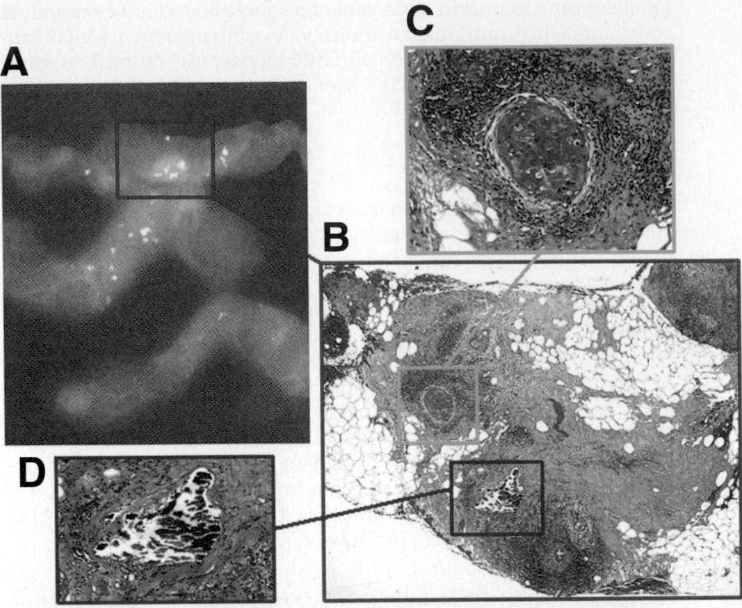

FIGURA 19-23. Carcinoma ductal *in situ*. A. Radiografía del espécimen de una biopsia con aguja gruesa que muestra calcificaciones lineales y puntiformes atípicas, muy sospechosas de cáncer. **B.** Microfotografía de bajo aumento que muestra un carcinoma ductal *in situ* de alto grado. **C.** Imagen de gran aumento de un conducto expandido por un carcinoma ductal *in situ*. **D.** Microfotografía de gran aumento de una calcificación hística.

que dificulta la obtención de bordes claros en la cirugía conservadora de la mama. Pueden observarse células malignas con alto grado nuclear en cualquiera de los patrones de crecimiento anteriores.

- **CDIS de bajo grado**: en el otro extremo del espectro histológico, las células del CDIS de bajo grado son uniformes, pequeñas y con espacios uniformes, con núcleos hipercromáticos redondos y regulares (fig. 19-25). Las mitosis son infrecuentes. Predominan los patrones de crecimiento micropapilar o cribiforme, y los patrones de crecimiento sólido son menos frecuentes. Aunque la necrosis es infrecuente, pueden observarse focos de necrosis puntiforme o comedógena.
- **CDIS de grado intermedio**: este grado se encuentra entre las formas de alto y bajo grado. Las células muestran un pleomorfismo moderado, pero mantienen un cierto grado de polarización (fig. 19-26). Es común la proliferación sólida o cribiforme.
- **Carcinoma microinfiltrante**: este patrón se define como uno o más focos de carcinoma infiltrante, ninguno de los cuales supera 1 mm de diámetro (fig. 19-27). ***Esta lesión suele producirse en el contexto de un CDIS de alto grado.***

En ocasiones pueden requerirse estudios de inmunohistoquímica que ayuden al diagnóstico del CDIS, que se distingue de la hiperplasia epitelial de tipo usual porque el CDIS no presenta tinción de la citoqueratina de alto peso molecular. Sin embargo, algunos CDIS de alto grado pueden teñirse con las tinciones para citoqueratinas «basales» de alto peso molecular. Las tinciones para marcadores celulares mioepiteliales (cadena pesada de la miosina de músculo liso, calponina, p63, etc.) confirmarán que la lesión es *in situ* y ayudarán en casos con focos sospechosos de microinvasión.

El CDIS de grados bajo e intermedio suelen mostrar una fuerte tinción difusa para del RE. Las lesiones de alto grado muestran con menor frecuencia tinción para RE, pero a menudo (hasta el 60 % de los casos) sobreexpresan HER2. Esta frecuencia es mayor que la observada en el carcinoma infiltrante.

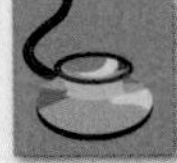

CARACTERÍSTICAS CLÍNICAS: en la mamografía, el CDIS se detecta con máxima frecuencia como calcificaciones. Un pequeño porcentaje de mujeres, sin embargo, acudirá con síntomas de una lesión tumoral o con enfermedad de Paget del pezón (*v.* más adelante).

El CDIS se trata mediante extirpación quirúrgica. La mastectomía suele reservarse para las mujeres con enfermedad extensa. En muchos casos es posible realizar una cirugía conservadora de la mama, y la radiación adyuvante reduce el riesgo de recurrencia. En algunas pacientes con CDIS de bajo riesgo, la extirpación puede ser suficiente. En ensayos clínicos en curso se está eva-

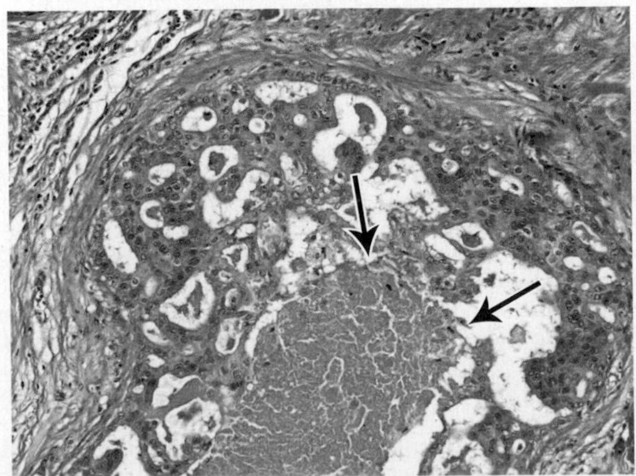

FIGURA 19-24. Carcinoma ductal *in situ* (CDIS) con necrosis comedógena. Carcinoma intraductal con arquitectura cribiforme y necrosis comedógena central *(flechas)*.

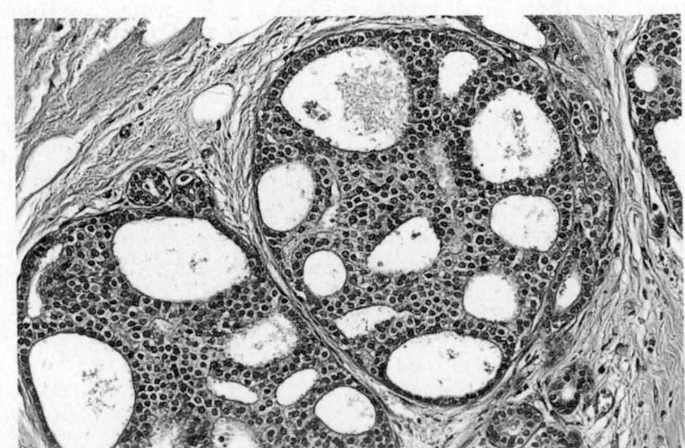

FIGURA 19-25. Carcinoma ductal *in situ* de tipo no comedónico. Es evidente la distribución cribiforme de las células tumorales.

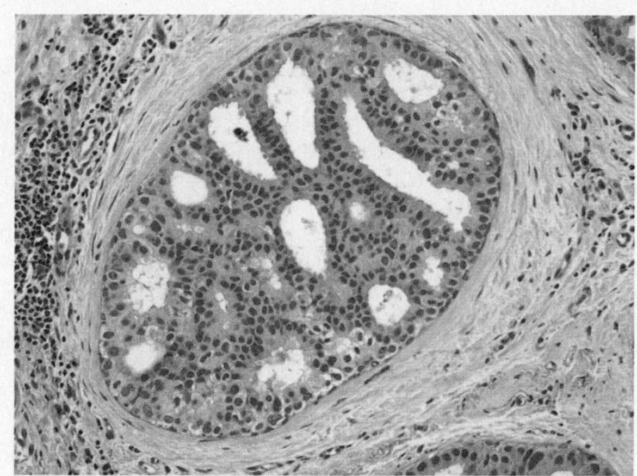

FIGURA 19-26. Carcinoma ductal *in situ* de grado intermedio. Este grado muestra pleomorfismo nuclear moderado y cierta polarización de las células alrededor de los espacios secundarios.

luando la vigilancia activa, en lugar de la extirpación, en mujeres seleccionadas con CDIS de bajo riesgo.

Cuando el CDIS reaparece, generalmente lo hace en el lugar de la cirugía anterior y, en la mitad de los casos, como carcinoma infiltrante. Las metástasis nodulares se producen en menos del 1% de las pacientes con CDIS. Estos casos plantean la posibilidad de que se hayan pasado por alto focos de invasión durante la exploración de las lesiones primarias. El tratamiento antihormonal reduce el riesgo de recurrencia o progresión del CDIS en los casos positivos para receptores hormonales. En términos generales, los factores pronósticos importantes para los pacientes con CDIS incluyen tamaño de la lesión, el grado nuclear, presencia de necrosis comedógena y compromiso de los bordes. La mortalidad específica del cáncer es extremadamente baja, con el 1% al 2.6% de muertes por cáncer infiltrante de 8 a 10 años después del diagnóstico de CDIS.

El carcinoma papilar encapsulado es un tumor de escasa malignidad

El carcinoma papilar encapsulado engloba lesiones anteriormente denominadas carcinoma papilar intraquístico o enquistado. Sin embargo, los estudios inmunohistoquímicos muestran una ausencia de células mioepiteliales en su periferia, y no está claro si estos tumores son realmente *in situ* o infiltrantes. Datos limitados muestran que presentan LOH en 16q y 1q. Estos tumores no son agresivos y las metástasis son infrecuentes. Aunque sigue siendo controvertido, en la actualidad se clasifican como enfermedad Tis (carcinoma *in situ*). Si hay algún indicio de carcinoma infiltrante convencional, el estadio del tumor se basa en la extensión del componente invasivo.

A nivel macroscópico, se trata de masas sólidas bien delimitadas, parcialmente quísticas, a menudo hemorrágicas. A nivel microscópico, la lesión consiste en núcleos fibrovasculares revestidos por una o más capas de células epiteliales malignas, sin capa intermedia de células mioepiteliales (fig. 19-28). Las células suelen ser de grado bajo a intermedio. En su borde, el tumor tiene un borde liso que protruye y está rodeado por una cápsula. Si se produce una invasión franca del estroma, la lesión se clasifica como carcinoma infiltrante NST típico.

La enfermedad de Paget del pezón refleja la extensión de un CDIS o un cáncer infiltrante

Por enfermedad de Paget del pezón se hace referencia a la presencia de células epiteliales glandulares malignas dentro de la epidermis del pezón y la aréola. Se asocia siempre a un CDIS subyacente, con o sin carcinoma ductal infiltrante. Esta enfermedad es poco frecuente y se da entre el 1% y el 4% de los cánceres de mama.

La enfermedad de Paget se presenta como eritema o un cambio eccematoso en el pezón y la aréola (fig. 19-29A), a veces con retracción del pezón. La mitad de los pacientes presenta masas palpables.

Las células epiteliales glandulares malignas están presentes en la epidermis, aisladas o en pequeños grupos (fig. 19-29B). Son células grandes, con abundante citoplasma que contiene glóbulos de mucina y núcleos pleomorfos con nucléolos prominentes. Expresan antígeno de membrana epitelial y citoqueratinas de bajo peso molecular. Casi siempre sobreexpresan HER2. El RE y el RP son positivos en el 40% y el 30% de los casos, respectivamente.

Genéticamente, en la gran mayoría de los casos las células de Paget se parecen a las células tumorales subyacentes. El pronóstico depende del estadio del cáncer de mama subyacente, más que de la presencia de células de Paget.

La neoplasia lobulillar engloba el carcinoma lobulillar *in situ* y la hiperplasia lobulillar atípica

En sus formas clásicas, el CLIS y la HLA (*v.* anteriormente) reflejan las mismas proliferaciones atípicas de células epiteliales poco cohesionadas, pero difieren en el riesgo relativo de desarrollar cáncer de mama. Existen casos infrecuentes con características distintas, como necrosis de tipo comedónico o células pleomorfas.

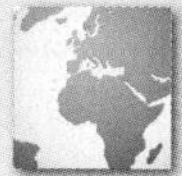

EPIDEMIOLOGÍA: dado que el CLIS clásico suele ser asintomático, se desconoce su incidencia real. La incidencia estimada es del 1% al 4%. Es bilateral hasta en el 30% de las pacientes y multicéntrico en el 85%. La HLA y el CLIS se consideran a menudo factores de riesgo porque

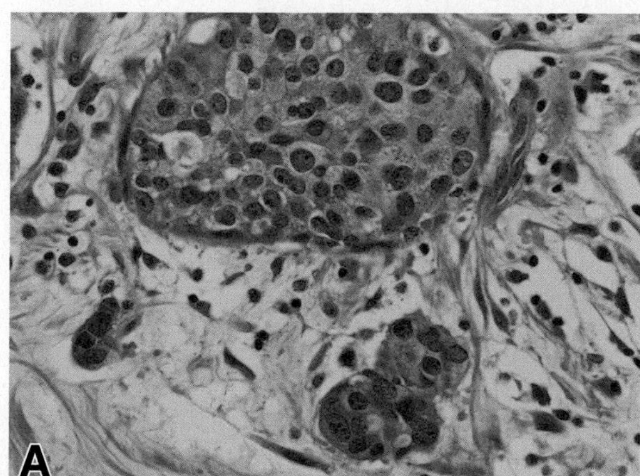

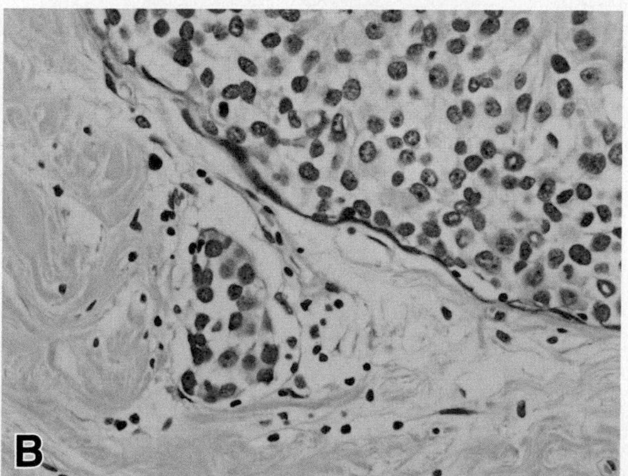

FIGURA 19-27. Carcinoma ductal *in situ* A. Foco adyacente de carcinoma microinfiltrante. **B.** Tinción inmunohistoquímica con cadenas pesadas de miosina para músculo liso (*señal marrón*) que confirma la ausencia de una capa de células mioepiteliales alrededor de las agrupaciones microinfiltrantes del estroma.

MAMA

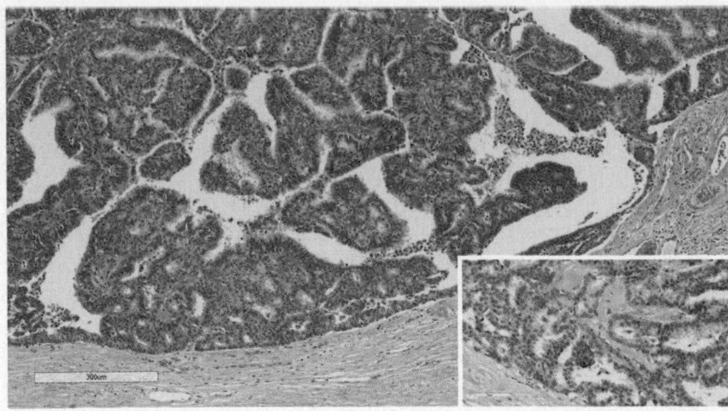

FIGURA 19-28. Carcinoma papilar encapsulado. Centros fibrovasculares revestidos de células epiteliales malignas sin una capa celular mioepitelial interpuesta. *Recuadro:* El borde del tumor tiene un frente que protruye, sin evidencia de invasión del estroma.

los cánceres que se desarrollan no suelen estar en el mismo sitio que estas lesiones y pueden estar en la mama contralateral. El riesgo relativo de cáncer posterior es de 3 a 5.5 veces para HLA y de 7 a 10 veces para CLIS. En el caso del CLIS, esto supone un riesgo absoluto del 1% al 2% anual y un riesgo a lo largo de la vida del 30% al 40%. Algunos datos científicos apoyan el papel precursor de estas lesiones, aunque no es imperativo: un número desproporcionadamente alto de tumores que se desarrollan son carcinomas lobulillares infiltrantes, y dos terceras partes se producen en la mama ipsolateral. Además, el CLIS y los carcinomas lobulillares infiltrantes concurrentes muestran a menudo los mismos cambios genéticos, lo que sugiere que al menos algunas lesiones de CLIS dan lugar a carcinoma infiltrante.

PATOGENIA MOLECULAR: el CLIS y la HLA presentan anomalías genéticas y cariotípicas (tabla 19-1). Entre tales anomalías se incluye la pérdida recurrente de 16q22.1 en el CLIS, la HLA y el carcinoma lobulillar infiltrante, cuyo gen diana es CDH1. Este gen codifica la cadherina E, una proteína que desempeña un papel esencial en la adhesión celular y en la regulación del ciclo celular a través de la vía Wnt/β-catenina. CDH1 puede inactivarse a través de varios mecanismos, como la pérdida física de regiones cromosómicas, mutaciones de sentido alterado o metilación del promotor del gen. Los pacientes con mutaciones en la línea germinal de CDH1 tienen un alto riesgo de desarrollar carcinoma lobulillar de mama y carcinoma gástrico de células en anillo de sello. El CLIS pleomorfo comparte alteraciones genómicas recurrentes con el CLIS clásico, incluida LOH en 16q22.1 (tabla 19-1), pero también alberga una mayor inestabilidad genómica con algunos casos que demuestran LOH en los loci p53, HER2 y BRCA1. El CLIS y el carcinoma lobulillar infiltrante pueden mostrar mutaciones somáticas similares, con PIK3CA y CDH1 como genes mutados con mayor frecuencia.

El CLIS no se detecta mediante mamografía, pero puede haber calcificaciones asociadas en las células epiteliales luminales no neoplásicas residuales. En variantes poco frecuentes, como el CLIS pleomorfo y el CLIS clásico con necrosis de tipo comedónico, las calcificaciones distróficas asociadas a necrosis central son detectables en la mamografía.

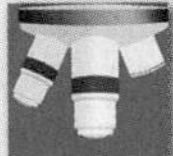

ANATOMOPATOLOGÍA: en el CLIS clásico se observa una población monótona de células pequeñas, con núcleos redondos regulares y nucléolos diminutos, aunque en ocasiones predominan células de mayor tamaño con nucléolos visibles (fig. 19-30). Las vacuolas citoplasmáticas de mucina pueden estar rodeadas de un halo distintivo. A diferencia del CDIS, las células del CLIS no forman patrones complejos, sino que crecen en grupos que empaquetan y distienden los ácinos lobulares. Este patrón de crecimiento muestra poca o nula cohesión. Los espacios entre las células individuales reflejan la pérdida de adhesión intercelular (*v.* anteriormente). La diseminación pagetoide de las células neoplásicas lobulillares es frecuente en el CLIS, con células que se desplazan por debajo de las células epiteliales luminales nativas del conducto.

La HLA y el CLIS se distinguen por el grado de llenado y distensión de los ácinos. En el CLIS, al menos la mitad de los ácinos de una unidad lobular están completamente afectados y distendidos por la población celular atípica, en comparación con menos de la mitad en la HLA. Existe una forma distinta de CLIS que puede estar asociada con necrosis comedógena central. Las células constituyentes mantienen las características citológicas del CLIS clásico, en lugar de las del CLIS pleomorfo (fig. 19-31).

El CLIS pleomorfo muestra un grado de atipia nuclear mucho mayor que el observado en el CLIS clásico. Los núcleos varían en tamaño y forma, y los nucléolos y las figuras mitóticas son a menudo prominentes (fig. 19-32). Es típica la necrosis de tipo comedónico central, a menudo con microcalcificaciones.

El CLIS puede ser difícil de distinguir del CDIS sólido de bajo grado. La inmunotinción negativa para cadherina E en CLIS y HLA puede ayudar (fig. 19-33) a diferenciarlos, ya que las células CDIS retienen la tinción para cadherina E en la membrana celular.

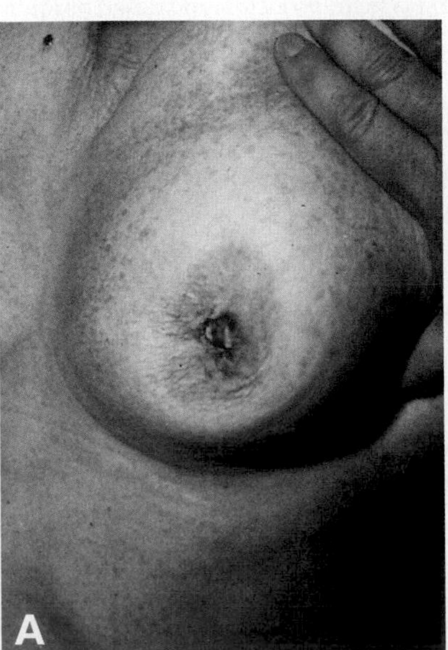

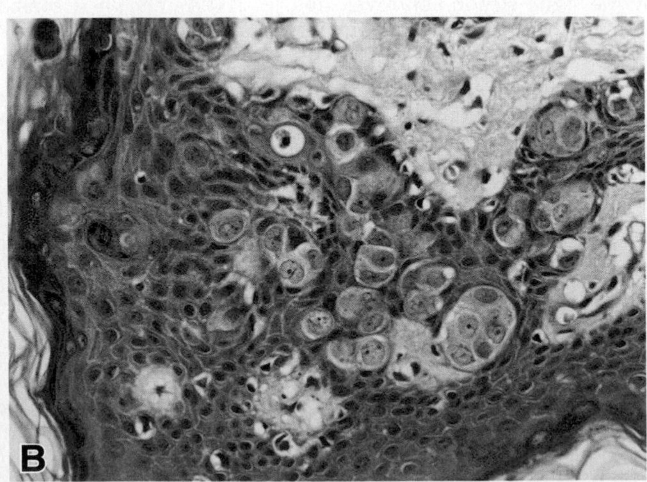

FIGURA 19-29. Enfermedad de Paget del pezón. A. El pezón está relacionado con «eccema» eritematoso, escamoso y secretor. **B.** La epidermis contiene grupos de células de carcinoma de tipo ductal que son considerablemente más grandes y tienen un citoplasma pálido más abundante que los queratinocitos circundantes.

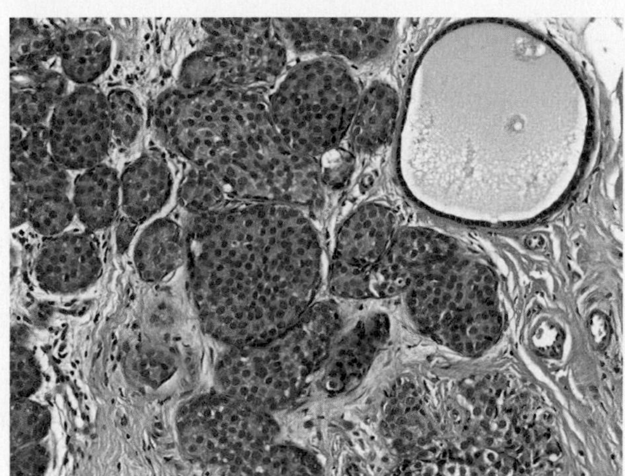

FIGURA 19-30. Carcinoma lobulillar *in situ*. Las luces de las unidades lobulillares de los conductos terminales están distendidas por células tumorales que muestran núcleos redondos y nucléolos pequeños. Se observan vacuolas citoplasmáticas de mucina.

CARACTERÍSTICAS CLÍNICAS: el manejo de las pacientes con CLIS es controvertido. En caso de CLIS clásico, se opta por la vigilancia activa, con o sin quimioprevención. Sin embargo, se sabe poco sobre la evolución natural de las variantes del CLIS. Datos limitados sugieren que dichas variantes suelen asociarse con el carcinoma infiltrante. Por tanto, el tratamiento de las lesiones con características morfológicas más agresivas tal vez debería ser más similar al del CDIS, pero esto sigue siendo una cuestión sin resolver.

El carcinoma infiltrante de mama deriva de la unidad lobulillar de conductos terminales

El cáncer de mama puede aparecer en cualquier parte de la mama, pero la localización más frecuente es el cuadrante superior externo. Las pacientes suelen presentar una masa mamaria mal definida, que puede estar adherida a la piel o al músculo subyacente. Los tumores asintomáticos no palpables suelen detectarse mediante mamografía.

La mayoría aparecen radiológicamente como masas espiculadas o distorsión en su arquitectura, con o sin microcalcificaciones asociadas. La mayoría de los cánceres de mama infiltrantes se clasifican como carcinomas NST. El resto son tipos especiales de carcinomas o presentan características morfológicas mixtas.

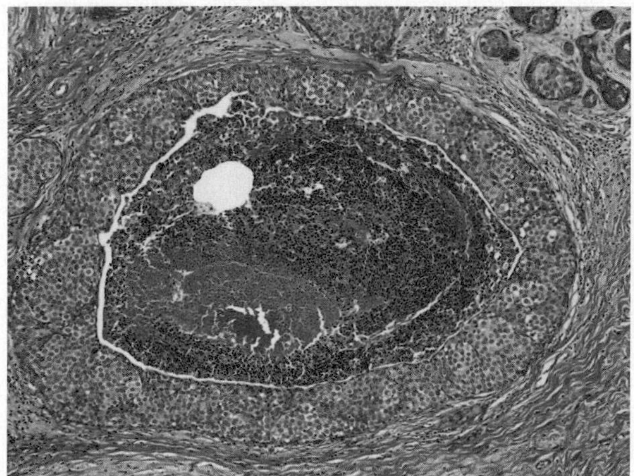

FIGURA 19-31. Carcinoma lobulillar *in situ*. Este ejemplo muestra las características nucleares clásicas, pero también necrosis comedógena central expansiva.

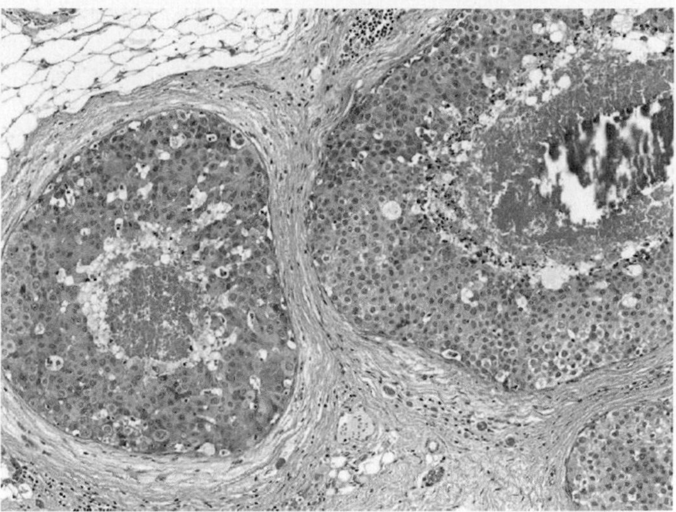

FIGURA 19-32. Carcinoma lobulillar *in situ* pleomorfo. Un grupo de células epiteliales con alteración de la adherencia, notablemente atípicas, con necrosis comedógena central, llenan y distienden los conductos. La disociación de las células neoplásicas crea espacios que pueden malinterpretarse como espacios secundarios. No hay expresión de cadherina E.

Carcinoma ductal infiltrante sin tipo especial

La proporción de cánceres de mama infiltrantes en esta categoría varía del 47% al 70%; las mujeres menores de 35 años presentan este tipo tumoral con mayor frecuencia que las pacientes de mayor edad. Se trata de un grupo heterogéneo de tumores que no muestran características de un tipo histológico específico o «especial». El grupo de trabajo de la Organización Mundial de la Salud (OMS) prefiere el término «carcinoma invasivo sin tipo especial».

Se presentan como masas irregulares y densas en la mamografía o la ecografía (fig. 19-34A). A nivel macroscópico, suelen estar moderada o mal definidos, son nodulares o estrellados y tienen superficies de corte de firmes a duras (fig. 19-34B). Las células tumorales forman trabéculas, láminas, nidos y glándulas (fig. 19-34C). El pleomorfismo nuclear y el recuento mitótico son variables. El estroma circundante varía de desmoplásico a colágeno. Las lesiones de mayor grado pueden mostrar necrosis tumoral. Si un componente de tipo especial comprende más del 50% del tumor, este se considera mixto (es decir, ductal con características de tipo especial). El CDIS está presente hasta en el 80% de los casos y suele ser del mismo grado nuclear que el componente invasivo.

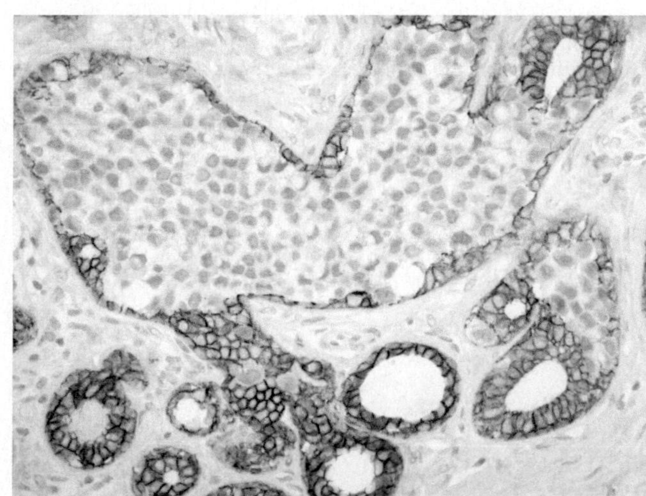

FIGURA 19-33. Cadherina E en el carcinoma lobulillar *in situ* (CLIS). Se observa la expresión de cadherina E membranosa en las células epiteliales luminales residuales, pero las células neoplásicas lobulillares deberían mostrar pérdida de la tinción.

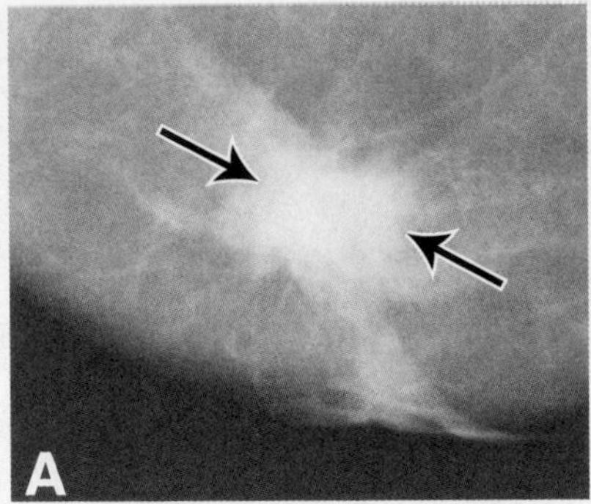
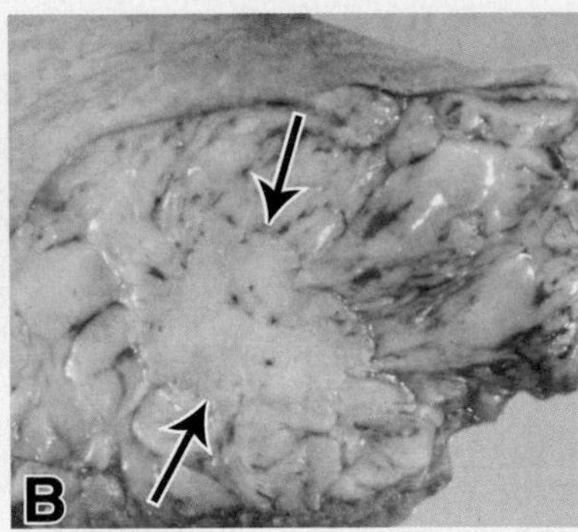
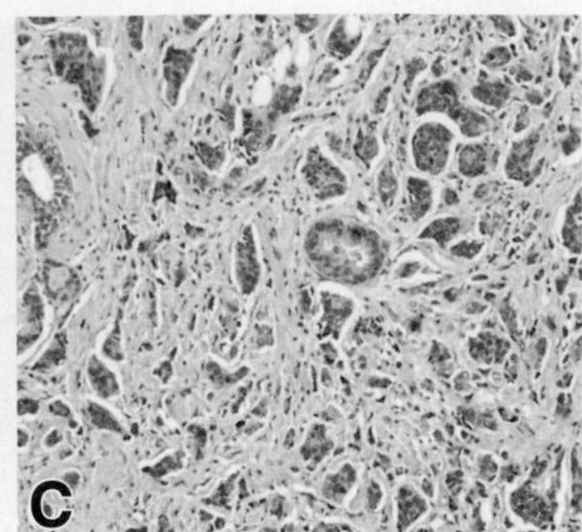

FIGURA 19-34. Carcinoma mamario. A. La mamografía muestra una masa densa de forma irregular *(flechas)* en una mama grasa. **B.** El espécimen de mastectomía revela una masa blanca firme e irregular del centro (*flechas*) rodeada por tejido adiposo. **C.** A nivel microscópico, el tumor consiste en cordones irregulares y nidos de células de carcinoma ductal que invaden el estroma.

La mayoría de los carcinomas ductales infiltrantes NST (70-80%) son positivos para RE, y el 15% son positivos para HER2. Las lesiones o alteraciones genéticas específicas se asocian en algunos casos con un tipo o grado histológico particular. Los carcinomas ductales infiltrantes de bajo grado NST suelen ser diploides o casi diploides, con tendencia en las variantes cromosómicas (tabla 19-1), mientras que los tumores de alto grado no pueden clasificarse con tanta facilidad. Dado que las deleciones de 16q se encuentran solo en una tercera parte de los carcinomas ductales infiltrantes de bajo grado NST, es probable que la progresión del cáncer de bajo a alto grado sea relativamente poco frecuente.

En general, entre el 35% y el 50% de las pacientes con este tipo de cáncer sobrevive 10 años, lo que varía en función del estadio del tumor y de los nódulos linfáticos, el grado del tumor y la presencia o ausencia de invasión linfovascular.

Carcinoma lobulillar invasivo

El carcinoma lobulillar invasivo es la segunda forma más frecuente de cáncer de mama infiltrante, y representa entre el 5% y el 15% de todos los carcinomas invasivos. Algunos estudios informan de que la multicentricidad y la bilateralidad son más frecuentes, mientras que otros sugieren que el riesgo es similar al observado en los carcinomas ductales infiltrantes NST (es decir, 5-10%). Dado que la desmoplasia del estroma y la fibrosis pueden ser mínimas, la detección clínica y mamográfica puede suponer un reto. Algunos casos se presentan con un engrosamiento mal definido de la mama.

Los cánceres lobulillares invasivos muestran característicamente células epiteliales malignas son cohesión que infiltran el estroma de forma difusa (fig. 19-35). A menudo se alinean en una fila y pueden mostrar una disposición periductal en «tiro al blanco». No forman conductos, sino láminas sólidas, trabéculas o nidos. Las células neoplásicas contienen suelen contener luces intracitoplasmáticas y núcleos excéntricos, y se parecen a las células del CLIS.

Los carcinomas lobulillares invasivos son positivos para RE con mayor frecuencia que los carcinomas ductales infiltrantes NST, aunque los cánceres lobulillares de alto grado pueden carecer de RE y sobreexpresar HER2. La expresión de cadherina E suele ser baja o inexistente, lo que refleja la pérdida bialélica del gen supresor tumoral que codifica esta proteína. Los patrones de cambios genéticos en el carcinoma lobulillar invasivo difieren de los carcinomas ductales (tabla 19-1).

Estos carcinomas muestran un patrón particular de metástasis con tendencia a diseminarse al peritoneo, retroperitoneo, ovario y útero, leptomeninges y tubo digestivo (fig. 19-36). Emparejados por grado y estadio, su pronóstico es similar al de los carcinomas ductales infiltrantes NST.

Carcinoma tubular

Los carcinomas tubulares representan solo entre el 1% y el 2% de los cánceres de mama infiltrantes, aunque su detección mediante mamografía es desproporcionadamente mayor. Los carcinomas tubulares forman masas estrelladas bien definidas cuya composición celular consiste casi en su totalidad en túbulos abiertos y angulados, revestidos por una única capa de células epiteliales ligeramente atípicas (fig. 19-37A). Más del 95% de los carcinomas tubulares son positivos para RE y negativos para HER2. Los carcinomas tubulares comparten algunos patrones de cambios cariotípicos con otros tipos tumorales (tabla 19-1). Las metástasis nodulares son poco frecuentes y el pronóstico es excelente.

Carcinoma mucinoso

Las pacientes con carcinoma mucinoso suelen ser mayores que las que padecen otros tipos de tumor. Estos tumores representan entre el 1% y el 6% de los cánceres de mama, en función de los criterios utilizados para el diagnóstico. A simple vista, están bien circunscri-

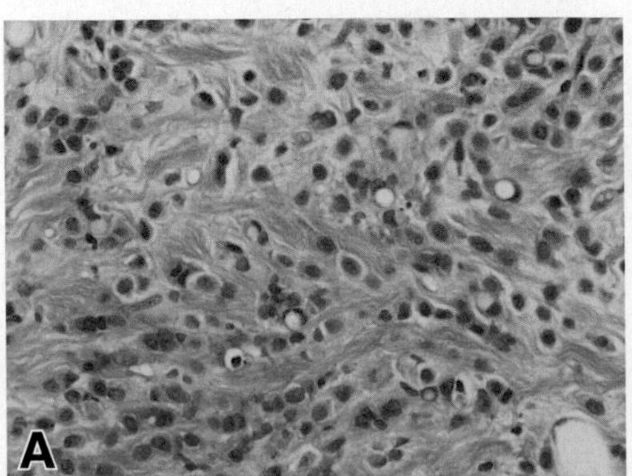
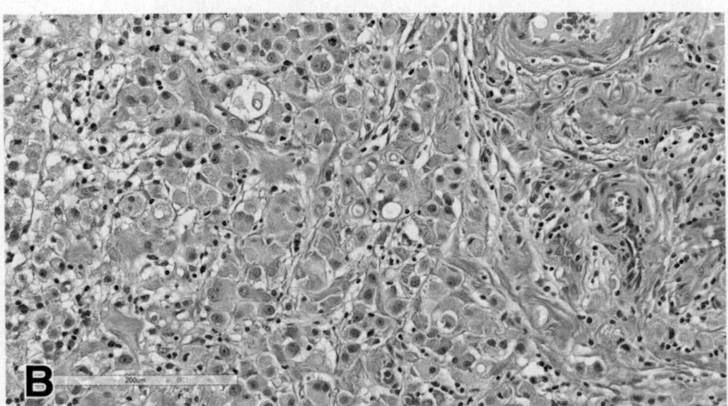

FIGURA 19-35. Carcinoma lobulillar. A. Carcinoma lobulillar infiltrante. A diferencia del carcinoma ductal infiltrante, las células del carcinoma lobulillar tienden a formar tiras únicas que invaden con un patrón difuso entre las fibras de colágeno. Las células tumorales tienen una apariencia similar a las que se observan en el carcinoma lobulillar *in situ.* B. Carcinoma lobulillar infiltrante de alto grado histológico. El tumor está formado por grandes células sin cohesión con abundante citoplasma, pleomorfismo nuclear significativo y frecuentes mitosis.

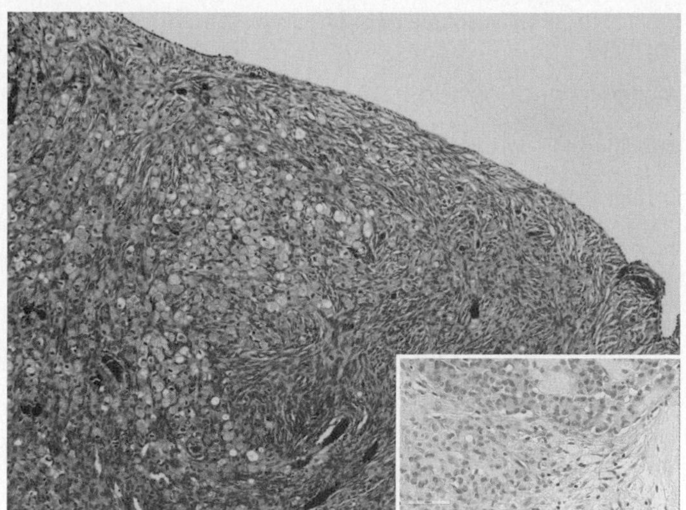

FIGURA 19-36. Carcinoma lobulillar metastásico. Este ovario contiene carcinoma de células sin cohesión con núcleos excéntricos y una luz intracitoplasmática. *Recuadro:* rasgos observados a mayor aumento.

tos y tienen una textura gelatinosa. Las células epiteliales malignas de bajo grado forman ácinos, nidos o trabéculas, que parecen flotar en «charcos» de mucina extracelular (fig. 19-37B). Las células epiteliales malignas no invaden directamente el estroma. Los carcinomas mucinosos puros muestran poca inestabilidad genómica o amplificaciones recurrentes. Son siempre de bajo grado histológico. La mayoría son positivos para RE y negativos para HER2. Las pacientes con carcinoma mucinoso puro tienen un pronóstico excelente.

Carcinomas con características medulares

Los carcinomas medulares clásicos son excepcionalmente raros, aunque otros tipos de carcinoma pueden mostrar características medulares. Casi la mitad de los pacientes tienen menos de 50 años. Los tumores medulares están bien circunscritos y son blandos, e incluyen todo lo siguiente: *(1)* núcleos de grado 2 a 3; *(2)* márgenes circunscritos que protruyen; *(3)* patrón de crecimiento sincitial en más del 75% del tumor; *(4)* infiltrado linfoplasmocitario moderado o significativo; y *(5)* ausencia de formación de túbulos (fig. 19-37C). El CDIS es un concurrente infrecuente. Los cánceres medulares son típicamente negativos para RE, RP y HER2 («triple negativo»). La sobreexpresión de *p53* forma parte de un patrón característico de cambios genéticos (tabla 19-1). Los tumores que surgen en pacientes

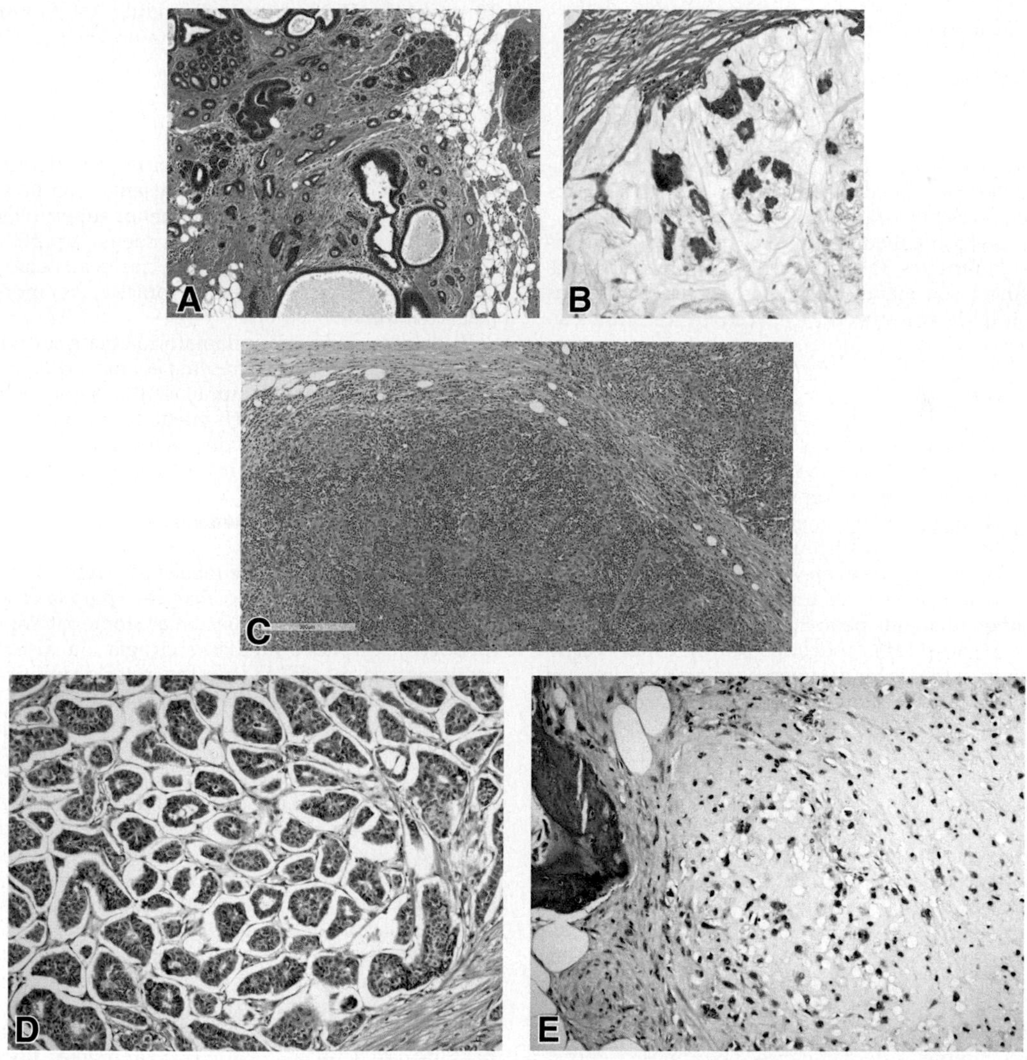

FIGURA 19-37. Patrones del carcinoma mamario. A. Carcinoma tubular. Hay glándulas malignas abiertas y anguladas dispersas entre lobulillos normales y que se extienden hacia el tejido adiposo. Una sola capa de epitelio reviste los túbulos y hay ausencia de células mioepiteliales. **B.** Carcinoma mucinoso. Grupos de células malignas flotan entre grandes cúmulos de mucina extracelular. **C.** Carcinoma medular. Las células malignas son pleomorfas y proliferan en hojas sólidas, que forman un borde romo. No hay formación de glándulas. Se observan numerosas mitosis. El tumor está rodeado por un infiltrado linfocitario denso. **D.** Carcinoma micropapilar. Patrón de tipo esponja de los espacios vacíos que contienen glándulas y pequeños cúmulos de epitelio maligno. **E.** Carcinoma metaplásico. La matriz cartilaginosa y ósea aparecen como elementos heterólogos en un carcinoma metaplásico. En otras partes de este tumor había focos de adenocarcinoma poco diferenciado.

TABLA 19-3

ESTADIFICACIÓN ANATOMOPATOLÓGICA DE TUMORES (8.ª EDICIÓN DE LA CLASIFICACIÓN TNM DE LA AJCC)

TX	No puede evaluarse el tumor primario
T0	No hay evidencia de tumor primario
Tis (CDIS)	Carcinoma ductal *in situ*
Tis (Paget)	Enfermedad de Paget del pezón NO asociada a CDIS o carcinoma infiltrante
T1mic	Microinvasión (≤1 mm)
T1a	Tumor infiltrante >1 mm, pero ≤5 mm (redondear cualquier medida de > 1.0-1.9 mm a 2 mm)
T1b	Tumor infiltrante >5 mm, pero ≤1 cm
T1c	Tumor infiltrante >1 cm, pero ≤2 cm
T2	Tumor infiltrante >2 cm, pero ≤5 cm
T3	Tumor infiltrante >5 cm
T4	Edema o tumor que ulcera a través de la piel o nódulos cutáneos satélites (la invasión de la dermis por sí sola no se considera T4); y/o invasión de la pared torácica[a] o carcinoma inflamatorio de mama.

[a]No incluye invasión del músculo pectoral.

Datos extraídos de Amin MB, Edge S, Greene F, et al., eds. *AJCC Cancer Staging Manual*. 8th ed. New York: Springer; 2017.

con mutaciones patogénicas en la línea germinal de *BRCA1* muestran a menudo características medulares, pero solo el 13% de los tumores con características medulares están asociados a estas.

El pronóstico del carcinoma medular puro es mejor que el de los carcinomas ductales infiltrantes de alto grado NST, y las metástasis en los nódulos linfáticos son menos frecuentes. La mayoría de las mujeres que mueren de la enfermedad lo hacen en los 5 años siguientes al diagnóstico.

Carcinoma micropapilar

Los carcinomas micropapilares puros son poco frecuentes, pero las áreas micropapilares suelen estar mezcladas con carcinomas ductales infiltrantes NST. Dado que los tumores micropapilares invaden los vasos linfáticos y fácilmente hacen metástasis a los nódulos linfáticos, es importante reconocer incluso un componente menor de carcinoma micropapilar. A pesar de la elevada frecuencia de metástasis en los nódulos, se desconoce si los tumores micropapilares tienen un pronóstico inherentemente peor. En estos tumores, los nidos epiteliales malignos o ácinos están rodeados por un espacio claro (fig. 19-37D). La gran mayoría de los carcinomas micropapilares son positivos para RE y RP. Hasta una tercera parte de los casos son positivos para HER2. Los cambios genéticos comunes observados en estos tumores se muestran en la tabla 19-1.

Carcinoma metaplásico

Los carcinomas metaplásicos son tumores heterogéneos con células fusiformes malignas, carcinoma de células escamosas o elementos heterólogos, como hueso o cartílago (fig. 19-37E). El adenocarcinoma puede estar ausente, pero la inmunorreactividad de la citoqueratina es, al menos focalmente, positiva. Estos tumores suelen agruparse con el subgrupo molecular basal en el perfil de expresión génica (*v.* más adelante).

Los tumores metaplásicos suelen ser negativos para RE y HER2, y muestran patrones complejos de ganancias y pérdidas cromosómicas (tabla 19-1). Algunos subtipos de carcinoma metaplásico se asocian con un mejor o peor pronóstico cuando se comparan con el carcinoma ductal infiltrante NST. El carcinoma metaplásico de bajo grado de tipo fibromatosis y el carcinoma metaplásico adenoescamoso de bajo grado se asocian a un pronóstico favorable. Otros subtipos metaplásicos responden mal a la quimioterapia adyuvante y tienen peor pronóstico que otras formas de cáncer de mama triple negativo.

FACTORES PRONÓSTICOS

Estadificación del cáncer de mama

El cáncer de mama se disemina por extensión directa (p. ej., a la pared torácica); por vía linfática a los nódulos axilares, mamarios internos e infra y supraclaviculares; y por vía hematógena a sitios distantes. La supervivencia del cáncer de mama tiene una fuerte influencia del estadio tumoral, que se expresa a través de la clasificación TNM (tumor [T], nódulos linfáticos regionales [N] y metástasis a distancia [M]; tabla 19-3). Este sistema de estadificación TNM de la American Joint Commission of Cancer (AJCC) se actualizó recientemente (8.ª edición, 2017). Aunque este sistema de estadificación actualizado todavía se basa en los factores anatómicos del TNM, existe cada vez mayor evidencia del impacto sobre el pronóstico del grado tumoral, la tasa de proliferación, el estado ER/PR/HER2 y la información pronóstica basada en los perfiles de expresión génica, lo que justifica su inclusión en el sistema de estadificación. Por ejemplo, las pacientes con carcinomas negativos par RE, RP y HER (triple negativo) tienen tasas de supervivencia comparables a las pacientes cuyos tumores están en un estadio superior, pero expresan HER2, RE o RP. Del mismo modo, a las pacientes con tumores T2 en estadio II, sin afectación nodular y una puntuación de recurrencia Oncotype DX baja (y, por tanto, de bajo riesgo biológico), se las clasifica en estadio I.

Tamaño del tumor

El pronóstico varía en función del tamaño del tumor (T en el protocolo TNM), de forma que las pacientes con tumores de mayor tamaño se correlacionan con una menor supervivencia. Al evaluar el tamaño del tumor, solo se tiene en cuenta la parte invasiva. Algunos tumores localmente avanzados se clasifican como T4, en función de la invasión de la piel o la pared torácica, con independencia del tamaño del tumor.

El «cáncer de mama inflamatorio» tiene un pronóstico especialmente malo. Este tumor presenta edema, eritema, induración, calor y sensibilidad en la piel suprayacente, lo que da lugar a un aspecto en piel de naranja. También puede producirse edema y dolor en el brazo, probablemente debido a la obstrucción linfática por el tumor. Estos hallazgos reflejan la invasión linfática dérmica por el tumor.

Estado de los nódulos linfáticos

La presencia o ausencia de metástasis en los nódulos linfáticos axilares es un indicador pronóstico clave para las pacientes con cáncer de mama; requiere la evaluación anatomopatológica de los nódulos linfáticos extirpados mediante cirugía. La disección axilar puede provocar una morbilidad postoperatoria significativa (p. ej., linfedema y lesiones nerviosas). La biopsia del nódulo linfático centinela (NLC) reduce este riesgo. Este procedimiento requiere la inyección de un tinte y un isótopo radioactivo, y comprende el cartografiado linfático intraoperatorio del drenaje o del nódulo linfático «centinela», el nódulo con más probabilidades de contener metástasis de cáncer de mama. Si este nódulo es negativo, puede evitarse con seguridad la disección axilar. La tinción inmunohistoquímica puede ayudar a identificar las células epiteliales positivas para citoqueratina en los nódulos linfáticos que quizá de otro modo no se verían. Esta evaluación detallada del NLC ha mejorado la detección de micrometástasis (>0.02 cm, <0.2 cm o >200 células) y células tumorales aisladas (CTA). Sin embargo, el impacto real en el pronóstico de las micrometástasis y/o CTA es pequeño, en comparación con las mujeres sin afectación nodular. Por tanto, existe un consenso general de que tiene poco valor realizar niveles adicionales o estudios inmunohistoquímicos en el NLC.

Metástasis a distancia

Las metástasis distantes implican un mal pronóstico. El hueso es el que se afecta con más frecuencia y es el sitio de presentación de

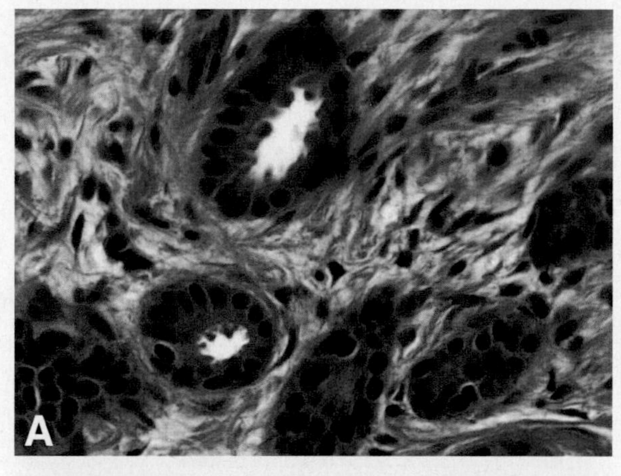

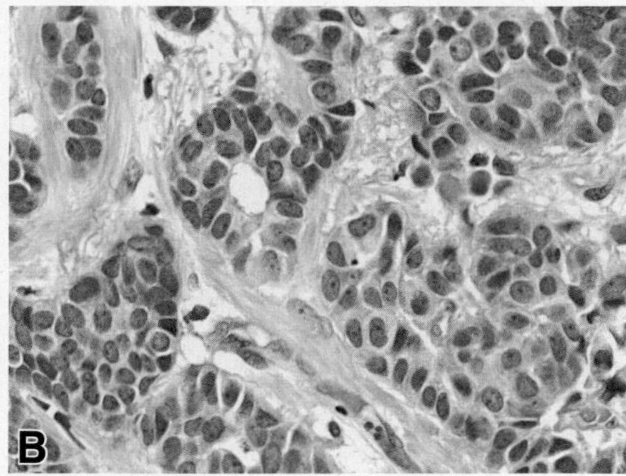

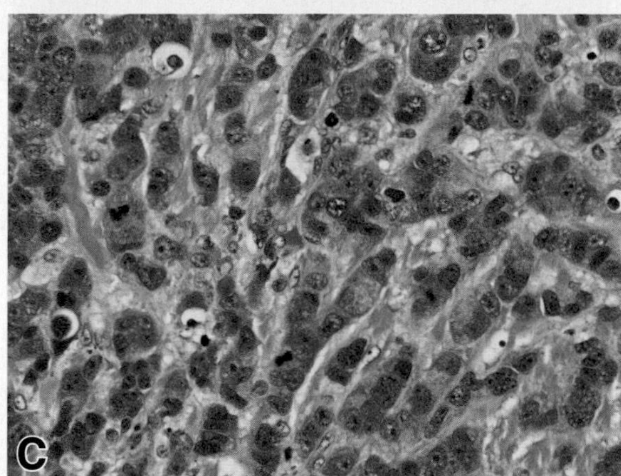

FIGURA 19-38. Grado tumoral histopatológico. A. Carcinoma invasivo de bajo grado que muestra buena formación de túbulos, pleomorfismo nuclear leve y mitosis poco notables. **B.** Carcinoma moderadamente diferenciado, con menor formación de túbulos, pleomorfismo nuclear moderado y mitosis de prominencia variable. **C.** Carcinoma poco diferenciado que muestra ausencia de formación de túbulos, importante pleomorfismo nuclear y mitosis frecuentes.

las metástasis en el 25% de los casos. De las mujeres que mueren por la enfermedad, el 70% acaba por presentar afección ósea. Los mecanismos subyacentes no se conocen del todo, pero incluyen interacciones complejas entre las células tumorales circulantes y las células del estroma de la médula ósea que promueven la transición epitelio-mesénquima y la expresión de la hormona paratiroidea por las células cancerosas. Otros lugares menos frecuentes de metástasis son el pulmón, el hígado, el sistema nervioso central (SNC), la piel y las glándulas suprarrenales.

Grado del tumor

La gradación histopatológica de los tumores de mama es un componente crítico del pronóstico. El sistema de clasificación de Nottingham, también denominado método de Bloom y Richardson modificado, es el más utilizado. Combina puntuaciones para la formación de túbulos, pleomorfismo nuclear y recuento mitótico en un grado final de 1, 2 o 3, que se corresponden con carcinomas de grado bajo, intermedio y alto, respectivamente (fig. 19-38). Los pacientes con tumores de grado 1 tienen una supervivencia significativamente mejor que aquellos con tumores de grado 2 o 3.

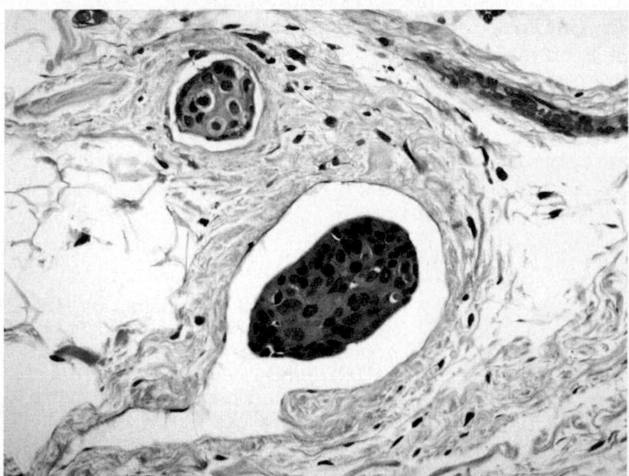

FIGURA 19-39. Invasión linfovascular. Conductos linfáticos revestidos de células endoteliales que contienen émbolos tumorales.

Otras características pronósticas

- **Invasión linfovascular (IVL)**: el hallazgo de células tumorales dentro de los espacios linfovasculares se correlaciona bien con las metástasis nodulares (fig. 19-39) y es un signo de mal pronóstico. Si hay tanto IVL como metástasis nodulares, el pronóstico es peor que cualquiera de las dos por separado. Además, la IVL está presente en el 15% de las pacientes sin metástasis nodulares axilares y es un factor pronóstico más importante en este grupo.
- **Índice de proliferación y ploidía**: los tumores con un índice de proliferación elevado tienen peor pronóstico. La proliferación en los cánceres de mama se mide mediante *(1)* el índice mitótico, que se valora por histología; *(2)* el porcentaje de células en fase S del ciclo celular, determinada por citometría de flujo; *(3)* la detección inmunohistoquímica de proteínas como Ki67, expresadas por células en proliferación activa (fig. 19-40); y *(4)* el índice de marcaje de timidina. La aneuploidía, detectada mediante análisis del ciclo celular en dos terceras partes de los cánceres de mama, confiere un peor pronóstico. Cabe destacar que gran parte del impacto pronóstico del perfil de predicción multigénica (comentadas más adelante) proviene de los genes de proliferación.
- **Respuesta al tratamiento neoadyuvante**: la respuesta de las pacientes al tratamiento sistémico antes de la cirugía (tratamiento neoadyuvante) es un factor pronóstico importante. Las pacientes que muestran una respuesta anatomopatológica completa (es decir, que carecen de evidencia anatomopatológica de enfermedad residual mamaria o nodular) tienen una excelente supervivencia a largo plazo. Los tumores poco diferenciados con altos

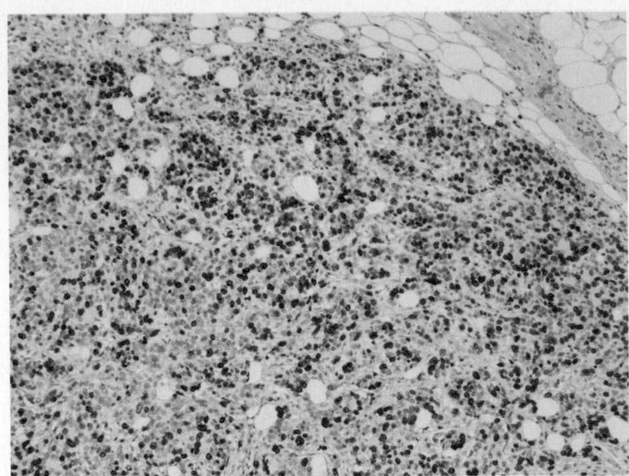

FIGURA 19-40. Tinción con Ki-67 como marcador de proliferación en el carcinoma infiltrante. Este ejemplo muestra un porcentaje elevado de núcleos celulares teñidos.

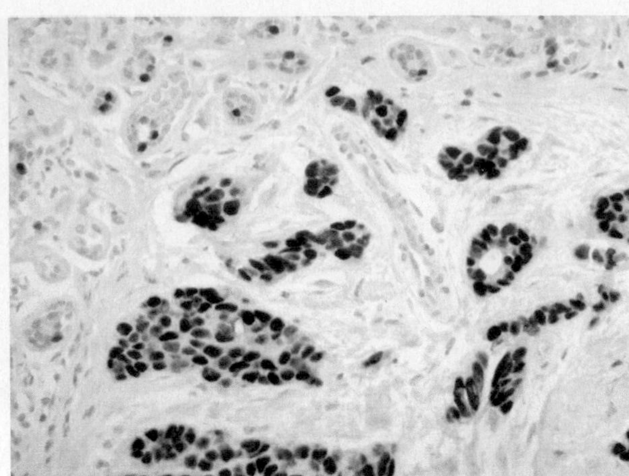

FIGURA 19-41. Receptor de estrógenos (RE). Se observa una fuerte tinción inmunohistoquímica en este carcinoma ductal infiltrante moderadamente diferenciado. También se observa tinción positiva en los lobulillos mamarios normales en la esquina superior izquierda.

índices de proliferación tienen más probabilidades de responder al tratamiento neoadyuvante que los cánceres de bajo grado. Se produce una respuesta completa desde el punto de vista anatomopatológico en el 10% al 30% de las pacientes, una respuesta escasa o nula en el 10% al 15% de las pacientes y una respuesta parcial en el resto.

- **Expresión de los receptores de estrógenos y progesterona**: las proteínas receptoras de esteroides se expresan en el epitelio mamario normal y en el 70% a 80% de los cánceres de mama (RE > RP). El estado de RE y RP se determina mediante inmunohistoquímica, que detecta la tinción nuclear por los anticuerpos respectivos (fig. 19-41). La positividad de los receptores hormonales se define como una tinción ≥1% de las células tumorales. El RE y el RP se unen a sus ligandos respectivos (estrógeno y progesterona) y estimulan el crecimiento celular. El máximo valor de la determinación de los receptores hormonales en el cáncer mamario corresponde a su capacidad de predicción. Las pacientes con tumores negativos para RE/RP tienen poca probabilidad de responder a los tratamientos hormonales con antiestrógenos. Por otro lado, los tumores positivos para RE/RP muestran una mayor probabilidad de respuesta.
- **Expresión de HER2**: la sobreexpresión o amplificación génica (*v.* cap. 5) de HER2 se produce en aproximadamente el 15% de los cánceres de mama de diagnóstico reciente, y es un factor pronóstico adverso con independencia del estado de afectación de los nódulos linfáticos. La sobreexpresión de HER2 en la membrana celular puede detectarse mediante inmunohistoquímica, y la amplificación génica se determina mediante hibridación *in situ*. Las pacientes positivas para HER2 pueden ser tratadas con anticuerpos monoclonales o inhibidores de la tirosina cinasa dirigidos contra HER2. Sin embargo, al igual que ocurre con el receptor hormonal, muchas pacientes que expresan HER2 muestran resistencia *de novo* o eventual a dichos fármacos (fig. 19-42).
- Linfocitos infiltrantes de tumores (LIT): cada vez hay más evidencia del valor pronóstico de los LIT para predecir la respuesta a la quimioterapia neoadyuvante, especialmente en el cáncer de mama triple negativo y positivo para HER2. Las cifras más elevadas de LIT se asocian a un mejor pronóstico en estos subtipos, tanto en estadios tempranos como avanzados, y a una mayor probabilidad de alcanzar una respuesta anatomopatológica completa en el contexto neoadyuvante. El análisis de los LIT en la enfermedad residual tras el tratamiento neoadyuvante también tiene valor pronóstico, y los LIT pueden desempeñar un papel en la predicción de la respuesta al bloqueo de puntos de control inmunitario.

Subtipos moleculares

Los perfiles de expresión génica mediante micromatriz genética y otras técnicas han permitido identificar un conjunto de genes, una «lista intrínseca de genes», dentro de la cual varios subgrupos moleculares (tabla 19-4) parecen predecir la evolución clínica y la respuesta al tratamiento.

- **Luminal A**: los grupos luminales (A y B) se caracterizan por patrones de expresión génica similares a los de las células epiteliales luminales mamarias normales, incluidas las citoqueratinas 8/18 de bajo peso molecular, el RE y los genes relacionados con el RE. Los tumores luminales A suelen ser de bajo grado y tienen un pronóstico excelente.
- **Luminal B**: estos tumores también expresan RE y genes asociados al RE, pero suelen ser de grado más alto que los tumores luminales A. Presentan índices de proliferación más altos y tienen peor pronóstico. Aunque responden mejor a la quimioterapia que los tumores luminales A, ambos subtipos luminales suelen responder mal a dicho tratamiento.

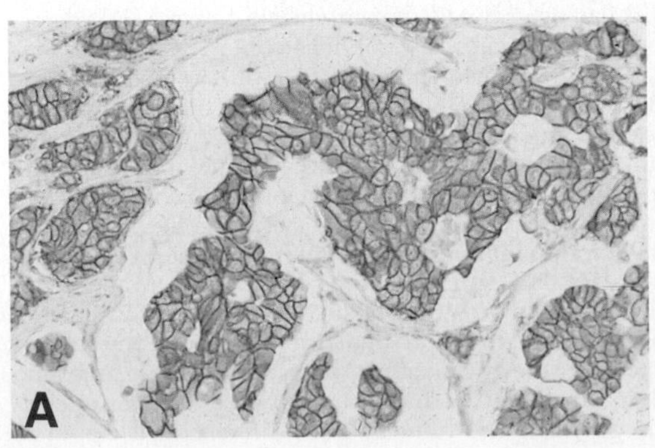

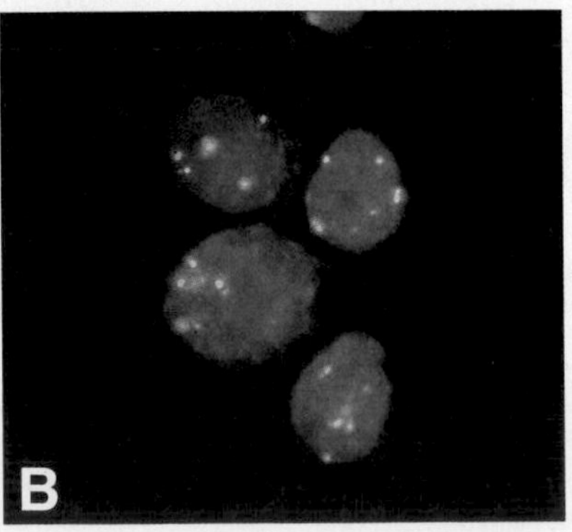

FIGURA 19-42. Anomalías de HER-2/neu en un cáncer mamario. A. La tinción inmunohistoquímica muestra sobreexpresión de *HER2* (erbB-2) en un carcinoma ductal infiltrante. **B.** La hibridación fluorescente *in situ* permite identificar copias de *HER2* (erbB-2) (sonda *roja*) en las células cancerosas. Las células normales tienen dos copias. La presencia de más de dos copias indica amplificación del gen *HER2*. La sonda verde identifica la región centromérica del cromosoma 17.

TABLA 19-4
SUBTIPOS MOLECULARES DE CÁNCER MAMARIO

Subgrupo molecular	RE	RP	HER2	Índice de proliferación	Otros	Pronóstico	Tratamiento
Luminal A	+	+	–	Bajo	CK8/18	Excelente	Tratamiento endocrino
Luminal B	+	+	–/+	Moderado	CK8/18	Intermedio	Tratamiento endocrino y quimioterapia
HER2+	–	–	+	Alto	RA	Malo	Anticuerpos monoclonales anti-HER2 Inhibidores de cinasa de molécula pequeña anti-HER2 Antraciclinas
Basal	–	–	–	Muy alto	CK5/6, CK14, vimentina, EGFR, c-kit	Malo	Quimioterapia a base de platino y antraciclinas Inhibidores de PARP Anticuerpos monoclonales anti-PD-L1

+, positivo; –, negativo; –/+, a veces positivo; *EGFR*, receptor del factor de crecimiento epidérmico; *PARP*, polimerasa de poli (adenosina difosfato ribosa); *RA*, receptor de andrógenos, *RE*, receptor de estrógenos; *RP*, receptor de progesterona.

- **HER2**: los tumores que sobreexpresan la proteína HER2, expresan genes de la vía HER2 y suelen ser negativos para RE. Estos tumores se comportan de forma agresiva, pero su tratamiento con terapias anti-HER2 ha aumentado de forma significativa la longevidad de las pacientes.
- **Cánceres de tipo basal**: estos tumores altamente agresivos constituyen entre el 10% y el 20% de los carcinomas de mama infiltrantes. Son principalmente triple negativos. Su nombre deriva de la expresión constante de genes característicos de las células basales o mioepiteliales de la mama, como citoqueratinas 5/6, 14 y 17 de alto peso molecular; caveolinas 1 y 2; nestina; p63, y receptor del factor de crecimiento epidérmico (EGFR). Estos tumores son distintivos, con alto grado nuclear, muchas mitosis, bordes que protruyen, áreas centrales de necrosis o fibrosis e infiltrado linfocítico. Los cánceres con características medulares y los carcinomas metaplásicos suelen ser de tipo basal. La mayoría de los cánceres que se originan en pacientes con mutaciones germinales en *BRCA1* son de tipo basal. Sin embargo, algunos tumores clasificados como basales se relacionan con un pronóstico favorable (p. ej., carcinoma secretor y carcinoma adenoide quístico).
- También han aparecido subtipos adicionales de carcinomas mamarios negativos para RE: **apocrino molecular**, **bajo en claudina** y **rico en interferón**. Los tumores **apocrinos moleculares** son positivos para receptores de andrógenos (RA) y, con frecuencia, positivos para HER2. Presentan características apocrinas prominentes, con abundante citoplasma eosinófilo y nucléolos prominentes. Los tumores bajos en claudina expresan cifras elevadas de genes implicados en la transición epitelio-mesénquima, como vimentina, Snail y TWIST, y una regulación a la baja de genes implicados en la adhesión celular (cadherina E, claudinas 3, 4 y 7). Estos tumores también presentan características similares a las de los blastocitos. Los tumores del subtipo rico en interferón expresan altos niveles de genes regulados por interferón, incluido *STAT1*. Aún no se ha dilucidado la importancia clínica de estos subgrupos adicionales.

Ensayos pronósticos sobre los perfiles de expresión génica

En la actualidad, los ensayos pronósticos multigénicos se utilizan de manera generalizada como herramienta pronóstica y de predicción de la respuesta a diversos tratamientos en pacientes con cáncer de mama positivo para RE. *Es importante destacar que, a la hora de orientar las decisiones terapéuticas y evaluar el pronóstico, estas herramientas complementan, pero no sustituyen, a los análisis histopatológicos y clínicos.*

Un ejemplo es Oncotype DX (Genomic Health, Inc.), un ensayo de retrotranscripción seguida de reacción en cadena de la polimerasa (RT-PCR) que mide los niveles de ARN mensajero (ARNm) de 21 genes en tejido tumoral fijado en formol e incluido en parafina. Permite comparar 16 genes relacionados con el cáncer y cinco genes de referencia para determinar una «puntuación de recurrencia» que predice un riesgo bajo, alto o intermedio de desarrollar una recurrencia a distancia a los 10 años tras 5 años de tratamiento antiestrogénico. Inicialmente se utilizó para evaluar el pronóstico en mujeres con cáncer positivo para RE sin afectación nodular tratadas con tamoxifeno (un antagonista del receptor de RE). No obstante, también predice la respuesta terapéutica en mujeres tratadas con inhibidores de la aromatasa (que bloquean la conversión de testosterona en estradiol) y en aquellas con metástasis nodulares. Su principal uso clínico es predecir la probabilidad de beneficio de la quimioterapia adyuvante en mujeres seleccionadas.

MammaPrint (Agendia) es un perfil pronóstico de 70 genes multigénico basado en micromatrices para el que se requieren muestras frescas o congeladas sin fijar o muestras tumorales fijadas en formol e incluidas en parafina. Predice el pronóstico del cáncer de mama invasivo con base en los niveles de expresión de 70 genes relacionados con el cáncer y 1800 genes de referencia. Los resultados se presentan como riesgo bajo o alto de metástasis a distancia a los 10 años sin tratamiento adyuvante. De este modo, permite identificar a las pacientes en las que puede estar justificado no administrar quimioterapia. El ensayo Prosigna (NanoString) es una aplicación clínica para el análisis intrínseco de subtipos que incluye tumores luminales A y B, tumores positivos para HER2 y tumores de tipo basal. Calcula una puntuación continua de riesgo de recurrencia basada en la expresión de 50 genes del cáncer y 8 genes de mantenimiento. Utiliza ARN extraído de tejido tumoral fijado con formol e incluido en parafina. La secuenciación de nueva generación de alto rendimiento permite secuenciar un gran número de posibles genes del cáncer para identificar variantes predictivas o pronósticas (procesables). Actualmente se utiliza sobre todo en pacientes con enfermedad avanzada, con el objetivo de identificar mutaciones que puedan ser objeto de nuevos tratamientos o para su inclusión en ensayos clínicos.

OTROS FACTORES PRONÓSTICOS

El tratamiento primario del cáncer mamario casi siempre requiere cirugía

En general, las pacientes con cáncer de mama en estadio inicial se someten a escisión quirúrgica primaria, con o sin radiación adyuvante. La cirugía conservadora de la mama (es decir, tumorectomía o cuadrantectomía) con radiación a toda la mama es equivalente a la mastectomía, en términos de supervivencia, en esta población. Como se ha indicado anteriormente, el muestreo del NLC permite evitar la extirpación más extensa de la cadena de nódulos linfáticos axilares, que se reserva para las pacientes en las que el NLC contiene tumor. Según los resultados de un ensayo clínico aleatorizado (ACOSOG Z0011), las mujeres con tumores T1/T2 y menos de tres NLC afectados que se someten a tumorectomía y recibirán radiación en toda la mama, también pueden renunciar a una cirugía adicional de los nódulos linfáticos axilares. Los tratamientos sistémicos, incluidos los hormonales, la quimioterapia y las modalidades moleculares dirigidas, son esenciales en el tratamiento de las pacientes con cáncer de mama. Los casos con peor pronóstico suelen obtener los mayores beneficios de estos tratamientos sistémicos. Las terapias dirigidas se basan en la presencia de determinadas dianas en el tumor (p. ej., RE, RP y HER2).

La quimioterapia previa a la cirugía (tratamiento neoadyuvante) no aumenta por sí misma la supervivencia. Sin embargo, puede hacer que los tumores inoperables sean extirpables y reducir el tamaño de los tumores en pacientes con tumores de gran tamaño, lo que posibilita la cirugía conservadora de la mama.

Nuevas dianas terapéuticas

Los tratamientos pueden dirigirse a las propiedades intrínsecas de las células tumorales o al microentorno tumoral, en el que las complejas interacciones entre el componente epitelial maligno y los componentes estromales e inflamatorios no malignos determinan importantes procesos biológicos. Entre los candidatos terapéuticos contra las células tumorales se encuentran los que actúan sobre la vía PIK3CA/AKT/mTOR, que regula la proliferación, la diferenciación y la muerte celular, además de estar implicada en la resistencia endocrina. *PIK3CA* es uno de los genes mutados con mayor frecuencia en todos los subtipos de cáncer. El everolimús, un análogo de la rapamicina que inhibe la actividad de la cinasa mTOR, es el primer fármaco aprobado por la Food and Drug Administration (FDA) de Estados Unidos que actúa sobre esta vía. Varios inhibidores de moléculas pequeñas dirigidos a distintos componentes de esta vía se están investigando en la actualidad en distintos ensayos clínicos.

PARP1 desempeña un papel clave en la reparación de roturas de la cadena sencilla del ADN mediante la reparación por escisión de bases (BER, *base excision repair*) y se ha implicado en otras vías, como la reparación por escisión de nucleótidos (NER, *nucleotide excision repair*) y la reparación de los errores de emparejamiento. La inhibición de *PARP1* es más potente en los cánceres asociados a *BRCA*. Olaparib es un inhibidor de *PARP* aprobado por la FDA para el cáncer de mama metastásico asociado a *BRCA1* de línea germinal. Se están evaluando inhibidores de *PARP* de segunda generación en varios ensayos clínicos.

El RA es un receptor nuclear que se observa con frecuencia en mujeres con cáncer de mama. Mientras que el RA suele expresarse en la enfermedad positiva para RE, se ha identificado una subclase de cáncer de mama «triple negativo», como el subtipo de receptor androgénico luminal (RAL). Se están realizando ensayos con antagonistas del RA, la mayoría de los cuales centrados en tumores metastásicos triple negativos con positividad para RA.

Las células estromales del microentorno tumoral desempeñan un papel importante en la progresión del tumor y la metástasis. Por ello, se están desarrollando fármacos dirigidos a las interacciones tumor-estroma y/o a potenciar la respuesta inmunitaria del huésped. Entre los objetivos se encuentran las células inmunitarias infiltradas en el tumor, las células endoteliales vasculares y los fibroblastos asociados al cáncer (FAC). Las inmunoterapias emergentes incluyen vacunas para estimular una respuesta inmunitaria frente a antígenos asociados a tumores y el bloqueo de puntos de control inmunitarios, como los que modulan las actividades del antígeno 4 asociado a linfocitos T citotóxicos (CTLA-4) y la proteína 1 de muerte celular programada (PD-1). Los anticuerpos monoclonales dirigidos contra PD-1 o el ligando 1 de PD-1 (PD-L1) han demostrado resultados prometedores en tumores metastásicos triple negativos.

LA MAMA MASCULINA

La ginecomastia es el crecimiento de la mama masculina

El tejido mamario masculino tiene receptores de andrógenos, estrógenos y progesterona. Los estrógenos estimulan el desarrollo de los conductos y la progesterona estimula el desarrollo lobulillar en presencia de lutropina, hormona foliculoestimulante y hormona del crecimiento. Los andrógenos antagonizan los efectos de los estrógenos. La testosterona puede convertirse en estradiol mediante la enzima aromatasa, que es abundante en el tejido adiposo.

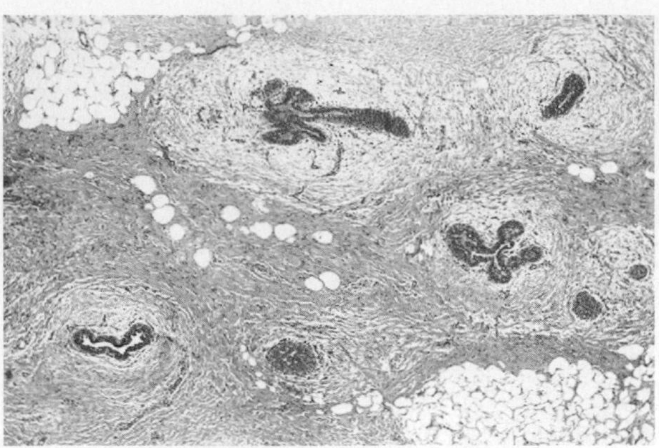

FIGURA 19-43. Ginecomastia. Hay proliferación de conductos ramificados de tamaño intermedio. El epitelio ductal es hiperplásico y se observan mitosis. Un incremento concomitante en el tejido fibroso circundante causa una tumoración palpable.

En la mayoría de los neonatos se produce una ginecomastia fisiológica, estimulada por el estrógeno y la progesterona maternos y placentarios circulantes. La ginecomastia transitoria también afecta a más de la mitad de los niños durante la pubertad, porque la producción de estrógenos alcanza su máximo antes que la de testosterona. Con la edad, la testosterona libre disminuye y el tejido adiposo se expande, lo que aumenta la prevalencia del crecimiento mamario. La **ginecomastia** se define como un crecimiento benigno de la mama masculina, con proliferación de elementos ductales y del estroma. Se debe a una disminución relativa de andrógenos y/o a un aumento del efecto de los estrógenos.

El crecimiento mamario causado por la acumulación de tejido adiposo se denomina **seudoginecomastia**. La ginecomastia no fisiológica es el resultado del uso de fármacos o trastornos relacionados con concentraciones bajas de testosterona, alta conversión de testosterona en estrógenos, concentraciones elevadas de estrógenos incremento del efecto de los estrógenos debido al aumento de las cifras de globulina fijadora de hormonas sexuales, que dan como resultado una disminución de la testosterona libre. Puede producirse en pacientes con hipertiroidismo, cirrosis, insuficiencia renal, enfermedad pulmonar crónica y ciertos tumores productores de hormonas, incluidos tumores de células de Leydig y Sertoli, tumores de células germinales testiculares y cánceres de hígado y pulmón. Entre los fármacos implicados en la ginecomastia se encuentran los digitálicos, la cimetidina, la espironolactona, la marihuana y los antidepresivos tricíclicos. El síndrome de Klinefelter es el trastorno cromosómico que con más frecuencia se relaciona con la ginecomastia.

La ginecomastia se presenta como una masa gomosa bien definida o un área de induración mal definida. A nivel histológico, puede mostrar una fase florida o una fibrosa (fig. 19-43). La fase florida suele aparecer precozmente, en los 6 meses siguientes a la aparición, y se caracteriza por hiperplasia epitelial con arquitectura plana o micropapilar. El estroma periductal es hipercelular y edematoso, con aumento de la vascularidad e inflamación crónica.

La fase fibrosa se observa al cabo de 1 año o más. Carece de proliferación epitelial y el estroma es más colagenoso. Pueden observarse combinaciones de ambas fases. En cualquier fase puede producirse hiperplasia seudoangiomatosa del estroma.

Los carcinomas de mama masculinos a menudo reflejan estados hiperestrogénicos

EPIDEMIOLOGÍA: estos tumores representan el 1% de los cánceres de mama en Estados Unidos, mientras que en el África subsahariana constituyen entre el 7% y el 14% de los cánceres de mama. La diferencia puede atribuirse a enfermedades endémicas que causan daño hepático y a un hiperestrogenismo secundario. En Estados Unidos, las tasas son más elevadas en afroamericanos, intermedias en caucásicos no hispanos y en isleños de Asia-Pacífico, y más bajas en hombres hispanos. La media de edad de presentación es de 65 años. El riesgo de cáncer de mama es mayor en estados de alto contenido en estrógenos. Los hombres con síndrome de Klinefelter tienen un riesgo 58 veces mayor que los hombres sin este síndrome, y un riesgo absoluto de hasta el 3%. Las mujeres transexuales después de la castración y dosis elevadas de estrógenos, así como los hombres tratados con estrógenos para cáncer de próstata, también presentan un mayor riesgo. La radiación ionizante se ha implicado como factor causal. Por ejemplo, se produjo cáncer de mama en hombres japoneses después de la radiación residual de la explosión nuclear y en pacientes tratados con radiación torácica terapéutica a una edad temprana. Los hombres con mutaciones patogénicas de la línea germinal en *BRCA2* presentan un riesgo acumulado del 7% de desarrollar cáncer de mama a los 80 años. El riesgo de desarrollar cáncer de mama entre los hombres portadores de *BRCA1* es mucho menor.

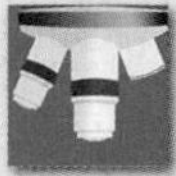

ANATOMOPATOLOGÍA: la mayoría de los cánceres de mama masculinos son carcinomas infiltrantes NST. Sin embargo, el carcinoma papilar se presenta de manera desproporcionada en hombres. El carcinoma lobulillar infiltrante es poco frecuente. El 90% de los cánceres son positivos para RE y RP. La positividad para el RA es frecuente.

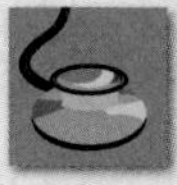

CARACTERÍSTICAS CLÍNICAS: la mayoría de los pacientes presentan un nódulo indoloro. La afectación del pezón, que incluye retracción, secreción o ulceración, se presenta en fases tempranas. La enfermedad de Paget se presenta en el 1% de los hombres afectados.

El tratamiento del cáncer de mama masculino se basa en gran medida en los resultados de los estudios clínicos realizados en mujeres: mastectomía simple y biopsia del NLC, o disección axilar. Puede administrarse radiación postoperatoria en el caso de tumores de gran tamaño o con bordes estrechos. Con frecuencia se administra tratamiento hormonal con tamoxifeno. La experiencia en el tratamiento del cáncer de mama masculino con inhibidores de la aromatasa es limitada. Puede estar indicada la quimioterapia adyuvante con o sin trastuzumab, que actúa sobre el HER2, en función de la agresividad de la enfermedad y del estado del HER2.

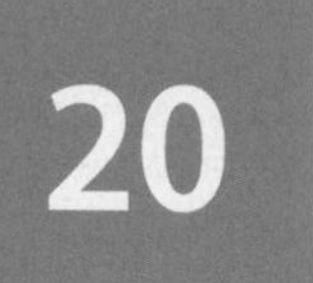

20 Hematopatología

Parul Bhargava, David Hudnall, Olga Weinberg, Alina Dulau Florea

MÉDULA ÓSEA

MIELOPOYESIS NORMAL: EMBRIOLOGÍA

Los blastocitos hematopoyéticos y células progenitoras hematopoyéticas dan origen a todas las células sanguíneas e inmunitarias a lo largo de toda nuestra vida. El ser humano mantiene alrededor de 11 000 blastocitos hematopoyéticos (BH), de los que cerca de un 30 % contribuye de manera activa a la hematopoyesis. El resto permanece como una reserva de BH inmaduros de ciclo lento. La hematopoyesis en estado estacionario surge principalmente de progenitores multipotentes de larga vida y de BH de corta duración. Durante el desarrollo embrionario, la hematopoyesis se produce de manera secuencial en varios lugares anatómicos. Comienza en el saco vitelino y posteriormente en la región aorta-gónada-mesonefros, en la placenta y en las arterias vitelina y umbilical. Más o menos en la undécima semana de la embriogenia, los BH se acumulan en el hígado fetal. Estos y los precursores eritroides constituyen la mayor parte del tejido hematopoyético durante las primeras fases de formación de células sanguíneas en el hígado fetal. La producción de megacariocitos y neutrófilos maduros no tarda en llegar. Durante la fase hepática de la eritropoyesis también se produce un cambio de la producción de hemoglobinas embrionarias de eritrocitos a hemoglobinas fetales. Los BH migran del hígado a la médula ósea en torno a la semana 17 de la embriogenia y, poco antes del nacimiento, la médula ósea se convierte en el principal órgano hematopoyético; esta situación se mantiene durante toda la vida adulta. Desde el nacimiento hasta la pubertad, toda la médula ósea esquelética presenta una población densa de tejido hematopoyético (**médula roja**), que produce todos los tipos de células sanguíneas. Posteriormente, la médula roja se confina en gran medida a las regiones epifisarias proximales del húmero y el fémur y a los huesos planos que forman el cráneo, la escápula, las clavículas, el esternón, las costillas, las vértebras y la pelvis. En los adultos, el tejido adiposo («médula amarilla» inactiva) ocupa la mayor parte del espacio disponible en las cavidades medulares del esqueleto. La médula ósea del esqueleto axial sigue activa hasta edades tardías, cuando la resorción del hueso esponjoso agranda las cavidades medulares y da lugar a su reemplazo graso adicional. Debe destacarse que, en individuos sanos, los recuentos normales de sangre periférica se mantienen incluso cuando la cantidad de médula roja disminuye.

La mayoría de los BH permanecen en estado inmaduro y de latencia/ciclo lento, y un pequeño grupo se autorrenovan algunas veces a lo largo de la vida. La expansión local de los progenitores hematopoyéticos en la médula roja (celular) y la reactivación de la médula amarilla periférica permiten al sistema hematopoyético satisfacer las demandas fisiológicas de mayor formación de células sanguíneas. Si el sistema hematopoyético no puede responder al estrés/demanda, es probable que exista una anomalía de uno o más linajes hematopoyéticos. La reactivación de la hematopoyesis hepática y esplénica rara vez se produce en la vida adulta. La hematopoyesis extramedular (HEM) significativa en la edad adulta suele sugerir un trastorno clonal (maligno), más que un proceso reactivo.

DESARROLLO HEMATOPOYÉTICO

Las células hematopoyéticas derivan de blastocitos multipotentes

La médula ósea está compuesta por una compleja red de cordones sólidos separados por sinusoides (fig. 20-1). Los cordones contienen células del estroma y hematopoyéticas unidas por matriz extracelular. Entre los sinusoides y los cordones existe una barrera semipermeable formada por una capa de células endoteliales, una delgada membrana basal y una capa externa de células adventicias reticulares interrumpidas. Estas últimas se ramifican ampliamente a lo largo de los cordones y ayudan a anclar las células del estroma y hematopoyéticas. Las células del estroma de la médula ósea incluyen macrófagos, células endoteliales y fibroblastos.

En el interior de los cordones hay islas de eritroblastos, normalmente dispuestas en anillos concéntricos alrededor de un macrófago que almacena el exceso de hierro. Las islas eritroides se encuentran cerca de las paredes de los sinusoides, al igual que los megacariocitos. Los precursores de granulocitos residen a mayor profundidad en los cordones, junto a las trabéculas óseas.

BLASTOCITOS: los BH pluripotentes tienen dos propiedades, autorrenovación y diferenciación, y es esta propiedad de «multipotencia» la que les permite diferenciarse y proliferar en progenitores y precursores más diferenciados (fig. 20-2). Dentro de la médula ósea, los BH representan solo una pequeña proporción de la masa total de células hematopoyéticas, y se encuentran mezclados con células hematopoyéticas progenitoras y otras células más maduras. Los BH son pequeños, mononucleares y difíciles de identificar por microscopía. Los factores locales regulan el destino de los BH hacia la latencia (BH «latentes»), la autorrenovación o la diferenciación (BH «activos») en células progenitoras de linajes específicos, según sea necesario. Cuando se inyectan elementos de médula ósea en ratones irradiados, los blastocitos forman colonias visibles en el bazo («**unidad esplénica formadora de colonias**» [**UFC-S**]).

En los cultivos de médula ósea, las células madre forman colonias que contienen células multipotenciales denominadas elementos granulocito, eritroides, macrófagos y megacariocito (**UFC-GEMM**) y células precursoras linfáticas (**UFC-L**). Los BH son también las células responsables del potencial de injerto y reconstitución a largo plazo tras un trasplante de médula ósea.

CÉLULAS PROGENITORAS: al igual que los blastocitos, las células progenitoras son células mononucleares de tamaño pequeño a mediano que se asemejan a los linfocitos maduros. En cultivo, dan lugar a colonias de progenie diferenciada. Las células progenitoras diferenciadas para la producción de eritrocitos forman colonias exuberantes en forma de estallido («**unidad formadora de colonias eritroides rápidas**» [**BFU-E**, *burst-forming unit, erythroid*]). Cada generación posterior de BFU-E forma colonias más pequeñas, hasta que una célula progenitora final, la «unidad formadora de colonias eritroide» (**UFC-E**), solo produce un pequeño clon de eritroblastos maduros.

Las líneas celulares **granulocíticas** y **monocíticas** derivan de una única célula progenitora. Esta célula, denominada «unidad formadora de colonias de granulocitos-monocitos» (**UFC-GM**), forma una colonia con células granulocíticas y monocíticas. A medida que la célula madura, su progenie se diferencia cada vez más con los linajes de leucocitos polimorfonucleares (**UFC-G**) o monocitos/macrófagos (**UFC-M**). Los **eosinófilos** y los **basófilos** también tienen células progenitoras específicas (**UFC-Eo** y **UFC-Ba**, respectivamente). Las «células progenitoras megacariocíticas» (**UFC-Meg**) producen colonias *in vitro* formadas por cuatro a ocho megacariocitos.

REGULACIÓN DE LA HEMATOPOYESIS: la hematopoyesis de la médula ósea responde a las necesidades fluctuantes de células sanguíneas y mantiene el tamaño de la masa de células sanguíneas circulantes. Los factores de transcripción y las citocinas hematopoyéticas median esta capacidad de respuesta mediante la regulación de la tasa de proliferación celular, principalmente en el compartimento de células progenitoras (fig. 20-2).

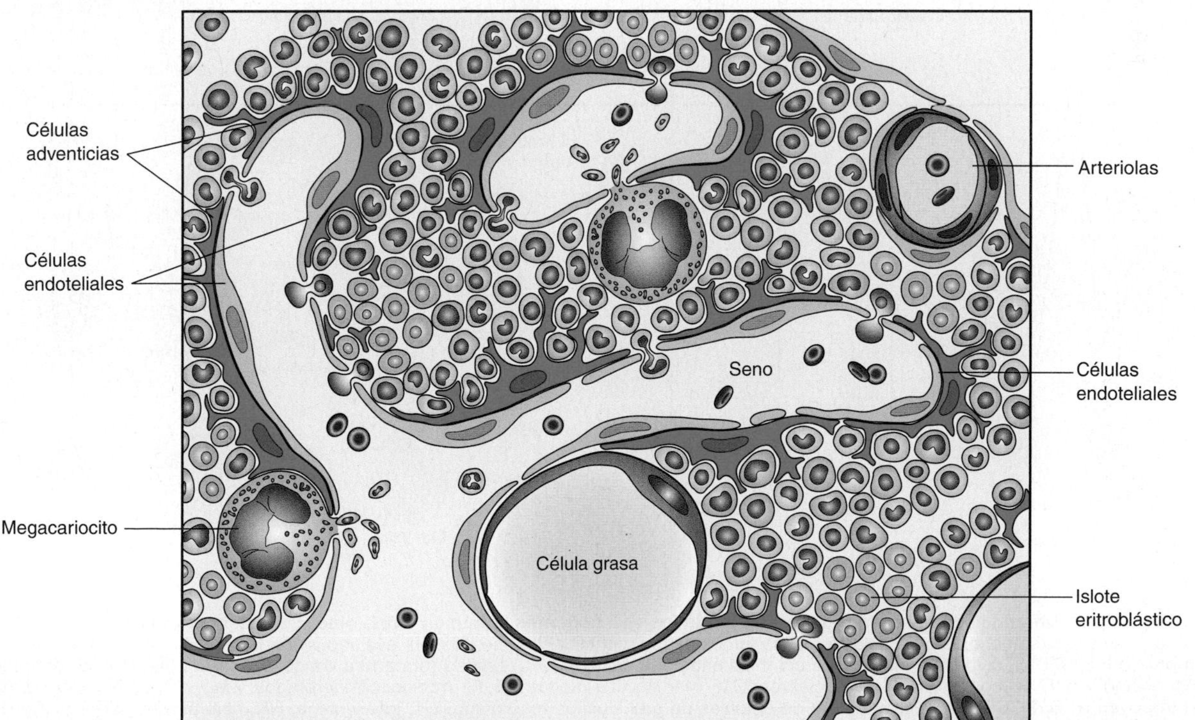

FIGURA 20-1. Estructura normal de la médula ósea. Los sinusoides representan el sitio principal de salida de las células hematopoyéticas de la médula ósea. Obsérvese que la médula ósea no tiene conductos linfáticos.

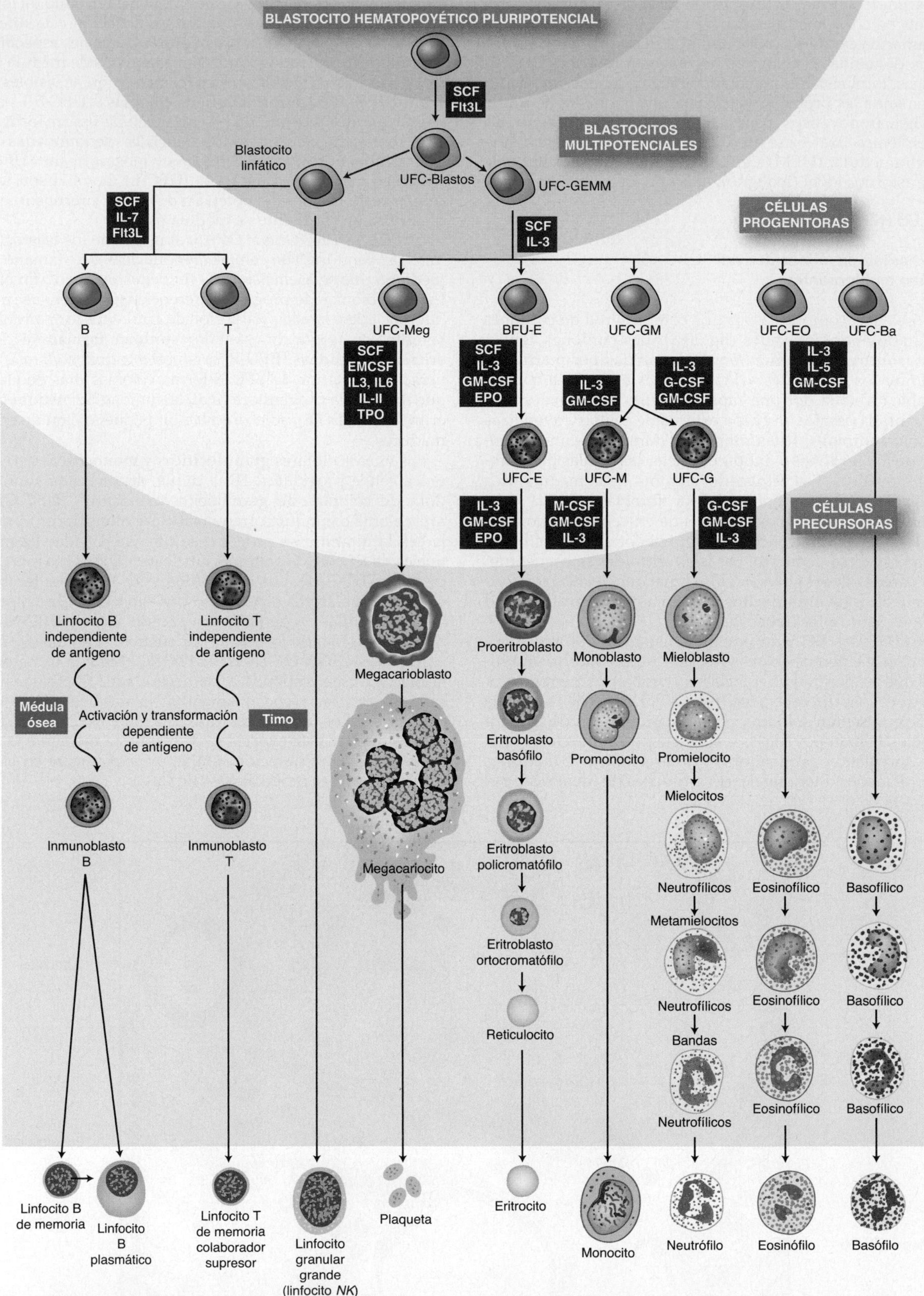

FIGURA 20-2. Diferenciación y maduración celular de los componentes linfáticos y mieloide del sistema hematopoyético. Solo las células precursoras (blastos y células en maduración) son identificables mediante la evaluación de la médula ósea con el microscopio de luz. *BFU-E*, unidad formadora de colonias eritroides rápidas; *UFC*, unidad formadora de colonias (*Ba*, basófilos; *E*, eritroide; *Eo*, eosinófilos; *G*, leucocitos polimorfonucleares; *GM*, granulocitos-monocitos; *M*, monocito/macrófagos; *Meg*, megacariocítico); *EPO*, eritropoyetina; *GM-CSF*, factor estimulante de colonias de granulocitos-macrófagos; *IL*, interleucina; *NK*, *natural killer; SCF*, factor del blastocito; *TPO*, trombopoyetina.

- **Scl, Runx1, CBF-β, Lmo2** y **GATA2** son factores de transcripción esenciales para la regulación del destino de los BH.
- El **factor del blastocito** (ligando c-KIT) y el ligando Flt-3 (Flt 3L) favorecen la supervivencia y proliferación de blastocitos pluripotentes, UFC-GEMM y diversas células progenitoras.
- La **interleucina (IL) 3** y el **factor estimulante de colonias de granulocitos-macrófagos** (**GM-CSF**, *granulocyte-macrophage colony-stimulating factor*) son importantes para la proliferación de UFC-GEMM y múltiples UFC.
- El **factor estimulante de colonias de granulocitos** (**G-CSF**, *granulocyte-colony stimulating factor*) y el **factor estimulante de colonias de macrófagos** (**M-CSF**, *macrophage-colony stimulating factor*) promueven la maduración de granulocitos y monocitos a partir de UFC-G y UFC-M, respectivamente.
- La **eritropoyetina** (**EPO**), liberada por las células peritubulares intersticiales renales en respuesta a la hipoxia, activa las células progenitoras eritroides.
- La **trombopoyetina** (**TPO**) facilita principalmente la producción y maduración de megacariocitos, pero también estimula otros linajes.
- ***Las deficiencias en una o más poblaciones de células sanguíneas (p. ej., pancitopenia posquimioterapia, especialmente neutropenia; movilización de blastocitos antes de un trasplante de médula ósea; insuficiencia renal; v. más adelante) se tratan con diversos factores de crecimiento, principalmente GM-CSF, G-CSF, EPO y TPO.***
- *CÉLULAS PRECURSORAS*: las células progenitoras maduran hasta convertirse en células precursoras o **blastos**. ***A partir de la fase precursora, y más allá, las células son morfológicamente reconocibles en términos de su linaje.*** La maduración de las células precursoras a células maduras conlleva cambios nucleares progresivos y maduración citoplasmática para reflejar las funciones celulares (p. ej., transporte de oxígeno en los eritrocitos, enzimas citotóxicas en los neutrófilos). En paralelo, aparecen proteínas/antígenos de superficie celular relacionados con el linaje. Estos últimos ayudan a identificar tanto los tipos celulares como las fases de maduración.
- **Células precursoras eritroides**: el **proeritroblasto** es la primera etapa en la maduración de los eritrocitos. Al igual que otras células blásticas diferenciadas, los proeritroblastos son relativamente poco numerosos, en comparación con otras formas de eritrocitos más maduros. Los proeritroblastos tienen núcleos grandes y redondos, cromatina fina y abierta con nucléolos visibles y citoplasma muy basófilo (azul). La maduración en la serie eritroide se caracteriza por disminución progresiva del tamaño celular en cada división, disminución del tamaño nuclear, aumento de la densidad de la cromatina nuclear y hemoglobinización progresiva del citoplasma. Con la acumulación de hemoglobina, el color del citoplasma cambia gradualmente de azul a rosa. Todos los eritrocitos expresan glucoforina, que ayuda a definir el linaje eritroide. Después, el núcleo de los **eritroblastos ortocromáticos** desaparece para crear **reticulocitos**, cuyo citosol tiene mitocondrias y polirribosomas productores de hemoglobina. Los reticulocitos representan la etapa final de la maduración de las células eritroides en la médula ósea. Tras abandonar la médula ósea, los reticulocitos pierden la capacidad de metabolismo aerobio y de síntesis de hemoglobina, y se convierten en eritrocitos maduros en 1-2 días. Cabe destacar que la médula ósea es el único lugar de eritropoyesis adulta; No obstante, en condiciones de estrés eritroide puede utilizarse el bazo para ampliar la capacidad de eritropoyesis. La sangre normal contiene aproximadamente 5×10^6 eritrocitos por microlitro (μL), y estas células viven una media de 120 días. Como principales transportadores de oxígeno, los eritrocitos maduros tienen forma bicóncava que crea una gran superficie para el intercambio de gases. Su pequeño tamaño les permite entrar en los capilares de los tejidos.
- **Precursores granulocíticos**: los **mieloblastos** tienen núcleos redondos a ovalados con cromatina delicada, múltiples nucléolos visibles y citoplasma azul grisáceo. Los **promielocitos**, que aparecen en la etapa siguiente, tienen núcleos similares, pero su citoplasma contiene gránulos primarios (azurófilos). La maduración de *promielocitos* a *neutrófilos* maduros implica *(1)* la condensación progresiva de la cromatina nuclear, *(2)* el aumento de la lobulación nuclear y *(3)* la aparición de gránulos secundarios (específicos). Los **basófilos** y los **eosinófilos** derivan de células progenitoras y precursoras específicas y se distinguen por sus gránulos secundarios, de color azul oscuro en los basófilos y rojo salmón en los eosinófilos. Los precursores de granulocitos expresan CD13 y CD33 y pierden progresivamente CD34 a medida que maduran.
- **Precursores monocíticos**: los monoblastos son células mononucleares con una morfología indistinguible de los blastos granulocíticos. La diferenciación gradual de los monocitos a partir de los monoblastos implica un proceso de condensación que cambia los núcleos de redondos/ovalados a en forma de C con pliegues, y conduce a la desaparición de los nucléolos. El citoplasma se vuelve gris, con escasos gránulos rosas o púrpuras. **Una vez que los monocitos abandonan la sangre, migran a los tejidos.** Aunque un pequeño subconjunto capta antígenos y los transporta a los nódulois linfáticos regionales sin convertirse en macrófagos, **la mayoría de los monocitos se diferencian en macrófagos característicos del tejido en el que residen. Ejemplos de estos macrófagos específicos del tejido son los macrófagos alveolares en el pulmón, las células de Kuppfer en el hígado, los osteoclastos en el hueso y la microglía en el cerebro.** Pueden funcionar como células fagocíticas (fijas o errantes) o en la inmunorregulación (p. ej., células del retículo dendrítico, células de Langerhans).
- **Precursores megacariocíticos**: los megacarioblastos de la médula ósea, las primeras células megacariocíticas comprometidas con un linaje, se diferencian en megacariocitos, que sufren divisiones endomitósicas (mitosis incompletas con fallo de la división tanto nuclear como citoplasmática) y aumentan su ploidía. Los megacariocitos maduros son células grandes con núcleos multilobulados y poliploides. Una vez alcanzada cierta ploidía, el citoplasma se vuelve punteado y azurófilo, para acabar liberándose en los sinusoides en forma de largas cintas que contienen plaquetas. También se liberan algunos megacariocitos intactos, y la producción de plaquetas se produce después de que se localicen en la microcirculación pulmonar.

LIBERACIÓN DESDE LA MÉDULA: tras madurar, las células hematopoyéticas abandonan la médula ósea a través de los sinusoides y pasan a la sangre (figs. 20-1 y 20-2). ***La homeostasis hematopoyética está altamente regulada por interacciones intercelulares en la médula ósea y/o por citoquinas estimuladoras e inhibidoras.*** El mecanismo de liberación celular en la médula ósea responde a las necesidades de la circulación periférica y puede proporcionar rápidamente un refuerzo de células maduras en caso de urgencia (p. ej., eritrocitos y/o reticulocitos durante una hemorragia aguda o neutrófilos en una infección aguda).

La biopsia y el frotis de aspirado permiten realizar análisis complementarios de la médula ósea

La cresta ilíaca posterior (o, en raras ocasiones, el esternón) es el lugar más habitual de biopsia de médula ósea para su análisis en adultos. En los lactantes, también puede utilizarse la tibia anterior. Los cortes de biopsia de médula ósea permiten evaluar la cantidad de elementos hematopoyéticos y la arquitectura de la médula (fig. 20-3A), mientras que los varios linajes celulares de la médula ósea se identifican y evalúan en frotis teñidos realizados a partir de líquido aspirado de la médula ósea (fig. 20-3B). La relación entre células hematopoyéticas y grasa se estima como **celularidad de la médula ósea**, que varía con la edad. En un adulto normal de mediana edad, alrededor de la mitad del volumen de la biopsia de médula ósea son adipocitos; la otra mitad son células hematopoyéticas en división y diferenciación activas. La celularidad de la médula ósea es mayor en los niños y menor en los adultos mayores.

La celularidad de la médula ósea consiste principalmente en la maduración de precursores de granulocitos, precursores eritroides y megacariocitos, lo que se denomina **hematopoyesis de tres linajes**. La proporción entre células mieloides y eritroides (es decir, el **cociente M:E**) es normalmente de 2:1 a 3:1 (tabla 20-1). Suele haber de 2 a 5 megacariocitos por campo de gran aumento. Suele haber

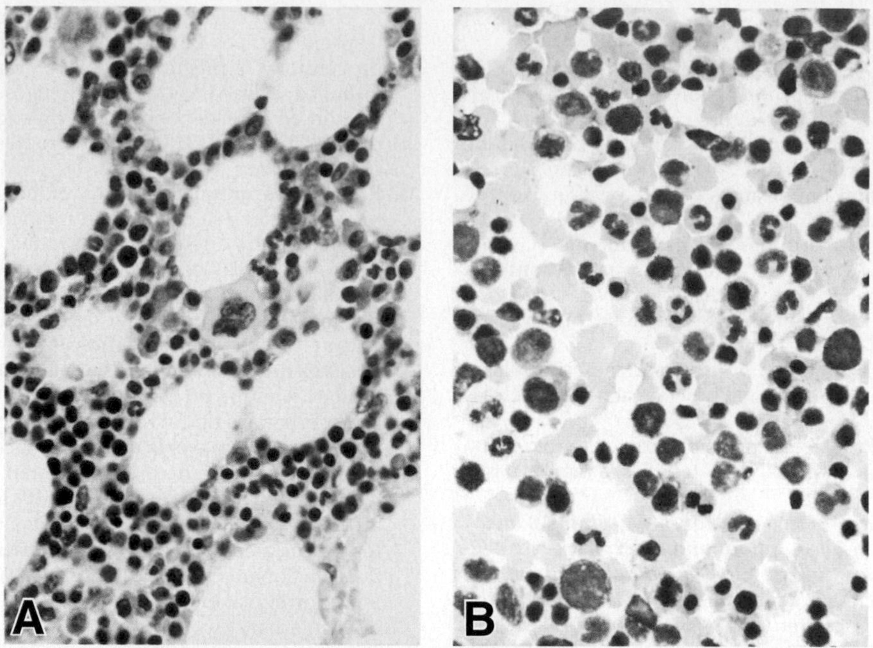

FIGURA 20-3. Médula ósea normal. A. Corte de tejido en el que se muestra la interrelación normal de los elementos celulares hematopoyéticos con respecto a las células grasas, una relación normal entre mieloide y eritroide (2:1) y un megacariocito en el centro del campo (tinción con hematoxilina y eosina). **B.** Frotis de un aspirado de médula ósea del mismo paciente en el que se aprecian elementos hematopoyéticos normales en diferentes etapas de diferenciación (tinción de Wright-Giemsa).

cantidades reducidas de monocitos, linfocitos y plasmocitos. La médula ósea normal tiene menos de un 3% de células plasmáticas, hasta un 20% de linfocitos y solo en raras ocasiones mastocitos y macrófagos. Los blastos suelen representar menos del 3% de las células de la médula ósea en adultos normales, y comprenden una mezcla de precursores eritroides, granulocíticos («mieloblastos») y linfáticos B precoces, pero diferenciados.

Los cambios en el número normal y la distribución de las células maduras en comparación con las inmaduras se denominan **desviaciones a la izquierda**. Estas pueden producirse tanto en procesos reactivos como neoplásicos. **El número de blastos en la médula ósea ayuda a distinguir estas dos grandes categorías, ya que los estados reactivos no aumentan significativamente el número de blastos en la médula**. Además de evaluar la celularidad y las proporciones de los distintos tipos celulares, el examen de la médula ósea incluye la evaluación de la maduración progresiva normal de los precursores hematopoyéticos.

La falta de sincronización o la aberración en los procesos altamente regulados de maduración nuclear o citoplásmica es una evidencia de la enfermedad en la médula ósea. Las reservas de hierro de la médula ósea se evalúan mediante tinción con azul de Prusia. En individuos sanos, el almacenamiento de hierro se produce en gránulos de hierro sideroblásticos en el citoplasma de macrófagos y precursores nucleados de los eritrocitos. Por último, la infiltración de la médula por células anómalas, como células tumorales metastásicas, células hematopoyéticas malignas o granulomas infecciosos, puede identificarse en el examen microscópico.

TABLA 20-1
MÉDULA ÓSEA NORMAL DEL ADULTO (18 A 70 AÑOS)

Relación entre grasa y células: 50:50 ± 15 %
Relación entre mieloide y eritroide: 2:1-4:1
Distribución celular (% del área superficial) Células grasas: 35-65 % (% aproximado de grasa = edad en años) Serie eritroide: 10-20 % Serie granulocitaria (mieloide): 40-65 %
Megacariocitos: 1-4/por campo de gran aumento
Células plasmáticas: <3 % de las células nucleadas
Linfocitos: <20 % de las células nucleadas
No hay fibrosis

Mielopoyesis anómala no neoplásica

TRASTORNOS DE LOS NEUTRÓFILOS

Las anomalías cuantitativas de los neutrófilos reflejan el recuento absoluto de neutrófilos

La neutropenia se define como un recuento absoluto de neutrófilos (RAN) circulantes inferior a 1500/µL. El RAN automatizado se obtiene multiplicando el recuento de leucocitos por el porcentaje de células polimorfonucleares y formas en banda en el recuento diferencial.

Las manifestaciones clínicas de la neutropenia dependen de la gravedad. Los RAN de 1000/µL a 1500/µL se consideran leves, los de 500/µL a 1000/µL son moderados, y los inferiores a 500/µL indican neutropenia grave. En la neutropenia leve, el número de neutrófilos es adecuado para defenderse de los microorganismos. En la neutropenia moderada, los pacientes se vuelven vulnerables a las infecciones microbianas. En la grave, el riesgo de infección grave es elevado. **Agranulocitosis** es el término utilizado para indicar la neutropenia grave, aunque los granulocitos comprenden neutrófilos, eosinófilos y basófilos.

La neutropenia suele deberse a disminución de la producción o a un aumento de la destrucción de neutrófilos (tabla 20-2). La mayoría de los casos son asintomáticos e inexplicables, y se denominan **neutropenia crónica benigna**. Existe una afección poco frecuente, denominada mielocatexis, caracterizada por una producción adecuada de granulocitos de la médula ósea, pero por un fallo en su liberación a la sangre, lo que da lugar a una acumulación de neutrófilos dentro de la médula.

TABLA 20-2
CAUSAS PRINCIPALES DE NEUTROPENIA

Producción disminuida
Radiación
Inducida por fármacos (a largo y corto plazo)
Infecciones virales
Congénita
Cíclica
Producción ineficaz
Anemia megaloblástica
Síndromes mielodisplásicos
Destrucción incrementada
Isoinmunitaria neonatal
Autoinmunitaria
Idiopática
Inducida por fármacos
Síndrome de Felty
Lupus eritematoso sistémico
Dialítica (inducida por la activación del complemento)
Secuestro esplénico
Marginación aumentada

DISMINUCIÓN DE LA PRODUCCIÓN DE NEUTROFILOS: la radiación o los antineoplásicos inhiben la hematopoyesis normal y, por tanto, interfieren en la generación de neutrófilos y sus precursores en la médula ósea. Ciertos fármacos, como las fenotiazinas, la fenilbutazona, los antitiroideos y la indometacina, pueden causar mielodepresión **idiosincrásica**. La infección viral y la ingesta de alcohol también pueden inhibir la mielopoyesis.

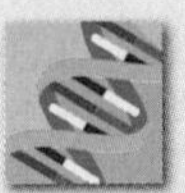

PATOGENIA MOLECULAR: la disminución de la producción de granulocitos también puede ser consecuencia de alteraciones genéticas inespecíficas en varios trastornos hereditarios raros, como el **síndrome de Kostmann** y la **agranulocitosis genética infantil**. Se conocen las causas genéticas de varias de estas enfermedades. Las mutaciones en *ELANE*, el gen que codifica la elastasa de neutrófilos, causan la forma más frecuente de agranulocitosis congénita. Las mutaciones en *HAX*, un gen que regula la apoptosis, son responsables del síndrome de Kostmann. La mielopoyesis ineficaz se produce en la neutropenia de las anemias megaloblásticas y los síndromes mielodisplásicos (SMD). En la neutropenia cíclica, los episodios se repiten regularmente alrededor de cada 21 días.

INCREMENTO DE LA DESTRUCCIÓN DE NEUTRÓFILOS: la eliminación acelerada de granulocitos es causada por:

- Mayor consumo de neutrófilos en las infecciones
- Esplenomegalia crónica con aumento de secuestro (hiperesplenismo)
- Aumento de la destrucción por anticuerpos dirigidos contra los neutrófilos (causas inmunitarias)

Las infecciones bacterianas suelen producir leucocitosis. Sin embargo, algunas infecciones, como la fiebre tifoidea, la brucelosis, la tularemia y la tuberculosis, se relacionan con neutropenia.

Las **infecciones virales** pueden provocar neutropenia. Entre estas se incluyen las infecciones causadas por el virus respiratorio sincitial (VRS), el sarampión, la rubéola, las gripes A y B, el parvovirus, la mononucleosis infecciosa (causada por el virus de Epstein-Barr [VEB]), el citomegalovirus y la hepatitis A.

Las **infecciones por rickettsias** y algunas **infecciones parasitarias**, como el calazar (kala-azar) causado por *Leishmania donovani*, provocan neutropenia, aislada o como parte de una pancitopenia.

Síndrome hemofagocítico: la neutropenia (pero generalmente, la pancitopenia) puede producirse cuando los macrófagos se activan en respuesta a infecciones (con frecuencia, VEB). Esto se acompaña de esplenomegalia y citopenia(s). Otro término que describe este proceso es linfohistiocitosis hemofagocítica (LHH).

Muchos **fármacos** pueden causar la destrucción inmunomediada de neutrófilos, especialmente las sulfonamidas, la fenilbutazona y la indometacina. Los efectos tóxicos se deben a la adhesión de complejos antígeno-anticuerpo circulantes a la superficie de los granulocitos, con la consiguiente lesión mediada por el complemento.

La neutropenia es frecuente en la infección por virus de la inmunodeficiencia humana (VIH), ya sea por destrucción autoinmunitaria o como efecto secundario de la administración de fármacos antirretrovirales (p. ej., zidovudina). Sin embargo, la linfopenia es más frecuente, debido principalmente a la disminución de linfocitos T CD4.

La **neutrofilia** se define como un RAN superior a 7000/μL. Puede ser primaria (se produce en trastornos mieloproliferativos) o secundaria (tabla 20-3), y refleja *(1)* un **aumento de la movilización** de neutrófilos desde el depósito de la médula ósea, *(2)* una **desmarginación** de los neutrófilos de la sangre periférica (liberación de neutrófilos del endotelio vascular al que se adhieren de forma reversible), o *(3)* un **aumento de la producción de médula ósea**. El aumento de la movilización de neutrófilos de la

TABLA 20-3
CAUSAS PRINCIPALES DE NEUTROFILIA

Infecciones
Principalmente bacterianas
Inmunitarias/inflamatorias
Artritis reumatoide
Fiebre reumática
Vasculitis
Neoplasia
Hemorragia
Fármacos
Glucocorticoides
Factores estimulantes de colonias
Litio
Hereditarias
Deficiencia de CD18
Metabólicas
Acidosis
Uremia
Gota
Tormenta tiroidea
Necrosis hística
Infartos
Traumatismos
Quemaduras

médula o de las reservas marginales periféricas se produce en situaciones de traumatismo agudo o infecciones.

Las **infecciones bacterianas agudas** suelen causar leucocitosis con neutrofilia y un aumento del número de formas en banda (desplazamiento hacia la izquierda). Además, los neutrófilos pueden contener granulaciones tóxicas (granulación prominente de color azul oscuro del citoplasma), cuerpos de Döhle (grandes inclusiones citoplasmáticas de color azul pálido) y vacuolas citoplasmáticas.

REACCIÓN LEUCEMOIDE: en respuesta a infecciones y, en ocasiones, durante hemorragias graves o hemólisis aguda, los recuentos de leucocitos (principalmente neutrófilos y cayados) pueden alcanzar cifras tan elevadas (hasta 50 000/µL) como para confundirse con leucemia, especialmente leucemia mieloide crónica (LMC). Estos aumentos no neoplásicos de los recuentos de leucocitos se denominan **reacciones leucemoides**, que pueden reconocerse por varias características: presencia de granulaciones tóxicas y/o cuerpos de Döhle en los neutrófilos, una puntuación elevada de fosfatasa alcalina leucocitaria (FAL), resolución de la leucocitosis en respuesta al tratamiento y ausencia de anomalías citogenéticas como la translocación t(9;22) y el cromosoma Filadelfia (*v.* más adelante).

Inflamación. Tanto los trastornos inflamatorios agudos como los crónicos pueden causar neutrofilia. Algunos ejemplos son la enfermedad de Kawasaki, la artritis reumatoide, la enfermedad de Crohn, la colitis ulcerosa y el síndrome de Sweet.

Los **medicamentos** pueden causar neutrofilia. La administración de G-CSF (filgrastim) es habitual en la práctica clínica para aumentar el RAN y reducir la incidencia de infecciones. Los glucocorticoides y el fármaco inmunoestimulante plerixafor favorecen la liberación de granulocitos de la médula ósea. Las catecolaminas provocan la desmarginación de los neutrófilos dentro de los vasos sanguíneos y se relacionan con neutrofilia leve. Se sospecha de **trastornos genéticos o hereditarios** causantes de neutrofilia cuando otros miembros de la familia presentan anomalías hematológicas y/o somáticas similares. La neutrofilia crónica hereditaria se relaciona con una mutación en *CSFR*, que provoca la activación constitutiva del receptor de G-CSF.

Las anomalías cualitativas de los neutrófilos se relacionan con una alteración de la función

Si se produce una alteración de la función de los granulocitos (su capacidad de destrucción o el movimiento quimiotáctico de las células), la resistencia a la infección puede disminuir a pesar de un recuento normal de granulocitos. Estos trastornos hereditarios poco frecuentes de la capacidad de destrucción de los granulocitos incluyen la enfermedad granulomatosa crónica, la deficiencia de mieloperoxidasa y el síndrome de Chédiak-Higashi (*v.* cap. 2). Los trastornos intrínsecos de la quimiotaxis incluyen el síndrome de hiperinmunoglobulina E, defectos de adhesión leucocitaria y el síndrome de Shwachman-Diamond.

Anomalías de otras series de leucocitos

Los eosinófilos, componentes del linaje granulocítico, se desarrollan y diferencian en la médula ósea bajo la influencia de factores de crecimiento de eosinófilos (IL-5 e IL-3). Una vez liberados en la sangre, se dirigen a tejidos como el tubo digestivo, las vías respiratorias y la piel. Este proceso está mediado por las eotaxinas (una familia de quimiocinas). No se conocen bien las funciones exactas de los eosinófilos en la salud. Su concentración normal en sangre es de 0 células/µL a 500 células/µL. Responden a sustancias quimiotácticas producidas por mastocitos o son inducidos por complejos antígeno-anticuerpo persistentes. Las principales causas de eosinofilia se enumeran en la tabla 20-4.

La **eosinofilia**, que se define como el aumento de eosinófilos en sangre periférica o en los tejidos, surge por dos mecanismos: expansión clonal impulsada por un defecto genético en un BH o célula progenitora hematopoyética, o expansión policlonal debida a la sobreproducción de IL-5 en múltiples afecciones. La hipereosinofilia clonal, en la que la eosinofilia forma parte de una neoplasia mieloide/linfática debida a anomalías citogenéticas o genéticas moleculares (como la leucemia eosinófila aguda con inversión 16, o neoplasias mieloides con mutaciones en *PDGFRA*, *PDGFRB* o *FGFR1*), se trata en una sección posterior. La eosinofilia también puede relacionarse con LMC y mastocitosis sistémica.

TABLA 20-4
CAUSAS PRINCIPALES DE EOSINOFILIA

Trastornos alérgicos
Enfermedades de la piel
Infestaciones parasitarias (helmínticas)
Neoplasias malignas
Hematopoyéticas
Tumores sólidos
Trastornos del colágeno vascular
Mixtas
Síndromes hipereosinófilos
Síndrome de eosinofilia-mialgia
Tratamiento con interleucina 2

La hipereosinofilia policlonal puede acompañar a enfermedades neoplásicas como los linfomas Hodgkin o no hodgkiniano, en los que la eosinofilia es el resultado de una mala regulación de la producción de citocinas por los linfocitos, o tumores sólidos. Otras causas frecuentes de eosinofilia periférica son las infecciones parasitarias o de otro tipo, las reacciones a fármacos, la insuficiencia suprarrenal y las enfermedades del tejido conjuntivo/reumatológicas.

El **síndrome hipereosinófilo** se define como un recuento absoluto de eosinófilos ≥ 1 500/µL que se acompaña de disfunción orgánica atribuible a la eosinofilia. La acumulación de eosinófilos en los tejidos suele provocar necrosis o fibrosis, sobre todo en el miocardio, donde produce enfermedad endomiocárdica (*v.* cap. 11). También puede desarrollarse disfunción neurológica. La lesión hística mediada por eosinófilos se debe a la liberación de productos tóxicos de los gránulos de eosinófilos, en particular proteína básica mayor y proteína catiónica, liberación de citocinas o producción de mediadores lipídicos (*v.* cap. 2).

En el **síndrome hipereosinófilo idiopático,** los eosinófilos circulantes superan los 1 500/µL durante más de 6 meses, sin enfermedad subyacente evidente. Los recuentos de eosinófilos en esta afección pueden alcanzar de 50 000/µL a 100 000/µL. Si no se trata, el pronóstico es grave; solo el 10 % de los pacientes no tratados sobreviven 3 años. Con un tratamiento intensivo con corticoesteroides, el 70 % vive más de 5 años, incluso con afectación cardíaca.

La basofilia aparece en reacciones alérgicas y enfermedades mieloproliferativas

Los basófilos son los menos abundantes de todos los leucocitos. Se diferencian en la médula ósea, circulan brevemente por la sangre y luego se localizan en los tejidos. Su relación con los mastocitos es controvertida. Los gránulos de los basófilos contienen varios mediadores inflamatorios preformados, como histamina y sulfato de condroitina. Cuando se estimulan, los basófilos también sintetizan leucotrienos y otros mediadores. La basofilia se produce con mayor frecuencia en las reacciones de hipersensibilidad de tipo inmediato y en las neoplasias mieloproliferativas (NMP) crónicas. Las principales causas de basofilia se enumeran en la tabla 20-5.

La monocitosis se observa tanto en afecciones malignas como inflamatorias

La monocitosis se define por un recuento de monocitos circulantes superior a 800/µL. Las causas principales incluyen leucemias, infec-

TABLA 20-5
CAUSAS PRINCIPALES DE BASOFILIA

Alérgicas (fármacos, alimentos)
Inflamación
Artritis reumatoide juvenil
Colitis ulcerativa
Infección
Viral (varicela, gripe)
Tuberculosis
Neoplasia
Síndromes mieloproliferativos
Leucemia basófila
Carcinoma
Endocrinas
Diabetes mellitus
Mixedema
Administración de estrógenos

ciones, afecciones inmunitarias e inflamatorias, y cánceres sólidos. Los monocitos y los monoblastos malignos se tratarán en la sección sobre neoplasias mieloides. La diferenciación de macrófagos a partir de monocitos se acentúa en respuesta a infecciones o cáncer. Los macrófagos hísticos pueden diferenciarse en subtipos proinflamatorios, microbicidas (M1) o antiinflamatorios (M2). Los macrófagos forman parte del sistema inmunitario innato y desempeñan funciones importantes en la digestión de microbios y la presentación de antígenos microbianos a los linfocitos para iniciar una respuesta inmunitaria adaptativa al agente microbiano. Los macrófagos también secretan numerosas proteínas que median en la defensa del huésped y la inflamación.

Los trastornos proliferativos de los mastocitos liberan mediadores inflamatorios

Los mastocitos son las células efectoras hísticas iniciales de la reacción alérgica inmediata. También desempeñan un papel en la inmunidad innata y adquirida, en la cicatrización de heridas y en la angiogenia tumoral. Surgen de una célula hematopoyética pluripotente en la médula ósea, donde se diferencian bajo la influencia de Kit y su ligando SCF. A continuación, migran a los tejidos y maduran. Se localizan en las proximidades de la superficie epitelial de la piel y de las vías respiratorias, en los aparatos digestivo y genitourinario, y en sitios perivasculares (*v.* cap. 2). Su papel en las reacciones alérgicas se ve facilitado por los receptores de alta afinidad para inmunoglobulina (Ig) E. También pueden ser activados por factores no IgE y factores no inmunitarios. La activación de los mastocitos conduce a la liberación de sus gránulos, que contienen mediadores con actividad biológica como histamina, heparina, leucotrienos y citocinas. Los síntomas de las enfermedades proliferativas de los mastocitos están relacionados con la liberación de estas sustancias e incluyen rubor, prurito y urticaria. La secreción de heparina también provoca hemorragias nasofaríngeas o del tubo digestivo.

La **hiperplasia plasmocitaria reactiva** es un proceso no neoplásico que se produce en las reacciones de hipersensibilidad inmediata y retardada y en los nódulos linfáticos que drenan tumores malignos. También se observa en la macroglobulinemia de Waldenström, en la médula ósea de mujeres con osteoporosis posmenopáusica, en los SMD y tras la quimioterapia para tratar la leucemia.

Trastornos de los blastocitos hematopoyéticos

INSUFICIENCIA DE LA MÉDULA ÓSEA

Los trastornos de la insuficiencia de los BH/médula ósea pueden manifestarse en múltiples series hematopoyéticas

Anemia aplásica

La anemia aplásica es un trastorno de los BH pluripotentes que provoca insuficiencia de la médula ósea y citopenias periféricas. Se produce una disminución de todos los linajes principales de células sanguíneas (eritrocitos, neutrófilos y plaquetas), una afección conocida como **pancitopenia**.

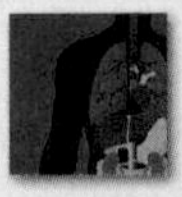
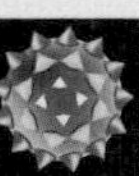

FISIOPATOLOGÍA Y FACTORES ETIOLÓGICOS: la anemia aplásica (AA) es una enfermedad rara que resulta de una lesión hereditaria o adquirida de los BH. En la mayoría de los casos es adquirida. La mayoría de los casos adquiridos son idiopáticos, sin una etiología clara identificable, aunque en el 10% al 20% de los pacientes puede documentarse una lesión reciente de la médula, como una infección viral (p. ej., virus de la hepatitis), fármacos, sustancias químicas o radiación ionizante (tabla 20-6). El mecanismo patogénico suele ser la destrucción inmunomediada de progenitores hematopoyéticos por linfocitos T hiperactivos que inhiben la hematopoyesis. Las citocinas secretadas por estos linfocitos T contribuyen a la mielodepresión.

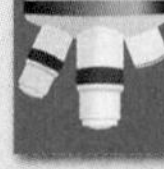

ANATOMOPATOLOGÍA: la médula ósea en la AA es hipocelular o acelular, y tres estirpes celulares (mieloide, precursores eritroides y megacariocitos) están disminuidas, con un aumento relativo de linfocitos y célu-

TABLA 20-6
ETIOLOGÍA DE LA ANEMIA APLÁSICA

Idiopática (dos tercios de los casos)
Radiación ionizante
Fármacos
Antineoplásicos
Cloranfenicol
Anticonvulsivos
Antiinflamatorios no esteroideos
Oro
Químicos
Benceno
Virus
Virus de la hepatitis C (VHC)
Virus de Epstein-Barr (VEB)
Virus de inmunodeficiencia humana (VIH)
Parvovirus B-19
Hereditaria
Anemia de Fanconi

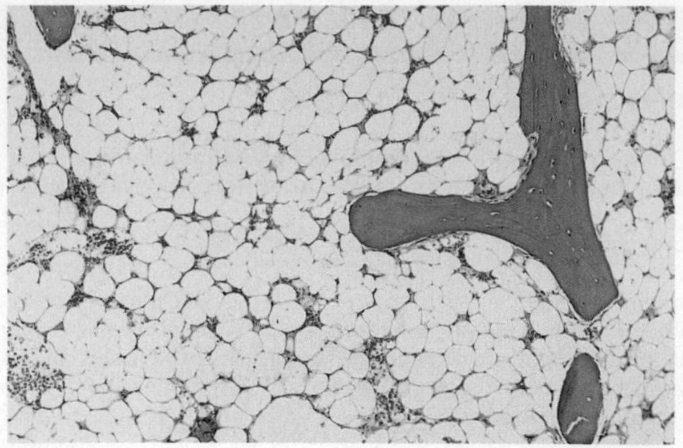

FIGURA 20-4. Anemia aplásica. La médula ósea consiste en gran medida en células grasas y carece de actividad hematopoyética normal.

las plasmáticas. A medida que la celularidad de la médula disminuye, se produce aumento correspondiente de la grasa (fig. 20-4). Estos cambios se manifiestan con bajo número de células circulantes que dan lugar a anemia, neutropenia y trombocitopenia. Incluso ante concentraciones elevadas de EPO, no hay reticulocitosis, lo que subraya el defecto subyacente de los blastocitos.

CARACTERÍSTICAS CLÍNICAS: los pacientes con anemia aplásica presentan signos y síntomas debidos a la pancitopenia (es decir, debilidad, fatiga, infecciones y hemorragias). Sin tratamiento, el pronóstico es grave, con una supervivencia media de 3 a 6 meses. El tratamiento inmunosupresor con globulina antitimocítica y ciclosporina, en combinación con fármacos estimulantes de la hematopoyesis (eltrombopag), produce remisiones transitorias. El trasplante de blastocitos es curativo.

Anemia de Fanconi

La anemia de Fanconi (AF) es la causa hereditaria más frecuente de insuficiencia de la médula ósea. Es una enfermedad autosómica recesiva caracterizada por anomalías del desarrollo, insuficiencia progresiva de la médula ósea y predisposición a neoplasias hemátocas y sólidas. Se han identificado quince alelos de la enfermedad de FA. Se han denominado FANC (por *Fanconi complementation group*), seguido de A, B, y así sucesivamente. *FANCD1* también se conoce como *BRCA2* (*v.* caps. 5 y 19).

Los genes codifican proteínas implicadas en la replicación y reparación del ADN. Forman un complejo con otras proteínas anterógradas como ATM, ATR, NBS y BRCA1 (*v.* cap. 5) en respuesta al daño en el ADN y median en la reparación del ADN alterado mediante recombinación homóloga. Las mutaciones en estos genes producen fragilidad cromosómica y reparación defectuosa del ADN.

Dado que los genes relacionados con la AF también son necesarios para el desarrollo normal de varios órganos, los pacientes afectados suelen presentar, a una edad temprana, diversas anomalías, como malformaciones de los pulgares y los radios, pigmentación anómala de la piel (hipopigmentación o manchas café con leche) y malformaciones cardíacas, renales y de otro tipo. La disminución de la fecundidad y la insuficiencia de la médula ósea también son características frecuentes, pero pueden no ser evidentes al nacer. La presentación en la vida adulta se ha demostrado recientemente mediante la identificación de mutaciones en la línea germinal de los genes *FANC* en pacientes con síndrome de insuficiencia de la médula ósea, pero sin antecedentes familiares sugestivos ni estigmas sindrómicos. La incidencia notificada de AF es inferior a 1 por 100 000 nacidos vivos, aunque es probable que la enfermedad esté infradiagnosticada.

El fallo de la médula ósea asociado a la AF afecta todas las series hematopoyéticas. No obstante, a diferencia de la AA idiopática, los pacientes con AF no responden al tratamiento inmunosupresor. Algunos pacientes responden al tratamiento con andrógenos, pero el trasplante de BH es el tratamiento de elección. Por desgracia, la sensibilidad de los pacientes con AF a los agentes que dañan el ADN complica el acondicionamiento previo al trasplante. Las opciones terapéuticas más recientes incluyen terapia génica o edición del genoma mediante recombinación genética o nucleasas de ingeniería.

Los pacientes con AF que sobreviven al fallo hematopoyético tienen un alto riesgo de desarrollar neoplasias hematopoyéticas (SMD y leucemia mieloide aguda, como se describe más adelante) o tumores sólidos en su segunda o tercera década de vida.

Disqueratosis congénita

La ***disqueratosis congénita*** (***DC***) suele presentarse durante la infancia, pero esto varía y puede presentarse en pacientes de más edad. Cuando se diagnostica a edad temprana, los pacientes suelen presentar trombocitopenia o AA y telómeros característicamente cortos. Algunos, pero no todos, presentan una tríada diagnóstica de uñas displásicas, pigmentación cutánea reticular en encaje y leucoplasia bucal. Los pacientes de edad avanzada con DC pueden ser diagnosticados por fibrosis pulmonar o síndrome hepatopulmonar. Los pacientes con DC tienen un mayor riesgo de padecer neoplasias malignas, como SMD, leucemia mieloide aguda (LMA) o carcinomas de células escamosas de cabeza y cuello o de la región anogenital. El trasplante de BH es la mejor opción terapéutica para los pacientes que desarrollan insuficiencia de médula ósea, SMD o LMA, con una cuidadosa elección de los regímenes previos al trasplante debido a la potencial toxicidad pulmonar de la irradiación y la quimioterapia. Por desgracia, el riesgo de tumores sólidos aumenta tras el trasplante de blastocitos.

Algunos trastornos de los blastocitos hematopoyéticos afectan una sola serie de forma preferente

Aplasia pura de eritrocitos

La aplasia pura de eritrocitos (APE) se define como la mielodepresión selectiva de los precursores eritroides diferenciados. Los leucocitos y las plaquetas no se ven afectados.

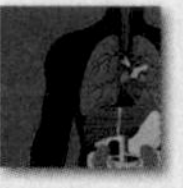

FISIOPATOLOGÍA: en la mayoría de los casos, la APE se debe a una inhibición inmunitaria de la producción de eritrocitos, cuya etiología suele ser desconocida. En ocasiones, se debe a una infección viral (normalmente parvovirus B19) o a lesiones en el timo (p. ej., timoma, hiperplasia tímica). Los antígenos P de las membranas de los eritrocitos son receptores del parvovirus, lo que explica que la infección se encuentre limitada a los precursores eritroides.

La **anemia de Diamond-Blackfan** suele diagnosticarse en etapa temprana de la vida (en los 2 primeros años o incluso en el útero) con síntomas de anemia. Puede haber anomalías físicas, como labio leporino o paladar hendido, micrognatia, anomalías en las extremidades y baja estatura, pero a menudo son leves. Está causada por mutaciones *de novo* o heredadas (línea germinal) en genes que codifican proteínas ribosómicas. Se han implicado al menos ocho genes diferentes para las proteínas de las subunidades ribosómicas grande y pequeña.

Alrededor del 25% de los casos se deben a mutaciones en *RPS19*, que codifica una proteína de subunidad pequeña. La anemia es el resultado de la disminución de la capacidad de respuesta de los precursores eritroides defectuosos a la eritropoyetina y de la disminución de la capacidad de formación de colonias y del «estallido» eritroide.

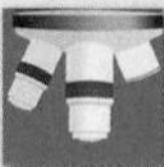

ANATOMOPATOLOGÍA: la celularidad de la médula ósea es normal en la APE, pero los precursores eritroides están ausentes o muy disminuidos y su maduración está detenida en la etapa de pronormoblasto. En los casos causados por parvovirus B19, los proeritroblastos presentan inclusiones virales intranucleares y la infección puede detectarse mediante reacción en cadena de la polimerasa (PCR). Los precursores mieloides y megacariocíticos son adecuados en número y muestran una maduración normal.

La anemia en la APE es de moderada a grave, a menudo con índices macrocíticos. A pesar del aumento de EPO, no hay reticulocitosis concurrente.

CARACTERÍSTICAS CLÍNICAS: la APE adquirida se manifiesta como una enfermedad aguda autolimitada o como un proceso crónico recidivante. La **APE aguda autolimitada** suele deberse al parvovirus B19. Esta enfermedad puede no ser clínicamente aparente a menos que el paciente desarrolle anemia hemolítica crónica subyacente (p. ej., esferocitosis hereditaria, anemia drepanocítica). Estos casos pueden complicarse con una «crisis» aplásica (es decir, empeoramiento repentino de la anemia). Los pacientes con inmunodepresión no pueden eliminar la infección por parvovirus y la anemia puede prolongarse. La **APE crónica recidivante** puede ser idiopática o relacionarse con una lesión subyacente en el timo. En estos casos, la timectomía puede corregir la anemia.

La anemia de Diamond-Blackfan suele tratarse con corticoesteroides o transfusiones, con los consiguientes riesgos asociados a la sobrecarga de hierro y el uso crónico de corticoesteroides. Vale la pena destacar que alrededor del 20% de los pacientes pueden tener una remisión espontánea.

Hemoglobinuria paroxística nocturna

La hemoglobinuria paroxística nocturna (HPN) es un trastorno clonal de los blastocitos adquirido, no maligno, caracterizado por anemia hemolítica intravascular episódica y trombosis.

PATOGENIA MOLECULAR: el defecto subyacente en la HPN implica mutaciones somáticas en el gen del fosfatidilinositol glucano clase A (*PIG-A*), en el cromosoma X (Xp22.1) (*v.* tabla 20-14, más adelante). Este gen codifica una proteína llamada fosfatidilinositol glucano de clase A, que es crucial en la síntesis del anclaje de glicosilfosfatidilinositol (GPI), que normalmente une muchas proteínas (p. ej., CD14, CD16, CD55, CD59) a las membranas de las células sanguíneas. Como consecuencia del defecto genético, no se sintetiza GPI y todas las células sanguíneas derivadas de clones de BH afectadas carecen de las proteínas de superficie mencionadas anteriormente. Algunas de estas proteínas, como el **factor de aceleración de la descomposición** (CD55) y el **inhibidor de membrana de la lisis reactiva** (CD59), son importantes reguladores del complemento, y los eritrocitos que carecen de estas proteínas son susceptibles a la lisis por el complemento. Los leucocitos y plaquetas derivados de los blastocitos anómalos también pierden proteínas de membrana ligadas a GPI. Las plaquetas de la HPN fijan el complemento y se activan, lo que puede provocar trombosis.

La HPN puede surgir como un trastorno primario o en asociación con la anemia aplásica (AA/HPN). Aunque la mutación *PIG-A* en sí misma es benigna, los pacientes con HPN, especialmente si se relaciona con AA, pueden evolucionar a **mielodisplasia** o **leucemia aguda** manifiesta (*v.* más adelante). El mecanismo de transformación maligna suele implicar la adquisición de mutación(es) somática(s) adicional(es), bien en las células de HPN que ya albergan mutaciones *PIG-A*, bien en células no afectadas por HPN.

ANATOMOPATOLOGÍA: durante los episodios de hemólisis, los pacientes desarrollan anemia normocítica o macrocítica de gravedad variable. El recuento de reticulocitos, que refleja la adecuación de la respuesta de la médula ósea a la hemólisis, suele ser insuficiente. Por tanto, la

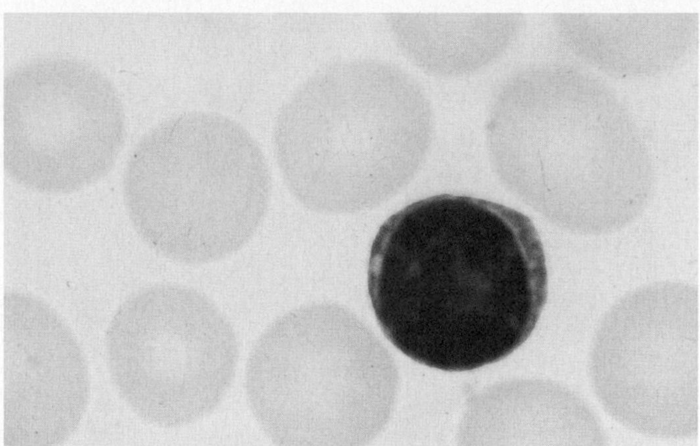

FIGURA 20-5. Los eritrocitos normales son casi del mismo tamaño que los núcleos de los linfocitos pequeños (≈ 7-8 µm).

eritropoyesis en la médula no compensa adecuadamente la lisis de eritrocitos por el complemento, y esto explica por qué la HPN se incluye como un subtipo de insuficiencia de la médula ósea. Debido a que la hemólisis es intravascular, se presenta hemoglobinuria, y con el tiempo puede desarrollarse insuficiencia de hierro por la pérdida recurrente de hierro en la orina. La ***HPN se diagnostica mediante citometría de flujo, que permite constatar que las células sanguíneas carecen de proteínas ancladas a GPI (CD16, CD14, CD55, CD59).***

CARACTERÍSTICAS CLÍNICAS: los pacientes pueden presentar hemólisis intravascular intermitente. La trombosis venosa y arterial, especialmente el síndrome de Budd-Chiari (trombosis de la vena hepática; *v.* cap. 14), aumenta en la HPN debido a la activación plaquetaria mediada por el complemento. El tratamiento incluye fármacos que bloquean la activación del complemento, como el eculizumab. Sin embargo, a pesar de su gran eficacia, el elevado coste y el efecto de corta duración de este fármaco biológico limitan su uso generalizado. El trasplante de médula ósea es curativo.

Eritrocitos

ESTRUCTURA Y FUNCIÓN NORMALES

Los eritrocitos transportan oxígeno a los tejidos. Los eritrocitos maduros son células carentes de núcleo de 7 µm a 8 µm de diámetro, de tamaño similar al de los núcleos de linfocitos pequeños (fig. 20-5). Son discos redondos y bicóncavos con citoplasma rojizo y eosinófilo, y con centros más pálidos que sus bordes externos. El centro pálido comprende alrededor de una tercera parte del diámetro total de la célula. Su principal componente citoplasmático es la hemoglobina, que le confiere el color rojo. Los eritrocitos se liberan de la médula en forma de reticulocitos, que son más grandes que los eritrocitos maduros y tienen un tono citoplasmático gris azulado, denominado **policromatofilia**. Este tono azulado se debe a la presencia de ARN y orgánulos citoplasmáticos, como ribosomas, mitocondrias y el complejo de Golgi. Una vez liberados en la sangre, los reticulocitos pierden el ARN citoplasmático en 24 h y se convierten en eritrocitos maduros.

Como en todas las células, la membrana del eritrocitos es una doble capa de fosfolípidos. Está unida a una red citoesquelética subyacente compuesta por dímeros de proteína espectrina dispuestos horizontalmente e interconectados, y proteínas estabilizadoras, incluidas anquirina, actina y banda 4.1 (fig. 20-6). Estas proteínas del citoesqueleto permiten que los eritrocitos se deformen cuando atraviesan capilares estrechos. ***Los cambios en esta unidad membrana-citoesqueleto pueden conducir a anomalías características en la forma de los eritrocitos, aumento de la rigidez celular y destrucción***

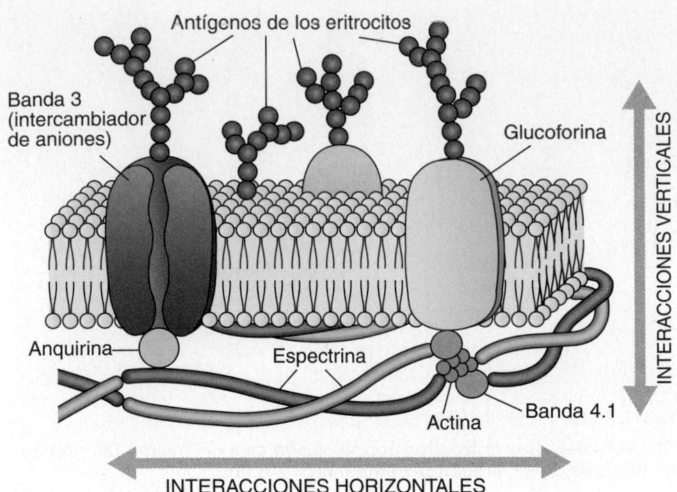

FIGURA 20-6. Estructura de la membrana plasmática eritrocitaria. Numerosas interacciones estabilizan la membrana. Las dos interacciones verticales son la de la espectrina-anquirina-banda 3 y espectrina-proteína 4.1-glucoforina. Las dos conexiones horizontales son de heterodímeros de espectrina y de espectrina-actina-proteína 4.1.

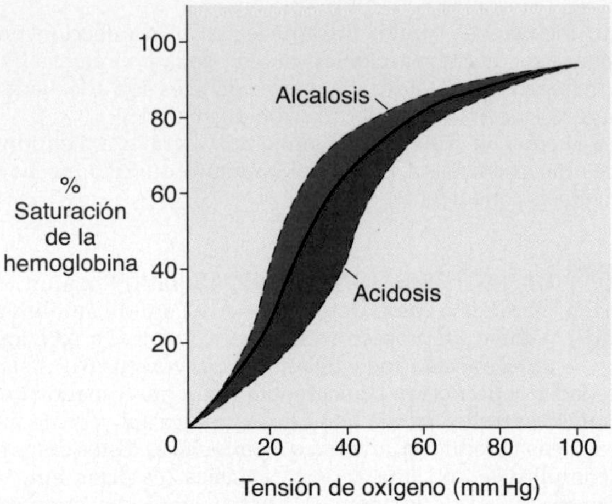

FIGURA 20-7. Curva de disociación de oxígeno de la hemoglobina. A medida que el pH se reduce (acidosis), la afinidad del oxígeno disminuye (desviación a la derecha); con el incremento del pH (alcalosis), la afinidad aumenta (desviación a la izquierda).

prematura de los eritrocitos circulantes. Los receptores transmembrana, los canales y los anclajes para otros componentes de la membrana también se insertan en la doble capa lipídica. ***Las diferentes proteínas de membrana de los eritrocitos y sus modificaciones con grupos de carbohidratos producen los diversos grupos de antígenos de los eritrocitos.***

La hemoglobina es responsable de la capacidad de transporte de oxígeno de los eritrocitos. Cada molécula de hemoglobina tiene cuatro grupos hemo y cuatro cadenas de globina y, cuando está completamente saturada, transporta cuatro moléculas de oxígeno. La porción hemo de la molécula consiste en un anillo de porfirina (protoporfirina IX), con un ion ferroso (Fe^{2+}). La porción globina está formada por pares de dos cadenas proteicas diferentes, normalmente dos cadenas de globina alfa (α) y dos cadenas de globina no α. Dos cadenas de globina α se emparejan con dos cadenas de globina beta (β) en la hemoglobina A, la hemoglobina normal más abundante en los adultos. La hemoglobina A_2, presente en pequeñas cantidades en adultos sanos, está compuesta por dos cadenas de globina α y dos cadenas de globina delta (δ). La hemoglobina F, presente en cantidades menores en adultos sanos, pero en cantidades mayores al nacer, está formada por dos cadenas de α- y dos de gamma (γ)-globina. La síntesis y el ensamblaje de cada molécula de hemoglobina requieren múltiples pasos bioquímicos en los que intervienen distintas enzimas.

Cada grupo hemo interactúa con un bolsillo hidrofóbico en una cadena de globina, lo que lugar a una estructura terciaria globular para la molécula completa. La hemoglobina desoxigenada tiene menor afinidad de unión al oxígeno y requiere una mayor tensión de oxígeno para que se produzca la unión de este con el hemo. Tras esta interacción inicial, las moléculas de hemoglobina experimentan un cambio en su conformación que facilita la unión subsecuente del oxígeno a sus tres restantes grupos hemo. Este aumento progresivo de la afinidad de unión al oxígeno se refleja en la forma sigmoidea de la curva de disociación del oxígeno (fig. 20-7). La acidosis desplaza la curva hacia la derecha, lo que aumenta el aporte hístico de oxígeno. El aumento de 2,3-difosfoglicerato (2,3-DPG; un producto de una vía alternativa de la glucólisis) tiene un efecto similar. La alcalosis desplaza la curva hacia la izquierda, lo que aumenta la afinidad por la fijación de oxígeno.

La vida media de los eritrocitos de la sangre es de 120 días. Los cambios en las proteínas de membrana y la acumulación de fosfolípidos en los eritrocitos envejecidos sirven como señales para su eliminación por los fagocitos mononucleares.

El componente eritroide de la sangre se analiza mejor mediante un hemograma completo más el examen microscópico de un frotis sanguíneo (tabla 20-7). El hemograma incluye mediciones de **hemoglobina** (Hgb), **recuento de eritrocitos** y **hematócrito** (Hct).

TABLA 20-7
HEMOGRAMA COMPLETO: VALORES NORMALES DEL ADULTO

Eritrocitos		
Hemoglobina	Hombres, 14-18 g/dL	
	Mujeres, 12-16 g/dL	
Hematócrito	Hombres, 40-54 %	
	Mujeres, 35-47 %	
Recuento de eritrocitos	Hombres, 4.5-6 × $10^6/\mu L$	
	Mujeres, 4-5.5 × $10^6/\mu L$	
Reticulocitos	0.5-2.5 %	
Índices		
Volumen corpuscular medio	82-100 μm^3	
Hemoglobina corpuscular media	27-34 pg	
Concentración de hemoglobina corpuscular media	32-36 %	
	Recuento absoluto/μL	**Recuento diferencial (%)**
Leucocitos		
Leucocitos	4 000-11 000	
Granulocitos neutrófilos	1 800-7 000	50-60
Neutrófilos en banda	0-700	2-4
Linfocitos	1 500-4 000	30-40
Monocitos	0-800	1-9
Basófilos	0-200	0-1
Eosinófilos	0-450	0-3
Plaquetas		
Valor normal cuantitativo: 150 000-400 000/μL		
Estimación cualitativa en el frotis: número de plaquetas/campo de inmersión en aceite × 10 000 = recuento plaquetario estimado		
Relación normal de los eritrocitos con respecto a las plaquetas: 15:1 a 20:1		

Los parámetros adicionales incluyen índices de eritrocitos como el **volumen globular medio** (VGM = Hct/eritrocitos), la hemoglobina corpuscular media (HCM = Hgb/eritrocitos) y la **concentración media de hemoglobina corpuscular** (CMHC = Hgb/Hct). El grado de variación del tamaño del eritrocito o de la amplitud de distribución eritrocítica también se derivan de los valores anteriores. Los reticulocitos pueden cuantificarse con precisión con el uso de colorantes supravitales que tiñen sus agregados ribosómicos citoplasmáticos.

Los analizadores automatizados también pueden medir la fracción de reticulocitos inmaduros (porcentaje de reticulocitos que son los más inmaduros) y/o el contenido de hemoglobina de los reticulocitos.

ANEMIA

La anemia es una reducción en la masa de eritrocitos circulantes y se diagnostica mediante la demostración de reducción en la hemoglobina, el hematócrito o en el recuento de eritrocitos. La anemia provoca disminución del transporte de oxígeno por la sangre y, si es grave, hipoxia del tejido.

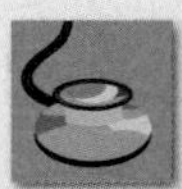

CARACTERÍSTICAS CLÍNICAS: para hacer frente a la anemia, diversos mecanismos compensatorios actúan para mejorar el aporte de oxígeno a los tejidos. Estos incluyen:

- Aumento del gasto cardíaco
- Aumento de la frecuencia respiratoria
- Derivación del flujo sanguíneo para aumentar la perfusión de los órganos vitales
- Disminución de la afinidad hemoglobina-oxígeno
- Aumento de la producción de eritrocitos de la médula en respuesta a la estimulación de EPO

Los signos y síntomas clínicos (taquicardia, dificultad respiratoria, soplos sistólicos) pueden reflejar estos procesos compensatorios. Si la anemia es grave (es decir, hemoglobina <7 g/dL), la hipoxia hística no se compensa lo suficiente y los hallazgos clínicos adicionales pueden incluir fatiga fácil, desmayos, angina de pecho y disnea de esfuerzo.

Las anemias se clasifican por su morfología o fisiopatología

La **clasificación morfológica** de la anemia se basa en el aspecto de los eritrocitos, según lo determinan los contadores automatizados de sangre y mediante microscopía. El tamaño de los eritrocitos (generalmente medido por analizadores) se refleja en el VGM, que divide las anemias en tres grupos: *(1)* **microcítica** (VGM disminuido), *(2)* **normocítica** y *(3)* **macrocítica** (VGM aumentado) (tabla 20-8). El análisis de los frotis sanguíneos puede mostrar formas anormales de eritrocitos (**poiquilocitos**), los cuales pueden verse en una gran variedad de anemias. El tipo particular de poiquilocito puede ayudar al diagnóstico (fig. 20-8).

La clasificación **fisiopatológica** de la anemia incluye cinco grupos principales (tabla 20-9):

1. **Pérdida aguda de sangre**.
2. **Disminución de la producción** de eritrocitos por la médula ósea, ya sea por **defectos de las células progenitoras o por falta de nutrientes disponibles**.
3. **Hematopoyesis ineficaz** con reducción de la liberación de eritrocitos desde la médula.
4. **Aumento de la destrucción de eritrocitos** fuera de la médula, por causas tanto **intracorpusculares** como **extracorpusculares**.
5. **Secuestro**

Los reticulocitos circulantes aumentan (**reticulocitosis**) como respuesta a la hipoxia en las anemias por causas no estreptocócicas, como la pérdida de sangre o el aumento de la destrucción de eritrocitos. La reticulocitosis no se produce en otras causas de anemia. La expansión del volumen plasmático provoca una disminución de la concentración de hemoglobina medida, del recuento de eritrocitos y del hematócrito, pero esta forma de «anemia dilucional» no es una anemia verdadera, ya que la masa de eritrocitos se conserva o incluso aumenta en algunas situaciones (como al final del embarazo).

TABLA 20-8
CLASIFICACIÓN MORFOLÓGICA DE LA ANEMIA

Macrocítica	
Insuficiencia nutricional	Hipotiroidismo
Consumo de alcohol	Reticulocitosis
Enfermedad hepática	Enfermedad primaria de la médula ósea
Microcítica	
Insuficiencia de hierro	
Talasemias	
Sideroblástica	
Normocítica	
Anemia de la enfermedad crónica/inflamación	
Anemia de enfermedad renal	
Pérdida sanguínea aguda	

Pérdida aguda de sangre

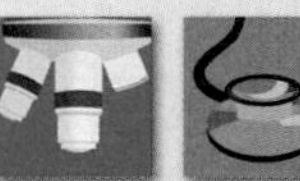

ANATOMOPATOLOGÍA Y CARACTERÍSTICAS CLÍNICAS: las manifestaciones iniciales de la pérdida aguda de sangre reflejan reducción de volumen y disminución de la perfusión del tejido. Dado que se pierde sangre entera, es posible que al principio no se aprecie la gravedad de la anemia. Sin embargo, entre 24 h y 48 h después de una hemorragia importante, el líquido se moviliza desde localizaciones extravasculares al espacio intravascular para restaurar el volumen sanguíneo total. Es entonces cuando la magnitud de la anemia se hace evidente, ya que la reposición de eritrocitos no es tan rápida. ***La anemia aguda refleja la pérdida de sangre desde el compartimento intravascular.***

La pérdida aguda de sangre provoca anemia normocítica normocrómica. Si se detiene la hemorragia subyacente, la hiperplasia eritroide de la médula ósea provocada por la EPO corregirá gradualmente la anemia. El frotis sanguíneo no muestra anomalías específicas, pero se produce policromasia que refleja reticulocitosis durante la fase de recuperación.

Disminución de la producción de eritrocitos

La disminución de la producción de eritrocitos puede deberse a:

- **Falta de nutrientes** (p. ej., insuficiencia de hierro, vitamina B_{12}, o carencia de folato).
- **Enfermedades de la médula ósea**, incluidos defectos primarios de la médula ósea, como la anemia aplásica, o la infiltración de la médula ósea por enfermedades metastásicas (las enfermedades hereditarias y adquiridas de los BH o de sus derivados diferenciados se tratan anteriormente).
- **Mielodepresión** por medicamentos, irradiación, etc.
- **Falta de hormonas estimulantes de la médula** (p. ej., eritropoyetina baja por enfermedad renal crónica, hipotiroidismo o andrógenos bajos).
- **Anemia por inflamación**, que provoca baja biodisponibilidad de hierro para la eritropoyesis, leve disminución de la eritropoyetina y leve disminución de la vida útil de los eritrocitos.

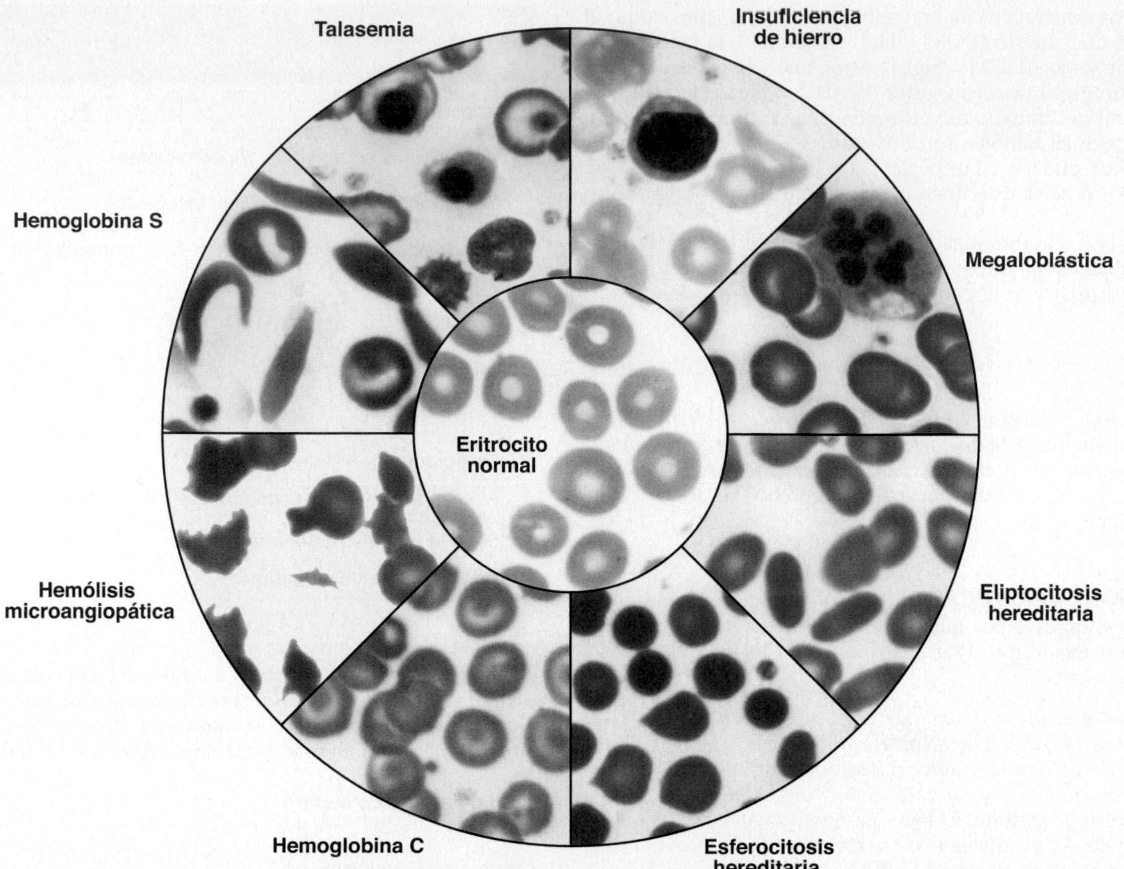

FIGURA 20-8. Morfología anómala del eritrocito y su relación con diferentes tipos de anemia. La morfología del eritrocito normal se muestra en el centro. **De acuerdo con las agujas del reloj desde las 12:00. A. Insuficiencia de hierro (alteración en la síntesis de hemoglobina; falta de hierro):** eritrocitos hipocrómicos, microcíticos. Se presenta un linfocito pequeño a manera de comparación. **B. Anemia megaloblástica (alteración en la síntesis de ADN, a menudo causada por la insuficiencia de vitamina B_{12} o ácido fólico):** macrocitos ovales, algunas células de forma irregular y neutrófilos hipersegmentados). **C. Eliptocitosis hereditaria (defecto de membrana):** eliptocitos. **D. Esferocitosis hereditaria (defecto de membrana):** los esferocitos carecen de palidez central. **E. Enfermedad de la hemoglobina C (cadenas anómalas de globina):** células en tiro al blanco. **F. Hemólisis microangiopática (daño mecánico a los eritrocitos; coagulación intravascular diseminada [CID], púrpura trombocitopénica trombocítica [PTT], secuelas de una prótesis valvular cardíaca):** esquistocitos/fragmentos. **G. Enfermedad de células falciformes (hemoglobina S) (cadenas anómalas de globina):** células falciformes. **H. Talasemia (alteración en la síntesis de hemoglobina):** eritrocitos hipocrómicos microcíticos; poiquilocitosis; punteado basófilo; células en tiro al blanco eritrocitos nucleados.

Anemia ferropénica

La insuficiencia de hierro interfiere en la síntesis normal del hemo (hemoglobina) y provoca alteraciones de la eritropoyesis y anemia. Es la causa más frecuente de anemia en todo el mundo.

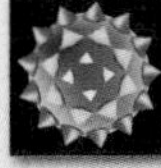

FACTORES ETIOLÓGICOS: la alimentación diaria normal de un adulto occidental contiene unos 20 mg de hierro. Alrededor de 1 mg a 2 mg de hierro son absorbidos por el duodeno y la porción proximal del yeyuno (*v.* cap. 14) para compensar las pérdidas fisiológicas a través de la descamación de células cutáneas o mucosas que contienen hierro. La anemia (especialmente con eritropoyesis ineficaz) desencadena un aumento de la absorción intestinal. Alrededor del 85% del hierro absorbido es transportado por una proteína portadora, la transferrina, que se incorpora a los hematíes en desarrollo a través de los receptores de transferrina de su superficie. A medida que los hematíes senescentes se retiran de la circulación, la hemoglobina se descompone en sus componentes y el hierro se recicla. El exceso de hierro se almacena en forma de **hemosiderina** y **ferritina**. La hemosiderina consiste en grandes agregados de hierro con una estructura desorganizada; la ferritina se convierte en un complejo con proteínas (apoferritina) y su aspecto es altamente organizada.

Muchas enfermedades subyacentes causan insuficiencia de hierro. En lactantes y niños, el hierro alimentario puede ser insuficiente para el crecimiento y el desarrollo. Las necesidades de hierro también aumentan durante el **embarazo** y la **lactancia**. En los adultos, la insuficiencia suele ser consecuencia de **pérdida crónica de sangre** o, con menor frecuencia, de la **hemólisis intravascular**. Dos mililitros de sangre entera contienen 1 mg de hierro, que se pierde con el sangrado. En las mujeres en edad reproductiva, la **pérdida de sangre ginecológica** (menstruación, parto, hemorragia vaginal) es la más frecuente. En las mujeres en la menopausia y los hombres, la insuficiencia de hierro inexplicable debería motivar la búsqueda de posibles **tumores digestivos** o **lesiones vasculares**, ya que es el lugar más frecuente de pérdida crónica de sangre.

ANATOMOPATOLOGÍA: la insuficiencia de hierro causa anemia **microcítica e hipocrómica** (fig. 20-9). Las variaciones en el tamaño (anisocitosis) y la forma (**poiquilocitosis**) de los eritrocitos se reflejan en el aumento de la amplitud de distribución eritrocítica. Pueden encontrarse **ovalocitos**, algunos de los cuales, por ser muy delgados, se denominan **células lápiz**. La insuficiencia de hierro provoca un defecto en la producción de eritrocitos, por lo que se produce hiperplasia eritroide en la médula, pero no reticulocitosis en la sangre. La tinción con azul de Prusia de los aspirados de médula muestra la ausencia de almacenamiento de hierro y de hierro eritroide.

TABLA 20-9
CLASIFICACIÓN FISIOPATOLÓGICA DE LA ANEMIA

Pérdida aguda de sangre	
Producción disminuida	
Defectos del blastocito y la célula progenitora	
Insuficiencia de hierro	Leucemias
Anemia de la enfermedad crónica	Síndromes mielodisplásicos
Anemia aplásica	Infiltración medular
Aplasia pura de eritrocitos	Intoxicación con plomo
Hemoglobinuria paroxística nocturna	Anemia de la enfermedad renal
Hematopoyesis ineficaz	
Anemia megaloblástica	Talasemia
Síndromes mielodisplásicos	
Destrucción aumentada	
Intracorpuscular	
Defecto de la membrana	Hemoglobinopatías
Defecto enzimático	
Extracorpuscular	
Inmunitaria	
Autoinmunitaria	Aloinmunitaria
No inmunitaria	
Mecánica	Infecciosa
Hiperesplenismo	Química
Térmica	
Secuestro	

Las concentraciones séricas de hierro y ferritina son bajas en la insuficiencia de hierro, mientras que la capacidad total de fijación del hierro (CTFH) está aumentada (debido al aumento de las concentraciones séricas de transferrina). En consecuencia, la saturación de transferrina es notablemente inferior (a menudo <5%).

CARACTERÍSTICAS CLÍNICAS: los síntomas de la insuficiencia de hierro son los de la anemia en general. Con la enfermedad avanzada, pueden encontrarse una lengua lisa y brillante (**glositis atrófica**) e inflamación en las comisuras de la boca (**estomatitis angular**), así como una deformidad en forma de cuchara de las uñas de los dedos de la mano (**coiloniquia**). El tratamiento requiere la identificación y el cese de la fuente de pérdida crónica de sangre, así como la administración de suplementos de hierro por vía oral o parenteral.

Anemia por inflamación

La anemia por inflamación (también conocida como anemia de la enfermedad crónica) se produce en estados inflamatorios agudos y crónicos, como enfermedades críticas, infecciones crónicas, neoplasias, enfermedades autoinmunitarias, enfermedades renales, obesidad y envejecimiento.

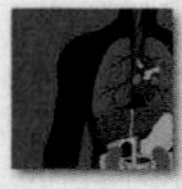

FISIOPATOLOGÍA: las citocinas inflamatorias (p. ej., IL-6, IL-1β) aumentan la producción hepática de hepcidina, un péptido de 25 aminoácidos que actúa como regulador clave de la homeostasis del hierro. La hepcidina bloquea la liberación de hierro de los macrófagos a los precursores eritroides en desarrollo y reduce la absorción intestinal de hierro, lo que conduce a una insuficiencia funcional de hierro, aunque las reservas puedan ser normales o incluso estar aumentadas. Otros factores que pueden contribuir a la anemia por inflamación son la menor vida útil de los eritrocitos, la menor respuesta de la EPO renal a la hipoxia hística y la escasa respuesta de la médula ósea a la eritropoyetina. ***Así pues, tanto el secuestro de hierro como el deterioro de la eritropoyesis conducen a la anemia por inflamación.***

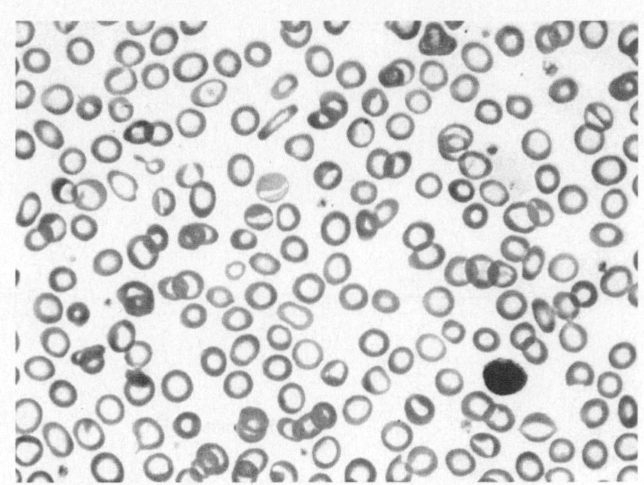

FIGURA 20-9. Anemia hipocrómica microcítica causada por insuficiencia de hierro. Los eritrocitos presentan un tamaño significativamente menor que el núcleo de un linfocito pequeño y tienen mayor palidez central (la palidez central normal es de alrededor de una tercera parte del diámetro del eritrocito).

ANATOMOPATOLOGÍA: la anemia de la enfermedad crónica suele ser de leve a moderada; los eritrocitos suelen ser normocíticos y normocrómicos, pero pueden ser microcíticos. La tinción con azul de Prusia de los aspirados de médula muestra hierro normal o aumentado en los macrófagos, pero reducción del hierro eritroide. Las concentraciones séricas de hierro tienden a ser bajas. Sin embargo, a diferencia de la anemia ferropénica, la CTFH también suele estar disminuida (al igual que la albúmina sérica). Los recuentos de reticulocitos no aumentan de forma adecuada para el grado de anemia. El tratamiento satisfactorio de la enfermedad subyacente restablece las cifras normales de hemoglobina.

Anemia de la enfermedad renal

FISIOPATOLOGÍA: algunos pacientes con enfermedades renales crónicas desarrollan anemia debido a la **disminución de la producción renal de EPO**. La gravedad de la anemia es proporcional al grado de insuficiencia renal. La administración de EPO recombinante es el tratamiento de elección. Una «toxina urémica», que inhibe los precursores eritroides, y un componente hemolítico menor, pueden contribuir a la anemia de la enfermedad renal crónica.

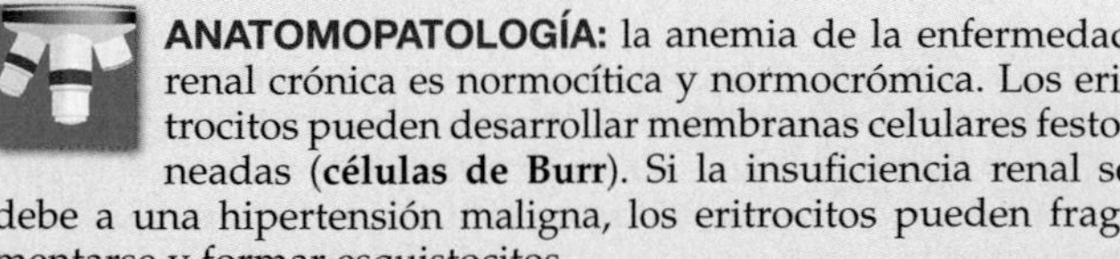

ANATOMOPATOLOGÍA: la anemia de la enfermedad renal crónica es normocítica y normocrómica. Los eritrocitos pueden desarrollar membranas celulares festoneadas (**células de Burr**). Si la insuficiencia renal se debe a una hipertensión maligna, los eritrocitos pueden fragmentarse y formar esquistocitos.

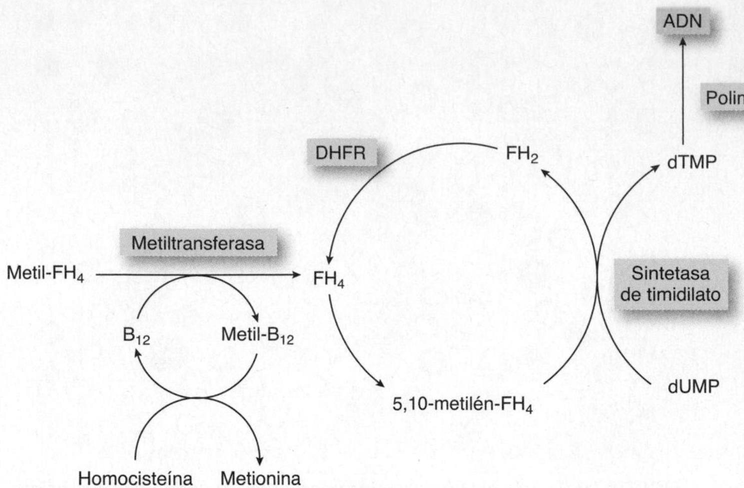

FIGURA 20-10. Interrelación entre el ácido fólico y la vitamina B_{12}. La transferencia de un carbono mediada por el ácido fólico metila el dUMP a dTMP, que entonces se usa para sintetizar ADN. Para entrar en este sitio, el folato (metil-FH_4) es desmetilado a FH_4, lo que activa a la vitamina B_{12} como el cofactor. En consecuencia, tanto la insuficiencia de vitamina B_{12} como la de ácido fólico llevan a un deterioro en la síntesis del ADN y a anemia megaloblástica. *DHFR*, reductasa de dihidrofolato. *dTMP*, monofosfato de desoxitimidina; *dUMP*, monofosfato de desoxiuridina; *FH_2*, dihidrofolato; *FH_4*, tetrahidrofolato.

Anemia relacionada con la infiltración medular (anemia mieloptísica)

La anemia mieloptísica es una anemia hipoproliferativa relacionada con una infiltración de la médula.

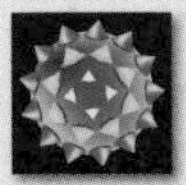

FACTORES ETIOLÓGICOS: cualquier proceso infiltrativo (p. ej., mielofibrosis, neoplasias hemáticas, carcinoma metastásico o enfermedad granulomatosa) puede reemplazar a los elementos hematopoyéticos normales y causar anemia (y a menudo leucopenia y trombocitopenia). En un intento por mantener la producción de células sanguíneas, pueden desarrollarse HEM, sobre todo en el bazo y el hígado.

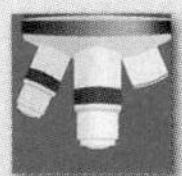

ANATOMOPATOLOGÍA: la infiltración de la médula ósea provoca una anemia normocítica de moderada a grave, con anisopoiquilocitosis y células en lágrima (dacriocitosis). Son frecuentes los granulocitos inmaduros circulantes y los eritrocitos nucleados (**leucoeritroblastosis**).

Anemia por intoxicación por plomo

La intoxicación por plomo provoca anemia al interferir con numerosas enzimas implicadas en la síntesis del hemo (*v.* cap. 8).

Cuando la producción de eritrocitos es ineficaz, hay menos eritrocitos circulantes

Diversas anemias son el resultado de una producción anómala de eritrocitos causada por una hematopoyesis ineficaz. En estos casos, la reserva de precursores eritrocitarios de la médula ósea se amplía. Así, se forman suficientes precursores eritroides en la médula ósea, pero los eritrocitos no llegan a la circulación.

Anemias megaloblásticas

Las anemias megaloblásticas están causadas por una alteración de la síntesis del ADN, generalmente debido a una insuficiencia de vitamina B_{12} o de ácido fólico.

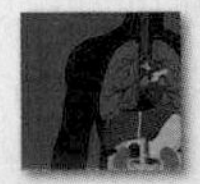 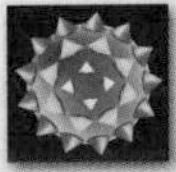

FISIOPATOLOGÍA Y FACTORES ETIOLÓGICOS: las anemias megaloblásticas son un grupo de enfermedades caracterizadas por megaloblastos característicos, que son precursores eritroides demasiado grandes. El deterioro de la síntesis de ADN conduce a una maduración nuclear anómala. Esto, a su vez, provoca maduración eritrocitaria ineficaz y anemia. Se ven afectados todos los tipos de células proliferativas, incluidos los precursores mieloides y las células de la mucosa cervical y digestiva.

La anemia megaloblástica se debe con mayor frecuencia a la insuficiencia de vitamina B_{12} o de folato. Algunos antineoplásicos (metotrexato, hidroxiurea) o antirretrovirales (5-azacitidina) también pueden ser responsables. En raras ocasiones pueden estar involucrados defectos hereditarios del metabolismo de las purinas o las pirimidinas. El folato y la vitamina B_{12} son fundamentales para la síntesis normal del ADN. La enzima timidilato sintetasa convierte el uridilato en timidilato mediante el uso de tetrahidrofolato como cofactor. El tetrahidrofolato se convierte en metil tetrahidrofolato mediante la metiltransferasa, con la vitamina B_{12} como cofactor. La vitamina B_{12} también es necesaria para la conversión de homocisteína en metionina (fig. 20-10).

Con la alteración en la síntesis de ADN, el desarrollo nuclear se retrasa, pero el citoplasma madura normalmente, con hemoglobinización progresiva. Esto conduce a una **asincronía entre el núcleo y el citoplasma** y a la formación de precursores de grandes eritrocitos nucleados (**megaloblastos**). Dado que estos megaloblastos no maduran lo suficiente como para ser liberados en la sangre, sufren destrucción intramedular. Los eritrocitos liberados son macrocíticos.

La vitamina B_{12} (cianocobalamina) no puede ser sintetizada a partir de precursores por el ser humano y debe proceder de la alimentación. Se encuentra en diversos alimentos de origen animal y también es producida por microorganismos intestinales. La absorción adecuada de la vitamina B_{12} requiere un factor intrínseco, que se produce en el estómago (*v.* cap. 13) y que protege a la de la degradación por las enzimas intestinales (fig. 20-11). El complejo del factor intrínseco-vitamina B_{12} se absorbe en la porción distal del íleon a través de receptores específicos. En la sangre, la vitamina es transportada por proteínas denominadas **transcobalaminas**, de las cuales la transcobalamina II es la más importante. El consumo diario de vitamina B_{12} es de 1 µg. Por tanto, las reservas corporales normales de 1 000 µg a 5 000 µg proporcionan varios años de reserva.

La ingesta alimentaria inadecuada de vitamina B_{12} es poco frecuente y suele darse solo en vegetarianos estrictos (veganos). *En la mayoría de los casos, la falta de factor intrínseco dificulta su absorción* La cirugía en la que se extirpa el fondo gástrico elimina la fuente del factor intrínseco.

La **anemia perniciosa**, un trastorno autoinmunitario en el que los pacientes desarrollan anticuerpos contra las células parietales y el factor intrínseco (*v.* cap. 13), provoca deficiencia de factor intrínseco. Los anticuerpos contra las células parietales también causan gastritis atrófica con aclorhidria. Los trastornos intestinales primarios (enfermedad inflamatoria intestinal)

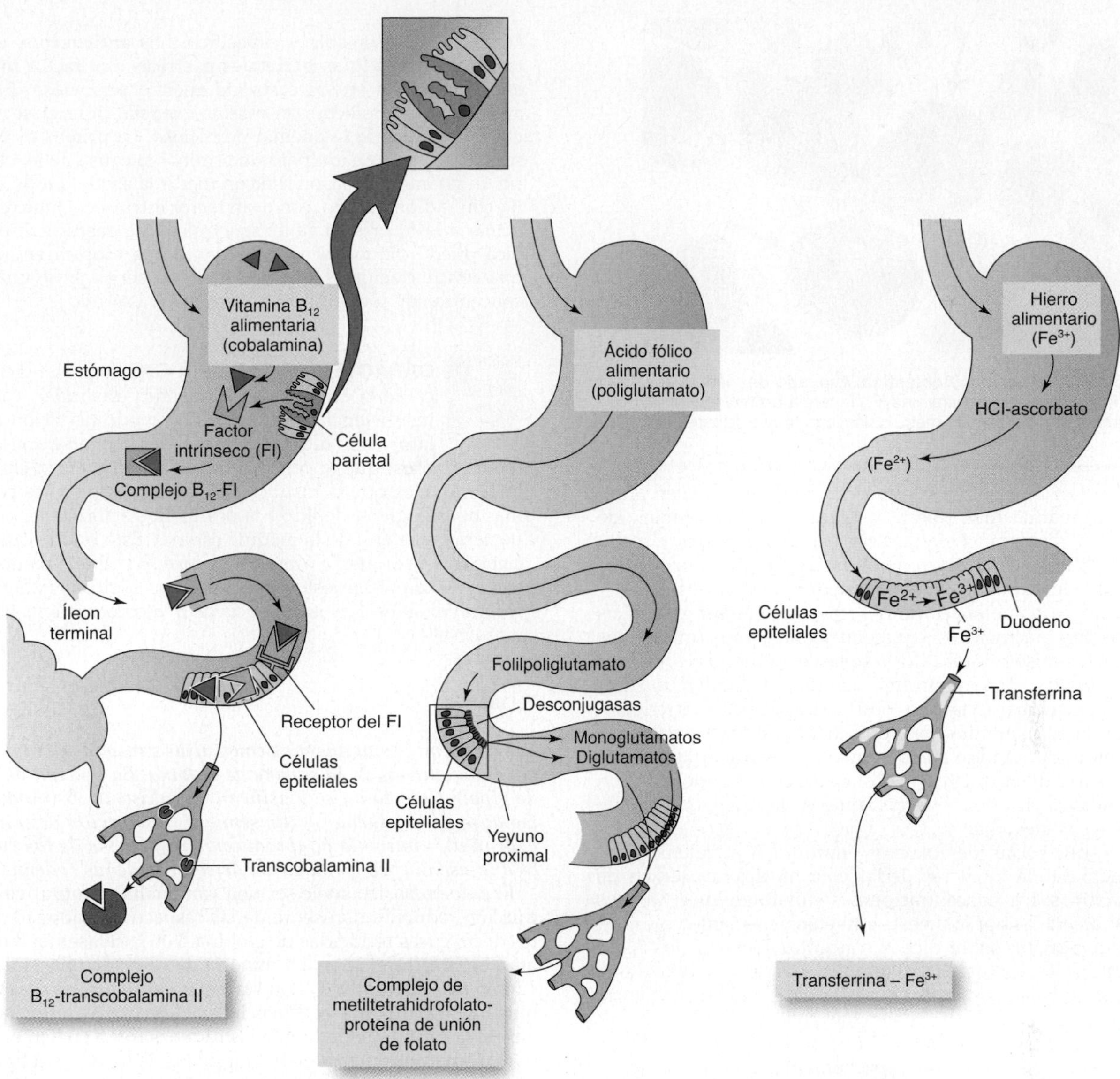

FIGURA 20-11. Absorción de vitamina B_{12}, ácido fólico y hierro. La absorción de la vitamina B_{12} requiere la formación de un complejo inicial con factor intrínseco (*FI*), producido por las células parietales de la mucosa gástrica. De este modo tiene lugar la absorción en el íleon terminal, donde existen receptores del complejo FI-B_{12}. La enzima conjugasa conjuga el ácido fólico dietético y lo convierte en poliglutamato. La absorción tiene lugar en el yeyuno después de la desconjugación en la luz intestinal. La reducción y la metilación resultan en la generación de metiltetrahidrofolato, el cual es transportado por la proteína de unión de folato. El hierro férrico alimentario (*Fe^{3+}*) es reducido a hierro ferroso (*Fe^{2+}*) en el estómago y se absorbe sobre todo en el duodeno. La transferrina transporta el hierro en la circulación.

o la cirugía intestinal previa (derivación ileal) pueden alterar la absorción de vitamina B_{12}. La competencia microbiológica (p. ej., por sobrecrecimiento bacteriano de un asa ciega o infestación por la tenia de los peces, *Diphyllobothrium latum*) también puede provocar insuficiencia de vitamina B_{12}.

El **ácido fólico** está presente en las verduras de hoja verde, la carne y los huevos. El ácido fólico alimentario existe en forma de poliglutamato, pero es desconjugado a monoglutamato en los intestinos y se absorbe principalmente en el yeyuno. A continuación, el folato es reducido y metilado a 5-metil tetrahidrofolato, que es transportado en la sangre por la proteína de unión al folato. Las necesidades diarias de folato son de unos 50 µg. Las reservas corporales de folato oscilan entre 2 000 µg y 5 000 µg, lo que proporciona una reserva de varios meses antes de que aparezcan signos de insuficiencia.

La causa más frecuente de insuficiencia de ácido fólico es una ingesta alimentaria inadecuada. Esto se da sobre todo en pacientes con dietas desequilibradas (personas con alcoholismo, reclusos). La demanda de ácido fólico aumenta en el embarazo, la lactancia, los períodos de crecimiento rápido y ante enfermedades hemolíticas crónicas. Durante estos períodos, puede producirse una insuficiencia de folato a menos que se administren suplementos de este. Las enfermedades intestinales primarias (enfermedad inflamatoria intestinal, esprúe) pueden interferir en la absorción del ácido fólico. Varios medicamentos también pueden alterar su absorción (fenitoína) o metabolismo (metotrexato).

ANATOMOPATOLOGÍA: las manifestaciones hematológicas de las insuficiencias de ácido fólico y vitamina B_{12} son idénticas. La hematopoyesis en la médula ósea tiende a aumentar, pero la médula libera insuficientes células maduras y funcionales debido al aumento de la muerte celular intramedular. Esto se denomina hematopoyesis ineficaz. Los precursores de eritrocitos muestran maduración megaloblástica, en la que las células aumentan de tamaño (fig. 20-12). El citoplasma madura con hemoglobinización progresiva, pero la

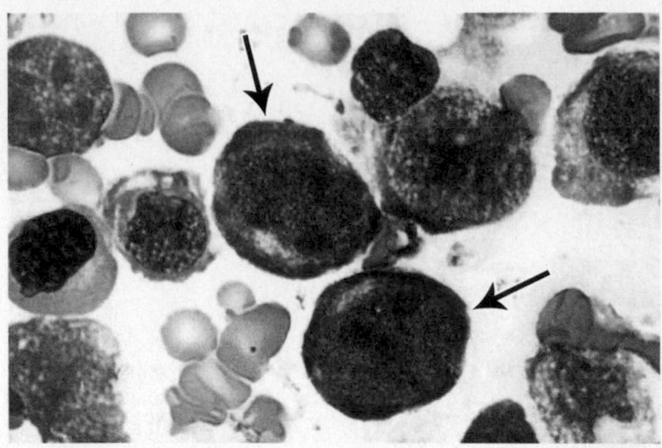

FIGURA 20-12. Anemia megaloblástica. Aspirado de médula ósea de un paciente con insuficiencia de vitamina B_{12} (anemia perniciosa) en el que se advierten precursoras eritroides megaloblásticas muy evidentes (*flechas*).

maduración nuclear se retrasa y los núcleos permanecen grandes, con cromatina más abierta y granular. La serie mieloide muestra una disincronía similar, con bandas gigantes y metamielocitos, y núcleos hipersegmentados en los granulocitos maduros. Los megacariocitos también pueden ser grandes.

El grado de la anemia es variable, pero puede ser grave. Los eritrocitos son macrocíticos y pueden ser ovalados (macrocitos ovalados). La anisopoiquilocitosis suele ser prominente, a veces con dacriocitosis. Los neutrófilos circulantes suelen mostrar hipersegmentación nuclear (> 5 lóbulos) (fig. 20-13). Los reticulocitos no están aumentados, pero el recuento de plaquetas puede estar disminuido. Debido a la destrucción intramedular masiva de precursores de eritrocitos, las concentraciones séricas de lactato deshidrogenasa (LDH), especialmente la isoenzima 1, y de bilirrubina son elevadas.

Las insuficiencias de folato y vitamina B_{12} suelen distinguirse mediante la medición de las concentraciones séricas de estas vitaminas. Las concentraciones de folato en los eritrocitos no se ven afectadas por la ingesta alimentaria reciente y proporcionan información sobre dichas concentraciones en los 3 o 4 meses anteriores. Sin embargo, también puede observarse una concentración baja de folato en los eritrocitos en la insuficiencia de vitamina B_{12}.

Las pruebas de B_{12} en suero pueden dar resultados falsos positivos y negativos y son especialmente problemáticos en pacientes con anticuerpos del factor intrínseco. La **homocisteína** sérica y el **ácido metilmalónico** (**MMA**) están aumentados en la mayoría de los pacientes con insuficiencia clínica de vitamina B_{12} no tratada y, por tanto, son útiles en el diagnóstico, especialmente en pacientes con concentraciones de B_{12} en el límite. El MMA es más sensible y específico. Los **anticuerpos circulantes contra las células parietales gástricas o el factor intrínseco** están presentes en los casos de anemia perniciosa. El primer anticuerpo se detecta con más frecuencia, pero el segundo es más específico de la anemia perniciosa. La prueba de Schilling se utilizó en el pasado para determinar la causa de la insuficiencia de vitamina B_{12}. Consistía en medir la absorción de vitamina B_{12} con radiomarcado, con o sin factor intrínseco, junto con la B_{12} urinaria (esta prueba ya no se emplea). La gastritis atrófica crónica puede diagnosticarse mediante una biopsia endoscópica, una concentración elevada de gastrina sérica en ayunas o una concentración reducida de pepsinógeno I sérico.

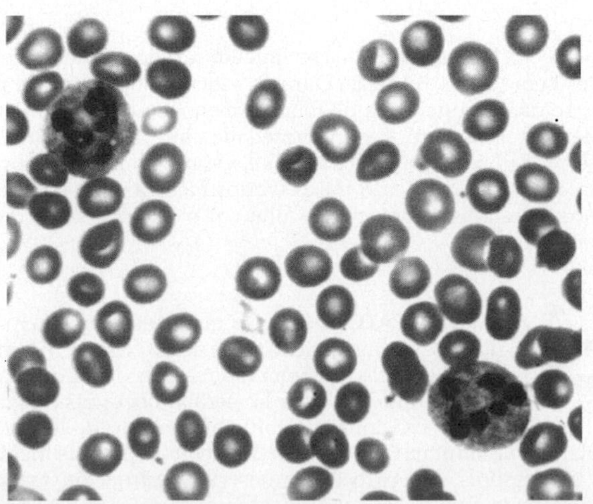

FIGURA 20-13. Granulocitos hipersegmentados en un paciente con insuficiencia de vitamina B_{12}.

CARACTERÍSTICAS CLÍNICAS: la presentación clínica de la anemia megaloblástica es similar, ya sea por insuficiencia de vitamina B_{12} o por insuficiencia de folato. Esta última tiende a desarrollarse más rápidamente (meses) que la primera (años). La diferencia clínica más importante es que la insuficiencia de B_{12} se complica con síntomas neurológicos, debido a la desmielinización de las columnas posterior y lateral de la médula espinal. Esto puede causar deficiencias sensoriales y motoras (*v.* caps. 8 y 26). A menos que se traten rápidamente, estos síntomas neurológicos pueden llegar a ser irreversibles. La insuficiencia de folato no conlleva tales complicaciones.

Talasemias

Las talasemias son anemias congénitas causadas por una deficiencia en la síntesis de la cadena de globina. En función de la cadena de globina afectada, se clasifican en talasemia β (producción defectuosa de la cadena β), talasemia α (producción defectuosa de la cadena α), talasemia δβ (producción defectuosa de las cadenas δ y β) o talasemia γδβ (producción defectuosa de las cadenas γ, δ y β).

El defecto básico suele ser una «anomalía cuantitativa» con producción reducida o ausente de las respectivas cadenas de globina (es decir, cifras reducidas de globina β en la talasemia β o de globina α en la talasemia α). La minoría de casos de talasemia presenta «anomalías cualitativas» con variantes estructurales de la hemoglobina que dan lugar a globinas inestables con disminuciones efectivas de la cantidad. Dado que las cadenas α y β suelen emparejarse para formar tetrámeros de hemoglobina, la falta de un tipo de cadena da lugar a cadenas de globina normales no emparejadas en los eritrocitos talasémicos.

En la talasemia β, el exceso de cadenas α normales forma una estructura inestable que se precipita en la membrana celular. Esto hace que los eritrocitos sean muy frágiles y se destruyan en la médula ósea. En la talasemia α, el exceso de cadenas β (que aparece en la vida extrauterina) forma tetrámeros denominados hemoglobina H (β4). En la vida intrauterina, el exceso de cadenas γ forma tetrámeros denominados hemoglobina Barts (γ4). Ambas hemoglobinas anómalas son inestables y se produce una destrucción excesiva de eritrocitos.

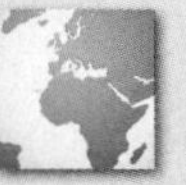

EPIDEMIOLOGÍA: la talasemia es más frecuente en la región mediterránea, especialmente en Italia y Grecia. Sin embargo, tiene una amplia distribución, sobre todo en regiones donde el paludismo ha sido endémico (Oriente Medio, India, Sudeste Asiático, China). La heterocigosidad para la talasemia puede ayudar a proteger frente al paludismo y a aumentar el potencial reproductivo de los heterocigotos, lo que explica la persistencia de los trastornos talasémicos. En muchas regiones geográficas donde la talasemia es frecuente, también lo son otros defectos estructurales de la hemoglobina (p. ej., hemoglobina S). Esto puede dar lugar a una doble heterocigosidad (p. ej., talasemia falciforme), que muestra características de ambos trastornos.

Hay cuatro genes α, dos en cada cromosoma 16. Los genes no α, dos γ, uno δ y uno β por cromosoma, se ubican en el cro-

TABLA 20-10
PRINCIPALES FORMAS DE HEMOGLOBINA Y COMPOSICIÓN DE SUS CADENAS

Tipo de hemoglobina	Contribución de las cadenas de globina						Explicación
	ζ	ε	α	β	γ	δ	
Vida fetal muy temprana (4-8 semanas de gestación)							
Gower 1	2	2					Dos cadenas ζ (zeta) son las cadenas similares a α que se combinan con dos cadenas ε (épsilon); reemplazadas por la hemoglobina fetal tras 8 semanas de gestación.
Gower 2		2	2				Reemplazada por hemoglobina fetal tras 8 semanas de gestación
Portland	2				2		Hemoglobina presente en fases muy iniciales de la vida fetal. Puede persistir en la talasemia α muy grave.
Feto y primera infancia							
F			2		2		Hemoglobina normal durante la mayor parte de la vida intrauterina. La producción suele terminar en la primera infancia; la hemoglobina F es prácticamente indetectable después de los 6 meses de edad. Persiste en la talasemia β.
De la infancia tardía a la edad adulta							
A			2	2			Hemoglobina principal normal (>95 % del total) en la vida posnatal.
A_2			2			2	Generalmente <3 % de la hemoglobina total, pero puede estar ligeramente aumentada en la talasemia β.
Hemoglobinas anómalas							
H				4			Se observa principalmente en la talasemia α, en la que la deficiencia de cadenas α da lugar a hemoglobinas compuestas por tetrámeros de cadenas β. Responsable de la formación de cuerpos de Heinz.
Bart					4		Se observa en lactantes con talasemia α. Se observan cuerpos de Heinz.

mosoma 11. Los genes embrionarios de la globina zeta (ζ) (equivalente α) y épsilon (ε) (no equivalente a α) se localizan en los cromosomas 16 y 11, respectivamente. Los tipos más importantes de hemoglobina y las cadenas de globina que contribuyen a cada uno se presentan en la tabla 20-10.

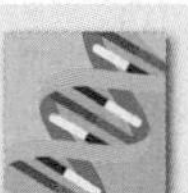

PATOGENIA MOLECULAR: la hemoglobina normal contiene cuatro cadenas de globina: dos cadenas α y dos cadenas no α. Hay tres variantes de hemoglobina normal, basadas en la naturaleza de las cadenas no α (fig. 20-14). ***La hemoglobina A ($\alpha_2\beta_2$) representa del 95% al 98% del total en los adultos; también están presentes cantidades menores de hemoglobina F ($\alpha_2\gamma_2$) y A_2 ($\alpha_2\delta_2$).***

Las talasemias suelen clasificarse por la cadena de globina afectada. Las dos formas clínicamente más significativas implican déficits de las cadenas α y β. Las talasemias que afectan la síntesis de las cadenas de globina γ y δ también se han descrito, pero no son frecuentes.

Talasemia β

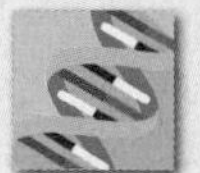

PATOGENIA MOLECULAR: las talasemia β son un grupo heterogéneo de trastornos causados principalmente por mutaciones puntuales en *HBB*, el gen de globina β. Las mutaciones pueden residir en la región promotora, en un sitio de empalme o en otras regiones codificantes, o pueden conducir a la creación de un codón de parada inapropiado. El resultado es la deleción total (β^0) o parcial (β^+) de la transcripción del gen. En ocasiones, una mutación también puede afectar el gen adyacente de la globina δ, *HBD*, lo que condiciona la aparición de una talasemia βδ, o a los genes γ y δ, lo que conduce a una talasemia γδβ.

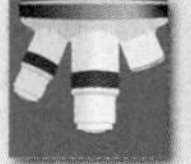
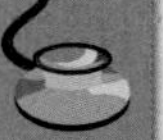

ANATOMOPATOLOGÍA Y CARACTERÍSTICAS CLÍNICAS: la **talasemia β homocigota (anemia de Cooley)** se caracteriza por anemia de moderada a grave, microcítica e hipocrómica (figs. 20-15 y 20-16). Hay un exceso significativo de cadenas α, que forman tetrámeros inestables (α_4) que se precipitan

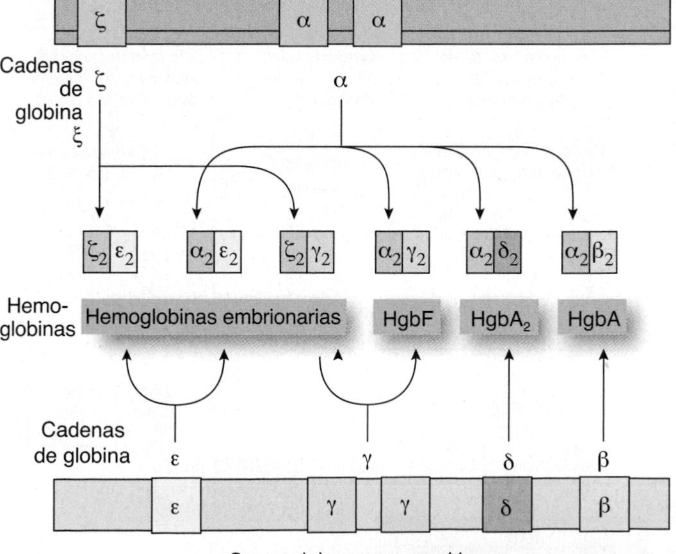

FIGURA 20-14. Esquema del ensamblaje de la hemoglobina mediante el uso de cadenas de globina codificadas en los cromosomas 11 y 16.

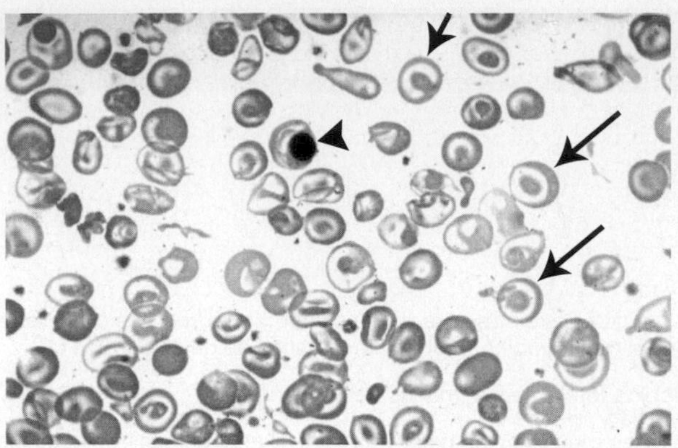

FIGURA 20-15. Talasemia. Los eritrocitos de la sangre periférica son hipocrómicos, microcíticos y muestran anisopoiquilocitosis con células en tiro al blanco frecuentes (*flechas*) y eritrocitos nucleados circulantes (*punta de flecha*).

en el citoplasma de los precursores eritroides en desarrollo. En el tipo β°, la mayor parte de la hemoglobina es hemoglobina fetal (α_2 γ_2), aunque también se observa un aumento (5-8%) de hemoglobina A_2 ($\alpha_2\beta_2$).

En el tipo β^+, puede haber algo de hemoglobina A (en función de la naturaleza del defecto subyacente), y la hemoglobina A_2 muestra un ligero aumento. Todas las formas de talasemia β se caracterizan por un aumento moderado de hemoglobina A_2, ya que los genes de globina δ están regulados al alza. Los frotis sanguíneos muestran microcitosis, hipocromía y anisopoiquilocitosis significativa (tamaño y forma desiguales) con células objetivo, punteado basófilo y normoblastos circulantes (especialmente tras esplenectomía).El aumento de la afinidad de unión al oxígeno de la hemoglobina F, más la anemia subyacente, altera el suministro de oxígeno y provoca un aumento de la EPO. Esto último provoca hiperplasia eritroide significativa de la médula ósea. El espacio medular se expande, lo que puede causar deformidades óseas faciales y craneales. La HEM contribuye a la hepatoesplenomegalia y puede causar masas de tejido blando.

El exceso de eritropoyesis estimula la absorción de hierro. Esto, junto con las transfusiones repetidas, provoca una sobrecarga de hierro. El depósito excesivo de hierro en los tejidos provoca morbimortalidad en los pacientes talasémicos y a menudo se requiere un tratamiento de quelación intensivo.

La **talasemia β heterocigota** (portador heterocigoto de talasemia β) se relaciona con microcitosis e hipocromía. El grado de microcitosis es desproporcionado con respecto a la gravedad de la anemia, que suele ser leve o inexistente. Es frecuente la eritrocitosis (aumento del recuento de eritrocitos) con anisocitosis mínima (amplitud de distribución eritrocítica normal). Se observan células objetivo, punteado basófilo, aumento de reticulocitos y un leve aumento de hemoglobina A_2 (3.5-6%). La mayoría de los pacientes son asintomáticos. Hay un aumento de la absorción de hierro.

Talasemia α

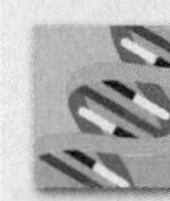

PATOGENIA MOLECULAR: las talasemias α se deben con mayor frecuencia a deleciones génicas. Se observan más síndromes en el terreno clínico debido al número potencial (hasta cuatro) de genes de globina α que pueden afectarse. La genética de las diversas talasemia α se ilustra en la figura 20-17. La talasemia α está asociada con exceso de cadenas β o γ, que pueden formar hemoglobina H tetramérica (β_4) y hemoglobina Bart (γ_4). Las hemoglobinas H y Bart son ambas inestables y se precipitan en el citoplasma para formar cuerpos de Heinz, pero en menor grado que los tetrámeros α_4. Además, tienen una elevada afinidad por el oxígeno y provocan una disminución del aporte hístico de oxígeno. La cantidad relativa de estas hemoglobinas tetraméricas depende del número de genes α implicados y de la edad del paciente. Debido a la alteración subyacente en la síntesis de hemoglobina, los hematíes circulantes suelen ser microcíticos e hipocrómicos.

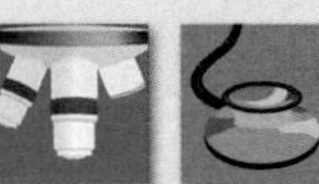

ANATOMOPATOLOGÍA Y CARACTERÍSTICAS CLÍNICAS:

- El **portador silente de talasemia α** (un gen afectado) es difícil de diagnosticar, porque la única anomalía hematológica son pequeñas cantidades de hemoglobina Bart (γ4), detectables solo en la infancia. No hay anemia y los pacientes son asintomáticos.

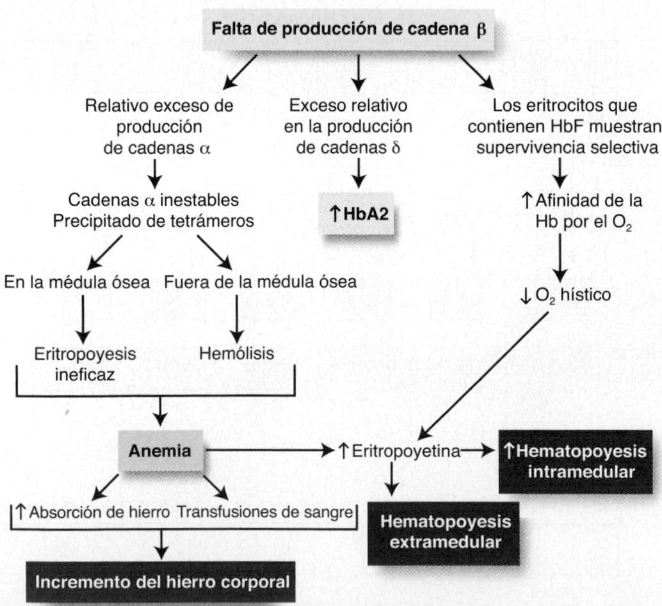

FIGURA 20-16. Patogenia de las manifestaciones de enfermedad en la talasemia β.

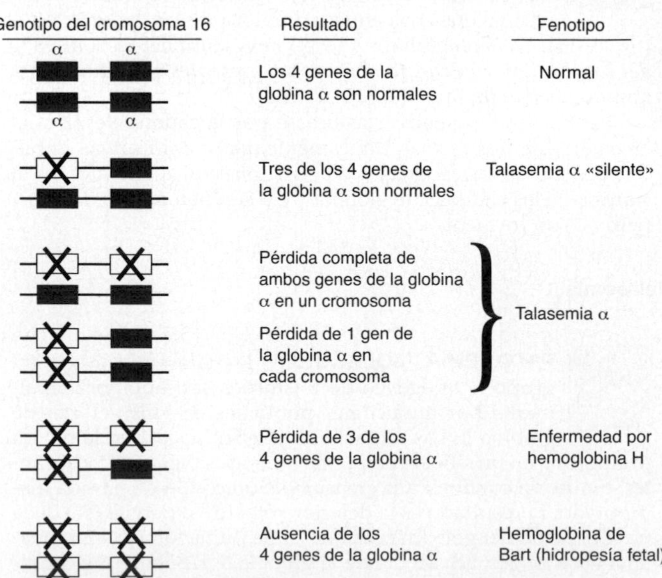

FIGURA 20-17. Genética de las deficiencias de globina α y sus manifestaciones.

- El **rasgo de talasemia α** (dos genes afectados) se relaciona con una anemia microcítica leve. Al igual que la talasemia β heterocigota, el grado de microcitosis es desproporcionadamente bajo en comparación con el grado de anemia. La hemoglobina A_2 no está aumentada, lo que permite distinguir entre rasgos de talasemia α y β. Puede observarse hasta un 5% de hemoglobina Bart durante la infancia. Dos genotipos distintos son posibles en la talasemia α heterocigota. Puede eliminarse un solo gen de cada cromosoma 16 (es decir, en *trans*) o también pueden eliminarse ambos genes del mismo cromosoma 16 (es decir, en *cis*). El primero es más frecuente en personas de ascendencia mediterránea y africana, mientras que el segundo se da más a menudo en el sudeste asiático. En el terreno clínico, ambos genotipos se presentan de forma similar, pero la talasemia α homocigota (*v.* más adelante) solo puede desarrollarse si ambos genes sufren deleciones en el mismo cromosoma.
- La **enfermedad por hemoglobina H** (tres genes afectados) está relacionada con una anemia microcítica moderada. Se observa un aumento de hemoglobina Bart (hasta un 25% en la infancia) y cifras variables de hemoglobina H (β_4). Tanto la hemoglobina H como la Bart arrojan patrones característicos en la electroforesis de hemoglobina, ya que migran más rápido que la hemoglobina A. Los precipitados de la hemoglobina H (cuerpos de Heinz) también pueden demostrarse mediante tinciones supravitales de un frotis sanguíneo.
- La **talasemia α homocigota** (cuatro genes afectados), también denominada hidropesía fetal α o hidropesía fetal de Bart, es incompatible con la vida. Después del primer trimestre, cuando disminuye la producción de hemoglobina embrionaria, la producción de hemoglobina F ($\alpha_2\gamma_2$) no puede tener lugar debido a la falta de cadenas de globina α. Los fetos afectados desarrollan anemia grave, anisopoiquilocitosis significativa y grandes cantidades de hemoglobina Bart (γ_4). La alteración grave del aporte hístico de oxígeno se relaciona con insuficiencia cardíaca y edema generalizado. La hepatoesplenomegalia masiva se debe a HEM. Una mujer portadora de un feto con hemoglobina Bart tiene mayor riesgo de complicaciones obstétricas, como eclampsia y hemorragia posparto. Los fetos afectados mueren en el útero, generalmente a finales del segundo trimestre, o poco después del nacimiento.

Las anemias hemolíticas se caracterizan por mayor destrucción de eritrocitos

La **hemólisis** (es decir, la eliminación prematura de los eritrocitos circulantes) causa **anemia hemolítica.** Estas anemias se clasifican según el lugar de destrucción de los eritrocitos. En la **hemólisis extravascular**, interviene el sistema monocito/macrófago del bazo y, en menor medida, el hígado. En la **hemólisis intravascular**, los eritrocitos se destruyen en la circulación.

Las anemias hemolíticas se caracterizan por aumento compensatorio de la producción y liberación de eritrocitos. En la sangre, esto se manifiesta como policromasia eritrocitaria debido al aumento de reticulocitos. Otros hallazgos de laboratorio con frecuencia relacionados con la hemólisis incluyen aumento de LDH (particularmente isoenzima 1) y bilirrubina no conjugada (indirecta), disminución de haptoglobina, hemoglobina libre (extracelular) en sangre y orina, aumento de urobilinógeno y hemosiderina en orina.

Las anemias hemolíticas pueden deberse a factores «extrínsecos» a los eritrocitos (p. ej., causas inmunitarias, mecánicas, térmicas, osmóticas) o a factores «intrínsecos» a los eritrocitos (p. ej., defectos en la membrana de los eritrocitos, hemoglobinopatías o enzimopatías).

Defectos de la membrana eritrocitaria

Las membranas eritrocitarias normales son bastante flexibles, lo que permite a los eritrocitos atravesar sin problemas la microcirculación y la vasculatura esplénica. La membrana eritrocitaria consiste en una doble capa de fosfolípidos unida a un citoesqueleto subyacente, compuesto principalmente por un dímero de subunidades de espectrina α y β y otros componentes citoesqueléticos específicos de los eritrocitos (fig. 20-6). La anquirina (banda 2.1) fija la espectrina a proteínas transmembrana (banda 3, proteínas intercambiadoras de aniones), mientras que la espectrina está unida a actina y la glucoforina por la proteína 4.1. ***Las alteraciones en cualquier parte de la membrana de los eritrocitos pueden afectar la plasticidad de los eritrocitos, lo que afectará los «enlaces verticales» y volverá a los eritrocitos susceptibles de hemólisis.***

Esferocitosis hereditaria

La esferocitosis hereditaria (EH) es un grupo diverso de trastornos hereditarios del citoesqueleto de los eritrocitos, en los que la espectrina u otro componente del citoesqueleto (anquirina, proteína 4.2, banda 3) es deficiente. La EH es la anemia hemolítica congénita más frecuente en personas caucásicas.

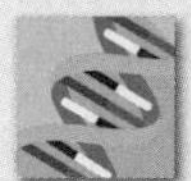

PATOGENIA MOLECULAR: la deficiencia de cualquier proteína del citoesqueleto conduce a un defecto «**vertical**» en las membranas de los eritrocitos, en el que la doble capa lipídica se desacopla del citoesqueleto subyacente. El resultado es una pérdida progresiva de la superficie de la membrana y la formación de **esferocitos**. Estos hematíes anómalos son más rígidos y frágiles, por lo que no pueden atravesar fácilmente los sinusoides esplénicos. Mientras circulan por el bazo, los esferocitos pierden membrana superficial adicional, quedan atrapados y finalmente sucumben a la hemólisis extravascular. Alrededor del 75% de los casos de EH se heredan como rasgo autosómico dominante que implica variantes en al menos cinco genes. Alrededor de la mitad de los casos están relacionados con mutaciones dominantes en *ANK1*, que codifica la anquirina que une la espectrina a proteínas transmembrana específicas. Los infrecuentes casos recesivos de EH involucran defectos en la subunidad α de la espectrina.

ANATOMOPATOLOGÍA: la mayoría de los pacientes con EH presentan una anemia normocítica moderada. Son típicos los esferocitos destacados de aspecto hipercrómico (sin palidez central), junto con policromasia y reticulocitosis (fig. 20-18). La médula ósea muestra hiperplasia eritroide. Aunque los esferocitos típicos tienen un VGM bajo debido a la pérdida de membrana y a la deshidratación celular, estos pacientes pueden tener un VGM normal debido a la presencia de un aumento de reticulocitos (que son eritrocitos de mayor tamaño que la media).

Los esferocitos muestran mayor **fragilidad osmótica** que los eritrocitos normales. Los hallazgos de laboratorio son los típicos de la hemólisis: disminución de la haptoglobina, aumento de la bilirrubina indirecta, aumento de la LDH.

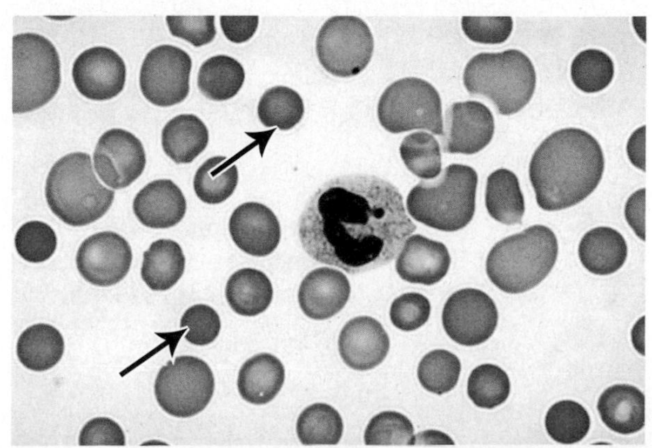

FIGURA 20-18. Esferocitosis hereditaria. El frotis de sangre periférica muestra frecuentes esferocitos con diámetro disminuido, tinción intensa y falta de palidez central (*flechas*).

CARACTERÍSTICAS CLÍNICAS: la mayoría de los pacientes presenta esplenomegalia causada por hemólisis extravascular crónica. Puede observarse ictericia y hasta el 50% desarrolla colelitiasis, con cálculos biliares pigmentados (bilirrubina). A pesar de la hemólisis crónica, no suele ser necesaria la transfusión. Una excepción es un descenso repentino de la hemoglobina y los reticulocitos, que anticipa una **crisis aplásica** (normalmente causada por una infección por parvovirus B19). La anemia también puede agravarse en la denominada crisis hemolítica, cuando la hemólisis se acelera de forma transitoria. Los pacientes con EH pueden tratarse eficazmente mediante esplenectomía, aunque los esferocitos persisten en la circulación. Sin embargo, la esplenectomía hace que los pacientes sean más susceptibles a ciertas infecciones, en particular por *Streptococcus* spp.

Eliptocitosis hereditaria

La eliptocitosis hereditaria (EliH) es un grupo diverso de trastornos hereditarios que afectan el citoesqueleto del eritrocito.

PATOGENIA MOLECULAR: la EliH se caracteriza por eritrocitos elípticos u ovalados. Las variantes descritas con mayor frecuencia incluyen defectos en el autoensamblaje de la espectrina, la unión espectrina-anquirina, la proteína 4.1 y la glucoforina C. Los eritrocitos presentan un área de palidez central, ya que no hay pérdida de la doble capa lipídica (como se observa en la EH). La mayoría de las formas de EliH son autosómicas dominantes. La mayoría de los casos se deben a mutaciones en los genes que codifican la espectrina α (*SPTA1*), la espectrina β (*SPTB*) o la proteína 4.1 (*EPB41*).

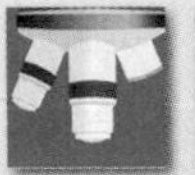
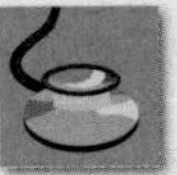

ANATOMOPATOLOGÍA Y CARACTERÍSTICAS CLÍNICAS: la EliH es más frecuente en las regiones de África Occidental, donde el paludismo es endémico. Los pacientes con EliH suelen presentar una anemia normocítica leve. Muchos pacientes son asintomáticos. Los frotis sanguíneos muestran muchos eliptocitos con mínima reticulocitosis (fig. 20-19). En general, se observa menos hemólisis y anemia posterior que la que se observa en la EH. Algunos pacientes con hemólisis más grave pueden requerir esplenectomía.

Acantocitosis

La acantocitosis es el resultado de un defecto en la doble capa lipídica de la membrana de los eritrocitos y se caracteriza por proyecciones a modo de espinas que se extienden desde la superficie y que están espaciadas de manera irregular, las cuales pueden vincularse con hemólisis.

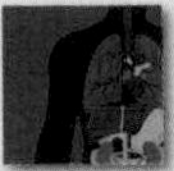

FISIOPATOLOGÍA: la causa más común es la enfermedad hepática crónica, en la que se acumula un aumento del colesterol libre en las membranas celulares. Los acantocitos también aparecen en la abetalipoproteinemia, un trastorno autosómico recesivo con anomalías de las membranas lipídicas (*v.* cap. 13).

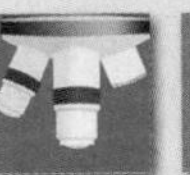
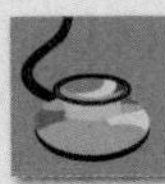

ANATOMOPATOLOGÍA Y CARACTERÍSTICAS CLÍNICAS: las anomalías en las membranas lipídicas causan deformación de los eritrocitos y hacen que estos desarrollen proyecciones superficiales espinosas irregulares y un citoplasma denso en la parte central (no existe palidez central; fig. 20-20). Estos **acantocitos** (células en espolón) deben distinguirse de las células con «rebabas» (células crenadas, **equinocitos**), que tienen membrana celular con un borde festoneado más uniforme y mantienen un área de palidez central. La hemólisis y la anemia en la acantocitosis son leves.

Defectos enzimáticos

Los eritrocitos generan trifosfato de adenosina (ATP) principalmente por glucólisis. Defectos hereditarios de las enzimas de la vía glucolítica pueden predisponer a los eritrocitos circulantes a hemólisis. El defecto enzimático más común incluye a la deshidrogenasa de glucosa-6-fosfato (G6PD), la cual cataliza la conversión de glucosa-6-fosfato en 6-fosfogluconato. Las deficiencias de otras enzimas glucolíticas son infrecuentes y autosómicas recesivas. Entre estas, la deficiencia de la cinasa de piruvato es la más habitual. Desde el punto de vista clínico, estos defectos causan grados variables de anemia y se designan como **anemias no esferocíticas hereditarias**.

La deficiencia de G6PD es una enfermedad ligada al cromosoma X en la que los eritrocitos muestran sensibilidad anómala al estrés oxidativo, lo que desencadena anemia hemolítica. La deficiencia de G6PD es más frecuente en regiones donde el paludismo es históricamente endémico, sobre todo en África y el Mediterráneo. Las diversas mutaciones en la G6PD parecen proteger en cierta medida frente al paludismo.

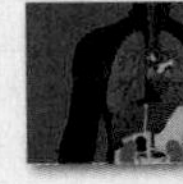

FISIOPATOLOGÍA: dado que la G6PD ayuda a reciclar el glutatión reducido, los eritrocitos deficientes en esta enzima son susceptibles al estrés oxidativo (p. ej., el causado por infecciones, fármacos o ingestión de habas [favismo]). La oxidación de la hemoglobina genera metahemog-

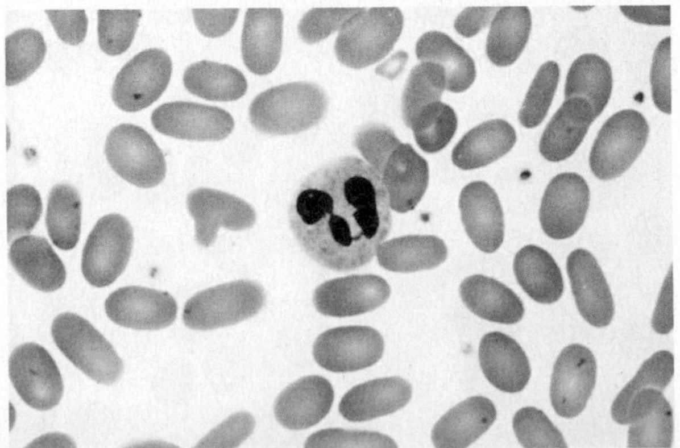

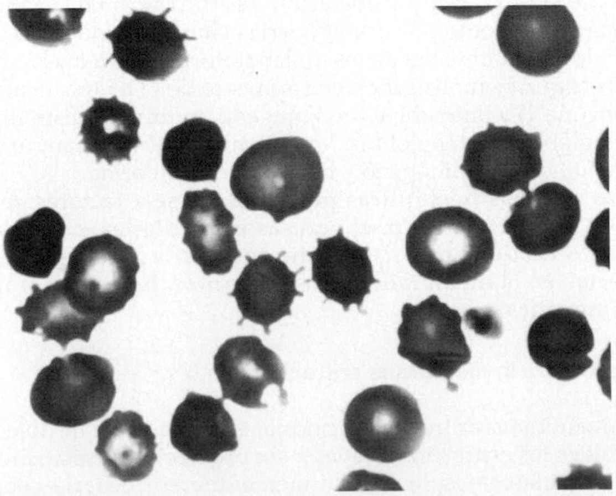

FIGURA 20-19. Eliptocitosis hereditaria. Un frotis de sangre periférica revela que prácticamente todos los eritrocitos son elípticos con lados paralelos.

FIGURA 20-20. Acantocitos. Los eritrocitos carecen de la palidez central característica y muestran espículas irregulares en su superficie.

lobina, en la que los iones Fe^{2+} se convierten en iones férricos (Fe^{3+}). La metahemoglobina no puede transportar oxígeno, es inestable y precipita en el citoplasma en forma de cuerpos de Heinz. Estos precipitados aumentan la rigidez celular y provocan hemólisis.

ANATOMOPATOLOGÍA: en períodos de reposo, los eritrocitos en la deficiencia de G6PD parecen normales. Sin embargo, en un episodio hemolítico precipitado por estrés oxidativo, pueden demostrarse cuerpos de Heinz mediante una tinción supravital. El paso por el bazo puede eliminar parte de las membranas de los eritrocitos, para formar las denominadas células mordidas.

CARACTERÍSTICAS CLÍNICAS: la expresión completa de la deficiencia de G6PD solo se observa en hombres; las mujeres son portadoras asintomáticas. La variante A de la G6PD se observa entre el 10 % y el 15 % de los afroamericanos estadounidenses. Se relaciona con 10 % de actividad enzimática normal debido a la inestabilidad de la molécula. En los pacientes afectados, la exposición a fármacos oxidantes, como el antipalúdico primaquina, puede desencadenar hemólisis. En el tipo mediterráneo de mutación de la G6PD, no hay actividad enzimática. Así, la exposición al estrés oxidativo desencadena una hemólisis más sostenida y grave. La hemólisis potencialmente mortal puede seguir a la ingestión de habas (favismo) en pacientes susceptibles.

Hemoglobinopatías

La mayoría de las hemoglobinopatías clínicamente relevantes se deben a mutaciones puntuales en el gen de la cadena de globina β.

Anemia drepanocítica

En la anemia drepanocítica, una hemoglobina anómala, la hemoglobina S, produce eritrocitos falciformes bajo condiciones de desoxigenación.

EPIDEMIOLOGÍA: la hemoglobina S es más frecuente en personas de ascendencia africana, aunque el gen también está presente en personas mediterráneas, de Oriente Medio y de la India. En algunas regiones de África, hasta el 40 % de la población es heterocigota para la hemoglobina S. El 10 % de los afroamericanos son heterocigotos y 1 de cada 650 es homocigoto. La heterocigosis para la hemoglobina S puede ofrecer protección parcial frente al paludismo *falciparum*. De manera selectiva, los eritrocitos infectados adquieren forma falciforme y son eliminados de la circulación por los macrófagos esplénicos y hepáticos, lo que les permite la destrucción eficaz del parásito.

PATOGENIA MOLECULAR: una mutación puntual en *HBB*, el gen de la cadena de globina β, reemplaza el ácido glutámico por valina en el sexto aminoácido. Este único cambio da lugar a una molécula inestable que se polimeriza con la desoxigenación. La polimerización de la hemoglobina S transforma el citoplasma en un gel filamentoso rígido y produce eritrocitos falciformes menos deformables.

La rigidez de los eritrocitos falciformes obstruye la microcirculación, lo que provoca hipoxia hística y lesiones isquémicas en muchos órganos. La naturaleza inflexible de las células falciformes también las hace susceptibles a la destrucción (hemólisis) durante su paso por el bazo. Así pues, las dos manifestaciones principales de la drepanocitosis son episodios isquémicos recurrentes y anemia hemolítica extravascular crónica.

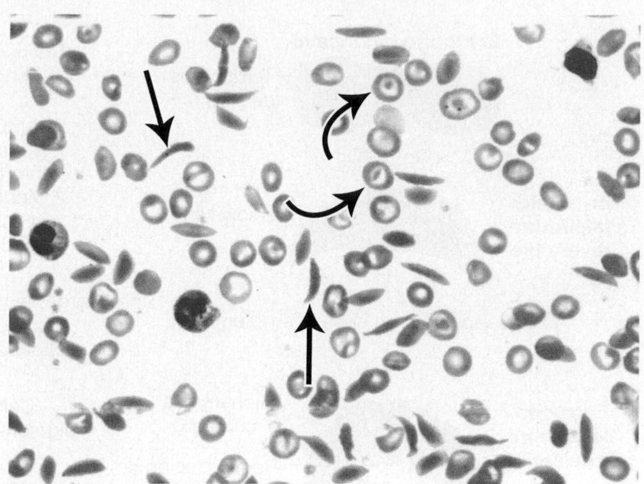

FIGURA 20-21. Anemia de células falciformes. Las células falciformes (*flechas rectas*) y las células en tiro al blanco (*flechas curvas*) son evidentes en el frotis de sangre.

Al principio, la reoxigenación invierte el proceso de drepanocitosis. No obstante, tras varios ciclos de conversión falciforme y desconversión a la forma normal el proceso se vuelve irreversible. Los eritrocitos falciformes también presentan cambios en los fosfolípidos de su membrana, por lo que se adhieren con mayor fuerza a las células endoteliales. Esto dificulta aún más el flujo sanguíneo capilar.

Las personas homocigotas para hemoglobina S muestran el cuadro clínico completo de la anemia drepanocítica. También se produce un trastorno drepanocítico en pacientes que son doblemente heterocigotos (es decir, heterocigotos compuestos) para dos mutaciones de la cadena β (p. ej., enfermedad por hemoglobina SC, anemia drepanocítica/talasemia β). Los heterocigotos para hemoglobina S (rasgo falciforme), sin embargo, no desarrollan drepanocitosis, porque su hemoglobina A impide la polimerización de la hemoglobina S. La hemoglobina F también interfiere en la polimerización de la hemoglobina S, y los pacientes homocigotos para la hemoglobina S y con hemoglobina F aumentada presentan una forma más leve de la enfermedad.

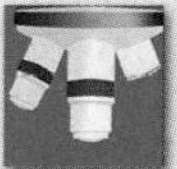

ANATOMOPATOLOGÍA: los pacientes homocigotos (hemoglobina SS) presentan anemia normocítica o macrocítica grave. La macrocitosis debe atribuirse a un aumento del número de reticulocitos, debido a la hemólisis crónica. Los frotis sanguíneos muestran anisopoiquilocitosis y policromasia significativas. Hay células falciformes clásicas y células en tiro al blanco, así como otros eritrocitos de forma anómala (fig. 20-21). Los cuerpos de Howell-Jolly, que representan remanentes nucleares, se observan en la mayoría de los pacientes después de la niñez y reflejan el hipoesplenismo causado por la pérdida isquémica de tejido esplénico.

El análisis electroforético muestra que la hemoglobina S representa el 80 % al 95 % de la hemoglobina total y que la hemoglobina A está ausente. Las hemoglobinas F y A_2 representan el porcentaje restante de la hemoglobina.

CARACTERÍSTICAS CLÍNICAS: los lactantes con hemoglobina SS son asintomáticos durante las primeras 8 a 10 semanas de vida, porque tienen cifras elevadas de hemoglobina F. Los síntomas clínicos aparecen por primera vez a medida que disminuye la síntesis de cadenas de globina γ. Este descenso se retrasa ligeramente en los pacientes homocigotos S. Aunque los pacientes sufren hemólisis de por vida, con el transcurso del tiempo se produce la adaptación y la mayoría puede prescindir de transfusiones regulares. En cambio, el cuadro clínico está dominado por secuelas de **enferme-**

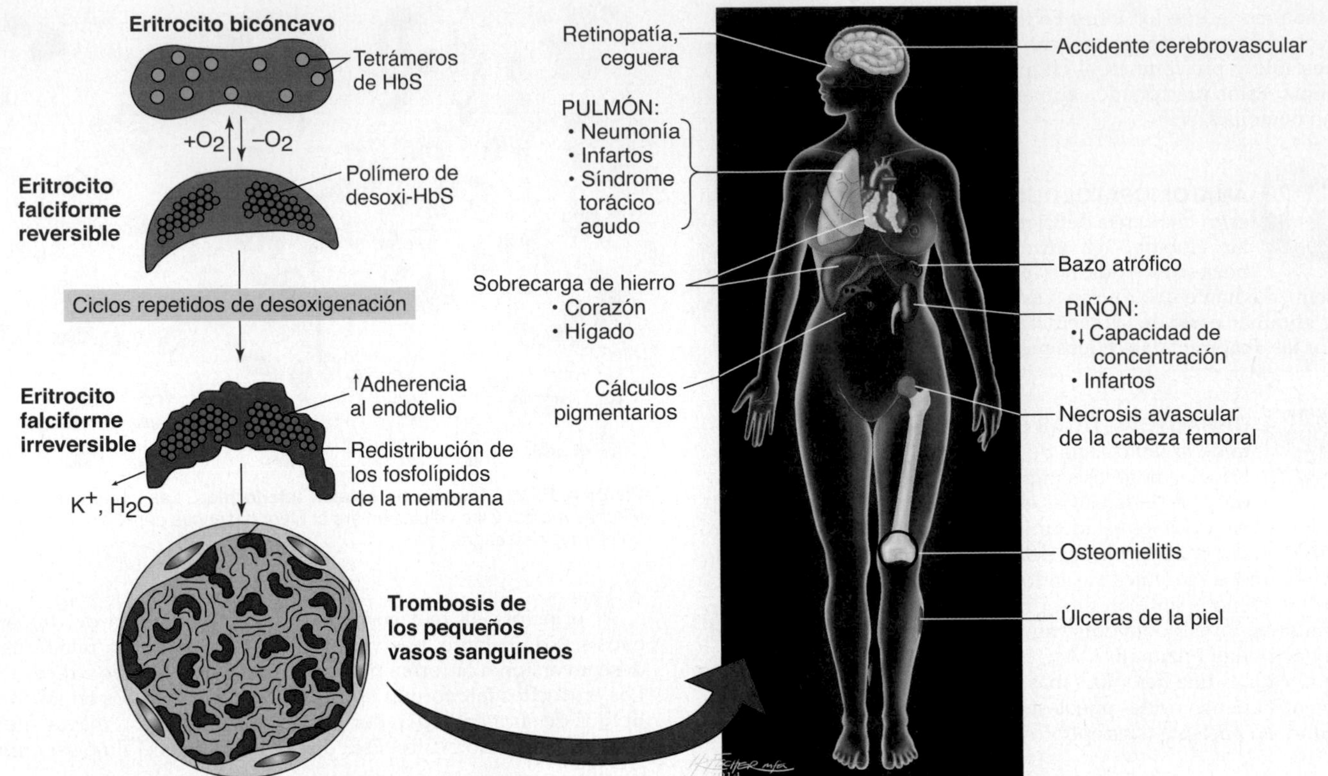

FIGURA 20-22. Patogenia de las complicaciones vasculares de la anemia por células falciformes. La sustitución de una valina por ácido glutámico conduce a una alteración en la carga superficial de la molécula de hemoglobina. En condiciones de desoxigenación (*–O₂*), los tetrámeros de hemoglobina falciforme (*HbS*) se agregan para formar polímeros poco solubles. Los eritrocitos cambian de una forma de disco bicóncavo a una forma en hoz con la polimerización de la HbS. Aunque de manera inicial este proceso es reversible bajo la reoxigenación (*+O₂*), con la repetición de los ciclos de desoxigenación y reoxigenación los eritrocitos adquieren la forma de células falciformes de manera irreversible. Las células que adquieren la forma falciforme irreversible muestran una redistribución de los fosfolípidos entre las monocapas externa e interna de la membrana celular, en particular un incremento en los aminofosfolípidos de la lámina externa. Estas células pierden potasio (K^+) y agua (H_2O). Los eritrocitos no son muy deformables y son muy adherentes a las células endoteliales, propiedades que predisponen a la trombosis en los vasos sanguíneos pequeños. Las oclusiones vasculares resultantes conducen a complicaciones isquémicas diseminadas por todo el cuerpo.

dad vasooclusiva repetida. En un intento por minimizar estas complicaciones mediante la disminución de la cantidad de hemoglobina S en circulación, puede ser necesario un programa de transfusión de intercambio crónico. La anemia drepanocítica es un trastorno sistémico y, al final, un determinante del deterioro de la función de la mayoría de los sistemas orgánicos y tejidos (fig. 20-22). Los pacientes con anemia drepanocítica desarrollan crisis dolorosas episódicas, que varían en número.

La oclusión capilar provoca isquemia y lesión celular hipóxica, que causan dolor intenso, especialmente en el tórax, el abdomen y los huesos. Las crisis dolorosas pueden desencadenarse por diversos estímulos (p. ej., infección subyacente, acidosis o deshidratación).

CRISIS APLÁSICA: en la crisis aplásica, la médula ósea no puede compensar la elevada pérdida de eritrocitos. Los valores de hemoglobina descienden rápidamente, sin respuesta de reticulocitos. El parvovirus B19 es la causa más frecuente de crisis aplásica, aunque otras infecciones virales y bacterianas también pueden provocar una mielodepresión transitoria.

CRISIS DE SECUESTRO: en este caso, la acumulación repentina de eritrocitos, especialmente en el bazo, disminuye el volumen sanguíneo circulante y reduce los valores de hemoglobina. La etiología no está clara, pero es más frecuente en niños, pues cuentan aún con un bazo funcionante. Esta complicación va seguida de choque hipovolémico y es la causa más frecuente de muerte en los primeros años de vida. Los órganos afectados por la anemia drepanocítica son:

- **Corazón**: la demanda crónica de un mayor gasto cardíaco puede provocar cardiomegalia e insuficiencia cardíaca. Además, la obstrucción de la microcirculación coronaria puede causar isquemia miocárdica. La función de los miocitos también puede verse afectada por un depósito excesivo de hierro, debido a la hemólisis crónica y a transfusiones repetidas.
- **Pulmones**: hasta una tercera parte de los pacientes con anemia drepanocítica pueden experimentar pérdida rápida de la función respiratoria, con infiltrados pulmonares en la radiografía de tórax. Este **síndrome torácico agudo** puede ser mortal. Puede producirse un infarto pulmonar, y los pacientes con anemia drepanocítica son más susceptibles a diversas infecciones pulmonares.
- **Bazo**: la esplenomegalia es frecuente en la infancia, pero los infartos esplénicos repetidos conducen a una autoesplenectomía funcional. En la mayoría de los adultos, solo queda un pequeño remanente fibroso del bazo. El estado asplénico aumenta la susceptibilidad a las infecciones con bacterias encapsuladas, especialmente neumococos.
- **Cerebro**: los pacientes con anemia drepanocítica desarrollan complicaciones neurológicas relacionadas con la obstrucción vascular, incluidos ataques isquémicos transitorios, accidentes cerebrovasculares y hemorragias cerebrales.

  La oclusión de la microvasculatura retiniana puede provocar hemorragia y desprendimiento de retina, retinopatía proliferativa y ceguera.
- **Riñón/tubo digestivo**: el entorno hipóxico, acidótico e hipertónico de la médula renal a menudo provoca la formación de hongos. Esto afecta la capacidad de concentrar la orina y provoca infartos renales y necrosis papilar. Los hombres pueden desarrollar priapismo, que, si no se trata a tiempo, puede conducir a una disfunción eréctil permanente.

- **Hígado**: como en cualquier forma de anemia hemolítica crónica, los pacientes con anemia drepanocítica tienen concentraciones aumentadas de bilirrubina no conjugada (indirecta), lo que puede predisponer a la formación de cálculos biliares de bilirrubina pigmentada. La colelitiasis puede provocar colecistitis y requerir colecistectomía. También se observa hepatomegalia y aumento del depósito de hierro hepático.
- **Extremidades**: son frecuentes las úlceras cutáneas en las extremidades inferiores, especialmente cerca de los tobillos, y reflejan la obstrucción de los capilares dérmicos. Los niños pueden desarrollar el «síndrome mano-pie», con hinchazón autolimitada de manos y pies debido a infartos óseos subyacentes. La necrosis avascular de la cabeza femoral requiere cirugía correctiva de cadera. La anemia drepanocítica también se relaciona con mayor incidencia de osteomielitis, en particular por *Salmonella typhimurium*, posiblemente debido al deterioro subyacente de la función esplénica.

Rasgo drepanocítico

La heterocigosidad para la mutación en la hemoglobina S se denomina rasgo drepanocítico.

FISIOPATOLOGÍA: los pacientes que son heterocigotos para hemoglobina S suelen tener alrededor del 40 % de hemoglobina S y el resto de hemoglobina A. La hemoglobina A en los eritrocitos impide la polimerización de la hemoglobina S, por lo que sus eritrocitos no suelen experimentar drepanocitosis. Sin embargo, en condiciones extremas (p. ej., altitudes elevadas, inmersión en aguas profundas), sus eritrocitos sí pueden experimentarla. Los heterocigotos son clínicamente asintomáticos, no desarrollan anemia hemolítica y tienen esperanza de vida normal.

Doble heterocigosidad para hemoglobina S y otras hemoglobinopatías

Algunos pacientes con un trastorno drepanocítico son en realidad heterocigotos tanto para hemoglobina S como para otras hemoglobinas anómalas (p. ej., hemoglobina C o D), o para talasemia.

FISIOPATOLOGÍA: la presencia de un alelo anómalo adicional de hemoglobina o talasemia no impide la polimerización de la hemoglobina S, y la expresión clínica y la gravedad de la enfermedad pueden verse afectadas. Las personas con doble heterocigosidad pueden presentar crisis menos frecuentes, valores basales de hemoglobina más elevados, índices de eritrocitos microcíticos o esplenomegalia persistente en la vida adulta.

CARACTERÍSTICAS CLÍNICAS: la doble heterocigosidad para hemoglobinas S y C ocasiona un fenotipo drepanocítico más leve que la homocigosidad para hemoglobina S. Estos pacientes presentan dolores esqueléticos o abdominales episódicos. Sin embargo, desarrollan retinopatía que es relativamente frecuente y grave. También son propensos a sufrir necrosis de la cabeza femoral. Estas características son quizá reflejo de la alta viscosidad de la sangre conferida por la hemoglobina SC.

Los frotis sanguíneos de pacientes con hemoglobina SC revelan reticulocitosis leve, células objetivo y relativamente pocos eritrocitos falciformes. Sin embargo, se observan eritrocitos con cristales de hemoglobina causados por la hemoglobina C.

La doble heterocigosidad para hemoglobina S y la talasemia β se denomina talasemia con hemoglobina $S\beta^0$ talasemia, en la que la globina β está ausente, o talasemia con hemoglobina $S\beta^+$, en la que la globina β está presente, pero reducida. La talasemia con hemoglobina $S\beta^0$ es clínicamente similar a la anemia drepanocítica en cuanto a gravedad. La talasemia $S\beta^+$ es más leve que la enfermedad por hemoglobina SC.

Enfermedad por hemoglobina C

La enfermedad por hemoglobina C es el resultado de la herencia homocigota de una hemoglobina con estructura anómala, que aumenta la rigidez de los eritrocitos y provoca una hemólisis crónica leve.

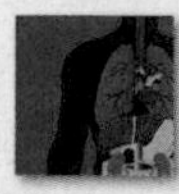

FISIOPATOLOGÍA: en la hemoglobina C, la lisina reemplaza al ácido glutámico en el sexto aminoácido de la globina β. La hemoglobina C se precipita en el citoplasma eritrocitario, lo que provoca deshidratación celular y disminución de la deformabilidad. Al pasar por el bazo, los hematíes anómalos son retirados de la circulación, lo que provoca anemia leve y esplenomegalia. La hemoglobina C tiene una afinidad reducida por el oxígeno, por lo que aumenta el aporte hístico de oxígeno. Esto mitiga la gravedad de la enfermedad. La hemoglobina C se encuentra sobre todo en las mismas poblaciones que presentan la hemoglobina S, aunque su incidencia es menor.

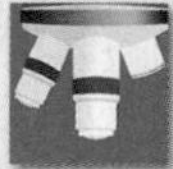

ANATOMOPATOLOGÍA: la homocigosidad para la enfermedad de hemoglobina C (CC) causa anemia normocítica leve. La hemoglobina puede distribuirse de manera desigual en los eritrocitos y estar presente en cristales densos, romboidales (que representan la hemoglobina C precipitada), en algunos eritrocitos. La electroforesis de la hemoglobina revela falta de hemoglobina A y más del 90 % de hemoglobina C.

Entre el 2 % y el 3 % de la población afroamericana es heterocigota para la hemoglobina C y asintomática (rasgo de hemoglobina C). En tales sujetos, alrededor del 40 % de la hemoglobina es de tipo C. La morfología de los eritrocitos es normal, excepto en algunas células objetivo.

Enfermedad por hemoglobina E

La enfermedad por hemoglobina E es una consecuencia de la homocigosidad para una hemoglobina que, desde el punto de vista estructural, es anómala, la cual conduce a un defecto similar a la talasemia que se relaciona con hemólisis crónica leve.

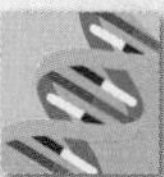

PATOGENIA MOLECULAR: en la hemoglobina E, la lisina reemplaza al ácido glutámico en la posición 26 de la cadena de globina β. Se trata de un sitio de empalme en el gen, por lo que la mutación da lugar a una molécula con una estructura anómala, a una disminución de la transcripción del gen y a un ARN mensajero (ARNm) de la globina β inestable. Estos últimos defectos disminuyen la síntesis de hemoglobina E, lo que crea una situación como la que se observa en la talasemia. La hemoglobina E es relativamente inestable y puede precipitarse en la célula, lo que provoca hemólisis.

La hemoglobina E es más frecuente en el sudeste asiático y, en el ámbito mundial, su incidencia solo es superada por la hemoglobina S. La hemoglobina E puede ayudar a proteger frente al paludismo.

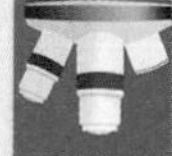

ANATOMOPATOLOGÍA: los pacientes homocigotos para hemoglobina E (EE) presentan anemia microcítica leve. El VGM está disminuido y a menudo hay eritrocitosis debido al componente de tipo talasémico. Sus eritrocitos son microcíticos e hipocrómicos e incluyen células objetivo. Más del 90 % de la hemoglobina es de clase E.

Otras hemoglobinopatías

Se han descrito varios cientos de variantes adicionales de la hemoglobina que resultan de mutaciones en los genes de la globina α ***o*** β. Estas mutaciones pueden conducir a anomalías estructurales y/o funcionales en la molécula de hemoglobina.

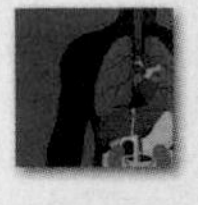

FISIOPATOLOGÍA: algunas mutaciones alteran la estructura terciaria de la hemoglobina, lo que produce desestabilización y precipitación en el citoplasma. Estas **hemoglobinas inestables** reciben a menudo el nombre del lugar donde se descubrieron por primera vez (p. ej., hemoglobina Köln). Las hemoglobinas inestables precipitan y forman cuerpos de Heinz dentro de los eritrocitos, que pueden verse con tinción supravital. Los cuerpos de Heinz se unen a las membranas celulares, lo que aumenta su rigidez y conduce a una hemólisis crónica leve. Los pacientes pueden presentar ictericia y esplenomegalia.

Otras mutaciones de la hemoglobina provocan una **afinidad anómala por el oxígeno**. El **aumento de la afinidad por el oxígeno** disminuye el suministro hístico de oxígeno s. La hipoxia resultante provoca aumento de la producción de EPO e hiperplasia eritroide de la médula ósea. Esto, a su vez, provoca eritrocitosis. La mayoría de los pacientes son asintomáticos, pero algunos pueden presentar síntomas relacionados con la hiperviscosidad. Las hemoglobinas anómalas con **disminución de la afinidad por el oxígeno** liberan fácilmente oxígeno en los tejidos. Los valores de EPO son bajos y la mayoría de los pacientes presentan anemia leve. Debido al aumento de la desoxihemoglobina, los pacientes pueden observarse cianóticos.

Anemias hemolíticas inmunitarias y autoinmunitarias

En las anemias hemolíticas inmunitarias, la destrucción de los hematíes (hemólisis) está causada por anticuerpos contra antígenos de la superficie eritrocitaria. Los propios eritrocitos son intrínsecamente normales, pero son el blanco del ataque de mediación inmunitaria. La anemia hemolítica inmunitaria puede involucrar a autoanticuerpos o aloanticuerpos, y el lugar de la hemólisis puede ser **extravascular** o **intravascular**. Una causa frecuente de anemia en los adultos mayores es la anemia hemolítica autoinmunitaria (AHAI), que puede estar relacionada con la leucemia linfocítica crónica y el linfoma linfocítico microcítico.

La AHAI se caracteriza por la presencia de autoanticuerpos contra los eritrocitos. Los autoanticuerpos pueden clasificarse como **anticuerpos fríos** o **calientes**.

Anemia hemolítica autoinmunitaria por anticuerpos calientes

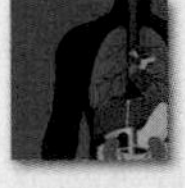

FISIOPATOLOGÍA: los autoanticuerpos calientes tienen reactividad óptima a s 37 °C y representan el 80 % de los casos de AHAI. Suelen ser IgG dirigidas contra antígenos de la membrana eritrocitaria, como las **proteínas del grupo Rh**. No se unen al complemento, pero «recubren» los eritrocitos y provocan su eliminación por los macrófagos del sistema reticuloendotelial (hemólisis extravascular), principalmente en el bazo. Los macrófagos esplénicos tienen receptores Fc que reconocen los anticuerpos cálidos unidos a los eritrocitos y eliminan segmentos de la membrana con anticuerpos adheridos. La pérdida progresiva de membrana conduce a la formación de esferocitos, que finalmente sufren hemólisis.

La AHAI afecta más a las mujeres que a los hombres. La mitad de los casos son idiopáticos. En los casos restantes, el anticuerpo refleja una afección subyacente (p. ej., infección, vasculopatía del colágeno, trastornos linfoproliferativos y reacciones a fármacos).

Los anticuerpos calientes inducidos por fármacos surgen por varios mecanismos (*v.* cap. 4). En el mecanismo de **hapteno**, un fármaco como la penicilina se adhiere a la superficie de los eritrocitos. Con esta modificación, el complejo eritrocito-fármaco produce anticuerpos, algunos de los cuales reaccionan con el propio eritrocito.

En el mecanismo de **inmunocomplejos**, un fármaco (como la quinidina) reacciona con anticuerpos circulantes específicos para formar inmunocomplejos que se unen a las membranas de los hematíes. En el mecanismo de **autoanticuerpos**, un fármaco (p. ej., α-metildopa) provoca anticuerpos que reaccionan de forma cruzada con los componentes de la membrana de los hematíes. En los modelos de haptenos e inmunocomplejos, el fármaco es necesario para la hemólisis, mientras que, en el modelo de autoanticuerpos, la hemólisis se produce en ausencia del fármaco iniciador.

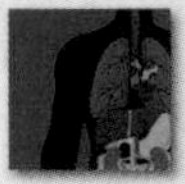

ANATOMOPATOLOGÍA Y CARACTERÍSTICAS CLÍNICAS: la AHAI por anticuerpos calientes se relaciona con anemia normocítica o, en ocasiones, macrocítica, con esferocitos y policromasia. La hemólisis extravascular da lugar a un aumento de la bilirrubina sérica, sobre todo de la bilirrubina no conjugada. La hemoglobinemia (hemoglobina libre en la sangre) y la hemoglobinuria (hemoglobina en la orina) no son frecuentes. La prueba de antiglobulina directa (Coombs) suele ser positiva y ayuda a distinguir la esferocitosis inmunitaria de la no inmunitaria. En la prueba de Coombs directa, los hematíes de un paciente se incuban con inmunoglobulina antihumana. La aglutinación indica la presencia de anticuerpos en la superficie celular. La AHAI por anticuerpos calientes se trata con inmunosupresión. Los casos resistentes al tratamiento pueden requerir esplenectomía o transfusiones.

Anemia hemolítica autoinmunitaria por anticuerpos fríos

Los anticuerpos fríos tienen reactividad máxima a 4 °C. Alrededor del 20 % de los casos de AHAI están causados por anticuerpos IgM o IgG fríos, que se presentan como aglutininas o hemolisinas frías.

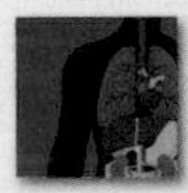

FISIOPATOLOGÍA: las aglutininas frías pueden ser idiopáticas o deberse a una enfermedad subyacente, normalmente infecciones (virus de Epstein-Barr [VEB], *Mycoplasma*) o trastornos linfoproliferativos. Las aglutininas frías son en su mayoría IgM dirigidas contra antígenos I/i en los eritrocitos. A temperaturas más bajas en la circulación periférica, estos anticuerpos pueden unirse a los eritrocitos y aglutinarlos (fig. 20-23). Pueden fijar, y luego activar, el complemento en un grado variable.

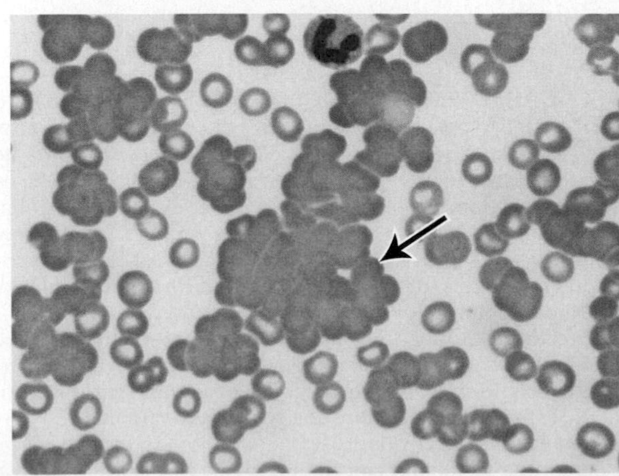

FIGURA 20-23. Amontonamiento de eritrocitos (aglutinación) causado por las aglutininas frías (*flecha*). Obsérvese que este no es el mismo fenómeno que el de la formación en pilas de monedas.

Puede activarse toda la cascada del complemento (a través del complejo de ataque de membrana). Este proceso conduce a hemólisis intravascular, lo que provoca hemoglobinemia, hemoglobinuria y disminución de los valores de haptoglobina (la hemoglobina libre liberada en la circulación se une a la haptoglobina, lo que provoca una disminución de la haptoglobina).

Otra posibilidad es que el complemento solo se active a través de C3. En ese caso, los hematíes recubiertos de complemento se eliminan en el hígado, porque las células de Kupffer tienen más receptores de complemento que los macrófagos esplénicos.

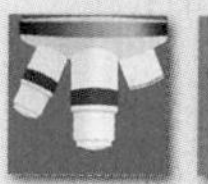
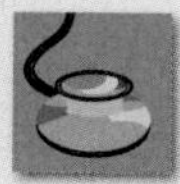

ANATOMOPATOLOGÍA Y CARACTERÍSTICAS CLÍNICAS: las aglutininas frías suelen activarse cuando la sangre se enfría a temperatura ambiente, y puede apreciarse la aglutinación de los eritrocitos *in vitro* en frotis sanguíneos (fig. 20-22). La aglutinación produce valores de eritrocitos y de hematócrito bajos, pero falsos, y valores elevados, pero así mismo falsos, de VgM y de CMHC. El calentamiento de una muestra de sangre a 37 °C antes del análisis corrige los resultados espurios. La prueba de Coombs directa es positiva, pero normalmente solo para la presencia de complemento en los eritrocitos. La hemólisis significativa es rara con las aglutininas frías y los pacientes están más propensos a desarrollar síntomas vasculares periféricos (fenómeno de Raynaud; *v.* cap. 30, en línea) al exponerse al frío debido a la aglutinación de los eritrocitos.

Enfermedad por hemolisina fría (hemoglobinuria paroxística fría)

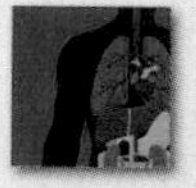

FISIOPATOLOGÍA: las hemolisinas frías (anticuerpos de Donath-Landsteiner) suelen ser IgG bifásicas dirigidas contra antígenos P de los eritrocitos. Las hemolisinas frías tienen actividad bifásica y rara vez causan AHAI. El anticuerpo se une a los eritrocitos a bajas temperaturas y fija el complemento, pero la hemólisis intravascular no se produce a estas temperaturas. Dado que el anticuerpo es IgG, los eritrocitos no se aglutinan. Bajo calentamiento a 37 °C, la hemolisina fría permanece adherida, el complemento se activa y se produce la hemólisis intravascular.

El síndrome clínico causado por las hemolisinas frías es la **hemoglobinuria fría paroxística**, que suele aparecer tras una enfermedad viral. El tratamiento inmunosupresor y la esplenectomía suelen ser ineficaces. Es necesario evitar el frío y seguir un tratamiento de apoyo, como transfusiones de eritrocitos.

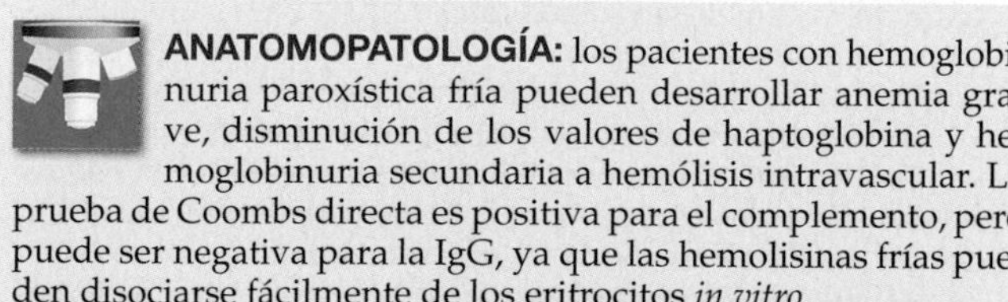

ANATOMOPATOLOGÍA: los pacientes con hemoglobinuria paroxística fría pueden desarrollar anemia grave, disminución de los valores de haptoglobina y hemoglobinuria secundaria a hemólisis intravascular. La prueba de Coombs directa es positiva para el complemento, pero puede ser negativa para la IgG, ya que las hemolisinas frías pueden disociarse fácilmente de los eritrocitos *in vitro*.

Reacciones hemolíticas a la transfusión

La reacción **transfusión hemolítica inmediata** se produce cuando un paciente con aloanticuerpos preformados recibe sangre incompatible, normalmente debido a un error administrativo. La hemólisis masiva de la sangre transfundida puede causar complicaciones graves, como hipotensión, insuficiencia renal y muerte. La reacción hemolítica a la transfusión y la enfermedad hemolítica del recién nacido (*v.* cap. 6) son ejemplos de **anemia hemolítica aloinmunitaria**, en la que los aloanticuerpos provocan la destrucción de los eritrocitos.

Las **reacciones hemolíticas tardías a la transfusión** suelen involucrar anticuerpos frente a antígenos menores de los eritrocitos. Tras una primera exposición a dichos antígenos, los valores de anticuerpos aumentan, pero luego pueden descender y volverse indetectables con las pruebas de detección de rutina previas a la transfusión. La reexposición posterior al antígeno causante provoca una respuesta anamnésica de anticuerpos, y la hemólisis se produce varios días después. Las reacciones hemolíticas transfusionales tardías suelen ser menos graves que las reacciones inmediatas y pueden ser clínicamente indetectables. En ambos tipos de reacciones hemolíticas transfusionales, la prueba de la antiglobulina directa es positiva.

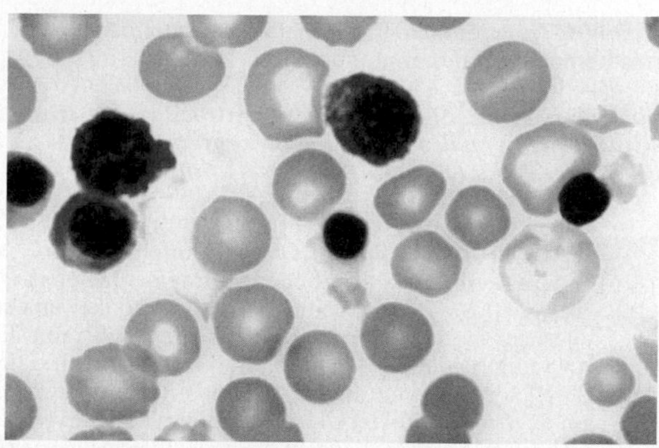

FIGURA 20-24. Enfermedad hemolítica del recién nacido. La presencia de eritrocitos nucleados en la sangre periférica más allá de los primeros días de vida es anómala. Suelen estar presentes en varios tipos de trastornos hemolíticos, pero son especialmente numerosos en la enfermedad hemolítica del recién nacido.

Enfermedad hemolítica del recién nacido

La enfermedad hemolítica del recién nacido (EHRN) refleja la incompatibilidad de los grupos sanguíneos entre una madre y su feto en desarrollo; la madre carece de un antígeno presente en los eritrocitos fetales. Los aloanticuerpos IgG maternos pueden, entonces, atravesar la placenta y provocar la hemólisis de los eritrocitos fetales. La eritroblastosis es visible en frotis de sangre periférica (fig. 20-24). La médula ósea fetal libera eritroblastos (eritrocitos inmaduros) para compensar la pérdida de eritrocitos. Los anticuerpos de la EHRN se dirigen principalmente contra los antígenos ABO o Rh. En la EHRN de tipo ABO, la madre es de tipo O y el feto suele ser de tipo A. Los anticuerpos maternos anti-A que se producen de forma natural provocan hemólisis en el feto. No es necesaria una exposición previa a través del embarazo o de transfusiones para que la hemólisis se desarrolle. La anemia relacionada con la incompatibilidad ABO suele ser leve. Los lactantes afectados desarrollan hiperbilirrubinemia, esferocitosis y una prueba de antiglobulina directa positiva.

En la EHRN de tipo Rh, la madre es Rh negativa y el feto es Rh positivo. El antígeno D es el que interviene con mayor frecuencia, aunque antígenos Rh menores también pueden causar la enfermedad. La exposición materna previa se produce a través de un embarazo anterior o una transfusión. La gravedad de la enfermedad varía, pero la hemólisis en la incompatibilidad Rh suele ser más importante que en la EHRN de tipo ABO. Los fetos con afectación grave pueden desarrollar hidropesía fetal, con insuficiencia cardíaca, edema generalizado, ascitis y muerte intrauterina (*v.* cap. 6). Por fortuna, la mayoría de los casos de EHRN relacionada con D pueden prevenirse mediante la inmunización pasiva de las madres negativas para Rh durante el embarazo con inyecciones de inmunoglobulina Rh. Los hallazgos de laboratorio son similares a los descritos anteriormente para la HDN de tipo ABO.

Anemias hemolíticas no inmunitarias

En las anemias hemolíticas no inmunitarias, la destrucción de los eritrocitos es causada por factores diferentes a los anticuerpos contra los antígenos de los eritrocitos (p. ej., síndromes de fragmentación eritrocitaria y hemoglobinuria «de marcha»).

Síndromes de fragmentación mecánica de eritrocitos (anemia hemolítica microangiopática)

En los síndromes de fragmentación de eritrocitos, los eritrocitos intrínsecamente normales están sujetos a roturas mecánicas a medida que circulan por la sangre (hemólisis intravascular).

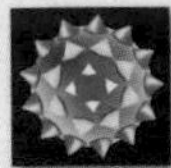

FACTORES ETIOLÓGICOS: en la **anemia hemolítica microangiopática trombótica**, la fragmentación mecánica de los eritrocitos se debe al contacto con una superficie anómala (p. ej., una válvula cardíaca protésica, un injerto vascular sintético) o por la alteración de la superficie endotelial de los vasos sanguíneos pequeños con el depósito de fibrina (con trombosis capilar) y la agregación plaquetaria resultantes. Cuando los eritrocitos viajan a través de estos vasos dañados, estas redes de fibrina provocan su fragmentación (fig. 20-8). Ejemplos clásicos de hemólisis microangiopática son la **coagulación intravascular diseminada** (CID), la **púrpura trombocitopénica trombótica** (PTT) y el **síndrome urémico hemolítico** (SUH).

La alteración de la dinámica del flujo sanguíneo, como ocurre en la hipertensión maligna o la vasculitis, también puede provocar la fragmentación mecánica de los eritrocitos. Correr o caminar una larga distancia («hemoglobinuria de la marcha») o el ejercicio vigoroso prolongado pueden causar el traumatismo repetitivo de los eritrocitos y condicionar hemólisis.

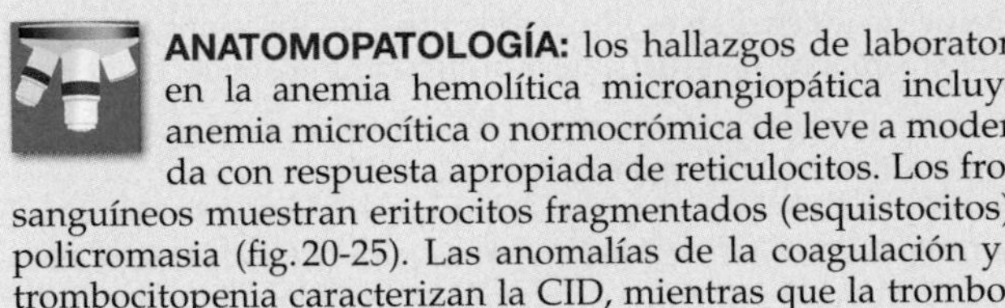

ANATOMOPATOLOGÍA: los hallazgos de laboratorio en la anemia hemolítica microangiopática incluyen anemia microcítica o normocrómica de leve a moderada con respuesta apropiada de reticulocitos. Los frotis sanguíneos muestran eritrocitos fragmentados (esquistocitos) y policromasia (fig. 20-25). Las anomalías de la coagulación y la trombocitopenia caracterizan la CID, mientras que la trombocitopenia sola se observa en los casos de PTT (*v.* más adelante).

Hiperesplenismo

La anemia hemolítica leve puede desarrollarse en pacientes con hiperesplenismo y esplenomegalia congestiva. La esplenomegalia provoca la acumulación de sangre y el tránsito tardío de las células sanguíneas a través de la circulación esplénica. La exposición prolongada de los hematíes a los macrófagos esplénicos puede provocar su destrucción prematura.

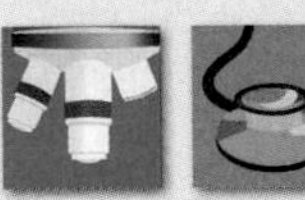

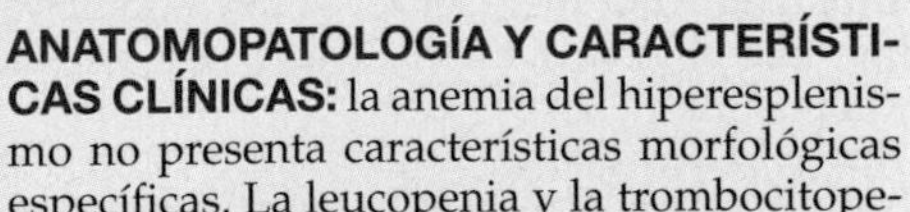

ANATOMOPATOLOGÍA Y CARACTERÍSTICAS CLÍNICAS: la anemia del hiperesplenismo no presenta características morfológicas específicas. La leucopenia y la trombocitopenia son frecuentes y se deben al secuestro, más que a la destrucción, de estos elementos en el bazo agrandado. La médula ósea muestra hiperplasia compensatoria de todas las líneas celulares.

Otras anemias hemolíticas

Las **quemaduras térmicas** provocan hemólisis intravascular de los eritrocitos. Las membranas normales de los eritrocitos se rompen y fragmentan a temperaturas superiores a 49 °C. Los frotis sanguíneos muestran esquistocitos, microesferocitos y policromasia. La prueba de Coombs directa es negativa. El ahogamiento en agua dulce puede provocar la lisis osmótica intravascular de los eritrocitos.

La infección puede causar tanto pancitopenia como anemia aislada. **Varios microorganismos infecciosos** parasitan específicamente los eritrocitos y pueden causar hemólisis. Todas las especies de *Plasmodium* tienen un ciclo vital intraeritrocitario, que en última instancia provoca la lisis de los eritrocitos (*v.* cap. 9). Los macrófagos esplénicos también eliminan de la circulación los eritrocitos infectados. La babesiosis, que se encuentra en climas más templados (noreste de Estados Unidos), también se relaciona con hemólisis una vez completado el ciclo vital intraeritrocitario. En ambos casos, los frotis sanguíneos revelan la presencia de parásitos en los eritrocitos.

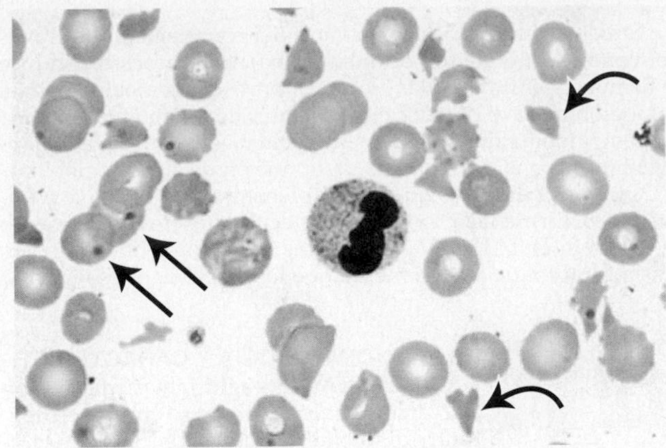

FIGURA 20-25. Anemia hemolítica microangiopática. En el frotis sanguíneo de un paciente con coagulación intravascular diseminada, se observan eritrocitos fragmentados e irregulares (esquistocitos, *flechas curvas*). Los cuerpos de Howell-Jolly también están presentes (*flechas rectas*).

POLICITEMIA

La policitemia (eritrocitosis) se define como un aumento de la masa de eritrocitos.

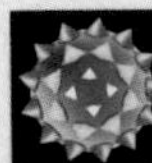

FACTORES ETIOLÓGICOS: la policitemia se define arbitrariamente como hematócrito elevado superior al 49 % en los hombres y superior al 48 % en las mujeres, o un aumento de la hemoglobina superior a 16.5 g/dL en los hombres y 16.0 g/dL en las mujeres. La viscosidad de la sangre aumenta exponencialmente con hematócritos superiores al 50 %, y la función cardíaca y el flujo sanguíneo periférico pueden verse afectados. Si el hematócrito supera el 60 %, el flujo sanguíneo puede verse tan comprometido que provoque hipoxia hística.

La policitemia puede dividirse a su vez en categorías relativas y absolutas en función de la masa total de eritrocitos.

- La **policitemia relativa** se produce en la deshidratación. Hay disminución del volumen plasmático, pero la masa de eritrocitos es normal. A veces se denomina síndrome de Gaisböck o policitemia espuria. No se trata de un aumento verdadero de la masa eritrocitaria, sino más bien de un reflejo de la alteración del volumen sanguíneo total.
- La **policitemia absoluta** es aumento verdadero de la masa de eritrocitos. Puede ser primaria o secundaria.
  - La **policitemia primaria,** o **policitemia verdadera (PV),** es una proliferación autónoma e independiente de la EPO de las células eritroides causada por un trastorno clonal adquirido del BH. La PV es una NMP (*v.* más adelante).
  - La **policitemia secundaria** surge de la estimulación de la eritropoyesis por EPO, normalmente para compensar la hipoxia hística general. La hipoxia hística puede deberse a enfermedad pulmonar crónica, al tabaquismo, al hecho de vivir en altitudes elevadas, a una derivación cardíaca de derecha a izquierda o a una hemoglobina anómala con alta afinidad por el oxígeno.

Bajo ciertas circunstancias, puede surgir policitemia secundaria sin relación con la hipoxia hística generalizada. Las neoplasias pueden producir EPO ectópica como un síndrome paraneoplásico (*v.* más adelante), en particular en el carcinoma de células renales, en el carcinoma hepatocelular, en el hemangioblastoma cerebeloso y en el leiomioma uterino. Algunas afecciones renales que no son neoplásicas pueden causar policitemia secundaria. Los quistes renales o la hidronefrosis pueden ejercer presión directa sobre el riñón, lo que produce hipoxia localizada, e incrementar la producción de EPO. Algunos deportistas usan EPO para aumentar la capacidad máxima de ejercicio.

Plaquetas y hemostasia

HEMOSTASIA NORMAL

La hemostasia normal requiere equilibrio exquisito de plaquetas, células endoteliales y factores de la coagulación para mantener un estado no trombótico en reposo, pero con conservación de la capacidad para responder de manera instantánea a cualquier daño vascular y formar un coágulo. Tras una lesión vascular, la fase primaria de la hemostasia se produce en cuestión de segundos e implica la vasoconstricción para desviar la sangre lejos de la lesión. Una proteína circulante de gran tamaño denominada factor Von Willebrand (FvW) se adhiere al colágeno subendotelial expuesto y, a continuación, las plaquetas se adhieren tanto al FvW unido al colágeno como al colágeno para formar monocapa plaquetaria. Las plaquetas activadas reclutan y activan plaquetas adicionales para formar un agregado plaquetario. La hemostasia secundaria se produce en minutos e implica la activación de la cascada de la coagulación para formar fibrina que estabilizará los agregados plaquetarios. La tercera fase de la hemostasia se produce a lo largo de horas o días, durante los cuales se produce la estabilización del coágulo y, finalmente, la reabsorción, una vez reparado el daño vascular desencadenante.

Las plaquetas se desarrollan a partir de blastocitos hematopoyéticos por trombopoyesis

El recuento normal de plaquetas circulantes suele ser de 150-400 $\times 10^3/\mu L$. Las plaquetas se derivan de los megacariocitos a través del proceso de formación y fragmentación de las proplaquetas. La trombopoyesis requiere el microambiente de la médula, además de la estimulación por TPO. La TPO es producida por el hígado y se une al receptor de la TPO, c-Mpl, para estimular la proliferación y diferenciación de los megacariocitos. Los megacariocitos maduros se someten a la formación y fragmentación de proplaquetas para liberar de 1000 a 4000 plaquetas sin núcleo.

Morfología y función

Las plaquetas son pequeñas células discoidales, de 2 µm a 3 µm de diámetro (fig. 20-26), con una vida de unos 7 a 10 días. En los frotis teñidos con la coloración de Wright, se aprecian de color azul pálido con gránulos rosados tenues. No contienen núcleo, pero sí orgánulos citoplasmáticos, entre los que se incluyen mitocondrias, partículas de glucógeno y gránulos. Contienen dos tipos de gránulos: gránulos densos y gránulos α.

1. Los **gránulos densos** son submicroscópicos y contienen difosfato de adenosina (ADP), una potente molécula agregante; ATP; calcio; histamina; serotonina; y adrenalina.
2. Los **gránulos α** son visibles al microscopio óptico. Son numerosos (40-60/plaqueta) y están unidos a la membrana. Expresan las proteínas de adherencia selectina P en sus membranas y contienen fibrinógeno, FvW, fibronectina y trombospondina, así como las quimiocinas plaquetarias factor 4, péptido activador de neutrófilos 2, factor de crecimiento derivado de las plaquetas (PDGF) y factor de crecimiento tumoral α (TGF-α).

Activación plaquetaria

Cuando el endotelio vascular se interrumpe, las plaquetas responden mediante la creación de un tapón plaquetario para minimizar la hemorragia. Tras entrar en contacto con la matriz extracelular, en particular con el colágeno de tipo I, así como con el FvW, las plaquetas experimentan una secuencia de pasos de activación plaquetaria (fig. 20-26):

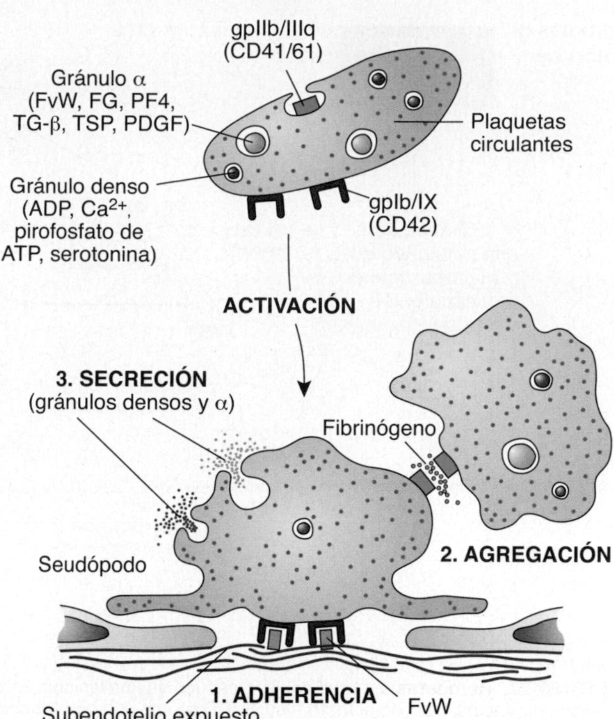

FIGURA 20-26. La activación plaquetaria afecta tres mecanismos superpuestos. 1) La adherencia al subendotelio expuesto es mediada por la unión del factor de Von Willebrand (FvW) a Gp Ib/IX (*CD42*) y es la señal inicial para la activación. **2)** La exposición de Gp IIb/IIIa (*CD41/61*) al receptor del fibrinógeno (*FG*) sobre la superficie plaquetaria permite la agregación plaquetaria. **3)** Al mismo tiempo, las plaquetas secretan el contenido de sus gránulos, los cuales facilitan la activación adicional. Los gránulos α contienen FvW, fibrinógeno, factor plaquetario 4 (*FP 4*), tromboglobulina (*TG*), trombospondina (*TSP*) y factor de crecimiento derivado de las plaquetas (PDGF).

1. **Adherencia de las plaquetas** a las proteínas de la matriz subendotelial mediante la unión de glucoproteínas (Gp) específicas de la superficie plaquetaria. Los principales ligandos adhesivos son el colágeno (a través de los receptores Gp Ia/IIa [integrina $\alpha_2\beta_1$] y Gp VI) y el FvW (a través de Gp Ib/IX).
2. **Cambio de forma de las plaquetas** tras la adhesión inicial, de discoides a esféricas y después a estrelladas.
3. **Secreción del contenido de los gránulos plaquetarios, tanto de los gránulos densos como de los gránulos α**, que resulta en la liberación de ADP, adrenalina, calcio, FvW y PDGF.
4. La ciclooxigenasa 1 genera **tromboxano A_2**.
5. Los **cambios en la membrana** exponen la selectina P y los fosfolípidos aniónicos procoagulantes como la fosfatidilserina.
6. La **agregación plaquetaria** se produce por el entrecruzamiento del receptor de fibrinógeno Gp IIIb/IIIa.

Cada uno de estos pasos funcionales tiene consecuencias específicas. La señal de adhesión inicial activa las plaquetas. El contenido secretado de los gránulos y el tromboxano A_2 proporcionan retroalimentación positiva para activar plaquetas adicionales a través de sus receptores de superficie. La forma estrellada proyecta la superficie de la membrana procoagulante y las Gp IIb/IIIa/fibrinógeno activadas hacia el lugar de interacción con los factores de coagulación y otras plaquetas, respectivamente. ***Así pues, la superficie de las plaquetas activadas es un entorno óptimo para el ensamblaje de propagación del complejo coagulación-factor, incluido el complejo protrombinasa.*** La trombina resultante tiene muchas consecuencias, en particular una mayor activación plaquetaria. Por último, la selectina P participa en la unión de los leucocitos y su localización para participar en la cicatrización, junto con sustancias secretadas por las plaquetas como el PDGF. ***Como resultado de estos pasos establecidos, las plaquetas activadas forman un fuerte tapón primario y luego un agregado dentro de una red de plaquetas y fibrina, que detiene la hemorragia y comienza la cicatrización.***

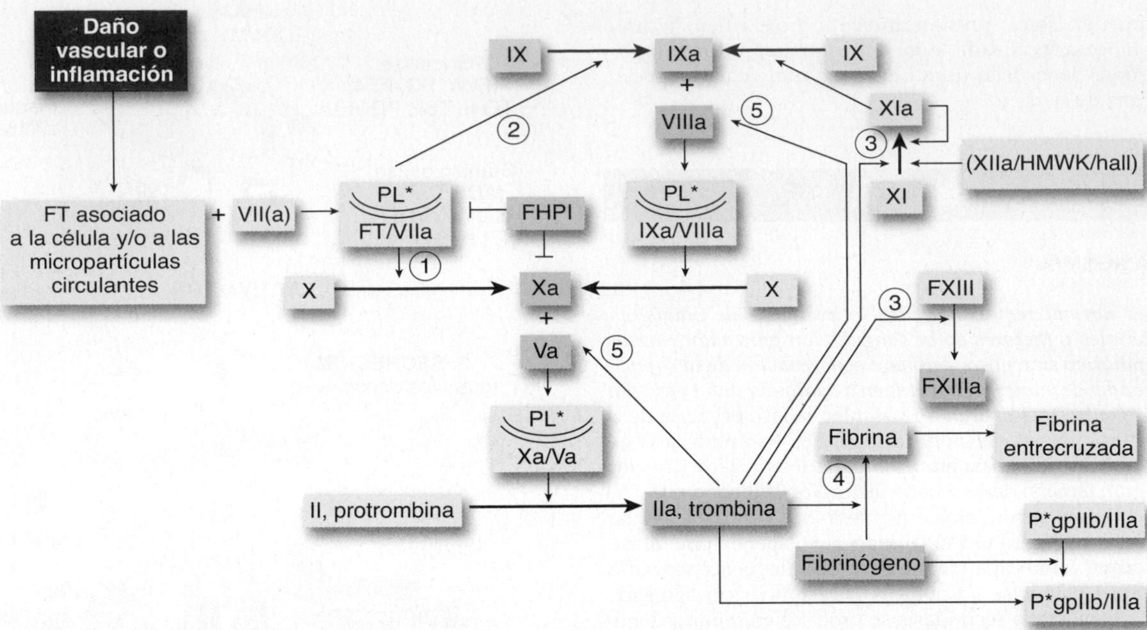

FIGURA 20-27. Hemostasia y trombosis. Después de una lesión a un vaso, la rotura de una placa ateroesclerótica o la presencia de inflamación, se inicia la coagulación principal cuando el factor tisular (FT) se une al factor VII circulante, una pequeña proporción del cual está activa (VIIa). El FT se localiza sobre las células (subendotelial o células endoteliales o leucocitos activados) o en micropartículas circulantes. El complejo TF/VIIa se activa mediante su localización sobre una superficie fosfolipídica activada (PL*) como la que proporcionan las plaquetas activadas. El complejo TF/VIIa activa al factor X para que se forme Xa *(1)* y a IX para formar IXa *(2)*. Sin embargo, el inhibidor de la vía del FT (*TFPI*) inhibe *(1)* y *(2)*. La amplificación sostenida se logra a través de la acción de los factores XI, IX y VIII. El factor XI se activa a través de una pequeña cantidad de la trombina inicial que se forma y, en una extensión limitada, por autoactivación o por el factor XIIa. Los factores V y VIII, cuando la trombina los activa, forman complejos con X (Xa/Va) y IX (IXa/VIIIa), respectivamente, sobre las superficies PL activadas. Obsérvense las funciones central y múltiples de la trombina *(4)*, la cual convierte al fibrinógeno en fibrina, activa los cofactores V y VIII *(5)*, activa los factores XI y XIII *(3)* y activa plaquetas. El fibrinógeno se une al receptor de la integrina Gp IIb/IIIa en las plaquetas activadas (*P**). Adviértase el control extenso en tiempo y espacio de estas reacciones superficiales concertadas. El resultado combinado es el trombo de plaquetas-fibrina.

La activación de la cascada de la coagulación completa la formación del coágulo sanguíneo

Las plaquetas y los leucocitos circulan en estado inactivo. Del mismo modo, los factores de coagulación están presentes como cimógenos inactivos. La activación de las plaquetas y los factores de coagulación es concertada y muy limitada en espacio y tiempo, con objeto de evitar que los coágulos se extiendan por la circulación. La localización de complejos de factores de coagulación en las superficies activadas de las células sanguíneas, especialmente las plaquetas, acelera la activación de los factores de coagulación en el lugar de la lesión y evita los numerosos factores anticoagulantes del plasma.

La activación de la cascada de la coagulación por los tejidos dañados resulta en la exposición del factor tisular (hístico) y culmina en la conversión de la protrombina (factor II) en trombina (factor IIa), y en la generación de fibrina a partir del fibrinógeno (fig. 20-27). La trombina tiene funciones adicionales; activa tanto las plaquetas como los factores que mantienen la coagulación (*v.* cap. 10).

Generalmente, cada enzima activa de la cascada es asistida por un cofactor y se localiza en una superficie fosfolipídica (LF). Las vías de coagulación se presentan en detalle en el capítulo 10. Existen tres complejos procoagulantes esenciales y un complejo anticoagulante (figs. 20-27 y 20-28).

VÍAS PROCOAGULANTES: dos complejos activan el factor X. Son los denominados complejos X-asa:

1. El complejo que integran el **factor tisular** (**FT**) y el **factor VIIa** inicia la coagulación. Su activación está controlada por la exposición a células subendoteliales o a monocitos y células endoteliales activados. Las micropartículas derivadas de los leucocitos activados y las células endoteliales contribuyen a la reserva de FT circulante que participa en la hemostasia y la trombosis. El complejo FT/VIIa/PL inicia la activación del factor X, pero luego es rápidamente desactivado por el **inhibidor de la vía del FT** (fig. 20-28). El complejo FT/VIIa/PL también escinde y, por tanto, activa una pequeña cantidad de factor IX.
2. El **complejo IXa/VIIIa/PL** también inicia la activación del factor X, con activación continua del factor IX por XIa.

La tercera vía procoagulante implica al factor Xa, junto con su cofactor Va (**complejo Xa/Va**, también conocido como **complejo protrombinasa**), que escinde el factor II (protrombina) en IIa (trombina). Obsérvese que la trombina activa los complejos X-asa mediante la activación de los factores XI, VIII y V. ***En resumen, los tres complejos procoagulantes son el complejo protrombinasa, Xa/Va/PL, y los dos complejos X-asa, FT/VIIa/PL e IXa/VIIIa/PL.***

VÍAS ANTICOAGULANTES: Los dos principales sistemas anticoagulantes naturales son el sistema proteína C/S y la antitrombina. ***Un complejo anticoagulante (α-trombina-trombomodulina) activa la proteína C*** (fig. 20-28). **El complejo de proteína C_{asa}** contiene trombina y trombomodulina dentro de las membranas plasmáticas de las células endoteliales. El receptor endotelial de la proteína C también participa en la formación de este complejo de la superficie celular. La proteína C activada, con su cofactor proteína S, inactiva los cofactores clave VIIIa y Va, lo que limita la generación posterior de Xa y IIa (*v.* cap. 10).

La **antitrombina** inhibe la actividad de la trombina. La antitrombina también escinde los factores IXa, Xa, XIa y XIIa activados. *In vivo*, este efecto se ve acentuado por los proteoglucanos de sulfato de heparano y, lo que es más significativo, por la administración terapéutica de heparina.

La trombólisis está mediada por la activación del plasminógeno

Una vez que el trombo está establecido con firmeza, su crecimiento se ve reducido por la eliminación de los factores activadores de las plaquetas y las proteínas de la coagulación. Las células endoteliales próximas al trombo producen activadores del plasminógeno. Los dos principales activadores del plasminógeno, el **activador tisular del plasminógeno** (tPA) y el **activador del plasminógeno similar a la urocinasa** (uPA), convierten el plasminógeno circulante en plasmina e inician la trombólisis (es decir, la **fibrinólisis**). Juntas, la proteasa plasmina y la actividad de los macrófagos disuelven el trombo. La plasmina se dirige a lugares específicos de la red de fibrina para su degradación, lo que ayuda a localizar su actividad en los lugares donde es necesaria (*v.* cap. 10).

Los factores que limitan la formación de coágulos son controlados por varios inhibidores naturales. El inhibidor del activador del plasminógeno I (PAI-I), la antiplasmina y el inhibidor de la fibrinólisis activable por trombina (TAFI) bloquean la transformación del plasminógeno en plasmina y, por tanto, limitan la acción de la plasmina temporal y espacialmente.

La trombólisis coincide con el inicio de la reparación de la herida (*v.* cap. 7). Esta última implica la migración y proliferación de fibroblastos y células endoteliales, la secreción de nuevos componentes de la matriz extracelular y el restablecimiento de la permeabilidad de los vasos sanguíneos. La angiogenia (es decir, la formación de nuevos vasos sanguíneos a partir de los ya existentes) se produce en caso de isquemia o daño hístico. De hecho, muchos productos de la coagulación y la fibrinólisis son potentes angiógenos.

Los vasos sanguíneos y las células endoteliales interactúan con las plaquetas

El análisis anterior pone de relieve las numerosas funciones de las células endoteliales en la regulación de las plaquetas y la coagulación (fig. 20-28). Estas descansan sobre una membrana basal que contiene colágenos, elastina, laminina, fibronectina, FvW y otras proteínas estructurales y de adhesión. Las células subendoteliales

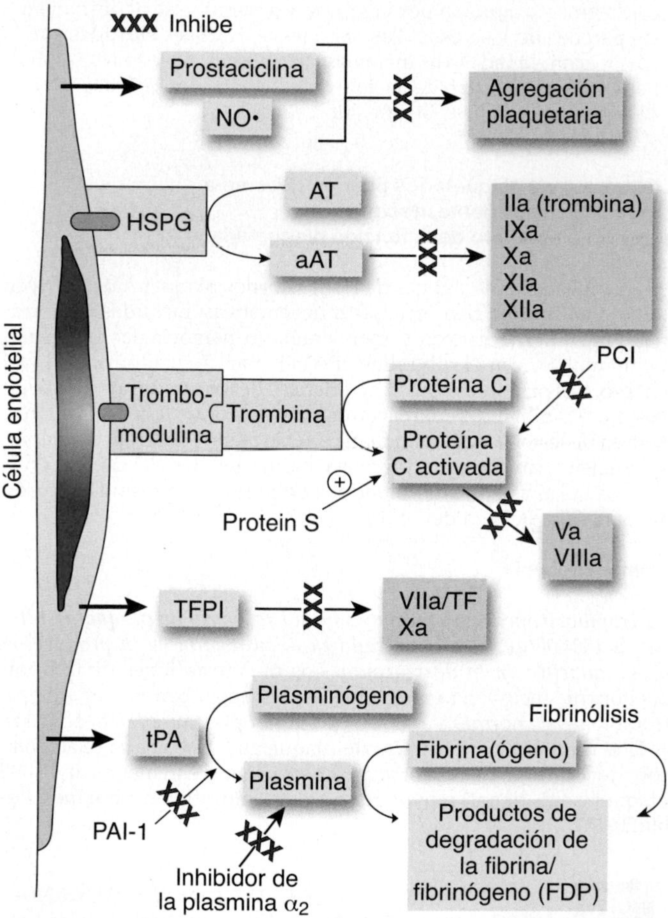

FIGURA 20-28. Papel del endotelio en la anticoagulación, la inhibición plaquetaria y la trombólisis. La célula endotelial desempeña una función central en la inhibición de varios componentes del mecanismo de la coagulación. El proteoglucano sulfato de heparano potencia la activación de la antitrombina (AT) 15 veces. La trombomodulina estimula la activación de la proteína C por la trombina 30 veces. *HSPG*, proteoglucano sulfato de heparano; *NO•*, óxido nítrico; *PCI*, inhibidor de la proteína C; *PAI-I*, inhibidor I del activador del plasminógeno; *tPA*, activador del plasminógeno tisular.

son una potente fuente de FT. Cuando está expuesta, la matriz de la íntima es intensamente trombógena. Sus proteínas de adhesión se unen a los correspondientes receptores de glucoproteínas de la membrana plaquetaria, que se adhieren a la matriz expuesta. El FT se une al factor VIIa activado circulante para activar los factores X y IX (fig. 20-27).

El endotelio normal proporciona una superficie lisa y no trombógena. Sintetiza moléculas anticoagulantes e impide que las plaquetas no estimuladas se adhieran a la barrera endotelial o la atraviesen. Las células endoteliales también sintetizan prostaciclina (también conocida como prostaglandina I2), un potente vasodilatador que también inhibe la activación plaquetaria. El óxido nítrico (NO) ejerce efectos similares. Estas acciones impiden la formación de coágulos a menos que la lesión endotelial exponga el tejido subendotelial (*v.* caps. 2 y 10).

TRASTORNOS HEMOSTÁTICOS

Los defectos en el sistema hemostático son consecuencia de la pérdida del equilibrio entre la actividad procoagulante y la anticoagulante. Estos defectos se denominan **trastornos hemostáticos** o **trastornos trombóticos**. Si la hemostasia no consigue restablecer la integridad de un vaso lesionado, el resultado es una **hemorragia**. La incapacidad para mantener la fluidez de la sangre provoca **trombosis**.

Las manifestaciones clínicas de la hemorragia relacionada con trastornos de cada uno de los componentes del sistema hemostático tienden a ser diferentes (tabla 20-11). Los defectos de la hemostasia primaria (p. ej., por defectos en los vasos sanguíneos, FvW, plaquetas) tienden a causar hemorragias espontáneas, lo que produce tanto **petequias** como hemorragias purpúricas en la piel y las mucosas. Deficiencias en los factores de coagulación, o defectos en la hemostasia secundaria, provocan hemorragias en músculos, vísceras y espacios articulares, a menudo relacionadas con traumatismos. Los defectos de la hemostasia terciaria suelen acelerar la rotura del coágulo, lo que provoca hemorragias tardías tras un traumatismo o una intervención quirúrgica. Ejemplos de defectos de la hemostasia terciaria son la deficiencia de factor XIII, que provoca una reticulación insuficiente del coágulo y, por tanto, produce un coágulo inestable, o la plasmina hiperactiva debido a la deficiencia de sus inhibidores (p. ej., deficiencia del inhibidor del activador del plasminógeno tipo 1 [PAI-1] o la deficiencia de α-2-antiplasmina).

Los trastornos hemostáticos de los vasos sanguíneos reflejan una disfunción vascular o extravascular

La disfunción de los tejidos extravasculares o vasculares puede causar hemorragias que van desde defectos cosméticos hasta pérdidas de sangre que pueden poner en riesgo la vida.

Disfunción extravascular

PÚRPURA SENIL: el trastorno más frecuente de la disfunción extravascular, la púrpura senil, se relaciona con atrofia relacionada con la edad de los tejidos conjuntivos de sostén. La púrpura senil se caracteriza por manchas purpúricas superficiales, bien delimitadas y persistentes (hematomas morados o rojos en piel clara) en los antebrazos y otras áreas expuestas al sol.

PÚRPURA SIMPLE: este tipo similar de púrpura se produce principalmente en las mujeres durante la menstruación. La púrpura simple se produce en la dermis profunda y se resuelve rápidamente.

ESCORBUTO: la insuficiencia de vitamina C (escorbuto) altera la síntesis de colágeno y provoca púrpura (*v.* cap. 8). Son características las hemorragias perifoliculares.

Disfunción vascular

El depósito de fragmentos de inmunoglobulina en las paredes vasculares se produce en la **amiloidosis** (*v.* cap. 34, en línea), la **crioglobulinemia** y otras **paraproteinemias**, y puede debilitar las paredes vasculares y causar púrpura. Ciertos tipos de arteritis también lesionan las paredes vasculares y pueden provocar hemorragias (*v.* cap. 10).

TABLA 20-11
CAUSAS PRINCIPALES DE HEMORRAGIA

Trastornos vasculares	
Púrpura senil	
Púrpura simple	
Exceso de glucocorticoides	
Disproteinemias	
Púrpura alérgica (de Henoch-Schönlein)	
Telangiectasia hemorrágica hereditária	
Anomalías plaquetarias	
Trombocitopenia (tabla 20-12)	
Trastornos cualitativos	
Hereditarias	**Adquiridas**
Deficiencia de glucoproteína IIb/IIIa (trombastenia de Glanzmann)	Uremia
Deficiencia de glucoproteína Ib/IX/V (síndrome de Bernard-Soulier)	Fármacos
Enfermedades por defecto del almacenamiento intraplaquetario (α y δ)	Circulación extracorpórea
Metabolismo anómalo del ácido araquidónico	Trastornos mieloproliferativos
	Enfermedad hepática
Deficiencias de factores de la coagulación	
Deficiencias de factores hereditarias (XI, IX, VIII, X, VII, V, II, I)	
Enfermedad de Von Willebrand	
Insuficiencias de factores adquiridas	
Insuficiencia/antagonismo con la vitamina K	
Enfermedad hepática	
Coagulación intravascular diseminada	
Disminución de la estabilidad del coágulo/aumento de la fibrinólisis	
Deficiencia del factor XIII	
Deficiencia del activador del plasminógeno tipo 1 (PAI-1)	

Telangiectasia hemorrágica hereditaria (síndrome de Rendu-Osler-Weber)

La telangiectasia hemorrágica hereditaria (THH) es un trastorno autosómico dominante de las paredes de los vasos sanguíneos (vénulas y capilares) caracterizado por malformaciones arteriovenosas (MAV) y telangiectasias (pequeños vasos sanguíneos dilatados y tortuosos) en órganos sólidos, mucosas y dermis. La incidencia es de 1 a 2 individuos por cada 10 000.

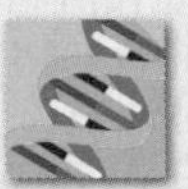

PATOGENIA MOLECULAR: el defecto subyacente es la dilatación y el adelgazamiento de las paredes de los vasos debido a la insuficiencia de tejido elástico y músculo liso. El trastorno se debe a mutaciones en miembros de la familia del factor de crecimiento tumoral β (TGF-β), incluido *ENG*, que codifica endoglina y *ALK1*, que produce la cinasa 1 similar al receptor de activina.

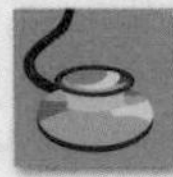

CARACTERÍSTICAS CLÍNICAS: al principio, las telangiectasias aparecen como manchas rojizas punteadas en los labios y la nariz, de hasta 0.5 cm de diámetro. Pueden permanecer como tales o evolucionar a MAV o dilataciones aneurismáticas en todo el cuerpo. Los pacientes con THH presentan hemorragias recurrentes. Estas pueden producirse de forma espontánea o tras traumatismos insignificantes. Como consecuencia, los pacientes suelen presentar anemia. Las hemorragias pueden producirse en el lugar de cualquier lesión, pero más del 80 % de los pacientes presenta epistaxis recurrente, que comienza a una edad temprana. Más adelante en la vida, la hemorragia digestiva puede ser el síntoma dominante. Las fístulas arteriovenosas en los pulmones, el cerebro y la retina pueden provocar hemorragias o derivaciones de sangre clínicamente significativas. Las hemorragias recurrentes pueden limitar la actividad física, pero la muerte por desangramiento es rara.

Púrpura alérgica (púrpura de Henoch-Schönlein)

La púrpura alérgica es una enfermedad vascular resultante del daño inmunitario en las paredes de los vasos sanguíneos (*v.* cap. 16). En la infancia, suele aparecer tras infecciones virales y es autolimitada. En los adultos, suele reflejar la exposición a diversos fármacos y puede ser crónica.

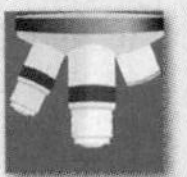

ANATOMOPATOLOGÍA: la púrpura de Henoch-Schönlein se caracteriza por vasculitis leucocitoclástica, con infiltración perivascular de neutrófilos y eosinófilos, necrosis fibrinoide de las paredes vasculares y tapones plaquetarios en las luces vasculares. La IgA y los complejos del complemento circulan por la sangre y a menudo se depositan en las paredes de los vasos. Las lesiones urticariales elevadas suelen ir acompañadas de manchas purpúricas. Los cólicos y las hemorragias indican afectación digestiva. Si hay afectación renal, puede producirse insuficiencia renal.

Los trastornos plaquetarios pueden deberse a producción insuficiente, destrucción excesiva o deterioro de la función plaquetaria.

Las manifestaciones clínicas de los trastornos plaquetarios incluyen hematomas fáciles; hemorragias mucocutáneas, incluidas hemorragias gingivales, epistaxis y menorragia; o hemorragias potencialmente mortales en el tubo digestivo, el aparato genitourinario y el cerebro. Las petequias son características de los trastornos plaquetarios, pero también pueden acompañar a enfermedades vasculares. Se trata de lesiones rojas, sin manchas, de menos de 2 mm de diámetro. Suelen aparecer en las piernas y partes declives del cuerpo, en la mucosa bucal y el paladar blando, y en puntos de presión (cinturón del pantalón, pulsera del reloj).

Trombocitopenia

La trombocitopenia, definida como un recuento de plaquetas inferior a 150 000/μL, es el resultado la disminución de la producción o del aumento en la destrucción. Las manifestaciones de la trombocitopenia incluyen hemorragias espontáneas, con tiempo de protrombina (TP) normal y tiempo de tromboplastina parcial activada (TTPa) normal. Los recuentos de plaquetas más bajos se relacionan con mayor riesgo de hemorragia. Los pacientes con menos de 10 000 plaquetas/μL tienen mayor riesgo de hemorragia espontánea (tabla 20-12).

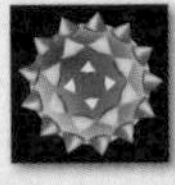
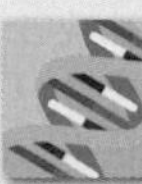

FACTORES ETIOLÓGICOS Y PATOGENIA MOLECULAR: la **disminución de la producción plaquetaria** puede ser el resultado de múltiples defectos congénitos o adquiridos en la megacariocitopoyesis, incluidas enfermedades que afectan la médula en general, anomalías que alteran selectivamente la producción de plaquetas y defectos que conducen a una megacariocitopoyesis ineficaz. La infiltración de la médula por células

TABLA 20-12
PRINCIPALES CAUSAS DE TROMBOCITOPENIA

Producción disminuida
Anemia aplásica
Infiltración de la médula ósea (neoplásica, fibrosis)
Depresión de la médula ósea por fármacos o radiación
Producción ineficaz
Anemia megaloblástica
Mielodisplasias
Destrucción incrementada
Inmunitaria (idiopática, VIH, fármacos, aloinmunitaria, púrpura postransfusión, neonatal)
No inmunitaria (CID, PTT, SUH, malformaciones vasculares, fármacos)
Secuestro incrementado
Esplenomegalia
Dilucional
Transfusiones de sangre y plasma

CID, coagulación intravascular diseminada; *PTT*, púrpura trombocitopénica trombótica; *SUH*, síndrome urémico hemolítico; *VIH*, virus de inmunodeficiencia humana.

malignas o la insuficiencia de la médula ósea (p. ej., en pacientes con anemia aplásica o que recibieron radioterapia o quimioterapia) pueden causar pancitopenia, incluida la trombocitopenia. Ciertas infecciones virales, como el citomegalovirus (CMV) y el VIH, y ciertos medicamentos alteran la producción de plaquetas (el VIH también puede aumentar la destrucción de plaquetas; *v.* más adelante). La anemia megaloblástica y la mielodisplasia pueden causar trombocitopenia debido a una megacariocitopoyesis ineficaz.

La **anomalía de May-Hegglin** es una forma congénita de trombocitopenia caracterizada por una disminución de la producción de plaquetas. Es la más frecuente de una familia de trombocitopenias hereditarias denominadas trastornos plaquetarios relacionados con la cadena pesada de la miosina 9 (MYH9). Son el resultado de mutaciones en *MYH9*, que codifica una proteína citoesquelética contráctil, la cadena pesada de la miosina no muscular tipo IIA (NMMHC-IIA). Existen otros tres trastornos que se superponen: el síndrome de Epstein, el síndrome de Fechtner y el síndrome de Sebastian. Todos estos trastornos dan lugar a una maduración anómala de los megacariocitos y a plaquetas demasiado grandes (macrotrombocitopenia). Los neutrófilos también presentan una ligera anomalía e inclusiones citoplasmáticas azules (**cuerpos de tipo Döhle**; los cuerpos de Döhle verdaderos se observan en infecciones agudas).

El **aumento de la destrucción plaquetaria** puede deberse a daño de la mediación inmunitaria con la consiguiente eliminación de plaquetas circulantes, como ocurre en la púrpura trombocitopénica idiopática (PTI) y en la trombocitopenia inducida por fármacos. También puede producirse destrucción plaquetaria excesiva por causas no inmunitarias, como la agregación plaquetaria intravascular (p. ej., en la PTT).

La **distribución plaquetaria anómala**, o estancamiento, se observa en trastornos del bazo y en la hipotermia.

Púrpura trombocitopénica idiopática (autoinmunitaria)

En la PTI, los anticuerpos contra antígenos plaquetarios o megacariocíticos causan trombocitopenia. Por ello, es más apropiado denominarla **púrpura trombocitopénica inmunitaria**. La PTI se presenta en dos formas: un síndrome hemorrágico agudo y autolimitado en niña infancia y un trastorno hemorrágico crónico en adolescentes y adultos. Los autoanticuerpos suelen reconocer las glucoproteínas de la membrana plaquetaria, Gp IIb/IIIa o Ib/IX, que intervienen en la adhesión plaquetaria y la formación de coágulos.

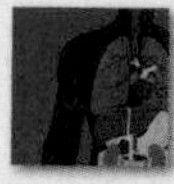

FISIOPATOLOGÍA: al igual que la AHAI, la PTI refleja la destrucción de las plaquetas o sus precursores mediada por anticuerpos. En la mayoría de los casos, se trata de anticuerpos IgG, pero también se observan anticuerpos antiplaquetarios IgM.

La **PTI aguda** suele aparecer en niños de ambos sexos tras una enfermedad viral y es probable que se deba a los cambios inducidos por el virus en los antígenos plaquetarios que provocan la producción de autoanticuerpos. El complemento unido a la superficie determina que las plaquetas sean lisadas en la sangre o fagocitadas y destruidas por macrófagos esplénicos y hepáticos.

La **PTI crónica** se observa principalmente en adultos (relación hombre-mujer = 1:2.6) y puede estar relacionada con enfermedades autoinmunitarias (p. ej., lupus eritematoso sistémico [LES]) o linfoproliferativas malignas (p. ej., leucemia linfocítica crónica; *v.* más adelante). También es frecuente en personas con infección por el VIH. La magnitud de la trombocitopenia en la PTI refleja el equilibrio entre *(1)* los valores de anticuerpos antiplaquetarios; *(2)* el grado de alteración de la producción de plaquetas en la médula, ya que algunos anticuerpos pueden unirse a los megacariocitos; y *(3)* la expresión de los receptores Fc y receptores del complemento en la superficie celular de los macrófagos. Esta expresión aumenta con la infección y el embarazo, pero se restablece con ciertos fármacos, como los corticoesteroides, el danazol y la γ-globulina intravenosa, que se utilizan para tratar la PTI.

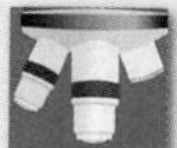

ANATOMOPATOLOGÍA: en la PTI aguda, el recuento de plaquetas suele ser inferior a 20 000/µL. En la PTI crónica del adulto, el recuento de plaquetas varía de unos pocos miles a 100 000/µL. En los frotis de sangre periférica pueden observarse numerosas plaquetas de gran tamaño, debido a la liberación acelerada de plaquetas jóvenes por parte de la médula ósea, activamente ocupada en la producción de plaquetas. La médula ósea muestra, un aumento compensatorio en los megacariocitos (fig. 20-29). La IgG se detecta sobre las plaquetas en más de 80 % de los pacientes con PTI crónica, y en la mitad de estos puede demostrarse el C3 relacionado con el incremento plaquetario.

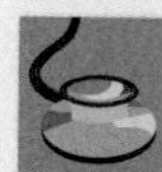

CARACTERÍSTICAS CLÍNICAS: los niños con **PTI aguda** experimentan una aparición repentina de petequias y púrpura, pero por lo demás son asintomáticos.

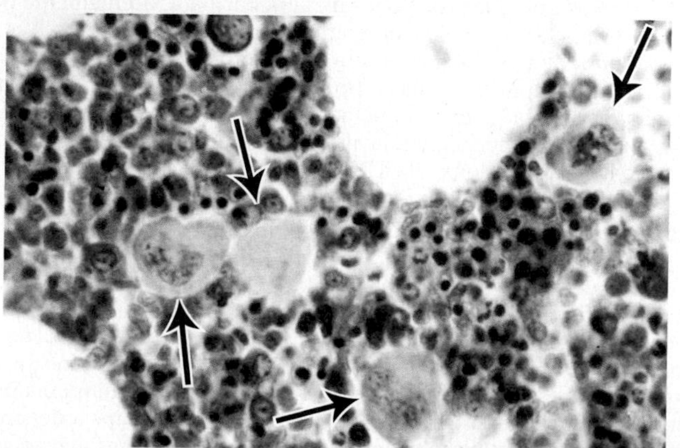

FIGURA 20-29. Púrpura trombocitopénica idiopática. Un corte de la médula ósea revela megacariocitos aumentados (*flechas*).

La recuperación, espontánea, se produce en un plazo de 6 meses en más del 80% de los casos. La principal amenaza (<1% de los casos) es la hemorragia intracraneal.

Rara vez se requiere tratamiento, pero, en caso de enfermedad grave, pueden ser necesarios los corticoesteroides y la inmunoglobulina intravenosa (IGIV). Los glucocorticoides disminuyen la producción de anticuerpos antiplaquetarios y regulan a la baja los receptores Fc de los macrófagos. La IGIV inhibe la eliminación de las plaquetas recubiertas de IgG de la circulación a través de múltiples mecanismos.

La **PTI crónica** en adultos se manifiesta con episodios hemorrágicos, como epistaxis, menorragia o equimosis, y hemorragias excesivas tras traumatismos y procedimientos menores (p. ej., extracción dental). Las hemorragias que pueden poner en riesgo la vida son infrecuentes. En ocasiones, en gente asintomática se descubre una trombocitopenia durante un recuento de células sanguíneas de rutina. La mayoría de los adultos con PTI crónica mejoran con corticoesteroides e IGIV. El danazol (un esteroide anabolizante sintético) actúa como los glucocorticoides. En el 70% de los pacientes que no responden adecuadamente al tratamiento farmacológico en un plazo de 2 a 3 meses, la esplenectomía produce una remisión completa o parcial. Otros tratamientos de segunda línea utilizados en la PTI incluyen fármacos trombopoyéticos que activan el receptor de la TPO, como el rituximab, u otras terapias inmunosupresoras.

Trombocitopenia autoinmunitaria inducida por fármacos

Muchos fármacos causan destrucción plaquetaria de mediación inmunitaria: quinina, quinidina, heparina, sulfonamidas, sales de oro, antibióticos, sedantes, tranquilizantes y anticonvulsivos. Los fármacos suelen formar complejos con una proteína relacionada con las plaquetas para crear un nuevo epítopo que provoca la producción de anticuerpos. Los antineoplásicos, el etanol y las tiazidas causan trombocitopenia mediante la inhibición directa de la producción de plaquetas.

La **trombocitopenia inducida por heparina** (**TIH**) es un tipo distinto de trombocitopenia inducida por fármacos. Presenta dos tipos. Alrededor de una cuarta parte de los pacientes experimenta una trombocitopenia leve y transitoria entre 2 y 5 días después del inicio del tratamiento con heparina. Esta forma leve de TIH es autolimitada, conlleva la agregación plaquetaria por mecanismos no inmunitarios y sigue un curso relativamente benigno.

La TIH de tipo II es de mediación inmunitaria. Está causada por anticuerpos IgG adquiridos contra los complejos de factor plaquetario 4 y heparina. Se produce en el 1% al 3% de los pacientes tratados con heparina no fraccionada. Tras 4 a 10 días de tratamiento, estos pacientes desarrollan una trombocitopenia por consumo grave, pero también una activación plaquetaria y, por tanto, un estado de hipercoagulabilidad. Este estado de hipercoagulabilidad hace que la agregación plaquetaria predisponga a episodios tromboembólicos arteriales y venosos que pueden ser mortales.

En ambos casos, las funciones de la heparina aparentemente paradójicas activan la agregación plaquetaria. En la TIH de tipo I, es la propia heparina la que induce la agregación plaquetaria. En la TIH de tipo II, la heparina actúa como un hapteno y se une a las membranas de las plaquetas, lo que activa anticuerpos. Estos anticuerpos, a su vez, desencadenan la agregación plaquetaria. Así pues, la principal complicación de la TIH es la trombosis.

Trombocitopenia relacionada con el embarazo

La trombocitopenia mínima se produce a menudo durante el tercer trimestre del embarazo, debido a la dilución de las plaquetas. Dado que el recuento de plaquetas suele ser superior a 100000/μL, no es necesario un tratamiento especial. Por el contrario, los síndromes de preeclampsia/eclampsia pueden provocar trombocitopenia materna. Existe una afección relacionada con la preeclampsia denominada **HELLP** (hemólisis, pruebas de enzimas hepáticas elevadas y plaquetas bajas; *v.* cap. 33, en línea). Estos dos últimos síndromes pueden poner en peligro la vida de la madre.

Trombocitopenia neonatal

La trombocitopenia neonatal puede ser **hereditaria** o **adquirida**.

Entre las **causas hereditarias** relacionadas con un aumento de la destrucción plaquetaria se encuentra el **síndrome de Wiskott-Aldrich** (SWA), un trastorno recesivo ligado al cromosoma X causado por variantes en *WASP*, el gen que produce la proteína del SWA. Los niños afectados se caracterizan por tener plaquetas pequeñas, eczema e inmunodeficiencia. Una variante del SWA es la **trombocitopenia ligada al cromosoma X**, con mutaciones en el mismo gen, pero caracterizada solo por trombocitopenia. Otros defectos hereditarios asociados a una producción incorrecta de plaquetas son la trombocitopenia amegacariocítica, el síndrome de trombocitopenia-radio ausente y la anemia de Fanconi. La trombocitopenia también puede observarse en lactantes con trisomía 13, 18 o 21.

La **anemia de Fanconi** (*v.* anteriormente) es un trastorno hereditario, autosómico recesivo, de fallo de la médula ósea que a menudo incluye trombocitopenia y macrocitosis de eritrocitos. La familia de genes de Fanconi interviene en la reparación de roturas de doble cadena del ADN y en la estabilidad genética. Existe una alta incidencia de neoplasias malignas, así como de anomalías congénitas, como hipopigmentación e hiperpigmentación de la piel, baja estatura, microcefalia, microftalmia y anomalías radiales/del pulgar (*v.* caps. 5 y 6).

La **trombocitopenia aloinmunitaria neonatal** (**TAIN**) se debe a un aumento de la destrucción plaquetaria por la aloinmunización al antígeno plaquetario humano HPA-1a y a otros antígenos específicos de las plaquetas que tiene lugar durante el embarazo. En la TAIN, los anticuerpos producidos por una madre negativa para HPA-1a reconocen un antígeno HPA-1a paterno en las plaquetas del feto. El feto o el neonato, pero no la madre, desarrollan trombocitopenia. La TAIN predispone a hemorragia intracraneal fetal y neonatal.

Las **causas no inmunitarias de trombocitopenia** en el neonato son como las de los adultos, pero en el contexto de las consideraciones adicionales que afectan a los neonatos, como la asfixia al nacer, la lesión hipóxica, la sepsis/coagulación intravascular diseminada (CID), la enterocolitis necrosante, los hemangiomas y la trombosis.

Púrpura postransfusión

Esta complicación de la transfusión sanguínea se desarrolla clásicamente en mujeres que son negativas para HPA-1, y en quienes se sensibilizaron a este como resultado de embarazos anteriores. También puede observarse en hombres que han recibido transfusiones sanguíneas previas. Así pues, las personas negativas para HPA-1 pueden desarrollar anticuerpos contra las plaquetas positivas para HPA-1, ya sea después de un embarazo o de una transfusión con plaquetas positivas para HPA-1. Cualquier plaqueta positiva para HPA-1 infundida a partir de entonces es destruida por tales anticuerpos. Aunque parezca curioso, las plaquetas negativas para HPA-1 propias del paciente también son destruidas, quizá en relación con la adquisición pasiva del antígeno por estas plaquetas o por el desarrollo de complejos inmunitarios. En cualquier caso, se produce una trombocitopenia autolimitada alrededor de una semana después de la transfusión.

Púrpura trombocitopénica trombótica

Las microangiopatías trombóticas son un grupo heterogéneo de síndromes caracterizados por microtrombos en pequeños vasos sanguíneos y capilares que provocan trombocitopenia y anemia hemolítica microangiopática. Los pacientes suelen presentar síntomas neurológicos, fiebre y daño renal. Las microangiopatías trombóticas incluyen la PTT y el SUH. La anatomopatología refleja agregación plaquetaria muy diseminada y el depósito de trombos hialinos en la microcirculación.

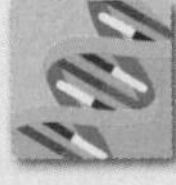

PATOGENIA MOLECULAR: en la PTT, los multímeros de FvW, con un peso molecular ultra grande, liberados por las células endoteliales lesionadas no se escinden

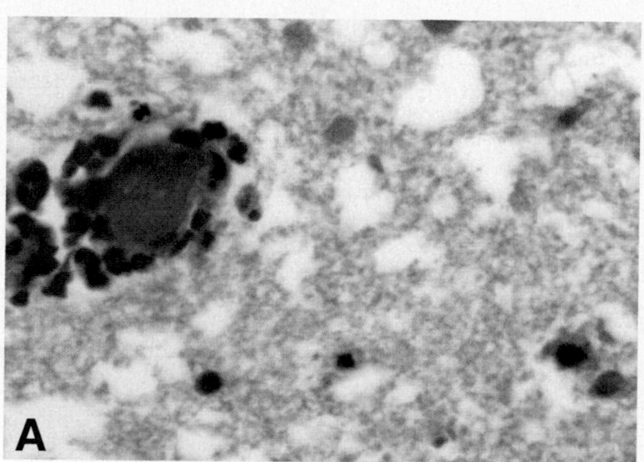

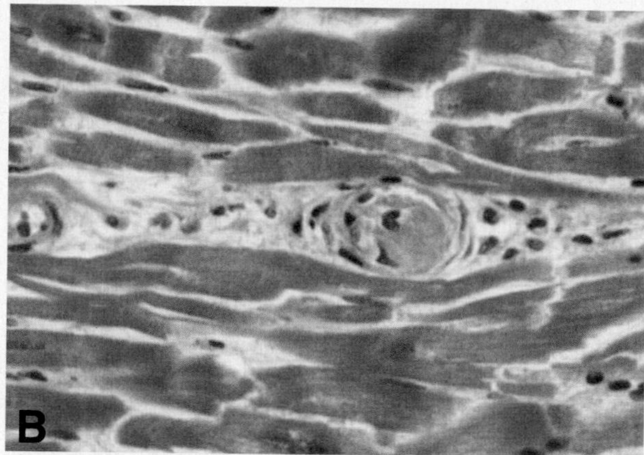

FIGURA 20-30. Púrpura trombocitopénica trombótica. Los microtrombos están presentes en el cerebro **(A)** y en el corazón **(B)** de un paciente que falleció de púrpura trombocitopénica trombótica.

de manera adecuada, lo que da lugar a agregados plaquetarios intravasculares. Los monómeros de FvW se ensamblan normalmente en moléculas multiméricas de tamaño variable (hasta millones de dáltones) dentro de las células endoteliales, y se liberan localmente en respuesta a la estimulación endotelial. En condiciones normales, la metaloproteasa ADAMTS13 escinde los grandes multímeros de FvW. *En la PTT, se produce deficiencia de ADAMTS13, lo que provoca la acumulación de multímeros ultra grandes de FvW. Estos multímeros se unen a las plaquetas, que forman trombos en la microvasculatura, lo que agota las plaquetas y causa trombocitopenia*. ADAMTS13 está genéticamente ausente o defectuosa en la PTT familiar debido a mutaciones del gen *ADAMTS13*, y los anticuerpos la inactivan en la PTT idiopática. La infusión profiláctica de plasma, que repone la proteína ADAMTS13 ausente, es más eficaz en las formas familiares de PTT, y el recambio plasmático es preferible en los tipos adquiridos.

Aunque la mayoría de los casos surgen en personas por lo demás normales, la PTT también puede complicar enfermedades sistémicas tales como trastornos vasculares autoinmunitarios del colágeno (p. ej., LES, artritis reumatoide, síndrome de Sjögren), reacciones de hipersensibilidad inducidas por fármacos e hipertensión maligna. También puede desencadenarse por infecciones, quimioterapia para el cáncer, trasplante de médula ósea y embarazo en el síndrome HELLP (*v.* cap. 31, en línea).

ANATOMOPATOLOGÍA: en la PTT, se produce depósito de microtrombos hialinos (positivos al ácido peryódico de Schiff [PAS]) en las arteriolas y capilares de todo el cuerpo, principalmente en el corazón, el cerebro y los riñones (fig. 20-30). Estos microtrombos contienen agregados plaquetarios, fibrina y una pequeña cantidad de eritrocitos y leucocitos. A diferencia de la vasculitis de mediación inmunitaria, en la PTT no hay inflamación. Los eritrocitos fragmentados (esquistocitos) se aprecian siempre en los frotis de sangre periférica (fig. 20-31); están causados por el cizallamiento de los eritrocitos en los vasos estrechados por trombos. La policromasia de los eritrocitos también es una característica y refleja un aumento de los reticulocitos en respuesta a la anemia. La hemólisis aumenta las concentraciones séricas de LDH y bilirrubina no conjugada.

CARACTERÍSTICAS CLÍNICAS: la PTT puede aparecer a cualquier edad, pero es más frecuente en mujeres de 40 a 60 años. Puede ser crónica y recurrente durante años o, con mayor frecuencia, presentarse como una enfermedad aguda y fulminante que puede ser mortal. La mayoría de los pacientes presentan síntomas neurológicos, como convulsiones, debilidad focal, afasia y alteraciones de la conciencia. A menudo se presenta púrpura generalizada y en las mujeres puede haber hemorragia vaginal. La anemia hemolítica es una característica constante; los valores de hemoglobina son a menudo inferiores a 6 g/dL. La ictericia causada por la hemólisis puede ser grave. La disfunción renal incluye proteinuria, hematuria e insuficiencia renal leve.

Más de la mitad de los pacientes con PTT tienen recuentos plaquetarios inferiores a 20 000/µL. A pesar de la presencia de plaquetas agregadas, la cascada de la coagulación no se activa. Así, el TP (monitoriza la vía extrínseca de la coagulación), el TTPa (monitoriza la vía intrínseca de la coagulación) y el fibrinógeno permanecen normales. Estos parámetros distinguen este síndrome de la CID (*v.* más adelante). Con infusión de plasma y plasmaféresis, alrededor del 89 % de los pacientes sobrevive a esta enfermedad que antes era casi siempre mortal.

Síndrome urémico hemolítico

El SUH es una microangiopatía trombótica que se parece a la PTT, pero la patogenia es totalmente diferente. Se caracteriza por trombocitopenia, hemólisis microangiopática e insuficiencia renal aguda.

El SUH clásico se produce en niños, generalmente tras una gastroenteritis hemorrágica infecciosa aguda causada por la cepa O157:H7 de *Escherichia coli* o *Shigella dysenteriae* (*v.* cap. 16). La producción de una toxina similar a la de *Shiga* daña el endotelio

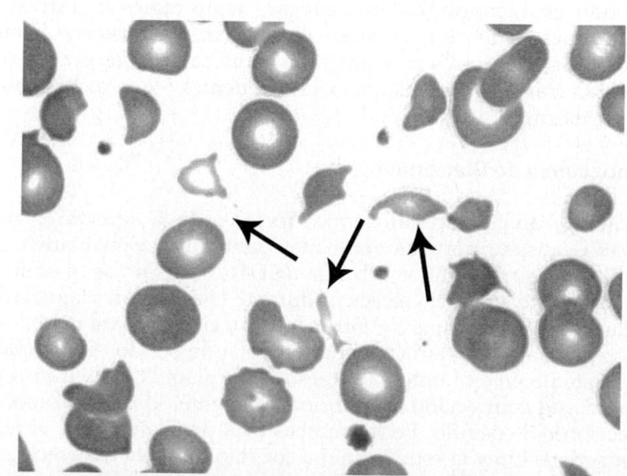

FIGURA 20-31. Anemia hemolítica microangiopática. En un paciente con púrpura trombocitopénica trombótica están presentes numerosos esquistocitos (*flechas*). Los esquistocitos son eritrocitos fragmentados con dos o más puntos y palidez central reducida. Obsérvese también la trombocitopenia.

vascular y activa las plaquetas. A continuación, el fibrinógeno se une al complejo Gp IIb/IIIa plaquetario activado y las plaquetas se agregan. En el SUH, los trombos plaquetarios agregados se acumulan principalmente en la microvasculatura renal. La principal característica clínica es la insuficiencia renal, más que las anomalías neurológicas.

Secuestro esplénico de plaquetas

Muchos pacientes con esplenomegalia, con independencia de la causa, presentan **hiperesplenismo**. Este síndrome incluye el secuestro de plaquetas en el bazo. Normalmente, una tercera parte de las plaquetas se almacena de manera temporal en el bazo, pero en la esplenomegalia masiva, hasta el 90% del total de plaquetas puede quedar secuestrado en dicho órgano. Como dato curioso, la duración de la vida de las plaquetas es normal, o solo se reduce ligeramente. La trombocitopenia asociada al hiperesplenismo rara vez es grave y por sí sola no produce una diátesis hemorrágica.

Otras causas de trombocitopenia

Las malformaciones vasculares, incluidos los hemangiomas y las MAV, pueden causar trombocitopenia. El consumo de plaquetas debido a hemangiomas se ha denominado **síndrome de Kasabach-Merritt**. La pérdida de plaquetas también se produce en pacientes que sufren una hemorragia masiva, como en el sangrado de una úlcera péptica o durante una intervención quirúrgica con gran pérdida de sangre. La sangre transfundida no contiene plaquetas viables porque se almacena a 4 °C antes de su administración. Por tanto, en los pacientes transfundidos se produce trombocitopenia debido a la pérdida y dilución de plaquetas. La transfusión de plaquetas puede prevenir este desarrollo.

Trastornos hereditarios de las plaquetas

Síndrome de Bernard-Soulier (síndrome de plaquetas gigantes)

Se trata de un trastorno autosómico recesivo en el cual las plaquetas tienen un defecto cuantitativo o cualitativo en el complejo glucoproteínico de membrana (Gp Ib/IX [CD42] y a veces Gp V), que sirve como receptor para el FvW. Este complejo ayuda a mediar la adhesión de las plaquetas al FvW en los tejidos subendoteliales lesionados. En el síndrome de Bernard-Soulier, las plaquetas muestran una amplia variación de tamaño y forma, y la combinación de *trombocitopenia y plaquetas gigantes* en un frotis sanguíneo sugiere el diagnóstico.

El síndrome se manifiesta en la infancia o la niñez con un patrón hemorrágico característico de función plaquetaria anómala: equimosis, epistaxis y hemorragia gingival. A una edad más avanzada, se producen hemorragias traumáticas, hemorragias digestivas y menorragias. Muchos pacientes solo padecen un trastorno hemorrágico leve, pero otros experimentan hemorragias más graves que requieren transfusiones plaquetarias frecuentes y que incluso pueden ser mortales.

Trombastenia de Glanzmann

Se trata de un defecto autosómico recesivo de la agregación plaquetaria causado por una anomalía cuantitativa o cualitativa del complejo glucoproteínico IIb/IIIa (CD41/61). En las plaquetas normales, este complejo se activa durante la adhesión plaquetaria. Actúa como receptor para el fibrinógeno y el FvW, para mediar en la agregación plaquetaria y generar un tapón sólido. El complejo IIb/IIIa también está unido al citoesqueleto plaquetario y transmite la fuerza de contracción a la fibrina adherente, lo que favorece la retracción del coágulo. En la trombastenia de Glanzmann, el fallo en la agregación y la retracción del coágulo dificulta la hemostasia y provoca hemorragia, a pesar de que el recuento de plaquetas sea normal.

La enfermedad se manifiesta clínicamente poco después del nacimiento, cuando el lactante presenta hemorragias mucocutáneas o gingivales, epistaxis o hemorragia tras la circuncisión. Más adelante, los pacientes pueden sufrir hemorragias inesperadas tras un traumatismo o una intervención quirúrgica. La gravedad de la enfermedad varía, y solo unos pocos pacientes experimentan hemorragias que ponen en riesgo la vida. Las transfusiones plaquetarias corrigen la afección de manera temporal.

Síndrome de déficit del gránulo α (síndrome de la plaqueta gris)

El síndrome de déficit del gránulo α es una enfermedad hereditaria rara en la que las plaquetas carecen de gránulos α reconocibles por su forma. El defecto radica en membranas granulares anómalas. La trombocitopenia es común; las plaquetas son grandes, de aspecto pálido/gris y sin gránulos al microscopio óptico. La diátesis hemorrágica tiende a ser leve

Deficiencia de almacenamiento δ

Esta enfermedad heterogénea está causada por la ausencia de gránulos densos plaquetarios (también conocidos como gránulos δ), o por una secreción anómala de su contenido. A veces se relaciona con otros trastornos hereditarios multisistémicos, como el síndrome de Chédiak-Higashi o el síndrome de Hermansky-Pudlak (ambos se caracterizan por albinismo oculocutáneo). Las manifestaciones hemorrágicas son de leves a moderadas. Dado que los gránulos δ no suelen ser visibles al microscopio óptico, se requiere microscopía electrónica para establecer el diagnóstico.

Trastornos plaquetarios cualitativos adquiridos

Diversos trastornos adquiridos pueden alterar la función plaquetaria:

- **Fármacos**: diversos fármacos pueden alterar la actividad plaquetaria. El ácido acetilsalicílico acetila de forma irreversible la ciclooxigenasa (COX), principalmente la COX-1, y bloquea así la producción de tromboxano A plaquetario$_2$, importante para la agregación plaquetaria. Las plaquetas no pueden sintetizar la COX, por lo que el efecto del ácido acetilsalicílico dura el tiempo de vida de las plaquetas (de 7 a 10 días). Los analgésicos no esteroideos, como la indometacina o el ibuprofeno, alteran la función plaquetaria, pero dado que su inhibición de la ciclooxigenasa es reversible, su efecto sobre las plaquetas es de corta duración. Los antibióticos, en particular los lactámicos β (penicilina y cefalosporinas), pueden causar disfunción plaquetaria. La ticlopidina impide notablemente la función plaquetaria y se utiliza para tratar la enfermedad tromboembólica. Sin embargo, puede causar PTT.
- **Insuficiencia renal**: los defectos plaquetarios cualitativos que provocan tiempos de sangrado prolongados y tendencia a la hemorragia pueden complicar la insuficiencia renal. Estas anomalías plaquetarias son heterogéneas y se ven agravadas por la anemia urémica. El restablecimiento de un hematócrito normal mediante la administración de EPO puede normalizar el tiempo de hemorragia sin corregir la azotemia.
- **Derivación cardiopulmonar**: el uso del circuito extracorpóreo durante la cirugía de derivación puede dañar la función plaquetaria al activar y fragmentar las plaquetas.
- **Neoplasias hemáticas**: la disfunción plaquetaria en las NMP crónicas y los SMD refleja defectos plaquetarios intrínsecos. En las disproteinemias, las plaquetas están recubiertas de paraproteína plasmática, lo que afecta su función.

Trombocitosis

Trombocitosis reactiva

El aumento en el recuento de plaquetas se produce en asociación con *(1)* anemia ferropénica, especialmente en niños; *(2)* esplenectomía; *(3)* cáncer; y *(4)* trastornos inflamatorios crónicos. La trombocitosis reactiva rara vez es sintomática, pero puede desencadenar episodios trombóticos, especialmente en pacientes postrados en cama tras una esplenectomía.

Trombocitosis clonal

Las NMP (*v.* más adelante), como la policitemia vera y la trombocitemia esencial, conllevan una proliferación maligna de megacariocitos. El consiguiente aumento de las plaquetas circulantes puede provocar trombosis o hemorragias episódicas.

Las coagulopatías están causadas por deficiencias o anomalías en los factores de coagulación

Se conocen trastornos cuantitativos y cualitativos de todos los factores de coagulación, que pueden ser **hereditarios** o **adquiridos**. La mayoría son consecuencia de la deficiencia del factor proteínico, lo que provoca hemostasia inadecuada y hemorragias concurrentes. En ocasiones, el factor proteínico está presente, pero es disfuncional. Las deficiencias hereditarias más frecuentes son las del FvW, el factor VIII (hemofilia A) y el factor IX (hemofilia B).

La hemofilia es un trastorno recesivo ligado al cromosoma X de la coagulación de la sangre que provoca hemorragia articular y muscular. La hemofilia clásica se refiere en realidad dos enfermedades distintas resultantes de mutaciones en *F8* y *F9*, los genes del **factor VIII** (**hemofilia A**) y del **factor IX** (**hemofilia B**), respectivamente.

La hemofilia es una de las enfermedades genéticas más antiguas de las que se tiene constancia, ya que fue descrita en el Talmud hace casi 2000 años: los lactantes de género masculino de familias judías con antecedentes de hemorragias fatales después de la circuncisión fueron excluidos de este ritual. La transmisión de una tendencia al sangrado a los niños de madres indemnes ha sido conocido durante 200 años. De manera subsecuente, la diseminación de la hemofilia a través de las familias reales europeas por las hijas de la reina Victoria hizo más famosa a esta enfermedad.

Hemofilia A (deficiencia de factor VIII)

PATOGENIA MOLECULAR: ***la hemofilia A es el trastorno hemorrágico hereditario ligado al cromosoma X más frecuente (1 por cada 5000 a 10000 hombres).*** El gen del factor VIII se clonó en 1984. Las mutaciones causantes en el gen *F8*, de gran tamaño y situado en el extremo del brazo largo del cromosoma X (Xq28), incluyen deleciones, inversiones, mutaciones puntuales e inserciones. Cada familia con antecedentes de hemofilia alberga en realidad una mutación diferente (alelo mutante privado). En la mitad de los casos, la hemofilia A puede rastrearse a lo largo de muchas generaciones, pero la otra mitad representa mutaciones *de novo* que surgen en las dos generaciones siguientes al caso principal. En la mayoría de los casos de mutaciones *de novo*, puede identificarse un origen en la madre, el abuelo materno o la abuela materna.

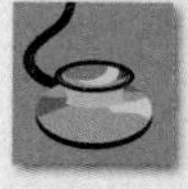

CARACTERÍSTICAS CLÍNICAS: los pacientes con hemofilia A presentan tendencia a sangrar de forma leve, moderada o grave. En la mayoría, la gravedad de la enfermedad es paralela a la actividad del factor VIII en la sangre. La mitad de los pacientes carecen prácticamente de actividad del factor VIII y a menudo sufren hemorragias espontáneas. Una tercera parte de los pacientes, en quienes el nivel de actividad del factor VIII se sitúa entre el 1% y el 5% de lo normal, solo presentan hemorragia espontánea de forma ocasional, pero es algo que a menudo pasa tras traumatismos leves. Una quinta parte presenta niveles de actividad del factor VIII del 5% al 40% de lo normal, y presentan hemorragia solo tras traumatismos o intervenciones quirúrgicas importantes.

La complicación más frecuente de la hemofilia A es una enfermedad articular degenerativa causada por hemorragias repetidas en muchas articulaciones. Aunque era poco frecuente, la hemorragia cerebral era antiguamente la causa más frecuente de muerte. La hematuria, la obstrucción intestinal y la obstrucción respiratoria pueden producirse con hemorragias en los órganos respectivos. El tratamiento consiste en el reemplazo del factor VIII, ya sea de forma profiláctica para prevenir las hemorragias o de forma terapéutica en respuesta a los episodios de sangrado. El objetivo es corregir los niveles de factor VIII para controlar las hemorragias y prevenir las secuelas a largo plazo. Por desgracia, en la década de 1980, muchos de estos pacientes desarrollaron sida y hepatitis viral por contaminación de los preparados de factor VIII (a partir de concentrados derivados de plasma). Los programas de detección sistemática del VIH en los donantes de sangre, el tratamiento con calor del factor VIII purificado para inactivar el VIH y, actualmente, el uso de factor VIII recombinante humano, han permitido erradicar estas complicaciones. Los programas de detección sistemática para detectar mujeres portadoras y el diagnóstico prenatal mediante marcadores de ADN son muy precisos.

Hemofilia B

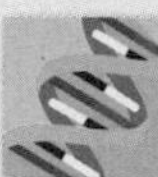

PATOGENIA MOLECULAR: ***la hemofilia B es un trastorno hereditario ligado al cromosoma X por deficiencia del factor IX.*** Es cuatro veces menos común que la hemofilia A, con 1 de cada 20000 nacimientos masculinos, y representa el 15% de los casos de hemofilia. El factor IX es una proteína dependiente de la vitamina K que se produce en el hígado. Muchas mutaciones diferentes en el gen responsable, *F9*, desde sustituciones de una sola base hasta grandes deleciones, pueden causar hemofilia B.

CARACTERÍSTICAS CLÍNICAS: las manifestaciones hemorrágicas de la hemofilia B son similares a las de la hemofilia A. El tratamiento se basa en la infusión de concentrados de factor IX purificado o recombinante.

Enfermedad de von Willebrand

La enfermedad de von Willebrand (eVW) es un complejo heterogéneo de trastornos hemorrágicos hereditarios relacionados con la deficiencia o la anomalía del FvW. Se conocen más de 20 subtipos distintos. En una clasificación simplificada (*v.* más adelante) se reconocen tres categorías principales. La expresión variable del FvW (especialmente el tipo I) confunde las estimaciones de prevalencia, pero algunos expertos consideran que la eVW es la coagulopatía hereditaria más frecuente (1-2% de la población).

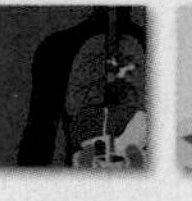

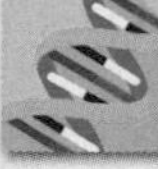

FISIOPATOLOGÍA Y PATOGENIA MOLECULAR: el FvW es una molécula de adhesión producida por las células endoteliales y los megacariocitos como un monómero de 250 kd, que se polimeriza para formar polímeros con pesos moleculares en el orden de millones. El FvW se almacena en los cuerpos citoplasmáticos de Weibel-Palade en las células endoteliales, desde donde se libera a los tejidos subendoteliales y al plasma. Tras una lesión endotelial, el FvW se une al colágeno subendotelial. A continuación, se une a los receptores de glucoproteínas plaquetarias (Gp Ib/IX o CD42), lo que desencadena la adhesión plaquetaria y sella la lesión (fig. 20-32). Tanto el FvW como el fibrinógeno se unen a la Gp IIb/IIIa (CD41/61) para suscitar la agregación plaquetaria. Por otra parte, en el plasma, el FvW sirve para transportar el factor VIII y lo protege de su eliminación. Así pues, los valores de factor VIII disminuyen en caso de deficiencia de FvW.

La eVW es una enfermedad autosómica que afecta a hombres y mujeres. El gen *vWF* del cromosoma 12 es grande y complejo (180 kb con 52 exones). Se reconocen tres tipos principales de la enfermedad, cada uno de los cuales es heterogéneo:

- **eVW de tipo I**: estas variantes constituyen el 75% de los casos de eVW y se heredan como rasgo autosómico dominante con

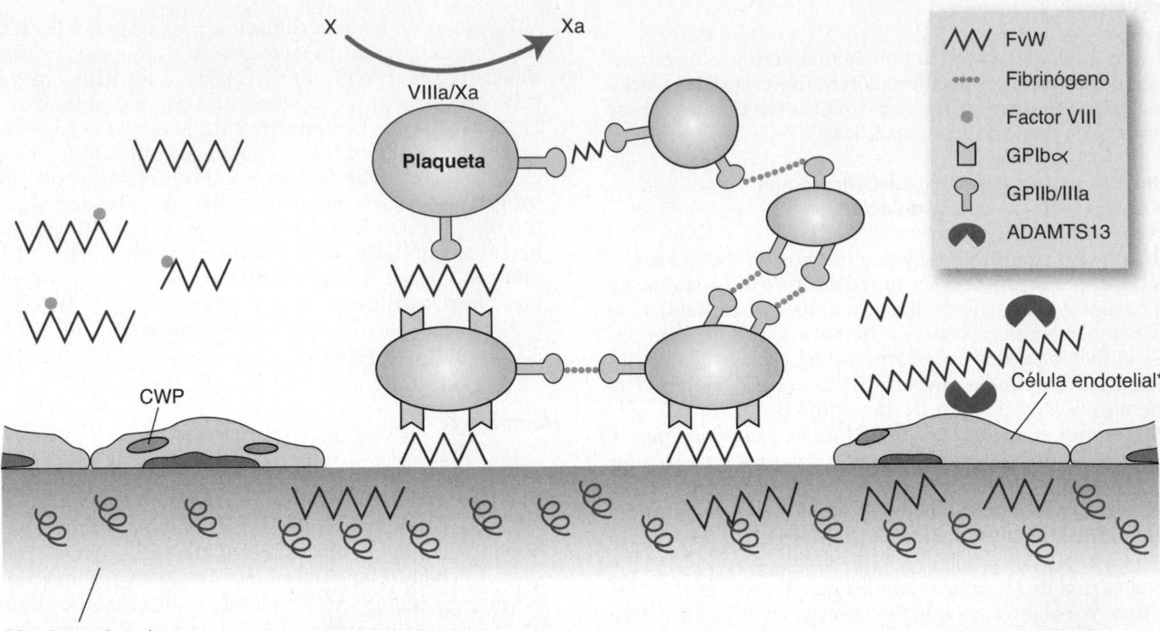

FIGURA 20-32. Factor de Von Willebrand. El FvW se almacena en los cuerpos de Weibel-Palade (CWP) de las células endoteliales y se secreta desde las células endoteliales activadas (*) hacia el espacio subendotelial. Los gránulos α de las plaquetas también secretan FvW. Tras una lesión endotelial, el FvW se une al colágeno subendotelial y, a continuación, las plaquetas se adhieren al FvW a través de los receptores de glucoproteínas (Gp) Gp Ibα/IX. El FvW liberado estabiliza la adherencia plaquetaria a la pared de los vasos dañados y promueve las interacciones entre plaquetas y fibrina. El FvW también se une al Gp IIB/IIIA en la superficie de las plaquetas activadas para promover la agregación de estas. La ADAMTS13 es la proteasa que escinde a los multímeros ultragrandes del FvW. En el plasma, el FvW también protege al factor VIII.

penetrancia variable. La eVW de tipo I es una **deficiencia cuantitativa del FvW. El número de multímeros del FvW está reducido (es decir, los valores de antígeno del FvW están disminuidos) con una reducción paralela de la actividad del FvW (generalmente del 5% al 30% de lo normal).** Todos los multímeros se reducen en cantidad, pero sus proporciones relativas permanecen inalteradas.

- **eVW de tipo II**: los **defectos cualitativos del FvW** caracterizan las variantes de tipo II, que representan el 20% de las eVW. En la enfermedad de tipo II, las interacciones del FvW con la pared de los vasos sanguíneos, las plaquetas o el factor VIII son defectuosas. Aunque el número de moléculas de FvW (es decir, los valores de antígeno de FvW) puede ser normal o estar ligeramente reducido, la actividad del FvW se reduce de manera desproporcionada debido al defecto funcional. En el tipo IIa, los multímeros de mayor peso molecular están **ausentes** de las plaquetas y el plasma. En el tipo IIb, se observa un FvW **anómalo** con mayor afinidad por las plaquetas, lo que conduce a una unión aberrante de los multímeros de mayor peso molecular a las plaquetas. La eliminación de estos complejos FvW-plaquetas de alto peso molecular provoca una pérdida selectiva de los multímeros de alto peso molecular y trombocitopenia. En el tipo IIM, todos los multímeros están presentes pero su función es defectuosa. El tipo IIN implica una mutación en el sitio de unión del factor VIII que conduce a valores extremadamente bajos de factor VIII y a un cuadro clínico similar a la hemofilia.
- **eVW de tipo III**: esta forma menos frecuente de la enfermedad representa una **grave deficiencia cuantitativa del FvW**. Se hereda como un rasgo autosómico recesivo, pero algunos pacientes son heterocigotos compuestos con diferentes mutaciones en los dos alelos del FvW. La actividad del FvW es extremadamente baja (<5%) y las concentraciones plasmáticas del factor VIII son menos del 10% de las normales.

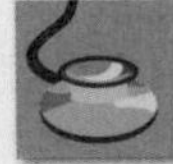

CARACTERÍSTICAS CLÍNICAS: excepto en el tipo III, la mayoría de los casos de eVW solo se relacionan con diátesis hemorrágica leve.

A diferencia de las hemorragias relacionadas con la hemofilia, los pacientes con eVW presentan hemorragia mucocutánea inmediata, fácil aparición de hematomas, epistaxis, hemorragias digestivas y (en las mujeres) menorragia. El síntoma de presentación suele ser hemorragia excesiva tras un traumatismo o una intervención quirúrgica. Los pacientes con eVW de tipo III pueden presentar hemorragia intestinal potencialmente mortal. Las hemartrosis como las que se producen en la hemofilia no son inusuales. Todas las formas de eVW responden bien a la suplementación con concentrados de FvW o crioprecipitado. El análogo de la vasopresina desmopresina (DDAVP) es el tratamiento de elección en los tipos I y IIa, porque aumenta la liberación de FvW preformado de los depósitos endoteliales. Actualmente se dispone de aerosoles intranasales de DDAVP.

Otras deficiencias de los factores de coagulación

En humanos se han descrito deficiencias de todas las proteínas de los factores de coagulación, incluidos los factores VII, X, V, XI y II (protrombina) y el fibrinógeno. Como era de esperar, la gravedad de la hemorragia suele correlacionarse con el nivel de actividad funcional de las proteínas. La prolongación del TP (vía de coagulación extrínseca) o del TTPa (vía de coagulación intrínseca) en pacientes que sangran en exceso ayuda a identificar un problema con los factores de coagulación. Los ensayos específicos de los factores confirman el diagnóstico. El tiempo de trombina ayuda a detectar la deficiencia o disfunción del fibrinógeno. La deficiencia de fibrinógeno provoca hemorragias. Por el contrario, la disfibrinogenemia puede provocar hemorragias, pero con mayor frecuencia da lugar a trombosis.

La deficiencia de los factores XII de la coagulación y de los cofactores (cininógeno de alto peso molecular y precalicreína) no causa manifestaciones hemorrágicas. Sin embargo, dado que son necesarios *ex vivo* en la reacción TTPa, sí provocan prolongaciones marcadas del TTPa.

Enfermedades hepáticas

Muchos factores de coagulación son producidos por el hígado (p. ej., II, V, VII, IX, X). Además, el hígado desempeña un papel clave en la absorción de la vitamina K. Así pues, una enfermedad hepática grave puede afectar la secreción de factores de coagulación como una manifestación del defecto general en la síntesis de proteínas. En este caso, los valores de todos los factores de coagulación sintetizados en el hígado son bajos, lo que afecta las vías intrínseca y extrínseca.

Tanto el TP como el TTPa están prolongados, pero debido a que los factores dependientes de la vitamina K están afectados de forma desproporcionada en la enfermedad hepática, el TP está mucho más afectado que el TTPa (a diferencia de lo que ocurre en la CID; *v.* más adelante).

Insuficiencia de vitamina K

Los factores de coagulación derivados del hígado dependen de la vitamina K como cofactor esencial en la carboxilación γ del ácido glutámico para formar residuos de carboxiglutamato γ (Gla). Las proteínas secretadas solo son funcionales si los residuos Gla están presentes. Por el contrario, el factor V se produce en el hígado, pero no requiere vitamina K. Así, en la insuficiencia de vitamina K (*v.* cap. 8), las actividades de los factores II, VII, IX y X son bajas, pero la actividad del factor V es normal. Sin embargo, una enfermedad hepática grave disminuirá la actividad de todos estos factores debido a una alteración general de la síntesis proteica hepática.

CARACTERÍSTICAS CLÍNICAS: las concentraciones de vitamina K son fisiológicamente bajas en los neonatos, y es práctica habitual administrarles para prevenir una enfermedad hemorrágica. En los adultos, la insuficiencia de vitamina K puede reflejar una ingesta alimentaria inadecuada. Dado que las bacterias colónicas producen la forma de vitamina K que mejor se absorbe, la toma prolongada de antibióticos o las grandes resecciones colónicas también pueden provocar insuficiencia de vitamina K.

Inhibidores de los factores de coagulación

Los inhibidores adquiridos de los factores de coagulación, **anticoagulantes circulantes**, suelen ser autoanticuerpos IgG. La mayoría están dirigidos contra el factor VIII y el FvW, pero en raras ocasiones puede haber anticuerpos contra cualquiera de los otros factores de coagulación. En los trastornos hereditarios de la coagulación, especialmente la hemofilia, los anticoagulantes circulantes son aloanticuerpos debidos a la exposición a factores exógenos utilizados para fines terapéuticos. Los autoanticuerpos contra los factores de coagulación también pueden desarrollarse en algunos pacientes con trastornos autoinmunitarios (p. ej., LES, artritis reumatoide; *v.* cap. 30, en línea), o en aquellos con trastornos linfoproliferativos, presumiblemente debido a una regulación inmunitaria anómala. Por último, los anticoagulantes adquiridos suelen aparecer en personas en apariencia normales.

CARACTERÍSTICAS CLÍNICAS: los anticoagulantes adquiridos pueden causar hemorragias potencialmente mortales. Estos autoanticuerpos son difíciles de eliminar, pero una tercera parte de los pacientes presenta remisiones espontáneas. El tratamiento tiene dos vertientes, que incluyen el control de la hemorragia (administración de concentrados de factor, complejo de protrombina activado, factor VIIa activado) y la eliminación del inhibidor mediante inmunosupresión (p. ej., corticoesteroides, ciclofosfamida, rituximab).

Coagulación intravascular diseminada

La CID es una activación intravascular generalizada de la coagulación, que genera trombina y trombos de fibrina microvasculares y desencadena fibrinólisis. Esto se acompaña del consumo de plaquetas y factores de coagulación, por lo que los pacientes también tienden a sufrir hemorragias. La CID es grave y a menudo mortal. Puede complicar traumatismos masivos, quemaduras, sepsis por diversos organismos (*v.* cap. 31, en línea) y urgencias obstétricas. También se relaciona con cáncer metastásico, neoplasias hematopoyéticas, enfermedades cardiovasculares y hepáticas, entre otras otras afecciones.

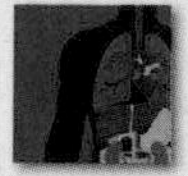

FISIOPATOLOGÍA: la CID comienza con la activación de las cascadas de coagulación dentro del compartimento vascular por lesión hística y/o daño endotelial. ***La generación posterior de cantidades sustanciales de trombina (fig. 20-33), combinada con el fallo de los mecanismos inhibidores naturales para neutralizar la trombina, desencadenan la CID.*** Con la consiguiente coagulación intravascular incontrolada, el delicado equilibrio entre coagulación y fibrinólisis

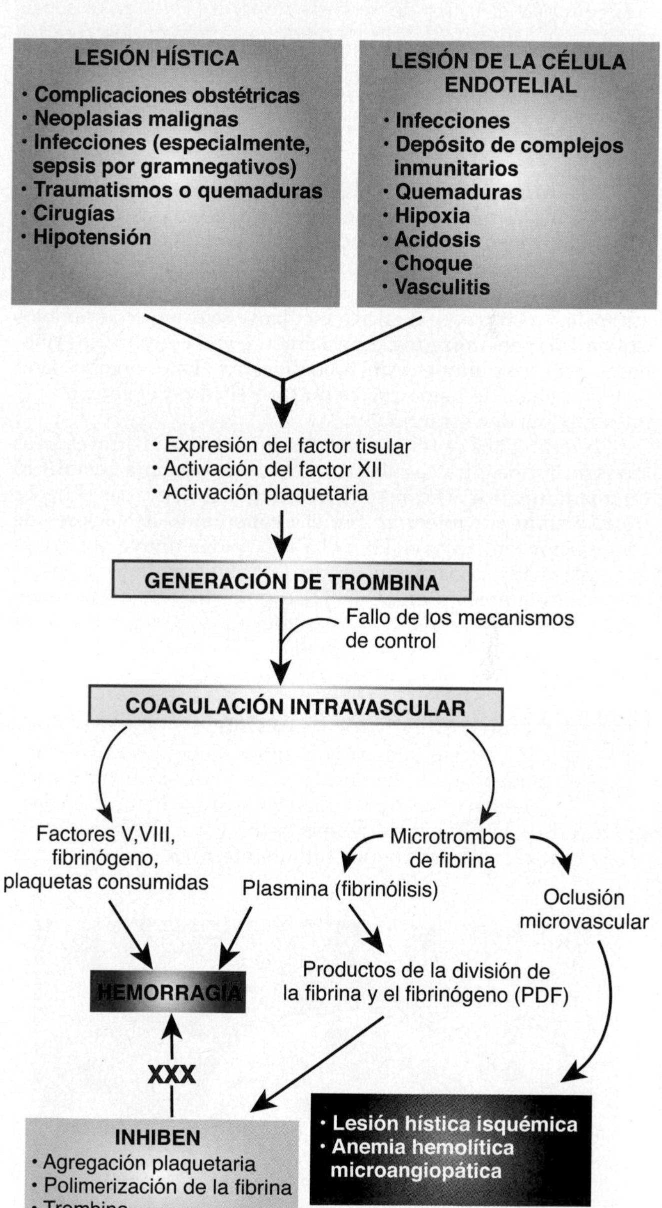

FIGURA 20-33. Fisiopatología de la coagulación intravascular diseminada (CID). El síndrome de CID es precipitado por una lesión hística, por una lesión a las células endoteliales o una combinación de ambas. Estas lesiones desencadenan un aumento de la expresión de factor tisular en las superficies celulares y la activación de los factores de coagulación (como el XII y V) y de las plaquetas. Con el fallo de los mecanismos de control normales, la generación de trombina conduce a la coagulación intravascular.

se altera. Esto conduce al consumo de factores de coagulación, plaquetas y fibrinógeno, y a diátesis hemorrágica resultante.

El FT procoagulante se libera en la circulación tras muchos tipos de lesiones, como traumatismos directos, lesiones cerebrales y accidentes obstétricos (p. ej., separación prematura de la placenta; *v.* cap. 33, en línea). La endotoxina bacteriana estimula a los macrófagos para que liberen FT (*v.* cap. 31, en línea) y ciertas células tumorales provocan CID al liberar dicho factor. Con la activación de la cascada de coagulación, se depositan microtrombos de fibrina intravascular en los vasos sanguíneos más pequeños. La estimulación del sistema fibrinolítico por la fibrina genera productos de desdoblamiento (degradación) de la fibrina, que poseen propiedades anticoagulantes y contribuyen aún más a la diátesis hemorrágica.

La **lesión endotelial** suele desempeñar un papel importante en el desarrollo de la CID. Las propiedades anticoagulantes del endotelio (figs. 20-28) se ven alteradas por diversas lesiones, como *(1)* el factor de necrosis tumoral (TNF) en la sepsis por gramnegativos; *(2)* otros mediadores inflamatorios, como el complemento activado, la IL-1 o las proteasas de neutrófilos; *(3)* infecciones virales o por rickettsias; y *(4)* traumatismos (p. ej., quemaduras).

ANATOMOPATOLOGÍA: las arteriolas, capilares y vénulas de todo el cuerpo están obstruidas por microtrombos formados por fibrina y plaquetas (fig. 20-34). Sin embargo, debido a la activación de la fibrinólisis, estos trombos pueden no ser detectables en el momento de la autopsia. La obstrucción microvascular se relaciona con cambios isquémicos generalizados, especialmente en el cerebro, los riñones, la piel, los pulmones y el tubo digestivo. Estos órganos también son focos de hemorragias que, en el caso del cerebro y el intestino, pueden ser mortales.

Los eritrocitos se fragmentan (**esquistocitos**) al atravesar las redes de fibrina intravascular, lo que provoca **anemia hemolítica microangiopática**. El consumo de plaquetas activadas provoca **trombocitopenia**, mientras que el **agotamiento de factores de coagulación** prolonga el TP y el TTPa, y disminuye el fibrinógeno plasmático. Los productos de desdoblamiento de la fibrina plasmática también prolongan el tiempo de trombina. Los dímeros A y D del fibrinopéptido están elevados (como marcadores de coagulación y activación fibrinolítica, respectivamente).

CARACTERÍSTICAS CLÍNICAS: los síntomas de la CID reflejan tanto una trombosis microvascular como tendencia a la hemorragia. La lesión isquémica en el cerebro provoca convulsiones y coma. En función de la gravedad de la CID, los síntomas renales van desde azotemia leve a insuficiencia renal aguda fulminante. Puede sobrevenir un síndrome de dificultad respiratoria aguda (*v.* cap. 12), y las úlceras agudas de la mucosa intestinal pueden sangrar. La diátesis hemorrágica se manifiesta por hemorragia cerebral, equimosis y hematuria. Los pacientes con CID son tratados con anticoagulación con heparina para interrumpir el ciclo de coagulación intravascular, así como con reposición de plaquetas y factores de coagulación para controlar la hemorragia.

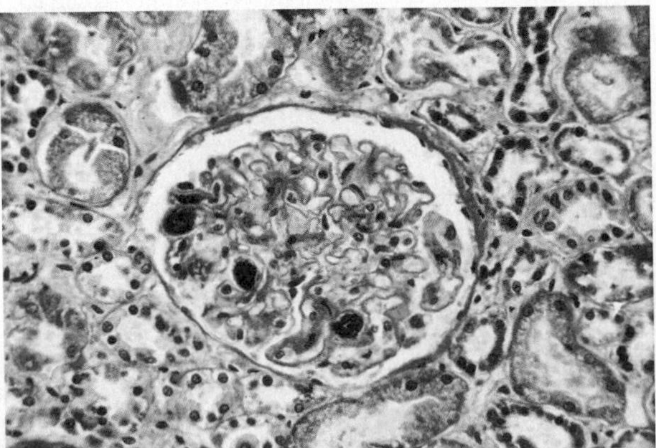

FIGURA 20-34. Coagulación intravascular diseminada. Corte de un glomérulo teñido con ácido fosfotúngstico y hematoxilina, que colorea de púrpura oscuro la fibrina, y con ello demuestra numerosos microtrombos.

La hipercoagulabilidad provoca una trombosis generalizada

La hipercoagulabilidad se define como un riesgo incrementado de trombosis en circunstancias que no deberían causar trombosis en una persona normal. Debe explorarse un posible estado de hipercoagulabilidad cuando surjan episodios trombóticos inexplicables en cualquiera de los siguientes contextos:

- Recurrencia
- Desarrollo a una edad joven
- Antecedentes familiares de episodios trombóticos
- Trombosis en localizaciones anatómicas inusuales
- Dificultad de control con anticoagulantes

Los estados de hipercoagulabilidad son hereditarios o adquiridos (tabla 20-13).

Hipercoagulabilidad hereditaria

La hipercoagulabilidad hereditaria refleja alteraciones en las vías anticoagulantes naturales. La tendencia hereditaria a la coagulación excesiva, con independencia de su origen, se denomina **trombofilia**.

- **Resistencia a la proteína C activada (APC) - factor V Leiden**: una mutación puntual en *F5*, el gen del factor V, conocida como factor V Leiden, lo hace resistente a la inhibición por parte de

TABLA 20-13
CAUSAS PRINCIPALES DE HIPERCOAGULABILIDAD

Hereditarias
Resistencia a la proteína C activada (factor V de Leiden)
Deficiencia de antitrombina
Deficiencia de proteína C
Deficiencia de proteína S
Disfibrinogenemias
Mutación de la protrombina
Factor VIII elevado
Adquiridas
Síndrome de anticuerpos antifosfolípidos
Enfermedades malignas
Síndrome nefrótico
Tabaquismo
Concentrados de factor
Trombocitopenia inducida por heparina con trombosis
Anticonceptivos orales
Hiperlipidemia
Púrpura trombocitopénica trombótica
Embarazo
Estasis

la APC. *La resistencia a la acción de la APC es el trastorno genético relacionado con la hipercoagulabilidad más frecuente. Representa hasta el 65% de los pacientes con trombosis venosa.* La mutación del factor V Leiden se da en todo el mundo, pero más en los caucásicos (hasta el 5% de la población general) y mucho menos en los africanos (cerca del 0%). En comparación con las personas sin la condición, los heterocigotos para factor V Leiden tienen riesgo siete veces mayor de trombosis venosa profunda. En los homocigotos, el riesgo se multiplica por 80.

- **Deficiencia de antitrombina (AT)**: este trastorno autosómico dominante, de penetrancia incompleta, se da entre el 0.2% y el 0.4% de la población general y puede dar lugar a una afectación cuantitativa o cualitativa de la AT. El riesgo de un acontecimiento trombótico (generalmente venoso) aumenta entre un 20% y un 80% en distintas familias.
- **Deficiencias en las proteínas C y S**: la deficiencia homocigota en la proteína C causa trombosis neonatal potencialmente mortal con **púrpura fulminante**. Hasta un 0.5% de la población general presenta una deficiencia heterocigota en la proteína C, pero muchos individuos afectados no presentan síntomas. La presentación clínica de las deficiencias en las proteínas C y S es similar a la deficiencia de AT.
- **Otras causas de hipercoagulabilidad**: existe una variante (G20210A) en la región no traducida 3′ de *F2*, el gen de la protrombina, relacionada con la trombosis. El mecanismo no está claro, pero provoca valores excesivamente elevados de protrombina. Los valores inusualmente altos de fibrinógeno y factores VII y VIII también se relacionan con la trombosis, al igual que algunas disfibrinogenemias.

Hipercoagulabilidad adquirida

La estasis venosa contribuye a una hipercoagulabilidad relacionada con la inmovilización prolongada y con insuficiencia cardíaca congestiva. Es probable que el aumento de la activación plaquetaria explique el exceso de coagulación en pacientes con trastornos mieloproliferativos, trombocitopenia relacionada con la heparina y PTT.

Síndrome de anticuerpos antifosfolípidos

Este trastorno autoinmunitario se caracteriza por **acontecimientos clínicos que implican trombosis** (arterial, venosa o placentaria, esta última manifestada como pérdida fetal y otras complicaciones del embarazo) y la demostración en laboratorio de anticuerpos contra varios complejos proteína/fosfolípido con carga negativa.

En este síndrome, los anticuerpos (principalmente IgG o IgM) reaccionan con proteínas unidas a fosfolípidos aniónicos, como la fosfatidilserina (PS) o la cardiolipina. Estos lípidos de membrana solo quedan expuestos cuando se activan células como las plaquetas. Muchas proteínas plasmáticas (p. ej., β_2-glucoproteína 1 [GP1]) y proteínas procoagulantes que contienen dominio Gla (p. ej., protrombina) se unen a fosfatidilserina y fosfolípidos aniónicos relacionados.

El diagnóstico de laboratorio implica la detección de *(1)* actividad anticoagulante de tipo lúpico, *(2)* anticuerpos anticardiolipina y *(3)* anticuerpos contra la proteína plasmática β_2-GPI. Los anticuerpos anticardiolipina se unen a la β_2-GP1 en presencia de cardiolipina.

Los **anticoagulantes lúpicos** son anticuerpos que se unen a proteínas ligadas a fosfolípidos y prolongan los ensayos de coagulación dependientes de fosfolípidos, como el TTPa. El término «anticoagulante lúpico» es erróneo: estos anticuerpos no se limitan a los pacientes con LES (*v.* cap. 30, en línea) y pueden aparecer en pacientes con otras enfermedades autoinmunitarias o en personas asintomáticas. Aunque prolongan el TTPa *in vitro* y, por tanto, parecen ser un «anticoagulante», en realidad son procoagulantes en los pacientes.

El síndrome de anticuerpos antifosfolípidos es la principal causa hematológica adquirida de trombosis. Las trombosis resultantes pueden producirse a través de varios mecanismos, como la activación plaquetaria, la activación de las células endoteliales y la alteración del ensamblaje de los factores de coagulación en las membranas. La trombosis en la vasculatura uteroplacentaria es el mecanismo probable en la pérdida fetal recurrente.

Trastornos neoplásicos de la mielopoyesis

Los leucocitos malignos se originan a partir de células mieloides o linfáticas.

PROLIFERACIONES MIELOIDES NO AGUDAS

Las proliferaciones malignas de células mieloides derivan de las células de la médula ósea y se manifiestan como LMA, SMD o NMP. Los linfocitos malignos pueden surgir en cualquier lugar donde haya células linfáticas. Las clasificaciones de la Organización Mundial de la Salud (OMS) se basan en la morfología, el inmunofenotipo, la citogenética y las anomalías moleculares. En 2008 y 2016, la OMS introdujo cambios significativos en la clasificación de las neoplasias hematopoyéticas.

Las neoplasias mieloproliferativas son trastornos clonales de los blastocitos

Las NMP son trastornos clonales de los BH con un aumento no regulado de la proliferación de uno o más linajes mieloides (granulocitos, eritrocitos, megacariocitos o mastocitos). La OMS reconoce cuatro entidades bien establecidas (1-4) y cuatro adicionales (5-8): ***(1)* leucemia mieloide crónica con positividad para *BCR-ABL1*; *(2)* policitemia vera; *(3)* mielofibrosis primaria (MFP); *(4)* TE; *(5)* leucemia neutrófila crónica; *(6)* leucemia eosinófila crónica; *(7)* mastocitosis; y *(8)* NMP inclasificable** (tabla 20-14).

Las NMP suelen afectar a adultos de 40 a 80 años. Son relativamente infrecuentes, con incidencia anual de 6 a 10 casos por 100 000, que aumenta con la edad. La radiación y la exposición al benceno están implicadas en un subconjunto de casos, pero la causa suele ser desconocida. También hay indicios de predisposición hereditaria a desarrollar NMP. Los rasgos anatomopatológicos característicos dependen del estadio, pero suelen incluir hipercelularidad de la médula ósea con maduración hematopoyética efectiva y aumento del número de eritrocitos, granulocitos y/o plaquetas. La fibrosis de la médula ósea en diferentes grados y la esplenomegalia suelen acompañar a las NMP. Algunas mutaciones y/o translocaciones de oncogenes específicos son diagnósticas de algunas NMP (*v.* más adelante).

Leucemia mieloide crónica

La LMC deriva de un blastocito pluripotente de la médula ósea anómalo, que da lugar a una leucocitosis neutrófila significativa en toda la variedad de maduración mieloide. Para establecer el diagnóstico se requiere un **cromosoma Filadelfia** o la demostración molecular o citogenética del **gen de fusión *BCR/ABL***. La LMC es la NMP más frecuente y representa entre el 15% y el 20% de todos los casos de leucemia.

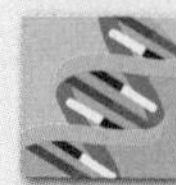

PATOGENIA MOLECULAR: en la mayoría de los casos se desconoce la causa de la LMC. La exposición a la radiación y a agentes mielotóxicos, como el benceno, se han implicado en un pequeño número de casos. Las técnicas citogenéticas convencionales y/o de hibridación fluorescente *in situ* (FISH) permiten identificar una translocación recíproca equilibrada en el 95% de los casos. Esta translocación implica el intercambio de material genético entre los cromosomas 9 y 22, lo que da lugar a un cromosoma Filadelfia [t(9;22)(q34;q11)] (tabla 20-15; fig. 20-35A). Este cromosoma en sí es un cromosoma 22 derivado (acortado) [der(22q)]. El gen *BCR* (*breakpoint cluster region*) en el cromosoma 22 se fusiona con el gen *ABL* del cromosoma 9 para formar un gen de fusión *BCR/ABL*. Un pequeño número de casos presenta translocaciones crípticas que afectan a 9q34 y 22q11 y que no pueden identificarse mediante citogenética convencional.

En estos casos, la fusión *BCR/ABL* se detecta mediante FISH (fig. 20-35B) o mediante técnicas moleculares, como la PCR con retrotranscripción (RT-PCR).

HEMATOPATOLOGÍA

TABLA 20-14

NEOPLASIAS MIELOPROLIFERATIVAS[a]

	Leucemia mieloide crónica, positiva a *BCR-ABL1*	Policitemia verdadera	Mielofibrosis primaria	Trombocitemia esencial
Características clínicas				
Rango de edad pico (años)	25-60	40-60	50-70	50-70
Esplenomegalia	90 %	75 %	100 %	30 % (ligera)
Hepatomegalia	50 %	40 %	80 %	40 % (ligera)
Conversión leucémica aguda	80 %	5-10 %	5-10 %	2-5 %
Supervivencia promedio (años)	3-4	13	5	>10
Médula ósea				
Histopatología	Panhiperplasia (con predominio granulocítico)	Panhiperplasia (predominantemente eritroide)	Panhiperplasia con fibrosis	Grandes megacariocitos en grupos
Relación M:E	10:1 a 50:1	≤2C:1	2:1 a 5:1	2:1 a 5:1
Fibrosis	<10 %	15-20 %	90-100 %	<5 %
Datos de laboratorio				
Hemoglobina	Anemia leve	>20 g/dL	Anemia leve	Anemia leve
Morfología de los eritrocitos	Ligera anisocitosis y poiquilocitosis	Ligera anisocitosis y poiquilocitosis	Eritrocitos inmaduros y marcada anisocitosis y poiquilocitosis	Microcitos hipocrómicos
Granulocitos	Moderada a marcadamente incrementada con espectro de maduración	Normal a ligeramente incrementada; puede mostrar unas pocas formas inmaduras	Normal a moderadamente incrementada; algunos leucocitos inmaduros	Normal a ligeramente incrementada
Plaquetas	Normal a moderadamente incrementada	Normal a moderadamente incrementada	Incrementada a disminuida	Marcadamente incrementada con formas anormales
Genética	Cromosoma Filadelfia: reordenamiento del gen *BCR/ABL*	Mutación activante de *JAK2*	Mutación activante de *JAK2*	Mutación activante de *JAK2*

Relación M:E, relación entre mieloide y eritroide.

[a]Otras neoplasias mieloproliferativas incluyen la leucemia neutrófila crónica, la leucemia eosinófila crónica, la mastocitosis y neoplasias mieloproliferativas inclasificables.

***En la gran mayoría de los casos, el gen de fusión* BCR/ABL *anómalo codifica una proteína de fusión de 210 kd (p210), que es una tirosina cinasa, activa de manera constitucional, que es fundamental en la patogenia de la neoplasia*.** Esta tirosina cinasa activada se autofosforila y activa las vías de señalización corriente abajo que desencadenan la proliferación, diferenciación, supervivencia y adhesión celular. Con mucha menor frecuencia, el gen de fusión *BCR/ABL* es el resultado de una rotura en las regiones de concurrencia de fracturas menores, que da lugar a proteínas de fusión alternativas como p190 y p230 (a menudo relacionadas con una maduración neutrófila prominente y/o trombocitosis). Aunque en la LMC se observan pequeñas cantidades de producto de fusión p190 (a menudo asociado con monocitosis), esta forma de la fusión *BCR/ABL* se observa con más frecuencia en la **leucemia linfoblástica aguda positiva para el cromosoma Filadelfia que se produce fuera del contexto de la LMC**. La RT-PCR puede ayudar a identificar el producto de fusión *BCR/ABL* específico presente en las células leucémicas y cuantificar el producto de fusión. Este último parámetro es útil para monitorizar la respuesta del paciente al tratamiento. La identificación de anomalías cromosómicas adicionales (p. ej., un segundo cromosoma Filadelfia, trisomía 8, etc.) suele anunciar la progresión a fases más agresivas de la enfermedad.

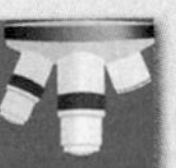

ANATOMOPATOLOGÍA: la LMC puede presentarse en fases crónica, acelerada o blástica.

- **LMC en fase crónica**: los pacientes presentan leucocitosis y la médula ósea muestra predominio de células mieloides en todos los estadios de maduración, con un aumento del número de mielocitos. Por definición, los blastos constituyen menos del 10 % de los leucocitos circulantes o de la médula ósea. La basofilia y la eosinofilia son frecuentes. Las plaquetas son normales o están aumentadas, y pueden superar los $10^6/\mu L$. Las biopsias de médula ósea muestran hipercelularidad, generalmente con borramiento total del espacio medular por células mayoritariamente mieloides y sus precursores (fig. 20-36). Los megacariocitos suelen ser pequeños, con hipolobulación de los núcleos; se denominan megacariocitos «enanos». Las fibras de reticulina son normales o presentan un aumento moderado.
- **LMC en fase acelerada**: esta fase representa la progresión de la enfermedad a partir de la fase crónica de la LMC. La LMC en fase acelerada se define por uno o más de los siguientes criterios: *(1)* recuento de leucocitos persistente o en aumento que no responde al tratamiento, *(2)* esplenomegalia persistente o

TABLA 20-15
ANOMALÍAS GENÉTICAS COMUNES RELACIONADAS CON LAS PROLIFERACIONES MIELOIDES

Enfermedad	Anomalía genética/cromosómica asociada	Importancia
Hemoglobinuria paroxística nocturna (HPN)	Mutaciones en PIG-A	Característica de la HPN
Leucemia mieloide crónica (LMC)	t(9;22)(q34;q11) (cromosoma Filadelfia)	En gran parte define a la LMC
	Trisomía 8; trisomía 19; isocromosoma 17q; segundo cromosoma Filadelfia	Ocurre en algunos casos en la fase blástica de la LMC
Policitemia vera	Trisomía 8 o 9; del 20q; del 13q; del 9p	Asociada en algunos casos
	JAK2 V617F	Vista en el 95 % de los casos de policitemia vera
Mielofibrosis primaria (MFP)	del (13)(q12-22)	Asociada en algunos casos
	del(6)t(1;6)(q21-23;p21.3)	Fuertemente asociada en algunos casos
	JAK2 V617F	Se observa en el 50 % de la MFP
Trombocitopenia esencial (TE)	del 20q; trisomía 8	Ayuda al diagnóstico si está presente
	JAK2 V617F	Se observa en el 40 % de los casos de TE
	Mutaciones MPL	Se observa en casos raros de TE
Síndromes mielodisplásicos	5q-	Sugiere un pronóstico favorable
	7q-	Sugiere un pronóstico desfavorable
Leucemia mieloide aguda (LMA)	t(8;21)(q22;q22); inv(16)(p13;q22); t(16;16)(p13.1;q22); t(9;11)(p22;q23); t(6;9)(p3;q34); inv(3)(q21;q26.2)	Se observan en algunos casos de LMA con anomalías cromosómicas recurrentes
Leucemia promielocítica aguda (LPA)	t(15;17)(q22;q12)	Define LPA
Leucemia monocítica aguda (LMoA)	del(11q); t(9;11); t(11;19)	Se observa en algunos casos de LMoA
Leucemia mielomonocítica aguda (LMMA)	inv(16)(p13;q22); del(16q)	Se observa en algunos casos de LMMA
Leucemia megacarioblástica aguda	t(1:22)(p13;q13)	Se observa en algunos casos, particularmente en niños
Sarcoma mieloide	Translocaciones que afectan (11q23), mutaciones en NPM	Se observa en algunos casos, no es exclusivo de los sarcomas mieloides

en aumento que no responde al tratamiento, *(3)* trombocitopenia persistente o trombocitosis que no responde al tratamiento, *(4)* anomalías cromosómicas adicionales, *(5)* 20% o más de basófilos en sangre, y/o *(6)* 10% a 19% de blastos en sangre o médula ósea. Los parámetros de respuesta al tratamiento también se incluyen ahora como criterios provisionales.

- **LMC en fase blástica**: esta fase representa la evolución a leucemia aguda y presenta *(1)* 20% o más de blastos en la sangre o la médula ósea, *(2)* proliferación extramedular de blastos (piel, nódulos linfáticos, bazo, hueso, cerebro) y *(3)* agrupaciones de blastos en la médula ósea. La fase blástica anuncia un mal pronóstico. En el 70% de las crisis blásticas, los blastos leucémicos presentan morfología e inmunofenotipo de linaje mieloide; en el 30%, son linfoblastos, generalmente de inmunofenotipo linfoblasto precursor de linfocitos B (que expresan CD10, CD19, CD34 y transferasa de desoxinucleotidilo terminal [TdT]). La transformación a fase acelerada o crisis blástica suele conllevar alteraciones citogenéticas adicionales (tabla 20-14).

CARACTERÍSTICAS CLÍNICAS: la incidencia máxima se posiciona en la quinta y sexta décadas de la vida, con un ligero predominio masculino. Los pacientes con LMC refieren fatiga, anorexia, pérdida de peso y molestias abdominales vagas causadas por la hepatoesplenomegalia. El dolor agudo en el cuadrante superior izquierdo suele ser un síntoma de infarto esplénico. Los hallazgos sanguíneos incluyen anemia de leve a moderada, leucocitosis y basofilia absoluta.

Los granulocitos periféricos muestran un aumento significativo, con un rango de maduración total, con picos en los mielocitos y en los neutrófilos segmentados. El deterioro clínico suele anunciar la fase blástica.

La LMC es un paradigma de tratamiento farmacológico dirigido en neoplasias humanas. El imatinib, un inhibidor de la tirosina cinasa (ITC), bloquea el sitio de unión a ATP de la tirosina cinasa *BCR/ABL*, con lo que la inactiva. La supervivencia de los pacientes tratados con imatinib oscila entre el 70% y el 90%. Sin embargo, la resistencia a este fármaco como consecuencia del desarrollo de subclones con mutaciones puntuales dentro del bolsillo de unión del ATP se ha estado incrementando. Los ITC de segunda generación y el trasplante alogénico de médula ósea han mejorado enormemente el pronóstico de los pacientes con LMC.

En la era actual del tratamiento con ITC, el indicador pronóstico más importante es la respuesta al tratamiento monitorizada mediante pruebas hematológicas, citogenéticas y moleculares.

Policitemia vera

La PV es una NMP crónica que surge de un BH clonal y que se caracteriza por la producción autónoma de eritrocitos independiente de los mecanismos que normalmente regulan la eritropoyesis. *Se trata de una proliferación clonal no solo de elementos eritroides, sino también de megacariocitos y granulocitos en la médula ósea.* Dado que la policitemia secundaria y otras NMP se parecen a la PV tanto desde el punto de vista clínico como anatomopatológico, la OMS estableció criterios diagnósticos para la policitemia. El diagnóstico de PV requiere

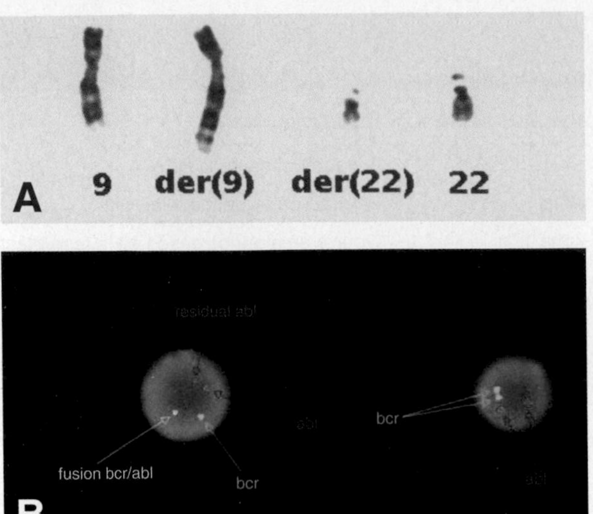

FIGURA 20-35. Leucemia mieloide crónica. A. Se muestra el cromosoma Filadelfia der(22). **B.** Hibridación con fluorescencia *in situ* (FISH) en un paciente con leucemia mieloide crónica positiva al t(9;22) (cromosoma Filadelfia). *Imagen derecha.* Una célula normal contiene dos genes separados bcr (cromosoma 22) y abl (cromosoma 9). *Imagen izquierda.* Una célula leucémica con una señal de fusión bcr/abl; una señal residual abl, y dos señales normales abl y bcr derivadas de los cromosomas normales 9 y 22, respectivamente.

que estén presentes los tres criterios principales o los dos primeros criterios principales y el criterio secundario. Los criterios principales incluyen *(1)* aumento de la masa de eritrocitos o hemoglobina superior a 16.5 g/dL en hombres o superior a 16.0 g/dL en mujeres; *(2)* biopsia de médula ósea que muestre hipercelularidad ajustada a la edad con aumento del trilinaje (panmielosis); y *(3)* la variante de ganancia de función V617F en *JAK2*, que codifica la cinasa 2 Janus, o una mutación similar en el exón 12 de *JAK2*. El criterio secundario es un valor sérico de EPO por debajo del normal.

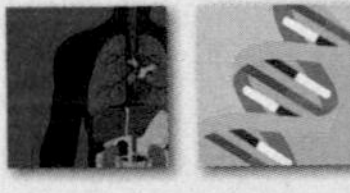

FISIOPATOLOGÍA Y PATOGENIA MOLECULAR: la PV deriva de la transformación maligna de un único blastocito con diferenciación primaria para el linaje eritroide. La proliferación del clon neoplásico se produce principalmente en la médula ósea, pero puede afectar localizaciones extramedulares en el bazo, los nódulos linfáticos y el hígado (metaplasia mieloide). La mieloproliferación anómala de la PV se sustenta en una vía de transducción de señales JAK/STAT con actividad constitutiva. En algunos casos, la PV puede deberse a la pérdida de la regulación negativa de la activación de JAK causada por mutaciones en *LNK*, que codifica una proteína adaptadora que regula negativamente la señalización JAK/STAT, o mutaciones en la familia de genes supresores tumorales *SOCS* (supresor de la señalización de citocinas). El punto de vista actual sugiere que podrían ser necesarios otras mutaciones genéticas colaboradoras.

Entre otras, en la PV también se han descrito mutaciones que afectan a *EZH2*, que produce una histona metiltransferasa implicada en la regulación epigenética, o a *TET2*, que funciona como regulador transcripcional.

La EPO es el principal regulador de la eritropoyesis y su síntesis por el riñón se desencadena por la hipoxia tisular. Las células progenitoras eritroides neoplásicas de la PV son sensibles a la EPO, al igual que sus homólogas normales. Cuando se exponen a la EPO en cultivo, forman agrupaciones profusas de células eritroides (BFU-E). Sin embargo, en la fase más madura de formación de colonias (UFC-E), las células neoplásicas cultivadas forman colonias eritroides incluso sin ser estimuladas por la EPO. Estas colonias eritroides autónomas, «UFC-E endógenas», caracterizan a la PV a lo largo de la enfermedad y contrastan con los progenitores eritroides normales, en los que las UFC-E requieren EPO añadida («UFC-E exógena»).

La proliferación autónoma (independiente de la EPO) de las células de la PV les confiere una ventaja proliferativa. La mayor masa de eritrocitos inhibe la secreción de EPO y, por tanto, la proliferación de progenitores de eritrocitos normales. Las concentraciones séricas de EPO en la PV son normales o bajas, mientras que en la eritrocitosis secundaria (funcional) la EPO los valores están aumentados. Más del 95% de los pacientes con PV presentan la mutación somática V617F en el exón 14 de *JAK2*, y la mayoría del resto (4% de los casos) presenta mutaciones diferentes en el exón 122. Estas mutaciones de ganancia de función se producen en los BH y causan activación constitutiva de la señalización JAK/STAT e hipersensibilidad a factores de crecimiento y citocinas, incluida la EPO. La familia JAK2 de factores de transcripción desempeña un papel crítico en la señalización de citocinas en células hematopoyéticas normales, principalmente mediante la activación de proteínas transductoras de señales y activadoras de la transcripción (STAT). Los estudios *in vitro* indican que la mutación activadora de *JAK2* confiere ventajas proliferativas y de supervivencia a los precursores hematopoyéticos. La mutación V617F de *JAK2* no es específica de la PV, pues también se da en otras NMP. Los pacientes con la mutación *JAK2* tienen una mayor duración de la enfermedad y un mayor riesgo de complicaciones hemorrágicas y fibrosis.

Los cariotipos citogenéticos anómalos se presentan en el 20% de los pacientes con PV, los más frecuentes de los cuales se presentan en la tabla 20-14. El cromosoma Filadelfia y la proteína de fusión BCR/ABL no se encuentran en la PV, pero en casos raros de PV con mutación *JAK2* puede adquirirse un reordenamiento BCR-ABL, cuya importancia es incierta.

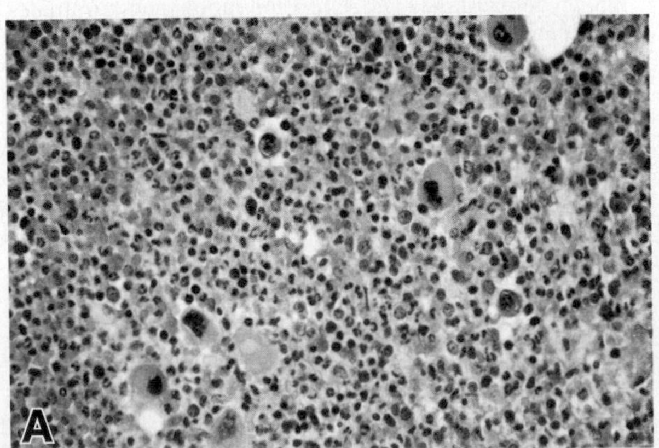

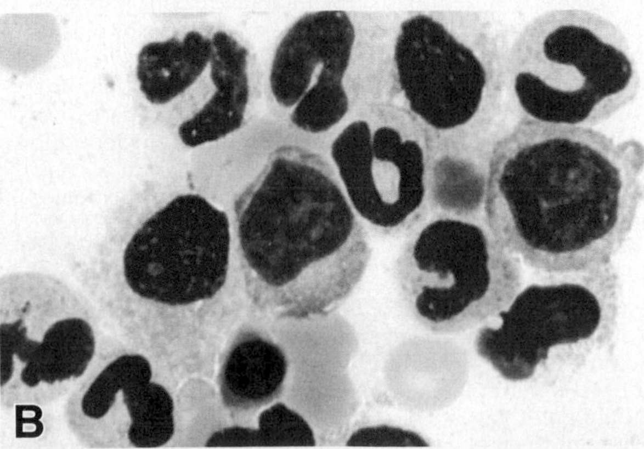

FIGURA 20-36. Leucemia mieloide crónica. A. La médula ósea es extremadamente hipercelular debido a un incremento en las células mieloides precursoras de los neutrófilos maduros y de los megacariocitos maduros. **B.** El frotis de un aspirado de médula ósea del mismo paciente revela numerosos granulocitos en varias etapas de desarrollo, con prominencia de mielocitos.

ANATOMOPATOLOGÍA: la médula ósea en la PV es hipercelular y muestra número aumentado de linajes: eritroides, mieloides y megacariocíticos (tabla 20-15). La panmielosis es característica, pero los hallazgos morfológicos y el curso clínico varían según el estadio de la enfermedad. Como se explica más adelante, la PV se presenta en tres estadios: **prepolicitémico, policitémico manifiesto y mielofibrosis pospolicitémica.**

En los estadios prepolicitémico y policitémico, predominan los precursores eritroides y hay disminución de la proporción mieloide-eritroide. Tanto la serie eritroide como la mieloide muestran una maduración normal. Los megacariocitos suelen estar aumentados en número, son de tamaño variable y tienden a agruparse en la biopsia. En más del 95% de los casos, el hierro teñible en la médula está disminuido o ausente.

En los estadios iniciales es frecuente un aumento leve o moderado de la reticulina. En el estadio tardío (mielofibrosis pospolicitémica), también denominada «fase de desgaste», la eritropoyesis disminuye y la médula es reemplazada por reticulina y fibrosis colágena.

El bazo suele observarse agrandado, con acumulación prominente de eritrocitos en los cordones y senos de la pulpa roja. En el estadio policitémico, la HEM es mínima. Sin embargo, esta aumenta en el estadio de mielofibrosis pospolicitémica, y se caracteriza por la formación de precursores de las células sanguíneas fuera de la médula. Aunque el principal lugar de HEM es el bazo, el hígado y los nódulos linfáticos pueden contener focos de precursores eritroides, granulocitos inmaduros y megacariocitos, especialmente en pacientes con PV avanzada.

Las concentraciones de hemoglobina en sangre pueden superar los 20 g/dL, y el hematrócrito puede superar el 60% (tabla 20-14). Inicialmente se observa leucocitosis de leve a moderada (10000-25000/μL) en la mayoría de los casos, y trombocitosis de leve a moderada (400000-800000/μL) en la mitad de los casos, a menudo con morfología plaquetaria anómala. La anemia se produce en la fase tardía y de desgaste de la PV. También pueden aparecer hiperuricemia y gota secundaria, debido al rápido recambio celular.

Los frotis de sangre periférica en el estadio policitémico muestran hacinamiento de eritrocitos normocrómicos y normocíticos. La hipocromía y la microcitosis también se desarrollan en un contexto de insuficiencia de hierro concurrente, que es frecuente en la PV, ya que el hierro almacenado se desvía a la eritropoyesis o se pierde por flebotomía o hemorragia del tubo digestivo. En los últimos estadios de la PV, se desarrolla anemia y la sangre periférica muestra un cuadro leucoeritroblástico, poiquilocitosis y eritrocitos en forma de lágrima.

CARACTERÍSTICAS CLÍNICAS: la incidencia anual de la PV en Norteamérica es de 8 a 10 casos por millón, con una media de edad de diagnóstico de 60 años. El inicio tiende a ser gradual y los síntomas suelen ser inespecíficos, normalmente relacionados con un aumento de la masa eritrocitaria. La plétora y la esplenomegalia son hallazgos precoces. La cefalea, el mareo y los problemas visuales reflejan hipertensión y/o alteraciones vasculares en el cerebro y la retina. Pueden observarse una angina de pecho, secundaria a la lentificación del flujo sanguíneo coronario, y cuadros de claudicación intermitente causados por el flujo sanguíneo periférico tortuoso en las extremidades inferiores.

Las úlceras gástricas o duodenales pueden deberse a problemas circulatorios del tubo digestivo o, al menos en parte, a la liberación de histamina por los basófilos. En el 20% de los casos se producen complicaciones trombóticas graves, como ictus, infarto de miocardio y trombosis venosa profunda.

El curso clínico de la PV tiende a desarrollarse en los tres estadios descritos anteriormente. El **estadio prodrómico o prepolicitémico** presenta eritrocitosis leve o limítrofe con hiperplasia eritroide leve, pero no en un grado que permita diagnosticar la PV. El diagnóstico puede basarse en un valor bajo de EPO, una mutación JAK2 o similar, o la formación endógena de colonias eritroides.

Sin embargo, en este estadio, los hallazgos en la médula ósea pueden ser inespecíficos. Más adelante, cuando la masa de eritrocitos se incrementa de manera definitiva, significa que se alcanzó la etapa policitémica. Esta progresión continua incluye baja incidencia de evolución al estadio pospolicitémico (de desgaste), en el que cesa el exceso de proliferación eritroide y se produce la anemia. Otro 10% de los casos evolucionan a mielofibrosis con HEM, como en otras NMP (**mielofibrosis pospolicitémica**).

La **leucemia mieloide aguda** (LMA) o **mielodisplasia** se produce hasta en un 15% de los casos de PV y puede, en parte, deberse al tratamiento con ^{32}P o fármacos alquilantes.

La progresión de la enfermedad suele estar asociada a la evolución cariotípica y a la adquisición de anomalías cromosómicas complejas. La mediana de supervivencia de los pacientes con PV es de 13 años. Las causas específicas de muerte relacionadas con la propia enfermedad incluyen trombosis, hemorragia, LMA y las consecuencias de la fase de desgaste. La flebotomía repetida o la quimioterapia para reducir la masa eritrocitaria es un tratamiento eficaz en la mayoría de los casos. Los inhibidores de JAK2 han mostrado resultados alentadores.

Mielofibrosis primaria

La MFP es una NMP clonal caracterizada por la proliferación de megacariocitos y granulocitos anómalos con fibrosis de la médula ósea.

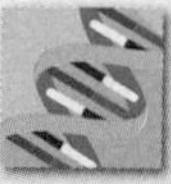

PATOGENIA MOLECULAR: al igual que en otras NMP, algunos de los casos se han relacionado con la exposición al benceno o a la radiación. Los megacariocitos neoplásicos de la MFP producen PDGF y TGF-β, ambos potentes mitógenos de fibroblastos. En última instancia, aunque los fibroblastos no forman parte del trastorno de blastocitos clonales, su estimulación por esas citocinas hace que todo el espacio medular sea reemplazado por tejido conjuntivo. En la fase fibrótica, los blastocitos clonales entran en la circulación para causar HEM en múltiples sitios, especialmente el bazo. Alrededor de entre el 50% y el 60% de los casos de MFP son portadores de la mutación V617F en *JAK2*, alrededor del 30% tienen una mutación en *CALR*, el gen de la calreticulina (proteína reguladora del calcio), y el 8% presenta una mutación en *MPL*, que codifica la proteína receptora de la trombopoyetina. Alrededor del 12% de los casos son triple negativos para estas mutaciones. Algunas anomalías cromosómicas sugieren, pero no son diagnósticas, de MFP (tabla 20-14).

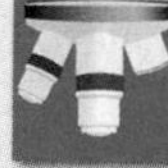

ANATOMOPATOLOGÍA: la MFP evoluciona a través de dos estadios, uno prefibrótico (fase temprana) y uno fibrótico. La mayoría de los pacientes se diagnostican en esta última fase, pero el 30% y el 40% de los casos se detectan por primera vez en una fase prefibrótica, que suele presentarse con trombocitosis inexplicable. La médula ósea hipercelular muestra proliferación prominente de neutrófilos y megacariocitos, pero solo fibrosis mínima.

Los megacariocitos adoptan la forma de agrupamientos densos y los núcleos adquieren lobulaciones atípicas y un «aspecto de nubes». En el estadio fibrótico, la sangre muestra leucopenia o leucocitosis significativa, con precursores mieloides y eritrocitos nucleados (leucoeritroblastosis). Los hematíes presentan poiquilocitosis y dacriocitosis (fig. 20-37A). La celularidad de la médula ósea disminuye de manera gradual, y los focos de hematopoyesis que contienen principalmente megacariocitos atípicos se alternan con regiones hipocelulares o acelulares. La presencia de reticulina o fibrosis colágena en la médula ósea define este estadio (fig. 20-37B). La HEM produce esplenomegalia, hepatomegalia y linfadenopatía, y puede observarse en otros órganos.

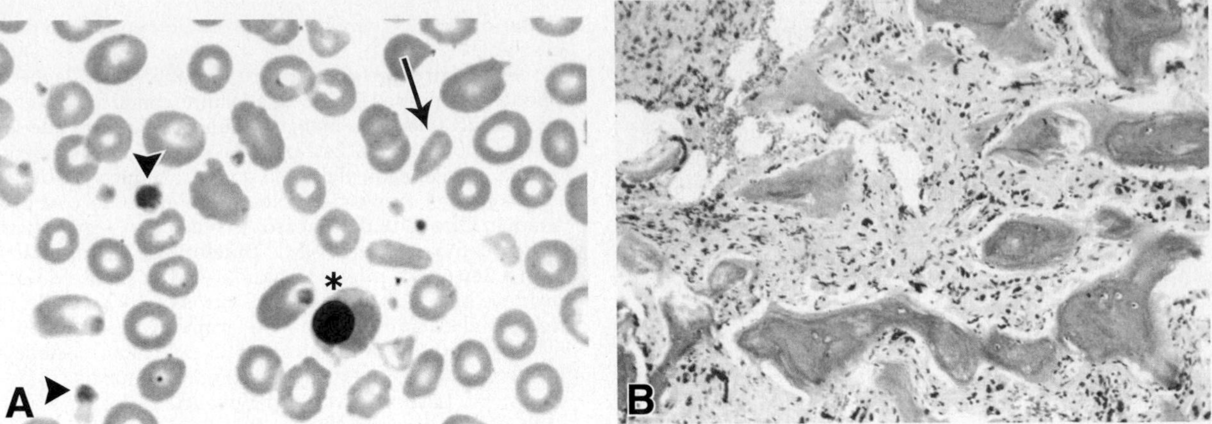

FIGURA 20-37. Mielofibrosis idiopática crónica. A. Un frotis periférico muestra anisocitosis (eritrocitos de diferentes tamaños), poiquilocitosis con forma de lágrima (*flecha*) y eritrocitos nucleados (*). También se observan plaquetas gigantes (*puntas de flecha*). **B.** Un corte de la médula ósea muestra fibrosis colagenosa, osteoesclerosis y numerosos megacariocitos anómalos.

La OMS requiere tres criterios principales y al menos un criterio secundario para el diagnóstico. Los criterios principales incluyen *(1)* proliferación megacariocítica y atipia con o sin fibrosis; *(2)* ausencia de características de otras NMP bien definidas; y *(3)* un marcador genético clonal, como mutaciones *JAK2*, *CALR* o *MLP*. Los criterios secundadarios son anemia, leucocitosis, leucoeritroblastosis, concenraciones séricas elevadas de lactato deshidrogenasa y esplenomegalia.

CARACTERÍSTICAS CLÍNICAS: la incidencia anual de mielofibrosis idiopática es de 0.5 a 1.5 por 100 000. Su incidencia máxima se sitúa en la séptima década. Hasta un 30 % de los pacientes con mielofibrosis idiopática son asintomáticos en el momento del diagnóstico, y la enfermedad se detecta por el hallazgo de esplenomegalia en la exploración física o por la presencia de hematíes en lágrima o trombocitosis en un frotis sanguíneo. Los primeros síntomas clínicos son inespecíficos e incluyen fatiga, febrícula, sudores nocturnos y pérdida de peso. Puede haber una alteración de la función plaquetaria relacionada con un aumento de la agregación plaquetaria y trombosis o con una disminución de la agregación plaquetaria con diátesis hemorrágica. La transformación a LMA se produce en el 5 % al 30 % de los casos (tabla 20-14).

Trombocitemia esencial

La **TE es una NMP caracterizada por proliferación descontrolada de megacariocitos**. Se observa trombocitosis sostenida (> 450 000/μL) en sangre periférica, y son frecuentes los episodios recurrentes de trombosis y hemorragia. La enfermedad afecta a personas de mediana edad de ambos sexos (tabla 20-14).

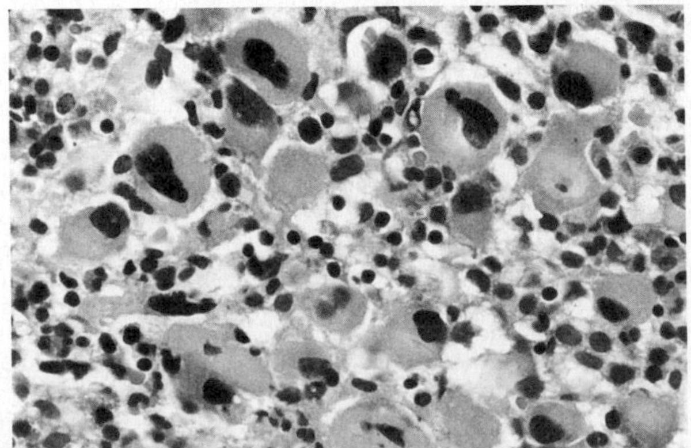

FIGURA 20-38. Trombocitemia esencial. Un corte de la médula ósea muestra un incremento significativo del número de megacariocitos, los cuales muestran características atípicas y formas hipolobuladas.

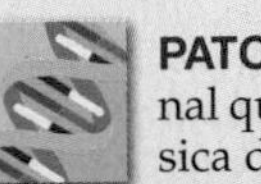

PATOGENIA MOLECULAR: la TE es un trastorno clonal que se cree que deriva de la transformación neoplásica de un único BH con diferenciación principal, pero no exclusiva, para el linaje megacariocítico. La enfermedad se caracteriza por una proliferación significativa de megacariocitos, con aumento de 15 veces o más en la producción de plaquetas que conduce a trombocitosis prominente (a veces $>10^6$/μL). Alrededor del 50 % al 60 % presentan la mutación V617F en *JAK2*, el 30 % una mutación en *CALR* y el 3 % una variante en *MPL*; el 12 % son «triple negativos». Se identifican anomalías cromosómicas, como del(20q) y trisomía 8, en alrededor del 5 % al 10 % de los casos.

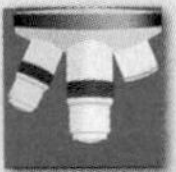

ANATOMOPATOLOGÍA: en el diagnóstico de TE deben descartarse otras NMP crónicas y trombocitosis reactiva. Las anomalías de la función plaquetaria son frecuentes en la trombocitemia primaria. Los episodios recurrentes de trombosis en arterias o venas se atribuyen a trombocitosis grave, y las hemorragias reflejan un defecto en la función plaquetaria. Las trombosis en el bazo, con infarto posterior, pueden causar atrofia esplénica. La anemia ferropénica sigue a la hemorragia del tubo digestivo o urogenital. En la mayoría de los casos, la médula ósea es normocelular o moderadamente hipercelular, con menos adipocitos (fig. 20-38). Un número elevado de megacariocitos grandes, hiperlobulados, «en forma de cuerno de ciervo» forman agrupamientos, o láminas, cohesivos en la médula. La reticulina medular es normal o está ligeramente aumentada. La mielofibrosis posterior a la TE es rara. Las reservas de hierro son normales o bajas.

El bazo muestra un ligero crecimiento de tamaño en el 50 % de los casos de TE. La HEM es frecuente, pero la metaplasia mieloide extensa solo se produce una vez que se desarrolla la mielofibrosis. La sangre periférica muestra trombocitosis.

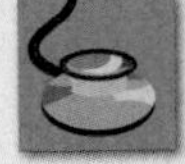

CARACTERÍSTICAS CLÍNICAS: el curso clínico del TE es prolongado, con una supervivencia media superior a 10-15 años. La oclusión microvascular puede provocar ataques isquémicos transitorios. La trombosis de grandes arterias y venas es frecuente en los casos no tratados, especialmente en las piernas, el corazón, el intestino y los riñones. La hemorragia, generalmente de las superficies mucosas, es menos frecuente y leve, más que potencialmente mortal. La LMA sobreviene hasta en un 5 % de los casos. La enfermedad se trata con trombocitaféresis y quimioterapia mielosupresora.

Mastocitosis

La mastocitosis es un trastorno hematopoyético clonal en el que se acumulan mastocitos neoplásicos en determinados tejidos, principalmente la piel y la médula ósea. Se caracteriza por infiltrado anómalo de mastocitos, que a menudo contiene grupos compactos multifocales o agregados cohesivos. El trastorno es heterogéneo, con manifestaciones que van desde lesiones cutáneas que pueden remitir espontáneamente hasta una enfermedad muy agresiva asociada a fallo multiorgánico y pocas probabilidades de supervivencia. Los subtipos de mastocitosis se caracterizan por afectación hística y manifestaciones clínicas distintas.

MASTOCITOSIS CUTÁNEA: la mastocitosis cutánea es más frecuente en niños y puede manifestarse al nacer. Se presenta con lesiones únicas o múltiples. En el primer caso, se observa un nódulo cutáneo de color marrón tostado en los neonatos; en el segundo caso, se producen grupos de nódulos cutáneos o lesiones maculares o papulares diseminadas de color marrón rojizo en los niños pequeños. El tipo más común de mastocitosis cutánea es la **urticaria pigmentosa**, que se presenta en forma de máculas o pápulas cutáneas múltiples de color marrón tostado y distribución simétrica en lactantes y niños pequeños. Afecta principalmente la piel del tronco, pero puede afectar cualquier lugar de la piel. La biopsia cutánea muestra agregados de mastocitos fusiformes que rellenan la dermis papilar y se extienden a la dermis reticular. ***A menudo se observa una distribución perivascular y perianexial de los mastocitos.*** La mastocitosis cutánea suele resolverse espontáneamente en la pubertad y no produce afectación sistémica.

MASTOCITOSIS SISTÉMICA: este trastorno poco frecuente se caracteriza por la infiltración de mastocitos en muchos órganos, como la piel, los nódulos linfáticos, el bazo, el hígado, los huesos, la médula ósea y el tubo digestivo. Tiene diversas manifestaciones, incluidas una forma leve, un subtipo asociado con enfermedad hemática clonal cuyo linaje no corresponde al del mastocito, una forma agresiva y una forma leucémica (leucemia mastocítica). Pueden producirse transiciones entre estos subtipos. En la mayoría de los casos existe una mutación activadora (D816V) en el dominio tirosina cinasa del protooncogén *KIT*. Esto subraya la naturaleza neoplásica de este trastorno. Las lesiones cutáneas de la forma más leve de mastocitosis sistémica son clínicamente indistinguibles de las de la mastocitosis cutánea, pero son poco frecuentes en adultos.

En la leucemia mastocítica, la médula ósea y la sangre periférica muestran un aumento significativo de mastocitos atípicos (≥20% en la médula) y agotamiento de grasa y elementos hematopoyéticos normales en la médula. Las células circulantes presentan a menudo atipia citológica, incluida forma redondeada, en lugar de fusiforme, hipogranulación y/o irregularidad nuclear, o variantes menos diferenciadas con morfología de tipo blástica.

ANATOMOPATOLOGÍA: aunque es muy raro que los nódulos linfáticos estén involucrados en la mastocitosis sistémica, estos pueden mostrar infiltración perifolicular y perivascular por mastocitos (fig. 20-39). También pueden observarse agregados compactos de mastocitos dentro de áreas paracorticales. El bazo muestra agregados nodulares de mastocitos con fibrosis densa acompañante tanto en la pulpa roja como en la blanca. En el hígado, las tríadas portales se ven afectadas en primer lugar. La distribución de la afectación en la médula ósea puede ser peritrabecular, perivascular o difusa, y suele ir acompañada de fibrosis y eosinofilia.

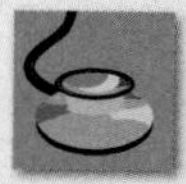

CARACTERÍSTICAS CLÍNICAS: la mastocitosis sistémica se produce a cualquier edad, pero los adultos en la sexta y séptima décadas son los más afectados con mayor frecuencia. Los síntomas reflejan la sobreproducción de mediadores normalmente producidos por mastocitos y basófilos, como histamina, prostaglandina D_2 y tromboxano B_2. La mayoría de las personas experimentan dolor digestivo y diarrea. Las concentraciones séricas de triptasa suelen ser elevadas. Son frecuentes los episodios anafilácticos, con prurito, rubor, hipotensión y síntomas asmáticos. La extensa infiltración de mastocitos en la médula ósea provoca anemia secundaria, neutropenia y trombocitopenia. Los hallazgos físicos en el diagnóstico inicial pueden incluir esplenomegalia, linfadenopatía y hepatomegalia. El pronóstico es variable, en función del subtipo. La forma menos grave tiene un curso crónico, y la mitad de los pacientes sobreviven 5 años o más. El alivio sintomático se obtiene, al menos parcialmente, con antagonistas de los receptores H_1 y H_2 para contrarrestar los efectos de la histamina. Sin embargo, no existe un tratamiento eficaz para el proceso de enfermedad subyacente.

Los síndromes mielodisplásicos son trastornos clonales que causan hematopoyesis ineficaz

Los SMD son un grupo de enfermedades clonales de los BH caracterizados por citopenia en sangre periférica, displasia en uno o más linajes y, a menudo, hipercelularidad en la médula ósea, con hematopoyesis ineficaz. Las anomalías genéticas recurrentes y el mayor riesgo de transformación a LMA son rasgos característicos. *La aparente discrepancia entre la escasez de elementos de la sangre periférica y la hipercelularidad de la médula ósea se debe a que la hematopoyesis ineficaz provoca aumento de la apoptosis en la médula.*

Existen varios subtipos de SMD, en función de si la displasia afecta una o más líneas celulares y el porcentaje de blastos en la sangre o la médula ósea. ***Todos los subtipos presentan anemia resistente al tratamiento y/u otras citopenias. El umbral recomendado para las citopenias lo establece el*** **Sistema Internacional de Puntuación Pronóstica (*IPSS*, International Prognostic Scoring System)** ***original para la estratificación del riesgo. La eritrocitosis, la leucocitosis y la trombocitosis no suelen aparecer en los SMD, a diferencia de las NMP (v. anteriormente).*** La trombocitosis se reconoce en los SMD asociados a anomalías citogenéticas que incluyen del(5q) aislada, in*(3)*(q21.3q26.2), o t(3;3)(q21.3;q26.2). Además de mostrar rasgos de displasia, en los SMD puede haber un mayor número de blastos. Sin embargo, el porcentaje de blastos es siempre inferior al 20% en la sangre o la médula ósea, a partir del cual se cumple el umbral recomendado para el diagnóstico de LMA. La progresión de SMD a LMA (es decir, progresión de hematopoyesis ineficaz a un estado proliferativo) se produce en el 30% al 40% de los casos y suele estar asociada a una inestabilidad genética subyacente y a un aumento del número de blastos. Esta progresión coincide con la adquisición de anomalías genéticas adicionales. Algunos subgrupos de SMD de bajo grado tienen cursos clínicos más estables y no progresan, o solo lo hacen en raras ocasiones, a LMA.

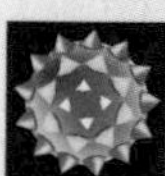

FACTORES ETIOLÓGICOS: los SMD pueden ser primarios (*de novo*) o secundarios (relacionados con el tratamiento). Los pacientes con SMD secundario suelen

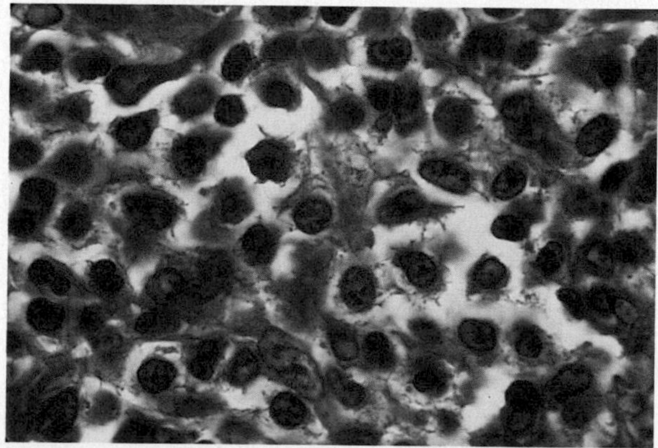

FIGURA 20-39. Mastocitosis. Un corte de un nódulo linfático muestra la desaparición de la arquitectura normal por láminas de mastocitos. Los núcleos situados en el centro son de redondos a alargados y, en ocasiones, muestran indentación. El citoplasma es rosa pálido y finamente granular.

haber recibido radiación o quimioterapia (particularmente alquilantes o inhibidores de la topoisomerasa II). Otros factores de riesgo son la exposición al benceno, el tabaquismo y trastornos congénitos como la anemia de Fanconi o el síndrome de Kostmann.

ANATOMOPATOLOGÍA: el sello morfológico de los SMD es la displasia en uno o más linajes. La subclasificación de los SMD se basa en el número de citopenias en el momento de la presentación, el número de linajes displásicos y la presencia de sideroblastos en anillo y el porcentaje de blastos en la médula ósea y la sangre. La displasia se observa con mayor frecuencia en los precursores eritroides, que muestran cambios megaloblastoides, multinucleación, formación de brotes nucleares, formación de puentes entre los núcleos y cariorrexis (fig. 20-40).

Los precursores eritroides con mitocondrias cargadas de hierro alrededor de los núcleos (**sideroblastos en anillo**) se presentan en varios subtipos de SMD (fig. 20-41A) y se relacionan con mutaciones en SF3B1, que codifica una proteína implicada en el empalme del ARNm. Entre las características disgranulopoyéticas se reconocen la hiposegmentación nuclear (células de seudo-Pelger-Huët) y la hipogranulación citoplasmática. Los megacariocitos displásicos pueden ser pequeños e hipolobulados o mostrar separación nuclear (fig. 20-41B). La dilucidación cuidadosa del porcentaje de blastos es importante para asignar una subcategoría de SMD y predecir el curso clínico de la enfermedad. Solo una anomalía citogenética, del(5q), se utiliza para definir un subtipo específico de SMD.

Los estudios citogenéticos y moleculares son esenciales para diagnosticar, tratar y evaluar el pronóstico de los SMD. Las pruebas citogenéticas convencionales permiten identificar anomalías clonales en la mitad de los casos. La deleción aislada del cromosoma 5 (5q–), cuando se acompaña de anemia macrocítica, eritropoyesis megaloblastoide con o sin sideroblastos en anillo y recuentos plaquetarios normales o incrementados con megacariocitos monolobulados, define una entidad clinicopatológica que se produce de manera primaria en las mujeres mayores e indica un pronóstico más favorable. Por el contrario, las anomalías del cromosoma 7 confieren un pronóstico desfavorable (tabla 20-14). ***Un mayor número de anomalías cromosómicas se relaciona con un pronóstico menos favorable.***

Se han identificado otras mutaciones recurrentes en los SMD. La mayoría afectan genes que codifican proteínas implicadas en la regulación epigenética o componentes de la maquinaria del espliceosoma de ARN (*v.* cap. 5). Estos hallazgos sugieren que los factores epigenéticos desempeñan un papel importante en la patogenia de los SMD.

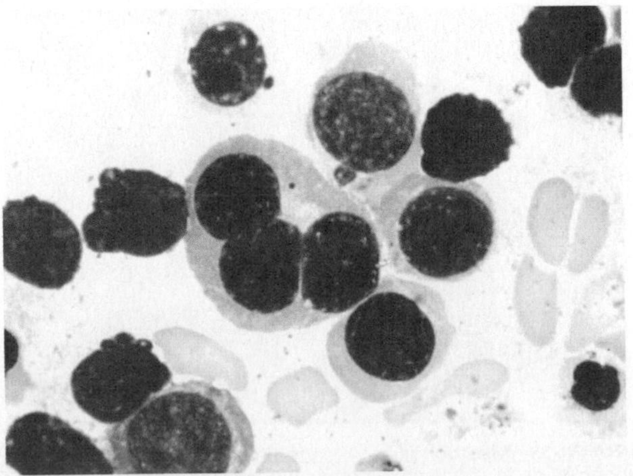

FIGURA 20-40. Síndrome mielodisplásico. Se muestran precursores eritroides megaloblásticos y multinucleados.

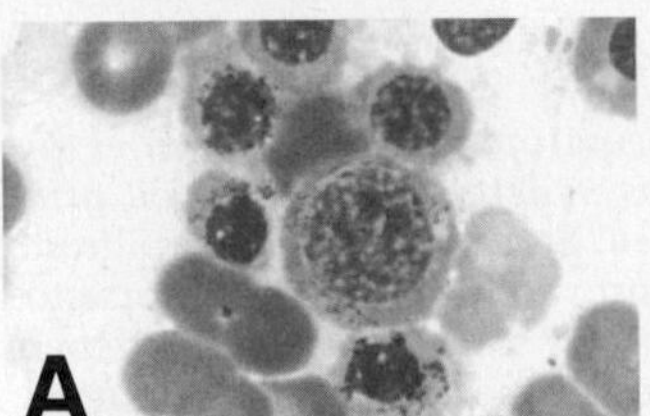

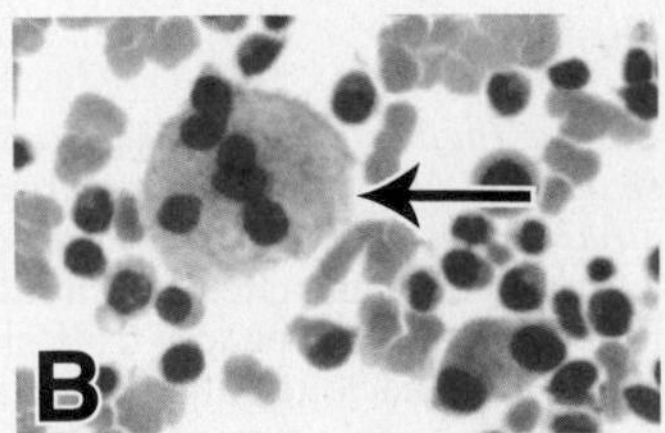

FIGURA 20-41. Síndrome mielodisplásico. A. El frotis de un aspirado de médula ósea teñido con azul de Prusia muestra una célula precursora eritroide que contiene mitocondrias cargadas de hierro que rodean los núcleos (sideroblastos anillados). **B.** Megacariocito displásico con separación nuclear (*flecha*).

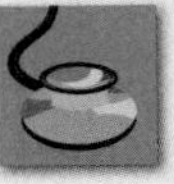

CARACTERÍSTICAS CLÍNICAS: los SMD suelen presentarse en pacientes de edad avanzada, con una media de edad de 70 años. La clasificación de la OMS de los subtipos de SMD queda fuera del ámbito de este análisis. ***Sin embargo, en general, los SMD se presentan con síntomas relacionados con citopenias de sangre periférica: debilidad en la anemia, infecciones recurrentes en la neutropenia y hemorragias en la trombocitopenia. Hasta el 40% de los pacientes con SMD evolucionan a LMA.*** La progresión a LMA y el pronóstico general dependen del subtipo morfológico de SMD. El aumento del número de blastos, las anomalías citogenéticas complejas y las mutaciones específicas, incluidas las que afectan a *TP53*, confieren peor pronóstico.

LEUCEMIA MIELOIDE AGUDA

La leucemia mieloide aguda es una proliferación clonal de mieloblastos

El diagnóstico de LMA requiere al menos 20% de mieloblastos en sangre o médula ósea. Sin embargo, este requisito diagnóstico se relaja en los tipos de LMA relacionados con anomalías citogenéticas específicas (tabla 20-14). La LMA con t(15;17)(q22;q12) se denomina leucemia promielocítica aguda (LPA). Estos tipos se definen como LMA con independencia del recuento de blastos. Si hay menos de 20% de blastos en las LMA sin anomalías citogenéticas recurrentes específicas, la enfermedad debe considerarse en la categoría de SMD o NMP. Hay seis tipos distintos de LMA (tabla 20-16):

1. **LMA con anomalías genéticas recurrentes**
2. **LMA con cambios relacionados con mielodisplasia**
3. **Neoplasias mieloides relacionadas con el tratamiento**
4. **LMA sin especificar**
5. **Sarcoma mieloide**
6. **Proliferaciones mieloides relacionadas con el síndrome de Down**

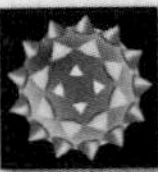

FACTORES ETIOLÓGICOS: la mayoría de los casos de LMA son de causa desconocida. Algunos casos se atribuyen a radiación previa, quimioterapia citotóxica o exposición al benceno. La incidencia de LMA aumentó tras las explosiones de las bombas atómicas en Hiroshima y Nagasaki. El tabaquismo duplica el riesgo de padecer LMA (*v.* cap. 8).

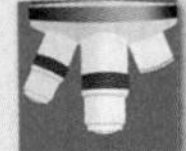

ANATOMOPATOLOGÍA: los mieloblastos son detectables en la médula ósea y, por lo general, en la sangre periférica. Los mieloblastos son de tamaño mediano a grande, con núcleos redondos o ligeramente irregulares y cromatina nuclear inmadura. Típicamente, los mieloblastos desplazan a las células hematopoyéticas normales en la médula ósea (fig. 20-42). En un subgrupo de casos de LMA, los blastos muestran inclusiones citoplasmáticas delgadas y eosinófilas, denominadas bastones de Auer, que son gránulos primarios coa-

TABLA 20-16
CLASIFICACIÓN DE LA LEUCEMIA MIELOIDE AGUDA (LMA) DE LA OMS

Leucemia mieloide aguda con anomalías genéticas recurrentes
LMA con t(8;21)(q22;q22); RUNX1-RUNX1T1
LMA con inv (16)(p13q22) de los eosinófilos de la médula ósea anormal o t(16;16)(p13;q22); CBFβ/MYH11
Leucemia promielocítica aguda [LMA con t(15;17)(q22;q12)(PML/RARα] y variantes **(M3)**
LMA con (9;11)(p22;q23); MLLT3-MLL
LMA con t(6;9)(p23:q34); DEK-NUP214
LMA con inv(3)(q21q24.2) o t(3;3)(q21;126.2); RPN1-EVI1
LMA (megacarioblástica)) con t(1;22)(p13;q13); RBM15-MKL1
LMA con mutaciones genéticas (NPM1, CEBPA, FLT3, etc.)
Leucemia mieloide aguda con cambios relacionados con mielodisplasia
Después de un síndrome mielodisplásico o de un síndrome mielodisplásico/trastorno mieloproliferativo
Sin antecedentes de síndrome mielodisplásico
Neoplasias mieloides relacionadas con el tratamiento
Relacionadas con agentes alquilantes
Relacionadas con el inhibidor de la topoisomerasa tipo II (algunas pueden ser linfáticas)
Otros tipos
Leucemia mieloide aguda sin otra categoría
LMA con mínima diferenciación **(M0)**
LMA sin maduración **(M1)**
LMA con maduración **(M2)** Leucemia mielomonocítica aguda **(M4)**
Leucemia monoblástica y monocítica aguda **(M5)**
Leucemia eritroide aguda **(M6)**
Leucemia megacarioblástica aguda **(M7)**
Leucemia basofílica aguda
Panmielosis aguda con mielofibrosis
Sarcoma mieloide
Proliferaciones mieloides relacionadas con el síndrome de Down

LPM, leucemia promielocítica; *OMS*, Organización Mundial de la Salud; *RAR*, receptor del ácido retinoico.

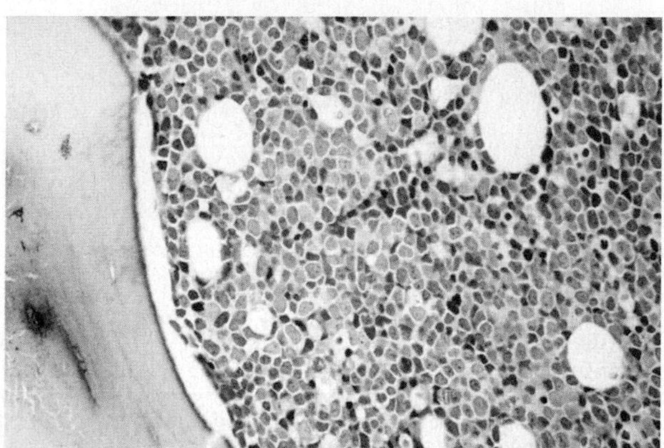

FIGURA 20-42. Leucemia mieloide aguda. Un corte de la médula ósea hipercelular, en el que se observa la pérdida de la arquitectura normal que es sustituida por láminas de mieloblastos.

lescentes (fig. 20-43). Los bastones de Auer son específicos del linaje mieloide, por lo que su presencia excluye el diagnóstico de leucemia linfoblástica.

El inmunofenotipo por citometría de flujo, el análisis cromosómico (estudios citogenéticos) y los estudios moleculares son esenciales para una clasificación precisa de la LMA según la OMS. Los antígenos mieloides que se expresan con frecuencia son CD13, CD15, CD33 y CD117 (*c-kit*), además del marcador de células progenitoras CD34. La LMA con diferenciación megacarioblástica puede expresar los marcadores plaquetarios/megacariocíticos CD41 y CD61 (complejo plaquetario Gp IIb/IIIa). Los marcadores monocíticos incluyen CD64, CD11b y CD14. Las tinciones citoquímicas para mieloperoxidasa, negro de Sudán (lípidos) y esterasa inespecífica (EIN) siguen siendo útiles para clasificar los casos de LMA.

CARACTERÍSTICAS CLÍNICAS: la mayoría de los casos de LMA se dan en adultos, con una media de edad de 67 años en el momento de la aparición. Los problemas principales relacionados con la LMA reflejan la acumulación progresiva en la médula de células mieloides inmaduras que pierden el potencial para su diferenciación y maduración posteriores. Aunque los mieloblastos leucémicos se dividen más lentamente que las células precursoras hematopoyéticas normales, la frecuencia de muerte celular espontánea es también menor que la normal. Por tanto, una gran cantidad de blastos leucémicos anómalos acaba por saturar la médula e inhibir la hematopoyesis normal. Como resultado, los principales problemas clínicos que presenta la LMA son la leucopenia, la trombocitopenia y la anemia. Las infecciones, especialmente por organismos oportunistas (p. ej., hongos), son frecuentes, al igual que las hemorragias cutáneas (petequias y equimosis) y las hemorragias serosas en las vísceras abdominales. La LMA no tratada tiene un pronóstico sombrío. La quimioterapia conduce a la remisión en más de la mitad de los pacientes, pero las recaídas son frecuentes y la supervivencia global a 5 años de los pacientes con LMA es inferior al 40%. El trasplante de médula ósea es un modo de tratamiento habitual para las formas de alto riesgo de LMA y para la LMA en recidiva.

Subtipos seleccionados de leucemia mieloide aguda

LEUCEMIA MIELOIDE AGUDA CON ANOMALÍAS GENÉTICAS RECURRENTES: múltiples anomalías citogenéticas están relacionadas con esta categoría de LMA (tabla 20-14). Entre estas se incluyen la LMA con mutaciones en *NPM1* o mutaciones bialélicas en *CEBPA*. La LMA con mutaciones en *RUNX1* se considera una categoría provisional.

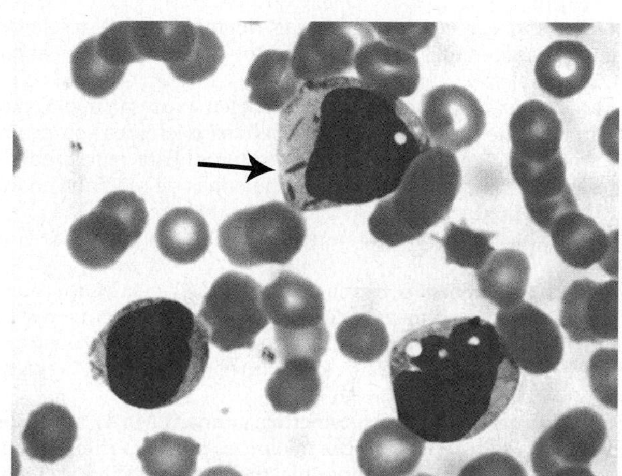

FIGURA 20-43. Leucemia promielocitica aguda. Los blastos muestran bastones de Auer acentuados (*flecha*).

La LMA con t(15;17)(q22;q12) se define como LPA. Afecta principalmente a pacientes de mediana edad y representa entre el 5% y el 10% de las LMA. ***Implica una translocación del gen de la leucemia promielocítica 1 (PML1) en 15q22 y del gen del receptor del ácido retinoico α (RARA) en 17q12.***

La LPA es un paradigma de enfermedad molecular en la que el defecto genético subyacente determina el tipo de tratamiento. La translocación t(15;17)(q22;q12) da lugar a la producción de un gen de fusión *PML/RARA*, que produce un receptor de ácido retinoico funcional. El tratamiento de este receptor con tretinoína (ATRA) provoca la maduración de las células tumorales. La médula ósea está rellena de células tumorales con características morfológicas promielocíticas. Los bastones de Auer son abundantes y los promielocitos anómalos son reactivos a la mieloperoxidasa o negro de Sudán. ***Los pacientes con LPA presentan con frecuencia CID.*** Las células leucémicas senescentes se desgranulan y activan la cascada de la coagulación. Al inducir la maduración de las células tumorales, el tratamiento con ATRA previene la desgranulación y la CID. El pronóstico de la LPA es más favorable que el de todos los demás tipos de LMA.

NEOPLASIAS MIELOIDES RELACIONADAS CON EL TRATAMIENTO: ***la radiación citotóxica o la quimioterapia para una neoplasia maligna previa pueden inducir cambios mutacionales que den lugar a neoplasias hematopoyéticas secundarias uno o varios años después del tratamiento.*** Esta categoría incluye, como una sola entidad, LMA, SMD y NMP relacionados con tratamientos mutagénicos anteriores agrupadas.

Los alquilantes y la radiación dan lugar con mayor frecuencia a mielodisplasia y posterior LMA al cabo de 5 a 10 años. En cambio, los inhibidores de la topoisomerasa II (epipodofilotoxinas) dan lugar a LMA manifiesta con latencias de 1 a 5 años. La mayoría de las neoplasias mieloides relacionadas con el tratamiento presentan anomalías citogenéticas y mal pronóstico.

LEUCEMIA MIELOIDE AGUDA CON CAMBIOS RELACIONADOS CON LA MIELODISPLASIA: la LMA con cambios relacionados con la mielodisplasia tiene características morfológicas de displasia con al menos un 20% de blastos en sangre periférica o médula ósea. Este tipo de LMA se presenta en pacientes con antecedentes de SMD o SMD/NMP mixto, con anomalías citogenéticas relacionadas con SMD o con hallazgos de displasia multilinaje en >50% de las células en al menos dos linajes. Se presenta a menudo con pancitopenia grave.

LEUCEMIA MIELOIDE AGUDA SIN ESPECIFICAR: este conjunto de leucemias no alcanza las características de cualquiera de los otros subtipos de LMA. Por otro lado, son grupos basados en la vieja clasificación Franco-Americana-Británica (FAB). La clasificación de la OMS incorpora el esquema de la FAB (fig. 20-44):

- **LMA con diferenciación mínima**: las células leucémicas son mieloblastos inmaduros sin criterios morfológicos o citoquímicos definitorios del linaje mieloide. La inmunofenotipificación por citometría de flujo establece la naturaleza mieloide de los blastos con expresión de CD34, CD38, CD13 o CD117, y el 60% expresa CD33, pero carece de evidencias de maduración mieloide y monocítica como CD11b, CD15, CD14 y CD65. El pronóstico es desfavorable.
- **LMA sin maduración**: los blastos suelen expresar mieloperoxidasa, pero menos del 10% de las células mieloides son promielocitos o células mieloides más maduras. Esta enfermedad se presenta con mayor frecuencia en personas de mediana edad.
- **LMA con maduración**: además de los blastos, hay más de un 10% de células mieloides en maduración (promielocitos y posteriores).
- **Leucemia mielomonocítica aguda (LMMA)**: esta neoplasia está compuesta por una mezcla de neutrófilos y sus precursores, además de monocitos y sus precursores. Estos últimos constituyen entre el 26% y el 80% de las células tumorales. La LMA representa entre el 5% y el 10% de las LMA.
- **Leucemia monoblástica/monocítica aguda (LMoA)**: al menos el 80% de las células leucémicas mieloides presenta diferenciación monocítica, incluyendo monoblastos, promonocitos anómalos y monocitos. La LMA constituye entre el 5% y el 8% de las LMA y se observa en pacientes jóvenes.

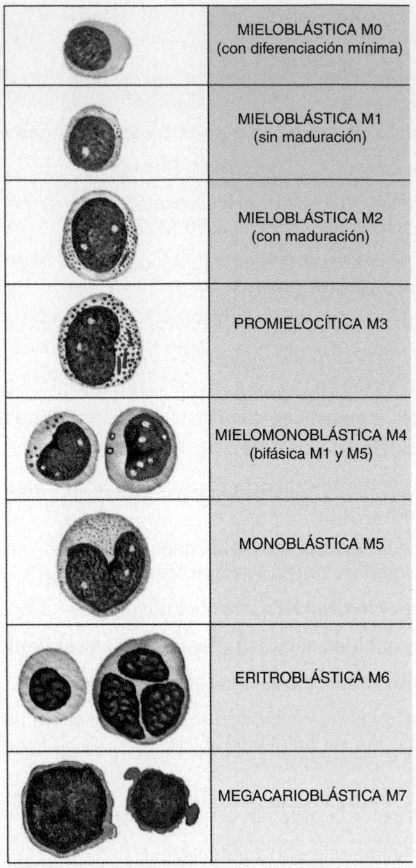

MIELOBLÁSTICA M0 (con diferenciación mínima)
MIELOBLÁSTICA M1 (sin maduración)
MIELOBLÁSTICA M2 (con maduración)
PROMIELOCÍTICA M3
MIELOMONOBLÁSTICA M4 (bifásica M1 y M5)
MONOBLÁSTICA M5
ERITROBLÁSTICA M6
MEGACARIOBLÁSTICA M7

FIGURA 20-44. Morfología de la leucemia mieloide aguda (LMA) en la clasificación tradicional Franco-Americana-Británica (*FAB*), ahora dentro del ámbito de la clasificación de la Organización Mundial de la Salud (*OMS*) «*LMA* no categorizada de otra manera».

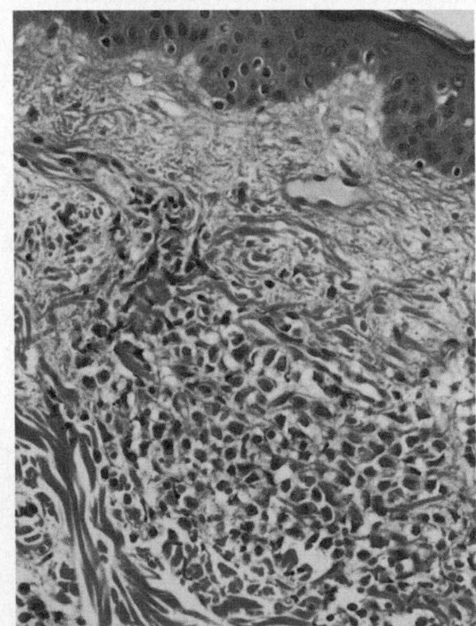

FIGURA 20-45. Sarcoma mieloide. La piel de un paciente con leucemia monoblástica aguda (leucemia cutis) muestra células mieloides neoplásicas.

- **Leucemia eritroide aguda**: las leucemias eritroides agudas presentan proliferación eritroide prominente y se caracterizan por células neoplásicas inmaduras con diferenciación eritroide, que constituyen más del 80% de las células nucleadas de la médula ósea.
- **Leucemia megacarioblástica aguda (LMAg)**: al menos el 50% de los blastos muestra un inmunofenotipo megacariocítico, como demuestra la expresión de CD61 y CD42b.

- **Leucemia basófila aguda**: LMA con diferenciación primaria a basófilos.
- **Panmielosis aguda con mielofibrosis**: la proliferación panmieloide aguda se caracteriza por un aumento de blastos hasta alcanzar al menos el 20 % de las células en médula ósea o sangre periférica.

SARCOMA MIELOIDE: **el sarcoma mieloide es un tumor sólido extramedular de mieloblastos o monoblastos** (fig. 20-45). En ocasiones, esta entidad se denomina **cloroma** (por el color verdoso), **sarcoma granulocítico** o **sarcoma monoblástico**. La diferenciación monoblástica es infrecuente y suele relacionarse con translocaciones que afectan el gen *MML*, el gen de la leucemia mielomonocítica (11q23). El sarcoma mieloide puede evolucionar *de novo* o surgir en asociación con la LMA, o puede representar la fase blástica en una NMP. El pronóstico viene determinado por la anomalía genética subyacente.

Trastornos del sistema linfático

NÓDULOS LINFÁTICOS Y LINFOCITOS NORMALES

El sistema linfático está formado por los linfocitos T y B circulantes, los linfocitos citolíticos naturales (NK, *natural killer*) y los órganos linfáticos secundarios, que incluyen principalmente los nódulos linfáticos, el bazo y el timo. Además de las amígdalas de la bucofaringe y la nasofaringe (anillo de Waldeyer), existen agregados de tejido linfático (o linfático) asociado a las mucosas (MALT, *mucosa-associated lymphoid tissue*) en lugares extranodulares, como el intestino, los pulmones y la piel (p. ej., placas de Peyer de la porción terminal del íleon).

Los linfocitos llegan a las amígdalas y las placas de Peyer mediante migración a través de células endoteliales altas de los vasos, que son comparables a las vénulas poscapilares que se encuentran en los nódulos linfáticos. ***MALT desempeña un papel importante en las defensas inmunitarias en áreas vulnerables a posibles invasores.*** La secreción de IgA es un componente destacado de esta protección.

Los tres tipos principales de linfocitos (linfocitos T, B y NK) se desarrollan a partir de blastocitos linfáticos en la médula ósea (*v.* fig. 20-2). Los linfocitos T maduran y se diferencian en el timo. Los linfocitos B se activan, transforman y seleccionan dentro de los nódulos linfáticos y el bazo. Los linfocitos NK no pasan por una fase de «educación tímica o nodular», no obstante, se liberan en la circulación periférica como grandes linfocitos granulares. Todo el desarrollo linfocitario conlleva una secuencia estrechamente controlada de expresión y silenciamiento génicos, que conduce a la ganancia secuencial y pérdida de expresión de antígenos nucleares, citoplasmáticos y/o superficiales en tales células. ***Los patrones de expresión antigénica identifican el linaje y los estadios de maduración de las células linfáticas normales y neoplásicas*** (*v.* cap. 4).

NÓDULOS LINFÁTICOS: los nódulos linfáticos son estructuras nodulares compuestas de tejido linfático, situadas a lo largo de los vasos linfáticos de todo el cuerpo. Filtran la linfa circulante y participan en las reacciones inmunitarias. Los nódulos linfáticos normales tienen forma ovalada o de alubia y normalmente miden menos de 1 cm. Los nódulos que exceden este tamaño se consideran agrandados en la interpretación clínica y pueden ser anómalos en la vista con el microscopio. Los nódulos linfáticos se organizan en agrupaciones regionales: cadenas o grupos (p. ej., cadena de nódulos linfáticos cervicales). A veces, muchos nódulos de una cadena o grupo pueden estar aumentados de tamaño (p. ej., durante una infección) y/o adheridos entre sí, como en caso de cáncer.

Cada nódulo linfático está rodeado por una fina cápsula fibrosa con trabéculas que forman radiaciones internas, que les proporciona soporte estructural (fig. 20-46). Subyacente a la cápsula fibrosa se encuentra el seno subcapsular, el cual recibe el líquido linfático (que contiene antígenos potenciales) desde los **vasos linfáticos aferentes** que penetran en el nódulo linfático por diferentes puntos a lo largo de la cápsula. El **seno subcapsular** se extiende a lo largo de las trabéculas fibrosas, donde forma los senos trabeculares, que aca-

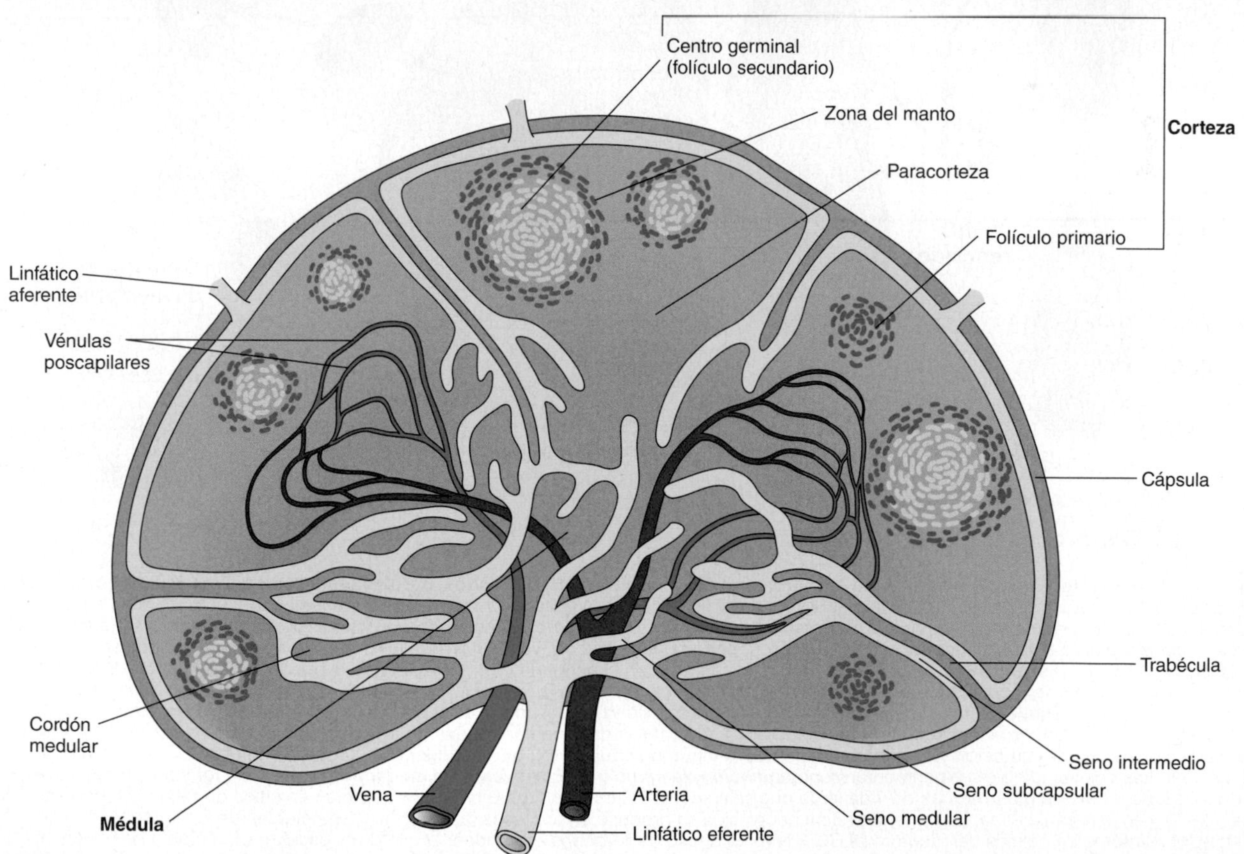

FIGURA 20-46. Estructura del nódulo linfático normal.

ban por conectarse con el extremo eferente de los vasos linfáticos. Los senos están revestidos por fagocitos mononucleares que están involucrados en la presentación de antígenos (*v.* cap. 4). La disposición de los senos maximiza la exposición de los antígenos extraños presentes en el líquido linfático a los macrófagos y a los linfocitos inmunorreactivos.

Los nódulos linfáticos están compuestos por una **corteza externa** y una **médula interna** (fig. 20-46). La corteza contiene principalmente linfocitos B dispuestos en folículos linfáticos nodulares. La paracorteza es un área con predominio de linfocitos T entre los folículos de linfocitos B y que se extiende profundamente en la corteza. Otras células de la paracorteza son los inmunoblastos transformados (T o B), las células dendríticas interdigitantes (CDI), las células dendríticas plasmocitoides y las vénulas poscapilares. Las CDI procesan y presentan antígenos a los linfocitos T.

Los linfocitos procedentes de la circulación entran en la corteza de los nódulos linfáticos mediante migración a través de células endoteliales altas de las vénulas poscapilares de la paracorteza. Los linfocitos T tienden a permanecer en la **paracorteza**, mientras que los linfocitos B se dirigen a los **centros germinales foliculares**.

La corteza rica en linfocitos B contiene dos tipos de folículos: *(1)* **folículos primarios** sin actividad inmunitaria, que contienen células sin antígeno; y *(2)* **folículos secundarios** con actividad inmunitaria, que responden a la estimulación antigénica. Los folículos primarios son agregados de linfocitos pequeños sin centros germinales bien definidos o zonas del manto. Los centros germinales contienen grandes linfocitos sin dividir (**centroblastos**) mezclados con linfocitos pequeños y más grandes con núcleos escindidos (**centrocitos**). Los centros germinales normales también contienen macrófagos dispersos con restos nucleares y citoplasmáticos fagocitados (macrófagos con «cuerpo coloreable») y **células dendríticas foliculares** (CDF), que son células estrelladas con largos procesos citoplasmáticos. Las CDF presentan antígenos a los linfocitos foliculares. Los macrófagos, y en menor medida las células dendríticas, proporcionan factores de crecimiento a los linfocitos B activados.

La médula es la región más central del nódulo linfático, adyacente al hilio. Contiene principalmente linfocitos B y T pequeños, y células plasmáticas maduras, todos dispuestos en cordones que rodean los senos medulares. Estos senos contienen histiocitos.

DESARROLLO DE LOS LINFOCITOS B: los linfocitos B son un componente central del sistema inmunitario humoral adaptativo y protegen frente a numerosos patógenos mediante la producción de inmunoglobulinas específicas de antígeno. La «B» representa la bolsa de Fabricio, el principal lugar de desarrollo de los linfocitos B en las aves. Las **células progenitoras de los linfocitos B** surgen en la médula ósea (fig. 20-47; se denominan hematogonias) a partir de células precursoras hematopoyéticas.El número de estas varía con la edad: son más numerosos en niños que en adultos. Su fenotipo se asemeja al de las células **precursoras de la leucemia linfoblástica aguda de linfocitos B (LLA-B):** tanto las hematogonias como las células de la LLA-B expresan el antígeno de superficie de los linfocitos B precoces **CD10** (antígeno común de la LLA [CALLA]) y **CD19**, así como la enzima nuclear **TdT**. Los precursores tempranos de linfocitos B carecen de CD20, que se adquiere gradualmente en etapas posteriores y se expresa en todos los linfocitos B maduros. Es importante diferenciar los precursores de linfocitos B normales de los de la LLA-B: los primeros se diferencian y maduran progresivamente, mientras que las células de la LLA-B (linfoblastos) suelen sufrir una

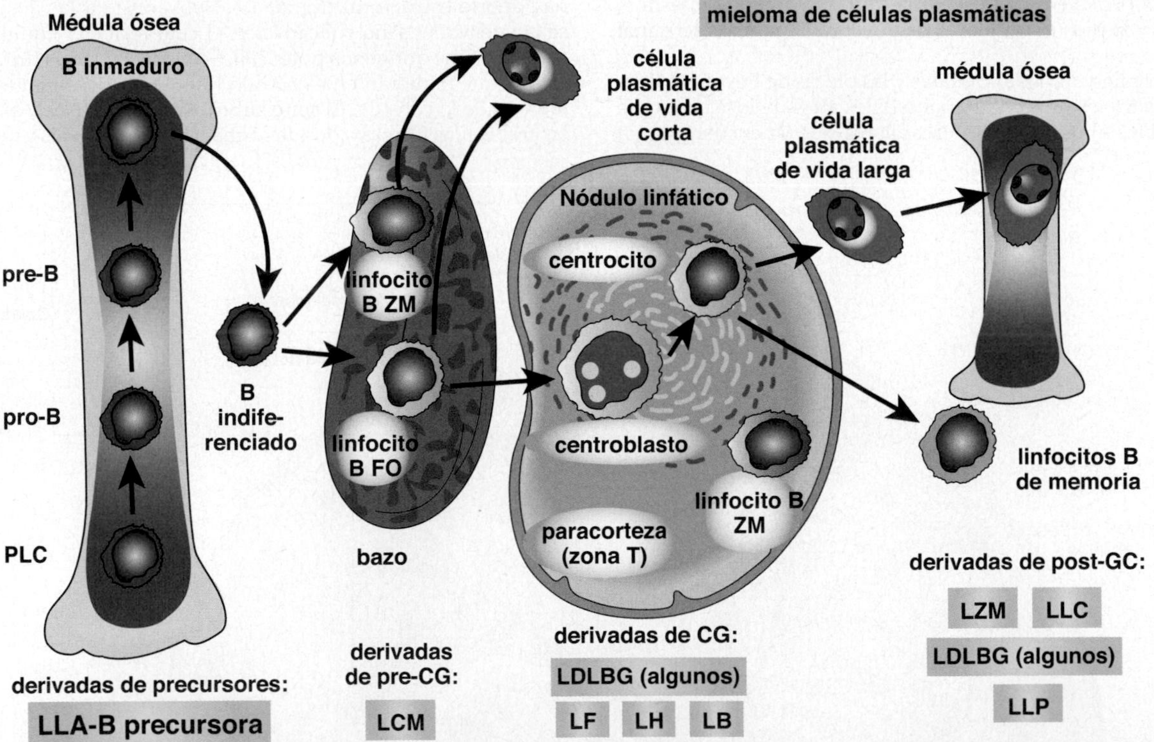

FIGURA 20-47. Vía de diferenciación normal de los linfocitos B y neoplasias de linfocitos B correspondientes. Tras el estadio de blastocito linfático y célula progenitora linfática común en la médula ósea, los linfocitos B en desarrollo experimentan varios pasos de maduración. Los linfocitos B inmaduros salen de la médula y continúan su maduración en el bazo, donde se diferencian en **linfocitos B foliculares (FO)** maduros o **linfocitos B de la zona marginal (ZM)**. Los linfocitos B FO maduros, pero indiferenciados, vuelven a circular entre los órganos linfáticos secundarios (nódulos linfáticos y otros lugares) en busca de antígeno. Tras el encuentro con el antígeno (Ag), los linfocitos B pueden experimentar diferentes posibilidades de desarrollo. La primera consiste en la diferenciación plasmática mediante la formación de **células plasmáticas** secretoras de IgM de corta vida que proporcionan una respuesta inicial rápida al antígeno. Otra posibilidad de desarrollo es el establecimiento de un centro germinal (CG), dentro del cual los linfocitos B participan en varios pasos de maduración distintos: experimentan rondas de proliferación acompañadas de ***maduración por afinidad***, caracterizada por la mutación y selección del gen de la inmunoglobulina (Ig), que da lugar a un grupo de linfocitos B que se une al Ag con afinidad máxima. Las células también experimentan ***recombinación de cambio de clase (cambio de cadena pesada de Ig)*** y se diferencian en **linfocitos B de memoria** y **células plasmáticas** de vida larga que salen del CG. Los linfocitos B de la ZM se alojan en sitios de tejido linfático asociado a mucosas (MALT) y en la médula ósea. La transformación neoplásica se produce en todas las fases de la diferenciación de los linfocitos B. *LB*, linfoma de Burkitt; *LCM* = linfoma de células del manto; *LDLBG* = linfoma difuso de linfocitos B grandes; *LF*, linfoma folicular; *LH*, linfoma de Hodgkin; *LLA-B*, leucemia linfoblástica aguda/linfoma linfoblástico agudo de linfocitos B; *LLC-B*, leucemia linfocítica crónica de linfocitos B; *LLP* = linfoma linfoplasmocitario; *LZM* = linfoma de la zona marginal; *PLC* = progenitor linfático común.

detención de la maduración en una fase determinada (*v.* más adelante). El desarrollo inicial de los progenitores de linfocitos B en la médula ósea refleja el reordenamiento funcional de los segmentos del gen de la Ig, que genera un repertorio de linfocitos B que expresan anticuerpos capaces de reconocer millones de antígenos diferentes. Se reconocen tres etapas de desarrollo en la médula ósea (*v.* cap. 4): **linfocitos pro-B** con ADN de línea germinal (no recombinado) y sin Ig de superficie; **linfocitos pre-B** que reorganizan su segmento génico de **cadena pesada μ**; y, tras unas pocas divisiones, reorganizan los segmentos génicos que codifican las **cadenas ligeras κ y λ**. Las cadenas ligeras se combinan con la cadena μ para formar una molécula IgM, que se expresa en la superficie de los **linfocitos B inmaduros**. En los linfocitos B precursores, la IgM se expresa en el citoplasma. Los **linfocitos B maduros (pero indiferenciados)** expresan las cadenas ligeras y pesadas de la Ig de superficie, además de los antígenos pan-B CD19, CD20 y CD22. El aumento reactivo de los precursores de linfocitos B (hematogonias) se produce durante las infecciones virales y en la recuperación de la médula ósea tras la quimioterapia o un trasplante de blastocitos.

La regulación del desarrollo temprano de los linfocitos B depende de la actividad de varios factores, como el gen activador de la recombinación (RAG-1 y RAG-2), la tirosina cinasa de Bruton (TCB) y la proteína enlazadora de linfocitos B (BLNK).

Los linfocitos B deben encontrar un equilibrio entre respuestas específicas contra un gran número de patógenos y evitar una autorreactividad potencialmente dañina. Este equilibrio se consigue mediante la anergia clonal y la eliminación del receptor linfocitos pre-B.

Los linfocitos B maduros, pero indiferenciados, derivados de la médula ósea salen de la médula y migran al bazo como linfocitos B de transición, donde siguen desarrollándose y se diferencian en linfocitos B foliculares o de la zona marginal. Los linfocitos B foliculares se dirigen a los folículos de linfocitos B de los nódulos linfáticos, donde encuentran antígenos, se activan y se desarrollan dentro de los **centros germinales (CG)**. Los CG son el lugar de activación de los linfocitos B (con la ayuda de los linfocitos T) y de su expansión clonal. En los CG tienen lugar varios acontecimientos importantes: hipermutación somática, maduración por afinidad y cambio de clase. La **hipermutación somática** implica mutaciones puntuales en los genes variables de las cadenas pesadas y ligeras, lo que aumenta la afinidad del receptor de linfocitos B por los antígenos. Durante la **maduración por afinidad**, de preferencia se activan los linfocitos B con mayor afinidad por el antígeno, y sobreviven. El **cambio de clase** consiste en el cambio del isotipo de IgM a IgG, IgA o IgE. Los **linfocitos B de memoria con cambio de clase** y las **células plasmáticas** se desarrollan en los CG; los linfocitos B de memoria abandonan los nódulos linfáticos, mientras que las células plasmáticas migran a los cordones medulares de los nódulos linfáticos dependientes de linfocitos B. Con independencia de los linfocitos T, los linfocitos B de la zona marginal del bazo, al entrar en contacto con el antígeno, se convierten en células plasmáticas de vida corta.

Las células plasmáticas tienen núcleos excéntricos con cromatina aglomerada, marginada en la membrana nuclear (se ha descrito tradicionalmente como «cromatina en cara de reloj»). Tienen abundante citoplasma azul-púrpura, con una zona paranuclear pálida donde reside el complejo de Golgi. Las células plasmáticas normales ya no expresan CD20 ni Ig de superficie.

Entre *elementos reguladores* del desarrollo de los linfocitos B después de la fase de médula ósea se incluyen moléculas de adhesión y receptores de quimioquinas. Estos regulan la migración dirigida de los linfocitos B a los folículos, la formación de CG y la salida de los linfocitos B de los tejidos de vuelta al torrente sanguíneo. La deaminasa de citidina inducida por activación (AID) es fundamental para la hipermutación somática.

LINFOCITOS T: los linfocitos T derivan de los BH de la médula ósea. Las células progenitoras de linfocitos T migran desde allí al timo. Los progenitores en desarrollo dentro del timo (timocitos) están expuestos a una serie de hormonas tímicas que inducen la expresión secuencial de antígenos de superficie del linfocito T, como CD2, CD3, CD5 y CD7, y CD4 o CD8 (fig. 20-48). ***El reordenamiento de los genes receptores de linfocitos T genera una población diversa de linfocitos T, cada uno de las cuales reconoce un único antígeno.*** Los linfocitos T que interactúan con el antígeno/complejo principal de histocompatibilidad (MHC) con alta afinidad sobreviven, mientras

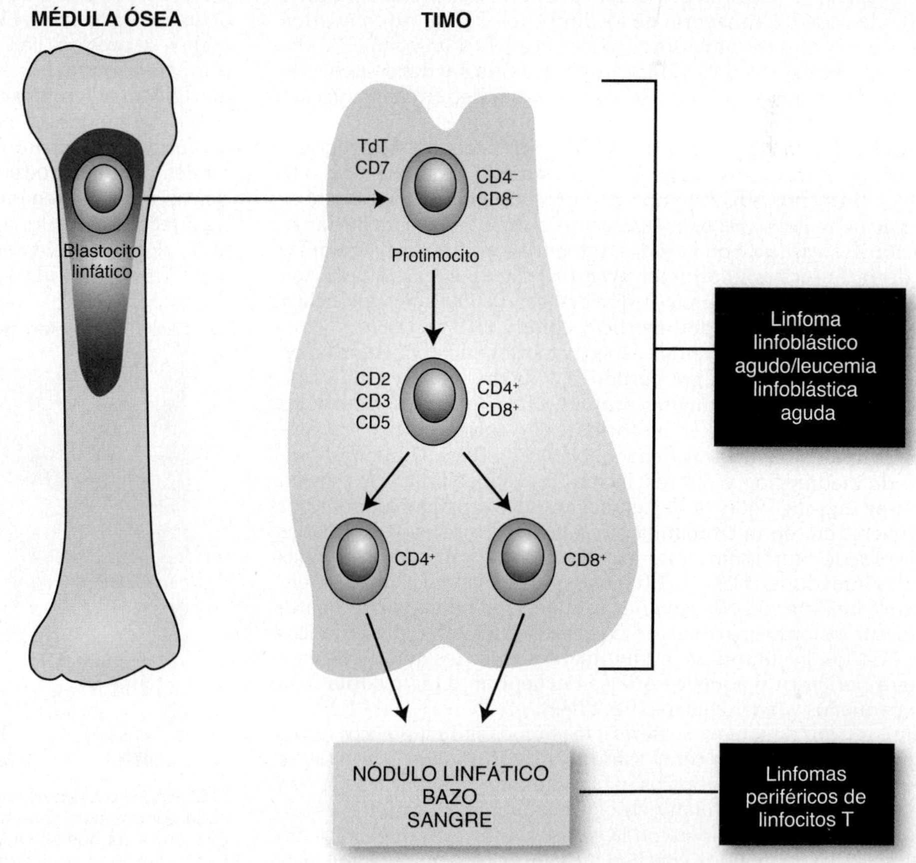

FIGURA 20-48. Vías del desarrollo del linfocito T normal y de las neoplasias correspondientes por linfocito T. *CD*, designación grupal; *TdT*, desoxinucleotidiltransferasa terminal.

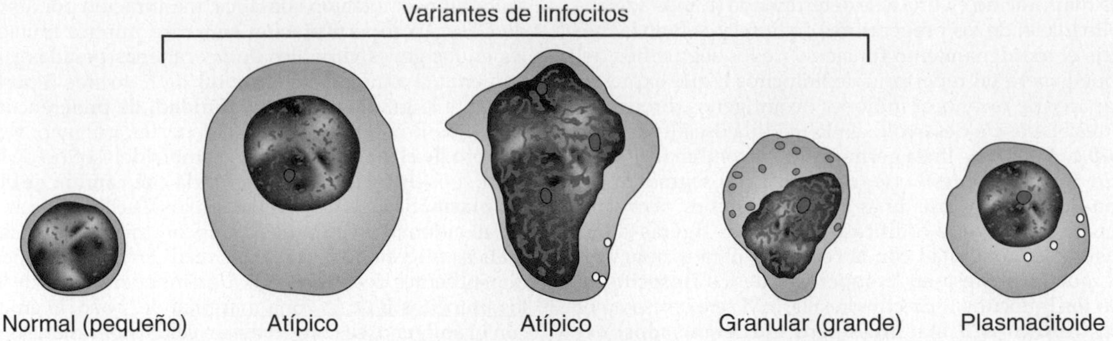

Variantes de linfocitos

Normal (pequeño) Atípico Atípico Granular (grande) Plasmacitoide

FIGURA 20-49. Morfología de los linfocitos. El término «variantes de los linfocitos» se refiere a los linfocitos atípicos y a los linfocitos granulares grandes. **Los linfocitos atípicos** son grandes y muestran citoplasma de azul oscuro a gris pálido; se observan en procesos reactivos benignos. **Los linfocitos granulares** grandes son células linfáticas de intermedias a grandes con algunos gránulos citoplasmáticos rosados. Son linfocitos T supresores, algunos con funciones citolíticas naturales (*NK*, *natural killer*), y pueden estar incrementados en trastornos benignos o malignos. **Los linfocitos plasmacitoides** tienen abundante citoplasma azul y se observan en algunos trastornos reactivos.

que los linfocitos T que no pueden unirse a un antígeno extraño (tienen afinidad débil), así como los linfocitos T que reconocen autoantígenos, se eliminan mediante apoptosis (*v.* cap. 4). Una vez maduros y formado, los linfocitos T salen del timo y circulan por la sangre, los nódulos linfáticos y el bazo como **linfocitos T postímicos**.

Cuando se exponen a antígenos extraños específicos del receptor (no propios) en el contexto de moléculas MHC de clase II, los linfocitos T CD4$^+$ se activan mediante la liberación de factores de crecimiento mitógenos, como IL-1 o IL-2. Los antígenos presentados a los linfocitos T colaboradores son fragmentos peptídicos derivados de la digestión parcial de proteínas extrañas por macrófagos y/u otras células presentadoras de antígenos. La mayoría de los linfocitos T CD4$^+$ funcionan como células accesorias: interactúan con linfocitos B que expresan la misma especificidad antigénica e inducen a estos últimos a proliferar y diferenciarse en células plasmáticas, encargadas de producir anticuerpos específicos contra antígenos.

Los linfocitos T CD8$^+$ se activan cuando sus receptores reconocen antígenos peptídicos presentados en asociación con moléculas MHC de clase I. La mayoría de los linfocitos T CD8$^+$ se convierten entonces en células inhibidoras/citotóxicas. Los linfocitos T CD8$^+$ limitan la expansión de los linfocitos B activados y detienen su respuesta inmunitaria en un bucle de respuesta de retroalimentación negativa.

LINFOCITOS NK Y CITOTÓXICOS: un pequeño subgrupo de linfocitos carece de los antígenos habituales de los linfocitos T o B. Son los **linfocitos NK**. Este tipo de linfocitos son efectores citotóxicos que no requieren el reconocimiento de antígenos para iniciar su función destructora. Son grandes linfocitos con citoplasma granular (es decir, **linfocitos granulares grandes**) (fig. 20-49). Se diferencian de los linfocitos T maduros en que carecen de CD3 de superficie y poseen otros antígenos de superficie, como CD16 y CD56.

Los linfocitos muestran un aspecto morfológico heterogéneo en los frotis teñidos de sangre periférica y de médula ósea, así como en cortes de tejidos. Similares a otras células blásticas, las células linfáticas inmaduras tienen un cociente alto entre el núcleo y el citoplasma, cromatina nuclear fina y nucléolos visibles. Durante el proceso de maduración y diferenciación, las células linfáticas pueden mostrar un rango que va de células grandes a pequeñas, pero por lo general muestran cromatina nuclear más grumosa y cantidades variables de citoplasma (con o sin gránulos) al compararlas con las células inmaduras (blastos). Mientras que de manera habitual se encuentra una variedad de tamaños celulares (incluidas las frecuentes células transformadas o activadas grandes) en los órganos linfáticos secundarios, los linfocitos predominantes entre los que circulan en sangre periférica y aquellos que se encuentran en la médula ósea son pequeños y heterogéneos (fig. 20-49).

En los frotis de sangre periférica, los linfocitos T citotóxicos transformados se reconocen como **variantes de linfocitos** (y a veces se denominan «linfocitos atípicos»). Las variantes de linfocitos tienden a tener citoplasma abundante de color azul grisáceo y múltiples nucléolos en los frotis teñidos con la coloración de Wright-Giemsa. En cortes de tejidos teñidos con hematoxilina y eosina, estas mismas células tienen núcleos de redondos a ovales, uno a varios nucléolos eosinófilos opuestos a la membrana nuclear y abundante citoplasma de claro a púrpura. ***Los linfocitos T y B no pueden distinguirse en los frotis o en los cortes de tejidos teñidos de rutina. La identificación precisa y la caracterización de las células linfáticas requieren el análisis inmunofenotípico mediante el uso de citometría de flujo o inmunohistoquímica.*** En la sangre periférica, entre el 60% y el 80% de los linfocitos circulantes son linfocitos T, entre el 10% y el 15% son linfocitos B y el resto son linfocitos NK.

TRASTORNOS BENIGNOS DEL SISTEMA LINFÁTICO

En la linfocitosis benigna se produce un incremento transitorio en el número absoluto de linfocitos circulantes

Los límites superiores de la normalidad son 4000/µL en adultos, 7000/µL en niños y 9000/µL en lactantes. La linfocitosis puede reflejar un aumento de la producción, una redistribución (desde la médula ósea u órganos linfáticos secundarios) o una disminución de la muerte celular. El aumento de la producción de linfocitos benignos se produce con mayor frecuencia en respuesta a infecciones o inflamaciones. Los linfocitos benignos reactivos presentan una morfología heterogénea e incluyen linfocitos «atípicos» (figs. 20-49 y 20-50). La mononucleosis infecciosa debida a infección por VEB es la causa más frecuente de linfocitosis reactiva, pero otras infecciones virales pueden producir síndromes similares (p. ej., CMV). Otras causas menos frecuentes de linfocitosis reactiva son la tos ferina, las infecciones bacterianas crónicas como la tuberculosis y la brucelosis, el estrés y el tabaquismo. La linfocitosis absoluta persistente superior a 4000/µL, sobre todo en adultos, debe hacer sospechar

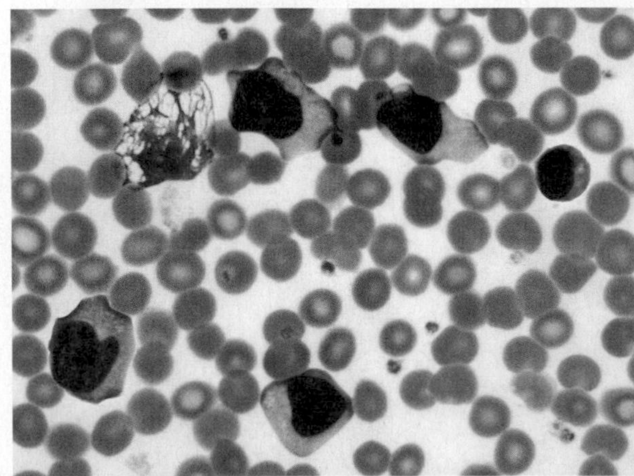

FIGURA 20-50. Mononucleosis infecciosa. Una linfocitosis absoluta causada por una población heterogénea de células linfáticas pequeñas y grandes, entre las que se incluyen linfocitos atípicos, es característica del trastorno causado por el virus de Epstein-Barr.

un trastorno linfoproliferativo y requiere evaluación adicional. Los linfocitos malignos suelen ser uniformes en tamaño y forma debido a la naturaleza clonal.

La plasmocitosis de la médula ósea puede indicar un trastorno de las células plasmáticas

- **Células plasmáticas en sangre periférica**: las células plasmáticas son células de linaje B con diferenciación terminal y circulan en la sangre con poca frecuencia. Cuando se observan, suelen formar parte del espectro de células linfáticas en síndromes similares a la mononucleosis infecciosa causados por virus distintos del VEB. La presencia de células plasmáticas circulantes en adultos deben hacer sospechar la posible presencia de neoplasias de células plasmáticas, como el mieloma de células plasmáticas (MCP) o la leucemia de células plasmáticas (*v.* más adelante).
- **Plasmocitosis reactiva de la médula ósea**: las células plasmáticas representan normalmente menos del 3% de las células de la médula ósea. La plasmocitosis puede ser policlonal o monoclonal, distinción que puede realizarse mediante citometría de flujo: en condiciones benignas, las células plasmáticas producen Ig con diferente restricción de cadenas ligeras y conservan los antígenos de superficie normales. En niños y adultos jóvenes, las plasmocitosis son sobre todo reactivas, por infecciones crónicas o trastornos inflamatorios sistémicos, en particular enfermedades autoinmunitarias. La plasmocitosis también puede acompañar a una neoplasia metastásica en la médula ósea. ***Una plasmocitosis de la médula ósea superior al 10% suele reflejar una neoplasia de células plasmáticas.*** Tanto en las proliferaciones de células plasmáticas reactivas como en las neoplásicas, la Ig puede acumularse en el citoplasma y formar glóbulos eosinófilos prominentes, denominados **cuerpos de Russell**. Del mismo modo, las células plasmáticas benignas y neoplásicas pueden contener seudoinclusiones nucleares (**cuerpos de Dutcher**), que representan Ig invaginada en el núcleo y observada en cortes transversales.

La linfocitopenia suele reflejar una disminución de los linfocitos T colaboradores

La linfocitopenia en sangre periférica se define como un recuento de linfocitos en sangre inferior a 1500/µL en adultos o inferior a 3000/µL en niños. Dado que los linfocitos T colaboradores ($CD4^+$) son los linfocitos más abundantes en la sangre, la linfocitopenia suele significar una disminución de estos. La evaluación de la linfocitopenia incluye anamnesis, exploración física, evaluación de las subpoblaciones de linfocitos y valores de Ig. Existen varios mecanismos por los cuales se produce una linfocitopenia:

- **Disminución de la producción de linfocitos**: varios síndromes de inmunodeficiencia congénita y adquirida conllevan una reducción de la generación de linfocitos.
- **Aumento de la destrucción de linfocitos**: ciertos tratamientos, como la radioterapia, la quimioterapia, la globulina antilinfocítica y los corticoesteroides, destruyen los linfocitos. Algunas infecciones, en particular el VIH y la sepsis bacteriana o fúngica, también son causas frecuentes. En la sepsis, además de la apoptosis, los linfocitos disminuyen en la sangre porque migran y se redistribuyen hacia los tejidos afectados.
- **Pérdida de linfocitos**: los trastornos intestinales relacionados con daño de los conductos linfáticos pueden conducir a la pérdida de linfa y linfocitos hacia la luz intestinal. Estos trastornos incluyen enteropatías perdedoras de proteínas, enfermedad de Whipple y trastornos que se acompañan de presión venosa central aumentada (p. ej., insuficiencia cardíaca derecha y pericarditis constrictiva crónica). El daño inmunitario de los linfocitos puede producirse en enfermedades del colágeno vascular como el LES.

La **linfadenitis supurativa aguda** se produce en los nódulos linfáticos que drenan los focos de infecciones bacterianas agudas. Estos nódulos experimentan un rápido aumento de tamaño debido al edema y la hiperemia, y suelen ser dolorosos a la palpación por la distensión de sus cápsulas. Básicamente son abscesos, con neutrófilos, fibrina, macrófagos blandos y tejido necrótico. Las infecciones fúngicas pueden ir acompañadas de linfadenitis supurativas menos agudas y más localizadas.

La hiperplasia linfática reactiva es un crecimiento benigno y reversible de los nódulos linfáticos debido a la estimulación antigénica

Entre las causas frecuentes del aumento de tamaño de los nódulos linfáticos se incluyen: infecciones, trastornos autoinmunitarios, ciertos medicamentos, enfermedad de Castleman (*v.* más adelante), histiocitosis, linfadenitis de Kikuchi y sarcoidosis. La hiperplasia nodular puede afectar algunos o todos los componentes. Así, se reconocen cuatro patrones: patrón folicular (principalmente linfocitos B), hiperplasia paracortical difusa (zona T), histiocitosis sinusal o patrón mixto (fig. 20-51). La aspiración con aguja fina, la biopsia central o, en el mejor de los casos, la biopsia por excisión ayudan al diagnóstico, pero la edad del paciente y la anamnesis son cruciales para evaluar cualquier linfadenopatía.

La histología y la magnitud del aumento de tamaño de los nódulos linfáticos en la hiperplasia reactiva se relacionan con la edad del paciente (los niños tienden a mostrar mayor inmunorreactividad que los adultos), el estado inmunitario del huésped y el estímulo desencadenante.

La localización de los nódulos afectados en la linfadenopatía reactiva a menudo proporciona una pista sobre su causa. Por ejemplo, los nódulos linfáticos auriculares posteriores suelen estar aumentados de tamaño en la infección por rubéola; los nódulos linfáticos occipitales, en las infecciones del cuero cabelludo; los nódulos linfáticos cervicales posteriores, en la toxoplasmosis; los nódulos linfáticos axilares, en las infecciones de los brazos o la pared torácica; y los nódulos linfáticos inguinales, en las infecciones venéreas y de las piernas. La linfadenopatía generalizada puede aparecer en infecciones sistémicas, hipertiroidismo, reacciones de hipersensibilidad a fármacos y enfermedades autoinmunitarias.

Hiperplasia folicular reactiva

La **hiperplasia de los folículos secundarios** (folículos agrandados con centros germinales prominentes) indica inmunorreactividad de linfocitos B. En la **hiperplasia folicular reactiva inespecífica**, los folículos hiperplásicos prominentes expanden la corteza del nódulo linfático. La arquitectura nodular está distorsionada, pero no borrada por completo (figs. 20-51 y 20-52). Los folículos son redondos o irregulares y pueden unirse. Los linfocitos B activados en estos folículos van desde células pequeñas con núcleos irregulares y escindidos hasta células grandes: centroblastos e inmunoblastos. Las figuras mitóticas son frecuentes y se relacionan (macrófagos de cuerpo tangible, con abundante citoplasma pálido que contiene restos nucleares y citoplasmáticos picnóticos) también son característicos de la hiperplasia folicular benigna. Un manto bien definido de linfocitos B pequeños normales rodea los folículos y los separa de manera clara de las regiones interfoliculares.

La causa de la hiperplasia folicular reactiva inespecífica suele ser desconocida, aunque una causa viral, farmacológica o inflamatoria se sospecha con frecuencia. Las características de un curso clínico rápido y la resolución completa de la linfadenopatía siguen a la eliminación del estímulo.

La linfadenopatía reactiva (localizada o generalizada) caracterizada por hiperplasia folicular y plasmocitosis interfolicular es frecuente en la artritis reumatoide. También se produce de manera precoz en la infección por VIH. Los nódulos linfáticos de los pacientes con VIH/sida presentan una elevada incidencia de linfomas (p. ej., linfoma difuso de linfocitos B, linfoma de Burkitt [LB], linfoma de Hodgkin clásico; *v.* más adelante), sarcoma de Kaposi o infección oportunista (p. ej., con micobacterias atípicas o CMV).

Hiperplasia paracortical

La hiperplasia paracortical (interfolicular) de la corteza profunda o paracorteza, es característica de la inmunorreactividad de los linfocitos T.

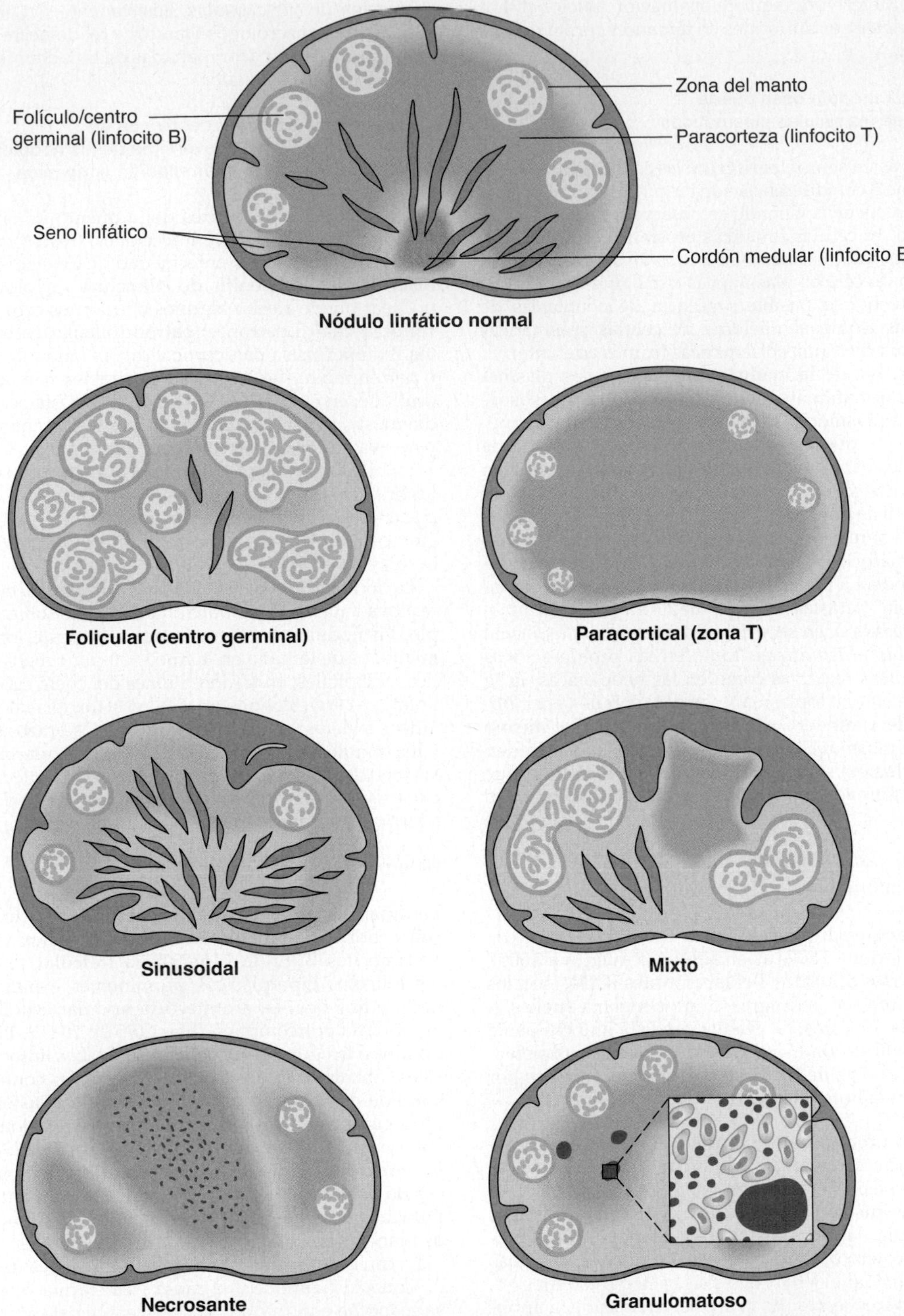

FIGURA 20-51. Patrones de linfoadenopatía reactiva. Los principales patrones de hiperplasia reactiva contrastan con la arquitectura de un nódulo linfático normal. La **hiperplasia folicular**, con un número mayor de folículos agrandados y de forma irregular, es característica de la inmunorreactividad del linfocito B. La **hiperplasia interfolicular,** con expansión de la paracorteza, es típica de la inmunorreactividad por linfocitos T. El **patrón sinusoidal** es tipificado por la expansión de los senos por macrófagos blandos. Este patrón se observa en las proliferaciones reactivas del sistema fagocitario-mononuclear. Un **patrón mixto** de hiperplasia folicular, interfolicular y sinusoidal es común en una variedad de reacciones inmunitarias complejas. En la **linfoadenitis necrosante,** las variables de necrosis se encuentran dentro de los nódulos linfáticos, con o sin la presencia de neutrófilos. Agrupamientos cohesionados de macrófagos y en ocasiones de células gigantes multinucleadas son característicos del **patrón de inflamación granulomatosa.**

La **hiperplasia paracortical (interfolicular) reactiva difusa inespecífica** (fig. 20-51) suele deberse a infecciones virales o reacciones inmunitarias. Aunque a menudo se desconoce la causa precisa, la afección suele resolverse rápidamente. Entre los desencadenantes virales comunes se encuentran la infección por varicela-herpes zóster, el sarampión y el virus del herpes simple.

La linfadenopatía en el LES se caracteriza por hiperplasia interfolicular con inmunoblastos y células plasmáticas prominentes, así como necrosis o hemorragia pronunciadas de forma variable. Es frecuente la arteriolitis con necrosis fibrinoide de las paredes vasculares. Son frecuentes los «cuerpos de hematoxilina», que son aglomeraciones extracelulares de 5 µm a 12 µm de material amorfo necrótico. A diferencia de la linfadenitis supurativa aguda, la linfadenitis relacionada con el LES carece de neutrófilos. El cuadro clínico es informativo, con citopenias, esplenomegalia y autoanticuerpos.

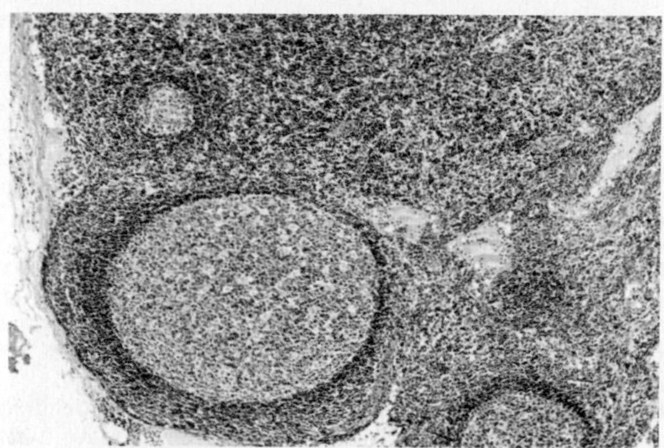

FIGURA 20-52. Nódulo linfático con hiperplasia folicular reactiva. Un corte de un nódulo linfático hiperplásico muestra folículos muy agrandados (centros germinales) que contienen numerosos macrófagos con citoplasma pálido.

La linfadenopatía dermatopática se presenta en las dermatosis crónicas

La linfadenopatía dermatopática es una proliferación paracortical de linfocitos T causada por varias enfermedades crónicas de la piel. Los lípidos, la melanina y la hemosiderina drenan de la piel afectada a los nódulos linfáticos regionales. Los nódulos linfáticos que drenan muestran reacción inmunitaria al material antigénico que llega allí desde la piel y que se acumula principalmente en los macrófagos paracorticales. Una población celular heterogénea expande la paracorteza, población que incluye células de Langerhans, CDI e histiocitos. Los histiocitos contienen lípidos o pigmentos como la melanina. Los senos medulares están distendidos y llenos de histiocitos, células plasmáticas y eosinófilos.

Patrones mixtos de hiperplasia reactiva de los nódulos linfáticos

Algunas enfermedades infecciosas se relacionan con patrones mixtos de hiperplasia linfática, en los que destacan varias características diferentes. Por ejemplo, en la **toxoplasmosis** se observa una hiperplasia folicular prominente y pequeñas acumulaciones de macrófagos epitelioides dispersos por las regiones interfoliculares y alrededor de los folículos hiperplásicos (figs. 20-51 y 20-53). La **enfermedad por arañazo de gato** provoca hiperplasia folicular y granulomas supurativos de aspecto estrellado (fig. 20-54). La histología muestra pequeños abscesos con necrosis central rodeados de macrófagos epitelioides. La linfadenitis causada por el **linfogranuloma venéreo** y la **tularemia** (*v.* cap. 9) se parece a la observada en la enfermedad por arañazo de gato. Los nódulos linfáticos de la **mononucleosis infecciosa** presentan folículos hiperplásicos con centros germinales reactivos (con muchos linfocitos B y macrófagos de cuerpo teñibles), y también expansión de la paracorteza interfolicular por láminas de linfocitos T activados. Además, suele haber dilatación de los senos.

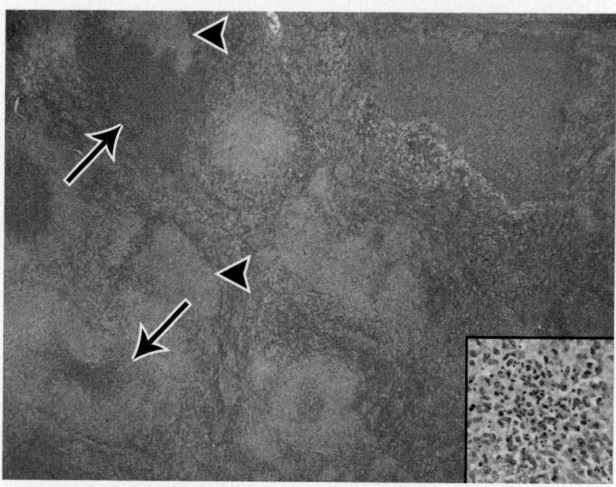

FIGURA 20-54. Enfermedad por rasguño de gato. Hiperplasia folicular (*puntas de flecha*) está marcada por granulomas de forma irregular (*flechas*), que en ocasiones invaden los centros germinales. *Recuadro:* los granulomas están compuestos de núcleos centrales de neutrófilos con macrófagos circundantes.

La histiocitosis sinusal es un aumento de los macrófagos que recubren los senos de los nódulos

En histiocitosis sinusal se produce un incremento en los macrófagos hísticos (histiocitos) dentro de los senos subcapsulares y trabeculares de los nódulos linfáticos (figs. 20-51 y 20-55). Los histiocitos sinusales derivan de los monocitos sanguíneos. La histiocitosis sinusal son frecuentes en los nódulos linfáticos que drenan sitios de carcinomas y, con menor frecuencia, en focos inflamatorios e infecciosos. La naturaleza de los restos fagocíticos en el citoplasma de dichos macrófagos ayuda a identificar el origen del proceso.Por ejemplo, el pigmento antracótico se acumula en los macrófagos de los nódulos linfáticos mediastínicos que presentan histocitosis sinusal. Los macrófagos que contienen eritrocitos y pigmento de hemosiderina caracterizan los casos de AHAI y los sitios de drenaje de las hemorra-

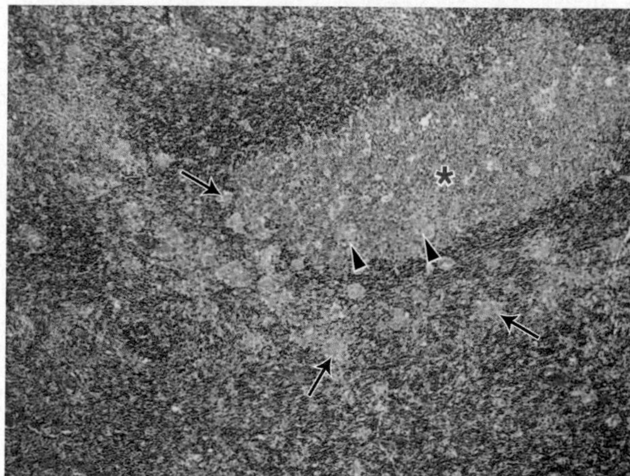

FIGURA 20-53. Toxoplasmosis. El patrón de toxoplasmosis en los nódulos linfáticos se caracteriza por hiperplasia folicular (*), con grupos de macrófagos epitelioides rosados dispersos, aparentemente manchados al azar en medio de los centros germinales (puntas de flecha) y área en el manto y la zona marginal, así como en todo el nódulo (*flechas*).

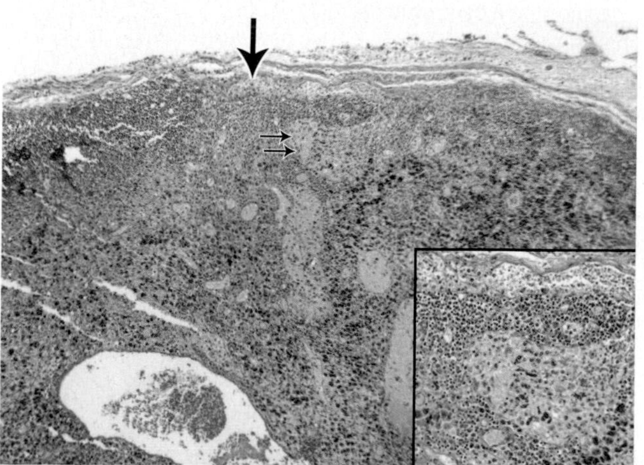

FIGURA 20-55. Histiocitosis de los sinuosides. En este nódulo linfático hiliar, los macrófagos son prominentes en el seno subcapsular (*flecha única*) y también en los senos de drenaje (*flechas dobles*). *Recuadro:* una proyección con gran aumento muestra macrófagos grandes y rosas, tanto en la parte inferior del seno subcapsular como en el seno de drenaje.

gias. La histiocitosis sinusal puede o no causar un aumento de tamaño de los nódulos linfáticos. La histiocitosis sinusal común no debe confundirse con la **histiocitosis sinusal con linfadenopatía masiva (enfermedad de Rosai-Dorfman**; *v.* más adelante), en la que la linfadenopatía bilateral prominente (normalmente cervical) refleja una marcada expansión de los senos de los nódulos linfáticos por histiocitos que contienen linfocitos intactos (emperipolesis). La mayoría de los casos de enfermedad de Rosai-Dorfman se dan en adolescentes, a veces junto con un episodio febril breve y/o sudores nocturnos. Los casos raros son más agresivos, con disfunción inmunitaria que se manifiesta como autoanticuerpos, inflamación articular o glomerulonefritis.

LINFOMAS

Los linfomas son neoplasias linfocíticas clonales. Los linfomas de linfocitos B, T y NK pueden ser **inmaduros** (derivados de células precursoras; linfoblastos) o **maduros** (derivados de células efectoras maduras). Estos últimos son más frecuentes. Aunque todos los linfomas son malignos, muestran amplio espectro de comportamiento clínico: algunos siguen un curso clínico poco maligno (y pueden incluso no requerir tratamiento), mientras que otros son muy agresivos (y pueden causar la muerte en poco tiempo, si no se tratan).

Los linfomas afectan sobre todo los nódulos linfáticos, pero pueden afectar cualquier tejido u órgano (p. ej., tubo digestivo, tiroides, hígado, piel, pulmones, cerebro). Si las células del linfoma están presentes en la sangre y/o la médula ósea, el tumor es «leucémico» o «periferilizado».

Más allá de las categorías generales de los tipos de linfoma de linfocitos B, T y NK, los linfomas se clasifican además de acuerdo con la célula postulada de origen, su homóloga celular normal, el inmunofenotipo, las alteraciones moleculares/genéticas, las características clínicas y la morfología.

El linfoma de Hodgkin (LH) se clasifica por separado del linfoma no hodgkiniano (LNH). La clasificación de la OMS de los tumores linfáticos tiene en cuenta todos estos parámetros y actualmente la utilizan tanto anatomopatólogos como clínicos. En la tabla 20-17 se muestran los principales tipos reconocidos de linfomas de linfocitos

TABLA 20-17
CLASIFICACIÓN DE LA OMS 2016 DE LAS NEOPLASIAS LINFÁTICAS, HISTIOCÍTICAS Y DENDRÍTICAS MADURAS

Neoplasias de linfocitos B maduros

- Leucemia linfocítica crónica/linfoma linfocítico de células pequeñas
- Linfocitosis monoclonal de linfocitos B
- Leucemia prolinfocítica de linfocitos B
- Linfoma esplénico de la zona marginal
- Tricoleucemia
- *Linfoma esplénico/leucemia esplénica de linfocitos B, inclasificable*
  - *Linfoma esplénico difuso de linfocitos B pequeños de pulpa roja*
  - *Tricoleucemia-variante*
- Linfoma linfoplasmocitario
  - Macroglobulinemia de Waldenström
- Gammapatía monoclonal de significado incierto, IgM
- Enfermedad de cadena pesada μ
- Enfermedad de cadena pesada γ
- Enfermedad de cadena pesada α
- Gammapatía monoclonal de significado incierto, IgG/A
- Mieloma de células plasmáticas
- Plasmocitoma óseo solitario
- Plasmocitoma extraóseo
- Enfermedades por depósito de inmunoglobulinas monoclonales
- Linfoma de zona marginal extranodular de tejido linfático asociado a mucosa (linfoma MALT)
- Linfoma de la zona marginal nodular
  - *Linfoma de la zona marginal nodular pediátrico*
- Linfoma folicular
  - Neoplasia folicular *in situ*
  - Linfoma folicular de tipo duodenal
- Linfoma folicular de tipo pediátrico
- *Linfoma de linfocitos B grandes con reordenamiento IRF4*
- Linfoma cutáneo primario del centro folicular
- Linfoma de células del manto
  - Neoplasia de células del manto *in situ*
- Linfoma difuso de linfocitos B grandes (LDLBG), sin especificar
  - Tipo de linfocitos B de centro germinal
  - Tipo de linfocitos B activados
- Linfoma de linfocitos B grandes rico en linfocitos T/histiocitos
- LDCBG primario del sistema nervioso central (SNC)
- LDLBG cutáneo primario, tipo pierna
- LDLBG VEB⁺, sin especificar
- *Úlcera mucocutánea* VEB⁺
- LDCBG asociado a inflamación crónica
- Granulomatosis linfomatoide
- Linfoma mediastínico primario (tímico) de linfocitos B grandes
- Linfoma intravascular de linfocitos B grandes
- Linfoma de linfocitos B grandes ALK⁺
- Linfoma plasmablástico
- Linfoma primario con derrame
- *DLBCL* HHV8⁺, sin especificar
- Linfoma de Burkitt
- *Linfoma tipo Burkitt con aberración 11q*
- Linfoma de linfocitos B de alto grado, con reordenamientos MYC y BCL2 y/o BCL6
- Linfoma de linfocitos B de alto grado, sin especificar
- Linfoma de linfocitos B, inclasificable, con características intermedias entre el LDCBG y linfoma de Hodgkin clásico

Neoplasias de linfocitos T y NK maduros

- Leucemia prolinfocítica de linfocitos T
- Leucemia linfocítica granular de linfocitos T
- *Trastorno linfoproliferativo crónico de linfocitos NK*
- Leucemia agresiva de linfocitos NK
- Linfoma sistémico de linfocitos T VEB⁺ de la infancia
- Trastorno linfoproliferativo de tipo hidroa vacciniforme
- Leucemia/linfoma de linfocitos T en adultos
- Linfoma extranodular de linfocitos NK/T, tipo nasal
- Linfoma de linfocitos T asociado a enteropatía
- Linfoma intestinal epiteliotrópico monomorfo de linfocitos T
- *Trastorno linfoproliferativo poco agresivo de linfocitos T del tubo digestivo*
- Linfoma hepatoesplénico de linfocitos T
- Linfoma subcutáneo de linfocitos T de tipo paniculitis

TABLA 20-17

CLASIFICACIÓN DE LA OMS 2016 DE LAS NEOPLASIAS LINFATICAS, HISTIOCÍTICAS Y DENDRÍTICAS MADURAS (*CONTINUACIÓN*)

Micosis fungoide	LH con esclerosis nodular
Síndrome de Sézary	LH clásico rico en linfocitos
Trastornos linfoproliferativos cutáneos primarios de linfocitos T CD30+	LH clásico de celularidad mixta
Papulosis linfomatoide	LH clásico con agotamiento de linfocitos
Linfoma anaplásico cutáneo primario de células grandes	**Trastornos linfoproliferativos postrasplante (TLPT)**
Linfoma cutáneo primario de linfocitos T γδ	TLPT - Hiperplasia plasmocítica
Linfoma cutáneo primario de linfocitos T citotóxicos CD8+ *agresivo epidermotropo*	TLPT - Mononucleosis infecciosa
Linfoma primario cutáneo acro de linfocitos T CD8+	TLPT - Hiperplasia folicular florida
Trastorno linfoproliferativo cutáneo primario de linfocitos T pequeños/medianos CD4 +	TLPT polimorfo
Linfoma periférico de linfocitos T, sin especificar	TLPT monomorfo (tipos de linfocitos B y T/NK)
Linfoma angioinmunoblástico de linfocitos T	TLPT - Linfoma de Hodgkin clásico
Linfoma folicular de linfocitos T	**Neoplasias histiocíticas y de células dendríticas**
Linfoma periférico nodular de linfocitos T con fenotipo TFH	Sarcoma histiocítico
Linfoma anaplásico de células grandes, ALK+	Histiocitosis de células de Langerhans
Linfoma anaplásico de células grandes, ALK	Sarcoma de células de Langerhans
Linfoma anaplásico de células grandes asociado a implantes mamarios	Tumor de células dendríticas indeterminado
Linfoma de Hodgkin (LH)	Sarcoma de células dendríticas interdigitantes
LH nodular con predominio de linfocitos	Sarcoma folicular de células dendríticas
Linfoma de Hodgkin clásico	Tumor fibroblástico de células reticulares
	Xantogranuloma juvenil diseminado
	Enfermedad de Erdheim-Cheste

Reimpreso con permiso de Swerdlow SH, Campo E, Pileri SA, et al. The 2016 revision of the World Health Organization classification of lymphoid neoplasms. *Blood*. 2016;127(20):2375--2390.

B, T y NK. A continuación, se comentan algunos ejemplos seleccionados.

La leucemia linfoblástica /linfoma linfoblástico de linfocitos B precursores son neoplasias malignas de linfoblastos B inmaduros

Las células malignas de la leucemia linfoblástica de linfocitos B son linfocitos B precursores (**linfoblastos**). Los tumores linfoblásticos B que se presentan con afectación de la médula ósea y la sangre son **leucemias linfoblásticas B** (o **LLA-B**). Los tumores linfoblásticos B que cursan con enfermedad extramedular (p. ej., nódulos linfáticos, timo, piel) son **linfomas linfoblásticos de linfocitos B (LLB-B)**. Los linfoblastos B normales, o **hematogonias** (*v.* anteriormente), se parecen a los linfoblastos B neoplásicos, en morfología e inmunofenotipo. Las hematogonias, al igual que los linfoblastos B neoplásicos, producen TdT nuclear (*v.* anteriormente) y expresan los antígenos de superficie de los linfocitos B tempranos CD10 y CD19. A diferencia de los linfocitos B leucémicos, las hematogonias son policlonales. La clonalidad de los linfocitos B puede evaluarse mediante amplificación por PCR del locus del gen de la región variable de la cadena pesada de la Ig (IgH) mediante cebadores secuencia arriba y secuencia abajo del locus VDJ reordenado. El ADN amplificado de las hematogonias se compone de múltiples fragmentos VDJ que varían en longitud (policlonal); el ADN amplificado de los tumores linfoblásticos B se compone de un único fragmento VDJ reordenado que deriva de un único clon de linfocitos B (monoclonal).

EPIDEMIOLOGÍA: *la LLA-B es la leucemia infantil más frecuente.* Aunque puede presentarse a cualquier edad, el 75 % de los casos se dan en niños menores de 6 años. Varios factores ambientales y genéticos han sido implicados como factores de riesgo, entre los cuales síndrome de Down, síndrome de Bloom, ataxia-telangiectasia, neurofibromatosis tipo I, y la exposición en el útero a radiaciones ionizantes y disolventes orgánicos como el benceno. La mayoría de los casos se presentan como leucemia y no como linfoma, a diferencia de su homólogo de linfocitos T.

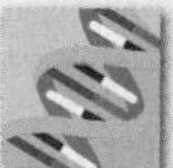

PATOGENIA MOLECULAR: las anomalías cromosómicas están presentes en la mayoría de los casos de LLA de linfocitos B precursores, inlcuidas anomalías numéricas y estructurales (tabla 20-18). Las translocaciones son comunes, incluidas t(9;22), fusión *BCR/ABL*. A diferencia de la proteína de fusión de 210 kDa en el LLB-B adulto y la LMC, la proteína de fusión (p190) es más pequeña en la LLA-B infantil. Otras alteraciones cromosómicas pueden influir en el pronóstico (tabla 20-18).

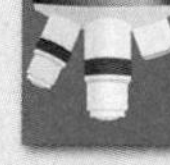

ANATOMOPATOLOGÍA: los linfoblastos son células de tamaño pequeño a mediano con una relación núcleo:citoplasma (N:C) elevada, cromatina fina, nucléolos poco visibles y citoplasma agranular (fig. 20-56). Suelen comprender al menos el 20 % de la celularidad de la médula ósea, con un número variable de blastos en sangre. Los patrones inmunofenotípicos son variables y reflejan las diferentes etapas de maduración temprana de los linfocitos B (fig. 20-47), incluidos los antígenos iniciales que indican diferenciación de linfocitos B (CD10, CD19 y TdT) y ninguna Ig de superficie.

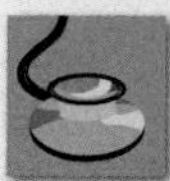

CARACTERÍSTICAS CLÍNICAS: las células leucémicas de la LLA-B proliferan en la médula ósea, donde desplazan los elementos normales de la médula y

TABLA 20-18
ANOMALÍAS GENÉTICAS COMUNES ASOCIADAS CON LAS PROLIFERACIONES DE LAS CÉLULAS LINFÁTICAS

Enfermedad	Anomalía genética/cromosómica asociada	Importancia
Leucemia/linfoma linfoblástico de linfocitos B	t(9;22) translocaciones que afectan *MLL* en 11q23	Los niños a menudo producen p190 bcr/abl, mientras que los adultos producen p210 bcr/abl a partir de t(9;22)
	Hiperdiploidía	Mejor pronóstico
	Hipodiploidía	Peor pronóstico
Leucemia/linfoma linfoblástico de linfocitos T	Genes RCT translocados a sitios que afectan *MYC, TAL1, RBTN1, RBTN2, HOX11*	Provoca la alteración en la regulación transcripcional
Leucemia linfocítica crónica de linfocitos B/ linfomas linfocíticos de células pequeñas	del 13q12-14; reordenamientos génicos frecuentes en el gen *IgVH*	
	del 11q; trisomía 12; del 17p	El locus 17p codifica p53; estos cambios confieren un pronóstico más adverso
Linfoma folicular	t(14;18)(q32;q21)	Característico, conduce a la sobreexpresión de Bcl-2
	Inactivación de p53; activación de *MYC*	Transformación a un fenotipo más agresivo
Linfoma de células del manto	t(11;14)(q13;q32)	Acontecimiento genético principal, regula al alza la ciclina D1
	Mutación en 11q22–23	Inactiva *ATM*
Linfoma de la zona marginal	t(11;18); t(1;14) Mutaciones de los genes de la región IgV; trisomía 3	Ya no responde solamente al tratamiento antibió
Linfoplasmocitario	Mutación MYD88 L265P	
Linfoma	Mutación BRAF V600E	
Tricoleucemia	Mutación BRAF V600E o MAP2K1	
Histiocitosis de células de Langerhans		
Linfoma difuso de linfocito B grande	Reordenamientos que afectan a 3q27	3q27 incluye al locus *BCL6*
	Reordenamientos t(14;18) que afectan a *MYC*	Suelen conllevar un pronóstico más adverso
Linfoma de Burkitt	Reordenamientos que afectan a *MYC:* t(8;14) o t(2:8) o t(8;22)	Reordenamiento característico
Mieloma de células plasmáticas	Reordenamientos clonales que afectan a los genes IgH y L	
	Anomalías del número cromosómico	Pronóstico adverso
	Translocaciones de IgH con *ciclina D1, C-MAF, FCFR3, ciclina D3, MAFB;* monosomía o deleción parcial del cromosoma 13	
	t(4;14); t(14;16); t(14;20); del 17p	Pronóstico más adverso
Linfoma anaplásico de células grandes	t(2;5)(que afecta la cinasa del linfoma anaplásico y los genes *NPM*)	Tiende a ocurrir en pacientes más jóvenes, regula positivamente *ALK*, mejor pronóstico

H, pesada; *Ig*, immunoglobulina; *L*, ligera; *RCT*, receptor de linfocitos T.

causan anemia, trombocitopenia y neutropenia (pancitopenia). Son frecuentes la organomegalia y la afectación del sistema nervioso central (SNC). El rápido crecimiento dentro de la médula induce dolor óseo y artralgias, que pueden ser los primeros síntomas de presentación en los niños.

El pronóstico de la LLA-B infantil suele ser excelente. Las tasas de remisión completa superan el 90%. Entre otras variables, la edad inferior a 1 año o superior a 12 años, el inicio en la edad adulta y/o la presencia de ciertas anomalías citogenéticas [p. ej., t(9;22), t(1;19), t(4;11), hipodiploidía] son indicadores de mal pronóstico. Las translocaciones que afectan el gen *MLL* en 11q23 se relacionan con un mal pronóstico, con independencia de la edad.

La leucemia linfoblástica aguda/linfoma linfoblástico de linfocitos T precursores es una neoplasia de linfoblastos T

Tanto si se presenta como leucemia linfoblástica aguda de linfocitos T (**LLA-T**) o como linfoma linfoblástico de linfocitos T (**LLB-T**), las células malignas son linfocitos T inmaduros. Al igual que ocurre con la LLA de linfocitos B precursores, la decisión de denominar al tumor leucemia o linfoma suele ser arbitraria.

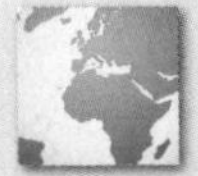

EPIDEMIOLOGÍA: la LLA-T se presenta a cualquier edad. Representa el 15% de la LLA infantil y afecta con más frecuencia a los adolescentes que a los niños más

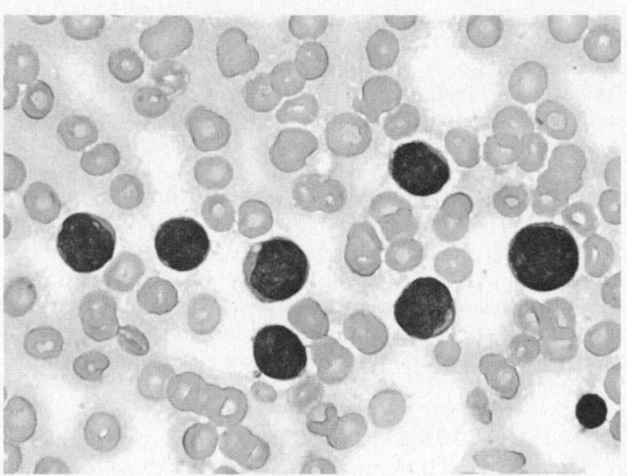

FIGURA 20-56. Leucemia linfocítica aguda. Los linfoblastos de la sangre periférica tienen núcleos irregulares y aumentados de tamaño, con cromatina nuclear fina, nucléolos visibles y cantidades variables de citoplasma agranular.

pequeños. La LLA-T es más frecuente en hombres que en mujeres. En adultos, el 25% de las leucemias linfoblásticas agudas son LLA-T. En comparación con su homóloga de linfocitos B, la LLA-T precursoras tiene más probabilidades de presentarse como un linfoma.

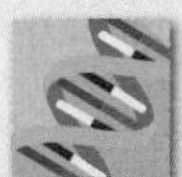

PATOGENIA MOLECULAR: los genes que codifican las cuatro cadenas de receptores de linfocitos T (cadenas α, β, γ δ) a menudo participan en translocaciones cromosómicas con genes que codifican factores de transcripción (tabla 20-18). La yuxtaposición de *loci* de receptores de linfocitos T con genes de factores de transcripción a menudo conduce a regulación transcripcional incorrecta.

ANATOMOPATOLOGÍA: los linfoblastos T tienen morfología similar a la de los linfoblastos B. La identificación correcta requiere el análisis del inmunofenotipo (fig. 20-56). El inmunofenotipo de la LLA-T refleja la diferenciación y maduración normal de los linfocitos T en la médula ósea y el timo (fig. 20-48). El antígeno de linfocitos T que se expresa de forma más temprana es CD7, seguido de CD2 y CD5. Durante la diferenciación tímica temprana, los linfocitos T expresan CD1a y CD3 citoplasmático (cCD3; CD3ε). Los timocitos corticales tempranos expresan tanto CD4 como CD8, mientras que los timocitos medulares expresan CD4 o CD8. Al igual que los linfoblastos precursores de la LLA-B, los linfoblastos de la mayoría de los casos de LLA-T expresan TdT.

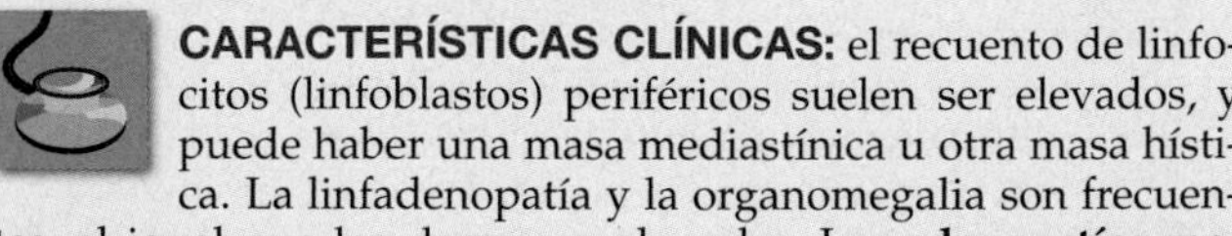

CARACTERÍSTICAS CLÍNICAS: el recuento de linfocitos (linfoblastos) periféricos suelen ser elevados, y puede haber una masa mediastínica u otra masa hística. La linfadenopatía y la organomegalia son frecuentes, al igual que los derrames pleurales. Las **adenopatías mediastínicas** son frecuentes en los adolescentes hombres. La afectación mediastínica puede presentarse a veces con dificultad respiratoria por compresión de las vías aéreas centrales o síndrome de la vena cava superior por compresión de la vena cava.

Los linfomas de linfocitos B maduros son el tipo más frecuente de linfoma en el mundo occidental

Las neoplasias de linfocitos B maduros son proliferaciones clonales de linfocitos B diferenciados. A medida que los linfocitos B progresan a través de los pasos de diferenciación y maduración desde linfocitos B indiferenciados a linfocitos B de memoria y células plasmáticas, los linfomas pueden surgir en cualquier punto a lo largo de esta vía (fig. 20-47).

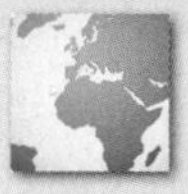

EPIDEMIOLOGÍA: los linfomas de linfocitos B maduros representan más del 90% de las neoplasias linfáticas en todo el mundo, si bien la frecuencia de los tipos específicos varía en las distintas regiones. Por ejemplo, el linfoma de linfocitos B es endémico en las regiones de África ecuatorial y Nueva Guinea, donde el paludismo es endémico, pero solo representa entre el 1% y el 2% de los linfomas en los países industrializados. Del mismo modo, el linfoma folicular (LF) es más frecuente en Estados Unidos y Europa occidental que en Sudamérica, Europa oriental y Asia. ***En todo el mundo, los linfomas más frecuentes son el linfoma difuso de células grandes (37%), el LF (29%), excluido el linfoma de Hodgkin, y el MCP (tabla 20-19).***

La mayoría de los linfomas de linfocitos B maduros se dan en adultos mayores. Una variante de linfoma difuso por linfocitos B grandes, conocido como linfoma mediastínico por linfocito B grande, representa una excepción, ya que se observa con más frecuencia a una edad promedio de 35 años. Los linfomas de linfocitos B maduros distintos del LB y el linfoma difuso por linfocitos B grandes son poco frecuentes en niños. Los factores de riesgo de desarrollo de linfoma de linfocitos B incluyen inmunodeficiencia (p. ej., infección por VIH, inmunosupresión yatrógena, inmunodeficiencia congénita), enfermedades autoinmunitarias, agentes infecciosos (p. ej., VEB, virus del herpes humano 8 [VHH-8], virus de la hepatitis C, *Helicobacter pylori*, *Chlamydia*), exposiciones ambientales (p. ej., herbicidas, pesticidas) y polimorfismos genéticos de genes inmunorreguladores.

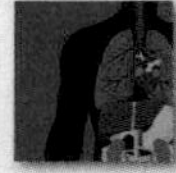

FISIOPATOLOGÍA: la mayoría de los linfomas periféricos de linfocitos B se desarrollan sin causa aparente. Sin embargo, el deterioro inmunitario y ciertos agentes infecciosos suelen estar relacionados con dicho desarrollo (tabla 20-20). La inmunodeficiencia causada por la infec-

TABLA 20-19
FRECUENCIA DE LINFOMAS POR LINFOCITOS B Y T/NK

Diagnóstico	Casos totales (%)
Linfoma difuso por linfocito B grande	30.6
Linfoma folicular	22.1
Linfoma MALT	7.6
Linfomas por linfocitos T maduros (excepto LACG)	7.6
Leucemia linfocítica crónica/linfoma linfocítico de células pequeñas	6.7
Linfoma de células del manto	6.0
Linfoma mediastínico por linfocitos B grandes	2.4
Linfomas anaplásico de células grandes	2.4
Linfoma de Burkitt	2.5
Linfoma de la zona nodular marginal	1.8
Linfoma linfoblástico por linfocitos T precursores	1.7
Linfoma linfoplasmacítico	1.2
Otros tipos	7.4

LACG, linfoma anaplásico de células grandes; *NK, natural killer; MALT*, tejido linfático asociado a mucosas.

TABLA 20-20

TRASTORNOS CON RIESGO AUMENTADO DE LINFOMA MALIGNO SECUNDARIO

Síndrome de Sjögren
Tiroiditis de Hashimoto
Receptores de trasplante renal y cardíaco
Sida
Infección por VEB
Infección por VHH-8
Gastritis positiva a *Helicobacter pylori*
Hepatitis C
Síndromes de deficiencia inmunitaria congénita
Chediak-Higashi
Wiskott-Aldrich
Ataxia-telangiectasia
Deficiencia de IgA
Deficiencia inmunitaria combinada grave
Enfermedad por cadena pesada α
Enfermedad celíaca
Linfoma de Hodgkin (postratamiento)

Ig, inmunoglobulina; *Sida*, síndrome de inmunodeficiencia adquirida; *VEB*, virus de Epstein-Barr; *VHH*, virus del herpes humano.

ción de VIH y la inmunosupresión terapéutica en receptores de aloinjertos favorecen el desarrollo de linfoma de linfocitos B grandes de alto grado positivo para VEB o LB. Los linfomas de linfocitos B de bajo grado tienden a desarrollarse en pacientes con **enfermedades autoinmunitarias**. Por ejemplo, los pacientes con enfermedad de Sjögren o tiroiditis de Hashimoto (*v.* caps. 30, en línea; 21 y 23) pueden desarrollar linfoma extranodular de linfocitos B de la zona marginal (linfoma MALT). El **VEB** está relacionado con el LB endémico, así como con los linfomas relacionados con VIH y con estados de inmunosupresión. El VHH-8 y el virus de la hepatitis C también predisponen a linfomas de linfocitos B: linfoma con derrame primario y linfoma linfoplasmocitario (LLP) relacionado con crioglobulinemia de tipo 2, respectivamente. Los linfomas MALT se relacionan con frecuencia a infecciones gástricas por *H. pylori* (*v.* cap. 13) y suelen remitir tras el tratamiento antibiótico.

Los linfomas se clasifican según sus respectivos homólogos linfocitarios normales (fig. 20-47). Después del estadio precursor, los linfocitos B sufren reordenamientos del gen *VDJ* de la Ig y maduran hasta convertirse en linfocitos B indiferenciados positivos para IgM e IgD de superficie, que a menudo expresan CD5. Estos linfocitos B maduros, pero indiferenciados, pueden dar lugar a algunos casos de leucemia linfocítica crónica (LLC)/linfoma linfocítico de células pequeñas (LLCP) y a linfoma de células del manto (LCM), con sobreexpresión del activador del ciclo celular ciclina D_1 (debido a la translocación de ciclina D_1). Los LF derivan de linfocitos B del centro germinal (centroblastos y/o centrocitos) que sobreexpresan el inhibidor de la apoptosis Bcl-2 (debido a la translocación de Bcl-2), lo que les confiere una ventaja de supervivencia. El LB y el linfoma difuso de linfocitos B grandes (LDLBG) de tipo CG también derivan de linfocitos B de centro germinal.

Los linfocitos B de memoria en fase tardía residen en las zonas marginales de los folículos linfáticos. Los **linfomas de la zona marginal** incluyen el **linfoma esplénico de la zona marginal**, el **linfoma nodular de la zona marginal** y el **linfoma MALT**. Los linfomas MALT surgen en zonas extranodulares como el estómago, la piel, el pulmón, la conjuntiva y las glándulas salivales. Los linfocitos B de memoria también pueden dar lugar a un subgrupo de casos de LLC/LLCP. Las células plasmáticas son linfocitos B de centro germinal con diferenciación terminal. Producen y liberan grandes cantidades de proteína de anticuerpo (Ig). Las células plasmáticas, a diferencia de los linfocitos B, carecen de Ig detectable en la superficie celular (Igs) y expresan, en su lugar, Ig citoplasmática (Igc). Las células plasmáticas pueblan los nódulos linfáticos, el bazo, el tubo digestivo y la médula ósea, donde pueden dar lugar a tumores de células plasmáticas, como la **gammapatía monoclonal de significado incierto** (**GMSI**), el **mieloma múltiple** y el **plasmocitoma**.

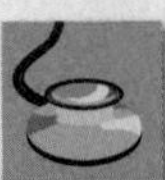

CARACTERÍSTICAS CLÍNICAS: el comportamiento clínico del linfoma de linfocitos B se basa en gran medida en la extensión de la enfermedad (estadio), la afectación de órganos, la anatomopatología (morfología e inmunofenotipo) y las anomalías genéticas. ***Los linfomas de linfocitos B compuestos por linfocitos maduros pequeños suelen seguir un curso clínico poco agresivo, pero los linfomas de linfocitos B compuestos por células grandes suelen ser agresivos.*** Así, entre los linfomas de linfocitos B menos agresivos se incluyen la LLC/LLCP, el LF, el linfoma MALT extranodular y el LLP. Ejemplos de linfomas agresivos de linfocitos B son el LDLBG, el LB y LCM.

Por el contrario, aunque los linfomas menos agresivos progresan lentamente, suelen ser incurables con el tratamiento estándar, a diferencia de los linfomas agresivos, que progresan rápidamente, pero a menudo son curables con tratamientos convencionales.

El análisis que viene a continuación sobre los linfomas de linfocitos B sigue el paradigma de desarrollo de linfocitos B que se esboza en la figura 20-47.

Leucemia linfocítica crónica de linfocitos B/linfoma linfocítico de células pequeñas

La LLC de linfocitos B es una neoplasia linfática maligna de bajo grado, a menudo asintomática, que afecta principalmente a adultos de edad avanzada. Las células tumorales son linfocitos B clonales $CD5^{+}CD23+$, que comprenden una población monomorfa de linfocitos maduros pequeños con pocas células grandes mezcladas, denominadas prolinfocitos (en la sangre) o parainmunoblastos (en el tejido). La LLC puede afectar la sangre, la médula ósea, los nódulos linfáticos y/o zonas extranodulares. La enfermedad limitada a la sangre y la médula ósea (leucemia) es **LLC**. Si predominan los nódulos linfáticos y/o las masas tumorales sólidas, se prefiere el término **LLCP**. Por lo general, la LLC/LLCP de linfocitos B sigue un curso clínico poco agresivo.

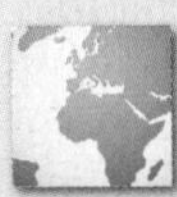

EPIDEMIOLOGÍA: *la LLC de linfocitos B es la forma más común de leucemia en adultos en el mundo occidental.* La media de edad de diagnóstico es de 65 años, con predominio masculino.

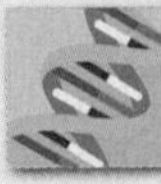

PATOGENIA MOLECULAR: la gran mayoría de casos de LLC/LLCP de linfocitos B se presentan con anomalías citogenéticas. Las más frecuentes se muestran en la tabla 20-18. La LLC de linfocitos B puede clasificarse como mutada o no mutada. Los casos no mutados no tienen mutaciones somáticas en los genes de región variable IgH (*IgVH*), un genotipo de línea germinal consistente con linfocitos B indiferenciados.

Los casos mutados presentan mutaciones somáticas en *IgVH* (reordenamiento del gen *IgVH*), genotipo que concuerda con los linfocitos B del centro posgerminal. Los casos no mutados tienden a comportarse de forma más agresiva que los mutados.

ANATOMOPATOLOGÍA: los nódulos linfáticos afectados por LLC/LLCP de linfocitos B desaparecen por la proliferación de linfocitos, en su mayoría pequeños, en un patrón vagamente nodular (fig. 20-57A). La sangre muestra linfocitosis absoluta, linfocitos maduros (en su mayoría pequeños), células borrosas desorganizadas, un artefacto en la preparación del frotis (fig. 20-57B) y un número variable (generalmente <10 %) de prolinfocitos grandes con nucléolos prominentes.

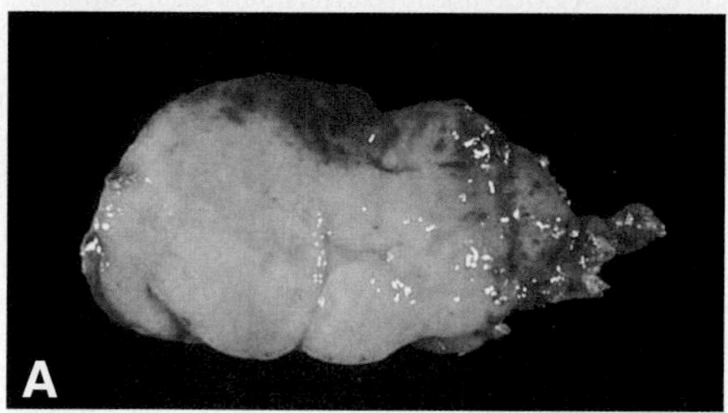

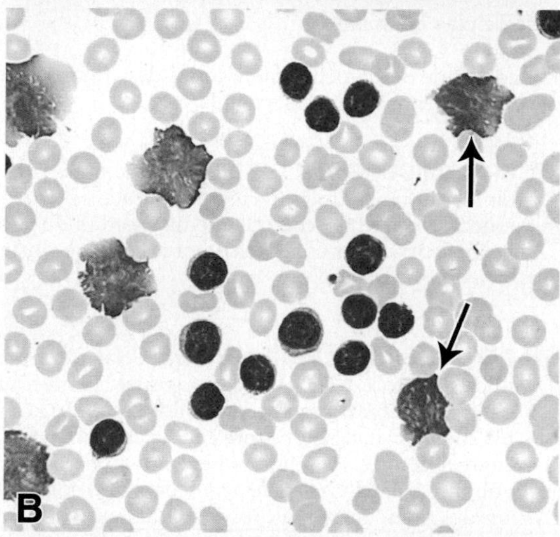

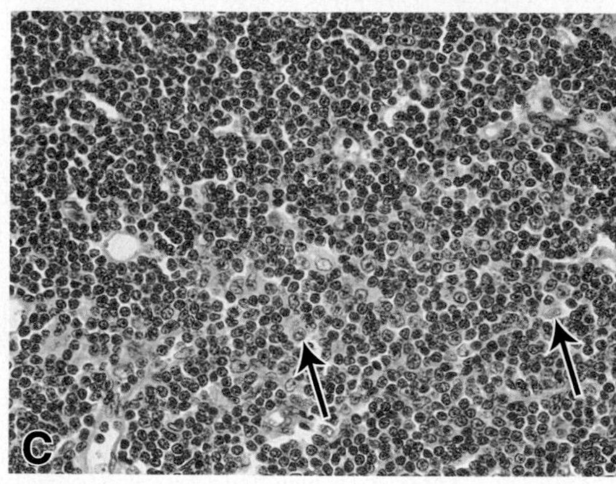

FIGURA 20-57. Linfoma linfocítico de linfocitos B pequeños/leucemia linfocítica crónica. A. Imagen directa de un nódulo linfático cortado, agrandado, que muestra el característico aspecto uniforme en carne de pescado, uniforme y brillante, de los tejidos afectados por el linfoma. **B.** Un frotis de sangre periférica muestra numerosos linfocitos de tamaño pequeño a intermedio con cromatina nuclear aglutinada. Las células desnudadas dispersas (células frágiles desde el punto de vista osmótico) también están presentes (*flechas*). **C.** Al examen microscópico, la arquitectura nodular es reemplazada por la proliferación difusa de pequeños linfocitos mezclados con un número bajo de células más grandes conocidas como parainmunoblastos (*flechas*), que se encuentran en centros de proliferación dispersa.

Para establecer un diagnóstico de LLC de linfocitos B en ausencia de enfermedad hística, los linfocitos B monoclonales circulantes deben superar los 5 000/µL. Los recuentos de linfocitos B clonales circulantes inferiores a 5 000/µL representan una linfocitosis monoclonal de linfocitos B.

El patrón vagamente nodular de LLC/LLCP se debe a zonas de tinción más clara denominadas centros de proliferación, que contienen grandes células llamadas parainmunoblastos (fig. 20-57C). La presencia de grandes láminas confluentes de parainmunoblastos u otras células linfáticas grandes puede ser preocupante en cuanto a la posible transformación a LDLBG de alto grado (*v.* más adelante). El LLC/LLCP infiltra el bazo y las áreas portales del hígado. La afectación de la médula ósea varía desde desaparición completa del espacio medular hasta infiltrados intersticiales o nodulares en parches.

El inmunofenotipo de la LLC/LLCP es característico. *Las células neoplásicas expresan antígenos del linfocito B (CD19, CD20 débil) así como CD5, CD23 y cadena ligera de Ig de superficie débil.* La LLC/LLCP es negativa para ciclina D_1 (positiva en el LCM) y CD10 (positiva en el LF). La expresión de CD38 y ZAP-70 son marcadores sustitutos para LLC/LLCP no mutada.

CARACTERÍSTICAS CLÍNICAS: la mayoría de los pacientes con LLC/LLCP son asintomáticos, y muchos casos se diagnostican incidentalmente. A menudo, el primer indicio de la enfermedad es la linfocitosis absoluta (≥5 000 linfocitos B clonales/µL). Los recuentos de eritrocitos y plaquetas son inicialmente normales, pero, a medida que avanza la enfermedad, puede aparecer anemia, trombocitopenia y/o neutropenia. En hasta un 20 % de los casos se desarrolla anemia hemolítica de mediación inmunitaria. Puede haber una pequeña paraproteína monoclonal, principalmente del tipo de cadena pesada IgM, en contraste con la paraproteína IgG del mieloma múltiple.

La inmunodeficiencia (hipogammaglobulinemia, alteración de la hipersensibilidad de tipo retardado) es frecuente, lo que aumenta el riesgo de infección. La evolución y el pronóstico de la enfermedad son variables. Ciertas anomalías genéticas pueden sugerir un pronóstico favorable o desfavorable (tabla 20-18).

La transformación a leucemia prolinfocítica o LDLBG se relaciona con una rápida progresión de la enfermedad. Esta forma de transformación se caracteriza por el empeoramiento de las citopenias, un aumento de la esplenomegalia y un incremento progresivo de los prolinfocitos o parainmunoblastos circulantes en los nódulos linfáticos u otros tejidos. La transformación a LDLBG (síndrome de Richter) se caracteriza por una masa que aumenta rápidamente de tamaño y un empeoramiento de los síntomas sistémicos. La mayoría de los pacientes que desarrollan una transformación prolinfocítica o de Richter sobreviven menos de 1 año.

Linfoma folicular

El LF es un linfoma maduro de linfocitos B de centro germinal. El LF debe presentar al menos una arquitectura parcialmente folicular (nodular) para cumplir los criterios diagnósticos. Las células neoplásicas son heterogéneas: una mezcla de centrocitos pequeños y centroblastos grandes.

El comportamiento tumoral varía de menos a más agresivo, lo que refleja en gran medida el grado histológico, que a su vez refleja el número de centroblastos en los folículos neoplásicos (el aumento de células grandes sugiere enfermedad agresiva).

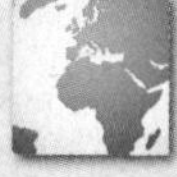

EPIDEMIOLOGÍA: el LF es el segundo linfoma más frecuente en todo el mundo, pero en Estados Unidos es el linfoma no hodgkiniano más frecuente, lo que constituye el 20 % de los linfomas adultos. Es principalmente una enfermedad de adultos, con un máximo de incidencia en la sexta década. Es poco frecuente en menores de 20 años y afecta más a las mujeres que a los hombres.

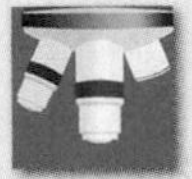

PATOGENIA MOLECULAR: la t(14:18) es la anomalía genómica característica del LF. Se encuentra hasta en el 90% de los tumores de grado 1 y 2 (los denominados LF de bajo grado; tabla 20-18). Situado bajo el control del promotor IgH, altamente activo, en el cromosoma 14, el aumento de la transcripción del gen *Bcl-2* en el cromosoma 18 conduce a la sobreexpresión de la proteína antiapoptótica Bcl-2. ***Bcl-2 inhibe la apoptosis y proporciona una ventaja de supervivencia a las células del linfoma.*** Además del reordenamiento *Bcl-2/IgH*, en el LF pueden producirse otras alteraciones genéticas, algunas de las cuales se relacionan con la progresión/transformación de formas menos agresivas de bajo grado a LF o LDLBG de grado 3 más agresivos (tabla 20-18).

ANATOMOPATOLOGÍA: los nódulos linfáticos (u otros tejidos) afectados por un LF presentan un patrón claramente nodular (folicular) o una combinación de patrones arquitectónicos nodulares y difusos (fig. 20-58). Los folículos neoplásicos están presentes en alta densidad y con frecuencia se encuentran en una distribución «espalda con espalda» con muy poca intervención de la paracorteza. Los centros foliculares neoplásicos contienen células pequeñas y grandes con contornos nucleares irregulares (centrocitos/células acanaladas) y centroblastos dispersos, que tienen contornos nucleares redondos y múltiples nucléolos en la membrana nuclear.

Existen tres grados histológicos de LF, que se distinguen por el número de centroblastos por campo de gran aumento, y que ayudan a predecir el pronóstico (fig. 20-59). El LF presenta áreas difusas que no suelen afectar el pronóstico, a menos que estén compuestas por linfocitos B grandes, en cuyo caso el diagnóstico es un LDLBG concurrente. La médula ósea se ve afectada en el 40% al 60% de los casos, con un patrón paratrabecular característico en la mayoría de las biopsias de médula ósea positivas. Las células del LF se encuentran en la sangre periférica en el 10% de los casos. Estas muestran irregularidad nuclear prominente y hendiduras nucleares profundas.

Los linfomas foliculares expresan todos los antígenos del linfocito B, como CD19, CD20, CD22, CD79a, PAX-5 e Ig de superficie celular, que en la mayoría de los casos contienen solo un tipo de cadena ligera (κ o λ). Además, los LF también expresan los marcadores de células del centro germinal CD10 y Bcl-6, como cabría esperar, dado que se originan en centros foliculares. A diferencia del LCM y el LLC/LLCP de linfocitos B, el LF no expresa CD5. Las células del LF expresan la proteína Bcl-2 en más del 90% de los casos (fig. 20-58, recuadro). Este último hallazgo puede ayudar a distinguir el LF de la hiperplasia folicular, ya que esta última es negativa para Bcl-2.

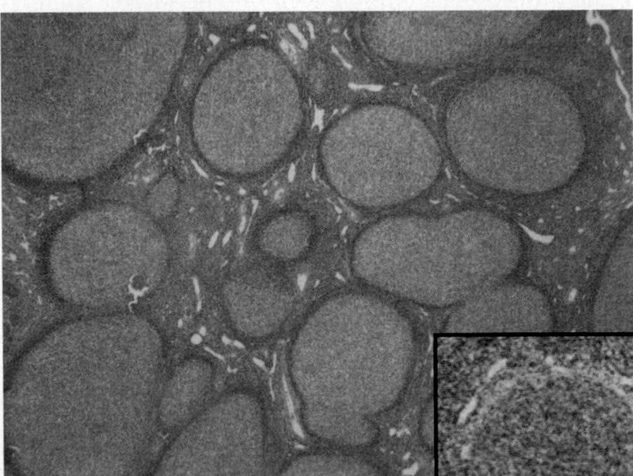

FIGURA 20-58. Linfoma folicular. La arquitectura del nódulo linfático normal es reemplazada por folículos linfáticos malignos en un patrón de espalda con espalda. *Recuadro:* los centros germinales de los folículos linfáticos malignos pueden distinguirse de los centros germinales normales/reactivos mediante técnicas de inmunohistoquímica para Bcl-2.

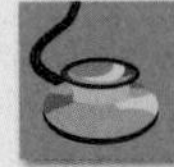

CARACTERÍSTICAS CLÍNICAS: la mayoría de los pacientes con LF presentan adenopatías generalizadas. Más del 80% presenta enfermedad en estadio III o IV en el momento del diagnóstico. Las presentaciones extranodulares son relativamente infrecuentes, en comparación con otros linfomas de linfocitos B. La linfadenopatía es indolora y puede haber seguido un curso creciente y decreciente antes de que el paciente busque atención médica. Algunos pacientes refieren fiebre, fatiga y sudores nocturnos (síntomas B).

La mayoría de los casos de LF siguen un curso clínico poco agresivo. Por tanto, y dado que la enfermedad suele ser incurable, no siempre es necesario tratamiento en el momento del diagnóstico. La mediana de supervivencia global es de 7 a 9 años, que no mejora drásticamente con dosis elevadas de quimioterapia. Como se ha comentado anteriormente, el curso clínico está relacionado con el grado histológico, y la progresión/transformación a una enfermedad más agresiva puede producirse en la mitad de los casos.

Linfoma de células del manto

El LCM se compone de linfocitos monótonos de tamaño pequeño a mediano con contornos nucleares irregulares.

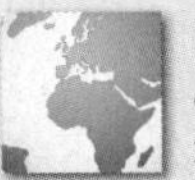

EPIDEMIOLOGÍA: el LCM representa menos del 10% de los linfomas de linfocitos B. Se trata de una enfermedad de adultos, con una media de edad de 60 años, y afecta dos veces más a los hombres que a las mujeres; no se observa en la infancia.

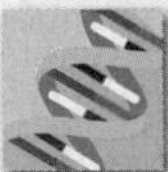

PATOGENIA MOLECULAR: la translocación cromosómica recíproca t(11;14) se considera el acontecimiento genético primario en casi todos los casos de LCM (tabla 20-18). Causa sobreexpresión de ciclina D_1. Esta impulsa la progresión del ciclo celular en la transición de la fase G_1 a la fase S, al unirse a Cdk4/6. Este acontecimiento conduce a la fosforilación del retinoblastoma (Rb) y a la activación posterior de factores de transcripción que promueven la progresión del ciclo celular desde la fase G_1 a la fase S (*v.* cap. 5). En el LCM pueden producirse otros cambios oncógenas (*v.* tabla 20-18).

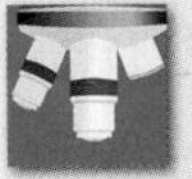

ANATOMOPATOLOGÍA: los nódulos linfáticos afectados por un LCM muestran infiltrado linfático difuso a vagamente nodular de linfocitos B de tamaño pequeño a mediano con contornos nucleares irregulares. En algunos casos, los linfocitos del LCM son redondos y se asemejan a las células del LLC/LLCP de linfocitos B, que suele estar en el diagnóstico diferencial, especialmente porque ambos también coexpresan CD5 de manera aberrante. Uno de los rasgos característicos en los casos típicos de LCM es la sorprendente monotonía de las células del linfoma, tanto en tamaño como en forma (fig. 20-60A). A diferencia de muchos otros linfomas B de células pequeñas, las células grandes transformadas y/o los centroblastos están ausentes o son raros. Histiocitos epitelioides dispersos y pequeños vasos sanguíneos hialinizados completan el cuadro de los casos típicos.

Se reconocen dos variantes principales: una con un patrón de apariencia más nodular donde las células del linfoma rodean los centros germinales (**patrón de la zona del manto**), otra con características similares a las de los linfoblastos inmaduros (**variante blástica/blastoide**) y otra con células tumorales pleomorfas irregulares (**variante pleomorfa**). El patrón de la zona del

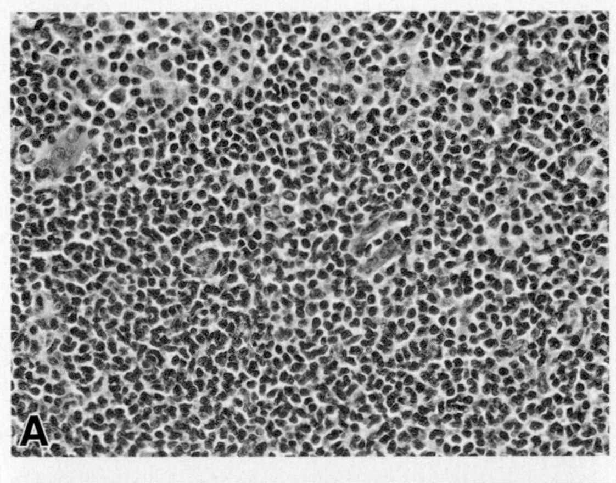

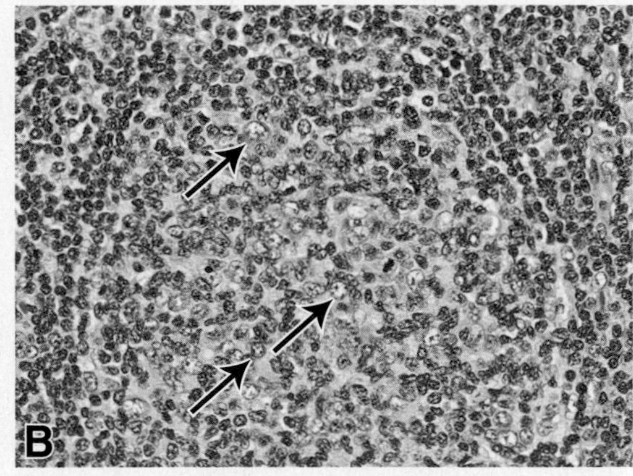

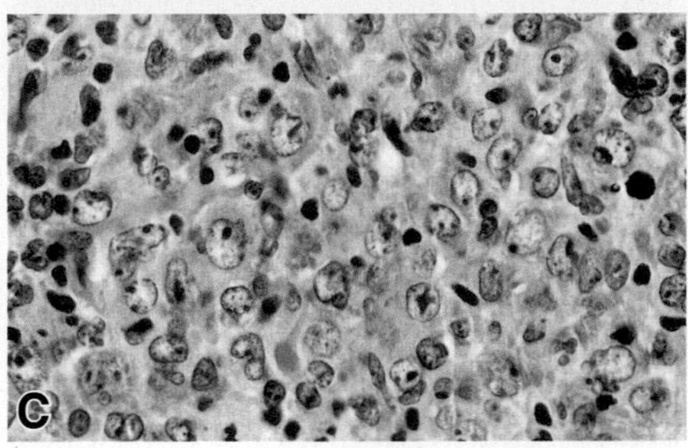

FIGURA 20-59. Gradación del linfoma folicular. A. Linfoma folicular grado 1. Los folículos neoplásicos están compuestos de forma predominante por células pequeñas divididas (centrocitos) y solo unos pocos centroblastos dispersos están presentes. **B. Linfoma folicular grado 2.** El folículo neoplásico muestra una mezcla de células divididas pequeñas y grandes y centroblastos que se caracterizan por presentar múltiples nucléolos (*flechas*). **C. Linfoma folicular grado 3.** El folículo neoplásico muestra un predominio de centroblastos con solo raros centrocitos mezclados. La persistencia de un patrón folicular ayuda a distinguir a esta entidad del linfoma difuso de células grandes.

manto se comporta de forma menos agresiva que el tipo típico, mientras que la variante blástica/blastoide es más agresiva. El LCM es principalmente una enfermedad nodular, pero puede afectar varios tejidos y órganos, en particular el bazo, la médula ósea y el intestino. La afectación multifocal de la mucosa del intestino delgado y del colon puede producir la denominada **poliposis linfomatosa**.

El LCM expresa los marcadores de linfocitos B CD19 y CD20 y muestra restricción de la cadena ligera de superficie. Las células del linfoma también expresan CD5, pero no CD10 ni CD23. ***Las células del LCM suelen ser positivas para ciclina D_1*** (fig. 20-60B). Los casos negativos para ciclina D_1 suelen expresar SOX-11. Su inmunofenotipo y características morfológicas distinguen al LCM de otros linfomas de linfocitos B pequeños, con un curso menos agresivo.

CARACTERÍSTICAS CLÍNICAS: la mayoría de los pacientes con LCM presentan la enfermedad en estadio avanzado (III o IV). Alrededor de una tercera parte de los casos se presenta con afectación de la sangre periférica en el momento del diagnóstico. A pesar de su morfología de células pequeñas, el LCM es clínicamente agresivo y se considera incurable con quimioterapia estándar.

Linfomas de la zona marginal

Los linfomas de la zona marginal son un grupo heterogéneo de tumores de linfocitos B maduros que surgen en los nódulos linfáticos, el bazo y los tejidos extranodulares. Se cree que las células del linfoma surgen de la zona marginal del CG, que contiene linfocitos B de memoria que han pasado por la reacción del centro germinal (centro posgerminal). Con independencia del lugar primario de afectación, todos los linfomas de la zona marginal comparten una morfología y un inmunofenotipo similares. El linfoma prototípico de la zona marginal es el linfoma de linfocitos B de la zona marginal extranodular que surgen en el MALT, los denominados **linfomas MALT**.

Por lo general, se trata de linfomas de linfocitos B poco agresivos con una población heterogénea de linfocitos B pequeños que incluyen células similares a centrocitos (células de la zona marginal), linfocitos monocitoides, linfocitos pequeños y células linfáticas dispersas de mayor tamaño parecidas a centroblastos e inmunoblastos. Estos tumores suelen aparecer en localizaciones extranodulares, como el tubo digestivo, las glándulas salivales, los anejos del ojo, los pulmones y la piel. La diferenciación de las células plasmáticas puede estar presente de forma variable.

EPIDEMIOLOGÍA: los linfomas MALT representan entre el 5 % y el 10 % de los linfomas de linfocitos B y son el tipo más frecuente de linfoma gástrico. La mayoría se desarrolla en adultos con una media de edad de 60 años. Son raros en niños y adultos jóvenes. Existe un ligero predominio femenino, en parte debido a que pueden aparecer en localizaciones de enfermedades autoinmunitarias (p. ej., glándula parótida en el síndrome de Sjögren, tiroides en la tiroiditis de Hashimoto). La enfermedad inmunoproliferativa del intestino delgado (EIPID), también denominada enfermedad de cadena α o **linfoma mediterráneo**, un subtipo de linfoma MALT, produce cadenas pesadas α (ausencia de cadenas ligeras).

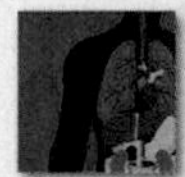

FISIOPATOLOGÍA Y PATOGENIA MOLECULAR: los linfomas MALT son tumores monoclonales de linfocitos B que surgen en el contexto de una inflamación crónica, la mayoría de las veces por autoinmunidad o infección. Lo que inicialmente comienza como una reacción policlonal benigna de linfocitos B, con el tiempo acumula mutaciones transformantes y anomalías cromosómicas. ***El linfoma MALT prototípico de origen infeccioso es el linfoma gástrico relacionado con gastritis por* H. pylori** (*v.* cap. 13). Los linfomas MALT gástricos en sus fases más tempranas de desarrollo pueden remitir con tratamiento antibiótico para erradicar el *H. pylori*. Los linfomas MALT que han progresado hasta adquirir otras translocaciones cromosómicas (tabla 20-18) ya no responden solo al tratamiento antibiótico. La diseminación a sitios distantes y/o la transformación a LDLBG se producen a medida que se acumulan lesiones genéticas adicionales.

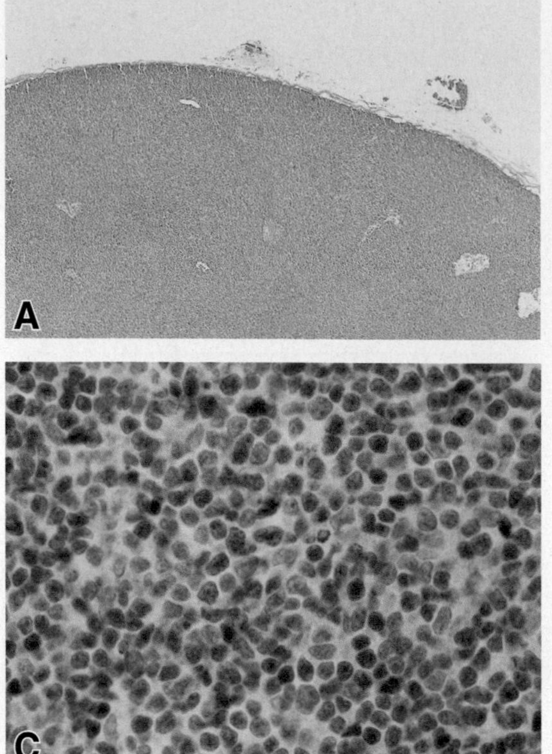

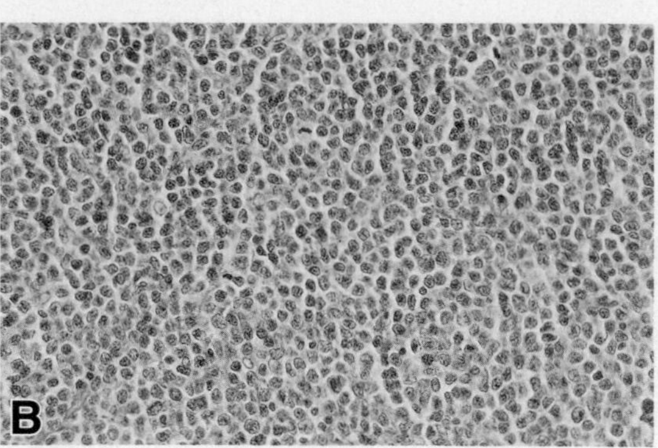

FIGURA 20-60. Linfoma de células del manto (LCM). A. La arquitectura del nódulo linfático está completamente borrada por un infiltrado de linfocitos pequeños. **B.** En una exploración más cercana, la población de linfocitos consiste en células pequeñas y monótonas con núcleos irregulares. A diferencia de los linfomas linfocíticos pequeños, la *LCM* tiene muy pocas células grandes entremezcladas. **C.** La tinción nuclear para Bcl-1 (ciclina D1) es positiva. Este hallazgo se correlaciona con la presencia de t(11;14), la presentación típica en la LCM.

ANATOMOPATOLOGÍA: en el linfoma MALT en estadio temprano, el aumento de linfocitos de la zona marginal rodea e infiltra los centros germinales de los folículos de linfocitos B reactivos. Los linfocitos B malignos son heterogéneos e incluyen proporciones variables de linfocitos pequeños, linfocitos monocitoides de tamaño intermedio con abundante citoplasma, linfocitos plasmocitoides y células plasmáticas clonales entremezcladas. Las células tumorales también invaden los epitelios glandulares, lo que causa lesiones linfoepiteliales (fig. 20-61). Los linfomas MALT poco agresivos pueden transformarse a veces en linfomas de linfocitos B de células grandes. No hay un inmunofenotipo específico que caracterice a los linfomas MALT. La mayoría de las células tumorales expresan IgM y muestran restricción de cadena ligera. Expresan antígenos asociados a linfocitos B y son negativos para CD5, CD10, CD23 y ciclina D_1, lo que los distingue del LLC/LLCP, el LCM y el LF. Las anomalías citogenéticas más frecuentes (*v.* tabla 20-18), junto con los reordenamientos clonales del gen *IgH*, pueden ayudar a establecer el diagnóstico si los infiltrados gástricos son leves.

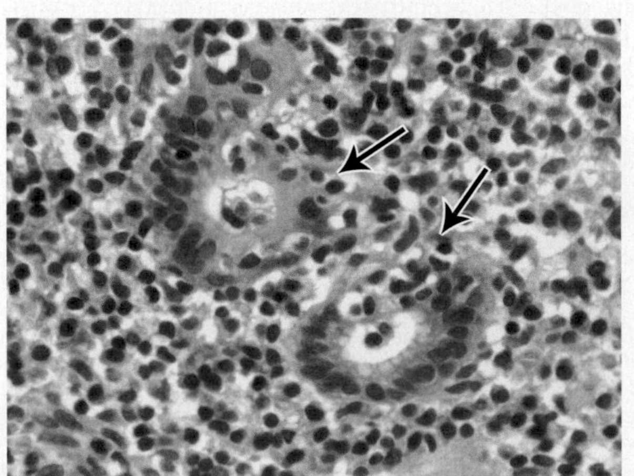

FIGURA 20-61. Linfoma de tejido linfático asociado a mucosas (MALT). Una biopsia de estómago muestra las características lesiones linfoepiteliales que se observan en los linfomas MALT (*flechas*). Los linfocitos infiltrantes son linfocitos B.

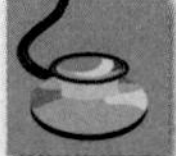

CARACTERÍSTICAS CLÍNICAS: el linfoma MALT puede afectar el estómago, las vías respiratorias, las glándulas salivales, los anejos de los ojos, la piel, el tiroides y la mama. Los tumores suelen permanecer localizados durante períodos prolongados y siguen un curso clínico poco agresivo. La transformación a LDLBG se relaciona con una enfermedad más agresiva.

Linfoma linfoplasmocitario

El LLP es una neoplasia de linfocitos B maduros relativamente rara de adultos mayores, con linfocitos pequeños, linfocitos plasmocitoides y células plasmáticas, con afectación de la médula ósea y, en ocasiones, del bazo y los nódulos linfáticos. La mayoría de los LLP producen una paraproteína sérica monoclonal considerable (normalmente IgM). Un subgrupo de pacientes con LLP desarrolla **macroglobulinemia de Waldenström** clínica (*v.* más adelante), relacionada con un **síndrome de hiperviscosidad**.

ANATOMOPATOLOGÍA: el LLP que afecta la médula ósea se caracteriza por un infiltrado linfático heterogéneo de densidad variable de linfocitos pequeños, linfocitos plasmocitoides y células plasmáticas maduras, a menudo con mastocitos entremezclados. En secciones de tejido a menudo se observan células linfoplasmocitarias con seudoinclusiones nucleares de Ig (cuerpos de Dutcher). La linfocitosis absoluta es infrecuente. Los nódulos linfáticos afectados muestran un patrón de afectación interfolicular, y la arquitectura nodular suele estar conservada. El LLP expresa antígenos todos los antígenos de los linfocitos B, mientras que son negativos para CD5, CD10, CD23 y ciclina D_1. El componente de células plasmá-

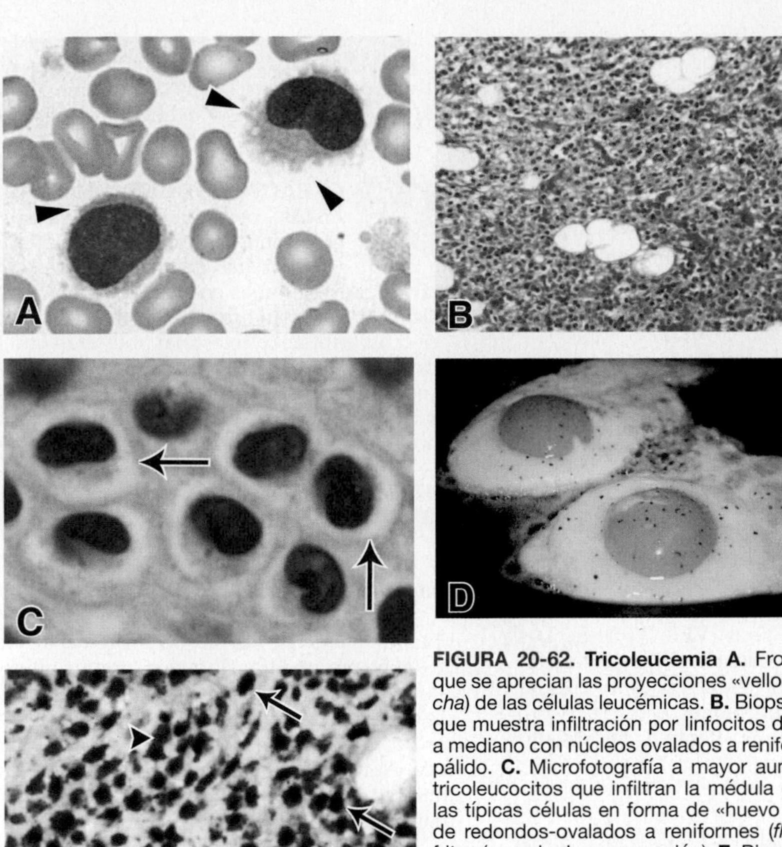

FIGURA 20-62. **Tricoleucemia A.** Frotis periférico en el que se aprecian las proyecciones «vellosas» (*puntas de flecha*) de las células leucémicas. **B.** Biopsia de médula ósea, que muestra infiltración por linfocitos de tamaño pequeño a mediano con núcleos ovalados a reniformes y citoplasma pálido. **C.** Microfotografía a mayor aumento de linfocitos tricoleucocitos que infiltran la médula ósea. Se muestran las típicas células en forma de «huevo frito», con núcleos de redondos-ovalados a reniformes (*flechas*). **D.** Huevos fritos (a modo de comparación). **E.** Biopsia de médula ósea con doble tinción para fosfatasa ácida resistente al tartrato (*TRAP*), tinción citoplasmática roja (puntas de flecha) y tinción nuclear marrón (*flechas*) para el factor de transcripción PAX5 relacionado con la activación de linfocitos B.

ticas expresa el marcador de células plasmáticas CD138. La clonalidad de las células plasmáticas es demostrable en secciones de tejido con inmunotinciones para las cadenas ligeras de las inmunoglobulinas κ y λ.

PATOGENIA MOLECULAR: casi todos los casos de LLP presentan una mutación L265P en *MYD88*. La mutación también se produce en la GMSI con IgM y en algunos casos de LDLBG.

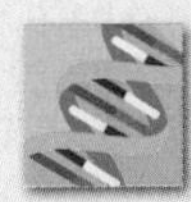

CARACTERÍSTICAS CLÍNICAS: las personas con LLP suelen referir fatiga, debilidad y pérdida de peso. Estos hallazgos inespecíficos suelen estar relacionados con la anemia causada por infiltración de la médula o la hemólisis de mediación inmunitaria. Alrededor de la mitad de los pacientes presenta linfadenopatía y/o organomegalia en el momento del diagnóstico. La mayoría de los pacientes tienen una paraproteína IgM en suero, pero algunos pueden tener paraproteínas IgG o IgA. El aumento de la viscosidad de la sangre debido a la macroglobulinemia se produce en el 30 % de los pacientes, y puede causar alteraciones visuales, problemas neurológicos, hemorragias y crioglobulinemia (macroglobulinemia de Waldenstrom). El LLP es una enfermedad poco agresiva que progresa lentamente. En un pequeño número de pacientes, puede transformarse en LDLBG.

Tricoleucemia

La tricoleucemia es una neoplasia clonal de linfocitos B de tamaño pequeño a mediano (con abundante citoplasma pálido y protuberancias citoplasmáticas celulares de tipo velloso) que afecta la médula ósea, el bazo y la sangre periférica (fig. 20-62A). Las células neoplásicas surgen de un linfocito B de centro posgerminal (linfocito B de memoria activado de forma tardía). La tricoleucemia es infrecuente y afecta principalmente a hombres de mediana edad y mayores. Es frecuente la esplenomegalia significativa y la pancitopenia.

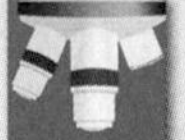

ANATOMOPATOLOGÍA: la médula ósea afectada contiene un leve infiltrado intersticial con fibrosis de reticulina delgada. Prácticamente no hay alteración de la arquitectura de la médula. Las células tumorales tienen núcleos pequeños en forma de judía y abundante citoplasma claro que les da un aspecto de «huevo frito» en las secciones de tejido (fig. 20-62B,C). En los frotis sanguíneos, los tricoleucocito (células pilosas) muestran delicadas extensiones citoplasmáticas (vellosas). En general, la tricoleucemia no afecta los nódulos linfáticos, pero sí el hígado y el bazo. Las células leucémicas expresan todos los antígenos de los linfocitos B, así como CD25, CD103 y TRAP (fosfatasa ácida resistente al tartrato). Algunos casos pueden mostrar una expresión variable de CD5, CD10 y ciclina D1.

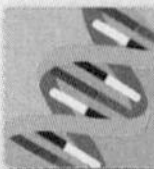

CARACTERÍSTICAS MOLECULARES: casi todos los casos de tricoleucemia son portadores de una mutación V600E activadora en *BRAF*. La proteína BRAF mutante es hiperactiva, lo que conduce a una proliferación celular descontrolada.

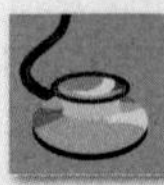

CARACTERÍSTICAS CLÍNICAS: la mayoría de los pacientes con tricoleucemia presenta esplenomegalia, leucopenia, monocitopenia y, a veces, pancitopenia. La hepatomegalia es menos frecuente. La linfadenopatía periférica es infrecuente. Las infecciones son habituales, y se producen en una tercera parte de los pacientes durante su curso clínico. Por lo demás, la tricoleucemia es poco agresiva.

Linfoma difuso de linfocitos B grandes

El LDLBG es un grupo heterogéneo de neoplasias agresivas de linfocitos B. Su heterogeneidad es evidente a nivel morfológico, inmunofenotípico, genético y clínico. Mientras que algunos casos de LDLBG surgen *de novo*, otros representan transformación o progresión a partir de tipos de linfoma menos agresivos.

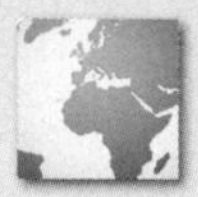

EPIDEMIOLOGÍA: el LDLBG es el tipo más común de linfoma de linfocitos B en todo el mundo. Se presenta a todas las edades, pero es más frecuente entre los 60 y los 70 años.

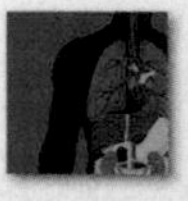

FISIOPATOLOGÍA Y PATOGENIA MOLECULAR: la causa del LDLBG es desconocida, pero la inmunodeficiencia, en algunos casos se ha relacionado con inflamación crónica e infección viral (VEB, VHH-8). Los casos positivos para VEB son más frecuentes en pacientes con inmunodepresión y en mayores de 50 años. En el LDLBG se observan varios reordenamientos cromosómicos (tabla 20-18), algunos de los cuales afectan a genes que alteran el crecimiento celular y la apoptosis.

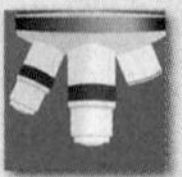

ANATOMOPATOLOGÍA: en el LDCB existe un infiltrado difuso de linfocitos B neoplásicos de gran tamaño (fig. 20-63). A nivel morfológico, el LDCB puede clasificarse como centroblástico (el más frecuente), inmunoblástico o anaplásico (pleomorfo). Aunque el LDLBG afecta con mayor frecuencia los nódulos linfáticos, puede afectar localizaciones extranodulares, especialmente el tubo digestivo.

En casi todos los casos, las células tumorales grandes expresan todos los antígenos de los linfocitos B, como CD19, CD20, CD79a y PAX-5. Sin embargo, los defectos genéticos acumulados pueden causar una pérdida aberrante de la expresión de marcadores comunes. Los LDLBG pueden subclasificarse tipos de centro germinal (CG) y de linfocitos B activados, que se distinguen por sus patrones de expresión de tres marcadores (CD10, BCL-6 y MUM1). Todos los casos son negativos para TdT y ciclina D_1, lo que distingue el LDLBG del linfoma linfoblástico de linfocitos B (positivo para TdT) y del LCM (positivo para D_1).

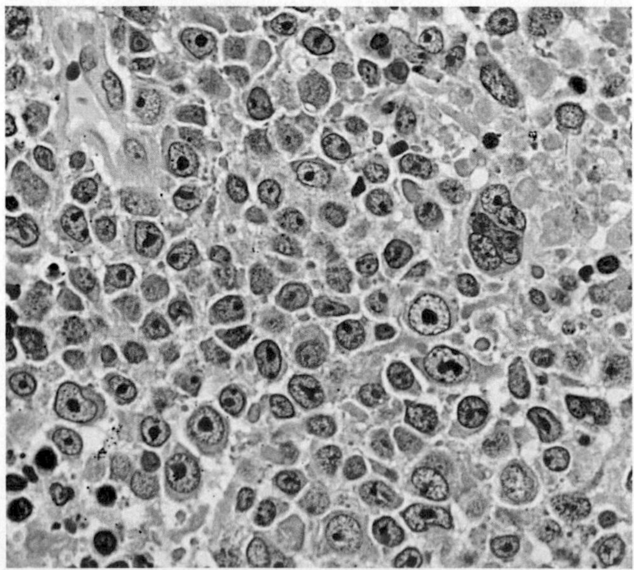

FIGURA 20-63. Linfoma difuso de linfocitos B grandes. Están presentes láminas de grandes células de linfoma con nucléolos prominentes.

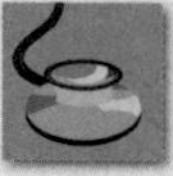

CARACTERÍSTICAS CLÍNICAS: los pacientes con LDLBG presentan con mayor frecuencia un tumor de crecimiento rápido en localizaciones nodulares y/o extranodulares. La afectación de la médula ósea suele ser tardía. Los síntomas reflejan el lugar o lugares afectados. Por ejemplo, una gran tumoración en el colon puede causar obstrucción o perforación intestinal, mientras que una tumoración mediastínica de crecimiento rápido puede incidir en la vena cava superior y causar un síndrome de vena cava superior (VCS). Las manifestaciones sistémicas como fiebre, fatiga y sudores nocturnos (síntomas B) son frecuentes en pacientes con LDLBG.

Dado que estas neoplasias son muy proliferativas, responden a los antineoplásicos dirigidos a las células en rápida división. La mayoría de los pacientes alcanzan la remisión completa.

Linfoma de Burkitt

El LB es una de las neoplasias malignas de crecimiento más rápido. Se define por una translocación cromosómica que activa el oncogén *c-MYC* (*v.* cap. 5). Suele presentarse en localizaciones extranodulares, contiene una población monomorfa de células de tamaño intermedio y a menudo muestra afectación de la sangre y/o la médula ósea. Aunque la translocación de *MYC* es muy característica, no se limita al LB, y se requieren otras características para confirmar el diagnóstico.

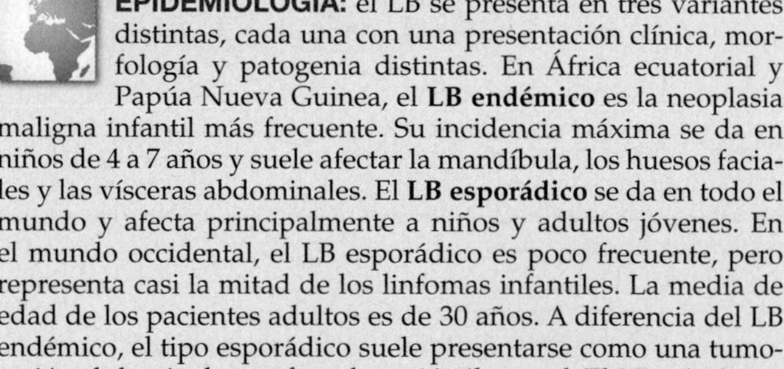

EPIDEMIOLOGÍA: el LB se presenta en tres variantes distintas, cada una con una presentación clínica, morfología y patogenia distintas. En África ecuatorial y Papúa Nueva Guinea, el **LB endémico** es la neoplasia maligna infantil más frecuente. Su incidencia máxima se da en niños de 4 a 7 años y suele afectar la mandíbula, los huesos faciales y las vísceras abdominales. El **LB esporádico** se da en todo el mundo y afecta principalmente a niños y adultos jóvenes. En el mundo occidental, el LB esporádico es poco frecuente, pero representa casi la mitad de los linfomas infantiles. La media de edad de los pacientes adultos es de 30 años. A diferencia del LB endémico, el tipo esporádico suele presentarse como una tumoración abdominal que afecta la región ileocecal. El **LB relacionado con un estado de inmunodeficiencia** se produce principalmente en la infección por VIH y puede ser la manifestación inicial del sida.

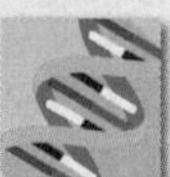

PATOGENIA MOLECULAR: todos los casos se relacionan a translocaciones que regulan al alza la expresión de *c-MYC*. El gen del cromosoma 8 está regulado por una translocación que lo sitúa bajo el control de los promotores IgH [t(8;14)] o IgL [t(2;8 para κ) o t(8;22 para λ)] (tabla 20-18). En los casos endémicos, el punto de rotura en el cromosoma 14 se produce en la región de unión de cadenas pesadas, como se observa en los linfocitos B prematuros. En el LB esporádico, la translocación se produce en la región de cambio de la Ig, que es más característica de los linfocitos B maduros. La expresión excesiva de *c-MYC* es impulsada por los promotores altamente activos de la cadena pesada o la cadena ligera de Ig, lo que provoca un crecimiento descontrolado de las células tumorales (*v.* cap. 5).

El VEB está presente en casi todos los casos de LB endémico, pero en menos del 30 % de los casos esporádicos y relacionados con inmunodeficiencias. Muchos pacientes con LB endémico experimentan una activación policlonal prodrómica de los linfocitos B causada por infecciones bacterianas, virales o parasitarias oportunistas (p. ej., paludismo).

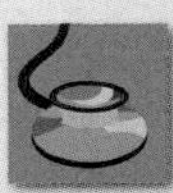
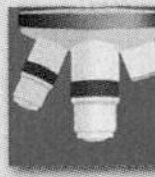

CARACTERÍSTICAS CLÍNICAS Y ANATOMOPATOLOGÍA: el LB suele producir tumores extranodulares, en lugar de linfadenopatía. Todas las variantes conllevan un alto riesgo de afectación del SNC. La presentación clásica del LB endémico es un tumor destructivo en las mandíbulas u otros huesos faciales (fig. 20-64A). El LB esporádico suele presentarse con masas abdominales. Todos los tipos pueden afectar ovarios, riñones y mama. Los pacientes con tumores voluminosos de gran tamaño a veces presentan leucemia de Burkitt y afectación generalizada de la médula ósea.

Las células del LB son de tamaño intermedio, sin atipia citológica significativa. Las secciones de tejido muestran abundantes mitosis, lo que refleja la tasa proliferativa extremadamente alta del tumor (>95%). Los macrófagos que ingieren los restos celulares de las células tumorales apoptóticas están dispersos por todo el tumor, lo que les confiere un aspecto microscópico de «cielo estrellado» (fig. 20-64B). Los frotis de aspirado teñidos con Wright-Giemsa muestran vacuolas lipídicas en el citoplasma profundamente basófilo de las células tumorales (fig. 20-64C).

Las células del LB expresan IgM de superficie, cadena ligera de Ig y antígenos habituales de linfocitos B (CD19, CD20, CD22). También expresan CD10 y BCL-6, lo que sugiere que se originan en centros germinales. No expresan TdT, lo que ayuda a distinguir estos tumores de la leucemia linfoblástica aguda/linfoma linfoblástico agudo de linfocitos B precursores (*v.* anteriormente).

Todas las variantes del LB son muy agresivas, y la mayoría de los pacientes presenta tumores extranodulares voluminosos y enfermedad diseminada en el momento de la presentación. El LB responde bien a la quimioterapia intensiva, lo que refleja su alta tasa de proliferación. Hasta el 90% de las personas con enfermedad en estadio inicial y entre el 60% y el 80% de las que presentan enfermedad en estadio avanzado pueden curarse. Los niños y adultos jóvenes con LB suelen responder mejor al tratamiento que los adultos mayores.

La lisis masiva de células tumorales relacionada con el tratamiento puede desencadenar una complicación que puede ser mortal: el síndrome de lisis tumoral (hiperuricemia, hiperuricosuria, hiperpotasemia e hiperfosfatemia que conducen a insuficiencia renal).

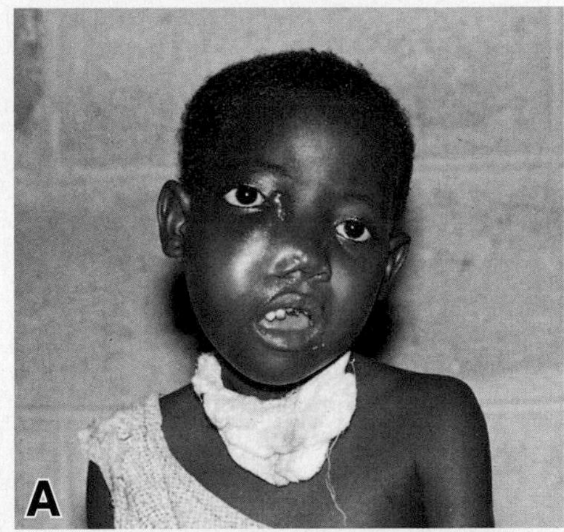

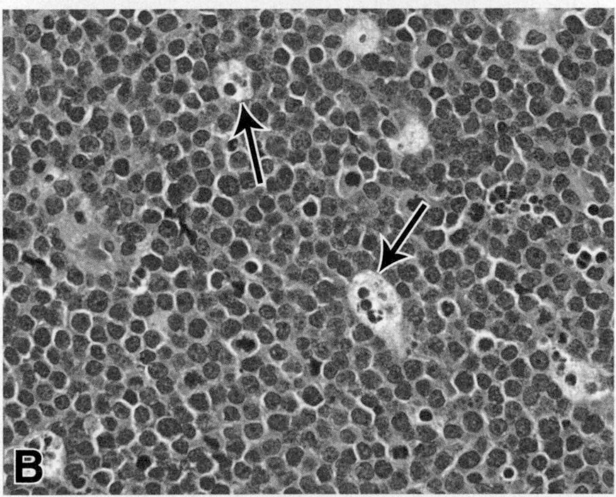

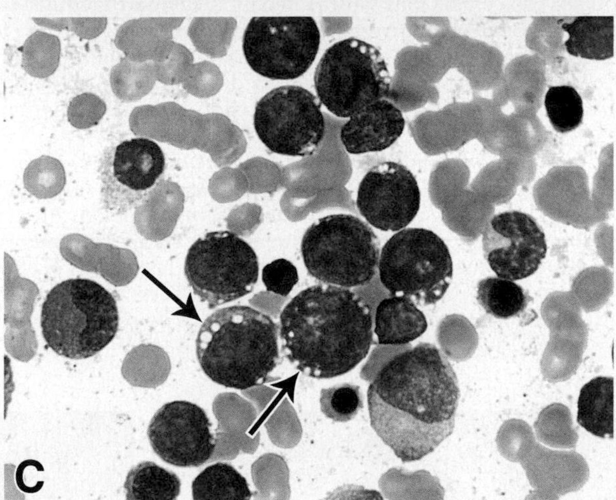

FIGURA 20-64. Linfoma de Burkitt. A. Un tumor de la mandíbula distorsiona la cara del niño. **B.** Destrucción del nódulo linfático por linfocitos neoplásicos con numerosos macrófagos en «cielo estrellado» (*flechas*). **C.** Frotis de aspirado de médula ósea muestra características citológicas típicas de un linfoma de Burkitt. Obsérvese el citoplasma muy basófilo y las vacuolas con lípidos (*flechas*).

Neoplasia de células plasmáticas

Las neoplasias de células plasmáticas son el resultado de la expansión clonal de las células plasmáticas. Así, estos linfocitos B con diferenciación terminal suelen producir una paraproteína monoclonal (**gammapatía monoclonal**). Las principales neoplasias de células plasmáticas son la GMSI, el MCP (mieloma múltiple), el plasmocitoma y la enfermedad por depósito de Ig (amiloidosis y enfermedad de cadenas ligeras). Las neoplasias de células plasmáticas afectan casi exclusivamente a los adultos.

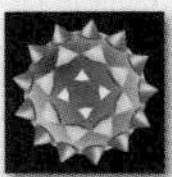

ETIOLOGÍA:

- **Predisposición genética**: mayor incidencia de mieloma múltiple en familiares de primer grado de pacientes con neoplasia de células plasmáticas y mayor frecuencia de mieloma múltiple en personas de origen africano.
- **Radiación ionizante**: los supervivientes a largo plazo de los bombardeos de Hiroshima y Nagasaki multiplicaron por cinco la incidencia de mieloma múltiple.
- **Estimulación antigénica crónica**: algunos casos de mieloma múltiple se producen tras infecciones crónicas y trastornos inflamatorios crónicos (p. ej., osteomielitis, artritis reumatoide). Esta proliferación policlonal de linfocitos B reactivos puede hacer que las células sean susceptibles a acontecimientos mutágenos posteriores, que pueden establecer un único clon maligno.

Gammapatía monoclonal de significado incierto (GMSI)

La GMSI se presenta en adultos mayores. Los criterios para el diagnóstico incluyen:

- Paraproteinemia monoclonal inferior a 3.0 g/dL.
- Menos del 10% de células plasmáticas clonales en la médula.
- Ausencia de daño orgánico específico (hipercalcemia, insuficiencia renal, anemia, lesiones óseas).

HEMATOPATOLOGÍA

- Exclusión de otras neoplasias de linfocitos B o enfermedades que puedan generar paraproteínas monoclonales (LLC/LLCP, LLP).

La GMSI con IgM suele relacionarse con un clon de linfocitos B secretores de Ig y puede evolucionar a linfoma de linfocitos B pequeños con diferenciación de células plasmáticas como el LLP. La GMSI sin IgM suele relacionarse con células plasmáticas clonales y puede evolucionar a neoplasia maligna de células plasmáticas. La GMSI evoluciona a MCP manifiesta en alrededor del 1% de los pacientes cada año.

Mieloma de células plasmáticas

El MCP es una neoplasia maligna de células plasmáticas, casi siempre con paraproteína en suero y/u orina. El MCP se centra principalmente en la médula ósea y varía de asintomático poco agresivo a muy agresivo con afectación leucémica. Los hallazgos radiográficos, clínicos y de laboratorio combinados establecen el diagnóstico.

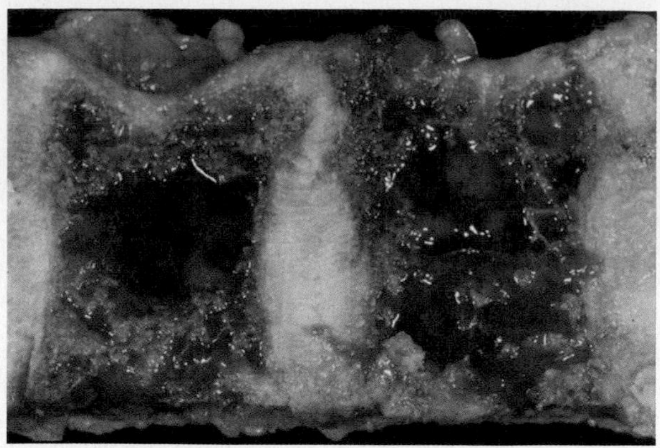

FIGURA 20-65. Mieloma de células plasmáticas. Múltiples lesiones óseas líticas presentes en las vértebras. Huesos como este tienen tendencia a presentar fracturas patológicas.

EPIDEMIOLOGÍA: el MCP representa el 10% de las neoplasias hemáticas. Afecta más a los hombres que a las mujeres. La enfermedad es más común en hombres que en mujeres y se produce con frecuencia dos veces mayor en la población afroamericana que en la caucásica. Más del 90% de los casos se producen en personas mayores de 50 años. No afecta a niños y es infrecuente en adultos menores de 30 años. Existe una predisposición familiar: las personas con un familiar de primer grado con MCP tienen un riesgo cuatro veces mayor.

ANATOMOPATOLOGÍA: el MCP produce lesiones óseas destructivas multifocales (aspecto lítico o en «sacabocados» en la radiografía) en todo el esqueleto. Afecta con mayor frecuencia la columna vertebral, las costillas, el cráneo, la pelvis, los fémures, las clavículas y las escápulas. Las células plasmáticas llenan la cavidad medular por focos, erosionan el hueso esponjoso y acaban destruyendo la corteza ósea, lo que provoca fracturas patológicas. El hueso afectado contiene masas gelatinosas de tejido blando de color rojo-marrón, claramente delimitadas del tejido normal circundante (fig. 20-65).

El examen anatomopatológico de la médula ósea es esencial para el diagnóstico de MCP. Las células plasmáticas (a menudo >30% de la celularidad de la médula) forman grupos intersticiales, nódulos y/o láminas confluentes de células plasmáticas en biopsias de médula ósea. Por el contrario, las células plasmáticas clonales en la GMSI comprenden <10% de la celularidad medular. La inmunotinción para el marcador de células plasmáticas CD138 puede ayudar a valorar las células plasmáticas de la médula. La afectación medular puede ser irregular, con zonas muy afectadas intercaladas con médula normal. Por tanto, los frotis de aspirado de médula ósea pueden mostrar plasmocitosis variable. Las células plasmáticas neoplásicas pueden parecerse a las células plasmáticas normales (fig. 20-66A), o pueden mostrar características inmaduras, plasmoblásticas o pleomorfas (fig. 20-66B). En ocasiones se observan inclusiones citoplasmáticas y nucleares de inmunoglobulina acumulada.

La observación de eritrocitos en pila de monedas (fig. 20-67) en los frotis de sangre periférica reflejan el tipo y la cantidad de paraproteína circulante. Las concentraciones elevadas de paraproteína determinan la adhesión entre sí de los eritrocitos como si fueran una pila de monedas. En una minoría de casos de MCP pueden observarse pequeñas cantidades de células plasmáticas en la sangre. La leucemia de células plasmáticas se diagnostica si se produce una plasmocitosis significativa en sangre periférica.

Las células plasmáticas en el MCP, al igual que las células plasmáticas normales, expresan el marcador de linfocitos B CD79a, los marcadores de células plasmáticas CD38 y CD138, y la Ig *citoplásmica* monotípica. A diferencia de las células plasmáticas normales, las del mieloma pueden expresar una forma aberrante del marcador de linfocitos NK CD56 y del marcador de células mieloides inmaduras CD117, y carecer del marcador de linfocitos B CD19. En la mayoría de los casos, la cadena pesada de la paraproteína monoclonal es IgG o IgA. Las paraproteínas IgD o IgE son infrecuentes. Las células plasmáticas neoplásicas suelen producir moléculas de anticuerpos completas (denominadas **proteínas M**, con cadenas H y L intactas). En

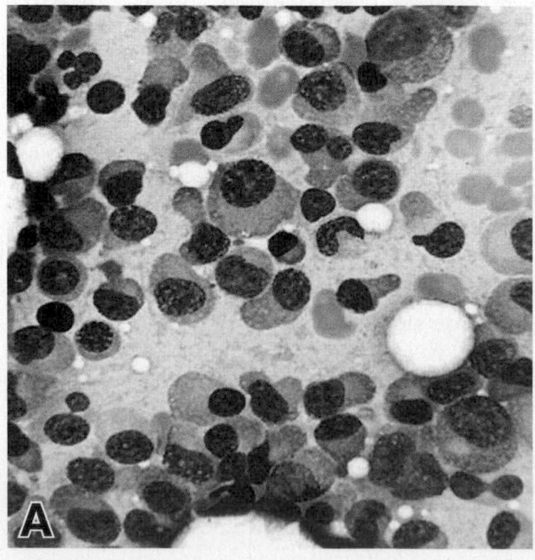

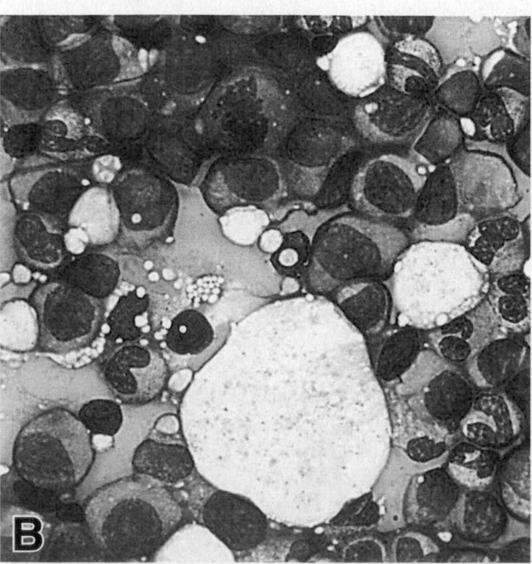

FIGURA 20-66. Mieloma de células plasmáticas (MCP). Las células plasmáticas neoplásicas muestran características citológicas variables, que van desde células de apariencia normal **(A)** a células similares a blastos **(B)**. El número total, la clonalidad y los datos clinicopatológicos ayudan a distinguir al MCP de otras proliferaciones de células plasmáticas.

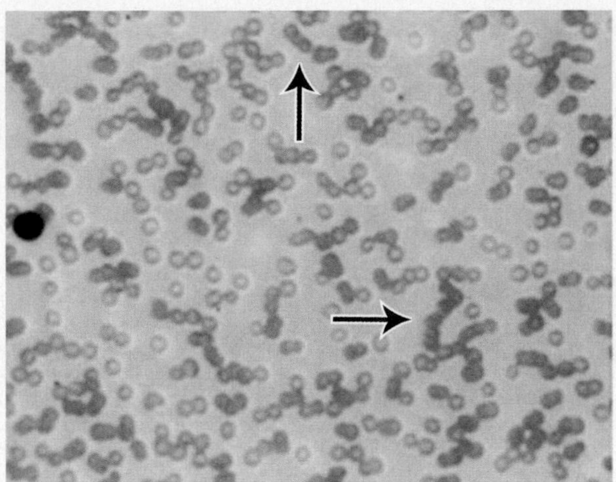

FIGURA 20-67. Mieloma de células plasmáticas, pilas de monedas en sangre periférica. En el mieloma de células plasmáticas, la sangre periférica suele mostrar eritrocitos aparentemente apilados unos sobre otros, como una pila de monedas (*flechas*).

raras ocasiones solo segregan cadenas ligeras (**enfermedad de cadenas ligeras**) o ninguna paraproteína (**mieloma no secretor**).

La paraproteína sérica (u orina) puede identificarse mediante electroforesis de proteínas séricas (u orina) seguida de inmunofijación (fig. 20-68). Tras la electroforesis, la proteína Ig clonal se identifica en el gel como un único pico monoclonal (*spike*) de proteína. La inmunofijación identifica los componentes Ig por el tipo de cadena pesada y como cadenas ligeras κ o λ monoclonales. En la mayoría de los casos se trata de IgG, seguido de IgA (solo cadena ligera), IgD e IgE.

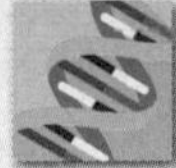

PATOGENIA MOLECULAR: todos los casos muestran un reordenamiento clonal de los genes de las cadenas L y H de Ig, y pueden presentar anomalías cromosómicas tanto numéricas como estructurales. El gen *IgH* suele estar implicado en translocaciones que activan oncogenes (tabla 20-18). La mitad de los casos muestran pérdida parcial o completa del cromosoma 13.

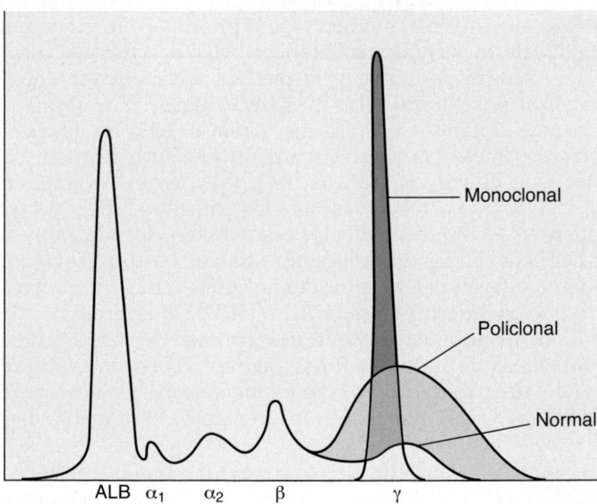

FIGURA 20-68. Los patrones electroforéticos de las proteínas séricas anormales contrastan con el patrón normal. La hipergammaglobulinemia policlonal, característica de los procesos reactivos benignos, muestra un incremento amplio basado en las inmunoglobulinas como consecuencia de la secreción de inmunoglobulinas por una miriada de células plasmáticas reactivas. La gammopatía monoclonal de significado incierto (*GMSI*) o la neoplasia de células plasmáticas muestran un pico estrecho, o espiga, como consecuencia de la homogeneidad de las moléculas secretadas de inmunoglobulina por un solo clon de células plasmáticas aberrantes. ALB, albúmina.

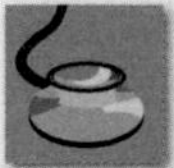

CARACTERÍSTICAS CLÍNICAS: como se ha indicado anteriormente, el diagnóstico de MCP suele implicar un conjunto de hallazgos clinicopatológicos . El trastorno más importante a tener en cuenta en el diagnóstico diferencial del MCP es la GMSI.

El mieloma sintomático se caracteriza por hipercalcemia, insuficiencia renal, anemia, lesiones óseas (normalmente líticas), amiloidosis e infecciones relacionadas con la inmunodeficiencia, síndrome de hiperviscosidad, neoplasia mieloide relacionada con el tratamiento y/o defectos de coagulación. El MCP suele cursar con fracturas óseas patológicas, en parte porque las células plasmáticas malignas secretan factor activador de osteoclastos. El calcio liberado del hueso reabsorbido puede precipitarse en los riñones y alterar la función renal (nefrocalcinosis). La proteinuria monoclonal de cadena ligera puede dañar el epitelio tubular renal y provocar insuficiencia renal. Las proteínas M pueden inhibir las respuestas normales de los anticuerpos y predisponer a complicaciones infecciosas. Los pacientes pueden presentar anemia debido tanto al reemplazo de la médula como a la deficiencia de EPO por la enfermedad renal. El suero y/o la orina presentan proteínas M detectables en el 97 % de los pacientes, cuyo isotipo predice la progresión de la enfermedad.

- **Mieloma con IgG**: las complicaciones infecciosas son frecuentes.
- **Mieloma con IgA**: hiperviscosidad sérica debido a que la IgA tiende a formar dímeros.
- **Mieloma con IgD**: enfermedad agresiva en hombres de mediana edad.
- **Mieloma con IgE**: enfermedad agresiva en hombres adultos jóvenes.
- **Enfermedad de cadenas ligeras**: enfermedad agresiva con proteinuria de cadenas ligeras y enfermedad renal.

La carga total de morbimortalidad de la enfermedad (a partir de las concentraciones séricas de β_2-microglobulina y albúmina) y las anomalías genéticas (tabla 20-18) predicen con exactitud el pronóstico.

Variantes clínicas del mieloma de células plasmáticas

- El **mieloma asintomático** cumple los criterios diagnósticos (porcentaje de células plasmáticas clonales en la médula, concentraciones de paraproteínas), pero los pacientes carecen de daño orgánico específico detectable (hipercalcemia, enfermedad renal, anemia, lesiones óseas).
- El **mieloma no secretor** carece de proteína M en suero u orina, ya que, bien las células tumorales no sintetizan Ig, bien las células plasmáticas Igc+ no secretan Ig.
- La **leucemia de células plasmáticas** es una variante agresiva del MCP en la que >20 % de los leucocitos sanguíneos son células plasmáticas. Estos pacientes suelen presentar afectación extramedular generalizada, especialmente en nódulos linfáticos, bazo, hígado, cavidades corporales y SNC. La leucemia de células plasmáticas puede estar presente al principio (primaria) o evolucionar como complicación tardía del MCP (secundaria). Los cariotipos citogenéticos anómalos son frecuentes en la leucemia de células plasmáticas. La enfermedad es agresiva. La supervivencia suele ser corta.
- El **plasmacitoma solitario de hueso (plasmacitoma óseo)** se presenta como dolor óseo localizado o fracturas debidas a una lesión ósea lítica única (costillas, vértebras, huesos pélvicos) con láminas de células plasmáticas clonales. Puede haber proteína M en suero, pero no hay rasgos clínicos asociados al mieloma ni afectación de la médula. La mayoría de los casos evolucionan a mieloma múltiple. Los **plasmocitomas extramedulares**

(extraóseos) son tumores de células plasmáticas localizados fuera del hueso y la médula. La mayoría aparecen en las vías respiratorias superiores, incluidos los senos nasales, la nasofaringe y las amígdalas. Otras localizaciones son los pulmones, la mama y los nódulos linfáticos. Dada su distribución anatómica, deben distinguirse de los linfomas de linfocitos B con diferenciación de células plasmáticas, como los linfomas MALT. La mayoría no evolucionan a MCP.

- La **amiloidosis primaria** (*v.* cap. 34, en línea) es una enfermedad de los adultos mayores (edad media, 65 años), causada por el depósito hístico de agregados insolubles de cadenas ligeras λ, que provoca daño orgánico específico. El amiloide de cadena ligera es producido por células plasmáticas neoplásicas en el mieloma o linfomas de linfocitos B con diferenciación plasmática. De los pacientes con amiloidosis, el 20 % tiene MCP, pero la mayoría solo cumple los criterios de GMSI. La presentación clínica refleja el órgano en los que se ha producido el depósito de amiloide, lo que causa organomegalia o disfunción orgánica (p. ej., insuficiencia cardíaca congestiva, síndrome nefrótico, malabsorción). La púrpura, el dolor óseo, la neuropatía periférica y el síndrome del túnel carpiano pueden ser signos tempranos de la enfermedad. Más del 90 % de los casos presenta proteínas M y la mayoría, cadenas ligeras λ. Los tejidos infiltrados por amiloide tienen un aspecto denso y lardáceo. Los pacientes con amiloidosis primaria tienen una supervivencia media de 2 años. Los que padecen MCP y amiloidosis tienen peor evolución que los que solo padecen una de las dos. La cardiopatía relacionada con el amiloide es la causa más frecuente de muerte.

Los linfomas periféricos de linfocitos T y NK se originan a partir de linfocitos T y NK postímicos

Este grupo heterogéneo de linfomas periféricos de linfocitos T (LPLT) surge en los nódulos linfáticos, el bazo, el intestino y la piel (fig. 20-48), y son relativamente poco frecuentes, en comparación con los linfomas de linfocitos B. Suelen tener peor pronóstico.

EPIDEMIOLOGÍA: los tumores de linfocitos T maduros representan el 12 % de los linfomas no hodgkinianos en todo el mundo. Son más frecuentes en Asia que en los países occidentales. Los factores de riesgo incluyen el virus linfotrópico T humano de tipo 1 (VHLT-1) y el VEB (*v.* cap. 5). El VHLT-1 es endémico en el suroeste de Japón (8-10 %), con un riesgo de por vida de leucemia/linfoma de linfocitos T del adulto del 5 %. Los linfomas de linfocitos T asociados al VEB también se dan con más frecuencia en personas asiáticas que en otras etnias.

ANATOMOPATOLOGÍA: las neoplasias periféricas de linfocitos T y NK presentan morfología variable. Los nódulos linfáticos y otros tejidos afectados suelen mostrar desaparición difusa por una población heterogénea de células linfáticas anómalas. Las células tumorales varían de pequeñas a grandes, y de relativamente blandas a abiertamente anaplásicas.

Los eosinófilos y los histiocitos suelen confluir con los linfocitos T neoplásicos, con vascularización prominente en muchos casos. Los linfomas de linfocitos T maduros expresan el marcador prototípico de superficie celular CD3 y otros antígenos de los linfocitos T, como CD2, CD5 y CD7. A menudo, las células tumorales muestran pérdida aberrante de CD2, CD5 o CD7. Como tumores de linfocitos T maduros, los LPLT no expresan TdT, a diferencia de la leucemia linfoblástica/linfoma linfoblástico de linfocitos T.

La mayoría de los casos de LPLT expresan heterodímeros CD4 y receptores de linfocitos T (RCT)-αβ. Los linfomas de linfocitos T γδ son mucho menos frecuentes, y expresan tanto CD3 como el marcador de linfocitos NK CD56, pero son negativos para CD4 y CD8. Los linfocitos T γδ suelen representar menos del 5 % de los linfocitos T, y se agrupan en las superficies epiteliales y en la pulpa roja esplénica. Algunos linfomas de linfocitos T maduros expresan fenotipo de linfocito T citotóxico, con expresión de las proteínas asociadas a gránulos citolíticos perforina, granzima B y antígeno intracelular de linfocitos T (TIA-1). Las linfocitos NK carecen de CD3 de superficie, pero expresan la subunidad ε de CD3 intracelular, además de otros marcadores asociados a los linfocitos T (CD2, CD7, CD8, CD16, CD56).

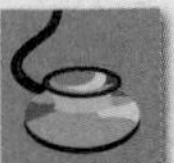

CARACTERÍSTICAS CLÍNICAS: los tumores periféricos de linfocitos T y NK se agrupan en formas leucémicas, nodulares, extranodulares y cutáneos. *Las neoplasias de linfocitos T y NK suelen estar muy diseminadas en el momento de la presentación (estadio avanzado) y, por tanto, suelen ser más agresivas que las neoplasias de linfocitos B.*

Son frecuentes las manifestaciones sistémicas como fiebre, prurito, eosinofilia, fiebre y pérdida de peso. Los linfomas de linfocitos T y NK se tratan con quimioterapia con múltiples fármacos, como en otros linfomas agresivos. Sin embargo, la mayoría responde mal al tratamiento. La supervivencia global a 5 años es del 20 % al 30 %.

Leucemia/linfoma de linfocitos T en adultos

La Leucemia/linfoma de linfocitos T en adultos (LLT-A) está causada por un retrovirus humano, **VHLT-1**. Los homólogos normales de las células LLT-A son linfocitos T CD4+ maduros y activados.

EPIDEMIOLOGÍA: además del suroeste de Japón, la LLT-A es endémica en la cuenca del Caribe y en partes de África Central. En todo el mundo, representa el 10 % de las neoplasias de linfocitos T maduros. La mayoría de los casos son endémicos, pero también se dan casos esporádicos. La enfermedad tiene un largo período de latencia. La exposición al VHLT-1 se produce a edad temprana en las regiones endémicas, pero la enfermedad no se manifiesta hasta la edad adulta, con una media de edad de 58 años. El virus puede transmitirse a través de la leche materna, la sangre y los hemoderivados.

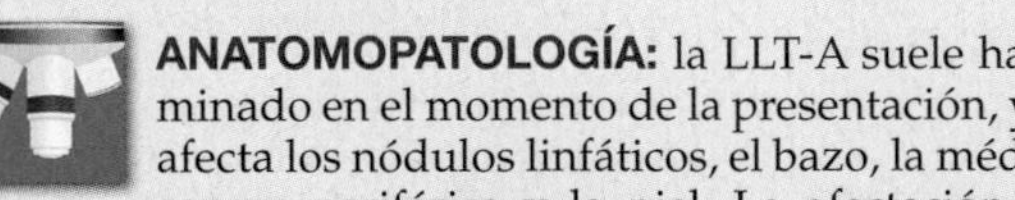

ANATOMOPATOLOGÍA: la LLT-A suele haberse diseminado en el momento de la presentación, y a menudo afecta los nódulos linfáticos, el bazo, la médula ósea, la sangre periférica y la piel. La afectación cutánea es la localización extranodular más frecuente de la enfermedad. Las células linfáticas neoplásicas varían mucho en apariencia (fig. 20-69). Suelen mostrar circunvoluciones nucleares prominentes (con el aspecto de una flor), y expresan los antígenos CD2, CD3, CD4 y CD5 asociados a los linfocitos T, pero normalmente no el CD7. Casi todos los casos tienen elevada expresión de CD25. Las células tumorales muestran un patrón en el reordenamiento del gen del receptor del linfocito T clonal y son positivas a la clonalidad integrada del VHLT-1. Una proteína viral, p40 (Tax), dirige la activación transcripcional de varios genes en los linfocitos infectados. La infección por VHLT-1 no es suficiente para el desarrollo tumoral. Se requieren otras lesiones genéticas para que la infección sufra una transformación maligna.

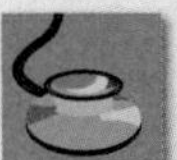

CARACTERÍSTICAS CLÍNICAS: la LLT-A es una enfermedad sistémica con manifestaciones multiorgánicas y leucocitosis periférica. Puede presentar variantes aguda, latente y crónica. La hipercalcemia, con o sin lesiones óseas líticas, es típica. La LLT-A aguda tiene mal pronóstico: la mayoría de los pacientes sobrevive menos de 1 año, a pesar de la quimioterapia intensiva. La muerte suele sobrevenir por complicaciones infecciosas, como las de los pacientes con sida. Las formas crónica y latente tienen pronóstico algo mejor.

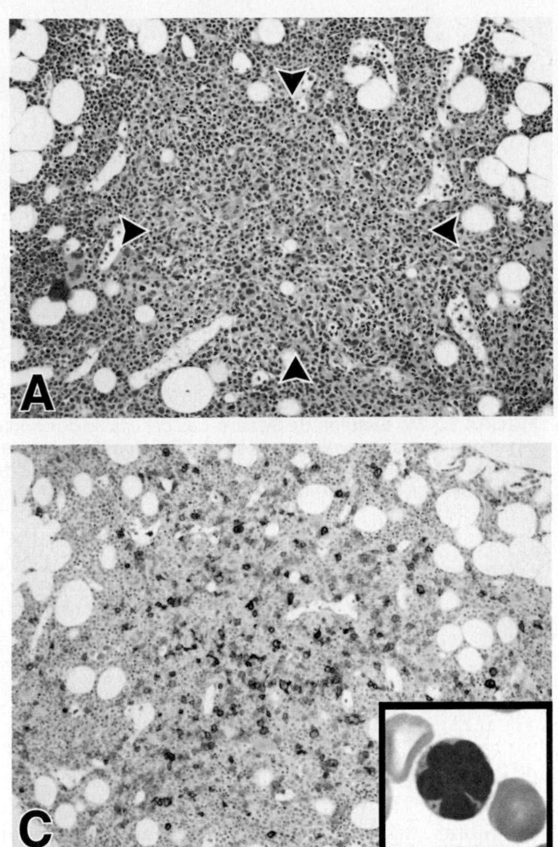

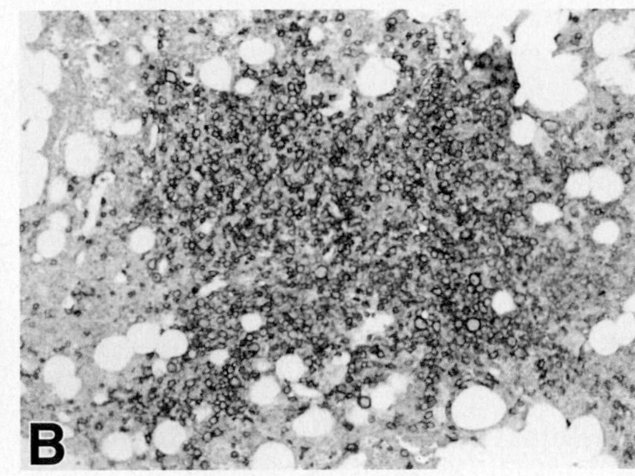

FIGURA 20-69. Leucemia/linfoma de linfocitos T del adulto (LTA). Esta enfermedad se caracteriza por la proliferación de linfocitos T malignos. **A.** Tinción de rutina con hematoxilina y eosina (H&E) de la médula ósea en la que se observa un agregado anómalo de células (marcado con las puntas de flecha) algo mayores que los elementos hematopoyéticos circundantes de la médula. **B.** El mismo agregado es positivo para CD4. **C.** Muchas células del agregado también son positivas para CD25. *Recuadro*. Frotis de sangre periférica que muestra linfocitos T malignos con un contorno nuclear extremadamente irregular, en forma de flor.

Micosis fungoide y síndrome de Sézary

La micosis fungoide es la forma más común del linfoma cutáneo primario por linfocitos T. Se caracteriza por la infiltración de la epidermis por linfocitos T CD4$^+$ malignos (de tipo cooperador) con marcados pliegues nucleares. El síndrome de Sézary, una variante de la micosis fungoide, presenta una tríada de eritrodermia, linfadenopatía generalizada y células de linfoma circulantes en sangre (células de Sézary).

EPIDEMIOLOGÍA: la micosis fungoide se presenta principalmente en adultos y adultos mayores. Afecta dos veces más a los hombres que a las mujeres.

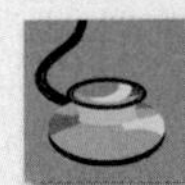

CARACTERÍSTICAS CLÍNICAS: la micosis fungoide es un linfoma poco agresivo que progresa lentamente a lo largo de muchos años, desde manchas cutáneas hasta placas cutáneas y lesiones masivas.

- La **fase premicótica o eccematosa** dura años y es difícil de distinguir de muchas dermatosis crónicas benignas. Es posible que las biopsias cutáneas no sean diagnósticas, sino que muestren infiltración linfocítica perivascular y perianexial inespecífica con eosinófilos y células plasmáticas.
- A continuación, se produce la **fase de placa**, caracterizada por el desarrollo de placas cutáneas bien delimitadas y elevadas. Por lo general, es posible diagnosticar la micosis fungoide en esta fase (*v.* más adelante).
- En la **fase tumoral**, aparecen tumores cutáneos elevados, sobre todo en la cara y en los pliegues corporales. Con frecuencia se ulceran y pueden infectarse de forma secundaria. El nombre, **micosis fungoide**, deriva del aspecto de tipo hongo elevado. Es frecuente la afectación extracutánea, en particular de los nódulos linfáticos, el bazo, el hígado, la médula ósea y los pulmones.

La afectación extracutánea augura mal pronóstico. La supervivencia a 5 años en el síndrome de Sézary es del 10% al 20%.

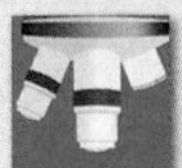

ANATOMOPATOLOGÍA: las características histológicas de la micosis fungoide varían según el estadio de la enfermedad (*v.* cap. 22). En la fase de parches inicial se observa un infiltrado superficial similar a una banda o un infiltrado linfático liquenoide con epidermotropismo temprano. En la fase de placa se produce infiltración pronunciada de la epidermis (epidermotropismo), con linfocitos dispuestos densamente en la dermis superior (fig. 20-70). Las células tumorales presentan contornos nucleares muy irregulares, que recuerdan a la superficie cortical cerebral (núcleos cerebriformes). Estas células linfáticas medianas a grandes distintivas, con núcleos hipercromáticos cerebriformes, se denominan células de micosis y son características. Los microabscesos de Pautrier en los espacios intraepidérmicos vacíos son muy característicos, pero no son frecuentes.

Los infiltrados dérmicos difusos compuestos por células de linfoma pequeñas, intermedias y/o grandes y falta de epidermotropismo caracterizan el estadio tumoral. La identificación de células de micosis fungoide en sitios extracutáneos como los nódulos linfáticos puede ser difícil.

Los estudios del reordenamiento del gen del receptor del linfocito T son necesarios como un recurso paralelo a la evaluación histológica. Los núcleos cerebriformes característicos de las células de Sézary facilitan su identificación en frotis de sangre periférica (fig. 20-71).

Las células de la micosis fungoide tienen un inmunofenotipo de linfocitos T colaboradores y suelen expresar CD2, CD3, CD5, CD4 y RCT-αβ. Al igual que otros linfomas de linfocitos T maduros, el antígeno del linfocito T, CD7, está ausente. Los reordenamientos clonales del gen receptor de linfocitos T ayudan a distinguir los casos leves de micosis fungoide de las dermatosis inflamatorias benignas.

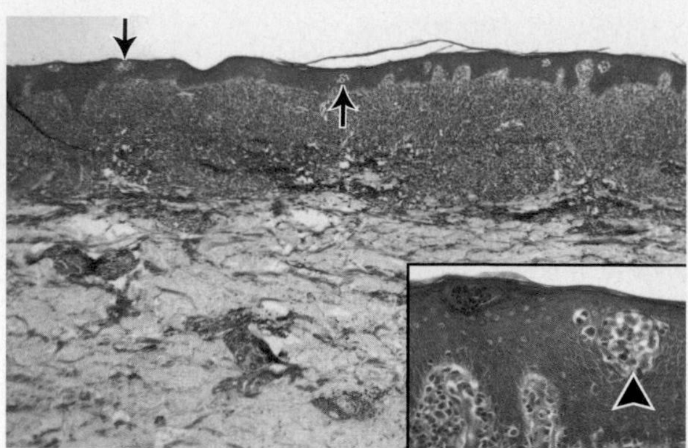

FIGURA 20-70. Micosis fungoides, fase de placa. Se observa un infiltrado difuso de linfocitos neoplásicos en la superficie de la dermis, que en ocasiones puede invadir la epidermis en forma de microabscesos pequeños de Pautrier (*flechas*). A menudo no hay afectación de la dermis inferior. En el *recuadro* se muestra una vista ampliada de los microabscesos de Pautrier (*puntas de flecha*).

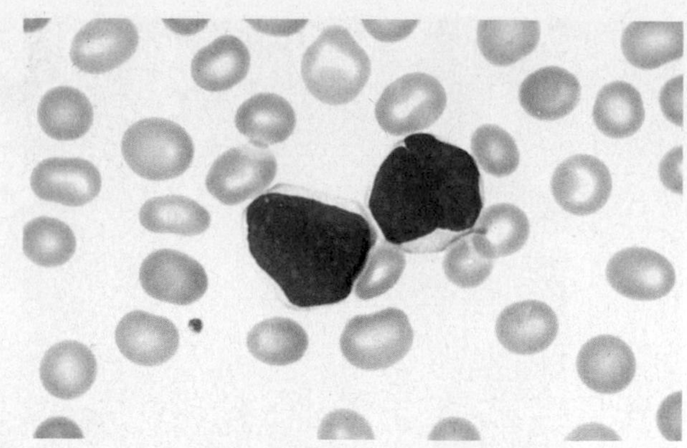

FIGURA 20-71. Células de Sézary. Las células típicas son entre medianas y grandes con circunvoluciones nucleares prominentes que resultan en un aspecto cerebriforme. Estas representan la fase leucémica del linfoma cutáneo por linfocitos T, las micosis fungoides.

Linfoma anaplásico de células grandes

El linfoma anaplásico de células grandes (LACG) es una neoplasia de linfocitos T maduros con células pleomorfas grandes que expresan el marcador de activación linfática CD30. Estos linfomas suelen afectar tanto localizaciones nodulares como extranodulares (especialmente la piel). Esta enfermedad tiene una distribución por edades bimodal: se da un máximo en personas jóvenes y un segundo máximo en personas mayores.

PATOGENIA MOLECULAR: algunos casos muestran translocaciones que afectan el gen *ALK* (tabla 20-18) y tienen pronóstico relativamente bueno. Los LACG negativos para *ALK* tienden a ser más agresivos. Su pronóstico es como el de los tipos no especificados de LPLT.

ANATOMOPATOLOGÍA: la histología del LACG es variable, pero todos los casos presentan células con núcleos de forma irregular (a menudo en forma de herradura o de riñón) y abundante citoplasma, con células denominadas células distintivas (fig. 20-72). Los LACG expresan CD30, ALK (subconjunto) y proteínas citotóxicas (TIA-1, granzima B), pero suelen carecer de CD3. Casi todos los casos muestran reordenamientos clonales del receptor de linfocitos T.

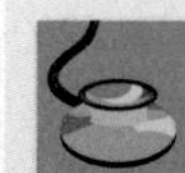

CARACTERÍSTICAS CLÍNICAS: la mayoría de los pacientes presentan enfermedad avanzada (estadio III o IV). Son frecuentes las linfadenopatías, así como la afectación extranodular y de la médula ósea. Los pacientes suelen presentar fiebre. El LACG positivo para *ALK* es más agresivo que el LACG positivo para el gen.

Linfoma angioinmunoblástico de linfocitos T

El linfoma angioinmunoblástico de linfocitos T es un linfoma de linfocitos T periféricos (maduras). Los pacientes presentan linfadenopatía generalizada y síntomas autoinmunitarios sistémicos. Los infiltrados neoplásicos de linfocitos T expanden las regiones paracorticales de los nódulos linfáticos y se relacionan con eosinofilia y proliferación de vénulas de endotelio alto. En casi todos los casos se encuentra la infección por el VEB.

CARACTERÍSTICAS CLÍNICAS: el linfoma angioinmunoblástico de linfocitos T se presenta en adultos. La mayoría de los pacientes presenta una enfermedad generalizada al inicio, que incluye linfadenopatía generalizada, hepatoesplenomegalia, erupción pruriginosa, afectación de la médula ósea, hipergammaglobulinemia y derrames en la cavidad corporal. Los hallazgos de laboratorio incluyen aglutininas frías, anemia hemolítica, inmunocomplejos circulantes y

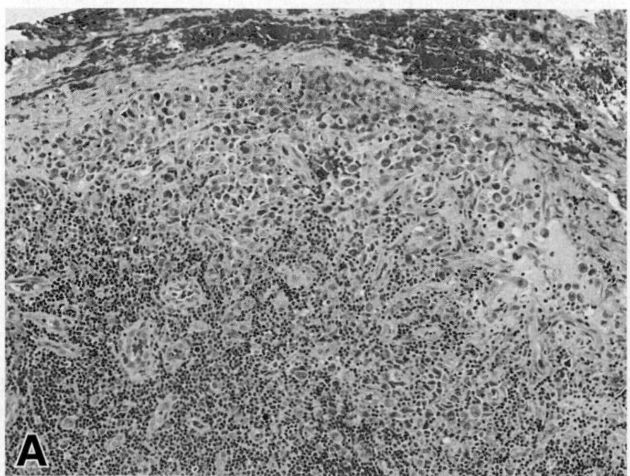

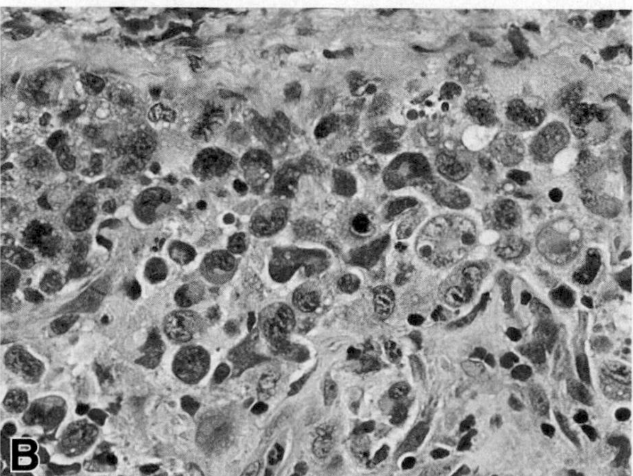

FIGURA 20-72. Linfoma anaplásico de células grandes (LACG). A. Nódulo linfático parcialmente destruido con acumulación de células malignas en el seno subcapsular. Este patrón común de LACG puede confundirse con el carcinoma metastásico. **B.** Las células del linfoma intrasinusoidal son grandes y pleomórficas. Las células con núcleos similares a riñones y una zona eosinófila cercana al núcleo se conocen como las células características que se observan en todas las variantes de LACG.

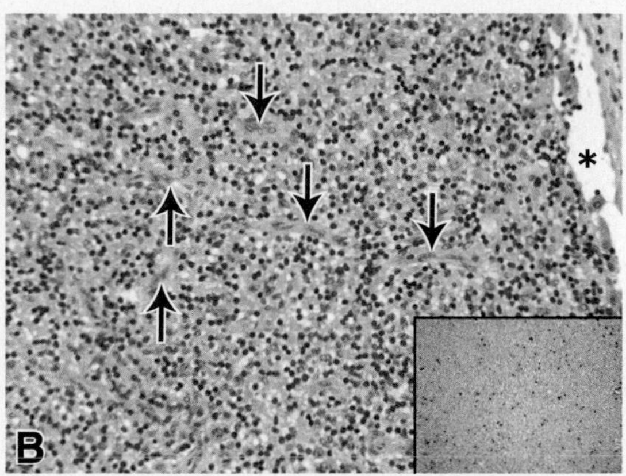

FIGURA 20-73. Linfoma angioinmunoblástico de linfocitos T. A. Borramiento completo de la arquitectura de los nódulos linfáticos por un infiltrado que incluye mezcla de linfocitos T neoplásicos, vasos sanguíneos prominentes y linfocitos B positivos al virus Epstein-Barr (*VEB*). La cápsula del nódulo linfático está arriba. **B.** Amplificación que muestra los vasos sanguíneos (los vasos representativos se destacan con *flechas*) y sus células endoteliales prominentes. El seno subcapsular es identificado (*). *Recuadro:* hibridación *in situ* para el transcrito del VEB, que demuestra linfocitos B positivos al VEB dispersos y repartidos por toda la proliferación de linfocitos T neoplásicos.

factor reumatoide. Se trata de un linfoma agresivo, cuya supervivencia media es inferior a 3 años. La muerte suele sobrevenir por una infección. Algunos pacientes desarrollan linfomas de linfocitos B grandes.

ANATOMOPATOLOGÍA: los nódulos linfáticos afectados por el linfoma angioinmunoblástico de linfocitos T muestran desaparición arquitectónica parcial o completa por una población heterogénea de células atípicas de tamaño pequeño a mediano, en un entorno de vénulas de endotelio alto prominentes y arborizantes. Algunos casos contienen células de linfoma con abundante citoplasma claro y mínima atipia, y otros contienen una población de grandes células linfáticas atípicas (fig. 20-73). Las células tumorales expresan CD4 y la mayoría de los antígenos de linfocitos T (pero a veces no CD5 o CD7), con un fenotipo de linfocitos T colaboradores foliculares (CD10, Bcl-6, CXCL13, PD-1). En la mayoría de los casos se produce un reordenamiento clonal del RCT, y una minoría también muestra un reordenamiento clonal del gen de Ig (lo que refleja una expansión clonal de los linfocitos B positivos para el VEB).

En los linfomas de Hodgkin clásicos, con fondo inflamatorio reactivo que acompaña a las células de Hodgkin y de Reed-Sternberg

Las células clásicas de Hodgkin Reed-Sternberg (HRS) son grandes células binucleadas con nucléolos prominentes (fig. 20-74); existen dos tipos de linfoma de Hodgkin (LH): el linfoma de Hodgkin clásico y el linfoma de Hodgkin nodular con predominio de linfocitos. A diferencia de los linfomas no hodgkinianos, los LH clásicos suelen surgir en una única región nodular y diseminarse de forma contigua, sobre todo en adolescentes y adultos jóvenes. Contienen relativamente pocas células neoplásicas, en medio de un prominente infiltrado inflamatorio mixto de linfocitos T pequeños, histiocitos y eosinófilos. En casi todos los casos, las células neoplásicas del LH derivan de linfocitos B del centro germinal y expresan marcadores CD30 y CD15 (fig. 20-75).

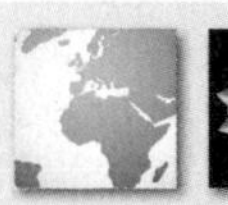

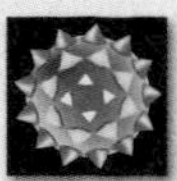

EPIDEMIOLOGÍA Y FACTORES ETIOLÓGICOS: *el LH es la neoplasia maligna más frecuente en Estados Unidos entre los 10 y los 30 años*. La variación geográfica en la incidencia de LH, sumada a varias características clinicopatológicas similares a las de un proceso infeccioso, sugieren etiología viral. Informes de varias «miniepidemias» autolimitadas de LH en niños sugieren un tipo de transmisión horizontal (es decir, por contacto interpersonal) de un agente infeccioso. Se ha sugerido una posible relación entre el LH y la infección por VEB. Los adultos jóvenes con antecedentes recientes de mononucleosis infecciosa asociada al VEB tienen un riesgo tres veces mayor de desarrollar LH. El genoma del VEB se identifica con frecuencia en las células de HRS.

Los factores genéticos pueden desempeñar algún papel en la patogenia del LH. Ciertos subtipos de antígenos leucocitarios humanos (HLA), en particular HLA-B18, son más frecuentes en pacientes con LH. Además, los hermanos de pacientes con LH tienen un riesgo 7 veces mayor de padecerlo, que se multiplica por 100 en el caso de gemelos monocigóticos.

El estado inmunitario también parece ser un factor, al menos en algunos casos. El LH es más frecuente en personas con alteraciones inmunitarias o enfermedades autoinmunitarias, como la artritis reumatoide. Además, el LH representa el 7 % de los tumores malignos en pacientes con inmunodeficiencia y ataxia-telangiectasia. El VEB puede detectarse en las células de HRS mediante inmunohistoquímica para la proteína LMP1 (fig. 20-75) o mediante hibridación *in situ* para el ARN EBER (no se muestra). Se observan células de Reed-Sternberg positivas para VEB en el 70 % al 80 % del LH de celularidad mixta, pero en menos del 40 % del de esclerosis nodular.

Linfoma de Hodgkin clásico

Este linfoma es una neoplasia de linfocitos B compuesta, en la mayoría de los casos, por células mononucleares de Hodgkin y células

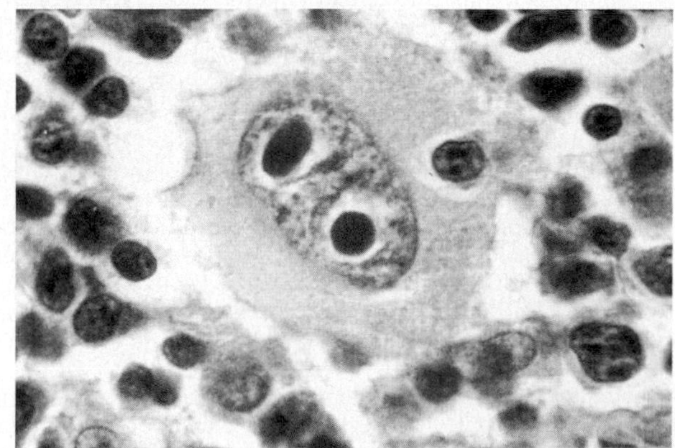

FIGURA 20-74. Célula clásica de Reed-Sternberg. Los núcleos con imagen en espejo contienen grandes nucléolos eosinófilos.

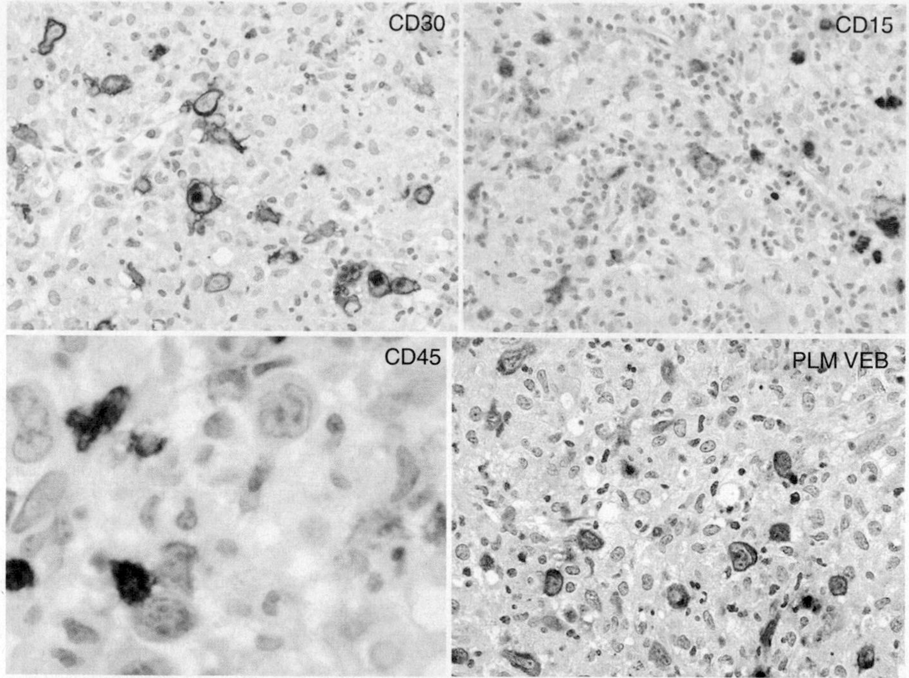

FIGURA 20-75. Células de Reed-Sternberg y Hodgkin. Las células de Hodgkin/Reed-Sternberg (HRS) son siempre positivas a CD30, CD15 y al antígeno de proteína latente de membrana del VEB (*PLM VEB*) (inmunohistoquímica; cromógeno rojo). El antígeno común de los leucocitos CD45 no se expresa en las células HRS.

multinucleadas de Reed-Sternberg (fig. 20-74) en un fondo inflamatorio reactivo de linfocitos pequeños (principalmente linfocitos T), células plasmáticas, histiocitos y eosinófilos. La fibrosis tiene prominencia variable, con o sin bandas anchas de colágeno (fig. 20-76). Las células de HRS suelen estar dispersas y a veces forman agregados sincitiales. El LH clásico abarca cuatro subtipos histológicos, que reflejan en gran medida el fondo inflamatorio asociado y la apariencia de las células de HRS. ***Los subtipos incluyen LH con esclerosis nodular, LH de celularidad mixta, LH rico en linfocitos y LH con depleción de linfocitos*** (por orden de prevalencia). Las células de HRS de todos los subtipos comparten un inmunofenotipo único que no se observa en los linfomas no hodgkinianos.

EPIDEMIOLOGÍA: el tipo clásico de LH representan el 95 % de todos los LH. La enfermedad tiene una distribución por edades bimodal, con un máximo entre los 15 y 35 años y otro en adultos mayores. Las personas con antecedentes recientes de mononucleosis infecciosa tienen mayor riesgo de padecer LH clásico.

ANATOMOPATOLOGÍA: los nódulos linfáticos afectados por el LH clásico muestran destrucción arquitectónica por infiltrado celular inflamatorio mixto con fibrosis variable (esclerosis) (fig. 20-76). Las células del SHR son grandes, con al menos dos lóbulos nucleares o núcleos y abundante citoplasma azul claro (fig. 20-74). Sus núcleos tienen contornos irregulares y nucléolos eosinófilos prominentes con halos perinucleares con aspecto de «ojos de búho».

Las células de HRS pueden sufrir apoptosis, dando lugar a células de aspecto momificado con citoplasma condensado y núcleos picnóticos. A pesar de su aspecto único, cuando son pocas, las células de HRS pueden ser difíciles de identificar en secciones de tejido teñidas con H&E estándar. Las inmunotinciones para CD15, CD30, CD45 y PAX-5 ayudan a identificarlas y distinguirlas de las células impostoras que se observan en muchas otras enfermedades.

Las células del HRS casi siempre expresan el marcador de activación linfática CD30 (fig. 20-75), y el marcador de macrófagos/monocitos CD15 en la mayoría de los casos. A diferencia de las células del linfoma no hodgkin, las células de HRS no suelen expresar el marcador panleucocitario CD45, los antígenos de linfocitos B CD20 y CD79a, los antígenos de linfocitos T (CD2, CD3) o los antígenos de histiocitos (CD68, CD163).

El inmunofenotipo único de las HRS, no compartido con ninguna célula normal homóloga, retrasó la identificación del linaje celular de las células de HRS durante muchos años. Solo el desarrollo de técnicas de diagnóstico molecular a finales de la década de 1990 permitió establecer su origen a partir de células clonales del centro germinal. ***Puede encontrarse un reordenamiento del gen de la inmunoglobulina clonal en las células de HRS de casi todos los casos de LH.*** Las citocinas de las células de HRS son las responsables del fondo inflamatorio característico. La IL-5 y la eotaxina atraen eosinófilos, la IL-6 recluta células plasmáticas y el TGF-β induce fibrosis.

Linfoma de Hodgkin con esclerosis nodular

El **linfoma de Hodgkin con esclerosis nodular** se caracteriza por engrosamiento fibroso de la cápsula de los nódulos linfáticos, con bandas de esclerosis que se extienden desde la cápsula hasta dentro de la corteza ganglionar, lo que resulta en la formación de nódulos (fig. 20-76A). Las **células lacunares son** producto de una retracción artificial del tejido fijado con formaldehído (fig. 20-76C). Los nódulos rodeados de fibrosis contienen células inflamatorias mixtas, descritas anteriormente, con un número variable de células de HRS clásicas y lacunares. El linfoma de Hodgkin con esclerosis nodular representa el 70 % de los casos de LH clásico, y se produce más a menudo entre los 15 y los 30 años. La mayoría de los pacientes se presentan con compromiso del mediastino, y 40 % refiere síntomas B (tabla 20-21). El compromiso de la médula ósea y la positividad para el VEB son infrecuentes, en relación con otros tipos de LH.

Linfoma de Hodgkin de celularidad mixta

El **linfoma de Hodgkin de celularidad mixta** se caracteriza por células de HRS relativamente abundantes, que se encuentran en fondo inflamatorio mixto de eosinófilos, neutrófilos, macrófagos y células plasmáticas (fig. 20-77). No hay fibrosis nodular, como en el linfoma de Hodgkin con esclerosis nodular. *Es el subtipo de LH más frecuente en pacientes infectados por VIH-1, y muestra la mayor relación con el VEB.* Es más frecuente en la cuarta y quinta décadas. La afectación mediastínica es infrecuente.

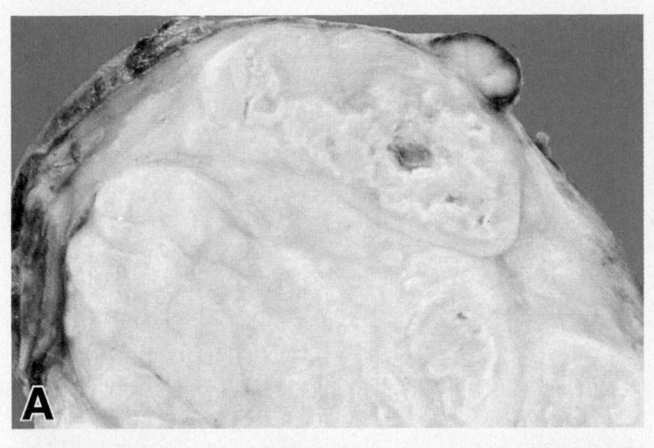

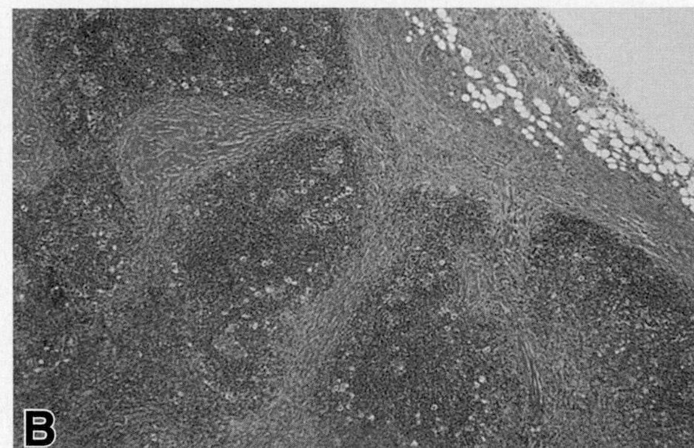

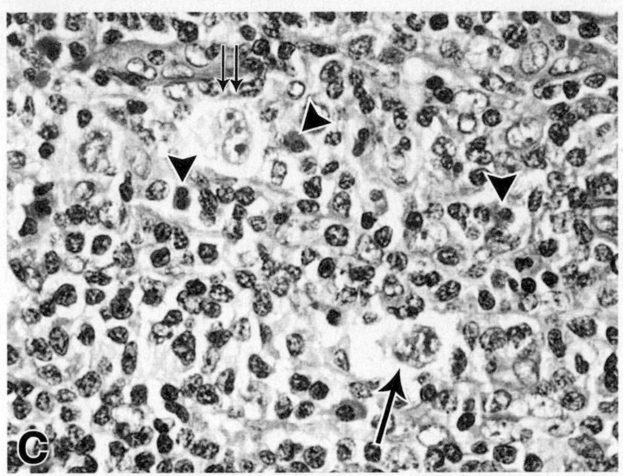

FIGURA 20-76. Linfoma de Hodgkin con esclerosis nodular. A. Fotografía directa en la que se muestra un nódulo linfático agrandado con una cápsula engrosada y amplias bandas de fibrosis que dividen al parénquima en nódulos diferentes. Son evidentes numerosos focos de necrosis (decoloraciones rojas-café). **B.** Microfotografía de poco aumento demuestra amplias bandas de fibrosis. Hay un fondo inflamatorio denso. Las células de Reed-Sternberg son excepcionales. **C.** Microfotografía del LH con esclerosis nodular muestra un fondo inflamatorio mixto con eosinófilos (*puntas de flecha*), células de Reed-Sternberg (*flechas dobles*) y células lacunares (*flecha*).

TABLA 20-21
SISTEMA DE ESTADIFICACIÓN DE ANN ARBOR DEL LINFOMA DE HODGKIN

Estadio I A o B[a]	I	Compromiso de una sola región nodular
		o
	I_E	De un órgano o sitio extralinfático único
Estadio II A o B	II	Compromiso de dos o más regiones nodulares en el mismo lado del diafragma
		o
	II_E	Con compromiso contiguo localizado de un sitio orgánico extralinfático
Estadio III A o B	III	Compromiso de regiones nodulares en ambos lados del diafragma
		o
	III_E	Con compromiso contiguo localizado de un órgano o sitio extralinfático
		o
	III_S	Con compromiso del bazo
		o
	III_{ES}	Con compromiso del bazo y de órgano o sitio extralinfático
Estadio IV A o B	IV	Compromiso difuso o diseminado de uno o más órganos extralinfáticos con o sin compromiso nodular asociado

[a]A, asintomático; B, presencia de síntomas constitucionales (fiebre, sudores nocturnos y pérdida de peso que exceda el 10 % del peso corporal basal en los 6 meses precedentes).

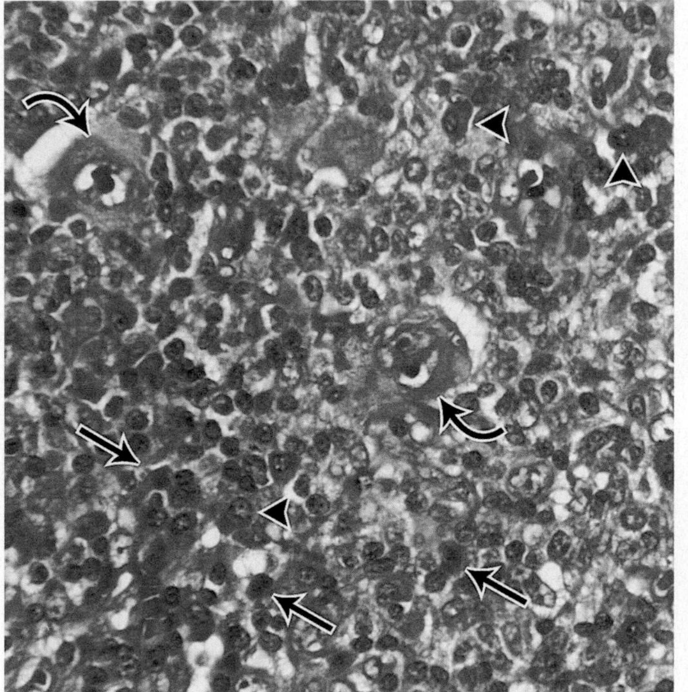

FIGURA 20-77. Linfoma de Hodgkin (LH) de celularidad mixta. Este tipo de LH muestra frecuentes células mononucleares y binucleadas de Reed-Sternberg (*flechas curvas*) en un fondo inflamatorio mixto que incluye muchos linfocitos pequeños (linfocitos T), además de células plasmáticas (*puntas de flecha*) y eosinófilos (*flechas rectas*). La ausencia de bandas fibróticas ayuda a distinguir este subtipo de LH.

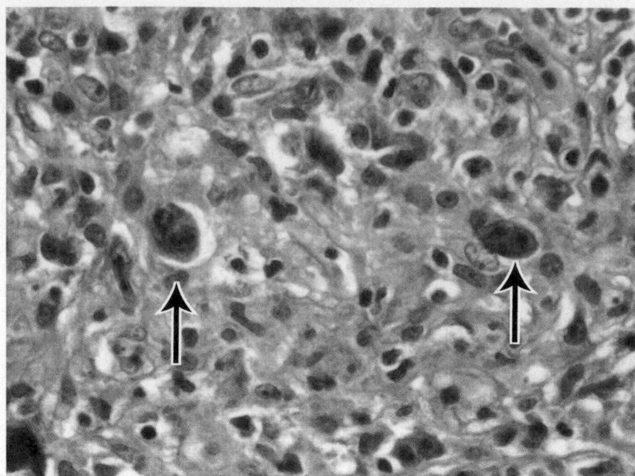

FIGURA 20-78. Linfoma de Hodgkin con depleción de linfocitos. Se observan dos células de Hodgkin/Reed-Sternberg (*flechas*). El número de linfocitos reactivos en el fondo fibrótico está muy reducido. El diagnóstico diferencial en casos como este incluye al linfoma de células grandes.

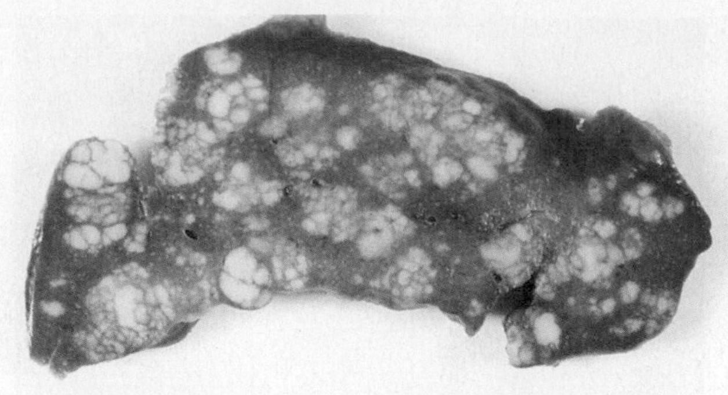

FIGURA 20-79. Linfoma de Hodgkin que afecta el bazo. Múltiples masas reemplazan al parénquima esplénico normal. La laparotomía y la esplenectomía ya no se realizan de manera rutinaria para propósitos diagnósticos y de estadificación.

Linfoma de Hodgkin rico en linfocitos

El **linfoma de Hodgkin rico en linfocitos** se caracteriza por células de HRS clásicas dispersas rodeadas por un infiltrado linfático nodular (raramente difuso) de linfocitos B pequeños. El fondo inflamatorio reactivo típico de los linfomas no hodgkinianos y del LH de celularidad mixta está ausente. Representa solo el 5% de los LH clásicos, y suelen darse en personas mayores. La supervivencia global de este tipo de LH es mejor que la de todos los demás subtipos de LH clásico, y es como la supervivencia del LH nodular con predominio de linfocitos (*v.* más adelante).

Linfoma de Hodgkin con depleción de linfocitos

Se trata del subtipo de LH clásico menos frecuente, caracterizado por el predominio de células de HRS. Desde el punto de vista histológico, muestra un predominio de células de HRS y/o una ausencia marcada de linfocitos en el fondo (fig. 20-78). Los pacientes suelen ser hombres de 30 a 40 años. Este subtipo, al igual que el LH de celularidad mixta, se relaciona con frecuencia con la infección por VIH. A diferencia de otras formas de LH, este subtipo tiene predilección por la afectación de nódulos linfáticos retroperitoneales, e infiltra órganos abdominales y médula ósea. Los pacientes con infección por VIH asociada evolucionan peor. En algunos casos, puede ser difícil distinguirlo del linfoma no hodgkiniano.

CARACTERÍSTICAS CLÍNICAS: el LH suele presentarse como adenopatía periférica sin dolor a la palpación en un único nódulo linfático o grupo de nódulos. En la mayoría de los casos hay afectación de los nódulos cervicales y mediastínicos. Es frecuente la afectación del mediastino anterior, especialmente en el LH con esclerosis nodular. Los nódulos linfáticos axilares, inguinales y retroperitoneales se ven afectados con menos frecuencia.

Los grupos de nódulos periféricos, como los antecubitales, los poplíteos y los mesentéricos, no suelen verse afectados. Inicialmente, el LH se disemina entre grupos de nódulos linfáticos contiguos a través de los vasos linfáticos eferentes. A medida que avanza, la propagación se vuelve menos predecible debido a la invasión vascular y la diseminación hematógena (fig. 20-79).

Alrededor del 40% de los pacientes presenta síntomas indefinidos (síntomas B): febrícula, sudores nocturnos y pérdida de peso. Puede aparecer prurito a medida que la enfermedad avanza. Los pacientes con LH suelen presentar deficiencias en la función de los linfocitos T. Los leves defectos de la hipersensibilidad de tipo retardado (como la anergia a la prueba cutánea), que pueden detectarse en la mayoría de los pacientes incluso en el momento de la presentación, suelen empeorar a medida que la enfermedad progresa. La linfocitopenia absoluta (<1 500 células/µL) está presente en la mitad de los casos, sobre todo en el LH avanzado. La inmunidad humoral suele permanecer intacta hasta estadios avanzadas de la enfermedad.

El pronóstico del LH depende principalmente de la edad del paciente y de la diseminación anatómica (estadio) de la enfermedad. Los factores de buen pronóstico incluyen *(1)* edad joven, *(2)* estadio clínico bajo y *(3)* ausencia de síntomas B. El amplio Sistema de estadificación de Ann Arbor (tabla 20-21) incluye criterios clínicos, radiográficos y anatomopatológicos (incluida la biopsia de médula ósea) para asignar el estadio.

Entre las complicaciones del LH se incluyen el compromiso de órganos vitales por el agrandamiento del tumor, además de infecciones secundarias como consecuencia del defecto primario en la hipersensibilidad de tipo retardado y los efectos inmunodepresores del tratamiento. Tras el tratamiento pueden aparecer segundas neoplasias (linfoma no hodgkin agresivo, LMA).

Linfoma de Hodgkin nodular con predominio de linfocitos

Este tipo de LH es distinto de los tipos clásicos. Aunque se clasifica como linfoma de Hodgkin, muchas de sus características clinicopatológicas se asemejan a los linfomas no hodgkin de linfocitos B poco agresivos. Las células tumorales del LH nodular con predominio de linfocitos son linfocitos B de gran tamaño que se denominan **células LP**, o células en «palomitas de maíz», por su aspecto similar. Como en la mayoría de los linfomas no hodgkin clásicos, las células neoplásicas LP del LH nodular con predominio de linfocitos no son abundantes en las secciones de tejido.

Las células LP, al igual que las células de HRS, derivan de los linfocitos B del centro germinal. A diferencia de las células de HRS clásicas, las LP expresan antígenos de linaje de linfocitos B (CD20, CD79a, Ig de superficie), casi siempre muestran reordenamiento clonal de Ig, pero son negativas para CD15 y CD30.

El LH nodular con predominio de linfocitos es infrecuente y representa solo el 5% de los casos de LH. Afecta principalmente a hombres de 30 a 50 años, pero también puede presentarse en personas más jóvenes, incluidos niños. Suele estar localizado en el momento del diagnóstico (es decir, en estadio I) y suele afectar los nódulos linfáticos cervicales, axilares o inguinales.

La afectación mediastínica, esplénica, visceral y de la médula ósea es rara. El LH nodular con predominio de linfocitos a menudo preserva grupos nodulares cuando se disemina. Solo el 20% de los casos presentan síntomas B. Estos tumores siguen un curso clínico poco agresivo. La supervivencia a 10 años de los pacientes con enfermedad en estadio no avanzado (estadio I o II) es superior al 80%. Las complicaciones incluyen la enfermedad recurrente (frecuente) y la progresión a LDLBG (infrecuente).

Los trastornos linfoproliferativos se relacionan con deficiencias inmunitarias

Varios tipos de linfomas no hodgkin y Hodgkin aparecen en pacientes con disfunción inmunitaria, pero hay un grupo específico de enfermedades linfoproliferativas que se desarrollan en pacientes con defectos inmunitarios primarios, infección por VIH, trasplantes de órganos e inmunosupresión yatrógena.

Trastornos linfoproliferativos postrasplante

Los trastornos linfoproliferativos postrasplante (TLPT) son secundarios al tratamiento farmacológico inmunosupresor en los receptores de trasplantes de órganos. Los infiltrados de los TLPT van desde lesiones plasmocitarias parecidas a la mononucleosis infecciosa hasta linfomas manifiestos de linfocitos B grandes. Los TLPT de linfocitos T y de tipo LH son poco frecuentes. ***La mayoría de estos trastornos están asociados a la infección por VEB, y el factor de riesgo clave es la seronegatividad al VEB antes del trasplante.***

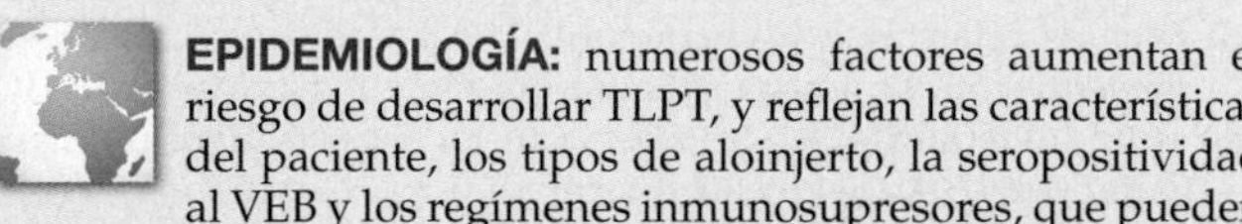

EPIDEMIOLOGÍA: numerosos factores aumentan el riesgo de desarrollar TLPT, y reflejan las características del paciente, los tipos de aloinjerto, la seropositividad al VEB y los regímenes inmunosupresores, que pueden variar entre instituciones. Los pacientes con aloinjertos renales tienen el riesgo más bajo de TLPT, mientras que aquellos con aloinjertos cardíacos/pulmonares o intestinales presentan el mayor riesgo. Los pacientes con aloinjertos de blastocitos o médula ósea tienen riesgo bajo de TLPT. El riesgo en estos individuos refleja el grado de compatibilidad con HLA: los trasplantes con HLA equivocados o no relacionados presentan las tasas más altas de TLPT. Se desarrolla más a menudo en niños, probablemente porque estos suelen presentar mayor seronegatividad al VEB en el momento del trasplante.

PATOGENIA MOLECULAR: la mayor parte de los casos son secundarios al VEB, con un período de latencia medio de menos de 1 año. Sin embargo, los casos negativos para EBV pueden darse 5 o más años después del trasplante.

En los receptores de órganos sólidos, los linfocitos del huésped se infectan con el VEB, pero en los receptores de aloinjertos de médula ósea, el TLPT es causado por linfocitos infectados del donante.

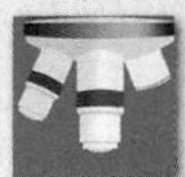

ANATOMOPATOLOGÍA: la histología del TLPT es diversa e incluye:

- **Lesiones iniciales**: muestran hiperplasia plasmocitaria o cambios similares a los de la mononucleosis infecciosa. Suelen aparecer en pacientes jóvenes, sobre todo si son seronegativos para el VEB. Las lesiones iniciales afectan los nódulos linfáticos o las amígdalas y adenoides. Estas lesiones suelen ser policlonales y remiten espontáneamente o con la reducción de la inmunosupresión. Sin embargo, algunas lesiones similares a la mononucleosis infecciosa pueden ser, en ocasiones, mortales.
- **TLPT polimorfos**: estas lesiones están compuestas por una población heterogénea de células, como inmunoblastos, células plasmáticas y linfocitos de tamaño pequeño a intermedio (fig. 20-80). La proliferación linfoplasmocitaria e inmunoblástica atípica tiende a destruir la arquitectura de los nódulos linfáticos y/o a formar masas extranodulares destructivas. Este tipo de TLPT es más frecuente en niños, tras una infección primaria por VEB. Un número variable de casos remite con la reducción de la inmunosupresión, mientras que otros progresan y requieren quimioterapia citotóxica. Las células atípicas en el TLPT polimorfo muestran genes de la Ig con reordenamiento clonal, aunque los clones detectables son menos prominentes, en comparación con los que se observan en el TLPT monomorfo (*v.* más adelante).
- **TLPT monomorfos**: estas proliferaciones de linfocitos B grandes o células plasmáticas se califican como LDLBG, LB o MCP o plasmocitoma. Casi todos los casos muestran reordenamientos clonales del gen de la Ig; la mayoría presenta genomas clonales del VEB. Las anomalías citogenéticas son frecuentes. La mayoría requiere tratamiento para el linfoma. Este tipo de TLPT no suele responder a la reducción de la inmunosupresión, a diferencia de los tipos de TLPT comentados anteriormente.
- **TLPT de tipo LH clásico**: este tipo poco frecuente de TLPT se da más a menudo en pacientes con trasplante renal, es casi siempre positivo al VEB y se parece al LH clásico (*v.* anteriormente).

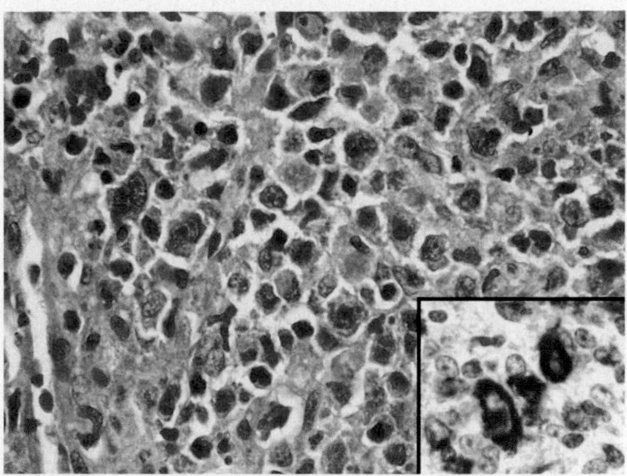

FIGURA 20-80. Trastornos linfoproliferativos postrasplante (TLPT). El TLPT de tipo polimorfo se caracteriza por la proliferación difusa de células linfáticas grandes con reordenamientos del gen de la inmunoglobulina clonal. *Recuadro:* en la mayoría de los casos, los linfocitos neoplásicos son positivos para el virus de Epstein-Barr, lo cual puede valorarse con facilidad mediante tinciones inmunohistoquímicas.

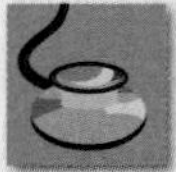

CARACTERÍSTICAS CLÍNICAS: los pacientes con TLPT presentan letargo, malestar, pérdida de peso y fiebre, a menudo con linfadenopatía y disfunción del aloinjerto. El agrandamiento de las amígdalas puede causar obstrucción de las vías respiratorias en algunos pacientes, sobre todo en niños. Además de los nódulos linfáticos y las amígdalas, el TLPT suele afectar zonas extranodulares, en particular el intestino, los pulmones y el hígado. El propio aloinjerto puede verse afectado, lo que puede causar confusión diagnóstica con el rechazo del aloinjerto. El pronóstico del TLPT depende en gran medida del tipo de lesión. Las lesiones iniciales tienden a remitir a medida que se reduce la inmunosupresión, sin pérdida del injerto. La reducción de la inmunosupresión puede ser útil en el tratamiento de otras formas más similares a los linfomas, pero muchas requieren tratamiento citotóxica adicional. La monitorización de la carga viral del VEB en pacientes seronegativos es una práctica habitual en muchos centros de trasplante y ha disminuido la incidencia de TLPT diseminado.

Trastornos linfoproliferativos relacionados con inmunodeficiencia yatrógena

Estos trastornos se producen sobre todo en pacientes que reciben tratamiento inmunosupresor para enfermedades autoinmunitarias u otras afecciones (excluidos los trasplantes). Las proliferaciones linfáticas en estos pacientes se parecen a las de los pacientes con TLPT, y varían desde trastornos polimorfos hasta LDLBG, LPLT o

LH clásico. El metotrexato, que se ha utilizado durante mucho tiempo para tratar la artritis reumatoide (AR), fue el primer fármaco inmunosupresor relacionado con un trastorno linfoproliferativo. Los nuevos fármacos utilizados para tratar la AR, como los antagonistas del TNF-α, también aumentan el riesgo de linfoma, en comparación con personas sanas de la misma edad. Como la mayoría de los TLPT, los trastornos linfoproliferativos yatrógenos se relacionan a menudo con el VEB, si bien este virus no es el único factor de riesgo importante. La estimulación antigénica crónica, con linfoproliferación, y los antecedentes genéticos de los pacientes, también afectan el desarrollo del linfoma. Casi el 50% de los casos presentan enfermedad extranodular, a menudo en el tubo digestivo, la piel, el hígado, el bazo, el pulmón, el riñón, la glándula tiroides, la médula ósea y los tejidos blandos.

Muchos de estos tumores se parecen al LDCB o al LH clásico. Al igual que pasa con el TLPT, los trastornos linfoproliferativos yatrógenos suelen responder, al menos parcialmente, a la retirada de la medicación inmunosupresora, especialmente en los casos positivos para VEB.

TRASTORNOS HISTIOCÍTICOS

Las proliferaciones histiocíticas pueden ser benignas o malignas

Los trastornos histiocíticos benignos incluyen la enfermedad de Rosai-Dorfman (histiocitosis sinusal con linfadenopatía masiva), los trastornos por almacenamiento de lípidos como la enfermedad de Niemann-Pick y la enfermedad de Gaucher (*v.* cap. 6) y los síndromes hemofagocíticos.

Trastornos hemofagocíticos

Todos los trastornos hemofagocíticos se deben a una regulación inmunitaria incorrecta con sobreproducción de citocinas proinflamatorias y activación no regulada de linfocitos T y proliferación de histiocitos hemofagocíticos.

Las citocinas proinflamatorias (*v.* cap. 4) incluyen TNF-α, IL-6 e interferón γ (IFN-γ).

Los síndromes hemofagocíticos pueden ser hereditarios (primarios) o adquiridos (secundarios). El síndrome hemofagocítico primario se debe a varias mutaciones, incluida la mutación del gen *PFR1* (perforina), y suele presentarse en la primera infancia.

El diagnóstico se basa en una combinación de criterios clínicopatológicos: fiebre alta, esplenomegalia, anemia, trombocitopenia, hipertrigliceridemia e hipofibrinogenemia, además de abundantes histiocitos con leucocitos y eritrocitos ingeridos en la médula ósea, el bazo o los nódulos linfáticos (fig. 20-81). La hemofagocitosis de las células de la médula ósea conduce a menudo a pancitopenia. Los síndromes hemofagocíticos adquiridos también pueden desarrollarse con infecciones graves (virales, bacterianas, fúngicas), enfermedades autoinmunitarias y neoplasias.

Las neoplasias histiocíticas son tumores poco frecuentes derivados de histiocitos neoplásicos o células dendríticas

Este grupo de neoplasias incluye la histiocitosis de células de Langerhans, el sarcoma folicular de células dendríticas y el sarcomas de CDI.

La histiocitosis de células de Langerhans (HCL) es una proliferación neoplásica de células de Langerhans

Las manifestaciones clínicas varían desde afectación asintomática de localización única (hueso o nódulos linfáticos) hasta una enfermedad sistémica agresiva multiorgánica. Las células de Langerhans son células presentadoras de antígenos derivadas de la médula ósea que habitan en la epidermis y la mucosa escamosa. Su función es transportar antígenos extraños desde la piel y las mucosas hasta los linfocitos T paracorticales de los nódulos linfáticos. Las células de Langerhans que permanecen en la paracorteza de los nódulos linfáticos maduran hasta convertirse en CDI.

La HCL se presenta con mayor frecuencia en lactantes, niños y adultos jóvenes. La extensión de la enfermedad y la tasa de progresión se correlacionan inversamente con la edad en el momento de la presentación. La forma más común y menos agresiva de HCL (**granuloma eosinófilo**) es un trastorno localizado, habitualmente autolimitado, que suele afectar un solo hueso o, con menos frecuencia, los nódulos linfáticos, la piel y el pulmón. Esta forma de HCL afecta a niños mayores y adultos jóvenes.

A veces, el tumor es un trastorno multifocal, pero poco agresivo, limitado a un tejido, normalmente hueso o tejido blando. Esta forma de HCL, que se da en niños pequeños, se denominó **enfermedad de Hand-Schüller-Christian**.

La forma más rara de HCL, que se observa en lactantes y niños pequeños, es una afección aguda con enfermedad diseminada. Son típicas las lesiones cutáneas, hepatoesplenomegalia, linfadenopatía, lesiones óseas y pancitopenia. En el pasado se denominaba **enfermedad de Letterer-Siwe**.

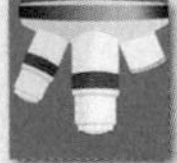

ANATOMOPATOLOGÍA: los tumores de la HCL están compuestos por células de Langerhans mezcladas con eosinófilos reactivos, histiocitos y pequeños linfocitos T (fig. 20-82). Las células de Langerhans son células medianas a grandes con núcleos hendidos característicos. La microscopía electrónica muestra gránulos de Birbeck, cuerpos citoplasmáticos tubulares o en forma de varilla. Las células de Langerhans expresan la proteína S-100 y CD1a.

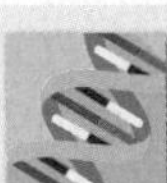

PATOGENIA MOLECULAR: la mayoría de los casos de HCL presentan mutaciones mutuamente excluyentes de *BRAF* o *MAP2K1*.

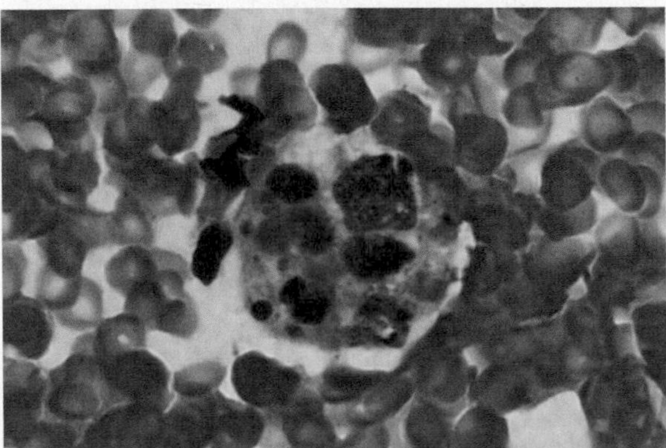

FIGURA 20-81. Síndrome hemofagocítico. Desde el punto de vista morfológico, este trastorno se caracteriza por la fagocitosis de las células hematopoyéticas por parte de los macrófagos hísticos. Lo que se muestra aquí es un macrófago que engulle células de la médula ósea.

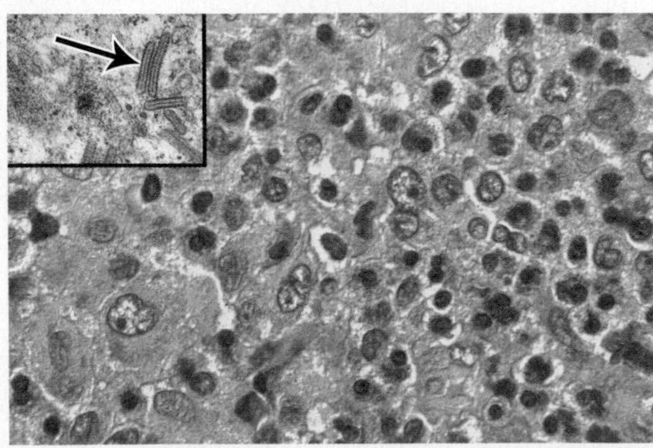

FIGURA 20-82. Granuloma eosinófilo. Un corte de una costilla afectada muestra células de Langerhans proliferadas y numerosos eosinófilos. *Recuadro:* una micrografía electrónica muestra gránulos de Birbeck (*flecha*) en la histiocitosis de Langerhans.

CARACTERÍSTICAS CLÍNICAS: las manifestaciones clínicas de la HCL son el reflejo de las áreas afectadas. La afectación cutánea, principalmente en la enfermedad de Letterer-Siwe, se asemeja a la dermatitis seborreica o eccematoide, y afecta sobre todo el cuero cabelludo, la cara y el tronco. Son frecuentes la linfadenopatía indolora localizada o generalizada y la hepatoesplenomegalia. El dolor óseo está causado por lesiones óseas líticas (*v.* cap. 24). La proptosis (protrusión del globo ocular) puede reflejar la infiltración de la órbita. Si el eje hipotálamo-hipofisario está afectado, puede desarrollarse diabetes insípida. El pronóstico de la HCL depende de la edad de presentación, la diseminación de la enfermedad y la velocidad de progresión. La HCL suele ser autolimitada en personas mayores (granuloma eosinófilo), pero los niños menores de 2 años (enfermedad de Letterer-Siwe) tienden a evolucionar mal.

Bazo

ANATOMÍA Y FUNCIÓN

El bazo es un órgano linfático que desempeña un papel fundamental en la eliminación de patógenos de la sangre, mediante la eliminación de células anómalas o senescentes, complejos inmunitarios y bacterias opsonizadas. También es un lugar importante para el desarrollo de los linfocitos B. Un bazo normal pesa entre 100 g y 170 g. No es palpable en la exploración física. La estructura de apoyo del bazo incluye una cápsula fibrosa, radiaciones de trabéculas fibrosas y un delicado entramado de estroma de fibras reticulares (fig. 20-83). La arteria esplénica penetra en el hilio y se ramifica en arterias trabeculares, que siguen el curso de las trabéculas fibrosas. El bazo se divide en pulpas roja y blanca, lo cual es útil, ya que la mayoría de las enfermedades afectan una u otra.

PULPA BLANCA: la pulpa blanca es el tejido linfático del bazo, con masas de linfocitos T y B que envuelven una arteria central. Los linfocitos T se encuentran principalmente en la vaina linfática periarteriolar, mientras que el dominio de los linfocitos B presenta folículos y una zona marginal perifolicular. Las arterias foliculares nacen de la arteria central y penetran en los folículos de linfocitos B y terminan en los senos marginales, donde se unen las pulpas blanca y roja. Los linfocitos circulantes salen del sistema vascular desde el seno marginal y se dirigen a sus respectivos dominios de linfocitos B y T. Los linfocitos abandonan la pulpa blanca y entran en la pulpa roja a través de los mismos senos marginales.

Los linfocitos B y T efectores de la pulpa blanca desempeñan funciones inmunitarias como en los nódulos linfáticos. La pulpa blanca es *(1)* la fuente de protección frente a las infecciones transmitidas por la sangre; *(2)* un lugar importante para la síntesis de anticuerpos IgM opsonizantes; y *(3)* un lugar para la producción de linfocitos y células plasmáticas.

PULPA ROJA: la pulpa roja contiene una red de cordones de estroma y senos vasculares. La sangre que procede de las arterias peniciliadas desemboca directamente en los senos (circulación cerrada), luego drena en las venas trabeculares y, por último, en la vena esplénica. Una pequeña fracción (5-10 %) se desvía hacia los cordones esplénicos (circulación abierta) y se filtra lentamente a través de una red tachonada de macrófagos fagocíticos. A continuación, la sangre vuelve a entrar en los sinusoides a través de estrechas hendiduras de delgadas células endoteliales con orientación longitudinal y fibras anulares con orientación radial.

La pulpa roja es principalmente un filtro diseñado para tamizar y eliminar células defectuosas o extrañas. En los cordones esplénicos, los eritrocitos son sujeto de selección sostenida por fagocitos mononucleares y deben ser deformables para atravesar los estrechos intersticios que se sitúan entre las células endoteliales de re-

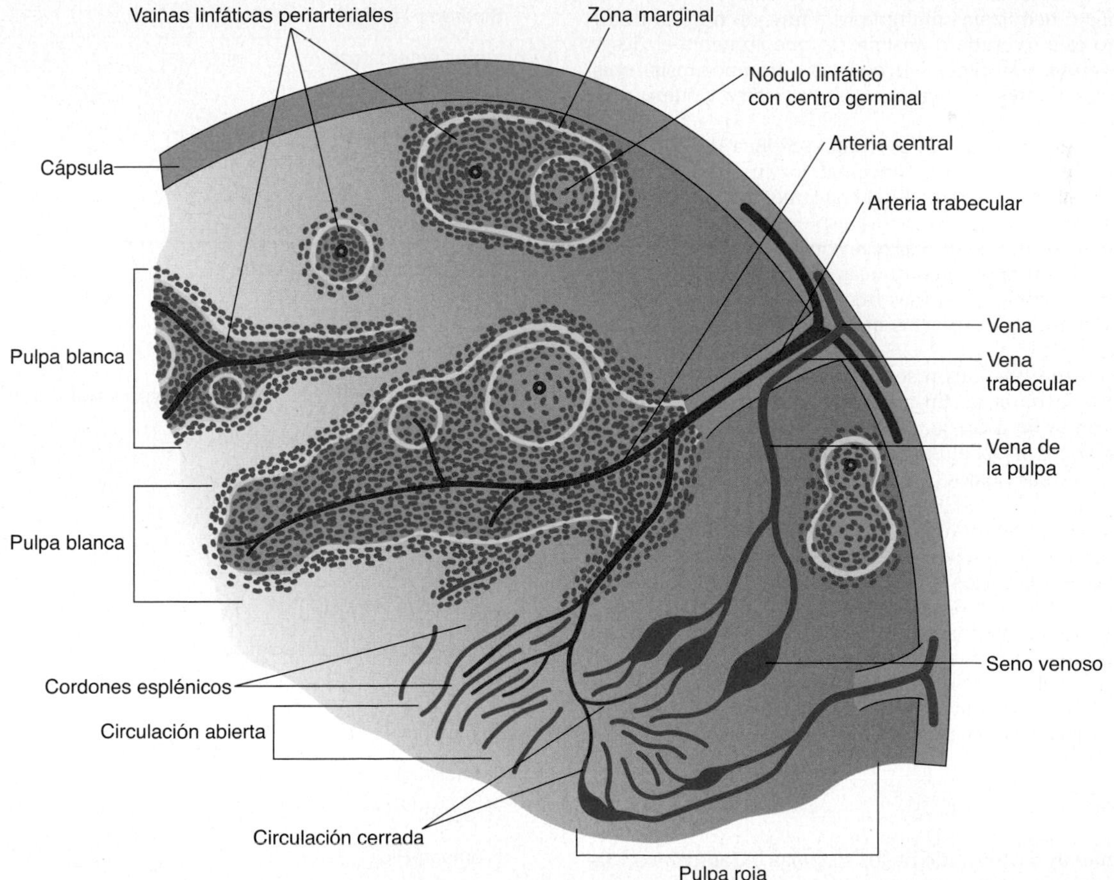

FIGURA 20-83. Estructura del bazo normal.

vestimiento. Los eritrocitos también deben ser capaces de resistir la hipoxia, la hipoglucemia y la acidosis que caracterizan el microentorno del estroma del cordón umbilical. Los macrófagos esplénicos identifican y eliminan los eritrocitos senescentes y dañados. En condiciones normales, el bazo elimina la mitad de los eritrocitos más envejecidos; el hígado, la médula ósea y otros órganos eliminan el resto. Tras fagocitar y descomponer los eritrocitos, los macrófagos almacenan primero el hierro resultante en forma de hemosiderina. A continuación, este pigmento se une a la transferrina, abandona los macrófagos y viaja a la médula ósea para ser reutilizado en la eritropoyesis.

Los macrófagos esplénicos también identifican las inclusiones eritrocitarias anómalas, como los cuerpos de Howell-Jolly (restos de ADN nuclear), los cuerpos de Heinz (hemoglobina desnaturalizada) y los gránulos sideróticos (hierro), y los eliminan sin destruir los eritrocitos.

Algunos lípidos de la membrana de los eritrocitos en maduración se eliminan en la pulpa roja. En ausencia de esta función, como pasa tras una esplenectomía, la membrana de los eritrocitos puede acumularse en relación con la cantidad de hemoglobina. Esto provoca acumulaciones centrales de hemoglobina, lo que confiere aspecto de célula en «tiro al blanco».

La mayoría de los eritrocitos normales sobreviven, al igual que los granulocitos y las plaquetas. En última instancia, entran en las venas trabeculares y abandonan el hilio a través de la vena esplénica. Una tercera parte de las plaquetas sanguíneas y una pequeña proporción de los granulocitos residen normalmente, sin dañarse, en el bazo. El bazo no secuestra eritrocitos de forma significativa, por lo que la esplenectomía provoca trombocitosis y granulocitosis, no eritrocitosis.

TRASTORNOS DEL BAZO

El **hiperesplenismo** es un trastorno funcional que cursa con anemia, leucopenia, trombocitopenia e hiperplasia compensatoria de la médula ósea. En el **hipoesplenismo**, las funciones esplénicas normales se ven alteradas por enfermedades tales como trastornos inmunitarios o neoplasias malignas. La función normal de filtración del bazo está alterada o ausente, lo que aumenta el riesgo de bacteriemia grave y provoca leucocitosis y trombocitosis leves. Los eritrocitos circulantes contienen restos nucleares y cuerpos de Howell-Jolly.

La **asplenia** se define como la pérdida completa de la función esplénica. Puede ser anatómica o funcional. La ausencia congénita de bazo se produce una vez cada 40 000 nacimientos y suele acompañar a otras anomalías congénitas. La asplenia anatómica puede deberse a una esplenectomía quirúrgica, como la realizada para un traumatismo o tratar anemias hemolíticas o trombocitopenia inmunitaria. La asplenia funcional es más frecuente en la anemia drepanocítica, debido a múltiples infartos que causan atrofia esplénica e hipoesplenismo.

Los infartos episódicos suelen ser dolorosos debido a la periesplenitis fibrinosa secundaria. En ausencia del secuestro esplénico de eritrocitos, con la falta consecuente de eliminación de la membrana y de los restos intracelulares excesivos, muchos eritrocitos se convierten en células objetivo y contienen remanentes nucleares (*v.* anteriormente).

El bazo accesorio es la anomalía congénita más común y se encuentra en alrededor de una sexta parte de las esplenectomías pediátricas. Los bazos accesorios suelen ser solitarios y se localizan en el hilio esplénico, en la cola del páncreas o en el omento gastroesplénico. Después de la esplenectomía, los bazos accesorios pueden aumentar de tamaño de forma considerable, pero rara vez se vuelven lo suficientemente grandes para restablecer las funciones del bazo perdido. Otras anomalías congénitas del bazo incluyen a la poliesplenia con múltiples masas esplénicas pequeñas, fusión, hamartomas y quistes.

Esplenomegalia

El bazo es un miembro destacado de los sistemas linfopoyético y fagocítico mononuclear. Así, la esplenomegalia es frecuente en muchas enfermedades benignas y malignas no relacionadas (tabla 20-22).

Esplenomegalia reactiva

La esplenitis aguda se origina como consecuencia de infecciones transmitidas por la sangre. De manera típica, el bazo se congestiona, con infiltración de las pulpas roja y blanca por neutrófilos y células plasmáticas. En la mayoría de los casos, el bazo se agranda de forma moderada (400 g).

En las parasitemias aguda y crónica, la pulpa roja puede estar congestionada con los parásitos y sus productos de desecho. Con frecuencia, el bazo se presenta agrandado de manera masiva en el paludismo crónico (hasta de 10 kg). Muestra engrosamiento fibroso de la cápsula y las trabéculas, con una coloración gris pizarra a negro de la pulpa como consecuencia de la fagocitosis del pigmento palúdico (hematina).

En la mononucleosis infecciosa, la mitad de los pacientes presentan esplenomegalia. Los linfocitos reactivos infiltran los sistemas capsular y trabecular y los vasos sanguíneos, debilitan la estructura de sostén del bazo y lo predisponen a una rotura traumática. Una población polimórfica de inmunoblastos T y B, que puede incluir grandes formas multinucleadas, impregna los cordones pulpares rojos y los senos. En raras ocasiones, esta esplenomegalia puede causar una rotura esplénica potencialmente mortal.

TABLA 20-22
CAUSAS PRINCIPALES DE ESPLENOMEGALIA

Infecciones
Aguda
Subaguda
Crónica
Trastornos inflamatorios inmunitarios
Síndrome de Felty
Lupus eritematoso
Sarcoidosis
Amiloidosis
Tiroiditis
Anemias hemolíticas
Trombocitopenia inmunitaria
Hipertensión de la vena esplénica
Cirrosis
Trombosis o estenosis de las venas esplénica o porta
Insuficiencia cardíaca derecha
Neoplasia primaria o metastásica
Leucemia
Linfoma
Linfoma de Hodgkin
Síndromes mieloproliferativos
Sarcoma
Carcinoma
Tesaurismosis
Gaucher
Niemann-Pick
Mucopolisacaridosis

En los trastornos inflamatorios crónicos, la esplenomegalia está causada por la hiperplasia de la pulpa blanca. Los centros germinales son prominentes, como en la artritis reumatoide, y la pulpa roja muestra un incremento relacionado de fagocitos mononucleares, inmunoblastos, células plasmáticas y eosinófilos. En el lupus eritematoso sistémico, también se observa la necrosis fibrinoide de la cápsula y el engrosamiento concéntrico, o en «piel de cebolla», de las arterias peniciliadas y las arteriolas centrales de la pulpa blanca.

Esplenomegalia congestiva

La congestión pasiva crónica del bazo provoca esplenomegalia e hiperesplenismo. Esto es más frecuente en pacientes con hipertensión portal secundaria a cirrosis, trombosis de las venas porta hepática o esplénica, o insuficiencia cardíaca del lado derecho. La congestión esplénica también complica las anemias hemolíticas hereditarias y las hemoglobinopatías. En muchas de estas enfermedades, la forma de los eritrocitos es rígida, por lo que los eritrocitos quedan atrapados cuando intentan atravesar los cordones esplénicos.

El bazo en la anemia drepanocítica

El bazo presenta un ligero agrandamiento (300- 700 g), con una cápsula engrosada y fibrótica. La acentuación focal de la fibrosis capsular conduce a un aspecto como «recubierto de azúcar». La superficie de corte es firme y el color varía de rosado a rojo profundo, de acuerdo con la extensión de la fibrosis. Al microscopio, los senos venosos están distendidos con eritrocitos y rodeados por macrófagos cargados de hemosiderina. Más adelante, como una consecuencia de la hipoxia y los infartos, el parénquima se vuelve fibrótico. Los focos de hemorragia antigua persisten como cuerpos de Gamna-Gandy, nódulos fibróticos con sales de hierro y calcio incrustadas en las fibras de colágeno y elastina.

Esplenomegalia infiltrativa

El aumento de la celularidad o los depósitos de material extracelular, como en la amiloidosis, pueden causar esplenomegalia. Los macrófagos esplénicos se acumulan en infecciones crónicas, anemias hemolíticas y diversas enfermedades de almacenamiento (*v.* cap. 6). Diversas enfermedades neoplásicas y reactivas de la médula ósea pueden provocar HEM y el correspondiente aumento del tamaño del bazo. Las células malignas pueden infiltrarse en el bazo en trastornos proliferativos hemáticos como las leucemias y los linfomas, y un síndrome hemofagocitario relacionado con virus.

Esplenomegalia causada por quistes y tumores

Los quistes esplénicos son poco frecuentes. Están revestidos por células epiteliales, a diferencia de los seudoquistes, que son más frecuentes y tienen paredes fibrosas. Los quistes hidatídicos o equinocócicos son los quistes más frecuentes en todo el mundo, en regiones endémicas de *Echinococcus granulosus* (*v.* cap. 9). Son bastante infrecuentes en Estados Unidos.

Las neoplasias esplénicas primarias también son raras. Los tumores vasculares son las neoplasias no hematopoyéticas más frecuentes del bazo, e incluyen tumores benignos como los hemangiomas y los linfangiomas. Los hemangiomas, de diminutos a muy grandes, suelen ser cavernosos (*v.* cap. 10), con grandes espacios revestidos de endotelio. Otros tumores benignos son los angiomas de células litorales y los hemangioendoteliomas.

Los tumores malignos primarios más frecuentes del bazo son los angiosarcomas. Los angiosarcomas esplénicos son neoplasias raras, muy malignas, de células endoteliales vasculares que tienden a hacer metástasis al hígado a través del drenaje portal. Otras neoplasias malignas, como los linfomas no hodgkin o el LH, suelen afectar el bazo como parte de una enfermedad generalizada.

Cabe mencionar dos excepciones: el **linfoma esplénico de la zona marginal**, una neoplasia de linfocitos B, y el **linfoma hepatoesplénico de linfocitos T**, linfoma agresivo de linfocitos T citotóxicos de tipo receptor de linfocitos T γ/δ. Estos dos linfomas se originan en el bazo y no suelen presentar linfadenopatías ni localizaciones extranodulares.

A pesar de su gran irrigación sanguínea y su función de filtración, el bazo solo se ve afectado en raras ocasiones por tumores sólidos metastásicos, y solo en el caso de una neoplasia muy metastásica.

Timo

El timo elabora muchos factores (hormonas tímicas) que desempeñan papeles clave en la maduración del sistema inmunitario y el desarrollo de la tolerancia inmunitaria. Sobre esta base, en este capítulo se analizan ciertas entidades asociadas a anomalías del timo.

ANATOMÍA Y FUNCIÓN

Desde el punto de vista embrionario, el timo deriva del tercer par de bolsas faríngeas, con una contribución inconstante del cuarto par. El órgano muestra aspecto piramidal irregular, con la base de localización inferior y dos lóbulos fusionados en la línea media. Tiene una capsula que se extiende dentro del parénquima, donde forma tabiques que delimitan lobulillos. El timo está en gran medida relacionado con el tamaño y el peso corporal totales en el nacimiento, cuando promedia alrededor de 15 g. Continúa su crecimiento hasta la pubertad, cuando puede pesar 30-40 g.

Los lobulillos tímicos muestran corteza externa densamente poblada de linfocitos (**timocitos**) y médula interna, con un gran número de células epiteliales y menor cantidad de timocitos. Los timocitos se mezclan con unas pocas células epiteliales y mesenquimatosas. Los **corpúsculos de Hassall** son estructuras medulares con queratinización focal, con agregados concéntricos de células epiteliales.

El timo es el lugar clave para la diferenciación de los linfocitos T (*v.* cap. 4). También cuenta con una pequeña población de células neuroendocrinas, lo que puede explicar la aparición de tumores neuroendocrinos. También hay un complemento de células mioides de función incierta, que se asemejan a las células musculares estriadas, pero que se cree que son células epiteliales.

El timo empieza a involucionar en la pubertad. Al principio, los timocitos corticales disminuyen en relación con las células epiteliales. Finalmente, el timo consiste solo en islas de células epiteliales con poca cantidad de linfocitos, y con agregados de corpúsculos de Hassall separados por tejido adiposo. Como resultado de la involución, el número de linfocitos T indiferenciados que abandonan el timo disminuye de manera significativa y es mucho menor después de los 45-50 años.

En los adultos mayores, la disminución de la función de los linfocitos T tiene consecuencias importantes. La drástica disminución de la diversidad de receptores de linfocitos T reduce el repertorio necesario para proteger frente a nuevas infecciones virales. La disminución del número de linfocitos T CD4 deteriora la respuesta a los anticuerpos, ya que estos linfocitos (ayudantes) son importantes para estimular los linfocitos B.

Además, la disminución de linfocitos T reguladores conduce a un aumento de la autoinmunidad, ya que estos ayudan a mantener el sistema inmunitario «bajo control» mediante la limitación de las respuestas autoinmunitarias.

AGENESIA Y DISPLASIA

Las alteraciones en el timo varían desde la ausencia completa (agenesia) o hipoplasia grave, hasta una situación en la cual el timo es pequeño, pero muestra arquitectura normal. Algunas glándulas pequeñas muestran displasia tímica, que se caracteriza por la ausencia de timocitos, unos pocos corpúsculos de Hassall, si acaso, y sólo componentes epiteliales. Varias anomalías del desarrollo guardan relación con deficiencias inmunitarias (*v.* cap. 4) y trastornos hematológicos.

HIPERPLASIA TÍMICA

La presencia de folículos linfáticos en el timo define la hiperplasia tímica (fig. 20-84). El peso total de la glándula suele ser normal, si bien puede presentar un ligero aumento. Los folículos contienen centros

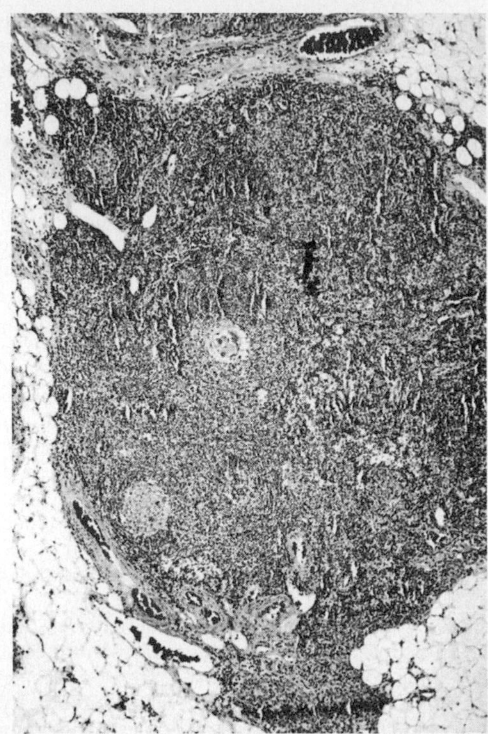

FIGURA 20-84. Hiperplasia tímica. Este timo resecado de un paciente con miastenia grave muestra folículos linfáticos con centros germinales.

germinales, en gran parte con linfocitos B productores de IgM e IgD. Estos folículos tienden a ocupar y alterar las zonas medulares.

La hiperplasia tímica se produce en dos terceras de los pacientes con miastenia grave (*v.* cap. 25). Es interesante mencionar que las células epiteliales y mioides tímicas contienen proteína del receptor nicotínico de la acetilcolina, que puede estimular el desarrollo de anticuerpos contra ese receptor. La hiperplasia folicular tímica también se produce en otras enfermedades autoinmunitarias, como la enfermedad de Graves, la enfermedad de Addison, el LES, la esclerodermia y la artritis reumatoide.

TIMOMA

El timoma es una neoplasias de las células epiteliales del timo. La mayoría de los timomas aparecen en la edad adulta y la mayoría (80%) son benignos. No se conocen factores de riesgo, pero existe una fuerte asociación con la miastenia grave y otros síndromes paraneoplásicos.

ANATOMOPATOLOGÍA: la mayoría de los timomas surgen en la región anterior del mediastino, pero rara vez se presentan en el cuello, las regiones media y posterior del mediastino y el hilio pulmonar. Los timomas benignos son masas de forma irregular de unos pocos centímetros a 15 cm o más. Son tumores encapsulados, firmes y de color gris a amarillo que están divididos en lobulillos por tabiques fibrosos (fig. 20-85). Los timomas de gran tamaño pueden presentar focos de hemorragia, necrosis y degeneración quística.

Los timomas contienen una mezcla de células epiteliales neoplásicas y linfocitos T no tumorales (fig. 20-86). La proporción de estos elementos varía de un caso a otro, e incluso entre diferentes lobulillos. Las células epiteliales tienen forma gruesa y de poca altura o fusiforme, con núcleos vesiculares. Si predominan las células epiteliales, pueden mostrar disposición organoide, lo que incluye espacios perivasculares con linfocitos y macrófagos, rosetas de células tumorales y verticilos que sugieren la formación frustrada de corpúsculos de Hassall. Dado que el timo normal contiene linfocitos T inmaduros, puede ser difícil

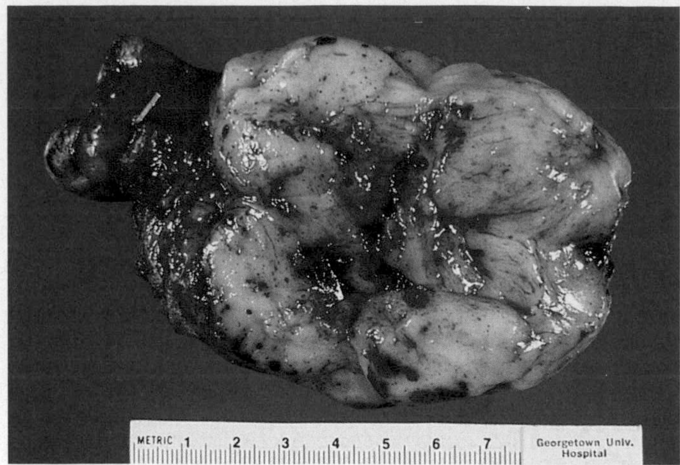

FIGURA 20-85. Timoma. En el corte transversal, el tumor es blanquecino y tiene una superficie abultada con áreas hemorrágicas. Obsérvese la porción anexada de timo normal.

diferenciar un timoma, con células epiteliales tumorales mezcladas con linfocitos T benignos inmaduras, de un LLT-A, un tumor maligno de linfocitos T inmaduros sin componente epitelial.

MIASTENIA GRAVE: la miastenia grave (MG) es una enfermedad autoinmunitaria en la que los anticuerpos contra los receptores de acetilcolina de la unión neuromuscular del músculo voluntario interfieren con la neurotransmisión. Se presenta con debilidad, fatiga, diplopía, ptosis y disfagia. El 15% de los pacientes con MG tienen timomas. Por el contrario, hasta la mitad de los pacientes con timomas desarrollan miastenia grave.

Los timomas relacionados con síntomas miasténicos muestran células epiteliales más gruesas que delgadas. La hiperplasia tímica casi siempre está presente en el tejido tímico no tumoral, e incluso puede haber folículos linfáticos en el propio timoma.

OTRAS ENFERMEDADES RELACIONADAS: los timomas se relacionan con muchos otros trastornos inmunitarios, como la inmunodeficiencia con hipogammaglobulinemia y la aplasia pura de leucocitos. A diferencia de los pacientes con MG, en estos pacientes el componente epitelial del timoma tiene forma fusiforme. Otros signos y síntomas asociados al timoma son erupciones cutáneas, diarrea crónica y aumento de los valores de enzimas hepáticas.

El pronóstico de los timomas benignos suele ser bueno. La presencia o ausencia de síntomas miasténicos tiene poco valor pronóstico.

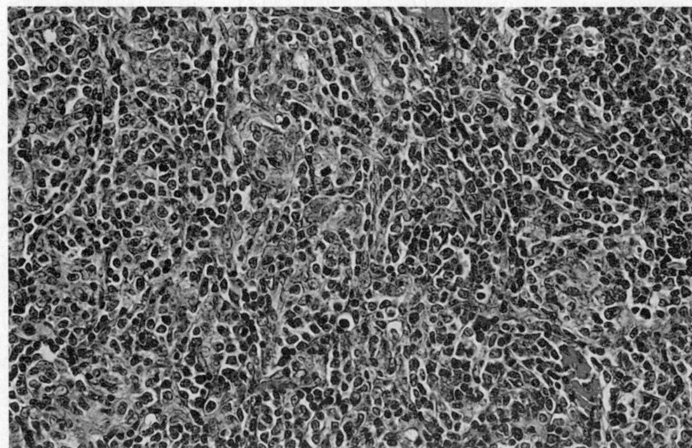

FIGURA 20-86. Características microscópicas de los timomas. El tumor consiste en una mezcla de células epiteliales neoplásicas y de linfocitos no tumorales.

El carcinoma de timo invade de forma local y puede hacer metástasis

Los carcinomas de timo son tumores epiteliales abiertamente malignos con atipia citológica, márgenes invasivos y arquitectura lobulillar distorsionada.

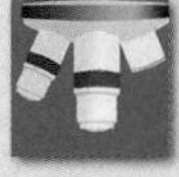

ANATOMOPATOLOGÍA: la anatomopatología de los carcinomas de timo es muy variable, aunque todos presentan un característico estroma fibrocolagenoso denso sin rasgos organotípicos en el componente carcinoma. La necrosis es frecuente.

Los carcinomas de timo son: carcinomas de células escamosas, carcinomas indiferenciados, carcinomas de tipo linfoepitelioma (idénticos a los de la bucofaringe; *v.* cap. 23), carcinoma de células fusiformes (sarcomatoide) y otros patrones poco frecuentes.

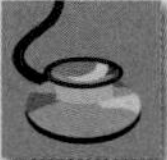

CARACTERÍSTICAS CLÍNICAS: los carcinomas de timo se tratan mediante escisión quirúrgica y radioterapia. La quimioterapia se añade en los casos con metástasis a distancia. El pronóstico de los carcinomas de timo depende de la diseminación de la enfermedad.

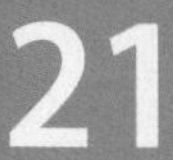

21 Señalización endocrina

Krzysztof Glomski, Vania Nosé

La señalización endocrina integra las funciones del organismo

La principal función del sistema endocrino es la comunicación de mensajes fisiológicos. Aunque los sistemas nervioso y endocrino utilizan varios mediadores solubles comunes y a veces se solapan desde el punto de vista funcional, el sistema endocrino es único en su capacidad de comunicarse a distancia utilizando mediadores solubles, denominados hormonas.

El término **hormona** (del griego *horman*, que significa «poner en movimiento») se aplica a las sustancias químicas secretadas por células «sin conductos» (es decir, endocrinas o neuroendocrinas) directamente a la circulación para administrar hormonas a los tejidos blanco, que, a su vez, propagan respuestas fisiológicas a través de la unión de *receptores hormonales*.

Para ser considerado una hormona, un mensajero químico debe unirse a un receptor, ya sea en la superficie de una célula (como el receptor de la tirotropina [TSHR]) o en su interior (como en los receptores de hormonas esteroideas). Desde el punto de vista anatómico, las hormonas pueden actuar en distancias cortas sobre objetivos específicos (p. ej., las hormonas hipotalámicas viajan por el sistema porta hipotálamo-hipofisario para afectar la hipófisis adyacente), o viajar grandes distancias y generar efectos sistémicos (p. ej., las catecolaminas generadas por la médula suprarrenal que provocan una respuesta de «lucha o huida»).

Las hormonas pueden actuar sobre el efector final o sobre las glándulas que, a su vez, producen sus propias hormonas. Por ejemplo, la tirotropina (TSH) liberada por la hipófisis promueve la secreción de hormona tiroidea por la glándula tiroides. La hormona tiroidea afecta el metabolismo en muchos tipos de células del cuerpo y también proporciona retroalimentación negativa a la hipófisis para disminuir la producción de TSH.

Como se ilustra en el ejemplo anterior, las hormonas pueden provocar la estimulación/producción/activación de una vía efectora o la inhibición/regulación por disminución de dicha vía. El exquisito equilibrio de la retroalimentación estimuladora e inhibidora funciona constantemente en todas las vías endocrinas para mantener la homeostasis.

Desde el punto de vista clínico, los trastornos endocrinos se dividen en los causados por un exceso de producción/señalización hormonal y los resultantes de un fallo en el funcionamiento de una vía hormonal (falta de hormona, de su receptor diana o de los componentes requeridos para la señalización intracelular). Los mecanismos de los trastornos endocrinos son muy diversos e incluyen (entre otros): anomalías del desarrollo o mutaciones genéticas, infecciones, vasculopatías, neoplasias, enfermedades autoinmunitarias, toxinas e intervenciones médicas (cirugía y/o medicamentos). A medida que se revisan los órganos y las enfermedades endocrinas individuales, la comprensión de los componentes normales de señalización y retroalimentación permite la deducción intuitiva de los efectos y las manifestaciones de las endocrinopatías.

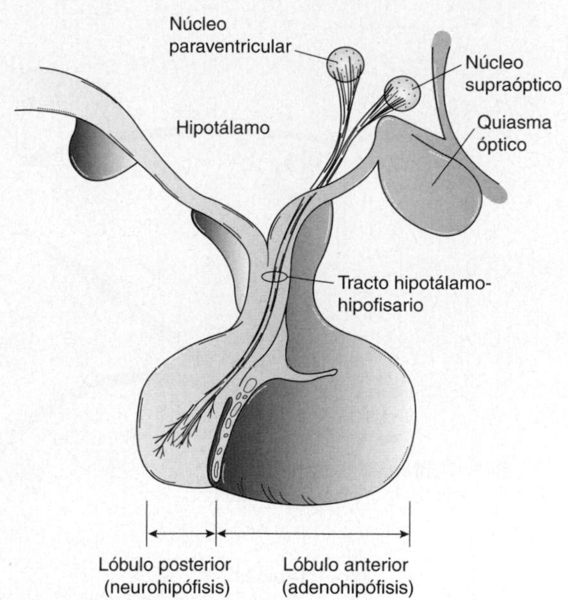

FIGURA 21-1. Anatomía de la glándula hipófisis. La adenohipófisis es inmediatamente inferior al quiasma óptico. El tracto hipotálamo-hipofisario conecta el hipotálamo con la neurohipófisis.

Hipófisis

LA HIPÓFISIS DESEMPEÑA UN PAPEL FUNDAMENTAL EN LA SEÑALIZACIÓN ENDOCRINA

La hipófisis es una glándula pequeña (1.3 × 0.9 × 0.5 cm) con un peso aproximado de 0.5 g. Está situada en la superficie anteroinferior de la línea media del cerebro, cerca del nervio óptico y los senos cavernosos. Reside en la profundidad del cráneo, dentro de una cavidad ósea denominada silla turca. Debido a su ubicación cerca del quiasma óptico y de los nervios craneales III, IV, V y VI, el agrandamiento de la hipófisis puede alterar la visión o causar parálisis nerviosas por compresión.

Desde el punto de vista anatómico, la hipófisis se compone de dos lóbulos: uno anterior y otro posterior. El lóbulo anterior, o **adenohipófisis**, surge del ectodermo, comprende alrededor del 80% del volumen de la glándula y está conformado por diversas células epiteliales productoras de hormonas dentro de una rica red vascular. El lóbulo anterior se desarrolla a partir del **divertículo hipofisario** (**bolsa de Rathke**), una evaginación de la cavidad bucal en desarrollo (el conducto craneofaríngeo). A lo largo de su trayecto de migración, el conducto craneofaríngeo puede dejar restos epiteliales escamosos que pueden dar lugar a tumores conocidos como **craneofaringiomas**.

La adenohipófisis depende de un sistema venoso porta, a través del cual está conectada con el hipotálamo. El hipotálamo controla la liberación de hormonas por parte de la adenohipófisis al liberar sus propias hormonas desde las neuronas hipotalámicas a la circulación portal hipotálamo-hipofisaria, que estimulan (o inhiben) las células epiteliales de la adenohipófisis. El drenaje venoso de la hipófisis fluye a través del seno cavernoso hacia los senos petrosos inferiores bilaterales, que luego se unen a la circulación general en las venas yugulares internas, lo que conduce a la diseminación de las hormonas hipofisarias por todo el cuerpo.

El lóbulo posterior, o **neurohipófisis**, se origina a partir del neuroectodermo como prolongación del hipotálamo. El lóbulo posterior comienza como una proyección en dirección inferior del cerebro y permanece conectado al hipotálamo a través del infundíbulo, o tallo hipofisario, por medio de axones y fibras nerviosas no mielinizadas (tracto hipotalamohipofisario) (fig. 21-1). Estos nervios regulan la secreción de **vasopresina** (**hormona antidiurética** [**ADH**]) y **oxitocina**, que se producen en el hipotálamo, se almacenan en la neurohipófisis y se liberan a la circulación sistémica tras la estimulación. La ADH favorece la reabsorción de agua de los túbulos renales distales; la oxitocina estimula la contracción del útero gestante a término y también de las células que rodean los conductos galactóforos (o lactíferos) de las mamas.

La adenohipófisis produce seis productos hormonales principales (**corticotropina [ACTH u hormona adrenocorticótropa], u hormona foliculoestimulante [FSH], lutropina u hormona luteinizante [LH], prolactina [PRL], hormona del crecimiento [GH] y TSH**) a partir de diversos tipos de células hipofisarias anteriores bajo el control de señales hipotalámicas. Estas hormonas de la adenohipófisis tienen efectos en cascada sobre numerosos órganos blanco, como se resume en la figura 21-2.

Tradicionalmente, los tipos celulares de la adenohipófisis se subclasificaban por sus patrones de tinción en cortes histológicos rutinarios (basófilos, acidófilos o cromófobos). Actualmente se utiliza la inmunohistoquímica para subcategorizar estas células mediante tinción de hormonas y/o factores de transcripción.

Los tipos de células de la adenohipófisis incluyen:

- **Corticótropos**: estas células basófilas secretan **proopiomelanocortina** (**POMC**) bajo el control de la **corticoliberina** (CRH) desde el hipotálamo. A continuación, la POMC se escinde en derivados, como la ACTH, que controla la secreción suprarrenal de **corticoesteroides,** la **melanotropina** u **hormona estimulante de melanocitos** (**MSH**), la **lipotropina** (**LPH**) y las **endorfinas**.
- **Gonadótropos**: la FSH y la LH son secretadas por la misma célula basófila, ambas bajo el control de la **gonadoliberina** u **hormona liberadora de gonadotropina** (**GnRH**) del hipotálamo. La FSH y la LH son fundamentales para el desarrollo y la función gonadal en ambos sexos.
- **Lactótropos**: estas células acidófilas secretan **prolactina**, esencial para la lactancia y otras actividades metabólicas. Su producción está regulada por la liberación hipotalámica de numerosos factores, entre los cuales la **tiroliberina** u **hormona liberadora de tirotropina** (**TRH**) (estimulante) y la **dopamina** (inhibidora).
- **Somatótropos**: estas células acidófilas producen y secretan GH y constituyen la mitad de las células productoras de hormonas de la adenohipófisis. La GH tiene efectos generales sobre el crecimiento musculoesquelético. La **somatoliberina** u **hormona liberadora de GH** (**GHRH**) hipotalámica regula la secreción de GH.
- **Mamosomatótropos**: células que secretan tanto prolactina como GH.
- **Tirótropos**: estas células basófilas/anfófilas pálidas generan TSH y constituyen solo el 5% de las células de la adenohipófisis. Son estimuladas por la TRH hipotalámica.

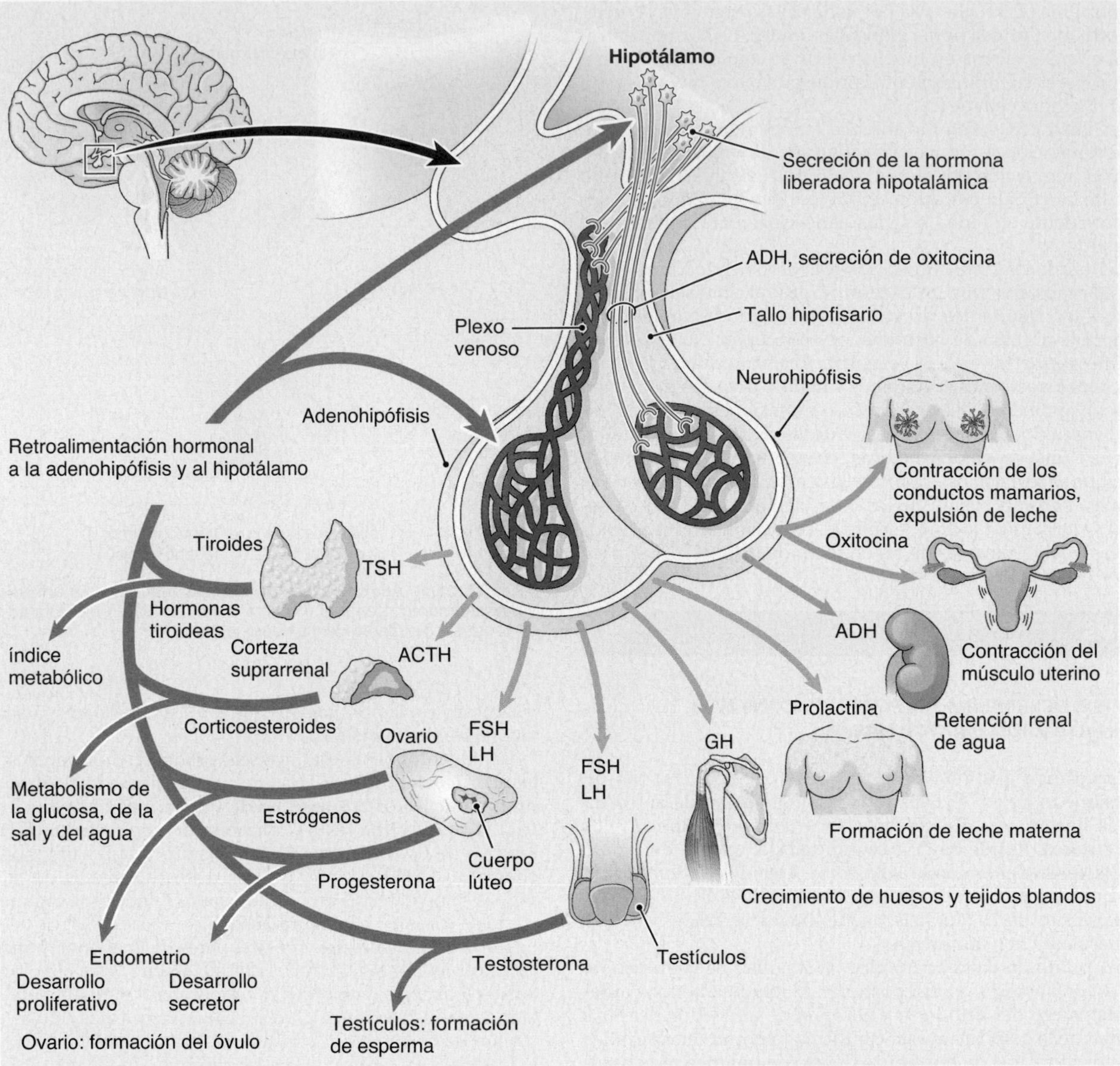

FIGURA 21-2. Eje hipotálamo-hipofisario. Se muestra la estimulación de órganos objetivo por las hormonas hipofisarias. *ACTH*, corticotropina; *ADH*, vasopresina; *FSH*, folitropina; *GH*, hormona del crecimiento; *LH*, lutropina; *TSH*, tirotropina, (Reimpreso con permiso de McConnell TH. *The Nature of Disease Pathology for the Health Professions.* 2nd ed. Philadelphia, PA: Wolters Kluwer; 2014).

La distribución de determinados tipos celulares dentro de la adenohipófisis no es aleatoria. Por ejemplo, los somatótropos y los lactótropos se encuentran en las caras laterales de la adenohipófisis, mientras que los corticótropos y los tirótropos tienen una posición más central. La localización típica y la distribución relativa de los tipos celulares de la adenohipófisis se ilustran en la figura 21-3.

La secreción de la adenohipófisis está controlada en gran medida por el hipotálamo, que a su vez es objeto de retroalimentación inhibidora y estimuladora. El eje hipotálamo-hipofisario es un complejo sistema de retroalimentación positiva y negativa que permite una regulación precisa, pero dinámica, de las concentraciones hormonales en función de las necesidades fisiológicas. Este sistema se resume en la figura 21-4.

Todas las células de la adenohipófisis derivan de una célula precursora común. La diferenciación de éstas en tipos celulares específicos está controlada por varios factores de transcripción, entre los cuales Pit-1, Tpit y SF-1. Pit-1 es un factor de transcripción fundamental que regula la expresión de GH en somatótropos, TSH en tirótropos (junto con TEF y GATA2) y prolactina en mamosomatótropos (junto con ERα). Tpit es crítica para la producción de POMC en los corticótropos, mientras que SF-1 es importante para la producción de LH y FSH en los gonadótropos (fig. 21-5).

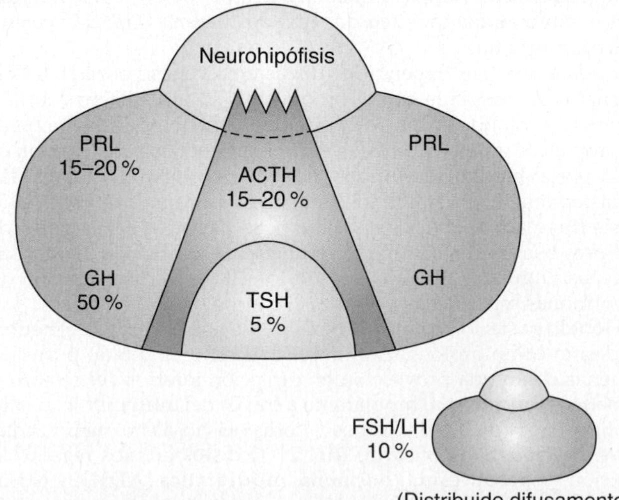

FIGURA 21-3. Distribución normal de células productoras de hormonas de la hipófisis. *ACTH*, corticotropina; *FSH*, folitropina; *GH*, hormona del crecimiento; *LH*, lutropina; *PRL*, prolactina; *TSH*, tirotropina.

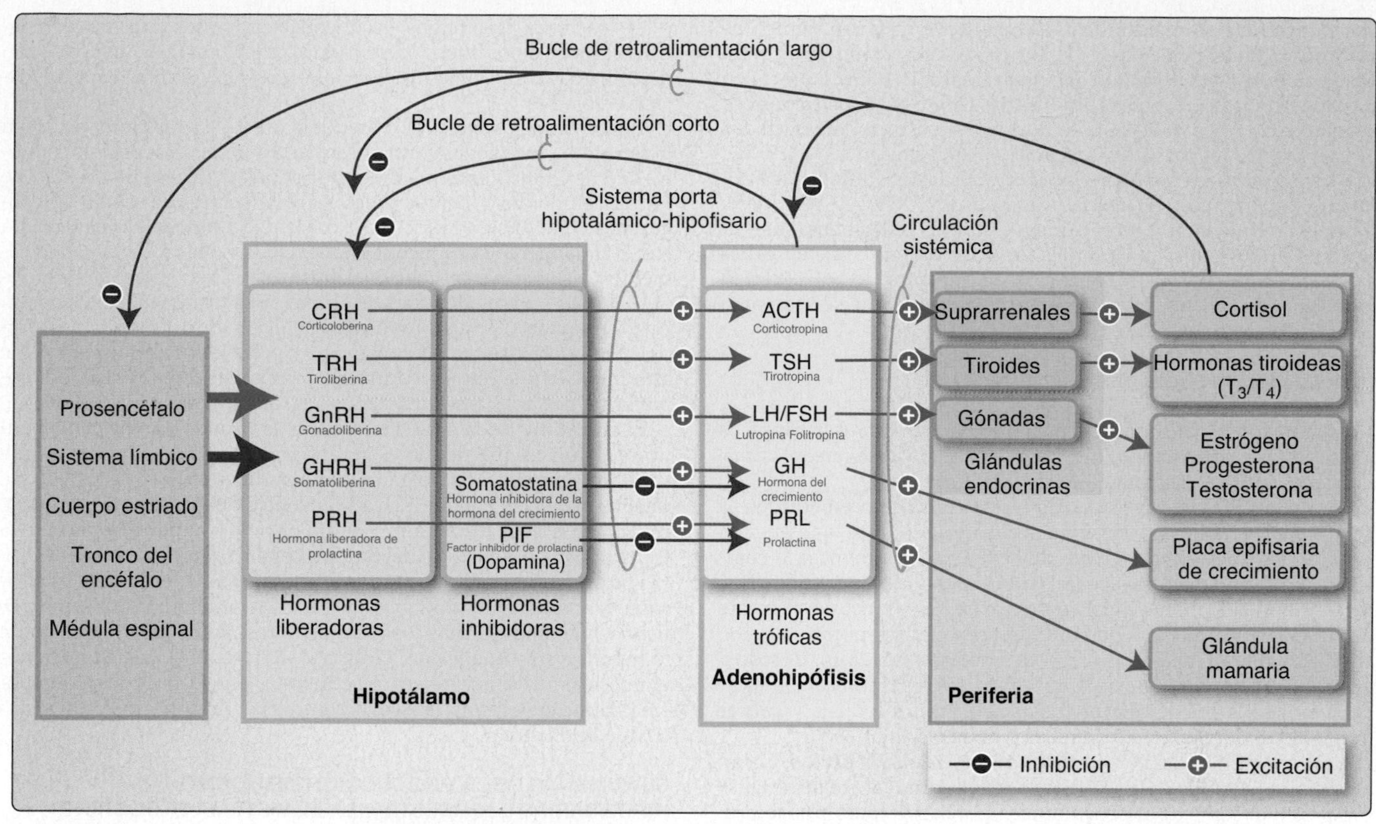

FIGURA 21-4. Circuitos de retroalimentación hormonal hipotálamo-hipofisario. Las hormonas hipotalámicas estimulantes inducen la producción de hormonas hipofisarias. Estas hormonas estimulan los órganos objetivo e inhiben simultáneamente el hipotálamo (bucle de retroalimentación corto). Los productos de los órganos objetivo en la periferia proporcionan una retroalimentación negativa tanto a la hipófisis como al hipotálamo (bucle de retroalimentación largo). (Reimpreso con permiso de Krebs C, Weinberg J, Akesson E. *Lippincott's Illustrated Reviews: Neuroscience.* 1st ed. Philadelphia, PA: Lippincott Williams & Wilkins; 2012).

LA PRODUCCIÓN INSUFICIENTE DE HORMONAS HIPOFISARIAS INTERRUMPE LA FUNCIÓN ENDOCRINA

El hipopituitarismo (o insuficiencia adenohipofisaria) es un trastorno poco frecuente en el que la hipófisis secreta cantidades insuficientes de una o más hormonas. Tiene muchas causas y diversas presentaciones clínicas. Lo más frecuente es que haya insuficiencia de solo una o pocas hormonas hipofisarias.

En ocasiones se produce un panhipopituitarismo, con fallo total de la glándula. Los efectos del hipopituitarismo varían en función de la magnitud de la pérdida, de las hormonas específicas implicadas y de la edad del paciente.

En general, los síntomas están relacionados con una mala función de las glándulas tiroides y suprarrenales y del sistema reproductor. En la infancia, también se observa retraso del crecimiento y de la pubertad. La insuficiencia de hormonas hipofisarias se trata con terapia hormonal suplementaria.

El desarrollo anómalo de la hipófisis puede provocar hipotiroidismo

Varias mutaciones dirigidas a factores de transcripción durante la embriogenia pueden provocar la combinación de varias deficiencias hormonales hipofisarias. Se han identificado mutaciones de pérdida de función en varios genes, incluidos *PROP1* (que causa deficiencia de LH, FSH, GH, PRL y TSH), ***PIT1*** (deficiencia de GH, prolactina y TSH) y *HESX1* (anomalías de la línea media del prosencéfalo, hipoplasia del nervio óptico y deficiencias de GH, TSH y ACTH).

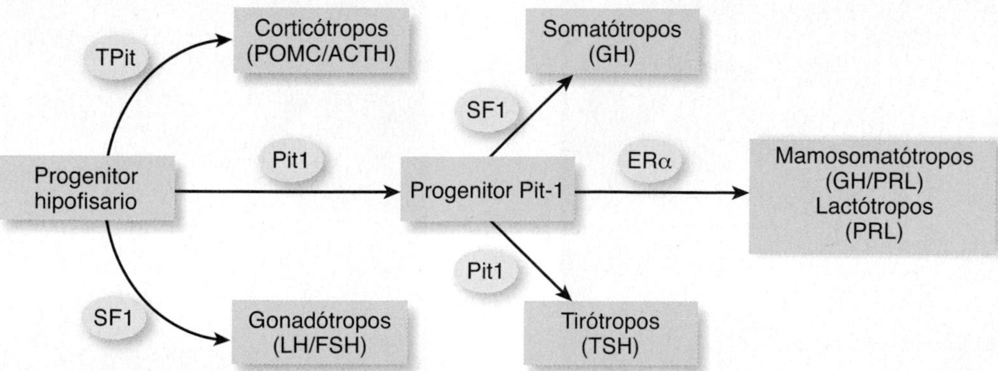

FIGURA 21-5. Factores de transcripción implicados en el desarrollo y la diferenciación de las células epiteliales hipofisarias. *ACTH*, corticotropina; *POMC*, proopiomelanocortina; *FSH*, folitropina; *LH*, lutropina; *GH*, hormona del crecimiento; *PRL*, prolactina; *TSH*, tirotropina.

La **deficiencia congénita de GH** constituye un grupo único de trastornos. Puede presentarse de forma aislada, como en la **deficiencia aislada de la hormona del crecimiento** (DAGH), o junto con otras deficiencias hormonales hipofisarias (como en el caso anterior). Existen cuatro tipos de DAGH familiar y esporádica, diferenciados por la gravedad, el patrón de herencia y el gen causante.

La herencia puede ser autosómica recesiva (AR), autosómica dominante (AD) o recesiva ligada al cromosoma X. La DAGH hereditaria está vinculada a mutaciones, incluidas deleciones, sustituciones de aminoácidos y variantes de sitios de empalme en genes para la GH humana o la señalización del receptor de la GHRH. El reemplazo con GH recombinante es el tratamiento de elección para los niños con este trastorno.

El hipopituitarismo tiene muchas causas

La hipofunción hipofisaria se debe a menudo a factores extrínsecos que impiden o afectan la glándula, e incluyen causas neoplásicas, vasculares, infecciosas, inflamatorias o traumáticas.

Más de la mitad de los casos de hipopituitarismo en adultos se deben a tumores hipofisarios, generalmente adenomas, que pueden ser no funcionales (no secretores de hormonas) y provocar la compresión de la glándula adyacente, con la consiguiente hipofunción. En ocasiones, las lesiones quísticas, entre las que se incluye el **quiste de la bolsa de Rathke**, pueden manifestarse como hipopituitarismo a través de mecanismos compresivos similares (fig. 21-6). Debido a la rica irrigación vascular de la hipófisis, los carcinomas con estadios avanzados pueden hacer metástasis en la hipófisis y causar hipopituitarismo por efecto de masa o infarto.

La apoplejía hipofisaria se refiere a una hemorragia u oclusión vascular que conduce a insuficiencia hipofisaria. Normalmente, se produce en el contexto de adenomas hipofisarios, pero puede producirse en una glándula hipofisaria normal. En ocasiones, la apoplejía hipofisaria provoca hipopituitarismo. Los síntomas iniciales incluyen cefaleas y problemas visuales. El **síndrome de Sheehan** es causado por la necrosis isquémica de la hipófisis secundaria a hipotensión por hemorragia posparto o, en raras ocasiones, tras un parto normal. La hipófisis es particularmente vulnerable a la isquemia durante el embarazo debido a su agrandamiento significativo, e incluso pequeños cambios en la presión sanguínea de la glándula pueden provocar necrosis isquémica irreversible e hipopituitarismo. Puede desarrollarse agalactia, amenorrea, hipotiroidismo e insuficiencia corticosuprarrenal. El síndrome de Sheehan es poco frecuente en los países desarrollados.

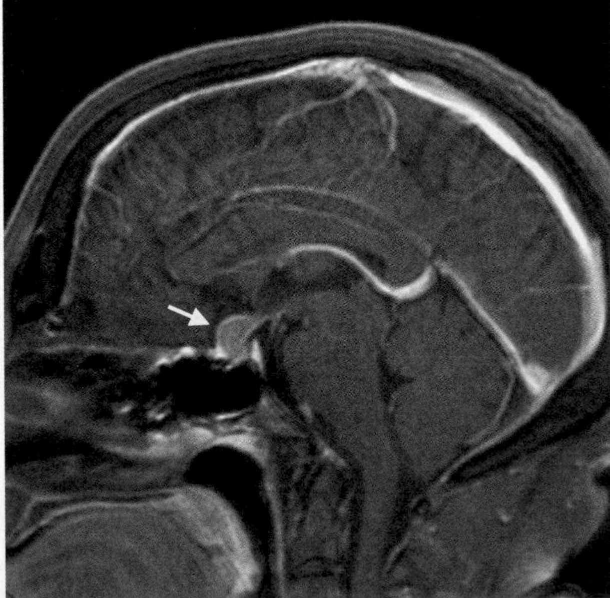

FIGURA 21-6. Quiste de la bolsa de Rathke. Imagen de resonancia magnética de una lesión quística en la región de la hipófisis (*flecha*) que muestra un quiste de la bolsa de Rathke que causó hipopituitarismo compresivo.

Las bacterias, los hongos, las micobacterias y los virus pueden dañar la hipófisis por infección primaria o como parte de una infección diseminada (como en la fungemia, la sepsis bacteriana o la tuberculosis activa).

Otras etiologías incluyen vasculitis, como la granulomatosis con poliarteritis, afecciones autoinmunitarias (p. ej., sarcoidosis, enfermedad de Crohn), enfermedades por depósito (p. ej., enfermedad de Wilson, amiloidosis, hemocromatosis) histiocitosis de células de Langerhans o hipofisitis linfocítica primaria. La hipofisitis relacionada con el tratamiento (yatrógena) puede deberse a la radiación, medicamentos, cirugías o intervenciones intravasculares. Estas intervenciones terapéuticas pueden dañar la hipófisis directamente o afectar su riego sanguíneo, lo que provoca anomalías neuroendocrinas, incluido el hipopituitarismo. Del mismo modo, las lesiones traumáticas de alto impacto pueden provocar hipopituitarismo y otras endocrinopatías secundarias a traumatismos vasculares o de la glándula.

El **síndrome de la silla turca vacía** es principalmente un término radiológico que define el agrandamiento de la silla turca, que contiene una hipófisis delgada y aplanada en la base (fig. 21-7). Se debe a un defecto congénito o a la ausencia del diafragma de la silla, una porción de la duramadre con un orificio circular que permite la transmisión de la presión del líquido cefalorraquídeo a la silla turca. El síndrome de la silla turca vacía puede causar disfunción hipofisaria y anomalías endocrinas. Se ha relacionado con causas hipofisarias y no hipofisarias y puede ser el resultado de la regresión de la hipófisis tras una lesión, cirugía o radioterapia. Las alteraciones endocrinas incluyen hiperprolactinemia, oligomenorrea o amenorrea, hipopituitarismo franco, acromegalia, diabetes insípida y síndrome de Cushing.

EL AUMENTO DE LA PRODUCCIÓN DE HORMONAS HIPOFISARIAS SOBREESTIMULA EL SISTEMA ENDOCRINO

La producción excesiva de una o más hormonas hipofisarias se conoce como hiperpituitarismo (o hiperfunción adenohipofisaria) y puede deberse a una hiperplasia hipofisaria o a una neoplasia hipofisaria (con mayor frecuencia, un adenoma). La hiperplasia hipofisaria se define como la expansión de una población de células adenohipofisarias debido a un estímulo extrahipofisario, que es reversible si se elimina el estímulo. La hiperplasia hipofisaria se produce en el contexto de una arquitectura hipofisaria normal (se mantiene la estructura de soporte fibrovascular de la hipófisis) y puede ser fisiológica (p. ej., embarazo) o patológica (p. ej., tumor productor de CRH). Por el contrario, los adenomas hipofisarios son neoplasias de células adenohipofisarias que surgen dentro de la hipófisis, crecen independientemente de estímulos externos, y alteran o destruyen la arquitectura subyacente de la glándula y, posiblemente, las estructuras circundantes.

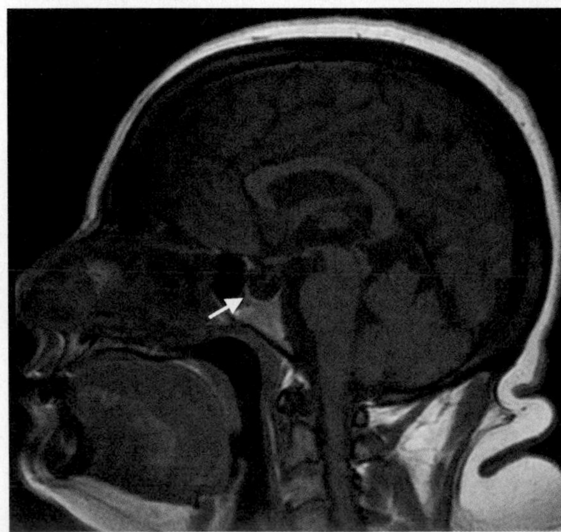

FIGURA 21-7. Síndrome de la silla turca vacía. Resonancia magnética sagital que muestra la ausencia de hipófisis en la silla turca vacía (*flecha*).

Hiperplasia hipofisaria

La hiperplasia lactótropa suele ser fisiológica, como en el período de embarazo/posparto, cuando los lactótropos aumentan de tamaño y número para satisfacer la demanda de lactancia. Además, los antidopaminérgicos, como los utilizados en ciertos medicamentos psiquiátricos, eliminan el estímulo inhibidor habitual que la dopamina imparte sobre los lactótropos, y pueden provocar la afección.

La hiperplasia corticótropa se debe con mayor frecuencia a tumores productores de CRH, ya sea en el hipotálamo o, más frecuentemente, a tumores neuroendocrinos de otras localizaciones. La hiperplasia corticótropa puede provocar un exceso de producción de ACTH e hipercortisolismo (síndrome de Cushing; *v.* más adelante). Del mismo modo, la hiperplasia somatótropa suele ser secundaria a tumores neuroendocrinos que producen GHRH, lo que da lugar a una producción excesiva de GH y puede provocar acromegalia o gigantismo (*v.* más adelante).

La hiperplasia tirótropa y/o gonadótropa suele deberse a una falta de inhibición de retroalimentación por parte de la hormona tiroidea y/o las hormonas sexuales, respectivamente, en el hipotálamo. Normalmente, la secreción de TRH por el hipotálamo está inhibida por la hormona tiroidea. Así, la ausencia de la hormona tiroidea (p. ej., en el hipotiroidismo o tras una tiroidectomía) da lugar a una producción elevada de TRH por el hipotálamo y a hiperplasia tirótropa. Se produce un mecanismo análogo a este en la hiperplasia gonadótropa, con la secreción de GnRH por el hipotálamo como estímulo en el contexto de hipofunción o ausencia gonadal.

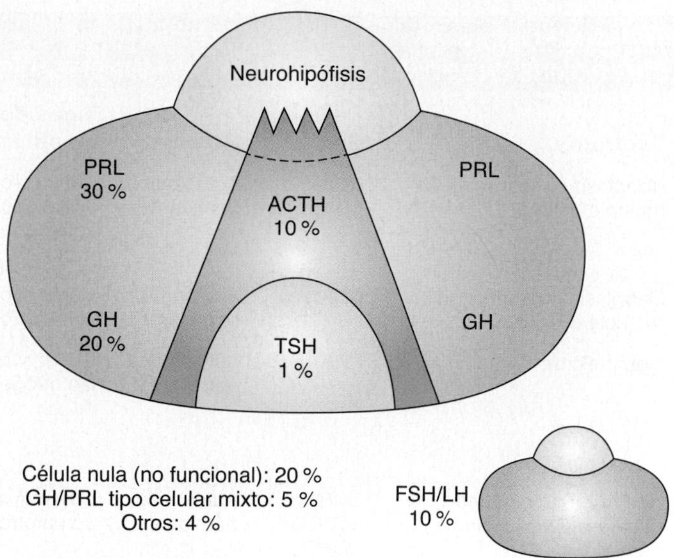

FIGURA 21-8. Incidencia relativa y distribución de los adenomas hipofisarios en la hipófisis. *ACTH*, corticotropina; *FSH*, folitropina; *LH*, lutropina; *GH*, hormona del crecimiento; *PRL*, prolactina; *TSH*, tirotropina.

Los adenomas hipofisarios son tumores benignos de la hipófisis que pueden producir hormonas

Los adenomas hipofisarios son neoplasias benignas de la adenohipófisis. A menudo secretan una o más hormonas hipofisarias que pueden manifestarse clínicamente como hiperfunción de órgano específico/órgano objetivo. Los adenomas hipofisarios se producen en ambos sexos y son más frecuentes en adultos. Los **adenomas lactótropos** son los tumores secretores de hormonas más frecuentes en adultos y niños, mientras que los **adenomas gonadótropos** son más frecuentes en adultos mayores. Los **adenomas hipofisarios pequeños y no funcionales** se encuentran de manera fortuita en la autopsia de hasta el 25% de los adultos sin antecedentes clínicos de endocrinopatía o síntomas compresivos hipofisarios. La incidencia relativa de los subtipos de adenoma hipofisario se resume en la figura 21-8.

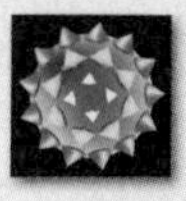
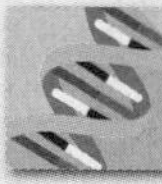

ETIOLOGÍA Y PATOGENIA MOLECULAR: la patogenia de los adenomas hipofisarios es multifacética e implica factores hormonales, ambientales y genéticos.

Los adenomas hipofisarios esporádicos (95% de los casos) se han relacionado con mutaciones de ganancia de función en *GNAS*, que codifica la subunidad α de la proteína G estimuladora (G_s) y, por tanto, produce altas concentraciones de monofosfato de adenosina cíclico (AMPc) que se cree que estimulan la proliferación celular. Otros adenomas muestran una desregulación de las vías del factor de crecimiento de fibroblastos (FGF, *fibroblast growth factor*) y del receptor del factor de crecimiento epidérmico (EGFR, *epidermal growth factor receptor*), así como mutaciones en *RB1*, ciclina D1 y *p16*.

Una minoría de los adenomas hipofisarios se presentan en síndromes familiares (~5%), incluidas la **neoplasia endocrina múltiple de tipo 1 (NEM-1)**, la **neoplasia endocrina múltiple de tipo 4 (NEM-4)**, el **complejo de Carney**, el **paraganglioma-feocromocitoma hereditario** y el **síndrome de adenoma hipofisario (somatótropo) familiar aislado** (*v.* tabla 21-1).

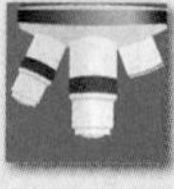

ANATOMOPATOLOGÍA: en general, los adenomas hipofisarios crecen en láminas anchas e interrumpen la lobulación de la adenohipófisis (fig. 21-9A,B). En las preparaciones de frotis, los adenomas hipofisarios se dispersan en monocapas de células homogéneas, típicamente con cromatina en «sal y pimienta» (numerosos puntos delgados y gruesos de cromatina distribuidos uniformemente en el núcleo; fig. 21-9C). Anteriormente, los adenomas hipofisarios se clasificaban por sus propiedades de tinción con hematoxilina y eosina (acidófilo, basófilo o cromófobo), pero actualmente se identifican mediante tinción inmunohistoquímica de factores de transcripción y productos hormonales (figs. 21-5 y 21-9D). Los adenomas pueden clasificarse como «atípicos» si muestran un índice de proliferación superior al 3% mediante inmunohistoquímica con Ki-67, y/o una expresión difusa de p53.

Los adenomas atípicos tienen más probabilidades de ser localmente invasivos y/o recidivar. Los adenomas hipofisarios tienen un tamaño variable; oscilan desde lesiones pequeñas sin aumento de tamaño hasta tumores expansivos que erosionan la silla turca y afectan estructuras craneales adyacentes. En general, los adenomas de menos de 1 cm se denominan microadenomas, mientras que los de mayor tamaño son macroadenomas. Los primeros suelen ser asintomáticos a menos que secreten hormonas, mientras que los segundos tienden a causar compresión local debido a su tamaño, así como manifestaciones sistémicas debido a la hiperproducción de hormonas.

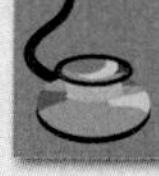

CARACTERÍSTICAS CLÍNICAS: en general, los síntomas reflejan la hormona producida. Los macroadenomas hipofisarios pueden comprimir el quiasma óptico, lo que provoca cefalea intensa, hemianopsia bitemporal y pérdida de la visión central. Las parálisis oculomotoras se producen cuando un tumor invade los senos cavernosos. Los adenomas de gran tamaño pueden invadir el hipotálamo, interferir con la entrada hipotalámica normal a la hipófisis y provocar pérdida de la regulación de la temperatura, hiperfagia y síndromes hormonales.

Los adenomas lactótropos secretan prolactina

Los adenomas lactótropos son los adenomas hipofisarios más frecuentes y representan alrededor del 30% de todos los adenomas. Suelen ser sintomáticos en mujeres jóvenes, que pueden presentar amenorrea, galactorrea y esterilidad debido a la interrupción de los picos normales de LH necesarios para la ovulación. Los hombres suelen presentarlos a una edad más avanzada y tienden a sufrir disminución de la libido e impotencia. Los microadenomas lactótropos funcionales suelen tratarse con agonistas dopaminérgicos

TABLA 21-1
SÍNDROMES ENDOCRINOS CON ADENOMA HIPOFISARIO

Síndrome	Gen	Herencia	Tipos de adenoma hipofisario	Otras manifestaciones
Neoplasia neuroendocrina múltiple de tipo 1	*MEN1*	Autosómica dominante	Con mayor frecuencia lactótropo, no funcional, somatótropo y corticótropo.	Tumores neuroendocrinos pancreáticos y duodenales, adenomas paratiroideos
Neoplasia neuroendocrina múltiple de tipo 4	*CDKN1B*	Autosómica dominante	Con mayor frecuencia somatótropo	Tumores neuroendocrinos pancreáticos y duodenales, adenomas paratiroideos
Complejo de Carney	*PRKAR1A*	Autosómica dominante	Con mayor frecuencia lactótropo y somatótropo	Pigmentación cutánea, mixomas de tejidos blandos y auriculares, enfermedad corticosuprarrenal nodular pigmentada, tumores de células de Sertoli testiculares calcificantes de células grandes, schwannomas melanocíticos pigmentados, adenomas y carcinomas tiroideos
Síndrome de paraganglioma-feocromocitoma hereditario	*SDHB, SDHC, SDHD*	Autosómica dominante	Con mayor frecuencia somatótropo	Paraganglioma simpático (suprarrenal y extrarrenal). Algunas formas relacionadas con tumor del estroma gastrointestinal (síndrome de Carney-Stratakis) y carcinoma de células renales con deficiencia de SDH
Síndrome del adenoma hipofisario familiar aislado	*AIP*	Autosómica dominante	Somatótropo y no funcional	Ninguna

(bromocriptina), que reducen la secreción de PRL y pueden reducir significativamente el tamaño del adenoma. Los adenomas que no responden al tratamiento médico o que son lo suficientemente grandes como para causar síntomas compresivos pueden requerir cirugía. El pronóstico suele ser favorable, aunque menos para los hombres que para las mujeres.

ANATOMOPATOLOGÍA: los adenomas lactótropos tienden a ser cromófobos y contienen núcleos esferoides con nucléolos prominentes. Se identifican escasos gránulos en su citoplasma y pueden mostrar patrones de crecimiento difuso o papilar. Pueden contener amiloide (*v.* cap. 34,

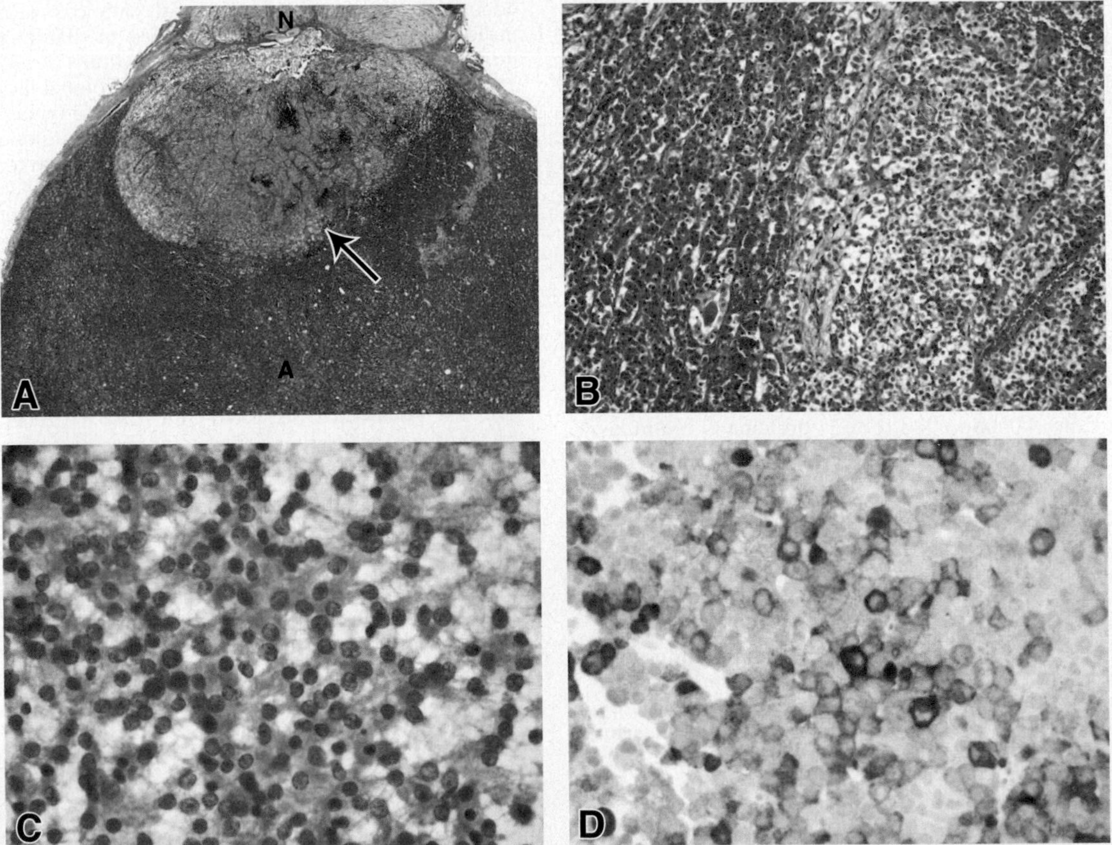

FIGURA 21-9. Adenomas hipofisarios. A: idenoma hipofisario que surge de la parte central-posterior de la hipófisis (*flecha*), con adenohipófisis y (*A*) neurohipófisis circundantes (*N*). **B:** imagen de alto aumento en la que se observa un crecimiento expansivo de células monótonas (*lado derecho* de la imagen) adyacente a una adenohipófisis normal (*lado izquierdo* de la imagen). **C:** células monótonas de adenoma con cromatina nuclear de tipo «sal y pimienta». **D:** la inmunohistoquímica para ACTH revela positividad en este adenoma corticótropo.

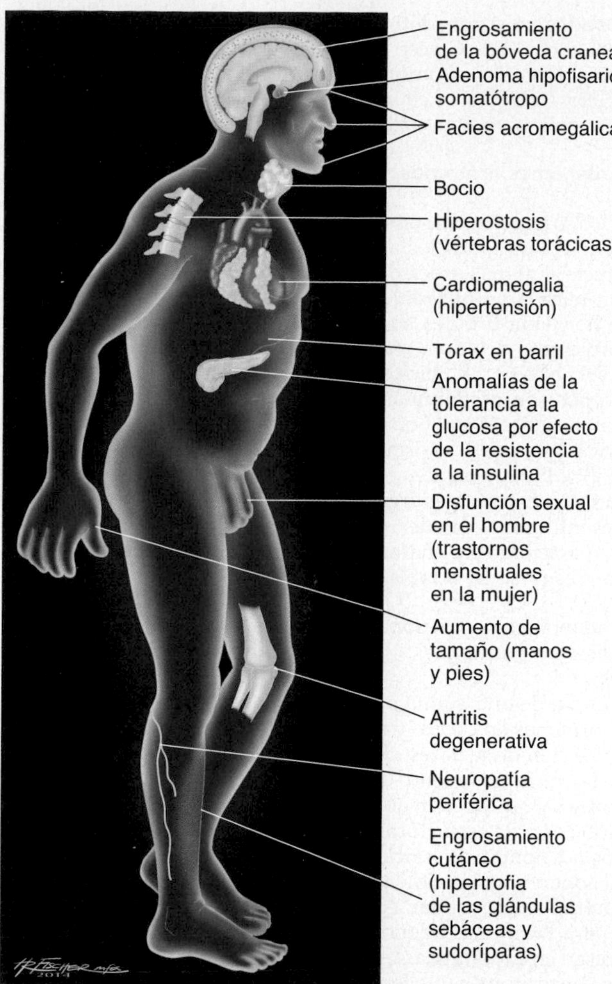

FIGURA 21-10. Manifestaciones clínicas de la acromegalia. (exceso de hormona del crecimiento).

en línea) o cuerpos de psamoma (calcosferitas). Los adenomas lactótropos se tiñen para PRL en un «patrón de Golgi» puntiforme mediante inmunohistoquímica y también son positivos para Pit-1 nuclear y receptor de estrógenos. No se han relacionado con mutaciones características, aunque se ha descrito la expresión anómala de genes que regulan el ciclo celular (p. ej., *RB*, *CDKN2A*) y las vías del FGF.

En los adenomas somatótropos hay una hiperproducción de GH

Los adenomas somatótropos secretan GH. El exceso de secreción de GH estimula la producción de factor de crecimiento 1 insulinoide (IGF-1) en el hígado, lo que favorece el crecimiento de músculos, huesos, piel, pulmones y órganos abdominales. Un adenoma somatótropo que surge en un niño o adolescente antes de que se cierren las epífisis causa **gigantismo**, una afección que se manifiesta con una estatura extremadamente alta. Los adenomas somatótropos que aparecen en adultos después de que las epífisis de los huesos largos se hayan fusionado provocan **acromegalia**, caracterizada por el desarrollo gradual de rasgos faciales toscos con sobrecrecimiento de la mandíbula (prognatismo) y el maxilar, aumento del espacio entre los dientes incisivos superiores, engrosamiento de la nariz, y manos y pies grandes (fig. 21-10).

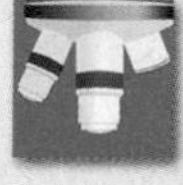

ANATOMOPATOLOGÍA: de los pacientes con acromegalia, el 75 % tiene un macroadenoma somatótropo, típicamente localizado lateralmente en la glándula. Las múltiples variantes histológicas de los adenomas somatótropos (densamente granulado, poco granulado, mamosomatótropo, somatótropo-lactótropo mixto) tienen una propensión diferente al comportamiento agresivo y diferentes respuestas al tratamiento.

Los **adenomas somatótropos densamente granulados** suelen relacionarse con acromegalia, y están compuestos por células acidófilas con citoplasma granular y un patrón de crecimiento difuso. Muestran una reactividad inmunohistoquímica intensa y difusa para GH y Pit-1, tienen índices proliferativos bajos y tienden a ser menos agresivos que los **adenomas somatótropos poco granulados**. Los adenomas somatótropos poco granulados tienen células cromófobas muy pleomorfas con inclusiones citoplasmáticas esferoidales prominentes denominadas «cuerpos fibrosos». Se tiñen intensamente para Pit-1 y débilmente para GH. Esta variante tiende a crecer rápidamente y es más probable que invada el hueso adyacente.

En los **adenomas somatótropos-lactótropos mixtos** (poco frecuentes), dos tipos celulares distintos elaboran GH y PRL, respectivamente. Los **adenomas mamosomatótropos** son monomorfos, con un solo tipo celular que expresa tanto GH como PRL; posee expresión tanto de Pit-1 como del receptor de estrógenos.

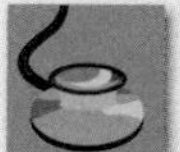

CARACTERÍSTICAS CLÍNICAS: la acromegalia es infrecuente, con una incidencia anual de tres casos por millón. Suele ser esporádica, pero puede surgir en la NEM-1 o en el complejo de Carney (*v.* anteriormente). La acromegalia tiene complicaciones graves: aumentan las muertes por problemas cardiovasculares, cerebrovasculares y respiratorios. La mayoría de las personas con acromegalia presentan síntomas neurológicos y musculoesqueléticos, como cefaleas, parestesias, artralgias y debilidad muscular. Una tercera parte tiene hipertensión, y la mitad de los que tienen una presión arterial normal presentan un aumento de la masa ventricular izquierda y, con ello, corren riesgo de insuficiencia cardíaca. La hipertrofia visceral es frecuente. Hasta un 20 % presenta diabetes e hipercalciuria con cálculos renales.

El tratamiento definitivo de los adenomas somatótropos es la resección quirúrgica mediante resección hipofisaria transesfenoidal. El tratamiento médico prequirúrgico con análogos de la somatostatina (para inhibir la liberación de GH de los somatótropos) y antagonistas de los receptores de GH (para bloquear los efectos de la GH en los tejidos objetivo) está diseñado para reducir el tamaño de los adenomas antes de la resección. Los signos y síntomas se resuelven lentamente tras una intervención quirúrgica satisfactoria, con un buen pronóstico a largo plazo en la mayoría de los casos.

Los adenomas corticótropos producen ACTH

Los adenomas corticótropos producen ACTH, que induce la hipersecreción suprarrenal de cortisol y el desarrollo de la enfermedad de Cushing (*v.* más adelante). Los adenomas corticótropos representan alrededor del 10 % de todos los adenomas hipofisarios y suelen localizarse en el centro de la glándula.

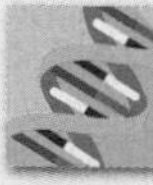

PATOGENIA MOLECULAR: la patogenia molecular de los adenomas productores de ACTH aún está en investigación, aunque se cree que las mutaciones en el componente USP8 de la vía del EGFR, que aumenta la señalización del receptor, son un indicador importante.

Desde el punto de vista anatomopatológico, los tumores son típicamente microadenomas compuestos por nidos de células basófilas positivas a la tinción con ácido peryódico de Schiff (PAS). La inmunohistoquímica muestra positividad para ACTH (citoplasmática), queratina de bajo peso molecular (citoplasmática), NeuroD1 y Tpit (nuclear). Existen numerosos subtipos de adenomas corticótropos. Los densamente granulados, el subtipo más frecuente, son basófilos y muestran de forma característica una fuerte tinción para ACTH y PAS. Los adenomas corticótro-

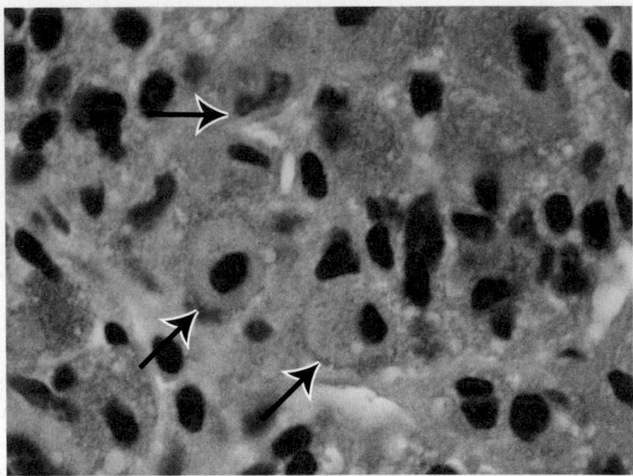

FIGURA 21-11. Micrografía de un adenoma corticótropo con hialinización de Crooke (*flechas*).

pos poco granulados son cromófobos y más agresivos que sus homólogos densamente granulados, y pueden mostrar características pleomorfas con apoptosis. Suelen mostrar una tinción más débil para ACTH y una inmunorreacción intensa para Tpit mediante inmunohistoquímica.

Por microscopía electrónica, los adenomas basófilos contienen muchos gránulos secretores y haces perinucleares de finos filamentos intermedios positivos para queratina (filamentos de tipo I). Estos filamentos pueden ser lo suficientemente abundantes como para ser visibles mediante microscopía óptica materializados como **hialinización de Crooke** (fig. 21-11), lo que guarda relación con la supresión de la secreción de ACTH por concentraciones elevadas de cortisol circulante. Los **adenomas de Crooke** son tumores productores de ACTH con depósitos hialinos masivos entre las células, y tinción de ACTH y queratina típicamente periférica a la membrana celular.

La escisión quirúrgica es el tratamiento definitivo, aunque pueden producirse recidivas que requieran una nueva escisión o radioterapia.

Los adenomas gonadótropos pueden producir FSH y/o LH

La mayoría de estos tumores son macroadenomas sin actividad hormonal (no secretores), y suelen detectarse de forma incidental o debido a los efectos compresivos locales secundarios a la extensión supraselar. Representan alrededor del 10% de todos los adenomas hipofisarios y pueden aparecer en cualquier parte de la glándula. Las manifestaciones clínicas incluyen cefalea, trastornos visuales e hipopituitarismo.

Los adenomas gonadótropos suelen ser cromófobos y negativos a la tinción con PAS. Crecen de forma difusa con bajo índice de proliferación. Las células tumorales son positivas para la inmunotinción de FSH y/o LH en el citoplasma, y de SF-1 en el núcleo. El tratamiento definitivo es la cirugía.

Los adenomas tirótropos secretan TSH

Son los adenomas hipofisarios más raros, pues representan menos del 1% de todos los adenomas. Llaman la atención médica al producir síntomas asociados al hipertiroidismo, como bocio o una lesión masiva hipofisaria. Las concentraciones circulantes de TSH y de hormona tiroidea suelen estar elevadas (mientras que el hipertiroidismo debido a una enfermedad tiroidea primaria provoca una TSH baja por inhibición de la retroalimentación). Los adenomas tirótropos son predominantemente macroadenomas y pueden ser invasivos y fibróticos. Son cromófobos, con células poliédricas o cilíndricas que pueden formar calcificaciones. Se tiñen para TSH-α y TSH -β, y Pit-1, y tienden a presentar altos índices de proliferación.

La intervención quirúrgica es el tratamiento de elección. Los tumores infiltrantes pueden requerir radioterapia.

Las características anatomopatológicas de los adenomas hipofisarios se resumen en la tabla 21-2.

Los adenomas no funcionantes (*null-cell*) no secretan hormonas

Alrededor de una quinta parte de los tumores hipofisarios no secretan hormonas en exceso y no tienen especificidad de linaje definida en la tinción de factores de transcripción. Se trata de macroadenomas de crecimiento lento que suelen aparecer en personas de edad avanzada y que acuden al médico debido a la afectación masiva de la hipófisis o de estructuras circundantes.

Los adenomas no funcionantes suelen ser cromófobos y surgen en la adenohipófisis. Son negativos a la tinción con PAS y crecen en un patrón seudopapilar. Aunque las células tumorales son negativas para hormonas adenohipofisarias y factores de transcripción, expresan cromogranina A y sinaptofisina.

Los oncocitomas (o adenoma de células oxífilas) son variantes no funcionales del adenoma no funcionante (*null cell*). Se componen de células eosinófilas agrandadas, a menudo con citoplasma granular (denominadas «oncocitos» o células oxífilas). Suelen ser grandes en el momento de la presentación y pueden extenderse fuera de la silla turca. Son frecuentes alteraciones visuales y síntomas de hipopituitarismo. Las células neoplásicas de los adenomas de células oxífilas están llenas de mitocondrias, lo que produce un aspecto granular, pero por lo demás son similares a otros adenomas de células nulas.

El carcinoma hipofisario es extremadamente raro

No es posible distinguir los adenomas hipofisarios de los carcinomas por razones morfológicas, ya que pueden parecer idénticos. Los

TABLA 21-2
CARACTERÍSTICAS HISTOLÓGICAS Y MOLECULARES DE LOS ADENOMAS HIPOFISARIOS

Tipo de adenoma	Ubicación	Hormona	Factores de transcripción	Aspecto histológico
Lactótropo	Lateral-posterior	Prolactina	Pit1, ER	Puede haber cuerpos de psamoma cromófobos y amiloide
Corticótropo	Central, posterior	Corticotropina	Tpit	Densamente granulado (basófilo, poco agresivo) Escasamente granulado (cromófobo, infiltrante) Puede haber cuervos hialinos
Gonadótropo	Difusa	Lutropina/ Folitropina	SF1	Cromófobo, poco agresivo
Somatótropo	Lateral-anterior	Hormona del crecimiento	Foso1, SF1	Tipos densamente granulado (indolente) y escasamente granulado (infiltrante)
Tirotrofia	Central-anterior	Tirotropina	Foso1	Cromófobo, alto

carcinomas hipofisarios confirman su naturaleza maligna al diseminarse a sitios cerebroespinales y/o extracraneales (hueso, pulmón, hígado). La mayoría de los carcinomas hipofisarios son funcionales (es decir, secretan hormonas) y producen endocrinopatías como las observadas en los adenomas. Las pruebas de imagen pueden mostrar la extensión del tumor más allá de la silla turca hacia el cerebro circundante o la base del cráneo. El carcinoma hipofisario tiene mal pronóstico.

LA DISFUNCIÓN DE LA NEUROHIPÓFISIS INCLUYE LA DIABETES INSÍPIDA

La **diabetes insípida central** (**DIC**) (fig. 21-12) es la única enfermedad importante asociada a la neurohipófisis. Los pacientes afectados no pueden concentrar la orina debido a la falta de producción de ADH por la neurohipófisis. Generalmente, la ADH actúa en la nefrona distal para reabsorber el agua de la orina. Los pacientes con DIC presentan diuresis hídrica crónica (poliuria), hipernatremia, sed y polidipsia. La ADH es secretada por la neurohipófisis bajo la influencia del hipotálamo. Una tercera parte de los casos de DIC son de etiología desconocida o se deben a mutaciones esporádicas o familiares en *AVP*, el gen de la vasopresina-neurofisina II.

Una cuarta parte de los casos de DIC están relacionados con tumores cerebrales, especialmente **craneofaringiomas** (fig. 21-13; *v.* cap. 26). Estos tumores surgen por encima de la silla turca a partir de restos del divertículo hipofisario e invaden y comprimen los tejidos adyacentes. Los traumatismos y la hipofisectomía por tumores neurohipofisarios explican la mayoría de los casos restantes de diabetes insípida. Con menor frecuencia, la hemorragia localizada o el infarto, la histiocitosis de células de Langerhans (*v.* cap. 20) o inflamación granulomatosa (como los que se observan en la sarcoidosis o la tuberculosis) afectan el tallo o el cuerpo del lóbulo posterior, lo que da lugar a DIC. La poliuria puede controlarse con vasopresina intranasal. El síndrome de secreción inapropiada de ADH (SIADH) puede estar causado por la secreción paraneoplásica de ADH por tumores neuroendocrinos de diversos órganos (*v.* más adelante). Las mutaciones por deleción en *AVPR2*, el gen del receptor V2 de la vasopresina, y *AQP2*, que codifica el canal de agua acuaporina-2 sensible a la vasopresina, pueden causar **diabetes insípida nefrógena** (**DIN**), que se caracteriza por una producción normal de ADH por la neurohipófisis sin una respuesta adecuada del riñón. Otras causas de DIN son nefritis intersticial, hipercalcemia, hipopotasemia y numerosos fármacos (litio, anfotericina, colchicina).

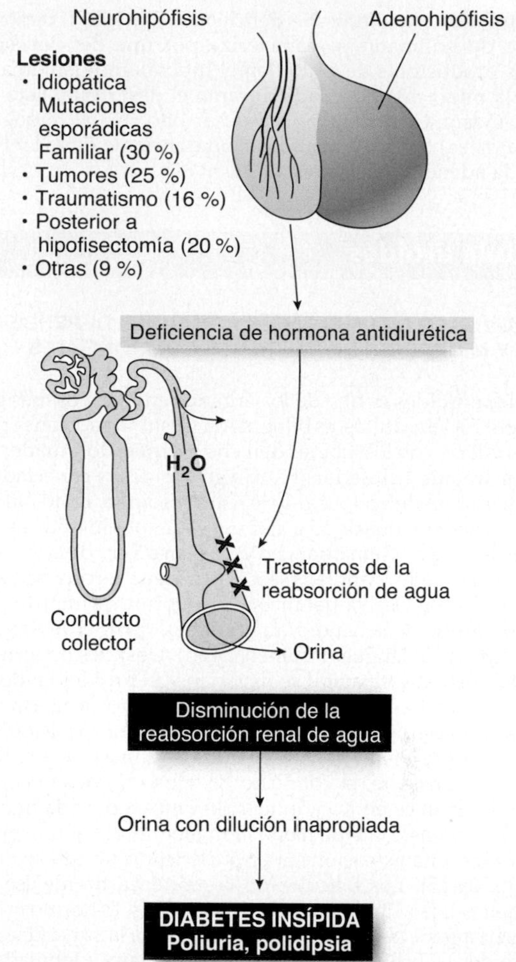

FIGURA 21-12. Mecanismos anatomopatológicos en la diabetes insípida central.

LOS TRASTORNOS HIPOTALÁMICOS SON UNA CAUSA POCO FRECUENTE DE DISFUNCIÓN HIPOFISARIA

El hipotálamo puede dañarse por tumores primarios y metastásicos, infecciones virales y enfermedades granulomatosas, así como por trastornos degenerativos y hereditarios. La disfunción hipotalámica también puede producirse sin una anomalía anatómica identificable. Las manifestaciones clínicas de la disfunción hipotalámica incluyen hipogonadismo, pubertad precoz, amenorrea y trastornos alimentarios (obesidad o anorexia) debidos a la alteración de la comunicación entre el hipotálamo y la hipófisis.

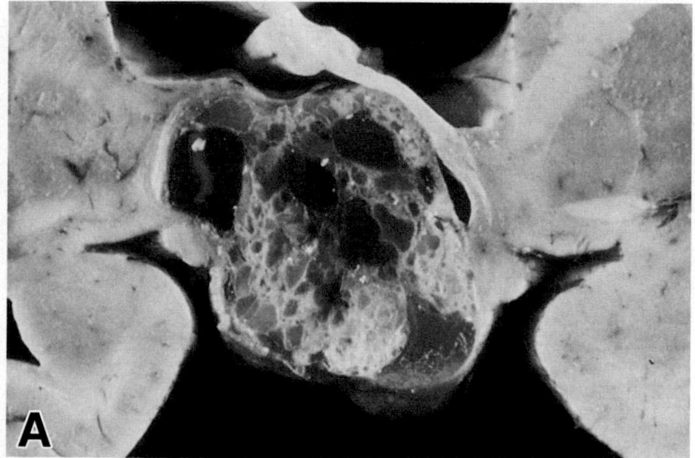

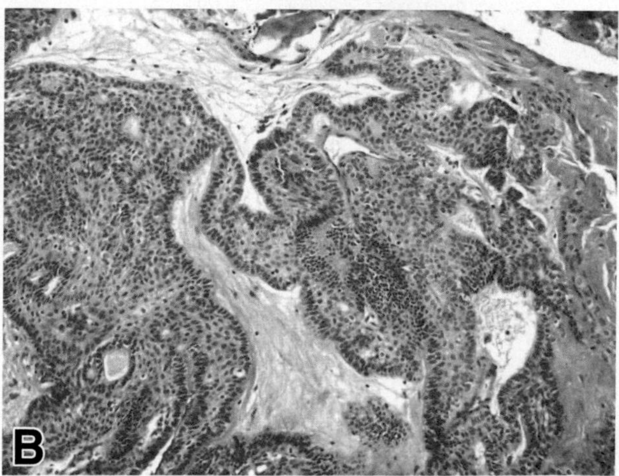

FIGURA 21-13. Craneofaringioma. A: corte transversal macroscópico de un craneofaringioma en el que se observa material complejo dentro de una lesión quística. **B:** imagen microscópica de un craneofaringioma en la que se observan islas de células epiteliales con restos queratináceos laxos intercalados.

Un infrecuente trastorno de deficiencia de GnRH, denominado síndrome de Kallmann, se caracteriza por una deficiencia en las neuronas productoras de GnRH en el hipotálamo debido a un defecto en la migración adecuada durante el desarrollo. Este defecto provoca anosmia y anomalías del desarrollo sexual (hipogonadismo, amenorrea) debido a una secreción deficiente de LH y FSH por parte de la adenohipófisis.

Glándula tiroides

EL DESARROLLO DE LA GLÁNDULA TIROIDES DEPENDE DE LA FUSIÓN Y MIGRACIÓN DE MÚLTIPLES COMPONENTES

La glándula tiroides es uno de los órganos endocrinos más grandes del cuerpo. En los adultos, es bilobulada y está situado en la parte inferior del cuello, con los lóbulos derecho e izquierdo situados lateralmente a la tráquea (e inferior al cartílago tiroides) y conectados anteriormente por un delgado istmo de tejido tiroideo. En los adultos, la tiroides pesa alrededor de 15 g a 25 g y cada lóbulo mide aproximadamente de 2 cm a 2.5 cm de ancho y de 4 cm a 5 cm de largo. La glándula tiroides puede identificarse a partir de la tercera semana (día 24) de desarrollo. Deriva del intestino anterior (primordio medial) y del endodermo de la hendidura branquial (primordio lateral) cerca de la base de la lengua (foramen ciego). Después de formarse, el primordio medial y el lateral se fusionan y la tiroides en desarrollo desciende caudalmente a lo largo del conducto tirogloso (fig. 21-14) hacia la parte inferior del cuello. Alcanza su posición final en la parte inferior/lateral del cuello en la séptima semana de desarrollo. Posteriormente, el conducto tirogloso involuciona, se fragmenta y desaparece en los adultos. Sin embargo, en la mayoría de los adultos persiste un pequeño remanente, el lóbulo piramidal de la tiroides, una extensión superior de tejido tiroideo contigua al istmo (fig. 21-15). Los folículos de la glándula tiroides se forman más o menos a las 12 semanas de desarrollo, y la hormona tiroidea es producida por el feto. A nivel macroscópico, la superficie de corte de la tiroides es brillante, de color marrón claro y lobulada. En su desarrollo temprano, la glándula contiene cordones de células que se convierten en los folículos o ácinos, que son las unidades funcionales de la glándula tiroides. Los folículos tienen un diámetro medio de 200 µm. Están formados por una sola capa de células cúbicas rodeadas por una delicada membrana basal y que cubren agregados de forma esférica de material coloide homogéneo y proteináceo, que representa tiroglobulina secretada/almacenada de la que se liberan hormonas tiroideas activas (fig. 21-16). Un lóbulo tiroideo se compone de 20 a 40 folículos irrigados por una arteria lobulillar y sostenidos por una red difusa de estroma fibroso, vasos linfáticos y tejido conjuntivo. La inmunotinción para tiroglobulina es un método inmunohistoquímico sensible y específico para identificar las células foliculares. Otros marcadores utilizados para identificar el epitelio folicular son el factor tiroideo de transcripción 1 (TTF-1, también denominado NKX2.1) y Pax-8 (*paired box gene 8*).

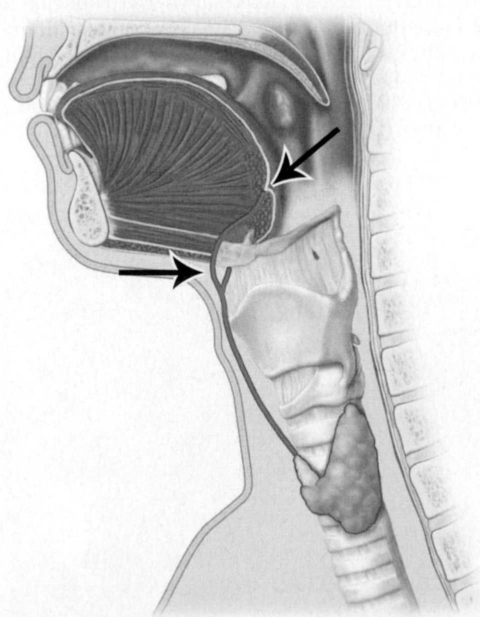

FIGURA 21-14. Recorrido del conducto tirogloso desde la raíz de la lengua (*flecha superior*) hasta la parte media del cuello. El conducto pasa por encima del hueso hioides (*flecha inferior*). (Modificado con permiso de Moore KL, Dalley AF, Agur AMR. *Clinically Oriented Anatomy*. 8th ed. Baltimore, MD: Wolters Kluwer; 2018: Fig B9.6A).

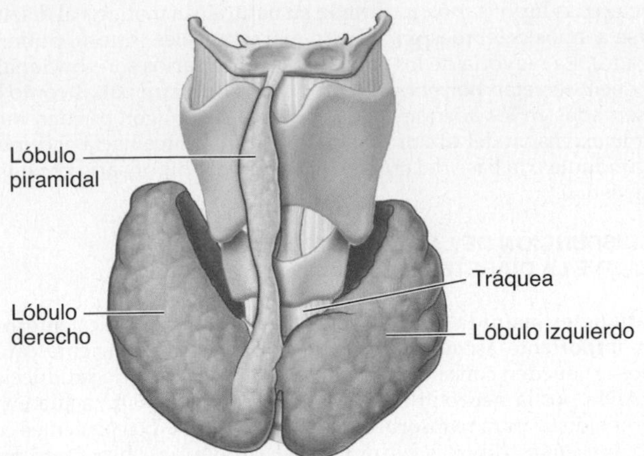

FIGURA 21-15. Anatomía de la glándula tiroides. La glándula es bilobulada y suele presentar un lóulo piramidal. (Modificado con permiso de Moore KL, Dalley AF, Agur AMR. *Clinically Oriented Anatomy*. 8th ed. Baltimore, MD: Wolters Kluwer; 2018: Fig B9.8B).

Además de las células epiteliales foliculares, la tiroides contiene células parafoliculares o células C intercaladas entre los folículos tiroideos, principalmente en las caras laterales de la parte superior de ambos lóbulos tiroideos. Derivadas de la cresta neural, las células C están muy asociadas con el endodermo de la hendidura branquial (primordio lateral) durante el desarrollo. La región de fusión de los primordios lateral y medial se corresponde con la distribución de las células C. En los niños pueden identificarse fácilmente nidos diferenciados de células C, mientras que en los adultos suelen estar más dispersas.

Las células C producen calcitonina, una hormona hipocalcémica. También secretan pequeñas cantidades de otros péptidos, como serotonina y somatostatina. Las células C son difíciles de identificar mediante tinciones rutinarias, pero se observan fácilmente mediante inmunotinción para calcitonina o marcadores neuroendocrinos como la cromogranina y la sinaptofisina A.

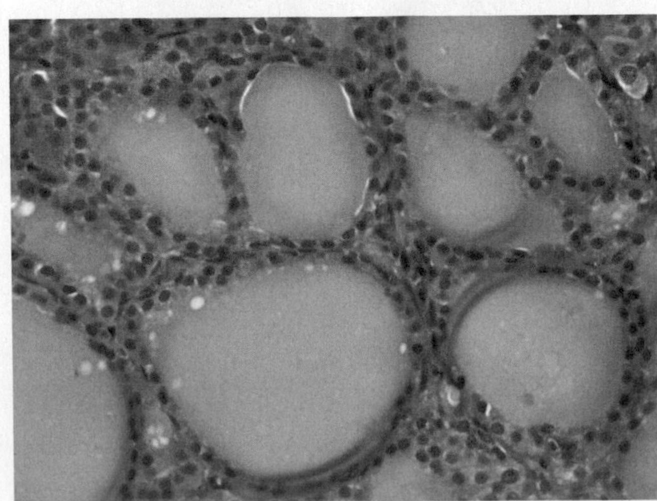

FIGURA 21-16. Folículos tiroideos normales.

LA HORMONA TIROIDEA ES UN REGULADOR GENERAL DEL METABOLISMO

La función principal de las **células foliculares** de la glándula tiroides es producir las hormonas tiroideas **triyodotironina** (T_3) y **tetrayodotironina** (tiroxina, T_4). La T_4 es principalmente una prohormona, mientras que el principal efector de la función tiroidea es la T_3. Estas moléculas se forman por yodación de los residuos de tirosina de la tiroglobulina por parte de las células foliculares. A continuación, la tiroglobulina yodada se secreta en la luz del folículo. Solo entre las glándulas endocrinas, la tiroides puede almacenar una gran cantidad de hormona preformada.

Tras la estimulación por TSH, las células foliculares reabsorben tiroglobulina y liberan T_4 y T_3 en la sangre. La mayor parte de la hormona secretada es la T_4, que sufre desyodación en los tejidos periféricos a su forma más activa, T_3. Las hormonas tiroideas en la sangre se encuentran tanto libres como unidas a la globulina de unión a la tironina. Las células periféricas solo captan la hormona libre, que se une a los receptores nucleares y provoca cambios en la expresión génica.

La hormona tiroidea afecta casi todos los órganos. Estimula el índice metabólico basal y el metabolismo de carbohidratos, lípidos y proteínas. Aumenta el calor corporal y la producción hepática de glucosa al incrementar la gluconeogenia y la glucogenólisis. Promueve la síntesis de proteínas estructurales, enzimas y otras hormonas. Aumenta la utilización de la glucosa, la síntesis de ácidos grasos en el hígado y la lipólisis del tejido adiposo. La hormona tiroidea aumenta las actividades anabólicas y catabólicas.

La función tiroidea se rige principalmente por la TSH hipofisaria. A su vez, la hormona tiroidea inhibe la secreción de TSH y TRH a través de un bucle de retroalimentación negativa. La producción normal de hormona tiroidea requiere un aporte alimentario adecuado de yodo.

LOS ESTADOS PATOLÓGICOS DE LA FUNCIÓN TIROIDEA INCLUYEN EL HIPOTIROIDISMO Y EL HIPERTIROIDISMO

El ***hipotiroidismo*** es el estado clínico de deficiencia de hormona tiroidea. Se caracteriza por aumento de peso, mixedema (edema prominente de cara, manos, pies y lengua), lentitud mental y física, estreñimiento, bradicardia, disfunción de las hormonas sexuales y fatiga (fig. 21-17). Si el hipotiroidismo se produce perinatalmente, puede causar discapacidad intelectual y del desarrollo graves. Conceptualmente, cualquier proceso que afecte la síntesis de la hormona tiroidea (deficiencias genéticas, ausencia congénita de tiroides, infecciones, daño autoinmunitario/inmunitario, medicamentos,

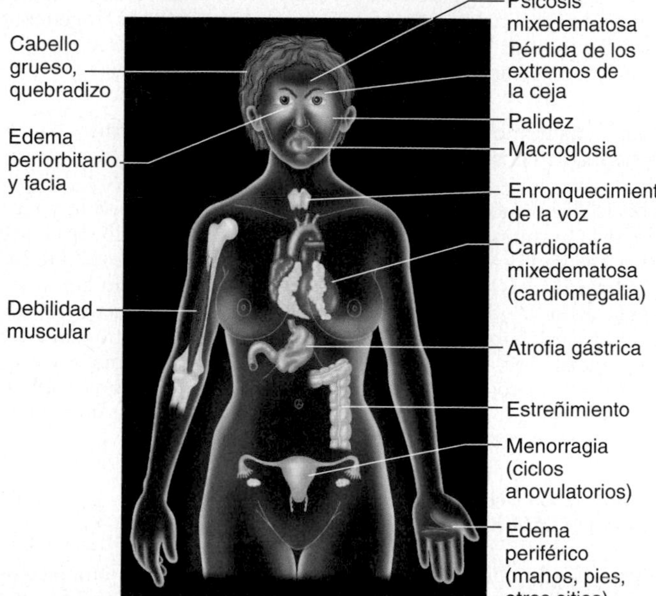

FIGURA 21-17. Manifestaciones clínicas del hipotiroidismo grave.

extirpación quirúrgica) o su regulación (fallo hipofisario) puede dar lugar a hipotiroidismo. El hipotiroidismo se detecta mediante la medición de T_3 y T_4 en sangre. A menudo, la TSH estará elevada (a menos que la hipófisis no pueda). El tratamiento está diseñado para atacar la causa subyacente, que, si es irreversible, requiere el reemplazo exógena de la hormona tiroidea.

El ***hipertiroidismo*** es un estado de liberación excesiva de hormonas tiroideas por la glándula tiroides. Puede provocar pérdida de peso, taquicardia, temblores, insomnio, debilidad muscular, hiperreflexia y exoftalmos. El hipertiroidismo puede deberse a afecciones autoinmunitarias (con mayor frecuencia, enfermedad de Graves), bocio tóxico (multinodular) de funcionamiento autónomo, administración de hormonas exógenas o, en raras ocasiones, hiperproducción de TSH por la hipófisis. Las concentraciones de T_3 y T_4 son altas y las de TSH son bajas (a menos que el proceso esté impulsado por la TSH). El hipertiroidismo se trata tanto médica como quirúrgicamente, con el objetivo de eliminar la fuente de hormona tiroidea.

LAS ANOMALÍAS CONGÉNITAS PROVOCAN ANOMALÍAS ESTRUCTURALES Y FUNCIONALES DE LA GLÁNDULA TIROIDES

La **tiroides heterotópica/ectópica** se refiere al tejido tiroideo que reside fuera de la ubicación típica de la glándula tiroides. Estos lugares ectópicos pueden afectar los nódulos linfáticos, los tejidos blandos de la parte superior del cuello, la base de la lengua (*v.* más adelante), el mediastino e incluso el pericardio. El tejido tiroideo ectópico es funcional y tiene una histología normal, y puede producir hormona tiroidea. Los pequeños nódulos de tejido ectópico no suelen tener consecuencias y suelen descubrirse incidentalmente (si es que alguna vez se descubren), aunque pueden desarrollarse lesiones patológicas, incluidos tumores malignos.

En ocasiones, los teratomas quísticos maduros del ovario pueden mostrar diferenciación tiroidea (denominados bocio ovárico o *struma ovarii*) y rara vez dan lugar a neoplasias tiroideas benignas y malignas.

Si la tiroides no inicia su descenso por el conducto tirogloso durante la embriogenia, permanece como un nódulo en la base de la lengua, conocido como **tiroides lingual**, que puede provocar dificultades para hablar, tragar o respirar. Su extirpación para el alivio sintomático conduce a un hipotiroidismo completo que requiere suplementación hormonal.

Si un conducto tirogloso no involuciona completamente, puede producirse un remanente quístico lleno de líquido en cualquier punto del recorrido del conducto, lo que se conoce como **quiste del conducto tirogloso**. Esta afección afecta a pacientes de todos los grupos de edad, varía de tamaño (1-4 cm) y suele estar relacionada con el hueso hioides. Los quistes pueden estar revestidos por epitelio escamoso o de tipo respiratorio y contener cantidades variables de tejido tiroideo en sus paredes. En estos quistes pueden desarrollarse neoplasias malignas. La extirpación quirúrgica es curativa, y debe extirparse una porción del hueso hioides para evitar recidivas.

La ausencia completa de tejido tiroideo se conoce como **agenesia tiroidea** (o atireosis). Se trata de una anomalía congénita poco frecuente, que no suele descubrirse hasta varias semanas después del nacimiento debido a la hormona tiroidea materna residual suministrada a través de la placenta. La agenesia tiroidea provoca un hipotiroidismo congénito grave, ya que el niño es incapaz de fabricar hormona tiroidea endógena.

El **hipotiroidismo congénito endémico** se debe a una dieta materna insuficiente en yodo, necesario para la producción adecuada de hormonas tiroideas. En esta circunstancia, la madre suele presentar una insuficiencia grave de yodo y bocio endémico (*v.* más adelante). El niño, aunque posee una glándula tiroides, es incapaz de sintetizar la hormona tiroidea sin las reservas adecuadas de yodo.

Los síntomas del hipotiroidismo congénito comienzan en las primeras semanas de vida extrauterina. Los lactantes son apáticos y perezosos. Su abdomen es grande y a menudo presentan hernias umbilicales. La temperatura corporal suele ser inferior a 35 °C y la piel está pálida y fría. La anemia resistente y la dilatación del corazón son frecuentes. A los 6 meses, el síndrome clínico de hipotiroidismo congénito está bien desarrollado. La discapacidad intelectual, el retraso del crecimiento (debido a una maduración ósea defectuosa) y la facies característica son evidentes. Las concentraciones séricas de T_4 y T_3 son bajas y las de TSH son altas (a menos que el hipotiroidismo se deba a una secreción defectuosa de TSH por la hipófisis). Para prevenir la discapacidad intelectual y el retraso del crecimiento es necesario un tratamiento de reemplazo de la hormona tiroidea. Aunque el tratamiento puede prevenir el enanismo, sus efectos sobre el desarrollo mental son más variables. Los niños en los que el hipotiroidismo se detecta de manera precoz mediante pruebas neonatales de detección responden bien al tratamiento con hormona tiroidea y son sanos desde el punto de vista intelectual, mientras que el retraso en el tratamiento provoca una discapacidad neurocognitiva grave.

EL BOCIO SE DEFINE COMO UN AGRANDAMIENTO CLÍNICO DE LA GLÁNDULA TIROIDES POR CUALQUIER ETIOLOGÍA

El bocio (del latín, *guttur*, «garganta») puede ser nodular, multinodular o afectar la glándula de forma difusa. En función de la etiología, la fisiopatología y el estadio de la enfermedad, el bocio puede provocar hipertiroidismo, hipotiroidismo o eutiroidismo (concentraciones normales de hormona tiroidea). Los bocios pueden clasificarse según su etiología (idiopáticos, inflamatorios, autoinmunitarios, enfermedades infiltrantes/de depósito, neoplasias) y/o su estado funcional tiroideo (hipotiroideo, eutiroideo o hipertiroideo). Un bocio «tóxico» genera un exceso de hormona tiroidea, mientras que un bocio «no tóxico» no lo hace.

El **bocio esporádico (no tóxico)**, también denominado bocio simple, coloide o multinodular o hiperplasia nodular, es un agrandamiento benigno de la glándula tiroides que suele ser idiopático, aunque se han implicado factores genéticos. El bocio esporádico puede presentarse como un agrandamiento uniforme de la glándula, que suele observarse en mujeres jóvenes (relación M:H de 8:1) o como un crecimiento multinodular (conocido como bocio multinodular no tóxico) que suele observarse en adultos mayores (>50 años). El bocio multinodular no tóxico suele desarrollarse con el tiempo.

El **bocio endémico** es un agrandamiento tiroideo benigno, típicamente difuso, que puede existir en comunidades en las que la yodación natural del agua y el suelo es deficiente, y que suele afectar a una gran proporción de la población (más del 10%). Se cree que la insuficiencia de yodo en la alimentación es el factor etiológico, y es más frecuente en las regiones montañosas del sudeste asiático, Centroamérica y África.

CARACTERÍSTICAS CLÍNICAS: los pacientes con bocio espóradico o endémico (no tóxico) suelen acudir al médico por una masa en el cuello (fig. 21-18A), que puede causar disfagia (esófago), estridor inspiratorio (tráquea), congestión venosa de la cabeza y la cara (venas del cuello) o ronquera (nervio laríngeo recurrente). La hemorragia en un nódulo o quiste puede causar dolor local. Los pacientes suelen ser eutiroideos, con T_4 en sangre y T_3 en el rango bajo-normal, mientras que la TSH puede ser normal o estar ligeramente elevada. Si no se tratan, los pacientes pueden acabar desarrollando hipertiroidismo debido a la producción autónoma de hormona tiroidea dentro de un bocio nodular, en cuyo caso se aplica el término **bocio multinodular tóxico** (*v.* más adelante).

FISIOPATOLOGÍA: la fisiopatología del bocio esporádico y endémico es similar. La insuficiencia de yodo o las deficiencias en la producción de hormonas tiroideas, ya sean por motivos alimentarios, genéticos, químicos (o idiopáticos), dan lugar a una producción compensatoria de TSH por parte de la hipófisis, que estimula los folículos tiroideos. El aumento resultante de los folículos tiroideos produce un agrandamiento difuso de la glándula. Los folículos pueden tener sensibilidad diferente a la estimulación de la TSH, lo que da lugar a hiperplasia asimétrica, con folículos grandes y pequeños intercalados en la glándula y algunas zonas que crecen más que otras. Finalmente, un folículo puede volverse *autónomo* (es decir, crecer sin el estímulo de la TSH), lo que conduce al desarrollo de bocio multinodular tóxico. A diferencia del bocio esporádico, el bocio endémico rara vez se vuelve tóxico.

PATOGENIA MOLECULAR: las mutaciones en *TG*, el gen de la tiroglobulina, se producen en algunas familias que padecen bocio simple. El análisis de ligamiento también ha identificado variantes en *MNG-1* (bocio multinodular 1) en el cromosoma 14q y en otro locus (Xp22) como posibles causas genéticas del bocio multinodular. También se han implicado mutaciones en el gen del receptor de TSH (*TSHR*).

Histopatología: los bocios no tóxicos varían en tamaño desde aproximadamente el doble de la masa de una glándula normal (40 g) hasta tiroides que pesan más de 100 g. (fig. 21-18A,B). En las fases iniciales de la enfermedad, la tiroides suele aumentar de tamaño de forma simétrica. Los folículos son pequeños, con células cilíndricas altas y poco coloide. A medida que la enfermedad progresa, predomina el crecimiento multinodular asimétrico. A nivel macroscópico, la superficie de corte es brillante, de color amarillo rojizo, y muestra muchos nódulos irregulares y monótonos llenos de coloide amarillo verdoso, con cantidades variables de tejido fibroso intermedio. A nivel microscópico, los folículos son de tamaño y forma variables. Contienen abundante coloide y están revestidos por células atenuadas de planas a cúbicas (fig. 21-18C), que en ocasiones forman agregados seudopapilares que se proyectan en el espacio folicular. Pueden observarse depósitos de hemosiderina, hemorragia, inflamación crónica y granulomas de colesterol.

Tratamiento: los bocios no tóxicos suelen tratarse con hormona tiroidea exógena para reducir las concentraciones de TSH y así reducir el bocio. Sin embargo, el reemplazo hormonal puede resultar ineficaz si los nódulos evolucionan hacia un crecimiento autónomo (tóxico). La cirugía puede ser necesaria si el bocio se vuelve clínicamente sintomático (disfagia, obstrucción/compresión).

Los bociógenos son sustancias que inducen el agrandamiento de la tiroides

Varios fármacos y sustancias químicas naturales son bociógenas en el sentido de que inhiben la síntesis de hormona tiroidea, lo que provoca un aumento de la TSH y un agrandamiento de la tiroides. Entre los fármacos bociógenos más frecuentes se encuentran el *litio*, la fenilbutazona y el ácido *p*-aminosalicílico. Ciertas verduras crucíferas (nabos, colinabo, mandioca) también contienen bociógenos y pueden potenciar una alimentación con carencia de yodo para producir hipotiroidismo bociógeno.

El bocio dishormonogenético es resultado de deficiencias congénitas en la síntesis de la hormona tiroidea

El bocio dishormonogenético suele deberse a defectos en la yodación de la hormona tiroidea (a menudo debido a mutaciones en los genes que codifican la tiroperoxidasa [TPO], la oxidasa ductal 2 y el factor 2 de maduración oxidasa doble). Se produce un agrandamiento de la tiroides secundario a la estimulación crónica de TSH. A nivel macroscópico, las glándulas tiroideas dishormonogenéticas son grandes, de color pardo y firmes, con nódulos de tamaño variable. A nivel microscópico, los nódulos tienen un tamaño variable y contienen agregados hipercelulares y cordones de células epiteliales foliculares con mínimo o ausencia de coloide.

TIROIDITIS ES UN TÉRMINO DESCRIPTIVO QUE INDICA INFLAMACIÓN DE LA GLÁNDULA TIROIDES

La **tiroiditis** puede deberse a varias causas, que incluyen infecciosas (bacterianas, fúngicas, virales), autoinmunitarias, inducidas por fármacos o idiopáticas.

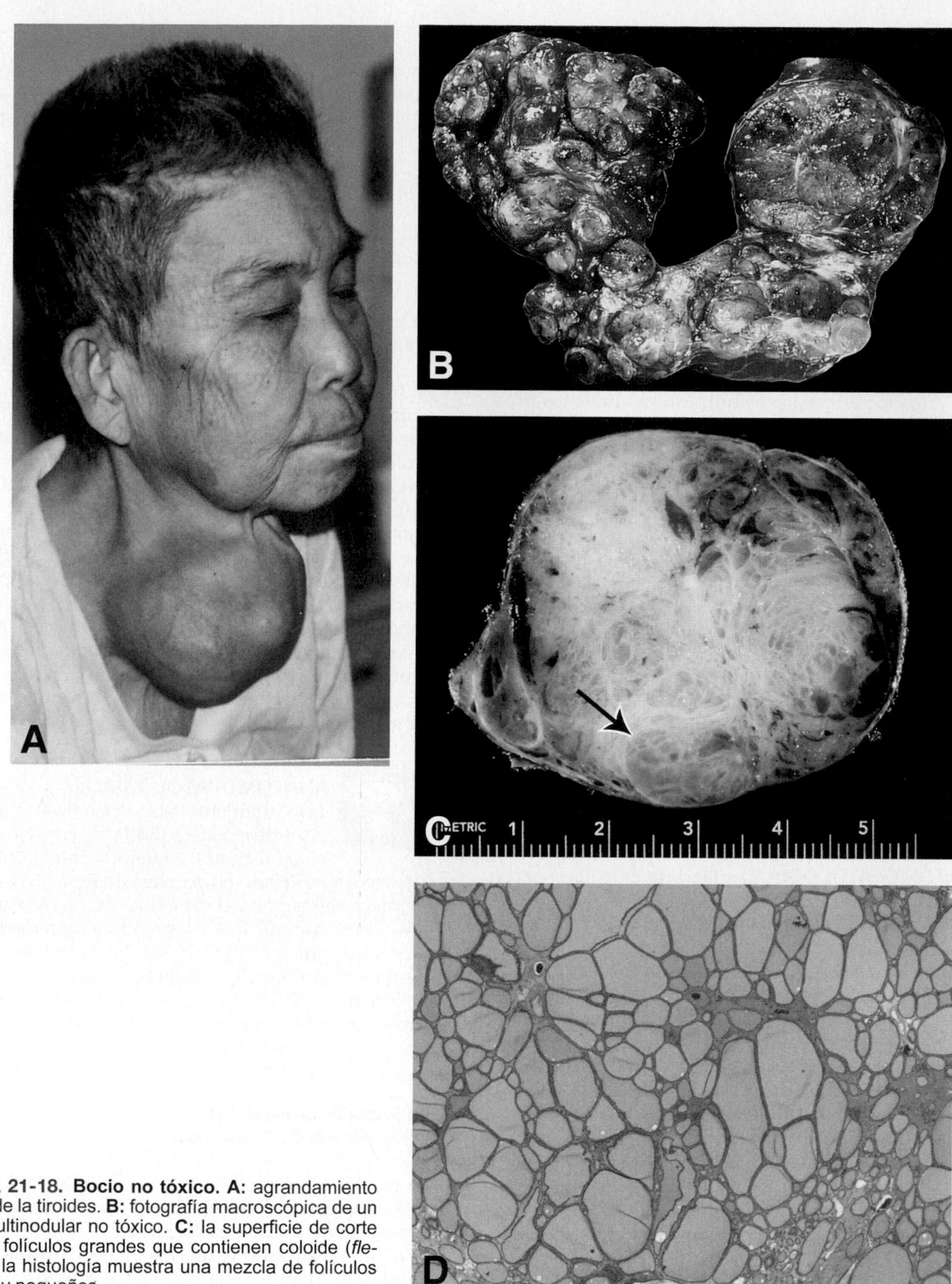

FIGURA 21-18. Bocio no tóxico. A: agrandamiento masivo de la tiroides. **B:** fotografía macroscópica de un bocio multinodular no tóxico. **C:** la superficie de corte muestra folículos grandes que contienen coloide (*flecha*). **D:** la histología muestra una mezcla de folículos grandes y pequeños.

La tiroiditis aguda se debe a una infección bacteriana, viral o fúngica del tejido tiroideo

La **tiroiditis aguda** suele deberse a una infección sistémica previa que alcanza la tiroides por diseminación hematógena (sepsis). Se produce en pacientes de todas las edades, pero los niños, los adultos mayores o los individuos con inmunodepresión son los más afectados. Los pacientes presentan fiebre, escalofríos, malestar general y una masa dolorosa e inflamada en el cuello que puede ser unilateral o difusa. A nivel microscópico, la glándula muestra inflamación aguda y crónica difusa, con formación focal de microabscesos. En raras ocasiones, la infección puede extenderse a la tráquea, el mediastino y el esófago. El pronóstico es excelente si la infección se trata rápidamente con antibióticos. Los pacientes con tiroiditis aguda suelen ser eutiroideos. Los organismos causantes más frecuentes de tiroiditis aguda son las especies de *Streptococcus*, *Staphylococcus* y *Pneumococcus*. Otras causas son infecciones fúngicas diseminadas (la segunda más frecuente), tuberculosis y por citomegalovirus (CMV), sobre todo en pacientes con inmunodepresión (como en la infección por virus de la inmunodeficiencia humana [VIH], la ablación de médula ósea previa a un trasplante o la inmunodepresión crónica tras un trasplante de órgano sólido).

La tiroiditis de Hashimoto es la causa más común de hipotiroidismo en Estados Unidos

La tiroiditis de Hashimoto (TH) es una afección autoinmunitaria caracterizada por la destrucción autoinmunitaria del parénquima tiroideo, mediada por la vía humoral y celular y que provoca hipotiroidismo y bocio. Suele afectar a mujeres de mediana edad y es la causa más frecuente de bocio en niños. Desde el punto de vista clínico, el paciente puede presentar bocio nodular firme, anticuerpos

SEÑALIZACIÓN ENDOCRINA

«antitiroideos» en suero (más comúnmente anti-TPO y/o antitiroglobulina) y TSH elevada. En ocasiones, la destrucción activa de la tiroides puede producir hipertiroidismo transitorio.

La TH se asocia a otras enfermedades autoinmunitarias (NEM-2, síndrome de Sjögren, diabetes mellitus, anemia perniciosa, enfermedad de Addison y miastenia grave) y suele darse en pacientes con alelos antígeno leucocitario humano (HLA)-DR3 y HLA-DR5. Algunas enfermedades genéticas, como el síndrome de Down, el síndrome de Turner y la enfermedad de Alzheimer familiar, también están asociadas a TH. Los familiares de pacientes con TH pueden tener anticuerpos antitiroideos detectables.

PATOGENIA MOLECULAR: están implicadas tanto la inmunidad celular como la humoral. El proceso autoinmunitario en la TH surge de la activación de linfocitos T CD4 (cooperadores) sensibilizados a antígenos tiroideos. Estos linfocitos $CD4^+$ estimulan la proliferación de linfocitos T citotóxicos autorreactivos ($CD8^+$), que atacan a las células epiteliales foliculares e inducen la apoptosis.

Los linfocitos activados también secretan interferón γ, lo que provoca que las células tiroideas expresen moléculas de complejo principal de histocompatibilidad (CPH) de clase II y, por tanto, amplían aún más la población de linfocitos T autorreactivos. Estos mecanismos explican la sorprendente acumulación de linfocitos que suele observarse en las glándulas de pacientes con tiroiditis autoinmunitaria. Los linfocitos CD4 activados también reclutan linfocitos B autorreactivos para producir anticuerpos contra antígenos tiroideos. Estos incluyen anticuerpos contra la TPO (95%), tiroglobulina (60%), receptor de TSH (inhibitorio) y antígeno microsomal tiroideo. En algunos pacientes se han descrito anticuerpos citotóxicos que fijan el complemento, y la citotoxicidad mediada por células dependiente de anticuerpos puede contribuir al daño tiroideo.

ANATOMOPATOLOGÍA: la glándula en pacientes con TH se aprecia difusa, agrandada de forma simétrica y firme, con un peso de 60 g a 200 g. La superficie de corte es de color amarillo rojizo, y a menudo carnosa y con poca nodularidad. A nivel microscópico, la tiroides muestra un infiltrado linfoplasmocitario prominente con centros germinales y destrucción/atrofia de folículos con metaplasia oxífila (células de Hürthle) o escamosa (fig. 21-19). En ocasiones, puede observarse atipia o aclaramiento nucleares que simula un carcinoma. Puede producirse una fibrosis prominente (variante fibrosa de la TH) como la que se observa en la tiroiditis relacionada con inmunoglobulina (Ig)G_4 (*v.* más adelante), pero se limita a la tiroides y no se relaciona con flebitis obliterante dentro de la glándula. El diagnóstico de TH se confirma por la presencia de anticuerpos anti-TPO y anticuerpos microsomales, antitiroglobulina y de membrana celular. La tiroides acaba atrofiándose en algunos pacientes, que acaban por tener una glándula pequeña y fibrótica infiltrada por linfocitos.

Tratamiento: se administra hormona tiroidea para tratar el hipotiroidismo y disminuir el tamaño de la glándula. La cirugía se reserva para los pacientes que no responden a la hormonoterapia supresora o presentan un agrandamiento local de la glándula que provoca síntomas de presión.

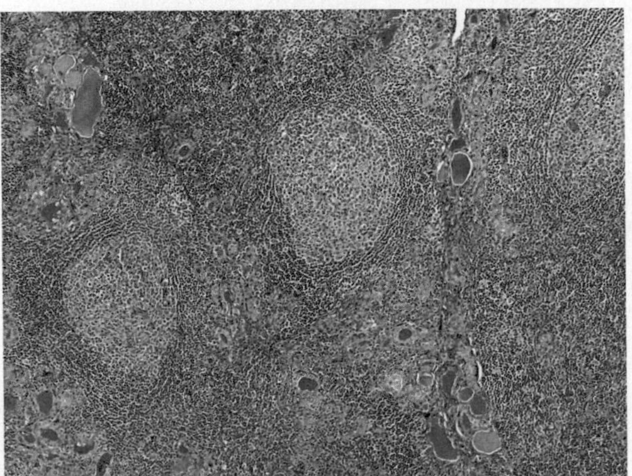

FIGURA 21-19. Tiroiditis de Hashimoto. El corte microscópico revela un infiltrado inflamatorio crónico evidente y muchos folículos tiroideos atróficos. Las células inflamatorias forman folículos linfáticos prominentes con centros germinales.

La tiroiditis subaguda (De Quervain o granulomatosa) es una tiroiditis dolorosa

La tiroiditis subaguda, también conocida como tiroiditis De Quervain o granulomatosa, es un trastorno autolimitado poco frecuente que se caracteriza por inflamación granulomatosa del parénquima tiroideo. Suele aparecer tras infecciones virales de las vías respiratorias superiores (gripe, adenovirus, virus ECHO o virus de Coxsackie), lo que sugiere, al menos en parte, una etiología viral. Los síntomas de la tiroiditis subaguda incluyen dolor de cuello/tiroides/mandíbula, fiebre, mialgia y dolor a la palpación en la tiroides. La enfermedad progresa a través de tres fases: hipertiroidismo, hipotiroidismo y recuperación. La fase hipertiroidea se relaciona con un daño mediado por la inflamación y con la liberación de la hormona tiroidea almacenada. La fase hipotiroidea es el resultado del daño generalizado del parénquima tiroideo. La mayoría de los pacientes recuperan completamente la función tiroidea en unos meses sin tratamiento específico.

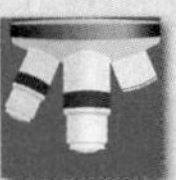

ANATOMOPATOLOGÍA: la tiroides suele presentar un agrandamiento asimétrico de 40 g a 60 g. La superficie de corte es cafe pálido y de consistencia firme. La inflamación aguda, a menudo con microabscesos, va seguida de un infiltrado en parches de linfocitos, células plasmáticas y macrófagos por toda la glándula. La destrucción de los folículos libera coloide, que provoca una reacción inflamatoria granulomatosa intensa (fig. 21-20). Se observan abundantes células gigantes multinucleadas de tipo cuerpo extraño, que a menudo contienen coloide. La fibrosis puede seguir a la resolución de la reacción inflamatoria, pero con el tiempo suele restablecerse la arquitectura tiroidea normal.

La tiroiditis de Riedel se relaciona con fibrosis generalizada de la glándula tiroides

Se cree que la «tiroiditis» de la tiroiditis de Riedel (TR) forma parte de una enfermedad sistémica relacionada con la IgG_4, que causa fibrosis generalizada en los órganos afectados y suele afectar tanto la glándula tiroides como los tejidos extratiroideos del cuello, incluidas las glándulas salivales, el retroperitoneo, el mediastino y la órbita. Los pacientes suelen presentar una masa grande y dura en el cuello que puede crecer rápidamente de tamaño y causar síntomas compresivos locales de disfagia, ronquera o estridor. La patogenia no se conoce bien, pero se cree que es inflamatoria y que puede responder al tratamiento inmunosupresor. Lo más habitual es la resección quirúrgica para el alivio de los síntomas localizados.

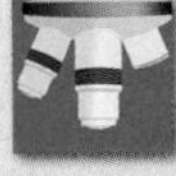

ANATOMOPATOLOGÍA: la tiroides presenta agrandamiento asimétrico, es de color café pálido, de consistencia dura y textura «leñosa». La resección quirúrgica puede ser difícil debido a la densa fibrosis que típicamente se disemina a los tejidos extratiroideos (grasa, músculo, nervios glándulas paratiroides). A nivel histológico, la TR suele mostrar fibrosis tiroidea y extratiroidea difusa, infiltrado plasmocitario variable rico en células plasmáticas positivas para IgG_4 y flebitis obliterante. Como dato curioso, la variante fibrosa de la TH también contiene un mayor número de células plasmá-

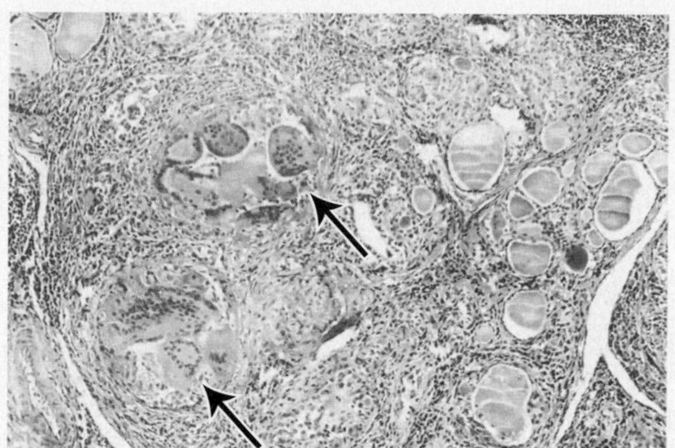

FIGURA 21-20. Tiroiditis subaguda. La liberación del coloide hacia el tejido intersticial induce una reacción granulomatosa prominente, con numerosas células gigantes de cuerpo extraño (*flechas*).

ticas positivas para IgG_4, pero, a diferencia de la TR, se limita a la tiroides y no se relaciona con fibrosis sistémica.

La tiroiditis asintomática (o silente) es un agrandamiento indoloro de la tiroides con inflamación linfocítica

La tiroiditis asintomática, también denominada **tiroiditis silente**, **tiroiditis subaguda indolora/atípica** o **tiroiditis linfocítica**, es un estado hipertiroideo autolimitado caracterizado por la destrucción multifocal de los folículos con infiltración linfocítica. Así, aunque desde el punto de vista clínico se parece a la tiroiditis subaguda por progresar a través de estados hipertiroideos, hipotiroideos y de recuperación (aunque sin dolor), desde el punto de vista anatomopatológico se parece más a la TH. La tiroiditis asintomática se diferencia de esta última por la ausencia de anticuerpos antitiroideos u otros indicios de tiroiditis autoinmunitaria. Como en la tiroiditis subaguda, el estado hipertiroideo refleja la liberación de hormona tiroidea preformada de la glándula lesionada. La tiroiditis asintomática afecta principalmente a las mujeres, a menudo en el período posparto, y provoca un hipertiroidismo que suele persistir de 2 a 4 meses. La mayoría de los casos se resuelven completamente.

EL HIPERTIROIDISMO SE DEBE A UNA HIPERPRODUCCIÓN DE HORMONA TIROIDEA

La enfermedad de Graves es la causa más común de hipertiroidismo en Estados Unidos

CARACTERÍSTICAS CLÍNICAS: también conocida como bocio tóxico difuso, la **enfermedad de Graves** (**EG**) es una de las enfermedades autoinmunitarias más frecuentes, que afecta a entre el 0.5% y el 1% de la población menor de 40 años. Existe una importante predilección por las mujeres (relación M:H de 7 a 10:1) y suele desarrollarse en la cuarta década de la vida. Los antecedentes familiares de enfermedad tiroidea autoinmunitaria, el tabaquismo, el estrés emocional, el estado posparto y los antecedentes personales de otras afecciones autoinmunitarias están muy relacionados con la EG. Desde el punto de vista clínico, la EG se caracteriza por bocio, temblor en reposo, taquicardia, miopatía proximal, hiperreflexia, pérdida de peso, dermopatía (piel caliente y húmeda) y/o mixedema pretibial (infrecuente) (fig. 21-21). Hasta la mitad de los pacientes presentan oftalmopatía que incluye exoftalmos (fig. 21-22), hinchazón de los párpados y retraso del parpadeo. Otros síntomas pueden incluir nerviosismo, pérdida de peso, intolerancia al calor, palpitaciones e hiperhidrosis. En ocasiones, puede desarrollarse miopatías o insuficiencia cardíaca debido al aumento del gasto cardíaco desencadenado por la hormona tiroidea.

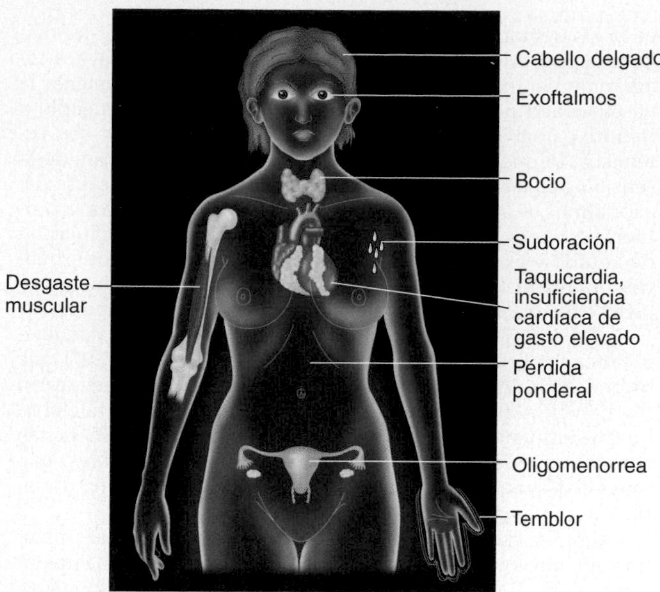

FIGURA 21-21. Manifestaciones clínicas de la enfermedad de Graves.

En la exploración física, los pacientes presentan un agrandamiento simétrico y no doloroso de la glándula tiroides, que puede mostrar un soplo vascular o un frémito palpable. Los estudios de laboratorio muestran concentraciones elevadas de T_3 y T_4, concentraciones de TSH notablemente disminuidas y, en la mayoría de los casos, autoanticuerpos séricos (activadores) contra el TSHR. La evolución clínica se caracteriza por exacerbaciones y remisiones. Si no se trata, el hipertiroidismo puede acabar provocando una insuficiencia tiroidea progresiva e hipotiroidismo.

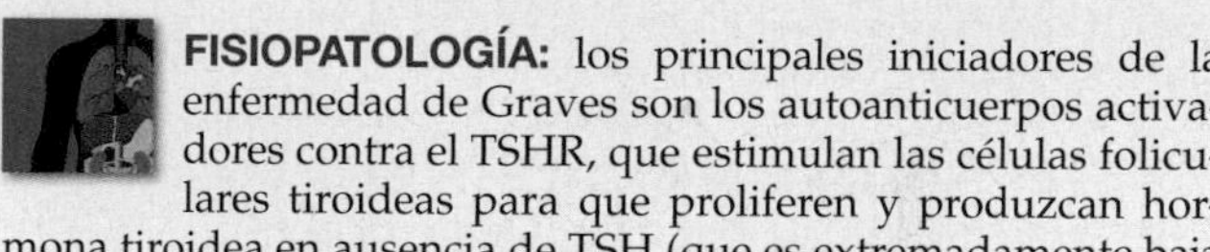

FISIOPATOLOGÍA: los principales iniciadores de la enfermedad de Graves son los autoanticuerpos activadores contra el TSHR, que estimulan las células foliculares tiroideas para que proliferen y produzcan hormona tiroidea en ausencia de TSH (que es extremadamente baja

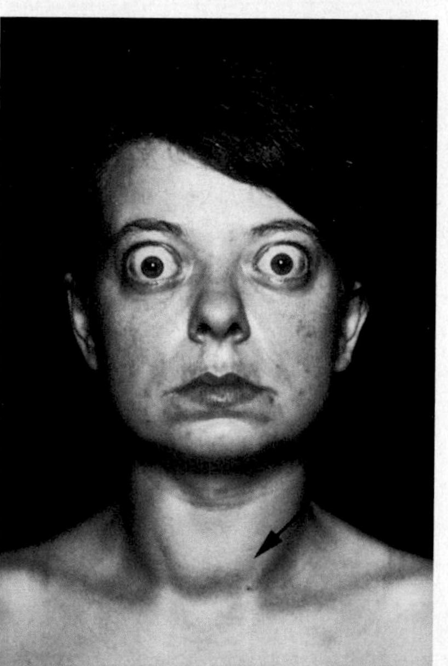

FIGURA 21-22. Exoftalmos relacionado con enfermedad de Graves. (Sandoz Pharmaceutical Corporation).

en la EG debido a la retroalimentación negativa en el eje hipotálamo-hipofisario). La activación crónica de TSHR provoca un agrandamiento difuso y simétrico de la tiroides y aumenta la vascularidad dentro de la glándula (lo que da lugar a soplo o frémito palpable). Los receptores de la hormona tiroidea son sistémicos, lo que conduce a un aumento del metabolismo, de la sensibilidad a las catecolaminas y del crecimiento. La causa del exoftalmos es menos conocida, pero se cree que se debe a la proliferación de fibroblastos en la grasa orbitaria y a la acumulación de líquido y glucosaminoglucanos en los tejidos blandos orbitarios. La retención de líquido por los glucosaminoglucanos también se ha relacionado con el desarrollo del mixedema pretibial.

La creación de anticuerpos estimulantes de la tiroides requiere linfocitos T cooperadores específicos de la tiroides ($CD4^+$), que reconocen múltiples epítopos del receptor de TSH y estimulan los linfocitos B autorreactivos. Estos producen inmunoglobulinas estimulantes de la tiroides. Los pacientes con EG tienen concentraciones reducidas de linfocitos $CD8^+$ supresores, que pueden desempeñar un papel en la falta de tolerancia inmunitaria. Los autoanticuerpos de Graves son heterogéneos.

Algunos estimulan la secreción de hormona tiroidea, mientras que otros parecen ser citotóxicos y pueden causar la insuficiencia tiroidea que suele seguir a la EG de larga evolución. Estos incluyen anticuerpos contra tiroglobulina, TPO, y el cotransportador unidireccional de sodio y yoduro, todos los cuales también pueden desempeñar un papel en la patogenia de la TH.

Por tanto, tanto la EG como la TH son impulsadas por mecanismos autoinmunitarios, pero con manifestaciones opuestas (fig. 21-23).

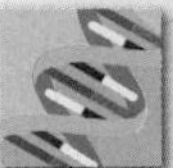

PATOGENIA MOLECULAR: el factor de riesgo más importante de la EG son los antecedentes familiares. Sin embargo, no se ha encontrado ninguna anomalía genética requerida o que sea suficiente. La tasa de concordancia en gemelos monocigóticos es solo del 30% al 50%, mientras que en gemelos dicigóticos es del 5%. Así pues, es probable que los factores ambientales desempeñen un papel patogénico importante.

Se han descrito varias asociaciones genéticas en la EG. Los alelos HLA-B8, HLA-DR3 y HLA-DQA1 tienen una mayor asociación con el desarrollo de EG en personas caucásicas, mientras que los pacientes chinos tienen más probabilidades de ser positivos para HLA-Bw46, y los japoneses para HLA-Bw35. La EG

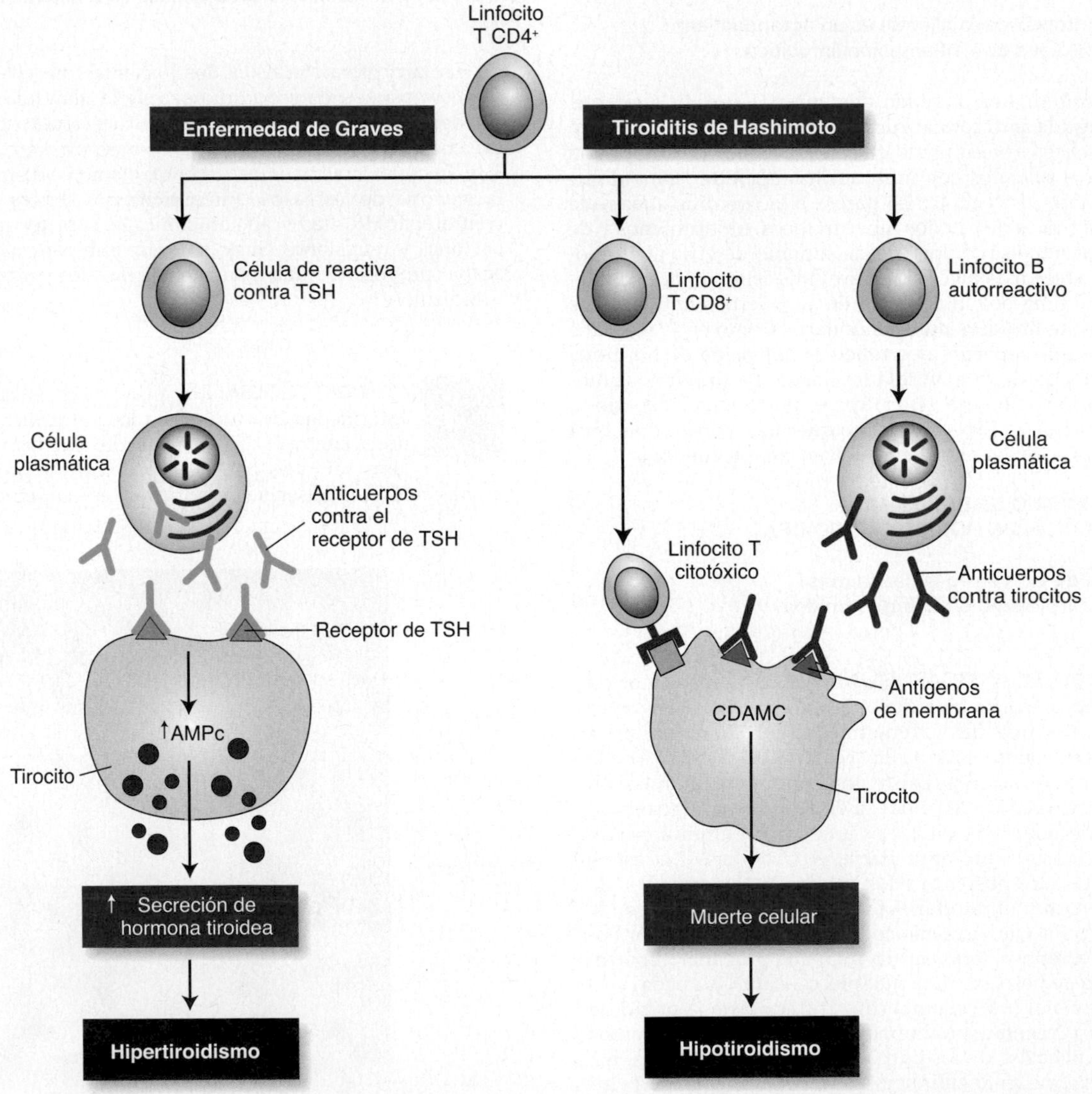

FIGURA 21-23. Mecanismos inmunitarios de la enfermedad de Graves y la tiroiditis de Hashimoto. Los linfocitos T $CD4^+$ estimulan a los linfocitos B autorreactivos para sintetizar anticuerpos. Los anticuerpos contra el receptor de la hormona estimulante de la tiroides (*TSH*) estimulan la síntesis de hormonas tiroideas en la enfermedad de Graves. Los anticuerpos inducen la muerte de los tirocitos en la tiroiditis de Hashimoto por citotoxicidad dependiente del complemento y citotoxicidad dependiente de anticuerpos y mediada por células (*CDAMC*). La muerte de los tirocitos también deriva del ataque de los linfocitos T $CD8^+$ (citotóxicos). AMPc, 3′,5′-monofosfato cíclico de adenosina.

se ha relacionado otros factores genéticos, pero su papel exacto en la patogenia sigue siendo poco conocido. Incluyen polimorfismos o mutaciones en los genes que producen el antígeno 4 de linfocitos T citotóxicos (*CTLA-4*), la proteína tirosina fosfatasa no receptora tipo 22 (*PTPN22*), CD25, CD40 y el receptor de tirotropina. Los pacientes con EG y sus familiares tienen una incidencia mucho mayor de otras enfermedades autoinmunitarias (p. ej., anemia perniciosa y TH). Los familiares de primer grado asintomáticos de estos pacientes también pueden mostrar una mayor captación de ^{131}I, lo que subraya aún más los fundamentos genéticos de esta enfermedad.

ANATOMOPATOLOGÍA: la tiroides presenta agrandamiento simétrico, y suele pesar de 35 g a 100 g. En la superficie de corte se identifican nódulos de distinto tamaño, consistencia firme y de color rojo oscuro, en pacientes no tratados. En los pacientes tratados, la superficie de corte es más pálida. A nivel microscópico, se observa hiperplasia folicular difusa y aumento de la vascularidad. Las células epiteliales tiroideas son altas y cilíndricas, y están dispuestas en papilas que se proyectan en las luces de los folículos, pero carecen de núcleos fibrovasculares. Estas papilas son más prominentes en los casos no tratados y pueden interpretarse por error como carcinoma papilar de tiroides (CPT).

El coloide tiroideo tiende a estar disminuido y se aprecia pálido, festoneado o con aspecto «apolillado» en la zona donde entra en contacto con las células epiteliales (fig. 21-24), aunque puede ser abundante en pacientes que siguen un tratamiento médico previo a la cirugía. Puede observarse un infiltrado linfoplasmocitario focal con centros germinales dispersos.

Tratamiento: el tratamiento depende de muchos factores, incluida la respuesta al tratamiento médico. La administración crónica de medicamentos antitiroideos (metimazol, carbimazol y propiltiouracilo) inhibe la producción de hormona tiroidea y, por tanto, conduce a la remisión de la enfermedad. El tratamiento con yodo radioactivo es una alternativa al tratamiento médico. Extirpa el tejido tiroideo metabólicamente activo, lo que conduce a la remisión, aunque puede provocar hipotiroidismo. Por último, los pacientes con síntomas graves resistentes al tratamiento médico pueden someterse a una tiroidectomía, pero, por supuesto, necesitarán hormonas tiroideas sustitutivas. Por desgracia, aunque el hipertiroidismo se alivie mediante cirugía, el exoftalmos suele persistir o incluso empeorar.

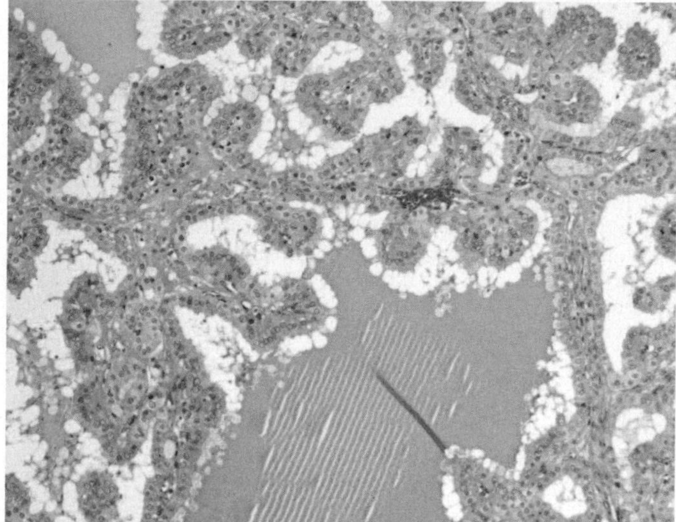

FIGURA 21-24. Enfermedad de Graves. Los folículos se encuentran cubiertos por células cilíndricas altas, hiperplásicas y con crecimiento de tipo papilar. El coloide es de tono rosado y muestra festonamiento periférico adyacente a las células foliculares.

El bocio multinodular tóxico produce hormona tiroidea de forma autónoma

Muchos pacientes con bocio multinodular no tóxico de larga evolución pueden acabar desarrollando bocio multinodular tóxico (productor de hormonas tiroideas) al cabo de muchos años. El bocio multinodular tóxico es más frecuente en mujeres (8:1) y suele desarrollarse en pacientes mayores de 50 años. Representa la segunda causa más frecuente de hipertiroidismo en adultos, por detrás de la EG. Los pacientes con bocio multinodular tóxico suelen presentar síntomas menos graves de hipertiroidismo que los que padecen la EG, y no desarrollan exoftalmos. Dado que los pacientes con bocio tóxico suelen ser de edad avanzada, las complicaciones cardíacas, como la fibrilación auricular y la insuficiencia cardíaca, pueden destacar en la presentación clínica. Las concentraciones séricas de T_4 y T_3 solo presentan aumento mínimo, y la captación de yodo radiomarcado puede ser normal o estar ligeramente aumentada. El tratamiento más frecuente es el yodo radiomarcado después de un tratamiento antitiroideo. En ocasiones, puede ser necesaria la resección quirúrgica para el tratamiento de los síntomas localizados.

Los mecanismos por los que el bocio multinodular no tóxico adquiere autonomía funcional no se conocen del todo, pero a menudo se observan dos patrones patológicos. En algunos pacientes, la tiroides muestra grupos de pequeños folículos hiperplásicos mezclados con otros nódulos de tamaño variable que parecen inactivos, aunque la tiroides capta yodo radioactivo de forma difusa. En el segundo patrón, el yodo radiomarcado se acumula focalmente en uno o más nódulos, que inhiben la actividad del resto de la glándula. Los nódulos funcionales muestran grandes folículos hiperplásicos parecidos a adenomas que se distinguen claramente de las zonas inactivas. Los nódulos funcionales no son neoplásicos (no presentan una alteración que provoque un crecimiento autónomo), pero el cuadro clínico es similar al de una tiroides normal con un solo adenoma folicular (AF) tóxico.

El adenoma folicular tóxico es una neoplasia benigna solitaria que produce hormona tiroidea

El AF tóxico es una neoplasia que suele aparecer en una glándula tiroides normal y que constituye una causa poco frecuente de hipertiroidismo (*v.* más adelante). Tales tumores muestran una función autónoma independiente de la TSH y no son inhibidos por la hormona tiroidea exógena.

El adenoma tiroideo tóxico es más frecuente en la cuarta y quinta décadas, y tiende a presentarse cuando el nódulo es de tamaño considerable (más de 3 cm). La necrosis espontánea y la hemorragia dentro de un adenoma pueden aliviar el hipertiroidismo. Un adenoma tóxico acaba inhibiendo la función del resto de la tiroides, que se atrofia. La gammagrafía con ^{131}I muestra un foco solitario de captación de yodo («nódulo caliente») en un fondo de captación mínima. Muchos adenomas tóxicos, aunque no todos, presentan diversas mutaciones somáticas activadoras del receptor de TSH.

Dado que se suprime el tejido tiroideo normal, los adenomas tóxicos se tratan eficazmente con yodo radiomarcado. Los nódulos grandes pueden extirparse mediante cirugía, especialmente en pacientes jóvenes, para minimizar el riesgo de cáncer de tiroides, que puede aparecer muchos años después de la administración de yodo radiomarcado.

LAS NEOPLASIAS TIROIDEAS SE CLASIFICAN EN FOLICULARES, PAPILARES O MEDULARES

Los adenomas foliculares son neoplasias benignas, encapsuladas y no invasivas

Los AF son los tumores tiroideos más frecuentes; derivan de células epiteliales foliculares. Suelen presentarse de manera esporádica en pacientes eutiroideos como nódulos solitarios «fríos» (es decir, que no captan yodo radiomarcado, a menos que sean AF tóxicos; *v.* anteriormente) y llaman la atención clínica una vez que alcanzan un tamaño palpable, aunque también pueden detectarse incidentalmente mediante pruebas de imagen. Los AF pequeños son clínicamente asintomáticos y es posible que nunca se detecten, lo

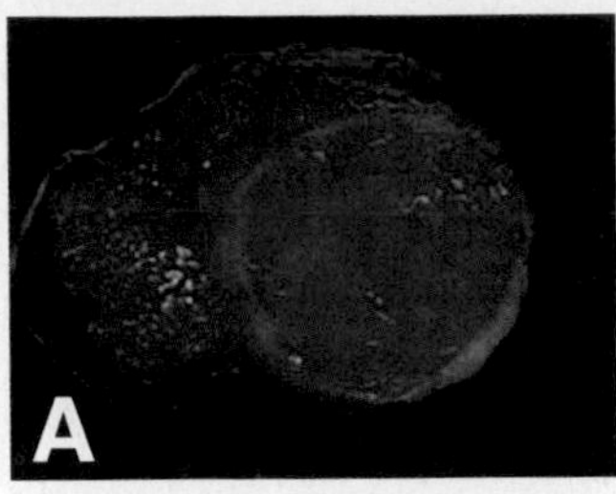

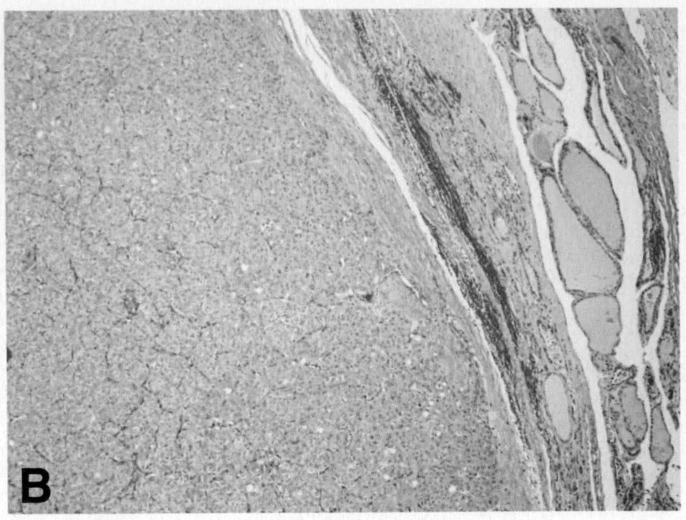

FIGURA 21-25. Adenoma folicular. A: la fotografía macroscópica de un adenoma folicular muestra una lesión bien circunscrita de color rojo bronceado dentro de una glándula tiroides normal de color rojo carne. **B:** a nivel microscópico, los adenomas foliculares muestran algunos microfolículos (*ver lado izquierdo de la imagen*) unidos por una sola cápsula característica.

que dificulta la evaluación de la verdadera incidencia de los AF. Los estudios de autopsias sugieren una incidencia de hasta el 5% en la población general. Predominan en mujeres y suelen detectarse en la quinta o sexta década. La exposición a la radiación y/o la insuficiencia de yodo pueden estar relacionados con el desarrollo de AF muchos años (o décadas) después. Los pacientes con síndrome tumoral hamartomatoso asociado a PTEN (síndrome de Cowden) tienen una alta propensión a desarrollar *múltiples* AF a una edad temprana debido a la deficiencia de la actividad de supresión tumoral de *PTEN*.

PATOGENIA MOLECULAR: las mutaciones en los oncogenes *RAS* son comunes en el AF (se observan en ~30%), con mayor frecuencia en el codón 61 de *HRAS* y con menor frecuencia en *KRAS*. Las mutaciones somáticas de *PTEN* se observan en aproximadamente el 5% de todos los AF. Otras mutaciones pueden afectar *Pax8/PPARG* o la trisomía del cromosoma 7.

A nivel macroscópico, los AF son nódulos solitarios completamente rodeados por una cápsula fibrosa (fig. 21-25A). La superficie de corte de un AF es de consistencia blanda, gris blanquecina o rojiza, y suele ser más pálida que la glándula circundante. Son frecuentes la hemorragia, la fibrosis y los cambios quísticos. A nivel microscópico, los AF tienen una cápsula fibrosa que envuelve células epiteliales de diversos patrones histológicos, con mayor frecuencia microfoliculares (fig. 21-25B). Las células tumorales son típicamente monótonas y cúbicas, y tienen núcleos redondos basófilos. Es importante destacar que no hay invasión de los vasos ni de la cápsula fibrosa (estos son rasgos característicos del carcinoma folicular y deben descartarse mediante un examen minucioso de la cápsula).

Existen diversas variantes histológicas distintivas del AF, como los lipoadenomas (que contienen tejido adiposo maduro), los AF con núcleos anaplásicos (observados en pacientes tratados con yodo radioactivo), los AF de células en anillo de sello (células con núcleos excéntricos y vacuolas intracitoplasmáticas grandes y prominentes), los AF de células claras (células con citoplasma claro) y los AF de células fusiformes. Estos subtipos pueden confundirse fácilmente con tumores malignos. La escisión quirúrgica (lobectomía tiroidea) es el tratamiento, sin riesgo de recidiva.

Las neoplasias foliculares no invasivas de glándula tiroides con características nucleares de tipo papilar (NIFTP) son tumores poco agresivos con características nucleares variables

La NIFTP es una neoplasia no invasiva encapsulada o bien circunscrita con un patrón de crecimiento puramente folicular y características nucleares de carcinoma papilar de tiroides (CPT; agrandamiento, compactamiento celular, núcleos alargados con membrana nuclear irregular, seudoinclusiones nucleares y cromatina marginada clara) (fig. 21-26). Se requiere un examen minucioso de la cápsula neoplásica para descartar la invasión vascular y capsular, que indicaría un carcinoma (es decir, una variante folicular encapsulada invasiva de CPT [VFPTC]). Las NIFTP tienen una alta prevalencia de mutaciones del oncogén *RAS* y se comportan de forma muy poco agresiva, de forma similar a los AF. La extirpación quirúrgica (lobectomía tiroidea) es esencialmente curativa, con una probabilidad extremadamente baja de recidiva.

LOS CARCINOMAS TIROIDEOS SON TUMORES POCO FRECUENTES, PERO CON UNA INCIDENCIA CRECIENTE

La incidencia de la neoplasia tiroidea casi se ha triplicado desde finales de la década de 1980, hasta alcanzar los 13.5 casos por cada 100 000 habitantes. A pesar del aumento de la incidencia, la supervivencia es alta. Casi el 98% de los pacientes sobreviven a los 5 años de seguimiento, aunque los subtipos de alto riesgo tienen peor pronóstico. No existe un único factor etiológico responsable del carcinoma tiroideo, pero se cree que influyen factores genéticos, exposiciones ambientales (radiación, nitratos, tabaquismo, yodo) y comorbilidades (diabetes, obesidad).

El carcinoma papilar de tiroides es el tipo más común de carcinoma tiroideo

El CPT es un tumor maligno de células epiteliales foliculares que muestran cambios distintivos asociados a una variedad de subtipos arquitectónicos. El CPT representa alrededor del 85% de los carcinomas tiroideos esporádicos en Estados Unidos. Es más frecuente entre los 20 y los 50 años, con una proporción M:H de 3:1. Sin embargo, puede aparecer a cualquier edad y es la neoplasia tiroidea más frecuente en niños y adolescentes. Tanto la administración excesiva de yodo como la exposición a radiaciones ionizantes se han relacionado con el desarrollo de CPT. En general, cuanto menor sea la edad de exposición a la radiación, mayor será la probabilidad de desarrollar un CPT. Los familiares de pacientes con CPT también tienen un mayor riesgo de desarrollar la enfermedad.

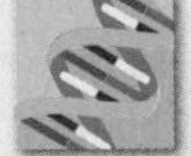

PATOGENIA MOLECULAR: el gen más comúnmente mutado en el CPT es *BRAF* (aproximadamente el 70% de los casos). Algunos subtipos de CPT, incluidas las variantes clásica y de células altas, tienen una proporción mucho mayor de mutaciones *BRAF* que otros subtipos, como el VFPTC. La mutación más común en *BRAF* es una sustitución de valina por ácido glutámico en la posición 600 (***BRAF V600E***), aunque también pueden producirse otras mutaciones cerca del codón 600. Como parte de la familia Raf de cinasas,

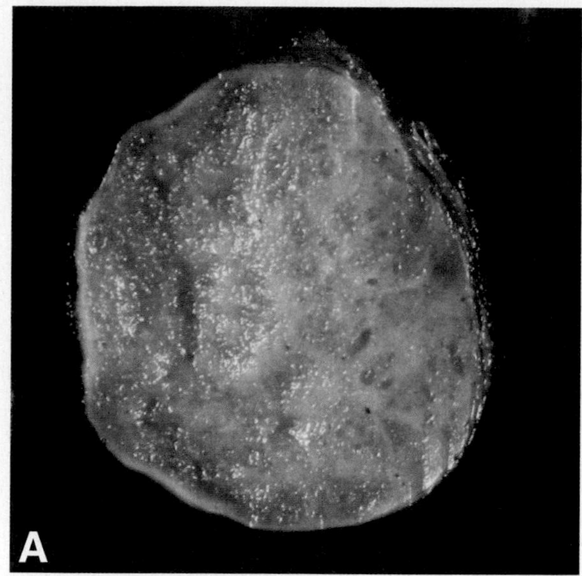

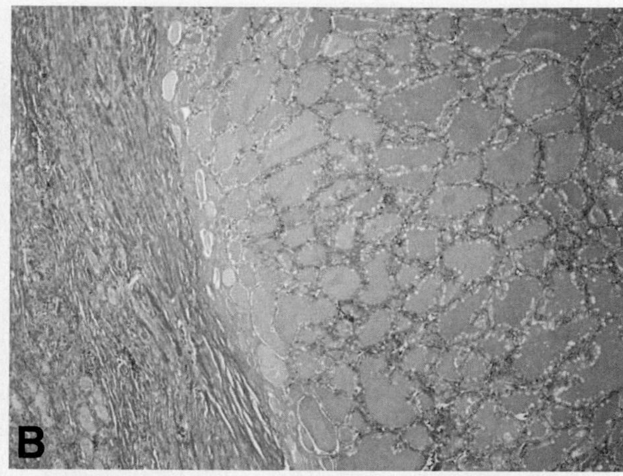

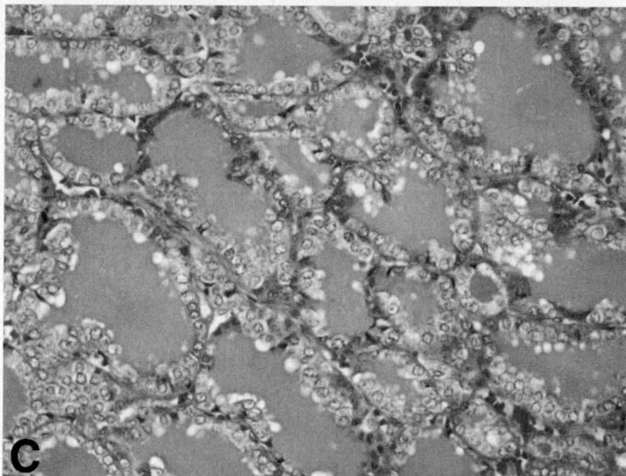

FIGURA 21-26. Neoplasia folicular no invasiva de glándula tiroides con características nucleares de tipo papilar (NIFTP). A: a nivel macroscópico, el NIFTP es homogéneo, bien circunscrito y está rodeado por una cápsula. **B:** a nivel microscópico, el *NIFTP* muestra folículos unidos por una cápsula similar a la de un adenoma folicular. **C:** las características nucleares del *NIFTP* son «papilares» con núcleos apiñados, cromatina despejada y aclaramiento nuclear.

BRAF desempeña un papel importante en las vías de la proteína cinasa activada por mitógenos (MAPK, *mitogen-activated protein kinase*), que regulan el crecimiento y la división celular. El codón 600 se encuentra en una región de la proteína que normalmente «bloquea» a *BRAF* en un estado inactivo hasta que es fosforilado por las cinasas anteriores. Las mutaciones en el codón 600 o cerca de este pueden desestabilizar esta región crítica, lo que provoca la activación constitutiva de *BRAF* y la desregulación del crecimiento y la división celular.

En el CPT también se observan reordenamientos cromosómicos que dan lugar a acontecimientos de fusión activadores que implican el gen oncógeno ***RET*** (conocidos como **reordenamientos *RET/CPT***; 5-30 %) y suelen ser exclusivos de las mutaciones de *BRAF*. RET codifica un receptor tirosina cinasa. Las fusiones dan lugar a una actividad tirosina quinasa constitutiva, que impulsa el crecimiento celular.

También se producen mutaciones en el oncogén *RAS*, pero son más frecuentes en el VFPTC.

ANATOMOPATOLOGÍA: los CPT varían desde lesiones microscópicas detectadas incidentalmente en la autopsia hasta tumores más grandes que una glándula normal. Los cánceres papilares pueden aparecer en cualquiera de los lóbulos o en el istmo, y se asocian a metástasis en los nódulos linfáticos en el momento de la presentación en hasta el 25 % de los pacientes. A nivel macroscópico, son masas firmes, sólidas, blanco-amarillentas con bordes irregulares e infiltrantes y, en ocasiones, una textura arenosa causada por calcificaciones focales (fig. 21-27A).

El CPT suele invadir los nódulos linfáticos y diseminarse a los nódulos linfáticos cervicales regionales. Las metástasis nodulares varían desde pequeños focos en nódulos linfáticos por lo demás normales hasta grandes masas que empequeñecen la lesión primaria. Las metástasis hematógenas son raras en el CPT, pero son más frecuentes en otros cánceres de tiroides, incluido el carcinoma folicular de tiroides (CFT).

Se han descrito varios subtipos de CPT, el más frecuente de los cuales es el CPT convencional (clásico). Las principales variantes incluyen la variante folicular, la esclerosante difusa, la de células altas, la de células cilíndricas, la cribiforme-morular y la de células en tachuela (***hobnail***). El CPT con un tamaño inferior a 1 cm se denomina «microcarcinoma papilar» y suele ser poco agresivo, sobre todo si no se asocia a metástasis en los nódulos linfáticos.

El CPT convencional (clásico) se define a nivel microscópico por la arquitectura papilar y las características nucleares distintivas. Las papilas son estructuras que contienen un *centro fibrovascular* y están revestidas por una población de células epiteliales neoplásicas (fig. 21-27B). Aunque las pápilas son necesarias para el diagnóstico de CPT clásico, también pueden observarse diversos patrones morfológicos, como nidos, cordones y folículos. En ocasiones, las papilas pueden sufrir degeneración y calcificaciones para formar cuerpos de psamoma, partículas calcáreas laminadas concéntricamente que se observan con frecuencia en el CPT clásico. La reacción fibrótica prominente suele acompañar al CPT, sobre todo si es invasivo.

La atipia nuclear es una característica diagnóstica extremadamente importante en el CPT. Incluye núcleos agrandados y superpuestos, cromatina marginada que confiere al núcleo un aspecto claro (aspecto de **vidrio despulido u «ojos de Anita la Huerfanita»**), e irregularidades en la membrana nuclear que incluyen seudoinclusiones (deformaciones redondas de la membrana nuclear por el citoplasma) y surcos nucleares longitudinales (núcleos en «grano de café») (fig. 21-27C).

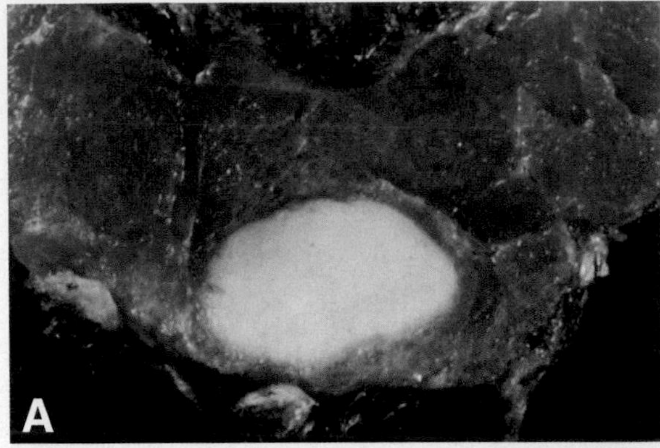

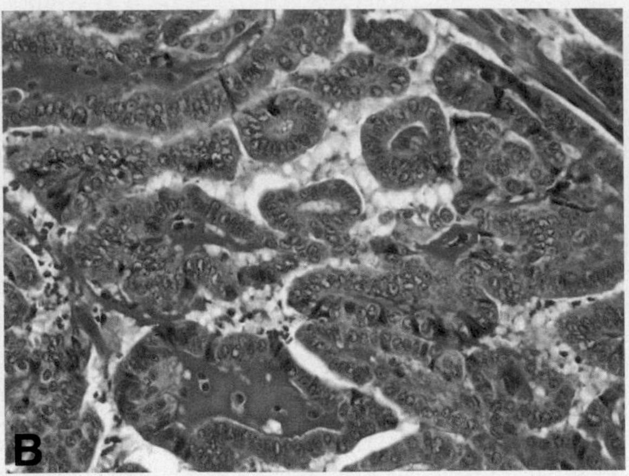

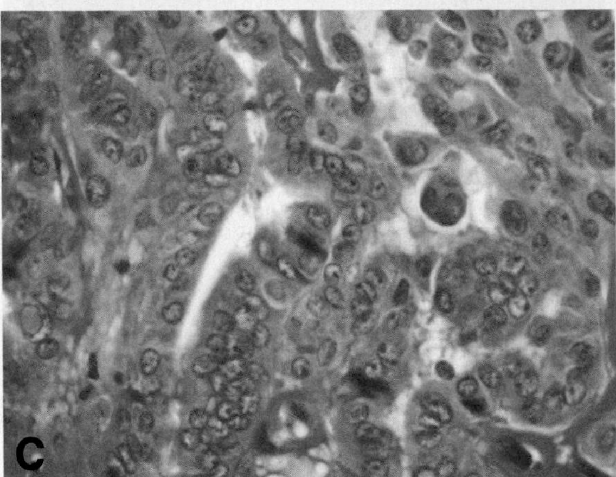

FIGURA 21-27. Carcinoma papilar de tiroides. A: la superficie de corte de una glándula tiroides extirpada mediante cirugía muestra un tumor, gris claro, pálido y bien circunscrito. **B:** las papilas ramificadas están revestidas por epitelio cilíndrico neoplásico con núcleos apiñados y superpuestos. **C:** el aclaramiento nuclear, los surcos longitudinales y las inclusiones nucleares son evidentes a gran aumento.

El **VFPTC** tiene una arquitectura exclusivamente folicular (sin papilas) con características nucleares de CPT. Puede ser infiltrante o tener una cápsula invadida por el tumor. Estos tumores tienen una morfología idéntica a la del NIFTP (*v.* anteriormente), y solo difieren en su comportamiento invasivo. Los VFPTC se comportan de forma similar a los CPT en el sentido de que a menudo presentan metástasis en los nódulos linfáticos y tienen un pronóstico favorable.

La **variante esclerosante difusa** se desarrolla en pacientes jóvenes y afecta la mayor parte de la tiroides, con aumento difuso de la glándula en el examen clínico que puede simular una tiroiditis. Sus carácterististicas son la esclerosis densa, numerosos cuerpos de psamoma infiltración extensa y nidos de metaplasia escamosa. Este subtipo se relaciona con más metástasis en los nódulos linfáticos y diseminación extratiroidea, con una menor supervivencia a 10 años (93 %) que el CPT clásico. La **variante de células altas** del CPT contiene células grandes que son tres veces más altas que anchas, tienen abundante citoplasma oncocítico (eosinófilo) y suelen estar dispuestas en una sola capa sobre un largo núcleo fibrovascular. Este subtipo es más frecuente en pacientes de edad avanzada. Se asocia a diseminación extratiroidea, metástasis a distancia y menor supervivencia global.

La **variante de células cilíndricas** contiene células epiteliales seudoestratificadas con núcleos oscuros, alargados y superpuestos que contrastan con los de otras variantes de CPT (claras y con membranas irregulares). Desde el punto de vista morfológico, estos tumores pueden simular adenomas del tubo digestivo. Cuando están localizados, tienen un buen pronóstico, pero este empeora con la diseminación de la enfermedad.

La **variante cribriforme-morular** del CPT se asocia a la poliposis adenomatosa familiar (PAF). Presenta diversos patrones arquitecturales (cribiforme, papilar, sólido, folicular) con muy poco coloide, y nidos redondos de células con morfología escamosa (mórulas escamosas) intercalados por todo el tumor. Los pacientes con PAF pueden desarrollar múltiples tumores, pero se dan casos esporádicos y suelen ser solitarios.

La **variante de células en tachuela** (***hobnail***) de la CPT muestra estructuras papilares y micropapilares (pequeñas papilas sin núcleos fibrovasculares) revestidas por células grandes con citoplasma eosinófilo, núcleos grandes y nucléolos prominentes. Las células muestran una disminución de la cohesión intercelular, lo que provoca un contorno irregular de tipo «jorobado», producido por células individuales que sobresalen de la superficie de las papilas. Esta variante tiene más probabilidades de recidivar y mostrar enfermedad diseminada. Tiene peor pronóstico.

La cirugía es la principal forma de tratamiento. La extirpación completa del tumor primario y de los nódulos linfáticos afectados conlleva un buen pronóstico. Tras la resección de la tiroides puede administrarse yodo radioactivo para eliminar la enfermedad residual microscópica. Es necesario un seguimiento a largo plazo, ya que pueden producirse recidivas años o décadas después.

El carcinoma folicular de tiroides es el segundo carcinoma tiroideo más frecuente

El CFT es una neoplasia maligna de patrón folicular sin características citológicas o arquitectónicas de CPT, que demuestra un crecimiento invasivo. Representa entre el 5 % y el 10 % de los carcinomas tiroideos. La mayoría de los pacientes son mayores de 40 años y mujeres (3:1) y es raro en niños. La presentación más frecuente es una masa indolora en el cuello, aunque pueden aparecer síntomas compresivos locales. El CFT suele limitarse a la tiroides, pero puede producirse diseminación hematógena a sitios distantes (pulmón, hueso, cerebro) y es poco común como signo inicial de presentación de la enfermedad.

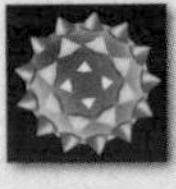

FACTORES ETIOLÓGICOS: la incidencia de CFT es mayor en las zonas con déficit de yodo. La irradiación de la glándula puede preceder al CFT en algunos casos, pero la asociación no es tan fuerte como en el caso del CPT. Desde el punto de vista genético, los tumores foliculares pueden aparecer en pacientes con síndrome de Cowden (mutación *PTEN*), síndrome de Carney (mutación *PRKAR1A*) y síndrome de Werner (mutación *WRN*).

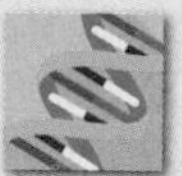

PATOGENIA MOLECULAR: las mutaciones puntuales en oncogenes de la familia *RAS* (*NRAS, KRAS, HRAS*) se producen en el 30% al 50% de los casos de CFT. El codón 61 de *HRAS* es la secuencia genética que se afecta con mayor frecuencia. El reordenamiento *PAX8/PPARγ* (gen 8 de caja emparejada/receptor γ activado por proliferadores de peroxisomas) con una translocación t(2;3)(q13;p25) afecta a otro 20% a 30% de los pacientes. Las mutaciones en *PIK3CA* se encuentran en un 10% adicional, y las mutaciones en *PTEN* también se encuentran en alrededor del 10% de los tumores. Las mutaciones en el promotor del gen de la telomerasa *TERT* se encuentran en el 20% de los casos y se relacionan con un comportamiento más agresivo.

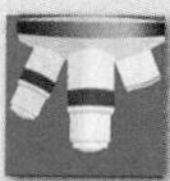

ANATOMOPATOLOGÍA: los carcinomas foliculares varían de tamaño. Son de color café amarillento y tienen gruesas cápsulas fibrosas y pálidas. También llegan a mostrar áreas de hemorragia y necrosis, así como focos de degeneración quística. Se subdividen en CFT mínimamente invasivos, angioinvasivos encapsulados y ampliamente invasivos.

Los **CFT mínimamente invasivos** y **angioinvasivos encapsulados** son tumores bien definidos y encapsulados, con cápsulas fibrosas gruesas. La mayoría muestran un gran parecido con los AF, aunque tienden a contener más patrones microfoliculares o trabeculares, y las mitosis pueden ser frecuentes. Sin embargo, lo más importante es que, a diferencia de los AF, los CFT muestran invasión. En los **CFT mínimamente invasivos**, el tumor se disemina a través de la cápsula fibrosa, en un patrón en «hongo», hacia el tejido circundante (fig. 21-28). En los tumores angioinvasivos encapsulados, las células tumorales invaden los vasos. A menudo tienen una cubierta de células endoteliales asociadas con trombos de fibrina o eritrocitos. Los CFT con únicamente invasión transcapsular tienen un pronóstico excelente, mientras que la invasión vascular aumenta el riesgo de metástasis a distancia muchos años o décadas después, a menudo a hueso y órganos viscerales. Cuanto mayor es la invasión vascular identificada, peor es el pronóstico.

Los **CFT ampliamente invasivos** muestran invasión infiltrante franca del tejido tiroideo y/o extratiroideo circundante. Pueden mostrar invasión vascular generalizada tanto de venas como de arterias. Estos tumores suelen ser grandes y no plantean los problemas diagnósticos que se observan en los CFT mínimamente invasivos. Tienen peor pronóstico que los CFT angioinvasivos encapsulados. El tratamiento consiste en la extirpación quirúrgica. El yodo radioactivo postoperatorio puede ser especialmente eficaz debido a la elevada captación de yodo por las lesiones foliculares.

Los **carcinomas oncocíticos (de células de Hürthle u oxífilas)** son neoplasias foliculares que contienen células con una morfología característica. Las células de Hürthle son grandes, con citoplasma eosinófilo y granular muy abundante, núcleos redondos a ovalados y nucléolos prominentes. Estos carcinomas suelen estar encapsulados, a menos que sean muy invasivos. Como en el caso de los AF y los carcinomas, el potencial maligno de los carcinomas de células de Hürthle viene determinado por el grado de invasión capsular o vascular. Los tumores sin invasión son adenomas de células de Hürthle. Los que invaden a través de la cápsula fibrosa son mínimamente invasivos, y los tumores ampliamente invasivos muestran una extensión intratiroidea o extratiroidea franca. Los carcinomas de células de Hürthle pueden hacer metástasis a los nódulos linfáticos regionales y a sitios distantes por diseminación hematógena. Suelen tener una mayor frecuencia de invasión capsular y vascular que los AF de tamaño similar, y conllevan un peor pronóstico.

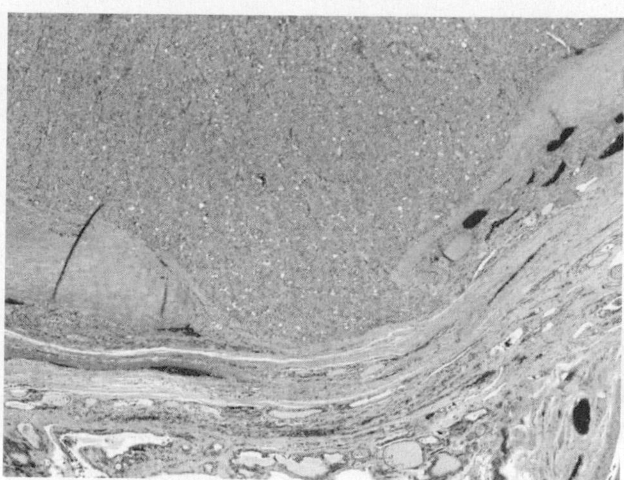

FIGURA 21-28. El carcinoma folicular de tiroides muestra proliferación en microfolículos en nidos densos con rotura e invasión a través de la cápsula fibrosa circundante.

El carcinoma anaplásico (indiferenciado) de tiroides es un tumor agresivo con mal pronóstico

El carcinoma anaplásico de tiroides (CAT) se compone de células foliculares tiroideas indiferenciadas, sin diferenciación tiroidea discernible por histomorfología. A menudo carecen de marcadores inmunohistoquímicos de origen tiroideo. Se cree que surgen de células precursoras foliculares tiroideas indiferenciadas por «desdiferenciación» de un CPT o CFT a un estado más primitivo.

Los pacientes suelen ser de edad avanzada y presentan una gran masa infiltrante en el cuello de crecimiento rápido, con síntomas compresivos localizados y, a menudo, con metástasis en sitios distantes. A nivel macroscópico, estos tumores suelen ser marrones, firmes, carnosos y ampliamente infiltrantes. A nivel microscópico, los CAT son muy atípicos, con células grandes y pleomorfas que recuerdan a los sarcomas de alto grado (fig. 21-29). En ocasiones, se observan células gigantes o diferenciación escamosa. Mitosis abundantes, necrosis e invasión vascular son características frecuentes.

Los CAT suelen presentar mutaciones de *p53* (hasta el 70%), así como mutaciones de *BRAF* (~20%), *RAS* (~20%), *PIK3CA* (~10%) y *PTEN* (10%), como se observa en otras neoplasias tiroideas. Los marcadores inmunohistoquímicos de diferenciación tiroidea (tiroglobulina, TTF-1) suelen ser negativos en el CAT, aunque Pax-8 puede ser positivo. El pronóstico, a pesar del tratamiento, es extremadamente malo, con una supervivencia de <10% a los 5 años.

El carcinoma poco diferenciado (insular) de tiroides tiene un pronóstico intermedio

El carcinoma poco diferenciado de tiroides (CPDT) es una neoplasia folicular con una diferenciación folicular mínima y parámetros morfológicos y pronósticos entre los carcinomas de tiroides bien diferenciados (CFT, CPT) y anaplásicos. Estos tumores suelen aparecer en adultos y normalmente se presentan con una masa tiroidea de gran tamaño y solitaria que muestra diseminación extratiroidea e invasión vascular, pero en menor medida que la observada en el carcinoma anaplásico.

A nivel microscópico, el CPDT se define mediante los criterios de Turín, que requieren el crecimiento de células tumorales en cordones, láminas o nidos sin características nucleares de CPT. Para cumplir los criterios diagnósticos se requieren tres o más figuras mitóticas por campo de gran aumento, necrosis o irregularidad nuclear. Los núcleos son típicamente pequeños y monótonos. Es importante reconocer los CPDT, ya que pueden evolucionar a carcinomas anaplásicos de tiroides.

Los *CPDT* albergan mutaciones en p53 (hasta el 35%), *RAS* (hasta el 50%), *BRAF, PIK3CA* y *PTEN*. Desde el punto de vista inmunohistoquímico, estos tumores suelen mostrar tinción positiva para

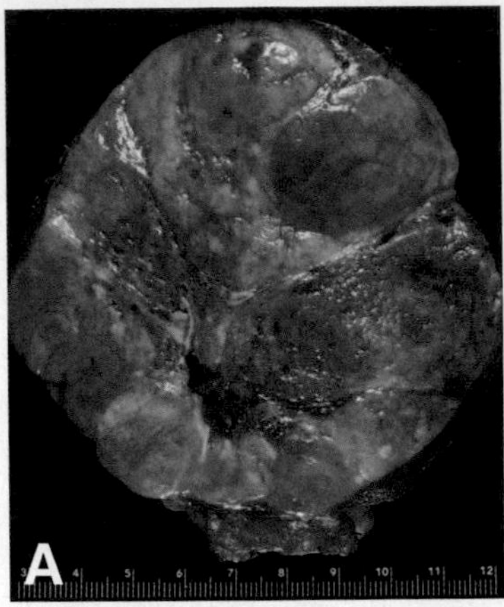

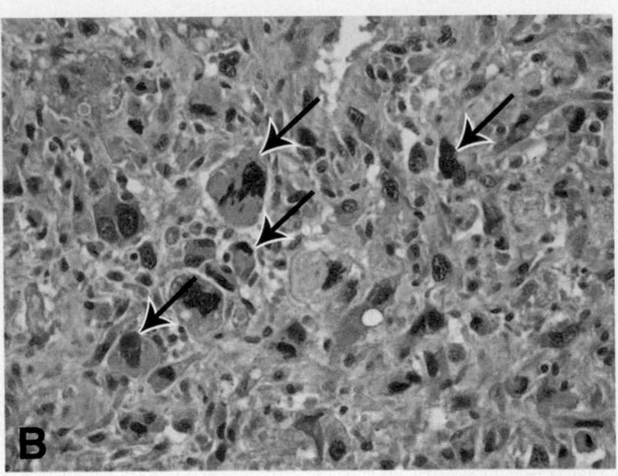

FIGURA 21-29. Carcinoma anaplásico de tiroides. A. Un corte transversal del tumor revela que este circunda la tráquea y se extiende hacia el tejido blando adyacente. **B.** El tumor se compone de células bizarras en huso y gigantes, con núcleos poliploides y mitosis numerosas *(flecha).*

TTF-1 y Pax-8, pero no para tiroglobulina. Los pacientes con CPDT tienen una supervivencia a 5 años del 60% al 70%. La edad avanzada del paciente, los tumores de mayor tamaño, la enfermedad local avanzada y las metástasis son factores de mal pronóstico.

Los carcinomas medulares de tiroides deriva de células C neoplásicas

Los carcinomas medulares de tiroides (CMT) representan menos del 3% de todos los cánceres de tiroides y se presentan tanto en forma esporádica como familiar. Lo más frecuente es que secreten calcitonina, que puede dar lugar a hipocalcemia. También pueden expresar otras hormonas como serotonina, ACTH, CRH y somatostatina.

El CMT es esporádico en ~70% de los casos y se presenta en la quinta o sexta década de la vida, con un ligero predominio femenino. El CMT hereditario (30% de todos los casos) se produce en pacientes más jóvenes en el contexto de los síndromes autosómicos dominantes NEM-2 (NEM-2a, NEM-2b y CMT familiar [CMTF]; *v.* más adelante), que están causados por mutaciones de ganancia de función en el protooncogén *RET*.

Los pacientes suele presentar un nódulo indoloro «frío» en la gammagrafía, a menudo con metástasis en los nódulos linfáticos regionales. A menudo se observan concentraciones elevadas de calcitonina con hipocalcemia concurrente. En los tumores secretores de serotonina pueden aparecer diarrea y rubor, y el síndrome de Cushing puede ser secundario a la secreción de ACTH o CRH.

Síndromes de predisposición genética al CMT: el CMT hereditario se observa en el síndrome de NEM-2, que puede subdividirse en NEM-2A, NEM-2B y CMTF en función de las características clínicas (tabla 21-3). Es importante destacar que la localización y naturaleza de una determinada mutación *RET* se manifiesta de diversas maneras (fig. 21-30).

El CMT esporádico suele relacionarse con mutaciones puntuales somáticas en el gen *RET* (se observa M918T hasta en un 60% de los casos) y mutaciones en *RAS* (hasta en un 15%). También puede haber fusiones *RET*.

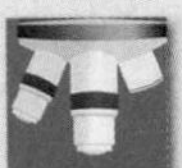

ANATOMOPATOLOGÍA: el CMT tiende a aparecer en la región media-superior de la tiroides, donde aparecen las células C. En el contexto de síndrome de NEM-2, los tumores suelen ser multicéntricos y bilaterales. Los CMT no suelen estar encapsulados, pero a menudo están bien circunscritos y tienen superficies de corte firmes, de color blanco grisáceo.

Pueden ser infiltrantes a nivel macroscópico (fig. 21-31). A nivel microscópico, pueden mostrar morfologías muy variables que pueden simular otros tumores. El CMT puede crecer en patrones sólidos, lobulillares o en cordones, y puede contener células poligonales, fusiformes o redondas (o cualquier mezcla de estas) con un citoplasma microgranular (fig. 21-31B). En más del 90% de los CMT se observa fibrosis densa y depósito de amiloide en el estroma, compuesto por calcitonina de longitud completa (procalcitonina) (fig. 21-31C). La calcificación focal puede ser lo suficientemente extensa como para ser detectada mediante radiología.

La invasión local de los tejidos adyacentes y las metástasis nodulares son frecuentes. Observadas por microscopía electrónica, las células C neoplásicas contienen gránulos secretores de núcleo denso, que son positivos para varios marcadores endocrinos, como la calcitonina, la sinaptofisina, la cromogranina y la enolasa específica neuronal. Casi todos estos tumores expresan el antígeno carcinoembrionario (ACE), que puede utilizarse para vigilar la recidiva.

TABLA 21-3
SÍNDROMES NEUROENDOCRINOS CON CARCINOMA MEDULAR DE TIROIDES

Síndrome	Gen	Herencia	Manifestaciones
Neoplasia neuroendocrina múltiple de tipo 2a	Con mayor frecuencia, *RET* (C634R)	Autosómica dominante	Carcinoma medular de tiroides Feocromocitoma Hiperplasia paratiroidea
Neoplasia neuroendocrina múltiple de tipo 2b	Con mayor frecuencia, *RET* (M918T)	Autosómica dominante	Carcinoma medular de tiroides Feocromocitoma Hábito marfanoide Neuromas mucosos, ganglioneuromas intestinales
Carcinoma medular de tiroides familiar	*RET* (E768D y V804L) *NTRK1*	Autosómica dominante	Carcinoma medular de tiroides

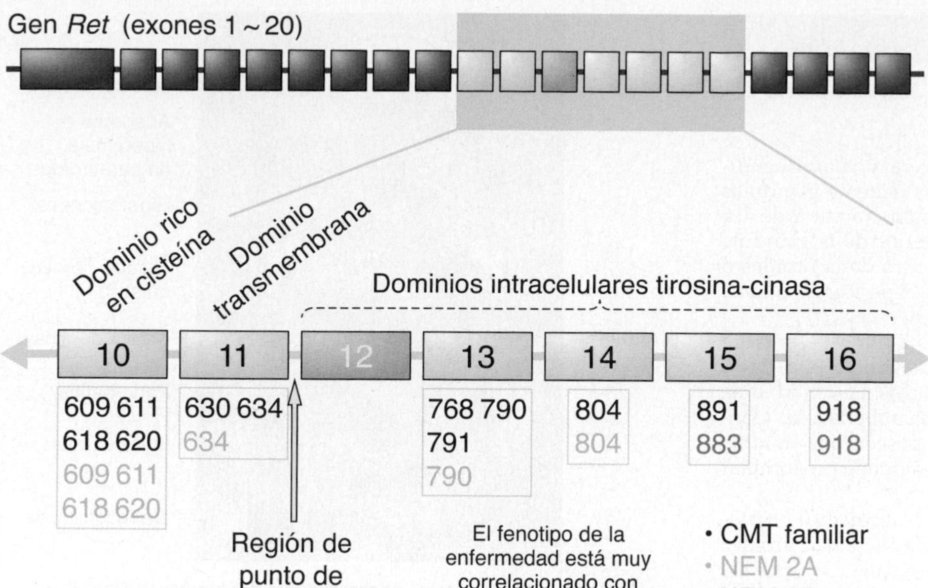

FIGURA 21-30. Representación esquemática del oncogén *RET*. Las mutaciones más comúnmente relacionadas se producen en los exones 10 a 16. La sustitución en varias posiciones del codón se relaciona con diferentes manifestaciones del síndrome, incluidos neoplasia endocrina múltiple (*NEM*) de tipos 2A y 2B y carcinoma medular de tiroides (*CMT*) familiar. También se detectan varias mutaciones esporádicas en el gen *RET* en CMT no relacionados con el síndrome.

La lesión precursora de los CMTF es la hiperplasia de las células C. Está compuesta por acumulaciones de células C con citoplasma claro localizadas cerca de las células foliculares. Puede haber mutaciones en estas lesiones iniciales. Por tanto, los pacientes con NEM de tipos 2A y 2B (*v.* la sección sobre médula suprarrenal) con riesgo de CMT se controlan mediante mediciones periódicas de calcitonina sérica, ACE y, en ocasiones, cromogranina. Si estos valores son elevados, el paciente puede someterse a una tiroidectomía total. El CMT se trata con tiroidectomía total y linfadenectomía debido a la alta incidencia de metástasis nodulares. También puede producirse diseminación hematógena, con mayor frecuencia a los pulmones, los huesos y el hígado. La supervivencia a 5 años de los pacientes con CMT es de aproximadamente el 75 %.

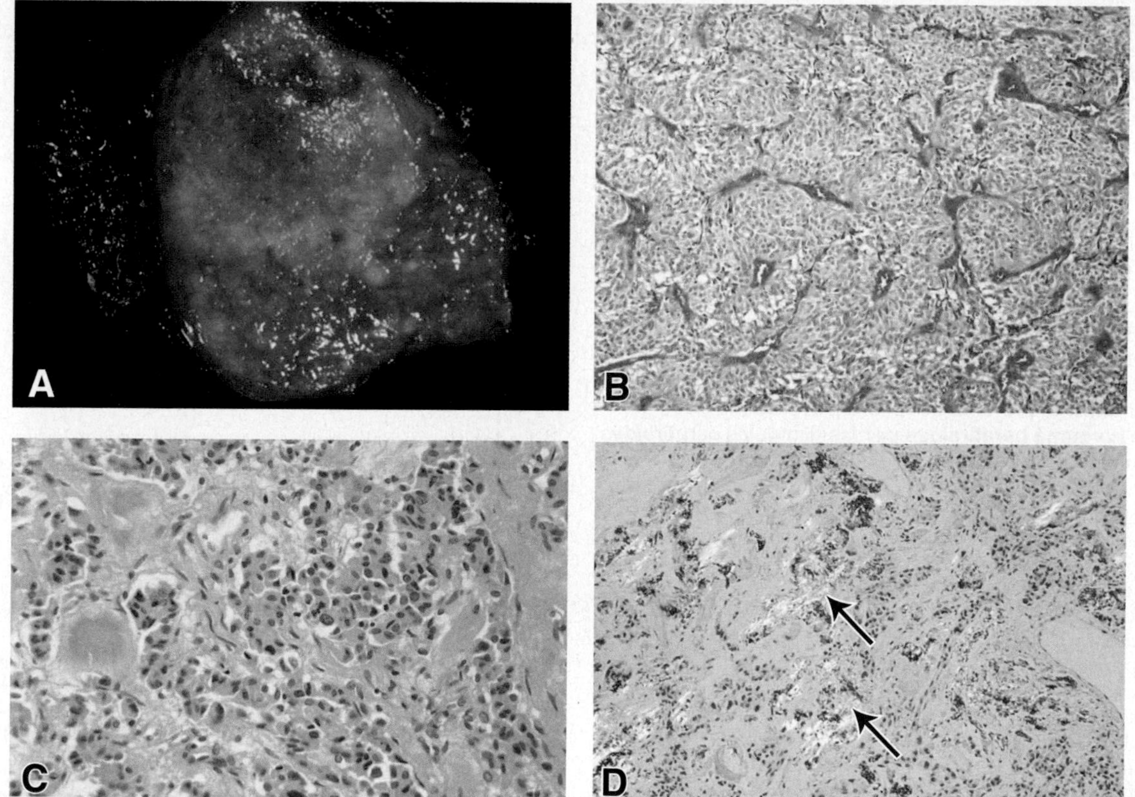

FIGURA 21-31. Carcinoma medular de tiroides. A: a nivel macroscópico, el carcinoma medular de tiroides suele ser una masa irregular de color amarillo tostado adyacente al tejido tiroideo normal, de color marrón rojizo. **B:** a nivel microscópico, la morfología del carcinoma medular de tiroides varía, y puede incluir células alargadas y fusiformes (como en esta figura) o células planas y redondeadas (epitelioides). **C, D:** el amiloide, que se observa como depósitos rojizos amorfos en el recuadro **C**, es detectable como material birrefringente mediante tinción con rojo Congo (*flechas* en **D**).

Glándulas paratiroides

LAS GLÁNDULAS PARATIROIDES TRABAJAN JUNTO CON EL RIÑÓN PARA REGULAR EL CALCIO

Las glándulas paratiroides derivan de la tercera y cuarta hendiduras branquiales. La mayoría de las personas tienen 4 glándulas (2 superiores y 2 inferiores), no obstante, su número varía de 1 a 12. Normalmente se localizan en la cara posterior de la glándula tiroides, pero pueden encontrarse también dentro de la tiroides o en localizaciones ectópicas como el mediastino, el pericardio o cerca del nervio laríngeo recurrente.

Una glándula paratiroides suele medir 5 × 2 × 2 mm y pesar entre 20 mg y 50 mg. Alrededor del 75% de las células son células principales y oxífilas y el resto son adipocitos maduros. La cantidad de adipocitos varía a lo largo de la vida. Antes de la pubertad, las glándulas paratiroides son altamente celulares y poseen una mínima cantidad de grasa, pero en los adultos mayores puede predominar el tejido adiposo.

Las **células principales** secretan hormona paratiroidea o paratohormona (PTH) y proteína relacionada con la hormona paratiroidea (PrPTH). Las células principales son poliédricas, con un citoplasma pálido de eosinófilo a anfófilo que contiene glucógeno y vacuolas de grasa. La microscopía electrónica revela gránulos citoplasmáticos secretores unidos a la membrana. Estas células presentan tinción positiva para citoqueratina, cromogranina A, sinaptofisina y PTH. Son negativas para TTF-1 y tiroglobulina.

Las células principales son muy sensibles a las concentraciones séricas de calcio. Responden a las concentraciones bajas de calcio ionizado en sangre mediante la liberación de PTH, que actúa sobre las células tubulares renales para aumentar la reabsorción de calcio. La PTH también estimula la expresión de *CYP27B1*, que produce 1-α-hidroxilasa en los túbulos contorneados proximales. Esta enzima convierte la 25-hidroxivitamina D (calcifediol) en 1.25-dihidroxivitamina D_3 biológicamente activa (calcitriol), lo que conduce a un aumento de la absorción intestinal de calcio y de la liberación de calcio óseo en la sangre. Las concentraciones séricas elevadas de calcio o calcitriol o las concentraciones muy bajas de magnesio inhiben la secreción de PTH.

Las **células claras** son células principales cuyo citoplasma se encuentra repleto de glucógeno. Las **células oxífilas** aparecen después de la pubertad, tienen un mayor tamaño que las células principales y tienen un citoplasma profundamente eosinófilo, debido a la presencia de muchas mitocondrias. Carecen de gránulos secretores y no secretan PTH.

Como ocurre en otros órganos endocrinos, las glándulas paratiroides pueden presentar hiperactividad (hiperparatiroidismo) o hipoactividad (hipoparatiroidismo) patológicas.

EL HIPERPARATIROIDISMO SE DEFINE POR UN EXCESO DE PRODUCCIÓN DE HORMONA PARATIROIDEA

El hiperparatiroidismo primario se refiere a la producción autónoma de hormona paratiroidea por las glándulas paratiroides independientemente de las concentraciones de calcio

Esta enfermedad es poco frecuente, con una incidencia aparente de 1 por cada 1 000 personas. Se produce con mayor frecuencia en mujeres de 50 a 60 años. El hiperparatiroidismo primario puede deberse a un **adenoma paratiroideo** (80-90% de los casos), a una **hiperplasia** de todas las glándulas paratiroides (10-15%) o (raramente) a un **carcinoma paratiroideo** (~1%). El hiperparatiroidismo primario puede ser esporádico o un componente de síndromes familiares.

Las características clínicas son muy variables. Algunos pacientes presentan hipercalcemia asintomática (detectada en análisis de sangre de rutina), mientras que otros muestran enfermedades sistémicas, renales y esqueléticas (fig. 21-32). La hipercalcemia y la hipofosfatemia son típicas. Las concentraciones elevadas de PTH aumentan el calcio sérico al promover la reabsorción de calcio en el riñón y aumentar las concentraciones de calcitriol (vitamina D_3), que induce la liberación de calcio de los huesos y aumenta la absorción intestinal de calcio. Entre los síntomas frecuentes se incluyen náusea, vómito, fatiga, pérdida de peso, anorexia, poliuria y polidipsia. En algunos pacientes puede palparse una masa en el cuello.

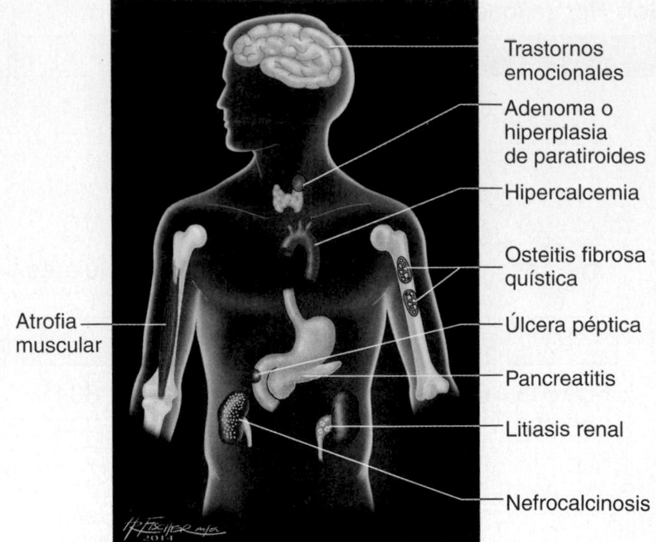

FIGURA 21-32. Características clínicas del hiperparatiroidismo.

El hiperparatiroidismo afecta los sistemas esquelético, renal, nervioso y digestivo. Las lesiones óseas características del hiperparatiroidismo, la osteítis fibrosa quística (*v.* cap. 24), se producen en una minoría de pacientes que padecen una forma acelerada y grave de la enfermedad. Estos pacientes presentan dolor óseo, quistes óseos, fracturas patológicas e hinchazones óseas localizadas (tumores pardos). El 10% de los pacientes con hiperparatiroidismo primario acuden al médico por cólicos renales debidos a cálculos renales. También puede producirse nefrocalcinosis, que mediante radiología se observa como una calcificación renal difusa (*v.* cap. 16). La poliuria está causada por hipercalciuria y conduce a polidipsia. Son frecuentes las alteraciones psiquiátricas, como depresión, labilidad emocional, trastornos mentales y defectos de memoria. Los reflejos pueden ser hiperactivos, y la neuropatía periférica con atrofia de fibras musculares esqueléticas de tipo 2 provoca debilidad. La úlcera péptica aumenta en pacientes con hiperparatiroidismo, posiblemente porque la hipercalcemia aumenta la gastrina sérica, lo que estimula la secreción de ácido gástrico. La hipercalcemia también puede causar estreñimiento y pancreatitis crónica. Así pues, las manifestaciones clínicas del hiperparatiroidismo pueden resumirse en «huesos dolorosos, cálculos renales, gemidos psiquiátricos (*psychiatric moans*) y quejas abdominales (*abdominal groans*)».

El adenoma paratiroideo es la causa más frecuente de hiperparatiroidismo primario

El adenoma paratiroideo es una proliferación benigna de células principales o células oxífilas (o una mezcla de ambas) que se da con mucha más frecuencia en mujeres que en hombres (proporción, 3:1).

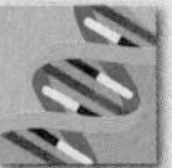

PATOGENIA MOLECULAR: los adenomas paratiroideos son proliferaciones clonales que surgen esporádicamente (80%) o en el contexto de síndromes familiares (~20% de los adenomas).

Los adenomas paratiroideos esporádicos están relacionados con mutaciones en el gen que codifica la proteína reguladora del ciclo celular ciclina D1 (*CCND1*) en hasta el 40% de los casos. La inactivación somática del supresor tumoral *NEM1* se observa hasta en un 35% de los casos.

Los síndromes endocrinos familiares asociados con adenomas paratiroideos incluyen los síndromes NEM-1, NEM-4 y síndrome de hiperparatiroidismo-tumor mandibular (HPT-TM) (resumidos en la tabla 21-4).

TABLA 21-4
SÍNDROMES DE NEOPLASIA E HIPERPLASIA PARATIROIDEAS

Síndrome	Gen	Herencia	Manifestaciones
Neoplasia neuroendocrina múltiple de tipo 1	*MEN1*	Autosómica dominante	Adenomas paratiroideos Adenomas hipofisarios (con mayor frecuencia, lactótropo) Tumores neuroendocrinos pancreáticos y duodenales
Neoplasia neuroendocrina múltiple de tipo 4	*CDKN1B*	Autosómica dominante	Adenomas paratiroideos Adenomas hipofisarios (con mayor frecuencia, somatótropo) Tumores neuroendocrinos pancreáticos y duodenales
Síndrome de hiperparatiroidismo-tumor mandibular	*CDC73 (HRPT/Parafibromina)*	Autosómica dominante	Adenoma paratiroideo Carcinoma paratiroideo Fibromas osificantes de mandíbula/maxilar
Neoplasia neuroendocrina múltiple de tipo 2a	Con mayor frecuencia, *RET* (C634R)	Autosómica dominante	Hiperplasia paratiroidea Carcinoma medular de tiroides Feocromocitoma
Hiperparatiroidismo familiar aislado	*CASR* *CDC73* *MEN1*	Autosómica dominante	Hiperplasia paratiroidea Carcinoma paratiroideo

ANATOMOPATOLOGÍA: a nivel macroscópico, los adenomas paratiroideos son masas solitarias circunscritas, de color pardo rojizo, que suelen ser ovaladas y pueden estar rodeadas por una fina cápsula fibrosa.

Pueden presentar hemorragia y cambios quísticos. Suelen medir entre 0.6 cm y 3 cm y pesar entre 0.1 g y 1 g, pero pueden ser mucho más grandes. Los tumores de mayor tamaño se relacionan con síntomas más graves (fig. 21-33A).

A nivel microscópico, los adenomas se componen de láminas de células principales neoplásicas dentro de una rica red capilar. Las células principales suelen ser poliédricas, con núcleos redondos y cromatina en «sal y pimienta», típica de las células endocrinas. En ocasiones, las células de un adenoma pueden ser fusiformes. Suele evidenciarse un borde de tejido paratiroideo normal fuera de la cápsula, lo que distingue los adenomas de la hiperplasia paratiroidea (fig. 21-33B). Las gotas de lípidos intracelulares en las células de adenoma paratiroideo están considerablemente disminuidas, en comparación con las células principales normales.

Las variantes histológicas de los adenomas paratiroideos incluyen los *adenomas de células oxífilas*, que contienen células de gran tamaño con abundante citoplasma eosinófilo y núcleos redondos pequeños, y los *lipoadenomas paratiroideos*, que contienen grasa, fibrosis y células inflamatorias, además de células principales neoplásicas.

Los adenomas paratiroideos se tratan mediante extirpación quirúrgica, que proporciona un alivio inmediato de los síntomas del hiperparatiroidismo (las concentraciones de PTH descienden en cuestión de minutos). Las glándulas paratiroides no adenomatosas tienden a ser atróficas, pero recuperan su estructura y función normales una vez extirpadas.

La mayoría de los adenomas paratiroideos afectan una sola glándula, pero rara vez afectan a dos. Los adenomas también pueden aparecer dentro de la glándula tiroides o en tejido paratiroideo ectópico. Una vez extirpados por completo, los adenomas paratiroideos no reaparecen.

La hiperplasia paratiroidea primaria se caracteriza por un aumento de la celularidad y del tamaño de todas las glándulas paratiroides

La **hiperplasia paratiroidea primaria** da lugar a una secreción autónoma de PTH que provoca síntomas de hiperparatiroidismo. Es responsable del 15% de los casos de hiperparatiroidismo y es de dos a tres veces más frecuente en las mujeres.

El hiperparatiroidismo primario suele ser esporádico, y su etiología no se conoce por completo. Alrededor del 20% de los casos se producen en síndromes familiares relacionados con otros tumores endocrinos, incluidos NEM-2A e hiperparatiroidismo familiar aislado (tabla 21-4). Este último se relaciona con mutaciones en *CASR* (que codifica un receptor sensible al calcio), que causa hiperplasia paratiroidea y producción autónoma de PTH al interferir con la capacidad de las células principales para percibir las concentraciones séricas de calcio.

Una tercera parte de los casos de hiperplasia paratiroidea primaria esporádica se relaciona con una proliferación generalizada de clonas de células principales, lo que sugiere una proliferación neoplásica difusa. En estos casos, la hiperplasia de células principales y múltiples adenomas pequeños se producen en la misma glándula. Los factores relacionados con el hiperparatiroidismo primario esporádico incluyen la exposición a radiación ionizante y la ingestión de litio.

ANATOMOPATOLOGÍA: las cuatro glándulas paratiroides aumentan de tamaño, con pesos combinados de menos de 1 g a 10 g. En la mitad de los pacientes, una glándula puede crecer más que las otras, lo que puede complicar la distinción del adenoma. El tejido adiposo glandular normal es reemplazado por células principales hiperplásicas dispuestas en láminas o en patrones trabeculares o foliculares (fig. 21-34). Es frecuente la presencia de células oxífilas dispersas, y pueden quedar pequeños focos de tejido adiposo. Las gotas lipídicas intracelulares suelen estar disminuidas, pero no en la

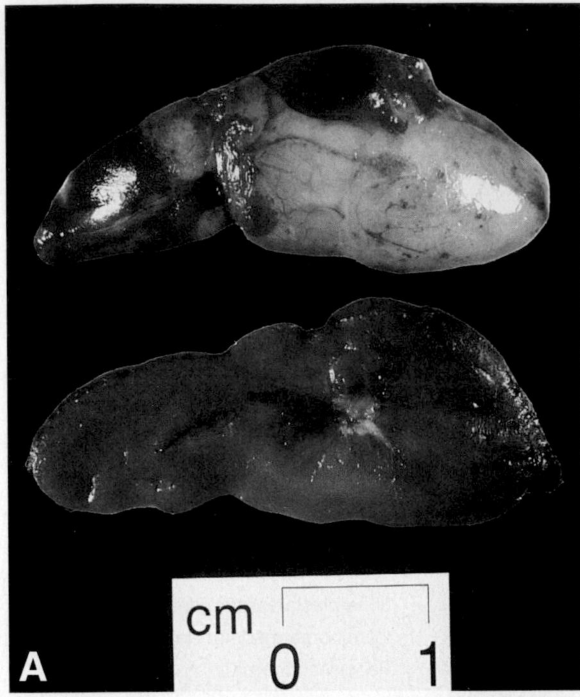

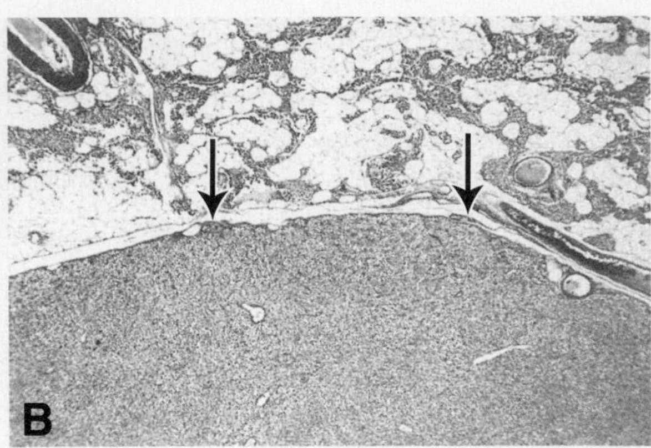

FIGURA 21-33. Adenoma paratiroideo. A. Aspecto exterior (*arriba*) y corte (*abajo*) de una glándula paratiroides, que revelan un tumor carnoso. **B.** El tumor está conformado por láminas de células principales neoplásicas (que se observan en la parte inferior de esta imagen) separadas del parénquima normal por la interposición de una cápsula delgada (*flechas*).

misma medida que en los adenomas. A diferencia de los adenomas, no existe un «borde» de glándula paratiroides normocelular, y la extirpación quirúrgica de una glándula no normaliza las concentraciones de PTH.

El tratamiento del hiperparatiroidismo primario es quirúrgico y a menudo requiere la extirpación de todas las glándulas. Puede dejarse una pequeña porción de una glándula hiperplásica en un intento de restablecer las concentraciones normales de PTH y normalizar la homeostasis del calcio.

El carcinoma paratiroideo es una neoplasia maligna poco frecuente

Los carcinomas paratiroideos derivan de las células paratiroideas, con una edad media en el momento del diagnóstico de 58 años y sin predilección por el sexo. La mayoría de los casos se producen en pacientes con síndromes HPT-TM e hiperparatiroidismo familiar aislado, pero también se dan casos esporádicos.

Desde el punto de vista clínico, los carcinomas paratiroideos son tumores funcionales que producen concentraciones elevados de PTH y síntomas de hiperparatiroidismo. La hipercalcemia en estos pacientes suele ser grave, con calcio sérico superior a 14 mg/dL.

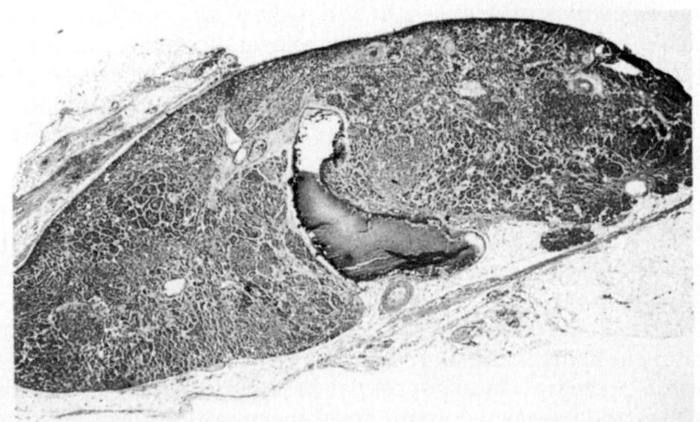

FIGURA 21-34. Hiperplasia paratiroidea primaria. El tejido adiposo normal de la glándula fue reemplazado por capas y trabéculas de células principales hiperplásicas.

Los pacientes pueden mostrar síntomas de pérdida mineral ósea profunda, insuficiencia renal con cálculos, debilidad, síntomas psiquiátricos y pérdida de peso.

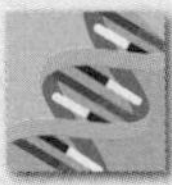

PATOGENIA MOLECULAR: la alteración más frecuente en los carcinomas paratiroideos es una mutación inactivadora en el gen supresor tumoral CDC73 (también conocido como HRPT2), tanto en los casos esporádicos como en las cohortes con síndrome (HPT-TM e hipoparatiroidismo familiar aislado) (tabla 21-4). Entre el 10% y el 15% de los pacientes con síndrome HPT-TM desarrollarán un carcinoma paratiroideo a lo largo de su vida.

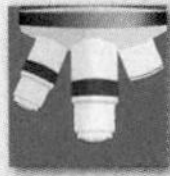

ANATOMOPATOLOGÍA: a nivel macroscópico, los carcinomas paratiroideos son masas mal circunscritas y firmemente adheridas en la parte lateral del cuello. Tienden a ser más grandes que los adenomas paratiroideos; a menudo muestran un crecimiento multilobulado e infiltran los tejidos tiroideos o blandos adyacentes del cuello o metastatizan a otros órganos, con mayor frecuencia pulmón, hígado y nódulos linfáticos cervicales.

A nivel microscópico, estos tumores se componen de células principales pleomorfas dispuestas en láminas o trabéculas. Puede ser difícil distinguir un adenoma paratiroideo de un carcinoma únicamente por la citomorfología. A menudo, los carcinomas muestran un aumento en el número de mitosis y contienen densas bandas fibrosas que se extienden por todo el tumor. Los cambios quísticos en el carcinoma paratiroideo se asocian al HPT-TM. La necrosis y la presencia de grandes nucléolos son características asociadas a un comportamiento agresivo. El diagnóstico definitivo casi siempre requiere la correlación con invasión local agresiva o metástasis.

El tratamiento del carcinoma paratiroideo consiste en cirugía, pero la recidiva local es frecuente. Alrededor de una tercera parte de los pacientes desarrollan metástasis en los nódulos linfáticos regionales, los pulmones, el hígado y los huesos. El riesgo de recidiva aumenta con el tamaño del tumor primario. Cuando es mortal, la muerte suele sobrevenir más por el hiperparatiroidismo que por la carcinomatosis. La supervivencia a 10 años es del 50% al 70%.

El hiperparatiroidismo secundario suele deberse a insuficiencia renal

La hiperplasia paratiroidea secundaria es una hiperplasia reactiva que resulta de la estimulación persistente de la producción de PTH debido a la hipocalcemia. La causa más frecuente es la insuficiencia renal crónica, que disminuye la activación del calcitriol por la célula epitelial tubular proximal y reduce la reabsorción tubular renal de calcio. Otros factores relacionados son la insuficiencia de vitamina D, la malabsorción intestinal, el síndrome de Fanconi y la acidosis tubular renal (fig. 21-35), todos los cuales pueden producir hipocalcemia crónica y, por tanto, estimular las glándulas paratiroides.

La hiperplasia secundaria de todas las glándulas paratiroides conduce a concentraciones excesivas de PTH, lo que produce las principales manifestaciones clínicas de dolor y deformidades esqueléticas, osteomalacia y osteítis fibrosa quística. Estas manifestaciones óseas del hiperparatiroidismo se denominan **osteodistrofia renal** (*v.* cap. 24). El dolor, la hinchazón y la rigidez articular pueden deberse a depósitos de calcio alrededor de las articulaciones. El aspecto macroscópico y microscópico de las glándulas paratiroides en la hiperplasia secundaria se asemeja al del hiperparatiroidismo primario. El alivio del estímulo subyacente de la producción excesiva de PTH, que suele lograrse mediante el tratamiento de la enfermedad renal o la corrección la insuficiencia de vitamina D, es el principal modo de tratamiento. Si la enfermedad subyacente no puede tratarse médicamente, se procede a la extirpación quirúrgica.

El hiperparatiroidismo terciario surge de un hiperparatiroidismo secundario prolongado

El hipertiroidismo terciario es un estado de secreción autónoma de PTH por las glándulas paratiroides tras un hiperparatiroidismo secundario de larga evolución, generalmente en pacientes con insuficiencia renal crónica. En estos casos, la hiperplasia paratiroidea puede no remitir tras el trasplante renal y puede ser necesaria la paratiroidectomía para controlar las concentraciones de calcio. Desde el punto de vista anatomopatológico, el hiperparatiroidismo terciario tiene un aspecto similar al del primario.

El hiperparatiroidismo paraneoplásico está dirigido por la PrPTH

En ocasiones, las neoplasias sólidas, incluidos el carcinoma de células escamosas, el carcinoma de mama, el carcinoma de células renales y el carcinoma prostático, pueden liberar PrPTH, que actúa sobre los osteoclastos del hueso para reabsorber el calcio y aumentar las concentraciones séricas de calcio. Esto causa un síndrome paraneoplásico que clínicamente se conoce como hiperparatiroidismo. No obstante, a diferencia del aumento de la PTH en el hiperparatiroidismo, el exceso de PrPTH no suele aumentar las concentraciones de calcitriol.

EL HIPOPARATIROIDISMO SE CARACTERIZA POR HIPOCALCEMIA E HIPERFOSFATEMIA

El hipoparatiroidismo es el resultado de una disminución de la secreción de PTH o de una insensibilidad de los órganos específicos a la misma (seudohipoparatiroidismo), ya sea congénita o adquirida.

El hipoparatiroidismo traumático/yatrógeno es la causa más frecuente de hipoparatiroidismo

La escisión quirúrgica de las glándulas paratiroides en pacientes con traumatismo, enfermedad tiroidea o hiperparatiroidismo es la etiología más frecuente del hipoparatiroidismo en Estados Unidos. Los síntomas de hipocalcemia que aparecen en dicha afección incluyen un aumento de la excitabilidad neuromuscular relacionado con hormigueo en manos y pies, calambres musculares graves, tetania, estridor laríngeo y convulsiones. Las manifestaciones neuropsiquiátricas incluyen depresión, paranoia y psicosis. La presión elevada del líquido cefalorraquídeo y el papiledema pueden simular un tumor cerebral. Los pacientes con todas las formas de hipoparatiroidismo se tratan con suplementos de vitamina D y calcio.

El hipoparatiroidismo genético incluye el hipoparatiroidismo familiar aislado y el síndrome de DiGeorge

El hipoparatiroidismo familiar aislado es un grupo de enfermedades raras con patrones de herencia autosómica dominante, recesivo ligado a X o autosómica recesiva, que dan lugar a anomalías del desarrollo de la glándula paratiroides o de la producción de PTH. En algunas familias afectadas se han identificado mutaciones en *GCM2*, que codifica un factor de transcripción que desempeña un papel fundamental en el desarrollo de las paratiroides. Las mutaciones de pérdida de función en *PTH*, el propio gen de la PTH, pueden causar una producción defectuosa o dar lugar a una hormona no funcional. Las mutaciones de ganancia de función en *CASR*, que codifica un receptor sensible al calcio, pueden reducir la secreción de PTH a pesar de concentraciones bajas de calcio, debido a una percepción aberrante del calcio.

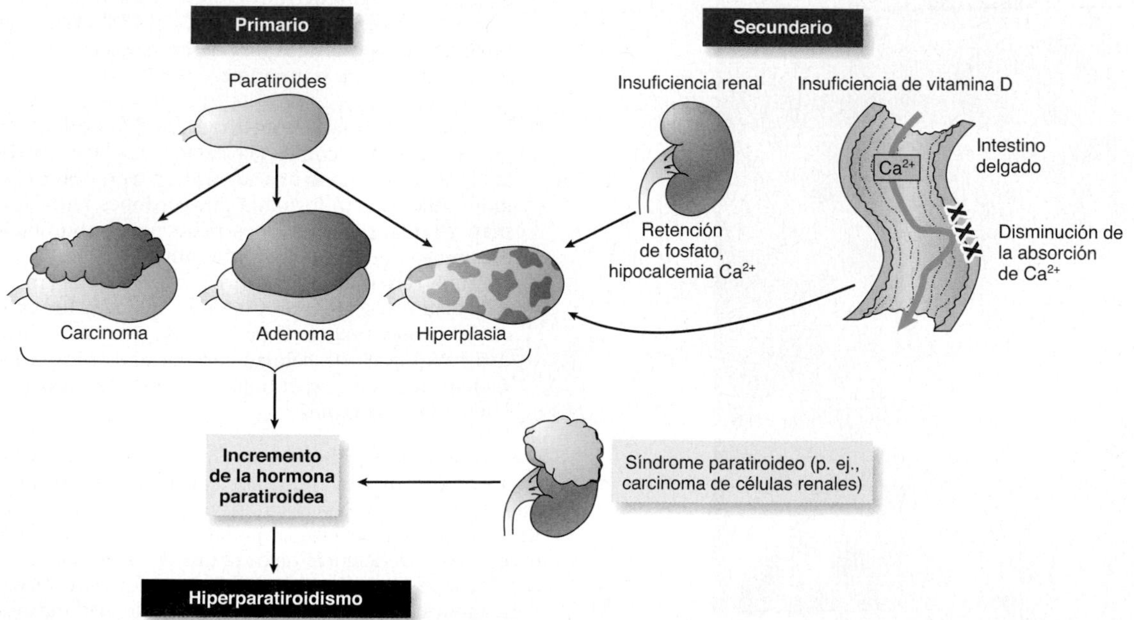

FIGURA 21-35. Vías patógenas por las que se desencadenan el hiperparatiroidismo primario y el secundario.

El hipoparatiroidismo puede producirse como parte de síndromes de deleción genética como el **síndrome de DiGeorge** (síndrome de deleción 22q11.2), caracterizado por agenesia de las glándulas paratiroides y del timo junto con otras anomalías congénitas, incluidos defectos cardíacos. Las mutaciones en *AIRE*, que codifica una proteína que impulsa la selección negativa de los linfocitos T de autorreconocimiento, se han relacionado con el síndrome poliglandular autoinmunitario de tipo 1, que incluye hipoparatiroidismo, insuficiencia suprarrenal y candidiasis mucocutánea.

El seudohipoparatiroidismo es un fenotipo de la osteodistrofia hereditaria de Albright

El **seudohipoparatiroidismo** (SHPT) describe un grupo de enfermedades hereditarias caracterizadas por hipocalcemia, hiperfosfatemia y *aumento* de la concentración sérica de PTH. Surge debido a la insensibilidad tisular a la PTH, y suele estar causado por mutaciones de pérdida de función en *GNAS1*, que dan lugar a una baja actividad de G_s, la proteína G estimuladora que acopla los receptores hormonales a la adenilato ciclasa. Como resultado, se produce una alteración de la producción de AMPc en respuesta a la PTH en el epitelio tubular renal, lo que provoca una reabsorción inadecuada del calcio. Los pacientes con SHPT también suelen ser resistentes a otras hormonas acopladas al AMPc, como TSH, glucagón, FSH y LH. Estos pacientes presentan un fenotipo característico (**osteodistrofia hereditaria de Albright**) que incluye baja estatura, obesidad, discapacidad intelectual, calcificación subcutánea y anomalías óseas congénitas, en particular metacarpos y metatarsos demasiado cortos (fig. 21-36).

El **seudoseudohipoparatiroidismo**, sin ser un error tipográfico, se refiere a casos infrecuentes en los que el fenotipo de la osteodistrofia hereditaria de Albright se relaciona con concentraciones normales de PTH, vitamina D y calcio. Esta enfermedad se debe a la impronta paterna de un gen *GNAS1* mutado. Cuando se transmite a los hijos, se produce una utilización diferencial de los alelos *GNAS1* paternos y maternos. En el riñón, se utiliza la copia materna normal, lo que permite una señalización adecuada de la PTH y la homeostasis del calcio, mientras que la copia defectuosa se utiliza en el resto de tejidos, lo que genera el fenotipo de osteodistrofia hereditaria de Albright.

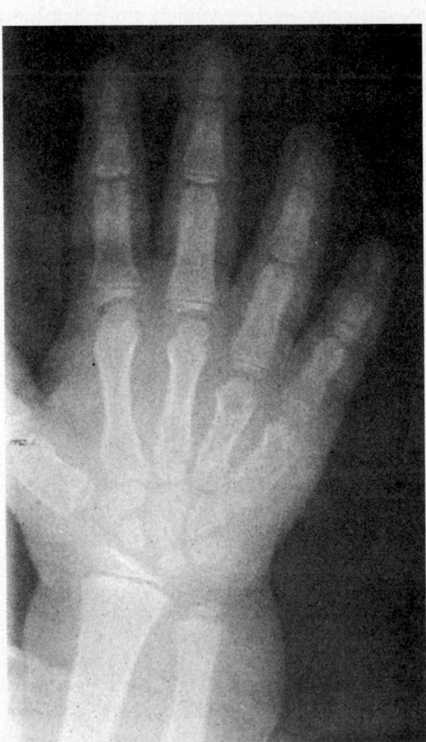

FIGURA 21-36. Seudohipoparatiroidismo. Radiografía de la mano que revela el acortamiento característico del cuarto y el quinto metacarpianos.

Corteza suprarrenal

LA GLÁNDULA SUPRARRENAL PRODUCE MINERALOCORTICOIDES, GLUCOCORTICOIDES Y HORMONAS SEXUALES

Cada glándula suprarrenal contiene dos órganos endocrinos independientes: la corteza suprarrenal externa y la médula suprarrenal interna. Son distintos desde el punto de vista anatómico, funcional y embrionario. La corteza se origina a partir de células mesodérmicas celómicas cerca de la cresta urogenital, mientras que la médula suprarrenal se origina a partir de células de la cresta neural.

Durante las primeras fases del desarrollo fetal se forman una zona fetal (interna) y una zona definitiva externa. En este momento, la zona fetal comprende la mayor parte de la masa de la glándula y genera grandes cantidades de dehidroepiandrosterona, un precursor del estrógeno utilizado por la placenta. Con el tiempo, la zona fetal es invadida por progenitores de la cresta neural que se convertirán en la médula suprarrenal. Un segundo pico de células mesodérmicas que darán lugar a las zonas glomerular y fascicular envuelve la corteza en desarrollo.

Al nacer, la zona fetal retrocede y es reemplazada por células neuroendocrinas de la médula. Las tres capas de la corteza suprarrenal (glomerular, fascicular y reticular) maduran y se engrosan durante los primeros años de vida. El desarrollo maduro de la corteza suprarrenal depende de las acciones tróficas de la ACTH. La corteza suprarrenal completamente desarrollada secreta hormonas esteroideas como la aldosterona, el cortisol y la testosterona, importantes para la homeostasis y el desarrollo sexual.

Las glándulas suprarrenales adultas son órganos de forma piramidal ubicados por encima de cada riñón. Están cubiertas por fascia perirrenal y residen en el retroperitoneo. Al nacer, las glándulas suprarrenales pesan de 6 g a 7 g, pero con el paso de los meses se reducen a ~4 g a 5 g debido a la regresión de la zona fetal. En los adultos, las glándulas suprarrenales pesan de 4 g a 6 g.

A nivel macroscópico, la corteza suprarrenal tiene un color amarillo característico debido a los depósitos de esteroides y lípidos, mientras que la médula es de color rojo violáceo debido al rico riego sanguíneo que envuelve los nidos de células neuroendocrinas. La corteza contiene tres capas o zonas:

- La **zona glomerulosa** o **glomerular** es la capa más superficial. Produce aldosterona en respuesta a la angiotensina generada por el riñón. También es estimulada por concentraciones bajas de potasio sérico. La producción de aldosterona es inhibida por el péptido natriurético auricular y la somatostatina. La zona glomerulosa constituye entre el 5% y el 15% de la corteza. Se compone de nidos esféricos mal delimitados de células con núcleos teñidos de oscuro y un número moderado de vacuolas de grasa citoplasmática.
- La **zona fasciculada** constituye el 75% de la corteza. Produce glucocorticoides, como el cortisol, bajo el control de la ACTH de la hipófisis. No tiene una separación clara con respecto a la zona glomerulosa. Está formada por cordones radiales de células de mayor tamaño con núcleos pequeños y abundante citoplasma espumoso que contiene lípidos almacenados.
- La **zona reticular**, la capa más interna de la corteza adyacente a la médula, secreta andrógenos, que son fundamentales para el desarrollo sexual. Está formada por cordones anastomosados irregulares de células compactas con núcleos sin características peculiares y citoplasma eosinófilo con pocos lípidos y ligeramente granular.

La producción de hormonas corticales suprarrenales es compleja y jerárquica. Implica múltiples vías bioquímicas de síntesis en las que el precursor de las hormonas esteroideas, el colesterol, se transforma en hormonas con actividad fisiológica (fig. 21-37). La acción excesiva o la deficiencia de cada una de estas vías subyace a la fisiopatología de las enfermedades de la corteza suprarrenal.

La **médula** se encuentra en el centro de la glándula, rodeada por la corteza. A nivel microscópico, las células de la médula suprarrenal son monomorfas, con núcleos redondos con cromatina en «sal y

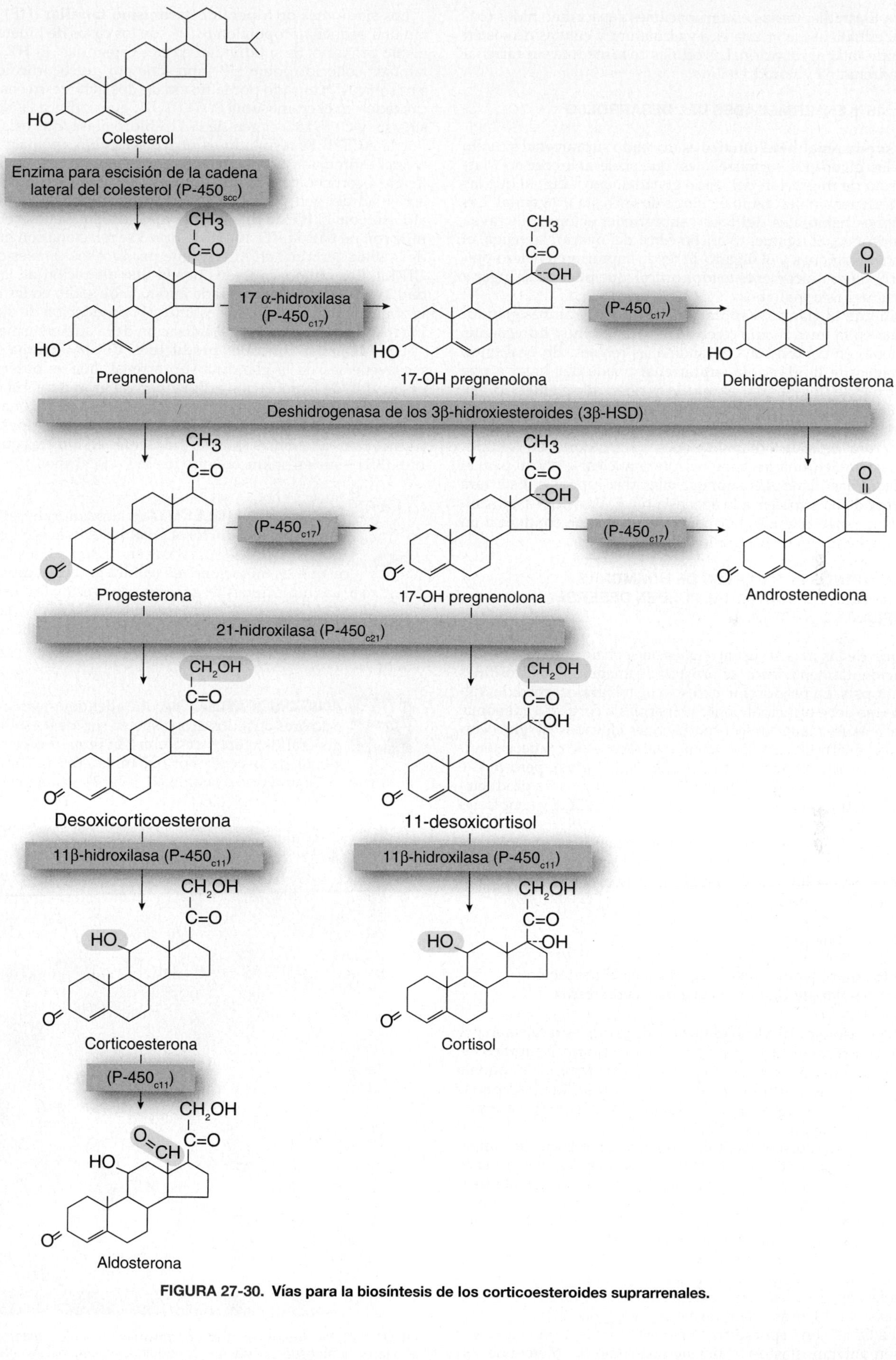

FIGURA 27-30. Vías para la biosíntesis de los corticoesteroides suprarrenales.

pimienta». Están dispuestas en agrupaciones que forman nidos (patrón de «Zellballen»), con una rica vasculatura y células de sostén alrededor de cada agrupación. Las células de la médula suprarrenal secretan adrenalina y noradrenalina.

ANOMALÍAS Y ENFERMEDADES DEL DESARROLLO

El **tejido suprarrenal heterotópico** es un tejido suprarrenal situado fuera de las glándulas suprarrenales, que suele aparecer a lo largo de la ruta de migración del tejido gonadal, que, al igual que las glándulas suprarrenales, también surge de la cresta urogenital. Las localizaciones habituales del tejido suprarrenal ectópico incluyen el retroperitoneo, el ligamento ancho cerca del ovario, la vejiga, el epidídimo, los riñones y el hígado. El tejido suprarrenal heterotópico suele contener únicamente tejido cortical, que puede dar lugar a tumores benignos o malignos.

La **fusión de la glándula suprarrenal**, por la que ambas glándulas se unen en la línea media cerca de la aorta, es muy infrecuente, normalmente en conjunción con anomalías renales. En ocasiones, la **adherencia de la glándula suprarrenal** puede dar lugar a una fijación firme de la glándula al hígado y riñón adyacentes, lo que puede complicar los procedimientos quirúrgicos.

La **hipoplasia suprarrenal ligada al cromosoma X** es una enfermedad rara causada por mutaciones inactivadoras en *NROB1*, que codifica DAX1, una proteína receptora nuclear esencial para el desarrollo de las glándulas suprarrenales y la hipófisis. Esta rara afección puede acompañar a la agenesia renal. Provoca una disminución de la producción de hormonas sexuales, que conduce a un hipogonadismo hipogonadotrópico en adolescentes.

LOS TRASTORNOS POR EXCESO DE HORMONAS EN LA CORTEZA SUPRARRENAL PUEDEN DEBERSE A HIPERPLASIA O NEOPLASIA

La mayoría de las masas suprarrenales no son funcionales y se detectan incidentalmente durante pruebas de imagen para otros fines o en la autopsia. La producción excesiva de mineralocorticoides (aldosterona) se debe principalmente a hiperplasia cortical o adenoma. La causa más frecuente de concentraciones elevadas de glucocorticoides (cortisol) es la administración yatrógena de corticoesteroides para indicaciones terapéuticas (antiinflamatorias), pero puede haber algunas otras causas, como adenomas hipofisarios productores de ACTH, tumores ectópicos productores de ACTH y neoplasias corticales suprarrenales.

La producción excesiva de hormonas sexuales se observa con mayor frecuencia en la hiperplasia (la más típica es la hiperplasia suprarrenal congénita [HSC]) o en las neoplasias corticales, incluido el carcinoma de la corteza suprarrenal (CCA).

Hiperaldosteronismo

El hiperaldosteronismo primario consiste en la secreción autónoma de aldosterona por la glándula suprarrenal

El aldosteronismo primario, o **síndrome de Conn**, está causado por hiperplasia cortical (65 %) o por adenomas de la corteza suprarrenal (33 %). En ambos casos, la secreción de aldosterona es autónoma y causa hipertensión debido a la retención de sodio. También puede causar hipopotasemia por pérdida de potasio en la nefrona distal, con alcalosis metabólica asociada.

El hiperaldosteronismo suele diagnosticarse mediante la comparación de las concentraciones plasmáticas de renina y aldosterona. El cociente aldosterona/renina es anómalamente elevado en el hiperaldosteronismo primario, lo que indica una producción autónoma de aldosterona. Los pacientes suelen presentarse en la edad adulta temprana o media con hipertensión inexplicable. La hiperplasia suprarrenal suele ser bilateral, pero rara vez unilateral. Las pruebas de imagen de alta resolución pueden mostrar glándulas suprarrenales agrandadas, engrosadas o nodulares. La patogenia molecular de la hiperplasia con hiperaldosteronismo no se conoce bien. La mayoría de los casos son esporádicos. Los pacientes con hiperplasia se tratan con antagonistas de la aldosterona como la eplerenona y la espironolactona.

Los síndromes de **hiperaldosteronismo familiar** (HF) representan una pequeña proporción (<5 %) de los casos de hiperaldosteronismo primario. Se subdividen en tres categorías. El **HF de tipo 1**, también conocido como HF supresible por glucocorticoides, es un síndrome AD causado por la fusión de dos genes estrechamente localizados en el cromosoma 8: *CYP11B1*, que codifica la aldosterona sintasa, y *CYP11B2*, el gen de la 11β-hidroxilasa, que está regulado por la ACTH. El resultado es una producción anómala de aldosterona estimulada por la ACTH. Curiosamente, la administración de glucocorticoides, que disminuye la ACTH plasmática, reduce la actividad del gen de fusión y, por tanto, inhibe la producción de aldosterona. El **HF de tipo 2** no se conoce bien. Al parecer, se transmite con un patrón AD. El **HF de tipo 3** se relaciona con mutaciones de la línea germinal en *KCNJ5*, que produce los canales de potasio GIRK4. Los canales mutados tienen una alteración de la selectividad iónica. Permiten la entrada anómala de sodio en las células de la zona glomerulosa, lo que estimula la producción de aldosterona independientemente de la señalización de la angiotensina.

Los **adenomas corticales productores de aldosterona** son tumores frecuentes de la glándula suprarrenal, que se observan hasta en un 10 % de la población adulta, pero la gran mayoría no producen hormona. En ocasiones, pueden generar aldosterona de forma autónoma, lo que da lugar a signos y síntomas de hiperaldosteronismo. Estos adenomas son más frecuentes en mujeres que en hombres (3:1) y suelen aparecer entre los 30 y los 50 años.

PATOGENIA MOLECULAR: alrededor del 40 % de los adenomas productores de aldosterona están causados por mutaciones somáticas en *KCNJ5*, el mismo gen en el que las mutaciones en la línea germinal causan el HF de tipo 3. Las mutaciones de ganancia de función (aumento en la actividad) en genes de otros canales iónicos de membrana (*ATP1A1, ATP2B3, CACNA1D*) también se han implicado en los adenomas productores de aldosterona.

ANATOMOPATOLOGÍA: los adenomas corticales productores de aldosterona suelen ser masas solitarias, en general de menos de 5 cm, contiguas a corteza suprarrenal de aspecto normal (no atrófica). Típicamente tienen un color amarillo o anaranjado (fig. 21-38). A nivel micros-

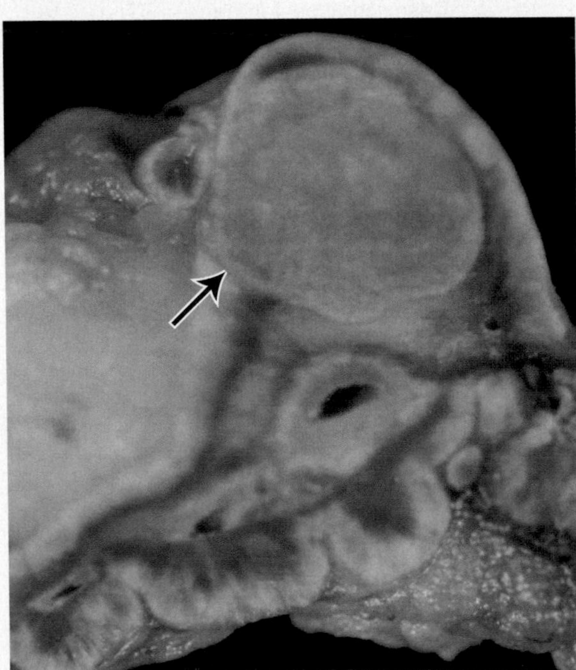

FIGURA 21-38. Adenoma corticosuprarrenal. A nivel macroscópico, un adenoma corticosuprarrenal es un nódulo bien circunscrito (*flecha*) con el mismo color amarillo oscuro que la corteza suprarrenal circundante.

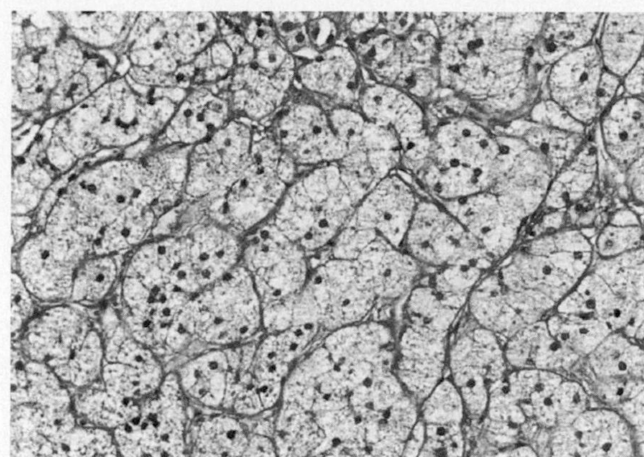

FIGURA 21-39. Adenoma corticosuprarrenal. Micrografía de un adenoma cortical suprarrenal que revela nidos de células claras, repletas de lípidos, con núcleos pequeños y monótonos.

cópico, se componen de células de gran tamaño con abundantes vacuolas de lípidos intracitoplasmáticos y núcleos pequeños y redondos con pleomorfismo ocasional. Típicamente crecen en cordones y nidos envueltos en una red de fibras de reticulina (fig. 21-39). La extirpación quirúrgica de los adenomas productores de aldosterona es el tratamiento definitivo, con una probabilidad muy baja de recidiva.

El hiperaldosteronismo puede ser *secundario* a un **tumor yuxtaglomerular**, un tumor extremadamente raro derivado del aparato yuxtaglomerular del riñón que secreta renina. El aumento de renina induce la producción de aldosterona por la glándula suprarrenal y provoca síntomas de hiperaldosteronismo. Estos tumores se dan en niños y adultos jóvenes, más comúnmente en mujeres. Las pruebas bioquímicas revelan concentraciones elevadas de renina y aldosterona. La resección quirúrgica es curativa.

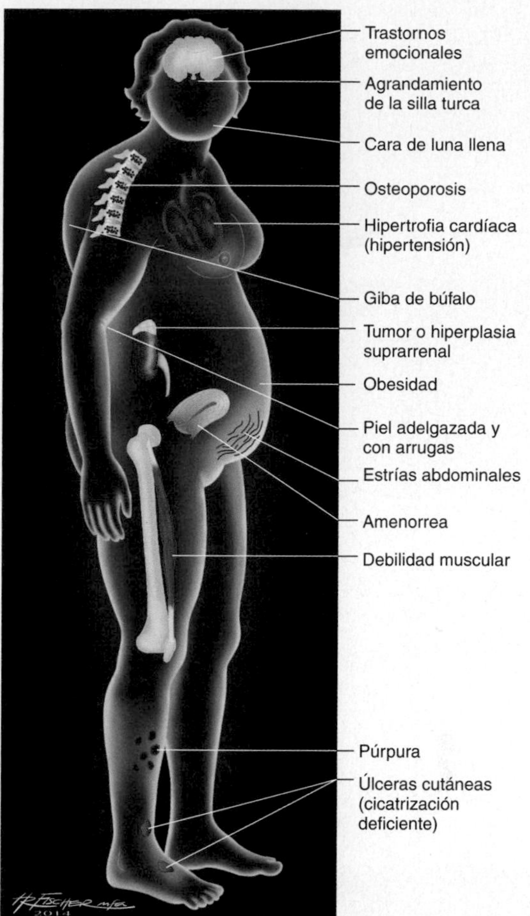

FIGURA 21-40. Manifestaciones clínicas del síndrome de Cushing.

El hipercortisolismo también se conoce como síndrome de Cushing

El exceso de cortisol provoca signos y síntomas clínicos característicos (fig. 21-40). Estos incluyen obesidad troncal central con estrías violáceas sobre el abdomen, expansión de del panículo adiposo facial y de la parte superior de la espalda («cara de luna llena» y «joroba de búfalo»), piel atrófica fina con propensión a los hematomas, osteoporosis con propensión a fracturas, hiperglucemia, virilización leve y debilidad muscular. Los trastornos psiquiátricos incluyen lentitud mental, irritabilidad y depresión. En conjunto, estos signos y síntomas se conocen como síndrome de Cushing. Su extensión y gravedad son proporcionales a la duración y el grado de exceso de cortisol.

La causa más común de síndrome de Cushing en Estados Unidos es la administración de glucocorticoides para el tratamiento de afecciones inflamatorias y autoinmunitarias. En esta circunstancia, conocida como síndrome de Cushing exógeno, la ACTH es baja y la corteza suprarrenal puede presentar atrofia.

El síndrome de Cushing endógeno hace referencia a enfermedades intrínsecas que conducen a una producción excesiva de cortisol. Se trata de una enfermedad rara, con una incidencia de seis a siete casos por millón de personas/año. Alrededor del 80% de los casos se deben a un exceso de producción de ACTH, que estimula a la glándula suprarrenal para producir y secretar cortisol (síndrome de Cushing **dependiente de ACTH**). De estos, la mayoría están relacionados con adenomas hipofisarios corticótropos (fig. 21-41). La secreción ectópica de ACTH a partir de un tumor neuroendocrino (a menudo un carcinoma de pulmón de células pequeñas) completa el resto de los casos. En raras ocasiones, un tumor productor de CRH, ya sea en el hipotálamo o en otro lugar, puede causar un síndrome de Cushing dependiente de ACTH. Las glándulas suprarrenales de los pacientes con síndrome de Cushing dependiente de ACTH pueden presentar agrandamiento simétrico debido a la estimulación persistente.

El síndrome de Cushing **independiente de ACTH**, que representa ~20% de los casos de síndrome de Cushing endógeno, suele deberse a tumores suprarrenales con producción autónoma de cortisol, ya sean adenomas o carcinomas de la corteza suprarrenal (fig. 21-41). En ocasiones infrecuentes, la hiperplasia difusa de las glándulas suprarrenales puede ser la fuente del exceso de cortisol en el síndrome de Cushing independiente de ACTH.

Las pruebas de laboratorio en el síndrome de Cushing incluyen la medición de cortisol libre de orina durante 24 h, de concentraciones séricas de cortisol durante la noche (que normalmente son bajos) o pruebas de supresión con dexametasona.

La enfermedad de Cushing se define como el síndrome de Cushing causado por un adenoma hipofisario productor de corticotropina

La **enfermedad de Cushing** representa aproximadamente el 10% de todos los adenomas hipofisarios. Hay un predominio femenino, con una incidencia máxima entre la cuarta y la sexta décadas. Los adenomas corticótropos son los adenomas hipofisarios más frecuentes en niños, y causan la mayoría de los casos de síndrome de Cushing en este grupo de edad, con predominio masculino.

La patogenia molecular, la anatomopatología y el tratamiento de los adenomas corticótropos se han descrito anteriormente. Como parte del diagnóstico de laboratorio del síndrome de Cushing, una prueba de supresión con dosis altas de dexametasona mostrará a menudo la supresión de la producción de cortisol si la fuente de ACTH es la hipófisis, mientras que el cortisol permanecerá elevado en el caso de un tumor ectópico productor de ACTH (*v.* más adelante).

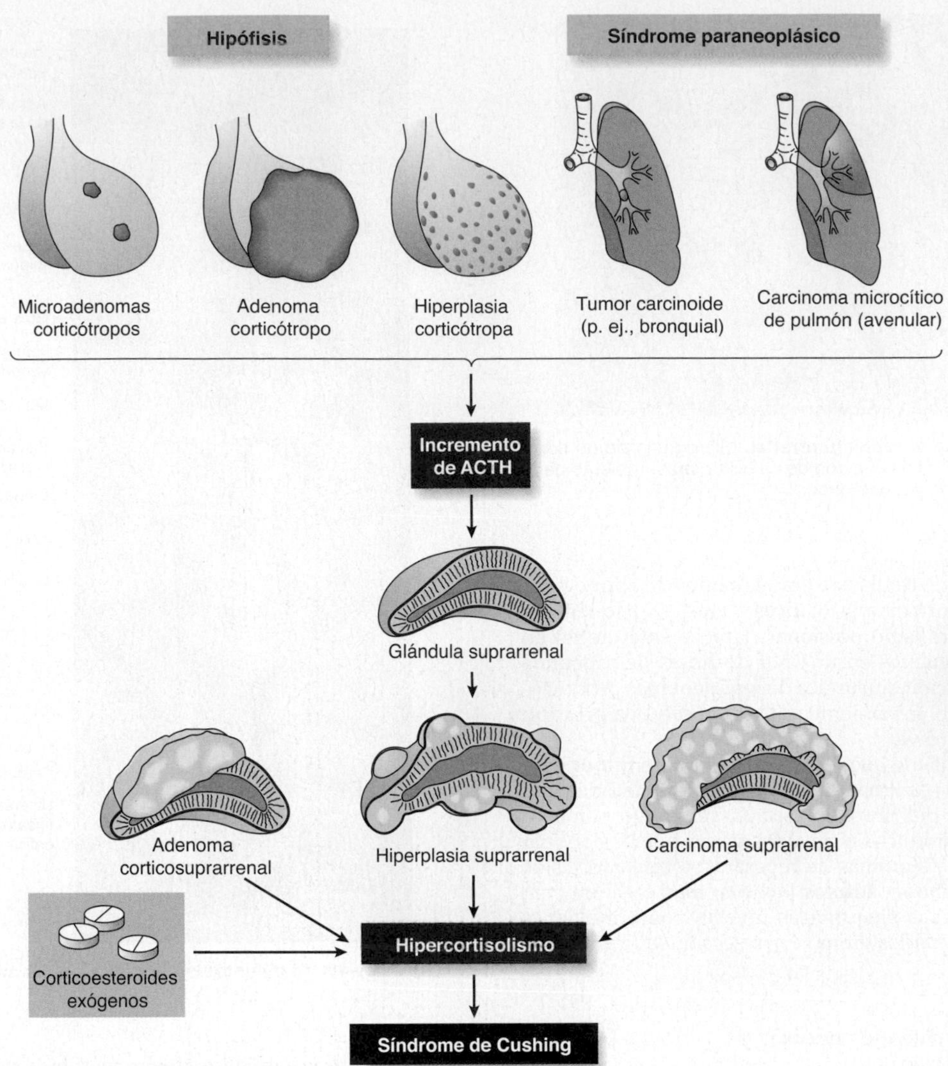

FIGURA 21-41. Mecanismos patógenos en el síndrome de Cushing. Los procesos dependientes de *ACTH* generan la llamada enfermedad de Cushing. *ACTH*, corticotropina.

Muchos tipos de tumores pueden producir corticotropina ectópica

La producción ectópica de ACTH en tumores distintos de los adenomas hipofisarios representa aproximadamente el 10% de los casos de síndrome de Cushing endógeno. La mayoría de los tumores que generan ACTH ectópica son intratorácicos. Los tumores neuroendocrinos pulmonares (carcinoma microcítico, tumores neuroendocrinos bronquiales) representan alrededor de la mitad de los casos, y los tumores neuroendocrinos del timo, aproximadamente el 10%. Alrededor del 20% son causados por tumores neuroendocrinos pancreáticos. En teoría, cualquier tejido con células neuroendocrinas tiene el potencial de convertirse en neoplásico y ser una fuente de ACTH ectópica. La extirpación quirúrgica de los tumores productores de ACTH suele ser curativa, pero pueden producirse recaídas si la resección es incompleta. A veces puede ser difícil localizar la fuente de ACTH ectópica.

Los tumores corticales suprarrenales secretores de cortisol pueden causar el síndrome de Cushing independiente de ACTH

Tanto los adenomas secretores de cortisol como los carcinomas de la corteza suprarrenal (CCS) son causas de producción autónoma de cortisol. En estas circunstancias, la ACTH es baja, mientras que las concentraciones de cortisol libre en orina y en plasma son elevadas. La dexametasona no suprime los adenomas y carcinomas productores de cortisol.

Aproximadamente la mitad de los adenomas de la corteza suprarrenal productores de cortisol están relacionados con mutaciones en *PRKACA*, que codifica una subunidad catalítica de la proteína cinasa A. A nivel macroscópico, estos tumores son de color marrón tostado, suelen tener menos de 5 cm de diámetro y son contiguos a la corteza suprarrenal adyacente, que a menudo es atrófica debido a las concentraciones séricas reducidas de ACTH. A nivel microscópico, se componen de células pálidas, ricas en lípidos, con núcleos uniformes y cromatina en «sal y pimienta», dispuestas en nidos, cordones y láminas sin características sugestivas de CCS (*v.* más adelante).

El CCS es una neoplasia maligna rara de las células de la corteza suprarrenal, con predilección por mujeres adultas. La mayoría de los pacientes (40-60%) presentan síntomas que pueden atribuirse a un exceso de hormonas, con mayor frecuencia cortisol y/o hormonas sexuales. Los casos restantes presentan síntomas relacionados con la presencia de una gran masa (30%) o se descubren incidentalmente mediante pruebas de imagen (15-20%).

Los CCS tienden a tener un tamaño considerable, habitualmente de más de 10 cm, y a menudo desplazan y/o invaden órganos adyacentes (páncreas, hígado, riñón). A nivel macroscópico, se aprecian como masas nodulares con morfología variable, con necrosis focal y hemorragia (fig. 21-42). A menudo están rodeadas por una gruesa cápsula fibrosa. A nivel microscópico, se componen de láminas o nidos

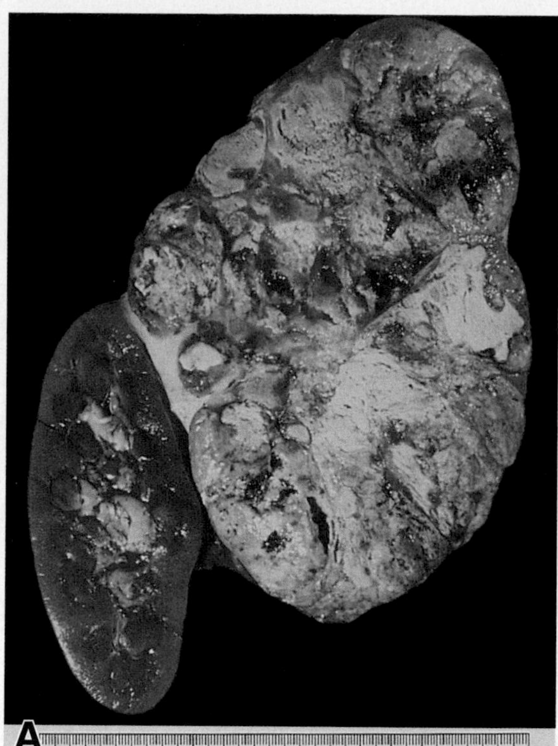

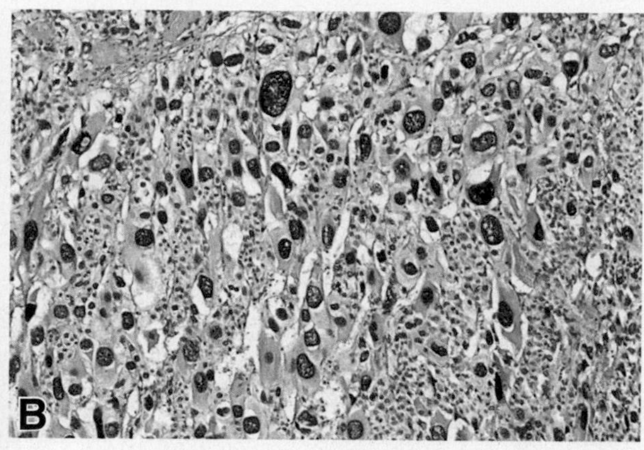

FIGURA 21-42. Carcinoma de la corteza suprarrenal. A. El corte de este tumor voluminoso revela una coloración que varía entre amarilla y parda, a la vez que regiones de necrosis y degeneración quística. **B.** Corte microscópico que revela anisocitosis y pleomorfismo nuclear acentuados.

de células muy atípicas que invaden la cápsula fibrosa, las estructuras vasculares y los órganos cercanos. El índice mitótico es superior a 5 por 50 campos microscópicos de gran aumento, y aquellos con más de 20 por 50 campos de gran aumento muestran un comportamiento más agresivo. Desde el punto de vista inmunohistoquímico, los CCS son positivos para inhibina, SF1, Melan-A, sinaptofisina A y calretinina. La cromogranina, las queratinas y el antígeno de membrana epitelial (AME) suelen ser negativos. Distinguir los CCS de los adenomas de la corteza suprarrenal es fundamental, ya que el pronóstico de los CCS es malo, con una supervivencia a 5 años de alrededor del 40%.

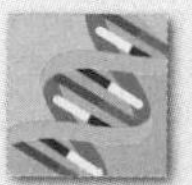

PATOGENIA MOLECULAR: la mayoría de los casos son esporádicos. Muestran una alta incidencia de mutaciones somáticas en *p53*, sobreexpresión de IGF-2 y defectos en la vía de señalización WNT. Los síndromes familiares asociados al CCS incluyen el síndrome de Li-Fraumeni (deficiencia de *p53*), que representa la mayoría de los casos de CCS en niños (80%), el síndrome de Lynch (defectos en la vía reparadora de errores de emparejamiento), NEM-1 y el síndrome de Carney (mutación activadora de *PRKAR1A*).

La hiperplasia suprarrenal micronodular bilateral de la corteza suprarrenal es una manifestación del síndrome de Carney

El **síndrome de Carney**, o **enfermedad corticosuprarrenal nodular pigmentada primaria**, es una causa poco frecuente de síndrome de Cushing independiente de ACTH. Suele observarse en niños o adultos jóvenes, que entre los 10 y los 20 años presentan mixomas cutáneos y/o auriculares (atriales), lentigos facial y labial, tumores de células de Sertoli calcificantes de células grandes, adenomas somatótropos hipofisarios y múltiples nódulos tiroideos. Las glándulas suprarrenales contienen nódulos pequeños, marrones o negros, de hasta 0.5 cm, con grandes células eosinófilas repletas de gránulos de lipofuscina (enfermedad corticosuprarrenal nodular pigmentada primaria). El complejo/síndrome de Carney se debe a mutaciones activadoras en el gen supresor tumoral PRKAR1A, que codifica una subunidad reguladora de la proteína cinasa A, lo que conduce a una producción autónoma de cortisol.

Exceso de hormonas sexuales suprarrenales

La hiperplasia suprarrenal congénita es la causa más frecuente de producción excesiva de hormonas sexuales en la infancia

La HSC (hiperplasia suprarrenal congénita) es un estado de deficiencia hormonal corticosuprarrenal diferencial *y* de exceso hormonal causado por anomalías genéticas en las vías normales de biosíntesis de esteroides. La incidencia de HSC varía entre 1 de cada 10 000 personas caucásicas y 1 de cada 500 esquimales de Alaska.

La gran mayoría de los casos (90-95%) están relacionados con mutaciones en *CYP21A2* que dan lugar a una **deficiencia de 21-hidroxilasa**. Esta enzima normalmente convierte la 17-hidroxiprogesterona en 11-deoxicortisol, un precursor del cortisol. También cataliza la conversión de progesterona en 11-deoxicorticosterona, un precursor de la aldosterona. Así pues, una actividad deficiente de 21-hidroxilasa conduce a la acumulación tanto de 17-hidroxiprogesterona como de progesterona, que se desvían hacia una vía de síntesis de andrógenos que produce androstenediona y testosterona. Las deficiencias resultantes de cortisol y aldosterona provocan síntomas de insuficiencia suprarrenal (enfermedad de Addison; *v.* más adelante) e hiperplasia suprarrenal compensatoria debida a la estimulación persistente por ACTH.

Además de causar concentraciones reducidas de cortisol y aldosterona, la pérdida completa de la actividad de la 21-hidroxilasa conduce a una producción excesiva de andrógenos. El fenotipo resultante, conocido como **HSC con pérdida de sal**, se caracteriza por genitales ambiguos (clitoromegalia, fusión labial) en neonatos de sexo femenino (fig. 21-43A), así como hiponatremia, hiperpotasemia e hipoglucemia potencialmente mortales (crisis addisoniana [insuficiencia suprarrenal aguda]; *v.* más adelante), que pueden ser rápidamente mortales si no se tratan. Los neonatos de sexo masculino con HSC con pérdida de sal muestran una anatomía genital normal, pero desarrollan anomalías electrolíticas graves.

Una deficiencia no completa de 21-hidroxilasa, con una actividad residual ~2% de lo normal, produce un fenotipo menos grave, conocido como **HSC de tipo virilizante simple**, en la que los neonatos de sexo femenino pueden mostrar genitales ambiguos, pero sin anomalías electrolíticas. Los genitales externos femeninos no son necesariamente anómalos al nacer, pero las niñas pueden desarrollar un síndrome de exceso de andrógenos, con agrandamiento

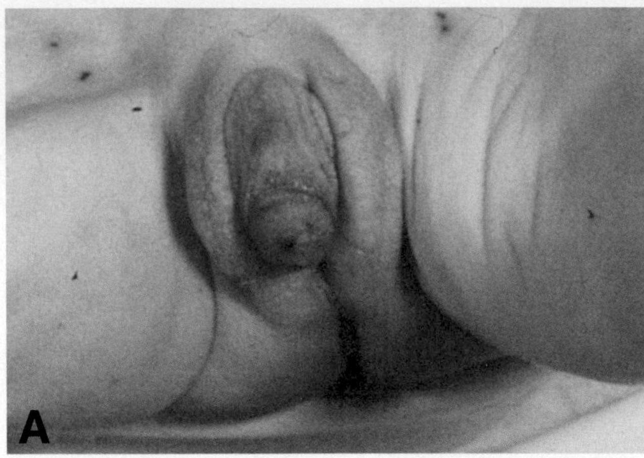

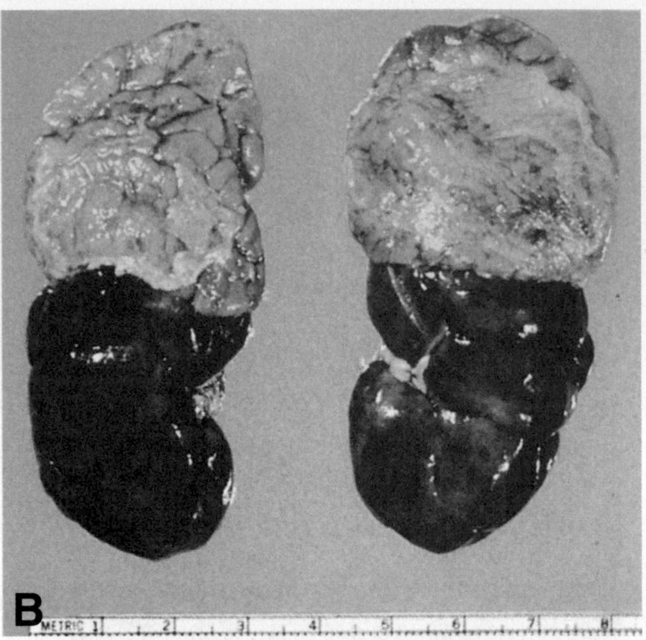

FIGURA 21-43. Hiperplasia suprarrenal congénita. A. Recién nacida con virilización intensa, que muestra hipertrofia del clítoris y fusión parcial de los pliegues labioescrotales. **B.** Glándulas suprarrenales con aumento significativo del volumen de un niño de 7 semanas de edad, quien murió por un cuadro grave de hiperplasia suprarrenal congénita perdedora de sales.

del clítoris y crecimiento de vello púbico. Los niños pueden presentar sexualidad precoz. Con el tiempo, las elevadas concentraciones de andrógenos suprarrenales provocan el cierre prematuro de las epífisis y baja estatura. Las mujeres adultas con HSC tienden a ser estériles, porque las concentraciones elevadas de andrógenos y progestágenos interfieren con el eje hipotálamo-hipófiso-gonadal, alteran el ciclo menstrual e inhiben la ovulación. Los hombres con HSC pueden ser fértiles, pero algunos presentan azoospermia.

En la **HSC de tipo no clásico**, los pacientes no presentan virilización al nacer ni muestran signos de deficiencia de cortisol o aldosterona. En cambio, en la adolescencia o en la edad adulta presentan virilización durante la pubertad. Las mujeres pueden presentar hirsutismo, irregularidades menstruales y síndrome de poliquistosis ovárica. Los hombres con HSC de tipo no clásico de tipo no clásico pueden ser clínicamente normales, pero presentar anomalías en la espermatogenia. Muchos casos en hombres pueden no estar diagnosticados.

ANATOMOPATOLOGÍA: se produce un agrandamiento de las glándulas suprarrenales, con un peso que puede alcanzar los 30 g (fig. 21-43B). A nivel macroscópico, son blandas, de color café claro a marrón, y están difusamente agrandadas o de apariencia nodular. La corteza muestra un ensanchamiento entre la médula y la zona glomerulosa. La zona hiperplásica está repleta de células eosinófilas compactas y granulares. En la mayoría de los casos, la zona glomerulosa también muestra hiperplasia, sin embargo, no en la misma medida que la que se observa en las otras zonas, especialmente la zona fasciculada secundaria a la estimulación con ACTH. Los tejidos o nódulos suprarrenales ectópicos, si están presentes, pueden ser también hiperplásicos y, si la estimulación persiste, pueden desarrollarse adenomas.

El tratamiento de la HSC clásica incluye la administración de suplementos de glucocorticoides y mineralocorticoides para suprimir la ACTH y normalizar la función de las hormonas esteroideas. Puede realizarse cirugía reconstructiva en las mujeres virilizadas. El tratamiento de la HSC de tipo no clásico incluye glucocorticoides para reducir la hiperplasia y mitigar la hiperproducción de andrógenos o mineralocorticoides.

Un pequeño número de casos de HSC (5 %) está causado por la **deficiencia AR de 11α-hidroxilasa**. Se trata de una afección inusual en la población general, pero es la causa más común de HSC entre los judíos de ascendencia iraní o marroquí en Israel. La 11β-hidroxilasa cataliza la hidroxilación terminal del cortisol en su ruta de biosíntesis. Una actividad deficiente provoca la acumulación de 11-deoxicortisol y 17-hidroxiprogesterona, esta última con efectos virilizantes similares a los observados en la deficiencia de 21-hidroxilasa. Las concentraciones elevadas de 11-deoxicortisol, un mineralocorticoide débil, pueden causar retención de sodio e hipertensión que, en caso de estar presentes, ayudan a distinguir la 11β-hidroxilasa de la deficiencia de 21-hidroxilasa. Sin embargo, estos pacientes también pueden presentar síntomas de deficiencia de cortisol (enfermedad de Addison, más adelante).

Las formas raras de HSC se deben a deficiencias genéticas en enzimas de las vías de biosíntesis de esteroides corticosuprarrenales (17-α hidroxilasa, 3β hidroxiesteroide deshidrogenasa, P450 oxidorreductasa y aldosterona sintasa, entre otras). Esto conduce a diversos tipos de anomalías electrolíticas y anomalías de los órganos sexuales en función de la rama particular de la vía de biosíntesis de esteroides que esté afectada. El tratamiento consiste en el reemplazo de glucocorticoides de por vida para prevenir la insuficiencia suprarrenal.

Las neoplasias suprarrenales secretoras de hormonas sexuales incluyen adenomas y carcinomas de la corteza suprarrenal

Las neoplasias suprarrenales rara vez producen hormonas sexuales. El tipo de hormona sexual producida determina el cuadro clínico. Los tumores productores de andrógenos pueden provocar síntomas virilizantes en las mujeres; los tumores productores estrógenos pueden provocar ginecomastia y esterilidad en los hombres. En ocasiones infrecuentes, los tumores pueden producir tanto estrógenos como andrógenos. En general, los tumores suprarrenales productores de hormonas sexuales tienen más probabilidades de ser CCS que adenomas de la corteza suprarrenal. Los CCS suelen aparecer más tarde en la vida, a menos que exista una predisposición genética. Tienen mal pronóstico (*v.* anteriormente).

INSUFICIENCIA HORMONAL CORTICOSUPRARRENAL

La enfermedad de Addison también se conoce como insuficiencia suprarrenal primaria

Cuando Addison describió la insuficiencia suprarrenal primaria en 1855, la causa más frecuente del síndrome era la tuberculosis que afectaba las glándulas suprarrenales. En todo el mundo, la tuberculosis sigue siendo una causa frecuente de insuficiencia suprarrenal crónica, pero en las sociedades occidentales, la autoinmunidad es responsable de hasta el 90% de los casos, algunos de los cuales pueden estar relacionados con síndromes autoinmunitarios poliglandulares (*v.* más adelante).

Otras causas de destrucción suprarrenal son el carcinoma metastásico, la amiloidosis, la hemorragia, la sarcoidosis y las infecciones (bacterianas, fúngicas, micobacterianas). En la enfermedad de Addison idiopática, se detecta con frecuencia el defecto bioquímico de la adrenoleucodistrofia (*v.* cap. 26). En ocasiones infrecuentes, la insuficiencia suprarrenal se debe a una hipoplasia suprarrenal congénita (*v.* anteriormente) o a una deficiencia familiar de glucocorticoides (receptor de ACTH defectuoso).

La enfermedad de Addison se clasifica en primaria, secundaria, terciaria o yatrógena. La primaria está relacionada con una función insuficiente de la glándula suprarrenal, como se observa en etiologías autoinmunitarias, infecciosas, genéticas, isquémicas o traumáticas. La enfermedad secundaria se debe a una producción insuficiente de ACTH por parte de la hipófisis. La enfermedad terciaria está causada por una disfunción hipotalámica que desencadena una disminución de la producción de CRH, y la enfermedad yatrógena se debe a la retirada brusca del tratamiento crónico con corticoesteroides.

La enfermedad de Addison puede desarrollarse de forma aguda (conocida como insuficiencia suprarrenal aguda o crisis addisoniana) o de forma más gradual y persistente (insuficiencia suprarrenal crónica), en función de la naturaleza y gravedad de la etiología. Las infecciones y los episodios vasculares, por ejemplo, pueden causar crisis suprarrenales agudas.

La insuficiencia suprarrenal aguda es un fallo repentino de la función suprarrenal

Los signos y síntomas de la crisis suprarrenal incluyen hipotensión profunda y choque, náusea/vómito, debilidad, dolor abdominal, confusión mental, letargo y, en última instancia, coma y muerte en un breve espacio de tiempo.

Las crisis suprarrenales se producen en tres contextos:

- Retirada brusca del tratamiento con corticoesteroides en pacientes con atrofia suprarrenal por la administración prolongada de dichos fármacos. La administración crónica de corticoesteroides provoca atrofia de las glándulas suprarrenales. Una vez atrofiadas, son incapaces de producir las concentraciones adecuadas de hormonas esteroideas ante la retirada brusca de los corticoesteroides exógenos. Esta es la causa más frecuente de insuficiencia suprarrenal aguda.
- El estrés causado por una infección o una intervención quirúrgica puede precipitar un empeoramiento repentino y devastador de la insuficiencia suprarrenal crónica, sobre todo si el aporte vascular suprarrenal está comprometido o la corteza suprarrenal ha resultado dañada por un traumatismo.
- El **síndrome de Waterhouse-Friderichsen** (insuficiencia suprarrenal aguda con meningococcemia) es un infarto agudo, bilateral y hemorrágico de la corteza suprarrenal. Suele producirse como complicación de una septicemia meningocócica o por *Pseudomonas* (*v.* cap. 7). Se cree que la hemorragia suprarrenal en estas circunstancias es una manifestación local de una reacción de Shwartzman generalizada con coagulación intravascular diseminada. La insuficiencia suprarrenal aguda debida a hemorragia suprarrenal también se observa en neonatos sometidos a traumatismo al nacer. Los pacientes con hemorragia suprarrenal aguda pueden presentar choque, dolor abdominal/del flanco, fiebre, desorientación y dolor a la palpación abdominal con rigidez.

La insuficiencia suprarrenal aguda es casi siempre mortal a menos que se diagnostique rápidamente y se administre tratamiento inmediato e intensivo con corticoesteroides y medidas de apoyo.

La insuficiencia suprarrenal crónica incluye causas primarias (autoinmunitarias) y secundarias

La insuficiencia suprarrenal crónica se desarrolla más lentamente que la crisis suprarrenal. Los pacientes pueden presentar pérdida de peso, fatiga profunda, dolor abdominal con náusea, hipoglucemia y dolor musculoesquelético. En la insuficiencia suprarrenal primaria crónica, las concentraciones de ACTH y POMC son elevadas debido a la falta de retroalimentación de hormonas esteroideas en el hipotálamo y la hipófisis. Así pues, los pacientes con insuficiencia suprarrenal primaria, pero no secundaria o terciaria, pueden presentar hiperpigmentación cutánea. Los pacientes con insuficiencia suprarrenal primaria también desarrollan hipotensión postural, hiponatremia, hiperpotasemia y «ansia de sal» debido a la deficiencia de mineralocorticoides. Los pacientes con insuficiencia suprarrenal secundaria y terciaria no muestran estos signos, ya que su producción de mineralocorticoides es correcta. Puede alcanzarse una esperanza de vida normal con un tratamiento de reemplazo con glucocorticoides y mineralocorticoides.

La enfermedad de Addison autoinmunitaria primaria está provocada por autoanticuerpos contra antígenos suprarrenales

La causa más frecuente de insuficiencia suprarrenal primaria en Estados Unidos y otros países occidentales es la enfermedad de Addison autoinmunitaria, que representa hasta el 90% de los casos. La enfermedad de Addison autoinmunitaria primaria es infrecuente (~14 casos por 100000). Está causada por autoanticuerpos antisuprarrenales (normalmente contra la 21-hidroxilasa), que promueven la destrucción suprarrenal inmunomediada.

La enfermedad suele desarrollarse en mujeres de mediana edad y está asociada a otras afecciones autoinmunitarias, como enfermedad tiroidea autoinmunitaria, diabetes mellitus de tipo 1 e hipoparatiroidismo en ~50% de los casos. Se observa una predisposición genética a la enfermedad de Addison autoinmunitaria primaria en pacientes con síndrome autoinmunitario poliglandular, predominantemente de tipo II (*v.* más adelante).

La enfermedad de Addison autoinmunitaria primaria se desarrolla de forma gradual y suele afectar la producción de mineralocorticoides (zona glomerulosa) antes que la de cortisol (zona fasciculada). Los datos de daño hístico e infiltrado linfoide se acumulan en las zonas respectivas antes de la aparición de los síntomas. A medida que el daño tisular de la corteza progresa, puede producirse un aumento compensatorio de las concentraciones de renina y ACTH, seguido de características clínicas de insuficiencia suprarrenal y pigmentación anómala de piel y mucosas. Antes de que la insuficiencia suprarrenal crónica se vuelva sintomática, debe haber destrucción del 90% de la glándula suprarrenal. El diagnóstico de la enfermedad de Addison autoinmunitaria primaria se realiza mediante la documentación de concentraciones anómalas de cortisol en sangre tras la estimulación con ACTH y la identificación autoanticuerpos antisuprarrenales.

La enfermedad de Addison autoinmunitaria hace que las glándulas suprarrenales se empalidezcan, se encojan y se vuelvan irregulares, con un peso de 2 g a 3 g o menos. La médula está intacta, pero rodeada de tejido fibroso que solo contiene pequeños islotes de células corticales atróficas. En función del estadio de la enfermedad, pueden observarse infiltrados linfáticos de intensidad variable, principalmente de linfocitos T.

El tratamiento principal de la enfermedad de Addison autoinmunitaria primaria es el reemplazo de glucocorticoides y mineralocorticoides. Los pacientes tienen un pronóstico excelente y una esperanza de vida normal.

El síndrome autoinmunitario poliglandular también causa insuficiencia suprarrenal

La mitad de los pacientes con insuficiencia suprarrenal autoinmunitaria desarrollan otras enfermedades endocrinas autoinmunitarias. Estas se agrupan en dos síndromes poliglandulares.

El **síndrome autoinmunitario poliglandular de tipo I**, o **síndrome de candidiasis-hipoparatiroidismo-enfermedad de Addison**, es una enfermedad AR infrecuente con un ligero predominio femenino. Se observa en niños mayores y adolescentes. Además de la insuficiencia suprarrenal, la mayoría de los pacientes (60%) presentan hipoparatiroidismo y candidiasis mucocutánea crónica. La diabetes de tipo 1 es frecuente. También son frecuentes la insuficiencia ovárica prematura, el hipotiroidismo, la esterilidad, los síndromes de malabsorción, la anemia perniciosa, la hepatitis crónica, la alopecia total y el vitíligo.

La enfermedad poliglandular de tipo I es frecuente entre los finlandeses y los judíos iraníes. El gen afectado es *AIRE* (regulador autoinmunitario; *v.* cap. 30, en línea) en el cromosoma 21q22. Este gen se expresa en el timo, los nódulos linfáticos y el hígado fetal. Codifica una proteína implicada en la selección negativa de los linfocitos T de autorreconocimiento y, por tanto, desempeña un papel importante en la maduración del sistema inmunitario y la tolerancia inmunitaria. Al igual que la forma común de la enfermedad de Addison autoinmunitaria, en el suero de los pacientes con enfermedad poliglandular de tipo I se reconocen autoantígenos esteroidógenos y otros objetivos.

El **síndrome autoinmunitario poliglandular de tipo II (síndrome de Schmidt)** es más frecuente que el de tipo I y siempre incluye insuficiencia suprarrenal. Las mujeres se ven afectadas con el doble de frecuencia que los hombres. El trastorno suele presentarse en adultos jóvenes de 20 a 40 años. La mitad de los casos son familiares, pero se conocen varios modos de herencia. En más de dos terceras partes de los casos se produce HTA y, en ocasiones, enfermedad de Graves. Son frecuentes la diabetes mellitus de tipo 1 y la insuficiencia ovárica prematura.

La insuficiencia suprarrenal secundaria se debe a un fallo hipofisario

La insuficiencia secundaria de la hipófisis puede deberse a tumores hipofisarios, craneofaringioma, síndrome de silla vacía e infarto hipofisario. Los traumatismos, la cirugía y la radioterapia también pueden causar pérdida de la función hipofisaria. La deficiencia aislada de ACTH se asocia a menudo con endocrinopatías autoinmunitarias.

Insuficiencia suprarrenal terciaria

Cualquier trastorno que interfiera en la secreción de CRH por el hipotálamo (p. ej., tumores, sarcoidosis) puede provocar una secreción inadecuada de ACTH y, por tanto, insuficiencia suprarrenal. El hecho de que los pacientes puedan secretar glucocorticoides en respuesta a la ACTH la distingue de la insuficiencia suprarrenal primaria. Las anomalías pigmentarias y electrolíticas suelen estar ausentes en la insuficiencia suprarrenal secundaria porque estos procesos no están regulados por la ACTH.

TUMORES CORTICOSUPRARRENALES DIVERSOS

Los adenomas de la corteza suprarrenal no funcionales se encuentran hasta en un 10% de las autopsias de adultos y no tienen importancia clínica. La progresión a CCS es muy infrecuente. Los adenomas no funcionales son macroscópica y microscópicamente idénticos a sus homólogos funcionales, y a menudo se extirpan tras su detección incidental por pruebas de imagen para otras indicaciones.

Los **mielolipomas suprarrenales** son mezclas de tejido adiposo maduro y médula hematopoyética funcional. Son neoplasias benignas que pueden llamar la atención clínica al causar síntomas debido al efecto de masa.

Los **quistes suprarrenales** son poco frecuentes. La mayoría son, en realidad, seudoquistes derivados de la degeneración de tumores suprarrenales benignos o de la resolución de hemorragias. En algunos casos, representan restos de una lesión vascular subyacente.

Los **cánceres metastásicos** en las glándulas suprarrenales suelen originarse en los pulmones o las mamas, o pueden ser melanomas malignos. La glándula suprarrenal es el cuarto lugar más frecuente de enfermedad metastásica después del pulmón, el hueso y el hígado. Las glándulas pueden presentar agrandamiento unilateral o bilateral, y pesar hasta 20 g a 45 g. Son reemplazadas en gran parte por cáncer, a menudo con necrosis y hemorragia asociadas (fig. 21-44). Suele quedar suficiente corteza suprarrenal funcional para que no se desarrolle la enfermedad de Addison, al menos en vista de la limitada supervivencia de muchos de estos pacientes.

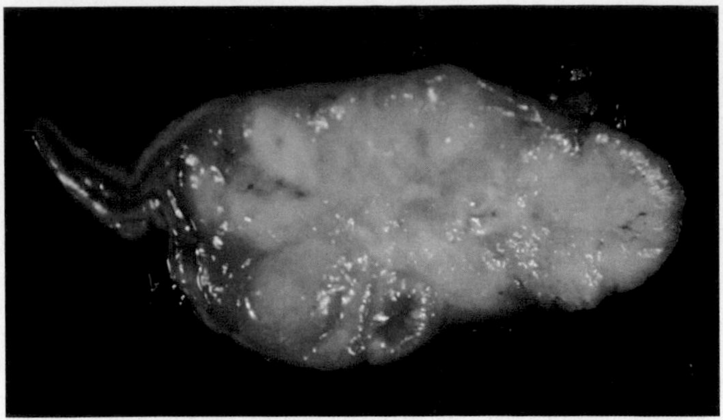

FIGURA 21-44. Carcinoma metastásico en la glándula suprarrenal. En el carcinoma metastásico de la glándula suprarrenal suele observarse una lesión infiltrante de color amarillo claro.

Médula suprarrenal y paraganglios

LOS PARAGANGLIOS PUEDEN SER SIMPÁTICOS O PARASIMPÁTICOS Y ESTÁN MUY INTEGRADOS CON EL SISTEMA NERVIOSO

Las glándulas suprarrenales y los paraganglios son órganos neuroendocrinos que comparten un origen en la cresta neural. En términos generales, los paraganglios pueden dividirse en simpáticos (células cromafines) o parasimpáticos (células glómicas). En sentido estricto, la médula suprarrenal es un paraganglio simpático rodeado de una corteza suprarrenal. Los paraganglios simpáticos extrasuprarrenales se distribuyen lateralmente (y, en ocasiones, anteriormente) hacia la columna vertebral en estrecha asociación con los ganglios simpáticos. Los paraganglios parasimpáticos de la cabeza y el cuello están asociados a los nervios principales (nervios vago e hipogloso) y comprenden paraganglios con una anatomía distinta, incluidos los cuerpos carotídeo, aórtico y yugular.

Los **paraganglios simpáticos** (incluida la médula suprarrenal) están compuestos por células **cromafines**, que secretan catecolaminas (principalmente adrenalina y noradrenalina) en momentos de estrés físico, fisiológico o emocional. La médula suprarrenal representa el 10% del volumen de la glándula suprarrenal. Es el mayor agregado de células cromafines en adultos y el lugar más frecuente de tumores de los paraganglios simpáticos (feocromocitomas). Los paraganglios simpáticos extrasuprarrenales se vuelven atróficos en la edad adulta y son difíciles de localizar, aunque aún pueden dar lugar a tumores de origen paraganglionar simpático (feocromocitomas extrasuprarrenales). En la vida fetal, un paraganglio simpático extrasuprarrenal, conocido como **órgano de Zuckerkandl** (situado cerca del origen de la arteria mesentérica inferior), es considerablemente mayor que en los adultos y sirve como fuente principal de catecolaminas en la vida fetal.

A nivel microscópico, los paraganglios simpáticos están compuestos por células cromafines dispuestas en pequeños nidos (patrón de «Zellballen»). Las células cromafines tienen forma poliédrica, citoplasma anfífilo pálido y núcleos vesiculares pequeños y redondos. Alrededor de cada nido de células cromafines hay una red fibrovascular (red de sostén) que proporciona un rico suministro vascular y una estructura de soporte. Las células cromafines están llenas de numerosos gránulos electrodensos (100-300 nm) que contienen catecolamina, parecidos a los de las terminaciones nerviosas simpáticas. La adrenalina representa el 85% del contenido de estos gránulos, y el resto son noradrenalina y hormonas no catecolamínicas. Las catecolaminas almacenadas se secretan tras la estimulación simpática como respuesta al estrés (ejercicio, frío, ayuno, traumatismo) o a la excitación emocional que acompaña al miedo y la ira.

La médula suprarrenal está irrigada por sistema portal arteriovenoso que se originan en la zona reticular de la corteza. La mayor parte del suministro de sangre a las células con actividad hormonal de la médula procede del sistema venoso porta. Los paraganglios están inervados por neuronas colinérgicas preganglionares simpáticas, que hacen sinapsis directa en los paraganglios simpáticos para estimular la liberación de catecolaminas.

Los **paraganglios parasimpáticos** de la cabeza y el cuello se denominan según su localización anatómica o asociación. Por ejemplo, los cuerpos carotídeos son los principales paraganglios parasimpáticos situados en la bifurcación de cada arteria carótida común. Desempeñan un papel importante en la detección de la presión baja de oxígeno y/o el dióxido de carbono alto en la sangre, y transmiten señales para aumentar la frecuencia cardíaca y la ventilación. En general, ni los paraganglios parasimpáticos ni los tumores que se originan en estos presentan actividad hormonal. A nivel histológico, los paraganglios parasimpáticos se componen de nidos de células principales con citoplasma pálido y núcleos vesiculares pequeños. También poseen una red de sostén, similar a la de los paraganglios simpáticos.

EL FEOCROMOCITOMA ES UN TUMOR DE LAS CÉLULAS CROMAFINES

Si la célula de origen está en la médula suprarrenal el tumor se conoce como feocromocitoma; si la célula de origen procede de un paraganglio simpático extrasuprarrenal, el tumor se conoce como paraganglioma simpático extrasuprarrenal o feocromocitoma extrasuprarrenal.

Los feocromocitomas son tumores poco frecuentes, con una distribución por sexos muy parecida. Suelen aparecer en la cuarta y quinta décadas de la vida, aunque también aparecen a edades más tempranas como componente de diversos síndromes hereditarios (*v.* más adelante). Los feocromocitomas generan, de forma episódica o continua, catecolaminas (sobre todo adrenalina), que provocan hipertensión grave. Normalmente, la liberación episódica de catecolaminas da lugar a paroxismos o crisis, que pueden durar varias horas, con cefalea pulsátil intensa, sudoración, palpitaciones, taquicardia, dolor abdominal y vómito. La presión arterial puede aumentar hasta un grado extremo.

Actividades que ejercen presión sobre el tumor, como el ejercicio, levantar peso, agacharse o la palpación abdominal enérgica, pueden desencadenar los paroxismos. Durante un paroxismo pueden aparecer reacciones de ansiedad, pero no son un factor desencadenante. Puede producirse hipotensión ortostática debido a la disminución del volumen plasmático y a una deficiencia del tono postural. El aumento del metabolismo basal, la sudoración, la intolerancia al calor y la pérdida de peso pueden simular un hipertiroidismo. Puede producirse angina e infarto de miocardio debido a una estimulación excesiva de las vías β-adrenérgicas en ausencia de enfermedad arterial coronaria.

Las complicaciones cardíacas también incluyen necrosis de las bandas de contracción y características que recuerdan a la miocardiopatía de Takotsubo (*v.* cap. 11), causada por concentraciones elevadas de catecolaminas (miocardiopatía catecolamínica) y sobrecarga de calcio en los cardiomiocitos.

Los feocromocitomas son, en su mayoría, esporádicos, pero hasta un 30% se desarrollan en pacientes con síndromes hereditarios. Por tanto, el estudio minucioso de los pacientes con estos tumores puede incluir pruebas genéticas y de detección sistemática en los familiares en busca de los síndromes más comunes asociados al feocromocitoma familiar. Estos incluyen el síndrome de Von Hippel-Lindau (gen *VHL*), NEM tipos 2A o 2B (gen *RET*), paraganglioma-feocromocitoma familiar (mutaciones en los genes *SDHB*, *SDHC* y *SDHD*, que codifican subunidades de la succinato deshidrogenasa) y neurofibromatosis de tipo 1 (mutación del gen *NF1*) (tabla 21-5).

TABLA 21-5
SÍNDROMES MÁS FRECUENTES CON PARAGANGLIOMA/FEOCROMOCITOMA

Síndrome	Gen	Herencia	Manifestaciones
Von Hippel-Lindau	*BVS*	Autosómica dominante	Feocromocitoma Paraganglioma Hemangioblastoma Carcinoma de células renales claras Tumores neuroendocrinos pancreáticos
Neoplasia neuroendocrina múltiple de tipo 2a	Con mayor frecuencia, *RET* (C634R)	Autosómica dominante	Feocromocitoma Paraganglioma Carcinoma medular de tiroides Hiperplasia paratiroidea
Neoplasia neuroendocrina múltiple de tipo 2b	Con mayor frecuencia, *RET* (M918T)	Autosómica dominante	Feocromocitoma Paraganglioma Carcinoma medular de tiroides Hábito marfanoide, neuromas mucosos Ganglioneuromas intestinales
Neoplasia neuroendocrina múltiple de tipo 4	*CDKN1B*	Autosómica dominante	Adenomas hipofisarios (con mayor frecuencia, somatótropos) Tumores neuroendocrinos pancreáticos y duodenales Adenomas paratiroideos
Neurofibromatosis de tipo 1	*NF1*	Autosómica dominante	Feocromocitoma Neurofibromas, manchas café con leche Tumor neuroendocrino pancreático (somatostatinoma) Tumores del estroma gastrointestinal (GIST)
Síndrome paraganglioma-feocromocitoma	*SDHB, SDHC, SDHD*	Autosómica dominante	Paraganglioma simpático (suprarrenal y extrarrenal)
Tríada de Carney	*SDHC*	Esporádico	Paraganglioma Tumores del estroma gastrointestinal Condroma pulmonar

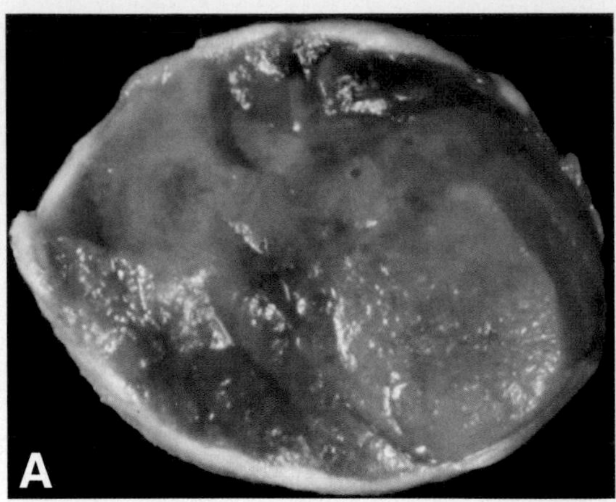

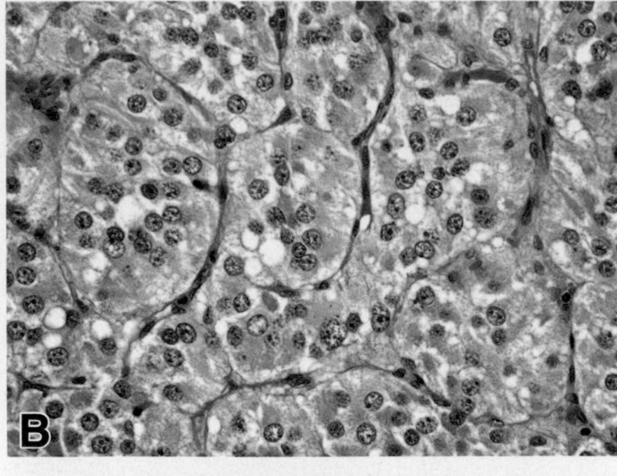

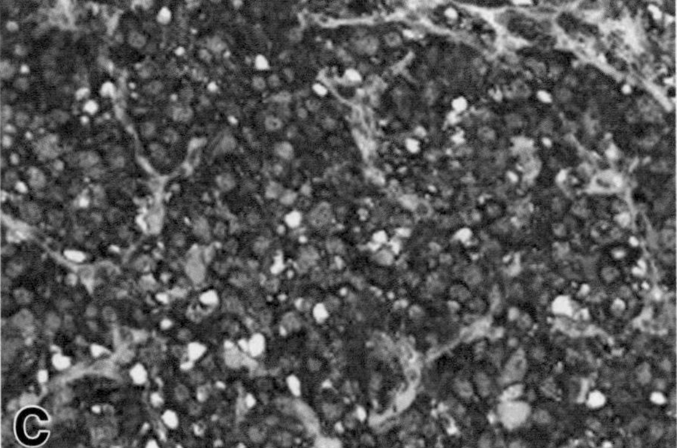

FIGURA 21-45. Feocromocitoma. A. Superficie de corte de un tumor suprarrenal de un paciente con hipertensión episódica, que muestra coloración rojo-parduzca y un área prominente de fibrosis. Son evidentes los focos de hemorragia y de degeneración quística. **B.** Micrografía del tumor, que muestra células tumorales poliédricas con citoplasma abundante con gránulos finos. Obsérvense los núcleos hipercrómicos con aumento de tamaño. **C.** Muchas de las células tumorales son positivas a la tinción inmunohistoquímica para cromogranina A, un marcador de diferenciación neuroendocrina.

ANATOMOPATOLOGÍA: en los feocromocitomas esporádicos, el 80% de los tumores son unilaterales, el 10% son bilaterales y el 10% aparecen en localizaciones extrasuprarrenales como paragangliomas simpáticos; el 10% son malignos y el 10% aparecen en niños. Los tumores que aparecen en el contexto de síndromes NEM suelen ser bilaterales. Pueden convertirse en grandes masas de más de 2 kg, pero la mayoría tienen de 5 cm a 6 cm de diámetro y pesan de 80 g a 100 g.

En general, los feocromocitomas tienden a ser encapsulados, esponjosos y rojizos, con cicatrices centrales prominentes y focos de hemorragia y degeneración quística (fig. 21-45A). Su histología es muy variable. Suelen componerse de nidos circunscritos (**patrón de «Zellballen»**) de células neoplásicas poliédricas a fusiformes que contienen citoplasma granular, anfófilo o basófilo, y núcleos vesiculares (fig. 21-45B). Son frecuentes los glóbulos citoplasmáticos eosinófilos. El pleomorfismo celular puede ser prominente, incluidas células gigantes tumorales multinucleadas. Estos tumores son muy vasculares, con gran cantidad de capilares que forman una red de sostén. La microscopía electrónica muestra gránulos densos con núcleo unido a la membrana que contienen catecolaminas almacenadas. Las inmunotinciones muestran una fuerte y difusa positividad para la cromogranina A en las células cromafines neoplásicas y una fuerte positividad para S100 en las células de sostén (fig. 21-45C).

De los feocromocitomas suprarrenales, entre el 5% y el 10% son malignos, y con mayor frecuencia se relacionan con mutaciones de *SDHB*. La malignidad en los feocromocitomas se define por su comportamiento metastásico y no por su histología. Tanto los feocromocitomas benignos como los malignos pueden mostrar mitosis, pleomorfismo celular, invasión capsular o vascular y necrosis. Los tumores malignos se diseminan con mayor frecuencia a nódulos linfáticos regionales, hueso, pulmón e hígado. La supervivencia a 5 años de los tumores metastásicos es de alrededor del 50%.

El diagnóstico del feocromocitoma incluye una evaluación bioquímica y radiológica. El aumento de las concentraciones de metabolitos de catecolaminas en orina, en particular el ácido vanililmandélico (AVM), la metanefrina y las catecolaminas no conjugadas, ayudan a confirmar la presencia de un feocromocitoma. Los pruebas de imagen, incluidas las realizadas con yodo-metayodobencilguanidina, un análogo de la guanetidina que identifica varios tumores neuroendocrinos, pueden ser útiles para localizar los tumores una vez identificados bioquímicamente. La extirpación quirúrgica completa es curativa y a menudo se utilizan bloqueadores β-adrenérgicos para controlar las crisis hipertensivas.

Los **paragangliomas simpáticos extrasuprarrenales** pueden surgir en los paraganglios de cualquier localización fuera de la glándula suprarrenal, con mayor frecuencia (85% de los casos) por debajo del diafragma, cerca de la glándula suprarrenal o del órgano de Zuckerkandl. Su incidencia es aproximadamente una décima parte de la de los feocromocitomas. Son más frecuentes en adultos de mediana edad. Al igual que los feocromocitomas, una proporción significativa aparece en síndromes familiares (*v.* anteriormente). Desde el punto de vista clínico, pueden producir catecolaminas y causar síntomas idénticos a los del feocromocitoma intrasuprarrenal. Las características histológicas, inmunohistoquímicas y diagnósticas también son idénticas a las descritas para el feocromocitoma. La resección completa es curativa.

LOS PARAGANGLIOMAS DE CABEZA Y CUELLO SON PARASIMPÁTICOS

Los paragangliomas (parasimpáticos) de cabeza y cuello (PGCC) suelen originarse en el cuerpo carotídeo o yugular. Estos tumores suelen aparecer en mujeres adultas, sobre todo en regiones en las que la presión parcial de oxígeno es baja (p. ej., a gran altitud). La mayoría no son funcionales, pero en raras ocasiones (<5%) pueden generar catecolaminas. Los PGCC tienen un fuerte componente hereditario. Una gran mayoría (80 %) están ligados a mutaciones en *SDHD*, que puede ser de línea germinal en los casos familiares y estar relacionado con el síndrome de paraganglioma-feocromocitoma familiar (tabla 21-5). A nivel macroscópico, los PGCC están bien circunscritos y tienen una consistencia gomosa. En ocasiones, pueden infiltrar los tejidos circundantes. A nivel histológico, se observa un patrón de crecimiento de las células principales en patrón de «Zellballen», con una red celular de sostén acompañante. Desde el punto de vista inmunohistoquímico, los marcadores neuroendocrinos (sinaptofisina, cromogranina A, CD56) son positivos en las células principales y S100 resalta la red de sostén. Los PGCC se tratan mediante cirugía. Los tumores que albergan alelos de la enfermedad *SDHB* tienen más probabilidades de hacer metástasis que los que presentan otras mutaciones *SDH*.

LOS NEUROBLASTOMAS SON TUMORES MALIGNOS EMBRIONARIOS QUE SE ORIGINAN EN LA CRESTA NEURAL

Se originan en la médula suprarrenal, los ganglios simpáticos paravertebrales y los paraganglios simpáticos. Están compuestos por neuroblastos neoplásicos, que derivan de las neuronas simpáticas primitivas primitiva en una fase intermedia del desarrollo de las neuronas ganglionares simpáticas. Los neuroblastomas son las neoplasias extracraneales sólidas más frecuentes de la primera infancia; el 90 % de los casos se diagnostican antes de los 5 años y la incidencia global alcanza su máximo en los 3 primeros años (1 de cada 7000 nacidos vivos).

La presentación clínica es muy variable, lo que refleja las numerosas localizaciones en las que los tumores primarios pueden desarrollarse y hacer metástasis. Aparecen con mayor frecuencia en las glándulas suprarrenales (40 %) y en los ganglios abdominales/torácicos (40 %). Los tumores de cuello y pelvis son menos frecuentes. El primer signo suele ser un abdomen con crecimiento de tamaño en un niño pequeño. La exploración revela una masa firme, irregular y sin dolor a la palpación. Las metástasis afectan hígado, huesos y otros órganos. La compresión de la médula espinal puede provocar trastornos de la marcha y disfunción de los esfínteres. Los tumores pueden causar varios síndromes paraneoplásicos, como diarrea acuosa, hipopotasemia y aclorhidria (conocidos colectivamente como síndrome WDHA o de secreción excesiva de péptido intestinal vasoactivo), causados por la secreción de péptido intestinal vasoactivo y/o hipertensión por secreción de catecolaminas. Las catecolaminas urinarias y sus metabolitos están casi siempre elevados, en particular la **noradrenalina**, el **AMV**, el **ácido homovanílico** (**AHV**) y la **dopamina**. Algunos pacientes presentan un síndrome opsoclono-mioclono paraneoplásico, que suele indicar un pronóstico excelente, aunque algunos pueden desarrollar déficits neurológicos permanentes. El pronóstico viene determinado por numerosas categorías histológicas, factores epidemiológicos y lesiones genéticas.

PATOGENIA MOLECULAR: los neuroblastomas son congénitos en algunos casos y representan la mitad de los cánceres diagnosticados en el primer mes de vida. La mayoría de los neuroblastomas son esporádicos. El desarrollo embrionario de la médula suprarrenal y presumiblemente de otras partes del sistema nervioso simpático continúa durante el primer año de vida. La persistencia y transformación de estas estructuras embrionarias puede estar relacionada con la patogenia de estos tumores.

Varios casos familiares infrecuentes se han relacionado con vinculación al cromosoma 16p12, mutaciones en *PHOX2A* (un regulador del ciclo celular) o *ALK*. Las personas con susceptibilidad genética a esta enfermedad suelen presentar tumores multifocales a una edad temprana y seguir una herencia AD.

Los neuroblastomas pueden mostrar una variación significativa en el contenido cromosómico; los tumores hiperploides tienden a tener un mejor desenlace clínico. La pérdida de heterocigosidad del cromosoma 1 (1p35-36) se observa en aproximadamente el 30 % de los casos, y la trisomía del cromosoma 17q se observa en el 60 % de los casos. Las amplificaciones en el gen *MYCN*, que se observan en alrededor de una cuarta parte de los casos, se relacionan con un comportamiento tumoral agresivo. Las mutaciones en *ATRX*, que codifica una helicasa dependiente de trifosfato de adenosina (ATP) que remodela la cromatina, se observan en aproximadamente la mitad de los neuroblastomas en pacientes de 1 año o más, y también se relacionan con un mal pronóstico.

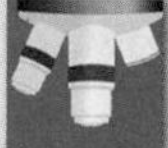

ANATOMOPATOLOGÍA: los tumores varían de tamaño, desde nódulos diminutos apenas perceptibles hasta masas fácilmente palpables. Son redondos y presentan lobulación irregular, y pueden pesar de 50 g a 150 g o más (fig. 21-46A). La superficie de corte es blanda, friable y de color café rojizo. Son frecuentes la necrosis, la hemorragia, la calcificación y los cambios quísticos.

Los tumores neuroblásticos se clasifican en cuatro categorías:

- **Neuroblastoma** (poco estroma de Schwann)
- **Ganglioneuroblastoma mixto** (rico en estroma de Schwann)
- **Ganglioneuroma** (con predominio de estroma de Schwann)
- **Ganglioneuroblastoma nodular** (compuesto, rico o con predominio del estroma de Schwann que alterna con áreas con escaso estroma de Schwann)

Los neuroblastomas contienen densas láminas de células pequeñas, redondas a fusiformes, con escaso citoplasma y núcleos hipercromáticos, parecidos a los linfocitos. La proliferación de Schwann es escasa o nula y las mitosis son frecuentes. Las características rosetas de Homer-Wright se definen por un borde de células tumorales oscuras en disposición circunferencial alrededor de un núcleo fibrilar central pálido (fig. 21-46B). Por microscopía electrónica, los neuroblastos malignos muestran procesos dendríticos periféricos con microtúbulos de orientación longitudinal y gránulos y filamentos neurosecretores. Los neuroblastomas infiltran con facilidad las estructuras circundantes y hacen metástasis en los nódulos linfáticos regionales, el hígado, los pulmones, los huesos y otros lugares. Los tumores pueden diferenciarse a un ganglioneuroma (*v.* más adelante). Existen varios factores útiles para predecir la evolución del neuroblastoma:

- **Edad**: la edad en el momento del diagnóstico es uno de los factores de supervivencia más importantes. Los niños menores de 1 año presentan un mejor pronóstico que los pacientes de más edad con el mismo estadio de la enfermedad. La resolución espontánea del tumor es frecuente a esta edad.
- **Localización**: los tumores extrasuprarrenales tienden a ser mejor diferenciados y, por tanto, menos agresivos.
- **Estadio**: la supervivencia es del 90 % en el estadio I (tumor confinado en el órgano de origen), pero disminuye a menos del 3 % en el estadio IV (metástasis generalizada). Una excepción es el estadio IVS (especial), en el que los tumores carecen de las anomalías cromosómicas características. Incluso con metástasis en el hígado y la médula ósea, los pacientes en estadio IVS pueden sufrir remisiones espontáneas y tener una supervivencia del 60 % al 90 %.
- **Histología del tumor**: los tumores de bajo grado (mejor diferenciados) obtienen un mejor desenlace clínico que los de alto grado (indiferenciados). Si la **relación AMV/AHVA** es inferior a 1, el tumor es deficiente en dopamina β-hidroxilasa y probablemente sea más agresivo.
- **Ploidía del ADN**: un índice de ADN cercano al rango diploide/tetraploide es desfavorable, pero los neuroblastomas hiperdiploides o casi triploides tienen un buen pronóstico. La ploidía del ADN tiene menos importancia pronóstica en los pacientes mayores de 2 años.
- **Alteraciones genómicas**: la amplificación de *MYCN* se produce en el 20 % al 25 % de los casos y sugiere un mal pronóstico. Los tumores con amplificación de *MYCN* suelen presentar deleciones del cromosoma 1p (especialmente del 1p36.3). La ganancia alélica de 17q implica agresividad.

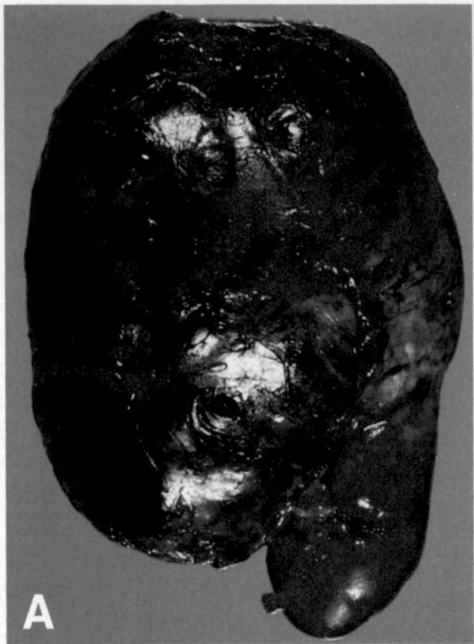

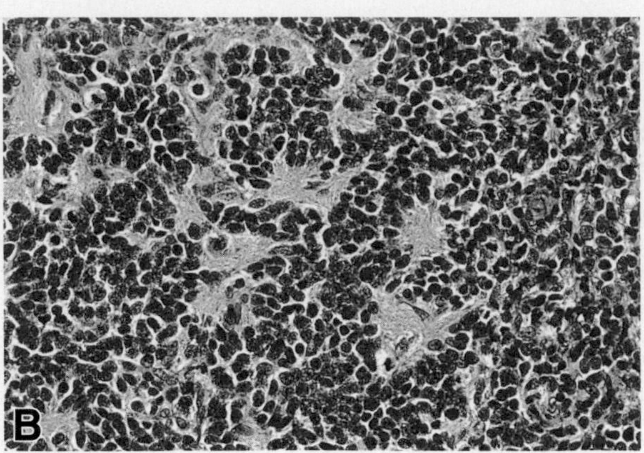

FIGURA 21-46. Neuroblastoma. A. Tumor lobulillado grande, quístico y hemorrágico, que se adhiere al polo superior del riñón y se extirpó en un niño que presentaba una masa abdominal. **B.** Micrografía que ilustra las rosetas características, constituidas por células tumorales oscuras y regulares que se disponen en torno a un núcleo fibrilar central pálido.

Los neuroblastomas pueden expresar varios receptores de neurotrofinas tirosina cinasa: TrkA, TrkB y TrkC. Las concentraciones elevadas de TrkA se correlacionan con una edad más joven, un estadio inferior, la ausencia de amplificación de *MYCN* y un pronóstico favorable. Por el contrario, la expresión de TrkB se correlaciona con un fenotipo invasivo, enfermedad de alto riesgo y quimiorresistencia. TrkC aparece en tumores en estadios inferiores.

La expresión de alto nivel de *EFNB2* y *EFNB3* (que codifican efrinas, proteínas que regulan el crecimiento de axones migratorios, *EPHB6* (codifica un receptor de efrinas), y *CD44* hace una proteína de adhesión celular), se correlaciona con un buen desenlace clínico. El pronóstico también se correlaciona con los hallazgos citogenéticos:

- La ausencia de cambios cromosómicos significativos augura una excelente supervivencia.
- Los tumores con cualquier cambio en el número de copias cromosómicas tienden a recidivar.
- Los tumores con alteraciones segmentarias, amplificación de *MYCN*, deleciones 1p y 11q y ganancia 1q tienen una escasa supervivencia global.

Los neuroblastomas localizados se tratan únicamente mediante resección quirúrgica. Los pacientes con tumores diseminados pueden recibir quimioterapia y, en ocasiones, radioterapia.

Los ganglioneuromas son tumores benignos de origen en la cresta neural

Se producen en niños mayores y adultos jóvenes y surgen en los ganglios simpáticos, normalmente en el mediastino posterior. Hasta un 30% se desarrollan en la médula suprarrenal. En consonancia con su grado de diferenciación, los ganglioneuromas no presentan las anomalías cromosómicas características de los neuroblastomas (*v.* anteriormente).

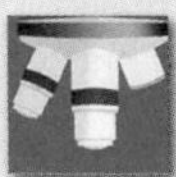

ANATOMOPATOLOGÍA: los ganglioneuromas están bien encapsulados, con superficies de corte mixoides y brillantes. Muestran células ganglionares maduras bien diferenciadas relacionadas con células fusiformes en un estroma fibrilar laxo y abundante (fig. 21-47).

Las fibrillas son neuritas que se diseminan desde los cuerpos celulares tumorales.

Los procesos citoplasmáticos de las células ganglionares contienen gránulos neurosecretores y pueden formar varias uniones sinápticas. Son abundantes las sustancias neuroendocrinas típicas, como la enolasa específica neuronal y ciertas hormonas peptídicas.

Glándula pineal

ANATOMÍA Y FUNCIÓN

La glándula pineal es un órgano en forma de cono de 5 mm a 7 mm situado bajo el borde posterior del cuerpo calloso; se encuentra suspendida del techo del tercer ventrículo por encima de los colículos superiores.

Tiene una arquitectura lobulillada, dividida en compartimentos por tabiques fibrovasculares, y contiene cordones y grupos de grandes células de aspecto epitelial, denominadas **pinealocitos**. Estos tienen funciones fotosensitivas y neuroendocrinas modificadas. Los astrocitos constituyen el 10% de la celularidad de la glándula pineal.

La glándula pineal produce varios neurotransmisores, de los cuales la **melatonina** es uno de los más abundantes. Las concentraciones de melatonina son claramente más altas por la noche que durante las horas de vigilia, y se cree que participa en la inducción del sueño.

La pineal también produce **serotonina** y otras sustancias. La más importante es la arginina vasotocina, una hormona con una importante actividad antigonadótropa.

Aproximadamente a partir de la pubertad, se desarrollan calcificaciones (cuerpos arenáceos o «arenilla cerebral») en la glándula pineal, que pueden visualizarse en muestras de autopsia o mediante técnicas radiográficas. La acumulación de estas concreciones mineralizadas se incrementa con la edad, y se acompaña de degeneración quística y gliosis.

LAS NEOPLASIAS DE LA GLÁNDULA PINEAL SON INFRECUENTES

Los tumores de la glándula pineal incluyen: *(1)* neoplasias originadas en el parénquima pineal, presumiblemente a partir de pinealocitos; *(2)* tumores que residen en la región de la glándula pineal (astrocitomas), pero que derivan de células distintas de los pinealocitos; y, en raras ocasiones, *(3)* metástasis de otras localizaciones.

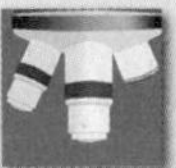

ANATOMOPATOLOGÍA:

- **Tumores de células germinales**: son las neoplasias de la glándula pineal más frecuentes. Aparentemente derivan de células germinales mal situadas dentro

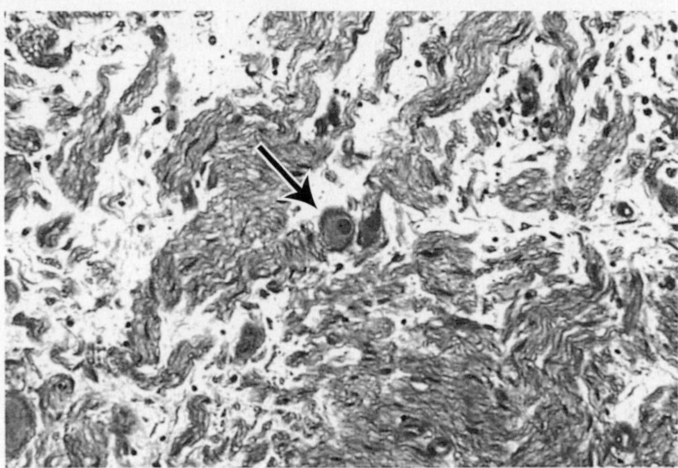

FIGURA 21-47. Ganglioneuroma. Micrografía que muestra células ganglionares maduras (*flecha*) distribuidas entre células ondulantes en huso incluidas en una matriz mixoide.

del parénquima pineal. De ellos, el 60% son seminomas. Los tumores de células germinales suelen mostrar inmunopositividad para OCT3/4 y SALL4; dentro de la categoría de tumores de células germinales, los seminomas son positivos para CD117 y PLAP.

- **Pineocitomas**: estos tumores benignos son masas sólidas, bien circunscritas, que reemplazan el cuerpo pineal. Pequeñas células tumorales con núcleos redondos y citoplasma eosinófilo crecen en nidos y rosetas separadas por delgados filamentos de tejido conjuntivo (fig. 21-48). Se parecen a los paragangliomas, pero carecen de gránulos neurosecretores.
- **Pineoblastomas**: estos tumores altamente malignos son muy raros y aparecen en adultos jóvenes. A nivel macroscópico, son masas blandas con áreas hemorrágicas y necrosis. Infiltran las estructuras circundantes. A nivel microscópico, se componen de grupos de pequeñas células ovales densamente empaquetadas en rosetas ocasionales con núcleos oscuros y escaso citoplasma, que se asemejan a meduloblastomas o neuroblastomas. Las mitosis son abundantes. Son más frecuentes las metástasis en el sistema nervioso central y en la columna vertebral.

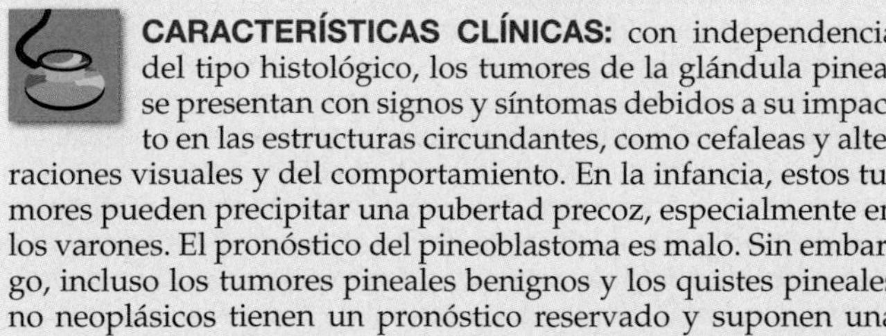

CARACTERÍSTICAS CLÍNICAS: con independencia del tipo histológico, los tumores de la glándula pineal se presentan con signos y síntomas debidos a su impacto en las estructuras circundantes, como cefaleas y alteraciones visuales y del comportamiento. En la infancia, estos tumores pueden precipitar una pubertad precoz, especialmente en los varones. El pronóstico del pineoblastoma es malo. Sin embargo, incluso los tumores pineales benignos y los quistes pineales no neoplásicos tienen un pronóstico reservado y suponen una gran amenaza debido a su localización profunda en el cerebro.

Síndromes paraneoplásicos con manifestaciones endocrinas

Los tumores malignos pueden producir diversas hormonas peptídicas cuya secreción no está bajo control regulador normal. En condiciones de normalidad, la mayoría de estas hormonas están presentes en el cerebro, el tubo digestivo o los órganos endocrinos. Su secreción inapropiada puede causar diversos efectos, en gran medida detallados anteriormente. La secreción ectópica de ACTH por un tumor da lugar a características del síndrome de Cushing, como

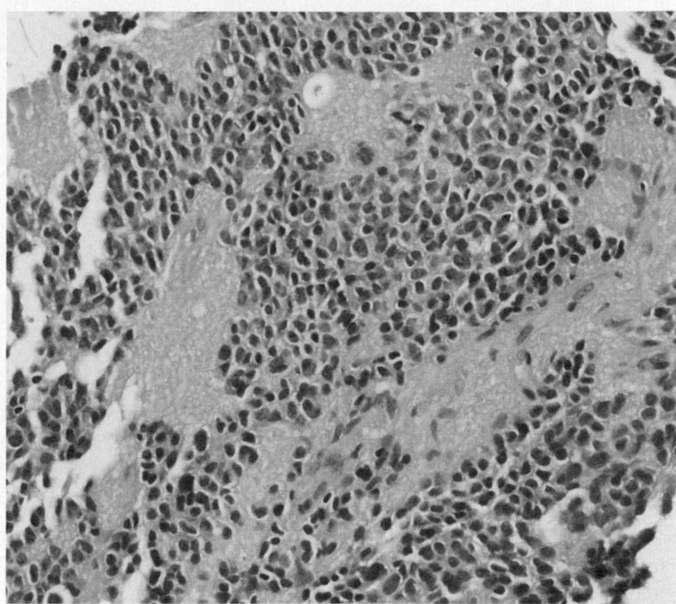

FIGURA 21-48. Pineocitoma. Micrografía en la que se observan nidos de células tumorales con núcleos redondos y citoplasma eosinófilo, separadas por tejido conjuntivo.

hipopotasemia, hiperglucemia, hipertensión y debilidad muscular. La producción de ACTH es más frecuente en los cánceres de pulmón, sobre todo en el carcinoma microcítico. También se produce en tumores carcinoides y otros tumores neuroendocrinos, como feocromocitomas, neuroblastomas y CMT.

La diuresis inapropiada debida a la producción de ADH por un tumor puede causar retención de sodio y agua hasta tal punto que se manifiesta como intoxicación hídrica, lo que provoca alteración del estado mental, convulsiones, coma y, en ocasiones, la muerte. El tumor que con más frecuencia produce este síndrome es el carcinoma microcítico de pulmón. También se ha descrito en carcinomas de próstata, tubo digestivo y páncreas, así como en timomas, linfomas y enfermedad de Hodgkin.

La hipercalcemia afecta al 10% de los pacientes con cáncer y suele deberse a la invasión ósea metastásica del tumor. Sin embargo, en alrededor de una décima parte de los casos, se produce en ausencia de metástasis óseas. La causa más frecuente de hipercalcemia paraneoplásica es la secreción de un péptido similar a la parathormona por un tumor epitelial, normalmente un carcinoma escamoso de pulmón o un adenocarcinoma de mama. En el mieloma múltiple y los linfomas, la hipercalcemia se atribuye a la secreción del factor activador de los osteoclastos.

La hipocalcemia inducida por el cáncer es en realidad más frecuente que la hipercalcemia, y complica las metástasis osteoblásticas de los cánceres de pulmón, mama y próstata. La causa de la hipocalcemia es menos conocida. Se han descrito concentraciones bajas de calcio relacionadas con carcinomas medulares de tiroides secretores de calcitonina.

Los tumores de células germinales, los tumores trofoblásticos gestacionales (coriocarcinoma, mola hidatiforme) y los tumores hipofisarios pueden secretar gonadotropinas. Con menor frecuencia, la secreción de gonadotropinas se observa con hepatoblastomas en la infancia, y cánceres de pulmón, colon, mama y páncreas en adultos. Las concentraciones elevadas de gonadotropina provocan pubertad precoz en los niños, ginecomastia en los hombres y oligomenorrea en las mujeres premenopáusicas.

La causa mejor conocida de hipoglucemia relacionada con tumores es la producción excesiva de insulina por los tumores de células de los islotes pancreáticos (*v.* cap. 15). Otros tumores, especialmente los mesoteliomas grandes, los sarcomas pleomorfos y los carcinomas hepatocelulares primarios, se relacionan con hipoglucemia.

22 La piel

Ronnie M. Abraham, Emily Y. Chu, David E. Elder

INTRODUCCIÓN

La piel es un órgano óptimo para estudiar los principios fundamentales de la anatomopatología, ya que las lesiones de su superficie son fácilmente visibles y pueden evaluarse fácilmente mediante biopsia. Existe una amplia variedad de enfermedades con manifestaciones cutáneas. Algunas enfermedades, como las ampollosas, se limitan en gran medida a la piel.

ANATOMÍA Y FISIOLOGÍA DE LA PIEL

La piel es una barrera protectora por excelencia. A los microorganismos les resulta casi imposible penetrar en la epidermis intacta desde el exterior, y la pérdida de agua es limitada desde el interior. Desempeña un papel vital en la regulación de la temperatura y la protección contra la luz ultravioleta (UV). Diversos receptores sensitivos ayudan a la comunicación con el entorno inmediado. La piel desempeña un papel destacado en la regulación inmunitaria a través de sus tejidos linfáticos asociados, que incluyen linfocitos y células presentadoras de antígenos que viajan entre la piel y los nódulos linfáticos regionales a través de los vasos linfáticos y el torrente sanguíneo.

Los queratinocitos, las células de Langerhans, los mastocitos, los linfocitos y los macrófagos participan en las respuestas inmunitarias. Los queratinocitos epidérmicos producen muchas citocinas, especialmente interleucina 1α (IL-1α) e IL-1β, eicosanoides y melanocortina.

La capacidad de los queratinocitos para participar en la inmunidad, la inflamación y la producción de pigmento por los melanocitos es necesaria en un órgano con exposición incesante al entorno externo. Las células de Langerhans, las células dendríticas presentadoras de antígenos de la piel, son células «inmigrantes» epidérmicas derivadas de la médula ósea. Son fundamentales para el desarrollo y la regulación de respuestas inmunitarias tales como la hipersensibilidad de contacto, el rechazo de aloinjertos y la enfermedad de injerto contra huésped.

QUERATINOCITOS: la epidermis es una lámina de múltiples capas de células productoras de queratina. Forma pliegues ondulantes en la interfaz con la dermis, denominados papilas dérmicas. Se produce un cambio morfológico progresivo desde las células cilíndricas replicantes de la capa basal (estrato basal), pasando por la capa espinosa (estrato espinoso) y la capa granulosa (estrato granuloso), hasta las células aplanadas, no viables, de la capa córnea (estrato córneo) (figs. 22-1 y 22-2).

Las células basales presentan la mayor parte de la actividad mitótica de la epidermis. A medida que los queratinocitos se acercan a la superficie, pierden sus núcleos y forman láminas aplanadas de células muertas en la zona apical de la piel (capa córnea o queratínica). Los queratinocitos sintetizan fascículos de filamentos intermedios densos (tonofibrillas) filamentosos pobres en azufre, que están relacionados con las moléculas de queratina de la capa córnea.

Más de 30 queratinas diferentes son responsables de la formación de diversas estructuras como la capa córnea, el cabello y las uñas. Los haces de tonofibrillas convergen en la membrana plasmática y terminan en esta en placas de fijación denominadas desmosomas (fig. 22-3).

Los queratinocitos producen otras dos estructuras especializadas: los «gránulos de queratohialina» y los queratinosomas, también conocidos como «cuerpos de Odland» o gránulos de revestimiento de membrana. Los gránulos de queratohialina son la característica definitoria de la capa granulosa y están compuestos por una proteína rica en histidina, densa en electrones y basófila (profilagrina), que está relacionada con filamentos intermedios (fig. 22-3). Los queratinosomas y sus productos laminares secretados están relacionados con la función de barrera epidérmica en la capa granulosa externa.

La epidermis alberga células de origen o diferenciación neuroectodérmica y mesenquimatosa, que tienen sus propios y muy ca-

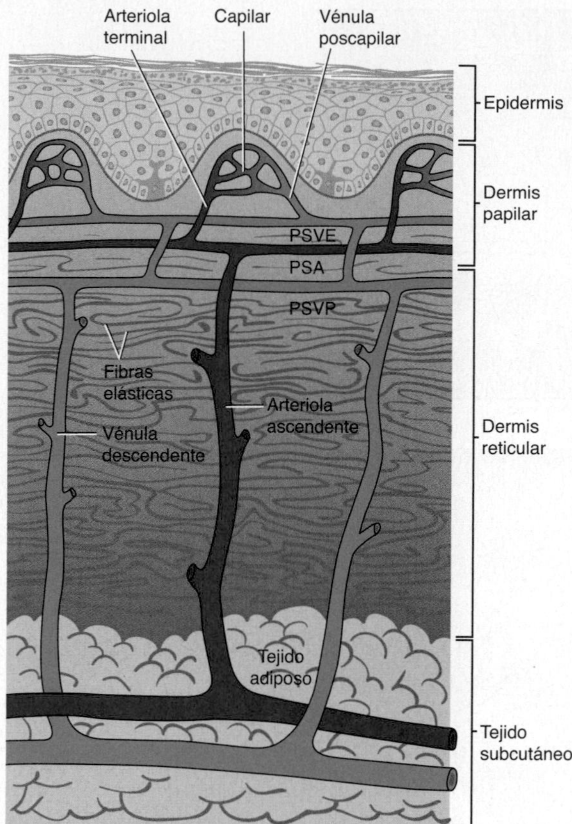

FIGURA 22-1. La dermis y su vasculatura. La dermis se divide en dos regiones anatómicas diferentes. La dermis papilar con su plexo vascular y la epidermis suelen reaccionar en conjunto en los trastornos que se limitan sobre todo a la piel. La dermis reticular y el tejido celular subcutáneo se alteran de manera conjunta cuando existen trastornos sistémicos con manifestaciones cutáneas. *PSA*, plexo superficial arterial; *PSVE*, plexo superficial venular externo; *PSVP*, plexo superficial venular profundo.

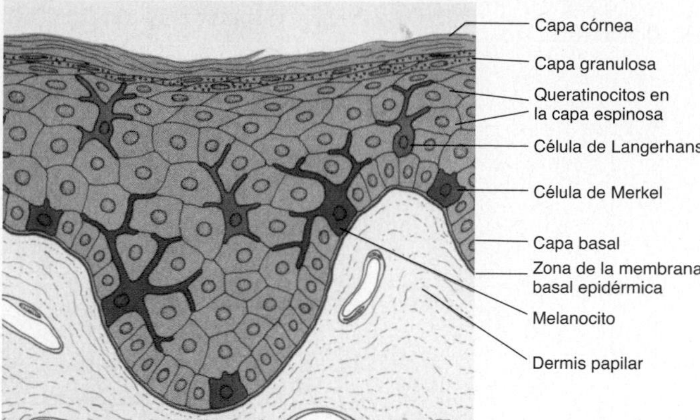

FIGURA 22-2. Epidermis normal y células inmigrantes de la epidermis. Los queratinocitos forman la epidermis de múltiples capas y la protegen contra la pérdida de agua y la invasión bacteriana. Los melanocitos proporcionan color y protección contra la radiación ultravioleta. Las células de Langerhans son las responsables de la función dérmica y además son un órgano inmunitario. Las células de Merkel habilitan la función táctil de la piel.

racterísticos orgánulos. Su número varía entre los distintos niveles de la epidermis. Dos de estos tipos celulares, los melanocitos y las células de Langerhans, son inmigrantes dendríticos. El tercer tipo, las células de Merkel, pueden ser de origen epidérmico y están relacionadas con un axón neuronal terminal (fig. 22-2).

MELANOCITOS: ***los melanocitos son células dendríticas que se originan en la cresta neural y que determinan, en gran medida, el color de la piel.*** Se encuentran en la capa basal de la epidermis, separados de la dermis por la zona de la membrana basal epidérmica. Un solo melanocito puede suministrar dendritas a más de 30 queratinocitos (fig. 22-4). El melanosoma es un complejo citoplasmático unido a la membrana donde se sintetiza la melanina. Cuando la síntesis de melanina está activa, los melanosomas contienen filamentos dispuestos en paralelo a lo largo del eje longitudinal del orgánulo (fig. 22-4). A medida que los melanosomas maduran, su estructura interna ordenada desaparece y se convierten en gránulos electroopacos. Estos se transfieren a los queratinocitos, donde forman una cubierta supranuclear que protege el material nuclear de la luz UV. El color de la piel se basa en gran medida en el número, tamaño y empaquetamiento de los melanosomas en los queratinocitos.

CÉLULAS DE LANGERHANS: estas células forman parte del desarrollo embrionario de la piel a partir del último mes del primer trimestre, un mes después que los melanocitos. Estas células positivas al antígeno leucocitario humano (HLA)-DR permiten a la piel reconocer y procesar antígenos, por lo que forman parte del sistema inmunitario. Son poco frecuentes en la dermis, pero se distribuyen por todas las capas nucleadas de la epidermis, donde constituyen alrededor del 4% de las células. Son difíciles de ver mediante microscopía óptica rutinaria porque su citoplasma es translúcido y están compuestas por un pericarion y dendritas.

Las células de Langerhans no tienen uniones especializadas con los queratinocitos adyacentes. Como se observa en las microfotografías electrónicas, su citoplasma contiene orgánulos especializados denominados gránulos de Birbeck (fig. 22-5). Estos orgánulos únicos derivan de la membrana plasmática y probablemente participan en la presentación de antígenos por las células de Langerhans (el material antigénico se internaliza en los gránulos de Birbeck). Los gránulos de Birbeck cuentan con una capa difusa de clatrina, una característica muy propia de las «fosetas recubiertas», lo que sugiere una relación con el procesamiento y reconocimiento de antígenos mediado por receptores. Las células de Langerhans expresan moléculas del complejo principal de histocompatibilidad I (CPH-I), el CPH-II y y receptores para las fracciones constantes de las inmunoglobulinas (Ig) G y E. Expresan CD1a, Langerina y, con menos especificidad, proteína S-100.

CÉLULAS DE MERKEL: las células de Merkel se encuentran en regiones especiales como los labios, la cavidad bucal, la capa externa de la raíz de los folículos pilosos y la piel de la palma en la región de los dedos. Cuentan con un orgánulo distintivo, un gránulo con núcleo denso unido a la membrana, con 100 nm de diámetro o más (fig. 22-6). Los estudios inmunohistoquímicos y ultraestructurales sugieren que las células de Merkel cumplen una función neurosecretora. La cara basal de esta célula se encuentra en aposición a una placa nerviosa pequeña, que se conecta a un axón mielínico por medio de otro axón amielínico corto. Esta compleja estructura cumple con una función mecanorreceptora.

MEMBRANA BASAL: la zona de la membrana basal (ZMB) es una interfaz entre la dermis y la epidermis y es tan compleja en su función como en su estructura (fig. 22-7). Media la adherencia dermoepidérmica y es probable que también actúe como filtro macromolecular selectivo. También es un lugar de depósito de inmunoglobulinas y complemento en ciertas enfermedades cutáneas. La mayoría de las estructuras de la ZMB son elaboradas por células epidérmicas. La lámina basal es la principal característica organizativa de la ZMB y es responsable de la polaridad de las células epiteliales, así como de la expresión de algunos genes de queratina. Desde el punto de vista ultraestructural, la lámina basal incluye:

- Caras profundas de los queratinocitos basales, incluida la membrana plasmática y los tonofilamentos, que se adhieren a la cara profunda del hemidesmosoma.
- Hemidesmosoma, con su placa subendosómica densa.
- Filamentos de anclaje, compuestos de laminina 5 y 8 que se extienden desde las placas subendosómicas densas a través de la lámina transparente y se insertan en la lámina densa.
- Lamina transparente, una capa electrotransparente que contiene proteínas de adhesión
- Lámina densa, compuesta principalmente de colágeno de tipo IV.
- Fibrillas de anclaje, que son conjuntos de colágeno de tipo VII que se extienden desde la cara interna de la lámina densa hasta una corta distancia de la dermis papilar.

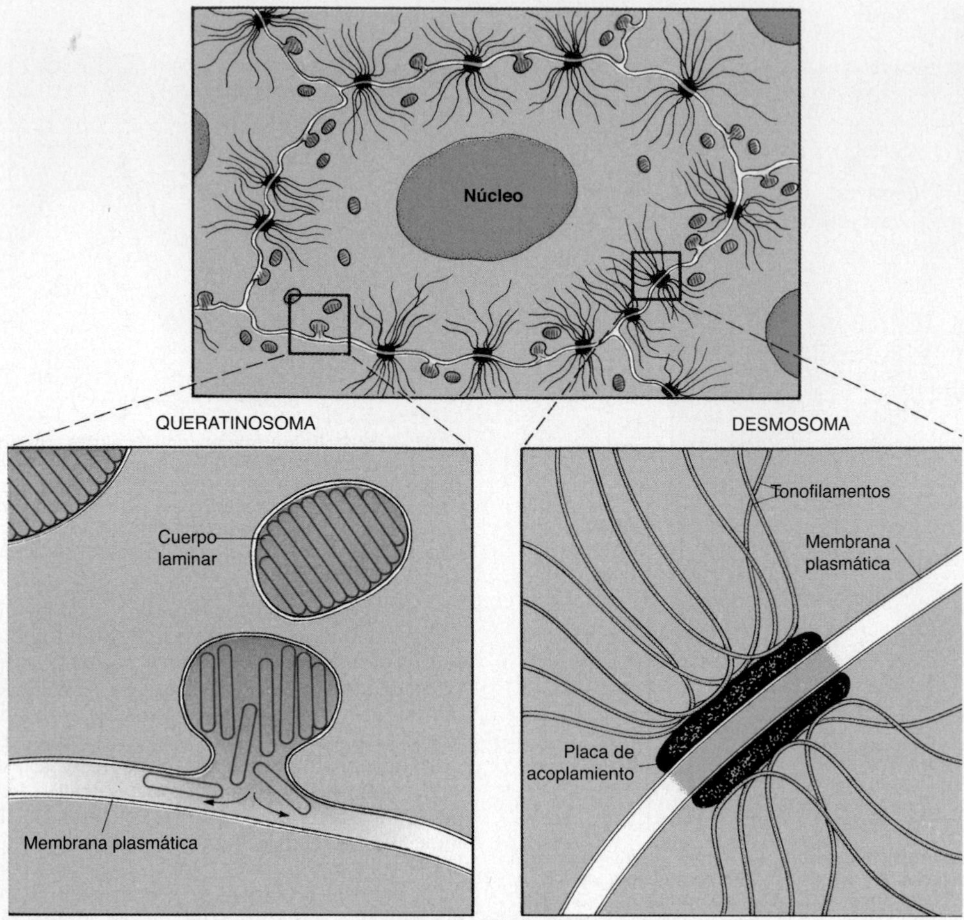

FIGURA 22-3. El queratinocito, el queratinosoma y el desmosoma. El citoplasma del queratinocito está dominado por las fibrillas delicadas de queratina, los tonofilamentos. Estos forman parte del citoesqueleto y forman giros al interior de la placa de acoplamiento del desmosoma. Los cuerpos laminares del queratinocito (queratinosomas) expulsan su contenido hacia el espacio intercelular. Este material puede desempeñar algún papel en la cohesión celular.

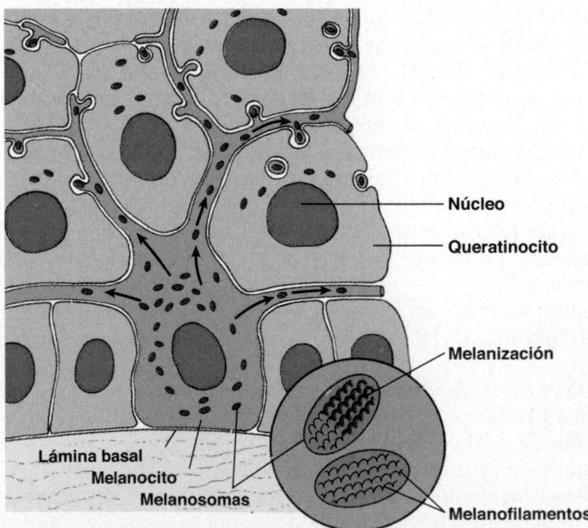

FIGURA 22-4. Un melanocito aporta gránulos de melanina a más de 30 queratinocitos por medio de extensiones dendríticas citoplasmáticas complejas. Estos gránulos se transfieren hacia los queratinocitos y se depositan en una capa supranuclear, ubicación que pone en evidencia su función protectora. Los gránulos de pigmento se sintetizan de hecho en los melanocitos, al interior de orgánulos específicos: —los melanosomas—. El pigmento se organiza en filamentos delgados (melanofilamentos) dentro de este orgánulo (*recuadro*).

- Microfibrillas, que presentan delicadas y largas fibrillas elásticas que se mezclan con el sistema fibrilar elástico subyacente de la piel.

Se han identificado varios componentes antigénicos en la ZMB, algunos de los cuales desempeñan un papel determinado en algunas enfermedades cutáneas, en particular en los trastornos ampollosos. La laminina es una glucoproteína de la lámina lúcida y la lámina densa de todas las ZMB. Ayuda a organizar las macromoléculas de las ZMB y favorece la adhesión de las células a la matriz extracelular. La laminina se une al colágeno de tipo IV.

Se identificaron antígenos de penfigoide ampolloso (PA) utilizando anticuerpos obtenidos de pacientes con dicho trastorno a nivel de la ZMB. La afección será tratada posteriormente. Los antígenos BPAG1 y BPAG2 (colágeno de tipo XVII) son constituyentes normales de la unión dermoepidérmica, pero están ausentes en las ZMB alrededor de anexos cutaneos y vasos sanguíneos. Estos antígenos de penfigoide ampolloso se localizan en los hemidesmosomas y en el citoplasma de los queratinocitos basales.

El colágeno de tipo IV, que se encuentra en la lámina densa de todas las ZMB, es el componente más superficial de la compleja red de fibras de colágeno de la dermis. Es importante en la unión dermoepidérmica. El colágeno de tipo VII está presente en la cara profunda de la lámina basal, en las fibrillas de anclaje y, posiblemente, en la lámina densa inferior.

La dermis es una organización compleja de tejido conjuntivo profunda a la ZMB, que contiene principalmente colágeno, contenido en una matriz acelular rica en ácido hialurónico. La dermis tiene dos zonas:

DERMIS PAPILAR: la dermis papilar es una región delgada ubicada inmediatamente por debajo de la ZMB de la epidermis. Tiene un aspecto eosinófilo de color rosa pálido y, bajo observación con microscopía óptica, es laxa y poco organzada. (figs. 22-1 y 22-2). Las

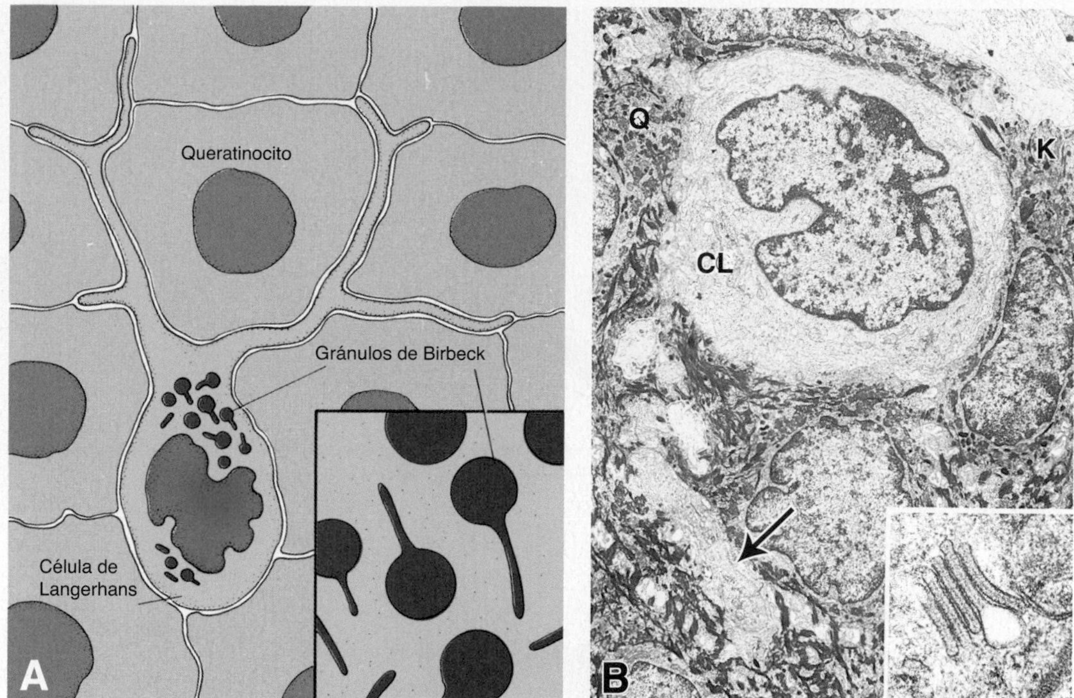

FIGURA 22-5. La célula dendrítica de Langerhans es capaz de reconocer y procesar antígenos. A. Los orgánulos únicos en forma de raqueta, que se denominan *gránulos de Birbeck*, pueden ser importantes para la presentación de antígenos. **B.** Una microfotografía electrónica de las células de Langerhans permite obtener una imagen de alta resolución de estos orgánulos con forma de raqueta (*recuadro*). El citoplasma de la célula de Langerhans (CL) tiene aspecto pálido en comparación con los queratinocitos circundantes (Q), cuyo citoplasma contiene conglomerados electrodensos de tonofilamentos.

estructuras más aparentes son las delicadas fibrillas de colágeno. Este delicado tejido conjuntivo se extiende hasta las papilas dérmicas y también forma una vaina alrededor de los vasos sanguíneos, los nervios y los anexos cutáneos. Toda esta red de colágeno se conoce como dermis adventicia.

La dermis papilar suele estar alterada en las enfermedades epidérmicas y en los trastornos que afectan el plexo vascular superficial. La epidermis, la dermis papilar y el plexo vascular superficial reaccionan a la vez, e influyen uno sobre otro de forma compleja. Algunas enfermedades primarias de la piel, como los trastornos ampollosos, la psoriasis y el liquen plano (LP), afectan principal o exclusivamente estas estructuras superficiales.

DERMIS RETICULAR: la dermis reticular es profunda a la dermis papilar y contiene la mayor parte del colágeno dérmico, que es predominantemente colágeno de tipo I y está organizado en haces gruesos y asociado a fibras elásticas (fig. 22-1). La dermis reticular y el tejido subcutáneo son lugares menos frecuentes de cambios histopatológicos. Si se altera, suele ser como manifestación de trastornos sistémicos como la esclerodermia (esclerosis sistémica progresiva) y el eritema nodoso.

VASCULATURA CUTÁNEA: la sangre que circula por la piel cumple varias funciones. La piel, a través de su red vascular, es importante en la regulación de la temperatura. Además, muchos aspectos de la inflamación cutánea involucran a la vasculatura cutánea superficial.

Las arteriolas ascendentes surgen de las arterias del tejido subcutáneo y atraviesan directamente gran parte de la dermis reticular (fig. 22-1). En la parte externa de la dermis reticular, junto con otras arteriolas ascendentes similares, se forma un plexo arteriolar superficial.

Cada arteriola terminal se extiende desde este plexo hasta una papila dérmica, donde se forma un capilar arterial. El capilar arterial hace un giro en U y en su descenso se convierte en un capilar venoso y después en una vénula poscapilar. Estas vénulas se unen para formar un complejo plexo venular en la dermis reticular, inmediatamente por debajo de la dermis papilar. El extremo venular de esta estructura vascular es importante en las respuestas inflamatorias cutáneas.

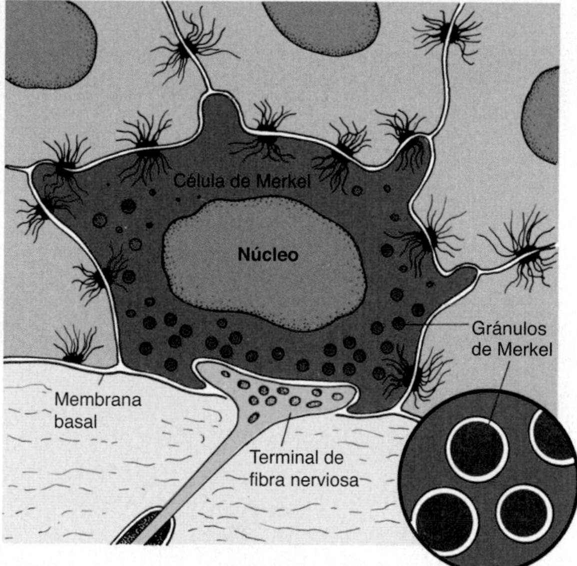

FIGURA 22-6. La célula de Merkel, que difiere de otras células inmigrantes, forma desmosomas con los queratinocitos y está adherida a una placa nerviosa pequeña (fibra nerviosa terminal). Sus gránulos limitados por membrana y de núcleo denso (gránulos de Merkel) son estructuras neurosecretoras distintivas en estas células (*recuadro*).

Los vasos linfáticos cutáneos forman una red aleatoria, que comienza como capilares linfáticos cerca de la epidermis. A continuación, un plexo linfático superficial envía canales linfáticos que drenan a los nódulos linfáticos regionales. Los canales linfáticos intervienen en el drenaje de los líquidos de los tejidos, pero también en la metástasis de los cánceres cutáneos, especialmente el melanoma maligno. Los vasos linfáticos cutáneos tienen, en el mejor de los casos, una membrana basal incompleta.

Los mastocitos, que derivan de la médula ósea, suelen estar presentes alrededor de las vénulas dérmicas. Liberan sustancias

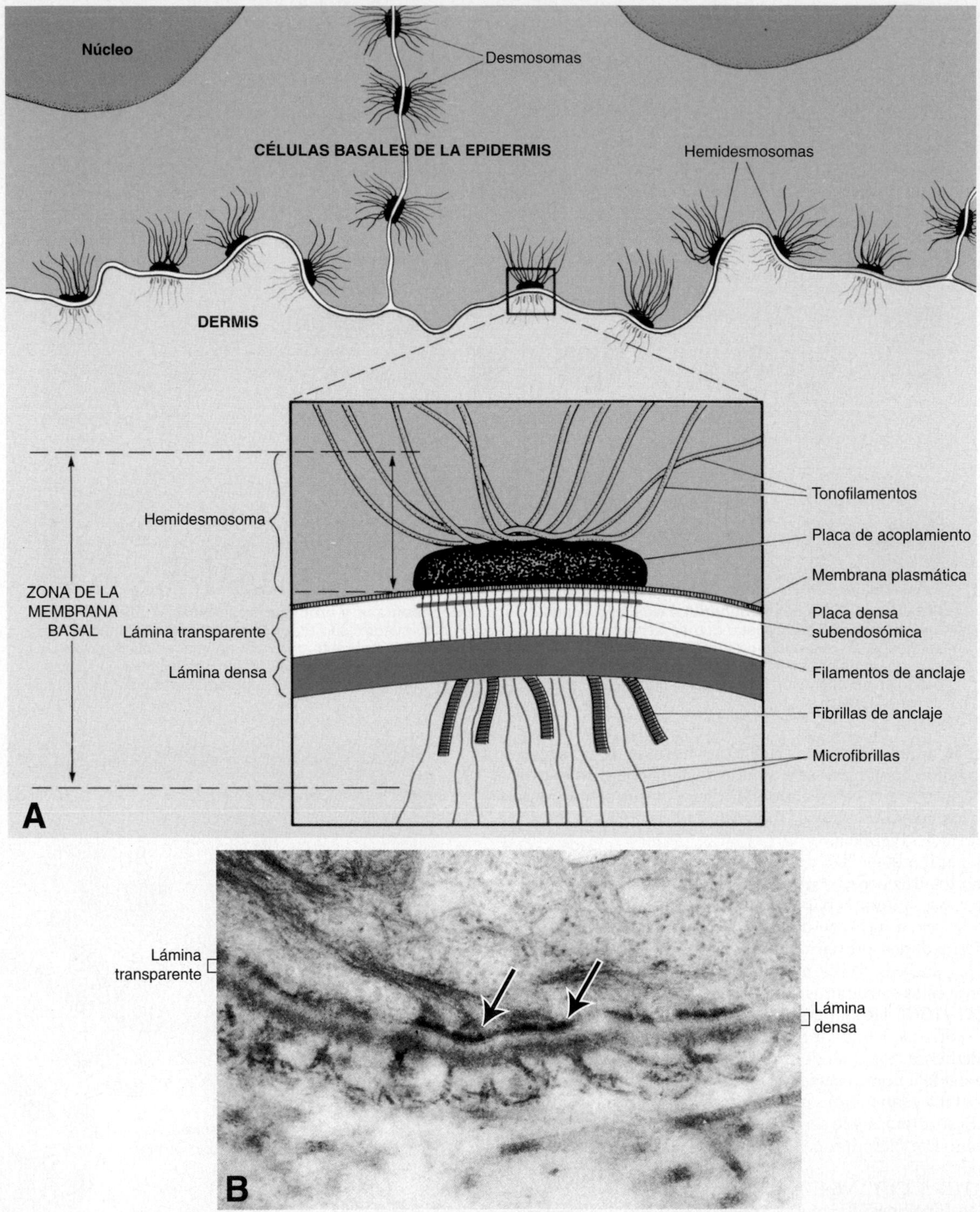

FIGURA 22-7. Interfase dermoepidérmica y zona de la membrana basal. A. En esta interfase de estructuras epiteliales y del mesénquima se ubica la zona de la membrana basal, una estructura compleja que en su mayor parte está sintetizada principalmente por las células basales de la epidermis. Cada una de sus estructuras complejas constituye un elemento susceptible para trastornos específicos, desde los tonofilamentos y las placas de acoplamiento de las células basales hasta las fibrillas de anclaje y las microfibrillas. **B.** Una microfotografía electrónica muestra las placas de acoplamiento hemidesmosómicas con sus tonofilamentos en inserción *(flechas)*. Las placas densas subendosómicas, la lámina lúcida, la lámina densa y las fibrillas de anclaje subyacentes pueden apreciarse de forma adecuada.

vasoactivas y quimiotácticas que participan en muchas reacciones inflamatorias. También proliferan en un espectro de enfermedades, denominadas urticaria pigmentosa (fig. 22-8).

En la piel suele haber linfocitos e histiocitos, así como células dendríticas dérmicas y células del estroma como fibroblastos, células musculares lisas, pericitos y células endoteliales. Las células dendríticas dérmicas pueden ser células presentadoras de antígenos, y algunas expresan el factor de coagulación XIIIa.

FOLÍCULOS PILOSOS: los folículos pilosos se originan en la epidermis primitiva. Crecen en dirección profunda a través de la dermis y en dirección superficial a través de la epidermis. El pelo en crecimiento del cuero cabelludo y la barba tienen bulbos de tejido epitelial y mesenquimatoso firmemente adherido en el tejido subcutáneo. El corte transversal vertical de un bulbo revela una capa de células en división activa y que sintetizan queratina. Estas células se disponen en capas que se unen en la parte superior del bulbo para formar el cuerpo cilíndrico del pelo. Los pelos diferenciados forman el techo del bulbo epitelial e interactúan con una isla de melanocitos que aportan melanina a los queratinocitos que pasan por ese punto, lo que da lugar a la coloración del pelo. Los

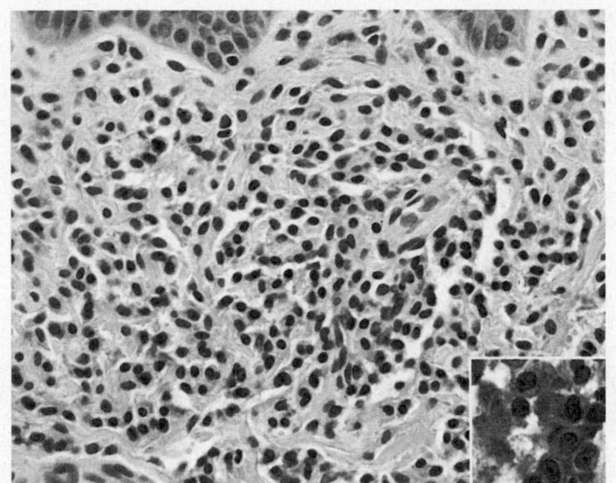

FIGURA 22-8. Urticaria pigmentosa. Los mastocitos ocupan y expanden la dermis papilar. El citoplasma de los mastocitos contiene gránulos ricos en esterasa del cloroacetato, lo que produce un tono rojo en esta tinción de Leder (*recuadro*), una característica distintiva útil.

queratinocitos «pigmentados» pierden sus núcleos a medida que forman el producto final, el cuerpo cilíndrico del pelo. El pelo rizado se forma a partir de bulbos angulados, mientras que el pelo liso lo hace a partir de bulbos redondos.

CICLO DEL PELO: el pelo crece de forma cíclica. En un momento dado, el 90 % de suele encontrarse en la fase de crecimiento activo o fase anágena. Estos se intercalan con pelos que no muestran signos de crecimiento activo, lo que se denomina pelos en fase telógena. Los pelos en proceso de cese de crecimiento (fase catágena) aún conservan su cuerpo piloso. Los pelos en fase catágena terminan en la dermis reticular inferior en una forma ligeramente ensanchada similar a bastos, cada una de las cuales está rodeada por un borde de queratinocitos nucleados. Los bulbos pilosos ya no son evidentes y la lámina densa que rodea al pelo en fase catágena muestra engrosamiento significativo.

Al alcanzar la fase telógena (folículo en reposo), el extremo del pelo retrocede hasta el nivel del músculo erector del pelo. El cuerpo del pelo puede desaparecer, puesto que ya no se encuentra unido a la base, lo que deja tan solo un remanente del folículo original. Sin embargo, un delicado tracto mesenquimatoso vascularizado, el tracto telógeno, se extiende desde la punta atenuada. En la punta de este tracto se forma de nuevo un pelo en fase anágena inicial a partir decélulas troncales foliculares. Al crecer, sigue una vía delicada a través de la dermis reticular hasta llegar al panículo, donde forma un folículo maduro en fase anágena y un pelo nuevo.

ALOPECIA: la alopecia, coloquialmente conocida como calvicie, se define como la pérdida de pelo. La **alopecia androgenética,** o **alopecia común,** afecta tanto a hombres como a mujeres y es el resultado de una interacción compleja y poco conocida de factores hereditarios y hormonales en los que intervienen los andrógenos. La pérdida de pelo del cuero cabelludo conduce al reemplazo de los grandes folículos pilosos terminales por diminutos folículos pilosos «vellosos», que constituyen el origen de la delicada «pelusilla» de las mejillas en las mujeres y la región del pómulo en los hombres.

El pelo en crecimiento es un lugar de mitosis activa. Muchas enfermedades sistémicas inhiben la mitosis capilar y dan lugar a la alopecia. Si la enfermedad cede, la actividad mitótica se renueva y el pelo vuelve a crecer. En los pacientes tratados con fármacos antimitóticos potentes (p. ej., quimioterapia), los folículos pilosos dejan de crecer, se pierde pelo y aparece un folículo telógeno. Cuando se interrumpe el tratamiento, el ciclo capilar se reanuda. Casi cualquier tipo de inflamación folicular puede desencadenar la fase telógena.

La aparición sincrónica de la fase telógena en múltiples folículos puede dar lugar a una rápida caída del pelo, denominada «efluvio telógeno». En la **«alopecia cicatricial»,** la fibrosis distorsiona el tracto telógeno (la vía para el crecimiento nuevo), y el resultado es la pérdida permanente de la función de ese folículo.

La **alopecia areata** es un área circunscrita de pérdida de pelo, normalmente en el cuero cabelludo, aunque puede afectar otras zonas del cuerpo. Los infiltrados linfocíticos alrededor del bulbo piloso dan lugar a la formación de pelos telógenos y a la caída del pelo. Este patrón histológico y la asociación de este fenómeno con la herencia de alelos HLA de clase II (especialmente HLA-DQ3) se han interpretado como pruebas de una etiología autoinmunitaria. Por lo general, no se producen cicatrices y el pelo puede volver a crecer con normalidad tras períodos de tiempo variables.

La **alopecia total** es una enfermedad autoinmunitaria que provoca la pérdida de todo el vello corporal. Aparte de los problemas estéticos, es inofensiva.

PELO VELLOSO: estos finos pelos pueden desempeñar un papel en la percepción del tacto en muchos mamíferos, pero en los humanos no tienen ninguna función. Los pelos vellosos son pelos diminutos en fase anágena, con un pequeño bulbo activo en la dermis reticular, junto con pequeñas glándulas sebáceas.

FOLÍCULOS SEBÁCEOS: estas estructuras se desarrollan con la pubertad y son los focos del acné. Los folículos sebáceos tienen un pelo velloso diminuto en la base. La cara central tiene grandes glándulas sebáceas que empequeñecen los pelos vellosos y llenan el canal del folículo con sebo.

ENFERMEDADES DE LA EPIDERMIS

Las ictiosis se caracteriza por engrosamiento epidérmico y formación de escamas

Las dermatosis ictiosiformes, muchas de las cuales son hereditarias, son enfermedades diversas que muestran un engrosamiento

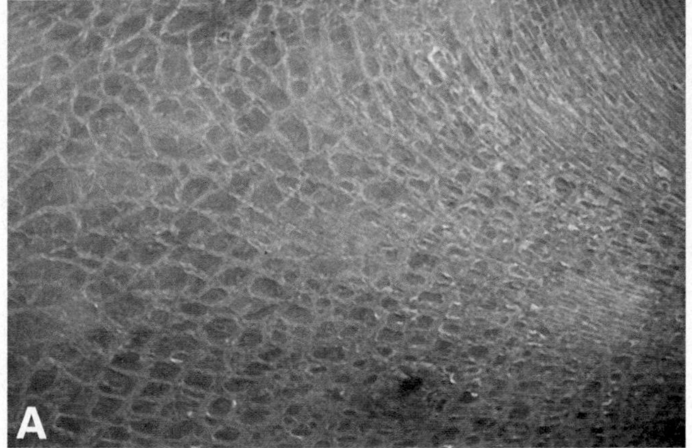

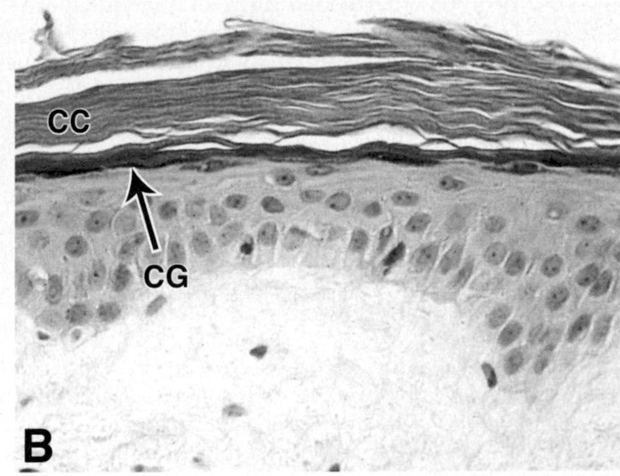

FIGURA 22-9. Ictiosis vulgar. A. Escamas no inflamatorias similares a las del pescado, que se evidencian en el muslo de un paciente con antecedente familiar intenso de ictiosis vulgar. (De Elder DE, Elenitsas R, Johnson BL, et al. *Synopsis and Atlas of Lever's Histopathology of the Skin*. Philadelphia, PA: Lippincott Williams & Wilkins; 1999.) **B.** Existe un engrosamiento desproporcionado de la capa córnea (CC) respecto del grosor normal de la capa epidérmica nucleada. La capa granulosa (CG) es delgada y se encuentra ausente en algunos puntos.

significativo de la capa córnea. El término ictiosis hace referencia a la similitud de la piel afectada con escamas gruesas parecidas a las de un pez (fig. 22-9). Varias ictiosis infrecuentes se relacionan con otras anomalías, como un metabolismo lipídico anómalo, enfermedades neurológicas u óseas y cáncer. Por ejemplo, algunos errores congénitos del metabolismo lipídico alteran la adhesión de los queratinocitos y deterioran la función de barrera de la piel. Tales acciones pueden promover la hiperplasia epidérmica.

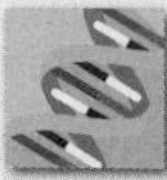

PATOGENIA MOLECULAR: tres defectos generales están implicados en el exceso de cornificación epidérmica de la ictiosis:

- **Incremento de la cohesión** de las células de la capa córnea, posiblemente como reflejo de un metabolismo lipídico alterado.
- **Queratinización anómala,** que se manifiesta por anomalías en la formación de tonofilamentos y síntesis de queratohialina, así como una cornificación excesiva.
- **Aumento de la proliferación de células basales,** que se relaciona con una disminución del tiempo de tránsito de los queratinocitos por la epidermis.

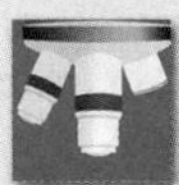

ANATOMOPATOLOGÍA: en las ictiosis, la capa córnea suele tener un grosor desproporcionado con respecto a las capas nucleadas de la epidermis.

Ictiosis vulgar

La ictiosis vulgar es un trastorno autosómico dominante de la queratinización caracterizado por hiperqueratosis y reducción o ausencia de gránulos epidérmicos de queratohialina (fig. 22-10). La hiperqueratosis es el resultado de un aumento de la cohesión de la capa córnea. La capa granulosa está atrófica y contiene una única capa con pequeños gránulos de queratohialina defectuosos. ***La disminución o la ausencia de síntesis de profilagrina, un «pegamento» de filamentos de queratina, es responsable de estos defectos.***

La ictiosis vulgar es el prototipo del engrosamiento desproporcionado del estrato córneo. La capa córnea se aprecia laxa y adquiere un aspecto de canasta tejida, que se difiere del aspecto normal solo en la cantidad. La capa granulosa está muy disminuida y a menudo parece ausente (fig. 22-9B). Desde el punto de vista ultraestructural, los gránulos de queratohialina son pequeños y de aspecto esponjoso, lo que indica un defecto de la síntesis.

CARACTERÍSTICAS CLÍNICAS: la ictiosis vulgar es la más común de las ictiosis. Comienza en la primera infancia, a menudo en personas con antecedentes familiares de la enfermedad. Se forman pequeñas escamas blancas en las superficies extensoras de las extremidades y en el tronco y la cara. La enfermedad dura toda la vida, pero la mayoría de los pacientes pueden mantenerse libres de escamas con tratamiento tópico. Estados similares a la ictiosis vulgar pueden acompañar a otras enfermedades o al consumo de determinados fármacos. La ictiosis puede aparecer con linfomas Hodgkin y no hodgkinianos, otros cánceres, trastornos granulomatosos sistémicos y enfermedades del tejido conjuntivo. Los fármacos pueden producir ictiosis al interferir con vías similares del metabolismo lipídico.

Ictiosis ligada al cromosoma X

Se trata de un trastorno epidérmico hereditario recesivo caracterizado por un retraso en la disolución de los discos desmosómicos en la capa córnea, debido a una deficiencia de sulfatasas de los esteroides. La sulfatasa de los esteroides suele degradar el producto del cuerpo del queratinosomas, el sulfato de colesterol, que proporciona adhesión celular en la capa córnea inferior. El fallo de esta acción conduce a una cohesión persistente de la capa córnea con preservación de la capa granulosa.

Otros ejemplos de ictiosis, cada uno causado por uno de varios posibles defectos de un solo gen que afectan las queratinas de la epidermis suprabasal y la función del cuerpo laminar, respectivamente, incluyen la ***ictiosis laminar*** y la ***hiperqueratosis epidermolítica*** (que también puede descubrirse como un hallazgo focal fortuito en piel por lo demás normal (fig. 22-11).

La enfermedad de Darier es un trastorno autosómico dominante de la queratinización

También denominada **queratosis folicular,** esta enfermedad se caracteriza por queratosis multifocal.

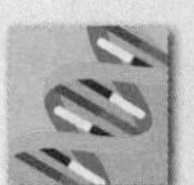

PATOGENIA MOLECULAR: la enfermedad de Darier es una dermatosis familiar vinculada a un defecto de la matriz intercelular. El gen *ATP2A2* en el cromosoma 12q23-24 codifica una bomba de calcio del retículo endoplásmico, y su mutación puede ejercer un efecto directo sobre el ensamblaje de los desmosomas dependiente del calcio. Estos pacientes pueden desarrollar problemas neuropsiquiátricos, también probablemente relacionados con las mutaciones *ATP2A2*.

Un trastorno autosómico dominante similar, la enfermedad de Hailey-Hailey, afecta el cromosoma 3q y el gen *ATP2C1*, que también se cree que rige las interacciones entre los desmosonas de los queratinocitos.

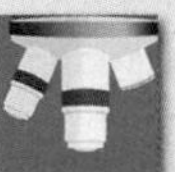

ANATOMOPATOLOGÍA: la pápula verrugosa de la enfermedad de Darier forma hendiduras suprabasales. Por encima y a los lados de la hendidura, los queratinocitos disqueratósicos con citoplasma eosinófilo contienen fibrillas de queratina que se arremolinan alrededor del núcleo y forman los característicos «cuerpos redondos y «gránulos» (fig. 22-12). El techo de la hendidura está formado por una columna de material queratósico compacto. Pueden presentarse lesiones similares en forma de un nódulo escamoso aislado conocido como «disqueratoma verrugoso». Las lesiones de la enfermedad de Hailey-Hailey se parecen a las de la enfermedad de Darier, aunque con más acantólisis o falta de cophesión de queratinocitos. Esto da lugar a un aspecto característico de «pared de ladrillos dilapidada» (fig. 22-13).

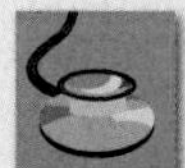

CARACTERÍSTICAS CLÍNICAS: la enfermedad de Darier aparece por primera vez a finales de la infancia o en la adolescencia en forma de pápulas del color de la piel que posteriormente forman costras. Las zonas afectadas presentan muchas elevaciones verrugosas, de 2 mm a 4 mm de diámetro, principalmente en el tórax, los pliegues nasolabiales, la espalda, el cuero cabelludo, la frente, las orejas y la ingle.

La psoriasis es una enfermedad proliferativa de la piel que se caracteriza por hiperplasia epidérmica persistente

La psoriasis es un trastorno crónico, frecuentemente familiar, que se caracteriza por la presencia de grandes placas eritematosas y escamosas, normalmente en las superficies cutáneas extensoras. Afecta entre el 1% y el 2% de la población mundial. La psoriasis puede aparecer a cualquier edad, pero alcanza su punto más crucial al final de la adolescencia. Curiosamente, la enfermedad no se da entre los nativos americanos y es poco frecuente entre los asiáticos.

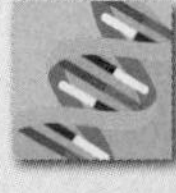

PATOGENIA MOLECULAR: la patogenia de la psoriasis es multifactorial, con factores genéticos, inmunitarios y ambientales que contribuyen al desarrollo de las lesiones psoriásicas.

FACTORES GENÉTICOS: es indudable que la psoriasis tiene un componente genético, aunque solo una tercera parte de los pacientes con la enfermedad presenta antecedentes familiares. Cuanto más grave es, mayor es la probabilidad de que haya

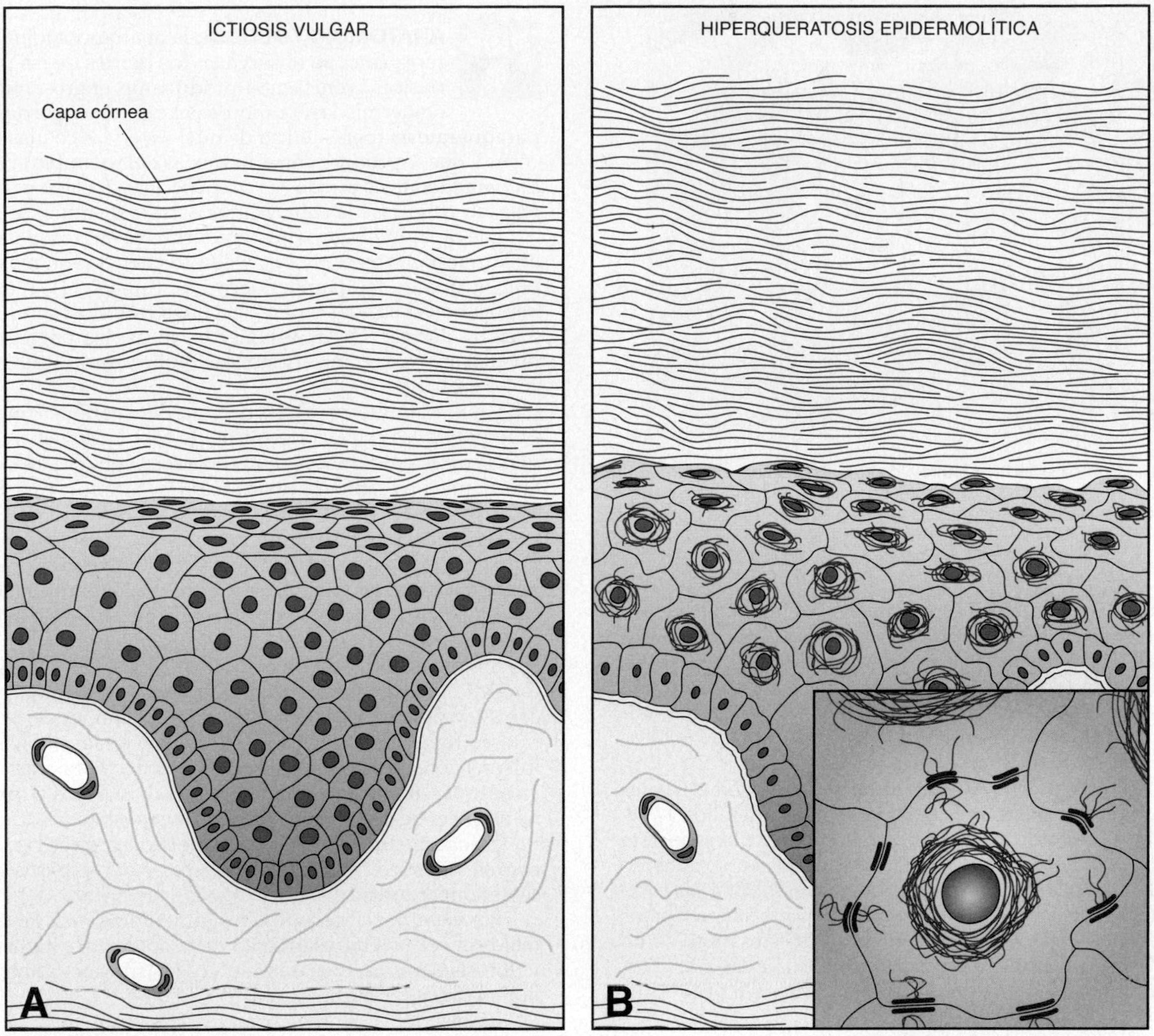

FIGURA 22-10. A. Ictiosis vulgar. B. Hiperqueratosis epidermolítica. Los dos trastornos se caracterizan por el engrosamiento relativo de la capa córnea en comparación con las capas nucleadas. La hiperqueratosis epidermolítica se caracteriza por la síntesis anómala de queratina, que se manifiesta por la existencia de filamentos enredados en torno al núcleo *(recuadro).*

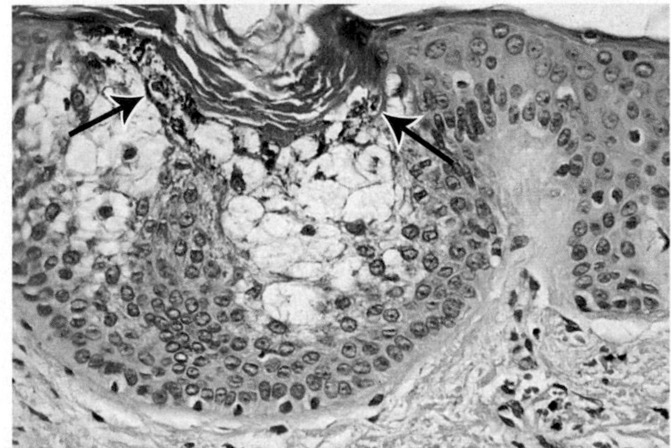

FIGURA 22-11. Hiperqueratosis epidermolítica. Los queratinocitos de la capa espinosa contienen tonofilamentos en macizos. El resultado es que su citoplasma adquiere un aspecto en gran medida claro. En la región superficial de la capa espinosa, las fibrillas en macizos se compactan aún más y se enredan en torno al núcleo (*flechas*), lo que trae consigo la aparición de un citoplasma oscuro que se condensa alrededor del núcleo. Estas células se separan una de otra, lo que da origen a la epidermólisis. A la *derecha* se aprecia una porción de epidermis normal.

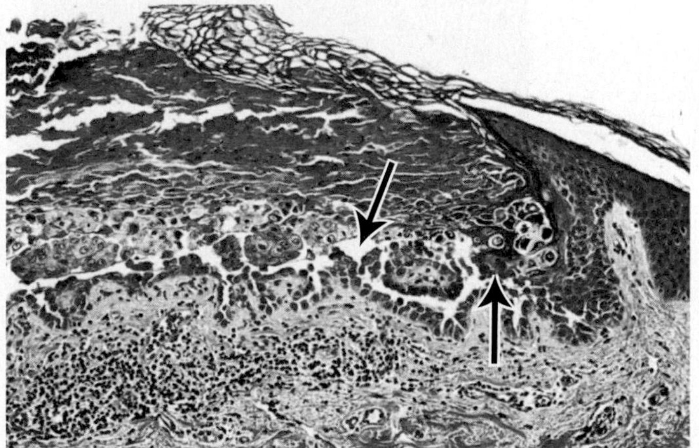

FIGURA 22-12. Enfermedad de Darier. Casi toda la epidermis muestra disqueratosis acantolítica focal. Se observa una porción de epidermis normal *(derecha).* En la lesión existe una hendidura suprabasal *(flechas)* con algunos queratinocitos con adhesión anómala (acantolíticos) escasos, sobre los que se aprecian hiperqueratosis y paraqueratosis. La hendidura no es una vesícula, puesto que una vesícula verdadera contiene células inflamatorias y fluido tisular hístico. La disqueratosis es visible por encima de la hendidura.

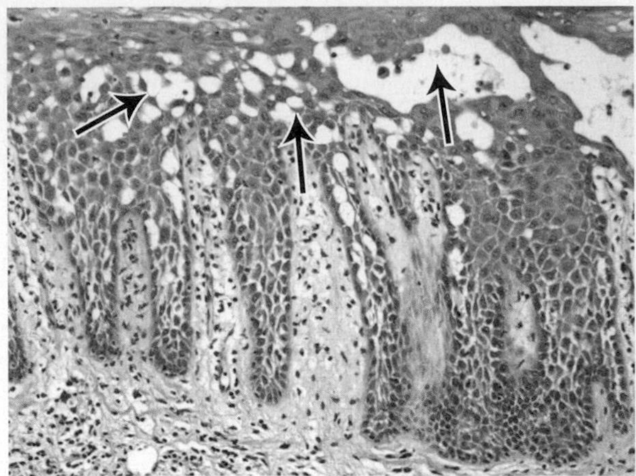

FIGURA 22-13. **Enfermedad de Hailey-Hailey.** Esta enfermedad muestra acantólisis de la epidermis (*flechas*) con disqueratosis de los queratinocitos, lo que causa la apariencia histológica característica de «pared de ladrillos dilapidada».

antecedentes. La incidencia aumenta entre los familiares de pacientes con psoriasis, y existe una concordancia del 65 % en gemelos monocigóticos. La incidencia también aumenta en individuos con ciertos haplotipos HLA. Se considera que un segmento de 300 kb en la región del CPH-I del cromosoma 6p21, denominado locus principal de susceptibilidad a la psoriasis o PSORS1, es un importante determinante genético del riesgo.

FACTORES INMUNITARIOS: los linfocitos T son cruciales en la patogenia de las lesiones psoriásicas. Las linfocitos T_H1 y T_H17, subtipos de linfocitos T $CD4^+$, parecen iniciar la respuesta inflamatoria y la dermatosis subsiguiente. Estos subgrupos de linfocitos T, además de los linfocitos T efectores $CD8^+$ y las células dendríticas presentadoras de antígeno, secretan citocinas proinflamatorias y factores de crecimiento. Por estos motivos, en la actualidad se utilizan tratamientos dirigidos a las citocinas, como los inhibidores del factor de necrosis tumoral α (TNF-α), o dirigidos a IL-6, IL-17 e IL-23.

FACTORES AMBIENTALES: las lesiones clínicas pueden aparecer en cualquier parte de la piel. Estímulos como lesiones físicas («fenómeno de Köbner»), infecciones, ciertos fármacos y la fotosensibilidad pueden producir lesiones psoriásicas en piel aparentemente normal.

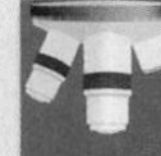

ANATOMOPATOLOGÍA: la anatomopatología más característica se observa en los bordes de las placas psoriásicas crónicas. Se produce un engrosamiento de la epidermis, así como desarrollo de **hiperqueratosis** y **paraqueratosis** (persistencia de núcleos en las células de la capa córnea, que se produce con el aumento del recambio epidérmico). La paraqueratosis puede ser circunscrita y focal, o puede ser difusa, en cuyo caso la capa granulosa está disminuida o ausente.

Las capas nucleadas de la epidermis se engrosan varias veces en las crestas interpapilares, y con frecuencia son más delgadas por encima de las papilas dérmicas (fig. 22-14). A su vez, las papilas son alargadas y parecen conos cortados, con sus vértices hacia la dermis. En las lesiones crónicas, las papilas dérmicas pueden aparecer como «bastones» bulbosos con asas cortas (figs. 22-14 y 22-15).

Las crestas interpapilares de la epidermis tienen un perfil recíproco al de las papilas dérmicas, lo que da lugar a «bastones» dérmicos y epidérmicos entrelazados, con polaridad inversa alternante. Los capilares de las papilas dérmicas están dilatados y son tortuosos (fig. 22-15).

En lesiones en fases muy iniciales, los cambios pueden limitarse a la dilatación capilar, con pocos neutrófilos «migrando» desde los capilares hacia la epidermis. La hiperplasia epidérmica y la hiperqueratosis se producen principalmente en las lesiones crónicas.

Los neutrófilos pueden localizarse en la capa epidérmica espinosa o en pequeños microabscesos (de Munro) en la capa córnea y pueden relacionarse con áreas limitadas de paraqueratosis (fig. 22-16). La dermis por debajo de las papilas contiene inflamación mononuclear variable, principalmente linfocitos, alrededor del plexo vascular superficial. El proceso inflamatorio no se extiende a la dermis reticular subyacente.

Prácticamente todas las enfermedades caracterizadas por el engrosamiento de las capas epidérmicas nucleadas también presentan hiperqueratosis.

Por ejemplo, el rascado o frotamiento crónico de la piel normal provoca un engrosamiento de la epidermis, hiperqueratosis y fibrosis dérmica, una afección «psoriasiforme» conocida como liquen simple crónico.

La histología psoriasiforme es frecuente en la enfermedad cutánea. La dermatitis seborreica, el liquen simple crónico, la dermatitis espongiótica subaguda y crónica (eczema) y el linfoma cutáneo de linfocitos T (micosis fungoide) pueden presentar este cambio. Sin embargo, no suelen simular de forma precisa a la psoriasis.

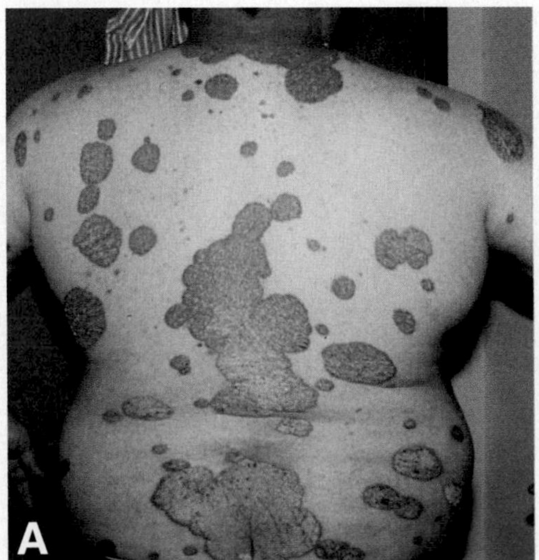

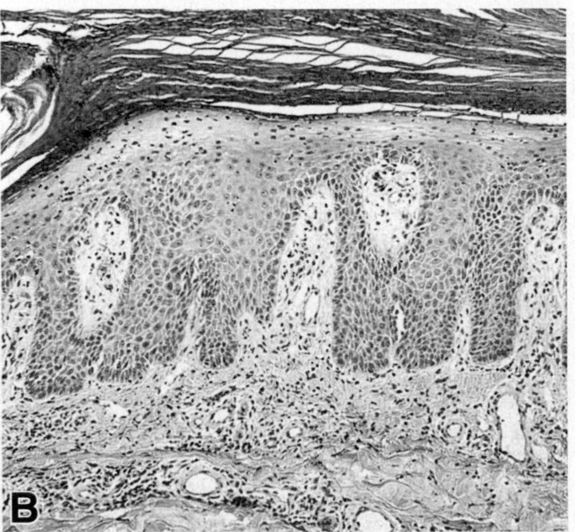

FIGURA 22-14. **Psoriasis.** Este trastorno es el prototipo de la hiperplasia epidérmica psoriasiforme. **A.** Paciente con psoriasis en quien se aprecian placas eritematosas grandes con bordes confluentes y bien definidos, que se distribuyen en el tronco. **B.** Análisis microscópico de una lesión que revela elongación uniforme en las crestas interpapilares, que también afecta a las papilas dérmicas, lo que les confiere un patrón de entrelazamiento de «bastones» alterno. Las papilas dérmicas se aprecian edematizadas y se ubican bajo una epidermis adelgazada (adelgazamiento suprapapilar). Existe paraqueratosis intensa (núcleos persistentes en las células de la capa córnea), que corresponde a la escama que se identifica en la clínica.

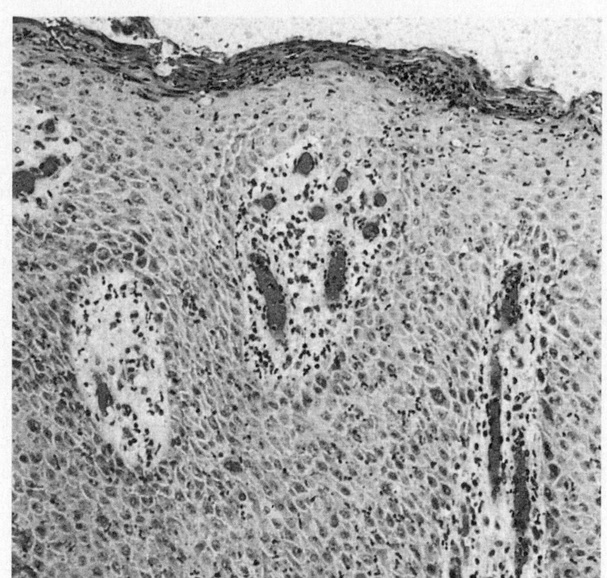

FIGURA 22-15. Psoriasis. Las papilas en forma de bastos contienen vénulas tortuosas y dilatadas. Las vénulas prominentes forman parte del proceso de venulización de los capilares, que puede tener importancia histogénica en la psoriasis. La papila del lado *derecho* muestra un solo corte transversal de su asa capilar venular superficial, que es normal. La papila en el *centro* tiene cortes numerosos en su vénula, lo que revela su tortuosidad marcada.

CARACTERÍSTICAS CLÍNICAS: la presentación inicial de la psoriasis es variable y la actividad de la enfermedad es intermitente. La psoriasis familiar tiende a ser más grave que los tipos esporádicos, si bien la gravedad varía desde molestas lesiones descamativas en los codos hasta un grave trastorno debilitante que afecta la mayor parte de la piel y que a menudo se relaciona con artritis.

Una sola lesión de psoriasis puede corresponder a un pequeño foco de eritema descamativo o a una enorme placa confluente que cubre gran parte del tronco (fig. 22-14A). Una placa típica mide de 4 cm a 5 cm, tiene márgenes nítidamente delimitados y está cubierta por una superficie de escamas plateadas. Si las escamas se desprenden, focos puntiformes de hemorragia que se originan a partir de los capilares dilatados de las papilas dérmicas marcan la superficie eritematosa brillante subyacente («signo de Auspitz»). ***En el 7% de los pacientes con psoriasis se desarrolla artritis seronegativa.*** La tendencia a la artropatía está relacionada con varios haplotipos HLA, en particular HLA-B27. La artritis psoriásica se parece mucho a su homóloga reumatoide, pero suele ser más leve y causar poca discapacidad.

En algunas variantes de la enfermedad predominan las pústulas neutrófilas (de Kogoj; psoriasis pustulosa). Se ha observado psoriasis grave intratable en algunos pacientes con sida.

El pénfigo vulgar es una enfermedad ampollosa debida a anticuerpos contra los queratinocitos

Los trastornos caracterizados por anomalías de la adhesión son enfermedades cutáneas en las que se forman ampollas debido a una disminución de la cohesión entre los queratinocitos epidérmicos. El pénfigo vulgar (PV) (en griego, *pemphix*, «burbuja»), prototipo de este tipo de enfermedades, es un trastorno cutáneo ampolloso crónico más frecuente en personas de 40 a 60 años, pero se observa a todas las edades, incluidos los niños. Todas las procedencias étnicas son susceptibles, pero las personas de ascendencia judía o mediterránea tienen un mayor riesgo.

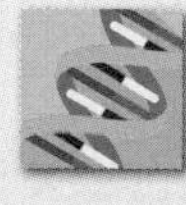

PATOGENIA MOLECULAR: el PV es una enfermedad autoinmunitaria; los pacientes tienen IgG circulante contra un antígeno de la superficie epidérmica, la **desmogleína 3,** una proteína de adhesión de los desmosomas dependiente de Ca^{2+} (es decir, una cadherina desmosómica). La unión antígeno-anticuerpo provoca anomalías de la adhesión, que se ven aumentadas por la liberación del activador del plasminógeno y, por tanto, la activación de la plasmina. Esta enzima proteolítica actúa sobre la sustancia intercelular y puede ser el factor dominante en la anomalía de la adhesión. La internalización de los complejos antígeno-anticuerpo del pénfigo, la desaparición de las placas de adhesión y la retracción de los tonofilamentos perinucleares pueden actuar de manera concertada con las proteinasas para desencadenar anomalías de la adhesión y formación de vesículas (fig. 22-17). Las ampollas en el PV son intraepidérmicas. En otros trastornos ampollosos que afectan la zona de la membrana basal, comentados más adelante, se forman ampollas subepidérmicas.

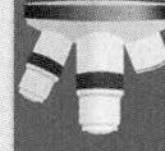

ANATOMOPATOLOGÍA: esta pérdida de la adhesión suprabasal permite la formación de una ampolla que tiene la membrana basal intacta como base y la epidermis remanente como techo (fig. 22-18). La desmogleína 3 se concentra en la región profunda de la epidermis, lo que explica la localización de la ampolla. La ampolla contiene números moderados de linfocitos, macrófagos, eosinófilos y neutrófilos. Se liberan hacia el interior de la vesícula queratinocitos redondeados peculiares, que se denominan **células acantolíticas,** durante el proceso de pérdida de adhesión. Las células basales permanecen adheridas a la lámina basal y constituyen una capa de «células en lápida».

La pérdida de la adhesión puede extenderse a lo largo de los anexos dérmicos y no siempre es estrictamente suprabasal. La dermis subyacente muestra un infiltrado moderado de linfocitos, macrófagos, eosinófilos y neutrófilos, que predomina en torno al lecho venular capilar.

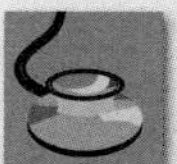

CARACTERÍSTICAS CLÍNICAS: la lesión característica del PV es una ampolla grande que se rompe con facilidad y deja áreas extensas desnudadas o cubiertas por costra. Las lesiones son más frecuentes en el cuero cabelludo y en las membranas mucosas, así como en las áreas periumbilical y de intertrigo. Si no se administra tratamiento con corticoesteroides, el pénfigo vulgar es progresivo y suele ser

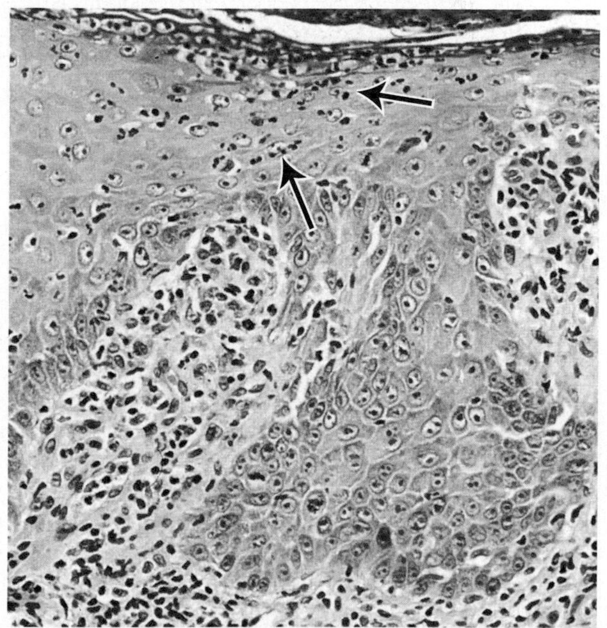

FIGURA 22-16. Psoriasis. Los neutrófilos migran hacia la epidermis tras emerger de los capilares venulizados en las puntas de las papilas dérmicas. Migran hacia la región superficial de las capas espinosa y córnea *(flechas)*. En algunas variantes de psoriasis las pústulas son lesiones clínicas comunes.

mortal, y gran parte de la superficie cutánea puede quedar denudada. Los agentes inmunodepresores también son útiles como terapia de mantenimiento. Con una terapia apropiada, la tasa de mortalidad a 10 años por PV es inferior al 10%.

Otros trastornos que derivan de las anomalías de la adhesión y tienen un mecanismo patógeno similar al PV incluyen el **pénfigo foliáceo,** el **pénfigo eritematoso** y el **pénfigo inducido por fármacos** (que se relaciona la mayoría de las veces con penicilamina y captopril).

En el pénfigo foliáceo, los anticuerpos contra la **desmogleína 1,** una proteína desmosómica, generan trastornos de la adhesión en las capas epidérmicas espinosa y granulosa externas (en contraste con las anomalías de la adhesión suprabasales propias del PV; fig. 22-19). El pénfigo foliáceo y el pénfigo eritematoso se caracterizan por una anomalía de la adhesión en la capa espinosa. El **pénfigo paraneoplásico** se describe en relación con ciertos cánceres, por lo general tumores linfoproliferativos, y muestra patrones variables de anomalías de la adhesión y receptores antigénicos. El pénfigo puede acompañar a otras enfermedades autoinmunitarias, como la miastenia grave y el lupus eritematoso, y también puede observarse en timomas benignos. Otras enfermedades pueden simular la histología del PV, por ejemplo, el pénfigo crónico benigno familiar (enfermedad de Hailey-Hailey) y la dermatosis acantolítica transitoria (enfermedad de Grover). Sin embargo, los anticuerpos no reaccionan con los antígenos epidérmicos en estas entidades.

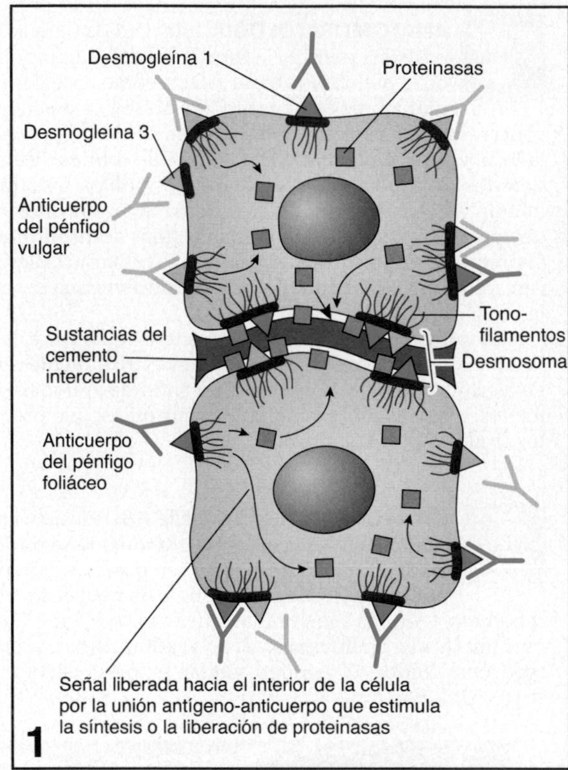

FIGURA 22-17. Mecanismos de la falta de cohesión suprabasal en el pénfigo vulgar. 1. Los autoanticuerpos circulantes se unen a un antígeno en la superficie externa de la membrana plasmática de un queratinocito, en particular en las regiones basales. **2.** La unión antígeno-anticuerpo desencadena la liberación de una proteinasa (plasmina). **3.** La proteinasa interrumpe la adhesión célula-célula en los desmosomas (sustancias de cemento intercelular), lo que inicia la pérdida de adhesión *(continúa)*

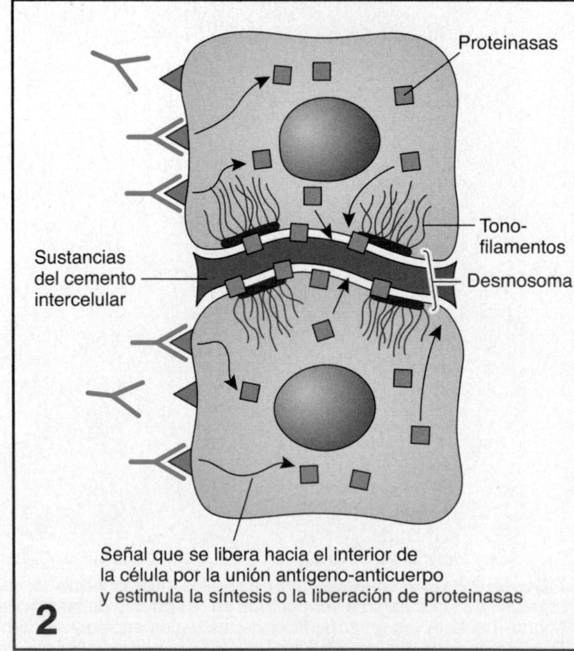

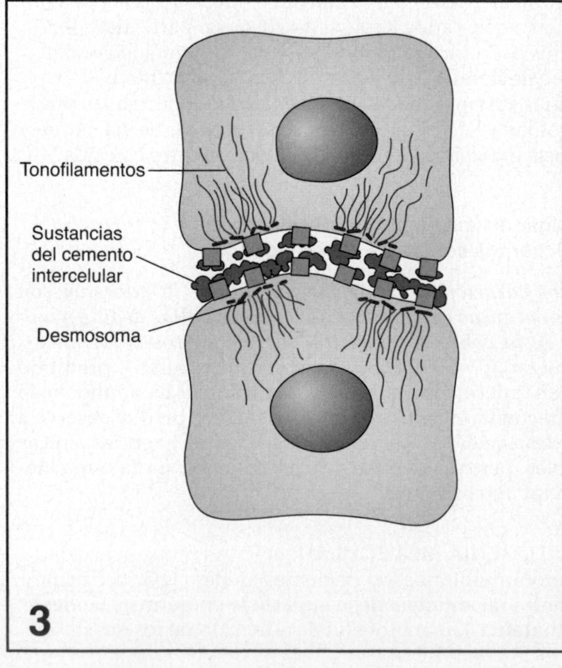

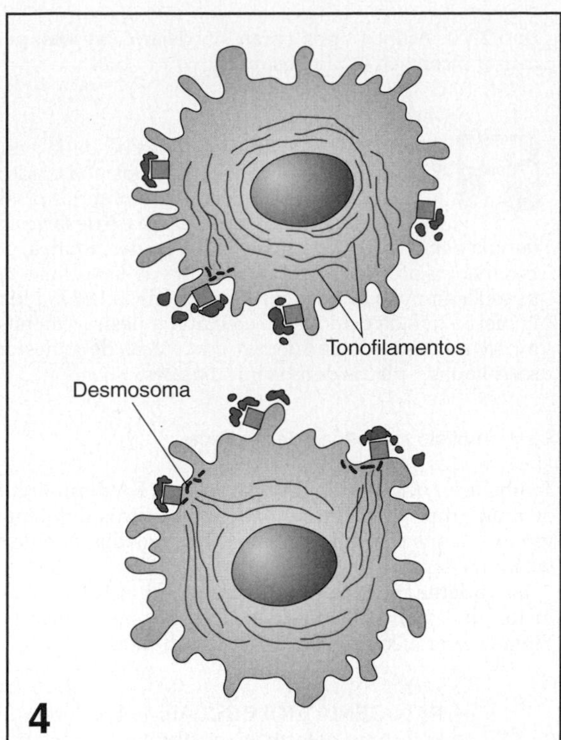

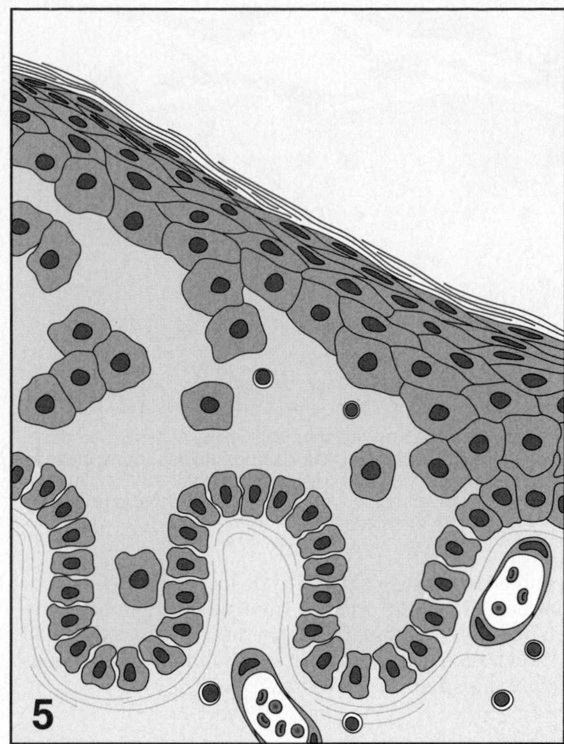

FIGURA 22-17. (*Cont.*) **4.** Los desmosomas se deterioran, los tonofilamentos se acumulan alrededor de los núcleos de los queratinocitos, las células se redondean y la separación se completa. **5.** Se forma una vesícula, que suele ser suprabasal. De manera alternativa puede presentarse acantólisis por la interferencia directa con el acoplamiento a las uniones desmosómicas y adherentes.

ENFERMEDADES DE LA ZONA DE LA MEMBRANA BASAL (INTERFAZ DERMOEPIDÉRMICA)

En la epidermólisis ampollosa se forman ampollas en la zona de la membrana basal

La epidermólisis ampollosa (EA) es un grupo heterogéneo de trastornos relacionados muy generalmente por su naturaleza hereditaria y por la tendencia a formar ampollas en lugares de traumatismos menores. El espectro clínico abarca desde una molestia leve hasta una enfermedad ampollosa generalizada y que puede poner en riesgo la vida. ***Estas ampollas casi siempre están presentes al nacer o poco después.*** La clasificación de estos trastornos se basa en una combinación de características clínicas y lugar de formación de la ampolla en la ZMB. Cada una de las cuatro categorías principales de EA se basa en diferentes mecanismos de formación de ampollas (fig. 22-20).

Epidermólisis ampollosa epidermolítica

También conocida como EA simple, se trata de un grupo de enfermedades cutáneas autosómicas dominantes y recesivas en las que

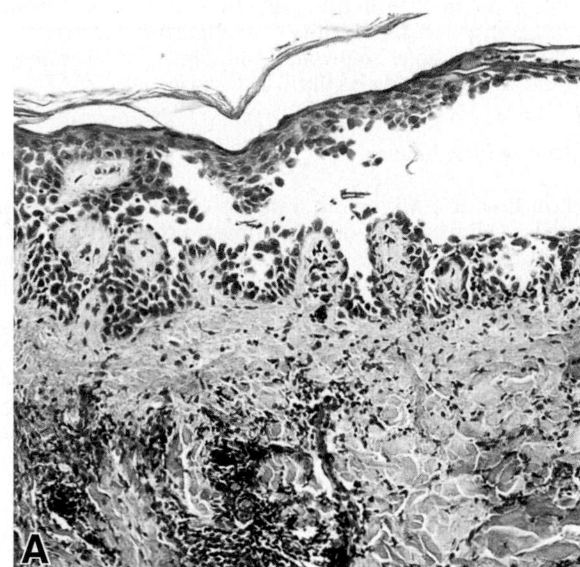

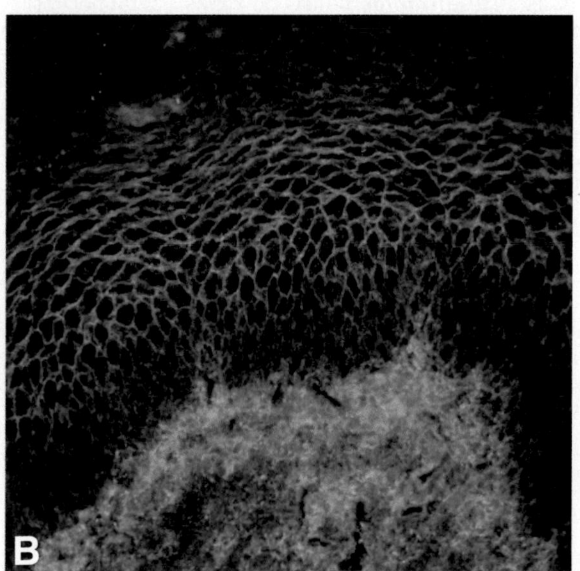

FIGURA 22-18. Pénfigo vulgar. A. Adhesión anómala suprabasal que conduce a la formación de una ampolla intraepidérmica que contiene queratinocitos acantolíticos. Los queratinocitos basales se encuentran un poco separados entre sí, totalmente separados de la capa espinosa. Los queratinocitos basales están adheridos con firmeza a la zona de la membrana basal epidérmica. **B.** Estudio con inmunofluorescencia directa de la piel perilesional que revela el depósito de anticuerpos, casi siempre del tipo de la inmunoglobulina G, en la sustancia intercelular de la epidermis y generan un patrón en encaje, que delinea el contorno de los queratinocitos.

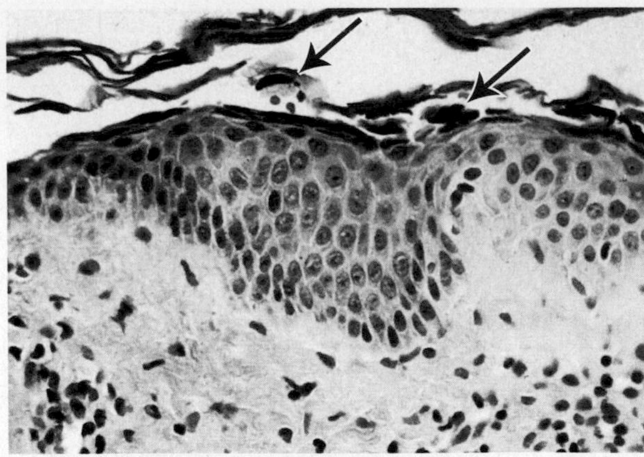

FIGURA 22-19. Pénfigo foliáceo. Las anomalías de la adhesión se desarrollan en la capa espinosa superficial y la capa granulosa (compárese el fenómeno con el que se produce en el pénfigo vulgar; fig. 18-18). Queratinocitos con trastornos de la adhesión y disqueratosis de la capa granulosa *(flechas)*, que son elementos característicos importantes.

se forman ampollas debido a la alteración de los queratinocitos basales. Las ampollas se forman tras un traumatismo menor, como un simple roce de la piel, pero se curan sin dejar cicatriz (de ahí el término «simplex»). La EA epidermolítica causa molestias estéticas y a veces es debilitante, pero no es mortal.

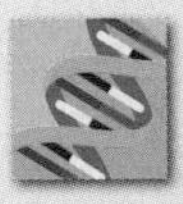

PATOGENIA MOLECULAR: la EA epidermolítica se ha atribuido a mutaciones en *KRT5* y *KRT14*, que suelen heredarse de forma autosómica dominante. Estos genes codifican las queratinas 5 y 14, respectivamente, que se ensamblan en filamentos intermedios que normalmente proporcionan estabilidad mecánica a la epidermis. Las proteínas mutadas no se ensamblan de forma correcta y, en su lugar, se agregan alrededor de los núcleos de los queratinocitos. Esto produce vacuolas citoplasmáticas subnucleares que sufren agrandamiento gradual y acaban uniéndose. La membrana plasmática se rompe cuando la gran vacuola la alcanza, tras lo cual la célula es lisada. La citólisis de los queratinocitos basales causa las ampollas en la variedad epidermolítica de la EA.

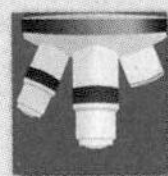

ANATOMOPATOLOGÍA: una vesícula intraepidérmica es el resultado de la lisis de varios queratinocitos basales. El techo de la vesícula consiste en una epidermis casi intacta con una membrana basal fragmentada. La base de la vesícula posee residuos de citoplasma de células basales adheridos a la lámina densa, que aparece como una línea rosada bien conservada en la base de la vesícula. Las células inflamatorias son escasas.

Epidermólisis ampollosa de la unión

Este tipo de EA corresponde a un grupo de enfermedades cutáneas autosómicas recesivas en las que se forman ampollas dentro de la lámina lúcida. La expresión clínica varía desde una enfermedad benigna que no afecta la esperanza de vida hasta una afección grave que puede ser mortal en los 2 primeros años de vida. Puede haber anomalías relacionadas en las uñas y los dientes.

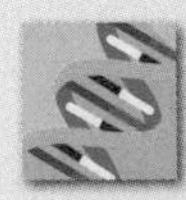

PATOGENIA MOLECULAR: en su variante grave, se han notificado mutaciones en *LAMA3*, *LAMB3* y *LAMC2*, genes que codifican subunidades de la laminina 332, una proteína que une la epidermis a la membrana basal. Las mutaciones en cualquiera de estos genes producen una proteína anómala que incrementa inmensamente la fragilidad de la epidermis. La forma más benigna de la enfermedad se debe a mutaciones en *COL17A1*, el gen del colágeno de tipo XVII. Ambos tipos curan sin dejar cicatrices, pero pueden causar atrofia en la piel residual.

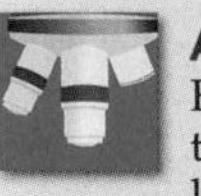

ANATOMOPATOLOGÍA: el techo de la vesícula en la EA de la unión está formado por una epidermis intacta. No hay alteración de las membranas plasmáticas de los queratinocitos basales. La base de la vesícula es una lámina densa intacta, como en la EA epidermolítica, pero no hay fragmentos adheridos del citoplasma de las células basales. Así pues, la ampolla se encuentra dentro de la lámina lúcida. Tanto la piel lesionada como la no afectada muestran menos hemidesmosomas basales, que cuentan con placas de adhesión poco desarrolladas y placas densas infrabasales.

Epidermólisis ampollosa dermolítica

También conocida como EA distrófica, la EA dermolítica corresponde a un grupo de enfermedades autosómicas dominantes y recesivas en las que se producen ampollas inmediatamente profundas a la lámina densa.

La variante recesiva es más grave. En las dos variantes la resolución de las ampollas induce cicatrización atrófica («distrófica»). Pueden estar afectadas las uñas y los dientes.

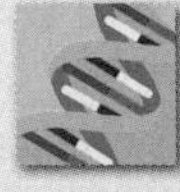

PATOGENIA MOLECULAR: la EA dermolítica se atribuye a un defecto en las fibrillas de anclaje. Estas fibrillas muestran una disposición anómala y una reducción de su cantidad en la piel aparentemente normal de los neonatos afectados. El defecto básico es una mutación en *COL7A1*, el gen del colágeno de tipo VII (3p21).

El colágeno de tipo VII es el principal componente de las fibrillas de anclaje que forman una red en la dermis superior, a través de la cual discurren las fibras de colágeno de tipo I y III. Esta estructura ancla la epidermis a la dermis subyacente. Su rotura provoca la aparición de ampollas subepidérmicas debajo de la zona de la lámina densa.

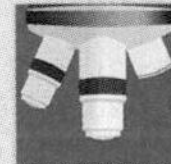

ANATOMOPATOLOGÍA: el techo de la vesícula corresponde a epidermis normal, con láminas transparente y densa adheridas e intactas. La base de la vesícula corresponde a la parte externa de la dermis papilar. Desde el punto de vista ultraestructural, hay menos fibrillas de anclaje en el tipo dominante y casi ninguna en la forma recesiva. En las dos variantes se produce una disminución correspondiente de las proteínas de las fibrillas de anclaje AF-1 y AF-2.

Síndrome de Kindler

Este tipo de EA presenta transmisión autosómica recesiva y ampollas con planos de desprendimiento combinados. Los hallazgos clínicos característicos que la diferencian de otros tipos hereditarios de EA incluyen poiquilodermia (pigmentación moteada de la piel) y fotosensibilidad.

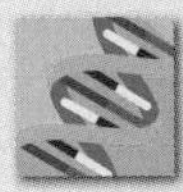

PATOGENIA MOLECULAR: esta entidad resulta de una mutación en el gen *FERMT1* (20p12), que codifica la kindlina 1, una proteína implicada en la adhesión entre queratinocitos basales.

El penfigoide ampolloso es una enfermedad ampollosa subepidérmica causada por autoanticuerpos contra proteínas de la membrana basal

El penfigoide ampolloso (PA) es una enfermedad ampollosa autoinmunitaria frecuente, que presenta similitudes clínicas con el PV (de ahí el término «penfigoide»), pero que carece de acantólisis (pérdi-

EPIDERMÓLISIS AMPOLLOSA EPIDERMOLÍTICA

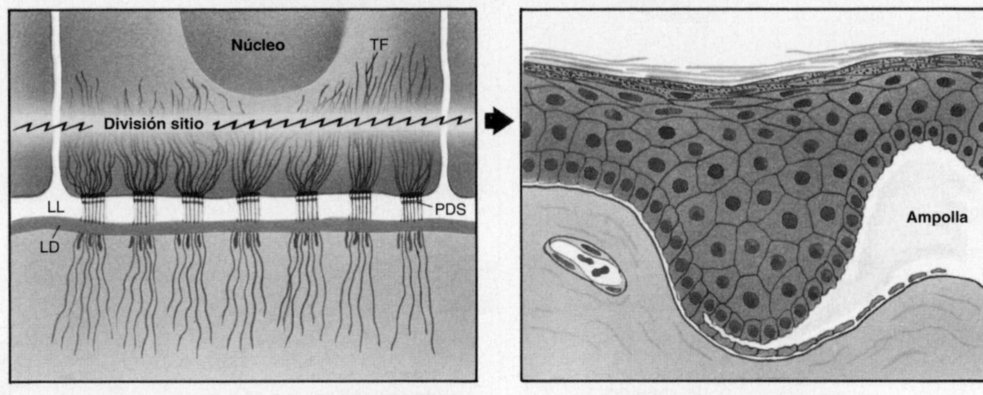

EPIDERMÓLISIS AMPOLLOSA DE UNIÓN

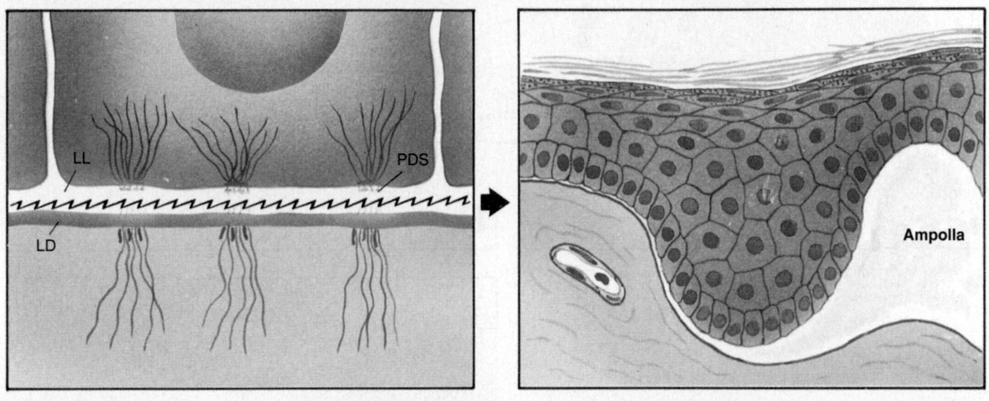

EPIDERMÓLISIS AMPOLLOSA DERMOLÍTICA

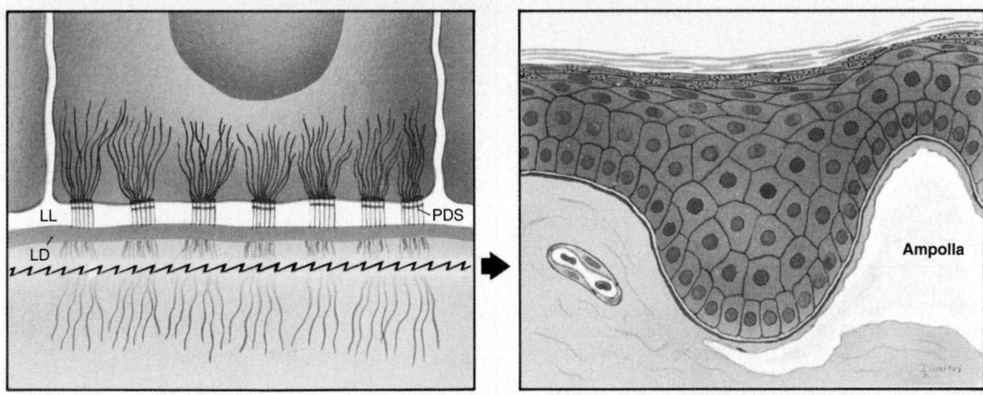

FIGURA 22-20. Epidermólisis ampollosa (EA). Se muestran tres mecanismos distintos para la formación de ampollas. Se muestran diagramas de imágenes de microscopía electrónica en los que se observan puntos de escisión en el lado *izquierdo*; los correspondientes a las imágenes de la microscopía de luz óptica se ubican a la *derecha*. La **EA epidermolítica** deriva de la desintegración de las regiones más bajas de las células basales epidérmicas. Las porciones inferiores de las células basales se desprenden, y el resto de la epidermis se levanta. Fragmentos pequeños de las células basales quedan adheridos a la zona de la membrana basal. La **EA de unión** se caracteriza por la rotura de la lámina transparente. La **EA dermolítica** se relaciona con la presencia de fibrillas de anclaje rudimentarias y fragmentadas dentro de la dermis. La zona de la membrana basal completa y la epidermis se separan de la dermis por efecto de estas fibrillas de anclaje defectuosas. *LD*, lámina densa; *LL*, lámina lúcida; *PDS*, placa densa subdesmosómica; *TF*, tonofibrillas.

da de las uniones intercelulares). La enfermedad es más frecuente en las últimas décadas de la vida y afecta todas las procedencias étnicas y ambos sexos.

PATOGENIA MOLECULAR: al igual que el PV, el PA es una enfermedad autoinmunitaria, pero en este caso los anticuerpos IgG fijadores del complemento se dirigen contra las proteínas de la membrana basal BPAG1 y BPAG2. BPAG1, también conocida como distonina (codificada por el gen *DST*), es una proteína de 230 kd en la porción intracelular del hemidesmosoma de la célula basal. BPAG2 es otro nombre para el colágeno de tipo XVII (fabricado por *COL17A1*). Es una proteína de 180 kd que atraviesa la membrana plasmática y se extiende hasta la lámina lúcida superior. El complejo antígeno-anticuerpo puede lesionar la membrana plasmática de la célula basal a través del complejo de ataque de membrana C5b-C9 (*v.* cap. 4).

Este daño puede a su vez interferir con la elaboración de factores de adhesión por parte de los queratinocitos basales. Y, lo que es más importante, las anafilatoxinas C3a y C5a se liberan en la activación del complemento. Desencadenan la desgranulación de los mastocitos y la liberación de factores quimiotácticos para eosinófilos, neutrófilos y linfocitos. Los valores de IL-5 y eotaxina, que desempeñan un papel importante en el reclutamiento

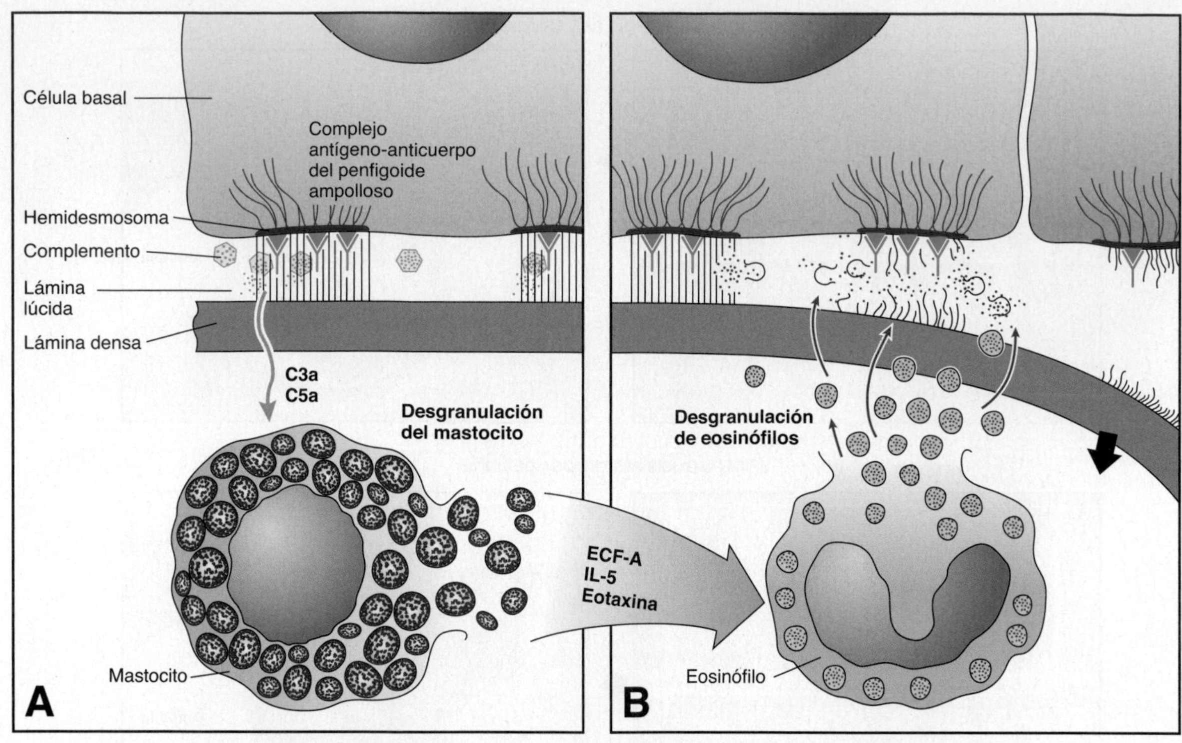

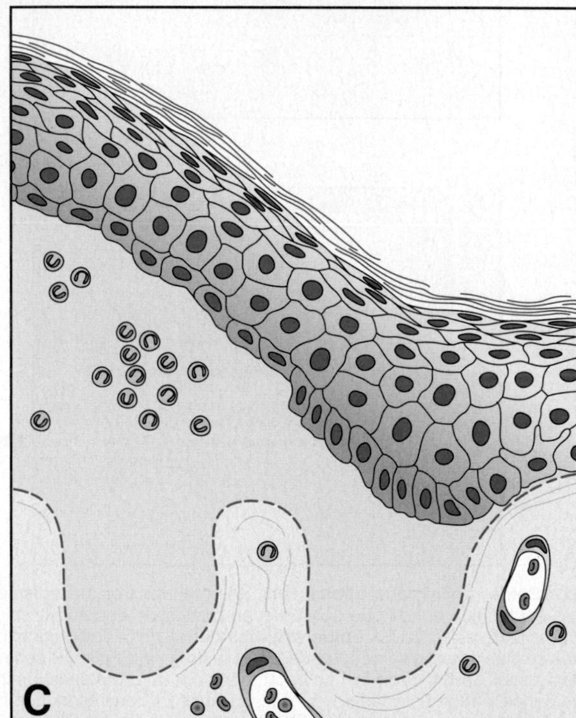

FIGURA 22-21. Mecanismos de la formación de ampollas en el penfigoide ampolloso (PA). Anticuerpos circulantes contra una glucoproteína en apariencia normal (el antígeno PA) en la lámina lúcida median los acontecimientos patogénicos en el PA. **A.** La unión antígeno-anticuerpo activa el complemento, y se producen las anafilotoxinas C3a y C5a. Estas inducen la desgranulación de los mastocitos, lo que desencadena la liberación de factores quimiotácticos de eosinófilos. **B** y **C.** Las sustancias de los gránulos eosinófilos que causan daño hístico inducen la vesiculación en la lámina lúcida, con cierta degradación de la lámina densa. *ECF-A*, factor A quimiotáctico de eosinófilos; *IL-5,* interleucina

y la función de los eosinófilos, son elevados en el líquido de las vesículas de los pacientes con PA. Los gránulos de eosinófilos contienen sustancias que dañan los tejidos, como la peroxidasa eosinófila y la proteína básica principal. Estas moléculas, junto con las proteasas de neutrófilos y mastocitos, provocan la separación dermoepidérmica dentro de la lámina lúcida (fig. 22-21).

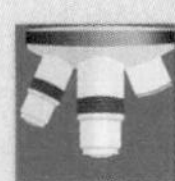

ANATOMOPATOLOGÍA: las ampollas del PA son subepidérmicas. El techo corresponde a epidermis intacta y la base es la lámina densa de la ZMB (fig. 22-22). Las ampollas contienen muchos eosinófilos, además de fibrina, linfocitos y neutrófilos. En el PA, la piel aparentemente normal muestra migración de mastocitos desde las vénulas hacia la epidermis. Con la aparición de eritema, los eosinófilos aparecen en la dermis superior y pueden disponerse a lo largo de la ZMB epidérmica.

Desde el punto de vista ultraestructural, la separación dermoepidérmica comienza con la disrupción de los filamentos de anclaje de la lámina lúcida. La inmunofluorescencia muestra depósitos lineales de C3 e IgG en la ZMB epidérmica (fig. 22-23), y los anticuerpos séricos contra BPAG1 y BPAG2 pueden constatarse mediante ensayos ELISA.

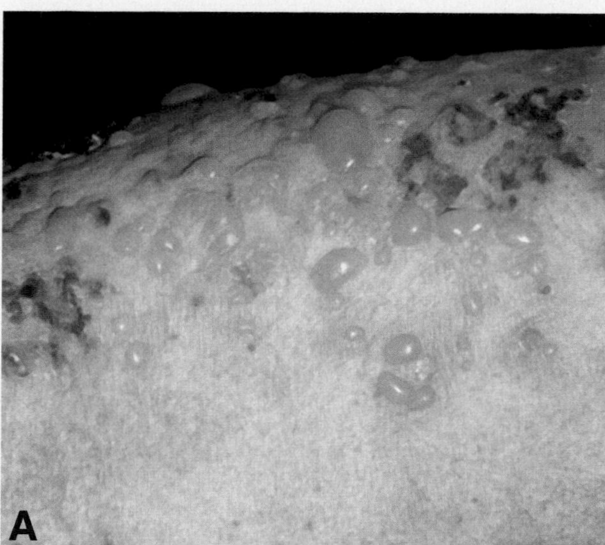

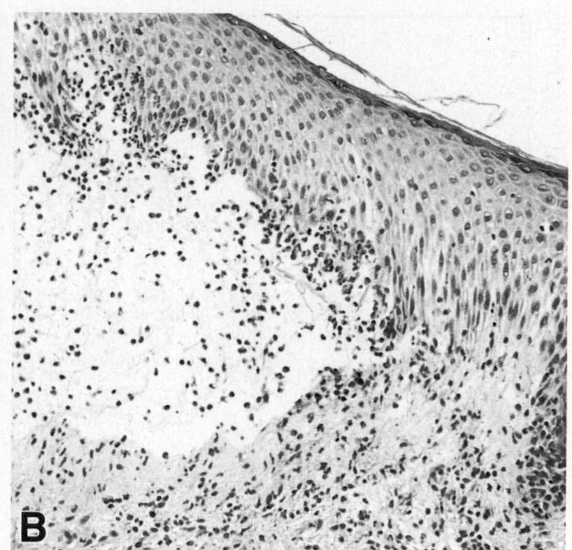

FIGURA 22-22. **Penfigoide ampolloso. A.** La piel muestra ampollas tensas múltiples sobre una base eritematosa, así como úlceras, que se distribuyen principalmente sobre la cara medial de los muslos y el tronco. (De Elder DE, Elenitsas R, Johnson BL, et al. *Synopsis and Atlas of Lever's Histopathology of the Skin*. Philadelphia: Lippincott Williams & Wilkins; 1999.) **B.** Una ampolla subepidérmica tiene la dermis papilar edematosa como base. El techo de la ampolla corresponde a la epidermis intacta, que incluye la capa basal. Células inflamatorias (incluidos muchos eosinófilos), fibrina y fluido llenan la ampolla.

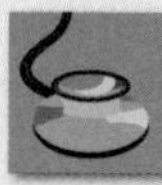

CARACTERÍSTICAS CLÍNICAS: las ampollas del PA son grandes y se encuentran en tensión, y pueden aparecer sobre piel de aspecto normal o sobre una base eritematosa (fig. 22-22).

Suelen afectar la cara medial de los muslos y los flexores de los antebrazos, incluso pueden aparecer ampollas en la ingle, las axilas y otras zonas cutáneas. La enfermedad es autolimitada, pero crónica, y la salud general no suele verse afectada. El tratamiento sistémico con glucocorticoides acorta de manera considerable el curso de la enfermedad.

La dermatitis herpetiforme refleja la sensibilidad al gluten y el depósito de inmunocomplejos

La dermatitis herpetiforme (DH) es una erupción muy pruriginosa caracterizada por la presencia de placas similares a la urticaria y pequeñas vesículas subepidérmicas en las superficies extensoras del cuerpo.

PATOGENIA MOLECULAR: acompaña a la sensibilidad al gluten en pacientes con haplotipos HLA-B8, HLA-DR3 y HLA-DQw2. Aunque la enteropatía sensible al gluten puede ser subclínica en pacientes con DH, la mayoría mostrará características de enfermedad celíaca en una biopsia del intestino delgado (*v.* cap. 13). Las lesiones cutáneas de la DH muestran depósitos granulares de IgA, principalmente en las puntas de las papilas dérmicas (fig. 22-24). Estos inmunocomplejos de IgA son más prominentes en la piel perilesional que en la piel de apariencia normal. Una alimentación sin gluten permite controlar la enfermedad, mientras que su reintroducción provoca nuevas lesiones.

Los pacientes con predisposición genética pueden desarrollar anticuerpos IgA contra componentes del gluten en el intestino. Los complejos IgA resultantes acceden entonces a la circulación y se depositan en las papilas dérmicas (fig. 22-24). Los pacientes con DH tienen concentraciones aumentadas de autoanticuerpos IgA frente a la transglutaminasa tisular, lo que sugiere que un autoantígeno dérmico está relacionado con esta. Los anticuerpos contra el endomisio del músculo liso también están aumentados en muchos pacientes con DH. Los neutrófilos atraídos al lugar liberan enzimas lisosómicas que degradan la laminina y el colágeno de tipo IV, lo que separa la epidermis de la dermis y finalmente provoca el desarrollo de ampollas (fig. 22-24).

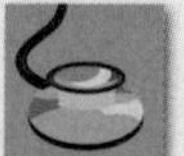

CARACTERÍSTICAS CLÍNICAS: las lesiones de la DH son especialmente prominentes sobre los codos, las rodillas y los glúteos (fig. 22-25A). Estas vesículas, muy pruriginosas, pueden agruparse de forma similar a las de las infecciones por herpes simple (de ahí el término «herpetiforme») y casi siempre se rompen debido a la fricción. Por tanto, los pacientes pueden presentar solo lesiones costrosas sin vesículas intactas. La DH es de gravedad variable y se caracteriza por remisiones, pero es preocupantemente crónica. Las lesiones que cicatrizan suelen dejar cicatrices. Además de una alimentación sin gluten, la dapsona o la sulfapiridina pueden controlar los signos y síntomas de la DH por un mecanismo desconocido. Se ha notificado un mayor riesgo de trastornos linfoproliferativos y lupus eritematoso sistémico.

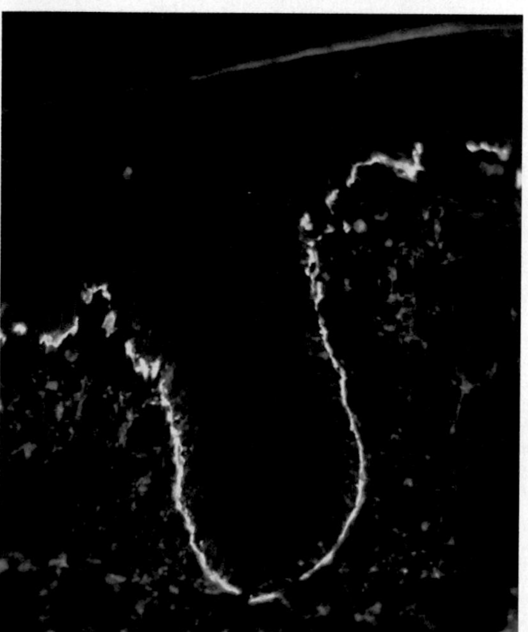

FIGURA 22-23. **Penfigoide ampolloso.** El análisis de inmunofluorescencia directa que revela el depósito lineal de inmunoglobulina G (y de la fracción C3 del complemento), a lo largo de la unión dermoepidérmica. El examen ultraestructural revela que estos anticuerpos y el complemento se distribuyen en la lámina lúcida.

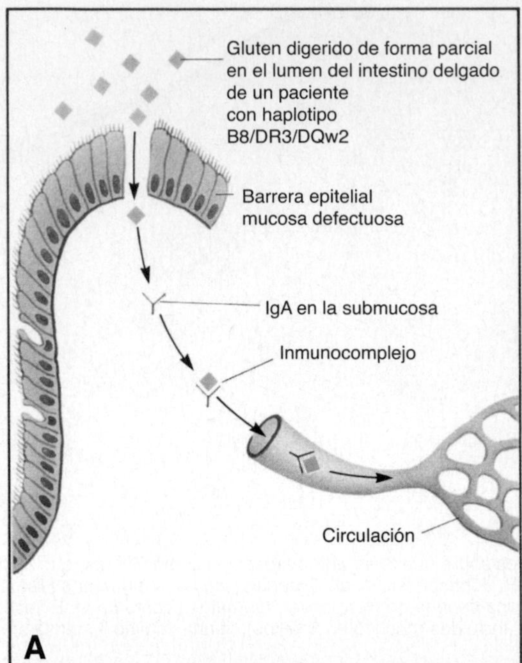

1. Formación de inmunocomplejos en la submucosa del intestino delgado. Paso de los inmunocomplejos hacia la **circulación.**

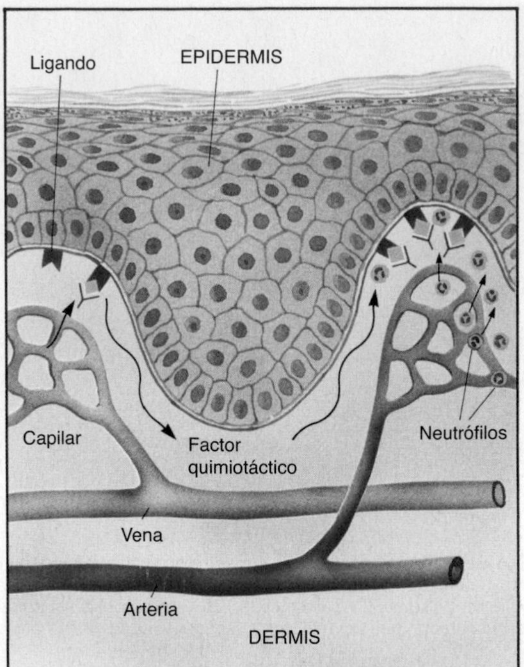

2. La unión del ligando y el inmunocomplejo induce la liberación del factor quimiotáctico de neutrófilos. Los neutrófilos migran hacia las puntas de las papilas.

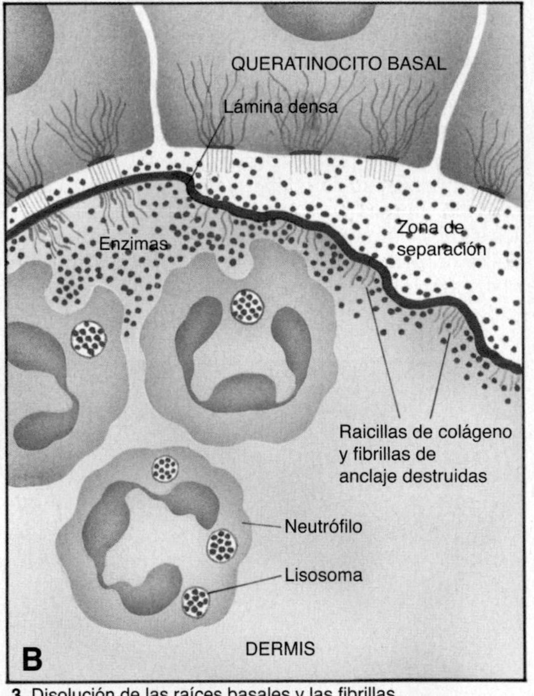

3. Disolución de las raíces basales y las fibrillas de anclaje por las enzimas que liberan los neutrófilos. Separación dermoepidérmica temprana.

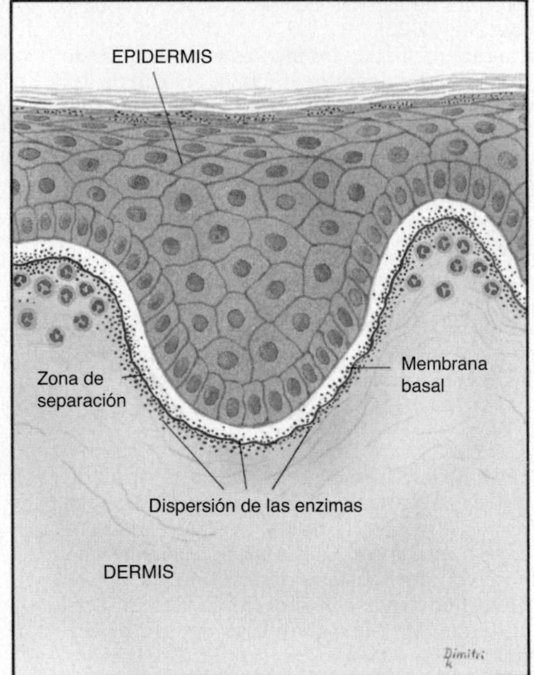

4. Concentración de los neutrófilos en las puntas de las papilas. Diseminación de las enzimas a lo largo de la membrana basal. Levantamiento de la lámina densa.

FIGURA 22-24. Patogenia de las lesiones cutáneas en la dermatitis herpetiforme. A. El trastorno se inicia en el intestino delgado y tiene probabilidad de expresarse en la piel por efecto de la presencia de un ligando que se encuentra en un sitio inmediato profundo a la lámina densa. La participación de este ligando en la piel por la inmunoglobulina A procedente de la submucosa intestinal produce factores quimiotácticos que atraen a los neutrófilos. *IgA*, inmunoglobulina A. **B.** Las enzimas liberadas por los neutrófilos destruyen las fibrillas de unión y favorecen la separación dermoepidérmica.

ANATOMOPATOLOGÍA: en primer lugar, aparece un infiltrado linfocítico perivenular delicado, con una fila de neutrófilos que se sitúan justo por debajo de la lámina densa en las papilas dérmicas. En el transcurso de 12 h, los neutrófilos se agregan para constituir cúmulos de 10 a 25 células en las puntas de las papilas dérmicas, que da origen al aspecto histológico diagnóstico.

Existen dos mecanismos relacionados para la separación dermoepidérmica. Uno se asocia a la diseminación de una capa o dos de neutrófilos, con aspecto similar al de una sábana, en la interfaz dermoepidérmica. En esta situación toda la epidermis se desprende de la dermis papilar (fig. 22-25B). El techo de la vesícula contiene la epidermis. La base se compone de la lámina densa y la dermis papilar. A diferencia de lo que ocurre en el PA,

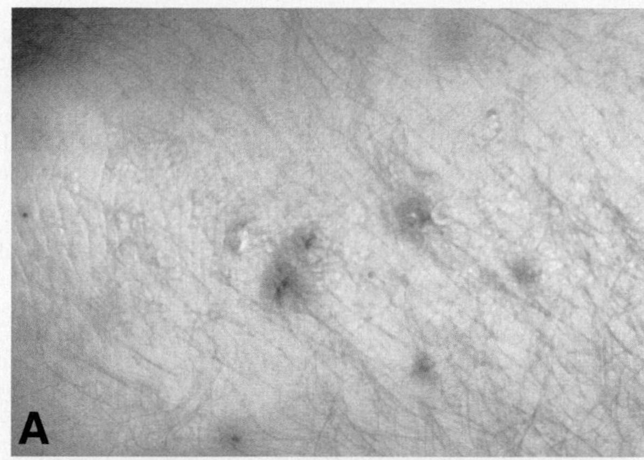

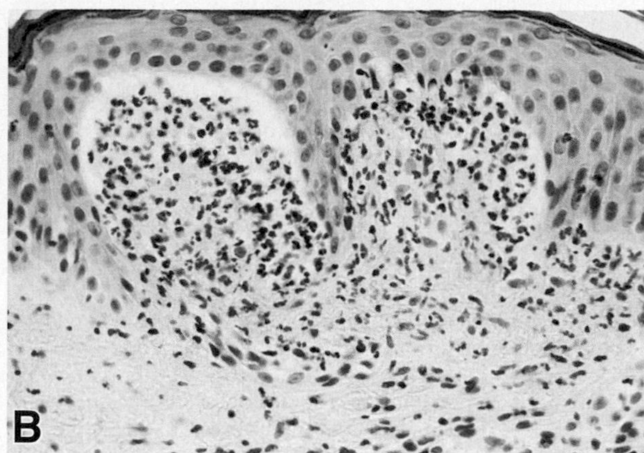

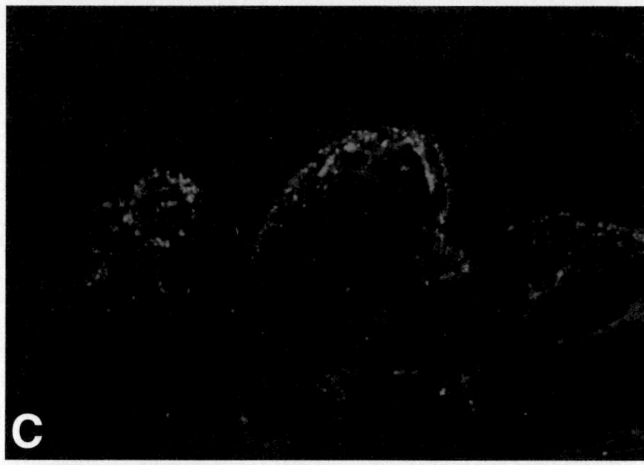

FIGURA 22-25. Dermatitis herpetiforme. A. Vesículas pruriginosas, simétricas y agrupadas con base eritematosa que se observan en los codos y las rodillas. (De Elder DE, Elenitsas R, Johnson BL, et al. *Synopsis and Atlas of Lever's Histopathology of the Skin.* Philadelphia, PA: Lippincott Williams & Wilkins; 1999). **B.** Abscesos en la dermis papilar formados por neutrófilos, con formación de vesículas en la unión dermoepidérmica, que son característicos. **C.** La inmunofluorescencia directa revela el depósito de inmunoglobulina A en las papilas dérmicas en relación con las fibrillas de anclaje y las fibras de tejido elástico (mas no siempre justo sobre ellas). Se trata del sitio en que se produce la infiltración de los neutrófilos y la formación de las vesículas subepidérmicas.

los eosinófilos son infrecuentes al principio del curso de la enfermedad. En el segundo mecanismo de formación de vesículas, muchos neutrófilos se acumulan con rapidez en las puntas de las papilas dérmicas.

La liberación de enzimas lisosómicas neutrófilas en la porción superficial de las papilas dérmicas desencadena el desacoplamiento de la epidermis y la dermis en la región de la punta de las papilas dérmicas, la destrucción de la ZMB en la lámina lúcida y la porción superficial de las papilas y desgarro de la epidermis a través de los crestas interpapilares adyacentes. El techo de la vesícula que se produce muestra desgarros alternantes a través de su cubierta epidérmica, y la base muestra raíces epidérmicas residuales que alternan con las mitades basales de las papilas dérmicas. En ambos casos, la IgA granular es depositada en la unión dermoepidérmica (fig. 22-25C).

El eritema multiforme suele ser una reacción a un fármaco o una infección

El eritema multiforme (EM) es un trastorno agudo y autolimitado que varía desde el desarrollo de una pequeña cantidad de máculas y ampollas eritematosas anulares similares a un «tiro al blanco» (EM leve) hasta una ulceración generalizada de la piel y las mucosas que puede poner en riesgo la vida (EM grave; síndrome de Stevens-Johnson [SJS], también conocido como necrólisis epidérmica tóxica). ***Suele derivar de una reacción a un fármaco o a un agente infeccioso, en particular, la infección por el virus del herpes simple.***

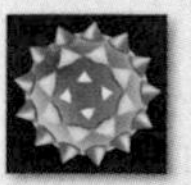

FACTORES ETIOLÓGICOS: numerosos agentes pueden provocar la ME, incluidos los virus del herpes, los micoplasmas y las sulfonamidas, pero los factores precipitantes solo se identifican en la mitad de los casos. En el EM postherpético, se depositan antígenos virales, IgM y C3 en un área perivascular y en la ZMB epidérmica. La combinación de linfocitos infiltrantes y complejos antígeno-anticuerpo dentro de las lesiones sugiere que participan tanto la hipersensibilidad humoral como la celular.

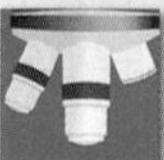

ANATOMOPATOLOGÍA: la dermis en el EM muestra un infiltrado linfocitario disperso alrededor del lecho vascular superficial y en la interfaz dermoepidérmica. El rasgo morfológico característico en la epidermis son los queratinocitos apoptóticos («disqueratocitos»), con núcleos picnóticos y citoplasma eosinófilo.

La apoptosis puede ser generalizada y asociarse a una vesícula subepidérmica, cuyo techo corresponde a una epidermis casi completamente necrótica. Debido al inicio agudo de la enfermedad, en la mayoría de los casos hay pocos, o ningún, cambio en la capa córnea. La dermis muestra infiltrado perivascular sin eosinófilos. La histología del SJS y la necrólisis epidérmica tóxica es idéntica a la del EM, excepto por su extensión; especialmente en una biopsia pequeña, el diagnóstico requiere correlación clinicopatológica.

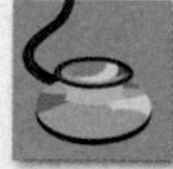

CARACTERÍSTICAS CLÍNICAS: las lesiones características en «tiro al blanco» o «iris» del EM presentan una zona central de color rojo oscuro, en ocasiones con una ampolla, rodeada por un área más pálida (fig. 22-26). A su vez, esta última está delimitada por un anillo rojo periférico. Son frecuentes las placas urticariales. La presencia de vesículas y ampollas suele predecir un curso más grave. La ME es una enfermedad frecuente, con una incidencia máxima en la segunda y tercera décadas de la vida. En ocasiones se asocia a otros trastornos cutáneos presumiblemente inmunitarios, como el eritema nodoso, la necrólisis epidérmica tóxica y la vasculitis necrosante. El SJS y la necrólisis epidérmica tóxica se refieren a formas inusualmente graves de EM que afectan las superficies mucosas y los órganos internos, y que con frecuencia son mortales sin un tratamiento eficaz.

El lupus eritematoso sistémico se caracteriza por autoanticuerpos e inmunocomplejos que se depositan en la piel

La afectación cutánea en el lupus eritematoso sistémico (LES; *v.* cap. 30, en línea) puede ser grave y devastadora desde el punto de vista estético, pero no pone en peligro la vida. Sin embargo, la naturaleza y el patrón de los reactantes inmunitarios en la piel son un excelente indicador de la probabilidad de enfermedad sistémica.

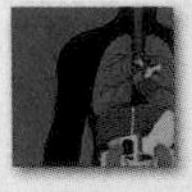

FISIOPATOLOGÍA: en el LES, los inmunocomplejos están presentes tanto en la piel con lesiones como en la piel de aspecto normal. El depósito de reactantes inmunitarios a lo largo de la ZMB epidérmica de la piel de apariencia normal es importante para hacer el diagnóstico. La lesión epidérmica parece iniciarse por agentes exógenos como la luz UV, y perpetuarse por reacciones inmunitarias mediadas por células, similares a las de la enfermedad de injerto contra huésped. Las manifestaciones de la lesión epidérmica incluyen cambios en la interfaz con vacuolización de los queratinocitos basales, hiperqueratosis y disminución del grosor epidérmico, liberación de ADN y otros antígenos nucleares y citoplasmáticos a la circulación, y depósito de ADN y otros antígenos en la ZMB epidérmica (lámina densa y dermis inmediatamente subyacente) (fig. 22-27). Así pues, la lesión epidérmica, la formación local de inmunocomplejos, el depósito de inmunocomplejos circulantes y la lesión celular inducida por linfocitos parecen actuar de forma concertada.

Las distintas formas de lupus cutáneo se clasifican en función de su cronicidad, pero es posible la sobreposición considerable de sus características. Existe una relación inversa entre la prominencia de las lesiones cutáneas y la extensión de la enfermedad sistémica.

LUPUS ERITEMATOSO CUTÁNEO CRÓNICO (DISCOIDE): esta forma de lupus suele limitarse a la piel. Suele afectar la piel por encima del cuello, en la cara (especialmente la región malar), el cuero cabelludo y las orejas. Las lesiones comienzan como pápulas violáceas ligeramente elevadas con una escama rugosa de queratina. Se agrandan y adquieren forma de disco, con un borde hiperqueratósico y un centro hipopigmentado. Las lesiones cutáneas pueden culminar en cicatrices desfigurantes. Se observan concentraciones elevadas de anticuerpos antinucleares (ANA) circulantes en menos del 10 % de los pacientes.

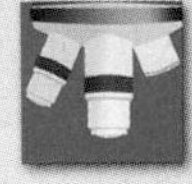

ANATOMOPATOLOGÍA: en el lupus discoide hay un engrosamiento o adelgazamiento leve de las capas nucleadas de la epidermis. La hiperqueratosis y el taponamiento de los folículos pilosos son prominentes. El patrón reticular-papilar de la interfase dermoepidérmica se pierde en cierta medida. Los queratinocitos basales desarrollan vacuolas, y se identifican cuerpos apoptóticos eosinófilos. La lámina densa muestra engrosamiento intenso y multiplicación. Con la tinción de ácido peryódico de Schiff (PAS) es posible identificar capas múltiples de lámina densa que se extienden hacia la dermis subyacente.

El engrosamiento excesivo de lámina densa, un producto de los queratinocitos basales, refleja una respuesta de estas últimas a la lesión. Estos cambios sugieren en conjunto que la lesión a los queratinocitos basales es una característica patogénica esencial de la dermatopatía relacionada con el lupus (figs. 22-28 a 22-30).

Los queratinocitos basales y la ZMB contienen un infiltrado linfocítico difuso que penetra focalmente en la capa basal, lo que da lugar a los cambios vacuolares de la interfaz. A mayor profundidad en la dermis, es frecuente encontrar densos parches de linfocitos T cooperadores y citotóxicos/supresores, a menudo con células plasmáticas, especialmente alrededor de los apéndices cutáneos (fig. 22-28). Los inmunocomplejos se presentan principalmente en la profundidad de la lámina densa, pero también como depósitos granulares en la lámina densa y dentro de la lámina transparente. Este patrón contrasta con el del PA, en la que solo hay dos posibles antígenos, ambos en la lámina transparente y caracterizados por un patrón de tinción lineal, en lugar de granular.

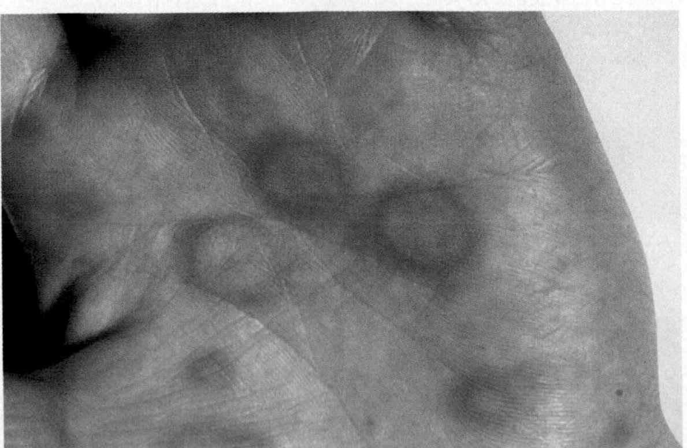

FIGURA 22-26. Eritema multiforme. Lesiones «tiro al blanco» sensibles a esteroides, caracterizadas por ampollas centrales con edemas circundantes, aparecieron tras el tratamiento antibiótico. (De Elder DE, Elenitsas R, Johnson BL, et al. *Synopsis and Atlas of Lever's Histopathology of the Skin*. Philadelphia, PA: Lippincott Williams & Wilkins; 1999).

LUPUS ERITEMATOSO CUTÁNEO SUBAGUDO: este trastorno afecta principalmente a mujeres caucásicas jóvenes y de mediana edad. En contraste con lupus discoide, también puede afectar el sistema musculoesquelético y los riñones. Al principio se desarrollan pápulas eritematosas descamativas, que luego crecen para formar lesiones psoriasiformes o anulares, que pueden fusionarse. Los cambios cutáneos se producen en la parte superior del tórax, la espalda y las superficies extensoras de los brazos, lo que sugiere que la exposición a la luz desempeña un papel en la patogenia del trastorno. No se producen cicatrices significativas. Alrededor del 70 % de los pacientes presentan anticuerpos anti-Ro (SS-A) circulantes. Las concentraciones de ANA son elevadas en el 70 % de los casos.

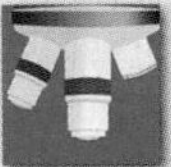

ANATOMOPATOLOGÍA: el lupus cutáneo subagudo se caracteriza por edema de la dermis papilar, engrosamiento de la lámina densa y cambio prominente de la interfaz con degeneración vacuolar de los queratinocitos basales. Aunque hay cierta infiltración linfocítica de la ZMB, no se observan infiltrados más profundos de linfocitos.

LUPUS ERITEMATOSO SISTÉMICO AGUDO: más del 80 % de los pacientes con LES presentan enfermedad cutánea aguda durante su enfermedad, relacionadas con enfermedad renal y de las articulaciones. La erupción suele ser la primera manifestación de la enfermedad y puede preceder varios meses a la aparición de los síntomas sistémicos.

El característico exantema en «alas de mariposa» del LES es un eritema delicado que se ubica en el área malar, que puede prevalecer pocas horas o días. Muchos pacientes muestran una erupción maculopapular en el tórax y las extremidades, que con frecuencia se desarrolla tras la exposición a la luz solar. Los dos exantemas se curan sin dejar cicatriz. Pueden desarrollarse lesiones indistinguibles del lupus discoide. Las concentraciones de anticuerpos antinucleares son altas en más del 90% de los individuos.

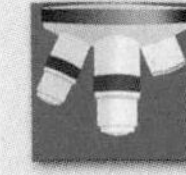

ANATOMOPATOLOGÍA: desde la perspectiva histológica, el eritema malar más temprano del lupus cutáneo agudo puede coincidir tan sólo con edema en la dermis papilar. Es más frecuente que los cambios se parezcan a los propios de la variante subaguda del lupus. El cuadro histopatológico de lupus puede ser indistinguible de otras enfermedades del tejido conjuntivo, como la dermatomiositis. En el LES ampolloso pueden desarrollarse ampollas subepidérmicas y bajo

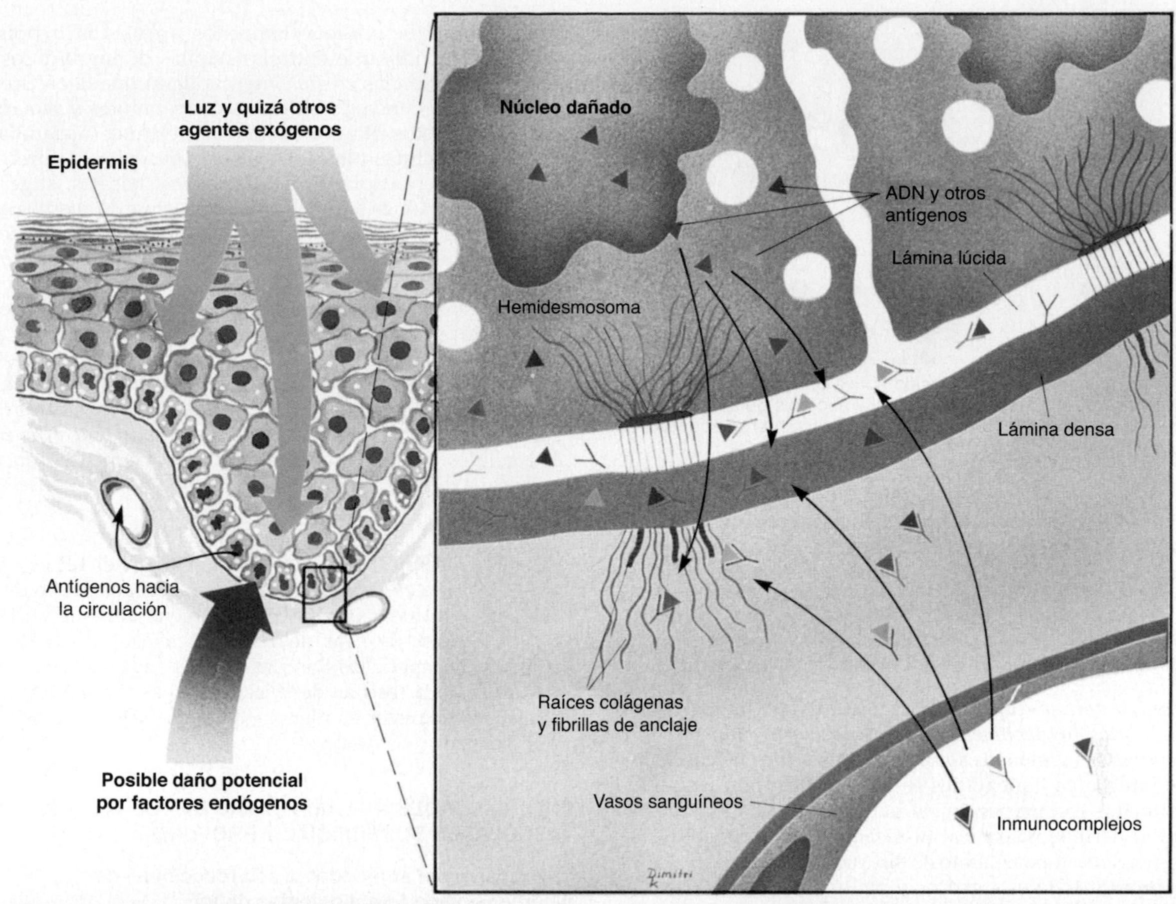

FIGURA 22-27. Lupus eritematoso. Una reacción inmunitaria mediada por células conduce a la lesión celular epidérmica, cuando se desencadena por luz u otros agentes exógenos o endógenos. Este tipo de lesión libera gran cantidad de antígenos, algunos de los cuales puede volver a la piel en forma de inmunocomplejos. Estos también se forman en la piel por una reacción del ADN local con algún anticuerpo que también puede encontrarse depositado bajo la zona de la membrana basal de la epidermis.

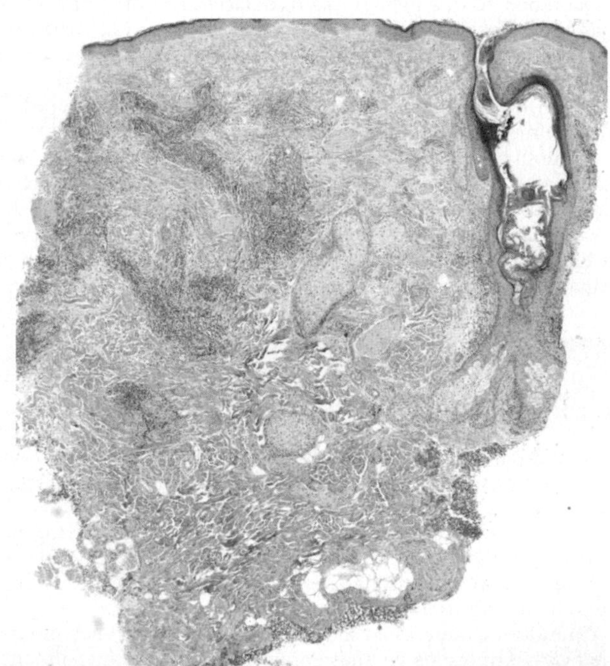

FIGURA 22-28. Lupus eritematoso. En la dermis superficial y profunda existe inflamación linfocítica perivascular y perianexial. Cerca del borde derecho se aprecia un folículo piloso con un tapón de queratina.

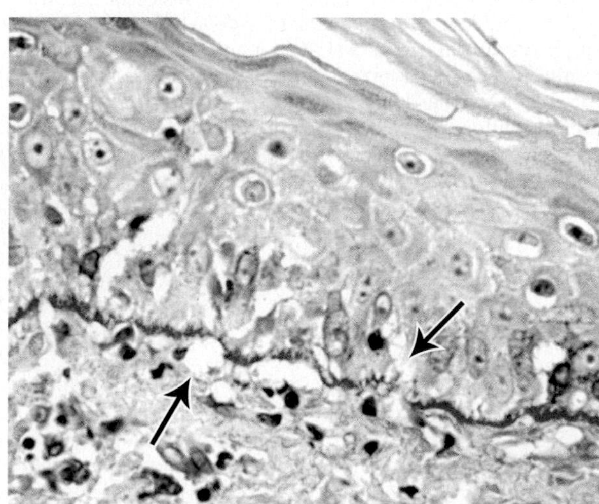

FIGURA 22-29. Lupus eritematoso. La necrosis de las células basales y la migración de los queratinocitos basales, aunada con la formación de una zona de membrana basal (ZMB) nueva, conducen al engrosamiento de esta última estructura en la epidermis, como es evidente en esta tinción de ácido peryódico de Schiff (PAS). Obsérvense las vacuolas *(flechas)* a ambos lados de la ZMB, un indicador de lesión celular.

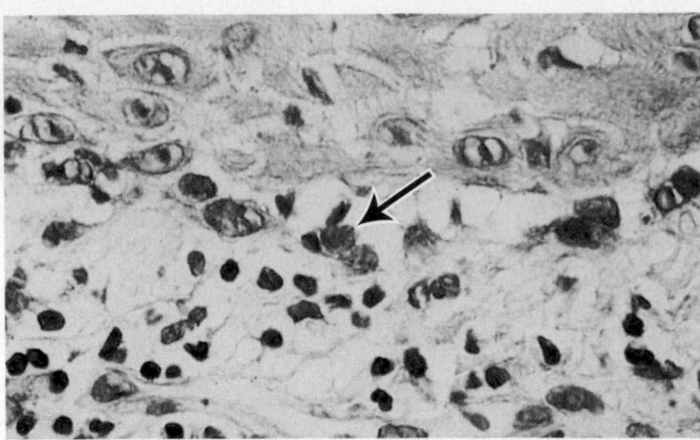

FIGURA 22-30. Lupus eritematoso. Lesión activa que muestra llamativos cambios en la interfaz, con vacuolización basal y necrosis de un queratinocito (*flecha*) que da origen a un cuerpo eosinófilo denso (cuerpo apoptótico, fibrilar o coloide) rodeado por linfocitos (satelitosis).

la lámina densa, sitio donde un autoanticuerpo contra el colágeno de tipo VII, un componente de las fibras de anclaje, se deposita y asocia con un infiltrado de neutrófilos en la unión.

El liquen plano es una reacción inmunitaria mediada por células en la unión dermoepidérmica

Las reacciones de tejido «liquenoide» se denominan de esa forma porque en la clínica las lesiones se parecen a ciertos líquenes que forman crecimientos escamosos sobre las rocas o los troncos de los árboles. Los infiltrados liquenoides se caracterizan por la congregación de linfocitos con un patrón similar al de una banda que oscurece la unión dermoepidérmica. El recambio epidérmico disminuye, y desencadena hiperqueratosis sin paraqueratosis. El LP es el trastorno prototipo de este grupo, e incluye entidades como el liquen nítido y las erupciones liquenoides medicamentosas.

FACTORES ETIOLÓGICOS: la etiología del LP es desconocida. En ocasiones es familiar y también puede acompañar a trastornos autoinmunitarios, como el LES y la miastenia grave. La LP es más frecuente en pacientes con colitis ulcerosa y puede coexistir con la infección por hepatitis C. Algunos fármacos, como los compuestos de oro, la clorotiazida y la cloroquina, pueden inducir reacciones liquenoides, en cuyo caso puede haber eosinófilos. Los agentes externos, como los productos químicos fotográficos, también pueden desencadenar una respuesta liquenoide. Las lesiones similares al LP suelen aparecer en fases avanzadas de la enfermedad crónica de injerto contra huésped. Así pues, parece que los mecanismos inmunitarios desempeñan un papel en la patogenia del LP (fig. 22-31). La presencia de cuerpos apoptóticos y la reducción del recambio celular epidérmico sugieren que las lesiones del LP son el resultado de la destrucción de las células de la capa basal, lo que conduce a la disminución de la proliferación epidérmica, y por tanto a una proliferación reactiva. Las pruebas sugieren que el LP es una reacción de hipersensibilidad de tipo tardío (*v.* cap. 4), iniciada y amplificada por citocinas como el interferón γ (IFN-γ) y la IL-6, sintetizadas tanto por los linfocitos infiltrantes como por los queratinocitos estimulados.

ANATOMOPATOLOGÍA: la epidermis en el LP presenta hiperqueratosis compacta con escasa o nula paraqueratosis, cuya ausencia se correlaciona con una reducción del recambio epidérmico asociada al daño de los queratinocitos basales. La capa granulosa se engrosa, a menudo con un patrón focal, distintivo, en forma de cuña, cuya base descansa sobre la capa córnea. La capa espinosa sufre engrosamiento variable.

La anatomopatología característica del LP se encuentra en la interfaz dermoepidérmica. La fila basal de células cúbicas es reemplazada por queratinocitos aplanados o poligonales. La interfaz ondulante entre las papilas dérmicas y los perfiles redondeados de las crestas interpapilares queda oscurecida por un infiltrado denso de linfocitos cooperadores y macrófagos, y muchos de estos últimos contienen melanina (melanófagos; fig. 22-32). Las células plasmáticas están ausentes; su presencia, en asociación con atipia de queratinocitos basales, sugeriría una queratosis actínica liquenoide, una forma de displasia epidérmica. Crestas interpapilares puntiagudas («en dientes de sierra») de queratinocitos se proyectan hacia el interior del infiltrado inflamatorio.

En el infiltrado (en la epidermis o en la dermis) suelen aparecer cuerpos globulares, fibrilares, eosinófilos, de 15 µm a 20 µm de diámetro (fig. 22-32C), que representan queratinocitos apoptóticos. *Estas estructuras se denominan de manera variable cuerpos apoptóticos, coloides, de Civatte o fibrilares.* Las fibrillas en el interior de los cuerpos apoptóticos son filamentos de queratina. Las células de Langerhans epidérmicas aumentan en una fase temprana del liquen plano.

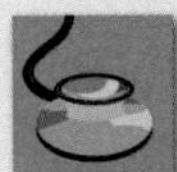

CARACTERÍSTICAS CLÍNICAS: el LP es una erupción crónica caracterizada por el desarrollo de pápulas violáceas de punta plana, generalmente en las superficies flexoras de las muñecas (fig. 22-32A). También puede haber manchas o estrías blancas en las membranas mucosas de la boca (estrías de Wickham). Las lesiones pruriginosas suelen desaparecer en menos de un año, pero en ocasiones pueden persistir más tiempo.

ENFERMEDADES INFLAMATORIAS DE LOS LECHOS VASCULARES SUPERFICIAL Y PROFUNDO

La urticaria y el angioedema son reacciones de hipersensibilidad dependientes de IgE

Estas reacciones se desencadenan a partir de la desgranulación de los mastocitos sensibilizados a un antígeno específico. La urticaria («ronchas») se caracteriza por pápulas y placas pruriginosas elevadas, pálidas y bien delimitadas, que aparecen y desaparecen en el transcurso de algunas horas. Las lesiones derivan del edema de la porción superficial de la dermis. El término angioedema se refiere al caso en que el edema afecta a la dermis profunda o al tejido subcutáneo, lo que genera una tumefacción similar a un huevo. Ambas entidades muestran inicio rápido y su gravedad varía desde el desarrollo de lesiones que sólo son molestas hasta las reacciones anafilácticas que ponen en riesgo la vida. Los principios del tratamiento son evitar el agente lesivo y la administración rápida de antihistamínicos.

El dermografismo se caracteriza por la aparición de una roncha lineal con una erupción de color rosado intenso que se produce por el frotamiento intenso de la piel, y que se produce en un 4% de la población. Corresponde a una respuesta exagerada que depende de la IgE. Se puede escribir sobre esta piel y crear una roncha con la forma de una palabra legible.

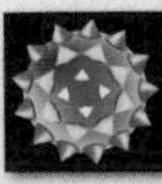

FACTORES ETIOLÓGICOS: la mayor parte de los casos de urticaria dependen de la IgE y evidencian la permeabilidad venular exagerada secundaria a la desgranulación de mastocitos. Existe una lista casi interminable de materiales que pueden reaccionar con los anticuerpos IgG ubicados en la superficie de los mastocitos. La urticaria puede darse en personas con atopia o sin esta. Las personas con atopia desarrollan erupciones cutáneas con prurito intenso, tienen antecedentes familiares de erupciones similares, y antecedentes personales o familiares de alergia. Es habitual que presenten un aumento de la IgE circulante.

Cuando los mastocitos se desgranulan y liberan sus mediadores vasoactivos, las vénulas cutáneas responden inicialmente volviéndose más permeables, lo que tiene como consecuencia la formación rápida de edema. Si la reacción persiste, las células

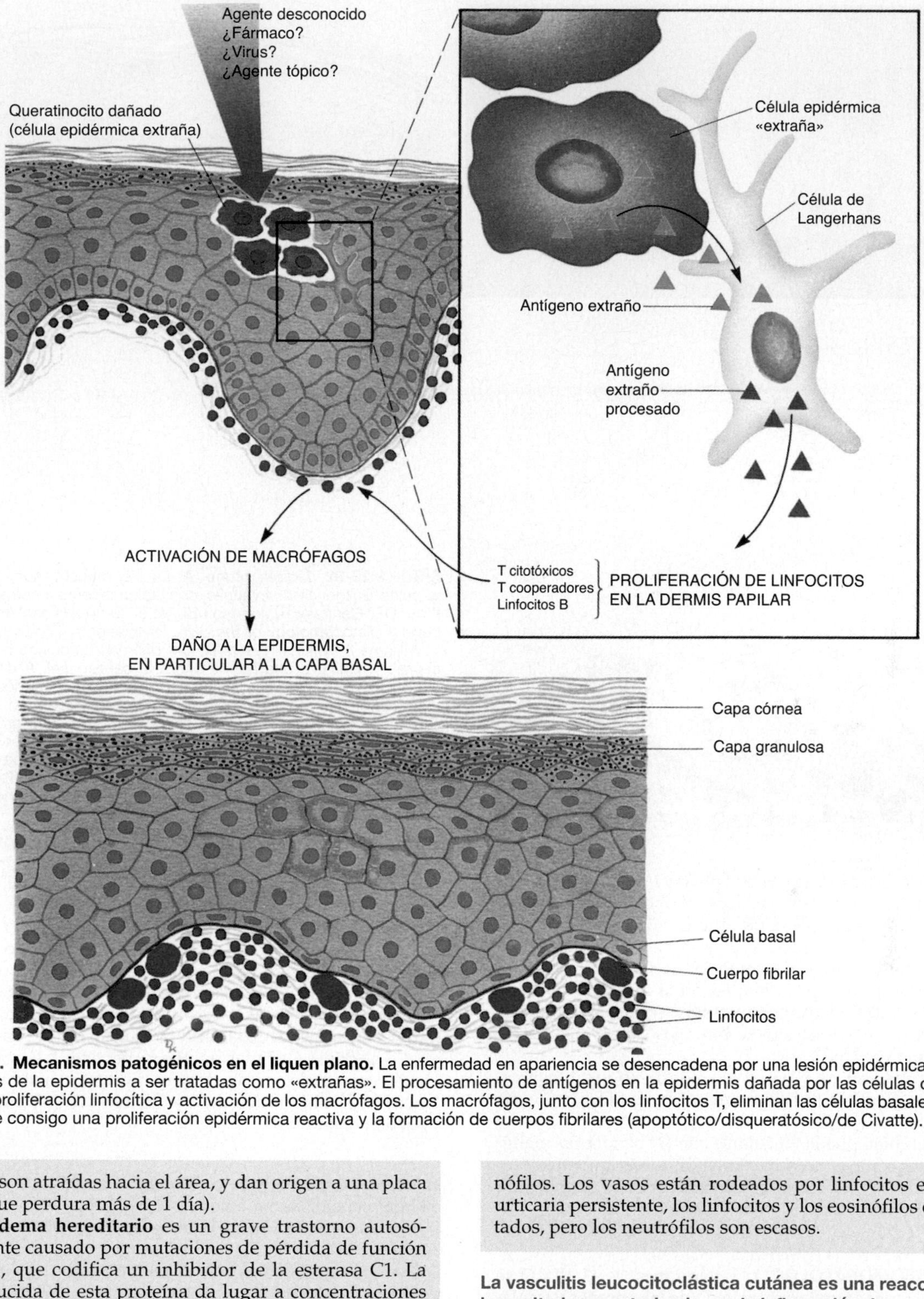

FIGURA 22-31. Mecanismos patogénicos en el liquen plano. La enfermedad en apariencia se desencadena por una lesión epidérmica, que induce a algunas células de la epidermis a ser tratadas como «extrañas». El procesamiento de antígenos en la epidermis dañada por las células de Langerhans desencadena proliferación linfocítica y activación de los macrófagos. Los macrófagos, junto con los linfocitos T, eliminan las células basales de la epidermis, lo que trae consigo una proliferación epidérmica reactiva y la formación de cuerpos fibrilares (apoptótico/disqueratósico/de Civatte).

inflamatorias son atraídas hacia el área, y dan origen a una placa urticariana (que perdura más de 1 día).

El **angioedema hereditario** es un grave trastorno autosómico dominante causado por mutaciones de pérdida de función en *SERPING1*, que codifica un inhibidor de la esterasa C1. La actividad reducida de esta proteína da lugar a concentraciones elevadas de bradicinina, que aumenta la permeabilidad vascular e induce la inflamación.

Algunos casos están causados por mutaciones de ganancia de función en *F12*, que codifica el factor VII de la coagulación. El aumento de la actividad del factor VII también genera concentraciones elevadas de bradicinina.

ANATOMOPATOLOGÍA: en la urticaria, las fibras y fibrillas de colágeno están separadas por el exceso de líquido. Los vasos linfáticos se aprecian dilatados; las vénulas muestran marginación de neutrófilos y eosinófilos. Los vasos están rodeados por linfocitos escasos. En la urticaria persistente, los linfocitos y los eosinófilos están aumentados, pero los neutrófilos son escasos.

La vasculitis leucocitoclástica cutánea es una reacción inmunitaria caracterizada por la inflamación de las paredes vasculares por neutrófilos

La vasculitis leucocitoclástica cutánea (VLCC) se presenta como «púrpura palpable» y también se ha denominado vasculitis cutánea alérgica, vasculitis necrosante cutánea y vasculitis por hipersensibilidad.

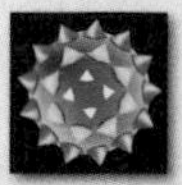

FACTORES ETIOLÓGICOS: en la VLCC, se crean depósitos de inmunocomplejos circulantes en las paredes de los vasos, en los lugares de las lesiones, en los puntos de ramificación donde existe aumento de la turbu-

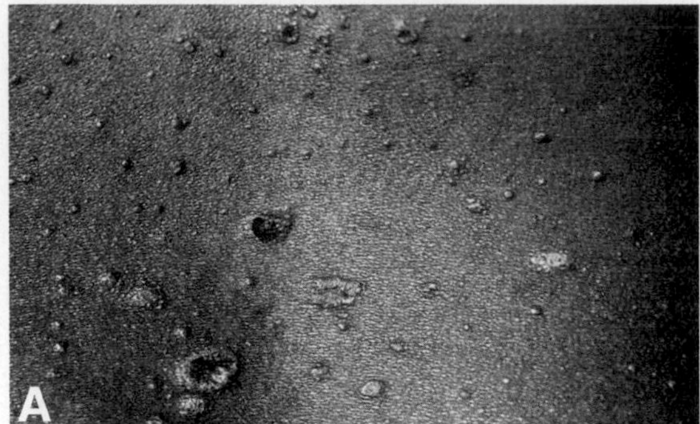

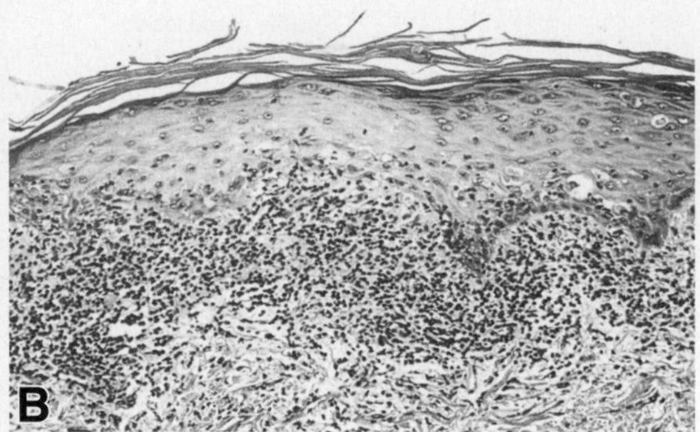

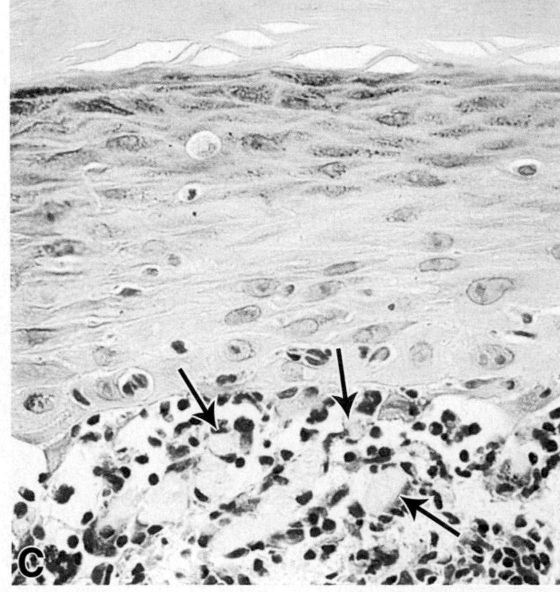

FIGURA 22-32. Liquen plano. A. La piel muestra numerosas pápulas poligonales violáceas con aplanamiento central. (De Elder DE, Elenitsas R, Johnson BL, et al. *Synopsis and Atlas of Lever's Histopathology of the Skin*. Philadelphia, PA: Lippincott Williams & Wilkins; 1999). **B.** Un infiltrado linfocítico rico en células y similar a una banda altera la capa basal. A diferencia del lupus eritematoso, suele existir hiperplasia epidérmica, hiperqueratosis e hipergranulosis con configuración en cuña. **C.** La hipergranulosis (aumento del grosor de la capa granulosa) y la pérdida de las crestas interpapilares son características notables. En la unión dermoepodérmica, que es donde se ubica la lesión, puede observarse un infiltrado intenso de linfocitos, muchos de los cuales se distribuyen en torno a queratinocitos apoptóticos (*flechas*).

lencia o en áreas en las que existe un enlentecimiento de la circulación venosa, así como en las extremidades inferiores. El componente C5a del complemento que se sintetiza atrae a los neutrófilos, que se desgranulan y liberan enzimas lisosómicas que provocan daño endotelial y depósito de fibrina (fig. 22-33). La VLCC puede ser de tipo primario, en la que no es posible identificar un acontecimiento precipitante en casi la mitad de los casos, o relacionarse con un agente infeccioso específico (p. ej., virus de la hepatitis B o C).

También puede ser un proceso secundario en distintos trastornos crónicos, como la artritis reumatoide, el LES y la colitis ulcerosa.

La VNC también puede vincularse con *(1)* neoplasias malignas subyacentes como el linfoma, *(2)* algún medicamento u otro tipo de alergia o *(3)* un proceso postinfeccioso como la púrpura de Henoch-Schönlein.

ANATOMOPATOLOGÍA: las lesiones de la VLCC se caracterizan por la obliteración de las paredes vasculares por un infiltrado de neutrófilos. Las células endoteliales son difíciles de visualizar, y el daño vascular se manifiesta por el depósito de fibrina y la extravasación de los eritrocitos (fig. 22-34).

Muchos neutrófilos también están dañados, lo que da lugar a restos nucleares similares al polvo, un proceso conocido como «leucocitoclasia».

Las fibras de colágeno entre los vasos afectados están separadas por neutrófilos, eosinófilos y restos celulares leucocitoclásticos, así como por los eritrocitos extravasados que dan lugar a la púrpura palpable característica, y por el líquido edematoso, que da lugar a la dilatación de los vasos linfáticos.

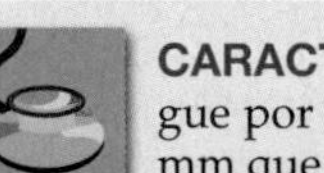

CARACTERÍSTICAS CLÍNICAS: la VLCC se distingue por lesiones palpables, de color rojo, de 2 mm a 4 mm que no palidecen al aplicar presión («púrpura palpable»; fig. 22-34). Es característico que aparezcan lesiones múltiples agrupadas en las extremidades inferiores o en sitios de presión. Las lesiones pueden limitarse a la piel en una persona sana en otros sentidos, o pueden afectar a los vasos sanguíneos pequeños de las articulaciones, el sistema gastrointestinal o el riñón. Cada lesión puede persistir hasta 1 mes y luego resolverse, y dejar una cicatriz hiperpigmentada o atrófica. A pesar de la eliminación del agente lesivo, los episodios de VLCC pueden reaparecer.

La dermatitis por contacto alérgica es un tipo de hipersensibilidad mediada por células a agentes sensibilizantes exógenos

Los miembros del género de vegetal *Rhus* son agentes sensibilizantes frecuentes, de modo que el 90 % de la población de Estados Unidos es sensible a los agentes nocivos comunes: *Rhus radicans* (hiedra venenosa), *Rhus diversiloba* (roble venenoso) y *Rhus vernix* (zumaque venenoso). Estas dermatitis de origen vegetal son tan conocidas que la enfermedad resultante se suele etiquetar según la planta infecciosa que le da origen. Los pacientes indican con claridad que el cuadro deriva del contacto con la planta, y acuden al médico no para solicitar un diagnóstico, sino para resolver el cuadro.

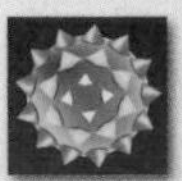

FACTORES ETIOLÓGICOS: la planta nociva contiene haptenos de bajo peso molecular (*v.* cap. 4), en particular oleorresinas. Solo son activos en la sensibilización cuando se combinan con una proteína transportadora. Es probable que esto ocurra en la membrana de las células de Langerhans en la fase de sensibilización, un proceso que se ha estudiado como prototipo de sensibilización antigénica en la hipersensibilidad de tipo tardío. La formación de un complejo hapteno-transportador requiere aproximadamente 1 h, tras la cual es procesado como antígeno por las células de Langerhans. Estas células transportan el antígeno a través de los vasos linfáticos a los nódulos linfáticos regionales y lo presentan a los linfocitos T $CD4^+$ (fig. 22-35). Al cabo de 5 a 7 días, algunos de estos linfocitos T sensibilizados reconocen el antígeno, se activan, se multiplican y circulan por la sangre como células de memoria. Algunos migran a la piel, listos para reaccionar con el antígeno si lo encuentran. La IL-1, producida por las células de Langerhans, favorece la proliferación de los linfocitos T_H1 $CD4^+$, las células efectoras de la hipersensibilidad de tipo tardío.

En la fase de presentación, los linfocitos T con sensibilización específica de la circulación entran en la piel. En el lugar de exposición al antígeno, las células de Langerhans, las células endoteliales, las células dendríticas perivasculares y los monocitos procesan el antígeno y lo presentan a los linfocitos T con sensibilización específica, que entonces migran a la epidermis. La producción de citocinas promueve la acumulación de más linfocitos T y macrófagos, que son los responsables de la lesión de las células epidérmicas.

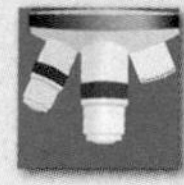

ANATOMOPATOLOGÍA: la dermatitis por contacto alérgica es un tipo de dermatitis espongiótica. En las 24 h siguientes a la reexposición a la planta lesiva (fase de presentación), los linfocitos y macrófagos se congregan en torno a las vénulas superficiales y se extienden a la epidermis, proceso denominado exocitosis. Los queratinocitos epidérmicos quedan parcialmente separados por el líquido edematoso, lo que crea un aspecto esponjoso (espongiosis; fig. 22-36). La capa córnea contiene líquido eosinófilo coagulado y proteínas plasmáticas. Posteriormente, se produce la acumulación de una gran cantidad de células inflamatorias mononucleares y eosinófilos. Se observan vesículas que contienen linfocitos y macrófagos, y se acumula abundante líquido eosinófilo coagulado en la capa córnea.

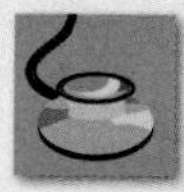

CARACTERÍSTICAS CLÍNICAS: al primer contacto con la hiedra venenosa, por ejemplo, no se produce una reacción inmediata. De 5 a 7 días después de la exposición, la región de contacto se torna muy pruriginosa. A continuación, se produce un rápido desarrollo de eritema y pequeñas vesículas (fig. 22-36). En los días siguientes, la zona se agranda, adquiere un color rojo intenso, aparecen vesículas y hay exudación de una gran cantidad de líquido proteináceo claro. Todo el proceso dura unas 3 semanas. La exudación disminuye gradualmente y la zona queda cubierta por una costra irregular que acaba cayendo. El prurito disminuye y la curación se produce sin cicatrices.

Cuando un paciente sensibilizado vuelve a entrar en contacto con la hiedra venenosa, el proceso es más rápido. Las lesiones aparecen en 1 ó 2 días, se extienden rápidamente y producen el mismo aspecto clínico. Sin embargo, la reacción suele ser más intensa. Las lesiones vuelven a desaparecer en unas 3 semanas. La dermatitis por contacto alérgica responde a los corticoesteroides tópicos o sistémicos.

La dermatitis granulomatosa es una respuesta a antígenos no digeribles

Los granulomas, que en general se definen como acumulaciones localizadas de macrófagos epitelioides (*v.* cap. 1), se forman en respuesta a antígenos insolubles o de liberación lenta que producen una respuesta focal no alérgica o una respuesta alérgica en personas sensibilizadas. Los antígenos implicados incluyen sustancias implantadas accidentalmente en la piel (que producen granulomas de cuerpo extraño) o antígenos endógenos como la queratina. Otras causas frecuentes son las micobacterias y otras infecciones. A menudo, por ejemplo, en la sarcoidosis y el granuloma anular, puede desconocerse el antígeno desencadenante. La fagocitosis de las partículas extrañas, o el procesamiento de los antígenos proteicos, es fundamental para la activación de los macrófagos hísticos, que se convierten en las células epitelioides granulomatosas características.

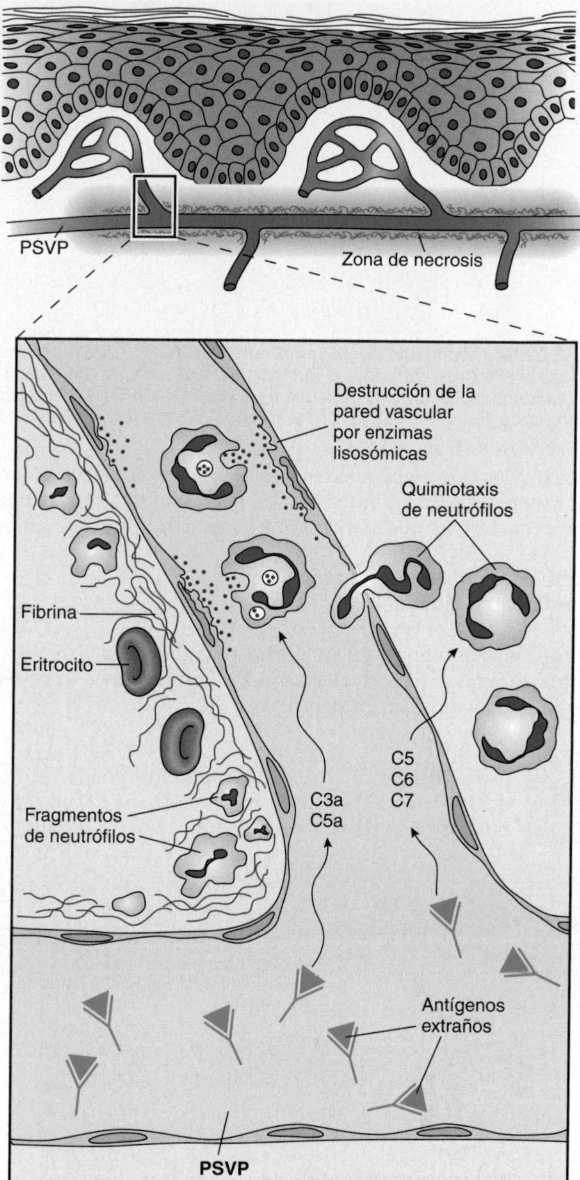

FIGURA 22-33. Patogenia de la vasculitis necrosante cutánea. El sitio de la patología vascular se indica en el diagrama superior. Los inmunocomplejos circulantes activan al complemento. Se presenta quimiotaxis de neutrófilos (*C5a*) y destrucción de estas células. El daño vascular se produce con extravasación de los eritrocitos, depósito de fibrina y acumulación de fragmentos neutrófilos (leucocitoclasia). *PSVP*, plexo superficial venular profundo.

La sarcoidosis es una enfermedad sistémica que puede provocar lesiones cutáneas

La sarcoidosis es un trastorno granulomatoso de etiología desconocida que afecta principalmente los pulmones, pero que también puede afectar la piel, los nódulos linfáticos, el bazo, el corazón, los ojos y otros órganos. Los granulomas sarcoidales son del tipo celular epitelioide clásico, sin necrosis (fig. 22-37). Las manifestaciones cutáneas de la sarcoidosis son pápulas, placas y nódulos asintomáticos en la dermis y el tejido subcutáneo. Algunas placas dérmicas pueden ser

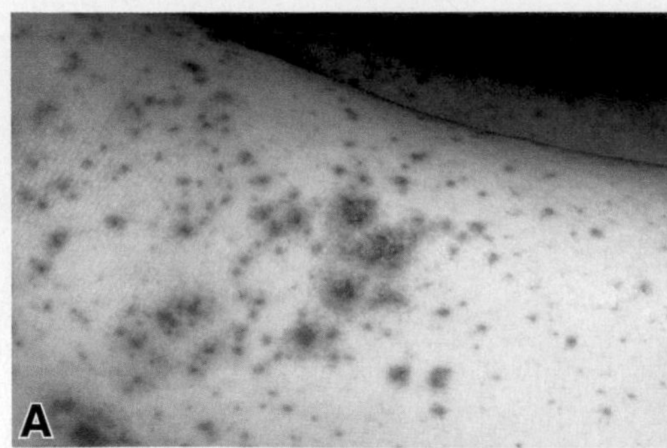

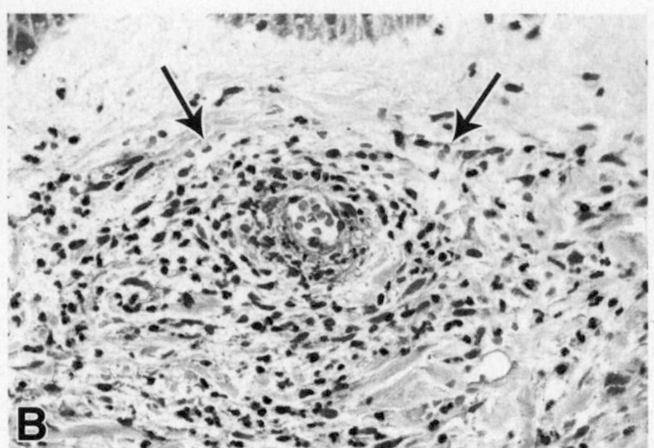

FIGURA 22-34. Vasculitis necrosante cutánea. A. Pápulas purpúricas sensibles a la palpación en las piernas de una mujer de 25 años. La enfermedad se resolvió tras el tratamiento de una faringitis estreptocócica. (De Elder DE, Elenitsas R, Johnson BL, et al. *Synopsis and Atlas of Lever's Histopathology of the Skin*. Philadelphia, PA: Lippincott Williams & Wilkins; 1999). **B.** Vaso dérmico rodeado por fibrina de aspecto rosado y neutrófilos, muchos de los cuales están desintegrados (leucocitoclasia). Los eritrocitos extravasados (*flechas*) y la inflamación generan el aspecto clínico clásico de «púrpura palpable».

anulares, y las que afectan el tejido subcutáneo aparecen como nódulos irregulares. En los casos graves, las lesiones cutáneas pueden ser tan prominentes que simulan una neoplasia infiltrante difusa.

El granuloma anular es una reacción a un antígeno desconocido

El granuloma anular es un trastorno benigno, autolimitado y de etiología desconocida, caracterizado por granulomas «necrobióticos» con formaciones en empalizada.

FACTORES ETIOLÓGICOS: el granuloma anular puede ser una reacción inmunitaria a uno o varios antígenos desconocidos. Puede aparecer tras picaduras de insectos, exposición solar e infecciones virales. Se cree que entre los antígenos dañinos hay antígenos virales, colágeno dérmico alterado o fibras elásticas, o proteínas en la saliva de artrópodos que muerden. El tipo exacto de reacción inmunitaria no está claro, pero pueden participar tanto inmunocomplejos circulantes como la inmunidad mediada por células. Los macrófagos activados también pueden contribuir al proceso mediante la liberación de enzimas lisosomales y citocinas, que a su vez causan la característica degeneración focal del colágeno («necrobiosis»).

1. Hapteno del alérgeno
2. Complejo hapteno-portador que se forma en la membrana de la célula de Langerhans
Célula de Langerhans
Linfocitos T
Complejo hapteno-portador
3. Antígeno procesado que se presenta a los linfocitos T para la sensibilización
4. Los linfocitos sensibilizados entran en el vaso linfático
Linfocitos T sensibilizados
6. Los linfocitos T sensibilizados vuelven a la dermis y a la epidermis
Vaso linfático
Nódulo linfático
5. Los linfocitos sensibilizados se transportan hacia los nódulos linfáticos regionales donde inducen la hiperplasia de los linfocitos T

FIGURA 22-35. Mecanismos patogénicos en la dermatitis alérgica por contacto.

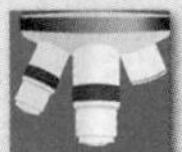

ANATOMOPATOLOGÍA: las lesiones bien desarrolladas contienen una región central de colágeno degenerado acelular y mucina en la dermis superficial a reticular media (fig. 22-38B). Esta región central está rodeada de macrófagos en empalizada, con los núcleos orientados hacia el exterior.

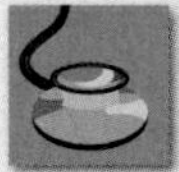

CARACTERÍSTICAS CLÍNICAS: el tipo más frecuente de granuloma anular se presenta en el dorso de las manos y los pies, principalmente en niños y adultos jóvenes (fig. 22-38A). La enfermedad presenta placas anulares asintomáticas, eritematosas o del color de la piel. Alrededor del 15 % de los pacientes presentan granuloma anular diseminado, con 10 o más lesiones que afectan tronco y cuello. El granuloma anular rara vez requiere tratamiento y no suele tener consecuencias médicas.

ESCLERODERMIA: UN TRASTORNO DEL TEJIDO CONJUNTIVO DÉRMICO

La esclerodermia (del griego, *skleros*, «duro») también muestra una afectación estructural y funcional variable de los órganos internos, incluidos los riñones, los pulmones, el corazón, el esófago y el intestino delgado. La **morfea** es similar a la esclerodermia, pero solo afecta áreas cutáneas circunscritas. La patogenia y las manifestaciones sistémicas de la esclerodermia se tratan en otro apartado (*v.* caps. 4 y 31, este último en línea).

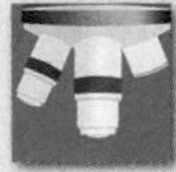

ANATOMOPATOLOGÍA: las lesiones cutáneas iniciales de la esclerodermia surgen en la dermis reticular inferior, pero con el tiempo afecta toda la dermis reticular e incluso la dermis papilar. El espacio entre los haces de colágeno en la dermis reticular está disminuido, y tienden a agrandarse y a disponerse en paralelo entre sí, lo que hace que la dermis reticular parezca hipocelular.

Es frecuente un infiltrado linfocítico irregular que contiene algunas células plasmáticas y que también puede estar presente en el tejido subcutáneo subyacente. Los conductos sudoríparos quedan atrapados en el tejido fibroso engrosado, y el tejido

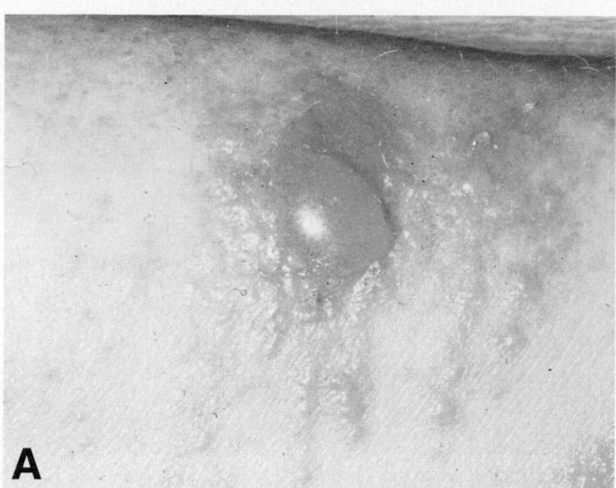

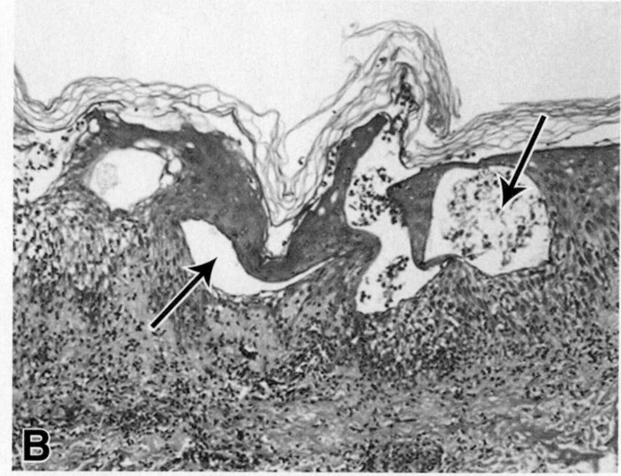

FIGURA 22-36. Dermatitis alérgica por contacto. A. Vesículas y ampollas que se desarrollaron en la cara interna del antebrazo tras la aplicación de un perfume. (De Elder DE, Elenitsas R, Johnson BL, et al. *Synopsis and Atlas of Lever's Histopathology of the Skin*. Philadelphia, PA: Lippincott Williams & Wilkins; 1999). **B.** Espongiosis epidérmica y vesículas espongióticas (*flechas*) que se identifican en esta biopsia tras una reacción a la «hiedra venenosa». Se aprecian linfocitos infiltrantes y eosinófilos presentes en la dermis y que se extienden hacia la epidermis («exocitosis»), donde generan una reacción de hipersensibilidad de tipo tardío mediada por células.

adiposo que suele rodearlos se pierde. Los folículos pilosos se obliteran por completo (fig. 22-39). En las últimas fases de la enfermedad, grandes áreas de grasa subcutánea son reemplazadas por colágeno recién formado.

CARACTERÍSTICAS CLÍNICAS: la esclerodermia tiene una incidencia máxima en personas de 30 a 50 años. Las mujeres se ven afectadas cuatro veces más que los hombres. Los pacientes con esclerodermia precoz suelen presentar el fenómeno de Raynaud o edema sin fóvea de las manos o los dedos. Las áreas afectadas se induran y tensan. La piel de la cara adquiere un aspecto similar al de una máscara y se pierde la expresión, al tiempo que la piel que rodea la boca desarrolla surcos radiales. En las fases tardías de la enfermedad, la piel se engrosa sobre porciones extensas del cuerpo, muestra fibrosis densa y desarrolla fijación al tejido subyacente. El pronóstico guarda relación con la extensión de la enfermedad en los órganos viscerales, en particular el pulmón y el riñón.

TRASTORNOS INFLAMATORIOS DEL PANÍCULO

El término paniculitis designa un grupo diverso de enfermedades caracterizadas por inflamación, principalmente en el tejido subcutáneo (panículo). Los trastornos incluidos bajo el término paniculitis se clasifican según la localización de la inflamación. La paniculitis septal es la inflamación de los tabiques de tejido conjuntivo, mientras que la paniculitis lobulillar implica la afectación de los lobulillos de grasa. Estos dos patrones pueden ser mixtos y presentarse con o sin vasculitis acompañante.

El eritema nodoso está relacionado con agentes tóxicos e infecciosos

El eritema nodoso (EN) es un trastorno cutáneo que se manifiesta como nódulos no supurativos, autolimitados y dolorosos a la palpación en las superficies extensoras de las piernas. Tiene una incidencia máxima en la tercera década de la vida y es tres veces más frecuente en mujeres que en hombres.

FACTORES ETIOLÓGICOS: el EN es desencadenado por una variedad de agentes, como fármacos y microorganismos, y acompaña a una serie de enferme dades sistémicas benignas y malignas. Entre las infecciones frecuentes que se complican con EN se encuentran las enfermedades estreptocócicas (especialmente en niños), la tuberculosis y la infección por *Yersinia*. En regiones endémicas, las infecciones micóticas profundas (blastomicosis, histoplasmosis, coccidioidomicosis) son la causa más frecuente. El EN también se produce con frecuencia tras infecciones agudas de las vías respiratorias de etiología desconocida, pero que probablemente sean virales.

Los agentes más comúnmente implicados en el EN inducido por fármacos son las sulfonamidas y los anticonceptivos orales. Por último, las personas con enfermedad de Crohn y colitis ulcerosa pueden desarrollar EN.

Se cree que el EN representa una respuesta inmunitaria a antígenos extraños, aunque las pruebas son indirectas. La inflamación aguda temprana sugiere que puede ser una respuesta a la activación del complemento, con la consiguiente quimiotaxis de neutrófilos.

La inflamación crónica posterior, las células gigantes de cuerpo extraño y la fibrosis se deben a la necrosis del tejido adiposo en la interfaz de tabiques y lobulillos.

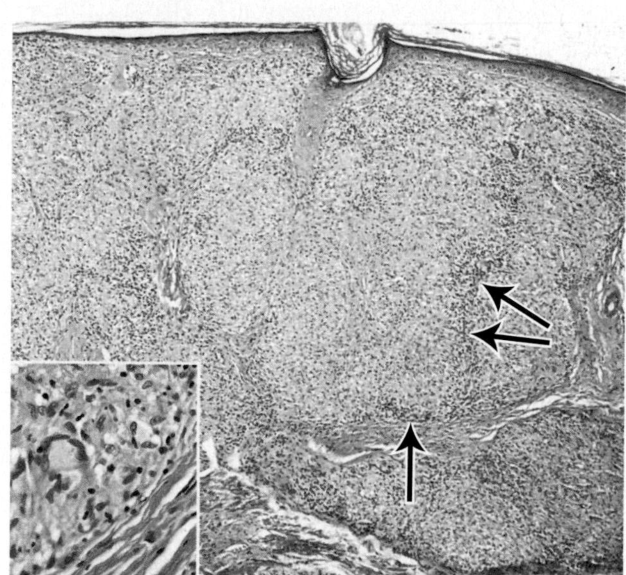

FIGURA 22-37. Sarcoidosis. Numerosos granulomas grandes llenan la dermis reticular. Alrededor de algunos de los granulomas se identifican manguitos pequeños formados por linfocitos *(flechas)*. Los granulomas se componen de macrófagos epitelioides, y células gigantes multinucleadas. *(recuadro)*.

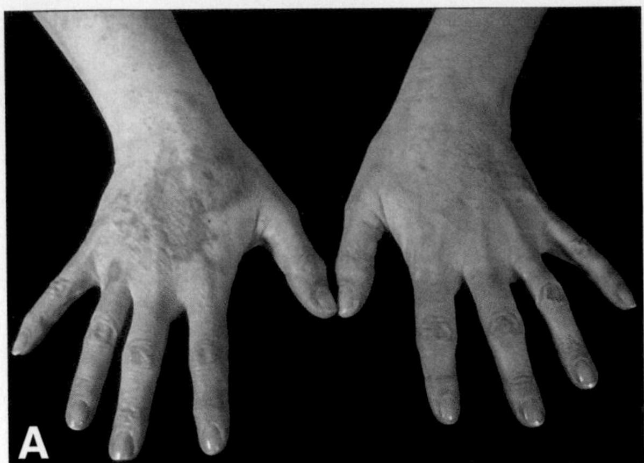

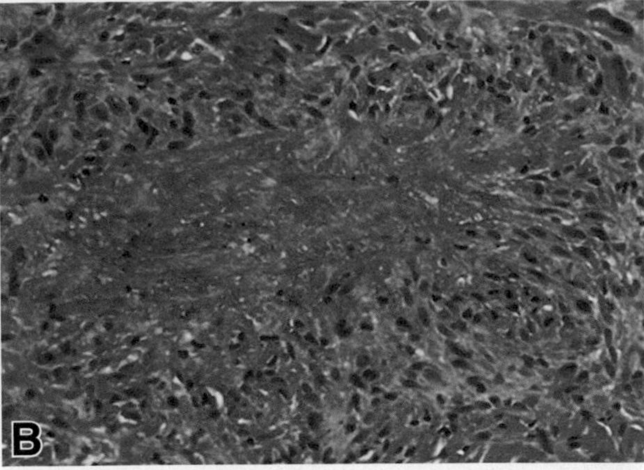

FIGURA 22-38. Granuloma anular. A. La piel muestra una placa anular típica en el dorso de la mano derecha. (De Elder DE, Elenitsas R, Johnson BL, et al. *Synopsis and Atlas of Lever's Histopathology of the Skin*. Philadelphia, PA: Lippincott Williams & Wilkins; 1999). **B.** Área central de colágeno degenerada acelular, rodeada por macrófagos en empalizada, cuyo eje longitudinal del núcleo se orienta hacia el exterior.

ANATOMOPATOLOGÍA: las lesiones tempranas de EN se producen en los tabiques fibrosos del tejido subcutáneo, donde la inflamación neutrófila se relaciona con la extravasación de eritrocitos. En las lesiones crónicas, los tabiques se ensanchan, con agrupaciones focales de macrófagos de células gigantes alrededor de pequeñas áreas de colágeno alterado y un infiltrado linfocítico mal definido (fig. 22-40). Las células gigantes y las células inflamatorias se extienden hacia el interior del lobulillo desde la interfaz entre el tabique y el lobulillo adiposo.

CARACTERÍSTICAS CLÍNICAS: el EN suele manifestarse de forma aguda en la cara anterior de las piernas como nódulos eritematosos en forma de cúpula, que son muy dolorosos a la palpación. Con el tiempo se vuelven firmes y menos dolorosos y desaparecen en 3 a 6 semanas. A medida que algunos nódulos cicatrizan, pueden surgir otros, pero todas las lesiones se resuelven sin cicatrices residuales en un plazo de 6 semanas.

FIGURA 22-39. Esclerodermia. La dermis se caracteriza por haces de colágeno grandes que se orientan en paralelo a la epidermis. El gran tamaño de estos haces de colágeno y la pérdida del patrón arremolinado son anómalos. No se aprecian apéndices cutáneos (p. ej., folículos pilosos y glándulas sebáceas) debido a que estas estructuras fueron destruidas.

El eritema indurado suele asociarse a *Mycobacterium tuberculosis*

El eritema indurado (EI) se refiere a nódulos o placas subcutáneos crónicos y recidivantes en las piernas, principalmente en mujeres. Tradicionalmente, el EI se consideraba «tuberculoso» (es decir, una reacción de hipersensibilidad a micobacterias o antígenos asociados, pero en un lugar distante). Aunque el tejido dañado no contiene micobacterias intactas, el ADN específico de *Mycobacterium tuberculosis* está presente en más del 75% de las biopsias cutáneas con EI.

ANATOMOPATOLOGÍA: a diferencia del EN, que es una paniculitis septal, el EI es inicialmente una paniculitis lobulillar, que surge de forma secundaria a una vasculitis que produce necrosis isquémica del lobulillo adiposo (fig. 22-41). El panículo presenta una inflamación densa y crónica dentro de los lobulillos, que pueden desarrollar granulomas tuberculosos prominentes o áreas de necrosis coagulativa. Los tabiques en torno a los lobulillos están relativamente intactos. Los cambios vasculares pueden ser extensos e incluir

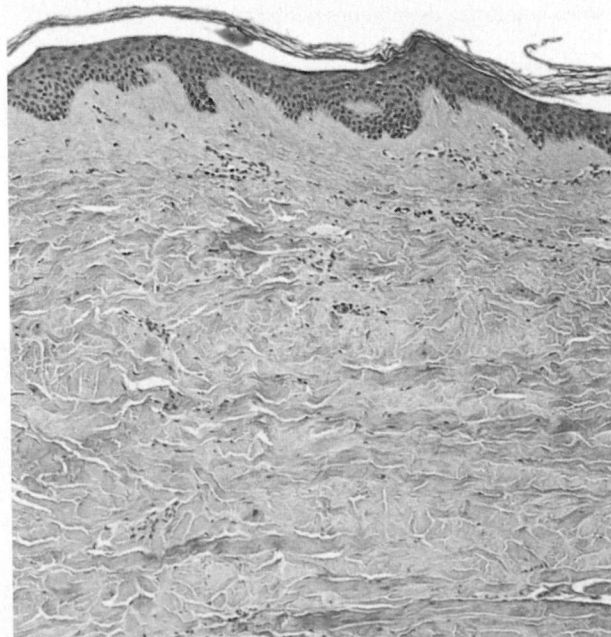

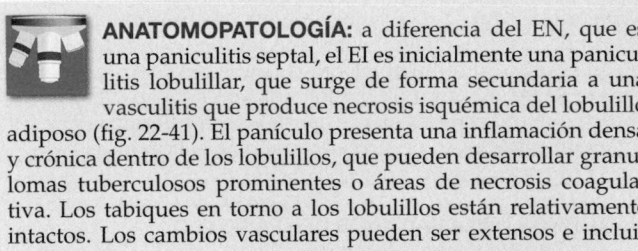

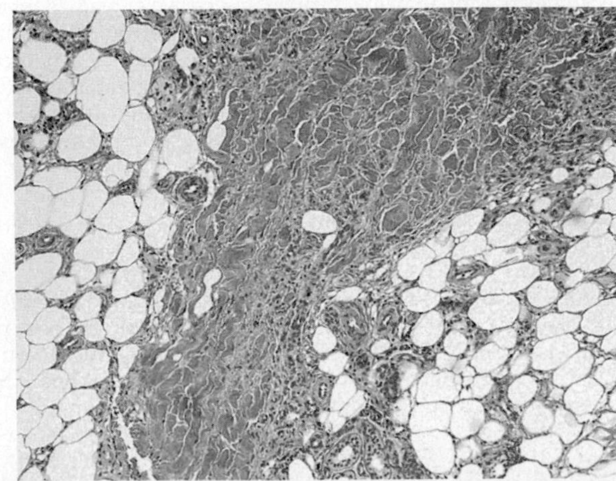

FIGURA 22-40. Eritema nodoso. La dermis reticular se aprecia en el extremo *superior derecho.* En el panículo adiposo existe un tabique ensanchado *(que se extiende a través del centro del campo).* Los linfocitos y los macrófagos se ubican en su interfase con los lóbulos de tejido adiposo. Los vasos que forman una empalizada a lo largo de la interfase del tabique están infiltrados por linfocitos.

(1) infiltración prominente de arterias y venas pequeñas y medianas por un denso infiltrado linfático o granulomatoso; *(2)* inflamación endotelial, que puede progresar a trombosis; y *(3)* engrosamiento fibroso de la íntima. Así, otro nombre para esta afección es «vasculitis nodular». La necrosis isquémica generalizada provoca la ulceración posterior de la epidermis suprayacente. Finalmente, las lesiones se resuelven mediante fibrosis.

CARACTERÍSTICAS CLÍNICAS: los pacientes con EI presentan nódulos subcutáneos recidivantes, dolorosos a la palpación y eritematosos en las piernas, especialmente en las pantorrillas (a diferencia de las espinillas, que son la localización habitual del EN). Las lesiones tienden a ulcerarse y curarse mediante la producción de una cicatriz atrófica. Puede evolucionar durante muchos años. Suelen ser necesarios corticoesteroides sistémicos para controlar la enfermedad.

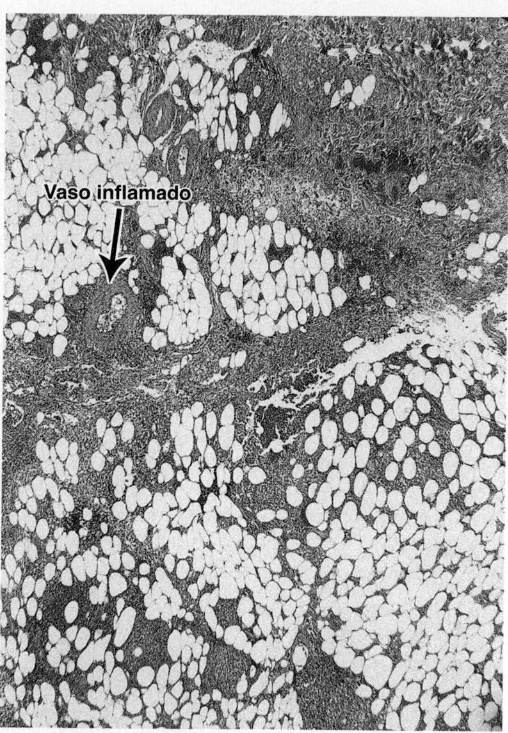

FIGURA 22-41. Eritema indurado/vasculitis nodular. Se observa una paniculitis predominantemente lobulillar con inflamación que migra hacia los tabiques; se observa también un vaso inflamado en el panículo superior. (Reimpreso con permiso de Elder DE, Elenitsas R, Rubin AI, Ioffreda M, Miller J, Fred Miller III O. *Atlas and Synopsis of Lever's Histopathology of the Skin*. 3rd ed. Philadelphia, PA: Lippincott Williams & Wilkins; 2012).

El acné vulgar es un trastorno de la unidad pilosebácea

El acné vulgar es un trastorno inflamatorio autolimitado de los folículos sebáceos que suele afectar a los adolescentes, provoca la formación intermitente de lesiones papulares o pustulosas discretas y puede dejar cicatrices. Causa desfiguración desde el punto de vista estético, y a menudo es debilitante desde el punto de vista psicológico. El acné es tan frecuente que muchos lo consideran un «rito de paso» a la adolescencia. En algunos casos, el acné se prolonga hasta la tercera década.

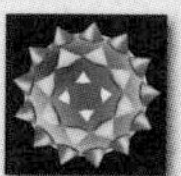
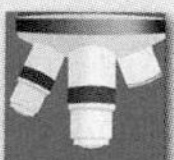

FACTORES ETIOLÓGICOS Y ANATOMOPATOLOGÍA: el desarrollo del acné está relacionado con *(1)* la producción excesiva de sebo inducida hormonalmente, *(2)* la hiperplasia anómala de porciones del epitelio infundibular, *(3)* una respuesta al difteroide anaerobio *Propionibacterium acnes*, y *(4)* la rotura del folículo sebáceo y la inflamación subsiguiente. El folículo sebáceo contiene pelo velloso y glándulas sebáceas prominentes. Los cambios hormonales en la pubertad generan una producción de sebo en el folículo y una cornificación alterada en el cuello del folículo sebáceo (infundíbulo). Estos efectos provocan la dilatación del canal folicular.

Un segundo proceso de producción excesiva de sebo se relaciona con el desprendimiento de células escamosas y la acumulación de residuos queratinosos, lo que proporciona un entorno propicio para la proliferación de *P. acnes*. Estos cambios combinados producen un folículo distendido y obstruido denominado comedón.

Los neutrófilos pueden ser atraídos a la región por factores quimiotácticos liberados por *P. acnes* y liberar enzimas hidrolíticas para formar un absceso folicular (pústula). También atacan la pared del folículo, lo que permite la salida de sebo, queratina y bacterias al tejido perifolicular, donde estimulan una mayor inflamación aguda y un absceso perifolicular (fig. 22-42). El desarrollo de alergia a *P. acnes* intensifica la respuesta inflamatoria. Las lesiones con desarrollo completo muestran una intensa inflamación neutrófila que rodea un folículo sebáceo roto. También puede haber acumulación de abundantes macrófagos, linfocitos y células gigantes de cuerpo extraño en respuesta a la rotura del folículo sebáceo.

CARACTERÍSTICAS CLÍNICAS: el acné vulgar presenta una variedad de lesiones cutáneas en diferentes estadios de desarrollo, como comedones, pápulas, pústulas, nódulos, quistes y cicatrices con hundimiento. Los comedones, las lesiones no inflamatorias primarias del acné, pueden ser abiertos (puntos negros) o cerrados (puntos blancos). Las lesiones inflamatorias más avanzadas varían de pequeñas pápulas eritematosas a grandes nódulos purulentos dolorosos a la palpación y quistes.

INFECCIONES E INFESTACIONES

La piel está sometida al asalto constante de innumerables agentes externos y es una barrera eficaz, pero imperfecta, contra estos. Bacterias, hongos, virus, parásitos e insectos penetran a veces esta primera línea de defensa.

El impétigo es una infección cutánea por estafilococos o estreptococos

Las infecciones bacterianas superficiales de la piel, conocidas como impétigo, se dan sobre todo en niños, que suelen infectarse a través de pequeñas roturas en la piel. Los adultos suelen contraer impétigo después de que un proceso patológico subyacente comprometa la función de barrera de la piel. Las erosiones o úlceras costrosas de color miel, a menudo con cicatrización central, se producen con mayor frecuencia en zonas expuestas como la cara, las manos y las extremidades (fig. 22-43). La base del tratamiento es una combinación de antimicrobianos tópicos y sistémicos contra estafilococos o estreptococos.

ANATOMOPATOLOGÍA: en el impétigo, los neutrófilos se acumulan bajo la capa córnea. Las bacterias pueden visualizarse con tinciones especiales. Se forman vesículas o ampollas que acaban rompiéndose y que permiten la aparición de una secreción fina y seropurulenta en la superficie de la piel. Esta secreción se seca y forma las capas características de exudado, que contienen neutrófilos y restos celulares. Suele haber cambios epidérmicos reactivos (espongiosis, elongación de las crestas de la dermis reticular) e inflamación dérmica superficial.

El **ectima** suele estar causado por *Pseudomonas aeruginosa* (ectima gangrenoso) y otros organismos. Se produce cuando los organismos penetran en las caras superficiales de la piel desde el torrente sanguíneo para formar una lesión necrosante ulcerada localizada. Los neutrófilos están presentes en la base de la úlcera y en la dermis, y a menudo se observan bacterias en migración a través de las paredes de los vasos.

Las infecciones cutáneas diseminadas causadas por organismos invasores como estreptococos, estafilococos y otros microorganismos se denominan erisipela (más superficial) y celulitis (más profunda). La fascitis necrosante es una afección que pone en riesgo la vida causada por organismos que invaden compartimentos profundos de los tejidos, a menudo desde un origen en la piel. Todas estas afecciones se caracterizan por inflamación neutrófila con exudación y la presencia de organismos.

Las infecciones micóticas superficiales pueden estar causadas por dermatófitos

Los dermatófitos son hongos que pueden infectar el epitelio queratinizado no viable, incluidos la capa córnea, las uñas y el pelo. Sintetizan queratinasas, que digieren la queratina y les proporcionan sustento. Las infecciones micóticas superficiales suelen estar causadas por un cambio en el microambiente cutáneo, que permite el crecimiento excesivo de microbiota transitoria o residente.

De las aproximadamente 10 especies de dermatófitos que suelen causar infecciones cutáneas humanas, *Trichophyton rubrum* es la más frecuente. Una infección superficial por dermatófitos se denomina dermatofitosis, tinea o tiña. Las tiñas tienen características clínicas distintivas según el lugar de la infección. Se clasifican de la siguiente manera *(1)* tiña de la cabeza o cuero cabelludo, *(2)* tiña de la barba, *(3)* tiña de la cara, *(4)* tiña del cuerpo (tronco, piernas, brazos o cuello), *(5)* tiña de las manos, *(6)* tiña de los pies o «pie de atleta»; fig. 22-44A), *(7)* tiña inguinal (región inguinal, área del pubis y muslos) y *(8)* tiña de las uñas u «onicomicosis».

Otras causas de infecciones micóticas superficiales son *Candida* sp. y *Malassezia furfur*. *Candida* sp. requiere un ambiente cálido y húmedo para desarrollarse, como el que se encuentra cuando el pañal húmedo envuelve el cuerpo del bebé. *M. furfur* necesita un ambiente húmedo y rico en lípidos. La **tiña versicolor,** causada por *M. furfur*, es más frecuente en adultos jóvenes, cuando la producción de sebo es mayor. Se presentan máculas de tamaño variable, pigmentadas, bien delimitadas, redondas u ovaladas, con escamas finas, predominantemente en la parte superior del tronco.

Las tinciones especiales como el PAS muestran levaduras en ciernes e hifas en las capas más superficiales de la capa córnea. En la

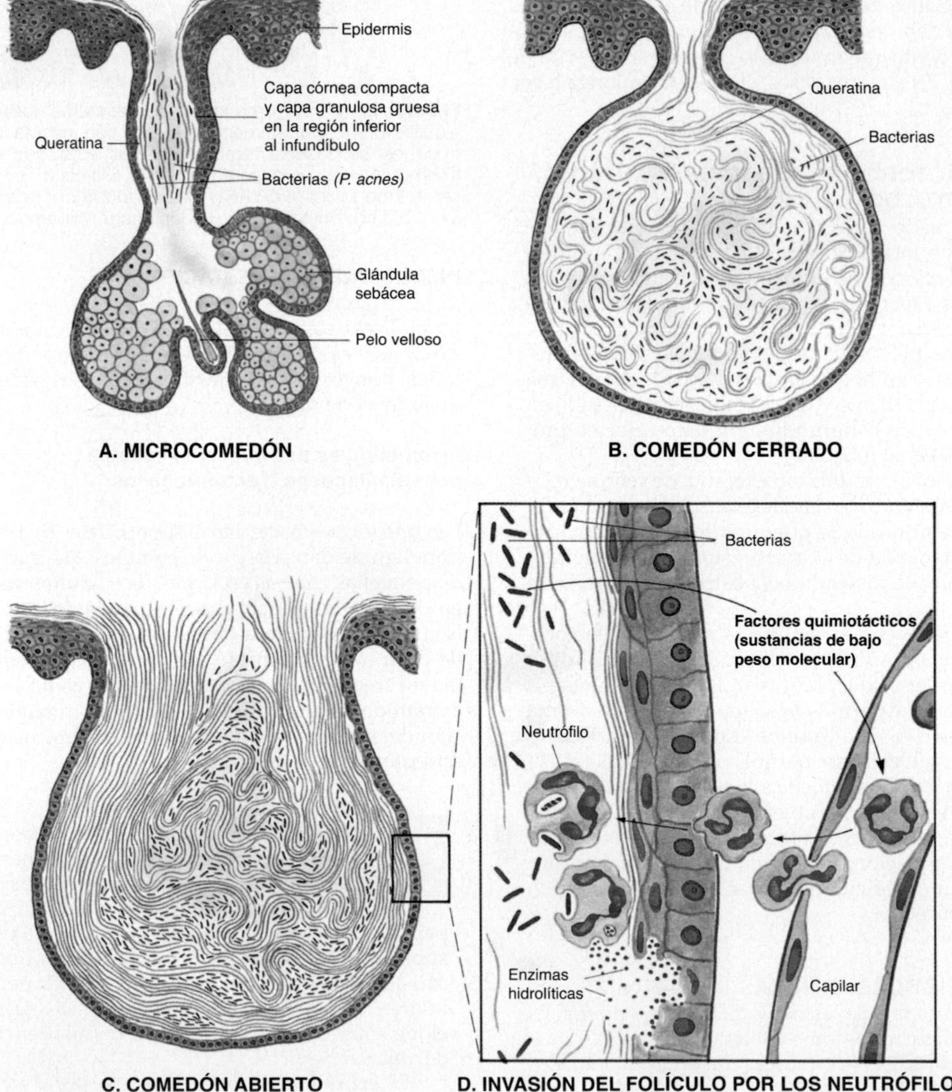

FIGURA 22-42. Patogenia del acné vulgar. El acné es un trastorno del canal folicular de un folículo sebáceo. La formación inicial de un comedón (folículo sebáceo obstruido) se produce con una capa córnea compacta y una capa granulosa engrosada en la región inferior del infundíbulo. Primero se forman microcomedones **(A)**, que llevan a la formación final de comedones cerrados **(B)** y abiertos **(C)**. Hay secreción excesiva de sebo, y la proliferación de la bacteria *Propionibacterium acnes* produce factores quimiotácticos, que inducen la migración de los neutrófilos hacia el comedón intacto **(D)**. *(Continúa.)*

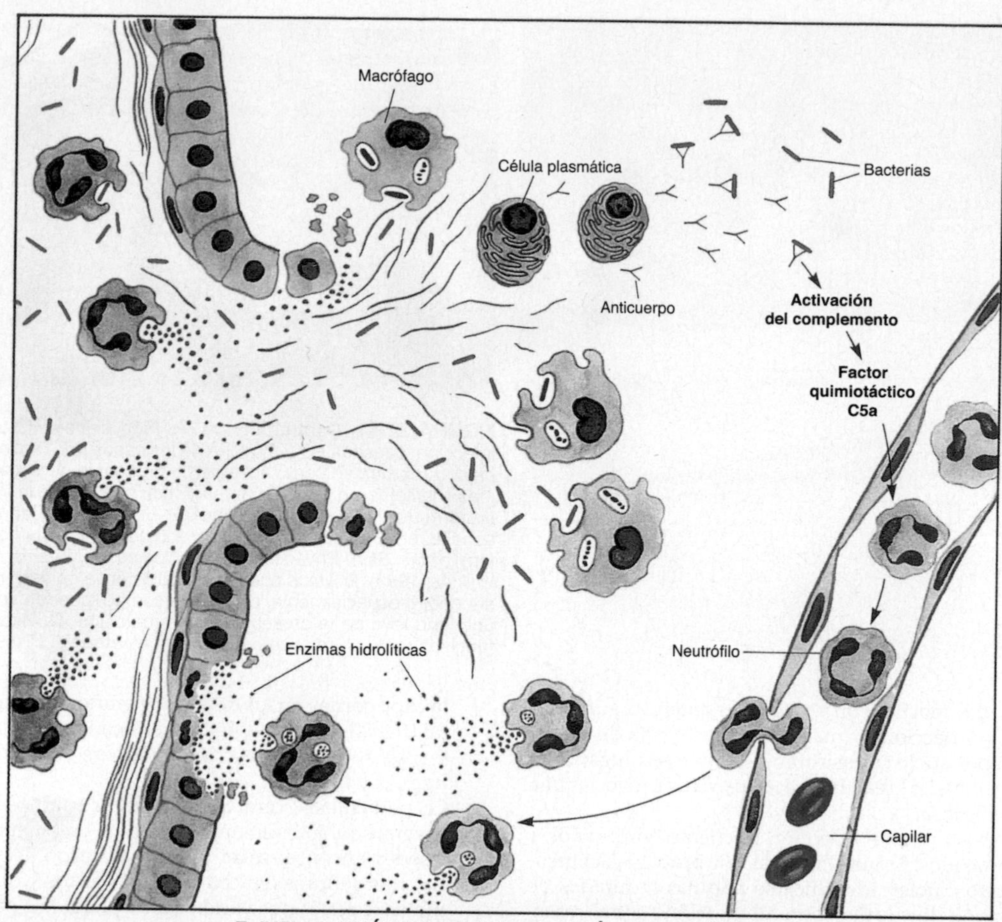

FIGURA 22-42. *(Cont.)* Las enzimas neutrofílicas se liberan y el comedón se rompe, lo que da origen a un ciclo de quimiotaxis e inflamación neutrofílica intensa **(E)**.

dermis se observa hiperqueratosis, hiperplasia epidérmica e inflamación perivascular crónica (fig. 22-44B,C).

Las infecciones micóticas profundas podrían derivar de la diseminación de infecciones pulmonares

La mayoría de las infecciones micóticas invasivas o sistémicas surgen de la inhalación de material en aerosol contaminado con organismos como *Histoplasma* o *Blastomyces*. Una infección pulmonar primaria puede diseminarse después a la piel o las mucosas. Las infecciones micóticas localmente invasivas de la piel son infrecuentes y suelen producirse por la implantación traumática de organismos como *Sporothrix* o *Fonsecaea*. Un estado de inmunocompromiso subyacente aumenta la probabilidad de diseminación de organismos micóticos.

La diseminación profunda de una infección cutánea local a menudo causa una úlcera indurada (es decir, «chancro») en el lugar de implantación, como se observa de manera prototípica en la sífilis, causada por un treponema (*T. pallidum*). Los vasos linfáticos adyacentes pueden indurarse y engrosarse. Los nódulos y las úlceras, especialmente si son bilaterales, sugieren una fuente interna de infección.

La presencia de determinadas características morfológicas o patrones de tinción puede proporcionar pistas sobre la identidad del organismo. Por ejemplo, la forma levaduriforme de *Blastomyces dermatitidis* tiene paredes muy refringentes y un patrón de gemación con base amplia, mientras que la forma levaduriforme de *Histoplasma capsulatum* es mucho más pequeña, suele encontrarse dentro de macrófagos y muestra un patrón de gemación con base estrecha. La tinción de un frotis con tinta de India o de una biopsia de tejido con mucicarmina puede mostrar la cápsula gruesa característica de la levadura *Cryptococcus neoformans*. La hiperplasia epidérmica significativa, los microabscesos intraepidérmicos y la inflamación supurativa-granulomatosa en la dermis suelen relacionarse con estas infecciones micóticas profundas (fig. 22-45).

Las infecciones cutáneas virales provocan diversas manifestaciones clínicas

Algunos virus (*v.* cap. 9), como el poxvirus del **molusco contagioso** o los **virus del papiloma humano** (VPH), causan proliferaciones epiteliales benignas transitorias que se resuelven espontáneamente. Otras (p. ej., el sarampión o el parvovirus **[eritema infeccioso]**)

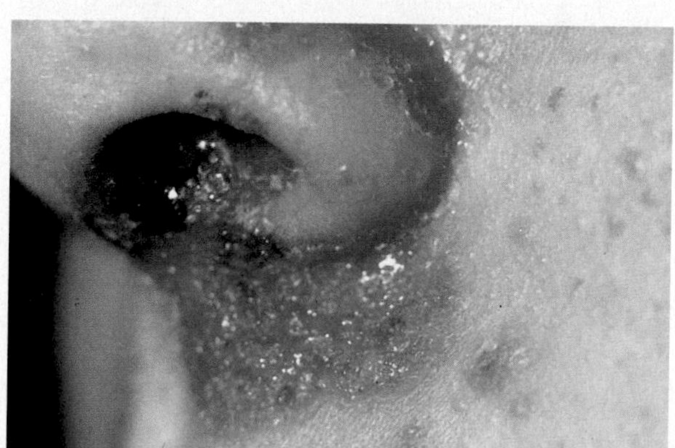

FIGURA 22-43. Impétigo contagioso. Costras de color miel secundarias a la rotura de pústulas en la región nasal de un niño, un área normalmente colonizada por *Staphylococcus aureus*. (De Elder DE, Elenitsas R, Johnson BL, et al. *Synopsis and Atlas of Lever's Histopathology of the Skin*. Philadelphia, PA: Lippincott Williams & Wilkins; 1999).

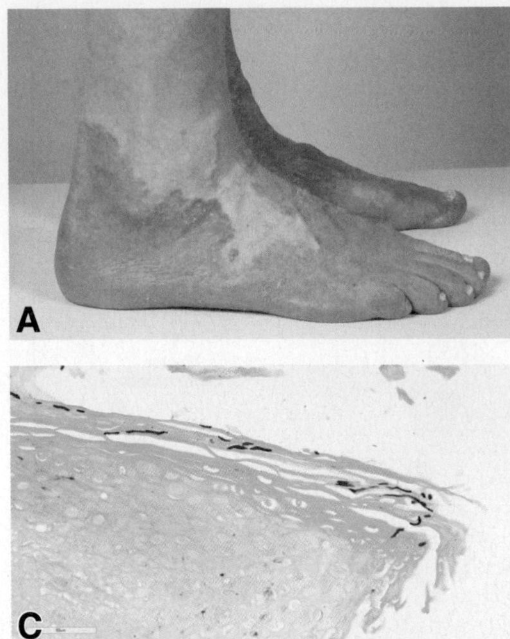

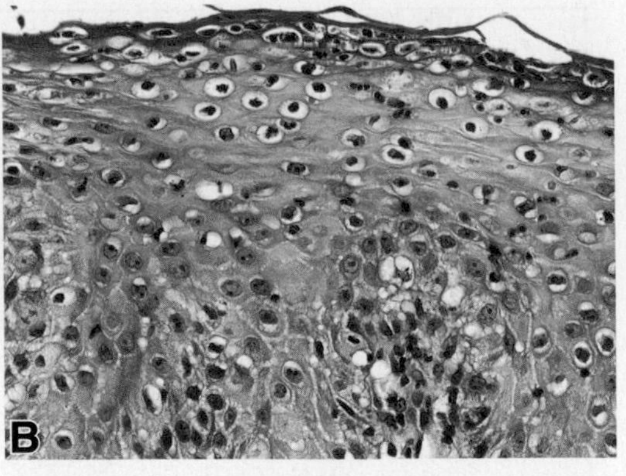

FIGURA 22-44. Dermatofitosis. A. Tiña del pie. Esta infección, causada en la mayoría de los casos por *Trichophyton rubrum*, se caracteriza por la presencia de escamas y eritema en el borde anterior, con una distribución en forma de mocasín. (De Elder DE, Elenitsas R, Johnson BL, et al. *Synopsis and Atlas of Lever's Histopathology of the Skin*. Philadelphia, PA: Lippincott Williams & Wilkins; 1999). **B.** Unos pocos neutrófilos en la epidermis superior o especialmente, en la capa córnea, pueden ser un signo leve de la presencia de dermatofitos. **C.** Hifas fúngicas (*estructuras negras*) en la capa córnea.

producen enfermedades febriles con erupciones cutáneas autolimitadas (exantemas). La infección primaria por la mayoría de los virus del herpes humanos suele ser asintomática, pero da lugar a un estado de infección latente. Al reactivarse, estos virus provocan una erupción vesicular dolorosa.

El molusco contagioso es una infección frecuente entre niños y adultos sexualmente activos. Es autolimitada y se propaga fácilmente por contacto directo. Suelen identificarse pápulas induradas de superficie lisa con forma de cúpula con umbilicación central característica en la cara, el tronco y la región anogenital. La exploración microscópica revela células epidérmicas que contienen cuerpos de inclusión intracitoplasmáticos grandes («cuerpos del molusco»), que se encuentran confinados a áreas en forma de taza que también muestran hiperplasia epidérmica verrugosa (papilomatosa). Estos cuerpos de inclusión alojan numerosas partículas virales (fig. 22-46).

Las infestaciones por artrópodos producen lesiones cutáneas pruriginosas

Los ácaros y piojos, otros insectos y las arañas provocan lesiones locales que pueden provocar prurito intenso.

- La sarna es una dermatitis eccematosa, muy pruriginosa, causada por el ácaro *Sarcoptes scabei*. El ácaro hembra se entierra bajo la capa córnea en los dedos, las muñecas, el tronco y la piel genital (fig. 22-47). Se desencadena una intensa dermatitis linfocítica y eosinófila como reacción de hipersensibilidad al ácaro y a sus huevos y heces.
- La pediculosis, otra dermatosis pruriginosa, puede deberse a diversos piojos humanos. Los huevos («liendres») de los piojos pueden encontrarse adheridos al cuerpo del pelo.
- Las mordeduras o picaduras de insectos y otros artrópodos producen lesiones que varían desde pequeñas pápulas pruriginosas hasta grandes nódulos exudativos. La «reacción a la agresión por artrópodos» varía según la especie de artrópodo responsable y la respuesta inmunitaria del huésped. Por ejemplo, las picaduras de garrapata tienden a ser grandes, con un infiltrado linfocítico y eosinófilo llamativo. También pueden formarse folículos linfáticos. Las picaduras de pulga suelen ser de tipo urticariales, con escaso infiltrado neutrófilo. Los venenos inyectados por artrópodos, como la araña reclusa parda o araña violinista, pueden dar lugar a necrosis de tejido local grave.

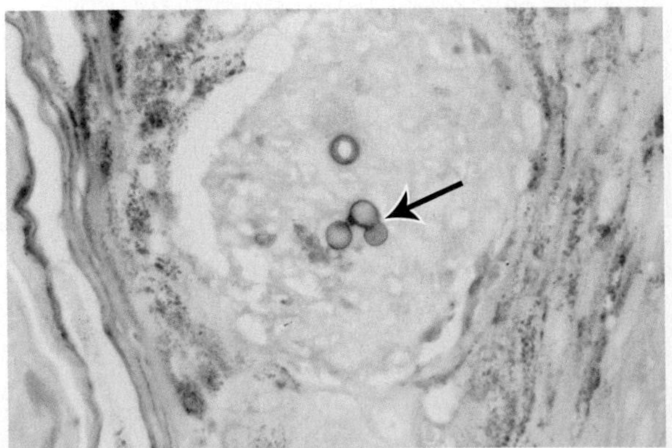

FIGURA 22-45. Blastomicosis. Una tinción de Gomori con metenamina de plata hace resaltar a los microorganismos, que son esporas de pared gruesa de 8-15 µm de diámetro. Uno de los microorganismos tiene una gemación con base amplia (*flecha*). (De Elder DE, Elenitsas R, Johnson BL, et al. *Synopsis and Atlas of Lever's Histopathology of the Skin*. Philadelphia, PA: Lippincott Williams & Wilkins; 1999).

NEOPLASIAS PRIMARIAS CUTÁNEAS

El pronóstico del melanoma maligno depende de la profundidad de la invasión (grosor)

El melanoma maligno es una neoplasia de los melanocitos. El término «melanoma» en la práctica actual es sinónimo de «melanoma maligno». El melanoma maligno, aunque no es uno de los cánceres más frecuentes en general, es una de las principales causas de mortalidad por cáncer en adultos jóvenes. Es poco frecuente en la adolescencia y muy infrecuente en la infancia. La incidencia del melanoma está aumentando rápidamente. Se calcula que más del 1% de los nacidos hoy en día desarrollarán un melanoma.

Los melanomas tienen dos etapas principales de evolución. En la «fase de crecimiento radial», la lesión se disemina (tal como se observa clínicamente) a lo largo del radio de un círculo imperfecto en la piel, pero sigue siendo superficial y delgada, según la medición realizada con un micrómetro y un método descrito en su origen por Breslow. En la «fase de crecimiento vertical», existe un área localizada en la que la lesión se expande de forma más o menos esférica hasta formar una masa tumoral, con un grosor de Breslow creciente.

Los melanomas, al igual que otras neoplasias, dependen de un oncoiniciador genético, como por ejemplo un oncogén activado. La mayoría de los oncogenes implicados en el melanoma activan de un modo u otro las vías de la proteína cinasa activada por mitógenos (MAP cinasa), que se activan de forma constitutiva en la mayoría

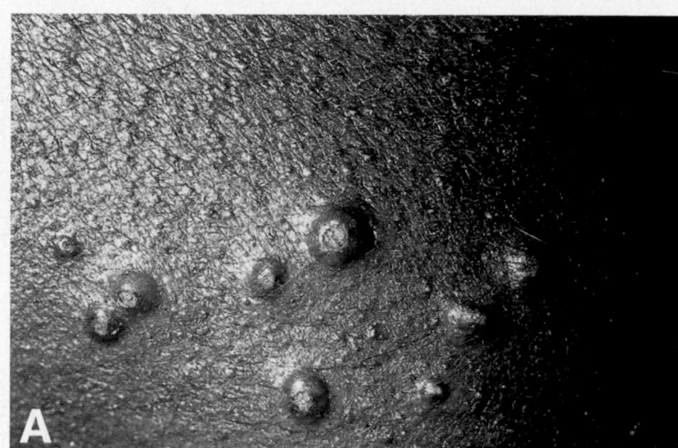

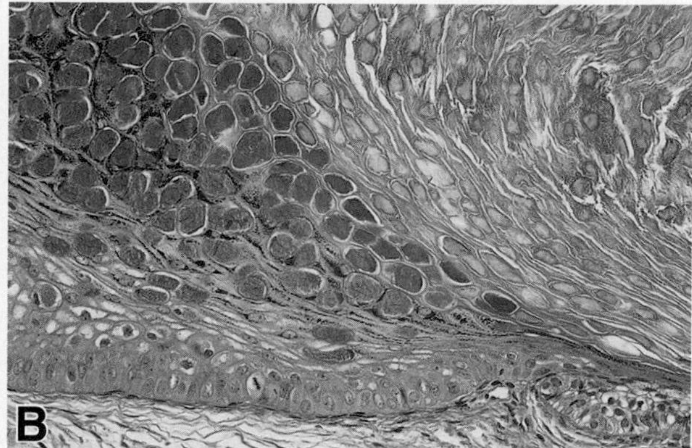

FIGURA 22-46. Molusco contagioso. A. Pápulas umbilicadas múltiples en un paciente con infección por el VIH. **B.** Los queratinocitos infectados con este poxvirus muestran inclusiones citoplasmáticas eosinófilas grandes que se denominan «cuerpos del molusco» o cuerpos de Henderson-Paterson. (De Elder DE, Elenitsas R, Johnson BL, et al. *Synopsis and Atlas of Lever's Histopathology of the Skin*. Philadelphia, PA: Lippincott Williams & Wilkins; 1999).

de los melanomas. Los subtipos histopatológicos de melanoma, que se comentan a continuación, están relacionados con los oncogenes concretos implicados en su patogenia. Estos oncogenes también se activan en los nevos melanocíticos, tumores benignos de melanocitos que pueden ser simuladores, marcadores de riesgo y precursores potenciales de melanomas. La pérdida de uno o más supresores tumorales, con mayor frecuencia p16, se produce a medida que los melanomas se desarrollan, lo que conduce a una proliferación desenfrenada, que aumenta aún más el potencial de inestabilidad genómica y, por tanto, promueve la progresión «de mal en peor».

La escisión para el examen histológico es el estándar de referencia para el diagnóstico del melanoma, y la escisión completa con un «margen de seguridad» es el pilar del tratamiento. El pronóstico de la mayoría de los melanomas es excelente si las lesiones se reconocen y extirpan antes de entrar en una fase de crecimiento vertical. Sin embargo, el riesgo de muerte por enfermedad metastásica aumenta si el tumor supera una profundidad crítica en la dermis, y aumenta aún más con el aumento del grosor, presumiblemente porque la diseminación a distancia ya se ha producido antes de la extirpación del tumor primario.

Melanoma en fase de crecimiento radial

Las características clínicas e histológicas del melanoma en esta fase se correlacionan con la epidemiología y el panorama genómico de las diversas formas de melanoma, caracterizadas como «Vías hacia el melanoma» en la *Clasificación de los melanomas cutáneos* de la Organización Mundial de la Salud (OMS) de 2018 (tabla 22-1). El término «vía» es un reflejo de los acontecimientos epidemiológicos, los acontecimientos genómicos secuenciales y los estadios morfológicos de progresión tumoral que dan lugar al melanoma. Estos estadios incluyen un posible nevo precursor, una posible lesión intermedia como un nevo displásico, la fase de crecimiento radial *in situ* o superficialmente invasiva, la fase de crecimiento vertical y las metástasis. No todos los melanomas pasan por todos estos estadios, pero se ha demostrado que esta progresión se correlaciona con un número creciente de acontecimientos genómicos críticos. La clasificación incorpora la consideración del papel de la exposición solar. Desde el punto de vista morfológico, el grado de «daño solar acumulado» (DSA), que se mide por el grado de degeneración solar observado en una biopsia de piel, permite dividir los melanomas más frecuentes en las poblaciones occidentales en dos categorías: melanomas con DSA bajo y alto.

Las otras vías hacia el melanoma no parecen depender del daño solar crónico y la incidencia de estas lesiones es menor en general, pero es relativamente constante en todas las poblaciones. En la tabla 22-1 se resume la clasificación del melanoma.

PATOGENIA MOLECULAR: en la patogenia del melanoma están implicadas varias mutaciones genéticas que afectan muchas vías moleculares diferentes. Sin embargo, la implicación de la vía de la MAP cinasa es una característica común. Como ocurre también en los nevos benignos (*v.* secciones siguientes), las mutaciones activadoras de *BRAF* se observan en el 40 % al 50 % de los melanomas, y las mutaciones de *NRAS* (mutuamente excluyentes) se observan en el 10 % al 20 %. Estos genes codifican cinasas que utilizan la vía MAPK, que regula la proliferación celular. En el inicio de la señalización de *NRAS* y *BRAF* se encuentra el receptor tirosina cinasa c-Kit, cuyas mutaciones representan solo el 1 % de los melanomas en general. Sin embargo, es una mutación más frecuente en los subtipos acro y mucoso, y también en el melanoma en lentigo maligno. Al final de la vía de *NRAS* se encuentra la vía fosfatidilinositol-3- cinasa (PI3K)/AKT, que regula la supervivencia celular y está inhibida por *PTEN* (*v.* cap. 5). En este contexto, las mutaciones en *PTEN* se producen en el 60 % de los casos. Las mutaciones en el supresor tumoral *CDKN2A* son frecuentes en los melanomas esporádicos y familiares. *CDKN2A* codifica dos supresores tumorales, incluido $p16^{INK4A}$, que inhibe CDK4 y CDK6, y p14, que tiene un papel en la vía de p53. La función de p16 puede verse alterada por mecanismos adicionales, como la deleción genómica o, con menor frecuencia, cambios epigenéticos relacionados con la metilación, como alternativas a las mutaciones reales de su gen. Dado que las mismas mutaciones activadoras se pro-

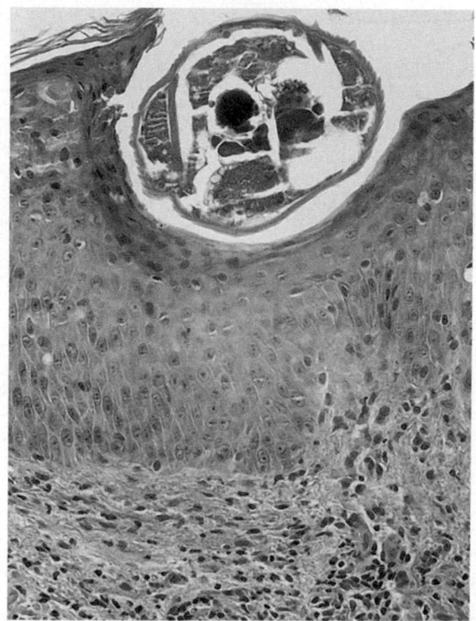

FIGURA 22-47. Nódulo de la sarna. Se aprecia un ácaro de la sarna en la capa córnea. (De Elder DE, Elenitsas R, Johnson BL, et al. *Synopsis and Atlas of Lever's Histopathology of the Skin*. Philadelphia, PA: Lippincott Williams & Wilkins; 1999).

TABLA 22-1
CLASIFICACIÓN DE LOS MELANOMAS

Melanomas que aparecen en la piel expuesta al sol
Melanoma con DSA bajo, melanoma cutáneo con bajo grado de daño solar acumulado
Vía I: melanoma *con DSA bajo* /melanoma de diseminación superficial (MDS)
Melanoma con DSA alto, melanoma cutáneo con un alto grado de daño solar acumulado
Vía II: melanoma de *DSA alto*/melanoma en lentigo maligno (MLM)
Vía III: melanoma desmoplásico
Melanomas que surgen en lugares protegidos del sol o sin asociación etiológica conocida con la exposición a la radiación ultravioleta
Vía IV: tumor de Spitz maligno (melanoma de Spitz)
Vía V: Melanoma acro
Vía VI: Melanoma en mucosas
Vía VII: Melanoma que surge en un nevo congénito
Vía VIII: Melanoma que surge en un nevo azul
Vía IX: Melanoma uveal

DSA, daño solar acumulado.

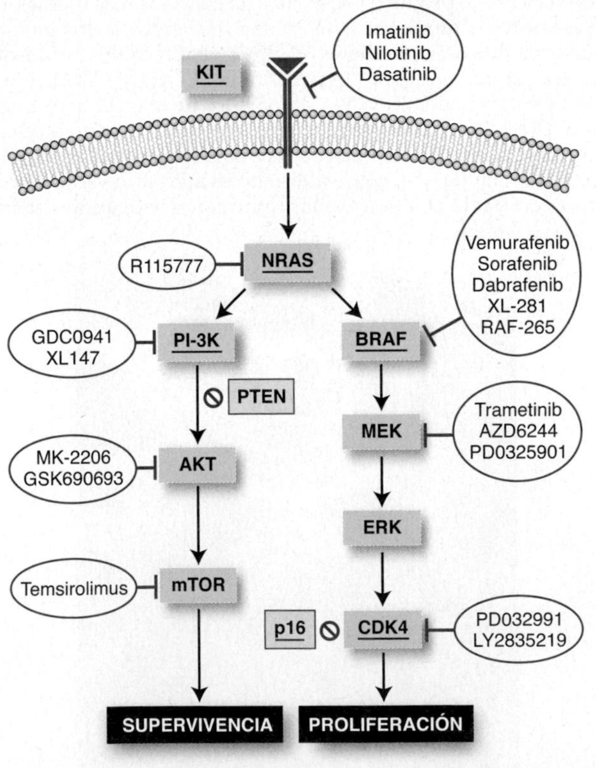

FIGURA 22-48. Esquema simplificado de la vía molecular del melanoma. La patogenia del melanoma implica alteraciones en la proteína cinasa activada por mitógenos (MAPK) y la fosfatidilinositol- 3-cinasa (PIK3)/AKT, que regulan de manera predominante la proliferación y la supervivencia celular, respectivamente. Los círculos rojos contienen ejemplos de fármacos terapéuticos dirigidos que actualmente están en uso o en ensayos clínicos. Las proteínas de la vía subrayadas son productos de genes con mutaciones probadas en el melanoma.

ducen tanto en los nevos benignos como en los melanomas, es probable que la transformación maligna requiera una combinación de estas mutaciones, seguida de la inactivación de genes de senescencia/supresores (como p16) y otras alteraciones, incluidas mutaciones de la vía *PTEN*, P53 y *TERT* (telomerasa) que se producen en la mayoría de los melanomas en fases iniciales y tardías de la evolución.

El mayor conocimiento de los mecanismos moleculares del melanoma ha estimulado el desarrollo de tratamientos dirigidos a inhibir vías aberrantes específicas, incluidos los inhibidores de la tirosina cinasa de los oncogenes *BRAF, MEK* y *KIT*, con muchos más en desarrollo clínico (fig. 22-48).

En la mayoría de los melanomas se observa una respuesta linfocítica, al menos en parte, como reacción a genes mutados, y esto sirve como pista diagnóstica en comparación con los nevos. La remisión parcial espontánea del melanoma en fase de crecimiento radial es frecuente, mientras que la remisión en la fase de crecimiento vertical o del melanoma metastásico es más infrecuente. Sin embargo, la reciente introducción del tratamiento de puntos de control inmunitario puede dar lugar a una «respuesta patológica completa», en la que un depósito de melanoma metastásico es reemplazado por un infiltrado de linfocitos, melanófagos y otras células (puede parecer que la lesión persiste clínicamente debido a la presencia de estas células). En el tratamiento de puntos de control, se utilizan anticuerpos monoclonales para bloquear los receptores que inhiben la respuesta inmunitaria, como el antígeno 4 asociado a los linfocitos T citotóxicos (CTLA-4) y la proteína 1 de muerte celular programada (PD-1). Estos marcadores pueden demostrarse mediante inmunohistoquímica en las células tumorales y en las células que responden del huésped.

Melanoma de diseminación superficial

El tipo más común de melanoma es el melanoma de diseminación superficial, que puede presentarse en la fase de crecimiento radial con o sin crecimiento vertical (fig. 22-49). La mayoría de las características morfológicas utilizadas para clasificar los melanomas son atributos de la fase de crecimiento radial.

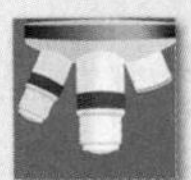

ANATOMOPATOLOGÍA: En la fase de crecimiento radial de un melanoma de diseminación superficial, los melanocitos epitelioides grandes, a menudo pigmentados, se encuentran dispersos en nidos y como células individuales por todo el espesor de la epidermis («dispersión pagetoide») y no solo a lo largo de la capa basal, como en el caso de los nevos y en las formas lentiginosas de melanoma, que se describen más adelante. Estos melanocitos pueden limitarse a la epidermis (**melanoma *in situ***) o invadir la dermis papilar. En su fase de crecimiento radial no hay ningún nido que tenga preferencia de crecimiento (tamaño mayor) respecto de otros (fig. 22-50). Las células tienden a crecer de manera uniforme en todas las direcciones: hacia arriba en la epidermis, periféricamente en la epidermis y hacia la dermis (invasión). No se observan mitosis en los melanocitos dérmicos, excepto por definición cuando se establece la fase de crecimiento vertical, pero pueden estar presentes en el componente epidérmico. Desde el punto de vista histológico, el componente «radial» aparece como una proliferación horizontal a lo largo de la epidermis y la dermis superficial, mientras que el crecimiento vertical, si está presente, se observa como un nódulo expansivo (figs. 22-51 y 22-52), con un grosor de Breslow creciente. Un infiltrado linfocítico extenso suele acompañar a los melanocitos en la fase de crecimiento radial. Las lesiones de crecimiento radial puras rara vez, o nunca, hacen metástasis.

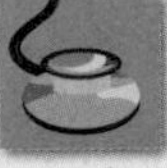

CARACTERÍSTICAS CLÍNICAS: la incidencia de melanoma de diseminación superficial se correlaciona con antecedentes de exposición solar intermitente y quemaduras solares. La exposición solar en la infancia es la más importante, aunque los melanomas se produzcan en la edad adulta. Los melanomas en fase de crecimiento radial presentan bordes ligeramente elevados y palpables. La neoplasia suele presentar pigmentación variable y desordenada. Algunas partes son negras o marrón oscuro, mientras que otras áreas pueden tener un marrón más claro, posiblemente mezclado con tintes rosados o azul claro (figs. 22-49 y 22-52). Los pacientes suelen referir que se ha producido una alteración en un nevo que finalmente se documenta que es un melanoma. Tales alteraciones pueden incluir prurito, aumento de tamaño u oscurecimiento. La hemorragia y la supuración suelen aparecer más tarde. Con o sin estas observaciones por parte del paciente, cualquier lesión que despierte la sospecha clínica de melanoma justifica una biopsia por escisión. La «regla ABCDE» es una mnemotécnica práctica para ayudar a reconocer los cambios en los nevos que requieren atención médica: asimetría de la forma, irregularidad del borde, variación del color y un diámetro superior a 6 mm. «E» puede significar «elevación» o, lo que es más importante, «evolución». Sin embargo, no todos los melanomas precoces presentan estos atributos, y cualquier lesión cambiante debe evaluarse para realizar una biopsia por escisión.

Melanoma en lentigo maligno

El melanoma en lentigo maligno (MLM), también conocido como peca melanótica de Hutchinson, se presenta típicamente como una gran mácula pigmentada en la piel dañada por el sol. Se desarrolla casi exclusivamente en personas de piel clara, generalmente caucásicas de edad avanzada, con frecuencia con antecedentes de trabajo al aire libre. Dado que se produce en superficies corporales expuestas y se asocia a un crecimiento vertical grave, probablemente esté relacionado con la exposición crónica a la luz UV. El MLM, al igual que los melanomas acros y en mucosas (*v.* más adelante), tiene menos probabilidades que el melanoma de diseminación superficial de estar asociado a mutaciones de *BRAF*, mientras que las mutaciones de *NRAS* son más frecuentes. Algunos presentan mutaciones activadoras del gen receptor tirosina cinasa *KIT* y, por tanto, pueden responder, al menos durante un tiempo, a los inhibidores de c-Kit.

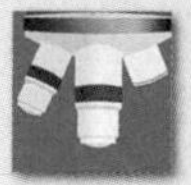

ANATOMOPATOLOGÍA: en la fase de crecimiento radial, el MLM consiste en una mancha plana, irregular, mal circunscrita, de color marrón a negro, que puede cubrir gran parte de la cara o el dorso de las manos (figs. 22-53 y 22-54). Las células en la fase de crecimiento radial se encuentran sobre todo en la capa basal, y a menudo forman filas contiguas de melanocitos únicos atípicos, caracterizados como patrón «lentiginoso» por su parecido con el patrón de proliferación de un lentigo. Este patrón de proliferación se ha relacionado con la expresión de determinados genes (p. ej., *NRAS*, *KIT*), tanto en lesiones benignas como malignas. En ocasiones se observan pequeños nidos que se diseminan hacia la dermis papilar (fig. 22-55). Aunque las células de la fase de crecimiento radial del MLM varían en tamaño, tienden a ser más pequeñas y menos pigmentadas que las del melanoma de diseminación superficial, y comunmente estan asociadas con el borramiento de las crestas interpapilares y el adelgazamiento de la epidermis. La dermis subyacente muestra a menudo infiltrado linfocítico disperso y degeneración solar grave del tejido conjuntivo (fig. 22-55).

El aspecto clínico del MLM en la fase de crecimiento vertical se muestra en la figura 22-54. Desde el punto de vista histológico, las células en la fase de crecimiento vertical tienden a tener forma fusiforme. En ocasiones, provocan una respuesta del tejido conjuntivo para formar una placa indurada (melanoma desmoplásico), que puede simular una cicatriz o un neuroma y complicar el diagnóstico histológico. Los melanomas desmoplásicos tienen una carga mutacional muy elevada (relacionada con la exposición crónica a los rayos UV), lo que puede dar lugar a la presencia de nódulos característicos de linfocitos en su interior y a una posible respuesta a la inmunoterapia. Las células en la fase de crecimiento vertical en cualquier melanoma, pero especialmente en el MLM y otros melanomas lentiginosos, también pueden crecer a lo largo de pequeños nervios («neurotropismo»).

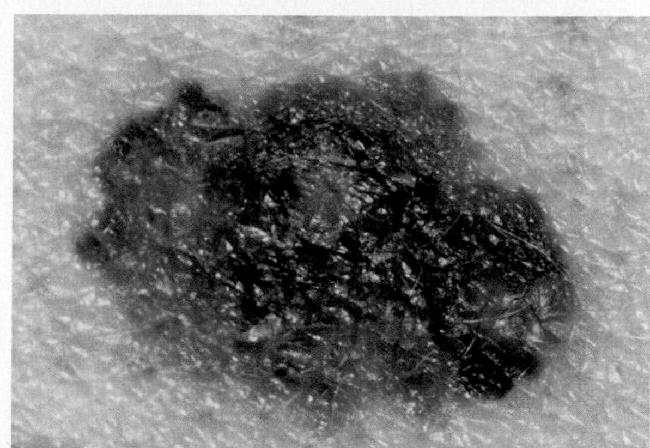

FIGURA 22-49. Apariencia clínica de la fase de crecimiento radial de un melanoma maligno de la variante con diseminación superficial. Su diámetro máximo es de 1.8 cm.

Melanoma acro

Los melanomas lentiginosos acros se producen con una frecuencia muy similar entre procedencias étnicas. Por tanto, es la forma más común de melanoma en personas de piel oscura. Como su nombre indica, suele limitarse a las palmas de las manos, las plantas de los pies y las regiones subungueales. El aumento del número de copias y, a menudo, las mutaciones en *CCND1*, el gen de la ciclina D, un marcador del ciclo celular, son hallazgos habituales en estas lesiones. En las partes acras de la piel también pueden aparecer melanomas pagetoides y con mutaciones en *BRAF*.

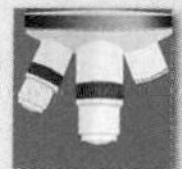

ANATOMOPATOLOGÍA: en la fase de crecimiento radial, el melanoma lentiginoso acro forma una mancha irregular, mal circunscrita, de color marrón a negro,

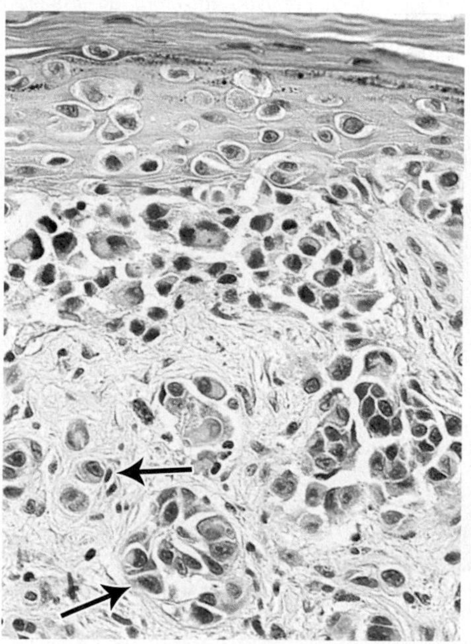

FIGURA 22-50. Melanoma maligno, variante con diseminación superficial, fase de crecimiento radial. Los melanocitos crecen de forma aislada en el interior de la epidermis en todos los niveles, así como en nidos grandes de tamaño irregular en la unión dermoepidérmica. Las células tumorales se ubican en la dermis papilar (*flechas*), pero ningún nido individual muestra crecimiento preferencial respecto de otros o sobre el nido de mayor tamaño en la epidermis suprayacente.

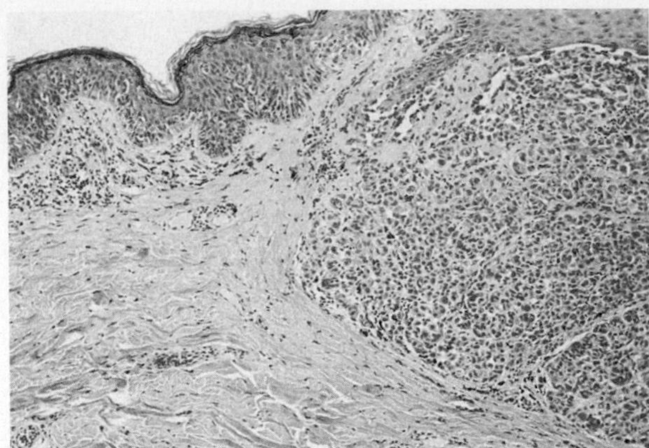

FIGURA 22-51. Melanoma maligno, variante con diseminación superficial, fase de crecimiento vertical. El crecimiento vertical se manifiesta por la presencia de un nódulo tumoral esferoide bien definido a la derecha. Este foco de melanocitos tiene una ventaja clara de crecimiento (tamaño mayor del agregado) respecto de los nidos que se encuentran en la región adyacente en la fase de crecimiento radial *(izquierda).*

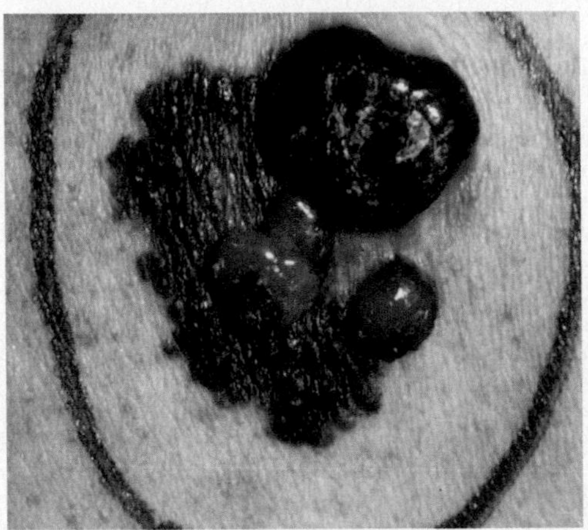

FIGURA 22-52. Melanoma maligno. La lesión con diseminación superficial corresponde a la porción con aspecto con predominio plano, oscuro, de color café o negro del tumor (*lado izquierdo*). En esta lesión tres áreas son características de la fase de crecimiento vertical. Todas tienen configuración nodular; dos tienen coloración rosada, mientras que la más grande es de un tono negro ébano.

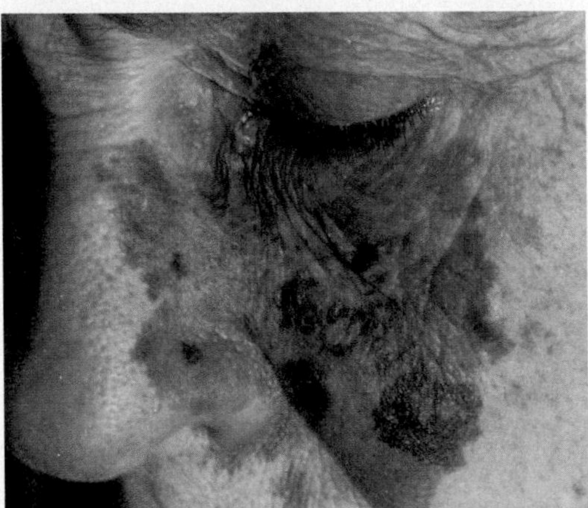

FIGURA 22-53. Melanoma maligno en lentigo maligno, fase de crecimiento radial.

que cubre una parte de la palma de la mano o de la planta del pie (fig. 22-56) o que surge debajo de una uña, normalmente en el pulgar o en el dedo gordo del pie («melanoma subungueal»). Las células tumorales están principalmente confinadas a la capa basal de la epidermis y tienden a mantener largas dendritas (figs. 22-57 y 22-58). A menudo se observa un infiltrado linfocítico liquenoide.

La fase de crecimiento vertical (figs. 22-59 y 22-60) es similar a la del MLM, ya que suele estar formada por células fusiformes y, en ocasiones, incluye desmoplasia y neurotropismo.

Melanoma en fase de crecimiento vertical

Al cabo de un tiempo variable (normalmente de 1 a 2 años), el perfil de crecimiento puede empezar a cambiar a fase de crecimiento vertical de cualquiera de las variantes del melanoma. Los melanocitos muestran actividad mitótica tanto en los componentes epidérmicos como dérmicos y crecen como nódulos esferoides en expansión en la dermis (fig. 22-51). La dirección neta del crecimiento tiende a ser perpendicular a la de la fase de crecimiento radial, con base en la observación clínica; de ahí la denominación de vertical (figs. 22-51 a 22-53).

ANATOMOPATOLOGÍA: la fase de crecimiento vertical se caracteriza por un agregado celular en la dermis, que tiene un mayor tamaño que los grupos de melanocitos que forman los componentes epidérmico y dérmico (invasivo) de la fase de crecimiento radial (fig. 22-51). La invasión puede producirse tanto en la fase de crecimiento radial como en la de crecimiento vertical, pero, en la segunda fase, la dirección dominante del crecimiento tumoral se mueve de la epidermis a la dermis.

Esta propiedad de crecimiento expansivo en la dermis se denomina *tumorigenicidad*. Las figuras mitóticas son frecuentes en esta fase y, junto con la tumorigenicidad, constituyen uno de sus dos atributos definitorios. Los marcadores de progresión del ciclo celular, como Ki-67, y los marcadores de mitosis fosfohistona aumentan en las células de la fase de crecimiento vertical. Los melanocitos tienden a tener un aspecto diferente al de los de la fase de crecimiento radial. Por ejemplo, pueden contener poco o no contener pigmento, mientras que las células en la fase de crecimiento radial son melanóticas. La respuesta del huésped (es decir, la inflamación linfocítica) puede estar ausente o ser reducida en la base de la fase de crecimiento vertical, en comparación con la fase de crecimiento radial.

No todos los tumores en la fase de crecimiento vertical tienen propensión a hacer metástasis. De hecho, los melanomas en esta fase de menos de 1 mm de grosor que carecen de mitosis raramente lo hacen. El riesgo de metástasis puede predecirse, aunque de forma imperfecta, mediante el uso de modelos de pronóstico y estadificación. El modelo de estadificación de la American Joint Commission on Cancer (AJCC) clasifica los melanomas en estadios y subestadios a partir del grosor de Breslow y de la presencia o ausencia de ulceración. Cada uno de estos estadios y subestadios tienen un riesgo determinado de causar la muerte

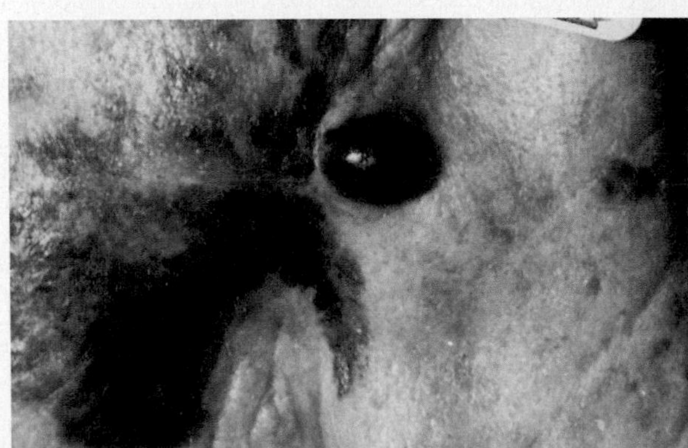

FIGURA 22-54. Lentigo maligno. Se muestra el aspecto clínico de un melanoma en lentigo maligno con fases de crecimiento radial y vertical. La lesión es muy amplia.

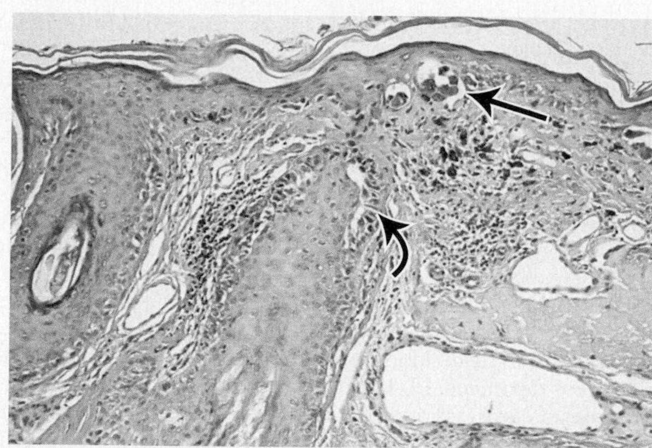

FIGURA 22-55. **Lentigo maligno.** Los melanocitos atípicos crecen en su mayoría en la interfase dermoepidérmica (*flecha recta*), con extensión profunda a la porción externa del manguito de la raíz de los folículos (*flecha curva*). El crecimiento de los melanocitos hacia la superficie es mucho menos prominente que en el melanoma de diseminación superficial. El material gris en la dermis media a la derecha de la imagen es degeneración solar «grave».

relacionada con el melanoma. Asimismo, esta clasificación permite establecer diferentes estrategias de tratamiento.

Melanoma nodular

En ocasiones, un melanoma «elude» la progresión tumoral escalonada descrita anteriormente y manifiesta todas sus características malignas en la fase inicial. El melanoma nodular es una forma infrecuente del tumor (10%), que aparece como un nódulo esferoide elevado y circunscrito (fig. 22-61). No se desarrolla a través de una fase de crecimiento radial perceptible, sino que ya en la observación inicial se encuentra en la fase de crecimiento vertical (fig. 22-62). Estas lesiones carecen de la mayoría de los criterios ABCD. Pueden tener un grosor avanzado y, por tanto, un alto riesgo de metástasis en el momento del diagnóstico, a pesar de tener, a menudo, un diámetro pequeño, ser simétricas y tener un color homogéneo. Por tanto, son difíciles de detectar en una fase curable.

Melanoma metastásico

El melanoma metastásico surge de los melanocitos de la fase de crecimiento vertical en cualquiera de las diversas formas de melanoma. Las metástasis iniciales suelen afectar la piel y/o los nódulos linfáticos regionales, aunque también es posible la diseminación hematógena a órganos. En este último caso, se produce una diseminación mucho mayor que en otras neoplasias, y prácticamente cualquier órgano puede verse afectado. Los melanomas metastásicos pueden permanecer latentes y clínicamente indetectables durante largos períodos, a pesar de la extirpación aparentemente exitosa de un melanoma primario, solo para reaparecer años más tarde (*v.* cap. 5).

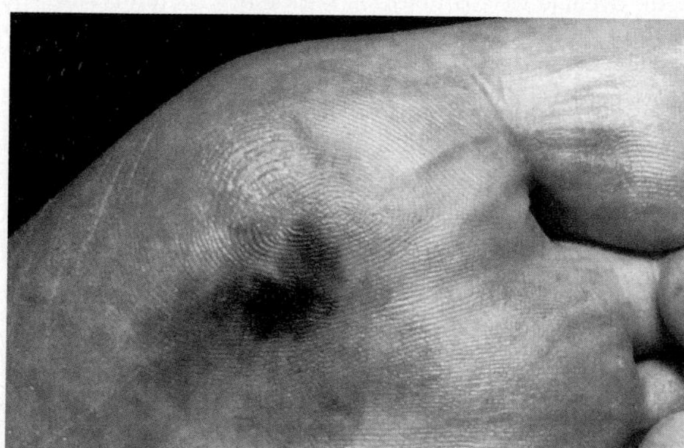

FIGURA 22-56. **Melanoma maligno lentiginoso acro, fase de crecimiento radial.** Se ilustra el aspecto clínico de una gran lesión asimétrica, con pigmentación variable en la planta del pie.

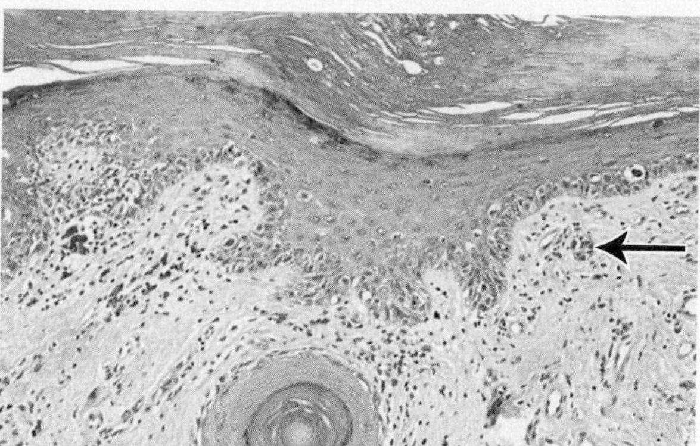

FIGURA 22-57. **Melanoma maligno lentiginoso acro, predominantemente de crecimiento radial intraepidérmico.** Se identifican melanocitos atípicos a lo largo de la unión dermoepidérmica. Existe un nido dérmico pequeño de melanocitos atípicos (*flecha*).

Estadificación y pronóstico del melanoma

El pronóstico de un paciente con un melanoma puede estar relacionado con muchos factores. En la estadificación estándar de un melanoma primario solo se utilizan los dos primeros que se enumeran a continuación:

GROSOR TUMORAL: el grosor tumoral, descrito originalmente por Breslow, es la variable pronóstica más importante para los melanomas en apariencia confinados en sus localizaciones primarias (estadios 1 y 2 en el sistema de estadificación de la AJCC). El «grosor de Breslow» de un melanoma se mide desde el aspecto más superficial de la capa granulosa hasta el punto de máximo grosor (fig. 22-63). El pronóstico puede predecirse con cierta exactitud al separar los tumores en función de su grosor. Los cortes se producen a intervalos de 1 mm, aunque el corte de 0.76 mm (que actualmente se ha redondeado a 0.8 mm) propuesto originalmente por Breslow se utiliza como modificador de estadio para la división óptima de los melanomas de menor riesgo (estadio 1a).

El pronóstico hasta 10 años después de la extirpación de la lesión primaria puede estimarse a partir de la tabla 22-2.

ULCERACIÓN: la ulceración en un melanoma primario se relaciona con una disminución de la supervivencia. En un estudio, las tasas de supervivencia fueron del 66% y del 92% para los pacientes con y sin ulceración, respectivamente. La ulceración es un modificador de estadio en el sistema AJCC. Su presencia desplaza la lesión al siguiente estadio en cada grupo de grosor.

ÍNDICE DE MITOSIS DÉRMICA: la supervivencia empeora progresivamente a medida que aumenta el índice mitótico. La supervivencia a 5 años es del 99% para los pacientes sin afectación nodular cuyos tumores no presentan mitosis, y del 84% si el índice mitótico es $\geq 11/mm^2$. Sin embargo, este y otros atributos enumerados a continuación no se incluyen en el actual sistema de estadificación AJCC, que es el estándar de atención.

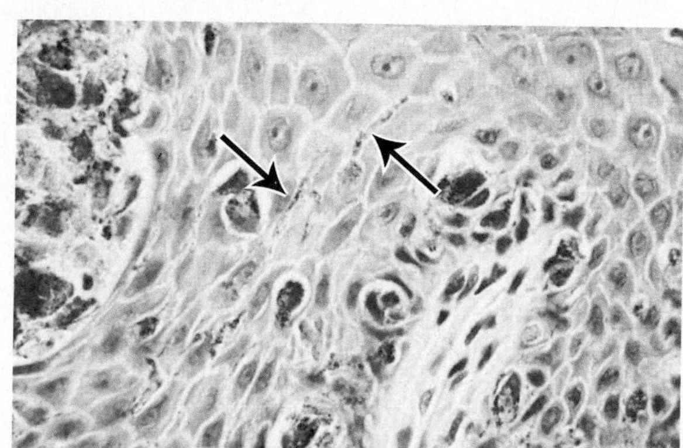

FIGURA 22-58. **Melanoma maligno lentiginoso acro *in situ*.** Melanocitos grandes con dendritas prominentes (*flechas*) ubicados en la región basal de la epidermis. Las células tumorales contienen melanosomas numerosos, lo que confiere un color pardo a su citoplasma perinuclear y dendrítico.

TABLA 22-2

ESTADIO TUMORAL COMO PREDICTOR DEL RESULTADO 10 AÑOS DESPUÉS DEL TRATAMIENTO DEFINITIVO DEL MELANOMA PRIMARIO, EN PACIENTES CON NÓDULO CENTINELA NEGATIVO[a]

Estadio	Grosor (mm)	Ulceración	Supervivencia a 10 años (%)
T1a	≤1.0	No	98
T1b	<0.8	Sí	96
T2a	>1.0–2.0	No	92
T2b	>1.0–2.0	Sí	86
T3a	>2.0–4.0	No	88
T3b	>2.0–4.0	Sí	81
T4a	>4.0	No	83
T4b	>4.0	Sí	75

[a]Los pacientes con melanomas T1N0 se incluyen tanto si se les ha realizado biopsia del nódulo centinela como si no.

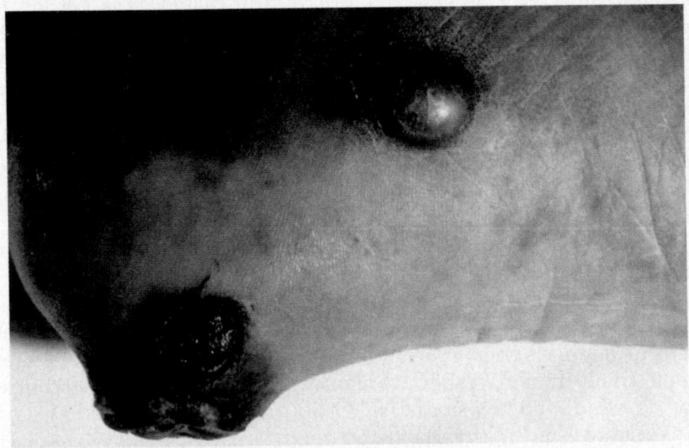

FIGURA 22-59. Melanoma lentiginoso acro. La lesión en el talón es el tumor primario. La porción plana representa la fase de crecimiento radial, en tanto que la porción elevada corresponde a la fase de crecimiento vertical. El nódulo oscuro en el arco del pie es una metástasis.

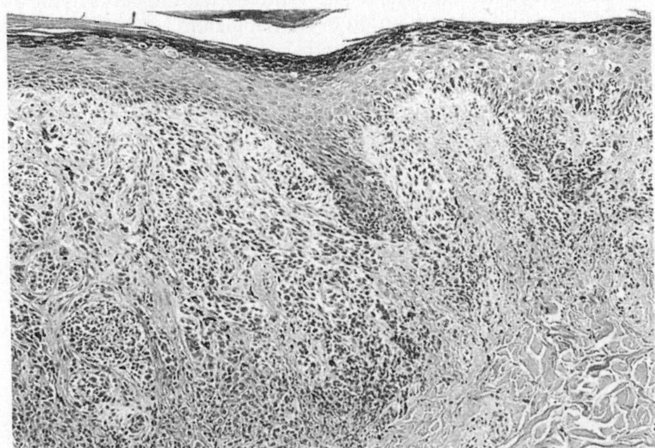

FIGURA 22-60. Melanoma lentiginoso acro en fase de crecimiento vertical. A la *izquierda* se aprecia el crecimiento confluente de melanocitos dérmicos atípicos que ocupan y expanden la dermis papilar y que infiltran la dermis reticular; en el lado *derecho* se observa la fase de crecimiento radial (horizontal).

INFILTRADO LINFOCÍTICO: la interacción de los linfocitos con las células tumorales en la fase de crecimiento vertical (linfocitos infiltrantes tumorales [LTI]) es un importante indicador pronóstico. Se dice que los linfocitos son «infiltrantes» cuando realmente penetran y alteran el tumor, a veces con formación de rosetas alrededor de las células tumorales (figs. 22-64 y 22-65). Cuanto más prevalentes son los LTI, mejor es el pronóstico.

REMISIÓN: en muchos melanomas primarios hay evidencia de remisión espontánea en la fase de crecimiento radial, que desde el punto de vista clínico se aprecia por un cambio de color a blanco azulado o blanco. Dicha remisión implica ensanchamiento de la dermis papilar, que contiene melanófagos y un infiltrado linfocítico, con ausencia de células de melanoma en la epidermis donde se identifican estos cambios dérmicos. El significado pronóstico de este tipo de remisión no está claro, ya que puede darse en un melanoma en fase de crecimiento vertical. La remisión es infrecuente en esta última fase y en las metástasis, excepto después de la administración exitosa de inmunoterapia, y es probablemente un efecto de los LTI de dentro del tumor, como se ha comentado anteriormente.

UBICACIÓN: los melanomas de las extremidades tienen mejor pronóstico que los de la cabeza, el cuello o el tronco (axiales). Sin embargo, los melanomas de la planta del pie o de la región subungueal tienen un pronóstico similar o peor que las lesiones axiales.

SEXO: en general, las mujeres tienen mejor pronóstico que los hombres. Por ejemplo, las mujeres con melanomas axiales de 0.8 mm a 1.7 mm de grosor tienen una supervivencia a 10 años de casi el 90% tras la extirpación de la lesión, mientras que la cifra comparable para los hombres es del 60%.

NIVELES DE INVASIÓN: el sistema de niveles de Clark describe el grado de penetración del tumor dentro de las capas anatómicas de la piel. Los niveles de Clark (I a V) no son tan precisos como el grosor del tumor para predecir el riesgo de metástasis y no se incluyen en el sistema AJCC. Sin embargo, tienen importancia pronóstica en algunos subconjuntos de casos.

INVASIÓN LINFÁTICA: aunque intuitivamente importante, esta propiedad no se ha incluido en los modelos de pronóstico porque rara vez se observa en los cortes de rutina. Sin embargo, la invasión linfática puede ser más frecuente de lo que se pensaba cuando se utilizan técnicas de detección mejoradas, y puede tener importancia pronóstica.

ESTADIO: el estadio de la enfermedad es el factor individual más importante que influye en la supervivencia de un paciente.

El sistema de estadificación tumoral TNM (tumor-nódulo-metástasis) incorpora características del tumor primario, los nódulos linfáticos regionales, los tejidos blandos y las metástasis a distancia. Los atributos correspondientes al parámetro T (tumor primario), es decir, el grosor del tumor, la presencia o ausencia de ulceración y el índice mitótico, se determinan según la histología tras la escisión del melanoma. El número de nódulos linfáticos con tumor metastásico y la caracterización de este tumor por tamaño son la base de la clasificación N (nódulos). En la actualidad, la metástasis a los nódulos linfáticos regionales se determina de forma rutinaria mediante la estadificación del nódulo linfático centinela, que implica la biopsia de un único nódulo que se encuentra en primer lugar en el patrón de drenaje de los nódulos regionales. La afectación de los nódulos linfáticos implica una disminución del 26% en la super-

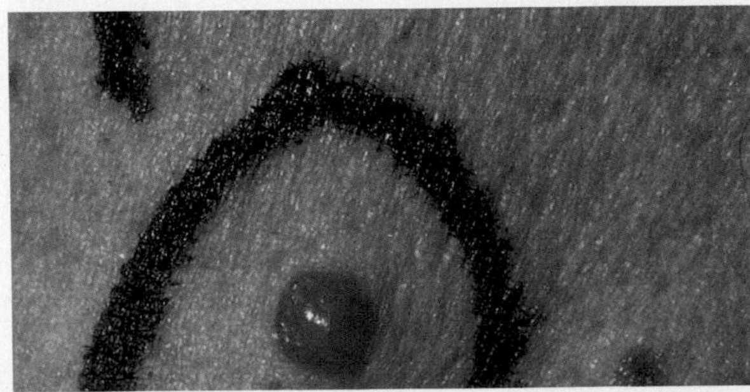

FIGURA 22-61. Melanoma maligno de tipo nodular. El foco primario de crecimiento de esta lesión de 0.5 cm se ubica en la dermis, y eleva la epidermis para formar un nódulo rosado simétrico y bien circunscrito.

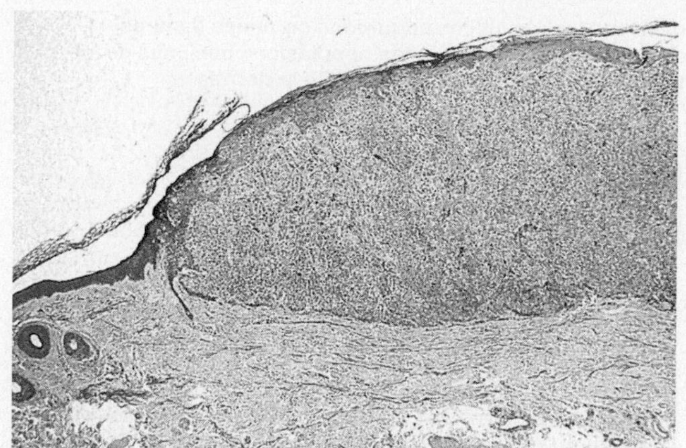

FIGURA 22-62. Melanoma maligno de tipo nodular. En esencia, el crecimiento intraepidérmico es nulo. No existe crecimiento radial en sitios laterales al nódulo. Este tumor expande la dermis papilar y distorsiona la unión dérmica reticular; por ende, tiene nivel III.

vivencia a 10 años, en comparación con los pacientes con tumores clínicamente localizados. El número de nódulos linfáticos afectados también es altamente predictivo del pronóstico. Los pacientes con un nódulo positivo tienen una supervivencia a 10 años del 75%, en comparación con el 68% con dos o tres nódulos positivos, y el 47% con cuatro o más nódulos afectados. Las micrometástasis son metástasis nodulares que se diagnostican tras una linfadenectomía del nódulo centinela o de tipo electivo; las macrometástasis son metástasis nodulares detectables desde el punto de vista clínico. Se ha propuesto el término metástasis «submicroscópica» para la afectación del nódulo centinela por debajo de ciertos umbrales de tamaño y penetración en el nódulo. La clasificación M (metástasis) incorpora los resultados de la evaluación de metástasis a distancia en diversos sitios anatómicos. La clasificación TNM se basa principalmente en el grosor y se modifica por la ulceración y la presencia y distribución de metástasis. Para los melanomas primarios localizados y para la enfermedad metastásica regional y sistémica, ayuda a definir el estadio anatomopatológico de la enfermedad, que a su vez refleja la probabilidad de supervivencia.

Las directrices actuales sobre la extirpación quirúrgica de melanomas confirmados recomiendan obtener un margen de 5 mm de tejido no afectado con melanoma *in situ*, un margen de 1 cm con un tumor de 1 mm de grosor o menos y un margen de 2 cm con un tumor de más de 1 mm de grosor. Sin embargo, los márgenes suelen ajustarse para preservar estructuras importantes, como los ojos. El muestreo de nódulo linfático centinela suele considerarse con tumores de grosor superior a 1 mm o con otros factores de riesgo, como ulceración o aumento de la actividad de mitosis dérmica, especialmente en tumores de 0.8 mm o más de grosor. Si sobreviene la enfermedad metastásica, pueden emplearse tratamientos dirigidos, como los inhibidores de *BRAF*. También se utilizan fármacos inmunomoduladores, como los anticuerpos contra CTLA-4 y PD-1, para potenciar la respuesta inmunitaria contra la neoplasia.

Los tumores benignos de los melanocitos y las lesiones pigmentadas pueden simular el melanoma y ser marcadores de riesgo de padecerlo

Pecas y lentigos

Las pecas, o efélides, son pequeñas máculas marrones que aparecen en la piel expuesta al sol, especialmente en personas de piel clara (fig. 22-66). Suelen aparecer más o menos a los 5 años. La pigmentación de una peca se intensifica con la exposición a la luz solar y se desvanece cuando cesa la exposición a la luz. Un lentigo es una mácula aislada de color marrón que aparece a cualquier edad y en cualquier parte del cuerpo (aunque el lentigo solar aparece a una edad más avanzada tras una exposición prolongada al sol) (fig. 22-67). Desde el punto de vista histológico, las efélides muestran hiperpigmentación de los queratinocitos basales sin aumento concurrente del número de melanocitos. Los lentigos, por el contrario, muestran crestas interpapilares alargadas, aumento del pigmento de melanina tanto en los queratinocitos basales como en los melanocitos, y aumento del número de melanocitos. Puede ser necesario realizar una biopsia de las lesiones de mayor tamaño para descartar un MLM.

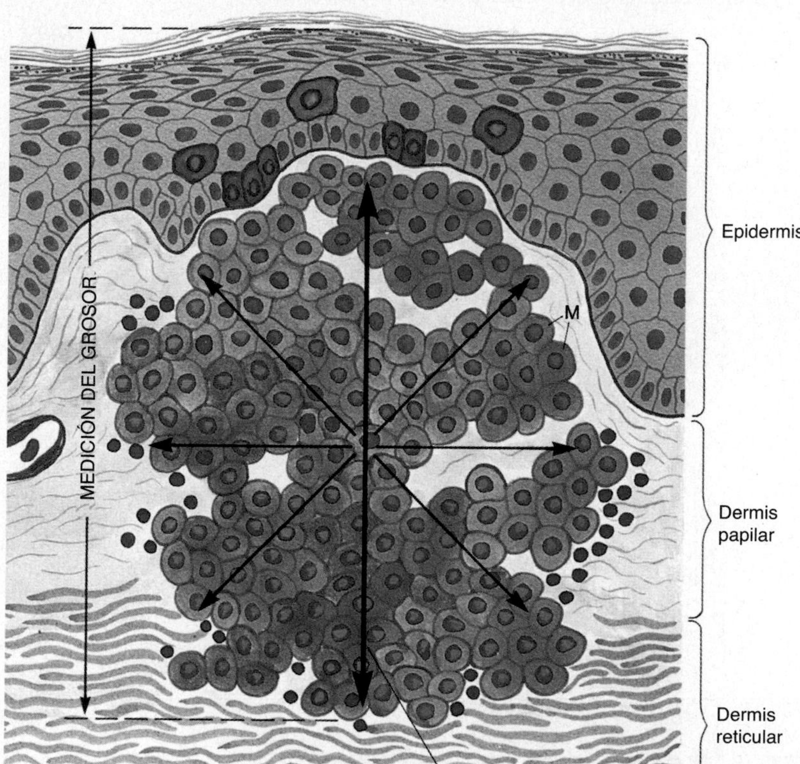

FIGURA 22-63. Melanoma maligno. Se muestra de manera esquemática la evolución de la fase de crecimiento vertical en el melanoma maligno de la variante con diseminación superficial, con una indicación de la forma en que se cuantifica el grosor. En esta ilustración, la fase de crecimiento vertical se extendió hasta la dermis reticular. Los nódulos pequeños de células tumorales que tienen de manera clara preferencia de crecimiento sobre otros elementos celulares del tumor constituyen una manifestación de la fase de crecimiento vertical. El grosor se mide a partir del aspecto más superficial de la capa granulosa, pasando por el punto más grueso del tumor hasta su punto de invasión más profunda.

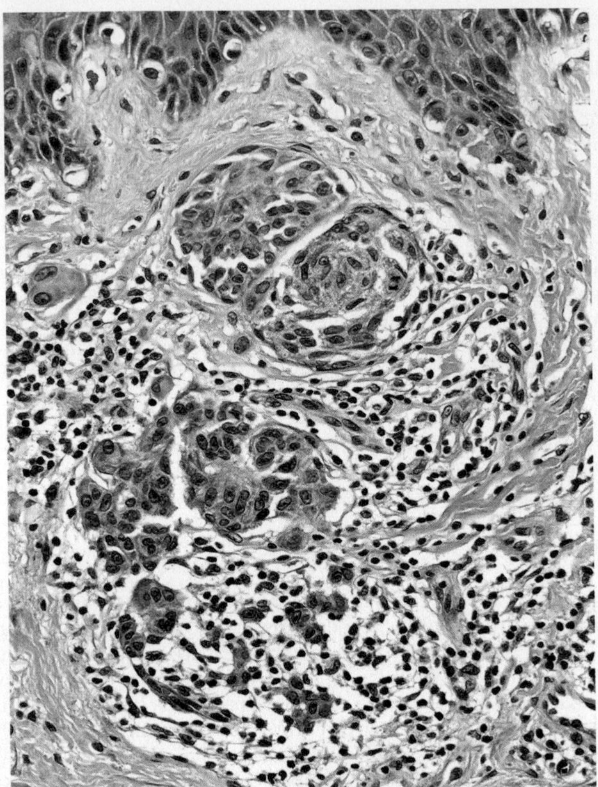

FIGURA 22-64. Melanoma maligno, fase inicial de crecimiento vertical. La respuesta del huésped consiste en la infiltración linfocitaria que se aprecia entre los melanocitos («linfocitos de infiltración tumoral»).

Los lentigos, a menudo denominados pecas por las personas y los médicos, son factores de riesgo importantes para el desarrollo potencial de melanoma, ya que actúan de forma sinérgica con los nevos, los nevos displásicos y otros factores de riesgo, y también son posibles «diagnósticos diferenciales» o «simuladores».

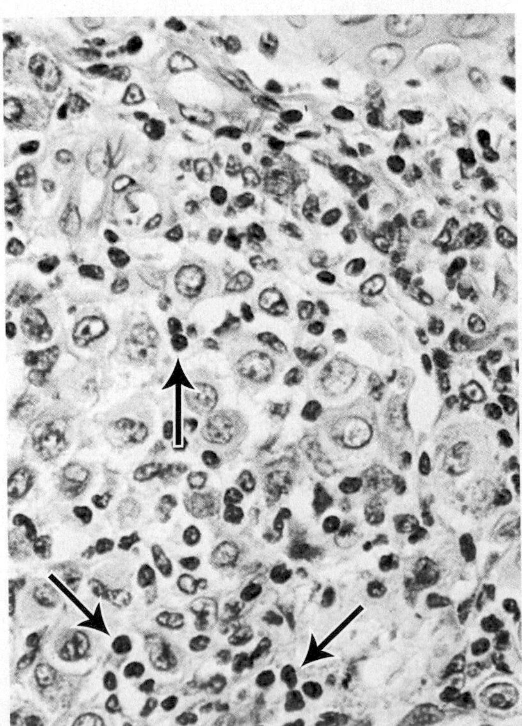

FIGURA 22-65. Melanoma maligno, fase de crecimiento vertical. Linfocitos de infiltración tumoral numerosos *(flechas)* que se disponen entre las células tumorales.

Los nevos melanocíticos adquiridos comunes (lunares) se localizan en proliferaciones neoplásicas benignas de los melanocitos dentro de la epidermis o la dermis

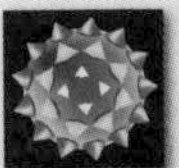

FACTORES ETIOLÓGICOS: la mayoría de las personas, con independencia del color de la piel, desarrollan entre 10 y 50 nevos en la piel. El número total depende de la exposición a la luz y de la susceptibilidad innata. Excepto por su importancia cosmética ocasional, los nevos tienen importancia más que nada en relación con el melanoma, como marcadores de los individuos que tienen un riesgo más alto de desarrollar melanoma y como precursores potenciales de este tipo de neoplasia. Aunque el 30 % de los melanomas surgen en un nevo, los nevos son mucho más frecuentes que los melanomas, y la mayoría son estables o sufren senescencia con el tiempo. Por tanto, la extirpación indiscriminada de los nevos no es eficaz como medio de prevención del melanoma.

La piel negra puede desarrollar nevos, pero con menos frecuencia que la piel blanca. Los nevos que se desarrollan en la piel de personas con pigmentación oscura no suelen asociarse a un mayor riesgo de melanoma o de progresión a melanoma. Sin embargo, el riesgo de desarrollar un melanoma en las palmas de las manos, las plantas de los pies, la piel genital o en las mucosas es el mismo en todas las procedencias étnicas y, por lo general, es bajo y no está relacionado con los nevos. Al igual que los melanomas, los nevos no suelen desarrollarse en zonas protegidas de la luz por al menos dos capas de ropa, como los glúteos. Existe una relación causal inequívoca entre la exposición a la luz UV y el riesgo de desarrollar nevos melanocíticos (y melanoma maligno), pero la relación es compleja. La capacidad de formar nevos está en parte bajo control genético, pero este aspecto no se conoce del todo.

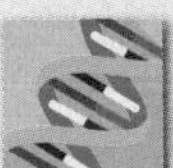

PATOGENIA MOLECULAR: la mayoría de los nevos presentan una mutación activadora del oncogén *BRAF*, que puede conducir a la estimulación del crecimiento a través de la vía de la proteína cinasa activada por mitógenos (MAPK). Sin embargo, tras un período inicial de crecimiento, los nevos se convierten en lesiones estables que pueden sufrir remisión o senescencia. Esta senescencia está mediada por un aumento de la actividad de la proteína p16, codificada por el gen *CDKN2A* del cromosoma 9p21, que es un inhibidor de la cinasa tipo 4 dependiente de ciclina (CDK4). La proteína p16 inhibe la proliferación celular y promueve la diferenciación de fase terminal de las células del nevos (*v.* cap. 5).

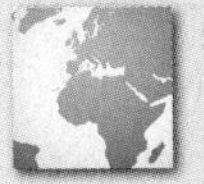

EPIDEMIOLOGÍA DE NEVOS, PECAS Y MELANOMAS: los nevos melanocíticos son importantes principalmente como «simuladores», marcadores de riesgo y precursores potenciales de melanomas. Dado que los nevos son muy frecuentes y los melanomas no, el riesgo de progresión de un nevo a melanoma es pequeño. Como simuladores potencialmente próximos, los nevos deben distinguirse del melanoma tanto en el terreno clínico como en el histológico, como se expone a continuación.

Los nevos son importantes como marcadores de riesgo para el desarrollo de melanomas. Una persona con 100 o más nevos de 2 mm a 5 mm de diámetro tiene un riesgo tres veces mayor de que prospere un melanoma que una persona con menos de 25 nevos similares. Los pacientes con nevos con atipia clínica o nevos displásicos comprobados mediante histología tienen un riesgo aún mayor de melanoma. Tener solo 10 o más de estos nevos puede relacionarse con un riesgo 12 veces mayor de melanoma. Otros factores de riesgo importantes son los antecedentes familiares de melanoma, los antecedentes de exposición al sol y quemaduras solares, y la presencia de numerosos lentigos solares o «pecas» causadas por la exposición al sol en individuos sus-

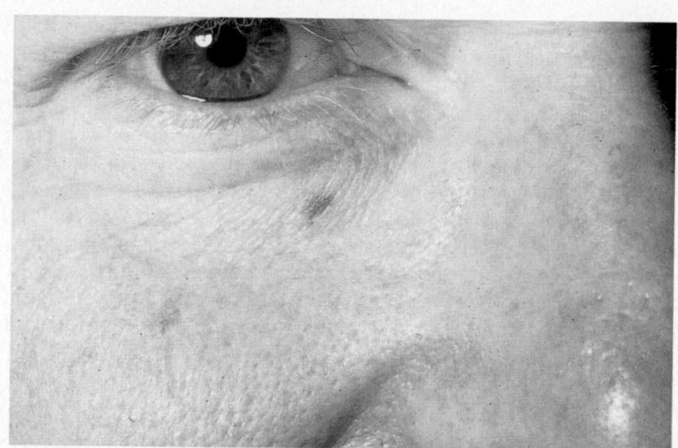

FIGURA 22-66. Efélide. Un hombre de tez blanca presenta una mácula parda prominente que se oscurece con la exposición a la luz solar. (De Elder DE, Elenitsas R, Johnson BL, et al. *Synopsis and Atlas of Lever's Histopathology of the Skin*. Philadelphia, PA: Lippincott Williams & Wilkins; 1999).

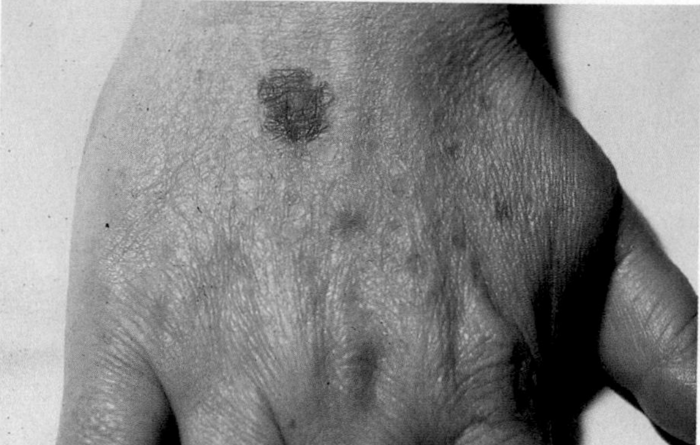

FIGURA 22-67. Lentigo. Se identifica un parche irregular de 1 cm de diámetro con hiperpigmentación irregular en un individuo con antecedente de daño solar crónico (se observa como arrugas en la piel) (De Elder DE, Elenitsas R, Johnson BL, et al. *Synopsis and Atlas of Lever's Histopathology of the Skin*. Philadelphia, PA: Lippincott Williams & Wilkins; 1999).

ceptibles. Dicha susceptibilidad está asociada a polimorfismos en *MC1R*, el gen que codifica el receptor de melanocortina 1, y a la consiguiente variación en la proporción de feomelanina y eumelanina. Estos pigmentos se asocian con el pelo rojo y castaño, respectivamente, y también con la susceptibilidad a las quemaduras y el bronceado. Existen al menos dos perfiles distintos (aunque superpuestos) que distinguen a los individuos con riesgo de melanoma. Un grupo presenta de manera prototípica un tipo de piel que puede quemarse, pero que no se broncea, y en la que se desarrolla un mayor número de nevos. El otro grupo está formado por personas pelirrojas, de ojos azules y piel blanca lechosa, que son muy sensibles a la luz y no se broncean de forma correcta. Sin embargo, forman pecas y no desarrollan un número significativo de nevos.

CARACTERÍSTICAS CLÍNICAS: los nevos melanocíticos comienzan a aparecer entre el primer y el segundo año de vida y siguen apareciendo durante las dos primeras décadas de vida. Su presentación inicial se aprecia como un pequeño punto bronceado de no más de 1 mm a 2 mm. Durante los 3 o 4 años siguientes, el punto se agranda hasta convertirse en un área circular u ovalada de color uniforme entre bronceado y marrón. El contorno periférico suele permanecer regular. Cuando alcanza de 4 mm a 5 mm de diámetro, es plano o ligeramente elevado, deja de crecer periféricamente y se distingue claramente de la piel normal circundante. Durante los 10 años siguientes, la lesión se eleva y su color palidece hasta convertirse en una protuberancia bronceada. Durante la siguiente década o dos, se produce un aplanamiento gradual y la piel puede recuperar más o menos un aspecto normal. En la mayoría de las personas, el número de nevos disminuye gradualmente con el tiempo. En particular, muchos pacientes con melanoma tienden a conservar un mayor número de nevos, incluidos los atípicos, en las últimas décadas de su vida.

ANATOMOPATOLOGÍA: al inicio de la formación de un nevo melanocítico, aumenta la cifra de melanocitos en la epidermis basal, con la consiguiente hiperpigmentación. Con el tiempo forman nidos, con frecuencia en las puntas de las crestas interpapilares, y luego migran a la dermis, donde forman pequeños grupos. A medida que la lesión se eleva, las células del nevo localizadas en la dermis comienzan a diferenciarse de una forma que recuerda a las células de Schwann (los melanocitos, al igual que las células de Schwann, derivan de la cresta neural embrionaria y expresan algunos de los mismos factores de transcripción), una evolución que de forma gradual abarca todo el componente dérmico, hasta dejar un núcleo de neuromesénquima. Con el tiempo, el nevo puede aplanarse e incluso desaparecer. La clasificación histológica de los nevos melanocíticos refleja su evolución:

- **Nevo de unión:** los melanocitos forman nidos en las puntas de las crestas interpapilares epidérmicas. Por definición, se denominan «células névicas» y tienden a perder su morfología dendrítica y a conservar pigmento en su citoplasma.
- **Nevo compuesto:** se observan nidos de melanocitos en la epidermis y algunas de las células han migrado a la dermis (fig. 22-68).
- **Nevus dérmico:** el crecimiento melanocítico intraepidérmico ha cesado y los melanocitos están presentes solo en la dermis (fig. 22-69). El pigmento tiende a perderse durante esta fase, si bien la presencia de una arquitectura residual en nidos constituye una clave importante para el diagnóstico del nevo, con vistas a diferenciarlo de otro tumor.

Los nevos displásicos (atípicos) son marcadores de riesgo de melanoma

El aumento del número total de nevos constituye un factor significativo de riesgo para un melanoma, al igual que la presencia de nevos grandes. Algunos nevos adquiridos comunes no siguen el patrón de crecimiento, diferenciación y desaparición que se describe antes, y se denominan «nevos displásicos». Constituyen en particular factores de riesgo importante. Las lesiones de este tipo persisten, y con frecuencia miden más de 5 mm. Estos nevos pueden contar con focos de crecimiento melanocítico aberrante, y hacerse más grandes y un tanto irregulares en la periferia (aunque en menor grado que los melanomas) (fig. 22-70). El área periférica es plana (macular) y se extiende en forma simétrica a partir del nevo original. Algunos nevos con displasia clínica son por completo de tipo macular.

Los nevos displásicos fueron explicados por primera vez en familias con una incidencia muy elevada de melanoma. En estas familias y en la población general, los pacientes con nevos displásicos tienen un mayor riesgo de desarrollar melanoma. No todos los pacientes con nevos displásicos desarrollan melanomas, y no todos los melanomas se producen en pacientes con nevos displásicos. La magnitud de este riesgo varía con el número de nevos displásicos y es especialmente elevado en pacientes con un melanoma previo o antecedentes familiares de melanoma. La genética de los nevos displásicos no se conoce del todo, pero es posible que contribuyan varias anomalías genómicas.

La displasia melanocítica se caracteriza por alteraciones arquitectónicas y atipia citológica

Los nevos displásicos se caracterizan por ser nevos de unión con proliferación de melanocitos epitelioides dispuestos individualmente y, sobre todo, en nidos. Estas lesiones se producen principalmente cerca de la unión dermoepidérmica y en las puntas y los lados de

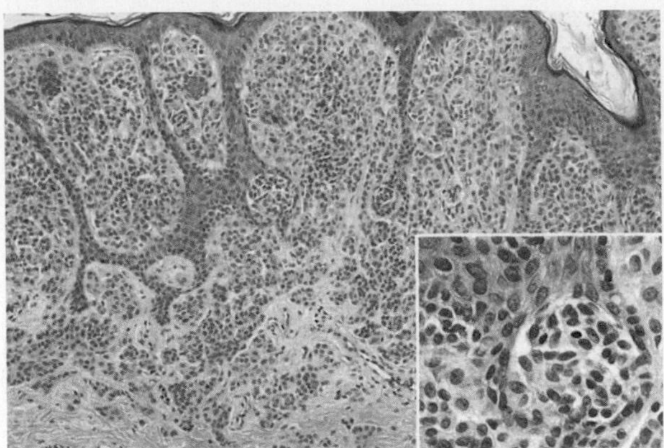

FIGURA 22-68. Nevo melanocítico compuesto. Los melanocitos se encuentran formando nidos en el interior de la epidermis y la dermis. Un nido epidérmico de melanocitos está rodeado por queratinocitos *(recuadro).*

las alargadas crestas reticulares. Se aprecia una banda de tejido conjuntivo eosinófilo (fibroplasia concéntrica eosinófila) en torno a las crestas reticulares. Los nidos horizontales de células lesionadas se extienden de una cresta reticular a otra (formación de puentes). A la vez que estas características arquitectónicas se hacen más prominentes, también es posible que aparezcan en las áreas de anomalía arquitectónica melanocitos con núcleo atípico grande que recuerdan a las células malignas, conservándose una pequeña población y constituyendo «atipia citológica aleatoria». La combinación de anomalías arquitectónicas y atipia citológica define a un nevo displásico (fig. 22-71). Las áreas de displasia también pueden relacionarse con un infiltrado linfocítico subyacente. Más de una tercera parte de los melanomas malignos tienen nevos precursores, la mayoría de los cuales presentan displasia melanocítica. Sin embargo, la mayoría de los nevos displásicos son estables y nunca evolucionan a melanoma. En otras palabras, los nevos displásicos son mucho más frecuentes en la población que los melanomas. Entre el 7% y el 20% de la población tiene al menos un nevo displásico, en función de los criterios de diagnóstico aplicados. La controversia sobre la importancia de los nevos displásicos refleja en gran medida la variación diagnóstica. Las displasias histológicas moderada y grave, pero no la displasia leve, se relacionan con un mayor riesgo de desarrollar melanoma. Por tanto, la displasia histológica leve se considera, al igual que en otros sitios del cuerpo, una lesión común de poca o ninguna importancia pronóstica o diagnóstica. En la *Clasificación de tumores cutáneos* de la OMS de 2018, ya no se utiliza la categoría de displasia leve, y la displasia moderada y grave se categorizan como displasia de bajo grado y alto grado, respectivamente.

Nevo melanocítico congénito

Alrededor del 1% de los niños caucásicos nace con alguna variante de lesión pigmentada en la piel, a veces tan discreta como una pequeña mancha de hiperpigmentación de color bronceado pálido. Aunque con mucho menos frecuencia, puede observarse un gran parche o placa pigmentados que cubren el tronco o una extremidad, y que causa desfiguración estética («nevo gigante piloso»). Estas zonas presentan un aumento llamativo de los melanocitos intraepidérmicos y dérmicos, que pueden extenderse hasta el tejido subcutáneo. Los nevos congénitos verdaderos suelen estar asociados a mutaciones activadoras de *NRAS*. En estos grandes nevos melanocíticos congénitos pueden desarrollarse melanomas malignos, si bien solo ocurre en una minoría de casos. Estos melanomas pueden aparecer en la infancia. A veces se intenta extirpar estas lesiones grandes, pero su tamaño puede hacer que la extirpación quirúrgica resulte problemática.

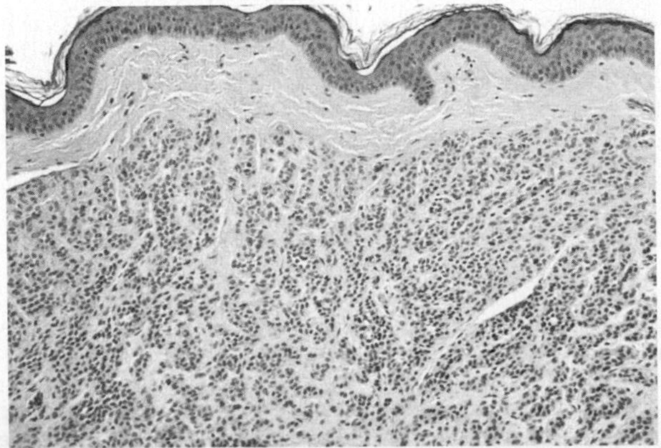

FIGURA 22-69. Nevo melanocítico dérmico. Los melanocitos se confinan en su totalidad en la dermis.

Tumor/nevo de Spitz

Los nevos de Spitz (también conocidos como nevos de células fusiformes y epitelioides) aparecen en niños o adolescentes y, con menor frecuencia, en adultos. Son nódulos elevados, de forma esférica, rosados y lisos, normalmente en la cabeza o el cuello. Los nevos de Spitz crecen rápidamente, y pueden alcanzar un tamaño de 3 mm a 5 mm en 6 meses o menos. Se componen de grandes melanocitos fusiformes o epitelioides en la epidermis y la dermis (fig. 22-72). Las células, aunque hasta cierto punto estereotípicas, son tan atípicas que puede hacerse un diagnóstico incorrecto de melanoma, a pesar de que el melanoma es poco frecuente en la infancia. La mayoría de los tumores de Spitz son benignos y, por tanto, se denominan nevos de Spitz.

Algunos, especialmente en adultos, tienen características atípicas y se denominan tumores de Spitz atípicos. Los que hacen metástasis, aunque normalmente no más allá de los nódulos regionales, y el muy pequeño número de tumores que progresa y causa la muerte, se denominan «melanomas de Spitz». Por tanto, el pronóstico es hasta cierto punto incierto, especialmente en adultos. A veces, en estas lesiones, como en otras categorías raras de tumores melanocíticos, lo único que puede hacerse es un diagnóstico descriptivo, como «tumor melanocítico de potencial maligno incierto». La evaluación genómica de la variación del número de copias en los núcleos de las células tumorales puede ayudar a tomar decisiones terapéuticas. La mayoría de los tumores de Spitz presentan reordenamientos de genes de fusión que forman oncogenes quiméricos activados de manera constitutiva, en lugar de las mutaciones puntuales de oncogenes que caracterizan a los melanomas. Entre las fusiones más habituales se incluyen genes que suelen observarse en neoplasias agresivas como la leucemia o el cáncer de pulmón, como por *ALK, NTRK1, ROS* y también, en ocasiones, *BRAF*. Estas anomalías no se correlacionan con un comportamiento agresivo en los nevos de Spitz.

Nevo azul

Los nevos azules aparecen en la infancia o al final de la adolescencia como pápulas o nódulos indurados, bien delimitados, de color azul oscuro, gris o negro, en el dorso de las manos o los pies o en los glúteos, el cuero cabelludo o la cara. Son neoplasias benignas carac-

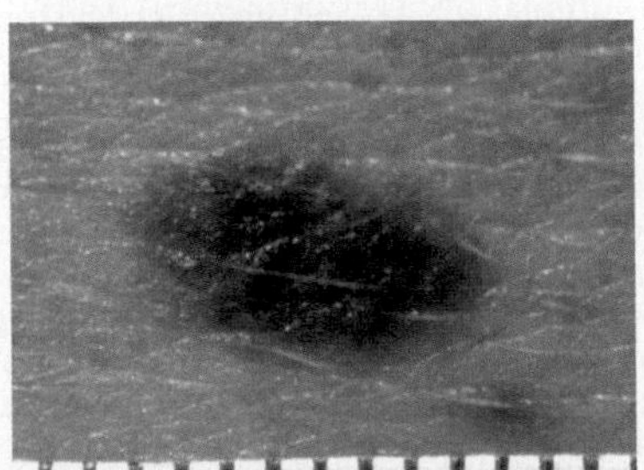

FIGURA 22-70. Nevo clínicamente displásico. Esta lesión cumple los criterios de un nevo displásico: tamaño >5 mm, componente macular con borde indefinido, y pigmentación aberrante. (Reimpreso con permiso de Elder DE, Elenitsas R, Rubin AI, Ioffreda M, Miller J, Fred Miller III O. *Atlas and Synopsis of Lever's Histopathology of the Skin*. 3rd ed. Philadelphia, PA: Lippincott Williams & Wilkins; 2012).

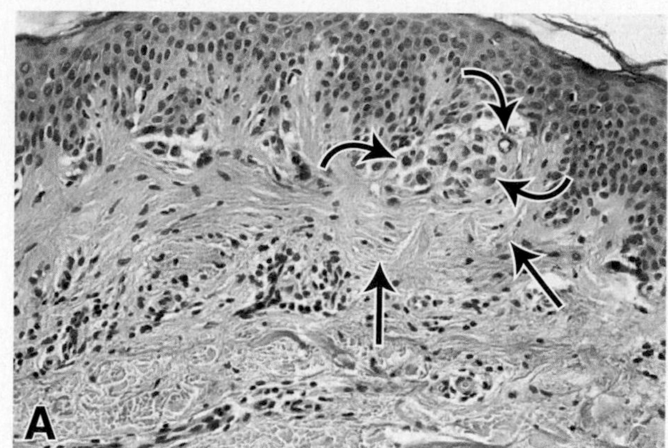

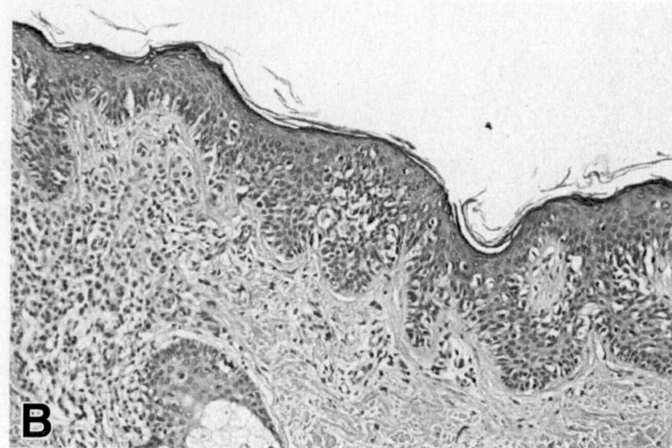

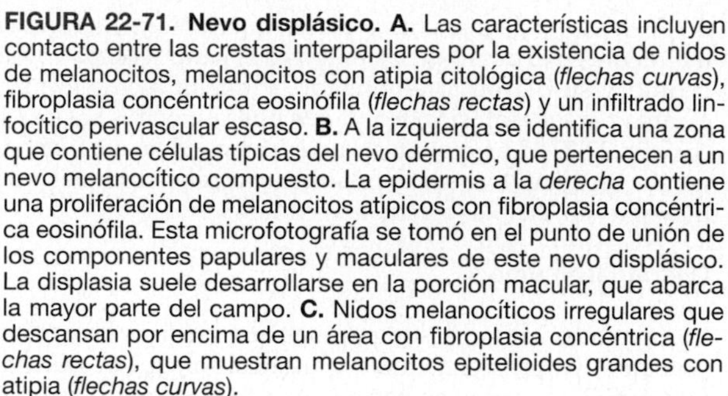

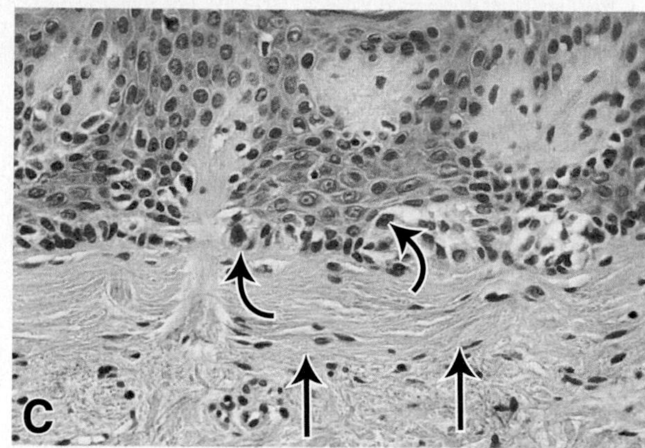

FIGURA 22-71. Nevo displásico. A. Las características incluyen contacto entre las crestas interpapilares por la existencia de nidos de melanocitos, melanocitos con atipia citológica (*flechas curvas*), fibroplasia concéntrica eosinófila (*flechas rectas*) y un infiltrado linfocítico perivascular escaso. **B.** A la izquierda se identifica una zona que contiene células típicas del nevo dérmico, que pertenecen a un nevo melanocítico compuesto. La epidermis a la *derecha* contiene una proliferación de melanocitos atípicos con fibroplasia concéntrica eosinófila. Esta microfotografía se tomó en el punto de unión de los componentes papulares y maculares de este nevo displásico. La displasia suele desarrollarse en la porción macular, que abarca la mayor parte del campo. **C.** Nidos melanocíticos irregulares que descansan por encima de un área con fibroplasia concéntrica (*flechas rectas*), que muestran melanocitos epitelioides grandes con atipia (*flechas curvas*).

terizadas por una mutación activadora de un gen específico, normalmente *GNAQ* o *GNA11* (que codifican las subunidades α de las proteínas G reguladoras, G_q o G_{11}, respectivamente), que difieren de otros nevos y se asemejan al patrón genómico del melanoma ocular. Su aspecto clínico puede suscitar la realización de una biopsia por escisión para descartar un melanoma nodular. En la región de la dermis superficial, y hasta su zona media, se identifican melanocitos que contienen melanina, con dendritas largas y delgadas, y con frecuencia se encuentran mezclados con numerosos melanófagos (fig. 22-73). También se han observado casos infrecuentes de «nevos azules celulares» y «nevos azules malignos».

Las verrugas son lesiones causadas por el virus del papiloma humano

Las verrugas son tumores cutáneos. Son proliferaciones epidérmicas elevadas, circunscritas, simétricas, a menudo con un aspecto papilar. ***Están causadas por el virus del papiloma humano (VPH).***

ANATOMOPATOLOGÍA:

- La **verruga vulgar** es una pápula elevada con una superficie verrugosa (papilomatosa). La papila, la característica definitoria de un papiloma, es una proyección, con morfología digitiforme, de tejido conjuntivo, que suele contener un vaso cubierto por epitelio. Estas lesiones pueden ser únicas o múltiples y aparecen sobre todo en las superficies dorsales de las manos o en la cara. La verruga vulgar presenta hiperqueratosis e hiperplasia epidérmica papilar, con columnas de paraqueratosis por encima de las papilas (fig. 22-74).

  En la epidermis superior se observan **coilocitos** (es decir, queratinocitos agrandados con núcleo picnótico rodeado por un área clara que simula un halo, que constituyen un efecto citopático viral). Las inclusiones virales son difíciles de identificar (fig. 22-75). El VPH, especialmente los serotipos 2 y 4, puede identificarse en la verruga vulgar. No tienen potencial maligno.
- Las **verrugas plantares** son nódulos hiperqueratósicos benignos, con frecuencia dolorosos, que aparecen en las plantas de los pies. En ocasiones, aparecen lesiones similares en las palmas de las manos (**verrugas palmares**). Las verrugas plantares son proliferaciones de epitelio escamoso de tipo papilar, endofítico o exofítico. Las células contienen abundantes inclusiones citoplasmáticas que se asemejan a los gránulos de queratohialina, que muestran tinción más oscura. Los núcleos de los queratinocitos cercanos a la base de estas verrugas también contienen inclusiones nucleares rosadas. El VPH de tipo 1 es el agente etiológico.
- Las **verrugas planas** son pequeñas pápulas planas que suelen aparecer en la cara. Presentan una ligera elongación de las crestas interpapilares (acantosis), hipergranulosis llamativa y formación superficial de coilocitos. Los tipos 3 y 10 del VPH suelen provocar estas lesiones. No evolucionan a cáncer.
- El **condiloma acuminado** es una verruga de transmisión venérea causada generalmente por los serotipos 6 y 11 del VPH y que se desarrolla principalmente alrededor de los genitales. Se trata de proliferaciones escamosas papilares.

  Suelen presentar coilocitosis y una capa casi continua de paraqueratosis. Pueden desarrollarse carcinomas de células escamosas, especialmente cuando están relacionados con los tipos 16 y 18 del VPH.
- La **papulosis bowenoide,** también causada por los tipos 16 y 18 del VPH, se caracteriza por múltiples pápulas hiperpigmentadas en los genitales. Las lesiones pueden tener una histología idéntica a la del carcinoma de células escamosas *in situ* en el sentido de que muestran una maduración epitelial desordenada y atipia queratinocítica dispersa. Las lesiones también presentan paraqueratosis y acantosis irregular. Aunque la papulosis bowenoide suele remitir, puede evolucionar a displasia o malignidad.
- La **epidermodisplasia verruciforme** es una enfermedad rara autosómica recesiva caracterizada por una alteración de la inmunidad celular, que provoca una mayor susceptibilidad a la infección por VPH. Se ha relacionado con mutaciones

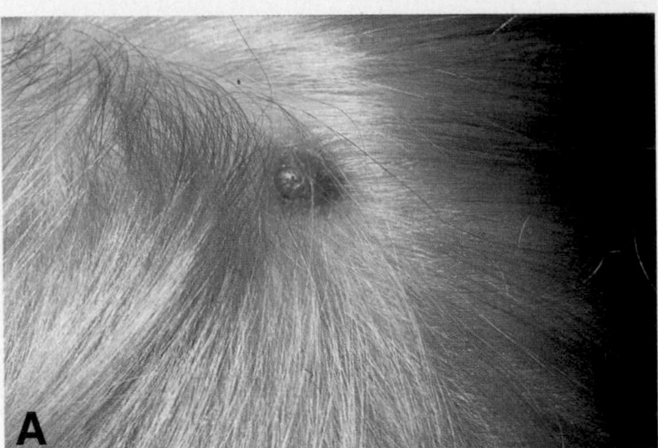

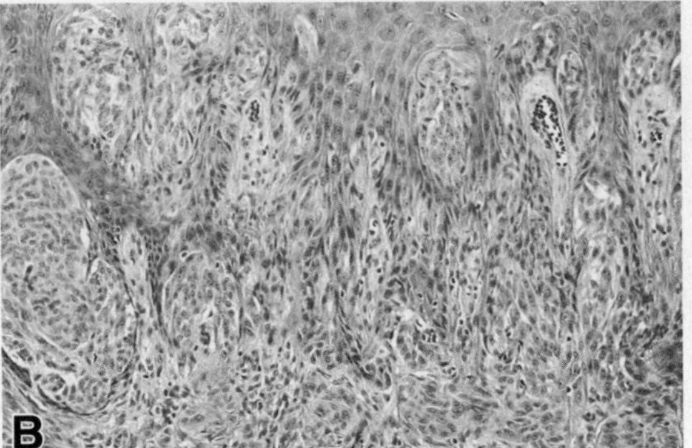

FIGURA 22-72. Nevo de células en huso y epitelioides (de Spitz). A. Un nódulo rosado simétrico apareció de forma súbita en un niño, pero permaneció estable durante varias semanas hasta que se extirpó. (De Elder DE, Elenitsas R, Johnson BL, et al. *Synopsis and Atlas of Lever's Histopathology of the Skin*. Philadelphia, PA: Lippincott Williams & Wilkins; 1999.) **B.** Los tumores de Spitz se componen de melanocitos grandes con núcleos prominentes. Los melanocitos se ubican en nidos grandes en una epidermis hiperplásica. Aunque las células son grandes y, a primera vista, sugieren la existencia de un melanoma, son mucho más uniformes que las células de casi todos los melanomas malignos.

en *EVER1* o *EVER2*, genes que codifican proteínas de canal transmembrana implicadas en el metabolismo y la homeostasis del zinc. Se produce una gran extensión de las verrugas, que son similares a las de la verruga plana, que confluyen en parches. Aparece por primera vez en la infancia, y en el 30% al 60% de los pacientes se desarrolla un carcinoma de células escamosas. Los tipos 5, 8, 9 y 47 del VPH son los agentes etiológicos más frecuentes.

La queratosis es una lesión cornificada benigna que se compone de queratinocitos

Queratosis seborreica

La queratosis seborreica consiste en la aparición de pápulas o placas elevadas y descamativas, muchas veces pigmentadas, cuyas escamas se desprenden con facilidad. Suelen producirse en una fase avanzada de la vida, pero su etiología se desconoce. Las queratosis seborreicas suelen ser familiares. Desde el punto de vista clínico y microscópico, tienen un aspecto adherido a la piel circundante y se componen de anchos cordones anastomosados de epitelio escamoso estratificado maduro, que forman papilas y se asocian a pequeños quistes de queratina (quistes córneos) (fig. 22-76). Las queratosis seborreicas son inocuas, pero suponen una molestia estética para algunos. La aparición repentina de muchas queratosis seborreicas puede asociarse a neoplasias malignas internas («signo de Leser-Trélat»), especialmente adenocarcinoma gástrico.

Queratosis actínica

Las queratosis actínicas («que derivan de los rayos del sol») son neoplasias queratinocíticas que se desarrollan en la piel dañada por el sol en forma de manchas o placas queratósicas circunscritas, normalmente en el dorso de las manos o la cara. La capa córnea pierde laxitud y su patrón arremolinado, y queda reemplazada por una escama paraqueratósica densa. Los queratinocitos basales son atípicos (fig. 22-77). Las queratosis actínicas pueden evolucionar a carcinomas escamosos *in situ* y finalmente a cánceres invasivos, pero la mayoría son estables y muchas remiten.

Queratoacantoma

Los queratoacantomas son pápulas queratósicas de crecimiento rápido que aparecen en la piel expuesta al sol, que evolucionan en un plazo de 3 a 6 semanas hasta convertirse en nódulos en forma de cráter. Alcanzan un tamaño máximo de 2 cm a 3 cm. Suelen remitir de forma espontánea en un plazo de 6 a 12 meses y dejar una cicatriz atrófica.

Algunas lesiones pueden causar daños considerables antes de remitir, y algunas no lo hacen. Actualmente se considera que los queratoacantomas son variantes (normalmente) autorresolutivas del carcinoma de células escamosas.

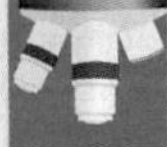

ANATOMOPATOLOGÍA: desde el punto de vista histológico, los queratoacantomas son proliferaciones endofíticas de queratinocitos. La lesión tiene forma de cráter, con una umbilicación central llena de queratina y bordes epidérmicos sobreelevados. (fig. 22-78). Los queratinocitos de la base son grandes y tienen abundante citoplasma homogéneo y eosinófilo.

En la cara inferior de la lesión, lenguas irregulares de epitelio escamoso infiltran el colágeno de la dermis reticular. En el interior de la lesión suele haber microabscesos de neutrófilos y fibras elásticas dérmicas atrapadas.

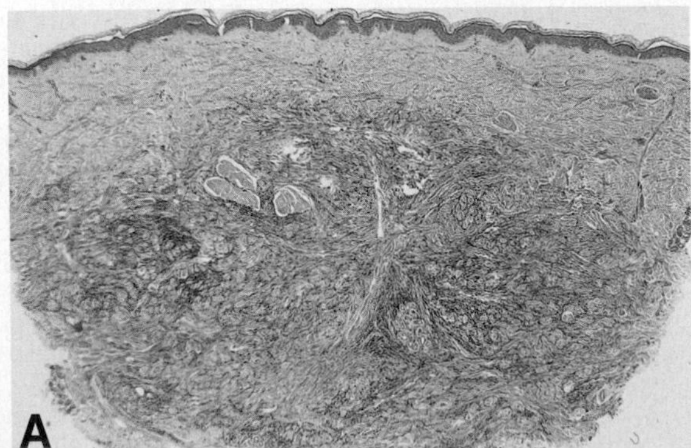

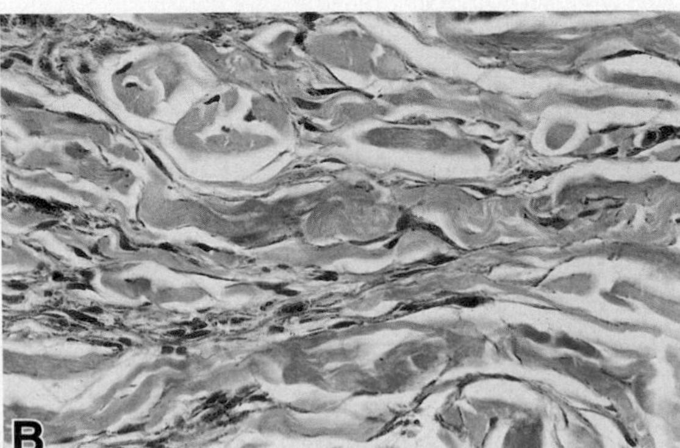

FIGURA 22-73. Nevo azul. A. En el interior de la dermis se aprecia la proliferación mal definida pero simétrica de células en huso, que tiene tono pardo oscuro. **B.** La lesión se compone de células elongadas con dendritas con pigmentación oscura y núcleo pequeño. (De Elder DE, Elenitsas R, Johnson BL, et al. *Synopsis and Atlas of Lever's Histopathology of the Skin*. Philadelphia, PA: Lippincott Williams & Wilkins; 1999).

El carcinoma basocelular es una neoplasia epidérmica localmente invasiva

El carcinoma basocelular (CBC) es el tumor maligno más frecuente en personas de piel clara. Puede ser localmente agresivo, pero las metástasis son muy raras. ***El CBC suele desarrollarse en la piel dañada por el sol de personas de piel clara y con pecas.*** Sin embargo, a diferencia de las lesiones escamosas, el CBC también surge en áreas no expuestas a la luz solar intensa. No es habitual encontrar CBC en los dedos y la superficie dorsal de las manos. Se cree que el tumor deriva de células pluripotenciales de la capa basal de la epidermis, más concretamente, de la región del bulbo del folículo piloso.

En varios síndromes hereditarios, el CBC se origina en piel que ha estado poco expuesta a la luz. En el **síndrome de CBC nevoide,** se producen múltiples tumores en el contexto de una enfermedad multisistémica compleja. El síndrome también incluye excavaciones (disqueratosis) en palmas y plantas, quistes mandibulares, hipertelorismo y predisposición a otras neoplasias, incluido el meduloblastoma. Los CBC de este síndrome aparecen a una edad menor y pueden contarse por centenares.

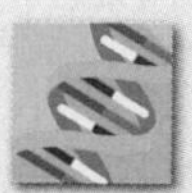

PATOGENIA MOLECULAR: las mutaciones en la línea germinal del gen supresor de tumores *PTCH* en el cromosoma 9q22 causan el síndrome de CBC nevoide. Este gen codifica patched 1, una proteína que interactúa con la vía sonic Hedgehog para regular el crecimiento, la diferenciación y el patrón celular. Las mutaciones somáticas en *PTCH* están implicadas en hasta el 90% de los CBC esporádicos y pueden ser el objetivo del tratamiento de lesiones avanzadas.

ANATOMOPATOLOGÍA: el CBC se compone de nidos de células epiteliales con escaso citoplasma basófilo. Dichos nidos se encuentran adheridos a la que se encuentran adheridos a la dermis y protruyen hacia la dermis papilar subyacente (fig. 22-79). Las lesiones suelen estar ulceradas. Al menos en las lesiones tempranas, suele haber un estroma mucinoso laxo especializado que contiene fibroblastos y linfocitos. En ocasiones, hendiduras angostas («artefacto por retracción») entre las células epiteliales del tumor y el estroma puede ayudar a diferenciar el CCB de otras neoplasias de los anexos que muestran proliferación de células basaloides. La parte central de cada nido contiene queratinocitos muy empaquetados que son ligeramente más pequeños que los queratinocitos basales epidérmicos normales, y presentan apoptosis y mitosis ocasionales. La periferia de cada nido presenta una capa organizada de queratinocitos cilíndricos polarizados, con el eje largo de cada célula en posición perpendicular al estroma circundante («empalizada periférica»). El **CBC** de **variante superficial** se compone de nidos aparentemente aislados, pero en realidad interconectados, que suelen permanecer confinados a la dermis papilar y que se manifiestan clínicamente como una placa (fig. 22-79). El **CBC** de **variante nodular o noduloquística** también está adherido a la epidermis y presenta las mismas características citológicas y arquitectónicas que el tipo superficial de CBC, pero crece a mayor profundidad en la dermis. Por lo general, las células tumorales de los islotes dérmicos están asociadas a una sustancia básica mucinosa y están rodeadas por un conjunto de fibroblastos y linfocitos. Es importante distinguir los CBC con bordes progresivos de los que tienen un patrón infiltrante, porque los segundos pueden tener más probabilidades de recidivar localmente y progresar. Los **CBC** con **patrón infiltrante** con un estroma esclerótico especialmente denso se denominan **CBC** con **patrón morfeiforme**, por su parecido clínico con las lesiones cicatriciales de la esclerodermia localizada (también conocida como «morfea»).

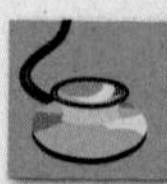

CARACTERÍSTICAS CLÍNICAS: las formas comunes de CBC se clasifican de la siguiente manera:

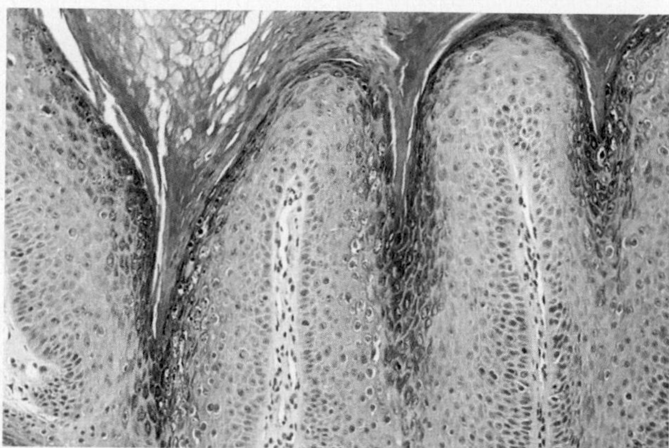

FIGURA 22-74. Verruga vulgar. Es el prototipo de la hiperplasia epidérmica papilar. Está compuesta por frondas cubiertas por epitelio escamoso con núcleo fibrovascular. Los vasos sanguíneos contenidos en la estructura central se extienden hasta un punto cercano a la superficie de la verruga, lo que les hace susceptibles a la hemorragia traumática y a la aparición de los puntos negros que el paciente observa.

- La **pápula aperlada** es el tipo de lesión nodular prototípica, denominada así porque se asemeja a una perla de 2 mm a 3 mm. Su cubierta epidérmica se encuentra bajo gran tensión y se aprecia cruzada por vasos pequeños, delicados y ramificados (telangiectasia) (fig. 22-80A).
- La **«úlcera del roedor»** es un pequeño cráter en el centro de la perla (fig. 22-80A).
- El **CBC superficial** se observa como una placa eritematosa, roja y bien delimitada.
- El **CBC morfeiforme** es un tumor pálido, indurado, similar a una cicatriz, que se encuentra mal definido sobre, y en particular bajo, la superficie de la piel, lo que lo hace muy difícil de erradicar (fig. 22-80B).
- El **CBC pigmentado** puede tener un aspecto macroscópico similar al del melanoma maligno. El pigmento deriva de los melanocitos reactivos que se encuentran en el tumor.

El tratamiento del CBC suele consistir en diversos procedimientos de escisión o erradicación.

Las células de los carcinomas de células escamosas pueden parecerse a los queratinocitos diferenciados

Los carcinomas de células escamosas ocupan el segundo lugar en incidencia de cáncer de piel, después de los CBC. Los carcinomas de células escamosas son más frecuentes en la piel dañada por el sol de personas claras con pelo claro y pecas, y a menudo se originan en queratosis actínicas. Son muy raros en la piel negra normal.

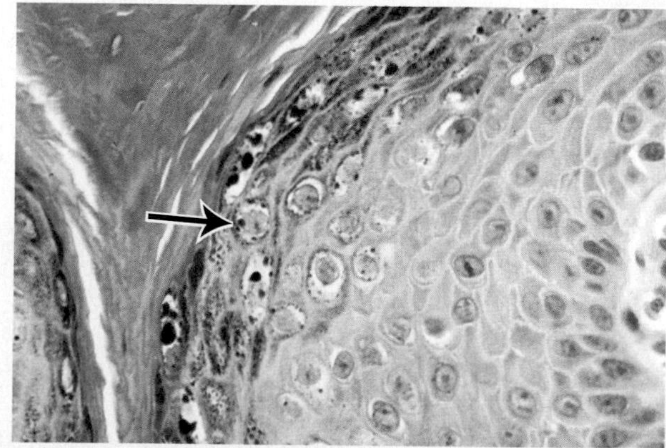

FIGURA 22-75. Verruga vulgar. Cambios citopáticos característicos que se desarrollan en la porción externa de las capas espinosa y granulosa, donde hay vacuolización perinuclear y gránulos queratohialinos prominentes, con inclusiones azules homogéneas *(flecha).*

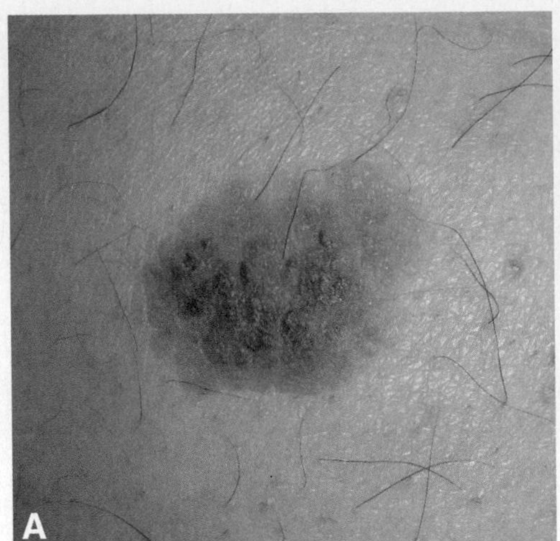
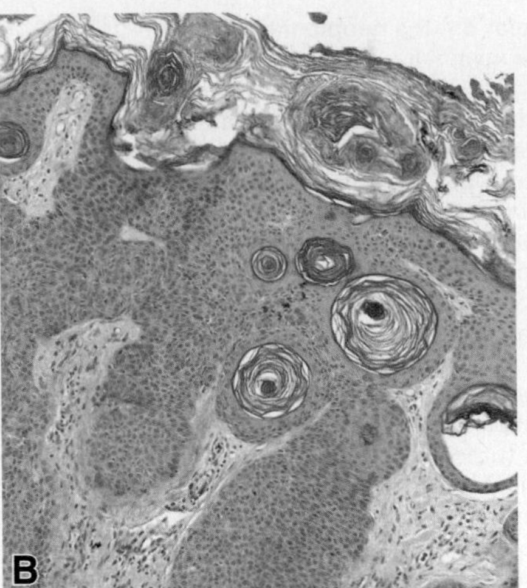

FIGURA 22-76. Queratosis seborreica. A. Una presentación común son las lesiones marrones «adheridas» claramente definidas. **B.** Los cordones anastomóticos anchos de epitelio escamoso estratificado maduro están asociados con pequeños quistes de queratina.

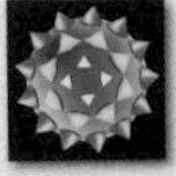

FACTORES ETIOLÓGICOS: los carcinomas de células escamosas tienen múltiples causas. La luz UV es la más común, pero también se incluyen como causa la radiación ionizante, los carcinógenos químicos y el VPH. Los carcinomas de células escamosas que surgen en piel dañada por el sol raramente hacen metástasis (<2%). También pueden surgir en procesos cicatriciales crónicos, como trayectos fistulosos de osteomielitis, cicatrices de quemaduras («úlceras de Marjolin») y áreas de dermatitis por radiación. En estos contextos, hacen metástasis con mayor frecuencia. Más del 90% de los carcinomas de células escamosas, y muchas queratosis actínicas, presentan mutaciones de genes *TP53*.

ANATOMOPATOLOGÍA: las células tumorales del carcinoma de células escamosas simulan la capa espinosa epidérmica en distintos grados y que se extienden hacia la dermis subyacente, donde forman un tumor costroso (fig. 22-81A). Los bordes de muchos tumores presentan cambios típicos de la queratosis actínica, a de manera específica una epidermis con engrosamiento variable con paraqueratosis, y un grado significativo de atipia en los queratinocitos basales, o puede haber un carcinoma de células escamosas *in situ* totalmente evolucionado (fig. 22-81B).

CARACTERÍSTICAS CLÍNICAS: los carcinomas de células escamosas surgen de manera características en áreas con exposición crónica al sol, como el dorso de las manos, la cara, los labios y las orejas (fig. 22-81A). En su fase inicial, las lesiones son pápulas eritematosas, pequeñas, descamativas o ulceradas, que pueden ser pruriginosas. Suelen tratarse mediante escisión o, en ocasiones, con electrocirugía, quimioterapia tópica o radioterapia.

Los carcinomas de células de Merkel son tumores agresivos de células neuroendocrinas con diferenciación epitelial

Suelen ser nódulos solitarios, en forma de cúpula, de color rojo a violáceo, o placas induradas en la piel de la cabeza y el cuello en pacientes adultos mayores caucásicos. Los carcinomas de células de Merkel (CCM) son tumores agresivos que resultan mortales en el 25% al 70% de los pacientes en un plazo de 5 años.

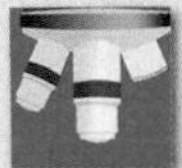

ANATOMOPATOLOGÍA: la mayoría de los CCM presentan grandes nidos de células indiferenciadas que se asemejan al carcinoma de pulmón microcítico (fig. 22-82). En la periferia, los tumores pueden mostrar un patrón trabecular. La cromatina nuclear es densa y tiene una distribución uniforme; el citoplasma es escaso y son frecuentes las figuras mitóticas y los fragmentos nucleares. La citoqueratina 20 se distribuye en un patrón citoplasmático de «puntilleo perinuclear». Las células tumorales también expresan marcadores neuroendocrinos como la cromogranina y la sinaptofisina.

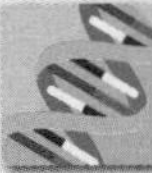

PATOGENIA MOLECULAR: el genoma del poliomavirus de las células de Merkel (VCM) está presente en el 75% de los CCM y puede desempeñar un papel en la

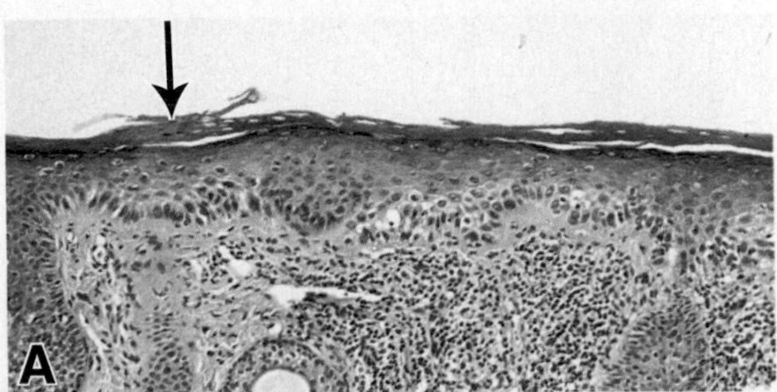
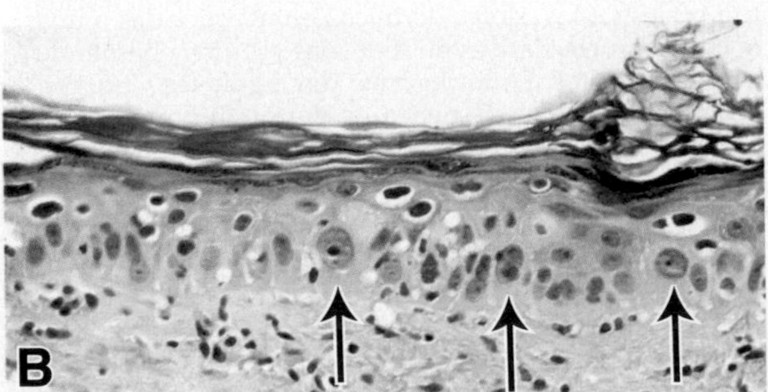

FIGURA 22-77. Queratosis actínica. A. Una microfotografía de baja resolución revela la atipia citológica en la capa basal y la capa espinosa profunda, con pérdida de la polaridad. Es frecuente la existencia de un infiltrado linfocítico liquenoide parecida a una banda. En este corte sólo se aprecia paraqueratosis en un foco pequeño (*flecha*). **B.** Microfotografía de alta resolución que revela atipia citológica marcada en los queratinocitos basales (*flechas*), característica propia de las queratosis actínicas.

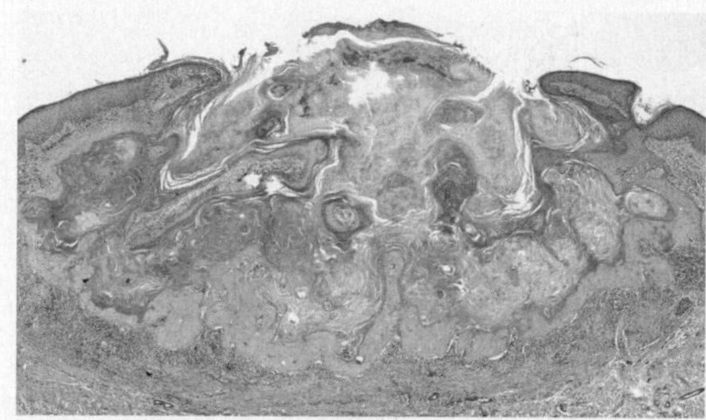

FIGURA 22 -78. **Queratoacantoma.** Cráter ocupado por queratina *(centro)* que se encuentra delineado por una proliferación de queratinocitos con aspecto vidrioso.

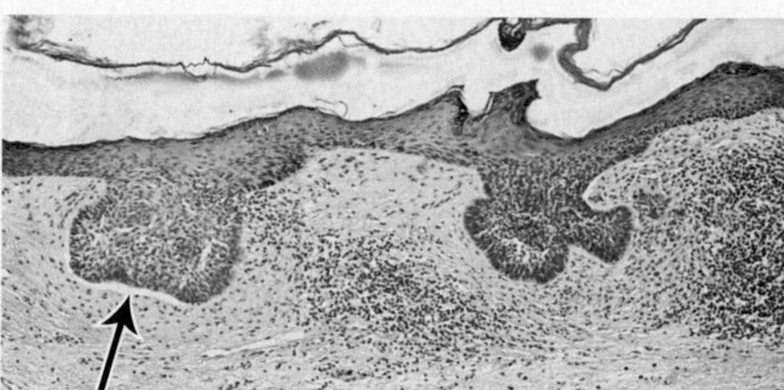

FIGURA 22-79. **Carcinoma de células basales de tipo superficial.** Yemas de queratinocitos basaloides atípicos que se extienden desde la dermis suprayacente hasta el interior de la dermis papilar. Los queratinocitos periféricos simulan la capa basal al formar *empalizada.* El artefacto de separación *(flecha)* se formó como consecuencia de la calidad deficiente de los componentes de la membrana basal y el estroma rico en ácido hialurónico que contiene colagenasa.

tumorogenia (*v.* cap. 5). La tumorigenicidad está asociada a una mutación truncada en el gen *Tag* del VCM, que codifica un antígeno T viral reconocido por el sistema inmunitario en la infección por VCM. La mutación promueve la tumorogenia y deteriora la respuesta de los linfocitos T al VCM.

Los tumores de los anexos se diferencian para constituir apéndices cutáneos

Los tumores de los anexos suelen aparecer como pequeños nódulos cutáneos elevados que pueden observarse en personas con antecedentes familiares de tumores similares. Suelen aparecer en la pubertad. Aunque la mayoría son benignos, a veces se observa un comportamiento maligno.

Neoplasias sebáceas

Las neoplasias sebáceas, incluidos los adenomas sebáceos, los epiteliomas sebáceos (sebaceomas) y los carcinomas sebáceos, son tumores que derivan de la glándula sebácea. En la clínica, los adenomas sebáceos y los epiteliomas son pequeñas pápulas o nódulos de lento crecimiento que aparecen frecuentemente en la cabeza y el cuello. Sin embargo, los carcinomas sebáceos a menudo son mayores de 1 cm y tienen preferencia por las zonas perioculares. A nivel histopatológico, los adenomas sebáceos muestran una proliferación bien circunscrita de los lóbulos sebáceos, compuestos principalmente de sebocitos maduros con algunas células basaloides germinativas. En los epiteliomas sebáceos predominan las células germinativas. Los carcinomas sebáceos muestran signos histológicos de neoplasias, como atipia citológica grave, actividad mitótica alta y crecimiento infiltrante.

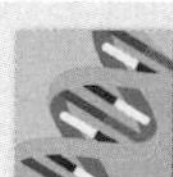

PATOGENIA MOLECULAR: los pacientes con síndrome de Muir-Torre, una variante del carcinoma colorrectal hereditario sin poliposis (CCRHSP), pueden presentar neoplasias sebáceas. El CCRHSP (o síndrome de Lynch) se relaciona con defectos hereditarios de la línea germinal en genes de la vía de reparación de errores de emparejamientos como *MLH1*, *MSH2* y *MSH6*. Estas mutaciones promueven inestabilidad de microsatélites y aumentan la tasa de mutaciones en las células cancerosas. Para más información sobre el CCRHSP, *v.* caps. 5 y 13.

Cilindroma

Los cilindromas son neoplasias benignas de los anexos con características de diferenciación de las glándulas sudoríparas. Pueden ser nódulos elevados solitarios o múltiples alrededor del cuero cabelludo. En ocasiones, adquieren gran tamaño y se agrupan alrededor de la cabeza («tumores en turbante»). Los cilindromas presentan nidos bien delimitados de células profundamente basófilas rodeadas por una ZMB hialinizada y engrosada (fig. 22-84). El síndrome de Brooke-Spiegler es una enfermedad genética autosómica dominante poco frecuente que da lugar a una serie de tumores de los anexos cutáneos, incluidos los tumores de los folículos pilosos y de las glándulas sudoríparas, así como tumores en otras localizaciones, como las glándulas salivales. El síndrome incluye las variantes limitadas, cilindromatosis familiar y tricoepiteliomas familiares múltiples (MFT1). Se ha relacionado con mutaciones de la línea germinal en el supresor tumoral *CYLD*, que codifica una proteína que regula la señalización de NFκB en la apoptosis.

Siringoma

Los siringomas suelen aparecer alrededor del párpado y en la región del pómulo, en forma de pápulas pequeñas, elevadas y de color de la piel. Pueden identificarse pequeños conductos que se parecen a las porciones intraepidérmicas de los conductos sudoríparos ecrinos (fig. 22-85).

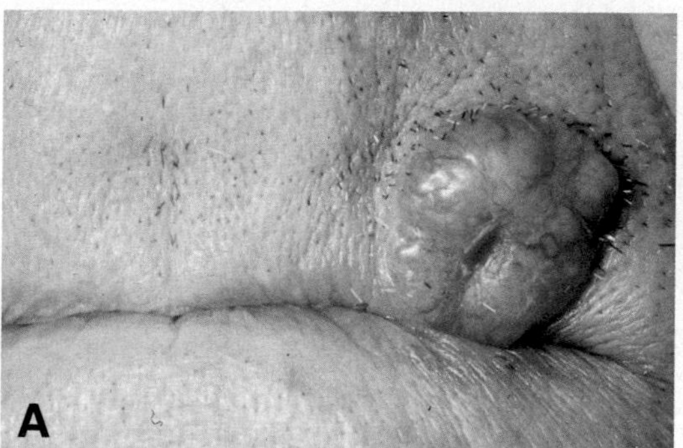

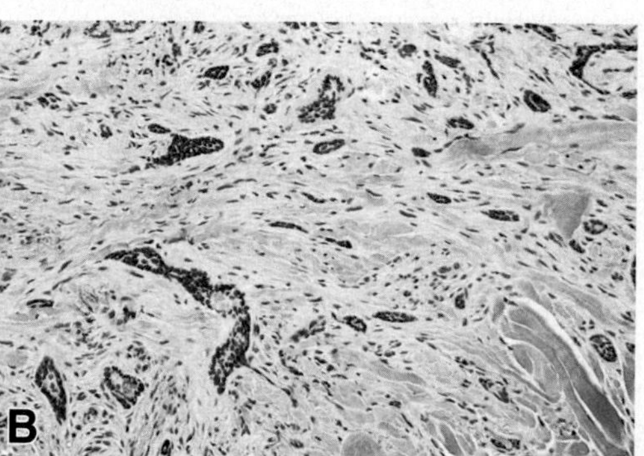

FIGURA 22-80. **Carcinoma de células basales (CCB). A.** Pápula aperlada: el tumor muestra bordes aperlados enrollados típicos con telangiectasias y ulceración central. (De Elder DE, Elenitsas R, Johnson BL, et al. *Synopsis and Atlas of Lever's Histopathology of the Skin*. Philadelphia, PA: Lippincott Williams & Wilkins; 1999.) **B.** Estudio microscópico de un CBC morfeiforme que revela una lesión esclerosante e infiltrante. Tiras irregulares ramificadas de células tumorales permean la dermis, con inducción de un estroma celular fibroblástico, rico en ácido hialurónico.

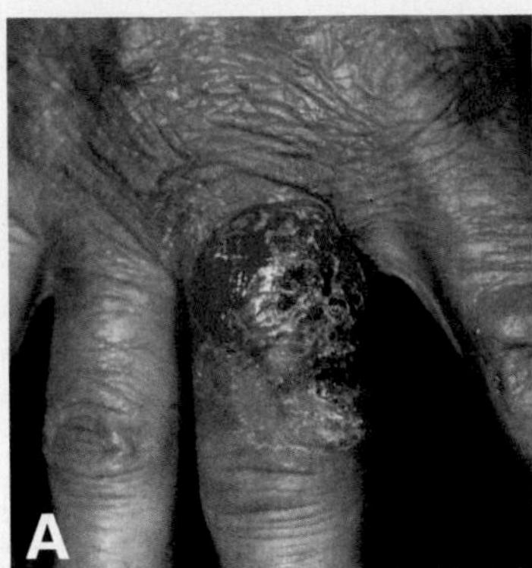
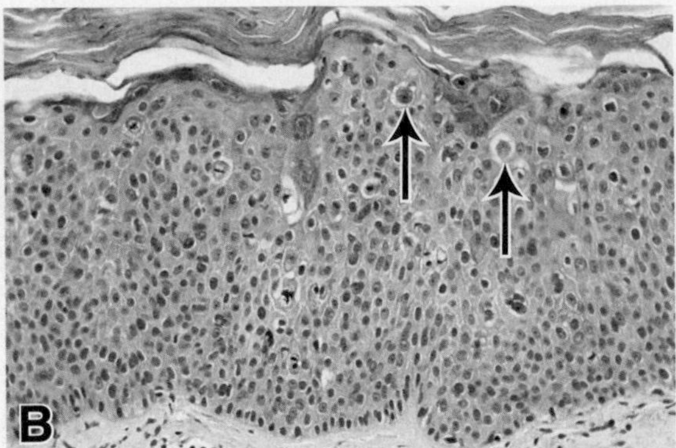

FIGURA 22-81. Carcinoma de células escamosas. A. En la cara dorsal expuesta al sol de un dedo de la mano se aprecia una lesión ulcerada, costrosa e infiltrante. **B.** Vista microscópica de la periferia de la lesión que revela la existencia de un carcinoma de células escamosas *in situ*. Toda la epidermis se encuentra sustituida por queratinocitos atípicos. Se aprecian mitosis, al igual que apoptosis *(flechas)*.

Poroma

El poroma es una neoplasia solitaria, generalmente endofítica, compuesta por células basaloides a escamosas con luces ductales estrechas y espacios quísticos ocasionales. El patrón se ha interpretado como de diferenciación de una glándula sudorípara ecrina. El tumor es una lesión indurada, plana o elevada, generalmente de menos de 2 cm de diámetro, que se desarrolla en la planta o los laterales del pie o en las manos o los dedos. Los poromas se extienden desde la parte inferior de la epidermis hasta la dermis, a modo de bandas anastomóticas de células cúbicas uniformes. Las lesiones malignas ocasionales con una diferenciación similar se denominan porocarcinomas.

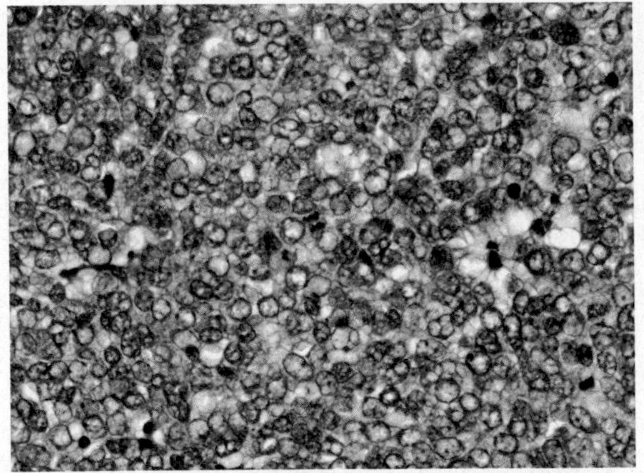

FIGURA 22-82. Carcinoma de células de Merkel. El tumor se compone de nidos sólidos de células indiferenciadas que se parecen al carcinoma microcítico pulmonar.

Tricoepitelioma

El tricoepitelioma es una neoplasia que se diferencia hacia las estructuras pilosas. Suele ser una lesión solitaria, pero en el «síndrome de tricoepiteliomas múltiples» se presenta como un rasgo autosómico dominante. Este síndrome se ha relacionado con mutaciones en CYLD, el gen también implicado en la cilindromatosis familiar (descrita anteriormente), y algunas autoridades consideran que los dos síndromes clínicos son formas diferentes de la misma enfermedad. Las lesiones comienzan a aparecer en la pubertad, en la cara, el cuero cabelludo, el cuello y la región superior del tronco. Los tricoepiteliomas se parecen a los CBC, pero carecen de atipia y contienen muchos «quistes córneos»"(centros queratinizados circundados de células epiteliales basófilas).

Los tumores fibrohistiocíticos de la piel cuentan con un espectro variado de diferenciación

Dermatofibroma

El dermatofibroma es un tumor benigno frecuente de células similares a fibroblastos y macrófagos. Los primeros son las células neoplásicas. Se desarrolla en las extremidades como como nódulos firmes, en forma de cúpula, con bordes mal definidos y pigmentación rosa a marrón oscuro. Rara vez superan los 5 mm. La dermis papilar y reticular es reemplazada por tejido fibroso, que forma pequeñas estructuras similares a ruedas de carreta, poco definidas, con pequeños espacios vasculares centrales (fig. 22-86). Los tumores no están bien delimitados y se confunden con la dermis circundante. La epidermis suprayacente es hiperplásica y a menudo muestra hiperpigmentación.

Dermatofibrosarcoma protuberante

El dermatofibrosarcoma protuberante (DFSP), un tumor con potencial maligno intermedio, es un nódulo o placa indurada de creci-

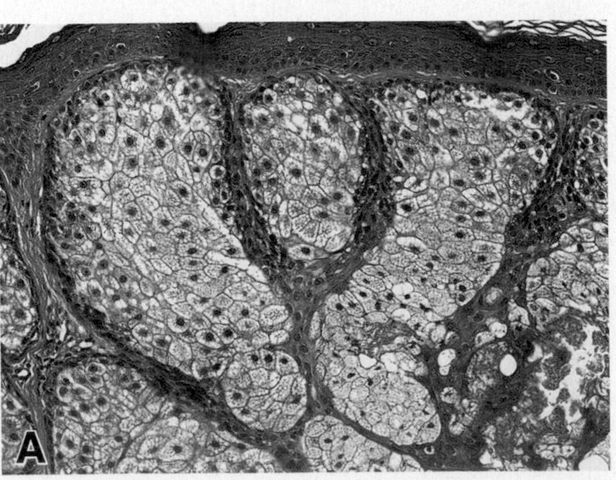
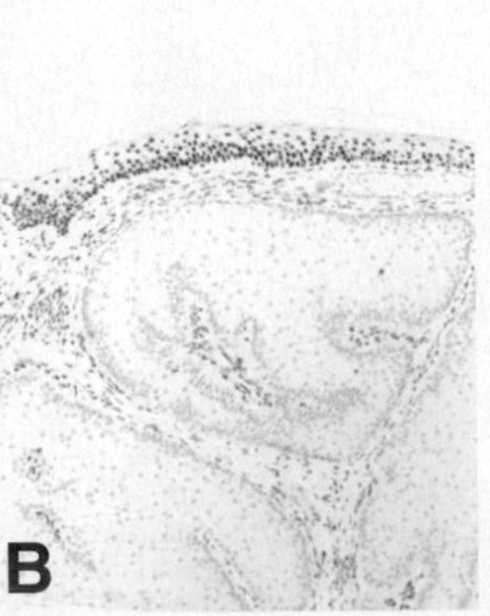

FIGURA 22-83. Adenoma sebáceo. A. Proyección microscópica de adenoma sebáceo que muestra grandes lóbulos sebáceos compuestos principalmente de sebocitos claros delimitados por células germinativas basaloides. **B.** La tinción inmunohistoquímica para la proteína de reparación por mal emparejamiento MSH6 refleja la pérdida de tinción nuclear en las células neoplásicas sebáceas con una tinción intacta en la superficie benigna del epitelio y en los fibroblastos dérmicos entremezclados. Estos hallazgos indican que este paciente puede tener síndrome de Muir-Torre.

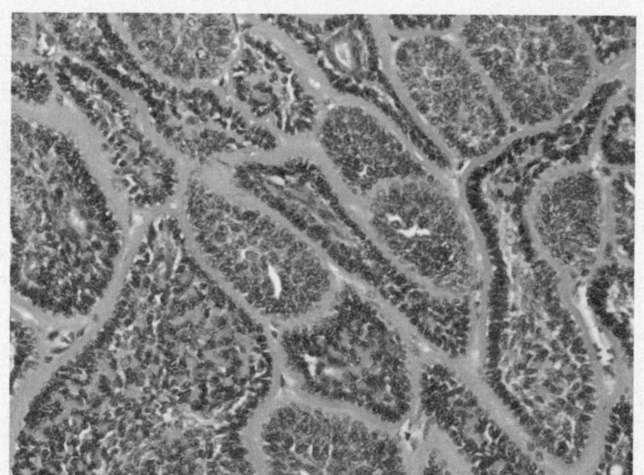

FIGURA 22-84. **Cilindroma.** Islas con circunscripción bien definida formadas por células epiteliales basófilas, que muestran una disposición similar a la de un rompecabezas. Manguitos eosinófilos hialinos densos circundan cada isla.

miento lento que aparece sobre todo en el tronco de adultos jóvenes. La recidiva local tras un intento de escisión completa es frecuente, pero las metástasis son raras. El patrón histológico más frecuente corresponde a una población monótona mal circunscrita de células fusiformes dispuestas en un denso conjunto «estoriforme» (en forma de remolino) (fig. 22-87). El tumor se extiende hacia el tejido subcutáneo a lo largo de los tabiques e intersticios adiposos, lo que crea un patrón infiltrante en panal. Las células tumorales muestran CD34, un marcador de células endoteliales, y algunas células tumorales de origen neural, así como células dendríticas similares a fibroblastos, la probable célula de origen. La positividad para CD34 puede ayudar a distinguir este tumor de un dermatofibroma, que no expresa este antígeno.

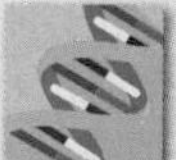

PATOGENIA MOLECULAR: más del 90 % de los DFSP presentan una translocación cromosómica t(17;22), que fusiona el gen del colágeno (*COL1A1*) con el gen *PDGF-B*. Esta translocación equilibrada forma un producto fusión génica que provoca la regulación transcripcional del gen *PDGF-B* y un mayor crecimiento neoplásico.

La micosis fungoide es una variante del linfoma cutáneo de linfocitos T

Se desconoce la etiología de la micosis fungoide, pero esta neoplasia de linfocitos T cooperadores ($CD4^+$) puede ser una respuesta patológica iniciada por la exposición crónica a un antígeno.

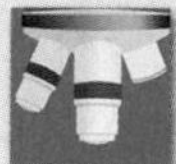

ANATOMOPATOLOGÍA: en las fases iniciales de la enfermedad se desarrollan placas delicadas y eritematosas, a menudo en la región de los glúteos. Estas placas muestran cambios psoriasiformes en la epidermis. Los primeros infiltrados de células inflamatorias en la dermis son polimórficos y a menudo no son diagnósticos de micosis fungoide. La afectación cutánea se hace progresivamente más prominente y se desarrolla infiltración (fig. 22-88). La característica histológica más importante de la micosis fungoide es la presencia de linfocitos atípicos en la epidermis («epidermotropismo«). En fases avanzadas, el infiltrado dérmico se vuelve denso hasta el punto de formar nódulos tumorales. En la dermis papilar y la epider-

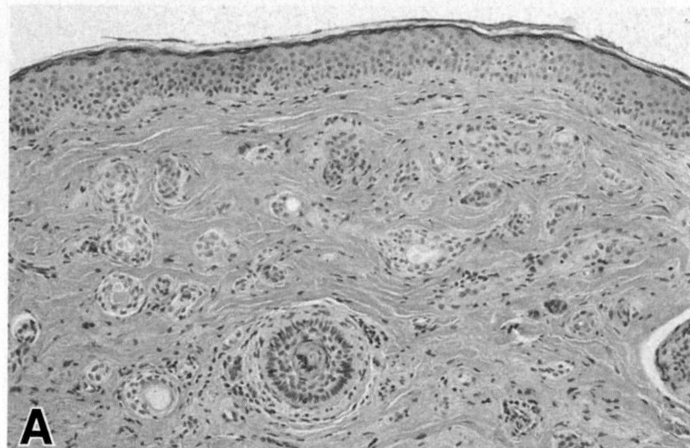

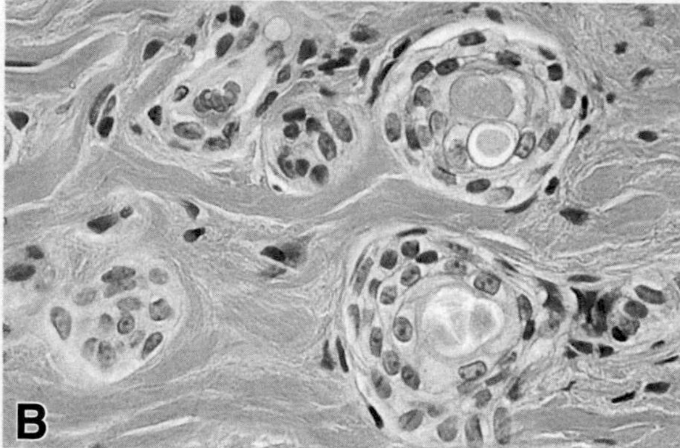

FIGURA 22-85. **Siringoma. A.** Dentro de la dermis superficial se aprecia una proliferación epitelial en que se forman conductos, túbulos e islas sólidas, contenidos en un estroma fibroso denso. **B.** La diferenciación de los conductos se parece en gran medida a la propia de un conducto ecrino recto de la dermis, con un lumen central y formación de cutícula (material amorfo eosinófilo).

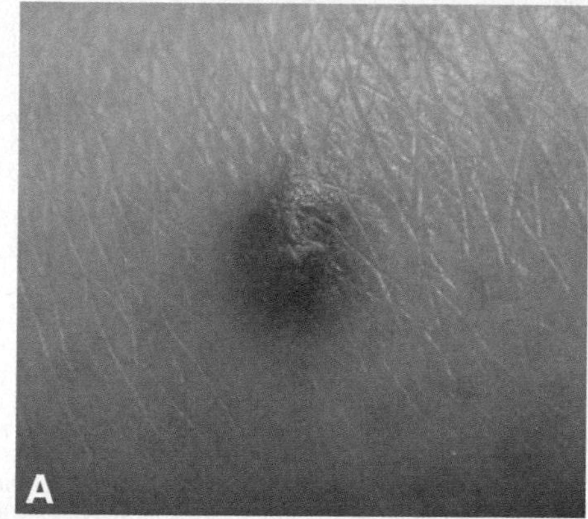

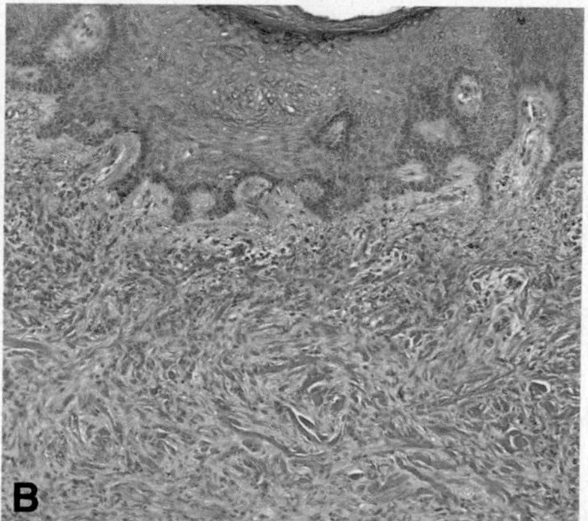

FIGURA 22-86. **Dermatofibroma. A.** Una forma de presentación común es la aparición de un nódulo en forma de cúpula de color marrón en la pierna. **B.** El tejido fibroso reemplaza la dermis y forma piruetas mal definidas, con hiperplasia epidérmica superpuesta y proliferación basaloide que se asemeja al carcinoma de células basales.

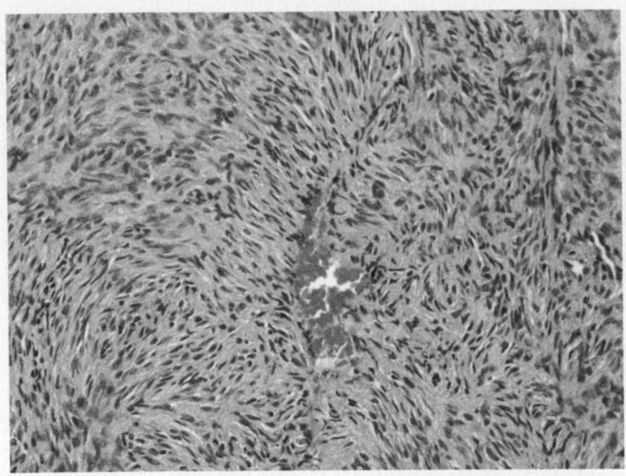

FIGURA 22-87. Dermatofibrosarcoma protuberante. Las células tumorales constituyen ruedas de carreta pequeñas, con espacios vasculares centrales.

mis se observa un número creciente de linfocitos atípicos con núcleos hipercromáticos y convolutos («cerebriformes»). Los nidos circunscritos de estos linfocitos atípicos («microabscesos de Pautrier») acaban afectando la epidermis. Los estudios de reordenamiento del gen receptor de linfocitos T definen una población celular de origen clonal.

El **síndrome de Sézary** hace referencia a la diseminación sistémica del linfoma cutáneo de linfocitos T. El rasgo característico es la presencia de linfocitos cerebriformes en la circulación periférica.

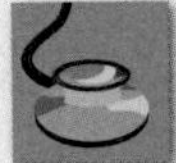

CARACTERÍSTICAS CLÍNICAS: La micosis fungoide afecta a grupos de edad avanzada, tiene un ligero predominio masculino y afecta preferentemente a personas afroamericanas, más que a las caucásicas. Suele clasificarse en tres estadios: parche, placa y tumor. En el estadio de parche, que puede persistir durante meses, las erupciones se caracterizan por máculas eritematosas descamativas, que pueden desarrollar induración moderada. Suelen afectar la parte inferior del abdomen, los glúteos y la región proximal de los muslos, así como las mamas en la mujer, y pueden simular otras dermatitis como la psoriasis o el eccema (fig. 22-87A). Las lesiones en el estadio de placa muestran infiltración y circunscripción mayores. A medida que coalescen, la afectación se extiende. Pueden formarse nódulos tumorales grandes de configuración variable sobre las placas induradas existentes o sobre piel aparentemente normal.La transformación en células grandes, la diseminación a los nódulos linfáticos o la afectación visceral auguran una reducción de la supervivencia. El tratamiento incluye luz UV, el uso tópico de mostaza nitrogenada y el tratamiento con haz de electrones.

La infección por VIH se asocia a diversas enfermedades cutáneas

Sarcoma de Kaposi

Es un tumor maligno de las células endoteliales de los vasos sanguíneos. Esta neoplasia solo se identificaba en personas mayores de ascendencia mediterránea o en africanos. Con la llegada de la infección por VIH, el sarcoma de Kaposi (SK) se observa con mayor frecuencia en pacientes con sida. ***El virus del herpes humano 8 (VHH-8) es el agente etiológico del SK.***

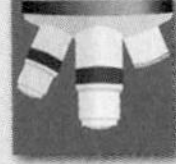

ANATOMOPATOLOGÍA: todos los casos de SK, asociados o no al VIH, evolucionan a través de tres estadios: parche, placa y nódulo. En el estadio de parche, una leve proliferación de canales vasculares irregulares, revestidos por una única capa de células endoteliales ligeramente

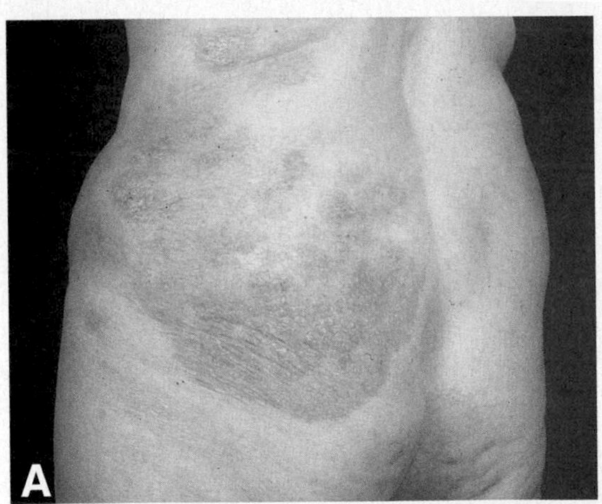

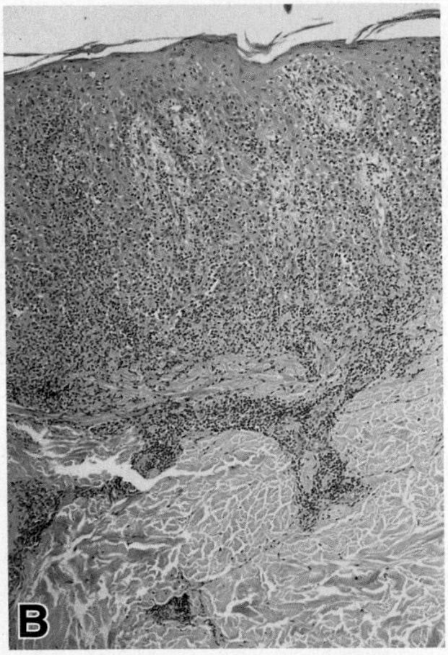

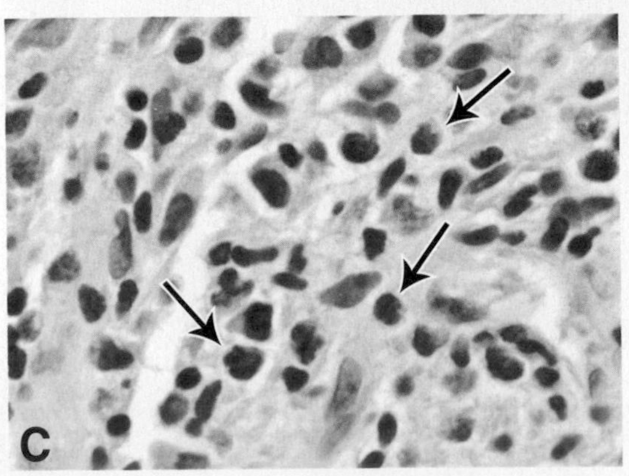

FIGURA 22-88. Micosis fungoide. A. Una mujer de 66 años acudió con una enfermedad de 30 años de evolución con formación de parches y placas descamativos eritematosos con telangiectasias, atrofia y pigmentación. (De Elder DE, Elenitsas R, Johnson BL, et al. *Synopsis and Atlas of Lever's Histopathology of the Skin*. Philadelphia: Lippincott Williams & Wilkins; 1999). **B.** Un infiltrado atípico de linfocitos expande la dermis papilar y se extiende hacia la epidermis («epidermotropismo»). **C.** Algunos linfocitos muestran núcleos hipercrómicos convolutos («cerebriformes»; *flechas*).

atípicas, irradia desde los vasos sanguíneos preexistentes y se extiende casi imperceptiblemente hacia la dermis reticular circundante.

Es frecuente observar eritrocitos extravasados, depósitos de hemosiderina y un infiltrado inflamatorio escaso constituido por linfocitos y células plasmáticas.

En el estadio en placa (fig. 22-89), se afecta toda la dermis reticular, con extensión frecuente al tejido subcutáneo y formación de haces de células fusiformes. En el estadio de nódulo (fig. 22-90), se identifican nódulos dérmicos bien circunscritos compuestos por fascículos anastomóticos de células en huso que rodean espacios numerosos en forma de rendijas. La expresión nuclear de VHH-8 puede ser demostrada con facilidad con una tinción inmunohistoquímica.

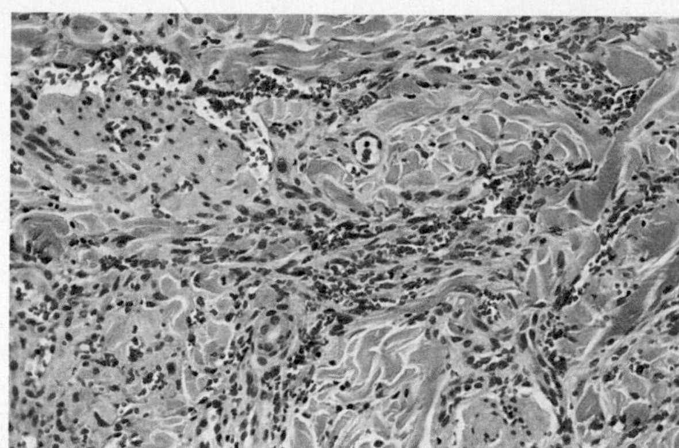

FIGURA 22-89. Sarcoma de Kaposi, estadio de placa. Una proliferación de células endoteliales se extiende a lo largo de las arcadas vasculares y entre el colágeno de la dermis reticular. Constituyen canales vasculares delicados que están llenos de eritrocitos. Algunas agrupaciones de células endoteliales no se relacionan con la canalización (no han formado lúmenes).

Angiomatosis bacilar

La angiomatosis bacilar es una proliferación seudoneoplásica de capilares que surge en respuesta a la infección por especies de *Bartonella*. Los pacientes con sida en fase avanzada corren riesgo de infección por estos organismos. Las lesiones proliferativas son pápulas de color rojo a marrón, a menudo numerosas, y pueden confundirse con el SK. Las tinciones de impregnación argéntica evidencian masas densas de bacilos dentro de los depósitos basófilos. Las lesiones desaparecen con tratamiento antibiótico.

Foliculitis eosinófila

La foliculitis eosinófila es una erupción pruriginosa crónica constituida por pápulas que se encuentran localizadas, en su mayoría, en áreas con abundantes folículos pilosos. Los pacientes con infección por VIH son una población específica en que se manifiesta la foliculitis eosinófila, a pesar de que en otros grupos se aprecian variantes que no guardan relación con esa infección.

Las lesiones se identifican con más frecuencia sobre el tronco y la región proximal de las extremidades. En las áreas intrafolicular y perifolicular, a la vez que en torno a los vasos sanguíneos de la dermis, se identifica un infiltrado compuesto por numerosos linfocitos, macrófagosy eosinófilos.

SÍNDROMES PARANEOPLÁSICOS QUE AFECTAN LA PIEL

Diversas manifestaciones dermatológicas pueden complicar las neoplasias malignas internas, muy frecuentemente antes de la detección del propio tumor. Ciertas lesiones pigmentadas y queratosis son efectos paraneoplásicos bien reconocidos.

- La **acantosis nigricans** se caracteriza por hiperqueratosis y pigmentación de la axila, el cuello, los pliegues y la región anogenital. *Es de interés particular porque más de la mitad de los pacientes con acantosis nigricans tienen cáncer*. Su aparición puede preceder, acompañar o seguir a la detección del cáncer. Más del 90 % de los casos se producen en asociación con carcinomas digestivos, y más de la mitad acompañan a cánceres de estómago. Otros casos pueden relacionarse con obesidad, diabetes y otras afecciones, o presentarse como un fenómeno aislado.
- La **dermatomiositis o polimiositis** tiene una incidencia de cinco a siete veces mayor en pacientes con cáncer que en la población general. La asociación es más llamativa en los hombres afectados mayores de 50 años, entre quienes más del 70 % padecen cáncer. En la mayoría de los casos, el trastorno muscular y el cáncer se presentan con un año de diferencia. En los hombres, los cánceres de pulmón y digestivos son los que más frecuencia se asocian a la dermatomiositis, mientras que, en las mujeres, la asociación más frecuente se da con el cáncer de mama.
- El **síndrome de Sweet** es una combinación de recuento elevado de neutrófilos, fiebre aguda y placas rojas dolorosas en el ano, el cuello y la cara, que se caracterizan a nivel histológico por un infiltrado neutrófilo. Aproximadamente una quinta parte de los casos se presentan con neoplasias malignas, en particular del sistema hematopoyético (*v.* cap. 20).

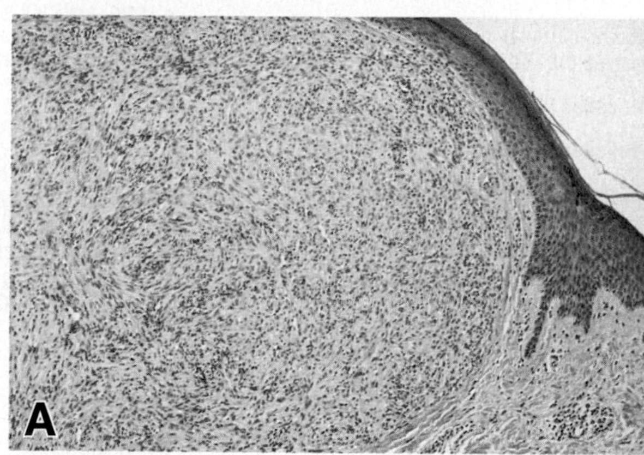

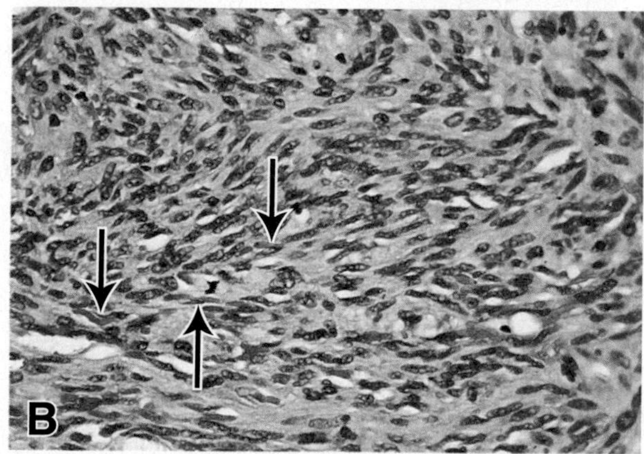

FIGURA 22-90. Sarcoma de Kaposi, estadio de nódulo. A. Un nódulo grande se compone de células endoteliales en proliferación que constituyen fascículos y espacios vasculares. **B.** Una microfotografía de alta resolución muestra la atipia citológica de las células en huso. Los eritrocitos se observan aglutinados *(flechas)*. Las células endoteliales, junto a las que se encuentran los eritrocitos aglutinados, forman espacios similares a hendiduras.

23 Cabeza y cuello

Joaquín J. García, Diane L. Carlson

Cavidad bucal

La cavidad bucal se extiende desde los labios hasta la faringe (fig. 23-1). Sus límites anatómicos son:

- El borde bermellón de los labios (anterior)
- Una línea que se origina en la unión del paladar duro y el blando y se dirige a las papilas circunvaladas de la lengua (posterior).
- El paladar duro hasta su punto de unión con el paladar blando (superior)
- Los dos tercios anteriores de la lengua hasta la línea de las papilas circunvaladas (inferior).
- La mucosa bucal de las mejillas o carrillos (lateral)

La mucosa bucal está compuesta por los epitelios queratinizados de las encías adheridas, la mucosa del paladar duro y la mucosa gustativa queratinizada especializada del dorso de la lengua. También incluye las superficies mucosas no queratinizadas de la cara interna del labio y la cara interna de la mejilla, la porción libre y desplazable de las encías, que se extiende hacia el surco maxilar y mandibular, la cara ventral de la lengua, el suelo de la boca, el paladar blando y los pilares amigdalinos. El epitelio tiene de tres a cuatro veces el grosor de la epidermis. Bajo el epitelio se ubica una lámina propia de tejido fibroso y vasos sanguíneos, debajo de la cual se encuentra el periostio, densamente fibroso, del paladar duro o los alvéolos del maxilar y la mandíbula. A veces, el término «submucosa» se aplica de forma imprecisa al tejido conjuntivo profundo situado justo por encima de la capa muscular, en el que a menudo se incrustan en las glándulas salivales secundarias.

Las **glándulas salivales secundarias**, tanto las mucosas como las serosas, se encuentran dispersas por toda la cavidad bucal en forma de pequeños lobulillos no encapsulados dentro de la mucosa y la submucosa. Las glándulas mucosas se encuentran en la lámina propia, especialmente en la región posterior de la mucosa del paladar duro. En la porción ventral anterior de la lengua existen glándulas salivales secundarias de tipo mucoso puro (denominadas glándulas de Blandin o de Nunn). Las glándulas salivales serosas se encuentran cerca de las papilas circunvaladas, en las regiones posterior y lateral de la lengua (glándulas de Von Ebner). En el resto de la cavidad bucal predominan las glándulas mucosas mixtas y principalmente mucosas. También hay glándulas salivales secundarias en el pliegue retromolar de la mandíbula, pero no en el paladar duro anterior ni en las encías.

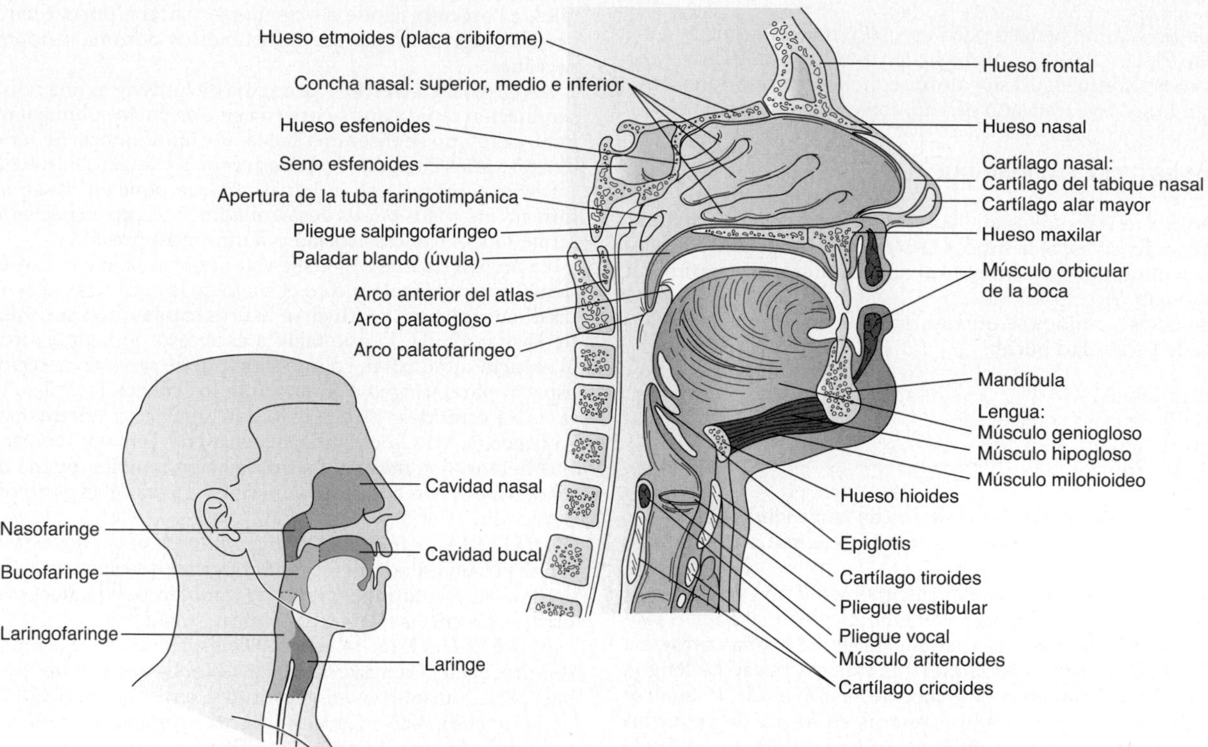

FIGURA 23-1. Estructura de la cavidad bucal, bucofaringe y laringe. Diagrama esquemático de la cavidad bucal, el paladar, la bucofaringe y la laringe.

Los dos tercios anteriores del dorso de la lengua están cubiertos por epitelio escamoso estratificado queratinizado especializado en la formación de **papilas filiformes** (proyecciones puntiagudas de queratina). Entre estas se encuentran las **papilas fungiformes**, elevaciones de la mucosa en forma de hongo que contienen botones gustativos. Las **papilas circunvaladas** separan los dos tercios anteriores de la lengua del tercio posterior y contienen botones gustativos en su base. El último grupo de papilas son las **papilas foliáceas**, en la región lateral posterior de la lengua, en una serie de rebordes. Cada botón gustativo es una agrupación con forma de barril de células epiteliales modificadas que se extienden verticalmente desde la lámina basal hasta la superficie epitelial, y se abren a través de un poro gustativo.

ANOMALÍAS DEL DESARROLLO

HENDIDURAS FACIALES: si las estructuras faciales no se fusionan en la 7.ª semana de vida embrionaria, se forman hendiduras faciales. La más frecuente es la fisura del labio superior (labio leporino). Puede ser unilateral o bilateral y a menudo se asocia con paladar hendido (*v.* cap. 6).

El **síndrome de Crouzon** (disostosis craneofacial) y el **síndrome de Apert** (acrocefalosindactilia) son trastornos autosómicos dominantes asociados a craneosinostosis (fusión prematura de las suturas craneales). Esto puede provocar **braquicefalia** (cabeza plana), **escafocefalia** o **dolicocefalia** (la cabeza es desproporcionadamente larga y estrecha o tiene forma de «barco») o **trigonocefalia** (configuración en triángulo). La craneosinostosis grave puede dar lugar a la **deformidad de Kleeblattschädel** (síndrome de cráneo en forma de trébol).

Ambos síndromes reflejan mutaciones en el receptor 2 del factor de crecimiento fibroblástico (FGFR2), en el brazo largo del cromosoma 10.

PATOGENIA MOLECULAR: el gen *FGFR2* codifica un receptor acoplado a proteína G que, al unirse a sus ligandos, envía señales para inducir la maduración ósea. En el síndrome de Apert, se produce una proteína FGFR2 mutada que promueve la fusión ósea prematura en los huesos de la calvaria (cráneo).

HAMARTOMAS Y CORISTOMAS: estas lesiones son frecuentes en la cavidad bucal. Los **gránulos de Fordyce** son cúmulos de glándulas sebáceas en la cavidad bucal (**coristoma**). Se presentan en la mucosa bucal, la superficie lingual y el labio en el 70% al 95% de los adultos. En raras ocasiones, se unen para formar lesiones masivas.

El descenso anómalo de la glándula tiroides durante el desarrollo puede crear focos submucosos de **tejido tiroideo ectópico** entre la lengua y la incisura (o escotadura) supraesternal. La base de la lengua, entre el foramen ciego y la epiglotis, es la ubicación más frecuente para el tiroides ectópico (**tiroides lingual**). Más del 75% de los pacientes con tiroides lingual carecen de tiroides en su ubicación cervical normal («fallo migratorio total»). Por tanto, la extirpación quirúrgica de una tiroides lingual puede provocar hipotiroidismo y retraso del crecimiento físico y del desarrollo mental (**cretinismo**; *v.* cap. 6). De hecho, el 70% de los pacientes con tiroides lingual sintomática son hipotiroideos y el 10% desarrollan cretinismo. Las neoplasias malignas en las glándulas tiroideas ectópicas son infrecuentes, pero suelen ser carcinomas papilares. Un exceso de descenso de la glándula tiroides también puede afectar el desarrollo y la localización de la glándula paratiroides.

Los **quistes del conducto tirogloso** son el resultado de la persistencia y dilatación quística del conducto tirogloso en la línea media del cuello. Esta anomalía suele producirse por encima del istmo de la tiroides, pero por debajo del hueso hioides. Los pacientes, generalmente menores de 40 años, presentan clínicamente un nódulo palpable de 4 cm a 5 cm en la línea media, que se mueve hacia arriba y hacia abajo al tragar. El tratamiento de elección es la cirugía. En hasta el 1% de los quistes del conducto tirogloso aparecen neoplasias malignas, sobre todo carcinomas papilares de tiroides.

QUISTE DE LA HENDIDURA BRANQUIAL: ***los quistes de la hendidura branquial se originan a partir de residuos del arco branquial.*** Se producen en la región anterolateral del cuello o en la glándula parótida, sobre todo en adultos jóvenes, y contienen un líquido acuoso poco espeso y material mucoide o gelatinoso (fig. 23-2). Estos quistes suelen estar revestidos por epitelio escamoso, con focos ocasionales de epitelio respiratorio (epitelio cilindrico seudoestraficado ciliado, con células caliciformes).

INFECCIONES DE LA CAVIDAD BUCAL

Las bacterias y espiroquetas suelen estar presentes en la cavidad bucal y ser inofensivas. Si la mucosa se lesiona o se produce un deterioro de la inmunidad, la flora bucal normal puede convertirse en patógena (*v.* cap. 9).

Los siguientes términos se utilizan para describir la inflamación localizada de la cavidad bucal:

- **Queilitis** (labios)
- **Gingivitis** (encías)
- **Glositis** (lengua)
- **Estomatitis** (mucosa bucal)

Las infecciones bacterianas y micóticas de la cavidad bucal pueden involucrar tanto a especies comensales como invasoras

ESCARLATINA: la escarlatina es principalmente una enfermedad infantil causada por estreptococos β-hemolíticos (*Streptococcus pyogenes*). El daño al endotelio vascular que genera la toxina eritrógena desencadena una erupción en la piel y la mucosa bucal. La lengua adquiere una recubrimiento blanquecino, a través de la cual se muestran papilas fungiformes hiperémicas en forma de pequeñas protuberancias rojas («lengua de fresa»). La escarlatina no tratada puede provocar glomerulonefritis y cardiopatía (**fiebre reumática aguda**; *v.* caps. 30, en línea, y 11).

ESTOMATITIS AFTOSA (ÚLCERAS AFTOSAS): la estomatitis aftosa es una enfermedad frecuente caracterizada por úlceras pequeñas, dolorosas, recurrentes, solitarias o múltiples, de la mucosa bucal. Su causa sigue siendo desconocida. La lesión corresponde a una úlcera poco profunda cubierta por un exudado fibrinopurulento, con inflamación mononuclear y polimorfonuclear subyacente. Curan sin dejar cicatriz.

GINGIVITIS NECROSANTE ULCERATIVA AGUDA (ANGINA DE VINCENT): la angina de Vincent es una gingivitis ulcerosa necrosante aguda causada por la infección de dos organismos simbióticos, un bacilo fusiforme y una espiroqueta (*Borrelia vincentii*). El término **fusospiroquetosis** se utiliza para designar esta infección. Estos organismos se encuentran en la boca de muchas personas sanas, lo que sugiere que hay otros factores implicados, en particular una menor resistencia a la infección debida a una nutrición inadecuada, inmunodeficiencia o mala higiene bucal. La angina de Vincent se caracteriza por erosiones excavada de las papilas interdentales. El proceso tiende a extenderse y acaba por afectar todos los bordes gingivales, que quedan cubiertos por una seudomembrana necrótica.

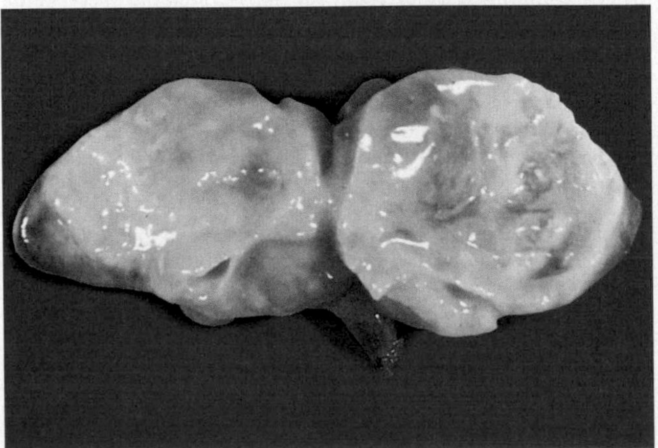

FIGURA 23-2. Quiste de la hendidura branquial. La mayor parte de estos quistes deriva de la segunda hendidura branquial, y tienen ubicación lateral en el cuello. Los quistes tienen una pared delgada, contienen líquido turbio y se encuentran cubiertos por epitelio plano estratificado o de tipo respiratorio.

ANGINA DE LUDWIG: la angina de Ludwig es una celulitis de diseminación rápida que se origina en el espacio submaxilar o sublingual, pero que se disemina hasta afectar a ambos. Se ha relacionado con varias bacterias bucales aerobias y anaerobias. La angina de Ludwig es un proceso inflamatorio que pone en riesgo la vida. Es infrecuente en los países desarrollados, excepto en pacientes con enfermedades crónicas asociadas a inmunosupresión.

La angina de Ludwig suele estar relacionada con una extracción dental o un traumatismo en el suelo de la boca. Tras la extracción de un diente, pueden producirse fisuras capilares en la corteza lingual de la mandíbula, lo que facilita el acceso de los microorganismos al espacio submaxilar. La infección puede generar disección hacia el espacio parafaríngeo a lo largo de los planos fasciales, y de ahí a la vaina carotídea. Esto puede dar lugar a un aneurisma infeccioso (micótico) de la carótida interna, cuya erosión podría producir una hemorragia masiva. La inflamación también puede disecar los tejidos hasta el mediastino superior y afectar el espacio pleural y el pericardio.

DIFTERIA: la infección por *Corynebacterium diphtheriae* se caracteriza por una seudomembrana irregular que suele comenzar en las amígdalas y la faringe, pero que también puede afectar el paladar blando, las encías o la mucosa bucal (*v.* cap. 9).

TUBERCULOSIS: la tuberculosis primaria de la mucosa bucal es infrecuente. La mayoría de las lesiones derivan del pulmón. Los bacilos se transportan en el esputo y penetran en pequeñas fisuras de la mucosa. Allí producen úlceras irregulares y dolorosas, sobre todo en la lengua. Es típica la inflamación granulomatosa caseosa.

SÍFILIS: los chancros sifilíticos primarios pueden formarse en los labios, la lengua o la mucosa bucofaríngea tras el contacto con una lesión infecciosa (*v.* cap. 9). Le sigue una linfadenitis regional que se cura sola en unas semanas. A continuación, se produce una erupción mucocutánea difusa de la sífilis secundaria. Las lesiones sifilíticas de la mucosa bucal se observan como parches grisáceos o blanquecinos múltiples que se disponen sobre superficies ulceradas. Pueden remitir de forma espontánea, pero también pueden recidivar. Las gomas en el paladar y la lengua pueden aparecer años después de la infección inicial. Son masas nodulares de consistencia firme que de forma eventual se ulceran y pueden provocar la perforación del paladar.

ACTINOMICOSIS: los actinomicetos son habitantes frecuentes de la cavidad bucal en personas saludables. La actinomicosis invasiva se debe la mayoría de las veces a *Actinomyces bovis*, si bien *Actinomyces israelii* se identifica en algunas ocasiones. Los microorganismos inducen inflamación granulomatosa crónica y abscesos, que drenan mediante la formación de fístulas, con una infección supurativa que se evidencia por la detección de «gránulos de azufre» amarillos característicos. En la variante cervicofacial, la infección de los tejidos blandos puede extenderse hasta alcanzar los huesos adyacentes, con más frecuencia la mandíbula.

CANDIDIASIS: también denominada **candidiasis** o **moniliasis**, la candidiasis bucal está causada por *Candida albicans* (*v.* cap. 9), que suele residir en las superficies mucosas de la cavidad bucal, el tubo digestivo y la vagina. Para causar la enfermedad, el hongo debe penetrar en los tejidos, aunque sea superficialmente. La candidiasis bucal puede observarse en pacientes con diabetes y en aquellos con compromiso del sistema inmunitario.

La incidencia en pacientes con sida es del 40 % al 90 %. Las lesiones consisten en manchas blancas, ligeramente elevadas y blandas, formadas principalmente por hifas micóticas.

Las enfermedades virales de la cavidad bucal son en su mayoría infecciones recurrentes por virus del herpes

VIRUS DEL HERPES SIMPLE DE TIPO 1: el herpes labial (ampollas febriles) y la estomatitis herpética están causados por el virus del herpes simple (VHS) de tipo 1, y se encuentran entre las infecciones virales más comunes de los labios y la mucosa bucal en niños y adultos jóvenes. La transmisión es por vía aérea (en aerosol), y el virus puede aislarse a partir de la saliva de las personas infectadas. La enfermedad comienza con una inflamación dolorosa de la mu-

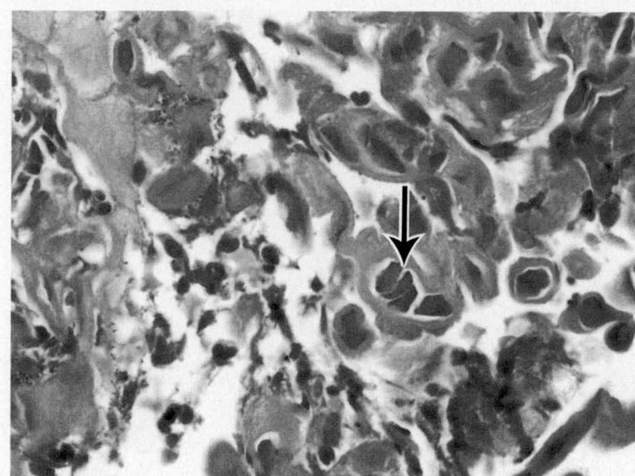

FIGURA 23-3. Virus del herpes simple tipo 1. Una biopsia de una úlcera persistente en la lengua revela la presencia de inclusiones virales intranucleares (*flecha*) dentro de las células planas infectadas por el virus.

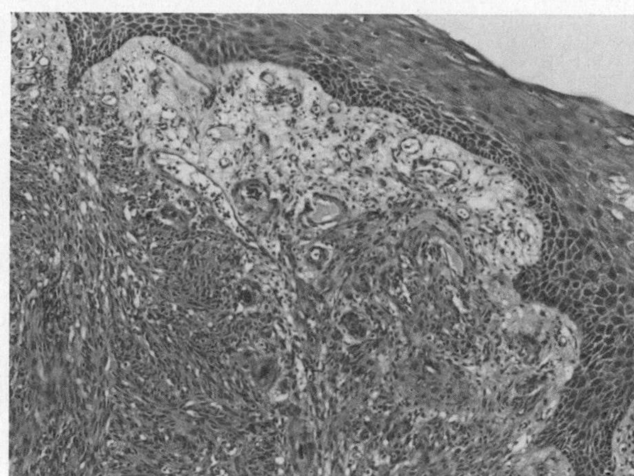

FIGURA 23-4. Sarcoma de Kaposi. Esta biopsia del paladar muestra mucosa escamosa intacta que lo recubre. Dentro de la lámina propia subyacente existe una proliferación maligna de células fusiformes que forma una especie de hendidura con espacios llenos de eritrocitos extravasados.

cosa afectada, a la que le sigue poco después la formación de vesículas. Estas son el resultado de la «degeneración hidrópica» de las células epiteliales, algunas de las cuales muestran inclusiones intranucleares (fig. 23-3). Las vesículas se rompen y forman úlceras poco profundas, dolorosas, de 1 mm a 10 mm, que curan espontáneamente sin dejar cicatrices.

Una vez que el VHS entra en el organismo, permanece latente en el ganglio del trigémino hasta que se reactiva por condiciones que producen tensión, como traumatismos, alergias, menstruación, embarazo, exposición a la luz ultravioleta (UV) u otras infecciones virales. Las vesículas recurrentes de la cavidad bucal se desarrollan casi siempre en una mucosa que está muy unida al periostio, p. ej., el paladar duro.

ENFERMEDADES RELACIONADAS CON EL VIRUS DEL PAPILOMA HUMANO: la familia de virus del papiloma humano (VPH; *v.* cap. 9) causa proliferaciones epiteliales, entre las que se encuentran los papilomas (p. ej., papilomas sinonasales, papilomas de Schneider y otros papilomas en las vías respiratoria y digestiva). El VPH de «alto riesgo», principalmente los tipos 16 y 18, así como 31, 33 y 35, está muy asociado con el carcinoma bucofaríngeo de células escamosas (CCE; *v.* más adelante).

ENFERMEDADES RELACIONADAS CON EL VIRUS DE EPSTEIN BARR: el virus de Epstein-Barr (VEB) es un miembro de la familia de los virus del herpes que causa leucoplaquia vellosa bucal, diversas enfermedades linfáticas (*v.* cap. 14) y cánceres epiteliales de nariz y faringe (*v.* más adelante).

VIRUS DEL HERPES HUMANO DE TIPO 8 (VVH-8): El VHH-8 está asociado al **sarcoma de Kaposi** (SK). Este tumor se presenta con mayor frecuencia en la piel (*v.* cap. 18), pero también puede afectar, entre otros lugares, la lengua y cavidad bucal. Estos tumores se parecen a sus homólogos cutáneos (fig. 23-4). Los pacientes con inmunodepresión (p. ej., receptores de trasplantes o pacientes infectados por el VIH-1) tienen un riesgo muy elevado de padecer esta enfermedad. También se observa en hombres adultos mayores de ascendencia mediterránea/europea oriental, en adultos de mediana edad no infectados por el VIH y en niños del África ecuatorial.

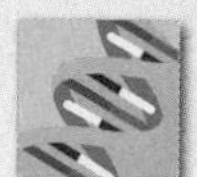

PATOGENIA MOLECULAR: los detalles de la patogenia molecular de los virus del herpes se presentan en el capítulo 9.

Las lesiones ampollosas de la cavidad bucal se parecen a las de la piel

PÉNFIGO VULGAR: los autoanticuerpos contra las desmogleínas (moléculas de adhesión desmosómica) interrumpen los puentes intercelulares entre las células escamosas de la piel y la mucosa bucal, lo que provoca la aparición de las ampollas características del pénfigo vulgar. La cavidad bucal suele ser el lugar de presentación inicial, y las ampollas cutáneas se desarrollan posteriormente. Estas ampollas son muy frágiles y se rompen con tanta facilidad que es más frecuente ver costras que ampollas intactas. La enfermedad se presenta principalmente en adultos de entre 30 y 60 años y es el tipo más habitual de pénfigo (del latín *vulgaris*, que significa «común» o «derivado de la gente común»). Puede ser mortal. El diagnóstico se realiza mediante observación de un patrón de inmunofluorescencia parecido a un encaje que delimita a las células epidérmicas (fig. 23-5). El tratamiento incluye corticoesteroides u otros fármacos inmunosupresores.

PENFIGOIDE AMPOLLOSO: clínicamente, esta enfermedad se parece al pénfigo, pero en el penfigoide ampolloso los autoanticuerpos se dirigen contra la membrana basal epidérmica. La inmunofluorescencia revela una línea a lo largo de la base de la epidermis. Las ampollas resultantes son subepidérmicas y, por ello, menos frágiles que en el pénfigo vulgar. Se trata de una enfermedad de pacientes adultos mayores y no suele manifestarse en la boca; las ampollas tienen menos probabilidades de infectarse, ya que no se rompen con tanta facilidad. En ocasiones infrecuentes, el pénfigo puede estar causado por medicamentos.

TUMORES BENIGNOS

Los tumores benignos que se encuentran en otras partes del cuerpo (p. ej., nevos, fibromas, hemangiomas, linfangiomas y papilomas

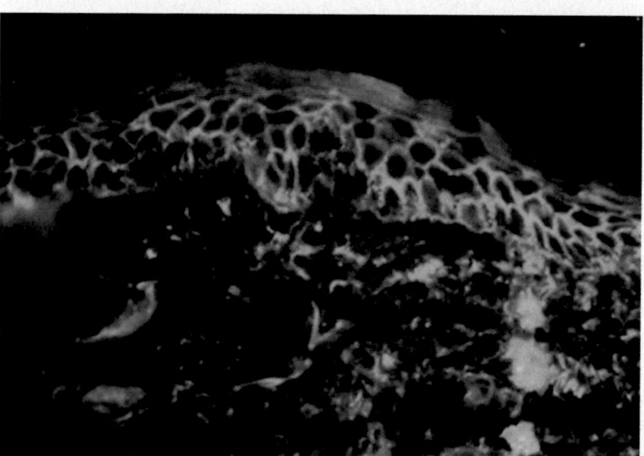

FIGURA 23-5. Pénfigo vulgar. La inmunofluorescencia directa de autoanticuerpos IgG muestra un patrón de reactividad similar al encaje. Los autoanticuerpos antidesmogleína que se producen inducen acantólisis que conduce a la formación de vesículas en la cavidad bucal y la piel.

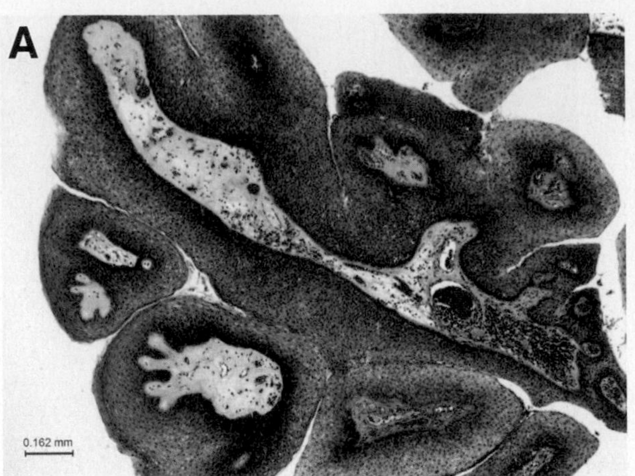

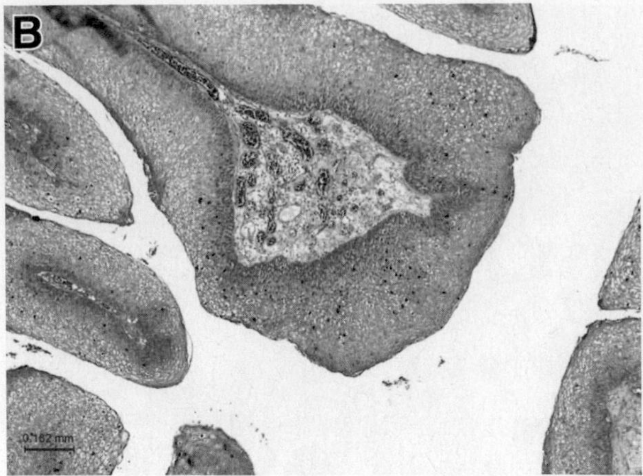

FIGURA 23-6. **A. Papiloma escamoso.** Este tumor papilar exofítico similar a una hoja de helecho creció de la úvula del paciente. **B.** La hibridación *in situ* para el virus del papiloma humano de bajo riesgo muestra presencia del mismo a nivel nuclear.

escamosos) también pueden aparecer en la cavidad bucal. Los traumatismos pueden provocar la ulceración de las lesiones, en cuyo caso pueden sangrar o infectarse.

PAPILOMA: el papiloma escamoso es un tumor epiteliales benigno, exofítico, compuesto por frondas ramificadas de epitelio escamoso y núcleos fibrovasculares (fig. 23-6A). Son las neoplasias benignas más frecuentes de la cavidad bucal y se han relacionado con los tipos 6 y 11 del VPH, que son serotipos de bajo riesgo no asociados a malignidad (fig. 23-6B). Se presentan principalmente entre la tercera y la quinta décadas. La lengua, el paladar, la mucosa bucal, la amígdala y la úvula son las regiones afectadas con mayor frecuencia.

TUMORES BENIGNOS DE LAS GLÁNDULAS SALIVALES SECUNDARIAS: el adenoma pleomorfo (tumor benigno mixto) es el tumor más frecuente de las glándulas salivales bucales (*v.* más adelante). Los adenomas monomorfos como el mioepitelioma o el oncocitoma son menos frecuentes.

HEMANGIOMA CAPILAR LOBULILLAR (GRANULOMA PIÓGENO): los hemangiomas capilares lobulillares son hemangiomas capilares polipoides benignos que se producen principalmente en la piel, las mucosas y, con mayor frecuencia, las encías. El término «granuloma piógeno» es erróneo: no es infeccioso ni granulomatoso. En la boca, son lesiones elevadas, blandas, de color rojo o violáceo, de un tamaño que oscila entre unos milímetros y un centímetro, con superficies lisas y/o lobulilladas y, en ocasiones, ulceradas. Se componen de lobulillos o grupos de vasos submucosos, con capilares centrales y ramificaciones tributarias de menor tamaño. Con el tiempo, pueden volverse menos vasculares y parecerse a fibromas.

Puede aparecer una lesión idéntica en las encías («**tumor del embarazo**») en mujeres embarazadas cerca del final del tercer trimestre. Esta puede remitir o no tras el parto.

LESIONES EPITELIALES PRENEOPLÁSICAS O PRECURSORAS

Las lesiones premalignas de la porción superior de las vías respiratoria y digestiva incluyen la leucoplaquia, la eritroplaquia o la leucoplaquia moteada, términos que que revelan la presencia de una lesión blanquecina, eritematosa o mixta, respectivamente. ***La leucoplaquia*** (del griego *leukos*, «blanco», y *plax*, «placa») ***es una lesión blanquecina asintomática que aparece en la superficie de una membrana mucosa***. Afecta por igual a ambos sexos, sobre todo a partir de la tercera década. Algunas de estas lesiones pueden transformarse en CCE. Diversas enfermedades que se manifiestan clínicamente como leucoplaquia, incluidas diversas queratosis y el carcinoma escamoso *in situ*. **Así pues, la leucoplaquia es un término clínico descriptivo, no un diagnóstico anatomopatológico**. Otras enfermedades también pueden causar el desarrollo de placas blancas en la mucosa bucal (p. ej., candidiasis, liquen plano, psoriasis, sífilis). Las causas de la leucoplaquia incluyen consumo de tabaco, alcoholismo e irritación local. Los mismos factores son importantes en la patogenia del carcinoma bucal.

La eritroplaquia es el equivalente eritematoso de la leucoplaquia, pero es menos frecuente. Las zonas eritematosas relacionadas con lesiones de leucoplaquia son **leucoplaquias moteadas (mucosa moteada; eritroleucoplaquia)**. La eritroplaquia puede representar una displasia epitelial de moderada a grave o un carcinoma. Sin embargo, no todas las lesiones de leucoplaquia eritematosas indican displasia/carcinoma, ya que muchas pueden ser inflamatorias.

ANATOMOPATOLOGÍA: la leucoplaquia (fig. 23-7) aparece sobre todo en la mucosa bucal, la lengua y el suelo de la boca. Las placas pueden ser solitarias o múltiples, con lesiones que pueden variar en tamaño desde pequeñas hasta grandes parches. La eritroplaquia se asocia a menudo con características histopatológicas ominosas, como displasia grave, carcinoma *in situ* o CCE invasivo. Por el contrario, las lesiones de la leucoplaquia pueden mostrar un espectro de lesiones por histopatología, desde un aumento de la queratinización superficial sin displasia hasta un carcinoma escamoso queratinizante invasivo. Las leucoplaquias, a diferencia de las lesiones de la eritroplaquia, suelen tener bordes bien delimitados. El riesgo de transformación maligna en la leucoplaquia es

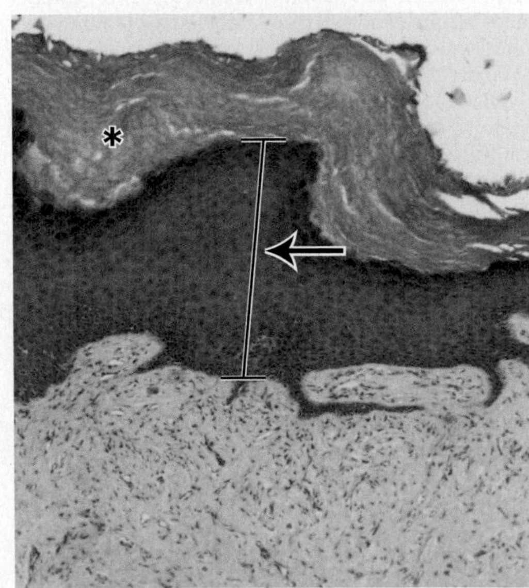

FIGURA 23-7. **Leucoplaquia.** Esta lesión se observaba como un parche blanco ubicado en la mucosa bucal de un individuo con tabaquismo intenso. En el análisis histológico la hiperplasia (*flecha*) y la hiperqueratosis (*) del epitelio son evidentes.

del 10% al 12%. La leucoplaquia moteada muestra riesgo intermedio de transformación maligna entre las lesiones «puras» de leucoplaquia y las «puras» de eritroplaquia, si bien la leucoplaquia moteada debe considerarse una variedad de eritroplaquia.

La **leucoplaquia pilosa bucal** se caracteriza por la paraqueratosis deshilachada y el edema, y puede o no relacionarse con un infiltrado inflamatorio. Se da principalmente en personas con seropositividad al VIH-1, generalmente con candidiasis. Las células escamosas infectadas por el VEB se observan inmediatamente por debajo de la capa queratínica, y presentan densas inclusiones eosinófilas centrales y citoplasma vacuolado. La leucoplaquia pilosa bucal y la candidiasis sugieren conjuntamente un recuento bajo de linfocitos $CD4^+$ y una carga viral elevada.

CARCINOMA DE CÉLULAS ESCAMOSAS

El CCE es el tumor maligno más frecuente de la mucosa bucal, y puede aparecer en cualquier localización. En Estados Unidos se producen más de 40 000 casos al año y afectan con mayor frecuencia la lengua y, en orden descendente, el suelo de la boca, la mucosa alveolar, el paladar y la mucosa bucal. La proporción entre hombres y mujeres es de 2:1 en las encías, pero de 10:1 en los labios. La distribución geográfica del cáncer bucal es muy variable: es el cáncer más frecuente entre los hombres de la India, donde se relaciona con el mascado de una nuez de areca, que también se conoce como *pan*.

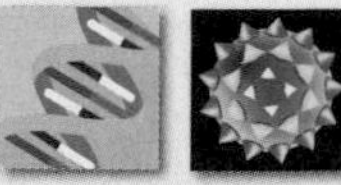

PATOGENIA MOLECULAR Y FACTORES ETIOLÓGICOS: el consumo de tabaco, el alcoholismo, la carencia de hierro (síndrome de Plummer-Vinson), la anemia de Fanconi, los irritantes físicos y químicos, la masticación de nuez de areca y frutos secos, la luz UV en los labios y una higiene bucal deficiente (caries dental, gingivitis y dentaduras postizas mal ajustadas), predisponen al CCE bucal. No es sorprendente que varios de estos factores también estén relacionados con la leucoplaquia. En la mucosa bucal pueden aparecer varios CCE simultáneamente (sincrónicos) o a intervalos (metacrónicos) («malignización del campo»). En todo el mundo, entre el 35% y el 50% de los CCE de cabeza y cuello están relacionados con el VPH de alto riesgo, en particular con el VPH-16.

Los carcinomas de la línea media de la región superior de las vías respiratoria y digestiva que muestran reacomodo en el gen de la *proteína nuclear del testículo (NUT)* (carcinoma de la línea media NUT) se describieron por primera vez en niños, pero actualmente se están identificando cada vez más en adultos. Estos tumores presentan una translocación equilibrada (t15;19), a través de la que se crea un oncogén *BRD4-NUT*. Suelen aparecer en estructuras de la línea media de la región (p. ej., estructuras senonasales) y en localizaciones distintas de la cabeza y el cuello (p. ej., mediastino), pero pueden surgir lejos de la línea media, por ejemplo, glándula parótida. Los carcinomas NUT de la línea media son principalmente CCE indiferenciados o poco diferenciados.

ANATOMOPATOLOGÍA: ***el CCE invasivo de la cavidad bucal se parece al mismo tumor en otras localizaciones. Suele ir precedido de un carcinoma in situ.*** Varía desde el bien diferenciado al poco diferenciado, además de las variantes indiferenciada y sarcomatoide. Los tumores bien diferenciados, o de grado I, suelen ser queratinizantes (fig. 23-8). En el otro extremo del espectro están los tumores tan poco diferenciados que es difícil determinar su origen.

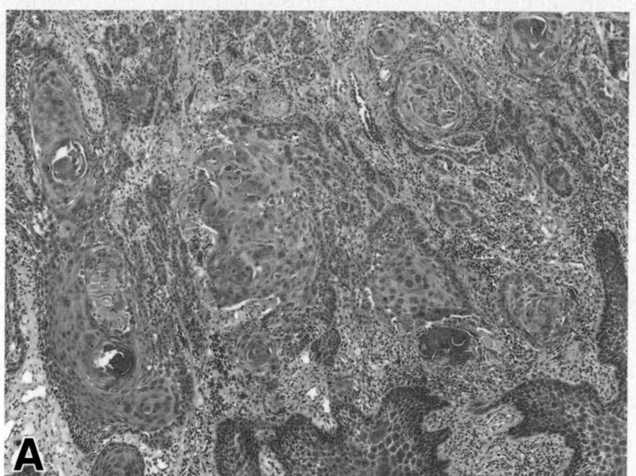

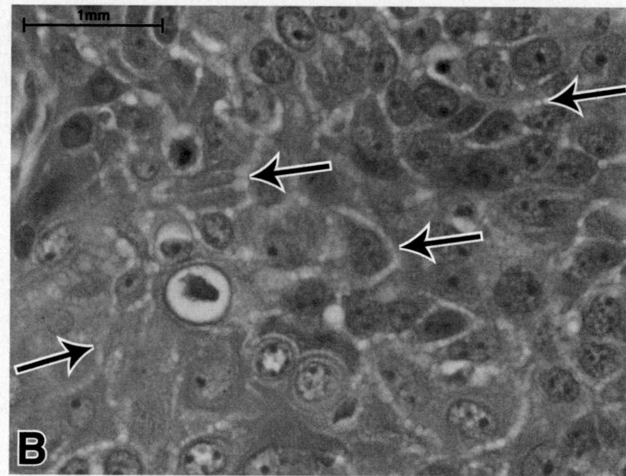

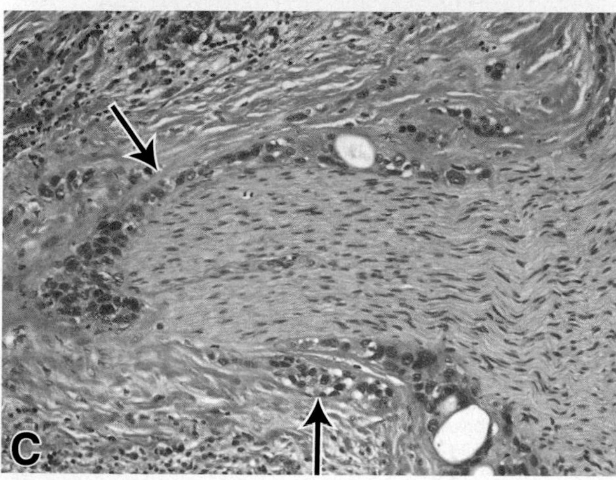

FIGURA 23-8. Carcinoma invasivo de células escamosas. A. Esta neoplasia infiltrativa se compone de nidos tumorales cohesivos. **B.** Un tumor menos diferenciado muestra células con núcleos pleomórficos, nucléolos prominentes, citoplasma eosinófilo brillante, que revela la queratinización, y puentes intercelulares (*flechas*) que interconectan células adyacentes. **C.** Invasión perineural por un carcinoma de células escamosas. El tumor (*flechas*) rodea un haz nervioso.

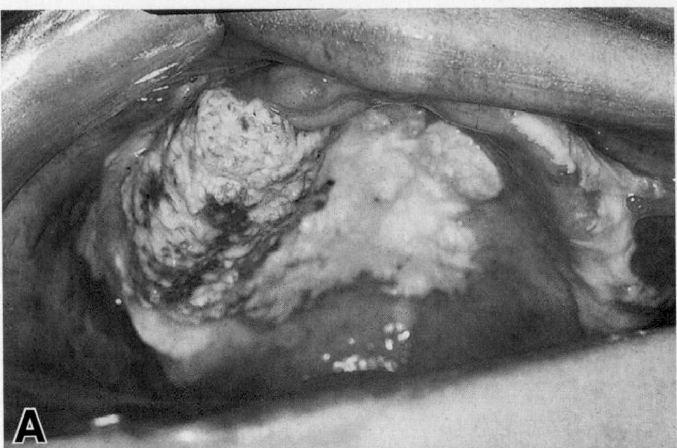

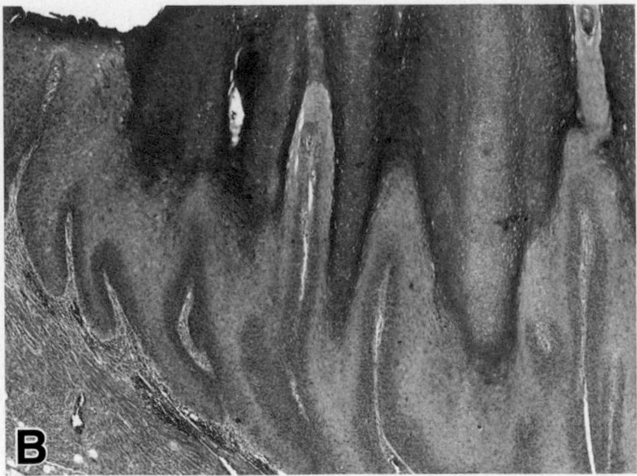

FIGURA 23-9. Carcinoma verrugoso. A. El tumor es blanco, con aspecto exofítico, y afecta el borde alveolar, entre los dientes y el paladar duro. Obsérvese el aspecto confluente plano y blanquecino (leucoplaquia) de la lesión en el paladar. **B.** En el análisis microscópico se aprecia queratinización prominente de la superficie (queratosis en «torres de iglesia»), que se compone de células planas uniformes con aspecto benigno que carecen de atipia celular, y clavas reticulares anchas o bulbosas con un margen «agresivo» orientado hacia la submucosa.

Los CCE bucales hacen metástasis principalmente en los nódulos linfáticos submandibulares, superficiales y cervicales profundos. En la autopsia, el 18 % de los pacientes también presentan metástasis axilares. Más de la mitad de los pacientes que fallecen por un CCE de cabeza y cuello presentan metástasis a distancia de origen hematógena, con mayor frecuencia en los pulmones, el hígado y los huesos.

La recidiva local se predice por el patrón de infiltración de un tumor: la microinvasión es menos favorable que un borde amplio «agresivo». Otros factores pronósticos son la profundidad de la invasión tumoral, la invasión perineural y la formación de émbolos tumorales linfovasculares. Los márgenes de resección negativos son importantes para el control local y regional del tumor.

Los **carcinomas verrugosos** (CV) son variantes altamente diferenciadas de los CCE que suelen aparecer en la sexta y séptima décadas; son localmente destructivos, pero no suelen hacer metástasis. Pueden aparecer en cualquier parte de esta región, pero son más frecuentes en la mucosa bucal, las encías y la laringe. Estos tumores suelen ser blanquecinos, de verrugosos a fungiformes o exofíticos, y suelen contar con una base de unión ancha (fig. 23-9A). Se componen de epitelio escamoso de aspecto benigno (sin displasia ni atipia), con una marcada queratinización superficial y un borde «agresivo» de clavas reticulares bulbosas (fig. 23-9B). Estos tumores tienen un buen pronóstico si se extirpan completamente.

NEOPLASIAS MALIGNAS DE GLÁNDULAS SALIVALES SECUNDARIAS

Alrededor del 50 % de los tumores intrabucales de glándulas salivales secundarias son malignos. Entre estos se incluyen el carcinoma mucoepidermoide, el carcinoma adenoide quístico y el adenocarcinoma polimorfos (*v.* más adelante). Algunas neoplasias malignas habituales de las glándulas salivales principales aparecen con menor frecuencia en las glándulas salivales secundarias (p. ej., adenocarcinoma de células acinares). El adenocarcinoma polimorfo y el carcinoma de células claras son más frecuentes en el paladar que en las glándulas salivales principales.

ENFERMEDADES BENIGNAS DE LOS LABIOS

Los labios se ven afectados por numerosos procesos degenerativos, inflamatorios y proliferativos. Algunos, sobre todo los que se manifiestan en la piel y las mucosas, son sistémicos; otros reflejan una enfermedad localizada. El **mucocele** es una lesión quística cargada de secreción mucinosa de las glándulas salivales secundarias que suele estar causada por un traumatismo (fig. 23-10).

ENFERMEDADES BENIGNAS DE LA LENGUA

MACROGLOSIA: ***todos los componentes de la lengua pueden estar afectados en enfermedades localizadas o sistémicas, algunas de las cuales pueden causar agrandamiento de dicha estructura.*** Cuando está presente al nacer, la macroglosia suele deberse a la existencia de un linfangioma difuso (fig. 23-11) o a un hemangioma, aunque rara vez puede deberse a una neurofibromatosis congénita o a una hipertrofia verdadera del músculo. La macroglosia con protrusión lingual se observa en el hipotiroidismo congénito, el síndrome de Hurler, la enfermedad por atesoramiento del glucógeno de tipo II (enfermedad de Pompe), el síndrome de Beckwith-Wiedemann y el síndrome de Down. La macroglosia adquirida deriva de la amiloidosis, la acromegalia y la infiltración, o bien de la obstrucción linfática que generan los tumores.

GLOSITIS: distintos microorganismos, efectos físicos, agentes químicos o enfermedades sistémicas pueden causar inflamación de la lengua. Algunas formas de glositis reflejan insuficiencias vi-

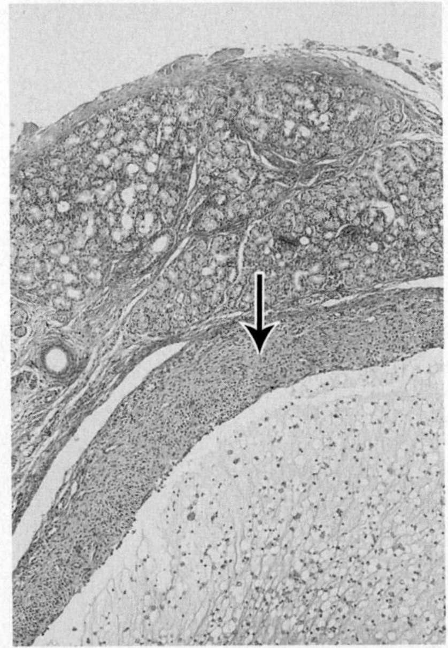

FIGURA 23-10. Mucocele del labio inferior. Esta lesión quística se relaciona con las glándulas salivales secundarias (*parte superior de la imagen*), y quizá deriven de un traumatismo que permitió la fuga del moco. El quiste tiene una pared fibrosa y se encuentra cubierto por tejido de granulación (*flecha*). La luz está ocupada por moco y contiene macrófagos numerosos (*parte inferior de la imagen*).

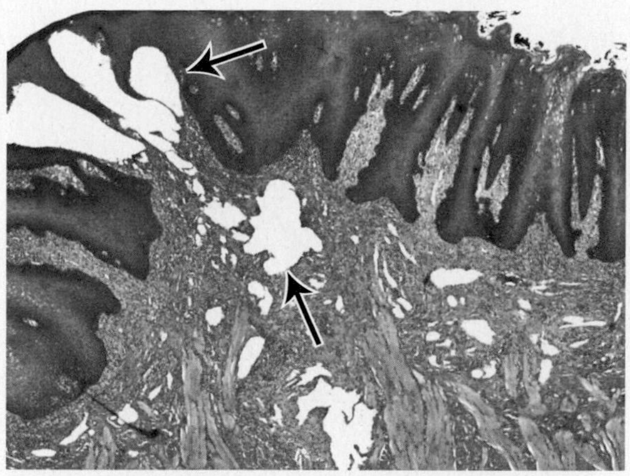

FIGURA 23-11. **Linfangioma lingual.** Los linfáticos dilatados de la submucosa (*flechas*) separan las fibras de músculo esquelético.

tamínicas de, por ejemplo, vitamina B_{12}, riboflavina, niacina (B_3) y piridoxina (B_6).

QUISTES Y TUMORES ODONTÓGENOS

Las lesiones odontógenas están relacionadas con el desarrollo de los dientes. Los **quistes odontógenos**, que surgen del epitelio odontógeno, pueden ser inflamatorios o de desarrollo. Los más frecuentes son los **quistes radiculares** (**apicales**, **periodontales**), que afectan el ápice de un diente, normalmente tras una infección de la pulpa dental.

Los quistes odontógenos se asocian a las coronas de dientes impactados, incluidos o sin erupción, y afectan con mayor frecuencia los terceros molares de la mandíbula y el maxilar. Se forman después del desarrollo completo de la corona: el líquido se acumula entre la corona y el epitelio suprayacente del esmalte. Los quistes odontógenos pueden complicarse por el desarrollo de un ameloblastoma o un CCE.

Los **ameloblastomas** son tumores del epitelio odontógeno y son tumores odontógenos con relevancia clínica más frecuentes. Son de crecimiento lento y localmente invasivos, y que suelen seguir un curso clínico benigno, si bien pueden ser localmente destructivos. La mayoría surgen en la rama de la mandíbula o el área molar, el maxilar o el suelo de la cavidad nasal. El tumor suele crecer con lentitud como una lesión central del hueso. Es frecuente que tengan un aspecto radiográfico de «burbuja de jabón». Estos tumores se asemejan al órgano del esmalte en sus distintos estadios de diferenciación, y un solo tumor puede mostrar varios patrones histológicos. Así, las células tumorales se parecen a los ameloblastos en los bordes de los nidos o cordones epiteliales, donde las células cilíndricas se orientan en dirección perpendicular a la membrana basal (fig. 23-12). El pronóstico es favorable, pero los tumores extirpados de forma incompleta recidivan. Algunos pueden hacer metástasis y, sin embargo, conservar su histología benigna (**ameloblastoma metastatizante**).

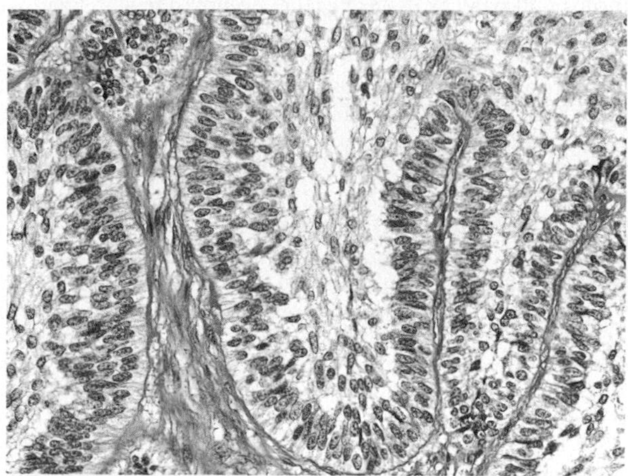

FIGURA 23-12. **Ameloblastoma.** Patrón histológico frecuente caracterizado por la presencia de islas de epitelio odontógeno con un área central estrellada similar a un retículo, y circundada por células basales con aspecto en «valla», que depende de la existencia de vacuolas subnucleares.

Los **carcinomas ameloblásticos** son francamente malignos, con atipia celular, necrosis, pleomorfismo nuclear y abundantes mitosis. Los núcleos pueden mostrar una expresión aberrante de β-catenina. Una mutación de sentido alterado en el gen *APC* (*adenomatous polyposis coli*), que desempeña un papel en el cáncer de colon y normalmente participa en la vía de señalización Wnt-β-catenina, también puede contribuir a la patogenia de los tumores odontógenos.

Cavidad nasal y senos paranasales

ANATOMÍA: las **aberturas de las narinas** (narinas anteriores) desembocan en el **vestíbulo nasal**, un espacio revestido de piel que contiene pelos y glándulas sebáceas. Más allá de las narinas, el tabique medio divide la cavidad nasal en dos cámaras simétricas, las **fosas nasales**. Cada fosa nasal tiene una **región olfativa**, formada por la concha nasal superior y la parte opuesta del tabique, y una **región respiratoria**, que forman el resto de la cavidad. Lateralmente, las conchas (cornetes) nasales inferior, media y superior sobresalen de los conductos nasales, o meatos, correspondientes.

Los senos paranasales son espacios aéreos pareados que comunican con la cavidad nasal. La porción respiratoria de la cavidad nasal está cubierta por un epitelio cilíndrico ciliado con células caliciformes intercaladas.

Estas interrelaciones anatómicas determinan las vías de propagación de enfermedades (fig. 23-13). Las infecciones pueden extenderse a los senos maxilares, etmoidales, frontales y esfenoidales, y causar enfermedad intraorbitaria e intracraneal. La diseminación a la vena de Vesalio, medial al foramen oval, pone en riesgo el seno cavernoso.

ENFERMEDADES NO NEOPLÁSICAS DE LA NARIZ Y EL VESTÍBULO NASAL

Casi todas las enfermedades de la piel pueden aparecer en la parte externa de la nariz, incluidas las lesiones debidas al daño solar (p. ej., queratosis actínica, carcinoma basocelular, CCE y melanoma maligno). Las numerosas glándulas sebáceas de la nariz suelen verse afectadas en el acné vulgar.

La **rosácea** es un trastorno crónico de la piel de las mejillas, la nariz, la barbilla y la parte central de la frente, caracterizado por telangiectasias (dilatación excesiva de las vénulas), rubor, eritema, pápulas, pústulas, rinofima (masa bulbosa protuberante en la nariz) y manifestaciones oculares. Se ha implicado a bacterias (p. ej., *Bacillus oleronius* y *Staphylococcus epidermidis*), así como a los ácaros *Demodex*. La inflamación es fundamental en esta enfermedad, aunque los factores iniciadores y la etiología de la rosácea siguen siendo desconocidos. Los antibióticos, como la tetraciclina y el metronidazol, son el tratamiento habitual.

El **rinofima** está causado por una hiperplasia intensa de las glándulas sebáceas y por la inflamación crónica de la piel en el acné rosáceo.

La **epistaxis** (**hemorragia nasal**) se debe con mayor frecuencia a traumatismos, pero tiene muchas causas, como la hipertensión, diversas anomalías hematológicas, afecciones inflamatorias y tumores de la mucosa nasal. La epistaxis suele originarse en una región triangular del tabique nasal anterior denominada «área de Little», donde la epidermis es delgada y las arterias etmoidal anterior, palatina mayor, esfenopalatina y labial superior se anastomosan para formar el **plexo de Kiesselbach**. A menudo se aprecian numerosos vasos sanguíneos dilatados o telangiectasias. En el área mencionada también se producen úlceras y perforaciones, que pueden estar causadas por diversas enfermedades o por traumatismos del tabique (tabla 23-1).

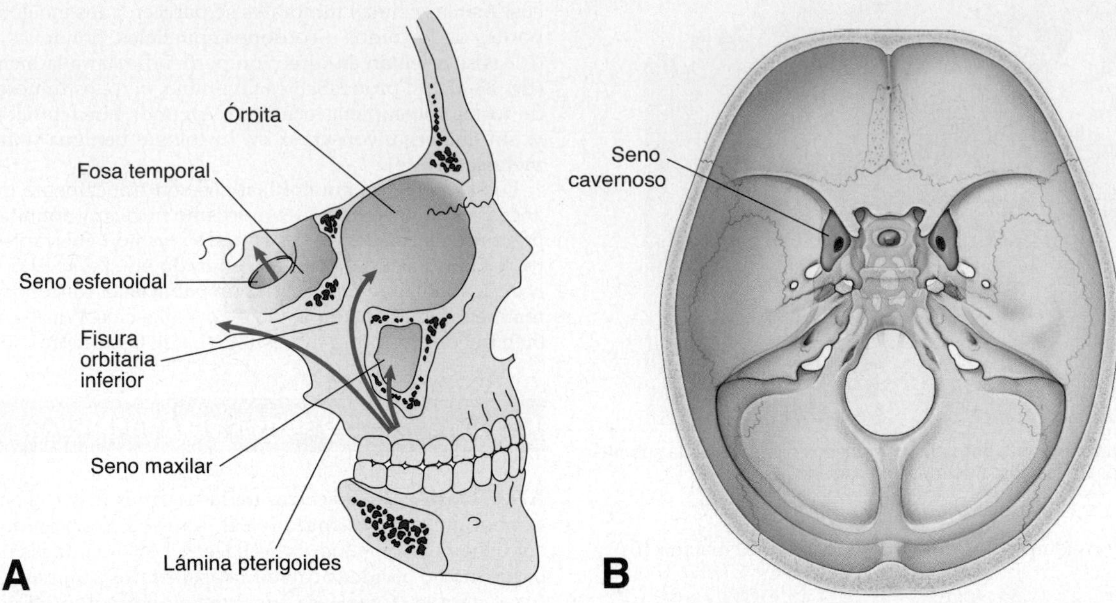

FIGURA 23-13. Vías óseas para la infección de la cavidad craneal a partir de la mandíbula. Las *flechas* indican la dirección de la diseminación a partir de los dientes hacia el seno maxilar, y a través de la fisura orbitaria inferior hacia la órbita. Se identifica una ruta más profunda a lo largo de la lámina pterigoidea lateral hasta la base del cráneo, donde en un punto medial al foramen oval se ubica una abertura pequeña que permite la entrada de la vena de Vesalio. A través de esta vena pequeña el plexo pterigoides se comunica con el seno cavernoso.

ENFERMEDADES NO NEOPLÁSICAS DE LA CAVIDAD NASAL Y LOS SENOS PARANASALES

La rinitis suele ser viral o alérgica

La rinitis es la inflamación de las membranas mucosas de la cavidad nasal y los senos paranasales. Sus causas van desde el resfriado común hasta infecciones inusuales como la difteria, el carbunco o el muermo (*v.* cap. 9).

RINITIS VIRAL: la causa más frecuente de rinitis aguda es la infección viral, típicamente el resfriado común (**catarro**). El virus se multiplica dentro de las células epiteliales, e induce su desprendimiento. La mucosa se edematiza y se inflama, y desarrolla un infiltrado de neutrófilos y células mononucleares. Desde el punto de vista clínico, la inflamación de la mucosa se percibe como congestión nasal. La secreción abundante de moco y el aumento de la permeabilidad vascular provocan **rinorrea** (flujo libre de moco nasal acuoso o «goteo nasal»).

Días después de un cuadro de rinitis viral puede presentarse una infección secundaria debida a la flora nasal y faríngea normal. La descarga serosa abundante se convierte entonces en purulenta, después de lo cual se desprende el epitelio superficial. Las células epiteliales se regeneran con rapidez una vez que la inflamación cede.

RINITIS ALÉRGICA (FIEBRE DEL HENO): existen numerosos alérgenos que se encuentran constantemente en el ambiente, y la sensibilidad a alguno de ellos puede inducir rinitis alérgica. Denominada en muchas ocasiones fiebre del heno, la rinitis alérgica puede ser de tipo agudo y estacional, o crónica y perenne.

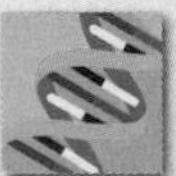

PATOGENIA MOLECULAR: las células plasmáticas de la mucosa nasal producen inmunoglobulina E (IgE), que se une a los mastocitos en la mucosa nasal. Cuando los alérgenos contenidos en el aire (p. ej., polen, moho o caspa de animales) se depositan aquí, activan el IgE unido a mastocitos o libre en las secreciones nasales específicamente dirigido contra estos alérgenos. Una vez activado, los mastocitos liberan gránulos citoplasmáticos que contienen diversos mediadores químicos y enzimas. Algunos mediadores están preformados y, por tanto, actúan con rapidez (p. ej., histamina); otros (como heparina o tripsina) se liberan lentamente de la matriz de los gránulos y, al final, otros (p. ej., leucotrienos) son sintetizados *de novo*. Se activa una respuesta rápida e inmediata, seguida por una reacción inflamatoria prolongada conforme los diferentes mediadores ejercen sus efectos, causando los signos y síntomas de la rinitis alérgica. Muchas de estas respuestas se deben a la histamina, que actúa a través de su receptor H_1.

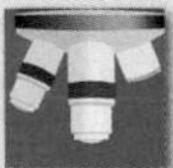

ANATOMOPATOLOGÍA: el incremento de la permeabilidad capilar que median las sustancias vasodilatadoras induce un edema de la mucosa nasal, en particular en los cornetes inferiores.

Es posible observar eosinófilos abundantes en las secreciones nasales o la mucosa. La fase tardía de las reacciones mediadas por mastocitos se relaciona con persistencia del edema mucoso, y se manifiesta por obstrucción nasal.

RINITIS CRÓNICA: los cuadros repetidos de rinitis aguda pueden desencadenar una rinitis crónica. En la rinitis crónica, la mucosa nasal se engrosa ante la hiperemia persistente, la hiperplasia de las glándulas mucosas y la infiltración por células linfocíticas y plasmáticas.

TABLA 23-1
CAUSAS DE PERFORACIÓN DEL TABIQUE NASAL

Causa
Traumatismo
Infecciones específicas (tuberculosis, sífilis, lepra)
Granulomatosis de Wegener
Lupus eritematoso
Exposición crónica al polvo (que contiene arsénico, cromo, cobre, otros)
Consumo de cocaína
Tumores malignos

Los pólipos nasales son tumefacciones benignas

Estos pólipos surgen en la nariz y los senos paranasales, sobre todo en la pared lateral o en el receso etmoidal. Pueden ser unilaterales o bilaterales, únicos o múltiples. Los síntomas incluyen obstrucción nasal, rinorrea y cefalea. La etiología es múltiple e incluye alergia, fibrosis quística, infecciones, diabetes mellitus e intolerancia al ácido acetilsalicílico. Están revestidas por epitelio respiratorio y cuentan con glándulas mucosas dentro de un estroma mucoide laxo, que contiene células plasmáticas, linfocitos y eosinófilos.

La sinusitis es la inflamación de las membranas mucosas

Suele reflejar infecciones bacterianas de los senos paranasales.

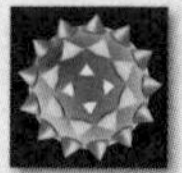

FACTORES ETIOLÓGICOS: cualquier trastorno (inflamación, neoplasia, cuerpo extraño) que interfiera con el drenaje o la aireación de los senos paranasales los vuelve susceptibles a la infección. Si se bloquea el orificio de un seno paranasal, las secreciones o el exudado se acumulan detrás del punto de obstrucción.

La sinusitis aguda corresponde a un cuadro de menos de 3 semanas de evolución producido en gran medida por la extensión de la infección a partir de la mucosa nasal. *Haemophilus influenzae* y *Branhamella catarrhalis* son los microorganismos más frecuentes. La sinusitis maxilar también puede derivar de infecciones odontológicas, caso en el cual las bacterias de las raíces del primer y el segundo molar penetran la placa ósea delgada que las separa del suelo del seno maxilar. La resolución incompleta de la infección o la sinusitis aguda recurrente pueden desencadenar sinusitis crónica, en la que el exudado purulento casi siempre aloja bacterias anaerobias.

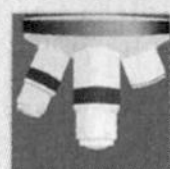

ANATOMOPATOLOGÍA: la sinusitis aguda o la crónica pueden ir seguidas por complicaciones diversas:

- **Mucocele**: un mucocele es una acumulación de secreciones mucosas dentro de un seno paranasal. Si se infecta, un mucocele puede hacer que el seno paranasal se llene de exudado purulento, situación que se denomina **piocele**. El exudado purulento dentro de un seno paranasal constituye un **empiema** (fig. 23-14). Los mucoceles se forman con más frecuencia en los compartimentos («celdillas») anteriores de los senos frontales y etmoidales. Se desarrollan con lentitud e inducen la reabsorción ósea por la presión que ejercen. Los mucoceles de los senos etmoidales anteriores o frontales pueden crecer en grado suficiente para desplazar el contenido de la órbita y, en ocasiones, erosionarla hasta entrar en el sistema nervioso central.
- **Osteomielitis**: la infección supurativa de las paredes del seno paranasal puede propagarse a través de los canales de Volkmann hacia el periostio, producir periostitis y abscesos subperiósticos. Si estos se forman en el costado orbitario del hueso, se genera una celulitis o un absceso orbitarios. La piel suprayacente a la infección muestra en muchas ocasiones edema intenso, y también pueden desarrollarse celulitis o abscesos subcutáneos. La osteomielitis también puede diseminarse con rapidez entre las tablas externa e interna del cráneo.
- **Tromboflebitis séptica**: la infección de los senos paranasales puede penetrar en el hueso y diseminarse hacia los sistemas venosos frontal y del diploe. La diseminación de la tromboflebitis séptica hacia el seno cavernoso a través de las venas oftálmicas superiores constituye una complicación que pone en riesgo la vida.
- **Infecciones intracraneales**: la sinusitis también puede desencadenar la diseminación de la infección hacia la cavidad craneal. Entre las lesiones que se observan en estos casos se encuentran los abscesos epidurales, subdurales e intraparenquimatosos, y la leptomeningitis purulenta. La diseminación puede producirse a través de los linfáticos y las venas, y no es necesaria una destrucción ósea importante.

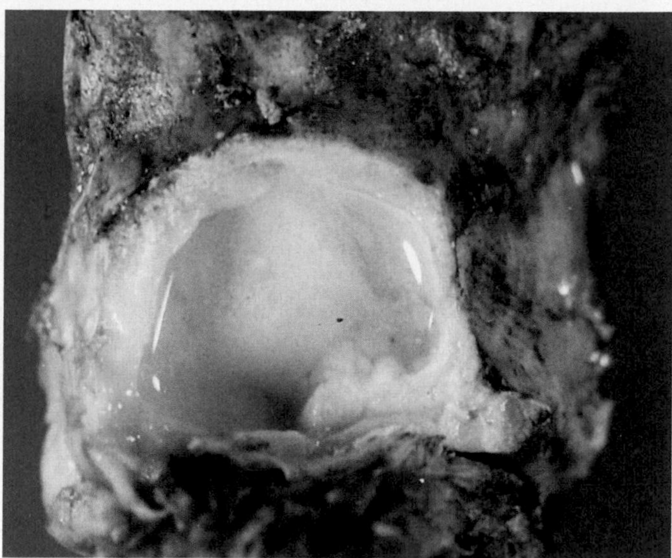

FIGURA 23-14. Empiema en el seno maxilar (corte sagital). Infección tras una obstrucción crónica del seno maxilar causada por un adenocarcinoma de la mucosa nasal.

La sífilis puede destruir el puente nasal

Los chancros primarios son infrecuentes en la nariz, si bien son comunes en las lesiones mucosas de la sífilis secundaria en esa estructura y la nasofaringe. En la sífilis terciaria, la inflamación puede afectar porciones grandes de la mucosa nasal, el cartílago subyacente y el hueso. Las gomas sifilíticas pericondrales y los periósticos pueden destruir el cartílago nasal y el hueso, y traer consigo el colapso del puente nasal, para generar una «nariz en silla de montar». La destrucción de las paredes óseas de la nariz también puede conducir a la perforación del tabique nasal, el paladar duro, la pared de la órbita o el seno maxilar.

La lepra se disemina a través de las secreciones nasales

Mycobacterium leprae se multiplica mejor a temperaturas bajas, de manera que prefiere los sitios más frescos del organismo, como las narinas y la porción anterior de la mucosa nasal. La afectación nasal es muchas veces la primera manifestación de la lepra. La mayor parte de los casos corresponde a las variantes tuberculoide e intermedia de la lepra (*v.* cap. 9). La piel en torno a las narinas y la mucosa nasal anterior muestra nódulos, ulceración o perforaciones. La afectación nasal es importante, puesto que la lepra se disemina a través de secreciones nasales en que abundan los bacilos.

El rinoescleroma es una infección bacteriana crónica

El rinoescleroma (escleroma) es un proceso inflamatorio crónico que produce un diplobacilo gramnegativo, *Klebsiella rhinoscleromatis*. Suele iniciarse en la nariz y permanecer localizado, pero puede diseminarse lentamente hacia la nasofaringe, la laringe y la tráquea. En casos raros, el rinoescleroma se identifica en otros sitios, como los senos paranasales, los tejidos orbitarios, la piel, los labios, la mucosa bucal, los nódulos linfáticos cervicales y el tubo digestivo. Es endémico en ciertos países del Mediterráneo y algunas regiones de Asia, África y América Latina. También se presentan casos de origen local en Estados Unidos. Afecta a ambos sexos, y a individuos de cualquier edad. Casi todas las personas afectadas tienen una higiene doméstica y personal deficiente.

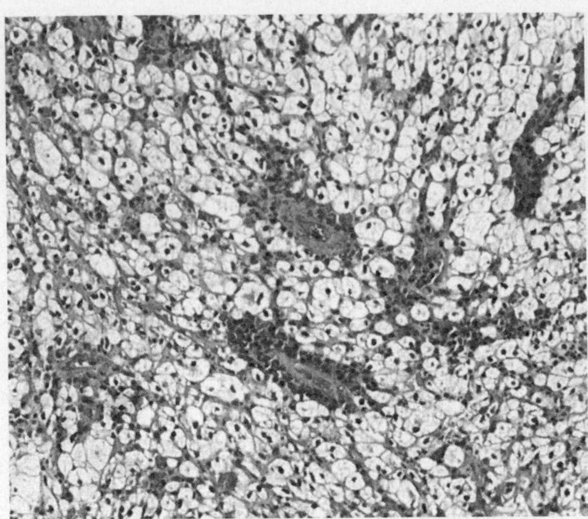

FIGURA 23-15. Rinoescleroma. Tejido de granulación que contiene macrófagos espumosos abundantes (células de Mikulicz).

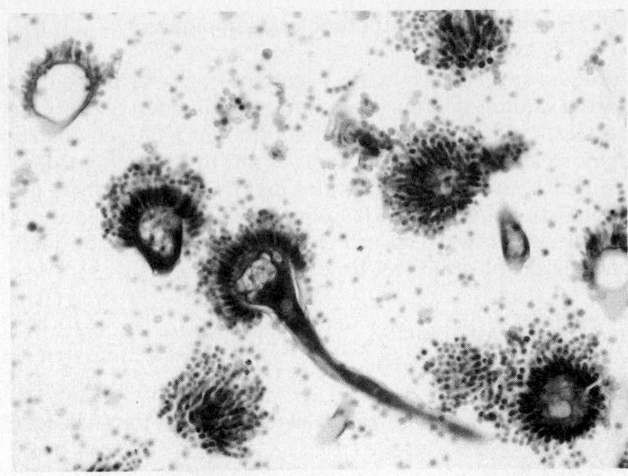

FIGURA 23-16. ***Aspergillus.*** Esta vista microscópica de una masa de color verde obtenida de un paciente con linfoma constata la presencia de abundantes cabezas aspergilares.

ANATOMOPATOLOGÍA: los tejidos infectados se aprecian firmes, muy engrosados, con nodulación irregular y ulceración frecuente. El tejido de granulación llama la atención por su riqueza en células plasmáticas, linfocitos y macrófagos espumosos (fig. 23-15). Los grandes macrófagos característicos, o células de Mikulicz, contienen masas de bacilos fagocitados. La enfermedad es tratable con antibióticos.

La mayoría de las infecciones micóticas de la nariz y los senos paranasales son oportunistas

Los hongos patógenos pueden afectar a la nariz y a los senos paranasales como parte de una infección cutánea o mucocutánea, en particular cuando existe inmunodeficiencia (*v.* cap. 9).

La candidiasis es la infección micótica más frecuente de la mucosa nasal, que por lo general acompaña a los cuadros bucales y faríngeos (**muguet**). La **aspergilosis** es rara y, cuando se produce, suele afectar un seno paranasal. Los hongos pueden diseminarse hacia los senos venosos, las meninges y el cerebro. La aspergilosis de las estructuras senonasales puede ser o no invasiva, lo que incluye la variante angioinvasiva. Los tipos no invasivos de sinusitis por *Aspergillus* incluyen la **sinusitis micótica alérgica** y el **micetoma sinusal** (las denominadas bolas micóticas).

Sinusitis micótica alérgica

La sinusitis micótica alérgica (SMA) es una reacción de hipersensibilidad a los antígenos micóticos, al igual que la aspergilosis broncopulmonar alérgica (*v.* cap. 31, en línea). La SMA se produce a todas las edades, pero es más frecuente en niños o adultos jóvenes, especialmente en pacientes con atopia o con «hipersensibilidad» inmunitaria. Cualquier seno puede estar afectado, pero los senos maxilares y etmoidales lo están con mayor frecuencia.

Las **bolas micóticas** o **aspergilomas** se desarrollan en individuos con competencia inmunitaria, por lo general con enfermedad sinusal crónica relacionada con un drenaje deficiente. En estos casos, los hongos proliferan y constituyen una masa densa de hifas que desencadena una obstrucción nasal. Pueden existir evidencia de destrucción ósea y síntomas oftálmicos.

Sinusitis micótica invasiva

La sinusitis micótica invasiva suele observarse en pacientes con inmunodepresión (fig. 23-16). En los casos aislados de **aspergilosis rinocerebral**, los microorganismos se diseminan hacia los senos venosos, las meninges y el cerebro, y pocos pacientes sobreviven. La **mucormicosis** es una infección que pone en riesgo la vida, sobre todo en pacientes con diabetes e inmunodepresión. Suele afectar la nasofaringe, pero puede invadir la piel, los huesos, la órbita y el cerebro.

La **rinosporidiasis** está causada por *Rhinosporidium seeberi*. La enfermedad es endémica en Sri Lanka y en algunas regiones de la India, así como en Centroamérica y Sudamérica. La mucosa nasal afectada contiene masas polipoides vascularizadas. En la microscopía, los pólipos muestran inflamación crónica intensa y esporangios esféricos característicos de 50 µm a 350 µm. (fig. 23-17).

Leishmaniosis (también conocida como kala-azar)

La nariz es una estructura que se ve muy afectada con frecuencia en la leishmaniosis cutánea, la cual provoca *Leishmania brasiliensis* (*v.* cap. 9). La enfermedad nasal, también se conoce como **espundia**, tiene lugar en Centroamérica y Sudamérica. Las lesiones iniciales son úlceras cutáneas que se resuelven en unos cuantos meses. En algunos individuos se desarrollan lesiones mucocutáneas en la nariz o en el labio superior después de un intervalo de meses o años. Es probable que la infección se disemine mediante contacto de los dedos contaminados con el tejido nasal. La mucosa infectada muestra lesiones polipoides inflamatorias y úlceras superficiales. En una fase temprana de la infección, muchos macrófagos contienen parásitos. Más adelante se desarrolla una respuesta granulomatosa de tipo tuberculoide con escasos parásitos reconocibles. Puede producirse una sobreinfección bacteriana que causa la destrucción del tejido blando y el colapso de la porción cartilaginosa anterior del tabique nasal.

La granulomatosis con polivasculitis es una enfermedad sistémica que afecta la nariz y las vías respiratorias inferiores

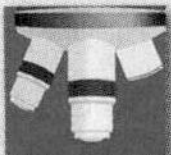

ANATOMOPATOLOGÍA: este trastorno, antes denominado granulomatosis de Wegener, puede afectar muchos órganos (*v.* caps. 29, 31 [ambos en línea] y 1). Las estructuras sinonasales pueden dañarse como parte del cuadro sistémico, o bien el proceso puede localizarse en esta región. La perforación del tabique y la ulceración de la mucosa pueden ir seguidas de una destrucción progresiva lenta de la nariz y los senos paranasales que conduzca al desarrollo de la deformidad nasal en «silla de montar».

Es posible que ciertos síntomas generales, como fiebre, malestar general y pérdida ponderal, acompañen al cuadro local, que se caracteriza por hemorragia nasal, sinusitis y rinorrea. Las lesiones nasales muestran necrosis de tipo isquémico, vasculitis, inflamación crónica mixta, células gigantes multinucleadas diseminadas y microabscesos. No se identifican granulomas bien estructurados. La enfermedad activa se asocia a la elevación sérica de los anticuerpos anticitoplasmáticos de neutrófilos (*v.* cap. 4) y de proteinasa de tipo 3 (PR3).

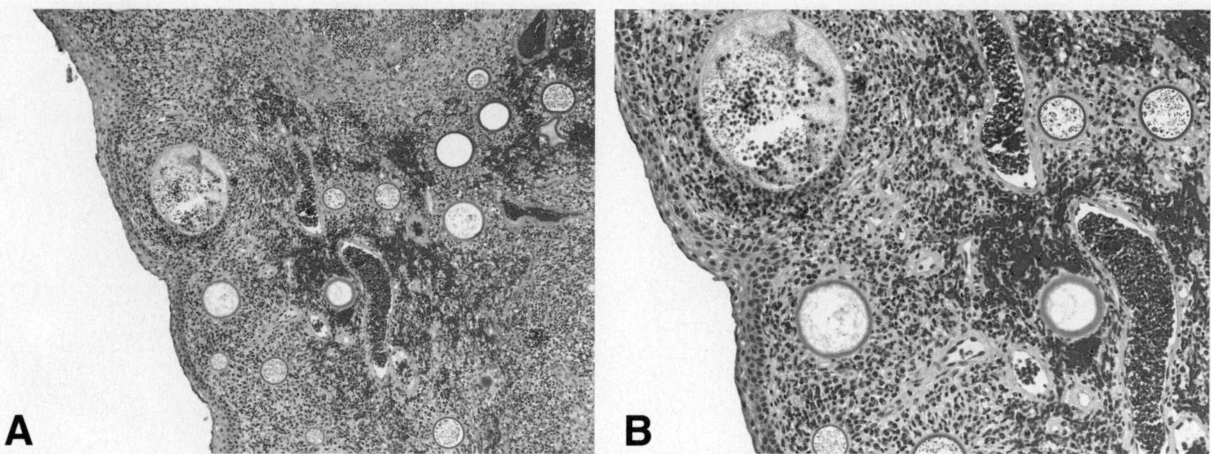

FIGURA 23-17. **Rinosporidiosis. A.** La metaplasia escamosa de la superficie de la mucosa a la izquierda puede observarse sobre espacios que parecen «perforados». **B.** A mayor aumento se observan esporangios de paredes gruesas llenos de endosporas, cuyo diámetro mayor es de aproximadamente 6-10 μ.

Tumores benignos de la cavidad nasal y los senos paranasales

PAPILOMA ESCAMOSO: es el tumor benigno más frecuente de la cavidad nasal. Se parece a una verruga (*verruca vulgaris*) y casi siempre se produce en el vestíbulo nasal.

PAPILOMAS DE SCHNEIDER: estas neoplasias benignas surgen de la mucosa sinonasal (de Schneider) y se componen de una proliferación epitelial escamosa o cilíndrica con células mucosas asociadas. Hay tres tipos benignos del papiloma que se denominan de manera colectiva papilomas de Schneider: **invertido**, **oncocítico** (de células cilíndricas) y **fungiforme** (exofítico, septal). Los papilomas de Schneider representan menos del 5% de los tumores de las estructuras senonasales (fig. 23-18).

PAPILOMA INVERTIDO: este tumor afecta a la pared nasal lateral y puede diseminarse hacia los senos paranasales. Los papilomas invertidos se producen sobre todo en personas de edad media. Como su nombre indica, muestran inversión del epitelio superficial hacia el interior del estroma subyacente (fig. 23-18B). Los serotipos de VPH de los tipos 6 y 11, y en ocasiones menos frecuentes de otros tipos (16, 18, 33, 40, 57), se han identificado, pero son de significado incierto. Si bien son benignos, estos tumores pueden erosionar el hueso por presión. La resección quirúrgica debe extenderse más allá de los límites macroscópicos aparentes de la lesión, pues de lo contrario puede recurrir. En el 5% de los casos los papilomas invertidos dan origen a un CCE.

NEOPLASIAS MALIGNAS DE LA CAVIDAD NASAL Y LOS SENOS PARANASALES

El carcinoma de células escamosas se relaciona a menudo con factores de riesgo laboral

Más de la mitad de los carcinomas de la cavidad nasal y los senos paranasales se origina en el antro del seno maxilar, una tercera parte dentro de la cavidad nasal, el 10% en los senos etmoidales y el 1% en los senos esfenoidal y frontal.

La mayoría son CCE queratinizantes o no queratinizantes (tabla 23-2). Un 15% son adenocarcinomas o carcinomas indiferenciados. Los tumores del seno maxilar pueden producir una deformidad facial evidente por invasión de los tejidos adyacentes. La afectación del nervio facial puede causar la caída de la boca en un lado debido a la parálisis del nervio facial.

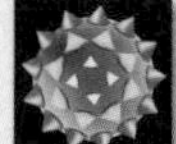

ETIOLOGÍA: varios productos químicos industriales pueden inducir cáncer nasal y de los senos paranasales, como el níquel, el cromo y los hidrocarburos aromáticos. Los ámbitos laborales en lo que se refiere a un riesgo incrementado de cáncer de nariz y senos paranasales (pero en los cuales no se ha identificado a un agente químico

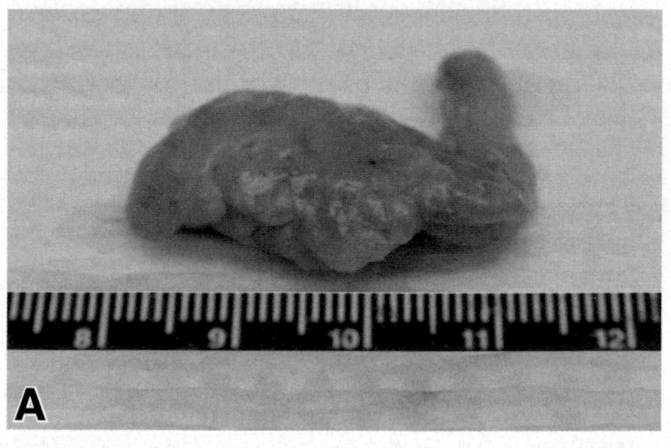

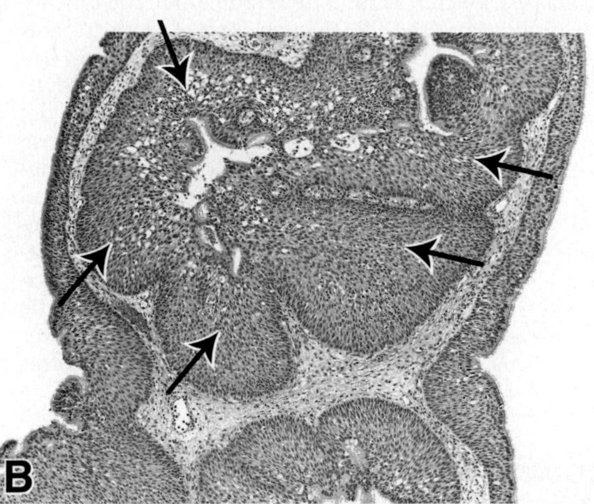

FIGURA 23-18. **Papiloma sinonasal invertido. A.** Fotografía macroscópica de un papiloma sinonasal invertido. **B.** Nidos epiteliales que crecen (en inversión) hacia el interior de la mucosa en la dirección de las flechas. Se componen de una proliferación epitelial celular uniforme, con células inflamatorias y microquistes y microquistes.

TABLA 23-2

VARIANTES DEL CARCINOMA DE CÉLULAS ESCAMOSAS

Carcinoma de células escamosas acantolítica
Carcinoma adenoescamoso
Carcinoma de células escamosas basaloides
Carcinoma verrugoso
Carcinoma de células escamosas papilar
Carcinoma sarcomatoide
Carcinoma verrugoso
Carcinoma linfoepitelial (no nasofaríngeo)

específico) son la carpintería en la industria del mueble, el uso de aceites para corte y las industrias textiles que trabajan el cuero.

Los trabajadores del níquel son propensos a los CCE, que aparecen sobre todo en el cornete medio, con latencias que van de 2 a más de 30 años. La mayoría de las otras exposiciones ocupacionales conducen principalmente a adenocarcinomas y se producen sobre todo en los senos maxilares y etmoidales. Debido a estos factores de riesgo laboral, los cánceres de nariz y senos paranasales se dan con mucha más frecuencia en hombres y después de los 50 años. Estos tumores crecen de forma implacable e invaden las estructuras adyacentes, pero no suelen hacer metástasis. La supervivencia suele ser de pocos años.

El neuroblastoma olfativo se origina en la cresta neural

Este tumor, también denominado estesioneuroblastoma, es poco frecuente. Tiene un ligero predominio masculino. Aunque puede aparecer a casi cualquier edad, lo más frecuente es una distribución bimodal en la segunda y sexta décadas.

ANATOMOPATOLOGÍA: este cáncer se origina a partir de la mucosa olfatoria que cubre el tercio superior del tabique nasal, la lámina cribosa (fig. 23-19A) y el cornete superior. El tumor suele ser polipoide y muy vascularizado, y muestra distintos patrones histológicos, que dependen de la cantidad de material neurofibrilar intercelular. Las células tumorales son un poco mayores que los linfocitos, con núcleos redondos y una distribución regular de la cromatina, con un citoplasma poco visible (fig. 23-19B). Pueden formar seudorrosetas (rosetas de Homer Wright) o rosetas neurales verdaderas (rosetas de Flexner-Wintersteiner). En 2017, la Organización Mundial de la Salud (OMS) adoptó un sistema de determinación del grado con cuatro niveles, basado en la arquitectura lobulillar, el número de mitosis, la necrosis, el pleomorfismo nuclear, la matriz fibrilar y las rosetas. Los neuroblastomas olfativos expresan sinaptofisina y enolasa específica neuronal, pero no citoqueratina ni antígeno de la membrana epitelial. La proteína S-100 a menudo rodea a los nidos o a los lobulillos (**células sustentaculares**), sobre todo en los tumores de grado inferior. Las células de los neuroblastomas olfativos presentan gránulos neurosecretores intracitoplasmáticos como los de los neuroblastomas de otras localizaciones.

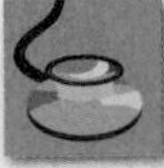

CARACTERÍSTICAS CLÍNICAS: los neuroblastomas olfativos invaden y destruyen las estructuras óseas con lentitud, y se diseminan con facilidad a través de los linfáticos hacia los nódulos linfáticos regionales y los distantes. La diseminación hematógena es menos frecuente. El pronóstico generalmente corresponde al grado tumoral. Es clave la extirpación total y la resección craneofacial con quimioterapia y/o radioterapia proporciona una supervivencia a 5 años del 85%.

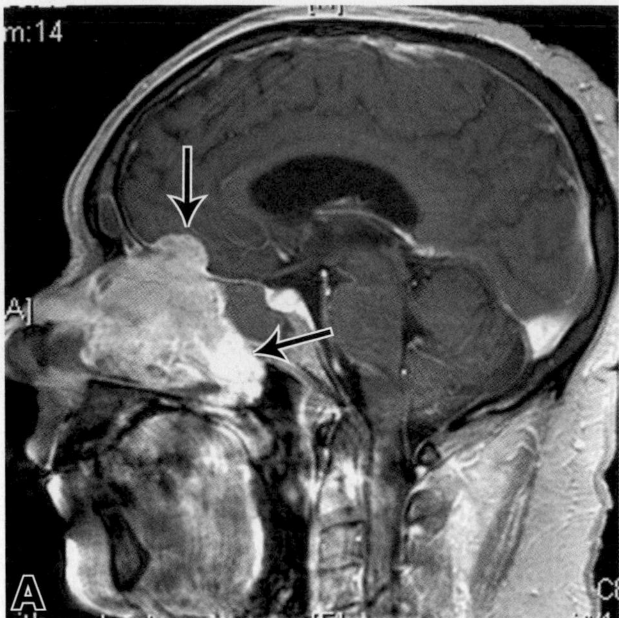

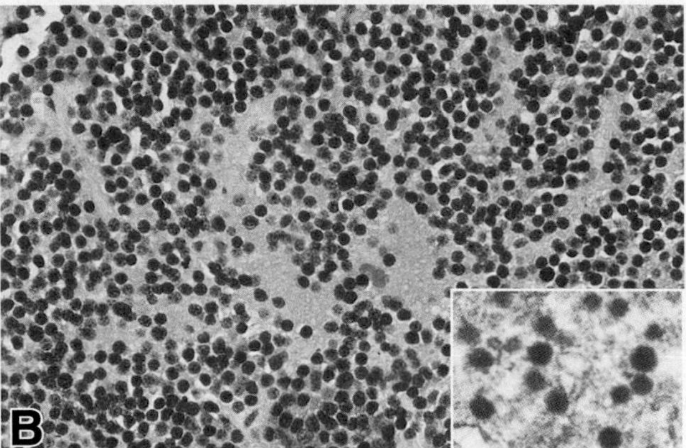

FIGURA 23-19. Neuroblastoma olfatorio. A. Corte sagital obtenido mediante resonancia magnética en modalidad T1 tras la administración de contraste, que revela la existencia de una masa hiperintensa (*flechas*) que surge a partir de la placa cribiforme y llena la cavidad nasal. **B.** El tumor se compone de células redondas pequeñas con núcleos hipercrómicos y un estroma eosinófilo que representa la matriz neurofibrilar. *Recuadro:* una micrografía electrónica revela la existencia de gránulos intracitoplasmáticos de tipo secretor limitados por membrana, con núcleos densos.

El linfoma angiocéntrico de tipo nasal de linfocitos naturales/linfocitos T es altamente mortal

Estos tumores, denominados alguna vez **granuloma letal de la línea media**, granuloma maligno de la cara, reticulosis maligna de la línea media y reticulosis polimorfa, actualmente son reconocidos como linfomas malignos.

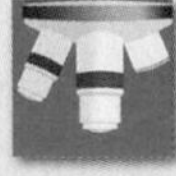

ANATOMOPATOLOGÍA: el infiltrado linfático característico tiene abundnate necrosis y polimorfismo nuclear. Es posible que se desarrollen áreas necróticas similares en las vías aéreas superiores, los pulmones y el tubo di-

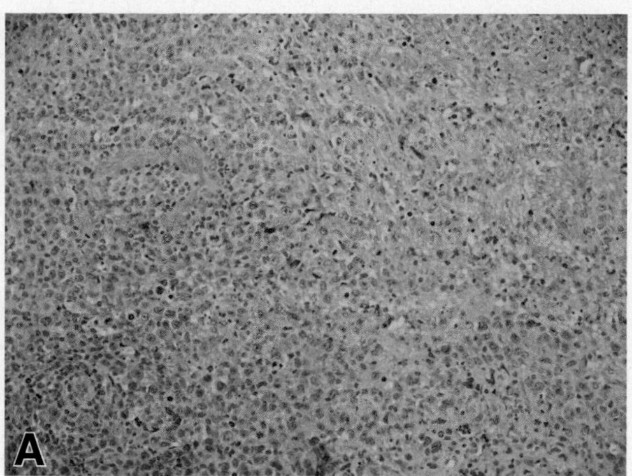

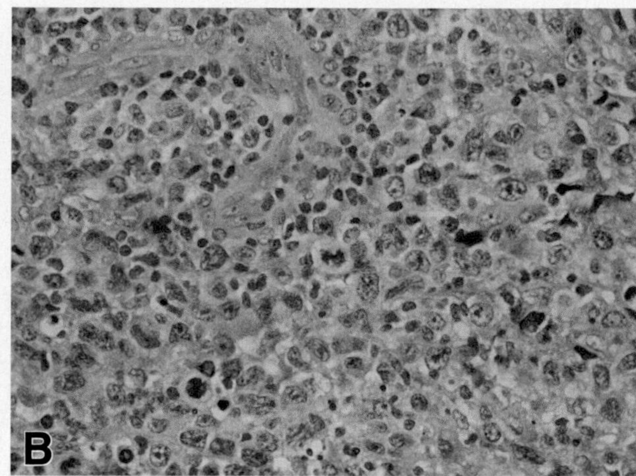

FIGURA 23-20. Linfoma angiocéntrico de linfocitos citolíticos naturales/de linfocitos T. A. A menor aumento se observa un infiltrado linfocítico atípico con invasión vascular y áreas de necrosis. **B.** A mayor aumento se observan mitosis anómalas y un marcado pleomorfismo nuclear. (Fotografía cortesía del Dr. Kyle Bradley, Emory University Hospital, Atlanta, GA.).

gestivo, pero puede afectar cualquier órgano. Las células tumorales rodean a los vasos sanguíneos de mediano calibre (angiocéntrico), infiltran las paredes vasculares (angioinvasivo), ocluyen con frecuencia las luces vasculares como lo hace un trombo y desencadenan necrosis de los tejidos adyacentes (tipo isquémico; fig. 23-20). ***La infección por VEB se relaciona con este tipo de linfoma.***

CARACTERÍSTICAS CLÍNICAS: el linfoma de linfocitos citolíticos naturales/linfocitos T de tipo nasal suele tener inicio progresivo y se manifiesta por una rinitis o sinusitis inespecífica. De manera gradual, la mucosa nasal desarrolla edema e induración y, finalmente, ulceración. Las úlceras están cubiertas por una costra negra, bajo la cual se aprecia la erosión del cartílago y el hueso, lo que produce defectos del tabique nasal, el paladar duro y la nasofaringe, con consecuencias funcionales graves. Suele afectarse la piel de la porción media de la cara. La enfermedad se mantiene localizada en la mitad de los pacientes, pero muestra diseminación amplia en la otra mitad. La muerte es secundaria a la infección bacteriana, la neumonía por aspiración o la hemorragia a partir de los vasos sanguíneos grandes erosionados. Los infiltrados de estos linfomas son, al menos inicialmente, radiosensibles, y también se ha documentado su remisión con citotóxicos.

Nasofaringe y bucofaringe

ANATOMÍA: la nasofaringe tiene continuidad en su región anterior con las cavidades nasales; su techo está constituido por el cuerpo del hueso esfenoides, y su pared posterior por las vértebras cervicales.

Las aberturas de la tuba faringotimpánica (trompa de Eustaquio) se ubican en las paredes laterales de la nasofaringe. En los neonatos está cubierta por epitelio cilíndrico ciliado seudoestratificado. Con el paso de los años, áreas amplias (80 %) de este son reemplazadas por epitelio escamoso estratificado. La mucosa aloja glándulas mucosas numerosas y tejido linfático abundante.

El anillo de Waldeyer es una banda circular de tejido linfático que se ubica en la región en que la bucofaringe se abre hacia las vías respiratoria y digestiva. El tejido linfático que se localiza en la región superior de la pared posterior integra las amígdalas nasofaríngeas, que de mostrar hiperplasia se denominan adenoides. Las amígdalas palatinas tienen una ubicación lateral, en el punto en que la faringe se conecta con la cavidad bucal, y están cubiertas por epitelio escamoso estratificado, que recubre sus pliegues (criptas amigdalinas) hacia el interior del tejido linfático. Las criptas suelen contener epitelio descamado, linfocitos, algunos neutrófilos y microorganismos saprófitos, como bacterias, *Candida* y actinomicetos. También es posible identificar patógenos (p. ej., *Corynebacterium diphtheriae*, meningococo) en la faringe de personas sanas. El anillo de Waldeyer está bien desarrollado en niños y contiene folículos con centros germinales. De hecho, las amígdalas contienen el cúmulo más abundante de linfocitos B en un niño sano. El tejido linfático faríngeo muestra disminución considerable al llegar a la edad adulta. Presenta involución gradual al avanzar la edad, pero no desaparece en su totalidad.

HIPOPLASIA E HIPERPLASIA DEL TEJIDO LINFÁTICO FARÍNGEO

La **agammaglobulinemia de Bruton ligada al sexo** (*v.* cap. 4) afecta solo a los hombres, que tienen un tejido linfático mínimo o inexistente en las amígdalas, la faringe y los intestinos (placas de Peyer y apéndice). Muestran un timo con desarrollo normal. La **atrofia** del tejido linfático de la faringe es común en pacientes con inmunodepresión crónica. La radioterapia local también puede determinar una pérdida importante del tejido linfático del anillo de Waldeyer. La hiperplasia del tejido linfático de la nasofaringe se observa tras las infecciones o la irritación crónica secundaria a polvo, humo y emanaciones. En algunas inmunodeficiencias primarias (disgammaglobulinemia de tipo I o hiperplasia linfática nodular) puede observarse el aumento de volumen de las amígdalas, lo que se presume que refleja una respuesta adaptativa del sistema inmunitario.

INFECCIONES

La faringitis y la amigdalitis se encuentran entre los trastornos más frecuentes de la cabeza y el cuello. La inflamación nasofaríngea se produce principalmente en niños, pero también es frecuente en adolescentes y adultos jóvenes. Las infecciones virales o bacterianas pueden limitarse a las amígdalas palatinas, pero también pueden afectar las amígdalas nasofaríngeas o la mucosa faríngea adyacente, a menudo como parte de una infección generalizada de las vías respiratorias superiores. Los virus son los agentes infecciosos principales: gripe, virus paragripal, adenovirus, virus sincitial respiratorio y rinovirus, que se propagan por gotitas o por contacto directo.

S. pyogenes es la causa más importante de faringitis y amigdalitis porque puede provocar graves secuelas supurativas y no supurativas. La **difteria** todavía produce faringitis en algunos países. Estas infecciones se caracterizan por un exudado o, en el caso de la difteria, una seudomembrana sobre las amígdalas y la faringe.

La **amigdalitis aguda** suele ser debida a *S. pyogenes* (estreptococos β-hemolíticos del grupo A). En la **amigdalitis folicular**, exudados puntiformes pueden extruir de las criptas.

En la **amigdalitis seudomembranosa**, la mucosa necrótica queda cubierta por una capa de exudado, como tiene lugar en la difteria o en la **angina de Vincent**. Esta última la causan bacilo fusiformes y espiroquetas, presentes en la flora bacteriana normal de la boca. Estos microorganismos se vuelven patógenos cuando la resistencia local o sistémica es baja (p. ej., después de una lesión de la mucosa o en caso de desnutrición).

La amigdalitis recurrente o crónica no es tan frecuente como se consideró en alguna época, y la hipertrofia amigdalina en los niños no implica la existencia de amigdalitis crónica. Sin embargo, las infecciones repetidas pueden inducir el aumento de volumen de las amígdalas y las adenoides, y generar obstrucción en las vías respiratorias. La amigdalitis estreptocócica de repetición puede desencadenar fiebre reumática o glomerulonefritis en niños, que pueden beneficiarse de una amigdalectomía.

El **absceso periamigdalino** es una acumulación de material purulento que se aloja por detrás de la cápsula posterior de la amígdala, casi siempre producida por estreptococos α-hemolíticos y β-hemolíticos. Alrededor de una tercera parte de los pacientes cuenta con el antecedente de amigdalitis. Si no reciben tratamiento, estos abscesos pueden desencadenar situaciones que ponen en riesgo la vida: *(1)* con la ayuda de la gravedad, tienen capacidad para disecar en dirección inferior hacia el seno piriforme y obstruir la vía respiratoria o drenar en esta; *(2)* pueden extenderse en sentido lateral hacia el espacio parafaríngeo (absceso parafaríngeo) y debilitar la pared de la arteria carótida, o *(3)* pueden penetrar y diseminarse en sentido caudal siguiendo el manguito carotídeo hasta el mediastino o, en dirección cefálica, hasta la base del cráneo o la cavidad craneal, con consecuencias desastrosas.

La **mononucleosis infecciosa** (que se relaciona con la infección por VEB) suele presentarse por una amigdalitis exudativa con faringitis, con frecuencia aunada a una linfoadenopatía cervical posterior. La **adenoiditis** representa la hiperplasia inflamatoria crónica del tejido linfático faríngeo. Este trastorno suele acompañarse de amigdalitis crónica o rinitis, casi siempre en niños. El aumento de volumen de las adenoides puede generar obstrucción parcial o completa de la tuba faringotimpánica, y desencadenar otitis media.

NEOPLASIAS

El angiofibroma nasofaríngeo es un tumor de hombres adolescentes

Estos tumores, una vez denominados angiofibromas nasofaríngeos juveniles, son poco comunes, altamente vasculares de la nasofaringe. Su histología es benigna, si bien muestra agresividad local. Se forman con más frecuencia en varones adolescentes, pero no se limitan a este grupo de edad.

ANATOMOPATOLOGÍA: los angiofibromas son masas multinodulares, lobulilladas o lisas, de tono rosa-blanquecino, que pueden mostrar ulceración superficial y vasos sanguíneos visibles (fig. 23-21A). Suelen surgir en la submucosa de la **pared posterolateral de la nariz** y tienden a expandirse hacia las estructuras adyacentes, con lo que producen efectos locales de masa. Pueden crecer a través de las fisuras y forámenes del cráneo o destruir el hueso y diseminarse a estructuras adyacentes, como la cavidad nasal, los senos paranasales, la órbita, la fosa craneal media o la fosa pterigomaxilar.

Los angiofibromas cuentan con componentes vasculares y del estroma (fig. 23-21B). Los vasos sanguíneos varían en tamaño y forma; sus paredes carecen de una capa de músculo liso y lo contienen en disposición irregular. Los fibroblastos del estroma expresan una β-catenina nuclear aberrante (fig. 23-21C).

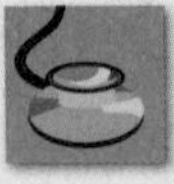

CARACTERÍSTICAS CLÍNICAS: los angiofibromas remiten de manera espontánea tras la pubertad. Responden al tratamiento con estrógenos, de manera que se piensa que tienen regulación hormonal y dependen de andrógenos. Los defectos de la pared vascular impiden la vasoconstricción, lo que desencadena una hemorragia intensa posterior a un traumatismo. Las biopsias pueden ser de este modo peligrosas, y se encuentran contraindicadas. La radioterapia también es efectiva. Puede recurrirse a la embolización preoperatoria con el objetivo de reducir la vascularidad antes del procedimiento. Existe una tendencia familiar al desarrollo de estos tumores; son 25 veces más frecuentes en individuos con el síndrome de poliposis adenomatosa familiar.

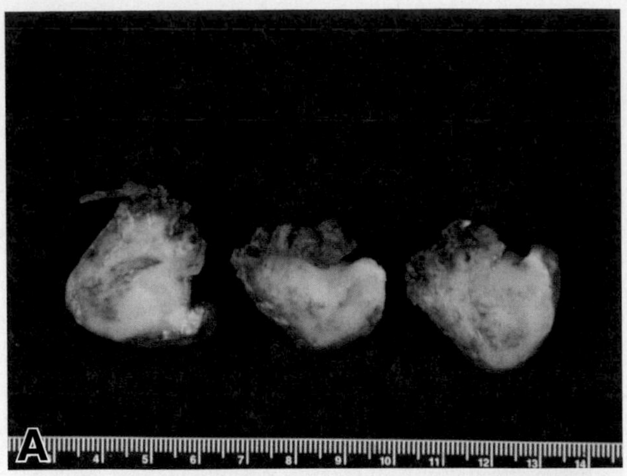

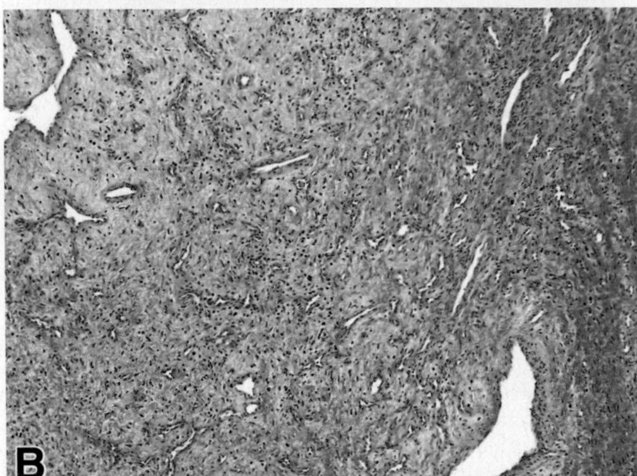

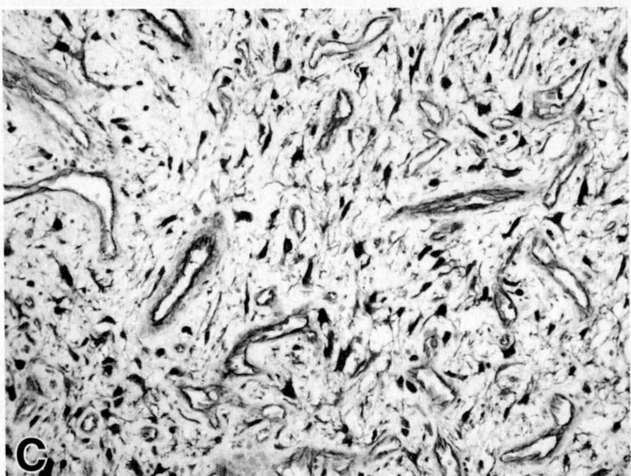

FIGURA 23-21. Angiofibroma nasofaríngeo. A. La superficie de corte del tumor se aprecia densa y esponjosa. **B.** A nivel microscópico, se compone de estructuras vasculares en forma de hendidura en un estroma colagenoso. **C.** La inmunohistoquímica para β-catenina constata un marcado nuclear aberrante.

Los carcinomas de células escamosas bucofaríngeos suelen estar asociados a la infección por el VPH

En Estados Unidos, el 80% de los CCE bucofaríngeos están asociados a serotipos de VPH de alto riesgo. Estos cánceres, denominados carcinomas de células escamosas de cabeza y cuello asociados al VPH (CCECC-VPH), surgen principalmente de las amígdalas palatinas y linguales y son tumores no queratinizantes de tipo celular basaloide (fig. 23-22A). Estos tumores pueden ser pequeños y difíciles de detectar y a menudo se presentan como cáncer metastásico en un códulo linfático cervical.

En comparación con los CCECC no asociados al VPH, los CCECC-VPH tienden a desarrollarse en personas más jóvenes sin los factores de riesgo de CCECC que suelen observarse en pacientes de más edad (es decir, tabaquismo y alcohol). Los CCECC-VPH también son radiosensibles y tienen un mejor pronóstico general que los CCECC no asociados al VPH (fig. 23-22B,C).

Las funciones patogénicas que desempeñan los serotipos del VPH asociados al cáncer y sus proteínas asociadas se describen en otros apartados (*v.* caps. 5 y 12).

El carcinoma nasofaríngeo está relacionado con el virus de Epstein-Barr

El carcinoma nasofaríngeo (CNF) se divide en queratinizante y no queratinizante. Estos últimos están relacionadps a la infección por VEB y pueden ser diferenciados o indiferenciados.

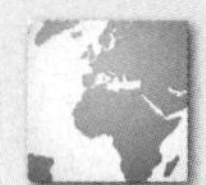

EPIDEMIOLOGÍA: *los carcinomas no queratinizantes indiferenciados son especialmente frecuentes en el sudeste asiático y en algunas zonas de África.* El CNF es, con diferencia, el cáncer de nasofaringe más frecuente en China. En Hong Kong, representa el 18% de todas las neoplasias malignas, frente al 0.25% en todo el mundo. La mortalidad de los chinos nacidos en Estados Unidos por este tumor es 20 veces superior a la de otras etnias.

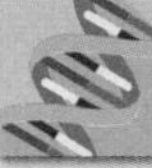

PATOGENIA MOLECULAR: los factores de riesgo ambiental del CNF siguen siendo impredecibles. El perfil del antígeno leucocitario humano (HLA) A2/sin es más habitual en los pacientes chinos, lo que sugiere una susceptibilidad genética. En los CNF se producen frecuentes deleciones en varios cromosomas, en particular 3p, 9p y 14q.

Alrededor del 85% de los pacientes con CNF presentan anticuerpos contra el VEB. Los genomas del virus se detectan en el 75% al 100% de los tipos no queratinizantes e indiferenciados de CNF. El VEB es más variable en los CNF queratinizantes (*v.* caps. 5 y 9 para más detalles).

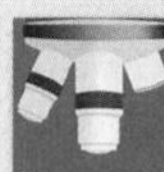

ANATOMOPATOLOGÍA: los CNF no queratinizantes diferenciados tienen un aspecto estratificado y márgenes celulares bien definidos. Por el contrario, en los tumores indiferenciados, los grupos de células mal delimitadas o sincitiales tienen núcleos ovalados grandes y escaso citoplasma eosinófilo (fig. 23-23A). Los infiltrados linfáticos pueden ser prominentes en los tumores indiferenciados, lo que explica el término obsoleto (y engañoso) de «linfoepitelioma». Ambos subtipos expresan citoqueratina (fig. 23-23B), pero no marcadores hematológicos o linfáticos. Los estudios de hibridación *in situ* suelen identificar ADN del VEB (fig. 23-23C).

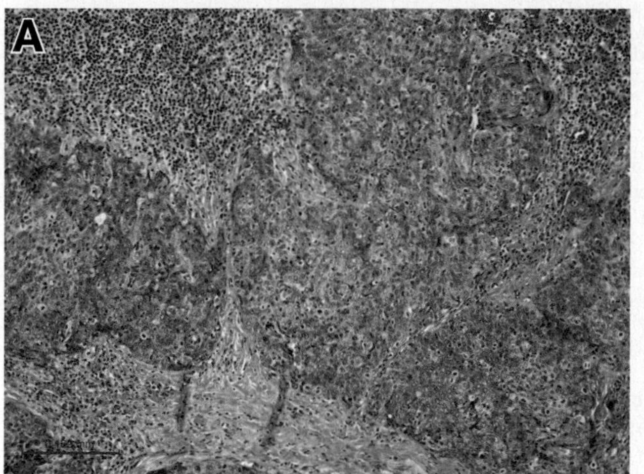

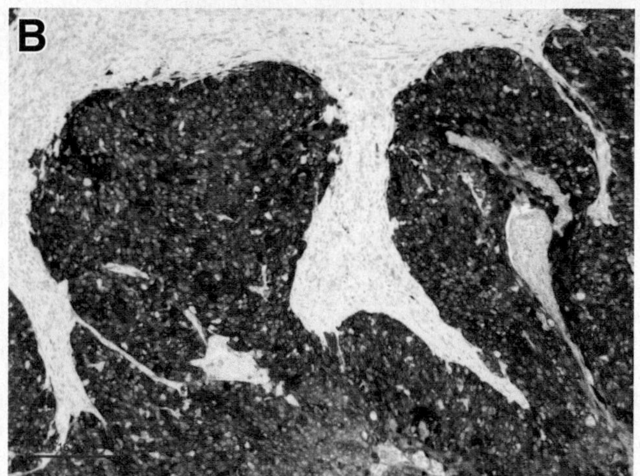

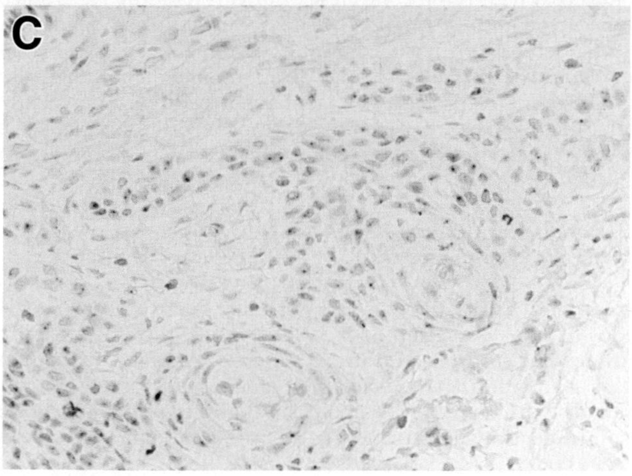

FIGURA 23-22. Virus del papiloma humano (VPH) asociado al carcinoma de células escamosas de la amígdala. A. Los nidos de carcinoma invasivo son positivos a la inmunohistoquímica para p16 **(B)**. **C.** Hibridación *in situ* para el *ARN* del *VPH* de alto riesgo (incluidos los tipos 16 y 18) que muestran su localización nuclear y citoplasmática (*puntos marrones*).

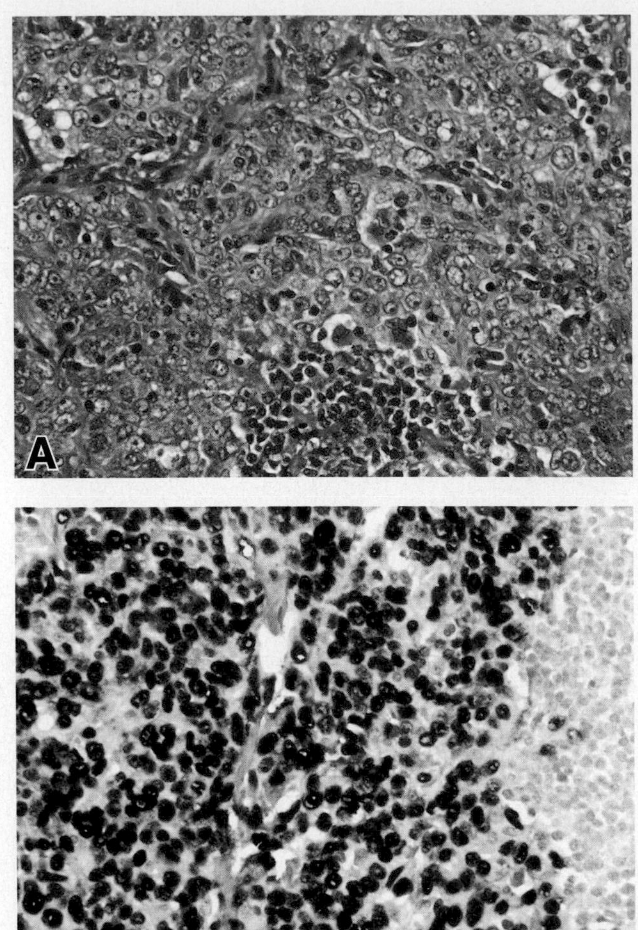

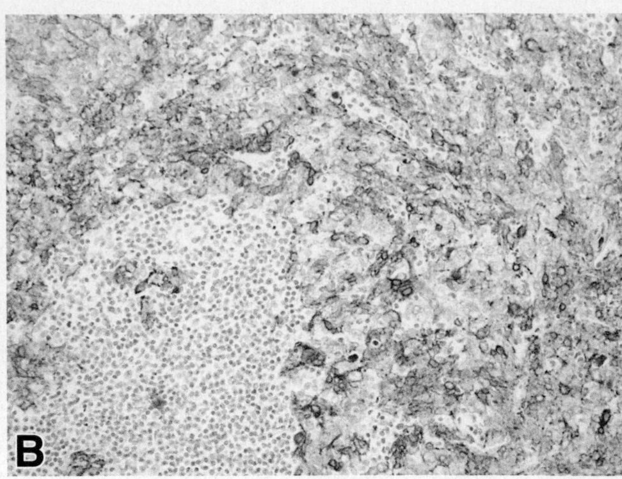

FIGURA 23-23. **Carcinoma nasofaríngeo no queratinizante de tipo indiferenciado. A.** Las células malignas tienen núcleos grandes y nucléolos eosinófilos prominentes. **B.** Las células son positivas a citoqueratina (tinción marrón mediante inmunohistoquímica), lo que indica que se trata de una proliferación de células epiteliales. **C.** Hibridización *in situ* para la detección del virus de Epstein-Barr (*EBER-ISH*).

CARACTERÍSTICAS CLÍNICAS: debido a su localización, la mayoría de los CNF se mantienen asintomáticos durante períodos prolongados y en la mitad de los pacientes se presentan metástasis palpables a los nódulos linfáticos cervicales, e incluso entonces muchos pacientes no tienen molestias atribuibles a la nasofaringe. Los tumores invaden las regiones cercanas, como el espacio parafaríngeo, la órbita y la cavidad craneal, y provocan síntomas neurológicos y trastornos auditivos. La invasión de la base del cráneo conduce a la afectación de los pares craneales. Los tumores ubicados en la foseta de Rosenmüller y la pared lateral en la nasofaringe desencadenan síntomas atribuibles al oído medio. La obstrucción de la tuba faringotimpánica es frecuente. La red linfática local abundante permite la formación frecuente y temprana de metástasis hacia los nódulos linfáticos cervicales. El CNF indiferenciado es radiosensible, y la mayoría de los pacientes con tumores limitados a esta estructura sobreviven 5 años o más. La afectación del nervio craneal o las metástasis a los nódulos linfáticos cervicales o más allá auguran baja supervivencia.

Los linfomas del anillo de Waldeyer son en su mayoría tumores difusos de linfocitos B

Los linfomas constituyen hasta un 5% de los cánceres de cabeza y cuello. El anillo de Waldeyer es por mucho el sitio de origen más frecuente del linfoma en esta región: las amígdalas palatinas ocupan el primer lugar, seguidas por la nasofaringe y la base de la lengua. Estos linfomas muestran una histología difusa (90%), y más de la mitad corresponde a linfomas de células grandes. En Estados Unidos y Asia, la vasta mayoría de los linfomas del anillo de Waldeyer es de linfocitos B.

La mayoría de los plasmocitomas extramedulares se identifican en la cabeza y el cuello

Estos tumores muestran gran predilección por la nasofaringe, la cavidad nasal y los senos paranasales. Se comportan como otros plasmocitomas extramedulares y permanecen localizados o se transforman en un mieloma múltiple de células plasmáticas (*v.* cap. 14).

Los cordomas son derivados de los residuos del notocordio embrionario

Los cordomas son cánceres poco frecuentes en personas menores de 40 años. En la región craneal, se originan en la zona de la sincondrosis esfenooccipital o **clivus** y, en una tercera parte de los casos, se extienden hasta la nasofaringe. Se componen de grandes células vacuoladas (**fisalíferas**) rodeadas de abundante matriz intercelular (fig. 23-24). Los cordomas crecen lentamente, pero infiltran el hueso y son difíciles de extirpar completamente mediante cirugía. Los pacientes con cordomas de la región craneal rara vez sobreviven más de 5 años.

En la nasofaringe, otras neoplasias malignas son infrecuentes

Pueden derivar de diversos componentes de la mucosa o de los tejidos blandos de sostén adyacentes y del esqueleto. Los **rabdomiosarcomas embrionarios** (fig. 23-25) son tumores muy malignos de los tejidos faríngeos de niños pequeños. Invaden estructuras contiguas y hacen metástasis por vía sanguínea y linfática. Los **SK nasofaríngeos** pueden aparecer en pacientes con sida, en asociación con el VHH-8.

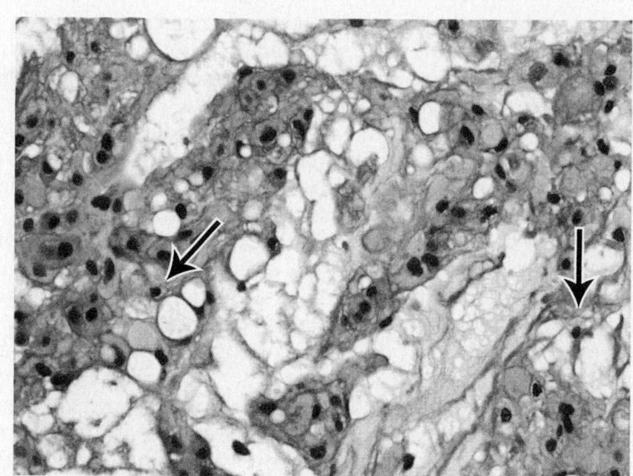

FIGURA 23-24. Cordoma. Pueden observarse células tumorales con vacuolas grandes (fisalíferas; *flechas*).

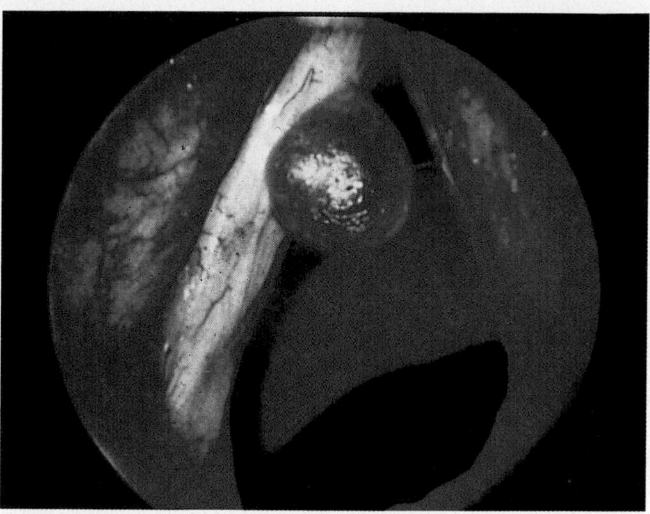

FIGURA 23-26. Pólipo de las cuerdas vocales. Lesión polipoide única con aspecto brillante que se origina a partir de la cuerda vocal verdadera.

Laringe e hipofaringe

INFECCIONES

EPIGLOTITIS: la inflamación de la epiglotis se debe la mayoría de veces a *Haemophilus influenzae* de tipo B. Observada en lactantes y niños pequeños, puede constituir una emergencia que ponga en riesgo la vida. La tumefacción de la epiglotis con inflamación aguda puede obstruir el flujo del aire. Se desarrolla estridor inspiratorio (un sonido sibilante intenso durante la inspiración), y la aparición de cianosis puede revelar una obstrucción tan intensa en las vías respiratorias que se requiriera una traqueostomía.

CRUP: el crup es una laringotraqueobronquitis de niños pequeños, cuya sintomatología consiste en estridor inspiratorio, tos y enronquecimiento, secundaria a distintos grados de obstrucción laríngea. Se trata de una complicación de una infección de las vías respiratorias superiores, y se caracteriza por edema de la laringe y tos perruna. Anteriormente esta fue una complicación mortal de la difteria. Sin embargo, los antibióticos y las vacunas han ayudado a prevenirla o tratarla, y actualmente está causada más a menudo por los virus paragripales.

NÓDULO Y PÓLIPO DE LAS CUERDAS VOCALES

También denominados *nódulos del cantante* o *nódulos del predicador*, constituyen un proceso reactivo del estroma que guarda relación con la inflamación o el traumatismo. Pueden observarse a cualquier edad, pero son más frecuentes entre la tercera y la sexta décadas de vida (fig. 23-26). Los síntomas causados por los pólipos y los nódulos de las cuerdas vocales son similares: ronquera o cambios en la voz («quebramiento»). Las lesiones surgen tras el abuso de la voz, infección (laringitis), consumo excesivo de alcohol, tabaquismo o disfunción endocrina (p. ej., hipotiroidismo). El estroma fibromixoide edematoso se observa en las fases iniciales, mientras que el estroma hialinizado y densamente fibrótico aparece posteriormente.

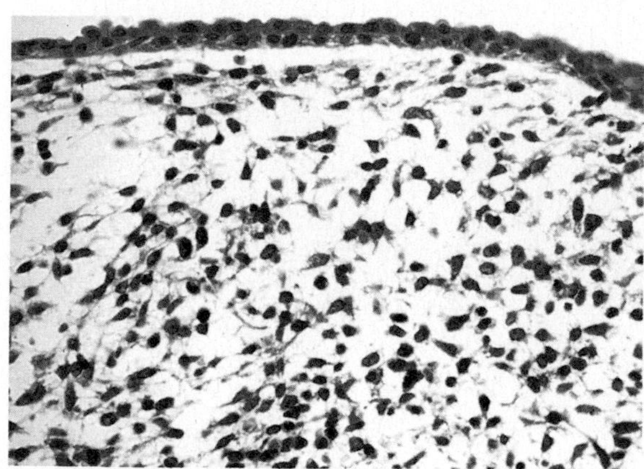

FIGURA 23-25. Rabdomiosarcoma embrionario en una niña de 3 años. Este tumor de gran malignidad se originó a partir del espacio parafaríngeo e invadió las estructuras adyacentes. Las células tumorales con forma ovoide o de renacuajo que se ubican bajo el epitelio tienen núcleos hipercrómicos excéntricos, a la vez que características inmunohistoquímicas y ultraestructurales propias de rabdomioblastos.

NEOPLASIAS DE LA LARINGE

PAPILOMA ESCAMOSO Y PAPILOMATOSIS: son proliferaciones papilares únicas o múltiples de células escamosas maduras que cubren la superficie de núcleos fibrovasculares. Pueden ser múltiples en niños o adolescentes (papilomatosis laríngea juvenil), y pueden extenderse hacia el interior de la tráquea y los bronquios. El VPH, en particular de los tipos 6 y 11, es la etiología principal. La lesión puede producir obstrucción respiratoria que pone en riesgo la vida y, en casos infrecuentes, puede transformarse en CCE, en particular en fumadores o tras la radioterapia. La escisión quirúrgica puede no tener efecto curativo, puesto que la infección viral de la mucosa a menudo se disemina, y los tumores tienden a recurrir durante muchos años. El papiloma escamoso laríngeo se observa en adultos, predomina en hombres y su escisión quirúrgica suele permitir la curación.

CARCINOMA DE CÉLULAS ESCAMOSAS: casi todos los cánceres de laringe son CCE, predominantemente en hombres, la mayoría de los cuales son fumadores. El VPH se detecta en una cuarta parte de los casos.

- El **carcinoma glótico** se limita a una o ambas cuerdas vocales verdaderas y representa dos tercios de los CCE laríngeos. Hace metástasis tardía a los nódulos linfáticos y tiene un buen pronóstico.
- Los **carcinomas supraglóticos** se originan en el ventrículo, las cuerdas falsas o la epiglotis y, por definición, no afectan las cuerdas verdaderas. Hasta una tercera parte de los cánceres de laringe surgen en esta localización. Las metástasis nodulares son más frecuentes que en los tumores glóticos.
- Por definición, el **carcinoma transglótico** afecta las cuerdas verdaderas y falsas (fig. 23-27). Se disemina a los nódulos linfáticos y a menudo requiere laringectomía total.
- Los **carcinomas infraglóticos** son infrecuentes. Se encuentran por debajo de las cuerdas verdaderas o afectan las cuerdas verdaderas con extensión infraglótica y, con frecuencia, se diseminan a la tráquea y a los nódulos linfáticos. Suele ser necesaria una laringectomía total.

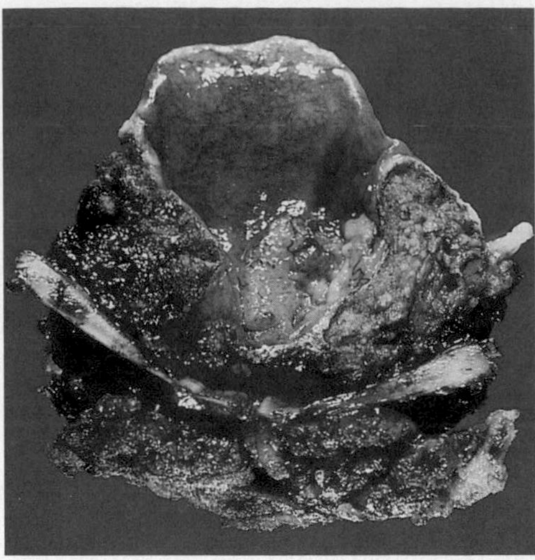

FIGURA 23-27. Espécimen de laringectomía supraglótica en que se observa un carcinoma de células escamosas. El carcinoma se aprecia como un área elevada de aspecto granular irregular en la región supraglótica derecha de la laringe.

CONDROSARCOMA: los condrosarcomas representan el 75% de las neoplasias malignas laríngeas no epiteliales. En la laringe suele crecer como una masa exofítica polipoide, que puede generar obstrucción de la vía aérea. Casi todos los pacientes son hombres y se encuentran en la séptima década de vida. También se produce en la nasofaringe, la mandíbula, el maxilar y los senos paranasales. Los pacientes presentan enronquecimiento, obstrucción de la vía aérea y disnea.

Glándulas salivales

Las glándulas salivales se desarrollan como gemaciones del ectodermo bucal. Son estructuras tubuloalveolares que secretan saliva. Todas las glándulas salivales principales son órganos pares. Las glándulas parótidas secretan saliva serosa, mientras que las submandibulares y sublinguales producen saliva de tipo mixto, serosa y mucosa. Las glándulas salivales secundarias están diseminadas bajo la mucosa de los labios, los carrillos, el paladar y la lengua. Los nódulos linfáticos, que suelen encontrarse en la glándula parótida, pueden estar afectados por distintos procesos inflamatorios, reactivos, proliferativos o malignos.

XEROSTOMÍA: la xerostomía, que es la sequedad crónica de la boca por carencia de saliva, tiene etiologías numerosas. Los trastornos que afectan a las glándulas salivales principales e inducen xerostomía incluyen la parotiditis, el síndrome de Sjögren, la sarcoidosis, la atrofia inducida por radiación (fig. 23-28) y el uso de ciertos fármacos (p. ej., antihistamínicos, antidepresivos tricíclicos, fármacos hipotensores, fenotiazinas).

SIALORREA: el incremento del flujo salival se relaciona con muchas afecciones, como la inflamación aguda de la cavidad bucal (p. ej., en la estomatitis aftosa), la enfermedad de Parkinson, la rabia, el síndrome de Down, la náusea y el embarazo.

CRECIMIENTO: el agrandamiento unilateral de las glándulas salivales principales suele deberse a quistes, inflamaciones o neoplasias. El agrandamiento bilateral puede deberse a inflamación (paperas, síndrome de Sjögren; *v.* más adelante), enfermedad granulomatosa (sarcoidosis) o afectación neoplásica difusa (leucemia o linfoma).

SIALOLITIASIS: los cálculos de calcio en los conductos de las glándulas salivales se producen sobre todo en la glándula submandibular. Obstruyen los conductos y provocan inflamación distal.

PAROTIDITIS: las bacterias (generalmente, *Staphylococcus aureus*) que ascienden a partir de la cavidad bucal cuando el flujo salival se reduce, pueden producir una parotiditis supurativa aguda. Se observa con más frecuencia en pacientes debilitados o después de una cirugía. La estenosis o la obstrucción del conducto salival por cálculos pueden inducir parotiditis aguda o crónica. Las secreciones retenidas sirven como medio para la invasión bacteriana retrógrada.

La **parotiditis epidémica** (paperas) es una enfermedad viral aguda de las glándulas parótidas que se transmite a través de saliva infectada. Las glándulas salivales submandibulares y sublinguales también pueden afectarse. Las glándulas salivales contienen infiltrados linfocitarios y macrofágicos densos, y muestran degeneración y necrosis epitelial.

EL SÍNDROME DE SJÖGREN ES UNA ENFERMEDAD AUTOINMUNITARIA SISTÉMICA QUE AFECTA LAS GLÁNDULAS SALIVALES Y LAGRIMALES

La enfermedad puede limitarse a estas localizaciones o estar relacionada con una enfermedad autoinmunitaria sistémica (*v.* cap. 30, en línea). En las glándulas salivales, provoca xerostomía. La afectación de las glándulas lagrimales provoca sequedad ocular (queratoconjuntivitis seca). La patogenia y las características clínicas del síndrome de Sjögren se tratan en los capítulos 4 y 30, este último en línea.

ANATOMOPATOLOGÍA: en el síndrome de Sjögren las glándulas parótidas, y en ocasiones las submandibulares, muestran aumento del volumen unilateral o bilateral, si bien se conserva su estructura lobular. La inflamación crónica periductal inicial se extiende de manera gradual hacia los ácinos, hasta que las glándulas quedan reemplazadas por completo por linfocitos policlonales, inmunoblastos, centros

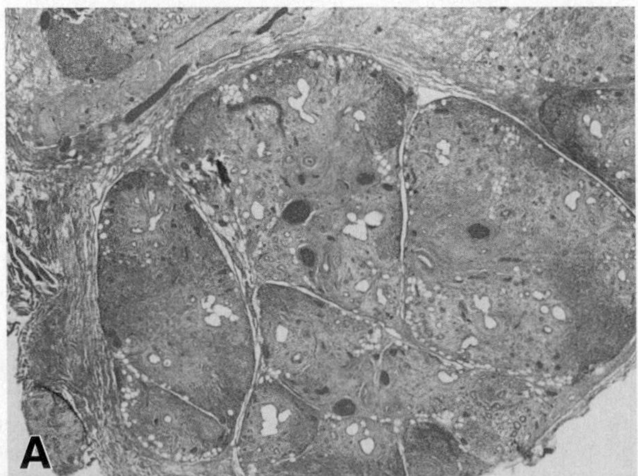

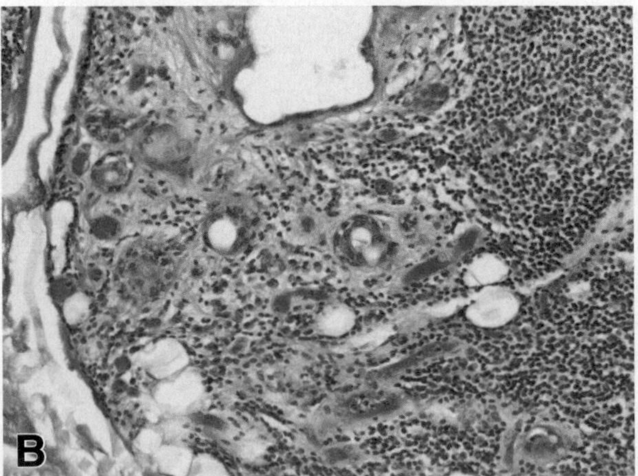

FIGURA 23-28. Sialoadenitis crónica. Inflamación crónica intensa, fibrosis del estroma y atrofia marcada de la glándula submandibular tras la radiación por un cáncer bucal adyacente. Los ácinos atróficos fueron reemplazados por grasa. (Aumento **A.** 50× y **B.** 200×).

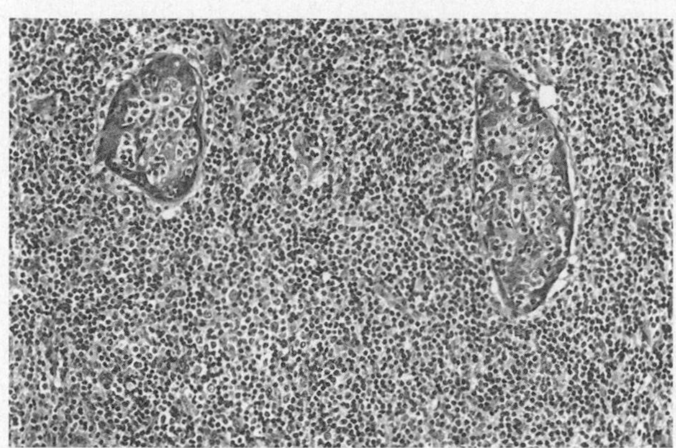

FIGURA 23-29. Síndrome de Sjögren. La glándula salival afectada muestra un infiltrado mixto de células de inflamación crónica. La extensión del infiltrado hacia las estructuras epiteliales (ductales) tiene como consecuencia la metaplasia y la formación de islas epimioepiteliales características.

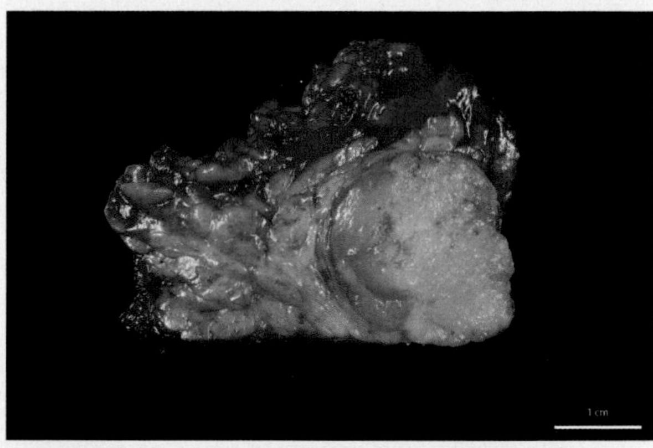

FIGURA 23-30. Adenoma pleomorfo de la parótida. La muestra quirúrgica bisecada muestra un tumor blanco, brillante, homogéneo y bien circunscrito.

germinales y células plasmáticas. Las células mioepiteliales en proliferación circundan los remanentes de los conductos dañados y forman las denominadas islas epimioepiteliales (**sialoadenitis linfoepitelial**; fig. 23-29). Es posible observar cambios similares en las glándulas lagrimales y en las salivales menores. La sialoadenitis linfocítica focal también está presente en las glándulas salivales menores. En una fase tardía del curso de la enfermedad, las glándulas afectadas desarrollan atrofia, con fibrosis e infiltración grasa del parénquima. Los linfocitos en el síndrome de Sjögren pueden mostrar tipos restringidos de inmunoglobulinas, pero pueden permanecer localizados, sin ser invasivos.

NEOPLASIAS BENIGNAS DE LAS GLÁNDULAS SALIVALES

El adenoma pleomorfo es el tumor más frecuente de las glándulas salivales

Estas neoplasias, que también se denominan **tumores mixtos**, son proliferaciones benignas que se caracterizan por contar con una mezcla de elementos epiteliales y del estroma. Dos terceras partes de los tumores de las glándulas salivales principales, y casi la mitad de aquellos de las glándulas salivales secundarias, son adenomas pleomorfos. Estos tumores se producen con una frecuencia nueve veces mayor en la parótida que en la glándula submandibular, y suelen originarse a partir del lóbulo superficial de la glándula. En las personas de mediana edad y las mujeres se identifica la incidencia más alta.

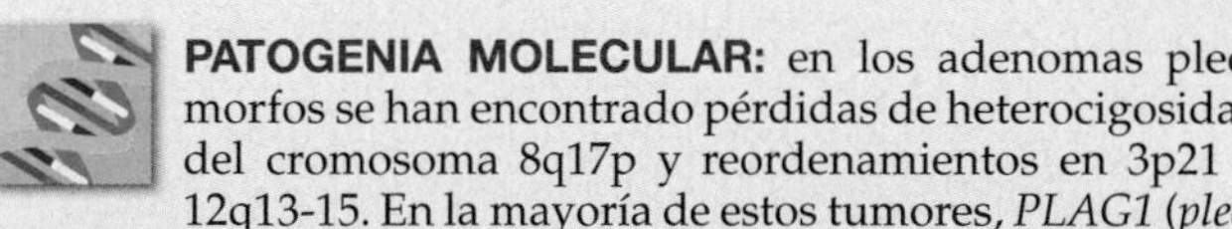

PATOGENIA MOLECULAR: en los adenomas pleomorfos se han encontrado pérdidas de heterocigosidad del cromosoma 8q17p y reordenamientos en 3p21 y 12q13-15. En la mayoría de estos tumores, *PLAG1* (*pleomorphic adenoma gene 1*) se activa por translocaciones cromosómicas recíprocas que afectan 8q12. En la mayoría de estos tumores, *PLAG1*, que codifica una proteína de dedo de zinc, se activa por translocaciones cromosómicas recíprocas que afectan 8q12. Los carcinomas que se desarrollan a partir de adenomas pleomorfos pueden presentar reordenamientos en 8q12, alteraciones en 12q13-15 y mutaciones en los genes *HMGIC* y *MDM2*.

HMGIC codifica un componente proteico no histónico de la cromatina, y *MDM2* codifica una ubiquitina ligasa E3 localizada en el núcleo que se dirige a supresores tumorales como p53, para su degradación proteasómica.

ANATOMOPATOLOGÍA: los adenomas pleomorfos son tumores de crecimiento lento, indoloras, móviles, firmes y de superficie lisa (fig. 23-30). Los que surgen en la profundidad de la parótida pueden crecer entre la rama de la mandíbula, el proceso estiloides y el ligamento estilomandibular hacia el espacio parafaríngeo, donde se identifican como lesiones tumefactas en las regiones parafaríngea lateral y las amigdalinas. Estos tumores muestran tejido epitelial mezclado con áreas mixoides, mucinosas o condroides (fig. 23-31A), de ahí el término más antiguo de **tumor mixto benigno**. Sin embargo, se considera que el componente neoplásico es de origen epitelial.

El componente epitelial de los adenomas pleomórficos consiste en células de los conductos y mioepiteliales. Las células que recubren los conductos forman túbulos o estructuras quísticas pequeñas, y alojan líquido claro o material eosinófilo positivo a la tinción de ácido peryódico de Schiff (PAS). Alrededor de las células epiteliales ductales hay células mioepiteliales de menor tamaño, que son el principal componente celular. Estas células forman vainas, cordones o nidos bien definidos y a menudo están separadas por una sustancia de matriz intercelular que se parece a un material cartilaginoso, mixoide o mucoide.

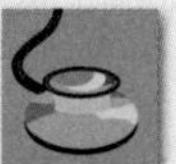

CARACTERÍSTICAS CLÍNICAS: los adenomas pleomorfos tienen cápsulas fibrosas. A medida que aumentan de tamaño, el tejido fibroso circundante se condensa en torno a estos. Los tumores se expanden y tienden a mostrar protrusión focal hacia los tejidos adyacentes, y pasan a ser en nodulares y, en ocasiones, a formar «proyecciones secundarias» (fig. 23-31B). Estas proyecciones tumorales pueden pasarse por alto si un tumor no se extirpa de forma cuidadosa con su cápsula intacta, a la vez que con un margen adecuado de parénquima glandular circundante. El tumor que se implanta durante la cirugía o los nódulos tumorales que no se extirpan siguen creciendo a manera de recurrencias en las cicatrices de las cirugías previas. La recurrencia representa un crecimiento local nuevo, no la transformación maligna, y una cirugía adicional puede requerir el sacrificio del nervio facial.

En raras ocasiones, pueden surgir carcinomas a partir de adenomas pleomorfos (**carcinoma ex adenoma pleomorfo**). En estos casos, un tumor que ha estado presente durante muchos años empieza a crecer rápidamente o se vuelve doloroso. Estos carcinomas suelen ser neoplasias malignas de alto grado. Prácticamente cualquier tipo de neoplasia de las glándulas salivales puede aparecer en este contexto, incluidos los carcinomas mucoepidermoides o los carcinomas adenoideos quísticos. Si el carcinoma está limitado por completo a la cápsula tumoral y no invade el parénquima glandular adyacente, se considera un **carcinoma ex adenoma pleomorfo *in situ*** o **no invasivo**. Si invade más allá de la cápsula tumoral, pero no más de 1.5 mm, se denomina **carcinoma ex adenoma pleomorfo mínimamente invasivo**. Estas entidades tienen un pronóstico excelente. Por el contrario, los tumores que invaden más de 1.5 mm (es decir,

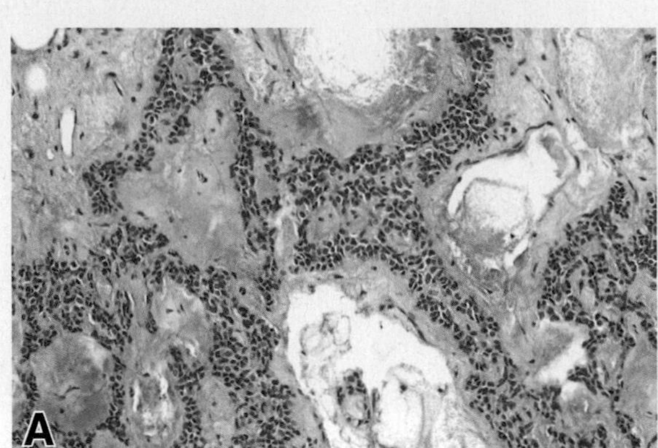

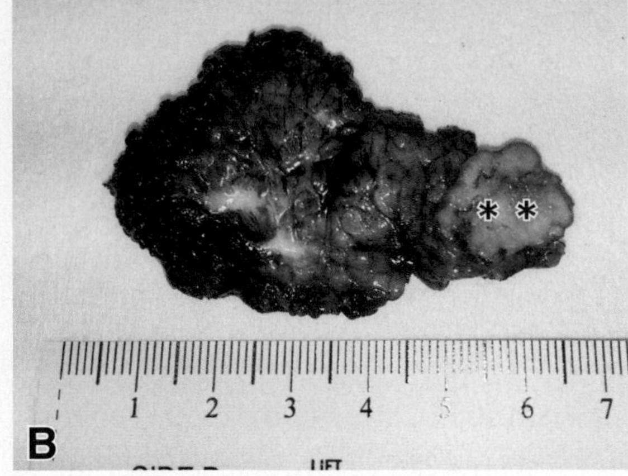

FIGURA 23-31. Adenoma pleomorfo de la glándula parótida. A. Los componentes celulares de los adenomas pleomorfos incluyen una mezcla de glándulas y células mioepiteliales dentro de un estroma condromixoide. **B.** El tumor (**) contiene las porciones mixoides y condroides características. Está parcialmente encapsulado, pero un nódulo que protruye hacia la glándula paratiroides carece de cápsula. Si dichos nódulos no se incluyen en la resección, el tumor va a recidivar.

ampliamente invasivos) actúan de forma agresiva, recurren con frecuencia, hacen metástasis y tienen un mal pronóstico.

Los adenomas monomorfos representan entre el 5 % y el 10 % de los tumores benignos de las glándulas salivales

En los adenomas monomorfos, el epitelio se dispone en un patrón regular, generalmente glandular, sin componente mesenquimatoso. Los adenomas monomorfos incluyen *(1)* el tumor de Warthin, *(2)* adenoma basocelular, *(3)* adenoma oxifílico u oncocitoma, *(4)* adenomas canalicular, *(5)* los mioepitelioma y *(6)* adenoma de células claras.

Tumor de Warthin (cistoadenoma papilar linfomatoso)

Los tumores de Warthin son tumores benignos de la glándula parótida que se componen de espacios glandulares quísticos con tejido linfático denso. Se trata del adenoma monomorfo más frecuente. Si bien es sin duda benigno, puede ser bilateral (15 % de los casos) o multifocal y limitado a una glándula. Es el único tumor de la glándula salival que se muestra con más frecuencia en hombres que en mujeres. En general, se desarrolla después de los 30 años y en su mayoría surge después de los 50 años.

ANATOMOPATOLOGÍA: los tumores de Warthin presentan espacios glandulares que tienden a hacerse quísticos, con proyecciones papilares. Los quistes están revestidos por células epiteliales eosinófilas (oncocitos), y están incluidos en tejido linfático denso con centros germinales (fig. 23-32).

La histogenia de este tumor es incierta. Los nódulos linfáticos se encuentran normalmente en la glándula parótida y sus inmediaciones y suelen contener conductos escasos o pequeñas islas de tejido de glándula salival. Los tumores de Warthin pueden surgir de la proliferación de estas inclusiones de glándula salival.

Oncocitoma (adenoma oxifílico)

Los oncocitos son células epiteliales benignas cuyo volumen incrementa por su contenido de mitocondrias, que le proporcionan un aspecto granulado y eosinófilo al citoplasma. En general, están diseminados o en cúmulos pequeños entre las células epiteliales de distintos órganos (p. ej., tiroides, paratiroides). Aparecen por primera vez en los inicios de la edad adulta, y su número se incrementa al avanzar la edad. En las glándulas parótidas de los adultos mayores se desarrollan tumores benignos infrecuentes compuestos por nidos o cordones de estas células.

NEOPLASIAS MALIGNAS DE LAS GLÁNDULAS SALIVALES

Las neoplasias malignas de las glándulas salivales representan el 5 % de todos los cánceres de cabeza y cuello. La mayoría (75 %) surgen en las glándulas parótidas, el 10 % en las glándulas submandibulares y el 15 % en las glándulas salivales secundarias de la región superior de las vías respiratoria y digestiva. Las neoplasias malignas de las glándulas sublinguales son poco frecuentes.

Los carcinomas mucoepidermoides muestran poblaciones celulares mixtas

Los carcinomas mucoepidermoides derivan del epitelio ductal, que tiene un gran potencial de metaplasia (fig. 23-33). Representan entre el 5 % y el 10 % de las neoplasias malignas de las glándulas salivales principales y el 10 % de las neoplasias de las secundarias. Más de la mitad de los carcinomas mucoepidermoides de las glándulas principales se originan en la parótida. En las glándulas salivales secundarias, se desarrollan sobre todo en el paladar. La mayoría de los carcinomas mucoepidermoides surgen en mujeres adultas, pero pueden aparecer en adolescentes.

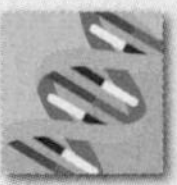

PATOGENIA MOLECULAR: más del 60 % de los carcinomas mucoepidermoides se caracterizan por una translocación t(11;19)(q21-22;p13) (fig. 23-34). Esta recombinación genera un gen de fusión (fusión *MECT1-MAML2*) en que el dominio de respuesta al monofosfato de adenosina cíclico (AMPc) del coactivador transcripcional, MECT1, se fusiona con el dominio de transactivación del coactivador Notch, *MAML2*. Esto, al parecer, desregula la señalización de Notch en los tumores.

ANATOMOPATOLOGÍA: los carcinomas mucoepidermoides crecen lentamente y se identifican como masas firmes e indoloras. Los tumores de bajo grado contienen espacios sólidos, ductales y quísticos irregulares que incluyen células escamosas, células secretoras de moco y células intermedias (fig. 23-33). Los tumores de grado intermedio tienden a crecer en patrones más sólidos, con más células epidermoides e intermedias y menos células secretoras de moco. Los carcinomas mucoepidermoides de alto grado son muy pleomorfos, con una diferenciación mínima y solo raras células glandulares dispersas.

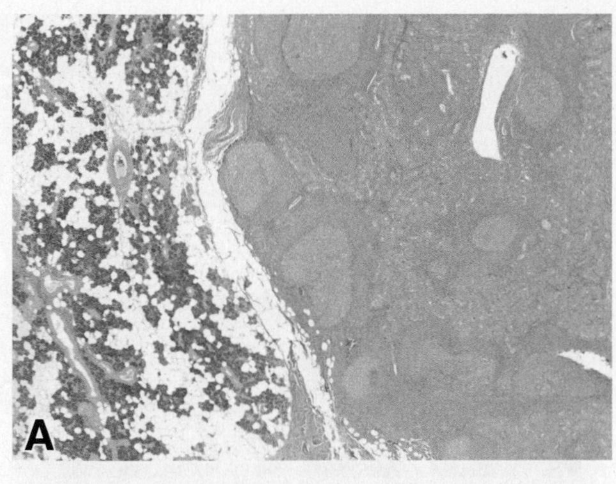

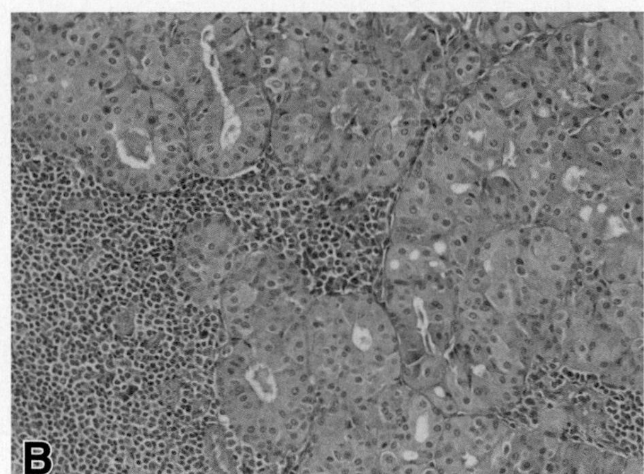

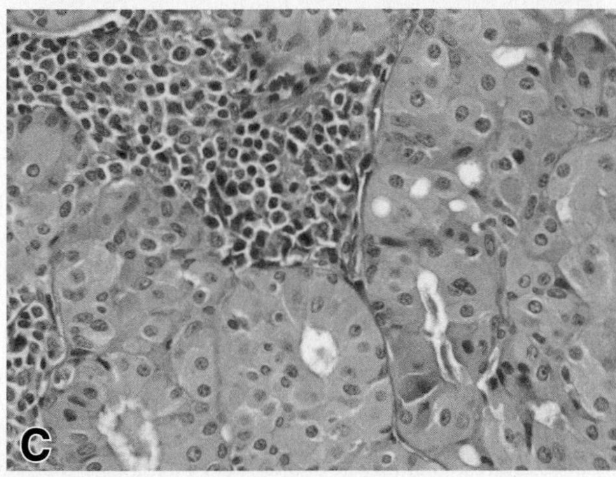

FIGURA 23-32. Tumor de Warthin. A. Una vista de bajo aumento (50×) muestra tejido normal de la glándula parótida en el lado *izquierdo* de la imagen. **B.** Puede observarse tejido linfático folicular. **C.** Una vista de mayor aumento (400×) muestra espacios quísticos y estructuras similares a conductos recubiertos por oncocitos

CARACTERÍSTICAS CLÍNICAS: incluso los carcinomas mucoepidermoides de bajo grado pueden hacer metástasis, pero más del 90% de los pacientes sobreviven 5 años, con independencia del sitio primario. La supervivencia con tumores de alto grado es mucho peor (20-40%). El tratamiento depende del grado; los tumores de bajo grado se tratan mediante cirugía, pero los de alto grado requieren cirugía y radioterapia.

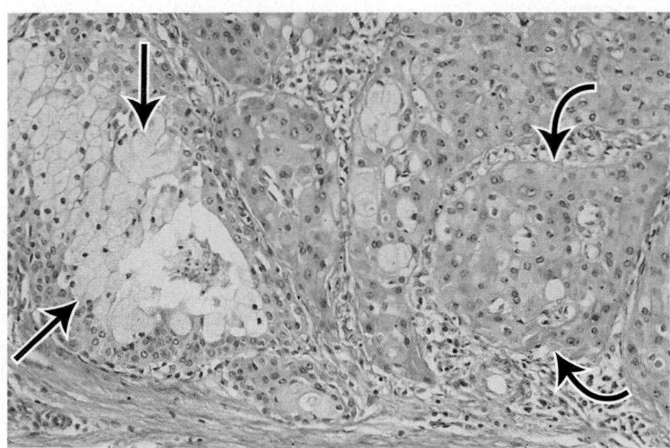

FIGURA 23-33. Carcinoma mucoepidermoide. Se caracteriza por una mezcla de células mucosas (*flechas rectas*), células epidermoides (*flechas curvas*) y células intermedias. Las células mucosas se encuentran en cúmulos y tienen un citoplasma claro con núcleo excéntrico. Las células epidermoides son similares a las planas, pero carecen de queratinización y puentes intercelulares. Las células intermedias (más visibles en la región *inferior izquierda*) son más pequeñas que las células epidermoides.

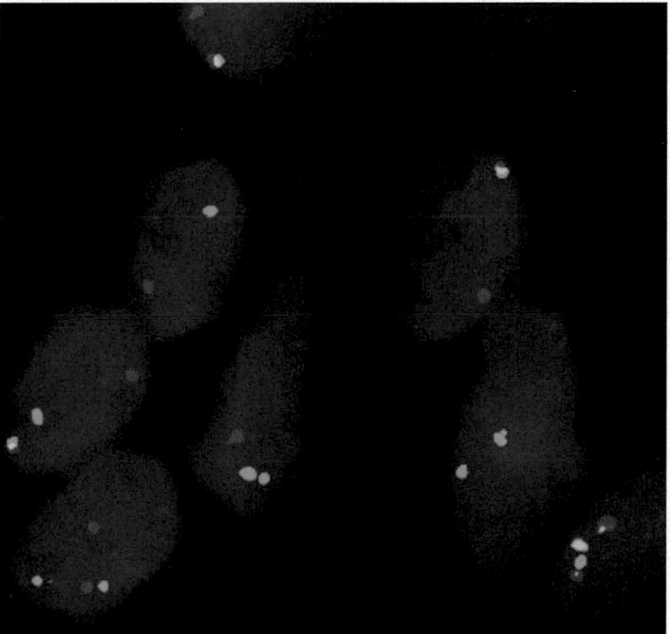

FIGURA 23-34. Un caso de carcinoma mucoepidermoide con hibridación fluorescente *in situ* (FISH) positiva a MAML2. Las sondas verdes y rojas rotas están diseñadas para el gen *MAML2* en el cromosoma 11. Las señales amarillas indican un gen *MAML2* intacto, mientras que las sondas verdes y rojas solitarias coinciden con la disrupción o la translocación del gen.

Los carcinomas adenoideos quísticos producen invasión local y a menudo recidivan tras la resección

Los carcinomas adenoideos quísticos tienden a crecer lentamente. Una tercera parte de los casos surgen en las glándulas salivales principales y dos terceras, en las secundarias. Representan el 5 % de las neoplasias malignas de las glándulas salivales principales y el 20 % de las glándulas secundarias. Los carcinomas adenoideos quísticos pueden aparecer no solo en la cavidad bucal, sino también en las glándulas lagrimales, la nasofaringe, la cavidad nasal, los senos paranasales y las vías respiratorias inferiores. Son más frecuentes en personas de 40 a 60 años.

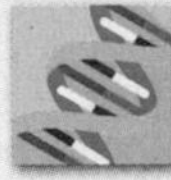

PATOGENIA MOLECULAR: los carcinomas adenoideos quísticos presentan de forma consistente translocaciones t(6;9) y deleciones del cromosoma 6. La translocación t(6;9)(q22-23;p23-24) da lugar a una nueva fusión del protooncogén *MYB* con *NFIB*, un factor de transcripción.

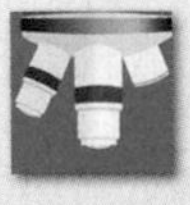

ANATOMOPATOLOGÍA: los carcinomas adenoideos quísticos presentan una histología variable. Las células tumorales son pequeñas, tienen escaso citoplasma y crecen en láminas sólidas o como pequeños grupos, filamentos o columnas. Dentro de estas estructuras, las células tumorales se interconectan para encerrar espacios quísticos, lo que da lugar a patrones sólidos, tubulares o cribiformes (en cedazo) (fig. 23-35). La clasificación de los carcinomas adenoideos quísticos depende de la proporción entre los patrones tubular y cribiforme, con más de un 30 % de crecimiento sólido que define el «alto grado». Estos tumores de alto grado tienen una tasa de supervivencia a 5 años de alrededor del 15 %. Las células tumorales sintetizan un material de membrana basal homogéneo que les confiere un aspecto «cilindromatoso» característico.

Es probable que los carcinomas adenoideos quísticos surjan de células en diferenciación para constituir conductos intercalados y mioepitelio. ***Tienden a infiltrarse en los espacios perineurales, por lo que suelen ser dolorosos.*** La mayoría no hacen metástasis durante años, pero a menudo se diagnostican tarde, son difíciles de erradicar por completo y tienen un mal pronóstico a largo plazo.

Los adenocarcinomas de células acinares surgen de células secretoras

Estos tumores poco frecuentes de la parótida (10 % de los tumores de las glándulas salivales) surgen en ocasiones a partir de otras glándulas salivales. Se presentan principalmente en hombres jóvenes de 20 a 30 años. Los carcinomas de células acinares son masas redondas encapsuladas, generalmente de menos de 3 cm, y pueden ser quísticas. Se componen de células uniformes con núcleos centrales pequeños y abundante citoplasma basófilo, de aspecto similar a las células secretoras (acinares) de las glándulas salivales normales (fig. 23-36). Pueden diseminarse a los nódulos linfáticos regionales. La mayoría de los pacientes (90 %) sobrevive 5 años con cirugía, pero una tercera parte experimenta recidivas locales. Solo la mitad sobrevive 20 años.

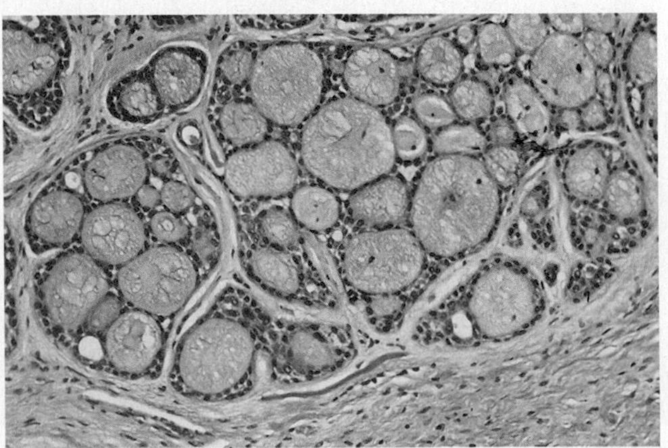

FIGURA 23-35. El carcinoma adenoideo quístico muestra un crecimiento cribiforme en el que los espacios parecidos a quistes están llenos de material basófilo. Los espacios quísticos realmente son seudoquistes rodeados por células mioepiteliales.

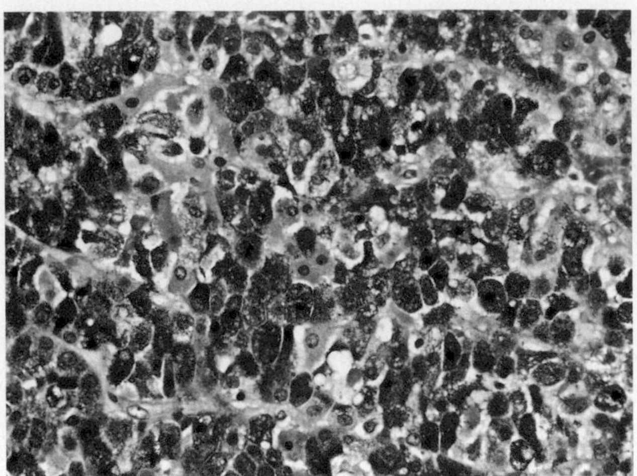

FIGURA 23-36. Adenocarcinoma de células acinares. Este tumor muestra un patrón de crecimiento sólido que se compone de células basófilas con citoplasma abundante ocupado por gránulos de cimógeno.

Los carcinomas secretores se parecen a los adenoideos quísticos

Estos tumores constituyen una entidad histológica distinta. Están relacionados con una translocación única t(12;15)(p13;q25) que da lugar al oncogén de fusión *ETV6-NTRK3*. Esto da lugar a la activación constitutiva del dominio de la tirosina quinasa de NTRK3, que conduce a un aumento de la actividad de la ciclina D1 y de la progresión del ciclo celular, y también a la activación de las vías mitógenas MAPK y PI3K, que promueven la supervivencia celular dependiente de AKT. Los carcinomas secretores surgen principalmente en la glándula parótida.

Oído

OÍDO EXTERNO

ANATOMÍA: la porción externa del oído externo incluye el pabellón auricular o aurícula, que desemboca en el conducto auditivo externo. El conducto auditivo externo, o meato, se extiende desde la concha medialmente hasta la membrana timpánica (tímpano). Su pared lateral es cartilaginosa y compuesta por tejido conjuntivo, y su pared medial es ósea. El tímpano se sitúa oblicuamente al final del conducto auditivo externo, y separa el oído externo del medio.

El pabellón auricular está formado por epitelio escamoso estratificado queratinizante con anexos asociados (folículos pilosos, glándulas sebáceas, glándulas sudoríparas ecrinas). El tercio externo del conducto auditivo externo también tiene glándulas ceruminosas, glándulas apocrinas modificadas que producen cerumen (cera del oído). Se componen de grupos de células cúbicas con citoplasma eosinófilo, que a menudo tienen pigmento granular amarillo dorado y gotitas secretoras en su borde luminal. Situadas periféricamente a las células secretoras se encuentran las células mioepiteliales aplanadas. Los conductos de las glándulas ceruminosas terminan en folículos pilosos o en la piel. La porción interna del conducto auditivo externo carece de anexos. El tímpano es hermético. Su superficie externa está formada por epitelio escamoso, continuo con la piel del conducto auditivo externo. Su superficie interna está revestida por epitelio cúbico. Entre ambos hay una capa intermedia de tejido fibroso denso.

CICATRIZ QUELOIDE: los queloides suelen formarse en los lóbulos de las orejas tras la perforación por pendientes u otros traumatismos (*v.* cap. 3). Son más frecuentes en afroamericanos y asiáticos que en caucásicos. Las cicatrices queloides pueden alcanzar un tamaño considerable y tienden a recidivar. Se componen de gruesos haces hialinizados de colágeno en la dermis profunda (*v.* cap. 3).

OREJA DE COLIFLOR: estas deformidades, especialmente frecuentes en luchadores y boxeadores, son el resultado de traumatismos mecánicos repetidos en el oído externo. Los golpes en las orejas provocan hematomas subpericondriales, que organizan y deforman la oreja.

POLICONDRITIS RECIDIVANTE: este trastorno raro y crónico de origen desconocido se caracteriza por una inflamación intermitente que destruye el cartílago hialino, elástico o fibroso de los oídos, la nariz, la laringe, el árbol traqueobronquial, las costillas y las articulaciones.

Su etiología se desconoce; si bien se sospecha de la participación de mecanismos autoinmunitarios. En los pacientes se han identificado anticuerpos séricos contra el cartílago, el colágeno de tipo II y el sulfato de condroitina durante las crisis agudas. Es posible detectar complejos inmunitarios en el cartílago afectado. La policondritis recidivante puede producirse de forma aislada o coincidir con alguna de las enfermedades del tejido conjuntivo. Los tejidos no cartilaginosos, como la esclerótica y las válvulas cardíacas, también pueden verse afectados. La afectación aórtica puede provocar una rotura mortal.

ANATOMOPATOLOGÍA: el pericondrio queda infiltrado por linfocitos, células plasmáticas y neutrófilos, que también se extienden hacia el cartílago adyacente (fig. 23-37). Los condrocitos mueren, y la matriz cartilaginosa se degenera y fragmenta. Por último, el cartílago se destruye y lo reemplazan tejido de granulación y fibrosis.

OTITIS EXTERNA «MALIGNA»: esta infección del conducto auditivo externo está causada por *Pseudomonas aeruginosa*. La infección puede diseminarse a través de la piel y el cartílago y causar mastoiditis u osteomielitis del cráneo, trombosis de los senos venosos, meningitis y muerte. La otitis externa maligna se produce principalmente en adultos mayores con diabetes, pero también se observa en pacientes con discrasias sanguíneas (p. ej., leucemia, granulocitopenia).

PÓLIPOS AURICULARES: estas lesiones inflamatorias benignas surgen en el conducto auditivo externo o protruyen en el conducto desde el oído medio. Los pólipos auriculares se componen de tejido de granulación ulcerado o inflamado, que sangra con facilidad. Los que se originan en el oído medio son consecuencia de una otitis media crónica.

NEOPLASIAS: entre los tumores benignos y malignos del oído externo hay una amplia gama de neoplasias relacionadas con la piel: papilomas escamosos, queratosis seborreica, carcinoma de células basales, CCE y tumores benignos y malignos de los anexos.

Los tumores de la glándula ceruminosa son específicos de esta región. Los tumores benignos que se forman a partir de las glándulas ceruminosas incluyen el ceruminoma y los tumores del tipo de las glándulas salivales (p. ej., adenomas pleomorfo y monomorfo). Entre los tumores malignos pueden mencionarse el adenocarcinoma y los tumores malignos del tipo de las glándulas salivales (p. ej., carcinomas adenoideo quístico y mucoepidermoide).

OÍDO MEDIO

ANATOMÍA: el oído medio, o cavidad timpánica, es un espacio alargado del hueso temporal revestido por una membrana mucosa. Junto con los senos aéreos mastoideos, forma un compartimento mucoso cerrado, también denominado **hendidura del oído medio**. La mayor parte de su pared lateral es la membrana timpánica. Anteriormente, la tuba faringotimpánica conecta el oído medio con la nasofaringe. Este conducto permite igualar la presión del aire a ambos lados de la membrana timpánica. Los tres huesecillos auditivos (martillo, yunque y estribo) forman una cadena que conecta la membrana timpánica con la ventana oval, situada en la pared medial de la cavidad timpánica. Conducen el sonido a través del oído medio. El movimiento libre de los huesecillos, principalmente del estribo en la ventana oval, es más importante para la audición que una membrana timpánica intacta. El oído medio se abre posteriormente en el antro mastoideo, un panal de pequeños compartimentos óseos aireados (celdillas aéreas) revestidos por una fina membrana mucosa continua con la del oído medio.

La otitis media suele deberse a la obstrucción de la tuba faringotimpánica

La otitis media es la inflamación del oído medio. Suele ser resultado de una infección de las vías respiratorias superiores que se extiende a partir de la nasofaringe. La obstrucción de la tuba faringotimpánica es importante en la producción de derrames del oído medio.

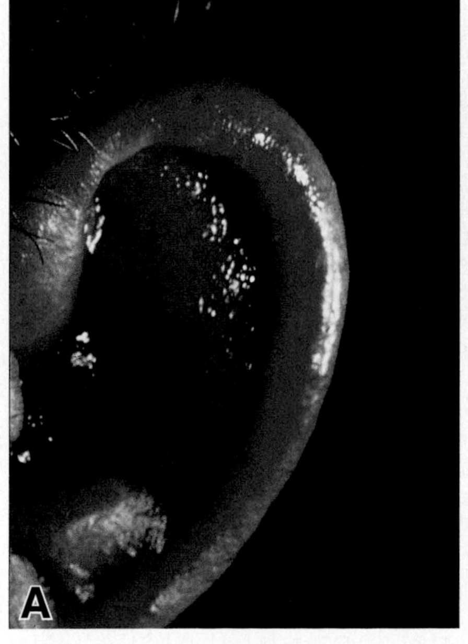

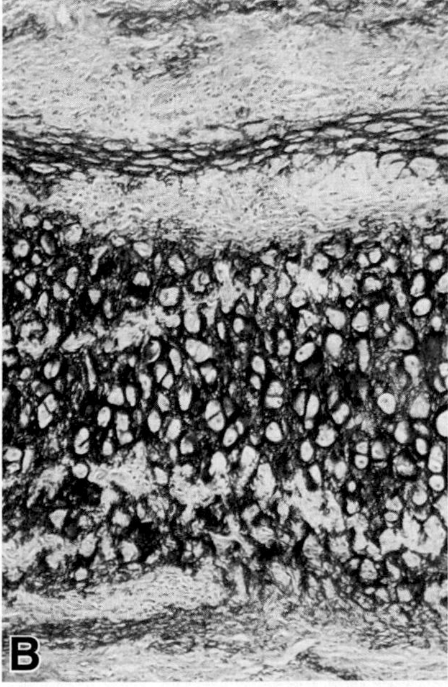

FIGURA 23-37. El pabellón auricular tiene un aspecto rojo carnoso. B. El pericondrio y el cartílago elástico se encuentran infiltrados y destruidos en parte por células inflamatorias, a la vez que reemplazados por fibrosis.

Cuando el extremo faríngeo de la tuba faringotimpánica está inflamado, el aire no puede entrar en esta. El aire del oído medio se absorbe a través de la mucosa, y la presión negativa provoca el trasudado de plasma y el sangrado ocasional. Los antibióticos generalmente curan o eliminan este trastorno.

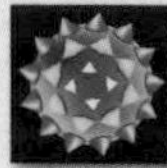

ETIOLOGÍA: la otitis media aguda puede deberse a una infección viral o bacteriana o a una obstrucción estéril de la tuba faringotimpánica. La otitis media viral puede resolverse sin supuración o puede dar lugar a una invasión secundaria por bacterias formadoras de pus. Los microorganismos ascienden desde la nasofaringe, a través de la tuba faringotimpánica, hasta el oído medio. La otitis media penetra casi siempre en el antro mastoideo hasta las celdillas mastoideas.

OTITIS MEDIA SEROSA AGUDA: la obstrucción de la tuba faringotimpánica puede producirse por cambios bruscos en la presión atmosférica (p. ej., volar en avión o bucear en aguas profundas). Este efecto es especialmente grave si hay una infección de las vías respiratorias superiores, una reacción alérgica aguda o una infección viral o bacteriana en el orificio de la tuba faringotimpánica. La inflamación también puede producirse sin invasión bacteriana del oído medio. Más de la mitad de los niños en los Estados Unidos tienen al menos un ataque de otitis media serosa antes de su tercer año. Los cuadros repetidos de otitis media en la primera infancia suelen dejar líquido residual (normalmente estéril) en el oído medio, lo que contribuye a una pérdida de audición insospechada.

OTITIS MEDIA SEROSA CRÓNICA: las mismas afecciones que causan obstrucción aguda de la tuba faringotimpánica también causan derrames serosos recurrentes o crónicos del oído medio. El carcinoma de nasofaringe puede causar otitis media serosa crónica en adultos y siempre debe sospecharse cuando en este grupo de edad se identifica un derrame unilateral en el oído medio.

OTITIS MEDIA SUPURATIVA AGUDA: una de las infecciones más frecuentes de la infancia, la otitis media supurativa aguda, está causada por bacterias piógenas que invaden el oído medio, normalmente a través de la tuba faringotimpánica. El agente etiológico más común en todos los grupos de edad (30-40%) es *Streptococcus pneumoniae* (neumococo). *H. influenzae* causa alrededor del 20% de los casos, pero con menor frecuencia a medida que se cumplen años. La acumulación de exudado purulento en el oído medio puede romper el tímpano y provocar una secreción purulenta. En la mayoría de los casos, la infección es autolimitada y puede resolverse sin tratamiento.

MASTOIDITIS AGUDA: la infección de la mastoides fue en su día una complicación frecuente de la otitis media aguda, antes de la llegada de los antibióticos. Todavía se ve, en raras ocasiones, si la otitis media no se trata de manera adecuada. Las celdillas aéreas mastoideas se llenan de pus y sus delgadas paredes intercelulares óseas se destruyen. Pueden producirse complicaciones graves si la infección se disemina a estructuras adyacentes (fig. 23-38).

OTITIS MEDIA SUPURATIVA Y MASTOIDITIS CRÓNICAS: las infecciones no tratadas o recurrentes del oído medio y la mastoides pueden provocar una inflamación crónica de la mucosa o la destrucción del periostio de los huesecillos. La otitis media crónica es mucho más frecuente en personas que han padecido enfermedades del oído en la primera infancia, lo que puede haber detenido el desarrollo normal de las celdillas aéreas en la mastoides.

ANATOMOPATOLOGÍA: en la otitis media serosa crónica, puede observarse metaplasia de las células productoras de moco (caliciformes) en el revestimiento mucoso del oído medio. La obstrucción aguda puede ir acompañada de hemorragia (p. ej., en las celdillas mastoideas). La extravasación de sangre y la degradación de los eritrocitos liberan colesterol. Los cristales de colesterol estimulan una respuesta de cuerpo extraño y la producción de tejido de granulación, denominado **granuloma de colesterol**. Si son grandes, estos granulomas pueden destruir el tejido de la mastoides o el antro. Si persisten durante meses, el tejido de granulación puede volverse fibrótico, lo que puede conducir finalmente a una obliteración completa, por tejido fibroso, del oído medio y la mastoides. La inflamación tiende a ser gradual, persistente y destructiva. En la otitis media crónica, por definición, el tímpano siempre está perforado.

La secreción indolora (**otorrea**) y la pérdida de audición variable son síntomas estables. El exuberante tejido de granulación puede formar pólipos, que pueden extenderse a través del tímpano perforado hasta el conducto auditivo externo.

Un **colesteatoma** es una masa de queratina y células epiteliales planas, acumulada por efecto del crecimiento del epitelio plano a partir del conducto auditivo externo a través del tímpano perforado y hacia el oído medio. En ese sitio se sigue produciendo queratina. Los colesteatomas son idénticos a los quistes epidérmicos de inclusión y están rodeados de tejido de granulación y fibrosis. A menudo, la masa de queratina muchas veces se infecta y aísla a las bacterias de los antibióticos. Los riesgos principales del colesteatoma derivan de la erosión del hueso, proceso que puede generar la destrucción de estructuras contiguas importantes (p. ej., huesecillos auditivos, nervio facial, laberinto).

COMPLICACIONES DE LAS OTITIS MEDIAS AGUDA Y CRÓNICA: el tratamiento con antibióticos ha hecho que las complicaciones de la otitis media sean poco frecuentes. Sin embargo, las infecciones supurativas del oído medio aún pueden causar complicaciones graves:

- Destrucción del nervio facial.
- Absceso cervical profundo o subperióstico, si el hueso cortical del proceso mastoides está erosionado.
- Petrositis, cuando la infección se extiende al hueso temporal petroso a través de la cadena de celdillas aéreas.
- Laberintitis supurativa, por infección del oído interno.
- Absceso epidural, subdural o cerebral, cuando la infección se extiende a través de la tabla interna de la mastoides.
- Meningitis, cuando la infección alcanza las meninges.
- Tromboflebitis del seno sigmoideo, si la infección atraviesa la duramadre hasta la fosa craneal posterior.

Los paragangliomas yugulares surgen de los paraganglios del oído medio

Los paragangliomas yugulares son los tumores benignos más frecuentes del oído medio. Crecen lentamente, pero, con los años, pueden destruir el oído medio y diseminarse al oído interno y a la cavidad craneal. Las metástasis son infrecuentes.

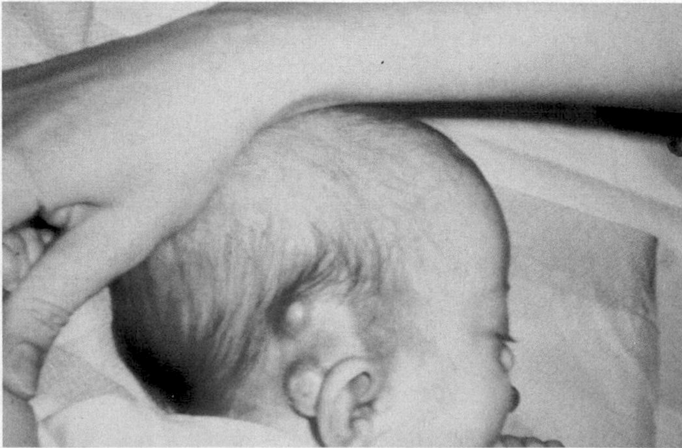

FIGURA 23-38. Mastoiditis aguda. Una complicación inusual de la otitis media, la mastoiditis aguda, puede identificarse por la presencia de lesiones grandes que protruyen por encima del pabellón auricular del niño.

Los paragangliomas del oído medio se parecen a los que surgen en otras ubicaciones, con lobulillos característicos de células contenidas en un tejido conjuntivo ricamente vascularizado (fig. 23-39). Las células paragangliales tienen su origen en la cresta neural y contienen cantidades variables de catecolaminas, principalmente adrenalina y noadrenalina.

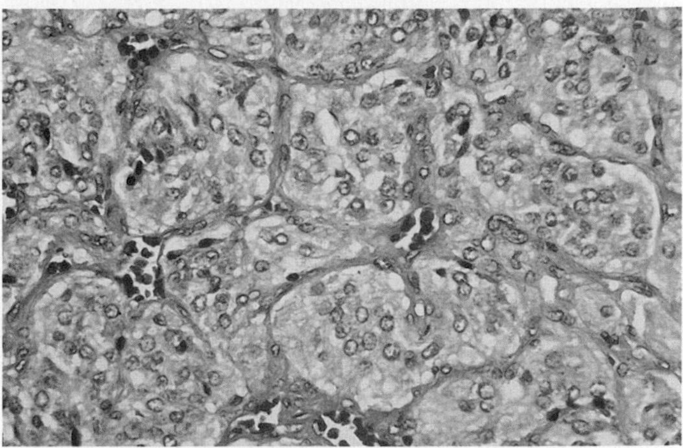

FIGURA 23-39. Paraganglioma yugulotimpánico. Nidos tumorales que están formados por células con bordes mal definidos y citoplasma eosinófilo prominente (células principales).

OÍDO INTERNO

ANATOMÍA: la porción petrosa del temporal contiene el laberinto, que alberga los órganos terminales de la audición (**cóclea**) y el equilibrio (**laberinto vestibular**). Las complejas cavidades del laberinto óseo contienen el **laberinto membranoso**, una serie de sacos y conductos membranosos comunicantes. El laberinto óseo conecta con el espacio subaracnoideo a través del acueducto coclear. Está lleno de perilinfa, un líquido transparente que se mezcla con el líquido cefalorraquídeo. El laberinto membranoso contiene un líquido diferente, la endolinfa, que circula en un sistema cerrado. Al no existir barreras entre los laberintos coclear y vestibular, las lesiones o enfermedades del oído interno suelen afectar tanto la audición como el equilibrio.

La **cóclea** está enrollada en torno a sí misma, como una concha de caracol que hace dos giros y medio. Tiene tres compartimentos: dos que contienen perilinfa y un tercero (el conducto coclear) que contiene endolinfa. El conducto coclear está constituido por el órgano terminal de la audición, el **órgano de Corti**, que reposa sobre la membrana basal y se dispone en una espiral, con tres filas de células pilosas externas y una fila de células pilosas internas. Cuando las vellosidades de estas células neuroepiteliales se flexionan o distorsionan por la vibración, la fuerza mecánica se convierte en impulsos electroquímicos, y es interpretada en el lóbulo temporal como sonido. La porción vestibular del laberinto membranoso está formada por el utrículo, el sáculo y los canales semicirculares, cada uno con un neuroepitelio especializado que determina el equilibrio.

La otoesclerosis es la formación de nuevo hueso esponjoso alrededor del estribo

La otoesclerosis causa sordera progresiva. ***Se trata de un defecto hereditario autosómico dominante y es la causa más habitual de pérdida de audición de tipo conductivo en adultos jóvenes y de mediana edad en Estados Unidos.***

Este trastorno afecta al 10% de los estadounidenses adultos caucásicos y al 1% de los afroamericanos, aunque el 90% de los casos son asintomáticos. La proporción entre mujeres y hombres es de 2:1, y suele haber afectación de ambos oídos.

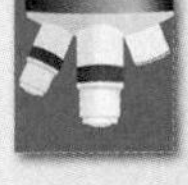

ANATOMOPATOLOGÍA: aunque puede afectarse cualquier parte del hueso petroso, el hueso otoesclerótico tiende a formarse en puntos concretos. El sitio más frecuente (85%) es la región inmediatamente anterior a la ventana oval. El foco de hueso esclerótico se extiende en dirección posterior y puede infiltrar y reemplazar al estribo, e inmovilizar de manera progresiva el pie del estribo. La anquilosis ósea que se desarrolla se manifiesta en términos funcionales como una pérdida auditiva de tipo conductivo de evolución lenta.

La lesión inicial de la otoesclerosis es la resorción del hueso y la formación de un tejido fibroso con gran celularidad que contiene espacios vasculares amplios y osteoclastos. El foco de hueso sujeto a resorción queda sustituido después por hueso inmaduro, el cual se convierte en hueso maduro tras la remodelación repetida (fig. 23-40). La otoesclerosis se trata mediante la movilización quirúrgica de los huesecillos auditivos.

La enfermedad de Ménière se caracteriza por una tríada de vértigo, pérdida auditiva neurosensorial y acúfenos

Se han sugerido varias etiologías, pero la causa de la **enfermedad de Ménière** es incierta. Cada año se diagnostican unos 45 500 casos nuevos en Estados Unidos. Se han sugerido etiologías virales, causas vasculares y, posiblemente, mecanismos autoinmunitarios. El acúfenos suele ser unilateral y es más frecuente entre los 40 y los 60 años. Una asociación familiar sugiere una predisposición genética subyacente.

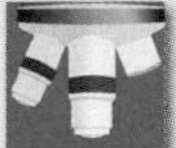

ANATOMOPATOLOGÍA: el cambio más temprano es la dilatación del conducto coclear y del sáculo. A medida que la enfermedad progresa (**hidropesía**), todo el sistema endolinfático se dilata y la pared membranosa puede desgarrarse (fig. 23-41). Estas roturas pueden ir seguidas de colapso del laberinto membranoso, pero la atrofia de las estructuras sensoriales y neurales es rara. Los síntomas aparecen cuando la hidropesía endolinfática provoca la rotura y la endolinfa escapa para mezclarse con la perilinfa.

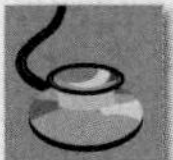

CARACTERÍSTICAS CLÍNICAS: los ataques de vértigo, a menudo con náusea y vómito incapacitantes, duran menos de 24 h. Los episodios repetidos pueden estar separados por semanas o meses. Con el tiempo, las remisiones se alargan. La pérdida de audición se recupera entre los ataques, pero más tarde puede hacerse permanente. La enfermedad de Ménière puede mejorar con una dieta baja en sal y el uso de diuréticos.

La toxicidad laberíntica es una causa de sordera inducida por fármacos

Los antibióticos aminoglucósidos son los fármacos ototóxicos más frecuentes, ya que producen daños irreversibles en las células sensitivas vestibulares o cocleares. Otros antibióticos, diuréticos, antipalúdicos y salicilatos también pueden provocar pérdida de audición neurosensorial transitoria o permanente. Entre los fármacos antineoplásicos, el cisplatino provoca pérdida de audición transitoria o permanente.

El laberinto del embrión en desarrollo es muy sensible a algunos fármacos. El uso materno de antipalúdicos y otros fármacos puede causar sordera congénita.

La laberintitis viral puede provocar sordera congénita

Las infecciones virales pueden causar trastornos del oído interno, especialmente sordera. Esto se debe sobre todo a la invasión viral del laberinto. El CMV y la rubéola son las infecciones virales prenatales más conocidas que causan sordera congénita por transmisión materno-fetal.

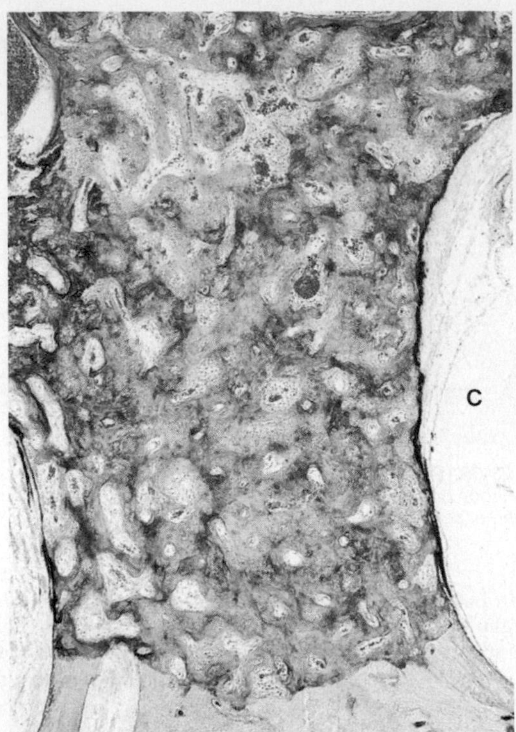

FIGURA 23-40. Otoesclerosis. En la pared lateral de la cóclea, el hueso basófilo, y más vascular, está bien delimitado. *C*, órgano de Corti.

La parotiditis es la causa viral posnatal más frecuente de sordera. Puede causar una pérdida de audición rápida, que es unilateral en el 80% de los casos. En cambio, la infección prenatal del laberinto por rubéola suele ser bilateral, con pérdida permanente de la función coclear y vestibular. Se sospecha que otros virus causan laberintitis, como los virus de la gripe y paragripal, el VEB, los virus del herpes y los adenovirus. Estos casos muestran daños graves en el órgano de Corti, con pérdida casi total de las células ciliadas internas y externas.

Traumatismo acústico

La pérdida de audición inducida por el ruido es un problema importante en los países industrializados. La exposición laboral o recreativa a ruidos fuertes puede dañar la audición de temporal o permanentemente (p. ej., personas expuestas a motores de aviones o a música alta). Las células ciliadas externas del órgano de Corti son las primeras en sufrir daños. La pérdida de las vellosidades sensoriales va seguida de deformación, hinchazón y desintegración de las células ciliadas.

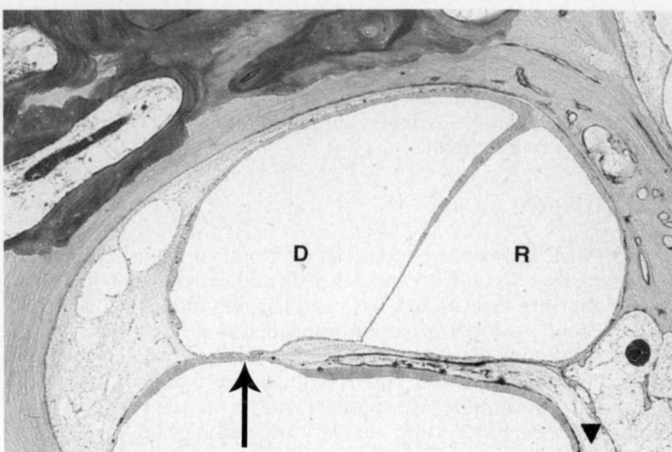

FIGURA 23-41. Enfermedad de Menière. El conducto coclear (*D*) muestra distensión intensa a la vez que la hidropesía endolinfática desplaza la membrana de Reissner (*R*). Ni el órgano de Corti (*flecha*) ni el ganglio espiral (*cabeza de flecha*) se encuentran en su ubicación usual.

El schwannoma es el tumor más frecuente del oído interno

SCHWANNOMA: casi todos los schwannomas del conducto auditivo interno surgen de los nervios vestibulares. Los schwannomas vestibulares, que representan alrededor del 10% de todos los tumores intracraneales, son de crecimiento lento y están encapsulados. Los tumores más grandes sobresalen del meato auditivo interno hacia el ángulo pontocerebeloso y pueden deformar el tronco del encéfalo y el cerebelo adyacente. Los schwannomas provocan síntomas vestibulares y auditivos lentamente progresivos. En la neurofibromatosis de tipo 2 (*v.* cap. 22), se producen con frecuencia schwannomas vestibulares bilaterales idénticos a otros schwannomas vestibulares.

MENINGIOMA: los meningiomas del ángulo pontocerebeloso se originan en las células meningoteliales de las vellosidades aracnoideas. Las localizaciones favoritas de estos tumores son la cresta esfenoidal y la pirámide petrosa. Los meningiomas pueden extenderse al hueso temporal adyacente o a los senos de la duramadre (*v.* cap. 22).

24 Huesos, articulaciones y tejidos blandos

Roberto A. Garcia, Michael J. Klein, Elizabeth G. Demicco, Alan L. Schiller

Huesos

Las funciones del hueso son mecánicas, de almacenamiento de minerales y hematopoyéticas. Las funciones mecánicas incluyen la protección del cerebro, la médula espinal y los órganos torácicos; son la estructura de soporte interno que da rigidez a las extremidades; y actúan como brazo de palanca en el músculo esquelético. El hueso es el principal reservorio de calcio y almacena otros iones, como fosfato, sodio y magnesio. Los huesos también albergan el tejido hematopoyético en la médula ósea.

Las propiedades mecánicas del hueso están relacionadas con su construcción y arquitectura interna. Aunque es extremadamente ligero, tiene una gran resistencia a la tracción. Esta combinación de resistencia y ligereza se debe a su forma tubular hueca, la estratificación en capas del tejido óseo y el refuerzo interno de la matriz.

El término hueso puede referirse tanto a un órgano como a un tejido. El «órgano» se compone de tejido óseo, cartílago, grasa, componentes medulares, vasos, nervios y tejido fibroso. El «tejido» óseo se describe en términos microscópicos y se define por la relación entre colágeno y estructura mineral de las células óseas.

ANATOMÍA

Desde el punto de vista macroscópico, se reconocen dos tipos de hueso:

- El **hueso cortical**, que es un hueso denso y compacto, y cuya capa externa define la forma característica del hueso. Constituye el 80% del esqueleto. Debido a su densidad, sus funciones son principalmente biomecánicas.
- El **grueso hueso esponjoso** (también denominado **trabecular** o **medular**) se encuentra en los extremos de los huesos largos dentro del conducto medular. El hueso esponjoso tiene una relación de la superficie con respecto al volumen elevada, y contiene muchas células óseas por unidad de volumen en comparación con el hueso cortical. **Los cambios en la velocidad de recambio óseo se manifiestan principalmente en el hueso esponjoso.**

Todos los huesos contienen componentes esponjosos y corticales (fig. 24-1), pero sus proporciones difieren. El cuerpo o tallo de un hueso tubular largo, como el fémur, está compuesto de hueso cortical y su médula es principalmente grasa. En los extremos del fémur, la corteza se adelgaza y el hueso esponjoso grueso pasa a ser la estructura predominante. Por el contrario, el cráneo está formado por tablas externas e internas de hueso compacto, con solo una pequeña cantidad de hueso esponjoso, denominado **diploe**, dentro del espacio medular.

La anatomía del hueso se define en relación con la placa de crecimiento (fisis), una estructura transversal que está presente en los niños en crecimiento (fig. 24-2A-C). Los términos **epífisis**, **metáfisis** y **diáfisis** se definen en relación con la placa de crecimiento.

- La **epífisis** es la región del hueso que se extiende desde la placa ósea subarticular hasta la base de la placa de crecimiento.
- La **metáfisis** contiene hueso esponjoso grueso. Se extiende desde el lado de la placa de crecimiento contraria a la región de la articulación, para formar la región en la que el hueso desarrolla una forma tubular o de embudo.
- La **diáfisis** corresponde al cuerpo o tallo del hueso. La metáfisis se funde con la diáfisis en la región donde se disipa el hueso esponjoso grueso. Esta región del hueso es especialmente importante en infecciones hematógenas, tumores y malformaciones esqueléticas.

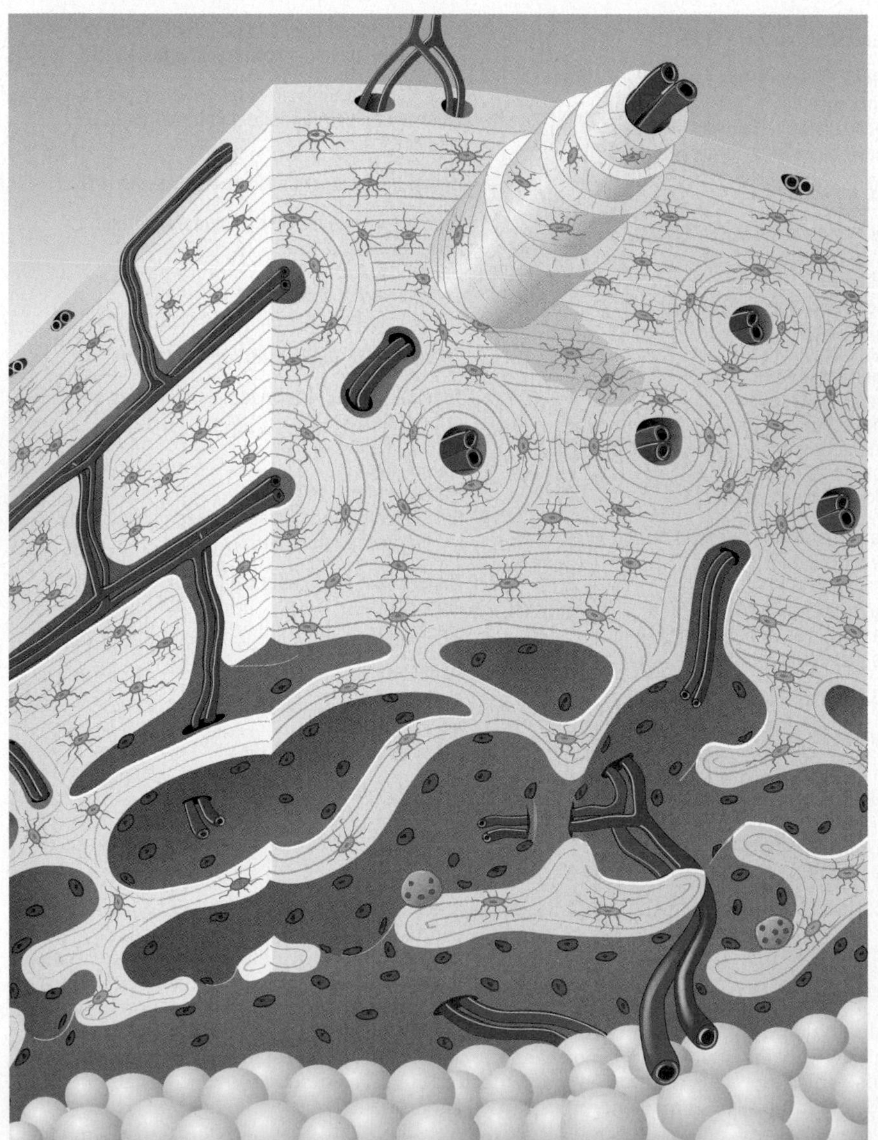

FIGURA 24-1. Anatomía del hueso. Representación esquemática del hueso cortical y trabecular. En el corte longitudinal (*izquierda*) se observan los vasos sanguíneos penetrar el periostio a través de las arterias perforantes periósticas que llegan al hueso perpendicular y al eje longitudinal de los canales de Volkmann. Los vasos que discurren en dirección longitudinal, o paralelo a lo largo de este eje, se localizan en los conductos de Havers. Cada arteria se encuentra acompañada por una vena. Dentro de la corteza, los osteocitos se distribuyen en lagunas, y sus procesos celulares se extienden dentro del canalículo. En el corte transversal (*derecha*) pueden observarse los diversos tipos de hueso laminar cortical. El hueso laminar circunferencial está localizado junto al periostio y los bordes del espacio medular. El hueso cortical concéntrico rodea los conductos de Havers para formar la **osteona**. Cada capa de hueso laminar concéntrico contiene fibras de colágeno de una orientación diferente, de manera que esta se distribuye de manera distinta en cada una. El hueso laminar intersticial ocupa el espacio entre dos osteonas. El espacio medular se encuentra ocupado con grasa, y el hueso trabecular es contiguo a la corteza. Hay presencia de osteoclastos multinucleados, y osteoblastos en empalizada que rodean las superficies óseas. Las arterias perforantes provenientes del periostio y la arteria nutricia proveniente del espacio medular se comunican dentro de la corteza mediante los conductos de Havers y Volkmann.

Otros dos términos son esenciales para comprender la organización ósea:

- La **osificación endocondral** es el proceso por el que el tejido óseo reemplaza al cartílago.
- La **osificación intramembranosa** es el mecanismo por el que el tejido óseo reemplaza al tejido membranoso o fibroso del periostio.

Todos los huesos se forman al menos en parte mediante osificación intramembranosa. Algunos huesos (p. ej., la calvaria del cráneo) constituidos exclusivamente por osificación intramembranosa. El crecimiento longitudinal de los huesos largos se explica por la osificación endocondral.

La médula ósea reside en el espacio o conducto medular

El espacio medular está rodeado de hueso cortical. Está sostenido por un delicado entramado de tejido conjuntivo que envuelve las células de la médula y los vasos sanguíneos. A nivel macroscópico se aprecian tres tipos de médula:

- La médula roja corresponde al tejido hematopoyético y se encuentra en prácticamente todos los huesos al nacer. En la adolescencia, se limita al esqueleto axial (cráneo, costillas y vértebras). Su presencia en los huesos apendiculares (la parte del esqueleto que sostiene las extremidades, incluidas la pelvis y la cintura escapular) también puede ser patológica, en función de la edad del paciente y de la localización de la médula. Por ejemplo, la médula roja en la diáfisis femoral de un hombre de 55 años es anómala y puede deberse a una enfermedad subyacente, como la leucemia.
- La **médula amarilla** corresponde a tejido adiposo y se encuentra en los huesos de las extremidades. En una región hematopoyética en condiciones normales, como los cuerpos vertebrales, la presencia de médula ósea amarilla es anómala a cualquier edad.
- La **médula gris o blanca** es deficiente en elementos hematopoyéticos y suele ser fibrótica. ***Siempre es tejido patológico en el hueso del adulto que ya no está en crecimiento o en regiones distantes a las placas de crecimiento en la niñez.***

El suministro sanguíneo en el hueso se produce a través de canales especializados

Los huesos largos tubulares reciben sangre a través de dos fuentes, y contienen canales para irrigar los tejidos.

- Las **arterias nutricias** entran en el hueso a través de un foramen nutricio e irrigan el espacio medular y el tercio interno o la mitad de la corteza.
- Las **arterias perforantes** son pequeños vasos rectos que se extienden hacia el interior desde las arterias periósticas en la superficie externa del periostio (la cápsula fibrosa del hueso). Las

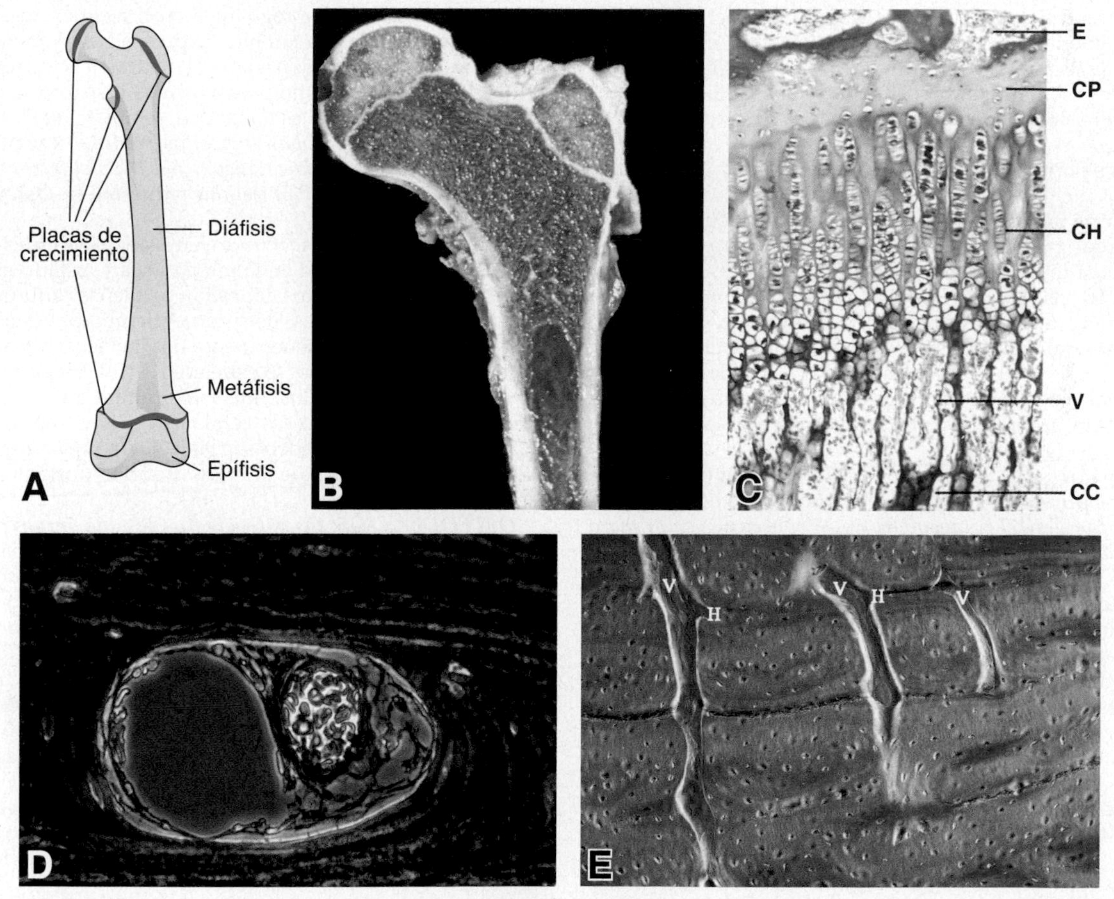

FIGURA 24-2. Anatomía de los huesos largos. A. Esquema del fémur en que se ilustran sus diversos compartimentos. **B. Corte coronal de la porción proximal del fémur** en el que se ilustran las diferentes estructuras anatómicas del hueso largo. La epífisis de la cabeza femoral y el proceso del trocánter mayor se encuentran separados por la metáfisis por sus respectivas placas de crecimiento. La corteza y cavidad medular se observan adecuadamente. La cavidad medular contiene hueso esponjoso hasta que la metáfisis se estrecha dentro de la diáfisis (tallo) del hueso, donde el hueso desaparece casi por completo y es ocupado por la médula. **C. Corte de la epífisis** con una zona de células de cartílago en proliferación. Debajo de esta zona, las células de cartílago hipertrófico se encuentran distribuidas en columna. En la parte inferior, la matriz de calcificación es invadida por vasos sanguíneos. *CC*, cartílago calcificado; *CH*, cartílago hipertrófico; *CP*, cartílago proliferativo; *E*, epífisis; *V*, invasión vascular. **D. Conducto de Havers** que contiene una vénula (vaso más ancho con pared delgada a la *izquierda*) y una arteriola (vaso más estrecho con pared más gruesa a la *derecha*). **E. Canales de Volkmann.** Los tres canales de Volkmann tienen un trayecto paralelo uno respecto al otro (*V*) y perpendicular a la corteza. Pueden observarse las aberturas de los dos conductos de Havers (*H*).

arterias perforantes se anastomosan en la corteza con ramas de arterias nutricias procedentes del espacio medular.

- Los **conductos de Havers** son espacios en el hueso cortical que discurren paralelos al eje longitudinal del hueso durante una corta distancia y luego se ramifican y comunican con otros conductos similares. Cada conducto contiene uno o dos vasos sanguíneos y algunas fibras nerviosas (fig. 24-2D).
- Los **canales de Volkmann** (fig. 24-2E) son espacios dentro de la corteza que discurren transversalmente al eje longitudinal de la corteza para conectar con los conductos de Havers adyacentes. Los canales de Volkmann también contienen vasos sanguíneos.

Cada arteria tiene su vena correspondiente y, a veces, terminaciones nerviosas libres asociadas. El drenaje venoso procede de la corteza hacia el exterior, a las venas periósticas, o hacia el interior del espacio medular o fuera a través de las venas nutricias.

El periostio es la capa que recubre todos los huesos y puede formar hueso.

El periostio es el tejido fibroso que envuelve la superficie externa del hueso y lo delimita del tejido blando circundante. Está unido al hueso por fibras de colágeno denominadas **fibras de Sharpey**. La capa interna del periostio, **cambium**, se encuentra unida a la superficie del hueso y está formada por haces de colágeno dispuestos de forma laxa, con células de tejido conjuntivo en forma de huso y una red de delgadas fibras elásticas. La **capa fibrosa** externa es contigua a los planos adyacentes de tejido blando y fascia. Está compuesta por tejido conjuntivo denso que contiene vasos sanguíneos. La capa interna del periostio es responsable del proceso de osificación intramembranosa y de la formación de la corteza. Si el periostio sufre una lesión (p. ej., infección, traumatismo o tumor), puede responder mediante la producción de una cantidad significativa de hueso reactivo que puede observarse en la radiografía.

La matriz ósea es orgánica y altamente mineralizada

El tejido óseo está compuesto por células (10% de su peso), una fase mineralizada (cristales de hidroxiapatita [HA], que representan el 60% del tejido total) y una matriz orgánica (30%). ***Así pues, a excepción de las células que contiene, el hueso es una estructura compuesta por una matriz orgánica y otra inorgánica.***

La **matriz mineralizada** consiste en HA poco cristalizada, $Ca_{10}(PO_4)_6(OH)_2$. Debido a su carga neta negativa, puede neutralizar cantidades sustanciales de ácido. Otros iones importantes en el hueso son el carbonato, el citrato, el fluoruro, el cloruro, el sodio, el magnesio, el potasio y el estroncio.

La **matriz orgánica** está formada por un 88% de colágeno de tipo I, un 10% de otras proteínas y entre un 1% y un 2% de lípidos y glucosaminoglucanos. ***Así, el colágeno de tipo I constituye en primera instancia la matriz orgánica.*** Otras proteínas son:

- La **osteocalcina** es producida por los osteoblastos. Las concentraciones sanguíneas de esta proteína son un marcador útil de la formación ósea.
- La **osteopontina** y la **sialoproteína** son proteínas de la matriz ósea que contienen la secuencia de aminoácidos *Arg-Gly-Asp*, identificada por las **integrinas**. Así pues, es probable que ambas ayuden al anclaje de las células a la matriz ósea.

Las células óseas son responsables de mantener la estructura del tejido

Existen cuatro tipos de células en el tejido óseo, cada una de las cuales tiene funciones específicas relacionadas con la formación, la reabsorción y el remodelado óseo:

CÉLULAS PROGENITORAS ÓSEAS: las células progenitoras óseas se diferencian en osteoblastos y osteocitos. Derivan, a su vez, de un blastocito mesenquimatoso primitivo que puede transformarse en adipocitos, mioblastos, fibroblastos u osteoblastos. Las células progenitoras óseas se encuentran en la médula, el periostio y todas las estructuras de soporte dentro de la cavidad medular. No se reconocen fácilmente mediante microscopía óptica, ya que son células pequeñas, inespecíficas, estrelladas o fusiformes. En respuesta a una señal adecuada, las células progenitoras óseas dan lugar a osteoblastos. El tipo de diferenciación de los osteoblastos está controlado por actividades complejas que implican la transducción de señales y la regulación transcripcional de la expresión génica.

OSTEOBLASTOS: los osteoblastos son las células que sintetizan proteínas que producen y mineralizan el tejido óseo. Como ya se ha mencionado, derivan de progenitores mesenquimatosos que también dan lugar a condrocitos, miocitos, adipocitos y fibroblastos. Los osteoblastos son células poligonales mononucleares de gran tamaño que se disponen en línea a lo largo de la superficie ósea (fig. 24-3A). Debajo de la capa de osteoblastos hay una zona delgada y eosinófila de matriz ósea orgánica, denominada **osteoide**, que aún no se ha mineralizado. El tiempo que transcurre desde el depósito de osteoide hasta su mineralización (aproximadamente 12 días) se conoce como **tiempo de mineralización**. La capacidad de síntesis de proteínas de un osteoblasto se refleja en su abundante retículo endoplásmico, su prominente aparato de Golgi y sus mitocondrias con gránulos que contienen calcio. Los procesos citoplasmáticos que se extienden en el osteoide entran en contacto con células incrustadas en la matriz, denominadas **osteocitos**. Los osteoblastos contienen fosfatasa alcalina, fabrican osteocalcina y expresan receptores de hormona paratiroidea o paratirina (PTH). La colagenasa secretada por los osteoblastos también puede facilitar la actividad osteoclástica. También producen una serie de factores de crecimiento y citocinas, como el factor de crecimiento tumoral β (TGF-β), el factor de crecimiento insulinoide 1 (IGF-1), el IGF-2, el factor de crecimiento derivado de plaquetas (PDGF), la interleucina 1 (IL-1), el factor de crecimiento de fibroblastos (FGF) y el factor de necrosis tumoral α (TNF-α), que regulan el crecimiento y la diferenciación óseos. Los osteoblastos también expresan receptores de superficie para diversas hormonas (p. ej., PTH, vitamina D, estrógenos, glucocorticoides, etc.), así como para citocinas y factores de crecimiento. Cuando un osteoblasto está inactivo, se aplana en la superficie del tejido óseo. ***En última instancia, el osteoblasto controla la activación, maduración y diferenciación del osteoclasto a través de un mecanismo de señalización celular paracrino (v. Osteoclastos,*** más adelante).

OSTEOCITOS: el osteocito es un osteoblasto que se encuentra completamente inmerso en la matriz ósea y aislado en una laguna (fig. 24-3B). Los osteocitos depositan pequeñas cantidades de hueso alrededor de las lagunas, pero con el tiempo pierden la capacidad de síntesis proteica. Tienen pequeños núcleos hipercromáticos y numerosos procesos que se extienden a través de conductos óseos denominados **canalículos**, que se comunican a través de uniones comunicantes con procesos celulares de otros osteocitos (fig. 24-3C). Los osteocitos pueden ser las células óseas que reconocen y responden a las fuerzas mecánicas y son importantes reguladores del remodelado óseo.

OSTEOCLASTOS: ***los osteoclastos son las únicas células encargadas de la reabsorción ósea.*** Surgen de células progenitoras hematopoyéticas y son miembros de la familia monocito/macrófago. Para la osteoclastogenia se requieren tres factores principales: *(1)* el receptor RANK relacionado con el TNF (activador del receptor del factor nuclear κB [NFκB]); *(2)* el ligando RANK (RANKL); y *(3)* el factor estimulante de colonias de macrófagos (M-CSF). RANK es expresado por los precursores de los osteoclastos. Los osteoblastos y las células del estroma producen RANKL y M-CSF. La unión de RANKL a RANK activa la señalización NFκB, que estimula la osteoclastogenia. El M-CSF es necesario para la supervivencia de las células de linaje macrófago/osteoclasto. La **osteoprotegerina**, otra proteína producida por los osteoblastos y también miembro de la familia del TNF, bloquea las interacciones entre RANK y RANKL y, por tanto, inhibe la osteoclastogenia.

Los osteoclastos son células multinucleadas que contienen muchos lisosomas y son ricas en enzimas hidrolíticas. Se encuentran en pequeñas depresiones de las superficies óseas denominadas **lagunas de Howship** (fig. 24-3D). Como se observa por microscopía electrónica, un osteoclasto forma una membrana plasmática polarizada y rugosa (fig. 24-4) cuando entra en contacto con el hueso y están realizando el proceso de degradación ósea. La reabsorción osteoclástica es un proceso de varios pasos que implica primero la unión de la célula al hueso mediante integrinas. Se forma una unión

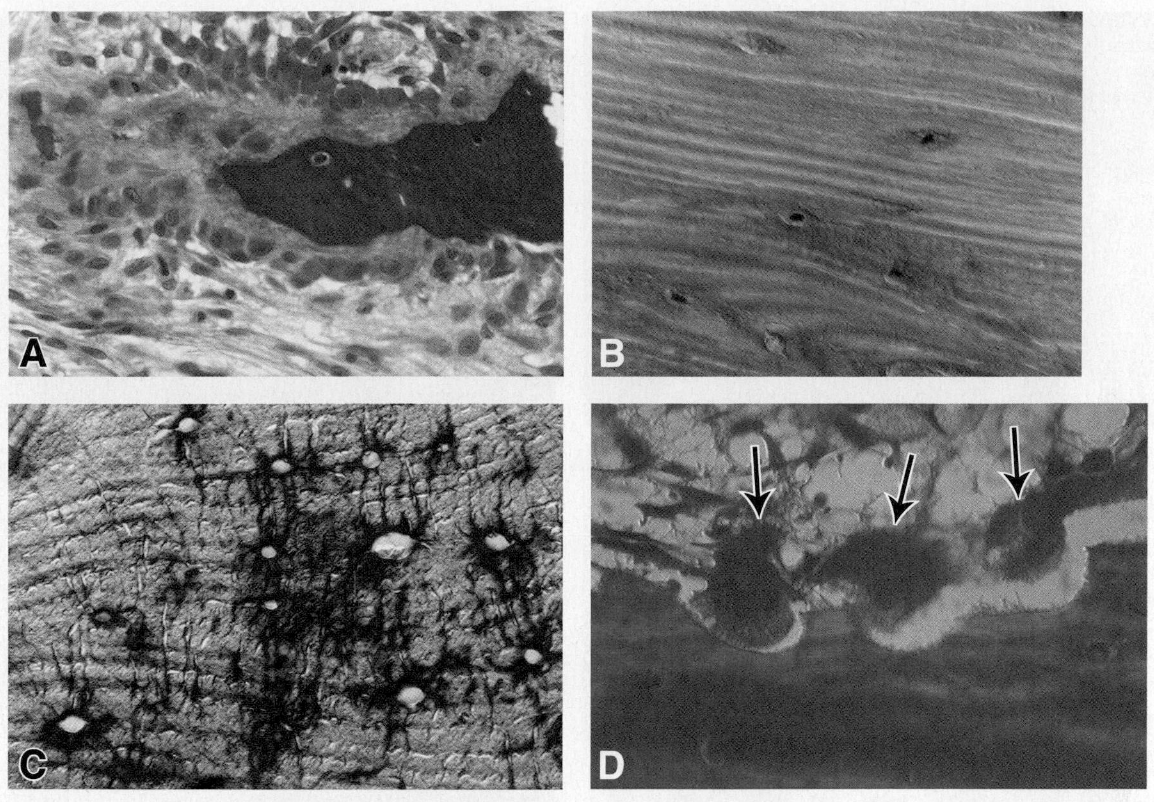

FIGURA 24-3. Las células óseas. A. En esta **espícula de hueso en desarrollo** se observa una capa prominente de osteoblastos redondos distribuidos alrededor de la zona de osteoide de color rosa. La estructura de color morado oscuro en el osteoide es hueso mineralizado. **B. Osteocitos.** Los osteocitos representan osteoblastos atrapados dentro de la matriz ósea. El espacio que rodea a las células se denomina **laguna**. **C.** La abundancia de procesos **osteocíticos intercomunicados** a través de la red de canalículos en el hueso cortical es evidente en este corte. **D. Osteoclastos.** Se observan células gigantes multinucleadas (*flechas*) en las superficies óseas dentro de pequeñas fosas de reabsorción cóncavas denominadas **lagunas de Howship**.

hermética que aísla el compartimento extracelular que se forma entre el hueso y la membrana rugosa del osteoclasto. A continuación, una bomba de protones acidifica este compartimento hasta un pH de 4.5, con lo que se crea un lisosoma extracelular gigante. Este medio rico en protones moviliza el mineral óseo y expone la matriz ósea orgánica a la degradación por enzimas lisosómicas. Los fragmentos óseos degradados son transportados al lado opuesto de los osteoclastos y liberados al espacio extracelular.

Aunque la maquinaria de un osteoclasto está muy preparada para llevar a cabo la reabsorción ósea, solo funciona si la matriz está mineralizada. ***De hecho, cualquier hueso que esté revestido por osteoide o cartílago sin mineralizar está protegido de la actividad osteoclástica.*** En el raquitismo, por ejemplo (*v.* más adelante), la placa de crecimiento no se calcifica en condiciones normales, por lo que crece sin reabsorción osteoclástica y se vuelve muy grueso.

El remodelado constante del hueso es parte normal del mantenimiento del esqueleto (fig. 24-5). Se inicia por la activación del

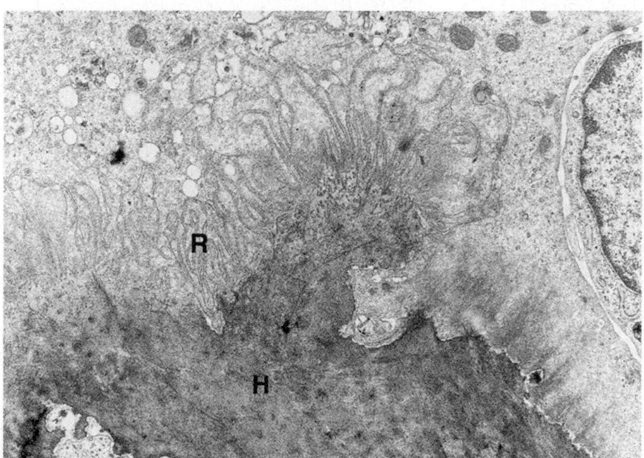

FIGURA 24-4. Osteoclasto. Esta **microfotografía** electrónica muestra la membrana rizada (*R*) de un osteoclasto, que está formada por complejos pliegues internos de la membrana plasmática yuxtapuestos con el hueso (*H*).

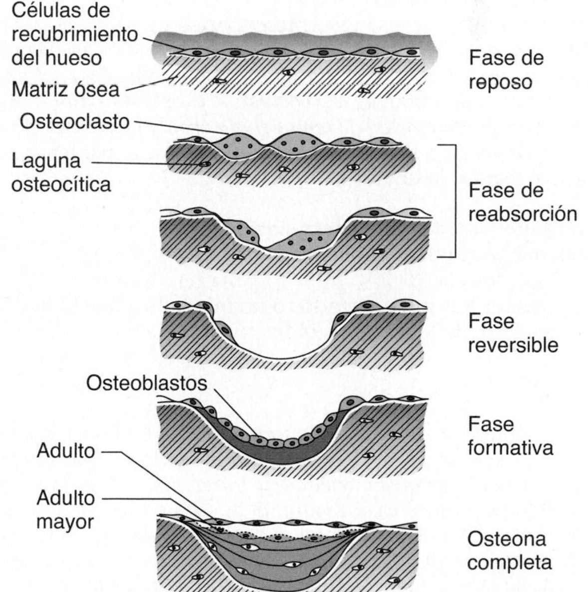

FIGURA 24-5. Secuencia de remodelado óseo. El remodelado óseo inicia con osteoclastos en la superficie del hueso previamente cubierto por células fusiformes. Después de crear una bahía de reabsorción, los osteoclastos son reemplazados por osteoblastos, los cuales depositan nuevo hueso. La pérdida ósea que tiene lugar con el envejecimiento (osteoporosis senil) se debe a un llenado incompleto de las bahías de reabsorción.

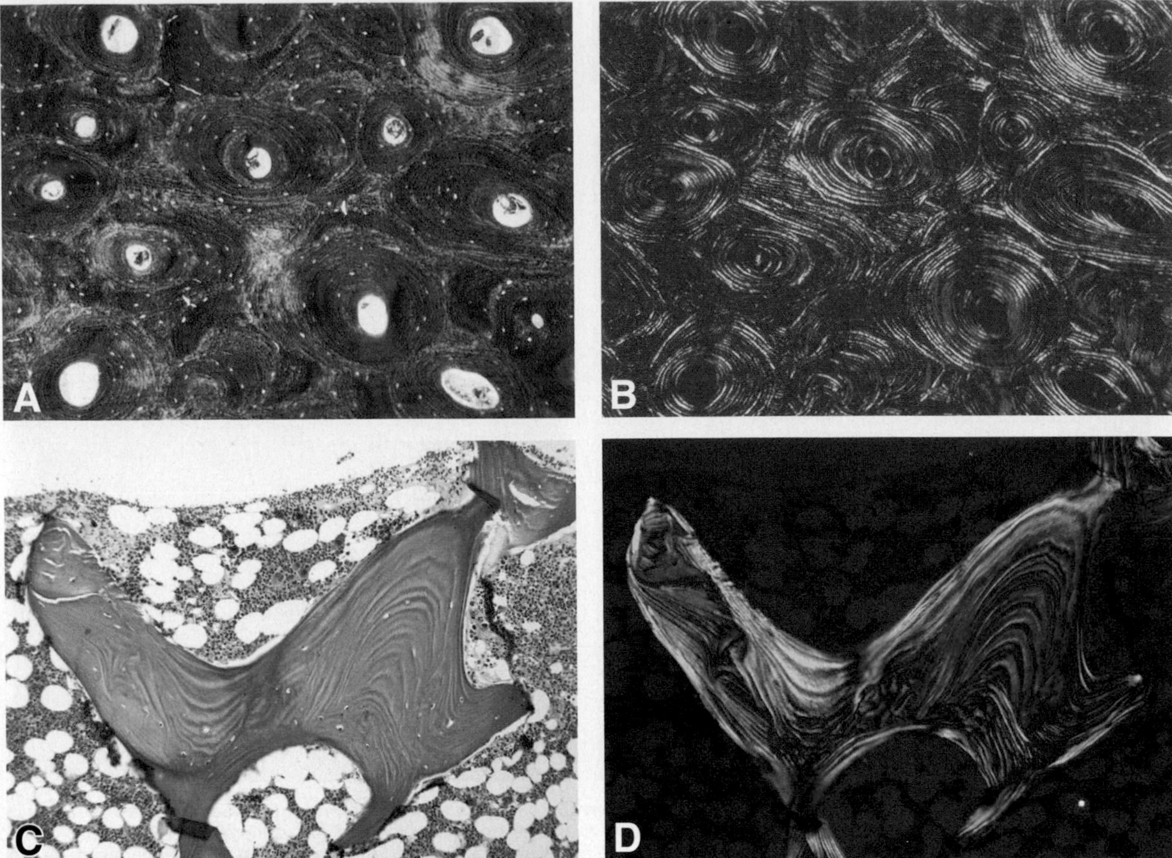

FIGURA 24-6. Hueso laminar cortical. A. Lámina compacta (corteza) distribuida en forma concéntrica alrededor de los canales de Havers. **B.** Mismo campo visto en luz polarizada en el que se observan intercaladas las zonas de luz y oscuridad que corresponden a las fibras de colágeno (*continúa*). **C. Lámina de la esponjosa** en una sola trabécula madura en una vista en campo brillante. **D.** Con luz polarizada se observan las láminas distribuidas en capas con luz y oscuridad, pero estas son más alargadas que aquellas en la distribución concéntrica.

receptor de citocinas RANK en los osteoclastos. La PTH y los factores solubles liberados durante la reabsorción ósea contribuyen al reclutamiento y la activación de los osteoblastos en los lugares de formación de hueso nuevo.

Los osteoclastos expresan receptores para la calcitonina, que inhibe la actividad osteoclástica. ***Así pues, el remodelado óseo consiste en reemplazar el hueso viejo por hueso recién formado mediante el acoplamiento funcional de osteoclastos y osteoblastos, término que se conoce como unidad de remodelado óseo***. El remodelado óseo permite al hueso adaptarse a la tensión mecánica, mantener su resistencia y regular la homeostasis del calcio.

Organización microscópica del tejido óseo: hueso laminar y hueso reticular

Ambos pueden ser mineralizados o no mineralizados. El hueso no mineralizado se denomina **osteoide**.

Hueso laminar

El hueso laminar se desarrolla de forma lenta y está muy organizado. Dado que constituye el tejido óseo más fuerte, forma el esqueleto adulto. ***Cualquier otra variedad de hueso distinta al laminar en el esqueleto del adulto es anómala***. El hueso laminar se define por: *(1)* disposición paralela de fibras de colágeno de tipo I; *(2)* pocos osteocitos en la matriz; y *(3)* osteocitos uniformes en pequeñas lagunas paralelas al eje longitudinal de las fibras de colágeno. Existen cuatro tipos de hueso laminar (fig. 24-6):

- El **hueso circunferencial** forma la capa perióstica externa y la capa laminar endóstica interna que cubre a la corteza.
- El **hueso laminar concéntrico** se dispone alrededor de los conductos de Havers. En dos dimensiones, el hueso laminar concéntrico y sus correspondientes arteria y vena de Havers constituyen la **osteona** (fig. 24-1). En tres dimensiones, la osteona constituye el **sistema de Havers**. Estos cilindros de hueso dispuestos alrededor de los conductos de Havers discurren paralelos al eje longitudinal de la corteza y son el hueso de mayor dureza que existe. Las osteonas se forman solo si existe una tensión adecuada.
- El **hueso laminar intersticial** representa remanentes de hueso laminar circunferencial o concéntrico que se ha remodelado y se encuentra incrustado entre osteonas.
- El **hueso laminar trabecular** forma el hueso esponjoso grueso de la cavidad medular. Presenta placas de hueso laminar perforado por espacios medulares.

Hueso reticular

El hueso reticular se caracteriza por: *(1)* disposición irregular de las fibras de colágeno de tipo I (de ahí el término reticular); *(2)* numerosos osteocitos en la matriz; y *(3)* variación en el tamaño y la forma de los osteocitos (fig. 24-7A,B).

El hueso reticular se deposita más rápidamente que el hueso laminar. Su disposición es irregular y su resistencia a la tracción es baja, por lo que sirve de estructura temporal de soporte. No es sorprendente que el hueso reticular se encuentre en el feto en desarrollo, en áreas que rodean tumores e infecciones y como parte de una fractura en proceso de cicatrización. ***Su presencia en el esqueleto adulto es siempre anómala e indicativa de que se ha producido tejido reactivo en respuesta a algún factor de estrés en el hueso***.

A diferencia del hueso, el cartílago no contiene vasos sanguíneos, nervios ni vasos linfáticos

El *cartílago* puede calcificarse de manera localizada para proporcionar resistencia interna en ciertas áreas.

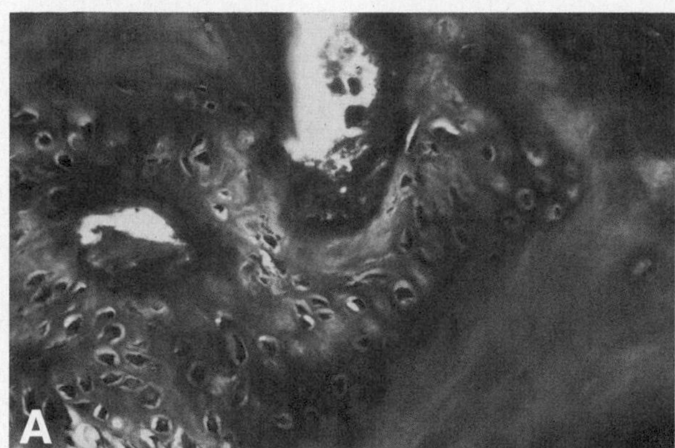

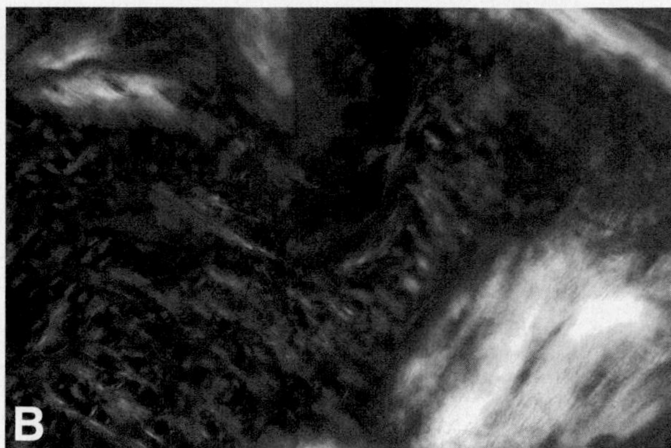

FIGURA 24-7. Hueso reticular. A. El hueso reticular en el proceso de reparación temprano de una fractura contiene muchos osteocitos que varían en su tamaño, pero son principalmente grandes con lagunas prominentes (comparar con el área de hueso maduro *abajo a la derecha*). **B.** Este mismo corte visto con luz polarizada muestra fibras de colágeno similares al patrón laxo de fibras de un tejido de arpillera.

Matriz del cartílago

Al igual que el hueso, el cartílago puede considerarse un material compuesto orgánico e inorgánico. La fase inorgánica está compuesta por cristales de calcio de HA, similares a los que se encuentran en la matriz ósea, pero solo presentes en unos pocos focos del cartílago. La matriz orgánica está formada principalmente por dos tipos de macromoléculas, el colágeno de tipo II y los proteoglucanos, que constituyen alrededor del 20% de su peso. Los proteoglucanos están hiperhidratados, de modo que el agua constituye el 80% restante del peso total de la matriz. Este contenido de agua es muy importante en la función del cartílago articular, ya que mejora la resiliencia y la lubricación de la articulación. Los proteoglucanos son macromoléculas complejas compuestas por un núcleo central de proteína lineal, al que se unen largas estructuras laterales de polisacáridos, denominadas **glucosaminoglucanos**. Los núcleos proteicos lineales están unidos a macromoléculas de ácido hialurónico mediante proteínas de enlace. Estas macromoléculas son polianiónicas debido a la presencia regular de grupos carboxilo y sulfatos, y su fuerte carga negativa explica su capacidad para unir grandes cantidades de agua (hidrofilia). Los glucosaminoglucanos del cartílago comprenden tres sacáridos polidiméricos, repetitivos, no ramificados y de cadena larga: sulfato de condroitina 4, sulfato de condroitina 6 y sulfato de queratano. Los sulfatos de condroitina son los más abundantes, y representan entre el 55% y el 90% de la matriz del cartílago, en función de la edad del tejido.

Tipos de cartílago

Existen tres tipos de cartílago:

- **Cartílago hialino**: es el cartílago prototípico y constituye el cartílago articular de las articulaciones; el cartílago de los huesos en desarrollo; las placas de crecimiento; el cartílago costocondral; los cartílagos de la tráquea, los bronquios y la laringe; y los cartílagos de la nariz.
- **Fibrocartílago**: este tejido es en esencia tejido conjuntivo denso cuyas células se asemejan a los condrocitos. Contiene menos glucosaminoglucano que el cartílago hialino e incluye colágeno de tipo I, que le proporciona resistencia a la tracción y estructural. Se encuentra en el anillo fibroso del disco intervertebral, las inserciones tendinosas y ligamentosas, los meniscos, la sínfisis púbica y las inserciones de las cápsulas articulares.
- El **cartílago elástico** se encuentra en la epiglotis, en los cartílagos aritenoides de la laringe y en el oído externo. Se parece al cartílago hialino, pero sus condrocitos están envueltos en fibras elásticas que le confieren memoria de forma.

Condrocitos

Los condrocitos derivan de células mesenquimatosas primitivas similares a las precursoras de las células óseas. El condroblasto da lugar al condrocito. La activación del factor de transcripción SOX9 es esencial para la formación de condrocitos, y SOX9 se expresa en las neoplasias cartilaginosas. Al igual que en el hueso, la célula que reabsorbe el cartílago calcificado es el osteoclasto.

FORMACIÓN Y CRECIMIENTO DEL HUESO

El tejido óseo crece únicamente por crecimiento por aposición, que se define como el depósito de nueva matriz sobre una superficie preexistente por osteoblastos de la superficie adyacente.

En cambio, casi todos los demás tejidos, especialmente el cartílago, crecen por proliferación celular intersticial dentro de la matriz, así como por crecimiento por aposición.

El desarrollo óseo en el feto sigue una secuencia estereotipada. La mayor parte del esqueleto (excepto el cráneo y la clavícula) se forma a partir de cartílago inmaduro presente durante el desarrollo fetal. Este cartílago acaba siendo reabsorbido y reemplazado por hueso durante la osificación endocondral. El desarrollo del hueso puede ilustrarse con el ejemplo de una extremidad.

El proceso de osificación primaria sigue una secuencia temporal definida

1. **Cartílago inmaduro**: a las 5 semanas de gestación, una delgada capa de células mesenquimatosas se forma entre el ectodermo y el endodermo del primordio de la extremidad y se condensa en un núcleo de cartílago hialino. Este cartílago es el precursor del futuro hueso largo de esa extremidad. La cápsula fibrosa del cartílago se denomina **pericondrio**. Lo ancho del cartílago embrionario aumenta por el crecimiento por aposición de los condroblastos, lo cuales depositan matriz cartilaginosa en la superficie interna del pericondrio. Al mismo tiempo, el cartílago aumenta de longitud por el crecimiento por aposición e intersticial de los condrocitos. En esta fase, el «hueso» largo está compuesto en realidad por cartílago.
2. **Centro primario de osificación**: el lecho vascular aumenta y el pericondrio presenta depósitos de hueso reticular sobre la superficie del núcleo cartilaginoso en la porción media del futuro hueso. Este cilindro de hueso reticular es el centro primario de osificación, porque es el primer tejido óseo que se forma. A continuación, el pericondrio se convierte en **periostio** (fig. 24-8A).
3. **Cilindrificación**: en el interior del cartílago inmaduro, los condrocitos forman columnas proliferativas, que acaban presentando una calcificación focal. La calcificación es la señal para la reabsorción osteoclástica y la invasión de vasos en la masa cartilaginosa. Así, la osificación endocondral más temprana se produce después de que el cartílago haya desarrollado una zona hueca desde el centro del cartílago. Esta «cavitación» del centro cartilaginoso formará el futuro espacio medular. El ahuecamiento progresivo de la diáfisis se denomina **cilindrización**.
4. **Esponjoso primario**: los condrocitos aumentados de volumen e hipertrofiados del cartílago central comienzan a morir. Aumen-

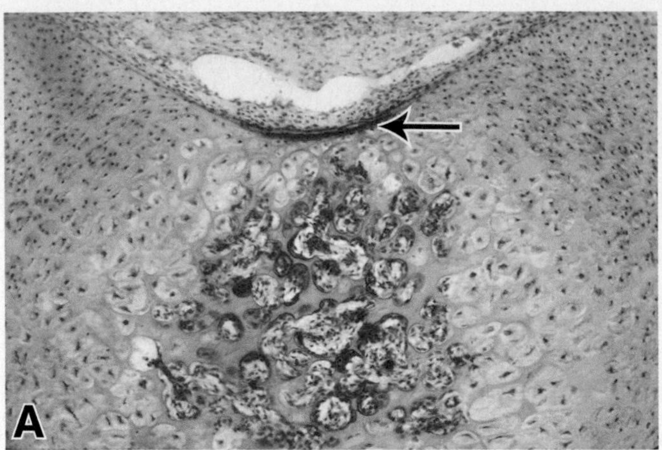

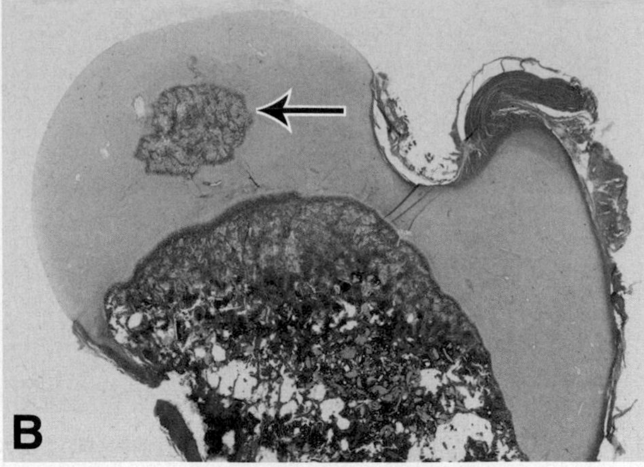

FIGURA 24-8. Osificación primaria. A. Corte de hueso tubular corto en el que se muestra el primer depósito de tejido óseo verdadero (*flecha*) en la porción externa de la mitad del tallo del cartílago a lo largo del cual se forma una zona hueca en el centro para dar lugar a las espículas mixtas de cartílago y hueso (esponjosa primaria). **B.** Corte de la cabeza femoral en el que se observa el **centro de osificación secundaria** (*flecha*).

ta la invasión capilar. Las superficies de los centros de cartílago calcificado quedan envueltas por hueso reticular depositado por osteoblastos, que llegan desde el tejido mesenquimatoso pluripotencial que entra con los capilares. Este centro cartilaginoso, rodeado de hueso reticular, se denomina **esponjoso primario** o **trabéculas primarias**. Es el primer hueso que se forma tras el reemplazo del cartílago.

La cavitación continúa a lo largo de la futura diáfisis hacia cada extremo del hueso. Mientras tanto, el hueso aumenta en anchura mediante crecimiento óseo por aposición por el crecimiento circunferencial perióstico, lo cual hace que haya mayor cantidad de hueso reticular para formar la futura corteza.

En la osificación secundaria, el cartílago es estimulado y transformado en hueso

En los extremos cartilaginosos del futuro hueso se producen acontecimientos programados similares a los del esponjoso primario. El cartílago en reposo (de reserva) es estimulado para formar columnas de cartílago proliferativo, que posteriormente evolucionan a condrocitos hipertrofiados y, finalmente, a cartílago calcificado.

1. **Centro secundario de osificación** (fig. 24-8B): también denominado **centro de osificación epifisario**, esta estructura se forma en los extremos del hueso cuando el cartílago es reabsorbido.
2. **Formación de la placa de crecimiento**: a medida que los extremos óseos se expanden durante la osificación endocondral, queda una zona de cartílago entre el extremo osificante del hueso y la diáfisis. Este cartílago está destinado a convertirse en la placa de crecimiento (fig. 24-9A), una capa de cartílago modificado entre la diáfisis y la epífisis. Su estructura permanece esencialmente inalterada desde los primeros años de vida fetal hasta la madurez esquelética. ***La placa de crecimiento controla el crecimiento longitudinal de los huesos y, en última instancia, determina la estatura adulta.***
3. **Estructura de la placa de crecimiento**: los condrocitos de la placa de crecimiento están dispuestos en columnas verticales que, en tres dimensiones, son realmente hélices. En una vista longitudinal, la placa de crecimiento, desde la epífisis hasta la metáfisis, se divide en zonas (figs. 24-2C y 24-9).
   - La **zona de reserva (reposo)** está irrigada por las arterias epifisarias y presenta condrocitos pequeños y muy poca matriz. Una zona periférica adicional, conocida como **zona de Ranvier**, descansa directamente debajo del pericondrio.
   - La **zona proliferativa** es la siguiente zona más profunda, en la que se produce una proliferación activa de condrocitos tanto longitudinal como transversal (aunque el principal impulso de crecimiento es longitudinal). En un placa de crecimiento muy activa, las zonas proliferativas representan más de la mitad del grosor de la placa de crecimiento.
   - La **zona hipertrófica** es la siguiente capa; muestra un crecimiento sustancial del tamaño de los condrocitos. La matriz intercelular es prominente y una zona densa, la **matriz territorial**, rodea a los condrocitos.
   - La **zona de calcificación** es la zona cartilaginosa más próxima a la metáfisis, donde la matriz se mineraliza.
   - La **zona de osificación** es el área donde se deposita una capa de hueso sobre la superficie del cartílago calcificado. Los capilares crecen en el cartílago calcificado y proporcionan acceso a los osteoclastos, que reabsorben gran parte de la matriz calcificada. Las paredes verticales residuales del cartílago calcificado actúan como estructura de sostén para el depósito de hueso.

Se están empezando a comprender los mecanismos moleculares que rigen el crecimiento endocondral. La proteína relacionada con la PTH (PrPTH), secretada por las células pericondriales y los condrocitos, mantiene la proliferación de estos últimos. La deficiencia de PrPTH conduce a un retraso grave del crecimiento y a la deformación de las placas de crecimiento. El regulador del desarrollo «Indian Hedgehog» (Ihh) también interviene en la maduración de la placa de crecimiento en conjunto con la PrPTH. Un tercer factor importante implicado en la regulación de la placa de crecimiento es el FGF.

La activación del receptor 3 del FGF (FGFR3) en los condrocitos proliferativos conduce a la inhibición de la proliferación de la placa de crecimiento. Las mutaciones en *FGFR3* (el gen que codifica la misma proteína) están relacionadas con la detención del crecimiento (p. ej., acondroplasia u otras formas de enanismo) o a la aceleración del crecimiento.

Estrechamiento de epífisis a diáfisis

Comienza en el anillo de Delacroix, un manguito óseo perióstico que rodea el cartílago epifisario. Un pico de osteoclastos periósticos reabsorbe la corteza y, al mismo tiempo, se deposita hueso osteoblástico endóstico para seguir el ritmo y compensar parte de la reabsorción osteoclástica. El resultado final es que el extremo ancho del hueso se estrecha hacia la diáfisis cilíndrica hueca, similar a un embudo.

La placa de crecimiento suele estar obstruida a una edad específica para cada hueso

El cierre de la placa de crecimiento (fig. 24-9B) es inducido por las hormonas sexuales y se produce antes en las mujeres. La renovación de los condrocitos se ralentiza y, finalmente, cesa. Finalmente, toda la placa es reemplazada por hueso. En algunas personas, la placa ósea transversa representa el sitio de cierre que puede ser observado en la radiografía.

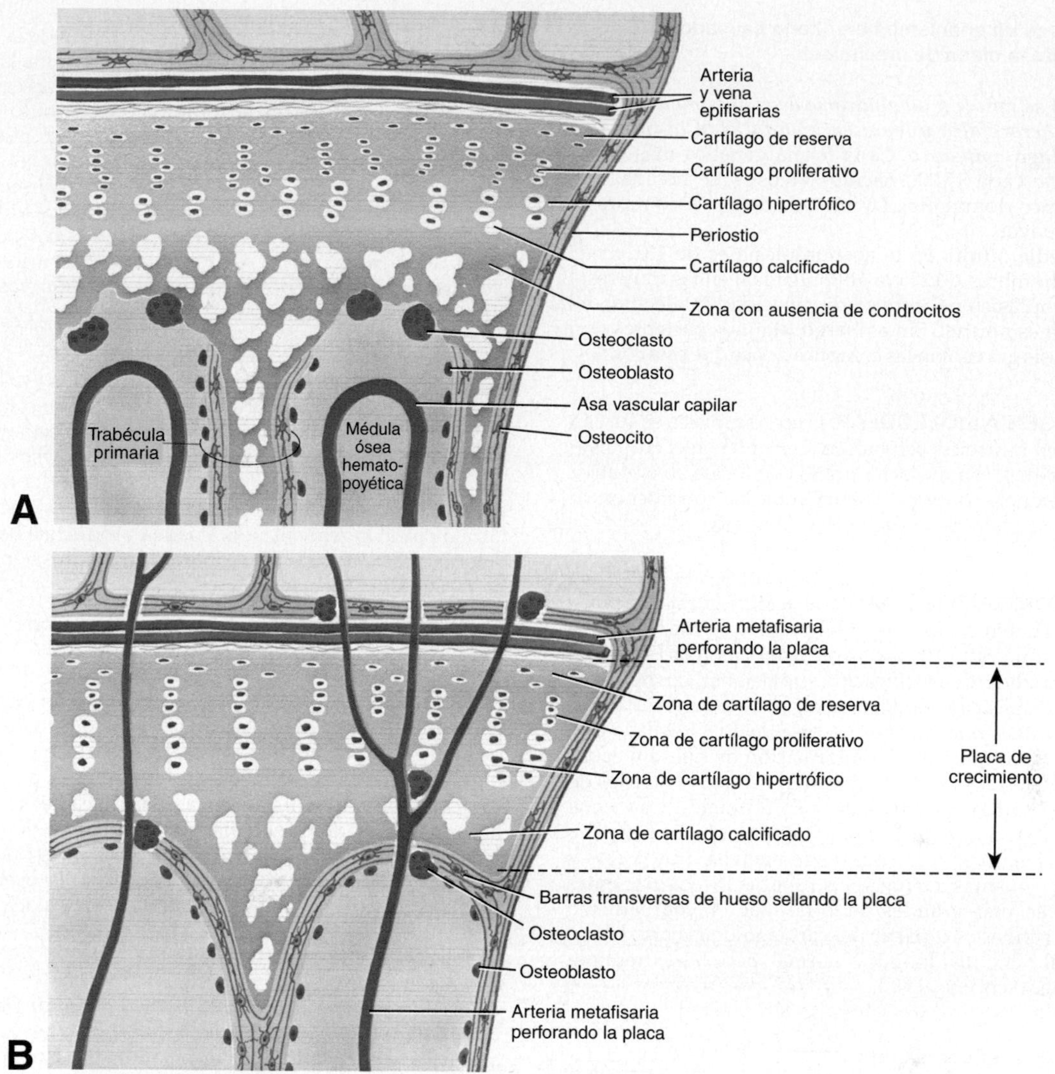

FIGURA 24-9. Anatomía de la placa de crecimiento epifisaria. A. Placa de crecimiento epifisaria normal. La epífisis está separada de la placa epifisaria mediante placas transversas de hueso, que sellan la placa, de manera que solamente crece hacia la metáfisis. Se ilustran las diferentes zonas del cartílago. Conforme el cartílago calcificado migra hacia la metáfisis, los condrocitos mueren y las lagunas quedan vacías. En la interfase de la placa epifisaria y la metáfisis, los osteoclastos se convierten en cartílago calcificado, acompañando el vaso capilar desde los vasos metafisarios. Los osteoblastos siguen a los osteoclastos y se ubican debajo del hueso reticular en el centro del cartílago, y entonces forman el esponjoso primario o las trabéculas primarias. **B. Cierre normal.** El cartílago epifisario termina de crecer, y los vasos metafisarios penetran la placa cartilaginosa. Las barras transversas de hueso separan la placa de la metáfisis.

TRASTORNOS DE LA PLACA DE CRECIMIENTO

El cretinismo produce un defecto de la maduración del cartílago

El cretinismo es consecuencia de una **carencia materna de yodo** (*v.* cap. 21) y tiene profundos efectos sobre el esqueleto. La hormona tiroidea interviene en los condrocitos, osteoblastos y osteoclastos al regular la producción de citocinas y otros factores implicados en el desarrollo y crecimiento óseos. El crecimiento lineal está muy afectado, lo que provoca enanismo, con extremidades demasiado cortas en relación con el tronco. El retraso en el cierre de las fontanelas del cráneo provoca un crecimiento excesivo de la cabeza. Hay retraso en el cierre de las epífisis, así como un efecto de punteado de estas zonas en las radiografías. Se retrasa la caída de los dientes deciduales y la erupción de los permanentes.

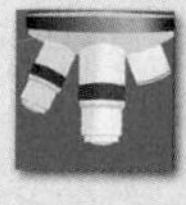

ANATOMOPATOLOGÍA: en el cretinismo, los condrocitos no siguen la secuencia endocondral ordenada. Por el contrario, la maduración de la zona hipertrofiada se retrasa, y la zona de cartílago proliferativo es estrecha. Por tanto, la osificación endocondral no avanza adecuadamente y las barras transversales de hueso de la metáfisis cierran la placa de crecimiento. Aunque los cartílagos de crecimiento pueden permanecer abiertos, el fracaso de la osificación endocondral produce un enanismo grave. Las epífisis deformes que se observan en la radiografía reflejan una penetración incompleta de los centros secundarios de osificación de la epífisis.

El síndrome de Morquio se caracteriza por depósitos de mucopolisacáridos en los condrocitos

Muchas de las mucopolisacaridosis (*v.* cap. 6) implican deformidades esqueléticas, atribuibles al depósito de mucopolisacáridos (glucosaminoglucanos) en los huesos en desarrollo. Un ejemplo es el síndrome de Morquio (mucopolisacaridosis de tipo IV), que da lugar a una forma especialmente grave de enanismo, además de defectos dentales, opacidades corneales y aumento de la excreción urinaria de sulfato de queratano.

Este síndrome está causado por mutaciones de pérdida de función en *GALNS* y *GLB1*, genes que codifican enzimas que degradan glucosaminoglucanos.

La acondroplasia es un enanismo hereditario causado por la detención de la placa de crecimiento

La acondroplasia se refiere a un síndrome de enanismo de extremidades cortas y macrocefalia y representa un fallo en la formación normal del cartílago epifisario. Es la forma genética más común de enanismo (1 de cada 15 000 nacidos vivos) y se hereda como un rasgo autosómico dominante. La mayoría de los casos representan mutaciones nuevas.

La estatura media adulta en la acondroplasia es de 131 cm (51 pulgadas) en los hombres y 125 cm (49 pulgadas) en las mujeres. El enanismo acondroplásico no implica discapacidad intelectual, y la esperanza de vida es normal. Sin embargo, algunos pacientes desarrollan cifoescoliosis grave, con las complicaciones que esta conlleva.

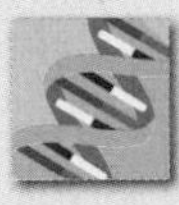

PATOGENIA MOLECULAR: la acondroplasia se suscita por una mutación **activadora** en FGFR3 en el cromosoma 4(p16.3). La mutación inhibe de forma constitutiva la diferenciación y proliferación de los condrocitos, lo que retrasa el desarrollo de la placa de crecimiento.

ANATOMOPATOLOGÍA: en la acondroplasia, la placa de crecimiento está muy adelgazada y la zona de cartílago proliferativo está ausente o muy atenuada (fig. 24-10). La zona de calcificación provisional, cuando está presente, sufre osificación endocondral, pero a una velocidad muy baja. A menudo, una barra transversa de hueso sella la placa de crecimiento, lo que impide la formación de hueso y causa enanismo. Es interesante destacar que los centros secundarios de osificación y los cartílagos articulares son normales. Dado que la osificación intramembranosa no se ve alterada, el periostio funciona con normalidad y los huesos se vuelven muy cortos y gruesos. Por las mismas razones, las cabezas de los pacientes afectados parecen más grandes de lo normal, en comparación con los huesos formados a partir del cartílago de la cara. La columna vertebral tiene una longitud normal, pero las extremidades son demasiado cortas.

El escorbuto es el resultado de una insuficiencia alimentaria de vitamina C

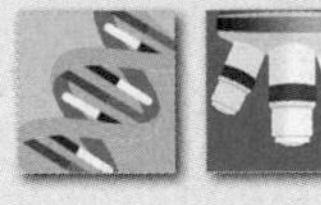

PATOGENIA MOLECULAR Y ANATOMOPATOLOGÍA: la hidroxiprolina y la hidroxilisina son importantes para estabilizar la estructura en hélice del colágeno y los puentes cruzados de las fibras de tropocolágeno dentro de la estructura molecular característica del colágeno. La vitamina C es un cofactor en la hidroxilación de la prolina y la lisina. Los cambios esqueléticos de la insuficiencia de vitamina C (escorbuto) reflejan la falta de función osteoblástica. No se forma hueso nuevo porque los osteoblastos no pueden producir ni reticular con normalidad el colágeno. Los condrocitos de la placa de crecimiento siguen creciendo y la zona de cartílago calcificado puede volverse más prominente, porque está más calcificada. Los osteoclastos reabsorben esta zona, pero el esponjoso primario no se forma correctamente y se produce una perforación vascular irregular de la placa de cartílago.

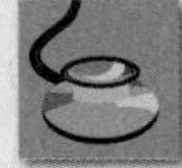

CARACTERÍSTICAS CLÍNICAS: en la actualidad, el escorbuto es una enfermedad infrecuente (*v.* cap. 8). Se produce una alteración de los procesos de cicatrización de heridas y de crecimiento óseo. La membrana basal de los capilares también están dañadas, y es frecuente la hemorragia capilar generalizada. Pueden producirse hemorragias subperiósticas, que provocan dolores articulares y musculares.

El crecimiento asimétrico del cartílago ocasiona trastornos y tumores en la columna vertebral

El crecimiento asimétrico del cartílago, como ocurre en pacientes con rodilla valga y piernas arqueadas, se produce cuando una parte de la placa de crecimiento, medial o lateral, crece más rápido que la otra. La mayoría de los casos son hereditarios, pero fuerzas mecánicas, como un traumatismo cerca de la placa de crecimiento, pueden hacer que un lado crezca más rápidamente o de forma asimétrica. Más allá del aspecto estético, estas afecciones pueden requerir corrección para evitar una mayor asimetría, la eventual pérdida de cartílago articular y la destrucción de la articulación.

Escoliosis y cifosis

La escoliosis es una curvatura lateral anómala de la columna vertebral, que suele afectar a mujeres adolescentes. La cifosis se refiere a una curvatura anteroposterior anómala. Cuando se dan ambas situaciones, se utiliza el término **cifoescoliosis**.

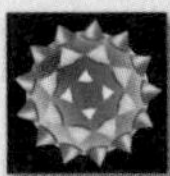

FACTORES ETIOLÓGICOS: un cuerpo vertebral crece en longitud (altura) a partir de las placas terminales de las vértebras, que corresponden a las placas de crecimiento de los huesos tubulares largos. Al igual que

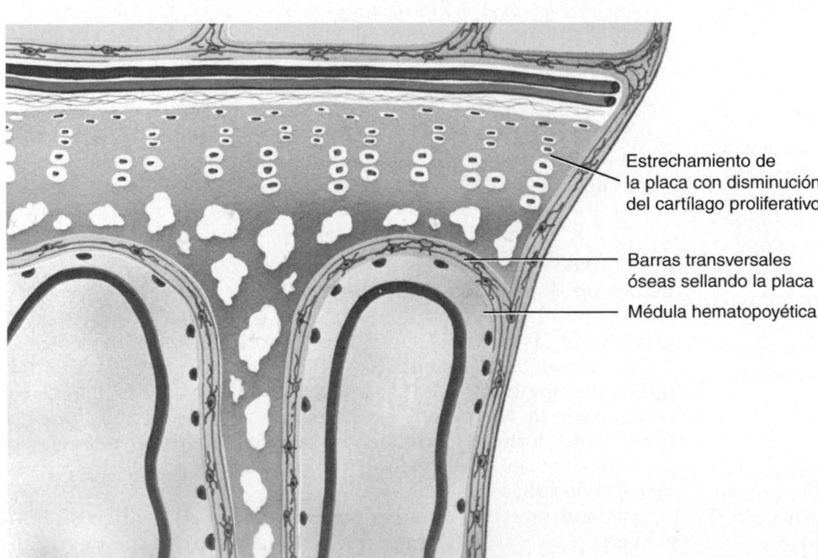

FIGURA 24-10. Placa de crecimiento epifisario en el enanismo acondroplásico. En la acondroplasia, la placa epifisaria tiene muy disminuido su grosor y las zonas de cartílago proliferativo están prácticamente ausentes (comparar con la fig. 24-9). La actividad osteoclástica es mínima y la interfaz entre la placa y la metáfisis con frecuencia está sellada por barras transversas de hueso que evitan mayor osificación endocondral. Como resultado, los huesos se acortan.

en los huesos tubulares, los cuerpos vertebrales aumentan de anchura por crecimiento óseo por aposición a partir del periostio. En la escoliosis, por razones desconocidas, una porción de la placa terminal crece más rápido que la otra, lo que produce la curvatura lateral de la columna vertebral.

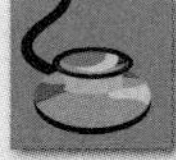

CARACTERÍSTICAS CLÍNICAS: el tratamiento consiste en la aplicación de una fuerza adecuada sobre el cuerpo vertebral mediante el uso de un dispositivo ortopédico o fijación interna para enderezar la columna.

Si la cifoescoliosis es grave, el paciente puede acabar desarrollando una enfermedad pulmonar crónica debido a la deformidad torácica y a la alteración de la mecánica respiratoria, corazón pulmonar y problemas articulares, sobre todo en la cadera.

Hemihipertrofia

La hemihipertrofia se refiere a diversas enfermedades en las que las placas de crecimiento de las extremidades son estimuladas para crecer de manera rápida y cursar con osificación endocondral prolongada. La extremidad correspondiente se torna más larga que la del lado contrario. La infección de la región metafisaria puede estimular el crecimiento rápido de la placa. Una malformación arteriovenosa también puede causar que una placa de crecimiento se desarrolle con más rapidez que la del lado contrario, al igual que la presencia de fracturas y tumores cercanos a la placa. En algunos casos, la hemihipertrofia forma parte de un síndrome hereditario, atribuido en la mayoría de los casos a mutaciones de pérdida de función en *CDKN1C*, un supresor tumoral que regula el crecimiento celular. Los niños con hemihipertrofia aislada tienen mayor riesgo de padecer neoplasias.

ANOMALÍAS DEL MODELADO

La osteopetrosis se caracteriza por la presencia de hueso de densidad anómala

La osteopetrosis, también conocida como* enfermedad de los huesos de mármol *o* enfermedad de Albers-Schönberg, *es un grupo heterogéneo de trastornos hereditarios raros en los que la masa esquelética está aumentada como resultado de una densidad ósea anómala. La forma autosómica recesiva más común es una enfermedad grave, a veces mortal, que afecta a lactantes y niños. La muerte de los lactantes con esta variante grave se atribuye a anemia significativa, atrapamiento del nervio craneal, hidrocefalia e infección. La forma más benigna, transmitida como rasgo autosómico dominante y observada en la edad adulta o en la adolescencia, se relaciona con anemia leve o ausencia total de síntomas.

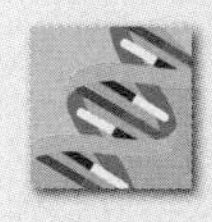

PATOGENIA MOLECULAR: ***el hueso esclerótico de la osteopetrosis es el resultado de un fallo en la reabsorción ósea por los osteoclastos.*** La enfermedad está causada por mutaciones en genes que rigen la formación o la función de los osteoclastos. Las mutaciones más habituales causan defectos en la acidificación ósea, que es necesaria para la reabsorción ósea osteoclástica. Entre estas se incluyen mutaciones en *TCIRG1* (que produce una bomba de protones de los osteoclastos; autosómico dominante); *CLCN7* (canal de cloruro de los osteoclastos; autosómico recesivo); y el gen de la **anhidrasa carbónica II** (*CA-11*, autosómico recesivo). Otras mutaciones que causan osteopetrosis afectan genes de factores de transcripción o citocinas necesarios para la diferenciación de los osteoclastos.

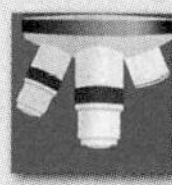

ANATOMOPATOLOGÍA: debido a la detención de la función osteoclástica, la osteopetrosis se caracteriza por: *(1)* retención del esponjoso primario con sus centros de cartílago; *(2)* falta de tunelización de la metáfisis; y *(3)* engrosamiento de la corteza. El resultado son huesos cortos, en forma de bloque y radiodensos, y de ahí el término **osteopatía marmórea** (fig. 24-11A). Estos huesos son extremadamente radioopacos y pesan dos o tres veces más que el hueso normal. Sin embargo, su estructura es débil debido a la desorganización interna y a la falta de remodelado a lo largo de las líneas de tensión. El cartílago con exceso de mineralización también es quebradizo, por lo que los huesos con osteopetrosis se fracturan con facilidad. A nivel macroscópico, estos huesos presentan un ensanchamiento en la metáfisis y la diáfisis, lo que provoca una deformidad característica en forma de «matraz de Erlenmeyer» (fig. 24-11A,B). Desde el punto de vista histológico, el tejido óseo es muy irregular, y casi todas las áreas contienen un centro de cartílago (fig. 24-11C). Los espacios medulares están obliterados. En función de la mutación, los osteoclastos pueden estar ausentes, presentes en un número normal o incluso ser abundantes. En la osteopetrosis con número normal o aumentado de osteoclastos, el defecto molecular reside en un gen implicado en la función de los osteoclastos, más que en su formación.

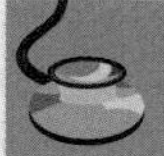

CARACTERÍSTICAS CLÍNICAS: la inhibición de la hematopoyesis en la osteopetrosis se debe a la obstrucción de la cavidad medular por el hueso y el cartílago

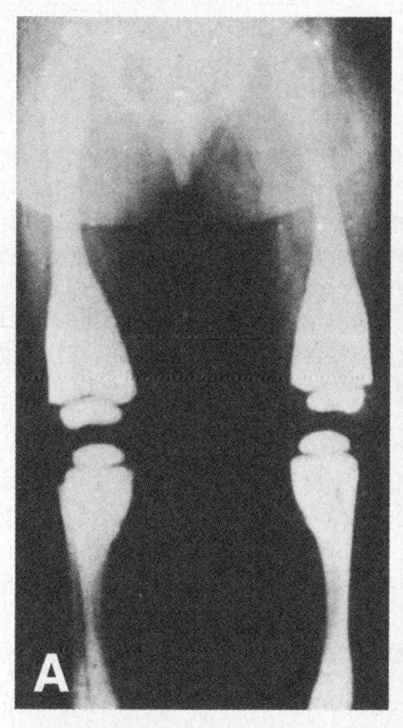

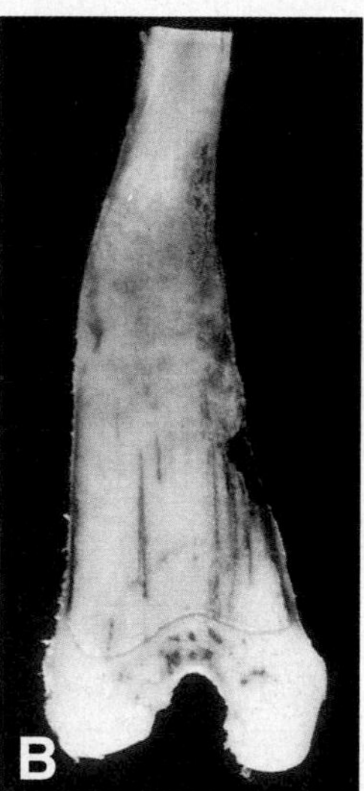

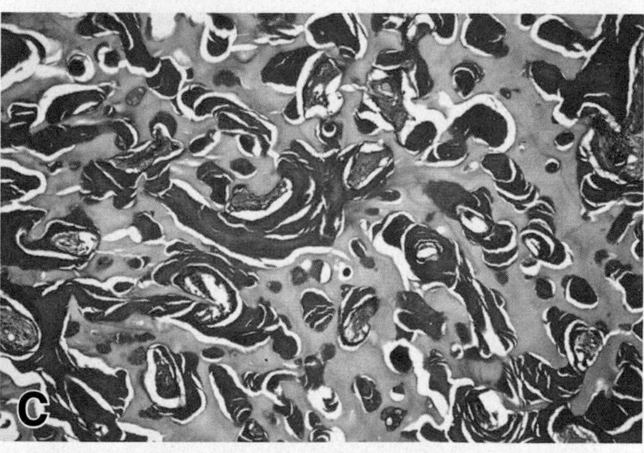

FIGURA 24-11. Osteopetrosis. A. Esta radiografía de un niño muestra una importante deformación y aumento de la densidad ósea de las extremidades inferiores, característica de la «enfermedad ósea marmórea». **B.** La inspección macroscópica de la muestra de fémur muestra la obstrucción del espacio medular por hueso muy denso. **C.** Microfotografía del hueso de un niño con osteopetrosis autosómica recesiva en el que se observa una desorganización de las trabéculas óseas por retención de la esponjosa primaria (espículas mixtas) y la posterior obstrucción del espacio medular óseo por esponjosa secundaria. El resultado es la completa desorganización de las trabéculas y la ausencia de médula ósea.

calcificado. La supresión de la médula en pacientes con la forma maligna de osteopetrosis puede provocar anemia grave o pancitopenia. Para compensar la pérdida de hematopoyesis medular, se produce hematopoyesis extramedular en el hígado, el bazo y los nódulos linfáticos, que se agrandan. El estrechamiento de los forámenes neurales provoca la invasión de los nervios craneales, lo que provoca ceguera y sordera. La osteopetrosis se ha tratado mediante trasplante de médula ósea, que puede dar lugar a nuevos clones de precursores de osteoclastos funcionales.

La displasia diafisaria progresiva se caracteriza por un engrosamiento de los huesos largos

La displasia diafisaria progresiva (enfermedad de Camurati-Engelmann) es una enfermedad autosómica dominante infantil en el que no se produce un proceso de cilindrización adecuado, lo que provoca engrosamiento simétrico y aumento del diámetro de las diáfisis de los huesos largos.

Estos cambios se deben a un aumento de la formación ósea impulsado por mutaciones activadoras en *TGFB1*, que producen una forma constitutivamente activa de TGF-β. La enfermedad afecta especialmente el fémur, la tibia, el peroné, el radio y el cúbito. Los pacientes presentan dolor en las zonas afectadas, fatiga, pérdida de masa muscular, atrofia y anomalías en la marcha.

RETRASO DE LA MADURACIÓN ÓSEA

La osteogenia imperfecta se caracteriza por un colágeno de tipo I anómalo

La osteogenia imperfecta (OI) hace referencia a un grupo heterogéneo de trastornos hereditarios del tejido conjuntivo, caracterizados por una baja masa ósea y, en consecuencia, una mayor fragilidad ósea. La mayoría de los tipos se deben a mutaciones en el gen del colágeno de tipo I y afectan el esqueleto, articulaciones, oídos, ligamentos, dientes, escleróticas y piel (*v.* cap. 6). Existen al menos ocho tipos de OI, la mayoría de los cuales con diferentes mutaciones estructurales genéticas y diferente gravedad clínica.

PATOGENIA MOLECULAR: la mayoría de los casos de OI son el resultado de mutaciones en *COL1A1* y *COL1A2*, que codifican las cadenas α_1 y α_2 del procolágeno de tipo I, la principal proteína estructural del hueso. Estos genes se encuentran en el cromosoma 17 (17q21.3-q22) y en el cromosoma 7 (7q21.3-q22), respectivamente. La mutación puntual que afecta un residuo de glicina en *COL1A1* o *COL1A2* es la anomalía más frecuente en la enfermedad. Las mutaciones en *COL1A1* afectan tres cuartas partes de las moléculas de colágeno de tipo I, con lo que la mitad de las moléculas contiene una cadena pro-α_1 anómala y una cuarta parte, dos cadenas pro-α_1 anómalas. En cambio, las mutaciones en *COL1A2* afectan solo la mitad de las moléculas de colágeno sintetizadas. Los fenotipos resultantes varían de leves a mortales, en función del gen afectado, el lugar de la triple hélice de colágeno en la que se produce la sustitución y el aminoácido que sustituye a la glicina.

Osteogenia imperfecta de tipo I

La OI de tipo I es el fenotipo más leve. Se hereda como un rasgo autosómico dominante, y se caracteriza por múltiples fracturas tras el nacimiento, esclerótica azul y anomalías auditivas. En algunos pacientes también se observan anomalías en los dientes (dentinogenia imperfecta).

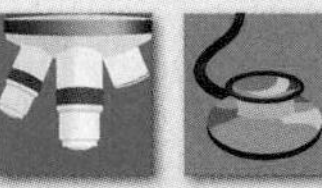

ANATOMOPATOLOGÍA Y CARACTERÍSTICAS CLÍNICAS: las fracturas suelen producirse por primera vez después de que el lactante empiece a sentarse y a caminar. Cada año pueden producirse cientos de fracturas tras un movimiento o traumatismo menor. El examen radiológico muestra huesos extremadamente delgados, delicados y con un exceso de curvatura (fig. 24-12A). El colágeno mutado tiene una menor resistencia a la tracción y la mineralización ósea es defectuosa. La combinación de estas anomalías explica la fragilidad del hueso con OI. En la OI, la formación de hueso es insuficiente, lo que provoca una disminución del grosor cortical y una reducción del hueso trabecular. Cuando se produce una fractura, el callo de esta puede ser lo suficientemente extenso como para confundirlo con un tumor (fig. 24-12B). A medida que el niño crece, las fracturas tienden a disminuir en gravedad y frecuencia, y la estatura no suele verse afectada.

Las escleróticas están muy adelgazadas, con un color azul atribuible a la coroides subyacente. La pérdida progresiva de audición, que culmina en sordera total en la edad adulta, es consecuencia de la fusión de los huesecillos auditivos. La laxitud articular que acompaña a la enfermedad acaba provocando cifoescoliosis y pie plano. Debido a la hipoplasia de la dentina y la pulpa, los dientes suelen presentar deformación y un color azul amarillento.

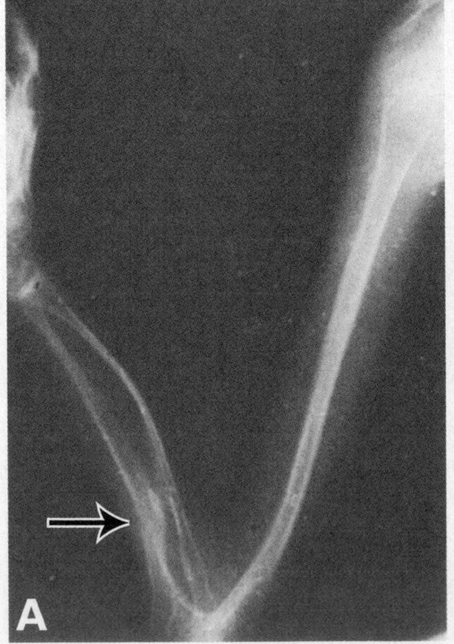

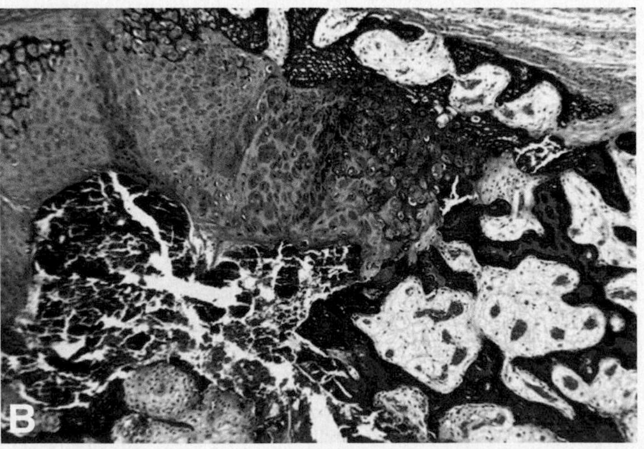

FIGURA 24-12. Osteogenia imperfecta. A. Esta radiografía muestra el aspecto de notable delgadez del húmero y los huesos del antebrazo. Se observa un callo por una fractura (*flecha*) en la porción proximal del cúbito. **B.** En la microfotografía del callo de la fractura se observa gran cantidad de cartílago (*arriba a la izquierda*). La corteza es delgada y está formada por hueso reticular hipercelular.

Osteogenia imperfecta de tipo II

La OI tipo II es una enfermedad mortal perinatal, con un patrón de herencia autosómico dominante. Los niños afectados nacen muertos o mueren a los pocos días de nacer. Tienen una estatura muy baja y graves deformidades en las extremidades. Casi todos los huesos se fracturan durante el parto o durante las contracciones uterinas. Como en la OI tipo I, las escleróticas son azules.

Osteogenia imperfecta de tipo III

La OI de tipo III es una variante progresiva, altamente deformante de la enfermedad, que se caracteriza por muchas fracturas óseas, retraso del crecimiento y deformidad grave del esqueleto. El patrón de herencia es por lo general autosómico dominante, si bien se han documentado unas pocas formas autosómicas recesivas. Las fracturas están presentes al nacer, pero los huesos son menos frágiles que en la forma de tipo II. Estos pacientes pueden presentar acortamiento grave de la estatura debido a fracturas óseas progresivas y cifoescoliosis grave. Aunque las escleróticas pueden tener color azulado al nacimiento, se tornan blancas poco tiempo después. Las anomalías dentales son frecuentes.

Osteogenia imperfecta de tipo IV

La OI de tipo IV es similar a la de tipo I, salvo que las escleróticas son normales. La presentación clínica es heterogénea, y puede haber o no enfermedad dental. En este trastorno, la presencia de puentes cruzados anómalos en el colágeno da lugar a fibrillas de colágeno delgadas, delicadas y débiles. Este colágeno defectuoso impide la maduración de la corteza ósea, de modo que, al nacer, la corteza del hueso es similar a la del feto, y está compuesta por hueso reticular y pequeñas zonas de hueso laminar. Con el paso de los años la corteza madura, pero esto no se produce hasta la adolescencia, o incluso más tarde. En cualquier caso, la frecuencia de las fracturas tiende a disminuir en un intervalo prolongado. El tratamiento incluye dispositivos ortopédicos, como bastones insertados en la cavidad medular, para evitar el efecto de acortamiento por múltiples fracturas.

Se han identificado otros tipos de OI (tipos V, VI, VII y VIII) dentro del heterogéneo grupo del tipo IV, con base en características clínicas, genéticas e histológicas óseas distintas.

No existe un único tratamiento para las OI. Se están realizando ensayos clínicos con células precursoras óseas para trasplante de médula ósea, factores de crecimiento, bisfosfonatos y terapia génica para mejorar la síntesis de colágeno, con el fin de modificar la evolución y la gravedad de la enfermedad. Debido a la notable formación de callos de fractura, algunos casos de OI se han diagnosticado erróneamente como tumores óseos malignos.

FRACTURAS

La lesión ósea más común es la fractura, que se define como una pérdida de continuidad del hueso. Una fuerza perpendicular al eje longitudinal del hueso da lugar a una fra**ctura transversa**. Una fuerza a lo largo del eje longitudinal del hueso produce una **fractura por compresión**. La fuerza de torsión da lugar a **fracturas en espiral**, y la combinación de fuerzas y compresión puede causar angulación y desplazamiento de los extremos fracturados.

Una fuerza lo suficientemente potente como para fracturar un hueso también lesiona los tejidos blandos adyacentes. En esta situación, a menudo se produce: *(1)* necrosis muscular extensa; *(2)* hemorragia debido al cizallamiento de los lechos capilares y los grandes vasos en los tejidos blandos; *(3)* desgarro de las inserciones tendinosas y las uniones ligamentosas; e incluso *(4)* lesiones nerviosas, causadas por el estiramiento o el desgarro directo de los nervios.

La curación de fracturas se divide en fases inflamatoria, de reparación y de remodelado

La duración de cada fase (fig. 24-13) depende de la edad del paciente, el lugar de la fractura, el estado general de salud y nutricional del paciente, y la extensión de la lesión de los tejidos blandos. Varios factores locales, como la irrigación vascular y las fuerzas mecánicas en el lugar de la fractura, también influyen en la curación. *En la reparación de una fractura ósea, la formación de cualquier cosa que no sea tejido óseo en el lugar de la fractura representa una cicatrización incompleta.*

La fase inflamatoria

La rotura de los vasos sanguíneos del periostio y de los músculos y tejidos blandos adyacentes provoca una amplia hemorragia en los primeros 1 o 2 días tras una fractura. La rotura de los grandes vasos del hueso y la interrupción de los vasos corticales (es decir, los conductos de Volkmann y Havers) también pueden provocar una necrosis ósea extensa en el foco de la fractura. *El hueso muerto se caracteriza por la ausencia de osteocitos y lagunas osteocíticas vacías.*

Entre 2 y 5 días después de la fractura, la hemorragia forma un gran coágulo, que debe ser absorbido para que la fractura pueda curarse. La neovascularización comienza en la periferia de este coágulo y, al final de la primera semana, la mayor parte del coágulo se ha organizado por la invasión de los vasos sanguíneos y el desarrollo de fibrosis temprana.

El hueso inicial, que es siempre hueso reticular, se forma a los 7 días. Esto corresponde a hueso «cicatricial». Dado que la formación de hueso requiere un buen suministro de sangre, empiezan a aparecer espículas de hueso reticular en la periferia del coágulo. Las células mesenquimatosas pluripotentes derivadas de los tejidos blandos adyacentes y del interior de la médula ósea dan lugar a los osteoblastos que sintetizan el hueso reticular. En la mayoría de las fracturas también se forma cartílago, que finalmente se reabsorbe por osificación endocondral. El tejido de granulación que contiene hueso o cartílago se denomina callo. El hueso reticular también se forma dentro de la cavidad de la médula en el borde del coágulo sanguíneo porque en ese lugar también hay tejido vascular.

Fase de reparación

La fase de reparación sigue a la primera semana después de una fractura y puede durar meses, en función del grado de movimiento y de la fijación de la fractura. Para entonces, la inflamación aguda ha remitido. Las células progenitoras pluripotentes se diferencian en fibroblastos y osteoblastos. La reparación se origina en la periferia hacia el centro de la fractura y tiene dos objetivos: *(1)* organiza y reabsorbe el coágulo sanguíneo y, lo que es más importante, *(2)* suministra vasos sanguíneos al callo en desarrollo, que acabará cubriendo el foco de fractura. La fase reparadora implica la organización de los siguientes procesos:

1. Conjuntos de osteoclastos dentro de los conductos de Havers forman los denominados **conos de corte**, que perforan la corteza hacia el lugar de la fractura. Los nuevos vasos sanguíneos que acompañan al cono de corte suministran nutrientes a estas células y proporcionan más células pluripotenciales para la renovación celular.
2. Al mismo tiempo, el callo externo, que se forma en la superficie del hueso y surge del periostio y de las células mesenquimatosas de los tejidos blandos, sigue creciendo hacia el foco de fractura.
3. En paralelo, se forma un callo interno o endóstico dentro de la cavidad medular, que crece, hacia fuera, hacia el foco de la fractura.
4. Los conos de corte corticales alcanzan el sitio de la fractura y en los extremos de los huesos fracturados comienzan a aparecer más romos y lisos por la acción de modelado de los osteoclastos.
5. Lo mismo sucede en la cara endóstica de la corteza, conforme el callo interno adopta su respectiva forma en el sitio de la fractura.
6. En las grandes zonas de cartílago, los vasos sanguíneos de reciente formación invaden el cartílago calcificado, después de que la secuencia endocondral duplica la formación normal del hueso en la placa de crecimiento.

Fase de remodelado

Una vez que el crecimiento del callo ha sellado los extremos óseos, durante la fase de remodelado el hueso en el lugar de la fractura

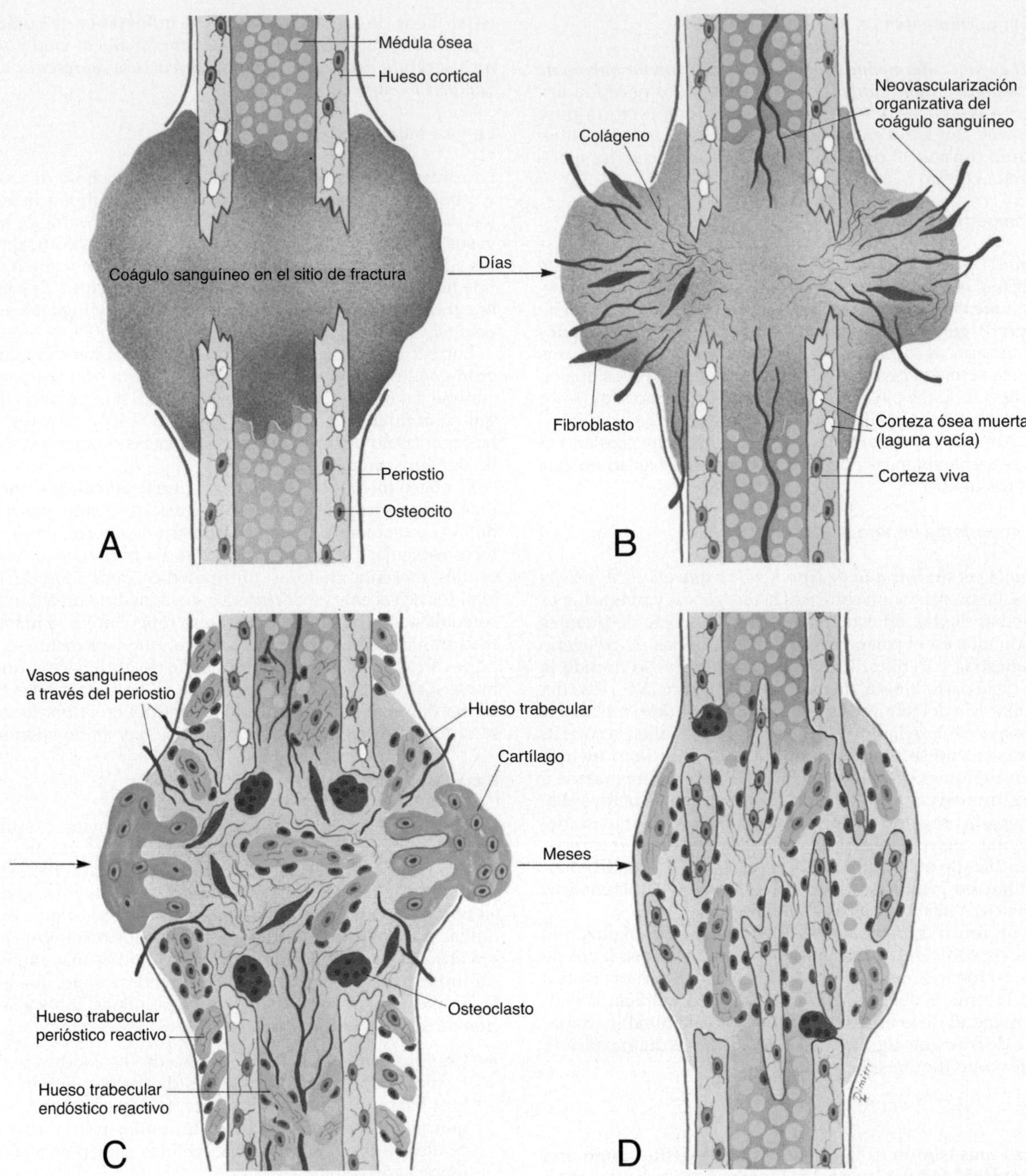

FIGURA 24-13. Cicatrización de una fractura. A. Poco después de ocurrida la fractura, se forma un extenso coágulo de sangre en el subperiostio y el tejido blando, así como en la cavidad de la médula ósea. El hueso en el sitio de la fractura tiene un borde dentado. **B.** En la **fase inflamatoria** de curación de la fractura se produce la neoformación de vasos sanguíneos y se inicia el proceso de organización del coágulo sanguíneo. Debido a que los osteocitos en el sitio de la fractura están necróticos, la laguna está vacía. Los osteocitos de la corteza también están necróticos en el sitio de la fractura, lo que origina una interrupción traumática del riego sanguíneo de las arterias perforantes hacia el periostio. **C.** La **fase de reparación** de la curación de la fractura se caracteriza por la formación de un callo de cartílago y hueso reticular cerca del sitio fracturado. Los bordes dentados de la corteza original han sido remodelados y erosionados por los osteoclastos. El espacio medular ha sido revascularizado y contiene hueso reticular reactivo, así como la región perióstica. **D.** En la **fase de remodelado,** durante la cual la corteza es revitalizada, el hueso reactivo puede ser laminar o reticular. El nuevo hueso se organiza a lo largo de las líneas de estrés tal como lo determinan las fuerzas mecánicas. Se mantiene una importante actividad celular, tanto de osteoclastos como de osteoblastos.

se reorganiza, de forma que se restaura la estructura de la corteza original. En algunos casos, una fractura curada puede recuperar la resistencia ósea normal, pero no curarse por completo y seguir remodelándose durante años. Por ejemplo, el callo de las fracturas costales puede persistir durante toda la vida porque el continuo movimiento respiratorio de las costillas corta los vasos sanguíneos y mantiene el extenso callo cartilaginoso. En los niños, en quienes las placas de crecimiento están todavía abiertas, el modelado normal del hueso en crecimiento puede no implicar la formación de callo, por lo que la fractura puede no ser identificable en una etapa más tardía de la vida. Del mismo modo, el modelado normal en un niño puede permitir la corrección de la angulación del hueso en el sitio de la fractura.

Si la fractura es cercana a la placa de crecimiento, la diferencia en la velocidad de crecimiento de la placa también puede corregir la angulación. Sin embargo, en el adulto, debido a que las placas ya han cerrado, la angulación con frecuencia requiere de dispositivos externos o internos.

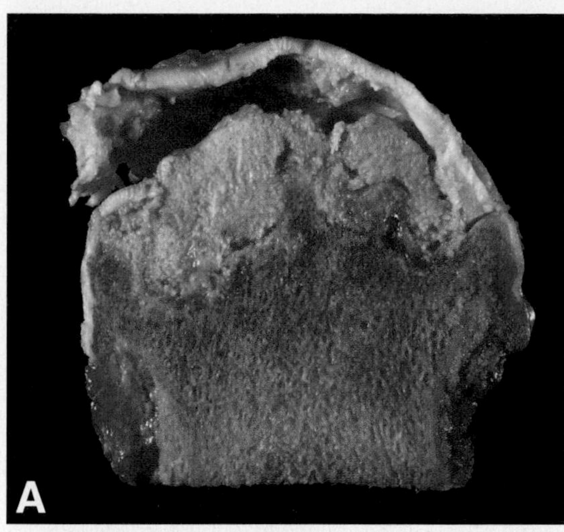

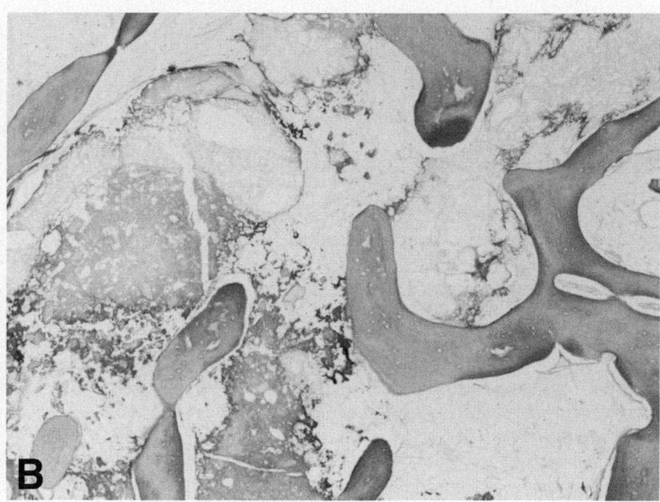

FIGURA 24-14. Osteonecrosis de la cabeza del fémur. A. Corte coronal en el que se observa un área delimitada de infarto subcondral con desprendimiento parcial del cartílago articular que lo recubre y del hueso subarticular. **B.** A nivel microscópico, el hueso necrótico se caracteriza por lagunas vacías y médula necrótica con calcificación distrófica (*áreas moradas*).

Consideraciones especiales

Hay algunos aspectos poco habituales sobre la cicatrización de las fracturas que merecen una mención especial.

CICATRIZACIÓN PRIMARIA: algunas fracturas no producen desplazamiento óseo ni lesión de los tejidos blandos. Por ejemplo, una perforación ortopédica en el hueso cortical o una fractura controlada, como en el caso de una osteotomía realizada con una sierra fina durante la cirugía ortopédica, no desplazan el hueso. En esta situación, prácticamente no hay reacción de tejidos blandos ni formación de callo porque el hueso se fija de forma rígida. El callo de la fractura crece directamente en el lugar de la fractura mediante un proceso denominado **cicatrización primaria**. El resultado es una rápida reconstitución del hueso cortical, incluida la restauración de los sistemas de Havers. De manera similar, si el sitio de fractura se encuentra alineado en un espacio rígido mediante tornillos y placas metálicas, hay mínima formación de callo externo. Los conos de corte corticales se vuelven prominentes y el sitio de fractura cicatriza con rapidez.

FALTA DE UNIÓN: si el sitio de la fractura no se cura, la situación que se produce se denomina **ausencia de unión**. Las causas de la ausencia de unión incluyen la interposición de tejidos blandos en el sitio de la fractura, una movilidad excesiva, una infección, un riego sanguíneo deficiente y otros factores mencionados anteriormente. El movimiento continuado en el lugar de la fractura que no ha cicatrizado también puede provocar **seudoartrosis**, una afección en la que se forma un tejido que actúa como una articulación en el sitio de fractura. En esta situación, las células progenitoras pluripotentes dan lugar a células que no pueden distinguirse, desde el punto de vista histológico, de las células sinoviales, secretan líquido sinovial y forman una estructura similar a la de una articulación. En estos casos, la fractura nunca se cura y el tejido anómalo debe extirparse mediante cirugía para que la fractura se repare de forma apropiada.

Las fracturas por sobrecarga son el resultado de microfracturas

En estas fracturas, también conocidas como **fracturas por fatiga o asociadas a la marcha,** *la presencia de microfracturas repetidas puede dar como resultado una fractura verdadera a través de la cortical del hueso.*

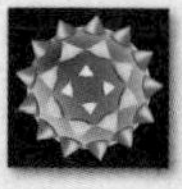

FACTORES ETIOLÓGICOS: las fracturas por sobrecarga se producen en huesos cuya cortical posee escasas osteonas. Si la corteza se encuentra dañada por alguna enfermedad (p. ej., en el 5.° metatarsiano) es sometida a estrés mecánico repetido (p. ej., al correr, esquiar o practicar balé), el hueso responde mediante la producción de conos de corte en un intento de implantar osteonas. Si el estrés continúa y hay una acumulación de microfracturas, se desarrolla un callo perióstico y endóstico que fortalece el hueso mientras se lleva a cabo la remodelación activa. Puede producirse una fractura si el último acontecimiento de fuerza es aplicado de forma continua durante el proceso de remodelado.

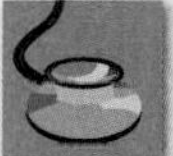

CARACTERÍSTICAS CLÍNICAS: las fracturas por sobrecarga producen dolor e hinchazón sobre el hueso afectado. ***En el sitio de una futura fractura por sobrecarga, se forma un callo antes de que ocurra la lesión.*** Cuando la fractura tiene lugar, aparece un dolor muy intenso. En la etapa temprana de esta situación, antes de que ocurra la fractura, el aspecto radiológico puede semejar al de un tumor. En la biopsia suele observarse que la cortical está repleta de conos de corte para remodelado, que también se observan en el hueso reactivo en el borde de un tumor invasivo.

OSTEONECROSIS (NECROSIS AVASCULAR, NECROSIS ASÉPTICA)

La osteonecrosis se refiere a la muerte del hueso y la médula ósea en ausencia de infección (fig. 24-14). Las causas de la osteonecrosis se enumeran en la tabla 24-1. El hueso necrótico se repara de manera diferente en la cortical y en el hueso trabecular esponjoso subyacente.

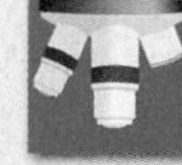

ANATOMOPATOLOGÍA: la osteonecrosis se caracteriza por la muerte del hueso y la médula. El hueso necrótico tiene lagunas vacías que carecen de núcleos de osteocitos, y la médula ósea muestra calcificación distrófica (fig. 24-14B). El hueso esponjoso trabecular necrótico se repara mediante **sustitución progresiva**, en la que la médula ósea necrótica es reemplazada por invasión o tejido vascular de nueva formación, el cual proporciona las células pluripotenciales necesarias para remodelado óseo. Aunque el tejido trabecular necrótico puede ser reabsorbido directamente por la actividad de los osteoclastos, es más común que estén rodeadas por nuevo hueso reticular o laminar generado por la actividad osteoblástica del tejido de granulación. En algunos casos, el emparedado formado por el tejido necrótico en el centro y el tejido viable alrededor es remodelado por la actividad osteoclástica, y el nuevo hue-

TABLA 24-1 CAUSAS DE OSTEONECROSIS
Traumatismo, incluidas fractura y cirugía
Émbolos, que producen infartos óseos localizados
Enfermedades sistémicas, tales como policitemia, lupus eritematoso, enfermedad de Gaucher, anemia de células falciformes y gota
Radiación, sea interna o externa
Administración de **corticoesteroides**
Necrosis ósea local específica en diversos sitios, como en la cabeza del fémur (enfermedad de Legg-Calvé-Perthes) o en el hueso navicular (enfermedad de Köhler)
Trasplante de órganos, en particular de riñón, en pacientes con hiperparatiroidismo persistente
Osteocondritis disecante, una enfermedad de etiología desconocida en la que una parte del cartílago articular y del hueso subcondral se rompe dentro de la articulación. Se piensa que se produce cuando una zona ósea localizada desarrolla necrosis y posteriormente se desprende
Autoinjertos y aloinjertos
Trombosis de vasos sanguíneos locales causada por compresión por un tumor adyacente o alguna otra masa que ocupa
Factores idiopáticos, como en la alta incidencia de osteonecrosis de la cabeza del fémur en los alcohólicos. El hueso necrótico cicatriza de manera diferente en la cortical y en el hueso esponjoso subyacente

so permanece por debajo a través de la formación de hueso intramembranoso.

El hueso cortical necrótico se cicatriza mediante conos de corte. El cono de corte, como se mencionó antes, se forma en los conductos vasculares previamente existentes en la corteza. Las señales apropiadas llegan al conducto vascular y estimulan la neovascularización mediante el tejido mesenquimatoso pluripotencial circundante. Los osteoclastos actúan dentro del hueso cortical compacto necrótico, seguido por los osteoblastos. Como resultado, se forman túneles dentro de la corteza necrótica, lo cual da lugar a formación de hueso nuevo. Este es un proceso lento, y el hueso con frecuencia da lugar a nuevo hueso laminar.

La **enfermedad de Legg-Calvé-Perthes** es una osteonecrosis de la cabeza del fémur en niños; la **osteonecrosis idiopática** se produce en una localización similar en adultos. En ambas afecciones, el colapso de la cabeza femoral puede crear discrepancia articular y, con el tiempo, artrosis grave. El colapso del hueso subcondral es el resultado de varios mecanismos:

- El hueso necrótico puede presentar fracturas por sobrecarga y compactación durante un largo período.
- La porción periférica al hueso necrótico puede presentar neovascularización. El examen radiológico muestra un área radiotransparente que rodea la zona necrótica.
- El cartílago articular rígido y el hueso subcondral pueden romperse conforme la zona necrótica subcondral se colapsa, lo que produce una fractura.

En la radiografía de necrosis avascular, con frecuencia se observa una zona necrótica radiodensa, debido a *(1)* osteoporosis relativa en el hueso viable circundante, en comparación con el hueso necrótico sin cambios; *(2)* adición de hueso nuevo por reemplazo progresivo; *(3)* formación derivados de saponificación cálcica (sales insolubles de Ca^{2+} de ácidos grasos), que se originan como resultado de la necrosis de la grasa medular ósea; y *(4)* compactación del hueso necrótico previo.

FORMACIÓN DE HUESO REACTIVO

El hueso reactivo es el hueso intramembranoso que se forma en respuesta a una tensión sobre el hueso o el tejido blando. Afecciones como tumores, infecciones, traumatismos o enfermedades generalizadas o locales pueden estimular la formación de hueso.

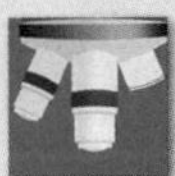

ANATOMOPATOLOGÍA: el periostio puede responder con un patrón denominado **destello de sol** (fig. 24-15), como se observa en ciertos tumores, o con una estructura progresiva de capas de periostio, que da lugar a un patrón en **capas de cebolla** de la cortical. El endostio o la superficie de la médula pueden producir hueso nuevo, de modo que, en las radiografías, la cortical aparece engrosada, y el hueso esponjoso grueso presenta una mayor densidad.

El hueso reactivo puede ser reticular o laminar, según la velocidad de depósito del hueso reactivo. Por ejemplo, en una infección de evolución lenta, como sucede en la osteomielitis crónica, el hueso reactivo puede depositarse como hueso laminar nuevo a partir del periostio. Del mismo modo, un tumor benigno puede provocar una reacción ósea laminar. Por el contrario, es más probable que un tumor de crecimiento rápido favorezca la formación de hueso reticular. En cualquier caso, el hueso reactivo es invariablemente de tipo intramembranoso, porque deriva del periostio o del tejido endóstico de la médula.

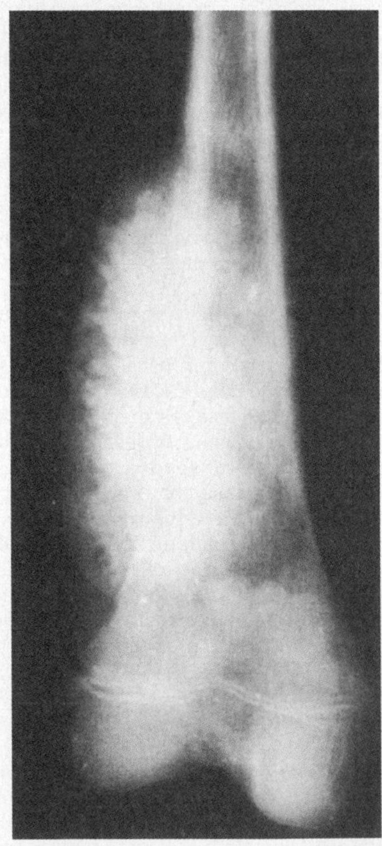

FIGURA 24-15. Formación de hueso reactivo. Esta radiografía de un osteosarcoma del fémur muestra el patrón en destello de sol en el hueso nuevo hiperdenso en la diáfisis distal y la metáfisis. Esta zona radiodensa se debe a hueso reticular producido por el sarcoma y la reacción perióstica del hueso huésped. La placa epifisaria se observa como una línea transversa radiotransparente entre la metáfisis y la epífisis. El hueso radioopaco distribuido en forma radial se extiende más allá del periostio hasta los tejidos blandos, ocultando la arquitectura ósea subyacente.

La osificación heterotópica es la formación de hueso fuera del sistema esquelético

La **osificación heterotópica (OH)** es la formación de hueso reactivo (reticular o laminar) en sitios extraesqueléticos como la piel, el tejido subcutáneo, el músculo esquelético y el tejido conjuntivo fibroso alrededor de las articulaciones. La OH no está relacionada con ninguna enfermedad metabólica, lo cual se demuestra por el hecho de que los pacientes poseen nivel normal de calcio y fósforo en suero. La OH se presenta en cinco cuadros clínicos principales: genética, postraumática, neurogénica, posquirúrgica y una variante con lesiones reactivas características como **miositis osificante**. El trastorno genético conocido como **fibrodisplasia osificante progresiva** se caracteriza por depósitos masivos de hueso alrededor de múltiples articulaciones y en los ligamentos. Está causada por mutaciones dominantes en *ACVR1*, que conducen a la activación constitutiva de los receptores de tipo I para la proteína morfogenética ósea. La OH también puede formarse en hematomas o músculo esquelético tras un traumatismo. La OH neurógena se produce en el músculo y en el tejido fibroso periarticular en múltiples localizaciones en pacientes con traumatismo craneoencefálico, lesión medular o coma prolongado. La OH también puede formarse en el tejido blando periarticular tras una cirugía articular.

La calcificación heterotópica es el resultado del depósito de sales de calcio en los tejidos blandos

La OH y la calcificación heterotópica tienen un aspecto radiográfico muy característico. La formación ósea se caracteriza por un patrón en espículas o trabéculas, mientras que la calcificación heterotópica tiene un aspecto irregular, en manchas y amorfo. La calcificación heterotópica tiende a producirse en tejido blando necrótico o en cartílago y en la radiografía suele ser más densa que el hueso. La calcificación heterotópica se presenta de dos formas:

- La **calcificación metastásica** se produce cuando hay un aumento del producto calcio-fósforo. Así, los estados hipercalcémicos o hiperfosfatémicos predisponen a la calcificación de los tejidos blandos normales.
- La **calcificación distrófica** se observa en tejidos blandos anómalos o dañados (p. ej., tumores), enfermedades degenerativas como la arterioesclerosis y regiones sometidas a traumatismos. La pérdida de la función neurológica, como se observa en la tetraplejía y la hemiplejía, también predispone a las regiones afectadas a la calcificación de los tejidos blandos.

La miositis osificante es la formación de hueso reactivo en el músculo tras una lesión

La miositis osificante es una forma característica de OH que afecta a personas jóvenes y, aunque es totalmente benigna, a menudo simula una neoplasia maligna. Es un proceso autolimitado y tiene un pronóstico excelente. Se ha observado una regresión espontánea. No requiere tratamiento una vez establecido el diagnóstico.

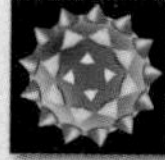

FACTORES ETIOLÓGICOS: la lesión suele ser el resultado de un traumatismo contuso en el músculo y los tejidos blandos, normalmente de la extremidad inferior. Sin embargo, algunos casos se producen de manera espontánea. La neovascularización periférica y la fibrosis en el lugar del daño hístico, en combinación con la hemorragia local, favorecen la formación de espículas óseas. Estos cambios son similares a los que se desarrollan dentro del hematoma inicial en una fractura en proceso de curación. Dado que la miositis osificante suele producirse cerca de un hueso como el fémur o la tibia, puede diagnosticarse por error en la radiografía como un tumor maligno formador de hueso.

ANATOMOPATOLOGÍA: desde el punto de vista histológico, el hueso reticular se forma dentro de tejido de granulación y tejido fibroso reactivo (fig. 24-16B). El núcleo de una lesión temprana de miositis osificante se caracteriza por la proliferación de fibroblastos y células osteoblásticas más periféricas que comienzan a formar hueso reticular. Los fibroblastos muestran con frecuencia citología atípica y abundantes mitosis, características que recuerdan a un tumor maligno. ***La característica clave que distingue la miositis osificante de una neoplasia es la maduración periférica del hueso, que permanece inmaduro, o no se osifica en absoluto, en el centro de la lesión.*** El fenómeno de maduración periférica con inmadurez central, el ***efecto de zonificación***, indica claramente un proceso reactivo. En lesiones bien desarrolladas, este fenómeno puede evidenciarse fácilmente mediante radiografía (fig. 24-16A). La neoplasia tiene un patrón de distribución opuesto: el tejido más maduro se encuentra en el centro del tumor.

El patrón de crecimiento de la miositis osificante refleja el crecimiento del tejido neovascular desde la periferia hacia el centro de la región dañada. En las fases avanzadas, la lesión puede contener cartílago e, incluso, hueso laminar. Así, en una lesión bien desarrollada, puede simular un hueso sesamoideo en el tejido blando.

INFECCIONES

La osteomielitis es la inflamación del hueso secundaria a una infección bacteriana

Cualquier agente infeccioso puede ser responsable del desarrollo de osteomielitis, pero los patógenos más comunes son *Staphylococcus* sp. (60-80%). También se observan otros organismos, como *Kingella kingae*, *Escherichia coli*, *Neisseria gonorrhoeae*, *Haemophilus influenzae* y *Salmonella* sp. Los organismos entran a través del torrente sanguíneo o por introducción directa en el hueso.

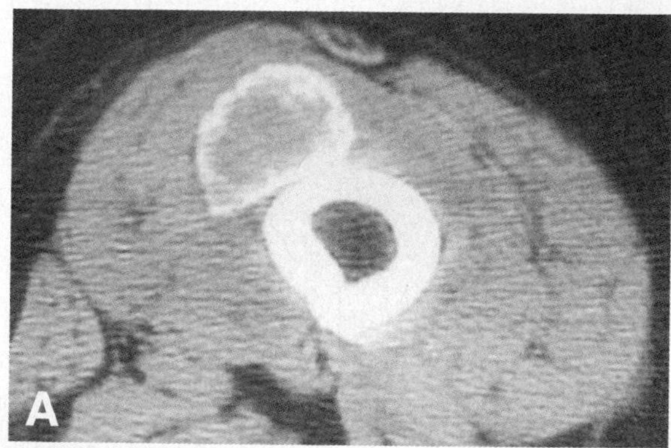

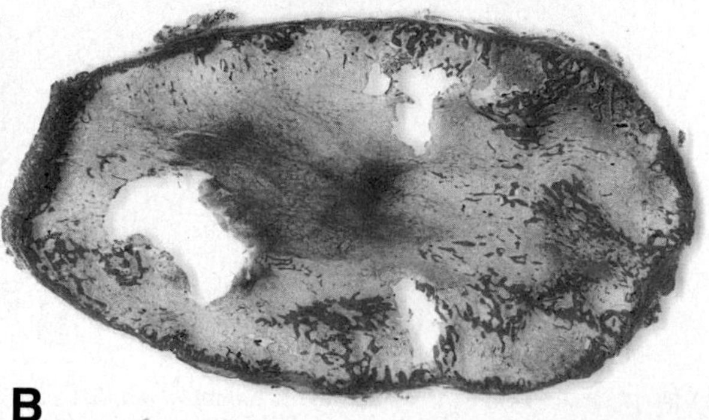

FIGURA 24-16. Miositis osificante circunscrita. A. Tomografía computarizada del muslo en la que se observa una masa intramuscular, ovoide, en el corte axial adyacente a la cortical femoral, con un centro radiotransparente y osificación, que es más densa en la periferia. **B.** En la vista a menor aumento, la masa contiene hueso reticular en la periferia y tejido fibroso (*material pálido*) en el centro.

Penetración directa

La infección por penetración directa o diseminación bacteriana es actualmente la causa más frecuente de osteomielitis en Estados Unidos. Las bacterias pueden introducirse directamente en el hueso por heridas penetrantes, fracturas abiertas o cirugía. Los estafilococos y los estreptococos siguen siendo responsables con mucha frecuencia, pero los organismos anaerobios están implicados en el 25% de las infecciones postoperatorias. En ocasiones infrecuentes, se produce siembra de microorganismos gramnegativos en la cadera después de una cirugía urológica o procedimientos de cirugía digestiva.

Osteomielitis hematógena

Los organismos infecciosos pueden llegar al hueso a través del torrente sanguíneo desde otra parte del cuerpo. El foco primario en sí mismo (p. ej., una pústula cutánea o infección dental o de encías) puede conllevar poco riesgo.

Los sitios más afectados con mayor frecuencia por la osteomielitis hematógena son las metáfisis de los huesos largos, tales como la rodilla, los tobillos y la cadera. La infección afecta principalmente a hombres de entre 5 y 15 años, pero en ocasiones también se observa en grupos de mayor edad. Las personas con adicción a las drogas pueden desarrollar osteomielitis hematógena por agujas infectadas.

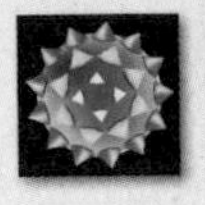
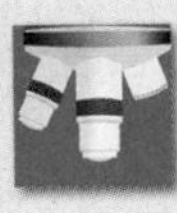

FACTORES ETIOLÓGICOS Y ANATOMOPATOLOGÍA: la osteomielitis hematógena afecta principalmente la región metafisaria debido a que tiene una sola fuente de riego sanguíneo (fig. 24-17). En condiciones normales, las arteriolas entran en la porción calcificada de la placa de crecimiento, forman un asa y luego drenan en la cavidad medular sin establecer un lecho capilar. Este sistema en asa provoca la ralentización y la sedimentación del flujo sanguíneo, lo que da a las bacterias tiempo suficiente para penetrar en las paredes de los vasos sanguíneos y establecer focos infecciosos dentro de la médula. La proliferación de organismos virulentos aumenta la presión sobre los vasos adyacentes de paredes delgadas que se encuentran en el espacio cerrado de la cavidad medular. Esto compromete aún más el suministro vascular en esta región y promueve la necrosis ósea. Las áreas de necrosis se fusionan en una zona avascular, lo que facilita aún más la proliferación bacteriana.

Si no se contiene la infección, el pus y las bacterias pueden extenderse por los conductos vasculares endósticos que irrigan la corteza y diseminarse por los conductos de Volkmann y Havers de la corteza. Finalmente, se forma pus bajo el periostio, lo cual puede cortar las arterias perforantes del periostio y desvitalizar la cortical. El pus fluye entre el periostio y la cortical, lo que aísla más hueso de su riego sanguíneo y puede llegar a afectar las articulaciones. En ciertas circunstancias, el material purulento puede penetrar el periostio y la piel para formar una fístula de drenaje (figs. 24-17D y 24-18). Puede crecer epidermis en el trayecto fistuloso que conecta la piel con el orificio de descarga en el hueso (cloaca). Cuando esto sucede, siempre permanece abierto, por lo que continuamente drena pus, hueso necrótico y bacterias.

La formación de hueso nuevo perióstico y de hueso reactivo en la médula tiende a controlar la infección. Al mismo tiempo, la actividad osteoclástica reabsorbe hueso. Si la infección es viru-

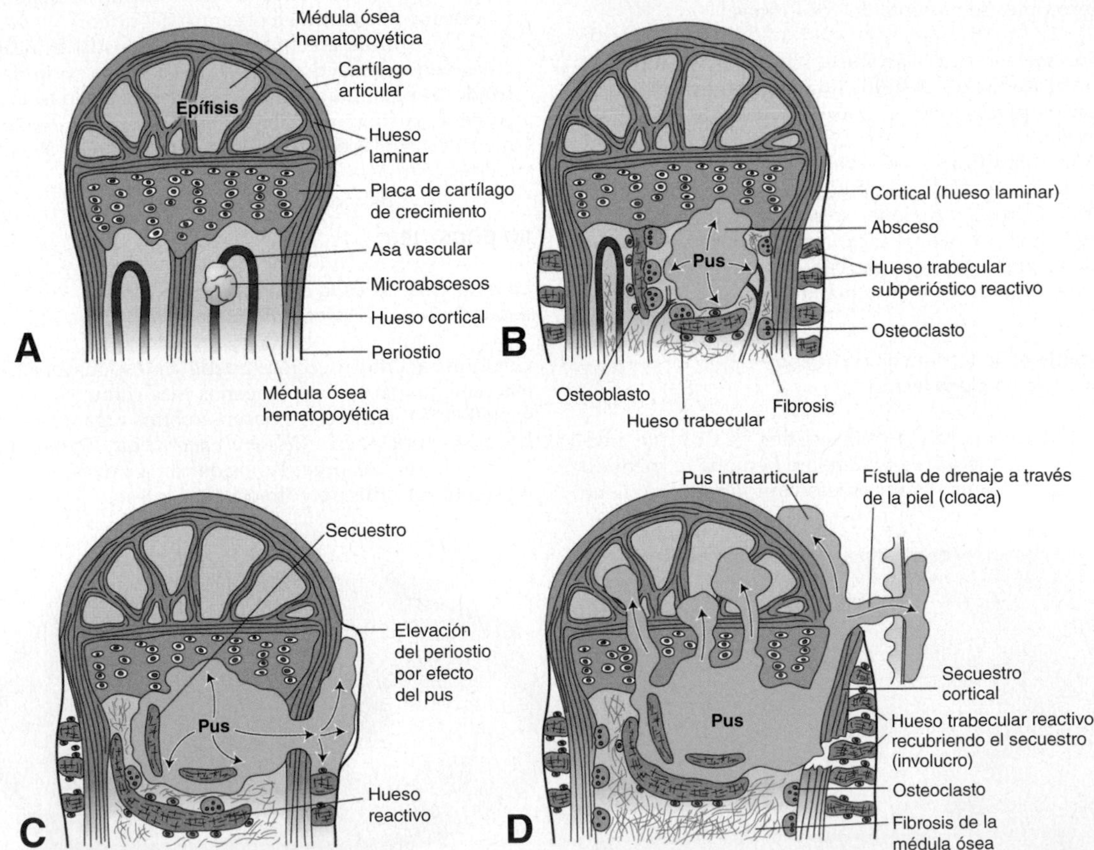

FIGURA 24-17. Patogenia de la osteomielitis hematógena. A. La epífisis, la metáfisis y la placa de crecimiento son normales. En el asa capilar se está formando un microabsceso séptico. **B.** La expansión del foco séptico estimula la reabsorción del hueso trabecular adyacente. El **hueso reticular** comienza a rodear este foco. El absceso se expande dentro del cartílago y estimula la formación de hueso reactivo por el periostio. **C.** El **absceso,** que continúa expandiéndose hasta la corteza dentro del tejido subperióstico, desprende las arterias perforantes que irrigan la cortical, de manera que producen su necrosis. **D.** La extensión de este proceso hasta el espacio articular, la epífisis y la piel produce una **fístula de drenaje.** El hueso necrótico se denomina **secuestro.** El hueso viable que rodea al secuestro se denomina **involucro.**

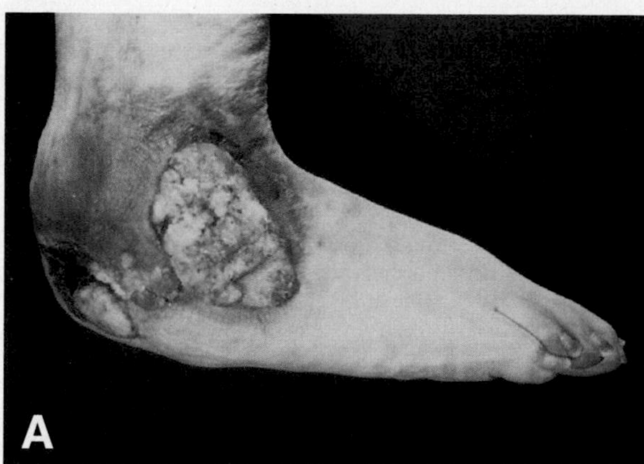

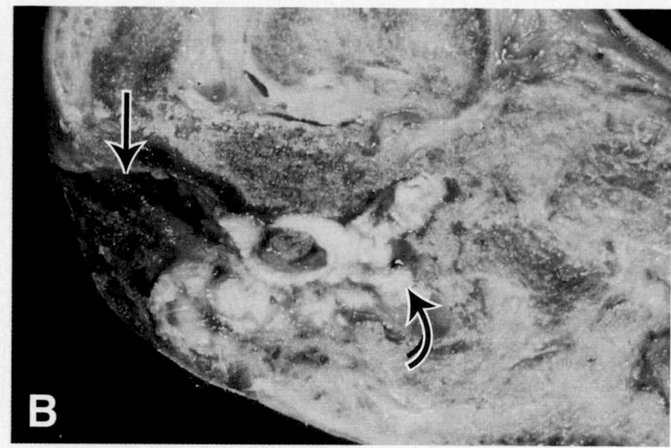

FIGURA 24-18. Osteomielitis crónica. **A.** En este paciente con osteomielitis crónica, la piel que cubre el hueso infectado está ulcerada y presenta una fístula (*región oscura*) evidente sobre el tobillo. **B.** Corte sagital del pie amputado, en el que se observa el trayecto fistuloso (línea recta) que conecta el hueso infectado con la úlcera superficial en la piel. El tejido de color blanquecino (*flecha curva*) corresponde a carcinoma invasivo de células escamosas, que se originó en la piel. (De Bullough PG. *Atlas of Orthopaedic Pathology*. 2nd ed. New York: Gower Medical Publishing, 1992. Copyright Lippincott Williams & Wilkins).

lenta, el intento de controlarlo es superado y hay daño al hueso, de manera que no se produce su formación y se desarrolla una extensa necrosis ósea. Con mayor frecuencia, las células pluripotenciales modulan los osteoblastos en un intento de contener la infección. Pueden desarrollarse diferentes tipos de lesiones:

- La **cloaca** es el orificio formado en el hueso durante la formación de una fístula de drenaje.
- El **secuestro** es un fragmento de hueso necrótico rodeado de pus.
- El **absceso de Brodie** está formado por hueso reactivo derivado del periostio y el endostio, que rodea y contiene la infección.
- El **involucro** es una lesión en la que la formación de hueso nuevo perióstico forma una vaina alrededor del secuestro necrótico. Un involucro que afecta todo un hueso puede existir durante años antes de que el paciente solicite atención médica.

En lactantes de 1 año o menos con osteomielitis, a menudo se afecta la articulación adyacente (artritis séptica). Esto ocurre porque el periostio está poco adherido a la cortical y los vasos metafisarios penetran en la placa de crecimiento abierto para unirse a los vasos epifisarios, lo que permite que los organismos infecciosos alcancen el hueso subcondral. Desde la edad de 1 año hasta la pubertad, los abscesos subperiósticos son frecuentes. En los adultos también se produce diseminación de la infección a las articulaciones adyacentes y a las regiones óseas subcondrales.

Osteomielitis vertebral

En los adultos, la osteomielitis afecta con frecuencia los cuerpos vertebrales (fig. 24-19). El disco intervertebral no es una barrera eficaz contra la osteomielitis bacteriana, en particular la producida por una infección estafilocócica. Las infecciones atraviesan directamente el disco y viajan de una vértebra a la siguiente. El propio disco intervertebral puede ser la fuente primaria de infección, por lo que se denomina «discitis». El disco se expande por la presencia de pus y acaba destruyéndose a medida que el material purulento se derrama y perfora los cuerpos vertebrales adyacentes.

La mitad o más de los casos de osteomielitis vertebral están causados por *Staphylococcus aureus*. En el 20% de los casos intervienen *E. coli* y otros organismos entéricos, a menudo procedentes del aparato urinario. También se observan *Salmonella* sp. en los cuerpos vertebrales, así como *Brucella* sp. y *Pseudomonas* en personas con adicción a las drogas por vía intravenosa. Los factores predisponentes incluyen abuso de drogas intravenosas, infecciones de las vías urinarias superiores, procedimientos urológicos y diseminación hematógena de organismos de otras localizaciones. El dolor lumbar, con dolor puntual a la palpación en el área de la infección, se relaciona con febrícula y marcadores séricos de inflamación. En ocasiones, un absceso paravertebral que drena el hueso puede «apuntar» y emerger en la ingle o en otro lugar. La osteomielitis vertebral puede provocar *(1)* colapso vertebral y abscesos paravertebrales; *(2)* abscesos epidurales de la columna vertebral, con compresión de la médula por el absceso o por fragmentos desplazados del hueso infectado; y *(3)* fracturas por compresión del cuerpo vertebral, que provocan déficits neurológicos.

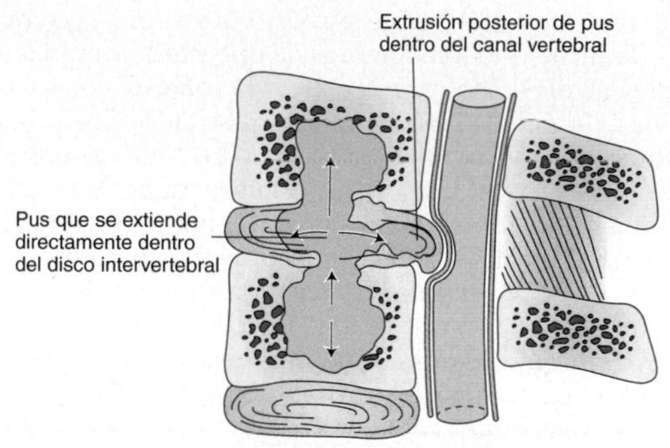

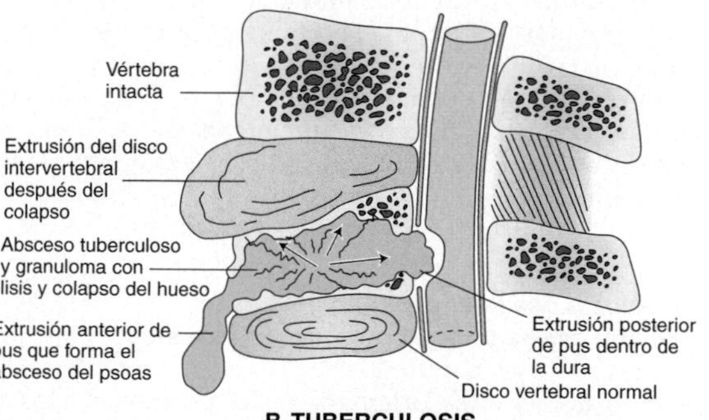

FIGURA 24-19. Osteomielitis del cuerpo vertebral. A. La **osteomielitis bacteriana** se expande de un cuerpo vertebral al siguiente por invasión directa del disco intervertebral. Puede incluso empujarlo en dirección posterior hacia el canal vertebral. La secuencia de acontecimientos en la cavidad medular es similar a la que se produce en los huesos largos. **B.** En la **osteomielitis tuberculosa,** el hueso es destruido por reabsorción de trabéculas óseas, lo cual da como resultado colapso mecánico de la vértebra y extrusión del disco intervertebral. Las bacterias tuberculosas no pueden penetrar el disco intervertebral de forma directa, pero tienden a extenderse de un cuerpo vertebral al siguiente una vez las fuerzas mecánicas han destruido y extruido el disco intervertebral.

Complicaciones

Entre las complicaciones de la osteomielitis incluyen:

- **Septicemia**: la diseminación de organismos a través del torrente sanguíneo puede producirse como resultado de una infección ósea. No es habitual que la osteomielitis sea consecuencia de una septicemia.
- **Artritis bacteriana aguda**: la infección articular secundaria a una osteomielitis puede producirse a cualquier edad. El cartílago es destruido por digestión directa por células inflamatorias, originando artrosis. Es obligada la intervención oportuna para prevenir esta complicación.
- **Fracturas patológicas**: la osteomielitis puede provocar fracturas, que cicatrizan mal y pueden requerir drenaje quirúrgico.
- **Osteomielitis crónica**: la osteomielitis crónica (fig. 24-18) puede seguir a una osteomielitis aguda. Es difícil de tratar, sobre todo si afecta todo el hueso, porque el hueso necrótico o el secuestro actúan como cuerpos extraños en zonas avasculares, y los antibióticos no alcanzan las bacterias. Por tanto, los síntomas de la osteomielitis crónica se tratan con cirugía o antibióticos durante toda la vida del paciente.
- **Carcinoma de células escamosas**: este cáncer puede desarrollarse en el hueso o en el trayecto fistuloso de una osteomielitis crónica de larga evolución, a menudo años después de la infección inicial. Deriva de células de la piel que recubren el trayecto fistuloso, que sufren una transformación maligna (fig. 24-18B).
- **Amiloidosis**: esta solía ser una consecuencia común de la osteomielitis crónica, pero actualmente es infrecuente en los países industrializados.

CARACTERÍSTICAS CLÍNICAS: la osteomielitis hematógena en niños se presenta como una enfermedad repentina, con fiebre y toxicidad sistémica, o como una enfermedad subaguda en la que predominan las manifestaciones locales. Son característicos la inflamación, el eritema y el dolor a la palpación en el hueso afectado. Suele haber un aumento notable del recuento de leucocitos, pero puede ser normal en muchos casos, por lo que la ausencia de leucocitosis no descarta la enfermedad. La velocidad de sedimentación globular y la proteína C reactiva suelen estar elevadas, pero no son específicas. Los estudios de imagen, como la radiografía convencional, la tomografía computarizada (TC), la resonancia magnética (RM) y la gammagrafía ósea, son muy útiles. La biopsia ósea es necesaria para un diagnóstico definitivo, ya que proporciona material para el examen histológico, los cultivos microbiológicos y la respuesta a los antibióticos.

El tratamiento depende del estadio de la infección. La osteomielitis temprana se trata con antibióticos intravenosos durante 6 o más semanas. La cirugía se utiliza para drenar y descomprimir la infección dentro del hueso o para drenar abscesos que no responden al tratamiento con antibióticos. En la osteomielitis crónica de larga duración, los antibióticos por sí solos no son curativos y a menudo se requiere un desbridamiento quirúrgico extenso del hueso necrótico.

La tuberculosis ósea es resultado de la diseminación desde un foco primario en otro sitio

La tuberculosis ósea suele originarse en los pulmones o los nódulos linfáticos (*v.* cap. 9). Cuando la infección ósea se debe al tipo raro bovino de bacilo tuberculoso (*Mycobacterium bovis*), el foco inicial suele estar en el intestino o las amígdalas. Las micobacterias se diseminan al hueso por vía hematógena, y solo en raras ocasiones se produce una propagación directa desde los pulmones o los nódulos linfáticos.

Espondilitis tuberculosa (enfermedad de Pott)

La espondilitis tuberculosa (es decir, la infección de la columna vertebral) es una temida complicación de la tuberculosis infantil. La enfermedad afecta los cuerpos vertebrales, pero no la lámina, los procesos espinosas y las vértebras adyacentes (figs. 24-19B y 24-20). Las vértebras torácicas suelen estar afectadas, especialmente la 11.ª vértebra torácica. Las vértebras lumbares y cervicales se ven afectadas con menos frecuencia. Con el tratamiento antibiótico actual, la enfermedad de Pott es en la actualidad muy poco habitual.

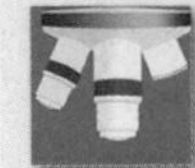

ANATOMOPATOLOGÍA: en estos términos, la espondilitis tuberculosa es similar a la tuberculosis en otras localizaciones. Los granulomas con necrosis caseosa aparecen primero en la médula ósea, lo que conduce a una reabsorción lenta del hueso trabecular y, en ocasiones, a la formación de espacios quísticos en el hueso. Dado que la formación de hueso reactivo es escasa o nula, las vértebras afectadas tienden a colapsarse, lo que provoca cifosis y escoliosis. Los discos intervertebrales son aplastados y destruidos por la fractura por compresión, más que por la invasión de organismos. La imagen del «jorobado» típica de antaño se debía con frecuencia a la presencia de enfermedad de Pott.

Si la infección destruye el tejido blando anterior, el pus y los restos necróticos drenan a lo largo de los ligamentos espinales y forman un **absceso frío** (es decir, un absceso carente de inflamación aguda). Una de las primeras manifestaciones de la espondilitis tuberculosa puede ser la presencia de un **absceso del psoas** (fig. 24-19B), que se forma cerca de las vértebras lumbares inferiores y diseca a lo largo de la pelvis para emerger a través de la piel de la región inguinal como una fístula. Puede producirse paraplejía como resultado de la insuficiencia vascular de los nervios espinales, más que por presión directa.

Artritis tuberculosa

La diseminación hematógena de la tuberculosis puede transportar los organismos a la cápsula articular, la sinovial o la porción intracapsular del hueso. Se forman granulomas en el tejido sinovial, que se vuelve edematoso y papilar y puede llenar todo el espacio articular. La destrucción masiva de cartílago articular se debe a la presencia de tejido de granulación dentro del hueso. La articulación destruida es reemplazada por hueso, un efecto que produce su inmovilidad (**anquilosis ósea**).

Osteomielitis tuberculosa de los huesos largos

La infección de los huesos largos es la manifestación ósea menos frecuente de la tuberculosis. Esta infección se produce cerca de la

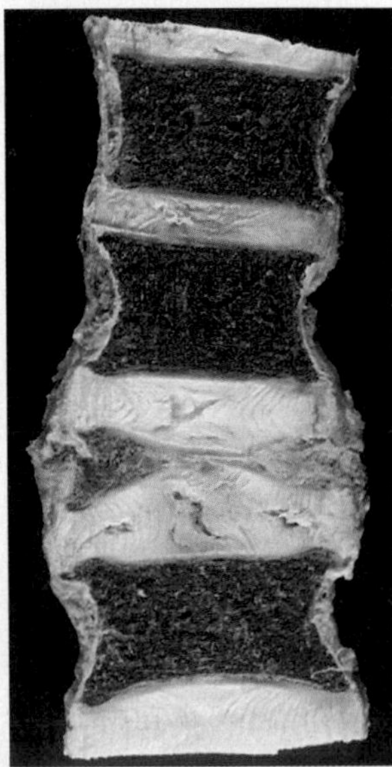

FIGURA 24-20. Espondilitis tuberculosa (enfermedad de Pott). Cuerpo vertebral reemplazado casi por completo por tejido tuberculoso. Obsérvese cómo el disco intervertebral se encuentra conservado.

articulación, donde también produce artritis. Por razones desconocidas, el trocánter mayor del fémur es una localización frecuente de esta enfermedad.

La sífilis ósea es infrecuente en la actualidad

La sífilis causa una enfermedad de evolución lenta, crónica, inflamatoria del hueso, caracterizada por granulomas, necrosis e importante formación de hueso reactivo. Puede ser adquirida por contacto sexual o transmitida a través de la placenta de la madre al feto (*v.* cap. 9). Los cambios óseos en la sífilis dependen de la edad del paciente, las alteraciones endósticas y periósticas y la presencia o ausencia de gomas sifilíticas.

Sífilis congénita

ANATOMOPATOLOGÍA: la afectación ósea en la sífilis congénita puede aparecer ya en el quinto mes de gestación y estar completamente desarrollada en el momento del nacimiento. Las espiroquetas son ubicuas en la epífisis y el periostio, donde producen osteocondritis (epifisitis) y periostitis, respectivamente (fig. 24-21). En casos graves, la epífisis puede presentar luxación, lo cual conlleva que el niño desarrolle una limitación en la función de la extremidad (**seudoparálisis de Parrot**).

En la sífilis congénita es más común el daño a la rodilla. La placa de crecimiento se encuentra ensanchada de forma irregular y presenta una decoloración amarillenta. La zona de cartílago calcificado está destruida y un cúmulo abundante de linfocitos, células plasmáticas y espiroquetas, ocupan el espacio de la médula ósea. Debido a que el periostio es estimulado para producir nuevo hueso reactivo, el grosor de la corteza puede incluso duplicarse. El infiltrado inflamatorio recubre la cortical a través de los conductos de Volkmann y Havers y se deposita en el periostio elevado. En último término, conforme los huesos infectados crecen, se tornan más cortos y deformados.

Sífilis adquirida

La sífilis adquirida en los adultos produce lesiones en los huesos al inicio de la etapa terciaria, 2-5 años después de la inoculación por los microorganismos. La periostitis es predominante debido a que las placas de crecimiento ya han cerrado. Los huesos afectados con mayor frecuencia son la tibia, la nariz, el paladar y el cráneo. Las lesiones de la tibia se caracterizan por la periostitis, con depósito de hueso de reciente formación en la cara medial y anterior del tallo, lo cual ocasiona la **deformidad de piernas en sable**. El grosor del cráneo también aumenta debido a la estimulación del periostio.

La formación de gomas es más frecuente en la sífilis terciaria. El hueso adyacente a las gomas es reemplazado de forma lenta por una médula fibrosa. En última instancia, aparecen perforaciones a través de la cortical. La cara perióstica engrosada y muy irregular, que es perforada por pozos y úlceras serpiginosas, es característica de la sífilis. La lisis y el colapso de los huesos de la nariz y el paladar produce el cuadro clásico de **nariz en silla de montar** (perforación, destrucción y colapso del tabique nasal) (*v.* cap. 23)

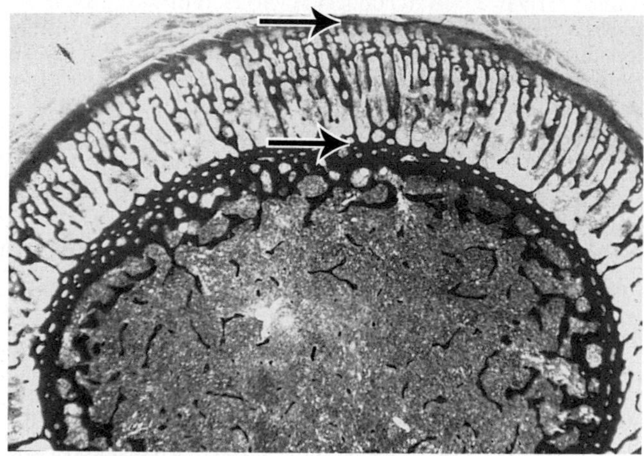

FIGURA 24-21. Sífilis congénita ósea. Corte transversal de un hueso tubular infectado por sífilis, en el cual se observa una importante formación de hueso perióstico (*área entre las flechas*). La cavidad medular ósea está ocupada por un infiltrado linfoplasmático que sustituye a la grasa presente en condiciones normales. La cortical está destruida en forma irregular por la resorción osteoclástica, un proceso que estimula la formación de nuevo hueso perióstico.

Enfermedades metabólicas óseas

Las osteopatías metabólicas se definen como trastornos del metabolismo que dan lugar a efectos estructurales secundarios en el esqueleto, incluida la disminución de la masa ósea debido a la disminución de la síntesis o el aumento de la reabsorción, la reducción de la mineralización ósea, o ambos. Dado que las osteopatías metabólicas son sistémicas, una biopsia de cualquier hueso debería revelar la anomalía, aunque la gravedad pueda diferir en diversas partes del esqueleto (fig. 24-22).

OSTEOPOROSIS

La osteoporosis es una osteopatía metabólica en la que el hueso mineralizado en condiciones normales está disminuido en su masa hasta el punto de que ya no es capaz de cumplir con su función de soporte mecánico. Aunque la osteoporosis es resultado de diversas causas, se caracteriza en todos los casos por pérdida de masa esquelética. El hueso residual tiene una relación normal de matriz mineralizada con respecto a la no mineralizada (es decir, osteoide). La pérdida de hueso y las posibles fracturas son las características primordiales de la osteoporosis, con independencia de las causas subyacentes (fig. 24-23). La etiología de la pérdida de hueso es diversa, pero incluye tabaquismo, insuficiencia de vitamina D, bajo índice de masa corporal, hipogonadismo, estilo de vida sedentario y tratamiento con glucocorticoides.

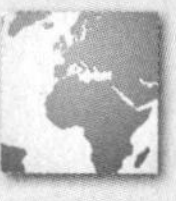

EPIDEMIOLOGÍA: la masa ósea alcanza su máximo en individuos normales en los 25-35 años, y comienza a disminuir en la quinta o sexta década de la vida. La pérdida de hueso con la edad se produce en todos los orígenes étnicos, pero debido a que tienen mayor masa ósea máxima, la población afroamericana es menos propensa a la osteoporosis que la asiática o la caucásica. La pérdida de masa ósea durante el envejecimiento normal en las mujeres se divide en dos fases: menopausia y envejecimiento. Este último afecta tanto a hombres como a mujeres. Hasta determinado punto, la pérdida de hueso es suficiente para justificar el nombre de **osteoporosis**, de manera que los huesos que sostienen el mayor peso se vuelven susceptibles a fracturas. Las fracturas más comunes se presentan en el cuello y la región intertrocantérea del fémur (**fractura de cadera**), los cuerpos vertebrales (fractura por compresión) y la porción distal del radio (**fractura de Colles**). A los 80 años, el 15% de la población caucásica de Estados Unidos ha sufrido una fractura de cadera, cifra que aumenta hasta el 25% a los 90 años. Las mujeres tienen el doble de riesgo de fractura de cadera que los hombres, aunque entre los individuos afroamericanos y algunas poblaciones asiáticas, la incidencia es igual en ambos sexos. En comparación con otras fracturas osteoporóticas, las fracturas de cadera producen la mayor morbilidad, mortalidad (hasta 20% al cabo de 1 año) y costos directos de atención médica. El predominio en mujeres con una relación 8:1 es particularmente preocupante con respecto a las fracturas vertebrales. Un subgrupo de mujeres en la posmenopausia temprana se encuentra en particular riesgo de fracturas vertebrales, las cuales son raras en hombres en la edad adulta tardía. La propensión de los hombres a presentar fracturas de cadera es opuesta a las de localización vertebral, lo cual también es reflejo de factores distintos a la masa ósea, tales como pérdida de la propiocepción.

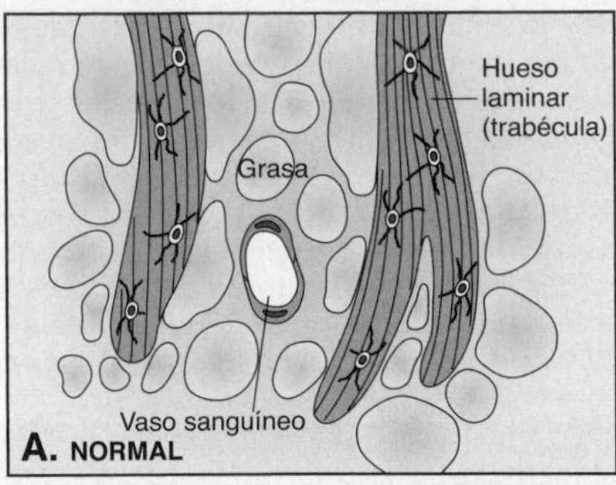

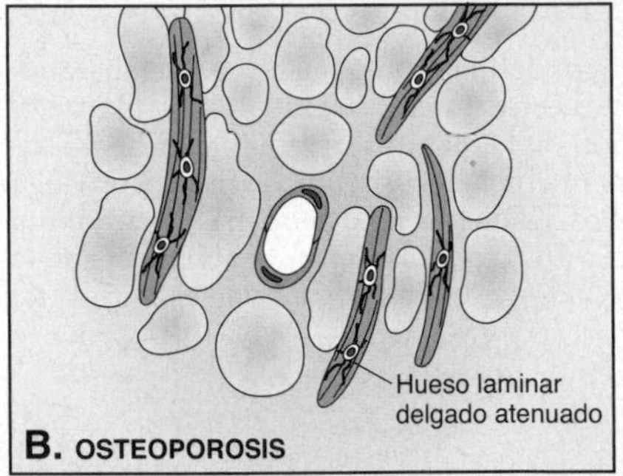

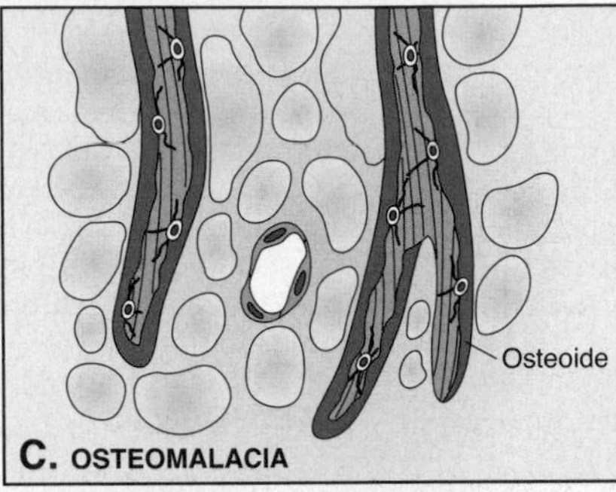

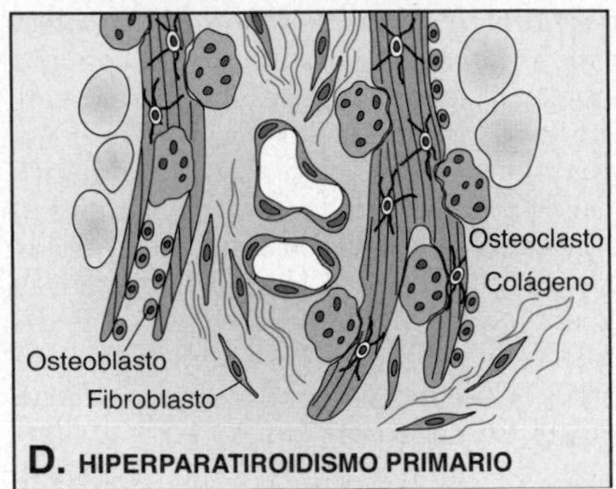

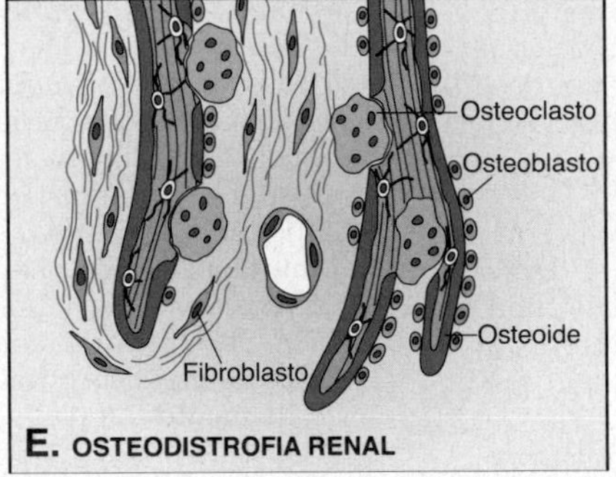

FIGURA 24-22. Enfermedades metabólicas del hueso. A. Hueso trabecular normal y médula ósea grasa. El hueso trabecular es laminar y contiene osteocitos. **B. Osteoporosis.** El hueso laminar muestra un patrón discontinuo, con delgadas trabéculas. **C. Osteomalacia.** Las trabéculas del hueso laminar contiene cantidades anormales de hueso no mineralizado (osteoide). El osteoide se encuentra engrosado y cubre una región de hueso trabecular anómalamente grande. **D. Hiperparatiroidismo primario.** Las trabéculas del hueso laminar son reabsorbidas de forma activa por numerosos osteoclastos que ingresan a cada una de las trabéculas. La presencia de los osteoclastos dentro de las trabéculas, un proceso denominado **osteítis disecante,** es diagnóstico de hiperparatiroidismo. La actividad osteoblástica también es notable. La médula ósea es reemplazada por tejido fibroso adyacente a las trabéculas. **E. Osteodistrofia renal.** El aspecto morfológico es similar al hiperparatiroidismo primario, con excepción del predominio de osteoide que cubre a las trabéculas. Los osteoclastos no reabsorben osteoide, y en cualquier parte en que el osteoide esté ausente, los osteoclastos penetran dentro de las trabéculas. La actividad osteoblástica, junto con los osteoclastos, es nuevamente predominante.

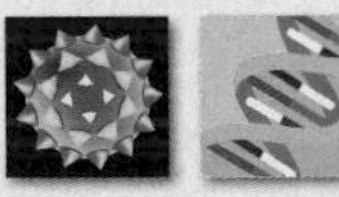

FACTORES ETIOLÓGICOS Y PATOGENIA MOLECULAR: con independencia de la causa de la osteoporosis, esta siempre refleja un aumento de la reabsorción ósea en relación con la formación. Así pues, esta familia de enfermedades debe considerarse en el contexto del ciclo de remodelado óseo. La reabsorción y la formación óseas existen son procesos simultáneos. Los osteoblastos y osteoclastos pertenecen a una estructura única en el tiempo, conocida como **unidad multicelular básica** (o **unidad de remodelado óseo**).

La unidad multicelular básica es responsable del remodelado óseo durante la vida. Las personas menores de 35 o 40 años reemplazan por completo el hueso reabsorbido durante el ciclo de remodelado. Con el tiempo, menos hueso es reemplazado en las cavidades de reabsorción del que es eliminado, lo que produce un pequeño déficit en cada ciclo de remodelado. Dado que hay cientos de sitios de remodelado en el esqueleto, la pérdida neta de hueso, aun después de un período corto, puede ser significativa.

La osteoporosis puede ser primaria o secundaria. La **osteoporosis primaria**, con deferencia la variedad más común, es de origen incierto y se da principalmente en mujeres en la posmenopausia (tipo 1) y adultos mayores de ambos sexos (tipo 2). La **osteoporosis secundaria** es un trastorno relacionado con una causa definida, que incluye diversas anomalías endocrinas y genéticas.

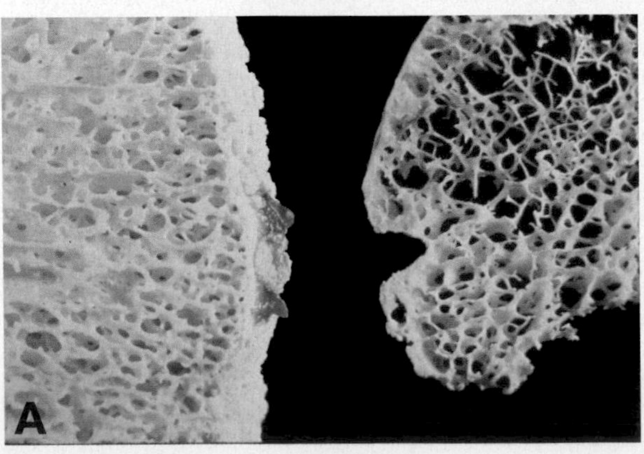

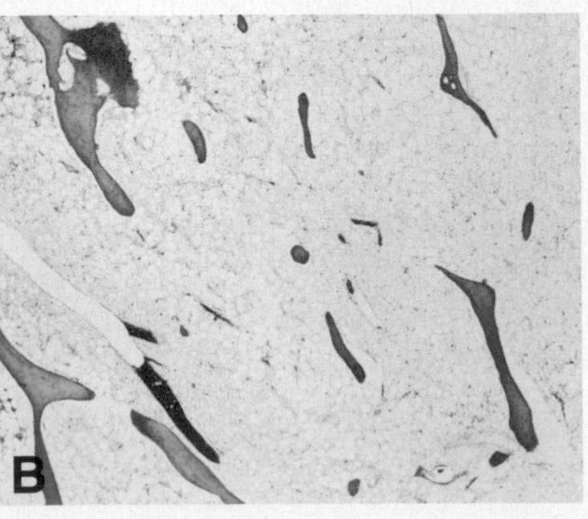

FIGURA 24-23. Osteoporosis. A. Cabeza femoral de una mujer de 82 años con osteoporosis que sufrió una fractura del cuello femoral (*derecha*) comparada con una cabeza femoral normal cortada con el mismo grosor (*izquierda*). **B.** A nivel microscópico, las trabéculas del hueso tienen tamaño y grosor reducidos, con pérdida de conectividad.

La **osteoporosis primaria de tipo 1** se debe a un aumento absoluto de la actividad de los osteoclastos. Dado que estos inician el remodelado óseo, el número de sitios de remodelado aumenta en este estado de mayor formación de osteoclastos, fenómeno conocido como **aumento de la frecuencia de activación**.

El aumento de osteoclastos en el esqueleto de la posmenopausia temprana es consecuencia de la disminución de estrógenos, pero los efectos no se dirigen directamente al osteoclasto. En su lugar, el mecanismo implica una menor secreción de citocinas sensibles a los estrógenos que reclutan osteoclastos de la médula ósea, como IL-1, IL-6, TNF-α y M-CSF.

La **osteoporosis primaria de tipo 2**, también denominada **osteoporosis senil**, tiene una patogenia más compleja que la de tipo 1. Suele aparecer después de los 70 años y refleja una disminución de la función de los osteoblastos. Así, aunque la actividad de los osteoclastos no aumente, el número de osteoblastos y la cantidad de hueso producido por célula son insuficientes para reemplazar el hueso eliminado en la fase de reabsorción del ciclo de remodelado.

La osteoporosis primaria se debe a varios factores

La osteoporosis primaria se ha relacionado con múltiples factores que influyen en la masa ósea máxima y en la velocidad de pérdida ósea:

- **Factores genéticos**: las interacciones entre factores ambientales y genéticos intervienen en la determinación de la masa ósea máxima y el riesgo de osteoporosis. La aparición de una osteoporosis clínicamente significativa está relacionada, en gran parte, con la cantidad máxima de hueso que se desarrolla en una persona determinada, denominada **masa ósea máxima**. En general, la masa ósea máxima es mayor en los hombres que en las mujeres y en los afroamericanos que en los caucásicos o asiáticos. Existe una mayor concordancia de la masa ósea máxima en los gemelos monocigóticos que en los dicigóticos. Las mujeres en edad reproductiva cuyas madres padecen osteoporosis posmenopáusica presentan una densidad mineral ósea (DMO) inferior a la de las mujeres de la población general. La DMO es el índice más utilizado para definir y estudiar la osteoporosis. Se cree que los factores genéticos desempeñan un papel importante en la regulación de la DMO. De hecho, las variaciones genéticas explican hasta el 70% de las variaciones en la DMO. Las variantes de secuencia en los genes del receptor de la vitamina D (*VDR*), el colágeno de tipo I (*COL1A1*), el receptor de estrógenos α(*ESR1*), la IL-6 y la proteína 5 relacionada con el receptor de lipoproteínas de baja densidad (*LRP5*) se relacionan con diferencias en la DMO. Además, el receptor de la vitamina D y la IL-6 interactúan con factores ambientales y hormonales (p. ej., ingesta de calcio, estrógenos) para modular la DMO.
- **Ingesta de calcio**: la ingesta media de calcio en mujeres posmenopáusicas en Estados Unidos está por debajo del valor recomendado de 800 mg/día. Sin embargo, sigue siendo controvertido si este aparente déficit contribuye al desarrollo de osteoporosis. No obstante, se ha recomendado que tanto las mujeres premenopáusicas como las posmenopáusicas aumenten la ingesta de calcio y vitamina D.
- **Absorción del calcio y vitamina D**: la absorción intestinal del calcio disminuye con la edad. Dado que la absorción de calcio está en gran medida bajo el control de la vitamina D, se ha prestado atención al papel de esta hormona esteroidea en la osteoporosis. Los pacientes con osteoporosis presentan concentraciones circulantes reducidas de 1.25-dihidroxivitamina D [$1.25(OH)_2$ D], la forma activa de la vitamina D que favorece la absorción de calcio en el intestino. Esto se ha atribuido a la disminución relacionada con la edad de la actividad de la 1α-hidroxilasa en el riñón, la enzima que cataliza la formación de $1.25(OH)_2$ D. La menor actividad de la 1α-hidroxilasa se ha atribuido, a su vez, a una menor estimulación de la enzima por la PTH, así como a una disminución relacionada con la edad de las respuestas de los túbulos renales a la PTH. Es interesante destacar que el reemplazo de estrógenos en mujeres posmenopáusicas con osteoporosis aumenta tanto la $1.25(OH)_2$ D circulante como la absorción de calcio. Se ha sugerido que la disminución de la actividad de la 1α-hidroxilasa en el riñón puede estimular la secreción de PTH y contribuir así a la reabsorción ósea.
- **Ejercicio físico**: la actividad física es necesaria para mantener la masa ósea, y los deportistas suelen tener una mayor masa ósea. Por el contrario, la inmovilización de un hueso (p. ej., reposo prolongado en cama, aplicación de una escayola) acelera la pérdida ósea. La ingravidez de los vuelos espaciales provoca una pérdida ósea grave (33% de la masa ósea trabecular en 25 semanas). Sin embargo, el ejercicio intenso en este contexto no parece aumentar sustancialmente la masa ósea ni prevenir la osteoporosis.
- **Factores ambientales**: el tabaquismo en las mujeres se ha correlacionado con una mayor incidencia de osteoporosis. La disminución de las concentraciones de estrógenos activos causada por el tabaquismo puede ser responsable de este efecto.

En resumen, los dos principales factores determinantes de la osteoporosis primaria son la deficiencia de estrógenos en las mujeres posmenopáusicas y el proceso de envejecimiento en ambos sexos. Los mecanismos potenciales de estos efectos se resumen en la figura 24-24.

ANATOMOPATOLOGÍA: ***la proporción entre hueso osteoide y mineralizado es normal en individuos con osteoporosis.*** Debido a la abundancia de hueso esponjoso en la columna vertebral, las alteraciones osteoporóticas suelen ser más visibles allí. En las fracturas del cuerpo vertebral causadas por osteoporosis, la vértebra se deforma, con deformación en cuña en la porción anterior y colapso. Incluso si el cuerpo vertebral no está fracturado, hay un estrechamiento

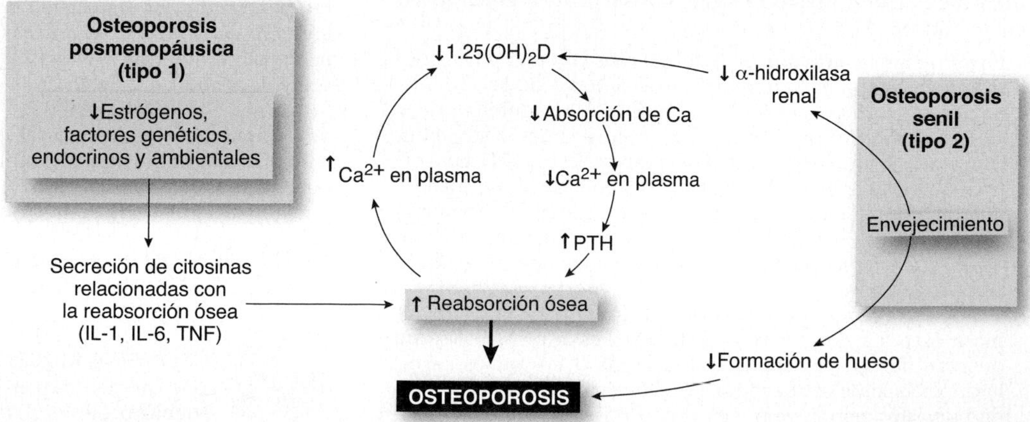

FIGURA 24-24. Patogenia de la osteoporosis primaria. *Ca^{2+}*, calcio; *IL*, interleucina; *PTH*, hormona paratiroidea; *TNF*, factor de necrosis tumoral.

del espacio intervertebral con ausencia casi total de hueso esponjoso. Desde el punto de vista histológico, la osteoporosis se caracteriza por una disminución en el grosor de la cortical y una reducción en el número y tamaño de las trabéculas del hueso esponjoso grueso (fig. 24-23). Mientras que la osteoporosis senil tiende a presentar menor grosor trabecular, la osteoporosis posmenopáusica se caracteriza por una rotura de conexiones entre las trabéculas. La pérdida de conexión trabecular, que se trata disminuyendo la tensión biomecánica que finalmente conlleva la producción de una fractura, se debe a perforación de las trabéculas por la reabsorción de los osteoclastos en los sitios de remodelado. En los cortes histológicos, la pérdida de conectividad da como resultado un aspecto de islotes de hueso «aislados» (figs. 24-22B y 24-23B).

CARACTERÍSTICAS CLÍNICAS: la osteoporosis posmenopausia suele ser identificada 10 años después del inicio de la menopausia, mientras que la osteoporosis senil suele producir síntomas después de los 70 años. Recientemente, la mayor parte de los pacientes no tenía conocimiento de la enfermedad hasta que presentaba una fractura vertebral, de cadera o de algún otro hueso. Sin embargo, el empleo de técnicas de detección sensibles ha posibilitado el diagnóstico temprano. Las fracturas por compresión del cuerpo vertebral se producen a menudo tras un traumatismo leve o incluso después de levantar un objeto pesado. Con cada fractura por compresión, el paciente disminuye su estatura y desarrolla cifosis (**joroba de viuda** o **hipercifosis**). El calcio y el fósforo en suero se mantienen en rango normal.

El tratamiento con estrógenos es una alternativa efectiva, pero controvertida, para prevenir la osteoporosis posmenopáusica. Debido a que el tratamiento hormonal conlleva un mayor riesgo de cáncer de mama y endometrio, se han desarrollado otros medicamentos antiosteoporóticos específicos del hueso. Los bisfosfonatos son en la actualidad los fármacos terapéuticos más populares. Todos los medicamentos antiosteoporóticos exitosos han sido desarrollados para suprimir o retrasar la velocidad de reabsorción ósea, pero no estimulan la formación de hueso. De esta manera, los medicamentos evitan el avance de la enfermedad, pero no pueden curar a un paciente que ya tiene osteoporosis. La administración de suplementos de calcio y vitamina D en la dieta de los pacientes de edad avanzada reduce a la mitad el riesgo de fracturas osteoporóticas.

La osteoporosis secundaria refleja la presencia de trastornos metabólicos extraóseos

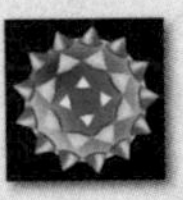
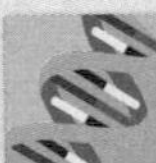

FACTORES ETIOLÓGICOS Y PATOGENIA MOLECULAR: las causas de osteoporosis secundaria incluyen efectos adversos de medicamentos, anomalías endocrinas, trastornos de la alimentación, inmovilización, enfermedades relacionadas con la médula ósea, trastornos digestivos o biliares, enfermedad renal y cáncer.

- **Enfermedades endocrinas**: la forma más común de osteoporosis secundaria es yatrógena y es resultado de la administración de corticoesteroides. La pérdida ósea también puede ser resultado de un exceso de glucocorticoides endógenos, como sucede en la enfermedad de Cushing (*v.* cap. 21). Los corticoesteroides inhiben la actividad osteoblástica, de manera que disminuyen la formación de hueso. También impiden la absorción intestinal de calcio dependiente de vitamina D, un efecto que propicia el aumento de la secreción de PTH y de la reabsorción ósea.

  Los estrógenos son una hormona clave para mantener la masa ósea. La deficiencia de estrógeno es la principal causa de pérdida ósea relacionada con la edad en ambos sexos; la deficiencia de estrógeno o un bajo nivel de biodisponibilidad de estrógeno disminuyen la masa ósea en hombres adultos mayores. El estrógeno estimula la producción de varias citocinas que actúan a través de los receptores de estrógeno tanto en los osteoblastos como en los osteoclastos. Entre estas se incluyen IL-1, IL-6, TNF-α, RANKL, factor estimulante de las colonias de granulocitos y macrófagos (GM-CSF), M-CSF y prostaglandina E_2 (PGE_2).
- El **hiperparatiroidismo** estimula el almacenamiento de osteoclastos y aumenta la actividad osteoclástica, lo que provoca osteoporosis secundaria (*v.* más adelante). En ambos sexos, el hiperparatiroidismo secundario a la malabsorción de calcio aumenta el remodelado, empeora el adelgazamiento y la porosidad del hueso cortical y predispone a las fracturas de cadera.
- El **hipertiroidismo** aumenta la actividad osteoclástica y provoca un recambio óseo acelerado. Aunque la tirotoxicosis se relaciona ligeramente con osteoporosis secundaria, la pérdida ósea es limitada.
- El **hipogonadismo**, tanto en hombres como en mujeres, va acompañado de osteoporosis. En las mujeres con insuficiencia gonadal primaria (síndrome de Turner) o con amenorrea secundaria como consecuencia de una enfermedad hipofisaria, es probable que la causa sea la carencia de estrógenos. Los hombres hipogonadales (p. ej., síndrome de Klinefelter, hemocromatosis) corren riesgo de osteoporosis debido a la deficiencia de andrógenos anabólicos. Del mismo modo, el hipogonadismo contribuye a la pérdida ósea en el 25% de los hombres de edad avanzada. También se produce una disminución de la densidad ósea en los hombres tratados con terapia de privación androgénica para el cáncer de próstata.
- **Neoplasias hemáticas**: varios cánceres hemáticos van acompañados de una pérdida ósea significativa. Esto es especialmente importante en el mieloma múltiple, en el que las células plasmáticas malignas secretan factores activadores de los osteoclastos. Las neoplasias no hemáticas también se relacionan con osteoporosis secundaria. Incluso en ausencia de metástasis esqueléticas, algunas neoplasias (p. ej., carcinoma de células escamosas de pulmón) se relacionan con hipercalcemia grave debida a la reabsorción ósea. La actividad osteoclástica aumenta en estos pacientes debido a la secreción de proteínas relacionadas con la PTH por parte del tumor (síndrome paraneoplásico).
- **Malabsorción**: las enfermedades digestivas y hepáticas que causan malabsorción contribuyen a menudo a la osteoporosis, probablemente debido a la absorción deficiente de calcio, fosfato y vitamina D.
- **Alcoholismo**: el abuso crónico del alcohol también se ha relacionado con el desarrollo de osteoporosis. El alcohol es un inhibidor directo de los osteoblastos y también puede inhibir la absorción de calcio.

OSTEOMALACIA Y RAQUITISMO

La osteomalacia (huesos blandos) es una enfermedad del adulto caracterizada por una mineralización inadecuada de la matriz ósea recién formada. El raquitismo se refiere a una enfermedad similar presente en la niñez, en quienes las placas de crecimiento (fisis) permanecen abiertas. De esta manera, el raquitismo en la niñez se presenta como un defecto en la mineralización no solo del hueso (osteomalacia), sino también de la matriz cartilaginosa de la placa de crecimiento. Son diversas las enfermedades relacionadas con osteomalacia o raquitismo, tales como alteraciones en el metabolismo de la vitamina D, insuficiencia de fosfato y defectos en el proceso de mineralización en sí mismo.

El metabolismo de la vitamina D influye en la mineralización ósea

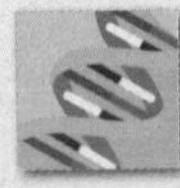

PATOGENIA MOLECULAR: la vitamina D se ingiere en los alimentos o es sintetizada en la piel a partir del 7-dehidrocolesterol, bajo la influencia de la luz ultravioleta (fig. 24-25). La vitamina se hidroxila primero en el hígado para formar su principal metabolito circulante, la 25-hidroxivitamina D, y luego se hidroxila de nuevo en los túbulos renales proximales para producir la hormona activa $1.25(OH)_2$ D. La exposición a la luz solar proporciona suficiente vitamina D para el crecimiento óseo y la mineralización, incluso si la fuente alimentaria es inadecuada.

Los receptores de $1.25(OH)_2$ D están presentes no solo en las dianas clásicas, como el intestino, el hueso y el riñón, sino también en muchos otros tipos de células. La vitamina D es un inductor general de la diferenciación; por ejemplo, influye en la maduración de las células hematopoyéticas y dérmicas, y también afecta muchos tipos de cáncer. En el intestino, la $1.25(OH)_2$ D estimula la absorción de calcio y fosfato. También es esencial para la maduración de los osteoclastos. Con independencia del mecanismo, $1.25(OH)_2$ D, junto con PTH, mantiene el calcio y el fosfato en sangre en las concentraciones necesarias para la correcta mineralización del hueso. ***El determinante clave de la producción de $1.25(OH)_2$ D es la concentración de calcio en sangre***. Los descensos de calcio en sangre estimulan la liberación de PTH, que aumenta la síntesis renal de $1.25(OH)_2$ D.

La **hipovitaminosis D** puede deberse a *(1)* una exposición inadecuada a la luz solar; *(2)* una ingesta alimentaria deficiente; o *(3)* una absorción intestinal defectuosa. También existen trastornos hereditarios y adquiridos del metabolismo de la vitamina D.

La insuficiencia alimentaria de vitamina D y la exposición inadecuada a la luz solar causan raquitismo

El raquitismo afectó al 85 % de los niños de las ciudades industriales de Europa desde el siglo XVII hasta el XIX. Estos niños no estaban suficientemente expuestos al sol y su ingesta alimentaria de vitamina D era inadecuada. El uso de aceite de hígado de bacalao rico en vitamina D y el posterior enriquecimiento de la leche y otros alimentos con vitamina D acabaron con el raquitismo generalizado en los países occidentales. Sin embargo, la carencia nutricional de vitamina D sigue siendo un problema en otras partes del mundo, en los adultos mayores desatendidos y en aquellos que realizan dietas sin supervisión médica.

La malabsorción intestinal reduce la disponibilidad de vitamina D

En países industrializados, las enfermedades relacionadas con una malabsorción intestinal causan osteomalacia con mayor frecuencia que aquellas debidas a la desnutrición. ***Las enfermedades intrínsecas del intestino delgado, las enfermedades colestásicas del hígado, la obstrucción biliar y la insuficiencia pancreática crónica son las causas más frecuentes de osteomalacia en Estados Unidos.***

La malabsorción de vitamina D y calcio complica varias enfermedades del intestino delgado, como la enfermedad celíaca, la enfermedad de Crohn, la esclerodermia y el síndrome del asa ciega posquirúrgica. En la ictericia obstructiva, la falta de sales biliares en el intestino dificulta la absorción de lípidos y sustancias liposolubles, entre las cuales se encuentra la vitamina D liposoluble.

Los trastornos del metabolismo de la vitamina D son hereditarios o adquiridos

El metabolismo de la vitamina D puede verse alterado por un defecto en la hidroxilación 1α de la vitamina D en el riñón o por falta de sensibilidad del órgano diana (u objetivo) a la $1.25(OH)_2$ D. Dos enfermedades autosómicas recesivas relacionadas con el raquitismo se conocen en conjunto como **raquitismo dependiente de la vitamina D.**

- El **raquitismo dependiente de la vitamina D** de tipo I es el resultado de una deficiencia hereditaria de la actividad 1α-hidroxilasa renal causada por mutaciones autosómicas recesivas en *CYP2R1*. Los cambios clínicos y bioquímicos del raquitismo aparecen durante el primer año de vida, y estos niños presentan hipocalcemia, hipofosfatemia y concentraciones elevadas de PTH y fosfatasa alcalina en suero. La enfermedad puede controlarse mediante la administración de $1.25(OH)_2D$.
- El **raquitismo dependiente de la vitamina D de tipo II** implica mutaciones hereditarias recesivas en *VDR*, el gen del receptor de la vitamina D, de modo que los órganos objetivo son insensibles a la $1.25(OH)_2D$. La enfermedad suele manifestarse al principio de la vida, pero puede aparecer en cualquier momento hasta la adolescencia. Las concentraciones séricas de $1.25(OH)_2$ D son muy elevadas. Los pacientes no responden a la $1.25(OH)_2D$, pero les ayuda la administración intravenosa repetida de calcio.
- Las **alteraciones adquiridas del metabolismo de la vitamina D** incluyen defectos en la hidroxilación 1α renal e insensibilidad de los órganos objetivo. Algunas de las causas del deterioro de la hidroxilación son el hipoparatiroidismo, la osteomalacia inducida por tumores, las enfermedades renales crónicas y la osteomalacia de la vejez. La osteomalacia complica, en ocasiones, el tratamiento de la epilepsia con fármacos anticonvulsivantes, en particular fenobarbital y fenitoína. Se cree que estos fármacos bloquean la acción de la $1.25(OH)_2$ D en los órganos objetivo.

Los trastornos renales del metabolismo del fosfato interfieren con el metabolismo de la vitamina D

Tanto el raquitismo como la osteomalacia pueden ser producidas por la inhibición de la reabsorción de fosfato por los túbulos renales proximales, lo cual produce hipofosfatemia.

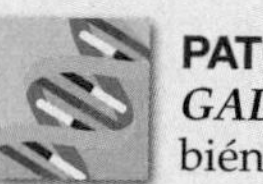

PATOGENIA MOLECULAR: *HIPOFOSFATEMIA LIGADA AL CROMOSOMA X*: esta enfermedad, también conocida como raquitismo resistente a la vitami-

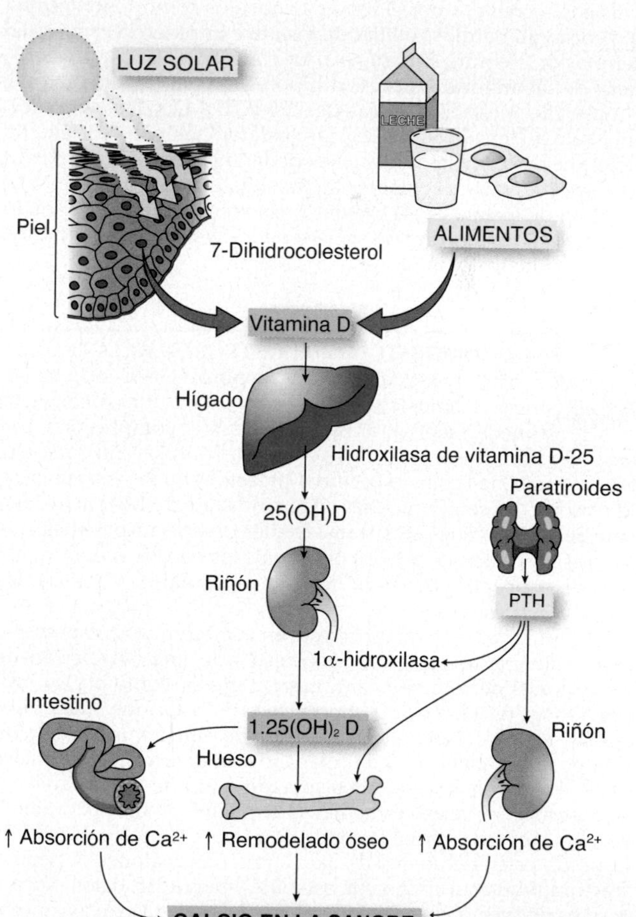

FIGURA 24-25. Metabolismo de la vitamina D y regulación del calcio en la sangre.

HUESOS, ARTICULACIONES Y TEJIDOS BLANDOS

na D o diabetes por fosfato, es el tipo más común de raquitismo hereditario. Está causada por mutaciones dominantes en el gen *PHEX* (regulador del fosfato) del cromosoma X (Xp22). *PHEX* codifica una proteasa que inactiva el factor de crecimiento de fibroblastos 23 (FGF23). Su pérdida de función aumenta las concentraciones de FGF23, lo que favorece la pérdida renal de fosfato al impedir el transporte de fosfato a través de la membrana luminal de las células tubulares renales proximales. Aunque la pérdida renal de fosfato es fundamental en la enfermedad, la función de los osteoblastos también está alterada. En los niños, el raquitismo florido aparece durante la infancia, pero las niñas suelen sufrir solo hipofosfatemia. El tratamiento consiste en la administración de por vida de fosfato y $1.25(OH)_2$ D. A nivel microscópico, los huesos de los pacientes con hipofosfatemia ligada al cromosoma X muestran osteomalacia grave y ensanchamiento de las uniones de osteoide. También muestran zonas características de hipomineralizacion rodeadas por osteocitos, conocidos como **halos**. La presencia de estas estructuras indica que los osteocitos son responsables de la mineralización terminal del hueso.

SÍNDROMES DE FANCONI: estas enfermedades congénitas del metabolismo se caracterizan por la pérdida renal de fosfato, glucosa, bicarbonato y aminoácidos. Todas se caracterizan por una acidosis tubular renal y producen raquitismo y osteomalacia. Los síndromes Fanconi incluyen la enfermedad de Wilson, la tirosinemia, la galactosemia, las glucogenosis y la cistinosis. El daño tubular renal que conduce a la pérdida de fosfato también puede ser adquirido, como en la intoxicación por plomo o mercurio, la amiloidosis y la proteinuria de Bence-Jones.

OSTEOMALACIA SECUNDARIA A TUMORES: esta enfermedad es un síndrome de pérdida de fosfato que se relaciona con tumores principalmente benignos y en ocasiones malignos de tejidos blandos y huesos. Los factores de fosfato paraneoplásicos secretados por el tumor, conocidos como **fosfatoninas**, provocan un pérdida tubular de fosfato e impiden la conversión tubular de 25-hidroxivitamina D en $1.25(OH)_2$ D. Las características de laboratorio típicas son hipofosfatemia, hiperfosfaturia, concentraciones séricas bajas de $1.25\text{-}(OH)_2$ D y fosfatasa alcalina sérica elevada. Así pues, las fosfatoninas parecen tener el mismo efecto que las mutaciones de la línea germinal en *PHEX* que se observan en la hipofosfatemia ligada al cromosoma X. La pérdida de fosfato causa osteomalacia secundaria, pero la extirpación del tumor primario suele ser curativa. Se ha implicado A *FGF23* como fosfatonina.

ANATOMOPATOLOGÍA: *OSTEOMALACIA*: la osteomalacia, al igual que la osteoporosis, ocasiona un patrón radiológico de osteopenia. Los únicos hallazgos pueden ser fracturas vertebrales por compresión y disminución del grosor óseo como en la osteoporosis. Sin embargo, hay algunos hallazgos específicos presentes en la osteomalacia, tales como las seudofracturas en el **síndrome de Milkman-Looser**. Se trata de defectos transversales radiotransparentes que son más comunes en el lado cóncavo de los huesos largos, la cara medial del cuello del fémur, las ramas isquiática y púbica, las costillas y la escápula.

Al microscopio, hay un defecto en la mineralización presente en la osteomalacia que da como resultado una **ampliación de las uniones de osteoide**, tanto por su grosor como por su proporción en relación con la superficie trabecular que cubre (figs. 24-22C y 24-26). Las uniones de osteoide reflejan un período de tiempo entre el depósito de colágeno y la aparición de las sales de calcio. Aunque los adultos agregan 1 µm de matriz nueva a la superficie de hueso cada día, se requieren 10 días para mineralizar este hueso recién formado. Por tanto, el grosor normal de la unión osteoide no excede los 12 µm. Las regiones de seudofractura muestran abundante osteoide y pueden funcionar como puntos de fuerza para verdaderas fracturas. Estas zonas no provocan la formación de callo ni se extienden en todo el diámetro del hueso.

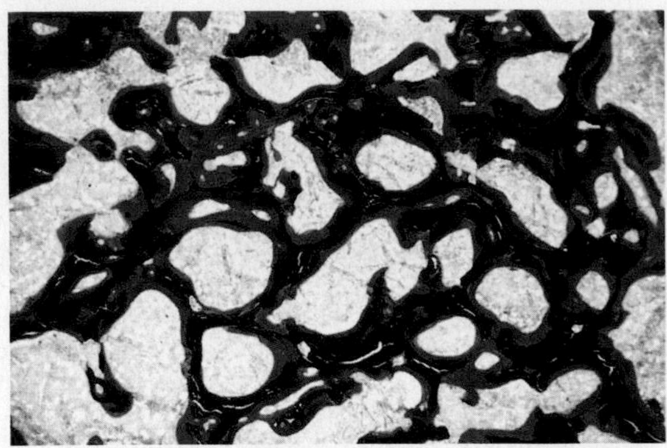

FIGURA 24-26. Osteomalacia. Las superficies de los huesos trabeculados (*negro*) en este corte preparado con tinción de Von Kossa están cubiertas por una capa anómalamente gruesa de osteoide (*rojo*).

RAQUITISMO: el raquitismo es una enfermedad de la niñez que produce importantes cambios en la placa de crecimiento (fig. 24-27), la cual no puede ser mineralizada de forma adecuada. El cartílago calcificado y las zonas de hipertrofia y cartílago proliferativo continúan su crecimiento debido a que la actividad osteoclástica no reabsorbe la placa de crecimiento cartilaginosa. En consecuencia, la placa de crecimiento está notablemente engrosada, y es irregular y lobulillada. Se produce osificación endocondral de manera muy lenta y, de preferencia, en las partes periféricas de las metáfisis. El resultado es una epífisis en forma de copa. Las partes de mayor tamaño del esponjoso primario están compuestas de hueso laminar o reticular que, de manera importante, se mantienen sin mineralización.

Desde el punto de vista microscópico, la placa de crecimiento muestra cambios muy notables. La zona de reposo es normal, pero las zonas de cartílago de proliferación están muy distorsionadas. La secuencia de evolución de formación de condrocitos en hélice desaparece y es reemplazada por células desordenadas separadas por pequeñas cantidades de matriz. Las masas lobulilladas resultantes de cartílago proliferativo e hipertrófico se relacionan con un aumento en el ancho de la placa de crecimiento, el cual puede ser de 5 a 15 veces el tamaño normal. La zona de calcificación provisional está mal definida y solo se forma una pequeña cantidad de hueso esponjoso. Las masas de cartílago proliferativo se extienden hacia la región metafisaria, sin ninguna evidencia de invasión vascular y con poca actividad osteoclástica.

CARACTERÍSTICAS CLÍNICAS: *OSTEOMALACIA*: el diagnóstico clínico de osteomalacia suele ser difícil. Los pacientes refieren síntomas inespecíficos, tales como debilidad muscular o dolor o mialgias difusas. En las variantes leves de la enfermedad, solo se observan cambios óseos de evolución lenta, y muchos pacientes permanecen asintomáticos durante años. En casos avanzados, es habitual el dolor óseo mal localizado, en especial en la columna vertebral, de cadera y de porciones proximales de las extremidades. En estos casos, el diagnóstico puede hacerse solamente después de una fractura aguda, cuyos sitios más comunes son la cabeza del fémur, la rama del púbico, la columna vertebral o las costillas. La debilidad e hipotonía muscular producen *marcha de pato* en casos graves, y algunos pacientes incluso no pueden caminar.

RAQUITISMO: los niños con raquitismo se observan apáticos e irritables, además de con escasa capacidad para mantener la atención. Prefieren mantenerse sedentarios, asumiendo una postura «de Buda». Son de estatura corta, con cambios característicos en los huesos y dientes. El aplanamiento del cráneo, la prominencia de los huesos frontales (**protuberancia frontal**) y las líneas de suturas craneales son muy evidentes. Hay retraso de la dentición, con caries dentales graves y alteraciones en el esmalte. En el tórax puede identificarse el patrón clásico de

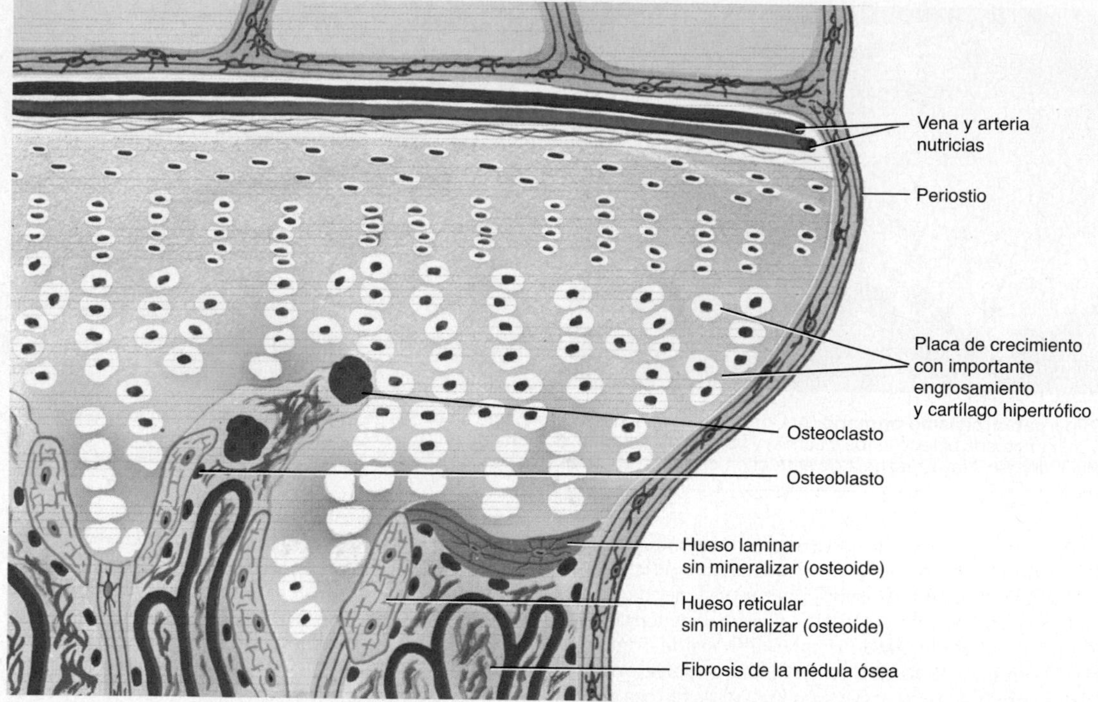

FIGURA 24-27. Placa de crecimiento en el raquitismo. La placa de crecimiento está engrosada y desorganizada, con grandes zonas que contienen células cartilaginosas hipertróficas. La perforación irregular de la placa de cartílago por los osteoclastos se debe a que hay poca calcificación del cartílago. El hueso reticular en la superficie de algunas de las trabéculas primarias no está mineralizado y, por tanto, tiende a fracturarse con facilidad. Estas microfracturas con frecuencia producen hemorragia en la interfaz entre la placa y la metáfisis.

rosario raquítico (aspecto de collar de cuentas sobre las uniones costocondrales secundarias al aumento de tamaño de los cartílagos costales) e indentaciones de las costillas inferiores en el sitio de inserción del diafragma. El ***pectus carinatum*** («pecho de paloma») se debe a un aumento de la curvatura exterior del esternón.

Hay debilidad muscular generalizada, y a nivel abdominal esto produce un «abdomen prominente». Las extremidades están acortadas y deformes, con importante curvamiento de los brazos y antebrazos y fracturas frecuentes. La cabeza del fémur puede luxarse desde la placa de crecimiento (desplazamiento de la epífisis de la cabeza femoral).

HIPERPARATIROIDISMO PRIMARIO

El hiperparatiroidismo primario es una enfermedad metabólica ósea caracterizada por la reabsorción generalizada del hueso secundaria a una secreción inapropiada de PTH. A principios del siglo XX, la osteopatía en el hiperparatiroidismo primario se detectaba en una etapa a menudo avanzada y discapacitante, porque no se conocía la conexión entre las glándulas paratiroides, el hueso y el calcio. Con las pruebas de rutina de detección sistemática de los pacientes hospitalizados para detectar anomalías del calcio sérico, el hiperparatiroidismo primario grave es en la actualidad poco frecuente, y las presentaciones con osteopatía clínicamente significativa son inusuales.

Los cambios histológicos del hiperparatiroidismo primario incluyen fibrosis de la médula paratrabecular, que acompaña a un remodelado óseo marcadamente acelerado y también puede observarse en la enfermedad de Paget, en el hipertiroidismo e incluso en algunos pacientes con osteoporosis posmenopáusica.

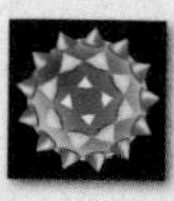

FACTORES ETIOLÓGICOS: ***alrededor del 90% de los casos de hiperparatiroidismo primario están causados por uno o más adenomas paratiroideos. La hiperplasia de las cuatro glándulas solo representa el 10% de los casos.*** Dado que la PTH aumenta el mantenimiento renal del calcio y estimula la reabsorción ósea osteoclástica, son características las concentraciones de calcio sérico. Asimismo, dado que las concentraciones de calcio y fosfato tienen una relación inversa, las concentraciones de fosfato suelen ser bajas. Existe un tipo familiar de hiperparatiroidismo primario asociado a mutaciones en el gen del receptor sensible al calcio (*CASR*), localizado en el cromosoma 3 (3q13.3).

Los efectos de la PTH están mediados por sus efectos sobre el hueso, el riñón y (de forma indirecta) el intestino.

HUESO: la PTH moviliza el calcio desde el hueso (el principal depósito de calcio del organismo) mediante la estimulación de la actividad osteoclástica y el reclutamiento de nuevos osteoclastos a partir de células mesenquimatosas preosteoclásticas. Este efecto es indirecto y depende de la estimulación de los osteoblastos por la PTH, la cual hace que sinteticen y secreten RANK-L, el cual se une al RANK en los osteoclastos y sus precursores, lo que da como resultado la reabsorción ósea. En condiciones fisiológicas, la secreción de PTH disminuye al aumentar el ión calcio, y la estimulación de los osteoblastos por la PTH tiende a equilibrar el remodelado y no causa una pérdida neta de masa ósea. En condiciones patológicas, la liberación de una gran cantidad de PTH y secreción continua de RANK-L evita la apoptosis de los osteoclastos, lo que prolonga su vida y activación, lo cual da como resultado una pérdida neta de masa ósea.

RIÑÓN: la PTH estimula la reabsorción de calcio en las porciones ascendente gruesa y granular de los túbulos renales distales. Esto también aumenta la excreción de fosfato en los túbulos contorneados proximal y distal mediante inhibición directa del transporte de fosfato dependiente de sodio. La PTH también incrementa la actividad de la 1α-hidroxilasa en los túbulos proximales, y con ello estimula la producción de $1.25(OH)_2$ D.

INTESTINO: la PTH no actúa directamente en el intestino, sino que mejora la absorción intestinal de calcio de manera indirecta al aumentar la síntesis renal de $1.25(OH)_2$ D.

La histología ósea del hiperparatiroidismo varía con el tiempo. Inicialmente, los osteoclastos son estimulados por el aumento de las concentraciones de PTH para reabsorber el

HUESOS, ARTICULACIONES Y TEJIDOS BLANDOS

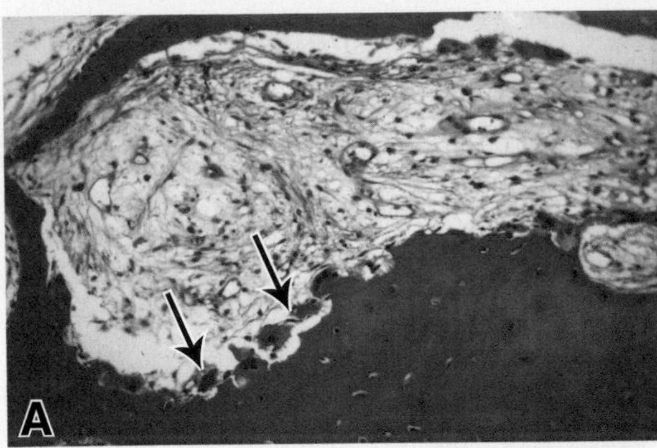

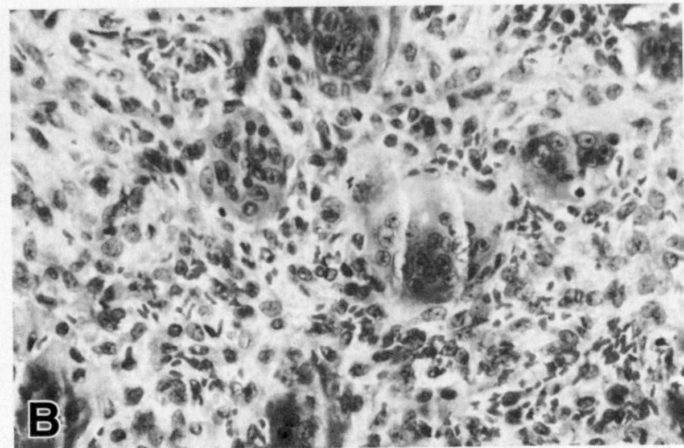

FIGURA 24-28. Hiperparatiroidismo primario. A. Corte a través del hueso compacto en el que se observa reabsorción en túneles de los conductos haversianos. Se observan numerosos osteoclastos (*flechas*) y fibrosis del estroma. **B.** Corte de un «tumor pardo» en el que se observan numerosas células gigantes en un estroma celular fibroso. Hay presencia de eritrocitos diseminados en todo el tejido.

hueso. Tanto desde la superficie subperióstica como endóstica, los osteoclastos se abren paso hacia la corteza en forma de conos de corte (figs. 24-22D y 24-28A). Al mismo tiempo, se depositan fibras de colágeno en la médula endóstica y otros osteoclastos penetran en el hueso. A diferencia de la mielofibrosis de origen hematológico, en la que el tejido fibroso se distribuye aleatoriamente en el espacio medular, el colágeno en la osteítis fibrosa (es decir, la osteopatía asociada al hiperparatiroidismo) se deposita junto a las trabéculas, lo que sugiere que las células del estroma que depositan el material de la matriz son precursoras de osteoblastos. Posteriormente, el hueso trabecular es reabsorbido y la médula es reemplazada por tejido fibroso laxo, macrófagos con hemosiderina, áreas de hemorragia por microfracturas y hueso reticular reactivo. A medida que el hiperparatiroidismo primario progresa y continúa la hemorragia, finalmente se produce la degeneración quística, que constituye la fase final de la enfermedad. Las zonas de fibrosis que contienen hueso reticular reactivo y macrófagos con hemosiderina suelen mostrar muchas células gigantes osteoclásticas. Debido a su aspecto macroscópico marrón, esta lesión se ha denominado **tumor pardo** (fig. 24-28B). No se trata de una neoplasia verdadera, sino más bien de un intento de reacción de reparación en la fase final del hiperparatiroidismo. La histología de una lesión aislada puede confundirse con la de un tumor óseo primario de células gigantes.

Las radiografías óseas de la mayoría de los pacientes con hiperparatiroidismo primario son normales, pero algunos un patrón moteado en la cortical ósea, con una superficie irregular rayada en la parte externa del cráneo, tuberosidades en las puntas de los dedos y diáfisis de los metacarpiano (fig. 24-29). Una característica radiológica peculiar, referida como **reabsorción ósea subperióstica**, es evidente en la cara externa subperióstica de la cortical, y refleja la reabsorción ósea disecante. La reabsorción alrededor de los alvéolos dentales hace que desaparezca la lámina dura de los dientes, un hallazgo bien conocido en los estudios de imagen.

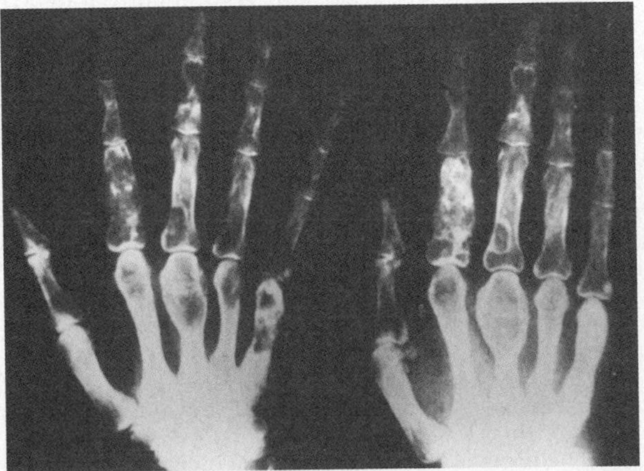

FIGURA 24-29. Hiperparatiroidismo primario. Radiografía de las manos en la que se observa una inflamación bulbar («tumores pardos») y numerosas cavidades, ambas secundarias a la reabsorción ósea.

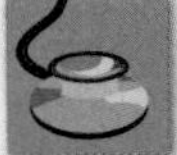

CARACTERÍSTICAS CLÍNICAS: los síntomas del hiperparatiroidismo primario están relacionados con la homeostasis anómala del calcio y se han resumido como «piedras, huesos, quejidos y gruñidos». Las «piedras» se refieren a los cálculos renales y los «huesos», a las alteraciones esqueléticas. Los «quejidos» se refieren a las manifestaciones de depresión psiquiátrica y otras alteraciones secundarias a hipercalcemia, mientras que los «gruñidos» se relacionan con las alteraciones gastrointestinales características que acompañan el aumento de la concentración de calcio en suero.

El hiperparatiroidismo primario es tratado por extirpación quirúrgica de los adenomas paratiroideos. Si la hiperplasia de la paratiroides es la causa de la enfermedad, se suelen extirpar tres glándulas y media. Los fragmentos residuales son suficientes para garantizar que el paciente no desarrolle hipocalcemia. Después de la cirugía, el aspecto histológico de las estructuras esqueléticas involucradas se normaliza de forma gradual.

OSTEODISTROFIA RENAL

La osteodistrofia renal es una compleja osteopatía metabólica que se produce en el contexto de insuficiencia renal crónica. La osteodistrofia renal grave es más frecuente en pacientes mantenidos en diálisis durante tiempo prolongado, porque viven lo suficiente como para desarrollar alteraciones óseas evidentes.

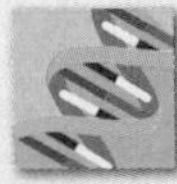

FACTORES ETIOLÓGICOS Y PATOGENIA MOLECULAR: la patogenia de la osteodistrofia renal es similar a la de la osteomalacia, con un hiperparatiroidismo secundario que influye mediante la reabsorción ósea por los osteoclastos (fig. 24-22E). El desarrollo de la osteodistrofia renal se resume como sigue:

1. En la insuficiencia renal crónica, la reducción de la filtración glomerular conduce a la retención de fosfato y produce **hiperfosfatemia**. Las concentraciones elevadas de fosfato sérico hacen descender las de calcio.
2. El daño tubular renal reduce la actividad de la 1α-hidroxilasa, lo que provoca una deficiencia de $1.25(OH)_2$ D.
3. La absorción intestinal de calcio, a su vez, disminuye, lo que empeora la **hipocalcemia**.

4. La hipocalcemia estimula la **producción de PTH**. De hecho, la mayoría de los pacientes con enfermedad renal terminal presentan un hiperparatiroidismo importante. Sin embargo, la PTH no favorece la absorción intestinal de calcio ni la reabsorción tubular renal de calcio efectivas, porque los riñones enfermos no pueden producir una cantidad adecuada de $1.25(OH)_2$ D.
5. Las alteraciones en la vía de la vitamina D pueden causar osteomalacia. Esto puede conducir a la acumulación de colágeno óseo nuevo (osteoide) y a un aumento sustancial de la masa ósea no mineralizada, con reducción solo en las zonas que estaban mineralizadas antes del desarrollo de la osteomalacia. El proceso esclerótico puede ser especialmente prominente en las vértebras, donde, debido a la presencia de bandas radioopacas alternadas con hueso de densidad normal, la lesión se denomina «signo de la camiseta de rugby».

La **variante adinámica de la osteodistrofia renal** se caracteriza una interrupción del remodelado óseo. Más del 40% de los adultos tratados con hemodiálisis y más del 50% de los tratados con diálisis peritoneal presentan evidencias de esta afección en la biopsia ósea. El hueso adinámico se caracteriza, en el microscopio, por una reducción general de la actividad celular en el hueso, con menos osteoblastos y osteoclastos o ausencia de estos. Estos cambios se deben al efecto inhibitorio directo de factores sistémicos en la función de los osteoblastos o a alteraciones indirectas en la actividad de los osteoblastos dependientes de mecanismos relacionados con la PTH. El hueso decidual se acumula debido a que no es remodelado, lo que produce una alteración estructural del esqueleto y un aumento de la tendencia a fracturas.

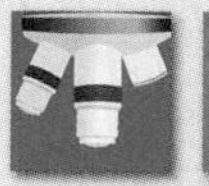
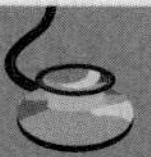

ANATOMOPATOLOGÍA Y CARACTERÍSTICAS CLÍNICAS: como resultado de estos efectos de la insuficiencia renal crónica, la osteodistrofia renal se caracteriza por diversos grados de osteítis fibrosa, osteomalacia, osteoesclerosis y enfermedad ósea adinámica (fig. 24-30). Las combinaciones de osteítis fibrosa y osteomalacia son particularmente comunes. Los pacientes con hiperfosfatemia e insuficiencia renal crónica terminal pueden presentar calcificación metastásica en varios sitios, especialmente en áreas que desarrollan gradientes de pH con alcalinidad local.

El tratamiento de la osteodistrofia renal incluye el tratamiento de la insuficiencia renal y, además, el control de la concentración de fósforo mediante fármacos e infusiones adecuadas. En algunos casos, se requiere paratiroidectomía para controlar el hiperparatiroidismo, así como la administración de vitamina D.

ENFERMEDAD DE PAGET ÓSEA

La enfermedad de Paget ósea (u osteítis deformante) es una enfermedad crónica caracterizada por lesiones óseas secundarias a una alteración en el remodelado y en las que hay reabsorción excesiva de hueso, que produce lesiones líticas que posteriormente son reemplazadas por formación de hueso desorganizado y excesivo.

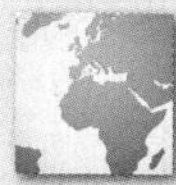

EPIDEMIOLOGÍA: la enfermedad de Paget suele afectar a hombres y mujeres mayores de 50 años. En poblaciones predispuestas, la enfermedad afecta al 3% de los adultos mayores. El trastorno tiene una distribución mundial inusual, presente en habitantes de las Islas Británicas y poblaciones de esta región que han migrado a otras partes del mundo. Las personas de ascendencia inglesa que viven en Estados Unidos, Australia, Nueva Zelanda y Canadá tienen una alta incidencia de la enfermedad. Los habitantes del norte de Europa presentan la enfermedad con mayor frecuencia que quienes viven en el sur. El trastorno es casi inexistente en Asia y en las poblaciones indígenas de África y Sudamérica. Por razones desconocidas, la incidencia de la enfermedad de Paget parece haber disminuido en todo el mundo en las últimas décadas.

James Paget acuñó el término **osteítis deformante** para esta enfermedad hace más de un siglo, pero hasta hace poco su etiología era oscura. Desde el punto de vista histológico, la enfermedad de Paget se parece a una osteopatía metabólica, y en

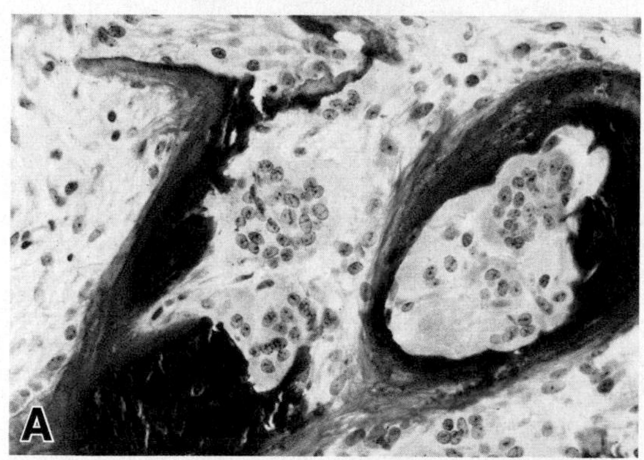

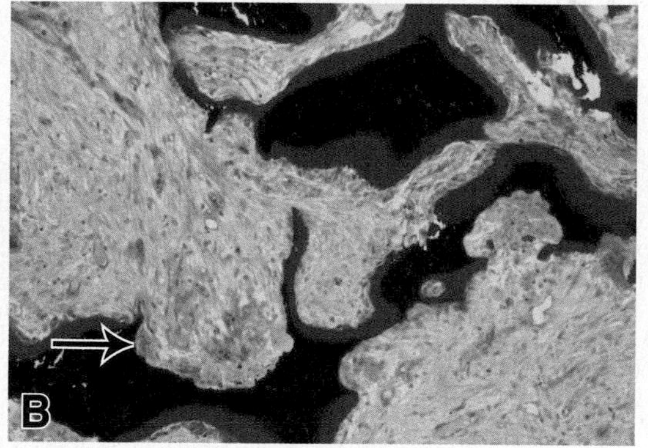

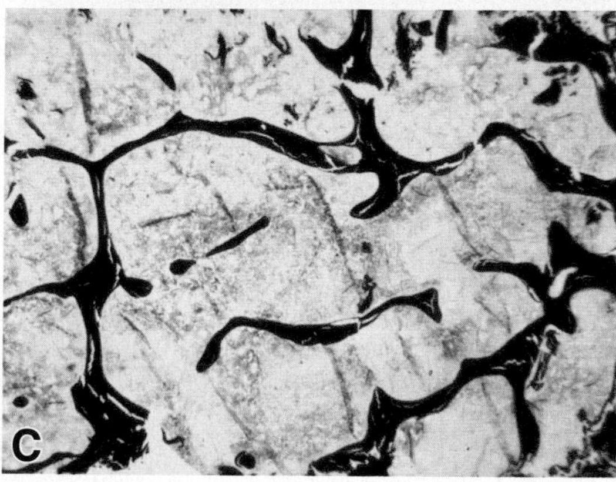

FIGURA 24-30. Osteodistrofia renal. A. Osteítis fibrosa. Diversos osteoclastos multinucleados de gran tamaño están reabsorbiendo las espículas óseas y el tejido paraóseo es fibrótico. Obsérvese que la reabsorción osteoclástica tiene lugar solo en las porciones mineralizadas (*azul*) de las trabéculas. En este corte descalcificado, el hueso no mineralizado (osteoide) está en color *rojo*. **B. Osteomalacia.** Una tinción de Von Kossa de un corte no descalcificado muestra hueso mineralizado (*negro*) y abundante osteoide (*magenta*). Capas engrosadas de osteoide cubren la mayor parte de la superficie ósea. La superficie no cubierta por osteoide presenta lagunas en festón de Howship y contienen abundantes osteoclastos (*flecha*). **C. Enfermedad ósea adinámica** en la que el remodelado se encuentra disminuido, con ausencia de osteoblastos, osteoclastos y osteoides (tinción de Von Kossa).

los pacientes afectados hay un aumento del recambio óseo. Sin embargo, la tendencia clínica a que involucre un hueso o solo algunos no se corresponde con una enfermedad metabólica.

PATOGENIA MOLECULAR: la epidemiología de la enfermedad de Paget es altamente sugestiva de tener una base genética, y se ha sugerido una predisposición hereditaria en informes de casi 100 familias en las que la enfermedad de Paget se transmite como un rasgo autosómico dominante con penetrancia incompleta dependiente de la edad. Hay evidencia en evolución de que la enfermedad de Paget y algunas enfermedades relacionadas están causadas por mutaciones en genes que codifican proteínas de la vía de señalización RANK. En concreto, se han encontrado mutaciones en *SQSTM1* en formas familiares y esporádicas de la enfermedad de Paget. Este gen codifica una proteína, p62, que actúa como estructura de soporte en la vía de señalización RANK. No está claro cómo la mutación de p62 conduce a una aceleración de la actividad osteoclástica, pero las mutaciones inactivadoras en *SQSTM1* interrumpen la osteoclastogenia inducida por RANKL, lo que sugiere un papel significativo de esta proteína en la función osteoclástica.

Evidencia adicional sugiere que la enfermedad de Paget puede estar relacionada con una infección viral. En los núcleos de osteoclastos y precursores de osteoclastos de prácticamente todos los pacientes se observan inclusiones compatibles con estructuras virales. Consisten en microfilamentos con una distribución paracristalina y que han sido comparados con inclusiones cerebrales de pacientes con encefalitis esclerosante subaguda (*v.* cap. 26). Esta similitud hace pensar que podría ser ocasionada por un virus lento (fig. 24-31). El sustento para esta hipótesis proviene del hallazgo en la médula de pacientes con enfermedad de Paget de producto de la transcripción de la nucleocápside del paramixovirus. La infección de las células precursoras de osteoclastos con paramixovirus puede aumentar la expresión de RANK y, por tanto, incrementar la actividad osteoclástica. Además, los paramixovirus estimulan a los osteoblastos para producir IL-6, que contribuye a la osteoclastogenia. Aunque la etiología viral parece plausible, en la actualidad no se han logrado aislar virus vivos en el hueso de estos pacientes, por lo que es difícil explicar el hueso monostótico por una infección viral sistémica.

En general, la enfermedad de Paget se caracteriza por un aumento localizado de la formación de osteoclastos, que produce aumento de la reabsorción ósea y de la actividad osteoblástica asociada. El aumento de la actividad osteoclastogénica del microambiente óseo depende del aumento de la IL-6 y de la vía de señalización RANK. Estas se encuentran alteradas en la enfermedad de Paget como resultado de resultados genéticos, tales como las mutaciones SQSTM1 y posiblemente por infección con virus lentos, que pueden servir como un factor catalizador para el desarrollo del fenotipo de la enfermedad en individuos con predisposición genética. El resultado es una falta de acoplamiento de la unidad de remodelado normal entre osteoclastos/osteoblastos.

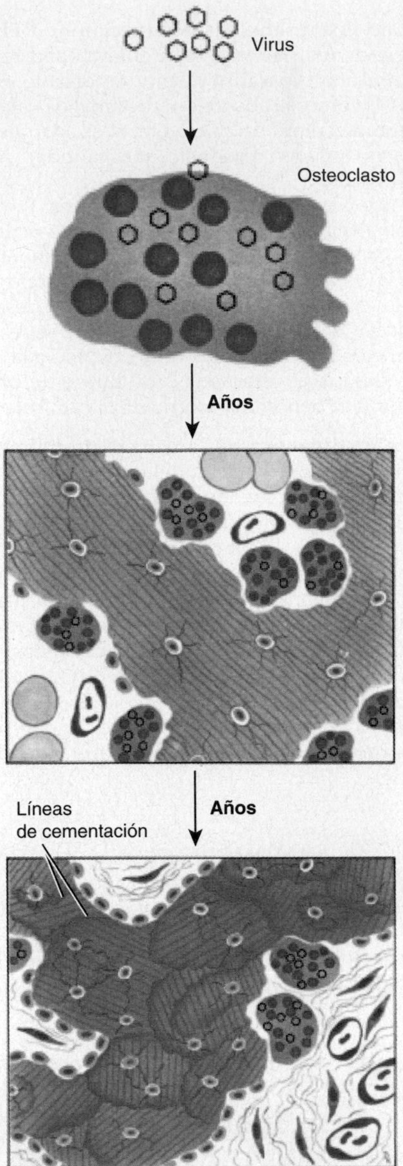

FIGURA 24-31. Hipótesis de la etiología viral de la enfermedad ósea de Paget. La infección viral los precursores osteoclásticos o los osteclastos en individuos con predisposición genética estimula la actividad osteoclástica, lo cual da lugar a un exceso de reabsorción ósea. Con los años, el hueso desarrolla el patrón característico en mosaico, ocasionado por la yuxtaposición de unidades de hueso laminar que forman capas de cemento irregular. La médula ósea adyacente con frecuencia muestra fibrosis, y se observa una mezcla de osteoblastos y osteoclastos en la superficie del hueso.

ANATOMOPATOLOGÍA: las lesiones de la enfermedad de Paget pueden ser solitarias (monostóticas) o afectar varios huesos (poliostóticas). Tienden a localizarse en los huesos del esqueleto axial, incluidos la columna vertebral, el cráneo y la pelvis. La porción proximal del fémur y la tibia pueden estar afectados en la forma poliostótica de la enfermedad. El húmero rara vez se afecta en la enfermedad de Paget solitaria, pero a menudo presenta lesiones en la enfermedad poliostótica.

La enfermedad de Paget es un ejemplo de proceso de remodelado óseo erróneo. Se desarrolla en tres fases:

1. **Etapa «caliente» o de reabsorción osteoclástica**: en las radiografías, se observa un patrón de lisis característico de la corteza, identificada por estar bien delimitado, en forma de flama o de cuña que se asemeja a un tumor (fig. 24-32A). Desde el punto de vista histológico, hay abundante **osteólisis** con importante reabsorción osteoclástica, fibrosis medular y dilatación de los sinusoides medulares.
2. **Etapa mixta de actividad osteoblástica y osteoclástica**: la radiografía, los huesos tienen un mayor volumen en comparación al que sería normal. De hecho, la enfermedad de Paget es una de las dos enfermedades que producen **aumento de tamaño de los huesos** (la otra es la displasia fibrosa, mencionada más adelante). La cortical en la fase mixta se encuentra engrosada, y hay predominio del hueso esponjoso que hace que su aspecto sea denso y ensanchado (fig. 24-32B,C). Los cuerpos vertebrales presentan el signo de «cuadros enmarcados» (fig. 24-32D), producido por el engrosamiento de la cortical y de la base en comparación con el centro de hueso

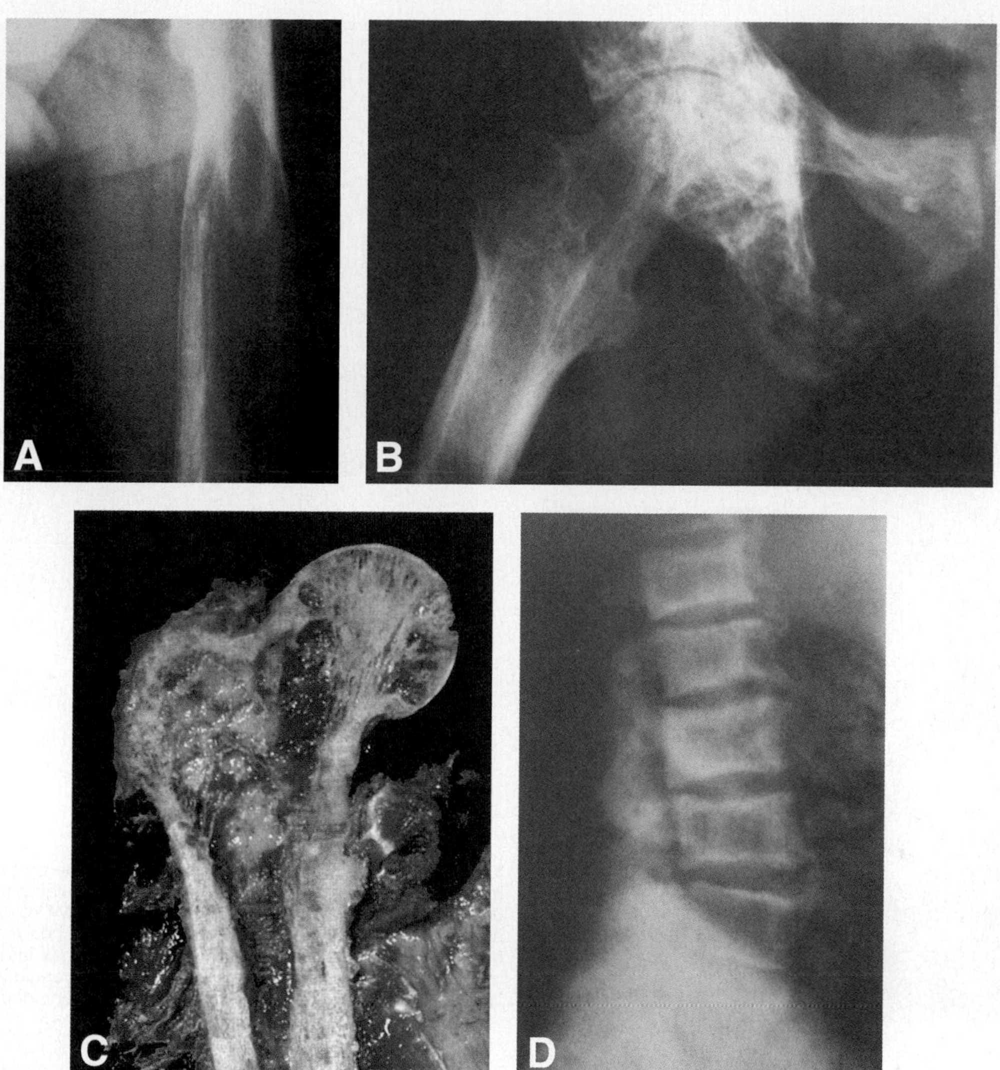

FIGURA 24-32. Enfermedad de Paget. A. Radiografía de la enfermedad de Paget en etapa temprana en la que se observa la desaparición de la cortical, el aumento del diámetro de la diáfisis y una zona en forma de cuña que corresponde a una reabsorción cortical avanzada («signo de la flama»). Proximal al borde de esta zona en cuña, el fémur tiene un aspecto completamente normal. **B.** Posteriormente, la enfermedad de Paget de la región proximal del fémur y la pelvis muestra desorganización de la cortical y trabéculas esponjosas irregulares. **C.** Muestra macroscópica de la porción proximal del fémur en la que se observa un engrosamiento de la cortical y abundantes trabéculas de la cabeza y el cuello del fémur. **D.** Enfermedad de Paget de la columna vertebral en la que se observa el acortamiento y el ensanchamiento de los cuerpos vertebrales lumbares. El engrosamiento de la cortical y las placas terminales de las vértebras dan lugar al llamado signo de «cuadros enmarcados».

esponjoso del cuerpo vertebral en la radiografía. Aunque el hueso es anómalo, el hueso esponjoso deformado y la cortical tienden a estar alineados siguiendo las líneas de fuerza. La pelvis con frecuencia está engrosada en la región del acetábulo. Desde el punto de vista histológico, hay tanto aumento de la actividad osteoclástica como de la osteoblástica (figs. 24-31 y 24-33B).

3. **Etapa «fría» o de desgaste**: este período se caracteriza por la escasa actividad celular y, en la radiografía, por engrosamiento y desorganización ósea.

No es necesario que la enfermedad progrese a través de las tres etapas, y en la enfermedad poliostótica puede haber varios focos en etapas distintas.

El osteoclasto es la célula patológica de la enfermedad de Paget y su aspecto es característico. Los osteoclastos normales contienen menos de 12 núcleos, mientras que en la enfermedad de Paget son muy abundantes y pueden alcanzar más de 100 (fig. 24-33B). Como se ha señalado anteriormente, Los núcleos pueden contener inclusiones intranucleares formadas por partículas de aspecto viral (fig. 24-33B,C).

Debido a que la enfermedad de Paget es una enfermedad caracterizada por el aumento en la velocidad de remodelado, sus características histológicas se corresponden con la de la osteítis fibrosa avanzada. Se observan numerosos osteoclastos, grandes osteoblastos activos y fibrosis de la médula ósea peritrabecular (fig. 24-33B). El remodelado rápido conlleva una desorganización de la arquitectura trabecular. Las trabéculas presentan un aspecto deformado e irregular característico, con un aumento de la relación de la superficie con respecto al volumen. El colágeno óseo con frecuencia se encuentra distribuido siguiendo un patrón reticular, más que laminar.

Con el tiempo, las lesiones en la enfermedad de Paget comienzan a desaparecer y se tornan inactivas. Una característica para el diagnóstico de esta etapa es la distribución anómala del hueso laminar, en islas de hueso irregular parecidas a piezas de un rompecabezas separadas por **líneas de cemento** prominentes (fig. 24-33A), lo que da lugar a un **patrón en mosaico** del hueso. En la corteza del hueso afectado, las osteonas tienden a estar destruidas y la lámina concéntrica incompleta. Aunque los cambios en el hueso laminar son diagnósticos, es común ver hueso reticular como parte del proceso patológico. En esta situa-

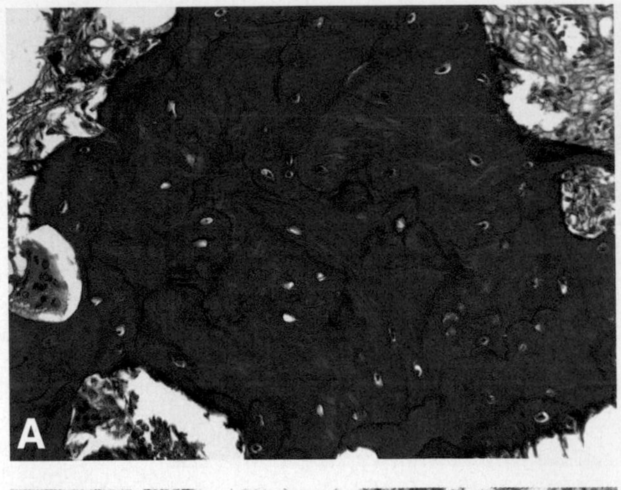

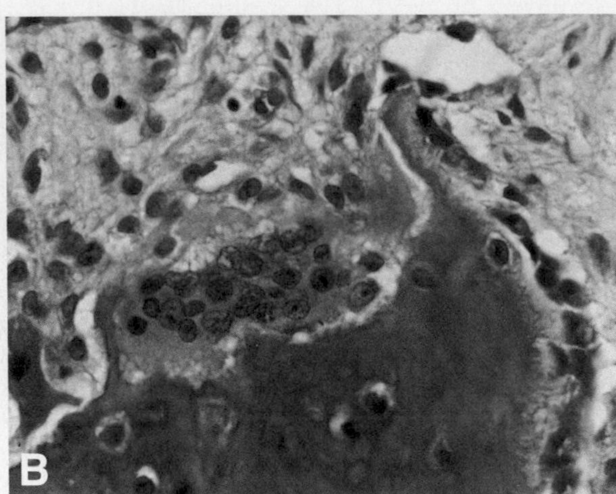

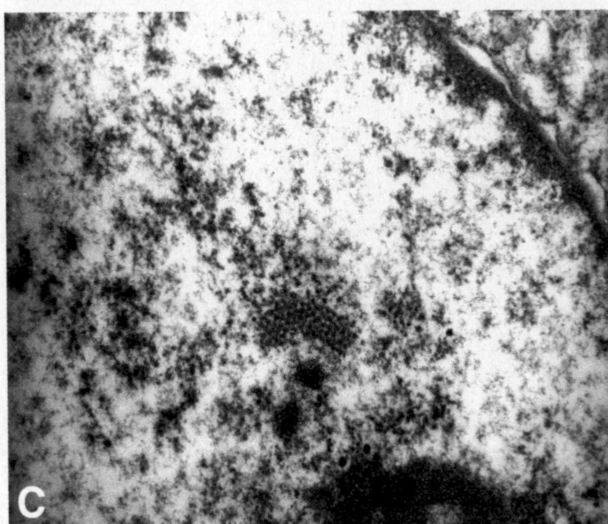

FIGURA 24-33. Enfermedad de Paget. A. Corte de hueso en el que se muestran líneas de cementación basófilas irregulares y prominentes, así como numerosos osteoclastos y osteoblastos. **B.** Osteoclasto en un hueso con enfermedad de Paget que contiene muchos más núcleos de los habituales. Algunos núcleos contienen inclusiones intranucleares. **C.** La microscopía electrónica de los núcleos de los osteoclastos revela partículas que semejan paramixovirus en su forma y orientación.

ción, el hueso reticular es un fenómeno reactivo, como en los microcallos, y representa un puente temporal entre las islas de hueso en mosaico de la enfermedad de Paget.

CARACTERÍSTICAS CLÍNICAS: el síntoma localizado más común de enfermedad de Paget es dolor en el hueso afectado, aunque se desconoce la causa. El dolor puede tener relación con microfracturas, la estimulación de terminales nerviosas libres por los vasos sanguíneos dilatados adyacentes a los huesos o por la sobrecarga de los huesos más débiles. El diagnóstico se hace principalmente por los hallazgos radiográficos, y la biopsia ósea rara vez es necesaria.

CRÁNEO: la afectación del cráneo es especialmente frecuente. Se caracteriza por la presencia de lisis localizada, por lo general en los huesos frontales y parietales, que se conoce como **osteoporosis delimitada**. En otros casos, puede haber un engrosamiento de las capas externa e interna, que es más evidente en los huesos frontal y occipital. La pérdida de audición se debe a la afectación de los huesecillos del oído medio y al pinzamiento óseo del nervio craneal VIII en el foramen. La **platibasia** (aplanamiento de la base del cráneo) puede incidir en el foramen magno, y comprimir la médula y la porción superior de la médula espinal.

Puede haber gran deformidad de la mandíbula con pérdida de piezas dentales. Con frecuencia, los huesos de la cara aumentan de tamaño, en especial los huesos maxilares, lo que da como resultado la llamada **leontiasis ósea** (cara con aspecto de león).

SECUESTRO PAGÉTICO: en ocasiones, los pacientes perciben un mareo, debido al llamado secuestro pagético, en el que la sangre es desviada desde el sistema de la carótida interna hacia los huesos en lugar del cerebro.

FRACTURAS Y ARTRITIS: las fracturas óseas son comunes en la enfermedad de Paget, en la que los huesos se rompen en dirección transversal como un pedazo de tiza. La presencia de fracturas incompletas sin desplazamiento se denomina **infracciones**. El compromiso de la pelvis produce problemas de la cadera. La pérdida de distensibilidad del hueso subcondral causa artrosis secundaria.

INSUFICIENCIA CARDÍACA DE ALTO GASTO: en el caso de la enfermedad de Paget diseminada, el flujo sanguíneo de los huesos y el tejido subcutáneo aumenta de forma notable, lo que requiere un aumento del gasto cardíaco. En presencia de una cardiopatía subyacente, puede ser suficientemente grave para originar insuficiencia cardíaca.

CAMBIOS SARCOMATOSOS: la transformación neoplásica puede producirse en un foco de enfermedad de Paget, por lo general en el fémur, el húmero o la pelvis. Esta complicación se presenta en menos del 1% de todos los casos y, por lo general, en pacientes con enfermedad de Paget avanzada. Sin embargo, la incidencia de sarcoma óseo es 1 000 veces mayor que en la población general. Es interesante que el cráneo y la columna vertebral, los huesos más frecuentemente afectados por la enfermedad de Paget, rara vez presenten cambios sarcomatosos. Los sarcomas por lo general son osteógenos, pero también pueden presentarse el fibrosarcoma o condrosarcoma. Su pronóstico es muy pobre.

La concentración de calcio y fósforo en suero en la enfermedad de Paget son normales, aun cuando el recambio óseo esté aumentado más de 20 veces. La hipercalcemia es rara, pero puede presentarse si el paciente se encuentra inmóvil. La estructura de colágeno del hueso en la enfermedad de Paget es completamente normal, pero debido al acelerado recambio óseo, la concentración de derivados de la degradación del colágeno (hidroxiprolina e hidroxilisina) aumenta en suero y orina. La excreción de hidroxiprolina puede alcanzar hasta 1 000 mg/día (normal, <40 mg/día). La concentración de fosfatasa alcalina en suero es la prueba de laboratorio más útil para el diagnóstico de la enfermedad de Paget. Aumenta de manera notable y tiene correlación con la actividad osteoblástica. La concentración de fosfatasa alcalina es desproporcionadamente alta cuando la enfermedad está presente en el cráneo, pero tiende a ser menor cuando solo afecta la pelvis. El aumento súbito en la actividad de la fosfatasa alcalina en suero puede deberse al cambio sarcomatoso de la lesión.

Por fortuna, la mayoría de los pacientes con enfermedad de Paget son asintomáticos y no requieren tratamiento. Las fracturas, las artrosis y otras complicaciones ortopédicas pueden ser tratadas de forma sintomática. Son útiles los fármacos que mitigan la hiperfunción osteoclástica anómala, como la calcitonina y los bifosfonatos.

TUMOR DE CÉLULAS GIGANTES EN LA ENFERMEDAD DE PAGET: en la enfermedad de Paget pueden aparecer tumores de células gigantes. No son neoplasias verdaderas, sino que surgen como resultado de un fenómeno reactivo similar al «tumor pardo» del hiperparatiroidismo. Los tumores de células gigantes reflejan un exceso de actividad osteoclástica con respuesta fibroblástica asociada.

ENFERMEDAD DE GAUCHER

Esta tesaurismosis hereditaria autosómica recesiva se trata en el capítulo 6. Está causada por mutaciones en *GBA*, que codifica una enzima, la β-glucocerebrosidasa, que descompone los glucocerebrósidos en glucosa y ceramida. La pérdida de función en *GBA* conduce a la acumulación de glucocerebrósidos en múltiples sitios, incluidas las cavidades de la médula, que producen manifestaciones esqueléticas. Entre estas se incluyen:

- **Fallo de remodelado**: es la anomalía esquelética más frecuente y menos problemática. El ensanchamiento de la epífisis a la diáfisis es anómalo, lo que da lugar a una forma en matraz de Erlenmeyer de las porciones distal del fémur y proximal de la tibia.
- **Crisis ósea**: este acontecimiento, poco frecuente pero muy doloroso, es el resultado de un infarto agudo de un gran segmento de uno o más huesos, a menudo tras una enfermedad viral aguda. El flujo sanguíneo óseo es insuficiente debido a la infiltración de la médula por células de Gaucher. Estas células, de origen monocito-macrófago, acumulan grandes cantidades de glucocerebrósidos intracelulares. La crisis ósea dura unas 2 semanas y después experimenta una mejora gradual.
- **Pérdida ósea localizada y difusa**: las lesiones radiotransparentes con adelgazamiento cortical suprayacente suelen ser asintomáticas a menos que se produzca una fractura en el lugar. En estas lesiones aparecen células de Gaucher.
- **Lesiones osteoescleróticas**: se deben a un aumento de la formación ósea, generalmente en la cavidad medular de los huesos largos y la pelvis. Puede haber formación de nuevo hueso reactivo después de osteonecrosis.
- **Osteonecrosis corticomedular**: esta complicación discapacitante de la enfermedad de Gaucher es más frecuente en pacientes de entre 8 y 35 años. Afecta sobre todo la cabeza femoral o la porción proximal del húmero. La infiltración generalizada de la médula por células de Gaucher restringe el flujo sanguíneo al hueso.
- **Fracturas patológicas**: las vértebras, los huesos largos e incluso la pelvis pueden presentar fracturas espontáneas, debido a necrosis ósea u osteopenia.
- **Osteomielitis y artritis séptica**: causadas generalmente por organismos coliformes o anaerobios, la diseminación a través del torrente sanguíneo a los huesos y articulaciones de los pacientes con Gaucher es frecuente, especialmente después de una intervención quirúrgica.

HISTIOCITOSIS DE CÉLULAS DE LANGERHANS

La histiocitosis de células de Langerhans (HCL) es un término genérico (anteriormente denominado **histiocitosis X**) para designar tres entidades caracterizadas por la proliferación de células de Langerhans en diversos tejidos: *(1)* **granuloma eosinófilo**, una forma localizada; *(2)* **enfermedad de Hand-Schüller-Christian**, una variante diseminada; y *(3)* **enfermedad de Letterer-Siwe**, una enfermedad generalizada fulminante y a menudo mortal (*v.* cap. 20).

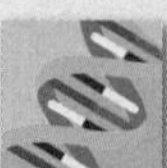

PATOGENIA MOLECULAR: los estudios de inactivación del cromosoma X han demostrado que la HCL no pulmonar es una enfermedad proliferativa clonal y probablemente neoplásica. Las células de la lesión son diploides y no muestran anomalías citogenéticas consistentes. Las mutaciones somáticas BRAF V600E se encuentran en aproximadamente el 60% de los casos.

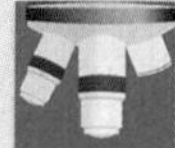

ANATOMOPATOLOGÍA: el aspecto histológico de los huesos en las tres variantes de HCL es idéntico. Se caracteriza por acumulaciones de células histiocíticas grandes con citoplasma eosinófilo pálido y núcleos contorneados o estriados (fig. 18-68B). Mediante inmunohistoquímica, las células histiocíticas se tiñen con CD1a, langerina y proteína S-100. En microscopía electrónica, estas células presentan las típicas estructuras tubulares en forma de raqueta, «gránulos de Birberck», presentes en las células de Langerhans normales de la piel. En todas estas lesiones se observan muchos eosinófilos, que en ocasiones forman agrupaciones denominadas «abscesos eosinófilos». A menudo se observan células gigantes multinucleadas similares a osteoclastos, así como células inflamatorias crónicas y neutrófilos.

Las lesiones de la HCL pueden aparecer en cualquier parte del cuerpo, incluidos los huesos, la piel, el cerebro, los pulmones, los nódulos linfáticos, el hígado y el bazo. Los hallazgos radiográficos en los huesos en las tres enfermedades son idénticos. Las lesiones pueden producirse en la metáfisis o diáfisis de huesos largos, o en un hueso plano, especialmente en el cráneo (fig. 24-34). Pueden observarse defectos líticos en sacabocado sin formación de hueso reactivo. Estas lesiones pueden producir fracturas y formación de callo perióstico..

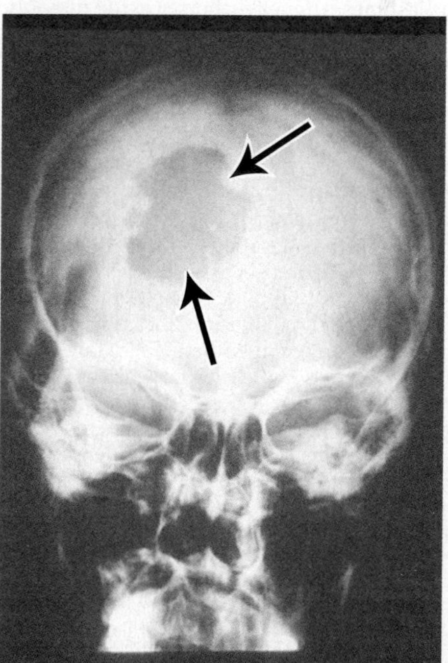

FIGURA 24-34. Granuloma eosinófilo. Esta radiografía de cráneo muestra grandes lesiones líticas (*flechas*).

El granuloma eosinófilo es una enfermedad autolimitada

El granuloma eosinófilo, tanto en la variante solitaria como múltiple, explica el 70% de todos los casos de HCL. Por lo general se presenta en las primeras dos décadas de la vida, pero en ocasiones puede observarse en personas mayores. Se caracteriza por una o dos áreas líticas en los huesos del esqueleto axial o apendicular (fig. 24-34) o de la columna vertebral. Estas lesiones pueden causar dolor leve, o ser un hallazgo incidental en radiografías de tórax obtenidas de forma rutinaria. Los focos de la enfermedad en la columna vertebral dorsal inferior o lumbar superior pueden ocasionar colapso y fracturas patológicas. Por regla general, se recuperan.

La enfermedad de Hand-Schüller-Christian es una enfermedad multiorgánica infantil

La enfermedad de Hand-Schüller-Christian se da en niños de 2 a 5 años y representa alrededor del 20% de todos los casos de HCL. Las lesiones están más diseminadas que en el granuloma eosinófilo. El trastorno se caracteriza por lesiones óseas radiotransparentes, con mayor frecuencia en la calvaria, las costillas, la pelvis y las escápulas. La infiltración del espacio retroorbitario causa exoftalmos; la infiltración del pedúnculo hipotalámico provoca diabetes insípida. Una quinta parte de los pacientes presentan linfadenopatías e infiltrados pulmonares. Las lesiones cutáneas costrosas, de color rojo y exudativas se producen en el nacimiento del pelo y en las superficies extensoras de las extremidades, el abdomen y, en ocasiones, las plantas de los pies.

El desarrollo de sordera se debe a la afectación del conducto auditivo externo y las celdillas mastoideas. Una tercera parte de los pacientes afectados presenta enfermedad hepática y en el bazo, y el 40% desarrolla lesiones óseas, la mitad de las cuales afectan el cráneo. Así pues, la tríada clásica de la enfermedad de Hand-Schüller-Christian, es decir, *(1)* **lesiones radiotransparentes del cráneo**, *(2)* **diabetes insípida** y *(3)* **exoftalmos**, solo se da en una tercera parte de los pacientes.

La enfermedad de Letterer-Siwe es agresiva y potencialmente mortal en lactantes

Representa cerca del 10% de los casos de HCL. Los niños presentan detención del crecimiento y pueden presentar caquexia. La lesión en múltiples órganos puede dar lugar a hepatoesplenomegalia masiva, linfoadenopatía, anemia, leucopenia y trombocitopenia. Son habituales las lesiones cutáneas seborreicas, de distribución extensa con frecuencia hemorrágica.

Las lesiones óseas no predominan en un principio, pero conforme hay un reemplazo progresivo de la médula e infiltración pulmonar, en ocasiones puede dar lugar a la muerte.

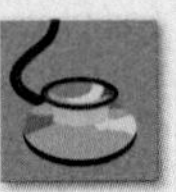

CARACTERÍSTICAS CLÍNICAS: el granuloma eosinófilo es una enfermedad autolimitada, y la mayoría de las lesiones desaparecen sin tratamiento. Las lesiones óseas pueden ser desbridadas y reemplazadas por injerto de escamas de hueso. A veces, la propia biopsia puede estimular la reparación de la lesión lítica. Los cuerpos vertebrales colapsados pueden reconstituirse por sí mismos con el tiempo. La enfermedad de Hand-Schüller-Christian puede requerir radioterapia para algunas lesiones óseas y retroorbitarias. La diabetes insípida parece ser irreversible, incluso tras la irradiación de la región hipofisaria. También pueden utilizarse corticoesteroides, ciclofosfamida y otros medicamentos contra tumores para tratar la enfermedad de Hand-Schüller-Christian. La quimioterapia agresiva para la enfermedad de Letterer-Siwe parece mejorar el pronóstico.

DISPLASIA FIBROSA

Históricamente, la displasia fibrosa se consideraba una anomalía del desarrollo caracterizada por una mezcla desorganizada de elementos fibrosos y óseos en la región medular de los huesos afectados. Actualmente se sabe que es secundaria a mutaciones genéticas específicas. Se da en niños y adultos jóvenes y puede afectar uno (monostótica) o varios huesos (poliostótica) u otros sistemas (síndrome de McCune-Albright).

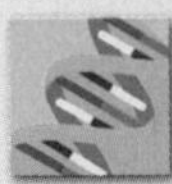

PATOGENIA MOLECULAR: se han descrito mutaciones activadoras en *GNAS1*, el gen que codifica la subunidad α de la proteína G estimuladora (G_s), en células óseas de pacientes con displasia fibrosa y síndrome de McCune-Albright. El resultado es la activación constitutiva de la adenilato ciclasa y el aumento de los niveles del segundo mensajero de monofosfato de adenosina cíclico 3′,5′ (AMPc). Esto aumenta la señalización a través de múltiples dianas corriente abajo, incluidos los protooncogenes *c-fos* y *c-jun*, IL-6 e IL-11.

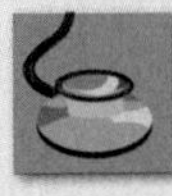

CARACTERÍSTICAS CLÍNICAS: *DISPLASIA FIBROSA MONOSTÓTICA*: es la forma más común de la enfermedad, y se observa con mayor frecuencia en la segunda y tercera décadas, sin predilección por el sexo. Suele afectar la porción proximal del fémur, la tibia, las costillas y los huesos faciales, aunque puede afectar cualquier hueso. Puede ser asintomática o provocar una fractura patológica.

DISPLASIA FIBROSA POLIOSTÓTICA: una cuarta parte de los pacientes con displasia fibrosa poliostótica presenta la enfermedad en más de la mitad del esqueleto, incluyendo huesos de la cara. Los síntomas suelen aparecer en la infancia, y casi todos los pacientes presentan fracturas patológicas, deformidad de las extremidades o discrepancia en su longitud. La displasia fibrosa poliostótica es más común en mujeres. En ocasiones, la enfermedad se hace evidente en la pubertad, mientras que el embarazo puede estimular el crecimiento de las lesiones.

SÍNDROME DE MCCUNE-ALBRIGHT: esta enfermedad se caracteriza por una disfunción endocrina, incluyendo acromegalia, síndrome de Cushing, hipertiroidismo y raquitismo resistente a vitamina D. La anomalía endocrina más común es la pubertad precoz en niñas (los niños rara vez presentan síndrome de McCune-Albright). Como resultado, el cierre prematuro de las placas de crecimiento conlleva una talla baja anómala. Las manifestaciones extraesqueléticas más comunes son lesiones cutáneas características: manchas pigmentadas café con leche (manchas café con leche) con bordes irregulares (denominados «en costa de Maine») que no atraviesan la línea media del cuerpo y que suelen estar localizadas en los glúteos, la espalda y el sacro. A menudo se superponen a las lesiones esqueléticas. La displasia fibrosa poliostótica también puede estar relacionada con mixomas de tejidos blandos (síndrome de Mazabraud).

Las características radiográficas de la displasia fibrosa son distintivas. La lesión ósea tiene un aspecto en vidrio esmerilado con bordes bien delimitados y una cortical delgada. El hueso puede tener un aspecto en globo, deformado o aumentado de tamaño, e incluir lesiones focales o todo el hueso (fig. 24-35A).

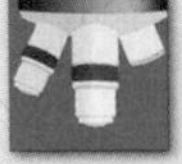

ANATOMOPATOLOGÍA: todas las formas de displasia fibrosa tienen un patrón histológico idéntico (fig. 24-35B,C). El tejido fibroblástico benigno se encuentra distribuido siguiendo un patrón arremolinado. Las espículas de hueso reticular están dispuestas irregularmente y sin propósito aparente, y carecen de borde osteoblástico. En el 10% de los casos también se observan islas irregulares de cartílago hialino. En ocasiones, se produce degeneración quística, con macrófagos con hemosiderina, hemorragia y osteoclastos reunidos alrededor del quiste. Se han descrito casos raros (<1% de los pacientes con displasia fibrosa) de transformación maligna (osteosarcoma, condrosarcoma, fibrosarcoma), pero muchos de estos estaban relacionados con radioterapia previa. El tratamiento de la displasia fibrosa consiste en legrado, reparación de fracturas y prevención de deformidades.

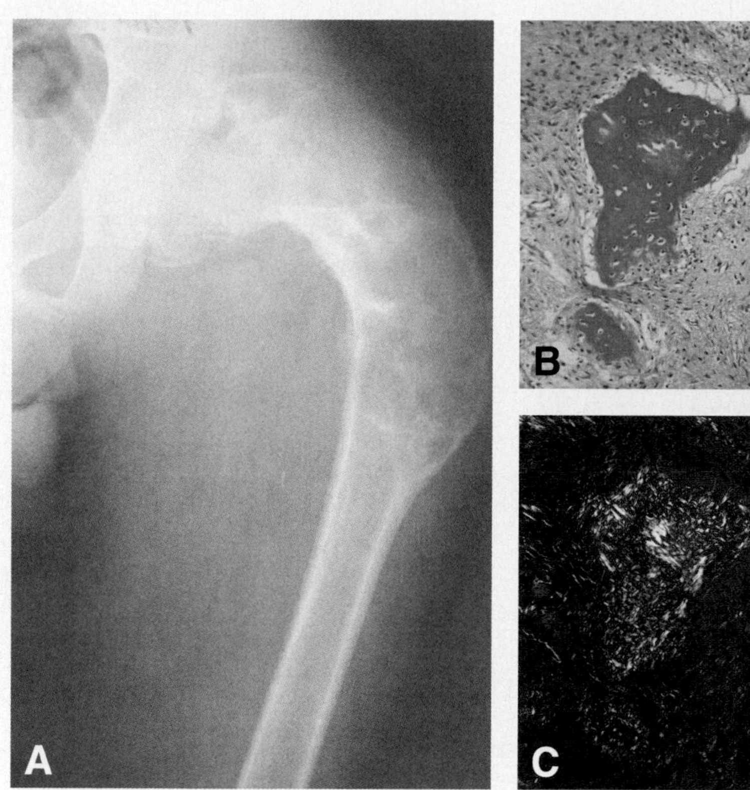

FIGURA 24-35. Displasia fibrosa. A. Radiografía de la porción proximal del fémur en la que se observa la deformidad «en bastón de pastor» causada por fracturas múltiples durante varios años. Se observan zonas radiotransparentes en vidrio despulido, irregulares, bien delimitadas, rodeadas por hueso reactivo. El aspecto del tallo se ha comparado con una burbuja de jabón. **B.** Desde el punto de vista histológico, la displasia fibrosa consiste en tejido fibroso moderadamente celular en el que se desarrollan espículas curvas de hueso reticular y una forma irregular sin actividad osteoblástica aposicional identificable. **C.** El mismo corte visto con luz polarizada confirma que las espículas son reticulares y que su respectivo patrón fibroso se extiende de forma imperceptible dentro del patrón fibroso del estroma circundante.

TUMORES BENIGNOS DEL HUESO

Los tumores óseos de todos los tipos son raros, pero, de cualquier manera, son neoplasias importantes porque con frecuencia se presentan en niños y jóvenes, y pueden producir la muerte. Un tumor óseo primario puede originarse a partir de cualquier elemento celular del hueso. La mayor parte de las neoplasias óseas se presenta cerca de la zona de la metáfisis, y más del 80% de los tumores primarios tiene lugar en la porción distal del fémur o proximal de la tibia (fig. 24-36). En un niño en crecimiento, estas zonas muestran una importante actividad de desarrollo.

El fibroma no osificante es una lesión solitaria de la infancia

El fibroma no osificante, también denominado defecto cortical fibroso, es un tumor benigno que se presenta en la metáfisis de un hueso largo, con mayor frecuencia la tibia o el fémur. Es muy común y puede estar presente hasta en el 25% de todos los niños de 4-10 años, y se caracteriza por desaparecer con el tiempo. Hasta qué punto el fibroma no osificante es una neoplasia o una lesión del desarrollo sigue siendo motivo de discusión. La mayoría de los casos son asintomáticos, aunque el dolor o una fractura a través de la delgada cortical localizada encima de la lesión llaman en ocasiones la atención sobre la enfermedad. Pueden observarse múltiples fibromas no osificantes en la neurofibromatosis de tipo 1 y en el **síndrome de Jaffe-Campanacci** (**asociado a manchas café con leche**). En la radiografía, los fibromas no osificantes muestran una posición cortical, excéntrica, y zonas radiotransparentes centrales bien delimitadas rodeadas de márgenes escleróticos festoneados (fig. 24-37A).

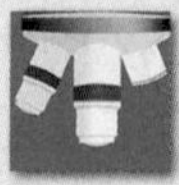

ANATOMOPATOLOGÍA: en el examen macroscópico, la lesión es granular y de color rojo oscuro a marrón. A nivel microscópico, se compone de células fusiformes blandas dispuestas en un patrón entrelazado y arremolinado, con células gigantes multinucleadas dispersas y macrófagos espumosos (fig. 24-37B).

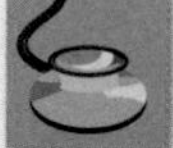

CARACTERÍSTICAS CLÍNICAS: la egresión espontánea es frecuente. El seguimiento radiográfico es suficiente en la mayoría de los casos. Los casos raros con lesiones que producen síntomas o se extienden deben tratarse mediante legrado e injerto óseos.

Los quistes óseos solitarios se presentan en niños y adolescentes

Los quistes óseos solitarios o de una sola cámara son un tipo de lesiones benignas, ocupadas por líquido y uniloculares. Hay un predominio en hombres (3:1), y el 80% de los casos aparece en las primeras dos décadas de la vida. Más de dos terceras partes de todos los quistes óseos solitarios se presentan en la porción superior (proximal) del húmero o el fémur, por lo general en la metáfisis adyacente a la placa de crecimiento.

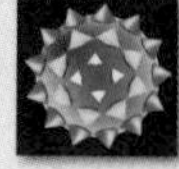

FACTORES ETIOLÓGICOS: los quistes óseos solitarios no son verdaderas neoplasias, pero sí son alteraciones en el crecimiento del hueso que se sobreponen después de un traumatismo. La organización secundaria de un hematoma o algunas otras anomalías de los vasos metafisarios causan la acumulación de líquidos. El «tumor» crece por expansión de líquido dentro de la cavidad. El aumento de la presión causa reabsorción ósea, debido a los osteoclastos contiguos. El proceso es lento, de manera que la superficie del periostio de la cortical es reabsorbida, dejando una delgada capa pe-

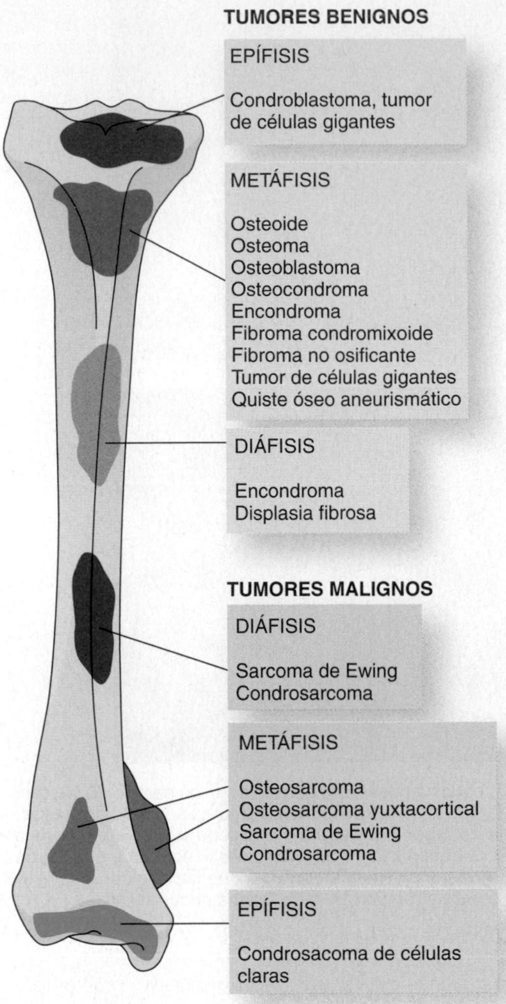

FIGURA 24-36. Localización de los tumores óseos primarios en los huesos largos tubulares.

rióstica de hueso nuevo. Esta secuencia da como resultado una lesión ósea radiotransparente, bien delimitada y fina (fig. 24-38), la cual nunca es mayor en su diámetro que el de la placa de crecimiento, y es particularmente susceptible a las fracturas patológicas.

ANATOMOPATOLOGÍA: el quiste óseo solitario no es un quiste verdadero, ya que no posee un recubrimiento epitelial, sino más bien de tejido fibroso, escasas células gigantes osteoclásticas, macrófagos con siderina, células inflamatorias crónicas y hueso reactivo. Los osteoclastos están presentes en los quistes avanzados, y permiten la expansión de la lesión. La pared del quiste puede contener masas características de material amorfo, calcificado y fibrinoso similar al cemento.

CARACTERÍSTICAS CLÍNICAS: la mayoría de los quistes óseos simples son totalmente asintomáticos hasta que una fractura patológica llama la atención sobre ellos. Una vez confirmado el diagnóstico mediante estudios de imagen el hallazgo de líquido transparente mediante aspiración con aguja, pueden administrarse corticoesteroides dentro de la lesión. Actualmente, el legrado y el injerto óseo son el tratamiento preferido.

El quiste óseo aneurismático puede ser primario o secundario

Los quistes óseos aneurismáticos (QOA) son lesiones poco frecuentes, benignas, expansivas y a menudo destructivas que surgen dentro de un hueso o en su superficie. Suelen aparecer en niños y adultos jóvenes, con una incidencia máxima en la segunda década. Aunque la lesión se ha observado en todas las localizaciones esqueléticas, es más frecuente en la metáfisis de los huesos largos y en la columna vertebral. Se han descrito variantes sólidas y extraesqueléticas. En la radiografía, el QOA se presenta como una masa lítica expansiva con márgenes bien definidos. La resonancia magnética muestra una lesión multiloculada con tabicación interna y niveles líquido-líquido que se desarrollan a medida que las células sanguíneas se separan del plasma (fig. 24-39A).

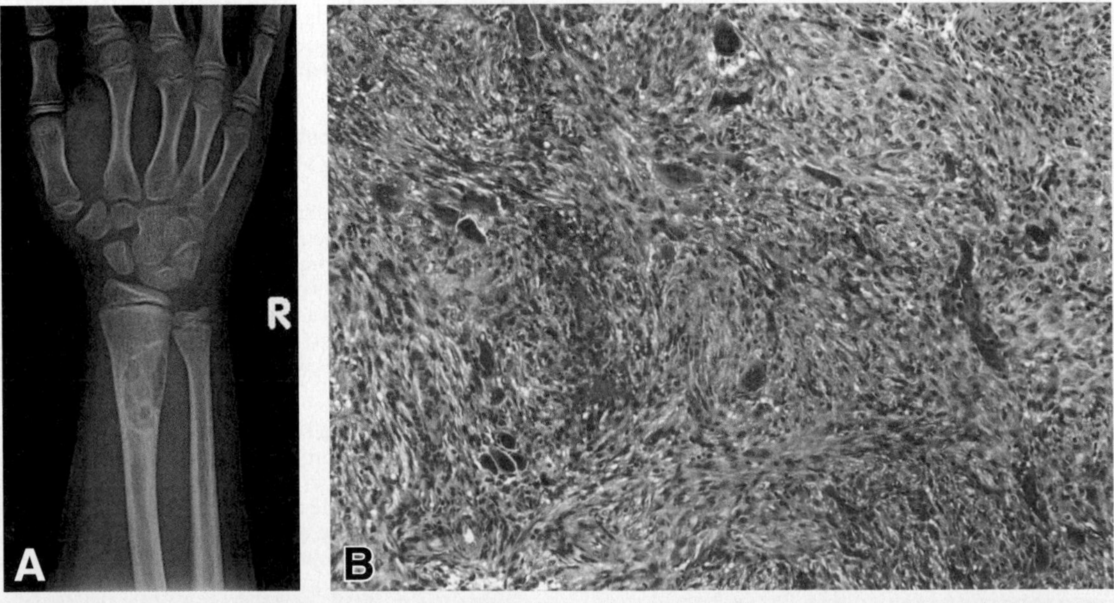

FIGURA 24-37. Fibroma no osificante. A. Radiografía de la porción distal del radio de un niño con una lesión lítica excéntrica en la metáfisis con márgenes escleróticos y festonedados. **B.** A nivel microscópico, la lesión está compuesta de células fusiformes de aspecto benigno distribuidas en fascículos entrelazados, con células gigantes multinucleadas similares a osteoclastos dispersas entre ellos.

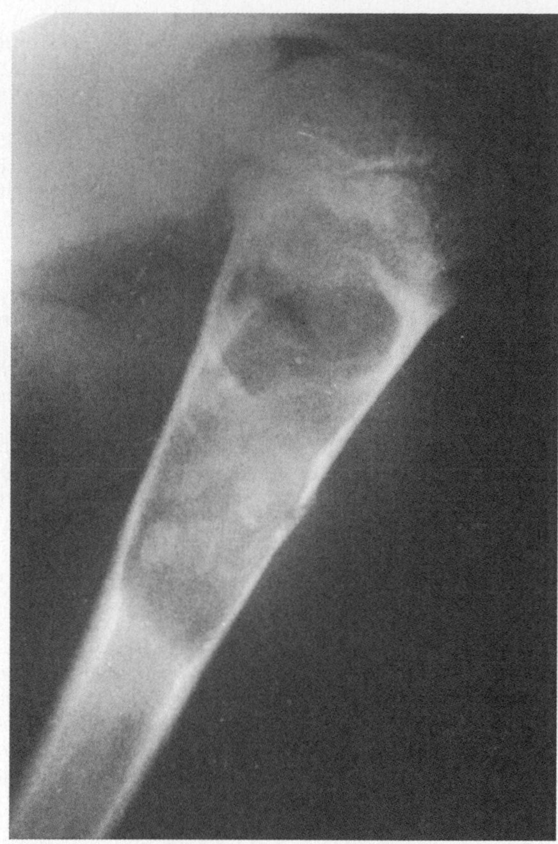

FIGURA 24-38. **Quiste óseo solitario.** Radiografía de la porción proximal del húmero de un niño (obsérvese la placa epifisaria) en la que se puede identificar una lesión epifisaria lítica bien delimitada de gran tamaño y otra diafisaria. La cortical está adelgazada, pero no hay deformidad o malformación del hueso.

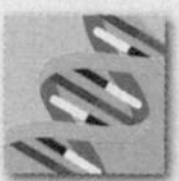

PATOGENIA MOLECULAR: la patogenia del QOA es controvertida. Algunos casos representan la transformación quística y hemorrágica de una lesión subyacente, frecuentemente condroblastoma, osteoblastoma, displasia fibrosa, tumor de células gigantes y osteosarcoma («QOA secundario»). Otros casos no presentan ninguna lesión asociada detectable («QOA primario»). El QOA primario se considera actualmente una neoplasia verdadera, ya que con frecuencia se asocia a una translocación cromosómica recurrente t(16;17)(q22;p13). Esta anomalía fusiona la región promotora del gen de la cadherina 11 de los osteoblastos (*CDH11*), en el cromosoma 16q22, con la secuencia codificante del gen de la ubiquitina proteasa (*USP6*), en el cromosoma 17p13. Se han descrito otros genes de fusión (*TRAP150, ZNF9, OMD* y *COL1A1*). Se cree que *USP6* desempeña un papel en la regulación del remodelado de la actina. No obstante, no se ha dilucidado el mecanismo de transformación neoplásica mediado por la regulación al alza de *USP6*. Los reordenamientos del gen *USP6* no se encuentran en el QOA secundario.

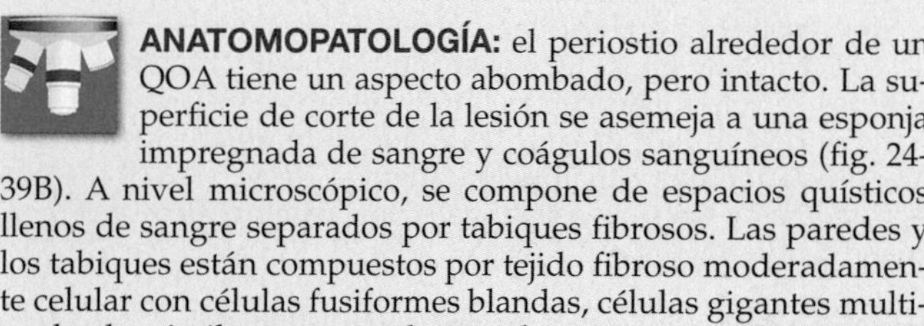

ANATOMOPATOLOGÍA: el periostio alrededor de un QOA tiene un aspecto abombado, pero intacto. La superficie de corte de la lesión se asemeja a una esponja impregnada de sangre y coágulos sanguíneos (fig. 24-39B). A nivel microscópico, se compone de espacios quísticos llenos de sangre separados por tabiques fibrosos. Las paredes y los tabiques están compuestos por tejido fibroso moderadamente celular con células fusiformes blandas, células gigantes multinucleadas similares a osteoclastos y hueso reactivo (fig. 24-39C).

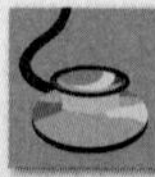

CARACTERÍSTICAS CLÍNICAS: aunque algunos quistes aneurismáticos tienden a crecer de forma lenta, la mayoría lo hace con rapidez y puede alcanzar un gran tamaño. Por lo general se manifiestan con dolor e infla-

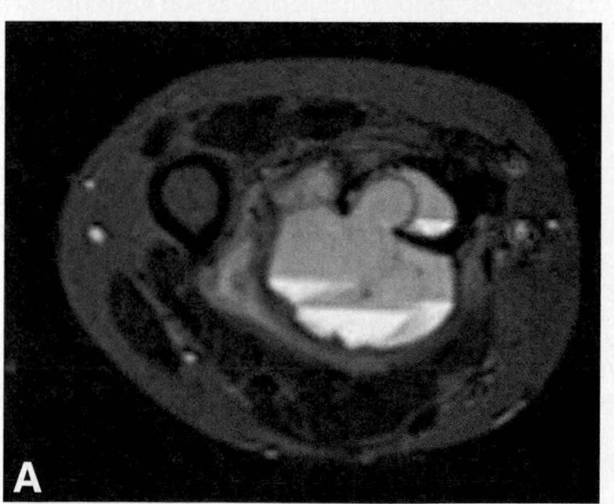

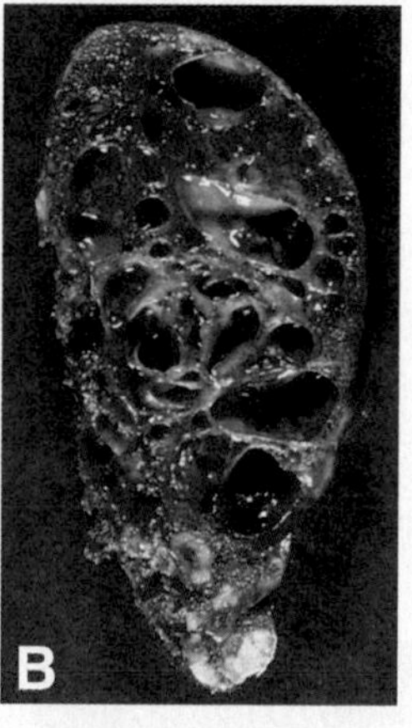

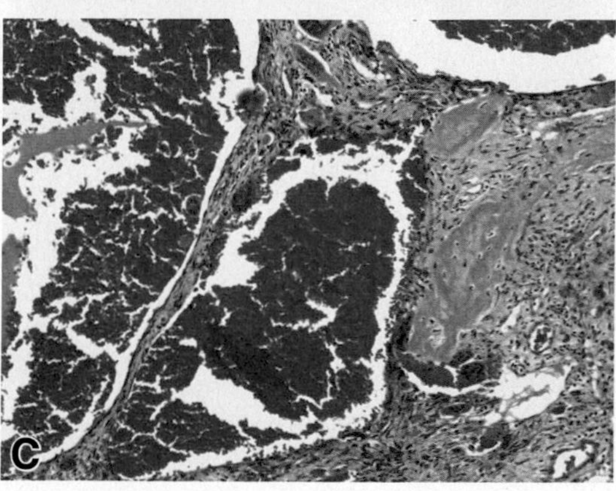

FIGURA 24-39. Quiste óseo aneurismático. **A.** Imagen de resonancia magnética que muestra los niveles de líquido que se forman cuando las células sanguíneas se separan del plasma. **B.** Corte transversal de una lesión constituida por una masa esponjosa ocupada por múltiples quistes con sangre. Algunos de los tabiques entre los quistes contienen tejido óseo. **C.** Al microscopio, los espacios ocupados por sangre se encuentran separados por tabiques fibrosos celulares con células gigantes de aspecto osteoclástico y hueso reactivo. (39B from Bullough PG. *Atlas of Orthopaedic Pathology*. 2nd ed. New York: Gower Medical Publishing, 1992. Copyright Lippincott Williams & Wilkins).

mación, en ocasiones relacionados con un traumatismo, y se desarrollan con frecuencia en un corto período. Un quiste puede «reventarse», es decir, presentar rotura y producir hemorragia local. Generalmente el tratamiento es la escisión y el legrado con el injerto óseo. La tasa de recidiva es variable (20-70%). En la cirugía, la incision del quiste disminuye la presión interna, lo cual puede ocasionar un sangrado brusco que puede ser difícil de controlar. En sitios tales como la columna vertebral o la pelvis, se realiza la embolización arterial selectiva.

El osteoma es un tumor benigno compuesto de hueso cortical compacto

Los osteomas son tumores benignos de crecimiento lento compuestos por hueso denso y compacto. Estas lesiones pueden dividirse en cuatro subtipos clinicopatológicos principales: *(1)* **osteomas de la calvaria y mandibulares**; *(2)* osteomas de huesos sinonasales y orbitarios; *(3)* islas óseas que se producen en el hueso medular; y *(4)* osteomas superficiales de los huesos largos. Algunos osteomas son probablemente hamartomas que surgen durante el desarrollo. Sin embargo, los osteomas sinonasales pueden ser neoplasias osteoblásticas benignas. Es interesante destacar que los osteomas múltiples se relacionan con poliposis adenomatosa familiar en el síndrome de Gardner (*v.* cap. 13) y, por tanto, pueden tener como factor iniciador una señalización alterada de la Wnt/β-catenina. Los osteomas y las islas óseas suelen ser asintomáticos y rara vez requieren tratamiento quirúrgico.

El osteoma osteoide es una lesión benigna dolorosa

Los osteomas osteoides se componen de tejido óseo inmaduro (el nido) rodeado de un halo de hueso reactivo denso. El paciente típico tiene entre 5 y 25 años. Los hombres se ven afectados con más frecuencia que las mujeres (3:1). La lesión suele aparecer en la corteza diafisaria de los huesos tubulares de la pierna, pero puede aparecer en otros lugares. Los osteomas osteoides tienen un potencial de crecimiento limitado y no hacen metástasis. En la radiografía, son lesiones escleróticas pequeñas y bien delimitadas con un halo radiotransparente rodeado de esclerosis densa y reacción perióstica.

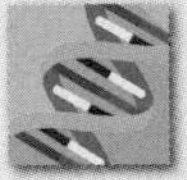

PATOGENIA MOLECULAR: el análisis cromosómico de los pocos osteomas osteoides, que presentan anomalías del cromosoma 22q13 y pérdida de un fragmento de 17q, sugiere que los osteomas osteoides son neoplasias.

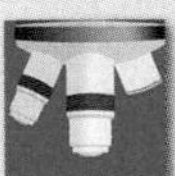

ANATOMOPATOLOGÍA: los osteomas osteoides son tumores esféricos, hiperémicos, de aproximadamente 1 cm de diámetro, que son considerablemente más blandos que el hueso circundante (fig. 24-40A) y que es fácil de enuclear en la cirugía. A nivel microscópico, el centro del tumor (nido) está compuesto por trabéculas delgadas e irregulares de hueso reticular dentro de un estroma fibroso celular y vascular que contiene muchos osteoblastos y osteoclastos (fig. 24-40B). Las trabéculas son más maduras en el centro, que a menudo está parcialmente calcificado. El nido está rodeado por hueso esclerótico reactivo.

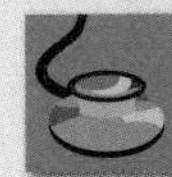

CARACTERÍSTICAS CLÍNICAS: el dolor suele presentarse por la noche y es desproporcionado en relación con el tamaño de la lesión. Es interesante destacar que el dolor suele exacerbarse con el consumo de alcohol y se alivia rápidamente con ácido acetilsalicílico u otros antiinflamatorios, posiblemente debido al alto contenido en prostaglandinas y a la abundancia de fibras nerviosas en el tumor. La escisión quirúrgica completa o la ablación por radiofrecuencia son modalidades de tratamiento eficaces. La recidiva es muy rara.

El osteoblastoma es más grande que el osteoide, pero menos doloroso

El osteoblastoma es una neoplasia benigna poco frecuente, con una histología similar a la del osteoma osteoide, pero de mayor tamaño (generalmente >2 cm) y con tendencia al crecimiento progresivo. No se acompaña del dolor nocturno característico del osteoma osteoide, aunque a veces se produce un dolor sordo. Estimula una menor reacción ósea y aparece sobre todo como una lesión puramente radiotransparente, con solo una delgada capa de hueso circundante. El osteoblastoma aparece entre los 10 y los 35 años, es más frecuente en hombres y afecta principalmente la columna vertebral y los huesos largos. Las características histológicas del osteoblastoma son similares a las del osteoma osteoide. Pueden observarse QOA secundarios. El legrado puede ser un tratamiento adecuado para los osteoblastomas pequeños, pero las lesiones más grandes requieren una resección amplia. Las recidivas son infrecuentes y el pronóstico es excelente.

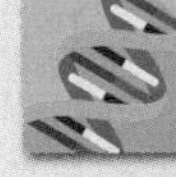

PATOGENIA MOLECULAR: se han descrito varias anomalías cromosómicas y moleculares en el osteoblastoma, pero ninguna consistente hasta ahora. Se han identificado desde cariotipos aneuploideos hasta hiperdiploideos.

Osteocondroma

El osteocondroma es un tumor benigno formado que consiste en una proyección ósea con una cubierta cartilaginosa que surge en la su-

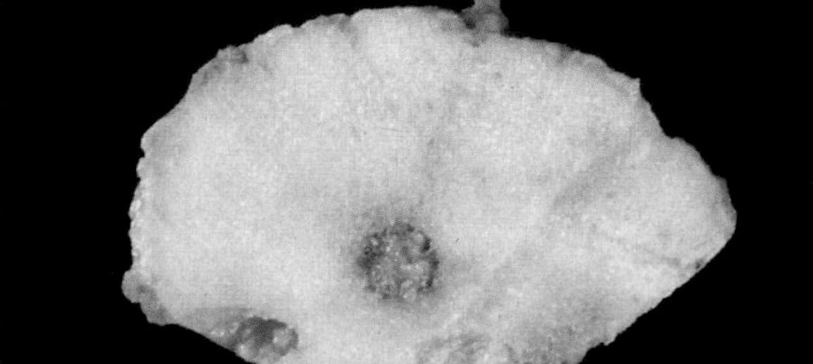

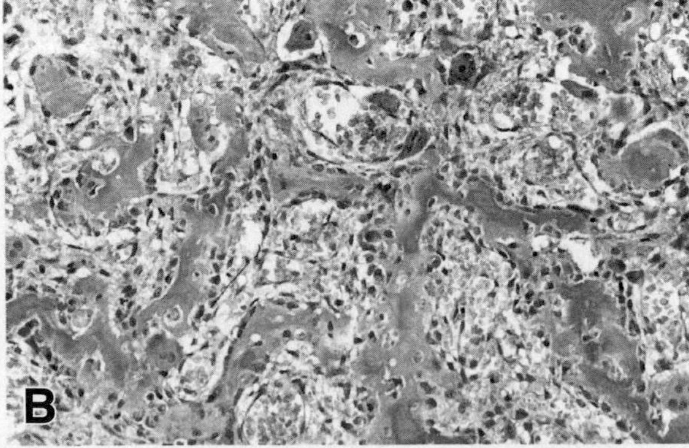

FIGURA 24-40. Osteoma osteoide. A. Muestra macroscópica de un osteoma osteoide en el que se observa el nido central, situado dentro de tejido óseo denso. **B.** Microfotografía del nido en la que se muestran trabéculas irregulares de hueso reticular rodeadas por osteoblastos, osteoclastos y médula ósea fibrovascular.

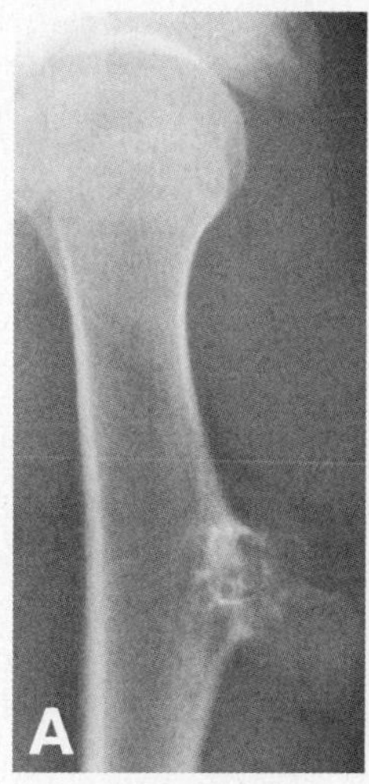

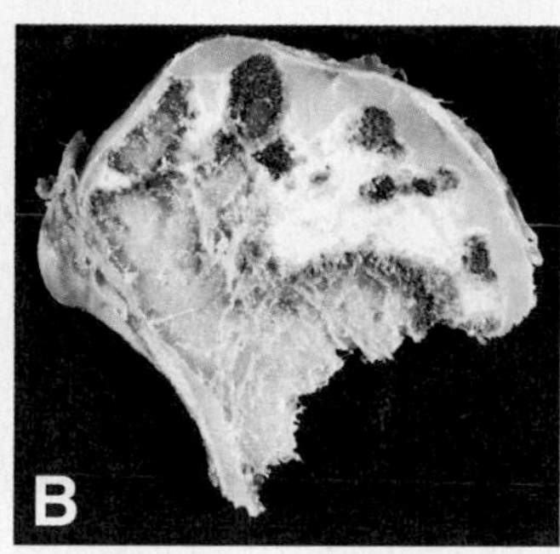

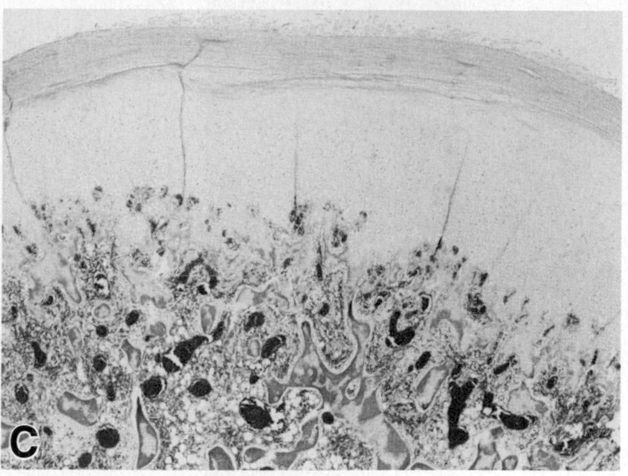

FIGURA 24-41. Osteocondroma. A. Una radiografía de un osteocondroma del húmero muestra una lesión directamente contigua con el espacio de la médula. **B.** La sección transversal de un osteocondroma muestra una tapa de cartílago calcificado que recubre el hueso esponjoso pobremente organizado. **C.** A nivel microscópico, el capuchón cartilaginoso está cubierto por una membrana fibrosa (pericondrio). También muestra osificación endocondral.

perficie del hueso. Se produce en la metáfisis de los huesos formados por osificación endocondral (especialmente los huesos largos de las extremidades), y durante muchos años se consideró un defecto del desarrollo de la placa de crecimiento. La mayoría son solitarios, pero el 15% son múltiples y hereditarios. Las mutaciones genéticas descritas recientemente en los osteocondromas solitarios y múltiples favorecen su naturaleza neoplásica. El osteocondroma solitario es uno de los tumores óseos benignos más habituales, y es más frecuente en hombres jóvenes. La mayoría de los osteocondromas son asintomáticos, pero algunos pueden requerir extirpación quirúrgica si causan alteraciones cosméticas o si comprimen una arteria o un nervio. La recidiva es muy infrecuente. Los osteocondromas dejan de crecer cuando los cartílagos de crecimiento se cierran al final de la pubertad. Tienden a crecer alejándose de la articulación más próxima. En las radiografías, la corteza y la cavidad medular de un osteocondroma están en continuidad con el hueso progenitor (fig. 24-41A).

PATOGENIA MOLECULAR: las aberraciones citogenéticas en los osteocondromas esporádicos y hereditarios se producen en los cromosomas 8q24.1, 11p11-12 y 19p, donde se localizan los genes supresores de tumores *EXT1*, *EXT2* y *EXT3*, respectivamente. Los genes *EXT* pueden controlar la proliferación y diferenciación de los condrocitos mediante la regulación de la vía Indian Hedgehog-PrPTH (Ihh-PrPTH), que es vital para el correcto desarrollo de los huesos endocondrales. Las mutaciones en *EXT* aumentan la proliferación de condrocitos en el capuchón cartilaginoso e interrumpen el proceso de diferenciación, lo que puede alterar la dirección del crecimiento de los condrocitos y promover el desarrollo de osteocondromas.

ANATOMOPATOLOGÍA: en el examen macroscópico, los osteocondromas presentan una cubierta cartilaginosa con hueso cortical y esponjoso subyacente (fig. 24-41B). La cavidad medular de la lesión está en continuidad con la del hueso en el que se originó. La masa ósea está rodeada por una membrana fibrosa superficial, que es el pericondrio que recubre el cartílago y el periostio que recubre el hueso. Desde el punto de vista histológico, el capuchón está compuesto por cartílago hialino benigno con osificación endocondral activa, que es morfológicamente similar a la observada en la placa de crecimiento epifisario (fig. 24-41C). El pedúnculo óseo está compuesto por hueso cortical laminar, y la cavidad medular contiene trabéculas óseas laminares con médula grasa y/o hematopoyética.

OSTEOCONDROMATOSIS MÚLTIPLE HEREDITARIA: este trastorno hereditario autosómico dominante se caracteriza por osteocondromas múltiples y deformidades esqueléticas asociadas. La osteocondromatosis múltiple hereditaria es uno de los trastornos musculoesqueléticos hereditarios más comunes y está causado por la pérdida de la función de los genes *EXT1* o *EXT2* (*v.* Patogenia molecular, anteriormente). Aunque no es tan habitual como el osteocondroma solitario, la variedad hereditaria no es tan infrecuente, con una incidencia de aproximadamente 1 de cada 50 000. Se da predominantemente en hombres, pero, debido a su penetrancia variable, una mujer aparentemente no afectada de una familia afectada puede transmitir el trastorno a su descendencia.

ANATOMOPATOLOGÍA: cada lesión individual en la osteocondromatosis múltiple es idéntica a un osteocondroma solitario. En los casos graves de osteocondromatosis hereditaria puede presentarse el enanismo por el desplazamiento lateral de la placa de crecimiento longitudinal por el osteocondroma. Los metacarpos pueden estar acortados y se puede presentar la pronación o supinación fija si las lesiones aparecen en el antebrazo e interfieren con la función de la muñeca. Los osteocondromas invasores pueden causar más dificultades por la longitud desigual en las piernas y una función articular alterada. El condrosarcoma periférico secundario es una complicación poco frecuente.

El condroma solitario es un tumor benigno del cartílago hialino maduro

Estos tumores benignos del cartílago se denominan **encondromas** cuando son intramedulares y **condromas periósticos** cuando surgen en la superficie ósea. Pueden aparecer a cualquier edad y muchos casos son asintomáticos y se descubren de forma incidental. La mayoría se producen en los metacarpianos y las falanges de las manos, y el resto puede surgir en casi cualquier otro hueso tubular. El tumor suele ser pequeño y de crecimiento lento. En la radiografía, aparece como un área radiotransparente intramedular bien delimitada, que a veces contiene calcificaciones punteadas o anulares (fig. 24-42A).

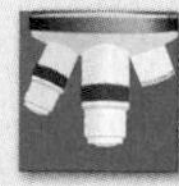

ANATOMOPATOLOGÍA: en el examen macroscópico, los encondromas solitarios tienen el aspecto radiotransparente del cartílago hialino, a menudo con algunas zonas calcificadas. A nivel microscópico, el tejido

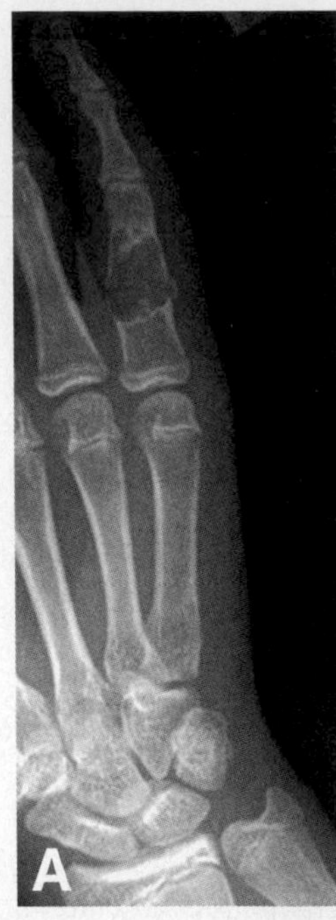

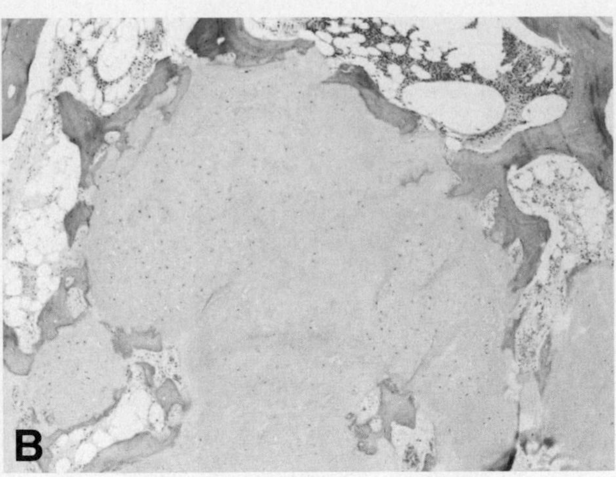

FIGURA 24-42. Encondroma. A. Una radiografía de un encondroma muestra una lesión lítica bien delimitada en la diáfisis de la falange proximal con calcificación interna y fractura patológica asociada. B. Histológicamente, el tumor está compuesto por lóbulos de cartílago hialino hipocelular sin atipia.

cartilaginoso está bien diferenciado, con escasos condrocitos uniformes, matriz cartilaginosa extensa y una configuración lobulillar con hueso laminar en la periferia de los lobulillos (fig. 24-42B). Los condromas asintomáticos no requieren tratamiento. Cuando aparece dolor, el tratamiento de elección es el legrado y el injerto óseo. Las recidivas son infrecuentes.

La encondromatosis se caracteriza por múltiples tumores cartilaginosos

La **encondromatosis,** *o* **enfermedad de Ollier,** *se caracteriza por el desarrollo de múltiples masas cartilaginosas que provocan deformidades óseas.* La enfermedad no es hereditaria y suele manifestarse en la primera infancia. Suele afectar los huesos largos y cortos del esqueleto apendicular con el desarrollo de múltiples encondromas intramedulares (fig. 24-43). Estos tumores tienden a ser metafisarios y dan lugar a deformidad, asimetría de las extremidades y fracturas patológicas ocasionales.

Existe una fuerte tendencia a la transformación maligna, principalmente en condrosarcoma. Por tanto, un paciente con encondromatosis que presente dolor creciente y/o una lesión en crecimiento activo debe ser evaluado para descartar un sarcoma subyacente.

El **encondroma solitario** y los encondromas de la enfermedad de Ollier tienen una histología similar, pero estos últimos tienden a ser más celulares y atípicos.

El **síndrome de Maffucci** se caracteriza por múltiples encondromas y hemangiomas cavernosos o fusiformes de partes blandas. Suele manifestarse en la primera infancia y puede producir importantes deformidades esqueléticas.

Los condrosarcomas se desarrollan hasta en la mitad de los pacientes con síndrome de Maffucci. La incidencia de tumores malignos extraesqueléticos de diversos tipos (es decir, carcinomas, gliomas, etc.) también es muy elevada en los pacientes con síndrome de Maffucci.

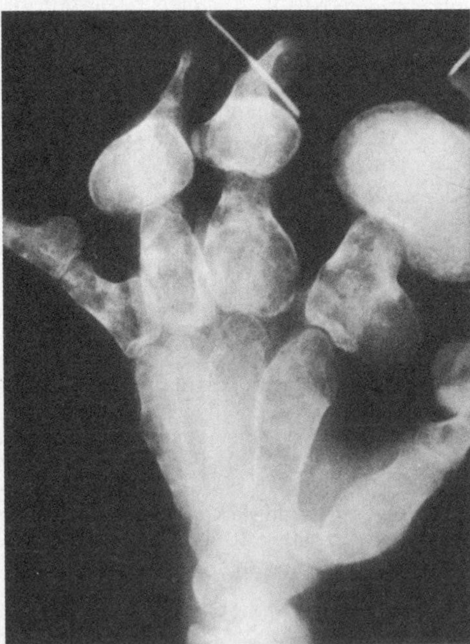

FIGURA 24-43. Encondromatosis múltiple (enfermedad de Ollier). Radiografía de la mano que muestra tumefacciones bulbosas formadas por masas nodulares compuestas de cartílago hialino, que puede mezclarse con cartílago mixoide más primitivo.

PATOGENIA MOLECULAR: alrededor de la mitad de los encondromas solitarios y el 90% de los encondromas de la enfermedad de Ollier y del síndrome de Maffucci presentan mutaciones en *IDH1* e *IDH2*, genes que codifican isozimas de la isocitrato deshidrogenasa. Las mutaciones en *IDH1* son las más comunes, y también se encuentran con frecuencia en gliomas del sistema nervioso central y en la leucemia mielógena aguda. Las mutaciones provocan una ganancia de función y un aumento de la producción del oncometabolito D-2-hidroxiglutarato, así como la hipermetilación del ADN y la regulación a la baja de varios genes en los encondromas.

Además, menos del 5% de los pacientes con encondromatosis presentan mutaciones en *PTHR1*, el gen que codifica un receptor para PTH y PrPTH. Estas mutaciones dan lugar a sustituciones en el dominio extracelular del receptor que aumentan la señalización del AMPc. Los receptores mutados pueden retrasar la diferenciación de los condrocitos mediante la activación de la señalización de Hedgehog y, por tanto, promover la formación de las múltiples masas cartilaginosas características de la enfermedad.

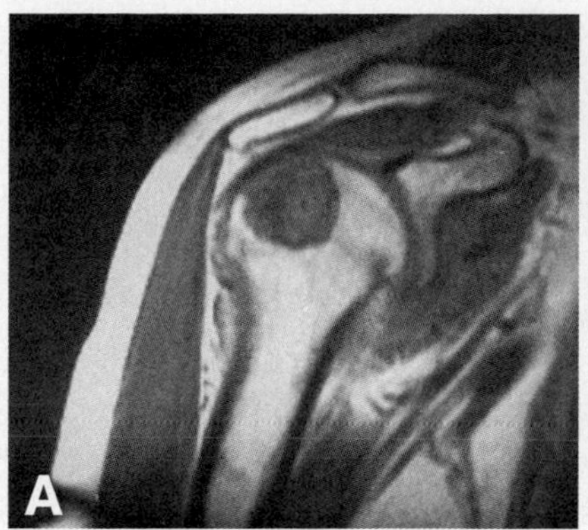

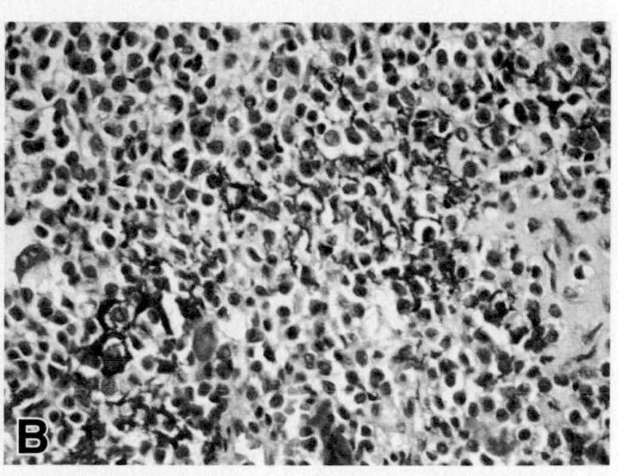

FIGURA 24-44. Condroblastoma. A. Imagen de resonancia magnética del hombro de un niño en el que se observan lesiones líticas evidentes en la cabeza del húmero que incluyen su epífisis y se extienden a través de la placa epifisaria. **B.** El aspecto histológico del condroblastoma se puntualiza por la presencia de células redondas pletóricas (condroblastos) rodeadas por una matriz condroide primitiva mineralizada.

El condroblastoma es un tumor benigno de la epífisis de los huesos largos

Los condroblastomas son tumores condrogénicos poco frecuentes con predilección por las epífisis de la porción proximal del fémur, la tibia y el húmero. Son más frecuentes en hombres que en mujeres (2:1), y el 90% de los casos se dan en pacientes jóvenes de entre 5 y 25 años. Crecen lentamente; los estudios de imagen muestran una lesión excéntrica, radiotransparente y con bordes bien definidos (fig. 24-44A).

PATOGENIA MOLECULAR: se han detectado mutaciones conductoras somáticas específicas en *H3F3B* en el 95% de los condroblastomas. *H3F3B* codifica H3.3, un miembro de la familia de las histonas 3, que desempeña funciones importantes en la estructura de la cromatina y la regulación epigenética. Los individuos afectados expresan una forma aberrante de H3.3, pero no está claro cómo esto puede promover la patogenia tumoral. También se han descrito anomalías estructurales que afectan los cromosomas 5 y 8.

ANATOMOPATOLOGÍA: en el examen macroscópico, el tumor es blando y compacto, con áreas grises o hemorrágicas dispersas. A nivel microscópico, se compone de condroblastos primitivos dispuestos como láminas de células redondas a poliédricas con bordes citoplasmáticos bien definidos y grandes núcleos ovalados, a menudo con surcos nucleares prominentes (fig. 24-44B). Con frecuencia se observan células gigantes similares a osteoclastos. La matriz cartilaginosa, normalmente escasa, presenta calcificación variable y parece primitiva. Esto explica el patrón moteado que a menudo se observa en la TC. El cartílago hialino, bien desarrollado, que se observa en el encondroma no se encuentra en el condroblastoma. El tumor causa destrucción ósea al estimular la reabsorción osteoclástica, y puede perforar la corteza, pero tiende a permanecer confinado en el periostio.

CARACTERÍSTICAS CLÍNICAS: debido a su localización paraarticular, el condroblastoma tiende a causar dolor articular con leve inflamación y limitación funcional del movimiento articular. Si no se trata, puede (raramente) alcanzar un gran tamaño, destruir la zona epifisaria e invadir la articulación. El legrado es el tratamiento de elección. La recidiva local se produce en más del 10% de los casos.

Los tumores óseos de células gigantes rara vez hacen metástasis

El tumor de células gigantes (TCG) es una neoplasia benigna, localmente agresiva, caracterizada por la presencia de células gigantes multinucleadas similares a osteoclastos, distribuidas de forma aleatoria y uniforme en una base de células mononucleares proliferativas. Suele aparecer en la tercera y cuarta décadas, tiene una ligera predilección por las mujeres y parece ser más frecuente en Asia que en los países occidentales. La enfermedad de Paget puede producir una lesión reactiva de células gigantes que se asemeja mucho a un TCG verdadero.

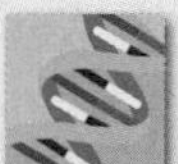

PATOGENIA MOLECULAR: el TCG se compone de numerosas células gigantes reactivas similares a osteoclastos y dos linajes de células mononucleares. Se cree que una población es de origen macrófago-monocitario y probablemente no sea neoplásica. La otra tiene un fenotipo preosteoblástico y es la célula neoplásica del TCG. Estas células tumorales producen RANKL e inducen la formación de osteoclastos (de ahí el gran número de células gigantes). En el 92% de los tumores óseos de células gigantes se han detectado mutaciones del gen *H3F3A*, que está relacionado con las histonas. Se desconoce el papel fisiopatológico exacto de estas mutaciones. La mayoría de los tumores de células gigantes presentan aberraciones cromosómicas aleatorias o clonales, con mayor frecuencia asociaciones teloméricas (fusión cromosómica de extremo a extremo).

En la mayoría de los casos (90%), el TCG se origina en la unión de la epífisis y la metáfisis de un hueso largo, y más de la mitad se sitúa en la región de la rodilla (porciones distal del fémur y proximal de la tibia). En ocasiones también se ven afectados los extremos distales de radio, húmero y peroné. En la radiografía, estos tumores se presentan como lesiones excéntricas, expansibles, radiotransparentes, con bordes nítidos que se extienden hasta el extremo del hueso (fig. 24-45A). A veces, tienen un aspecto multiloculado «en burbujas de jabón», lo que corresponde a la reabsorción endóstica del hueso.

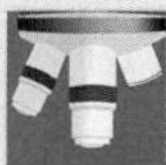

ANATOMOPATOLOGÍA: en el examen macroscópico, el TCG se encuentra bien delimitado, y su superficie de corte es blanda y de color marrón claro, sin hueso ni calcificación. La presencia de numerosas áreas hemorrágicas crea la apariencia de una esponja llena de sangre. En algunos casos se observan cavidades quísticas y zonas necróticas. El TCG suele estar limitado por el periostio, aunque las formas agresivas penetran en la corteza y el periostio, y pueden incluso alcanzar la cápsula articular y la membrana sinovial. A nivel microscópico, el TCG presenta dos tipos de células (fig. 24-45B). Las células mononucleares («estromales») son redondas y ovaladas, con grandes núcleos y escaso citoplasma. Las células gigantes multinucleadas, grandes y similares a osteoclastos, y algunas con más de 100 núcleos, están dispersas de manera uniforme por un estroma ricamente vascularizado. La hemorragia intersticial difusa es frecuente. También puede observarse un quiste óseo aneurismático secundario. En el examen microscópico a bajo aumento, el tumor se aprecia a menudo como un sincitio de núcleos con mala delimitación de los bordes citoplasmáticos y distribución aleatoria de las células gigantes. Es evidente

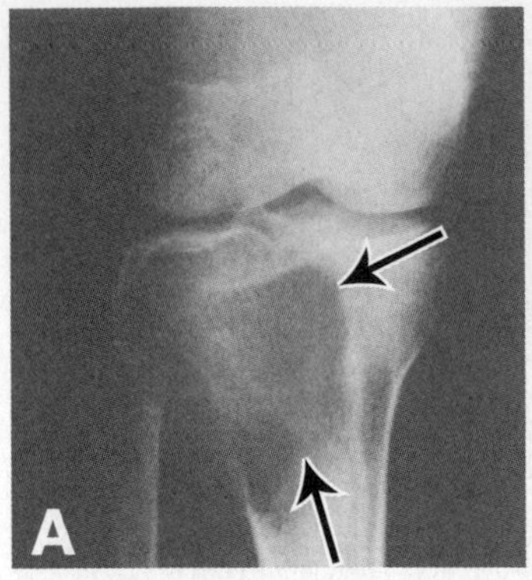

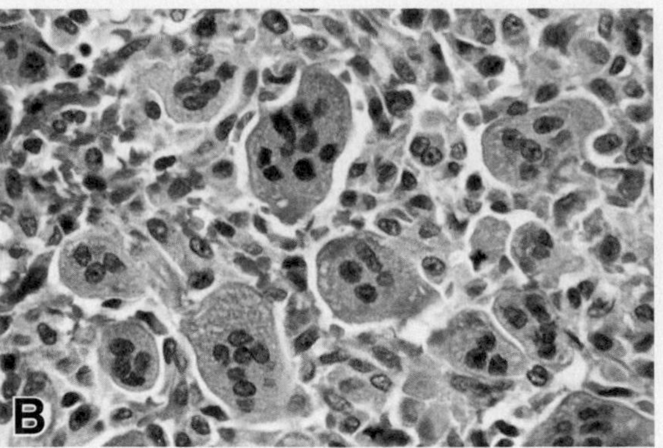

FIGURA 24-45. Tumor óseo de células gigantes. A. Radiografía de la porción proximal de la tibia en la que se observa una lesión lítica excéntrica que prácticamente no contiene hueso de nueva formación (*flechas*). El tumor se extiende hacia la placa ósea subcondral y rompe la cortical dentro del tejido blando. **B.** Microfotografía en las que se observan células gigantes de tipo osteoclástico y células mononucleares ovaladas, pletóricas. El núcleo de ambos tipos de células es idéntico.

que las células mononucleares son los componentes neoplásicos y proliferativos del tumor de células gigantes (la actividad mitótica es común en las células mononucleares, pero no se presenta en las células gigantes).

CARACTERÍSTICAS CLÍNICAS: la gran mayoría de los TCG se consideran benignos, pero los tumores agresivos tienen el potencial de recidivar localmente (30-40 %) tras un simple legrado. Raramente hacen metástasis a sitios distantes (1-2 %), pero cuando lo hacen, suelen hacerlo a los pulmones. Casi todas las metástasis surgen tras la intervención quirúrgica inicial y muestran una histología benigna parecida a la del tumor primario. Las metástasis pulmonares no suelen causar la muerte del paciente y pueden extirparse mediante cirugía. En conjunto, estas observaciones sugieren que la recidiva local refleja una resección incompleta del tumor, más que su agresividad biológica, y que las metástasis a distancia son el resultado del desprendimiento de fragmentos tumorales durante la cirugía, con transporte venoso a los pulmones.

La verdadera malignidad en los TCG se observa solo en el 1 % de los casos, ya sea como lesión sarcomatosa que surge en un TCG típico o como sarcoma puro tras la extirpación de un TCG. La recidiva como sarcoma puro puede producirse espontáneamente o tras radioterapia local.

Los TCG cursan con dolor, generalmente en la articulación adyacente al tumor. Son frecuentes las microfracturas y las fracturas patológicas, debido al adelgazamiento de la cortical. El tumor se trata con legrado minucioso e injerto óseo, aunque puede ser necesario un tratamiento más agresivo, incluida la resección en bloque o incluso la amputación.

TUMORES MALIGNOS DEL HUESO

El osteosarcoma es el tumor óseo maligno primario más frecuente

El osteosarcoma, o sarcoma osteógeno, es un tumor óseo altamente maligno caracterizado por la formación de matriz ósea por las células tumorales. Representa una quinta parte de todos los cánceres óseos y es más frecuente en adolescentes de entre 10 y 20 años; afecta más a los hombres que a las mujeres (2:1).

PATOGENIA MOLECULAR: los osteosarcomas tradicionales presentan cariotipos complejos, con múltiples aberraciones cromosómicas numéricas y estructurales inespecíficas. Los osteosarcomas están asociados a mutaciones en genes supresores de tumores; casi dos terceras partes presentan mutaciones en *Rb*, el gen del retinoblastoma (*v.* cap. 5), y muchos tienen mutaciones en el gen *p53*.

Muchas otras anomalías cromosómicas y moleculares relacionadas con la apoptosis, el potencial replicativo, la insensibilidad a las señales inhibidoras del crecimiento y la regulación del ciclo celular contribuyen en cierta medida al desarrollo del tumor. Por ejemplo, en una proporción significativa de casos se ha detectado la amplificación de *MDM2*, *CDK4* y *PRIM1*, así como la sobreexpresión de *MET* y *FOS*.

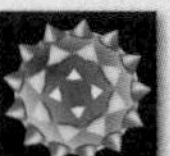

FACTORES ETIOLÓGICOS: la etiología del osteosarcoma es incierta. Se produce con mayor incidencia en asociación con varios síndromes genéticos, incluidos síndrome de Li-Fraumeni, retinoblastoma hereditario y síndrome de Rothmund-Thomson, entre otros. Los tumores son más habituales en personas altas y, como dato curioso, se dan con más frecuencia en perros de razas altas. Suelen aparecer en zonas de crecimiento activo como la porción distal del fémur y la proximal de la tibia.

En las personas mayores, suelen aparecer en el contexto de la enfermedad de Paget o tras una exposición a radiación (osteosarcoma secundario). Por ejemplo, los pintores relojes a base de radio, que humedecían sus pinceles con saliva, desarrollaron osteosarcomas muchos años después, debido al depósito de radio en sus huesos. En la actualidad, el osteosarcoma secundario suele desarrollarse en adultos y niños sometidos previamente a radiación terapéutica externa por algún otro tumor maligno. Varias lesiones óseas benignas preexistentes se relacionan con un mayor riesgo de desarrollar osteosarcoma, como la displasia fibrosa, la osteomielitis y los infartos óseos. Aunque los traumatismos pueden llamar la atención sobre un osteosarcoma existente, no existe evidencia de que esto sea la causa del tumor.

ANATOMOPATOLOGÍA: los osteosarcomas suelen aparecer cerca de la rodilla, en la porción distal del fémur (fig. 24-46A), la porción proximal de la tibia o el peroné, aunque puede verse afectada cualquier zona metafisaria de un hueso largo. La localización proximal del húmero es la segunda localización más frecuente. El 75 % de los tumores surgen adyacentes a la rodilla o el hombro. Solo en ocasiones infrecuentes tienen su origen en localizaciones extraesqueléticas.

En la radiografía es característica la presencia simultánea de destrucción y formación ósea, y esta última representa el hueso neoplásico. Con frecuencia, el periostio produce un reborde incompleto de hueso reactivo adyacente al sitio donde entra en contacto con la superficie cortical con el tumor. Cuando esto es evidente en la radiografía como una capa de hueso que interseciona la cortical en un extremo y está abierta en el otro, se denomina **triángulo de Codman**. Con frecuencia también se observa una reacción perióstica «en resplandor de sol» (fig. 24-15).

El aspecto macroscópico del osteosarcoma es muy variable, en función de las proporciones afectadas de hueso, cartílago, estroma fibroso y vasos sanguíneos. La superficie de corte puede mostrar cualquier combinación de áreas hemorrágicas, quísticas,

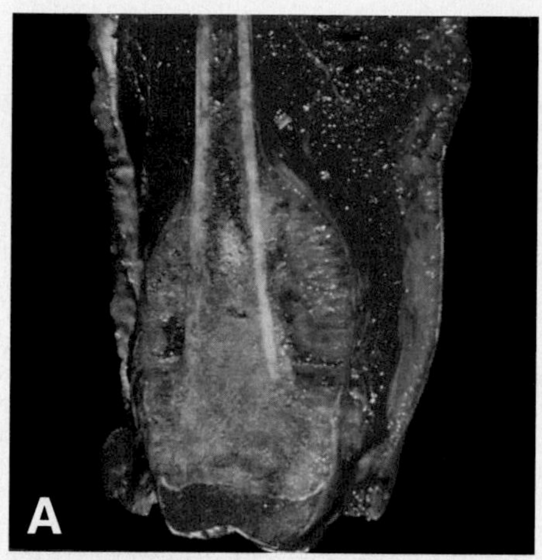

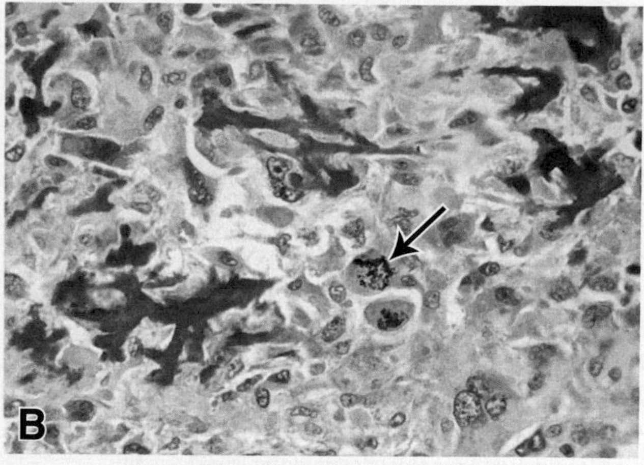

FIGURA 24-46. Osteosarcoma. A. Fragmento distal del fémur que contiene un tumor maligno osteoblástico compacto que se extiende hasta la cortical dentro del tejido blando y la epífisis. **B.** En la microfotografía se observan células malignas pleomórficas, células tumorales gigantes y mitosis extrañas (*flechas*). El tumor produce hueso reticular con calcificación focal.

fibrosas, cartilaginosas y óseas. El tumor a menudo se disemina hacia el interior de la cavidad medular, atraviesa la cortical al invadir los tejidos blandos adyacentes, eleva o perfora el periostio, puede diseminarse a la epífisis y, a veces, incluso alcanzar el espacio articular (fig. 24-46A).

El examen histológico muestra un tumor hipercelular compuesto por células malignas de poligonales a fusiformes con diferenciación osteoblástica, que producen hueso reticular muy irregular (fig. 24-46B). Las células tumorales presentan grandes núcleos hipercromáticos y pleomorfos con una elevada relación núcleo/citoplasma. Con frecuencia se observan numerosas mitosis, incluidas mitosis atípicas. Las células tumorales se tiñen de forma prominente para fosfatasa alcalina, osteocalcina y osteonectina. El hueso tumoral se dispone de forma irregular y no está alineado según las líneas de fuerza o tensión. A menudo se entremezclan focos de cartílago maligno o células gigantes pleomorfas. En las zonas de osteólisis, se encuentran osteoclastos no neoplásicos en la parte frontal del tumor.

El osteosarcoma se disemina a través del torrente sanguíneo hasta los pulmones. De hecho, casi todos los pacientes (98%) que mueren de esta enfermedad desarrollan metástasis pulmonares. Con menor frecuencia, el tumor hace metástasis en otros huesos (35%), la pleura (33%) y el corazón (20%).

CARACTERÍSTICAS CLÍNICAS: el osteosarcoma se presenta con dolor leve o intermitente alrededor de la zona afectada y una masa palpable. A medida que el dolor se intensifica, la zona se inflama y se vuelve dolorosa a la palpación. La articulación adyacente adquiere limitación funcional. Pueden producirse fracturas patológicas. La fosfatasa alcalina sérica aumenta en la mitad de los pacientes y puede disminuir tras la amputación, para volver a aumentar con la recidiva o la metástasis. La enfermedad metastásica anuncia un rápido deterioro clínico y la muerte.

Históricamente, el osteosarcoma se trataba exclusivamente mediante amputación o desarticulación de la extremidad afectada, pero el pronóstico de supervivencia a 5 años no superaba el 20%. En la actualidad, el tratamiento estándar con quimioterapia preoperatoria y cirugía con preservación de la extremidad proporciona tasas de supervivencia a 5 años del 60% al 80%. La resección de metástasis pulmonares aisladas puede prolongar la supervivencia.

El **osteosarcoma yuxtacortical** es una variante poco frecuente del osteosarcoma que se produce en la superficie del hueso, especialmente en la metáfisis posterior inferior del fémur (70% de los casos). A diferencia del osteosarcoma clásico, la mayoría de los pacientes son mayores de 25 años y el tumor es más frecuente en mujeres. El osteosarcoma yuxtacortical no suele invadir el hueso y crece externo al eje. Los triángulos de Codman no son evidentes mediante radiología, porque el periostio no está elevado. La mayoría de los osteosarcomas yuxtacorticales son tumores de bajo grado, bien diferenciados y formadores de hueso, que no requieren quimioterapia adyuvante. La escisión quirúrgica es el tratamiento de elección. El pronóstico es bueno, con una supervivencia a 5 años superior al 80%.

PATOGENIA MOLECULAR: el análisis citogenético de los osteosarcomas yuxtacorticales revela típicamente cromosomas en anillo supernumerarios que contienen material amplificado de la región cromosómica 12q13-15 y, en consecuencia, amplificación de *CDK4* y *MDM2*, genes implicados en la progresión del ciclo celular. Estas amplificaciones génicas pueden detectarse mediante inmunohistoquímica e hibridación fluorescente *in situ*. El mismo hallazgo se observa en el osteosarcoma intramedular de bajo grado (bien diferenciado).

Otras variantes infrecuentes del osteosarcoma son el osteosarcoma telangiectásico y el de células pequeñas, que son tumores de alto grado, y el osteosarcoma perióstico, que es de grado intermedio.

El condrosarcoma es una neoplasia maligna cartilaginosa cuyo grado determina el pronóstico

El condrosarcoma es una neoplasia maligna del cartílago que puede originarse en un resto cartilaginoso preexistente o en una lesión preexistente como un encondroma. Algunos pacientes tienen antecedentes de encondromas múltiples, osteocondromas solitarios u osteocondromas múltiples hereditarios. La mayoría no tiene ninguna lesión preexistente conocida. ***El condrosarcoma es el segundo tumor óseo maligno primario más frecuente y es ligeramente más común en hombres***. Se observa con mayor frecuencia entre la quinta y la séptima décadas y la mayoría de los pacientes tienen más de 50 años.

PATOGENIA MOLECULAR: en el condrosarcoma se han descubierto numerosas anomalías cromosómicas estructurales y numéricas no aleatorias. Recientemente, se han descrito mutaciones en los genes de la isocitrato deshidrogenasa *IDH1* e *IDH2* en condrosarcomas centrales, pero no en condrosarcomas periféricos. Se desconoce el papel exacto de estas mutaciones en la tumorigenia. En los condrosarcomas centrales y en los condrosarcomas periféricos secundarios (tumores que surgen en la cubierta cartilaginosa de un osteocondroma; *v.* más adelante) parecen estar implicados diferentes mecanismos moleculares. Estos últimos pueden desarrollarse por la regulación al alza de la expresión de PrPTH y *Bcl-2* en un osteocondroma, junto con mutaciones en otros genes como el *p53* y anomalías cromosómicas inespecíficas. En cambio, el condrosarcoma central está relacionado, al menos en parte, con anomalías del cromosoma 9p12-22, que pueden implicar al gen supresor de tumores *CDKN2A*. El gen del factor de transcripción *SOX9*, que desempeña un papel fundamental en el desarrollo normal de los condrocitos, se expresa en los condrosarcomas.

ANATOMOPATOLOGÍA: hay tres variantes anatomopatológicas del condrosarcoma:

CONDROSARCOMA CENTRAL: esta forma surge en la cavidad medular de los huesos pélvicos, costillas y huesos largos, aunque puede afectar cualquier localización. En la radiografía, estos tumores muestran bordes mal definidos, engrosamiento de la diáfisis y perforación de la cortical. Suelen observarse radioopacidades puntiformes o anulares que representan calcificaciones u osificación endocondral en el tumor (fig. 24-47A).

Aunque el condrosarcoma central puede penetrar en la corteza, la diseminación más allá del periostio es infrecuente. A nivel macroscópico, el tejido cartilaginoso neoplásico está comprimido dentro del hueso y presenta áreas de necrosis, cambios quísticos y hemorragia (fig. 24-47B). La corteza del hueso y los espacios intertrabeculares de la médula están infiltrados por el tumor.

Los condrosarcomas centrales se presentan con dolor profundo, que se hace más intenso con el tiempo. Rara vez son palpables, pero en los casos no tratados pueden llegar a formarse masas de gran volumen.

CONDROSARCOMA PERIFÉRICO: esta forma es menos frecuente que la variedad central del condrosarcoma. Surge fuera del hueso, casi siempre en la porción cartilaginosa de un osteocondroma. Aparece después de los 20 años y casi nunca antes de la pubertad. La localización más frecuente del condrosarcoma periférico es la pelvis, seguida del fémur, las vértebras, el sacro, el húmero y otros huesos largos. Solo en raras ocasiones aparece distal a la rodilla o el codo. En la radiografía, suele mostrar las mismas radioopacidades características que se observan en el condrosarcoma central. Desde el punto de vista macroscópico, el condrosarcoma periférico suele observarse como una masa de gran volumen con múltiples protuberancias que rodean la base de un osteocondroma con invasión del hueso.

Los condrosarcomas periféricos suelen manifestarse como una masa de crecimiento lento. La expansión del tumor provoca dolor y síntomas locales. En la pelvis, puede comprimirse el plexo lumbosacro, y los tumores en las vértebras pueden causar paraplejía.

CONDROSARCOMA YUXTACORTICAL: se trata de la variedad menos frecuente de condrosarcoma. Al igual que el condrosarcoma central, tiene predilección por los hombres de mediana edad. Suele situarse en la metáfisis de los huesos largos, en la superficie externa de la corteza. Por tanto, es probable que su origen sea perióstico o paraóstico. Desde el punto de vista radiográfico, puede ser totalmente translúcido o estar focalmente calcificado. Entre los síntomas del condrosarcoma yuxtacortical destaca la inflamación, con poco dolor acompañante.

Desde el punto de vista histológico, los condrosarcomas están compuestos por condrocitos con núcleos agrandados y, en ocasiones, múltiples núcleos en diversos estadios de maduración (fig. 24-47C). Los condrocitos gigantes y la actividad mitótica son infrecuentes; su presencia aumenta el grado histológico. En ocasiones, un condrosarcoma bien diferenciado es difícil de distinguir de un encondroma benigno únicamente por citología.

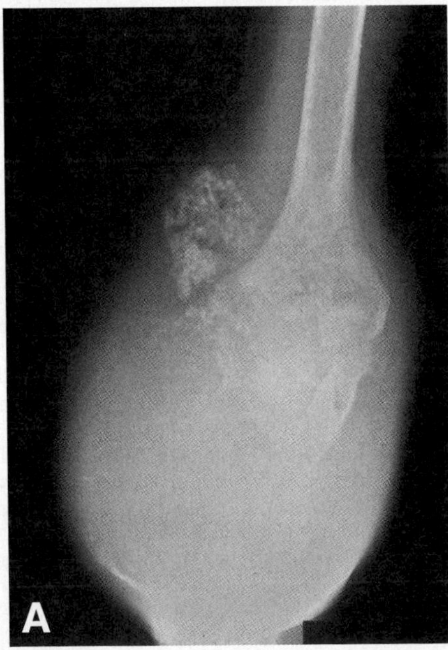

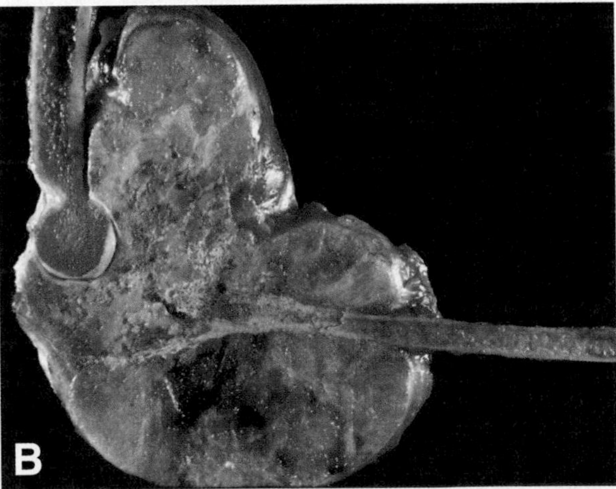

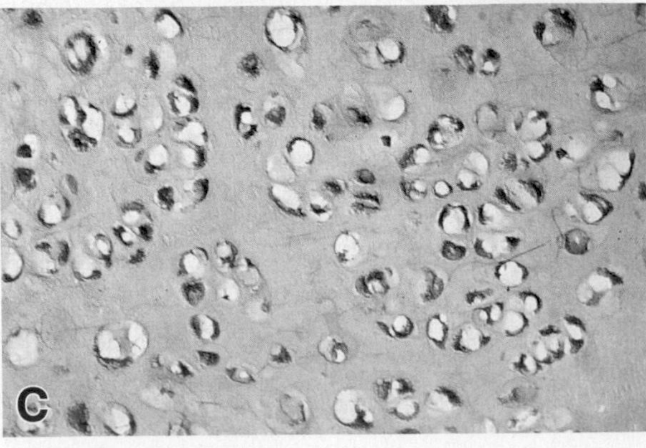

FIGURA 24-47. Condrosarcoma. A. Radiografía en la que se observa una masa destructiva de gran tamaño en la región proximal del cúbito. El componente de tejido blando de la masa incluye conglomerados de calcificaciones con forma de anillo y de palomitas de maíz. **B.** Corte del tumor en el que vemos cartílago hialino lobulado con calcificaciones, osificación y licuefacción local. **C.** Microfotografía de un condrosarcoma en la que se observan condrocitos malignos con importante atipia.

Las zonas de calcificación suelen ser llamativas y se observan mediante radiografía como manchas o masas voluminosas. Los condrosarcomas se expanden por estimulación de la reabsorción osteoclástica del hueso y a menudo atraviesan la cortical. La mayoría son de crecimiento lento y localizados, pero las metástasis hematógenas a los pulmones son frecuentes en las variantes poco diferenciadas.

Hay una correlación positiva entre el grado histológico, las características morfológicas en el estudio histopatológico y el grado de complejidad en el cariotipo. La trisomía 7 y la reordenación del brazo corto del cromosoma 17 se relacionan con el condrosarcoma de alto grado. Las alteraciones en 12q13 se encuentran en tumores que presentan características mixoides.

OTRAS VARIANTES DE CONDROSARCOMA: las formas de condrosarcoma descritas anteriormente tienen en común el hecho de que presentan una matriz de cartílago hialino. Entre las variantes histopatológicas poco frecuentes del condrosarcoma se incluyen el **condrosarcoma de células claras**; se presenta casi exclusivamente en la epífisis proximal del fémur o del húmero y está compuesto por condrocitos con abundante citoplasma claro, áreas de formación de hueso reticular entretejido y regiones focales de matriz de cartílago hialino. El pronóstico de este tumor tras la extirpación completa es similar al de un condrosarcoma convencional de bajo grado. El **condrosarcoma desdiferenciado** se define como un sarcoma pleomorfo no condrogénico de alto grado (p. ej., osteosarcoma o fibrosarcoma) que surge en asociación con un condrosarcoma convencional de bajo grado o un encondroma. Estos tumores suelen surgir en huesos planos de la pelvis o huesos largos de las extremidades y tienen un pronóstico desalentador, ya que menos del 10% de los pacientes sobreviven 5 años. Otra variante, el **condrosarcoma mesenquimatoso**, se caracteriza desde el punto de vista histológico por dos componentes distintos. El primero es un tumor maligno de alto grado, pequeño, redondo y de células azules que se asemeja al sarcoma de Ewing. Las placas de células tumorales se ven interrumpidas por el segundo componente: islas discretas de cartílago hialino maligno de grado bajo a intermedio con características histológicas similares al condrosarcoma convencional. Los huesos de la mandíbula y la pared torácica son los lugares afectados con mayor frecuencia. Alrededor de una tercera parte de los casos son extraesqueléticos. El pronóstico de estos tumores es malo. Los condrosarcomas mesenquimatosos expresan un gen de fusión específico, *HEY1-NCOA2*, que puede alterar las vías de señalización nuclear y Notch.

CARACTERÍSTICAS CLÍNICAS: los pacientes suelen presentar dolor en la zona afectada. El condrosarcoma es uno de los pocos tumores en los que la gradación mediante microscópica tiene un valor pronóstico significativo. La tasa de supervivencia a 5 años para los condrosarcomas convencionales de bajo grado es del 80%, para los tumores de grado moderado es del 50% y para los tumores de alto grado es solo del 20%. La escisión amplia es el tratamiento habitual, ya que la respuesta a la radioterapia y la quimioterapia es escasa.

El sarcoma de Ewing es un tumor neuroectodérmico primitivo de la niñez

El sarcoma de Ewing (SEW) es un tumor óseo maligno poco frecuente compuesto por células pequeñas, uniformes y redondas. Representa solo el 5% de todos los tumores óseos y se da en niños y adolescentes, con dos terceras partes de los casos en pacientes menores de 20 años. Afecta más a los hombres que a las mujeres (2:1). El SEW es muy poco frecuente entre afroamericanos. Entre el 10% y el 20% de los SEW son extraesqueléticos.

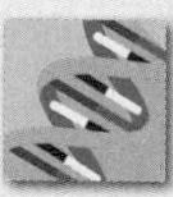

PATOGENIA MOLECULAR: se cree que el SEW surge de elementos primitivos de la médula o de células mesenquimatosas inmaduras. La mayoría (90%) de estos tumores presentan una translocación recíproca entre los cromosomas 11 y 22 [t(11;22)(q24;q12)], que da lugar a la fusión del extremo amínico de *EWS1* con el extremo carboxílico de *FLI-1*. La proteína de fusión resultante, SEW/FLI-1, es un factor de transcripción aberrante cuyos genes diana aún no se han identificado del todo. Una translocación menos frecuente, t(21;22)(q22;q12), genera la fusión de los genes *SEW/ERG*. En la tabla 24-2 se enumeran otras reordenaciones cromosómicas observadas en el SEW.

El SEW es principalmente un tumor de los huesos largos en la infancia, especialmente el húmero, la tibia y el fémur, donde se presenta como una lesión del tercio medio diafisario o metafisaria. Tiende a desarrollarse paralelo a la distribución de la médula ósea roja, de manera que cuando se presenta en la tercera década de la vida o después, afecta la pelvis y la columna vertebral. Sin embargo, ningún hueso es inmune a este tumor

Los hallazgos radiográficos son variables y dependen de la interacción del tumor con el hueso. A menudo se produce un proceso destructivo que hace que el límite entre el hueso normal y la lesión no pueda diferenciarse.

También suele observarse una reacción perióstica y una masa de tejido blando (fig. 24-48A). El patrón en piel de cebolla del hueso perióstico que a veces se observa mediante radiografía representa capas discontinuas circunferenciales de hueso nuevo perióstico que acompaña a las lesiones líticas que invaden la médula y la cara endóstica de la cortical. Algunos pacientes presentan fiebre y debilidad, así como dolor óseo, por lo que no es sorprendente que el SEW pueda confundirse con una osteomielitis.

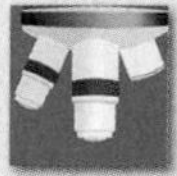

ANATOMOPATOLOGÍA: a nivel macroscópico, el SEW suele ser blando y de color blanco grisáceo, con frecuencia acompañado de focos hemorrágicos y zonas necróticas. El tumor puede infiltrar los espacios medulares sin destruir las trabéculas óseas. También puede tener un patrón de infiltración difusa de la cortical ósea o formar nódulos en los que el hueso es completamente reabsorbido. En muchos casos, la masa tumoral penetra el periostio y se extiende hacia los tejidos blandos adyacentes.

A nivel microscópico, las células del SEW se distribuyen en láminas de células pequeñas, redondas, muy empaquetadas y con poco citoplasma. Son hasta dos veces más grandes que los linfocitos (fig. 24-48B).

Hay filamentos fibrosos que separan las capas de células en nidos irregulares. El estroma intersticial es escaso o inexistente y las mitosis son infrecuentes. En algunas zonas, las células neoplásicas tienden a formar rosetas. Una característica diagnóstica importante es la presencia de cantidades sustanciales de glucógeno en el citoplasma de las células tumorales, que se visualiza bien con la tinción periódica de ácido-Schiff (PAS).

Las células del SEW también expresan antígenos característicos que pueden detectarse mediante inmunohistoquímica (fig. 24-48B, recuadro), algunos de los cuales son productos de genes de fusión (p. ej., *CD99* y *FLI-1*).

El SEW hace metástasis en muchos órganos, incluidos los pulmones y el cerebro. Otros huesos, especialmente el cráneo, son lugares frecuentes de metástasis (entre el 50% y el 75% de los casos).

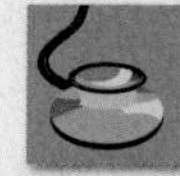

CARACTERÍSTICAS CLÍNICAS: el SEW se presenta inicialmente con dolor leve, que se hace más intenso y va seguido de hinchazón de la zona afectada. Suelen seguir síntomas inespecíficos, como fiebre y leucocitosis. En algunos casos, se detecta una masa de tejido blando.

El pronóstico del SEW solía ser malo, pero los protocolos actuales de quimioterapia y radioterapia y la cirugía de preservación de extremidades en pacientes sin metástasis han aumentado las tasas de supervivencia sin enfermedad a 5 años hasta el 60% y el 75%.

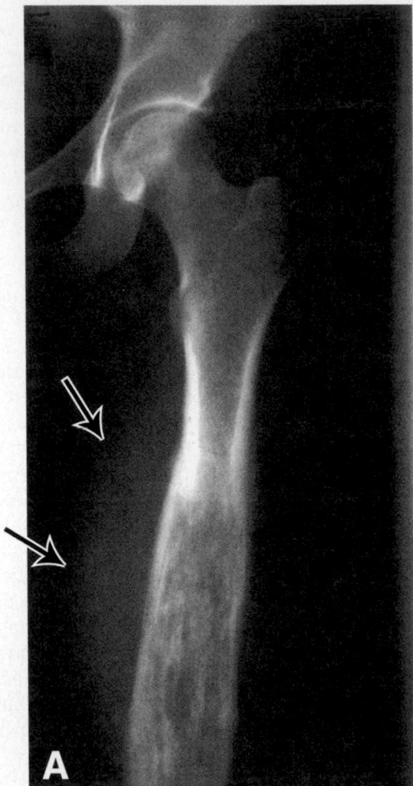

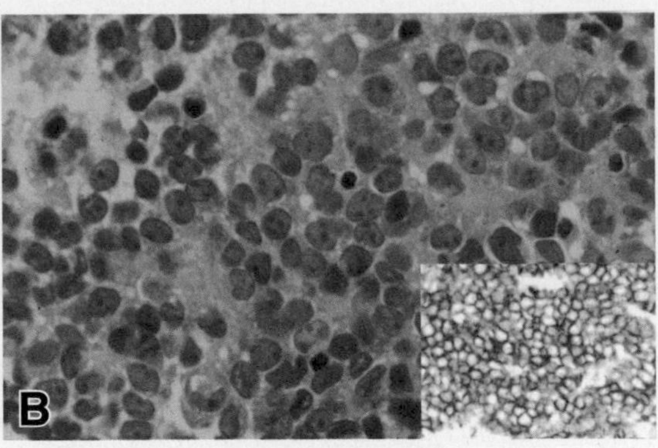

FIGURA 24-48. Sarcoma de Ewing. A. Radiografía en la que se muestra una importante destrucción de la cortical con reacción perióstica en intervalos y mal delimitada (*flechas*). **B.** La histología muestra células pequeñas muy uniformes con núcleo redondo de color azul oscuro y citoplasma mal definido. Mediante la tinción inmunohistoquímica para CD99 se puede observar el patrón membranoso (es decir, superficie celular; *recuadro*).

El mieloma de células plasmáticas produce lesiones líticas en el hueso

Los tumores malignos de células plasmáticas pueden ser localizados (plasmocitoma) o difusos (mieloma múltiple, *v.* cap. 20). El mieloma múltiple se presenta sobre todo en personas de edad avanzada (edad media, 65 años) y afecta dos veces más a los hombres que a las mujeres. Dado que las células del mieloma segregan citocinas que almacenan osteoclastos, las lesiones son únicas en el sentido de que son casi exclusivamente radiotransparentes. Los huesos con afectación más frecuente son el cráneo (fig. 24-49A), la columna vertebral, las costillas, la pelvis y el fémur. Son frecuentes las fracturas patológicas. El examen microscópico revela láminas de células plasmáticas con diversos grados de madurez (fig. 24-49B).

Los depósitos amiloides, derivados de anticuerpos monoclonales producidos por células tumorales, se observan en el 10% de los pacientes tanto en localizaciones esqueléticas como extraesqueléticas. Con los nuevos tratamientos, la supervivencia media de los pacientes con mieloma múltiple es actualmente de unos 5 años. La muerte suele sobrevenir por infección o insuficiencia renal. El plasmocitoma solitario tiene mejor pronóstico, con un 60% de supervivencia a 5 años.

Los tumores metastásicos son los tumores malignos más frecuentes en el hueso

En los adultos, la mayoría de las lesiones metastásicas óseas son carcinomas, sobre todo de próstata, mama, pulmón, tiroides y riñón. En los niños, las metástasis óseas más frecuentes son las del rabdomiosarcoma, el neuroblastoma, el tumor de Wilms y el sarcoma renal de células claras. Se estima que las metástasis esqueléticas se producen en al menos el 85% de los casos de cáncer que han seguido su curso clínico completo. La columna vertebral es la localización más común en adultos (fig. 24-50A), y el esqueleto apendicular es el sitio más común en niños. Las células tumorales suelen acceder a los huesos a través del torrente sanguíneo; en las metástasis

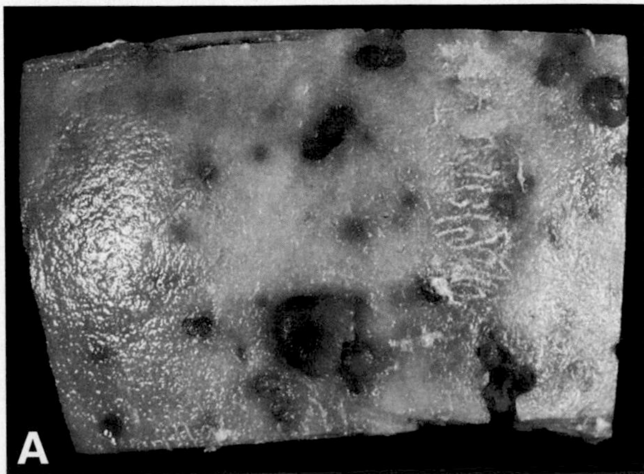

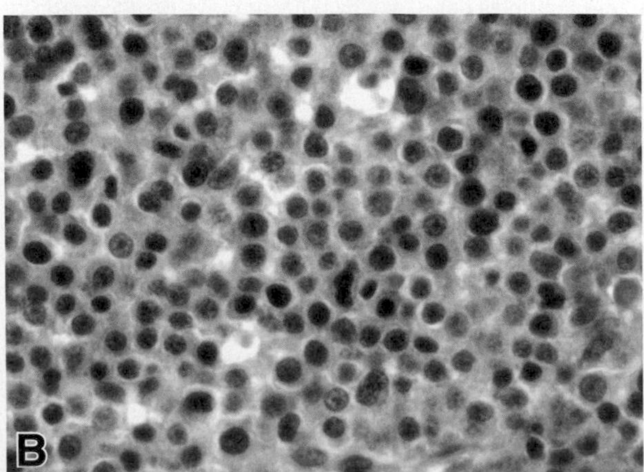

FIGURA 24-49. Mieloma múltiple. A. Porción del cráneo de un paciente con mieloma múltiple en el que se observan numerosas lesiones líticas en sacabocado. **B.** Al microscopio, estas lesiones están formadas por capas de células plasmáticas con atipia, binucleadas y nucléolo prominente.

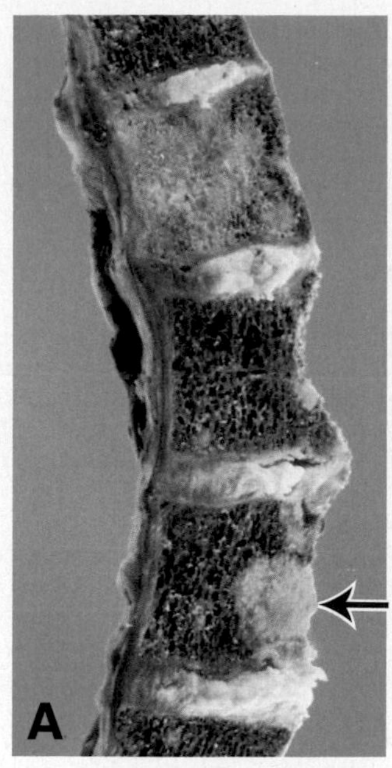

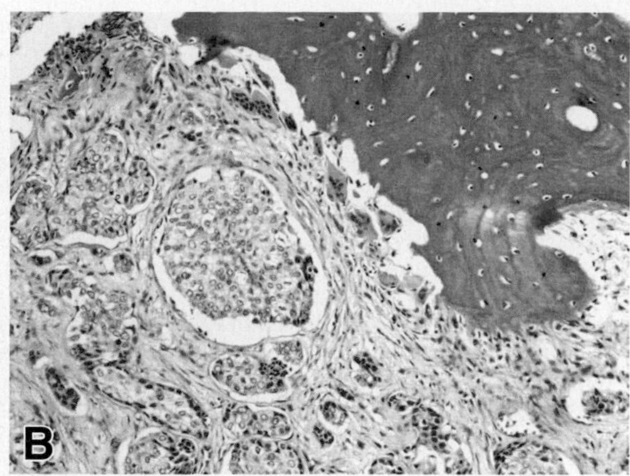

FIGURA 24-50. Carcinoma metastásico a huesos. A. Corte a través de la columna vertebral en el que se observan nódulos de color café que corresponden a un tumor metastásico (*flecha*). **B.** Osteólisis inducida por un tumor. Metástasis de cáncer de mama en el hueso que propicia el reclutamiento de numerosos osteoclastos, los cuales reabsorben el hueso y producen lesiones osteolíticas.

de la columna vertebral, las venas vertebrales suelen ser la vía de transporte. Algunos tumores (p. ej., tiroides, tubo digestivo, riñón y neuroblastoma) producen principalmente lesiones líticas mediante la estimulación de los osteoclastos (fig. 24-50B). Pocas neoplasias, por ejemplo, próstata, mama, pulmón, estómago estimulan los componentes osteoblásticos para fabricar hueso, lo cual produce focos densos visibles en los estudios de imagen (lesiones blásticas o escleróticas). Sin embargo, la mayoría de los tumores metastásicos en los huesos muestran una mezcla de elementos tanto líticos como blásticos.

Articulaciones

Una articulación es la unión entre dos o más huesos, cuya estructura varía con la función de esa articulación. Hay dos tipos de articulaciones: *(1)* la **articulación sinovial** o **diartroidea**, que es una articulación móvil, como la rodilla o el codo, y se encuentra revestida por una membrana sinovial; y *(2)* la **sinartrosis**, que es una articulación con escasa movilidad.

Las sinartrosis se dividen a su vez en cuatro subtipos:

- La **sínfisis** es una articulación en la que la unión se debe a tejido fibrocartilaginoso y ligamento de consistencia dura, que limita en gran medida la movilidad. Algunos ejemplos de sínfisis son la del pubis y la de los extremos de las articulaciones vertebrales.
- Las **sincondrosis** se encuentran en los extremos de los huesos y poseen cartílago articular, pero que no está asociado con la sinovial o alguna cavidad articular de importancia (p. ej., articulación del manubrio del esternón).
- La **sindesmosis** conecta los huesos con tejido fibroso sin ningún componente de cartílago. La articulación distal tibioperonea y las suturas del cráneo son sindesmosis.
- Las **sinostosis** son puentes óseos patológicos entre huesos; por ejemplo, la anquilosis de la columna vertebral.

Las enfermedades de las articulaciones diartroideas se encuentran entre las patologías más antiguas conocidas, identificadas inclusive en los fósiles de dinosaurios. Una tercera parte de la población de Estados Unidos de 50 años o más desarrolla alguna enfermedad articular de importancia clínica.

CLASIFICACIÓN DE LAS ARTICULACIONES SINOVIALES

Las articulaciones sinoviales o diartroideas se clasifican según el tipo de movimiento que permiten.

- La **articulación uniaxial** permite el movimiento alrededor de un solo eje. Algunos ejemplos son la articulación del codo y las articulaciones de pivote (rotacionales) como la radiocubital.
- La **articulación biaxial** permite el movimiento alrededor de dos ejes, como la articulación condiloidea de la muñeca (carpo), que es orientada a lo largo de un diámetro largo y de otro diámetro más corto en las superficies articulares. Esto permite un movimiento en cuatro direcciones: flexión, extensión, abducción y aducción. En una articulación en silla de montar, como la articulación carpometacarpiana del pulgar, las caras articulares permiten el movimiento como en la articulación condiloidea.
- Las **articulaciones poliaxiales** permiten el movimiento en prácticamente cualquier eje. En una articulación esférica, como la que se encuentra en el hombro y en la cadera, todos los movimientos, incluyendo la rotación, son posibles.
- En la **articulación plana**, representada por la rótula, las caras articulares pueden desplazarse una sobre la otra.

UNIDAD DE CARGA: **el concepto de unidad de carga es el principio más importante para entender la función articular**. La unidad de carga es la fuerza de compresión que experimenta la articulación sobre el cartílago articular, expresada en kilogramos por centímetro cúbico de cartílago articular. Es bastante constante en la cadera, la rodilla y el tobillo (20-26 kg/cm^3 a lo largo de las caras articulares). Debido a que el cartílago articular se daña si la carga excede este valor, hay diversos mecanismos que protegen la articulación de la sobrecarga de peso.

Los músculos adyacentes son las principales estructuras amortiguadoras con el objetivo de proteger la articulación. La deformación, incluso hasta el punto de fracturas microscópicas del hueso esponjoso, también ayuda a proteger la articulación. La deformación de la articulación permite que la superficie de contacto aumente conforme lo hace la carga. Las articulaciones diartroideas pueden tener estructuras intraarticulares, como ligamentos y meniscos. Los meniscos mantienen la fuerza distribuida a lo largo de la cara articular y permiten que haya dos planos de movimiento, como la flexión y la rotación. Sin embargo, el 90% o más de la absorción de energía a través de la articulación de la rodilla se debe a la contracción activa de los músculos, y solo el 10% o menos es atribuible a mecanismos secundarios, como la presencia de hueso esponjoso en la articulación de la rodilla. Una articulación que funcione correctamente también requiere el apoyo de ligamentos y tendones, tejido conjuntivo periarticular, como la cápsula articular, y nervios que proporcionan propiocepción. Así pues, para proteger el cartílago articular de fuerzas que puedan exceder la unidad de carga, se sacrifica prácticamente cualquier estructura, incluso hasta el punto de producirse una fractura ósea.

Cuando hay daño de alguno de los componentes de la articulación, la alteración funcional resultante puede producir degeneración de los demás componentes articulares. Por ejemplo, las lesiones de ligamentos de la rodilla que sufren los deportistas, como la rotura del ligamento cruzado anterior, pueden provocar inestabilidad articular. Con el tiempo, esta situación contribuye a la degeneración del cartílago articular, debido a los cambios de movimiento y a la carga que soporta la articulación (artrosis secundaria).

ARTRITIS: ***la artritis es una inflamación de las articulaciones que suele ir acompañada de dolor, inflamación y, en ocasiones, cambios en la estructura articular.*** La artritis se divide en dos formas principales: *(1)* la **artritis inflamatoria**, que suele afectar la membrana sinovial y está mediada por células inflamatorias (p. ej., artritis reumatoide [artritis reumatoide]); y *(2)* la **artritis no inflamatoria**, como la artrosis primaria, en cuya patogenia pueden intervenir las citocinas (*v.* más adelante).

ESTRUCTURAS DE LA ARTICULACIÓN SINOVIAL

El movimiento desempeña un papel fundamental en la formación de las articulaciones. La falta de movimiento retrasa el desarrollo de la articulación y puede causar **artrogriposis**, una enfermedad rara, pero discapacitante, caracterizada por la fusión articular.

La sinovial

Las articulaciones sinoviales están parcialmente revestidas en su cara interna por la membrana sinovial. Los revestimientos sinoviales no son verdaderas membranas, ya que carecen de membranas basales que separen las células de revestimiento sinovial del tejido subsinovial. La sinovial se compone de una a tres capas de células de revestimiento e incluye dos tipos celulares distinguibles por microscopía electrónica. Las **células de tipo A** son macrófagos con enzimas lisosómicas y cuerpos densos. Las **células de tipo B** secretan ácido hialurónico. Las membranas de las células sinoviales están dispuestas en vellosidades y microvellosidades, una disposición que da lugar a una enorme superficie. Se calcula que solo la rodilla tiene 100 m^2 de revestimiento sinovial.

La sinovial controla: *(1)* la difusión hacia el interior y el exterior de la articulación; *(2)* la ingestión de restos; *(3)* la secreción de hialuronato, inmunoglobulinas y enzimas lisosómicas; y *(4)* la lubricación de las articulaciones mediante la secreción de hialuronato y glucoproteínas. El líquido sinovial es transparente, espeso y viscoso. Solo está presente en pequeñas cantidades, que no superan de 1 mL a 4 mL, y es la principal fuente de nutrición de los condrocitos del cartílago articular, que carece de riego sanguíneo. Es un ultrafiltrado que actúa como cedazo molecular. No contiene tromboplastina hística, por lo que no puede coagularse. El hialuronato es un polímero de cadena larga de unidades disacáridas de Na-glucuronato-N-acetilglucosamina. Su forma polianiónica tiene una gran afinidad por el agua y produce una solución viscoelástica que sirve de lubricante.

Cartílago articular

El cartílago hialino que cubre los extremos articulares de los huesos no participa en la osificación endocondral y cumple bien su doble función de absorber la fuerza y lubricar las caras articulares móviles. En el examen macroscópico, el cartílago articular es brillante, liso, blanco y semirrígido, y su grosor no suele superar los 6 mm.

Histología articular

La cara articular parece lisa a simple vista, pero la microscopía electrónica de barrido revela suaves ondulaciones y fosas que se corresponden con lagunas debajo de la superficie de los condrocitos. Existen cuatro zonas en el cartílago articular (fig. 24-51).

- **Zona tangencial**: es la región más próxima a la cara articular, donde los condrocitos son alargados, aplanados y dispuestos en dirección paralela al eje longitudinal de la superficie. Dentro de esta zona, una condensación de fibras de colágeno de tipo II forma la denominada piel del cartílago articular.
- **Zona de transición**: los condrocitos de esta zona, ligeramente más profunda, son más grandes, ovoides y están distribuidos de forma más aleatoria que los de la zona tangencial. La matriz de cartílago hialino estándar está presente y, por microscopía electrónica, las fibras de colágeno están dispuestas de forma perpendicular con respecto a la cara articular.
- **Zona radial**: la siguiente zona en profundidad es la zona radial, donde los condrocitos pequeños se disponen en columnas cortas como las que se observan en la placa epifisaria. En esta zona, las fibras de colágeno son grandes y están orientadas en sentido perpendicular al eje mayor de la cara articular.
- **Zona calcificada**: condrocitos pequeños y una matriz muy calcificada caracterizan la región más profunda.

La zona calcificada está separada de la radial por una «línea azul» muy calcificada, transversal y ondulada (evidente mediante tinción

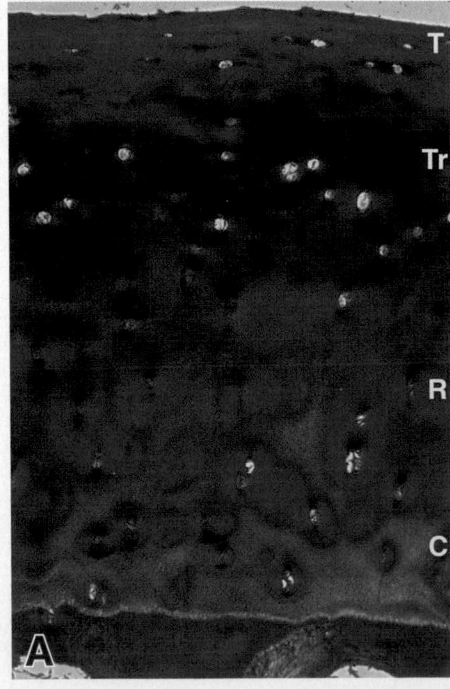

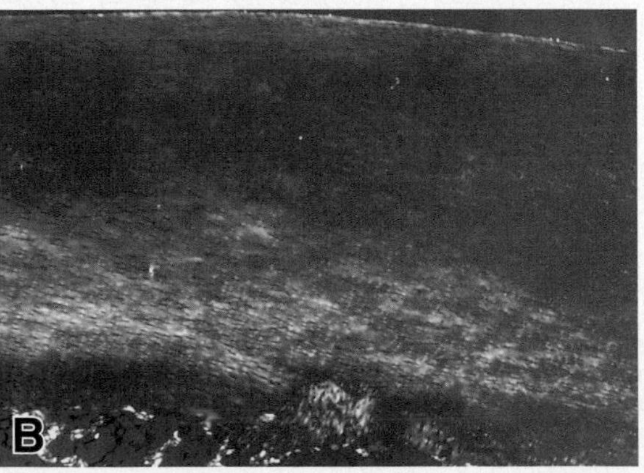

FIGURA 24-51. Cartílago hialino articular. A. El cartílago hialino que recubre los extremos articulares de los huesos consta de una zona tangencial (*T*), una zona transicional (*Tr*), una zona radial (*R*) y una zona calcificada (*C*). La laguna de condrocitos cambia su forma de acuerdo con la dirección de las arcadas de colágeno en el cartílago. **B.** Visto con luz polarizada, las zonas tangencial y radial de cartílago articular tienen la más alta concentración de fibras de colágeno, y se observan de color amarillo brillante.

de hematoxilina-eosina) denominada **franja de transición** (marca de marea). Esta franja es la interfaz entre el tejido mineralizado y el no mineralizado. Por encima de esta zona, en el sitio de la articulación, todo el cartílago es nutrido por difusión a través del líquido sinovial. Debajo de la franja de transición, el cartílago calcificado es nutrido por los vasos sanguíneos epifisarios.

La marca de marea es la zona donde las células del cartílago se renuevan. Como resultado de la división celular, los verdaderos condrocitos articulares migran hacia la superficie articular. La división celular por debajo de esta zona tiene lugar en el cartílago calcificado, si hay una adecuada estimulación. Por ejemplo, en la acromegalia, cuando las placas epifisarias ya han cerrado, los huesos pueden crecer en pequeños incrementos, debido a que la hormona de crecimiento estimula al cartílago calcificado residual del cartílago epifisario. Debido a que las articulaciones en la acromegalia no dejan de desarrollarse, la falta de congruencia entre el tamaño articular produce artrosis grave. Debajo del cartílago calcificado, la placa ósea transversa, denominada **placa ósea subcondral**, sostiene el cartílago articular. Tiene contigüidad directa con el hueso esponjoso grueso de la epífisis.

ARTROSIS

La artrosis, también conocida como enfermedad articular degenerativa, es una destrucción lentamente progresiva del cartílago articular que afecta las articulaciones de soporte de peso peso y los dedos de personas mayores, o las articulaciones de personas más jóvenes sometidas a traumatismos. La artrosis es la forma más común de enfermedad articular y la principal forma de artritis no inflamatoria. Engloba un grupo de afecciones que tienen en común la destrucción mecánica de una articulación.

En la **artrosis primaria**, la destrucción de las articulaciones es consecuencia de defectos intrínsecos del cartílago articular. La prevalencia y la gravedad de la artrosis primaria aumentan con la edad. Afecta a aproximadamente el 4% de las personas de 18 a 24 años, frente al 85% de las de 75 a 79 años. Antes de los 45 años, la enfermedad afecta principalmente a los hombres. Después de los 55 años, es más frecuente en las mujeres. Muchos casos de artrosis primaria presentan una patrón familiar, lo que sugiere la existencia de determinantes genéticos de la enfermedad.

En la artrosis primaria, la degradación progresiva del cartílago articular conduce al estrechamiento de la articulación, engrosamiento del hueso subcondral y, finalmente, dolor articular y disminución de su función. Aunque la artrosis no es principalmente un proceso inflamatorio, puede producirse una reacción inflamatoria leve en la sinovial.

La **artrosis secundaria** tiene una causa subyacente conocida, que incluye asimetría congénita o adquirida de las articulaciones, traumatismos, depósitos de cristales, infecciones, enfermedades metabólicas, endocrinopatías, enfermedades inflamatorias crónicas, osteonecrosis y hemartrosis.

La **condromalacia** es un término aplicado a una subcategoría de artrosis que afecta la superficie rotuliana del cóndilo femoral de personas jóvenes, y que produce dolor y rigidez de la rodilla.

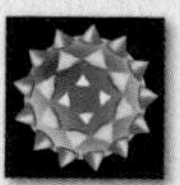

FACTORES ETIOLÓGICOS: *AUMENTO DE LA CARGA UNITARIA*: la fuerza anormal sobre el cartílago tiene muchas causas, pero a menudo es atribuible a incongruencias de la articulación. Así, en la displasia congénita de cadera, una anomalía bastante frecuente, la cavidad del acetábulo es poco profunda, cubriendo solo el 35% de la cabeza femoral (normal, 50%). El cartílago articular cubre una superficie menor, por lo que soporta una carga mayor. Cuando se supera la unidad de carga crítica, la muerte de los condrocitos provoca la degradación del cartílago articular.

RESISTENCIA DEL CARTÍLAGO ARTICULAR: dado que el cartílago articular absorbe grandes cantidades de agua, normalmente tiene una presión de llenado de al menos 3 atmósferas. La rotura de los puentes de agua disminuye la resiliencia.

DUREZA DEL HUESO ESPONJOSO GRUESO SUBCONDRAL: la estructura del hueso adyacente a una articulación es importante para el mantenimiento del cartílago articular. Las fuerzas mecánicas no se transfieren al cartílago articular por el estrés normal, sino que se disipan mediante microfracturas del hueso esponjoso grueso. Por tanto, el daño en esta estructura da como resultado un aumento de la unidad de carga del cartílago debido al aumento de la rigidez del hueso subcondral (p. ej., en la enfermedad de Paget).

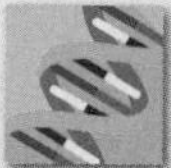

PATOGENIA MOLECULAR: *ANOMALÍAS BIOQUÍMICAS*: los cambios bioquímicos de la artrosis afectan principalmente los proteoglucanos. El contenido de proteoglucanos y su agregación disminuyen, así como la longitud de la cadena de glucosaminglucanos. Las fibras de colágeno son más gruesas de lo normal y el contenido de agua del cartílago osteoartrítico aumenta. La reducción del contenido de proteoglucanos permite la entrada de más agua hacia el colágeno. Por tanto, el cartílago osteoartrítico, o cualquier cartílago que presente fibras, se inflama más que el cartílago normal.

Aunque la síntesis de matriz por los condrocitos aumenta al principio de la artrosis, la síntesis de proteínas acaba disminuyendo, lo que sugiere que las células llegan a un punto en el que no responden al estímulo de reparación. Del mismo modo, los condrocitos se replican al principio de la artrosis, pero este proceso disminuye conforme la enfermedad avanza. La catepsina ácida, que ataca a las proteínas del núcleo de las macromoléculas de la matriz, incrementa el cartílago osteoartrítico. La colagenasa está ausente en el cartílago normal, pero está presente en el cartílago osteoartrítico.

También se producen la apoptosis de condrocitos, la disminución de la síntesis de colágeno de tipo II y la destrucción de la matriz extracelular, que tienen correlación con aumentos locales de IL-1β y TNF-α. A su vez, estas citocinas inducen la expresión de metaloproteinasas de la matriz, óxido nítrico y PGE_2. El estrés mecánico parece ser el factor desencadenante de estas cascadas de señalización.

Estudios en gemelos idénticos han constatado contribuciones genéticas en la prevalencia de artrosis. El análisis genético de pacientes con un tipo de artrosis familiar de aparición temprana reveló diversas variantes en el gen del colágeno de tipo II (*COL2A1*), la principal especie de colágeno del cartílago articular.

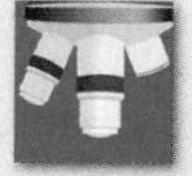

ANATOMOPATOLOGÍA: las articulaciones comúnmente afectadas por la artrosis son las articulaciones interfalángicas proximales y distales, así como las de los brazos, rodillas, caderas y columna cervical y lumbar. En la radiografía, la artrosis se caracteriza por: *(1)* estrechamiento del espacio articular, que refleja la pérdida de cartílago articular; *(2)* aumento del grosor del hueso subcondral; *(3)* quistes óseos subcondrales; y *(4)* grandes crecimientos periféricos de hueso y cartílago, denominados **osteófitos** (fig. 24-52). Los cambios histológicos siguen una secuencia bien descrita.

1. La primera evidencia histológica de artrosis es la pérdida de proteoglucanos de la superficie del cartílago articular, que se observa como una disminución de la tinción metacromática. Al mismo tiempo, el vaciamiento de lagunas en el cartílago articular indican la muerte de los condrocitos (fig. 24-53A). Los condrocitos viables se agrandan, se agrupan en grupos o clones (fig. 24-53C) y se rodean de una matriz de tinción basófila denominada **matriz territorial**.
2. La artrosis puede permanecer en esta etapa durante muchos años antes de pasar a la siguiente etapa, caracterizada por la presencia de fibrillas (es decir, desarrollo de grietas superficiales paralelas al eje mayor de la superficie articular). Estas persisten durante muchos años antes de seguir evolucionando (fig. 24-53B).
3. Conforme estas fibrillas se propagan, el líquido sinovial comienza a fluir dentro de las roturas. Las grietas modifican su orientación de forma progresiva para tornarse más verti-

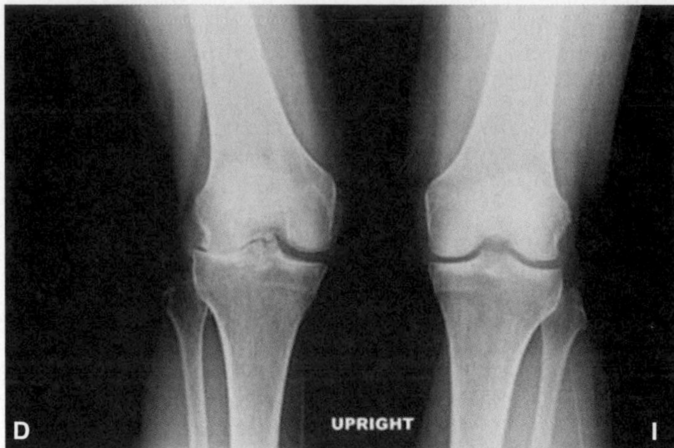

FIGURA 24-52. Radiografía de un paciente con osteoartritis en la rodilla derecha que muestra un estrechamiento grave del espacio articular, el aumento de la densidad del hueso subcondral y la formación de osteofitos laterales (*flecha*).

cales, paralelas al eje mayor de las fibrillas de colágeno. El líquido sinovial penetra con mayor profundidad dentro del cartílago articular a través de estas estructuras. En ocasiones, fragmentos de cartílago articular se rompen y ocupan el espacio sinovial, produciendo una inflamación y la reacción de células gigantes contra cuerpo extraño. El resultado es hiperemia e hipertrofia sinovial.

4. Conforme las grietas se extienden hacia abajo, más allá de la zona de transición y en algunos casos la atraviesan, hay neoformación de vasos desde la epífisis y el hueso subcondral, que se extienden dentro de las zonas de las grietas, lo que induce la reabsorción ósea osteoclástica subcondral (fig. 24-53C). La actividad osteoclástica adyacente también se produce y da como resultado el engrosamiento de la placa ósea subcondral en la zona de agrietamiento. Conforme se forman nuevos vasos sanguíneos dentro de la zona de grietas, las células mesenquimatosas invaden y forman cartílago fibroso como un sustituto de mala calidad del cartílago hialino articular (figs. 24-53D y 24-54A). Este cartílago fibroso persiste o puede ser desplazado dentro de la articulación. El hueso subcondral queda expuesto y esclerótico conforme se impacta contra la cara articular opuesta, que también sufre el mismo proceso. Estas zonas engrosadas, brillantes y lisas de hueso subcondral se conocen como hueso con **aspecto ebúrneo** (semejante al marfil).
5. En algunas zonas, las grietas en el hueso ebúrneo permiten que el líquido sinovial se extienda hasta la superficie articular dentro de la médula ósea subcondral, lo cual puede producir un **quiste óseo subcondral** (figs. 24-53E y 24-54B). Este quiste aumenta de tamaño conforme el líquido sinovial es forzado a ingresar al espacio, pero no puede salir. En algunos casos, los osteoclastos reabsorben hueso y los osteoblastos actúan para sellar la zona. El resultado es un quiste subcondral ocupado por líquido sinovial, bien delimitado, con una pared de hueso reactivo.
6. Pueden aparecer osteófitos, por lo general en la porción lateral de la articulación, cuando el tejido mesenquimatoso sinovial se diferencia en osteoblastos y condroblastos para formar una masa de cartílago y hueso. Los osteófitos son nódulos óseos de color gris perlado localizados en la periferia de la superficie articular. Dichos osteófitos también están presentes en los bordes laterales de los discos intervertebrales, por extensión desde los cuerpos vertebrales adyacentes. Producen un patrón «saliente» observable en los estudios radiológicos de la artrosis de la columna vertebral. En los dedos, los osteófitos de las articulaciones interfalángicas distales se conocen como **nodos de Heberden**.

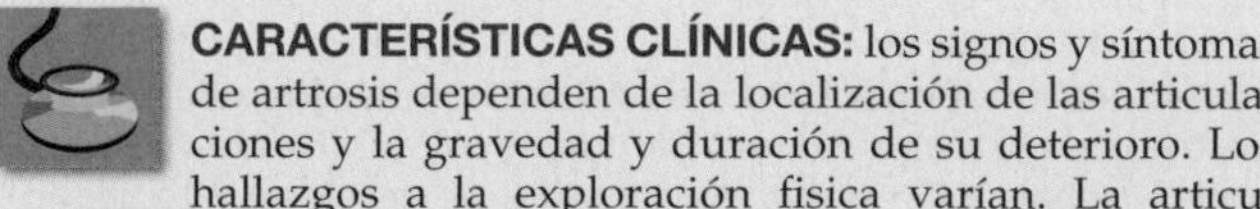

CARACTERÍSTICAS CLÍNICAS: los signos y síntomas de artrosis dependen de la localización de las articulaciones y la gravedad y duración de su deterioro. Los hallazgos a la exploración fisica varían. La articulación puede tener aumento de tamaño, dolor y ser blanda o presentar crepitación. Una característica clínica de la artrosis es la presencia de dolor articular profundo después de realizar actividades que mejora con el reposo. El dolor es un signo importante de destrucción articular y se origina en las estructuras periarticulares, ya que el cartílago articular carece de inervación. La molestia también es causada por períodos cortos de rigidez, la cual se presenta con frecuencia en la mañana o después de períodos de actividad mínima. La limitación de la movilidad articular indica que la enfermedad es grave y puede ser resultado de contracturas musculares o articulares, cuerpos laxos intraarticulares, o grandes osteofitos y pérdida de la simetría de las superficies articulares.

En la actualidad, la artrosis no puede prevenirse ni detenerse. El tratamiento tiene como finalidad controlar afecciones ortopédicas específicas e incluye ejercicio, pérdida de peso y otras medidas de apoyo. En los casos de artrosis discapacitante, puede ser necesario el reemplazo de la articulación. Estos procedimientos están aumentando mucho en las sociedades económicamente avanzadas a medida que la población envejece.

ENFERMEDAD ARTICULAR NEUROPÁTICA (ARTICULACIÓN DE CHARCOT)

La artropatía neuropática es una forma de artritis no inflamatoria caracterizada por la destrucción progresiva de la articulación, secundaria a una enfermedad neurológica primaria como una neuropatía periférica o una alteración motora central. A mediados del s. XIX, Jean-Martin Charcot describió la destrucción de las articulaciones de la rodilla en pacientes con tabes dorsal sifilítica (articulación de Charcot). ***En la actualidad, la forma más común de artropatía neuropática es la destrucción de las articulaciones del pie en personas con neuropatía periférica por diabetes.*** La destrucción del hombro u otra articulación de la extremidad superior pueden estar presentes en pacientes con siringomielia, una anomalía de la médula espinal cervical.

La artropatía neuropática puede ser considerada como una forma rápida y grave de artrosis secundaria en la que la articulación prácticamente se fragmenta. Al microscopio, hay una importante destrucción del cartílago articular y del hueso subcondral, que produce esclerosis subcondral, formación de quistes y grandes cantidades de cartílago y restos óseos dentro de la sinovial hiperplásica. Aunque la patogenia se desconoce, es más probable que haya pérdida de la inervación de las estructuras articulares como causa de la falta de propriocepción y de dolor, mecanismos articulares anómalos y, finalmente, la destrucción de la estructura.

ARTRITIS REUMATOIDE

La artritis reumatoide es una enfermedad inflamatoria crónica sistémica en la que la poliartritis crónica está presente en las articulaciones diartroideas de forma simétrica y bilateral (*v.* cap. 30, en línea). Afecta las articulaciones interfalángicas proximales y metacarpofalángicas del codo, las rodillas, los tobillos y la columna vertebral. La artritis reumatoide puede presentarse en cualquier edad, pero por lo general se inicia en la tercera o cuarta década de la vida y la prevalencia aumenta hasta los 70 años.

Afecta a entre el 1 % y el 2 % de la población adulta, y su incidencia es mayor en las mujeres en la premenopausia que en los hombres (3:1). Después de la menopausia, la frecuencia en hombres y mujeres es aproximadamente la misma. Por lo general, las articulaciones de las extremidades están afectadas de forma simultánea y de manera simétrica.

La evolución de la enfermedad varía, y con frecuencia se caracteriza por períodos de remisión y exacerbación. El espectro clínico de manifestaciones varía desde un cuadro difícil de identificar hasta una enfermedad grave, destructiva y mutilante.

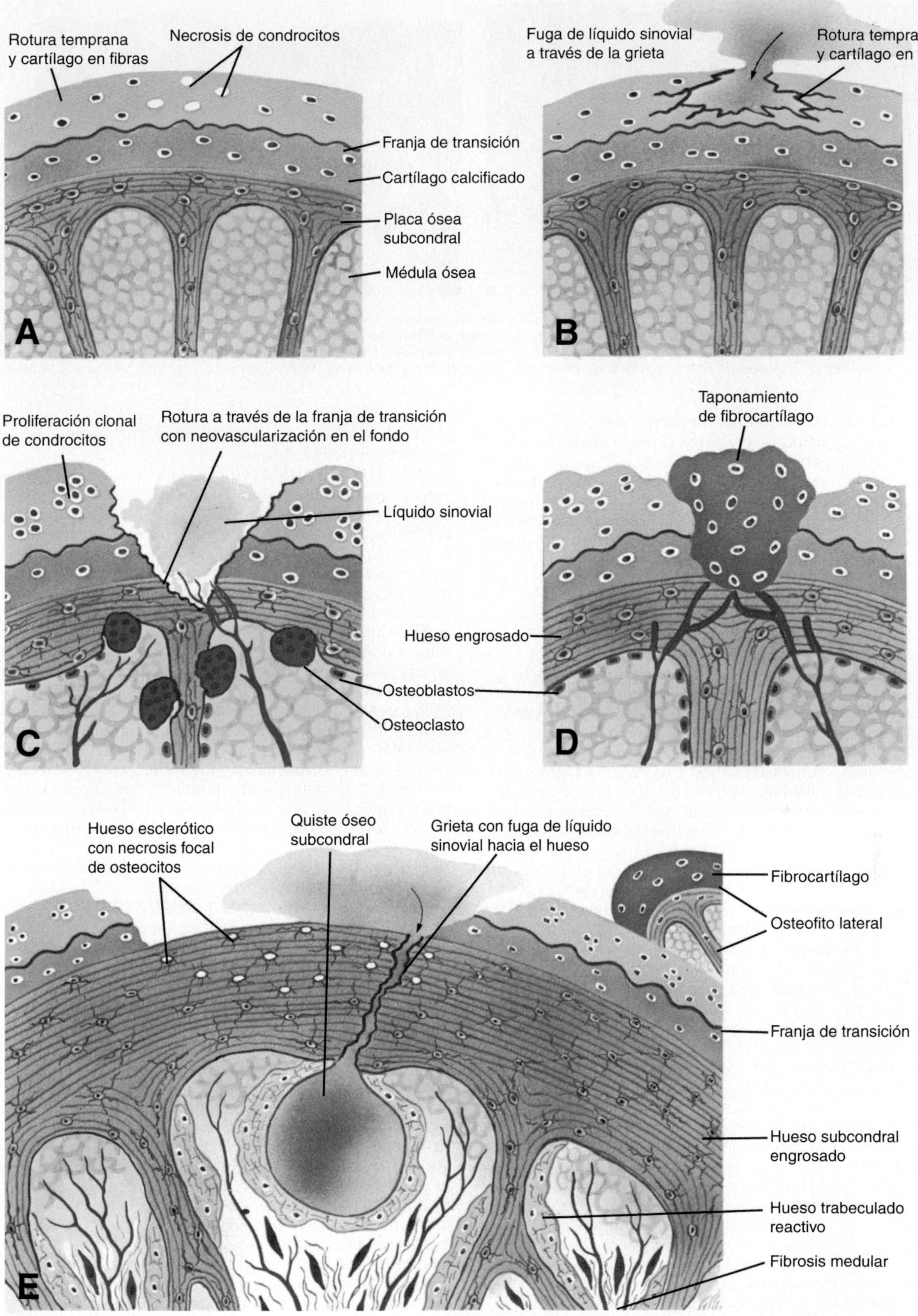

Rotura temprana y cartílago en fibras
Necrosis de condrocitos
Franja de transición
Cartílago calcificado
Placa ósea subcondral
Médula ósea
A

Fuga de líquido sinovial a través de la grieta
Rotura temprana y cartílago en fibras
B

Proliferación clonal de condrocitos
Rotura a través de la franja de transición con neovascularización en el fondo
Líquido sinovial
Osteoblastos
Osteoclasto
C

Taponamiento de fibrocartílago
Hueso engrosado
D

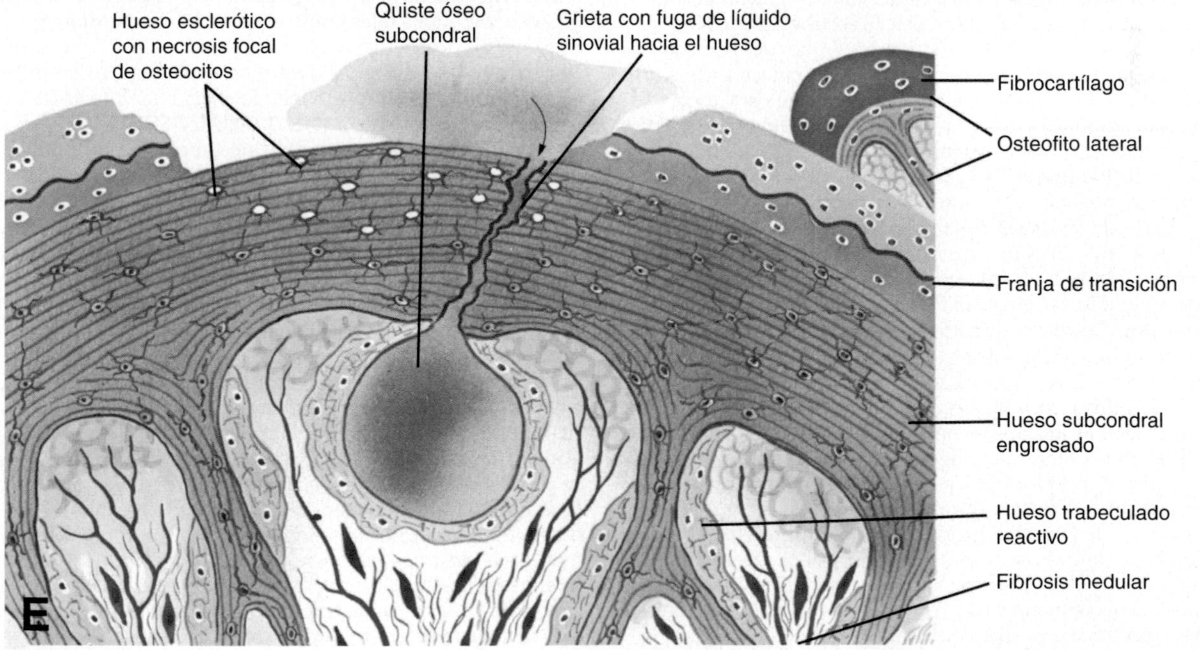

FIGURA 24-53. Histogenia de la artrosis. A y **B**. La necrosis de condrocitos en el cartílago articular origina una grieta articular por la cual hay entrada del líquido sinovial con pérdida y degeneración de cartílago. **C**. Como resultado de dicho proceso, el cartílago se desgasta de manera gradual. Debajo de la franja de transición, se produce la formación de nuevos vasos sanguíneos, a partir de la epífisis y el depósito de fibrocartílago **(D)**. **E.** Sin embargo, el taponamiento de fibrocartílago es insuficiente desde el punto de vista mecánico y puede presentar desgaste, lo que deja al descubierto la placa ósea subcondral, que se engrosa y dura y densa (es decir, con aspecto de marfil). Si se forma una grieta en esta región, hay fuga de líquido sinovial al interior del espacio medular, produciendo un quiste óseo subcondral. La renovación de la superficie articular a nivel local propicia la formación de osteofitos.

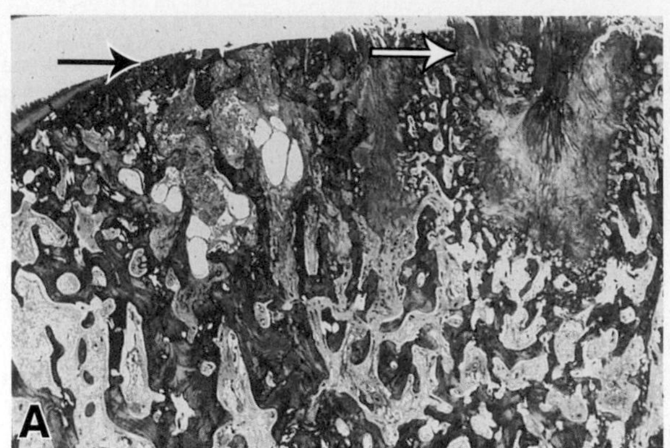
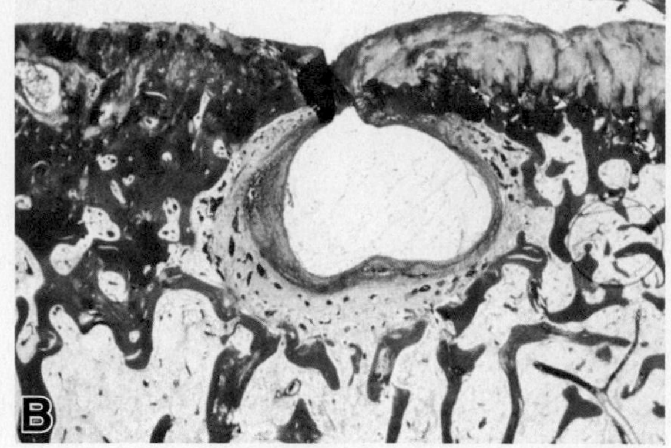

FIGURA 24-54. Artrosis. A. Cabeza femoral con artrosis en la que se observan tapones fibrocartilaginosos (*flecha blanca*) que se extienden desde la médula hasta la superficie articular. El hueso ebúrneo está presente en la superficie residual (*flecha negra*). **B.** Corte a través de la cara articular de una articulación osteoartrítica en la que se muestra la ausencia focal de cartílago articular, el engrosamiento del hueso subcondral (*izquierda*) y un quiste óseo subcondral. (54B, de Bullough PG. *Atlas of Orthopaedic Pathology*. 2nd ed. New York: Gower Medical Publishing, 1992. Copyright Lippincott Williams & Wilkins).

En la actualidad, se considera que el cuadro clásico de artritis reumatoide incluye un grupo heterogéneo de enfermedades. Los pacientes seronegativos para el factor reumatoide (FR) quizá tienen una enfermedad de etiología diferente que los seropositivos. También hay una variante de la enfermedad semejante a la reumatoide acompañada de otras enfermedades, como son la enfermedad inflamatoria intestinal y la cirrosis. La patogenia de la artritis reumatoide puede consultarse en el capítulo 30, en línea.

ANATOMOPATOLOGÍA: los cambios iniciales de la membrana sinovial en la artritis reumatoide son edema y acumulación de células plasmáticas, linfocitos y macrófagos (fig. 24-55B). Hay un aumento de la vascularización, con producción de exudado de fibrina en el espacio articular, que puede dar como resultado pequeños nódulos de fibrina que flotan en la articulación (**cuerpos de arroz**).

FORMACIÓN DE PAÑO: las células que recubren la sinovial, en condiciones normales una de tres capas de grosor, presentan hiperplasia y forman capas de 8 a 10 células de profundidad. Las células gigantes multinucleadas se encuentran con frecuencia entre las células sinoviales. El recubrimiento sinovial es convertido en numerosas vellosidades y pliegues frondosos que ocupan los espacios periféricos de la articulación (figs. 24-55C y 24-56A,B). La inflamación de la sinovial se caracteriza por la presencia de mastocitos y ceticepina sobre la superficie del cartílago articular y las estructuras adyacentes, y se denomina **paño** o **tejido sinovial de granulación**. El paño cubre el cartílago articular y lo aísla del líquido sinovial (fig. 24-55D). Los linfocitos se agrupan y acaban desarrollando centros foliculares (figs. 24-55C y 24-56B). El paño erosiona el cartílago articular y el hueso adyacente, probablemente por la acción de la colagenasa producida por el paño. Además, la PGE_2 y la IL-1 producidas en la membrana sinovial reumatoide pueden mediar en la erosión ósea estimulando los osteoclastos.

La pérdida ósea característica de la artritis reumatoide es yuxtaarticular, es decir, inmediatamente adyacente a ambos lados de la articulación. El paño penetra en el hueso subcondral, donde puede afectar a tendones y ligamentos y, por tanto, provocar deformidades e inestabilidades. Finalmente, la articulación se destruye y sufre una fusión fibrosa o anquilosis (figs. 24-55E y 24-57). Los casos de larga evolución presentan un puente óseo de la articulación (anquilosis ósea). El paño puede destruir el cartílago al privarlo de alimento. También puede estimular a los linfocitos T a secretar un factor que promueve la liberación de enzimas lisosómicas, lo que contribuye aún más a la artrosis secundaria. Los cambios en el líquido sinovial incluyen un aumento masivo en su volumen, el incremento de la turbidez y la disminución de su viscosidad. La cantidad de proteína y el número de células inflamatorias aumentan en estrecha relación con la actividad del proceso reumatoide. En algunos casos, el recuento de leucocitos supera los 50 000/µL, con un 95 % de leucocitos polimorfonucleares.

NÓDULOS REUMATOIDES: la artritis reumatoide es una enfermedad sistémica que también afecta a otros tejidos distintos a las articulaciones y los tendones. Una lesión característica, denominada «nódulo reumatoide», está presente en localizaciones extraarticulares. Tiene un centro de necrosis fibrinoide, el cual es una mezcla de fibrina y otras proteínas, tales como colágeno degradado. Un borde de macrófagos alrededor se encuentra distribuido siguiendo un patrón radial o en empalizada (fig. 24-58). Más allá de los macrófagos, hay un círculo de linfocitos, células plasmáticas y otras células mononucleares. El aspecto general se asemeja a un granuloma peculiar, rodeando un centro de necrosis fibrinoide. Los nódulos reumatoides, que suelen encontrarse en zonas de presión (p. ej., la piel que recubre los codos y las piernas), son móviles, firmes, ahulados y, en ocasiones, dolorosos. Los nódulos de mayor tamaño pueden ulcerarse. Después de la extirpación quirúrgica, recurren con frecuencia.

Los nódulos reumatoides también pueden presentarse en el lupus eritematoso y la fiebre reumática. Pueden encontrarse en órganos viscerales tales como el corazón, los pulmones y el aparato digestivo, e inclusive en la duramadre. Los nódulos en el haz de His pueden ocasionar arritmias cardíacas; en los pulmones, producen fibrosis e incluso insuficiencia respiratoria (*v.* cap. 12). La artritis reumatoide también puede ir acompañada de vasculitis necrosante aguda, que puede afectar cualquier órgano.

CARACTERÍSTICAS CLÍNICAS: el diagnóstico clínico de artritis reumatoide es impreciso y se fundamenta en diversos criterios, tales como el número y tipo de articulaciones en que se presenta, la presencia de nódulos reumatoides y FR, además de las características radiológicas de la enfermedad.

El inicio de la artritis reumatoide puede ser agudo, de evolución lenta o insidiosa. La mayoría de los pacientes refieren la aparición de fatiga de forma paulatina, pérdida de peso, debilidad y molestias musculoesqueléticas inespecíficas, que en ocasiones se localizan en las articulaciones afectadas. Las articulaciones enfermas tienden a presentar un aumento de temperatura, inflamación y dolor. El dolor es exacerbado con el movimiento y es más grave después de períodos de inactividad. Sin tratamiento, la enfermedad evoluciona hacia la destrucción de las superficies articulares y las estructuras periarticulares. En ocasiones, los pacientes presentan importantes deformidades a la flexión y extensión, asociadas con la subluxación articular, la cual puede producir anquilosis.

La evolución natural de la artritis reumatoide es variable. En la mayoría de los pacientes, la actividad de la enfermedad aumenta y disminuye. Una cuarta parte de los pacientes parece

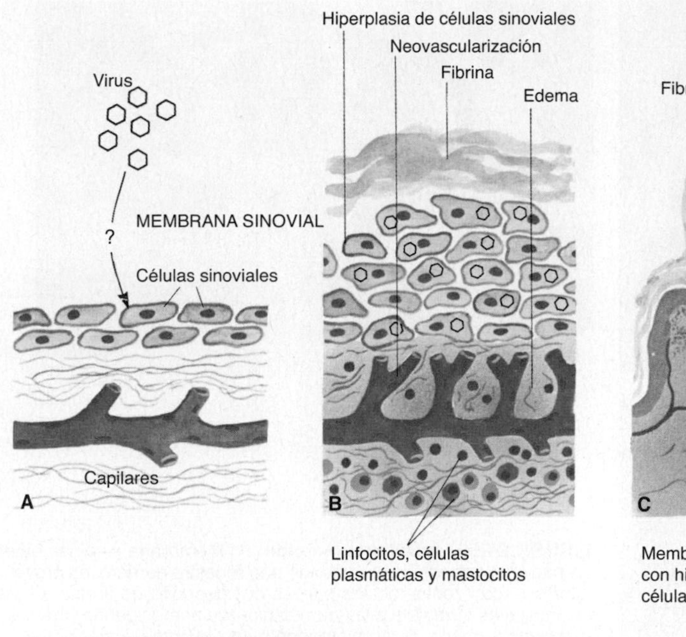

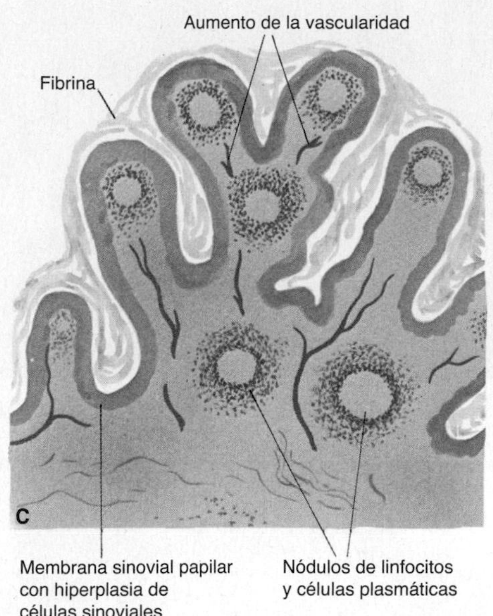

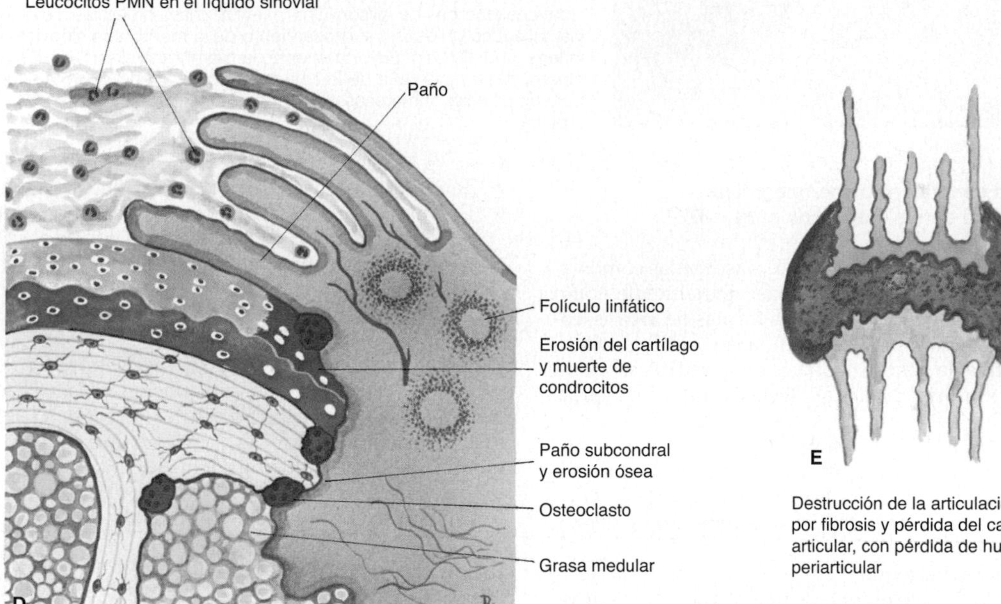

FIGURA 24-55. Historgenia de la artritis reumatoide. A. Un virus o un factor desconocido puede estimular la proliferación de las células sinoviales. **B.** El ingreso de linfocitos, células plasmáticas y mastocitos, junto con la neoformación de vasos sanguíneos y el edema, producen hipertrofia e hiperplasia de la membrana sinovial. **C.** Los nódulos linfáticos son prominentes. **D.** La proliferación de la membrana sinovial se extiende hasta el espacio articular, y llega hasta el hueso a través del cartílago articular y cubre al cartílago como paño. El cartílago articular puede ser destruido por reabsorción directa o por falta de nutrientes provenientes del líquido sinovial. El tejido sinovial continúa proliferando hasta la región subcondral, así como dentro de la articulación. **E.** Finalmente, la articulación es destruida y fusionada, una situación llamada **anquilosis.**

recuperarse por completo. Otra cuarta parte solo tiene ligera limitación funcional durante varios años. Sin embargo, la mitad presenta deterioro progresivo o grave e incapacitante de la función articular. Hay aumento de la mortalidad por infección, hemorragia y perforación gastrointestinal, vasculitis, lesión cardíaca y pulmonar, amiloidosis y subluxación de la columna cervical. De hecho, la supervivencia de los pacientes con artritis reumatoide activa es comparable a la enfermedad de Hogdkin y la diabetes. Se utilizan tres tipos de fármacos para inhibir la inflamación sinovial e inducir la remisión:

- **Antiinflamatorios no esteroideos (AINE).**
- **Corticosteroides**, que tienen actividad antiinflamatoria e inmunorreguladora.
- **Fármacos antirreumáticos modificadores de la enfermedad (FAME)**, que han demostrado alterar el curso de la enfermedad y mejorar el pronóstico.

Entre estos fármacos se encuentran el metotrexato, la leflunomida, la ciclosporina, la ciclofosfamida, la azatioprina, la sulfasalazina, las sales de oro, la penicilamina, los fármacos antipalúdicos (hidroxicloroquina), los inhibidores del TNF, los bloqueadores coestimuladores de los linfocitos T, los medicamentos que disminuyen los linfocitos B y los antagonistas del receptor IL-1. Utilizados en una fase temprana de la enfermedad, previenen su avance, induce la remisión y previene la deformidad articular y la limitación funcional.

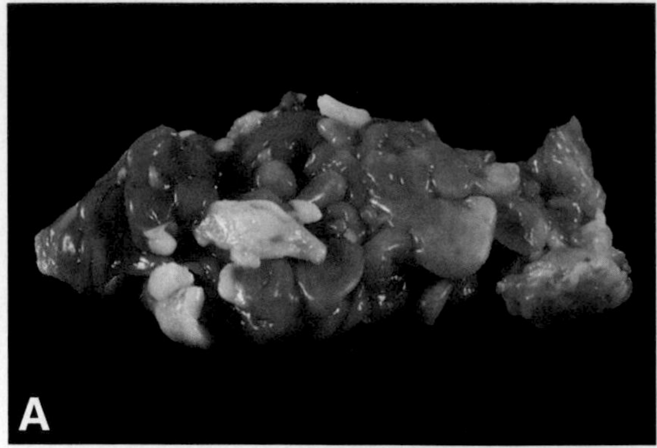

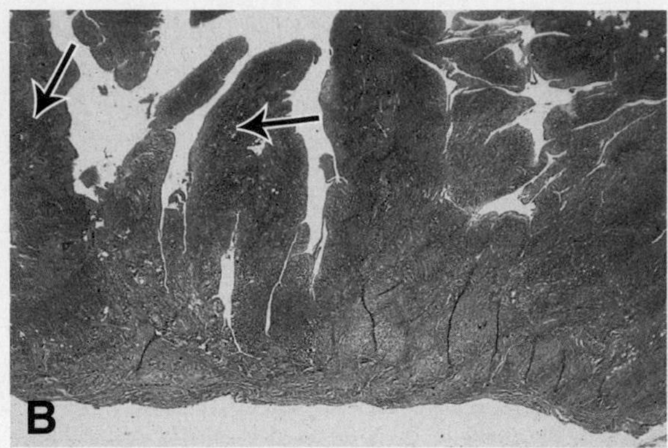

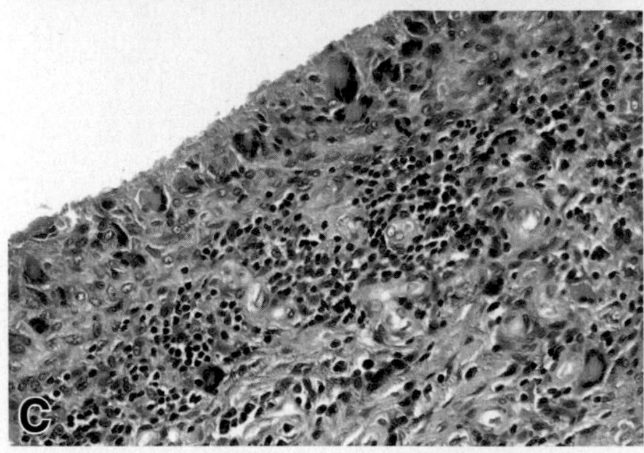

FIGURA 24-56. Artritis reumatoide. A. Membrana sinovial, hiperplásica de un paciente con artritis reumatoide que muestra numerosas proyecciones digitiformes, con zonas focales pálidas por depósito de fibrina. El color café de la sinovial es atribuible a la acumulación de hemosiderina proveniente de una hemorragia previa. **B.** Al microscopio se observa un predominio de folículos linfáticos (cuerpos de Allison-Ghormley; *flechas*), hiperplasia e hipertrofia sinovial, pliegues vellosos y engrosamiento de la membrana sinovial por fibrosis e inflamación. **C.** Con mayor aumento, la membrana sinovial inflamada muestra hiperplasia e hipertrofia de las células que la recubren. En la superficie y debajo de ella hay numerosas células gigantes. El estroma presenta inflamación crónica.

La espondiloartropatía es una artritis seronegativa relacionada en la mayoría de los casos con el HLA-B27

Una serie de entidades clínicas, anteriormente clasificadas como variantes de la artritis reumatoide, se reconocen actualmente como trastornos de entidades independientes. Estas formas de artritis, conocidas como espondiloartropatías, incluyen la espondilitis anquilosante, la artritis reactiva, la artritis psoriásica y la artritis asociada a la enfermedad inflamatoria intestinal. Todas comparten varias características:

- Seronegatividad para FR y otros marcadores en suero de la artritis reumatoide.
- Se relacionan con los antígenos de histocompatibilidad clase I, en particular (HLA)-B27.
- Afectación sacroilíaca y vertebral.
- Afectación asimétrica de solo algunas articulaciones periféricas
- Tendencia a la inflamación de tendones y fascia periarticulares.
- Diseminación sistémica a otros órganos, en especial uveítis, carditis y aortitis.
- Predominio de inicio en hombres jóvenes.

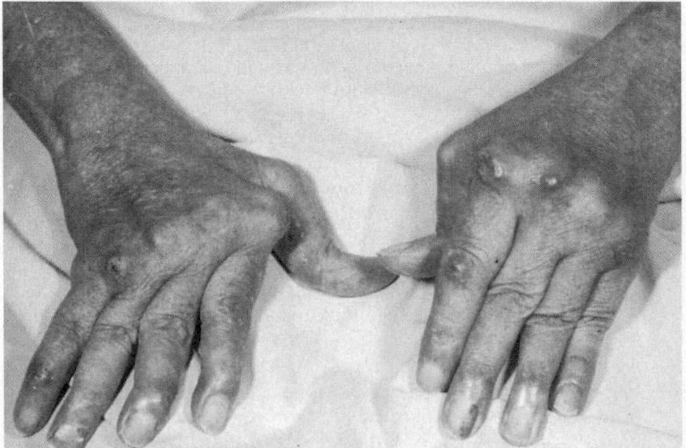

FIGURA 24-57. Artritis reumatoide. Las manos de un paciente con artritis avanzada en las que se observa la inflamación de las articulaciones metacarpofalángicas y la desviación cubital característica de los dedos.

Espondilitis anquilosante

La espondilitis anquilosante es una artropatía inflamatoria de la columna vertebral y las articulaciones sacroilíacas. Puede estar acompañada por artritis asimétrica, periférica (30% de los casos) y manifestaciones sistémicas. Es más común en hombres jóvenes, con una incidencia máxima alrededor de los 20 años. Más del 90% de los casos presenta HLA-B27 (normal, 4-8%), aunque la enfermedad solo se presenta en el 1% de los individuos con este haplotipo.

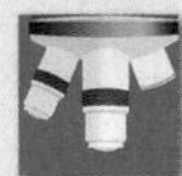

ANATOMOPATOLOGÍA: la espondilitis anquilosante comienza en las articulaciones sacroilíacas bilaterales y luego asciende por la columna vertebral para afectar las pequeñas articulaciones de los elementos posteriores de la columna. El resultado es la destrucción de estas articulaciones, tras lo cual la columna se fusiona en su cara posterior. Los cuerpos vertebrales recuperados adquieren una forma cuadrada y se tornan osteoporóticos, porque la principal fuerza de gravedad la soportan los componentes posteriores fusionados. En estos casos, los discos intervertebrales se osifican y pueden desaparecer. Finalmente, se produce la fusión ósea de los cuerpos vertebrales (fig. 24-59).

Aunque algunos pacientes con espondilitis anquilosante evolucionan con rapidez a una enfermedad incapacitante, la mayoría puede mantener sus actividades laborales y llevar una vida mejor. Sin embargo, hasta un 5% de los casos desarrolla amiloidosis AA y uremia, y algunos presentan insuficiencia cardíaca grave.

Artritis reactiva

La artritis reactiva (anteriormente, síndrome de Reiter) es una tríada de: *(1)* poliartritis seronegativa; *(2)* conjuntivitis/uveítis; y *(3)* uretritis inespecífica. Se presenta casi exclusivamente en hom-

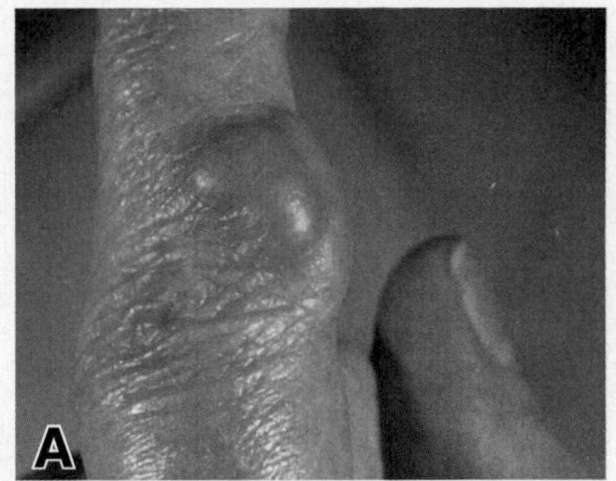

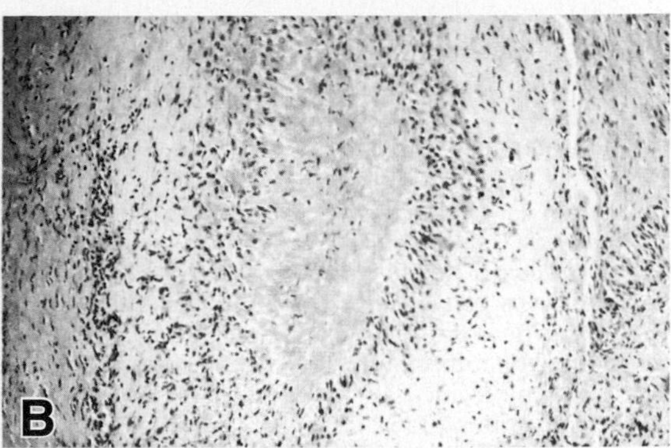

FIGURA 24-58. Nódulo reumatoide. A. Masa subcutánea en un dedo de un paciente con artritis reumatoide. **B.** Vista en el microscopio de un nódulo reumatoide que presenta una zona central de necrosis rodeada de macrófagos en empalizada e infiltrado inflamatorio crónico.

bres y suele seguir a una exposición venérea o a un episodio de disentería bacteriana. Al igual que en la espondilitis anquilosante, este síndrome está relacionado con el antígeno HLA-B27 en el 90% de los pacientes. De hecho, tras un ataque de disentería, el 20% de los hombres positivos para HLA-B27 desarrollan artritis reactiva.

Las características anatomopatológicas de la artritis reactiva son similares a las de la artritis reumatoide. Más de la mitad de los pacientes presenta lesiones mucocutáneas semejantes a la psoriasis pustulosa (queratodermia **blenorrágica**) en las palmas, las plantas y el tórax. En la mayoría de los pacientes, la enfermedad desaparece después de 1 año, pero en el 20% se presenta artritis progresiva, incluida la espondilitis anquilosante.

Artritis psoriásica

De todos los pacientes con psoriasis, en particular aquellos más graves, un 7% presenta artritis seronegativa inflamatoria. El HLA-B27 ha sido relacionado con la espondilitis psoriásica y la inflamación de las articulaciones interfalángicas distales, mientras que el HLA-DR4 se relaciona con un patrón reumatoide. La enfermedad articular suele ser leve y de evolución lenta, aunque en ocasiones también hay una forma de carácter mutilante.

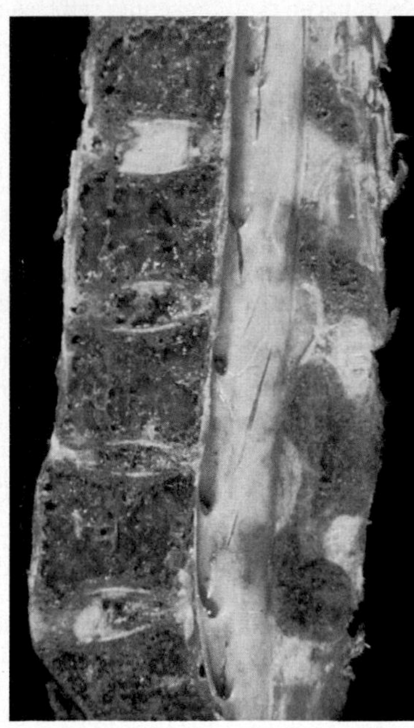

FIGURA 24-59. Espondilitis anquilosante. Los cuerpos vertebrales se han cortado en sentido longitudinal. Tienen forma cuadrada y han perdido la mayor parte del hueso trabecular, debido a una osteoporosis por falta de uso. Hay puentes óseos que unen un cuerpo vertebral con el siguiente atravesando los discos intervertebrales. Algunas partes del disco intervertebral son reemplazadas por médula ósea. Los puentes óseos también se funden con los elementos posteriores **(anquilosis).** (De Bullough PG. *Atlas of Orthopaedic Pathology*. 2nd ed. New York: Gower Medical Publishing, 1992. Copyright Lippincott Williams & Wilkins).

Artritis enteropática

La colitis ulcerativa y la enfermedad de Crohn se acompañan de artritis periférica seronegativa en el 20% de los casos, y el 10% de espondilitis. Esta forma de artritis también se presenta en pacientes con enfermedad de Whipple y después de ciertas infecciones intestinales por bacterias. No hay un tipo específico de tejido relacionado con la artritis periférica, pero la mayoría de los pacientes con espondilitis anquilosante son positivos para HLA-B27. Se ha propuesto que el HLA-B27 y las proteínas de bacterias intestinales tienen una relación estructural, de manera que puede afectar el proceso de presentación de antígeno para los receptores de linfocitos T. La extirpación de la porción intestinal afectada en la colitis ulcerativa mejora la artritis, pero en la enfermedad de Crohn esta complicación con frecuencia no se resuelve.

La artritis juvenil incluye cualquier artritis inflamatoria en niños

En esta denominación, también conocida como **enfermedad de Still**, se incluyen varias afecciones artríticas crónicas diferentes en niños. Además de la artritis reumatoide, muchos niños con artritis juvenil pueden desarrollar espondilitis anquilosante, artritis psoriásica y otras enfermedades del tejido conjuntivo.

- **Artritis seropositiva**: menos del 10% de los niños con artritis son positivos para FR y tienen una presentación poliarticular. Predomina en el sexo femenino (80%) entre los niños con enfermedad Still seropositivos, y en la mayoría de los casos (75%) hay presencia de anticuerpos antinucleares. Es frecuente la presencia de HLA-D4, y más de la mitad de los niños puede desarrollar artritis grave.
- **Enfermedad poliarticular sin síntomas sistémicos**: una cuarta parte de los pacientes con artritis juvenil (90% en niñas) presenta la enfermedad en varias articulaciones, es seronegativo y no presenta manifestaciones sistémicas. Menos del 15% de estos pacientes llega a desarrollar artritis grave.
- **Enfermedad poliarticular con síntomas sistémicos**: el 20% de los niños con artritis poliarticular presentan síntomas sistémicos prominentes, como fiebre alta, erupción cutánea, hepatoesplenomegalia, linfadenopatía, pleuritis, pericarditis, anemia y leucocitosis. La mayoría (60%) son hombres negativos para FR, y una cuarta parte padece artritis grave.
- **Artritis pauciarticular**: los niños con presencia de enfermedad en solo algunas de las grandes articulaciones, tales como la rodilla, el tobillo, el codo o la cadera, constituyen solo la mitad de todos los casos de artritis juvenil, y pueden clasificarse en dos grupos generales. El grupo principal (80%) está formado principalmente por niñas negativas para FR pero que presentan anticuerpos antinucleares y son positivas para HLA-DR5, HLA-DRw6 o HLA-DRw8. De estos pacientes, una tercera parte presenta manifestaciones oculares caracterizadas por iridociclitis crónica (inflamación del iris y el cuerpo ciliar). Sólo una minoría de estos niños presenta poliartritis residual o daño ocular. El grupo más pequeño de niños con la presentación pauciarticular está formado casi exclusivamente por niños, negativos para FR y anticuerpos antinucleares y positivos para HLA-B27 (75%).

Unos pocos presentan iridociclitis aguda, la cual se resuelve de forma espontánea. Algunos de estos pacientes desarrollan con posterioridad espondilitis anquilosante.

ENFERMEDAD DE LYME

***La enfermedad de Lyme suele afectar la rodilla y otras grandes articulaciones, y es causada por la espiroqueta Borrelia burgdorferi, que se transmite por la garrapata del género* Ixodes** (*v.* cap. 9). Por lo general, los pacientes presentan derrame articular y otras manifestaciones de la enfermedad de Lyme. Aunque puede haber artritis transitoria con infección aguda, los pacientes pueden desarrollar artritis de Lyme crónica, la cual es idéntica en el estudio microscópico a la artritis reumatoide.

GOTA

La gota primaria es un trastorno del metabolismo del ácido úrico

La gota es un grupo heterogéneo de enfermedades caracterizadas en conjunto por un aumento en la concentración de ácido úrico en suero y depósito de cristales de urato en las articulaciones y los riñones. Todos estos pacientes presentan hiperuricemia, pero menos del 15% de las personas con hiperuricemia presenta gota. La gota se caracteriza por la artritis aguda y crónica. Se clasifica en primaria o secundaria, dependiendo de la etiología de la hiperuricemia. En la **gota primaria** la hiperuricemia se presenta sin ninguna otra enfermedad asociada, mientras que en la **gota secundaria** se presenta junto con alguna otra enfermedad que da como resultado hiperuricemia.

PATOGENIA MOLECULAR: el ácido úrico es un producto del catabolismo de las purinas. Puede acumularse como consecuencia de una alimentación rica en purinas o de un aumento de la síntesis *de novo*. Existe un delicado equilibrio entre la producción de ácido úrico y el depósito hístico de uratos. El ácido úrico solo se elimina por la orina.Así, la concentración de ácido úrico en sangre (normal, <7.0 mg/dL en hombres, <6.0 mg/dL en mujeres) refleja la diferencia entre la cantidad de purinas ingeridas y sintetizadas y la excreción renal.

La gota puede ser consecuencia de: *(1)* sobreproducción de purinas; *(2)* aumento del catabolismo de los ácidos nucleicos debido a un mayor recambio celular; *(3)* disminución de la recuperación de bases de purina libres; o *(4)* disminución de la excreción urinaria de ácido úrico (fig. 24-60). La ingesta elevada de alimentos ricos en purinas (p. ej., carne) por una persona por lo demás normal no conduce a hiperuricemia y gota.

La mayoría de los casos (85%) de gota idiopática se deben a una alteración aún no explicada de la excreción renal de ácido úrico. En el resto, la causa es una sobreproducción primaria de ácido úrico, pero la anomalía subyacente solo se identifica en una minoría de casos.

La ***tendencia familiar*** a la gota se reconoce desde los tiempos de Galeno. La hiperuricemia es común entre los familiares de personas con gota. Se ha propuesto que la hiperuricemia primaria en algunos individuos es hereditaria como una enfermedad autosómica dominante con expresión variable, en algunos como una enfermedad ligada al cromosoma X y en otros como una enfermedad hereditaria multifactorial. La gota precoz presenta una fuerte tendencia familiar. El consenso actual es que hay múltiples genes que controlan la concentración sérica de ácido úrico.

La gota puede deberse a errores innatos del metabolismo

El paso que limita la velocidad de síntesis de purinas es la condensación de glutamina con pirofosfato de fosforibosilo (PP-ribosa-P) para formar fosforibosilamina. El aumento de PP-ribosa-P intracelular acelera la biosíntesis de purinas. La PP-ribosa-P, a través de la actividad de la hipoxantina fosforribosil transferasa (HPRT), también se condensa, y por tanto recupera, las bases de purina (hipoxantina y guanina) derivadas del catabolismo de los ácidos nucleicos. Aunque en la mayoría de los casos de gota primaria se desconoce la causa específica de una tasa demasiado elevada de producción de ácido úrico, se sabe que dos errores innatos del metabolismo conducen a un aumento de la PP-ribosa-P.

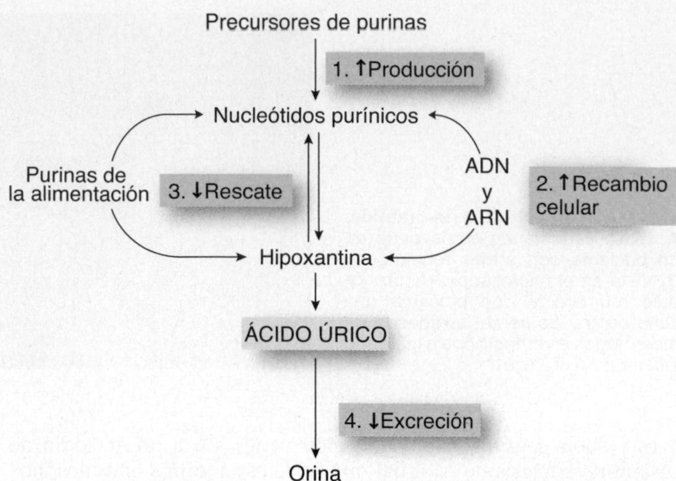

FIGURA 24-60. Patogenia de la hiperuricemia y la gota. Los nucleótidos purínicos son sintetizados de *novo* a partir de precursores no purínicos o derivados de purinas previamente formadas en la dieta. Los nucleótidos purínicos son catabolizados a hipoxantina e incorporados a los ácidos nucleicos. La degradación de los ácidos nucleicos y las purinas de la dieta también producen hipoxantina. La hipoxantina es convertida a ácido úrico, el cual es posteriormente excretado a través de la orina. La hiperuricemia y la gota se deben a *1)* un aumento de la síntesis de novo de purina, *2)* un aumento del recambio celular, *3)* la disminución de la recuperación de purinas de la dieta e hipoxantina y *4)* la disminución de la excreción de ácido úrico por los riñones.

El **síndrome de Lesch-Nyhan** es una enfermedad hereditaria ligada al cromosoma X (Xq26-q27) por una deficiencia de HPRT, un defecto que conduce a la acumulación de PP-ribosa-P y, a su vez, a una mayor síntesis de purinas. Los niños con este síndrome son clínicamente sanos al nacer, pero presentan retrasos en el desarrollo y disfunción neurológica durante el primer año. La mayoría presentan discapacidad intelectual y conductas de automutilación. Desarrollan hiperuricemia y acaban presentando artritis gotosa. También se producen nefropatía obstructiva (relacionada con el ácido úrico) y anomalías hematológicas.

La gota secundaria suele deberse a la alteración del ADN

Diversas situaciones producen hiperuricemia y gota secundaria. Del mismo modo que en la gota primaria, la hiperuricemia secundaria puede deberse a la sobreproducción o la disminución de la excreción urinaria de ácido úrico. El aumento de la producción se debe con mayor frecuencia al aumento en el recambio de ácido nucleico, como sucede en las leucemias y los linfomas y después de la quimioterapia. El aumento en la velocidad de destrucción del trifosfato de adenosina (ATP) también puede conducir a la sobreproducción de ácido úrico, y se presenta en las enfermedades por depósito de glucógeno e hipoxia celular. La ingestión de etanol produce hiperuricemia secundaria, en parte porque acelera el catabolismo del ATP y (en menor grado) por la disminución de la excreción renal de ácido úrico. La reducción en la excreción de urato puede ser resultado de una enfermedad renal primaria. La deshidratación y los diuréticos aumentan la reabsorción tubular de ácido úrico y pueden producir hiperuricemia. De hecho, diversos medicamentos están implicados en el 20% de los pacientes con hiperuricemia.

La **gota causada por plomo** (gota por saturnismo) se describió en la Inglaterra del siglo XVIII, donde esta enfermedad era frecuente entre las clases altas que tenían cañerías de plomo en sus casas (Saturno es el símbolo del plomo). En la actualidad se sabe que estos pacientes presentaban nefropatía por plomo. Los romanos tenían un problema similar, porque bebían a partir de recipientes que contenían plomo.

EPIDEMIOLOGÍA: la gota primaria se presenta sobre todo en adultos del sexo masculino; solo un 5% de los casos se presenta en mujeres. Es rara en niños antes de la pubertad y en mujeres en etapa reproductiva. La mayor incidencia se da en la quinta década de la vida. La distribución por sexo puede atribuirse al hecho de que, en todas las edades, la concentración de uratos en suero en las mujeres es menor que en los hombres, aunque tiende a aumentar después de la menopausia. Muchos pacientes refieren un antecedente familiar de gota, pero también son importantes los factores ambientales. Hay una correlación positiva entre la prevalencia de hiperuricemia en la población y el peso corporal promedio, la ingesta de proteínas, el consumo de alcohol, la clase social y el nivel de inteligencia. De esta manera, la gota es una enfermedad que ejemplifica la interrelación entre la predisposición genética y los factores ambientales.

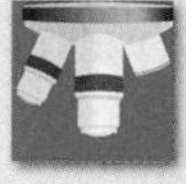

ANATOMOPATOLOGÍA: cuando los cristales de urato de sodio se precipitan en los líquidos corporales sobresaturados, absorben fibronectina, complemento y otras proteínas en su superficie. Los neutrófilos que ingieren cristales de urato liberan radicales de oxígeno activados y enzimas lisosómicas, que producen daño a los tejidos y favorecen la respuesta inflamatoria.

La presencia de cristales en forma de aguja y alargados que no son birrefringentes con luz polarizada es una característica para el diagnóstico de gota (fig. 24-61). Pueden encontrarse cristales de monohidrato monosódico de urato intracelular en leucocitos de líquido sinovial. Un **tofo** es un depósito extracelular en los tejidos blandos de cristales de urato rodeados por células gigantes contra cuerpo extraño, y que se acompañan de una respuesta celular inflamatoria asociada. Estas zonas de tipo granulomatoso se encuentran en el cartílago, y en cualquier tejido blando alrededor de las articulaciones, e incluso en la médula ósea subcondral adyacente a las articulaciones.

Desde el punto de vista macroscópico, cualquier depósito blanquecino calcáreo en las superficies intraarticulares, incluido el cartílago articular, sugiere gota (fig. 24-61B). En la radiografía, la artritis gotosa se caracteriza por la presencia de lesiones líticas («mordedura de rata») en sacabocado yuxtaarticulares, que están asociadas con una mínima formación de hueso reactivo (fig. 24-62). A diferencia de la artritis reumatoide, en la gota no hay osteopenia yuxtaarticular.

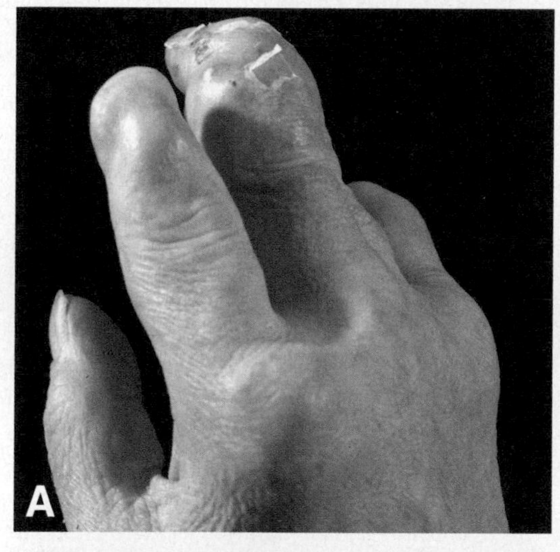

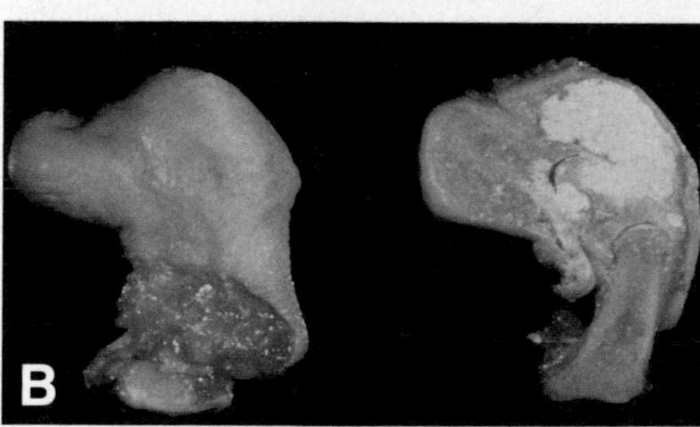

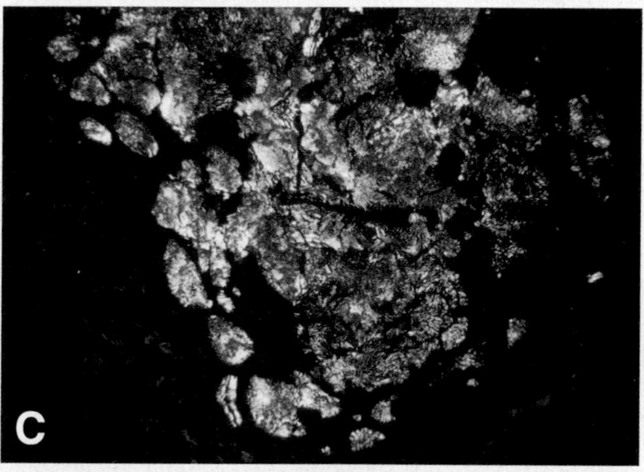

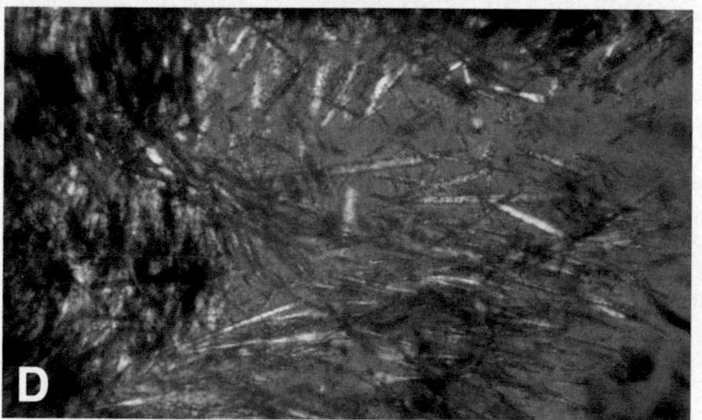

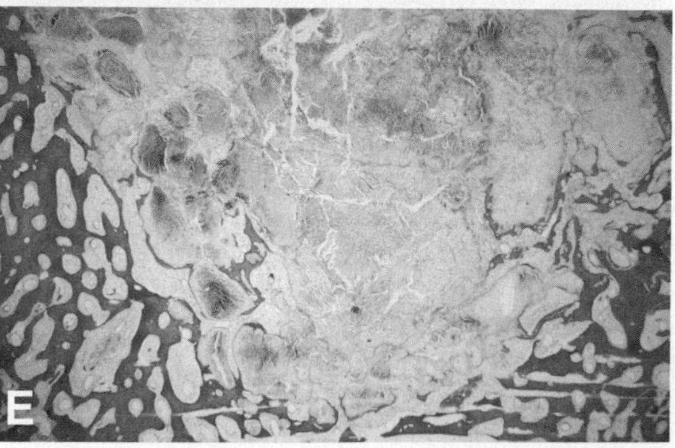

FIGURA 24-61. Gota. A. Tofo gotoso en las manos que tiene el aspecto de nódulos múltiples de consistencia gomosa, uno de los cuales, en este ejemplo, está ulcerado. **B.** Corte transversal de un dedo en el que se muestra el contenido del tofo de cristales de urato que tiene aspecto de pasta de dientes. **C.** Corte histológico en campo brillante en el que se observan cristales de urato monosódico de color café dentro del hueso. **D.** Microfotografía de alta resolución con luz polarizada con placa compensatoria de cuarzo en la que se observa un patrón birrefringente negativo de los cristales (aquellos cuyo eje mayor es paralelo al eje de la placa de compensación presentan un color amarillo). **E.** Corte de un tofo en el que se contempla una reacción contra cuerpo extraño alrededor de una lesión amorfa de color rosado en la que los cristales de urato han sido disueltos como parte del proceso acuoso habitual del tejido para microscopio.

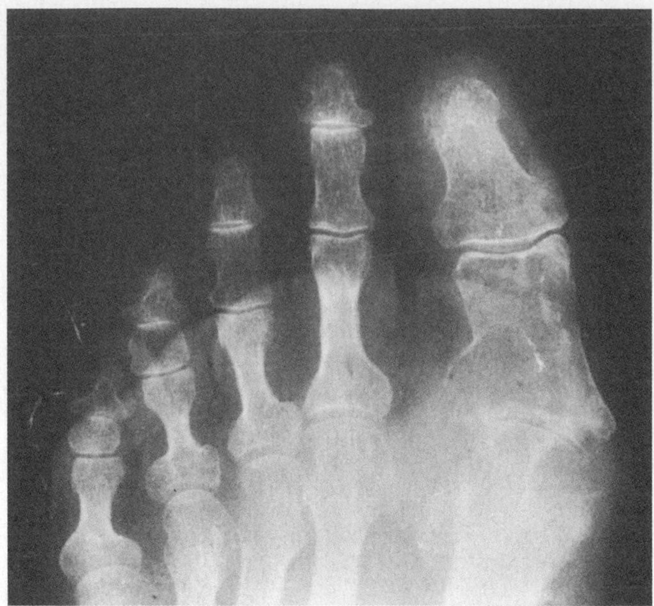

FIGURA 24-62. Gota. Radiografía de la primera articulación metatarsofalángica en la que se observa una lesión lítica que destruye el espacio articular. Se observa un tofo gotoso de tejido blando adyacente y edema.

Los depósitos renales de urato se localizan entre los túbulos, en especial en los ápices de la médula. Estos depósitos son visibles como estrías lineales pequeñas, brillantes, de color amarillo dorado localizadas en la médula.

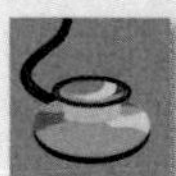

CARACTERÍSTICAS CLÍNICAS: la evolución clínica de la gota se divide en cuatro etapas: *(1)* hiperuricemia asintomática; *(2)* artritis gotosa aguda; *(3)* gota intercrítica; y *(4)* gota crónica tofácea. Los cálculos renales pueden aparecer en cualquiera de las fases, excepto en la primera. En la mayoría de los casos, la gota sintomática aparece antes que los cálculos renales, que suelen requerir de 20 a 30 años de hiperuricemia sostenida.

- La **hiperuricemia asintomática** suele preceder durante varios años a las manifestaciones clínicas de gota.
- La **artritis gotosa aguda** fue bien descrita por Thomas Sydenham en el s. XVII al escribir sobre su propia enfermedad. Es una dolorosa afección que por lo general se presenta en una articulación, sin otros síntomas generales. Posteriormente, conforme la enfermedad avanza, se presenta con un patrón poliarticular y es común la fiebre. Al menos la mitad de los pacientes se presenta la primera vez con dolor y enrojecimiento de la primera articulación metatarsofalángica (primer dedo), situación conocida como **podagra**. Se considera que el 90% de todos los pacientes presenta este episodio agudo en algún momento de su evolución. Por lo común, el ataque de gota comienza en la noche y es extremadamente doloroso, y simula una infección bacteriana aguda en la articulación afectada. Una comida abundante o la ingestión de bebidas alcohólicas pueden desencadenar un ataque, pero hay otras situaciones específicas, como un traumatismo, ciertos medicamentos o una cirugía, que también lo pueden ocasionar. Aun sin tratamiento, los ataques de gota son autolimitados.
- El **período intercrítico** es el intervalo asintomático entre el ataque agudo inicial y los episodios posteriores. Estos períodos pueden durar hasta 10 años, pero los ataques posteriores tienden a ser cada vez más graves, prolongados y poliarticulares.
- La **gota tofácea** puede presentarse en pacientes sin tratamiento en forma de tofos en el cartílago, la membrana sinovial, los tendones y los tejidos blandos.

La insuficiencia renal es responsable del 10% de las muertes en personas con gota. Una tercera parte de los casos presenta albuminuria leve, así como disminución de la filtración glomerular y de la capacidad de concentración renal. Sin embargo, la contribución de la nefropatía por uratos a la insuficiencia renal crónica es desconocida, y la hipertensión, la presencia de daño renal previo y la ingesta de analgésicos pudiera ser de mayor importancia. En pacientes con gota grave causada por deficiencias enzimáticas hereditarias y en aquellos con un cuadro clínico precoz, la nefropatía por urato es una característica preponderante en la evolución clínica. Los **cálculos de urato** corresponden al 10% de todos los cálculos renales en Estados Unidos y hasta un 40% en Israel y Australia. La prevalencia de cálculos de urato se relaciona con la concentración en suero de ácido úrico y se presenta hasta en el 25% de los pacientes con gota. También hay un incremento de la frecuencia de cálculos que contienen calcio, en cuyo caso el ácido úrico sirve como nido para la formación de cálculos de calcio.

El tratamiento de la gota está diseñado para: *(1)* disminuir la gravedad de los ataques agudos; *(2)* reducir el urato sérico; *(3)* prevenir futuros ataques; *(4)* promover la disolución de los depósitos de urato; y *(5)* alcalinizar la orina para prevenir la formación de cálculos. Los antiinflamatorios no esteroideos se utilizan para interrumpir el proceso inflamatorio y prevenir o mitigar los ataques agudos. La colchicina se ha utilizado durante cientos de años como profiláctico para prevenir episodios recurrentes. A menudo son útiles los fármacos uricosúricos, que interfieren en la reabsorción de urato por los túbulos renales.

El alopurinol es un inhibidor competitivo de la xantina oxidasa, la enzima que convierte la xantina y la hipoxantina en ácido úrico. Este medicamento disminuye de manera rápida la uricosemia y uricosuria y es utilizado en personas con insuficiencia renal y aquellos que son resistentes a otros medicamentos uricosúricos. También se administra a pacientes que reciben quimioterapia por enfermedades hematopoyéticas proliferativas, que aumentan la tasa de producción de urato.

ENFERMEDAD POR DEPÓSITO DE DIHIDRATO DE PIROFOSFATO DE CALCIO (CONDROCALCINOSIS Y SEUDOGOTA)

La enfermedad por depósito de dihidrato de pirofosfato de calcio (CPPD) se refiere a la acumulación de este compuesto en la membrana sinovial (seudogota), el cartílago articular (condrocalcinosis), los ligamentos y los tendones. La enfermedad puede ser idiopática, estar asociada a un traumatismo, estar relacionada con diversas enfermedades metabólicas o, en casos raros, ser hereditaria.

La enfermedad por depósito de CPPD es una enfermedad de predominio en ancianos: la mitad de los casos tiene más de 85 años y la mayoría está asintomático. Debido a que dos terceras partes de esos pacientes presentan daño articular previo, se considera que el traumatismo y el envejecimiento del cartílago favorecen la acumulación de cristales de CPPD. En casos asintomáticos, pueden presentarse calcificaciones punteadas o lineales en cualquier fibrocartílago o superficie de cartílago hialino. Por ejemplo, en la radiografía de la rodilla pueden observarse franjas lineales que pueden perfilar los meniscos.

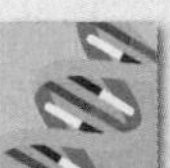

PATOGENIA MOLECULAR: la principal anomalía predisponente en pacientes con enfermedad por depósito de CPPD es el exceso de pirofosfato inorgánico en el líquido sinovial. Este material deriva de la hidrólisis de los nucleósidos trifosfatos en los condrocitos articulares. El aumento de pirofosfato en el líquido sinovial puede deberse a un aumento de la producción o a una disminución del catabolismo. El depósito de CPPD es frecuente en las rodillas tras un traumatismo y tras la extirpación quirúrgica de los meniscos. Los nucleótidos liberados por el cartílago articular lesionado pueden actuar como sustratos de la nucleótido trifosfato pirofosfohidrolasa (NTP), lo que aumenta la producción de pirofosfato. Hay otros trastornos que conducen al depósito de cristales de CPPD, como el hiperparatiroidismo, el hipotiroidismo, la hemocromatosis, la enfermedad de Wilson y la ocronosis. El hierro y el cobre inhiben la pirofosfatasa, lo que explica la disminución de la degradación del pirofosfato.

Las mutaciones de pérdida de función en *ANKH* causan condrocalcinosis CPPD familiar autosómica dominante. Este gen codifica un transportador de pirofosfato de membrana que inhibe la mineralización en varios tejidos, incluidos articulaciones, cartílago articular y tendones. La mutación de *ANKH* aumenta el pirofosfato intracelular y reduce el pirofosfato extracelular.

La **hipofosfatasia** es una enfermedad heredada en la que la actividad de la fosfatasa alcalina (la enzima que hidroliza el pirofosfato) es deficiente en el suero y los tejidos. Como resultado, el pirofosfato no es adecuadamente metabolizado y se acumula en el líquido sinovial.

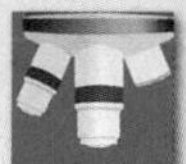
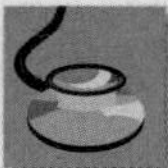

ANATOMOPATOLOGÍA Y CARACTERÍSTICAS CLÍNICAS: una minoría de pacientes sintomáticos con enfermedad por depósito de CPPD se clasifican según la naturaleza de la afectación articular.

- La **seudogota** se refiere a ataques autolimitados de artritis aguda que duran de 1 día a 4 semanas y que afectan una o dos articulaciones. Cerca del 25% de los pacientes con enfermedad por depósitos de CPPD tiene un inicio agudo con síntomas similares a la gota que se manifiesta por inflamación y edema de las rodillas, los tobillos, las muñecas, los codos, la cadera o los hombros. Las articulaciones metatarsofalángicas, que con frecuencia están involucradas en la gota, por lo general son respetadas en esta enfermedad. El líquido sinovial presenta abundantes leucocitos que contienen cristales de CPPD.
- La **artritis seudorreumatoide** es una variante de la enfermedad por depósitos de CPPD en la que múltiples articulaciones están afectadas de forma crónica. Los síntomas son leves y se asemejan a la artritis reumatoide.
- La **seudoartrosis** manifiesta síntomas similares a los de la artrosis.
- La **enfermedad seudoneurotrófica** se caracteriza por la destrucción articular grave, suficiente para parecerse a la articulación neurotrófica.

En el examen macroscópico, los depósitos de CPPD tienen el aspecto de áreas blancas calcáreas en superficies cartilaginosas (fig. 24-63A). A diferencia de los cristales de urato en forma de aguja, son cortos y romboides («en forma de féretro») y muestran una débil birrefringencia positiva bajo luz polarizada. A diferencia de los cristales de urato, los cristales de CPPD son menos solubles en agua y se encuentran fácilmente en cortes de tejido dentro de depósitos calcificados de color púrpura (fig. 24-63B). Solo unas pocas células mononucleares y macrófagos rodean los focos de depósito de cristales.

El tratamiento de la enfermedad por depósito de CPPD consiste principalmente en el control sintomático del dolor. Suelen utilizarse antiinflamatorios no esteroideos y corticoesteroides.

ENFERMEDAD POR DEPÓSITO DE HIDROXIAPATITA CÁLCICA

La enfermedad por depósito de hidroxiapatita cálcica se caracteriza por la artritis aguda o crónica y por depósitos de cristales de hidroxiapatita en los leucocitos mononucleares presentes en el tejido articular y el líquido sinovial. La hidroxiapatita cálcica (HA) es el principal mineral que constituye el hueso y los dientes, y se deposita en zonas de calcificación distrófica metastásica. Los cristales de HA se encuentran con frecuencia en el líquido sinovial de las articulaciones afectadas por artrosis, pero hay razones para pensar que el depósito de HA grave es una enfermedad distinta. Las articulaciones en que se presenta con mayor frecuencia son la rodilla, el hombro, la cadera y los dedos. Los ataques pueden durar varios días.

HEMOFILIA, HEMOCROMATOSIS Y OCRONOSIS

La hemofilia, la hemocromatosis y la ocronosis (*v.* cap. 6) producen enfermedades articulares con degradación de la matriz y destrucción del cartílago articular.

- La **hemofilia** da lugar a formas graves de artritis por la presencia de hemorragia generalizada dentro de las articulaciones (hemartrosis), en particular las rodillas, los codos, los tobillos, los hombros y la cadera. Esto daña la matriz del cartílago articular y promueve una proliferación sinovial similar a la artritis reumatoide.
- La **hemocromatosis** se complica por artritis en la mitad de los pacientes afectados. Las manos, la cadera y las rodillas pueden verse afectadas en ataques recurrentes.
- La **ocronosis** es una enfermedad rara, autosómica recesiva, causada por un defecto en la oxidasa del ácido homogentísico. El depósito de este ácido produce polímeros en el cartílago de las articulaciones, incluidos los discos intervertebrales, lo que final-

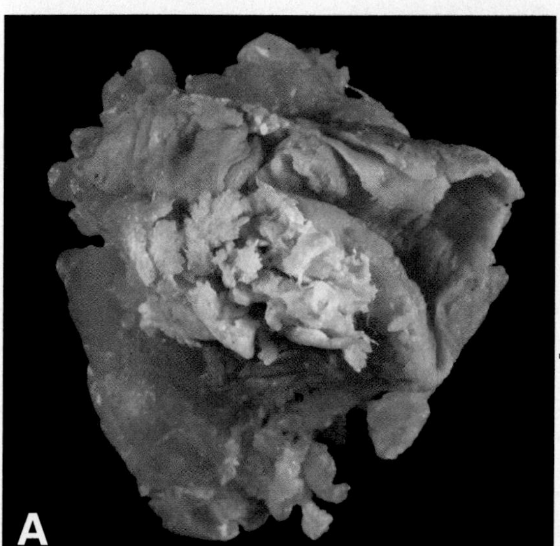
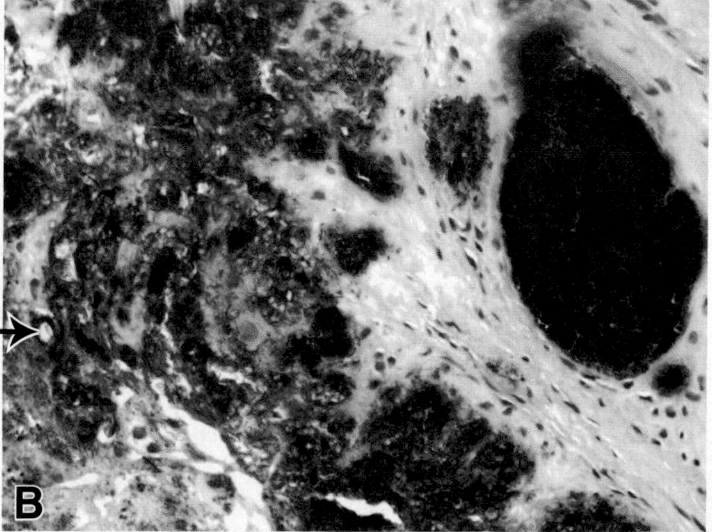

FIGURA 24-63. Enfermedad por depósito de dihidrato de pirofosfato de calcio. A. Muestra macroscópica en la que se observa material blanquecino calcificado. **B.** Al microscopio, los depósitos tienen un color púrpura intenso y se pueden identificar cristales de forma romboide (*flecha*).

mente le provoca fragilidad y degeneración. **El ácido homogentísico se excreta en la orina, lo que hace que esta se ennegrezca al estar de pie o con la alcalinidad. Este fenómeno se denomina alcaptonuria.**

TUMORES Y LESIONES DE TIPO TUMORAL DE LAS ARTICULACIONES

Las neoplasias verdaderas de las articulaciones son infrecuentes. Las lesiones malignas más frecuentes de la membrana sinovial son los carcinomas metastásicos, en particular el adenocarcinoma de colon, mama y pulmón. Las enfermedades linfoproliferativas (p. ej., leucemia) también pueden afectar la membrana sinovial y simular otras afecciones, como la artritis reumatoide. No es habitual que los tumores óseos malignos primarios se diseminen a la articulación, aunque pueden invadir la cápsula articular desde los tejidos blandos.

Un ganglión o quiste sinovial es un quiste pequeño ocupado por líquido

Un ganglión es un quiste simple con paredes delgadas que contiene líquido mucinoso transparente. Suele aparecer en las superficies extensoras de las manos y los pies, especialmente en la muñeca. Es más frecuente en mujeres de entre 25 y 45 años. Se origina tanto en la membrana sinovial como en áreas de cambio mixoide en el tejido conjuntivo, posiblemente tras un traumatismo. La pared del quiste está compuesta de tejido fibroso y no hay revestimiento celular. Puede ser doloroso y es fácilmente extirpable mediante cirugía.

El **quiste de Baker** es una herniación de la membrana sinovial de la articulación de la rodilla en el espacio poplíteo. Suele aparecer asociado a diversas formas de artritis, en las que hay un aumento de la presión intraarticular. El quiste contiene líquido sinovial y muestra, a nivel microscópico, un revestimiento de células sinoviales.

La condromatosis sinovial se presenta como nódulos cartilaginosos en una articulación

La condromatosis sinovial es una enfermedad benigna, autolimitada, en la que aparecen nódulos de cartílago hialino en la membrana sinovial, que se desprenden de esta estructura y flotan en el líquido sinovial, como granos de arena dentro de engranajes.

La irritación crónica producida por estos cuerpos extraños estimula la secreción de grandes cantidades de líquido sinovial y causa el sangrado de la membrana sinovial. La condromatosis sinovial afecta las grandes articulaciones diartroideas en hombres jóvenes y de mediana edad, que afecta la rodilla en la mayoría de los casos, pero también puede presentarse en la cadera, los codos, el hombro y los tobillos. Los pacientes presentan dolor, rigidez y limitación de los movimientos de la articulación cuando hay derrame de sangre asociado.

A diferencia del cartílago que se desprende de las superficies articulares en la artrosis, los fragmentos de cartílago hialino en la condromatosis sinovial se forman *de novo* en la membrana sinovial (fig. 24-64). No presentan franja de transición y por ello difieren del cartílago articular verdadero. En ocasiones, los nódulos cartilaginosos, mientras permanecen en la membrana sinovial, presentan osificación endocondral, en cuyo caso la enfermedad se denomina osteocondromatosis sinovial. Si estos nódulos se desprenden, las porciones óseas mueren, pero los fragmentos de cartílago mantienen su viabilidad y crecen debido a que son nutridos por el líquido sinovial. La evacuación de la articulación y la sinoviectomía parcial son útiles para tratar esta enfermedad. Se observa recidiva en el 15 % al 20 % de los casos, pero la transformación maligna es muy inusitada.

PATOGENIA MOLECULAR: la desregulación del proceso de señalización de Sonic Hedgehog, conocido por estar involucrado en varios tumores cartilaginosos benignos, se ha implicado con el desarrollo de condromatosis sinovial en modelos animales. Por tanto, esta afección puede ser una neoplasia benigna. En unos pocos casos de condromatosis sinovial se han detectado anomalías cariotípicas clonales, con complementos diploides o casi diploides, anomalías del cromosoma 6, reordenamientos de 1p22 y 1p13 y copias adicionales del cromosoma 5.

El tumor tenosinovial de células gigantes es una neoplasia benigna de la membrana sinovial

Es la neoplasia más común de la membrana sinovial y la capa tendinosa, y se presenta de forma localizada o difusa. Las lesiones pueden ser intra o extraarticulares.

- El **tumor tenosinovial localizado de células gigantes** o el **tumor de células gigantes de la capa tendinosa** involucra la capa tendinosa de las manos y los pies. Es el tumor de tejidos blandos más común en la mano. Se presenta sobre todo en mujeres jóvenes y de edad madura (30-50 años) y afecta la cara flexora de los dedos medio o índice. El tumor suele ser bien delimitado y de crecimiento lento.
- El **tumor tenosinovial difuso de células gigantes** o **sinovitis vellonodular pigmentada** se caracteriza por la proliferación abundante mal definida de las células que recubren la membrana sinovial que se origina en los tejidos blandos periarticulares, que se extienden hacia el tejido subsinovial. Se presenta en una articulación única, por lo general en adultos jóvenes, y se presenta con la misma frecuencia en hombres que en mujeres. El sitio de presentación más común es la rodilla (80 %), pero también puede presentarse en la cadera, el tobillo, la articulación calcaneocuboidea, el codo y, con menor frecuencia, la capa tendinosa de los dedos de las manos y los pies.

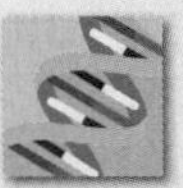

PATOGENIA MOLECULAR: en el pasado, estas lesiones se consideraban de origen reactivo/inflamatorio, sin embargo se han descrito aberraciones cromosómicas recurrentes en ambas formas, lo que apoya una naturaleza neoplásica. Se han detectado translocaciones que afectan el brazo corto del cromosoma 1, con mayor frecuencia t(1;2) (p11;q35-36) o (p13;q37), que conducen a la fusión de *CSF-1*, que codifica el factor estimulante de colonias 1, y *COL6a3*, que fabrica un componente del colágeno de tipo IV, implicado en la formación de la matriz extracelular y la membrana basal. Las trisomías de los cromosomas 5 y 7 solo se han encontrado en la forma difusa. La asociación de estas anomalías con la patogenia tumoral no está clara.

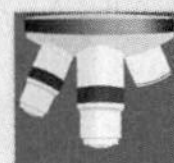

ANATOMOPATOLOGÍA: el tumor tenosinovial de células gigantes localizado suele ser una masa pequeña (<4 cm), multinodular, de contorno liso, parcialmente

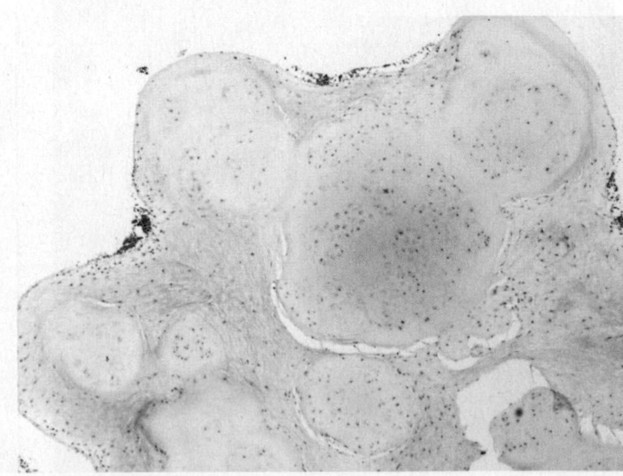

FIGURA 24-64. Condromatosis sinovial. Formación de nódulos de cartílago hialino benigno en la membrana sinovial.

encapsulada y exofítica adherida a una vaina tendinosa. Los tumores de la forma difusa suelen medir más de 5 cm y están mal delimitados. Invaden las articulaciones y erosionan el hueso (fig. 24-65A). Pueden desarrollarse a través de las cápsulas articulares en el tejido blando y rodear nervios y arterias, lo que a veces requiere una extirpación quirúrgica radical. La membrana sinovial presenta grandes pliegues y tumefacciones nodulares de color café, debido a que contienen pigmento de hierro (fig. 24-65B). A nivel microscópico, ambos tipos de tumores tienen una histología similar. Están compuestos por células mononucleares similares a macrófagos, mezcladas con células gigantes multinucleadas dispersas, fibroblastos y células espumosas. Los macrófagos con hemosiderina reflejan una hemorragia previa (fig. 24-65C,D). La forma difusa infiltra ampliamente los tejidos circundantes y con frecuencia muestra una configuración vellosa.

El tratamiento consiste en la extirpación quirúrgica. La radioterapia se ha utilizado en casos irresecables. En ocasiones, para el control local se requiere la amputación. Los tumores recidivan en el 10% al 20% de los casos de tumor tenosinovial de células gigantes localizado, en contraste con el 40% al 50% en la forma difusa. No se producen metástasis. Se ha descrito un homólogo maligno, pero es muy infrecuente.

Tumores de tejidos blandos

Los **tumores de tejidos blandos** son neoplasias mesenquimatosas que pueden surgir en cualquier parte del cuerpo pero que se encuentran con mayor frecuencia en el músculo esquelético, el tejido graso, el tejido fibroso o los vasos sanguíneos. Los tumores de nervios periféricos (*v.* cap. 25) y otros tumores de diferenciación neuroectodérmica pueden incluirse en la categoría de tumores de tejidos blandas. Se cree que estos tumores se originan a partir de células madre mesenquimatosas pluripotentes que residen en los tejidos blandos y la médula ósea. Aunque algunos tumores pueden mostrar indicios de diferenciación hacia un tipo celular concreto (fibroblástico, adipocítico, vascular, mioide, etc.), muchos tumores no tienen una línea de diferenciación definida. Sin embargo, muchos presentan anomalías genómicas características y únicas que son útiles para el diagnóstico (tabla 24-2).

Los tumores de tejidos blandas pueden ser benignos, localmente agresivos o malignos. Las neoplasias benignas son 100 veces más frecuentes que las malignas (sarcomas), que representan <1% de todas las neoplasias malignas en Estados Unidos. Los tumores localmente agresivos invaden y pueden recidivar localmente (p. ej., fibromatosis). Los tumores malignos de tejidos blandos (sarcomas) pueden hace metástasis a través del torrente sanguíneo, normalmente a los pulmones o los huesos. ***Los pacientes suelen morir de enfermedad metastásica, más que por la invasión local en el lugar del tumor primario.***

Distinguir los sarcomas de los simuladores benignos es clave para el pronóstico; el resultado depende tanto del grado como del estadio del tumor. Se han publicado varios esquemas de clasificación, el más aceptado de los cuales es el de la Fédération National des Centres de Lutte Contre le Cancer (FNCLCC). La clasificación de la FNCLCC se basa en el fenotipo celular (tipo histológico de tumor y grado de diferenciación), la actividad mitótica y la presencia de necrosis tumoral como indicadores de comportamiento agresi-

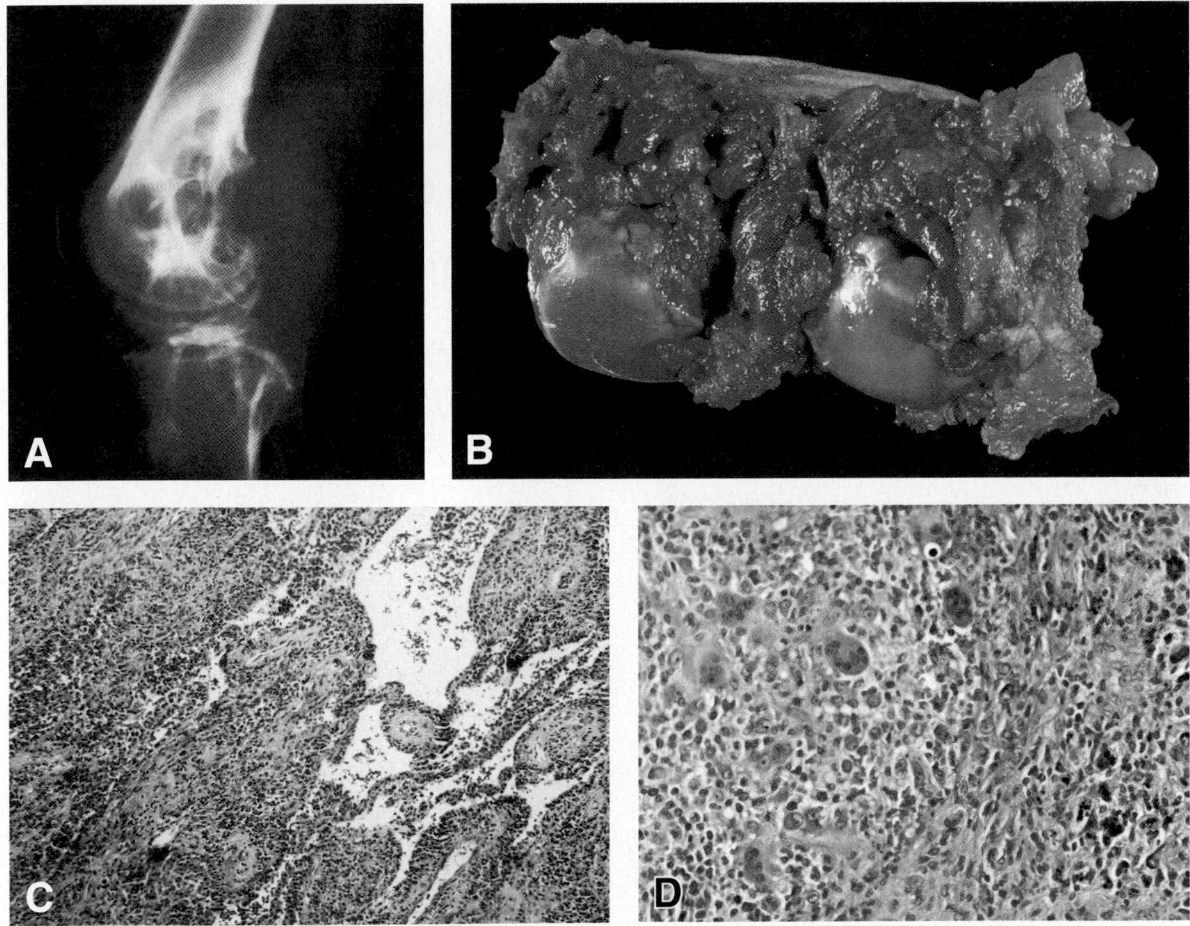

FIGURA 24-65. Sinovitis vellonodular pigmentada. A. Radiografía de la rodilla en la que se observan erosiones confluentes en la porción distal y el fémur y proximal de la tibia y una masa de tejido blando dentro de la articulación. **B.** Muestra macroscópica en la que se observa la destrucción masiva de los cóndilos femorales. Obsérvense el color café y el engrosamiento nodular. **C.** En la microfotografía de baja resolución se observan vellosidades sinoviales engrosadas. **D.** A más alta resolución, se observa que el infiltrado celular está constituido principalmente por sinoviocitos histiocíticos mononucleares, muchos de los cuales contienen pigmento café de hemosiderina y células gigantes multinucleadas.

TABLA 24-2
ANOMALÍAS CROMOSÓMICAS SELECCIONADAS EN LOS TUMORES DE TEJIDOS BLANDOS

Tipo de tumor	Anomalía cromosómica	Gen(es)
Tumores fibroblásticos		
Fascitis nodular	t(17;22)(p13;q13)	*MYH9-USP6*
Fibrosarcoma congénito/infantil	t(12;15)(p13;q25)	*ETV6-NTRK3*
Dermatofibrosarcoma protuberans	t(17;22)(q21;q13)	*COLIA1-PDGFB*
Sarcoma fibromixoide de bajo grado	t(7;16)(q33;p11) t(11;16)(p11;p11)	*FUS-CREB3L2* *FUS-CREB3L1*
Fibrosarcoma epitelioide esclerosante	t(7;16)(p22;q24)	*FUS-CREB3L2*
Tumor miofibroblástico inflamatorio	t(1;2)(q22;p23) t(2;19)(p23;p13) t(2;17)(p23;q23) t(2;2)(p23;q13) t(2;11)(p23;p15) inv(2)(p23;q35)	*TPM3-ALK* *TPM4-ALK* *CLTC-ALK* *RANBP2-ALK* *CARS-ALK* *ATIC-ALK*
Tumores lipógenos		
Liposarcoma bien diferenciado/tumor lipomatoso atípico/liposarcoma indiferenciado	12q14-15 (cromosomas en anillo, cromosomas gigantes marcadores)	Amplificación de *MDM2, CDK4, HMGA2, GLI, SAS*
Liposarcoma mixoide/de células redondas	t(12;16)(q13;p11) t(12;22)(q13;q12)	*FUS-DDIT3* *EWSR1-DDIT3*
Tumores miógenos		
Rabdomiosarcoma alveolar	t(2;13)(q35;q14) t(1;13)(p36;q14) t(X;2)(q13;q35)	*PAX3-FKHR* *PAX7-FKHR* *PAX3-AFX*
Rabdomiosarcoma fusocelular/esclerosante	t(6;8)(p12, q11.2) t(8;11)(q11.2;p15.3)	*SRF-NCOA2* *TEAD1-NC0A2* Mutación *MYOD1*
Tumores neuroectodérmicos		
Sarcoma de células claras	t(12;22)(q13;q12) t(2;22)(q33;q12)	*EWSR1-ATF1* *EWSR1-CREB1*
Sarcoma de Ewing; tumor neuroectodérmico primitivo (TNEP)	t(11;22)(q24;q12) t(21;22)(q22;q12) t(7;22)(p22;q12) t(2;22)(q33;q12) t(16;21)(p11;q22) t(2;16)(q35;p11)	*EWSR1-FLI1* *EWSR1-ERG* *EWSR1-ETV1* *EWSR1-FEV* *FUS-ERG* *FUS-FEV*
Sarcoma sinovial	t(X;18)(p11;q11)	*SS18-SSX1, SSX2, SSX4*

vo. A continuación, el grado se combina con criterios de tamaño tumoral específicos de la localización y el estado metastásico para determinar la estadificación global y predecir el riesgo.

Como se detalla más adelante, se han identificado determinantes genéticos en algunos tumores de tejidos blandos, como la neurofibromatosis de tipo 1, la esclerosis tuberosa, la enfermedad de Osler-Weber-Rendu, el síndrome de Li-Fraumeni y el síndrome de Gardner. Las lesiones por radiación también contribuyen al desarrollo de sarcomas, en particular angiosarcoma, osteosarcoma o sarcoma indiferenciado, años después de la exposición. No existe evidencia que respalde la asociación de los traumatismos con el desarrollo de tumores de tejidos blandos, de manera que las lesiones simplemente llaman la atención sobre un tumor preexistente.

Algunos principios generales importantes en relación con los tumores de tejidos blandos son:

- Los tumores superficiales son por lo general benignos.
- Las lesiones más profundas suelen ser malignas.
- Los tumores de mayor tamaño son con mayor frecuencia malignos en comparación con los más pequeños.

- Los tumores de crecimiento rápido es más probable que sean malignos que los que se desarrollan de forma más lenta.
- Las calcificaciones se presentan en los tumores tanto benignos como malignos.
- Los tumores benignos son relativamente avasculares, mientras que los malignos son hipervascularizados.
- Algunos tumores de tejidos blandos se clasifican según sus características genéticas o moleculares.

TUMORES Y OTRAS ENFERMEDADES SIMILARES DE ORIGEN FIBROSO

La fascitis nodular es una lesión benigna que puede simular un sarcoma

***La fascitis nodular es un tumor de crecimiento rápido, pero autolimitado, que suele afectar los tejidos superficiales del antebrazo, el tronco y la espalda, y que se caracteriza por el reordenamiento del gen* USP6.**

La mayoría de los casos se dan en adultos jóvenes que acuden al médico debido al rápido crecimiento de la lesión. Desde el punto de vista histológico, la fascitis nodular puede confundirse con un sarcoma, ya que es hipercelular y presenta abundantes mitosis y numerosos fibroblastos inmaduros, fusiformes, y miofibroblastos en un estroma mixoide (fig. 24-66). Aunque durante mucho tiempo se pensó que era una afección reactiva postraumática, en la actualidad se sabe que la fascitis nodular es una neoplasia provocada por la sobreexpresión de USP6, una proteína oncogénica con posibles funciones en la inflamación y la proliferación. La sobreexpresión de USP6 en la fascitis nodular suele ser el resultado de una reordenación cromosómica que fusiona el promotor *MYH9* con *USP6*, aunque se han descrito fusiones génicas alternativas. A pesar de las alteraciones genéticas subyacentes, la fascitis nodular es autolimitada y se cura mediante escisión quirúrgica.

La fibromatosis es una proliferación localmente agresiva de los fibroblastos

La fibromatosis es la invasión local de una masa de crecimiento lento que puede presentarse en prácticamente cualquier parte del cuerpo. Aunque desde el punto de vista histológico son similares, desde el genético las variantes superficiales y profundas «agresivas» de la fibromatosis difieren. La fibromatosis no produce metástasis, pero la resección quirúrgica de los tumores profundos suele ir seguida de recidiva local. Las personas con diabetes, alcoholismo y epilepsia tienen una mayor incidencia de fibromatosis, al igual que los pacientes con poliposis adenomatosa familiar.

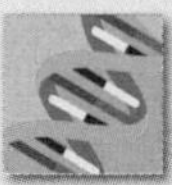

PATOGENIA MOLECULAR: la fibromatosis es el resultado de alteraciones en la señalización de la vía Wnt. Las mutaciones que afectan *APC* o *CTNNB1* se producen en la fibromatosis agresiva profunda (tumor desmoide), pero no en las variantes superficiales. Las mutaciones inactivadoras en *APC* se encuentran sobre todo en casos de fibromatosis relacionada con poliposis adenomatosa familiar. La proteína APC se une a β-catenina y favorece su degradación proteasómica. Así, la pérdida de APC estabiliza indirectamente la β-catenina y promueve su translocación a los núcleos celulares, donde interactúa con los factores de transcripción TCF/LEF para alterar la expresión génica. Normalmente, la β-catenina desempeña un papel clave en la vía de señalización canónica Wnt, que modula los genes del desarrollo.

La activación anómala de esta vía puede promover la fibromatosis. La mayoría de los casos esporádicos de fibromatosis agresiva presentan mutaciones activadoras (ganancia de función) en *CTNNB1*, el gen que codifica la β-catenina, que lo hacen *resistente* a los efectos inhibidores de APC. Así pues, las mutaciones en los genes *APC* y CTNNB1 dan lugar a una estabilización persistente de la β-catenina.

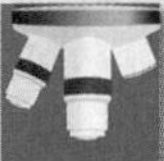

ANATOMOPATOLOGÍA: a nivel macroscópico, las lesiones de la fibromatosis tienden a ser de gran tamaño, duras y blanquecinas, con bordes mal delimitados y superficies de corte con aspecto arremolinado. El examen microscópico revela láminas y fascículos interdigitales de células fusiformes de aspecto benigno (fibroblastos) y con escasa actividad mitótica (fig. 24-67). Debido a la presencia de lengüetas de tejido tumoral microscópicas dentro de las estructuras previamente existentes, la extirpación quirúrgica de estas lesiones va seguida de recidivas en la mitad de los casos.

Las formas específicas de fibromatosis se identifican por sus localizaciones características:

- La **fibromatosis palmar** (contractura de Dupuytren) es la variedad más frecuente de fibromatosis. Afecta a entre el 1% y el 2% de la población general, pero hasta el 20% de las personas mayores de 65 años. En la mitad de los casos, la lesión es bilateral, y en el 10% de los casos se relaciona con fibromatosis en otras localizaciones. Los nódulos fibrosos y las bandas con aspecto de cordón de la fascia palmar pueden provocar contracturas en flexión de los dedos, sobre todo del cuarto y quinto dedo.
- La **fibromatosis plantar** es similar a la variedad palmar, salvo que es menos frecuente y afecta la aponeurosis plantar.

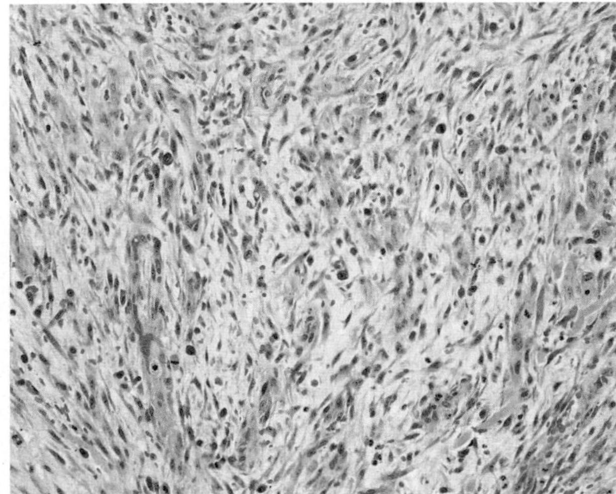

FIGURA 24-66. Fascitis nodular. Células fusiformes alargadas y estrelladas están dispuestas al azar en un estroma mixoide suelto, dando a la lesión una apariencia «similar a cultivo de tejido». Es común encontrar eritrocitos extravasados y linfocitos dispersos. Las figuras mitóticas pueden ser prominentes.

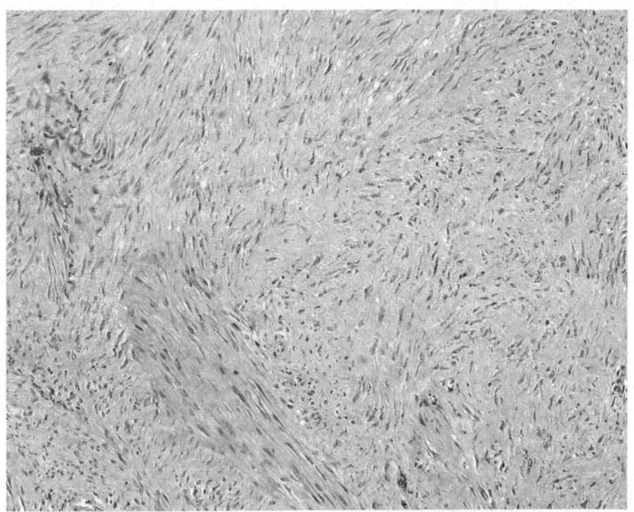

FIGURA 24-67. Fibromatosis. La lesión está compuesta por fascículos de células fusiformes delgadas dentro de un estroma con predominio de colágeno.

- La **fibromatosis peneana** (enfermedad de Peyronie) es la variante menos frecuente de fibromatosis localizada. Se caracteriza por una induración o una masa en el cuerpo del pene, que provoca su curvatura hacia el lado afectado (**estrabismo peneano**). Puede provocar obstrucción uretral y dolor durante la erección.
- La **fibromatosis profunda agresiva** (tumor desmoide) afecta con frecuencia la fascia y las aponeurosis musculares de las extremidades o la musculatura de la pared del abdomen. También puede aparecer en el mesenterio. Las lesiones son muy infiltrantes y difíciles de extirpar por completo, lo que explica las altas tasas de recidiva. La fibromatosis mesentérica se asocia con mayor frecuencia a mutaciones en APC, y la fibromatosis abdominal muestra predilección por las mujeres.

El fibrosarcoma es un tumor maligno de diferenciación fibroblástica

Muchos subtipos de sarcoma muestran indicios de diferenciación fibroblástica. El fibrosarcoma puro del adulto es un diagnóstico de exclusión, en parte porque no presenta anomalías citogenéticas características. Representa menos del 3% de los sarcomas del adulto. El fibrosarcoma congénito (infantil) se caracteriza por una translocación cromosómica, t(12;15)(p13;q26), que fusiona los genes *ETV6* y *NTRK3*. *NTRK3* codifica un receptor de superficie celular para la neurotropina 3, que regula el crecimiento y el desarrollo en el sistema nervioso central, pero también cumple otras funciones. *ETV6* produce un factor de transcripción implicado en la hematopoyesis temprana y la angiogenia. La fusión de estos genes da lugar a una oncoproteína quimérica con actividad tirosina cinasa anómala que aparentemente promueve el fibrosarcoma congénito, aunque el mecanismo no se conoce bien. Los fibrosarcomas surgen del tejido conjuntivo profundo, como la fascia, el tejido cicatricial, el periostio y los tendones.

Desde el punto de vista macroscópico, son tumores bien delimitados y a menudo presentan necrosis y hemorragia. El examen microscópico muestra fibroblastos de aspecto maligno (fig. 24-68), que suelen formar haces y fascículos densamente entrelazados en un patrón en «espiga».

El pronóstico de los fibrosarcomas adultos de alto grado es reservado; la supervivencia a los 5 años es solo del 40% y a los 10 años del 30%. Los fibrosarcomas infantiles rara vez hacen metástasis y tienen una tasa de mortalidad inferior al 5%.

Existen otras variantes de sarcomas fibroblásticos, que incluyen el sarcoma fibromixoide de bajo grado, el sarcoma miofibroblástico y el mixofibrosarcoma, entre otros, cada uno con características anatomopatológicas y curso clínico distintos.

El sarcoma indiferenciado es un diagnóstico de exclusión

Los sarcomas indiferenciados incluyen el sarcoma pleomorfo indiferenciado, el sarcoma indiferenciado de células fusiformes, el sarcoma epitelioide indiferenciado y un grupo con fenotipos heterogéneos de sarcomas caracterizados por complejas alteraciones del número de copias cromosómicas y reordenamientos que reflejan un alto grado de inestabilidad genómica. Varios oncogenes también desempeñan un papel en la patogenia del sarcoma pleomorfo indiferenciado, como la secuencia amplificada del sarcoma ([SAS]; codifica una proteína de superficie celular de la familia de las tetraspaninas, que controla el crecimiento), *TP53*, *RB1* y *CDKN2A*, entre otros. En el pasado, los sarcomas pleomorfos indiferenciados se conocían como histiocitomas fibrosos malignos, y se consideraban una entidad diagnóstica distinta. Sin embargo, ahora se sabe que comprenden variantes pleomorfas de liposarcoma, leiomiosarcoma o rabdomiosarcoma, y mixofibrosarcoma de alto grado.

Una pequeña proporción de casos sigue siendo inclasificable y puede representar realmente la forma indiferenciada más primitiva de sarcoma. Sin embargo, el esfuerzo por clasificar estos tumores es importante, ya que el rabdomiosarcoma pleomorfo o el leiomiosarcoma pueden tener un pronóstico ligeramente peor. En conjunto, el sarcoma pleomorfo indiferenciado es el sarcoma más frecuente en pacientes mayores de 40 años, pero se han documentado casos a todas las edades. En la mitad de los casos, los tumores surgen en la fascia profunda o dentro del músculo esquelético de las extremidades inferiores.

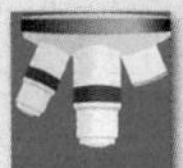

ANATOMOPATOLOGÍA: el sarcoma pleomorfo indiferenciado en adultos suele ser un no encapsulado, de color blanco grisáceo o bronceado, que pueden contener áreas de hemorragia y necrosis.

A nivel microscópico, puede presentar características morfológicas muy variables, con áreas de células fusiformes dispuestas en un patrón irregularmente arremolinado (estoriforme) adyacentes a campos con células pleomorfas extrañas (fig. 24-69). Las células fusiformes tienden a estar mejor diferenciadas y a menudo muestran características fibroblásticas focales. Las mitosis son abundantes. A menudo se observan células inflamatorias infiltrantes tumorales no neoplásicas, incluidas células xantomatosas, dendríticas o histiocíticas y una reacción inflamatoria crónica. Algunos tumores contienen numerosas células gigantes tumorales, que muestran una intensa eosinofilia citoplasmática.

La cantidad de colágeno depositado varía y a veces domina el patrón microscópico. La necrosis es frecuente y puede ser generalizada. Una pequeña cantidad de tumores presenta un estroma mixoide conspicuo, lo que indica su probable progresión a par-

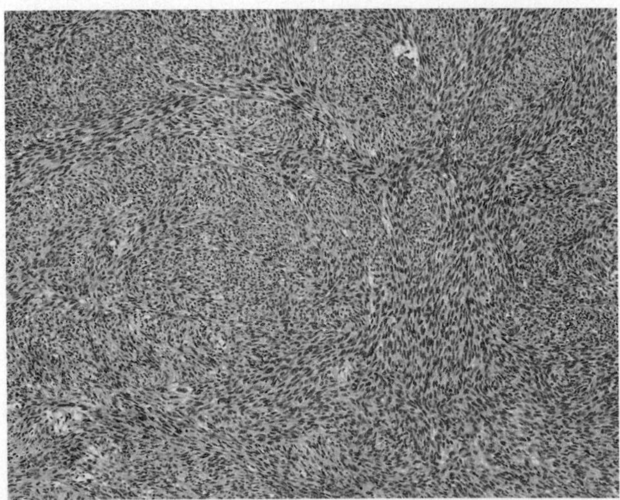

FIGURA 24-68. Fibrosarcoma. Distribución irregular de fibroblastos malignos caracterizados por ser oscuros, irregulares y tener el núcleo alargado de diferentes tamaños.

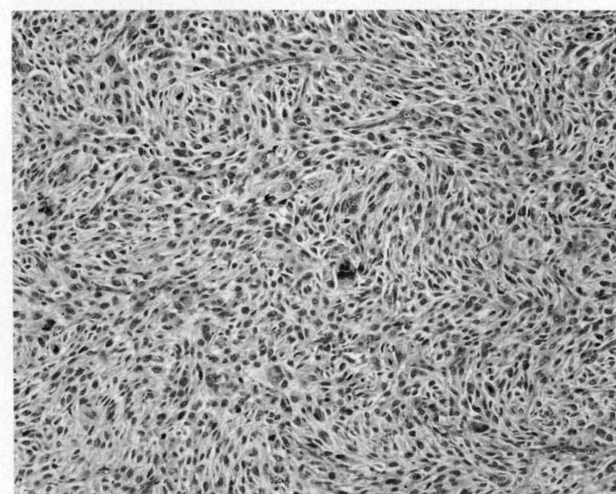

FIGURA 24-69. Sarcoma pleomorfo indiferenciado. Tumor anaplásico en el que se observan células fusiformes, células poligonales pletóricas, células gigantes tumorales muy atípicas, y células inflamatorias crónicas dispersas. Puede observarse un aspecto similar en el sarcoma pleomorfo de otras líneas de diferenciación (p. ej., liposarcoma pleomorfo).

tir de un mixofibrosarcoma. Los estudios inmunohistoquímicos y ultraestructurales suelen utilizarse para identificar una línea específica de diferenciación (músculo liso, músculo esquelético, tejido adiposo, etc.). Si tal diferenciación no puede demostrarse, el tumor se considera un **sarcoma pleomorfo indiferenciado**.

El pronóstico del sarcoma pleomorfo indiferenciado en adultos depende del grado de atipia citológica, de la extensión de la actividad mitótica y del grado de necrosis. La recidiva local tras la cirugía se produce en casi la mitad de estos pacientes, y una proporción comparable desarrolla después enfermedad metastásica, que afecta principalmente los pulmones. La supervivencia global a los 5 años se sitúa en torno al 50%.

Los sarcomas inducidos por radiación son una forma de sarcoma pleomorfo indiferenciado en adultos que se originan en huesos o tejidos blandos, normalmente entre 10 y 20 años después de la radioterapia por una neoplasia maligna en ese campo. Un escenario típico es el desarrollo de sarcoma pleomorfo indiferenciado u osteosarcoma de una costilla o cuerpo vertebral (lugares poco frecuentes para los osteosarcomas *de novo*) tras la radiación al tórax como tratamiento para un linfoma mediastínico o un cáncer de mama. La incidencia del sarcoma posterior a la radiación es baja (<1% de los pacientes irradiados).

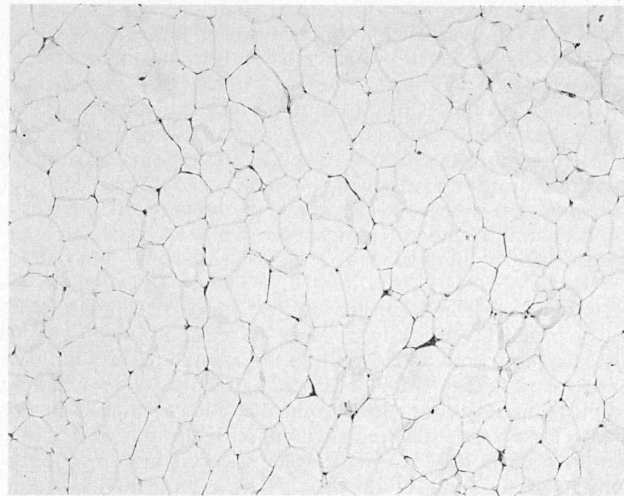

FIGURA 24-70. Lipoma. El tumor está formado por adipocitos maduros con núcleo pequeño excéntrico.

TUMORES DEL TEJIDO ADIPOSO

Los lipomas son las masas de tejido blando más comunes y se parecen mucho a la grasa normal

Formados por adipocitos bien diferenciados, estos tumores benignos, bien delimitados, se pueden originar en cualquier sitio del cuerpo que contenga tejido adiposo. La mayoría se presenta en tejidos subcutáneos de la porción superior del cuerpo, en especial del tronco y el cuello. Los lipomas se presentan principalmente en adultos, y los pacientes con múltiples tumores con frecuencia tienen otros familiares con la misma enfermedad.

PATOGENIA MOLECULAR: se han documentado numerosas anomalías citogenéticas en los lipomas. En general, los tumores pueden subclasificarse en tres grupos principales: *(1)* aberraciones que afectan 12q13-15; *(2)* anomalías que afectan 6p21-23; y *(3)* pérdida de porciones de 13q. Algunos tumores presentan la translocación t(3;12) (q27-28;q13-15), que da lugar a la generación de un gen de fusión que implica a *HMGIC* (que codifica un miembro del grupo de proteínas de alta movilidad) y *LPP* (que produce una proteína LIM en dedo de zinc). La proteína de fusión resultante actúa como activador transcripcional. Algunos lipomas no presentan anomalías citogenéticas y pueden representar una hiperplasia adipocitaria localizada.

ANATOMOPATOLOGÍA: en el examen macroscópico, los lipomas son lesiones encapsuladas, de consistencia suave y de color amarillo. Varían en tamaño y pueden llegar a ser bastante grandes. Los tumores más profundos suelen estar mal delimitados. Desde el punto de vista histológico, un lipoma no suele distinguirse del tejido adiposo normal (fig. 24-70). El tratamiento adecuado es la extirpación local simple.

Un **angiolipoma** es un lipoma subcutáneo pequeño, bien delimitado, con una extensa proliferación vascular. Suelen aparecer en las extremidades superiores y el tronco de adultos jóvenes, y a menudo son múltiples y dolorosos.

Los liposarcomas son el segundo sarcoma más frecuente en adultos

Los liposarcomas representan el 25% de todos los tumores malignos de tejidos blandos. Aparecen a partir de los 50 años, con mayor frecuencia en la parte profunda del muslo y el retroperitoneo. Suelen crecer lentamente, pero pueden llegar a ser extremadamente grandes. Entre los subtipos de liposarcoma se incluyen el liposarcoma mixoide/de células redondas, el liposarcoma bien diferenciado y el liposarcoma pleomorfo.

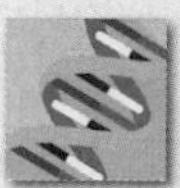

PATOGENIA MOLECULAR: los liposarcomas mixoides/de células redondas presentan una translocación entre los cromosomas 12 y 16, [t(12;16)(q13;p11)], que fusiona *TLS/FUS*, en el cromosoma 16, con *DDIT3*, en el cromosoma 12. El producto génico de *TLS/FUS* es una nueva proteína de unión al ARN, con importante homología con la proteína SEW del sarcoma de Ewing, mientras que la proteína DDIT3 es un represor de la transcripción. Los lipomas atípicos y los liposarcomas bien diferenciados se definen por la presencia de un marcador cromosómico gigante o un anillo cromosómico supernumerario con amplificación de la región 12q14-15, que incluye los genes *MDM2* y *CDK4*, entre otros. *MDM2* interviene en la regulación del crecimiento y la supervivencia celular, en parte mediante la inhibición de p53 (*v.* cap. 5), mientras que *CDK4* es un factor regulador que promueve la progresión del ciclo celular. Los liposarcomas pleomorfos presentan reordenamientos genómicos complejos.

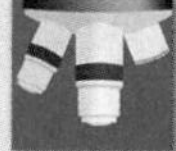

ANATOMOPATOLOGÍA: el aspecto macroscópico de los subtipos de liposarcoma varía en función de las proporciones de tejido adiposo, mucinoso y fibroso. Los tumores bien diferenciados pueden ser similares a la grasa normal o mostrar superficies de corte fibróticas o gelatinosas. Los liposarcomas indiferenciados o pleomorfos pueden observarse, desde el punto de vista macroscópico, como masas blandas y gelatinosas, con necrosis, hemorragia y quistes. A nivel microscópico, todos los tipos de liposarcomas pueden mostrar ***lipoblastos***. Estos son adipocitos primitivos con vesículas citoplasmáticas de grasa univacuoladas o multivacuoladas que mellan el núcleo. Aunque se observan con frecuencia en el liposarcoma, los lipoblastos también pueden estar presentes en afecciones reactivas o regenerativas y no son necesarios ni suficientes para el diagnóstico del liposarcoma.

LIPOSARCOMA BIEN DIFERENCIADO/INDIFERENCIADO: los liposarcomas bien diferenciados suelen tener entre 5 cm y 10 cm de diámetro, aunque los tumores retroperitoneales pueden alcanzar proporciones gigantescas (hasta 40 cm de diámetro y más de 20 kg de peso). Los liposarcomas bien diferenciados suelen estar compuestos por grandes cantidades de grasa madura, por lo que pueden confundirse con lipomas si la toma

HUESOS, ARTICULACIONES Y TEJIDOS BLANDOS

de muestras es inadecuada. También puede observarse esclerosis, agregados linfáticos prominentes o infiltrados inflamatorios. La característica definitoria de un liposarcoma bien diferenciado es la presencia de células de estroma neoplásicas atípicas con núcleos grandes e irregulares y cromatina hipercromática (fig. 24-71). Los liposarcomas indiferenciados surgen en tumores bien diferenciados preexistentes y suelen estar compuestos por una población monótona de células fusiformes con activación mitótica, aunque algunos tumores pueden parecerse a sarcomas pleomórficos indiferenciados o mixofibrosarcomas.

LIPOSARCOMA MIXOIDE/DE CÉLULAS REDONDAS: estos tumores aparecen con mayor frecuencia en las extremidades proximales. Son muy raros en el retroperitoneo. A nivel microscópico, contienen lipoblastos univacuolados en «anillo de sello» y cantidades variables de células primitivas de ovoides a redondas incrustadas en un estroma mixoide vascularizado. Los liposarcomas de células redondas representan una forma poco diferenciada de liposarcoma mixoide y contienen una proporción elevada de células redondas primitivas en una escasa cantidad de estroma mixoide.

LIPOSARCOMA PLEOMORFO: los liposarcomas pleomorfos tienen un aspecto histológico similar al sarcoma pleomorfo indiferenciado, con numerosas células tumorales grandes y atípicas, y focos de lipoblastos pleomorfos.

El liposarcoma bien diferenciado se conoce como tumor lipomatoso atípico en las extremidades, donde la resección completa da lugar a bajas tasas de recidiva. Los tumores retroperitoneales no pueden resecarse completamente y recidivan con frecuencia. Los liposarcomas bien diferenciados casi nunca hacen metástasis. Los liposarcomas mixoides y los liposarcomas diferenciados tienen un riesgo intermedio de recidiva local y metástasis, mientras que los de células redondas y los pleomorfos tienen una alta frecuencia de recidiva local y metástasis. El liposarcoma pleomorfo tiene el peor pronóstico, con menos del 20% de supervivencia a 5 años, frente a más del 70% para las variantes bien diferenciada o mixoide pura.

RABDOMIOSARCOMA

El rabdomiosarcoma es un tumor maligno que presenta diferenciación del músculo estriado. Es infrecuente en adultos maduros, pero es el sarcoma de tejidos blandos más frecuente en niños y adultos jóvenes.

ANATOMOPATOLOGÍA: la mayoría de los casos pueden clasificarse en uno de cinco subtipos. Además de sus rasgos microscópicos característicos, todos los subtipos de rabdomiosarcomas muestran evidencia inmunohistoquímica de diferenciación de músculo esquelético. Los tumores pueden expresar marcadores mioides inespecíficos, como actina y desmina, pero la mayoría muestran al menos expresión focal de marcadores específicos de músculo esquelético, como los factores de transcripción miogenina y MyoD1.

RABDOMIOSARCOMA EMBRIONARIO: esta forma es más frecuente en niños de 3 a 12 años y afecta con frecuencia la cabeza y el cuello, el aparato genitourinario y el retroperitoneo. Su aspecto varía desde un tumor altamente diferenciado con rabdomioblastos, con gran citoplasma eosinófilo y estrías cruzadas (fig. 24-72A), hasta una neoplasia de células pequeñas poco diferenciada.

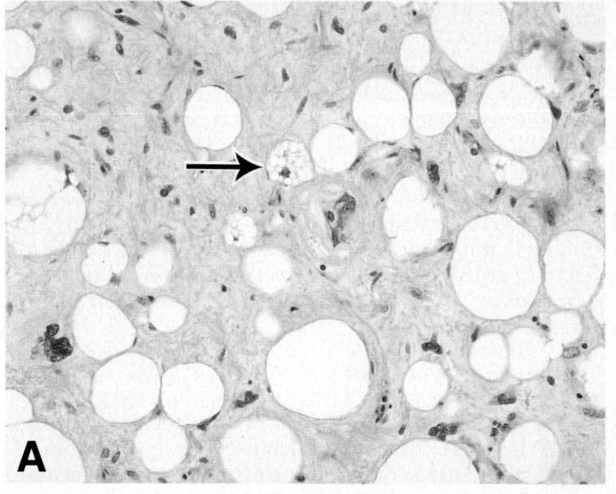

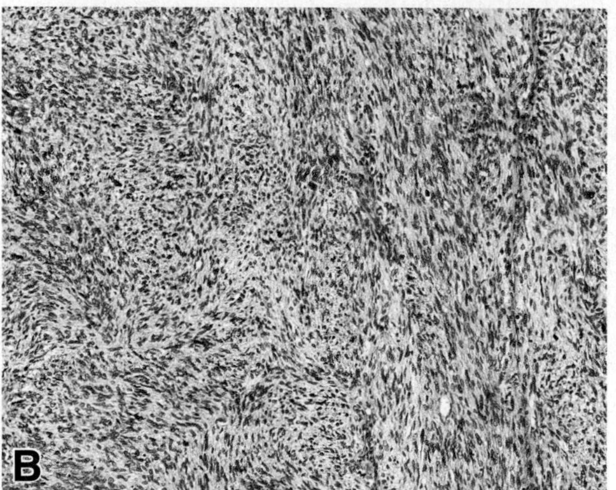

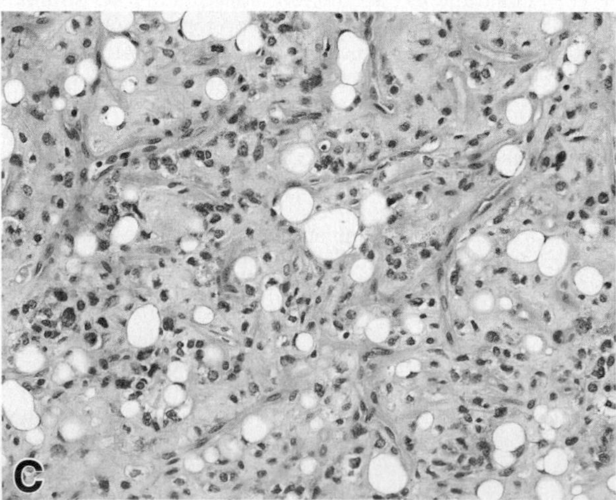

FIGURA 24-71. Liposarcoma. A. Liposarcoma bien diferenciado. Las células estromales atípicas con núcleos grandes e hipercromáticos están presentes en el estroma de colágeno que rodea a los adipocitos maduros. Ejemplo de presencia de lipoblastos con múltiples vacuolas intracitoplásmicas de lípidos que mellan el núcleo (*flecha*); no son necesarios para el diagnóstico. **B.** Liposarcoma indiferenciado. El tumor está compuesto por la proliferación hipercelular de células fusiformes indeterminadas, sin evidencia de diferenciación lipogénica. **C.** Liposarcoma mixoide. El tumor está compuesto por una mezcla de precursores de adipocitos pequeños y redondos, lipoblastos univacuolados y adipocitos maduros dispuestos en un estroma mixoide con una red vascular plexiforme prominente.

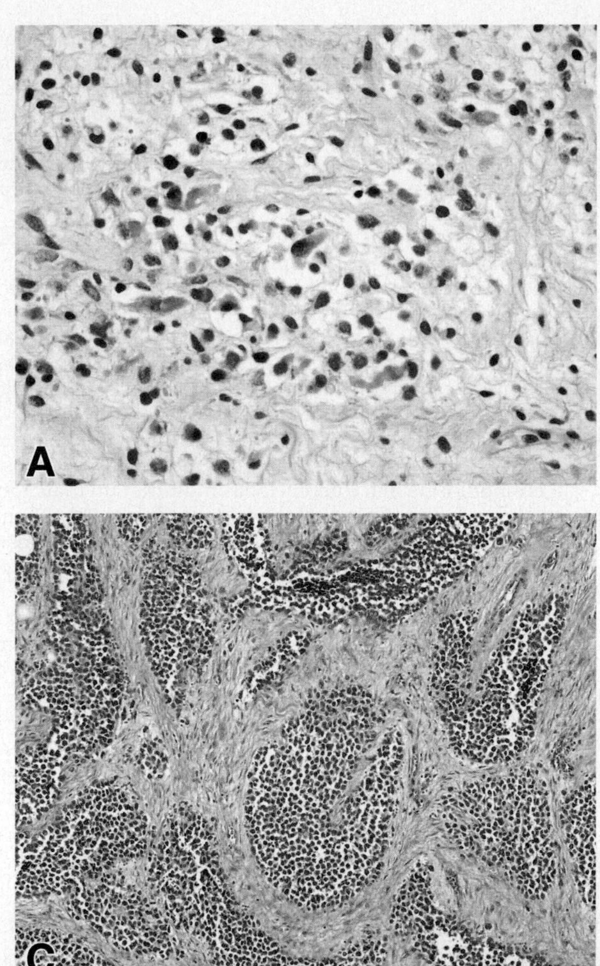

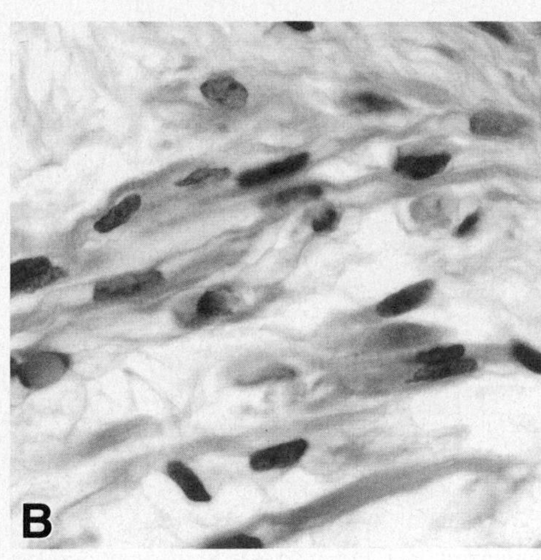

FIGURA 24-72. Rabdomiosarcoma. A y **B.** Rabdomiosarcoma embrionario. Los tumores pueden mostrar un espectro de diferenciación desde **(A)** células primitivas pequeñas y redondas y células tumorales polihédricas con núcleos grandes e hipercromáticos con citoplasma profundamente eosinófilo hasta **(B)** una banda de células diferenciadas con estriaciones cruzadas claramente visibles. **C.** Rabdomiosarcoma alveolar. Los tumores están compuestos de células primitivas pequeñas y redondas, distribuidas en nidos sin cohesión dentro de un estroma fibroso.

RABDOMIOSARCOMA EMBRIONARIO BOTRIOIDE: este tumor, también conocido como **sarcoma botrioide** (del griego, con forma de racimo de uvas), se distingue por su formación de masas tumorales polipoides, similares a uvas. A nivel microscópico, las células malignas se encuentran dispersas en un abundante estroma mixoide. Los focos botrioides pueden presentarse en cualquier tipo de rabdomiosarcoma embrionario, pero son más frecuentes en tumores que se forman en órganos viscerales huecos, como la vagina (*v.* cap. 18) y la vejiga urinaria.

RABDOMIOSARCOMA ALVEOLAR: este subtipo es menos frecuente que el tipo embrionario. Afecta principalmente a jóvenes de entre 10 y 25 años, y solo se observa raramente en adultos mayores. Aparece con mayor frecuencia en las extremidades superiores e inferiores, pero puede tener una distribución similar al tipo embrionario. Por lo general, contiene células tumorales en forma de garrote dispuestas en grupos delimitados por tabiques fibrosos. La disposición laxa de las células en el centro de los grupos genera un patrón «alveolar» (fig. 24-72B). Las células tumorales muestran eosinofilia intensa y en ocasiones se identifican células gigantes multinucleadas. Los rabdomioblastos malignos, reconocibles por sus estrías cruzadas, se presentan con menor frecuencia en el subtipo alveolar que en el rabdomiosarcoma embrionario, en el que están presentes solo en el 25% de los casos.

PATOGENIA MOLECULAR: la mayoría de los rabdomiosarcomas alveolares expresan fusiones génicas *PAX3-FOXO1* o *PAX7-FOXO1*, resultantes de translocaciones t(2;13)(q35;q14) o t(1;13)(p36;q14), respectivamente. Cualquiera de las dos disposiciones conduce a una expresión anómala de los factores de transcripción. En pacientes con tumores localizados, el tipo de fusión no se correlaciona con el desenlace clínico. Sin embargo, en la enfermedad metastásica, los tumores positivos para *PAX3-FOXO1* tienen peor pronóstico que los positivos para *PAX7-FOXO1*.

RABDOMIOSARCOMA FUSOCELULAR/ESCLEROSANTE: el rabdomiosarcoma de células fusiformes, que en su día se pensó que representaba una variante del rabdomiosarcoma embrionario, es un subtipo distinto caracterizado por fascículos de células fusiformes monótonas dentro de un denso estroma de colágeno.

Un subgrupo de rabdomiosarcoma de células fusiformes que surge en lactantes se caracteriza por reordenamientos del gen *NCOA2*, mientras que los que afectan a niños y adultos están tipificados por mutaciones en *MYOD1*. Ambos promueven la expresión anómala de factores de transcripción.

RABDOMIOSARCOMA PLEOMORFO: esta forma menos frecuente de rabdomiosarcoma aparece en los músculos esqueléticos de adultos mayores, a menudo en el muslo. Se diferencia de otros tipos de rabdomiosarcoma por el grado de pleomorfismo de sus células, dispuestas de forma irregular, y, por tanto, puede clasificarse como un tipo de sarcoma pleomorfo indiferenciado del adulto. Suelen observarse rabdomioblastos de gran tamaño, granulares y eosinófilos, junto con células gigantes multinucleadas. Las estrías cruzadas son prácticamente inexistentes.

El mal pronóstico relacionado anteriormente con la mayoría de los rabdomiosarcomas ha mejorado en las dos últimas décadas. Las combinaciones de tipos más eficaces de cirugía, radioterapia y quimioterapia curan ahora a más del 80% de los pacientes con enfermedad localizada o regional. Los factores relacionados con un peor pronóstico son edad mayor de 10 años, tamaño tumoral superior a 5 cm, subtipos histológicos alveolar y pleomorfo, y estadio avanzado de la enfermedad.

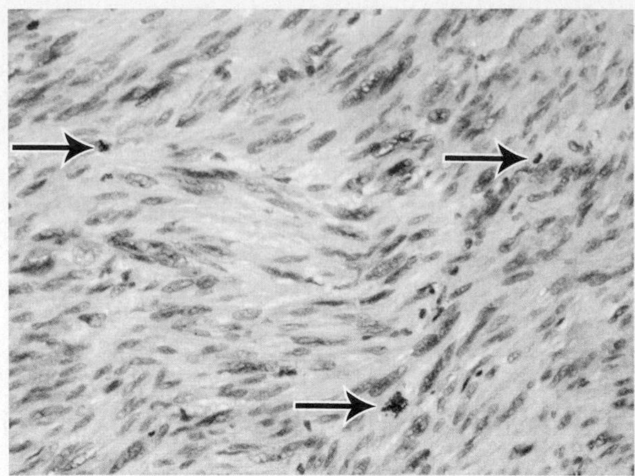

FIGURA 24-73. Leiomiosarcoma. El tumor está formado por células fusiformes con núcleos alargados e hipercromáticos, hay pleomorfismo de grado variable y mitosis frecuentes (*flechas*).

TUMORES DEL MÚSCULO LISO

Desde el punto de vista histológico, estos tumores se caracterizan por fascículos de células fusiformes con citoplasma claro eosinófilo, núcleos cilíndricos y expresión inmunohistoquímica de actina de músculo liso, actina específica del músculo y desmina.

LEIOMIOMA: este tumor benigno de los tejidos blandos suele aparecer en lugares asociados con el músculo liso normal, incluidos los músculos erectores del pelo de la dermis, las paredes de los vasos sanguíneos de los tejidos somáticos subcutáneos o profundos, y la pared muscular del esófago o el útero. Los leiomiomas se caracterizan por presentar nódulos firmes, de color blanco grisáceos y bien delimitados. Los tumores dérmicos o subcutáneos pueden ser dolorosos. A nivel microscópico, se componen de fascículos entrecruzados de células fusiformes de distribución con núcleos en forma de cigarro y muy poca actividad mitótica. La extirpación simple es curativa.

LEIOMIOSARCOMA: esta neoplasia maligna de los tejidos blandos suele aparecer en las paredes de los vasos sanguíneos de los tejidos blandos de las extremidades o del retroperitoneo de los adultos, o en el útero.

Desde el punto de vista macroscópico, los leiomiosarcomas suelen estar bien delimitados, pero son más grandes y blandos que los leiomiomas, y a menudo presentan necrosis, hemorragia y degeneración quística. Desde el punto de vista histológico, las células tumorales se disponen en anchos fascículos entrecruzados. Las células tumorales bien diferenciadas tienen núcleos alargados y citoplasma eosinófilo; las mal diferenciadas muestran un marcado aumento de celularidad y atipia citológica grave (fig. 24-73). La mayoría de los leiomiosarcomas profundos acaban haciendo metástasis, aunque la diseminación puede ocurrir hasta 15 o más años después de la resección del tumor primario. Los leiomiosarcomas presentan reordenamientos cromosómicos complejos y numerosas mutaciones somáticas, pero no se han definido alteraciones características. Los tumores retroperitoneales y uterinos tienen un mal pronóstico.

TUMORES VASCULARES

Los tumores vasculares benignos (hemangiomas) se encuentran entre los tumores de tejidos blandos más comunes y son las neo-

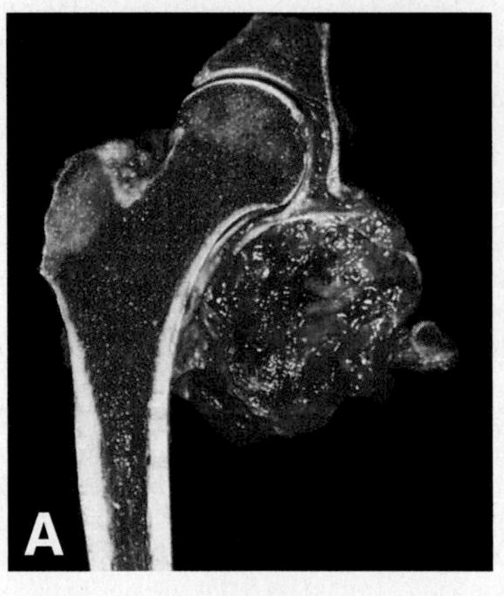

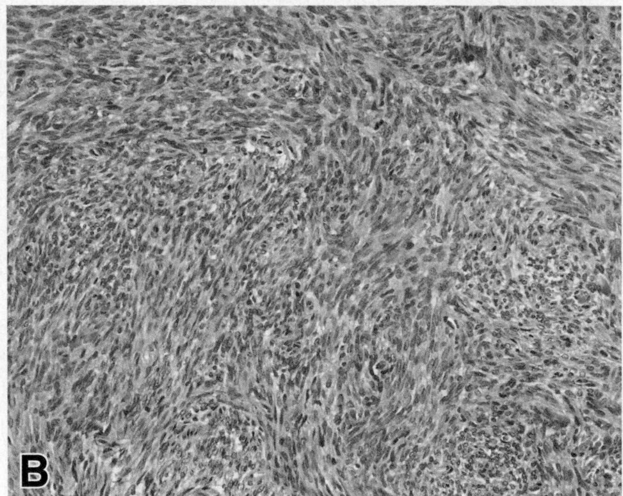

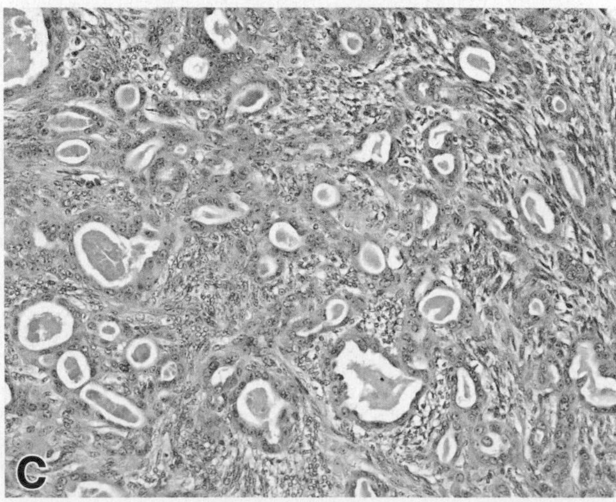

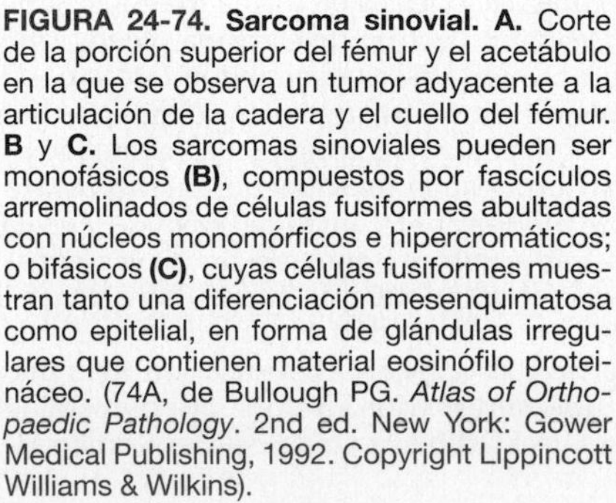

FIGURA 24-74. Sarcoma sinovial. A. Corte de la porción superior del fémur y el acetábulo en la que se observa un tumor adyacente a la articulación de la cadera y el cuello del fémur. **B** y **C.** Los sarcomas sinoviales pueden ser monofásicos **(B)**, compuestos por fascículos arremolinados de células fusiformes abultadas con núcleos monomórficos e hipercromáticos; o bifásicos **(C)**, cuyas células fusiformes muestran tanto una diferenciación mesenquimatosa como epitelial, en forma de glándulas irregulares que contienen material eosinófilo proteináceo. (74A, de Bullough PG. *Atlas of Orthopaedic Pathology*. 2nd ed. New York: Gower Medical Publishing, 1992. Copyright Lippincott Williams & Wilkins).

plasias más frecuentes de la infancia y la niñez. Por el contrario, los angiosarcomas representan menos del 1% de todos los sarcomas y son más frecuentes en adultos mayores. Los tumores vasculares se tratan en detalle en el capítulo 10.

SARCOMA SINOVIAL

Los sarcomas sinoviales son tumores de tejidos blandos muy malignos relacionados con una translocación específica entre los cromosomas X y 18. Pueden aparecer en cualquier parte del cuerpo, pero suelen localizarse en los tejidos blandos profundos cercanos a las articulaciones, las vainas tendinosas o las cápsulas articulares. Pueden aparecer en cualquier parte del cuerpo, pero suelen localizarse en tejidos blandos profundos cerca de articulaciones, vainas tendinosas o cápsulas articulares. Se dan principalmente en adultos jóvenes y suelen presentarse como una masa dolorosa en la extremidad.

A pesar de su nombre, los sarcomas sinoviales no surgen de tejidos sinoviales ni muestran diferenciación de los sinoviocitos. Es característica la expresión de TLE1, un factor de transcripción asociado a la determinación del destino celular, y puede explicar la diferenciación doble epitelial y mesenquimal que suele observarse en el sarcoma sinovial.

PATOGENIA MOLECULAR: los sarcomas sinoviales presentan una translocación cromosómica específica y equilibrada que afecta los cromosomas X y 18 (t[x;18][p11.2;q11.2]). Esta translocación da lugar a la fusión del gen *SS18/SYT* (sintenia), en el cromosoma 18, con el gen *SSX* (un represor transcripcional), en el cromosoma X, lo que da lugar a la producción de una proteína híbrida, SS18-SSX1, SS18-SSX2 o, en raras ocasiones, SS18-SSX4. Estas proteínas de fusión ejercen sus efectos a través de mecanismos complejos que implican anomalías en la regulación de la transcripción y del remodelado. La proteína SS18-SSX2 se relaciona con un mejor pronóstico si la enfermedad está localizada.

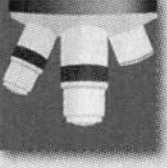

ANATOMOPATOLOGÍA: en el examen macroscópico, los sarcomas sinoviales suelen ser masas delimitadas, redondas o multilobulillares adheridas a tendones, vainas tendinosas o las paredes externas de las cápsulas articulares (fig. 24-74A).

Suelen estar rodeadas de una seudocápsula brillante y en muchos casos son quísticas. Pueden observarse áreas de hemorragia, necrosis y calcificación. Varían desde pequeños nódulos hasta masas de 15 cm o más de diámetro, con una media de 3 cm a 5 cm.

A nivel microscópico, los sarcomas sinoviales se describen de manera clásica por un **patrón bifásico** (fig. 24-74B). Los espacios glandulares, llenos de líquido y revestidos por células tumorales epiteliales, están incrustados en un fondo sarcomatoso, compuesto por células fusiformes anchas y cortas en fascículos arremolinados con aspecto de «banco de peces». Estos elementos varían en proporción, distribución y diferenciación celular. Las células fusiformes suelen ser bastante más numerosas que los elementos glandulares. Si el componente epitelial está ausente, el tumor se denomina **sarcoma sinovial monofásico**. Las calcificaciones y las bandas gruesas de colágeno pueden ser conspicuas dentro del tumor. La morfología poco diferenciada conlleva un peor pronóstico. Los sarcomas sinoviales suelen expresar citoqueratina o antígeno de membrana epitelial, lo cual es una evidencia adicional de la diferenciación epitelial. La tasa de recidiva es alta y se producen metástasis en más del 60% de los casos. La supervivencia a 5 años es del 50%, y la muerte suele sobrevenir por metástasis pulmonares generalizadas.

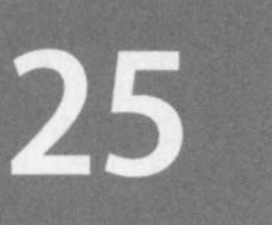

Músculo esquelético y sistema nervioso periférico

Lawrence C. Kenyon, Thomas W. Bouldin

Músculo esquelético

EMBRIOLOGÍA Y ANATOMÍA

El mioblasto es una célula primitiva que se fusiona con otros mioblastos para formar una estructura cilíndrica multinucleada denominada miotubo. En la periferia del miotubo rápidamente se acumulan miofibrillas, que contienen miosina y actina y que se disponen de tal manera que producen el patrón característico en bandas cruzadas del músculo estriado (fig. 25-1). La miofibrilla tiene una arquitectura ultraestructural característica (fig. 25-2).

La maduración completa del miotubo se da cuando es inervado por el axón terminal de una motoneurona inferior. Antes de la inervación, el sarcolema del miotubo contiene receptores nicotínicos distribuidos de forma difusa para la acetilcolina (ACh) en la superficie de su membrana. Tras la inervación, estos receptores se concentran en la placa neuromotora. Una fibra muscular individual está inervada por una sola terminación nerviosa, pero cada motoneurona inerva muchas fibras musculares. Tras la inervación, los núcleos de las miofibrillas se desplazan desde el centro para disponerse en un patrón regular bajo el sarcolema (fig. 25-3A). Las células musculares esqueléticas maduras son sincitios (múltiples núcleos dentro de un único citoplasma) y pueden tener varios centímetros de longitud.

Las fibras musculares responsables del movimiento son fibras de tipo **extrafusal**, mientras que las de los receptores de estiramiento (husos neuromusculares, fig. 25-3B) son **fibras intrafusales**. *En la mayoría de las miopatías primarias, el daño afecta las fibras extrafusales, pero no las intrafusales*. Así, los husos neuromusculares, que suelen ser poco visibles en las preparaciones histológicas de rutina, se vuelven relativamente preponderantes a medida que las fibras extrafusales desaparecen.

Estructura de las miofibrillas

La miofibrilla está formada de unidades funcionales diferenciadas (fig. 25-1 y 25-2):

- **Sarcómera**: la unidad funcional de la miofibrilla, que se extiende de una banda Z a la siguiente.
- **Banda Z**: banda con diferente electrodensidad que se ancla a los fragmentos delgados de actina.
- **Banda I (isotrópica)**: zona de filamentos de actina que se extiende desde la banda Z hacia la banda A.

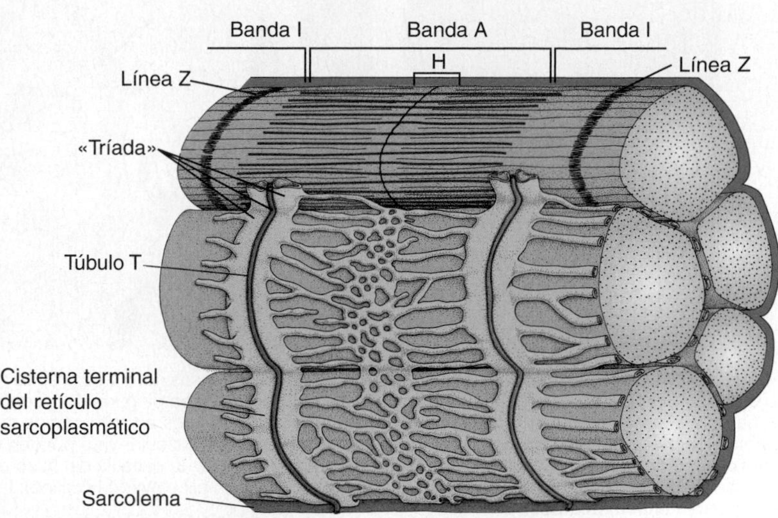

FIGURA 25-1. Músculo estriado normal. Las estrías cruzadas de este tipo de músculo se producen por la distribución de los miofilamentos de la miofibrilla (fig. 25-2). La banda A, de color oscuro, es resultado de los filamentos gruesos de miosina y los filamentos de actina más delgados, parcialmente superpuestos. En la porción media de los filamentos de miosina, donde la actina no se sobrepone, hay una banda de color claro llamada zona o banda H. En la mitad de la banda H, el centro de cada filamento de miosina se engrosa, formando un puente intermolecular con el filamento de miosina adyacente, lo cual da lugar a la línea M (fig. 25-2). Los filamentos de actina más delgados se encuentran anclados al disco Z de color más oscuro en la banda I más clara. Durante la contracción, los filamentos de miosina empujan a los de actina, ocasionando que la zona H desaparezca, la banda I se contraiga y la banda A se mantenga del mismo tamaño. Las mitocondrias (no se muestran en la figura) están distribuidas en el sarcoplasma entre las miofibrillas. El retículo endoplásmico (retículo sarcoplasmático) constituye una extensa y compleja red tubular con dilataciones periódicas (cisternas) alrededor de cada miofibrilla. Las cisternas se encuentran muy próximos a los túbulos transversos (T), los cuales son invaginaciones de la membrana celular (sarcolema) que forman una red transversa, semejante a una malla de alambre para gallinero, alrededor de cada miofibrilla, lo que proporciona, por lo tanto, un alto grado de comunicación entre el ambiente interno y externo. Una tríada está constituida por un túbulo T y las cisternas terminales adyacentes del retículo sarcoplasmático. (De Ross MH, Pawlina W. *Histology: A Text and Atlas*. 5th ed. Philadelphia, PA: Lippincott Williams & Wilkins; 2006).

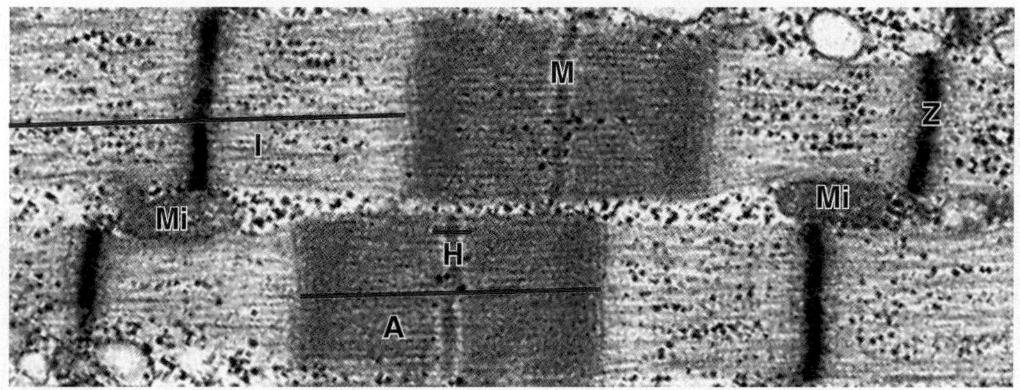

FIGURA 25-2. Músculo normal. En esta microfotografía electrónica del músculo cuádriceps puede observarse la ultraestructura de la sarcómera. La delgada banda oscura, el disco Z (*Z*), diseca la banda pálida más anchas I (*I*), una zona formada por filamentos delgados de actina. La banda ancha más oscura formada por filamentos gruesos de miosina se sobrepone a los filamentos de actina para constituir la banda A (*A*). En la mitad de la banda A se forma la zona H de color más claro (*H*), la cual es dividida por la línea M (*M*), ligeramente oscura, que representa la zona de unión intermolecular de la miosina. Suelen encontrarse mitocondrias (*Mi*) entre las miofibrillas en el nivel de las bandas I.

- **Banda A (anisotrópica)**: estructura compuesta por filamentos gruesos de miosina. Los filamentos de actina se sobreponen a los de miosina en un rango variable, en función del grado de contracción del músculo. Los filamentos delgados adoptan una disposición hexagonal alrededor de cada filamento grueso (se aprecia mejor en el corte transversal).
- **Zona H**: región de color más pálido en la parte media de la banda A donde terminan los filamentos de actina.
- **Línea M**: zona de unión intermolecular y ensanchamiento de los filamentos de miosina ubicada en la línea media de la banda A, que forma una banda delgada ligeramente electrodensa.

Durante la contracción, los filamentos de actina se deslizan sobre los de miosina. Los filamentos de actina que se deslizan se introducen en la banda A, lo que disminuye la longitud de la sarcómera. Como resultado, la banda I y la zona H se acortan, mientras que la banda A permanece casi constante. Muchas proteínas filamentosas forman las sarcómeras, y múltiples proteínas las unen al sarcolema. Estas proteínas pueden presentar mutaciones o anormalidades en su regulación, como sucede en las distrofias musculares (*v.* más adelante).

El **retículo sarcoplasmático** rodea cada miofibrilla y forma una elaborada red membranosa con dilataciones irregulares (cisternas) yuxtapuestas a una red tubular transversa derivada del sarcolema (fig. 25-1). El **sistema tubular transverso** (sistema de túbulos T) está dispuesto a lo largo de la fibra con un patrón similar a una malla metálica, y cada anillo envuelve una miofibrilla individual. Esta disposición permite que un estímulo eléctrico (potencial de acción) recorra toda la longitud de la membrana de la superficie de la fibra muscular de manera que se difunda e internalice con rapidez a través del sistema tubular transverso. La señal eléctrica es traducida a un sistema de señales químicas entre el túbulo transverso y las cisternas del retículo sarcoplasmático. Este proceso libera calcio desde el retículo sarcoplasmático hacia el entorno de las miofibrillas, donde la señal química desencadena el proceso de contracción del músculo.

Las motoneuronas inferiores y las fibras que inervan constituyen las **unidades motoras**, las cuales tienen un tamaño variable. En los músculos de las extremidades, una unidad motora puede incluir hasta cientos de miofibrillas. Por el contrario, cada unidad motora de los músculos extraoculares posee únicamente unas 20 miofibrillas. Los músculos del ojo también son excepcionales por el hecho de que una sola fibra puede tener más de una placa neuromotora.

Las miofibrillas pueden ser de contracción lenta o rápida

Tras la inervación, se desarrolla un perfil metabólico característico para las diferentes fibras musculares. Los tipos de fibras muscula-

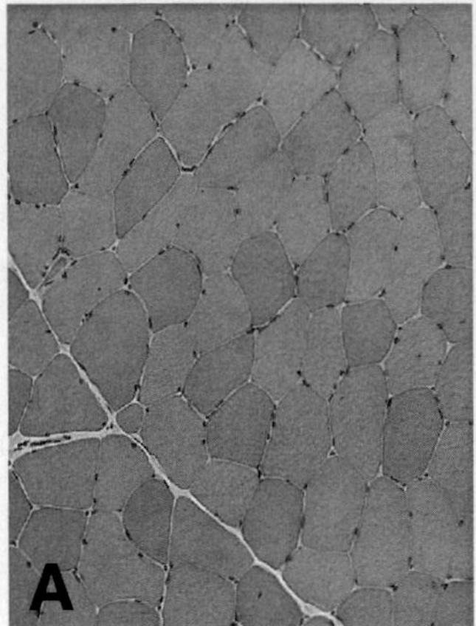

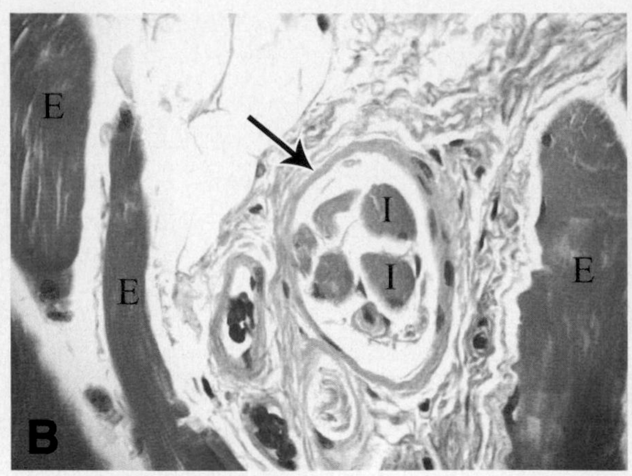

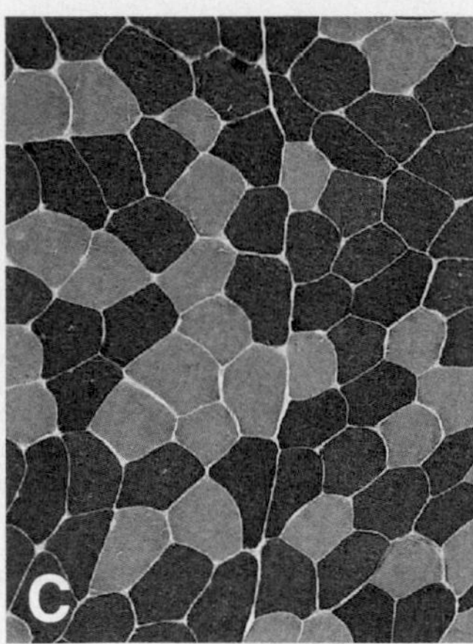

FIGURA 25-3. Músculo normal. A. Tinción con hematoxilina y eosina. En este corte transversal de una muestra congelada del músculo vasto lateral, las miofibrillas poligonales están separadas unas de otras por una capa delgada de tejido conjuntivo, el endomisio. La banda más gruesa de tejido conjuntivo, el perimisio, delimita un haz o fascículo de fibras. Todos los núcleos en este campo están localizados en la periferia de las células. Los núcleos celulares satélite se encuentran dentro de la membrana basal de la célula muscular y no pueden diferenciarse de las miofibrillas con el microscopio óptico. **B. Husos neuromusculares (receptores de estiramiento).** La *flecha* indica la cápsula del huso neuromuscular. *I*, fibras intrafusales; *E*, fibras extrafusales. **C.** ATPasa miofibrilar (miosina). Las fibras de tipo I son más claras, con un pH elevado (alcalino); las fibras tipo II son oscuras. Obsérvese cómo los diferentes tipos de fibras están entremezclados.

res se clasifican, en términos generales, de acuerdo con la velocidad de contracción y la fatigabilidad, como tipo I o tipo II, o fibras de contracción lenta y fibras de contracción rápida, respectivamente. A su vez, estas pueden subdividirse en fibras de contracción lenta resistentes a la fatiga (tipo I); fibras de contracción rápida resistentes a la fatiga (tipo IIA); y fibras de contracción rápida sensibles a la fatiga (tipo IIB). También existen fibras de tipo IIC, que son un tipo de fibra inmadura. En los mamíferos inferiores, algunos músculos son de color rojo intenso (tipo I), mientras que otros son pálidos (tipo II).

FIBRAS DE TIPO I (ROJAS, DE CONTRACCIÓN LENTA): cuando un nervio estimula un músculo oscuro (rojo), la contracción resultante es más lenta y prolongada que cuando un nervio estimula un músculo pálido (blanco). Por esta razón, los músculos rojos se denominan «de contracción lenta». Las fibras de tipo I suelen tener más mitocondrias y más mioglobina, el pigmento rojo que almacena oxígeno. Las enzimas del ciclo de Krebs y las proteínas transportadoras de la cadena de transporte de electrones son más abundantes en los músculos de contracción lenta que en los de contracción rápida. La reacción histoquímica alcalina de la miosina ATPasa (adenosina trifosfatasa) permite distinguir claramente entre los dos tipos de fibras. Las fibras de tipo I se tiñen escasamente cuando el pH es elevado (alcalino), pero las fibras de tipo II se tiñen de oscuro (fig. 25-3C).

Desde el punto de vista funcional, los músculos de tipo I tienen una mayor capacidad para realizar contracciones largas y sostenidas y resisten la fatiga. Un programa de entrenamiento que aumente la resistencia produce pocos cambios en el tamaño de las fibras de tipo I, pero el acondicionamiento de estas fibras provoca proliferación mitocondrial y una mayor capacidad para generar energía.

FIBRAS DE TIPO II (BLANCAS, DE CONTRACCIÓN RÁPIDA): la estimulación de las fibras de tipo II provoca contracciones más rápidas, breves y fuertes que con las fibras de tipo I. El glucógeno y la fosforilasa, así como otras enzimas que producen energía por glucólisis anaerobia, están presentes en mayores concentraciones en el músculo blanco.

Las fibras musculares de tipo II se utilizan para contracciones rápidas y breves. Se hipertrofian durante el entrenamiento de fuerza y en respuesta a esteroides androgénicos, y sufren atrofia selectiva tras el desuso.

Una buena manera de recordar la distinción entre los tipos de fibra es considerar una gallina. Los músculos de la pechuga son pálidos (blancos), en comparación con los del dorso o las piernas. Los músculos de la pechuga son de contracción rápida, ya que deben ayudar a batir las alas durante el vuelo (incluso asumiendo que las gallinas domesticadas hayan sido criadas para ser demasiado pesadas para volar), mientras que los músculos más oscuros de las piernas y el dorso corresponden a fibras de contracción lenta, ya que su función incluye la contracción sostenida contra la gravedad: ponerse en pie y mantener la postura.

La motoneurona inferior influye en el tipo de fibra. Durante el desarrollo embrionario, las células musculares inmaduras comienzan a expresar proteínas contráctiles específicas del tipo antes de que se desarrolle el proceso de inervación muscular. Así pues, el fenotipo de una miofibrilla parece ser una característica autónoma de la célula, más que inducida por la inervación. Sin embargo, el tipo de inervación puede alterar los tipos de miofibrillas. Por ejemplo, tras una lesión por desnervación, la reinervación de un músculo de contracción lenta (tipo I) por un nervio de un músculo de contracción rápida (tipo II) provoca que las fibras de tipo I recién inervadas se parezcan a las fibras de tipo II. Se cree que el patrón o velocidad de descarga de las motoneuronas inferiores desempeña un papel importante en este proceso. Dado que las motoneuronas inferiores parecen determinar el tipo de fibra, se deduce que todas las fibras musculares de una unidad motora determinada son del mismo tipo. En un corte transversal de músculo teñido con la reacción de la ATPasa alcalina (*v.* anteriormente) puede observarse una mezcla aleatoria de tipos de fibras (fig. 25-3C), porque las unidades motoras se intercalan ampliamente entre sí.

En los seres humanos, ningún músculo está compuesto exclusivamente por un tipo de fibra u otro. Sin embargo, la proporción de un tipo de fibra u otro sí varía de un músculo a otro. Por ejemplo, el músculo sóleo contiene principalmente (≥ 80 %) fibras de tipo I. El tipo de fibras de un determinado músculo está, al parecer, determinado genéticamente, y varía entre las personas. Alguna evidencia indica que cambiar el uso de un músculo mediante un entrenamiento prolongado e intensivo puede alterar el patrón de los tipos de fibras musculares.

BIOPSIA DE MÚSCULO: dado que el tipo de músculo normal es constante dentro de un músculo específico, se suele obtener la muestra de biopsia de la misma región en todos los casos. Las muestras del cuádriceps femoral o del bíceps braquial son adecuadas para el diagnóstico de la mayoría de las enfermedades primarias del músculo (miopatías). Las biopsias del nervio sural y del músculo gastrocnemio se suelen solicitar cuando hay sospecha de neuropatía periférica. Sin embargo, debido a que algunas enfermedades neuromusculares son más localizadas, la ubicación del músculo para biopsia puede cambiar.

La obtención de muestras de biopsia de un músculo con compromiso moderado es la que aporta más información. Los músculos que no están afectados pueden tener escasos o nulos cambios anatomopatológicos, mientras que los que presentan síntomas más graves, como debilidad importante, quizás tengan sustitución casi por completo del músculo por tejido adiposo y conjuntivo fibroso (fig. 25-4).

La evaluación de una biopsia muscular suele incluir el tejido fijo en formalina, congelado y fijo en glutaraldehído (este último para una posible microscopía electrónica). Se utilizan varias tinciones histoquímicas para los cortes congelados, muchos de los cuales miden la actividad enzimática utilizando ensayos colorimétricos. A diferencia de las tinciones inmunohistoquímicas, que detectan si una proteína está o no presente, las tinciones histoquímicas permiten conocer la función de una enzima. Algunas de las reacciones histoquímicas habituales utilizadas para evaluar el músculo esquelético:

- **Esterasa inespecífica**: es importante para identificar la atrofia por desnervación y la presencia de uniones neuromusculares.
- **Reductasa de NADH-tetrazolio (NADH-TR)**: las fibras de tipo I se aprecian oscuras debido a la abundancia de mitocondrias. Esta tinción es útil para identificar núcleos centrales y signos de desnervación.
- **Succinato deshidrogenasa (SDH)**: índice histoquímico sensible de la proliferación mitocondrial.
- **Citocromo C oxidasa**: las fibras que contienen mitocondrias anómalas que carecen de la enzima terminal de la cadena de transporte de electrones no se teñirán.
- **Fosfatasa alcalina**: se tiñen de manera selectiva las fibras en etapa regenerativa.
- **Tinción con fosfatasa ácida**: permite identificar la actividad lisosómica dentro de las fibras musculares y los macrófagos.
- **Miosina ATPasa**: en función del pH, ayuda a diferenciar los tipos de fibras.

Algunas de las tinciones de histoquímica no habituales que suelen utilizarse en el análisis de biopsias musculares son:

- **Ácido periódico de Schiff (PAS)**: es útil para identificar glucógeno y para el diagnóstico de enfermedades por depósito de esta molécula (glucogenosis; *v.* más adelante).
- **Rojo oleoso con orceína (rojo oleoso O)**: permite identificar lípidos neutros y es particularmente útil para evaluar miopatías por depósito de lípidos como la deficiencia de carnitina (*v.* más adelante).
- **Tinción tricrómica de Gomori modificada**: es una tinción versátil, útil para la evaluación de las miopatías. Ayuda a identificar cuerpos de nemalina, vacuolas ribeteadas en la miositis con cuerpos de inclusión y «fibras rojas rasgadas» (*v.* más adelante).

REACCIONES ANATOMOPATOLÓGICAS GENERALES

Existen dos reacciones anatomopatológicas principales en el músculo esquelético: las neuropáticas y las miopáticas. Las reacciones neuropáticas son el resultado de la desnervación/reinervación y se tratarán más adelante en este capítulo. Las reacciones miopáticas son reacciones no neuropáticas relacionadas más directamente con las propias fibras musculares esqueléticas.

La necrosis es una respuesta común de las miofibrillas a las lesiones en las enfermedades musculares primarias (**miopatías**). La necrosis aguda generalizada de las fibras musculares esqueléticas (***rabdomiólisis***) libera proteínas citosólicas, incluida la mioglobina, a la circulación, lo que puede provocar mioglobinuria y causar insuficiencia renal aguda. En muchas miopatías humanas, la necrosis segmentaria se produce a lo largo de una fibra, mientras que el músculo circundante al sitio dañado permanece intacto (fig. 25-5). La lesión provoca rápidamente dos respuestas: la entrada de macrófagos hematófagos a las zonas necróticas y la activación de las células satélite, una población de mioblastos latentes localizados cerca de cada fibra.

A medida que los monocitos fagocitan y eliminan los restos necróticos, las células satélite proliferan y se convierten en mioblastos activos. Al cabo de 2 días, empiezan a fusionarse entre sí y con los extremos de los restos de fibras intactas, logrando formar un puente segmentario multinucleado. Esta fibra regenerada tiene un diámetro menor que la fibra madre y presenta un citoplasma basófilo (debido a la abundancia de ribosomas) y grandes núcleos vesiculares con nucléolos prominentes dispuestos en largas cadenas (*v.* más adelante).

La **regeneración** permite recuperar la estructura y función normales de las fibras musculares en unas pocas semanas tras un único episodio de lesión. En los trastornos subagudos o crónicos, la necrosis de las fibras se produce al mismo tiempo que la regeneración, lo que provoca un proceso gradual de la atrofia de las fibras musculares y a fibrosis.

DISTROFIA MUSCULAR

A mediados del siglo XIX, los médicos descubrieron que la debilidad progresiva de los músculos voluntarios podía deberse a un trastorno del sistema nervioso o a la degeneración primaria de los músculos. El término aplicado a esta enfermedad degenerativa del músculo fue **distrofia muscular**. Se descubrió que con frecuencia era hereditaria (o al menos familiar) e implacablemente progresiva. Los músculos de estos pacientes presentaban necrosis de las fibras, con regeneración, fibrosis progresiva e infiltración por tejido adiposo (fig. 25-4). Se observaba poca o ausencia de inflamación. En los siguientes años se describieron numerosas variantes de esta enfermedad, y se calificó como una enfermedad hereditaria, progresiva, no inflamatoria, degenerativa del músculo.

Las distrofias musculares de Duchenne y Becker son enfermedades graves, progresivas y ligadas al cromosoma X

La distrofia muscular de Duchenne se caracteriza por una degeneración progresiva de los músculos, en particular de aquellos localizados en las cinturas pélvica y escapular. Es la miopatía no inflamatoria más común en los niños. Hay una forma más leve de la enfermedad conocida como **distrofia muscular de Becker** (*v.* cap. 6 para las características de genética molecular de ambas enfermedades). La creatina cinasa en suero suele estar aumentada en ambas enfermedades.

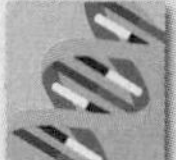

PATOGENIA MOLECULAR: las distrofias musculares de Duchenne y Becker son causadas por varias mutaciones de pérdida de función en *DMD*, un gen de gran tamaño situado en el brazo corto del cromosoma X (Xp21). Este gen codifica la **distrofina**, una proteína de 427-kd en la superficie interna del sarcolema. La distrofina une el citoesqueleto debajo del sarcolema con el exterior de la célula a través de un complejo transmembrana de proteínas y glucoproteínas que se une a la laminina (fig. 25-6). Si la distrofina está ausente o muy disminuida, a menudo debido a deleciones del gen (fig. 25-7), la interacción normal entre el sarcolema y la matriz extracelular se pierde. Esto puede causar el aumento observado en la fra-

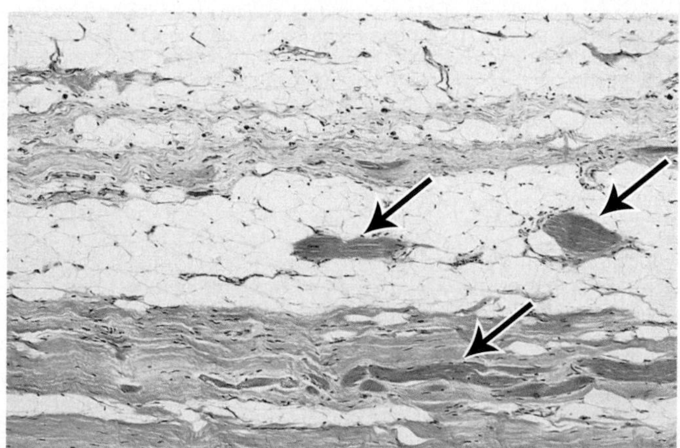

FIGURA 25-4. Enfermedad neuromuscular terminal. En este corte de músculo deltoides teñido con hematoxilina y eosina, el músculo esquelético está sustituido casi por completo por tejido graso y conjuntivo. Las escasas fibras musculares supervivientes (*flechas*) presentan una eosinofilia más intensa que el componente colágeno.

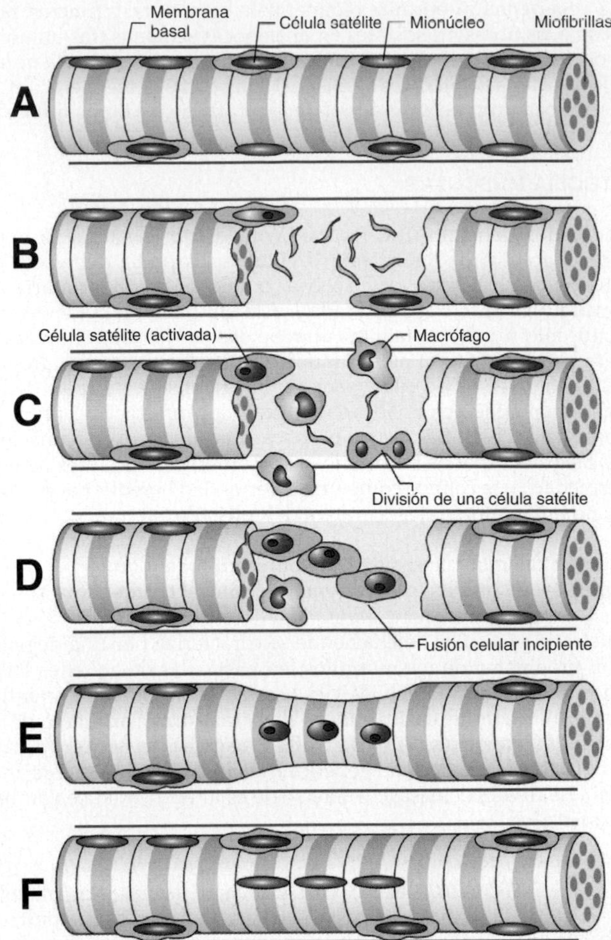

FIGURA 31-5. Necrosis segmentaria y regeneración de la fibra muscular. **A.** Una fibra muscular normal contiene miofibrillas y núcleos en el subsarcolema, y está recubierta por la membrana basal. Las células satélite diseminadas se encuentran en la superficie del sarcolema, en el interior de la membrana basal. Estas células son mioblastos latentes, capaces de proliferar y fusionarse para dar lugar a fibras musculares diferenciadas. Constituyen el 3-5 % del núcleo como se observa en el corte transversal de músculo esquelético. **B.** En muchas enfermedades musculares (p. ej., distrofia muscular tipo Duchenne o polimiositis), la lesión de la fibra muscular ocasiona necrosis segmentaria con desintegración del sarcoplasma, lo que conserva la membrana basal y la inervación (no observable). **C.** El segmento dañado atre macrófagos de la circulación que penetran en la membrana basal y comienzan al digerir y fagocitar el contenido sarcoplasmático (miofagocitosis). Los procesos regenerativos se inician con la activación y proliferación de células satélite, y la formación de mioblastos dentro de la membrana basal. Los macrófagos abandonan de forma gradual el sitio de la lesión junto con los restos fagocitados. **D.** En una etapa tardía, los mioblastos se alinean muy cerca unos de otros en el centro de la fibra y comienzan a fusionarse. **E.** La regeneración del segmento de la fibra muscular es prominente, como se puede observar por la presencia de grandes núcleos de localización central, vesiculares y de aspecto pálido. **F.** La fibra es prácticamente normal excepto por que hay escasa persistencia de núcleos centrales. En determinado momento, se recupera el estado normal **(A).**

gilidad osmótica del músculo distrófico, la entrada excesiva de Ca^{2+}, y la liberación de enzimas musculares solubles como la creatina cinasa en el suero. La rotura del sarcolema precede a la necrosis de la célula muscular, y la lámina basal parece separarse del sarcolema en la fase inicial de la distrofia muscular de Duchenne.

Los genes de la distrofina pueden mostrar mutaciones puntuales, deleciones, o duplicaciones, lo que da lugar a proteínas alteradas, por lo general truncadas. Algunas proteínas mutadas pueden mantener una función suficiente como para localizarse correctamente en la superficie de la fibra muscular, pero pueden distribuirse de manera anómala en la superficie celular (fig. 25-7). Estas proteínas con activación parcial tienden a producir una enfermedad menos grave. Algunos pacientes tienen mutaciones que afectan proteínas o glucoproteínas de transmembrana, de manera que interrumpen la unión entre el citoesqueleto y la matriz extracelular (fig. 25-6). Esto hace que la distrofina pueda estar disminuida o tener una localización anómala cuando las otras proteínas están ausentes o mutadas, lo que hace más complicado el diagnóstico definitivo (*v.* más adelante).

Debido a que la causa de la distrofia muscular tipo Duchenne se hereda como una enfermedad recesiva ligada al cromosoma X, el gen anómalo es transmitido por madres portadoras heterocigotas. Alrededor del 30 % de los casos se debe a mutación somática espontánea. No fue sino hasta la actualidad que las mujeres portadoras han podido ser detectadas a través de la medición repetida de creatina cinasa en suero, la cual presenta un aumento moderado en el 75 % de los heterocigotos. La expresión del estado de portador es muy variable, quizás por las fluctuaciones en la inactivación aleatoria del cromosoma X. Mediante técnicas de inmunolocalización de la distrofina en la biopsia de músculo es posible identificar algunos portadores que presentan el patrón característico en mosaico por la presencia de miofibrillas defectuosas y normales. Mediante sondas moleculares se pueden detectar más de dos terceras partes de los casos de portadores de grandes deleciones del gen.

ANATOMOPATOLOGÍA: la distrofia muscular de Duchenne provoca necrosis inexorable de las fibras musculares, un esfuerzo continuo de reparación-regeneración, y fibrosis progresiva. El proceso degenerativo acaba superando la capacidad regenerativa del músculo. Entonces, el número de fibras musculares disminuye de manera progresiva y son reemplazadas por tejido conjuntivo fibroadiposo. En la fase final, las fibras musculares esqueléticas desaparecen casi por completo (fig. 25-4), pero se mantienen escasas fibras musculares fusiformes (fibras intrafusales).

Al principio de la enfermedad, las fibras necróticas y las fibras regenerativas tienden a aparecer en pequeños grupos, junto con fibras oscuras hialinizadas, de mayor tamaño y dispersas. Estas últimas presentan un exceso de contracción y se cree que preceden a la necrosis de las fibras (fig. 25-8 y 25-9). La rotura del sarcolema es uno de los cambios ultraestructurales más tempranos. Los macrófagos invaden las fibras necróticas y llevan a cabo una función más de limpieza que de un proceso inflamatorio.

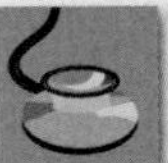

CARACTERÍSTICAS CLÍNICAS: el diagnóstico de distrofia de Duchenne puede realizarse mediante el análisis del ADN genómico. En la práctica clínica habitual, este método solo permite detectar grandes deleciones del gen. Alrededor del 30 % de los pacientes presentan pequeños reordenamientos o mutaciones puntuales y son evaluados por biopsia muscular, que muestra poca o ninguna distrofina detectable por inmunotransferencia (inmunoblot) o inmunohistoquímica. Si hay un miembro de la familia afectado, el diagnóstico prenatal en muestras de vellosidades coriónicas puede ser útil.

Los niños con distrofia muscular de Duchenne presentan concentraciones séricas de creatina cinasa muy aumentadas desde el nacimiento, y músculo con morfología anómala incluso en el útero. Durante el primer año no puede detectarse debilidad clínica, pero esta suele manifestarse a los 3 o 4 años, principalmente alrededor de los cinturones pélvico y escapular (debilidad muscular proximal). La enfermedad evoluciona de manera inexorable. Con el tiempo se desarrolla «seudohipertrofia» (agrandamiento de un músculo cuando las fibras musculares son reemplazadas por tejido fibroadiposo) de los músculos de la pantorrilla. Los pacientes suelen requerir el uso de una silla de ruedas a los 10 años, y a los 15 años ya deben postrarse en la cama. La muerte suele deberse a complicaciones de insuficiencia

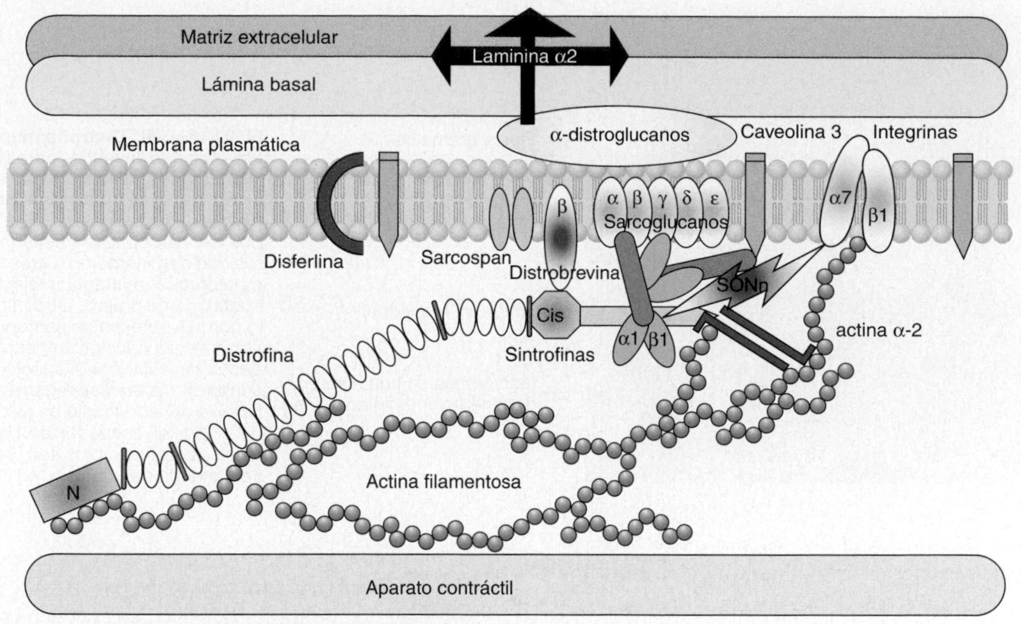

FIGURA 25-6. Proteínas que unen la distrofina con la membrana plasmática y el aparato contráctil. Las mutaciones en genes de varias de estas proteínas de unión se relacionan con miopatías conocidas (tabla 25-1). (Redibujado con permiso de Rahman P. Structural and molecular basis of skeletal muscle diseases. *J Clin Neuromuscul Dis.* 2002;4[2]:104).

respiratoria causada por debilidad muscular o arritmia cardíaca por afectación miocárdica. Otras manifestaciones extraesqueléticas son las alteraciones digestivas (por degeneración del músculo liso) y el deterioro intelectual. Muchos niños con distrofia Duchenne muestran discapacidad intelectual de gravedad variable, aparentemente debido a la falta de distrofina en el sistema nervioso central (SNC).

Aunque la presentación clínica de los pacientes con distrofia muscular de Becker es típicamente más leve y de aparición más tardía, los individuos afectados a menudo presentan intolerancia al ejercicio con calambres musculares, rabdomiólisis ocasional y mioglobinuria. A diferencia de la distrofia de Duchenne, en la que la distrofina está prácticamente ausente, en la distrofia de Becker es característica la presencia de la proteína truncada (fig. 25-7).

Las distrofias musculares de cinturas están causadas por mutaciones en diversas proteínas

Las distrofias musculares de cinturas (DMC) son un grupo de trastornos ocasionadas por defectos en distintas proteínas y con diferentes modos de herencia (tabla 25-1). Aunque pueden estar implicadas distintas proteínas, los pacientes con DMC presentan el mismo cuadro clínico caracterizado por una debilidad de los cinturones pélvico y escapular. La enfermedad puede aparecer en la infancia o en la edad adulta, con debilidad muscular variable. Los pacientes pueden presentar dificultades para caminar, correr o levantarse desde una posición sentada. La afectación cardíaca es frecuente. La histología se parece a la de todas las distrofias musculares, pero algunas variantes muestran características inusuales, como inflamación (LGMD2B, miopatía de Miyoshi) y vacuolas ribeteadas (LGMD1A), similar a lo que se observa en la miositis por cuerpos de inclusión (*v.* más adelante). Por consiguiente, el diagnóstico correcto requiere anamnesis y exploración física detalladas, además de pruebas inmunohistoquímicas, de inmunotransferencia y genéticas. Las DMC (2C a 2F) también se conocen como sarcoglucanopatías (fig. 25-6).

Distrofias musculares congénitas presentes en el período perinatal

Estas enfermedades se caracterizan por hipotonía, debilidad y contracturas (tabla 25-2). En función de la variante, los pacientes también pueden presentar leucoencefalopatía (degeneración de la materia blanca), malformaciones cerebrales y afectación ocular.

Desde el punto de vista anatomopatológico, estas enfermedades se parecen a otras distrofias musculares, con fibrosis variable e infiltración grasa del músculo. Muchos de estos trastornos se relacionan con mutaciones en proteínas de la matriz extracelular (por ejemplo, colágenos, laminina, integrinas) o glucosilación anómala del α-distroglucano (α-distroglucanopatías) y del retículo sarcoplasmático (distrofia muscular con rigidez de columna). Algunas proteínas

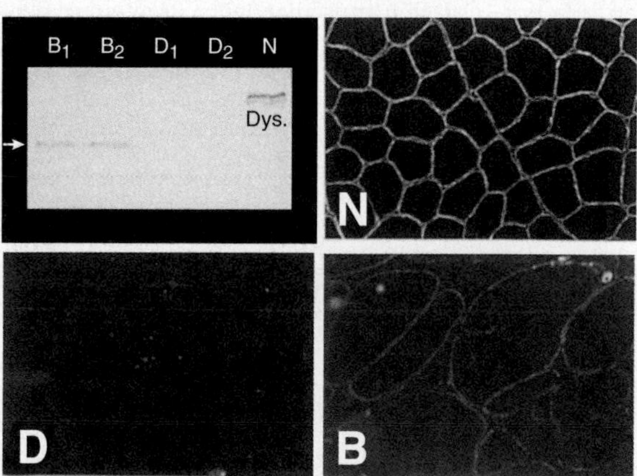

FIGURA 25-7. Análisis de la distrofina en las distrofias de tipo Duchenne y Becker. Se muestra una tinción de inmunofluorescencia para distrofina en cortes de músculo esquelético de un sujeto normal (*N*), un paciente con distrofia de Duchenne (*D*) y otro con distrofia de Becker (*B*). La distrofina se concentra normalmente en la membrana superficial de cada fibra muscular, pero en la distrofia de Duchenne la proteína está ausente o es escasa en una muy pequeña proporción de fibras musculares. En la distrofia de Becker se observan fibras musculares hipertróficas con escasa expresión de distrofina. Mediante la técnica de inmunotransferencia (*arriba a la izquierda*) se aprecia que el músculo normal presenta una banda cerca de la porción superior del gel, lo que corresponde a la proteína de 427 kd que es la distrofina. En la distrofia de Duchenne, la distrofina es indetectable (dos pacientes, D_1, D_2). En la distrofia de Becker se observa una banda más tenue que ha migrado hacia una porción más inferior en el gel en relación con la proteína normal, y corresponde a una variante más pequeña y truncada de la proteína (dos pacientes, B_1, B_2). El análisis combinado (inmunolocalización e immunoblot) de la distrofina es útil para el diagnóstico de este grupo de distrofias (*distrofinopatías*).

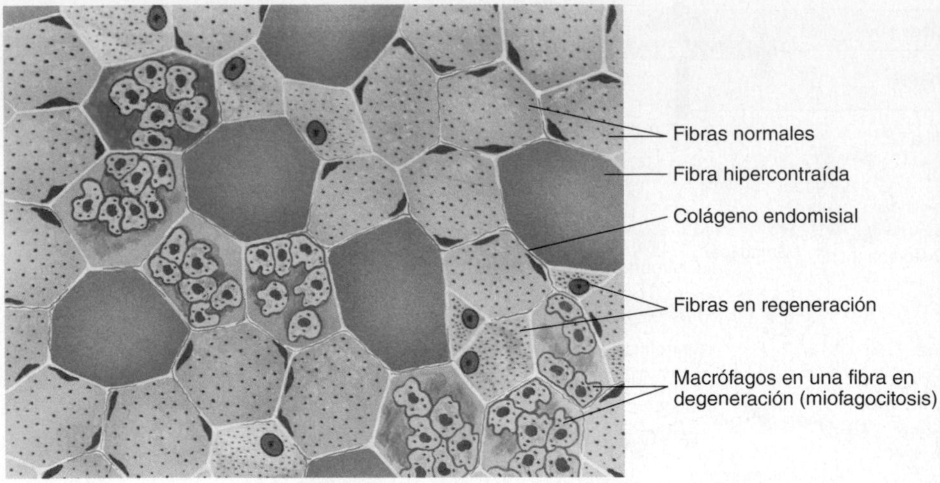

Fibras normales
Fibra hipercontraída
Colágeno endomisial
Fibras en regeneración
Macrófagos en una fibra en degeneración (miofagocitosis)

FIGURA 25-8. Distrofia muscular de Duchenne. Esta imagen muestra los cambios anatomopatológicos en el músculo esquelético. Algunas fibras están crecidas y son de color más oscuro de lo normal. Esto corresponde a segmentos contraídos del sarcoplasma situados entre los segmentos con degeneración. Otras fibras están llenas de macrófagos (miofagocitosis), que eliminan el sarcoplasma destruido. Otras son más pequeñas de lo normal y presentan sarcoplasma granular. Estas fibras tienen núcleos aumentados de tamaño y aspecto vesicular con nucléolo prominente, y representan fibras en fase regenerativa. El desarrollo de fibrosis del endomisio es evidente por el depósito de colágeno alrededor de fibras musculares individuales. Los cambios son, por tanto, compatibles con una miopatía activa, no inflamatoria y crónica.

afectadas también causan ciertas DMC, aunque con **mutaciones** diferentes.

Los síndromes de repetición de secuencias de nucleótidos podrían causar distrofias musculares

Varias enfermedades genéticas humanas se deben a un número anómalo de repeticiones intragénicas de oligonucleótidos. La distrofia miotónica y la distrofia muscular oculofaríngea son síndromes de repetición de secuencias de trinucleótidos con enfermedades musculares muy diferentes. Sin embargo, ambos presentan el fenómeno de «anticipación» (es decir, edad de inicio cada vez más joven y síntomas más graves en generaciones sucesivas, a medida que aumenta el número de repeticiones; *v.* cap. 6).

La distrofia miotónica es la distrofia muscular más frecuente en la edad adulta

La distrofia miotónica es una enfermedad autosómica dominante caracterizada por relajación muscular lenta (miotonía), debilidad muscular progresiva y atrofia. Su prevalencia es de aproximadamente 14 por 100 000, aunque podría la miotónica ser mayor dada la dificultad para detectar a los individuos con una afectación mínima. La edad de aparición y la gravedad de los síntomas varían enormemente.

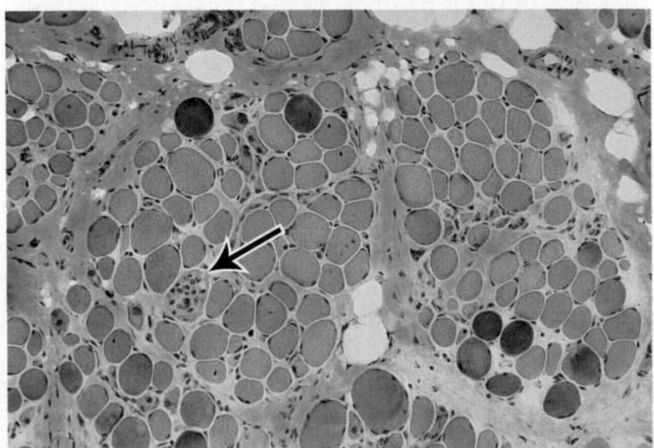

FIGURA 25-9. Distrofia muscular de Duchenne. Corte de músculo vasto lateral teñido con la técnica tricrómica de Gomori modificada en el que se observan fibras musculares necróticas, algunas de las cuales están invadidas por macrófagos (*flecha*). Las estructuras teñidas de color más oscuro, de mayor tamaño, corresponden a fibras contraídas. Esto se desencadena por la entrada de calcio a través del sarcolema dañado, que desborda los mecanismos que mantienen una concentración baja normal de Ca^{2+} en reposo. Hay importante fibrosis del perimisio y el endomisio.

PATOGENIA MOLECULAR: las dos formas de distrofia miotónica (DM1 y DM2) tienen una herencia autosómica dominante y reflejan mutaciones en genes diferentes. La DM1 se debe a la expansión de una repetición CTG cerca del extremo 3′ del gen de la proteína cinasa DM (*DMPK*), que codifica una serina-treonina cinasa. Normalmente, se producen menos de 30 copias de esta repetición; no obstante, en pacientes con distrofia miotónica leve puede haber 50 o más copias. Cuanto mayor es el número de repeticiones (a veces hasta 4 000), más grave es el trastorno. El mecanismo de lesión provocado por la expansión de las repeticiones de la secuencia CTG en la distrofia miotónica, como en otros trastornos por repeticiones de la secuencia de trinucleótidos, puede estar relacionado con la interferencia del ARN anómalo (que contiene repeticiones) y las proteínas de unión al ARN. La DM2 está causada por la expansión de la repetición tetranucleotídica CCTG en el primer intrón del gen *ZNF9*. La DM1 puede aparecer en la edad adulta o ser congénita, mientras que la DM2 no es congénita.

ANATOMOPATOLOGÍA: la anatomopatología de la distrofia miotónica del adulto es muy variable, incluso entre los músculos del mismo paciente. La mayoría de los pacientes muestran atrofia de fibras de tipo I e hipertrofia de fibras de tipo II. Por el contrario, la mayoría de los trastornos musculares muestran atrofia relativa de las fibras de tipo II. La ubicación interna de los núcleos es una característica constante. Las tinciones de miosina ATPasa y NADH-TR muestran muchas fibras en anillo, con concentración circunferencial de sarcoplasma intensamente teñido. En estas fibras, las sarcómeras externas están distribuidas en circunferencia, en lugar del patrón habitual longitudinal a lo largo del eje de la fibra (fig. 25-10). La necrosis y la regeneración, si bien en ocasiones presentes, no son prominentes (como sucede en la distrofia muscular de Duchenne). Las fibras en anillo son más frecuentes en la DM1 que en la DM2. En la DM2 también se produce una mayor afectación de las fibras tipo II que las de tipo I.

Los músculos en la distrofia miotónica congénita presentan atrofia de miofibrillas, núcleos centrales frecuentes y fallo en la diferenciación de las fibras. Estas características son muy similares a las de la miopatía miotubular recesiva ligada al cromosoma X (*v.* más adelante).

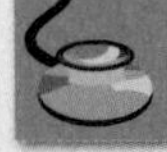

CARACTERÍSTICAS CLÍNICAS: las personas con DM1 experimentan debilidad muscular de evolución lenta y rigidez, principalmente en las extremidades distales (la debilidad proximal es más frecuente en la DM2). La debilidad facial y del cuello, así como la ptosis, son típicas de la DM1, pero menos frecuentes en la DM2. Las manifestaciones extramusculares presentes en algunos casos de distrofia miotónica incluyen alopecia frontal, atrofia gonadal, cataratas, alteraciones de la personalidad y anomalías endocrinas. Pueden producirse arritmias cardíacas y, con menor frecuencia, cardiomiopatía. Algunos pacientes presentan afectación del músculo liso, con trastornos del tubo digestivo, la vesícula biliar y el útero.

El diagnóstico se basa en las características clínicas, los antecedentes familiares y la electromiografía característica, que muestra descargas miotónicas. La identificación de una la expansión de la secuencia de repetición CTG (DM1) o CCTG (DM2) es predictiva intraútero y puede ser diagnóstica.

La **distrofia miotónica congénita** solo se observa en neonatos de mujeres con DM1 que presentan síntomas de distrofia miotónica. Los niños afectados presentan debilidad muscular grave al nacer. La miotonía es leve o inexistente, pero aparece en la infancia tardía. Muchos de estos pacientes sufren discapacidad intelectual. No se ha identificado DM2 congénita.

La distrofia muscular oculofaríngea suele presentarse en la edad adulta

La distrofia muscular oculofaríngea suele diagnosticarse en la edad adulta (más de 45 años), en general con una herencia autosómica dominante. Sin embargo, existe una forma autosómica recesiva. Los pacientes desarrollan ptosis de los párpados y disfagia de evolución lenta, así como debilidad de otros grupos musculares, como la cara y las extremidades. La forma autosómica dominante es frecuente entre los francocanadienses de Quebec y los judíos de Bukhara (originarios de Asia central), que actualmente viven en Israel. Tanto la forma autosómica dominante como la recesiva se deben a un número demasiado elevado de repeticiones del triplete GCG en el gen de la proteína nuclear 1 de unión a poli(A) (*PABPN1*), pero difieren en el lugar donde se encuentran estos aumentos de las repeticiones. Las biopsias muestran inclusiones intranucleares, vacuolas ribeteadase inclusiones filamentosas similares a las de la miositis por cuerpos de inclusión (*v.* más adelante). A diferencia de esta última, las inclusiones intranucleares contienen filamentos de 8.5 nm.

La distrofia muscular facioescapulohumeral suele presentarse en la infancia

La distrofia muscular facioescapulohumeral es un tipo de distrofia muscular relativamente frecuente con herencia autosómica dominante. Aparece en la infancia o en la edad adulta temprana. Los pacientes desarrollan debilidad facial y de la cintura escapular. Es notable la prominencia escapular alada. También pueden verse afectados otros músculos. La esperanza de vida suele ser normal. Entre las manifestaciones extraesqueléticas se incluyen bloqueo de rama cardíaca, pérdida de audición y vasculopatía retiniana. La distrofia muscular facioescapulohumeral se debe a la deleción de un fragmento de ADN repetitivo en la región subtelomérica del cromosoma 4q. Así, los pacientes afectados presentan menos repeticiones de lo normal. La inflamación crónica es prominente, similar a la de una miopatía inflamatoria como la polimiositis (*v.* más adelante), pero no se correlaciona con el curso de la enfermedad. La anamnesis detallada es esencial para poder establecer el diagnóstico correcto. De lo contrario, a un paciente con debilidad muscular e infiltrado inflamatorio linfocítico se le podría dar el diagnóstico incorrecto de polimiositis.

MIOPATÍAS CONGÉNITAS

En ocasiones, los neonatos pueden presentar hipotonía generalizada, disminución de los reflejos tendinosos profundos y de la masa muscular. Muchos de estos neonatos experimentan un período perinatal difícil debido a complicaciones pulmonares derivadas de una respiración débil. Muchas de las enfermedades musculares descritas anteriormente son «congénitas» en el sentido de que se deben a mutaciones de la línea germinal presentes al nacer. Sin embargo, estos trastornos no se manifiestan desde el punto de vista clínico hasta mucho más tarde. En cambio, las miopatías congénitas, como las descritas aquí, son evidentes al nacer. Algunas presentan hipotonía progresiva «maligna», que provoca la muerte en el primer año de vida, por ejemplo, la **deficiencia infantil de maltasa ácida (enfermedad de Pompe)**.

En otros pacientes hipotónicos, la hipotonía puede persistir sin cambios, o la progresión puede ser mínima. Estas personas pueden llegar a deambular y tener una vida normal, aunque a veces con complicaciones esqueléticas secundarias a la hipotonía, como escoliosis grave. El músculo de estos pacientes rara vez revela miofibrillas con anomalías estructurales características. Tres de las formas más comunes de miopatías congénitas son la **enfermedad de núcleo central** (fig. 25-11), la **miopatía nemalínica (bastones)** (fig. 25-12) y la **miopatía de núcleo central** (fig. 25-13). Todas muestran hipotonía congénita, disminución de los reflejos tendinosos profundos, disminución del volumen muscular y retraso en el desarrollo

TABLA 25-1
DISTROFIAS MUSCULARES DE CINTURAS

Distrofias musculares de cinturas (DMC)[a]	Proteína defectuosa	Localización subcelular
LGMD1A	Miotilina	Sarcómero
LGMD1B	Lamina A/C	Cubierta del núcleo
LGMD1C	Caveolina 3	Sarcolema
LGMD1D	Desmina	Citoesqueleto, periferia del disco Z
LGMD1E	DNAJB6	Disco Z
LGMD1F	Transportina 3	Membrana nuclear
LGMD1G	HNRPDL	Ribonucleoproteína
LGMD2A	Calpaína 3	Sarcoplasma
LGMD2B/Miyoshi	Disferlina	Sarcolema
LGMD2C	γ-sarcoglucano	Sarcolema
LGMD2D	α-sarcoglucano	Sarcolema
LGMD2E	β-sarcoglucano	Sarcolema
LGMD2F	δ-sarcoglucano	Sarcolema
LGMD2G	Teletonina	Sarcómero
LGMD2H	TRIM32	Sarcoplasma
LGMD2I	Proteína relacionada con fukutina	Aparato de Golgi
LGMD2J	Titina	Sarcómero
LGMD2K	POMT1	Retículo endoplasmático
LGMD2L	Anoctamina 5	Probablemente sarcolémica
LGMD2M	Fukutina	Aparato de Golgi

[a]Las DMC1 presentan un patrón de herencia autosómico dominante, mientras que las DMC2 tienen una herencia autosómica recesiva. Se trata de una lista parcial, ya que se están identificando nuevas DMC. Para una lista más completa, visítese www.musclegenetable.fr.

Adaptado de Diseases of Muscle. En Love S, Ironside J, Budka H, Perry A, eds. *Greenfield's Neuropathology*, 9ª ed. Boca Raton, FL: CRC Press; 2015.

TABLA 25-2
MIOPATÍAS CONGÉNITAS CAUSADAS POR ANORMALIDADES EN EL SARCOLEMA O LA MATRIZ EXTRACELULAR

Distrofia muscular congénita	Proteína	Localización y/o función de la proteína
DMC con deficiencia de merosina	Laminina α2	Matriz extracelular
Síndrome de Ullrich	Colágeno VI	Matriz extracelular
Deficiencia de integrina α7	Integrina α7	Membrana plasmática
DMC de Fukuyama	Fukutina	Posible sustrato para la glucosiltransferasa
Músculo-ojo-cerebro	POMGnT1 (*O*-manosa β-1,2-*N*-acetilglucosaminiltransferasa)	Glucosiltransferasa
Síndrome de Walker-Warburg	POMT1 (protein-*O*-manosil-transferasa)	Glucosiltransferasa
	Proteína relacionada con fukutina	Posible ligando glucosil/fosforil transferasa putativo
Síndrome de columna vertebral rígida	Selenoproteína N1	Glucoproteína del retículo endoplasmático

Adaptado de Diseases of Muscle. En Love S, Louis DN, Ellison DW, eds. *Greenfield's Neuropathology*, 8ª ed. Nueva York: Oxford University Press, 2008.

motor. En las tres afecciones, las anomalías de la morfología muscular suelen limitarse a las fibras de tipo I, con predominio de fibras de tipo I en algunos casos e hipotrofia de tipo I en otros. A menudo, las fibras de tipo I predominan de manera inusual, si bien también es posible que las fibras de tipo II no se desarrollen. No hay necrosis activa de miofibrillas ni fibrosis, y los pacientes presentan creatina cinasa sérica normal.

La enfermedad de núcleo central es una afección autosómica dominante con hipotonía congénita y debilidad de músculos proximales

PATOGENIA MOLECULAR: los pacientes afectados presentan disminución de los reflejos tendinosos profundos y retraso del desarrollo motor. La enfermedad se ha relacionado con mutaciones en *RYR1*, en el brazo largo del cromosoma 19 (19q13.1), que codifica para el receptor de rianodina, el canal de liberación de calcio del retículo sarcoplasmático. Los casos ocasionales son esporádicos o muestran una herencia autosómica recesiva. Los pacientes típicos pueden llegar a deambular, pero la fuerza muscular sigue siendo inferior a la normal.

ANATOMOPATOLOGÍA: se produce un predominio significativo de las fibras de tipo I, que a menudo muestran una zona central de degeneración con pérdida de la capacidad de tinción con la técnica NADH-TR (fig. 25-11), que se extiende a lo largo de toda la fibra. Por microscopía electrónica, se aprecia la desaparición de mitocondrias y otros orgánulos membranosos en los núcleos centrales, con o sin desorganización de las miofibrillas. Los orgánulos membranosos tienden a condensarse alrededor del borde del núcleo central. La periferia de la fibra no presenta rasgos anómalos.

Las anomalías del núcleo central pueden parecerse a las fibras en diana observadas en los estados de desnervación activa (*v.* más adelante), aunque estas se caracterizan por tener bordes oscuros alrededor de las zonas pálidas, y no hay evidencia de desnervación en la enfermedad de núcleo central.

Las mutaciones en *RYR1* también causan **hipertermia maligna**, un trastorno potencialmente mortal desencadenado por la succinilcolina y algunos anestésicos, en particular el halotano. Se caracteriza por hiperpirexia y rabdomiólisis (*v.* cap. 8). La enfermedad de núcleo central y la hipertermia maligna pueden coexistir en algunos pacientes. Por lo tanto, los pacientes con enfermedad de núcleo central pueden tener riesgo de hipertermia maligna. Sin embargo, los pacientes con hipertermia maligna no suelen presentar cambios histológicos anómalos. La sospecha de hipertermia maligna sobreviene por los antecedentes familiares y se confirma mediante una prueba de contracción muscular *in vitro* con cafeína y halotano.

En la miopatía de bastones, las inclusiones sarcoplásmicas derivan de la banda Z

La miopatía de bastones incluye un grupo de enfermedades en las que se producen acumulaciones en forma de bastones en el sarcoplasma del músculo esquelético. El aspecto enredado y filiforme de las inclusiones dio lugar al nombre original, «miopatía nemalínica» (con forma de hilos). En realidad, se trata de grupos de estructuras en forma de bastones.

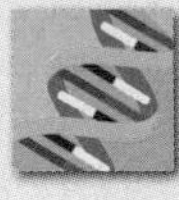

PATOGENIA MOLECULAR: se han descrito patrones de herencia autosómicos dominante y recesivo. Los genes responsables de la miopatía de bastones incluyen *NEB* (nebulina) (el más común), *ACTA1* (actina α del

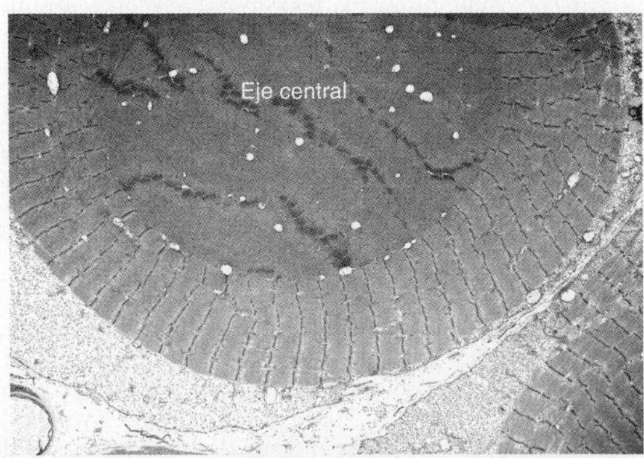

FIGURA 25-10. Fibra en anillo. Microfotografía electrónica de gran incremento (amplificación a 1 900 aumentos) que muestra sarcómeras externas con orientación perpendicular al eje de las miofibrillas.

músculo esquelético), *TPM1* y *TPM2* (tropomiosina α y β), y *TNNT1* (troponina T lenta). Las mutaciones en el gen del receptor de rianodina también pueden conducir a la formación de bastones nemalínicos.

ANATOMOPATOLOGÍA: hay un predominio variable de fibras de tipo I que contienen estructuras en forma de bastón en su sarcoplasma. Los cúmulos de estas inclusiones suelen aparecer en la región subsarcolematosa, cerca de los núcleos. Son de color rojo brillante a oscuro mediante la tinción tricrómica de Gomori modificada, o azules con azul de toluidina (fig. 25-12A), pero a menudo no son visibles con hematoxilina y eosina. Las inclusiones tienen forma de bastones y surgen de la banda Z, con la que tienen semejanza ultraestructural (fig. 25-12B).

Se han descrito bastones en varias enfermedades neuromusculares, como la atrofia por desnervación, la distrofia muscular y las miopatías inflamatorias. La tenotomía experimental (corte de un tendón) induce la formación de bastones en el músculo cuando el suministro nervioso permanece intacto. Sin embargo, en la miopatía de bastones, las inclusiones son la principal característica anatomopatológica. Otras anomalías (inflamación, desnervación) están ausentes.

CARACTERÍSTICAS CLÍNICAS: en la forma congénita clásica de la miopatía de bastón, los pacientes muestran hipotonía congénita, retraso en el desarrollo motor de gravedad clínica variable y alteraciones esqueléticas secundarias tales como cifoescoliosis. En algunos casosse observa una afectación grave de los músculos de la cara, la faringe y el cuello. Las formas de aparición más tardía (en la infancia y en la edad adulta) tienden a relacionarse con cierta degeneración muscular, aumento de las concentraciones séricas de creatina cinasa y un curso lento o no progresivo.

La miopatía de núcleo central y la miopatía miotubular se asemejan al estadio miotubular de la embriogenia

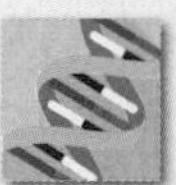
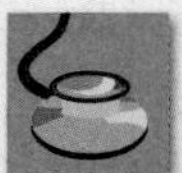

PATOGENIA MOLECULAR Y CARACTERÍSTICAS CLÍNICAS: la miopatía de núcleo central es un grupo de enfermedades heterogéneas desde el punto de vista clínico y genético que tienen en común la presencia de un núcleo de localización central en las células musculares esqueléticas. Se conocen variantes autosómicas recesivas y autosómicas dominantes. Estas últimas tienden a manifestarse en la adolescencia y muestran un aumento moderado de la creatina cinasa sérica. Son de evolución lenta y, al igual que la miopatía de bastón, se parecen al síndrome de distrofia muscular de cinturas (*v.* anteriormente). Algunos pacientes presentan una notable afectación de la musculatura facial y extraocular. Casi siempre hay ptosis bilateral. El gen responsable, *DNM2* (dinamina 2), está involucrado en la endocitosis y el transporte a través de membranas, así como en ensamblaje del centrosoma y la actina.

La miopatía miotubular es un trastorno ligado al cromosoma X causado por mutaciones del gen *MTM1* (miotubularina). La miotubularina es una fosfatasa que se expresa en la mayoría de los tejidos y que está implicada en la señalización del fosfatidilinositol. Desde el punto de vista clínico, la miopatía miotubular se caracteriza por hipotonía neonatal significativa e insuficiencia respiratoria al nacer.

Desde el punto de vista anatomopatológico, al igual que la miopatía de núcleo central, se observan núcleos en posición central en ambos tipos de fibras. Las fibras de las miopatías de núcleo central, incluidas las miopatías miotubulares, se asemejan al estadio miotubular de la embriogenia del músculo esquelético.

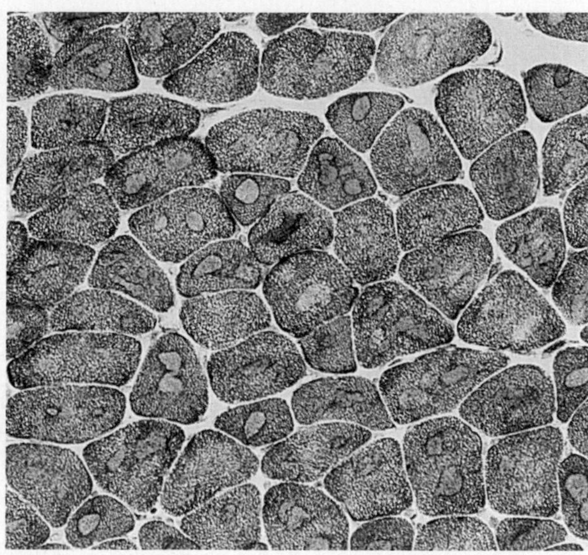

FIGURA 25-11. Enfermedad de núcleo central. Este corte del músculo vasto lateral teñido con la técnica de reductasa para NADH-tetrazolio muestra una zona circular pálida en el centro de la mayor parte de las fibras musculares. Hay también una zona circundante de tinción excesiva alrededor de la lesión central. Todas las miofibrillas en este caso eran de tipo I, como lo demuestra la tinción de ATPasa miofibrilar (no mostrada), muy parecidas a las lesiones de núcleo en las formaciones en diana encontradas en las fibras musculares de enfermedades neurógenas (comparar con la fig. 25-25).

ANATOMOPATOLOGÍA: las formas de miopatía de núcleo central de aparición tardía se caracterizan, desde el punto de vista morfológico, por fibras musculares de tamaño normal o agrandadas, con numerosas miofibrillas y núcleos centrales únicos que parecen maduros (fig. 25-13A). La biopsia de la miopatías miotubular ligadas al cromosoma X (fig. 25-13B), típicamente de neonatos, muestra fibras pequeñas con núcleos centrales.

MIOPATÍAS INFLAMATORIAS IDIOPÁTICAS

Las miopatías inflamatorias son un grupo heterogéneo de trastornos adquiridos, todos los cuales presentan debilidad muscular proximal simétrica, aumento de las concentraciones séricas de enzimas derivadas del músculo e inflamación no supurativa del músculo esquelético.

Se trata de enfermedades poco frecuentes, con una incidencia anual de 1 por cada 100 000 personas. ***La dermatomiositis se pre-***

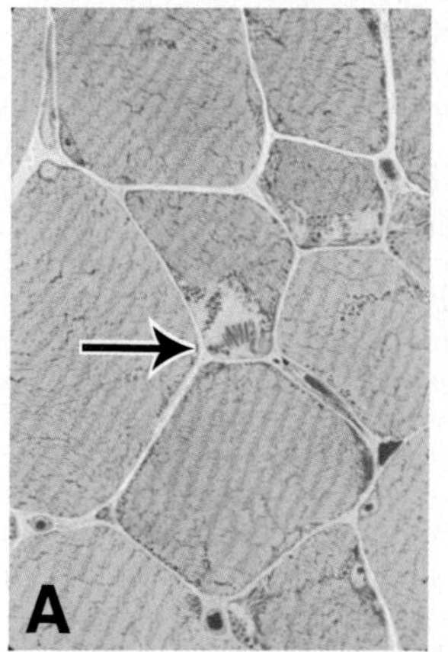

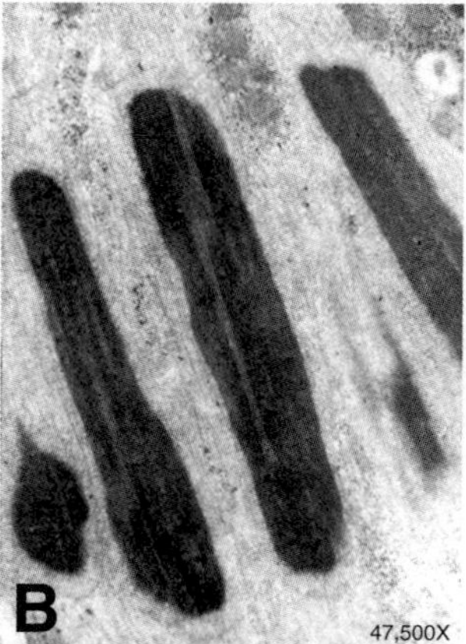

FIGURA 25-12. Miopatía de bastones (nemalina). A. Las fibras musculares contienen agregados oscuros de bastones (azul de toluidina, 1 000×). **B.** Microfotografía electrónica que muestra que las estructuras con forma de bastón derivan del disco Z (47 500×).

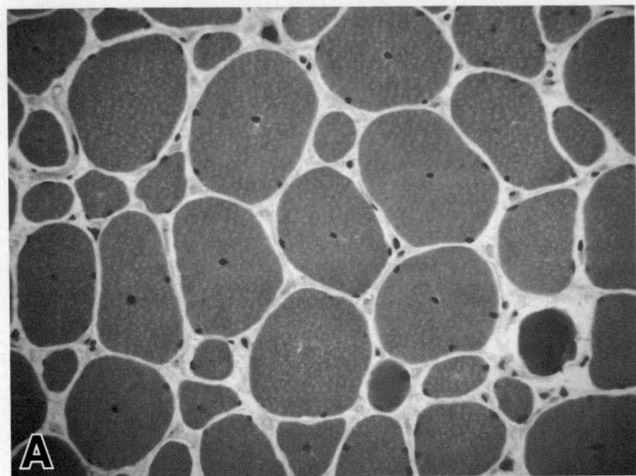

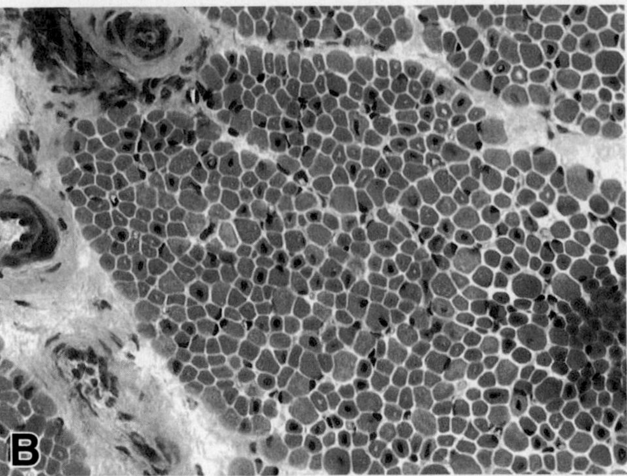

FIGURA 25-13. Miopatía nuclear central. A. Muchas fibras musculares en este corte teñido con hematoxilina y eosina contienen un solo núcleo central, y muchas de las fibras musculares enfermas son anómalamente pequeñas. **B.** Esta biopsia de un lactante niño con hipotonía grave muestra miopatía miotubular. Los núcleos están ausentes en varias fibras, que muestran un hueco pálido previamente ocupado por estos.

senta en niños y adultos, pero la polimiositis casi siempre aparece después de los 20 años de edad. Ambas enfermedades son más frecuentes en mujeres que en hombres. En cambio, la miositis por cuerpos de inclusión suele ser una enfermedad típica de hombres mayores de 50 años.

Se cree que estas miopatías tienen un origen autoinmunitario (*v.* cap. 30, en línea) porque *(1)* suelen aparecer relacionadas con otras enfermedades autoinmunitarias y del tejido conjuntivo, *(1)* la anatomopatología sugiere lesión celular autoinmunitaria, *(3)* pueden detectarse autoanticuerpos séricos, y *(4)* la polimiositis y la dermatomiositis (pero no la miositis por cuerpos de inclusión) responden al tratamiento inmunosupresor. No se han identificado autoantígenos objetivo específicos en el músculo o los vasos sanguíneos, pero en todos existen anticuerpos antinucleares y anticitoplasmáticos contra varios antígenos diferentes. Por el contrario, la miopatía necrosante inmunomediada (MNIM), descrita recientemente, suele mostrar poca o ninguna reacción inflamatoria linfocítica y se relaciona, en algunos casos, con autoanticuerpos específicos.

Las miopatías inflamatorias se caracterizan por *(1)* presencia de células inflamatorias (aunque pocos o ningún linfocito en la MNIM), *(1)* necrosis y fagocitosis de las fibras musculares, *(3)* mezcla de fibras degenerativas, regenerativas y atróficas y, en fases avanzadas, *(4)* fibrosis.

CARACTERÍSTICAS CLÍNICAS: todas las miopatías inflamatorias se manifiestan por debilidad muscular gradual, a menudo simétrica, que aumenta a lo largo de semanas o meses. Los pacientes tienen problemas con actividades sencillas que requieren el uso de músculos proximales, como levantar objetos, subir escaleras o peinarse. La disfagia y la dificultad para sostener la cabeza se deben a la afectación de los músculos faríngeos y flexores del cuello. Los pacientes con miositis por cuerpos de inclusión presentan debilidad muscular distal de las extremidades que equivale o excede la de los músculos proximales. Puede haber afectación miocárdica. En casos avanzados, pueden afectarse los músculos respiratorios. La enfermedad pulmonar intersticial también puede comprometer la función respiratoria en el 10% de los pacientes con polimiositis y dermatomiositis. La debilidad progresa a lo largo de semanas o meses y conduce a atrofia muscular grave. A diferencia de las células del músculo normal, las células musculares en las miopatías inflamatorias expresan antígenos del complejo principal de histocompatibilidad (CPH) I, que pueden suscitar una reacción autoinmunitaria. La dermatomiositis tiene una mayor una mayor asociación con neoplasia maligna en la edad adulta. En cambio, este mismo riesgo en la polimiositis y la miositis por cuerpos de inclusión es considerablemente menor, si bien no nulo.

El daño muscular en la polimiositis está mediado por linfocitos T citotóxicos

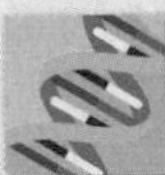

PATOGENIA MOLECULAR: en la polimiositis no existe una microangiopatía detectable como la que se observa en la dermatomiositis (*v.* más adelante). En estos trastornos, las fibras musculares sanas están rodeadas inicialmente por linfocitos T $CD8^+$ (fig. 25-14) y macrófagos, tras lo cual las fibras sufren degeneración.

Se desconoce el papel patogénico de los autoanticuerpos contra antígenos antinucleares y ribonucleoproteínas citoplasmáticas en el daño muscular. En la polimiositis con frecuencia se detecta anti-Jo-1, un anticuerpo contra la sintetasa histidil-ARNt sintetasa, con enfermedad pulmonar intersticial concurrente, fenómeno de Raynaud y artritis no erosiva.

Las infecciones virales pueden preceder a la polimiositis, pero los cultivos virales del músculo son negativos. También puede producirse una miopatía inflamatoria en muchos casos de infección por virus de la inmunodeficiencia humana (VIH-1), pero el papel del virus no está claro.

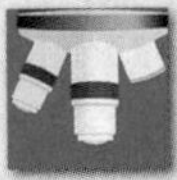

ANATOMOPATOLOGÍA: las células inflamatorias infiltran el tejido conjuntivo, principalmente dentro de los fascículos (es decir, inflamación del endomisio) e invaden el músculo aparentemente sano (fig. 25-14). No se observa angiopatía. Las fibras aisladas en degeneración o regeneración están distribuidas por los fascículos. La atrofia perifascicular no se produce en la polimiositis (*v.* más adelante).

La miositis por cuerpos de inclusión se caracteriza por inclusiones filamentosas y depósitos de amiloide

La miositis por cuerpos de inclusión suele darse en pacientes de más de 50 años y es la miopatía inflamatoria más común en adultos mayores. Tiene una anatomopatología similar a la de la polimiositis, con necrosis de una sola fibra y regeneración, y predominio de linfocitos T citotóxicos en el endomisio. Se observa material granular basófilo en el borde de las vacuolas (vacuolas ribeteadas) dentro de las fibras musculares (fig. 25-15A,B). Estas vacuolas ribeteadas solo se observan en cortes criostáticos (es decir, criocortes sin fijar). No están presentes en el tejido fijado con formalina. Es interesante mencionar que las fibras musculares de estos pacientes contienen amiloide intracelular que es inmunorreactivo para varias proteínas amiloidogénicas típicamente relacionadas con enfermedades neurodegenerativas. Entre estas se encuentra la proteína β-amiloide, el mismo tipo de amiloide que se observa en las placas seniles de la

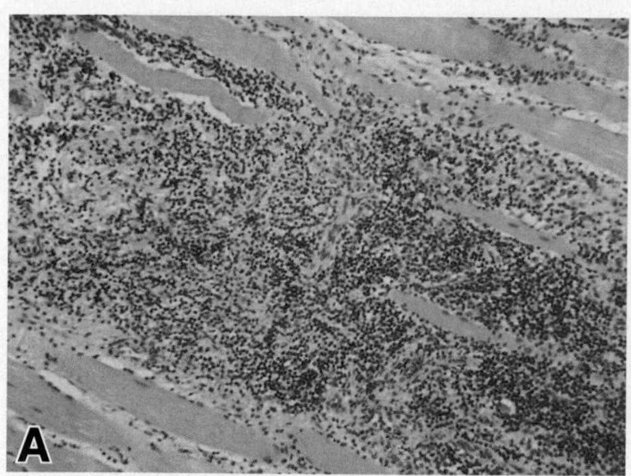

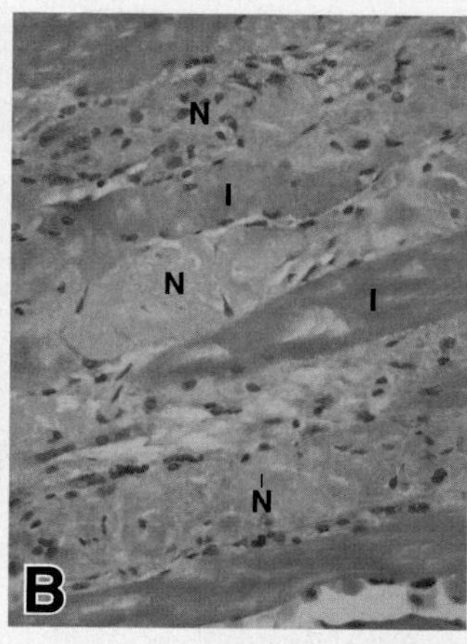

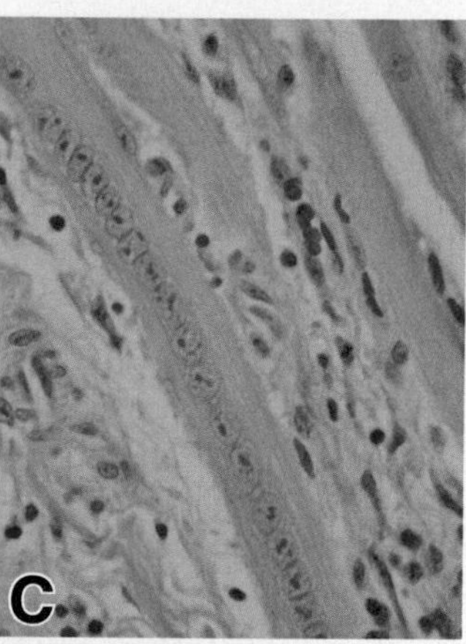

FIGURA 25-14. Polimiositis. A. Corte de músculo afectado teñido con hematoxilina y eosina que muestra miopatía inflamatoria. Las células inflamatorias mononucleares infiltran principalmente el endomisio. En el área también se observa necrosis de una sola fibra. **B.** Una región de curación de miopatía inflamatoria muestra fibras intactas (*I*) y fibras necróticas (*N*). La fibra necrótica superior está fuertemente infiltrada con macrófagos. **C.** Una fibra en regeneración muestra una disposición lineal de núcleos agrandados ubicados en el centro. Estos núcleos agrandados también están representados en forma de diagrama en la figura 25-5E.

enfermedad de Alzheimer. También están presentes otras proteínas asociadas a la enfermedad de Alzheimer, como la tau fosforilada y las presenilinas (*v.* cap. 26). La parkina, que se acumula en la enfermedad de Parkinson hereditaria; la sinucleína α (enfermedad de Parkinson idiopática y enfermedad de cuerpos de Lewy); la ubiquitina; la TDP-43 (asociada a la degeneración frontotemporal y la esclerosis lateral amiotrófica [ELA]), y la proteína precursora del prión también se han localizado en las inclusiones. Es interesante mencionar que estos pacientes no presentan un mayor riesgo de neurodegeneración que los controles de la misma edad.

El papel patogénico de estas inclusiones no está claro, ya que se ha observado una acumulación similar de proteínas asociadas a enfermedades neurodegenerativas en otras miopatías raras (distrofia muscular de Emery-Dreifuss ligada al cromosoma X, distrofia muscular oculofaríngea [*v.* anteriormente] y miopatías miofibrilares), así como en la desnervación crónica. Las características exclusivas de la miositis por cuerpos de inclusión incluyen inclusiones positivas al rojo Congo (el rojo Congo tiñe la mayoría de los amiloides), los característicos filamentos citoplasmáticos (o raramente nucleares) en las fibras musculares y un infiltrado inflamatorio, aunque este último puede ser leve. Por microscopía electrónica, los gránulos de las vacuolas ribeteadas contienen verticilos membranosos y filamentos característicos adyacentes (fig. 25-15C). La forma hereditaria autosómica recesiva de la enfermedad muestra características similares, pero puede presentarse en la adolescencia tardía o en la edad adulta. A pesar de la presencia de inflamación, la terapia inmunosupresora no mitiga la enfermedad, pero la inmunoglobulina intravenosa (IGIV) puede ser útil.

La dermatomiositis es una microangiopatía de mediación inmunitaria

La dermatomiositis se diferencia de otras miopatías por presentar una erupción cutánea característica en los párpados superiores, la cara, el tronco y, a veces, en otras partes. Puede presentarse sola o junto con esclerodermia, enfermedad mixta del tejido conjuntivo u otras afecciones autoinmunitarias.

FISIOPATOLOGÍA: la dermatomiositis se caracteriza por *(1)* depósito de inmunocomplejos de IgG, IgM y componentes del complemento, incluido el complejo de ataque de membrana C5b-9 en las paredes de los capilares y otros vasos sanguíneos; *(1)* microangiopatía con pérdida de capilares; *(3)* signos de lesión y atrofia de miofibrillas; *(4)* infiltrados perivasculares de linfocitos B y linfocitos T cooperadores CD4⁺; y *(5)* atrofia perifascicular (fig. 25-16). Estas características sugieren que la lesión muscular en la dermatomiositis está mediada principalmente por anticuerpos citotóxicos fijadores de complemento contra la microvasculatura del músculo esquelético. El depósito de complemento que apareció en las paredes capilares que precede a la inflamación o al daño de las fibras musculares es el hallazgo más específico. Se cree que esta microangiopatía conduce al daño isquémico de fibras musculares individuales y, finalmente, a la atrofia de las fibras. Los infartos verdaderos pueden deberse a la afectación de arterias intramusculares de mayor tamaño. La erupción cutánea distingue clínicamente la dermatomiositis de otras miopatías inflamatorias debidas a la misma microangiopatía.

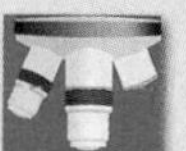

ANATOMOPATOLOGÍA: los linfocitos B y T infiltran la periferia de los vasos sanguíneos y el tejido conjuntivo del perimisio, con una elevada proporción de linfocitos T CD4⁺ (cooperadores):CD8⁺ (citotóxicos/supresores). Los inmunocomplejos que incluyen IgG, IgM y el complejo de ataque de membrana C5-9 del complemento en las paredes de los vasos sanguíneos (fig. 25-16, recuadro) están relacionados con la microangiopatía. La atrofia perifascicular (una o más capas de fibras atróficas en la periferia de los fascículos) es patognomónica (fig. 25-16) incluso sin tener presencia de inflamación. Dicha atrofia se debe a una hipoperfusión relativa de las zonas perifasciculares.

La miopatía necrosante inmunomediada también se conoce como miositis necrosante autoinmunitaria

La MNIM es un grupo de miopatías descrito recientemente que se caracteriza por mionecrosis, miofagocitosis (numerosos macrófagos que consumen restos de miofibrillas), fibras regenerativas y una cierta cantidad de macrófagos de endomisio y perimisio dispersos. La infiltración linfocítica es mínima o inexistente. Como en otras formas de miopatías inflamatorias, el CPH-1 está regulado al alza. Desde el punto de vista clínico, los pacientes presentan debilidad subaguda y simétrica de las extremidades proximales (similar a la polimiositis), debilidad de moderada a grave de aparición aguda o subaguda, y aumento de tres ceros de la creatina cinasa.

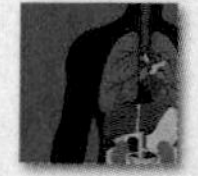

FISIOPATOLOGÍA: la MNIM se asocia con anticuerpos anti-SRP (partícula de reconocimiento de señal [signal recognition particle]) y anti-HMGCR (β-hidroxi-β-metilglutaril-coenzima A reductasa). Los pacientes anti-SRP tienen una escasa respuesta global al tratamiento; se recupera aproximadamente la mitad de los pacientes. Se ha des-

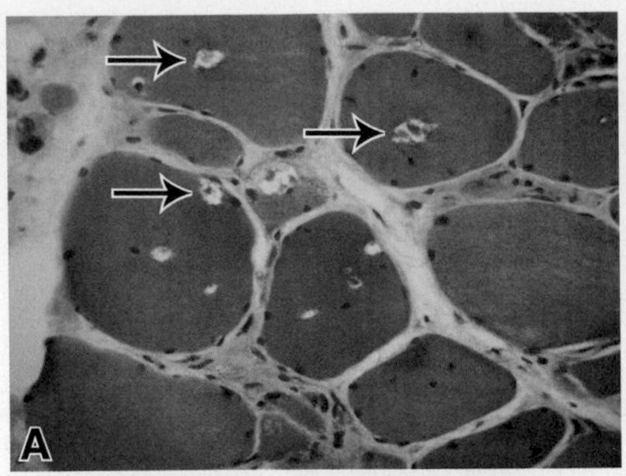

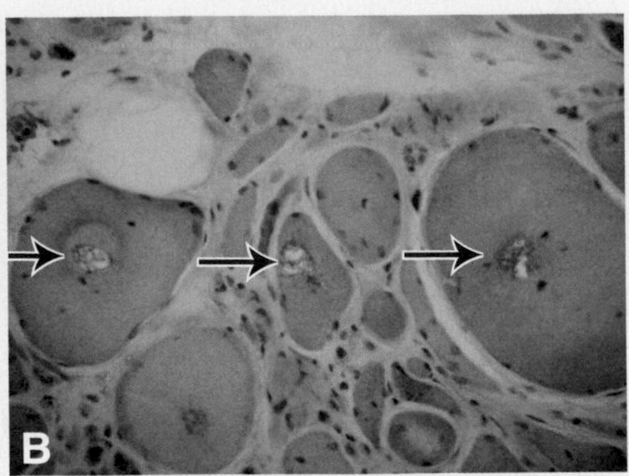

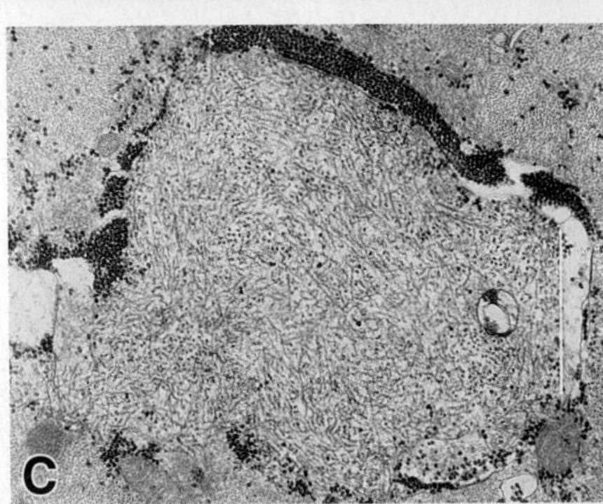

FIGURA 25-15. Miositis por cuerpos de inclusión. A. La miositis por cuerpos de inclusión, tal como se ve en este criocorte teñido con hematoxilina y eosina, se asemeja a la polimiositis, pero las fibras musculares también presentan vacuolas ribeteadas (*flechas*) que corresponden a lisosomas aumentados de tamaño. **B.** Con la tinción tricrómica de Gomori modificada se aprecian gránulos basófilos en los bordes de las vacuolas. **C.** En la microfotografía electrónica se observan los filamentos característicos en los cuerpos de inclusión amiloides.

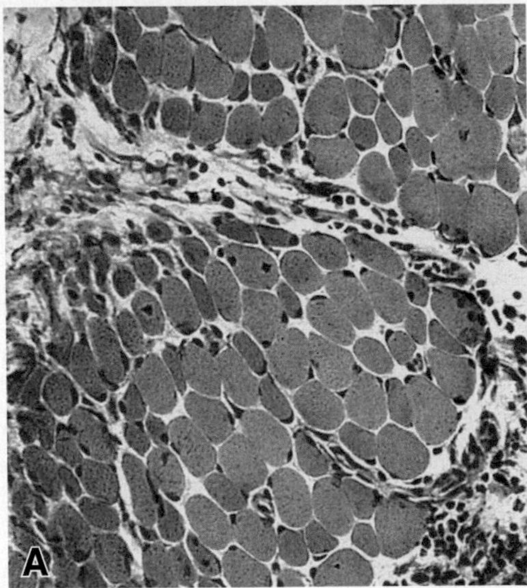

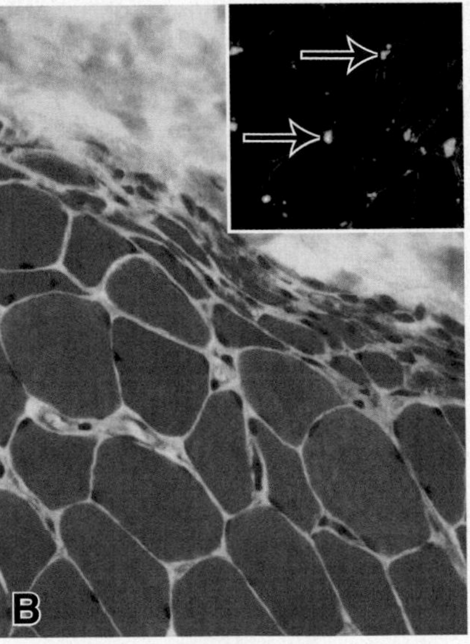

FIGURA 25-16. Dermatomiositis. A. Las células inflamatorias infiltran sobre todo el perimisio, más que el endomisio. En las regiones periféricas de los fascículos musculares se observa principalmente atrofia y daño de fibras musculares, lo que da como resultado un patrón de lesión característico de la dermatomiositis, denominado *atrofia perifascicular*. **B.** La imagen con mayor aumento de la atrofia perifascicular permite apreciar el aplanamiento y la contracción de fibras en la periferia del fascículo. Mediante inmunofluorescencia (recuadro) se observa que las paredes de muchos de los capilares presentan C5b-9 (complejo de ataque de membrana), lo que indica la alteración característica de la microcirculación en la dermatomiositis.

crito afectación cardíaca. Algunos pacientes con tratamiento crónico con estatinas (inhibidores de la HMG-CoA reductasa) desarrollan aumento significativo de la creatina cinasa, debilidad profunda y anticuerpos anti-HMGCR, a pesar de la interrupción de los fármacos. Sin embargo, un gran porcentaje de pacientes con MNIM bajo tratamiento con anticuerpos anti-HMGCR nunca han estado expuestos a estatinas. Los pacientes con MNIM con anti-HMGCR tienen un mayor riesgo de malignidad. Algunos casos de MNIM están relacionados con infecciones virales, como el VIH y el virus de la hepatitis C.

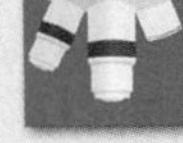

ANATOMOPATOLOGÍA: la biopsia muscular suele mostrar fibras necróticas o degenerativas dispersas, con macrófagos en el endomisio y ausencia de infiltrado inflamatorio linfocítico. A menudo la sospecha clínica incluye rabdomiólisis. El mecanismo de lesión celular incluye una lisis mediada por complemento dependiente de anticuerpos. La inmunohistoquímica muestra depósitos del CPH-1 y C5-9 en el sarcolema, en claro contraste con los depósitos capilares de C5-9 observados en la dermatomiositis. Los macrófagos no son la causa de la lesión; simplemente eliminan las miofibrillas dañadas. Los hallazgos histológicos no son específicos. La confirmación requiere la demostración de anticuerpos anti-SRP o anti-HMGCR. La MNIM responde a la inmunosupresión.

Puede haber vasculitis del músculo esquelético como parte de una vasculitis sistémica

La vasculitis puede estar presente en el músculo esquelético en enfermedades inflamatorias sistémicas de los vasos sanguíneos, como la poliarteritis nudosa, la granulomatosis con polivasculitis, las enfermedades vasculares del colágeno y los estados de hipersensibilidad por inmunocomplejos. En estos casos, el músculo esquelético puede mostrar cambios neurógenos (*v.* más adelante) secundarios a lesiones nerviosas.

MIASTENIA GRAVE

La miastenia grave es una enfermedad autoinmunitaria adquirida caracterizada por fatiga anómala del músculo causada por anticuerpos contra el receptor de acetilcolina (ACh) en la unión neuromuscular. Se da en todas las procedencias étnicas y es dos veces más frecuente en mujeres que en hombres. La enfermedad suele comenzar en adultos jóvenes, pero las primeras manifestaciones pueden variar desde la infancia hasta la vejez.

FISIOPATOLOGÍA: en la miastenia grave, los anticuerpos se unen al receptor de ACh de la placa neuromotora. La activación del complemento provoca el desprendimiento de las porciones terminales ricas en receptores de ACh en los pliegues de la unión neuromuscular. Los anticuerpos IgG bivalentes dañinos también reaccionan de forma cruzada con los receptores proteínicos que persisten en la membrana postsináptica, lo que provoca una aceleración de la endocitosis del receptor de ACh, de tal forma que el músculo no puede reemplazarlos. La combinación de la reducción de la superficie de la membrana postsináptica, la disminución del número de receptores de ACh por unidad de superficie, y la ampliación del espacio sináptico afecta la transmisión de señales, lo que provoca debilidad muscular y tendencia anómala a la fatiga. Sin embargo, los anticuerpos contra el receptor no bloquean directamente la unión de la ACh a su receptor.

La mayoría de los pacientes con miastenia grave presentan anticuerpos antirreceptor de ACh e hiperplasia del timo. Alrededor del 15% desarrolla un timoma. La extirpación quirúrgica del tejido tímico hiperplásico o del timoma suele provocar la remisión de la miastenia grave. Los receptores de ACh están presentes en la superficie de algunas células tímicas tanto en el timoma como en la hiperplasia del timo. Así, los linfocitos T del timo pueden desencadenar la producción de anticuerpos antirreceptores.

ANATOMOPATOLOGÍA: la microscopía óptica puede revelar atrofia de las fibras musculares de tipo II y acumulaciones focales de linfocitos dentro de los fascículos. Sin embargo, la microscopía electrónica muestra que la mayoría de las placas terminales musculares son anómalas, incluso en músculos sin debilidad. Se observa aplanamiento de los pliegues sarcolémicos secundarios por destrucción, pérdida de crestas y ensanchamiento de hendiduras.

CARACTERÍSTICAS CLÍNICAS: la gravedad clínica de la afección es bastante variable y los síntomas tienden a aumentar y disminuir como en otras enfermedades autoinmunes. La debilidad de los músculos extraoculares suele ser grave y causa ptosis y diplopía. A veces, la miastenia grave puede limitarse a esos músculos. Por lo general, progresa a otros músculos (p. ej., aquellos relacionados con la deglución o los situados en el tronco y las extremidades). Los pacientes con miastenia grave suelen padecer otras enfermedades autoinmunitarias.

La mortalidad global de la miastenia grave es de aproximadamente el 10%, a menudo porque la debilidad muscular provoca insuficiencia respiratoria. Además de la timectomía, el tratamiento incluye inmunosupresión y fármacos anticolinesterásicos que retrasan la descomposición de la ACh en la hendidura sináptica.

La plasmaféresis reduce los valores de anticuerpos contra los receptores de ACh, pero la mejora clínica resultante es de corta duración.

ENFERMEDADES HEREDITARIAS DEL METABOLISMO

El músculo esquelético puede afectarse de manera muy significativa por muchas enfermedades endocrinas y metabólicas, como el síndrome de Cushing, la enfermedad de Addison, el hipotiroidismo, el hipertiroidismo (*v.* cap. 21) y las afecciones relacionadas con insuficiencia hepática o renal. Aquí solo se tratan las anomalías hereditarias primarias del metabolismo del músculo esquelético que dan lugar a anomalías de la función muscular.

Las glucogenosis (enfermedades por depósito de glucógeno) son trastornos genéticos con efectos variables en el músculo

Las glucogenosis son trastornos metabólicos hereditarios autosómicos recesivos caracterizados por defectos en la capacidad de degradar el glucógeno (*v.* cap. 6). Existen muchas glucogenosis y solo algunas afectan el músculo esquelético. Aquí solo se describen estas últimas.

Glucogenosis de tipo II (deficiencia de maltasa ácida [α-1,4-glucosidasa], enfermedad de Pompe)

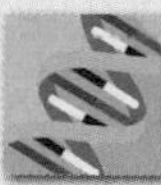

PATOGENIA MOLECULAR: la maltasa ácida es una enzima lisosómica de expresión ubicua que participa en la degradación del glucógeno. Diversas mutaciones afectan la actividad de la maltasa ácida muscular y dan lugar a síndromes clínicos muy diferentes. Cuando la enzima es deficiente, el glucógeno no puede ser degradado, de modo que se acumula dentro de los lisosomas y permanece unido a la membrana (fig. 25-17).

ANATOMOPATOLOGÍA: en todas las formas de glucogenosis por deficiencia de maltasa ácida, los cambios morfológicos son característicos y casi siempre patognomónicos (fig. 25-17). En la forma grave, la enfermedad de Pompe, el músculo muestra acumulación masiva de glucógeno unido a la membrana. Los miofilamentos y otros orgánulos sarcoplasmáticos desaparecen. Hay muy poca regeneración y se observan células satélite con inactividad aparente en las superficies de las fibras musculares, que han sido destruidas casi por completo por la enfermedad.

Las formas infantil tardía, juvenil y de inicio en la edad adulta de la glucogenosis de tipo II son más leves, con cambios que van desde miopatía vacuolar manifiesta hasta acumulación leve de partículas de glucógeno unidas a la membrana, detectables únicamente mediante microscopía electrónica. Las vacuolas observadas por microscopía óptica están vacías o contienen glucógeno.

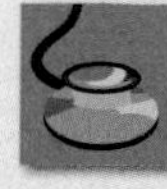

CARACTERÍSTICAS CLÍNICAS: la enfermedad de Pompe se presenta en neonatos o niños pequeños y es la forma más extrema de deficiencia de maltasa ácida. Los pacientes presentan hipotonía grave y arreflexia.

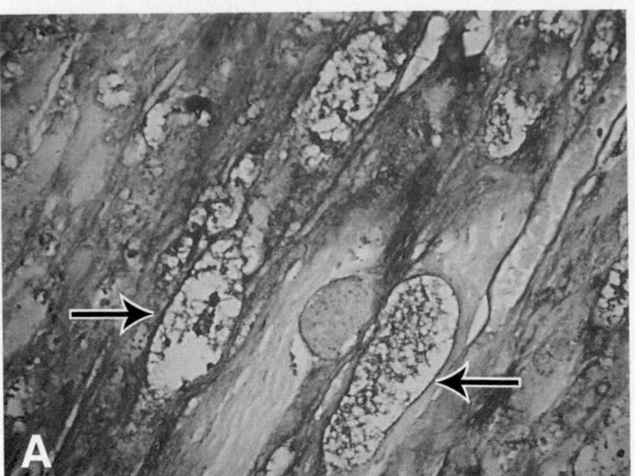

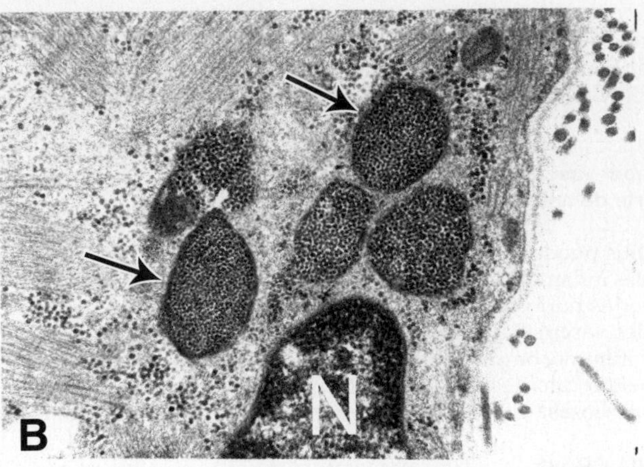

FIGURA 25-17. Deficiencia de maltasa ácida de inicio en la edad adulta. A. Mediante la tinción de ácido peryódico de Schiff (*PAS*) se observan grandes vacuolas ocupadas con gránulos de glucógeno PAS positivos *(flechas)*. **B.** En la microfotografía electrónica se observan gránulos de glucógeno unidos a la membrana (*flechas*) adyacentes al núcleo celular (*N*).

Algunos presentan un agrandamiento de la lengua y cardiomegalia y mueren de insuficiencia cardíaca, normalmente en los 2 primeros años. Afecta muchos tejidos, en general el músculo esquelético y cardíaco, el SNC y el hígado. La concentración sérica de creatina cinasa está entre ligera y moderadamente aumentada. Las formas de aparición más tardía de la enfermedad conllevan una miopatía más leve, pero siempre progresiva. El glucógeno se acumula en otros órganos, pero la expresión clínica del trastorno suele limitarse al músculo.

Glucogenosis de tipo III (deficiencia de enzima desramificadora, enfermedad de Cori, dextrinosis límite, deficiencia de amilo-1,6-glucosidasa)

PATOGENIA MOLECULAR: la glucogenosis de tipo III es una enfermedad rara, autosómica recesiva de niños o adultos. Debido a la ausencia de enzima desramificadora, la fosforilasa puede hidrolizar los enlaces 1,4-glucosídicos de las cadenas terminales de glucosa del glucógeno, pero no más allá de los puntos de ramificación. La hepatomegalia y el retraso del crecimiento son la norma. Los síntomas musculares varían, y la afectación más grave y constante está relacionada con la disfunción hepática en la infancia.

Glucogenosis de tipo V (enfermedad de McArdle, deficiencia de miofosforilasa)

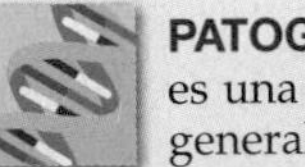

PATOGENIA MOLECULAR: la glucogenosis de tipo V es una miopatía metabólica más frecuente, que por lo general no es progresiva y produce debilitamiento grave. La enzima deficiente, la miofosforilasa, es específica del músculo esquelético. Sin esta enzima, el glucógeno del músculo esquelético no puede escindirse en las cadenas 1,4-glucosídicas y producir glucosa para la producción de energía durante el ejercicio físico. Por lo tanto, se producen calambres musculares durante este. Los pacientes tampoco pueden producir lactato durante el ejercicio con isquemia, que es la base de la prueba metabólica de la enfermedad.

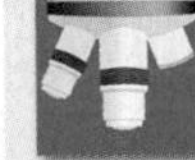

ANATOMOPATOLOGÍA: el tejido puede tener un aspecto completamente normal excepto por la ausencia de actividad fosforilasa. Sin embargo, suele haber indicios leves de acumulación anómala de gránulos de glucógeno dentro del sarcoplasma, principalmente en la región subsarcolémica (fig. 25-18). El diagnóstico específico puede realizarse mediante una reacción histoquímica para la miofosforilasa, pero debe confirmarse mediante un ensayo bioquímico de

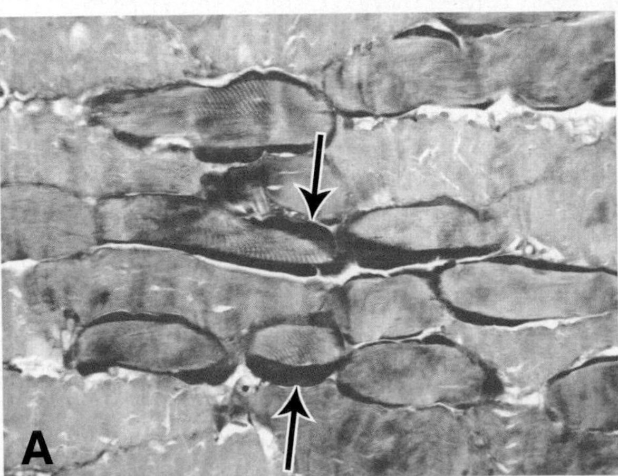

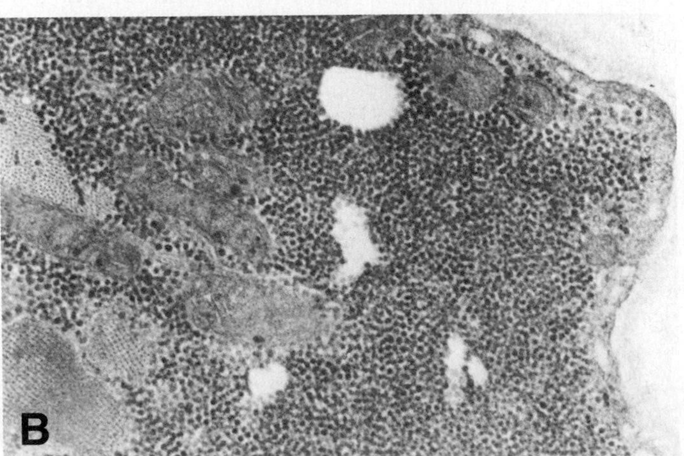

FIGURA 25-18. Enfermedad de MacArdle (deficiencia de miofosforilasa). A. La tinción de ácido peryódico de Schiff muestra una importante acumulación de glucógeno de distribución subsarcolémica *(flechas)*. **B.** Con el microscopio electrónico se observa una masa de partículas de glucógeno justo por debajo del sarcolema, que, a diferencia de los depósitos lisosómicos de glucógeno en la deficiencia de maltasa ácida que se muestra en la figura 25-17B, no está rodeado por una membrana.

la actividad enzimática muscular o mediante un análisis genético. La microscopía electrónica muestra a menudo una acumulación anómalo de glucógeno no unido a membrana.

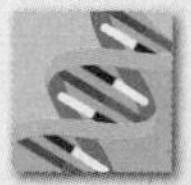

CARACTERÍSTICAS CLÍNICAS: la deficiencia de miofosforilasa no tiene por qué interferir gravemente en la vida de los pacientes. Sin embargo, el ejercicio vigoroso y prolongado puede provocar necrosis generalizada de las miofibrillas y liberación en la sangre de proteínas musculares solubles, como la creatina cinasa y la mioglobina. Esto puede causar mioglobinuria e insuficiencia renal. La biopsia de músculo debe realizarse varias semanas después del episodio sintomático para permitir la regeneración del músculo.

Glucogenosis de tipo VII (deficiencia de fosfofructocinasa, enfermedad de Tarui)

PATOGENIA MOLECULAR: la deficiencia de fosfofructocinasa (PFK) es menos frecuente que la observada en la enfermedad de McArdle, pero causa el mismo síndrome. La PFK cataliza la conversión de fructosa-6-fosfato en fructosa-1,6-difosfato y es una enzima clave en la glucólisis.

En el músculo, esta enzima tiene cuatro subunidades idénticas (M_4), mientras que en los eritrocitos tiene dos subunidades diferentes (M y L), cada una codificada por separado. La ausencia genética de la subunidad muscular conduce a la ausencia total de actividad de la PFK muscular, pero reduce la PFK eritrocitaria en un 50%. En los eritrocitos, la enzima activa residuak está compuesta por cuatro subunidades L normales.

Los pacientes con glucogenosis de tipo VII suelen presentar anemia leve o hemólisis de bajo grado, pero la histología muscular se asemeja a la de la enfermedad de McArdle, excepto por el hecho de que hay actividad de la PFK. Por el contrario, la histoquímica muestra poca o ninguna actividad de PFK. El diagnóstico se confirma mediante un ensayo bioquímico de la actividad enzimática en el músculo.

Las miopatías lipídicas se deben a defectos en el metabolismo de los lípidos

En ocasiones, la biopsia muscular de un paciente con intolerancia al ejercicio o debilidad muscular puede arrojar como resultado un exceso de lípidos neutrales. Esto se produce en varios trastornos metabólicos del metabolismo de los lípidos, de los que se conocen más de una docena. En resumen, las miopatías lipídicas pueden incluir deficiencias en *(1)* el transporte de ácidos grasos a la mitocondria (síndromes de deficiencia de carnitina, deficiencia de carnitina-palmitila), *(1)* varias enzimas que median la β-oxidación de ácidos grasos, *(3)* enzimas de la cadena respiratoria y *(4)* utilización de triglicéridos.

Deficiencia de carnitina

La carnitina se sintetiza en el hígado y es abundante en el músculo esquelético. Es necesaria para el transporte de ácidos grasos de cadena larga a las mitocondrias. La deficiencia muscular de carnitina es una enfermedad autosómica recesiva relacionada con debilidad progresiva de los músculos proximales y atrofia, a menudo con signos de desnervación y neuropatía periférica.

La ausencia de carnitina favorece la acumulación masiva de gotas de lípidos en el sarcoplasma fuera de la mitocondria, que es fácilmente identificable en las biopsias de músculo (fig. 25-19). En ocasiones, el tratamiento con carnitina oral alivia los síntomas. La deficiencia de carnitina en el músculo esquelético también se produce como parte de un trastorno sistémico que puede afectar el SNC, el corazón y el hígado. Puede acompañarse de anomalías estructurales de las mitocondrias.

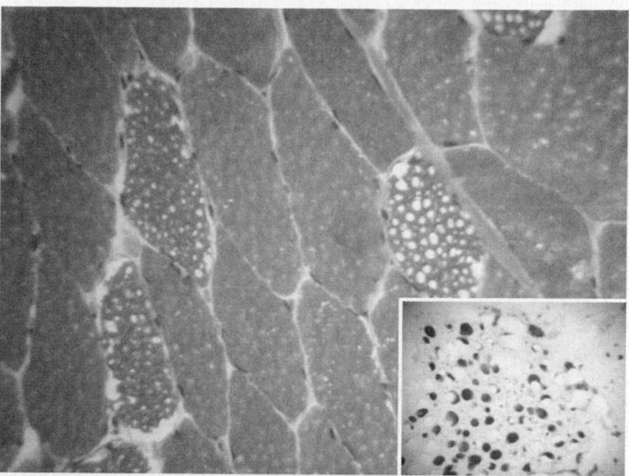

FIGURA 25-19. Miopatía por depósito de lípidos. En esta tinción de hematoxilina y eosina de un criocorte se observan numerosas vacuolas citoplasmáticas en las fibras musculares. La tinción con rojo oleoso-orceína (*recuadro*) constata que las vacuolas citoplasmáticas contienen lípidos neutrales (se ve como material teñido de rojo).

Deficiencia de carnitina palmitoiltransferasa

Los pacientes con deficiencia de carnitina palmitoiltransferasa no pueden metabolizar los ácidos grasos de cadena larga debido a una incapacidad para transportar estos lípidos a las mitocondrias, donde sufren β-oxidación. Tras un ejercicio intenso, estos pacientes presentan dolores musculares que pueden evolucionar a mioglobinuria. El ayuno prolongado, que desplaza totalmente la producción de energía en el músculo hacia los ácidos grasos, puede producir los mismos síntomas. Después de un episodio de este tipo, las fibras se regeneran y restauran la estructura muscular. La biopsia presenta características microscópicas normales. El diagnóstico requiere un análisis bioquímico de la actividad de la carnitina palmitoiltransferasa.

En las enfermedades mitocondriales puede haber mutaciones del ADN nuclear y mitocondrial

Los defectos hereditarios del metabolismo mitocondrial son trastornos poco frecuentes, pero importantes desde el punto de vista conceptual. Históricamente, las enfermedades del músculo fueron descritas primero y se denominaron miopatías mitocondriales, pero otras afectan al SNC y al músculo y se conocen como **encefalomiopatías mitocondriales**. El sistema nervioso, el músculo esquelético, el corazón, el riñón y otros órganos pueden verse afectados en diferentes combinaciones como parte de una enfermedad multisistémica.

Las enfermedades hereditarias de las mitocondrias se dividen en defectos en el **ADN nuclear** (ADNn) o en el **ADN mitocondrial** (ADNmit). Las mutaciones puntuales, deleciones y duplicaciones del ADNmit se han relacionado con varias encefalomiopatías mitocondriales.

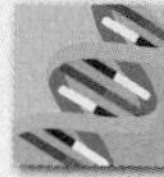

PATOGENIA MOLECULAR: los genes de la mayoría de las proteínas mitocondriales se encuentran en el ADNn, pero el ADNmit codifica 13 de los 80 polipéptidos de los complejos de la cadena respiratoria. Los defectos en estas proteínas provocan encefalomiopatías mitocondriales.

A diferencia de la herencia mendeliana de los genes de ADNn, las enfermedades del ADNmit se heredan por vía materna, ya que el ADNmit procede únicamente del óvulo. El cigoto y sus células hijas tienen muchas mitocondrias, cada una de las cuales contiene ADNmit materno. Las mutaciones en este ADN se transmiten aleatoriamente a las generaciones posteriores de células. Durante el desarrollo fetal o posterior, algunas células pueden contener solo genoma mutado (homoplasmia mutada), otras tendrán solo genoma normal (homoplasmia de tipo natural) y otras recibirán poblaciones mixtas de ADNmit mutado y normal (heteroplasmia). La expresión clínica de una enfermedad debida a una mutación en el ADNmit depende de la proporción del contenido total de genoma mitocondrial mutado. ***La fracción de ADNmit debe exceder un umbral crítico después del cual la enfermedad mitocondrial produce sintomatología.*** Este umbral varía en los distintos órganos y está relacionado con los requerimientos de energía celular.

ANATOMOPATOLOGÍA: en el músculo esquelético, los defectos del ADNmit conducen a la acumulación de mitocondrias, cuyo exceso puede aparecer como acumulaciones de material granular rojizo en una localización subsarcolémica (debajo de la membrana plasmática del miocito) con la tinción tricrómica de Gomori modificada (fig. 25-20A). Esto es lo que se conoce como un **patrón en fibra roja rasgada**, dado el contorno irregular de estos depósitos alrededor de la fibra muscular. Tres subunidades del complejo IV (citocromo oxidasa) están codificadas por el ADNmit y son necesarias para que la cadena de transporte de electrones ensamblada sea funcional. Las mutaciones patogénicas del ADNmit pueden afectar la actividad del complejo IV, de modo que las fibras rojas rasgadas son a menudo deficientes en la actividad de la citocromo oxidasa (fig. 25-20B). Por el contrario, se tiñen intensamente para la SDH (complejo II); este complejo está codificado exclusivamente por el ADNn (fig. 25-20C). El aumento de la tinción SDH es reflejo de la proliferación mitocondrial. Tales defectos causan atrofia de las miofibrillas y acumulación de lípidos sarcoplasmáticos y glucógeno debido a la utilización deficiente de la energía mitocondrial. Desde el punto de vista ultraestructural, las mitocondrias pueden mostrar inclusiones paracristalinas importantes (fig. 25-20D), mitocondrias en forma de anillo, crestas en espiral y depósitos electrodensos.

En pacientes de edad avanzada con debilidad muscular inexplicable («citopatía mitocondrial de la vejez») también puede producirse un aumento de las fibras rojas rasgadas y de las fibras negativas a la reacción de la citocromo oxidasa, se cree que debido a la acumulación de mutaciones mitocondriales relacionadas con la edad. Las fibras rojas rasgadas, las fibras negativas a la reacción de la citocromo oxidasa y las inclusiones paracristalinas intramitocondriales sugieren un trastorno mitocondrial, pero no son específicas, ya que también se producen cambios similares en algunas distrofias musculares, en la miositis por cuerpos de inclusión y con determinados fármacos. A la inversa, la ausencia de tales cambios no descarta la presencia de un trastorno mitocondrial.

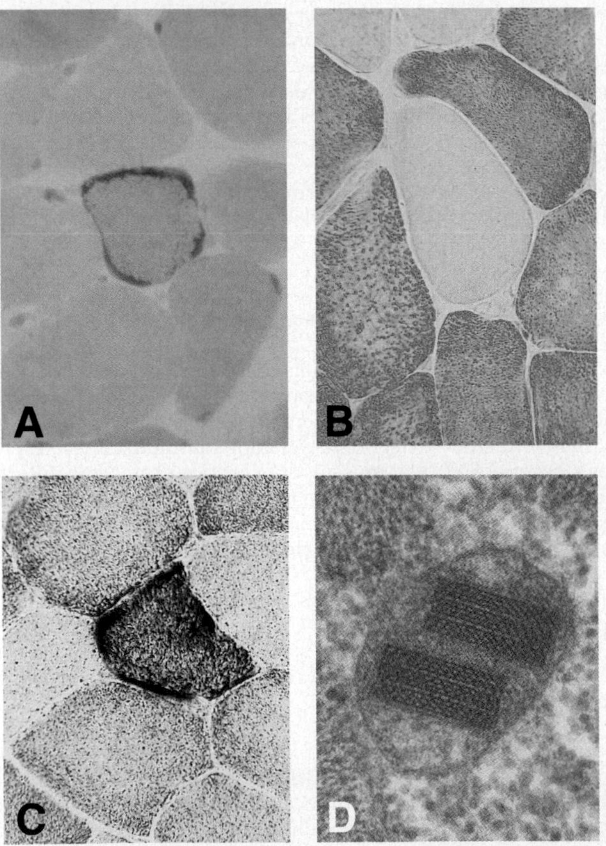

FIGURA 25-20. Miopatía mitocondrial causada por pérdida de ADN mitocondrial (ADNmit). A. Fibra roja rasgada observada con tinción tricrómica de Gomori modificada que muestrauna importante proliferación de mitocondrias de color rojizo y aspecto granular localizadas principalmente en la región subsarcolematosa. **B.** Fibra roja rasgada carente de **tinción histoquímica con la citocromo oxidasa** (fibra con centro pálido). Las tres subunidades de este transportador de electrones son codificadas por AD-Nmit, y las mutaciones interfieren con la función de la fibra. **C.** La tinción histoquímica de la actividad de la succinato deshidrogenasa muestra que la fibra roja rasgada sobreexpresa esta enzima, codificada únicamente por el ADN nuclear (*ADNn*). **D.** Imagen de microscopia electrónica en la que se observan inclusiones paracristalinas en las mitocondrias.

CARACTERÍSTICAS CLÍNICAS: las manifestaciones clínicas de las encefalomiopatías varían, pero las enfermedades pueden comenzar en niños o adultos. Algunos pacientes empiezan con debilidad muscular y luego desarrollan trastornos cerebrales. Otros presentan enfermedad del SNC con o sin debilidad muscular manifiesta, aunque la biopsia muscular indique la presencia de una enfermedad mitocondrial. Otros órganos, como el corazón (arritmias), suelen verse afectados como parte de un trastorno multisistémico. El número de trastornos mitocondriales conocidos está aumentando rápidamente. El siguiente análisis de las principales miopatías mitocondriales es una pequeña muestra de ello.

Cuatro síndromes mitocondriales bien conocidos son *(1)* el **síndrome de Kearns-Sayre** (SKS) (oftalmoplejía progresiva, retinosis pigmentaria, arritmias cardíacas, diabetes mellitus, ataxia cerebelosa y neurodegeneración multifocal), *(1)* **oftalmoplejía externa progresiva** (OEP), *(3)* encefalomiopatía mitocondrial con acidosis láctica y accidentes cerebrovasculares (**MELAS**), y *(4)* epilepsia mioclónica y fibras rojas rasgadas (**MERRF**). La mayoría de los pacientes con SKS presentan grandes deleciones de ADNmit que no suelen ser familiares. La enfermedad relacionada, pero clínicamente más benigna, la oftalmoplejia externa progresiva, también presenta deleciones de ADNmit. Los pacientes presentan ptosis bilateral y debilidad de los músculos oculares como en el SKS. Desde el punto de vista clínico, la presencia de arritmias cardíacas en un paciente con OEP predice la progresión a SKS. Las deleciones de ADNmit probablemente surgen durante la ovogenia. Todos los casos presentan heteroplasmia (es decir, mezcla de mitocondrias mutadas y normales), y el fenotipo depende de la distribución y el número relativo de mitocondrias mutadas al nacer. A pesar de la presencia de estas mutaciones congénitas, los síntomas suelen aparecer en la edad adulta temprana (entre 20 y 40 años). Las formas más graves (SKS) suelen presentarse en la segunda década. Tanto los pacientes con SKS como con OEP presentan múltiples deleciones de ADNmit secundarias a mutaciones en una serie de genes codificados en el núcleo, como *POLG* (ADN polimerasa γ, que replica el ADNmit), *TWNK*, que codifica la ADN helicasa mitocondrial, y *ANT*, que produce el translocador 1 de nucleótidos de adenina. Así, las mutaciones en estos genes codificados por el núcleo producen posteriormente deleciones del ADNmit. La oftalmoplejía externa también puede estar presente en otros síndromes, como MELAS y MERRF. Ambos síndromes suelen implicar mutaciones puntuales en los genes mitocondriales de los ARN de transferencia (ARNt), sobre todo, pero no exclusivamente, ARNt de leucina (MELAS) y ARNt de lisina (MERRF). Los trastornos genéticos mitocondriales como MELAS y MERRF se heredan del ADNmit materno. Otros síndromes que afectan proteínas mitocondriales codificadas por genes nucleares muestran patrones de herencia autosómicos (como OEP) o ligados al cromosoma X.

La deficiencia de mioadenilato desaminasa provoca debilidad muscular leve

PATOGENIA MOLECULAR: en el músculo esquelético existe gran cantidad de monofosfato de adenosina desaminasa (AMP-DA), particularmente en las fibras de tipo II. La AMP-DA es importante en la regulación de los ciclos de los nucleótidos de purina y en el mantenimiento de la relación trifosfato de adenosina:difosfato de adenosina (ATP:ADP) durante el ejercicio. Un subgrupo de pacientes con debilidad muscular proximal leve e intolerancia al ejercicio carecen por completo de actividad de la AMP-DA. Es una enfermedad autosómica recesiva común, presente en del 1-2% de todas las biopsias musculares. La deficiencia de AMP-DA podría no ser una entidad clínica por separado, sino más bien una situación desencadenada por otras enfermedades neuromusculares.

La parálisis periódica familiar se debe a un fallo en el flujo de electrólitos

La parálisis periódica familiar incluye diversas enfermedades autosómicas dominantes caracterizadas por debilidad muscular episódica e incluso parálisis total, seguida de recuperación rápida. Estos trastornos son resultado de anomalías en el flujo de sodio y potasio dentro y fuera de las células musculares. Durante un ataque, la superficie de la fibra muscular no puede propagar los potenciales de acción, aunque la entrada de calcio desencadena la contracción. En las biopsias de músculo obtenidas durante el período de ataque no se observan anomalías de inicio reciente. En una etapa más tardía aparecen cambios miopáticos leves permanentes y vacuolas sarcoplasmáticas. Estas vacuolas constituyen retículo sarcoplasmático y túbulos transversos dilatados o remodelados. En algunos casos, un subgrupo distinto de fibras (tipo IIB) presenta numerosos agregados tubulares derivados de la red tubular del retículo sarcoplasmático.

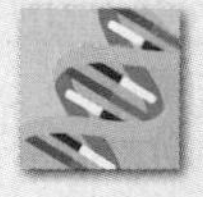

PATOGENIA MOLECULAR: estos síndromes de debilidad episódica dispotasémica incluyen la parálisis periódica hipo e hiperpotasémica. El primer tipo está relacionado con mutaciones en varios genes, entre los cuales un canal de calcio (*CACNA1S*), un canal de sodio (*SCN4A*) y un canal de potasio (*KCNE3*). En la forma hiperpotasémica, el mismo gen del canal de sodio (*SCN4A*) está mutado, pero la forma hiperpotasémica refleja una mutación de ganancia de función en *SCN4A*, mientras que la forma hipopotasémica se debe a una mutación de pérdida de función en el mismo gen del canal de sodio. Un síndrome de parálisis periódica normopotasémica descrito previamente se considera actualmente una variante de la parálisis periódica hiperpotasémica y muestra mutaciones en *SCN4A*.

RABDOMIÓLISIS

La rabdomiólisis es la destrucción de fibras musculares esqueléticas con liberación de mioglobina hacia la circulación sanguínea, que puede causar mioglobinuria e insuficiencia renal aguda. Esta enfermedad puede ser aguda, subaguda o crónica. Durante la rabdomiólisis aguda, los músculos se inflaman, son dolorosos y presentan debilidad profunda.

Los episodios de rabdomiólisis pueden ser desencadenados por diversos estímulos. Pueden ser complicaciones o presentarse después de un episodio de gripe. Algunos pacientes desarrollan rabdomiólisis con ejercicio aparentemente leve y probablemente tienen alguna forma de miopatía metabólica. Hay un espectro de disfunción muscular, desde el dolor (mialgia) hasta la rabdomiólisis, bien identificado, que se presenta durante el tratamiento con estatinas para disminuir el colesterol. La biopsia obtenida después de la recuperación suele mostrar un músculo con características morfológicas normales. La rabdomiólisis también puede surgir a raíz de un golpe de calor o una hipertermia maligna. En ocasiones, el alcoholismo se relaciona con la rabdomiólisis tanto aguda como crónica.

Los cambios anatomopatológicos en la rabdomiólisis corresponden a una miopatía activa no inflamatoria con necrosis diseminada en las fibras musculares y diversos grados de degeneración. Se observan conjuntos de macrófagos y otras células inflamatorias dentro y alrededor de las fibras musculares.

Atrofia de fibras de tipo II

La atrofia de tipo angular selectiva de las fibras de tipo II puede parecerse a la atrofia por desnervación en cortes teñidos con hematoxilina y eosina. Sin embargo, en las tinciones con miosina ATPasa puede observarse que todas las fibras atróficas de tipo angular son de tipo II (fig. 25-21), y no se tiñen de forma intensa con las reacciones de esterasa inespecífica o de NADH-TR. La atrofia de fibras de tipo II puede observarse con el tratamiento crónico con corticoesteroides, la inactividad crónica o en personas de edad avanzada. También puede observarse en contextos de caquexia, miopatía carcinoide, abuso del alcohol, polimialgia reumática y miastenia grave.

MIOPATÍA POR ESTEROIDES: el tratamiento con corticoesteroides puede causar debilidad muscular con atrofia de fibras de tipo II. Esto puede ser confuso desde el punto de vista clínico, ya que los pacientes con polimiositis suelen recibir grandes dosis de corticoesteroides. Si la debilidad de un paciente empeora, el médico debe decidir si se trata de una recaída de la polimiositis, que requiere más corticoesteroides, o de una miopatía esteroidea, en cuyo caso debe reducirse la dosis de corticoesteroides.

Los pacientes con toxicidad por corticoesteroides no presentan un aumento de las concentraciones séricas de creatina cinasa, y la biopsia muestra atrofia selectiva de las fibras de tipo II, sin degeneración de las fibras musculares ni inflamación. Por el contrario, la biopsia en la polimiositis recurrente muestra degeneración de las fibras e inflamación relacionada con un aumento de la creatina cinasa sérica.

Miopatía en enfermedad crítica

Si los pacientes que están recibiendo altas dosis corticoesteroides y bloqueadores neuromusculares experimentan debilidad grave a pesar de la eliminación de los relajantes musculares, es posible que padezcan **miopatía en enfermedad crítica**, también conocida como

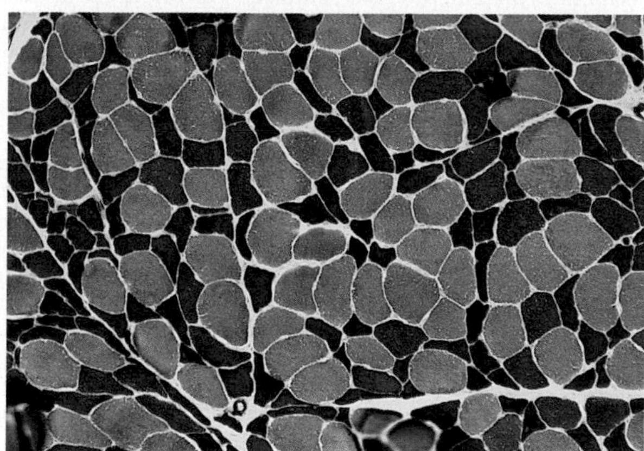

FIGURA 25-21. Atrofia de fibras de tipo II. Esta biopsia fue obtenida del músculo vasto lateral de un hombre de 48 años de edad con debilidad muscular proximal secundaria a toxicidad endógena por corticoesteroides (síndrome de Cushing). Prácticamente todas las fibras angulares atróficas son de tipo II. Esta forma de atrofia se asemeja a la atrofia por desnervación cuando se observa con la tinción de hematoxilina y eosina.

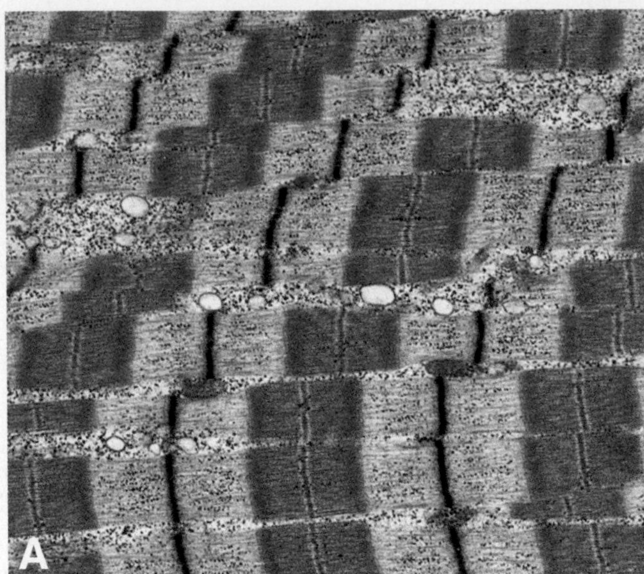
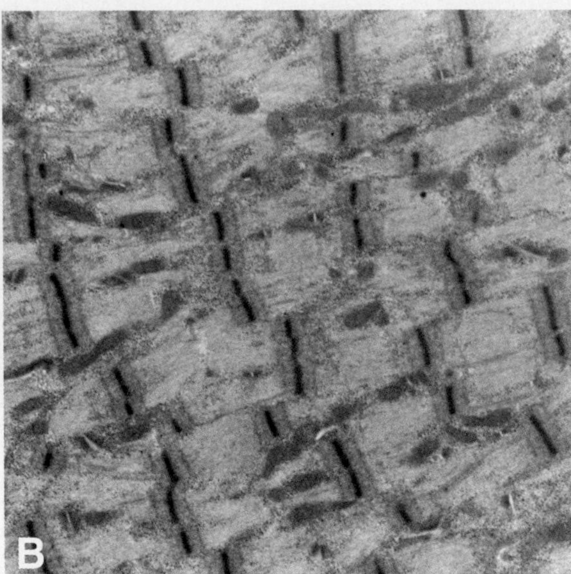

FIGURA 25-22. Miopatía en enfermedad crítica. A. La microscopía electrónica del músculo normal muestra sarcómeras compuestos de filamentos gruesos (miosina) y delgados (actina α). **B.** La miopatía en enfermedad crítica muestra una pérdida casi completa de los filamentos gruesos de miosina, mientras que los filamentos delgados de actina α están intactos. Obsérvese la conservación de los discos Z.

síndrome por agotamiento de cadenas pesadas de miosina. Estos pacientes muestran pérdida de filamentos gruesos de miosina de las fibras musculares (fig. 25-22). El mecanismo subyacente del agotamiento de miosina no está claro, aunque es un hecho que los filamentos gruesos de miosina se recuperan con la interrupción de los corticoesteroides, así como también se recupera la fuerza muscular.

DESNERVACIÓN

El diagnóstico diferencial principal que debe considerarse en cualquier paciente con debilidad muscular es si la causa es miopática o neurógena. Los trastornos miopáticos son intrínsecos al músculo y se han comentado con anterioridad. Las causas neurógenas de debilidad muscular se deben a la desnervación. La anatomopatología de la desnervación refleja lesiones de las motoneuronas inferiores y/o axones. El daño a la motoneurona inferior puede ser detectado en la biopsia de músculo, pero el patrón de desnervación no permite identificar la causa de la lesión. La morfología puede indicar si la desnervación es reciente o crónica, pero no permite hacer una distinción entre, por ejemplo, esclerosis lateral amiotrófica, una enfermedad de motoneuronas y la neuropatía debida a diabetes mellitus. Las lesiones de motoneurona superior, como la esclerosis múltiple o el accidente vascular, producen parálisis y atrofia, pero las neuronas inferiores en estos casos están intactas. Los cambios patológicos son reflejo de una atrofia difusa inespecífica más que de una atrofia secundaria a desnervación.

Cuando una fibra de músculo esquelético pierde el contacto con su motoneurona inferior, en todos los casos se atrofia, lo que da lugar a una pérdida progresiva de miofibrillas. En el corte transversal, las fibras atróficas presentan una configuración angular característica, como si fueran comprimidas por las fibras musculares sanas circundantes (fig. 25-23). Si la fibra no recupera su inervación, la atrofia evoluciona hasta la pérdida completa de miofibrillas, con condensación del núcleo en los conglomerados. En la etapa final, las fibras musculares desaparecen y son reemplazadas principalmente por tejido adiposo.

Poco después de la desnervación, las fibras presentan atrofia angular diseminada de forma irregular. A medida que la enfermedad progresa, estas fibras se localizan primero en pequeños grupos, para formar posteriormente conjuntos más grandes (fig. 25-23B). Se tiñen con gran intensidad para la esterasa inespecífica (fig. 25-24) y NADH-TR, a diferencia de lo que sucede con la atrofia causada por desuso o desgaste. Mediante la tinción con ATPasa, se observa que las fibras desnervadas son una combinación de tipo I y II: la desnervación no es selectiva para un solo tipo de motoneurona.

Las «fibras en diana» (fig. 25-25) se observan de manera transitoria en el 20 % de los casos de desnervación. Este cambio se presenta durante o poco después de la desnervación o reinervación, e indica que el proceso está activo. La lesión consiste en una zona central pálida dentro de la fibra muscular, la cual está rodeada por una zona de condensación que de hecho está circunscrita por una zona normal del sarcoplasma. Las fibras en diana son difíciles de observar con la tinción de hematoxilina y eosina, pero con la tinción de NADH-TR es fácil observar la zona central con escasa coloración, como reflejo de la disminución o ausencia de mitocondrias.

La desnervación siempre va seguida de un esfuerzo de reinervación. Si la desnervación es de evolución lenta, la reinervación será similar. Las terminaciones nerviosas de reciente formación hacen sinapsis con la fibra muscular en el sitio previo en la placa neuromuscular. Al igual que en la fase miotubular durante el desarrollo embrionario, los receptores nicotínicos de acetilcolina (receptores externos a la unión) cubren a las fibras musculares poco después de la desnervación. El estado de desnervación induce la generación de nuevas terminaciones nerviosas en los nervios adyacentes que se hayan conservado. Con la reinervación, los receptores externos a la unión nuevamente desaparecen del sarcolema excepto en el sitio de contacto sináptico.

En la desnervación crónica, la reinervación de cada unidad motora conservada crece de forma gradual. Conforme un tipo específico de motoneurona inferior inerva a un determinado grupo de fibras, se puede observar un tipo de fibras musculares adyacentes a otro tipo distinto. Este patrón, conocido como **agrupamiento por tipo**, es patognomónico de la desnervación seguida por reinervación (fig. 25-23C).

Los pacientes con importante agrupamiento de fibras con frecuencia tienen síntomas como contracturas musculares además de debilidad muscular progresiva. Después de un solo episodio de desnervación, como sucede en la poliomielitis, la reinervación por lo general conduce a una notoria recuperación de la fuerza muscular. Años más tarde, mediante biopsia, se confirma el patrón de agrupamiento por fibras, con núcleos picnóticos diseminados. En estos casos, no hay fibras atróficas angulares ni fibras en diana.

Si la desnervación continúa después del desarrollo de las agrupaciones, las unidades motoras grandes se atrofian. Dicha **atrofia agrupada** (fig. 25-23D) es característica de los trastornos desnervantes crónicos como la ELA.

En ocasiones, en la biopsia se observa un predominio anómalo de un tipo de fibra muscular (sea tipo I o II), denominado **predominio de tipo**. Con frecuencia hay indicios de desnervación. En tales casos, la reinervación puede favorecer a un tipo de motoneurona inferior

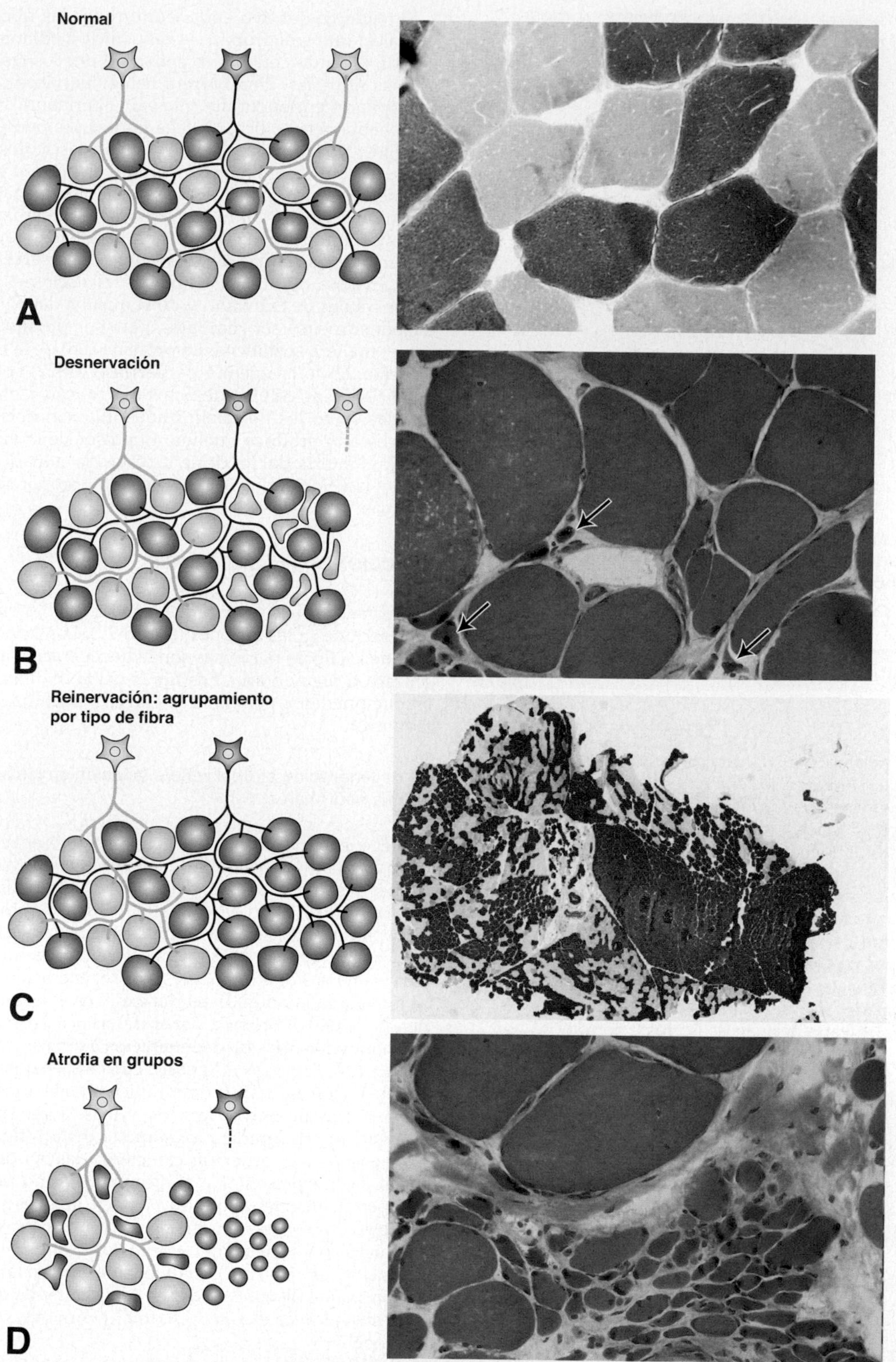

FIGURA 25-23. Desnervación/reinervación. A. Tinción con ATPasa en la que se observa que el músculo normal contiene fibras musculares tipo I *(pálidas)* y tipo II *(oscuras)* intercaladas. En el esquema, dos neuronas *(pálidas)* inervan a las fibras musculares tipo I, y otras dos *(oscuras)* inervan a fibras tipo II. **B.** En la desnervación temprana (leve) hay degeneración de partes del árbol axónico, lo que da como resultado atrofia angular de algunas fibras musculares tipo I y II representada en el dibujo y observada mediante tinción de hematoxilina y eosina (*flechas*). En este ejemplo, solo las fibras de tipo I muestran atrofia angular porque la neurona lesionada suministraba únicamente este tipo de fibras. **C.** Conforme las neuronas sufren el proceso degenerativo, aquellas que se conservan dan lugar a nuevas terminales nerviosas y reinervan algunas de las fibras desnervadas. Estas fibras se convierten tanto en tipo I como en tipo II, lo cual está determinado por el tipo de neurona que las reinerva. El resultado es un menor número de unidades motoras que, sin embargo, son de mayor tamaño, así como la aparición de conjuntos de fibras de un tipo adyacentes a grupos del otro tipo, lo que produce un patrón conocido como «agrupamiento por tipo». En el corte teñido de ATPasa a bajo aumento muestra dicha «agrupamiento por tipo». Si se tiñera con hematoxilina y eosina, esta imagen podría parecer normal, excepto por la presencia de escasas fibras atróficas. **D.** En la desnervación más avanzada (grave), todas las motoneuronas inferiores o numerosos procesos axónicos se pierden, lo que forma pequeños grupos de fibras atróficas angulares (atrofia en grupo), que se observan como se muestra en la microfotografía.

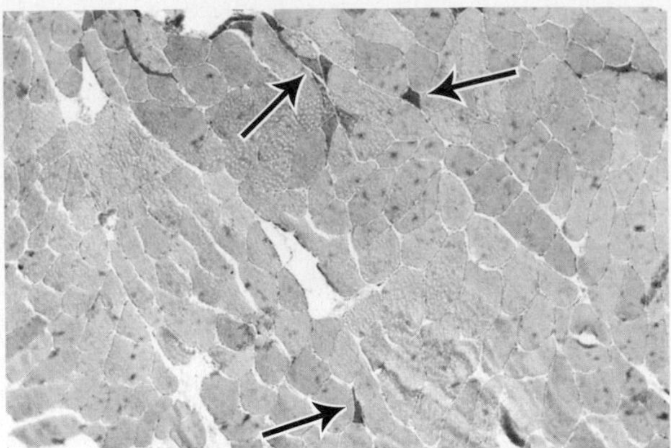

FIGURA 25-24. Desnervación. En este criocorte de músculo bíceps sometido a una reacción con esterasa inespecífica, se observa tinción excesivamente oscura en algunas fibras atróficas angulares, distribuidas de manera irregular *(flechas)*. Este patrón es muy característico de la atrofia por desnervación.

sobre otro. las fibras musculares pueden presentar necrosis o regeneración en enfermedades neuropáticas, lo que da lugar a un aumento moderado de las concentraciones séricas de creatina cinasa.

Sistema nervioso periférico

ANATOMÍA

El sistema nervioso periférico (SNP) está fuera del encéfalo y la médula espinal. Incluye *(1)* los nervios craneales III a XII, *(1)* las raíces espinales dorsales y ventrales, *(3)* los nervios espinales y sus continuaciones, y *(4)* los ganglios. Los nervios periféricos transportan fibras somáticas motoras, somáticas sensitivas, viscerales sensitivas y autónomas.

Los axones motores somáticos y los axones autónomos preganglionares surgen de cuerpos celulares neuronales dentro del SNC. Los axones autónomos sensitivos y posganglionares se originan en los somas (cuerpos celulares) neuronales de los ganglios ubicados en los nervios craneales, las raíces dorsales y los nervios autónomos. Las neuronas del SNP, las células satélite de los ganglios y todas las células de Schwann derivan de la cresta neural.

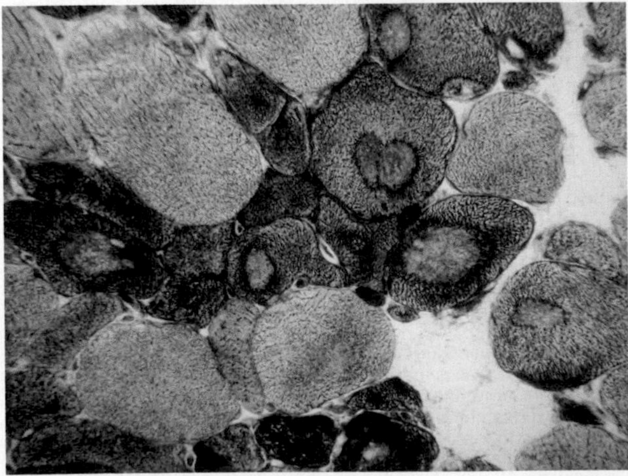

FIGURA 25-25. Fibra en diana. Corte transversal de músculo estriado tratado con tinción con reductasa de NADH-tetrazolio (NADH-TR) en la que destacan varias «fibras en diana», un hallazgo característico de algunos tipos de desnervación. Debido a que la reacción enzimática origina un producto coloreado que se fija de manera selectiva a los orgánulos membranosos, los centros de las zonas en diana aparecen desprovistos de mitocondrias y retículo sarcoplasmático. Las miofibrillas pueden estar íntegras.

El tejido conjuntivo endoneural rodea las fibras nerviosas individuales, que se agrupan en fascículos mediante una **vaina perineural**. El tejido conjuntivo epineural une los fascículos y contiene arterias nutricias. Una barrera hematonerviosa (BHN), situada en los capilares endoneurales y la vaina perineural, y análoga a la barrera hematoencefálica, protege los nervios periféricos, pero no los ganglios. No hay vasos linfáticos en los fascículos nerviosos.

Los axones de los nervios periféricos pueden ser mielinizados o no mielinizados (fig. 25-26). Los axones mielinizados tienen un diámetro de 1 μm a 20 μm. Los axones no mielinizados, de 0.4 μm a 2.4 μm, son mucho más pequeños. La mielina, formada por el plasmalema de las células de Schwann, es necesaria para una conducción nerviosa óptima. Los lípidos de la mielina del SNP derivada de las células de Schwann y de la mielina del SNC derivada de los oligodendrocitos son similares, pero sus proteínas asociadas difieren de manera sustancial. La proteína cero de la mielina (MPZ) y la proteína 22 de la mielina periférica (PMP22) solo están presentes en el SNP. Las células de Schwann rodean tanto las fibras mielinizadas como las no mielinizadas. El axón determina si la célula de Schwann produce mielina. El grosor de la vaina de mielina, la longitud internodal (es decir, la distancia entre dos nódulos de Ranvier) y la velocidad de conducción son proporcionales al diámetro del axón.

REACCIONES A LAS LESIONES

Las fibras nerviosas periféricas muestran solo un número limitado de reacciones a las lesiones (fig. 25-27). Los principales tipos de lesión de las fibras nerviosas son la degeneración axonal y la desmielinización segmentaria. Las fibras del SNP difieren de las del SNC en que pueden regenerarse y volver a mielinizarse para recuperar la función.

La degeneración axonal refleja la lesión en los axones o en los somas neuronales

La degeneración (necrosis) del axón se presenta en muchas neuropatías y puede estar limitada a los axones distales o afectar ambos axones y somas neuronales (fig. 25-27). Justo después de la degeneración de un axón, la vaina de mielina se rompe y las células de Schwann proliferan. Estas últimas inician la degradación de la mielina, que es completada por los macrófagos que se infiltran en el nervio en los 3 días siguientes a la degeneración axonal. Si la lesión se limita a la porción distal del axón, en 1 semana los axones regenerados pueden brotar a partir del tronco axonal proximal intacto. Existen varios tipos de degeneración axonal.

DEGENERACIÓN AXONAL DISTAL: en muchas neuropatías, la degeneración axonal se limita inicialmente a los extremos distales de las fibras de mayor tamaño y más largas (**neuropatía por degeneración retrógrada** o **axonopatía distal**) (fig. 25-27B y 25-28A). Las neuropatías periféricas caracterizadas por degeneración axonal distal suelen presentarse clínicamente como neuropatías distales («dependientes de la longitud» o «en guantes y medias»). En este contexto, los somas neuronales y la porción proximal de los axones permanecen intactos. Por lo tanto, los axones pueden regenerarse y la función nerviosa puede volver si se elimina la causa de la degeneración axonal distal. Esto debe ocurrir antes de que la degeneración regresiva alcance el axón proximal y provoque la muerte del soma neuronal.

NEURONOPATÍA: la degeneración axonal puede ser el resultado de la muerte de un soma neuronal, como en la ganglionitis autoinmunitaria de la raíz dorsal (fig. 25-27C). Las neuropatías periféricas causadas por daño selectivo de los somas neuronales son **neuronopatías** y son mucho más raras que las axonopatías distales. Las neuronopatías se presentan clínicamente como neuropatías proximales y distales (es decir, no dependientes de la longitud). La muerte del soma neuronal impide la regeneración axonal, lo que hace imposible la recuperación.

DEGENERACIÓN WALLERIANA: este término describe la degeneración axonal en un nervio, distal a una transección o aplastamiento del nervio. Si la lesión no es demasiado proximal, el nervio puede regenerarse.

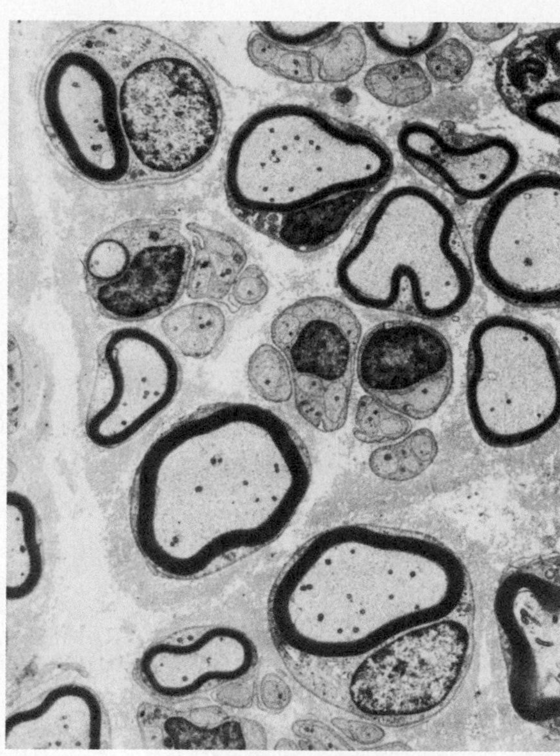

FIGURA 25-26. Estructura del nervio periférico. Microfotografía electrónica de un nervio periférico que muestra fibras mielinizadas (rodeadas de mielina con tinción oscura) intercaladas con grupos de fibras desmielinizadas. A diferencia de los axones mielinizados, varios axones desmielinizados pueden compartir una célula de Schwann.

En la desmielinización segmentaria, la vaina de mielina se rompe, pero el axón subyacente sigue siendo viable

La pérdida de mielina de uno o más entren internodos (segmentos) a lo largo de una fibra mielinizada indica disfunción de las células de Schwann (fig. 25-27D). Esto puede deberse a la existencia de una lesión directa de la célula de Schwann o de la vaina de mielina (**desmielinización primaria**) o a anomalías axonales subyacentes (**desmielinización secundaria**).

La pérdida de la vaina de mielina no provoca la degeneración del axón subyacente. Los macrófagos se infiltran en el nervio y eliminan los residuos de mielina. A la degeneración de la vaina de mielina internodal le sigue secuencialmente la proliferación de células de Schwann, luego la remielinización de los segmentos desmielinizados y, por último, la recuperación funcional. Los internodos remielinizados tienen longitudes internodales acortadas (fig. 25-27E). Los episodios repetidos de desmielinización y remielinización segmentaria, como ocurre en las neuropatías desmielinizantes crónicas, provocan la proliferación de células de Schwann que rodean los axones. Estas forman anillos concéntricos (**bulbos de cebolla**) (fig. 25-28B) y causan un agrandamiento del nervio clínicamente evidente (**neuropatía hipertrófica**).

NEUROPATÍAS PERIFÉRICAS

Una neuropatía periférica es un proceso que afecta la función de uno o más nervios periféricos. Puede estar restringida al SNP, afectar el SNP como al SNC o afectar múltiples sistemas orgánicos. Las neuropatías periféricas ocurren en todos los grupos etarios y pueden ser hereditarias o adquiridas.

Existen muchas causas de neuropatía periférica (tabla 25-3). ***La diabetes mellitus es la causa más frecuente de neuropatía periférica generalizada en Estados Unidos.*** Otras causas frecuentes son los trastornos hereditarios, las enfermedades autoinmunitarias, el alcoholismo y las insuficiencias nutricionales, la insuficiencia renal crónica, los fármacos neurotóxicos, las gammapatías monoclonales, la infección por VIH, el cáncer y los traumatismos.

A FIBRA MIELINIZADA INTACTA

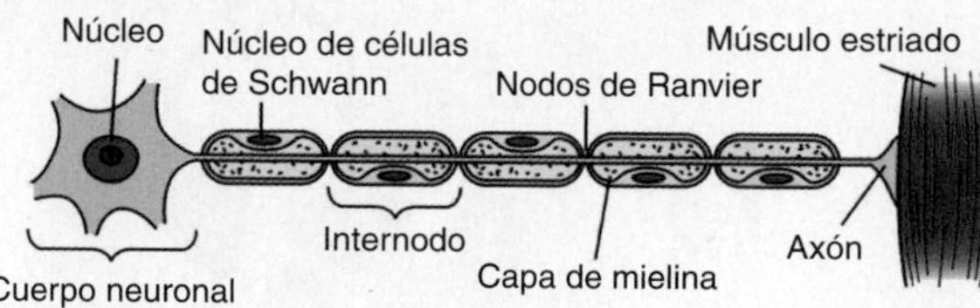

B DEGENERACIÓN AXONAL DISTAL

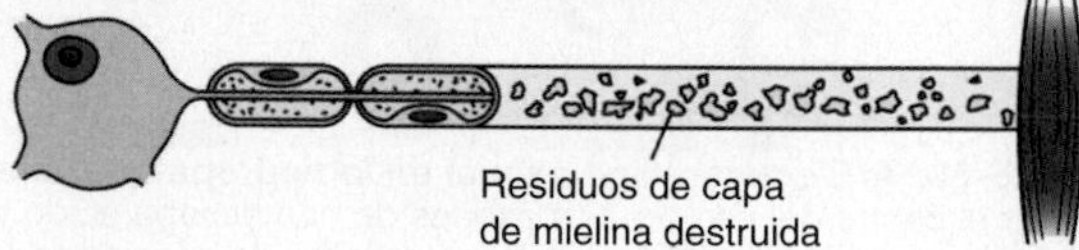

C DEGENERACIÓN DEL CUERPO Y AXÓN NEURONAL

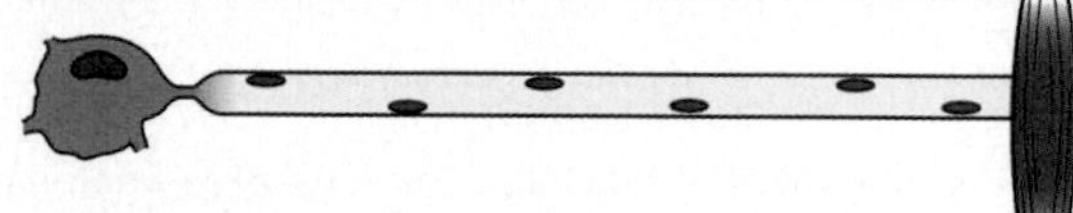

D DESMIELINIZACIÓN SEGMENTARIA

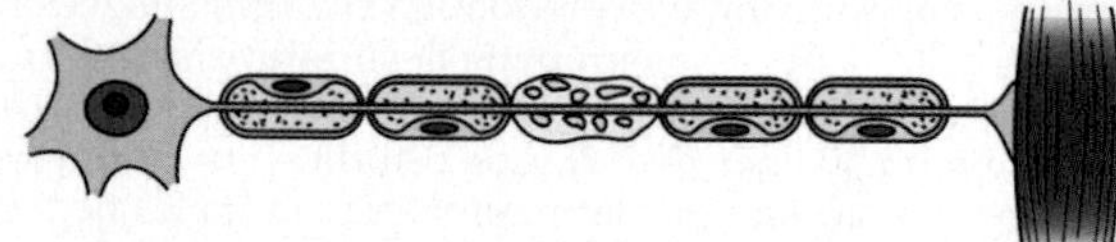

E REMIELINIZACIÓN

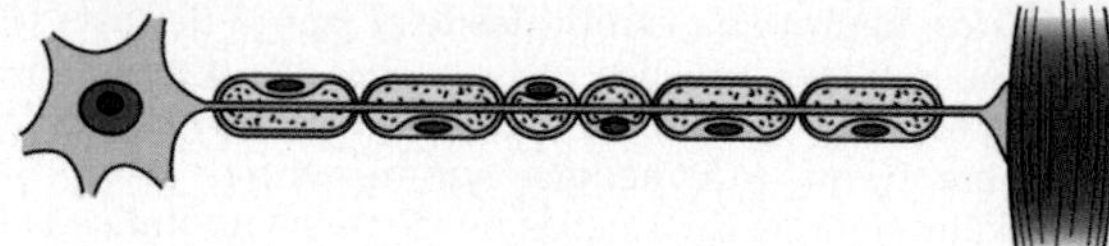

F REGENERACIÓN AXONAL

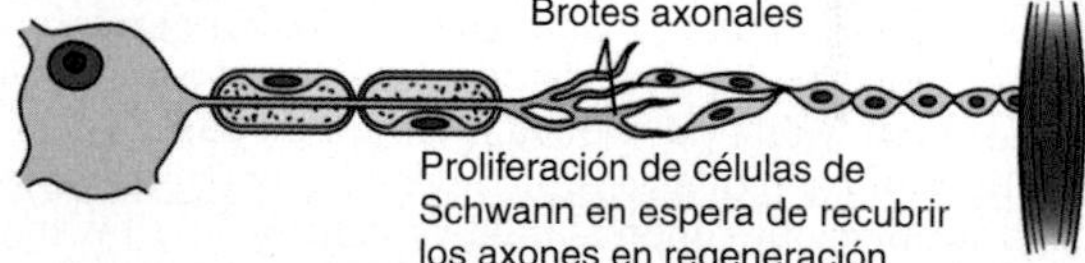

G FIBRA NERVIOSA REGENERADA

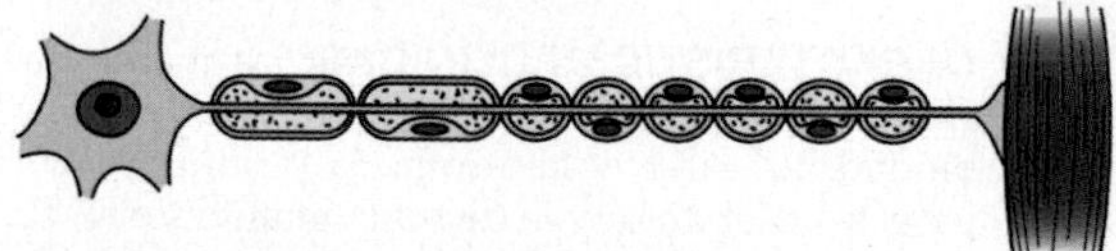

FIGURA 25-27. Respuestas básicas a la lesión de las fibras de los nervios periféricos. A. Fibra mielinizada intacta. El axón está aislado por las vainas de mielina derivadas de las células de Schwann. **B. Degeneración axonal distal.** El axón distal ha degenerado, las vainas de mielina asociadas con el axón distal han degenerado de manera secundaria. El músculo estriado muestra atrofia por desnervación. **C. Degeneración de los somas y el axón.** La degeneración afecta a los somas de las neuronas y a todo su axón. Las vainas de mielina asociadas con el axón también se han degenerado. **D. Desmielinización segmentaria.** La vaina de mielina asociada con una célula de Schwann ha degenerado, haciendo que un segmento del axón no esté cubierto por mielina. El axón subyacente permanece intacto y el músculo esquelético permanece inervado. **E. Remielinización.** Las células de Schwann en proliferación cubren el segmento desmielinizado del axón. Las células de Schwann remielinizadas tienen longitudes internodales cortas. **F. Regeneración axonal.** Regeneración de brotes axonales desde el extremo distal del axón alterado. Idealmente, los axones regenerados reinervan el muñón distal del nervio, donde serán cubiertos y mielinizados por las células de Schwann del muñón distal. **G. Fibra nerviosa regenerada.** La porción regenerada del axón es mielinizado por las células de Schwann con longitudes internodales cortas. El músculo estriado es reinervado.

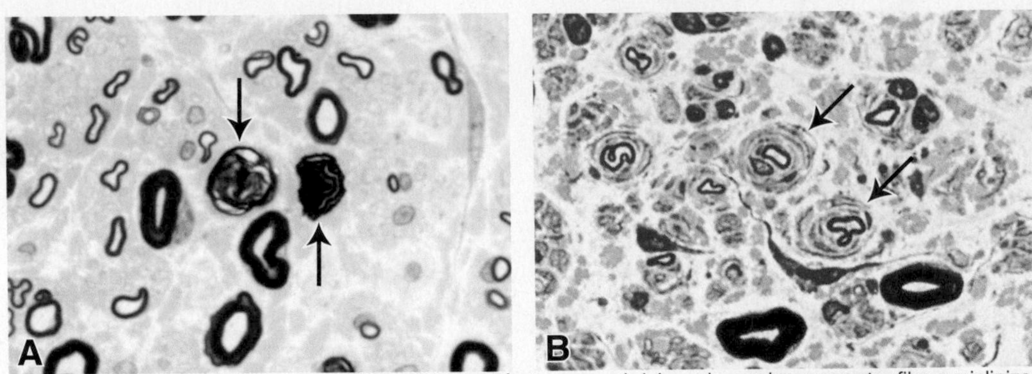

FIGURA 25-28. A. Degeneración axonal en la neuropatía axonal. Sección transversal del nervio sural que muestra fibras mielinizadas en degeneración (*flechas*) en el centro del campo. Los axones de han desaparecido y sus vainas de mielina han sido reducidas a masas redondeadas de residuos de mielina. En la mayoría de las neuropatías axonales, este tipo de degeneración axonal está limitada al axón distal. **B. Bulbos de cebolla en la polineuropatía desmielinizante inflamatoria crónica.** Se obsevan varios axones remielinizados con vainas delgadas de mielina (*flechas*) en el centro del campo. Están rodeados por capas concéntricas múltiples del citoplasma de las células de Schwann, que se parecen a los anillos concéntricos de una cebolla cortada. La formación del bulbo de cebolla es común en las neuropatías con episodios recurrentes de desmielinización y remielinización.

ANATOMOPATOLOGÍA: los hallazgos anatomopatológicos en la mayoría de las neuropatías se limitan a degeneración axonal, desmielinización segmentaria o ambas. Si predomina la degeneración axonal, se trata de una **neuropatía axonal**; si predomina la desmielinización segmentaria, se trata de una **neuropatía desmielinizante**. *La mayoría (80-90%) de las neuropatías son axonales y de tipo retrógrado (neuropatía axonal distal).* Los estudios electrofisiológicos suelen ayudar a distinguir las neuropatías axonales de las desmielinizantes. La velocidad de conducción nerviosa suele ser casi normal en las neuropatías axonales, pero muestra alteraciones en las neuropatías desmielinizantes. La distinción entre ambos tipos de neuropatía es útil desde el punto de vista clínico. Las axonales tienen muchas causas, pero las desmielinizantes tienen un número limitado de etiologías que muy probablemente sean hereditarias o de mediación inmunitaria.

La histopatología de muchas neuropatías no indica la causa subyacente, por lo que suele requerirse la correlación clínica para establecer la causalidad. Con menos frecuencia, puede identificarse una etiología específica. Entre estas se incluyen arteritis necrosante (neuropatía vasculítica), inflamación granulomatosa (lepra, sarcoidosis), depósito de amiloide (neuropatía amiloide), anomalías de la vaina de mielina (neuropatía paraproteinémica IgM, neuropatía hereditaria con tendencia a la parálisis por presión) o acumulaciones anómalas en las células de Schwann (leucodistrofia) o en los axones (neuropatía axonal gigante).

CARACTERÍSTICAS CLÍNICAS: las manifestaciones clínicas principales de la neuropatía periférica es la debilidad muscular y la atrofia, la pérdida sensorial, la parestesia, el dolor y la disfunción autónoma. Las funciones motoras, sensitivas y autónomas pueden verse afectadas por igual o de modo preferencial. La afección predominante sobre las fibras sensitivas de gran diámetro afecta la posición y el sentido de vibración, mientras que la lesión sobre las fibras de diámetro pequeño altera la sensación de dolor y temperatura. Una neuropatía puede ser aguda (días a semanas), subaguda (semanas a meses) o crónica (meses a años). Puede afectar a nervio (**mononeuropatía**) o a varios (**mononeuropatía múltiple**), los ganglios de las raíces dorsales (**radiculopatía**), varios nervios periféricos (**polineuropatía**), o las raíces nerviosas y nervios periféricos (**polirradiculoneuropatía**).

La neuropatía periférica afecta a casi la mitad de los adultos con diabetes mellitus de tipo 1 y 2

La neuropatía diabética puede manifestarse como polineuropatía sensitivomotora distal, neuropatía autónoma, mononeuropatía o mononeuropatía múltiple. Las mononeuropatías pueden afectar nervios craneales (neuropatía craneal), raíces nerviosas o nervios periféricos proximales. *La polineuropatía distal, predominantemente sensitiva, es la forma más común de neuropatía diabética.*

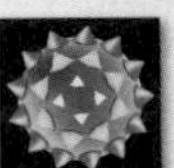

FACTORES ETIOLÓGICOS: aún se desconoce cómo se produce la lesión de las fibras nerviosas en la diabetes (*v.* cap. 32, en línea). Durante mucho tiempo se ha considerado que la polineuropatía distal simétrica se debe a las alteraciones metabólicas de la diabetes, mientras que las mononeuropatías están causadas por la isquemia nerviosa en la enfermedad de vasos pequeños. Sin embargo, es probable que la isquemia nerviosa local también contribuya a la polineuropatía simétrica.

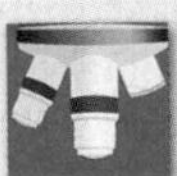

ANATOMOPATOLOGÍA: la polineuropatía simétrica distal de la diabetes se caracteriza por una mezcla de degeneración axonal y desmielinización segmentaria, con predominio de la primera. La pérdida axonal afecta fibras de todos los tamaños, pero puede afectar preferentemente fibras mielinizadas grandes (**neuropatía de fibras grandes**) o a fibras mielinizadas pequeñas y fibras no mielinizadas (**neuropatía de fibras pequeñas**).

La neuropatía urémica suele complicar la insuficiencia renal crónica

La neuropatía urémica es una polineuropatía axonal distal sensitivomotora que se observa en la mitad de los pacientes con insuficiencia renal crónica y causa degeneración axonal distal y desmielinización segmentaria. La primera predomina y afecta principalmente las fibras de gran diámetro. El mecanismo se desconoce, pero la neuropatía urémica a menudo se estabiliza o mejora con la diálisis a largo plazo y se resuelve después del trasplante renal.

La enfermedad crítica con polineuropatía se desarrolla en muchos pacientes graves

Se asocia a sepsis y fallo multiorgánico. La neuropatía axonal aguda, principalmente motora, puede manifestarse por primera vez cuando un paciente ingresado en la unidad de cuidados intensivos no puede ser desconectado del soporte ventilatorio. En estos pacientes también puede producirse una miopatía en enfermedad crítica. La patogenia no está clara.

La neuropatía es una complicación frecuente del alcoholismo

La neuropatía alcohólica es una polineuropatía axonal distal sensitivomotora, atribuible a insuficiencias nutricionales y/o a un efecto

TABLA 25-3
CLASIFICACIÓN ETIOLÓGICA DE LAS NEUROPATÍAS

Neuropatías mediadas inmunológicamente
Polirradiculoneuropatía desmielinizante inflamatoria aguda (síndrome de Guillain-Barré)
Neuropatía axonal motora (y sensorial) aguda (forma axonal del síndrome de Guillain-Barré)
Síndrome de Fisher
Polirradiculoneuropatía desmielinizante inflamatoria crónica (PDIC)
Neuropatía motora multifocal
Ganglionitis de las raíces dorsales (neuronopatía sensorial)
Neuropatía desmielinizante paraproteinémica asociada a la inmunoglobulina M (IgM)
Neuropatía vasculítica (vasculitis sistémica, enfermedad del tejido conjuntivo, crioglobulinemia)
Neuropatías metabólicas
Polineuropatía y mononeuropatías diabéticas
Neuropatía urémica
Polineuropatía de la enfermedad crónica
Neuropatía hipotiroidea
Neuropatía acromegálica
Neuropatías nutricionales
Neuropatía asociada con la deficiencia de vitamina B_1, B_6, B_{12} o E
Mieloneuropatía por deficiencia de cobre
Neuropatía alcohólica
Neuropatías inducidas por tóxicos y fármacos (*v.* tabla 25-4)
Neuropatía amiloide (amiloidosis AL y polineuropatía amiloide familiar)
Neuropatías hereditarias (*v.* tablas 25-5 y 25-6)
Neuropatías asociadas con infecciones
Lepra
VIH
Citomegalovirus
Hepatitis B y C (neuropatía vasculítica o PDIC)
Herpes zóster
Enfermedad de Lyme
Difteria (neuropatía tóxica)
Neuropatía paraneoplásica
Neuropatía sarcoide
Neuropatía por radiación
Neuropatía traumática
Polineuropatía axonal idiopática crónica

tóxico directo del etanol sobre el SNP. Los nervios periféricos muestran pérdida de fibras nerviosas debida a una degeneración axonal de tipo retrógrado.

La neuropatía nutricional es una polineuropatía axonal con múltiples causas

La neuropatía nutricional se relaciona con insuficiencias de vitaminas (B_1, B_6, B_{12} o E) o cobre. La insuficiencia de cobre puede ser consecuencia de malnutrición, nutrición parenteral total, ingestión excesiva de zinc o cirugía bariátrica. El tratamiento con isoniazida para la tuberculosis interfiere con el metabolismo de la piridoxina (vitamina B_6) y puede causar neuropatía por insuficiencia de vitamina B_6. No está claro si la neuropatía axonal crónica que a veces se observa en la enfermedad celíaca se debe a la malnutrición o refleja el proceso autoinmunitario subyacente.

La polirradiculoneuropatía desmielinizante inflamatoria aguda podría ser inmunomediada

El **síndrome de Guillain-Barré** (SGB) es una polirradiculoneuropatía desmielinizante aguda adquirida de mediación inmunitaria que suele aparecer tras infecciones bacterianas, virales o por micoplasmas. También puede aparecer tras una vacunación o una intervención quirúrgica. Normalmente, se observan antecedentes de infección digestiva o de las vías respiratorias superiores. Entre los agentes infecciosos involucrados con mayor frecuencia se encuentran *Campylobacter jejuni*, citomegalovirus, virus de Epstein-Barr, virus Zika y *Mycoplasma pneumoniae*. El SGB se presenta como una parálisis flácida neuromuscular aguda y simétrica que suele comenzar distalmente y ascender proximalmente. También pueden producirse alteraciones sensitivas y autónomas, y el 5% de los casos presentan la tríada clínica de oftalmoplejía, ataxia y arreflexia (**síndrome de Fisher**). La parálisis muscular puede causar disfunción respiratoria, y la afectación autónoma puede provocar arritmias cardíacas y grandes fluctuaciones de la presión arterial. La neuropatía empieza a resolverse entre 2 y 4 semanas después de su aparición, y la mayoría de los pacientes se recuperan. De modo característico, el líquido cefalorraquídeo (LCR) contiene un aumento de proteínas, pero pocos leucocitos (disociación albuminocitológica). El aumento de los valores de proteínas es atribuible a la inflamación de las raíces espinales.

Existen dos variantes patológicas de SGB. La variante desmielinizante es una **polirradiculoneuropatía desmielinizante inflamatoria aguda** (PDIA). La desmielinización inmunomediada puede afectar todos los niveles del SNP, incluidas las raíces espinales, los ganglios, los nervios craneoespinales y los nervios autónomos. La distribución de las lesiones es variable. Las regiones afectadas muestran infiltrados endoneurales de linfocitos y macrófagos, desmielinización segmentaria y relativa preservación axonal. Los macrófagos se observan con frecuencia adyacentes a las vainas de mielina degenerativas, y pueden separarse y fagocitar las laminillas superficiales de mielina. Esta desmielinización mediada por macrófagos es rara en otras neuropatías.

La variante axonal del SGB es una **neuropatía axonal motora aguda** o una **neuropatía axonal motora y sensitiva aguda**. La lesión inmunomediada causa degeneración axonal acompañada de infiltrados inflamatorios endoneurales mínimos. La variante axonal es mucho menos común que la variante desmielinizante en Norteamérica y Europa, pero es más común en Asia. El SGB axonal suele seguir a la infección por *C. jejuni* y muestra anticuerpos séricos antigangliósido (anti-GM_1, anti-GD1a). Se cree que el mimetismo molecular entre un componente antigénico del agente infeccioso y un componente de las fibras nerviosas periféricas provoca una respuesta inmunitaria de reacción cruzada que conduce a la lesión axonal. Los anticuerpos antigangliósido (anti-GQ1b, anti-GT1a) también son muy frecuentes en el síndrome de Fisher. El papel de los anticuerpos antigangliósido en la variante desmielinizante del SGB está menos claro.

La **polirradiculoneuropatía desmielinizante inflamatoria crónica** (PDIC) es similar a la PDIA, pero tiene un curso prolongado, con múltiples recaídas o una progresión lenta y continua, y por lo general no hay antecedentes de infección previa. La neuropatía puede aparecer esporádicamente (PDIC idiopática) o estar relacionada con paraproteinemia, infección por VIH, hepatitis crónica activa, enfermedad del tejido conjuntivo, enfermedad inflamatoria intestinal o linfoma de Hodgkin. La neuropatía desmielinizante es simétrica, sensitivomotora y proximal y distal. En raras ocasiones, puede presentarse como una mononeuropatía múltiple (**neuropatía sensitiva y motora desmielinizante adquirida multifocal**). Los nervios y raíces nerviosas en la PDIC pueden mostrar muchos bulbos de cebolla debido a episodios recurrentes de desmielinización, proliferación de células de Schwann y remielinización (fig. 25-28B). La patogenia de esta neuropatía inmunomediada no está clara.

La **neuropatía motora multifocal** es una mononeuropatía múltiple desmielinizante infrecuente y lentamente progresiva que puede confundirse clínicamente con la enfermedad de la motoneurona. A menudo se produce un aumento asociado de anticuerpos anti-GM_1. Esta neuropatía desmielinizante es de mediación inmunitaria, pero se considera distinta de la PDIC.

La ganglionitis de la raíz dorsal es una neuronopatía inmunomediada

Esta ganglionopatía inflamatoria se manifiesta típicamente como una polineuropatía sensitiva subaguda o crónica, no dependiente de la longitud, con ataxia sensitiva. Puede ser esporádica (neuronopatía sensitiva idiopática) o aparecer en asociación con el síndrome de Sjögren o como neuropatía paraneoplásica. Los ganglios de la raíz dorsal muestran infiltración por linfocitos y pérdida de neuronas sensitivas. La patogenia de la neuronopatía sensitiva inmunomediada no se conoce bien.

La vasculitis es una de las principales causas de la mononeuropatía múltiple

Las arterias epineurales de los nervios pueden presentar arteritis necrosante como manifestación de una vasculitis sistémica. Entre estas se incluyen la poliarteritis nudosa, la granulomatosis con polivasculitis (antes denominada síndrome de Churg-Strauss), la granulomatosis eosinófila con polivasculitis (antes denominada granulomatosis de Wegener) y la polivasculitis microscópica. También incluye las vasculitis asociadas a enfermedades del tejido conjuntivo (artritis reumatoide, lupus eritematoso sistémico, síndrome de Sjögren), crioglobulinemia, infección por VIH o cáncer. En una tercera parte de los casos de neuropatía vasculítica, la arteritis necrosante se limita al SNP (**neuropatía vasculítica no sistémica**). La neuropatía isquémica se caracteriza desde el punto de vista anatomopatológico por degeneración axonal (fig. 25-29).

Las gammapatías monoclonales pueden causar varios tipos de neuropatía

Las gammapatías monoclonales, ya sean de significado incierto (GMSI; *v.* cap. 20) o debidas a mieloma de células plasmáticas, pueden causar neuropatía amiloide, neuropatía vasculítica asociada a crioglobulinemia o polineuropatía desmielinizante crónica. Esta última suele presentarse con una GMSI asociada a IgM o macroglobulinemia de Waldenström, en la que la paraproteína IgM se une a la glucoproteína asociada a la mielina (MAG). Así pues, los anticuerpos anti-MAG pueden favorecer la desmielinización. La neuropatía anti-MAG se caracteriza por una desmielinización segmentaria extensa, un número variable de bulbos de cebolla, pérdida axonal y ensanchamiento característico de las laminillas de mielina (fig. 25-30).

En ocasiones infrecuentes, la neuropatía paraproteinémica se presenta como síndrome POEMS (polineuropatía, organomegalia, endocrinopatía, gammapatía monoclonal y cambios cutáneos). Estos pacientes muestran concentraciones séricas elevadas del factor de crecimiento endotelial vascular (VEGF) y, por lo general, mieloma osteoesclerótico.

La neuropatía complica las amiloidosis de cadena ligera y familiares

Además de sus efectos sobre los nervios sensitivos y motores, la infiltración amiloide del SNP suele provocar una disfunción autónoma importante. El trastorno puede ser hereditario, pero lo más habitual es que se complique con amiloidosis de cadena ligera en las amiloidosis sistémicas primarias o el mieloma múltiple. La amiloidosis familiar suele deberse a una mutación puntual en el gen de la transtirretina, *TTR* (*v.* cap. 34, en línea), aunque las mutaciones de los genes de la apolipoproteína A1 (*APOA1*) o de la gelsolina (*GSN*) son responsables en algunos casos.

El amiloide se acumula en los espacios extracelulares endoneurales y epineurales y en las paredes vasculares de los nervios periféricos, los ganglios de la raíz dorsal y los ganglios autónomos. Se produce una pérdida de fibras mielinizadas y no mielinizadas. El daño de las fibras nerviosas puede reflejar una lesión mecánica directa de las fibras nerviosas y de las células ganglionares por los depósitos de amiloide, la isquemia nerviosa causada por la infiltración de amiloide en los vasos vasculares, o ambos.

La amiloidosis sistémica también puede causar el **síndrome del túnel carpiano** (STC), una neuropatía crónica por el atrapamiento

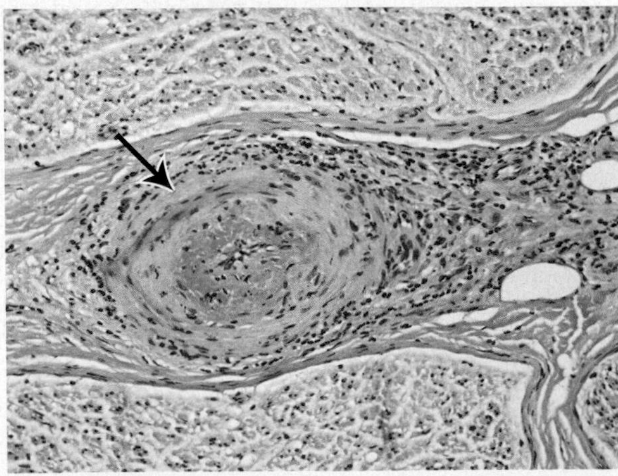

FIGURA 25-29. Neuropatía vasculítica. En este corte transversal del nervio sural de un paciente con poliarteritis nodosa y mononeuropatía múltiple, una arteria epineural inflamada (*flecha*) muestra necrosis fibrinoide en su pared. La isquemia nerviosa resultante provoca degeneración axonal.

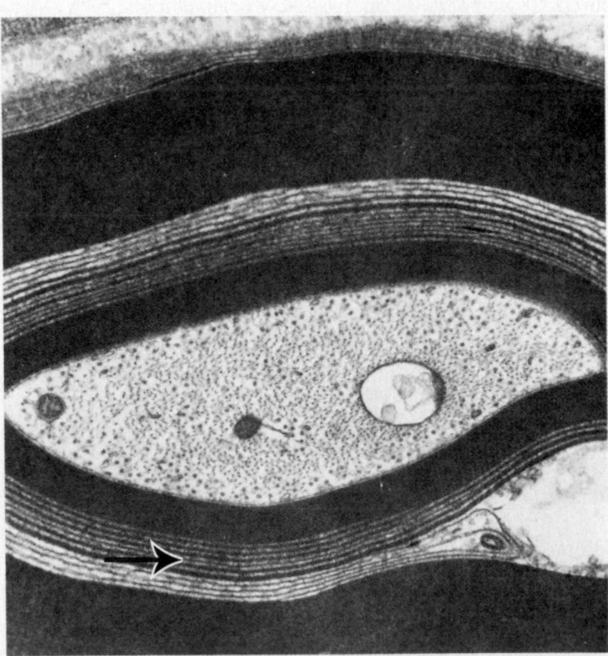

FIGURA 25-30. Neuropatía desmielinizante paraproteinémica tipo IgM anti-MAG (glucoproteína asociada a la mielina). Microfotografía electrónica que muestra múltiples laminillas de mielina con un espacio anormalmente amplio (*flecha*) en una fibra mielinizada de un paciente con una gammapatía monoclonal asociada a IgM de significado incierto y una neuropatía desmielinizante crónica. La mielina con espacios amplios es una característica ultraestructural de la neuropatía paraproteinémica anti-MAG.

del nervio mediano en la muñeca. El atrapamiento del nervio se produce por la infiltración amiloide del retináculo de los flexores. El STC también se produce en muchos otros contextos, como lesiones ocupacionales, hipotiroidismo, acromegalia, la insuficiencia renal crónica (amiloidosis por β_2-microglobulina relacionada con la diálisis), el embarazo y artritis reumatoide. El STC es la causa más frecuente de mononeuropatía.

Las neuropatías paraneoplásicas suelen preceder al descubrimiento de un cáncer

Las enfermedades paraneoplásicas del sistema nervioso incluyen polineuropatía, encefalomielitis crónica, mielopatía necrosante, degeneración cerebelosa y síndrome de Eaton-Lambert. Se han definido varios tipos clinicopatológicos de neuropatía paraneoplásica.

- **Polineuropatía paraneoplásica sensitivomotora**: esta polineuropatía distal es la neuropatía paraneoplásica más frecuente. Se caracteriza por degeneración axonal y desmielinización, principalmente la primera. Se desconoce la causa de la degeneración de las fibras nerviosas.
- **Neuronopatía paraneoplásica sensitiva**: esta polineuropatía subaguda con ataxia sensitiva está causada por una ganglionitis inmunomediada de la raíz dorsal. A menudo precede al descubrimiento de un cáncer. También pueden producirse cambios inflamatorios crónicos similares en el SNC (**encefalomielitis paraneoplásica**). El carcinoma microcítico de pulmón es la causa habitual. Se cree que la neuronopatía sensitiva y la encefalitis están mediadas principalmente por anticuerpos anti-Hu (autoanticuerpos antineuronales).
- **Polirradiculoneuropatía desmielinizante inflamatoria**: la polirradiculoneuropatía desmielinizante inflamatoria aguda o crónica, de mediación inmunitaria, puede estar asociada al cáncer.
- **Neuropatía vasculítica paraneoplásica**: la neuropatía vasculítica puede, en ocasiones infrecuentes, complicar el cáncer.

No todas las neuropatías asociadas al cáncer surgen como efectos remotos de una neoplasia distante. Los tumores pueden causar neuropatía por compresión directa o infiltración de nervios o raíces nerviosas. Los tratamientos contra el cáncer pueden inducir neuropatías tóxicas o por radiación.

La neuropatía tóxica suele ser yatrógena

Diversos agentes ambientales y compuestos industriales causan neuropatía periférica (tabla 25-4), pero la mayoría de los casos son consecuencia de fármacos.

Casi todas las neuropatías tóxicas se caracterizan por degeneración axonal, generalmente de tipo retrógrado. Excepciones notables son los compuestos de platino y la piridoxina, que producen una neuronopatía sensitiva, y la toxina diftérica, que da lugar a una neuropatía desmielinizante.

Las personas con neuropatía hereditaria (*v.* más adelante) pueden ser especialmente vulnerables a la neuropatía periférica inducida por fármacos.

TABLA 25-4
FÁRMACOS ASOCIADOS A LA NEUROPATÍA TÓXICA

Fármacos	Agentes ambientales e industriales
Amiodarona	Acrilamida
Bortezomib	Cloruro de alilo
Colchicina	Arsénico
Dapsona	Toxina de espino cerval
Disulfiram	Disulfuro de carbono
Sales de oro	Clordecona
Isoniazida	Dimetilamniopropionitrilo
Metronidazol	Toxina diftérica
Misonidazol	Óxido de etileno
Nitrofurantoína	N-hexano (inhalación de pegamento)
Análogos nucleósidos (antirretrovirales)	Metil n-butil cetona
Paclitaxel (taxanos)	Plomo
Fenitoína	Mercurio
Componentes del platino	Metil bromuro
Podofilina	Organofosfatos
Piridoxina (vitamina B_6)	Bifenilos policlorados
Suramina	Talio
Talidomida	Tricloroetileno
Vincristina	Vacor

Las neuropatías crónicas más comunes en la niñez son hereditarias

Muchas enfermedades hereditarias pueden manifestarse como neuropatías periféricas (tablas 25-5 y 25-6), ya sea como única manifestación de la enfermedad hereditaria o como parte de una enfermedad multisistémica. Las neuropatías hereditarias pueden presentarse como neuropatía sensitivomotora, neuropatía sensitiva y autónoma, o neuropatía motora.

Enfermedad de Charcot-Marie-Tooth

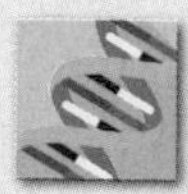

PATOGENIA MOLECULAR: la enfermedad de Charcot-Marie- Tooth (CMT) es un grupo de polineuropatías sensitivomotoras distales, heterogéneo desde los puntos de vista genético y anatomopatológico, lentamente progresiva; se manifiestan en la infancia o en los primeros años de la vida adulta. Es la neuropatía hereditaria más frecuente y uno de los trastornos neurológicos hereditarios más comunes, con una prevalencia de 1 de cada 2500. La clasificación de la enfermedad de CMT se basa en la herencia y la anatomopatología (**axonal** o **desmielinizante**). La enfermedad de CMT1, la forma más común, es una polineuropatía desmielinizante crónica de herencia autosómica dominante. La enfermedad de CMT2, menos frecuente, también es autosómica dominante, pero es una polineuropatía axonal crónica. También existen tipos ligados al cromosoma X (CMTX) y autosómicos recesivos (CMT4). La enfermedad de CMT puede subclasificarse en función de la mutación genética específica. Así, la CMT1A es una neuropatía desmielinizante autosómica dominante causada por la duplicación del gen de la proteína 22 de la mielina periférica (*PMP22*), en el cromosoma 17, y la CMT1B es una neuropatía desmielinizante autosómica dominante causada por una mutación heterocigota en el gen de la proteína cero de la mielina (*MPZ*). El fenotipo CMT puede ser causado por mutaciones en al menos 40 genes distintos, pero las mutaciones en cuatro genes (*PMP22, MPZ, GJB1* y *MFN2*) son responsables de alrededor de la mitad de todos los casos de

TABLA 25-5 ENFERMEDADES HEREDITARIAS ASOCIADAS A NEUROPATÍA
Ataxia-telangiectasia
Abetalipoproteinemia
Porfiria intermitente aguda, coproporfiria hereditaria y porfiria insidiosa
Xantomatosis cerebrotendinosa
Enfermedad de Fabry (deficiencia de α-galactosidasa A)
Polineuropatía amiloide familiar (transtiretina, apolipoproteína A1 y amiloidosis de gelsolina)
Ataxia de Friedreich
Neuropatía axonal gigante
Neuropatías motoras y sensoriales hereditarias (enfermedad de Charcot-Marie-Tooth)
Neuropatías motoras hereditarias
Neuropatía hereditaria con susceptibilidad a las parálisis por presión
Neuropatías sensoriales y autonómicas hereditarias
Distrofia neuroaxonal infantil
Leucodistrofias (metacromática, células globoides y adrenoleucodistrofia)
Enfermedad de Refsum (enfermedad de depósito de ácido fitánico)
Enfermedad de Tangier

CMT. Aproximadamente el 75% de los pacientes con CMT1 tienen mutaciones en *PMP22* (normalmente una duplicación) y aproximadamente el 10% tienen mutaciones en *MPZ*. Las mutaciones en *MFN2* son la causa más común de CMT2. Este gen codifica la mitofuscina 2, una GTPasa de la membrana mitocondrial externa. Casi el 90% de los pacientes con CMTX presentan mutaciones en *GJB1*. Este gen codifica la proteína de uniones intercelulares comunicantes, la conexina, que se expresa en la mielina no compacta en incisiones y paranódulos y forma uniones intercelulares comunicantes que facilitan el transporte molecular entre las capas de la vaina de mielina de las células de Schwann. La clasificación es compleja porque las mutaciones en diversos genes pueden producir el mismo fenotipo, y diferentes mutaciones en el mismo gen pueden dar lugar a diferentes fenotipos (tabla 25-6).

El **síndrome de Dejerine-Sottas** (DSS, CMT3) se parece a la CMT1 pero es mucho más grave, puesto que tiene inicio en la primera infancia. Los nervios periféricos muestran una neuropatía desmielinizante grave con bulbos de cebolla y pérdida axonal. Varios genes están asociados a este fenotipo (tabla 25-6).

La **neuropatía hereditaria con susceptibilidad a la parálisis por presión** (NHPP) se manifiesta típicamente con mononeuropatías recurrentes. Los nervios muestran desmielinización, engrosamientos característicos de la vaina de mielina en forma de salchicha (tomáculas) y pérdida axonal. La deleción heterocigota de *PMP22* en el cromosoma 17, causa NHPP, mientras que la duplicación de *PMP22* causa CMT1A.

La infección por VIH-1 suele complicarse con neuropatías periféricas

Las neuropatías periféricas del VIH-1 pueden manifestarse clínicamente como polineuropatía simétrica distal, neuropatía autónoma, polirradiculopatía lumbosacra, mononeuropatía o mononeuropatía múltiple.

- La **polineuropatía simétrica distal** (PSD) es el tipo más común de neuropatía asociada al VIH y la complicación neurológica más frecuente del sida. Suele aparecer en fases avanzadas de la enfermedad. El mecanismo responsable de la degeneración axonal distal es incierto y no existe un tratamiento eficaz.
- La **polirradiculoneuropatía desmielinizante** inflamatoria inmunomediada en personas infectadas por el VIH puede ser agu-

TABLA 25-6 ENFERMEDAD DE CHARCOT-MARIE-TOOTH (CMT) Y NEUROPATÍAS MOTORAS Y SENSITIVAS HEREDITARIAS RELACIONADAS

Enfermedad	Herencia	Gen	Patología
CMT1	Autosómica dominante	Proteína de la mielina periférica 22 *(PMP22)*, proteína cero de la mielina *(MPZ)* y otros	Neuropatía desmielinizante con bulbos de cebolla; la degeneración axonal también está presente
CMT2	Autosómica dominante	Mitofusina 2 (*MFN2*) y otros	Neuropatía axonal
CMTX	Ligada al X	Proteína de uniones celulares estrechas β1 (*GJB1*) (conexina 32) y otras	Pérdida axonal, desmielinización y axones regenerados
Síndrome de Dejerine-Sottas (neuropatía hipomielinizante congénita)	Autosómica dominante o recesiva	*PMP22*, *MPZ* y otros	Neuropatía desmielinizante con bulbos de cebolla; la pérdida axonal también está presente
Neuropatía hereditaria con susceptibilidad a la parálisis por presión	Autosómica dominante	*PMP22*	Neuropatía desmielinizante con tomácula; la pérdida axonal también está presente

da o crónica. Suele aparecer tras la infección por VIH, antes de la aparición del sida. A menudo responde a la plasmaféresis, la globulina γ intravenosa o los corticoesteroides.

- La **infección por citomegalovirus** del SNP es responsable de algunas de las mononeuropatías y polirradiculopatías lumbosacras asociadas al sida.
- La **neuropatía vasculítica** puede causar una mononeuropatía o mononeuropatía múltiple en algunos pacientes con sida.
- Las **neuropatías tóxicas** se producen en respuesta a varios fármacos utilizados para tratar el sida (tabla 25-4). Estas neuropatías axonales inducidas por antirretrovirales se parecen clínicamente a la polineuropatía simétrica distal asociada al VIH.
- El **síndrome de linfocitosis difusa infiltrante** puede complicarse con una polineuropatía axonal aguda o subaguda. El nervio periférico muestra infiltrados perivasculares de linfocitos $CD8^+$.

La polineuropatía axonal idiopática crónica se presenta en pacientes de edad avanzada

En una cuarta parte de los pacientes, habitualmente mayores de 50 años, no se ha identificado la causa de neuropatía periférica, incluso después de una investigación detallada. Muchos de estos pacientes muestran una polineuropatía axonal distal, sensitiva o sensitivomotora lentamente progresiva, denominada polineuropatía axonal idiopática crónica.

TRAUMATISMOS NERVIOSOS

Los neuromas traumáticos son masas de axones en regeneración y tejido de cicatrización

Los neuromas traumáticos se forman en el tronco principal de un nervio que ha sido seccionado físicamente. Tras 1 semana de la sección de un nervio periférico, surgen brotes axonales regenerados a partir de los extremos distales de los axones intactos en el tronco nervioso proximal. Si los extremos seccionados de los muñones proximal y distal son sumamente cercanos, los brotes axonales regenerados pueden encontrarse y volver a inervar el tronco distal. Estos axones avanzan a una tasa aproximada de 1 mm por día en el muñón distal.

Sin embargo, si los extremos seccionados de los nervios no están muy cercanos, o si existe algún tejido (p. ej., tejido cicatricial) entre los dos muñones, los brotes regenerados no podrán volver a inervar el muñón distal. En ese caso, los axones regeneradores crecen arbitrariamente hacia el tejido cicatricial en el extremo del muñón proximal para formar una tumefacción dolorosa: un **neuroma traumático** o **por amputación**.

El neuroma de Morton es una lesión dolorosa en el pie

El neuroma de Morton (neuroma plantar interdigital) es una tumefacción en forma de salchicha en el nervio interdigital plantar entre el segundo y tercero o el tercero y el cuarto de los huesos del metatarso. Probablemente está causado por la compresión nerviosa repetitiva, que causa fibrosis endoneural, perineural y epineural, en lugar de una masa de axones regenerados. Por lo tanto, no es un neuroma verdadero. El nervio fibrótico también muestra pérdida de la fibra nerviosa y áreas de degeneración mixoide. El neuroma de Morton es particularmente habitual en mujeres que usan tacones altos.

TUMORES

Los tumores primarios del SNP se originan en las neuronas o la vaina nerviosa. En general, los primeros (p. ej., neuroblastoma y ganglioneuroma) surgen de la médula suprarrenal o de los ganglios simpáticos. Los tumores comunes de la vaina nerviosa son el schwannoma y el neurofibroma.

El schwannoma es una neoplasia benigna de las células de Schwann

Suelen ser tumores encapsulados de crecimiento lento que se originan en nervios craneales, raíces espinales o nervios periféricos (fig. 25-31A). Los schwannomas suelen aparecer en la edad adulta y rara vez se vuelven malignos.

SCHWANNOMA VESTIBULAR (SCHWANNOMA ACÚSTICO): los schwannomas intracraneales representan el 8 % de todos los tumores intracraneales. La mayoría surgen de la rama vestibular del octavo nervio craneal dentro del conducto auditivo interno o en el conducto auditivo.

Causan pérdida auditiva neurosensorial unilateral, acúfenos y disfunción vestibular. El tumor de crecimiento lento agranda el conducto auditivo, se extiende medialmente hacia el espacio subaracnoideo del ángulo cerebelopontino y comprime los nervios craneales V y VII, el tronco del encéfalo y el cerebelo.

El tumor en la fosa posterior también puede provocar un aumento de la presión intracraneal, hidrocefalia y herniación amigdalina. La mayoría de los schwannomas vestibulares son unilaterales y no se asocian con la neurofibromatosis (*v.* cap. 6). Los schwannomas vestibulares bilaterales son una característica definitoria de la neurofibromatosis de tipo 2 (NF2). La inactivación bialélica del gen *NF2*, un gen supresor tumoral en el cromosoma 22, también puede desencadenar el desarrollo de schwannomas vestibulares esporádicos.

SCHWANNOMAS ESPINAL Y PERIFÉRICO: los schwannomas espinales son tumores intradurales extramedulares que surgen con mayor frecuencia de las raíces espinales dorsales (sensoriales). Producen dolor radicular y compresión de la médula espinal. Los schwannomas de localización más periférica suelen surgir en los nervios de la cabeza, el cuello y las extremidades.

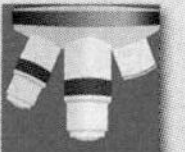

ANATOMOPATOLOGÍA: los schwannomas tienden a ser ovalados y bien delimitados y varían de unos pocos milímetros a varios centímetros. El nervio de origen, si es lo suficientemente grande, puede ser identificable. La superficie de corte es firme y de color bronceado a gris, a menudo con hemorragia focal, necrosis, cambios xantomatosos y degeneración quística. Las células de Schwann proliferativas forman dos patrones histológicos distintivos (fig. 25-31B).

- El **patrón Antoni A** se caracteriza por fascículos entrelazados de células fusiformes con núcleos alargados, citoplasma eosinófilo y bordes citoplasmáticos borrosos. Los núcleos pueden formar áreas en empalizada (alinearse en un patrón similar a una valla de estacas) para formar estructuras conocidas como **cuerpos de Verocay**.
- El **patrón Antoni B** presenta células fusiformes u ovales con citoplasma borroso en una matriz laxa y vacuolada.

Los cambios degenerativos en los schwannomas son frecuentes e incluyen acumulaciones de células espumosas (macrófagos con citoplasma espumoso), hemorragias recientes o antiguas, fibrosis focal y vasos sanguíneos hialinizados. Es frecuente encontrar núcleos atípicos dispersos en los schwannomas, pero las figuras mitóticas son infrecuentes.

El neurofibroma puede ser esporádico o formar parte de la neurofibromatosis de tipo 1

Los neurofibromas son tumores benignos de crecimiento lento del nervio periférico, compuestos por células de Schwann, células perineurales y fibroblastos. ***Las células de Schwann son las células neoplásicas en estos tumores***. Los neurofibromas deben distinguirse de los schwannomas porque los primeros están asociados a la NF1 y pueden convertirse en tumores malignos de la vaina del nervio periférico. Los neurofibromas pueden ser solitarios o múltiples y aparecer en cualquier nervio.

Se dan en niños y adultos. Afectan sobre todo a la piel, el subcutis, los plexos nerviosos principales, los grandes troncos nerviosos profundos, el retroperitoneo y el tubo digestivo. La mayoría de los **neurofibromas cutáneos solitarios** no son parte de la NF1 y no degeneran en sarcomas. La presencia de múltiples neurofibromas o de un único neurofibroma plexiforme de gran tamaño es altamente sugestiva de la presencia de NF1 y debe motivar la búsqueda de otros estigmas de la enfermedad.

ANATOMOPATOLOGÍA: los neurofibromas que surgen en nervios grandes están mal delimitados y son fusiformes (en forma de huso). El crecimiento difuso e intrafascicular del tumor dentro de múltiples fascículos nerviosos puede agrandar de tal manera los fascículos que el nervio adquiera la forma de una cuerda con múltiples hebras (**neurofibroma plexiforme**). Los neurofibromas pueden afectar largos tramos de un nervio, lo que imposibilita la extirpación quirúrgica completa. Cuando surgen de nervios pequeños, el nervio de origen puede no ser evidente. Los neurofibromas cutáneos se originan en nervios dérmicos y se observan como tumores cutáneos nodulares blandos o pediculados. Estos tumores son blandos y de color gris claro. Los fascículos nerviosos individuales del neurofibroma plexiforme, muy agrandados, pueden ser prominentes.

Los tumores que surgen en nervios grandes se caracterizan por una proliferación endoneuronal de células fusiformes con núcleos alargados, citoplasma eosinófilo y bordes celulares indiferenciados (fig. 25-31D). Las células fusiformes proliferantes incluyen células de Schwann, fibroblastos y células de tipo perineuronal. Los mastocitos también están aumentados. La matriz extracelular mixoide, las bandas onduladas de colágeno y las fibras nerviosas residuales están intercaladas entre las células fusiformes. Las fibras nerviosas que cursan a través de un neurofibroma contrastan con el patrón de los schwannomas, donde las fibras nerviosas son empujadas periféricamente dentro de la cápsula del tumor (comparar la fig. 25-31A,C). La proliferación neurofibromatosa a menudo se extiende más allá de los fascículos nerviosos hacia el tejido adyacente. Un 5% de los neurofibromas plexiformes asociados a la NF1 se convierten en tumores malignos de la vaina de los nervios periféricos. El aumento de la celularidad, la atipia nuclear y las cifras mitóticas indican una transformación maligna.

Tumor maligno de la vaina de los nervios periféricos

El tumor maligno de la vaina de los nervios periféricos (TMVNP) es un sarcoma mal diferenciado de células fusiformes de histogenia incierta. Puede surgir *de novo* o de la transformación maligna de un neurofibroma. También puede surgir en lugares de irradiación previa. Es más frecuente en la edad adulta y suele aparecer en grandes nervios del tronco o de las extremidades proximales. Aproximadamente la mitad aparecen en pacientes con neurofibromatosis.

Los TMVNP son agrandamientos fusiformes no encapsulados de un nervio. Los tumores se parecen a los fibrosarcomas, con células fusiformes muy empaquetadas, atipia nuclear, figuras mitóticas y, a menudo, focos de necrosis. Los TMVNP son propensos a la recidiva local y a la metástasis hematógena.

SÍNDROMES PARANEOPLÁSICOS QUE AFECTAN LOS MÚSCULOS Y LOS NERVIOS PERIFÉRICOS

Los trastornos neurológicos son comunes en los pacientes con cáncer y habitualmente surgen por metástasis o por alteraciones endocrinas o electrolíticas. Los trastornos vasculares, hemorrágicos e infecciones que afectan al sistema nervioso también son habituales. Sin embargo, se conocen complicaciones neurológicas adicionales de las neoplasias y pueden aparecer antes de detectar el tumor subyacente. Muchos de estos son mediados por mecanismos autoinmunitarios.

Neuropatía sensitiva y encefalomieloneuritis

Los pacientes afectados por este síndrome paraneoplásico refieren entumecimiento y parestesias y, a la inversa, molestias y dolores de agudeza variable.

Estos síntomas pueden ser focales, pero es frecuente que con el tiempo afecten a todas las extremidades, y que a menudo se compliquen con trastornos de la marcha, confusión y debilidad. Este

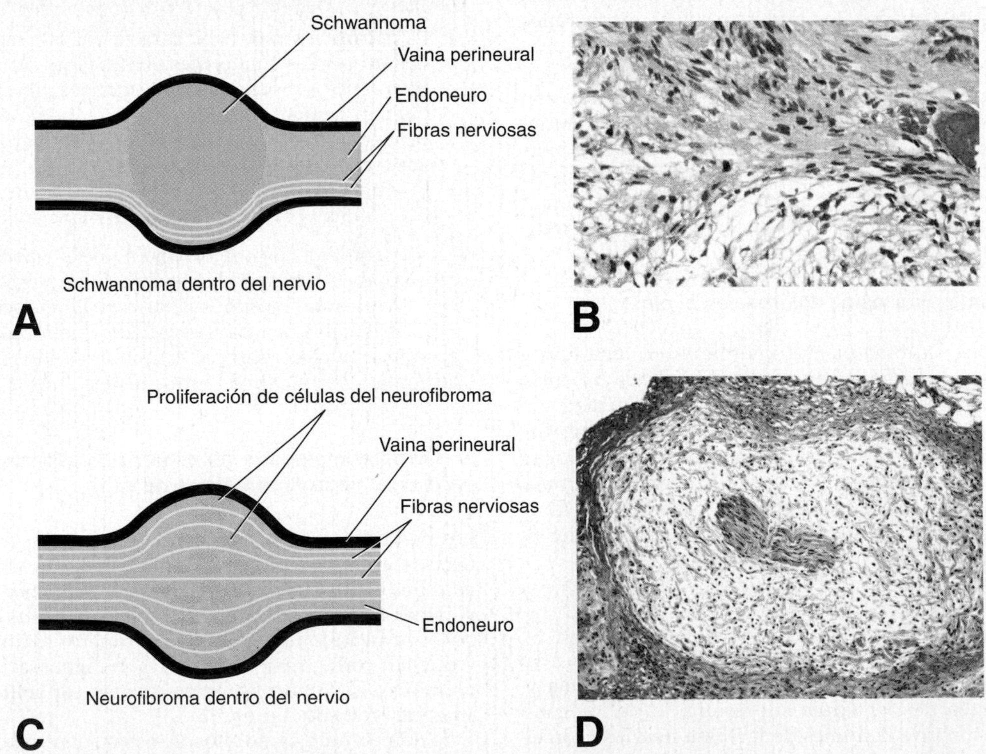

FIGURA 25-31. Patrones de crecimiento del schwannoma y el neurofibroma dentro del nervio periferico. A. La proliferación celular del schwannoma está bien circunscrito y empuja a las fibras nerviosas supervivientes hacia la periferia del tumor. **B.** La microfotografía de un schwannoma muestra la transición característica abrupta entre el patrón histológico compacto Antoni tipo A *(arriba)* y el patrón histológico esponjoso Antoni tipo B *(abajo)*. **C.** La proliferación celular del neurofibroma se intercala entre las fibras nerviosas supervivientes. **D.** Microfotografía del neurofibroma que muestra células de Schwann fusiformes en proliferación que forman pequeñas hebras que transcurren desordenadamente en una matriz mixoide. En el centro del neurofibroma hay un pequeño acúmulo de fibras nerviosas supervivientes.

síndrome puede aparecer en pacientes con cáncer microcítico de pulmón (*v.* cap. 12) y está causado por anticuerpos circulantes contra Hu, una proteína de unión al ARN. Las cantidades elevadas de anticuerpos anti-Hu se detectan casi exclusivamente en personas con este cáncer.

Se observa una infiltración linfocítica de los ganglios de la raíz dorsal. Los síntomas suelen ser tratables cuando se trata el tumor primario.

Neuropatías autónomas paraneoplásicas

Son poco frecuentes, pero afectan una cuarta parte de los pacientes con anticuerpos anti-Hu, y pueden ser la presentación inicial del tumor. Los sistemas afectados, a veces gravemente, incluyen la vasculatura, el intestino y la vejiga. Algunas veces los anticuerpos contra el receptor nicotínico de ACh son los responsables.

Opsoclono-Mioclono

Los espasmos involuntarios de los músculos oculares y de otro tipo caracterizan a este síndrome.

Entre los niños, la mitad de los casos de este trastorno se asocian con el neuroblastoma. En torno al 10% de los adultos con opsoclono-mioclono tendrán una neoplasia, con mayor frecuencia un linfoma de Hodgkin.

Enfermedades de las motoneuronas superiores e inferiores

Estos síndromes pueden tener un origen paraneoplásico. Se han documentado diversas asociaciones con tumores, con las enfermedades lifoproliferativas y los anticuerpos anti-Hu como más frecuentes. La debilidad es el síntoma de presentación más habitual. Hasta el 10% de los pacientes con ELA tienen neoplasias internas.

Neuropatía motora subaguda

Se trata de un trastorno de la médula espinal caracterizado por el desarrollo lento de debilidad en la motoneurona inferior sin cambios sensoriales. Está tan fuertemente asociado con el cáncer que debe hacerse una búsqueda intensiva de una neoplasia oculta, a menudo un linfoma, en los pacientes que presentan estos síntomas.

Neuropatías periféricas

Una gran variedad de neuropatías periféricas pueden tener un origen paraneoplásico. La neuropatía sensitivomotora, que acompaña con mayor frecuencia al cáncer pulmonar, no se asocia con anticuerpos detectables. Algunos tipos de trastornos linfoproliferativos asociados con paraproteínas, especialmente la variante esclerosante del mieloma de células plasmáticas, pueden desarrollar neuropatías periféricas.

Trastornos de la unión neuromuscular

La asociación más común es con los timomas. En torno al 15% de los pacientes con miastenia grave tienen timomas, y cerca de la mitad de los pacientes con timomas padecen miastenia grave. Los autoanticuerpos contra el receptor nicotínico de ACh son la causa principal de este síndrome

Síndrome de Eaton-Lambert

Este síndrome es un trastorno paraneoplásico que se manifiesta como debilidad muscular, debilitamiento y fatiga de las extremidades proximales y del tronco. También se denomina **síndrome miasténico-miopático**, y suele asociarse con carcinoma microcítico de pulmón, pero también puede aparecer con otras neoplasias, y rara vez en ausencia del cáncer subyacente. La evidencia neurofisiológica sugiere un defecto en la liberación de ACh en las terminaciones nerviosas. La IgG de los pacientes puede transmitir la enfermedad a los ratones. Los autoanticuerpos IgG patógenos dirigidos contra los canales de calcio sensibles al voltajese expresan en las terminaciones nerviosas motoras y en las células del cáncer pulmonar. Estos canales de calcio son necesarios para la liberación de ACh, y se encuentran sumamente disminuidos en las membranas presinápticas en estos pacientes, por lo que reduce la transmisión neuromuscular. El síndrome de Eaton-Lambert responde al tratamiento con corticoesteroides.

Sistema nervioso central

Leomar Y. Ballester, Gregory N. Fuller, J. Clay Goodman

Sistema nervioso central

El sistema nervioso es el sistema orgánico más complejo del cuerpo. Es responsable del procesamiento y la síntesis sensorial y del control motor, y es el órgano del pensamiento, la emoción y la personalidad; en resumen, es la base de la humanidad en sí misma. Los trastornos del sistema nervioso central (SNC) afectan la esencia de nuestro ser como organismos sensibles (capaces de experimentar sensaciones), por lo que inspiran miedo y temor. Las enfermedades del sistema nervioso son frecuentes a lo largo de la vida humana y contribuyen de manera importante a la morbimortalidad: accidentes cerebrales, enfermedad de Alzheimer (EA), discapacidad intelectual, traumatismos craneoencefálicos y de la médula espinal, meningitis y neoplasias.

TOPOGRAFÍA: las funciones del sistema nervioso tienen una localización topográfica precisa, de modo que los procesos de enfermedad locales producen un sinfín de signos y síntomas que permiten a un clínico experto localizar el lugar afectado. La vulnerabilidad selectiva de diferentes células del sistema nervioso y regiones del SNC a procesos de enfermedad específicos es uno de los enigmas más profundos sin resolver de las enfermedades neurológicas. Por ejemplo, la enfermedad de Huntington provoca principalmente la degeneración de las neuronas de los núcleos caudados; la enfermedad de Parkinson afecta el sistema nigroestriatal; la esclerosis lateral amiotrófica (ELA) afecta selectivamente las motoneuronas superiores e inferiores del cerebro, el tronco del encéfalo y la médula espinal. Algunas enfermedades infecciosas prefieren determinados objetivos: la poliomielitis afecta las células del asta (o cuerno) anterior de la médula espinal y los núcleos motores del tronco del encéfalo, mientras que el virus del herpes simple afecta preferentemente los lóbulos temporales. Las enfermedades vasculares y desmielinizantes también muestran preferencia regional dentro del SNC, al igual que algunos tumores cerebrales. La base de la vulnerabilidad topográfica y la protección de la mayoría de estas enfermedades no está clara.

EDAD: el sistema nervioso se ve afectado por trastornos a lo largo de toda la vida, pero las enfermedades individuales suelen afectar a grupos de edad seleccionados. Así, los errores innatos del metabolismo y varios tumores de la fosa posterior se dan sobre todo en la infancia. Cierto grado de imprudencia que acompaña a los jóvenes provoca un aumento de los traumatismos craneoencefálicos y de la médula espinal en la adolescencia y la edad adulta temprana; este riesgo disminuye con la madurez, para aumentar de nuevo con el envejecimiento. La esclerosis múltiple (EM) muestra una preferencia significativa por los adultos jóvenes, y rara vez comienza antes de la pubertad o después de los 40 años.

Los trastornos neuropsiquiátricos, como la esquizofrenia, suelen aparecer al final de la adolescencia y en los primeros años de la edad adulta, cuando el cerebro experimenta cambios sorprendentes en su neurodesarrollo. La enfermedad de Huntington suele afectar a adultos jóvenes y de mediana edad, mientras que las enfermedades de Parkinson y Alzheimer y los derrames cerebrales aparecen en etapas tardías de la vida.

CÉLULAS DEL SISTEMA NERVIOSO

La diversidad y complejidad del SNC se refleja en todos los niveles de su organización, desde la subespecialización morfológica y funcional de los numerosos y únicos componentes celulares hasta la localización regional de las funciones sensoriales, motoras y cognitivas.

MATERIA GRIS Y NEURÓPILO: la sustancia gris incluye todas las regiones del SNC ricas en neuronas: corteza cerebral, cerebelosa, ganglios basales y sustancia gris central de la médula espinal. La sustancia gris está formada por cuerpos celulares (pericarión) de neuronas y núcleos de células neurogliales de soporte, además de la delicada red donde convergen las prolongaciones celulares neuronales y neurogliales, el **neurópilo** (fig. 26-1). Los grupos delimitados de cuerpos celulares neuronales que comparten una tarea funcional común se denominan «núcleos».

MATERIA BLANCA: la sustancia blanca está formada por haces compactos (tractos, fascículos) de axones mielinizados con una gran cantidad de oligodendrocitos y astrocitos intercalados (fig. 26-2).

NEURONAS: la morfología de los subtipos neuronales en la sustancia gris varía debido a la subespecialización funcional, desde las grandes motoneuronas y sensitivas principales hasta diminutas neuronas que corresponden a las «células granulares» (fig. 26-3A). Por ejemplo, las neuronas pigmentadas, presentes de manera exclusiva en núcleos específicos del tronco del encéfalo, son una subclase importante de neuronas que se caracterizan por presentar pigmento marrón citoplasmático de neuronamelanina, un derivado de la síntesis de neurotransmisores catecolaminérgicos (fig. 26-3B). Estos grupos de neuronas catecolaminérgicas pigmentadas son tan densos que resultan visibles a simple vista en el mesencéfalo (sustancia negra) y la protuberancia (o puente; locus cerúleo).

ASTROCITOS: los astrocitos superan en número a las neuronas en una proporción de al menos 10:1 y desempeñan una función de apoyo fundamental en la regulación del microentorno del SNC. También son uno de los dos tipos celulares principales del SNC que responden a muchas lesiones en este (el otro es la microglía). Los astrocitos responden a las lesiones agudas mediante la regulación al alza de la síntesis de proteína ácida fibrilar glial y su ensamblaje dentro de los filamentos intracitoplasmáticos intermedios, lo que da lugar a cuerpos celulares prominentes y al desarrollo de procesos citoplasmáticos (fig. 26-4A). Con la edad avanzada, los procesos astrocíticos periféricos pueden acumular cuerpos de inclusión esféricos denominados cuerpos amiloides, que están compuestos por polímeros de glucosa. Son especialmente numerosos en la región por debajo de la duramadre, subependimaria y perivascular, así como en los tractos olfatorios (fig. 26-4B). En los filamentos neurogliales intermedios hay densidades citoplasmáticas en fibras de Rosenthal (fig. 26-4 C) densamente compactas con proteínas citoplasmáticas atrapadas formando zonas de astrogliosis de larga evolución.

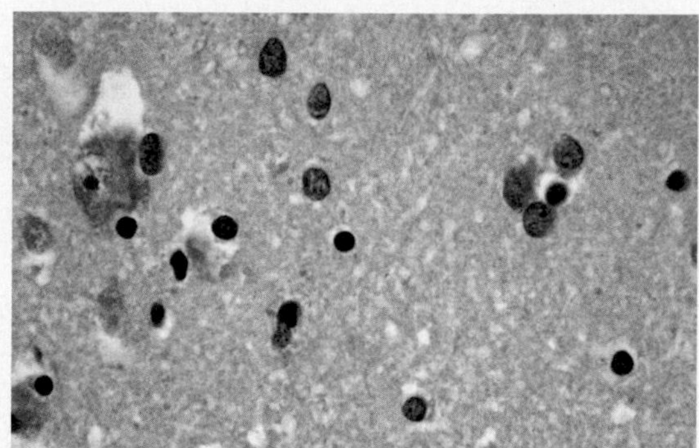

FIGURA 26-1. Materia gris y neurópilo. Por definición, la materia gris está compuesta por los cuerpos de las neuronas. Además, también están presentes los núcleos de las células de la neuroglía, los astrocitos y la oligodendroglía satélite. El resto de la delgada malla que les rodea se denomina neurópilo, y está constituida por la intersección de axones, dendritas y procesos citoplasmáticos astrocíticos.

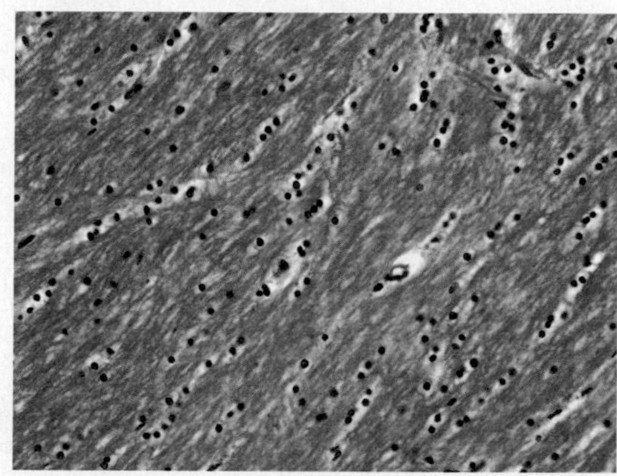

FIGURA 26-2. Materia blanca. A diferencia de la materia gris, la materia blanca está constituida casi por completo por axones mielinizados y células que producen y mantienen las vainas de mielina, la oligodendroglía, cuyos pequeños núcleos redondos pueden ser observados dentro de los haces de fibras nerviosas.

OLIGODENDROGLÍA: la oligodendroglía produce y mantiene las vainas de mielina de los axones del SNC, por lo que es el equivalente en el SNC de las células de Schwann del sistema nervioso periférico. Los cuerpos celulares de la oligodendroglía están dominados por núcleos redondos uniformes que, en cortes de tejido fijados con

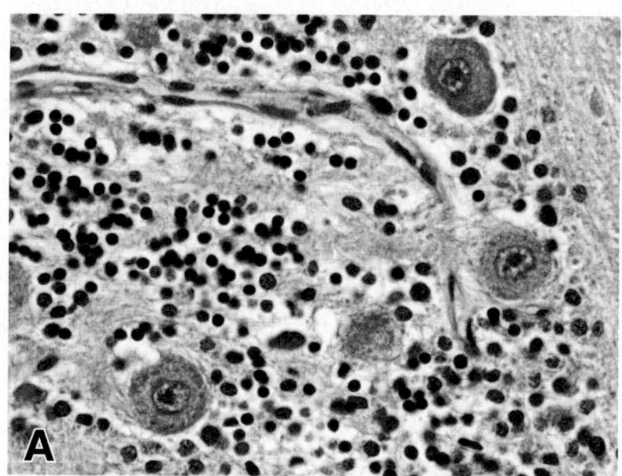

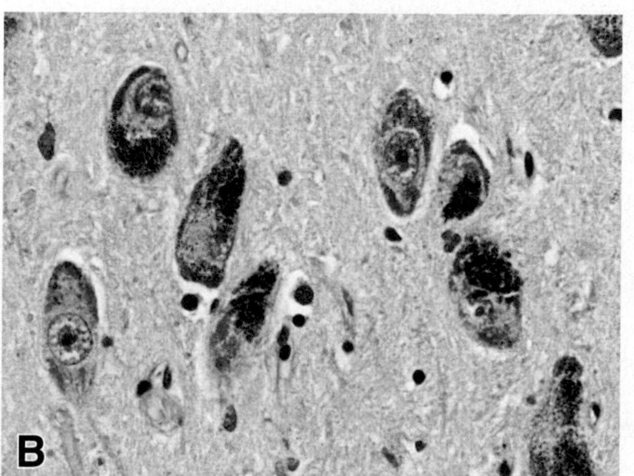

FIGURA 26-3. Neuronas. A. Las diferentes poblaciones neuronales del sistema nervioso central (SNC) cumplen varias funciones, y esta diversidad se refleja en su morfología. Un ejemplo ilustrativo de los extremos de esta situación son los grandes cuerpos de las células de Purkinje, que contrastan con los diminutos cuerpos granulares de las neuronas de la corteza cerebelosa; ¡todo el cuerpo de las neuronas granulares no es mayor que el nucléolo de la célula de Purkinje! **B.** Las neuronas catecolaminérgicas pigmentadas con gran cantidad de neuromelanina constituyen un ejemplo más de la gran diversidad de formas y funciones de las poblaciones neuronales en el SNC.

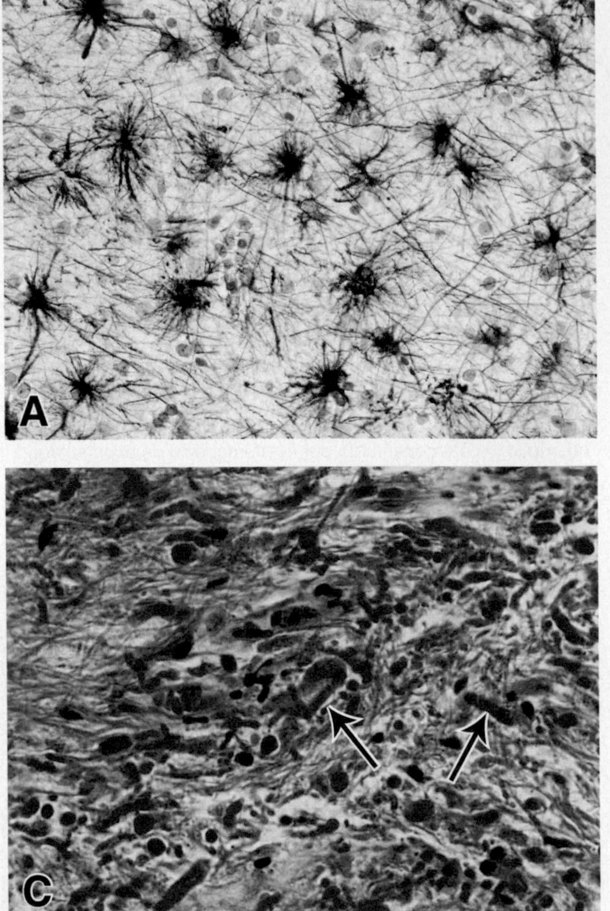

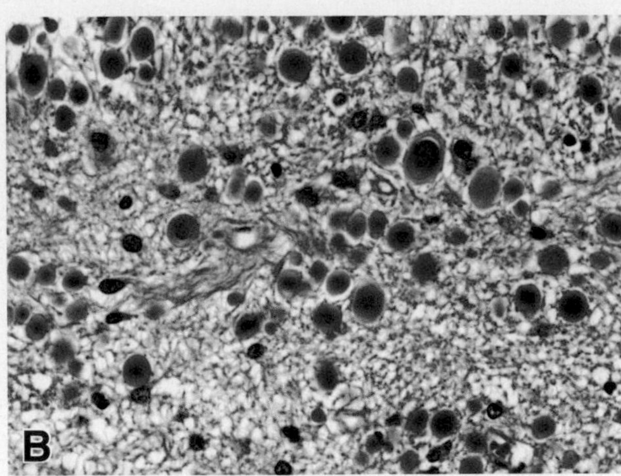

FIGURA 26-4. Astrocitos. A. Los astrocitos han sido considerados «los fibroblastos del sistema nervioso» en referencia a su papel como células de soporte ubicuas en el cerebro y la médula espinal, que responden ante cualquier daño en el tejido nervioso. Como queda evidenciado mediante inmunotinción contra la proteína acídica fibrilar glial, los astrocitos ocupan los dominios adyacentes y desarrollan procesos citoplasmáticos radiales en todas direcciones para ocupar todos los espacios libres. **B.** Conforme avanza la edad, los astrocitos tienden a desarrollar cuerpos de inclusión que contienen polímeros de glucosa, denominados **cuerpos amiloides**, en la porción distal de sus procesos celulares, en particular, alrededor de los vasos sanguíneos y en la parte inferior de la piamadre y el epéndimo. **C.** Las **fibras de Rosenthal** son otros cuerpos de inclusión astrocíticos formados en respuesta a la astrogliosis prolongada; están constituidos por filamentos intermedios de la neuroglía densamente compactados junto con proteínas citoplasmáticas atrapadas *(flechas).*

formalina e incluidos en parafina, están rodeados de forma característica por un delgado borde de color claro de citoplasma vacuolado («halo perinuclear»; fig. 26-5).

MICROGLÍA: la microglía son fagocitos mononucleares del SNC derivados de la médula ósea. En condiciones normales, se distribuyen discretamente por el cerebro y la médula espinal. Sin embargo, responden rápidamente a las lesiones del SNC, como la isquemia, los traumatismos o las infecciones virales, y lo hacen mediante el desarrollo de núcleos delgados y alargados, la migración a través del SNC y la nueva ubicación en el sitio de lesión (fig. 26-6).

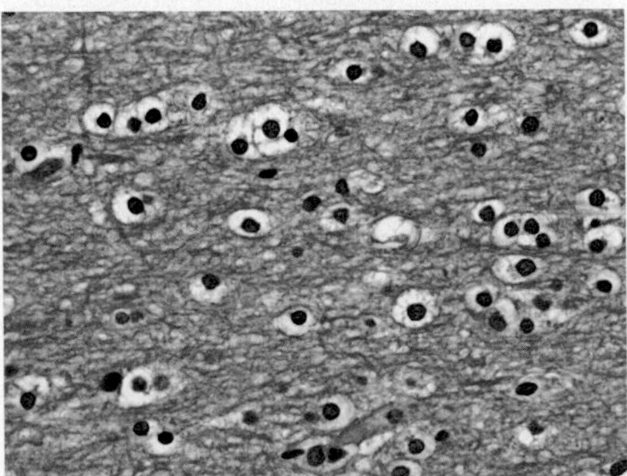

FIGURA 26-5. Oligodendroglía. La oligodendroglía está constituida por la vía productora de mielina en el sistema nervioso central (incluidos los «nervios» ópticos, que en realidad son terminaciones del SNC). En el estudio histológico de rutina, la oligodendroglía es fácilmente identificable por la presencia de un patrón uniforme de núcleos pequeños redondos oscuros rodeados por un halo de citoplasma vacuolado (aspecto en «huevo estrellado»). Este aspecto característico se reproduce en los oligodendrogliomas.

EPÉNDIMO: el epéndimo es el recubrimiento de los sistemas ventriculares que forma una barrera entre el líquido cefalorraquídeo (LCR) y el parénquima cerebral y que regula la transferencia del líquido entre estos dos compartimentos. En condiciones normales, el epéndimo está revestido por epitelio simple cúbico a cilíndrico ciliado (fig. 26-7).

REGIONES ESPECIALIZADAS DEL SISTEMA NERVIOSO CENTRAL

PLEXO COROIDEO: el plexo coroideo produce LCR. Reside en los ventrículos cerebrales, incluidas las astas temporales bilateralmente, el foramen interventricular de Monro, el techo del tercer ventrículo, y el techo y los recesos laterales del cuarto ventrículo. El plexo coroideo está compuesto por epitelio cúbico (derivado del epéndimo embrionario) que cubre un núcleo fibrovascular (fig. 26-8A). El núcleo, altamente vascular, es crítico para la formación del LCR. Se desarrolla a partir de las leptomeninges (piamadre y aracnoides) y contiene nidos dispersos de células aracnoideas (meningoteliales) (fig. 26-8B). Así, el ocasional meningioma «intraventricular» es en realidad un meningioma del plexo coroideo.

MENINGES: tres capas de meninges cubren y protegen el SNC. La **duramadre** es la capa más externa y de mayor resistencia, constituida por una membrana fibrosa formada principalmente por colágeno. Su cara externa corresponde al periostio interno de los huesos del cráneo, mientras que la cara interna está unida de forma débil a la aracnoides subyacente mediante uniones celulares. Ambas capas de la duramadre se separan en diferentes sitios para formar los senos venosos de la duramadre, el mayor de los cuales es el seno sagital superior. La aracnoides subyacente se une a la duramadre ubicada encima a través de una capa cohesiva de células, la capa de **células del borde de la duramadre**. Esta capa es la vía que ofrece menos resistencia a la presión ejercida por líquidos patogénicos, que diseca con facilidad las uniones intercelulares débiles con lo

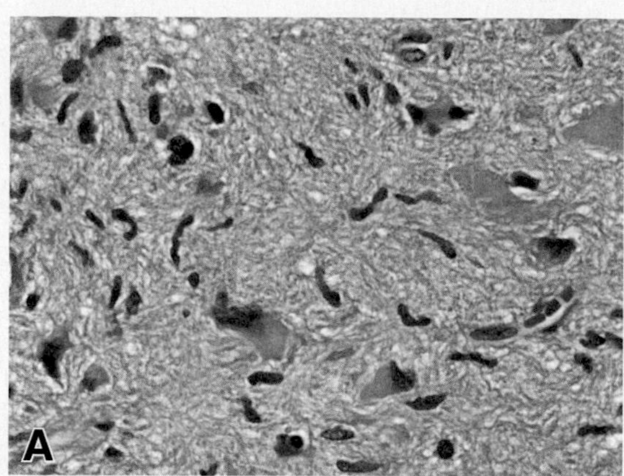

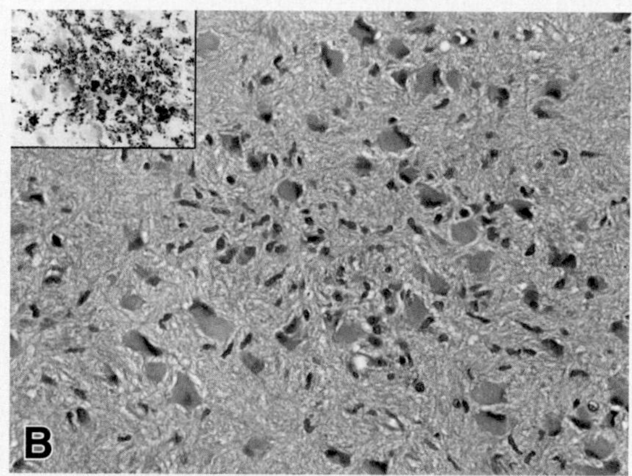

FIGURA 26-6. Microglía. A. La microglía es parte del sistema de monocitos-macrófagos en el cerebro y la médula espinal. Aunque es de poca importancia en el encéfalo normal («microglía en reposo»), se torna muy evidente cuando el sistema nervioso central (SNC) responde a una lesión y es fácilmente identificable por la presencia de núcleos alargados («células en bastón»), lo que es reflejo de su fenotipo infiltrante. **B.** Mediante la migración activa a través del parénquima del SNC, forman grupos alrededor de los sitios de lesión; dichas acumulaciones son conocidas como «nódulos microgliales». La microglía presenta una reacción inmunohistoquímica intensa con el marcador de macrófagos CD68 *(recuadro).*

que dan lugar a la formación de los llamados hematomas, higromas y empiemas. Por el contrario, la capa meníngea situada justo por debajo de la capa de células del borde de la duramadre, la barrera de células aracnoideas, forma una membrana limitante externa sólida en el espacio subaracnoideo, rico en uniones intercelulares (desmosomas) que le dan sostén, entrelazándose con los procesos de las células aracnoideas (meningoteliales). Es habitual la presencia de remolinos de células aracnoideas en las zonas más gruesas de la aracnoides (fig. 26-9); esta característica suele persistir en tumores derivados de la aracnoides (meningiomas).

GLÁNDULA PINEAL: la glándula pineal (*v.* cap. 21) contiene células parenquimatosas pineales (pineocitos), además de células de soporte gliales (astrocitos pineales), distribuidos en grupos celulares separados por tabiques colagenosos (fig. 26-10). Delgadas fibras nerviosas periféricas autosómicas procedentes de cuerpos celulares de los ganglios cervicales superiores proporcionan inervación simpática (noradrenérgica).

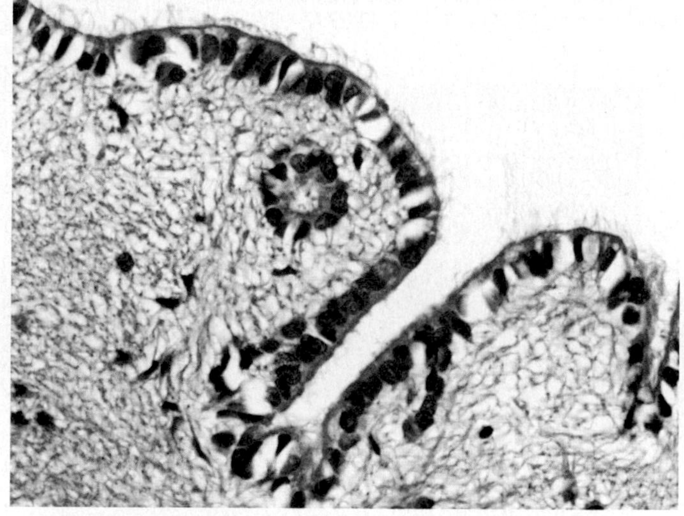

FIGURA 26-7. Epéndimo. Las células ependimarias forman una capa de epitelio cúbico a cilíndrico que recubre los ventrículos cerebrales y el canal central de la médula espinal. Los grupos de células ependimarias y rosetas verdaderas, como las que se observan en la imagen, están distribuidas de manera generalizada debajo del recubrimiento ependimario.

AUMENTO DE LA PRESIÓN INTRACRANEAL Y HERNIA

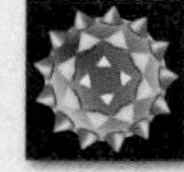

FACTORES ETIOLÓGICOS: el aspecto fisiopatológico más importante del encéfalo es que se encuentra en una caja cerrada. El encéfalo, el LCR y la sangre que entra y sale del encéfalo ocupan el espacio intracra-

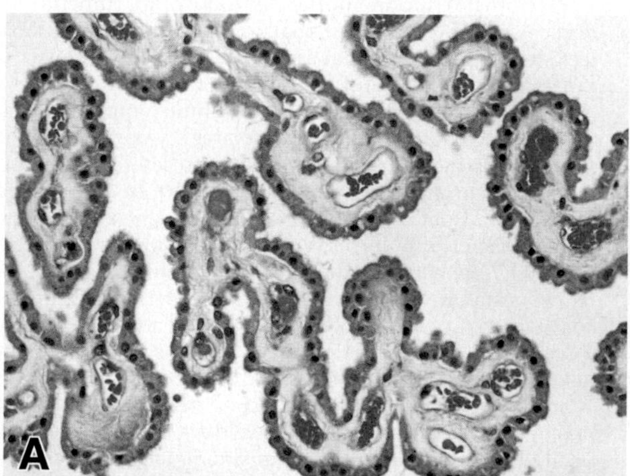

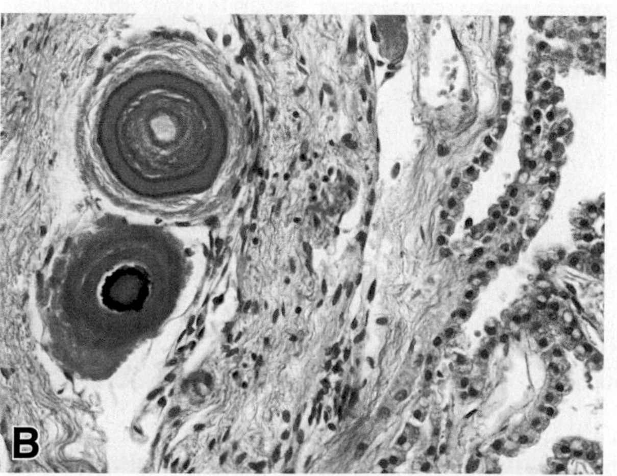

FIGURA 26-8. Plexo coroides. A. El plexo coroides es el órgano del sistema nervioso central (SNC) responsable de producir el líquido cefalorraquídeo. Está constituido por innumerables papilas con centros altamente vascularizados cubiertos por epitelio cúbico que se deriva del epéndimo embrionario. **B.** Dicho centro también contiene células aracnoides precursoras (meningoteliales) (en virtud de su origen embrionario a partir de la piamadre-aracnoides) que tienden a mineralizarse con la edad, con lo que forman cuerpos de psamoma (a la *izquierda* de la imagen).

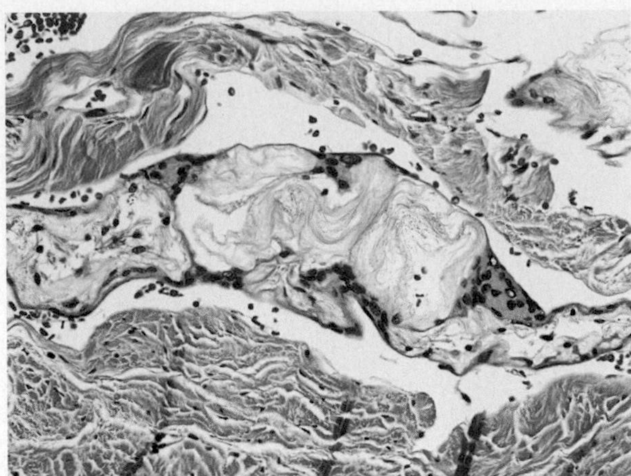

FIGURA 26-9. Vellosidades aracnoideas. La aracnoides forma el límite exterior del espacio subaracnoideo y también sobresale en los senos venosos durales, como se ve aquí, para formar las vellosidades aracnoideas, cuya función es el retorno de líquido cefalorraquídeo (LCR) en el sistema circulatorio venoso. Las vellosidades están cubiertas por una capa de células meningoteliales, denominadas células mesoteliales exteriores, que varían en espesor desde una sola célula a verticilos multicapa.

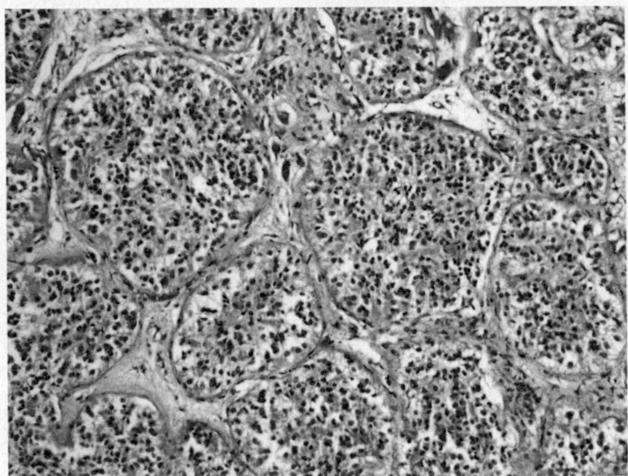

FIGURA 26-10. Glándula pineal. La glándula pineal está formada por células parenquimatosas pineales (pineocitos) organizadas en lóbulos separados por un tabique fibrovascular.

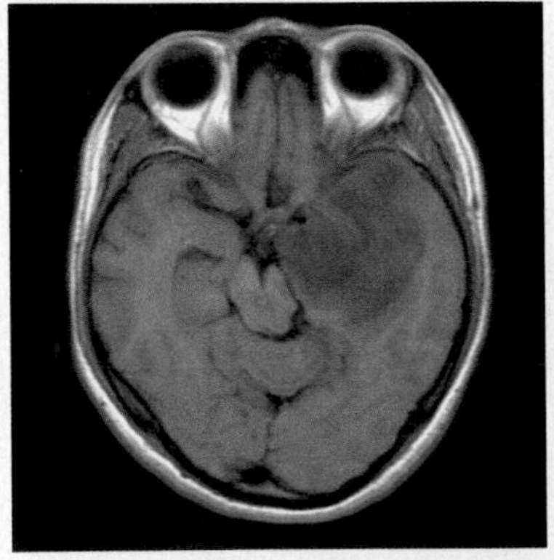

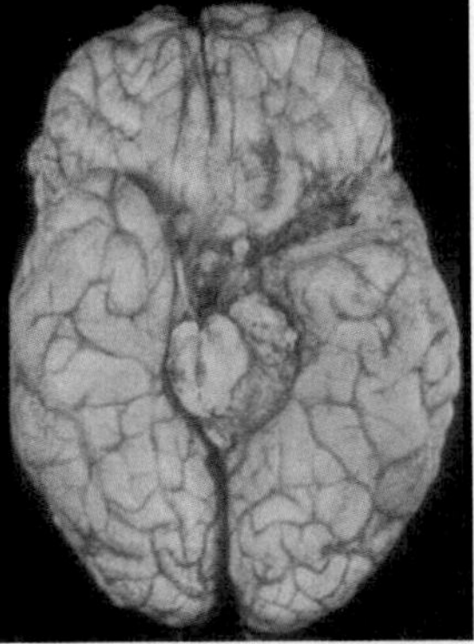

FIGURA 26-11. Hernia uncal (transtentorial). Hernia del *uncus* de la circunvolución parahipocámpica que desplaza hacia abajo al mesencéfalo, lo que produce su deformación, con aumento del eje anteroposterior y disminución del tamaño de derecha a izquierda. El nervio oculomotor izquierdo está intacto, pero el derecho está afectado, lo que provoca parálisis del tercer nervio ipsolateral. La resonancia magnética (*izquierda*) muestra una alteración del mesencéfalo debida a la herniación de una masa de baja intensidad de señal en el lóbulo temporal derecho.

neal, que en los adultos es una cavidad fija. Cualquier enfermedad que ocupe espacio lo hace a expensas del tejido encefálico, el LCR o la sangre. Esta es la base anatómica de la hipótesis de Monro-Kellie, que establece:

$$\textbf{Volumen intracraneal} = \textbf{Volumen}_{SNC} + \textbf{Volumen}_{LCR} + \textbf{Volumen}_{sangre} + \textbf{Volumen}_{lesión}$$

Las lesiones que ocupan un espacio pueden presentarse en enfermedades de diverso tipo, con excepción de los trastornos degenerativos. Algunos ejemplos son los tumores cerebrales, los abscesos, el edema cerebral por contusión después de un traumatismo y los accidentes cerebrovasculares con edema cerebral.

El resultado inmediato e inevitable de un aumento del volumen en el espacio fijo de la bóveda intracraneal es el aumento de la presión intracraneal (PIC). La PIC media normal para un paciente en posición de decúbito lateral es inferior a 200 mm H_2O o 15 mm Hg. Esta presión puede medirse mediante punción lumbar o con un transductor de presión intracraneal. A medida que la PIC aumenta, los pacientes experimentan cefalea, confusión y somnolencia, y pueden desarrollar papiledema. Para compensar, el volumen de LCR se reduce y, como resultado, los ventrículos se comprimen hasta convertirse en pequeñas hendiduras y y se produce el borramiento de surcos.

Si la lesión ocupa un volumen mayor del que es capaz de disminuir el volumen del LCR, el flujo sanguíneo cerebral disminuye. Esta disminución puede tener un impacto adverso inmediato, ya que el encéfalo depende de manera vital de un suministro ininterrumpido de oxígeno y nutrientes. Si la lesión crece todavía más, la única estructura que «cede» es el propio encéfalo. El compartimento intracraneal está subdividido por la duramadre: la tienda (o tentorio) del cerebelo divide la bóveda en compartimentos supra e infratentoriales; y la hoz (o falce) divide el compartimento supratentorial en compartimentos derecho e izquierdo. En función de la localización de la lesión que ocupa espacio, el encéfalo puede salir de un compartimento y entrar en otro. Este desplazamiento se conoce como hernia cerebral.

CARACTERÍSTICAS CLÍNICAS: ***HERNIA DEL CÍNGULO***: si un hemisferio es forzado bajo la hoz, la circunvolución del cíngulo es la primera parte de ese hemisferio que se desplaza. Tales herniaciones se denominan **herniaciones cinguladas** o **subfalcinas**. Las secuelas clínicas de estas hernias incluyen confusión y somnolencia. La arteria cerebral anterior también es desplazada por debajo de la hoz, por lo que puede producirse un infarto en el territorio de este vaso, lo que provoca debilidad contralateral de las extremidades inferiores e incontinencia urinaria.

HERNIA UNCAL: si un hemisferio es forzado más allá de un compartimento supratentorial hacia el compartimento infratentorial, el lóbulo temporal medial (*uncus*) es la primera porción del hemisferio desplazada; por tanto, se trata de una **hernia uncal** o **transtentorial** (fig. 26-11). El nervio oculomotor ipsolateral (nervio craneal III) es comprimido por el lóbulo temporal desplazado, provocando dilatación pupilar ipsolateral y parálisis de todos los músculos extraoculares excepto el recto lateral (nervio craneal VI) y el oblicuo superior (nervio craneal IV). La falta de oposición a la actividad del músculo recto lateral origina que el ojo tenga una desviación que lo hace ver como si «mirara» hacia el otro lado. La presencia de midriasis o la disminución de la capacidad de respuesta pupilar es indicativa de daño grave y requiere atención inmediata para impedir la hernia. A medida que continúa el desplazamiento medial, el mesencéfalo se aleja del hemisferio desplazado, de manera que el pedículo cerebral contralateral es comprimido hacia el tentorio de consistencia rígida. Dicha compresión del pedículo cerebral (**hendidura de Kernohan**) da como resultado una hemiparesia del mismo lado del cuerpo en el que se encuentra la masa. Una masa hemisférica causa en condiciones normales una hemiparesia en el lado contrario del cuerpo; la hemiparesia ipsilateral, la cual puede causar confusión para el diagnóstico clínico, se denomina signo «de falsa localización».

El desplazamiento hacia abajo y en dirección medial del hemisferio a través del tentorio abierto también puede producir la compresión de una o ambas arterias cerebrales posteriores, ya que estas atraviesan desde el compartimento infratentorial hasta el espacio supratentorial ocupado. Esta compresión puede interrumpir el flujo sanguíneo hacia los lóbulos occipitales, lo que da como resultado infarto que afecta los campos visuales sin una relación evidente que indique la presencia de masa. Esto produce infarto del lóbulo occipital, y los signos que produce también se denominan «falsa localización».

El **síndrome de hernia uncal** tiene mal pronóstico, pero es reversible con la extirpación de la masa infecciosa. Las medidas temporales para reducir la PIC incluyen la administración de manitol intravenoso para contraer el tejido encefálico por mecanismo osmótico, e hiperventilación para inducir alcalosis respiratoria, que disminuye el volumen sanguíneo cerebral y, por tanto, la presión. Estas acciones pueden hacer ganar suficiente tiempo para que el paciente sea sometido al tratamiento neuroquirúrgico definitivo.

HERNIA CENTRAL: ambos hemisferios presentan hernia transtentorial, se dice entonces que hay un síndrome de **hernia central**. Ambas pupilas se encuentran midriáticas; puede presentarse flacidez y coma. El desplazamiento inferior del tronco del encéfalo ocasiona la torsión de vasos sanguíneos en el lecho parenquimatoso dentro del mesencéfalo y el puente, ocasionando hemorragias lineales múltiples conocidas como **hemorragias de Duret** o hemorragias secundarias a hernia (fig. 26-12).

HERNIA DE AMÍGDALAS CEREBELOSAS: si el compartimento infratentorial es ocupado tanto por contenido supratentorial o por una masa que se origina en el compartimento infratentorial, el tronco del encéfalo y el cerebelo son desplazados hacia el foramen magno. Las amígdalas cerebelosas y la médula comprimidas pueden producir la muerte por compromiso de los centros vitales de la médula. Esta situación grave es conocida como **hernia de amígdalas**.

FUNGUS CEREBRI: se refiere a la protrusión del cerebro y la duramadre a través de un defecto traumático o quirúrgico en el cráneo.

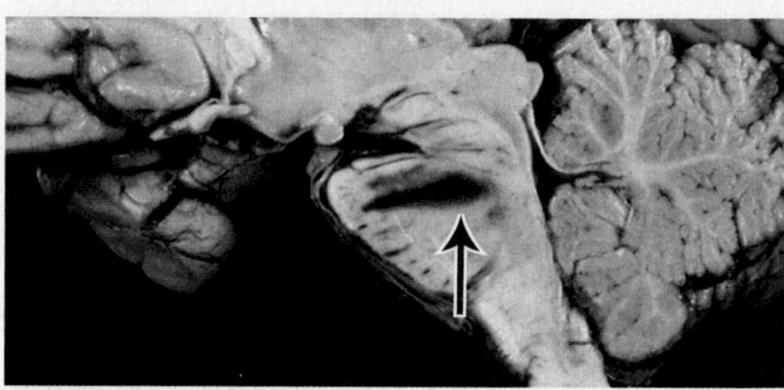

FIGURA 26-12. Hemorragias de Duret *(flecha)* en un caso de hernia transtentorial que predominan en la línea media y ocupa el tronco del encéfalo desde el mesencéfalo superior hasta la mitad del puente. (Cortesía del Dr. F. Stephen Vogel, Duke University).

El edema cerebral puede ser citotóxico, vasógeno o intersticial

El edema cerebral es el resultado de un aumento absoluto del volumen de agua cerebral como consecuencia de diversos procesos neuropatológicos. El edema cerebral puede establecer un ciclo vicioso en el que el edema aumenta la presión intravascular, lo que a su vez propicia mayor edema.

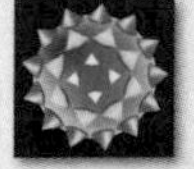

FACTORES ETIOLÓGICOS: la cantidad de agua en el tejido encefálico está muy controlada por las tasas de producción de LCR, de la salida de LCR de la bóveda craneal y del flujo de agua a través de la barrera hematoencefálica (BHE). La BHE separa el encéfalo de la circulación sanguínea, de modo que solo las moléculas liposolubles, o las moléculas que pueden acceder a sistemas de transporte especializados, entran en el órgano. La base estructural de la BHE son las uniones estrechas de las células endoteliales que recubren los vasos cerebrales. El agua puede entrar en el encéfalo de forma incontrolada si la barrera se rompe o si las fuerzas osmóticas que la atraviesan son suficientes para introducir agua en los tejidos cerebrales. Pueden producirse tres formas principales de edema cerebral:

- **Edema citotóxico**: el agua fluye a través de una BHE intacta por un efecto osmótico desencadenado, porque las células lesionadas del encéfalo ya no pueden mantener la homeostasis osmótica o por una sobrecarga de agua sistémica. En ambos casos, el agua es desviada hacia un gradiente de concentración menor en el tejido encefálico hasta alcanzar el equilibro osmótico.
- **Edema vasógeno**: la alteración funcional de la BHE permite la entrada descontrolada de líquido dentro de los tejidos. ***Es la causa más frecuente de edema*** y se produce en neoplasias, abscesos, meningitis, hemorragias, contusiones e intoxicación por plomo. En los infartos es frecuente una combinación de edema citotóxico y vasógeno. Los procesos anteriores pueden alterar la actividad de la barrera endotelial, o los vasos formados en neoplasias pueden ser defectuosos desde su inicio. El edema vasógeno suele responder de forma notable a la administración de corticoesteroides, que restauran la integridad de la barrera incluso en los tumores.
- **Edema intersticial**: mientras que los edemas citotóxico y vasógeno involucran flujos de agua a través del endotelio, el edema intersticial requiere la sobreproducción de LCR o su incapacidad para abandonar la cavidad craneal, de modo que el líquido se filtra a través del revestimiento ependimario de los ventrículos y se acumula en la sustancia blanca.

La hidrocefalia puede ser no comunicante o comunicante

La hidrocefalia es la acumulación de LCR dentro de los ventrículos, lo que provoca su dilatación (fig. 26-13). Cuando la distensión ventricular es lo suficientemente grande, el líquido se filtrará a través de la membrana ependimaria hacia la sustancia blanca, lo que causará edema intersticial. La acumulación de LCR puede surgir de (1) ***la sobreproducción de LCR, que es muy infrecuente*** y solo ocurre en el contexto de tumores del plexo coroideo; y (2) ***la imposibilidad del LCR de salir de la bóveda craneal, lo que es más habitual***. Si la obstrucción se produce dentro del propio sistema ventricular, los ventrículos proximales a la obstrucción se dilatan, mientras que los ventrículos posteriores a este no se ven afectados. Se trata de una **hidrocefalia obstructiva** o **no comunicante**. El lugar más frecuente de obstrucción es la porción más estrecha del sistema ventricular, el acueducto cerebral (de Silvio), que comunica el tercer y cuarto ventrículos.

Si la obstrucción se presenta después de que el LCR ha abandonado el sistema ventricular y se encuentra en las convexidades cerebrales o las granulaciones aracnoideas que conducen el líquido hacia el interior de los senos venosos, entonces todos los ventrículos se dilatan y este proceso es conocido como **hidrocefalia comunicante**, que significa que los ventrículos tienen una comunicación sin obstáculos. La hidrocefalia comunicante puede ser una complicación de una hemorragia subaracnoidea (HSA) o inflamación que provoque cicatrices aracnoideas, o puede ser el resultado de una trombosis de los propios senos venosos de la duramadre.

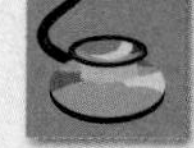

CARACTERÍSTICAS CLÍNICAS: las características clínicas de la hidrocefalia dependen de la edad del paciente. En lactantes y niños, antes de que las suturas craneales se hayan fusionado, a veces la cabeza aumenta de tamaño hasta proporciones grotescas como consecuencia de la dilatación de los ventrículos. Debido a que la hidrocefalia es frecuente en los lactantes y tratable mediante derivación, la medición del perímetro cefálico es una parte fundamental de la exploración física pediátrica.

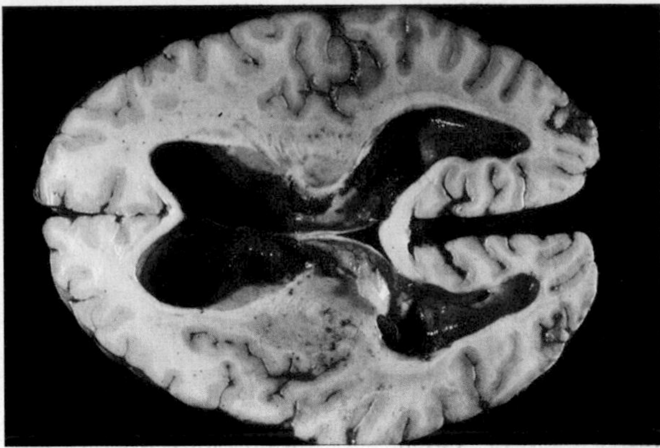

FIGURA 26-13. Hidrocefalia. Corte horizontal del cerebro de un paciente que murió por un tumor cerebral que obstruía el acueducto cerebral (de Silvio), en el que se observa importante dilatación de los ventrículos laterales.

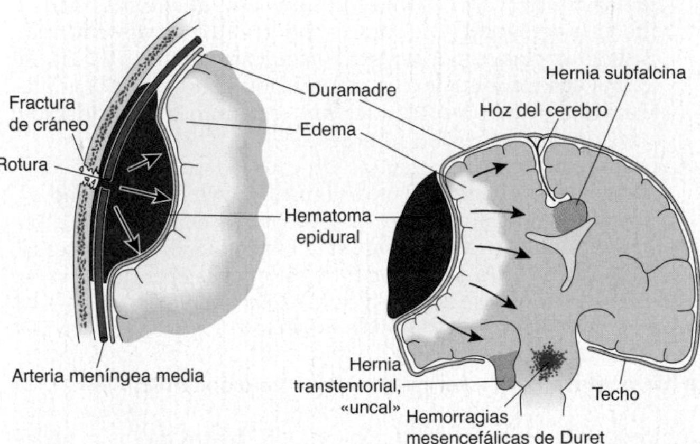

FIGURA 26-14. Desarrollo de un hematoma epidural. Laceración de la arteria meníngea media por un borde filoso de hueso, debido a una fractura del cráneo, que desencadena una hemorragia arterial que diseca la duramadre desde la calota, lo que produce un hematoma expansivo. Después de un intervalo asintomático de varias horas, se produce una hernia subfalcina y transtentorial; si el hematoma no es drenado, se producirá una hernia mortal.

Tras la fusión de las suturas, la hidrocefalia no puede aumentar el tamaño de la cabeza, sino que aumenta la presión intracraneal. Esto provoca cefalea, confusión, somnolencia, papiledema y vómito. Los ventrículos se agrandan a expensas del volumen cerebral, de modo que en casos avanzados solo persiste una delgada capa de varios milímetros de grosor. De forma notable, estas personas pueden conservar una capacidad cognitiva significativa, aunque la espasticidad puede ocultar el verdadero grado de inteligencia.

En personas mayores, la hidrocefalia puede desarrollarse de forma gradual. El lento agrandamiento ventricular puede manifestarse clínicamente como demencia progresiva, trastornos de la marcha e incontinencia urinaria, a medida que las fibras largas de sustancia blanca que conectan las porciones de corteza entre sí y los centros de motilidad inferiores son traccionados debido a la expansión incesante de los ventrículos. Esta afección suele ir acompañada de una presión intracraneal basal normal, por lo que se denomina **hidrocefalia con PIC normal**, que puede ser tratada mediante procedimientos de derivación. Si se monitoriza la presión del LCR a largo plazo, se observan episodios periódicos de PIC elevada.

Todas estas formas de hidrocefalia son el resultado de una alteración de la dinámica del LCR y deben distinguirse de la **hidrocefalia *ex vacuo***, que se caracteriza por un agrandamiento ventricular compensatorio debido a la pérdida de tejido del SNC por otras enfermedades. Esto se produce con mayor frecuencia en la atrofia cortical difusa, pero la destrucción focal, como la que se produce en el lugar de un infarto antiguo, puede dar lugar a un agrandamiento compensatorio localizado del ventrículo.

TRAUMATISMO

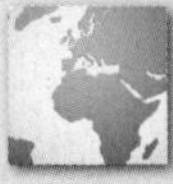

EPIDEMIOLOGÍA: las lesiones físicas del cerebro, la médula espinal y el sistema nervioso periférico son una causa importante de pérdida de vidas y de productividad. Las poblaciones con mayor riesgo de sufrir este tipo de lesiones son los niños, los hombres en la adolescencia tardía y en la edad adulta temprana, y los adultos mayores. Estas lesiones son la huella de la guerra moderna. También son la principal causa de muerte en la infancia y la edad adulta temprana y una preocupación importante para los participantes en deportes de contacto.

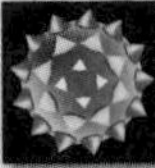

FACTORES ETIOLÓGICOS: el cerebro y la médula espinal están encerrados en una cavidad ósea protectora que sirve para amortiguar las fuerzas ejercidas sobre estas delicadas estructuras. Las lesiones del sistema nervioso son el resultado de la transferencia de energía cinética a los tejidos nerviosos. El grado de lesión está en correlación con la cantidad de energía suministrada y la duración. Esta transferencia de energía puede destruir directamente los tejidos en las lesiones penetrantes, o puede traducirse en movimiento y compresión de las estructuras neurales dentro del cráneo o el conducto vertebral en una lesión cerrada o contusa. Es posible que se produzca lesión extrema del encéfalo y la médula con un grado mínimo de lesión de los tejidos suprayacentes. Por el contrario, los tejidos superficiales pueden sufrir lesiones muy importantes a la vez que el sistema nervioso subyacente permanece sin daño alguno.

Los hematomas epidurales pueden ser rápidamente mortales

Los hematomas epidurales suelen ser consecuencia de un impacto en el cráneo con fractura. A menos que se traten lo antes posible, pueden ser mortales. La duramadre intracraneal está firmemente unida a la cara interna de la bóveda craneal, por lo que es análoga al periostio craneal. Las arterias meníngeas medias residen en surcos en la capa interna del hueso, entre la duramadre y la bóveda craneal, y sus ramas se extienden por la zona temporoparietal. El hueso temporal, al ser uno de los huesos más delgados del cráneo, es especialmente vulnerable a fracturas, que a su vez pueden desgarrar las ramas de la arteria meníngea media, lo cual causaría una hemorragia epidural potencialmente mortal (fig. 26-14).

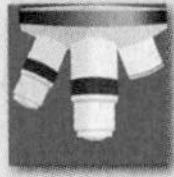

ANATOMOPATOLOGÍA: el desgarro de la arteria meníngea media permite la salida de la sangre con presión arterial dentro del espacio epidural que separa la duramadre de la bóveda craneal. La duramadre está muy unida a la bóveda craneal en las líneas de sutura coronales. Por tanto, la hemorragia epidural no se extiende más allá de las líneas de sutura. Esto conduce a una acumulación de sangre fresca en forma de domo que se detienen donde se localizan las líneas de sutura coronales (fig. 26-15).

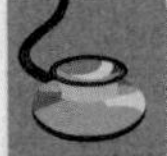

CARACTERÍSTICAS CLÍNICAS: hasta una tercera parte de los pacientes no pierden el conocimiento en el momento de la lesión desencadenante y pueden tener un «intervalo de lucidez» en el que mantienen el estado de alerta durante varias horas, mientras la sangre que sale a presión se acumula dentro del espacio epidural. Cuando el hematoma alcanza un volumen de 30 mL a 50 mL, aparecen síntomas de una lesión ocupante de espacio (o expansiva). Los hematomas epidurales son siempre progresivos y, cuando no son identificados y drenados, pueden ser mortales en cuestión de horas.

El hematoma subdural evoluciona más lentamente que el epidural

El hematoma subdural es una causa importante de muerte asociada a traumatismos craneoencefálicos por caídas, situaciones de violencia interpersonal, accidentes de tráfico y accidentes deportivos. Los hematomas se expanden más lentamente que los hematomas epidurales, por lo que su evolución clínica es más lenta. No obstante, una vez que se alcanza el umbral crítico de PIC, el deterioro clínico y la muerte pueden producirse con una rapidez espantosa.

ANATOMOPATOLOGÍA: los hemisferios cerebrales se encuentran flotando en el LCR, unidos de manera muy laxa por vasos sanguíneos y los nervios craneales. El drenaje sanguíneo de los hemisferios se produce a través de venas que atraviesan el espacio subaracnoideo y la aracnoides hasta llegar a la duramadre y entrar en el seno. No existe un verdadero espacio subdural propiamente dicho, pero la capa interna de células meningoteliales de la duramadre tiene menos uniones estrechas que las de las capas más externas de la duramadre. Las fuerzas de cizallamiento pueden separar estas células, lo que permite que la sangre se filtre entre estas. Dado que la hemorragia en esta situación tiene baja presión por ser venosa, el desarrollo es lento y puede detenerse de manera espontánea por un efecto de taponamiento local. La hemorragia se produce dentro de la propia duramadre y puede extenderse fácilmente más allá de las suturas coronales, lo que provoca el desarrollo de un hematoma que puede abarcar toda la dimensión anterior a posterior de la bóveda craneal (fig. 26-16). El tejido de granulación se forma como reacción a la presencia de sangre, y los delicados capilares de este tejido pueden presentar fugas. Esto conduce a la acumulación gradual de un hematoma subdural subagudo cada vez mayor y, en última instancia, crónico.

La sangre y el tejido de granulación se encuentran rodeados por una capa de tejido conjuntivo fibroso: las «membranas» del hematoma subdural crónico. Los fibroblastos crean primero una membrana en la superficie craneal del hematoma, la **membrana externa**. Después, invaden el hematoma subyacente para formar una membrana fibrosa debajo del coágulo sanguíneo. Esta **membrana interna** es visible en unas 2 semanas (fig. 26-17). Un hematoma subdural puede evolucionar de tres maneras. Puede *(1)* reabsorberse y dejar solo una pequeña cantidad de hemosiderina residual; *(2)* permanecer estático y quizá calcificarse; o *(3)* agrandarse debido a microhemorragias recurrentes en el tejido de granulación.

La expansión del hematoma y la aparición de síntomas suelen deberse a una nueva hemorragia, normalmente en un plazo de 6 meses. El tejido de granulación es frágil y vulnerable a traumatismos leves, incluso los causados por una sacudida de la cabeza. Por tanto, los hematomas subdurales pueden volver a sangrar y crear un nuevo hematoma debajo de la membrana externa. Los episodios de recurrencia esporádica de hemorragia extienden estas lesiones de manera periódica y a intervalos impredecibles. Dado que la hemorragia se produce en la zona celular limítrofe de la cara interna de la duramadre y no en un espacio subdural, no se observa sangre en el LCR. Además del tejido de granulación y la sangre, otros componentes celulares del hematoma son las células plasmáticas, los linfocitos y la hematopoyesis extramedular. Estos pueden contribuir a la dinámica celular del hematoma subdural mediante la liberación de citocinas, lo que da como resultado edema cerebral en el cerebro subyacente.

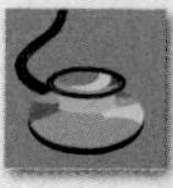

CARACTERÍSTICAS CLÍNICAS: los síntomas y signos de los hematomas subdurales son diversos. La tracción de las meninges provoca cefalea; la presión sobre la corteza motora produce debilidad contralateral; y la irritación cortical focal puede desencadenar crisis convulsivas. Los hematomas subdurales son bilaterales en el 15 % al 20 % de los casos, y pueden alterar la función cognitiva y conducir a un diagnóstico erróneo de demencia. En última instancia, la expansión de un hematoma subdural puede causar hernia transtentorial mortal (fig. 26-16A).

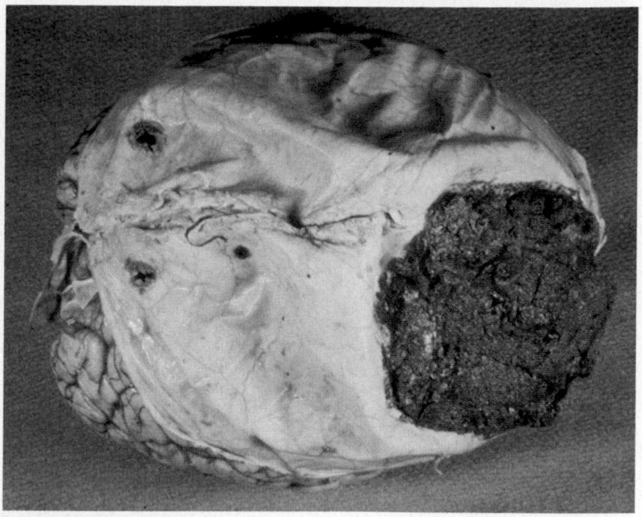

FIGURA 26-15. Hematoma epidural. Masa discoide por una hemorragia reciente encima de la duramadre, que cubre la corteza frontoparietal pero que no pasa de las suturas coronales.

Las lesiones parenquimatosas producen sintomatología variable

Los traumatismos craneoencefálicos y de la médula espinal varían en gravedad, desde la pérdida temporal de funciones con poco o ningún daño estructural perceptible en casos de conmoción cerebral, o daño intermedio con hemorragia y necrosis del tejido en pacientes con contusión, hasta la alteración profunda de la estructura y la función en casos de desgarro.

Conmoción cerebral

La **conmoción cerebral** es la pérdida transitoria de conciencia por aplicación de fuerzas biomecánicas que actúan sobre el SNC. Un golpe que causa un hematoma epidural no produce necesariamente conmoción cerebral.

La consciencia depende del buen funcionamiento de la formación reticular del tronco del encéfalo, capaz de interactuar con los dos hemisferios cerebrales, y se pierde la formación reticular o ambos hemisferios se dañan.

Un ejemplo clásico de conmoción cerebral se produce en el boxeo, por un golpe que desvía la cabeza hacia arriba y hacia atrás, a menudo con componente rotatorio. Estos movimientos originan una rápida aceleración rotacional al tronco del encéfalo y provocan la disfunción de las neuronas de la formación reticular. Por el contrario, un golpe en la región temporoparietal puede causar fractura de cráneo y hematoma epidural mortal, pero puede no causar pérdida de conciencia porque no se produce el movimiento lateral de los hemisferios cerebrales.

Clásicamente, la conmoción cerebral no se relaciona con hallazgos neuropatológicos macroscópicos y, dado que la afección no es mortal, no es posible realizar un examen microscópico. Los avances más recientes en obtención de imágenes con tensor de difusión indican que el daño axonal produce la desconexión funcional del sistema reticular con respecto a los hemisferios cerebrales. El daño axonal y la desconexión también pueden explicar las alteraciones cognitivas de memoria, vértigo y la sensación de «que algo no anda bien» que refieren algunas personas con traumatismo craneoencefálico «leve».

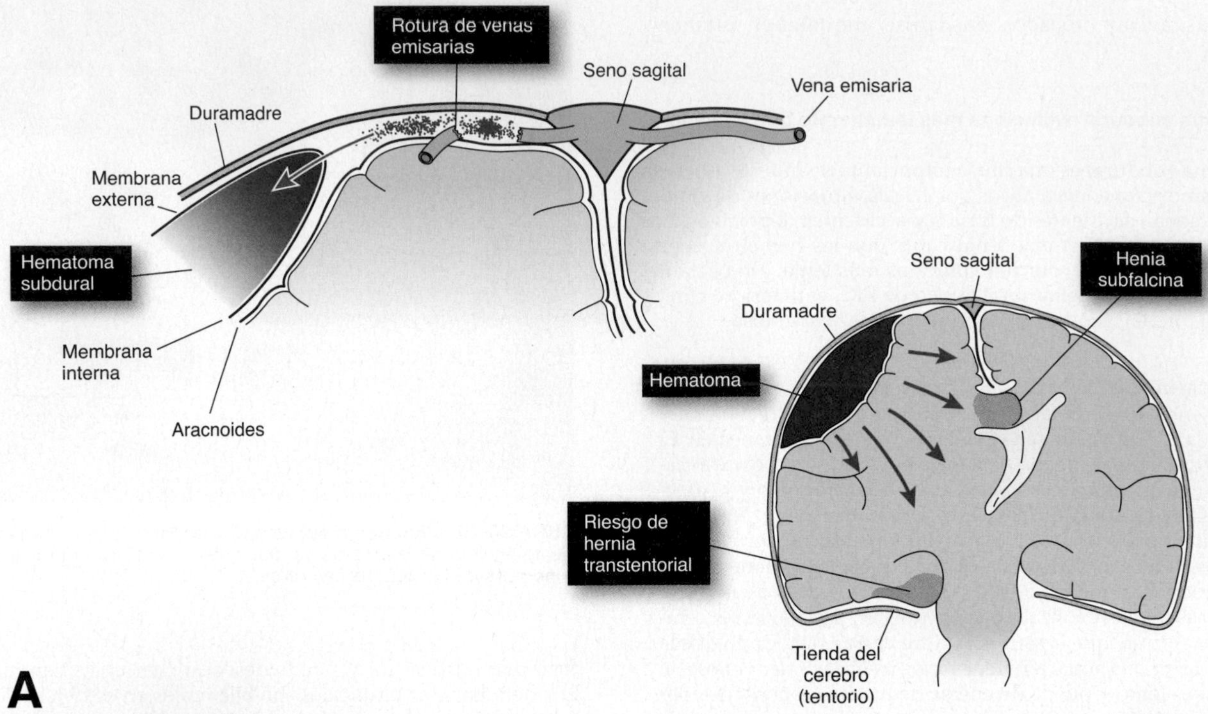

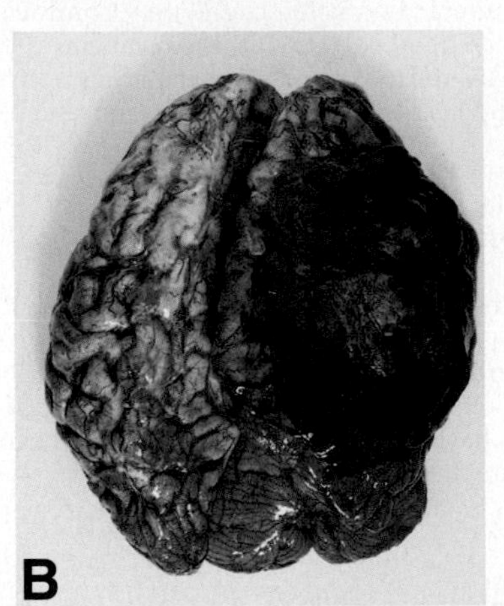

FIGURA 26-16. Desarrollo de un hematoma subdural. A. Con el traumatismo craneoencefálico, la duramadre se desplaza con el cráneo, y la aracnoides se mueve con el cerebro. Como resultado, las venas emisarias son rotas en el sitio de paso entre la duramadre y la aracnoides. La hemorragia venosa origina un hematoma en la débil capa celular meningotelial interna. La hernia transtentorial subsecuente pone en riesgo la vida. **B.** El hemisferio derecho presenta una gran acumulación de sangre en el «espacio subdural», que da lugar a la rotura de las venas emisarias. De hecho, la hemorragia es intradural dentro de la capa interna de células meningoteliales, donde las células tienen uniones estrechas.

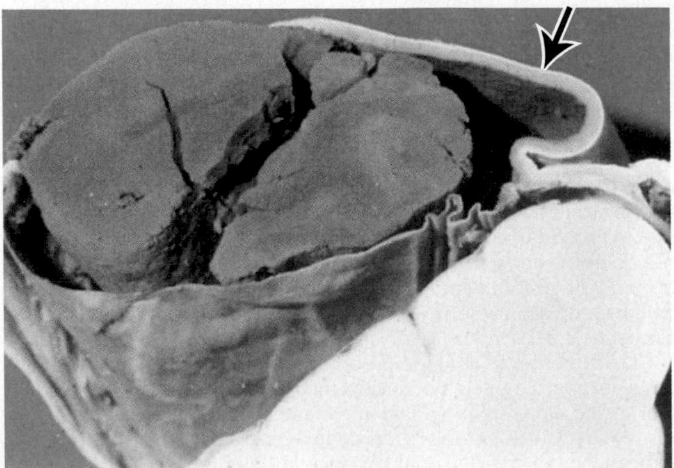

FIGURA 26-17. Hematoma subdural crónico con membranas circundantes bien desarrolladas. La membrana gruesa (*flecha*) es la membrana externa, mientras que la membrana interna se encuentra adyacente al tejido encefálico (*parte inferior derecha*). (Cortesía del Dr. F. Stephen Vogel, Duke University).

Contusión cerebral

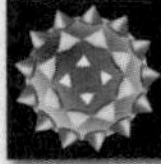

FACTORES ETIOLÓGICOS: una contusión cerebral es un hematoma cerebral (una zona de rotura de tejido y pérdida de sangre) que suele producirse cuando el cerebro golpea los contornos óseos irregulares del cráneo debido a un proceso de aceleración o desaceleración bruscos. Si un objeto en movimiento golpea la cabeza, la aceleración afectará el cráneo y la delicada estructura que contiene, el encefalo. Por el contrario, una caída provoca una desaceleración brusca. Cuando se produce una contusión en el sitio de impacto, la lesión se refiere como **golpe** (en francés, *coup*, con el mismo significado) (fig. 26-18). Si el lado cerebral opuesto al sitio del impacto alcanza el cráneo, las contusiones resultantes son contralaterales al punto de contacto inicial (**contragolpe**). Las lesiones por golpe alcanzan su máximo cuando la cabeza está inmóvil y es golpeada por un objeto, mientras que las contusiones por contragolpe son más graves cuando la cabeza está en movimiento y se detiene de forma brusca. Si un individuo es golpeado por un asaltante con un bate de béisbol, se producirá una gran contusión por golpe. Por el contrario, si una persona se cae de una escalera, se produce una importante lesión por contragolpe.

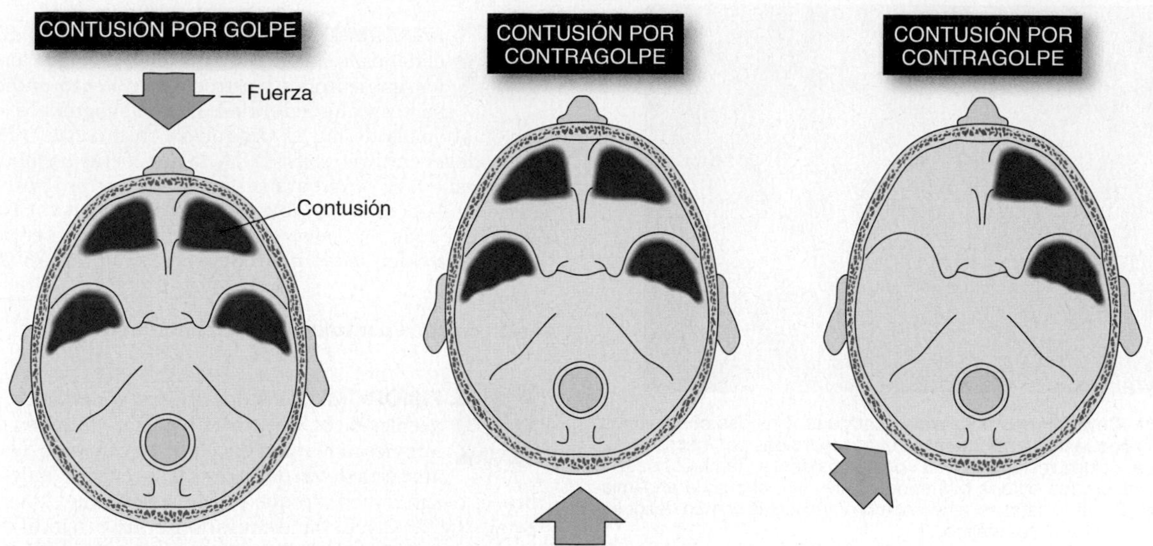

FIGURA 26-18. Biomecánicas de la contusión cerebral. Los hemisferios cerebrales se encuentran flotando en el líquido cefalorraquídeo. La desaceleración y aceleración rápidas del cráneo ocasionan que la corteza impacte con fuerza contra las fosas anterior y media. La localización de la contusión está determinada por la dirección de la fuerza y la anatomía intracraneal.

ANATOMOPATOLOGÍA: si la fuerza del impacto es leve, la contusión cerebral se limita a la corteza y a las crestas de las circunvoluciones (fig. 26-19A). Si es de mayor intensidad puede expandir la corteza y producir cavidades que pueden extenderse a la sustancia blanca o desgarrar la corteza, lo que causa hemorragia intraparenquimatosa (fig. 26-19B). En conjunto, el edema y la hemorragia en una contusión pueden hacer que la lesión se expanda durante varios días, lo que puede poner en peligro la vida debido al aumento de la presión intracraneal.

Las contusiones dejan marcas permanentes en el cerebro. El tejido lesionado y necrótico es fagocitado por los macrófagos. A continuación, la astrocitosis conduce a la formación de cicatrices locales, que persisten como evidencia de una contusión anterior. Por lo general, permanece una cierta cantidad de hemosiderina residual, que confiere un tono marrón anaranjado a la lesión antigua (fig. 26-20).

Daño axonal difuso

El daño axonal difuso (DAI) es una consecuencia frecuente de los traumatismos craneoencefálicos y puede provocar déficits neurológicos graves y coma en pacientes sin evidencia de hematomas, contusiones o desgarros. Los avances en las técnicas de imagen permiten detectar y cuantificar mejor estas lesiones, que contribuyen en gran medida a la morbimortalidad. También ha aumentado el interés por el DAI como parte de las lesiones por onda expansiva.

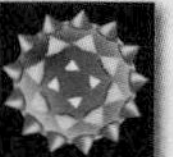

FACTORES ETIOLÓGICOS: las superficies parasagitales de los hemisferios cerebrales se encuentran unidas por vellosidades aracnoideas (**granulaciones de Pacchioni**), mientras que las caras laterales del encéfalo se mueven con mayor libertad. Esta característica anatómica, junto con la densidad diferencial de sustancia gris y blanca, permite que se produzcan fuerzas de cizallamiento entre distintas regiones cerebrales, lo que da lugar a lesiones por cizallamiento axonal. Las lesiones por cizallamiento pueden provocar la deformación o la rotura de los axones, lo que causa una pérdida inmediata de la función.

Los estudios experimentales indican que el DAI evoluciona a lo largo de horas o días, por lo que los axones pueden lesionarse en el momento de la lesión primaria, con un deterioro del transporte axonal y una alteración del citoesqueleto que conduce a la acumulación de axoplasma en los lugares de la lesión. A conti-

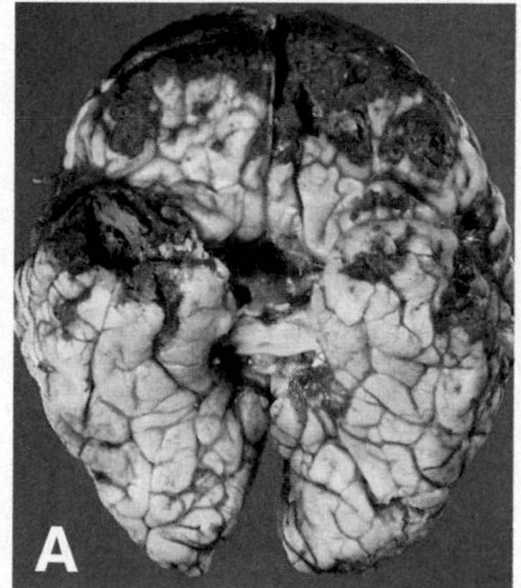

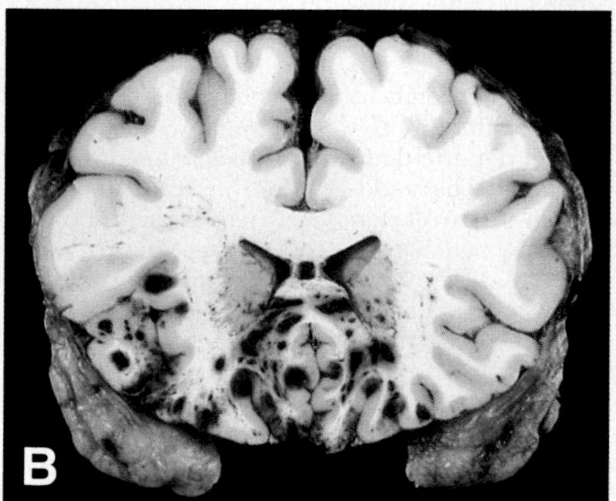

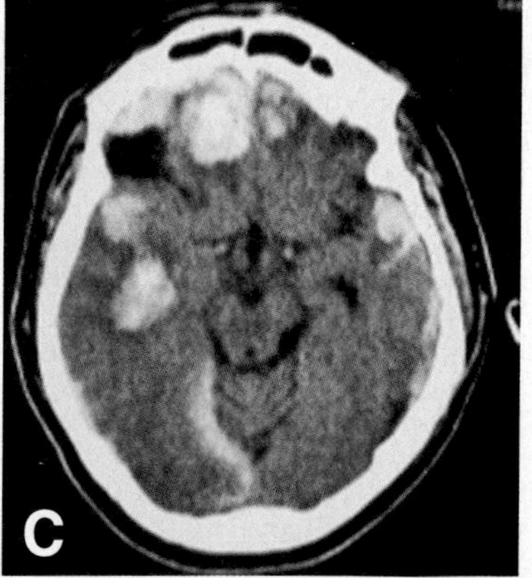

FIGURA 26-19. Contusiones agudas cerebrales. A. Después de un accidente de tráfico, este cerebro muestra necrosis y hemorragia en los lóbulos frontal y temporal (cortesía del Dr. Stephen Vogel, Duke University). **B.** Además, se observan algunas hemorragias debajo de la sustancia blanca (cortesía del Dr. Stephen Vogel, Duke University). **C.** Tomografía axial computarizada sin contraste que muestra contusiones agudas en la región basal del frontal y en la punta del temporal. La hemorragia es la señal blanca en las regiones frontal y temporal.

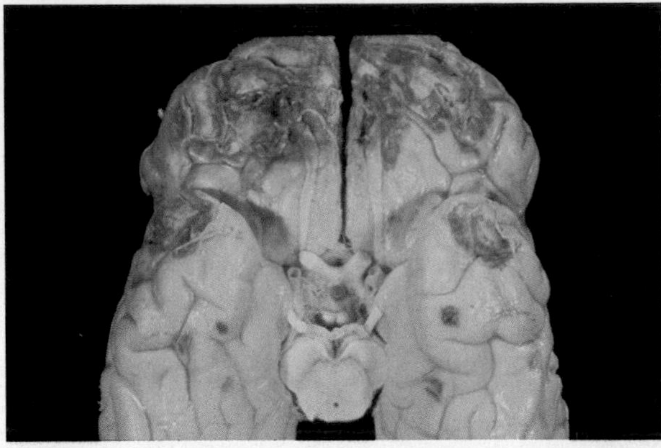

FIGURA 26-20. Contusiones cerebrales antiguas. Grandes contusiones frontales y muy pequeñas temporales fueron reabsorbidas por macrófagos, lo que dejó una cicatriz residual teñida con hemosiderina. También, obsérvese cómo involucra los bulbos olfatorios, motivo por el cual la anosmia (pérdida del sentido del olfato) es la neuropatía craneal más común después de un traumatismo craneoencefálico.

nuación, la separación física lleva a los axones a formar esferoides de retracción axonal. Dado que el DAI es un proceso que se establece de forma paulatina y no un acontecimiento agudo catastrófico que destruye los axones de manera inmediata, se tiene la oportunidad de interrumpir el proceso y conservar la integridad estructural de los axones. Si una lesión es suficientemente grave, la pérdida funcional de la actividad axonal puede originar que el paciente entre de inmediato en estado comatoso, aunque en los estudios de imagen solo se observan pequeñas hemorragias y edema focal, particularmente en el cuerpo calloso y el mesencéfalo.

Sin embargo, puede observarse mayor presencia de esferoides de retracción e inflamación axonal por la sustancia blanca cerebral, el cuerpo calloso y el tronco del encéfalo. Esto puede observarse mediante inmunotinción para la proteína precursora del amiloide (PPA), que en condiciones normales es transportada a lo largo de los axones y se acumula en los sitios de lesión donde está interrumpido el transporte. Mediante el estudio de imagen con tensor de difusión, una técnica especializada de imagen por resonancia magnética (RM), es posible detectar y cuantificar el DAI.

Encefalopatía traumática crónica

Los traumatismos craneoencefálicos agudos han sido durante mucho tiempo el principal foco de atención de la investigación sobre neurotraumatismos, pero actualmente los efectos a largo plazo están recibiendo la atención que se les debía haber prestado antes, debido al gran número de miembros del servicio militar que han regresado de Irak y Afganistán. Además, los posibles efectos neurodegenerativos a largo plazo de los traumatismos craneoencefálicos repetitivos en el deporte (específicamente la encefalopatía traumática crónica) han suscitado gran preocupación en el deporte tanto profesional como amateur. En 1928, se reconoció que los boxeadores con traumatismos craneoencefálicos repetitivos desarrollaban demencia y sus cerebros mostraban pérdida neuronal y ovillos neurofibrilares (ONF).

Este trastorno, inicialmente denominado «demencia pugilística» pero en la actualidad denominado encefalopatía traumática crónica (ETC), se produce en personas que no practican el boxeo y que experimentan diversos grados de traumatismo craneoencefálico recurrente.

Las personas más jóvenes (de 20 a 40 años) tienden a tener un curso rápidamente progresivo, que incluye principalmente cambios en el comportamiento y el estado de ánimo, mientras que las personas mayores (de 50 a 70 años) tienen una progresión más lenta de la enfermedad, que incluye principalmente dificultades cognitivas. Las personas con ETC muestran un espectro de anomalías.

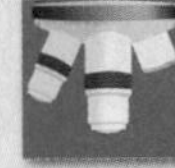

ANATOMOPATOLOGÍA: el hallazgo más distintivo es el depósito de tau, una proteína asociada a microtúbulos, en neuronas y astrocitos en la profundidad de los surcos y alrededor de los vasos sanguíneos. La acumulación anómala de tau es producida en muchas enfermedades neurodegenerativas, como la EA, la degeneración lobular frontotemporal (DLFT) y la parálisis supranuclear progresiva (PSNP), entre otras, pero la distribución de los ONF en la ETC es única. La ETC puede representar un puente mecánico entre la lesión aguda y la enfermedad neurodegenerativa progresiva.

Lesión cerebral por traumatismo penetrante

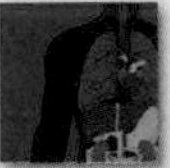

FISIOPATOLOGÍA: los objetos penetrantes, como proyectiles de bala y armas blancas, entran en el cráneo y atraviesan la masa encefálica a diferente velocidad. En ausencia de un daño directo a centros vitales en el cerebro, el riesgo inmediato que pone en riesgo la vida es la hemorragia (fig. 26-21). El daño causado por un proyectil depende de la cantidad de energía cinética ($E = mv^2$, donde m = masa y v = velocidad). Así pues, la velocidad del proyectil es el factor determinante del daño. La energía cinética de una bala a gran velocidad destruye los tejidos por acción de su propia masa, así como por una zona de explosión centrífuga cuyo diámetro está determinado por la energía cinética original del proyectil. De forma que una bala a alta velocidad puede ocasionar un aumento explosivo en la PIC, que obliga a la hernia de las amígdalas cerebelosas dentro del foramen magno, lo que ocasiona la muerte inmediata.

Lesiones medulares

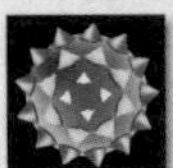

FACTORES ETIOLÓGICOS: las lesiones traumáticas de la médula espinal pueden deberse al daño directo por heridas penetrantes (p. ej., por arma blanca, balas) o al daño indirecto por fracturas o desplazamientos vertebrales. La médula espinal puede presentar una contusión no solo en el lugar de la lesión, sino también por encima y por debajo del punto del traumatismo. La lesión traumática puede complicarse por compromiso del riego sanguíneo arterial a la médula, que da como resultado un infarto.

Los cuerpos vertebrales están separados por los discos intervertebrales y son estabilizados manteniendo su alineamiento a través de dos ligamentos longitudinales y los procesos óseos posteriores. El ligamento espinal anterior se adhiere a la cara ventral de los cuerpos vertebrales, mientras que el ligamento espinal posterior se encuentra adosado a la cara dorsal de la columna vertebral. Después de la flexión o la extensión extremas, la angulación de la porción ósea de la columna vertebral obliga a la médula espinal a entrar en contacto con las estructuras óseas o interfiere con la circulación regional.

Las consecuencias de la lesión medular dependen de la intensidad del traumatismo. La **conmoción medular** es la lesión más leve, que produce una alteración transitoria y reversible del funcionamiento medular. La **contusión medular** es resultado de un traumatismo más grave, que puede ser desde un golpe menor transitorio hasta una necrosis hemorrágica de la médula espinal (fig. 26-22). La necrosis y el edema de la médula espinal causados por una contusión grave se conocen como **mielomalacia**, y la presencia de un hematoma dentro de la médula espinal se denomina **hematomielia**. Los **desgarros** y la **sección medular completa** suelen deberse a heridas penetrantes o fracturas vertebrales con gran desplazamiento. Son irreversibles y producen la pérdida total de la función por debajo del nivel de la lesión. Que la parálisis afecte solo las piernas (**paraplejía**) o las cuatro extremidades (**tetraplejía**) depende del nivel de la lesión y de su magnitud. La preservación de un 10% a un 15% de la superficie de sección medular garantiza una recuperación funcional mucho mejor que la sección completa.

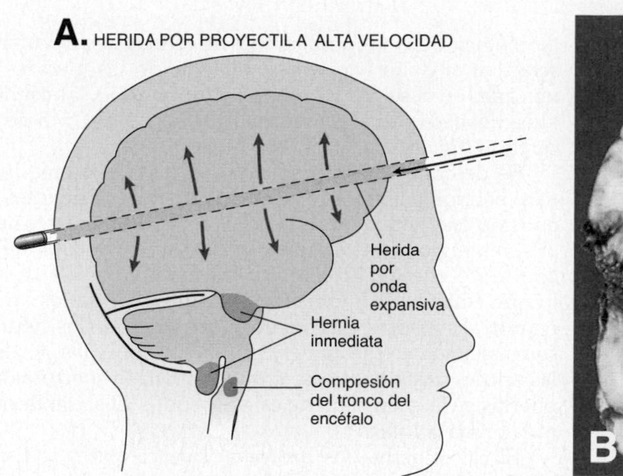

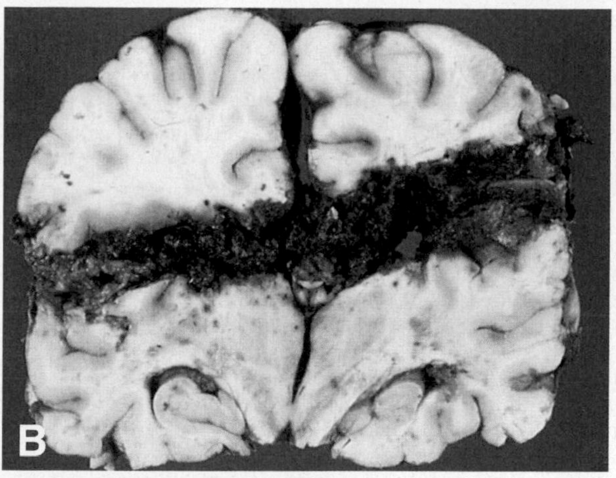

FIGURA 26-21. Consecuencias de las lesiones por proyectil de alta y baja velocidad. A. El «efecto explosivo» de un proyectil a alta velocidad causa un aumento inmediato de la presión supratentorial y produce la muerte por compresión del cerebelo y la médula en el foramen magno. Un proyectil a baja velocidad aumenta la presión de una forma más gradual al producir hemorragia y edema. **B.** Trayecto de una bala en una lesión penetrante de extremo a extremo. Se observa una trayectoria penetrante de bala de alta velocidad que atraviesa el cerebro. La trayectoria es difícil de discernir mediante la exploración del tejido blando del cerebro, pero puede revelarse mediante biselado del cráneo. (Cortesía del Dr. Stephen Vogel, Duke University).

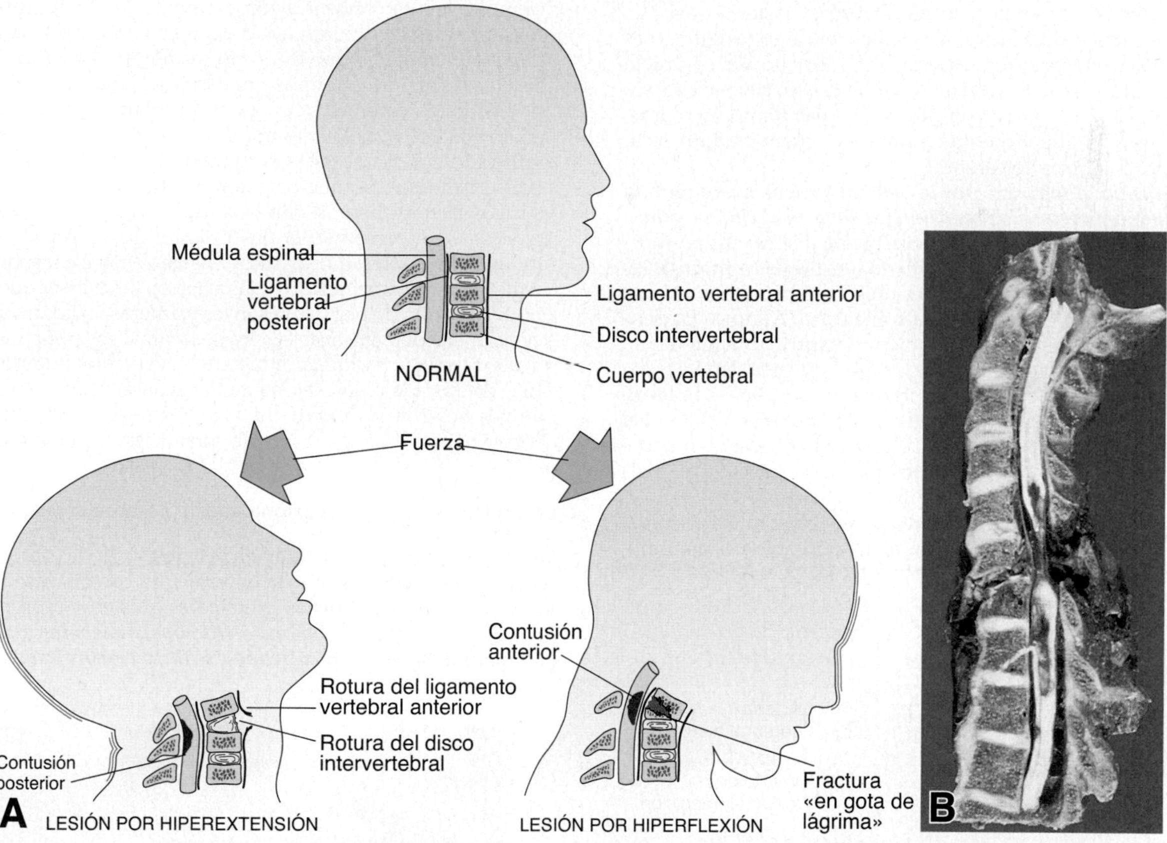

FIGURA 26-22. Lesión en la columna. A. Numerosos ángulos de diferente fuerza aplicada pueden ser muy vulnerables a la columna cervical. Las lesiones más comunes son posterior (hiperextensión) y anterior (hiperflexión). La lesión de hiperextensión provoca la rotura del ligamento cruzado anterior y angulación posterior excesiva. La lesión de hiperflexión provoca la compresión asociada con una fractura «en gota de lágrima» de un cuerpo vertebral y produce una angulación excesiva hacia adelante de la médula. **B.** La fractura por luxación de la columna vertebral puede causar contusión en la médula espinal, laceración, necrosis o transección franca. La preservación de una relativamente pequeña área de sección transversal de la médula espinal puede tener importantes efectos beneficiosos sobre la recuperación. (Cortesía del Dr. Stephen F. Vogel, Duke University).

El traumatismo neurológico es un proceso, no un episodio concreto. La transmisión inicial de una lesión cinética pone en marcha una cascada de mecanismos de lesión secundaria. La atenuación de la lesión secundaria y el fomento de la recuperación continúan siendo los ejes principales en el traumatismo neurológico.

ENFERMEDADES CEREBROVASCULARES

El ictus (o accidente cerebrovascular) es la tercera causa de muerte en Estados Unidos, después del infarto de miocardio y el cáncer. Al igual que en otros lugares del cuerpo, las enfermedades vasculares en el cerebro pueden deberse a la obstrucción de vasos, que provoca isquemia, o a fugas vasculares, que dan lugar a hemorragias. Los trastornos vasculares del sistema nervioso provocan *(1)* disminución del flujo sanguíneo (isquemia), ya sea generalizado o local, que puede causar necrosis (infarto) si dura el tiempo suficiente; o *(2)* la rotura de estructuras vasculares, que causa hemorragia intraparenquimatosa o subaracnoidea.

La hipoperfusión global provoca encefalopatía hipóxica-isquémica

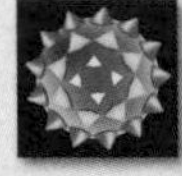

FACTORES ETIOLÓGICOS: el encéfalo recibe aproximadamente el 20% del gasto cardíaco basal. La glucólisis aerobia es casi la única fuente de energía del tejido encefálico maduro. Las reservas de glucógeno del SNC son escasas y las de oxígeno, nulas, por lo que el suministro ininterrumpido de sangre oxigenada con suficiente glucosa es esencial para la integridad del encéfalo. El suministro de sangre se realiza a través de las arterias carótidas internas y las vertebrales. Las carótidas constituyen la «circulación anterior», e irrigan la mayoría de las estructuras superficiales y profundas de los hemisferios cerebrales.

Las arterias vertebrales constituyen la «circulación posterior», que alimenta el tronco del encéfalo, el cerebelo y el territorio de las arterias cerebrales posteriores. Los circuitos posterior y anterior se conectan a través del polígono de Willis. Esta red anastomótica ubicada en la base del cerebro es bastante variable, pero, en algunos individuos afortunados, el riego sanguíneo es lo suficiente como para que, a pesar de la obstrucción completa de ambas carótidas y una arteria vertebral, permanezcan sin síntomas. A pesar de estas complejas ventajas hemodinámicas, muchas personas experimentan isquemia generalizada o focal que conduce a un infarto cerebral.

La isquemia global, que por lo general se debe a una parada cardiopulmonar o a una hipotensión extrema en el choque grave, conduce a una lesión de tejido generalizada, que causa encefalopatía isquémica. Si la falta de perfusión es breve (minutos), las funciones neurológicas pueden restablecerse rápidamente con solo una confusión postisquémica transitoria. Algunos pacientes pueden recuperarse más lentamente y sufrir una alteración leve de las funciones cerebrales superiores, que pueden impedir la reanudación completa de las actividades sociales. Las lesiones más graves pueden provocar demencia y espasticidad. Si el período isquémico es prolongado, el paciente puede no recuperar la consciencia y mostrar posturas de decorticación y crisis convulsivas, e incluso entrar en coma de manera idefinida.

Aunque todo el encéfalo presente una perfusión inadecuada, se observa una notable focalización de las alteraciones anatomopatológicas. Ciertas poblaciones de células tienen vulnerabilidad selectiva al daño isquémico, incluyendo las grandes neuronas ubicadas en el sector Sommer del hipocampo, las células de Purkinje del cerebelo y las neuronas de las capas 3 y 5 de la corteza cerebral (fig. 26-23).

Se desconoce el mecanismo de dicha vulnerabilidad selectiva, pero quizá tenga relación con los requerimientos del metabolismo energético local, factores hemodinámicos y neurotransmisores regionales. Cuando la isquemia ocasiona una falta de aporte de energía al cerebro, las membranas se despolarizan, lo que permite la liberación descontrolada de los aminoácidos neurotransmisores glutamato y aspartato. Estos neurotransmisores se unen a los canales catiónicos regulados por ligando en las células postsinápticas, lo que propicia la abertura de las compuertas para la entrada de calcio y sodio. El sodio despolariza la membrana celular.

El calcio activa las proteasas intracelulares y disminuye la producción de energía por las mitocondrias, lo que incrementa la falta de aporte energético y magnifica el daño celular. La lesión ocasionada por la liberación anómala de neurotransmisores se denomina **excitotoxicidad**. Este mecanismo podría participar en trastornos neurodegenerativos y en la epilepsia, así como en el ictus. En la excitotoxicidad, las áreas de daño cerebral dependen de la presencia de neurotransmisores tóxicos a nivel local. Por ejemplo, la alta concentración de aminoácidos neurotransmisores aumenta la vulnerabilidad de la capa media de la corteza al daño isquémico, lo que da como resultado una banda de necrosis en esta región, mientras que las capas superficial y profunda de la corteza cerebral se encuentran relativamente preservadas en ambos lados de la lesión. Debido a que el tejido infartado es infiltrado por macrófagos, adquiere un aspecto notable característico denominado **necrosis laminar** (fig. 26-24).

Los factores hemodinámicos causan infartos de la zona marginal, que se presentan en las uniones de las principales zonas de irrigación arterial (fig. 26-25). Estas zonas corresponden a las regiones menos irrigadas por las arterias, de manera que, al disminuir la presión de perfusión son las primeras en desarrollar insuficiencia. La zona limítrofe clásica se localiza en la porción distal de los territorios irrigados por las arterias cerebral anterior y media (fig. 26-25). En casos de isquemia generalizada, esta región en ambos hemisferios puede infartarse, produciendo infartos simétricos parasagitales en forma de cuña de gran convexidad.

La isquemia regional ocasiona infarto cerebral localizado

La alta prevalencia y el carácter progresivo de la ateroesclerosis se reflejan en el hecho de que la enfermedad cerebrovascular obstructiva sigue siendo una de las principales causas de morbimortalidad. ***La ateroesclerosis predispone a trombosis vascular y embolia, que dan lugar a isquemia localizada e infarto cerebral posterior.***

FIGURA 26-23. Mecanismos de lesión por isquemia generalizada. Una lesión general produce daño que es reflejo de la estructura vascular (infartos de la zona marginal, necrosis laminar) y la vulnerabilidad selectiva de ciertos sistemas de neuronas individuales (células piramidales del sector Sommer, células de Purkinje,necrosis laminar). En la necrosis laminar, factores tanto reológicos (flujo sanguíneo) como neuroquímicos (toxicidad por excitación) desempeñan un papel.

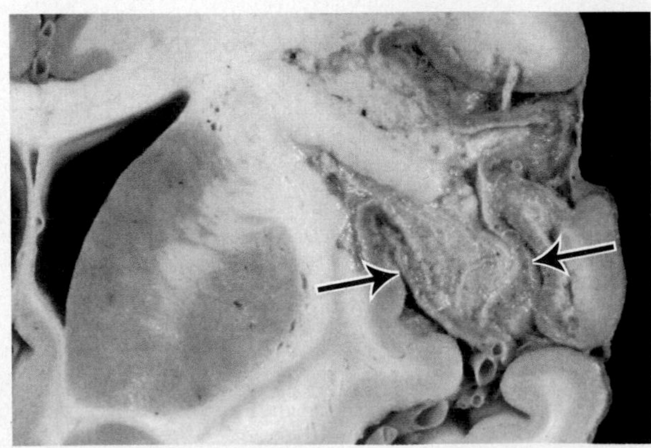

FIGURA 26-24. Necrosis laminar. Un paciente que sufrió anoxia prolongada durante un episodio de arritmia cardíaca desarrolló necrosis selectiva de algunas capas de la corteza cerebral *(flechas)*. (Cortesía del Dr. Stephen Vogel, Duke University).

FACTORES ETIOLÓGICOS: los infartos cerebrales suelen clasificarse como **hemorrágicos** o **blandos**. ***En general, los infartos causados por embolización son hemorrágicos, mientras que aquellos desencadenados por trombosis local son isquémicos (o blandos).*** Los émbolos obstruyen de manera repentina el flujo sanguíneo vascular, después de que los segmentos distales de los vasos sanguíneos afectados se tornan necróticos, con presencia de sangrado en la región durante la fase de reperfusión (fig. 26-26A). Las placas ateroescleróticas en las arterias carótidas común e internas pueden propiciar la formación de émbolos, pero el corazón también es una rica fuente de estos, sea por infección o por algún defecto valvular, presencia de una pared endocárdica hipocinética trombogénica por un infarto de miocardio previo o trombos auriculares secundarios a fibrilación auricular, en particular cuando se relaciona con insuficiencia mitral. La embolia grasa y la trombosis venosa profunda de la circulación venosa sistémica pueden alcanzar el cerebro a través de un foramen oval permeable mediante embolización paradójica. Los émbolos de líquido amniótico o los tumores (p. ej., debidos a un mixoma auricular) pueden producirse, pero son raros.

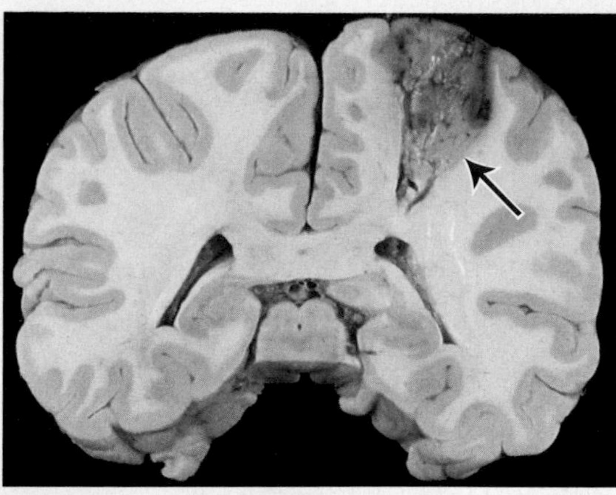

FIGURA 26-25. Infarto de la zona marginal. En una hipoperfusión global, las zonas más precarias de perfusión se encuentran en las porciones distales de la superposición de los vasos cerebrales principales. Aquí un infarto agudo se ve en la cuenca de las arterias cerebral anterior y media *(flecha)*. (Cortesía del Dr. Stephen F. Vogel, Duke University).

ANATOMOPATOLOGÍA: la mayor parte de los infartos causados por trombosis son isquémicos o blandos y son difíciles de observar durante varias horas, después de lo cual es notable el reblandecimiento y el descoloramiento del tejido (fig. 26-26B). Al cabo de 3 a 5 días se observan inflamación y licuefacción, tiempo durante el que el paciente está en peligro porque el infarto ejerce un efecto de masa. El infarto madura en el transcurso de semanas a meses para dar lugar a un espacio quístico (fig. 26-27), en ocasiones acompañado por un crecimiento compensatorio de los ventrículos. Si el flujo sanguíneo se recupera hacia un infarto blando, como suele ocurrir en enfermedades embólicas o por compresión vascular, suele haber sangrado hacia los tejidos reblandecidos, lo que origina un infarto hemorrágico, que es fácilmente identificable a simple vista o mediante estudios radiológicos (fig. 26-28).

Como sucede con otros tejidos, el patrón de cambios histopatológicos sucesivos permite calcular la edad del infarto. Si un paciente sobrevive durante algunos minutos o varias horas, no se observan cambios. Si sobrevive durante 6 h a 24 h, la zona del infarto presenta una ligera descoloración y el reblandecimiento con borramiento del borde entre las sustancias gris y blanca y aparecen neuronas eosinófilas contraídas («neuronas rojas») con núcleos picnóticos (fig. 26-29). Estos cambios son más evidentes a medida que el infarto envejece. Entre las 24 h y las 72 h, el tejido es infiltrado por neutrófilos y los vasos sanguíneos son muy evidentes. El tejido es de consistencia blanda y se encuentra edematoso hasta el punto de producir un efecto de masa con consecuencias mortales.

Entre 3 y 4 días, los neutrófilos son sustituidos por macrófagos, que eliminan los restos del infarto a una velocidad de 1 mL

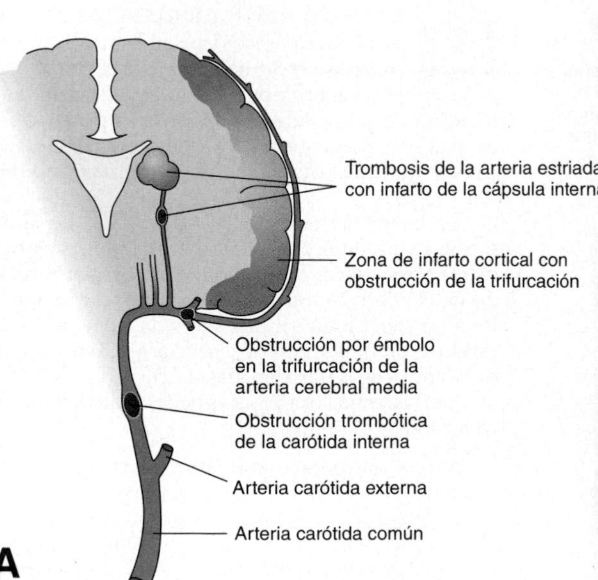

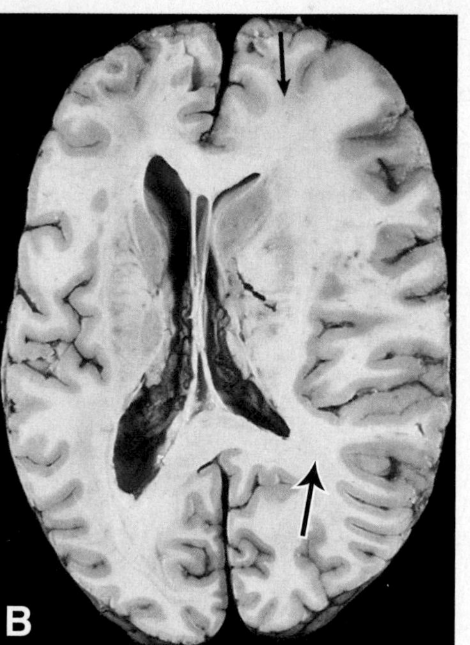

FIGURA 26-26. A. Distribución de los infartos cerebrales. La localización normal de los vasos cerebrales define el patrón y el tamaño de los infartos y, en consecuencia, su sintomatología. La obstrucción de la trifurcación causa infartos corticales con déficit motor y sensitivo y, con frecuencia, afasia. La obstrucción de la rama estriada que atraviesa la cápsula interna puede causar déficit motor. **B. Distribución del infarto agudo de la arteria cerebral media.** Corte axial del cerebro de un paciente que presentó trombosis de la arteria cerebral media, en el que se observa un gran infarto en el hemisferio derecho *(entre flechas)* con presencia de inflamación y zonas de menor coloración de tonalidad café. (Cortesía del Dr. Stephen Vogel, Duke University).

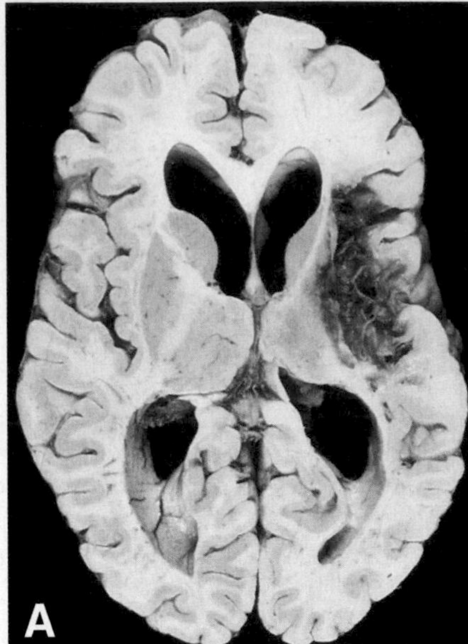

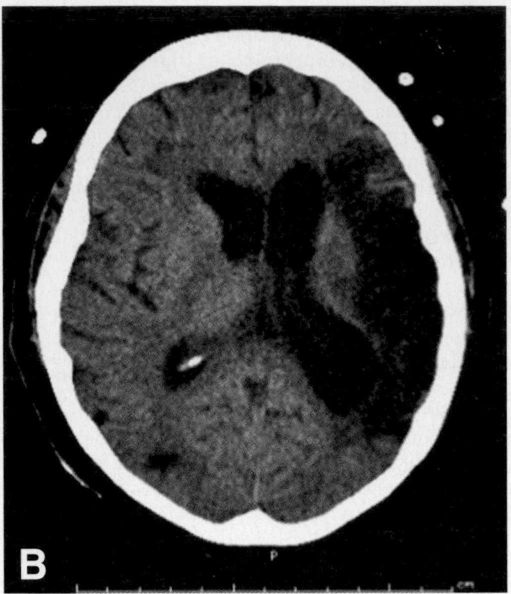

FIGURA 26-27. A. Distribución del infarto distal de la arteria cerebral media. Corte axial de cerebro en el que se observa la distribución de un infarto distal de la arteria cerebral media. El cerebro mostrado en la figura 26-26B se transformaría hasta este estado en caso de que el infarto de gran tamaño fuese reabsorbido por los macrófagos. (Cortesía del Dr. Stephen Vogel, Duke University). **B.** Tomografía axial computarizada sin contraste que muestra un infarto de distribución de la arteria cerebral media remoto resultado de un émbolo cardiógeno que obstruyó la arteria en la trifurcación. Nótese la señal baja en el territorio de la arteria cerebral media y la ampliación compensatoria de los ventrículos.

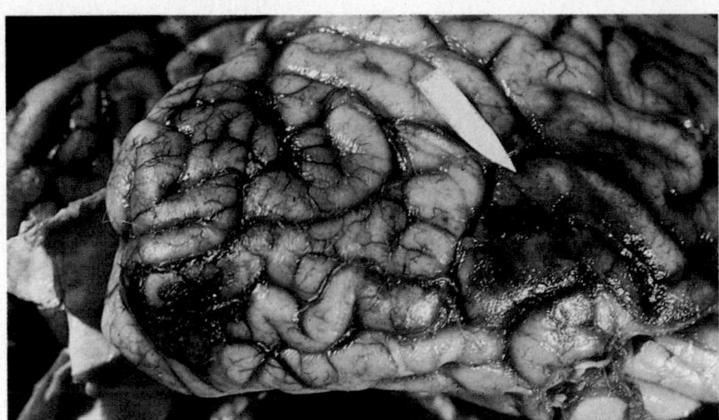

FIGURA 26-28. Infarto embólico hemorrágico. Un émbolo proveniente de la carótida liberado durante un procedimiento de endoarterectomía dio como resultado el infarto hemorrágico en el territorio de la arteria cerebral media *(flecha)*. Estos infartos hemorrágicos se pueden extender por sangrado o hemorragia franca y llegan a poner en riesgo la vida.

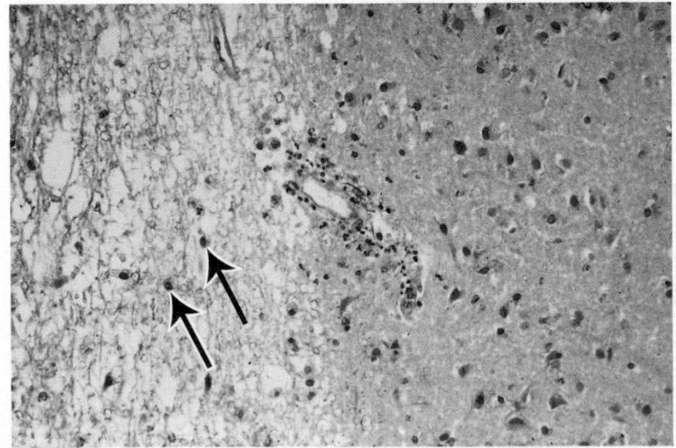

FIGURA 26-29. Histopatología del infarto cerebral agudo. Infarto cerebral de 18 h de evolución (*izquierda*) en el que se observan edema, neuronas eosinófilas y leucocitos polimorfonucleares perivasculares. También pueden apreciarse los núcleos picnóticos de neuronas muertas (*flechas*).

por mes. En esta etapa, el tejido infartado tiene una consistencia extremadamente suave. En la segunda semana, la proliferación de astrocitos supera la de los macrófagos, y durante las siguientes semanas a meses forma una densa red fibrilar neuroglial alrededor del tejido muerto, mientras los macrófagos eliminan los restos del tejido infartado, de manera que la lesión se transforma en un quiste recubierto por glía atravesado en algunos puntos por delgadas capas gliales y pequeños vasos sanguíneos, además de un recubrimiento de lípidos residuales y macrófagos ocupados con hemosiderina.

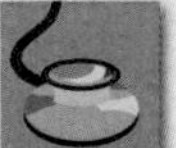

CARACTERÍSTICAS CLÍNICAS: la diversidad de déficits neurológicos causados por el ictus es reflejo directo de la versatilidad funcional del encéfalo. Por ejemplo, las prolongadas y delgadas arterias estriadas, que se originan en la arteria cerebral media proximal, suelen ser obstruidas por ateroesclerosis y trombosis. Los infartos resultantes con frecuencia afectan la cápsula interna y producen hemiplejía (fig. 26-26A).

De la misma manera, la trifurcación de la arteria cerebral media es un sitio predilecto para el alojamiento de émbolos y de trombosis secundaria al daño ateroesclerótico. La obstrucción de la arteria cerebral media en esta zona disminuye de forma importante el flujo sanguíneo de la corteza hemisférica, lo que produce un déficit motor y sensorial. Si involucra al hemisferio dominante, se desarrolla afasia.

La isquemia localizada puede relacionarse con tres síndromes clínicos distintos:

- **Ataque isquémico transitorio (AIT)** se refiere a una disfunción cerebral focal de menos de 24 h de duración, que por lo general se presenta solo durante unos minutos. La recuperación neurológica suele ser total, el AIT conlleva un alto riesgo de infarto cerebral. Los AIT, al igual que la angina, son advertencias de disfunción en el flujo sanguíneo de un órgano crítico, y su presencia suele conducir al diagnóstico y a aplicar medidas terapéuticas. Un paciente con AIT tiene riesgo de presentar más adelante infarto cerebral; alrededor de una tercera parte de los casos con AIT presentará ictus en los próximos 5 años del acontecimiento inicial, pero el período de mayor riesgo se produce en los 30 días posteriores; en una tercera parte los AIT simplemente continúan, y en el otro grupo no se volverá a presentar acontecimiento alguno. ***Aunque los AIT con frecuencia se consideran precursores del ictus, debe señalarse que muchas personas (50-85%) que presentan un infarto cerebral nunca tuvieron como antecedente un AIT.*** Si un AIT dura más de unos minutos, se produce cierto grado de daño de los tejidos que puede ser identificado en el estudio de RM en las secuencias de inversión de la difusión del agua.

- **Ictus en evolución** hace referencia a la evolución en pausas de los síntomas neurológicos conforme se observa al paciente. Este síndrome es reflejo de la propagación del trombo en las arterias carótida o basilares, y representa una situación de inestabilidad clínica que requiere un tratamiento urgente.
- **Ictus completo** es el término utilizado para referirse al déficit neurológico estable o fijo causado por un infarto cerebral. Dos a 3 días después de concluido el infarto cerebral, puede haber suficientes componentes citotóxicos cerebrales y edema vasógeno en el sitio del infarto para aumentar la PIC y producir una hernia.

Nuestra mejor comprensión de la fisiopatología básica del ictus ha dado lugar a importantes avances en el diagnóstico y la intervención terapéutica que operan en una ventana de tiempo crítica. Los esfuerzos dirigidos a restablecer la circulación con fármacos y mediante intervención endovascular han demostrado su eficacia.

Enfermedad cerebrovascular obstructiva regional

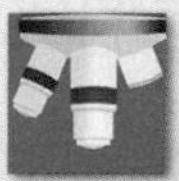

ANATOMOPATOLOGÍA: las diversas enfermedades cerebrovasculares obstructivas que conducen a infartos cerebrales pueden clasificarse según el calibre y la naturaleza del vaso afectado.

GRANDES ARTERIAS EXTRACRANEALES E INTRACRANEALES: estas arterias son sitios frecuentes de ateroesclerosis. De manera destacada, las placas ateroescleróticas se presentan con mayor frecuencia en la arteria carótida común y su bifurcación en las ramas externa e interna. La obstrucción de una arteria carótida interna afecta el hemisferio ipsolateral, pero esta situación puede ser compensada por la variabilidad de la circulación colateral a través de las arterias comunicantes anterior y posterior. Con frecuencia, la obstrucción de la arteria carótida produce infartos ubicados en la totalidad o alguna parte de la zona de irrigación de la arteria cerebral media.

Las consecuencias de las enfermedades de grandes vasos dependen de la estructura del polígono de Willis. De esta manera, una arteria comunicante anterior de gran calibre puede ayudar a mantener la circulación colateral manteniendo el flujo sanguíneo hacia un lóbulo frontal cuya irrigación esté comprometida por obstrucción de la arteria carótida interna. La arteria cerebral media es obstruida con mayor frecuencia por trombosis resultante de ateroesclerosis del polígono de Willis. Debido a que el calibre de los vasos disminuye de forma importante en la trifurcación de la arteria cerebral media, es el sitio que se obstruye con mayor frecuencia por émbolos.

Aunque la ateroesclerosis es la principal causa de ictus isquémico, también puede ser causado tanto por disección arterial como por vasculitis.

ARTERIAS Y ARTERIOLAS DEL PARÉNQUIMA: estos vasos presentan ateroesclerosis con menor frecuencia, pero suelen presentar daño por hipertensión y pueden disminuir su calibre a causa de una ateroesclerosis, lo que provoca pequeños infartos en los territorios irrigados por vasos penetrantes profundos. Por lo general, estos infartos son menores de 15 mm de diámetro y se denominan **infartos lagunares**. Según la especialización de la microrregión irrigada, los síntomas pueden variar desde ausentes hasta hemiparesia contralateral profunda por un infarto de la cápsula interna o solo pérdida de la sensibilidad en el hemicuerpo causada por un infarto lagunar del tálamo. Cuando son múltiples, dichos miniinfartos pueden originar un déficit cognitivo conocido como demencia por múltiples infartos.

Por **encefalopatía hipertensiva** se entienden las complicaciones neurológicas agudas de la hipertensión maligna. Como sucede en otros órganos, la hipertensión puede causar necrosis fibrinoide de pequeñas arterias y arteriolas, así como hemorragias diminutas (**petequias**). El edema cerebral puede aparecer como complicación de la vasculopatía. La encefalopatía hipertensiva suele manifestarse desde el punto de vista clínico por cefalea y vómito que evoluciona hasta el coma y la muerte. Con el tratamiento antihipertensivo actual, los casos de hipertensión maligna son infrecuentes.

MICROCIRCULACIÓN: los émbolos pequeños, compuestos, por ejemplo, de grasa o aire, pueden obstruir los capilares. Los **émbolos grasos**, habitualmente originados en una fractura ósea, atraviesan la circulación hasta llegar a los vasos sanguíneos cerebrales hasta el punto en que su diámetro supera el calibre de dichos vasos, por lo que obstruyen el flujo sanguíneo. El endotelio capilar distal presenta hipoxia y se torna permeable, y se desarrollan petequias, principalmente en la sustancia blanca (fig. 26-30). Los **émbolos gaseosos** liberan muchas pequeñas burbujas que se fragmentan conforme avanzan en la circulación al atravesar bifurcaciones vasculares, hasta el punto en que impiden el flujo vascular en los capilares y los vasos más delgados. En estos casos, las petequias están menos limitadas a la sustancia blanca que lo que sucede con los émbolos grasos.

CIRCULACIÓN VENOSA: las venas cerebrales drenan hacia los grandes senos venosos, el mayor de los cuales corresponde al seno sagital, que recibe el drenaje venoso de las porciones superiores de los hemisferios cerebrales. La trombosis del seno venoso en el cerebro es una posible complicación mortal de la deshidratación, la flebitis causada por infecciones en sitios adyacentes, como mastoiditis, la obstrucción por una neoplasia como el meningioma o la anemia de células falciformes. Dado que la obstrucción venosa puede originar estasis por gravedad, la trombosis abrupta del seno sagital puede ocasionar infarto hemorrágico bilateral de los lóbulos frontales (fig. 26-31).

Una obstrucción de evolución más lenta del seno (p. ej., causada por invasión por un meningioma) permite el reclutamiento de vasos sanguíneos colaterales a través del seno sagital inferior, el cual se encuentra en el borde inferior de la hoz y drena hacia el seno recto.

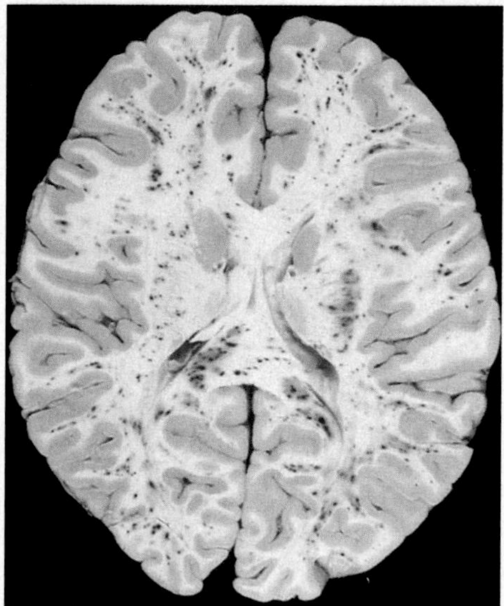

FIGURA 26-30. Embolia grasa. Corte axial del cerebro de un paciente traumatizado con múltiples fracturas óseas que ocasionaron embolia grasa cerebral, que muestra numerosas petequias diminutas diseminadas en la sustancia blanca que corresponden a los sitios de alojamiento de los émbolos grasos en la microcirculación. (Cortesía del Dr. F. Stephen Vogel, Duke University).

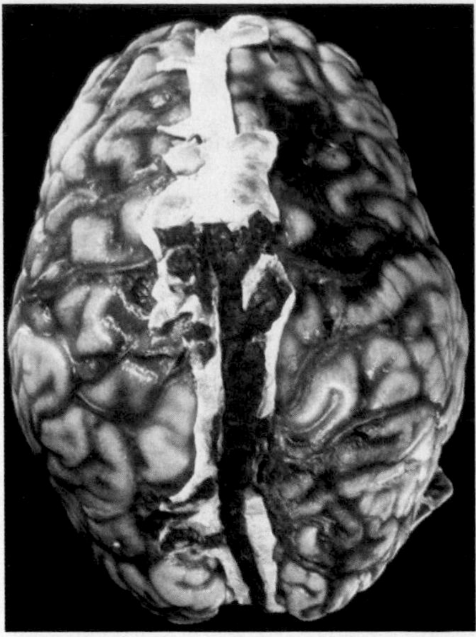

FIGURA 26-31. Trombosis del seno sagital superior. Un trombo ocupando el seno sagital superior impide el drenaje venoso del hemisferio cerebral, y causa infartos hemorrágicos bilaterales de los hemisferios cerebrales. La trombosis venosa se presenta en los estados de hipercoagulabilidad como la deshidratación, el embarazo, los defectos hereditarios de la trombólisis, la enfermedad de células falciformes o la extensión de una infección o una neoplasia hacia el seno. (Cortesía del Dr. F. Stephen Vogel, Duke University).

La hemorragia intracraneal puede ser intraparenquimatosa o localizarse en el espacio subaracnoideo

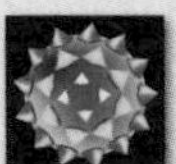

FACTORES ETIOLÓGICOS: la hemorragia intraparenquimatosa se denomina hemorragia intracerebral, y por lo general se produce por la rotura de pequeños vasos frágiles o malformaciones vasculares. La HSA es causada por rotura de aneurismas o malformaciones vasculares.

Hemorragia intracerebral

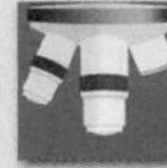

ANATOMOPATOLOGÍA: las hemorragias cerebrales que se producen sin traumatismo suelen deberse a malformaciones vasculares o a hipertensión de larga duración. La **hemorragia intracerebral hipertensiva** (HIC) se presenta en regiones específicas, que en orden de frecuencia son: *(1)* ganglios basales-tálamo (65%), *(2)* puente (15%) y *(3)* cerebelo (8%). La HIC hipertensiva también puede producirse en la sustancia blanca de los hemisferios cerebrales, donde se denomina HIC lobular. Esta hemorragia puede ser el indicio de una posible angiopatía amiloidea, malformación vascular, coagulopatía o hemorragia en un tumor, además de la simple hemorragia hipertensiva. La hipertensión compromete la integridad de las arteriolas cerebrales causando depósitos de lípidos y material hialino en sus paredes, una alteración referida como **lipohialinosis.** Los **aneurismas de Charcot-Bouchard** están localizados principalmente a lo largo del tronco de las arteriolas más que en los sitios de bifurcación (fig. 26-32).

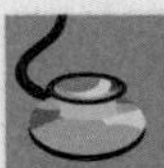

CARACTERÍSTICAS CLÍNICAS: el inicio de los síntomas de la hemorragia cerebral hipertensiva es repentino. Un paciente puede pasar de forma repentina de una cefalea intensa al estado de coma. Las hemorragias intracerebrales hipertensivas de los ganglios basales pueden ocasionar hemiparesia contralateral. Si un hematoma crece de forma progresiva, como suele suceder durante el primer día de la evolución, puede producir la muerte cuando alcanza un umbral de volumen crítico de unos mL. Un hematoma en crecimiento puede causar la muerte por hernia transtentorial o por rotura dentro de un ventrículo lateral, que a su vez lleva a una hemorragia intraventricular masiva (fig. 26-33).

HEMORRAGIA INTRAVENTRICULAR: la extensión de la HIC a un ventrículo distiende rápidamente todo el sistema ventricular con sangre, incluido el cuarto ventrículo (fig. 26-34). La sangre puede salir por los forámenes de Magendie y Luschka (apertura lateral del cuarto ventrículo). La muerte puede producirse por la distensión del cuarto ventrículo y la compresión de los

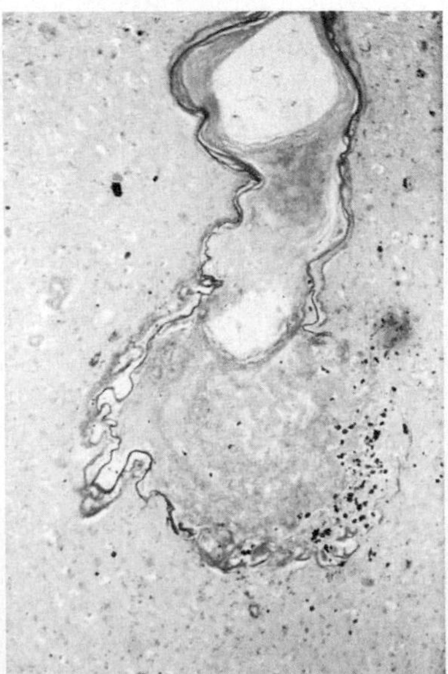

FIGURA 26-32. Aneurisma de Charcot-Bouchard. La combinación de pequeños vasos sanguíneos perforantes y presión de perfusión elevada conduce a microaneurismas que pueden romperse y causa hemorragia intracerebral. El tratamiento efectivo de la hipertensión reduce la formación de microaneurismas y la frecuencia de hemorragia intracerebral. (Cortesía del Dr. F. Stephen Vogel, Duke University).

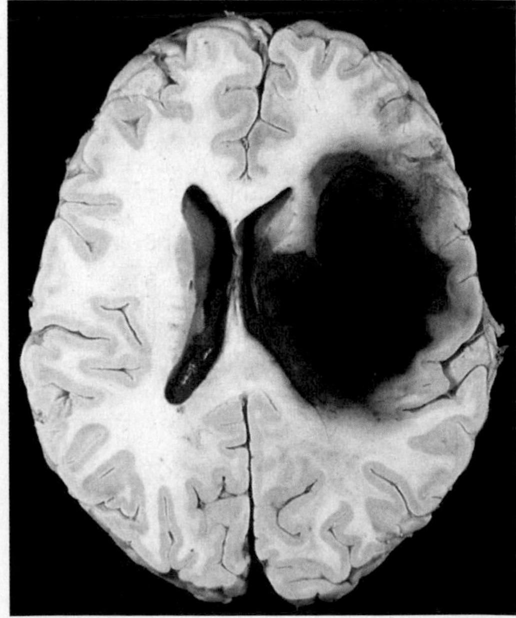

FIGURA 26-33. Hemorragia intracerebral de ganglios basales. Paciente hipertenso con sangrado de ganglios basales que produjo cefalea aguda intensa, hemiparesia contralateral y deterioro rápido del estado de conciencia. El núcleo cerebral profundo (ganglios basales) y el tálamo son las localizaciones más frecuentes de las hemorragias intracerebrales. (Cortesía del Dr. F. Stephen Vogel, Duke University).

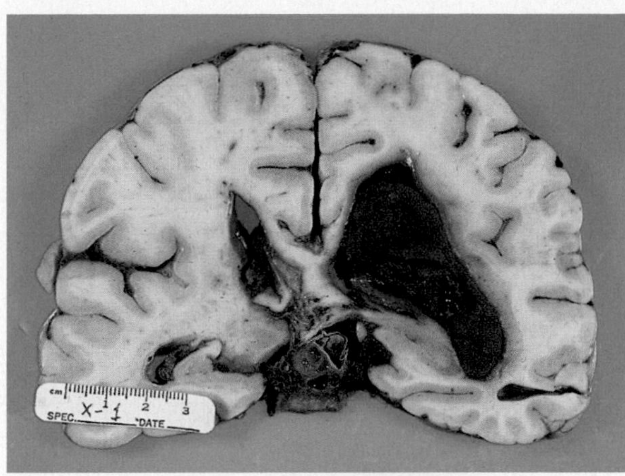

FIGURA 26-34. Hemorragia intraventricular. Corte sagital de un cerebro en el que se observan las cavidades ventriculares ocupadas con sangre proveniente de hemorragia intracerebral anterior en los ganglios basales. El paciente murió rápidamente por compresión del tronco del encéfalo por la acumulación de sangre en el cuarto ventrículo.

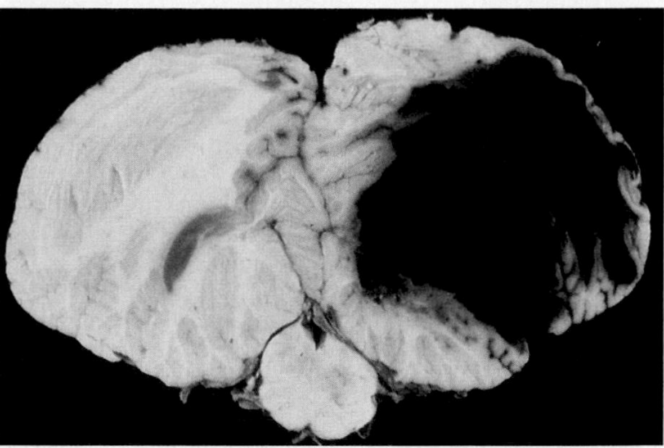

FIGURA 26-36. Hemorragia cerebelosa. La hemorragia intracerebelosa produce cefalea occipital de inicio agudo, náusea, vómito, mareo y ataxia. Si el hematoma se extiende con rapidez, puede ocasionar la muerte por compresión medular. El drenaje quirúrgico de la lesión puede salvar la vida del paciente y es una urgencia neuroquirúrgica. (Cortesía del Dr. F. Stephen Vogel, Duke University).

centros vitales de la médula. El drenaje ventricular permite reducir la presión intracraneal y eliminar la sangre intraventricular.

HEMORRAGIA PONTINA: en esta situación catastrófica, la pérdida de conciencia es el resultado del daño a la formación reticular, una lesión que ensombrece el resto de déficits específicos de los nervios craneales. La hemorragia suele comenzar en la porción media del puente cerebral (fig. 26-35). Tiende a invadir centros vitales en la médula con mínimo aumento de volumen, que por lo general causa la muerte o una discapacidad grave.

HEMORRAGIA CEREBELOSA: la hemorragia en el cerebelo provoca ataxia brusca con cefalea occipital intensa y vómito (fig. 26-36). La expansión del hematoma pone en riesgo la vida debido a la compresión de la médula o a la herniación cerebelosa a través del foramen magno. El drenaje quirúrgico del hematoma permite salvar la vida con escasas secuelas neurológicas graves, mientras que la intervención quirúrgica para hematomas intracerebrales ubicados en otros sitios es de poca o nula utilidad.

Además de la hipertensión, la hemorragia intracerebral espontánea puede estar ocasionada por sangrado de una malformación arteriovenosa, erosión de vasos sanguíneos por una neoplasia primaria o secundaria, daño endotelial como sucede en infecciones por rickettsias, diátesis hemorrágica o infarto por émbolos y hemorragia secundaria dentro de una zona de necrosis (conversión hemorrágica).

ANGIOPATÍA AMILOIDEA: esta alteración vascular se origina por depósito de proteína β-amiloide en las paredes de los vasos, lo que las hace débiles y friables (fig. 26-37). Afecta principalmente los pequeños vasos intraparenquimatosos de la sustancia blanca lobular, y su rotura puede ocasionar hemorragia intracerebral hipertensiva lobular. La angiopatía amiloidea es más frecuente a medida que aumenta la edad y es una causa importante de hemorragia intracerebral hipertensiva en adultos mayores, en quienes la angiopatía puede coexistir con EA, una enfermedad neurodegenerativa en la que hay alteración en la síntesis de la proteína β-amiloide (*v.* a continuación).

Hemorragia subaracnoidea

El aumento de la presión intravascular y el debilitamiento de las paredes arteriales conduce a la formación de aneurismas cerebrales que pueden romperse, lo que ocasiona hemorragia subaracnoidea.

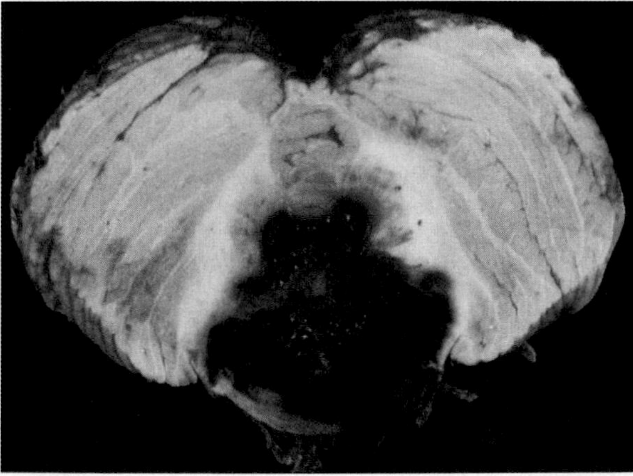

FIGURA 26-35. Hemorragia pontina. La rotura de microaneurismas en el puente conduce a la rápida disminución del nivel de conciencia como resultado de la interrupción del sistema de activación reticular. Esto se relaciona a menudo con múltiples neuropatías craneales, la mirada desalineada, alteraciones pupilares, parálisis, y falta de regulación de la respiración y la función cardiovascular. El puente es el segundo sitio más común de hemorragia intracraneal y la hemorragia ahí es, a menudo, mortal. (Cortesía del Dr. Stephen F. Vogel, Duke University).

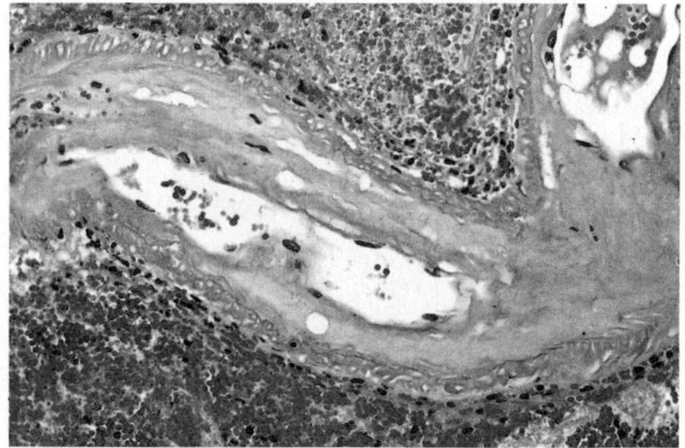

FIGURA 26-37. Angiopatía amiloidea. Aunque la hipertensión es la causa más común de hemorragia intracerebral en las localizaciones clásicas (ganglios basales y tálamo, puente y cerebelo) la hemorragia en la sustancia blanca de los hemisferios cerebrales que tiene una mayor variedad de posibles etiologías. Estas hemorragias, llamadas hemorragias lobulares, pueden estar causadas por angiopatía amiloidea, en la que la proteína amiloide β se deposita en las paredes de los vasos. Esto conduce a la acumulación de material eosinófilo vítreo amorfo, mostrado aquí, y debilita las paredes de los vasos. Esta es la misma proteína que está implicada en la formación de placa en la enfermedad de Alzheimer; la angiopatía amiloide y la enfermedad de Alzheimer suelen coexistir.

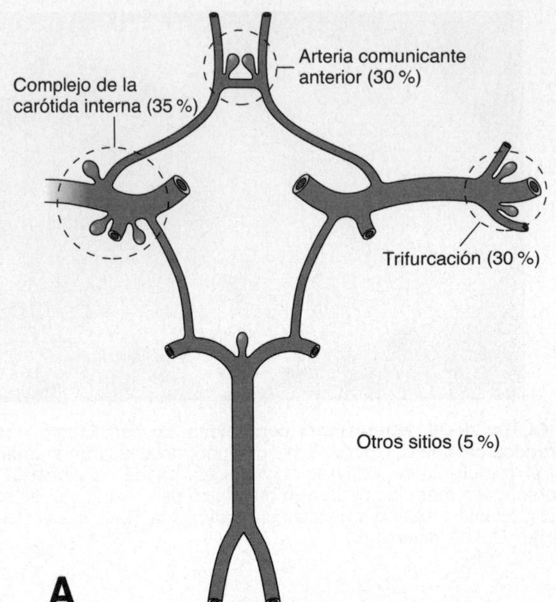

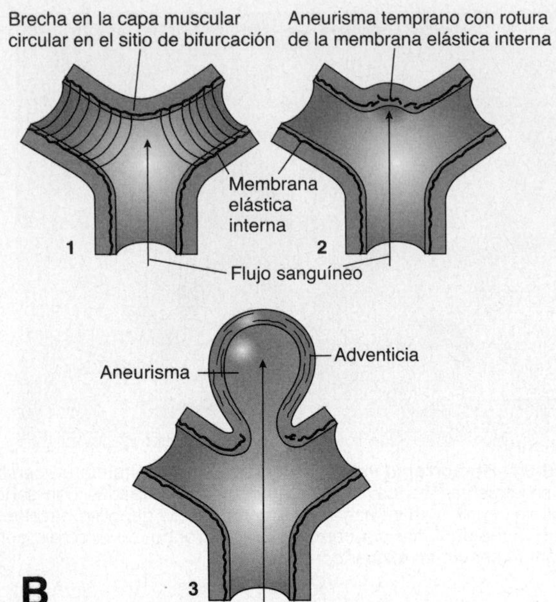

FIGURA 26-38. Fisiopatología del aneurisma sacular. A. Incidencia de aneurismas saculares (aneurismas en racimo), los cuales se presentan con mayor frecuencia en las ramas de la carótida proximal como se muestra en el esquema. **B.** Las lesiones evolucionan a medida que la sangre bajo presión actúa sobre un defecto embrionario temprano de la pared vascular que se produce en las bifurcaciones.

Los aneurismas rotos causan un 85 % de las HSA, mientras que las malformaciones vasculares explican el 15 % restante.

Aneurismas saculares (en racimo)

Los aneurismas saculares son dilataciones en forma de globo de las arterias cerebrales, que pueden romperse y causar una muy adversa HSA. Suelen producirse en los puntos de ramificación de la vasculatura cerebral en el polígono de Willis, o cerca de este (fig. 26-38).

ANATOMOPATOLOGÍA: cuando un vaso sanguíneo en desarrollo se divide en dos ramas, la capa muscular puede no desarrollarse adecuadamente en el sitio de separación, lo que crea una zona de adelgazamiento congénito de la capa muscular cubierta solo por endotelio, la membrana elástica interna y la delgada capa adventicia. Con el tiempo, la presión ejercida por el flujo sanguíneo pulsátil proveniente de los vasos principales expande el defecto congénito. La membrana interna elástica puede sufrir degeneración o fragmentarse, después de lo cual el saco aneurismático sólo queda recubierto por la adventicia. Hay un proceso de remodelación activa de la pared vascular que quizá contribuye a la evolución del aneurisma.

Más del 90 % de los aneurismas saculares se producen en los puntos de ramificación proximal de la circulación anterior irrigada por el sistema carotídeo. Sin embargo, algunos pueden surgir en ramas de la circulación posterior, en particular de las arterias comunicantes posterior y cerebrales posteriores (fig. 26-39). Se distribuyen por igual en las uniones de: *(1)* arterias cerebral anterior y comunicante anterior; *(2)* arteria carótida interna-arteria comunicantes posterior-arteria cerebral anterior-arteria coroidea anterior, y *(3)* trifurcación de la arteria cerebral media. Entre el 15 % y el 20 % de los casos presentan múltiples aneurismas. La incidencia de aneurismas cerebrales aumenta en la poliquistosis renal, la coartación de la aorta y el síndrome de Ehlers-Danlos, que puede implicar defectos genéticos en proteínas de la matriz extracelular y/o moléculas de señalización.

FIGURA 26-39. Aneurisma en mora. Aneurisma sacular (*flecha*) en la arteria cerebral posterior. El color oscuro se debe a la acumulación de sangre subaracnoidea cuando el aneurisma se rompe.

CARACTERÍSTICAS CLÍNICAS: la rotura de un aneurisma sacular provoca una HSA potencialmente mortal, con un 35 % de mortalidad debida a la hemorragia inicial. La sangre puede ser expulsada a alta presión como corresponde a la circulación arterial, produciendo hemorragia intracerebral o intraventricular hasta en una tercera parte de los pacientes. La sangre en el espacio subaracnoideo irrita los vasos sanguíneos sensibles al dolor y la duramadre, lo que ocasiona una cefalea intensa que el paciente suele describir como «el peor dolor de cabeza en mi vida». Puede evolucionar con rapidez al estado de coma. Aquellos que sobreviven 3 a 4 días pueden desarrollar vasoespasmo, lo que influye en el nivel de consciencia, y déficits neurológicos focalizados. Los supervivientes del episodio inicial con frecuencia presentan recurrencia de la hemorragia en un plazo de 21 días, y el 50 % de estos casos fallece. El tratamiento está encaminado a prevenir la recurrencia del sangrado mediante el aislamiento del aneurisma de la circulación, mediante la obstrucción quirúrgica del pedículo vascular que conecta el saco aneurismático con el vaso sanguíneo principal. La colocación de una grapa metálica en el pedículo del aneurisma impide la hemorragia. Otra alternativa es el uso de la técnica endovascular para insertar un catéter a través de la arteria femoral, que es guiado hasta la circulación cerebral y a través del cual se colocan bobinas metálicas muy delgadas y trombogénicas dentro de los sacos aneurismáticos para propiciar su hemostasia. Este procedimiento es menos invasivo que la colocación de grapas y es, al parecer, igual de efectivo y duradero.

En ocasiones, en lugar de romperse, el aneurisma sacular puede agrandarse y formar una masa que puede comprimir nervios craneales y producir parálisis o incidir en estructuras parenquimatosas e inducir síntomas neurológicos. De manera clásica, por ejemplo, un aneurisma de la arteria comunicante posterior puede comprimir el nervio craneal III, lo que da lugar a parálisis aislada del nervio oculomotor con dilatación pupilar.

Aneurismas micóticos (infecciosos)

Las infecciones, sean bacterianas o por hongos, de la pared arterial pueden originar dilatación localizada conocida como aneurisma micótico. Estas suelen aparecer como resultado de émbolos sépticos provenientes de una válvula cardíaca infectada. El émbolo suele atravesar la circulación carotídea para alojarse en los vasos vasculares de la rama distal de la arteria cerebral media, donde hay una proliferación de microorganismos que induce inflamación y destrucción de la pared arterial afectada, dando lugar a la formación de un aneurisma. Los aneurismas micóticos se presentan en la circulación cerebral distal, al contrario de lo que sucede con los aneurismas saculares, que suelen ser proximales. La rotura de un aneurisma puede causar hemorragia intracerebral o subaracnoidea. En otros casos, los microorganismos pueden ser liberados y producir abscesos cerebrales o meningitis.

Aneurismas ateroescleróticos

Los aneurismas causados por ateroesclerosis se localizan con mayor frecuencia en las principales arterias cerebrales (vertebral, basilar y carótida interna) que son los sitios donde predominan las placas ateroescleróticas. La sustitución fibrosa de la media y la destrucción de la membrana elástica interna debilitan la pared arterial, lo que da lugar a una dilatación aneurismática. Conforme aumentan de tamaño, los aneurismas ateroescleróticos tienden a adoptar una configuración fusiforme y alargada. Un aneurisma ateroesclerótico en crecimiento puede comprimir nervios craneales o el parénquima, lo que ocasiona déficits neurológicos localizados. Entonces, un aneurisma arterioesclerótico de la arteria basilar puede invadir el ángulo cerebelopontino y comprimir así el nervio craneal VIII, lo que provoca hipoacusia y vértigo.
Los aneurismas basilares rara vez pueden comprimir el nervio craneal V y causar neuralgia del trigémino, o bien el nervio craneal VII, lo que se manifiesta por espasmo hemifacial. Los aneurismas ateroescleróticos rara vez producen hemorragia subaracnoidea por rotura, pero la hemorragia al interior de la placa puede conducir a una obstrucción vascular o a una trombosis arterial e ictus isquémico.

Malformaciones vasculares

Las malformaciones vasculares se originan durante el desarrollo embrionario, pero se hacen evidentes como resultado de la angiogenia, la remodelación vascular y el reclutamiento de vasos en el parénquima normal. Se denominan de acuerdo con el tipo de canales vasculares presentes en la malformación y en función de que el parénquima neuroglial involucrado sea normal, gliótico o ausente. Las malformaciones vasculares pueden sangrar y causar HSA o hemorragia intraparenquimatosa, o ambas. También pueden propiciar la irritación de la corteza cerebral normal, lo que da como resultado crisis convulsivas, o pueden alterar el flujo sanguíneo de estructuras adyacentes, lo que propicia déficits neurológicos focales.

MALFORMACIÓN ARTERIOVENOSA: una malformación arteriovenosa (MAV) es una maraña de arterias y venas de calibre y grosor de pared variables, que se intercalan con parénquima gliótico anómalo (fig. 26-40). Los vasos sanguíneos anómalos se forman durante la embriogenia como resultado de la comunicación focal entre las arterias y las venas cerebrales sin capilares de por medio. Los vasos sanguíneos anómalos resultantes se localizan de manera característica en la corteza cerebral y la sustancia blanca subyacente contigua. La malformación suele aumentar de volumen con el tiempo y tiende a reclutar vasos sanguíneos de los tejidos circundantes.

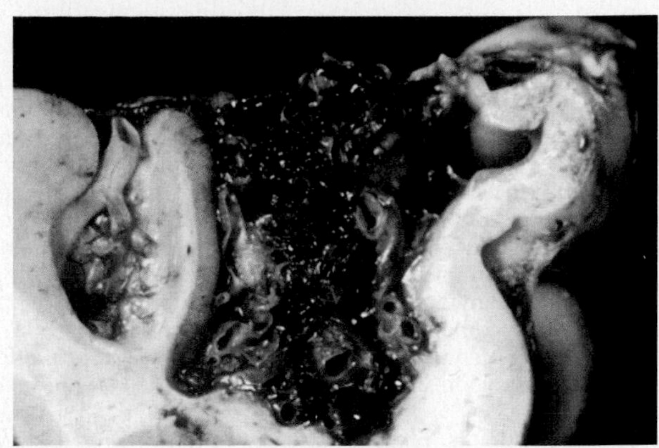

FIGURA 26-40. Malformación arteriovenosa. En la imagen se observa un conjunto desorganizado de arterias y venas dentro de la sustancia cerebral que se extienden hasta la superficie. Las malformaciones arteriovenosas pueden dar lugar a hemorragia subaracnoidea, cuando presentan sangrado superficial, o hemorragia intraparenquimatosa, si hay rotura de canales vasculares más profundos. La hemorragia no suele ser catastrófica como sucede con la hemorragia subaracnoidea aneurismática o la hemorragia intracerebral hipertensiva.

CARACTERÍSTICAS CLÍNICAS: pueden aparecer crisis convulsivas debido a la irritación del tejido nervioso, déficits neurológicos localizados causados por insuficiencia vascular y hemorragias intracraneales, por lo general subaracnoideas o intracerebrales, más frecuentes en la segunda o tercera década de la vida. La hemorragia no suele ser grave, pero puede ser recurrente.

ANGIOMA CAVERNOSO: los angiomas cavernosos son conductos vasculares anchos, irregulares, de paredes delgadas y sin parénquima nervioso intermedio. Son menos frecuentes que las MAV. Aunque la mayoría son asintomáticos, pueden causar hemorragias intracraneales, crisis convulsivas o trastornos neurológicos focales.

Los angiomas cavernosos pueden ser múltiples en el 15% al 20% de los casos. Muchos pacientes presentan malformaciones cavernosas cerebrales (MCC) autosómicas dominantes, cuya forma más común, la MCC1, es el resultado de mutaciones de pérdida de función en el gen *KRIT* (también conocido como *MCC1*).

La proteína KRIT interviene en la regulación del citoesqueleto de actina y el mantenimiento de las uniones entre las células. Las mutaciones provocan el debilitamiento de las uniones celulares vasculares y fugas de los vasos sanguíneos.

TELANGIECTASIAS: se trata de agrupaciones focales de vasos con dilatación uniforme, de paredes delgadas y tamaño capilar pequeño, con parénquima nervioso intermedio normal. Rara vez provocan crisis convulsivas o rotura. Suelen descubrirse incidentalmente durante el diagnóstico por imagen de otras enfermedades o en la autopsia.

ANGIOMA VENOSO: esta malformación consiste en una o unas pocas venas dilatadas dentro de un parénquima normal. Se distribuyen de manera aleatoria en la médula espinal o el encéfalo y suelen ser asintomáticos.

Las malformaciones vasculares y sus trágicas consecuencias se cobran una terrible carga de morbimortalidad. Sin embargo, se han producido importantes avances en la comprensión de los mecanismos genéticos moleculares de la remodelación vascular en la formación y el crecimiento de aneurismas, malformaciones vasculares y pequeños vasos expuestos a hipertensión crónica. Como consecuencia, el tratamiento de las enfermedades cerebrovasculares ha pasado de un nihilismo pesimista a un panorama clínicamente significativo y científico.

INFECCIONES DEL SISTEMA NERVIOSO CENTRAL

Muchas infecciones del SNC son devastadoras o mortales si no se tratan. Su evolución clínica puede ser rápida y feroz o lenta y progresiva, y pueden simular muchos otros trastornos. La vigilancia clínica, la evaluación diagnóstica exhaustiva y una respuesta terapéutica rápida e intensa son esenciales para un tratamiento eficaz. El contexto clínico de las infecciones del sistema nervioso es crucial. La edad, la situación socioeconómica, los comportamientos de riesgo, el estado inmunitario y los antecedentes de viajes de los pacientes son fundamentales para evaluar este tipo de infecciones. Diversos factores, como el sida, la quimioterapia, la economía, los cambios medioambientales, el bioterrorismo, los viajes por todo el mundo y la inmigración siguen cambiando la faz de las enfermedades infecciosas.

La evaluación de las infecciones del SNC debe incluir la localización y extensión de la infección, la naturaleza de la respuesta del huésped y el organismo desencadenante.

El **empiema** en el espacio epidural o subdural suele estar relacionado con un traumatismo o la propagación de una infección adyacente (generalmente bacteriana) originada en los senos paranasales o el oído.

En la leptomeningitis (**meningitis**), la respuesta inflamatoria y la mayoría de los organismos desencadenantes se encuentran en el espacio subaracnoideo, en el LCR. La intensidad de la respuesta inflamatoria puede conducir a una afectación parenquimatosa (**cerebritis**) que incluye edema cerebral y vasculitis con trombosis, hemorragia o infarto. Las complicaciones a largo plazo incluyen derrames, obstrucción del flujo de LCR con hidrocefalia y neuropatías craneales, en particular sordera por afectación del nervio craneal VIII.

La cerebritis es una infección purulenta del parénquima que suele ser bacteriana o micótica. El tejido encefálico afectado se reblandece y se vuelve viscoso, y no es fácil distinguir los límites de la infección. Si el proceso puede contenerse, la zona de cerebritis se encierra para formar un absceso cerebral.

Los abscesos presentan muchos neutrófilos dentro de un núcleo necrótico, rodeado de tejido de granulación, una cápsula fibrovascular densa y una corteza gliótica.

La **encefalitis**, al igual que la cerebritis, es una infección parenquimatosa, pero el término suele reservarse para las infecciones virales con necrosis, infiltración linfocítica perivascular y nódulos microgliales. Pueden observarse inclusiones virales intranucleares o citoplasmáticas, así como neurogliosis, desmielinización y un patrón esponjoso.

Diferentes clases de organismos infecciosos producen respuestas inflamatorias distintivas en el huésped. Aunque no es absoluta, la reacción inflamatoria proporciona pistas sobre el organismo causante. Las bacterias tienden a inducir respuestas polimorfonucleares vigorosas (purulentas), mientras que los hongos y las micobacterias pueden provocar reacciones granulomatosas más indolentes. En las infecciones virales predominan las respuestas linfocíticas, mientras que los protozoos tienden a provocar infiltrados linfoplasmocitarios. Los parásitos metazoos generan una inflamación eosinófila y linfocítica. Los priones no provocan inflamación, pero estimulan una neurogliosis extensa.

Las infecciones bacterianas producen inflamación en el espacio subaracnoideo

Esta respuesta, denominada **leptomeningitis,** se localiza entre las capas meníngeas correspondientes a la piamadre y la aracnoides. El LCR que ocupa este compartimento es un excelente medio de cultivo para la mayor parte de las bacterias. La respuesta inflamatoria a la infección en el LCR varía según la virulencia del microorganismo y la duración de la infección.

Se pueden identificar cambios en los componentes celulares del LCR, así como en otros parámetros como la concentración de glucosa y proteínas. En ocasiones, los organismos pueden ser observados mediante el estudio de LCR con el microscopio y pueden ser plenamente identificados mediante cultivo, pruebas de antigenicidad y en algunos casos mediante la reacción en cadena de la polimerasa (PCR).

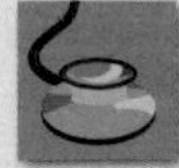

CARACTERÍSTICAS CLÍNICAS: los síntomas de la meningitis incluyen cefalea, vómito, fiebre, alteración del estado mental y crisis convulsivas. Los signos clásicos de inflamación meníngea incluyen rigidez cervical, dolor de rodilla al flexionar la cadera (signo de Kernig) y flexión de rodilla/cadera cuando se flexiona el cuello (signo de Brudzinski).

En los extremos de la edad (neonatos y adultos mayores), las manifestaciones clínicas son mucho más variables. Un neonato puede presentar inestabilidad autónoma y crisis convulsivas fragmentarias, mientras que los adultos mayores pueden presentar alteración del estado mental sin fiebre ni cefalea.

Meningitis bacteriana

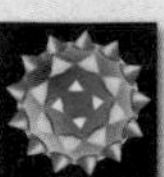

FACTORES ETIOLÓGICOS: dado que la mayoría de las bacterias inician respuestas purulentas, la presencia de neutrófilos en el LCR es una evidencia importante de meningitis. Las concentraciones de glucosa en el LCR suelen reducirse, mientras que las de proteínas suelen ser elevadas. Las causas de meningitis bacteriana dependen de la edad del paciente. *Escherichia coli* y estreptococos β-hemolíticos son los agentes causales predominantes en los neonatos. En los niños pequeños no vacunados predomina *Haemophilus influenzae*, pero los programas de vacunación frente a *H. influenzae* del grupo B han cambiado la epidemiología, de modo que *Streptococcus pneumoniae* y *Neisseria meningitidis* se han hecho más prevalentes. *N. meningitidis* es más habitual en adolescentes y adultos jóvenes. *S. pneumoniae* es más frecuente a partir de entonces. Las vías de entrada a la bóveda craneal se muestran en la figura 26-41A.

ESCHERICHIA COLI: en los neonatos, quienes no han desarrollado resistencia completa a las bacterias gramnegativas, *E. coli* es una de las principales causas de meningitis. La transferencia transplacentaria de inmunoglobulina (Ig) G materna protege a los neonatos de muchas bacterias, pero *E. coli* y otros organismos gramnegativos similares requieren IgM para su neutralización y la IgM no atraviesa la placenta. Así, en los lactantes, los organismos gramnegativos producen rápidamente meningitis purulenta con una elevada mortalidad.

HAEMOPHILUS INFLUENZAE: la exposición ambiental a *H. influenza*, un microorganismo gramnegativo, es relativamente tardía. Así, la incidencia de meningitis alcanza su punto máximo entre los 3 meses y los 3 años. La meningitis por *H. influenzae* ha disminuido en los últimos años (*v.* anteriormente).

STREPTOCOCCUS PNEUMONIAE: en etapas posteriores de la vida, el neumococo es la principal causa de meningitis. Los pacientes con antecedentes de fractura craneal basilar con fuga de LCR tienen una alta incidencia de meningitis neumocócica, que suele reaparecer tras el tratamiento. Las personas con alcoholismo y los pacientes después de una esplenectomía tienen mayor susceptibilidad.

NEISSERIA MENINGITIDIS: el meningococo reside en la nasofaringe, y la transmisión aérea en lugares más concurridos (p. ej., escuelas o cuarteles) causa «meningitis epidémica». Al inicio, la bacteriemia provoca fiebre, malestar y erupción petequial, pero la coagulopatía intravascular puede causar hemorragia suprarrenal mortal (**síndrome de Waterhouse-Friderichsen**). La bacteriemia meningocócica no tratada puede desencadenar meningitis aguda fulminante. Se dispone de una vacuna polivalente, altamente eficaz, cuya aplicación se recomienda en toda la población joven. Sin embargo, algunas cepas de *N. meningitidis* no están cubiertas por la vacuna y también es importante recordar que la vacuna no está disponible en todas las regiones del mundo. En 1996, el África subsahariana sufrió la mayor epdemia de meningitis meningocócica de la historia, con más de 250 000 casos y 25 000 muertes.

LISTERIA MONOCYTOGENES: la meningitis por listeria está aumentando en todas las edades y puede representar hasta el 10% de las meningitis bacterianas. La evolución es menos fulminante que otras meningitis bacterianas y la respuesta celular en el LCR se caracteriza por poder ser de predominio linfocitario.

BACILLUS ANTHRACIS: el carbunco produce una meningitis hemorrágica fulminante hasta en el 50% de los casos. Durante los ataques bioterroristas con carbunco en Estados Unidos en 2001, el caso principal se diagnosticó por la presencia de bacilos grampositivos de gran tamaño en el LCR. El carbunco es un agente de guerra biológica susceptible de ser utilizado como arma.

ANATOMOPATOLOGÍA: en la meningitis bacteriana, se observa un exudado de leucocitos y fibrina que opacifica la aracnoides. Este exudado varía desde leve y difícil de identificar a simple vista hasta lo suficientemente prominente como para ocultar los vasos sanguíneos. Los exudados purulentos son más evidentes en los hemisferios cerebrales (fig. 26-41B), pero pueden extenderse a la base del cerebro y de los espacios intracraneal a intraespinal y subaracnoideo. Sin embargo, la meningitis rara vez tiene como complicación un absceso cerebral. La piamadre forma manguitos alrededor de los vasos sanguíneos que penetran en el cerebro (**espacios de Virchow-Robin**) en continuidad con el espacio subaracnoideo. El espacio subaracnoideo, incluido el de Virchow-Robin, suele estar ocupado por abundantes neutrófilos y microorganismos (fig. 26-42). Se requiere una intensa respuesta por parte del huésped para eliminar la infección, pero en ocasiones produce importante daño vascular y a los propios neutrófilos por liberación de sustancias citotóxicas, como radicales libres y citocinas producidas por las células inflamatorias. Estas células compiten por el aporte de glucosa al cerebro; la disminución de la concentración de glucosa en LCR en la meningitis bacteriana está causada sobre todo por el consumo de esta por parte de las células inflamatorias. Se suelen administrar corticoesteroides junto con antibióticos para disminuir el daño inducido por la respuesta inflamatoria del huésped.

Abscesos cerebrales

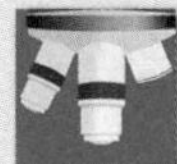

ANATOMOPATOLOGÍA: un absceso intraparenquimatoso localizado se inicia cuando las bacterias u hongos se alojan dentro de los neutrófilos e incitan una reacción inflamatoria y edematosa aguda denominada **cerebritis**. El tejido adquiere una consistencia blanda o semilíquida y al cabo de unos días aparece necrosis por licuefacción, que da lugar a una masa en expansión que puede poner en riesgo la vida al producir hernia o rotura dentro de un ventrículo (fig. 26-43). Esto origina una intensa respuesta de astrogliosis reactiva y los fibroblastos aparecen en el cerebro siguiendo un patrón extraño, e invaden los capilares cerebrales para encapsular el absceso en formación.

A medida que el absceso madura durante días o semanas, tres capas rodean un centro formado por material de desecho purulento: *(1)* una capa interna formada por abundante tejido de granulación, en la que el huésped y los agentes infecciosos libran una intensa batalla; *(2)* una segunda capa formada por una intrincada red de fibroblastos y colágeno, una corteza duramadre que rodea tanto al centro como el tejido de granulación; y *(3)* finalmente una zona de intensa astrogliosis, activación microglial y edema (fig. 26-44). La capa de tejido de granulación carece de BHE, por lo que presenta cierto grado de fuga del medio de contraste, lo que produce un delgado anillo de reforzamiento.

Si el absceso no es drenado o tratado con antibióticos, la presión ejercida en su interior puede expulsar microbios hacia el parénquima adyacente, lo que da lugar a abscesos secundarios. O bien, el absceso puede romperse originando un daño catastrófico al interior de los ventrículos. Las bacterias que causan abscesos cerebrales con frecuencia son anaerobios o microaerófilos, y algunos son difíciles de aislar mediante cultivo. Por lo general se diseminan hacia el cerebro por vía hematógena provenientes del corazón o los pulmones; dada la liberación repetitiva de microorganismos hacia la circulación, en el 15% al 20% de los casos los abscesos son múltiples. La invasión al cerebro también puede ser resultado de la diseminación por contigüidad a partir de la infección de un seno frontal o mastoideo o heridas neuroquirúrgicas infectadas.

Neurosífilis

La sífilis está causada por una espiroqueta, *Treponema pallidum*. Por su transmisión venérea, ha mantenido su carácter de azote de la humanidad durante siglos. El organismo entra en el torrente sanguíneo a partir de la lesión primaria, el chancro (*v.* cap. 9). La sífilis secundaria se caracteriza por una erupción maculopapular en

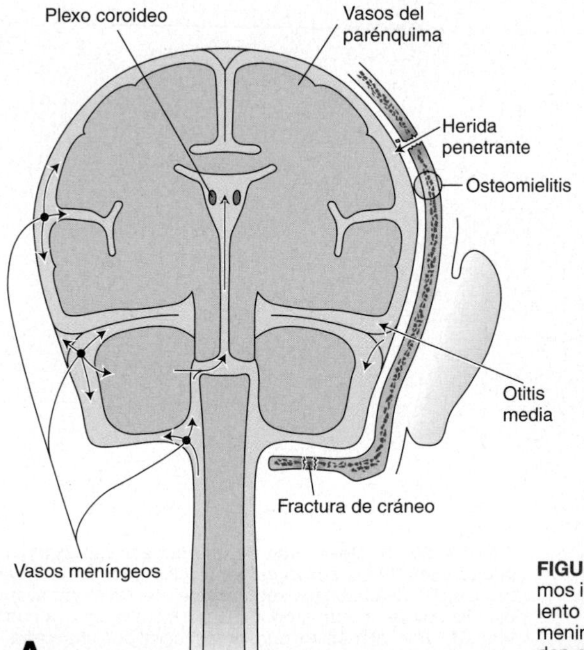

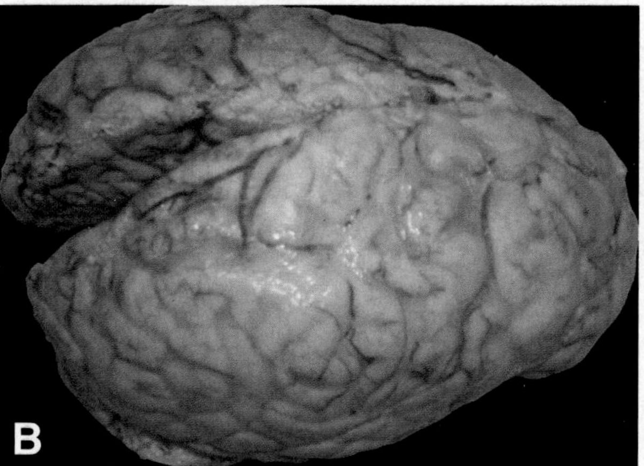

FIGURA 26-41. Meningitis purulenta. A. Vías de entrada de microorganismos infecciosos dentro de la cavidad craneal. **B.** Presencia de exudado purulento de consistencia cremosa que opaca las leptomeninges en un caso de meningitis bacteriana. Las venas superficiales se observan ingurgitadas y pueden desarrollar trombosis, al igual que las arterias superficiales del cerebro, lo que da lugar a infartos.

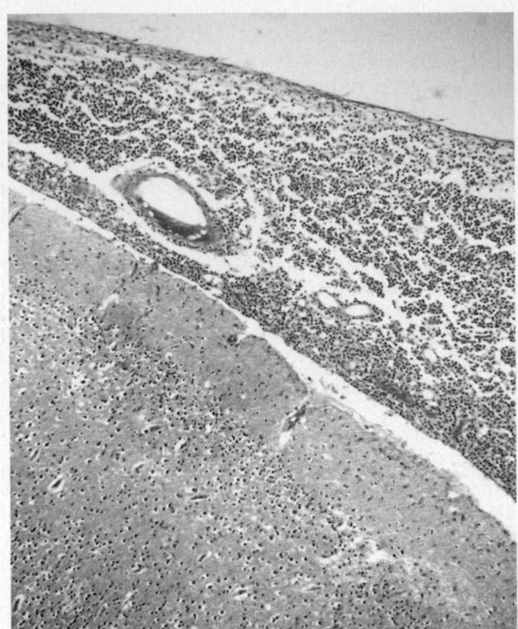

FIGURA 26-42. Meningitis bacteriana. Corte visto al microscopio en el que se observan numerosos neutrófilos en el espacio subaracnoideo.

la piel y las mucosas. La presencia de escasos linfocitos y células plasmáticas y el aumento de proteínas en el LCR son el reflejo de la entrada de espiroquetas transmitidas por la sangre en las meninges, lo que provoca meningitis transitoria y a menudo asintomática. Los organismos no suelen sobrevivir mucho tiempo y el LCR vuelve a la normalidad. Sin embargo, a veces la presencia transitoria de espiroquetas inicia una respuesta fibroblástica meníngea, que se acompaña de endoarteritis obliterante y que induce múltiples pequeños infartos de la corteza cerebral o del tronco del encéfalo. El epónimo clásico de infartos del tronco del encéfalo descritos en los s. XVIII y XIX eran producidos en su mayor parte por endoarteritis obliterante sifilítica. Las células plasmáticas, características de la inflamación por sífilis, rodean a las arteriolas de la corteza cerebral en la sífilis meningovascular (fig. 26-45).

Tabes dorsal

La **tabes dorsal** (o **neurosífilis tabética**) es una alteración de la función dorsal (posterior) de la médula vertebral que se manifiesta por la pérdida del sentido de la posición articular y del tacto fino (fig. 26-46). Las raíces nerviosas dorsales proximales a las raíces de los ganglios dorsales son alcanzadas por un anillo cónico de membrana aracnoidea ocupada con LCR, que puede ser el sitio de inflamación sifilítica. El tejido fibroso formado como consecuencia de la inflamación comprime las raíces nerviosas, lo que causa degeneración axonal (walleriana). Dado que los axones que siguen una dirección cefálica en las columnas posteriores no hacen sinapsis con las neuronas intramedulares, a diferencia de sus aferentes espinotalámicas, la degeneración walleriana que se inicia en los nervios espinales dorsales se extiende a lo largo del fascículo posterior. El resultado es la pérdida del sentido de la posición en las piernas, y los individuos afectados llegan a depender de señales visuales para la posición de sus pies y piernas en el espacio. En la oscuridad o con los ojos cerrados, los pacientes se vuelven inestables e incluso pueden caerse. La incapacidad de permanecer de pie con los ojos cerrados

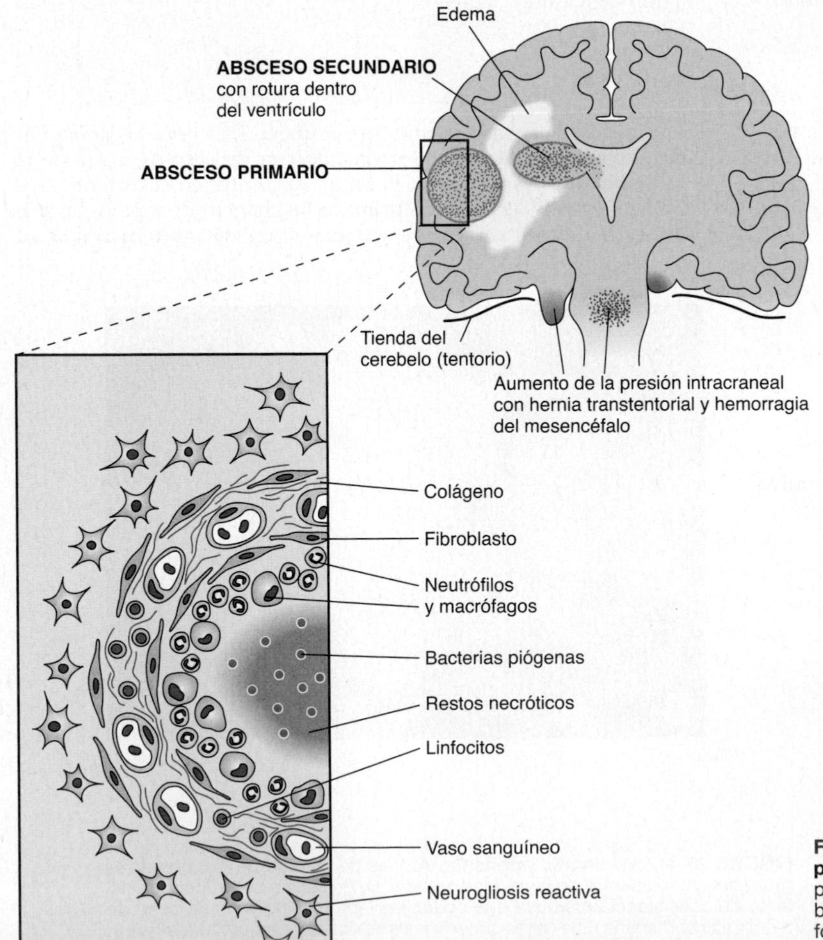

FIGURA 26-43. Desarrollo de un absceso cerebral y sus complicaciones. Un absceso cerebral puede causar la muerte por la producción de abscesos secundarios con rotura intraventricular; o bien, la muerte puede producirse por herniación. Un absceso está formado por un núcleo purulento necrótico, una capa de tejido de granulación, una capa de fibrosis y, por último, está rodeado de neurogliosis.

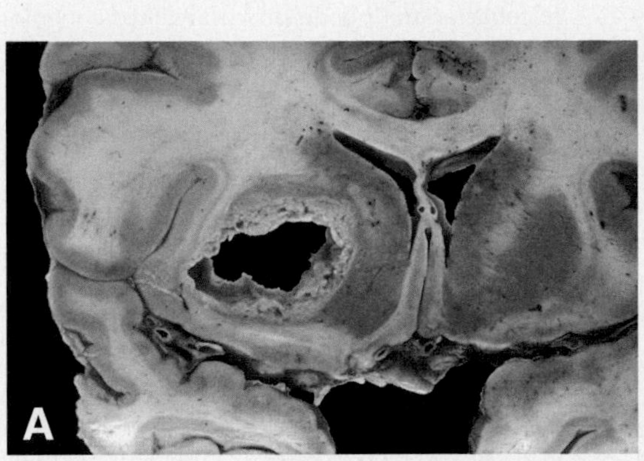

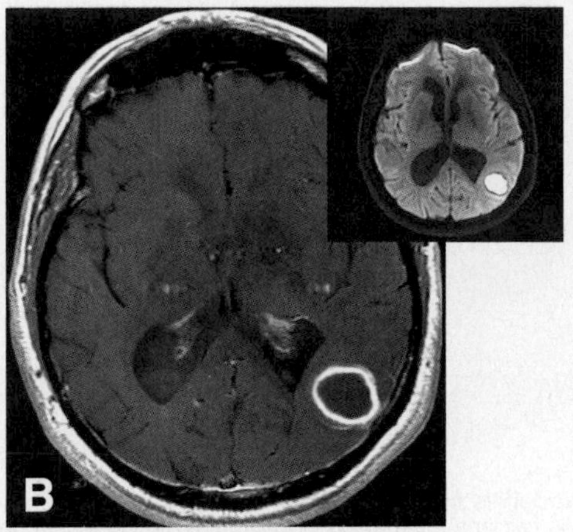

FIGURA 26-44. Absceso cerebral. A. Un absceso en los ganglios basales izquierdos desarrollado en un hombre joven con endocarditis bacteriana. **B.** Imagen axial de RM reforzada con contraste en T1 de un paciente similar que muestra un anillo de refuerzo de grosor uniforme que rodea un núcleo central hipointenso. El anillo liso y uniforme es altamente sugestivo de absceso cerebral piógeno. *Recuadro*. Las imágenes de RM ponderadas por difusión (DWI) proporcionan evidencia adicional para la confirmación de este diagnóstico, ya que muestran una fuerte hiperintensidad (señal brillante) en la zona del núcleo central. Esto se debe a la restricción de la difusión de las moléculas de agua en esta zona debido al secuestro de agua por los neutrófilos en el núcleo del absceso. Por el contrario, la necrosis relacionada con metástasis y tumores cerebrales primarios malignos no muestra este grado de difusión restringida, por lo que la zona necrótica central permanece oscura en la secuencia de DWI. Otras entidades que muestran una difusión muy restringida son los infartos cerebrales, los quistes epidermoides y los tumores muy celulares como el linfoma del SNC.

se denomina signo de Romberg positivo y es reflejo una disfunción grave de la columna posterior de la médula espinal.

Demencia luética o sifilítica

T. pallidum puede permanecer latente en el cerebro durante décadas. Las espiroquetas se replican de forma lenta y escapan a los mecanismos de erradicación, lo que provoca demencia y psicosis años después de la infección inicial. Las características morfológicas incluyen pérdida localizada de neuronas corticales, desfiguración de las células nerviosas residuales («aspecto despeinado por el viento»), neurogliosis significativa y transformación de la microglía en formas alargadas con incrustaciones de hierro («células en bastón») relacionadas con ependimitis nodular.

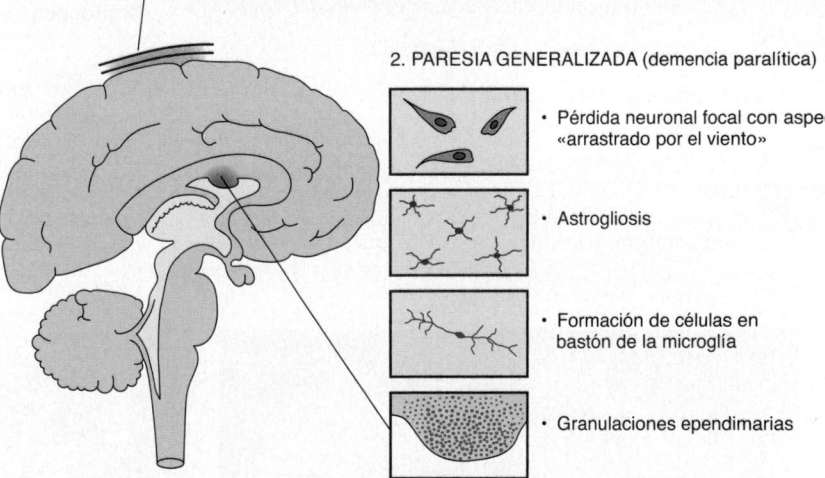

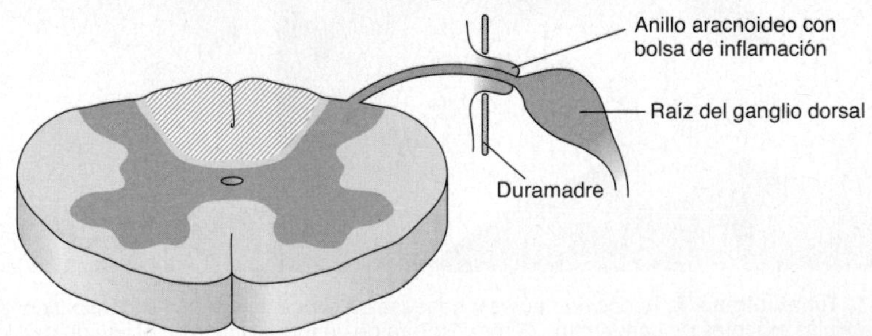

FIGURA 26-45. Sífilis del sistema nervioso central. Las características principales de la neurosis son *(1)* la inflamación meningovascular, que ocasiona paquimeningitis e infartos causados por endoarteritis obliterante; *(2)* la lesión intraparenquimatosa, la cual origina demencia; y *(3)* la neurosífilis tabética (tabes dorsal) causada por inflamación de las raíces posteriores y las meninges.

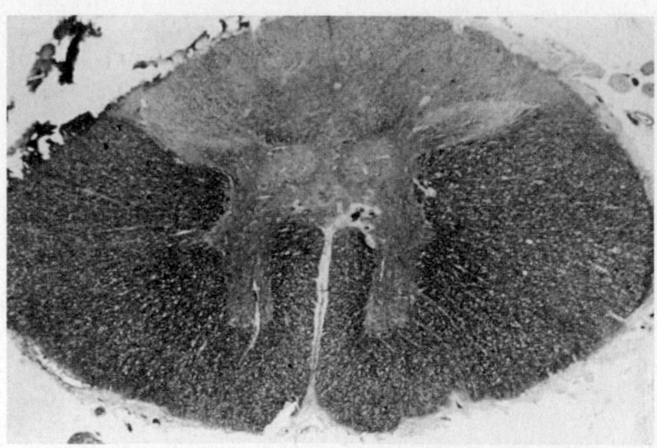

FIGURA 26-46. Neurosífilis diabética (tabes dorsal). Médula espinal de un paciente con sífilis terciaria en la que se observa la degeneración de la columna posterior (zonas pálidas en esta tinción argéntica). Dado que esto conduce a la pérdida de la propiocepción, el paciente no puede caminar sin referentes visuales.

Las infecciones por micobacterias y hongos provocan una respuesta granulomatosa

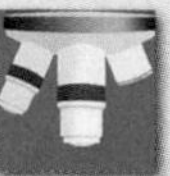

ANATOMOPATOLOGÍA: las infecciones por micobacterias y hongos evolucionan de manera más lenta que las bacterianas. Las células gigantes multinucleadas se encuentran entremezcladas con linfocitos y células plasmáticas. El exudado tiende a acumularse en la base del cerebro, alrededor del tronco del encéfalo, en lugar de las concavidades, como sucede en la meningitis bacteriana.

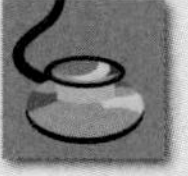

CARACTERÍSTICAS CLÍNICAS: la meningitis basilar crónica puede bloquear el flujo de LCR a través de los forámenes de Magendie y Luschka, lo que provoca hidrocefalia, cefalea, náusea y vómito. Pueden producirse parálisis de los nervios craneales, ya que muchos de estos se originan a partir del tronco del encéfalo que atraviesa la zona de exudado.

Meningitis tuberculosa y tuberculoma

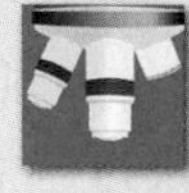

ANATOMOPATOLOGÍA: la meningitis tuberculosa es una infección crónica que provoca una respuesta granulomatosa del huésped caracterizada por células gigantes multinucleadas y linfocitos que rodean zonas de necrosis caseosa. Al igual que la neurosífilis, la meningitis micobacteriana puede provocar fibrosis meníngea, hidrocefalia comunicante y arteritis que pueden causar infartos. Dado que la meningitis tuberculosa afecta preferentemente la base del cerebro, estos infartos suelen estar localizados en la distribución de las arterias estriadas penetrantes y del tronco del encéfalo. La meningitis tuberculosa no tratada suele ser mortal en 4 a 6 semanas, pero puede progresar más rápidamente en pacientes con inmunodepresión. La tuberculosis parenquimatosa produce **tuberculomas**, que son masas individuales con necrosis caseosa central rodeada de inflamación granulomatosa (fig. 26-47). En partes del mundo donde la tuberculosis es endémica, los granulomas micobacterianos son la causa más habitual de masas cerebrales (fig. 26-48). En la infancia, estos granulomas tienden a localizarse en la fosa posterior, que es también la localización más frecuente de los tumores cerebrales infantiles. Los tuberculomas confluentes se observan en la tuberculosis miliar. La meningitis tuberculosa suele ser reflejo de una diseminación hematógena a partir de un foco pulmonar inicial, ya que los granulomas intraparenquimatosos se rompen en el LCR y producen meningitis. El **enfermedad de Pott** es una tuberculosis de la columna vertebral, en la que una masa granulomatosa epidural destruye la porción ósea de la columna y provoca la compresión de la médula espinal (fig. 26-49).

Infecciones micóticas

Las infecciones micóticas del SNC suelen ser oportunistas, lo que se manifiesta por el ciclo de vida saprofítico lento de estos microorganismos, aunque algunos pueden ser suficientemente virulentos como para producir enfermedad en individuos sin inmunocompromiso. Los hongos que invaden los tejidos pueden ser de forma redonda u oval, por lo general, con un patrón de gemación, en levaduras o hifas ramificadas. En algunas infecciones se observan levaduras e hifas en los tejidos infectados, lo que permite la identificación provisional del hongo en los cortes de tejido. No obstante, el diagnóstico definitivo requiere la confirmación mediante estudios antigénicos, PCR o crecimiento en cultivo.

Criptococo

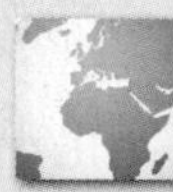

EPIDEMIOLOGÍA: la meningitis por hongos más habitual es la criptocócica. *Cryptococcus* suele actuar de forma oportunista en pacientes con inmunodepresión, pero también puede establecer meningitis en un huésped sin alteraciones de la inmunidad. Las aves son el principal reservorio de *Cryptococcus neoformans*. La inhalación de partículas de excremento de estos animales que contiene el hongo inicia

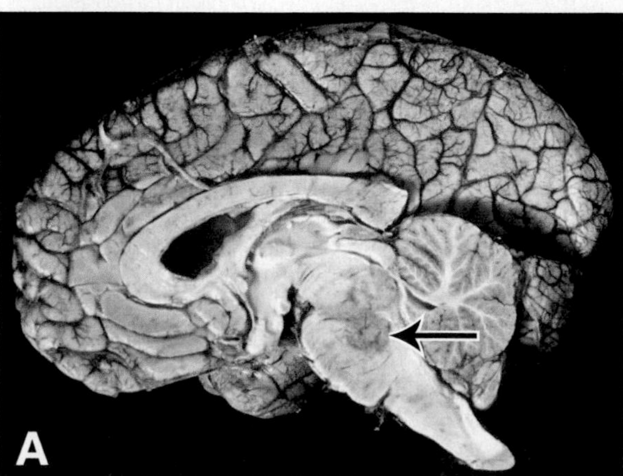

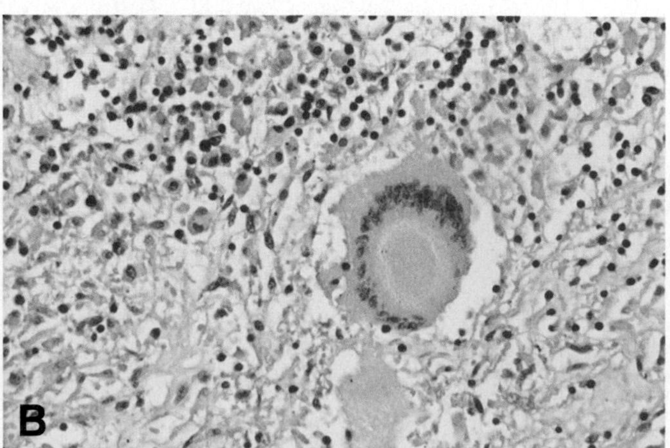

FIGURA 26-47. Tuberculoma. A. Focos de necrosis caseosa en el puente y el mesencéfalo (*flecha*). **B.** El examen microscópico muestra necrosis caseosa, macrófagos y células gigantes de Langerhans dentro. Rotura de un tuberculoma en el líquido cefalorraquídeo produce meningitis tuberculosa.

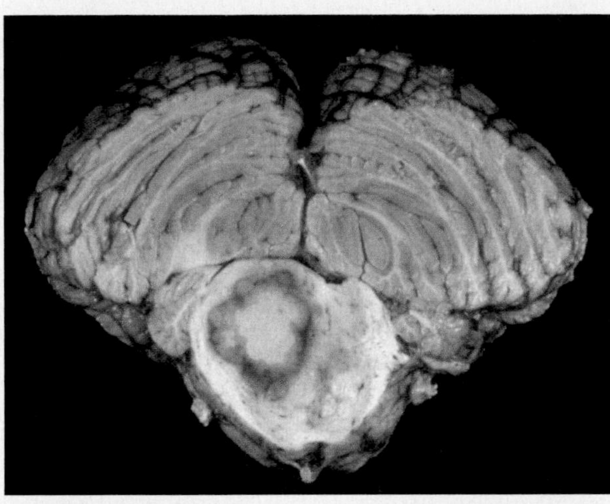

FIGURA 26-48. Tuberculoma. Foco de necrosis caseosa presente en el puente y el mesencéfalo. En algunas partes del mundo donde la tuberculosis es endémica, los tuberculomas están entre las primeras causas de masas cerebrales. (Cortesía del Dr. F. Stephen Vogel, *Duke University*).

una infección pulmonar que puede permanecer confinada en los pulmones o diseminarse y afectar otros órganos, incluido el cerebro.

ANATOMOPATOLOGÍA: *C. neoformans* suele provocar respuestas granulomatosas, con focos de infección con aspecto de discretos nódulos blanquecinos, de aproximadamente 1 mm de diámetro. Los organismos pueden permanecer confinados en el espacio subaracnoideo, pero la infección a veces se disemina hacia la parénquima cerebral. Pueden ser abundantes, sobre todo en los espacios de Virchow-Robin. En ocasiones se observan células gigantes multinucleadas, a veces con microorganismos fagocitados en su interior, acompañados por escasas células epitelioides y unos cuantos linfocitos. Estos microorganismos están encapsulados, presentan gemación de levaduras cuyo tamaño es grande en comparación con otros hongos (5 a 15 µm) y presentan una capa externa gelatinosa, que se aprecia como un halo de color claro. La cápsula gelatinosa confiere a los microabscesos un aspecto claro y brillante que los asemeja a pompas de jabón (fig. 26-50). Los organismos pueden resaltarse agregando una gota de LCR mezclada con tinta china (fig. 26-51). Esta cápsula protege al hongo de la respuesta inmunitaria del huésped y esto explica por qué la respuesta inflamatoria es mínima. La cápsula posee antígenos específicos que pueden ser detectados en el LCR mediante la prueba con látex contra el antígeno criptocócico.

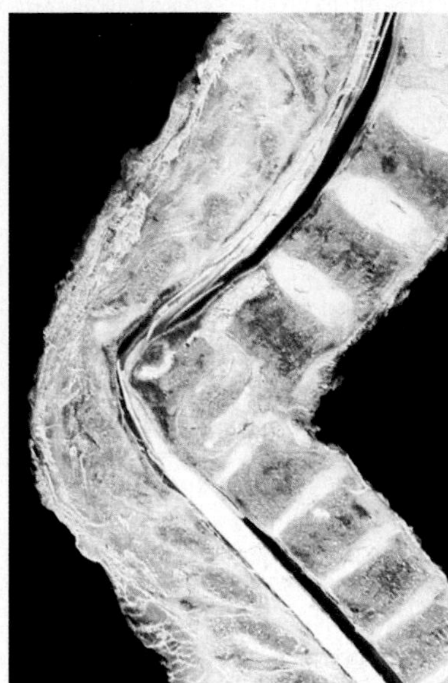

FIGURA 26-49. Enfermedad de Pott. La tuberculosis de la columna vertebral produce un colapso lento de las vértebras y su angulación aguda (deformidad en «joroba»). La compresión de la médula espinal puede dar lugar a manifestaciones mielopáticas. (Cortesía de Dr. F. Stephen Vogel, Duke University).

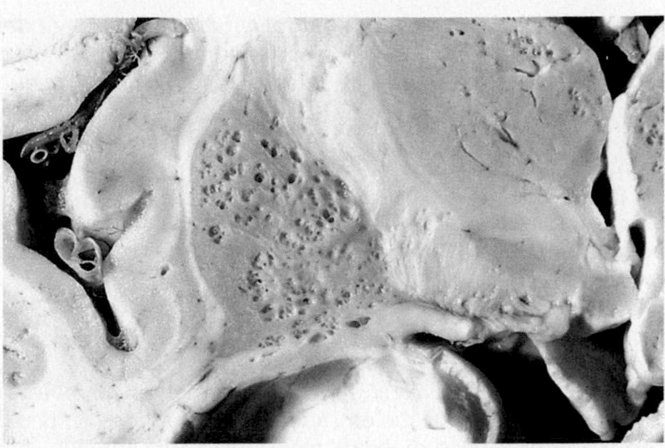

FIGURA 26-50. Abscesos criptocócicos en «burbuja de jabón». Los microorganismos encapsulados son abundantes en el espacio de Virchow-Robin y en los microabscesos dentro del parénquima cerebral. La cápsula del hongo tiene un aspecto brillante y transparente que semeja burbujas de jabón. (Cortesía del Dr. F. Stephen Vogel, Duke University).

Coccidioidomicosis

Coccidioides immitis es endémico en las regiones áridas del suroeste de Estados Unidos y el Valle de San Joaquín en California. La infección pulmonar inicial suele ser asintomática y rara vez se disemina. Provoca inflamación supurativa y granulomatosa que a veces incluye arteritis, que puede complicarse con infarto. El organismo aparece en los tejidos como esférulas refringentes muy llamativas, que forman endosporas retráctiles.

Histoplasmosis

La histoplasmosis (*Histoplasma capsulatum*) es una enfermedad endémica en la cuenca del Mississippi y en general causa infecciones pulmonares asintomáticas, pero en algunos casos raros pueden ob-

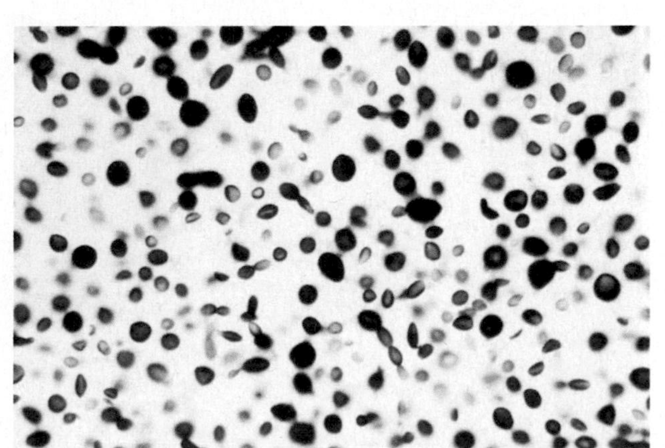

FIGURA 26-51. Meningitis criptocócica. Los criptococos varían en tamaño (5-15 µm de diámetro), lo que los coloca entre los mayores hongos productores de levaduras (tinción tricrómica de Gomori). Se reproducen por gemación. (Cortesía Dr. F. Stephen Vogel, Duke University).

servarse pequeñas levaduras intracitoplasmáticas del hongo dentro de los macrófagos en el SNC. Esto ocasiona meningitis crónica en la que la superficie del cerebro puede estar recubierta por pequeños granulomas.

Blastomicosis

La blastomicosis (*Blastomyces dermatitidis*) es una causa infrecuente de meningitis micótica. El microorganismo produce levaduras de base ancha.

Mucormicosis (cigomicosis)

Los hongos del orden *Mucorales* son angioinvasivos no tabicados y formadores de hifas, que suelen causar enfermedades en personas con inmunodepresión o diabetes mal controlada. Pueden invadir los grandes vasos sanguíneos de la base del cráneo, la órbita y el cuello, produciendo obstrucción e infarto distal. El diagnóstico se sospecha por la presencia de una coloración negra de la mucosa nasal secundaria al infarto.

Aspergilosis

Aspergillus es un hongo angiógeno, tabicado, que forma hifas (*Aspergillus fumigatus*), habitual en pacientes con inmunodepresión. La invasión a los vasos sanguíneos produce múltiples abscesos necróticos de color grisáceo dentro del parénquima. El pulmón es el principal sitio de infección, pero el cerebro es el segundo órgano más afectado.

Candidiasis

Candida albicans es un hongo oportunista ubicuo que presenta morfología tanto de levaduras como de seudohifas en los tejidos infectados. Es habitual en pacientes con inmunodepresión y provoca numerosos microabscesos. Por regla general produce invasión sistémica, y en estudios de autopsia en grandes hospitales es la infección micótica sistémica más habitual.

Exserohilum rostratum: infección por inyecciones contaminadas de corticoesteroides

En 2012 y 2013 se rastreó una grave epidemia de infecciones micóticas localizadas en la columna vertebral y en la base del cráneo debido a un control de calidad inadecuado en la producción de corticoesteroides para la inyección local en el tratamiento del dolor articular, paraespinal y epidural. *Exserohilum rostratum*, un hongo ambiental pigmentado que rara vez infecta a los humanos, fue el causante en la mayoría de los casos. Produjo la destrucción de los tejidos blandos y el hueso con afectación potencial de las arterias vertebrales y basilares. Cerca de 700 pacientes fueron afectados y hubo casi 60 muertes. Esta grave epidemia reveló el control de calidad inadecuado y la propagación nacional de los componentes inyectables contaminados.

La gravedad, el tiempo de evolución y la resolución de las infecciones virales del sistema nervioso central son variables

Las infecciones virales del SNC producen manifestaciones muy diversas, desde meningitis viral, que no pone en riesgo la vida, hasta encefalitis viral muy grave, con destrucción del parénquima. Pueden desarrollarse en el lapso de unas horas o durante décadas. Además de producir infecciones, los virus se han implicado en algunas enfermedades autoinmunitarias y neurodegenerativas.

Meningitis viral

La infección de las meninges es quizás la infección viral más habitual del SNC, que es por lo general benigna y se resuelve sin dejar secuelas. Los agentes causales más habituales son enterovirus (p. ej., virus coxsackie B y ecovirus), pero los virus de la parotiditis, de la coriomeningitis linfocítica, de Epstein-Barr y del herpes simple pueden producirla en casos esporádicos. La meningitis viral (una enfermedad propia de los niños y adultos jóvenes) se caracteriza por fiebre de inicio repentino con intensa cefalea. El LCR presenta linfocitosis y ligero aumento en la concentración de proteínas, pero a diferencia de la meningitis bacteriana no se observa disminución de la concentración de glucosa en el LCR.

Encefalitis viral

Las manifestaciones de las infecciones virales del parénquima del SNC son heterogéneas desde el punto de vista clinicopatológico (fig. 26-52). Por ejemplo, la poliomielitis afecta las motoneuronas medulares y del tronco del encéfalo, mientras que el herpes simple afecta los lóbulos temporales.

La panencefalitis esclerosante subaguda (PEES) afecta la sustancia gris, mientras que la leucoencefalopatía multifocal progresiva (LEMP) es un trastorno de la sustancia blanca. Los mecanismos de tropismo viral pueden deberse a interacciones específicas de unión de los virus a receptores de membrana plasmática en células específicas del SNC, su capacidad para permanecer latentes y su replicación selectiva en microambientes intracelulares específicos. Los virus pueden explotar los sistemas de transporte axonal para

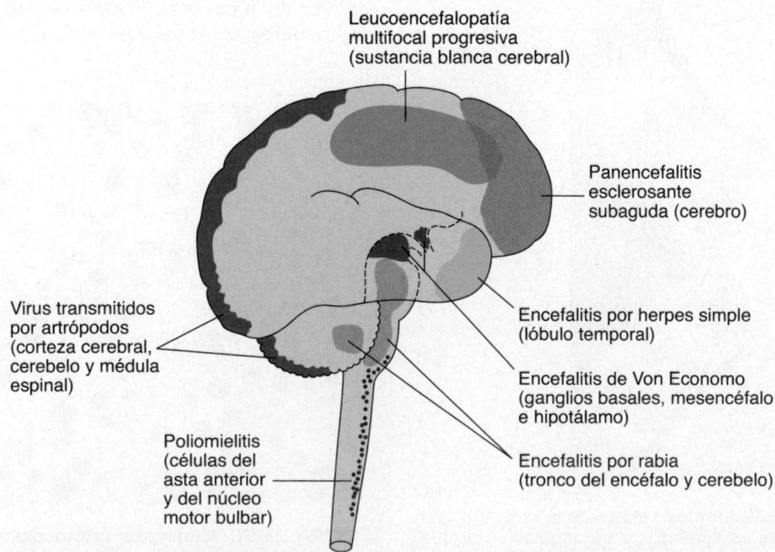

FIGURA 26-52. Distribución de lesiones por diferentes encefalitis virales.

desplazarse a sitios distantes de su punto de entrada, como ejemplifican los virus de la rabia y del herpes.

ANATOMOPATOLOGÍA: la mayor parte de las infecciones virales del SNC se caracterizan por la presencia de linfocitos perivasculares, activación de macrófagos y microglial (con formación de células de Gitter, fagocitos microgliales con de restos de mielina) y neurogliosis (fig. 26-53). Los cambios mencionados no son específicos de las infecciones virales, pero la presencia de inclusiones virales es alta y sugiere infección viral (fig. 26-54). Los cuerpos de inclusión no se dan con todas las infecciones virales. La hibridación *in situ*, la PCR y la inmunoquímica son las técnicas más utilizadas para establecer un diagnóstico.

CARACTERÍSTICAS CLÍNICAS: la mayoría de las encefalitis virales comienzan de manera repentina. Los déficits neurológicos específicos (p. ej., la parálisis de la poliomielitis o la disfagia en la rabia) son reflejo la localización de la infección. La mayoría de las encefalitis evolucionan rápidamente, pero la velocidad es variable. Por ejemplo, la evolución clínica de la PEES puede durar años. Los virus del herpes simple y de la varicela-zóster (VVZ) pueden permanecer latentes en los ganglios sensitivos durante años, para reactivarse décadas después de la infección inicial.

Poliomielitis

El término **poliomielitis** describe cualquier inflamación de la sustancia gris de la médula espinal, pero se usa más para una infección por el poliovirus. Este es un enterovirus caracterizado por ser pequeño, estar formado por una sola cadena de ARN y carecer de envoltura. La evidencia histórica indica que la poliomielitis se presentó de forma epidémica desde la antigüedad. Las personas afectadas eliminan grandes cantidades del virus a través de las heces, y se disemina por vía fecal-oral. El virus es resistente a los ácidos, por lo que sobrevive en el estómago. Inicia la infección en el intestino delgado y accede al SNC a través del torrente sanguíneo.

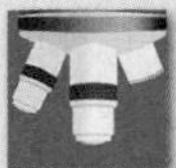

ANATOMOPATOLOGÍA: los sitios de unión en las motoneuronas permiten entrar a los virus y replicarse dentro de estas células. Las células infectadas pueden presentar cromatólisis, después de lo cual son fagocitadas por macrófagos (neuronofagia). La respuesta inflamatoria inicial transitoria incluye la presencia de neutrófilos, a la que siguen los linfocitos rodeando los vasos sanguíneos de la médula espinal y el tronco del encéfalo.

La corteza motora no suele presentar inflamación, pero puede contener nódulos microgliales, que son grupos localizados de células de la microglía y linfocitos. La respuesta inmunitaria del huésped contra los virus, aunque limitada, puede evitar el avance clínico de la enfermedad. Cortes de médula espinal de casos de poliomielitis curada muestran pérdida neuronal, con degeneración secundaria de las raíces ventrales y los nervios periféricos correspondientes.

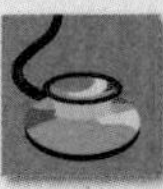

CARACTERÍSTICAS CLÍNICAS: después de varios días, los síntomas inespecíficos como la fiebre, el malestar y la cefalea son seguidos por signos de meningitis y luego por la parálisis. En los casos graves, los músculos del cuello, el tronco y las cuatro extremidades pueden ser impotentes.

La parálisis de los músculos respiratorios puede poner en riesgo la vida. Los pacientes con una enfermedad más leve pueden mostrar una parálisis asimétrica y parálisis en parches, con mayor frecuencia en las piernas.

La mejoría comienza tras 1 semana, y solo algunos de los músculos afectados presentan parálisis permanente. La mortalidad varía del 5% al 25%, en general debido a una insuficiencia respiratoria. El desarrollo de una vacuna efectiva contra el virus de la polio en la década de 1950 ha permitido erradicar la enfermedad en la mayor parte del mundo. Sin embargo, en partes de Asia y África, la inestabilidad política ha puesto en riesgo los programas de vacunación. Recientemente, la poliomielitis de tipo natural se ha detectado en el Congo, donde muchas personas no han sido vacunadas y no están inmunizadas, lo que se traduce en altas tasas de mortalidad.

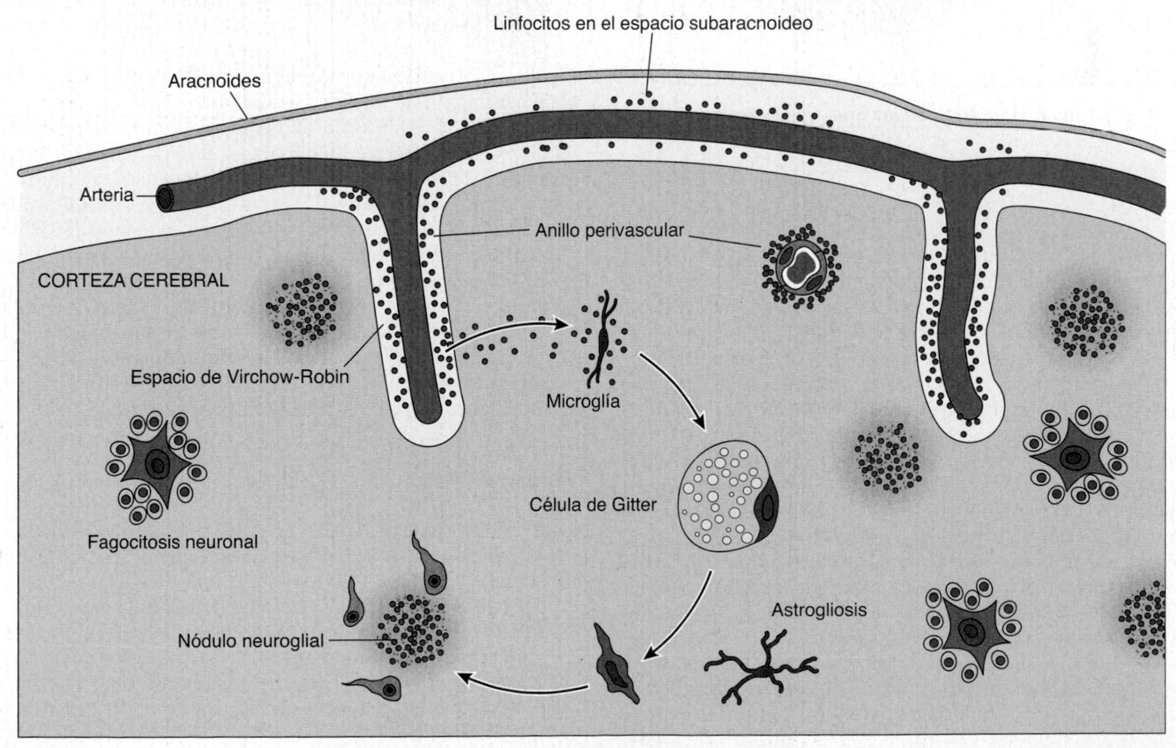

FIGURA 26-53. Tipos de lesiones por encefalitis viral.

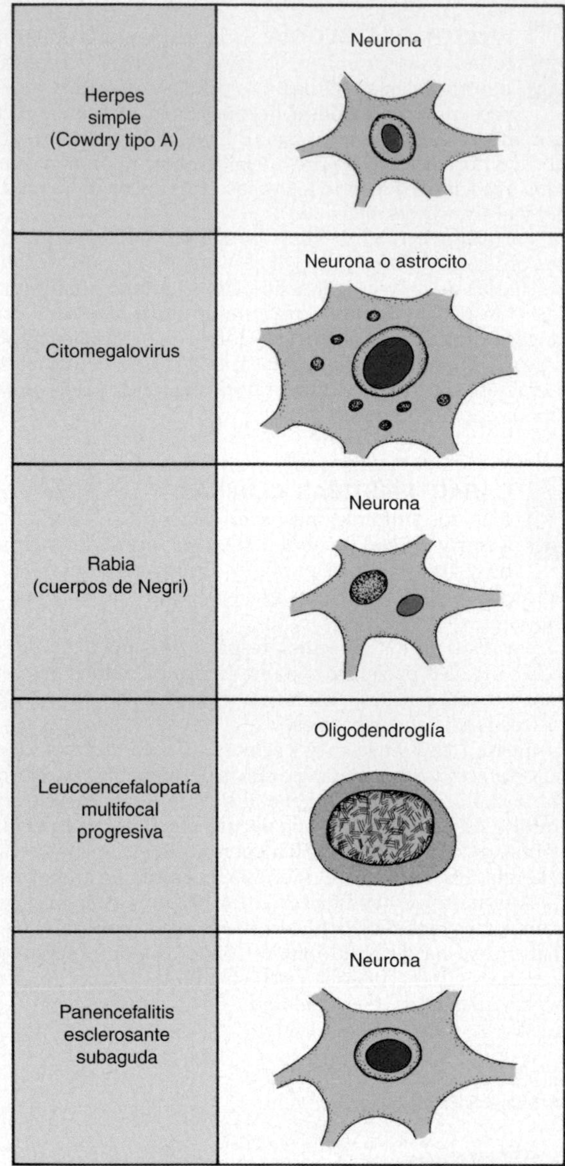

FIGURA 26-54. Cuerpos de inclusión en las encefalitis virales.

Rabia

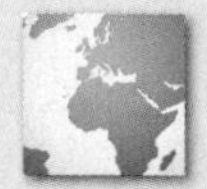

EPIDEMIOLOGÍA: la rabia es una encefalitis causada por un virus de una sola cadena de ARN con envoltura que pertenece al grupo de los rabdovirus. Los principales reservorios del virus son perros, lobos, zorros y zorrillos, pero también puede encontrarse en murciélagos y otros animales domésticos, incluidos ganado vacuno, caprino y porcino. El virus de la rabia se transmite a los humanos a través de saliva contaminada, mediante una mordedura.

En Estados Unidos, donde los perros son vacunados de manera sistemática contra la rabia, las pocas infecciones humanas por rabia (de 1 a 5 al año) suelen producirse tras la exposición a murciélagos con la infección. En regiones de Asia, África y Sudamérica, sin embargo, la rabia es endémica y la mayoría de las infecciones humanas proceden de mordeduras de perro. La rabia mata a más de 50 000 personas al año. Se han producido casos de transmisión yatrógena por trasplante de córneas, órganos sólidos y tendones. La rabia es rara en los países industrializados, por lo que es un diagnóstico difícil de considerar en caso de donación de órganos. Sin embargo, debido a que las consecuencias de la transmisión yatrógena son la muerte de todos los casos con síntomas terribles, se tiene un extremo cuidado al obtener cualquier tejido de donantes que hayan muerto por enfermedades neurológicas atípicas o extrañas.

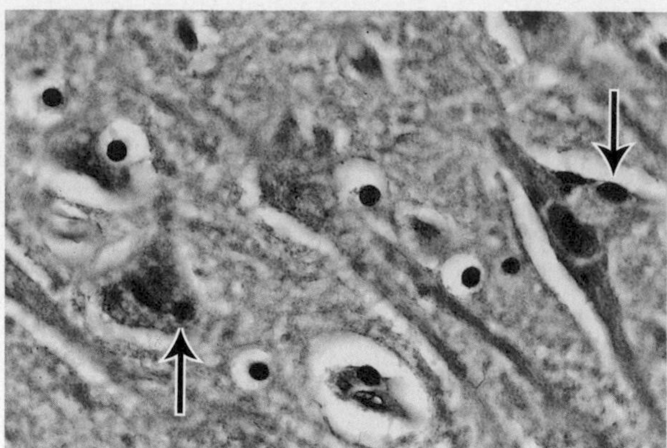

FIGURA 26-55. Cuerpos de Negri. La encefalitis por el virus de la rabia se caracteriza por la presencia de cuerpos de inclusión eosinófilos citoplasmáticos redondos similares a eritrocitos *(flechas)*.

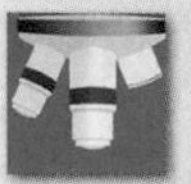

ANATOMOPATOLOGÍA: el virus entra en los nervios periféricos y es transportado por vía retrógrada a través del flujo axoplasmático para llegar a la médula espinal y el cerebro. Los intervalos de latencia varían en proporción a la distancia de transporte, desde 10 días hasta incluso 3 meses.

Se observan linfocitos perivasculares, escasas neuronas con cromatólisis y fagocitosis, además de nódulos de microglía. La inflamación predomina en el tronco del encéfalo y afecta al cerebelo y al hipotálamo. La presencia de cuerpos de inclusión virales citoplasmáticos eosinófilos en el hipocampo, el tronco del encéfalo y las células de Purkinje (**cuerpos de Negri**) confirman el diagnóstico (fig. 26-55).

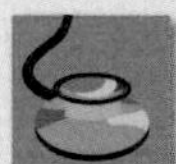

CARACTERÍSTICAS CLÍNICAS: la destrucción de neuronas del tronco del encéfalo por el virus de la rabia ocasiona espasmo doloroso de la faringe, lo que ocasiona odinofagia y disfagia, así como la tendencia a la aspiración de líquidos; esto explica el término original de «hidrofobia». Los síntomas clínicos también son reflejo de una encefalopatía generalizada, con irritabilidad, agitación, crisis convulsivas y delirio. Hasta en el 15 % de los casos, la rabia se presenta de forma paralizante, similar al síndrome de Guillain-Barré, más que una forma de encefalopatía con agitación. El LCR presenta una respuesta característica que incluye: *(1)* aumento moderado de linfocitos, *(2)* un ligero aumento de proteínas y *(3)* glucosa y presión del LCR normales. Una vez que aparecen los síntomas, la enfermedad evoluciona de forma progresiva hasta la muerte en un lapso de una a varias semanas. La vacunación urgente contra la rabia y la aplicación de globulina hiperinmunitaria están indicados para la profilaxis postexposición.

Virus del herpes

Los virus del herpes incluyen el herpes simple (tipos 1 y 2), el VVZ, el citomegalovirus (CMV), el virus de Epstein-Barr (VEB) y el virus B símico.

HERPES SIMPLE DE TIPO 1: el virus del herpes simple de tipo 1 (VHS-1) produce la mayor parte de los llamados «herpes labial». La región donde aparecen lesiones vesiculares en los labios está inervada por los axones sensitivos del ganglio del trigémino. El VHS-1 puede permanecer latente en el ganglio del trigémino, donde prolifera durante períodos de estrés y se transmite de forma centrífuga a través del tronco del nervio hasta los labios. La reactivación y diseminación del VHS-1 hacia el SNC da lugar a una encefalitis por herpes, que es la causa más común de encefalitis viral esporádica (es decir, no epidémica).

ANATOMOPATOLOGÍA: la encefalitis herpética es una infección fulminante que se localiza principalmente en uno o ambos lóbulos temporales. Los lóbulos temporales presentan edema, hemorragia y necrosis (fig. 26-56). La respuesta inflamatoria se caracteriza por el predominio de linfocitos con distribución perivascular (fig. 26-57). Las arteriolas y las arterias de pequeño calibre se tornan hemorrágicas y edematosas. Hay presencia de inclusiones intranucleares eosinófilas, por lo general rodeadas por un halo (Cowdry A), tanto en las neuronas como en las células de la neuroglía (fig. 26-58). La detección de proteínas virales mediante inmunohistoquímica es fiable desde el punto de vista diagnóstico. El diagnóstico suele realizarse mediante PCR del LCR y cultivo viral.

HERPES SIMPLE DE TIPO 2: en las mujeres, el virus del herpes simple de tipo 2 (VHS-2) produce lesiones vesiculares en la vulva (herpes genital), aunado a una infección latente de los ganglios pélvicos. Los neonatos pueden adquirir el VHS-2 al pasar a través del canal del parto y desarrollar más adelante una encefalitis fulminante que causa una importante necrosis licuefactiva del cerebro y el cerebelo.

VARICELA ZÓSTER: el virus varicela-zóster (VVZ) produce la varicela, que es una enfermedad exantemática de la infancia, después de la cual el VVZ puede permanecer latente en los ganglios de las raíces dorsales. En una etapa tardía de la vida, en particular después de los 60 años, el virus puede reactivarse y transportarse hasta las terminaciones sensitivas de los axones en la piel, lo que ocasiona erupciones vesiculares cutáneas extremadamente dolorosas denominadas «herpes», que siguen la distribución de los dermatomas inervados por las raíces de los ganglios dorsales en las que se localiza el virus. Esta infección produce mínima inflamación y rara vez se disemina al SNC. Presenta cuerpos de inclusión intranucleares Cowdry A similares a los observados en el VHS.

En casos infrecuentes, el VVZ puede producir la muerte por encefalitis, y ha sido implicado en la arteritis aislada de células gigantes en el SNC, que originaría un ictus. Las lesiones herpéticas son indicio de la reactivación de una infección latente por VVZ, y pueden ser la primera manifestación de una enfermedad inmunitaria. El dolor y la erupción vesicular pueden ser muy intensas e incapacitantes, pero en la actualidad se cuenta con una vacuna contra el VVZ que se recomienda aplicar en individuos mayores de 60 años de edad.

CITOMEGALOVIRUS: el CMV atraviesa la placenta e induce una encefalitis en el útero. Las lesiones en el SNC embrionario se caracterizan por necrosis y calcificación periventricular. Dada la proximidad de estas lesiones con el tercer ventrículo y el acueducto, pueden originar hidrocefalia obstructiva. En los adultos, el CMV produce encefalitis en huéspedes con inmunodepresión. Se observan inclusiones virales eosinófilas en el núcleo y el citoplasma de astrocitos y neuronas, más evidentes en los núcleos de mayor tamaño, donde se observan mejor definidos y rodeados por un halo (fig. 26-59).

Encefalitis viral transmitida por artrópodos

EPIDEMIOLOGÍA: los virus transmitidos por artrópodos, o **arbovirus,** se contagian entre vertebrados mediante vectores hematófagos (p. ej., mosquitos, garrapatas). Los principales tipos de parvovirus que generan encefalitis en el humano son los *Togaviridae*, *Bunyaviridae* y *Flaviviridae*. Las infecciones por arbovirus son zoonosis de animales, y los humanos son infectados cuando son picados por artrópodos hematófagos. Los humanos no son reservorios de estos virus ni favorecen su propagación. Las diferentes encefalitis causadas por arbovirus se denominan principalmente por el lugar geográfico en que fueron diagnosticados por primera vez (tabla 26-1);

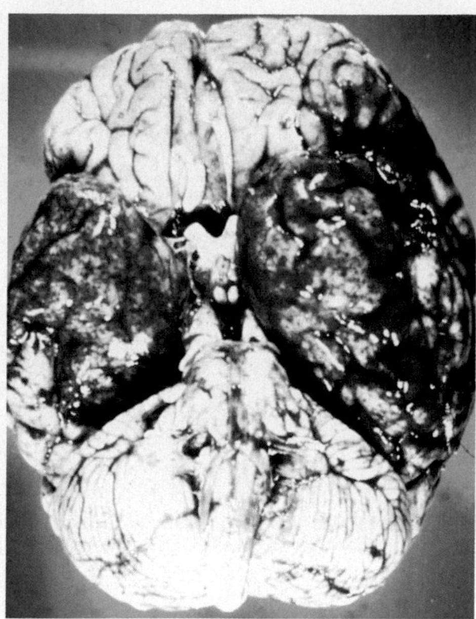

FIGURA 26-56. Encefalitis por herpes simple. Los lóbulos temporales muestran edema, hemorragia y necrosis. El daño selectivo de los lóbulos temporales a menudo conduce a alteraciones de la memoria y crisis convulsivas complejas parciales. (Cortesía del Dr. F. Stephen Vogel, Duke University).

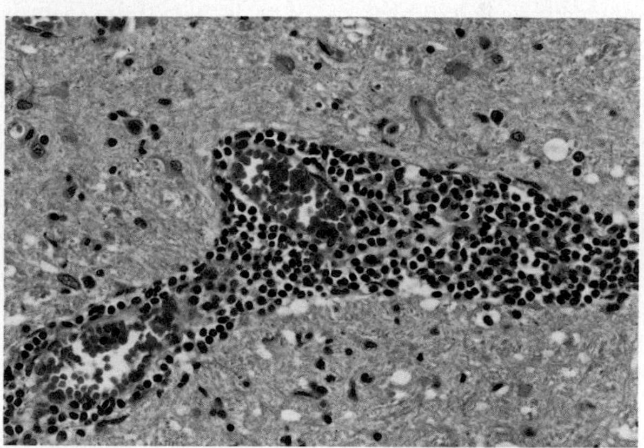

FIGURA 26-57. Encefalitis por herpes simple. Al microscopio, la muestra presenta intensa inflamación linfocítica perivascular. Este hallazgo refleja la presencia de una inflamación activa, pero no es específico de ninguna etiología viral.

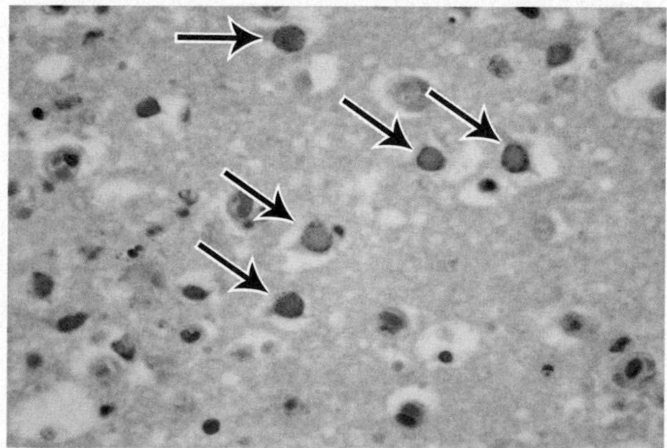

FIGURA 26-58. Encefalitis por herpes simple. Las neuronas infectadas muestran inclusiones nucleares virales eosinofílicas (inclusiones de tipo Cowdry A) que llenan los núcleos (*flechas*). Se trata de una valiosa guía de diagnóstico, ya que solo un número limitado de virus producen inclusiones de tipo Cowdry A.

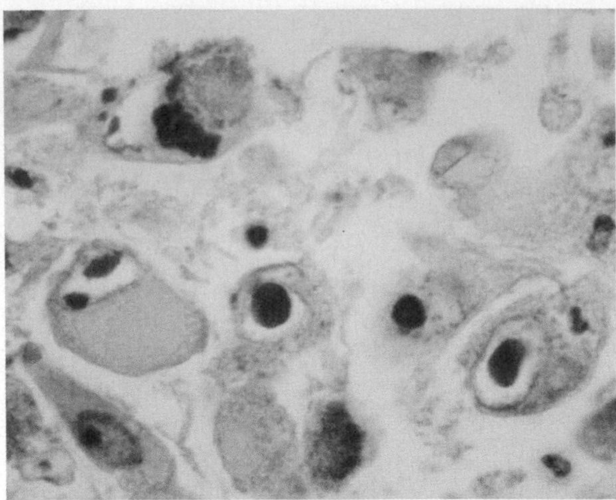

FIGURA 26-59. Ependimitis por citomegalovirus. Las células ependimarias infectadas con crecimiento grotesco presentan grandes inclusiones intranucleares.

por ejemplo, las encefalitis equinas del Este, del Oeste y venezolana; la encefalitis de San Luis; la encefalitis japonesa B; la encefalitis de California, y la encefalitis del oeste del Nilo. Esta última ha eclipsado en términos numéricos a las demás encefalitis por arbovirus en Estados Unidos desde su aparición inicial en 1999. La epidemia de la encefalitis del oeste del Nilo sigue apareciendo, lo que subraya la importancia de controlar los mosquitos. La mayoría de los casos de infección por este virus son asintomáticos, por lo que muchas de las infecciones no son reconocidas. Como la infección puede transmitirse por transfusión sanguínea, ahora es necesario examinar la sangre para detectar el virus del oeste del Nilo. Los pacientes inmunodeprimidos pueden tener un curso fulminante con las infecciones por arbovirus. La encefalitis por el virus del Zika apareció en el Caribe, Sudamérica y Centroamérica en 2015. Produce malformaciones devastadoras del sistema nervioso en el útero, con independencia del trimestre en que la madre se infecte. Las malformaciones incluyen microcefalia grave y calcificaciones cerebrales profundas debidas a la destrucción citotóxica en la matriz germinal. Además de transmisión vectorial, el virus del Zika puede propagarse por vía sexual y por transfusión sanguínea. Actualmente se están realizando esfuerzos importantes para desarrollar una vacuna eficaz.

TABLA 26-1
ENCEFALITIS VIRALES TRANSMITIDAS POR INSECTOS

Virus	Vector de insecto	Distribución
Encefalitis de San Luis	Mosquito	América del Norte y del Sur
Encefalitis equina del Oeste	Mosquito	América del Norte y del Sur
Encefalitis equina venezolana	Mosquito	América del Norte y del Sur
Encefalitis equina del Este	Mosquito	América del Norte
Encefalitis de California	Mosquito	América del Norte
Encefalitis del Valle de Murray	Mosquito	Australia, Nueva Papúa
Encefalitis japonesa B	Mosquito	Este y Sudeste Asiático
Encefalitis por picadura de garrapata	Garrapata	Europa del Este, países escandinavos
Encefalitis del Oeste del Nilo	Mosquito	Mundial
Encefalitis por virus Zika	Mosquito	Caribe, América del Norte y del Sur

ANATOMOPATOLOGÍA: las lesiones presentes en diversas encefalitis por arbovirus se parecen entre sí, y varían desde la meningitis leve con escasos linfocitos hasta la inflamación intensa de la sustancia gris, la trombosis de capilares y necrosis. Las neuronas infectadas no presentan inclusiones. En los focos necróticos se observa la fagocitosis de neuronas, y si el paciente sobrevive, se producen, puede desarrollarse desmielinización y neurogliosis. La encefalitis del oeste del Nilo es propensa a aparecer en la médula espinal y puede producir un síndrome que clínicamente no se diferencia de una poliomielitis clásica.

CARACTERÍSTICAS CLÍNICAS: las encefalitis transmitidas por artrópodos comparten muchas características, pero cada una tiene una evolución diferente. Por ejemplo, la encefalitis equina del Este se caracteriza por ser una enfermedad fulminante potencialmente mortal, mientras que la encefalitis equina venezolana tiende a presentar una evolución más benigna. Los casos leves de encefalitis por arbovirus pueden parecerse a un resfriado y ni siquiera ser diagnosticados como encefalitis. En casos más graves, el inicio es repentino, por lo general con fiebre elevada, cefalea, vómito y signos meníngeos, seguidos de letargia y coma. El riesgo de muerte es más alto en los extremos de la vida, y aquellos que sobreviven suelen presentar alteraciones cognitivas y crisis convulsivas recurrentes.

Panencefalitis esclerosante subaguda

ANATOMOPATOLOGÍA: la PEES es consecuencia de la infección por el virus del sarampión, y la mayor parte de los pacientes refieren antecedentes del cuadro clínico del sarampión. Se presenta entre 6 y 8 años después de la infección inicial, y es causada por el virus del sarampión con un defecto en la expresión de la proteína viral M (matriz). Las inclusiones intranucleares son muy evidentes en las neuronas y la oligodendroglía, además de una importante neurogliosis en la sustancia blanca y gris afectadas, un patrón de pérdida de mielina en parches y la presencia de linfocitos y macrófagos perivasculares ubicuos (fig. 26-60). Las inclusiones intranucleares son basófilas, delimitadas por un halo prominente. Las neuronas afectadas pueden contener ONF.

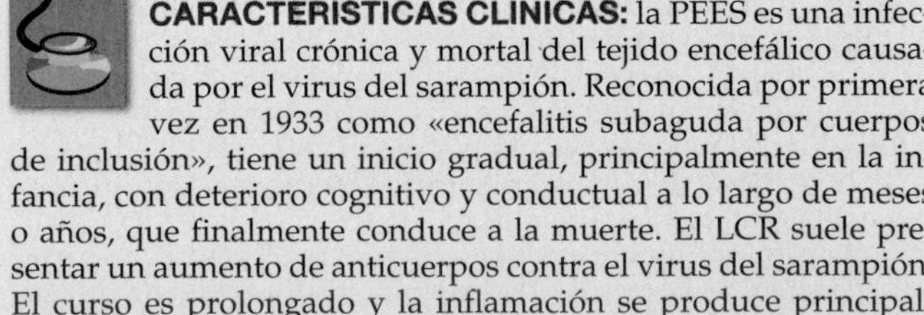

CARACTERÍSTICAS CLÍNICAS: la PEES es una infección viral crónica y mortal del tejido encefálico causada por el virus del sarampión. Reconocida por primera vez en 1933 como «encefalitis subaguda por cuerpos de inclusión», tiene un inicio gradual, principalmente en la infancia, con deterioro cognitivo y conductual a lo largo de meses o años, que finalmente conduce a la muerte. El LCR suele presentar un aumento de anticuerpos contra el virus del sarampión. El curso es prolongado y la inflamación se produce principalmente en la sustancia gris cerebral. En adultos, la PEES puede seguir una evolución más rápida. La PEES está resurgiendo como amenaza infecciosa debido a que hay quien, con información no consistente, no vacuna a sus hijos.

Leucoencefalopatía multifocal progresiva

La LEMP es una enfermedad infecciosa desmielinizante cada vez más frecuente causada por poliomavirus ubicuos que infectan los oligodendrocitos, originando citólisis y desmielinización multifocal en parches. También infectan a los astrocitos, pero en lugar de ocasionar necrosis desarrollan pleomorfismo extremo.

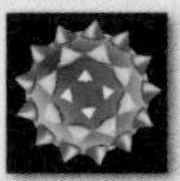

FACTORES ETIOLÓGICOS: el virus JC es un poliomavirus, muy relacionado con el virus símico 40 (VS40). Las siglas JC derivan de las iniciales del primer paciente en quien se describió la enfermedad. Más del 50 % de las personas albergan el virus, que reside en estado latente en la médula ósea tras su adquisición asintomática en etapas anteriores de la vida. Si el huésped presenta inmunodeficiencia, se produce viremia con cepas virales cepas virales específicas que tienen tendencia a dañar los nervios.

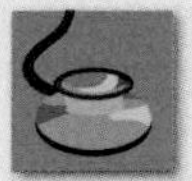

CARACTERÍSTICAS CLÍNICAS: la LEMP se presenta principalmente en pacientes con inmunodepresión, en los que se manifiesta por demencia, debilidad y disminución de la agudeza visual, y en general conduce a la muerte en un plazo de 6 meses. La LEMP es una complicación terminal en pacientes con inmunodepresión, como son aquellos en tratamiento por cáncer o lupus eritematoso, receptores de trasplante de órganos y personas con sida. La LMP puede presentarse como complicación por el uso de fármacos que inhiben la adherencia de los linfocitos T a las células endoteliales como parte del tratamiento de enfermedades inmunitarias. El natalizumab pertenece a este tipo de medicamentos y fue retirado temporalmente del mercado tras la aparición de LEMP en pacientes tratados por EM o enfermedad de Crohn. Su uso clínico se ha reintroducido con directrices estrictas.

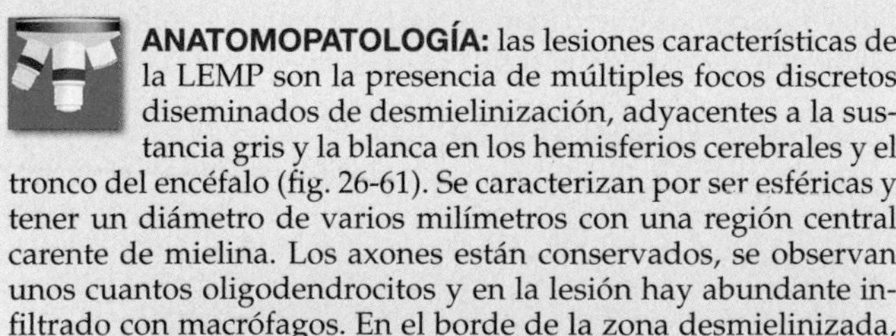

ANATOMOPATOLOGÍA: las lesiones características de la LEMP son la presencia de múltiples focos discretos diseminados de desmielinización, adyacentes a la sustancia gris y la blanca en los hemisferios cerebrales y el tronco del encéfalo (fig. 26-61). Se caracterizan por ser esféricas y tener un diámetro de varios milímetros con una región central carente de mielina. Los axones están conservados, se observan unos cuantos oligodendrocitos y en la lesión hay abundante infiltrado con macrófagos. En el borde de la zona desmielinizada,

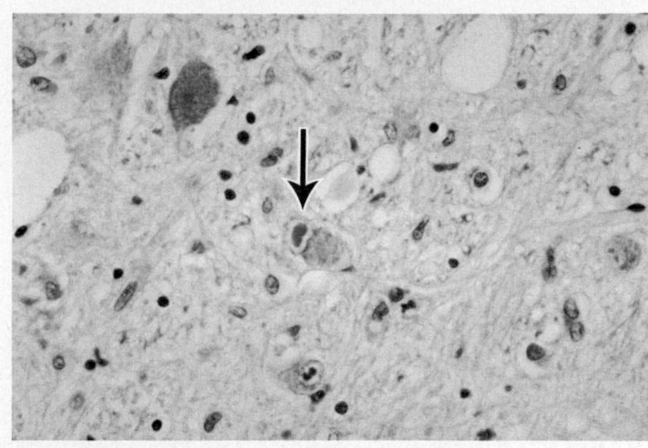

FIGURA 26-60. Panencefalitis esclerosante subaguda. El encéfalo presenta pérdida de mielina y neurogliosis reactiva. Se puede observar una inclusión intranuclear (*flecha*).

hay oligodendrocitos con núcleos aumentados de tamaño ocupados por inclusiones intranucleares en «vidrio despulido» de densidad homogénea, hipercromáticas y carentes de halo. Mediante microscopio electrónico se corrobora la presencia de viriones esféricos intranucleares de aspecto cristalino de 35 nm a 40 nm de diámetro (fig. 26-62). Los astrocitos infectados son altamente pleomorfos, a menudo con múltiples núcleos oscuros irregulares (fig. 26-63) que pueden confundirse con una malignidad.

Virus de la inmunodeficiencia humana

La enfermedad del SNC es frecuente en el sida. Algunos pacientes padecen infecciones oportunistas del SNC, como toxoplasmosis, citomegalovirus, herpes simple o LEMP, o tienen un linfoma primario del SNC (LPSNC) provocado por el VEB. La meningitis criptocócica es la meningitis micótica más frecuente en los pacientes con sida, la toxoplasmosis es la causa más frecuente de masa intracraneal, y el LPSNC es la neoplasia más frecuente. Se consideran centinelas del sida; es decir, su presencia en cualquier paciente debe llevar a sospechar el diagnóstico de la inmunodeficiencia. Hay muchas otras infecciones oportunistas del sistema nervioso que pueden complicar el sida, por lo que es importante recordar que la presentación clínica puede ser más fulminante o atípica que en otros pacientes sin inmunodepresión.

Encefalopatía por VIH

Muchos pacientes con sida presentan una encefalopatía difusa directamente atribuible a la infección activa del SNC por el retrovirus

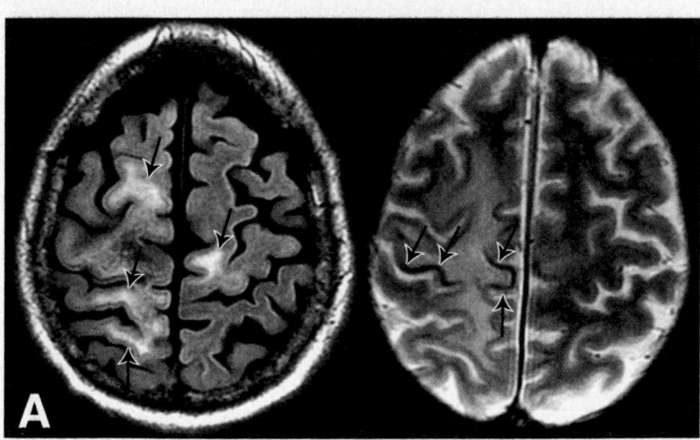

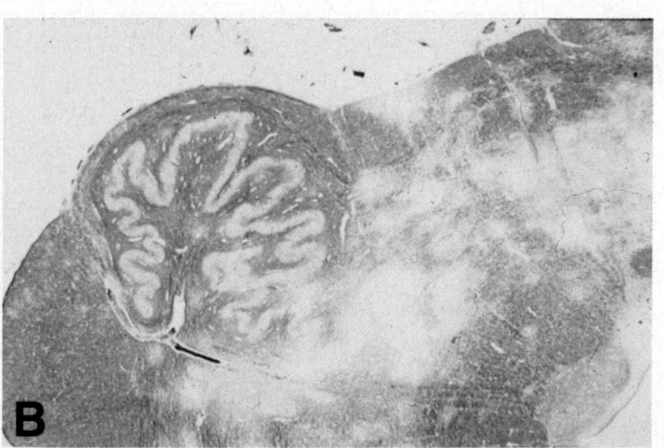

FIGURA 26-61. Leucoencefalopatía multifocal progresiva. A. Una secuencia de resonancia magnética T2-FLAIR (recuperación de inversión de atenuación de fluido) muestra hiperintensidad en parches de la sustancia blanca (recuadro izquierdo, *flechas*), y una secuencia T2-GRE (eco de gradiente) muestra hipointensidad giriforme característica (aunque no patognomónica) en forma de banda en la región subcortical de las fibras en U de la sustancia blanca (recuadro derecho, *flechas*). **B.** Tinción con azul luxol rápido de la médula espinal en la que se observa la pérdida de mielina con un patrón en parches.

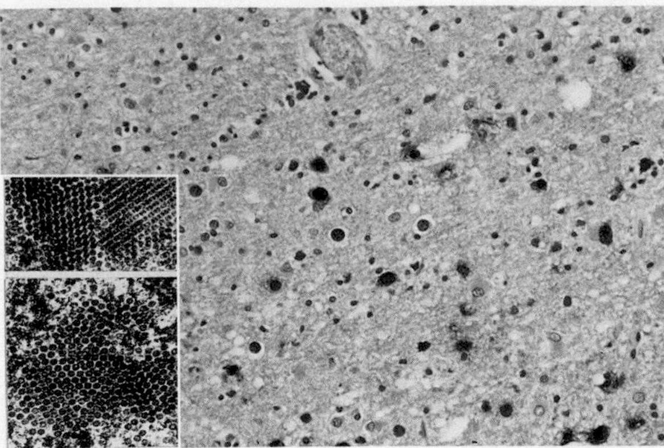

FIGURA 26-62. Leucoencefalopatía multifocal progresiva. Muestra con tinción inmunohistoquímica para el virus JC (*señal marrón*) en la que se observan numerosas células de la oligodendroglía infectadas dentro de la sustancia blanca cerebral. Mediante microscopio electrónico, se observan partículas virales intranucleares de aspecto paracristalino (*recuadros*).

VIH-1 en sí. Esto se conoce como encefalopatía por VIH (EVIH) o enfermedad neurológica asociada al VIH (EVIH). La demencia fue en su día la manifestación clínica más común de la EVIH. Varía de un deterioro cognitivo leve a grave, caracterizada por enlentecimiento del pensamiento importante (bradifrenia), a menudo con bradicinesia significativa que simula la enfermedad de Parkinson. Los macrófagos y las células de la microglía en el SNC se encuentran infectados por el VIH-1. La infección de las neuronas y los astrocitos quizá no da lugar a manifestaciones clínicas. Más bien, estas células son dañadas de manera indirecta por las citocinas o las proteínas virales neurotóxicas, que producen daño celular oxidativo.

El advenimiento del tratamiento antirretroviral de gran actividad (TARGA) ha prolongado drásticamente la esperanza y la calidad de vida de los pacientes con sida, y ha reducido las infecciones oportunistas y el linfoma primario del SNC. La mayor parte de los medicamentos utilizados como parte del TARGA no atraviesan la BHE, y, dado que el virus entra en el SNC a través de los monocitos sanguíneos infectados poco después de entrar en el organismo, el TARGA no ha alterado la incidencia de EVIH. Aun así, la presencia de casos de demencia franca se han vuelto menos frecuentes, pero la coexistencia de alteraciones sensoriales, motoras y otros defectos causantes de trastorno motor cognitivo menor se observa hasta en el 30% de los pacientes positivos para VIH-1. A medida que estas personas envejecen, esta prevalencia aumenta cada año en alrededor de un 5% adicional de la población positiva para VIH-1. El TARGA también puede complicarse con el síndrome inflamatorio de reconstitución inmunitaria (SIRI). En este síndrome, a medida que el sistema inmunitario se recupera, genera una respuesta inflamatoria abrumadora frente a una infección oportunista existente.

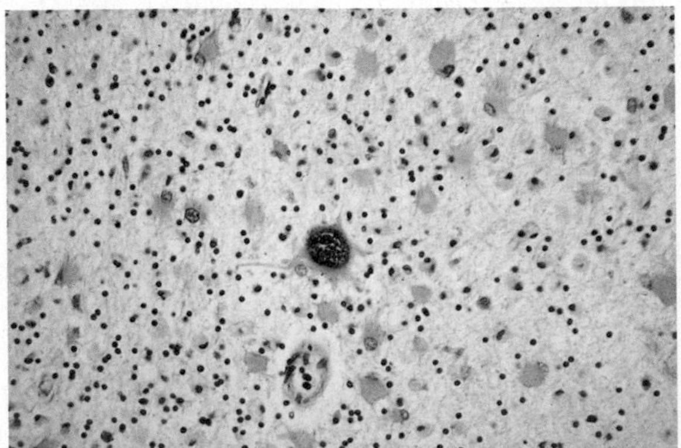

FIGURA 26-63. Leucoencefalopatía multifocal progresiva (LMP). Este astrocito de aspecto abigarrado (*centro*) puede sugerir una neoplasia, pero la presencia de macrófagos e inclusiones en vidrio despulido orienta el diagnóstico hacia LMP en lugar de una neoplasia.

El SIRI puede ocasionar un edema cerebral potencialmente mortal y la exacerbación de los síntomas focales, así como contribuir a una encefalopatía fulminante por VIH.

ANATOMOPATOLOGÍA: la EVIH se caracteriza por atrofia cerebral leve, dilatación de los ventrículos laterales y ligera prominencia de las circunvoluciones y surcos. Los cambios histológicos suelen observarse en las sustancias gris y blanca subcorticales. Las células gigantes multinucleadas de linaje monocito/macrófago se relacionan con nódulos microgliales (fig. 26-64). También son frecuentes la palidez de las zonas de mielina como reflejo de un proceso de desmielinización difusa, astrogliosis intensa y pérdida neuronal (fig. 26-65).

La **mielopatía vacuolar** es otro trastorno atribuible a la infección por VIH, aunque es menos frecuente que la encefalopatía. Se caracteriza por una vacuolización importante de las columnas posterior y lateral de la médula espinal, principalmente a nivel dorsal. La ataxia y la paraparesia espástica dominan la presentación clínica.

Tanto los parásitos protozoos como los metazoos pueden afectar el sistema nervioso central

Infecciones por protozoos

- La **toxoplasmosis** es una infección producida por un protozoo ubicuo contra el cual la mayor parte de la población posee inmunidad protectora. Los pacientes con inmunodeficiencia pierden la capacidad de limitar la proliferación de este microorganismo. Se caracteriza por la presencia de pequeños taquizoítos en forma de coma y grandes quistes formados por múltiples microorganismos (bradizoítos) relacionados con inflamación crónica, necrosis hística y vasculitis. La toxoplasmosis es la causa más frecuente de masas intracraneales múltiples en pacientes con sida (fig. 26-66).
- ***Naegleria* spp.** causa meningoencefalitis amebiana primaria, un tipo de meningitis fulminante que conduce con rapidez a la muerte, caracterizado por edema cerebral difuso. La inoculación cerebral tiene lugar por vía nasal a través de la lámina cribiforme en personas que nadan en aguas estancadas a temperatura templada. Los trofozoítos de *Naegleria* tienen semejanza con los macrófagos (fig. 26-67).
- ***Acanthamoeba*** produce encefalitis granulomatosa amebiana, una enfermedad subaguda, por lo general mortal, caracterizada

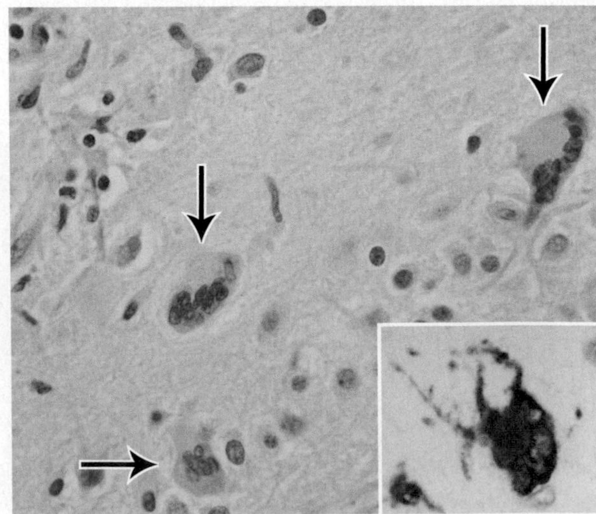

FIGURA 26-64. Encefalitis o encefalopatía por virus de la inmunodeficiencia humana (EVIH). Presencia de células gigantes multinucleadas *(flechas)*, por lo general de localización perivascular, característica de la encefalitis por VIH. *Recuadro:* tinción inmunohistoquímica con anti-p24 del VIH.

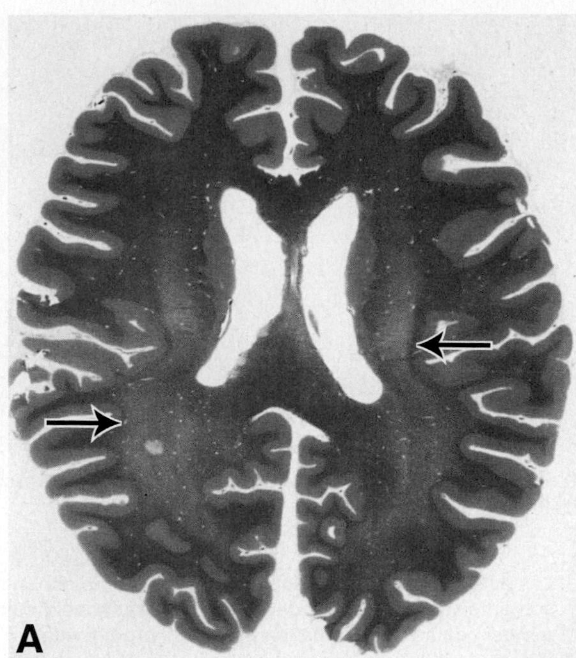

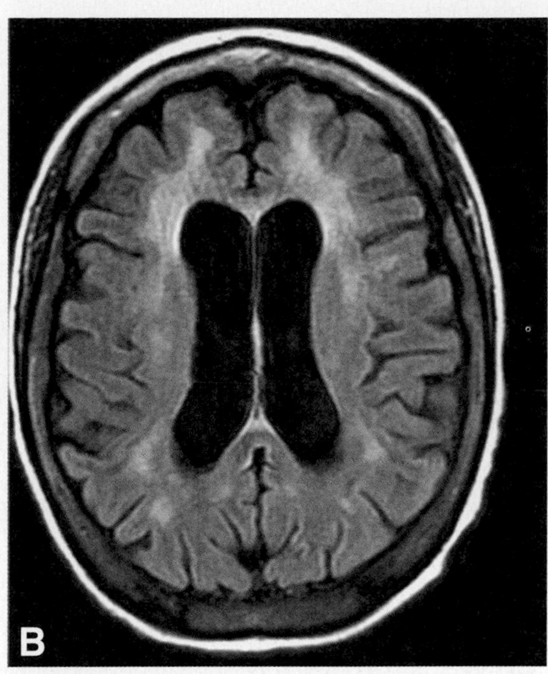

FIGURA 26-65. Encefalitis o encefalopatía por virus de la inmunodeficiencia humana (EVIH). A. Corte axial del cerebro de un paciente con EVIH en el que se observa la palidez simétrica de la zona de mielina (*flechas*) causada por VIH-1. La desmielinización ocasionada por leucoencefalopatía multifocal progresiva (LMP) tiene un aspecto menos simétrico y tiene una distribución en parches. (Cortesía del Dr. F. Stephen Vogel, Duke University). **B.** Imagen de resonancia magnética que muestra anomalías bilaterales en la señal de la sustancia blanca en la EVIH. El diagnóstico diferencial principal es la EVIH frente a la LMP.

por múltiples abscesos granulomatosos. Esta situación se observa principalmente en huéspedes con inmunodepresión.

- ***Entamoeba histolytica*** produce un absceso cerebral amebiano a partir de la diseminación desde el aparato digestivo o un foco hepático. Las amebas en los cortes de tejido son difíciles de distinguir de los macrófagos espumosos.
- El **paludismo del SNC** está causado con mayor frecuencia por *Plasmodium falciparum*. Durante los ataques de paludismo cerebral, el LCR presenta un aumento en la cantidad de proteínas y de la presión, pero es rara la presencia de pleocitosis. En casos mortales, el tejido encefálico presenta edema difuso sin ninguna otra alteración evidente, aunque puede haber microinfartos con neurogliosis (granulomas de Dürck) en la sustancia blanca o múltiples pequeñas hemorragias. Tanto los infartos como las microhemorragias pueden estar causados por la obstrucción del flujo sanguíneo en los pequeños vasos como resultado de la existencia de parásitos en el torrente sanguíneo o parasitemia. La gravedad del paludismo cerebral también tiene relación con la liberación del factor de necrosis tumoral α por el sistema inmunitario del huésped.
- Las **infecciones tripanosómicas** incluyen la enfermedad africana del sueño y la tripanosomiasis americana (**enfermedad de Chagas**). Los insectos vectores transmiten la enfermedad. Durante la fase primaria de la infección puede presentarse la meningoencefalitis. La reactivación de la infección latente por *Trypanosoma cruzi* produce múltiples lesiones necróticas en el SNC que se parecen a la toxoplasmosis y han sido observadas en personas con sida y otras formas de inmunosupresión. La enfermedad de Chagas es endémica en América central y Sudamérica, pero 300 000-1 000 000 de inmigrantes seropositivos provenientes de estas áreas viven en Norteamérica y tienen riesgo de reactivación con la inmunosupresión. Dado que la enfermedad de Chagas puede transmitirse por transfusión sanguínea, actualmente se analiza la sangre para detectar esta infección.

Infecciones del sistema nervioso por metazoos

- La **cisticercosis** es causada por la infección por *Taenia solium*, la lombriz del cerdo, que puede producir múltiples quistes parasitarios de hasta 1 cm de diámetro en el parénquima cerebral, dentro de los ventrículos o en las cisternas basales. La enfermedad intraparenquimatosa por lo general produce síntomas cuando el microorganismo muere y es reconocido por el sistema inmunitario del huésped (fig. 26-68). Una forma peculiar de esta infección es la neurocisticercosis racemosa, caracterizada por la presencia de grupos en forma de racimo de uvas y capas de tejido del parásito sin organismos enteros. La cisticercosis racemosa puede ser considerada como un cultivo de tejido invertebrado en el LCR y es resistente al tratamiento, que suele ser efectivo contra los parásitos intactos. El tratamiento de la neurocisticercosis puede producir un edema cerebral masivo por la intensa respuesta inmunitaria del huésped ante la exposición súbita al tejido necrótico del metazoo. Desde una perspectiva de salud general, la neurocisticercosis es una de las causas más habituales de epilepsia y de masas intracraneales.

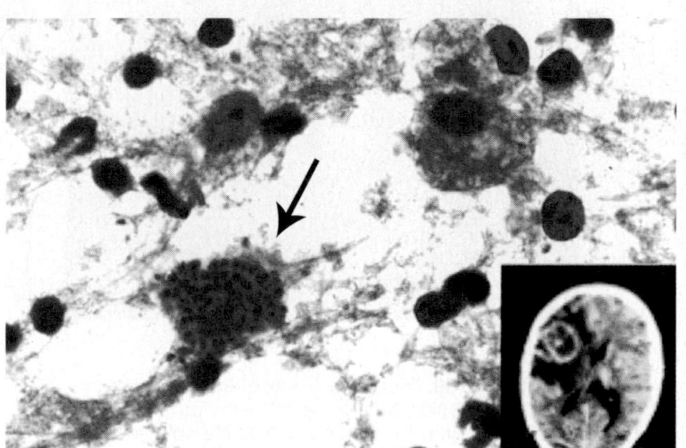

FIGURA 26-66. Toxoplasmosis en un paciente con infección por el virus de la inmunodeficiencia humana (VIH). Pruebas de imagen en un paciente previamente asintomático que mostraron una masa irregular rodeada por edema (*recuadro*), que en un principio fue considerada como una neoplasia de alto grado. Sin embargo, el análisis microscópico mostró bradizoítos de *Toxoplasma gondii* (*flecha*) en un fondo inflamatorio necrótico. La toxoplasmosis es la masa más común en pacientes con sida y es un indicador de infección por VIH.

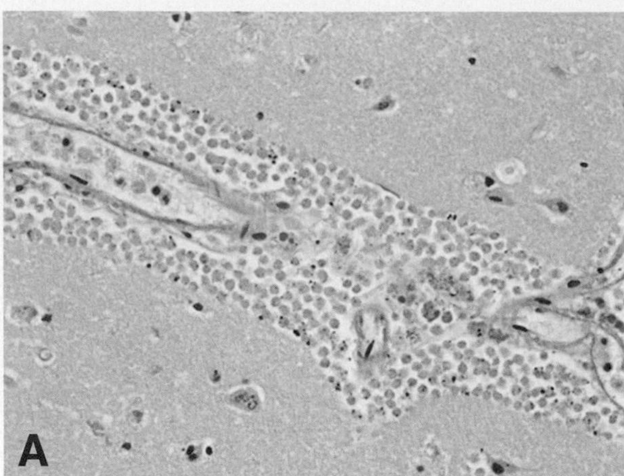

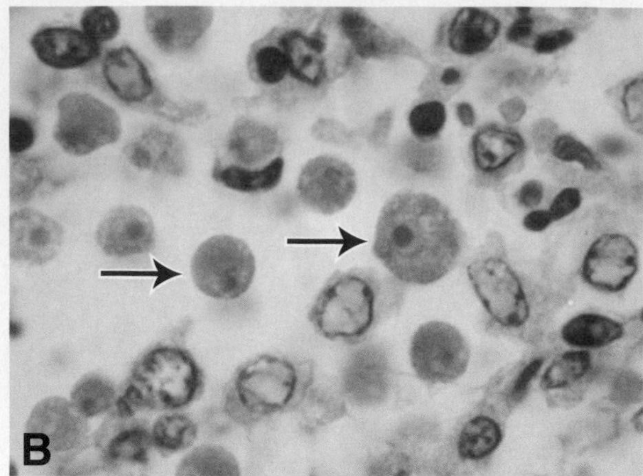

FIGURA 26-67. Meningoencefalitis por *Naegleria*. A. Se observan abundantes microorganismos amebianos perivasculares. **B.** Estos microorganismos amebianos (*flechas*) guardan semejanza con los macrófagos, pero se diferencian por tener un nucléolo mucho más prominente.

- La **equinococosis** es causada por *Taenia echinococcus* o *Echinococcus granulosus*, la lombriz del perro, y produce quistes cerebrales generalmente solitarios y que pueden alcanzar gran tamaño, a diferencia de los quistes múltiples más pequeños presentes en la cisticercosis. Las lesiones cerebrales a menudo se acompañan de quistes hepáticos.
- La **triquinosis** se debe a una infección del músculo esquelético y cardíaco por *Trichinella spiralis*, lo cual produce una miositis eosinófila aguda durante la fase invasiva.

  Posteriormente, las larvas mueren y se calcifican, produciendo fibrosis e inflamación de bajo grado. La infección rara vez alcanza el SNC, donde produce meningitis aséptica linfocítica-eosinófila.

Las enfermedades por priones (encefalopatías espongiformes) son enfermedades neurodegenerativas transmisibles causadas por partículas que contienen proteínas modificadas

Las enfermedades por priones se caracterizan desde el punto de vista clínico por la presencia de ataxia y demencia de evolución rápida, y desde el punto de vista anatomopatológico por la acumulación de proteínas priónicas fibrilares o insolubles, la degeneración de neuronas y un patrón de vacuolización denominado **encefalopatía espongiforme** (fig. 26-69). Las encefalopatías espongiformes son notables desde la perspectiva biológica porque los agentes infecciosos causantes, denominados **priones**, son partículas proteináceas y carecen de ácidos nucleicos.

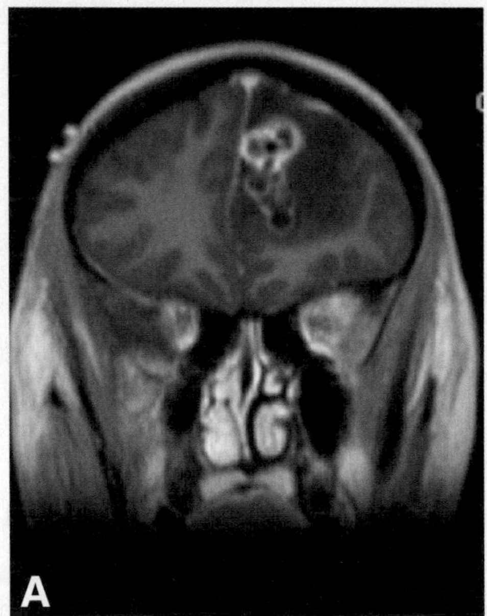

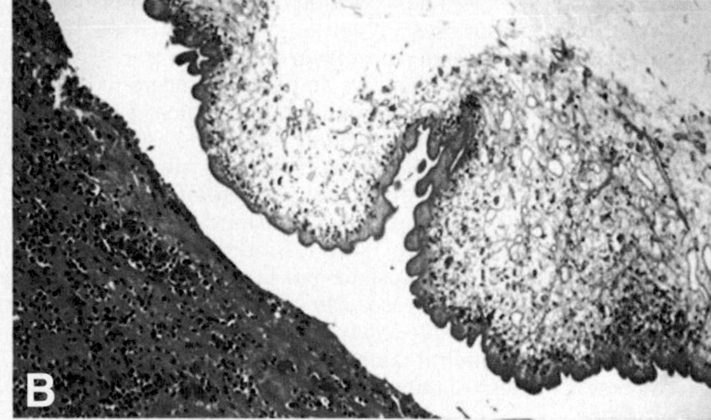

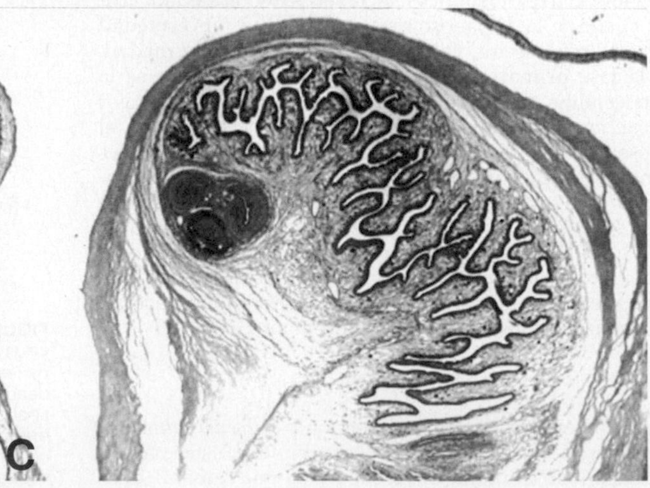

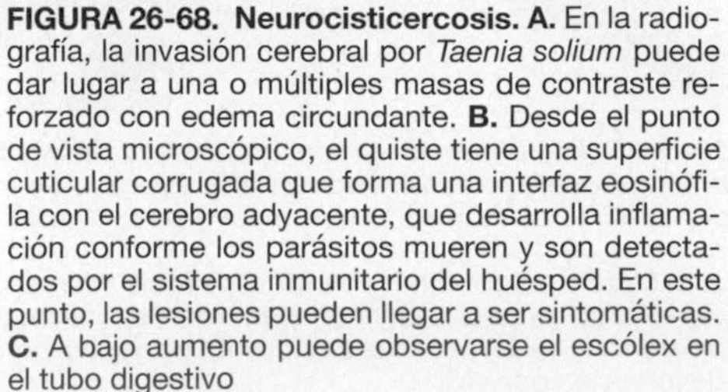

FIGURA 26-68. Neurocisticercosis. A. En la radiografía, la invasión cerebral por *Taenia solium* puede dar lugar a una o múltiples masas de contraste reforzado con edema circundante. **B.** Desde el punto de vista microscópico, el quiste tiene una superficie cuticular corrugada que forma una interfaz eosinófila con el cerebro adyacente, que desarrolla inflamación conforme los parásitos mueren y son detectados por el sistema inmunitario del huésped. En este punto, las lesiones pueden llegar a ser sintomáticas. **C.** A bajo aumento puede observarse el escólex en el tubo digestivo

EPIDEMIOLOGÍA: entre las encefalopatías espongiformes clásicas en el humano se incluyen varias enfermedades: kuru, enfermedad de Creutzfeldt-Jakob (ECJ), síndrome de Gerstmann-Sträussler-Scheinker e insomnio familiar mortal (tabla 26-2). Enfermedades similares se presentan en los animales, como el prurigo lumbar o *scrapie* en ovejas y cabras, la encefalopatía espongiforme bovina (EEB; enfermedad de las vacas locas), la encefalopatía transmisible del visón y la enfermedad debilitante crónica de ciervos y alces. La EEB es de particular interés porque resultó de la introducción inadvertida de alimentos contaminados por priones a las reses, con lo que se pudo establecer que estas partículas pueden ser transmitidas por vía oral. La EEB es también transmitida con mayor facilidad y no presenta la especificidad de especie que tienen otros priones. Esta enfermedad diezmó la industria de la producción bovina en el Reino Unido y se ha diseminado a otras regiones del mundo y a otras especies, incluyendo animales en zoológicos, mascotas y humanos.

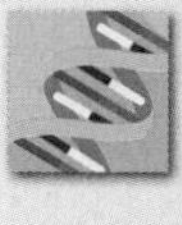

PATOGENIA MOLECULAR: el acontecimiento molecular desencadenante en las enfermedades por priones es la conversión de una proteína nativa rica en hélices α hacia una isoforma patógena rica en hojas β que tiende a polimerizarse, con la subsiguiente formación de fibrillas (figs. 26-70 y 26-71). De forma única, la conversión de la proteína natural a la forma patógena es autocatalizada por la forma patógena misma. La proteína patógena genera más proteína de este tipo a partir del suministro ilimitado de proteína natural. La proteína natural es codificada por el gen del prión humano (*PRNP*), ubicado en el brazo corto del cromosoma 20, que contiene un exón único que codifica 254 residuos de aminoácidos. El producto del gen para el prión normal, la proteína priónica (PrP), es una glucoproteína de superficie celular expresada de manera constitutiva que se une al plasmalema neuronal mediante un anclaje glucolipídico. La PrP es producida en todo el cuerpo, pero la mayor concentración de ARN para PrP se encuentra en las neuronas del SNC. Su función es desconocida. La proteína priónica celular normal, denominada PrP o PrP^{C}, y la proteína priónica patógena (infecciosa),conocida como PrP *scrapie* o PrP^{SC}, poseen la misma secuencia primaria de aminoácidos, pero distinta formación tridimensional y diferentes patrones de glucosilación. Específicamente, la PrP^{C} es rica en la configuración en hélice α, mientras que la configuración en hoja plegada β es la preponderante en la PrP^{SC}. La configuración patogénica es extremadamente estable, de manera que la PrP^{SC} es muy resistente a las técnicas convencionales de eliminación de microbios. Si la PrP^{SC} tiene acceso al tejido encefálico, ya sea mediante la transmisión por infección o por plegamiento anómalo espontáneo de la proteína natural, esto originará el cambio de las demás proteínas PrP^{C}, con lo que las transformará en PrP^{SC} patógena, lo que dará lugar a un proceso de expansión exponencial y autocatalítico de la proteína anómala (fig. 26-70). La presencia masiva de PrP^{SC} altera el funcionamiento celular y da como resultado un proceso neurodegenerativo por mecanismos todavía por determinar, pero que quizá son similares a los de otras enfermedades neurodegenerativas caracterizadas por la formación de fibrillas (fibrilogenia). (fig. 26-71).

Todas las encefalopatías espongiformes son transmisibles y hay casos documentados de transmisión inadvertida de la ECJ después de la administración de hormona del crecimiento humana de origen hipofisario, tras un trasplante de córneas de un donante enfermo, por instrumental neuroquirúrgico mal esterilizado y por colocación de implantes quirúrgicos de duramadre contaminados (tabla 26-2).

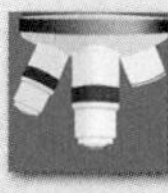

ANATOMOPATOLOGÍA: Las enfermedades por priones se caracterizan por degeneración neuronal, neurogliosis, degeneración espongiforme y acumulaciones de priones insolubles que forman placas extracelulares. En el neuropilo se producen muchos microquistes de tamaño pequeño, claros y a menudo confluentes (figs. 26-69 y 26-71). Las lesiones se desarrollan principalmente en la sustancia gris cortical, pero también afectan núcleos más profundos de los ganglios basales, el tálamo, el hipotálamo y el cerebelo.

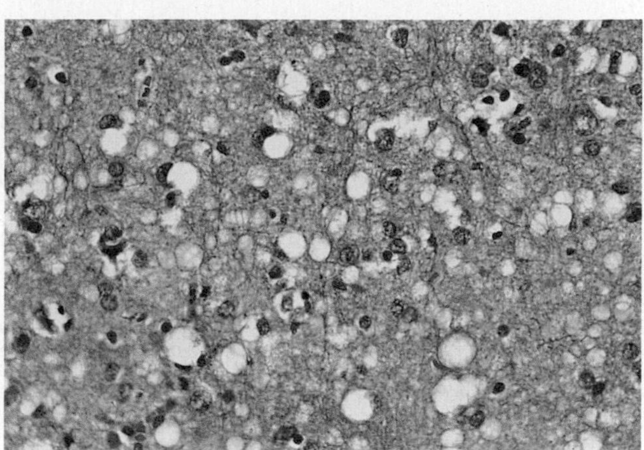

FIGURA 26-69. Enfermedad de Creutzfeldt-Jakob. La degeneración espongiforme de la sustancia gris se caracteriza por vacuolas tanto aisladas como en grupos, sin evidencia de inflamación. (Cortesía del Dr. F. Stephen Vogel, Duke University).

TABLA 26-2
ENFERMEDADES POR PRIONES

I. En humanos

A. Enfermedad de Creutzfeldt-Jakob (ECJ)
   1. Esporádica (85 % de todos los casos de ECJ; incidencia 1 caso por cada millón de personas a nivel mundial)
   2. Mutación hereditaria del gen priónico, transmisión autosómica dominante (15 % de todos los casos de ECJ)
   3. Yatrógena
      a. Inyección hormonal: hormona del crecimiento humana, gonadotropina hipofisaria humana
      b. Injertos de tejido: duramadre, córnea, pericardio
      c. Dispositivos médicos: electrodos a profundidad, instrumentos quirúrgicos (aún no se ha demostrado en forma definitiva)
   4. Nuevas variantes de ECJ (vECJ)

B. Enfermedad de Gerstmann-Sträussler-Scheinker (mutación hereditaria del gen priónico, transmisión autosómica dominante)

C. Insomnio familiar mortal (mutación hereditaria de un gen priónico, herencia autosómica dominante)

D. Kuru (limitado a la población Fore de Papúa Nueva Guinea, anteriormente transmitida por rituales funerarios caníbales)

II. En animales

A. Encefalopatía espongiforme ovina (en ovejas y cabras)

B. Encefalopatía espongiforme bovina (EEB; «enfermedad de vacas locas»)

C. Encefalopatía transmisible del visón

D. Encefalopatía espongiforme de felinos

E. Encefalopatía espongiforme de animales exóticos ungulados en cautiverio (antílope nyala, gemsbok, antílope común, antílope órice árabe, kudu mayor)

F. Enfermedad crónica desgastante de venados y alces

G. Transmisión experimental a múltiples especies, incluyendo primates y ratones transgénicos

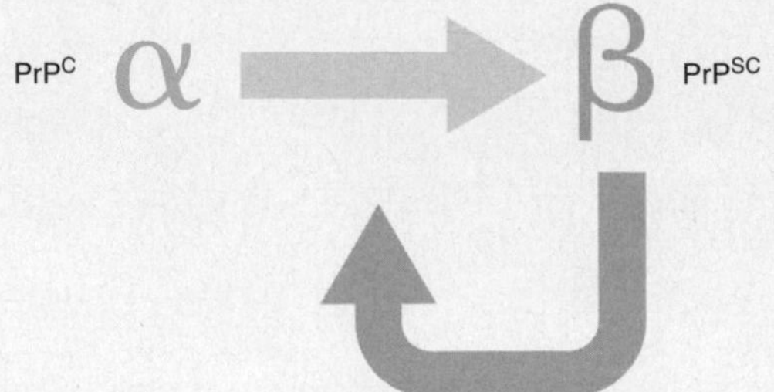

FIGURA 26-70. Enfermedad de Creutzfeldt-Jakob. El único modo de «reproducción» del prión es la conversión autocatalítica de una proteína nativa priónica celular rica en hélices α hacia una forma patógena rica en la variante en hojas β, que tiene mayor tendencia a agregarse.

CARACTERÍSTICAS CLÍNICAS: las diversas enfermedades por priones humanas son distintas.

KURU: en 1956, un médico de Nueva Guinea describió el kuru como una enfermedad neurológica progresiva y mortal, en miembros de una tribu aislada conocida como los Fore. La enfermedad debe su nombre al término equivalente a «temblor» en su lengua. La transmisión del kuru fue relacionada con el canibalismo ritual funerario en el que mujeres y niños comían cerebros de familiares muertos.

El kuru fue la primera enfermedad humana por priones en la que se demostró su carácter transmisible. Adquirió proporciones epidémicas en la población Fore, pero desapareció cuando dejaron de practicar el canibalismo. La característica inicial más importante del kuru es la ataxia de las extremidades y el tronco, debida a un importante daño al cerebelo. En el 70 % de los casos, hay acumulación de proteínas priónicas fibrilares insolubles en forma de placas extracelulares. Los cambios espongiformes están presentes en ambos hemisferios cerebrales y en el cerebelo.

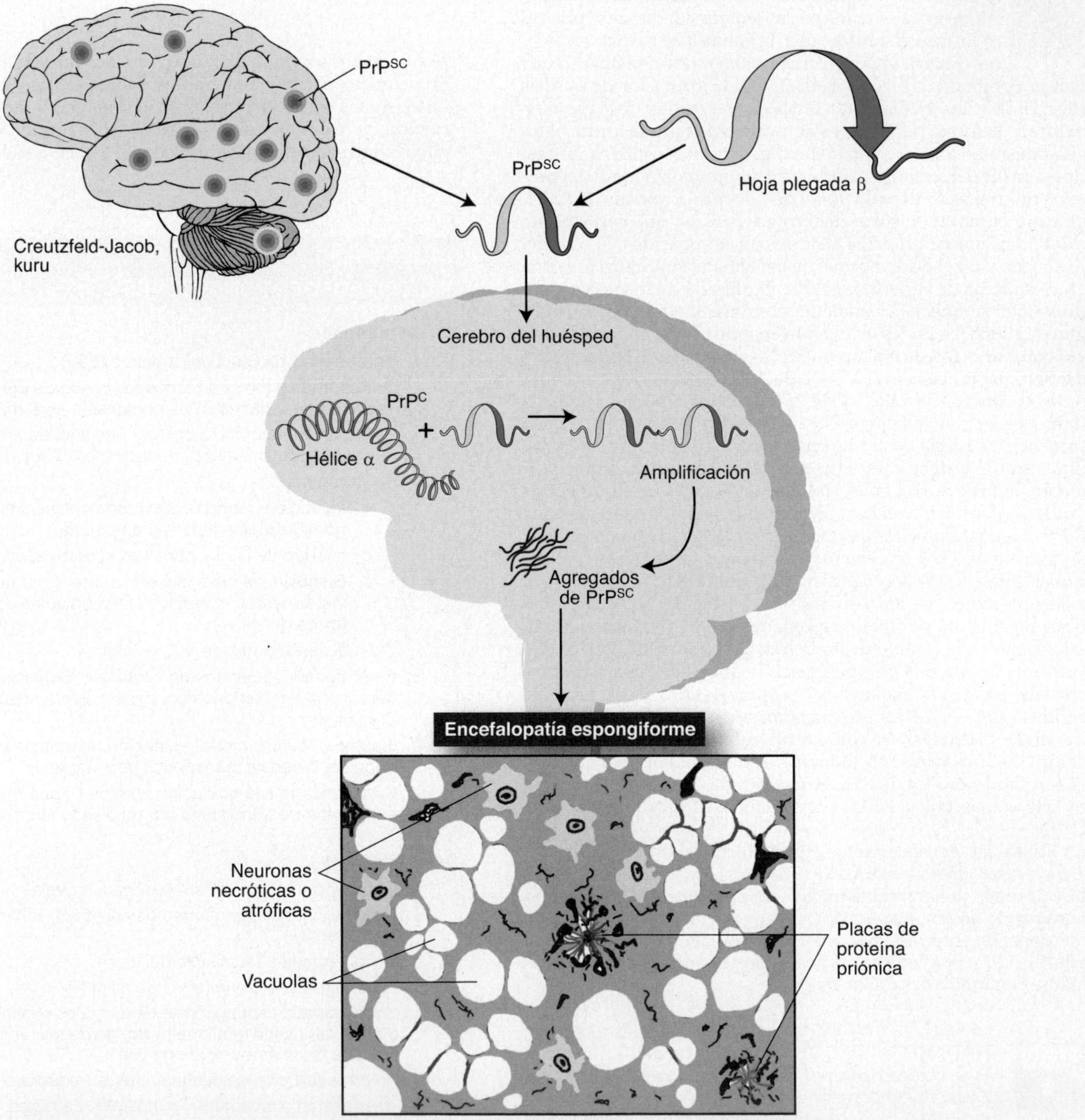

FIGURA 26-71. Patogenia molecular de las enfermedades por priones.

ENFERMEDAD DE CREUTZFELDT-JAKOB: ECJ es la forma más habitual de encefalopatía espongiforme. Los síntomas comienzan de forma lenta, pero en general en 6 meses a 3 años, de manera que los pacientes presentan una demencia grave que conduce a la muerte. El importante daño al cerebelo produce ataxia, que ayuda a diferenciar la ECJ de la EA. Hay presencia de mioclonías durante algunas semanas o meses en la etapa de deterioro del paciente. La ECJ puede ser clasificada en cuatro tipos con base en su etiología: esporádica, familiar, yatrógena y nueva variante:

- **ECJ esporádica**: la variante esporádica se presenta en todo el mundo, con una incidencia de 1 por millón de habitantes, y representa el 75% de todos los casos de ECJ. Se desconoce la forma de adquisición; estos pacientes no muestran las mutaciones asociadas con las formas hereditarias de ECJ u otras enfermedades por priones y no hay antecedente de exposición yatrógena. Un polimorfismo en el codón 129 de la PRNP confiere una susceptibilidad diferencial para la ECJ: la homocigosidad tanto para la metionina (M) como para la valina (V) en este codón confiere una susceptibilidad desproporcionadamente alta para enfermedades por priones, mientras que los heterocigotos (M/V) son resistentes. Las frecuencias de los diferentes codones en la población caucásica son del 51% M/V, el 37% M/M y el 12% V/V.
- **ECJ hereditaria**: la **ECJ familiar** representa el 15% de las enfermedades por priones, con una incidencia de 1 en 10 millones. Se han documentado varias mutaciones diferentes de la PRNP en diversos linajes. En estos casos, la PrP^{C} presenta mayor tendencia al plegamiento anómalo hacia la isoforma patógena. La PRNP mutada causa ECJ familiar, insomnio familiar mortal y enfermedad de Gerstmann-Sträussler-Scheinker.
- **ECJ yatrógena**: como se indica en la tabla 26-2, hay varias causas yatrógenas de ECJ, aunque la mayor parte han sido descartadas en la actualidad. Así, en la actualidad se utiliza hormona del crecimiento humana recombinante, en lugar de la obtenida de la hipófisis. Cuando las biopsias cerebrales o autopsias se realizan en casos de enfermedades por priones, se siguen protocolos especiales para limitar la exposición del personal y los pacientes a los priones. Cuando es posible, se utiliza instrumental desechable y las superficies e instrumentos son tratados con 2 N NaOH. Las técnicas de esterilización con autoclave y la mayor parte de los desinfectantes convencionales no pueden erradicar este resistente agente infeccioso.
- **Nueva variante de ECJ (vECJ o nvECJ)**: esta forma fue identificada mediante un programa de vigilancia en Reino Unido después de la epidemia de EEB (*v.* anteriormente) producida entre 1980 y 1996. Se encontró un grupo de pacientes que diferían de otros casos de ECJ esporádica en varias características primordiales, entre las que destaca la edad de presentación. La edad promedio de inicio de los síntomas en la ECJ esporádica es de 65 años; en caso de la vECJ es de 26 años. Asimismo, los pacientes con vECJ tienen una duración de la enfermedad más prolongada (mediana, 12 meses frente a 4 meses) y una presentación clínica atípica, incluyendo diversos cambios en la conducta o alteraciones en la sensibilidad (disestesias) y ninguno de los cambios electroencefalográficos (EEG) habituales en la ECJ esporádica. En la autopsia, la vECJ se caracteriza por cambios espongiformes muy notables en los ganglios basales y el tálamo, y placas extensas de PrP en el cerebro y el cerebelo. Estas placas se caracterizan por el hecho de guardar semejanza con las que se observan en el kuru. Finalmente, en el cerebro de los pacientes con vECJ hay mucha mayor cantidad de PrP de la que se observa en los individuos con ECJ esporádica. El análisis fisicoquímico mostró que la PrP^{SC} de la vECJ difería de la PrP^{SC} de la ECJ, pero era similar a los priones de la EEB transmitidos a ratones y primates. Así pues, se considera que la EEB es la fuente de origen de la nvECJ. La evidencia actual sugiere que los casos de vECJ han alcanzado su punto máximo y están disminuyendo. Esencialmente, todos los casos de vECJ se produjeron en homocigotos del codón 129 (que son más susceptibles), y un caso reciente en un heterocigoto plantea el inquietante espectro de un tipo de incubación más prolongado de la vECJ en esta población. Además, el examen retrospectivo de muestras quirúrgicas de amígdalas y apéndices en el Reino Unido mediante PrP^{SC} ha mostrado un número significativo de personas sin síntomas con PrP patógena, que pueden convertirse en el nido de una nueva epidemia de vECJ.

Con la globalización y la diversificación de las economías, las culturas y las poblaciones, resulta esencial considerar la nueva perspectiva global en las enfermedades infecciosas. Pueden surgir nuevos trastornos y diseminarse rápidamente. Muchas de estas infecciones tienen un impacto en el sistema nervioso, como se ha visto con el VIH y la gripe H1N1. La facilidad de movimiento hace que las infecciones que anteriormente se consideraban exóticas o tropicales aparezcan de manera inesperada en los países industrializados. Las grandes poblaciones que se han vuelto inmunodeprimidas debido al VIH, al cáncer o a los tratamientos inmunosupresores constituyen un terreno fértil para la enfermedad neurológica infecciosa clínicamente atípica. Por último, siempre existe el peligro constante del despliegue de agentes biológicos artificiales.

ENFERMEDADES DESMIELINIZANTES

En las enfermedades desmielinizantes, el problema principal es la alteración de la homeostasis de la mielina, incluidas la formación de mielina anómala (**dismielinización**), destrucción de la ya existente (**desmielinización**) o alteración en su metabolismo (**leucodistrofias**). La mielina central es producida por los oligodendrocitos, mientras que la periférica es producida por las células de Schwann (*v.* cap. 25). Ambos tipos de mielina tienen características bioquímicas diferentes. Desde un punto de vista práctico, el límite entre el SNC y el sistema nervioso periférico puede ser considerado como el punto de transición entre la mielina producida por los oligodendrocitos y la sintetizada por las células de Schwann. Esta transición suele producirse de 2-3 mm después del sitio de salida de los nervios craneales o las raíces medulares a partir del tronco del encéfalo o la médula espinal. Las enfermedades de la mielina afectan tanto la central como la periférica, o ambas.

La esclerosis múltiple es la enfermedad desmielinizante más común

EPIDEMIOLOGÍA: la EM es una enfermedad desmielinizante crónica. Con una prevalencia de 1 por 1 000, es la enfermedad crónica del SNC más frecuente en adultos jóvenes en Estados Unidos. Se caracteriza por exacerbaciones y remisiones a lo largo de muchos años. Se torna sintomática a una edad media de 30 años y afecta casi el doble a las mujeres que a los hombres.

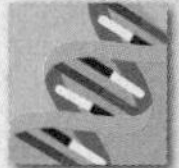

PATOGENIA MOLECULAR: la etiología de la EM sigue sin conocerse del todo, pero es probable que la predisposición genética y la disfunción inmunitaria desempeñen algún papel. La EM es principalmente una enfermedad de climas templados. Las personas que emigran antes de los 15 años desde regiones con baja prevalencia de EM hacia regiones endémicas más templadas tienen mayor riesgo de presentar la enfermedad, lo que indica que hay factores ambientales de importancia para la enfermedad.

La enfermedad tiene una predisposición genética por el hecho de haber agrupación familiar de la enfermedad, mayor riesgo en familiares de segundo y tercer grado de pacientes con EM y concordancia del 25% para EM en gemelos monocigotos. La susceptibilidad también está relacionada con el número de alelos del complejo principal de histocompatibilidad (p. ej., [HLA]-DR2), lo que implica un mecanismo inmunitario involucrado en su patogenia.

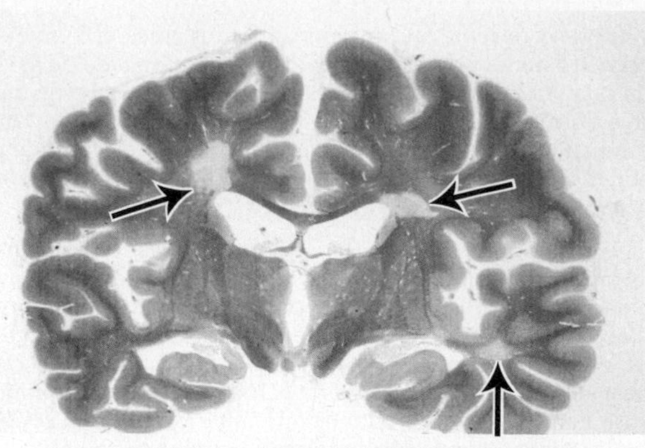

FIGURA 26-72. Esclerosis múltiple. Corte coronal de todo el cerebro con tinción de mielina de un paciente con esclerosis múltiple de larga evolución en el que se observan zonas o placas carentes de mielina *(flechas)* y desmielinización periventricular característica particularmente notable en los ángulos superiores de los ventrículos laterales. (Cortesía del Dr. F. Stephen Vogel, Duke University).

El aspecto microscópico de las lesiones también sugiere participación inmunitaria. Por ejemplo, las lesiones por EM crónica se caracterizan por la presencia de linfocitos perivasculares, macrófagos y múltiples linfocitos T $CD4^+$ (subtipo cooperadores-inductores), así como $CD8^+$ (*v.* caps. 4 y 30, este último en línea). Además, los linfocitos T $CD4^+$ en el LCR de pacientes con EM tienden a ser oligoclonales. Aunque no ha podido identificarse ningún antígeno diana específico, la información indica que hay una respuesta inmunitaria contra una proteína específica del SNC. La posibilidad de mecanismo inmunitario se apoya todavía más por la producción experimental de una enfermedad autoinmunitaria desencadenada por un antígeno específico, mediada por linfocitos T, denominada **encefalitis alérgica experimental**. La inyección de una proteína básica de la mielina en forma experimental, incluyendo primates, provoca una enfermedad desmielinizante similar a la EM. No obstante, a diferencia de la EM, la encefalitis alérgica experimental es una enfermedad monofásica.

Aunque se han propuesto diversos virus en la etiología de la EM, hasta el momento no hay evidencia suficiente para asegurar la participación de algún agente infeccioso en su origen.

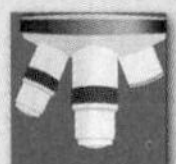

ANATOMOPATOLOGÍA: la característica primordial de la EM es la placa de desmielinización (figs. 26-72 y 26-73). Estas lesiones, rara vez de más de 2 cm de diámetro, se acumulan en gran número en el cerebro y la médula espinal (fig. 26-74). Son discretas, con un contorno redondo y liso, en general presentes en la sustancia blanca, aunque pueden extenderse hasta la sustancia gris. Estas lesiones predominan en los nervios ópticos, el quiasma óptico, la sustancia blanca paraventricular y la médula espinal, aunque puede afectar a cualquier parte del SNC.

La placa en evolución se caracteriza por la pérdida selectiva de mielina en regiones de relativa preservación axonal, linfocitos agrupados alrededor de pequeñas venas y arterias, entrada de macrófagos y edema considerable.

Los cuerpos neuronales dentro de los límites de la placa están notablemente preservados, pero puede haber degeneración axonal. El número de oligodendrocitos está ligeramente disminuido. Conforme las placas perduran, se vuelven más discretas y el edema disminuye. Esta secuencia indica el carácter focalizado de la lesión, su selectividad y su gravedad, ya que la desmielinización es total dentro de la placa. Usualmente, los axones situados dentro de las placas se desmielinizan de forma súbita. Las placas más antiguas son densas y glióticas.

CARACTERÍSTICAS CLÍNICAS: la EM suele presentarse en la tercera o cuarta décadas de la vida, y se caracteriza por episodios súbitos y breves de exacerbación clínica, intercalados con períodos de relativa estabilidad. El criterio clínico esencial para la EM es la diseminación de lesiones en el espacio y el tiempo; esto es, afecta múltiples áreas separadas del SNC en diferentes momentos. La manera de entender la actividad de la enfermedad se ha visto revolucionada por el uso de los estudios de RM en serie, en los que puede observarse la evolución de la EM a pesar de estar, al parecer, inactiva desde el punto de vista clínico. Hay aparición e involución de nuevas placas, y solo en ocasiones causan manifestaciones clínicas. Entre los criterios más recientes para el diagnóstico de la EM se incluyen estudios de imagen periódicos que permiten evidenciar la distribución de placas en el espacio y el tiempo. De esta manera, la EM es considerada una enfermedad activa aún en el lapso que transcurre entre una exacerbación y otra. El tratamiento está enfocado a inhibir la actividad de la enfermedad con el uso de diferentes inmunomoduladores, como el interferón β, y la eficacia determinada mediante RM se ha convertido en un objetivo en los estudios de evaluación de medicamentos y de tratamiento clínico. Los estudios neuropatológicos constatan un aumento de la actividad inflamatoria en los cerebros de los pacientes con EM en el período entre dos exacerbaciones.

Muchos pacientes con EM siguen una evolución clínica caracterizada por remisiones y recurrencias, pero algunos otros siguen un curso inexorable sin remisiones. Cada exacerbación es

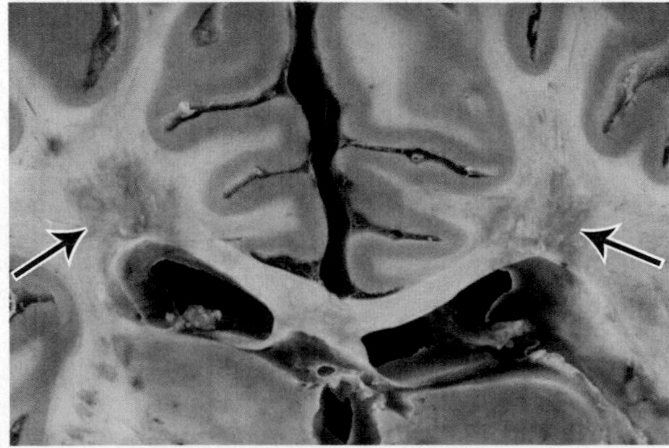

FIGURA 26-73. Esclerosis múltiple. En este corte coronal de tejido en fresco se observan zonas más oscuras que corresponden a las placas periventriculares, ligeramente irregulares (*flechas*), como reflejo de la pérdida de mielina, que es la que produce el aspecto blanco brillante que caracteriza a la sustancia blanca cerebral.

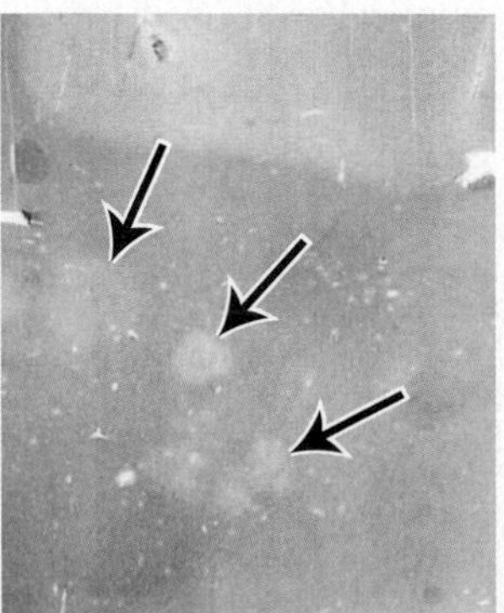

FIGURA 26-74. Esclerosis múltiple. Materia blanca subcortical de un paciente con esclerosis múltiple en la que se observan múltiples zonas de desmielinización, irregulares, pequeñas y parcialmente confluentes *(flechas).* La mielina normal intacta se observa azul en este corte preparado con la técnica de azul luxol rápido.

reflejo de la formación de nuevas placas desmielinizadas por EM. Por lo general, la EM se inicia con síntomas secundarios a una lesión en los nervios ópticos, el tronco del encéfalo o la médula espinal. El primer síntoma suele ser visión borrosa o la pérdida de la visión de un solo ojo secundaria a una neuritis óptica. Cuando la lesión inicial se localiza en el tronco del encéfalo, pueden presentarse diplopía y vértigo. En particular, la presencia de oftalmoplejía internuclear, causada por una disrupción del fascículo longitudinal medial, indica con mucha certeza una enfermedad desmielinizante cuando se presenta en una persona joven. La desmielinización aguda dentro de la médula espinal se denomina **mielitis transversa**, y produce debilidad de una o ambas extremidades inferiores y síntomas sensoriales como entumecimiento. Muchos de los síntomas iniciales son reversibles en parte al cabo de unos cuantos meses.

A pesar de que la mayoría de los pacientes presenta una evolución caracterizada por recurrencias y remisiones crónicas, el déficit neurológico es acumulativo e inexorable. Incluso en las placas menos activas puede haber destrucción axonal, que conlleva la presencia de lesiones irreversibles. En casos establecidos, el grado de compromiso funcional es muy variable, desde discapacidad mínima hasta grave, invalidez con parálisis generalizada, disartria, ataxia, alteraciones graves de la visión, incontinencia y demencia. Los pacientes con discapacidad grave suelen morir por parálisis respiratoria o infecciones de las vías urinarias. La mayoría de los pacientes con EM sobreviven 20 a 30 años después del inicio de los síntomas.

La neuromielitis óptica es una enfermedad desmielinizante por autoanticuerpos contra los canales de agua

La neuromielitis óptica es una enfermedad desmielinizante con una marcada predilección por los nervios ópticos y la médula espinal. Antes considerada una variante de la EM, actualmente se considera el resultado de autoanticuerpos contra una proteína del canal de agua, la acuaporina 4, expresada por los astrocitos. Así pues, la neuromielitis óptica tiene una fisiopatología distinta a la de la EM y tiene una escasa respuesta al tratamiento convencional de la EM. Se están evaluando nuevos tratamientos basados en la interrupción de la unión de los autoanticuerpos.

La encefalomielitis postinfecciosa y posvacunal son respuestas inmunitarias a antígenos microbianos

En ocasiones infrecuentes, algunas infecciones virales (p. ej., sarampión, varicela, rubéola) pueden ir seguidas de una encefalomielitis que aparece entre 3 y 21 días después de la infección. La enfermedad conlleva desmielinización perivascular focal e infiltrados de células mononucleares visibles alrededor de vénulas de tamaño pequeño a mediano en la sustancia blanca del cerebro y la médula espinal. Se cree que la enfermedad es de origen inmunitario, pero su patogenia exacta sigue sin estar clara. Entre las manifestaciones iniciales de la encefalomielitis se encuentran cefalea, vómito, fiebre y meningismo, que pueden ir seguidos de paraplejía, incontinencia y estupor. Entre el 15% y el 20% de los pacientes fallecen. Puede presentarse un síndrome similar, la **encefalomielitis posvacunal**, después de la vacunación frente a agentes infecciosos (p. ej., viruela, rabia) (fig. 26-75). El uso de vacunas más purificadas, libres de contaminantes antigénicos de reacción cruzada, ha reducido drásticamente la frecuencia de esta complicación.

La inflamación linfocítica crónica con refuerzo perivascular del puente y respuesta a esteroides (CLIPPERS) afecta el tronco del encéfalo

La inflamación linfocítica crónica con refuerzo perivascular del puente y respuesta a esteroides (CLIPPERS) es una enfermedad rara, recientemente descrita, caracterizada por inflamación y desmielinización con predominio de linfocitos T en el tronco del encéfalo y el cerebelo. Los pacientes muestran reforzamientos de gadolinio simétricos y curvilíneos dispersos por todo el puente, que se

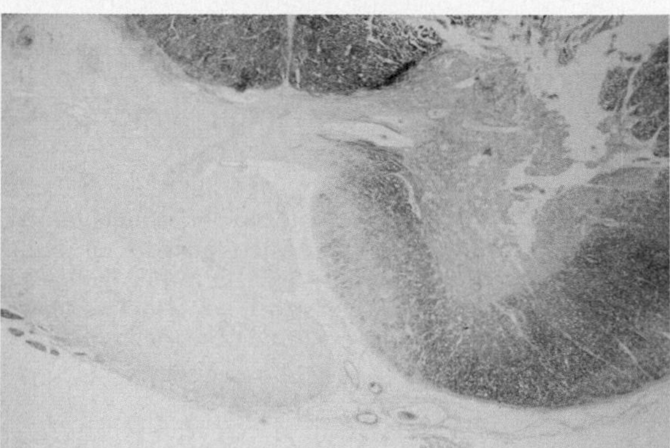

FIGURA 26-75. Encefalomielitis posvacunal que afecta la médula espinal con notable pérdida de mielina en las regiones lateral y anterior de la médula vista desde el lado izquierdo.

extienden de manera variable en la médula, el cerebelo, el mesencéfalo y ocasionalmente en la médula espinal. La mejora radiológica y clínica se presenta con el tratamiento con glucocorticoides a dosis elevadas, pero los pacientes empeoran de manera rutinaria después de ajustar la dosis de glucocorticoides y a menudo requieren el tratamiento a largo plazo u otro tratamiento inmunosupresor.

Las leucodistrofias son enfermedades hereditarias de la bioquímica de la mielina

Estas enfermedades a menudo tienen impacto tanto en la mielina central como en la periférica, y suelen manifestarse durante la lactancia y la niñez, aunque también hay fenotipos propios del adulto. La alteración de la mielina central produce ceguera, espasticidad y pérdida de funciones previamente adquiridas durante el desarrollo, mientras que la pérdida de mielina periférica produce debilidad y ausencia de reflejos.

Leucodistrofia metacromática

La leucodistrofia metacromática (LDM), la más común de las leucodistrofias, es una enfermedad autosómica recesiva caracterizada por la acumulación de un cerebrósido (galactosil sulfátido) en la sustancia blanca del cerebro y los nervios periféricos. La leucodistrofia metacromática predomina en la lactancia, pero hay algunos casos raros en jóvenes o adultos. Produce la muerte al cabo de varios años. Un ensayo clínico que consiste en el trasplante de médula ósea con genes corregidos se ha mostrado prometedor al prevenir la progresión de la LDM.

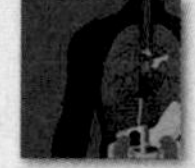

FISIOPATOLOGÍA: la LDM está causada por una deficiencia en la actividad de la arilsulfatasa A que resulta, en la mayoría de los casos, de mutaciones de pérdida de función en *ARSA*. La arilsulfatasa A es una enzima lisosómica implicada en la degradación de los sulfátidos de la mielina. En consecuencia, se produce una acumulación progresiva de sulfátidos dentro de los lisosomas de las células de Schwann formadoras de mielina y de los oligodendrocitos.

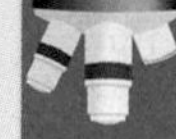

ANATOMOPATOLOGÍA: en la LDM, los sulfátidos acumulados forman gránulos citoplasmáticos esféricos, de 15 µm a 20 µm de diámetro, que presentan tinción metacromática con violeta de genciana y azul de toluidina. La tinción normal del tejido es ortocromática, es decir, que la violeta de genciana o el azul de toluidina tiñen el tejido de color violeta o azul, respectivamente. En la metacromasia, los polianiones (como los sulfátidos) cambian el color de la tinción: los tejidos teñidos con violeta de genciana o azul de toluidina se observan con un color café oscuro o rojizo. El cerebro presenta pérdida difusa de mielina, acumulación de material metacromático en la sustancia blanca y astrocitosis. La desmielinización de los nervios periféricos es menos grave.

Enfermedad de Krabbe

La enfermedad de Krabbe es un trastorno neurológico autosómico recesivo, mortal y rápidamente progresivo causado por mutaciones en el gen *GALC*, que provocan una deficiencia de galactosilceramidasa. Esta enzima metaboliza los galactolípidos, incluida la galactosilceramida, que es un componente importante de la mielina.

ANATOMOPATOLOGÍA: el cerebro es pequeño, con pérdida generalizada de mielina y conservación de la corteza cerebral. La astrogliosis es grave. Se desarrollan «células globoides» multinucleadas en la sustancia blanca y se agrupan alrededor de los vasos sanguíneos, lo que da lugar al nombre alternativo de **leucodistrofia de células globoides**. Las células globoides son macrófagos multinucleados rellenos de galactosilceramida no digerida. Estas células tienen hasta 50 µm de diámetro y contienen hasta 20 núcleos periféricos. En la fase final de la enfermedad, el número de células globoides disminuye y, en las áreas de pérdida grave de mielina, solo quedan escasas células globoides dispersas. Se observan áreas jaspeadas de desmielinización parcial y total. Por microscopía electrónica, las células globoides contienen inclusiones de tipo cristaloide de forma recta o tubular.

CARACTERÍSTICAS CLÍNICAS: la enfermedad de Krabbe se manifiesta en los primeros meses de vida y evoluciona hasta la muerte en un lapso de 1 o 2 años. Se caracteriza por déficits motor, sensorial y cognitivo graves debido al daño difuso del sistema nervioso.

Adrenoleucodistrofia

PATOGENIA MOLECULAR: la adrenoleucodistrofia (ALD) es una enfermedad hereditaria ligada al cromosoma X (Xq28) en la que la disfunción de la corteza suprarrenal y la desmielinización del sistema nervioso se relacionan con concentraciones elevadas de ácidos grasos saturados de cadena muy larga (AGCML) en tejidos y líquidos corporales. El defecto genético implica mutaciones en *ABCD1*. Este gen codifica la proteína ALD, ALDP, que participa en el transporte de los AGCML a los peroxisomas. La alteración resultante en los AGCML provoca una acumulación anómala de ésteres de colesterol y toxicidad de los AGCML.

ANATOMOPATOLOGÍA: el cerebro muestra una desmielinización confluente, bilateral y simétrica. Las lesiones más graves se producen en la sustancia blanca subcortical de la región parietooccipital. Se extienden en sentido anterior (sin afectar la corteza) y provocan una pérdida grave de axones mielinizados y oligodendrocitos. La neurogliosis y los infiltrados perivasculares de células mononucleares (principalmente linfocitos) son prominentes en las zonas afectadas. Los macrófagos dispersos contienen material positivo al ácido peryódico de Schiff (PAS) y se observa material positivo para colorante de Sudán. Hay afectación de los nervios periféricos, pero en menor grado que el encéfalo.

Las concentraciones elevadas de AGCML son tóxicas para la corteza suprarrenal, y las glándulas suprarrenales se vuelven atróficas. La microscopía electrónica de las células corticales deja ver inclusiones citoplasmáticas curvilíneas patognomónicas, unidas a la membrana, o hendiduras (laminillas) con AGCML. Las células de Schwann y los macrófagos del SNC presentan inclusiones similares.

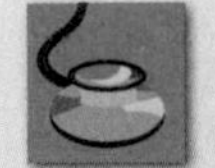

CARACTERÍSTICAS CLÍNICAS: la ALD se presenta en niños de 3 a 10 años, en los que los síntomas neurológicos preceden a los signos de insuficiencia suprarrenal. La enfermedad progresa rápidamente durante 2 a 4 años, y el paciente alcanza rápidamente un estado vegetativo, que puede persistir durante varios años antes de la muerte. La manipulación de la composición y cantidad de lípidos de la alimentación mediante una mezcla 4:1 de trioleato de glicerol y trierucato de glicerol («aceite de Lorenzo») reduce los AGCML séricos y ralentiza la progresión de la enfermedad en algunos casos. Si el paciente sobrevive hasta la infancia, la dieta puede normalizarse.

ENFERMEDADES TÓXICAS Y METABÓLICAS

Dado el enorme apetito del encéfalo por el oxígeno, los aminoácidos y otros suministros metabólicos, no es de sorprender que este órgano presente mal funcionamiento como resultado de la carencia o uso inadecuado de sustancias esenciales, intoxicación y enfermedades metabólicas hereditarias.

Estos trastornos son de particular importancia, ya que la corrección de la alteración metabólica subyacente permite corregir el defecto funcional. En la mayoría de los casos, estas alteraciones, aunque tienen un notable efecto fisiológico, no tienen una correlación morfológica importante; sin embargo, en algunos casos, pueden identificarse alteraciones patológicas.

Las tesaurismosis metabólicas se deben a la ausencia de enzimas clave

Las tesaurismosis neuronales (enfermedades por almacenamiento neuronales) son defectos enzimáticos hereditarios que dan lugar a la acumulación en los lisosomas de los productos metabólicos normales. A diferencia de las leucodistrofias, caracterizadas por defectos enzimáticos hereditarios en el metabolismo de la mielina (y que producen ceguera y espasticidad), estas enfermedades afectan las neuronas y provocan crisis convulsivas y deterioro cognitivo.

Enfermedad de Tay-Sachs

La enfermedad de Tay-Sachs es un trastorno autosómico recesivo mortal causado por mutaciones en el gen *HEXA*, que provocan la deficiencia de la enzima lisosómica hexosaminidasa A. Esta enzima descompone el gangliósido GM2, que se acumula en las neuronas hasta alcanzar concentraciones tóxicas. La enfermedad es mortal en la infancia y la niñez temprana. La afectación retiniana aumenta la transparencia macular y provoca **manchas rojo cereza** en la mácula.

El encéfalo es el principal lugar de almacenamiento de gangliósidos, y su volumen se incrementa progresivamente durante la lactancia. Las gotas de lípidos en el citoplasma distienden el SNC y las neuronas periféricas (fig. 26-76A). En la microscopía electrónica se observa la presencia de lípidos dentro de los lisosomas como «figuras de mielina» verticiladas (fig. 26-76B). Los tejidos neurales desarrollan astrogliosis difusa. Un lactante afectado parece sano al nacer, pero a los 6 meses muestra un retraso en el desarrollo motor. A partir de entonces, un deterioro progresivo conduce a debilidad flácida, ceguera y deterioro intelectual grave. La muerte suele sobrevenir antes del final del segundo año de vida.

Síndrome de Hurler

El síndrome de Hurler es una alteración autosómica recesiva del metabolismo de los glucosaminoglucanos causada por mutaciones en el gen *IDUA*. El resultado es la acumulación intraneuronal de mucopolisacáridos. Las variantes clínicas de este síndrome se distinguen por la afectación variable de los órganos viscerales y el sistema nervioso. La enfermedad suele manifestarse en la lactancia o la niñez temprana con baja estatura, opacidades corneales, deformidades esqueléticas y hepatoesplenomegalia. La acumulación intraneuronal distiende el compartimento citoplasmático y se acompaña de astrogliosis y deterioro mental progresivo.

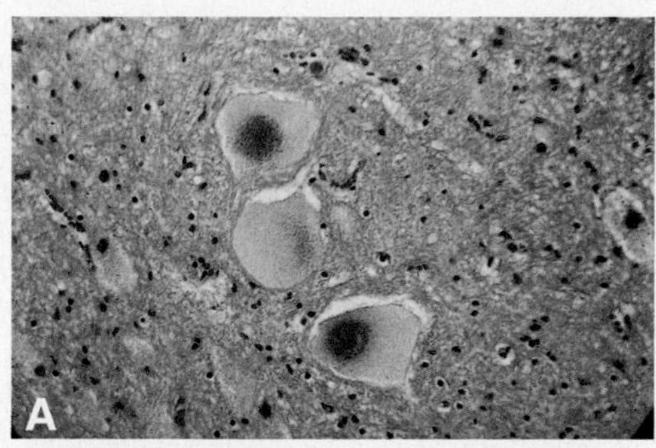

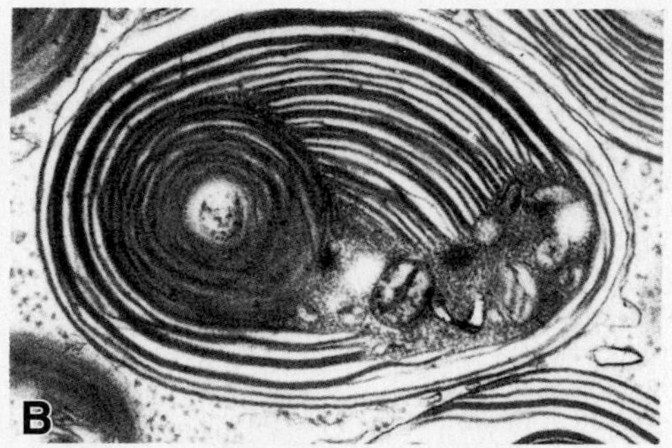

FIGURA 26-76. Enfermedad de Tay-Sachs A. El citoplasma de las neuronas se encuentra distendido por la acumulación de material de depósito eosinófilo. **B.** La microscopía electrónica muestra «cuerpos de mielina» con un patrón arremolinado, compuestos por gangliósidos dentro del citoplasma.

Enfermedad de Gaucher

La enfermedad de Gaucher es una enfermedad genética autosómica recesiva en la que mutaciones en el gen *GBA* conducen a la deficiencia de glucocerebrosidasa y a la acumulación de glucocerebrósido, principalmente en los macrófagos. El SNC desarrolla afectación más grave en la variedad infantil enfermedad de Gaucher (tipo II). Aunque la acumulación intraneuronal de glucocerebrósido no es evidente, la pérdida neuronal es grave y se acompaña de astrogliosis difusa. Estos niños presentan fallo del crecimiento y mueren a una edad temprana.

Enfermedad de Niemann-Pick

La enfermedad de Niemann-Pick es un trastorno autosómico recesivo en el que errores congénitos en el gen *SMPD1* provocan una deficiencia de esfingomielinasa y el almacenamiento intraneuronal de esfingomielina. Los síntomas se manifiestan rápidamente, con retraso del desarrollo y el crecimiento del lactante. Los fagocitos mononucleares de todo el cuerpo son los principales lugares de almacenamiento, pero los síntomas relacionados con el sistema nervioso pueden predominar durante la lactancia. El cerebro se vuelve atrófico, con astrogliosis significativa. La degeneración de la retina puede producir manchas rojo cereza, similares a las de la enfermedad de Tay-Sachs.

Enfermedad de Alexander

La enfermedad de Alexander es una enfermedad por almacenamiento de astrocitos. Es un trastorno neurológico infrecuente de lactantes, niños y, raramente, adultos. Se caracteriza por una pérdida de mielina en el cerebro. Está causada por mutaciones en el gen *GFAP*, que conducen a llamativas acumulaciones eosinófilas de proteína acídica fibrilar neuroglial (GFAP) en los procesos astrocíticos (fibras de Rosenthal; fig. 26-77), particularmente en una distribución perivascular y subpial. El cuadro clínico en los niños se caracteriza por discapacidad psicomotora, demencia progresiva y parálisis. Finalmente, mueren. Aún no está claro cómo este proceso deteriora la formación de mielina e induce la degeneración de los oligodendrocitos y la mielina.

La fenilcetonuria es una deficiencia de la enzima hidroxilasa de fenilalanina

La fenilcetonuria es una enfermedad autosómica recesiva (*v.* cap. 6) causada por mutaciones en el gen *PAH*. Este gen produce la enzima hidroxilasa de fenilalanina, que convierte la fenilalanina en tirosina. Como consecuencia, la fenilalanina se acumula en la sangre y los tejidos. Los síntomas aparecen en los primeros meses de vida, con discapacidad intelectual, crisis convulsivas y alteraciones del desarrollo físico. El tratamiento consiste en la restricción alimentaria de fenilalanina.

Los pacientes no tratados rara vez obtienen un cociente intelectual superior a 50, pero los que siguen la dieta obtienen buenos resultados. Dado que la morbilidad de la fenilcetonuria puede prevenirse con una simple intervención alimentaria, en la actualidad se realizan pruebas de detección sistemática a todos los neonatos. Aunque no muestra alteraciones morfológicas consistentes, el encéfalo puede presentar bajo peso y deficiencias en la mielinización.

La enfermedad de Wilson es un trastorno autosómico recesivo del metabolismo del cobre

La enfermedad de Wilson, o «**degeneración hepatolenticular**», afecta el encéfalo y el hígado. Está causada por mutaciones en el gen *ATP7B*, que codifica una proteína transportadora de cobre denominada ATPasa2 (*v.* cap. 14). Esta proteína interviene en el transporte de cobre del hígado a otras partes del organismo y en la eliminación del exceso del metal. La excreción defectuosa de cobre en la bilis en la enfermedad de Wilson conduce a su depósito en el encéfalo.

CARACTERÍSTICAS CLÍNICAS: las manifestaciones clínicas de la lesión cerebral consisten en alteraciones motoras con tendencia a la coreoatetosis, por lo general en la segunda década de la vida, pero los síntomas pueden empezar en etapa tan avanzada como la octava década. La alteración en los movimientos puede acompañarse de psicosis. Antes, durante o después de la aparición de síntomas neurológicos, puede desarrollarse una cirrosis, que puede dar como resultado una insuficiencia hepática. El depósito de cobre en el borde de la córnea produce una banda visible de color café dorado, conocida como **anillo de Kayser-Fleischer**, visible durante la exploración con la lámpara de hendidura.

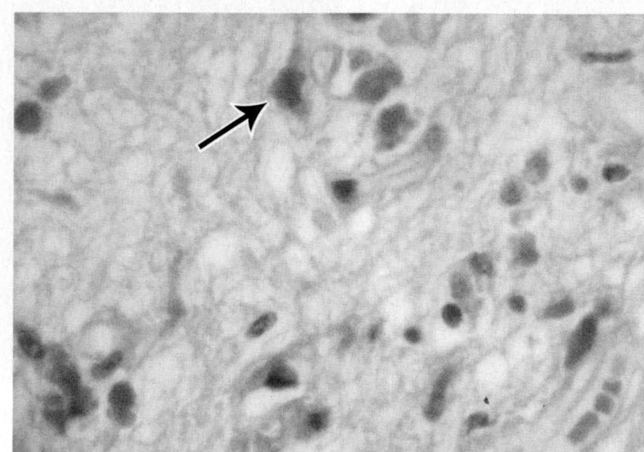

FIGURA 26-77. Enfermedad de Alexander. Esta enfermedad se debe a la mutación del gen que codifica para la proteína acídica fibrilar glial (*GFAP*). Se caracteriza por la presencia de cúmulos de proteína acídica fibrilar situados dentro de cuerpos eosinófilos, llamadas fibras de Rosenthal (*flechas*). Las fibras de Rosenthal se observan en la enfermedad de Alexander, el astrocitoma pilocítico y como reacción en las zonas adyacentes a lesiones por compresión crónica (*v.* también fig. 26-4C).

El núcleo lenticular del cerebro presenta un color dorado claro, y el 25% de los casos presenta pequeños quistes o hendiduras en el putamen o en las capas más profundas de la neocorteza. Son características la pérdida leve de neuronas y la neurogliosis. Algunos pacientes que están «presintomáticos» nunca presentan un nivel suficientemente alto de cobre para acumularse en el cerebro o los ojos o producir cirrosis. El diagnóstico es fundamental, pues es una enfermedad tratable que puede provocar un daño irreversible del hígado y del SNC sin intervención terapéutica. Cualquier persona que presente hiperquinesia, en particular cuando se inicia en la edad adulta temprana acompañada de manifestaciones psiquiátricas o hepáticas, debe ser evaluada para descartar la enfermedad de Wilson.

La disfunción cerebral en la enfermedad metabólica sistémica se debe a la encefalopatía metabólica

Puede deberse a trastornos metabólicos producidos por una o varias enfermedades cardiopulmonares, renales, hepáticas o endocrinas. Clínicamente, los pacientes presentan disminución del estado de conciencia, empezando por una dificultad para mantener la atención en ocasiones acompañada de cierta hiperactividad, que evolucionan hasta el letargo y finalmente la incapacidad para despertar, independientemente del grado de estimulación. El cambio de conciencia puede ir acompañado de temblor, asterixis y signos neurológicos multifocales cambiantes. La tomografía computarizada (TC) y la RM no muestran anomalías estructurales, y el EEG muestra una ralentización progresiva de la actividad rítmica cortical, a veces acompañada de descargas periódicas de gran amplitud conocidas como ondas trifásicas (las ondas trifásicas son más habituales en la encefalopatía hepática, pero no son específicas de esta afección). Desde el punto de vista bioquímico, la encefalopatía metabólica se caracteriza por una menor utilización cerebral de glucosa y oxígeno, con independencia del trastorno subyacente. No hay características morfológicas específicas en la encefalopatía metabólica, aunque la presencia de astroglía alterada **(astrocitos de Alzheimer tipo II)** es sugestiva, pero no diagnóstica, de encefalopatía hepática.

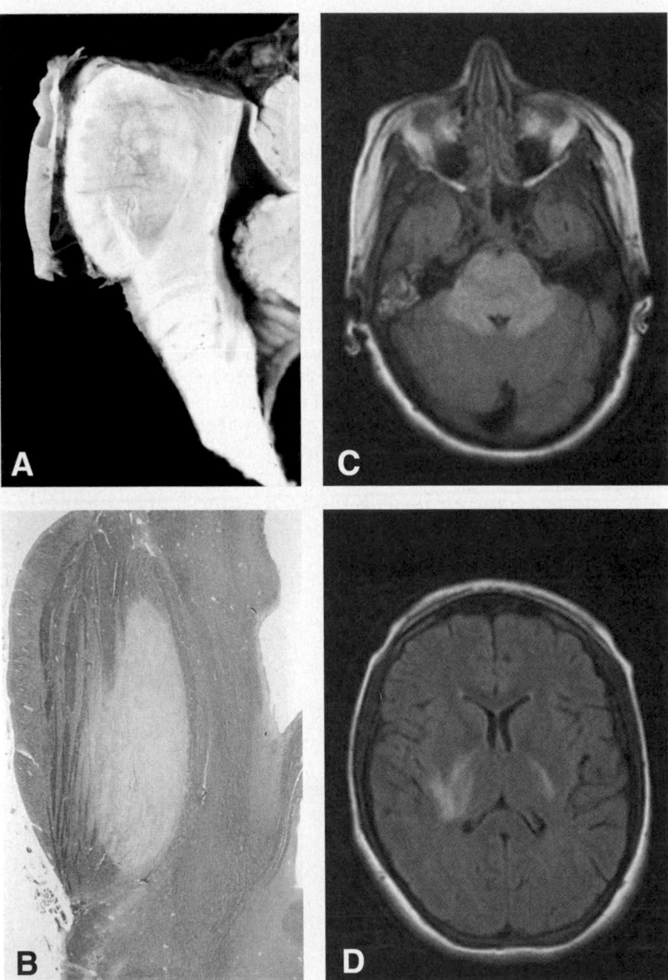

FIGURA 26-78. Síndrome de desmielinización osmótica con mielinólisis pontina central. A. Corte sagital del tronco del encéfalo en el que se observa una lesión de consistencia blanda, pálida, en la mitad del puente. (Cortesía del Dr. F. Stephen Vogel, Duke University). **B.** Corte con tinción para mielina en el que se observa un área bien delimitada de pérdida de mielina que se observa como una zona de color rosado y forma ovoidea (Cortesía del Dr. F. Stephen Vogel, Duke University). **C, D.** Las imágenes axiales de resonancia magnética a nivel de la protuberancia (puente) y los ganglios basales, respectivamente, muestran anomalías de señal en las zonas de desmielinización.

Encefalopatía hepática

La encefalopatía hepática es una manifestación clínica frecuente de la insuficiencia hepática, con delirio, crisis convulsivas y coma. Por lo general, los síntomas clínicos superan con creces sus correlatos morfológicos en el cerebro, que se limitan a la aparición de astrocitos de Alzheimer tipo II con núcleos agrandados y marginación de la cromatina nuclear, especialmente en el tálamo. Estas células, que también se observan en la enfermedad de Wilson, reflejan anomalías metabólicas. No se asocian específicamente con la EA.

Síndrome de desmielinización osmótica (mielinólisis central pontina)

La mielinólisis central pontina es una enfermedad desmielinizante rara del puente, en la que se presentan zonas discretas de desmielinización selectiva (fig. 26-78). Las lesiones suelen ser demasiado pequeñas para manifestarse clínicamente y solo son evidentes en la autopsia. Sin embargo, algunos pacientes pueden desarrollar cuadriparesia, parálisis seudobulbar o síndrome de enclaustramiento. La mielinólisis central pontina se produce por una corrección demasiado rápida de la hiponatremia en personas con alcoholismo, con desnutrición o con inestabilidad electrolítica significativa, incluidos los receptores de trasplante hepático y los pacientes con insuficiencia renal. La desmielinización no se limita al puente de Varolio, sino que puede afectar otras zonas extrapontinas de la sustancia blanca. Por ello, la mielinólisis central pontina se considera actualmente parte de un trastorno más amplio denominado síndrome de desmielinización osmótica. Otro proceso clásico de desmielinización del cuerpo calloso, denominado síndrome de Marchiafava-Bignami, es otro ejemplo de síndrome de desmielinización osmótica, pero también pueden estar afectadas la cápsula interna, la corona radiada y la sustancia blanca del cerebelo.

Insuficiencias vitamínicas

Las insuficiencias vitamínicas y sus consecuencias sistémicas se tratan en el capítulo 8. Aquí se consideran los efectos sobre el sistema nervioso.

Síndrome de Wernicke

El síndrome de Wernicke es el resultado de una insuficiencia de tiamina (vitamina B_1). Se caracteriza desde el punto de vista clínico por la rápida aparición de alteraciones de la conciencia, con deterioro importante de la memoria a corto plazo, oftalmoplejía y nistagmo. Se observan lesiones en el hipotálamo y los cuerpos mamilares, las regiones periacueductal del mesencéfalo y el tegmento pontino (fig. 26-79). El síndrome suele estar relacionado con la insuficiencia alimentaria en personas con alcoholismo crónico, pero también puede desarrollarse en pacientes tras una cirugía bariátrica y en aquellos con náusea matutinas grave (hiperémesis gravídica) en el embarazo. Puede progresar rápidamente hasta la muerte, pero se revierte con la administración de tiamina. En los casos mortales, se forman petequias alrededor de los capilares en los cuerpos mamilares, el hipotálamo, la región periacueductal y el suelo del cuarto ventrículo (fig. 26-80). Con el tiempo, el depósito de hemosiderina identifica las regiones

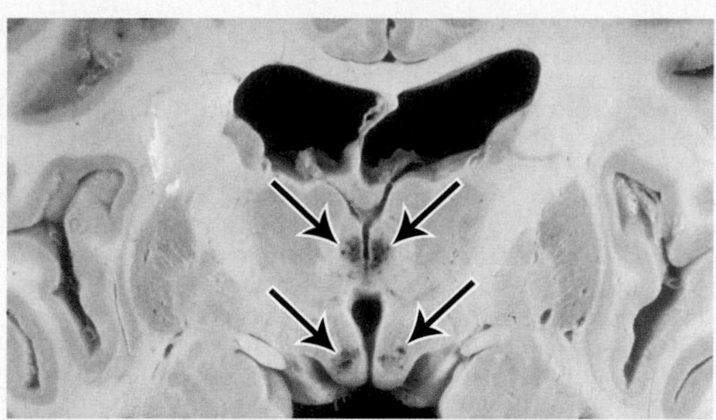

FIGURA 26-79. Encefalopatía de Wernicke. Corte coronal en el que se observan petequias hemorrágicas en los cuerpos mamilares y el tálamo anterior periventricular *(flechas).* (Cortesía del Dr. F. Stephen Vogel, Duke University).

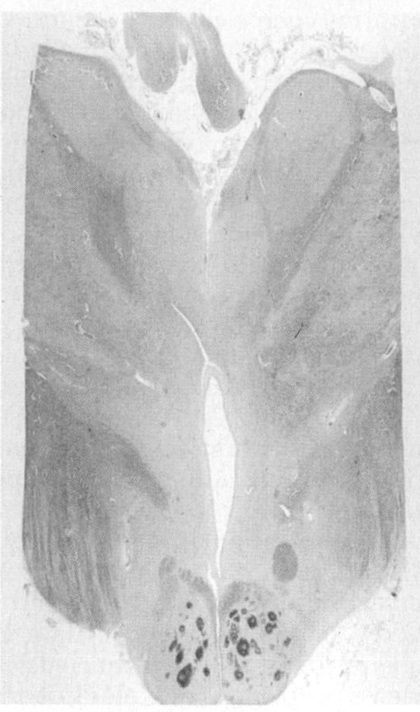

FIGURA 26-80. Encefalopatía de Wernicke con presencia de hemorragia petequial de los cuerpos mamilares. (Cortesía del Dr. F. Stephen Vogel, Duke University).

donde se habían producido hemorragias petequiales. Las neuronas y la mielina suelen estar intactas, pero la atrofia del cuerpo mamario y la proliferación capilar pueden ser prominentes.

El **síndrome de Wernicke-Korsakoff** se caracteriza por la alteración de la memoria reciente, que con frecuencia es compensada mediante confabulación. Se asemeja desde el punto de vista anatomopatológico al síndrome de Wernicke, pero puede incluir degeneración de las neuronas del núcleo medio-dorsal del tálamo.

Muchas personas con alcoholismo crónico presentan atrofia cerebral de causa incierta y para la cual no se ha podido definir la participación de factores como la toxicidad por el alcohol, la malnutrición y otros factores. También se desconoce el origen de la atrofia de células de Purkinje y granulares del cerebelo. Estas alteraciones son habituales en el alcoholismo crónico y son causa de ataxia troncal, que persiste incluso durante los períodos de sobriedad.

Degeneración combinada subaguda

La degeneración combinada subaguda de la médula espinal es consecuencia de la insuficiencia de vitamina B_{12} (anemia perniciosa), caracterizada por lesiones en las porciones posterolaterales de la médula espinal. Inicialmente, se produce una pérdida simétrica de mielina y axones a nivel dorsal de la médula espinal. La astrogliosis es leve en las lesiones agudas, pero con el tiempo se desarrolla neurogliosis y atrofia, especialmente en las zonas posterolaterales de la médula.

La presencia de una sensación de ardor en las plantas y otros tipos de parestesias puede ser el primer indicio de esta enfermedad neurológica de evolución rápida y casi siempre irreversible. Puede producir debilitamiento de las cuatro extremidades, seguido de disminución de la sensibilidad postural, falta de coordinación y ataxia. La degeneración combinada subaguda puede complicar casos infrecuentes de resección gástrica amplia y otros síndromes de malabsorción. Dado que la vitamina B_{12} no se encuentra en las plantas, algunos vegetarianos extremos que evitan todos los productos animales, incluidos la leche y los huevos, desarrollan degeneración combinada subaguda tras muchos años de restricción alimentaria de vitamina B_{12}. La exposición yatrógena, laboral o recreativa al gas anestésico óxido nitroso (N_2O) puede provocar una afección clínica y morfológicamente con características morfológicas indistinguibles de la degeneración combinada subaguda. El N_2O interfiere con las enzimas dependientes de la vitamina B_{12}. La mielopatía hipocúprica (cobre sérico bajo) tras una cirugía bariátrica o sobredosis de zinc puede producir un cuadro similar.

Intoxicación

La neurotoxicología es un aspecto importante de la neuropatología contemporánea. La amplitud de este campo excede el alcance de este capítulo, por lo que se hace énfasis en las lesiones tóxicas cerebrales más habituales y mejor estudiadas.

ETANOL: la ingesta aguda y crónica de alcohol tiene efectos nocivos generalizados y repercusiones sociales más amplias debido a sus efectos sobre la conducta. Los signos y síntomas de intoxicación alcohólica aguda se corresponden con el nivel sanguíneo en función de la dosis, de forma que de 0.05 mg/dL a 0.1 mg/dL se relaciona con desinhibición y deterioro motor; de 0.1 mg/dL a 0.3 mg/dL re relaciona con embriaguez franca y ataxia; y de 0.3 mg/dL a 0.35 mg/dL se relaciona con intoxicación extrema y somnolencia, náusea y vómito. Más de 0.35 mg/dL es potencialmente mortal debido a la depresión respiratoria y a la incapacidad de prevenir la presencia de broncoaspiración. La intoxicación mortal es una consecuencia trágica del consumo competitivo de alcohol entre estudiantes universitarios.

El consumo crónico de etanol se relaciona con complicaciones neurológicas causadas por insuficiencias nutricionales, incluido el síndrome de Wernicke-Korsakoff y, quizás, neuropatía periférica; insuficiencia hepática con encefalopatía hepática y degeneración hepatocerebral no wilsoniana; y alteraciones metabólicas, incluida la mielinólisis pontina central por corrección rápida de la hiponatremia (fig. 26-81). El alcoholismo también puede provocar el desarro-

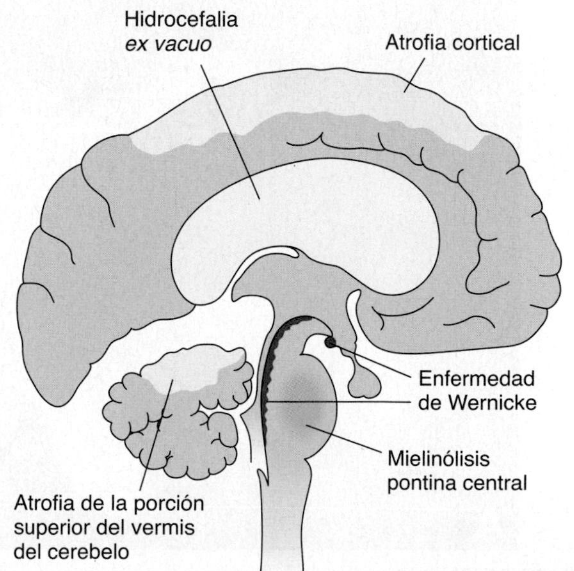

FIGURA 26-81 Lesiones encefálicas relacionadas con el abuso crónico de etanol.

llo de necrosis central del cuerpo calloso o enfermedad de Marchiafava-Bignami (*v.* anteriormente). Esta enfermedad forma parte del síndrome de desmielinización osmótica causado por una corrección demasiado rápida de la hiponatremia. Menos conocida es la degeneración cerebelosa del vermis anterosuperior, que se produce sobre todo en hombres con alcoholismo, cursa con ataxia troncal y se manifiesta macroscópicamente como atrofia del vermis (fig. 26-82).

METANOL: en su búsqueda de etanol, las personas con alcoholismo pueden llegar a beber, de vez en cuando, metanol, que se oxida a formaldehído y ácido fórmico. Los pacientes que mueren por intoxicación de metanol presentan edema cerebral grave con necrosis hemorrágica de la región lateral del putamen. Se observa degeneración retiniana y de las células ganglionares, que explica la pérdida de la visión que afecta a estos pacientes. La ceguera puede presentarse con la ingestión de tan solo 4 mL, mientras que la dosis mortal está en el rango de 8 mL a 10 mL de metanol puro, aunque por lo general consumen 70 mL a 100 mL en casos mortales.

ETILENGLICOL: de forma similar, el etilenglicol (anticongelante para automóviles) es algunas veces ingerido en lugar del etanol o de manera accidental por niños o animales debido a que tiene un sabor dulce. Su producto metabólico es el oxalato. Produce acidosis orgánica grave, que puede ocasionar insuficiencia renal, y los supervivientes pueden tener déficits neurológicos residuales. Puede haber depósito hístico de cristales de oxalato.

MONÓXIDO DE CARBONO (CO): este gas incoloro, inodoro e insípido se produce por combustión incompleta. Se une con gran afinidad a la hemoglobina para formar carboxihemoglobina, con lo que disminuye la capacidad transportadora de oxígeno de la sangre. La carboxihemoglobina es de color rojo, lo que imparte una coloración «rojo cereza» a los casos de intoxicación por CO. La intoxicación grave da como resultado la necrosis licuefactiva bilateral del globo pálido, que es casi patognomónica. Pueden observarse otras regiones del SNC con daño isquémico. Se desconoce el mecanismo por el cual se produce daño selectivo del globo pálido, pero recientemente se descubrió que el CO puede actuar como un neurotransmisor, lo cual abre la posibilidad de que las regiones ricas en hierro hemo (como sucede con los ganglios basales) podrían utilizar el CO en condiciones fisiológicas limítrofes para llevar a cabo la comunicación entre células. De manera análoga a lo que sucede con la capacidad de excitación neuronal por toxicidad de ciertos aminoácidos, el exceso del posible neurotransmisor CO podría producir daño en regiones donde tiene un papel fisiológico en condiciones normales.

INTOXICACIÓN POR METALES O DÉFICIT: muchos metales empleados en la industria y la medicina pueden causar enfermedades neurológicas. Además, las propiedades biocidas de algunas de estas sustancias, como el arsénico y el talio, las han convertido en herramientas muy utilizadas por asesinos, casos de suicidio y como pesticidas.

- **Plomo:** la intoxicación por plomo produce una encefalopatía caracterizada por edema en caso de intoxicación aguda, en especial durante la niñez. Se observa un exudado amorfo alrededor de los capilares y cierta proliferación vascular. Los niños pueden intoxicarse por ingestión de pinturas que contienen plomo o plomadas para cañas de pescar u otros usos. En los adultos, la intoxicación produce con más frecuencia neuropatía en lugar de encefalopatía.
- **Mercurio:** la intoxicación crónica con mercurio inorgánico puede producir demencia, delirio, temblor, irritabilidad e insomnio. En la actualidad este tipo de intoxicación es muy raro, pero en el s. XIX, diezmaba a los trabajadores de las minas de cinabrio, obreros de la industria de fabricación de sombreros («sombrerero loco»), fábricas de espejo y de instrumentos científicos. Se observan atrofia cerebelosa y pérdida de células de Purkinje.
- La **intoxicación por mercurio orgánico** es, en la actualidad, más frecuente. En las décadas de 1950 y 1960, por ejemplo, se vertió cloruro de mercurio industrial procedente de la fabricación de cloruro de vinilo en la bahía de Minamata (Japón). La cadena alimentaria marina concentraba el metal. La ingesta de pescados y mariscos contaminados por los pescadores y habitantes de la región causó la intoxicación. Muchas personas enfermaron o murieron. Estos pacientes desarrollaron ataxia y ceguera. Se observó atrofia cerebelosa y cortical cerebral, con daño cortical en otros sitio. La neurotoxicidad congénita por la exposición en el útero a metilmercurio produce discapacidad intelectual grave, atetosis, ataxia y cuadriparesia espástica. Se observa atrofia grave del cerebro con leve atrofia cerebelosa, desorganización laminar cortical quizás como un indicio de un defecto en la migración y organización neuronal durante el desarrollo.
- **Arsénico:** la intoxicación por arsénico produce síntomas digestivos, incluidos náusea, vómito y diarrea; manifestaciones cutáneas, como hiperqueratosis y umento de la pigmentación de plantas y palmas, así como líneas de Mees en las uñas, y neuropatía axonal grave. En el cerebro pueden presentarse edema y petequias. La exposición prolongada tiene otros riesgos (*v.* cap. 8).
- **Talio:** al igual que el arsénico, se caracteriza por manifestaciones gastrointestinales y cutáneas entre las que destacan alopecia tardía y en ocasiones líneas de Mees, además de neuropatía axonal grave.
- **Manganeso:** los trabajadores de minas de manganeso presentan daño a los ganglios basales, que produce parkinsonismo. Puede acompañarse de un tipo de psicosis conocido como «locura por manganeso».

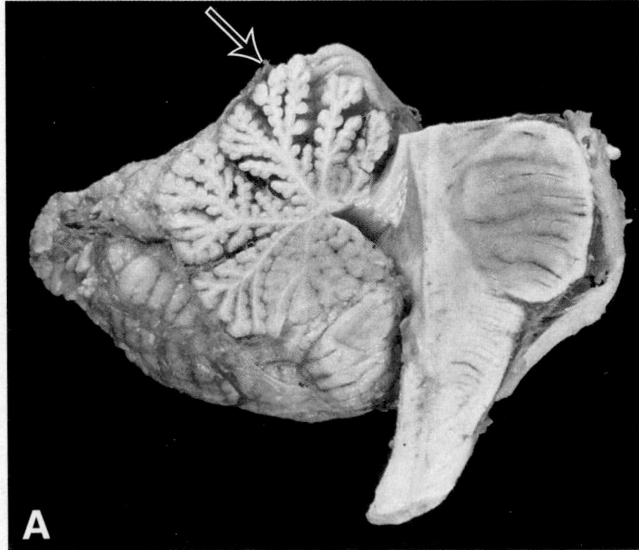

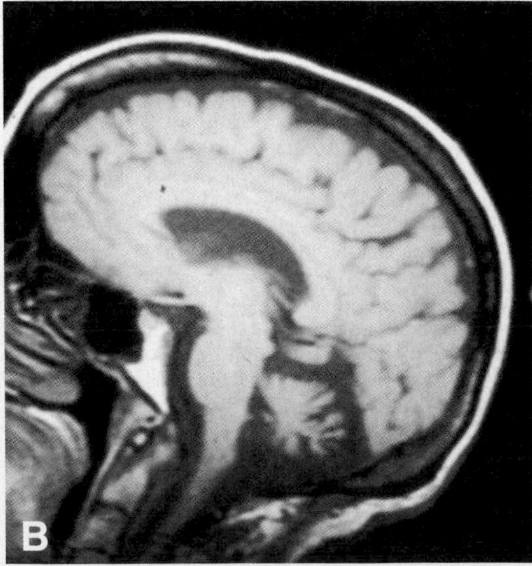

FIGURA 26-82. Alcoholismo crónico. A. Las porciones superior y anterior del vermis del cerebelo muestran atrofia (flecha), lo que conduce a los signos clínicos de ataxia troncal. (Cortesía del Dr. F. Stephen Vogel, Duke University). **B.** Tomografía computarizada coronal sin contraste que muestra profunda atrofia del vermis en una persona con alcoholismo.

También pueden presentarse carencias de ciertos metales. Por ejemplo, la insuficiencia de cobre secundaria a la cirugía bariátrica por absorción insuficiente o a una malabsorción competitiva si el paciente consume demasiado zinc o bismuto. Esto puede causar una mielopatía hipocúprica, con pérdida de la columna dorsal y lateral.

TRASTORNOS NEURODEGENERATIVOS

Los trastornos neurodegenerativos se deben a la muerte de neuronas relacionadas desde el punto de vista funcional. Por tanto, estas enfermedades pueden clasificarse de acuerdo con el principal sitio funcional afectado. La degeneración **cortical** conduce a la demencia, la de los **ganglios basales** origina trastornos del movimiento, la **espinocerebelosa** ocasiona ataxia y la de la motoneurona condiciona la debilidad de **motoneuronas** superior e inferior. ***Desde el punto de vista neuropatológico, en estos sistemas hay pérdida de neuronas. Con frecuencia se observan inclusiones celulares microscópicas características y acumulación de proteínas extracelulares propias de cada uno de estos trastornos, así como diferente grado de activación neuroglial y microglial.***

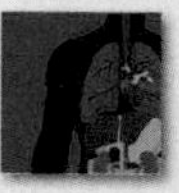

FISIOPATOLOGÍA: los trastornos neurodegenerativos se clasifican en función de los sistemas neuronales más implicados y de la bioquímica de las proteínas que se acumulan en esas neuronas.

Las inclusiones intracelulares, en particular las intracitoplasmáticas, están muy relacionadas con las enfermedades neurodegenerativas, ya que estas fueron algunas de las primeras características histológicas anómalas descritas en las células del sistema nervioso. Ahora se sabe qué son marcadores de estrés celular: corresponden a sitios de depósito de desechos en el citoplasma que contienen proteínas celulares anómalas y de choque térmico. Un factor primordial en la patogenia molecular de estas enfermedades es una alteración en la homeostasis de proteínas (fig. 26-83; *v.* cap. 1).

Cuando una neurona está sometida a estrés, su red de filamentos intermedios se colapsa en haces o grupos perinucleares. Esto puede reflejar un aumento de la fosforilación de proteínas o la proteólisis estimulada por la entrada de calcio en la célula bajo estrés. Si el estrés no es mortal, la célula despliega una **respuesta adaptativa de choque térmico**. Produce proteínas relacionadas con el estrés, como las cristalinas y una familia de proteínas de choque térmico, que ayudan a restaurar la actividad funcional de las proteínas parcialmente desnaturalizadas o, si la agresión es demasiado grave como para permitir la restauración, promueven la poliubiquitinación de las proteínas dañadas para su posterior degradación. Sin embargo, la estructura de lámina plegada β altamente estable de las proteínas dañadas tiende a favorecer la agregación e impedir su eliminación eficaz mediante proteosomas u otras modalidades. Si las proteínas conjugadas a las proteínas de estrés no se degradan con éxito, los complejos conjugados forman inclusiones intracelulares.

Las inclusiones en los trastornos neurodegenerativos ***se deben al daño de las proteínas celulares nativas conjugadas con las producidas en respuesta al estrés.*** Las células activan respuestas al estrés siempre que resultan dañadas; por tanto, las inclusiones de respuesta al estrés no identifican el factor desencadenante, sino que indican que las células están tratando de protegerse a sí mismas. Las inclusiones neuropatológicas están formadas por escasas permutaciones de proteínas citoesqueléticas y de estrés, en realidad mucho menores que el número aparente de tipos de inclusiones que se describen. La ubiquitina está presente en muchas inclusiones intracelulares. Aunque no es «diagnóstica» de ninguna enfermedad en particular, la inmunotinción de ubiquitina es la técnica más sensible para detectar las acumulaciones de este tipo de proteínas. Combinada con la morfología, la distribución celular y el contexto clínico, puede ser útil para el diagnóstico. Los anticuerpos disponibles permiten identificar proteínas unidas a ubiquitina: tau, neurofilamento, α-sinucleína y otras. En resumen, las inclusiones aportan datos limitados sobre el grado de estrés preciso que puede dañar la célula. Sus composiciones bioquímicas a menudo se solapan, y la categorización diagnóstica final depende de los datos clínicos, la caracterización inmunohistoquímica de las inclusiones y el análisis de las poblaciones celulares afectadas.

Los agregados de proteínas neuronales pueden causar enfermedades (fig. 26-84; tabla 26-3) por varias vías. El secuestro de proteínas específicas u otras macromoléculas hace que no estén disponibles para sus funciones normales. A medida que los agregados crecen, pueden obstruir físicamente los axones, las dendritas o interferir con el movimiento de material dentro del citoplasma. También pueden actuar como depósitos de ubiquitina, y agotar la ubiquitina celular necesaria para degradar las proteínas mal plegadas. De este modo, el reciclaje y la homeostasis de las proteínas celulares se ven afectados. A medida que estas proteínas se agregan, inicialmente forman fibrillas que pueden ser extremadamente citotóxicas. Así pues, parece que el estrés celular por diversas causas puede alterar la homeostasis proteínica y generar fibrillas tóxicas que, a su vez, pueden perpetuar y amplificar el estrés celular.

Los trastornos neurodegenerativos suelen comenzar de forma focalizada y luego se diseminan de forma razonablemente

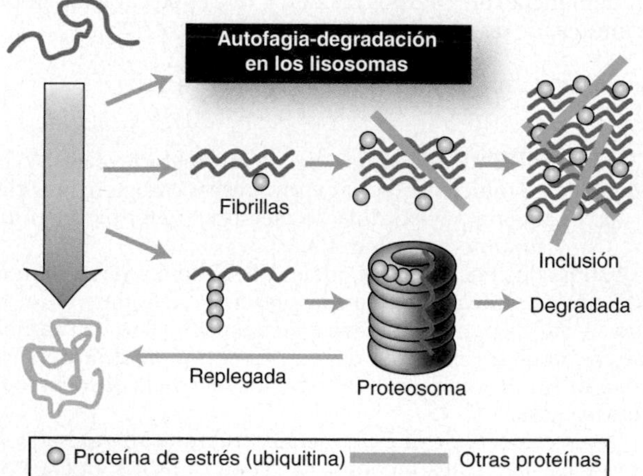

FIGURA 26-83. Posibles destinos de proteínas con plegamiento anómalo. Muchas de las enfermedades neurodegenerativas parecen estar relacionadas, al menos en parte, con alteraciones en la homeostasis de las proteínas (proteostasis), que incluyen diferentes vías celulares que regulan la síntesis, el plegamiento, el desplazamiento, la agregación, la desagregación y la degradación de las proteínas.

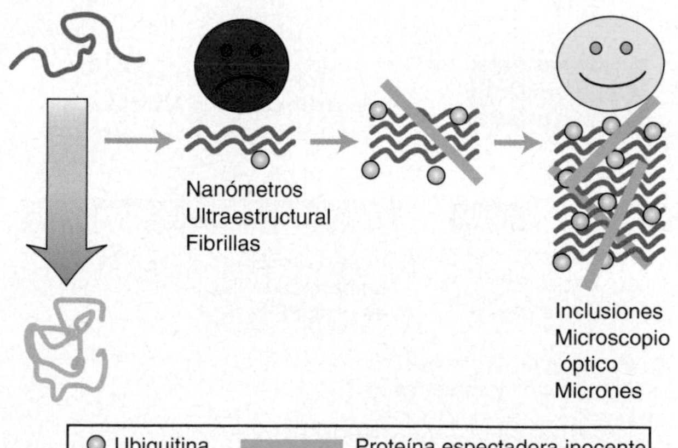

FIGURA 26-84. Formación de fibrillas e inclusiones. Las proteínas con plegamiento anómalo que tienden a la polimerización pueden formar fibrillas muy citotóxicas que solo son visibles con el microscopio electrónico. La respuesta de estrés celular puede favorecer la hiperagregación para crear inclusiones que son visibles con el microscopio óptico. Estas inclusiones pueden ser consideradas como «depósitos tóxicos» y porque secuestran fibrillas tóxicas pueden ser protectoras.

TABLA 26-3
ENFERMEDADES NEURODEGENERATIVAS CARACTERIZADAS POR FIBRILOGENIA

Enfermedad	Lesión	Componentes	Localización
Enfermedad de Alzheimer	Placas seniles Ovillos neurofibrilares	Amiloide β Tau	Extracelular Intracitoplasmática
Esclerosis lateral amiotrófica	Esferoides	Neurofilamento Superóxido dismutasa (SOD-1) TDP43 FUS	Intracitoplasmática
Demencia de cuerpos de Lewy	Cuerpos de Lewy	α-sinucleína	Intracitoplasmática
Demencia frontotemporal	Ovillos neurofibrilares	Tau TDP43, progranulina y otras proteínas	Intracitoplasmática
Atrofia sistémica múltiple	Inclusiones gliales	α-sinucleína	Intracitoplasmática
Enfermedad de Parkinson	Cuerpos de Lewy	α-sinucleína	Intracitoplasmática
Enfermedades por priones	Depósitos de priones	Priones	Extracelular
Enfermedades por repetición de trinucleótidos	Inclusiones	Secuencias de poliglutamina	Intranuclear y citoplasmática

predecible por todo el SNC. Es probable que este patrón estereotípico de diseminación requiera acciones de proteínas patógenas plegadas de forma anómala para reclutar y transformar proteínas nativas. Este fenómeno recuerda a la patogenia molecular de las enfermedades por priones y se denomina plegamiento anómalo de proteínas «similar a los priones» o «en plantillas».

En esencia, las enfermedades neurodegenerativas son principalmente trastornos de la homeostasis de las proteínas, por la alteración en las vías celulares que controlan la síntesis, el plegamiento, el tránsito, la agregación, la disgregación y la degradación de las proteínas. Debido a esta característica común, los principios patogénicos fundamentales derivados de una enfermedad neurodegenerativa pueden ser generalizables a otras.

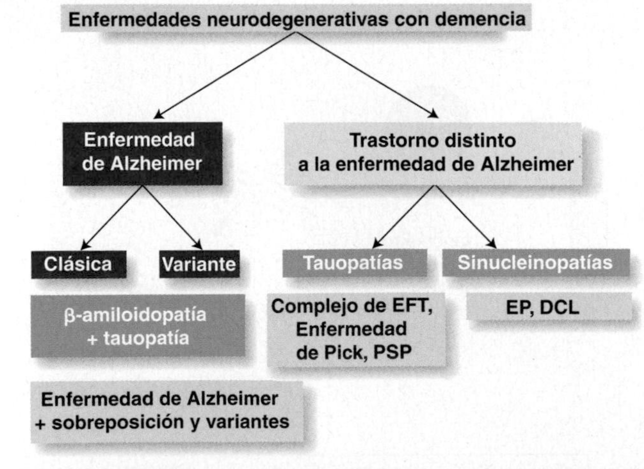

Enfermedades neurodegenerativas con demencia

Enfermedad de Alzheimer | Trastorno distinto a la enfermedad de Alzheimer

Clásica | Variante | Tauopatías | Sinucleinopatías

β-amiloidopatía + tauopatía | Complejo de EFT, Enfermedad de Pick, PSP | EP, DCL

Enfermedad de Alzheimer + sobreposición y variantes

FIGURA 26-85. Fibrilogenia de proteínas. Las demencias y otras enfermedades neurodegenerativas pueden clasificarse en la actualidad con base en las proteínas que sufren el proceso de fibrilogenia. La enfermedad de Alzheimer (EA) vendría a ser una combinación de una β-amiloidopatía y una tauopatía. La mayor parte de las enfermedades degenerativas de los lóbulos frontotemporales (EFT) tales como la enfermedad de Pick y la parálisis supranuclear progresiva (PSP) serían tauopatías puras. La demencia con cuerpos de Lewy (DCL) y el complejo de la enfermedad de Parkinson (EP) son α-sinucleinopatías.

Existen tres tipos principales de trastornos neurodegenerativos de la corteza cerebral

Sus características clinicopatológicas son distintivas, ya que se produce la acumulación de diferentes proteínas polimerizadas (fig. 26-85). Estos tipos de degeneración cortical llevan finalmente a la demencia.

- La **enfermedad de Alzheimer** (EA) representa la mayor parte de las demencias neurodegenerativas. Se caracteriza por la acumulación anómala de dos proteínas: β-amiloide y tau.
- La **enfermedad de Pick**, que es el prototipo de demencia del lóbulo frontotemporal, se caracteriza por la acumulación de proteína tau anómala y ausencia de β-amiloide.
- La **demencia con cuerpos de Lewy** (DCL) se caracteriza por la acumulación de α-sinucleína.

Enfermedad de Alzheimer

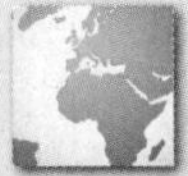

EPIDEMIOLOGÍA: la EA es un trastorno neurológico de evolución gradual y progresiva caracterizada clínicamente por pérdida de memoria, deterioro cognitivo y, finalmente, demencia.

Aunque los pacientes originales de Alzheimer eran menores de 65 años y sufrían «demencia presenil», actualmente el término se utiliza para la demencia a cualquier edad con cambios anatomopatológicos característicos. ***Es el tipo de demencia más común en los ancianos, al cual corresponden más de la mitad de todos los casos.***

La prevalencia de la enfermedad está muy relacionada con la edad. En pacientes menores de 65 años, la EA afecta como máximo al 1% o 2%, pero se da en el 40% o más de los pacientes mayores de 85 años. Las mujeres se ven afectadas dos veces más que los hombres. La mayoría de los casos son esporádicos, pero existen variantes familiares que pueden proporcionar pistas sobre los mecanismos patogénicos.

ANATOMOPATOLOGÍA: los cerebros con EA muestran atrofia cortical con hidrocefalia *ex vacuo* (figs. 26-86 y 26-87). Las circunvoluciones se estrechan, los surcos se ensanchan y la atrofia cortical es especialmente evidente en las regiones parahipocampales. Sin embargo, a medida que la enfermedad evoluciona, la atrofia de la corteza temporal, frontal y parietal se agrava. Las placas seniles y los ONF dominan la histología. En los pacientes adultos mayores con alteraciones leves de la memoria y deterioro cognitivo leve (DCL), que en la mitad de los casos es un pródromo de la EA, es frecuente la presencia de pequeñas cantidades de placas y ovillos.

PLACAS NEURÍTICAS: las lesiones histológicas más notables, las placas seniles neuríticas, son depósitos esféricos extracelulares de β-amiloide de varios micrones de diámetro. En una etapa terminal de la enfermedad, las placas seniles ocupan gran parte del volumen de la sustancia gris cerebral (fig. 26-88). Se tiñen positivamente utilizando colorantes especiales que se fijan al amiloide plano, como el rojo Congo y la tioflavina S o tinciones argénticas (argentófilas), que además son inmunorreactivas para la proteína β-amiloide (Aβ) en el centro y la periferia. Se encuentran rodeadas por astrocitos y microglía reactivos y presentan procesos neuronales inflamados y deformados (neuritis distrófica). Aunque es necesaria la detección de las placas para el diagnóstico patológico de EA, su número y distribución no tienen correlación con la gravedad clínica de la enfermedad.

OVILLOS NEUROFIBRILARES: los ONF son acumulaciones ***intracitoplasmáticas*** de filamentos tau polimerizados (fig. 26-89). Los ONF contienen haces irregulares de fibrillas que son positivos al colorante de rojo Congo y a la tioflavina S, y son inmunorreactivos para tau. Los ovillos son filamentos helicoidales emparejados de 10 nm de grosor con abundantes proteínas tau insolubles. Su distribución se correlaciona con la gravedad clínica de la EA. Los ovillos de la corteza entorrinal y la circunvolución parahipocampal pueden observarse en personas asintomáticas décadas antes de la edad habitual de aparición de la EA, y pueden representar la expresión más temprana de la enfermedad. Conforme aparecen más lesiones de este tipo en la neocorteza temporal, se va produciendo DCL. En el momento en que se han visto afectados grandes segmentos de la neocorteza, los núcleos profundos y el tronco del encéfalo, puede decirse que la EA se ha desarrollado completamente. Sobre la base de este concepto de acumulación gradual de ONF, los esfuerzos se dirigen cada vez más al diagnóstico precoz durante la fase asintomática y al desarrollo de fármacos que puedan detener el avance de la enfermedad.

Los ONF no son exclusivos de la EA. Aparecen en otras enfermedades neurodegenerativas, como la demencia pugilística (síndrome de borrachera por golpes en los boxeadores), el parkinsonismo postencefalítico, el complejo de demencia ELA/parkinsonismo de Guam, la enfermedad de Pick, la degeneración corticobasal, las demencias frontotemporales esporádicas y la demencia hereditaria del lóbulo frontotemporal con parkinsonismo asociada a mutaciones en el cromosoma 17 (FTDP-17). En conjunto, estas enfermedades neurodegenerativas hereditarias y esporádicas que muestran agregación de formas anómalas de tau se denominan **tauopatías**. Pueden compartir mecanismos de degeneración cerebral. ***La EA es al mismo tiempo una tauopatía y una β-amiloidopatía caracterizada por la presencia de ovillos y placas intracelulares y extracelulares, respectivamente.***

En la EA y en el envejecimiento normal se producen cambios histológicos leves (degeneración granulovacuolar y cuerpos de Hirano). Pueden llamar la atención visualmente, pero carecen de importancia diagnóstica. La **degeneración granulovacuolar** se limita en gran medida al citoplasma de las células piramidales del hipocampo, donde se observa como zonas circulares claras que contienen gránulos basófilos y argentófilos (fig. 26-90A). Los **cuerpos de Hirano**, al igual que la degeneración granulovacuolar, se producen casi exclusivamente en las neuronas piramidales del hipocampo, especialmente en sus procesos (fig. 26-90B). Los cuerpos de Hirano son bastoncillos eosinófilos de 10 μm a 15 μm de grosor compuestos de actina polimerizada.

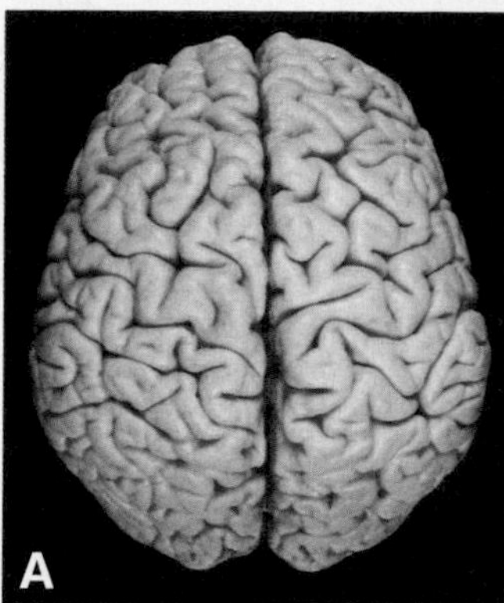

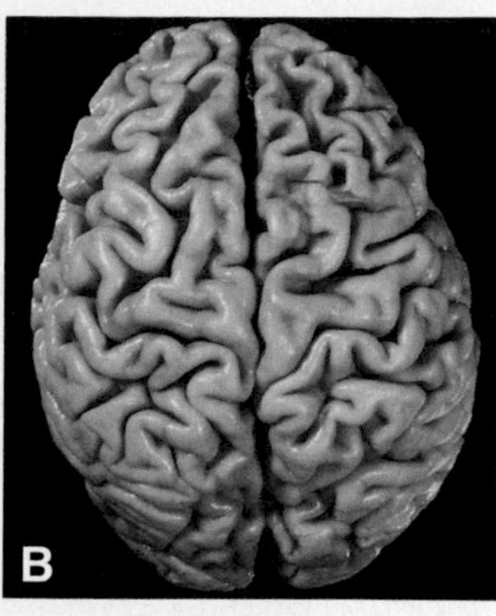

FIGURA 26-86. Atrofia cortical. A. Estructura de las circunvoluciones en un cerebro adulto normal. **B.** Por el contrario, el cerebro de un paciente con enfermedad de Alzheimer muestra atrofia cortical, con adelgazamiento prominente de las circunvoluciones y surcos. (Fotos cortesía del Dr. F. Stephen Vogel, Universidad de Duke).

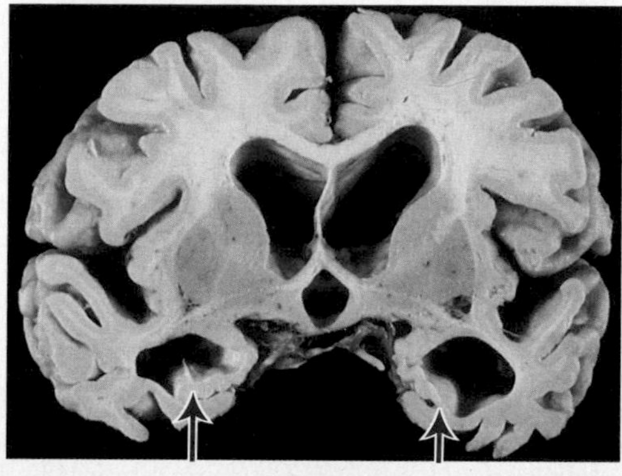

FIGURA 26-87. Atrofia cerebral con hidrocefalia *ex vacuo* en la enfermedad de Alzheimer. Obsérvese también la importante atrofia del hipocampo *(flechas)*, que origina las alteraciones de la memoria reciente, característica de la enfermedad. (Cortesía del Dr. F. Stephen Vogel, Duke University).

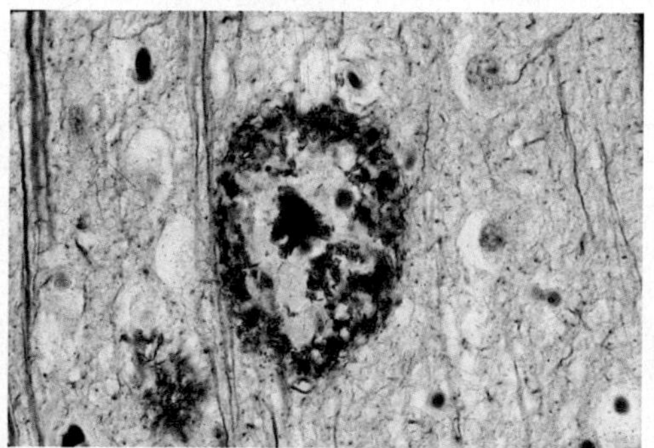

FIGURA 26-88. Las placas neuríticas son acumulaciones extracelulares de amiloide β en el centro con un borde de procesos neuríticos distróficos. El número de placas en la corteza cerebral no tiene una buena correlación con la gravedad de la demencia en la enfermedad de Alzheimer.

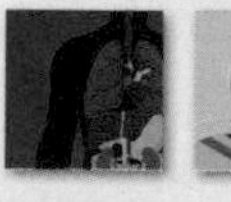

FISIOPATOLOGÍA Y PATOGENIA MOLECULAR: la causa de la EA no se conoce del todo, pero se han logrado avances significativos respecto al conocimiento del origen tanto de la acumulación de amiloide como de otros ONF presentes en la enfermedad.

- **Proteína β-amiloide (Aβ)**: cada vez hay más pruebas que apuntan a la importancia del depósito de la proteína Aβ en las

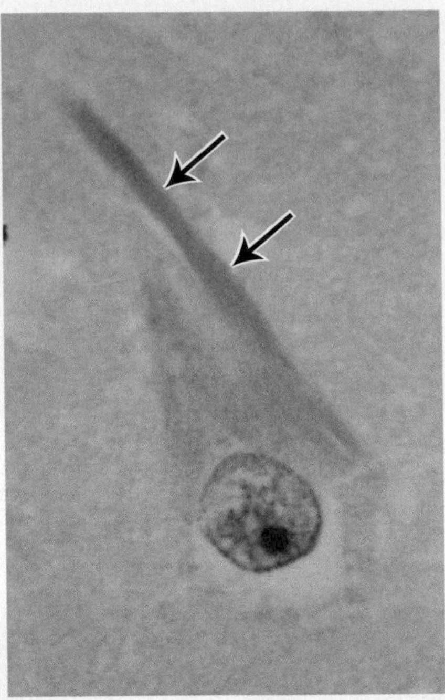

FIGURA 26-89. Los ovillos neurofibrilares son cúmulos de proteína tau polimerizada hiperfosforilada localizados dentro del citoplasma de las neuronas (*flechas*). La localización y la extensión de la distribución de los ovillos neurofibrilares tiene correlación con los síntomas clínicos.

placas neuríticas de la EA. El núcleo de estas placas contiene una forma distinta del péptido Aβ, cuya longitud principal es de 42 aminoácidos. Aβ se deriva por proteólisis de una proteína precursora amiloide (PPA) mucho más grande (695 aminoácidos) que se extiende por la membrana. La PPA en toda su longitud posee una región extracelular, una secuencia transmembrana y un dominio citoplasmático. La región que comprende Aβ ancla la porción aminoterminal de PPA a la membrana. Las funciones fisiológicas de PPA y Aβ siguen sin conocerse.

La degradación normal de la PPA implica la escisión proteolítica en el centro del dominio Aβ, lo que produce un fragmento no amiloidógeno que se extiende desde el centro del dominio Aβ hasta el extremo amínico de la PPA. La proteólisis en cualquiera de los extremos del dominio Aβ libera entonces Aβ intacto y altamente amiloidógeno, que se acumula en las placas seniles en forma de fibrillas amiloides.

El depósito de Aβ puede ser necesario para el desarrollo de la EA porque:

1. Los pacientes con **síndrome de Down** (trisomía 21) desarrollan características clinicopatológicas de la EA, incluido el depósito de Aβ en las placas neuríticas, generalmente antes de los 40 años. El gen de la PPA se encuentra en el cromosoma 21, y la dosis adicional del producto génico en la trisomía 21 puede predisponer a la acumulación precoz de Aβ.
2. Algunos pacientes con EA familiar son portadores de genes *PPA* mutados o genes para presenilina mutados. Estas mutaciones conducen a una mayor producción de Aβ, la parte amiloidógena de la PPA.
3. Los ratones transgénicos que expresan genes *PPA* humanos mutantes desarrollan placas seniles en el cerebro que recuerdan en gran medida a las de la EA. Sin embargo, estos ratones carecen de otras características críticas de la enfermedad, como ONF, y de evidencias de neurodegeneración, como la pérdida significativa de neuronas.

Las neuronas y las células neurogliales son lugares de síntesis de PPA en el cerebro, pero el Aβ también se acumula en las paredes de los vasos sanguíneos cerebrales.

- **Ovillos neurofibrilares**: los ONF son filamentos helicoidales pares que contienen tau fosforilada de manera anómala en sitios aberrantes. La proteína resultante no se asocia con los microtúbulos, sino que se agrega formando los filamentos pares ya descritos.

La liberación de tau de los microtúbulos puede privar a las células de sus efectos estabilizadores de los microtúbulos, lo que perjudica el transporte axonal y compromete la función neuronal. De forma alternativa, la formación de fibrillas de agregados de tau hiperfosforilada puede ser, en sí misma, citotóxica.

Se han identificado varios factores genéticos de riesgo para la EA. Las mutaciones en el gen *PPA* se han relacionado con variantes familiares de aparición temprana de la EA. Otras asociaciones genéticas (tabla 26-4) incluyen variantes en el gen de la apolipoproteína E (*APOE*) y los genes de la presenilina 1 (*PS1*) y 2 (*PS2*).

APOLIPOPROTEÍNA E: la apolipoproteína E (apoE) es conocida desde hace tiempo por su papel en el metabolismo del colesterol. En 1993, se informó de que las isoformas específicas de apoE confieren una susceptibilidad diferencial a los subtipos esporádicos y familiares de aparición tardía de la EA. El gen de la apoE humana, *APOE*, se encuentra en el cromosoma 19 (19q13.2). Los genotipos norteamericanos presentan tres alelos comunes: ε2, ε3 y ε4. La herencia del alelo ε4, en particular el genotipo homocigoto ε4/ε4, confiere un mayor riesgo de EA

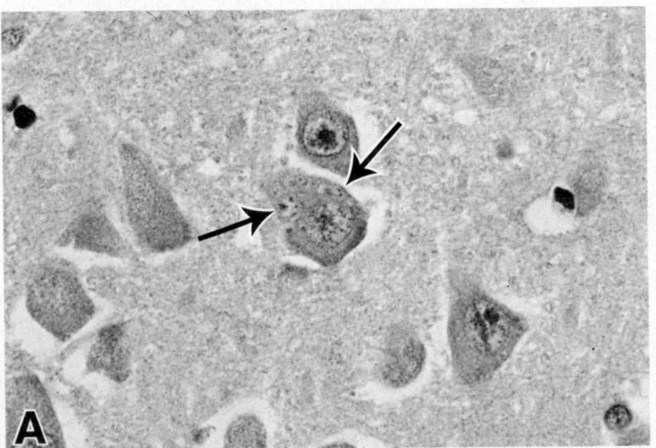

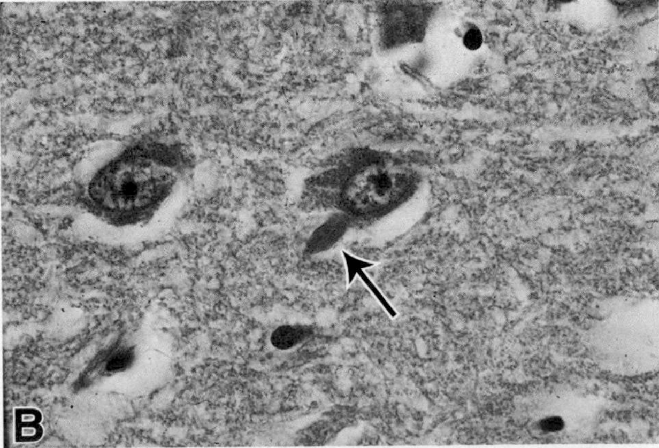

FIGURA 26-90. A. Degeneración granulovacuolar *(flechas)* presente en las neuronas piramidales del hipocampo tanto en el envejecimiento normal como en la enfermedad de Alzheimer. **B.** Los **cuerpos de Hirano** son cúmulos citoplasmáticos eosinófilos de actina *(flecha)* presentes en el citoplasma de las neuronas piramidales hipocámpicas tanto en el envejecimiento normal como en la enfermedad de Alzheimer.

familiar y esporádica de aparición tardía. Este genotipo se da en el 2% de la población. Por el contrario, el alelo ε2 puede conferir protección. La edad de aparición de los síntomas en la EA de aparición tardía también se correlaciona con el alelo ε4; los homocigotos ε4/ε4 son los que presentan una aparición más temprana (menores de 70 años) y los pacientes con el alelo ε2, los que presentan una aparición más tardía (mayores de 90 años). El alelo ε4 también se correlaciona con un mayor número de placas seniles en pacientes con EA, pero el genotipo *APOE* no es un determinante absoluto de la enfermedad y no predice quién la desarrollará. Aún no se sabe muy bien cómo influyen estos diferentes alelos de apoE en el riesgo de padecer la EA.

PRESENILINA: las presenilinas son subunidades proteicas del complejo secretasa γ que interviene en el procesamiento proteolítico de la PAA. Dos genes de presenilina con importante homología se relacionan con diferentes agrupaciones familiares de EA. Las mutaciones en el gen *PS1*, en el cromosoma 14, están relacionadas con la forma más común de EA de aparición temprana y autosómica dominante. El gen *PS2*, en el cromosoma 1, está relacionado con la EA en familias alemanas de la región de Volga (tabla 26-4).

Las mutaciones de la presenilina se producen en la mitad de los casos de EA hereditaria, en comparación con solo un pequeño porcentaje de genes *PPA* mutados. Existe algo de evidencia de que las proteínas PS1 y PS2 mutadas alteran el procesamiento de β-APP para favorecer una mayor producción y depósito de Aβ. El procesamiento celular de PPA libera fragmentos de Aβ de longitudes variables, pero la variante Aβ42 parece ser especialmente amiloidógena.

Es la molécula Aβ cuya producción aumenta con *PS1* mutado. En la figura 26-91 se muestran los mecanismos propuestos que conducen al desarrollo de la EA.

TABLA 26-4
FACTORES GENÉTICOS RELACIONADOS CON LA ENFERMEDAD DE ALZHEIMER

Gen	Cromosoma	Enfermedad asociada
Proteína precursora de amiloide (*PPA*)	21	Las mutaciones del gen para la *PPA* se relacionan con la enfermedad Alzheimer familiar de inicio temprano
Presinilina 1 (*PS1*)	14	Las mutaciones del gen *PS1* se relacionan con la enfermedad de Alzheimer familiar de inicio temprano
Presenilina 2 (*PS2*)	1	Las mutaciones del gen *PS2* se relacionan con la enfermedad de Alzheimer familiar de personas provenientes de la región alemana del Volga
Apolipoproteína E (*apoE*)	19	La presencia del alelo ε4 se relaciona con un mayor riesgo de enfermedad de Alzheimer de inicio tardío tanto esporádica como hereditaria, además de iniciarse a edad más temprana

Actualmente se sabe que la EA evoluciona a lo largo de un período de años, si no décadas. En 2011, una declaración de consenso del National Institute on Aging/Alzheimer Association (NIA/AA) propuso que la EA se produce en tres etapas:

1. **Presintomática**: en esta fase temprana, el paciente no presenta deterioro cognitivo, pero cada vez hay más evidencia que indica la acumulación de β-amiloide extracelular y el inicio de la formación de ovillos, especialmente en el hipocampo y en la corteza temporal adyacente.
2. **Deterioro cognitivo leve (DCL)**: los pacientes experimentan un deterioro leve de la memoria y de la función cognitiva que puede ser preocupante, pero que no interfiere en la vida diaria. Un número significativo de pacientes con DCL desarrollan EA franca, pero muchos no lo hacen. Las personas con concentraciones bajas de β-amiloide tipo 1-42 en LCR o niveles elevados de carga amiloide detectados mediante tomografía por emisión de positrones (PET) parecen tener más probabilidades de evolucionar a EA.
3. **Enfermedad de Alzheimer**: estos pacientes presentan demencia franca en el examen clínico y la evaluación neuropsicológica. Hay deterioro de las actividades de la vida diaria.

En paralelo a la elaboración de estas directrices de consenso clínico, se han desarrollado nuevos criterios neuropatológicos para el diagnóstico de la EA en la autopsia.

Los ONF, las placas neuríticas y la distribución de β-amiloide se evalúan mediante cortes estandarizados. La distribución de β-amiloide se evalúa mediante inmunohistoquímica y se describe como ausente (A0), solo neocortical y alocortical (A1), diencéfalo y cuerpo estriado (A2), y tronco del encéfalo y cerebelo (A3).

La distribución de los ONF se clasifica como ausente (B0), transentorrinal (B1), sistema límbico e hipocampo (B2), y neocorteza y tronco del encéfalo (B3).

El número de placas neuríticas es ausente (C0), escaso (C1), moderado (C2) o frecuente (C3). Estos cambios se clasifican como Ax, Bx y Cx, y los valores más altos en cada dimensión corresponden a una mayor probabilidad de EA. También se describen comorbilidades, como la vasculopatía, esclerosis del hipocampo y cuerpos de Lewy.

CARACTERÍSTICAS CLÍNICAS: los pacientes con EA acuden al médico debido a la pérdida gradual de memoria y función cognitiva, dificultad con el lenguaje y cambios en el comportamiento. Cada vez se reconoce más rápidamente a los que padecen DCL, ya que pasan a la demencia plena a un ritmo aproximado del 15% anual. La EA progresa de manera inexorable, de modo que personas previamente inteligentes y productivas pueden desarrollar demencia, incapacidad para el habla, incontinencia y necesidad de postración en cama. La bronconeumonía, las infecciones de las vías urinarias y las úlceras por decúbito son complicaciones médicas frecuentes que conducen a la muerte.

Degeneración lobular frontotemporal: complejo de la enfermedad de Pick

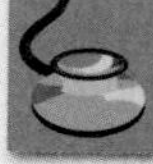

CARACTERÍSTICAS CLÍNICAS: las degeneraciones frontotemporales (DFT) son principalmente tauopatías en la que los lóbulos frontal y temporal soportan el mayor impacto de la enfermedad inicial.

El prototipo de enfermedad con epónimo de las DFT es la **enfermedad de Pick**, que se manifiesta clínicamente por pérdida de la función ejecutiva frontal que provoca desinhibición, pérdida del juicio acerca de lo que es apropiado socialmente e incapacidad para planificar o prever las consecuencias de las acciones propias.

La mayoría de los casos son esporádicos, aunque se han descrito casos familiares. La enfermedad de Pick esporádica produce síntomas en la edad adulta y progresa de manera inexorable hasta la muerte en un plazo de 3 a 10 años. Una persona reconocida en su entorno social puede convertirse en un individuo abandonado y desaliñado conforme avanza de manera trágica esta enfermedad.

A diferencia de la EA, que generalmente comienza con dificultades de memoria, las DFT empiezan con un comportamiento disruptivo e inapropiado. Estas demencias convergen en sus manifestaciones clínicas cerca del final de la evolución de la enfermedad.

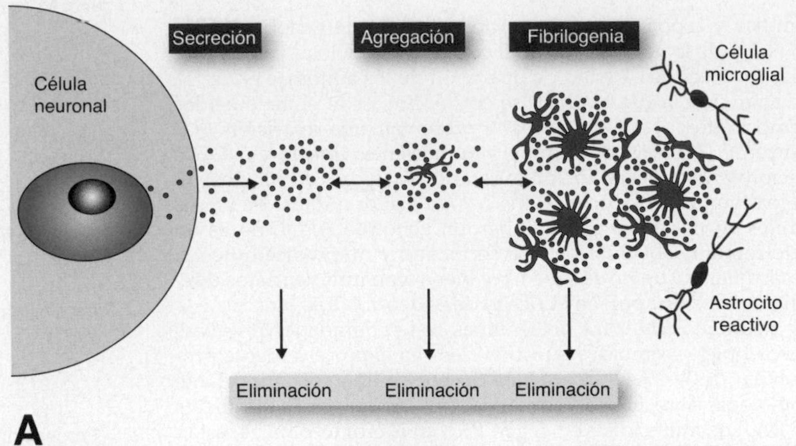

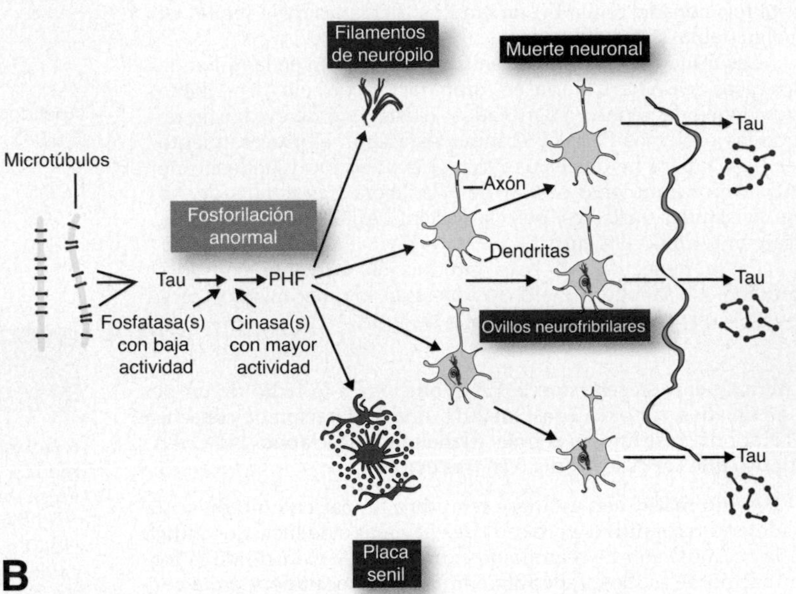

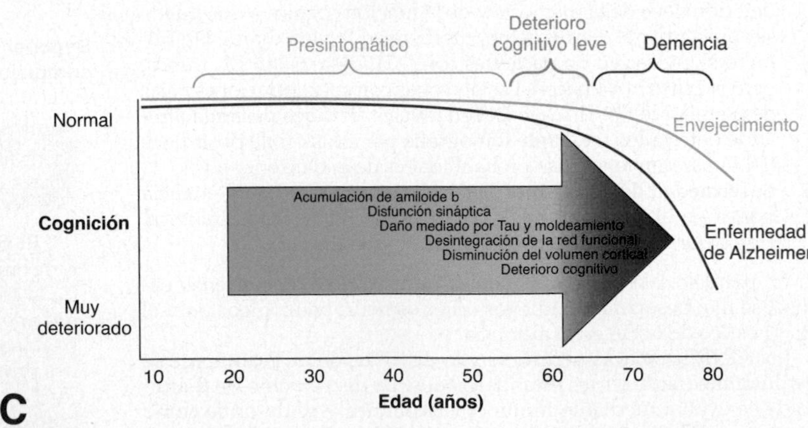

FIGURA 26-91. Mecanismos de la amiloidosis y de la degeneración cerebral en la enfermedad de Alzheimer (EA). A. En este esquema se ilustra el mecanismo hipotético por el cual se forman las placas seniles (PS) a partir de péptidos solubles de Aβ sintetizados en el interior de las células y secretados hacia el espacio extracelular. La Aβ amiloidógena puede coincidir con cofactores inductores de la formación de fibrillas y formar fibrillas A (agregados) que se depositan en las PS (*extremo derecho*). Las PS acaban rodeadas por una astrocitosis reactiva y células de la microglía, las cuales secretan citocinas que pueden contribuir de manera adicional a la toxicidad de las PS. Estas fases pueden ser reversibles. La mayor eliminación o producción de Aβ, así como la modulación de la respuesta inflamatoria, pueden ser medidas terapéuticas efectivas para la EA, en combinación con tratamientos dirigidos contra la degeneración cerebral causada por los ovillos neurofibrilares (ONF). **B.** Este esquema ilustra un mecanismo hipotético que promueve la conversión de la proteína tau normal que recubre los microtúbulos adyacentes hacia pares de filamentos helicoidales (PFH). Los PFH se generan en el soma de las neuronas y sus procesos. El aumento de la actividad de la(s) cinasa(s) o la hipoactividad de la(s) fosfatasa(s) podría contribuir a este efecto. La tau fosforilada de manera anómala forma PFH en los procesos neuronales (hilos de neurópilo) y en el soma de las neuronas (ONF). La tau en los PFH pierde su capacidad de unirse a los microtúbulos, lo que causa su despolimerización, la supresión del transporte axonal y la degeneración de neuronas. La acumulación de PFH en las neuronas puede exacerbar este proceso al impedir el transporte físico a través de las neuronas. La muerte de las neuronas afectadas puede liberar tau y aumentar su concentración en el líquido cefalorraquídeo (LCR), como se observa los pacientes con EA. La formación de ONF puede ser reversible, y los medicamentos que impiden su formación o que estabilizan los microtúbulos pueden ser efectivos para la EA. **C.** El modelo del National Institute on Aging/ Alzheimer Association (NIA/AA) del 2011 sobre la EA reconoce formalmente la evolución temporal de la enfermedad que inicia con una fase presintomática prolongada, donde se acumula el amiloide β e inicia la cascada fisiopatológica. Los mecanismos patogénicos interactúan y la enfermedad progresa al deterioro cognitivo leve (DCL) y finalmente a la demencia franca. Durante la fase sintomática, puede ser demasiado tarde para que las intervenciones cambien fundamentalmente la trayectoria de la enfermedad y actualmente se está prestando mayor atención a la fase presintomática de la enfermedad. Esta estrategia de prevención primaria no es muy diferente de la intervención presintomática altamente efectiva para el infarto de miocardio y el accidente cerebrovascular, consistente en el ejercicio y el control farmacológico de la hipertensión y la hiperlipidemia.

ANATOMOPATOLOGÍA: en la enfermedad de Pick, la atrofia cortical afecta sobre todo las regiones frontotemporales (fig. 26-92). Puede alcanzar proporciones extremas, de modo que las circunvoluciones afectadas se reducen a finas astillas (**atrofia «en filo de navaja»**). La corteza afectada tiene una disminución importante de neuronas y presenta una intensa astrocitosis.

Las neuronas residuales contienen inclusiones citoplasmáticas de forma redonda argentófilas e inmunorreactivas para la proteína tau denominados **cuerpos de Pick** (fig. 26-93). Estas estructuras están formadas por conglomerados densos de filamentos rectos de proteína tau.

La enfermedad de Pick es la DFT prototípica, pero otras enfermedades similares han empezado a revelar sus secretos moleculares. En cualquier cohorte de pacientes con DFT clínica, muchos tienen la enfermedad de Pick, pero un número significativo no. A menudo, sus neuronas son inmunorreactivas para la ubiquitina, lo que indica la presencia de una proteína aún no identificada que desencadena una respuesta de degradación no bien descrita.

Son clasificadas como DFT-U por la inmunorreactividad a la ubiquitina. Recientemente se han identificado varias de estas proteínas.

Por ejemplo, la acumulación anómala de TDP43, una proteína nuclear implicada en varios pasos de la producción de proteínas, se produce tanto en la DFT como en la enfermedad de la motoneurona. Esta coincidencia molecular coincide con la coexistencia cada vez más aceptada de la DFT y la enfermedad de motoneurona.

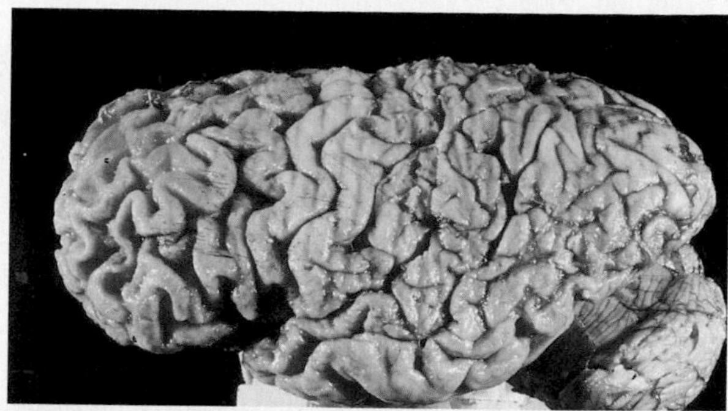

FIGURA 26-92. La **atrofia cortical grave** con predominio de afectación frontotemporal es característica de las degeneraciones lobulares frontotemporales, tales como la enfermedad de Pick, pero también pueden observarse en la enfermedad de Alzheimer. La atrofia frontal tiene correlación con la pérdida de la capacidad de realizar funciones ejecutivas, la alteración de la capacidad de juicio y conductas de desinhibición.

Demencia con cuerpos de Lewy

La DCL, también conocida como enfermedad por cuerpos de Lewy o enfermedad difusa por cuerpos de Lewy, se caracteriza por inclusiones intracitoplasmáticas de α-sinucleína en un número relativamente pequeño de neuronas corticales, principalmente en la corteza cingulada.

Estas inclusiones, denominadas cuerpos de Lewy, son inclusiones citoplasmáticas esféricas y eosinófilas. La α-sinucleína, también implicada en la enfermedad de Parkinson, es una proteína neuronal presináptica cuya función normal se desconoce. La anatomopatología de la EA puede coexistir con inclusiones de cuerpos de Lewy en la fase final de la enfermedad.

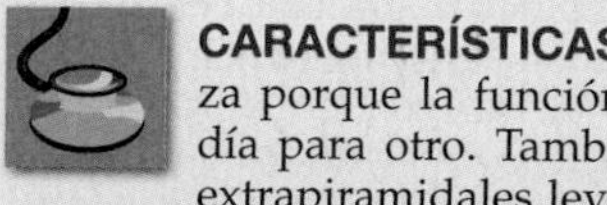

CARACTERÍSTICAS CLÍNICAS: la DCL se caracteriza porque la función cognitiva fluctúa mucho de un día para otro. También puede haber manifestaciones extrapiramidales leves y los pacientes pueden experimentar alucinaciones visuales muy claras y fascinantes. La DCL existe en un continuo con otras α-sinucleinopatías que incluyen la enfermedad de Parkinson y la atrofia multisistémica.

Trastornos neurodegenerativos de los ganglios basales

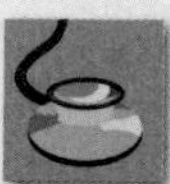

CARACTERÍSTICAS CLÍNICAS: los trastornos del movimiento pueden dar lugar a una disminución de los movimientos (**bradicinéticos**) o a un exceso de estos (**hipercinéticos**).

La **enfermedad de Parkinson** es el prototipo de trastorno del movimiento bradicinético, caracterizado por la dificultad para iniciar y mantener el movimiento voluntario, que se asocia a temblor en reposo e inestabilidad postural. Esta tríada clínica se conoce como «parkinsonismo» y, aunque la causa más común es la enfermedad de Parkinson, otros trastornos como la PSNP, la atrofia sistémica múltiple e incluso la neuropatía por sida pueden producir parkinsonismo.

El prototipo de trastorno por hipercinesia es la **enfermedad de Huntington,** en la cual se desarrolla de manera progresiva movimientos involuntarios de contracción rápida (corea) y movimientos de contorsión como un baile (atetosis) que en conjunto se denominan coreoatetosis.

Enfermedad de Parkinson

Descrita por primera vez en 1817, la enfermedad de Parkinson se caracteriza clínicamente por temblores en reposo, rigidez en ruedas dentada, facies inexpresiva, inestabilidad postural y, con menor frecuencia, deterioro cognitivo.

Desde el punto de vista anatomopatológico, hay pérdida neuronal, sobre todo en la sustancia negra, y se acumulan cuerpos de Lewy, formados por agregados filamentosos de α-sinucleína. Las neuronas dopaminérgicas que se proyectan desde la sustancia negra al cuerpo estriado están disminuidas.

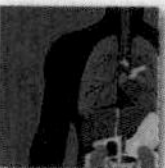

EPIDEMIOLOGÍA: la enfermedad de Parkinson suele aparecer entre la sexta y la octava décadas. Es frecuente, y entre el 1 % y el 2 % de la población norteamericana acaba desarrollándola. Su prevalencia ha permanecido estable durante al menos los últimos 40 años. No se aprecian diferencias étnicas, pero sí afecta más a los hombres que a las mujeres.

FISIOPATOLOGÍA: la mayoría de los casos son esporádicos, pero las mutaciones de sentido alterado en *SCNA*, el gen de la α-sinucleína, causan enfermedad de Parkinson familiar autosómica dominante de aparición temprana. La identificación de la α-sinucleína de tipo natural como la principal proteína polimerizada en los cuerpos de Lewy condujo a la idea de la fibrilogenia como uno de los principales contribuyentes a la patogenia de las enfermedades neurodegenerativas. La evidencia acumulada sugiere que el estrés oxidativo debido a la autooxidación de las catecolaminas durante la formación de melanina lesiona las neuronas de la sustancia negra al promover el plegamiento incorrecto de la α-sinucleína y la formación de inclusiones filamentosas. Además de la enfermedad de Parkinson, la acumulación de inclusiones filamentosas de α-sinucleína se observa en otras enfermedades, como la atrofia sistémica múltiple, la demencia con cuerpos de Lewy, la insuficiencia autónoma progresiva y el trastorno conductual del sueño de movimientos oculares rápidos (REM, *rapid eye movement*). Actualmente estos trastornos se denominan **α-sinucleinopatías** y, al igual que las tauopatías, se consideran amiloidosis específicas del cerebro.

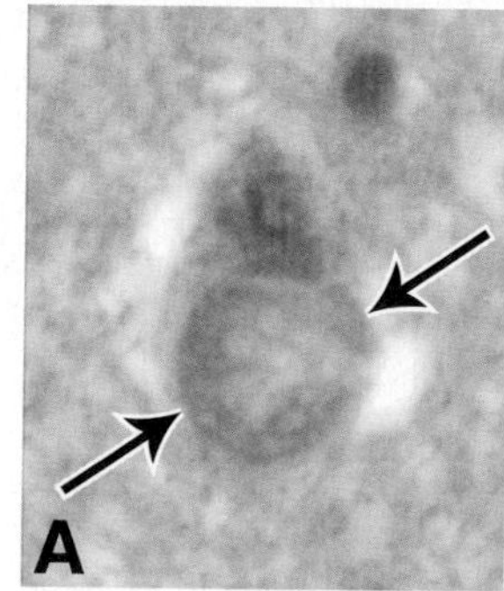

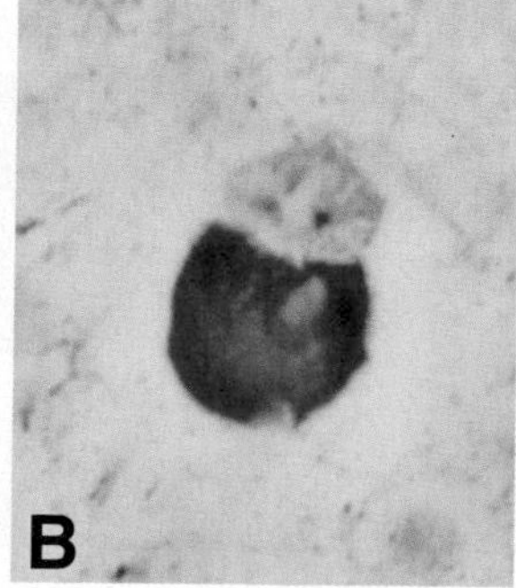

FIGURA 26-93. Cuerpos de Pick. A. En cortes teñidos con hematoxilina y eosina, los cuerpos de Pick son cúmulos intraneuronales de proteína tau que se caracterizan por ser basófilos, esféricos e intracitoplasmáticos (*flechas*). **B.** Tienden a ser más redondos que angulares, como sucede con los ovillos neurofibrilares (ONF) presentes en la enfermedad de Alzheimer, pero al igual que estos, son argentófilos (impregnación con sales de plata).

SISTEMA NERVIOSO CENTRAL

ANATOMOPATOLOGÍA: los cerebros de los pacientes con enfermedad de Parkinson muestran pérdida de pigmentación en la sustancia negra y el locus cerúleo (fig. 26-94). Otras regiones cerebrales están menos afectadas. Las neuronas pigmentadas son escasas, y se acumulan pequeños depósitos extracelulares de melanina de las neuronas en proceso de muerte. Algunas neuronas residuales son atróficas y otras escasas contienen cuerpos de Lewy (fig. 26-95).

Otras causas de parkinsonismo

La enfermedad de Parkinson no es la única causa de parkinsonismo. Otros trastornos tienen en común la pérdida neuronal dopaminérgicas pigmentadas en la sustancia negra. El envejecimiento normal se asocia con una cierta pérdida neuronal en la sustancia negra y concentraciones reducidas de dopamina, pero estas características se acentúan en la enfermedad de Parkinson y en estas otras causas de parkinsonismo.

- El **parkinsonismo inducido por 1-metil-4-fenil-1,2,3,6-tetrahidropiridina (MPTP)** se descubrió a finales de la década de 1970, cuando se produjo una epidemia de parkinsonismo entre los consumidores de drogas intravenosas que, en última instancia, se relacionó con un derivado tóxico producido durante la síntesis ilegal de meperidina. Ese contaminante, MPTP, es metabolizado por la monoaminooxidasa en el cerebro, lo que genera un radical libre altamente reactivo.
- El **parkinsonismo postinfeccioso** se observó por primera vez tras una encefalitis viral (encefalitis de Von Economo) asociada a la pandemia de gripe tras la Primera Guerra Mundial. Se caracterizaba por la pérdida neuronal de la sustancia negra, pero sin cuerpos de Lewy. Se desconoce cómo se desarrolla este trastorno, pero suscita la preocupación de que una combinación similar de antígenos gripales pueda dar lugar a una reaparición de la epidemia. El virus de la gripe H1N1 de 2009, por ejemplo, era muy similar desde el punto de vista antigénico al observado en la pandemia anterior. Sin embargo, no se ha notificado ningún repunte aparente de parkinsonismo postinfeccioso asociado al virus de la gripe de 2009.
- La **degeneración nigroestriatal** es un trastorno poco frecuente muy similar a la enfermedad de Parkinson. En la autopsia, el cuerpo estriado (caudado y putamen) está visiblemente atrofiado, con una pérdida grave de neuronas en esta región. Los cambios en la sustancia negra y el locus cerúleo son menos graves. Esta enfermedad puede coexistir con la enfermedad de Shy-Drager (disautonomía) y la atrofia olivopontocerebelosa como parte de un trastorno unificado de **atrofia multisistémica (AMS),** en el que las inclusiones filamentosas de α-sinucleína, conocidas como **inclusiones citoplasmáticas neurogliales,** se acumulan principalmente en la oligodendroglía. Se presentan también en menor grado en las neuronas, donde se parecen a los cuerpos de Lewy de la enfermedad de Parkinson y de la DCL.

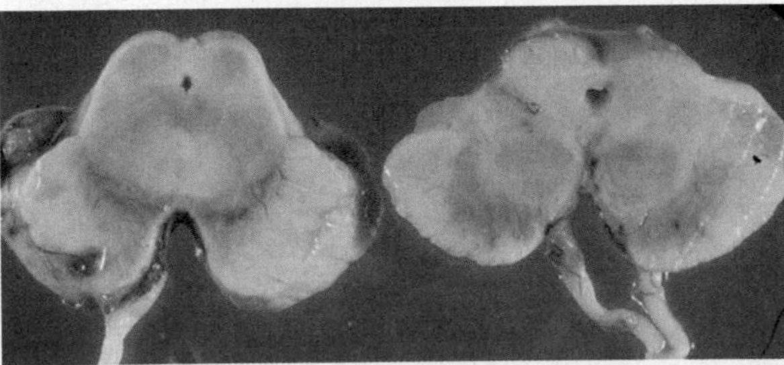

FIGURA 26-94. Enfermedad de Parkinson. La sustancia negra normal (*lado izquierdo*) de un adulto se observa pigmentada, mientras que la sustancia negra de un paciente con enfermedad de Parkinson (*lado derecho*), hay pérdida de neuronas pigmentadas y el núcleo se combina con el mesencéfalo adyacente, de modo que pasa desapercibido. El locus cerúleo en el puente también está despigmentado (no mostrado). (Cortesía del Dr. F. Stephen Vogel, Duke University).

- La **PSNP** es una enfermedad poco habitual caracterizada por parkinsonismo, inestabilidad postural grave, caídas y parálisis progresiva de los movimientos oculares verticales. Los cambios patológicos en el cerebro están más diseminados en la enfermedad de Parkinson, pero la característica primordial es la atrofia del tegmento del mesencéfalo, lo que origina una contribución exagerada de los pedúnculos cerebrales al perfil del mesencéfalo en los cortes axiales, descrito por algunos como mesencéfalo con forma de «Mickey Mouse». Dado que el mesencéfalo, así como la sustancia negra, es el locus de integración del movimiento vertical ocular, la combinación de parkinsonismo y desviación vertical de la mirada tiene una correlación anatómica esperada. La PSNP es una **tauopatía**: las únicas inclusiones son ONF ricos en tau. La PSNP se disemina por todo el sistema nervioso, y el deterioro cognitivo complica la evolución de la enfermedad.

Enfermedad de Huntington

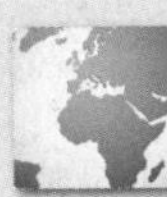

EPIDEMIOLOGÍA: escrita por primera vez en 1872, la enfermedad de Huntington es una enfermedad genética autosómica dominante caracterizada por la presencia de movimientos involuntarios, deterioro de las funciones cognitivas y con frecuencia alteraciones emocionales graves. Afecta sobre todo a la población caucásica descendiente del noroeste de Europa, con una incidencia de 1 en 20000. Los estudios genealógicos indican que todos los casos derivan de un pionero original en el norte de Europa; la enfermedad es muy rara en Asia y África.

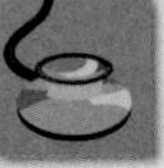

CARACTERÍSTICAS CLÍNICAS: los síntomas de enfermedad de Huntington suelen presentarse a los 40 años, pero el 5 % de los pacientes con este trastorno desarrollan signos neurológicos antes de los 20 años, y una proporción similar los presenta por primera vez después de los 60 años.

Hay alteraciones cognitivas y emocionales que anteceden a la aparición de movimientos anormales durante varios años en

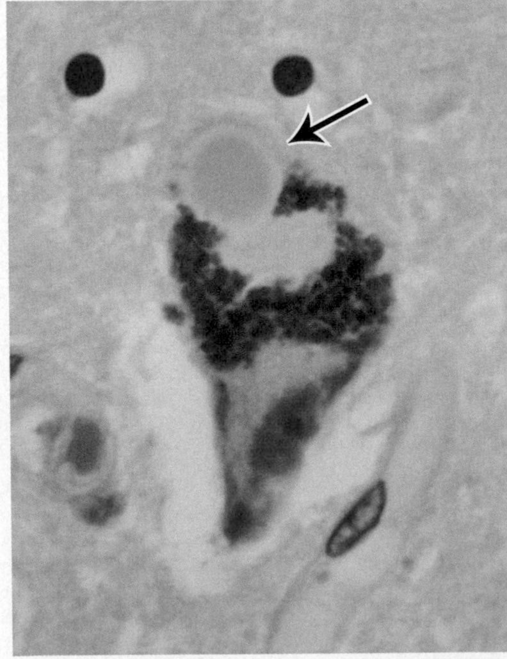

FIGURA 26-95. Cuerpos de Lewy en la enfermedad de Parkinson. Las neuronas residuales en la sustancia negra muestran inclusiones interneuronales, de forma esférica, eosinófilas compuestas por α-sinucleína polimerizada denominados cuerpos de Lewy (*flecha*). Por lo común estas inclusiones presentan un halo delgado de color claro.

cerca de la mitad de los casos. Una vez que se desarrolla la enfermedad, la coreoatetosis suele ser muy notable. La implicación cortical conlleva la pérdida grave de las funciones cognitivas y el deterioro intelectual, con frecuencia acompañado de paranoia y alucinaciones. El intervalo entre el inicio de los síntomas y la muerte es de 15 años de media.

PATOGENIA MOLECULAR: el gen *enfermedad de Huntington*, en el cromosoma 4 (4p16.3), codifica la proteína **huntingtina**. La alteración de este locus es debida a la expansión de la repetición de un triplete de nucleótidos (CAG) (*v.* cap. 6). La repetición se localiza dentro de una región que codifica para un gen que da como resultado la producción de una proteína alterada, con una secuencia de poliglutamina cerca del extremo terminal N. En concordancia con el patrón de herencia dominante, la expansión del triplete causa la ganancia de una función tóxica.

La huntingtina se expresa en múltiples tejidos en el cuerpo y en todas las regiones del SNC, tanto por las neuronas como por la neuroglía, pero su función es desconocida. Al igual que sucede con la expansión de otros tripletes (*v.* cap. 6), mientras más larga es la repetición CAG, mayor será la gravedad del fenotipo de la enfermedad y más temprano el inicio de las manifestaciones clínicas. En la enfermedad de Huntington, la longitud del triplete CAG es más inestable y tiende a ser más largo cuando se hereda del padre que en la transmisión materna. Como resultado, la transmisión de la mutación para la enfermedad de Huntington por parte del padre da como resultado que las manifestaciones clínicas se produzcan 3 años antes que en los casos en que es transmitida por la madre. De los niños con enfermedad de Huntington juvenil, la proporción de aquellos que heredan el alelo expandido CAG del padre en relación con quienes lo reciben de la madre es de 10:1.

ANATOMOPATOLOGÍA: la corteza frontal es simétrica y presenta atrofia moderada, mientras que los ventrículos laterales se aprecian desproporcionadamente grandes como resultado de la pérdida de la convexidad normal del núcleo caudado (fig. 26-96). Hay atrofia simétrica del núcleo caudado, y en menor grado del putamen. Las poblaciones de neuronas del núcleo caudado y el putamen, en particular las de menor tamaño, se encuentran gravemente disminuidas, fenómeno que se acompaña de astrocitosis. También hay pérdida de neuronas corticales, pero en menor medida. En las neuronas se observan agregados de huntingtina, pero también en los procesos neuronales, lo cual puede imposibilitar el transporte axodendrítico. El ácido γ-aminobutírico (GABA) y la descarboxilasa de ácido glutámico están notablemente disminuidos.

Enfermedades por expansión de repeticiones de nucleótidos

La enfermedad de Huntington es parte de un grupo creciente de trastornos neurológicos considerados en la actualidad síndromes por expansión de repeticiones de nucleótidos (*v.* cap. 6). Estas enfermedades no son raras, e incluyen la causa más habitual de retraso mental en niños (síndrome de cromosoma X frágil), el tipo más habitual de distrofia muscular de inicio en la edad adulta (distrofia miotónica) y la ataxia hereditaria cefalorraquídea más habitual (ataxia de Friedreich).

PATOGENIA MOLECULAR: la repetición de tripletes de nucleótidos es una característica normal de muchos genes, y la expansión del número de repeticiones de estos confiere patogenicidad. Algunas enfermedades producidas por repetición de tripletes presentan una expansión mínima, en comparación con sus contrapartes normales (p. ej., enfermedad de Huntington), pero en otros, la expansión es mucho más grande (p. ej., síndrome de cromosoma X frágil y ataxia de Friedreich).

Esta clase de enfermedades incluye ejemplos de todas las formas de herencia: ligadas al cromosoma X, autosómicas dominantes y autosómicas recesivas.

En la mayoría de las enfermedades por expansión del triplete CAG autosómicas dominantes, la expansión anormal tiene lugar en la región que codifica para un gen y da como resultado la producción de una proteína anormal. En otras enfermedades, la expansión se produce en una región que no codifica para un gen y es probable que interfiera con la transcripción o el procesamiento del mensaje genético. El resultado es la disminución en la cantidad de proteína que constituye una pérdida de función por mutación (como parece ser el caso de la expansión del triplete GAA en la ataxia de Friedreich). En la distrofia miotónica, la expansión de una región no codificante origina un producto de la transcripción que interfiere con la adecuada división del ARNm para múltiples productos genéticos, lo cual da lugar a manifestaciones multiorgánicas de múltiples proteínas para esta enfermedad.

Neurodegeneración espinocerebelosa

Las ataxias cefalorraquídeas son un grupo heterogéneo de enfermedades genéticas que tienen impacto en las vías aferentes y eferentes del cerebelo, o en el parénquima cerebeloso mismo. El cerebelo desempeña un papel central para ayudar a la corteza cerebral motora y a los ganglios basales para realizar actividades motoras y garantizar un desempeño eficiente de actividades motoras repetitivas, como tocar el piano, ir en bicicleta o hablar.

Una vez que el cerebelo está expuesto a las tareas motrices, tiene la función de guardar los programas de actividades motoras (p. ej., «memoria motora»).

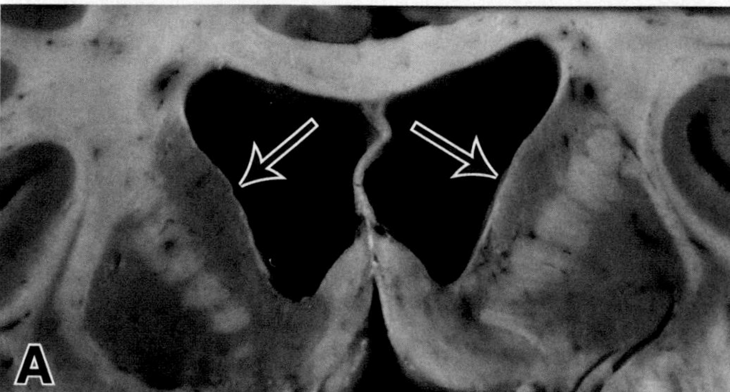

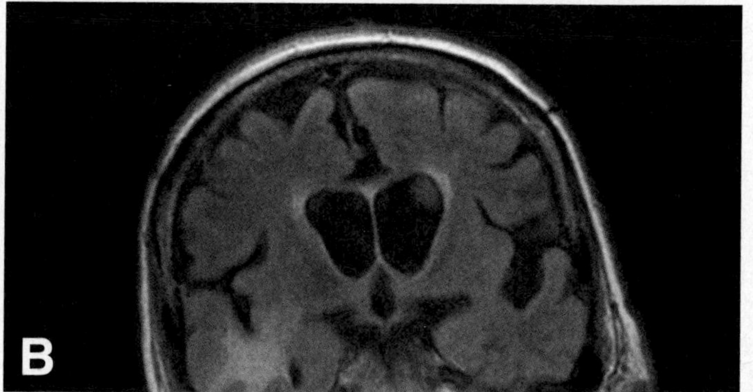

FIGURA 26-96. Enfermedad de Huntington. A. El núcleo caudado *(flechas)* está atrófico de forma bilateral, por lo que hay dilatación ventricular. Hay atrofia cortical, pero usualmente no tan grave como en las demencias corticales primarias como las enfermedades de Alzheimer y Pick. **B.** La imagen coronal de resonancia magnética muestra los ventrículos laterales dilatados con atrofia cortical leve. Los ventrículos laterales cuadrados de la enfermedad de Huntington también se denominan «ventrículos en furgón».

La disfunción del cerebelo conduce a ataxia, es decir, incapacidad para ejecutar tareas motoras de manera fluida, en particular las que requieren alternar movimientos rápidos o un control motor preciso. La ataxia puede deberse al déficit en las principales vías aferentes del cerebelo, incluidos el pedúnculo cerebeloso medio, que transmiten las órdenes de ejecución de actividades motrices procedentes de la corteza motora y premotora del cerebro, así como el pedúnculo cerebeloso inferior, el cual recibe la información propioceptiva proveniente de la médula espinal a través de las vías cefalorraquídeas. Si el parénquima cerebeloso sufre degeneración, la ataxia seguirá una distribución congruente con la porción funcional del cerebelo involucrada, como la degeneración del vermis, que produce ataxia troncal, mientras que la degeneración hemisférica cerebelosa produce ataxia apendicular. Finalmente, puede haber degeneración de las vías eferentes cerebrales, como la vía dentorrubrotalámica, que da lugar a una forma peculiar de ataxia de gran amplitud denominada «ataxia con aleteo».

Ataxia de Friedreich

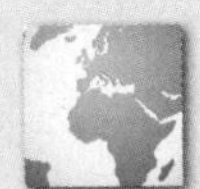

EPIDEMIOLOGÍA: la ataxia de Friedreich es la ataxia hereditaria más común. Su prevalencia en la población europea es de 1 en 50 000. Aunque su patrón de herencia es autosómico recesivo, muchos casos se presentan de forma esporádica como nuevas mutaciones sin antecedente familiar.

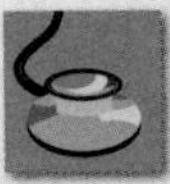

CARACTERÍSTICAS CLÍNICAS: los síntomas suelen comenzar antes de los 25 años, a lo que sigue una evolución progresiva que puede durar 30 años hasta alcanzar la muerte. La ataxia de Friedreich es una enfermedad cerebelosa caracterizada por una ataxia aferente que afecta tanto las extremidades superiores como las inferiores y produce disartria, arreflexia de las extremidades inferiores, reflejo extensor plantar y pérdida de la sensibilidad secundaria a degeneración de largos trayectos de la médula espinal. Entre las manifestaciones concurrentes más habituales se incluyen deformidades del sistema esquelético (p. ej., escoliosis, pie cavo), cardiomiopatía hipertrófica (que suele causar la muerte) y diabetes mellitus.

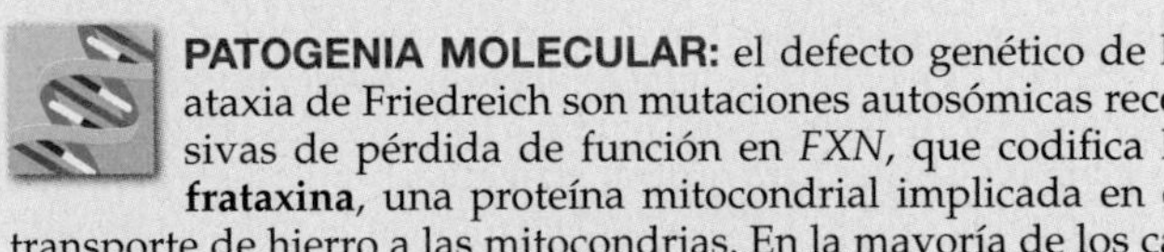

PATOGENIA MOLECULAR: el defecto genético de la ataxia de Friedreich son mutaciones autosómicas recesivas de pérdida de función en *FXN*, que codifica la **frataxina**, una proteína mitocondrial implicada en el transporte de hierro a las mitocondrias. En la mayoría de los casos, la mutación es una expansión inestable de una repetición de trinucleótidos (GAA) en el primer intrón de este gen (9q13.3-21.1). El patrón de herencia recesivo significa que ambos alelos de la frataxina deben estar ausentes (ambos pueden presentar la expansión repetida de tres nucleótidos, o una puede tener la expansión de repetición mientras que el otro alelo está afectado por una mutación diferente). La expansión por mutación quizás interfiere con la transcripción o el procesamiento del ARN. En personas no afectadas, el nivel de proteína frataxina es más alto en el corazón y la médula espinal. La falta de frataxina es quizás responsable de las manifestaciones neuropatológicas de la ataxia de Friedreich y de la cardiomiopatía. Mientras más larga sea la repetición de tres nucleótidos, más temprana es la edad de inicio de la enfermedad, más rápida la evolución clínica y mayor la frecuencia de cardiomiopatía hipertrófica.

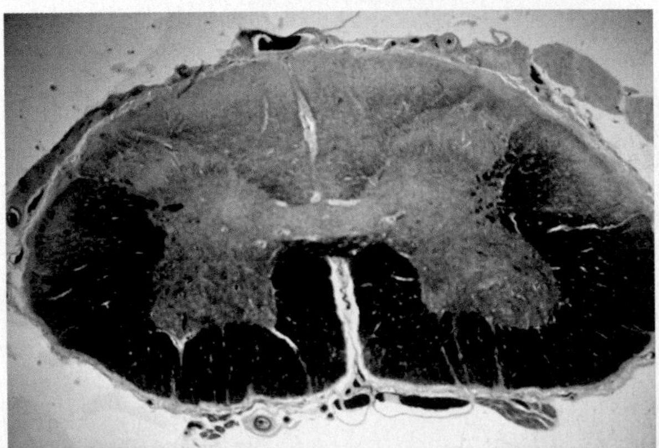

FIGURA 26-97. Ataxia de Friedreich. Es la ataxia hereditaria más común. Los cortes de tejido con tinción específica para mielina de la médula espinal muestran degeneración secundaria de las columnas dorsales, de los cordones corticoespinales laterales y de las vías cefalorraquídeas. Se trata de una ataxia aferente y por lo general hay ausencia de atrofia cerebelosa.

ANATOMOPATOLOGÍA: los hallazgos *postmortem* más prominentes en la ataxia de Friedreich se encuentran en la médula espinal, donde se observa degeneración de las columnas posteriores, las vías corticoespinales y los tractos espinocerebelosos (fig. 26-97). La degeneración de la columna posterior explica la pérdida de la sensibilidad que presentan los pacientes con ataxia de Friedreich y que es resultado de la pérdida de cuerpos de células neuronales progenitoras en las raíces de los ganglios dorsales. En casos avanzados, esta degeneración puede ser apreciada macroscópicamente como contracción de las raíces espinales dorsales y del funículo posterior. De igual manera, la atrofia de los tractos cefalorraquídeos, que da lugar a ataxia, aparece después de la degeneración neuronal del núcleo dorsal de Clarke. Las vías corticoespinales muestran una degeneración más acentuada en una porción más distal de la médula, que produce parálisis y liberación del reflejo extensor plantar.

La esclerosis lateral amiotrófica es la enfermedad de las motoneuronas más común

Esclerosis lateral amiotrófica

La ELA es una enfermedad degenerativa de las neuronas motoras superior e inferior del cerebro y la médula espinal, caracterizada por debilidad progresiva y adelgazamiento de las extremidades y la lengua, en ocasiones con una combinación confusa de hiperreflexia e hiporreflexia y, en algunos casos, parálisis de los músculos respiratorios.

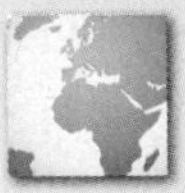

EPIDEMIOLOGÍA: la ELA es una enfermedad de distribución mundial con una incidencia de 1 en 100 000. Su mayor frecuencia es en la quinta década de la vida, y es rara en personas menores de 35 años. La ELA es 1.5 a 2 veces más frecuente en los hombres. Hay algunas zonas geográficas con una incidencia particularmente alta de ELA en la isla Guam y en algunas regiones de Japón y de Papúa Nueva Guinea, pero estos casos difieren de la ELA presente en el resto del mundo. Los casos observados en indígenas Chamorro de la isla Guam se caracterizan por la presencia de abundantes cúmulos de ONF ricos en proteínas tau, que en la actualidad se clasifican como **tauopatías**. Aún más, la ELA en Guam es parte de un espectro de enfermedades que incluyen demencia y parkinsonismo.

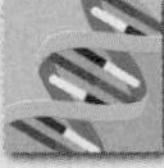

PATOGENIA MOLECULAR: los casos de ELA familiar representan entre el 5 % y el 10 % de los casos de ELA. Una expansión de la repetición intrónica GGGGCC en *C9orf72* es la causa más común de ELA familiar y DFT. La proteína C9ORF72 se expresa en gran medida en las terminaciones presinápticas. Desempeña funciones complejas en la transcripción y traducción de ARN y en su transporte. También interactúa con los endosomas y es necesaria para el tránsito normal de vesículas y la biogenia lisosómica. La expansión de la repetición GGGGCC reduce la expresión de *C9ORF72*, lo que desencadena la neurodegeneración a través de dos mecanismos: acumulación de receptores de glutamato, que provoca excitotoxicidad, y deterioro de la eliminación de las proteínas neurotóxicas de repetición de dipéptidos derivadas de la expansión de la repetición. La ELA familiar también se ha asociado con mutaciones de sentido alterado en *SOD1*, el gen que codifica la forma citosólica de la enzima antioxidante superóxido-dismutasa (Cu/Zn SOD, o SOD1; *v.* cap. 1). Dado que SOD1 es una enzima desintoxicante de radicales libres clave, las mutaciones de SOD1 podrían provocar un mayor daño por radicales libres. Sin embargo, el grado de pérdida de actividad enzimática es limitado, pero la proteína SOD1 mutada es más propensa a la agregación que la SOD1 de tipo natural, por lo que este tipo de ELA familiar parece ser un **trastorno de la conformación proteica**.

ANATOMOPATOLOGÍA: la ELA afecta las motoneuronas inferiores, incluidas las células del asta anterior de la médula espinal y los núcleos motores del tronco del encéfalo, especialmente los núcleos hipoglosos; y las motoneuronas superiores de la corteza cerebral. La pérdida de motoneuronas superiores conduce a la degeneración de sus axones, con desmielinización secundaria que se observa en los cortes axiales de la médula espinal teñidos para mielina como pérdida de las vías corticoespinales lateral y anterior (fig. 26-98).

La característica histológica definitiva de la ELA es la pérdida de grandes cantidades de neuronas motoras acompañada por neurogliosis leve (fig. 26-99). Este cambio es más evidente en las astas anteriores de los agrandamientos lumbar y cervical de la médula espinal, y en los núcleos hipoglosos. Hay también pérdida de células piramidales gigantes de Betz en la corteza motora del cerebro. Las raíces nerviosas anteriores que sostienen los pocos axones residuales de las neuronas motoras inferiores en proceso de destrucción se vuelven atróficas y los músculos afectados se tornan pálidos y contraídos como reflejo de la atrofia neurógena grave.

CARACTERÍSTICAS CLÍNICAS: la ELA se presenta con frecuencia de manera asimétrica como debilidad e hipotrofia de los músculos de la mano. Es característica la presencia de contracciones involuntarias rápidas e irregulares de pequeños grupos musculares (fasciculaciones), que se cree que son debidas a la hiperirritabilidad de las terminaciones de las motoneuronas inferiores a punto de morir. La enfermedad evoluciona de forma inexorable, con creciente debilidad de las extremidades, que lleva a la discapacidad total. El habla se torna ininteligible y puede presentarse debilidad de los músculos respiratorios. A pesar de la notable disminución, la capacidad intelectual tiende a conservarse, aunque algunos pacientes con ELA también presentan demencia de tipo frontotemporal. La evolución clínica no suelen durar más de una década.

Atrofia muscular espinal

La **atrofia muscular espinal** es la segunda enfermedad autosómica recesiva mortal más frecuente en la población caucásica. Suele presentarse en la infancia con debilidad muscular extrema y atrofia debido a la pérdida grave de células del asta anterior. Es el resultado de mutaciones en *SMN1*, que codifica para la motoneurona de supervivencia (SMN), una proteína que inhibe la apoptosis neuronal. La pérdida de función de ambas copias de SMN1 hace que las neuronas tengan una mayor susceptibilidad a la muerte celular programada.

Clásicamente, los pacientes mueren por insuficiencia respiratoria o neumonía por aspiración, normalmente a los pocos meses del diagnóstico. El diagnóstico preciso se ha vuelto crítico para el manejo del riesgo genético y el tratamiento, teniendo en cuenta los importantes avances recientes en la terapia con oligonucleótidos antisentido en este trastorno.

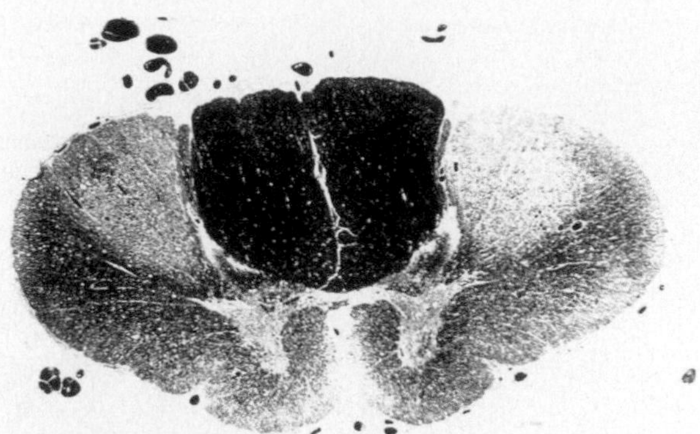

FIGURA 26-98. Esclerosis lateral amiotrófica que implica la pérdida de motoneuronas superiores. En los cortes de la médula espinal teñidos para mielina se observa degeneración (tinción pálida) de las vías corticoespinales laterales como resultado de la degeneración de los axones de las motoneuronas superiores que se originan en la franja motora de la corteza cerebral. Obsérvese cómo se conservan las columnas dorsales, las vías espinotalámicas y las cefalorraquídeas.

Todos los individuos poseen *SMN2*, un segundo gen de la familia SMN, que codifica cantidades limitadas de SMN, pero la mayor parte de la proteína es inestable debido al corte alternativo. La terapia antioligonucleotídica con nusinersén impide el corte alternativo y aumenta la producción de SMN. La progresión clínica se detiene o incluso se invierte. El coste extremadamente elevado y la necesidad de la administración intratecal de nusinersén son problemáticos, pero este fármaco es un magnífico ejemplo de terapéutica contemporánea gracias al descubrimiento de información genética molecular detallada. En la figura 26-100 se resumen diversos trastornos neurodegenerativos, infecciosos y por carencia de vitaminas que afectan los tractos largos de la médula espinal.

MALFORMACIONES DEL DESARROLLO

El SNC se desarrolla según un calendario preciso, en el que cada acontecimiento morfológico sirve de base para los siguientes. Por tanto, las anomalías congénitas se deben a la interrupción de cualquiera de estos procesos de desarrollo. ***Las malformaciones congénitas se definen más por el momento en el que se producen que por la naturaleza específica de la lesión.***

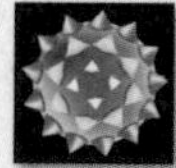

FACTORES ETIOLÓGICOS: el desarrollo del SNC se produce en tres etapas críticas: *(1)* neurulación, *(2)* segmentación y división, y *(3)* proliferación y migración.

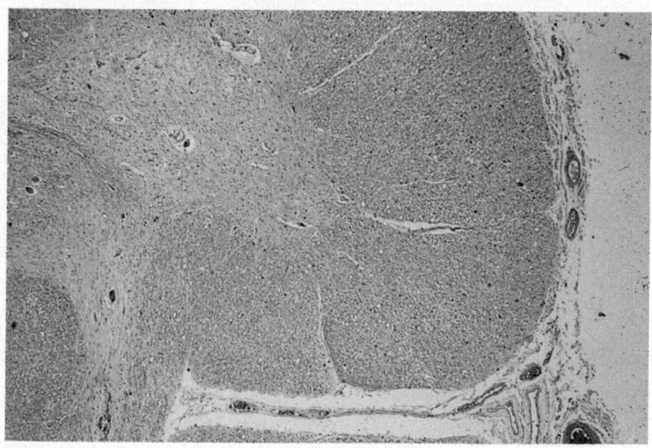

FIGURA 26-99. La esclerosis lateral amiotrófica (ELA) también implica la pérdida de motoneuronas inferiores. Las astas anteriores de la médula espinal en condiciones normales contienen numerosas motoneuronas inferiores de gran tamaño. En la ELA hay pérdida de células en el asta anterior y neurogliosis.

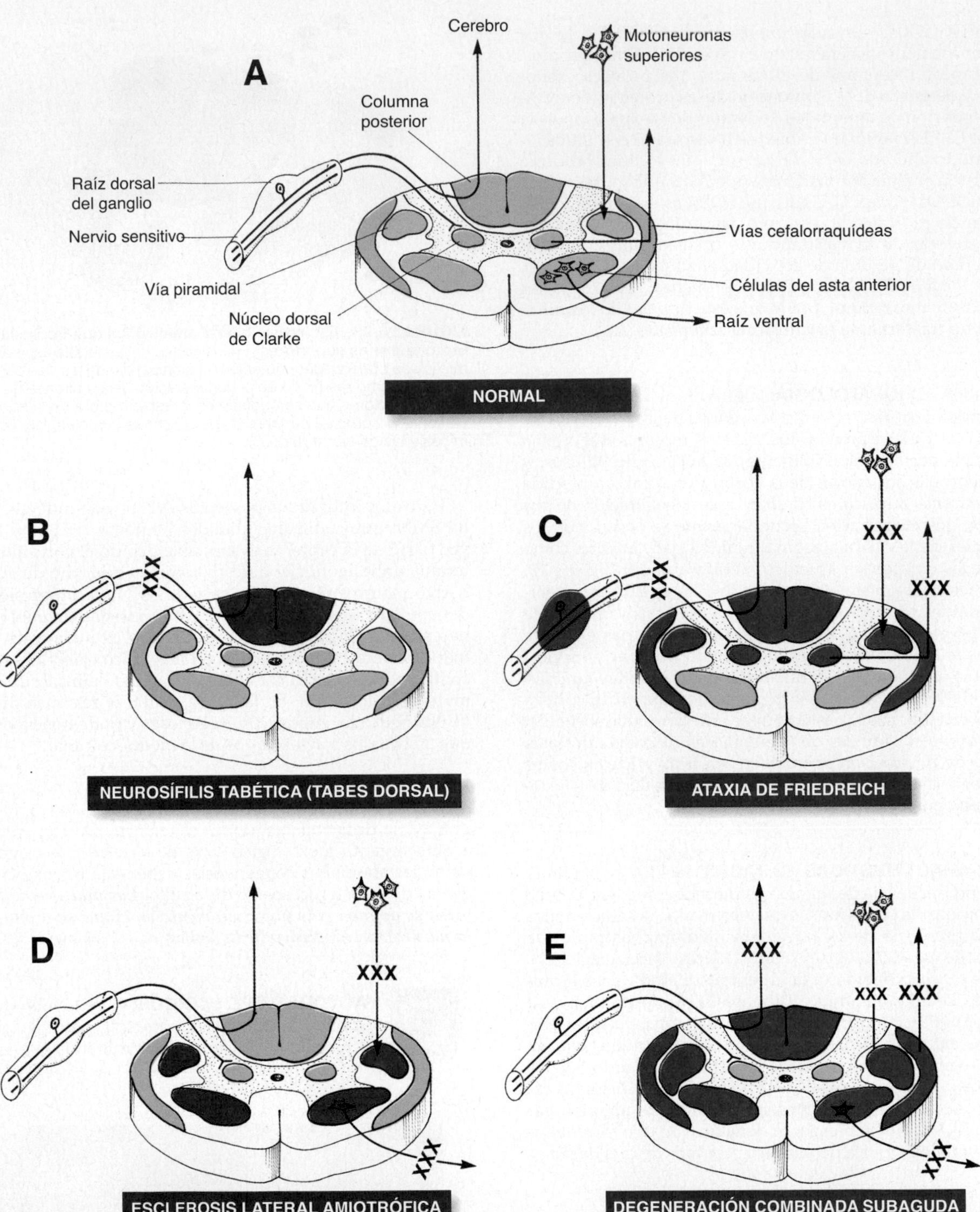

FIGURA 26-100. Degeneración de las vías nerviosas en las enfermedades de la médula espinal. Las vías ascendentes sensitivas (*en azul*) y las descendentes (*en verde*) motoras atraviesan la médula espinal (**A**). Estas vías están afectadas de manera diferencial (*en rojo*) dependiendo de la naturaleza de la enfermedad subyacente. Se muestran los patrones de degeneración de la vía para las cuatro enfermedades consideradas, neurosífilis tabética (tabes dorsal), (**B**), ataxia de Friedreich (**C**), esclerosis lateral amiotrófica (**D**) y degeneración combinada subaguda (**E**).

La neurulación consiste en la formación y el cierre del tubo neural, y se completa a las 4 semanas de gestación, a menudo antes de que la mujer sea consciente de que está embarazada. Este paso determina los ejes cefalocaudal, dorsoventral e izquierda-derecha del embrión. De la semana 4 a la 8, el tubo neural se divide en los segmentos que darán lugar a la formación de la médula espinal, la médula oblongada (bulbo raquídeo), el puente (protuberancia) y el cerebelo, el mesencéfalo, el diencéfalo y el telencéfalo. A continuación, el diencéfalo y el telencéfalo se dividen en los ganglios basales, los talamos y los hemisferios cerebrales. Al final de las 8 semanas de gestación, se ha establecido la arquitectura básica del SNC. Durante el resto de la gestación y más allá de la vida posnatal, la proliferación celular crea los *billones* de neuroglías que finalmente pueblan el SNC maduro. Estas células nacen principalmente en la matriz germinal periventricular y deben migrar con éxito a sus destinos finales. En los seres humanos, los defectos de proliferación y migración afectan principalmente la formación de la corteza cerebral y causan discapacidad intelectual y crisis convulsivas.

Una vez que las neuronas y la neuroglía llegan a su destino, deben establecer el cableado adecuado del encéfalo mediante mecanismos de localización axonal y mielinización de la oligodendroglía.

Las alteraciones en la neurulación producen los defectos del tubo neural

Anencefalia

La anencefalia es la ausencia congénita de todo o parte del encéfalo como resultado de un fallo del cierre de la porción cefálica (neuroporo anterior) del tubo neural.

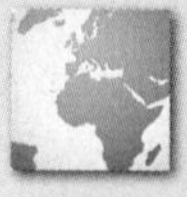

EPIDEMIOLOGÍA: la anencefalia es la segunda malformación del SNC más frecuente después de la espina bífida (0.5-2.0 por cada 1 000 nacimientos, con predominio del sexo femenino) y es la malformación mortal del SNC más frecuente.

Los fetos anencefálicos suelen ser mortinatos o fallecen en los primeros días de vida. La anencefalia es un defecto congénito multifactorial cuya incidencia varía según la región geográfica. En Estados Unidos se da en 0.3 de cada 1 000 nacidos vivos y mortinatos. En Irlanda, la frecuencia es 20 veces mayor (5-6 por 1 000). La incidencia disminuye a 2-3 por 1 000 entre los inmigrantes irlandeses en Norteamérica. Es poco frecuente entre la población afroamericana.

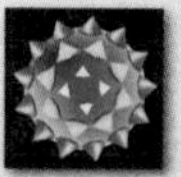

FACTORES ETIOLÓGICOS: la anencefalia es un defecto disráfico del cierre del tubo neural (fig. 26-101). Su concurrencia con otros defectos del tubo neural (DTN), como la espina bífida, sugiere la existencia de mecanismos patogénicos compartidos.

Durante el desarrollo, la placa neural se invagina y se transforma en el tubo neural mediante la fusión de las superficies posteriores. El tejido mesenquimatoso que recubre el tubo neural primitivo forma entonces el cráneo y los arcos vertebrales posteriores a la médula espinal, mientras que el ectodermo forma la piel suprayacente.

Si el tubo neural no se cierra, tampoco pueden hacerlo las estructuras óseas suprayacentes del cráneo. Por tanto, la bóveda craneal, la piel y los tejidos subcutáneos estarán ausentes en esta región. El cerebro expuesto aún no está completamente formado o incluso puede estar ausente. En la mayoría de los casos, la base del cráneo solo presenta restos de tejido neural y ependimario y restos meníngeos. Hay **factores genéticos** que contribuyen a la patogenia de la anencefalia.

La anomalía es dos veces más frecuente en fetos femeninos que masculinos, y se da con mayor frecuencia en determinadas familias. El riesgo de un segundo feto anencefálico es del 2% al 5%. Tras dar a luz a dos fetos anencefálicos, el riesgo alcanza el 25% en cada embarazo posterior. El **ácido fólico** suministrado en el período periconcepcional disminuye la incidencia de DTN. En 1998, la Food and Drug Administration (FDA) de Estados Unidos estableció la obligación de que los fabricantes de harina enriquecida, pan, cereales y productos derivados añadieran folato suplementario a sus productos. Esto se relacionó con un descenso significativo de la incidencia de todos los tipos de DTN (*v.* caps. 6 y 33, este último en línea).

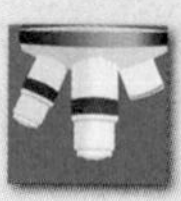

ANATOMOPATOLOGÍA: la bóveda craneal está ausente. A los hemisferios cerebrales le reemplaza un tejido neuroglial muy vascularizado y desorganizado, denominado **cerebrovasculoso** (fig. 26-102), en la porción plana de la base del cráneo.

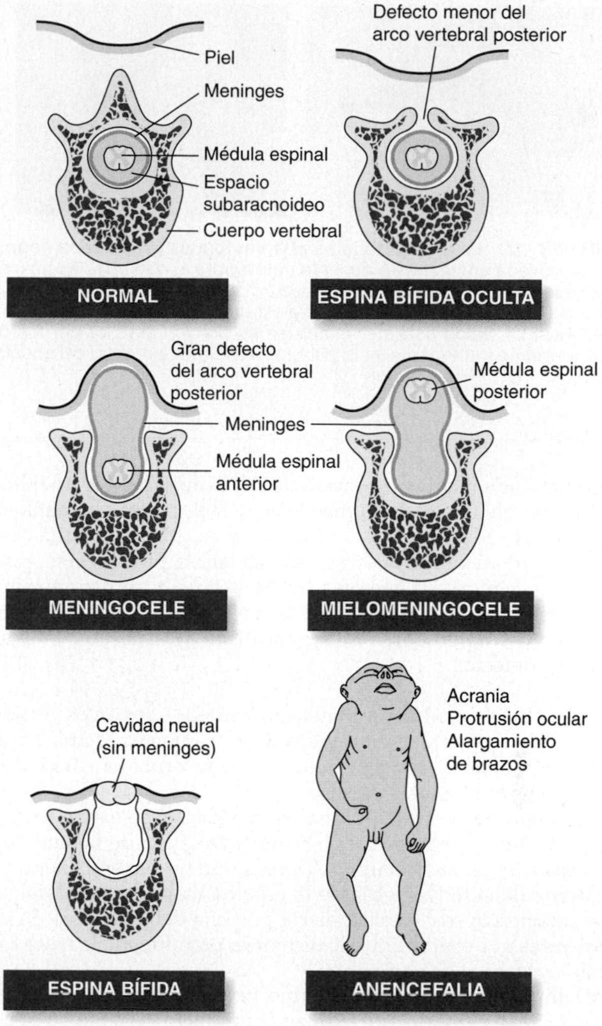

FIGURA 26-101. Defectos del tubo neural. El primero y más importante paso en el desarrollo neural es la neurulación, es decir la formación y cierre del tubo neural. La falta de fusión del tubo neural y de las estructuras óseas, los tejidos blandos o la piel que lo recubren originan diversos defectos, que van desde malformaciones leves (p. ej., espina bífida oculta) hasta otras más graves (p. ej., anencefalia).

Dos estructuras oculares bien formadas constituyen el borde anterior de esta alteración de la organogenia. Los segmentos cortos del nervio óptico se extienden en dirección posterior. La cara posterior de la malformación forma una zona de transición variable con un mesencéfalo reconocible, pero con mayor frecuencia todo el tronco del encéfalo y el cerebelo son rudimentarios. La porción superior de la médula espinal es hipoplásica, y puede haber disrafia en la cara posterior de la columna vertebral (**raquisquisis**) a nivel cervical.

Las arterias vertebral y basilar suelen ser identificables dentro de una maraña de vasos meníngeos. La cerebrovasculosa se caracteriza por contener islotes de tejido neural inmaduro. También contiene cavidades parcialmente cubiertas por el epéndimo con o sin plexo coroides. Sin embargo, la masa está formada principalmente por canales vasculares anómalos de tamaño muy variable.

Dos terceras partes de los fetos anencefálicos mueren en el útero, y aquellos que logran nacer rara vez sobreviven más de 1 semana. La realización de pruebas de detección en mujeres embarazadas para determinar la α-fetoproteína en suero, así como la realización de estudios de ultraecografía, permite la identificación de prácticamente todos los casos de fetos anencefálicos.

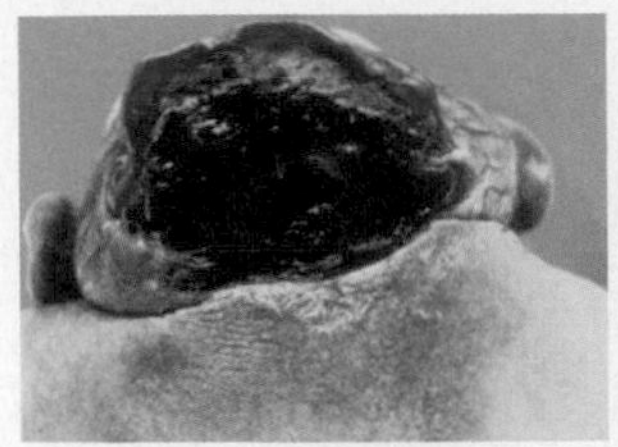
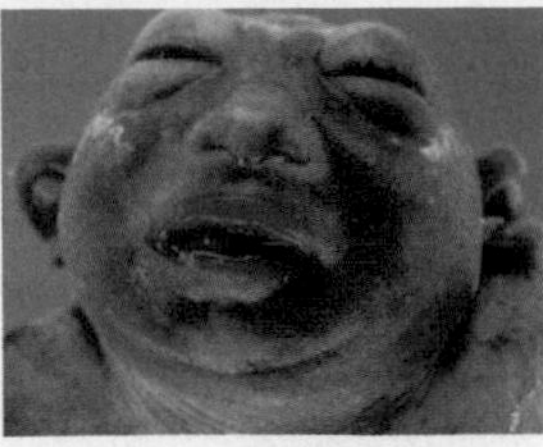

FIGURA 26-102. La anencefalia es el defecto más grave de la neurulación. La bóveda craneal está ausente *(recuadro a la derecha)*, su ausencia deja expuesta una masa de tejido vascularizado (la cerebrovasculosa, *recuadro de la izquierda*), en el que hay estructuras neuroectodérmicas rudimentarias. La lesión está delimitada en su porción anterior por los ojos adecuadamente formados y en la parte posterior por el tronco del encéfalo.

Espina bífida

La espina bífida incluye un grupo de DTN causados por un fallo en el cierre de este en las porciones más caudales. Esta anomalía suele estar localizada en la región lumbar, y su gravedad varía desde casos asintomáticos hasta otros incapacitantes. No obstante, por lo general no es mortal. La espina bífida se debe a un daño producido entre los días 25 y 30 de la gestación, como resultado del cierre secuencial del tubo neural. Se subclasifican de acuerdo con la gravedad del defecto:

- **Espina bífida oculta**: es un defecto limitado a los arcos vertebrales y es en general asintomático. Con frecuencia la única manifestación externa es la presencia de una pequeña cavidad con mechón de vello en la espalda.
- **Meningocele**: se trata de una lesión de las más extensas de los tejidos óseos y blandos, que permite la salida de las meninges a través de un saco ocupado por líquido visible en la superficie externa de la línea media de la espalda. La cara lateral del saco se caracteriza por estar cubierta por una delgada capa de piel, mientras que el ápice puede ulcerarse, permitiendo la entrada de microorganismos hacia el LCR.
- **Mielomeningocele**: este término hace referencia a un defecto todavía más grande que expone el conducto vertebral, que puede originar atrapamiento de las raíces nerviosas (en particular aquellas de la cola de caballo) y la médula espinal dentro de un saco posible a nivel externo ocupado por LCR (fig. 26-103). Por lo general, la médula espinal está aplanada, en forma de listón. Entre las consecuencias neurológicas más graves se encuentran efectos motores y sensitivos de las extremidades inferiores e incapacidad para el control neurógeno de los esfínteres.
- **Raquisquisis**: en este defecto extremo, la columna vertebral es un conducto abierto, a menudo sin médula espinal identificable (fig. 26-104). La raquisquisis suele ser mortal y se observa en abortos.

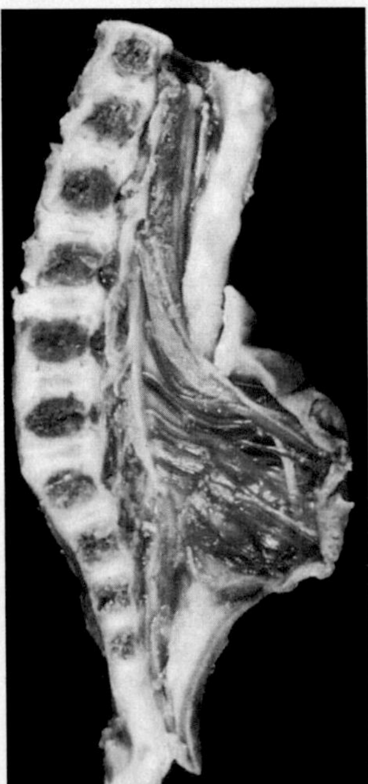

FIGURA 26-103. Mielomeningocele. Este defecto del cierre, causado por la falta de fusión del conducto espinal en la región lumbar, produce tejido de la médula espinal desorganizado, con agrupamiento de las raíces nerviosas en un saco ocupado por líquido cefalorraquídeo. (Cortesía del Dr. F. Stephen Vogel, Duke University).

La espina bífida puede ser inducida en ratas y pollos entre el octavo y el noveno día de la gestación mediante la exposición a sustancias químicas como el azul triptano o por la hipervitaminosis A. Es probable que se deba a la falta de cierre del tubo neural, pero no se tiene certeza al respecto. Como se mencionó antes, los defectos del tubo neural tienen relación con una deficiencia de ácido fólico materno. Algunos medicamentos, en especial los retinoides utilizados para tratar el acné y el ácido valproico, usado para controlar crisis convulsivas, deben ser evitados en mujeres en edad reproductiva por su relación con los DTN.

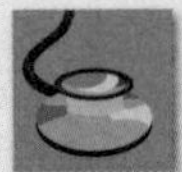

CARACTERÍSTICAS CLÍNICAS: los déficits neurológicos clínicos presentes en los defectos del tubo neural varían desde la ausencia de síntomas en la espina bífida oculta hasta parálisis de las extremidades inferiores, falta de sensibilidad e incontinencia en el mielomeningocele. Debe tenerse en cuenta la posibilidad de otras malformaciones asociadas, como la malformación de Arnold-Chiari, la hidrocefalia, la polimicrogiria y la hidromielia del conducto espinal central (*v.* más adelante).

Malformaciones de la médula espinal

Algunas otras malformaciones de la médula espinal son menos evidentes al nacer que los DTN. Entre estas se incluye la duplicación total (**dimielia**) o parcial de la médula espinal en dos estructuras separadas (**diastematomielia**). La hidromielia es la dilatación del conducto central de la médula espinal.

La **siringomielia** es una malformación congénita en la que se desarrolla una cavitación tubular (siringe), que se extiende a distancias variables dentro de la médula espinal y puede o no comunicarse con el conducto central. Puede surgir primero como malformación congénita, pero progresar lentamente y manifestar síntomas en la edad adulta. Algunos casos de siringomielia no son de origen

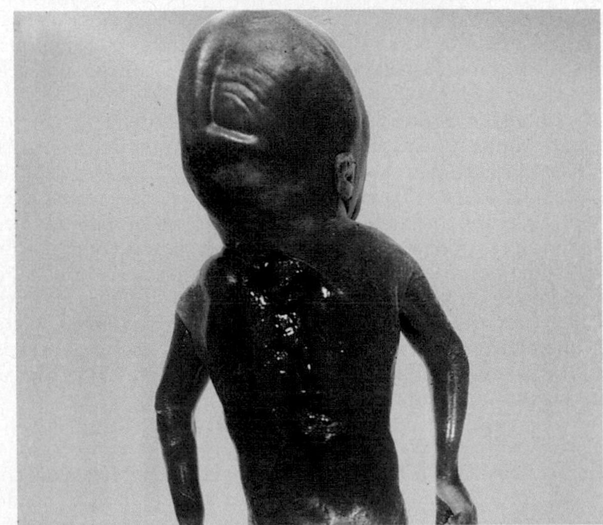

FIGURA 26-104. Raquisquisis. En la columna vertebral se observa un defecto en las porciones ósea y cutánea del segmento torácico de la médula espinal y de los arcos vertebrales y los tejidos blandos que lo recubren.

congénito, sino se deben a traumatismos, isquemia o tumores. La cavidad quística está llena de un líquido claro similar al LCR. La **siringobulbia** es una variante de la siringomielia en la que la cavidad se localiza en la médula.

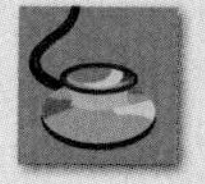

CARACTERÍSTICAS CLÍNICAS: los síntomas de la siringomielia se producen al nivel de la médula espinal donde se localiza la cavidad, donde interrumpe los axones secundarios segmentarios de la vía espinotalámica. Esto produce ausencia bilateral de sensibilidad para el dolor y la temperatura, con relativa preservación del tacto fino y la propiocepción, así como de las vías motoras.

Malformación de Arnold-Chiari

La malformación de Arnold-Chiari es una enfermedad compleja en la que el tronco del encéfalo y el cerebelo están comprimidos dentro de la fosa posterior, de forma cóncava, pero de poca profundidad, y una tienda del cerebelo en posición más baja. Con frecuencia se acompaña de siringomielia o de un mielomeningocele lumbosacro. Los síntomas dependen de la gravedad del defecto (fig. 26-105). ***Debido a que esta malformación afecta la segmentación de la médula oblongada y al cerebelo, así como el cierre del tubo neural, puede ser considerada un defecto tanto de la neurulación como de la segmentación.***

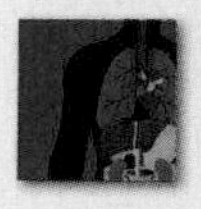

FISIOPATOLOGÍA: la patogenia de la malformación de Arnold-Chiari es desconocida y ha originado mucha especulación, pero ninguna teoría explica por completo todas sus manifestaciones. Una de estas teorías plantea que el mielomeningocele sostiene la parte inferior de la médula espinal, lo que favorece el crecimiento en dirección caudal de la columna vertebral y ejerce una fuerza de tracción sobre la médula oblongada. Sin embargo, otras características de esta malformación (curvatura de la médula oblongada, rotura de la placa del cuadrigémino) no se explican de esta (fig. 26-105). Otros mecanismos propuestos incluyen un aumento de la PIC relacionada con la hidrocefalia o el tamaño limitado de la fosa posterior.

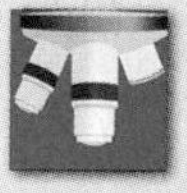

ANATOMOPATOLOGÍA: en la malformación de Arnold-Chiari, la porción caudal del vermis del cerebelo está herniado a través del foramen magno ensanchado y protruye dentro de la médula final dorsal cervical, y a veces alcanza C3 a C5 (fig. 26-106). El tejido herniado se mantiene en su posición por el engrosamiento de las meninges y muestra atrofia por compresión (es decir, pérdida de células de Purkinje y granulares). El tronco del encéfalo también está desplazado en dirección caudal. De manera característica, el desplazamiento es más notable en la parte dorsal que en la ventral, y los puntos de referencia, como el óbex del cuarto ventrículo, tienen una posición más caudal que las estructuras ventrales, como la oliva inferior. Desde una perspectiva lateral, la porción inferior de la médula oblongada presenta una angulación en el segmento intermedio, lo que crea una protrusión dorsal. Los forámenes de Magendie y Luschka están comprimidos por un reborde óseo del foramen magno que causa hidrocefalia. El cerebelo está aplanado, por lo que adopta una forma discoide, y la placa del cuadrigémino con frecuencia presenta deformación por la presencia de una protrusión dorsal en forma de pico a nivel de los colículos inferiores.

Los defectos de segmentación y división provocan la pérdida de estructuras clave

Holoprosencefalia

Este término se refiere al cerebro en el que hay ausencia de cisura interhemisférica (cerebral longitudinal) o solo está formada parcialmente como resultado de los fallos del telencéfalo para dividirse en dos hemisferios. Los diferentes defectos presentes en la holoprosencefalia representan un continuo: la completa ausencia da lugar a **holoprosencefalia alobular**, la falta de separación parcial produce **holoprosencefalia lobular**, y la forma menos grave, y más leve, es la ausencia de nervios olfatorios, que causa **arrinencefalia**. En la holoprosencefalia alobular hay un domo cortical bulboso en forma de herradura constituido por la fusión de los polos frontales, a través de los cuales la circunvolución muestra una orientación horizontal irregular (fig. 26-107). Hay formación de una cámara ventricular común por el desplazamiento lateral de las estructuras posteriores del telencéfalo. El núcleo caudado bilobulado y el tálamo son muy notables. En la holoprosencefalia lobular hay división parcial de la porción posterior del telencéfalo, pero sigue habiendo una sola cámara ventricular abierta. La holoprosencefalia rara vez es compatible con la vida más allá de unas pocas semanas o meses. Los que sobreviven sufren discapacidad intelectual grave y crisis convulsivas.

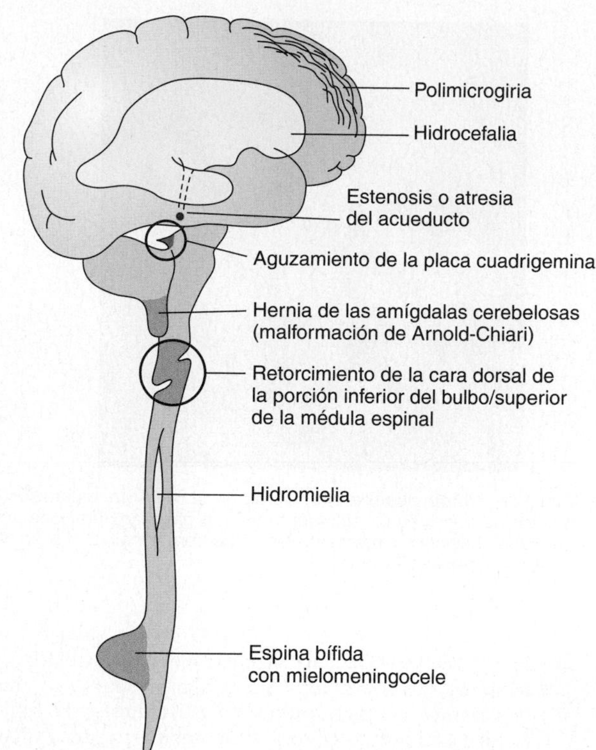

FIGURA 26-105. Malformación de Arnold-Chiari y lesiones asociadas.

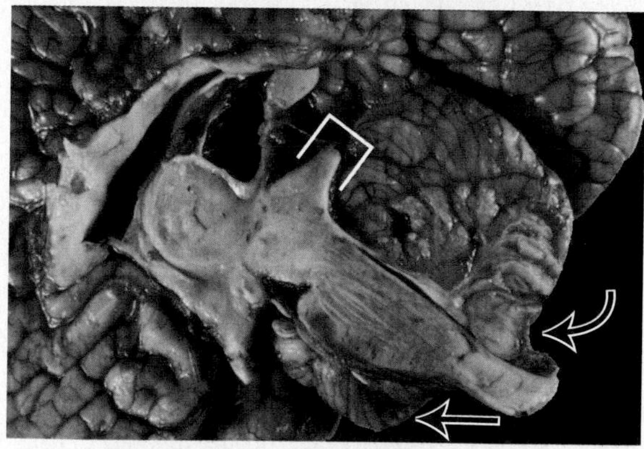

FIGURA 26-106. Malformación de Arnold-Chiari. El vermis del cerebelo está herniado debajo del nivel del foramen magno (*flecha*). El desplazamiento inferior de la porción dorsal de la médula espinal hace que el óbex del cuarto ventrículo ocupe una posición por debajo del foramen magno (*flecha curva*). El mesencéfalo muestra un «aguzamiento» extremo de la tienda y los cuatro colículos de la lámina cuadrigémina están reemplazados por una sola estructura de forma piramidal (*corchete*).

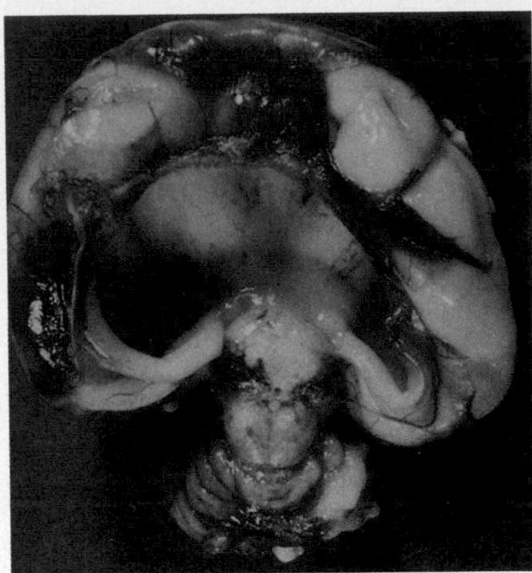

FIGURA 26-107. Holoprosencefalia. Cerebro con falta de separación de los hemisferios, lo que crea un solo ventrículo de gran tamaño (vista anterior). Dado que no hay cisura interhemisférica (cerebral longitudinal), se trata de una holoprosencefalia alobular.

PATOGENIA MOLECULAR: entre el 25% y el 50% de los pacientes con holoprosencefalia presentan anomalías cromosómicas numéricas o estructurales. La holoprosencefalia monogénica se acompaña algunas veces de mutaciones en *SHH*, el gen que codifica el morfógeno Sonic Hedgehog, que desempeña un papel importante en la formación de patrones en el desarrollo embrionario.

Arrinencefalia

La ausencia de los tractos y bulbos olfatorios (rinencéfalo) es el menos grave de los defectos por holoprosencefalia (fig. 26-108). Se manifiesta clínicamente por la falta del sentido del olfato (anosmia) y puede asociarse a discapacidad intelectual.

Agenesia del cuerpo calloso

Esta anomalía es una característica habitual de la holoprosencefalia, pero también puede ser una lesión solitaria. La ausencia de cuerpo calloso no conlleva una pérdida significativa de la coordinación funcional interhemisférica, pero se relaciona con crisis convulsivas. El cuerpo calloso sirve como sostén físico e interconexión funcional entre los hemisferios, por lo que su ausencia permite que los ventrículos laterales se desplacen hacia fuera y hacia arriba. Esto produce un hallazgo radiográfico diagnóstico de ventrículos conocido como «alas de murciélago» (fig. 26-109).

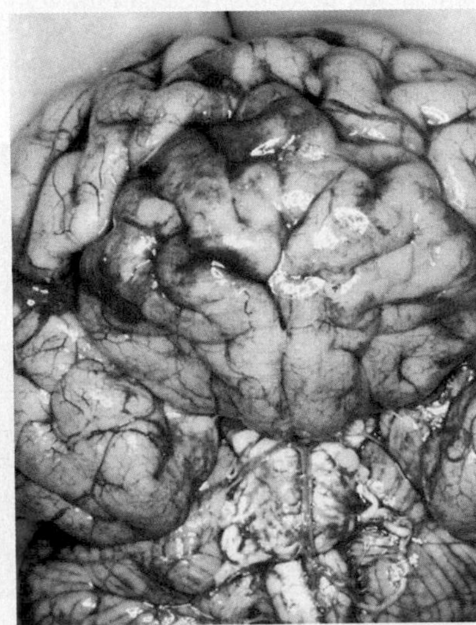

FIGURA 26-108. La **arrinencefalia,** la forma menos grave de holoprosencefalia, consiste, a grandes rasgos, en la ausencia de bulbos y nervios olfatorios, de lo cual se origina su nombre («a», *sin* y «rinencefalia» *nariz-cerebro*). También se producen anomalías microscópicas sutiles, y la mayoría de estos individuos presentan algún grado de discapacidad intelectual. (Cortesía del Dr. F. Stephen Vogel, Duke University).

Atresia congénita del acueducto cerebral (de Silvio)

Es la causa más frecuente de hidrocefalia obstructiva congénita, y se da en 1 de cada 1 000 nacidos vivos. Puede deberse a una alteración del desarrollo del mesencéfalo. El cerebro se agranda debido a una dilatación ventricular exagerada, con adelgazamiento de la corteza cerebral y estiramiento de los tractos de sustancia blanca. El mesencéfalo puede mostrar múltiples conductos atrésicos o estenosis del acueducto resultado de neurogliosis, que puede surgir debido a un fallo del desarrollo durante la segmentación o en una etapa posterior de la gestación por la transmisión transplacentaria de infecciones que ocasionan ependimitis.

Las malformaciones corticales se originan a partir de defectos en la proliferación y la migración de la neuroglía

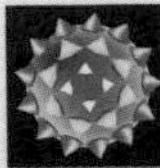

FACTORES ETIOLÓGICOS: la proliferación y migración de la neuroglía comienzan en el primer trimestre del desarrollo embrionario y continúan durante toda la vida prenatal. Las neuronas primitivas y la neuroglía se desplazan de forma centrífuga desde la matriz germinal periventricular para alcanzar la corteza. El número y la posición de las neuronas en la corteza determinan el plegamiento cortical que da lugar a la formación de los surcos y las circunvoluciones.

Los trastornos del desarrollo cortical se describen de acuerdo con la naturaleza y gravedad de la alteración del patrón de circunvoluciones. El defecto puede ser generalizado o focal. Ciertas porciones de la matriz germinal propician la formación de regiones específicas sobre la corteza cerebral; esto es, que las células de la neuroglía tienen un destino espacial determinado en una determinada región de la matriz germinal. Si hay destrucción o daño de una región localizada de la matriz germinal, la zona de la corteza a la que corresponden dichas células reflejará esta lesión. La **esquizencefalia** es un ejemplo de fallo del desarrollo cortical focal debido a daños en la matriz germinal. En este caso, «falta» una parte de la corteza, pero la corteza que se forma a partir de la matriz germinal conservada adopta una estructura normal. De manera más general, con frecuencia algunas enfermedades genéticas de la proliferación y la migración de la neuroglía dan como resultado un defecto más grave y extendido de la corteza cerebral denominado lisencefalia, que significa «cerebro liso».

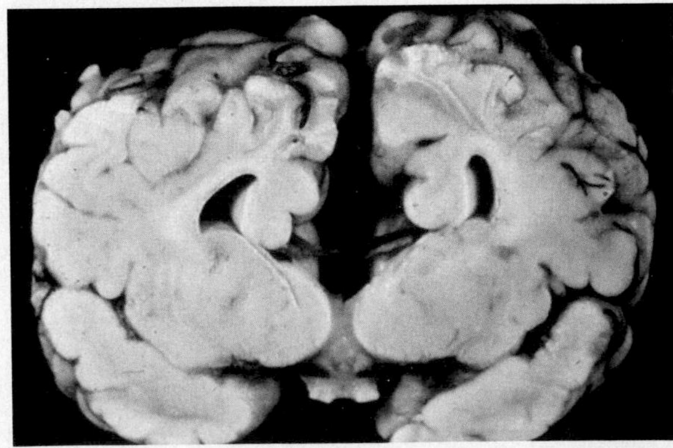

FIGURA 26-109. Ausencia congénita del cuerpo calloso. Corte coronal a nivel del tálamo en el que se observa la ausencia del cuerpo calloso y el aspecto en «alas de murciélago» de los ventrículos laterales. (Cortesía del Dr. F. Stephen Vogel, Duke University).

- La **lisencefalia** es el trastorno congénito más grave del desarrollo cortical. La superficie cortical de los hemisferios cerebrales es lisa o presenta circunvoluciones con formación imperfecta. Alrededor del 60% de los pacientes con lisencefalia presentan deleciones en el gen *LIS1*, en el cromosoma 17p13.3. Este gen codifica una proteína implicada en la dinámica del citoesqueleto y las mutaciones de pérdida de función afectan la proliferación y motilidad celular, que son de evidente importancia en la proliferación y migración neuroglial. La sustancia blanca en la lisencefalia contiene grupos de neuronas que no alcanzaron la corteza.
- Las **heterotopías** son alteraciones focales de la migración neuronal que dan lugar a la formación de nódulos de neuronas y neuroglía ectópicas, normalmente en la sustancia blanca. Suelen relacionarse clínicamente con discapacidad intelectual y crisis convulsivas. Se han relacionado con el alcoholismo materno.
- La **polimicrogiria** describe la presencia de circunvoluciones demasiado pequeñas (fig. 26-110). La superficie del cerebro adquiere un aspecto caracterizado por una textura con numerosas protuberancias de tamaño pequeño en la superficie.
- La **paquigiria** se caracteriza por una disminución en el número de circunvoluciones que son más anchas de lo habitual (fig. 26-111).

Las lesiones en la etapa final del desarrollo y el período perinatal pueden ocasionar daño cerebral grave

En ocasiones, el SNC se desarrolla con éxito, pero presenta algún acontecimiento catastrófico al final del embarazo o en el período perinatal. Si el cerebro sufre la falta de aporte de sangre u oxígeno, los hemisferios cerebrales pueden presentar licuefacción, dejando una cavidad craneal ocupada por el líquido, una situación denominada **hidranencefalia**.

El perímetro cefálico está determinado por el tamaño máximo que alcanza el cerebro en el momento de sufrir daño, y el cráneo puede ser transiluminado debido a que no hay tejidos que impidan el paso de luz a través de la bóveda craneal. La sutura de los huesos del cráneo puede desaparecer conforme el cerebro inmaduro degenera.

Menos grave, pero igualmente devastadora, es la hipoxia/isquemia, que puede provocar infartos cerebrales tardíos y perinatales. El encéfalo en desarrollo es único desde el punto de vista bioenergético. En los adultos, la sustancia gris recibe tres veces más sangre y consume tres veces más oxígeno que la sustancia blanca. En cambio, la matriz germinal periventricular y las corrientes de células de la neuroglía igualan la demanda bioenergética en los cerebros en desarrollo, de modo que las estructuras profundas y la corteza cerebral tienen unas necesidades energéticas y de sustrato igualmente enormes. La sustancia blanca periventricular profunda es una zona de perfusión sumergida que presenta el mayor riesgo de infarto. Así, la isquemia por hipoxia intrauterina o perinatal puede causar **leucomalacia periventricular**, que tiene un aspecto blanquecino calcáreo, a veces calcificada. Las zonas de infarto pueden ser reabsorbidas, dando lugar a **leucoencefalopatía multiquística**, que consiste en numerosas cavidades quísticas interconectadas situadas en la profundidad de la sustancia blanca cercana a los ventrículos.

La matriz germinal está activa durante las últimas fases de la gestación, pero involuciona de forma gradual a medida que se acerca el nacimiento. En caso de parto prematuro, el neonato llega al mundo con una matriz germinal muy activa desde el punto de vista metabólico irrigada por una delicada red capilar que se encuentra flotando en un mar de blastocitos y neuroglía recién formada. Estos niños se encuentran mal preparados para la regulación cerebrovascular. Estos delicados vasos pueden verse expuestos a cambios muy bruscos en la presión de perfusión, lo que puede desencadenar una **hemorragia de la matriz germinal**. Este tipo de hemorragia puede mantenerse limitada en una pequeña región de la matriz germinal o diseminarse de modo catastrófico, produciendo una hemorragia intraventricular. La hemorragia de la matriz germinal es uno de los principales retos del tratamiento clínico de los neonatos prematuros.

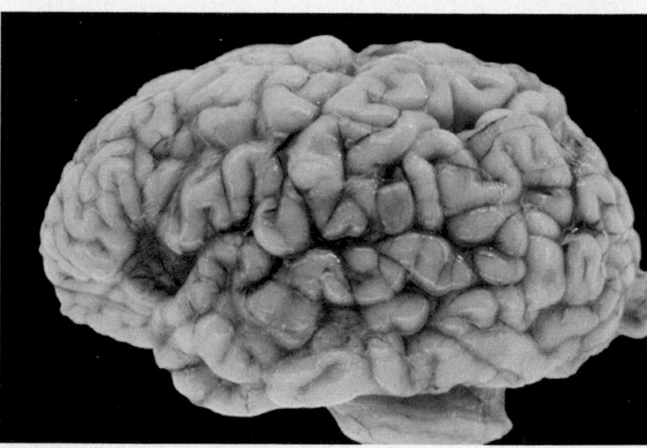

FIGURA 26-110. Polimicrogiria. La superficie cerebral presenta un número exagerado de pequeños pliegues cerebrales, de tamaño regular y distribución aleatoria.

Los defectos congénitos pueden estar relacionados con anomalías cromosómicas

Las alteraciones de los principales autosomas, 1 a 12, son incompatibles con la vida intrauterina: los fetos afectados suelen ser abortados de forma espontánea. Las anomalías estructurales y funcionales se relacionan con grandes alteraciones cromosómicas de los autosomas más pequeños (p. ej., trisomías de los cromosomas 13 a 15 y 21 [síndrome de Down]). Las trisomías 13 o 15 se presentan en 1 por cada 5 000 nacimientos, con un ligero predominio en el sexo femenino. Las malformaciones congénitas afectan el cerebro, los rasgos faciales y las extremidades: pueden observarse holoprosencefalia, arrinencefalia, microftalmía, ciclopía, pabellones auriculares de implantación baja o labio y paladar hendido. En las extremidades puede haber polidactilia y pies en «mecedora».

NEOPLASIAS DEL SISTEMA NERVIOSO CENTRAL

Los cánceres primarios del SNC representan un 1.5% de todos los tumores malignos primarios. Los tumores metastásicos del SNC son más frecuentes que los tumores primarios y son un problema clínico de gran importancia. El amplio espectro de componentes celulares presentes en el SNC, incluidos todos los tipos de células del SNC, se refleja en la gran variedad de tipos de tumores que pueden originarse dentro del cerebro, la médula espinal y las meninges. Se conocen más de 130 tipos diferentes de neoplasias del SNC de acuerdo con la clasificación de la Organización Mundial de la Salud (OMS), pero la mayoría son infrecuentes. Los más habituales son los meningiomas y los gliomas, a cada uno de los cuales corresponde una

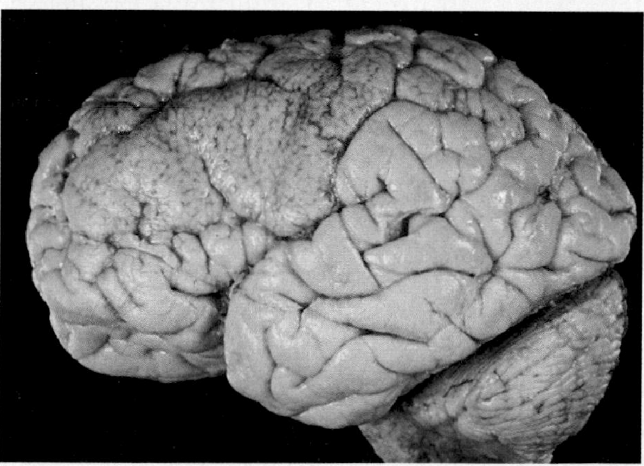

FIGURA 26-111. Paquigiria. Ensanchamiento de las circunvoluciones en la región frontal superior del cerebro, lo que indica un defecto en la formación de la corteza cerebral. (Cortesía de Dr. F. Stephen Vogel, Duke University).

tercera parte de todos los tumores del SNC (tabla 26-5). Aunque la mayor parte de los tumores cerebrales se presenta en adultos, algunos son más habituales en la niñez, entre los que destaca el meduloblastoma, el astrocitoma pilocítico y el astrocitoma pontino difuso. En conjunto, los tumores cerebrales primarios son la segunda neoplasia más habitual en la niñez después de la leucemia, y son los tumores sólidos pediátricos más comunes.

El diagnóstico de un tumor cerebral implica generar un diagnóstico diferencial prequirúrgico de aquellos que son más probables en función de las características clínicas y de imagen del paciente (tabla 26-6), seguido de un diagnóstico definitivo basado en el tejido mediante biopsia o resección. El manejo clínico requiere el análisis de las características clave de los diferentes tumores cerebrales y medulares y de otros tipos de enfermedades, además de la edad del paciente, la localización de la lesión, las características específicas de neuroimagen, la naturaleza y la evolución temporal de los signos y síntomas clínicos precedentes, y los elementos principales de la anamnesis, como la presencia de un tumor primario sistémico o un síndrome de predisposición a tumores.

EDAD DEL PACIENTE: los diferentes tumores cerebrales se presentan a edades particulares. De esta manera, los dos tumores cerebrales más frecuente en la niñez son el meduloblastoma y el astrocitoma pilocítico. Hay otros tumores más infrecuentes que también pueden presentarse en la niñez, como el glioma pontino difuso, el tumor rabdoide/teratoide atípico y el carcinoma de plexo coroideo. Los carcinomas metastásicos de pulmón, mama y colon afectan principalmente a adultos mayores. Otros tumores cerebrales, como el gangliioglioma y el neurocitoma central, tienen una incidencia máxima entre adultos jóvenes. Algunos tumores pueden ser más frecuentes en adultos, pero no afectan a ningún grupo de edad. Por ejemplo, los glioblastomas, el más frecuente y el más maligno de los gliomas, pueden aparecer en cualquier momento de la vida.

SEXO DEL PACIENTE: mayor parte de los tumores primarios del cerebro son más habituales en los hombres, con dos notables excepciones para el adenoma hipofisario y el meningioma, que son más frecuentes en mujeres adultas jóvenes y maduras, respectivamente. La metástasis en el cerebro de tumores primarios originados en otros sitios sigue el mismo patrón de incidencia por sexo que los tumores primarios (p. ej., de mama, próstata).

LOCALIZACIÓN ANATÓMICA Y COMPARTIMENTO DE LA LESIÓN: la localización anatómica de la lesión incluye dos componentes: la región en general del SNC involucrada, como en el cerebro, el cerebelo o la médula espinal, y el(los) compartimento(s) anatómico(s) que afecta, ya sea intraparenquimatoso (dentro de la sustancia cerebral), intraventricular o intradural-extraaxial (dentro de la duramadre espinal). Esta información facilita mucho el diagnóstico diferencial. Así, las masas intradural-extraaxial de la médula espinal se encontrarían en el meningioma y los tumores de la vaina de los nervios periféricos; masas localizadas dentro del ventrículo lateral cerebral tienen mayor probabilidad que los papilomas del plexo coroideo, el ependimoma u otros tumores que frecuentan estos sitios.

CARACTERÍSTICAS DE NEUROIMAGEN: las imágenes prequirúrgicas de una lesión del SNC proporcionan datos vitales que influyen directamente en el diagnóstico diferencial (tabla 26-7; fig. 26-112). Lo más obvio es el número y distribución de las lesiones, como se mencionó con anterioridad. También es de importancia la naturaleza de la interfaz entre la lesión del parénquima circundante. Por ejemplo, el borde de los tumores muy infiltrantes, como los astrocitomas fibrilares, los oligodendrogliomas (oligodendrogliomas) y los linfomas, son sutiles y difusos. Por el contrario, la interfaz con el tejido encefálico circundante es mucho más discreta y bien delimitada en metástasis o de un tumor primario con mínima infiltración, como el astrocitoma pilocítico o el ganglioglioma.

La vascularidad, cuando se administran agentes de contraste, también es de utilidad, ya que algunos tipos de tumores, como el glioblastoma, el meningioma, el meduloblastoma y los carcinomas metastásicos están más vascularizados, mientras que otros no lo están, como el astrocitoma fibrilar difuso de bajo grado. Algunos tipos de tumores suelen verse relativamente sólidos, incluso reforzados, como los meningiomas y el linfoma primario del SNC, pero para otros tipos es típico el reforzamiento en anillo alrededor de un área central de necrosis, como el glioblastoma. Otras enfermedades no tumorales, muchas de las cuales pueden tener semejanza radiológica con tumores, también tienen un patrón característico de reforzamiento en la imagen; por ejemplo, el seudotumor desmielinizante suele presentarse como una masa en forma de «anillo abierto» o «en forma de C», mientras que los abscesos cerebrales suelen presentar

TABLA 26-5 PRINCIPALES TIPOS DE TUMORES PRIMARIOS DEL SISTEMA NERVIOSO CENTRAL (SNC)
Meningioma
Gliomas (incluyendo astrocitomas difusos y circunscritos, oligodendroglioma, ependimoma, tumores del plexo coroideo, diversos subtipos de gliomas raros)
Meduloblastoma y otros tumores embrionarios
Craneofaringioma
Túmores de células germinales
Hemangioblastoma
Tumores neuronales y mixtos glioneuronales
Tumores pineales
Linfoma primario del SNC

TABLA 26-6 INFORMACIÓN CLÍNICA ESENCIAL DE TUMOR EN EL SISTEMA NERVIOSO CENTRAL
Edad y género del paciente
Localización anatómica y compartimento de la lesión
Características de neuroimagen (tomografía computarizada, resonancia magnética)
Características y duración de los signos y síntomas presentes
Antecedentes de importancia clínica

TABLA 26-7 PRINCIPALES CARACTERÍSTICAS DE NEUROIMAGEN (TOMOGRAFÍA COMPUTARIZADA, RESONANCIA MAGNÉTICA)
Localización anatómica y compartimento de la(s) lesión(es)
Tipo de interfaz entre la lesión y el parénquima circundante (p. ej., si está bien delimitado o es difuso)
Presencia o ausencia de reforzamiento después de administrar medio de contraste
Si hay reforzamiento con el medio de contraste, las características de esta imagen (p. ej., reforzamiento sólido uniforme, anillo de reforzamiento alrededor de una región central de necrosis, anillo de reforzamiento abierto en forma de C, reforzamiento de un nódulo ubicado dentro de la pared de un quiste)

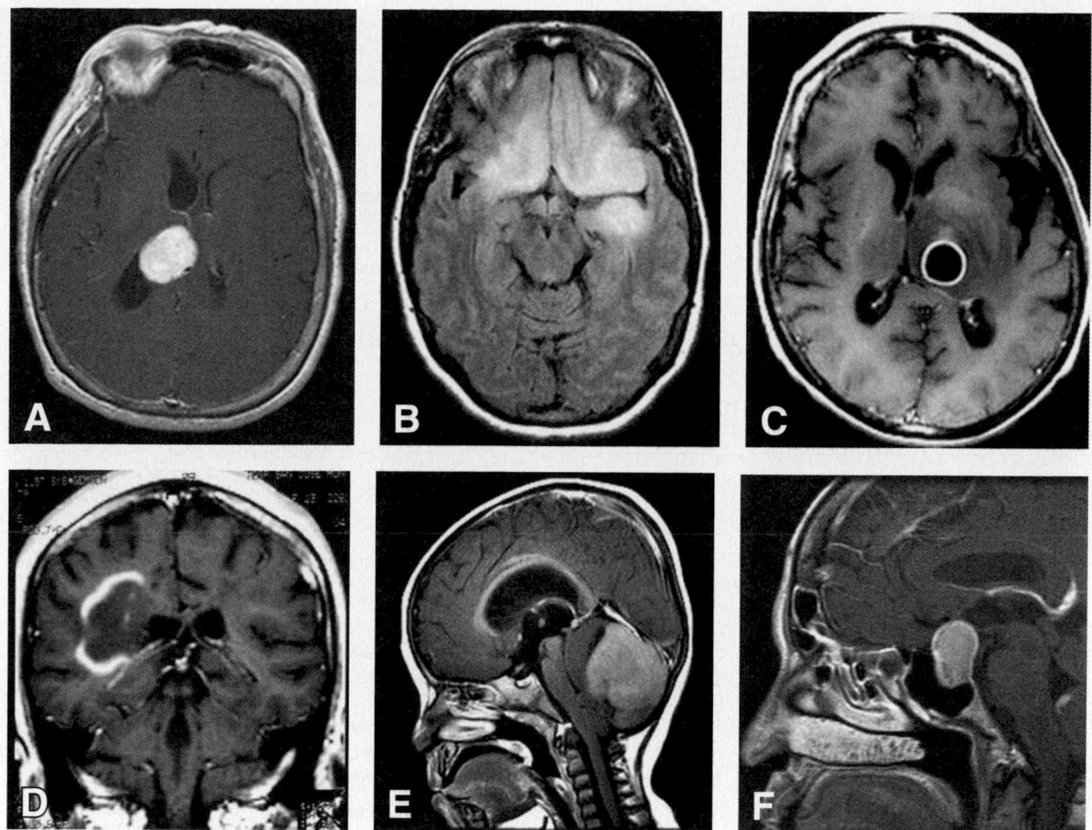

FIGURA 26-112. Neuroimagen, el recurso del anatomopatólogo actual para la inspección macroscópica. Las técnicas contemporáneas de neuroimagen permiten contar con un primer acercamiento «macroscópico» de las lesiones del sistema nervioso central y constituyen una fuente de información muy rica, que permite a los anatomopatólogos realizar un diagnóstico diferencial más preciso antes de la toma de biopsia quirúrgica y el estudio de los tejidos. Se muestran ejemplos representativos de imágenes de resonancia magnética que demuestran la gran utilidad de la información obtenida en seis lesiones cerebrales distintas. **A.** Masa bien delimitada localizada dentro del ventrículo lateral que se refuerza con el medio de contraste (meningioma de plexo coroideo). **B.** Hiperintensidad difusa de ambos lóbulos frontales y del lóbulo temporal izquierdo (glioma infiltrante). **C.** Masa con reforzamiento uniforme de la pared en forma de anillo en el tálamo izquierdo (absceso piógeno). **D.** Lesión en forma de anillo abierto o en forma de C en la sustancia blanca del lóbulo parietal derecho (seudotumor desmielinizante). **E.** Masa hiperintensa medial del vermis del cerebelo y el cuarto ventrículo (meduloblastoma). **F.** Masas medial de la región selar y supraselar (adenoma hipofisario) con mejora de contraste.

un anillo de reforzamiento de su pared mucho más uniforme (fig. 26-112).

CARACTERÍSTICAS Y DURACIÓN DE LOS SIGNOS Y SÍNTOMAS: en general, una evolución más prolongada, como puede ser la presencia de crisis convulsivas mal controladas durante varios años, indica un tumor de bajo grado o una evolución más lenta, mientras que una evolución más breve, como puede ser el antecedente de cefalalgia de 2 semanas de duración acompañada de náusea y vómito, además de signos de focalización debe hacer pensar en un tumor expansivo mucho más agresivo y de alto grado.

ANTECEDENTES DE IMPORTANCIA CLÍNICA: también es útil la información relativa a tumores previos no relacionados con el SNC, radiación previa en el SNC, enfermedades sistémicas o síndromes de predisposición a tumores (tabla 26-8).

CLASIFICACIÓN DE LOS TUMORES DEL SISTEMA NERVIOSO CENTRAL: los tumores del cerebro y la médula espinal suelen clasificarse de acuerdo con criterios establecidos por un grupo de neuropatólogos y neurocientíficos convocados por la OMS (Clasificación de tumores del sistema nervioso central de la OMS). De acuerdo a esta clasificación, los tumores se ordenan por grados que varían del I al IV, en que el grado más bajo es el I y el IV el más maligno. El término «benigno», de carácter subjetivo y definido en función de la enfermedad, debe ser utilizado con mucho cuidado, como en todos los casos de tumores del SNC, ya que incluso los tumores de grado I de acuerdo con la OMS, dada su localización anatómica, su patrón de crecimiento y otros factores, pueden tener una considerable morbimortalidad.

Por ejemplo, la mayoría de los meningiomas son de grado I, pero aquellos que se desarrollan en placa (son aplanados y en forma de placa) a lo largo de la base del cráneo y rodean los nervios craneales y los vasos sanguíneos que entran y salen de la cavidad craneal son muy difíciles de tratar mediante cirugía y tienen mala respuesta a la radioterapia y la quimioterapia. Además, la gran mayoría de los gliomas difusos de bajo grado (grado II de la OMS) finalmente son mortales, a pesar de que son el grado más bajo para este subtipo de glioma.

Los meningiomas son los tumores más frecuentes del sistema nervioso central

Los meningiomas se derivan de las células de la capa media de la aracnoides (meningoteliales) que forman el límite exterior del espacio subaracnoideo. De esta manera, la localización anatómica en la que los meningiomas se originan sigue la distribución de la membrana aracnoides, y estos tumores se pueden desarrollar en cualquier sitio del SNC donde haya células aracnoideas, incluidos los senos venosos durales (como el seno sagital superior), en la convexidad cerebral, la base del cráneo, alrededor del nervio óptico, de la médula espinal, incluso del plexo coroideo de los ventrículos cerebrales, como se mencionó anteriormente.

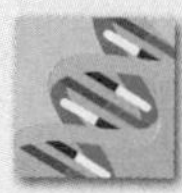

PATOGENIA MOLECULAR: los meningiomas surgen típicamente en uno de tres escenarios:

- **Esporádicos**: *la gran mayoría de los meningiomas son esporádicos.* Muchos muestran pérdida, deleción parcial u otros tipos de mutaciones en *NF2* (22q12). Así pues, las alteraciones de este gen supresor tumoral pueden estar implicadas

SISTEMA NERVIOSO CENTRAL

TABLA 26-8
PRINCIPALES SÍNDROMES CON PREDISPOSICIÓN A TUMORES DEL SISTEMA NERVIOSO

Síndrome	Cromosoma	Locus genético (proteína)	Tumores asociados con el sistema nervioso
Neurofibromatosis tipo 1 (NF1)	17q11.2	*NF1* (neurofibromina)	Neurofibromas (dérmicos y plexiformes) Tumor maligno de la vaina de nervios periféricos Astrocitoma pilocítico («glioma óptico») Astrocitoma difuso Glioblastoma
Neurofibromatosis tipo 2 (NF2)	22q12	*NF2* (merlina/schwanomina)	Schwannomas vestibulares (bilaterales) Otros schwannomas Meningiomas (múltiples) Meningioangiomatosis Ependimoma de médula espinal Astrocitoma difuso
Schwanomatosis (en ocasiones referido como «NF3»)	22q11.23	*SMARCB1* (INI1)	Schwannomas (múltiples, de raíces nerviosas, de nervios craneales, de piel, no vestibular)
Enfermedad de Von Hippel-Lindau (vHL)	3p25–26	*VHL* (pVHL)	Hemangioblastomas (múltiples) del cerebelo, de médula espinal, de tronco del encéfalo, de retina, de raíces de nervios periféricos espinales Tumor del saco endolinfático
Complejo de esclerosis tuberosa	9q34 16p13.3	*TSC1* (hamartina) *TSC2* (tuberina)	Astrocitoma subependimario de células gigantes
Síndrome de Li-Fraumeni	17p13	*TP53* (proteína TP53)	Astrocitomas difusos, incluyendo el glioblastoma Meduloblastoma Papiloma del plexo coroideo Ependimoma Oligodendroglioma Meningioma
Enfermedad de Cowden	10q23	*PTEN/MMAC1* (proteína PTEN)	Gangliocitoma displásico del cerebelo (enfermedad de Lhermitte-Duclos)
Síndrome de Turcot tipo 1 (reparación de desacoplamiento [MMR]/cáncer no polipósico hereditario del colon [HNPCC]–asociado a Turcot)	3p21.3 2p16 5q11–q13 2q32 7p22	*MLH1* *MSH2* y *MSH6 MSH3* *PMS1* *PMS2* *APC* (proteína APC)	Glioblastoma
Síndrome de Turcot tipo 2 (poliposis adenomatosa familiar [PAF]– asociada a Turcot)	5q21		Meduloblastoma
Síndrome de carcinoma basocelular (Gorlin)	9q22.3	*PTCH* (proteína Ptch)	Meduloblastoma
Síndrome de predisposición a tumor rabdoide	22q11.23	*SMARCB1* (INI1)	Tumor rabdoide/teratoide atípico

no solo en los tumores asociados a la neurofibromatosis de tipo 2 (NF2), sino también en el origen de los meningiomas (y schwannomas) esporádicos. Los meningiomas sin alteraciones en *NF2* presentan con frecuencia alteraciones en *TRAF7* (implicado en la señalización del factor de necrosis tumoral (TNF), *KLF4* (codifica un factor de transcripción que regula la proliferación y la migración), *AKT1* (codifica una cinasa que regula la proliferación y la supervivencia celular) y *SMO* (codifica *smoothened*, un receptor acoplado a proteína G en la vía Sonic Hedgehog).

Los tumores que surgen en la base posterior del cráneo suelen presentar alteraciones en *NF2*, mientras que los que surgen en la base anterior media del cráneo suelen mostrar alteraciones en *AKT1* y *SMO*. Las mutaciones del promotor de *TERT* se han relacionado con un comportamiento más agresivo en los meningiomas. Aunque las correlaciones entre subtipos histológicos específicos (descritos más adelante) y alteraciones genéticas son limitadas, los meningiomas secretores presentan con frecuencia mutaciones tanto en *TRAF7* como en *KLF4*.

- **Yatrógenos**: la inducción de meningiomas por radiación en general involucra un período de latencia de una década o más, y se relaciona de forma directa con la dosis de radiación. Alrededor de 1960 se utilizaban bajas dosis de radiación del cuero cabelludo para tratar la tiña de la cabeza. El intervalo promedio entre el tratamiento y la detección del meningioma en estos pacientes era de 35 años. Con dosis de radiación más altas, como las utilizadas en cánceres de cabeza y cuello, el intervalo se acorta a 5 años.
- **Síndromes de predisposición a tumores**: los meningiomas pueden aparecer junto con síndromes genéticos de predisposición a tumores, entre los que destaca la NF2. También se han documentado síndromes de meningiomas múltiples (síndromes de meningiomatosis) raros, algunos asociados a mutaciones en *NF2*, *SMARCB1* o *SMARCE1* (ambos codifican proteínas implicadas en la remodelación de la cromatina) o *SUFU* (que fabrica un regulador negativo de la señalización Hedgehog).

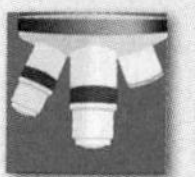

ANATOMOPATOLOGÍA: en la RM y el examen macroscópico, la mayoría de los meningiomas aparecen como masas originadas en la duramadre, bien delimitadas y de tamaño variable, que comprimen, pero no invaden, el encéfalo subyacente (fig. 26-113A,B). La superficie tiene un aspecto carnoso y de color café. La característica histológica clásica de los meningiomas es un patrón marmolado, a menudo en asociación con cuerpos de psamoma (esferas calcáreas laminadas) (fig. 26-113C,D).

Sin embargo, estos tumores pueden mostrar diversos patrones morfológicos, y existen 13 subtipos reconocidos por la OMS (tabla 26-9). La mayor parte de estos tumores corresponden al grado I de la OMS, pero hay dos variantes, de células claras y coroideas, que son los más agresivos (grado II de la OMS), y las otras dos variantes, papilar y rabdoide, son francamente anaplásicos (grado III de la OMS).

Los meningiomas por lo general son positivos para el antígeno de membrana epitelial (EMA) (fig. 26-113C). Su origen a partir de la capa de células de la barrera aracnoideas se refleja en el gran número de uniones intercelulares (fig. 26-113E).

La actividad mitótica, expresada como el número de mitosis en 10 campos de gran aumento (normalmente con un aumento de 400×) se utiliza como forma de evaluar la agresividad de los meningiomas y como criterio para determinar el grado de la OMS.

Por ejemplo, a los meningiomas con 4 o más mitosis por 10 campos de gran aumento se les asigna el grado II de la OMS, mientras que a los que tienen 20 o más mitosis por 10 campos de gran aumento se les asigna el grado III. La tinción inmunohistoquímica para el antígeno Ki67 también puede utilizarse para evaluar la proliferación tumoral, pero no es una parte reconocida de los criterios de gradación establecidos por la OMS.

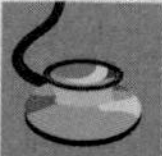

CARACTERÍSTICAS CLÍNICAS: el crecimiento poco agresivo de la mayoría de los meningiomas permite que crezcan de manera progresiva durante varios años antes de que aparezcan síntomas, tiempo durante el cual desplazan al encéfalo, pero no lo infiltran (fig. 26-114). Con frecuencia los pacientes presentan crisis convulsivas, en particular con tumores de localización parasagital sobre la convexidad de los hemisferios.

En otras localizaciones, los meningiomas comprimen diversas estructuras funcionales. Así, los tumores de la cavidad olfatoria producen anosmia; los de la región supraselar condicionan déficit visual por compresión del quiasma óptico; los meningiomas del ángulo del cerebelo pontino causan disfunción de los nervios craneales, y aquellos localizados en la médula espinal comprometen las raíces nerviosas medulares y el funcionamiento de la médula espinal.

La invasión de los huesos del cráneo, con frecuencia acompañada de hiperostosis detectada en la TC, es relativamente habitual, mientras que el crecimiento a través de la calota puede dar origen a una masa tumoral debajo del cuero cabelludo. Por el contrario, la invasión del tejido encefálico subyacente por los meningiomas es una situación rara, que en caso de presentarse es un patrón agresivo que obliga a reclasificar el tumor como grado II de la OMS (atípico).

Los tumores que no son extirpados por completo tienden a recurrir, y algunos presentan transformación anaplásica con el tiempo. Los meningiomas anaplásicos (malignos) (grado III de la OMS) rara vez se desarrollan *de novo*.

Los astrocitomas son los tumores cerebrales primarios malignos más frecuentes

Estos tumores pueden dividirse en dos grupos principales en función de la manera en que infiltran el parénquima cerebral. Los ***astrocitomas difusos*** infiltran ampliamente el encéfalo. Entre estos se encuentran el astrocitoma difuso de bajo grado, el astrocitoma anaplásico y el tumor astrocítico más maligno, el glioblastoma. Los miembros de la otra categoría principal no suelen infiltrarse en el SNC, sino que crecen lentamente como masas compactas que causan síntomas al comprimir las estructuras adyacentes. Se trata del astrocitoma pilocítico, el xantoastrocitoma pleomorfo y el astrocitoma subependimario de células gigantes.

TABLA 26-9
SUBTIPOS DE MENINGIOMAS

Grado I de la Organización Mundial de la Salud (OMS): meningioma benigno
Meningotelial
Fibroso
Transicional
Psamomatoso
Angiomatoso
Microquístico
Secretor
Rico en linfoplasmocitos
Metaplásico
Grado II de la OMS: meningioma atípico
Cordoide
De células claras
Grado III de la OMS: meningioma anaplásico (maligno)
Rabdoide
Papilar

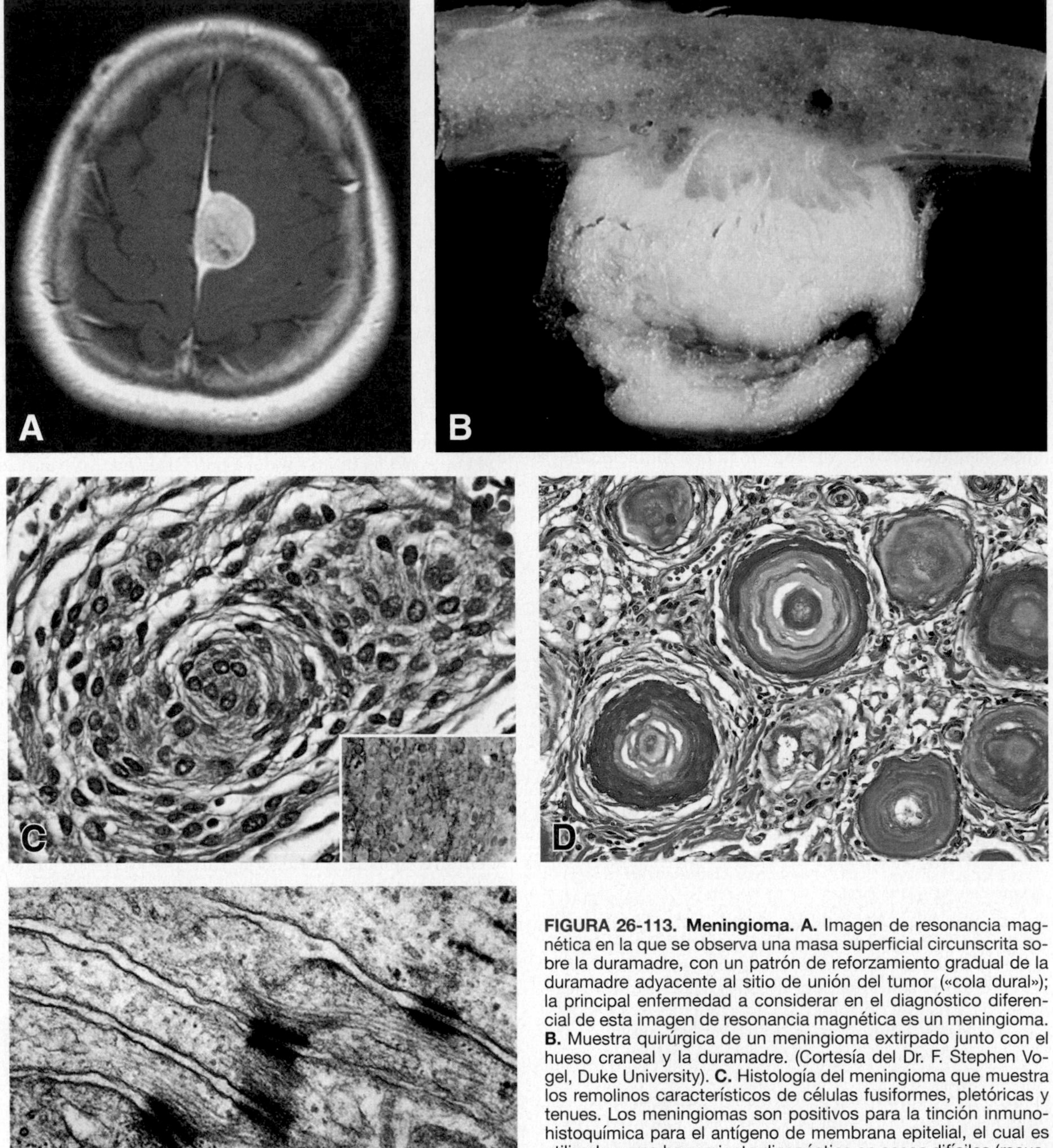

FIGURA 26-113. Meningioma. A. Imagen de resonancia magnética en la que se observa una masa superficial circunscrita sobre la duramadre, con un patrón de reforzamiento gradual de la duramadre adyacente al sitio de unión del tumor («cola dural»); la principal enfermedad a considerar en el diagnóstico diferencial de esta imagen de resonancia magnética es un meningioma. **B.** Muestra quirúrgica de un meningioma extirpado junto con el hueso craneal y la duramadre. (Cortesía del Dr. F. Stephen Vogel, Duke University). **C.** Histología del meningioma que muestra los remolinos característicos de células fusiformes, pletóricas y tenues. Los meningiomas son positivos para la tinción inmunohistoquímica para el antígeno de membrana epitelial, el cual es utilizado como herramienta diagnóstica en casos difíciles (*recuadro*). **D.** Formación evidente de cuerpos de psamoma, típica del subtipo «psamomatoso» de meningioma. **E.** La principal característica ultraestructural de los meningiomas es la presencia de numerosas uniones intercelulares (desmosomas), que unen con fuerza las células adyacentes del meningioma, lo que las mantiene juntas.

Astrocitoma difuso

La característica biológica definitoria de los astrocitomas difusos, como su nombre indica, es la capacidad de las células tumorales individuales para infiltrar todo el parénquima encefálico y de la médula espinal (fig. 26-115). Esta característica es más notable en la **gliomatosis cerebri** (grado III de la OMS), en la que las células infiltrantes del glioma (generalmente astrocitos, pero a veces oligodendroglia) afectan al menos tres lóbulos, y a menudo más, con infiltración en ambos hemisferios, el tronco del encéfalo, el cerebelo e incluso la médula espinal. La infiltración tumoral difusa del encéfalo y la médula espinal explica por qué no existe un tratamiento eficaz para estos tumores.

El glioblastoma se presenta típicamente como una gran masa anular con una zona irregular de necrosis central e importante edema de la sustancia blanca circundante. El componente infiltrante de los glioblastomas a menudo atraviesa el hemisferio contralateral a través del cuerpo calloso; estos casos se denominan glioblastomas en «mariposa» por su aspecto en el corte coronal de la RM (fig. 26-115).

ANATOMOPATOLOGÍA: los **astrocitomas difusos de bajo grado (grado II de la OMS)** están compuestos por células tumorales astrocíticas bien diferenciadas con escasa atipia nuclear o proliferación celular. El astrocitoma gemistocítico es un subtipo distintivo de astrocitoma de

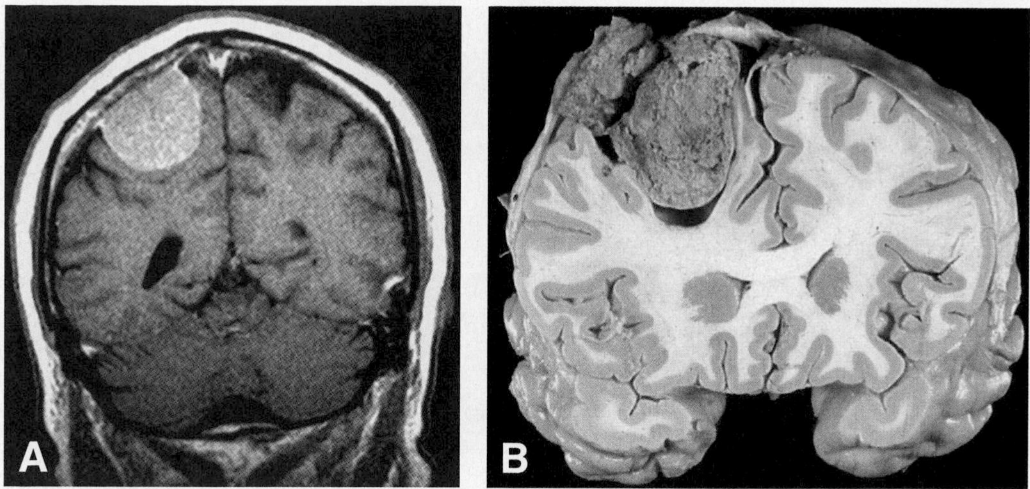

FIGURA 26-114. Meningioma. Los meningiomas comprimen, pero no suelen invadir, el tejido cerebral subyacente. **A.** Imagen por resonancia magnética. **B.** Muestra macroscópica. (Cortesía del Dr. F. Stephen Vogel, Duke University).

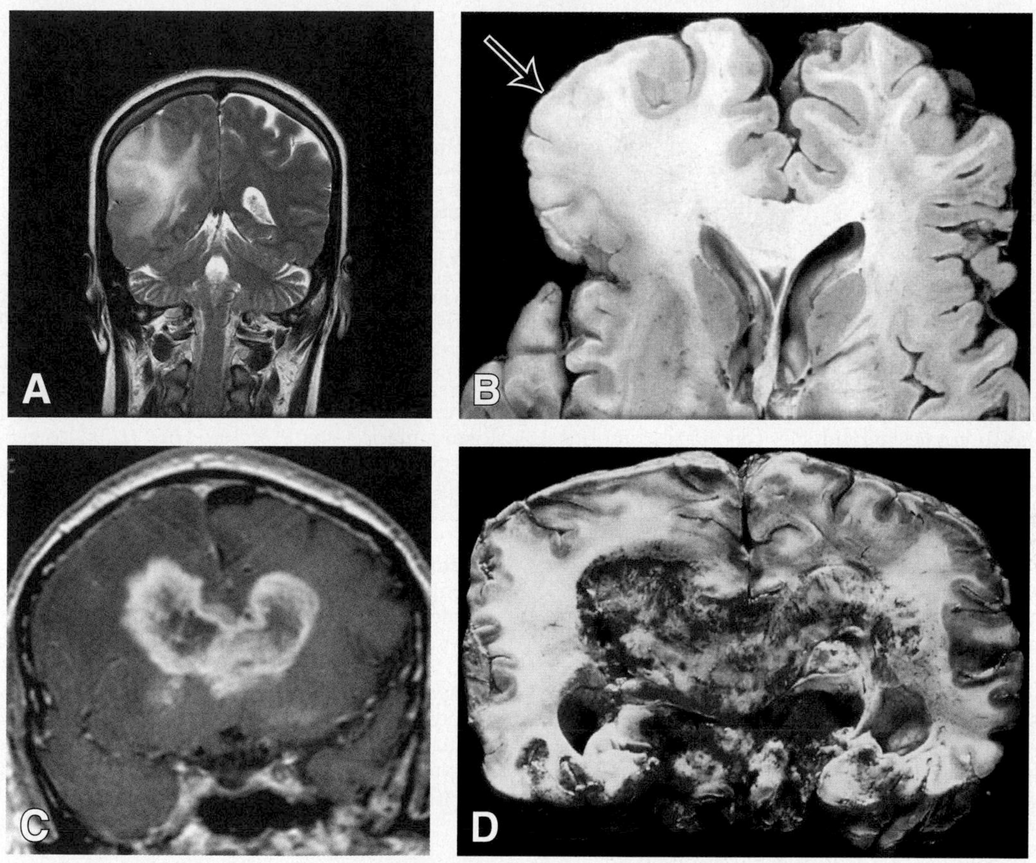

FIGURA 26-115. Gliomas. A. Como se observa por resonancia magnética, los **astrocitomas infiltrantes** exhiben un borde difuso y borroso junto al tejido cerebral adyacente que está siendo invadido. **B.** Esta muestra macroscópica muestra «borramiento» del borde emitido normal que existe entre la materia gris y blanca, una manifestación de la infiltración difusa conforme las células del astrocitoma invaden la corteza (*flecha*). (Cortesía del Dr. F. Stephen Vogel, Duke University). **C.** En contraste con los astrocitomas difusos de bajo grado, los **glioblastomas** presentan un anillo irregular prominente al administrar medio de contraste y con frecuencia infiltran el cuerpo calloso hasta llegar al hemisferio contralateral (glioblastoma en «mariposa»), como se observa en esta imagen de resonancia magnética preoperatoria. **D.** Espécimen macroscópico de autopsia de una lesión que se corresponde con la imagen del recuadro **C.** (Cortesía del Dr. F. Stephen Vogel, Duke University).

bajo grado en el que la población principal de células tiene un citoplasma globular prominente repleto de filamentos intermedios neurogliales (fig. 26-116). A pesar de una apariencia morfológica engañosamente benigna, los astrocitomas difusos con frecuencia presentan transformación anaplásica con el tiempo, por lo general después de varios años, dando lugar a un astrocitoma de alto grado (astrocitoma anaplásico, grado III de la OMS) y, finalmente, a un glioblastoma (grado IV de la OMS). Esta tendencia a la progresión anaplásica es aún más pronunciada en la variante gemistocítica. El **astrocitoma anaplásico (grado**

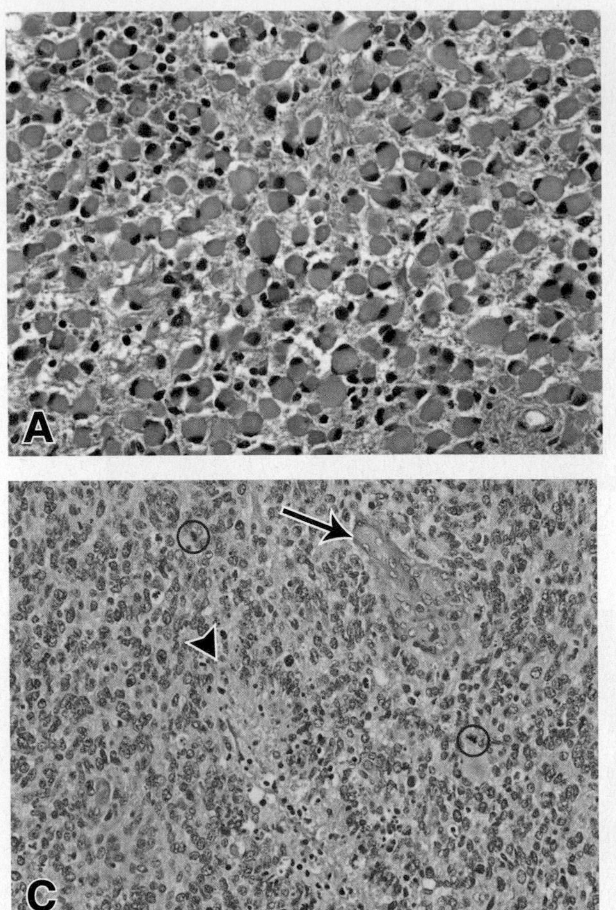

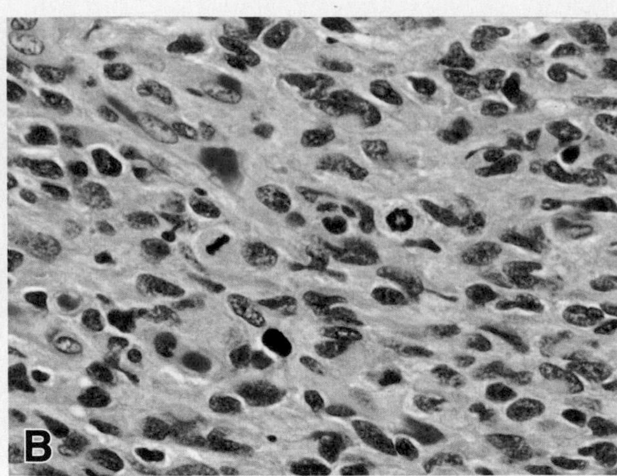

FIGURA 26-116. Histología del astrocitoma difuso. A. Los astrocitomas gemistocíticos son astrocitomas difusos de bajo grado (grado II de la Organización Mundial de la Salud [OMS]) caracterizados por citoplasma globular prominente. **B.** Por el contrario, **los astrocitomas anaplásicos (grado III de la OMS)** son más celulares y pleomórficos, y presentan una mayor velocidad de proliferación. **C. Los glioblastomas (grado IV de la OMS)** presentan actividad mitótica (*círculos rojos*), zonas de necrosis tumoral rodeadas por gran número de células cancerígenas («necrosis en seudoempalizada») (*punta de flecha*), así como proliferación vascular (*flechas*).

III de la OMS) es más celular que el astrocitoma fibrilar de bajo grado, y las células tumorales individuales son más pleomorfas (fig. 26-116). Las tasas mitóticas son mayores y pueden identificarse mitosis con facilidad. Los astrocitomas anaplásicos suelen evolucionar a glioblastomas en un lapso de pocos años.

El **glioblastoma** (**GBM; grado IV de la OMS**) es el tumor cerebral maligno primario más frecuente. Y representa alrededor del 20% de todos los tumores del SNC. Desde el punto de vista citológico, el GBM es altamente pleomorfo y las células tumorales varían mucho en tamaño y forma, con grandes núcleos extraños y células multinucleadas. Puede surgir por progresión anaplásica a partir de astrocitomas difusos de grado inferior (glioblastoma secundario; 5% de todos los GBM) o, con mucha mayor frecuencia, como tumores *de novo* (glioblastoma primario; 95% de todos los GBM). Aunque suelen ser solitarios, en casos raros se presentan como dos epicentros con zona de reforzamiento separadas dentro del cerebro. Estos casos pueden parecer metástasis en los estudios radiológicos, pero el diagnóstico definitivo se logra mediante el estudio de biopsia. La actividad mitótica de los GBM es muy elevada; otras características son la proliferación vascular y los focos de necrosis tumoral rodeados por una pared densa de células tumorales («necrosis en seudoempalizada») (fig. 26-116C).

El **astrocitoma pontino difuso** (**glioma pontino intrínseco difuso**) es un astrocitoma mortal de infiltración difusa que se origina y se expande en el puente del tronco del encéfalo en niños pequeños (fig. 26-117). La combinación de imágenes de RM y características clínicas es tan característica que el tratamiento suele iniciarse sin confirmación del diagnóstico mediante biopsia. A estos tumores se les asigna el grado IV de la OMS porque, a pesar del tratamiento agresivo, todos los casos presentan en última instancia crecimiento, infiltración y compromiso mortal de estructuras vitales del tronco del encéfalo. Los estudios moleculares han constatado que la mayoría de estos tumores albergan mutaciones en *H3F3A* o *HIST1H3B*, los genes que codifican las proteínas histónicas H3.3 o H3.1. La mutación más común transforma la lisina de la histona H3.3 en lisina. La mutación más común convierte la lisina 27 en metionina (K27M). La pérdida de metilación en la lisina 27 altera la estructura de la cromatina y provoca cambios generalizados en la expresión génica. Como resultado del mayor conocimiento de las alteraciones moleculares en estos tumores (tabla 26-10), la OMS de 2016 codificó una nueva entidad denominada glioma difuso de la línea media, mutación puntual K27M en histona H3, que incluye la mayoría de los gliomas pontinos intrínsecos difusos, aunque no todos. Las mutaciones en *TP53*, *PPM1D* (que codifica una proteína fosfatasa) y *ACVR1* (que origina una proteína en la vía de la proteína morfogénica ósea [BMP]) también se han implicado en gliomas pontinos intrínsecos difusos.

PATOGENIA MOLECULAR: *la gran mayoría de los GBM son esporádicos*, pero unos pocos surgen en el contexto de un síndrome de predisposición genética a tumores (tabla 26-8). Los GBM esporádicos pueden surgir *de novo* o por progresión de un proceso anaplásico a partir de un astrocitoma de bajo grado (*v.* anteriormente). La caracterización molecular muestra diferencias en las mutaciones de estas dos clases principales. Es más frecuente que los GBM primarios tengan una amplificación del gen del factor de crecimiento epidérmico (*EGFR*) y una mutación del gen *PTEN*, pero es más frecuente que el gen *TP53* muestre mutaciones en los GBM secundarios. Los estudios de perfiles moleculares y genómicos más recientes han identificado una mutación en los genes de isocitrato deshidrogenasa 1 o 2 (*IDH1*, *IDH2*), y especialmente en *IDH1*, una característica muy habitual de los gliomas difusos de bajo grado

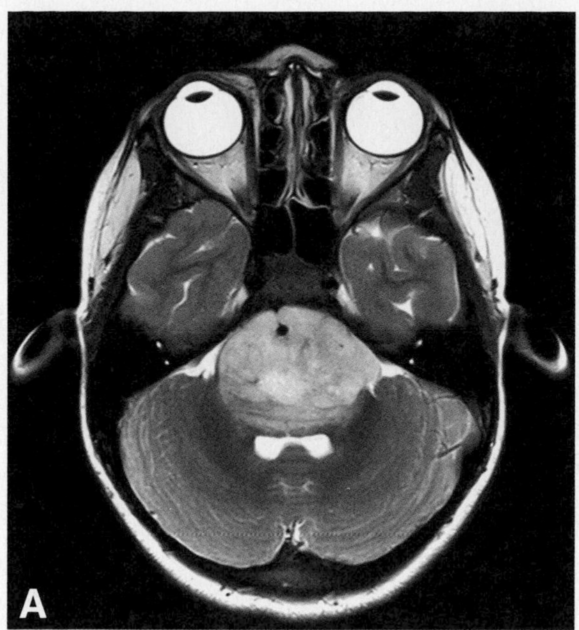

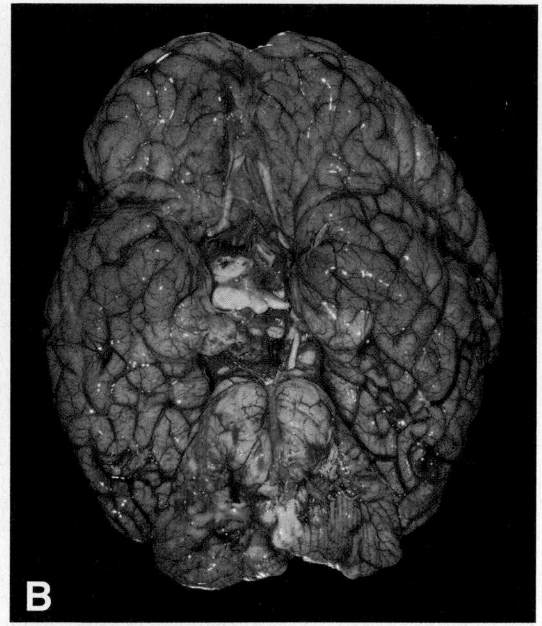

FIGURA 26-117. Astrocitoma pontino difuso («glioma pontino intrínseco difuso»). Los astrocitomas pontinos difusos, comunes en la niñez, infiltran y expanden el puente en el tronco del encéfalo hasta el punto de rodear la arteria basilar. La mayoría de estos tumores presentan mutaciones en el gen de la histona 3.3 *H3F3A* (concretamente, H3.3 p.K27M). **A.** Imagen por resonancia magnética. **B.** Muestra macroscópica en la autopsia.

(grado II) y anaplásico (grado III) y también de la mayoría de los GBM secundarios que surgen de estos tumores de bajo grado (*v.* cap. 5). Las mutaciones *IDH1/IDH2* en astrocitomas o GBM secundarios coexisten con frecuencia con mutaciones en *TP53* y *ATRX* (que codifica una helicasa implicada en la remodelación de la cromatina). Los GBM primarios no suelen presentar mutaciones en *IDH*. Otras mutaciones en subconjuntos moleculares específicos de GBM incluyen la deleción o mutación del gen *NF1* y la amplificación del gen *ERBB2*.

Del mismo modo, se está comenzando a comprender la base molecular de la resistencia al tratamiento. Los GBM pueden clasificarse en dos grupos en función de si el promotor del gen *MGMT* para la reparación de ADN está metilado (y, por tanto, inactivado) o no metilado (y, por tanto, capaz de reparar el daño causado por los fármacos alquilantes utilizados en quimioterapia). Los pacientes con metilación (inactivación) del promotor de *MGMT* responden bastante mejor al tratamiento. La clasificación de astrocitomas y GBM de la OMS de 2016 se modificó de manera específica para incorporar la mutación *IDH1/IDH2* en las definiciones y denominaciones, debido a la gran importancia pronóstica de estas alteraciones genéticas. Astrocitoma difuso con mutación en IDH (o con IDH natural), astrocitoma anaplásico con mutación en IDH (o con IDH natural) y glioblastoma con mutación en IDH (o con IDH natural) son actualmente términos diagnósticos formales para estos tumores. Los pacientes que tienen un astrocitoma o un GBM con mutación en IDH tienen un mejor pronóstico que los pacientes cuyos gliomas son de tipo IDH natural. Los gliomas con mutación en IDH y deleción conjunta del brazo completo 1p/19q tienen el pronóstico y la respuesta al tratamiento más favorables de todos los gliomas difusos; esta característica molecular es la característica definitoria del oligodendroglioma y se considera un marcador molecular predictivo favorable.

Astrocitoma pilocítico (grado I de la OMS)

Los astrocitomas pilocíticos son gliomas delimitados que suelen aparecer en niños y adultos jóvenes y que crecen muy lentamente. A diferencia de los astrocitomas difusos, los astrocitomas pilocíticos no infiltran el parénquima cerebral o medular de forma difusa y rara vez evolucionan a tumores de grado superior. Las localiza-

TABLA 26-10
PRINCIPALES ALTERACIONES MOLECULARES EN TUMORES CEREBRALES PRIMARIOS

Astrocitoma pilocítico	Fusión *KIAA1549-BRAF*, BRAF p.V600E
Ganglioglioma	*BRAF* (BRAF p.V600E), *KRAS*, FGFR1/FGFR2
Xanoastrocitoma pleomorfo	BRAF p.V600E
Astrocitoma difuso de bajo grado	*IDH1/IDH2, ATRX, TP53*
Ependimoma	Fusión *C11orf95-RELA* (localización supratentorial)
Oligodendroglioma	*IDH1/IDH2,* promotor de *TERT*, deleción 1p, deleción 19q
Glioblastoma (edad adulta)	*EGFR, PTEN, CDKN2A,* promotor de *TERT*, *NF1*
Glioblastoma (pediátrico)	*H3F3A* (H3.3 p.K27M: localización en la línea media) (H3.3 p.G34R/V: localización hemisférica)
Meduloblastoma	*CTNNB1, PTCH, TP53*
Tumores embrionarios	Amplificación de C19MC
Craneofaringioma	Tipo adamantinomatoso: CTNNB1 Tipo papilar: BRAF p.V600E
Linfoma primario del SNC	*MYD88*

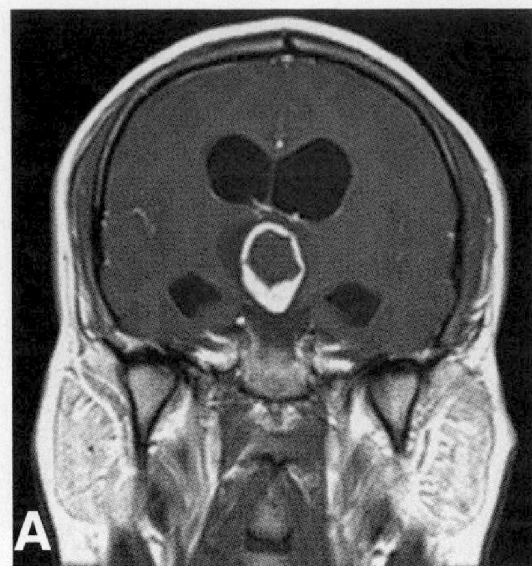

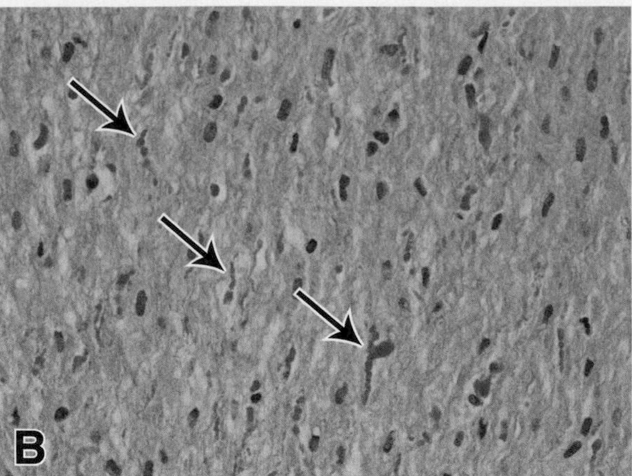

FIGURA 26-118. Astrocitoma pilocítico (grado I de la Organización Mundial de la Salud). A. Los astrocitomas pilocíticos son gliomas de muy bajo grado, bien delimitados, cuya imagen se refuerza con medio de contraste en los estudios de imagen. **B.** Desde el punto vista histológico, los pilocitos neoplásicos («células vellosas») presentan procesos citoplasmáticos bipolares muy alargados que tienden a la formación de fibras de Rosenthal *(flechas).*

ciones más frecuentes son el cerebelo, el tronco del encéfalo, los nervios ópticos y la región del tercer ventrículo. Los astrocitomas pilocíticos se identifican por presentar un reforzamiento con medio de contraste. Pueden mostrar un componente quístico y están bien delimitados en los estudios de imagen prequirúrgicos (fig. 26-118).

ANATOMOPATOLOGÍA: los astrocitomas pilocíticos presentan un patrón estructural bifásico compuesto por zonas compactas de células tumorales con procesos citoplasmáticos bipolares alargados (pilocitos) separados por microquistes prominentes. Las áreas compactas presentan con frecuencia **fibras de Rosenthal** prominentes (ver fig. 26-4C), una de las características histológicas del astrocitoma pilocítico. Es típica la proliferación vascular, que tiene correlación con el reforzamiento que se observa al administrar medio de contraste en el estudio de RM prequirúrgica. La presencia de actividad mitótica, proliferación vascular y focos de necrosis en las regiones pilocíticas no implican pronóstico negativo como en los astrocitomas difusos. En caso de una localización anatómica favorable, como en el cerebelo, la extirpación quirúrgica es curativa. El **astrocitoma pilomixoide** es una variante reconocida del astrocitoma pilocítico, que se desarrolla sobre todo en la región hipotalámica y que muestra una evolución clínica más agresiva. Anteriormente, al astrocitoma pilomixoide se le asignaba el grado II de la OMS, pero la recomendación actual es mantener la clasificación de esta entidad hasta que una evidencia más sólida permita determinar si son realmente más agresivos que los astrocitomas pilocíticos convencionales.

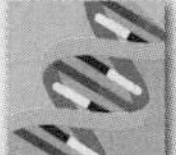

PATOGENIA MOLECULAR: los astrocitomas pilocíticos en el cerebelo suelen relacionarse con la fusión *KIAA1549-BRAF* (~75 % de los casos). Esta fusión génica provoca un aumento de la actividad de la cinasa BRAF y un aumento de la proliferación celular. En los astrocitomas pilocíticos también pueden detectarse otras alteraciones de la vía de la proteína cinasa activada por mitógenos (MAPK), como la mutación BRAF p.V600E, *mutaciones* KRAS y mutaciones *NF1.*

Xantoastrocitoma pleomorfo (grado II de la OMS)

El xantoastrocitoma pleomorfo es otra variante de astrocitoma delimitado que se observa en niños y adultos jóvenes (fig. 26-119A). Suele haber antecedentes de varios años de crisis convulsivas mal controladas; el lóbulo temporal es la localización más frecuente. En localizaciones anatómicas favorables, los xantoastrocitomas pleo-

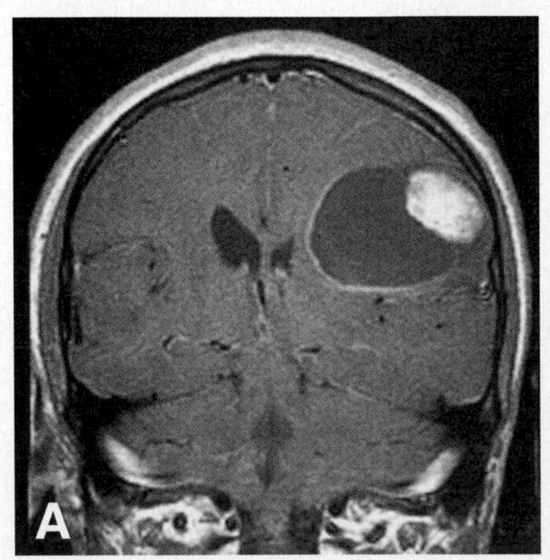

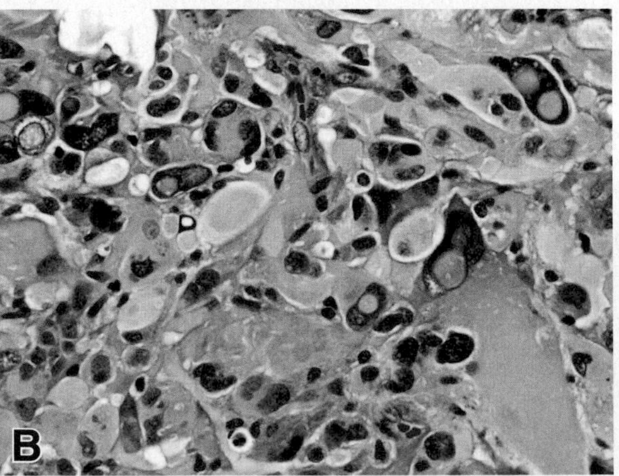

FIGURA 26-119. Xantoastrocitoma pleomorfo (XAP). A. Los XAP son astrocitomas circunscritos de bajo grado (OMS grado II). En estudios de imagen, muestran típicamente un «quiste con un nódulo mural que refuerza», similar a otros tumores de bajo grado como el astrocitoma pilocítico y el ganglioglioma. **B.** Microscópicamente, los XAP recuerdan vagamente al glioblastoma de células gigantes, con células gigantes abigarradas, pero con curso clínico mucho menos agresivo. Un subgrupo de estos tumores alberga la mutación *BRAF* p.V600E.

morfos, al igual que los astrocitomas pilocíticos, son susceptibles de resección quirúrgica, pero los tumores resecados de forma incompleta recidivan con frecuencia. Alrededor del 15% de estos sufren progresión anaplásica a astrocitoma difuso de alto grado. Alrededor del 66% o más de los xantoastrocitomas pleomorfos presentan una mutación *BRAF* V600E. La pérdida de expresión del supresor tumoral p16, en combinación con *BRAF* p.V600E, también puede observarse en la mayoría de xantoastrocitomas pleomorfos.

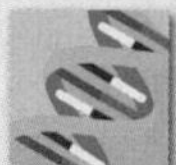

ANATOMOPATOLOGÍA: el xantoastrocitoma pleomorfo simula al GBM de células gigantes por tener células tumorales muy pleomorfas (fig. 26-119B). A diferencia del GBM, sin embargo, la actividad mitótica es muy baja, y la proliferación vascular y la necrosis suelen estar ausentes. Los cuerpos granulares eosinófilos característicos, que también se observan en otros tumores delimitados de bajo grado como el astrocitoma pilocítico y el ganglioglioma, son una característica muy destacada del xantoastrocitoma pleomorfo.

Astrocitoma subependimario de células gigantes (grado I de la OMS)

El astrocitoma subependimario de células gigantes es un glioma de bajo grado muy poco agresivo que surge de la pared del ventrículo lateral. Crece lentamente dentro de la cavidad ventricular y causa hidrocefalia obstructiva, con signos y síntomas concurrentes de aumento de la presión intracraneal una vez que invade el foramen interventricular de Monro (fig. 26-120A). Los astrocitomas subependimarios de células gigantes son mezclas muy compactas de células epitelioides muy pletóricas, frecuentemente entremezcladas con células fusiformes alargadas (fig. 26-120B). Con base solo en la histología, los astrocitomas subependimarios de células gigantes podrían confundirse con un astrocitoma gemistocítico o un ganglioglioma, pero su localización intraventricular, fácilmente identificable mediante imágenes prequirúrgicas, en un paciente joven, ayuda a orientar el diagnóstico. Los astrocitomas subependimarios de células gigantes se relacionan con la **esclerosis tuberosa**, y pueden ser el rasgo de presentación en un niño con evidencias poco visibles de esa enfermedad. La resección quirúrgica es curativa debido a su grado I, según la OMS, y a su localización favorable en el ventrículo lateral. La esclerosis tuberosa conlleva la pérdida de la inhibición TSC1 o TSC2 de la señalización de la diana de la rapamicina en mamíferos (mTOR). Así pues, los inhibidores farmacológicos de la vía mTOR pueden reducir el astrocitoma subependimario de células gigantes y proporcionar un abordaje médico en el tratamiento de estos pacientes.

Los oligodendrogliomas (grado II de la OMS) suelen ser menos agresivos que los astrocitomas difusos

Al igual que los astrocitomas difusos, los oligodendrogliomas son muy infiltrantes. Sin embargo, su respuesta al tratamiento y su supervivencia global son mucho más favorables que las de los astrocitomas difusos de grado similar. Por tanto, los oligodendrogliomas deben distinguirse de sus derivados astrocíticos difusos.

PATOGENIA MOLECULAR: una translocación entre los cromosomas 1 y 19 es una característica molecular definitoria de las oligodendrogliomas, en combinación con mutaciones en *IDH1* o *IDH2*. Esta translocación causa la pérdida completa del brazo corto del cromosoma 1 (1p) y del brazo largo del cromosoma 19 (19q). ***La deleción combinada del brazo completo de 1p y 19q, en combinación con la mutación de IDH1 o IDH2, es una firma genética favorable en los gliomas difusos y tiene una alta correlación con las características morfológicas clásicas de los oligodendrogliomas.*** También se observan con frecuencia las mutaciones del promotor de *TERT*. Mientras que los oligodendrogliomas se caracterizan por una combinación de mutaciones *IDH1/IDH2*, mutaciones del promotor *TERT* y deleción conjunta 1p/19q, los astrocitomas de bajo grado, por el contrario, se caracterizan por la presencia de variantes genéticas en la tríada *IDH1/IDH2*, *TP53* y *ATRX* (fig. 26-121). La identificación de estas firmas moleculares distintas facilita el diagnóstico de estas clases de gliomas infiltrantes, que no pocas veces pueden ser difíciles de distinguir desde el punto de vista histológico debido a la superposición de características morfológicas. La clasificación de la OMS de 2016 modificó las denominaciones de los oligodendrogliomas para incorporar las alteraciones moleculares definitorias (tabla 26-11). Los nuevos términos diagnósticos para estos tumores son oligodendroglioma, con mutación de IDH y deleción conjunta 1p/19q, grado II o III de la OMS; u oligodendroglioma, sin especificar, grado II o III de la OMS, si el tumor tiene características histológicas clásicas de oligodendrogliomas, pero no se ha determinado la firma molecular.

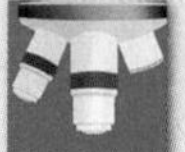

ANATOMOPATOLOGÍA: la mayoría de los oligodendrogliomas surgen en adultos en la cuarta y quinta décadas, principalmente en la sustancia blanca de los hemisferios cerebrales. Suelen infiltrar la corteza cerebral suprayacente. Muestran una población monótona de células con núcleos redondos regulares rodeados por un pequeño borde de citoplasma claro (apariencia de «halo perinuclear» o «huevo

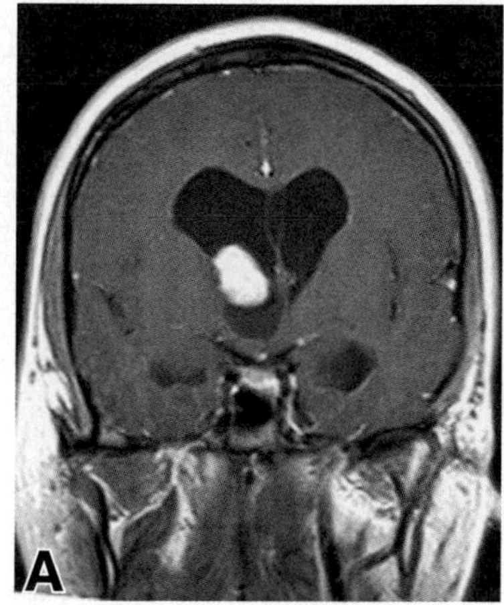

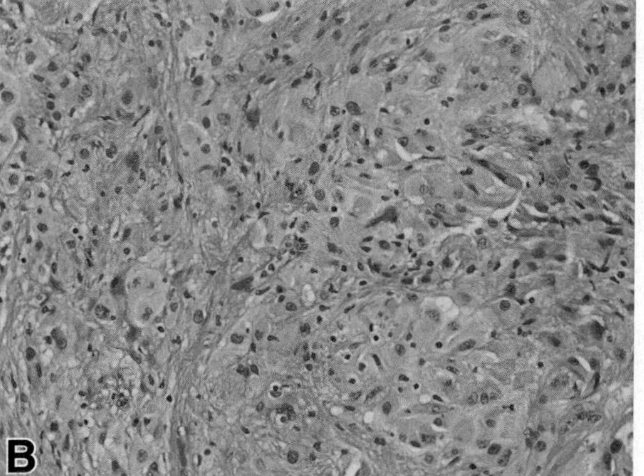

FIGURA 26-120. El astrocitoma subependimario de células gigantes. A. Estos astrocitomas (grado I de la Organización Mundial de la Salud) se desarrollan dentro del ventrículo lateral, en donde suelen obstruir el orificio interventricular de Monro, lo que da como resultado una hidrocefalia obstructiva. **B.** Al microscopio, el astrocitoma subependimario de células gigantes presenta células con citoplasma eosinófilo globular y un solo nucléolo prominente, similar al astrocitoma gemistocítico o al tumor de células ganglionares. Sin embargo, la localización anatómica dentro del ventrículo cerebral evita hacer un diagnóstico equivocado

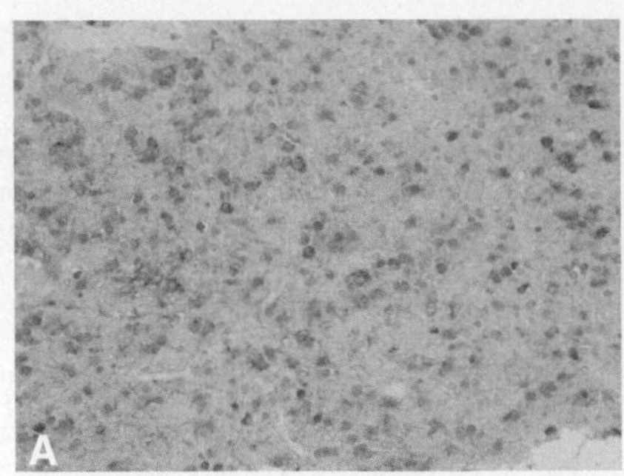

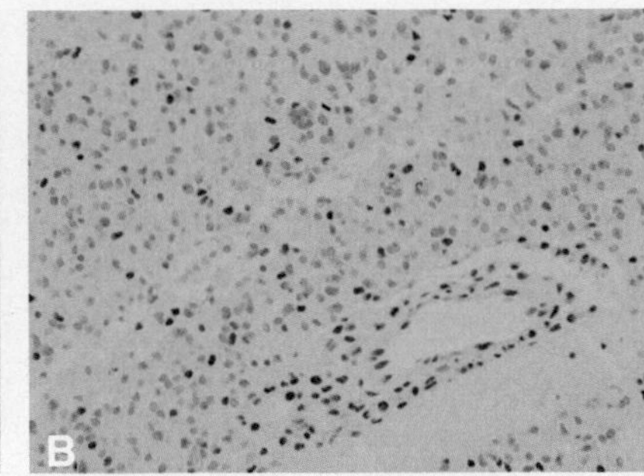

FIGURA 26-121. Alteraciones moleculares en astrocitomas infiltrantes. Los astrocitomas de grado inferior (grados II y III de la OMS) suelen desarrollarse en pacientes adultos jóvenes y presentan mutaciones en *IDH1* o *IDH2*, *ATRX* y *TP53*. La mutación *IDH* más común es la *IDH1* p.R132H, que se produce en ~ 90% de los gliomas con mutación en IDH. **A.** El astrocitoma con mutación en IDH muestra inmunorreactividad para un anticuerpo que reconoce específicamente la proteína mutante *IDH1* p.R132H, pero no la proteína de tipo natural. Solo las células tumorales infiltrantes muestran tinción positiva. Las células endoteliales de los vasos sanguíneos tienen un gen *IDH1* natural y son negativas. **B.** La inmunorreactividad para el anticuerpo ATRX se pierde en las células tumorales, pero se conserva en los constituyentes del tejido normal, como las células endoteliales.

TABLA 26-11

ALTERACIONES MOLECULARES INCORPORADAS AL DIAGNÓSTICO DE LOS TUMORES DEL SNC

Astrocitoma difuso con mutación en *IDH*
Astrocitoma difuso con *IDH* natural
Astrocitoma difuso sin especificar
Astrocitoma anaplásico con mutación en *IDH*
Astrocitoma anaplásico con *IDH* natural
Astrocitoma anaplásico, *IDH* sin especificar
Glioblastoma con mutación en *IDH*
Glioblastoma con *IDH* natural
Glioblastoma sin especificar
Oligodendroglioma con mutación en *IDH* y deleción conjunta 1p/19q
Oligodendroglioma sin especificar
Oligodendroglioma anaplásico con mutación en *IDH* y deleción conjunta 1p/19q
Oligodendroglioma anaplásico sin especificar
Glioma difuso de la línea media con mutación H3 K27M
Ependimoma con fusión *RELA*
Meduloblastoma con WNT activado
Meduloblastoma con SHH activado y mutación *TP53*
Meduloblastoma con SHH activado y *TP53* natural
Meduloblastoma, no WNT y no SHH
Neoplasia embrionaria con rosetas de múltiples capas con C19MC alterado
Neoplasia embrionaria con rosetas de múltiples capas sin especificar

La designación «sin especificar» indica que el tumor presenta características histológicas indicativas de un tipo de tumor concreto, pero que no se ha analizado para detectar la alteración o alteraciones genéticas críticas.

frito») como la oligodendroglía normal (fig. 26-122A). Este halo es un artefacto de utilidad diagnóstica creado al procesar muestras de tejido con fijación en formol e inclusión en parafina. Otros rasgos característicos de los oligodendrogliomas es que incluyen una red de delicados vasos sanguíneos ramificados (patrón de «alambre de gallinero») y microcalcificaciones dispersas. En las áreas de infiltración cortical, las células de los oligodendrogliomas tienden a agruparse alrededor de los cuerpos celulares neuronales (satelitosis perineuronal) y los vasos sanguíneos (satelitosis perivascular).

También forman una capa infiltrante justo por debajo de la piamadre (crecimiento subpial). Estas características, descritas por Scherer en 1938, todavía se denominan «estructuras secundarias de Scherer». La actividad mitósica es reducida en los oligodendrogliomas de bajo grado (grado II de la OMS), pero estos tumores recidivan y acaban progresando de manera anaplásica.

Oligodendroglioma anaplásico (grado III de la OMS)

Los oligodendrogliomas anaplásicos se diferencian de los de grado II de la OMS por mostrar una mayor actividad mitósica y proliferación microvascular. En ocasiones, estas características pueden ir acompañadas de focos de necrosis tumoral (fig. 26-122B).

Los ependimomas (grado II de la OMS) derivan de las células de revestimiento ependimarias

Suelen ser tumores de crecimiento lento en niños y adultos jóvenes, que se originan en los ventrículos cerebrales o en el conducto central de la médula espinal. En los niños, el cuarto ventrículo de la fosa posterior es la localización más habitual, mientras que en los adultos la mayoría se encuentran en el compartimento supratentorial y pueden surgir en el ventrículo o en la sustancia blanca del hemisferio cerebral. Los ependimomas del cuarto ventrículo tienden a llenar el ventrículo y crecer hacia las cavidades laterales, u en ocasiones incluso atraviesan los forámenes laterales de Luschka hacia el espacio subaracnoideo (fig. 26-123A,B). En la médula espinal, los ependimomas son los tumores intraaxiales más frecuentes, seguidos de los astrocitomas difusos.

ANATOMOPATOLOGÍA: los ependimomas crecen como masas relativamente delimitadas, por lo que son susceptibles de resección quirúrgica. Su característica histológica son las seudorosetas perivasculares, un brazalete perivascular de procesos citoplasmáticos de las células tumorales con patrón radiante (fig. 26-123C). También pueden observarse rosetas ependimarias verdaderas, en las que las células tumorales rodean una luz central, pero es algo infrecuente. Los ependimomas expresan EMA (fig. 26-123C, *recuadro*) y GFAP

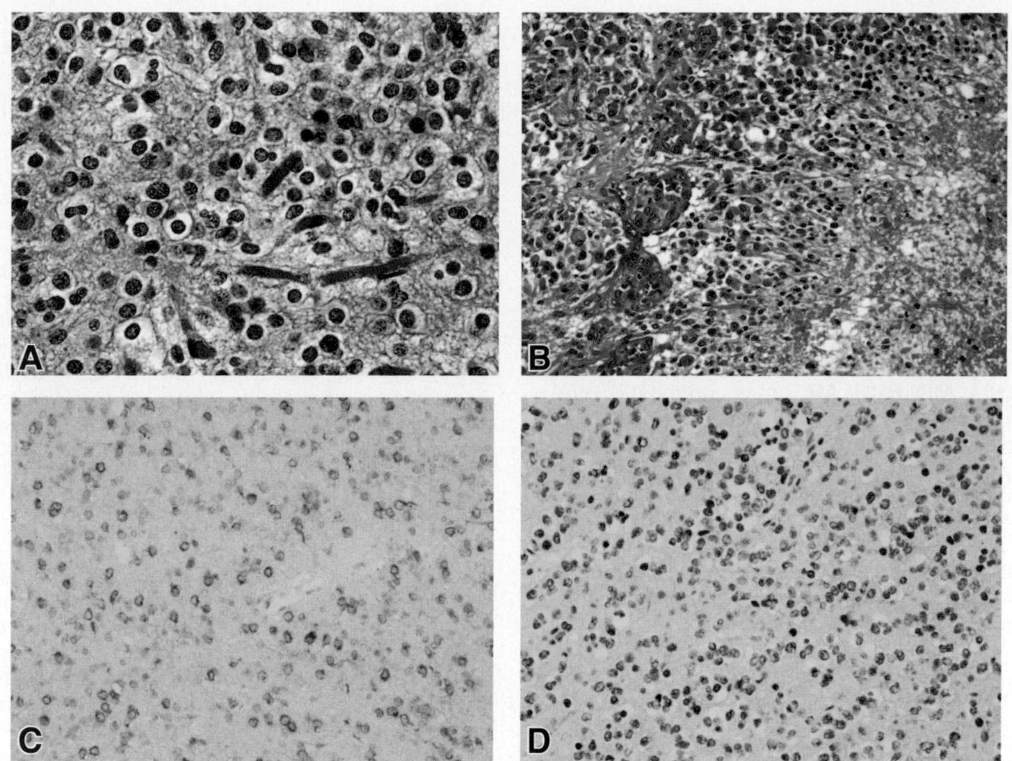

FIGURA 26-122. Oligodendroglioma. A. Las células de **oligodendroglioma de bajo grado** (Organización Mundial de la Salud de grado II) se parecen mucho a los oligodendrocitos normales, con núcleos regulares redondos rodeados de halos perinucleares. **B. Oligodendroglioma anaplásico** (OA) muestra una mayor celularidad y actividad mitótica enérgica, con algunos tumores también el desarrollo de focos de necrosis (*a la derecha de esta imagen*) con células tumorales en seudoempalizada. **C, D.** Las alteraciones moleculares en los oligodendrogliomas incluyen mutaciones *IDH1*/*IDH2* y deleción conjunta 1p/19q. La mutación *IDH1* p.R132H se detecta mediante inmunohistoquímica (**C**). La expresión de ATRX se mantiene en los oligodendrogliomas (**D**). En conjunto, estas características ayudan a distinguir los oligodendroligomas de los astrocitomas, que pierden la expresión de ATRX.

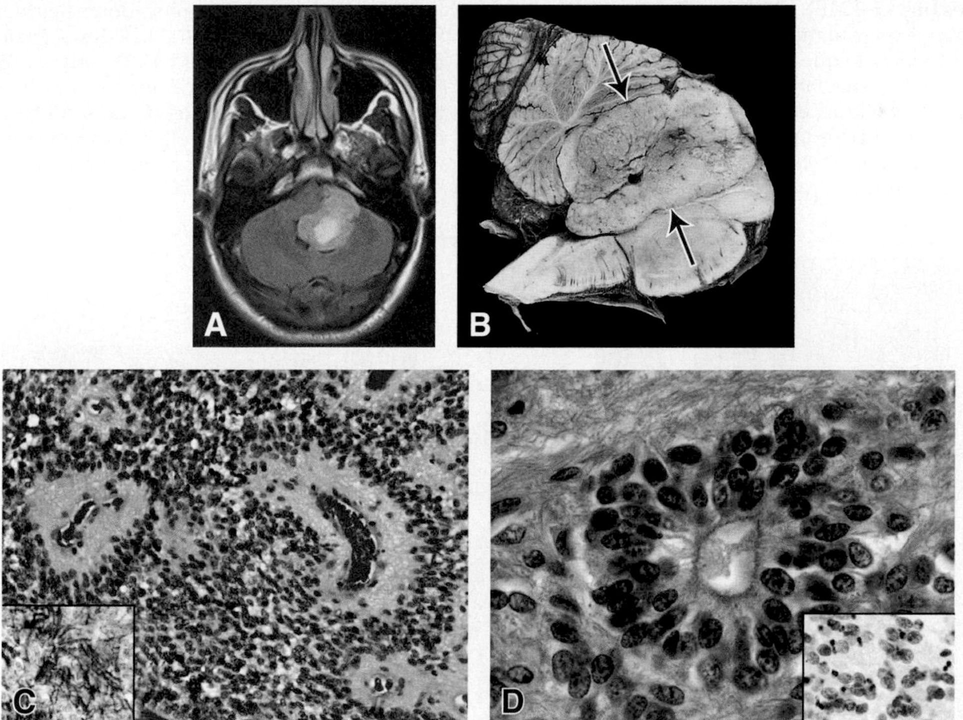

FIGURA 26-123. Ependimoma. A. Los ependimomas se pueden desarrollar en los ventrículos, el hemisferio cerebral o la médula espinal. Aquellos que se localizan dentro de la fosa posterior tienden a crecer a través del foramen externo ventricular (foramen medial de Magendie y foramen lateral de Luschka) hasta alcanzar el espacio subaracnoideo, como se observa en esta imagen de resonancia magnética. **B.** Muestra macroscópica de autopsia en la que se observa el tumor (*entre las flechas*). (Cortesía del Dr. F. Stephen Vogel, Duke University). **C.** Al microscopio, la principal característica de los ependimomas es la seudorroseta perivascular. El inmunofenotipo del ependimoma incluye un patrón puntiforme y anular secundario a la reacción positiva contra antígeno de membrana epitelial (*recuadro*). **D.** Roseta ependimaria verdadera completamente formada con respuesta inmunorreactiva al marcador de proteína acídica fibrilar glial (*recuadro*).

(fig. 26-123D, *recuadro*). La reactividad de GFAP suele ser más intensa en las seudorrocetas perivasculares y, a diferencia del patrón membranoso de expresión de EMA en los meningiomas, la positividad de EMA en los ependimomas se presenta de manera característica en una distribución citoplasmática puntiforme y anular. Este patrón se correlaciona con la presencia de cilios y microvellosidades en el espacio intercelular, sellado por complejos de unión intercelulares a nivel ultraestructural. El **ependimoma anaplásico (grado III de la OMS)** muestra una mayor actividad mitótica y proliferación microvascular, aunque la importancia pronóstica de estas características en los ependimomas sigue bajo cuestionamiento y es incierta.

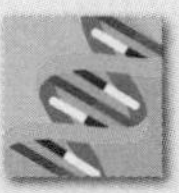

PATOGENIA MOLECULAR: los ependimomas pueden clasificarse de acuerdo al lugar anatómico en el que surgen (supratentoriales, infratentoriales y medulares). Aproximadamente el 70 % de los ependimomas supratentoriales presentan una fusión característica *C11orf95-RELA* que impulsa la señalización factor nuclear κB (NFkB). La presencia de esta fusión es un marcador de mal pronóstico en los ependimomas supratentoriales. Como resultado, la clasificación de la OMS de 2016 codificó formalmente el ependimoma con fusión positiva de *RELA* como una entidad distinta.

Ependimoma mixopapilar (grado I de la OMS)

Los ependimomas mixopapilares son variantes únicas de bajo grado de ependimoma, que se originan casi siempre en la médula espinal de adultos a partir de remanentes ependimarios situados en el cono medular o el filum terminal (fig. 26-124A). Estos tumores crecen lentamente como masas discretas, bien delimitadas y alargadas en la cisterna lumbar del LCR. Están cubiertos por una capa externa de leptomeninges. Hay presencia de nidos y listones de células epitelioides y tumorales ependimarias fusiformes intercaladas con quistes mixoides, además de rodetes perivasculares de material mixoide muy evidentes (fig. 26-124B). El inmunofenotipo es similar al de otros ependimomas: expresan marcadores neurogliales (S-100, GFAP) y epiteliales (EMA). Dado que están bien delimitados y surgen en una localización anatómica favorable en la cisterna lumbar, la resección quirúrgica completa es el tratamiento de elección. En algunos tumores puede producirse una rotura microscópica de la «cápsula» pial antes (o durante) la cirugía, lo que permite que el tumor diseminado localmente crezca alrededor de las raíces nerviosas en la cola de caballo. Estos casos son muy difíciles de tratar con radioterapia o quimioterapia convencionales, ya que su lenta tasa de crecimiento los hace relativamente resistentes a los inhibidores del ciclo celular.

Subependimoma (grado I de la OMS)

Los subependimomas son gliomas intraventriculares poco agresivos más frecuentes en la edad adulta (en ocasiones infrecuentes pueden aparecer en la médula espinal). Suelen ser pequeños y asintomáticos y pueden identificarse incidentalmente en estudios de imagen o en la autopsia. En ocasiones, sin embargo, crecen de tamaño hasta bloquear el foramen interventricular de Monro o los forámenes de salida del cuarto ventrículo, lo que causa hidrocefalia obstructiva (fig. 26-125A). Los subependimomas muestran grupos dispersos de pequeños núcleos uniformes de células neurogliales separados por grandes áreas de matriz fibrilar formada por procesos citoplasmáticos de células tumorales (fig. 26-125B). La resección quirúrgica es curativa.

Los tumores del plexo coroideo se originan en el epitelio del plexo

A diferencia de otros tumores cerebrales habituales de la niñez, que se presentan principalmente en la fosa posterior (cerebelo, cuarto ventrículo y tronco del encéfalo), los **papilomas del plexo coroideo (PPC; grado I de la OMS)** pediátricos surgen con mayor frecuencia en los ventrículos laterales (fig. 26-126A). En adultos, son más frecuentes en el cuarto ventrículo. Los PPC son benignos y, dada su localización en los ventrículos, pueden curarse mediante cirugía. Sin embargo, puede presentarse diseminación hacia el LCR, lo cual empeora el pronóstico de estos casos.

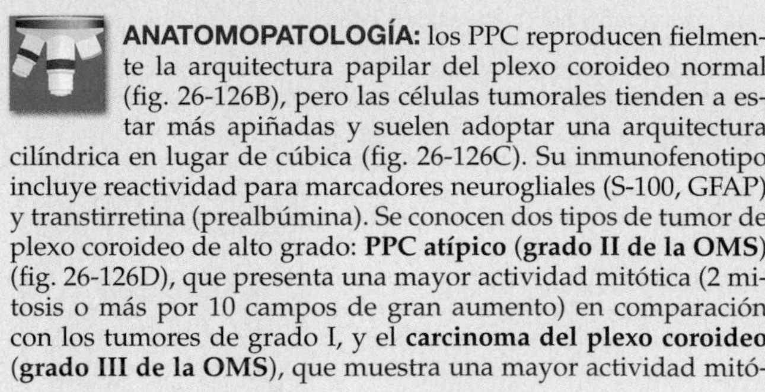

ANATOMOPATOLOGÍA: los PPC reproducen fielmente la arquitectura papilar del plexo coroideo normal (fig. 26-126B), pero las células tumorales tienden a estar más apiñadas y suelen adoptar una arquitectura cilíndrica en lugar de cúbica (fig. 26-126C). Su inmunofenotipo incluye reactividad para marcadores neurogliales (S-100, GFAP) y transtirretina (prealbúmina). Se conocen dos tipos de tumor de plexo coroideo de alto grado: **PPC atípico (grado II de la OMS)** (fig. 26-126D), que presenta una mayor actividad mitótica (2 mitosis o más por 10 campos de gran aumento) en comparación con los tumores de grado I, y el **carcinoma del plexo coroideo (grado III de la OMS)**, que muestra una mayor actividad mitó-

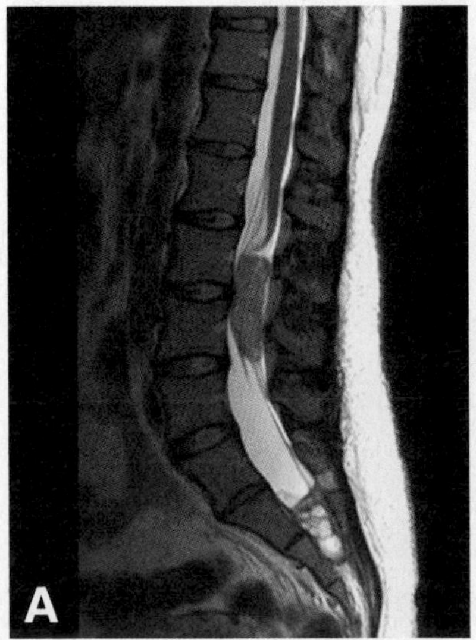

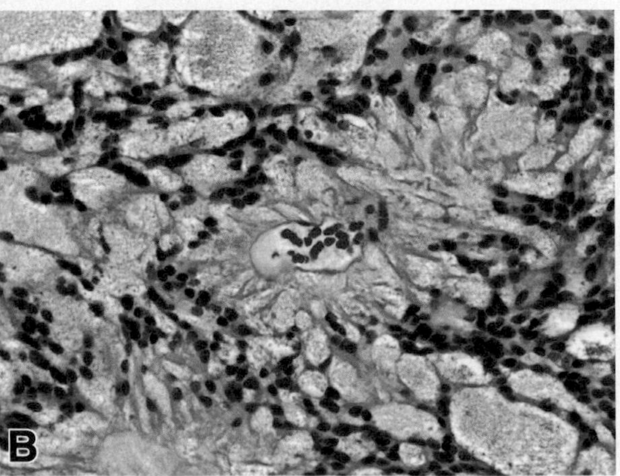

FIGURA 26-124. Ependimoma mixopapilar. A. Los ependimomas mixopapilares son tumores ependimarios de muy bajo grado (grado I de la OMS) que se desarrollan en los restos del canal central dentro del cono medular de la médula espinal y el filum terminal dentro de la cisterna lumbar. **B.** Desde el punto de vista histológico, nidos y cordones de células ependimarias están separados por microquistes mixoides y manguitos perivasculares mixoides prominentes.

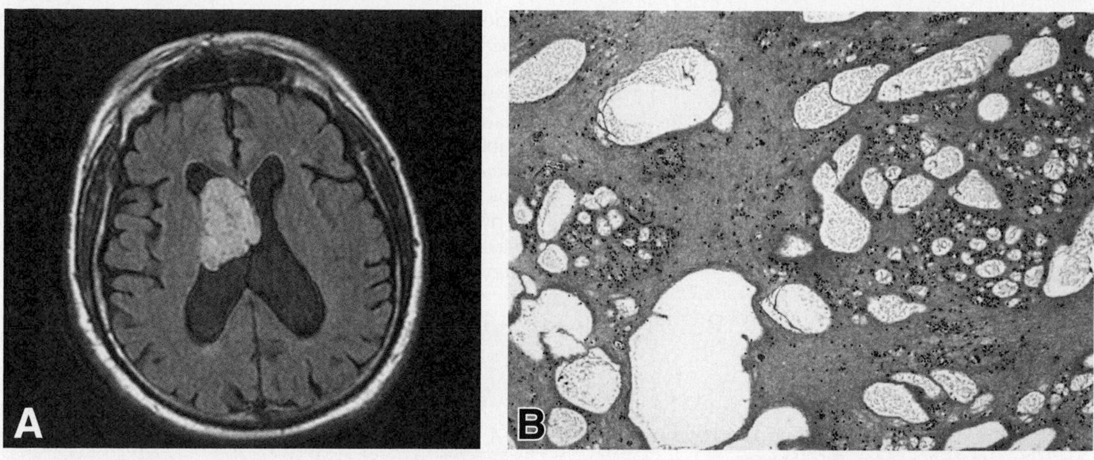

FIGURA 26-125. Subependimoma. A. El subependimoma es otro tumor ependimario de muy bajo grado (grado I de la OMS) que crece dentro de los ventrículos cerebrales (como se observa en esta imagen de resonancia magnética) o en casos muy raros en el interior de la médula espinal (no mostrado). **B.** Al microscopio el subependimoma está constituido por conos de núcleos gliales pequeños y uniformes rodeados por abundante matriz fibrilar fina compuesta por los procesos de las células tumorales. Aquellos que se localizan en los ventrículos laterales tienden a presentar degeneración microquística conforme crecen.

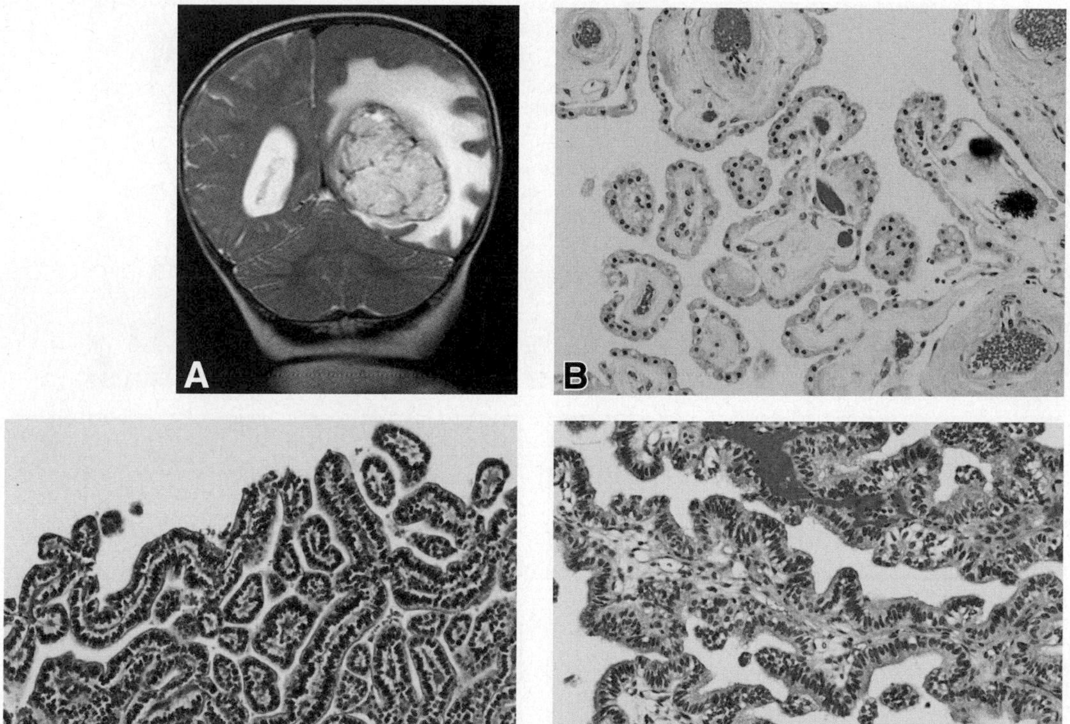

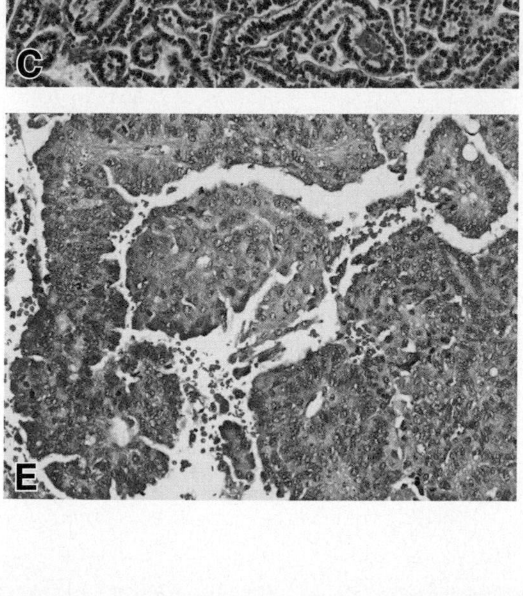

FIGURA 26-126. Papiloma del plexo coroideo (PPC) y carcinoma del plexo coroideo (CPC). A. El **PPC** es un tumor intraventricular de bajo grado que se origina en el plexo coroideo del cuarto ventrículo en la edad adulta y en el plexo coroideo del ventrículo lateral en la infancia. **B.** Plexo coroideo normal. **C.** Desde el punto de vista histológico, el **PPC** conserva la arquitectura papilar del plexo coroideo, pero las células están más apiñadas y son cilíndricas, en lugar de cúbicas. **D.** El papiloma atípico del plexo coroideo es similar al **PPC** (C), pero con mayor aglomeración celular y actividad mitósica. **E.** El **CPC** es un tumor de alto grado que se diferencia del **PPC** por mostrar una pérdida de la arquitectura papilar, un marcado pleomorfismo celular, una mayor tasa de proliferación y una evolución clínica más agresiva.

sica, pérdida de la arquitectura papilar con un patrón de crecimiento sólido y, a menudo, marcada atipia nuclear y pleomorfismo celular (fig. 26-126E). Estos últimos tumores pueden invadir el parénquima cerebral adyacente y también diseminarse a través del LCR. Los carcinomas del plexo coroideo, en particular los que aparecen a una edad temprana, pueden estar asociados al síndrome de Li-Fraumeni (mutación germinal *TP53*).

El plexo coroideo también puede albergar otros tipos de lesiones masivas neoplásicas y no neoplásicas, como meningiomas «intraventriculares», carcinomas metastásicos (especialmente carcinoma de células renales) y **xantogranulomas** (lesiones masivas reactivas probablemente relacionadas con microhemorragias y que contienen prominentes hendiduras de colesterol y células gigantes multinucleadas).

El meduloblastoma y otros tumores embrionarios (grado IV de la OMS) son en su mayoría tumores pediátricos

De los distintos tipos de tumores embrionarios o tumores neuroectodérmicos primitivos reconocidos en la clasificación de la OMS, el meduloblastoma (MB) es con diferencia el más frecuente. Por definición, el MB se origina en el encéfalo. Su incidencia máxima se produce a los 7 años, pero también aparece en adultos de 20 a 45 años. Los MB infantiles suelen surgir en el vermis de la línea media, y a menudo crecen hasta llenar el cuarto ventrículo (fig. 26-127A). En la edad adulta, son más frecuentes en los hemisferios cerebelosos. Sin embargo, hay muchas excepciones tanto en niños como en adultos. Alrededor de una tercera parte de los pacientes tienen diseminación leptomeníngea, un factor pronóstico negativo, en el momento de la presentación. La resección quirúrgica parcial, la morfología anaplásica o de células grandes y la amplificación del oncogén *MYCN* auguran mal pronóstico.

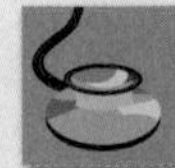

CARACTERÍSTICAS CLÍNICAS: existen cuatro variantes histológicas reconocidas de MB: *(1)* clásico; *(2)* desmoplásico/nodular; *(3)* meduloblastoma con nodularidad extensa; y *(4)* de células grandes/anaplásico. Dos de estos, el MB desmoplásico/nodular y el MB con nodularidad extensa, tienen mejor pronóstico que el subtipo clásico. La última variante, anaplásica/grande, es la más agresiva y tiene peor pronóstico. La diseminación del LCR es frecuente y puede ser una característica de presentación del tumor. En oca-

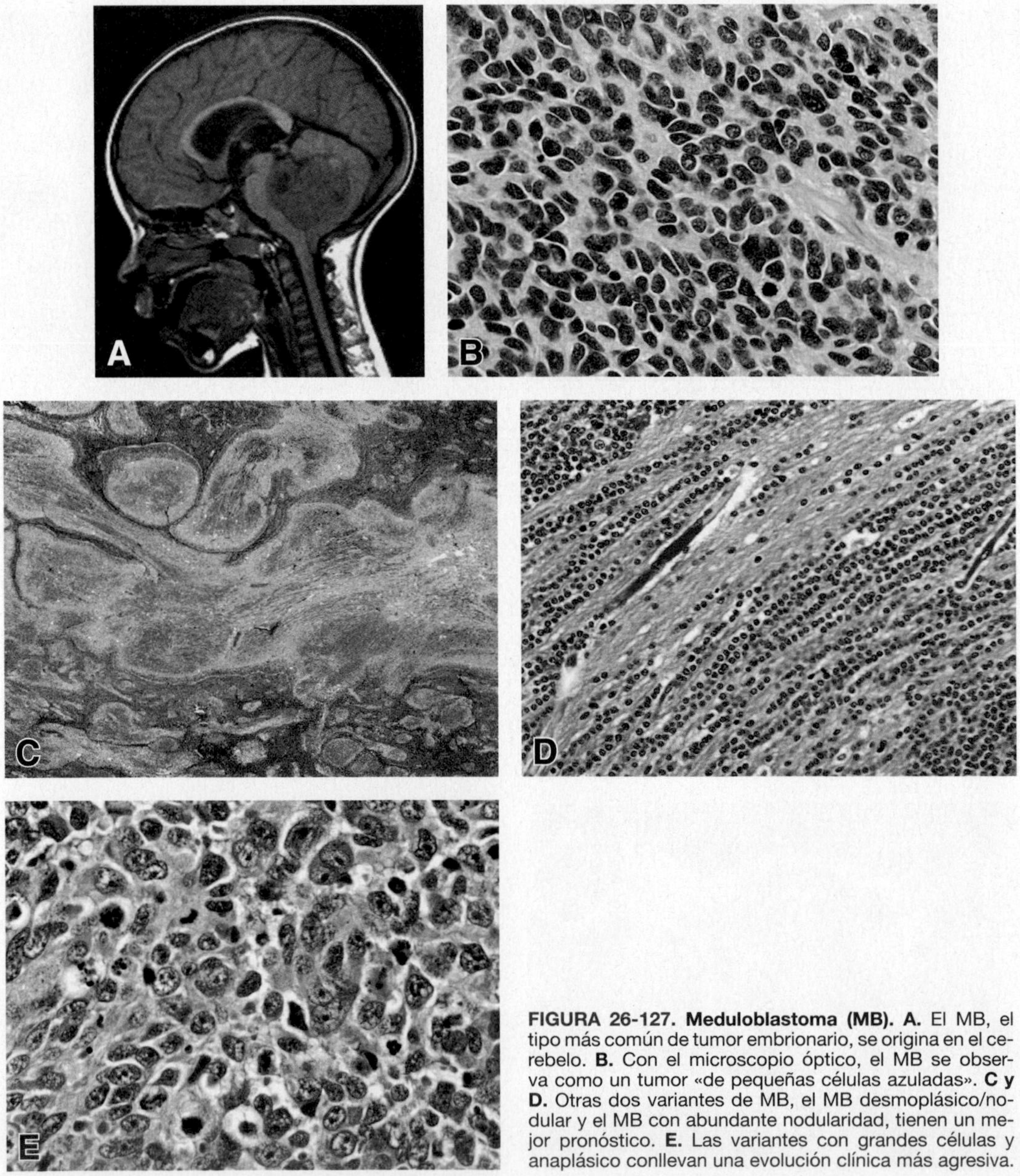

FIGURA 26-127. Meduloblastoma (MB). A. El MB, el tipo más común de tumor embrionario, se origina en el cerebelo. **B.** Con el microscopio óptico, el MB se observa como un tumor «de pequeñas células azuladas». **C y D.** Otras dos variantes de MB, el MB desmoplásico/nodular y el MB con abundante nodularidad, tienen un mejor pronóstico. **E.** Las variantes con grandes células y anaplásico conllevan una evolución clínica más agresiva.

siones, los MB hacen metástasis en los nódulos linfáticos regionales, los pulmones o los huesos, y pueden diseminarse, si se da la oportunidad, a través de derivaciones ventriculoperitoneales.

ANATOMOPATOLOGÍA: los MB están compuestos por láminas de células pequeñas malignas muy empaquetadas y con una elevada relación núcleo:citoplasma (fig. 26-127B). En el 40% de los casos se observan rosetas neuroblásticas (tipo Homer Wright). La actividad mitótica es elevada. El MB desmoplásico/nodular tiene un aspecto superficial similar al tejido ganglionar, con islas neurocíticas libres de reticulina («islotes pálidos») que parecen centros germinales (fig. 26-127C,D). Esta variante se origina principalmente en los hemisferios cerebelosos de adultos. El MB estrechamente relacionado con abundante nodularidad es un tumor de la infancia y tiene una apariencia multinodular particular tanto en las pruebas de imagen como a nivel histológico.

El **MB anaplásico** y el de **MB de células grandes** son variantes agresivas cuyas características morfológicas se superponen (fig. 26-127E). Por tanto, se combinan en el subtipo de MB de células grandes/anaplásico. El primero muestra pleomorfismo nuclear significativo, moldeamiento nuclear y envoltura entre células. Por el contrario, la variante de células grandes tiene una población monomorfa de células grandes cuyos núcleos tienen nucléolos prominentes. Ambas variantes presentan tasas proliferativas elevadas y apoptosis conspicua. La mayoría de los MB muestran diferenciación neuronal, en forma de inmunorreactividad para la sinaptofisina; algunos también expresan GFAP, como las células neurogliales. Algunos casos infrecuentes se acompañan de diferenciación miógena o melanótica.

PATOGENIA MOLECULAR: se cree que los MB se originan a partir de los blastocitos de la capa granular externa fetal y/o la matriz germinal periventricular. Los estudios moleculares muestran dos vías principales implicadas, Wnt y Sonic Hedgehog, en la génesis de este tumor. La activación diferencial de estas vías probablemente determina la subclase de MB: la vía Sonic Hedgehog subyace al MB desmoplásico/nodular y al MB con variantes de nodularidad extensa. La vía Wnt favorece las variantes clásica y anaplásica/de células grandes. Además de los cuatro subtipos histológicos mencionados, los meduloblastomas se clasifican, desde el punto de vista genético, en tres grupos: *(1)* MB con receptor wingless (WNT) activado; *(2)* MB con Sonic Hedgehog activado; y *(3)* MB no WNT y no Sonic Hedgehog. La presencia de mutaciones *TP53* indica un peor pronóstico en el subgrupo de MB con Sonic Hedgehog activado. Por el contrario, el MB con receptor WNT activado, que se observa entre el 5% y el 10% de todos los MB, tiene un mejor pronóstico. Se están llevando a cabo ensayos clínicos para evaluar un tratamiento menos agresivo para este subtipo concreto.

Neoplasia embrionaria con rosetas de múltiples capas con C19MC alterado

La neoplasia embrionaria con rosetas de múltiples capas con C19MC alterado puede aparecer en el encéfalo, el tronco del encéfalo o el cerebelo, aunque la localización más frecuente es el hemisferio cerebral. Este tumor afecta principalmente a niños y puede mostrar una amplia variedad de patrones histológicos, incluidas rosetas de múltiples capas, estructuras tubulares similares a tubos neurales primitivos y áreas con abundante neuropila y rosetas verdaderas (es decir, rosetas con una luz central). Las neoplasias embrionarias con rosetas de múltiples capas con C19MC son inmunorreactivas para la nestina y la vimentina, y las zonas de neuropila son inmunorreactivas para la sinaptofisina. La mayoría presenta amplificación de la región cromosómica 19q13.42, que contiene un grupo de genes de microARN denominado C19MC. La amplificación de C19MC está restringida a los tumores embrionarios y sirve como marcador diagnóstico específico. Aunque no es específico, estos tumores también expresan LIN28A, una proteína de unión a ARN que potencia la traducción del ARNm del factor de crecimiento insulinoide 2 (IGF-2).

Tumor rabdoide/teratoide atípico (grado IV de la OMS) con diferenciación multilinaje

El tumor rabdoide/teratoide atípico es un tumor maligno de la primera infancia (aunque raramente puede presentarse también en adultos) con diferenciación divergente en las líneas rabdoide, epitelial, mesenquimatosa, neuronal y neuroglial. Es más frecuente en la fosa posterior (75%), seguido del compartimento supratentorial (25%). En ocasiones infrecuentes, todo el tumor puede estar compuesto por células rabdoides, con núcleos de localización excéntrica y citoplasma globular eosinófilo (referido como «tumor rabdoide del SNC»), pero con mayor frecuencia son uno de los componentes de esta neoplasia maligna heterogénea (fig. 26-128). ***La inactivación del gen supresor tumoral* INI-1 *(hSNF5/SMARCB1) por mutación o deleción es la característica molecular del tumor teratoideo/rabdoide atípico***, y se detecta como pérdida de inmunotinción para la proteína INI1 (fig. 26-128). Los tumores rabdoides renales (*v.* cap. 16) comparten la misma alteración genética que el tumor teratoideo/rabdoide atípico. Las mutaciones en la línea germinal de *INI1* dan lugar al **síndrome de predisposición a tumor rabdoide**, con tumores rabdoides sistémicos y del SNC en la infancia.

Los craneofaringiomas (grado I de la OMS) se originan en la silla turca y la región supraselar

Los craneofaringiomas son tumores epiteliales delimitados, que se supone que derivan de restos de la bolsa de Rathke. Aparecen principalmente en la infancia, pero también en la edad adulta. Los tumores suelen presentar áreas sólidas y quísticas heterogéneas complejas en las pruebas de imagen (fig. 26-129A). Dado el origen y el crecimiento expansivo en la región selar/supraselar (fig. 26-129B), los craneofaringiomas suelen presentarse con alteraciones endocrinas y visuales mixtas, debido a la compresión de la hipófisis por debajo y del quiasma óptico por encima. El tratamiento preferido es la resección quirúrgica. Sin embargo, la invasión de muchas estructuras vitales en esta área, incluidos los nervios craneales y los vasos sanguíneos, a menudo limita la resecabilidad, e inevitablemente se produce la recidiva del tumor residual.

ANATOMOPATOLOGÍA: los craneofaringiomas presentan dos subtipos morfológicos: el **adamantinomatoso** (con diferencia el más frecuente), que aparece en niños y adultos, y el **papilar**, menos habitual, que se manifiesta casi unicamente en adultos. El primero tiene una morfología característica, que consiste en láminas de epitelio escamoso con empalizada periférica prominente, degeneración hidrópica de las áreas centrales del epitelio («retículo estrellado») y agregados nodulares de queratinocitos redondos («queratina húmeda») que tienden a calcificarse (fig. 26-129C). La compresión prolongada del parénquima cerebral circundante puede causar astrocitosis piloide reactiva con fibras de Rosenthal prominentes. Los craneofaringiomas papilares contienen exclusivamente epitelio escamoso no queratinizante. Su aspecto histológico es uniforme, en comparación con la morfología jaspeada del subtipo adamantinomatoso.

PATOGENIA MOLECULAR: cada subtipo morfológico de craneofaringiomas está relacionado a alteraciones genéticas recurrentes.

Los craneofaringiomas adamantinomatosos, en el ~95% de los casos, presentan mutaciones en *CTNNB1*, que codifica la β-catenina. Estos tumores pueden identificarse mediante inmunohistoquímica mediante anticuerpos dirigidos contra la β-catenina (fig. 26-129D). Los tumores con mutaciones *CTNNB1* muestran localización nuclear de β-catenina en nódulos de células escamosas. Por el contrario, la gran mayoría de los cra-

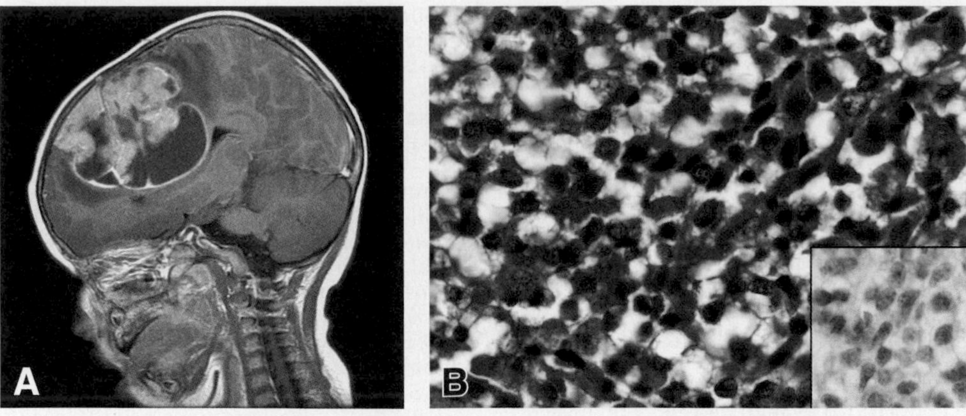

FIGURA 26-128. Tumor rabdoide/teratoide atípico (TRTA). A. El TRTA es una neoplasia muy maligna (grado IV de la OMS) presente en la niñez que se desarrolla en el cerebelo o, como se muestra en la imagen, en el cerebro. **B.** Las características histológicas varían, pero por lo general incluyen un componente de células rabdoides con muy abundante citoplasma hipereosinófilo. La característica molecular del TRTA es la mutación o supresión del gen *INI-1*, que puede ser detectada por la falta de reacción a la tinción inmunohistoquímica del núcleo celular tumoral *(recuadro)*. Las células huésped normales, como aquellas del endotelio vascular, sirven como control positivo interno para esta técnica de tinción inmunohistoquímica.

neofaringiomas papilares presentan mutaciones de *BRAF*, en particular, *BRAF* p.V600E.

El germinoma (grado III de la OMS) y otros tumores de células germinales del sistema nervioso central suelen afectar la glándula pineal

Los tumores de células germinales del SNC suelen originarse en estructuras de la línea media, especialmente en la glándula pineal y la región del tercer ventrículo (fig. 26-130A). Los **germinomas** se caracterizan por el patrón bifásico de su población celular: grandes células malignas se intercalan con grupos de pequeños linfocitos reactivos (fig. 26-130B). En algunos casos puede predominar una respuesta granulomatosa que puede ocultar el componente de células germinales neoplásicas. Los tumores se caracterizan por una fuerte inmunorreactividad para OCT3/4 y c-kit, con positividad focal para la fosfatasa alcalina placentaria (PLAP) (fig. 26-130C). En algunos casos, la expresión de gonadotropina coriónica humana β (HCG-β) ayuda a identificar células aisladas del sincitiotrofoblasto. El germinoma suele ser muy radiosensible y los pacientes pueden ser tratados con radioterapia, quimioterapia o una combinación de ambas.

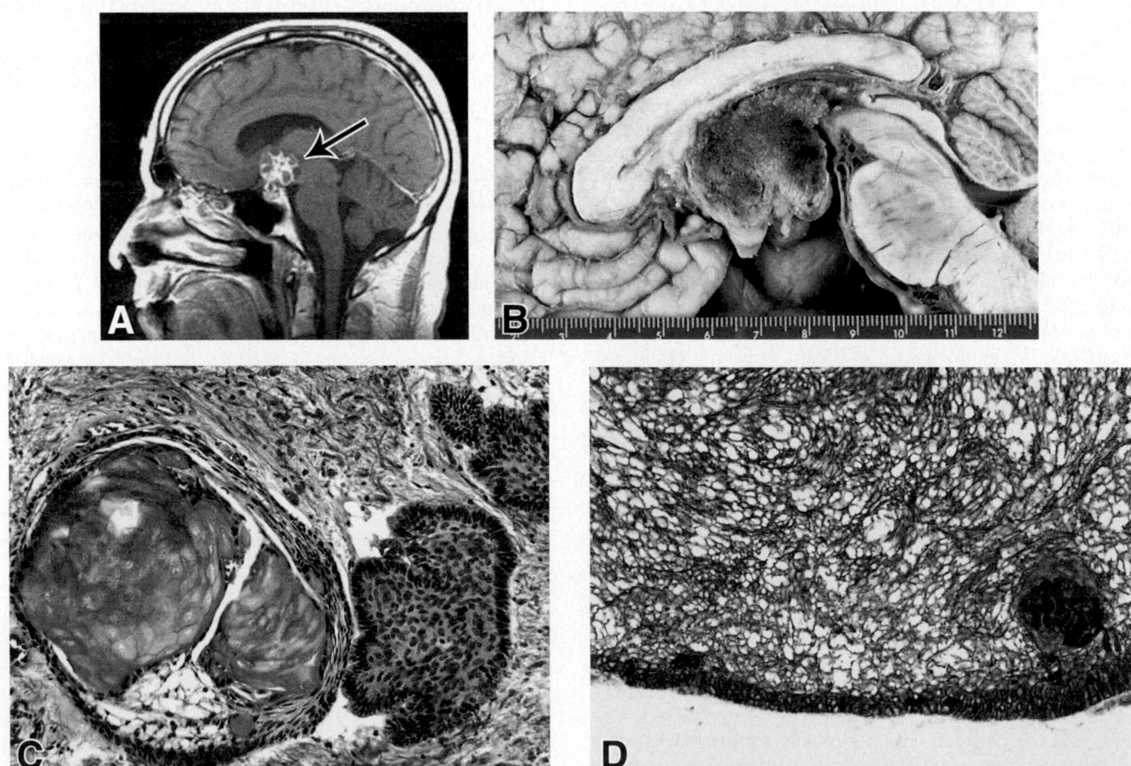

FIGURA 26-129. Craneofaringioma. A. Los craneofaringiomas se originan en la región selar/supraselar (*flecha*). **B.** Craneofaringioma, fotografía macroscópica. (Cortesía del Dr. Stephen Vogel, Duke University). **C.** Histológicamente los craneofaringiomas están compuestos de epitelio escamoso que muestra un número de características morfológicas distintivas, incluyendo la presencia de núcleos periféricos en empalizada y nódulos de queratinocitos redondos («queratina húmeda») que son proclives a la calcificación. **D.** Prácticamente todos los craneofaringiomas adamantinomatosos presentan mutaciones en *CTNNB1*, que dan lugar a la localización nuclear de β-catenina en los nódulos celulares.

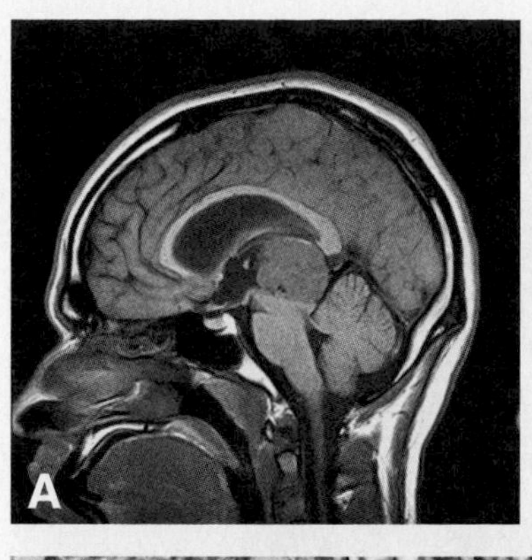
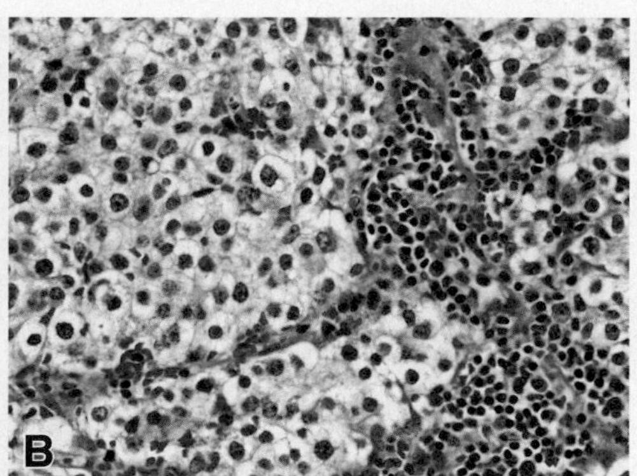
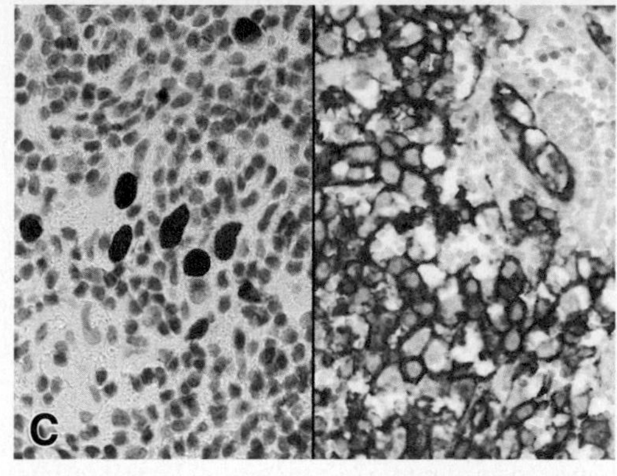

FIGURA 26-130. Germinoma. A. Los tumores de células germinales se originan con mayor frecuencia en la línea media, tales como la glándula pineal, como se muestra en la imagen. Los germinomas son el tumor de células germinales más común en el sistema nervioso central. **B.** Al microscopio, el germinoma presenta un patrón bifásico de la población de células tumorales de germinoma muy grandes y linfocitos reactivos pequeños. **C.** El inmunofenotipo del germinoma incluye la respuesta positiva a varios marcadores útiles para el diagnóstico, tales como OCT3/4 (*lado izquierdo*) y reacción positiva citoplasmática a la fosfatasa alcalina placentaria (*lado derecho*).

Otros tumores de células germinales provenientes de la región pineal y de otros sitios del SNC incluyen el **teratoma** (maduro e inmaduro), el **tumor de saco vitelino**, el **carcinoma embrionario** y el **coriocarcinoma**. Tras el germinoma, el teratoma es el más frecuente de este grupo que se presenta como un tumor puro (sin mezcla). Los restantes tumores de células germinales se encuentran principalmente en **tumores mixtos de células germinales**. El pronóstico para los tumores de células germinales no germinomatosos es menos favorable que para los germinomas puros y depende en gran medida de la extensión de la resección quirúrgica.

El hemangioblastoma (grado I de la OMS) se produce con mayor frecuencia en el cerebelo

Los hemangioblastomas son tumores altamente vasculares que se originan sobre todo en el cerebelo, pero también pueden aparecer en la médula espinal y el tronco del encéfalo, especialmente en la enfermedad de Von Hippel-Lindau. Pertenecen a un grupo de tumores delimitados de bajo grado del SNC que en los estudios de imagen prequirúrgicos se observan como quistes con nódulos parietales resaltados (fig. 26-131A). Suelen presentarse clínicamente como masas en expansión en pacientes de 20 a 40 años. En el 20% de los casos, los hemangioblastomas secretan eritropoyetina e inducen policitemia secundaria. A menudo son curables únicamente mediante resección quirúrgica.

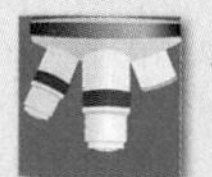

ANATOMOPATOLOGÍA: los hemangioblastomas consisten en células estromales vacuoladas en medio de una densa vasculatura capilar (fig. 26-131B). Las células estromales son el elemento neoplásico y son inmunorreactivas para inhibina α.

Los tumores que solo muestran diferenciación neuronal son infrecuentes

Todos estos tumores son de bajo grado (grado I o II de la OMS). El **gangliocitoma (grado I de la OMS)** es un tumor muy bien diferenciado y delimitado, compuesto en su totalidad por células ganglionares maduras dismórficas (fig. 26-132). Su ubicación preferida es el lóbulo temporal. El **gangliocitoma displásico del cerebelo (enfermedad de Lhermitte-Duclos; grado I de la OMS)** es una entidad distintiva del cerebelo, que se presenta con un agrandamiento macroscópico de la folia (fácilmente observable mediante RM) y una histología cortical cerebelosa desorganizada, con grandes células ganglionares derivadas de neuronas de células granulares. Otro rasgo distintivo es una capa de axones mielinizados en la capa molecular más externa, justo por debajo de la piamadre. La mitad de los pacientes presentan el **síndrome de Cowden** (*v.* cap. 5). La resección quirúrgica completa es curativa.

El **neurocitoma central** (**grado II de la OMS**) y el **neurocitoma extraventricular** (**grado II de la OMS**) son tumores de bajo grado de adultos jóvenes que se originan en el septo pelucido, crecen en los ventrículos laterales y a menudo se extienden hasta el tercer ventrículo (fig. 26-133A). El neurocitoma central contiene **células redondas monomorfas similares a oligodendrocitos** (fig. 26-133B), pero, al igual que las neuronas, presentan una fuerte expresión para sinaptofisina. Los neurocitomas extraventriculares tienen un aspecto y un comportamiento similares, pero se producen en el parénquima cerebral y no en los ventrículos. La cirugía puede ser curativa para los tumores pequeños, pero los tumores parcialmente resecados pueden recidivar, y los neurocitomas centrales también tienen el potencial de diseminación por el LCR.

El **paraganglioma del filum terminal** (**grado I de la OMS**) es un tumor neuroendocrino infrecuente que, al igual que el ependimoma mixopapilar, surge en la cisterna lumbar a partir del cono medular o filum terminal de la médula espinal (fig. 26-133C). Al igual que los paragangliomas de otras partes del cuerpo, el paraganglioma del filum terminal muestra una arquitectura acinar compacta (*zellballen*) (fig. 26-133D) y expresan marcadores neuronales como sinaptofisina y cromogranina. A menudo muestran diferenciación de células ganglionares. La mayoría están «encapsuladas» por una capa de leptomeninges y se tratan mediante escisión quirúrgica.

Tumores glioneuronales mixtos

El **ganglioglioma** (**grados I y III de la OMS**) es un tumor bien diferenciado y delimitado de células ganglionares neoplásicas, con un componente de glioma. Su localización predilecta es el lóbulo temporal. El ganglioglioma es el tumor más frecuente relacionado con

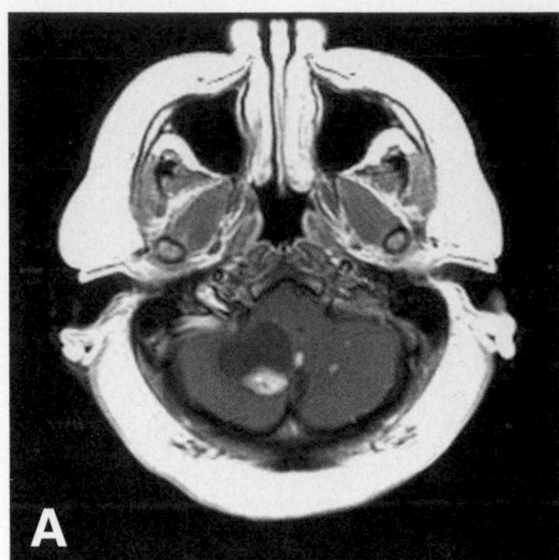

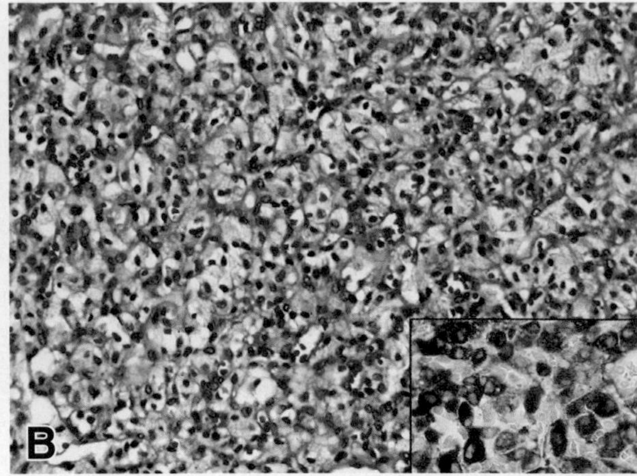

FIGURA 26-131. Hemangioblastoma (HB). A. El HB se origina con mayor frecuencia en el cerebelo, de manera esporádica o como parte de la enfermedad de Von Hippel-Lindau. Una presentación común en los estudios de imagen se forma de quiste con un nódulo de pared. **B.** Al microscopio, el HB se caracteriza por ser una neoplasia altamente vascularizada, con células del estroma neoplásicas dentro de una red capilar densa. Las células tumorales del HB presentan una respuesta positiva intensa en el citoplasma para la inhibina α *(recuadro).*

la epilepsia crónica del lóbulo temporal (40 % de los casos de epilepsia del lóbulo temporal asociada a tumores). Células ganglionares atípicas se entremezclan con elementos del glioma, generalmente astrocitoma. Aunque de bajo grado (grado I de la OMS), el ganglioglioma puede progresar a **ganglioglioma anaplásico** (**grado III de la OMS**). En cualquiera de los dos grados, el pronóstico depende de la extensión de la resección quirúrgica. La mayoría de los gangliogliomas presentan alteraciones moleculares en proteínas implicadas en las vías MAPK y mutaciones en *BRAF, KRAS, NF1* y *FGFR1/FGFR2*. *BRAF* p.V600E es la alteración recurrente más común, detectada en ~ 20 % al 30 % de los gangliogliomas.

El **tumor neuroepitelial disembrioplásico** (**grado I de la OMS**) es un tumor glioneuronal de bajo grado que se origina superficialmente dentro de la corteza cerebral de los niños (fig. 26-134A). Su localización intracortical se relaciona con antecedentes habituales de crisis convulsivas de larga evolución. También pueden aparecer anteriormente en el asta frontal del ventrículo lateral, en asociación con el núcleo caudado y el septo pelúcido. El tumor neuroepitelial disembrioplásico tiene una arquitectura multinodular, con agregados nodulares prominentes de pequeñas células redondeadas de tipo oligodendroglial con neuronas intercaladas que parecen «flotar» dentro de espacios quísticos en el parénquima cortical (fig. 26-134B). Son similares a los oligodendrogliomas de bajo grado, pero no expresan la translocación característica que se observa en estos últimos. Pueden aparecer focos de displasia cortical en la corteza peritumoral adyacente. La resección es curativa.

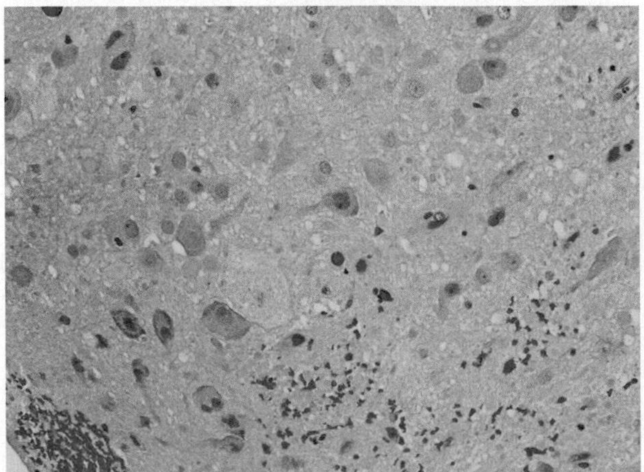

FIGURA 26-132. Gangliocitoma. Los gangliocitomas son tumores formados por células ganglionares neoplásicas, a menudo con nucléolos prominentes, gránulos de Nissl anchos y binucleación.

Los tumores del parénquima pineal se acompañan de diversas alteraciones de la conducta

Los tumores del parénquima pineal van desde el **pinocitoma** de muy bajo grado (**grado I de la OMS**) hasta el **pineoblastoma**, un tumor neuroectodérmico primitivo muy maligno (**grado IV de la OMS**). Entre estos dos extremos se encuentran los **tumores del parénquima pineal de diferenciación intermedia** (**grado II o III de la OMS**). Estos tumores se tratan en el capítulo 21.

Los linfomas primarios del SNC suelen ser tumores de linfocitos B

Los linfomas sistémicos suelen diseminarse al SNC, pero los linfomas también pueden originarse en este. Los LPSNC son tumores más frecuentes en la edad adulta, y su incidencia ha aumentado en las últimas décadas tanto en pacientes con inmunodepresión como en adultos mayores sin afectación inmunitaria. Las imágenes de RM revelan varios patrones, incluidos tumores solitarios o múltiples en localizaciones corticales superficiales, periventriculares profundas o cerebelosas (fig. 26-135A).

El diagnóstico anatomopatológico definitivo suele realizarse mediante biopsia estereotáctica; la resección quirúrgica no mejora la supervivencia ni la respuesta al tratamiento, que incluye radioterapia y quimioterapia. Los LPSNC están compuestos por linfocitos neoplásicos muy infiltrantes que muestran una invasión prominente y expansión de las paredes de los vasos sanguíneos (fig. 26-135B). La gran mayoría son tumores de linfocitos B grandes que expresan CD20, PAX5 y otros marcadores de linfocitos B (fig. 26-135B). En individuos con inmunocompromiso, los LPSNC pueden estar desencadenados por el VEB, que puede ser detectado por inmunohistoquímica. Son muy sensibles al tratamiento con corticoesteroides, a menudo se reducen drásticamente después del tratamiento con glucocorticoides, pero esta respuesta es temporal. Además, el tratamiento con corticoesteroides puede dificultar enormemente el diagnóstico histológico del LPSNC, ya que las biopsias posteriores al tratamiento pueden mostrar únicamente neurogliosis y cambios reactivos. La radiación y/o la quimioterapia proporcionan una supervivencia media del 70 % a los 2 años y de hasta el 45 % a los 5 años en pacientes inmunocompetentes. La mayoría (~ 70 %) de los LPSNC presentan mutaciones en *MYD88*, cuyo producto génico regula la señalización inmunitaria. *MYD88* p.L265P, la alteración recurrente más común en el LPSNC, no se ha relacionado con otros tumores del SNC. La mala regulación en la vía de señalización puede atacarse con ibrutinib, un inhibidor de la tirosina cinasa de Bruton (BTK). Por tanto, *MYD88* p.L265P puede desempeñar un importante papel diagnóstico y terapéutico en el LPSNC.

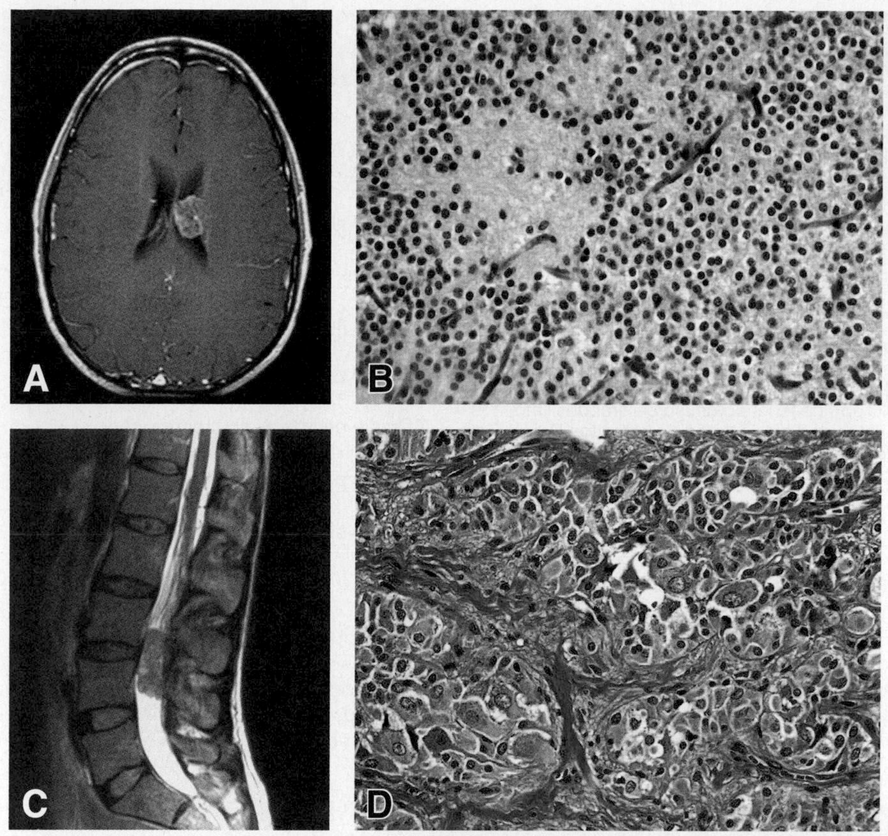

FIGURA 26-133. Tumores neuronales y neuroendocrinos. A. Las neoplasias del sistema nervioso central que presentan diferenciación exclusivamente neuronal/neuroendocrina son muy raras, y la gran mayoría son de bajo grado. El **neurocitoma central** es un tumor neuronal de bajo grado presente en adultos jóvenes que se desarrolla dentro del ventrículo lateral. **B.** Las células del neurocitoma central tienen semejanza con las del oligodendroglioma (compárese con la fig. 26-121 A), pero presentan un inmunofenotipo neuronal distinto, incluyendo inmunorreactividad para la sinaptofisina. **C. El paraganglioma del filum terminal** se origina, como su nombre lo indica, en la porción más distal de la médula espinal dentro de la cisterna lumbar. **D.** Las células tumorales del paraganglioma muestran un fenotipo neuroendocrino, con intensa reacción para sinaptofisina y cromogranina. La diferenciación franca de las células ganglionares se observa en aproximadamente el 25 % de los casos.

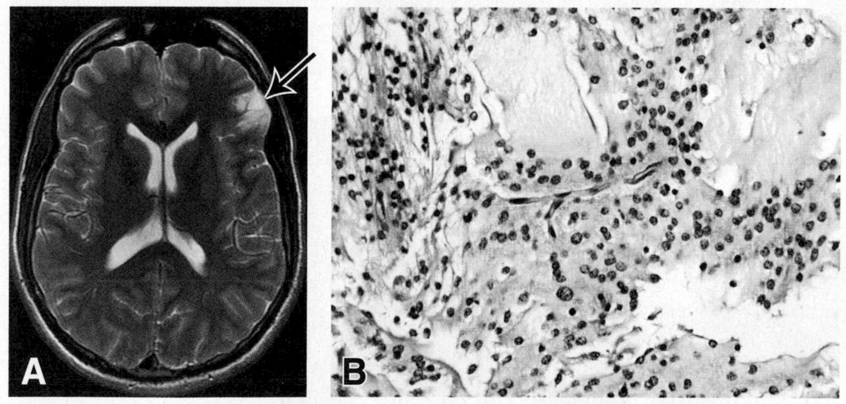

FIGURA 26-134. Tumor disembrioplásico neuroepitelial. A. El tumor disembrioplásico neuroepitelial es un tumor neuronal de bajo grado que produce crisis convulsivas en la niñez y se origina en la superficie de la corteza cerebral (*flecha*). **B.** Está formado por células redondas homogéneas que semejan oligodendroglía, pero no es infiltrativo y puede curarse mediante extirpación quirúrgica.

Muchos quistes benignos (no neoplásicos) se producen en el sistema nervioso central

Se enumeran en la tabla 26-12. Algunos son de naturaleza degenerativa y suelen ser hallazgos incidentales en estudios de neuroimagen realizados por otros motivos o en autopsias. Solo en raras ocasiones los **quistes del plexo coroideo** y los **quistes de la glándula pineal** causan síntomas clínicos. Otros, como los **quistes aracnoideos** y los **quistes ependimarios,** son en gran medida asintomáticos, pero en ocasiones requieren la fenestración quirúrgica de la pared del quiste para liberar la presión y aliviar los efectos de masa sobre las estructuras circundantes. Los demás tipos de quistes son principalmente de origen evolutivo y pueden causar efectos de masa que requieren una simple intervención quirúrgica como tratamiento definitivo.

El diagnóstico de tipos específicos de quistes depende de una combinación de localización anatómica e histología del revestimiento de la pared del quiste. Por ejemplo, tres quistes del SNC, el **quiste de Rathke**, el **quiste coloide** y el **quiste neurentérico**, comparten revestimientos epiteliales prácticamente idénticos (es decir, epitelio cilíndrico seudoestratificado ciliado con células calicifor-

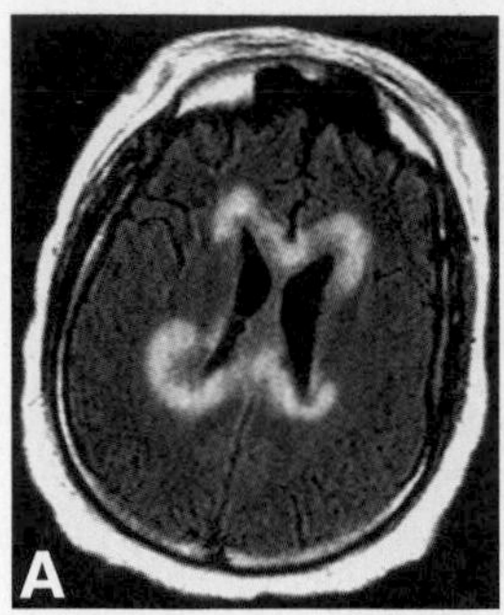

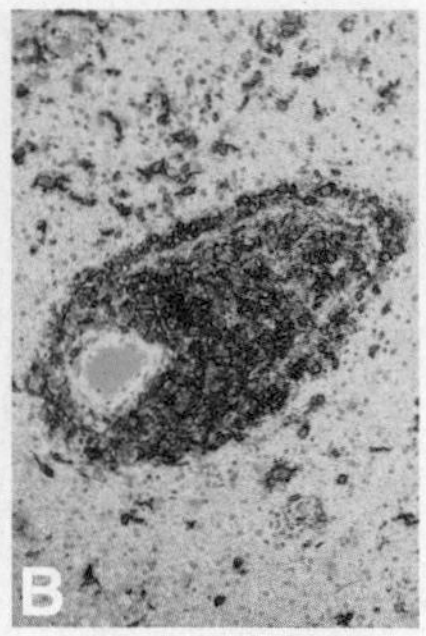

FIGURA 26-135. Linfoma primario del sistema nervioso central. A. Un cuadro clínico común del linfoma primario del SNC es un tumor periventricular difuso que recubre los ventrículos laterales. **B.** La gran mayoría de los linfomas primarios del SNC son de fenotipo difuso de grandes linfocitos B, por lo que expresan con intensidad marcadores de linfocitos B como el CD20, observado aquí. (Cortesía del Dr. F. Stephen Vogel, Duke University).

TABLA 26-12
QUISTES DEL SISTEMA NERVIOSO CENTRAL

Quiste del plexo coroideo
Quiste pineal
Quiste epidermoide
Quiste dermoide
Quiste aracnoideo
Quiste ependimario
Quiste neuroentérico (enterógeno)
Quiste de Rathke
Quiste coloide

mes), pero se diagnostican con facilidad y seguridad en función de la localización anatómica: los quistes de Rathke surgen en la región selar/supraselar, los quistes coloides lo hacen en el techo del tercer ventrículo, cerca del foramen de Monro, y los quistes neurentéricos se originan en el espacio subaracnoideo anterior a la médula del tronco del encéfalo o la médula espinal cervical (fig. 26-136). Los **quistes de inclusión epitelial** (quistes epidermoides y dermoides) se distinguen por su revestimiento y contenido. Los quistes epidermoides están revestidos únicamente por epitelio escamoso estratificado queratinizante y su contenido está formado por láminas de escamas aplanadas anucleadas; los quistes dermoides presentan apéndices dérmicos, como glándulas sebáceas y folículos pilosos, en sus paredes, y su contenido incluye no solo escamas anucleadas, sino también cabello enmarañado (fig. 26-136).

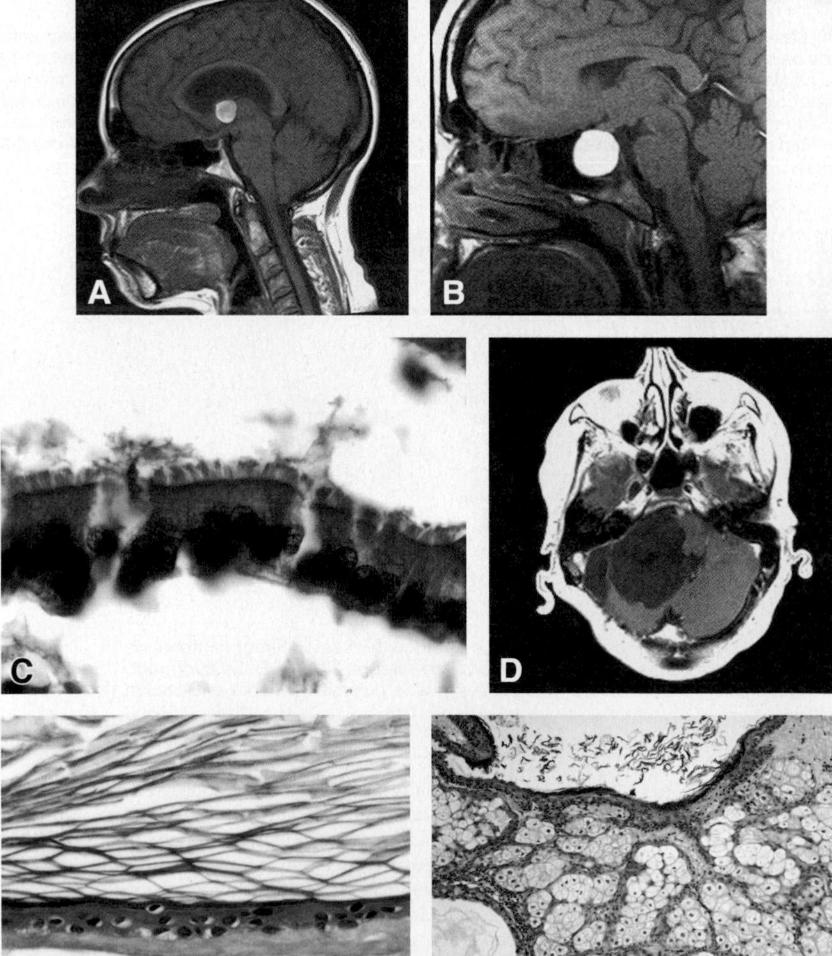

FIGURA 26-136. Quistes del sistema nervioso central. A. Los **quistes coloides** surgen en el techo rostral del tercer ventrículo. **B.** Los **quistes de Rathke** están localizados en la región selar/supraselar. **C.** Ambos quistes muestran un revestimiento epitelial muy similar, consistente en epitelio columnar seudoestratificado ciliado con células caliciformes. **D.** Un sitio anatómico favorecido por los **quistes epidermoides** es el ángulo pontocerebeloso. **E.** Los quistes epidermoides difieren de los quistes dermoides en que el revestimiento de los epidermoides está compuesto solo por epitelio escamoso queratinizante. **F.** Los dermoides también incluyen apéndices anexiales, tales como glándulas sebáceas y folículos pilosos.

Los tumores más frecuentes del SNC son metástasis procedentes de otros lugares

Los tumores metastásicos superan con creces en número a los tumores primarios del SNC, y las neoplasias malignas metastásicas al SNC constituyen problemas clínicos importantes. Las series de autopsias muestran que hasta el 25% de los pacientes con cánceres sistémicos tienen metástasis en el SNC. La localización más frecuente de las metástasis cerebrales es la unión de las sustancias gris y blanca de la corteza cerebral, pero cualquier región del SNC puede verse afectada, incluidos el plexo coroideo, la glándula pineal y la hipófisis. Los tumores primarios que con mayor frecuencia afectan el SNC son los de pulmón (el más frecuente tanto en hombres como en mujeres), mama, melanoma, riñón y tubo digestivo. Más de la mitad de los casos implican metástasis múltiples (fig. 26-137A), y los patrones metastásicos pueden reflejar el tipo de tumor. Por ejemplo, las metástasis en el SNC de cánceres de origen digestivo, mamario, prostático y uterino son con frecuencia solitarias, pero las de carcinomas pulmonares y melanomas suelen ser múltiples. En los adenocarcinomas de pulmón puede observarse una rara forma extrema de metástasis múltiple, denominada metástasis miliar («encefalitis carcinomatosa»), en la que innumerables metástasis diminutas se dispersan por el encéfalo.

Las metástasis en huesos craneales y vértebras suelen originarse en la próstata, mama, riñón, tiroides, pulmón o linfoma/leucemia (fig. 26-137B). Las metástasis durales aisladas representan con mayor frecuencia la diseminación de los cánceres de mama, y las metástasis únicas a las leptomeninges y al espacio subaracnoideo suelen producirse con adenocarcinomas de pulmón, mama y gástricos; tumores hematopoyéticos, y melanomas. Los carcinomas de próstata hacen metástasis frecuentes en el cráneo y la columna vertebral, pero solo en raras ocasiones afectan el parénquima. En el caso de algunos cánceres muy frecuentes, como el carcinoma de cuello uterino, las metástasis en el SNC son muy infrecuentes.

La lesión del parénquima circundante del SNC debida a tumores metastásicos conlleva *(1)* el crecimiento del tumor en sí mismo (fig. 26-137C); *(2)* edema vasógeno inducido por el tumor en el tejido encefálico circundante; *(3)* hemorragia dentro del tumor, que puede ser importante (especialmente con melanomas, carcinomas de células renales y coriocarcinomas); y *(4)*, en función de la localización de la metástasis, hidrocefalia obstructiva (p. ej., cuando las metástasis en el mesencéfalo provocan la obstrucción del acueducto cerebral).

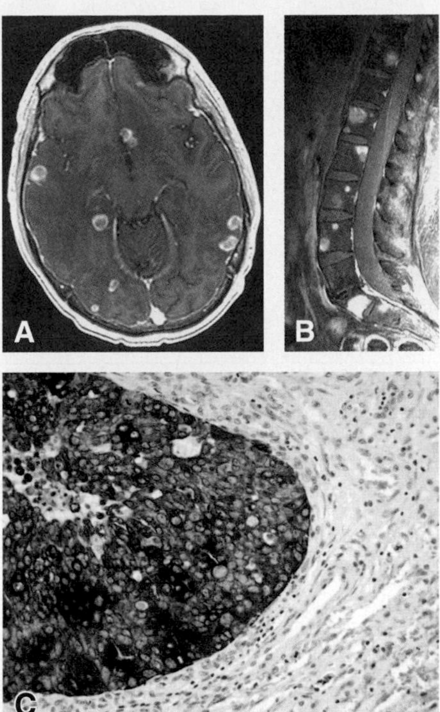

FIGURA 26-137. Metástasis. Las metástasis del sistema nervioso central por lo general ocasionan múltiples lesiones tanto en el cerebro (**A**) como en la médula espinal (**B**). **C.** Las masas tumorales metastásicas virtualmente presentan bordes muy nítidos «en relieve», con el tejido cerebral adyacente, como se muestra en este carcinoma metastásico con tinción inmunohistoquímica para queratina.

Las neoplasias intracraneales hereditarias suelen relacionarse con tumores extracraneales

Los trastornos hereditarios relacionados con tumores del SNC y sus características genéticas se enumeran en la tabla 26-8. En algunos, las neoplasias de órganos sistémicos son las más prominentes, pero también se producen tumores del sistema nervioso. Así, los gliomas malignos aparecen en el síndrome de Li-Fraumeni, y los meduloblastomas se relacionan con tumores digestivos en el síndrome de Turcot.

Esclerosis tuberosa (enfermedad de Bourneville)

La esclerosis tuberosa es una enfermedad autosómica dominante caracterizada por hamartomas (tubérculos) del encéfalo, la retina y las vísceras, así como diversas neoplasias. Se debe a una migración desordenada y la detención de la maduración del neuroectodermo, lo que conduce a la formación de «tubérculos» en la corteza cerebral y de astrocitoma subependimario de células gigantes (fig. 26-120). Los tubérculos son áreas corticales discretas que contienen células extrañas con características neuronales y neurogliales. Los astrocitomas subependimarios de células gigantes parecen «gotas de parafina». Además de las lesiones intracraneales, la esclerosis tuberosa incluye *(1)* angiofibromas faciales (adenoma sebáceo), *(2)* rabdomiomas cardíacos y *(3)* tumores mesenquimatosos del riñón (angiomiolipomas). La mayoría de los pacientes presentan crisis convulsivas y discapacidad intelectual. Las mutaciones en *TSC1* y *TSC2* son las responsables: *TSC1* (9q34) codifica una proteína llamada hamartina, y *TSC2* (16p13) codifica la tuberina, que es homóloga a una proteína activadora de guanosina trifosfatasa (GTPasa). Ambas son supresores tumorales (*v.* cap. 5).

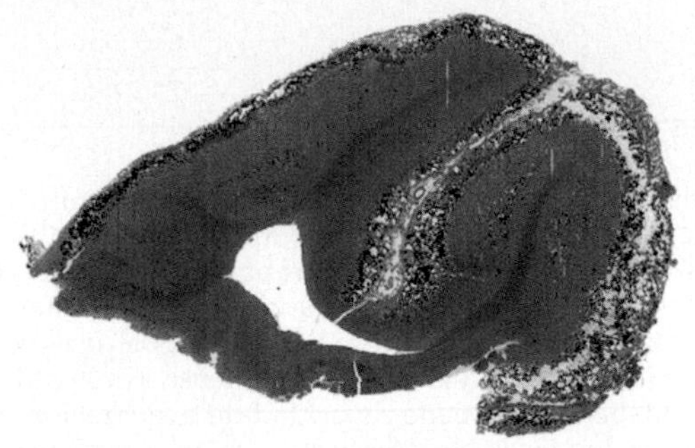

FIGURA 26-138. Síndrome de Sturge-Weber. Una porción de corteza cerebral muestra un angioma capilar suprayacente que invade las leptomeninges acompañado de calcificación cortical subyacente (*en morado*).

Síndrome de Sturge-Weber (angiomatosis encefalofacial)

El síndrome de Sturge-Weber es un raro trastorno congénito no familiar caracterizado por angiomas en el encéfalo y la cara. La lesión facial es usualmente unilateral y conocida como **mancha de vino de Oporto** (*nevus flammeus*).

Las leptomeninges contienen grandes angiomas, que en casos graves pueden ocupar todo un hemisferio. La calcificación y la atrofia cerebral suelen subyacer a los angiomas intracraneales (fig. 26-138). La relación entre los angiomas de la cara y el encéfalo puede reflejar la continuidad del suministro vascular durante el desarrollo embrionario al telencéfalo, el ojo y la piel suprayacente. En la mayoría de los casos, el síndrome de Sturge-Weber se relaciona con discapacidad intelectual.

27 El ojo

Nasreen A. Syed

LESIONES FÍSICAS Y QUÍMICAS

Los traumatismos físicos en el ojo suelen causar equimosis en los párpados, que son muy vasculares (contusión del ojo). Cuando esto ocurre, también pueden dañarse otras partes del ojo. La alteración del epitelio corneal puede deberse a una abrasión traumática, al uso prolongado de lentes de contacto, a la presencia de cuerpos extraños en la superficie ocular y a la exposición intensa a la luz ultravioleta (UV). El epitelio corneal tiene capacidad de cicatrización rápida en la mayoría de los casos no infecciosos. Diversas sustancias químicas, tanto domésticas como industriales, pueden provocar lesiones en la superficie ocular (quemaduras químicas). La naturaleza de la lesión depende normalmente del pH de la sustancia química (ácido frente a base).

Los traumatismos contusos aumentan por un momento la presión intraorbitaria y pueden provocar la fractura de los huesos del suelo de la órbita en el seno maxilar (**fractura orbitaria por estallido**). Este tipo de fracturas pueden atrapar el músculo recto inferior y provocar la retracción del ojo hacia la órbita (**enoftalmos**).

Diversos materiales extraños pueden lesionar el ojo. Mientras que las partículas pequeñas suelen alojarse en los tejidos oculares superficiales, los materiales extraños de alta velocidad pueden penetrar en el ojo (traumatismo ocular penetrante) o cruzarlo (lesión ocular perforante). Una partícula extraña puede dañar el ojo directamente o debido a una infección secundaria tras la introducción de microorganismos en el ojo.

Algunos cuerpos extraños provocan importante reacción inflamatoria aguda o granulomatosa. Otros, como aquellos que contienen hierro, causan toxicidad intracelular que provoca degeneración retiniana y glaucoma (**siderosis bulbar**), efectos que pueden no ser evidentes hasta pasados varios años. Otras complicaciones de las lesiones oculares son las cataratas, el desprendimiento de retina y la atrofia del nervio óptico.

LOS PÁRPADOS

Entre las afecciones frecuentes que afectan los párpados se incluyen:

- La **blefaritis** es la inflamación de los párpados. Es frecuente y a veces produce una masa inflamatoria aguda, roja y sensible. Los ácaros Demodex, las bacterias y la rosácea son algunas de las etiologías implicadas en la blefaritis.
- El **orzuelo** es un absceso agudo, inflamatorio y focal del párpado. La inflamación aguda de las glándulas de Meibomio se denomina **orzuelo interno**, mientras que la foliculitis aguda de las unidades pilosebáceas de las pestañas (glándulas de Zeis) es un **orzuelo externo**.
- El **chalazión** es un proceso inflamatorio lipogranulomatoso centrado en las glándulas de Meibomio o de Zeis. Se cree que representa una reacción a la extrusión de la secreción de lípidos y suele producir inflamación eritematosa en el párpado.
- El **xantelasma** es una placa de color amarillo formada por agregados de macrófagos ricos en lípidos, que suele afectar la cara nasal de los párpados. Suele observarse en adultos mayores de 40 años y en pacientes con dislipidemia.

LA ÓRBITA

La proptosis es una protrusión anómala del globo ocular hacia delante

Numerosas afecciones provocan la protrusión del ojo. La causa más frecuente es la enfermedad tiroidea. El término **exoftalmos** suele reservarse para la protrusión causada por la enfermedad tiroidea. Otras causas de proptosis son las malformaciones vasculares orbitarias y los hemangiomas, las lesiones inflamatorias y las neoplasias.

La proptosis también es consecuencia de lesiones de los senos paranasales y la cavidad intracraneal que invaden la órbita.

El exoftalmos por hipertiroidismo persiste a pesar del tratamiento

El exoftalmos causado por la enfermedad de Graves puede preceder o seguir a otras manifestaciones de disfunción tiroidea. El exoftalmos resultante de la enfermedad tiroidea suele aparecer en los primeros años de la vida adulta, especialmente en las mujeres (proporción mujer/hombre, 4:1). Puede ser grave y progresivo, sobre todo en la mediana edad, cuando el exoftalmos ya no se correlaciona bien con el estado de la función tiroidea. El exoftalmos distiroideo puede relacionarse con retracción y edema de los párpados, ojo rojo, ojo seco, quemosis (edema conjuntival) y limitación de los movimientos oculares. El exoftalmos forma parte del conjunto de alteraciones oculares conocida como enfermedad ocular tiroidea (EOT). La EOT es un proceso autoinmunitario en el que se cree que los autoanticuerpos circulantes se unen a los fibroblastos orbitarios, lo que provoca un aumento de la producción de glucosaminoglucanos en los músculos extraoculares. El resultado es un agrandamiento significativo de los músculos que provoca congestión orbitaria y, debido al espacio limitado de la órbita, empuja el ojo hacia delante. La fibrosis de los tejidos orbitarios puede aparecer en fases más avanzadas de la EOT.

CARACTERÍSTICAS CLÍNICAS: aunque el exoftalmos del hipertiroidismo suele ser bilateral, la afección puede afectar un ojo más que al otro.

Otras manifestaciones oculares de la EOT incluyen retracción del párpado superior (debido al aumento del tono simpático), ojo rojo, ojo seco debido al aumento de la exposición de la superficie ocular, y estrabismo restrictivo. La neuropatía óptica compresiva puede poner en peligro la visión y debe tratarse de manera urgente.

La inflamación orbitaria inespecífica es una afección inflamatoria crónica idiopática

La **inflamación orbitaria inespecífica** también se conoce como *seudotumor orbitario, síndrome inflamatorio orbitario idiopático* e *inflamación orbitaria idiopática*. Se trata de un conjunto de procesos inflamatorios benignos que afectan total o parcialmente los tejidos orbitarios sin una causa sistémica o local conocida. Se relaciona con un grado variable de fibrosis. Es una causa frecuente de proptosis y disfunción restrictiva de los músculos extraoculares.

LA CONJUNTIVA

La hemorragia conjuntival puede presentarse después de un traumatismo contuso, anoxia o tos intensa

La hemorragia de la conjuntiva puede producirse como consecuencia de un traumatismo, la realización de una maniobra de Valsalva o una estrangulación. También puede producirse de forma espontánea, y a menudo se observa por primera vez al levantarse después de dormir. Los corticoesteroides tópicos pueden aumentar la fragilidad vascular y provocar una hemorragia espontánea. La hemorragia conjuntival se produce en el tejido conjuntivo colagenoso laxo de la sustancia propia y no se extiende a la córnea debido a la barrera impuesta por la estrecha adherencia del epitelio corneal a su propia sustancia subyacente y avascular.

La conjuntivitis puede ser infecciosa o alérgica

Las causas más frecuentes de conjuntivitis son las infecciones o las enfermedades alérgicas/atópicas. Los microorganismos que infectan la superficie del ojo suelen causar conjuntivitis, queratitis (inflamación de la córnea) o úlcera corneal. La conjuntiva, así como otras partes del ojo, también pueden infectarse por diseminación hematógena desde un foco de infección en otro lugar. El adenovirus es la causa viral más frecuente de conjuntivitis y es bastante contagioso. El organismo puede diseminarse por diversos fómites, incluido el instrumental oftálmico contaminado. La conjuntivitis bacteriana es más frecuente en niños.

En algún momento de la vida, casi todo el mundo padece conjuntivitis viral o bacteriana. Esta enfermedad ocular tan común se caracteriza por hiperemia de los vasos sanguíneos de la conjuntiva (conjuntivitis). El exudado inflamatorio que se acumula en el saco conjuntival suele formar costras, especialmente con la enfermedad bacteriana, lo que hace que los párpados se adhieran por la mañana. La secreción conjuntival puede ser purulenta, fibrinosa, serosa o hemorrágica. Las células inflamatorias involucradas varían según el agente etiológico. Como muchos alérgenos son estacionales, la conjuntivitis alérgica que provocan tiende a producirse solo en determinadas épocas del año. Tanto la conjuntivitis alérgica como la viral suelen manifestarse con hiperplasia linfática folicular de la conjuntiva tarsal.

Tracoma

El tracoma es una conjuntivitis crónica contagiosa causada por *Chlamydia trachomatis*. Varios serotipos de *C. trachomatis* causan infecciones oculares, genitales y sistémicas (tracoma, conjuntivitis de inclusión y linfogranuloma venéreo; *v.* cap. 9).

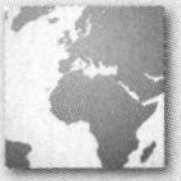

EPIDEMIOLOGÍA: alrededor de 40 millones de personas en todo el mundo padecen tracoma y 160 millones corren el riesgo de infectarse. El tracoma es una queratoconjuntivitis aguda, cíclica, infecciosa y fibrosante causada por *C. trachomatis* (serotipos A, B y C). ***Es la causa infecciosa más frecuente de ceguera en el mundo y es especialmente prevalente en Asia, Oriente Medio y partes de África***. La enfermedad se ha erradicado en Estados Unidos y otros países desarrollados. El tracoma no es especialmente contagioso, pero el hacinamiento y las malas condiciones higiénicas favorecen la transmisión a través de los dedos, fómites y moscas. La curación espontánea es frecuente en los niños, pero en los adultos la enfermedad avanza más rápidamente y rara vez se cura sin tratamiento.

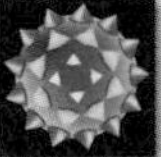

FACTORES ETIOLÓGICOS: el sistema inmunitario genera una reacción inflamatoria en respuesta a *C. trachomatis*. La reacción inflamatoria en serie o repetida con diferentes cepas del patógeno se considera que es la causa de complicaciones cicatriciales graves.

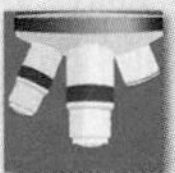

ANATOMOPATOLOGÍA: el tracoma es casi siempre bilateral y afecta con mayor frecuencia la mitad superior de la conjuntiva que la inferior. En el infiltrado celular predominan los linfocitos y son característicos los folículos linfáticos conjuntivales con centros germinales necróticos. Finalmente, los linfocitos y los vasos sanguíneos invaden la porción superior de la córnea entre el epitelio y la capa de Bowman (**paño tracomatoso**) (fig. 27-1). La cicatrización de la conjuntiva y los párpados altera la estructura de estos últimos, lo que da lugar a una posición anómala de las pestañas (**triquiasis**), que pueden rozar la córnea y causar más cicatrices. En el examen microscópico, el epitelio conjuntival descamado presenta cuerpos de inclusión intracitoplasmáticos ricos en glucógeno, y los grandes macrófagos contienen fragmentos nucleares (células de Leber). Las infecciones bacterianas secundarias son frecuentes.

Otras infecciones por *Chlamydia*

Chlamydia es el organismo responsable de conjuntivitis purulenta que se desarrolla en los neonatos, que se infectan al pasar por el canal del parto. La infección también se adquiere al nadar en piscinas no cloradas (conjuntivitis de piscina) o por contacto con secreciones uretrales o del cuello uterino infectadas.

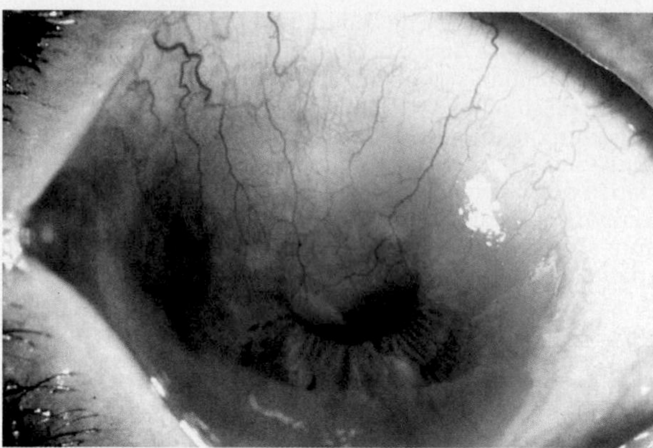

FIGURA 27-1. Tracoma. Córnea de un paciente con tracoma grave en el que se observa una importante cicatriz fibrovascular (**paño**) en la parte superior de la córnea.

En adultos y niños mayores, *Chlamydia* causa conjuntivitis folicular crónica con hiperplasia linfática focal (**conjuntivitis de inclusión**). A diferencia del tracoma, afecta la porción inferior tarsal de la conjuntiva. No se desarrollan cicatrices ni necrosis, y la queratitis es infrecuente y leve.

Oftalmia neonatal

***La oftalmía neonatal es conjuntivitis aguda grave con abundante secreción purulenta, especialmente en el neonato, causada por* Neisseria gonorrhoeae.** La infección, que es una causa frecuente de ceguera en algunas partes del mundo, se complica con ulceración corneal, perforación, cicatrización y panoftalmitis. Los lactantes suelen infectarse al pasar por el canal del parto de una madre infectada. Otros organismos causantes de oftalmía neonatal son otras bacterias piógenas y *C. trachomatis*. Hoy en día, los neonatos reciben de forma rutinaria antimicrobianos tópicos, como eritromicina, tetraciclina o povidona yodada, poco después del nacimiento.

Pingüécula y pterigión

La pingüécula es una elevación conjuntival amarillenta por lo general localizada adyacente al limbo corneo esclerótico. Suele ubicarse nasalmente, pero puede aparecer temporalmente o a ambos lados del limbo, en la fisura interpalpebral. Es la lesión conjuntival más frecuente. Consiste en elastosis del tejido conjuntivo subepitelial inducida por la radiación UV, similar a la observada en la piel dañada por el sol (degeneración solar; *v.* cap. 22).

El pterigión es un pliegue de conjuntiva vascularizado que crece en sentido horizontal sobre la córnea, adoptando la forma de un ala de insecto (de ahí su nombre). También consiste en una elastosis del estroma inducida por la radiación UV, acompañada de neovascularización y fibrosis.

LA CÓRNEA

El virus del herpes simple causa infección de la córnea

El virus del herpes simple (VHS) tiene predilección por el epitelio corneal, donde causa queratitis, pero también puede afectar el estroma de la región y, en ocasiones, otros tejidos oculares.

INFECCIÓN PRIMARIA POR EL VIRUS DEL HERPES SIMPLE DE TIPO 1: las lesiones oculares localizadas subclínicas o no diagnosticadas son causadas por el VHS-1 en la infancia. Estas infecciones se acompañan de linfadenopatía regional, infección sistémica y fiebre. Excepto en los neonatos infectados durante el paso por el canal del parto de una madre infectada, el VHS-2 rara vez causa infección ocular. Cuando lo hace, puede producir lesiones generalizadas de la córnea y la retina.

La mayoría de las lesiones corneales debidas al VHS son placas asintomáticas de células epiteliales enfermas que contienen un virus en replicación. Suelen curarse sin ulceración, pero puede producirse conjuntivitis folicular unilateral aguda. Las úlceras corneales inflamatorias aparecen después de que aumenten las concentraciones séricas de anticuerpos.

REACTIVACIÓN DE LA INFECCIÓN POR EL VIRUS DEL HERPES SIMPLE: latente en el ganglio del trigémino, el VHS puede pasar por el nervio craneal V y reactivar la infección. A diferencia de la infección primaria por VHS, la reactivación se caracteriza por ulceración corneal y una reacción inflamatoria más grave. La recidiva de las úlceras corneales por VHS puede precipitarse por la luz UV, traumatismos, menstruación, estrés emocional y físico, exposición a la luz o a la luz solar, vacunación y otros factores, similares a los que causan las recidivas en los labios.

ANATOMOPATOLOGÍA: el VHS causa ulceraciones intraepiteliales múltiples, diminutas y discretas (queratopatía punteada superficial). Aunque algunas de estas lesiones se curan, otras se agrandan y acaban uniéndose para formar fisuras lineales o ramificadas (úlceras dendríticas, del griego *dendron*, «árbol»). El epitelio entre las fisuras se descama, lo que da lugar a úlceras con patrón geográfico, irregulares y claramente delimitadas. Las células epiteliales afectadas, que pueden llegar a ser multinucleadas, contienen cuerpos de inclusión intranucleares eosinófilos (cuerpos de Lipschütz).

Las lesiones del estroma de la córnea varían en la infección por reactivación del VHS. Típicamente, se desarrolla una opacidad corneal central en forma de discos bajo el epitelio, debido a edema e inflamación mínima (**queratitis disciforme**). La inflamación suele consistir en linfocitos, neutrófilos e histiocitos epitelioides. La inflamación granulomatosa a lo largo de la membrana de Descemet es muy sugestiva de queratitis herpética. El estroma corneal puede adelgazar notablemente. También puede producirse perforación corneal.

La oncocercosis provoca ceguera en las regiones tropicales

El nematodo *Onchocerca volvulus*, que se transmite por picaduras de moscas negras infectadas, es con diferencia la infección helmíntica ocular más importante (*v.* cap. 9). ***La oncocercosis es la segunda causa infecciosa de ceguera en el mundo, sobre todo en las regiones de África y América Latina, donde es endémica.*** Las microfilarias liberadas de los parásitos femeninos adultos fecundados migran a la córnea superficial, la porción bulbar de la conjuntiva, el humor acuoso y otros tejidos oculares. La microfilaria intracorneal muere y provoca una respuesta inflamatoria que conduce a la opacificación de la córnea y a trastornos visuales (**ceguera de los ríos**). Aunque con menor frecuencia, pueden producirse endoftalmitis, lesiones retinianas y atrofia óptica. El tratamiento con ivermectina es muy eficaz.

El arco corneal se debe al depósito de lípidos en la córnea periférica

También conocido como **arco senil** por la frecuencia en personas de edad avanzada, el arco corneal es un depósito concéntrico de lípidos en la córnea periférica que se produce bilateralmente. Si se produce en personas menores de 40 años, está indicada la investigación clínica de hiperlipidemia. En ocasiones infrecuentes, puede producirse como manifestación de una afección genética de la córnea (**arco lipoide**) o como anomalía congénita (**arco juvenil**).

Las degeneraciones corneales superficiales más frecuentes implican opacidades horizontales en banda que atraviesan la córnea

El fosfato cálcico puede depositarse en la córnea (**queratopatía en banda calcificada**), con inicio habitual a las 3 h y las 9 h, en el limbo corneoescleral. Puede progresar centralmente en forma de banda hasta obstruir el eje visual. Puede producirse como resultado de una inflamación intraocular crónica, especialmente en niños, debido a hipercalcemia sistémica o hiperfosfatemia, o como afección hereditaria.

La **queratopatía actínica crónica** se da en todo el mundo, pero es más grave en regiones en las que las personas pasan mucho tiempo al aire libre. La desprotección de los ojos los expone a un exceso de luz UV, como la que se refleja en el desierto, el agua o la nieve. La degeneración actínica se produce en el espacio subepitelial, la capa de Bowman y el estroma corneal superficial. Tiene un aspecto histológico basófilo esferoidal.

Las enfermedades corneales genéticas no inflamatorias (distrofias) son diversas

La mayoría de las distrofias corneales tienen un patrón de herencia autosómico dominante o recesivo, pero hay casos raros de enfermedades recesivas ligadas al cromosoma X. Algunas de estas enfermedades afectan otras partes del cuerpo (p. ej., la enfermedad de Fabry, la cistinosis, ciertos tipos de mucopolisacaridosis y la ictiosis). Las enfermedades hereditarias que afectan ante todo a la córnea, pero sin afectación sistémica clínicamente aparente, antes se denominaban distrofias corneales, y, antes del advenimiento de la genética molecular, se clasificaban en función de la capa corneal primaria afectada: *(1)* la capa externa compuesta por epitelio, membrana basal y capa de Bowman; *(2)* el estroma; y *(3)* el endotelio y la membrana de Descemet, la membrana basal del endotelio corneal. Sin embargo, en la actualidad esta clasificación se considera un tanto artificial, porque muchas distrofias corneales afectan más de una capa.

DISTROFIAS EPITELIALES: las diferentes distrofias epiteliales se caracterizan por una variedad de anomalías diversas, entre las que se incluyen microquistes o acumulaciones de material anómalo dentro del citoplasma del epitelio corneal, defectos en la membrana basal epitelial y depósito de una sustancia fibrilar fina en la capa de Bowman. En algunas distrofias epiteliales, la presencia de desmosomas anómalos propicia que las células epiteliales adyacentes se separen, lo que da lugar a la acumulación de microquistes llenos de líquido. La pérdida de hemidesmosomas entre el epitelio y la capa de Bowman provoca erosiones dolorosas y recurrentes que comienzan en la primera infancia. Aunque puede producirse una lenta disminución de la agudeza visual, las distrofias epiteliales no suelen causar ceguera.

PATOGENIA MOLECULAR: los pacientes con un trastorno del epitelio corneal (*distrofia de Meesmann*) tienen mutaciones dominantes en los genes *KRT3* o *KRT12*, que codifican la queratina 3 y la queratina 12, respectivamente. Las mutaciones dan lugar a agregaciones de filamentos de citoqueratina anómalos y deterioran muy gravemente la función citoesquelética en las células afectadas. En la distrofia corneal bilateral, autosómica recesiva y poco frecuente, el gen *TACSTD2* está mutado y el amiloide se encuentra bajo el epitelio corneal en depósitos gelatinosos en forma de gota.

DISTROFIAS DEL ESTROMA: las distrofias del estroma corneal son entidades en las que diferentes sustancias (amiloide, glucosaminoglucanos, proteínas o una variedad de lípidos) se acumulan en el estroma corneal debido a trastornos metabólicos hereditarios. Cada distrofia del estroma provoca una forma característica de opacificación corneal. La edad de aparición y la velocidad de avance varían en función del trastorno concreto. Aunque las manifestaciones clínicas pueden limitarse a la córnea, algunas de estas afecciones afectan otros tejidos.

PATOGENIA MOLECULAR: diferentes enfermedades corneales hereditarias distintas desde el punto de vista clínico y anatomopatológico, incluidas las distrofias corneales granulares y la mayoría de las distrofias corneales reticulares, son el resultado de distintas mutaciones en el mismo gen, *TFGBI*, que codifica el factor de crecimiento tumoral β1 (TGF-β1). Otra distrofia corneal de predominio en el estroma (distrofia corneal macular) es el resultado de un defecto en el gen *CHST6*, el cual codifica para la síntesis de una sulfotransferasa que cataliza la sulfatación *N*-acetil glucosamina y galactosa en el sulfato de queratano. Otras enfermedades del estroma corneal están causadas por mutaciones en *PIKFYVE* (que codifica un fosfoinosítido, y causa distrofia corneal punteada), *DCN* (que codifica la proteína de la matriz extracelular decorina, y causa distrofia congénita del estroma corneal) y *UBIAD1* (que codifica una preniltransferasa implicada en el metabolismo del colesterol y los fosfolípidos, y causa distrofia corneal cristalina).

PATOGENIA MOLECULAR: *DISTROFIAS ENDOTELIALES*: se conocen diferentes distrofias endoteliales, que suelen ir acompañadas de anomalías en la membrana de Descemet. En la *distrofia corneal endotelial de Fuchs* se forman excrecencias verrugosas en la superficie posterior de la membrana de Descemet (en gotas), y se produce pérdida visual progresiva tras la degeneración de las células endoteliales y el edema corneal.

Se han identificado mutaciones de sentido alterado en *COL8A2*, el gen que codifica la cadena α_2 del colágeno de tipo 8, en algunos pacientes con distrofia de Fuchs de aparición temprana y en la **distrofia corneal polimorfa posterior**, que afectan el endotelio corneal y la membrana de Descemet.

EL CRISTALINO

Las cataratas son opacificaciones del cristalino

Las cataratas son una de las principales causas de discapacidad visual y ceguera en todo el mundo y son el resultado de numerosas afecciones.

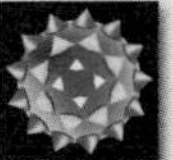

FACTORES ETIOLÓGICOS: la causa más frecuente de cataratas en Estados Unidos es la edad avanzada (cataratas relacionadas con la edad). También pueden desarrollarse por diabetes, insuficiencias nutricionales (p. ej., insuficiencia de riboflavina o triptófano), toxinas (p. ej., dinitrofenol, naftaleno, derivados de la ergotamina), fármacos (p. ej., corticosteroides, yoduro de fosfolina tópico, fenotiazinas) o agentes físicos (p. ej., calor, luz UV, traumatismos, cirugía intraocular, ultrasonidos).

Las cataratas pueden desarrollarse en enfermedades oculares como la uveítis, las neoplasias intraoculares, el glaucoma, la retinosis pigmentaria y el desprendimiento de retina. Las cataratas también se relacionan con la infección congénita por el virus de la rubéola, algunas enfermedades cutáneas (p. ej., dermatitis atópica, esclerodermia) y diversas enfermedades sistémicas.

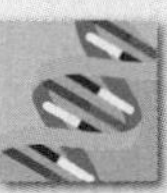

PATOGENIA MOLECULAR: las cataratas pueden deberse a trastornos genéticos y, en algunos casos, estar relacionadas con otras anomalías oculares o sistémicas. Por ejemplo, las cataratas se producen con mutaciones en el gen del factor de transcripción de choque térmico-4 (*HSF4*) y en genes que codifican proteínas específicas del cristalino como las conexinas (*GJA3*, *GJA8*), las cristalinas (una familia de genes *CRY*), una proteína estructural de filamentos en cuentas de rosario 2 (*BFSP2*), una proteína de unión celular putativa (*LIM2*) y la acuaporina 0 (*MIP*). También son el resultado de mutaciones genéticas y anomalías cromosómicas que causan numerosas enfermedades sistémicas y síndromes.

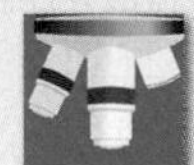

ANATOMOPATOLOGÍA: en el desarrollo de las cataratas, aparecen hendiduras entre las fibras del cristalino, y en estos espacios se acumula material de desecho de esta estructura (corpúsculos de Morgagnian, catarata incipiente). El material degenerativo del cristalino ejerce presión osmótica haciendo que el cristalino dañado absorba agua. La inflamación del cristalino puede causar un desplazamiento anterior del iris junto con estrechamiento del ángulo de la cámara

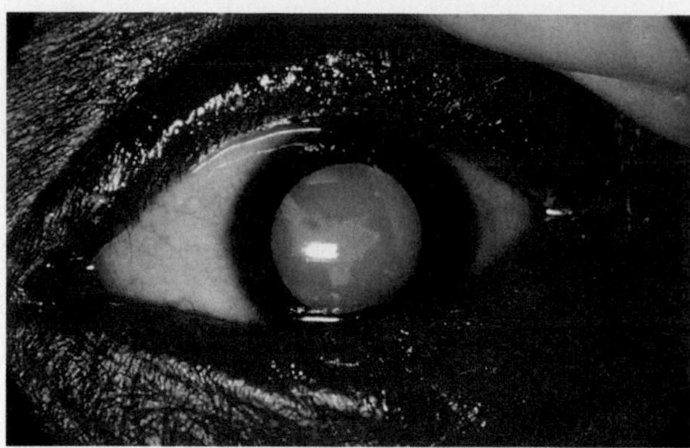

FIGURA 27-2. Catarata. El aspecto blanquecino de la pupila en este ojo se debe a una opacificación importante de la corteza del cristalino («catarata madura»).

anterior y, en última instancia, puede provocar glaucoma (glaucoma facomórfico).

En una *catarata madura* (fig. 27-2), todo el cristalino se degenera y licua, y los restos lenticulares escapan hacia el humor acuoso a través de la cápsula del cristalino, lo que disminuye el volumen de la estructura (catarata hipermadura). Tras ser ingerido por los macrófagos, el material lenticular eliminado puede obstruir el flujo acuoso y producir glaucoma (glaucoma facolítico). Las fibras del cristalino comprimidas en el centro del cristalino suelen endurecerse con el envejecimiento (catarata esclerótica nuclear simple) y pueden adquirir un color café o negro. Si la porción periférica del cristalino (corteza del cristalino) se licua (catarata de Morgagni), el núcleo esclerótico puede hundirse dentro del cristalino por el efecto de la gravedad.

Por fortuna, las cataratas pueden ser extirpadas mediante cirugía, y el uso de un dispositivo óptico puede permitir realizar la función de enfoque de la luz sobre la retina (normalmente un implante de cristalino protésico).

La presbicia es un fallo de la acomodación como consecuencia del envejecimiento

Con esta alteración de la visión, el punto más cercano de visión nítida se localiza más allá del ojo. En la línea ecuatorial del cristalino, las células subcapsulares cúbicas se diferencian en fibras cristalinas alargadas durante la vida. Una vez formadas, estas fibras del cristalino persisten de manera indefinida. Las fibras más antiguas se desplazan hacia el centro del cristalino, lo que provoca su engrosamiento con la edad.

A lo largo de muchos años, este proceso reduce la elasticidad del cristalino. Este efecto interfiere con la tendencia normal de la estructura a volverse esférica y, por tanto, el poder de acomodación disminuye. Como resultado, la mayoría de las personas a partir de los 40 años comienza a presentar dificultades para leer y necesitan gafas para la visión cercana.

La uveítis por lente de contacto (facogénica) es una reacción granulomatosa autoinmunitaria a las proteínas del cristalino

En esta enfermedad se produce daño inflamatorio alrededor y dentro de cristalino (o sus restos) en un ojo que ha sufrido traumatismos o cataratas y en algunas ocasiones después de la extirpación quirúrgica del cristalino con cataratas. Puede presentarse una reacción similar de forma espontánea en el ojo contrario meses o años después.

Esta reacción autoinmunitaria a proteínas específicas del cristalino, que en condiciones normales se encuentran aisladas del sistema inmunitario, puede ser provocada de forma experimental mediante inmunización con material procedente del cristalino autólogo. La inflamación tiene patrón zonal que rodea el material del cristalino con neutrófilos en la capa más interna, histiocitos epitelioides en la capa media y linfocitos en la capa externa.

LA ÚVEA

Diversas afecciones inflamatorias afectan la úvea

La inflamación de la úvea (**uveítis**) incluye inflamación del iris (**iritis**), del cuerpo ciliar (**ciclitis**) y del iris junto al cuerpo ciliar (**iridociclitis**). La inflamación del iris y del cuerpo ciliar (**uveítis anterior**) suele causar enrojecimiento ocular, fotofobia, dolor ocular moderado, visión borrosa, rubor ciliar y miosis leve. Hay leucocitos en la cámara anterior. A menudo hay un exudado proteináceo en el humor acuoso (flama) y pueden aparecer depósitos inflamatorios en la córnea posterior (precipitados queráticos).

La **sinequia anterior periférica** define adherencias entre el iris periférico y el ángulo de la cámara anterior. Las **sinequias posteriores** son adherencias que se desarrollan entre el iris y el cristalino. Ambos tipos de sinequias son complicaciones de la iritis, y ambas pueden ser causadas por glaucoma.

La uveítis simpática puede ser una secuela de un traumatismo

En la uveítis simpática, la úvea posterior o la totalidad de la estructura desarrolla inflamación granulomatosa tras un período latente, en respuesta a una lesión penetrante en el otro ojo. Las lesiones penetrantes en el ojo y el prolapso del tejido uveal a través de la herida probablemente sensibilizan el sistema inmunitario a antígenos oculares que de otro modo estarían secuestrados y pueden provocar inflamación granulomatosa progresiva, bilateral y difusa de la úvea. Esta uveítis se desarrolla en el ojo con la lesión inicial (ojo desencadenante) tras un período latente de 4 a 8 semanas. Sin embargo, el período de latencia puede ser de tan solo 10 días o durar años.

El ojo no lesionado (ojo simpático) se ve afectado al mismo tiempo que el ojo lesionado, o poco después. A veces, la uveítis se acompaña de vitíligo y coloración grisácea de las pestañas. Entre la membrana de Bruch (**lámina vitrea**) y el epitelio pigmentario de la retina suelen aparecer nódulos que contienen epitelio pigmentario reactivo de la retina, macrófagos e histiocitos epitelioides (**nódulos de Dalen-Fuchs**). Estudios experimentales sugieren que el antígeno o antígenos responsables de la uveítis simpática es probablemente una proteína retiniana o del epitelio pigmentario de la retina.

La sarcoidosis suele afectar el ojo

La afectación ocular se produce en un cuarto o un tercio de los pacientes con sarcoidosis y suele ser la manifestación clínica inicial. Suelen afectarse ambos ojos, la mayoría de las veces con uveítis granulomatosa. Aunque pueden verse afectados todos los tejidos oculares y orbitarios, esta enfermedad granulomatosa tiene predilección por el segmento anterior del ojo. Otras manifestaciones oculares de la sarcoidosis incluyen micronódulos conjuntivales, queratopatía en banda calcificada, cataratas, neovascularización retiniana, hemorragia vítrea y agrandamiento bilateral de las glándulas lagrimales y salivales.

LA RETINA

La hemorragia de la retina puede producirse tanto en enfermedades locales como sistémicas

Las causas principales de hemorragias de la retina son hipertensión, diabetes mellitus, obstrucción de la vena retiniana, diátesis hemorrágicas y traumatismos, incluidos los traumatismo craneoencefálico por maltrato en la infancia. El aspecto de la(s) hemorragia(s) varía según la causa y la localización. Las hemorragias en la capa de fibras nerviosas se extienden entre los axones y causan un patrón en llama en la oftalmoscopía, mientras que las hemorragias de la retina profundas tienden a ser redondeadas (hemorragia puntiforme). También pueden producirse hemorragias entre la cara vítrea y la retina (hemorragia prerretiniana), que suelen tener un aspecto clínico de color rojo brillante redondeado o en forma de barco. También pueden producirse hemorragias entre la retina y el epitelio pigmentario de la retina o entre el epitelio pigmentario de la retina y la membrana de Bruch (hemorragias subretinianas). Desde el punto de vista clínico, estas hemorragias tienden a tener una coloración roja más oscura o granate, en comparación con las de la retina.

Tras la perforación accidental o quirúrgica del globo, las hemorragias supracoroideas expulsivas pueden desprender la coroides y desplazar la retina, el cuerpo vítreo y el cristalino a través de la herida.

La enfermedad vascular oclusiva de la retina es una causa importante de ceguera

La retina recibe su riego sanguíneo de dos fuentes diferentes. La irrigación del tercio interno de la retina, que incluye la capa de fibras nerviosas, la capa de células ganglionares y la capa nuclear interna, la realizan los vasos sanguíneos de la retina (arteria y vena central de la retina). El abastecimiento de los dos tercios externos de la retina, incluidos los fotorreceptores, lo realizan los vasos sanguíneos ciliares posteriores, que irrigan la capa capilar de la coroides (lámina coroidocapilar). La oclusión vascular se produce por trombosis (oclusiones venosas), embolia (oclusiones arteriales), estenosis (como en la arteriosclerosis), compresión vascular, sedimentación o coagulación intravascular y vasoconstricción (p. ej., en la retinopatía hipertensiva o la migraña). La trombosis de los vasos sanguíneos oculares puede ser resultado de enfermedad primaria de estos, como sucede en la arteritis de células gigantes.

Ciertas enfermedades del corazón y de los grandes vasos, como las arterias carótidas, predisponen a la formación de émbolos que pueden alojarse en las arteriolas retinianas y son evidentes en la oftalmoscopía en los puntos de bifurcación vascular. En el nervio óptico, los émbolos de la arteria central de la retina suelen alojarse en el vaso de la región de la esclerótica (**lámina cribosa**).

ANATOMOPATOLOGÍA: el efecto de la oclusión vascular depende del área de la retina irrigada, del grado de isquemia resultante y de la naturaleza del émbolo. Los émbolos pequeños no suelen interferir con la función retiniana, mientras que los sépticos pueden causar focos de infección ocular. Con frecuencia, la isquemia de la retina da lugar a manchas algodonosas de color blanco en la oftalmoscopía (**manchas retinianas algodonosas**). Estas manchas, que rara vez son más anchas que la papila óptica, consisten en conjuntos de axones inflamados en la capa de fibras nerviosas de la retina. Los axones afectados contienen numerosas mitocondrias destruidas y cuerpos densos relacionados con el sistema lisosómico, que se acumulan debido a la falta de transporte axoplasmático. Desde el punto de vista histológico, en el corte transversal, cada uno de los axones inflamados parecen células (cuerpos cistoides). Los exudados algodonosos desaparecen si se recupera la circulación a tiempo.

Oclusión de la arteria central de la retina

Al igual que las neuronas del resto del sistema nervioso, las de la retina (fig. 27-3) son muy susceptibles a la hipoxia. La oclusión de la arteria central de la retina (figs. 27-4 y 27-5) puede ser secundaria a la trombosis de la arteria retiniana, como en la ateroesclerosis o la arteritis de células gigantes, o, con mayor frecuencia, a la embolización de ese vaso sanguíneo. El edema intracelular, que se manifiesta por engrosamiento y palidez de la retina, es prominente, especialmente en la mácula, donde las células ganglionares son más numerosas.

La fóvea, en el centro de la mácula, destaca por tener un notable contraste a manera de **mancha rojo cereza**, debido a la vascularización subyacente de la coroides (fig. 27-5). La falta de circulación retiniana provoca una atenuación significativa de las arteriolas retinianas.

La oclusión de la arteria central de la retina provoca pérdida grave y permanente de la visión, a menos que la isquemia sea de corta duración. La pérdida unilateral de visión, que dura unos minutos (**amaurosis fugaz**), se produce en presencia de pequeños émbolos retinianos.

Oclusión de la vena central de la retina

La oclusión de la vena central de la retina produce hemorragias intrarretinianas en los cuatro cuadrantes de la retina, especialmente alrededor de la papila óptica. Las hemorragias se deben a la elevada presión intravascular, que dilata y produce la rotura de las venas y los vasos colaterales (fig. 27-6). El edema de la papila óptica y de la retina se produce porque la absorción del líquido intersticial está alterada (estasis venosa).

Existe disminución de la visión, pero puede recuperarse a pesar de la gravedad de los cambios oftalmoscópicos. A los 2 o 3 meses de la oclusión de la vena central de la retina suele aparecer un glaucoma de ángulo cerrado intratable, con dolor intenso y múltiples hemorragias (el denominado glaucoma de los 90 días o glaucoma neovascular). Esta complicación está causada por la neovascularización del iris y del ángulo, que da lugar a adherencias entre el iris y el ángulo de la cámara anterior (**sinequia anterior periférica**).

La retinopatía hipertensiva se correlaciona con la gravedad de la hipertensión

El aumento de la presión arterial sistémica suele afectar la retina, al provocar cambios que pueden observarse fácilmente con el oftalmoscopio (figs. 27-7 y 27-8).

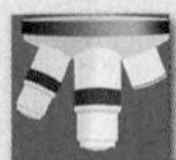

ANATOMOPATOLOGÍA: las características de la retinopatía hipertensiva incluyen:

- **Estenosis arteriolar**.
- **Hemorragias** en la capa de fibras nerviosas de la retina (hemorragias en forma de llama).
- **Exudados retinianos**, incluidos algunos que siguen patrón radial respecto al centro de la mácula (estrella macular).
- Cuerpos algodonosos de color blanquecino en la superficie de la retina (**manchas algodonosas**).
- **Microaneurismas** de la microvasculatura retiniana.

En el ojo, la arterioloesclerosis acompaña a la hipertensión de larga duración y suele afectar los vasos retinianos y coroideos. La luz de las arteriolas retinianas engrosadas se estrecha, aumenta su tortuosidad y presenta un calibre irregular. En los sitios donde las arteriolas atraviesan las venas, estas últimas se observan hendidas (**muescas arteriovenosas**). Sin embargo, el diámetro de la vena antes de la compresión no es mayor que el de la localización distal. El aspecto en muesca de la vena es resultado de la esclerosis de las paredes venosas, ya que las arterias y las venas de la retina comparten una adventicia común en los puntos de cruce arteriovenoso, en lugar de la compresión por una arteria esclerótica a tensión.

En la oftalmoscopía, las arteriolas anómalas de la retina se observan como líneas blanquecinas paralelas a los sitios de cruce vascular (**cruces arteriovenosos**). Inicialmente, la luz estrechada de los vasos retinianos disminuye la visibilidad de la columna de sangre, lo que confiere una coloración anaranjada en la oftalmoscopía (**arteria retiniana en hilo de cobre**). Sin embargo, a medida que la columna de sangre acaba oscureciéndose por completo, la luz reflejada por los vasos de la esclerótica aparece como hilos de alambre plateado (**arteria retiniana en hilo de plata**).

La arterioloesclerosis retiniana suele acompañarse de hemorragias de la retina tanto pequeñas como grandes. La **hipertensión maligna** se caracteriza por una arteriolitis necrosante, con necrosis fibrinoide y trombosis de las arteriolas precapilares de la retina.

La retinopatía diabética es principalmente una enfermedad vascular

La diabetes mellitus afecta con frecuencia el ojo. Los síntomas oculares se presentan en el 20% al 40% de los casos y pueden incluso ser evidentes en el momento del diagnóstico (en la diabetes de

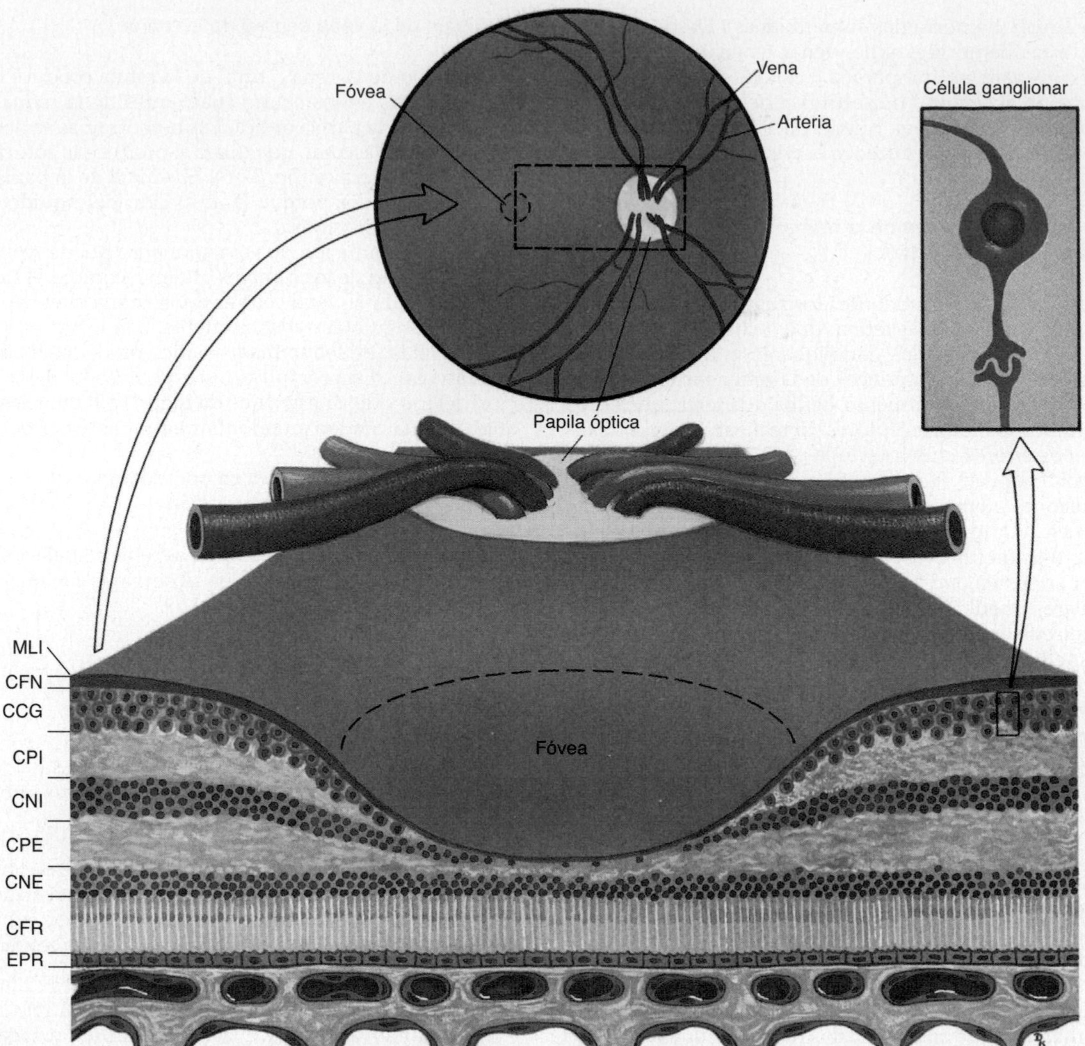

FIGURA 27-3. La retina normal. Se representa la región macular. Los componentes de la retina normal están distribuidos en diversas capas. Estas incluyen la membrana limitante interna (*MLI*), la capa de fibras nerviosas (*CFN*), la capa de células ganglionares (*CCG*), la capa plexiforme interna (*CPI*), la capa nuclear interna (*CNI*), la capa plexiforme externa (*CPE*), la capa nuclear externa (*CNE*), la capa fotorreceptora (*CFR*) con los segmentos interno (representado en *morado más oscuro*) y externo de los fotorreceptores, y el epitelio pigmentario de la retina (*EPR*). Los axones de las células ganglionares entran en la capa de fibras nerviosas y convergen hacia la papila óptica. La retina interna contiene arterias y venas. La retina es más delgada en el centro de la mácula, la fóvea, donde fotorreceptores desnudos descansan sobre el epitelio pigmentario de la retina. La capa de células ganglionares, de una sola célula de grosor en la mayor parte de la retina, tiene varias capas en la mácula.

tipo 2). Prácticamente todos los pacientes con diabetes de tipo 1 (insulinodependiente) y muchos de los que padecen diabetes de tipo 2 (no insulinodependiente) desarrollan algún grado de retinopatía (*v.* más adelante) en los 5 a 15 años siguientes al inicio de la diabetes (figs. 27-9 a 27-11).

La **retinopatía proliferativa**, más peligrosa para la visión, no suele aparecer hasta al menos 10 años después del inicio de la diabetes, pero entonces su incidencia aumenta rápidamente y se mantiene elevada durante muchos años. ***En la diabetes de tipo 1, la frecuencia de la retinopatía proliferativa se correlaciona con el grado de control glucémico; los pacientes con mejor control de la diabetes desarrollan retinopatía con menor frecuencia.*** La relación entre la enfermedad microvascular de la retina y las concentraciones de glucosa en sangre en la diabetes de tipo 2 es menos clara, y otros parámetros (p. ej., concentraciones de colesterol en sangre, presión arterial) también desempeñan un papel en el desarrollo de la retinopatía.

La isquemia de la retina es la principal causa que explica las manifestaciones de la retinopatía diabética, incluidas las manchas algodonosas, la obstrucción de los capilares, los microaneurismas y la neovascularización retiniana. La isquemia es el resultado del estrechamiento u oclusión de las arteriolas retinianas (por arterioloesclerosis o formación de trombos plaquetarios y lipídicos) o de una enfermedad arteriovascular de las arterias central de la retina u oftálmica.

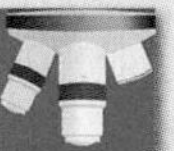

ANATOMOPATOLOGÍA: la retinopatía diabética se clasifica en etapas temprana (no proliferativa) y proliferativa.

RETINOPATÍA DIABÉTICA TEMPRANA (NO PROLIFERATIVA): esta fase presenta congestión venosa, pequeñas hemorragias (hemorragias puntiformes), manchas algodonosas, microaneurismas capilares y exudados. Estas lesiones no suelen afectar la visión a menos que se relacionen con edema macular. La retinopatía suele comenzar en el polo posterior, pero con el tiempo puede afectar toda la retina. En la oftalmoscopía, la primera anomalía perceptible en la retinopatía diabética temprana es el microaneurisma. Le siguen pequeñas hemorragias, sobre todo en las capas nuclear interna y plexiforme externa. A medida que la retinopatía avanza pueden observarse trayectos venosos tortuosos, con zonas localizadas en forma de prolongaciones, serpentinas y bucles. Se produce una acumulación de exudados lipoproteicos amarillos, principalmente cerca de los microaneurismas. La retinopatía de los adultos mayores con diabetes presenta con frecuencia numerosos exudados (**retinopatía diabética exudativa**), que no se observan en la diabetes de tipo 1.

RETINOPATÍA PROLIFERATIVA: después de muchos años, la retinopatía diabética alcanza una fase proliferativa. Se pro-

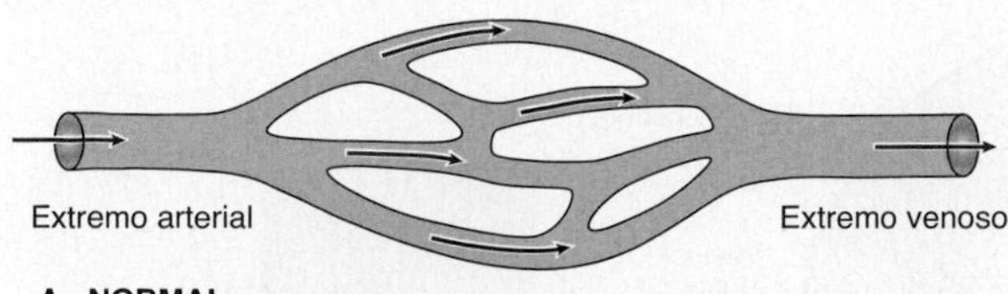

A. NORMAL

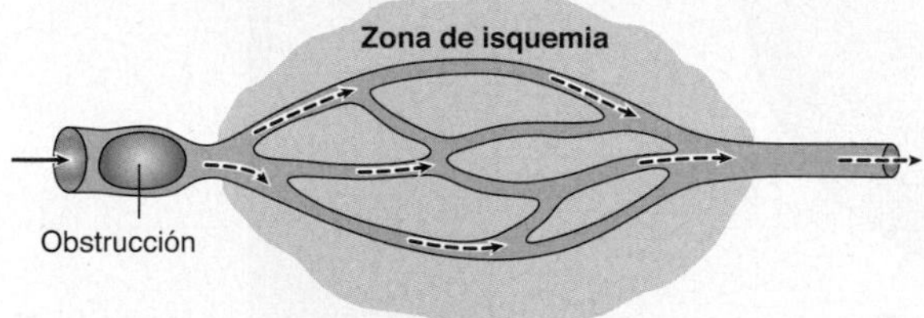

Limitación de la función neuronal → Pérdida de la visión
Edema → Palidez

B. OBSTRUCCIÓN DE LA ARTERIA RETINIANA

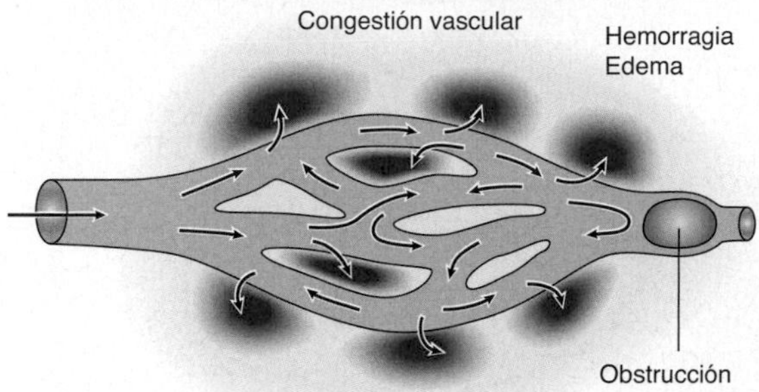

Isquemia leve: funcionamiento nervioso normal

C. FUNCIÓN NEURONAL DE NORMAL A MODERADAMENTE ALTERADA

FIGURA 27-4. Oclusión de la arteria y la vena retinianas. A. En la retina, como en otras partes del cuerpo, en condiciones normales la sangre fluye a través de una red de capilares. **B.** Cuando se produce la oclusión de la arteria central de la retina o una de sus ramas (normalmente por un émbolo), se produce una zona de isquemia retiniana. Esto se acompaña de un deterioro de la función neuronal y de pérdida visual. A la vez que la retina isquémica adquiere un aspecto pálido debido a la inflamación de las neuronas. Dado que el flujo sanguíneo y la presión intravascular dentro del tejido isquémico están disminuidos, no suele haber hemorragia. **C.** En caso de oclusión de la vena central de la retina o de una de sus ramas (normalmente por un trombo), se desarrolla estasis venosa con congestión vascular, hemorragia y edema. La isquemia puede ser de leve a grave, y la función neuronal puede no verse gravemente afectada.

duce el crecimiento de nuevos vasos sanguíneos muy delgados junto con tejido fibroso y neuroglial hacia el cuerpo vítreo. La neovascularización retiniana es una característica prominente de la retinopatía diabética y de otras afecciones causadas por isquemia de la retina.

Los nuevos vasos sanguíneos de aspecto tortuoso aparecen primero en la superficie de la retina y la papila óptica, para posteriormente crecer hacia la cavidad vítrea. Los vasos recién formados son frágiles, por lo que sangran con facilidad, de manera que producen hemorragias en el vítreo, las cuales impiden la visión.

La neovascularización está relacionada con la proliferación y migración de astrocitos, que crecen alrededor de los nuevos vasos para formar estructuras delgadas, blanquecinas y con aspecto de velo (gliosis). La proliferación fibrovascular y del tejido glial se contrae, con frecuencia hasta causar desprendimiento retiniano y, por tanto, ceguera. En general, se observan características de retinopatía arterioloesclerótica en asociación con retinopatía diabética.

La retinopatía diabética, el glaucoma y la degeneración macular senil son las principales causas de ceguera irreversible en Estados Unidos. La ceguera en la retinopatía diabética se produce cuando se afecta la mácula, pero también se presenta después de hemorragia del vítreo, desprendimiento de retina y glaucoma. Una vez establecida la ceguera, conlleva mal pronóstico para la vida futura del paciente, porque con frecuencia se presenta más adelante muerte por cardiopatía isquémica o insuficiencia renal. De hecho, la expectativa de vida promedio en estos casos es menor a 6 años, y solo una quinta parte de los casos de diabetes con pérdida de la vista sobrevive después de 10 años. La fototerapia con láser y el control estricto de la glucemia en etapa temprana de la retinopatía proliferativa son métodos efectivos para controlar esta fase de la retinopatía.

Iridopatía diabética

En las personas con diabetes y retinopatía grave suele crecer una capa fibrovascular sobre la cara anterior del iris y el ángulo de la cámara anterior. Debido a la proliferación de capilares en el iris (**rubeosis del iris**), se presenta en diferentes enfermedades que se acompañan de isquemia retiniana, principalmente debido a la producción del factor de crecimiento endotelial vascular (FCEV) por la retina isquémica.

ANATOMOPATOLOGÍA: una membrana fibrovascular provoca adherencias entre el iris y la córnea periférica (**sinequia anterior periférica**) y entre el iris y el cristalino (**sinequia posterior**), mientras que la tracción de la membrana fibrovascular tira del epitelio pigmentario del iris hacia delante, alrededor del margen pupilar (**ectropión de la úvea**). Los frágiles vasos sanguíneos recién formados en el iris tienden a sangrar ocasionando **hipema** (hemorragia dentro de la cámara anterior del ojo). La neovascularización del iris es importante desde el punto de vista clínico porque en la mayoría de los casos conduce a ceguera y dolor ocular, debido al glaucoma secundario de ángulo cerrado (**glaucoma neovascular**).

La hiperglucemia aguda favorece el almacenamiento de glucógeno en el epitelio pigmentado del iris, un fenómeno similar al que se produce en los túbulos renales por la glucosuria. Cuando se procesan cortes de tejido de ojos de pacientes con diabetes con la técnica habitual, el epitelio pigmentado del iris en ocasiones presenta numerosas vacuolas que le dan un aspecto similar al encaje.

Las vacuolas son producidas por la pérdida del glucógeno durante la preparación de los cortes de tejido. Se cree que el almacenamiento de glucógeno en el epitelio pigmentario del iris explica el aspecto pigmentado difuso del iris que se puede observar clínicamente en los pacientes con diabetes. La hiperglucemia crónica, a lo largo de los años, provoca un engrosamiento de la membrana basal del epitelio pigmentario del cuerpo ciliar, la estructura que produce el humor acuoso.

Cataratas debidas a diabetes mellitus

Los pacientes con diabetes de tipo 1 suelen desarrollar cataratas bilaterales en «copo de nieve», caracterizadas por una cortina de opacidades blanquecinas en forma de aguja en el cristalino, inmediatamente por debajo de la cápsula anterior y posterior del cristalino. Al cabo de unas semanas, estas opacidades confluyen en los adolescentes, en el transcurso de días en los niños, hasta que todo el cristalino está opaco.

Las cataratas en copo de nieve pueden ser producidas de forma experimental en animales jóvenes mediante el efecto osmótico producido por la acumulación de sorbitol, el alcohol derivado de la glucosa (*v.* cap. 32, en línea). El aumento de la cantidad de sorbitol en el cristalino inhibe su capacidad para humedecerse y, por tanto, el agrandamiento del cristalino.

Las cataratas seniles pueden aparecer en las personas con diabetes a una edad más temprana que en la población general, y evolucionan más rápidamente hasta la madurez. Algunos casos de diabetes tienen como manifestación clínica inicial la presencia de miopía temporal súbita como consecuencia de un aumento en el poder de refracción del cristalino.

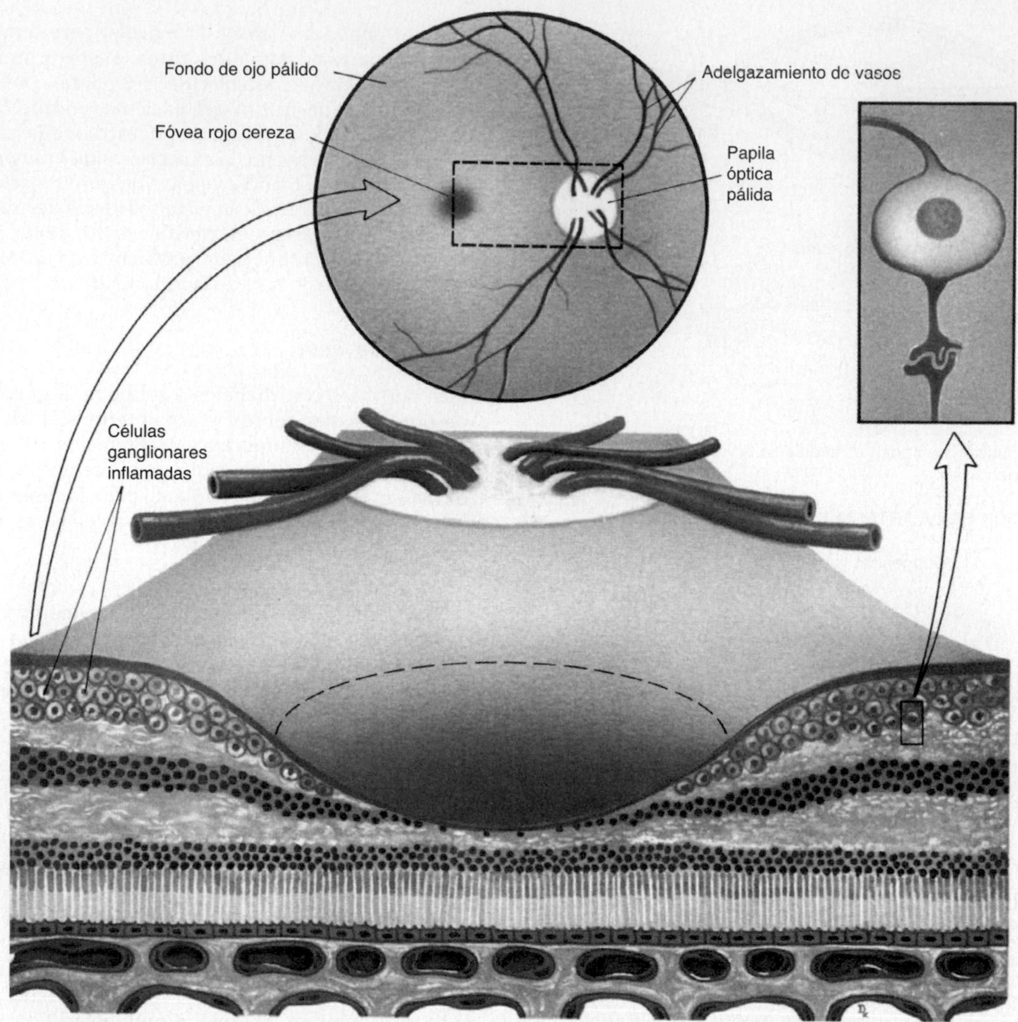

FIGURA 27-5. Obstrucción de la arteria central de la retina. Cuando la arteria central de la retina se obstruye (p. ej., con un émbolo), la totalidad de la retina presenta edema y coloración pálida. La disminución del flujo sanguíneo hace menos evidentes los vasos sanguíneos de la retina en el examen del fondo de ojo. La fóvea en el centro de la mácula adquiere un aspecto en rojo-cereza debido a los vasos sanguíneos normales de la coroides que se encuentran por debajo.

Otras manifestaciones oftalmológicas de la diabetes

Las personas con diabetes poseen mayor riesgo de inflamación del segmento anterior del ojo, ficomicosis (mucormicosis) de la órbita y glaucoma primario de ángulo abierto. También son más propensas a presentar **pupila de Argyll Robertson** (pupilas pequeñas que reaccionan a la acomodación, pero no a la luz). Se producen parálisis de los nervios craneales, especialmente del nervio oculomotor (NC III). Algunos pacientes con diabetes de larga evolución desarrollan erosiones corneales recurrentes, que se cree que se deben a una alteración de la inervación de la córnea.

Los efectos de la diabetes mellitus sobre el ojo se resumen en la figura 27-11.

El desprendimiento de retina separa la retina sensorial del epitelio pigmentario

Durante la embriogenia, la retina sensorial se desarrolla a partir de la capa interna de la cúpula óptica y el epitelio pigmentario se desarrolla a partir de la capa externa de la cúpula óptica. El espacio entre la retina sensorial y el epitelio pigmentario de la retina se oblitera cuando estas dos capas se superponen. Sin embargo, la retina sensorial puede separarse fácilmente del epitelio pigmentario de la retina por la acumulación de líquido (humor vítreo, hemorragia o exudado) en el espacio potencial entre estas estructuras. Esta separación (desprendimiento de retina) es una causa frecuente de discapacidad visual y ceguera. El tratamiento con láser y los abordajes quirúrgicos han mejorado mucho el pronóstico de los pacientes con desprendimiento de retina.

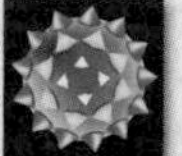

FACTORES ETIOLÓGICOS: el desprendimiento de retina puede presentarse después de una hemorragia intraocular (p. ej., tras un traumatismo) y es una posible complicación de la cirugía de extracción de cataratas y de varias otras cirugías oculares. Entre los factores que predisponen al desprendimiento de retina se encuentran los defectos de la retina (debidos a traumatismos o procesos degenerativos), la tracción vítrea sobre la superficie de la retina, la disminución de la presión sobre la retina (p. ej., tras la pérdida de vítreo) y la fuga de líquido de la vasculatura retiniana o coroidea. La presencia de perforaciones de espesor completo en la retina no suelen complicarse con desprendimiento a menos que haya entrada de humor vítreo al espacio potencial entre la retina y el epitelio pigmentario de la retina. Incluso en estos casos, parece ser necesario cierto grado de tracción vitreorretiniana para que se produzca el desprendimiento.

En condiciones normales, los fotorreceptores y el epitelio pigmentario de la retina son una unidad funcional. Posterior a la separación por desprendimiento, el oxígeno y los nutrientes que habitualmente alcanzan a los fotorreceptores, células con una alta demanda de oxígeno y un elevado índice metabólico, desde la coroides deben difundir a través de una distancia mayor. Esta situación provoca la degeneración de los fotorreceptores.

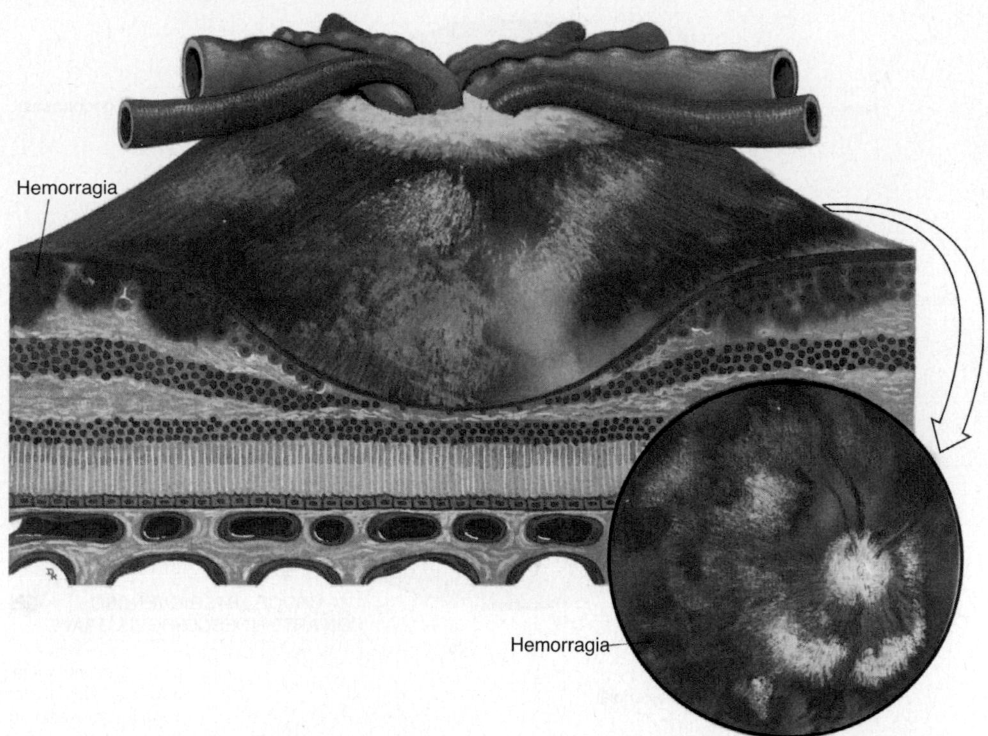

FIGURA 27-6. Obstrucción de la vena central de la retina. A diferencia de la obstrucción de la arteria central retiniana, la oclusión de la vena ocasiona una importante ingurgitación vascular y una hemorragia retiniana como consecuencia del aumento de la presión intravascular (retinopatía por estasis venosa).

ANATOMOPATOLOGÍA: se reconocen tres tipos de desprendimiento de retina: regmatógeno, traccional y exudativo.

DESPRENDIMIENTO DE RETINA REGMATÓGENO: este tipo de desprendimiento de retina se relaciona con desgarro de retina y también, a menudo, con cambios degenerativos en el cuerpo vítreo o en la retina periférica.

DESPRENDIMIENTO DE RETINA TRACCIONAL: en algunos casos de desprendimiento de retina, la retina es arrastrada hacia el centro del ojo por focos o proliferaciones vitreorretinianas adherentes, lo que puede darse en la retinopatía proliferativa debida a diabetes, la retinopatía del prematuro y tras una infección intraocular.

DESPRENDIMIENTO DE RETINA EXUDATIVO: la acumulación de líquido en el espacio potencial entre la retina sensorial y el epitelio pigmentario de la retina provoca un desprendimiento de retina en trastornos como la coroiditis, el hemangioma coroideo y el melanoma coroideo.

La retinosis pigmentaria es una degeneración bilateral hereditaria de la retina

La retinosis pigmentaria (retinopatía pigmentaria) es un término genérico que hace referencia a una variedad de retinopatías bilaterales, progresivas y degenerativas caracterizadas desde el punto de vista clínico por ceguera nocturna y constricción de los campos visuales periféricos, y desde el punto de vista anatomopatológico por pérdida de fotorreceptores retinianos (bastones y conos) y acumulación de pigmento dentro de la retina. El término «retinitis» es un término equivocado, ya que la inflamación de la retina no es una característica de esta enfermedad.

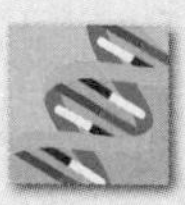

PATOGENIA MOLECULAR: un gran número de enfermedades de la retina, incluida la retinosis pigmentaria, se deben a mutaciones en diferentes genes (actualmente más de 200; *v.* https://www.omim.org/entry/268000). Algunas son enfermedades oculares aisladas, con herencia autosómica dominante, autosómica recesiva o recesiva ligada al cromosoma X. Algunas retinopatías pigmentarias se relacionan con trastornos neurológicos y sistémicos.

Mutaciones en al menos 48 genes y *locus* diferentes están relacionadas con la retinosis pigmentaria no sindrómica. Algunos de los genes mutados responsables codifican miembros de la cascada de fototransducción de los bastones, como la rodopsina (*RHO*) y el 3′,5′-monofosfato de guanosina cíclico (GMPc) de los fotorreceptores de los bastones, las subunidades α y β de la fosfodiesterasa (*PDE6A*, *PDE6B*), y estructuras de los fotorreceptores como la periferina (*PRPH*). No se comprende del todo cómo las proteínas defectuosas en los fotorreceptores de los bastones conducen a la retinosis pigmentaria y a la eventual pérdida de conos, pero es de suponer que estos alelos de la enfermedad provocan, en última instancia, la muerte de los fotorreceptores debido a la convergencia en un punto en común final de vías metabólicas clave.

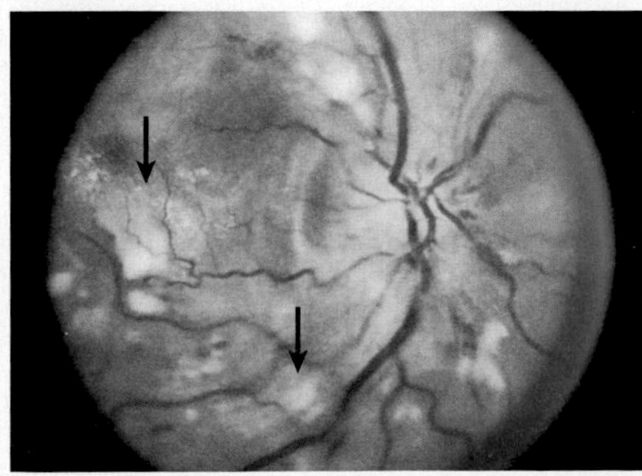

FIGURA 27-7. Retinopatía hipertensiva. El fondo de ojo de un paciente con importante retinopatía muestra edema de la papila óptica; la retina contiene numerosas «manchas algodonosas» (*flechas*) y hemorragias intraoculares dispersas en forma de llama.

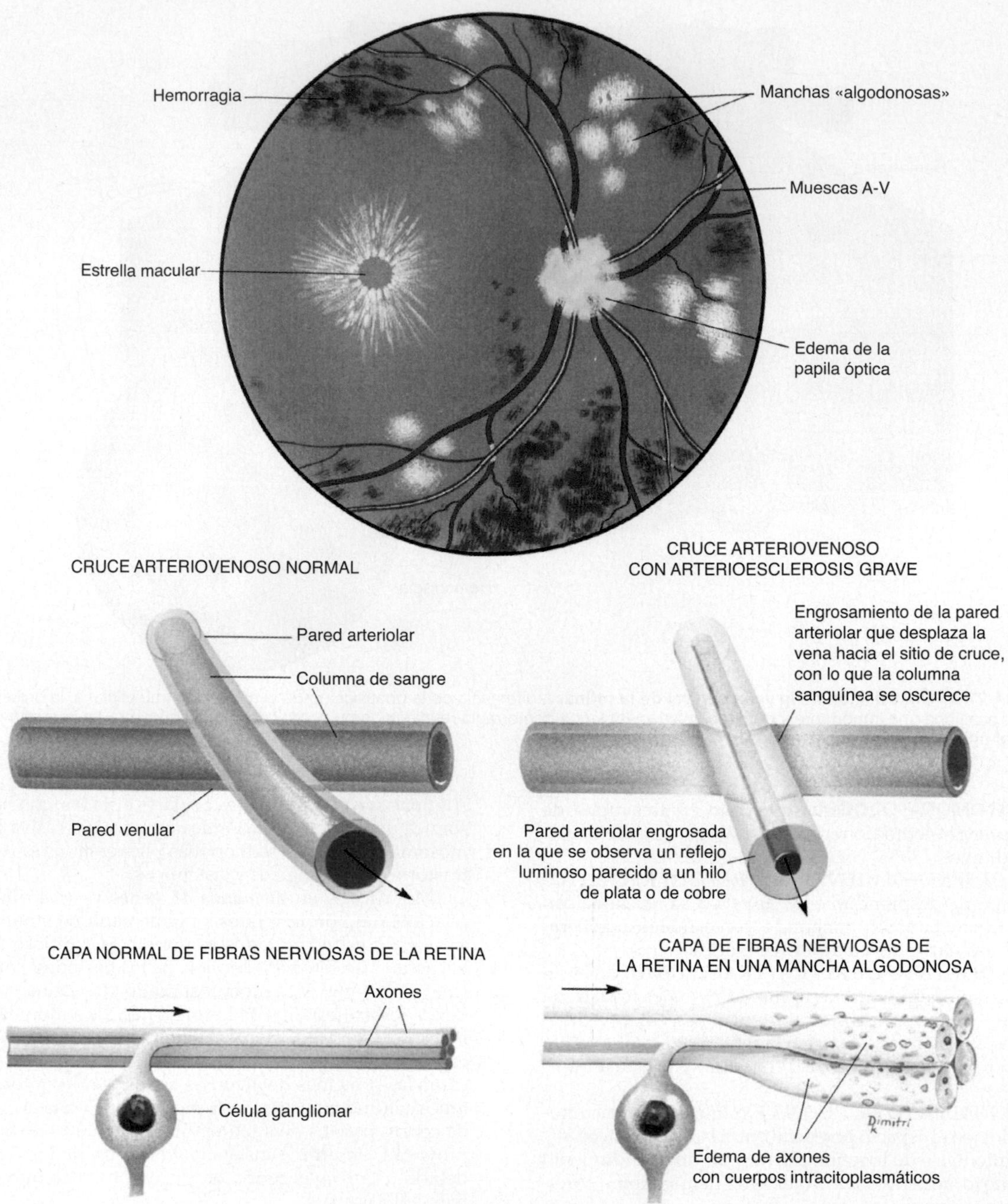

FIGURA 27-8. Retinopatía hipertensiva. La hipertensión ocasiona diversas alteraciones en la retina. La arterioesclerosis que suele acompañarla altera el aspecto de la microcirculación retiniana. La luz que se refleja en las paredes arteriolares engrosadas parece hilos de plata o cobre. El flujo sanguíneo a través de las vénulas retinianas se observa pinzado en los lugares de cruce arteriolovenular (muescas arteriovenosas). Este efecto se debe a la dilatación de la vénula, más que a un impedimento del flujo sanguíneo por compresión; el segmento de la columna de sangre proximal al sitio de compresión no es tan ancho como la porción distal al lugar de cruce. La falta de flujo axoplasmático dentro de la capa de fibras nerviosas, debido a la isquemia, da como resultado un edema axonal y la presencia de cuerpos citoplasmáticos. Dichas estructuras tienen un aspecto de algodón en el estudio del fondo de ojo (manchas algodonosas). Es habitual la presencia de hemorragias retinianas y exudados en forma de estrella alrededor de la fóvea.

ANATOMOPATOLOGÍA: en la retinosis pigmentaria, la degeneración de los fotorreceptores de los bastones, y posteriormente de los fotorreceptores de los conos, va seguida de la migración de las células epiteliales pigmentarias de la retina hacia la retina sensorial, alrededor de los vasos sanguíneos retinianos, en la retina más periférica (fig. 27-12). La aparición de las células pigmentadas en la retina crea un aspecto de «espícula ósea».

A continuación, los vasos sanguíneos retinianos desaparecen de forma gradual, y la papila óptica adquiere una palidez cérea característica.

CARACTERÍSTICAS CLÍNICAS: las manifestaciones clínicas de la retinosis pigmentaria, incluido el aspecto y la distribución de la pigmentación retiniana, varían según las causas de la retinopatía. La mitad de estos pacientes presenta antecedentes familiares de la enfermedad. Quienes padecen la enfermedad autosómica recesiva y ligada al cromosoma X presentan una forma más grave de la afección, y desarrollan ceguera nocturna y defectos del campo periférico en la infancia.

Las formas autosómicas dominantes tienden a ser menos graves, y los síntomas comienzan más tarde en la vida. A medida que la enfermedad avanza, la contracción de los campos visuales acaba provocando visión en túnel. La visión central suele conservarse hasta una fase avanzada de la enfermedad. En algunos casos, la ceguera sigue a la afectación macular.

La degeneración macular es una causa frecuente de ceguera en adultos mayores

El centro de la mácula, es decir, la fóvea, es el sitio de mayor agudeza visual. En esta zona se observa una elevada concentración de fotorreceptores cónicos sobre el epitelio pigmentario de la retina. Alrededor de la fóvea, la retina presenta mayor densidad de células ganglionares. Con el envejecimiento, en ciertas toxicidades farmacológicas (p. ej., hidroxicloroquina) y en varias enfermedades hereditarias, se produce degeneración de la mácula, lo que provoca un deterioro de la visión central.

La degeneración macular senil afecta actualmente a unos 11 millones de personas en Estados Unidos y es la causa más frecuente de discapacidad visual grave entre los individuos de ascendencia europea mayores de 50 años.

Se reconocen dos formas: no exudativa (seca) y exudativa (húmeda). La variedad exudativa representa entre el 10% y el 15% de los casos y se relaciona con neovascularización subretiniana, fibrosis y, en ocasiones, a hemorragia en el espacio subretiniano. Las inyecciones intraoculares repetidas de fármacos anti-VEGF son, en la actualidad, el tratamiento estándar de la degeneración macular senil exudativa.

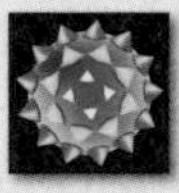

FACTORES ETIOLÓGICOS: hay un consenso general de que la etiología de la maculopatía senil es multifactorial, y que se debe tanto a factores ambientales como genéticos. Entre los factores de riesgo se incluyen edad avanzada, consumo de tabaco, enfermedades carotídeas/cardiovasculares y concentraciones séricas elevadas de colesterol. Con la edad, los productos de desecho se acumulan en el epitelio pigmentario de la retina y a lo largo de la membrana de Bruch y acaban haciéndose clínicamente evidentes en forma de drusas (depósitos grasos amarillos) en la mácula.

A través de una compleja cascada de acontecimientos, la hipoxia local subfoveal conduce a la producción de VEGF, a la neovascularización subretiniana y a la fibrosis, lo que provoca daños en el epitelio pigmentario y en los fotorreceptores de la retina.

PATOGENIA MOLECULAR: una variante común de una secuencia sin sentido del gen *CFH* que codifica para el factor H del complemento es un factor de riesgo habitual para el desarrollo de degeneración macular senil. También se ha relacionado la mayor susceptibilidad a la degeneración macular senil con mutaciones o polimorfismos de un solo nucleótido en los genes *ABCA4* (antes denominado *ABCR*), *FBLN5*, *FBLN6*, *C3*, *CST3*, *LOC387715*, *TLR4*, *ERCC6*, *RAX2*, *HTRA1*, *CX3CR1* y *ESR1* y en un gen mitocondrial (*MTTL1*). *ABCA4* codifica una proteína de los bastones (proteína rim) que se cree que es un transportador implicado en el reciclado molecular. Las mutaciones en este gen pueden permitir la acumulación de material degradado (**drusas**).

Las enfermedades de almacenamiento lisosómico se caracterizan por la presencia de una mancha rojo cereza en la mácula

En las enfermedades de almacenamiento lisosómico, incluidas las gangliosidosis, la abundancia de inclusiones lisosómicas intracitoplasmáticas dentro de la multicapa de células ganglionares de la mácula confieren una importante palidez a la retina afectada debido a la pérdida de transparencia de los axones de las células ganglionares.

Como resultado, la porción central de la fóvea se observa de color rojo brillante debido a la vasculatura coroidea subyacente, similar a la mancha rojo cereza que se observa en la oclusión de la arteria central de la retina.

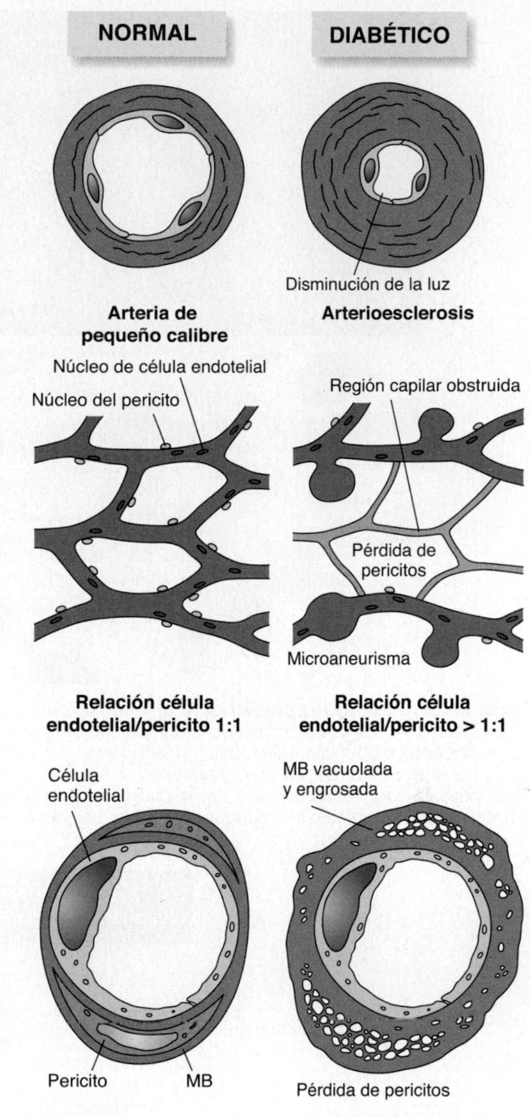

FIGURA 27-9. Retinopatía diabética. En la retinopatía diabética, la microcirculación es anómala. La arterioesclerosis y el engrosamiento de la membrana endotelial disminuyen el calibre de las luces de las pequeñas arterias. Hay pérdida de pericitos, por lo que la relación entre pericitos y células endoteliales es mayor de 1. Hay abundantes microaneurismas capilares, y algunas partes del lecho capilar se vuelven acelulares y pierden flujo sanguíneo. La membrana basal (*MB*) de los capilares retinianos está engrosada y vacuolada.

Las estrías angioides son roturas en forma de vasos en la membrana de Bruch

Las estrías angioides se observan en el segmento posterior del ojo en la exploración clínica. Se deben a roturas en la membrana de Bruch, que producen líneas irregulares de forma característica, que se irradian debajo de la retina partiendo de la papila del nervio óptico (**estrías angioides**). Esto sucede de manera espontánea en diversas enfermedades sistémicas, por lo general en el seudoxantoma elástico, la anemia de células falciformes y la osteopatía de Paget.

La retinopatía del prematuro se debe a la toxicidad del oxígeno

La retinopatía del prematuro es un trastorno bilateral, yatrógeno, de la retina que se produce sobre todo en niños prematuros que re-

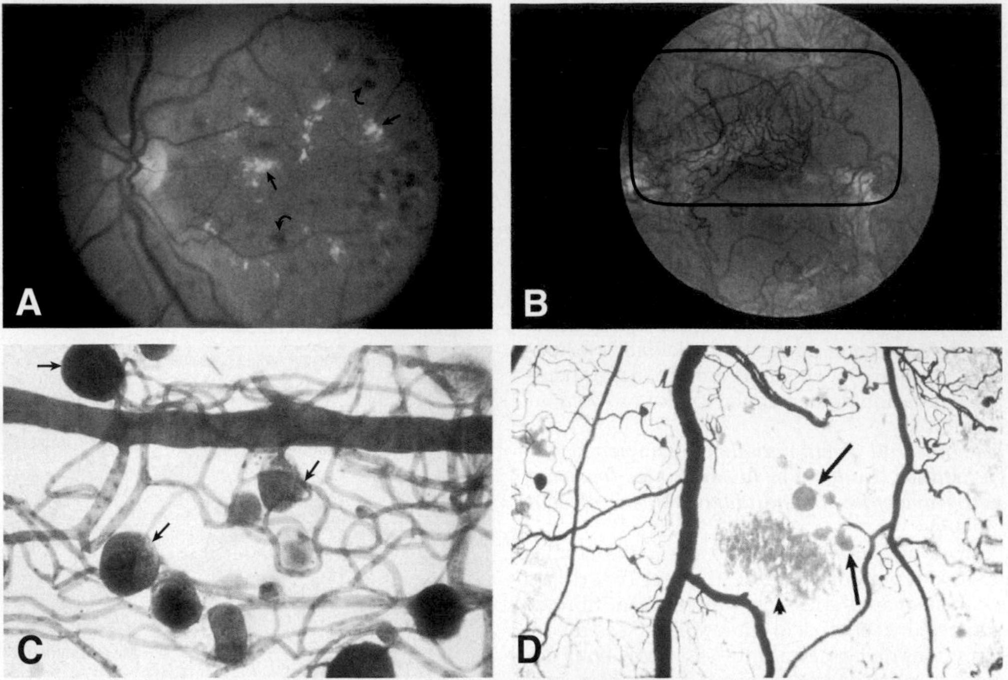

FIGURA 27-10. Retinopatía diabética. A. El fondo de ojo de un paciente con retinopatía diabética de fondo muestra zonas de exudado «duras» de color amarillento (*flechas rectas*), ricas en lípidos, junto con varias hemorragias intrarretinianas puntiformes (*flechas curvas*). **B.** En este ejemplo de retinopatía diabética proliferativa, un lecho vascular de aspecto frondoso (**área rodeada por un círculo**) se extiende anteriormente desde la retina hacia el interior del vítreo. **C.** Numerosos microaneurismas (*flechas*) presentes en este corte plano de la retina de un paciente diabético. **D.** Esta preparación plana del tejido de un diabético fue teñida con ácido peryódico de Schiff (*PAS*) después de perfundir los vasos retinianos con tinta china. Se aprecian microaneurismas (*flechas*) y una zona de exudado (*punta de flecha*) en una región de pérdida de capilares retinianos.

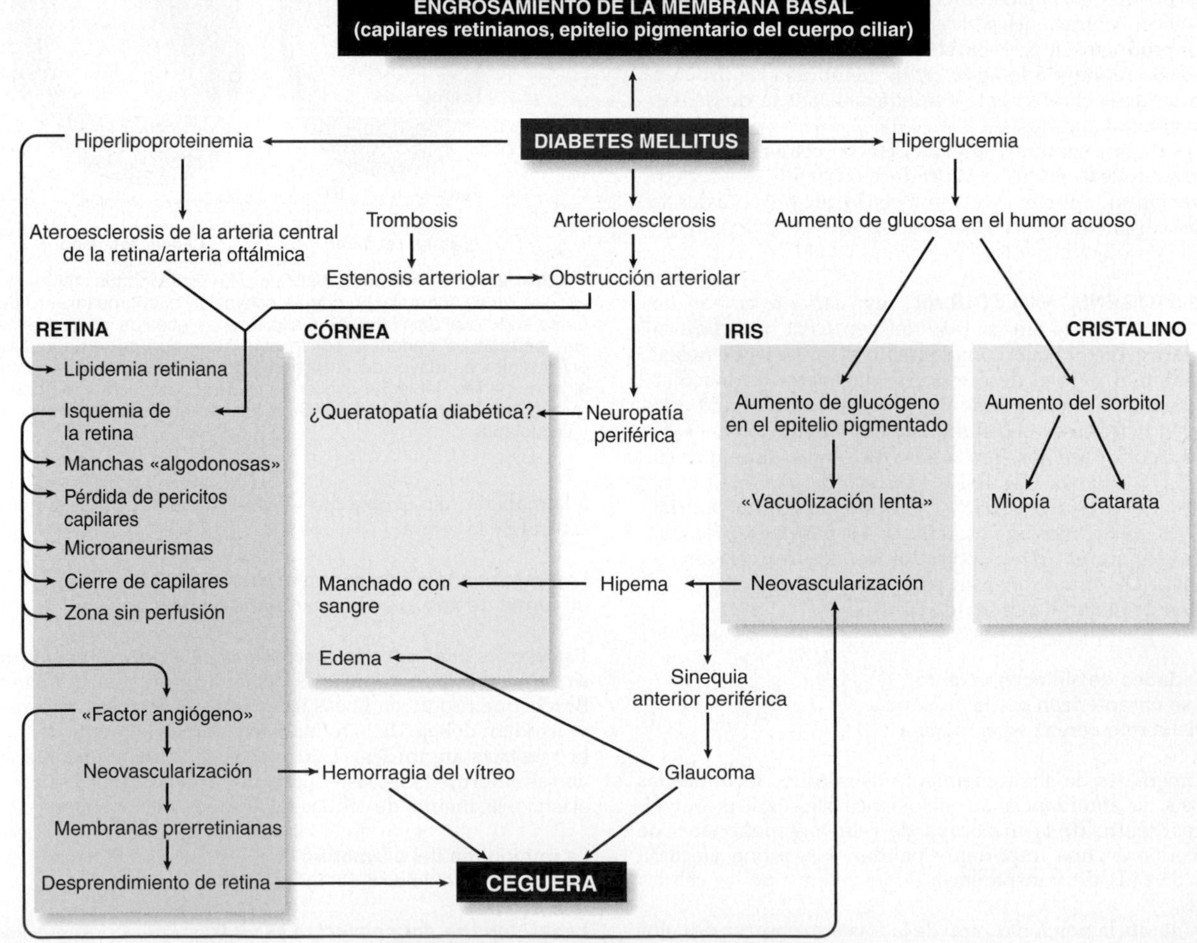

FIGURA 27-11. Efectos oculares de la diabetes.

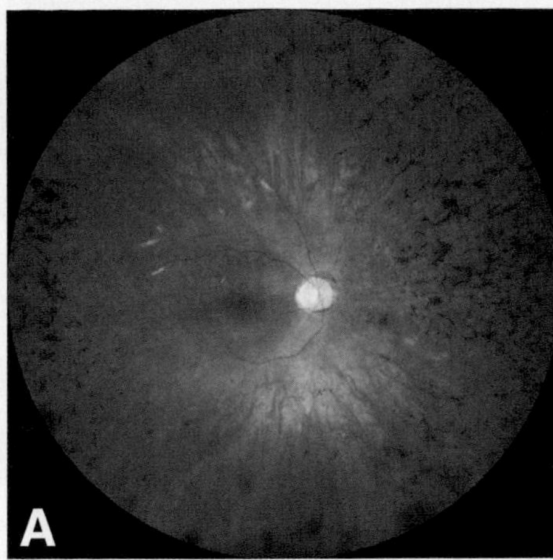

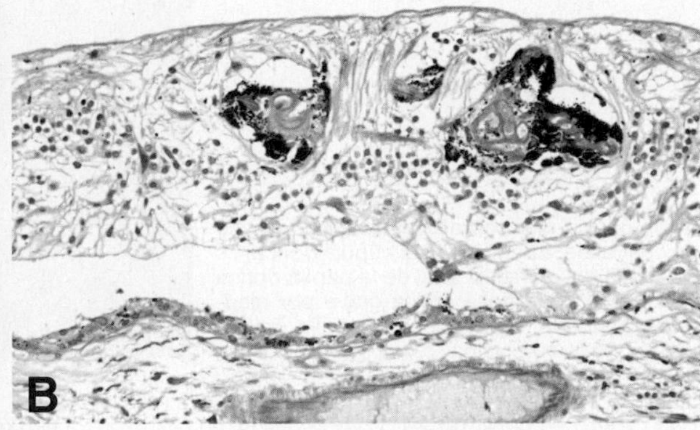

FIGURA 27-12. Retinosis pigmentaria. A. Retinografía de un paciente con retinosis pigmentaria que muestra vasos retinianos atenuados y focos de pigmentación retiniana periférica en forma de «espícula ósea» (*estructuras oscuras*). **B.** Tinción de ácido peryódico de Schiff que muestra degeneración grave de la retina en la retinosis pigmentaria. La capa nuclear externa y los segmentos fotorreceptores interno y externo están ausentes. Se observan acumulaciones focales de células epiteliales pigmentarias de la retina que rodean los vasos sanguíneos retinianos en la retina sensorial.

cibieron tratamiento con oxígeno suplementario después del nacimiento. La entidad se denominó originalmente **fibroplasia retrolental** por la presencia de una masa de tejido cicatricial detrás del cristalino en casos avanzados (fig. 27-13). Hace más de medio siglo, la retinopatía del prematuro era la principal causa de ceguera en lactantes en Estados Unidos y muchos otros países desarrollados. La retinopatía del prematuro se limita casi siempre a lactantes prematuros, con un peso al nacer ≤1500 g y una edad gestacional ≤30 semanas, a los que se administran altas concentraciones de oxígeno. En estos casos, el desarrollo vascular de la retina se retrasa y no se desarrolla la vascularización de la retina periférica, lo que provoca hipoxia retiniana.

Cuando el lactante retorna al aire ambiente, se inicia una intensa proliferación del endotelio vascular y las células de la neuroglía en la unión de las porciones avascular y vascularizada de la retina. Esto se hace evidente entre 4 y 10 semanas después del nacimiento y, al igual que en la retinopatía diabética, se cree que es el resultado de la liberación de un factor angiogénico producido por la retina periférica, avascular y con isquemia. También se cree que este factor angiogénico explica la neovascularización del iris que a veces acompaña a la retinopatía del prematuro. En aproximadamente el 4% de los casos en Estados Unidos, la retinopatía evoluciona hasta alcanzar fase de cicatrización, caracterizada por desprendimiento de retina traccional y ceguera. Se ha demostrado que la fotocoagulación con láser de las zonas avasculares de la retina ralentiza o detiene la evolución de la enfermedad.

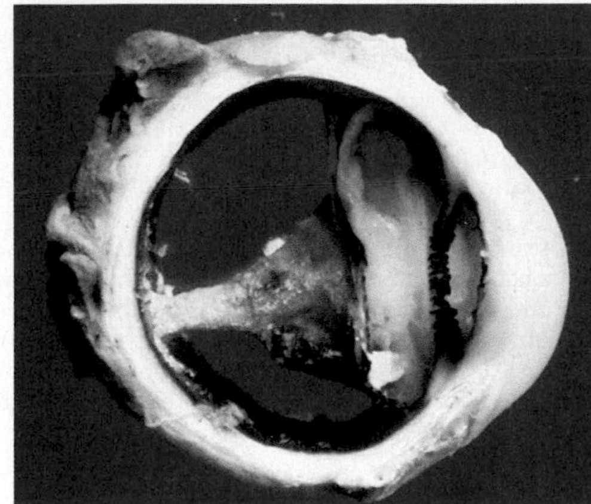

FIGURA 27-13. Retinopatía del prematuro. Corte de anterior a posterior de un ojo con retinopatía del prematuro avanzada (fibroplasia retrolental) en el que se observa una retina totalmente desprendida adherida a una masa fibrovascular por detrás del cristalino. La córnea está en el lado derecho del ojo y el nervio óptico está en el lado izquierdo.

EL NERVIO ÓPTICO

El edema de la papila óptica suele deberse al aumento de la presión intracraneal

El edema de la papila óptica se refiere a la inflamación de la papila del nervio óptico (también conocido como papiledema). La papila óptica es el lugar donde los axones de las células ganglionares de la retina convergen para formar el nervio óptico y salir del ojo. Existen muchas causas de edema de la papila óptica, la más importante de las cuales es el aumento de la presión intracraneal. Otras causas importantes son la obstrucción del drenaje venoso del ojo (como puede suceder con las lesiones compresivas de la órbita), el infarto del nervio óptico (neuropatía óptica isquémica), la inflamación del nervio óptico cerca del globo ocular (neuritis óptica) y la esclerosis múltiple.

El edema de la papila óptica se caracteriza desde el punto de vista clínico por inflamación y congestión de la papila óptica, que muestra bordes borrados y dilatación de los vasos. Con frecuencia se observan hemorragias, exudados y manchas algodonosas (fig. 27-14), y los pliegues concéntricos de la coroides y la retina pueden rodear la papila. En una fase aguda, el edema de la papila óptica produce nulos o escasos síntomas visuales. A medida que la afección se consolida, la inflamación de la papila óptica aumenta el tamaño del punto ciego normal. Al cabo de varios meses, los cambios atróficos provocan la pérdida de agudeza visual.

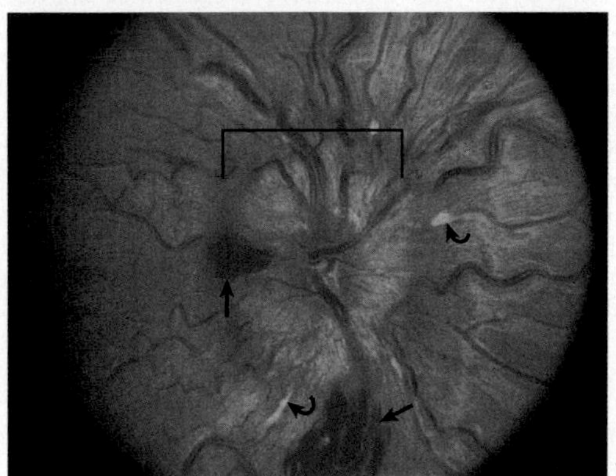

FIGURA 27-14. Papiledema. La papila óptica (*corchete*) está muy congestionada y sobresale anteriormente hacia el interior del ojo. Tiene los bordes borrosos, y los vasos sanguíneos de la retina están oscurecidos cuando cruzan el borde de la papila óptica. Los vasos sanguíneos muestran dilatación y ligera tortuosidad. Se observan hemorragias retinianas sobre la papila óptica e inmediatamente periféricas a la papila (*flechas rectas*). En la retina adyacente hay varias manchas algodonosas pequeñas (*flechas curvas*).

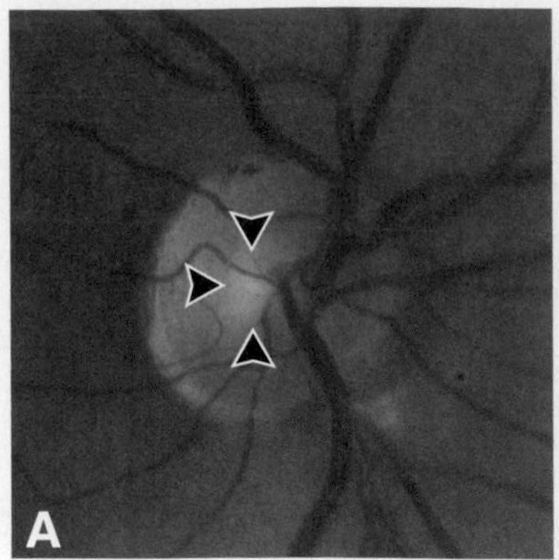

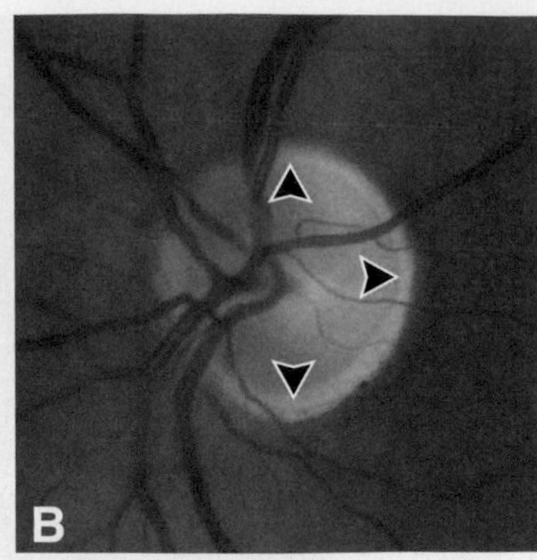

FIGURA 27-15. Atrofia óptica glaucomatosa. A. Nervio óptico normal. La depresión central de la papila óptica (cúpula óptica) es aproximadamente un tercio del diámetro total de la papila óptica (*puntas de flecha*). **B.** Nervio con atrofia óptica grave por glaucoma. La cúpula está agrandada (excavación del nervio óptico) (*puntas de flecha*) y el nervio se aprecia pálido.

La atrofia del nervio óptico se caracteriza por adelgazamiento del nervio ocasionado por pérdida de axones

Los axones del nervio óptico se pierden en muchas enfermedades, como edema de la papila óptica de larga duración, neuritis óptica, glaucoma, compresión del nervio óptico y degeneración de la retina.

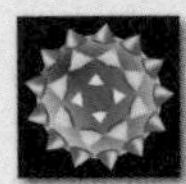

FACTORES ETIOLÓGICOS: la atrofia óptica también puede deberse a algunos fármacos, como el etambutol y la isoniazida. En la atrofia óptica, la cabeza del nervio óptico está por lo general aplanada y es de color pálido, pero, cuando se relaciona con el glaucoma, se observa una excavación en el sitio de la papila (**excavación glaucomatosa**) (fig. 27-15).

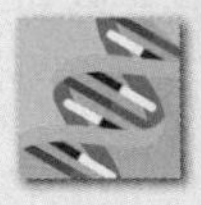

PATOGENIA MOLECULAR: la atrofia óptica puede deberse a mutaciones en *OPA1* y *OPA3*, que codifican proteínas mitocondriales, y en *WFS1*, que produce una proteína implicada en la homeostasis del Ca^{2+}. Múltiples mutaciones puntuales en el genoma mitocondrial están asociadas con la **neuropatía óptica hereditaria de Leber**, y tres de estas son responsables de más del 90% de los casos (*MTND1-3460*, *MTND4-11778* y *MTND6-14484*).

GLAUCOMA

El glaucoma hace referencia a un conjunto de enfermedades oculares caracterizadas por neuropatía óptica acompañada de pérdida progresiva característica del campo visual periférico y excavación de la papila óptica. En la mayoría de los casos, el glaucoma está relacionado con un aumento sostenido de la presión intraocular (**hipertensión ocular**). Sin embargo, el aumento de la presión intraocular no siempre produce glaucoma, y no todos los pacientes con glaucoma presentan un aumento de la presión. Tras ser producido por el cuerpo ciliar, el humor acuoso entra en la cámara posterior (el espacio entre el iris y las zónulas) antes de pasar, a través de la pupila, a la cámara anterior (entre el iris y la córnea). Desde ese lugar, drena a las venas epiesclerales a través de la red trabecular y el conducto de Schlemm (fig. 27-16). Un delicado equilibrio entre la producción y el drenaje del humor acuoso mantiene la presión intraocular fisiológica (10-21 mmHg). En ciertos estados de enfermedad, el drenaje del humor acuoso del ojo se deteriora y la presión intraocular aumenta. El deterioro temporal o permanente de la visión es consecuencia de los cambios degenerativos inducidos por la presión en la retina y la papila óptica (fig. 27-15) y, cuando la presión intraocular es muy elevada, del edema y la opacificación de la córnea. Las células ganglionares de la retina son especialmente sensibles a la presión intraocular elevada, y sufren una degeneración selectiva que comienza en la retina periférica y progresa hacia el centro.

Mecanismos básicos del glaucoma

El glaucoma, una de las causas más frecuentes de ceguera evitable en Estados Unidos, se produce casi siempre tras una alteración congénita o adquirida del segmento anterior del ojo que obstruye el drenaje acuoso desde el punto de vista mecánico. La obstrucción puede localizarse entre el iris y el cristalino, o en el ángulo de la cámara anterior, la red trabecular, el conducto de Schlemm o el drenaje venoso del ojo.

Existen varios tipos de glaucoma

Glaucoma congénito (glaucoma infantil, buftalmos)

El glaucoma congénito está causado por la obstrucción del drenaje acuoso debido a anomalías del desarrollo en las estructuras del ángulo. Este tipo de glaucoma se desarrolla incluso aunque la presión intraocular no aumente hasta la primera infancia o la niñez. El glaucoma congénito suele ser esporádico, pero entre el 10% y el 40% de los casos tienen una base genética, en la mayoría de los casos con herencia autosómica recesiva. La anomalía del desarrollo suele afectar ambos ojos y, aunque a menudo se limita al ángulo de la cámara anterior, puede ir acompañada de otras malformaciones oculares. El glaucoma congénito se relaciona con una cámara anterior profunda, opacidad corneal, sensibilidad a las luces brillantes (**fotofobia**), lagrimeo excesivo y buftalmos. El término **buftalmos** (de la palabra griega *bous*, «buey»; *ophthalmos*, «ojo») hace referencia al crecimiento de los ojos en pacientes con glaucoma congénito, como resultado de aumento de la presión intraocular en el contexto de una esclerótica joven y flexible.

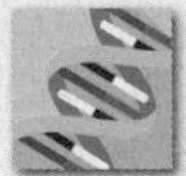

PATOGENIA MOLECULAR: se han identificado varios genes del glaucoma congénito primario. Las mutaciones homocigóticas en el gen para el citocromo *P4501B1* (CYP1B1) y en el gen de la proteína 2 de unión al factor de crecimiento tumoral β latente (*LTBP2*) son responsables de algunos casos de glaucoma infantil primario autosómico recesivo. El glaucoma congénito relacionado con anomalías del desarrollo del ojo (glaucoma congénito secundario) es el resultado de mutaciones en el gen del factor de transcripción cabeza de horquilla (*FOXC1*), el gen homeosecuencial hipofisario 2 (*PITX2*) o el gen de secuencia apareada 6 (*PAX6*).

Glaucoma primario de inicio en la edad adulta

El glaucoma primario de inicio en la edad adulta puede desarrollarse en ausencia de una enfermedad ocular subyacente aparente. Se subdivide en **glaucoma primario de ángulo abierto** (en el que el ángulo de la cámara anterior está abierto y parece normal) y **glaucoma primario de ángulo cerrado** (en el que la cámara anterior es menos profunda de lo normal y el ángulo es más estrecho de lo normal) (fig. 27-16).

Glaucoma primario de ángulo abierto

El glaucoma primario de ángulo abierto es el tipo más frecuente de glaucoma y una de las principales causas de ceguera en Estados Unidos. Afecta al 6% de los adultos caucásicos y al 16% de los afroamericanos mayores de 40 años en el país. El ángulo de la cámara anterior está abierto y parece normal, pero hay una mayor resistencia a la salida del humor acuoso en las proximidades del conducto de Schlemm. La presión intraocular aumenta de forma gradual y asintomática y, aunque casi siempre es bilateral, un ojo puede estar más afectado que el otro. Con el tiempo, los daños en la retina y el nervio óptico provocan una pérdida irreversible de la visión. Los rasgos clínicos característicos incluyen presión intraocular elevada, excavación de la papila óptica y pérdida progresiva del campo visual periférico. En ocasiones pueden identificarse hemorragias en forma de llama en la papila óptica.

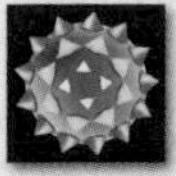

FACTORES ETIOLÓGICOS: la etnia y la edad son factores de riesgo del glaucoma primario de ángulo abierto. Los afroamericanos y los hispanos tienen mayor riesgo, así como personas mayores de 40 años. Otros factores de riesgo son antecedentes familiares de la enfermedad, espesor corneal central inferior a la media, diabetes mellitus y miopía.

PATOGENIA MOLECULAR: el glaucoma primario de ángulo abierto se ha localizado en al menos 13 *locus* de los cromosomas 1, 2, 3, 5, 6, 7, 8, 9, 10 y 20, y se han identificado tres genes. Algunos casos se deben a mutaciones en el gen *MYOC* del cromosoma 1 (1q21-q31). *MYOC* codifica la miocilina, una proteína de la red trabecular y el cuerpo ciliar que regula la presión intraocular. El glaucoma primario de ángulo abierto también puede producirse como manifestación del síndrome uña-rótula, en asociación con mutaciones en el gen del factor de transcripción-1 Lim homeosecuencia (*LMX1B*). El glaucoma primario de ángulo abierto de aparición juvenil puede deberse a mutaciones en *CYP1B1* (que codifica una proteína citocromo P450 implicada en la dinámica de los líquidos oculares), *FKHL7* (que produce un factor de transcripción cabeza de horquilla implicado en el desarrollo ocular), *MYOC* y *OPTN* (que produce optineurina, una proteína que regula la apoptosis y el tono vascular).

Glaucoma primario de ángulo cerrado

El glaucoma primario de ángulo cerrado es la forma predominante de glaucoma primario en adultos que viven en Asia.

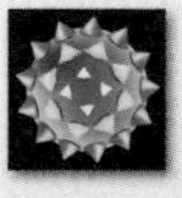

FACTORES ETIOLÓGICOS: la enfermedad se observa en personas en quienes la periferia del iris se encuentra desplazada en dirección anterior a través de la red trabecular, lo que da lugar a un ángulo de la cámara anterior anómalamente estrecho. Cuando la pupila se contrae (miosis), el iris permanece estrecho, de modo que el ángulo de la cámara no se obstruye. Sin embargo, cuando la pupila se dilata (midriasis), el iris obstruye el drenaje del humor acuoso del ojo, lo que provoca episodios repentinos de hipertensión intraocular. Esto se acompaña de dolor ocular y de halos o anillos alrededor de las luces. En esta afección, la presión intraocular también puede aumentar si la pupila es obstruida (p. ej., por inflamación del cristalino) y el humor acuoso se acumula en la cámara posterior.

PATOGENIA MOLECULAR: el glaucoma primario de ángulo cerrado tiene predisposición familiar, pero, a diferencia del glaucoma primario de ángulo abierto, aún no se han identificado los alelos de la enfermedad.

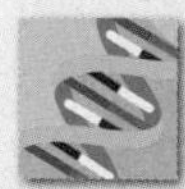

CARACTERÍSTICAS CLÍNICAS: *el glaucoma de ángulo cerrado agudo es una urgencia ocular, y debe aplicarse un tratamiento hipotensor ocular o una iridotomía con láser en las primeras 24 h 48 h con el fin de conservar la visión.* El glaucoma primario de ángulo cerrado afecta ambos ojos, pero puede manifestarse en un ojo años antes que en el otro. La presión intraocular es normal entre un ataque y otro, pero, tras múltiples episodios, se forman adherencias entre el iris y la red trabecular y la córnea (**sinequia anterior periférica**) que agravan la obstrucción del flujo de salida del humor acuoso.

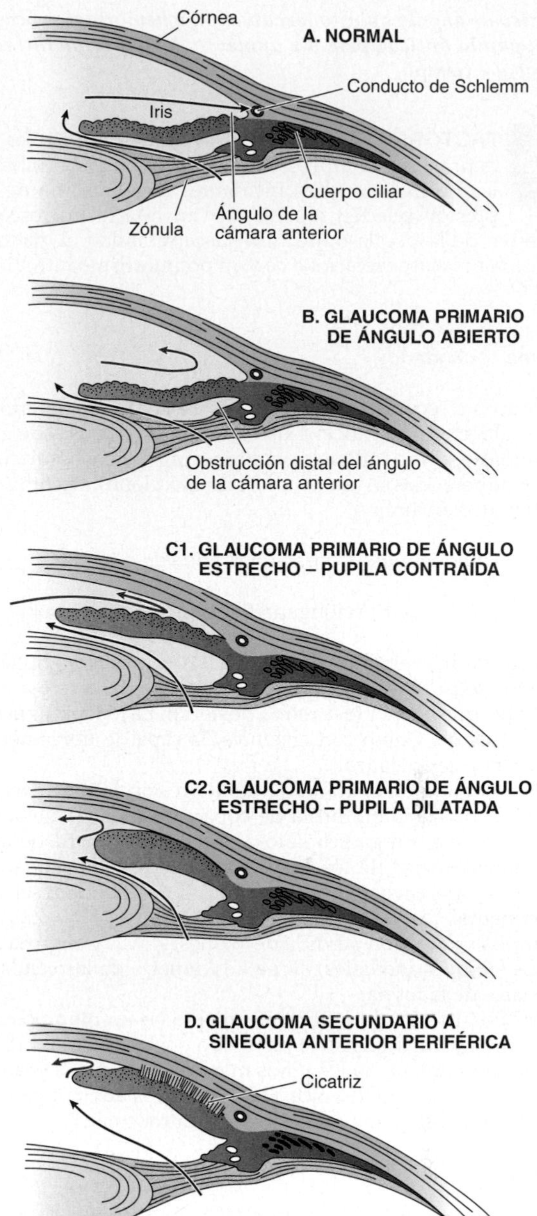

FIGURA 27-16. Patogenia del glaucoma. El segmento anterior del ojo está afectado de diversas maneras en diferentes tipos de glaucoma. **A.** Estructura del segmento anterior del ojo normal. **B.** En el glaucoma primario de ángulo abierto, la obstrucción del flujo de salida del humor acuoso es distal al ángulo de la cámara anterior, y el segmento anterior se parece al del ojo normal. **C.** En el glaucoma primario de ángulo estrecho, el ángulo de la cámara anterior está abierto, pero es más estrecho de lo normal cuando la pupila está contraída. **(C1)** Cuando la pupila se dilata en el ojo enfermo, el iris engrosado obstruye el ángulo de la cámara anterior **(C2),** causando el aumento de la presión intraocular. **D.** El ángulo de la cámara puede obstruirse por una variedad de procesos patológicos, incluyendo la presencia de adherencias entre el iris y la cara posterior de la córnea **(sinequia anterior periférica).**

Glaucoma de baja presión

En el glaucoma de presión normal (baja presión) se produce el mismo defecto del campo visual y rasgos oftalmoscópicos del glauco-

ma crónico de ángulo abierto (excavación y hemorragias ocasionales de la papila óptica), pero sin aumento de la presión intraocular a lo largo del tiempo.

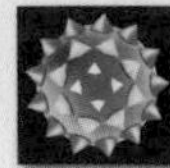

FACTORES ETIOLÓGICOS: aunque algunos ojos pueden presentar hipersensibilidad a la presión intraocular normal, muchos incidentes de glaucoma de baja presión pueden representar un infarto microscópico progresivo de la papila óptica. La susceptibilidad al glaucoma de presión normal se relaciona con un polimorfismo intrónico en el gen *OPA1*.

Glaucoma secundario

En el glaucoma secundario, los ángulos de la cámara anterior pueden estar abiertos o cerrados. Existen numerosas causas de glaucoma secundario, como inflamación, hemorragia, neovascularización del iris y adherencias. Algunas de estas afecciones afectan solo un ojo y otras afectan ambos.

Efectos del aumento de la presión intraocular

La hipertensión ocular prolongada tiene varios efectos sobre el ojo:

- La pérdida irreversible selectiva de las células ganglionares de la retina se produce primero en la periferia de la retina y luego afecta progresivamente la retina posterior. La mácula es la última zona afectada. Como consecuencia, la capa de fibras nerviosas de la retina se adelgaza.
- En la edad adulta, el aumento de la presión intraocular provoca una excavación en forma de copa característica de la papila óptica (excavación glaucomatosa), que se acompaña de un desplazamiento nasal de los vasos sanguíneos de la retina. En los lactantes, la excavación de la papila óptica tiende a ser menos prominente.
- La atrofia óptica (con pérdida de axones, gliosis y engrosamiento de los tabiques mediales) sigue a la muerte de las células ganglionares de la retina.
- Cuando la presión intraocular aumenta en un niño pequeño, a veces la porción distensible del globo ocular crece significativamente (buftalmos). En los niños mayores, la mayor rigidez de la esclerótica evita que los ojos glaucomatosos aumenten de volumen cuando se incrementa la presión intraocular.

MIOPÍA

La miopía es una anomalía de la refracción ocular en la que la luz en el objeto visualizado tiene su punto de enfoque por delante de la retina debido a que el diámetro anteroposterior del ojo es mayor de lo normal o a una curvatura de la córnea más pronunciada de lo normal. La miopía afecta a más de 120 millones de personas en Estados Unidos y es el trastorno de importancia clínica más frecuente del ojo. De la población de Estados Unidos, 10 millones de personas tiene el diagnóstico de miopía magna (error refractivo de ≥ 6.0 dioptrías). En Asia, afecta a un porcentaje aún mayor de la población. El tratamiento requiere corrección de la refracción.

Además de las gafas y las lentes de contacto, cada vez se utiliza más la cirugía de corrección con láser, como la queratomileusis *in situ* asistida por láser (LASIK) y la queratomileusis epitelial con láser (LASEK). La miopía suele comenzar en la adolescencia y la gravedad varía. Hay una forma leve (miopía estacionaria o simple) de miopía que no suele evolucionar tras concluir la etapa de crecimiento corporal, mientras que hay otra variante genética denominada «miopía progresiva», que es más grave. La miopía magna puede relacionarse con pérdida de visión debida a neovascularización subretiniana.

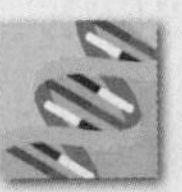

FACTORES ETIOLÓGICOS Y PATOGENIA MOLECULAR: existe evidencia sólida que sostiene que en la patogenia de la miopía está implicada el exceso de acomodación ocular por la lectura, el uso de dispositivos electrónicos como teléfonos y tabletas, y otras actividades similares desde la infancia. En la niñez, la gran mayoría de los ojos humanos con miopía ajustan la longitud axial para la refracción a expensas del segmento anterior del ojo (**emetropización**), y los estudios en modelos animales indican que los mecanismos de emetropización conducen a un alargamiento del ojo. Algunos tipos hereditarios no sindrómicos han sido asignados a 14 *locus* diferentes en varios cromosomas. La miopía también es una característica de varias enfermedades sistémicas, incluidos algunos trastornos de la fibrilina (síndrome de Marfan), el colágeno (síndrome de Stickler, síndrome de Knobloch) y el perlecan (proteoglucano de sulfato de heparano; síndrome de Schwartz-Jampel tipo 1).

TISIS BULBAR

Por tisis bulbar se entiende una enfermedad ocular inespecífica y terminal caracterizada por desorganización y atrofia. Esta afección (fig. 27-17) suele ser el resultado de una ceguera debida a traumatismo previo, inflamación grave o desprendimiento de retina crónico. Los ojos afectados por la tisis bulbar suelen ser enucleados (extirpados mediante cirugía). El ojo es pequeño y a menudo de consistencia muy dura debido a la osificación intraocular. La coroides y el cuerpo ciliar están separados de la esclerótica, que está engrosada, arrugada y hundida debido a la pérdida de presión intraocular. La córnea se encuentra aplanada, contraída y opaca. El contenido intraocular muestra degeneración y desorganización. A menudo hay desprendimiento de retina y el cristalino está desplazado y a menudo calcificado. Un hallazgo típico de la tisis bulbar es la formación de hueso intraocular, que puede derivar de la metaplasia del epitelio pigmentario pluripotente.

NEOPLASIAS OCULARES

El ojo y las estructuras adyacentes contienen un gran número de tipos celulares de los que pueden surgir neoplasias benignas y malignas. ***Las neoplasias intraoculares se originan principalmente de neuronas retinianas inmaduras (retinoblastoma) y de melanocitos de la úvea (melanoma).*** Aunque el epitelio pigmentario de la retina sufre a menudo proliferación reactiva y metaplasia, rara vez es de tipo neoplásico.

El melanoma intraocular surge de los melanocitos de la úvea

El melanoma es la neoplasia maligna intraocular primaria más frecuente en adultos. Puede surgir a partir de melanocitos en cualquier parte del ojo, y la coroides es la localización más frecuente.

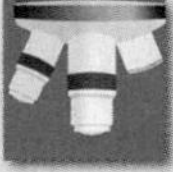

ANATOMOPATOLOGÍA: la mayoría de los melanomas malignos coroideos están bien delimitados y suelen invadir la membrana de Bruch, lo que produce una masa generalmente pigmentada fungiforme debajo de la retina (fig. 27-18). Por el contrario, algunos tumores son planos (melanoma difuso) y causan pérdida gradual de la visión en el transcurso de muchos años.

Algunos no se hacen evidentes hasta que se ha producido la diseminación extraocular. El pigmento de lipofuscina, de color naranja, es a veces evidente sobre la superficie de algunos melanomas coroideos.

A nivel microscópico, los melanomas malignos uveales están compuestos principalmente por un número variable de células fusiformes sin nucléolos (células fusiformes de tipo A), células fusiformes con nucléolos prominentes (células fusiformes de tipo B), células poligonales con bordes celulares definidos y nucléolos prominentes (células epitelioides), o un cuarto tipo de células similares a las células epitelioides, pero más pequeñas y con bordes celulares mal definidos.

Los factores pronósticos incluyen el tipo de célula histológica, el tamaño del tumor, la localización del tumor, la extensión extraesclerótica del tumor y el patrón de microvasculatura dentro del tumor. Los tumores compuestos exclusivamente por células fusiformes tienen un pronóstico más favorable que los compuestos exclusivamente por células epitelioides. La mayoría de los tumores están compuestos por una mezcla de ambos tipos, con una tasa de supervivencia intermedia. Los factores desfavorables incluyen un alto índice mitótico, valores elevados del diámetro medio de los 10 nucléolos mayores, monosomía del cromosoma 3, mutaciones en el gen *BAP1* (que codifica una deubiquitinasa) dentro del tumor y estado de clase 2 (alto riesgo de metástasis) en el perfil de expresión génica.

Los melanomas del cuerpo ciliar y del iris pueden extenderse en un patrón circunferencial alrededor del globo (melanoma en anillo). Los melanomas malignos del iris suelen diagnosticarse en adultos jóvenes, en comparación con los tumores del cuerpo ciliar o la coroides, quizá porque son más fáciles de ver y en muchos casos son identificados por el propio paciente. La diseminación de los melanomas uveales fuera del ojo se produce por extensión directa a través de la esclerótica o por vía hematógena. La diseminación linfática no se produce porque el ojo no tiene vasos linfáticos. Los melanomas uveales tienen predilección por hacer metástasis en el hígado antes de extenderse a otras localizaciones.

CARACTERÍSTICAS CLÍNICAS: los melanomas intraoculares pueden causar cataratas, glaucoma, desprendimiento de retina, inflamación y hemorragia. Las opciones de tratamiento para los melanomas uveales incluyen la enucleación del ojo, la braquiterapia radioactiva y, en ocasiones, la escisión local. Los melanomas del cuerpo ciliar y la coroides (melanoma maligno uveal posterior) presentan una tasa de mortalidad global del 20 % a los 5 años. Los melanomas del iris hacen metástasis en menos del 5 % de los casos y, por ese motivo, se clasifican y estadifican por separado de los melanomas posteriores.

El retinoblastoma se origina a partir de células retinianas inmaduras

El retinoblastoma es la neoplasia maligna intraocular más frecuente en la infancia y se da entre 1 de cada 14 000 y 1 de cada 20 000 nacidos vivos. Se produce con mayor frecuencia en los 2 primeros años de vida y puede detectarse incluso al nacer. La mayoría de los retinoblastomas son esporádicos y unilaterales. Entre el 6 % y el 8 % de los retinoblastomas son familiares y bilaterales. Hasta un 25 % de los casos que surgen en ausencia de antecedentes familiares representan nuevas mutaciones de la línea germinal, y también son bilaterales.

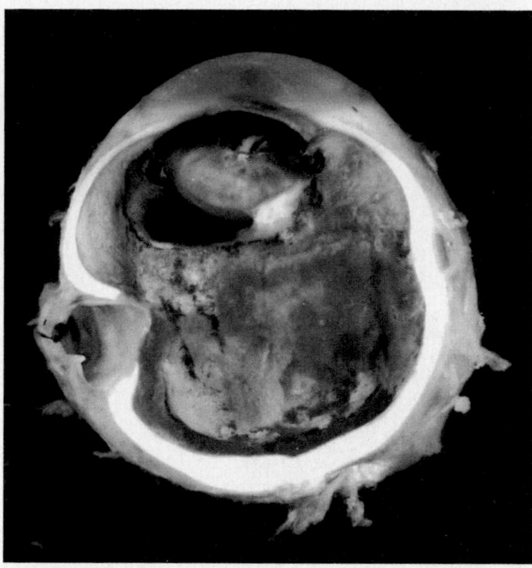

FIGURA 27-17. Tisis bulbar. Corte de un ojo con tisis bulbar que muestra tejidos intraoculares desorganizados y atróficos. El globo es más pequeño debido a la contracción general. Obsérvese el engrosamiento de la esclerótica posterior debido a la contracción de las fibras de colágeno.

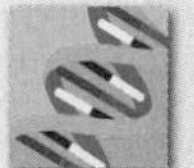

PATOGENIA MOLECULAR: casi todos los retinoblastomas están relacionados con deleciones o mutaciones heredadas o adquiridas del gen supresor tumoral del retinoblastoma (*RB1*), localizado en el brazo largo del cromosoma 13 (13q14) (*v.* cap. 6). Algunos pacientes presentan mutaciones genómicas homólogas en *RB1*. Otros tienen una única mutación genómica y los tumores surgen cuando las células de la retina desarrollan una mutación en el segundo alelo. Recientemente se ha descrito una forma de retinoblastoma sin mutaciones en *RB1*. Estos tumores presentan amplificación del gen *MYCN*, miembro de la familia de oncogenes Myc. Los tumores debidos a la amplificación de *MYCN* suelen ser unilaterales, tienden a presentarse a una edad más temprana y son más invasivos.

ANATOMOPATOLOGÍA: algunos retinoblastomas crecen hacia el cuerpo vítreo y son visibles con el oftalmoscopio (**retinoblastoma endofítico**). Otros se diseminan entre la retina sensorial y el epitelio pigmentario de la retina, lo que propicia el desprendimiento de la retina (**retinoblastoma exofítico**). Algunos retinoblastomas son tanto endofíticos como exofíticos. En ocasiones infrecuentes, un retinoblastoma se disemina de forma difusa por la retina sin formar

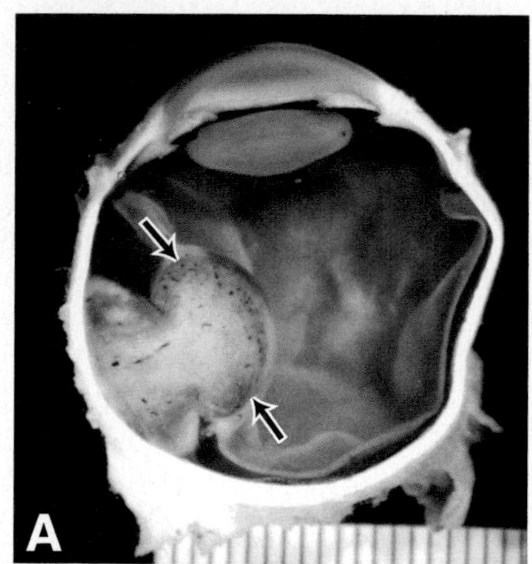

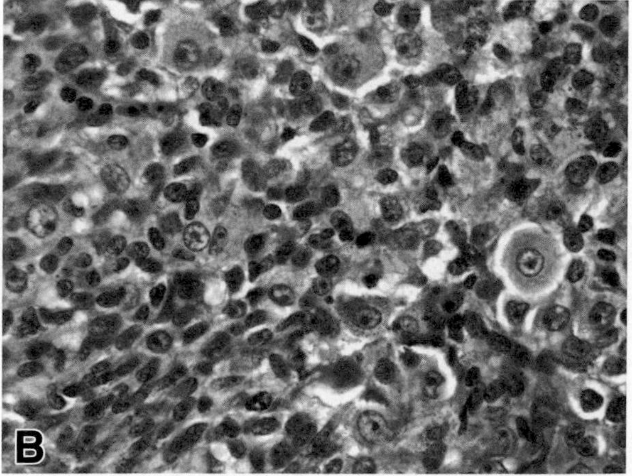

FIGURA 27-18. Melanoma coroideo. A. Ojo con melanoma ligeramente pigmentado de la coroides, con la típica forma fungiforme (*flechas*). Los melanomas coroideos suelen invadir a través de la membrana de Bruch, lo que da como resultado este aspecto. **B.** Micrografía de un melanoma coroideo que muestra células tumorales fusiformes (*abajo a la izquierda*) y epitelioides con nucléolos prominentes. Algunas células presentan pigmento citoplasmático.

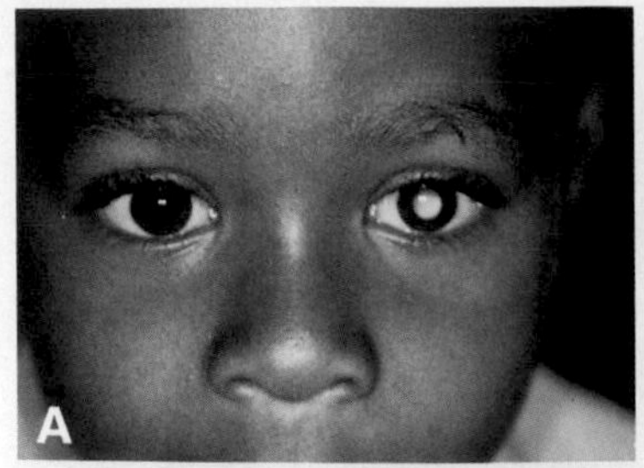

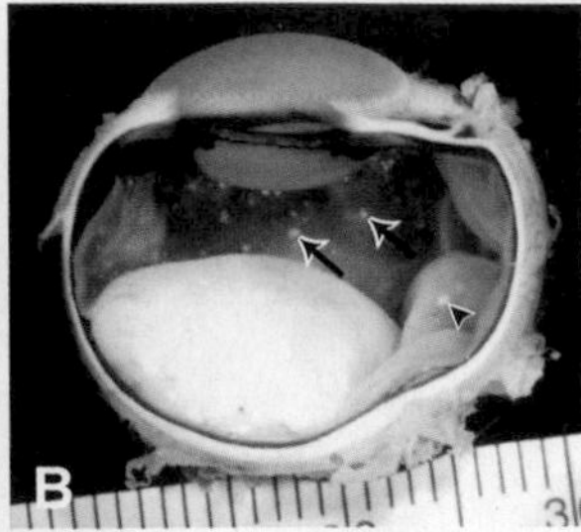

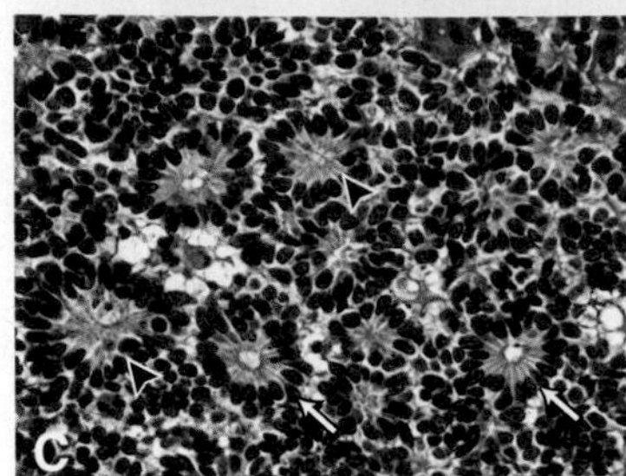

FIGURA 27-19. Retinoblastoma. A. La coloración *blanquecina* del ojo izquierdo (leucocoria) se debe a la presencia de retinoblastoma intraocular. **B.** Este ojo enucleado mediante cirugía muestra una masa de color blanquecino a crema con zonas calcificadas. Se observan semillas vítreas frecuentes (*flechas*) y subretinianas ocasionales (*punta de flecha*). **C.** Vista al microscopio óptico de un retinoblastoma que muestra una zona diferenciada con rosetas de Homer Wright con ovillo fibrilar eosinófilo central (*puntas de flecha*) y rosetas de Flexner-Wintersteiner (*flechas*), con células dispuestas alrededor de una luz central clara. Las rosetas de Flexner-Wintersteiner muestran la diferenciación de los fotorreceptores.

una masa evidente (**retinoblastoma difuso**). La retina contiene a menudo varios focos tumorales en el mismo ojo, algunos de los cuales representan un origen multifocal, mientras que otros son metástasis del tumor procedentes de la diseminación a través del cuerpo vítreo.

A grandes rasgos, los retinoblastomas son tumores de color crema que contienen manchas calcificadas, diseminadas, de un color blanco calcáreo dentro de zonas de necrosis de color amarillo (fig. 27-19), que pueden detectarse a nivel radiológico. Los tumores son muy celulares y presentan varios patrones morfológicos. La mayoría presenta cierto grado de necrosis. En muchos tumores, las células neoplásicas, redondas y densamente empaquetadas con núcleos hipercromáticos, escaso citoplasma y abundantes mitosis, se distribuyen de forma aleatoria (**indiferenciadas**). En los retinoblastomas diferenciados, las células se disponen en un patrón radial alrededor ovillos centrales de material neurofibrilar (**rosetas de Homer Wright**) o alrededor de una luz central (**rosetas de Flexner-Wintersteiner**), a medida que se diferencian hacia fotorreceptores. En algunos casos, la disposición celular se asemeja a una flor de lis (**disposición en ramillete**). Las células tumorales viables se alinean alrededor de los vasos sanguíneos, y se observan zonas de necrosis con calcificación a poca distancia de las regiones vascularizadas. Los factores pronósticos histológicos más importantes son la invasión del nervio óptico y la invasión coroidea masiva. En una muestra de enucleación para retinoblastoma, el extremo cortado del nervio óptico es el margen quirúrgico. Si el tumor está presente en este margen quirúrgico, el pronóstico de supervivencia disminuye significativamente. Si el tumor está presente entre el margen quirúrgico y la lámina cribosa, el pronóstico es ligeramente mejor. El pronóstico es aún más favorable si el tumor está presente en el nervio óptico solo anterior a la lámina cribosa. El mejor pronóstico se asocia a la ausencia de invasión del nervio óptico. La invasión coroidea masiva se refiere a una masa tumoral en la coroides que puede alcanzar un máximo de 3 mm. Este es también un factor importante en la predicción del pronóstico y puede determinar el tratamiento del paciente. La invasión del tumor a través de la esclerótica hacia el interior de la órbita también augura mal pronóstico. Los retinoblastomas se diseminan por varias vías. Pueden invadir el nervio óptico y diseminarse al sistema nervioso central intracraneal. También invaden los vasos sanguíneos, especialmente en la coroides, altamente vascularizada, antes de hacer metástasis por vía hematógena en todo el organismo. La médula ósea es un lugar habitual de metástasis hematógena, pero resulta sorprendente que los pulmones rara vez están involucrados. Debido a la ausencia de suministro linfático al ojo, los retinoblastomas no se diseminan a los nódulos linfáticos de la cabeza y el cuello.

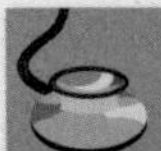

CARACTERÍSTICAS CLÍNICAS: los signos de presentación incluyen la coloración blanquecina de la pupila (leucocoria), estrabismo, disminución de la agudeza visual e hipema espontáneo u ojo rojo y doloroso. El glaucoma secundario es una complicación frecuente. La entrada de luz al ojo por lo general produce reflejo de color amarillo, similar a lo que sucede con ciertos animales como los gatos (signo de reflejo de ojo de gato). Los retinoblastomas son casi siempre mortales si no se tratan. Sin embargo, con un diagnóstico a tiempo y el tratamiento actual, la supervivencia es elevada (alrededor del 95%).

En ocasiones infrecuentes se produce regresión espontánea por razones que aún se desconocen. Los pacientes con retinoblastomas bilaterales debidos a una mutación en la línea germinal, presumiblemente como consecuencia de la pérdida de función del gen *RB1*, muestran mayor susceptibilidad a padecer otros tumores malignos más tarde en la vida, como osteosarcoma, leiomiosarcoma y sarcoma de Ewing. Alrededor del 5% de los pacientes con la mutación germinal *RB1* pueden presentar un foco ectópico de tumor neuroectodérmico primitivo de la glándula pineal (el denominado retinoblastoma trilateral). Estos pacientes tienen mayor tasa de mortalidad que los pacientes con tumores oculares bilaterales, pero sin neoplasias de la glándula pineal.

Las neoplasias metastásicas en el ojo son más frecuentes que las neoplasias oculares primarias

En algunas ocasiones, las metástasis oculares pueden ser la primera manifestación de un cáncer, aunque la mayor parte se diagnostica después de la muerte. Las leucemias y cánceres de mama y pulmón suelen hacer metástasis en el tracto uveal y son la causa principal de metástasis intraoculares. El neuroblastoma suele hacer metástasis en la órbita en la lactancia y la niñez. La órbita puede ser invadida por neoplasias malignas originadas en los párpados, la conjuntiva, los senos paranasales, la nariz, la nasofaringe y la cavidad intracraneal.

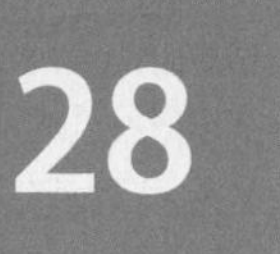

28 Patología forense

Barbara A. Sampson, Jennifer L. Hammers

¿QUÉ ES LA PATOLOGÍA FORENSE?

La patología forense se centra en la investigación de las muertes que se producen por causas repentinas, inesperadas o no naturales. Se requieren múltiples pasos para investigar estas muertes y garantizar una determinación precisa y completa de la causa y la forma de la muerte. Para ejercer como anatomopatólogo forense (o patólogo forense directamente), los licenciados en medicina deben completar con éxito una formación en anatomía patológica, con o sin patología clínica, o en una residencia combinada de anatomía patológica y neuropatología. A continuación, debe completarse con éxito una subespecialización en patología forense. En Estados Unidos, los graduados de esta subespecialización pueden ser certificados por la American Board of Pathology.

SISTEMAS DE PERITOS Y MÉDICOS FORENSES

Dos sistemas de investigación de los fallecimientos en Estados Unidos

El patólogo forense desempeña distintas funciones en función del sistema local. Tanto los médicos forenses como los peritos forenses son responsables de investigar y determinar la causa y la forma de la muerte de las personas que fallecen en su jurisdicción. El perito forense es un cargo electo. Los peritos hacen campaña, se presentan a las elecciones y deben ser elegidos por los votantes. No es necesario ser patólogo forense, ni siquiera médico. Por lo general, los peritos tienen experiencia en el cumplimiento de la ley o en la industria funeraria. Dado que no son patólogos forenses, deben contratar a médicos para realizar las autopsias. En este papel, los patólogos forenses actúan como consultores de los peritos forenses, y su función es realizar autopsias y documentar los hallazgos identificados en estas. No obstante, el patólogo forense no es responsable de la investigación de la muerte ni de la cumplimentación del certificado de defunción. Por el contrario, el sistema de médicos forenses está dirigido por un médico forense jefe, que es responsable de la investigación de las muertes y de realizar las autopsias, así como de cumplimentar los certificados de defunción de las personas fallecidas en sus comunidades.

El médico forense jefe es un patólogo forense nombrado por una autoridad gubernamental local para dirigir la oficina y contratar a otros médicos forenses. El número de médicos forenses de una oficina depende del número de muertes investigadas cada año. Los sistemas de médicos forenses son más comunes en las grandes ciudades o en los estados que tienen un único sistema de investigación de muertes. Los sistemas de peritos forenses son más comunes en condados rurales y menos poblados.

La investigación forense de los fallecimientos tiene muchos objetivos

Entre los objetivos se incluyen las necesidades específicas médicas, de investigación y de la población lega. Aunque el producto final de una investigación de defunción, el certificado de defunción, es necesario para el entierro o la incineración de un cadáver, la finalidad del certificado de defunción y de la investigación forense de defunciones es generar información para mantener y mejorar la salud pública. La investigación forense de la muerte garantiza que en el certificado de defunción se incluya información precisa y completa.

Salud pública

Entre las finalidades más importantes de los sistemas de investigación de defunciones figuran la identificación de riesgos para la salud pública y la mejora de la salud de la comunidad. La investigación forense de las defunciones determina los procesos de enfermedad que pueden transmitirse rápidamente a otras personas. Esto ayuda a poner en marcha planes de tratamiento para evitar más muertes y enfermedades.

Del mismo modo, la investigación forense de las defunciones permite documentar lesiones evitables y propicia cambios para proteger a otros miembros de la sociedad de sufrir circunstancias iguales o similares. El seguimiento de las muertes permite identificar tendencias en intervalos cortos y a lo largo de muchos años. Con estos datos, los organismos federales y estatales pueden destinar fondos a medidas preventivas y de tratamiento para las poblaciones más beneficiadas. El objetivo es mejorar la salud pública mediante la prevención de enfermedades y daños y la mejora de la calidad de vida.

Investigación de la muerte

La causa y la forma de la muerte se determinan una vez concluida la investigación forense de la muerte. Esta investigación se realiza en varios pasos. La recopilación de información sobre las circunstancias de la muerte, junto con los antecedentes familiares, sociales y médicos del fallecido, es común a todas las investigaciones forenses de la muerte. Esta información puede revelar que el fallecido murió por causas naturales. En estos casos, el médico/perito forense no tiene que intervenir en la determinación de la causa de la muerte, sino que es el médico tratante del difunto quien debe rellenar el certificado de defunción. La forma de la muerte es *natural*. La ley no exige autopsia y, si la familia o el médico tratante la desean, solo puede realizarse con el consentimiento del familiar más cercano. Por tanto, los médicos tratantes deben saber si se realizan autopsias en sus instituciones y deben estar familiarizados con las normas relativas al consentimiento. También deben estar preparados para hablar del proceso de autopsia con una familia en duelo. Como alternativa, los familiares pueden optar por que un patólogo forense realice autopsia privada, una vez que el cuerpo haya salido del hospital.

Si los pasos iniciales de la investigación forense revelan que la forma de la muerte no es natural, el médico/perito forense es responsable de determinar la causa y la forma de la muerte y también tiene la responsabilidad legal de determinar si la autopsia es necesaria. El médico/perito forense asume la jurisdicción sobre la muerte y procede con pasos adicionales en la investigación, incluido el examen del cuerpo y, posiblemente, la realización de una autopsia. Puede ser necesaria una visita al lugar del fallecimiento, ya sea mientras el cuerpo está allí o después de que haya sido trasladado a la oficina del médico/perito forense. Es posible que se entreviste a familiares y amigos y que, a partir de esas entrevistas, se lleven a cabo investigaciones adicionales. El médico/perito forense tiene autoridad para determinar si basta con un examen externo o si es necesaria una autopsia.

Los factores que se tienen en cuenta en la decisión de realizar una autopsia varían mucho de una jurisdicción a otra. Es importante señalar que, al aceptar la jurisdicción sobre una muerte, el médico/perito no está obligado a realizar una autopsia. Sin embargo, si se realiza, los órganos se examinan macroscópica y microscópicamente, y a menudo se llevan a cabo estudios toxicológicos para ayudar a identificar los factores que contribuyeron a la muerte. En función de la naturaleza de la muerte, pueden realizarse otros tipos de estudios especiales, como pruebas microbiológicas, genéticas y metabólicas. La investigación de la muerte y la autopsia forenses requieren formación médica, conocimientos y destreza, de forma similar a la elaboración de una anamnesis y exploración física completas. La investigación forense de la muerte equivale a realizar una anamnesis completa, y el examen externo del cadáver y la autopsia equivalen a realizar una exploración física completa.

Eploración externa y autopsia

La exploración externa de un cadáver puede realizarse con o sin autopsia posterior. Como parte fundamental de la investigación forense de la muerte, se requiere una exploración externa cuidadosa para garantizar que no se pase por alto una muerte que requiera autopsia. Del mismo modo que un médico no realizaría una exploración física a un paciente completamente vestido, la exploración externa requiere retirar la ropa y los objetos que ocultan a la persona fallecida. Los hallazgos externos pueden ser sutiles. Es necesario una exploración cuidadosa y bien informada para asegurarse de que no se pasan por alto señales sobre la causa y la forma de la muerte. La exploración externa también ayuda a identificar a la persona fallecida mediante la documentación de rasgos como la estatura y el peso, el color de ojos y cabello, las cicatrices y los tatuajes. También se documentan lesiones remotas y recientes, y evidencia de tratamiento médico previo o reciente. El análisis de los cambios en la superficie de la piel puede proporcionar señales importantes sobre enfermedades no diagnosticadas o corroborar los antecedentes de procesos de enfermedad.

Determinación de la causa y forma de la muerte

La causa y la forma de la muerte son declaraciones que proporcionan información sobre la razón por la que murió una persona y las circunstancias en las que falleció. La *declaración de la causa de la muerte* explica el proceso de la enfermedad o la lesión que provocó el fallecimiento de una persona. Comienza con la causa inmediata de la muerte y termina con la causa subyacente, con declaraciones de enlace según sea necesario. Cada paso de la declaración de la causa de la muerte puede considerarse como eslabón de una cadena, de modo que todos los eslabones deben conectarse entre sí para que se incluyan en la causa de la muerte. La *causa inmediata de la muerte* es la lesión o el proceso de enfermedad que provocó la muerte de alguien en el mismo momento de fallecer. La *causa subyacente de la muerte* es una lesión o proceso de enfermedad que inició la cadena de acontecimientos que, en última instancia, condujeron a la causa inmediata de la muerte. Si no pueden relacionarse, habrá que reconsiderar la causa subyacente.

Al formular la declaración de la causa de la muerte, es habitual empezar por la causa inmediata de la muerte y seguir con una o varias declaraciones. Así, un ejemplo de declaración completa de la causa de la muerte podría ser: «*hemorragia digestiva alta por rotura de varices esofágicas debida a cirrosis hepática por alcoholismo crónico*». En ocasiones, el enunciado de la causa de muerte puede ser simple, por ejemplo, «*enfermedad cardiovascular hipertensiva y ateroesclerótica*». En el certificado de defunción no es necesario incluir el cambio o cambios fisiológicos específicos que se produjeron en el momento de la muerte, lo que se conoce como mecanismo de la muerte. Ejemplos de mecanismos de muerte son el choque hipovolémico, la arritmia cardíaca y la sepsis.

El tipo de fallecimiento explica cómo se produjo la muerte. En la mayoría de las jurisdicciones, las muertes se clasifican como naturales (debidas enteramente a procesos de enfermedades naturales) o, si no son naturales, se clasifican como muertes violentas (por homicidio, suicidio o accidente). En algunas circunstancias, puede no haber información suficiente para determinar la forma de la muerte, en cuyo caso se clasifica como *indeterminada*. Por ejemplo, en un paciente con un hematoma subdural mortal, podría ser imposible determinar si la muerte fue causada por un golpe intencionado en la cabeza por otra persona (homicidio) o por una caída (accidente). Las muertes causadas por complicaciones conocidas de la terapia médica, como las infecciones mortales o las neoplasias malignas que se producen en pacientes con trasplante de órganos sólidos, se consideran *naturales*. Sin embargo, las muertes debidas al mal funcionamiento de dispositivos médicos se consideran *accidentales*. Cuando se produce una combinación de causas naturales y no naturales, se suele dar más peso a los factores no naturales. Por ejemplo, una muerte por cardiopatía en una persona con intoxicación por cocaína se consideraría un accidente por abuso agudo de sustancias, con la cardiopatía como factor contribuyente.

Testimonio judicial

Los médicos/peritos forenses suelen testificar ante los tribunales sobre las circunstancias de la muerte, los resultados de la autopsia, la causa y forma de la muerte. Este testimonio es necesario en casos penales relacionados con muertes por homicidio y, en ocasiones, por accidentes como los de circulación. Algunas muertes investigadas por el médico/perito forense pueden requerir un testimonio ante un tribunal civil o, más comúnmente, una declaración jurada. Las declaraciones juradas en procedimientos civiles a menudo están relacionadas con muertes acaecidas durante el tratamiento médico o alrededor de este.

MUERTE NATURAL

Las muertes súbitas inesperadas por causas naturales comprenden aproximadamente la mitad de todas las muertes en las que el médico/perito forense acepta la jurisdicción. Las causas más frecuentes son las enfermedades cardiovasculares y los procesos relacionados con la obesidad y la diabetes.

Hipertensión y enfermedad cardiovascular ateroesclerótica

Las muertes súbitas no traumáticas en adultos aparentemente sanos menores de 50 años son relativamente frecuentes. Suelen producirse en personas con antecedentes clínicos de ateroesclerosis coronaria, pero también en personas asintomáticas con coronariopatía o hipertensión no diagnosticadas. Los patólogos forenses suelen identificar las características anatómicas de la ateroesclerosis y la hipertensión en víctimas de muerte súbita a pesar del tratamiento previo con endoprótesis o antihipertensivos. Una prueba de esfuerzo negativa o un tratamiento médico previo no excluyen el riesgo de muerte súbita.

Obesidad

Se trata de un importante problema de salud pública, no solo por el impacto directo que el exceso de peso tiene en el organismo, sino también por los procesos de enfermedad asociados, como la diabetes, la hipertensión y la apnea del sueño. Los fallecidos con obesidad mórbida (IMC >40) suelen presentar organomegalia generalizada en la autopsia, pero a menudo no puede identificarse una causa específica inmediata de la muerte. Se concluye que la muerte fue consecuencia de los efectos a largo plazo de la obesidad mórbida en el organismo, especialmente en el corazón. Los procesos de enfermedad asociados, tanto diagnosticados previamente como no diagnosticados, que pueden contribuir a la muerte incluyen diabetes mellitus y tromboembolismo pulmonar por trombosis venosa profunda del miembro inferior.

Diabetes mellitus

La diabetes es un factor de riesgo importante en diversos procesos de enfermedad que pueden contribuir a la causa de la muerte. Con frecuencia se identifican alteraciones renales y, en ocasiones, complicaciones infecciosas no diagnosticadas en la autopsia. Los fallecidos con obesidad mórbida pueden morir repentinamente de cetoacidosis. La hiperglucemia y las cetonas/acetona identificadas en el líquido vítreo y en la sangre proporcionan una determinación específica de la causa inmediata de la muerte o de un importante factor contribuyente.

La evaluación de las concentraciones de glucosa y la detección de cetonas/acetona también pueden ser útiles para investigar la muerte de un niño, un adolescente o un adulto joven cuando en la autopsia no se aprecia una causa de muerte evidente, ya que en esta población a veces no se realiza el diagnóstico de diabetes mellitus antes del fallecimiento.

Otros factores de muerte natural

Tabaco

El consumo de tabaco es un factor importante que contribuye a muchas muertes. Favorece la coronariopatía y la hipertensión, y provoca problemas respiratorios como enfermedad pulmonar obstructiva crónica, además de su conocida relación con el cáncer.

Abuso crónico de sustancias

El consumo de alcohol y sustancias ilícitas, así como el uso indebido de medicamentos con receta, pueden provocar multitud de problemas médicos crónicos. Las complicaciones relacionadas con hígado graso (esteatosis hepática), fibrosis hepática y cirrosis son factores contribuyentes de muerte prematura habituales. El alcohol es cardiotóxico, y la cardiomiopatía dilatada es frecuente en las autopsias en esta población.

La inyección intravenosa de sustancias ilícitas o de pastillas trituradas puede provocar infecciones cutáneas o endocarditis infecciosa que causan la muerte. Las enfermedades infecciosas como la hepatitis y el VIH/sida propagadas por el uso compartido de agujas tienen consecuencias médicas a largo plazo y a menudo contribuyen a la muerte. La inyección de medicamentos triturados puede causar complicaciones respiratorias por el atrapamiento de cristales de almidón de los comprimidos y pastillas en los pequeños vasos de los pulmones.

Enfermedades infecciosas

Las muertes relacionadas con infecciones, en particular la neumonía, son frecuentes en personas con cardiopatías, diabetes y obesidad. Si no se tratan, infecciones aparentemente sencillas de identificar y tratar pueden pasar con rapidez a ser importantes y difíciles de tratar, y pueden pasar desapercibidas porque los síntomas pueden superponerse a los de la enfermedad subyacente.

MUERTE NO NATURAL

Toda muerte que no se deba exclusivamente a una causa natural debe clasificarse como muerte no natural. Todas estas muertes deben ser investigadas por el médico/perito forense, que tiene la autoridad legal y la responsabilidad de llevar a cabo la investigación y cumplimentar el certificado de defunción. Las muertes no naturales pueden deberse a muchos tipos de lesiones, pero lo más frecuente es que se deban a tres categorías generales de lesiones.

Traumatismo contuso

Los **traumatismos contusos** se producen cuando un objeto duro golpea el cuerpo (o el cuerpo golpea un objeto duro), o cuando el cuerpo es sometido a una fuerza de aceleración o desaceleración. Da lugar a cuatro tipos de lesiones: abrasiones, o rasguños en la piel; contusiones, o hematomas en la piel y los tejidos internos; desgarros, o laceraciones en la piel o los tejidos internos; y fracturas, o roturas en el hueso. Estas lesiones se producen cuando se aplican al cuerpo fuerzas de aplastamiento, desgarro o cizallamiento. En el ámbito clínico, el desgarro suele utilizarse indistintamente como incisión, pero una incisión se produce cuando un objeto afilado se desplaza por la piel y provoca un corte limpio, mientras que un desgarro produce una herida rasgada e irregular.

Entre las causas habituales de traumatismos contusos se encuentran los accidentes de circulación, las caídas desde la bipedestación o desde una altura, y los golpes en el cuerpo con un objeto duro. La edad de una lesión contusa puede estimarse hasta cierto punto, pero hay que ser prudente, ya que son muchos los factores que pueden afectar la velocidad de cicatrización y al aspecto visual en las distintas fases de cicatrización.

El examen microscópico de la herida puede acotar el marco temporal, pero no puede proporcionar información definitiva. No obstante, los exámenes macroscópico y microscópico minuciosos puede apoyar o refutar un marco temporal notificado o sospechado en el que se produjo una lesión.

Traumatismo penetrante

Los **traumatismos penetrantes** se producen por heridas de bala y lesiones por arma blanca. Este tipo de traumatismo suele causar lesiones internas mucho más extensas de lo que podría sugerir el daño a simple vista, en la superficie de la piel. Las heridas de bala y de arma blanca son las lesiones penetrantes más frecuentes, pero cualquier objeto que pueda perforar la piel y los tejidos blandos puede causar lesiones. Una herida de bala puede penetrar o perforar el cuerpo.

Las heridas de bala penetrantes entran en el cuerpo y luego se detienen, o se alojan sin salir. Las heridas de bala perforantes entran en el cuerpo, lo atraviesan y salen de este. A menudo se necesitan radiografías para identificar la trayectoria de la bala, los órganos lesionados y el alcance de estas lesiones. Varias características de la superficie cutánea ayudan a distinguir las heridas por la entrada y la salida de la bala (fig. 28-1 y tabla 28-1). En la autopsia debe determinarse el recorrido de la bala y documentarse las lesiones internas. El calibre de una bala no puede determinarse con la medición de la herida en la superficie de la piel o mediante mediciones a partir de imágenes radiográficas.

Una herida producida cuando un objeto afilado, como un cuchillo, penetra en el cuerpo se describe como herida punzante. Por el contrario, una herida superficial producida por un objeto afilado se denomina herida por incisión (un corte en la piel), y no penetra en el cuerpo. Las puñaladas rara vez entran y salen del cuerpo. La forma de la herida en la superficie de la piel y la trayectoria de la puñalada en el cuerpo proporcionan información sobre el objeto punzante que causó la lesión. Dichas características se muestran en la figura 28-2. Es habitual describir la localización de las heridas de bala y de arma blanca en relación con otras partes del cuerpo, por ejemplo, indicando distancias específicas «por debajo de la parte superior de la cabeza», «por encima del talón» o «a la izquierda o a la derecha de la línea media», o como una distancia medida desde puntos de referencia anatómicos relativamente fijos como el ombligo, el pezón o el meato auditivo externo.

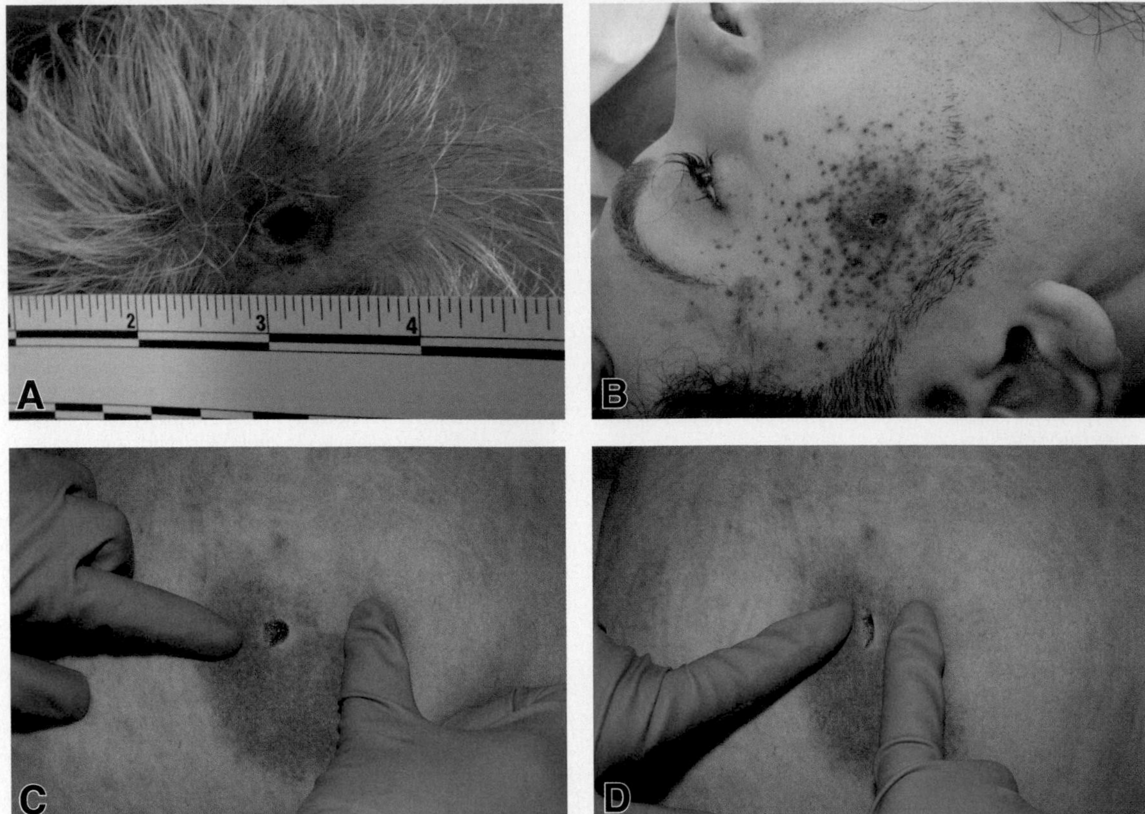

FIGURA 28-1. Heridas de bala. A. Herida de entrada de bala en el cuero cabelludo, que muestra un anillo ardiente alrededor de la entrada debido al contacto del arma con el cuero cabelludo. **B.** Punteado alrededor del punto de contacto de una herida de bala en la cara por un arma disparada cerca de la superficie de la piel. **C, D.** Herida de salida de bala rodeada de hemorragia subcutánea, y reaproximación de los bordes de la herida mediante manipulación.

Asfixia

La asfixia causa la muerte cuando no entra suficiente oxígeno en el cuerpo o este no llega a los órganos vitales durante un intervalo prolongado. El cerebro es el órgano más susceptible a los efectos de la disminución de oxígeno. El mareo y la pérdida de conciencia se producen en cuestión de minutos. En la tabla 28-2 se enumeran las situaciones habituales en las que puede producirse asfixia. Una breve pérdida temporal de oxígeno puede causar pérdida de conocimiento, pero el restablecimiento del flujo de oxígeno no suele producir efectos adversos a largo plazo. Los intervalos más prolongados aumentan la probabilidad de daño irreversible y la posibilidad de muerte. La asfixia puede producirse sin daño visible en el cuerpo, por lo que es especialmente importante la evaluación detallada de la escena de la muerte. En ocasiones, sustancias presentes en el aire, como el monóxido de carbono, pueden reemplazar al oxígeno y provocar la muerte.

Exposición medioambiental

La exposición ambiental a temperaturas extremas, tanto de calor como de frío, puede provocar la muerte.

Los hallazgos de la autopsia suelen ser sutiles e inespecíficos, o estar totalmente ausentes. Una investigación forense de la muerte centrada en las condiciones ambientales, las actividades del fallecido y los síntomas declarados antes de la muerte, así como el lugar en el que se encontró a la persona fallecida, son fundamentales para identificar el papel de la exposición ambiental en la causa de estas muertes.

TABLA 28-1
CARACTERÍSTICAS DE LAS HERIDAS DE ENTRADA Y SALIDA DE BALA

Entrada	Salida
Defecto en sacabocados de circular a oval	Herida en forma de hendidura
Borde de abrasión simétrico o asimétrico	Sin borde de abrasión, hollín o punteado alrededor de la herida.
Los márgenes no pueden reaproximarse	Los márgenes pueden reaproximarse
Hollín o punteado alrededor de la herida (posible)	

TABLA 28-2
CAUSAS DE LA ASFIXIA

Ahorcamiento
Estrangulación (ligadura o manual)
Asfixia (taparse la nariz y la boca)
Medioambientales (p. ej., monóxido de carbono, sulfuro de hidrógeno)
Compresión torácica
Ahogamiento

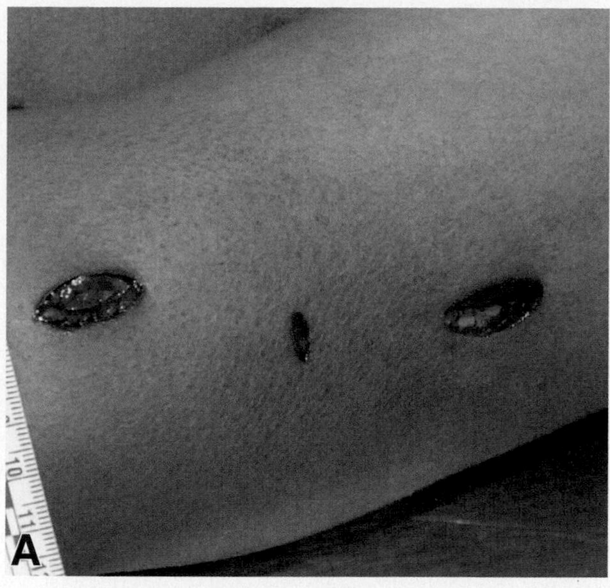

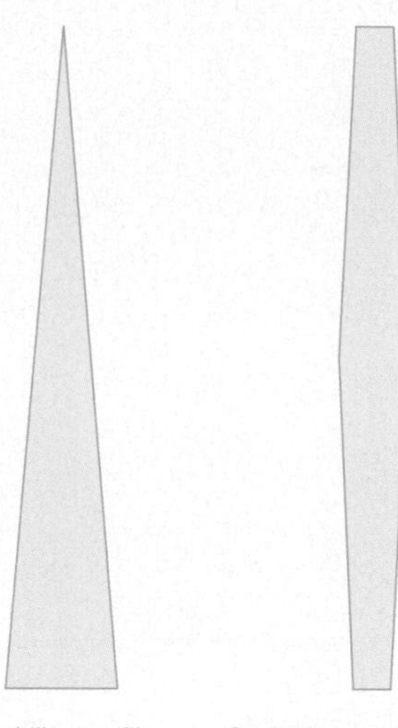

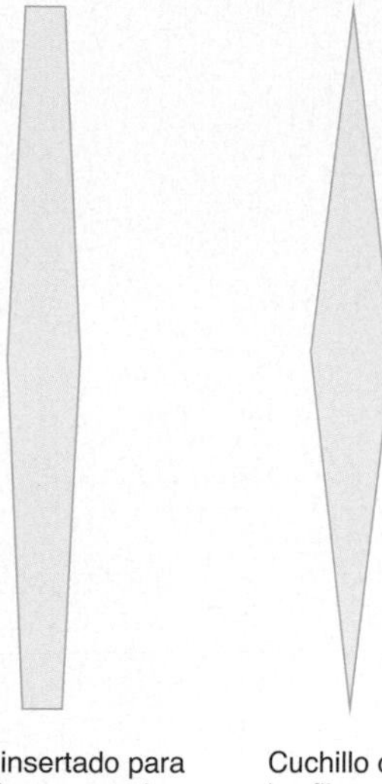

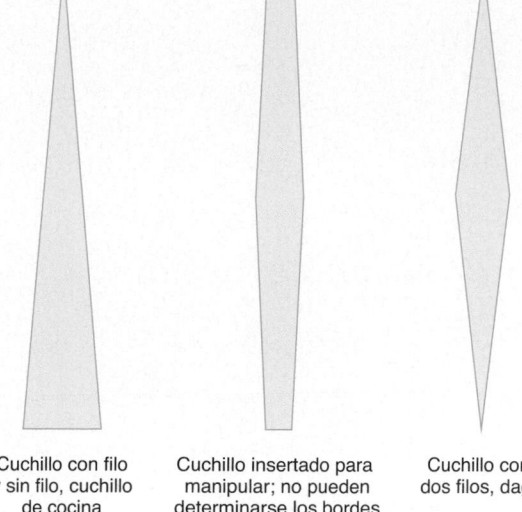

FIGURA 28-2. Heridas por arma blanca. A. Las características de la herida están distorsionadas por líneas de tensión dentro de la piel, lo que enmascara las características del cuchillo. Liberar la tensión ayuda a identificar el tipo de hoja del cuchillo que causó la herida. **B.** Diferentes formas de heridas por arma blanca causadas por diferentes tipos de cuchillos.

TABLA 28-3
INFORMACIÓN NECESARIA PARA COMUNICAR UNA DEFUNCIÓN AL MÉDICO/PERITO FORENSE

Información demográfica básica sobre la persona fallecida:
Nombre
Fecha de nacimiento y edad
Etnia
Dirección
Fecha de admisión (si procede)
Fecha y hora del fallecimiento
Información sobre la persona familiar más próxima:
Nombre
Relación con el difunto
Dirección
Teléfonos de contacto
¿Se ha notificado el fallecimiento a los familiares?
¿Saben los familiares que el difunto puede acudir al médico/perito forense?
Información médica:
Cómo llegó la persona fallecida al hospital
Informes del SEM o de la familia sobre las circunstancias que llevaron a la persona fallecida al hospital
Antecedentes médicos, sociales y familiares
Resultados de la exploración física
Diagnóstico diferencial
Pruebas de laboratorio y radiología realizadas y resultados
Diagnóstico del tratamiento
Complicaciones del tratamiento
Circunstancias del fallecimiento
Causa presunta de la muerte

Intoxicación

La muerte por intoxicación aguda se produce cuando el nivel de una o más sustancias alcanza un límite los suficientemente tóxico o cuando la sustancia ejerce efectos secundarios en el organismo que causan la muerte. Por ejemplo, los efectos estimulantes de la cocaína pueden provocar una subida brusca de la presión arterial que, a su vez, puede causar una disección aórtica mortal. Las muertes provocadas por los efectos directos de una intoxicación aguda o por complicaciones derivadas de la intoxicación son muertes no naturales y deben ser investigadas por el médico/perito forense. Si se obtuvo sangre u orina en el momento de la llegada al hospital o poco después, el médico/perito forense puede analizar estas muestras en busca de diversos tóxicos. Conservar estas muestras es útil, sobre todo si el paciente se mantuvo con respiración asistida antes de morir, ya que los tóxicos podrían metabolizarse y/o eliminarse del cuerpo durante este tiempo. Ignorar estas muestras puede impedir la identificación de los tóxicos específicos responsables de la muerte y, por tanto, tener un impacto directo en los esfuerzos de salud pública para reducir las sobredosis y las muertes por intoxicación. Las drogas u otras sustancias identificadas en el paciente en el momento de la presentación deben entregarse a las autoridades locales de investigación.

NOTIFICACIÓN DE UNA DEFUNCIÓN AL MÉDICO/PERITO FORENSE

Los médicos tratantes deben estar familiarizados con los reglamentos y requisitos locales para la notificación de muertes inesperadas, súbitas o no naturales, ya que pueden variar entre jurisdicciones. Por ejemplo, algunas jurisdicciones exigen la notificación de cualquier muerte que se produzca en el hospital en las 24 h siguientes al ingreso. Para facilitar la toma de decisiones eficaces y oportunas por parte del médico/perito forense, el médico declarante debe disponer de información demográfica básica sobre el fallecido, de información de contacto de los familiares más próximos y de información sobre la presentación clínica, el tratamiento médico y las circunstancias de la muerte (tabla 28-3).

Esta información debe comunicarse de la misma manera que un médico presentaría un nuevo caso a un colega o cuando transfiere las responsabilidades asistenciales al final de un turno. Los médicos declarantes deben estar preparados para responder a preguntas adicionales del investigador forense responsable de tomar una decisión sobre la aceptación de la jurisdicción.

Índice alfabético de materias

Nota: Los números de página seguidos de *e*, *f* y *t* indican material electrónico, figura y tabla, respectivamente.

C

H

J

K

L

O

Q

T

U

W

X

Y